Tratado de DERMATOLOGIA

4ª edição

Tratado de DERMATOLOGIA

4ª edição

VOLUME 1

EDITORES

WALTER BELDA JUNIOR

NILTON DI CHIACCHIO

PAULO RICARDO CRIADO

Atheneu

Rio de Janeiro • São Paulo

2023

EDITORA ATHENEU

São Paulo — Rua Maria Paula, 123 – 18º andar
Tel.: (11) 2858-8750
E-mail: atheneu@atheneu.com.br

Rio de Janeiro — Rua Bambina, 74
Tel.: (21) 3094-1295
E-mail: atheneu@atheneu.com.br

CAPA: Equipe Atheneu
PRODUÇÃO EDITORIAL: Know-How Editorial

CIP-Brasil. Catalogação na Publicação
Sindicato Nacional dos Editores de Livros, RJ

T698
4. ed.

Tratado de dermatologia, volume 1 / editores Walter Belda Junior, Nilton di Chiacchio, Paulo Ricardo Criado ; colaboradores Achilea Candida Lisboa Bittencourt ... [et al.]. - 4. ed. - Rio de Janeiro : Atheneu, 2023.
28 cm.

Inclui bibliografia
ISBN 978-65-5586-688-9

1. Dermatologia. 2. Pele - Cuidado e higiene. I. Belda Junior, Walter. II. Chiacchio, Nilton di. III. Criado, Paulo Ricardo. IV. Bittencourt, Achilea Candida Lisboa.

23-83631

CDD: 616.5
CDU: 616.5

Meri Gleice Rodrigues de Souza - Bibliotecária - CRB-7/6439

20/04/2023 25/04/2023

Belda Junior W, Chiacchio DI N, Criado PR.
Tratado de Dermatologia - 4ª edição – Volume 1

Editores

WALTER BELDA JUNIOR

- Livre-Docente em Dermatologia pela Faculdade de Medicina da Universidade de São Paulo (FMUSP).
- Livre-Docente em Dermatologia pela Faculdade de Ciências Médicas da Universidade Estadual de Campinas (Unicamp).
- Doutor em Dermatologia pela FMUSP.
- Membro da Academia de Medicina de São Paulo.
- Professor Associado Livre-Docente do Departamento de Dermatologia da FMUSP.
- Responsável pelo Ambulatório de Micoses Profundas e Leishmaniose da Divisão de Dermatologia do Hospital das Clínicas da Faculdade de Medicina da Universidade de São Paulo (HCFMUSP).
- Líder do Grupo de Dermatologia Infecciosa, Parasitária e Inflamatória do Laboratório de Patologia de Moléstias Infecciosas (LIM-50) do HCFMUSP.
- Chefe de Grupo de Dermatologia do Hospital Oswaldo Cruz – Unidade Vergueiro-São Paulo.

NILTON DI CHIACCHIO

- Mestre e Doutor em Dermatologia pela Faculdade de Medicina da Universidade de São Paulo (FMUSP).
- Médico Chefe da Clínica Dermatológica do Hospital do Servidor Público Municipal de São Paulo (HSPM-SP).

PAULO RICARDO CRIADO

- Pesquisador Pleno da Pós-Graduação do Centro Universitário da Faculdade de Medicina do ABC (CEUFMABC).
- Professor de Dermatologia da Faculdade de Ciências Médicas de Santos (FCMS/Unilus).
- Bolsista em Produtividade em Pesquisa (Nível 2) pelo Conselho Nacional de Desenvolvimento Científico e Tecnológico (CNPq).
- Livre-Docente em Dermatologia pela Faculdade de Medicina da Universidade de São Paulo (FMUSP).
- Doutor em Dermatologia pelo Departamento de Dermatologia da Faculdade de Medicina da Universidade de São Paulo (FMUSP).
- Mestre em Medicina pelo Instituto de Assistência Médica ao Servidor Público Estadual de São Paulo (IAMSPE).
- Membro do Grupo de Dermatologia Infecciosa, Parasitária e Inflamatória do Laboratório de Patologia de Moléstias Infecciosas (LIM-50) do Hospital das Clínicas da Faculdade de Medicina da Universidade de São Paulo (HCFMUSP).

Colaboradores

ACHILEA CANDIDA LISBOA BITTENCOURT
Patologista. Doutora em Patologia pela Universidade Federal da Bahia (UFBA). Professora de Patologia do Departamento de Anatomia Patológica e Medicina Legal da UFBA. Professora Emérita da UFBA.

ADA REGINA TRINDADE DE ALMEIDA
Dermatologista. Responsável pelo Ambulatório de Cosmiatria do Hospital do Servidor Público Municipal de São Paulo (HSPM-SP).

ADRIANA MARIA PORRO
Dermatologista. Professora Associada e Vice-Chefe do Departamento de Dermatologia da Escola Paulista de Medicina da Universidade Federal de São Paulo (EPM-Unifesp). Coordenadora do Setor de Dermatologia Hospitalar e do Ambulatório de Imunobiológicos do Departamento de Dermatologia da EPM-Unifesp.

ADRIANA PESSOA MENDES ERIS
Dermatologista. Médica Assistente do Departamento de Oncologia Cutânea do A.C. Camargo Cancer Center. Mestre em Oncologia pela Fundação Antonio Prudente.

ADRIANE APARECIDA DA COSTA FARESIN
Enfermeira Estomaterapeuta TiSobest. Enfermeira Ambulatorial no Instituto do Câncer do Estado de São Paulo (ICESP). Membro do Grupo de Pesquisa em Estomaterapia (GEPT/USP). Membro do World Council of Enterostomal Therapists (WCET®). Diretora de Comunicação e Marketing da Associação Brasileira de Estomaterapia, Estomias, Feridas e Incontinências (Sobest®). Docente do Centro Universitário São Camilo na Pós-Graduação em Enfermagem em Estomaterapia.

ALBERTO EDUARDO COX CARDOSO
Dermatologista. Professor Emérito de Dermatologia da Faculdade de Medicina da Universidade Estadual de Ciências da Saúde de Alagoas (UNCISAL). Professor Adjunto IV e Chefe do Serviço de Dermatologia do Hospital Universitário Professor Alberto Antunes da Universidade Federal de Alagoas (UNEAL).

ALBERTO OITICICA CARDOSO
Dermatologista. Professor de Dermatologia da Universidade Federal de Alagoas (UFAL). Mestre em Dermatologia pela Faculdade de Medicina da Universidade de São Paulo (FMUSP).

ALESSANDRA MORAES BARROS VIEIRA
Dermatologista. Médica do Instituto de Infectologia Emílio Ribas de São Paulo. Professora Assistente de Dermatologia do Centro Universitário São Camilo (CUSC).

ALESSANDRA RIBEIRO ROMITI
Dermatologista. Médica Colaboradora do Ambulatório de Cosmiatria da Clínica de Dermatologia do Hospital do Servidor Público Municipal de São Paulo (HSPM-SP).

ALEXANDRE ROLIM DA PAZ
Patologista. Professor de Anatomia Patológica no Centro de Ciências Médicas da Universidade Federal da Paraíba (UFPB). Chefe do Serviço de Patologia do Hospital do Câncer Napoleão Laureano.

ALICE DE OLIVEIRA DE AVELAR ALCHORNE
Dermatologista. Professora de Dermatologia da Universidade Nove de Julho (Uninove). Livre-Docente em Dermatologia. Ex-Presidente e atual Membro da Comissão de Ética Médica da Uninove. Ex-Presidente da Sociedade Brasileira de Dermatologia (SBD), Regional do Estado de São Paulo e da Nacional.

ALINE DONATI
Dermatologista. Doutora em Dermatologia pela Faculdade de Medicina da Universidade de São Paulo (FMUSP). Responsável pelo Ambulatório de Tricoses do Serviço de Dermatologia do Hospital do Servidor Público Municipal de São Paulo (HSPM-SP).

ANA CAROLINA BAZAN ARRUDA
Dermatologista. Coordenadora do Ambulatório de Psoríase e Imunobiológicos do Hospital Universitário da Pontifícia Universidade Católica de Campinas (HC-PUC-Campinas).

ANA CAROLINA RADICCI PÉGOLO
Médica. Estagiária em Dermatologia no Centro Universitário da Faculdade de Medicina do ABC (CEUFMABC).

ANA CLAUDIA ESPOSITO LEMOS
Dermatologista. Pós-Graduação em Cirurgia Micrográfica de Mohs pelo Centro Universitário da Faculdade de Medicina do ABC (CEUFMABC). Mestre em Patologia pela Universidade Estadual Paulista "Júlio de Mesquita Filho" (Unesp).

ANA CRISTINA FORTES ALVES
Dermatologista. Médica Colaboradora da Divisão de Dermatologia do Hospital das Clínicas da Faculdade de Medicina da Universidade de São Paulo (HCFMUSP).

ANA LUIZA MAGNABOSCO DE MATHIAS
Dermatologista. Professora do Serviço de Dermatologia e de Cirurgia Dermatológica da Faculdade Estadual de Medicina de São José do Rio Preto (FAMERP).

ANA PAULA GOMES MESKI
Dermatologista. Mestre em Dermatologia pela Faculdade de Medicina da Universidade de São Paulo (FMUSP). Médica Colaboradora do Ambulatório de Cosmiatria da Divisão de Dermatologia do Hospital das Clínicas da Faculdade de Medicina da Universidade de São Paulo (HCFMUSP).

ANDRE AVELINO COSTA BEBER
Dermatologista. Professor Adjunto de Dermatologia da Universidade Federal de Santa Maria (UFSM). Chefe do Serviço de Dermatologia da UFSM.

ANDRÉ LUÍS DA SILVA HIRAYAMA
Dermatologista. Médico Assistente Voluntário do Ambulatório de Psoríase da Divisão de Dermatologia do Hospital das Clínicas da Faculdade de Medicina da Universidade de São Paulo (HCFMUSP).

ANDRÉ LUIZ SIMIÃO
Dermatologista. Coordenador do Ambulatório de Oncologia Cutânea e Cirurgia Micrográfica de Mohs da Pontifícia Universidade Católica de Campinas (PUC-Campinas).

ANDRÉ VICENTE ESTEVES DE CARVALHO
Dermatologista. Mestre e Doutor em Patologia pela Universidade Federal de Ciências da Saúde de Porto Alegre (UFCSPA). Professor de Dermatologia da Universidade do Vale do Rio dos Sinos (Unisinos).

ANETE SEVCIOVIC GRUMACH
Alergista. Livre-Docente de Imunologia Clínica do Centro Universitário da Faculdade de Medicina do ABC (CEUFMABC). Mestre e Doutora pela Faculdade de Medicina da Universidade de São Paulo (FMUSP). Pós-Doutorado na Universidade de Heidelberg (Alemanha). Coordenadora do Serviço de Referência em Doenças Raras do CEUFMABC. Especialista em Alergia e Imunologia pela Associação Brasileira de Alergia e Imunologia (ASBAI).

ANITA ROTTER
Dermatologista. Doutora em Dermatologia pela Faculdade de Medicina da Universidade de São Paulo (FMUSP). Médica Colaboradora do Ambulatório de Dermatologia Pediátrica da Divisão de Dermatologia do Hospital das Clínicas da Faculdade de Medicina da Universidade de São Paulo (HCFMUSP).

ANNA CECILIA ANDRIOLO
Dermatologista.

ANNA LUIZA MARINHO
Dermatologista. Professora de Dermatologia da Faculdade de Medicina da Paraíba. Mestre em Ciências e Engenharia de Materiais pela Universidade Federal de Campina Grande (UFCG).

ANTONELLA TOSTI
Dr. Fredric Brandt Endowed. Professor of Dermatology, Department of Dermatology and Cutaneous Surgery. Miller School of Medicine. University of Miami, EUA.

ANTONIO CARLOS MARTINS GUEDES
Dermatologista. Doutor em Dermatologia pela Escola Paulista de Medicina da Universidade Federal de São Paulo (EPM-Unifesp). Professor Associado IV da Faculdade de Medicina da Universidade Federal de Minas Gerais (UFMG).

APARECIDA MACHADO DE MORAES
Dermatologista. Professora Associada, Livre-Docente em Dermatologia pela Faculdade de Medicina da Universidade Estadual de Campinas (Unicamp), Disciplina de Dermatologia, Departamento de Clínica Médica, Faculdade de Ciências Médicas da Unicamp.

ARIPUANÃ COBERIO TERENA
Dermatologista. Mestre em Ciências da Saúde pela Universidade Federal de Minas Gerais (UFMG). Especialização em Fototerapia no Serviço de Dermatologia do Hospital Geral de Viena da Universidade de Viena, Áustria.

ARIVAL CARDOSO DE BRITO
Dermatologista. Doutor e Livre-Docente em Dermatologia pela Universidade Federal do Pará (UFP). Serviço de Residência Médica em Dermatologia pela Universidade Federal do Pará – Laboratório de Dermatopatologia.

ARTUR ANTONIO DUARTE
Dermatologista. Professor Titular de Dermatologia da Faculdade de Medicina de Santo Amaro (UNISA). Coordenador do Ambulatório de Colagenoses e Imunobiológicos da UNISA.

BENI MOREINAS GRINBLAT
Dermatologista. Médico Colaborador do Grupo de Oncologia da Divisão de Dermatologia do Hospital das Clínicas da Faculdade de Medicina da Universidade de São Paulo (FMUSP).

BIANCA BIANCO
Biomédica. Professora Doutora de Saúde Sexual, Reprodutiva e Genética Populacional do Departamento de Saúde da Coletividade do Centro Universitário da Faculdade de Medicina do ABC (FMABC).

BOGDANA VICTORIA KADUNC
Dermatologista. Doutora em Dermatologia pela Faculdade de Medicina da Universidade de São Paulo (FMUSP).

BRUNA LAVINAS SAYED PICCIANI
Especialista em Estomatologia pela Universidade do Estado do Rio de Janeiro (UERJ). Mestre e Doutora em Patologia pela Universidade Federal Fluminense (UFF). Professora do Curso de Especialização em Estomatologia da UERJ. Coordenadora do Centro Odontológico para Pacientes Especiais da Associação Brasileira de Odontologia do Rio de Janeiro (COPE-ABORJ).

CAMILA ARAI SEQUE OUKI
Dermatologista. Médica do Departamento de Dermatologia da Escola Paulista de Medicina da Universidade Federal de São Paulo (EPM-Unifesp). Doutoranda do Programa de Pós-Graduação em Medicina Translacional da EPM-Unifesp.

CARLA PAGLIARI
Bióloga. Doutora em Ciências pela Faculdade de Medicina da Universidade de São Paulo (FMUSP). Livre-Docente pelo Programa de Micologia do Instituto de Medicina Tropical de São Paulo (IMTSP/USP).

CARLOS ALBERTO BRUNO MENDES DE OLIVEIRA
Dermatologista. Professor de Dermatologia da Faculdade de Medicina da Universidade Federal de Mato Grosso (UFMT) – *Campus* SINOP.

CARLOS ALBERTO GUGLIELMI EID
Dermatologista. Especialista em Medicina de Emergência, Clínica Médica, Medicina de Tráfego, Medicina Preventiva e Social e Medicina do Trabalho. Coordenador da Área de Atendimento Pré-Hospitalar da Associação Brasileira de Medicina de Tráfego (ABRAMET). Ex-Chefe do Departamento de Fiscalização do Conselho Regional de Medicina do Estado de São Paulo (CREMESP). Ex-Diretor do SAMU – Serviço de Atendimento Móvel de Urgência da Cidade de São Paulo. Ex-Assistente da Clínica Dermatológica do Hospital do Servidor Público Municipal de São Paulo (HSPM-SP).

CARLOS BAPTISTA BARCAUI
Dermatologista. Professor Titular de Dermatologia da Faculdade de Ciências Médicas da Universidade do Rio de Janeiro (UERJ). Coordenador do Ambulatório de Dermatoscopia e da Cirurgia Dermatológica do Hospital Universitário Pedro Ernesto (UERJ).

CARLOS D'APPARECIDA SANTOS MACHADO FILHO
Dermatologista. Professor Titular da Disciplina de Dermatologia do Centro Universitário da Faculdade de Medicina do ABC (CEUFMABC).

CARLOS EDUARDO DE MATHIAS SANCHES
Dermatologista. Professor do Serviço de Dermatologia da Faculdade Estadual de Medicina de São José do Rio Preto (Famerp).

CARLOS HORACIO GONZÁLEZ ROJAS
Dermatologista. Facultad de Medicina e Residência pela Pontificia Universidad Javeriana, Bogotá, Colômbia.

CARLOS MARCELO MARTINS FERREIRA
Dermatologista. Mestre e Doutor em Dermatologia pela Universidade Federal do Rio de Janeiro (UFRJ). Pós-Doutor no Melanoma Center, University of California, San Francisco, EUA.

CAROLINA CHRUSCIAK TALHARI CORTEZ
Dermatologista. Doutora em Medicina Tropical. Professora de Dermatologia da Universidade do Estado do Amazonas (UEA). Diretora do Departamento de Dermatologia e Venereologia da Fundação Alfredo da Matta (FUAM).

CAROLINE HELENO CHAGAS DE CARVALHO
Dermatologista. Médica do Serviço de Doenças Sexualmente Transmissíveis do Centro de Saúde Escola Geraldo de Paula Souza da Faculdade de Saúde Pública da Universidade de São Paulo (FSP-USP).

CELINA WAKISAKA MARUTA
Dermatologista. Mestre e Doutora em Dermatologia pela Faculdade de Medicina da Universidade de São Paulo (FMUSP). Professora Doutora do Departamento de Dermatologia da FMUSP.

CELSO LUÍS MADEIRA
Dermatologista. Médico Assistente da Clínica Dermatológica do Hospital do Servidor Público Municipal de São Paulo (HSPM-SP).

CHAN I THIEN
Dermatologista. Médica Voluntária do Ambulatório de Dermatologia Pediátrica da Divisão de Dermatologia do Hospital das Clínicas da Faculdade de Medicina da Universidade de São Paulo (HCFMUSP).

CHINOBU CHISAKI
Dermatologista. Médica Assistente da Clínica Dermatológica do Hospital do Servidor Público Municipal de São Paulo (HSPM-SP).

CIDIA VASCONCELLOS
Dermatologista. Mestre, Doutora e Pós-Doutorado em Dermatologia pela Faculdade de Medicina da Universidade de São Paulo (FMUSP).

CIPRIANO FERREIRA DA SILVA JUNIOR
Dermatologista. Professor Coordenador da disciplina de Dermatologia da Universidade Federal de Rondônia (UNIR). Mestre pela Universidade Federal de Rondônia (UNIR). Doutorando pelo Instituto Oswaldo Cruz da Fundação Oswaldo Cruz (IOC/Fiocruz).

CLARISSE ZAITZ
Dermatologista. Mestre e Doutor em Dermatologia pela Escola Paulista de Medicina da Universidade Federal de São Paulo (EPM-Unifesp). Professora Adjunta da Faculdade de Ciências Médicas da Santa Casa de São Paulo (FCMSCSP).

CLAUDIA GIULI SANTI
Dermatologista. Doutora em Dermatologia pela Faculdade de Medicina da Universidade de São Paulo (FMUSP). Médica Dermatologista da Divisão de Dermatologia do Hospital das Clínicas da Faculdade de Medicina da Universidade de São Paulo (HCFMUSP).

CRISTINA DINIZ BORGES FIGUEIRA DE MELLO
Dermatologista. Professora Assistente de Dermatologia da Faculdade de Ciências Médicas da Universidade Estadual de Campinas (Unicamp). Responsável pelo Ambulatório de Cabelos e Unhas da Unicamp.

CRISTIANA SILVEIRA SILVA
Dermatologista. Mestre e Doutora em Dermatologia pela Faculdade de Medicina da Universidade de São Paulo (FMUSP). Professora Assistente de Dermatologia da Universidade Federal da Bahia (UFBA).

CRISTINA VAN BLARCUM DE GRAAFF MELLO
Dermatologista.

CYRO FESTA NETO
Dermatologista. Professor Titular de Dermatologia da Faculdade de Medicina da Universidade de São Paulo (FMUSP).

DALVA REGINA NETO PIMENTEL
Mestre e Doutora em Ciências. Pós-Doutora pela Escola Paulista de Medicina da Universidade Federal de São Paulo (EPM-Unifesp).

DANIELA DA PIEVE
Médica-Residente em Dermatologia na Universidade Federal de Santa Maria (UFSM).

DANIELLE PRISCILA G. E SOUZA
Dermatologista. Doutora em Dermatologia pela Faculdade de Medicina da Universidade de São Paulo (FMUSP). Professora Assistente de Dermatologia da Universidade Federal do Rio Grande do Norte (UFRN).

DENIS MIYASHIRO
Dermatologista. Doutor em Dermatologia pela Faculdade de Medicina da Universidade de São Paulo (FMUSP). Médico Colaborador do Ambulatório de Linfomas da Divisão de Dermatologia do Hospital das Clínicas da Faculdade de Medicina da Universidade de São Paulo (HCFMUSP).

DENISE MARIA CHRISTOFOLINI
Professora Doutora da Disciplina de Saúde Sexual, Reprodutiva e Genética Populacional, Departamento de Saúde da Coletividade do Centro Universitário da Faculdade de Medicina do ABC (FMABC).

DENISE MIYAMOTO
Dermatologista. Doutora em Dermatologia pela Faculdade de Medicina da Universidade de São Paulo (FMUSP). Médica Dermatologista da Divisão de Dermatologia do Hospital das Clínicas da Faculdade de Medicina da Universidade de São Paulo (HCFMUSP).

DEWTON DE MORAES VASCONCELOS
Professor Associado Livre-Docente de Imunologia do Departamento de Dermatologia da Faculdade de Medicina da Universidade de São Paulo (FMUSP). Responsável pelo Ambulatório de Manifestações Dermatológicas em Imunodeficiências Primárias da Divisão de Dermatologia do Hospital das Clínicas da Faculdade de Medicina da Universidade de São Paulo (HCFMUSP). Pesquisador Associado do Laboratório de Investigação Médica – LIM-56 do HCFMUSP.

DIMITRI LUZ FELIPE DA SILVA
Dermatologista. Professor do Departamento de Dermatologia da Universidade de Santo Amaro (UNISA). Mestre em Qualificação dos Processos Assistenciais, com ênfase em Psoríase pela Faculdade de Medicina da Universidade Estadual de Campinas (Unicamp). Doutorado em Clínica Médica pela Unicamp, com foco em Hidradenite Supurativa.

EDER R. JUAREZ-DURAN
Dermatologista. Professor Assistente do Departamento de Dermatologia e Micologia do Hospital Geral Dr. Manuel Gea Gonzalez, Cidade do México, México.

EDILÉIA BAGATIN
Dermatologista. Livre-Docente em Dermatologia pela Escola Paulista de Medicina da Universidade Federal de São Paulo (EPM-Unifesp). Professora Adjunta do Departamento de Dermatologia da EPM (Unifesp).

EDUARDO BERTOLLI
Especialista em Cirurgia Geral pelo Colégio Brasileiro de Cirurgiões (CBC) e em Cancerologia Cirúrgica pela Sociedade Brasileira de Cancerologia (SBC). Membro Titular do CBC e da Sociedade Brasileira de Cirurgia Oncológica (SBCO). Mestre e Doutor em Oncologia pela Fundação Antonio Prudente (FAP) – A.C. Camargo Cancer Center. *Research Fellowship* no Netherlands Cancer Institute (NKI), Amsterdã, Holanda. *Fellow* na Society of Surgical Oncology (FSSO). Membro da Diretoria do Grupo Brasileiro de Melanoma (GBM) – Gestão 2021-2023.

EDVIGES MARIA CEZARETO PASSARO
Dermatologista. Mestre em Dermatologia pela Escola Paulista de Medicina da Universidade Federal de São Paulo (EPM-Unifesp). Doutora em Dermatologia pelo Hospital do Servidor Público Estadual de São Paulo (IAMSPE).

ELEMIR MACEDO DE SOUZA
Dermatologista. Professor Livre-Docente da Disciplina de Dermatologia do Departamento de Clínica Médica da Faculdade de Ciências Médicas da Universidade Estadual de Campinas (Unicamp).

ELIANDRE COSTA PALERMO
Dermatologista. Pós-Graduação *lato sensu* em Cirurgia Dermatológica pelo Centro Universitário da Faculdade de Medicina do ABC (FMABC).

ELIANE PEDRA DIAS
Professora Titular de Anatomia Patológica do Departamento de Patologia da Faculdade de Medicina da Universidade Federal Fluminense (UFF). Doutorado e Mestrado em Anatomia Patológica pela UFF.

ELISA RAQUEL MARTINS COSTA MARQUES
Dermatologista. Médica Assistente da Clínica Dermatológica do Hospital do Servidor Público Municipal de São Paulo (HSPM-SP). Mestre em Dermatologia pela Faculdade de Medicina da Universidade de São Paulo (FMUSP).

ELSA VASQUES DEL MERCADO
Professora Assistente Doutora do Departamento de Dermatologia e Micologia do Hospital Geral Dr. Manuel Gea Gonzalez – Cidade do México, México.

EMERSON HENRIQUE PADOVEZE
Dermatologista. Doutor em Ciências pela Faculdade de Medicina da Universidade de São Paulo (FMUSP). Professor da Disciplina de Dermatologia da Faculdade de Medicina São Leopoldo Mandic – Campinas. Colaborador da Cirurgia Dermatológica da Faculdade de Ciências Médicas da Universidade Estadual de Campinas (Unicamp).

ÉRICO PAMPADO DI SANTIS
Dermatologista. Doutor em Ciências pela Universidade Federal de São Paulo (Unifesp).

FABIANE MULINARI BRENNER
Dermatologista. Mestre em Medicina Interna pela Universidade Federal do Paraná (UFPR). Professora de Dermatologia da UFPR. Chefe do Serviço de Dermatologia do Hospital de Clínicas de Curitiba.

FABÍOLA ROSA PICOSSE
Dermatologista. Coordenadora do Setor de Cosmiatria e *Laser* do Departamento de Dermatologia da Escola Paulista de Medicina da Universidade Federal de São Paulo (EPM-Unifesp).

FATIMA MENDONÇA JORGE VIEIRA
Dermatologista. Mestre e Doutora em Dermatologia pela Faculdade de Medicina da Universidade de São Paulo (FMUSP). Médica Colaboradora do Ambulatório de Fotobiologia da Divisão de Dermatologia do Hospital das Clínicas da Faculdade de Medicina da Universidade de São Paulo (HCFMUSP).

FATIMA MORAIS
Biomédica do Serviço de Doenças Sexualmente Transmissíveis do Centro de Saúde Escola Geraldo de Paula Souza da Faculdade de Saúde Pública da Universidade de São Paulo (FSP-USP).

FERNANDA BERTANHA
Dermatologista. Médica Assistente do Hospital da Força Aérea de São Paulo.

FERNANDA GONÇALVES MOYA
Dermatopatologista e Patologista Geral. Patologista Assistente Colaboradora do Setor de Dermatopatologia do Serviço de Dermatologia do Hospital das Clínicas da Faculdade de Medicina da Universidade de São Paulo (HCFMUSP). Patologista Assistente do Departamento de Anatomia Patológica do Hospital do Servidor Público Estadual (IAMSPE). Especialização em Dermatopatologia pelo HCFMUSP. Especialista em Anatomia Patológica pela Sociedade Brasileira de Patologia/Associação Médica Brasileira (SBP/AMB). Membro Colaborador da Sociedade Brasileira de Dermatologia (SBD).

FERNANDA RAZERA
Dermatologista. Mestre em Epidemiologia pela Universidade Federal do Rio Grande do Sul (UFRGS). Doutora em Patologia pela Universidade Federal de Ciências da Saúde de Porto Alegre (UFCSPA). Médica Assistente em Dermatologia no Hospital Mãe de Deus – Porto Alegre.

FERNANDO AUGUSTO DE ALMEIDA
Dermatologista. Professor Associado Aposentado Colaborador do Departamento de Dermatologia da Escola Paulista de Medicina da Universidade Federal de São Paulo (EPM-Unifesp). Sócio Fundador do Grupo Brasileiro de Melanoma (GBM). Médico do Corpo Clínico do Hospital Sírio-Libanês.

FERNANDO LUIZ AFFONSO FONSECA
Vice-Reitor do Centro Universitário da Faculdade de Medicina do ABC (FMABC). Pós-Doutorado pelo Instituto Israelita de Ensino e Pesquisa do Hospital Israelita Albert Einstein (IIEP-HIAE) e pelo Roche Center for Medical Genomics (Basel-Suíça) Hoffman – La Roche. Doutor em Medicina (Hematologia) pela Faculdade de Medicina da Universidade de São Paulo (FMUSP). Farmacêutico-Bioquímico com Habilitação em Análises Clínicas pela Universidade Paulista (Unip). Professor Adjunto IV da Universidade Federal de São Paulo do *Campus* Diadema. Coordenador do Laboratório de Análises Clínicas do Centro Universitário da FMABC. Professor Titular da Disciplina de Análises Clínicas do Departamento de Patologia da FMABC. Orientador Permanente do Programa de Mestrado e Doutorado em Ciências da Saúde da FMABC.

FRANCISCA REGINA OLIVEIRA CARNEIRO
Dermatologista. Doutora em Dermatologia pela Escola Paulista de Medicina da Universidade Federal de São Paulo (EPM-Unifesp). Professora Titular de Dermatologia da Universidade do Estado do Pará (UEPA).

FRANCISCO APARECIDO BELFORT
Cirurgião Oncologista. Doutor em Medicina pela Escola Paulista de Medicina da Universidade Federal de São Paulo (EPM-Unifesp). Membro Titular do CBC, SBOC, SSO. Membro Fundador do Grupo Brasileiro de Melanoma (GBM).

FRANCISCO LE VOCI
Dermatologista. Coordenador da Cirurgia Dermatológica do Centro Universitário da Faculdade de Medicina do ABC (FMABC). Mestre em Dermatologia pela Faculdade de Medicina da Universidade de São Paulo (FMUSP).

GABRIELA FORTES ESCOBAR
Dermatologista. Preceptora da Residência Médica em Dermatologia do Hospital de Clínicas de Porto Alegre (HCPA). Mestre em Ciências Médicas pela Universidade Federal do Rio Grande do Sul (UFRGS).

GABRIELA FRANCO STURZENEKER TRÊS
Dermatologista. Doutora em Ciências (Dermatologia) da Faculdade de Medicina da Universidade de São Paulo (FMUSP).

GABRIELA MORENO-COUTIÑO
Professora Assistente Doutora do Departamento de Dermatologia e Micologia do Hospital Geral Dr. Manuel Gea Gonzalez, Cidade do México, México.

GERSON OLIVEIRA PENNA
Dermatologista. Doutor em Medicina Tropical. Professor Assistente da Universidade de Brasília (UnB).

GIOVANNA PRATA CIABOTTI CAMARGOS
Dermatologista. Pós-Graduação em Dermatocosmiatria pelo Centro Universitário da Faculdade de Medicina do ABC (FMABC).

GISLAINE SILVEIRA OLM
Dermatologista. Mestre em Hepatologia pela Universidade Federal de Ciências da Saúde de Porto Alegre (UFCSPA). Doutora em Patologia pela Faculdade de Medicina da Universidade de São Paulo (FMUSP). Médica Dermatologista do Hospital Mãe de Deus do Rio Grande do Sul.

GLAYSSON TASSARA TAVARES
Dermatologista. Médico Voluntário no Serviço de Dermatologia do Hospital de Clínicas da Universidade Federal de Minas Gerais (HC-UFMG).

GLEISON VIEIRA DUARTE
Dermatologista no Instituto Bahiano de Imunoterapia (IBIS). Mestre e Doutor em Ciências da Saúde pela Universidade Federal da Bahia (UFBA).

GRASIELLE SILVA SANTOS
Dermatologista pelo Hospital de Doenças Tropicais Dr. Anuar Auad.

GUILHERME CAMARGO JULIO VALINOTO
Dermatologista. Mestre em Ciências da Saúde pela Faculdade de Ciências Médicas da Santa Casa de São Paulo (FCMSCSP). Professor Convidado da FCMSCSP. Aperfeiçoando no Setor de Dermatoses Infecciosas da Clínica de Dermatologia do Hospital da Santa Casa de São Paulo.

GUSTAVO UZÊDA MACHADO
Dermatologista. Pesquisador Associado do Serviço de Imunologia do Hospital Universitário Professor Edgard Santos da Universidade Federal da Bahia (HUPES/UFBA).

HAMILTON OMETTO STOLF
Dermatologista. Professor Colaborador da Faculdade de Medicina da Universidade Estadual de Campinas (Unicamp).

HEITOR DE SÁ GONÇALVES
Dermatologista. Doutor em Farmacologia. Professor de Dermatologia do Centro de Dermatologia Dona Libânia – Ceará.

HÉLIO AMANTE MIOT
Dermatologista. Professor Adjunto Livre-Docente do Departamento de Dermatologia e Radioterapia da Faculdade de Medicina de Botucatu da Universidade Estadual Paulista "Júlio de Mesquita Filho" (Unesp).

HERON FERNANDO DE SOUSA GONZAGA
Dermatologista. Doutor e Pós-Doutor em Dermatologia pela Escola Paulista de Medicina da Universidade Federal de São Paulo (EPM-Unifesp). Mestre em Patologia Bucal pela Faculdade de Odontologia da Universidade de São Paulo (USP) – *Campus* Bauru. Professor de Dermatologia e Coordenador do Curso de Medicina da Universidade de Marília (Unimar).

HIRAM LARANGEIRA DE ALMEIDA JUNIOR
Dermatologista. Professor Associado de Dermatologia da Universidade Federal do Rio Grande do Sul (UFRGS). Doutor em Ciências da Saúde (Dermatologia) pela Faculdade de Medicina da Universidade de São Paulo (FMUSP).

HUMBERTO ANTÔNIO PONZIO
Dermatologista. Professor Associado de Dermatologia da Universidade Federal do Rio Grande do Sul (UFRGS). Doutor em Ciências da Saúde (Dermatologia) pela Faculdade de Medicina da Universidade de São Paulo (FMUSP).

IDA DUARTE
Dermatologista. Professora Adjunta da Faculdade de Ciências Médicas da Santa Casa de São Paulo (FCMSCSP). Professora Voluntária da Clínica de Dermatologia da FCMSCSP.

ILANA HALPERN
Dermatopatologista e Patologista Geral. Doutora em Patologia pela Faculdade de Medicina da Universidade de São Paulo (FMUSP). Especialista em Dermatopatologia pelo Hospital das Clínicas da FMUSP. Especialista em Anatomia Patológica pela Sociedade Brasileira de Patologia/Associação Médica Brasileira (SBP/AMB). Diploma Internacional de Dermatopatologia (International Board Certification in Dermatopathology - ICDP).

INES STAFIN
Especialista em Medicina de Família e Comunidade pela Fundação Escola de Saúde Pública (FESP) de Palmas. Residente em Dermatologia pela Universidade de Brasília (UnB).

IRINA ANDREA PIRES AFONSO
Dermatologista.

ISABELA DE GODOY MENEZES
Médica-Veterinária pela Universidade Federal do Mato Grosso do Sul (UFMT). Mestre e Doutora em Ciências Veterinárias pela UFMT na área de Proteômica. Pós-Doutora em Micologia Médica pela Faculdade de Ciências Farmacêuticas da Universidade do Estado de São Paulo (FCF-USP).

ISADORA ZAGO MIOTTO
Dermatologista.

IZELDA MARIA CARVALHO COSTA
Dermatologista. Professora Associada de Dermatologia da Faculdade de Medicina da Universidade de Brasília (FM-UnB). Coordenadora do Ambulatório de Dermatopediatria do Hospital Universitário de Brasília (HUB/FM-UnB).

JACKSON MACHADO-PINTO
Dermatologista. Mestre em Dermatologia. Doutor em Medicina. Chefe da Clínica Dermatológica da Santa Casa de Misericórdia de Belo Horizonte. Professor Titular de Dermatologia da Faculdade de Ciências Médicas de Minas Gerais (FCM-MG). *Ex-Fellow* em Dermatopatologia da University of Colorado-EUA.

JADE CURY-MARTINS
Dermatologista. Doutora em Dermatologia pela Escola Paulista de Medicina da Universidade Federal de São Paulo (EPM-Unifesp). Médica do Instituto do Câncer do Estado de São Paulo. Médica Colaboradora do Ambulatório de Linfomas da Divisão de Dermatologia do Hospital das Clínicas da Faculdade de Medicina da Universidade de São Paulo (FMUSP).

JANE TOMIMORI
Dermatologista. Professora Titular do Departamento de Dermatologia da Escola Paulista de Medicina da Universidade Federal de São Paulo (EPM-Unifesp).

JESUS RODRIGUEZ SANTAMARIA
Dermatologista. Mestre em Dermatologia pela Escola Paulista de Medicina da Universidade Federal de São Paulo (EPM-Unifesp). Professor Assistente de Dermatologia da Universidade Federal do Paraná (UFPR). Chefe do Serviço de Dermatologia do Hospital de Clínicas de Curitiba da UFPR.

JOÃO DE MAGALHÃES AVANCINI FERREIRA ALVES
Dermatologista. Médico da Divisão de Dermatologia do Hospital das Clínicas da Faculdade de Medicina da Universidade de São Paulo (FMUSP). Responsável pelo Ambulatório de Dermatoscopia e Mapeamento Corporal do Hospital das Clínicas da FMUSP.

JOÃO LUIZ COSTA CARDOSO
Dermatologista. Ex-Médico-Chefe do Hospital Vital Brazil – Instituto Butantan.

JOÃO ROBERTO ANTONIO
Dermatologista. Professor Emérito da Faculdade Estadual de Medicina de São José do Rio Preto (Famerp). Chefe da Disciplina de Dermatologia da Famerp e do Serviço de Dermatologia do Hospital de Base de São José do Rio Preto.

JOHN VERRINDER VEASEY
Dermatologista. Doutor em Ciências da Saúde (Dermatologia) pela Faculdade de Ciências Médicas da Santa Casa de São Paulo (FCMSCSP). Professor Adjunto da FCMSCSP. Responsável pelo Setor de Dermatoses Infecciosas da Clínica de Dermatologia do Hospital da Santa Casa de São Paulo.

JOSÉ ANTONIO SANCHES JUNIOR
Dermatologista. Professor Titular do Departamento de Dermatologia da Faculdade de Medicina da Universidade de São Paulo (FMUSP).

JOSÉ NUNES DE ALENCAR NETO
Cardiologista no Instituto Dante Pazzanese de Cardiologia (IDPC). Eletrofisiologista.

JOSÉ ROBERTO PAES DE ALMEIDA
Dermatologista. Mestre em Dermatologia pela Escola Paulista de Medicina da Universidade Federal de São Paulo (EPM-Unesp). Professor Assistente do Departamento de Clínica e Patologia da Dermatologia do Centro Universitário Lusíada (Unilus). Professor Assistente de Dermatologia da Faculdade de Medicina da Universidade Metropolitana de Santos (Unimes).

JOSÉ ROBERTO PEGAS
Dermatologista. Preceptor e Responsável pela Cirurgia Dermatológica e Enfermaria do Complexo Hospitalar Padre Bento de Guarulhos (CHBPG). Mestre em Dermatologia pela Faculdade de Medicina da Universidade de São Paulo (FMUSP). Professor Assistente da Faculdade de Medicina da Universidade Cidade de São Paulo (Unicid). Professor Colaborador no Serviço de Dermatologia da Faculdade de Medicina de Jundiaí (FMJ).

JOZÉLIO FREIRE DE CARVALHO
Livre-Docente pela Faculdade de Medicina da Universidade de São Paulo (FMUSP). Professor Adjunto do Instituto de Ciências da Saúde da Universidade Federal da Bahia (UFBA).

JUAN PIÑEIRO-MACEIRA
Professor Aposentado do Departamento de Patologia da Universidade Federal do Rio de Janeiro (UFRJ). Mestre em Anatomia Patológica e Doutor em Dermatologia pela UFRJ. Pós-Doutorado em Dermatopatologia pela Armed Forces of Institute of Pathology, EUA.

JUAREZ ANTÔNIO SIMÕES QUARESMA
Doutor e Livre-Docente pela Faculdade de Medicina da Universidade de São Paulo (FMUSP). Professor Titular de Patologia da Universidade do Estado do Pará (UEPA). Professor Associado da Universidade Federal do Pará (UFPA).

JULES RIMET BORGES
Médico Dermatologista na Humani Espaço Integrado e no Hospital de Dermatologia Sanitária e Reabilitação Santa Marta.

JULIANA ARÊAS DE SOUZA LIMA BELTRAME FERREIRA
Dermatologista. Mestre em Oncologia pela Fundação Antônio Prudente. Médica Dermatologista Assistente do Núcleo de Câncer da Pele do A.C. Camargo Cancer Center. Cirurgiã Micrográfica de Mohs certificada pela Sociedade Brasileira de Dermatologia (SBD). Professora Assistente de Dermatologia da Faculdade de Medicina de Jundiaí (FMJ).

JULIANA CATUCCI BOZA
Dermatologista. Preceptora da Residência Médica em Dermatologia do Hospital de Clínicas de Porto Alegre. Mestre em Ciências Médicas pela Universidade Federal do Rio Grande do Sul (UFRGS). Doutora em Saúde da Criança e do Adolescente pela UFRGS.

JULIANA MARCONDES MACEA
Dermatologista.

JULIANA SABÓIA FONTENELE
Especialista em Infectologia (Clínica Médica e Dermatologia) pela Universidade de Brasília (UnB). Médica da Secretaria de Estado de Saúde do Distrito Federal e do Hospital da Criança de Brasília José de Alencar.

JULIANO DE AVELAR BREUNIG
Dermatologista. Mestre em Saúde e Comportamento pela Universidade Católica de Pelotas (UCP). Doutor em Ciências Médicas (Dermatologia) pela Pontifícia Universidade Católica do Rio Grande do Sul (PUC-RS). Professor de Dermatologia da Universidade de Santa Cruz do Sul (Unisc).

JULIANO PERUZZO
Dermatologista do Hospital de Clínicas de Porto Alegre da Universidade Federal do Rio Grande do Sul (UFRGS).

JULIANO VILAVERDE SCHMITT
Dermatologista. Professor Assistente Doutor do Departamento de Dermatologia e Radioterapia da Faculdade de Medicina de Botucatu da Universidade Estadual Paulista "Júlio de Mesquita Filho" (Unesp).

KAREN FERNANDES DE OLIVEIRA
Dermatologista. Colaboradora do Ambulatório de Tricologia do Hospital do Servidor Público Municipal de São Paulo (HSPM-SP).

KIRIL ENDO KASAI
Cirurgião Plástico.

LARISSA KLUMPP MARTINEZ MEIRINHO MAGALHÃES
Dermatologista.

LARISSA REGHELIN COMAZZETTO
Médica-Residente em Dermatologia na Universidade Federal de Santa Maria (UFSM). Mestranda em Ciências da Saúde (Dermatologia) na Universidade Federal de Santa Maria (UFSM).

LAURA BERTANHA
Dermatologista. Médica Assistente do Serviço de Dermatologia do Hospital do Servidor Público Municipal de São Paulo (HSPM-SP) e do Hospital da Força Aérea de São Paulo.

LEANDRO FONSECA NORIEGA
Dermatologista. Médico Assistente Voluntário da Clínica Dermatológica do Hospital do Servidor Público Municipal de São Paulo (HSPM-SP).

LEONARDO KAMIBEPPU
Biomédico. Mestrado em Dermatologia pela Faculdade de Medicina Universidade de São Paulo (FMUSP).

LIA DIAS PINHEIRO DANTAS
Dermatologista. Mestre em Ciências Médicas pela Universidade Federal do Rio Grande do Sul (UFRGS). Professora de Dermatologia do Curso de Medicina da Universidade do Vale do Rio dos Sinos (Unisinos).

LIGIA RANGEL BARBOZA RUIZ
Dermatologista. Mestre em Ciências Biológicas (Microbiologia) pela Universidade de São Paulo (USP). Voluntária do Setor de Dermatoses Infecciosas da Clínica de Dermatologia do Hospital da Santa Casa de São Paulo.

LÍVIA ARROYO TRÍDICO
Dermatologista. Professora do Serviço de Dermatologia do Hospital de Base da Faculdade Estadual de Medicina de São José do Rio Preto (Famerp).

LIVIA DE VASCONCELOS NASSER CAETANO
Professora Adjunta do Instituto de Patologia Tropical e Saúde Pública (IPTSP) da Universidade Federal de Goiás.

LUCAS CAMPOS GARCIA
Dermatologista. Médico Voluntário do Serviço de Dermatologia do Hospital das Clínicas da Universidade Federal de Minas Gerais (UFMG).

LUCAS SOUZA-CARMO NOGUEIRA
Dermatologista.

LUCIA HELENA FAVARO DE ARRUDA
Dermatologista. Mestre em Dermatologia pela Escola Paulista de Medicina da Universidade Federal de São Paulo (EPM-Unifesp).

LUCIANA BAPTISTA PEREIRA
Dermatologista. Professora Assistente de Dermatologia da Faculdade de Medicina da Universidade Federal de Minas Gerais (UFMG). Docente do Ambulatório de Dermatologia do Hospital das Clínicas da Universidade Federal de Minas Gerais (UFMG).

LUCIANA DE PAULA SAMORANO
Dermatologista. Doutora em Ciências pela Faculdade de Medicina da Universidade de São Paulo (FMUSP). Médica Assistente da Divisão de Dermatologia do Hospital das Clínicas da Faculdade de Medicina da Universidade de São Paulo (HCFMUSP). Membro do Departamento de Dermatologia Pediátrica da Sociedade de Pediatria de São Paulo (SPSP).

LUCIANA GADELHA MIRANDA DE MELO
Dermatologista. Professora de Dermatologia da Faculdade de Medicina da Paraíba. Mestre em Medicina pela Universidade Federal de Pernambuco (UFPE).

LUCIANA MARAGNO
Dermatologista. Médica Assistente do Hospital Universitário da Universidade de São Paulo (USP). Mestre em Dermatologia pela Escola Paulista de Medicina da Universidade Federal de São Paulo (EPM-Unifesp).

LUCIANA PATRÍCIA FERNANDES ABBADE
Dermatologista. Professora Associada Livre-Docente do Departamento de Dermatologia e Radioterapia da Faculdade de Medicina de Botucatu da Universidade Estadual Paulista "Júlio de Mesquita Filho" (Unesp). Mestre e Doutora em Bases Gerais da Cirurgia pela Unesp.

LUCIANA TAKATA PONTES
Dermatologista. Membro da Equipe de Cirurgia Micrográfica de Mohs da Disciplina de Dermatologia da Faculdade de Ciências Médicas da Universidade Estadual de Campinas (Unicamp).

LUCIANA ZATTAR
Especialista em Radiologia Musculoesquelética. Ultrassonografia Dermatológica. Departamento de Radiologia do Hospital Sírio-Libanês (HSL) – São Paulo.

LUCIENA CEGATO MARTINS ORTIGOSA
Dermatologista. Mestre em Dermatologia pela Faculdade de Medicina da Universidade de São Paulo (FMUSP). Professora Assistente de Dermatologia da Universidade do Oeste Paulista (Unoeste).

LUDMILLA CARDOSO GOMES
Dermatologista.

LUIS ANTONIO RIBEIRO TOREZAN
Dermatologista. Doutor em Dermatologia pelo Departamento de Dermatologia da Faculdade de Medicina da Universidade de São Paulo (FMUSP). Professor Assistente Doutor do Departamento de Dermatologia da FMUSP. Responsável pelo Setor de Terapia Fotodinâmica da Divisão de Dermatologia do Hospital das Clínicas da Faculdade de Medicina da Universidade de São Paulo (HCFMUSP).

LUIZ FELIPE DOMINGUES PASSERO
Biólogo. Doutor em Fisiopatologia pela Faculdade de Medicina da Universidade de São Paulo (FMUSP). Pós-Doutorado pela FMUSP. Professor Assistente Doutor do Instituto de Biociências do *Campus* do Litoral Paulista da Universidade Estadual Paulista "Júlio de Mesquita Filho" (Unesp).

LUIZ JORGE FAGUNDES
Dermatologista. Mestre e Doutor em Dermatologia pela Faculdade de Medicina da Universidade de São Paulo (FMUSP). Responsável pelo Ambulatório de Doenças Sexualmente Transmissíveis do Centro de Saúde Escola Geraldo de Paula Souza da Faculdade de Saúde Pública da Universidade de São Paulo (FCP-USP).

LUIZ ROBERTO TERZIAN
Dermatologista. Mestre em Dermatologia pela Faculdade de Medicina da Universidade de São Paulo (FMUSP). Professor Assistente de Dermatologia do Centro Universitário da Faculdade de Medicina do ABC (FMABC). Coordenador da Cirurgia Micrográfica de Mohs do Centro Universitário da FMABC.

LUIZA KEIKO MATSUKA OYAFUSO
Dermatologista. Mestre e Doutora em Dermatologia pela Escola Paulista de Medicina da Universidade Federal de São Paulo (EPM-Unifesp). Supervisora de Equipe Técnica de Saúde do Instituto de Infectologia Emílio Ribas de São Paulo. Professora Assistente de Dermatologia da Faculdade de Medicina do Centro Universitário da Faculdade de Medicina do ABC (FMABC).

LUIZA LABORNE SOUSA PINTO KALIL
Dermatologista. *Fellow* em Dermatologia pela Yale University, EUA. Mestre em Ciências da Saúde (Dermatologia) pela Faculdade de Ciências Médicas de Minas Gerais (FCM-MG). Professora de Dermatologia da FCM-MG. Preceptora da Residência de Dermatologia da Santa Casa de Misericórdia de Belo Horizonte.

MAIRA HACK RIBEIRO
Farmacêutica Industrial. Especialista em Manipulação Magistral pela Associação Nacional dos Farmacêuticos e Conselho Federal de Farmácia. Pós-Graduação em Gestão de Projetos pela Escola Superior de Propaganda e Marketing de Porto Alegre (ESPM-RS).

MAIRA MITSUE MUKAI NEGUISHI
Dermatologista. Mestre em Medicina Interna. Professora Assistente de Dermatologia da Universidade Federal do Paraná (UFPR).

MARA HUFFENBAECHER GIAVINA BIANCHI
Dermatologista. Doutora em Dermatologia pela Escola Paulista de Medicina da Universidade Federal de São Paulo (EPM-Unifesp).

MARCELO M. BELLINI
Dermatologista. Médico Colaborador do Ambulatório de Cosmiatria do Serviço de Dermatologia do Hospital do Servidor Público Municipal de São Paulo (HSPM-SP).

MÁRCIA DE MATOS SILVA
Dermatologista. Doutora em Dermatologia pela Universidade Federal do Rio de Janeiro (UFRJ).

MÁRCIA DOS SANTOS SENRA
Dermatologista. Pós-Graduada em Psicoterapia Breve pela Santa Casa de Misericórdia do Rio de Janeiro. Membro da European Society of Dermatology and Psychiatry (ESDaP).

MARCIUS ACHIAMÉ PERYASSU
Dermatologista. Mestre e Doutor em Dermatologia pela Universidade Federal do Rio de Janeiro (UFRJ). Livre-Docente em Dermatologia pela Universidade Federal do Estado do Rio de Janeiro (UniRio). Professor Titular de Dermatologia do Instituto de Pós-Graduação Médica do Instituto Carlos Chagas.

MARCO ALEXANDRE DIAS DA ROCHA
Dermatologista. Médico Voluntário do Hospital São Paulo/Hospital Universitário, Setor de Cosmiatria, Departamento de Dermatologia da Escola Paulista de Medicina da Universidade Federal de São Paulo (EPM-Unifesp).

MARCO ARDIGÒ
Dermatologista do Departamento de Dermatologia Clínica. Coordenador do Setor de Microscopia Confocal do Instituto Dermatológico San Gallicano, Roma, Itália.

MARCO AURÉLIO PALAZZI SAFADI
Diretor do Departamento de Pediatria e Coordenador do Programa de Pós-Graduação *stricto sensu* em Ciências da Saúde da Faculdade de Ciências Médicas da Santa Casa de São Paulo (FCMSCSP). Presidente do Departamento de Infectologia da Sociedade Brasileira de Pediatria (SBP). Membro do Comitê Científico da Sociedade Mundial de Infectologia Pediátrica (WSPID). Membro do SAGE Working Group on Meningococcal Vaccination da Organização Mundial da Saúde (OMS). Membro do Comitê Consultivo Científico da Coalizão para Inovações em Preparação Epidêmica (Cepi).

MARCOS CESAR FLORIAN

Dermatologista. Mestre e Doutor. Professor Afiliado do Departamento de Dermatologia da Escola Paulista de Medicina da Universidade Federal de São Paulo (EPM-Unifesp). Professor do Curso de Medicina da Universidade Nove de Julho (Uninove).

MARIA ANGELA BOCCARA DE PAULA

Enfermeira Estomaterapeuta. Membro Titular Emérito da Associação Brasileira de Estomaterapia: Estomias, Feridas e Incontinências (Sobetst). Mestre e Doutora em Enfermagem pela Escola de Enfermagem da Universidade de São Paulo (EEUSP). Docente do Programa de Mestrado em Desenvolvimento Humano: Formação, Políticas e Práticas Sociais da Universidade de Taubaté (UNITAU).

MARIA ARACI DE ANDRADE PONTES

Dermatologista. Doutora em Farmacologia. Professora de Dermatologia do Centro de Dermatologia Dona Libânia – Ceará.

MARIA AUGUSTA JORGE

Doutora em Genética e Evolução pela Universidade Federal de São Carlos (UFSCar). Mestre em Morfologia Genética pela Escola Paulista de Medicina da Universidade Federal de São Paulo (EPM-Unifesp). Assessora do Núcleo de Pesquisa do Centro de Ensino Superior de Dracena (CESD/SP).

MARIA CAROLINA CORSI FERREIRA

Dermatologista. Médica Dermatologista do Centro Oncológico da Beneficência Portuguesa de São Paulo. Colaboradora no Ambulatório de Dermatologia Geriátrica da Escola Paulista de Medicina da Universidade Federal de São Paulo (Unifesp).

MARIA CECÍLIA DA MATTA RIVITTI MACHADO

Dermatologista. Mestre em Dermatologia pela Faculdade de Medicina da Universidade de São Paulo (FMUSP). Responsável pelo Ambulatório de Dermatologia Infantil da Divisão de Dermatologia do Hospital das Clínicas da Faculdade de Medicina da Universidade de São Paulo (HCFMUSP). Professora de Dermatologia da Faculdade de Medicina da Universidade Metropolitana de Santos (UNIMES).

MARIA CECÍLIA TEIXEIRA DE CARVALHO BRUNO

Dermatologista. Mestre e Doutora em Dermatologia pela Faculdade de Medicina da Universidade de São Paulo (FMUSP). Professora Responsável pela Disciplina de Dermatologia da Faculdade de Medicina da Universidade Federal de Mato Grosso (UFMT) – *Campus* de Sinop.

MARIA DA GLÓRIA SOUSA STAFOCKER

Farmacêutica. Mestre e Doutora em Ciências pela Faculdade de Ciências Farmacêuticas da Universidade de São Paulo (FCF-USP). Pós-Doutorado em Imunologia das Infecções Fúngicas (University of Aberdeen, Escócia, Reino Unido). Pesquisadora no Laboratório de Micologia Médica da Faculdade de Medicina da Universidade de São Paulo (FMUSP).

MARIA DE FÁTIMA PAIM DE OLIVEIRA

Dermatologista do Complexo Hospitalar Universitário Professor Edgard Santos (COM-HUPES). Doutora em Medicina e Saúde (CPgMS) pela Faculdade de Medicina da Bahia (FAMEB) da Universidade Federal da Bahia (UFBA).

MARIA LETICIA CINTRA

Patologista. Professora Titular do Departamento de Anatomia Patológica da Faculdade de Ciências Médicas da Universidade Estadual de Campinas (Unicamp).

MARIA LÚCIA JORGE DE SOUSA GONZAGA

Médica-Residente em Pediatria do Conjunto Hospitalar Mandaqui – São Paulo.

MARIA VITORIA SUÁREZ RESTREPO

Dermatologista. Especialista em Doenças Inflamatórias Crônicas e Pesquisa Clínica pelo Hospital Saint Louis de Paris. Coordenadora do Ambulatório de Doenças Imunomediadas da Clínica de Dermatologia do Hospital do Servidor Público Municipal de São Paulo (HSPM-SP). Dermatologista e Pesquisadora do Hospital Alemão Oswaldo Cruz – São Paulo.

MARIANA CARVALHO COSTA

Dermatologista. Doutora em Ciências da Saúde pela Faculdade de Medicina da Universidade de Brasília (FM-UnB). Pesquisadora Colaboradora do Programa de Pós-Graduação em Ciências Médicas da FM-UnB.

MARIANA FIGUEIROA CARETA

Dermatologista. Doutora em Dermatologia pela Faculdade de Medicina da Universidade de São Paulo (FMUSP).

MARIANA HAFNER

Dermatologista. Professora Assistente da Clínica de Dermatologia da Faculdade de Ciências Médicas da Santa Casa de São Paulo (FCMSCSP).

MARIANA LOPES FERRARI

Médica-Residente de Dermatologia no Hospital Universitário da Pontifícia Universidade Católica de Campinas (HU-PUC-Campinas).

MARIANE MARIA DE ARAÚJO STEFANI

Professora Titular de Imunologia do Instituto de Patologia e Saúde Pública da Universidade Federal de Goiás (UFG).

MARILDA APARECIDA MILANEZ MORGADO DE ABREU

Dermatologista. Mestre e Doutora pela Escola Paulista de Medicina da Universidade Federal de São Paulo (EPM-Unifesp). Chefe do Serviço de Dermatologia do Hospital Regional de Presidente Prudente da Universidade do Oeste Paulista (Unoeste).

MARINA MACELLARO

Dermatologista. Professora Assistente do Serviço de Dermatologia do Hospital Universitário da Pontifícia Universidade Católica de Campinas (HU-PUC-Campinas). Responsável pelo Ambulatório de Doenças Bolhosas e Dermatite de Contato do HU-PUC-Campinas.

MARY IVONE DAMASCENO

Podóloga.

MAURÍCIO MOTA DE AVELAR ALCHORNE

Dermatologista. Professor de Dermatologia do Curso de Medicina da Universidade Nove de Julho (Uninove). Livre-Docente em Dermatologia pela Universidade Federal de Pernambuco (UFPE) e Faculdade de Medicina da Universidade de São Paulo (FMUSP).

MAYRA IANHEZ

Dermatologista. Pós-Graduação *lato sensu* em Dermatologia Pediátrica pela Escola Paulista de Medicina da Universidade de São Paulo (EPM-Unifesp). Mestre e Doutora pela EPM-Unifesp. Professora Assistente da Universidade Federal de Goiás (UFG). Colaboradora do Ambulatório de Dermatologia Pediátrica e Psoríase do Hospital de Doenças Tropicais (HDT).

MEIRE BRASIL PARADA

Dermatologista.

MILVIA M. S. S. ENOKIHARA

Patologista. Mestre e Doutora em Patologia pela Escola Paulista de Medicina da Universidade Federal de São Paulo (EPM-Unifesp).

MIRIAN NACAGAMI SOTTO
Patologista. Professora Titular do Departamento de Patologia da Faculdade de Medicina da Universidade de São Paulo (FMUSP).

MOHAMED ARBAQUI AZZOUZ
Dermatologista. Ex-Chefe do Serviço de Dermatologia do Hospital Universitário Lauro Wanderley (HULW). Professor Aposentado e Voluntário de Dermatologia da Universidade Federal da Paraíba (UFPB). Preceptor da Residência Médica em Dermatologia do HULW da UFPB.

MÔNICA MARIA DE FARIA PIMENTA
Dermatologista. Colaboradora de Cirurgia Dermatológica de Faculdade de Medicina do Centro Universitário da Faculdade de Medicina do ABC (FMABC).

MÔNICA SANTOS
Dermatologista. Professora de Dermatologia da Universidade Estadual do Amazonas (UEA). Médica Dermatologista da Fundação Alfredo da Matta. Pós-Doutoranda do Centro Universitário da Faculdade de Medicina do ABC (FMABC).

NATHALIA TARGA PINTO
Dermatologista.

NATHALIE SUZUKI
Dermatologista. Médica Voluntária da Clínica de Dermatologia da Faculdade de Ciências Médicas da Santa Casa de São Paulo (FCMSCSP).

NELSON MARCOS FERRARI JUNIOR
Dermatologista. Cirurgião Dermatológico Voluntário do Setor de Cirurgia Dermatológica da Divisão de Dermatologia do Hospital das Clínicas da Faculdade de Medicina da Universidade de São Paulo (HCFMUSP).

NEUSA YURIKO SAKAI VALENTE
Dermatologista. Mestre e Doutora em Dermatologia pela Faculdade de Medicina da Universidade de São Paulo (FMUSP). Médica Pesquisadora do Laboratório de Micologia Médica (LIM - 53) da Divisão de Dermatologia do Hospital das Clínicas da Faculdade de Medicina da Universidade de São Paulo (HCFMUSP). Médica Dermatologista da Divisão de Dermatologia do HCFMUSP e do Hospital do Servidor Público Estadual de São Paulo (IAMSPE).

NILCEO S. MICHALANY
Patologista. Professor Adjunto do Departamento de Patologia da Escola Paulista de Medicina da Universidade Federal de São Paulo (EPM-Unifesp). Responsável pelo Setor de Dermatopatologia do Departamento de Dermatologia da EPM-Unifesp.

NILTON GIOIA DI CHIACCHIO
Dermatologista. Doutor em Dermatologia pela Faculdade de Medicina da Universidade de São Paulo (FMUSP). Professor Colaborador de Dermatologia do Centro Universitário da Faculdade de Medicina do ABC (FMABC). Médico Assistente da Clínica de Dermatologia do Hospital do Servidor Público Municipal de São Paulo (HSPM-SP).

NUNO EDUARDO G. DE SANCHES OSÓRIO
Dermatologista. Mestre em Dermatologia pela Faculdade de Medicina da Universidade de São Paulo (FMUSP).

OCTÁVIO MORAES JUNIOR
Dermatologista. Professor Colaborador do Departamento de Dermatologia da Faculdade de Medicina de Jundiaí (FMJ).

OSÓRIO ALVES CORREA DE CASTRO LARA
Dermatologista. Especialização Complementar em Dermatologia Cosmiátrica e *Laser* pela Faculdade de Medicina da Universidade de São Paulo (FMUSP). Pós-Graduando em Cirurgia Dermatológica pelo Centro Universitário da Faculdade de Medicina do ABC (FMABC).

OTÁVIO CÉSAR BAIOCCHI
Hematologista. Doutor em Medicina pela Escola Paulista de Medicina da Universidade Federal de São Paulo (EPM-Unifesp). Pós-Doutorado em Doenças Linfoproliferativas pela Johns Hopkins University, Baltimore, EUA. Coordenador do Ambulatório de Linfomas de Hodking da Universidade Federal de São Paulo (Unifesp).

OTÁVIO SÉRGIO LOPES
Dermatologista. Professor de Dermatologia da Faculdade de Ciências Médicas da Paraíba (FCMPB). Mestre em Ciências e Engenharia de Materiais pela Universidade Federal de Campina Grande (UFCG).

PABLO CIRINO
Dermatologista. Doutor em Dermatologia pela Faculdade de Medicina da Universidade de São Paulo (FMUSP).

PATRÍCIA DE AGUIAR MAGALHÃES DA SILVEIRA
Dermatologista.

PATRÍCIA ORMIGA
Dermatologista. Mestre em Dermatologia pela Universidade Federal do Rio de Janeiro (UFRJ).

PAULA ORDONHEZ RIGATO
Biomédica. Especialista em Patologia Clínica pela Escola Paulista de Medicina da Universidade Federal de São Paulo (EPM-Unifesp). Especialista em Imunodeficiências pela Faculdade de Medicina da Universidade de São Paulo (FMUSP). Mestre e Doutora em Imunologia pelo Instituto de Ciências Biomédicas (ICB-USP). Pós-Doutorado em Ciências pela EPM-Unifesp, CEA-FRANÇA e FMUSP. Pesquisadora Científica V do Instituto Adolfo Lutz.

PAULA SILVA FERREIRA
Dermatologista. Médica da Divisão de Dermatologia do Hospital das Clínicas da Faculdade de Medicina da Universidade de São Paulo (HCFMUSP). Responsável pelo Ambulatório de Dermatoscopia e Mapeamento Corporal do HCFMUSP.

PAULO EDUARDO NEVES FERREIRA VELHO
Dermatologista. Doutor em Dermatologia pela Faculdade de Ciências Médicas da Universidade Estadual de Campinas (Unicamp). Professor Livre-Docente de Dermatologia do Departamento de Clínica Médica da Faculdade de Ciências Médicas da Unicamp.

PAULO ROBERTO ABRÃO FERREIRA
Infectologista. Mestre e Doutor e Professor Adjunto de Infectologia. Coordenador da Enfermaria e do Ambulatório de Infectologia da Escola Paulista de Medicina da Universidade Federal de São Paulo (EPM-Unifesp).

PAULO ROBERTO LIMA MACHADO

Dermatologista. Coordenador do Serviço de Imunologia do Hospital Universitário Professor Edgard Santos da Universidade Federal da Bahia (UFBA). Professor do Programa de Pós-Graduação em Ciências da Saúde da UFBA. Preceptor da Residência Médica em Dermatologia do Hospital Universitário Professor Edgard Santos da UFBA.

PRISCILA ISHIOKA

Dermatologista. Mestre pela Escola Paulista de Medicina da Universidade Federal de São Paulo (EPM-Unifesp).

PRISCILA KAKIZAKI

Dermatologista. Preceptora da Residência Médica de Dermatologia do Hospital do Servidor Público Estadual de São Paulo (HSPE-SP). Responsável pelo Ambulatório de Alopecias e Psoríase do HSPE-SP. Colaboradora do Ambulatório de Tricoses do HSPE-SP.

RAFAEL ARON SCHMERLLING

Oncologista Clínico. Líder Médico do Serviço de Oncologia Clínica do Hospital do Coração (HCor).

RAQUEL CAVALCANTE

Dermatologista.

RENAN LAGE

Dermatologista. Preceptor do Serviço de Residência Médica em Dermatologia do Hospital Universitário da Pontifícia Universidade Católica (HU-PUC-Campinas). Responsável pelo Ambulatório de Cosmiatria do Serviço de Residência Médica em Dermatologia do HU-PUC-Campinas.

RENAN RANGEL BONAMIGO

Dermatologista. Mestre e Doutor em Ciências Médicas pela Universidade Federal do Rio Grande do Sul (UFRGS). Chefe do Serviço de Dermatologia da Universidade Federal de Ciências da Saúde de Porto Alegre (UFCSPA). Orientador do Programa de Pós-Graduação em Patologia da UFCSPA. Preceptor do Ambulatório de Dermatologia Sanitária do Rio Grande do Sul. Professor Associado de Dermatologia do Hospital de Clínicas de Porto Alegre da UFRGS. Preceptor da Residência Médica do Ambulatório de Dermatologia Sanitária do Rio Grande do Sul. Professor de Pós-Graduação em Patologia da UFCSPA.

RENATA FERREIRA MAGALHÃES

Dermatologista. Professora Doutora de Dermatologia do Departamento de Clínica Médica da Faculdade de Ciências Médicas da Universidade Estadual de Campinas (Unicamp).

RENATA HECK

Dermatologista do Hospital de Clínicas de Porto Alegre, Rio Grande do Sul.

RENATA MIE OYAMA OKAJIMA

Dermatologista. Doutora em Dermatologia pela Faculdade de Medicina da Universidade de São Paulo (FMUSP). Professora Adjunta de Dermatologia da Universidade Federal do Pará (UFPA).

RICARDO ROMITI

Dermatologista. Doutor em Dermatologia. Professor Assistente da Divisão de Dermatologia do Hospital das Clínicas da Faculdade de Medicina da Universidade de São Paulo (HCFMUSP). Coordenador do Ambulatório de Psoríase da Divisão de Dermatologia do HCFMUSP.

RICARDO SPINA NUNES

Micologista da Divisão de Dermatologia do Hospital das Clínicas da Faculdade de Medicina da Universidade de São Paulo (HCFMUSP).

ROBERTA BUENSE

Dermatologista. Mestre em Ciências da Saúde pela Faculdade de Medicina da Universidade de São Paulo (FMUSP). Médica Assistente da Clínica de Dermatologia da Santa Casa de São Paulo.

ROBERTA FACHINI JARDIM CRIADO

Médica Alergista. Mestre em Medicina pelo Instituto de Assistência Médica ao Servidor Público Estadual de São Paulo (IAMSPE). Doutora em Ciências pelo Centro Universitário da Faculdade de Medicina do ABC (FMABC). Médica responsável pelo Ambulatório de Urticária do Centro Universitário da FMABC.

ROBERTA VASCONCELOS BERG

Dermatologista. Doutora em Dermatologia pela Faculdade de Medicina da Universidade de São Paulo (FMUSP).

ROBERTO ARENAS

Professor de Dermatologia e Chefe do Setor de Micologia do Hospital Geral Dr. Manuel Gea Gonzalez - Cidade do México, México.

RODRIGO PEREIRA DUQUIA

Dermatologista. Mestre em Epidemiologia pela Universidade Federal de Pelotas (UFPel). Doutor em Saúde e Comportamento pela UFPel. Professor de Dermatologia da Fundação Faculdade Federal de Ciências Médicas de Porto Alegre.

RONALDO BÉRGAMO

Professor Titular de Nefrologia do Centro Universitário da Faculdade de Medicina do ABC (FMABC).

ROSANA LAZZARINI

Dermatologista. Mestre em Ciências da Saúde pela Universidade de São Paulo. Médica Assistente da Clínica de Dermatologia da Faculdade de Ciências Médicas da Santa Casa de São Paulo (FCMSCSP). Professora da FCMSCSP.

RUBENS MARCELO SOUZA LEITE

Dermatologista. Mestre em Ciências da Saúde pela Faculdade de Medicina da Universidade de Brasília (FM-UnB).

RUTE FACCHINI LELLIS

Dermatopatologista e Patologista Geral. Professora da Faculdade de Ciências Médicas da Santa Casa de São Paulo (FCMSCSP). Chefe do Setor de Dermatopatologia do Serviço de Anatomia Patológica do Hospital da Santa Casa de São Paulo. Patologista Colaboradora do Serviço de Dermatologia do Hospital da Santa Casa de São Paulo. Especialização em Dermatopatologia pelo Hospital das Clínicas da Faculdade de Medicina da Universidade de São Paulo (HCFMUSP). Especialista em Anatomia Patológica pela Sociedade Brasileira de Patologia/Associação Médica Brasileira (SBP/AMB). Membro Colaborador da Sociedade Brasileira de Dermatologia (SBD). Mentora para jovens dermatologistas e residentes da Sociedade Internacional de Dermatologia (SID).

SAMIR DE FIGUEIREDO AZOUZ
Dermatologista. Professor de Dermatologia da Universidade Federal da Paraíba (UFPB). Preceptor da Residência Médica de Dermatologia do Hospital Universitário Lauro Wanderley (HULW-UFPB).

SAMIRA YARAK
Dermatologista. Mestre em Dermatologia e Doutora em Ciências da Saúde pela Escola Paulista de Medicina da Universidade Federal de São Paulo (EPM-Unifesp). Coordenadora da Graduação do Departamento de Dermatologia da EPM-Unifesp. Professora Adjunta da EPM-Unifesp.

SAMUEL HENRIQUE MANDELBAUM
Dermatologista. Professor de Dermatologia do Departamento de Medicina da Universidade de Taubaté (UNITAU). Ex-Chefe do Serviço de Dermatologia do Hospital Municipal Universitário de Taubaté (HMUT) (1983-2021). Atual Chefe e Coordenador do Serviço de Dermatologia da Santa Casa de São José dos Campos. Chefe do Serviço de Dermatologia do Hospital Vivalle, São José dos Campos, SP. Ex-Presidente da Sociedade Brasileira de Dermatologia (SBD).

SELMA SCHUARTZ CERNEA
Dermatologista. Médica Assistente Voluntária da Clínica Dermatológica do Hospital do Servidor Público Municipal de São Paulo (HSPM-SP).

SÉRGIO HENRIQUE HIRATA
Dermatologista. Mestre e Doutor em Dermatologia da Escola Paulista de Medicina da Universidade Federal de São Paulo (EPM-Unifesp). Professor Adjunto da EPM-Unifesp. Coordenador da Residência Médica do Departamento de Dermatologia e Orientador do Programa de Pós-Graduação em Saúde Baseada em Evidências da EPM-Unifesp.

SÉRGIO PALMA
Dermatologista. Preceptor da Pós-Graduação em Dermatologia da Santa Casa de Misericórdia do Recife no Centro de Estudos Dermatológicos do Recife (CEDER). Membro da Câmara Técnica de Dermatologia do Conselho Federal de Medicina (CFM). Membro da Comissão de Divulgação de Assuntos Médicos do Conselho Federal de Medicina (CODAME-CFM) como representante da Sociedade Brasileira de Dermatologia (SBD). Ex-Presidente da SBD (2019-2020).

SILVANIA PINHEIRO ROSA
Dermatologista.

SILVIA MARCONDES PEREIRA
Dermatologista. Mestre em Dermatologia pela Escola Paulista de Medicina da Universidade Federal de São Paulo (EPM-Unifesp). Responsável pelo Ambulatório de Dermatologia Geriátrica do Departamento de Dermatologia da EPM-Unifesp.

SILVIO ALENCAR MARQUES
Dermatologista. Professor Titular do Departamento de Dermatologia e Radioterapia da Faculdade de Medicina de Botucatu da Universidade Estadual Paulista "Júlio de Mesquita Filho" (Unesp). Pós-Doutor na Indiana University, EUA.

SIMONE MAGALHÃES DINIZ
Nutricionista. Graduanda em Medicina pelo Centro Universitário da Faculdade de Medicina do ABC (CEUFMABC).

SINÉSIO TALHARI
Dermatologista. Professor de Dermatologia da Fundação de Medicina Tropical de Manaus.

SOLANGE MURTA BARROS
Chefe da Clínica de Reumatologia do Hospital Naval Marcílio Dias, Marinha do Brasil, Rio de Janeiro.

SORAYA NEVES MARQUES BARBOSA DOS SANTOS
Dermatologista do Hospital das Clínicas da Universidade Federal de Minas Gerais (UFMG). Mestre em Dermatologia pela UFMG. Doutora em Dermatologia pela Universidade Federal do Rio de Janeiro (UFRJ).

STEFAN CUNHA UJVARI
Infectologista. Mestre em Infectologia. Professor do Curso de Medicina da Faculdade de Medicina de Jundiaí (FMJ).

STEFANO DE AVELAR ALCHORNE TRIVELIN
Residente de 3º ano em Dermatologia no Hospital Universitário Clementino Fraga Filho da Universidade Federal do Rio de Janeiro (HUCFF/UFRJ).

SUELEN MONTAGNER
Dermatologista. Mestre em Ciências (Dermatologia) pela Faculdade de Medicina da Universidade de São Paulo (FMUSP).

TANIA FERREIRA CESTARI
Dermatologista. Professora Titular de Dermatologia da Universidade Federal do Rio Grande do Sul (UFRGS). Responsável pelo Setor de Fotomedicina do Hospital de Clínicas de Porto Alegre.

TATZIE BOECK DE ARRUDA DOS SANTOS
Médica-Residente em Dermatologia na Universidade Federal de Santa Maria (UFSM).

THAIS AMARAL CARNEIRO CUNHA
Dermatologista. Médica Assistente do Serviço de Dermatologia do Hospital do Servidor Público Estadual de São Paulo (IAMSPE).

THAIS FERES MOREIRA LIMA
Médica-Residente de Dermatologia no Hospital Universitário da Pontifícia Universidade Católica de Campinas (HU-PUC-Campinas).

THAMARA CHRISTIANE ALVES BATISTA MORITA
Dermatologista. Doutora em Dermatologia pela Faculdade de Medicina da Universidade de São Paulo (FMUSP).

VALÉRIA AOKI
Dermatologista. Professora Associada Livre-Docente do Departamento de Dermatologia da Faculdade de Medicina da Universidade de São Paulo (FMUSP).

VANESSA BARRETO ROCHA
Dermatologista. Mestre em Ciências Aplicadas à Saúde do Adulto pela Universidade Federal de Minas Gerais (UFMG). Professora Convidada de Dermatologia da Faculdade de Medicina da UFMG.

VANESSA THOMÉ
Médica-Residente em Dermatologia na Universidade Federal de Santa Maria (UFSM). Mestranda em Ciências da Saúde na UFSM.

VIDAL HADDAD JUNIOR
Dermatologista. Professor Titular de Dermatologia do Departamento de Dermatologia e Radioterapia da Faculdade de Medicina de Botucatu da Universidade Estadual Paulista "Júlio de Mesquita Filho" (Unesp).

VITOR MANOEL SILVA DOS REIS
Dermatologista. Professor Associado, Livre-Docente do Departamento de Dermatologia da Faculdade de Medicina da Universidade de São Paulo (FMUSP). Responsável pelo Ambulatório de Alergia Dermatológica e Dermatoses Ocupacionais da Divisão de Dermatologia do Hospital das Clínicas da Faculdade de Medicina da Universidade de São Paulo (HCFMUSP).

WALMAR RONCALLI PEREIRA DE OLIVEIRA
Dermatologista. Doutor em Dermatologia pela Faculdade de Medicina da Universidade de São Paulo (FMUSP). Médico Assistente da Divisão de Dermatologia do Hospital das Clínicas da Faculdade de Medicina da Universidade de São Paulo (HCFMUSP).

WALTER REFKALEFSKY LOUREIRO
Dermatologista.

XIMENA WORTSMAN
Instituto de Diagnóstico por Imagem e Pesquisa da Pele e Tecidos Moles, Santiago, Chile. Departamento de Dermatologia, Faculdade de Medicina, Universidad de Chile, Santiago, Chile. Departamento de Dermatologia, Faculdade de Medicina, Pontificia Universidade Catolica do Chile, Santiago, Chile.

YASMIN PUGLIESI
Dermatologista.

ZILDA NAJJAR PRADO DE OLIVEIRA
Dermatologista. Professora Doutora da Divisão de Dermatologia do Hospital das Clínicas da Faculdade de Medicina da Universidade de São Paulo (HCFMUSP). Chefe do Ambulatório de Dermatologia Pediátrica do HCFMUSP.

Palavras dos Editores

A publicação desta 4ª edição do *Tratado de Dermatologia*, pela Editora Atheneu, em 2023, configura a nova contribuição à Dermatologia brasileira e mundial. Estes dois volumes do *Tratado de Dermatologia*, editado por nós, Walter Belda Junior, Nilton Di Chiacchio e Paulo Ricardo Criado, são marcados não só pela nossa experiência profissional, mas também pela colaboração rica e inequívoca de mais de 277 colaboradores brasileiros e estrangeiros na redação de 169 capítulos que compõem esta obra. Afora a contribuição iconográfica deste *Tratado de Dermatologia*, o que auxilia a formação de estudantes de Medicina, colegas médicos e Dermatologistas, os textos dos capítulos se revestem das inovações do conhecimento médico e dermatológico, que vem sendo incorporado à semiologia, ao diagnóstico laboratorial e às escolhas terapêuticas possibilitadas pela conquista de diferentes ramos da Biologia, Medicina e tecnologia do século XXI.

No interstício temporal entre a edição passada e esta 4ª edição, fomos confrontados com três desafios que poucas gerações de médicos vivenciaram ao longo das suas histórias de atividade profissional: a pandemia da covid-19, as *fake news* na ciência e o surgimento da epidemia da *monkeypox*, em dezembro de 2022, denominada pela Organização Mundial da Saúde de MPOX. Além disso, o conhecimento genético se expandiu de modo exponencial, revelando a etiologia de muitas genodermatoses, ampliando os testes de painéis de sequenciamento gênico pela técnica de NGS e propiciando alternativas terapêuticas a doenças cuja evolução natural assistíamos, por décadas, de modo passivo e com grande sentimento de impotência e tristeza pelo desfecho sofrido dos nossos pacientes. As doenças chamadas raras, aquelas com incidência inferior a 1 caso a cada 100 mil habitantes, passaram a ganhar atenção da pesquisa e da indústria farmacêutica a fim de promover diagnóstico e tratamento; hoje é possível seu diagnóstico mais preciso e melhores medidas terapêuticas para muitas delas à semelhança das doenças autoinflamatórias (síndrome de febre periódica).

Técnicas cirúrgicas têm se aprimorado em conjunto com exames de imagem que envolvem desde o ultrassom dermatológico à tomografia de coerência óptica, além da singela dermatoscopia, que se alia à microscopia confocal a *laser*.

Não poderíamos deixar de traçar algumas linhas sobre o momento singular que vivemos com o surgimento do SARS--CoV-2 e, consequentemente, da covid-19, a qual, até 9 de dezembro de 2022, segundo dados do John Hopkins Coronavirus Resource Center, produziu 648.782.154 casos registrados no mundo, com 6.652.260 óbitos diretamente associados a ela. Tragédia humanitária esta que só pôde ser amenizada pela administração de 13.076.556.881 doses de vacinas aplicadas (https://coronavirus. jhu.edu/map.html).

Essa pandemia nos legou inúmeros conhecimentos e lições: a necessidade de se conhecerem as bases de epidemiologia clínica (e isso se estende a doenças dermatológicas transmissíveis) nos mostrou que devemos ter humildade em admitir o nosso conhecimento incompleto da Medicina e nos impulsiona a buscar informação médica de qualidade; ensinou-nos que infelizmente as chamadas *fake news* podem existir mesmo entre nossos pares e isso é extremamente perigoso para toda a população, além de promover o descrédito de profissionais da saúde em geral.

Dois pontos em relação à covid-19 foram marcantes: nossa capacidade de permanecer atendendo doentes, superando nossas angústias, mas sendo fiéis ao propósito da nossa profissão; e nossa capacidade de nos reunirmos em diferentes grupos de pesquisa para promover ciência e buscar informações e conhecimento sobre novas doenças. Isso ocorreu na Dermatologia brasileira também de modo exemplar, bem como em grupos na Espanha, no Reino Unido, nos Estados Unidos, na China e em outras partes do globo, que, em menos de 2 anos, desvendaram os fenômenos inflamatórios e de imunotrombose que causariam a maioria dos óbitos e muitas das manifestações tegumentares da covid-19.

No caminho da covid-19, assistimos à reemergência da MPOX, por um vírus DNA da família do vírus da varíola humana. A MPOX já existia de forma endêmica na África Central, porém, a partir do chamado "transbordo interespécies" (*spill over*), deixou o meio silvestre e alcançou o meio urbano, particularmente por práticas sexuais não exercidas de forma segura, dando origem, segundo dados extraídos do CDC (Centers for Disease Control and Prevention), dos Estados Unidos, ao número de 82.474 casos confirmados da doença, em 110 países diferentes ao redor do globo e 65 óbitos confirmados, em menos de 1 ano de epidemia, até 9 de dezembro de 2022, quando esses dados foram acessados no sítio eletrônico: https://www.cdc.gov/poxvirus/monkeypox/response/2022/world-map.html.

Testes diagnósticos, medicamentos antivirais inovadores, técnicas de imagem, novas moléculas para tratamentos de doenças autoimunes, doenças inflamatórias e infecciosas, como imunobiológicos e pequenas moléculas, além de novas vacinas estão descritas neste *Tratado de Dermatologia*, em uma profusão não vista em edições anteriores, contribuindo para o diagnóstico, a assistência e o tratamento dos nossos pacientes.

Ciência de qualidade, colaboração entre diferentes autores e universidades/hospitais de ensino, responsabilidade pela informação médica dermatológica e atualização foram os pontos cardinais que moldaram o traçado de redação desta nossa 4ª edição.

Entre tantas inovações que compõem esta obra, não nos furtamos a inserir um capítulo fundamental, o de como ler e compreender um artigo científico e o que é a Medicina Baseada em Evidências (MBE). Nunca é redundante falarmos sobre esse tópico, haja vista o desastre que se estabeleceu nas mídias com informações equivocadas desde a transmissão da covid-19, seu tratamento e sua imunização. O cerne de tudo isso é a incompreensão das bases científicas da pesquisa médica, bases estas que esperamos aqui poder auxiliar a sedimentar ainda mais.

Por fim, e não menos relevante, nossos agradecimentos às centenas de colaboradores deste *Tratado de Dermatologia*, médicos de outras especialidades, profissionais da área da saúde e da biologia, Dermatologistas de longa experiência e jovens Dermatologistas talentosos, os quais são fundamentais para que esta obra não seja apenas a experiência de Belda Junior, Di Chiacchio e Criado, e também a da comunidade devotada à pesquisa e ao ensino da Dermatologia no Brasil e além das nossas fronteiras.

Nossos agradecimentos aos profissionais da Editora Atheneu, que, por 16 anos consecutivos, têm nos apoiado e nos prestigiado com o nascimento de cada uma dessas quatro edições cada vez mais aprimoradas.

Nossa gratidão às nossas famílias, com as quais tivemos a convivência tolhida, por meses e meses, quando nos ausentamos mesmo em um período em que nos arriscávamos a nos contaminar por uma doença potencialmente fatal nos nossos hospitais, ambulatórios e consultórios, e quando, em noites solitárias, nos privamos do convívio com nossos compreensivos familiares para nos dedicarmos à realização desta obra.

Nossa homenagem sincera aos colegas médicos, colegas Dermatologistas, muitos dos quais partiram da nossa convivência aqui na Terra, vítimas da covid-19, para encontrar nosso Criador, deixando saudade e lembranças indeléveis ao tempo, mas, da sua forma, um legado marcante aos seus doentes e à Dermatologia.

Em sua sabedoria clínica extrema, Willian Osler (1849-1919) continua contemporâneo, mesmo após 100 anos de sua passagem, nesta 4ª edição, com seu aforisma: "Estudar o fenômeno das doenças sem livros é como navegar em um oceano inexplorado, enquanto estudar em livros sem a presença do exame de doentes é não ir navegar em um oceano". Assim, nossa maior homenagem neste livro é aos nossos doentes, que, em seu sofrimento físico e moral, entregam sua confiança a todos nós e colaboram com o progresso do conhecimento médico.

Livros devem incitar reflexões, a sua leitura nos torna melhores médicos, melhores pessoas, melhoras leitores. Para finalizar a introdução deste *Tratado de Dermatologia*, deixamos uma sinopse de um artigo publicado em 2004 e indexado no PubMed, exatos 16 anos antes do início da covid-19. O objetivo é mostrar como o passado nos ensina, alerta-nos e não pode ser menosprezado; como a simples pesquisa em bases de dados confiáveis pode ser reveladora e ajudar a tomar decisões de investigação rápidas e até terapêuticas essenciais. O texto descreve achados de pesquisa sobre o primeiro surto da doença pelo coronavírus em 2002, na Ásia:

> "A base molecular da patologia induzida por coronavírus (CoV) na síndrome respiratória aguda grave (SARS) ainda é pouco clara. Muitos pacientes com SARS sofrem de desconforto respiratório causado **por infiltração intersticial e frequentemente apresentam linfopenia sanguínea periférica e leucopenia ocasional**. Uma causa possível disso pode ser a inflamação intersticial, após uma resposta localizada do hospedeiro. Neste estudo, examinamos a resposta imune do SARS-CoV nas células mononucleares do sangue periférico humano (PBMCs) durante as primeiras 24 horas. Métodos: PBMCs de doadores saudáveis normais foram inoculados *in vitro* com SARS-CoV e a cinética de replicação viral foi estudada por ensaios quantitativos em tempo real. As alterações na expressão gênica específica do SARS-CoV foram examinadas por análise de arranjo de oligonucleotídeos de alta densidade. Resultados: observamos que o SARS-CoV foi capaz de infectar e replicar nos PBMCs e a cinética da replicação viral foi variável entre os doadores. Os ensaios de ligação ao anticorpo SARS-CoV indicaram que anticorpos específicos para SARS inibiram a replicação viral de SARS-CoV. Os dados da matriz mostraram **ativação de células monócitos-macrófagos, aumento da regulação da via de coagulação e produção de citocinas, juntamente com quimiocinas de tráfico de pulmão, como IL-8 e IL-17, possivelmente ativadas pela via de sinalização TLR9, que imitavam características clínicas da doença**. Conclusões: a identificação de células mononucleares do sangue humano como alvo direto da SARS-CoV no sistema modelo descrito aqui fornece uma nova visão sobre a patologia da doença e uma ferramenta para investigar a resposta do hospedeiro e os mecanismos de patogênese". (Extraído de: Ng LF, Hibberd ML, Ooi EE, et al. A human in vitro model system for investigating genome-wide host responses to SARS coronavirus infection. BMC Infect Dis. 2004;4:34. Published 2004 Sep 9. doi:10. 1186/1471-2334-4-34.)

Ou seja, olhemos para o futuro, mas revisemos as lições do passado em vez de ignorá-las!

Cordialmente,

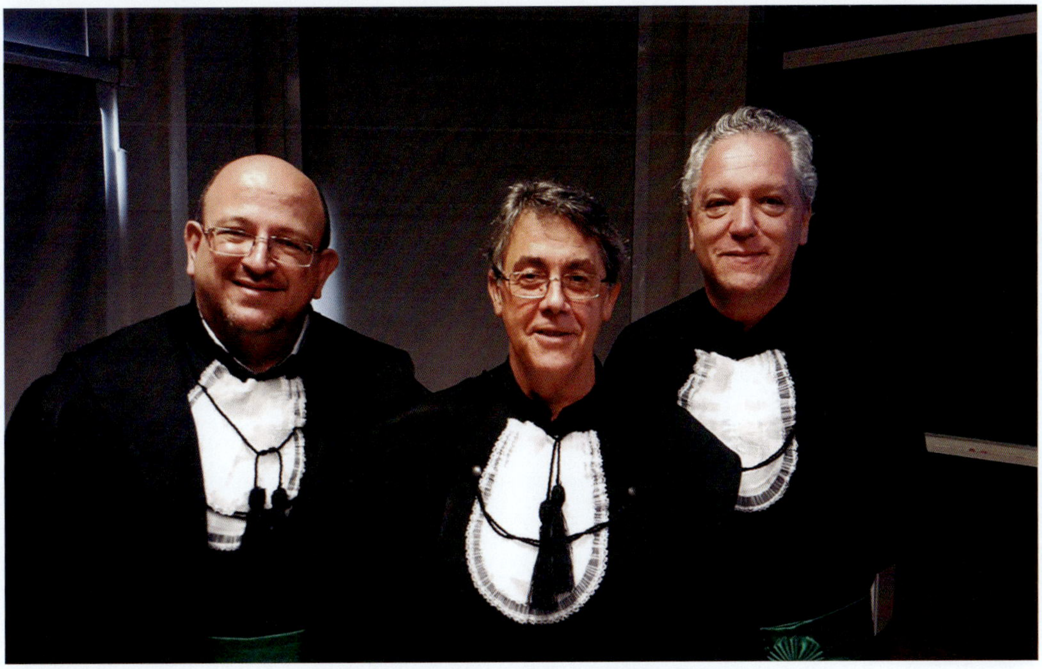

Da esquerda para a direita: Paulo Ricardo Criado, Walter Belda Junior e Nilton Di Chiacchio.

Prefácio 1

Foi com enorme alegria e muita honra que recebi o convite para elaborar o prefácio desta edição do brilhante *Tratado de Dermatologia* dos eminentes e queridos amigos professores Walter Belda Junior, Nilton Di Chiacchio e Paulo Ricardo Criado, com quem tive e tenho a sorte de conviver durante os últimos quase 40 anos nos eventos científicos da Sociedade Brasileira de Dermatologia e outros, sempre aprendendo muito e trocando experiências e conhecimento numa atmosfera de grande respeito, amizade e admiração.

O conhecimento humano vem sendo acumulado durante milênios, foi reformulado e aperfeiçoado pela sinceridade em reconhecer equívocos dos que honestamente se dedicam à ciência sem vaidades personalistas, daí a necessidade de atualizar continuamente o registro desse saber; assim, é muito bem-vinda esta nova edição atualizada do *Tratado* que se tornou referência nacional desde sua estreia, acolhendo a Dermatologia em sua integridade e na complexidade de suas diversas áreas: clínica, epidemiológica, fisiopatológica, histopatológica, terapêutica, cirúrgica, pediátrica, cosmiátrica e semiológica. Os temas são abordados por profissionais altamente qualificados e familiarizados no dia a dia de sua vida profissional com eles, o que permite que estes sejam explorados de forma didática e atualizada, relevando o que é de fato relevante para a boa prática médica e tornando a sua leitura clara, objetiva e limpa, evitando informações desnecessárias.

Embora no nosso mundo globalizado o conhecimento seja amplamente compartilhado, as peculiaridades do ambiente físico, cultural e genético dos povos permanecem criando especificidades da Dermatologia em cada região e, por isso, ter um texto desta abrangência com autoria nacional é de fundamental importância para a prática da Dermatologia em nosso país.

Por sua profundidade e abrangência, este *Tratado de Dermatologia* é fonte preciosa de estudo e consulta para Dermatologistas, estudantes de Dermatologia e médicos em geral, oferecendo o necessário para uma boa prática dermatológica com responsabilidade, ética e qualidade.

Este legado o qual os autores nos oferecem é motivo de orgulho para todos nós que nos dedicamos à Dermatologia de corpo e alma durante a nossa vida.

Prof. Dr. Celso Tavares Sodré

Professor Auxiliar de Ensino da Faculdade de Medicina da Universidade Federal do Rio de Janeiro (UFRJ) e da Faculdade de Medicina Souza Marques. Cocoordenador do Centro de Estudos do Cabelo do Instituto de Dermatologia Prof. R. D. Azulay da Santa Casa da Misericórdia do Rio de Janeiro.

Prefácio I

Foi com enorme alegria e muita honra que recebi o convite para elaborar o prefácio desta edição do brilhante *Tratado de Dermatologia* dos eminentes e queridos amigos professores Walter Belda Junior, Nilton Di Chiacchio e Paulo Ricardo Criado, com quem tive e tenho a sorte de conviver durante os últimos quase 40 anos nos eventos científicos da Sociedade Brasileira de Dermatologia e outros, sempre aprendendo muito e trocando experiências e conhecimento numa atmosfera de grande respeito, amizade e admiração.

O conhecimento humano vem sendo acumulado durante milênios, foi reformulado e aperfeiçoado pela sinceridade em reconhecer equívocos dos que honestamente se dedicam à ciência sem vaidades personalistas, daí a necessidade de atualizar continuamente o registro desse saber; assim, é muito bem-vinda esta nova edição atualizada do *Tratado* que se tornou referência nacional desde sua estreia, acolhendo a Dermatologia em sua integridade e na complexidade de suas diversas áreas: clínica, epidemiológica, tisiopatológica, histopatológica, terapêutica, cirúrgica, pediátrica, cosmiátrica e semiológica. Os temas são abordados por profissionais altamente qualificados e familiarizados no dia a dia de sua vida profissional com eles, o que permite que estes sejam explorados de forma didática e atualizada, relevando o que é de fato relevante para a boa prática médica e tornando a sua leitura clara, objetiva e limpa, evitando informações desnecessárias.

Embora no nosso mundo globalizado o conhecimento seja amplamente compartilhado, as peculiaridades do ambiente físico, cultural e genético dos povos permanecem criando especificidades da Dermatologia em cada região e, por isso, ter um texto desta abrangência com autoria nacional é de fundamental importância para a prática da Dermatologia em nosso país.

Por sua profundidade e abrangência, este *Tratado de Dermatologia* é fonte preciosa de estudo e consulta para Dermatologistas, estudantes de Dermatologia e médicos em geral, oferecendo o necessário para uma boa prática dermatológica com responsabilidade, ética e qualidade.

Este legado o qual os autores nos oferecem é motivo de orgulho para todos nós que nos dedicamos à Dermatologia de corpo e alma durante a nossa vida.

Prof. Dr. Celso Tavares Sodré

Professor Associado de Ensino da Faculdade de Medicina da Universidade Federal do Rio de Janeiro (UFRJ) e da Faculdade de Medicina Souza Marques. Coordenador do Centro de Estudos do Cabelo do Instituto de Dermatologia Prof. R. D. Azulay da Santa Casa da Misericórdia do Rio de Janeiro

Prefácio II

Sinto-me honrado em atender ao convite dos autores em prefaciar esta 4ª edição deste majestoso *Tratado de Dermatologia*.

A Medicina é a ciência das verdades provisórias. Metade do que se aprende no curso médico torna-se obsoleto em poucos anos. Eu me formei em 1964 e fiz Dermatologia, tornando-me especialista no primeiro TED (Título de Especialista em Dermatologia) em agosto de 1967.

Naquela época, ainda escrevíamos em máquinas de datilografia, fazíamos cópia com mimeógrafo em papel estêncil, anotávamos as aulas com lápis, caneta e cadernos; um período em que a difusão de informações era muito lenta, complicada e, sobretudo, cara. Os bons livros de Medicina nos obrigavam a aprender outros idiomas para que os pudéssemos ler. Como testemunhei desde a primeira edição deste *Tratado de Dermatologia*, vejo que a concepção e as conclusões desta bela e extraordinária obra, que agora chega ao auge em sua 4ª edição, competem, no mesmo nível, com as maiores obras dermatológicas mundiais.

Na vida, sempre temos algo a ensinar e muito a aprender.

A velocidade de comunicação tornou-se cada vez maior com a quantidade de informações oferecidas pela Medicina. Desse modo, a essencialidade social de nossas ações exige, cada vez mais, um constante aprimoramento profissional, pois é por meio dele que nos diferenciamos no mercado de trabalho.

Como colaborador deste livro, sempre me preocupei em fazer uma reciclagem constante, além do meu exercício contínuo no atendimento dos pacientes por todas essas décadas, nunca interrompendo os estudos para que pudesse chegar a publicar os meus conhecimentos nos respectivos capítulos. Assim também são os editores e os demais colaboradores deste livro, que, ao repassarem os seus conhecimentos de maneira polida e melhorada, aprendem e ensinam os leitores desta maravilhosa obra da Dermatologia.

Quem detém o saber alcança a autoridade científica necessária para adquirir respeitabilidade e credibilidade profissional. Isso se chama "competência": nada substitui, na Medicina, o conhecimento para a cura das doenças e o aprimoramento nos procedimentos.

A competência e o modo como tratamos os pacientes nos diferenciam como profissionais, agindo e procedendo por mãos sábias e abençoadas no dia a dia de delicadíssimas situações. Esses são os princípios básicos para a qualidade do nosso trabalho na Dermatologia, na cirurgia dermatológica e na cosmiatria, que tem alavancado o seu crescimento no contexto social em que estamos inseridos. Foi esse salto que permitiu, na atualidade, que essa área da Dermatologia se colocasse entre as práticas de preservação da saúde e da beleza, associado ao bom relacionamento com nossos pacientes.

Tive a sorte de ter chegado ao século XXI e viver as boas coisas que o mundo moderno oferece, onde a preservação da saúde evoluiu aos diagnósticos mais precisos das doenças, aos tratamentos clínicos avançados e aos procedimentos cirúrgicos, acrescentados à cirurgia micrográfica, ao *laser* e outros, chegando à cosmiatria. Nessa área da preservação da beleza, atualmente aumentaram as possibilidades de tecnologias utilizando-se medicamentos, ativos, com as técnicas das injetáveis associadas aos aparelhos. Isso tudo faz parte do conteúdo do *Tratado de Dermatologia*.

Na divulgação da nossa profissão, utilizando-se os recursos da informática e comunicação digital no meio *online*, tornou-se prático e fácil alcançar exatamente o seu público-alvo. Porém, sempre com o cuidado de o fazer de um modo ético para mantermos a credibilidade. Tudo isso envolve esses conhecimentos com o princípio do estudo constante e das habilidades em procedimentos dermatológicos que cada um deve ter e o respectivo bom senso da correta indicação. Repito que a isso se denomina "competência".

A competência tem tudo para o que penso no presente e no futuro que abre um cenário inimaginável para nós.

A pele, por ser o maior órgão do corpo humano, confere um campo enorme à Dermatologia, à cirurgia dermatológica e à cosmiatria, que ganham destaque não apenas pelo tratamento de doenças de pele, cabelos, unhas, mas também por combater uma das maiores preocupações estéticas do ser humano: a denúncia dos sinais do envelhecimento. "Todos querem viver para sempre, mas ninguém quer ser chamado de velho."

O salto do conhecimento que o futuro nos reserva me faz pensar em inúmeros avanços que podem ser realidade nos próximos anos, e temos de acompanhar tudo isso. Exemplifico: a reconstrução de tecidos, os nanorrobôs atuando no organismo e inúmeras novas tecnologias para o rejuvenescimento e para o tratamento das doenças cutâneas, completando o arsenal terapêutico da nossa especialidade.

Em que pese os avanços da inteligência artificial e as novas tecnologias em produtos e equipamentos, o futuro seguro para nós, especialistas, está no conhecimento, na capacitação e na qualificação permanente.

Isso se chama "competência". Daí a necessidade do aprimoramento que nos oferece uma obra como o *Tratado de Dermatologia*, que, nesta edição, traz também informações científicas gravadas em vídeo.

Finalmente, sinto-me no dever de me referir ao trato dos nossos pacientes, porque em momento nenhum podemos esquecer que somos médicos e humanos e, como tal, devemos sempre lembrar de que são os pacientes a razão maior de nossa profissão. Assim, temos de continuar a busca pelo aprimoramento da relação médico-paciente e dos recursos proporcionados pela biossegurança com normas preestabelecidas, propiciando o que há de melhor a eles. O paciente sempre será a razão da nossa profissão.

Aos editores, meus cumprimentos pelo empenho e pela permanente preocupação na atualização científica dos médicos Dermatologistas ao elaborarem mais esta edição, elogio extensivo aos professores colaboradores com seus respectivos capítulos, tornando, assim, esta obra de imensa abrangência pela riqueza de conhecimentos a todos nós transmitidos.

PROF. DR. JOÃO ROBERTO ANTONIO

Professor Emérito e Chefe de Dermatologia da Faculdade Estadual de Medicina (FAMERP) e do Serviço de Dermatologia do Hospital de Base de São José do Rio Preto. "Maestro de la Dermatologia" pelo Colégio Ibero-Latino-Americano de Dermatologia (CILAD).

Prefácio III

Agradeço o honroso convite para escrever o prefácio da 4ª edição do *Tratado de Dermatologia* dos renomados Dermatologistas Walter Belda Junior, Nilton Di Chiacchio e Paulo Ricardo Criado.

Para esta edição, todos os capítulos foram revisados e atualizados e, alguns deles, ampliados.

Demonstrando elevado interesse de editar um tratado o mais atualizado possível, os autores providenciaram a introdução de novos temas referentes a doenças recentemente observadas no nosso país, como a pararamose e a varíola dos macacos, e de capítulos versando sobre ética em Dermatologia e de como interpretar um trabalho científico. Procurando aprimorar o aspecto didático deste *Tratado*, os capítulos sobre urticária e angioedema foram divididos em diferentes capítulos.

Como novidade em livro de Dermatologia, vários capítulos contam com vídeos, referidos no texto por QR Code. Citamos como exemplos vídeos sobre como fazer anestesia tópica, vídeos de campo escuro de treponema, vídeos de fluorescência em pitiríase versicolor e eritrasma, entre outros.

Considerando os diferentes aspectos até aqui comentados, julgamos que esta 4ª edição do *Tratado de Dermatologia* torna-se cada vez mais fonte de consulta obrigatória não somente para Dermatologistas, mas também para médicos de diferentes especialidades, que terão informações objetivas e atualizadas.

Sirvo-me desta oportunidade para prestar homenagem ao Dr. Walter Belda, Dermatologista, pai do nosso prezado Belda Junior, de quem tive a honra de sua amizade.

Finalmente, parabenizo os autores do *Tratado* por esta 4ª edição.

Maurício M. A. Alchorne

Professor de Dermatologia do Curso de Medicina da Universidade Nove de Julho (Uninove).
Livre-Docente em Dermatologia pela Universidade Federal de Pernambuco (UFPE)
e pela Faculdade de Medicina da Universidade de São Paulo (FMUSP).

Sumário

Volume 1

PARTE 1
FUNDAMENTOS DA DERMATOLOGIA

1. Pele – Estrutura, Fisiologia e Embriologia, 3
Leonardo Kamibeppu • Neusa Yuriko Sakai Valente • Mirian Nacagami Sotto

2. Sistema Imunológico e Pele, 21
Dewton de Moraes Vasconcelos

3. Princípios Básicos da Dermatopatologia, 46
Milvia M. S. S. Enokihara • Nilceo S. Michalany

4. Semiologia Dermatológica e Lesões Elementares, 81
Cidia Vasconcellos • Paulo Ricardo Criado

5. Fundamentos de Genética Aplicados à Dermatologia, 104
Bianca Bianco • Denise Maria Christofolini

6. Dermatoscopia, 115
Carlos Baptista Barcaui • Carlos Marcelo Martins Ferreira • Juan Piñeiro-Maceira

7. Mapeamento de Nevos, 140
João de Magalhães Avancini Ferreira Alves • Paula Silva Ferreira

8. Imagens em Dermatologia, 146
Ximena Wortsman • Luciana Zattar

9. Microscopia Confocal Reflectante na Dermatologia, 184
Mariana Carvalho Costa • Marco Ardigò

PARTE 2
AFECÇÕES INFLAMATÓRIAS

10. Dermatoses Eritematoescamosas, 195
Ricardo Romiti • Luciana Maragno • André Luís da Silva Hirayama

11. Dermatoses Eczematosas Diversas, 221
Mohamed Arbaqui Azzouz • Samir de Figueiredo Azouz

12. Dermatite de Contato, 231
Ida Duarte • Rosana Lazzarini • Mariana Hafner • Nathalie Suzuki

13. Dermatite Atópica, 253
Mayra Ianhez

14. Dermatoses Eritematopapulosas, 281
José Roberto Paes de Almeida

15. Prurido, Prurigo e Dermatoses Papulopruriginosas, 301
Adriana Maria Porro • Camila Arai Seque Ouki

16. Vasculites, 316
Paulo Ricardo Criado • Roberta Fachini Jardim Criado • Mirian Nacagami Sotto • Gabriela Franco Sturzeneker Trés • Thamara Christiane Alves Batista Morita

17. Vasculopatias, 361
Paulo Ricardo Criado • Danielle Priscila G. e Souza

18. Púrpuras, 392
Paulo Ricardo Criado

19. Urticária, 407
Roberta Fachini Jardim Criado • Paulo Ricardo Criado

20. Angioedema sem Urticária, 433
Anete Sevciovic Grumach • Roberta Fachini Jardim Criado

21. Doenças Urticariformes e Síndromes Autoinflamatórias com Dermatoses Associadas, 439
Paulo Ricardo Criado • Roberta Fachini Jardim Criado

22. Anafilaxia e Reações Anafilactoides, 461
Paulo Ricardo Criado • Roberta Fachini Jardim Criado

23. Dermatoses Vesicobolhosas Autoimunes, 470
Valéria Aoki • Celina Wakisaka Maruta • Claudia Giuli Santi • Denise Miyamoto

24. Dermatoses Neutrofílicas, 484
Renan Rangel Bonamigo • Fernanda Razera • Gislaine Silveira Olm • Renata Heck

25. Dermatoses Eosinofílicas, 528
Paulo Ricardo Criado • Roberta Fachini Jardim Criado

26. Distúrbios Atróficos e Escleróticos, 552
Vitor Manoel Silva dos Reis

27. Policondrite Recidivante, 556
Walter Belda Junior

28. Lipoidoproteinose, 562
Walter Belda Junior • Izelda Maria Carvalho Costa

29. Afecções Granulomatosas Não Infecciosas, 571
Silvania Pinheiro Rosa • Elemir Macedo de Souza

30. Processos Inflamatórios Não Infecciosos, 613
Lucia Helena Favaro de Arruda • Ana Carolina Bazan Arruda • Renan Lage • Marina Macellaro • Mariana Lopes Ferrari • Thais Feres Moreira Lima

31. Reações Adversas a Drogas e Farmacodermias, 628
Paulo Ricardo Criado • Roberta Fachini Jardim Criado • Cidia Vasconcellos

32. Acne e Erupções Acneiformes, 702
Ediléia Bagatin • Marco Alexandre Dias da Rocha

33. Rosácea e Rinofima, 720
Ediléia Bagatin • Marco Alexandre Dias da Rocha • Fabíola Rosa Picosse

34. Dermatite Perioral, 727
Marco Alexandre Dias da Rocha • Ediléia Bagatin

35. Discromias Congênitas, Hereditárias e Adquiridas – Leucodermias, 730
Carlos D'Apparecida Santos Machado Filho

36. Discromias Congênitas, Hereditárias e Adquiridas – Hipercromias, 739
Ana Paula Gomes Meski • Beni Moreinas Grinblat • Alessandra Ribeiro Romiti

37. Melasma, 756
Ana Claudia Esposito Lemos • Hélio Amante Miot

38. Lúpus Eritematoso , 767
Artur Antonio Duarte

39. Esclerodermia, 785
Artur Antonio Duarte

40. Dermatomiosite, 794
Pablo Cirino • Luciena Cegato Martins Ortigosa • Ricardo Romiti • Artur Antonio Duarte

41. Doença Mista do Tecido Conectivo, 809
Ricardo Romiti • Elisa Raquel Martins Costa Marques

42. Síndrome do Anticorpo Antifosfolípide, 814
Jesus Rodriguez Santamaria • Maira Mitsue Mukai Neguishi

43. Fasciite Eosinofílica, 823
Jesus Rodriguez Santamaria • Maira Mitsue Mukai Neguishi

44. Síndrome de Sjögren, 827
Jesus Rodriguez Santamaria • Maira Mitsue Mukai Neguishi

45. Artrite Reumatoide, 834
Jesus Rodriguez Santamaria • Maira Mitsue Mukai Neguishi

46. O Laboratório nas Doenças Reumatológicas com Ênfase na Prática Dermatológica, 840
Solange Murta Barros • Jozélio Freire de Carvalho

47. Afecções da Hipoderme, 881
Fernanda Gonçalves Moya • Ilana Halpern • Rute Facchini Lellis

48. Afecções Ulcerosas, 929
Luciana Patrícia Fernandes Abbade • José Roberto Pegas

PARTE 3

AFECÇÕES RELACIONADAS AO CICLO VITAL

49. Dermatoses do Período Neonatal, 959
Rubens Marcelo Souza Leite • Juliana Sabóia Fontenele

50. Dermatoses na Gestante, 974
Edviges Maria Cezareto Passaro

51. Dermatologia Geriátrica, 1008
Silvia Marcondes Pereira • Maria Carolina Corsi Ferreira

PARTE 4
AFECÇÕES DOS ANEXOS CUTÂNEOS E DAS MUCOSAS

52. Hidroses, 1069
José Roberto Pegas

53. Hidradenite Supurativa, 1083
Maria Cecília da Matta Rivitti Machado

54. Doenças dos Pelos, 1107
Aline Donati • Fabiane Mulinari Brenner • Priscila Kakizaki • Vanessa Barreto Rocha

55. Afecções das Unhas, 1185
Antonella Tosti • Nilton Di Chiacchio • Cristina Diniz Borges Figueira de Mello

56. Afecções da Mucosa Oral, 1206
Heron Fernando de Sousa Gonzaga • Bruna Lavinas Sayed Picciani • Maria Lúcia Jorge de Sousa Gonzaga • Eliane Pedra Dias • Maria Augusta Jorge

PARTE 5
AFECÇÕES INFECCIOSAS E INFESTAÇÕES

57. Dermatoviroses, 1263
Andre Avelino Costa Beber • Daniela Da Pieve • Larissa Reghelin Comazzetto • Tatzie Boeck de Arruda dos Santos • Vanessa Thomé

58. Zikavirose, Dengue e Febre Chikungunya, 1300
Francisca Regina Oliveira Carneiro • Juarez Antônio Simões Quaresma

59. Doenças Exantemáticas da Infância e da Adolescência, 1308
Francisca Regina Oliveira Carneiro

60. Infecções Bacterianas da Pele, 1323
Jackson Machado-Pinto • Luiza Laborne Sousa Pinto Kalil

61. Tuberculose Cutânea e Outras Micobacterioses, 1378
Jane Tomimori • Marcos Cesar Florian

62. Hanseníase, 1391
Heitor de Sá Gonçalves • Gerson Oliveira Penna • Maria Araci de Andrade Pontes • Mariane Maria de Araújo Stefani • Carolina Chrusciak Talhari Cortez

63. Sífilis Adquirida e Congênita, 1431
Walter Belda Junior

64. Cancro Mole, 1449
Nathalia Targa Pinto • Luiz Jorge Fagundes • Fatima Morais • Caroline Heleno Chagas de Carvalho

65. Linfogranuloma Venéreo, 1455
Walter Belda Junior

66. Donovanose, 1463
Walter Belda Junior

67. Uretrite Gonocócica, 1469
Nathalia Targa Pinto • Luiz Jorge Fagundes • Fatima Morais • Caroline Heleno Chagas de Carvalho

68. Outras Treponematoses, 1474
Sinésio Talhari • Carolina Chrusciak Talhari Cortez

69. Micoses Superficiais, 1480
John Verrinder Veasey • Guilherme Camargo Julio Valinoto • Ligia Rangel Barboza Ruiz • Clarisse Zaitz

70. Paracoccidioidomicose, 1507
Silvio Alencar Marques

71. Doença de Jorge Lobo, 1519
Walter Belda Junior • Ricardo Spina Nunes

72. Esporotricose, 1524
John Verrinder Veasey • Ligia Rangel Barboza Ruiz • Clarisse Zaitz

73. Cromoblastomicose, 1533
Walter Belda Junior • Luiz Felipe Domingues Passero

74. Micetomas e Botriomicose, 1545
Silvio Alencar Marques

75. Outras Micoses Profundas, 1553
Roberto Arenas • Elsa Vasques Del Mercado • Gabriela Moreno-Coutiño • Eder R. Juarez-Duran

76. Leishmaniose Tegumentar Americana, 1566
Carolina Chrusciak Talhari Cortez • Gustavo Uzêda Machado • Paulo Roberto Lima Machado

77. Dermatoses Parasitárias, 1580
Alberto Eduardo Cox Cardoso • Alberto Oiticica Cardoso • Mônica Santos • Carolina Chrusciak Talhari Cortez

78. Doenças Provocadas por Protozoários, 1600
Anna Cecilia Andriolo • Larissa Klumpp Martinez Meirinho Magalhães

79. Varíola dos Macacos (*Monkeypox*)/MPOX, 1608
Paulo Ricardo Criado • Walter Belda Junior • Hélio Amante Miot • Marcos Cesar Florian • Stefan Cunha Ujvari • Paulo Roberto Abrão Ferreira

80. Pararamose, 1626
Arival Cardoso de Brito

81. Doença de Kawasaki, 1631
Izelda Maria Carvalho Costa

82. Manifestações Dermatológicas Provocadas por Venenos e Peçonhas de Animais, 1651
Vidal Haddad Junior

83. Síndrome da Imunodeficiência Adquirida, 1659
Luiza Keiko Matsuka Oyafuso • Alessandra Moraes Barros Vieira • Renata Mie Oyama Okajima

84. Cirurgia Dermatológica nos Acidentes por Animais Peçonhentos, 1683
Vidal Haddad Junior • João Luiz Costa Cardoso • Hamilton Ometto Stolf

Índice Remissivo, 1687

Volume 2

PARTE 6

AFECÇÕES DETERMINADAS OU AGRAVADAS PELA INTERAÇÃO COM O AMBIENTE

85. Dermatoses por Agentes Mecânicos, Calor e Frio, 1731
Nilton Gioia Di Chiacchio

86. Fotodermatoses, 1738
Tania Ferreira Cestari • Juliana Catucci Boza

87. Dermatoses Causadas por Plantas, 1749
Vitor Manoel Silva dos Reis

88. Dermatoses Ocupacionais, 1754
Alice de Oliveira de Avelar Alchorne • Maurício Mota de Avelar Alchorne • Stefano de Avelar Alchorne Trivelin

89. Dermatologia e Esporte, 1763
Ana Cristina Fortes Alves • Walter Belda Junior

90. Dermatologia dos Pés, 1770
Octávio Moraes Junior • Mary Ivone Damasceno

PARTE 7

AFECÇÕES METABÓLICAS E NUTRICIONAIS

91. Dermatoses Nutricionais, 1815
Luciana Baptista Pereira • Lucas Campos Garcia

92. Xantomas, 1835
Cristiana Silveira Silva • Paulo Ricardo Criado

93. Porfirias, 1847
Fatima Mendonça Jorge Vieira

94. Mucinoses, 1891
Antonio Carlos Martins Guedes • Soraya Neves Marques Barbosa dos Santos

95. Amiloidose, 1903
Maurício Mota de Avelar Alchorne • Alice de Oliveira de Avelar Alchorne • Dalva Regina Neto Pimentel • Marilda Aparecida Milanez Morgado de Abreu

96. Alterações do Metabolismo do Cálcio, Ferro, Zinco e Cobre, 1915
Renan Rangel Bonamigo • Lia Dias Pinheiro Dantas • Juliana Catucci Boza • Gabriela Fortes Escobar • Juliano Peruzzo • Chinobu Chisaki

PARTE 8

AFECÇÕES HEREDITÁRIAS – GENODERMATOSES

97. Distúrbios Hereditários da Queratinização – Ictioses e Queratodermias Palmoplantares, 1935
Maria Cecília da Matta Rivitti Machado • Chan I Thien • Luciana de Paula Samorano • Zilda Najjar Prado de Oliveira

98. Genodermatoses Primariamente Não Bolhosas Relacionadas a Outros Distúrbios Tegumentares, 1964
Hiram Larangeira de Almeida Junior • Rodrigo Pereira Duquia • Juliano de Avelar Breunig

99. Genodermatoses Bolhosas, 1972
Luciana de Paula Samorano • Maria Cecília da Matta Rivitti Machado • Zilda Najjar Prado de Oliveira

100. Genodermatoses Hiperplásicas, Aplásicas, Displásicas e Atróficas, 1986
Hiram Larangeira de Almeida Junior • Rodrigo Pereira Duquia • Juliano de Avelar Breunig

101. Genodermatoses Mesenquimais, 1990
Hiram Larangeira de Almeida Junior • Rodrigo Pereira Duquia • Juliano de Avelar Breunig

102. Neurofibromatose, 2001
João Roberto Antonio • Lívia Arroyo Trídico

103. Genodermatoses Neurocutâneas, 2024
João Roberto Antonio • Ana Luiza Magnabosco de Mathias • Carlos Eduardo de Mathias Sanches

104. Displasias Ectodérmicas, 2036
Hiram Larangeira de Almeida Junior • Rodrigo Pereira Duquia • Juliano de Avelar Breunig

105. Afecções Queratóticas, 2040
José Roberto Paes de Almeida

106. Doença de Cole, 2047
Maria Cecília Teixeira de Carvalho Bruno • Carlos Alberto Bruno Mendes de Oliveira • Walter Belda Junior

107. Mastocitose, 2049
Luciana de Paula Samorano • Maria Cecília da Matta Rivitti Machado • Zilda Najjar Prado de Oliveira

108. Fibromatoses, 2059
Walter Refkalefsky Loureiro

PARTE 9

AFECÇÕES TEGUMENTARES E INTERDISCIPLINARES

109. Manifestações Dermatológicas das Trombofilias, 2069
Paulo Ricardo Criado • Neusa Yuriko Sakai Valente

110. Manifestações Dermatológicas em Erros Inatos da Imunidade, 2087
Anete Sevciovic Grumach

111. Covid-19 – Coronavírus, Infecção, Doença, Vacinas e Suas Manifestações Dermatológicas, 2093
Paulo Ricardo Criado • Roberta Fachini Jardim Criado • Marco Aurélio Palazzi Safadi • Fernando Luiz Affonso Fonseca

112. Estomias, 2156
Maria Angela Boccara de Paula • Adriane Aparecida da Costa Faresin • Samuel Henrique Mandelbaum

113. Manifestações Cutâneas Associadas ao HTLV-1, 2170
Maria de Fátima Paim de Oliveira • Achilea Candida Lisboa Bittencourt

114. Psicodermatologia – Medicina Psicocutânea, 2183
Márcia dos Santos Senra • Marcius Achiamé Peryassu • Patrícia de Aguiar Magalhães da Silveira

115. Dermatologia Hospitalar, 2196
Izelda Maria Carvalho Costa • Karen Fernandes de Oliveira • Lucas Souza-Carmo Nogueira • Ines Stafin

116. Dermatologia em Transplantados de Órgãos Sólidos, 2218
Isadora Zago Miotto • Cyro Festa Neto • Walmar Roncalli Pereira de Oliveira

117. Manifestações Cutâneas de Doenças Sistêmicas, 2231
Paulo Ricardo Criado • Roberta Vasconcelos Berg • Simone Magalhães Diniz • Ana Carolina Radicci Pégolo • Mariana Figueiroa Careta

118. Radiação Solar, Vitamina D e Doença Renal, 2289
Paulo Ricardo Criado • Ronaldo Bérgamo

PARTE 10
AFECÇÕES HAMARTOMATOSAS E NEOPLÁSICAS

119. Neoplasias Epiteliais Benignas, Sebáceas e de Glandulas Écrinas e Apócrinas, 2299
Aparecida Machado de Moraes • Maria Leticia Cintra

120. Instabilidade Genômica, Reparo de DNA e Neoplasia, 2320
Cyro Festa Neto • Mara Huffenbaecher Giavina Bianchi

121. Dermatoses Epiteliais Pré-Neoplásicas, 2327
Cyro Festa Neto • Mara Huffenbaecher Giavina Bianchi

122. Neoplasias Malignas da Epiderme, 2341
Juliana Arêas de Souza Lima Beltrame Ferreira

123. Neoplasias Neurais e Mesenquimais, 2382
Thais Amaral Carneiro Cunha

124. Cistos e Neoplasias Mesenquimais, 2397
Walter Belda Junior • Nilton Di Chiacchio • Paulo Ricardo Criado

125. Tumores Mesenquimais e Neurais, 2403
Alexandre Rolim da Paz • Anna Luiza Marinho • Luciana Gadelha Miranda de Melo • Otávio Sérgio Lopes

126. Anomalias Vasculares e Síndromes com Repercussões Sistêmicas Associadas, 2415
Anita Rotter • Maria Cecília da Matta Rivitti Machado • Luciana de Paula Samorano • Zilda Najjar Prado de Oliveira

127. Nevos Melanocíticos, 2437
Samira Yarak • Priscila Ishioka • Sérgio Henrique Hirata • Fernando Augusto de Almeida

128. Melanoma Maligno, 2448
Eduardo Bertolli • Fernando Augusto de Almeida • Francisco Aparecido Belfort • Sergio Henrique Hirata

129. Linfomas, Leucemias e Pseudolinfomas, 2456
Denis Miyashiro • Jade Cury-Martins • Adriana Pessoa Mendes Eris • Otávio César Baiocchi • José Antonio Sanches Junior

130. Histiocitoses de Comportamento Biológico Variável, 2490
Paulo Ricardo Criado • Cristiana Silveira Silva • Paulo Eduardo Neves Ferreira Velho

131. Paraneoplasias e Dermatoses Associadas a Malignidades Internas, 2518
Paulo Ricardo Criado • Aline Donati • Irina Andrea Pires Afonso

PARTE 11
CIRURGIA DERMATOLÓGICA E PROCEDIMENTOS TERAPÊUTICOS OU CORRETIVOS DA PELE

132. Fundamentos da Anatomia Cirúrgica Tegumentar, 2547
Celso Luís Madeira • Elisa Raquel Martins Costa Marques • Nilton Gioia Di Chiacchio • Emerson Henrique Padoveze

133. Introdução à Cirurgia Dermatológica, 2566
Francisco Le Voci • Mônica Maria de Faria Pimenta

134. Planejamento Pré e Pós-Operatório em Cirurgia Dermatológica, 2579
Cristina Diniz Borges Figueira de Mello • Dimitri Luz Felipe da Silva

135. Esterilização, Desinfecção e Antissepsia na Prática Dermatológica, 2584
Aparecida Machado de Moraes • Paulo Eduardo Neves Ferreira Velho • Renata Ferreira Magalhães

136. Anestesia em Cirurgia Dermatológica, 2592
Emerson Henrique Padoveze • Suelen Montagner

137. Complicações em Cirurgia Dermatológica, 2602
Eliandre Costa Palermo • Ana Claudia Esposito Lemos • Osório Alves Correa de Castro Lara

138. Infiltrações Intralesionais, 2615
Leandro Fonseca Noriega

139. Biópsias de Pele, 2630
Luciana Takata Pontes • André Luiz Simião

140. Eletrocirurgia, 2639
Carlos D'Apparecida Santos Machado Filho

141. Criocirurgia em Dermatologia, 2662
Carlos Horacio González Rojas

142. Técnicas em Cirurgia Dermatológica Básica, 2678
Laura Bertanha • Kiril Endo Kasai • Fernanda Bertanha • Nilton Gioia Di Chiacchio

143. Conceitos nos Tratamentos dos Tumores Benignos da Pele, 2694
Luiz Roberto Terzian • Yasmin Pugliesi

144. Conceitos nos Tratamentos dos Tumores Malignos não Melanoma da Pele, 2701
Selma Schuartz Cernea • Carlos Alberto Bruno Mendes de Oliveira

145. Conceitos nos Tratamentos do Melanoma Cutâneo, 2709
Eduardo Bertolli • Francisco Aparecido Belfort • Rafael Aron Schmerlling

146. Cirurgias de Unhas, 2716
Nilton Di Chiacchio • Nilton Gioia Di Chiacchio

147. Cirurgia do Couro Cabeludo, 2728
Francisco Le Voci

148. Cirurgia Dermatológica em Áreas Especiais, 2747
Nelson Marcos Ferrari Junior

149. Enxertos e Retalhos Cutâneos, 2755
Nelson Marcos Ferrari Junior • Emerson Henrique Padoveze • Selma Schuartz Cernea • Nilton Di Chiacchio

150. Cirurgia Micrográfica, 2775
Glaysson Tassara Tavares • Selma Schuartz Cernea • Emerson Henrique Padoveze • Nilton Gioia Di Chiacchio

151. Lipoaspiração em Dermatologia, 2786
Érico Pampado Di Santis • Samira Yarak

152. *Peelings* em Dermatologia, 2798
Bogdana Victoria Kadunc • Chinobu Chisaki

153. Toxina Botulínica, 2808
Ada Regina Trindade de Almeida • Giovanna Prata Ciabotti Camargos • Suelen Montagner

154. Preenchedores Cutâneos, 2823
Alessandra Ribeiro Romiti • Marcelo M. Bellini • Meire Brasil Parada • Patrícia Ormiga

155. Procedimentos Associados à Luz, 2845
Camila Arai Seque Ouki • Juliana Marcondes Macea • Luis Antonio Ribeiro Torezan • Nuno Eduardo G. de Sanches Osório

156. Terapia Fotodinâmica em Dermatologia, 2863
Luis Antonio Ribeiro Torezan • Raquel Cavalcante

157. Princípios de Fototerapia, 2877
Rosana Lazzarini • Roberta Buense • Aripuanã Coberio Terena • Márcia de Matos Silva

158. Emergências Clínicas no Consultório, 2906
Carlos Alberto Guglielmi Eid

PARTE 12
TERAPÊUTICA MEDICAMENTOSA NA DERMATOLOGIA

159. Terapêutica Dermatológica Tópica, 2919
Humberto Antônio Ponzio • Maira Hack Ribeiro

160. Drogas de Uso Sistêmico em Dermatologia, 2925
Hélio Amante Miot • Jules Rimet Borges • Paulo Ricardo Criado • Livia de Vasconcelos Nasser Caetano • Carolina Chrusciak Talhari Cortez • Grasielle Silva Santos • Mayra Ianhez

161. Biológicos e Pequenas Moléculas na Prática Dermatológica, 3025
Ricardo Romiti

162. Fotoproteção Tópica e Sistêmica, 3027
Paulo Ricardo Criado

163. Curativos e Coberturas, 3073
José Roberto Pegas • Luciana Patrícia Fernandes Abbade • Ludmilla Cardoso Gomes

PARTE 13
PESQUISA EM DERMATOLOGIA

164. Informática e Teledermatologia Aplicadas na Dermatologia, 3103
Juliano Vilaverde Schmitt • Hélio Amante Miot

165. Pesquisa Clínica na Área da Dermatologia, 3109
Maria Vitoria Suárez Restrepo • André Vicente Esteves de Carvalho • Gleison Vieira Duarte

166. Métodos Laboratoriais de Aplicação à Pesquisa Básica em Dermatologia, 3119
Carla Pagliari • Maria da Glória Sousa Stafocker • Isabela de Godoy Menezes • Paula Ordonhez Rigato

167. Como Interpretar um Artigo Científico, 3149
José Nunes de Alencar Neto • Cristina Van Blarcum de Graaff Mello

168. Ética em Dermatologia, 3161
Sérgio Palma

169. Sinais e Epônimos em Dermatologia, 3164
Cipriano Ferreira da Silva Junior

Índice Remissivo, 3184

PARTE 1

Fundamentos da Dermatologia

Leonardo Kamibeppu • Neusa Yuriko Sakai Valente • Mirian Nacagami Sotto

Pele – Estrutura, Fisiologia e Embriologia

A pele, constituída pela epiderme e derme, tem como função primordial a de barreira física, impedindo a entrada de elementos, por vezes, prejudiciais ao organismo e a perda de elementos vitais, principalmente a água (Ishida-Yamamoto et al., 1997).[1] A presença dos anexos cutâneos permite ainda que a pele acumule outras funções. Assim, as glândulas sudoríparas contribuem para o controle da temperatura corporal, as glândulas sebáceas secretam o sebo que impermeabiliza e lubrifica a superfície da pele, os pelos protegem a pele de agressões físicas, como as mecânicas e a radiação solar, e também impedem a perda de calor e umidade pelo microclima criado. A pele participa ainda da imunidade, pois tem o SALT (*Skin Associated Lymphoid Tissue*) (Streilein, 1985).[2] A pele, considerada o cartão-de-visitas do organismo, cumpre ainda um papel social, se saudável, atua como atrativo para outros indivíduos e, se afetada por algumas doenças, motiva repulsa e segregação.

O período fetal humano corresponde ao estágio de desenvolvimento intrauterino que começa a partir da 9ª semana e prolonga-se até o nascimento, aproximadamente na 38ª semana de gestação. Neste período, ocorrem mudanças significativas quanto a pele e seus anexos cutâneos, pois caberá ao tecido tegumentar assegurar a integridade do recém-nascido quando este entrar em contato com meio externo (Moore e Persaud, 2000).[3]

A pele é formada por duas camadas – a epiderme e derme –, originadas de dois folhetos germinativos distintos. A epiderme é o tecido epitelial de superfície e deriva do ectoderma cutâneo. Já a derme é a camada mais profunda e deriva do mesoderma. A rede de tecido conjuntivo embrionário subjacente (mesênquima), derivado do mesoderma, forma o tecido conjuntivo da derme (Persaud e Moore, 2004).[4]

As interações ectoderma (epiderme)/mesênquima (derme) envolvem mecanismos de indução mútua. A estrutura da pele varia de uma região corpórea a outra. Por exemplo, a pele da pálpebra é fina e macia e tem pelos delgados, já a pele das sobrancelhas é mais espessa e com pelos mais grossos (Persaud e Moore, 2004).[4]

■ EPIDERME

Inicialmente, o embrião está recoberto por uma única camada de células ectodérmicas. No 2º mês, a periderme ou epitríquio, é depositada sobre a superfície; constituindo, dessa forma, duas camadas distintas, sendo uma mais superficial e formada por epitélio pavimentoso composto por células achatadas, a periderme (Figura 1.1). As células da periderme sofrem queratinização e descamação contínua, sendo substituídas por células originadas da camada basal. Com a proliferação celular na zona basal, forma-se uma terceira camada, a zona intermediária. Finalmente, na metade da gestação, as camadas epiteliais da epiderme adquirem disposição definitiva de epitélio estratificado pavimentoso queratinizado, como é observado no período pós-natal, com as suas quatro camadas características: o estrato basal; espinhoso; granuloso; e córneo (Figura 1.2). A transformação do ectoderma superficial em uma epiderme de múltiplas camadas resulta das contínuas interações de indução com a derme (Persaud e Moore, 2004).[4]

Durante o 1º e o 2º trimestres, o desenvolvimento da epiderme ocorre em estágios que resultam no aumento da sua espessura (Persaud e Moore, 2004).[4]

A interface entre a epiderme e a derme apresenta-se ondulada, as papilas dérmicas se entrelaçam com invaginações da epiderme denominadas cristas epidérmicas. Invaginações adicionais de derivados da epiderme (folículos pilosos, glândulas sudoríparas e glândulas sebáceas) tornam irregular o conjunto irregular desta interface (Gartner e Hiatt, 2003).[5]

O epitélio estratificado pavimentoso queratinizado da pele é constituído por quatro tipos celulares: queratinócitos; melanócitos; células de Langerhans; e células de Merkel.

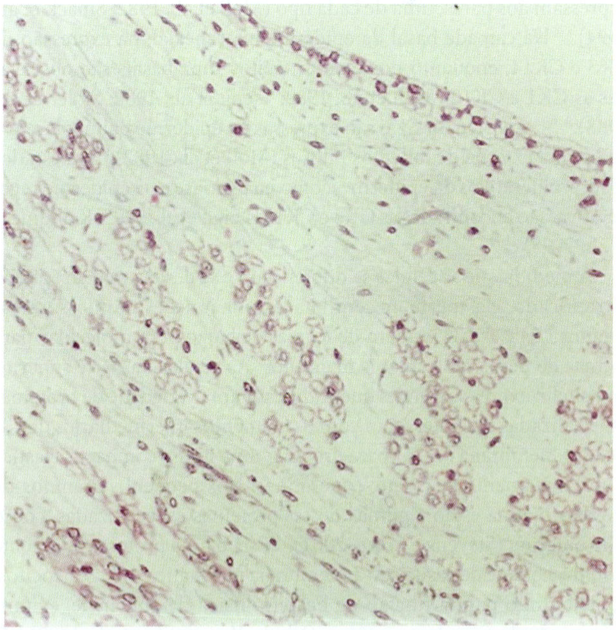

■ **Figura 1.1** Pele do dorso de feto de 6 semanas. Há apenas uma camada de epitélio de revestimento, denominada periderme. Hematoxilina-eosina.

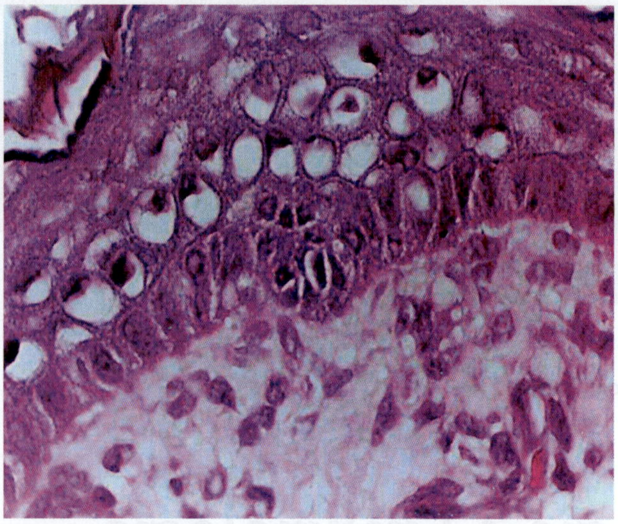

■ **Figura 1.2** Epiderme exibindo a camada mais externa, a córnea, e a seguir as camadas granulosa, espinhosa e basal. Hematoxilina-eosina.

Queratinócitos

Os queratinócitos formam a maior população de células da epiderme. Como descamam constantemente da superfície da epiderme, esta população precisa ser continuamente renovada. Tal renovação se dá por meio da atividade mitótica dos queratinócitos das camadas basais da epiderme. Ao longo de seu trajeto em direção à superfície, constituem o estrato espinhoso, o granuloso e o córneo, de onde se descamam.

Quando as células se distanciam dos vasos sanguíneos das papilas dérmicas, estas iniciam a transformação em queratina, o que leva à sua morte. Os queratinócitos apresentam, no citoplasma, filamentos intermediários de cerca de 10 nm, as citoqueratinas (CK) (Figura 1.3). As CK atuam como arcabouço resistente e flexível, permitindo às células epiteliais suportarem tensões mecânica ou outras, manter a forma das células, o posicionamento e a distribuição de organelas, a integridade dos contatos intercelulares e a comunicação entre o espaço intercelular e o núcleo (Goldman et al., 1985; Coulombe e Omary, 2002).[6,7] As CK são classificadas em tipo I (ácidas) e tipo II (neutrobásicas); elas se expressam aos pares, uma de cada tipo (Moll et al., 1982; Smack et al., 1994).[8,9] Na camada basal da epiderme interanexial, há expressão de CK5 e CK14, enquanto nos queratinócitos suprabasais são observadas as CK1 e CK10 (Moll et al., 1982; Tseng et al., 1982; Stoler et al., 1988).[8,10,11] A CK16 e a CK6 são expressas na epiderme palmoplantar e na bainha externa de folículos pilosos (Moll et al., 1982).[8] Em estados hiperproliferativos da epiderme, como na psoríase e na epiderme regenerativa, são encontradas as CK6 e CK16 (Leigh et al., 1995; Kallioinem et al., 1995).[12,13]

À medida que as células se diferenciam e se deslocam pelo epitélio estratificado, elas permanecem ligadas por junções desmossômicas (Figura 1.3) e as CK mudam de formas de baixo peso molecular para formas de pesos moleculares mais altos. As células na parte superior do epitélio expressam genes que codificam uma variedade de proteínas especializadas que interagem com os filamentos intermediários de CK e com a membrana celular para produzir uma massa compacta, elástica e mecanicamente resistente (queratina). Nos pequenos grânulos de querato-hialina estão algumas destas proteínas especializadas, como a involucrina (Stevens e Lowe, 2001).[14] Esta é uma proteína altamente insolúvel que se deposita sob a membrana plasmática dos corneócitos, contribuindo para a função de barreira física da epiderme, evitando a perda de água transcutânea (Ishida-Yamamoto et al., 1997).[1] O envelope corneificado é uma camada de proteínas insolúveis de 15 nanômetros depositada na face interna da membrana plasmática de células do epitélio estratificado escamoso terminalmente diferenciado, da qual fazem parte, ao lado da involucrina, a loricrina, cistatina A, as pequenas proteínas ricas em prolina, a filagrina, as CK e a elafina (Steinert e Marekov, 1995).[14]

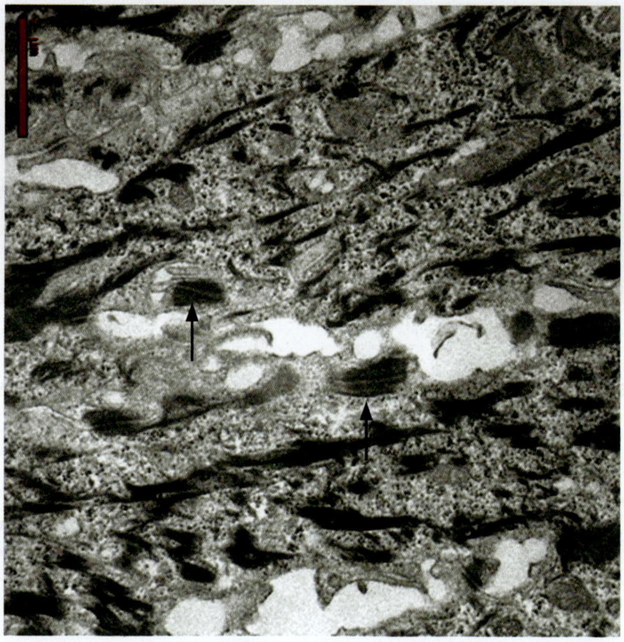

■ **Figura 1.3** Detalhe dos filamentos de queratina das células espinhosas e dos desmossomas (setas). Microscopia eletrônica de transmissão: citrato de uranila e acetato de Pb. Aumento original de 25.000 x.

- **Estrato basal:** também denominado estrato germinativo, produz permanentemente novos queratinócitos. Consiste em somente uma camada de queratinócitos, os quais repousam sobre a lâmina basal que conecta a epiderme à derme. Estes queratinócitos recebem o nome de células basais e estão em constante proliferação. Algumas células-filhas se diferenciam em células espinhosas, enquanto outras permanecem como células basais com a finalidade de manter a estabilidade populacional desse tipo celular. Para que um queratinócito basal se transforme em um córneo, seriam necessários 26 a 42 dias, e, para que essa mesma célula transite através da camada córnea e descame, mais 15 dias são requeridos. Em algumas condições patológicas, como na psoríase, o queratinócito basal se transforma em queratinócito córneo em apenas 5 dias.

Os queratinócitos basais (Figura 1.4) estão aderidos à derme por estruturas que compõem a zona da membrana basal (ZMB) (Figura 1.5). Reconhecem-se, ultraestruturalmente, os seguintes elementos como componentes da ZMB: complexo filamentos de queratina-hemidesmossomas, placa densa sub-basal, lâmina lúcida, filamentos ancorantes, lâmina basal, fibrilas ancorantes e área da sublâmina densa (Figura 1.6). Estes elementos mantêm a epiderme aderida à derme, e a anormalidade estrutural congênita destes elementos pode levar à formação de bolhas, como observado nas epidermólises bolhosas congênitas (McMillan et al., 1998).[16] Os hemidesmossomas são constituídos principalmente pela $\alpha6\ \beta4$ integrina, capaz de enviar sinais da matriz extracelular para o interior da célula, modulando, dessa forma, a organização do citoesqueleto, proliferação, apoptose e diferenciação (Borradori e Sonnenberg, 1999).[17] A produção de anticorpos contra os elementos da ZMB, como na epidermólise bolhosa adquirida, dermatite herpertiforme, dermatose bolhosa por IgA linear, lúpus eritematoso bolhoso e penfigoide bolhoso, também pode resultar em bolha subepidérmica.

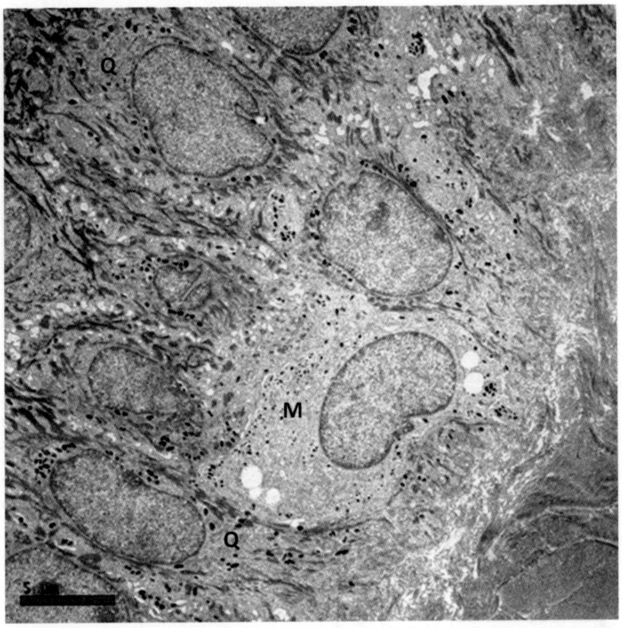

■ **Figura 1.4** Melanócito (M) entre queratinócitos basais (Q). Microscopia eletrônica de transmissão: citrato de uranila e acetato de Pb. Aumento original de 4.000 x.

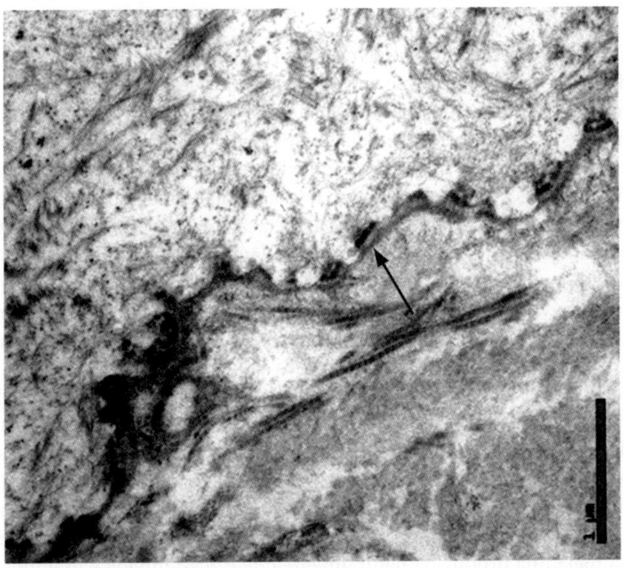

■ **Figura 1.5** Junção dermoepidérmica: queratinócitos basais, zona da membrana basal com hemidesmossomas (seta) e derme papilar. Microscopia eletrônica de transmissão: citrato de uranila e acetato de Pb. Aumento original de 30.000 x.

- **Estrato espinhoso:** o número de camadas varia de acordo com a localização e é sempre maior no nível das cristas epidérmicas. As células espinhosas próximas ao estrato basal dividem-se 2 a 3 vezes, de modo a fornecerem novos queratinócitos à epiderme. As células espinhosas são maiores do que as basais. Sua forma é poligonal e emitem inúmeros prolongamentos citoplasmáticos, parecendo espinhos, ultraestruturalmente representados pelas junções intercelulares de tipo desmossoma.

Seu corpo celular e seus prolongamentos contêm feixes de filamentos de CK chamados de tonofilamentos (Figura 1.7). As células espinhosas aumentam de tamanho e se tornam planas (pavimentosas) à medida que se diferenciam em células granulosas. O núcleo, que a princípio é esférico, acompanha essas alterações (McKee PH, Calonje E, Granter SR, 2005).[18]

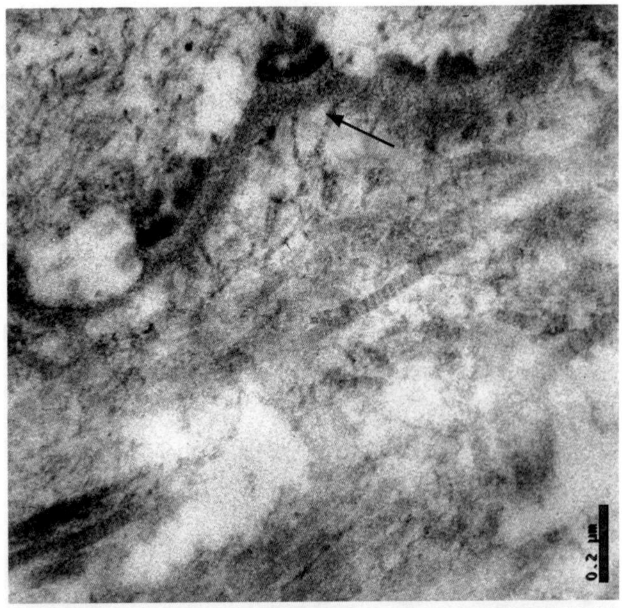

■ **Figura 1.6** Junção dermoepidérmica: queratinócito basal, lâmina lúcida atravessada por filamentos ancorantes, lâmina densa e fibrilas ancorantes (seta). Microscopia eletrônica de transmissão: citrato de uranila e acetato de Pb. Aumento original de 80.000 x.

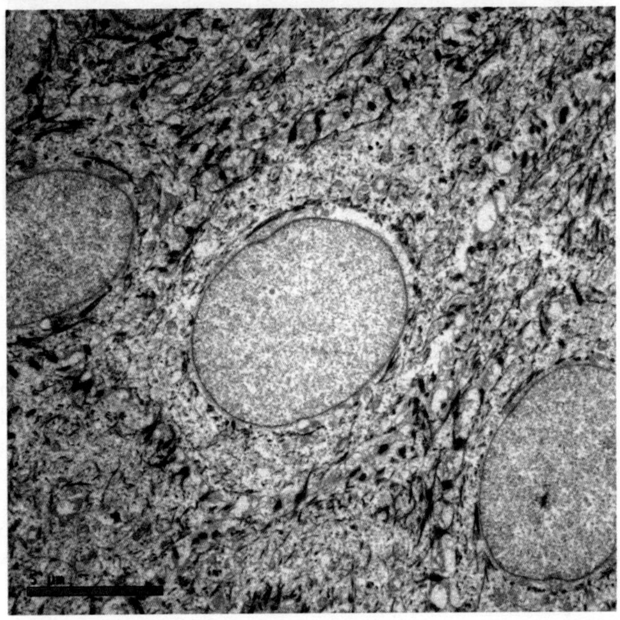

■ **Figura 1.7** Queratinócitos espinhosos com proeminentes filamentos de queratina. Microscopia eletrônica de transmissão: citrato de uranila e acetato de Pb. Aumento original de 6.000 x.

- **Estrato granuloso:** a pele que tem o estrato granuloso mais delgado é a das pálpebras, ao passo que a que tem o mais grosso é a das palmas e plantas. As células granulosas são mais delgadas do que as espinhosas e contêm corpos lamelares (cimentossomas ou corpúsculos de Odland), e os característicos grânulos de querato-hialina (Figura 1.8). O conteúdo dos corpos lamelares é excretado no espaço intercelular, principalmente pelas células granulosas mais próximas da superfície. Trata-se de um glicolipídeo que se dispersa de maneira uniforme entre as células, conferindo à pele, resistência à entrada de micro-organismos, à água e a outros elementos do ambiente. Também bloqueia a passagem de água e dos nutrientes provenientes da derme, provocando a morte das células dos estratos lúcido e córneo (McKee PH, Calonje E, Granter SR, 2005).[18]

- **Estrato lúcido:** exclusivo da pele espessa, principalmente nas palmas e plantas. É constituído por queratinócitos pavimentosos, sem núcleo e repletos de tonofilamentos. Parte da querato-hialina formada pelo estrato granuloso se converte em eleidina, que se exterioriza e permite que o estrato córneo deslize, de maneira restrita, sobre o estrato lúcido.
- **Estrato córneo:** camada com espessura variável e, desse modo, nos locais onde a fricção é mais intensa, como palmas e plantas, é composta de várias camadas celulares, ao contrário do que ocorre nas áreas delicadas, como as pálpebras.

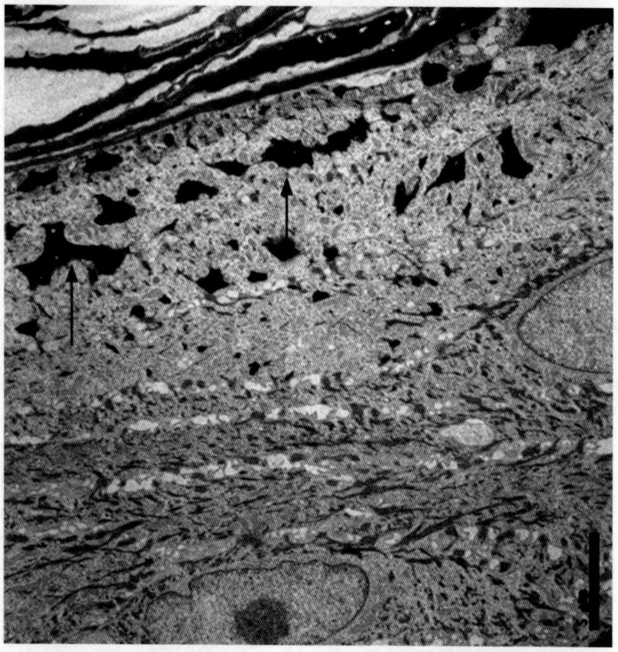

Figura 1.8 Queratinócitos granulosos com os característicos grânulos de querato-hialina (setas), entre os queratinócitos córneos e os espinhosos. Microscopia eletrônica de transmissão: citrato de uranila e acetato de Pb. Aumento original de 4.000 x.

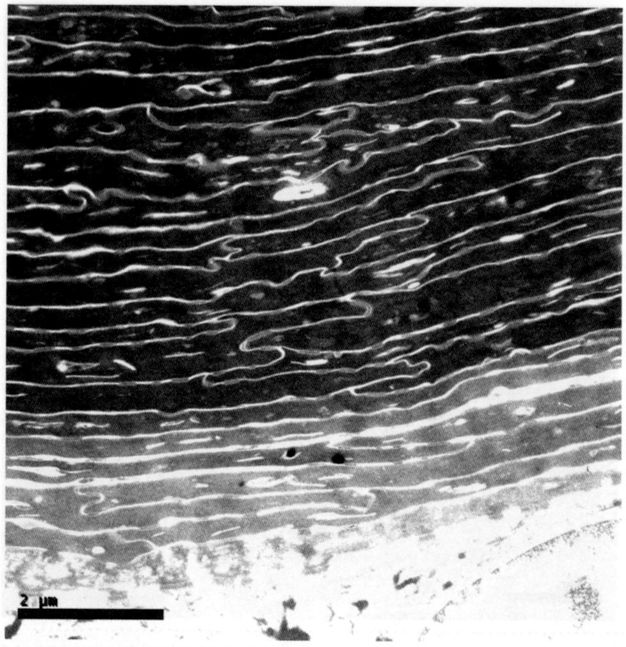

Figura 1.9 Numerosos queratinócitos córneos empilhados. Microscopia eletrônica de transmissão: citrato de uranila e acetato de Pb. Aumento original de 15.000 x.

Os queratinócitos mortos do estrato córneo apresentam citoplasma plano, repletos de tonofilamentos, em arranjo paralelo à superfície da pele. Esses tonofilamentos ligam-se entre si através da querato-hialina, o que confere às células córneas grande resistência mecânica (McKee PH, Calonje E, Granter SR, 2005).[18]

As células córneas mais profundas permanecem conectadas por desmossomas que desaparecem à medida que se superficializam e se desprendem da pele (Figura 1.9).

Melanócitos

Durante o 1º trimestre do desenvolvimento embrionário, células da crista neural migram para o mesênquima da derme em desenvolvimento e se diferenciam em melanoblastos. Mais tarde, estas células esféricas migram para a junção dermoepidérmica, se diferenciam em melanócitos, e aí permanecem no período pós-natal. A diferenciação de melanoblastos em melanócitos envolve a formação do pigmento melanina e a aquisição de aspecto mais alongado. Estas novas células diferenciadas sintetizam e distribuem a melanina para outras células da epiderme através dos prolongamentos dendríticos. Os melanócitos aparecem na pele em desenvolvimento entre 40 e 50 dias, imediatamente após a migração das células da crista neural. Os melanócitos começam a produzir o pigmento melânico antes do nascimento e o distribuem para as células epidérmicas (Persaud e Moore, 2004).[4]

Os melanócitos migram também, durante a vida embrionária, para o sistema nervoso central (SNC), estruturas oculares, ouvido e mucosas. Na pele, à microscopia de luz, em preparados histológicos corados pela hematoxilina-eosina, se apresentam como células claras localizadas entre os queratinócitos basais da epiderme e da matriz do pelo, no topo da papila do pelo. A relação entre o número de queratinócitos basais e de melanócitos é ao redor de 1:10. Na face, na fronte e nos epitélios genital, nasal e oral, o número de melanócitos pode ser o dobro do de outras áreas. A exposição repetida à luz ultravioleta aumenta a densidade de melanócitos, e o envelhecimento leva à perda de melanócitos, na proporção de 6% a 8% por década. A associação melanócito-queratinócito é denominada unidade epidérmico-melânica, em que um melanócito supre de melanina 36 queratinócitos (Figura 1.10). A variação da cor nas diferentes raças não depende da densidade de melanócitos, e sim da morfologia das organelas em que a melanina é sintetizada (melanossomas) e como eles se distribuem nos queratinócitos, principalmente (Boissy, 1988),[19] além da quantidade de melanina produzida pelos melanócitos e da sua transferência aos queratinócitos. O aspecto dendrítico do melanócito pode ser mais bem evidenciado utilizando-se o método histoquímico em que o tecido é incubado com a (DOPA di-hidroxifenilalanina), precursora da melanina, que é metabolizada para DOPA-melanina, pela tirosinase do melanócito. Este pigmento difere da melanina produzida naturalmente que é acastanhada e granulosa, enquanto a DOPA-melanina é negra e homogênea. Ultraestruturalmente, a visualização de organelas citoplasmáticas denominadas melanossomas, nos estágios iniciais de maturação I e II (Figura 1.11), permite identificar as células como melanócitos. Entretanto, melanossomas maduros podem ser transferidos para células de outras linhagens, como os queratinócitos, células de Langerhans e histiócitos (Figura 1.12). Os melanossomas do estágio I são vacúolos esféricos contendo substância amorfa, material proteico e poucas vesículas. Os de estágio II são elipsoides e apresentam lamelas e filamentos. No estágio III, a atividade tirosinase se torna positiva e é iniciada a síntese de melanina nas lamelas. No estágio IV, há intensa melanização (Raposo e Marks, 2007).[20] Os melanossomas dos caucasoides não ultrapassam em geral 0,8 mícron e, nos queratinócitos, estão agrupados (melanossomas complexados), enquanto na pele negra os melanossomas são, em média, maiores do que 0,8 mícron e estão dispersos, não complexados, no citoplasma dos queratinócitos. Nos asiáticos, os achados são intermediários entre os dos dois grupos anteriores (Thong et al., 2003).[21]

A melanina, sintetizada nos melanossomas, é um pigmento endógeno denso, de estrutura química ainda não perfeitamente identificada que, além de ser o principal determinante da cor da pele, protege a pele

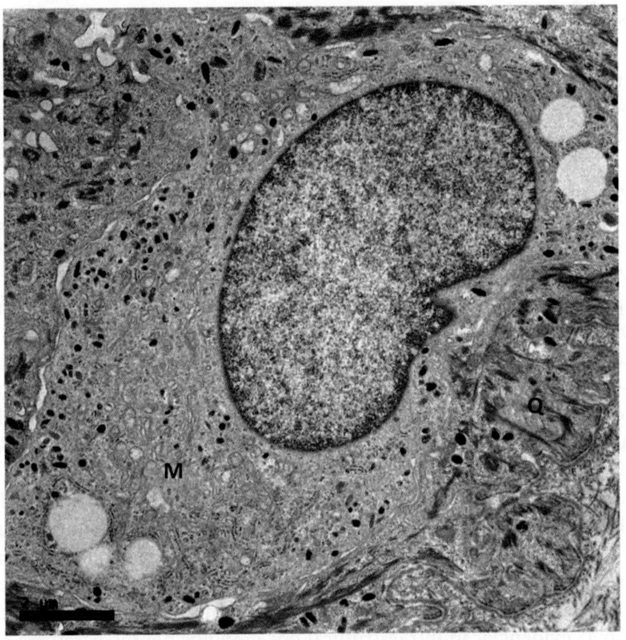

■ **Figura 1.10** Melanócito (M) entre queratinócitos basais (Q). Microscopia eletrônica de transmissão: citrato de uranila e acetato de Pb. Aumento original de 10.000 x.

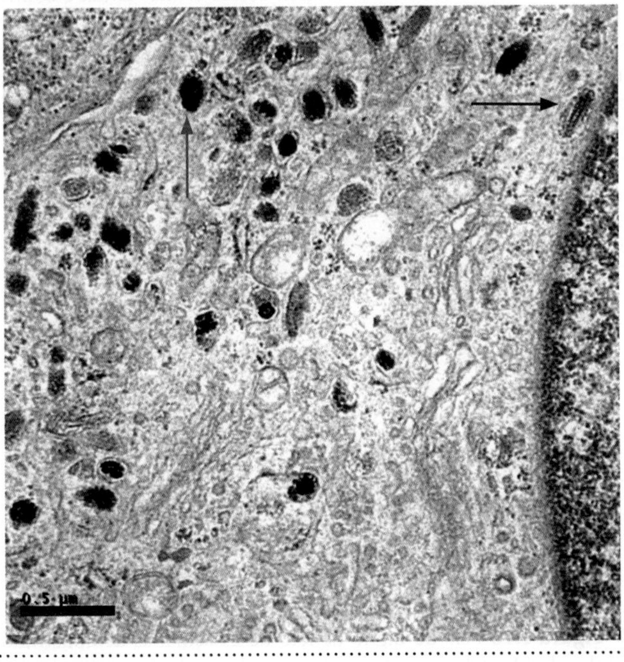

■ **Figura 1.11** Melanossomas em vários estágios evolutivos (setas), junto ao complexo de Golgi, no citoplasma de melanócito. Microscopia eletrônica de transmissão: citrato de uranila e acetato de Pb. Aumento original de 40.000 x.

dos efeitos prejudiciais da radiação ultravioleta que é por ela absorvida e espalhada. A melanina também bloqueia os radicais livres que se formam por ação da radiação ultravioleta. Na pele dos mamíferos, há dois tipos principais de melanina: a eumelanina, de cor marrom-escuro a negra; e a feomelanina, amarela a marrom-avermelhada. Ambos os tipos derivam de um precursor comum, a dopaquinona que é formada pela oxidação de l-tirosina pela tirosinase. Na ausência de compostos sulfidrílicos, a dopaquinona sofre ciclização intramolecular formando ciclodopa, que origina dopacromo, que espontaneamente se rearranja formando 5,6 di-hidroxiindol. A oxidação e polimerização dessas moléculas leva à produção de eumelanina. Se houver cisteína, o processo

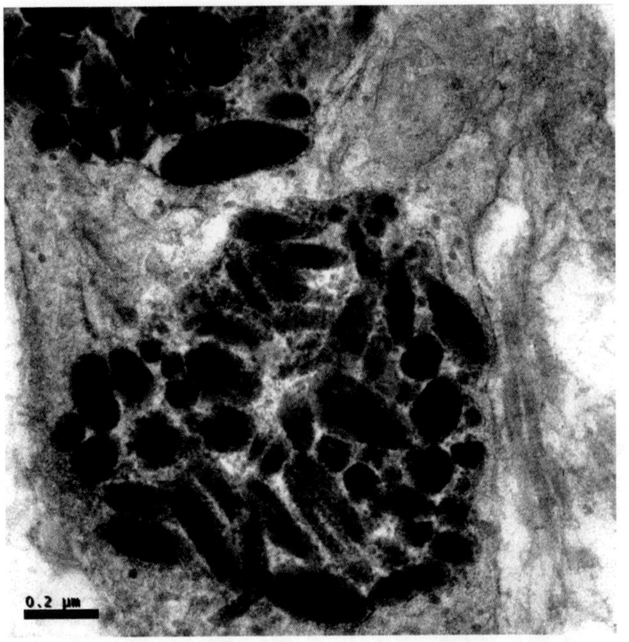

■ **Figura 1.12** Detalhe dos melanossomas complexados no citoplasma de macrófago. Microscopia eletrônica de transmissão: citrato de uranila e acetato de Pb. Aumento original de 80.000 x.

origina preferencialmente isômeros de cisteinildopa que são oxidados com dopaquinona, originando cisteinildopaquinonas e, finalmente, feomelanina (Ito e Wakamatsu, 2008).[22] A eumelanina é sintetizada em melanossomas elípticos; os eumelanossomas e a feomelanina, em melanossomas esféricos, os feomelanossomas. Atestam a importância do melanócito e da melanina, os albinos, os quais apresentam deficiência total ou parcial da tirosinase, resultando em deficiência na produção de melanina e consequente falta de proteção contra as radiações ultravioletas e tendência ao desenvolvimento precoce de carcinomas e melanomas quando não protegidos dessas radiações. A melanogênese no homem e em outros vertebrados sofre ação hormonal. Demonstrou-se forte poder melanogênico dos estrógenos e da progesterona. Embora o α e β-hormônios melanoestimulantes controlem a atividade adenilciclase, aumentando a síntese de tirosinase e de melanina, ainda não se obteve *in vitro* a formação de melanina sob ação do hormônio melanoestimulante. Hormônios como o adrenocórtico-trófico em altas doses e a tiroxina têm sido relatados como indutores da melanogênese.

Células de Langerhans

São as principais células dendríticas da epiderme, que, por sua posição privilegiada na barreira cutânea, são consideradas o protótipo de células dendríticas sentinela (Kaplan et al., 2008).[23] Têm origem mesodérmica, com precursores vindos da medula óssea e fazem parte do sistema fagocítico mononuclear. São especializadas na captura, processamento e apresentação de antígenos, via complexo de histocompatibilidade maior (MHC) classe II, assim como via MHC classe I, aos linfócitos CD4+ e CD8+, respectivamente. Também se mostram, à microscopia de luz, em preparados histológicos rotineiros, como células claras semelhantes aos melanócitos, porém frequentemente em localização mais alta na epiderme do que a dos melanócitos. Sua caracterização pode ser feita pela afinidade ao cloreto de ouro, pontividade para ATPase, por métodos imunohistológicos utilizando-se anticorpos contra antígenos como CD1a (Figura 1.13), HLA-Dr, proteína S100 e langerina (Ward et al., 2006)[24] e ultraestruturalmente pela demonstração de organelas características, os grânulos de Birbeck com formato de raquete (Figuras 1.14 e 1.15). Acredita-se que a exposição solar leve à diminuição da densidade destas células na epiderme, distúrbio da vigilância imune com consequente predisposição ao aparecimento de neoplasias e infecções.

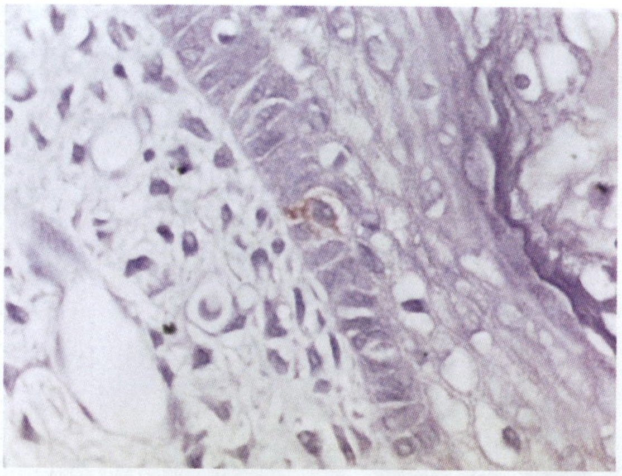

■ **Figura 1.13** Pele digital de feto de 14 semanas. Células de Langerhans marcada em marrom pelo anticorpo CD1a por técnica de imunohistoquímica.

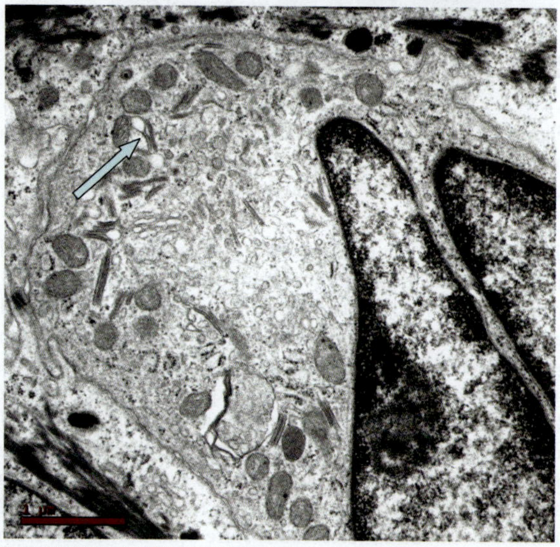

■ **Figura 1.14** Célula de Langerhans entre queratinócitos espinhosos, exibindo no citoplasma os característicos grânulos de Birbeck (seta), com formato de raquete. Microscopia eletrônica de transmissão: citrato de uranila e acetato de Pb. Aumento original de 25.000 x.

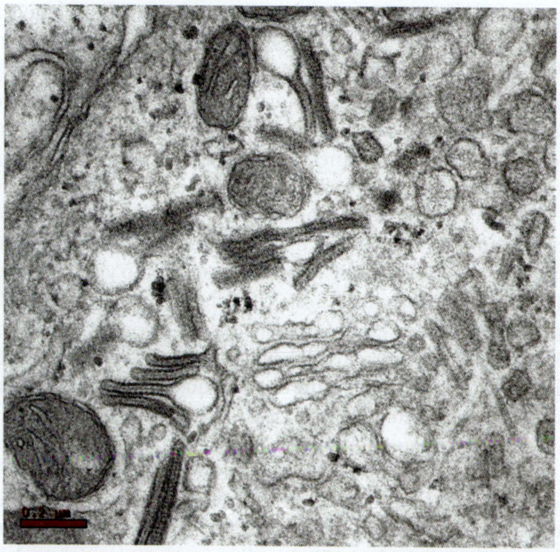

■ **Figura 1.15** Detalhe dos grânulos de Birbeck no citoplasma da célula de Langerhans. Microscopia eletrônica de transmissão: citrato de uranila e acetato de Pb. Aumento original de 80.000 x.

Células de Merkel

São encontradas entre os queratinócitos do estrato basal da epiderme e tecido conjuntivo da derme, bem como na mucosa oral. Células semelhantes são vistas no tecido pulmonar e botões gustativos (Winkelmann, 1977).[25]

São abundantes na ponta dos dedos, em áreas desprovidas de pelos e em regiões do corpo mais sensíveis ao toque. Localizam-se na parte profunda da epiderme, apoiadas na membrana basal e presas aos queratinócitos por meio de desmossomas. O polo apical da célula estende várias projeções alargadas e digitiformes para dentro da camada dos queratinócitos. As células de Merkel são neurossecretoras, presentes na epiderme em unidades isoladas ou pequenos agrupamentos, frequentemente associadas a terminações nervosas intraepidérmicas de nervos sensitivos. Correspondem a 3% da população celular da epiderme, tendo similaridade estrutural e química com as células produtoras de aminas e hormônios polipepídeos (Sistema *Amino Precursor Uptake and Decarboxilation* – Apud) (Winkelmann, 1977; Whitwam, 1977)[25,26] e como tal apresentam grânulos de secreção neuroendócrina, ao lado de características da linhagem epitelial (desmossomas e filamentos de citoqueratina). As células de Merkel também podem ser reconhecidas pela demonstração de antígenos como a cromogranina, enolase neuronal específica, CK20 (Figura 1.16), por técnica imunohistoquímica e pela evidenciação ultraestrutural dos grânulos neurossecretores citoplasmáticos. Credita-se às células de Merkel função de receptoras da sensibilidade táctil. São reconhecidas na pele de embriões já na 17ª semana. Também têm sido, embora raramente, encontradas na derme de fetos e recém-nascidos. A origem dessas células ainda é controversa, se a crista neural ou as células epiteliais primitivas dentro da epiderme embrionária. O carcinoma trabeculado da pele, ou carcinoma de Merkel, capaz de originar metástases, é constituído de células como o perfil morfológico e antigênico das células de Merkel (Moffat e Ketcham, 1993).[27]

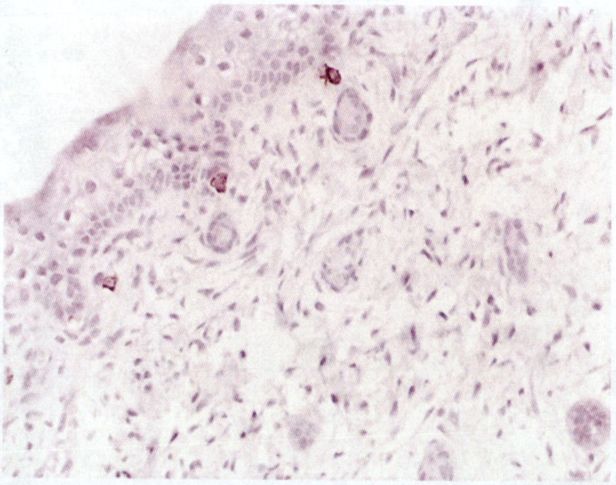

■ **Figura 1.16** Pele do dígito de feto de 24 semanas demonstrando células de Merkel na epiderme inferior marcadas em marrom pelo anticorpo anticitoqueratina 20 por técnica de imunohistoquímica.

■ IMPRESSÕES DIGITAIS

As cristas começam a aparecer nos embriões com aproximadamente 10 semanas e estão completamente formadas em torno da 17ª semana. As cristas epidérmicas produzem sulcos na superfície das palmas e plantas, inclusive dos dedos. O tipo de padrão que se desenvolve é determinado geneticamente e constitui a base do exame das impressões digitais nas investigações criminais e na genética médica (dermatoglifos). E o estudo dos padrões das cristas epidérmicas da pele é denominado dermatografia.

■ VÉRNIX CASEOSA

Inicialmente, a vérnix caseosa é constituída por células epidérmicas degeneradas. Depois, há também a presença de sebo pela secreção das glândulas sebáceas da pele. Durante o período fetal, a vérnix tem por finalidade proteger a pele em desenvolvimento da maceração causada pelo líquido amniótico misturado com urina. Além disso, a presença desse material viscoso e escorregadio na superfície corpórea auxilia no parto.

■ ANEXOS DA PELE

Os derivados da epiderme podem ser produzidos por proliferação celular na camada basal e posteriormente seguido por um crescimento destas células para o interior da derme seguido de diferenciação celular. Na espécie humana, os apêndices cutâneos correspondem a glândulas sudoríparas écrinas e apócrinas, glândulas sebáceas, folículos pilosos e unhas.

Glândulas da pele

As glândulas sebáceas e sudoríparas resultam da proliferação de células epiteliais para o interior do tecido conjuntivo adjacente.

As células que migraram mais profundamente na derme ou na hipoderme, tornam-se células secretoras, enquanto as células mais superficiais diferenciam-se nas células dos ductos. Cabem aos ductos como finalidade primordial a condução das secreções para a superfície do epitélio. Este processo corresponde à formação das glândulas exócrinas. As glândulas sebáceas e as sudoríparas écrinas e apócrinas são deste tipo.

Em alguns casos, as células dos ductos degeneram-se, resultando apenas em aglomerados de células secretoras, formando, desse modo, as glândulas endócrinas, que não ocorrem na pele. O produto celular é liberado dentro de um extenso sistema de capilares que circundam essas células.

Glândulas sebáceas

A maioria das glândulas sebáceas origina-se entre a 13ª e a 16ª semanas gestacionais, como invaginações laterais das bainhas epiteliais dos folículos pilosos em desenvolvimento e outras de invaginações da epiderme na derme (Smith e Thiboutot, 2008).[28]

Os brotos das glândulas crescem em direção ao tecido conjuntivo embrionário circundante, ramificando-se para formar os primórdios de vários alvéolos e seus ductos associados. As células centrais dos alvéolos se rompem, formando uma secreção oleosa, o sebo (Figura 1.17), que é liberada na própria luz do folículo piloso na função de ducto excretor, de onde alcança a superfície da pele. As glândulas sebáceas independentes dos folículos pilosos (grânulos de Fordyce), por exemplo, na glande do pênis, nos pequenos lábios, na mucosa oral e lábios, desenvolvem-se como brotos da epiderme (Persaud e Moore, 2004).[4] A secreção sebácea é constituída principalmente por triglicerídeos, diglicerídeos e ácidos graxos livres (57%), seguido de ésteres de colesterol (26%), esqualeno (12%) e colesterol (2%) (Smith e Thiboutot, 2008).[28]

O número, o tamanho e a atividade das glândulas sebáceas variam de um local para outro dentro da própria pele. São abundantes na face (400 a 900 glândulas/cm^2) (Smith e Thiboutot, 2008),[28] couro cabeludo, pavilhão auricular, narinas, vulva e ao redor do ânus, estando ausentes nas solas e nas palmas. São também glândulas sebáceas, a de Meibomius e a de Zeis, localizadas nas pálpebras e os tubérculos de Montgomery das aréolas mamárias, associadas aos ductos lactíferos (Smith e Thiboutot, 2008).[28] As glândulas sebáceas ligadas aos cílios são denominadas de Zeis, e as de Meibomius estão localizadas dentro do tarso, não conectadas aos folículos pilosos, e sua secreção é levada por dutos cujos óstios se localizam na borda das pálpebras, na junção mucocutânea (Steffen e Ackerman, 1994).[29]

Tornam-se ativas com a puberdade sob ação da testosterona, que é transformada intracelularmente na forma ativa, di-hidrotestosterona, pela 5-α-redutase. Entretanto, os estrógenos diminuem a produção intracelular de lipídeos, e a isotretinoína causa atrofia da glândula sebácea (Smith e Thiboutot, 2008).[28] A secreção sebácea é composta de células inteiras desintegradas e liberadas das glândulas pelo processo holócrino. As células sebáceas têm o citoplasma repleto de vacúolos, imagens negativas de lipídeos (Figura 1.17), e o seu produto, o sebo, é secretado para o canal pilar, por onde atinge a superfície da pele, cumprindo o papel de lubrificante e impermeabilizante. Outras propriedades do sebo seriam a de carrear antioxidantes (α-tocoferol), antimicrobianos e feromônios. A propriedade antioxidante do sebo preveniria o envelhecimento e auxiliaria a manter a integridade da barreira cutânea (Smith e Thiboutot, 2008).[28] O sebo teria também propriedades antifúngicas, o que explicaria a cura espontânea das tinhas tonsurantes do couro cabeludo das crianças com o advento da puberdade e o início da secreção sebácea por estímulo androgênico. Outro fato que favorece essa ideia é a raridade da ocorrência de tinha tonsurante no adulto normal, de tal modo que, uma vez diagnosticada, deve-se pesquisar depressão imunitária.

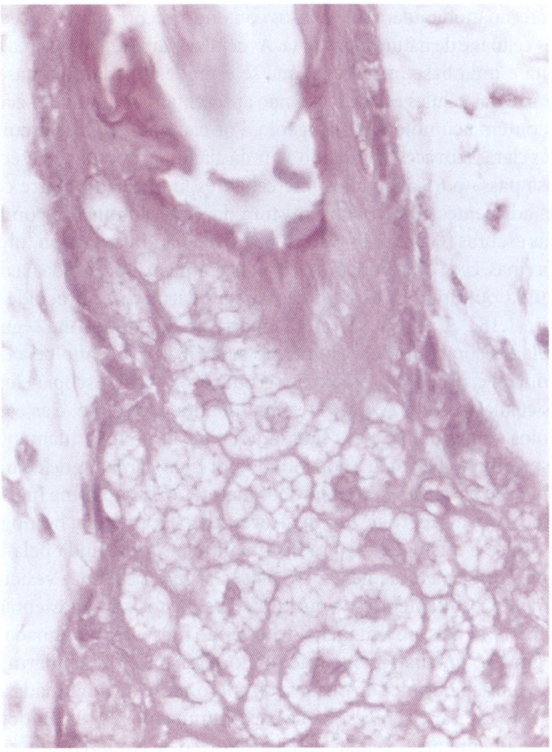

■ **Figura 1.17** Glândula sebácea exibindo células sebáceas com citoplasma repleto de vacúolos, imagem negativa de gotículas de gordura. Hematoxilina-eosina.

Glândulas sudoríparas écrinas e apócrinas

As glândulas sudoríparas écrinas também se originam de invaginações da epiderme na derme (Moore e Persaud, 2000).[3] Localizam-se na pele da maior parte do corpo e desenvolvem-se como invaginações epidérmicas que crescem no interior do mesênquima subjacente. À medida que o broto cresce, sua extremidade enovela-se, formando o primórdio da porção secretora da glândula. A parte secretora das glândulas sudoríparas écrinas é descrita como um epitélio cuboide simples a colunar baixo composto de células escuras e células claras; entretanto, alguns pesquisadores consideram a que porção secretora contém um epitélio pseudoestratificado. Durante o seu desenvolvimento, a junção epitelial da glândula com a epiderme forma o primórdio do ducto. As células centrais dos ductos primordiais degeneram, formando uma luz. As células periféricas da porção secretora da glândula se diferenciam em células secretoras e mioepiteliais. Acredita-se que as células mioepiteliais sejam células musculares lisas especializadas, que ajudam a expelir o suor das glândulas. As glândulas sudoríparas écrinas começam a funcionar logo após o nascimento. As células escuras assemelham-se a um cone invertido, cuja extremidade larga reveste a luz. A extremidade estreita, que raramente chega à lâmina basal, adapta-se de modo a se ajustar entre as células claras adjacentes. No citoplasma apical, estão grânulos de secreção moderadamente densos contendo glicoproteína. A secreção destas células é de natureza mucosa. As células claras têm uma área apical estreita e uma base mais larga, que se estende até a lâmina basal. Ao contrário das células escuras, elas não apresentam grânulos de secreção, mas contêm acúmulos de glicogênio. Por causa das células escuras, as células claras têm acesso limitado à luz da glândula; por isso, sua secreção aquosa passa por canalículos intercelulares, intercalados entre células claras adjacentes, onde ocorre mistura da secreção mucosa com a das células escuras (Gartner e Hyatt, 2003).[5] São glândulas de tipo tubular e merócrinas, com uma porção secretora, geralmente localizada na derme profunda ou hipoderme, e porção ductal, dérmica e intraepidérmica (Figura 1.18). A porção secretora e parte da ductal que lhe segue são enoveladas constituindo o glomérulo sudoríparo, rodeado pela derme adventicial e, por vezes, por coxim gorduroso. À microscopia eletrônica, as células secretoras claras têm abundante glicogênio; e as escuras, vacúolos com mucina; e as células mioepiteliais contêm filamentos de actina. O ducto dérmico é constituído por duas camadas de células, as luminais ou cuticulares, com núcleos maiores e o citoplasma mais eosinofílico, com a superfície luminar revestida pela cutícula, homogênea, eosinofílica e refringente, ultraestrututalmente constituída pela borda luminal com proeminentes microvilos, a seguir, pequenas vesículas e, finalmente, os filamentos de queratina. Os ductos não apresentam células mioepiteliais, porém melanócitos estão presentes na camada basal do segmento imediatamente inferior ao segmento intraepidérmico. A porção intraepidérmica do ducto sudoríparo écrino, denominada acrossiríngeo, é espiralada, revestida na parte luminal por células cuticulares e externamente pelas células epiteliais poroides. No terço superior do ducto, as células cuticulares exibem grânulos de querato-hialina e se queratinizam. (Abenoza e Ackerman, 1990).[30] Distribuem-se por toda a superfície corpórea, com exceção da glande e do vermelhão do lábio. Maior densidade é encontrada nas regiões palmoplantares e nas axilas. São glândulas merócrinas, responsáveis pela produção do suor e, portanto, desempenhando papel-chave no controle da temperatura do corpo. A secreção sudoral écrina contém água e minerais, é hipotônica e inodora ao ser secretada. A bromidrose (suor fétido) é creditada à ação de micro-organismos. A secreção sudoral écrina é controlada por terminações nervosas simpáticas colinérgicas (Abenoza e Ackerman, 1990).[30]

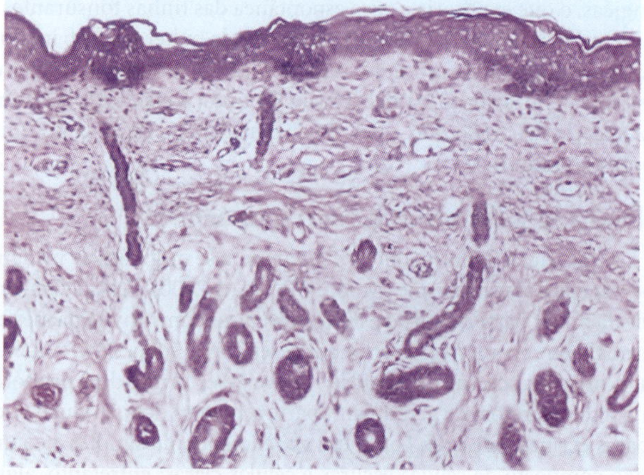

■ **Figura 1.18** Pele da planta demonstrando mais superiormente os dutos excretores e mais inferiormente a porção secretora das glândulas sudoríparas. Hematoxilina-eosina.

Na espécie humana, a distribuição das glândulas sudoríparas apócrinas é bem mais limitada que a das glândulas écrinas, e formam-se por invaginações do estrato germinativo da epiderme que dão origem aos folículos pilosos. Em consequência disso, os ductos dessas não se abrem na superfície da pele, como glândulas sudoríparas écrinas, mas, na parte superior dos folículos pilosos, acima da abertura das glândulas sebáceas. Elas são glândulas odoríferas, produtoras de feromônios a partir do colesterol, que só se tornam funcionais na puberdade, por influência dos hormônios sexuais (Beier et al., 2005).[31] Têm distribuição limitada a poucas regiões (axilas, aréola mamária, região anogenital e em menor número na face, no couro cabeludo e na região umbilical). Apresentam característica secreção do tipo apócrina, rica em componentes orgânicos, contendo feromônio, do grego *pherein* (trazer ou transferir) e *hormon* (excitar), são substâncias secretadas para o exterior por um animal, com ação no comportamento e no desenvolvimento de outros organismos da mesma espécie. Usualmente, a resposta nos indivíduos é de natureza sexual ou reprodutiva, embora possa incluir também respostas de ordem social, como quando um cão usa feromônios da urina para marcar territórios (Cohn, 1994).[32] Os feromônios atuam, em geral, olfativamente, mas podem também fazê-lo por contato. Há evidências de que se trate de esteroides, pois a glândula apócrina das axilas com sinais de atividade secretora (epitélio alto) expressam, nos núcleos das células, receptores para andrógeno e estrógeno. Sabe-se que os andrógenos estimulam a biossíntese de colesterol dentro de organelas denominadas peroxissomas e este colesterol pode ser usado para a síntese de feromônios (Rothard e Beier, 2001).[33] A secreção apócrina é controlada por terminações nervosas simpáticas adrenérgicas. A porção secretora das glândulas apócrinas é constituída por epitélio colunar na superfície luminar e por células mioepiteliais, externamente, que repousam sobre a membrana basal. Presume-se que a contração dessas células auxilie na excreção do suor apócrino, que é eliminado em pulsos. As células secretoras apócrinas, localizadas no tecido adiposo subcutâneo, apresentam, no seu citoplasma, pigmento acastanhado de lipofuscina e grânulos eosinofílicos, PAS positivos e diástase resistentes. Estes grânulos, presentes também nos lumens, são lisossomas que contêm sialomucina, lipídeos e ferro. O lúmen das glândulas apócrinas é maior que o das écrinas, entretanto tem, como as últimas, uma porção secretora espiralada que é seguida de ductos espiralados; a seguir o ducto dérmico retificado e novamente uma porção espiralada quando desemboca no folículo piloso, acima da inserção da glândula sebácea, na base do infundíbulo. Raramente, a glândula apócrina desemboca diretamente na epiderme, próxima ao folículo piloso. Esta porção intraepitelial, o acrossiríngeo da glândula apócrina, é semelhante ao da glândula écrina, assim como o segmento retificado do ducto dérmico.

Folículos pilosos

Os pelos são estruturas filamentosas queratinizadas ausentes nos lábios, palmas, planta, ponta e lados dos dedos, glande, prepúcio, clitóris e pequenos lábios. Cada pelo tem um setor visível e outro no interior do folículo piloso, que se localiza na derme e, às vezes, na derme e na hipoderme. A parede do folículo apresenta duas camadas epiteliais denominadas de bainha interna e externa (triquilema). No seu extremo proximal, há o bulbo piloso onde o pelo se origina e cresce (Figuras 1.19, 1.20 e 1.21).

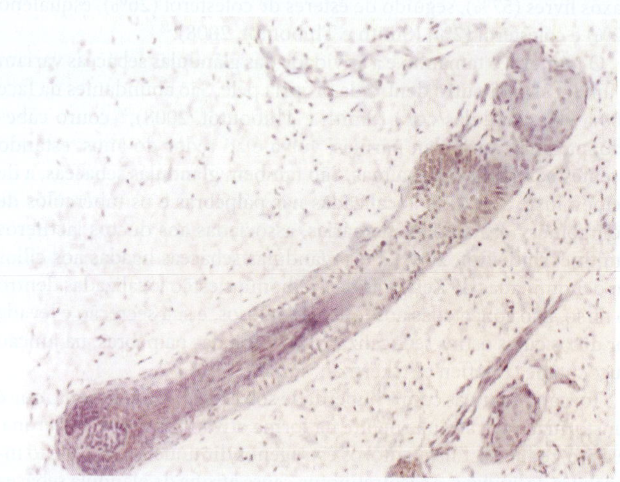

■ **Figura 1.19** Folículo piloso em corte longitudinal demonstrando broto correspondente à glândula sebácea e bulbo piloso com a papila do pelo. Hematoxilina-eosina.

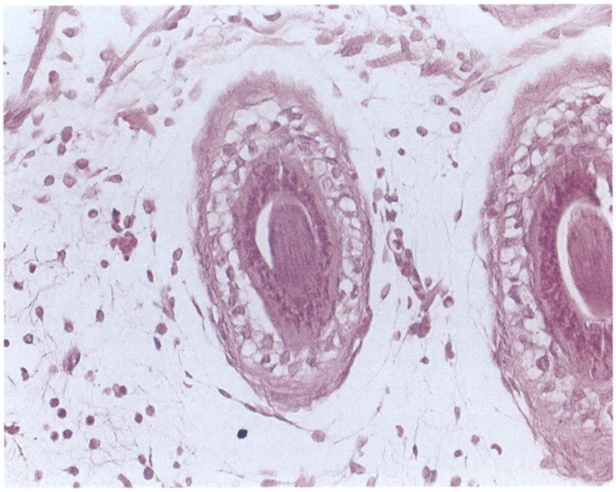

■ **Figura 1.20** Folículo piloso em corte transversal exibindo do centro para a periferia, a haste do pelo, a bainha interna, a bainha externa e a bainha dérmica. Hematoxilina-eosina.

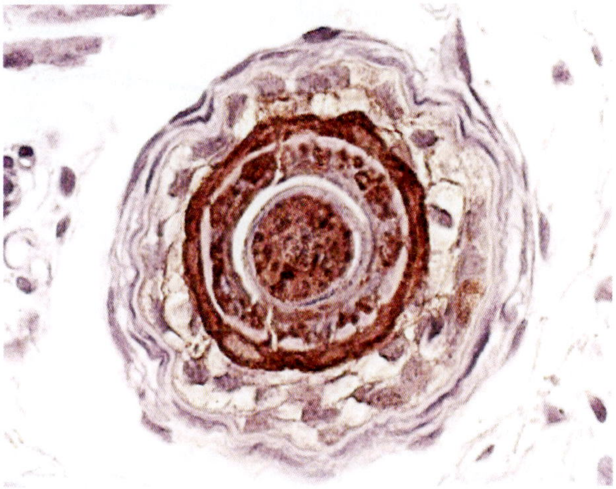

■ **Figura 1.21** Corte transversal de pelo da pele da pálpebra demonstrando do centro para a periferia, pelo com córtex e cutícula, bainha interna intensamente corada em marrom, bainha externa e bainha colágena. Técnica imunohistoquímica com anticorpo anti-involucrina.

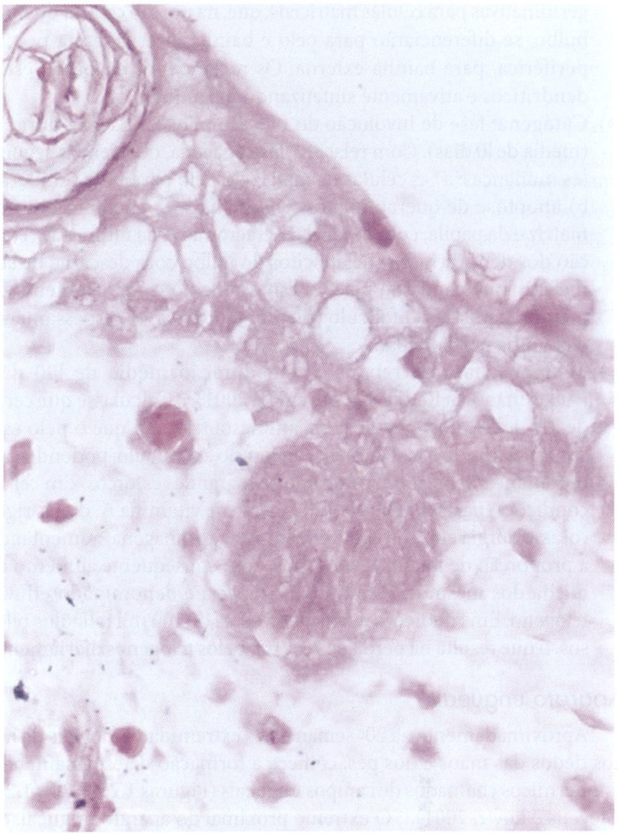

■ **Figura 1.22** Couro cabeludo de feto demonstrando broto de folículo piloso. Hematoxilina-eosina.

Os pelos começam a se desenvolver no início do período fetal (da 9ª à 12ª semana), mas só são facilmente identificados a partir da 23ª semana. Um folículo piloso inicia-se como uma proliferação do estrato germinativo da epiderme que se estende para a derme subjacente (Figura 1.22).

Em sua extremidade, os brotos do pelo se invaginam e formam uma espécie de fosseta/clava. Essa invaginação é logo preenchida por mesoderma e passa a constituir a papila do pelo, no qual se formam vasos e terminações nervosas. Rapidamente, as células epiteliais deste bulbo constituem a matriz germinativa e as células epiteliais centrais dos brotos que envolvem as papilas dos pelos tornam-se fusiformes, queratinizam-se e formam a haste do pelo, enquanto as células periféricas tornam-se cuboides, formando a bainha epitelial do folículo piloso. As células periféricas do folículo piloso em desenvolvimento formam a bainha epitelial da raiz, e as células mesenquimais circundante diferenciam-se na bainha dérmica da raiz. À medida que as células da matriz germinativa proliferam, elas são empurradas em direção à superfície, onde se queratinizam e formam, finalmente, a haste do pelo.

Um pequeno feixe de músculo liso, também originário do mesênquima próximo ao folículo, liga-se à bainha dérmica da raiz (músculo eretor do pelo). Então, há a junção do músculo eretor do pelo à bainha de tecido conjuntivo junto à base do pelo e se estende até a derme papilar. Este músculo localiza-se do mesmo lado da glândula sebácea presente no folículo piloso. Ainda antes do nascimento, os melanoblastos migram para a base do folículo piloso e diferenciam-se em melanócitos. O produto dessas células, pigmento melanina, é transferido para as células epiteliais germinativas na base do folículo. A contínua proliferação das células epiteliais da base da haste empurra o pelo para cima e, no fim do 3º mês, os primeiros pelos aparecem na superfície da região da sobrancelha e do lábio superior.

Os primeiros pelos que aparecem são chamados de lanugo. Eles são finos, macios e discretamente pigmentados. O lanugo começa a aparecer ao final da 12ª semana e desprendem-se após o nascimento (Persaud e Moore, 2000).[4] Eles são importantes porque ajudam a reter a vérnix sobre a superfície corpórea. Os pelos finos formados após o nascimento são denominados velos.

A produção de pelos realiza-se com intensas modificações morfológicas do folículo piloso. O ciclo de produção do pelo (ciclo folicular) compreende três fases:

1ª) **Anágena:** fase de crescimento do pelo, com duração variável, em média, de 3 a 5 anos; por representar a fase de maior proliferação celular, é a mais suscetível aos agentes antiproliferativos usados na quimioterapia antineoplásica, que resultam em parada da produção do pelo, ou produção de pelos defeituosos, com hastes afinadas, facilmente fraturáveis, causando um tipo de alopecia denominada deflúvio anágeno, podendo iniciar-se após alguns dias do evento desencadeador; em condições normais, cerca de 85% a 90% dos folículos pilosos estão nesta fase. O germe folicular que formará o segmento inferior é originário da base do ístmo, o *bulge* ou protuberância, onde se acredita, atualmente, que estejam localizadas as células-tronco, capazes de originar todas as linhagens celulares do folículo piloso e também da epiderme (Lavker e Sun, 2000).[34] O germe e a papila se movem para baixo, seguindo o trato fibroso resultante da transformação catagenatelógena do folículo anterior. A papila é crucial na indução da diferenciação das células germinativas para células matriciais, que, na porção central do novo bulbo, se diferenciarão para pelo e bainha interna, e, na porção periférica, para bainha externa. Os melanócitos do bulbo estão dendríticos e ativamente sintetizando melanina.

2ª) **Catágena:** fase de involução do folículo piloso, de curta duração (média de 10 dias). Com relação à fase anágena, ocorrem as seguintes mudanças: a) as células da matriz do pelo param de proliferar; b) apoptose de queratinócitos triquilemais; c) encolhimento da matriz e da papila, com perda da metacromasia da última; d) retração dos dendritos dos melanócitos do bulbo com descarga de sua melanina na papila do pelo; e) espessamento e corrugamento da membrana basal do folículo (membrana vítrea); f) espessamento da bainha perifolicular.

3ª) **Telógena:** fase de repouso, com duração média de 100 dias (Ackerman AB, Reddy VB, Soyer HP, 2001).[35] Calcula-se que cerca de 10% a 15% dos folículos estejam nesta fase, em que o pelo está superficializado e frouxamente ancorado ao folículo, podendo cair espontaneamente, ou ser extraído sem grandes esforços. Em certas condições (parto, doença febril, excesso de vitamina A, dietas rigorosas, cirurgia etc.), há encurtamento da fase anágena, aumentando a proporção de folículos telógenos, com consequente aumento da queda dos mesmos. Este tipo de alopecia é denominado eflúvio telógeno. Em condições normais, há cerca de 100 mil folículos pilosos, o que resulta na perda de 70 a 100 pelos telógenos diariamente.

Aparato ungueal

Aproximadamente na 20ª semana, nas extremidades dorsais distais dos dedos das mãos e dos pés, começa a formação de espessamentos ectodérmicos chamados de campos ungueais (Figuras 1.23, 1.24 e 1.25) (Stevens e Lowe, 2001).[15] O extremo proximal do aparato ungueal, ou raiz da unha, é recoberto por uma prega de pele chamada prega ungueal proximal. Também lateral e proximamente, ocorre o mesmo. As células epiteliais das pregas ungueais proximais crescem distalmente sobre os campos ungueais e vão sofrendo intenso processo de corneificação e transformando-se em unhas propriamente ditas (lâmina ou placa ungueal). Cada unha apoia-se sobre o leito ungueal, que é uma área da pele na qual os estratos granuloso e córneo da epiderme são substituídos pela placa ungueal. As fendas entre as pregas e a unha recebem o nome de sulcos ungueais. Em função de, na prega ungueal proximal, o estrato córneo da pele ser muito espesso, ele invade o sulco ungueal e obtura-o. Este estrato córneo forma uma camada epitelial superficial sobre a unha. Esta estrutura degenera, com exceção da base da unha, onde é conhecida como cutícula (eponíquio). As células córneas da cutícula contêm queratina dura e, portanto, não se descamam. No extremo oposto, chama-se hiponíquo a pele formada por uma camada dura que obtura o lugar sob a margem livre da unha, impedindo a entrada de elementos externos no leito ungueal. A parte exposta da placa ungueal é denominada corpo da unha (Lewin, 1965; Ribeiro et al., 1995).[36,37]

A unha é formada e cresce a partir da raiz ungueal; região oculta por baixo da prega proximal e da cutícula. Neste local, a epiderme recebe o nome de matriz, pois os queratinócitos de seu estrato basal se dividem aceleradamente, uma parte das células-filhas permanece como células basais e o restante se diferencia para célula espinhosa. À medida que se deslocam para a superfície, aplanam-se e cornificam-se de modo bem unido a fim de formar a placa ungueal. Na raiz da unha, observa-se uma área semilunar, esbranquiçada, denominada lúnula. Corresponde à matriz do leito ungueal, cuja epiderme é muito espessa e as células se queratinizam sem camada granulosa (Lewin, 1965; Ribeiro et al., 1995).[36,37]

O aparato ungueal é comparado ao folículo piloso, onde o produto final do último é o pelo, e do primeiro é a lâmina ungueal. Resumindo, o aparato ungueal totalmente desenvolvido é constituído pela matriz ventral da unha, a verdadeira responsável pela produção da unha, pela matriz dorsal, pelo leito ungueal, pelo hiponíquio, pela lâmina ungueal, pelo eponíquio e pelos tecidos periungueais (prega proximal e pregas laterais) e seus sulcos. Este aparato é afetado em algumas doenças, como a psoríase e o líquen plano, resultando na não produção de unha, ou na geração de unha distrófica.

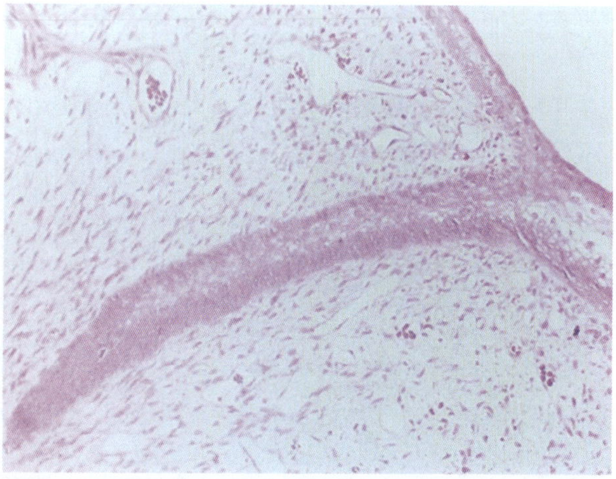

■ **Figura 1.23** Corte sagital de dígito de feto mostrando broto do aparato ungueal. Hematoxilina-eosina.

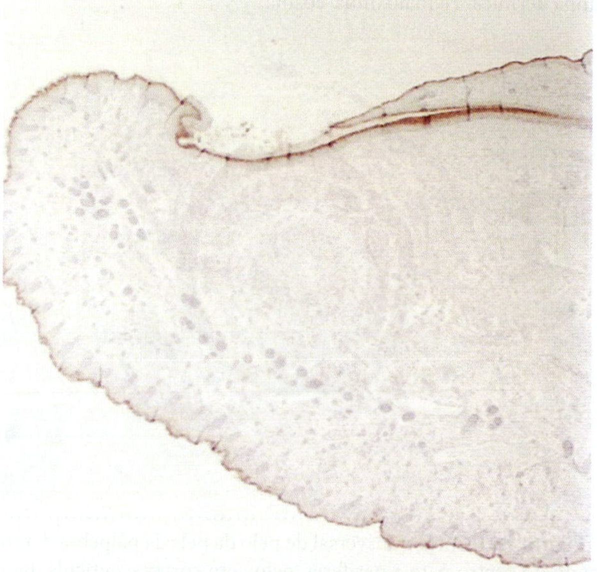

■ **Figura 1.24** Corte sagital de dígito de feto mostrando aparato ungueal, com a periderme corada em marrom pelo anticorpo anti-involucrina por técnica imunohistoquímica.

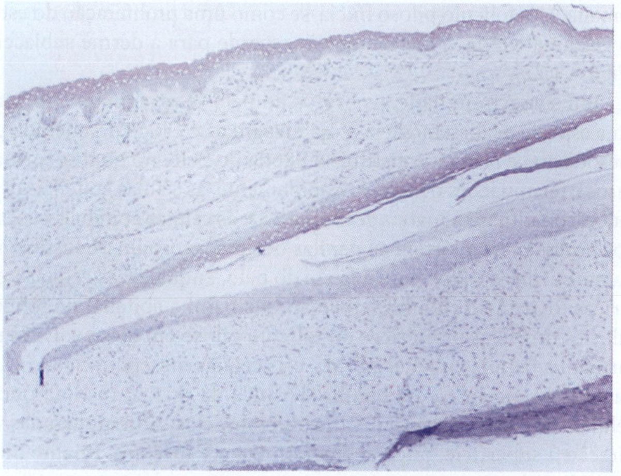

■ **Figura 1.25** Corte sagital de dígito de feto mostrando aparato ungueal, com a epiderme do epiníquio corada em marrom, e a matriz ventral não corada pelo anticorpo anticitoqueratina 10 por técnica imunohistoquímica.

Tabela 1.1 Etapas do desenvolvimento fetal.

Idade (Semanas)	Peso (Gramas)	Comprimento do pé (mm)	Comprimento CrL (mm)	Principais características externas
9	8	7	50	Olhos estão fechados, ou se fechando, genitália externa não é distinguível entre ambos os sexos
10	14	9	61	Início da formação das unhas das mãos
12	45	14	87	Sexo distinguível externamente
14	110	20	120	Cabeça ereta, membros inferiores bem desenvolvidos, início da formação das unhas dos pés
16	200	27	140	Orelhas externas destacadas da cabeça
18	320	33	160	Vérnix caseosa cobre a pele, movimentos são percebidos pela mãe
20	460	39	190	Cabelos e pelos do corpo (lanugo) são visíveis
22	630	45	210	Pele enrugada, translúcida, de rosada a vermelha
24	820	50	230	Unhas dos dedos das mãos estão presentes
26	1.000	55	250	Olhos parcialmente abertos, cílios presentes
28	1.300	59	270	Olhos bem abertos, boa quantidade de cabelos presentes, pele ligeiramente enrugada
30	1.700	63	280	Unhas dos dedos dos pés presentes, corpo adquire músculos, testículos descendo
32	2.100	68	300	Pele rosada e lisa
36	2.900	79	340	Corpo ligeiramente roliço, pelos do lanugo quase ausentes

CrL – *Crown length* (vértex-nádegas).
Esses pesos referem-se a fetos fixados cerca de 2 semanas em formol a 10%. Espécimes a fresco pesam 5% menos.
Fonte: Modificado de Stevens e Lowe, 2001.[14]

JUNÇÃO DERMOEPIDÉRMICA

A epiderme está firmemente aderida à derme subjacente através de uma estrutura complexa multimolecular representada pela membrana basal. A organização da membrana basal é dependente do efeito cooperativo tanto de queratinócitos como de fibroblastos. O colágeno de tipo IV e VII e laminina-1 são produzidos pelos fibroblastos e formam arranjo linear na junção dermoepidérmica (Fleischmajer et al., 1993).[38] Os queratinócitos também produzem e organizam colágeno de tipo IV e VII, laminina-5, outras lamininas e o perlecan. Os fibroblastos são as principais fontes de entactina/nidogênio (Fleischmajer et al., 1995).[39] A morfologia e aspectos ultraestruturais da membrana basal da epiderme serão discutidas no capítulo das doenças mecanobolhosas.

DERME

A pele é composta de três camadas anatômicas distintas: a epiderme; a derme; e o tecido celular subcutâneo ou hipoderme.

A derme é composta de tecido fibroelástico denso e pouco celular no qual estão imersos os anexos cutâneos, os vasos sanguíneos, linfáticos e nervos.

Os elementos da matriz extracelular são os predominantes na composição da derme.

A matriz extracelular dérmica é abundante e composta de elementos fibrosos, fibras colágenas e elásticas e de substância fundamental: ácido hialurônico; condroitin sulfato; e dermatan sulfato. Os outros elementos que compõem a matriz extracelular são representados pela fibronectina, tenascina, laminina, nidogênio, decorina, biglican, fibromodulina, versican, perlecan, neurocan, agrecan, agrin, entre outros (Kwiatkowska e Kwiatkowska-Korczak, 1999).[40]

Na pele adulta, a derme é convencionalmente dividida em dois compartimentos: a derme adventicial que compreende uma faixa fina, logo abaixo da epiderme (derme papilar) e a derme em torno dos anexos cutâneos; e a derme reticular que é mais espessa. A espessura da derme varia de acordo com a área corpórea. É mais delgada nas pálpebras e mais densa no dorso.

A derme papilar tem espessura de 300 a 400 μm. Entretanto, essa espessura é variável de acordo com a localização anatômica e a idade do indivíduo. A porção superficial da derme papilar é formada pelas papilas dérmicas que contêm os componentes neurais e microvasculares que nutrem a epiderme. A derme papilar aumenta a superfície de contato e a interação epitelial-mesenquimal. O limite inferior da derme papilar é demarcado pelo plexo vascular superficial – *a rete subpapillare* (Figura 1.26) (Sorrel e Kaplan, 2004).[41]

A derme adventicial tem tecido colágeno frouxo, composto de fibras colágenas de tipo III predominantes, fibras elásticas de tipo oxitalânicas e elaunínicas, evidenciadas pelas colorações de orceína e resorcina-fucsina após hidrólise ácida (Figura 1.27). As fibras oxitalânicas e elaunínicas são consideradas formas imaturas das fibras elásticas propriamente ditas (Fullmer, 1960).[42] Essas fibras formam feixes de filamentos de cerca de 15 a 16 nm, mais bem evidenciados pelo tratamento com o ácido fosfotúngstico e imersos em substância amorfa fundamental (Carmichael e Fullmer, 1965).[43] As fibras elaunínicas, descritas por Gawlick (1965)[44] formam plexo horizontal paralelo à epiderme, ao qual estão aderidas as fibras oxitalânicas. A derme adventicial que envolve os anexos cutâneos também exibe fibras elaunínicas (Figura 1.28). Os elementos fibrosos estão imersos em matriz amorfa (substância fundamental). É ricamente vascularizada com capilares que se conectam aos plexos superficiais arteriais e venosos.

A derme reticular estende-se da base da derme papilar, delimitada pelo plexo vascular – *rete subpapillare* até o limite com o tecido subcutâneo, sendo limitada na sua porção inferior pela *rete cutaneum*, ou plexo vascular dérmico profundo (Figura 1.29). A derme reticular exibe predomínio dos elementos fibrosos quando comparada com a derme adventicial, que é mais vascularizada, com elementos não fibrosos da matriz extracelular mais abundantes. É composta principalmente de feixes densos de fibras colágenas de tipo I (Figura 1.30) que assumem arranjo preferencial paralelo à epiderme. As fibras colágenas coram-se pela eosina na coloração de hematoxilina-eosina (Figura 1.31).

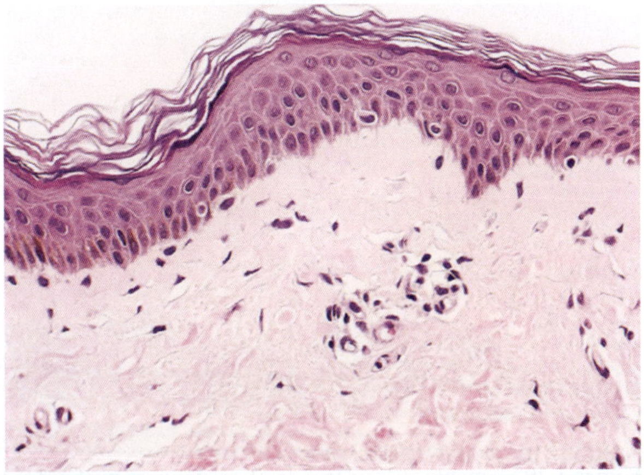

Figura 1.26 Derme papilar com estruturas do plexo vascular superficial no seu limite inferior. Hematoxilina-eosina.

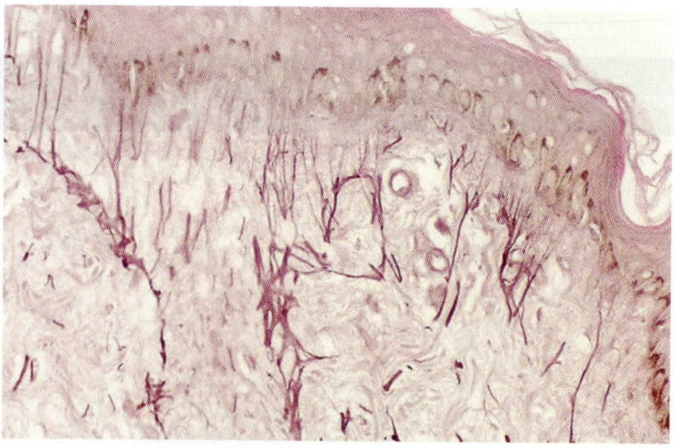

■ **Figura 1.27** Componente de fibras elásticas da derme papilar. Agrupamentos de fibras oxitalânicas com disposição vertical em relação à epiderme e aderidas às fibras elaunínicas que formam linha paralela à epiderme. Coloração de resorcina-fucsina.

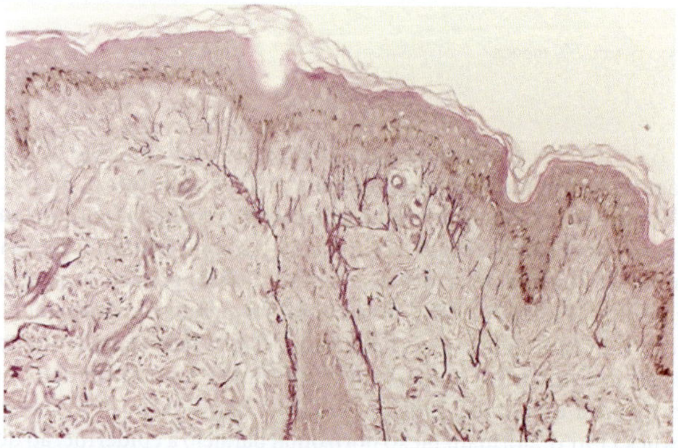

■ **Figura 1.28** Pele – fibras elaunínicas que envolvem a bainha epitelial de folículo piloso. Coloração de resorcina-fucsina.

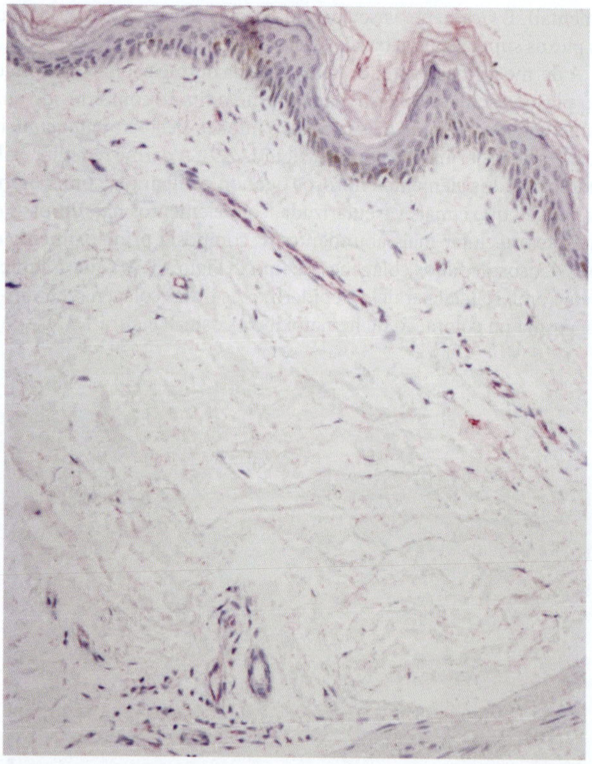

■ **Figura 1.29** Elementos vasculares do plexo dérmico profundo evidenciados pelo anticorpo anti-CD31. Técnica imunohistoquímica – cromógeno *permanent red*.

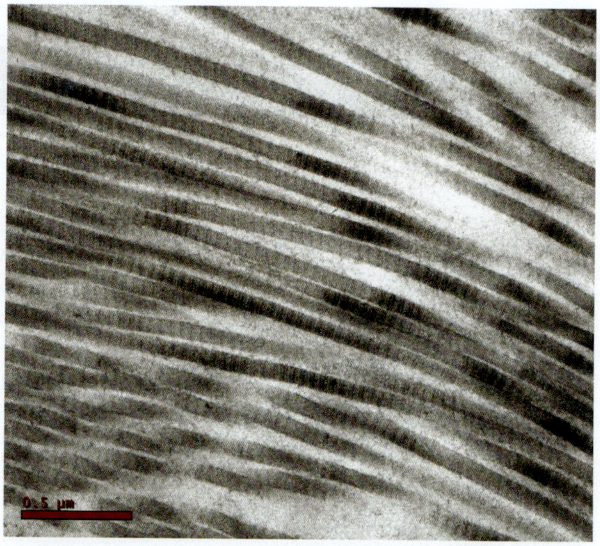

■ **Figura 1.30** Feixe de fibras colágenas apresentando filamentos com periodicidade característica. Microscopia eletrônica de transmissão. Aumento original de 50.000 x.

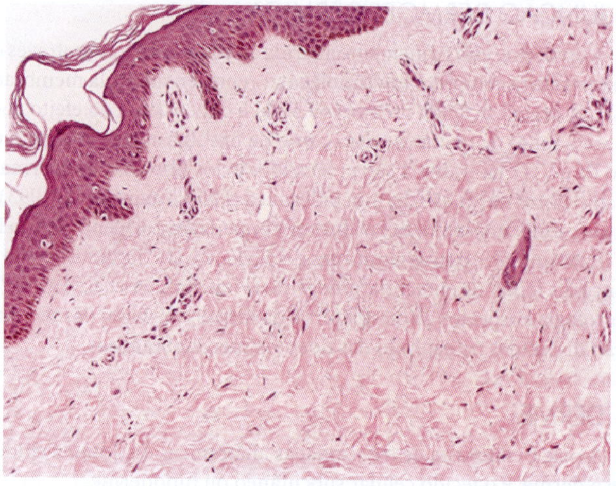

■ **Figura 1.31** Derme reticular de aspecto paucicelular, com deposição de fibras colágenas densas paralelas à epiderme. Hematoxilina-eosina.

Por entre as fibras colágenas da derme reticular, estão presentes as fibras elásticas propriamente ditas. As fibras elásticas, na pele normal, não são demonstradas pela coloração de hematoxilina-eosina. São evidenciadas pela coloração de orceína e resorcina-fucsina. As fibras elásticas da derme reticular são as fibras elásticas propriamente ditas (Figura 1.32), mais espessas que as da derme papilar. À microscopia eletrônica de transmissão, apresentam dois componentes: fibrilas de 10 nm imersas em material amorfo; e pouco eletrodenso – a elastina (Ross e Bornstein, 1969).[45] O componente fibrilar dispõe-se mais densamente na periferia da fibra elástica propriamente dita e poucas são dispersas em meio ao material amorfo (Figura 1.33).

A derme papilar e reticular diferem, não somente na composição e organização dos elementos fibrosos de suas respectivas matrizes extracelulares, como também por uma proporção diferenciada de outras moléculas da matriz extracelular. Na derme papilar, o proteoglican decorina é mais abundante do que na derme reticular. Contudo, o versican associa-se às microfibrilas da derme papilar, mas é intensamente expresso nas fibras elásticas da derme reticular (Sorrell; Caplan, 2004; Zimmerman et al., 1994).[41,46] Os colágenos não fibrilares de tipo XII e XVI, assim como a tenascina-C, são encontrados na derme papilar, ao passo que o colágeno de tipo IV e a tenascina-X são restritos à derme reticular (Akagi et al., 1999).[47] A Tabela 1.2 demonstra a distribuição de moléculas da matriz extracelular nos compartimentos da derme.

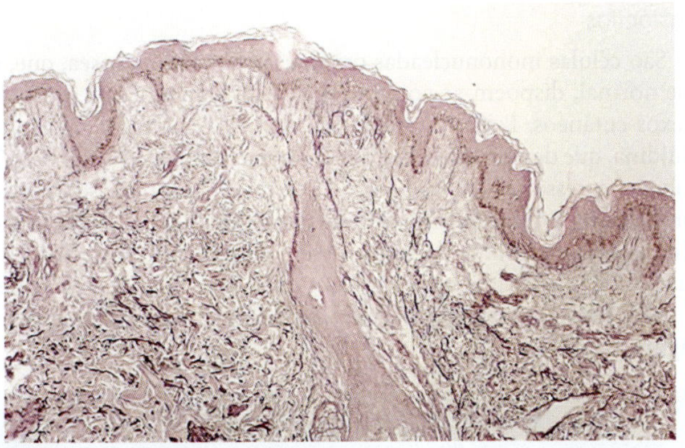

■ **Figura 1.32** Fibras elásticas propriamente ditas da derme reticular e fibras elaunínicas da derme adventicial que envolve folículo piloso. Coloração de resorcina-fucsina.

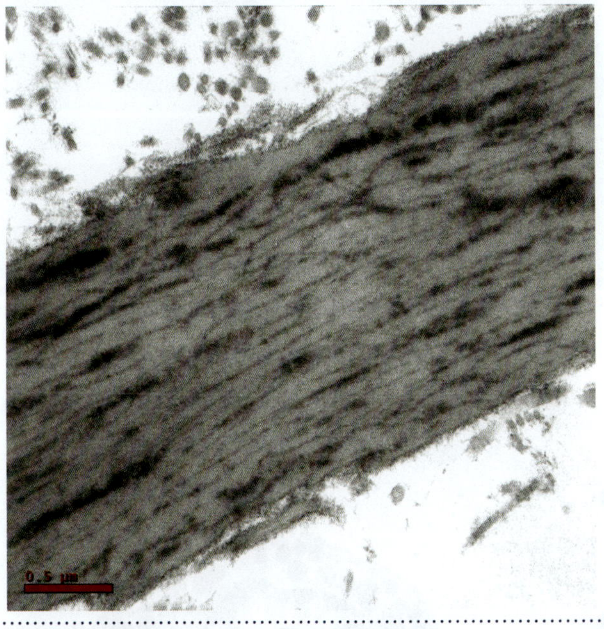

■ **Figura 1.33** Fibra elástica composta de elementos fibrilares imersos em matriz amorfa de elastina. Microscopia eletrônica de transmissão. Aumento original de 40.000 x.

Tabela 1.2 Distribuição de moléculas da matriz extracelular nos compartimentos da derme.

Componentes da matriz extracelular	Derme papilar	Derme reticular
Colágenos I e III	Predomínio de III sobre I	Predomínio de I sobre III
Colágeno IV	Presente na membrana basal	Ausente
Colágeno VI	Presente na junção dermoepidérmica	Fracamente presente
Colágeno XII	Presente	Pequena quantidade
Colágeno XIV	Pequena quantidade	Presente
Colágeno XVI	Presente na junção dermoepidérmica	Ausente
Tenascina-C	Presente na junção dermoepidérmica	Ausente
Tenascina-X	Fraca expressão na junção dermoepidérmica	Presente
Versican	Difusa na junção dermoepidérmica; presente na matriz fibrilar	Presente associado com fibras elásticas
Decorina	Presente	Presente

Fonte: Sorrell e Caplan, 2004.[41]

Células residentes da derme

Os componentes celulares da derme são representados pelos fibroblastos, células endoteliais, pericitos, leiomiócitos dos músculos eretores dos pelos, mastócitos, dendrócitos dérmicos/macrófagos e linfócitos.

Fibroblastos

Os fibroblastos dérmicos são componentes essenciais da pele (Figura 1.34). Essas células produzem e organizam a matriz extracelular, assim como estabelecem comunicações intercelulares entre si e com outras células da derme. Têm função importante na regulação dos processos fisiológicos da pele (Sorrell e Caplan, 2004).[41] Os fibroblastos da derme papilar e reticular compreendem populações celulares com propriedades distintas, de acordo com sua localização. Os fibroblastos da derme papilar, em condições de cultivo, têm divisão celular mais rápida do que aqueles colhidos da derme reticular (Sorrell et al., 2004).[48] Os fibroblastos da derme reticular, por outro lado, têm maior propriedade de contração celular do que os da derme papilar (Sorrell et al., 1996).[49] Os fibroblastos podem ter atividade fagocítica. Os miofibrolastos são derivados dos fibroblastos e ocorrem nos processos de cicatrização da pele. Têm miofilamentos citoplasmáticos que podem ser evidenciados pela microscopia eletrônica de transmissão e pela expressão de actina de músculo liso (Kanitakis, 2004).[50]

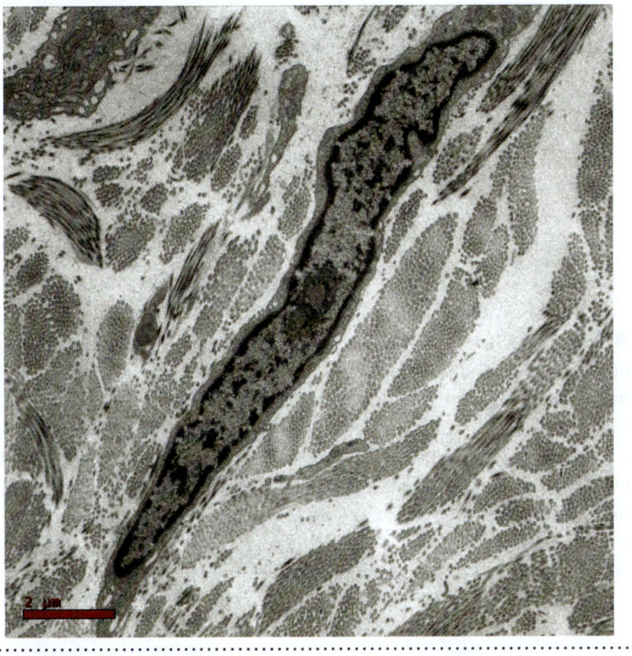

■ **Figura 1.34** Fibroblasto por entre o colágeno dérmico. Microscopia eletrônica de transmissão. Aumento original de 10.000 x.

Dendrócitos dérmicos

Constituem uma população heterogênea de células dendríticas de origem mesenquimal. Estas células ocupam topografia preferencial na pele de acordo com sua expressão fenotípica (Nestle; Nickoloff, 1995; Peters et al., 1996).[51,52] Os dendrócitos dérmicos são classificados em tipo I e II, respectivamente, de acordo com seu perfil imunofenotípico e topografia (Nestle; Nickoloff, 1995; Regezi et al., 1992).[51,53]

Os dendrócitos dérmicos de tipo I expressam, no seu citoplasma, o fator de coagulação XIIIa+ (Cerio et al., 1989)[54] e, por isso, são designados como dendrócitos dérmicos fator XIIIa+. Essas células localizam-se, na pele normal, preferencialmente abaixo da junção dermoepidérmica em arranjo linear, em torno das vênulas dérmicas superficiais, geralmente associados a macrófagos e mastócitos (Figura 1.35). Na derme reticular, dispõem-se difusamente, ao redor dos glomérulos sudoríparos, em torno da protuberância (*bulge*) dos folículos pilosos e nos septos fibrosos da hipoderme (Kanitakis, 2002; Nestle; Nickoloff, 1995; Arrese; Piérard, 1990).[50,51,55] São observados também no espaço peri e endoneural dos filetes nervosos cutâneos (Gray et al., 1990; Takata et al., 1994).[56,57] Representam cerca de 80% da população celular localizada na derme adventicial (Piérard et al., 1991).[58]

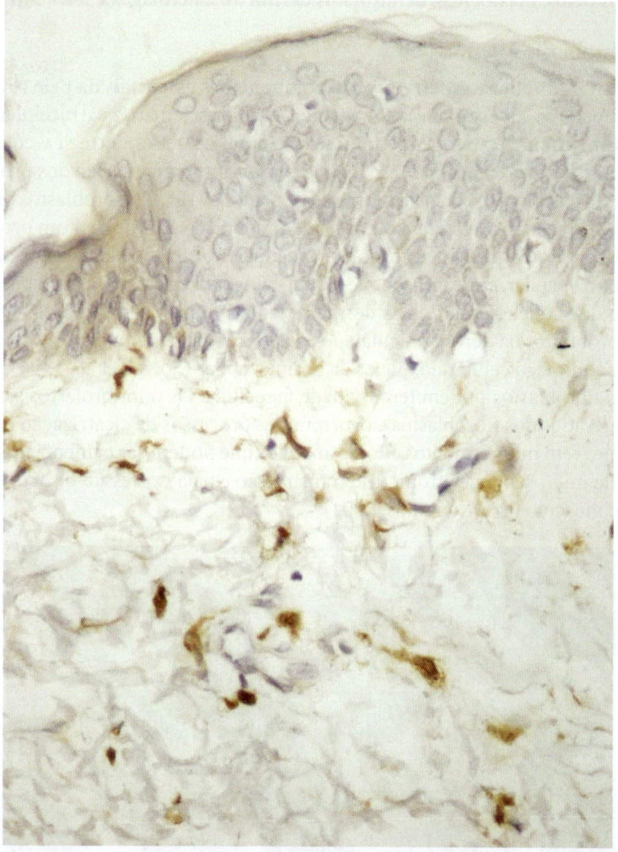

■ **Figura 1.35** Dendrócitos dérmicos fator XIIIa positivos em torno de pequeno vaso sanguíneo da derme papilar. Técnica de imunohistoquímica com anticorpo antifator XIIIa – cromógeno diaminobenzidina.

Os dendrócitos dérmicos de tipo II expressam a molécula CD34, uma glicoproteína transmembranosa observada nas células progenitoras hematopoiéticas, e estão presentes na pele normal, preferencialmente entre os feixes colágenos da derme reticular e ao redor dos anexos cutâneos (Figura 1.36) (Nickoloff, 1991).[59]

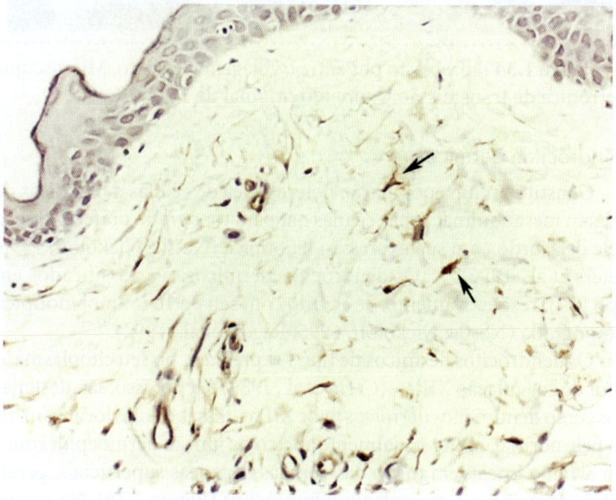

■ **Figura 1.36** Dendrócitos dérmicos CD34 positivos (setas) por entre fibras colágenas da derme. Notar células endoteliais que também expressam a molécula CD34. Técnica de imunohistoquímica com anticorpo anti-CD34 – cromógeno diaminobenzidina.

Mastócitos

São células mononucleadas originárias na medula óssea, que, na pele normal, dispõem-se ao redor dos vasos sanguíneos e junto dos anexos cutâneos. Podem ser evidenciados pela coloração de azul de toluidina, que demonstra seus grânulos metacromáticos (Figura 1.37). Exibem expressão de triptase e do c-*kit* (CD117), que pode ser revelada por técnicas de imunohistoquímica (Kanitakis, 2002).[50] Ao exame de microscopia eletrônica de transmissão, apresentam projeções citoplasmáticas em íntima aposição com os vasos sanguíneos e exibem os grânulos citoplasmáticos preenchidos por material eletrodenso (Figura 1.38).

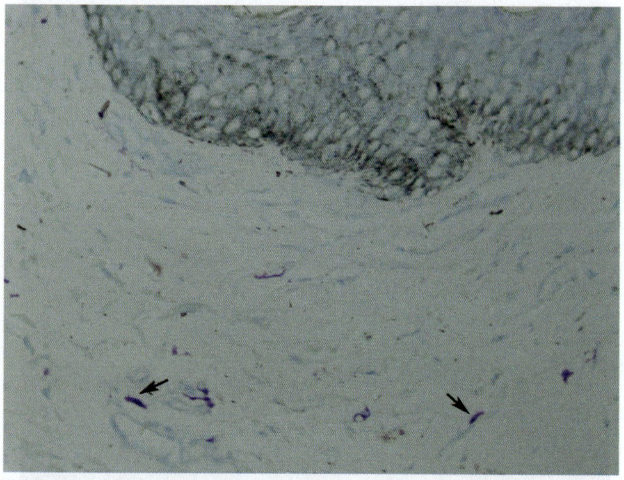

■ **Figura 1.37** Mastócitos apresentando grânulos citoplasmáticos metacromáticos. Coloração de azul de toluidina (setas).

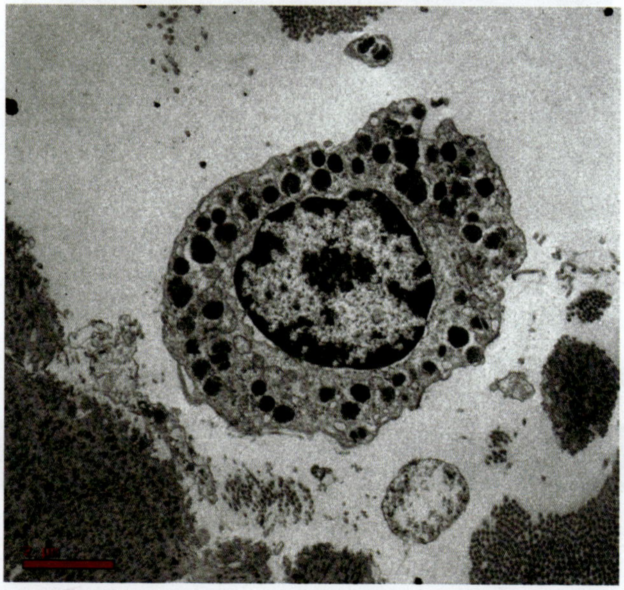

■ **Figura 1.38** Mastócito apresentando grânulos característicos elétron citoplasmáticos. Microscopia eletrônica de transmissão. Aumento original de 10.000 x.

Linfócitos e macrófagos

A derme apresenta subpopulação de linfócitos com tropismo preferencial para a pele, que compõem o sistema imunológico da pele.[3] São linfócitos T que se distribuem ao redor das vênulas do plexo vascular superficial (Figura 1.39) e da adventícia dos anexos cutâneos.

Os macrófagos, também constituintes do sistema imunológico da pele, localizam-se ao redor das estruturas vasculares e por entre as fibras de colágeno (Figura 1.40). Têm função fagocítica e podem, mesmo na pele sã, fagocitar melanina.

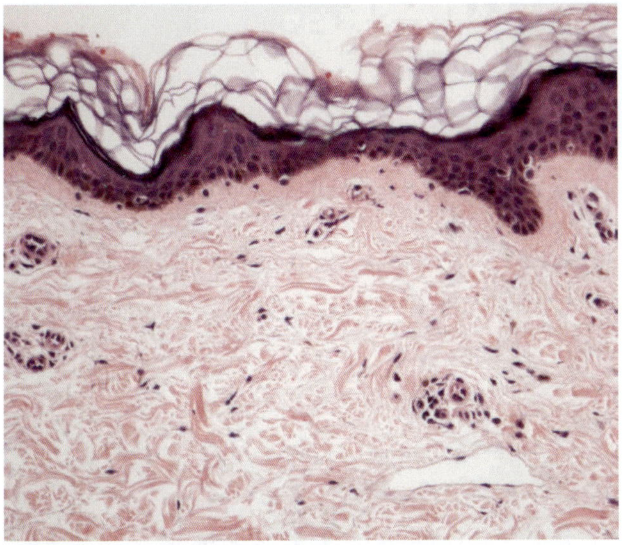

■ **Figura 1.39** Linfócitos do sistema imunológico da pele dispostos em torno dos pequenos vasos da derme papilar. Hematoxilina-eosina.

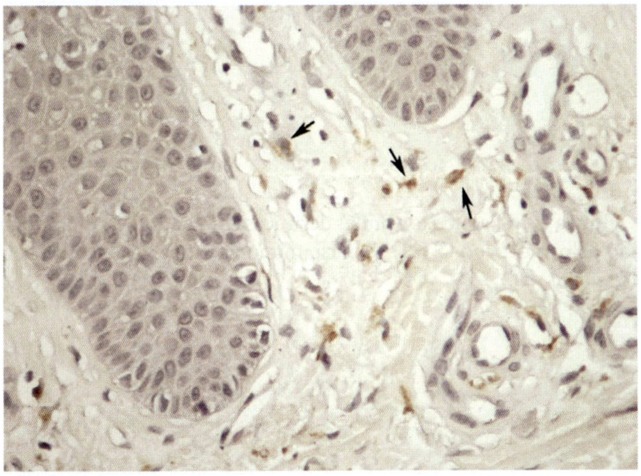

■ **Figura 1.40** Macrófagos (setas) na derme papilar evidenciados pela imunomarcação com o anticorpo CD68. Técnica de imunohistoquímica - cromógeno diaminobenzidina.

■ VASCULARIZAÇÃO CUTÂNEA

A derme exibe uma rede vascular rica[50] que, além das necessidades nutrientes, está envolvida nos processos de termorregulação, cicatrização, reações imunológicas e controle da pressão sanguínea. As estruturas vasculares cutâneas são do tipo arterial, venoso e linfático. Os dois plexos vasculares dérmicos horizontais (*rete subpapillare e cutaneum*) comunicam-se por vasos comunicantes retos que atravessam verticalmente a derme. O plexo vascular profundo repousa próximo a junção dermo-hipodérmica e nutre as glândulas sudoríparas e folículos pilosos. O plexo superficial é formado pelas arteríolas terminais. Localiza-se na interface entre a derme papilar e reticular e forma alças ascendentes para as papilas dérmicas, que são perpendiculares à superfície cutânea. Formam os capilares arteriais e venosos nessas papilas e continuam com as vênulas pós-capilares que são descendentes. Em áreas corpóreas como as extremidades dos dedos, leito ungueal, nariz e orelhas, há a formação de anastomoses arteriovenosas especializadas - os corpos glômicos neuromioarterias (Figura 1.41).

As artérias e arteríolas da pele têm lúmen arredondado aos cortes transversais (Figura 1.42). Exibem paredes formadas por três camadas: a íntima, composta de células endoteliais que repousam sobre lâmina elástica interna; a média, com duas a três camadas de células musculares lisas; e a adventícia, formada por tecido conjuntivo frouxo e lâmina elástica externa.

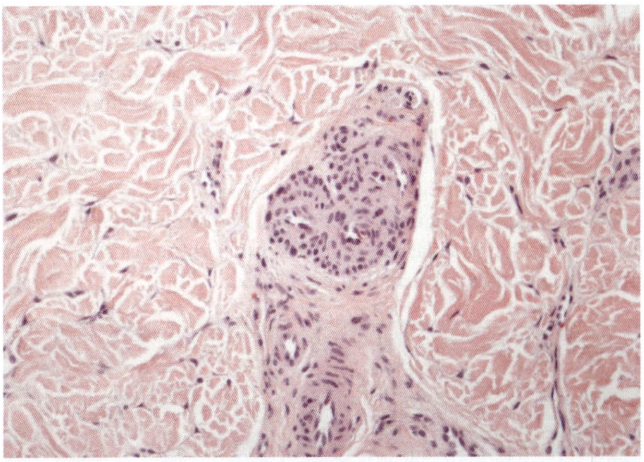

■ **Figura 1.41** Pele acral com células glômicas envolvendo as vênulas e arteríolas dos corpos glômicos. Hematoxilina-eosina.

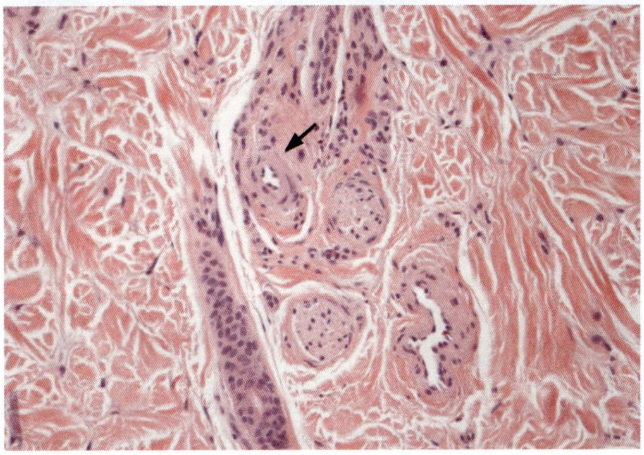

■ **Figura 1.42** Corte transversal de arteríola da derme (seta) compondo feixe vasculonervoso. Hematoxilina-eosina.

As estruturas venosas têm lúmen maior do que os vasos arteriais, parede muscular mais delgada e a túnica elástica interna é ausente ou pouco desenvolvida (Figura 1.43).

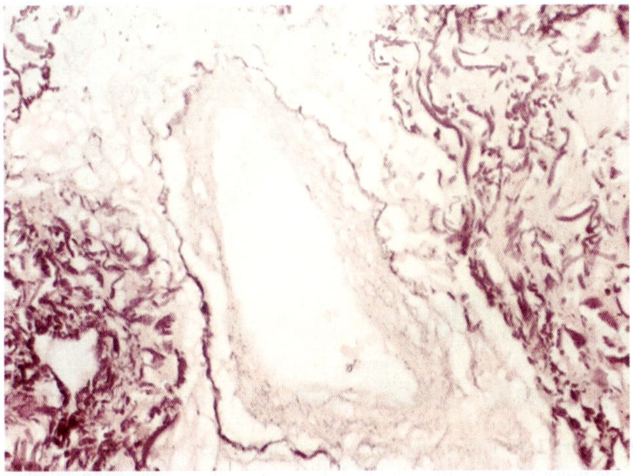

■ **Figura 1.43** Veia da derme reticular profunda com luz ampla e ausência de lâmina elástica interna. Coloração de resorcina-fucsina.

Os capilares dérmicos têm uma única camada endotelial e camada externa, formada por pericitos, que repousa sobre membrana basal. As vênulas pós-capilares são mais calibrosas do que os capilares, têm membrana basal com múltiplas camadas e são envolvidas por um maior número de pericitos (Figura 1.44).

O sistema linfático tem papel importante no controle da pressão do fluido intersticial, na remoção de líquidos extracelulares e nos processos imunológicos cutâneos. Formam um plexo na derme subpapilar e um plexo profundo abaixo do plexo profundo vascular sanguíneo. A rede vascular linfática é bem desenvolvida na pele digital, palmoplantar e escrotal (Kanitakis, 2002).[50] Os vasos linfáticos são revestidos por camada de células endoteliais de citoplasma escasso, aplanado e núcleos proeminentes (Figuras 1.26 e 1.45). Não têm membrana basal e pericitos. Exibem válvulas e os linfáticos mais profundos podem exibir túnica muscular, mas não têm túnica elástica.

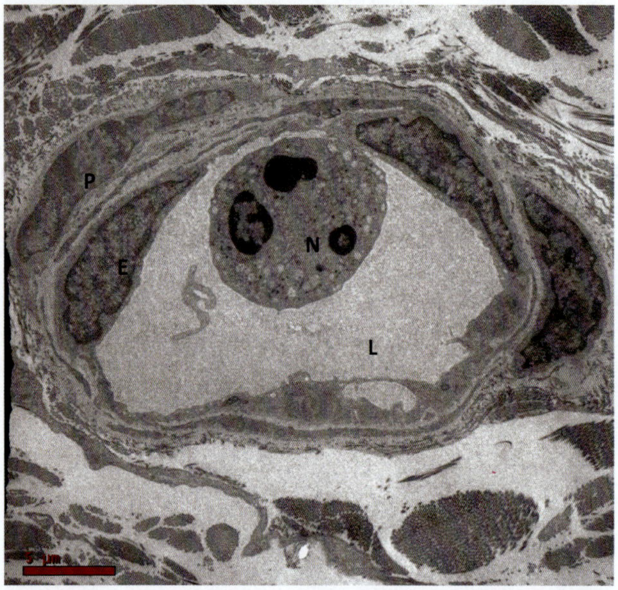

■ **Figura 1.44** Vênula dérmica com revestimento endotelial (E) e células pericitárias (P) apresentando polimorfonuclear neutrófilo (N) em seu lúmen (L). Microscopia eletrônica de transmissão. Aumento original de 5.000 x.

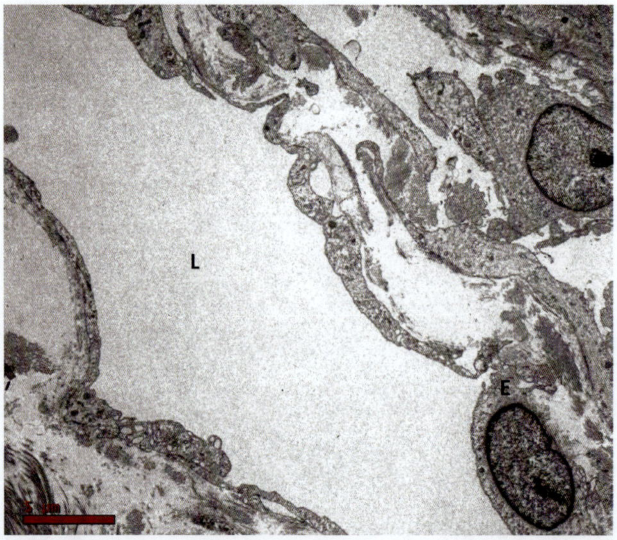

■ **Figura 1.45** Vaso linfático de luz ampla (L) apresentando parede formada por revestimento endotelial (E) que repousa sobre tecido colágeno. Microscopia eletrônica de transmissão. Aumento original de 4.000 x.

O endotélio vascular sanguíneo expressa vimentina, fator VIII, e as moléculas CD34 e CD31 (Figura 1.46) (Coindre, 2003).[60] O endotélio vascular linfático pode ser evidenciado pela sua expressão do receptor de VEGF-C (fator de crescimento endotelial vascular C), podoplanina (Figura 1.47) e receptor de ácido hialurônico – LYVE-1 (Fukunaga, 2005).[61]

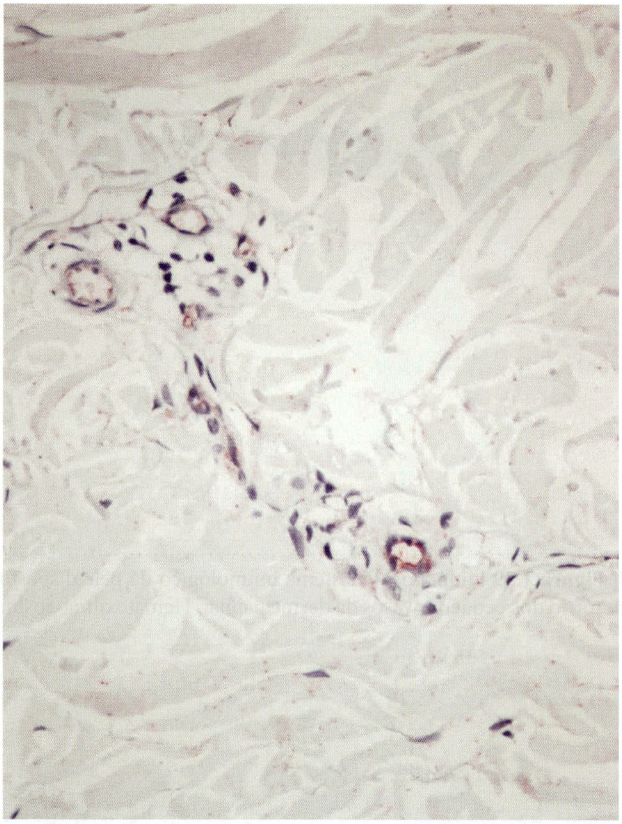

■ **Figura 1.46** Pequenas vênulas dérmicas com endotélio imunomarcado pelo anticorpo CD31. Técnica imunohistoquímica – cromógeno *permanent red.*

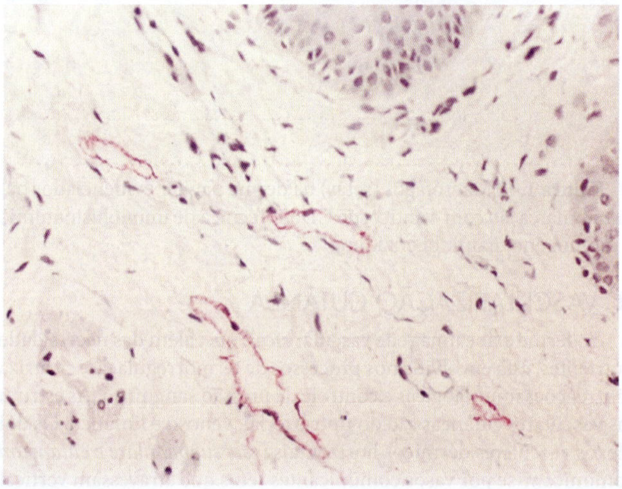

■ **Figura 1.47** Vasos linfáticos evidenciados pela expressão de podoplanina. Técnica imunohistoquímica com o anticorpo D2-40 – cromógeno *permanent red.*

■ INERVAÇÃO CUTÂNEA

A pele apresenta inervação complexa e abundante. A inervação centrípeta ou aferente pertence ao sistema cerebroespinal que é responsável pela percepção de estímulos ou agressões do meio exterior, como o tato, pressão, vibração, dor e temperatura. Essas funções são mediadas por rede de fibras mielinizadas e não mielizadas, terminações nervosas livres e corpúsculos sensitivos como o de Meissner (Figura 1.48) e Vater-Pacini (Figura 1.49). A via eferente – inervação centrífuga compreende fibras nervosas não mielinizadas do sistema simpático que regulam a vasomotricidade, a secreção sudoral e a musculatura piloeretora.

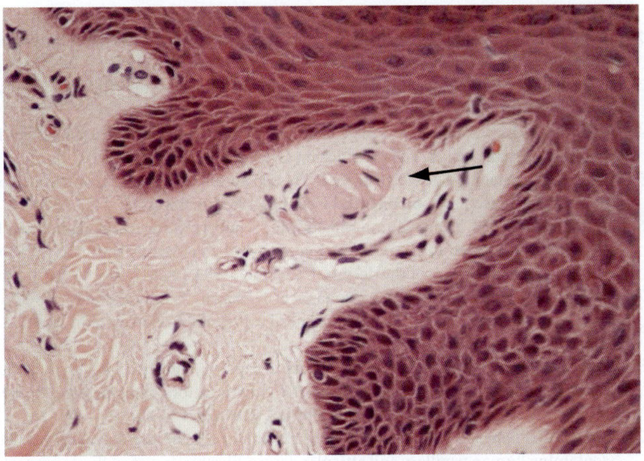

■ **Figura 1.48** Corpúsculo de Meissner (seta) na derme papilar de pele acral. Hematoxilina-eosina.

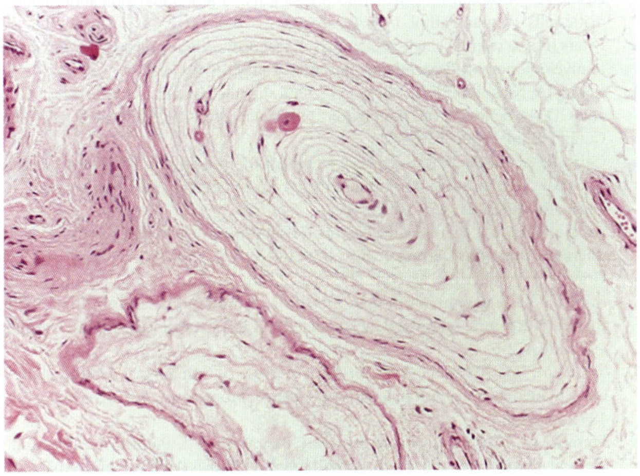

■ **Figura 1.49** Corpúsculo de Vater-Pacini com aspecto característico em casca de cebola, composto de fibras colágenas em arranjo concêntrico que envolvem as terminações nervosas. Hematoxilina-eosina.

As terminações nervosas motoras e sensitivas não são reconhecidas ao exame de cortes de rotina corados pela hematoxilina-eosina. Os pequenos nervos dérmicos são compostos de feixes de células de Schwann, em meio aos quais, estão os axônios e são envolvidos pelo perineuro (Figura 1.50). São facilmente evidenciados pela expressão de proteína S100 pelas células de Schwann (Figura 1.51).

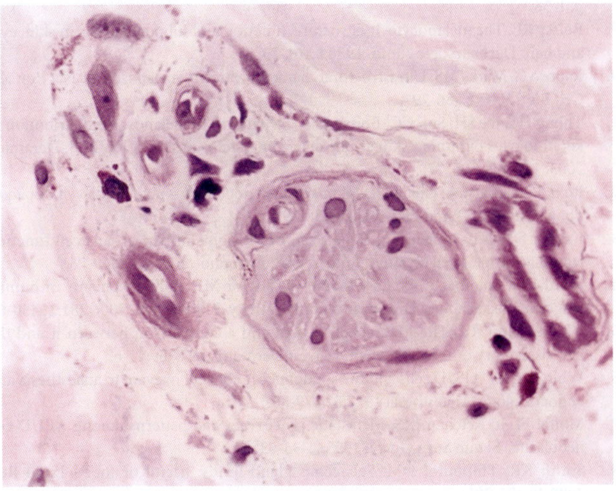

■ **Figura 1.50** Corte transversal de nervo dérmico. Microscopia óptica de alta resolução.

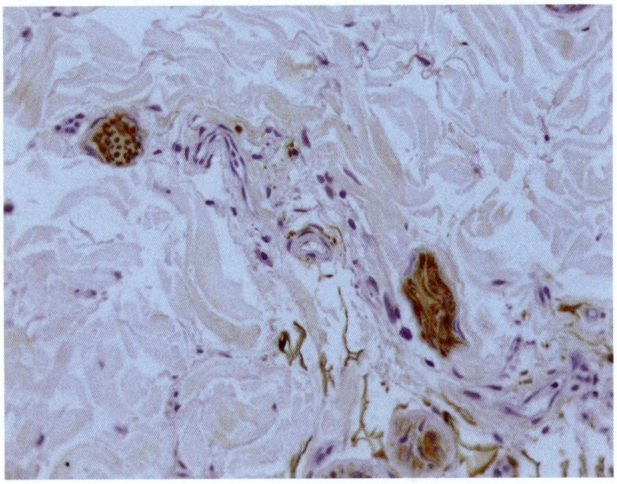

■ **Figura 1.51** Cortes transversais e longitudinais de nervos dérmicos melhor evidenciados pelo anticorpo antiproteína S100. Técnica de imunohistoquímica – cromógeno diaminobenzidina.

Referências bibliográficas

1. Ishida-Yamamoto A, Kartasova T, Matsuo S, Kuroki T, Iizuka H. Involucrin and SPRR are synthesized sequentially in differentiating cultured epidermal cells. j Invest Dermatol. 1997;108:12-6.
2. Streilein JW. Circuits and signals of the skin-associated lymphoid tissues (SALT). J Invest Dermatol. 1985;85(1 Suppl):10s-13s.
3. Moore KL, Persaud TVN. Embriologia básica. 5. ed., Guanabara e Koogan, 2000.
4. Persaud TVN, Moore KL. Embriologia clinica. 7. ed., Elsevier, 2004.
5. Gartner LP, Hiatt JL. Tratado de histologia em cores. 2. ed., Guanabara e Koogan, 2003.
6. Goldman R, Goldman A, Green K, Jones J, Lieska N, Yang HY. Intermediate filaments: possible function as cytoskeletal connecting links between the nucleus and the cell surface. Ann N y Acad Sci. 1985;455:167-84.
7. Coulombe PA, Omary MB. "Hard" and "soft" principles defining the structure, fuction and regulation of keratin intermediate filaments. Curr Opin Cell Biol. 2002; 14:110-22.
8. Moll R, Franke WW, Schiller DL, Geiger B, Krepler R. The catalog of human cytokeratins: patterns of expression in normal epithelia, tumor and cultured cells. Cell. 1982; 31:11-24.
9. Smack DP, Korge BP, James WD. Keratins and keratinization. J Am Acad Dermatol. 1994;30:85-102.
10. Tseng SC, Jarvinen MJ, Nelson WG, Huang JW, Woodcock-Mitchell J; Sun TT. Correlation of specif keratins with different types of epithelial differentiation: monoclonal antibody study. Cell 1982;30:361-72.
11. Stoler A, Kopan R, Duvic M, Fuchs E. Use of mono-specific antisera and cRNAprobes to localize the major changes in keratin expression during normal and abnormal epidermal differentiation. J Cell Biolol. 1988;107:427-46.
12. Leigh IM, Navsaria H, Purkis PE, Mckay IA, Bowden PE, Riddle PN. Keratins (K16 and K17) as markers of keratinocyte hyperproliferation in psoriasis in vivo and in vitro. Br J Dermatol. 1995;133:501-11.
13. Kallioinein M, Koivukangas V, Järvinen M, Oikarinen A. Expression of cytokeratins in regeneratin human epidermis. Br J Dermatol. 1995;133:830-5.
14. Stevens A, Lowe J. Histologia Humana (Human histology). São Paulo: Manole, 2001.
15. Steinert PM, Marekov LN. The proteins elafin, fillagrin, keratin intermediate filamentts, loricrin and small praline-rich proteins1 and 2 are isodipeptide cross-linked components of the human epidermal cornified envelope. J Biol Chem. 1995;270:17702-11.
16. McMillan JR, McGrath JA, Tidman MJ, Eady RAJ. Hemidesmosomes show abnormal association with the keratin filament network in juncional forms of epidrmolysis bullosa. J Invest Dermatol. 1998;110:132-37.
17. Borradori L, Sonnenberg A. Structure and function of hemidesmossomes: morethan simple adhesion complexe. J Invest Dermatol. 1999;112:411-18.

18. McKee PH, Calonje E, Granter SR. The structure and function of the skin. In: Pathology of the skin with clinical correlations. 3ª ed. Philadelphia: Elsevier Mosby; 2005. p. 1-36.
19. Boissy RE. The melanocyte. Its structure, function and subpopulations in skin, eyes and hair. Dermatologic clinics 1988;6:161-73.
20. Raposo G, Marks MS. Ultrastructural characterization of melanosomes. Nat Rev Mol Cell Biol. 2007;8:786-797.
21. Thong HY, Jee SH, Sun CC, Boissy RE. The patterns of melanosome distribution in keratinocytes of human skin as one determing factor of skin color. Br. J. Deramtol. 2003; 149:498-505.
22. Ito S, Wakamatsu k. Chemistry of mixed melanogenesis – pivotal roles of dopaquinone. Phtochem Photobiol. 2008;84:582-92.
23. Kaplan DH, Kissenpfenning A, Clausen BE. Insights in Langerhans cell function from Langerhans cell ablation models. Eur J Immunol. 2008;38:2369-76.
24. Ward EM, Stambach NS, Drickhamer K, Taylor ME. Polymorphisms in human langerin affect stability and sugar binding activity. J Biol Chem. 2006;281:15450-6.
25. Winkelmann RK. The Merkel cell system and a comparison between it and the neurosecretory or APUD system. J Invest Dermatol. 1977;69:41-6.
26. Whitwam JG. APUD cells and the apudomas. A concept relevant to anaesthesia and endocrinology. Anaesthesia 1977;32:879-88.
27. Moffat FL Jr, Ketcham AS. Metastatic proclivities and patterns among APUD cell neoplasms. Semin Surg Oncol. 1993;9:443-52.
28. Smith KR, Thiboutot DM. Sebaceous gland lipids: friend or foe? J Lipid Res. 2008;40:271-281.
29. Steffen C, Ackerman AB. Embryologic, Anatomic, and Histologic Aspects. In: Neoplasms with sebaceous differentiation. Philadelphia: Lea & Febiger; 1994. p. 25-51.
30. Abenoza P, Ackerman AB. Histologic features of eccrine units. In: Neoplasm with eccrine differentiation. Philadelphia: Lea & Febiger; 1990. p. 45-72.
31. Beier K, Ginez I, Schaffer H. Localization of steroid hormones receptors in the apocrine sweat gland of the human axilla. Histochem Cell Biol. 2005;123:61-5.
32. Cohn BA. In search of skin pheromones. Arch Dermatol. 1994;130:1048-51.
33. Rothard G, Beier K. Peroxisomes in the apocrine glands of the human axilla and their putative role in pheromone production. Cell Mol Life Sci. 2001;58:1244-9.
34. Lavker RM, Sun TT. Epidermal stem cells. Properties, markers and location. Proc Nat Acad Sci. (USA) 2000; 97:13473-75.
35. Ackerman AB, Reddy VB, Soyer HP (eds.). Anatomic, Histologic and Biological Aspects. In: Neoplasms with follicular differentiation. 2nd ed. Kingsport: Ardor Scribendi Publishers; 2001. p. 29-90.
36. Lewin K. The normal fingernail. Br J Dermatol. 1965; 77:421-4.
37. Ribeiro LHS, Novaes EMC, Neves RG. A unha: estudo da anatomia, fisiologia e alteração da cor. An bras Dermatol. 1995; 70:567-77.
38. Fleischmajer R, MacDonald ED, Contard P, Perlish JS. Immunohistochemistry of a keratinocyte-fibroblast co-culture model for reconstruction of human skin. J Histochem Cytochem. 1993;41:1359-1366.
39. Fleischmajer R, Schechter A, Bruns M, Perlish JS, MacDonald ED, Pan TC, Timpl R, Chu ML. Skin fibroblasts are the only source of nidogen during early basal lamina formation in vitro. J Invest Dermatol. 1995;105:597-601.
40. Kwiatkowska D, Kwiatkowska-Korczak J. Adhesive glycoproteins of the extracellular matriz. Postepy Hig Med Dosw. 1999;53:55-74.
41. Sorrel JMl, Caplan AI. Fibroblast heterogeneity: more than skin deep. J Cell Sci. 2004;117:667-675.
42. Fullmer HM. A comparative histochemical study of elastic, pre-elastic and oxytalan connective tissue fibers. J Histochem Cytochem. 1960;8:290-295.
43. Carmichael GG, Fullmer HM. The fine structure of the oxytaln fiber. J Cell Biol. 1966;28:33-36.
44. Gawlik Z. Morphological and morphochemical properties of the elastic system in the motor organ of man. Folia Histochem Cytochem. 1965;3:233-251.
45. Ross R, Bornstein P. The elastic fiber. I. The separation and partial characterization of its macromolecular components. J Cell Biol. 1969;40:366-381.
46. Zimmermann DR, Dours-Zimmermann MT, Schubert M, Bruckner-Tuderman L. Versican is expressed in the proliferating zone in the epidermis and in association with the elastic network of the dermis. J. Cell Biol. 1994;124:817-825.
47. Akagi A, Tajima S, Ishibashi A, Yamaguchi N, Nagai, Y. Expression of type XVI collagen in human skin fibroblasts: enhanced expression in fibrotic skin diseases. J. Invest. Dermatol. 1999;113:246-250.
48. Sorrell JM, Baber MA, Caplan AI. Site-matched papillary and reticular human dermal fibroblasts differ in their release of specific growth factors/cytokines and in their interaction with keratinocytes. J. Cell. Physiol. 2004;200:134-45.
49. Sorrell JM, Baber MA, Caplan AI. Construction of a Bilayered dermal equivalent containing human papillary and reticular dermal fibroblasts: use of fluorescent vital dyes. Tissue Eng. 1996;2:39-49.
50. Kanitakis J. Anatomy, histology and immunohistochemistry of normal human skin. Eur J Dermatol. 2004; 12:390-401.
51. Nestle FO, Nickoloff BJ. A fresh morphological and functional look at dermal dendritic cells. J Cutan Pathol. 1995; 22:385-93.
52. Peters JH, Gieseler R, Thiele B, Steinbach F. Dendritic cells: from ontogenetic orphans to myelomonocytic descendants. Immunol Today. 1996;17:273-8.
53. Regezi JA, Nickoloff BJ, Headington JT. Oral submucosal dendrocytes: factor XIIIa+ and CD34+ dendritic cell populations in normal tissue and fibrovascular lesions. J Cutan Pathol. 1992;19:398-406.
54. Cerio R, Griffiths CE, Cooper KD, Nickoloff BJ, Headington JT. Characterization of factor XIIIa positive dermal dendritic cells in normal and inflamed skin. Br J Dermatol. 1989;121: 421-31.
55. Arrese Estrada J, Pierard GE. Factor-XIIIa-positive dendrocytes and the dermal microvascular unit. Dermatologica. 1990;180:51-3.
56. Gray MH, Smoller BR, McNutt NS, Hsu A. Immunohistochemical demonstration of factor XIIIa expression in neurofibromas. A practical means of differentiating these tumors from neurotized melanocytic nevi and schwannomas. Arch Dermatol. 1990;126:472-6.
57. Takata M, Imai T, Hirone T. Factor-XIIIa-positive cells in normal peripheral nerves and cutaneous neurofibromas of type-1 neurofibromatosis. Am J Dermatopathol. 1994;16:37-43.
58. Pierard GE, Nikkels A, Arrese Estrada J, Ben Mosbah T, Pierard-Franchimont C. Dermal dendrocytes and photochemotherapy. Virchows Arch A Pathol Anat Histopathol. 1991; 418:311-4.
59. Nickoloff BJ. The human progenitor cell antigen (CD34) is localized on endothelial cells, dermal dendritic cells, and perifollicular cells in formalin – fixed normal skin, and on proliferating endothelial cells and stromal spindle – shaped cells in Kaposi's sarcoma. Arch Dermatol. 1991;127:523-9.
60. Coindre JM. Immunohistochemistry in the diagnosis of soft tissue tumours. Histopathology 2003;43:1-16.
61. Fukunaga M. Expression of D2-40 in lymphatic endothelium of normal tissues and in vascular tumours. Histopathology 2005;46:396-402.

capítulo 2

Dewton de Moraes Vasconcelos

Sistema Imunológico e Pele

Para que a vida na Terra pudesse existir, a formação de uma estrutura capaz de manter a integridade dos organismos frente a um ambiente hostil foi de vital importância.

Assim, aqueles organismos que no decorrer da evolução conseguiram se adaptar ao ambiente de forma apropriada foram capazes de perpetuar sua espécie.

Nos animais, a pele atua como uma interface entre o organismo e o ambiente externo, cujo papel fundamental é proteger e manter a vida (Abdallah et al., 2017). Para exercer essa função houve o desenvolvimento de um sofisticado arsenal imunológico. Dessa forma, em decorrência de sua extensão, houve a necessidade do desenvolvimento tanto de funções sensoriais como de defesa. Em virtude de estar exposta aos mais diversos estímulos, infecciosos ou não, a pele funciona como um órgão sensorial que envia informações do ambiente para o sistema imunológico.

A homeostase do organismo, proveniente da função protetora da pele, é o resultado do acúmulo de funções que ela desempenha, entre as quais podemos citar: manutenção da temperatura corpórea; reconhecimento do ambiente externo; defesa contra micro-organismos; e proteção contra materiais perigosos encontrados no ambiente externo. Neste contexto, as funções de defesa da pele podem ser classificadas em física, química, térmica, imunológica, antioxidante e barreira de permeabilidade (Figura 2.1).

Para tanto, é necessário entendermos a estrutura da pele e suas múltiplas camadas (Naik, 2022). A camada mais externa da pele, a epiderme, é composta por células epiteliais empilhadas, que formam uma barreira semipermeável. A epiderme pode ser subdividida em quatro camadas: estrato basal; estrato espinhoso; estrato granuloso; e estrato córneo. Células-tronco progenitoras epiteliais residem na camada basal da epiderme, onde se autorrenovam, diferenciam-se e dão origem ao tecido estratificado (Blanpain, 2008). Ao saírem da camada basal, as células epiteliais perdem seu potencial mitótico e adotam uma forma poligonal para se intercalar na camada espinhosa (Asare, 2017). A próxima camada é uma barreira cheia de lipídeos feita de grânulos e corpos lamelares denominada "camada granular" (Quiroz, 2020). Finalmente, grande parte da proteção mecânica e química é fornecida pela camada córnea (Matsui, 2015). As células perdem seu núcleo e aplanam-se à medida que se movem para essa camada superficial. Essas células mortas planas combinadas com proteínas resistentes a enzimas proteolíticas, lipídeos hidrofóbicos e corneodesmossomos, e junções apertadas geram um revestimento hidrofóbico para selar a pele. As camadas epidérmicas atuam para restringir fisicamente o movimento da água e de agentes nocivos.

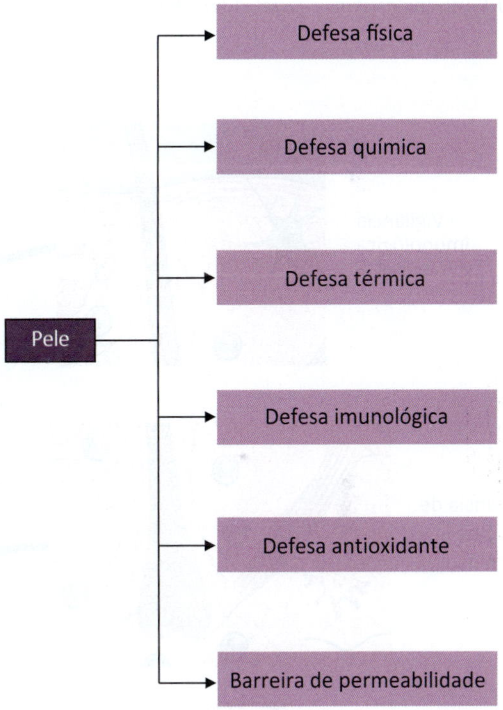

■ **Figura 2.1** Mecanismos de defesa da pele.

Abaixo da epiderme, encontra-se a derme, que apresenta três camadas estrutural e funcionalmente distintas. Diretamente abaixo da epiderme, está a derme papilar. Essa camada da pele está ligada à epiderme através da membrana basal, que fornece um nicho de suporte para progenitores epiteliais. Invaginações epidérmicas, como folículos pilosos e glândulas sebáceas (coletivamente denominadas "unidade pilossebácea") e as glândulas sudoríparas penetram na derme papilar subjacente (Schneider, 2009; Kobayashi, 2019). Essas estruturas são essenciais para a produção de lipídeos que atuam como emolientes das superfícies, para a termorregulação controlando a perda de água e funções sensoriais e protetoras dos cabelos. Os queratinócitos dos folículos pilosos são contíguos à epiderme e também formam camadas estratificadas (Lay, 2018). A derme reticular encontra-se por baixo e é mais espessa do que a derme papilar. É composta de colágeno densamente empacotado, fibrilas de elastina e matriz extracelular (MEC)

(Driskell, 2013). A mais baixa camada da derme, a hipoderme, também é conhecida como "tecido celular subcutâneo" e é rica em adipócitos (Shook, 2016). A hipoderme isola o corpo do frio e auxilia na absorção de choques mecânicos. Cada uma das camadas dérmicas abriga populações distintas de fibroblastos com propriedades funcionais únicas (Driskell, 2013; Harper, 1979). Além disso, a derme e a epiderme são inervadas e têm vasos linfáticos e vasos endoteliais vasculares (Tamari, 2021; Steele, 2021) (Figura 2.2).

No que se refere à função imunológica, a pele tem um mecanismo de defesa que complementa e amplia as funções da barreira epidérmica (Quaresma, 2019). Em 1970, Fichtelius e colaboradores publicaram um artigo clássico no qual sugeriram que a pele deve ser considerada um órgão linfoide de primeiro nível, comparável ao tecido linfoide primário do timo. Referiam-se a micro-órgãos linfoepiteliais na pele de recém-nascidos e de fetos humanos, que foram detectados em orifícios do corpo, como sob as unhas, no fórnice prepucial, no fórnice vaginal, na prega conjuntival, ao redor do tecido glandular do canal auditivo externo, ao redor das unidades pilossebáceas dos lóbulos inferiores das orelhas, bem como na pele escrotal, e ao redor do tecido primitivo da glândula mamária (Fichtelius, 1970 apud Bos, 2005). Em 1978 Streileine e colaboradores propuseram um novo conceito para a função imunológica da pele criando o termo SALT (do inglês *skin-associated lymphoid tissues*) (Quadro 2.1).

Quadro 2.1 Estruturas e funções dos componentes do SALT.

SALT	
Estrutura	**Função**
Linfócitos	Reconhecimento antigênico e defesa celular
Células de Langerhans	Reconhecimento e apresentação antigênica
Queratinócitos	Responsáveis pela ativação ou inibição do sistema imunológico na pele
Células endoteliais	Sinalização do sítio inflamatório (expressão de moléculas)
Macrófagos	Fagocitose e opsonização
Dendrócitos dérmicos	Reconhecimento e apresentação antigênica
Fibras do sistema nervoso periférico	Vasodilatação, vasoconstrição, proliferação, diferenciação e morte celular
Linfonodos de drenagem	Depuração de catabólitos da pele e local de apresentação e ativação linfocitária
Mediadores solúveis	Responsáveis pela ativação ou inibição do sistema imunológico

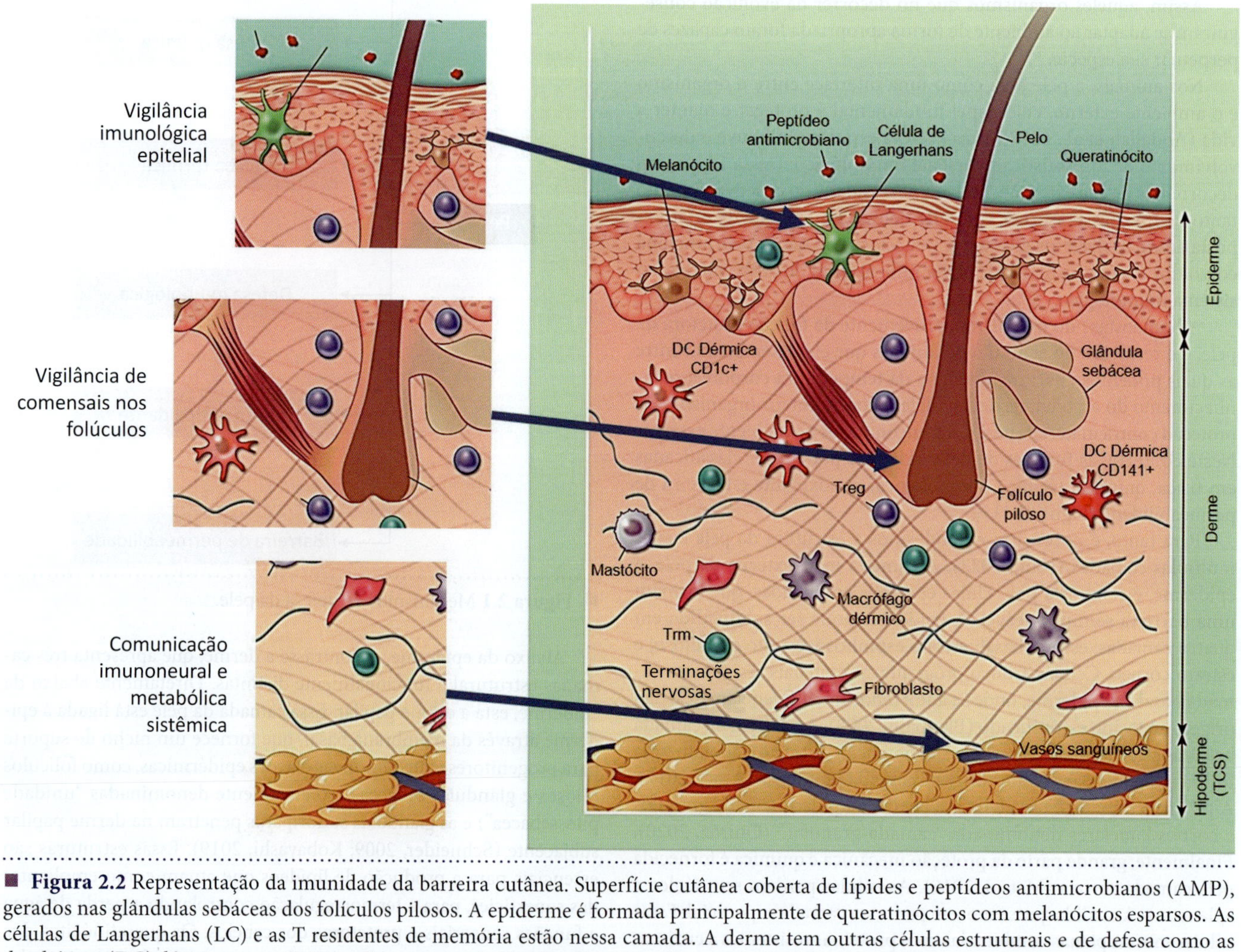

■ **Figura 2.2** Representação da imunidade da barreira cutânea. Superfície cutânea coberta de lípides e peptídeos antimicrobianos (AMP), gerados nas glândulas sebáceas dos folículos pilosos. A epiderme é formada principalmente de queratinócitos com melanócitos esparsos. As células de Langerhans (LC) e as T residentes de memória estão nessa camada. A derme tem outras células estruturais e de defesa como as dendríticas (DC) dérmicas, mastócitos e diversas populações de células T próximas aos folículos linfoides. As terminações nervosas na derme e abaixo, na hipoderme, promovem a comunicação imunoneural e com citocinas da resposta imunológica, promovendo a comunicação com a imunidade sistêmica.

Fonte: Adaptada de Chambers & Vukmanovic-Stejic: Immunology 2019; 160: 116-125.

O SALT é uma estrutura composta por subpopulações de linfócitos com afinidade especial para a pele, células de Langerhans responsáveis pela apresentação dos patógenos, queratinócitos que atuam por meio de citocinas e quimiocinas responsáveis pela ativação ou inibição do sistema imunológico da pele, células endoteliais presentes nos vasos da pele, macrófagos e dendrócitos dérmicos (células dendríticas extraepidérmicas), fibras do sistema nervoso periférico situadas na pele, linfonodos de drenagem responsáveis pela depuração de catabólitos da pele, além de servirem como sede dos processos de proliferação e diferenciação de linfócitos T (Figura 2.3A-B). Além dessas células efetoras, diversos mediadores solúveis como as citocinas, prostaglandinas e leucotrienos, entre outros, também atuam na resposta imunológica da pele.

O estudo da imunidade da pele pode ser observado sob dois pontos de vista diferentes. Na imunologia cutânea, o foco principal é a imunofisiologia, de modo que os elementos da resposta imunológica são amplamente estudados. Por sua vez, o estudo da imunodermatologia refere-se à aplicação do conhecimento derivado da imunofisiologia nas doenças cutâneas mediadas pela imunidade. Uma melhor compreensão

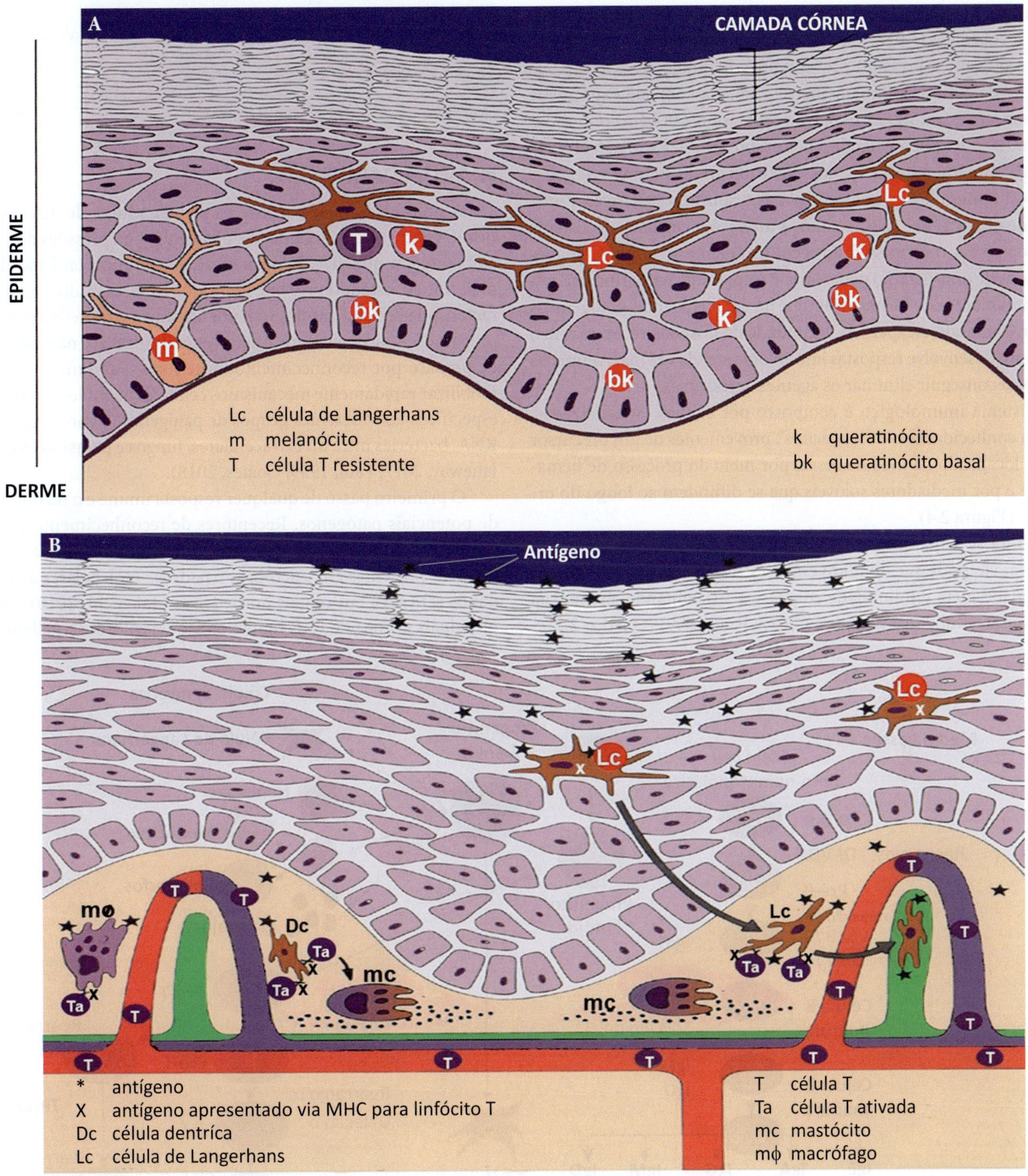

■ **Figura 2.3** Estrutura geral da pele. **(A)** A epiderme é a camada mais externa e desenvolve-se de dentro para fora, a partir da camada de queratinócitos basais (bk). Os queratinócitos assumem formas diferentes até que perdem o núcleo, morrem e tornam-se a camada córnea. Na camada basal da epiderme, encontram-se também os melanócitos (m), que dão cor à pele e, no meio da epiderme, encontra-se a primeira célula da imunidade, as células de Langerhans (Lc), que são apresentadoras de antígenos para os linfócitos T (T), situados predominantemente na derme. **(B)** As células de Langerhans (Lc) apresentam grande potencial migratório, viajando pelos vasos linfáticos (em verde) até os linfonodos regionais, onde apresentarão os antígenos a um grande número de linfócitos T virgens (*naïve*). Podemos ver as células apresentadoras de antígenos (Lc e Dc) e macrófagos (mf), interagindo com os linfócitos T, ativando-os (Ta). Vemos também os mastócitos, que produzem diversos mediadores químicos, citocinas e quimiocinas, funcionando como células auxiliares da apresentação antigênica, modulando o tipo de resposta imunológica.

dos mecanismos imunológicos na pele pode ser obtida pelo estudo de indivíduos que apresentam lesões graves ou distúrbios que ocasionam a quebra da barreira.

No decorrer deste capítulo, faremos uma breve abordagem da forma pela qual a pele pode atuar como mecanismo de defesa.

■ SISTEMA IMUNOLÓGICO – REVISÃO

O sistema imunológico compreende uma rede de mecanismos composta por unidades celulares e moleculares, a maioria das quais é codificada por genes específicos, que interagem de maneira equilibrada e coordenada para manter a integridade e a homeostase do organismo frente a pressões provenientes do ambiente externo. Sua função de defesa está intimamente relacionada com sua capacidade em reconhecer estruturas estranhas ao organismo, também conhecidas como "antígenos", diferenciando, então, o próprio (*self*) do não próprio (*non-self*). Atualmente, sabe-se que existe um grande número de genes da resposta imunológica que controla as respostas específicas a uma variedade de antígenos, assim como as interações celulares no sistema imunológico e a transmissão do reconhecimento de especificidades antigênicas de uma geração para outra. É importante pensarmos na resposta imunológica de forma evolutiva, na qual os agentes patogênicos evoluem "tentando escapar" da imunidade do hospedeiro, enquanto o hospedeiro desenvolve respostas imunológicas cada vez mais refinadas de forma a conseguir eliminar os agentes agressores.

O sistema imunológico é composto por células especializadas, também conhecidas como "leucócitos", provenientes de um precursor comum localizado na medula óssea, por meio do processo de hematopoiese e por mediadores solúveis que se difundem ao longo do organismo (Figura 2.4).

Embora se saiba que o sistema imunológico funciona de forma interativa, ele pode ser dividido em dois ramos para fins didáticos – imunidade inata e imunidade adaptativa –, facilitando, assim, sua compreensão (Kuby, 2013; Janeway, 2017; Paul, 1999) (Quadro 2.2).

Quadro 2.2 Distribuição e características das estruturas do sistema imunológico.

	Sistema imunológico	
	Inato	Adaptativo
Receptor	Germline	Somático
Distribuição	Não clonal	Clonal
Repertório	Limitado	Amplo
Alvo	Pouco específico	Muito específico
Velocidade da resposta	Rápida	Lenta
Memória	Não	Sim

■ IMUNIDADE INATA

A imunidade inata consiste na primeira linha de defesa do organismo contra micro-organismos patogênicos ou pressões derivadas do ambiente em que vive. Filogeneticamente, é o mecanismo de defesa mais antigo, estando presente em todos os seres multicelulares. É caracterizada por constituir-se em um mecanismo de defesa previamente preparado e disposto para uma eventual infecção, não necessitando de preparo por reconhecimentos anteriores. Sua função consiste em mobilizar rapidamente mecanismos celulares ou moleculares de defesa específicos aos diferentes grupos de patógenos, como vírus de DNA e RNA, bactérias intra ou extracelulares, fungos e parasitas (Kuby, 2013; Janeway, 2017; Paul, 1999; Coates, 2018).

O primeiro passo de qualquer resposta imune é o reconhecimento de potenciais patógenos. Receptores de reconhecimento de padrões (PRR) reconhecem padrões moleculares associados a patógenos (PAMP) presentes em micróbios e padrões moleculares associados a danos (DAMP) em células hospedeiras (Takeuchi, 2010). Os quatro principais grupos de PRR humanos são receptores semelhantes a *Toll*

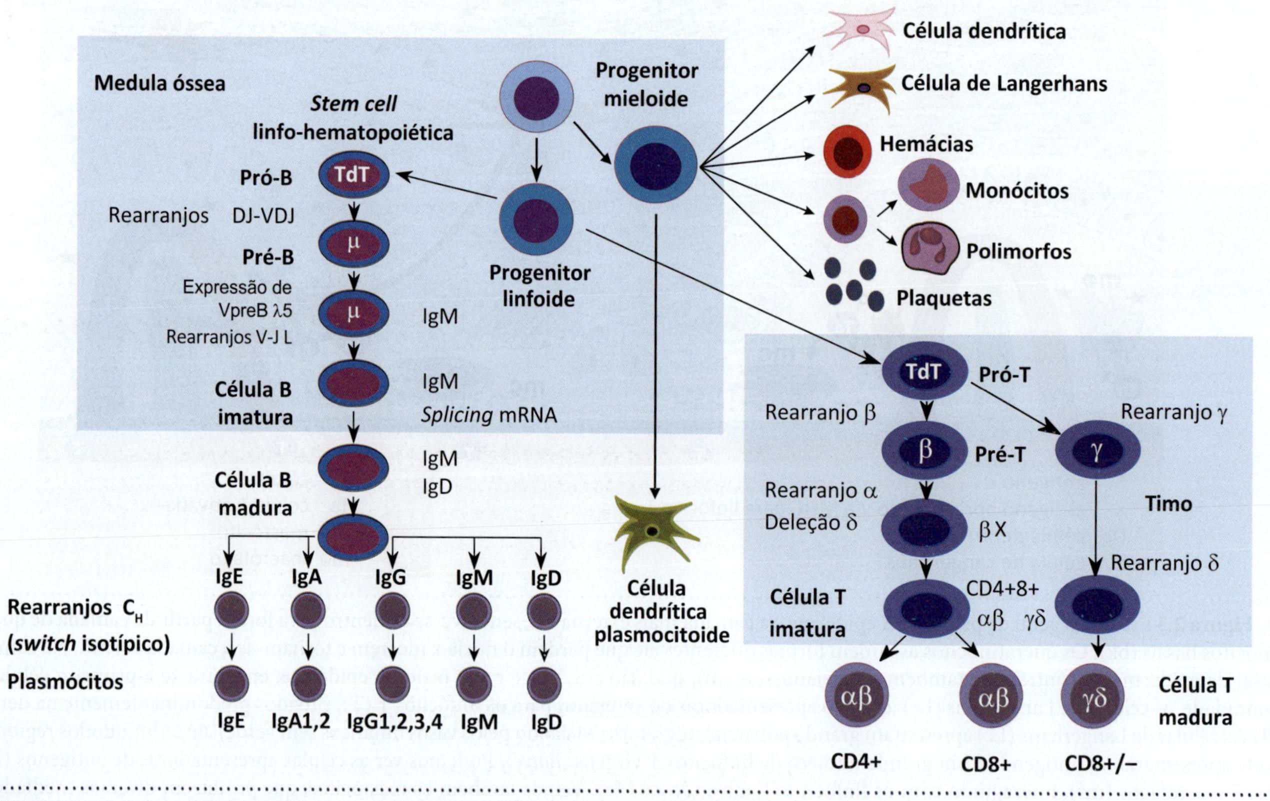

■ **Figura 2.4** Processo de hematopoiese e células participantes da resposta imunológica.

(TLR), receptores semelhantes a NOD (NLR), receptores semelhantes ao gene 1 induzível por ácido retinoico (RIG-I) (RLR) e receptores de lectina tipo C (CLR). Os PRR também reconhecem componentes virais, resultando na transcrição de genes antivirais estimulados por interferon (ISG). Um exemplo de um ISG é a oligoadenilato sintetase (OAS). A OAS identifica vírus por meio da ligação do RNA viral de fita dupla (dsRNA) e ativação de uma RNase latente (RNase L), que causa a degradação do RNA viral (Kristiansen, 2011). Proteínas OAS também funcionam por intermédio de um mecanismo independente de RNase L, no qual as proteínas que são liberadas de células infectadas por vírus atuam extracelularmente como um agente antiviral por meio de sinalização parácrina (Kristiansen, 2010). Descobertas recentes destacaram a importância da sinalização de IL-27 na cicatrização de feridas e respostas ISG (Yang, 2017). ISG tornam-se fortemente regulados para cima nos queratinócitos epidérmicos após estimulação com IL-27 recombinante, e camundongos deficientes do receptor de IL-27 apresentam retardo na cicatrização. O Quadro 2.3 mostra um resumo dos PRR nos queratinócitos (Jiang, 2020).

Quadro 2.3 Expressão de PRR nos queratinócitos humanos.

PRR	PAMP ou DAMP ativadores
Heterodímero TLR1/TLR2	Triacil lipopeptídeos, peptidoglicana
TLR2	Zimosan
TLR3	dsRNA
TLR4	LPS
TLR5	Flagelina
Heterodímero TLR2/TLR6	Diacil lipopeptídeos
TLR9	CpG DNA
NOD1	iE-DAP
NOD2	MDP
NLRP1	Toxina letal bacteriana, ssRNA viral
NLRP3	Estímulos inflamatórios, incluindo a toxina bacteriana nigericina e LPS, irritantes ambientais, nanopartículas
RIG-I	dsRNA
MDA5	dsRNA
Dectina-1	β-glucana
STING	DNA citosólico
AIM2	DNA citosólico

Nesse contexto, é fundamental também ver o papel que a microbiota exerce sobre a resposta imunológica impedindo que esta agrida os agentes que não causam danos ao hospedeiro e, inclusive, regulando as respostas inflamatórias e imunológicas, o que evita o surgimento de reações indesejadas e danosas (Maranduca, 2020; Lai, 2009; Cianci, 2018; Chinnappan, 2021).

MECANISMOS HUMORAIS DA IMUNIDADE INATA

O mecanismo molecular, também denominado "imunidade humoral", da imunidade inata é composto por moléculas e mediadores solúveis capazes de reconhecer o antígeno, resultando na ativação e no recrutamento de outras moléculas ou células, desencadeando uma cascata de eventos, seguida da inibição dessa resposta para evitar danos a tecidos e células próprias do hospedeiro.

Como membros desse grupo, podemos citar as citocinas, quimiocinas, sistema complemento, entre outros. Na pele, ainda se observa a produção de peptídeos e lipídeos com ação antimicrobiana que auxiliam na imunidade inata.

Sistema complemento

O sistema complemento consiste em um mecanismo composto por aproximadamente 30 tipos diferentes de proteínas plasmáticas ou de membrana, que constitui cerca de 10% das proteínas séricas. Sua função se constitui no controle da reação inflamatória, depuração de complexos imunológicos, ativação celular e defesa contra micro-organismos. A ativação da cascata de complemento envolve diversas enzimas com atividade proteolítica. Existem três vias pelas quais a cascata pode ser ativada: a via clássica é ativada preferencialmente por complexos antígeno-anticorpo; a via alternativa é ativada por diversas bactérias Gram-positivas e Gram-negativas, alguns vírus, parasitas, hemácias heterólogas, imunoglobulinas agregadas (particularmente a IgA) e algumas outras proteínas, como as proteases, produtos da via da coagulação etc.; por fim, a via das lectinas inicia-se mediante a ligação de receptores de lectina a açúcares presentes nos patógenos. Essas três vias convergem ao mesmo ponto a partir da molécula C3 até a formação do complexo de ataque à membrana (MAC, do inglês *membrane attack complex*) (Figura 2.5). Esse complexo resulta na formação de poros na membrana do micro-organismo, levando-o ao desequilíbrio osmótico e consequente lise (Figura 2.6).

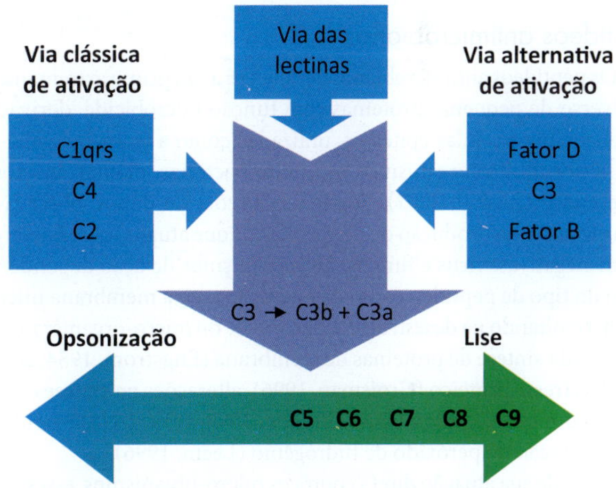

Figura 2.5 Vias de ativação do sistema complemento.

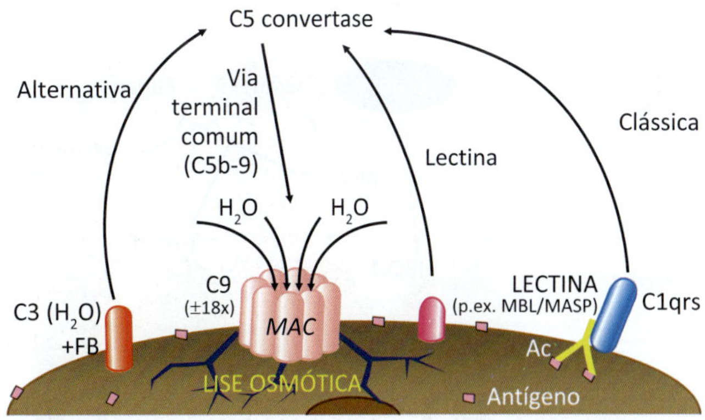

Figura 2.6 Formação do complexo de ataque a membrana.

Uma vez ativadas, as moléculas do complemento geram fragmentos que podem atuar como opsoninas e interagir com outras proteínas, como as quimiocinas e moléculas de adesão, que se ligam a receptores específicos (Kuby, 2013; Janeway, 2017; Paul, 1999) (Figura 2.7).

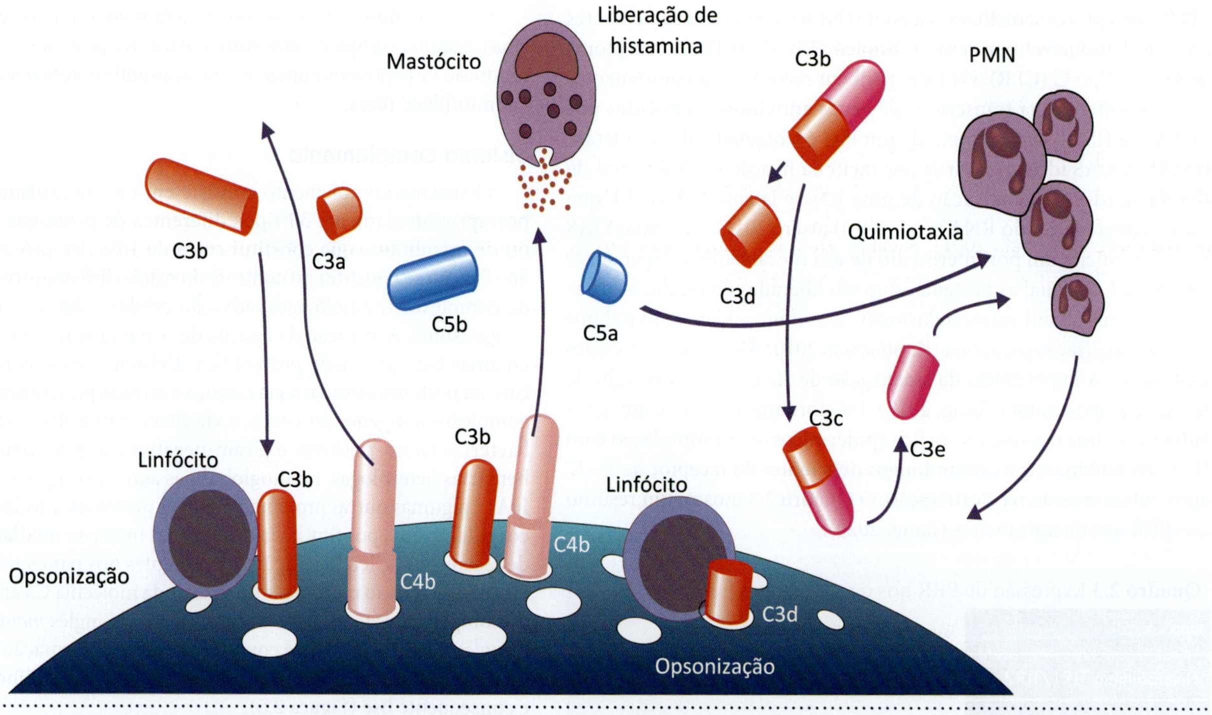

■ **Figura 2.7** Meios de atuação dos fragmentos derivados do sistema complemento.

Peptídeos antimicrobianos

Os peptídeos antimicrobianos pertencem a um grupo extremamente diverso de pequenas proteínas com função microbicida, derivadas de leucócitos e células epiteliais, utilizadas como a primeira linha de defesa por muitos organismos incluindo bactérias, plantas, insetos e vertebrados (Zasloff, 2002). Frente a infecções ou danos, observa-se uma elevação na produção desses peptídeos que atuam sobre bactérias Gram-negativas, vírus e fungos. Os mecanismos de ação dependerão tanto do tipo de peptídeo como da interação com a membrana microbiana, resultando na desestruturação e morte do micro-organismo, por inibição da síntese de proteínas de membrana (Engstrom, 1984; Axen, 1997), estresse proteico (Groisman, 1996), alterações na síntese e interações com o DNA microbiano (Boman, 1993; Park, 1998) e também pela produção de peróxido de hidrogênio (Leem, 1996).

Além de sua atuação direta contra os micro-organismos, esses peptídeos antimicrobianos podem influenciar na inflamação, proliferação, liberação de citocinas, homeostase, quimiotaxia e equilíbrio entre as proteases e os inibidores de proteases (Bals, 2000). Os peptídeos em questão podem ser divididos em várias categorias de acordo com sua estrutura, embora muitos deles apresentem aspectos estruturais comuns como a habilidade em interagir com a membrana bacteriana por meio de aminoácidos hidrofóbicos. Com base nesses aspectos, duas grandes famílias de antimicrobianos foram caracterizadas: as defensinas e as catelicidinas, embora seja importante ressaltar que existem outros grupos de peptídeos antimicrobianos (Agerberth, 2006; Braff, 2006) (Figura 2.8).

As catelicidinas consistem em um grupo formado por peptídeos com um domínio precursor de catelina. São sintetizados por neutrófilos, sendo encontrados nos grânulos peroxidase-negativos, e por queratinócitos. Sua estrutura é composta por um peptídeo sinal N-terminal, uma pró-sequência conservada e um peptídeo catiônico na porção C-terminal, responsável pela ação biológica da molécula (Braff, 2005; Dorschner, 2001). São expressas somente em mamíferos, sendo a única

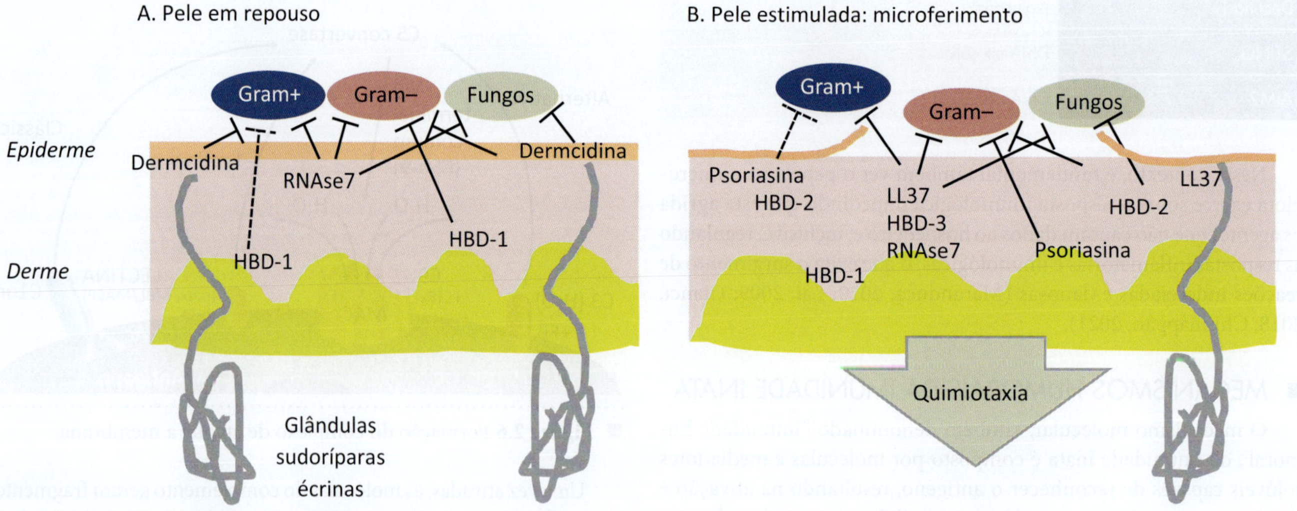

■ **Figura 2.8** Defensinas e catelicidina na pele.
Fonte: Adaptada de Bangert et al., Immune functions of the skin. Clinics in Dermatology (2011) 29, 360-376.

catelicidina humana, LL-37/hCAP18, controlada por um único gene (Braff, 2004). O termo hCAP18 deriva do peso molecular da molécula catiônica antes do processamento proteolítico, aproximadamente 18kD. Após o processamento extracelular pela proteinase 3, a molécula agora composta por 37 aminoácidos iniciados por dois resíduos de leucina, passa a ser denominada "LL-37". Dessa forma, para que sua atividade bactericida seja ativada, a molécula precisa ser ativada proteoliticamente por enzimas como a elastase neutrofílica e a proteinase 3, entre outros (Sorensen et al., 2001). A catelicidina tem amplo espectro de atividade antimicrobiana, contribuindo na defesa contra estreptococos pertencentes ao grupo A, vírus vaccínia e fungos como a *Candida albicans*. Além de sua atividade microbicida, a LL-37 também pode atuar na quimiotaxia de mastócitos, auxiliando na resposta inflamatória.

Nos mamíferos, as defensinas são pequenos peptídeos catiônicos não glicosilados de 28 a 44 aminoácidos que contêm de seis a oito resíduos de cisteína. São encontradas em células epiteliais e nos fagócitos, exercem atividade antimicrobiana contra bactérias, fungos e vírus envelopados por sua capacidade em permeabilizar a membrana dos micro-organismos que resultam na formação de poros multiméricos (White, 1995). O alinhamento das pontes dissulfeto e a estrutura molecular são utilizadas para classificar as defensinas em três famílias: α-defensinas; β-defensinas; e θ-defensinas (White, 1995; Oppenheim, 2003). Em virtude de suas diferenças em estrutura, localização e ação, é comum considerar as famílias de defensinas separadamente. As α-defensinas são compostas de resíduos de 29 a 35 aminoácidos unidos por três pontes dissulfeto. Até o momento 6 α-defensinas foram identificadas, sendo divididas em dois grupos: o dos peptídeos neutrofílicos humanos (HNP, do inglês *human neutrophil peptides*) 1, 2, 3 e 4; e o grupo das defensinas humanas (HD, do inglês *human defensins*) composto pelas α-defensinas 5 e 6. As HNP 1-3 podem ser encontradas em neutrófilos, células B e células *Natural Killer* (NK). Por sua vez, as HD 5 e 6 são consideradas defensinas enterais, pois encontram-se em células de Paneth nas criptas do intestino delgado e no trato urogenital feminino (Braff, 2004). As β-defensinas são moléculas maiores quando comparadas com as α-defensinas, às quais se assemelham por sua estrutura terciária que apresenta três pontes dissulfeto. Sob condições ótimas, essas defensinas têm ampla atividade microbicida, similar às catelicidinas. Até o momento, foram descritas quatro β-defensinas, denominadas "HBD" (do inglês *human β-defensin*) de 1 até 4. Seus mecanismos de ação também variam com o tipo de HBD podendo atuar como fatores quimiotáticos para células dendríticas imaturas e células T de memória, ocasionar a liberação de histamina e estimular a produção de prostaglandina D2 pelos mastócitos, e como adjuvante para a produção de anticorpo (Befus, 1999). Algumas defensinas, incluindo hBD1, são expressas constitutivamente em células epiteliais (Braff, 2006), enquanto outras, como hBD2, são apenas constitutivamente expressas em níveis muito baixos, com um aumento dramático em sua produção durante a inflamação (Bals, 2000). Um AMP, a dermcidina, é liberado pelas glândulas sudoríparas e apresenta ampla ação antimicrobiana, demonstrando um papel do suor na proteção microbiana. Além de atividade direta contra patógenos, os peptídeos antimicrobianos também têm atividade imunomoduladora. Por exemplo, LL-37 induz quimiotaxia de neutrófilos, monócitos, mastócitos e células T. Os níveis de LL-37 são também dramaticamente menores em úlceras crônicas do que em feridas que sofrem cicatrização, o que destaca a importância deste AMP na cicatrização de feridas, além de imunidade (Heilborn, 2003). hBD2 exibe atividade semelhante à da quimiocina para atrair células dendríticas e células T de memória e também promove a liberação de histamina pelos mastócitos (Braff, 2006).

Lípides antimicrobianos na superfície da pele

Além dos peptídeos antimicrobianos, lípides como ácidos graxos e monoglicerídeos de ácidos graxos são também conhecidos como potentes agentes antimicrobianos *in vitro*, sendo ativos contra bactérias Gram-positivas e negativas, vírus envelopados e fungos. Essa função foi demonstrada em 1940 por Burtenshaw (Drake, 2008), quando se observou que lípides extraídos da superfície da pele eram eficazes na inibição do crescimento de *Staphylococcus aureus in vitro*. Desde então, vários estudos vêm demonstrando que ácidos graxos insaturados com cadeia longa podem atuar na defesa contra patógenos tanto na pele como na mucosa respiratória.

Citocinas e quimiocinas

Citocinas são polipeptídeos secretados por células do sistema imunológico em resposta ao reconhecimento antigênico, cuja função é mediar inúmeras funções imunológicas que variam de acordo com o tipo de citocina secretada. A ativação celular pelas citocinas pode ocorrer de forma autócrina (citocina produzida atua na própria célula), parácrina (citocina atua nas células vizinhas) ou endócrina (atinge alvos distantes). Para que a ativação ocorra, as citocinas precisam se ligar a moléculas presentes na superfície das células-alvo, denominadas "receptores", desencadeando dessa forma o processo de sinalização intracelular que pode resultar no controle do crescimento, diferenciação, função efetora e sobrevivência da célula. As citocinas podem ser classificadas em seis grupos, de acordo com sua função e célula secretora: interleucinas (IL), que apresentam funções variadas "entre leucócitos"; linfocinas e monocinas, que são produzidas por linfócitos e monócitos, respectivamente; fatores de crescimento, que apresentam funções tróficas para diversos tipos celulares; interferons (IFN) que interferem na proliferação celular e patógenos intracelulares; e quimiocinas, citocinas estruturalmente homólogas que atuam na movimentação e regulação da migração dos leucócitos específicos do sangue para os tecidos (Kuby, 2013; Janeway, 2017; Paul 1999). Os queratinócitos produzem inúmeras citocinas e expressam receptores para diversas outras. Na presença de uma infecção, IL-17 e IL-22 podem ativar a produção de peptídeos antimicrobianos pelos queratinócitos, constituindo uma forma de resposta imunológica (Liang, 2006; Weaver, 2007; Kolls, 2008; Arend, 2008; Albanesi, 2005) (Tabela 2.1).

Tabela 2.1 Receptores de citocinas e quimiocinas expressos nos queratinócitos.

Receptores de citocinas	Receptores de quimiocinas
IL-1R1 e IL-1R2	CCR1
IL-4R	CCR3
IL-6R	CCR4
IL-10R	CCR5
IL-13R	CCR6
IL-15RA	CCR9
IL-17R	CXCR1
IL-18R	CXCR2
Heterodímero IL-20RA/IL-20RB	CXCR3
Heterodímero IL20RB/IL-22RA1	
Heterodímero IL-22RA1/IL-10RB	
IL-31RA	
TNF-αR	
EGF-R	
KGF-R	
IGF-1R	
NGF-R	

Fonte: Adaptada de Jiang et al., 2020. JCI Insight. 2020;5(20):e142067.

MECANISMOS CELULARES DA IMUNIDADE INATA

Além dos mecanismos humorais, os componentes celulares são de grande importância para a complementação da resposta inata. Os leucócitos constituem um grupo composto por diferentes tipos celulares, capazes de reconhecer estruturas estranhas ao organismo. Dependendo da característica estrutural da célula, os leucócitos podem ser divididos em granulócitos e agranulócitos.

Granulócitos

Os granulócitos, também denominados "leucócitos polimorfonucleares" (PMN), são células fagocíticas que apresentam em seu citoplasma lisossomos ricos em enzimas como as lactoferrinas, que têm ação bactericida, além de produzirem, por meio do *burst* oxidativo, radicais derivados do oxigênio como o peróxido e o superóxido, que são tóxicos e podem facilitar a destruição de patógenos. Desta forma, na resposta inata, os PMN desempenham papel fundamental na proteção contra infecções (Janeway et al., 2017). Entre os granulócitos, há basófilos, mastócitos, eosinófilos e neutrófilos (Figura 2.4).

Mastócitos são células de vida longa, podendo ser encontrados em todos os tecidos conectivos do corpo, principalmente ao redor de arteríolas, vênulas e terminações nervosas na derme. Essas células são globosas, grandes e com citoplasma carregado de grânulos basófilos. Seu núcleo é esférico e central e normalmente encontra-se encoberto por grânulos. Esses grânulos contêm mediadores químicos pró-inflamatórios como a histamina e o ECF-A, que é o fator quimiotático de eosinófilos da anafilaxia, e outros vasodilatadores. Secretam alguns leucotrienos (C4, D4 e E4) que promovem a permeabilização vascular. Contêm, em sua membrana, receptores específicos para imunoglobulina E (FCεRI) e imunoglobulina G (FCεRIII), que, quando são ativados pela ligação de anticorpos, liberam, para o meio extracelular, seus grânulos (Janeway et al., 2017; Benjamini et al.) (Figura 2.9). Dessa forma, os mastócitos são capazes de regular a permeabilidade vascular, por meio da vasoconstrição de células endoteliais, decorrente da liberação de seus mediadores, permitindo que proteínas plasmáticas e leucócitos saiam da circulação e entrem no tecido. Por esse motivo, estão relacionados com a regulação do fluxo de fluidos entre os compartimentos intersticiais e intravasculares, de grande importância para o processo inflamatório.

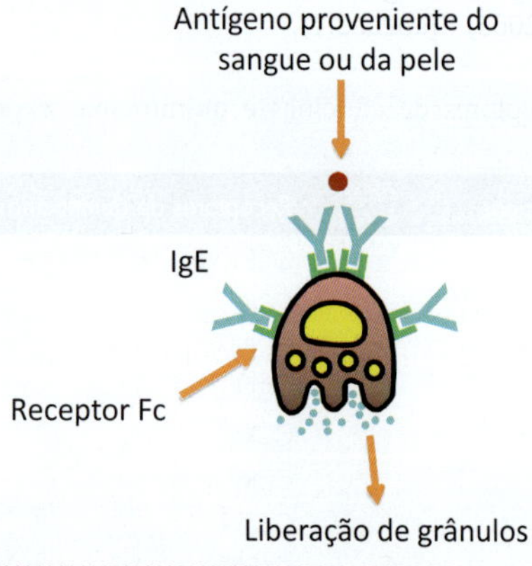

■ **Figura 2.9** Degranulação de mastócitos.

Os basófilos constituem menos de 1% dos leucócitos sanguíneos. Apresentam núcleo volumoso, com forma retorcida e irregular e com a forma da letra S. Os grânulos presentes no citoplasma são maiores se comparados a outras células PMN, medindo de 0,15 a 0,5 μm de diâmetro e são metacromáticos em razão da presença de sulfato de heparana. Contêm histamina, que é um fator quimiotático para eosinófilos e neutrófilos. Apresentam receptores para IgE (FCεRI) em sua membrana plasmática e seu processo de degranulação ocorre de forma semelhante ao mastócito. Porém, apesar de serem semelhantes, essas células provêm de precursores diferentes (Benjamini et al.).

Os eosinófilos se caracterizam pela presença de grânulos corados por eosina, que lhes confere a cor laranja brilhante. A afinidade por esse corante se dá pela presença da proteína básica principal (eMBP, do inglês *eosinophil major basic protein*) rica em arginina, que constitui 50% da proteína dos seus grânulos e se liga especificamente à heparina (Kuby, 2013; Janeway et al., 2017; Paul, 1999). Esses grânulos são lisossomos que contêm fosfatase ácida, peroxidase, β-glicuronidase, aril sulfatase, ribonuclease e desoxirribonuclease que fazem parte da matriz.

Os eosinófilos constituem um grupo celular cuja função principal é voltada contra parasitas invasores de grande tamanho que não podem ser fagocitados, como os helmintos. Ao contrário de outras células como os neutrófilos e macrófagos, os eosinófilos não têm uma capacidade fagocítica potente. Dessa forma, sua atuação decorre da liberação de grânulos, contendo proteínas catiônicas, peroxidases, hidrolases lisossomais e lipofosfolipase, sobre seu alvo. Essa degranulação ocorre após a fagocitose de complexos antígeno-anticorpo. Além disso, os eosinófilos produzem moléculas como prostaglandinas, leucotrienos e citocinas que têm papel na amplificação da resposta inflamatória mediante o recrutamento e a ativação de mais eosinófilos, outros leucócitos e células epiteliais. A proliferação e a diferenciação desse grupo celular ocorrem como resposta à produção de citocinas como interleucinas (IL) 5 e 3 e fator estimulador de colônias de granulócitos (GM-CSF, do inglês *granulocyte macrophage colony-stimulating factor*). Os corticosteroides provocam uma queda imediata na concentração dos eosinófilos na corrente sanguínea e no foco de inflamação, interferindo ainda na liberação dessas células da medula óssea para a circulação. Nem sempre o eosinófilo será capaz de eliminar o agente patogênico sozinho, sendo necessária a participação de outros grupos celulares como os fagócitos mononucleares e os linfócitos T.

Neutrófilos são pouco frequentes nos tecidos normais por serem células de meia-vida curta. No entanto, quando ocorre o processo inflamatório, uma grande variedade de fatores quimiotáticos para neutrófilos os faz migrarem da corrente sanguínea para o foco de inflamação (Benjamini et al.). São as células mais precocemente recrutadas. Correspondem a 40% a 50% dos leucócitos circulantes, compondo a maior população de leucócitos na circulação sanguínea. Os neutrófilos são células fagocíticas altamente eficientes, cuja função é destruir o micro-organismo responsável pela infecção. Em seu citoplasma, podem ser encontrados dois tipos de grânulos: os grânulos específicos, compostos por enzimas como a lisozima, a colagenase e a elastase; e os grânulos azurófilos, compostos por lisozima e substâncias microbicidas. Ao contrário dos eosinófilos, basófilos e mastócitos, os neutrófilos precisam fagocitar o patógeno para liberar seus grânulos no interior dos fagossomos. Outro mecanismo de destruição dos patógenos utilizado pelo neutrófilo é o *burst* oxidativo, no qual, após a ativação por citocinas como IL-1, fator de necrose tumoral alfa (TNF-α), IL-6, fator estimulador de colônias de granulócitos e monócitos (GM-CSF) e IFN-γ, observa-se elevação na produção de peroxidase e de espécies reativas de oxigênio, além de uma elevação na sua capacidade fagocítica (Figura 2.10). Como veremos adiante, os neutrófilos são as células mais importantes para o processo inflamatório (Balbino et al., 2005; Benjamini et al.).

Embora não sejam leucócitos, no sistema imunológico, os queratinócitos são reconhecidos como uma origem valiosa na produção de uma variedade de mediadores solúveis, incluindo citocinas imunorregulatórias e pró-inflamatórias. Entre elas, estão as interleucinas IL-1α, IL-1β, IL-3, IL-6, IL-7, IL-8, IL-12, IL-15, o fator de estimulação de colônias de granulócitos (G-CSF, do inglês *granulocyte-colony stimulating factor*), fator de estimulação de macrófago (M-CSF, do inglês *macrophage-colony stimulating factor*), GM-CSF, TNF-α, fator de transformação e crescimento-α (TGF-α, do inglês *transforming growth factor-α*) e fator de transformação e crescimento-β (TGF-β), entre outros. Essas células estão envolvidas juntamente com os fibroblastos na regeneração tecidual, decorrente de processos inflamatórios. Sob o estímulo da IL-6 e da GM-CSF, tardiamente se inicia o processo de divisão dos queratinócitos. E essas células passam a produzir IL-10, que modula negativamente a inflamação, resultando na inibição de migração de neutrófilos e de macrófagos para o foco de inflamação. Além disso, os queratinócitos, juntamente com os macrófagos, passam a expressar VEGF-A, proteína que contribui para a angiogênese, e seus receptores demonstrando que estão envolvidas no processo de revascularização dos tecidos.

A ação efetora dos granulócitos e dos queratinócitos, na resposta inata da pele, ocorre quando os micro-organismos ultrapassam a barreira antimicrobiana da pele (Figura 2.11). A resposta imunológica local inicia-se pelo reconhecimento de "sinais de perigo" por receptores como

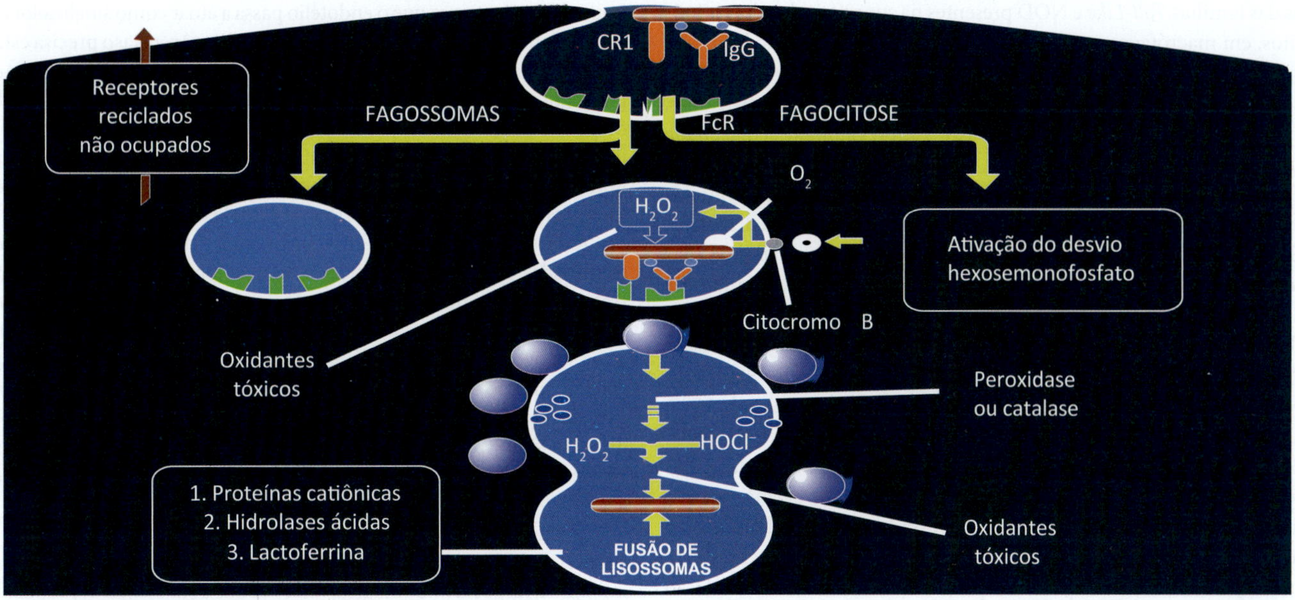

■ **Figura 2.10** Ativação do *burst* oxidativo.

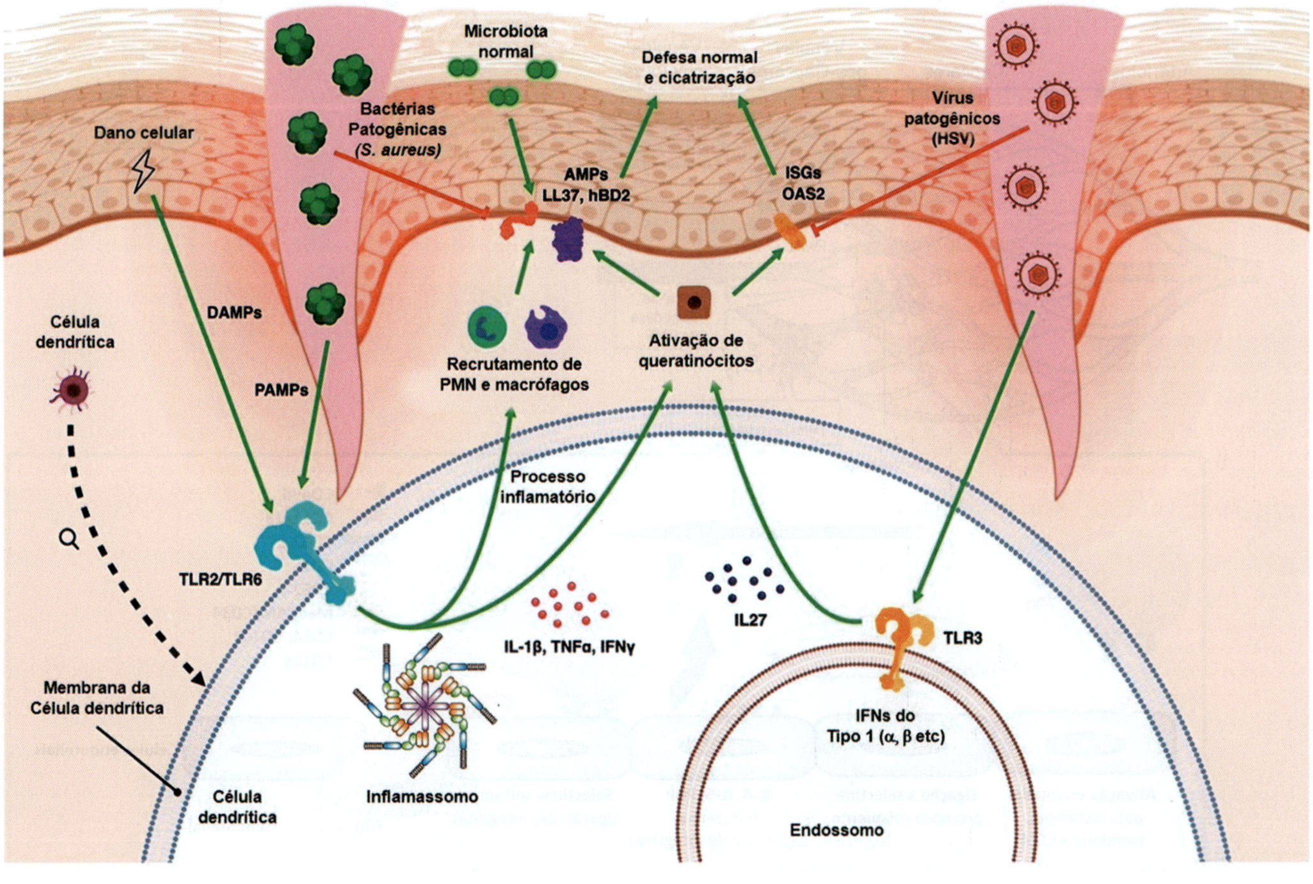

AMP: peptídeo antimicrobiano; DAMP: padrão molecular associado a dano; hBD2: defensina-β; HSV: vírus herpes *simplex*; IL: interleucina; IFN: interferon; ISG: gene estimulado por interferon; OAS: oligoadenilato sintetase; PAMP: padrão molecular associado a patógenos; TLR: receptor *toll-like*; TNF: fator de necrose tumoral.

■ **Figura 2.11** Injúrias à pele favorecem a penetração de patógenos. Os motivos moleculares associados aos patógenos (PAMP) e a sinais de perigo (DAMP) são reconhecidos pelos receptores *Toll*-símiles (TLR) e induzem a ativação de diversos mecanismos inflamatórios. Os receptores NOD-símiles como os NLRP1 e 3 ativam os inflamassomos e geram interleucina (IL 1 e 18 que recrutam fagócitos para o local do dano e induzem a produção de peptídeos antimicrobianos (AMP) como as defensinas (hBD2) e catelicidinas (LL37) por essas células e pelos queratinócitos. Os receptores TLR endossomais como os TLR3, 7 e 8 induzem a produção de sinalização de interferons antivirais (IFN-α, β, l, ISGs etc.) pelos queratinócitos, atuando na defesa antiviral. Os AMP e os ISG são efetores da defesa a patógenos e da cicatrização da pele. Bactérias comensais como o *Staphylococcus epidermidis* induzem AMP, enquanto as patogênicas como o *S. aureus* inibem a produção de AMP. Vírus patogênicos como os HSV inibem a produção de ISG.

os das famílias *Toll-Like* e NOD presentes na superfície dos queratinócitos, em macrófagos e células de Langerhans e dendríticas dérmicas, que reconhecem motivos moleculares associados a patógenos (PAMP, do inglês *pathogen associated molecular patterns*). A partir desse ponto, os queratinócitos começam a secretar IL-1α, previamente armazenada em seus grânulos citoplasmáticos, no microambiente tecidual. Essa liberação resulta na ativação de células vizinhas que passam a produzir mais IL-1α, IL-1β, TNF-α e IL-6 para amplificar o sinal inicial, M-CSF, GM-CSF, IL-7 e IL-5 para potencializar a sobrevivência e ativação das células, e quimiocinas da família das CXC, como a IL-8, e da família das GRO. Uma vez liberados no microambiente, esses mediadores alcançam a derme, resultando na ativação de fibroblastos que passam a secretar IL-1, IL-6, TNF-α e quimiocinas (Kupper et al., 1986; Kupper, 1990; Wilmer, 1995; Heufler et al., 1988; Chodakewitz et al., 1988; Chodakewitz, 1990; Heufler et al., 1993; Witmer-Pack et al., 1987; Edelbaum et al., 1995). As quimiocinas são, então, pinocitadas pelas células endoteliais e translocadas para o lúmen do vaso, permanecendo fixas na parede da célula, sinalizando, dessa forma, o local onde deve se iniciar a resposta. Além da expressão dessas moléculas, o endotélio, em resposta às citocinas, passa a expressar outras moléculas de adesão como a E-selectina, L-selectina e ICAM (do inglês *intercellular adhesion molecule*), entre outras (Figura 2.12). Essas alterações ocasionadas no endotélio são de grande importância na manutenção da resposta imunológica, uma vez que o endotélio passa a atuar como sinalizador do sítio inflamatório. Uma vez realizada a sinalização, o vaso precisa estar previamente preparado para que ocorra a translocação das proteínas plasmáticas e dos leucócitos para o interstício, fenômeno denominado diapedese. Esse fenômeno é ocasionado pelo aumento da permeabilidade vascular, decorrente de mediadores químicos como histamina, liberada pelos mastócitos, e metabólitos do ácido araquidônico, como as prostaglandinas e os leucotrienos (Middleton et al., 1997).

As alterações observadas nos vasos, assim como o controle de determinadas funções da imunidade na pele, podem também ser controladas por terminações nervosas. Dessa forma, além de funcionarem como estrutura sensorial, as terminações nervosas também atuam na vasoconstrição, vasodilatação, proliferação, diferenciação e morte celular, quando estimuladas por micro-organismos, traumas, inflamação, elevação de neuropeptídeos ou produtos derivados do oxigênio e do nitrogênio (p. ex., óxido nítrico), entre outros (Jancsó et al., 1985; Hoyle et al., 1996; McDonald et al., 1996; Dux et al., 1996; Domex et al., 1997; Goldhill et al., 1998).

Quando ativadas, as terminações nervosas enviam sinais para o sistema nervoso central (SNC) que retornam para a derme ativando ou inibindo a resposta imunológica, uma vez que a substância P, produzida pelas terminações, induz a vasodilatação, aumento da permeabilidade vascular e degranulação de mastócitos, amplificando, assim, o processo inflamatório (Roosterman, 2006).

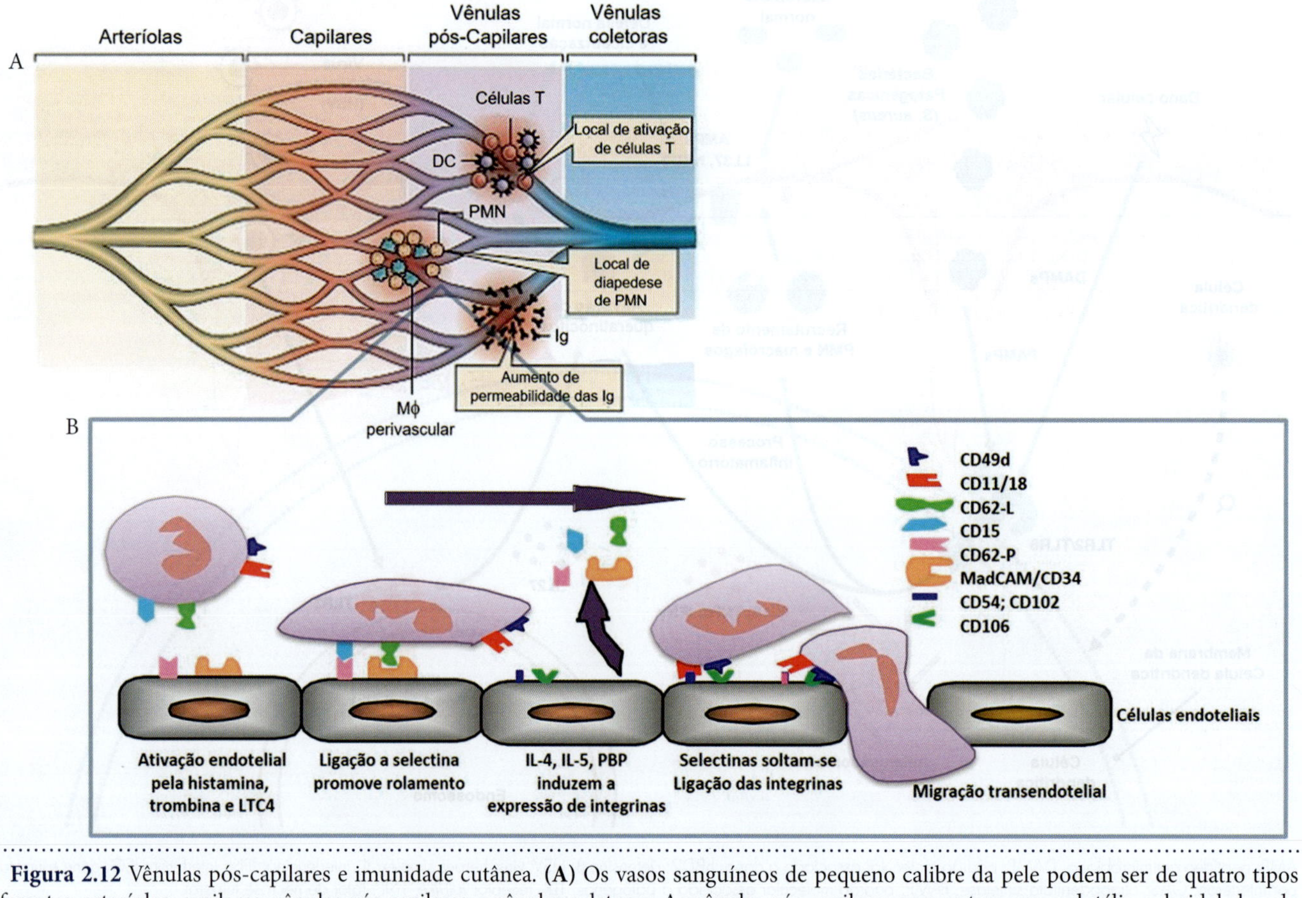

■ **Figura 2.12** Vênulas pós-capilares e imunidade cutânea. **(A)** Os vasos sanguíneos de pequeno calibre da pele podem ser de quatro tipos diferentes: arteríolas; capilares; vênulas pós-capilares; e vênulas coletoras. As vênulas pós-capilares apresentam um endotélio cuboidal elevado e uma camada média bem delgada, sendo, assim, muito permeáveis. Essa permeabilidade é potencializada pelo fluxo lento das células após os capilares. Dessa forma, elas permitem a ativação de linfócitos T via células dendríticas, a diapedese de fagócitos polimorfonucleares atraídos pelos macrófagos perivasculares e a transudação de imunoglobulinas. Esses processos são potencializados durante um processo inflamatório. **(B)** Visão aproximada do vaso sanguíneo, com as células endoteliais cuboides das vênulas pós-capilares que expressam receptores para fatores vasoativos como a histamina, leucotrienos e trombina, moléculas acessórias de adesão do grupo das selectinas, que se ligam às adressinas nas células circulantes atraindo o conjunto selectinas e adressinas para a proximidade das paredes vasculares, aumentando a expressão das integrinas, que se ligam fortemente às células e, com a contração das células epiteliais, ocorre a passagem das proteínas e células.

Fonte: Adaptada de Kabashima et al., 2019. The immunological anatomy of the skin. Nat. Rev. Immunol. 19:19-30, e desenho próprio do autor.

■ INFLAMAÇÃO

A inflamação consiste em um processo da imunidade inata que resulta em alterações na vascularização e expressão de moléculas de adesão, assim como na produção de mediadores que recrutam e ativam determinadas células (Kuby, 2013; Janeway, 2017; Paul, 1999). Após a liberação dos fatores solúveis, as primeiras células recrutadas são os neutrófilos. Para que essas células possam aderir ao vaso e alcançar o meio intersticial, são necessárias alterações no padrão de moléculas de adesão em sua superfície, de modo que o neutrófilo passa a expressar as integrinas da família β2: LFA-1 (CD11a/CD18) e Mac-1/CR3 (CD11b/CD18), e da família β1: VLA-4 (CD49d/CD29), VLA-5 (CD49e/CD29) e VLA-6 (CD49f/CD29).

No tecido, o neutrófilo se locomove por movimentos ameboides decorrentes de projeções celulares, denominadas "pseudópodes". Essas estruturas exibem em sua superfície moléculas de adesão que se ligam a proteínas da matriz extracelular como o colágeno, a fibronectina e a laminina (Strickland et al., 1997, Delclaux et al., 1996, Christofidou-Solomidou et al., 1997; Gao, 1997) (Figura 2.12).

Citocinas como a IL-1, TNF-α, IL-6, GM-CSF e IFN-γ, ao atingirem o sítio inflamatório, ativam o *burst* oxidativo e elevam os receptores de superfície para fagocitose, como receptores para a porção Fc da IgG (CD16, CD32 e CD64) e receptor 3 de complemento (CR3, Mac-1 ou CD11b/CD18), uma vez que os queratinócitos são capazes de produzir alguns componentes do complemento, suficientes para a ativação de C3 (Ferrante et al., 1988; Livigston et al., 1988; Gresham et al., 1986; Buckle et al., 1989; Steadman et al., 1990; Detmers et al., 1991; Terui et al., 1989; Dovezenski et al., 1992; Vecchiarelli et al., 1998; Hachicha et al., 1998). A liberação de C3a e C5a pela clivagem das proteínas resulta na elevação da secreção de IL-8 reforçando a resposta dos granulócitos.

Agranulócitos

Os agranulócitos, também denominados "leucócitos mononucleares", correspondem a 1% a 10% da população celular do sistema imunológico. Essas células caracterizam-se por sua capacidade fagocítica e apresentadora, sendo por isso denominadas "células apresentadoras de antígeno" (APC – do inglês *antigen presenting cells*). Como os demais componentes do sistema imunológico inato, sua capacidade de reconhecimento antigênico não é muito ampla, sendo capaz de reconhecer somente os PAMP *(pathogen-associated molecular patterns)*. Os PAMP são blocos moleculares funcionais, evolucionariamente conservados entre as espécies (Figura 2.13). Existe uma variedade de PAMP descritos, entre os quais podemos citar as glucanas, mananas, manoproteínas e fosfolipomanana, que são capazes de iniciar a fagocitose e ativar vias pró-inflamatórias após reconhecimento por receptores de manose expressos nos monócitos (CD206 – receptor de manose) e receptor de β-glucana, lectina ligadora de manose – MBL (*mannose-binding lectins*) e receptores da família *Toll-like* (Figura 2.14). Os PAMP são considerados essenciais para o reconhecimento de antígenos na resposta inata e como instrução para a resposta adaptativa. Mediante o reconhecimento dos PAMP por receptores *Toll-like* (TLR), as células da imunidade inata não somente discriminam entre diferentes patógenos como também contribuem para discriminar o *self* de patógenos ao nível da resposta adaptativa T auxiliadora (Th-T *helper*), pela apresentação antigênica via MHC classe II (Perruccio et al., 2004). A ativação de PRR leva ao início da cascata inflamatória (Coates, 2018). Logo após a hemostasia, moléculas de adesão são expressas em resposta a citocinas pró-inflamatórias, como a interleucina 1β (IL-1β), fator de necrose tumoral-α (TNF-α) e interferon-γ (IFN-γ) (Eming, 2007). Polimorfonucleares neutrófilos são recrutados por quimiocinas CXC contendo motivos asparagina-leucina-arginina (ELR), como a IL-8, que transmigram através das paredes capilares e interagem com moléculas de adesão (Macleod, 2016). Os neutrófilos iniciam a fagocitose de patógenos e o desbridamento tecidual. Mais tarde, durante a cascata inflamatória, os macrófagos são o tipo de célula imune predominante. Macrófagos de fenótipo pró-inflamatório (M1) continuam a fagocitose, bem como amplificam o processo inflamatório. Citocinas anti-inflamatórias, como o fator de crescimento transformador β (TGF-β), induzem que macrófagos inflamatórios M1 mudem para um fenótipo anti-inflamatório (M2), que promove o reparo e fechamento de feridas. Apresentamos no Quadro 2.4 os principais tipos de células estruturais da pele e hematopoiéticas mieloides da imunidade inata.

PAMP: Estruturas invariantes presentes nos micro-organismos, essenciais para a sua sobrevida

Exemplos: LPS (bactérias Gram–), ácido lipoteicoico (bactérias Gram+), mananas de parede de fungos, peptidoglicanas, lipoproteínas de bactéria, componentes de parede de micobactérias, RNA dupla fita (grupos de RNA vírus), DNA bacteriano (sequências CpG não metiladas)

■ **Figura 2.13** PAMP (do inglês *pathogen associated molecular patterns*).

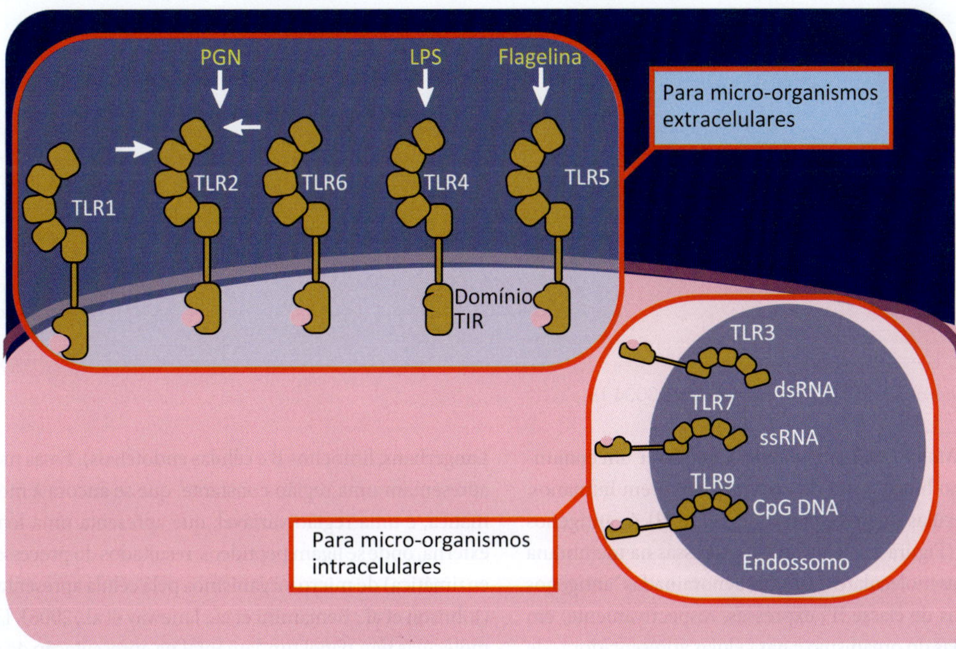

■ **Figura 2.14** Reconhecimento de PAMPs por receptores TLRs (do inglês *Toll-Like Receptors*).

Quadro 2.4 Tipo, origem e função das principais citocinas nas células estruturais da pele e imunidade inata.

Célula	Funções	Localização	Marcadores	Ativação	Citocinas produzidas	Moléculas expressas
Queratinócito	Barreira mecânica, queratina, imunológica	Epiderme	CLSP, AE1, AE3	IFN-γ	IL-1, IL-6, IL-8, IL-10, IL-12, IL-15, IL-18, IL-19, IL-20, IL-23, TNF-α, TGF-β, G-CSF, GM-CSF	TLRs, MHC-I, MHC-II, defensinas, catelicidinas
Melanócito	Barreira física (UV), imunológica, fagocitose	Epiderme	Melanina	IFN-γ	IL-1, IL-6, IL-8, IL-10, TNF-α, TGF-β1	TLR2, 3, 4, 5, 7, 9, 10, MHC-I, MHC-II (indutível), ICAM-1, CD40
Fibroblasto	Inflamação, resposta imune, resposta a infecções	Derme	TE-7, vimentina, S100a4 (FSP-1), anti-SFA	IL-1, TNF-α	GM-CSF, IL-8, MIP-2, PDGF, TGF-β, FGF-β	PGE_2
Célula endotelial	Inflamação, resposta imune, resposta a infecções	Derme	CD31, ICAM-1/CD54, Tie-2/Tek, VCAM-1/CD106, VE caderina	IL-6, TNF-α	–	
Célula de Langerhans	APC, migração para linfonodos regionais	Epiderme	CD1a, CD207	Ags infecciosos e não infecciosos	IL-6, IL-12, IL-23, TNF-α	Receptores Fc e de manose, CD80, ICAM-1, MHC-II
Dendrócito dérmico	APC, fagocitose, regulação da síntese de colágeno, homeostase da derme	Derme	FXIIIa	Ags infecciosos e não infecciosos	IL-6, IL-12, IL-23, TNF-α	Receptores Fc e de manose, CD80, ICAM-1, MHC-II
Célula dendrítica plasmocitoide	APC	Derme	CD123, BDCA-2/CD303	IL-3, CD40, vírus, bactérias, oligonucleotídeos CpG	IL-12	TLR7, TLR9
Célula dendrítica inflamatória	APC	Derme e epiderme	CD206	Ags microbianos e endógenos	IL-12	MHC-II, CD11c, BDCA1, CD40, CD80, CD86
Macrófago M1	Fagocitose, APC, ação bactericida	Derme	CD68, CD80	IFN-γ	IL-6, IL-12, TNF-α, iNOS	JAK1, JAK2, STAT1, STAT2
Macrófago M2	Fagocitose, APC, ação bactericida	Derme	CD163, CD86, MHC-II, VEGF, arginase-1	IL-4, IL-13	IL-1, TGF-β, arginase-1	JAK1, JAK2, JAK3 STAT6
Mastócito	Reação de hipersensibilidade, inflamação, vasodilatação, quimiotaxia	Derme (perivascular)	CD117/C-*kit*	IL-3, IL-5, IL-13	TNF, IL-1, IL-3, IL-4, IL-5, IL-6, IL-13, CCL3, CCL4, GM-CSF	TLRs, NF-kB, NFAT, AP-1
Basófilo	Reação de hipersensibilidade, inflamação, vasodilatação, quimiotaxia	Derme	BB1, 2D7, J175-7D4	IL-3, IL-5, GM-CSF, fator liberador de histamina	IL-4, IL-13	TLR2, TLR4
Eosinófilo	Reação de hipersensibilidade, inflamação, vasodilatação, quimiotaxia	Derme	CD9, CD23, CD32, IL-13	IL-5, IL-13, GM-CSF	IL-3, IL-5, IL-8, IL-10, GM-CSF	Receptor Fc (CD32), leucotrienos, hidrolases
Neutrófilo	Imunidade inata, fagocitose	Derme, epiderme	CD11c, CD13, CD15, CD16, CD33, CD62L, CD63, CD66	C3, IFN-γ, TNF-α, GM-CSF		H_2O_2, O_2^-, hipoclorito, enzimas proteolíticas, TLRs, receptor de manose e lectinas

Fonte: Modificado de Quaresma, 2019. Clin Microbiol Rev 32:e00034-18.

O MHC, do inglês *Major Histocompatibility Complex*, é um conjunto de genes presentes no braço curto do cromossomo 6 em humanos, que codificam as moléculas que recebem o nome de HLA, antígenos leucocitários humanos (Figura 2.15). Estas são expressas na membrana celular e têm duas formas moleculares distintas denominadas "antígenos de classe I" e "antígenos de classe II", expressas, respectivamente, em todas as células nucleadas do organismo e nas células apresentadoras de antígenos profissionais (fagócitos mononucleares, células dendríticas e de Langerhans, linfócitos B e células endoteliais). Essas moléculas do MHC apresentam uma região constante, que se ancora à membrana citoplasmática, e uma região variável, que apresenta uma fenda na sua região externa, onde se ligam peptídeos, resultados do processamento (clivagem enzimática) de micro-organismos pela célula apresentadora de antígeno (Johnson et al.; Benjamini et al.; Janeway et al., 2006). Dessa forma, essas moléculas têm papel fundamental na apresentação de antígenos para os linfócitos T, que os reconhecem de forma específica (Figura 2.16).

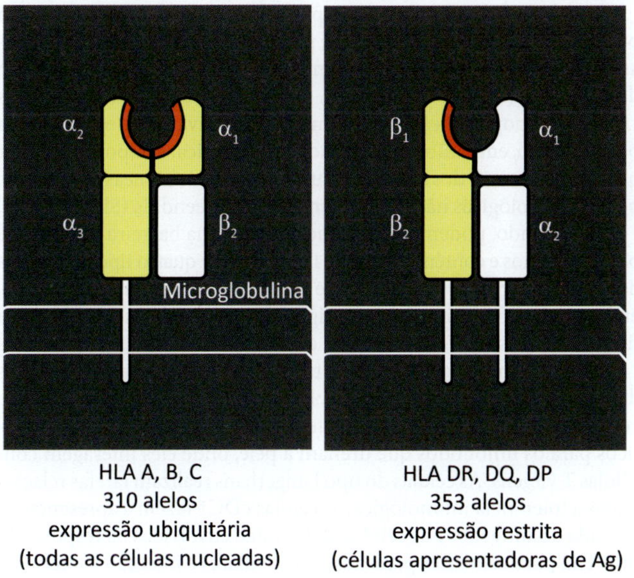

Figura 2.15 Moléculas de HLA classe I e classe II.

Essa região variável da molécula de MHC é altamente polimórfica dentro de uma população, mas constante dentro de um indivíduo, ou seja: cada indivíduo herda um alelo materno e um paterno, o que faz que sejamos haploidênticos a nossos pais (metade das moléculas de HLA maternas e metade paternas). Esse polimorfismo dos alelos dos genes de classe I e II resulta numa diversidade de resposta a antígenos, o que resulta em indivíduos mais suscetíveis a um patógeno, entretanto mais resistente a outro grupo de patógenos. Em um contexto evolutivo, essa diversidade garante a sobrevida de uma espécie frente a uma pandemia.

Os agranulócitos também são compostos por diferentes tipos celulares, em que há os macrófagos, monócitos, as células dendríticas, as células de Langerhans e as células NK (do inglês *natural killers*).

Os monócitos e macrófagos constituem uma parte essencial do sistema retículo-endotelial e funcionam capturando, processando e apresentando antígenos aos linfócitos T, assumindo, assim, uma importante função nas imunidades inata e adaptativa.

As células dendríticas (DC) também pertencem ao grupo das células apresentadoras de antígeno, sendo, por esse motivo, distribuídas de forma estratégica em diversos órgãos, facilitando a captação e a apresentação dos micro-organismos invasores, mecanismo de grande importância para a ativação da imunidade adaptativa (Perruccio et al., 2004). As DC funcionam em três níveis na manipulação da resposta imunológica. Primeiro, elas montam uma resposta imediata ou inata a eles, por exemplo, pela produção de mediadores inflamatórios após a captura e fagocitose; segundo, por meio dessas funções inatas, elas decodificam as informações associadas aos patógenos e traduzem em resposta Th diferente qualitativamente; e terceiro, elas são a chave para conter ou enfraquecer a resposta inflamatória por tolerância mediante a indução da regulação por células T regulatórias (Treg).

A pele contém inúmeras populações de células apresentadoras de antígenos, como as DC ou epidérmicas, que desempenham um papel importante na iniciação da resposta imunológica (Clausen et al., 2015). As DC epidérmicas são conhecidas também como "células de Langerhans" (LC), caracterizadas pela expressão da lectina Langerina/CD207, um receptor endocítico que induz a formação de grânulos de Birbeck (Valladeau et al., 2000), e a E-caderina, CD1a. Em contraste, a expressão de Langerina está ausente nas células dendríticas dérmicas, caracterizadas pela presença de DC-SIGN (CD208) na superfície. Além disso, elas têm receptores Fc, receptores de complemento, expressam moléculas de MHC classe II e, finalmente, o ligante de CD40 (CD40L ou CD154), que é importante para a interação com as células T. A ligação entre o CD40 e CD40L promove um forte sinal de ativação nessas células (Quadro 2.5).

Quadro 2.5 Classificação fenotípica dos subtipos de DC cutâneas.

Tipos de DC	Localização	Funções primárias	Marcadores fenotípicos
Célula de Langerhans (LC)	Epiderme	Respostas imunes tolerogênicas e resposta Th17	CD11b+ CD207+ CD301b-/+ EPCAM
cDC1 (CD141+ DC)	Derme	Ativação cruzada, respostas imunes Th1	CD11b- CD103+ XCR1+ CD207+
cDC2 (CD1c+ DC)	Derme	Promove respostas Th2	CD11b+ CD103- XCR1- CD207- CD301b+
Mo DC (DC derivada de monócito) DC CD14+ dérmica	Derme	Apresentação local de Ag na pele; formação de agrupamentos imunes	CD11b+ CD103- XCR1- CD207- CD64+ CD301b+

Fonte: Modificado de Clausen et al. (2015); Front. Immunol. 2015; 6: 534.

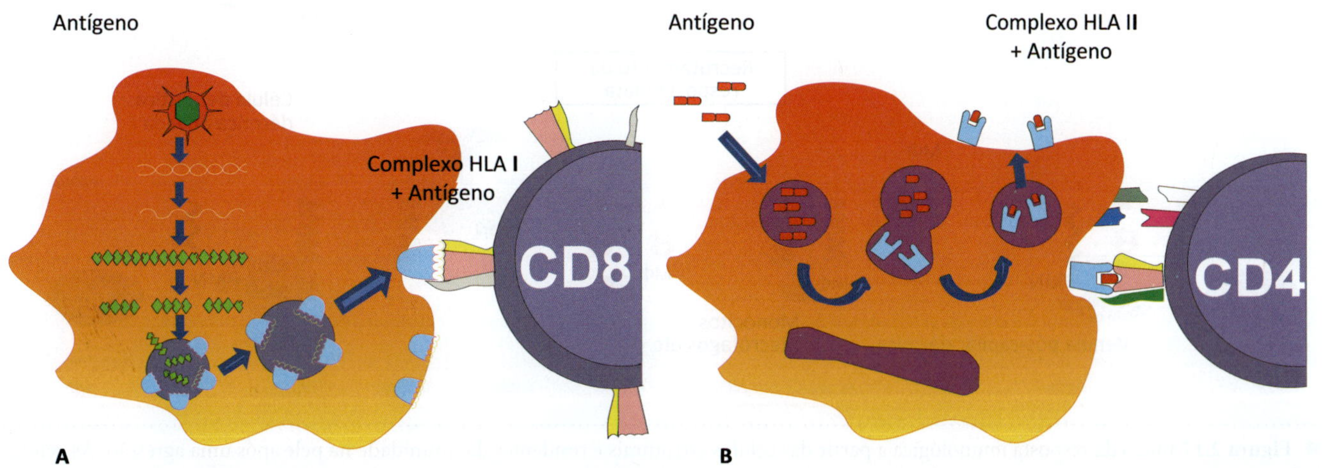

Figura 2.16 Apresentação antigênica via: (**A**) HLA classe I (antígenos intracelulares) e (**B**) HLA classe II (antígenos extracelulares).

No que se refere à resposta antifúngica, as DC atuam de forma "morfoespecífica" pelo reconhecimento de estruturas antigênicas por receptores distintos importantes, afetando a produção de citocinas e coestimulação. Células dendríticas mieloides e plasmocitoides, em humanos ou murinos, fagocitam fungos e sofrem maturação funcional em resposta a eles. Contudo, seus programas de ativação para produção de citocinas são diferentes, sendo a IL-12 principalmente produzida por DC mieloides e a IL-12, IL-10 e IFN-α, principalmente produzidas pelas DC plasmocitoides. Isso resulta em uma capacidade distinta de preparação das células T, direcionando a uma resposta preponderante Th1, Th2, e Treg pelos subgrupos diferentes de DC (Perruccio et al., 2004).

As LC constituem, portanto, um grupo de DC imaturas, localizadas na camada basal e suprabasal da epiderme e do epitélio de mucosas. As LC migram para os órgãos linfoides, onde se tornam DC maduras que apresentam antígenos às células T e podem iniciar uma resposta imunológica (Geissmann et al., 2002; Yan et al., 2005; Egawa et al., 2021) (Figura 2.17 e Quadro 2.5). O TGF-β é encontrado em forma abundante no epitélio e é necessário para o desenvolvimento das LC *in vivo*, e o TNF-α e IL-1β produzidos pelos queratinócitos parecem ser importantes para a migração das LC para os órgãos linfoides. Outras citocinas pró-inflamatórias podem induzir a ativação e maturação das LC. A IL-15, por exemplo, induz a expressão de moléculas de MHC de classe II, moléculas coestimulatórias como CD86 e CD40 que aumentam a migração e a proliferação de células T.

As LC e DC dérmicas, após a captura antigênica, maturam e migram para os linfonodos regionais, onde processam e apresentam antígenos as células T virgens promovendo, então, a diferenciação e a proliferação das células T (Figuras 2.18 e 2.19). Por causa de sua acessibilidade, as LC, entre as populações de DC, têm sido extensivamente estudadas na pele; contudo, em razão da proximidade anatômica, é importante notar que a contribuição dos diferentes subtipos de DC cutâneas para as respostas imunológicas não está totalmente compreendida (Sheng, 2021).

Resumindo, podemos dizer que a pele é uma barreira importante para patógenos e contém células de Langerhans e quatro tipos de células dendríticas dérmicas. As células de Langerhans residem na epiderme, embora possam ocasionalmente migrar para a derme. Os outros quatro tipos de células residem na derme e consistem em células dendríticas Langerhans-símiles, células dendríticas duplamente negativas e células dendríticas convencionais 1 e 2 (cDC1 e cDC2). Os quatro tipos de células que residem na derme podem viajar através dos ductos linfáticos para os linfonodos que drenam a pele, onde eles interagem com células T virgens. As células do tipo Langerhans realizam tarefas relacionadas à tolerância imunológica, as células cDC1 fazem a apresentação cruzada de antígenos e as células cDC2 estão envolvidas na resposta do tipo Th2 para combater parasitas extracelulares e infecção bacteriana. Células dendríticas duplamente negativas também podem migrar para os linfonodos, mas seu papel não está bem definido (Kabashima, 2019; Egawa & Kabashima, 2021).

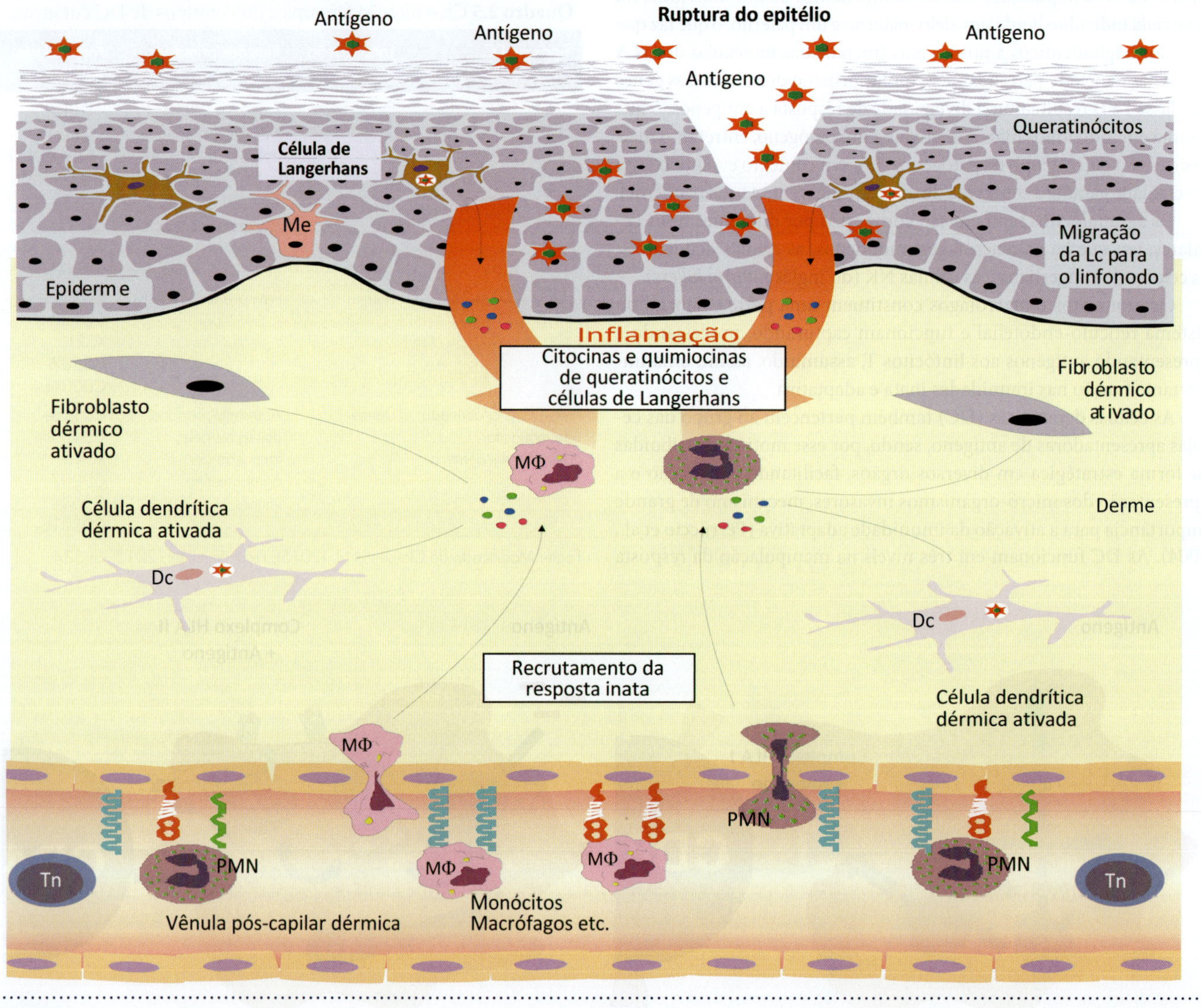

■ **Figura 2.17** Início da resposta imunológica a partir das células estruturais e residentes da imunidade na pele após uma agressão. As células inflamatórias são atraídas do sangue por fatores tróficos como as quimiocinas, leucotrienos e fatores do complemento, e as células dendríticas migram para o linfonodo regional via vasos linfáticos podendo iniciar a resposta adaptativa.

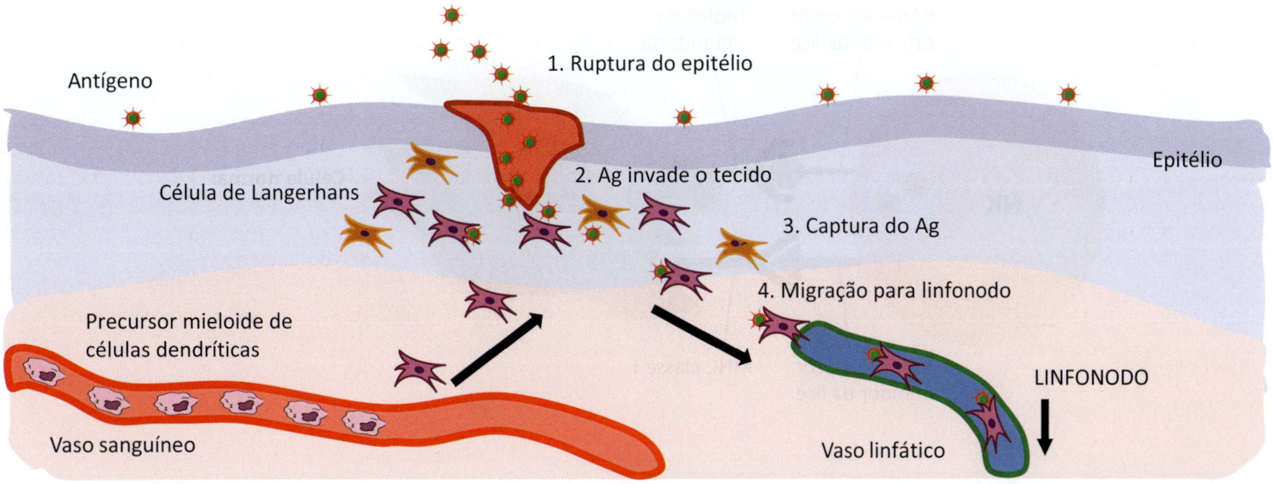

■ **Figura 2.18** Função das células dendríticas da pele capturando o antígeno para apresentação aos linfócitos no linfonodo regional.

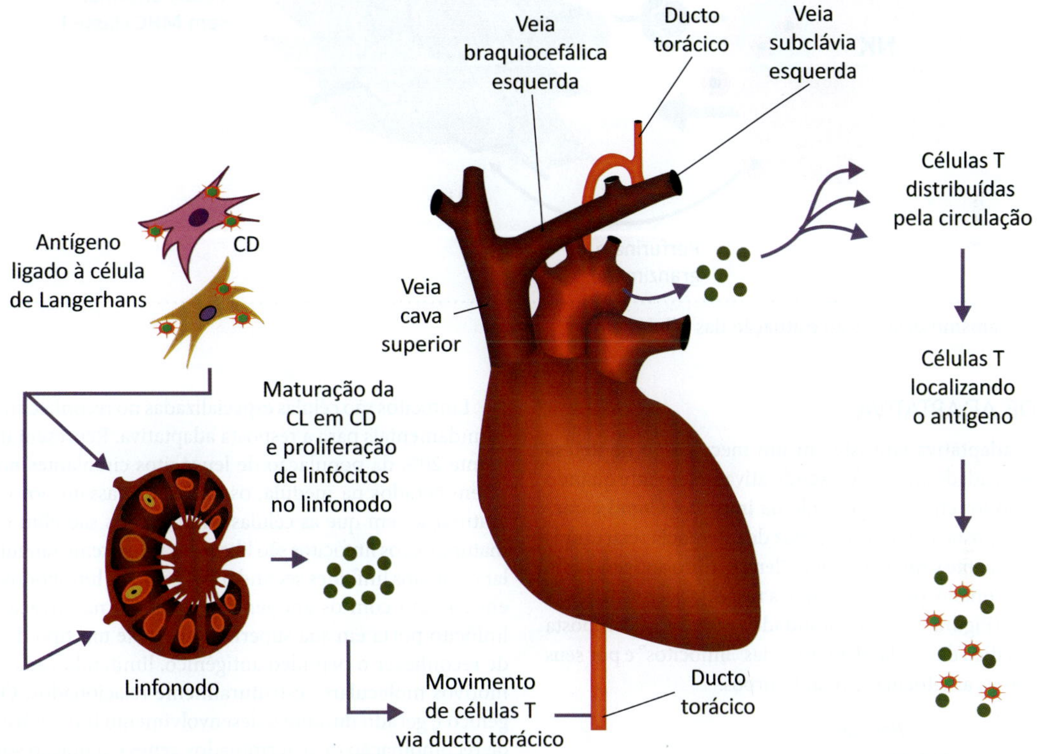

■ **Figura 2.19** Apresentação de Ag no linfonodo com consequente ativação dos linfócitos e subsequente recirculação pela circulação sistêmica.

As células NK, do inglês *natural killers*, fazem parte da linha de frente da resposta celular inata, respondem de maneira inespecífica a estímulos como vírus, neoplasias e fungos que tenham atravessado as barreiras epiteliais, secretando citocinas como os TNF-α e TNF-β, o interferon gama (IFN-γ) e o GM-CSF, que ativam e induzem diferenciação dos monócitos a macrófagos e também direcionam a resposta imunológica por meio da ativação dos linfócitos do tipo T CD4+ ou do tipo T CD8+ (Janeway, 2006). As células NK apresentam fenótipo de linfócitos granulares que, por sua vez, apresentam citotoxicidade natural contra células tumorais, além de ação efetora, pela liberação de grânulos, contra células infectadas por vírus. Diferentemente dos linfócitos T CD4+ e CD8+, as células NK não têm capacidade de reconhecimento antigênico amplo, sendo, por esse motivo, caracterizadas como células da imunidade inata. Seu sistema de detecção inclui uma variedade de receptores de ativação e inibição na superfície da célula responsável pela regulação de sua atividade. A ativação das células NK pode ocorrer de duas formas: pelos sinais gerados pelos seus receptores; e pela presença da citocina IL-12 derivada de macrófagos. É importante ressaltar que a expressão reduzida de moléculas do complexo MHC de classe I nas células-alvo tem grande importância na vigilância imunológica tanto de infecções virais como de células tumorais exercida pelas células NK, visto que essas doenças utilizam, como mecanismo de escape da resposta imunológica adaptativa, a redução da expressão de moléculas coestimulatórias incluindo as moléculas do MHC. Uma vez ativada, a célula NK passa a produzir IFN-γ e a desenvolver sua atividade citolítica por meio da liberação de enzimas proteolíticas e nucleolíticas presentes em seus grânulos e pela inserção de perfurina na membrana celular das células-alvo, ocasionando furos que induzem a lise osmótica (Figura 2.20). A população de células NK constitui cerca de 5% a 20% das células mononucleares do sangue.

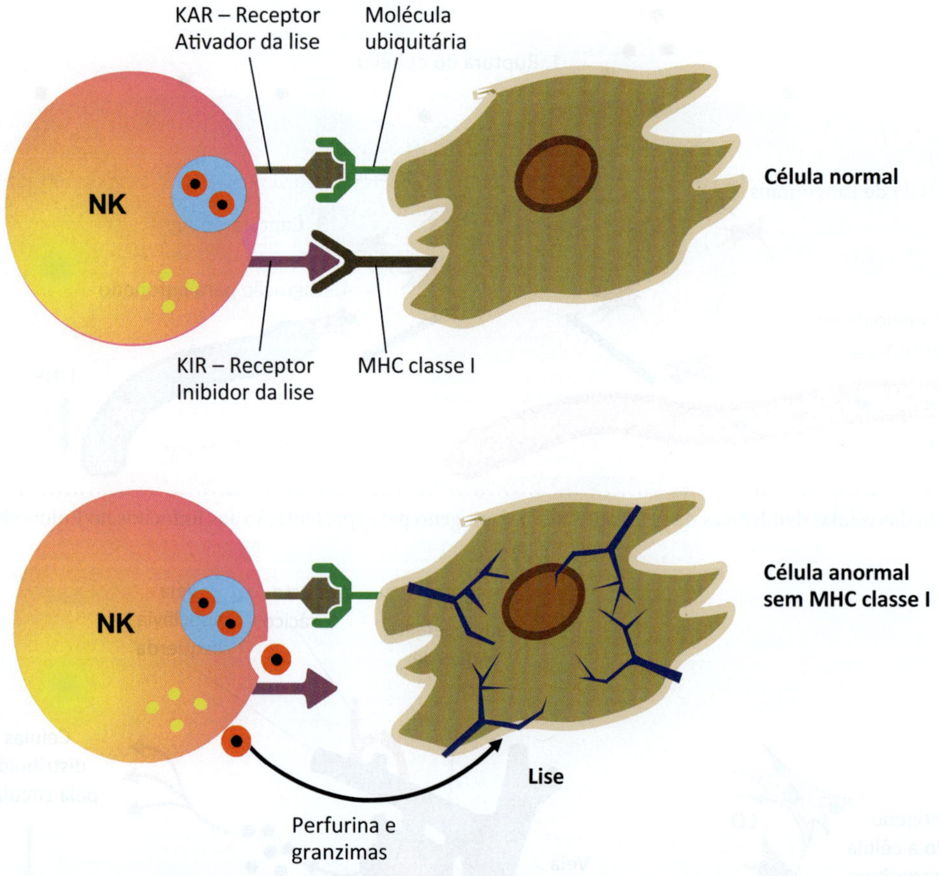

■ **Figura 2.20** Mecanismo de ativação e atuação das células NK.

■ IMUNIDADE ADAPTATIVA

A imunidade adaptativa consiste em um mecanismo de defesa com elevada especificidade antigênica, sendo ativada somente quando a resposta inata não for eficaz no controle da infecção. Como característica básica, a resposta adaptativa é capaz de diferenciar estruturas antigênicas extremamente similares, e de se "lembrar" do antígeno com o qual já entrou em contato, permitindo que a resposta secundária seja mais rápida e eficaz (Figura 2.21). A imunidade adaptativa é composta por um grupo específico de células denominadas "linfócitos" e por seus produtos moleculares, as citocinas e os anticorpos.

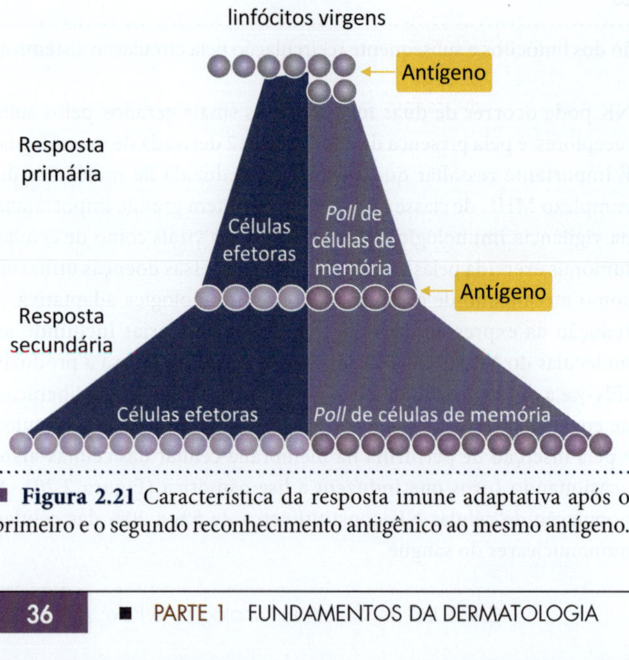

■ **Figura 2.21** Característica da resposta imune adaptativa após o primeiro e o segundo reconhecimento antigênico ao mesmo antígeno.

Linfócitos são células especializadas no reconhecimento antigênico e fundamentais para a resposta adaptativa. Representam aproximadamente 20% da população de leucócitos circulantes no sangue. Após serem gerados na medula, os linfócitos passam por um processo de maturação, em que as células autorreativas são eliminadas. Uma vez maturados, os linfócitos são liberados na corrente sanguínea para popular os órgãos linfoides secundários, como os linfonodos, onde entrarão em contato com os antígenos resultando na ativação celular. Cada linfócito porta em sua superfície somente um tipo de receptor capaz de reconhecer o peptídeo antigênico, limitando cada célula a poucos motivos moleculares estruturalmente relacionados. O receptor antigênico é gerado durante o desenvolvimento linfocitário pelo processo de recombinação de determinados genes e mutação somática (Abbas, 2003; Janeway, 2006; Paul, 1999).

Linfócitos ativados passam a secretar mediadores, entre eles as citocinas, que, ao serem liberadas, estimulam a proliferação e, posteriormente, a diferenciação celular em células efetoras, que desempenharão a ação imunológica, e por células de memória responsáveis por uma resposta mais rápida e eficaz em uma segunda exposição ao antígeno.

Os linfócitos podem se dividir em dois tipos, linfócitos tipo B e linfócitos tipo T (Figura 2.22).

Linfócitos B

Os linfócitos B são células especializadas na produção de anticorpos, cuja maturação, em humanos, ocorre na própria medula óssea. Por intermédio de seu receptor, denominado "BCR" (do inglês – *B cell receptor*), são capazes de reconhecer antígenos solúveis ou fixos na superfície de células. O receptor antigênico utilizado pelos linfócitos B consiste de moléculas de imunoglobulinas (Ig) expressas em sua superfície e que apresentam atividade de anticorpos. A ligação do

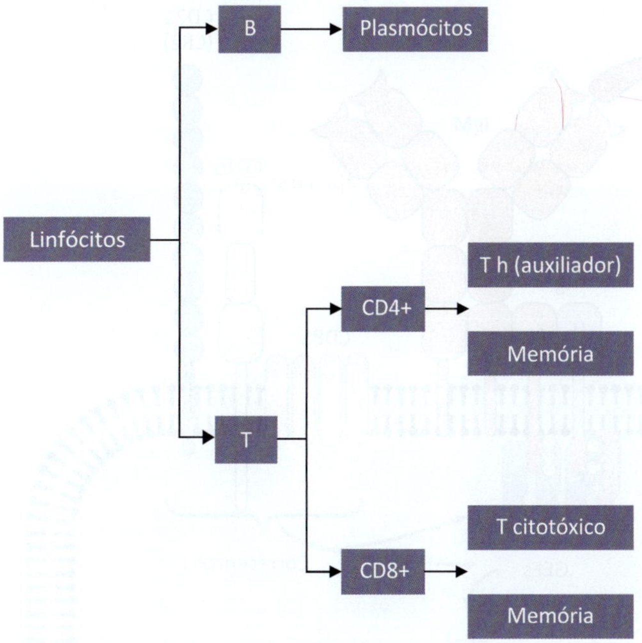

■ **Figura 2.22** Tipos e subtipos de linfócitos T e B.

antígeno resulta na ativação de uma cascata de eventos intracelulares que levam à ativação, proliferação e diferenciação desses linfócitos B em células secretoras de anticorpos denominadas plasmócitos. Esses anticorpos são idênticos à molécula ligada à membrana que iniciou a ativação daquele clone celular (Maconmara, 2005) (Figura 2.23). O BCR se associa com outras moléculas responsáveis pela transmissão do sinal extracelular, uma vez que essa molécula tem uma pequena porção intracelular sem atividade enzimática. Dessa forma, o complexo BCR é composto por uma unidade reconhecedora de antígeno e moléculas transdutoras de sinal, denominadas Igα e Igβ (CD79a e CD79b). Essas moléculas têm, em sua porção intracelular, sequências de peptídeos denominados "ITAM" (do inglês *immunoreceptor tyrosine-based activation motifs*), responsáveis pela ativação de outras tirosinoquinases (Monroe, 2006) (Figura 2.24).

Os anticorpos, sejam eles solúveis, sejam eles ligados à membrana, consistem em glicoproteínas da família das imunoglobulinas (Ig), compostas por duas cadeias leves e duas cadeias pesadas. Cada cadeia apresenta uma região responsável pelo reconhecimento antigênico, sendo, por isso, denominada "porção variável" ou "porção Fab" (Figura 2.25). Acredita-se que existam, a cada momento, aproximadamente novos 10 a 10 tipos diferentes de anticorpos. Para gerar essa enorme variabilidade, essas células utilizam-se de um mecanismo de rearranjo gênico, em que blocos gênicos específicos são agrupados aleatoriamente (Abbas, 2003; Janeway, 2006; Paul, 1999).

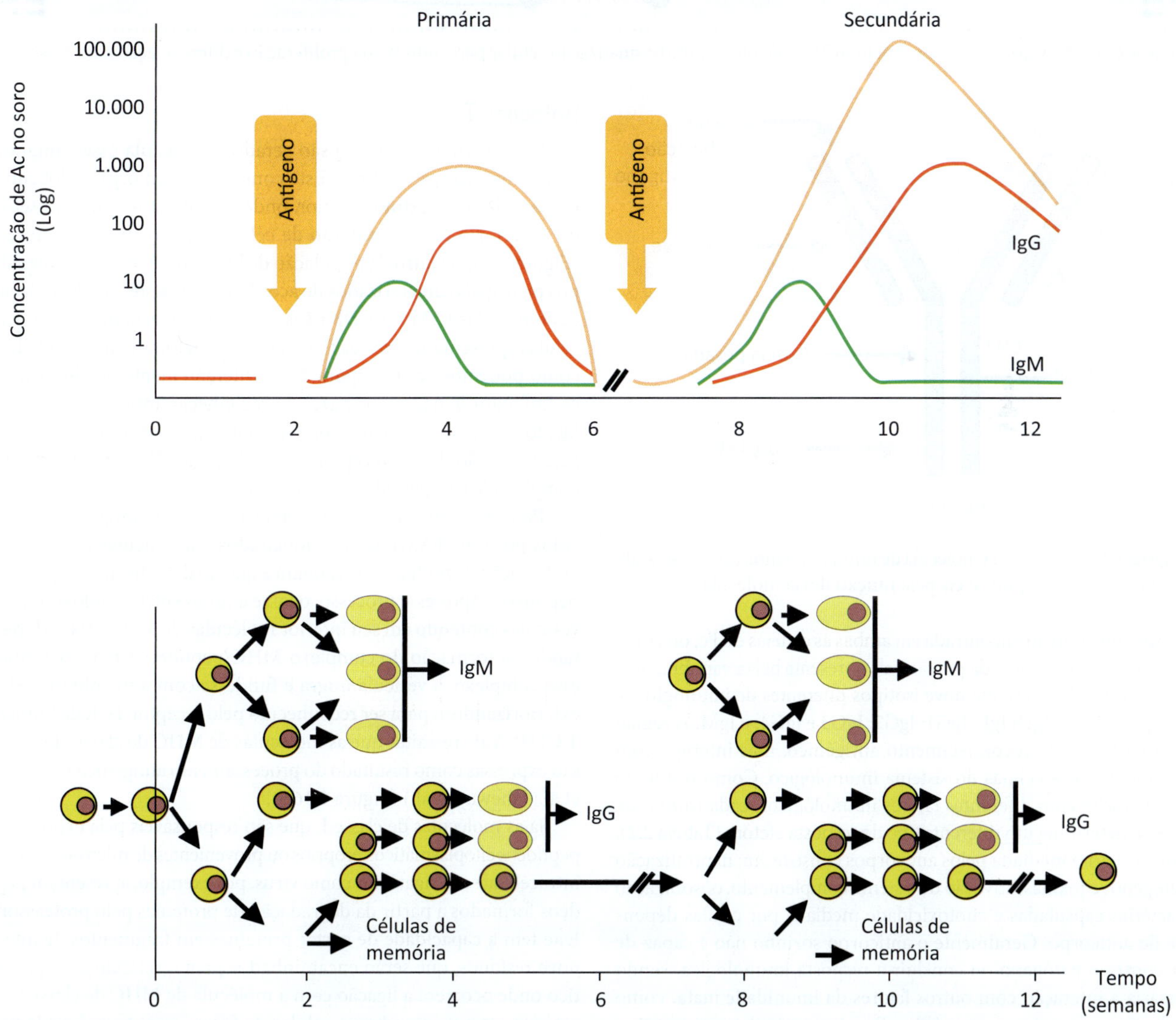

■ **Figura 2.23** Cinética da resposta imune após o primeiro e o segundo reconhecimentos antigênicos ao mesmo antígeno.

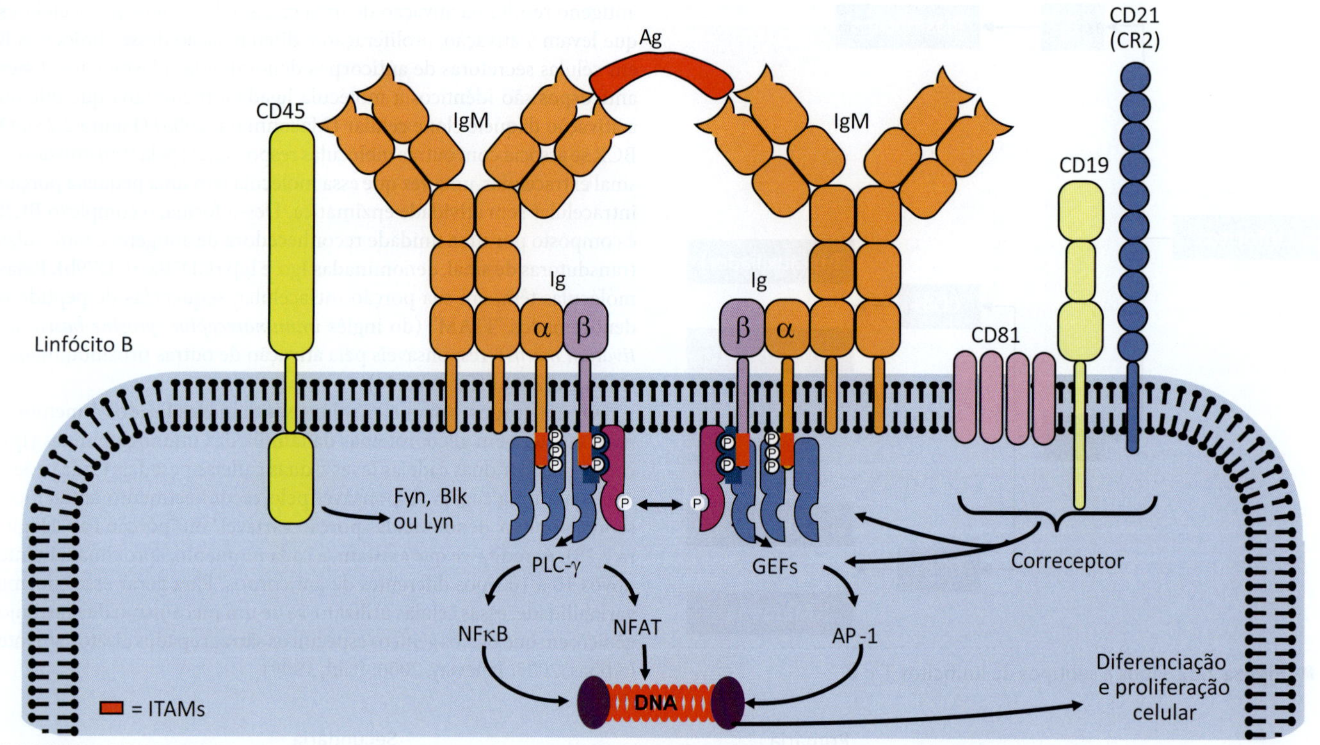

■ **Figura 2.24** Ativação do linfócito B pelo BCR (Ig de membrana) e sinalização celular para indução da proliferação e diferenciação para plasmócito.

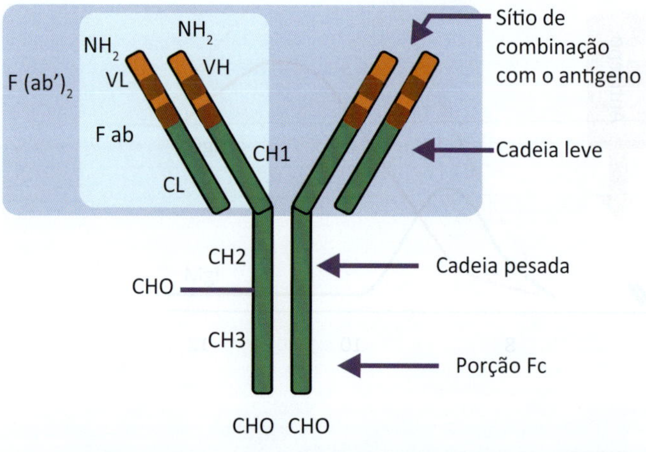

■ **Figura 2.25** Estrutura da molécula de imunoglobulina (Ig) mostrando as diversas regiões responsáveis pela função dessa molécula.

A segunda porção encontrada em ambas as cadeias é a Fc, ou constante, que, diferentemente da porção Fab, apresenta baixa variabilidade, sendo encontradas somente nove isótipos diferentes de imunoglobulinas: IgA1 e IgA2; IgD; IgE; IgG1; IgG2; IgG3 e IgG4; e IgM. A região Fc não participa do reconhecimento antigênico, mas interage com outras moléculas e células do sistema imunológico. Como resultado dessa interação com diferentes fatores imunológicos, cada isótipo de anticorpo determina um diferente tipo de resposta efetora (Tabela 2.2). A função efetora mediada pelos anticorpos consiste em: neutralização de patógenos e toxinas, ativação do sistema complemento, opsonização de bactérias capsuladas e citotoxicidade mediada por células dependente de anticorpo. Geralmente o anticorpo sozinho não é capaz de atuar contra o patógeno ou concluir a resposta imunológica, sendo necessária a interação com outros fatores da imunidade inata, como complemento, fagócitos e eosinófilos. Essa interação determina o tipo de resposta efetora gerada pelos diferentes isótipos de Ig nos diferentes sítios do organismo (plasma, secreções etc.) (Edelman, 1972).

Linfócitos T

Os linfócitos T também são gerados na medula óssea, migrando ainda imaturos para o timo. Este consiste em um órgão bilobado localizado no mediastino anterior, onde os linfócitos T sofrem seleção do repertório clonal, exclusão de células autorreativas e maturação (Figura 2.26). Dentro da população de linfócitos T, existem dois subtipos principais caracterizados de acordo com a expressão de moléculas denominadas CD4 ou CD8 (Bosselut, 2004; Germain, 2002). Essas células apresentam diversas funções, tanto efetoras como reguladoras, como podemos ver na Figura 2.27. Diferentemente dos linfócitos B, os linfócitos T não são capazes de reconhecer antígenos solúveis ou ligados à membrana, seu reconhecimento antigênico ocorre somente pela interação de seu receptor, TCR (do inglês *T cell receptor*) com o complexo MHC-peptídeo (Figura 2.16).

Para que a apresentação antigênica ocorra, os antígenos reconhecidos por seus PAMP serão endocitados em vesículas endossomais, onde a ação de proteases ocasionará a quebra do antígeno em pequenos peptídeos. Após esse processo, ocorre a fusão entre o endossoma com vesículas contendo em seu interior moléculas de MHC classe II, resultando na formação do complexo MHC/peptídeo. Uma vez formado esse complexo, a vesícula migra e funde-se com a membrana celular exteriorizando-o para ser reconhecido pelo receptor TCR de linfócitos T $CD4^+$. Vale ressaltar que as moléculas de MHC de classe II somente são expressas como resultado do processamento antigênico (Benjamini et al.; Janeway et al.) (Figura 2.16B).

Já as moléculas de classe I, que são responsáveis pela expressão de peptídeos citoplasmáticos próprios ou provenientes de micro-organismos intracelulares obrigatórios como vírus, por exemplo, apresentam peptídeos formados a partir da degradação de proteínas pelo proteassoma. Este tem a capacidade de cortar proteínas em fragmentos de oito ou nove resíduos, que serão encaminhados para o retículo endoplasmático onde ocorrerá a ligação com a molécula de MHC de classe I, que será expressa na membrana celular de forma a ser reconhecida pelos receptores TCR de linfócitos T $CD8^+$ (Benjamini et al.; Janeway et al.) (Figura 2.16A). O TCR também é uma molécula da família das Ig,

Tabela 2.2 Função dos diferentes isotipos (classes e subclasses) de anticorpos.

%	IgG					IgA			IgM	IgD	IgE
	IgG	*IgG1*	*IgG2*	*IgG3*	*IgG4*	*IgA*	*IgA1*	*IgA2*			
Quantidade relativa no soro	75	60 a 70	14 a 20	4 a 8	2 a 6	15			10	0,2	0,004
Vida média no soro (dias)											
sem imunodeficiência	23	23	23	7	23	6			5	3	2
com imunodeficiência	26 a 40	30 a 35	27 a 45	16 a 30	16 a 38						
Funções biológicas	Proteção do neonato Fixação de complemento Citotoxicidade Opsonização					Proteção das mucosas Imunidade antiviral			Resposta precoce Fixação de complemento	? Diferenciação de linfócitos B	Resposta alérgica Imunidade antiparasitária

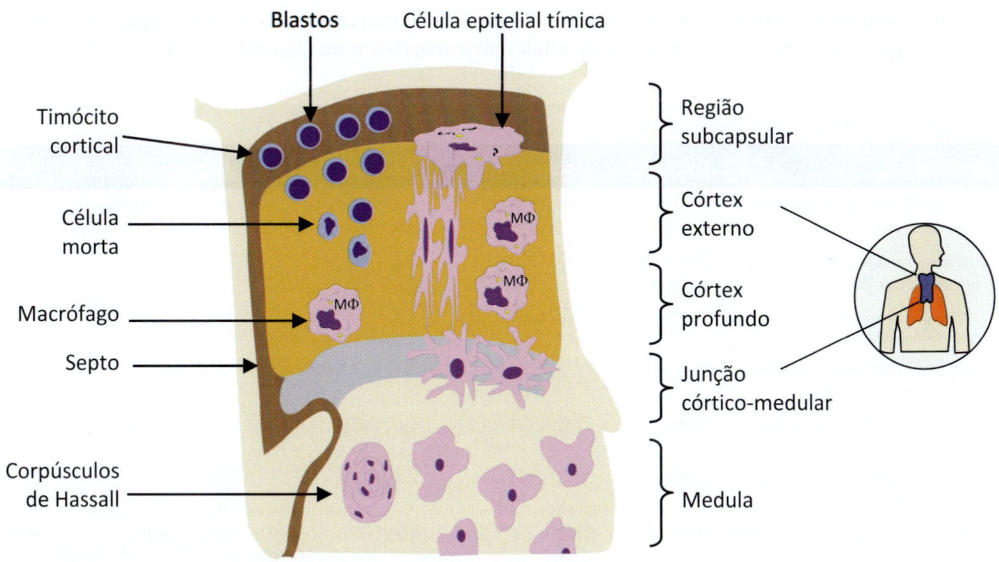

Figura 2.26 Chegada dos precursores linfoides ao timo e diferenciação em linfócitos T CD4+ e CD8+.

composto por duas cadeias distintas, α e β, que, como as moléculas de anticorpo, têm uma região constante e outra variável. Por não apresentar domínios intracelulares capazes de transduzir o sinal extracelular, o TCR também é associado a outras moléculas, como a molécula CD3, que também tem uma sequência de ITAM (homóloga à Ig de membrana e o complexo CD79 dos linfócitos B).

O reconhecimento antigênico mediado por linfócitos T ocorre somente nos órgãos linfoides secundários, de modo que as células APC precisam migrar para esses órgãos por meio da linfa, para entrar em contato com os linfócitos que lá se encontram (Figuras 2.19 e 2.21). Quando ativados, os linfócitos se diferenciam gerando células efetoras com várias funções e perfis de citocinas, resultando no desenvolvimento de células T de memória capazes de responder de forma mais rápida e eficiente a encontros subsequentes com seu antígeno específico (Tabela 2.3). A população de células T efetoras e de memória foi ainda subdividida em dois conjuntos funcionalmente distintos com base nos perfis de síntese de citocinas (Mosmann et al., 1986; Romagnani, 1992). As células T de tipo 1 (Th1) produzem IFN-γ e IL-2, porém não IL-4 e IL-5, enquanto as células T de tipo 2 (Th2) produzem IL-4 e IL-5, mas não IFN-γ nem IL-2. As citocinas Th1 induzem respostas celulares, fundamentais para a eliminação de patógenos intracelulares (Heinzel et al., 1989; Scott et al., 1989; Sher et al., 1992). As citocinas Th2 induzem um tipo distinto de resposta, caracterizado principalmente pela síntese de IgE e eosinofilia. Essas respostas Th2 são características das helmintíases, das doenças atópicas (Maggi et al., 1992) e de infecções não controladas por patógenos intracelulares como a leishmaniose visceral e a lepra lepromatosa (Figura 2.28).

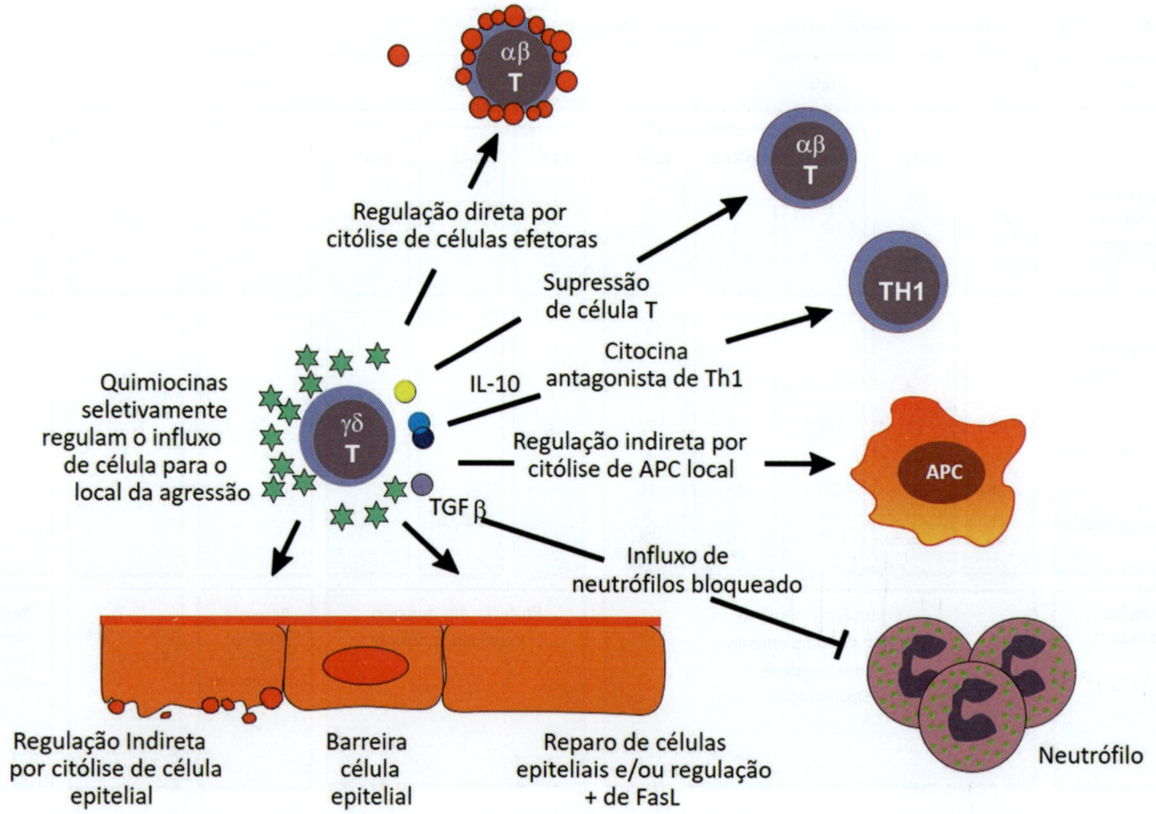

■ **Figura 2.27** Diferentes funções dos diversos tipos de linfócitos T. Essas células exercem diversos efeitos reguladores sobre diversas células da resposta imune inata e adaptativa, e funções efetoras de lise de células-alvo neoplásicas ou infectadas por agentes intracelulares.

Tabela 2.3 Tipo, origem e função das principais citocinas na imunidade linfocitária.

Célula	Funções	Localização	Marcadores	Ativação	Citocinas produzidas	Moléculas expressas
Célula T CD4 Th1	Linfócito T auxiliador, coordena funções imunológicas	Derme; raro na epiderme	CD3, CD4	IL-12	IL-2, IFN-γ, TNF-α	T-Bet, STAT1, STAT4
Célula T CD4 Th2	Linfócito T auxiliador, coordena funções imunológicas	Derme; raro na epiderme	CD3, CD4	IL-4	IL-4, IL-5, IL-13	GATA-3, STAT6
Célula T CD4 Th3	Linfócito T auxiliador, coordena funções imunológicas	Derme	CD3, CD4	IL-4	IL-4, IL-10, TGF-β	–
Célula T CD4 Th17	Linfócito T auxiliador, coordena funções imunológicas	Derme	CD3, CD4	IL-1, IL-5, IL-23	IL-17, IL-22	ROR-g, STAT3
Célula T CD4 Th22	Linfócito T auxiliador, coordena funções imunológicas	Derme	CD3, CD4	IL-6, TNF-α	IL-13, IL-22, TNF-α, FGF-β	–
Célula T CD4 Th9	Linfócito T auxiliador, coordena funções imunológicas	Derme	CD3, CD4	IL-4, TGF-β	IL-9, IL-10, IL-21	STAT6, IRF4, PU.1
Célula T reg	Controle da resposta imunológica	Derme	CD3, CD4, CD25, Fox-P3	IL-2, TGF-β	IL-10, TGF-β	FoxP3, STAT5
Célula T CD8	Eliminação de patógenos intracelulares e células alteradas	Derme, epiderme	CD3, CD8	IL-2, IL-12, IFNs-tipo 1	IFN-γ	Perforina, granzima
Célula T γδ	Eliminação de patógenos intracelulares e células alteradas; morte celular	Derme	CD3, TCRγδ	IL-2, IL-12	IL-17, IFN-γ	MHC-I
Célula NKT	Eliminação de antígenos lipídicos	Derme	CD16, CD56	IL-12, IL-18	IL-4, IL-17, IFN-γ	MHC-I
Célula NK	Imunidade inata a patógenos intracelulares	Derme	CD16, CD56, CD57	IL-12, IL-15	IFN-γ	MHC-I
Células linfoides inatas (ILC)	Imunidade inata	Derme	CD127	IL-12, IL-18, IL-23, IL-25, IL-33, TGF-β	IL-1, IL-23, IL-25, IL-33, TSLP	Id2, T-bet, GATA3, RORg
Células B	Resposta imune humoral	Derme	CD19, CD20	IL-2, IL-4, IL-6, IL-11, IL-13, TNF-α, BAFF	–	Anticorpos*, TLR5, TLR7, TLR9, CD40, CD80, MHC-I e MHC-II
Célula B reg	Controle da resposta imunológica	Derme	CD5, CD21, CD24	IL-2, IL-4, IL-5	IL-10, TGF-β	TLR4
Plasmócito	Síntese e secreção de anticorpos	Derme	CD38, CD138	IL-4, IL-6, IL-10, IFN-γ, BAFF	–	IRF4, AP-1, PU.1

Fonte: Modificada de Quaresma, 2019. Clin Microbiol Rev 32:e00034-18.

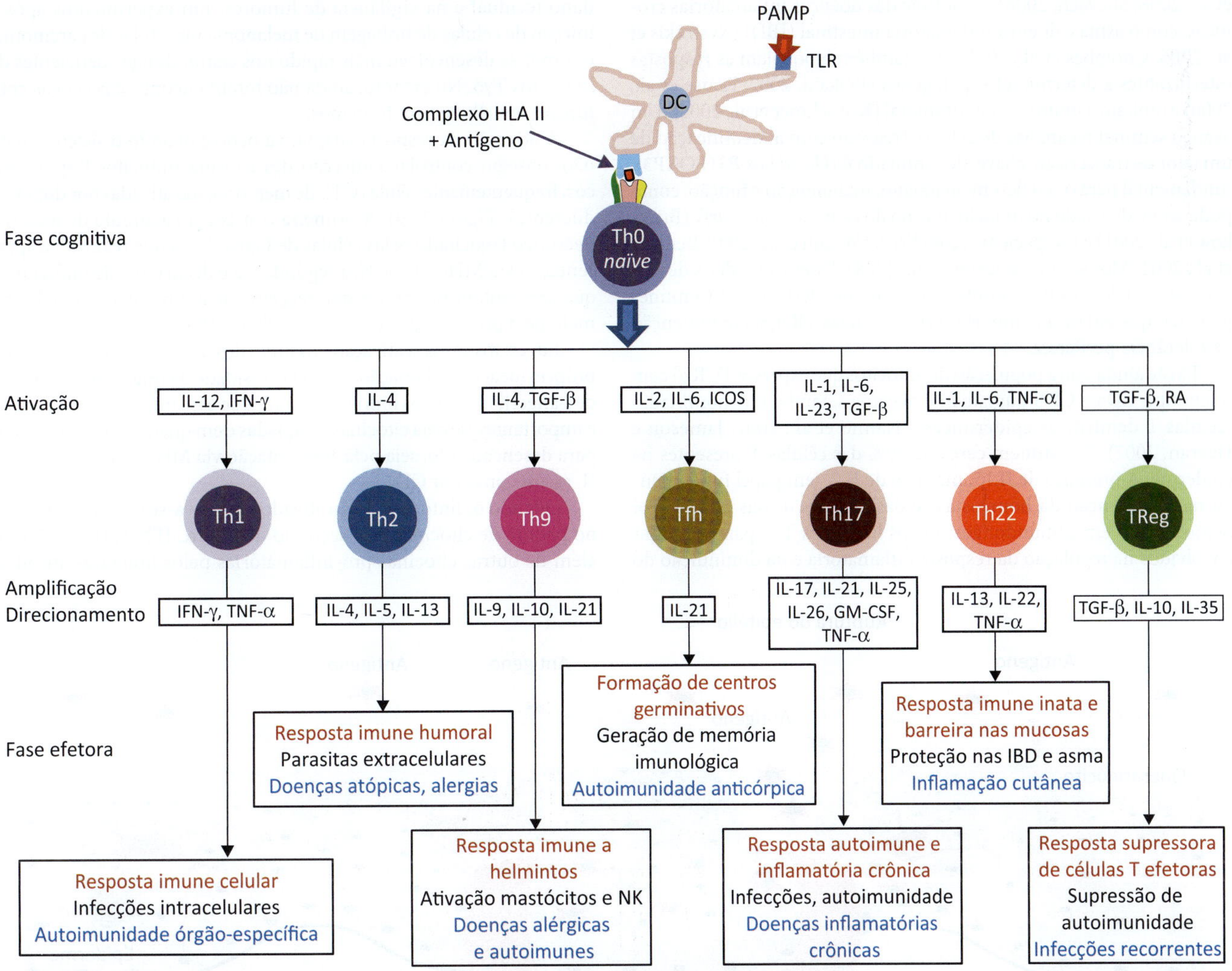

■ **Figura 2.28** Diferenciação dos linfócitos T a partir de sua ativação pelas células apresentadoras de antígenos e funções das principais vias de células T auxiliadoras. É possível também vermos as diferentes fases da resposta imune adaptativa: fase cognitiva, com processamento e apresentação antigênica; fase de ativação: sinalização intracelular e comunicação por contato célula a célula e mediadores solúveis; fase de amplificação e direcionamento: ativação de células auxiliadoras e secreção de citocinas direcionadoras da resposta imune adequada para o momento; fase efetora: ativação dos diversos sistemas efetores da resposta imunológica, tanto mediada por células como humoral.

Uma terceira população celular foi denominada "Th0", possivelmente precursora das células Th1 e Th2, visto que produzem uma combinação das citocinas típicas das duas populações e surgem transitoriamente após a ativação de células T virgens (Elson et al., 1995). Frente às infecções fúngicas, os linfócitos T produzem e secretam citocinas como o IFN-γ e o TNF-β, que ativam e potencializam a fagocitose dos monócitos, a IL-8 e a proteína quimiotática para monócitos-1 (MCP-1), as proteínas inflamatórias de macrófago (MIP-1α e MIP-1β), que induzem a redistribuição de receptores celulares para a adesão e o recrutamento de moléculas acessórias de adesão (ICAM-1, ICAM-3, CD43 e CD44), elementos estes de fundamental importância na regulação do processo inflamatório (Pozo et al., 1996). Como função, os linfócitos T auxiliam na produção de anticorpos pelas células B, matam células infectadas por vírus, regulam o nível de resposta imunológico e estimulam a atividade citotóxica e microbicida de outras células efetoras do sistema imunológico, como macrófagos. A comunicação entre essas células pode ser pelo contato célula-célula ou por fatores solúveis como as citocinas e os anticorpos.

Outra população importante de células T que vem ganhando muito interesse recentemente são as células TH-17, uma população de células T CD4 que difere das células Th1 e Th2 (DONG, 2008). A inflamação mediada por células TH-17 é caracterizada pela infiltração de células T capazes de secretar IL-17A, IL-17F, IL-21 e IL-22. As células TH-17 são direcionadas à proteção contra fungos e bactérias extracelulares. Além disso, estudos têm indicado que as células TH-17 estão envolvidas em processos autoimunes como esclerose múltipla, artrite reumatoide, psoríase e doença inflamatória intestinal. As células T ativadas por diferentes agentes patogênicos diferenciam-se em linhagens distintas de células T com diferentes padrões de expressão de *receptors de homing* (Acosta-Rodriguez et al., 2007). Por exemplo, células T do sangue periférico antígeno-específicos são distribuídos de forma diferente em CCR6+ e CCR6-. Células T específicas para citomegalovírus e toxoide tetânico são encontradas nas duas populações de células-T CCR6+ e CCR6-. Em contraste, células T específicas para *Candida albicans* e *Mycobacterium tuberculosis* estão presentes principalmente no subconjunto CCR6+. Considerando-se que as células T CD4 específicas para *M. tuberculosis* coexpressam CXCR3 e CCR6 e produzem IFN-γ, as células T CD4 específicas para *C. albicans* coexpressam CCR4 e CCR6 e secretam apenas IL-17 (Bromley et al., 2008) (Figura 2.28).

Vários mecanismos reguladores sofisticados são utilizados para manter a homeostase imunológica, impedir a autoimunidade e modular a inflamação induzida por agressões e patógenos ambientais. Entre esses mecanismos, estão as ações das células T reguladoras (TReg), que são atualmente consideradas c o principal mediador da tolerância periférica. Embora as células TReg tenham um papel fundamental na prevenção de doenças autoimunes, como o diabetes tipo 1 (Sakaguchi et al., 2008; Shevach, 2008), e controle das doenças inflamatórias crônicas, como asma e doença inflamatória intestinal (IBD) (Xystrakis et al., 2006; Coombes et al., 2005), elas também bloqueiam as respostas esterilizantes a determinados patógenos (Belkaid, 2007; Rouse et al., 2006) e limitam a imunidade antitumoral (Kretschmer et al., 2006). Um avanço seminal na análise de células Treg veio com a identificação de um fator de transcrição-chave, denominado *forkhead box P3* (FOXP3), fundamental para o seu desenvolvimento, manutenção e função, como pode ser evidenciado no modelo murino do camundongo *scurfy* (Brunkow et al., 2001) e nos pacientes com IPEX (Wildin et al., 2001; Bennett et al., 2001; Moraes-Vasconcelos et al., 2008). Esses indivíduos desenvolvem uma doença linfoproliferativa com manifestações autoimunes graves, o que enfatiza a importância das células TReg na manutenção da tolerância periférica.

Existe ainda outra população de linfócitos que expressa TCRγδ com o fenótipo CD4 e CD8 duplamente negativas, também denominadas "células T dendríticas epidérmicas" (Nanno et al., 2007; Jameson e Havran, 2007). Constituem cerca de 90% das células T presentes na epiderme. A presença de IL15, mas não de IL7, tem papel fundamental na manutenção da homeostase e das funções dessas células. Foi demonstrado em camundongos que os linfócitos Tγδ parecem estar envolvidos na regulação da resposta inflamatória e na diminuição do dano tecidual e na vigilância de tumores. Em experimentos após a injeção de células de linhagem de melanoma ou células de carcinoma, o tumor se desenvolveu mais rápido nos camundongos deficientes de linfócitos Tγδ. No entanto, ainda não foram encontradas células com função semelhante em humanos.

A ativação da resposta adaptativa ocorre quando o sistema inato não consegue controlar a infecção, dessa forma, linfócitos T epidérmicos, frequentemente células CTL de memória, são ativadas por duas vias diferentes (Figura 2.29). A primeira consiste no acúmulo de material necrótico fagocitado pelas células de Langerhans que realizam a apresentação via MHC classe II, a segunda via é decorrente de linfócitos T que apresentam receptores que reagem a fosfoproteínas liberadas no meio pelo processo de necrose (De Libero, 1997).

Em certos casos, a ativação dos linfócitos T virgens pode ocorrer no próprio local da inflamação, sem a necessidade da migração das células de Langerhans para os linfonodos. Para que esse mecanismo se efetive, é importante que haja citocinas adequadas e em quantidade apropriadas para desencadeá-lo, seja pela apresentação via MHC classe I, seja pela II, assim como por CD1.

Quando os linfócitos T são ativados, observa-se uma amplificação no padrão de citocinas pela secreção de IFN-α, IFN-γ, IL6 e TNF-α, além de outras citocinas pró-inflamatórias pelos linfócitos ativados,

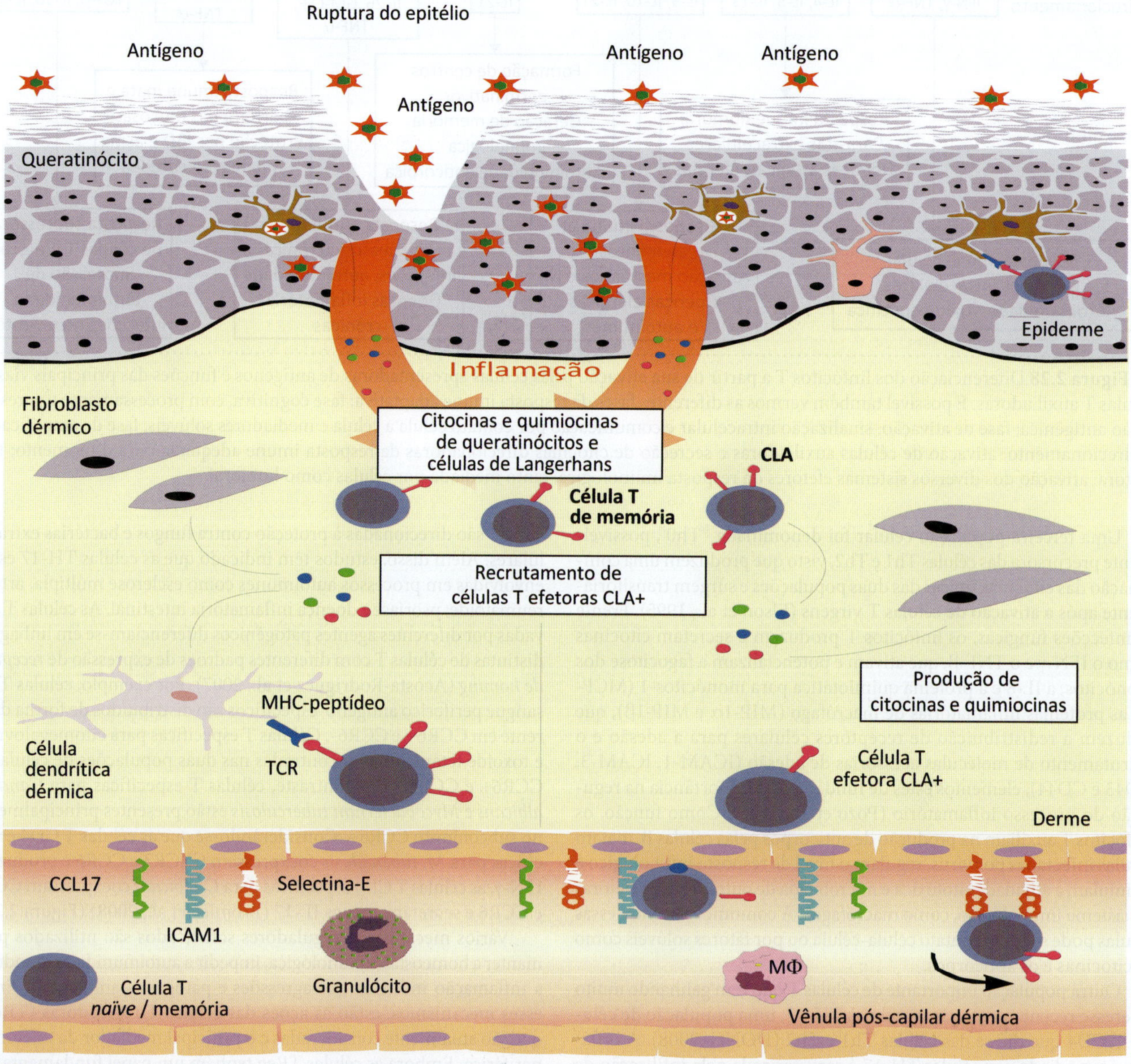

■ **Figura 2.29** Resposta imunológica adaptativa na pele.

que elevam a secreção de IL6 e IL8 pelos queratinócitos, ocasionando sua própria elevação na expressão de ICAM (Teunissen et al., 1998).

A secreção de citocinas como os IFN pelos linfócitos e queratinócitos resulta na ativação e recrutamento dos macrófagos locais que passam a secretar IL-12 e outras citocinas pró-inflamatórias que resultarão na diferenciação de linfócitos T em Th1, além de elevação no *burst* respiratório e secreção de metaloproteinases e outras enzimas proteolíticas.

Para que a ativação dos linfócitos ocorra, as células de Langerhans que já realizaram a fagocitose alcançam os vasos linfáticos presentes na derme migrando até o linfonodo. Durante esse processo, as células de Langerhans elevam a expressão de moléculas MHC II e de moléculas coestimuladoras como B7-1 e B7-2, para interagirem de forma apropriada com os linfócitos. Após a ativação, as células T proliferam e diferenciam-se, expressando em sua superfície CLA (*cutaneous lymphocyte antigen*), molécula responsável pela locomoção dos linfócitos até o local da inflamação. Quando as alterações no local da inflamação permanecem por mais de 24 horas, inicia-se a indução da imunidade adaptativa (Cumberbatch et al., 1997; Schwarzenberger, 1996; Larsen et al., 1994; Kawamura, 1995; Picker et al., 1991). A produção de quimiocinas da família CC, responsáveis pela atração dos linfócitos ao sítio inflamatório, é estimulada pela presença de IFN-γ na epiderme estimulando leucócitos e fibroblastos a produzirem essas quimiocinas. O tipo de quimiocina expressa nas células endoteliais, por exemplo, resulta na seleção de tipos de linfócitos específicos, como Th1 e Th2. Dessa forma, quando há necessidade de uma resposta Th1, que mantém o processo inflamatório, o endotélio passa a expressar de forma mais elevada a quimiocina RANTES, que apresenta afinidade pelo receptor CCR5 presente em linfócitos Th1 (Teran et al., 1999; Schmouder et al., 1993; Martin et al., 1991; Rathanaswami et al., 1993; Austrup et al., 1997; Schrum et al., 1996).

Células endoteliais também auxiliam no processo de controle inflamatório, atuando na redução de diapedese de neutrófilos. Isso ocorre pela alteração no padrão de moléculas de adesão expressos nas células do vaso. Neste momento, a diapedese de neutrófilos é substituída por monócitos. A presença de IFN-γ também é de grande importância na atuação das células endoteliais, isso porque essas células, quando expostas ao IFN, passam a expressar moléculas MHC II. Essas células também são capazes de fagocitar antígenos que migram do local da inflamação para a derme, apresentando-os aos linfócitos T. Os sinais coestimulatórios são provenientes da elevação na expressão de moléculas como ICAM-1 (CD54) e LFA-1 (CD11a/CD18) que interagem com LFA-1 e CD2 nos linfócitos T. Por fim, os queratinócitos produzirão prostaglandina E2, IL10 e TGF-β, que determinarão o início de um processo de "limpeza" da região afetada pelo agente patogênico e pela resposta imunológica.

Todos esses dados nos permitem inferir que a pele é um órgão de defesa por excelência, servido como um sensor que "visualiza" e direciona a resposta imunológica de modo a conseguir nos defender de todos os agentes patogênicos aos quais estamos constantemente expostos. Além disso, exerce função moduladora que promove o término de uma resposta imunológica iniciada por um estímulo agressor, de modo a garantir a homeostase do organismo.

Referências bibliográficas

1. Abdallah F, Mijouin L, Pichon C, Skin immune landscape: inside and outside the organism, mediators of inflammation: ID 5095293, 2017. https://doi.org/10.1155/2017/5095293.
2. Acosta-Rodriguez EV, Rivino L, Geginat J, Jarrossay D, Gattorno M, Lanzavecchia A, Sallusto F, Napolitani G. Surface phenotype and antigenic specificity of human interleukin 17-producing T helper memory cells. Nat Immunol. 2007 Jun;8(6): 639-46.
3. Agerberth B, Gudmundsson GH. Host antimicrobial defence peptides in human disease. Current topics in microbiology and immunology. 2006;306:67-90. Epub 2006/08/17. PMID: 16909918.
4. Albanesi C et al. Keratinocytes in inflammatory skin diseases. Curr Drug Targets Inflamm Allergy. 2005;4:329-334.
5. Arend WP et al. IL-1, IL-18, and IL-33 families of cytokines. Immunol Rev. 2008;223:20-38.
6. Asare A, Levorse J, Fuchs E. Coupling organelle inheritance with mitosis to balance growth and differentiation. Science. 2017;355(6324):eaah4701.
7. Austrup F, Vestweber D, Borges E, Löhning M, Bräuer R, Herz U, Renz H, Hallmann R, Scheffold A, Radbruch A, Hamann A. P-and E-selectin mediate recruitment of T-helper-1 but not T-helper-2 cells into inflammed tissues. Nature. 1997 Jan 2;385(6611):81-3.
8. Axen A, Gloverin, an antibacterial protein from the immune hemolymph of Hyalophora pupae. Eur J Biochem. 1997;247:614-619.
9. Balbino CA, Pereira LM, Curi R. Mecanismos envolvidos na cicatrização: uma revisão. Brazilian Journal of Pharmaceutical Sciences. 2005 Jan./Mar;1(41):27-51.
10. Bals R, Epithelial antimicrobial peptides in host defense against infection. Resp Res. 2000;1:141-150.
11. Beffus AD et al. Neutrophil Defensins Induce Histamine Secretion from Mast Cells: Mechanisms of Action. J Immunol. 1999;163:947-953.
12. Belkaid Y. Regulatory T cells and infection: a dangerous necessity. Nature Rev Immunol. 2007;7:875-888.
13. Benjamini E, Coico R, Sunshine G. Imunologia. 4. ed. Guanabara Koogan; 9-14:87-99.
14. Bennett CL, Christie J, Ramsdell F, Brunkow ME, Ferguson PJ, Whitesell L, Kelly TE; Saulsbury FT; Chance PF; Ochs HD. The immune dysregulation, polyendocrinopathy, enteropathy, X-linked syndrome (IPEX) is caused by mutations of FOXP3. Nat Genet. 2001;Jan;27(1):20-1.
15. Blanpain C, Fuchs E. Epidermal homeostasis: a balancing act of stem cells in the skin. Nat Rev Mol Cell Biol. 2009;10:207-217.
16. Boman HG, Ageberth B, Boman A, 1993. Mechanisms of action of Escherichia coli of cecropin P1 and PR-39, two antibacterial peptides from pig intestine. Infect Immun. 1993;61:2978-2984.
17. Bos JD, 2005. Skin immune system (SIS): cutaneous immunology and clinical immunodermatology. editor, Jan D Bos. 3. ed. 2005. ISBN 0-8493-1959-5, CRC press, p. 3-12, 13-18, 19-54, 77-100, 101-122, 123-182, 183-210, 211-236, 237-262, 263-286.
18. Bosselut R. CD4/CD8-lineage differentiation in the thymus: from nuclear effectors to membrane signals. Nat Rev Immunol. 2004 Jul;4(7):529-40.
19. Braff MH et al. Keratinocyte production of cathelicidin provides direct activity against bacterial skin pathogens. Infect immune. 2005; 73:6771-81.
20. Braff MH, Gallo RL. Antimicrobial peptides: an essential component of the skin defensive barrier. Current Topics in Microbiology and Immunology. 2006;306:91-110. Epub 2006/08/17. PMID: 16909919.
21. Braff, Marissa H et al. Cutaneous Defense Mechanisms by Antimicrobial Peptides. J. Invest Dermatol. 2004;125:9-13.
22. Bromley SK, Mempel TR, Luster AD. Orchestrating the orchestrators: chemokines in control of T cell traffic. Nat Immunol. 2008 Sep;9(9):970-80.
23. Brunkow ME, Jeffery EW, Hjerrild KA, Paeper B, Clark LB, Yasayko SA, Wilkinson JE, Galas D, Ziegler SF, Ramsdell F. Disruption of a new forkhead/winged-helix protein, scurfin, results in the fatal lymphoproliferative disorder of the scurfy mouse. Nat Genet. 2001 Jan;27(1):68-73.
24. Buckle A M, Hogg N, 1989. The effect of IFN-gamma and colony-stimulating factors on the expression of neutrophil cell membrane receptors. J. Immunol. 1989;143(7):2295-2301.
25. Chinnappan M, Harris-Tryon TA. Novel mechanisms of microbial crosstalk with skin innate immunity. Exp Dermatol. 2021;30:1484-1495. https://doi.org/10.1111/exd.14429.
26. Chodakewitz JA et al. 1990. Macrophage colony-stimulating factor production by murine and human keratinocytes. Enhancement by bacterial lipopolysaccharide. J. Immunol. 1990;144:2190-2196.
27. Christofidou-Solomidou M, Nakada MT, Williams J, Muller WA, Delisser HM. Neutrophil platelet endothelial cell adhesion molecule-1 participates in neutrophil recruitment at inflammatory sites and is down-regulated after leukocyte extravasation. J. Immunol. 1997;158(10):4872-4878.
28. Cianci R, Pagliari D, Piccirillo CA, Fritz JH, Gambassi G. The Microbiota and Immune System Crosstalk in Health and Disease, Mediators of Inflammation. 2018. ID 2912539. https://doi.org/10.1155/2018/2912539.
29. Clausen BE, Stoitzner P. Functional specialization of skin dendritic cell subsets in regulating T cell responses. Front Immunol. 2015;6:534.
30. Coates M, Blanchard S, Macleod AS. Innate antimicrobial immunity in the skin: A protective barrier against bacteria, viruses, and fungi. PLoS Pathog. 2018;14(12):e1007353. https://doi.org/10.1371/journal.ppat.1007353.
31. Coombes JL, Robinson NJ, Maloy KJ, Uhlig HH, Powrie F, 2005. Regulatory T cells and intestinal homeostasis. Immunol Rev. 2005 Apr;204:184-94.
32. Cumberbatch M, Dearman RJ, Kimber I. Langerhans cells require signals from both tumour necrosis factor-alpha and interleukin-1 beta for migration. Immunology. 1997;Nov;92(3):388-95.
33. De Libero G. Sentinel function of broadly reactive human gamma delta T cells. Immunol Today. 1997 Jan;18(1):22-6.

34. Delclaux C, Delacourt C, D'Ortho MP, Boyer V, Lafuma C, Harf A. Role of gelatinase B and elastase in human polymorphonuclear neutrophil migration across basement membrane. Am J Respir Cell Mol Biol. 1996;14(3):288-95.
35. Detmers PA, Powell DE, Walz A, Clark-Lewis I, Baggiolini M, Cohn ZA. Differential effects of neutrophil-activating peptide 1/IL-8 and its homologues on leukocyte adhesion and phagocytosis. J. Immunol. 1991;147(12):4211-4217.
36. Domek MJ, Blackman EI, Kao J, Zhang XY, Iwata F, Seno K, Leung FW. Functional ablation of afferent nerves aggravates dextran sulphate sodium-induced colonic damage in rats. J Gastroenterol Hepatol. 1997;12(11):698-702.
37. Dong C. TH17 cells in development: an updated view of their molecular identity and genetic programming. Nat Rev Immunol. 2008;8:337-348.
38. Dorschner RA et al. Cutaneous injuri induces the release of cathelicidin anti-microbial peptides active against group. A Streptococcus. J Invest Dermatol. 2001;117:91-97.
39. Dovezenski N, Billetta R, Gigli I. Expression and localization of proteins of the complement system in human skin. J Clin Invest. 1992; 90(5):2000-2012.
40. Drake DR et al. Antimicrobial lipids at the Skin Surface. Journal of Lipids Research. 2008;49:4-11.
41. Driskell RR, Lichtenberger BM, Hoste E et al. Distinct fibroblast lineages determine dermal architecture in skin development and repair. Nature. 2013;504:277-281.
42. Dux M, Jancsó G, Sann H, Pierau FK. Inhibition of the neurogenic inflammatory response by lidocaine in rat skin. Inflamm Res. 1996;45(1):10-3.
43. Edelbaum D et al. Interleukin (IL)-15 promotes the growth of murine epidermal gamma delta T cells by a mechanism involving the beta- and gamma c-chains of the IL-2 receptor. J Invest Dermatol. 1995;105:837-843.
44. Edelman G. Antibody Structure and Molecular Immunology. Physiology or medice – Nobel Lecture; 1972:31-54.
45. Egawa G, Kabashima, K. Skin Immunity: a new player in the dermis eLife. 2021; 10:e68979.
46. Elson LE, Nutman TB, Metcalfe DD, Prussin C. Flow cytometric analysis for cytokine production identifies T helper 1, T helper 2, and T helper 0 cells within the human CD4+CD27- lymphocyte subpopulation. J Immunol. 1995;154:4294-4301.
47. Eming SA, Krieg T, Davidson JM. Inflammation in wound repair: molecular and cellular mechanisms. The Journal of Investigative Dermatology. 2007;127(3):514-25.
48. Engstrom, P et al. The antibacterial effects of attacins from the silk moth Hyalophora cecropia is directed against the outer membrane of Escherichia coli. EMBO J. 1984;3:3347-3351.
49. Ferrante A, Nandoskar M, Walz A, Goh DH, Kowanko IC. Effects of tumour necrosis factor alpha and interleukin-1 alpha and beta on human neutrophil migration, respiratory burst and degranulation. Int Arch Allergy Appl Immunol. 1988;86(1):82-91.
50. Fichtelius KE, Groth O, Liden S. The skin, a first level lymphoid organ? Int Arch Allergy. 1970;37:607.
51. Gao JX, Issekutz AC. The beta 1 integrin, very late activation antigen-4 on human neutrophils can contribute to neutrophil migration through connective tissue fibroblast barriers. Immunology. 1997;90(3):448-54.
52. Geissmann F, Dieu-Nosjean MC, Dezutter C, Valladeau J, Kayal S, Leborgne M, Brousse N, Saeland S, Davoust J. Accumulation of immature Langerhans cells in human lymph nodes draining chronically inflamed skin. J Exp Med. 2002;Aug 19;196(4):417-30.
53. Germain RN. T-cell development and the CD4-CD8 lineage decision. Nat Rev Immunol. 2002 May;2(5):309-22.
54. Goldhill J, Pichat P, Roome N, Angel I, Arbilla S. Effect of mizolastine on visceral sensory afferent sensitivity and inflammation during experimental colitis. Arzneimittelforschung. 1998;48(2):179-84.
55. Gresham HD, Clement LT, Lehmeyer JE, Griffin FM Jr., Volanakis JE. Stimulation of human neutrophil Fc receptor-mediated phagocytosis by a low molecular weight cytokine. J Immunol. 1986;137(3):868-75.
56. Groisman EA. Bacterial response to host-defense peptides. Trends Microbiol. 1996;4:127-129.
57. Hachicha M, Rathanaswami P, Naccache PH, McColl SR. Regulation of chemokine gene expression in human peripheral blood neutrophils phagocytosing microbial pathogens. J Immunol. 199;160(1):449-454.
58. Harper RA, Grove G. Human skin fibroblasts derived from papillary and reticular dermis: differences in growth potential in vitro. Science. 1979;204(4392):526-527.
59. Heilborn JD et al. The cathelicidin antimicrobial peptide LL-37 is involved in re-epithelialization of human skin wounds and is lacking in chronic ulcer epithelium. The Journal of investigative dermatology. 2003;120(3):379-89.
60. Heinzel FP, Sadick MD, Holaday BJ, Coffman RL, Locksley RM. Reciprocal expression of interferon γ or IL-4 during the resolution or progression of murine leishmaniasis: evidence for expansion of distinct T helper cell subsets. J Exp Med. 1989; 169:59-67.
61. Heufler C et al. Interleukin 7 is produced by murine and human keratinocytes. J Exp Med. 1993;178:1109-1114.
62. Hodakewitz JA, Coleman DL. Keratinocyte-derived granulocyte/macrophage colony-stimulating factor induces DNA synthesis by peritoneal macrophages. J Immunol. 1988;140:832-836.
63. Hoyle CH, Stones RW, Robson T, Whitley K, Burnstock G. Innervation of vasculature and microvasculature of the human vagina by NOS and neuropeptide-containing nerves. Journal of Anatomy. 1996;188:633-644.
64. Jameson J, Havran WL. Skin γδ T-cell functions in homeostasis and wound healing. Immunol Rev. 2007 Feb;215:114-22.
65. Jancsó G, Obál F, Tóth-Kása I Jr, Katona M, Husz S, 1985. The modulation of cutaneous inflammatory reactions by peptide-containing sensory nerves. Int J Tissue React. 1985;7(6):449-457.
66. Janeway CA, Murphy K, Weaver C. Immunobiology. 9th ed. Garland, Taylor & Francis; 2017. p. 1-36, 37-76, 77-138, 139-172, 345-398, 399-444, 445-492.
67. Jiang Y, Tsoi LC, Billi AC, Ward NL, Harms PW, Zeng C, Maverakis E, Kahlenberg JM, Gudjonsson JE. Cytokinocytes: the diverse contribution of keratinocytes to immune responses in skin. JCI Insight. 2020;5(20):e142067.
68. Johnson AH, Hurley CK, Hartzman RJ. Antígenos Leucocitários Humanos (HLA): o Complexo principal de histocompatibilidade de humanos e imunologia dos transplantes. Henry J.B. Diagnósticos clínicos e tratamento por métodos laboratoriais. 19. ed. São Paulo, Manole; (38):958-968.
69. Kabashima K, Honda T, Ginhoux F et al. The immunological anatomy of the skin. Nat Rev Immunol. 2019;19;19-30.
70. Kawamura T, Furue M. Comparative analysis of B7-1 and B7-2 expression in Langerhans cells: differential regulation by T helper type 1 and T helper type 2 cytokines. Eur J Immunol. 1995 Jul;25(7):1913-7.
71. Kobayashi T, Voisin B, Kim DY et al. Homeostatic control of sebaceous glands by innate lymphoid cells regulates commensal bacteria equilibrium. Cell. 2019;176: 982-997.e16.
72. Kolls JK et al. Cytokine-mediated regulation of antimicrobial proteins. Nat Rev Immunol. 2008;8:829-835.
73. Kretschmer K, Apostolou I, Jaeckel E, Khazaie K, Von Boehmer H. Making regulatory T cells with defined antigen specificity: role in autoimmunity and cancer. Immunol Rev. 2006;212:163-169.
74. Kristiansen H, Gad HH, Eskildsen-Larsen S, Despres P, Hartmann R. The oligoadenylate synthetase family: an ancient protein family with multiple antiviral activities. Journal of interferon & cytokine research: the official journal of the International Society for Interferon and Cytokine Research. 2011;31(1):41-7.
75. Kristiansen H, Scherer CA, Mcvean M, Iadonato SP, Vends S, Thavachelvam K et al. Extracellular 2'-5' oligoadenylate synthetase stimulates RNase L-independent antiviral activity: a novel mechanism of virus-induced innate immunity. Journal of Virology. 2010;84(22):11898-904.
76. Kuby. Immunology. 7. ed. WH Freeman, 2013. p. 11-17, 41-60, 143-146, 152-165, 166-168, 169-173, 173-176.
77. Kupper TS et al. Human keratinocytes contain mRNA indistinguishable from monocyte interleukin 1 alpha and beta mRNA. Keratinocyte epidermal cell-derived thymocyte-activating factor is identical to interleukin 1. J Exp Med. 1986;164: 2095-2100.
78. Kupper TS. Immune and inflammatory processes in cutaneous tissues. Mechanisms and speculations. J Clin Invest. 1990;86:1783-1789.
79. Lai Y, Di Nardo A, Nakatsuji T, Leichtle A, Yang Y, Cogen AL et al. Commensal bacteria regulate Tolllike receptor 3-dependent inflammation after skin injury. Nature Medicine. 2009;15(12):1377-82.
80. Larsen CP, Ritchie SC, Hendrix R, Linsley PS, Hathcock KS, Hodes RJ, Lowry RP, Pearson TC. Regulation of immunostimulatory function and costimulatory molecule (B7-1 and B7-2) expression on murine dendritic cells. J Immunol. 1994 Jun 1;152(11):5208-19.
81. Lay K, S Yuan S, Gur-Cohen Y et al. Stem cells repurpose proliferation to contain a breach in their niche barrier. 2018; eLife 7: e41661.
82. Leem JY et al. Purification and characterization of N-beta-alanyl-5-S-glutathionyl-3,4-dihydroxyphenylalanine, a novel antibacterial substance of Sarcophaga peregrine (flesh fly). J Biol Chem. 1996;271:13573-13577.
83. Liang SC et al. Interleukin (IL)-22 and IL-17 are coexpressed by Th17 cells and cooperatively enhance expression of antimicrobial peptides. J Exp Med. 2006;203:2271-2279.
84. Livingston DH, Appel SH, Sonnenfeld G, Malangoni MA. The effect of tumor necrosis factor-alpha and interferon-gamma on neutrophil function. J Surg Res. 1989;46(4):322-326.
85. MacConmara, M, Lederer JA. B Cells. Crit Care Med. 2005;33(12):S514-516.
86. Macleod AS, Mansbridge JN. The Innate Immune System in Acute and Chronic Wounds. Advances in Wound Care. 2016;5(2):65-78.
87. Maggi E, Parronchi P, Manetti R, Simonelli C, Piccinni MP, Rugiu FS, De Carli M, Ricci M, Romagnani S. Reciprocal regulatory effects of IFN-gamma and IL-4 on the in vitro development of human Th1 and Th2 clones. J Immunol. 1992;148: 2142-2147.
88. Maranduca MA, Hurjui LL, Branisteanu DC, Serban DN, Branisteanu DE, Dima N, Serban IL. Skin – a vast organ with immunological function (Review). Exp Ther Med. 2020 Jul;20(1):18-23.
89. Martin CA, Dorf ME. Differential regulation of interleukin-6, macrophage inflammatory protein-1, and JE/MCP-1 cytokine expression in macrophage cell lines. Cell Immunol. 1991 Jun;135(1):245-58.
90. Matsui T, Amagai M. Dissecting the formation, structure and barrier function of the stratum corneum. Int Immunol. 2015;27:269-280.
91. McDonald DM, Bowden JJ, Baluk P, Bunnett NW, 1996. Neurogenic inflammation. A model for studying efferent actions of sensory nerves. Adv Exp Med Biol. 1996;410:453-62.
92. Middleton J, Neil S, Wintle J, Clark-Lewis I. Moore H, Lam C, Auer M, Hub E, Rot A. Transcytosis and surface presentation of IL-8 by venular endothelial cells. Cell. 1997;91:385-395.
93. Monroe JG. ITAM-mediated Tonic Signalling Through pre-BCR and BCR complexes. Nature Reviews – Immunology. 2006;6:283-294.
94. Moraes-Vasconcelos D, Costa-Carvalho BT, Torgerson TR, Ochs HD. Primary immune deficiency disorders presenting as autoimmune diseases: Ipex and Apeced. J Clin Immunol. 2008 May;28 Suppl 1:S11-9.

95. Mosmann TR, Cherwinski H, Bond MW, Giedlin MA, Coffman RL. Two types of murine helper T cell clone. I. Definition according to profiles of lymphokine activities and secreted proteins. J Immunol. 1986;136:2348-2357.
96. Naik S. One size does not fit all: diversifying immune function in the skin. J Immunol. 2022;208:227-234.
97. Nanno M, Shiohara T, Yamamoto H, Kawakami K, Ishikawa H. γδ T cells: firefighters or fire boosters in the front lines of inflammatory responses. Immunol Rev. 2007;Feb;215:103-13.
98. Oppenheim JJ et al. Roles of antimicrobial Peptides Such as Defensins in Innate and Adaptive Immunity. Ann Rheum Dis. 2003;62, Suppl II, ii17-ii21.
99. Park CB, Kim HS, Kim SC. Mechanisms of action of the antimicrobial peptide buforin II: buforin II kills microorganisms by penetrating the cell membrane and inhibiting cellular functions. Biochem Biophys. 1998;244:253-257.
100. Paul WE. Fundamental Immunology. 4. ed. Lippincott – Raven; 1999. p. 1-18, 37-74, 75-110, 225-262, 263-286, 287-340, 341-366, 411-448, 831-862, 967-996.
101. Perruccio K, Bozza S, Montagnoli C, Bellocchio S, Aversa F, Martelli M, Bistoni F, Velardi A, Romani L. Prospects for dendritic cell vac cination against fungal infections in hematopoietic transplantation. Blood Cells Mol Dis. 2004 Nov-Dec;33(3):248-55.
102. Picker LJ, Kishimoto TK, Smith CW, Warnock RA, Butcher EC. ELAM-1 is an adhesion molecule for skin-homing T cells. Nature. 1991 Feb 28;349(6312):796-9.
103. Pozo MA, Sanchez-Mateos P, Sanchez-Madrid F. Cellular polarization induced by chemokines: a mechanism for leukocyte recruitment? Immunol Today. 1996;17:127-131.
104. Quaresma JAS. Organization of the skin immune system and compartmentalized immune responses in infectious diseases. Clin Microbiol Rev. 2019;32:e00034-18. https://doi.org/10.1128/CMR.00034-18.
105. Quiroz FG, Fiore VF, Levorse J, L Polak, E Wong, HA Pasolli, Fuchs E. Liquid-liquid phase separation drives skin barrier formation. Science. 2020;367(6483): eaax9554.
106. Rathanaswami P, Hachicha M, Sadick M, Schall TJ, Mccoll SR. Expression of the cytokine RANTES in human rheumatoid synovial fibroblasts. Differential regulation of RANTES and interleukin-8 genes by inflammatory cytokines. J Biol Chem. 1993 Mar 15;268(8):5834-9.
107. Romagnani S. Human Th1 and Th2 subsets: regulation of differentiation and role in protection and immunopathology. Int. Arch Allergy Appl Immunol. 1992;98:279-287.
108. Roosterman D et al. Neural Control of Skin Function: The Skin as a Neuroimmunoendocrine organ. Physiol Rev. 2006;86:1309-1379.
109. Rouse BT, Sarangi PP, SUVAS S. Regulatory T cells in virus infections. Immunol. Rev. 2006;212:272-286.
110. Sakaguchi S, Yamaguchi T, Nomura T, Ono M. Regulatory T cells and immune tolerance. Cell. 2008;May 30;133(5):775-87.
111. Schmouder RL, Strieter RM, Kunkel SL. Interferon-gamma regulation of human renal cortical epithelial cell-derived monocyte chemotactic peptide-1. Kidney Int. 1993 Jul;44(1):43-9.
112. Schneider MR, Schmidt-Ullrich R, Paus R. The hair follicle as a dynamic miniorgan. Curr Biol. 2009;19: R132-R142.
113. Schrum S, ProbsT P, Fleischer B, Zipfel PF. Synthesis of the CC-chemokines MIP-1alpha, MIP-1beta, and RANTES is associated with a type 1 immune response. J Immunol. 1996 Oct 15;157(8):3598-604.
114. Schwarzenberger K, Udey MC. Contact allergens and epidermal proinflammatory cytokines modulate Langerhans cell E-cadherin expression in situ J Invest Dermatol. 1996 Mar;106(3):553-8.
115. Scott P, Pearce E, Cheever AW, Coffman RL, Sher A. Role of cytokines and CD4+ T-cell subsets in the regulation of parasite immunity and disease. Immunol. Rev. 1989;112:161-82.
116. Sheng J, Chen Q, Wu X et al. Fate mapping analysis reveals a novel murine dermal migratory Langerhans-like Cell Population. 2021e;Life 10:e65412.
117. Sher A, Gazzinelli RT, Oswald IP, Clerici M, Kullberg M, Pearce EJ, Berzofsky JA, Mosmann TRJS. Role of T-cell derived cytokines in the down regulation of immune responses in parasitic and retroviral infection. Immunol. Rev. 1992;127:183-192.
118. Shevach EM. Immunology. Regulating suppression. Science. 2008 Oct 10;322(5899): 202-3.
119. Shook B, Rivera Gonzalez G, Ebmeier S et al. The role of adipocytes in tissue regeneration and stem cell niches. Annu Rev Cell Dev Biol. 2016;32:609-631.
120. Sorensen EO et al. Human Catelicidin, hCAP-18, is processed to the antimicrobial peptide LL-37 by extracellular cleavage with proteinase 3. Blood. 2001;97:3951-9.
121. Steadman R, Petersen MM, Topley N, Williams D, Matthews N, Spur B, Williams JD. Differential augmentation by recombinant human tumor necrosis factor-alpha of neutrophil responses to particulate zymosan and glucan. J Immunol. 1990;144(7):2712-2718.
122. Steele MM, Lund AW. Afferent lymphatic transport and peripheral tissue immunity. J Immunol. 2021;206:264-272.
123. Streilein JW, Alard P, Niizek H. A new concept of skin-associated lymphoid tissue (SALT): UVB light impaired cutaneous immunity reveals a prominent role for cutaneous nerves. The Keio Journal Medicine. 1999;48(1):22-27.
124. Strickland I, Rhodes LE, Flanagan BF, Friedmann PS. TNF-alpha and IL-8 are upregulated in the epidermis of normal human skin after UVB exposure: correlation with neutrophil accumulation and E-selectin expression. J Invest Dermatol. 1997;108(5):763-8.
125. Takeuchi O, Akira S. Pattern recognition receptors and inflammation. Cell. 2010;140(6):805-20. Epub 2010/03/23. https://doi.org/10.1016/j.cell.2010.01.022 PMID: 20303872.
126. Tamari M, Ver Heul AM, Kim BS. Immunosensation: neuroimmune cross-talk in the skin. Annu Rev Immunol. 2021;39:369-393.
127. Teran LM, Mochizuki M, Bartels J, Valencia EL, Nakajima T, Hirai K, Schröder JM. Th1- and Th2-type cytokines regulate the expression and production of eotaxin and RANTES by human lung fibroblasts. Am J Respir Cell Mol Biol. 1999 Apr;20(4):777-86.
128. Terui T, Kato T, Tagami H. Stratum corneum activation of complement through the antibody-independent alternative pathway. J Invest Dermatol. 1989;92(4):593-597.
129. Teunissen MB, Koomen CW, De Waal Malefyt R, Wierenga EA, Bos JD. Interleukin-17 and interferon-gamma synergize in the enhancement of proinflammatory cytokine production by human keratinocytes. J Invest Dermatol. 1998 Oct;111(4):645-9.
130. Valladeau J, Ravel O, Dezutter-Dambuyant C, Moore K, Kleijmeer M, Liu Y, Duvert-Frances V, Vincent C, Schmitt D, Davoust J, Caux C, Lebecque S, Saeland S. Langerin, a novel C-type lectin specific to Langerhans cells, is an endocytic receptor that induces the formation of Birbeck granules. Immunity. 2000 Jan;12(1):71-81.
131. Vecchiarelli A, Retini C, Casadevall A, Monari C, Pietrella D, Kozel TR. Involvement of C3a and C5a in interleukin-8 secretion by human polymorphonuclear cells in response to capsular material of Cryptococcus neoformans. Infect Immun. 1998;66(9):4324-4330.
132. Weaver CT et al. IL-17 family cytokines and the expanding diversity of effector T cell lineages. Annu Rev Immunol. 2007;25:821-852.
133. White SH, Wimley WC, Selsted ME. Structure, Function, and Membrane Integration of defensins. Curr Opin Struct Biol. 1995;5:521-527.
134. Wildin RS, Ramsdell F, Peake J, Faravelli F, Casanova JL, Buist N, Levy-Lahad E, Mazzella M, Goulet O, Perroni L, Bricarelli FD, Byrne G, Mceuen M, ProlL S, Appleby M, Brunkow ME. X-linked neonatal diabetes mellitus, enteropathy and endocrinopathy syndrome is the human equivalent of mouse scurfy. Nat Genet. 2001 Jan;27(1):18-20.
135. Witmer-Pack MD et al. Granulocyte/macrophage colony-stimulating factor is essential for the viability and function of cultured murine epidermal Langerhans cells. J Exp Med. 1987;166:1484-1498.
136. Xystrakis E, Boswell SE, Hawrylowicz CM, 2006. T regulatory cells and the control of allergic disease. Expert Opin Biol Ther. 2006;6:121-133.
137. Yan M, Peng J, Jabbar IA, Liu X, Filgueira L, Frazer IH, Thomas R. Activation of dendritic cells by human papillomavirus-like particles through TLR4 and NF-kappaB-mediated signalling, moderated by TGF-beta. Immunol Cell Biol. 2005; Feb;83(1):83-91.
138. Yang B, Suwanpradid J, Sanchez-Lagunes R, Choi hw, Hoang P, Wang D et al. IL-27 Facilitates Skin Wound Healing through Induction of Epidermal Proliferation and Host Defense. The Journal of Investigative Dermatology. 2017;137(5):1166-75.
139. Zasloff M et al. Antimicrobial peptides of multicellular organisms. Nature. 2002;20:407-31.

3 capítulo

Milvia M. S. S. Enokihara • Nilceo S. Michalany

Princípios Básicos da Dermatopatologia

Histologia da Pele

Para que haja compreensão das alterações patológicas em uma biópsia cutânea, é necessário conhecer bem uma biópsia de pele sã, memorizar essas imagens e compará-las ao fazer as análises histopatológicas em dermatopatologia. Por isso, a preocupação inicial de realizar uma breve revisão deste assunto básico é fundamental.

A pele ou cútis reveste toda a superfície corpórea, alcançando 16% do peso corporal, moldando o corpo e contribuindo para caracterizar o sexo e a raça da pessoa. É indispensável à vida e isola os componentes orgânicos do exterior.

Cada camada da pele apresenta funções e componentes que variam de acordo com a idade, sexo, raça e localização anatômica. A camada queratinizada da epiderme protege o organismo contra a desidratação e atrito.

As funções da pele são variadas, entre elas: barreira mecânica; órgão imunológico;[1] regulação eletrolítica; colabora com a termorregulação do corpo por intermédio dos vasos sanguíneos, das glândulas sudoríparas e do tecido adiposo; percepção; veículo de expressão psicológica das emoções; e expressão de doenças primárias cutâneas e de órgãos internos. Na pele se forma vitamina D3 pela ação do sol sobre precursores sintetizados no organismo.[2]

■ NOÇÕES DE EMBRIOLOGIA

Compartimentos da pele

A pele divide-se em três compartimentos:

1. **Superior:** epiderme (em contato com a superfície externa do corpo).
2. **Intermediário:** derme.
3. **Profundo:** subcutâneo.

Alguns autores consideram apenas dois compartimentos: a epiderme; e a derme. A hipoderme ou tecido celular subcutâneo (panículo adiposo) não faria parte da pele, servindo apenas como união com os órgãos adjacentes.[2,3]

■ EPIDERME

Está constituída por epitélio pavimentoso estratificado queratinizado, formado por camadas de queratinócitos (células que produzem queratina) e outras células entremeadas que serão comentadas mais adiante. São responsáveis pela queratinização (constituem em torno de 80% da epiderme). As células mais próximas do tecido conjuntivo (que estão na derme) são a base do epitélio (células basais) e sua forma é cúbica. À medida que se afasta da derme, o formato da célula epidérmica fica irregular até se tornar achatado na superfície. No epitélio queratinizado, as células morrem à medida que se aproximam da superfície e são eliminadas. Estas células perdem suas organelas e o citoplasma passa a ser preenchido por filamentos intermediários de citoqueratinas (tonofilamentos), o que previne a perda de água pelo organismo. Cada camada recebe uma denominação (de dentro para fora em relação à superfície cutânea) conforme a Figura 3.1.

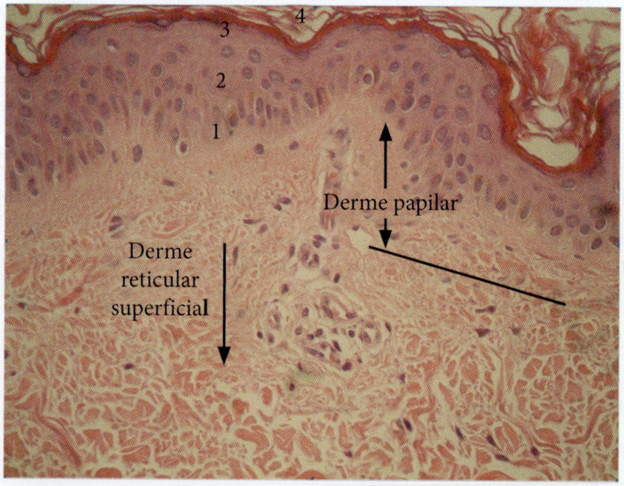

■ **Figura 3.1** Pele normal da região palmoplantar: camadas da epiderme no corte histológico (HE 100 x).

- **Basal:** camada germinativa (rica em celulas-tronco da epiderme) responsável pela renovação celular epidérmica, com intensa atividade mitótica). Estes queratinócitos (número 1 da Figura 3.1) são menos diferenciados e contêm citoqueratinas de baixo peso molecular.
- **Espinhosa:** os queratinócitos desta camada contêm feixes de queratina (tonofilamentos) (Figura 3.2 A) e as células se mantêm coesas

entre si por desmossomos (pontes intercelulares) (Figura 3.2 B e C), que lhes confere um aspecto "espinhoso", tornando a epiderme resistente a atritos (número 2 da Figura 3.1). Estes queratinócitos são mais diferenciados e contêm citoqueratinas de alto peso molecular.

- **Granulosa:** as células desta camada (número 3 da Figura 3.1) contêm grânulos basófilos chamados grânulos de querato-hialina e grânulos lamelares (estes últimos visíveis apenas na microscopia eletrônica), que se fundem com a membrana plasmática e auxiliam na impermeabilização da epiderme impedindo a desidratação.
- **Córnea:** sua espessura varia conforme a topografia e está constituída por células achatadas, mortas e sem núcleo que contêm muita queratina no citoplasma e que formam as lamelas córneas (número 4 da Figura 3.1). Os tonofilamentos se aglutinam junto com a matriz formada pelos grânulos de querato-hialina. Os queratinócitos sem vida descamam continuamente.
- **Camada lúcida (mais evidente na pele espessa das regiões palmoplantares):** contém células achatadas, eosinofílicas e translúcidas cujos núcleos e organelas citoplasmáticas ficam digeridas por material eletrodenso.[2,3]

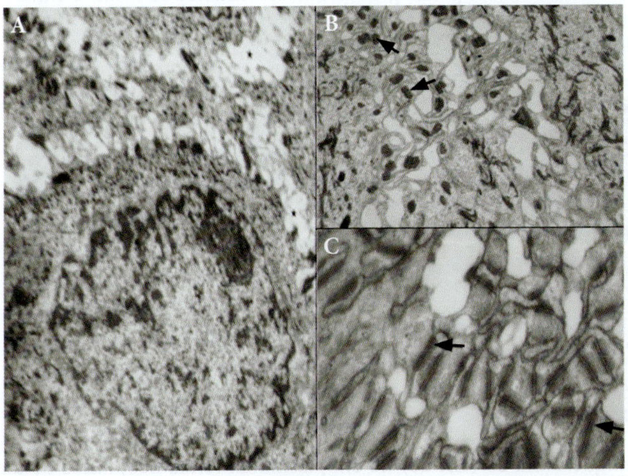

Figura 3.2 **(A)** Eletromicrografia de um queratinócito da camada espinhosa com aumento dos espaços intercelulares por edema (espongiose) no polo apical, o que evidencia seus prolongamentos citoplasmáticos (aumento de 17.860 x). **(B)** Notam-se em destaque vários desmossomos (setas) de queratinócitos da camada espinhosa (aumento de 16.800 x). **(C)** Em detalhes e em maior aumento, observam-se os desmossomos intercelulares (seta) (39.190 x).

Fonte: Eletromicrografias A, B, C, realizadas pela dra. Milvia Enokihara para a tese de mestrado do dr. Mauro Enokihara.[4]

Marcadores imunohistoquímicos de queratinócitos[5]

AE1AE3 (marca todos os queratinócitos) e outras citoqueratinas (CK) como:

- **CK 1, 10 e 11:** queratinócitos bem diferenciados (suprabasais).
- **CK 2, 10 e 11:** em região palmar e plantar.
- **CK 5, 14 e 15:** queratinócitos da camada basal.

OUTRAS CÉLULAS DA EPIDERME

Células de Langerhans

Células dendríticas, descritas por um estudante alemão do 4º ano de Medicina Paul Langerhans,[6,7] as células de Langerhans são monocitárias macrofágicas, de localização epidérmica e dérmica (além de linfonodos e timo), com funções imunológicas, pois são células apresentadoras de antígenos. Geralmente, dispõem-se ao longo da camada espinhosa (células claras pelo método da hematoxilina e eosina ou HE), conforme a Figura 3.3 A. O marcador imunohistoquímico específico para célula de Langerhans é o CD1a (Figura 3.3 B). Pela microscopia eletrônica, são caracterizadas pelo encontro de grânulos de Birbeck (em forma de raquete de tênis) no seu citoplasma (Figura 3.3 C e D).

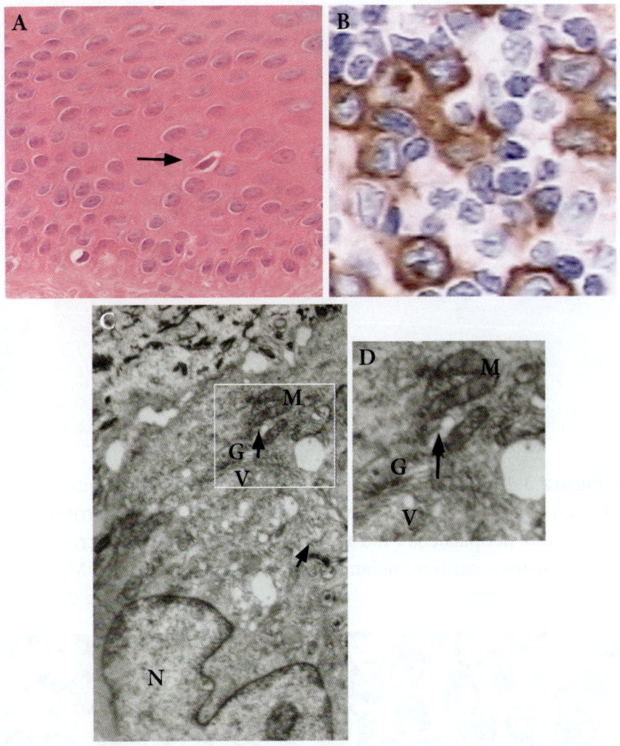

Figura 3.3 **(A)** Célula clara no meio da epiderme (seta) que provavelmente corresponde a uma célula de Langerhans no corte histológico (HE 400 x). **(B)** Reação imunohistoquímica com imunoexpressão de CD1a na membrana citoplasmática de células de Langerhans em uma histiocitose de células de Langerhans (400 x). **(C)** Eletromicrografia de uma célula de Langerhans (25.850 x). **(D)** Ampliação da área marcada na Figura 3.3 **(C)** para mostrar o grânulo de Birbeck na microscopia eletrônica.

Fonte: Eletromicrografias C e D realizadas pela dra. Milvia Enokihara para a tese de mestrado do dr. Mauro Enokihara.[4]

Melanócitos

Células dendríticas, localizadas na camada basal (células claras pelo método do HE, Figura 3.4 A) cuja função é produzir melanina que absorve a luz solar e exerce o papel mais importante de proteção da pele contra a radiação ultravioleta.[8] Normalmente, a proporção seria de 1 melanócito para cada 10 queratinócitos. O marcador imunohistoquímico proteína S100 (Figura 3.4 B) marca melanócitos normais e neoplásicos (mas não é específico). Os melanócitos atípicos e ativados são marcados pelo HMB45 e Melan A. Pela microscopia eletrônica, observam-se prolongamentos citoplasmáticos (aspecto dendrítico) contendo vesículas (melanossomos) com pigmento eletrodenso (preto) que migram para o citoplasma dos queratinócitos adjacentes por excreção e fagocitose (Figura 3.4 C).

Células de Merkel

Células não detectáveis pelo HE, apenas pelo método imunohistoquímico (Figura 3.5 A, B e C) e microscopia eletrônica (Figura 3.5 D) em que aparecem grânulos eletrodensos com substâncias neutrotransmissoras (seta), o que lhe confere uma função sensorial (são mecanorreceptores, sensibilidade táctil) com possível participação do sistema neuroendócrino.[9]

JUNÇÃO DERMOEPIDÉRMICA (JDE)

Aparece no HE como uma região de aspecto linear contendo material eosinofílico, mais evidente no método do PAS (ácido periódico de Schiff, Figura 3.6). A JDE corresponde à zona de membrana basal (ZMB), que consiste basicamente de uma matriz de glicoproteína neutra associada a colágeno, reticulina e fibras elásticas finas.

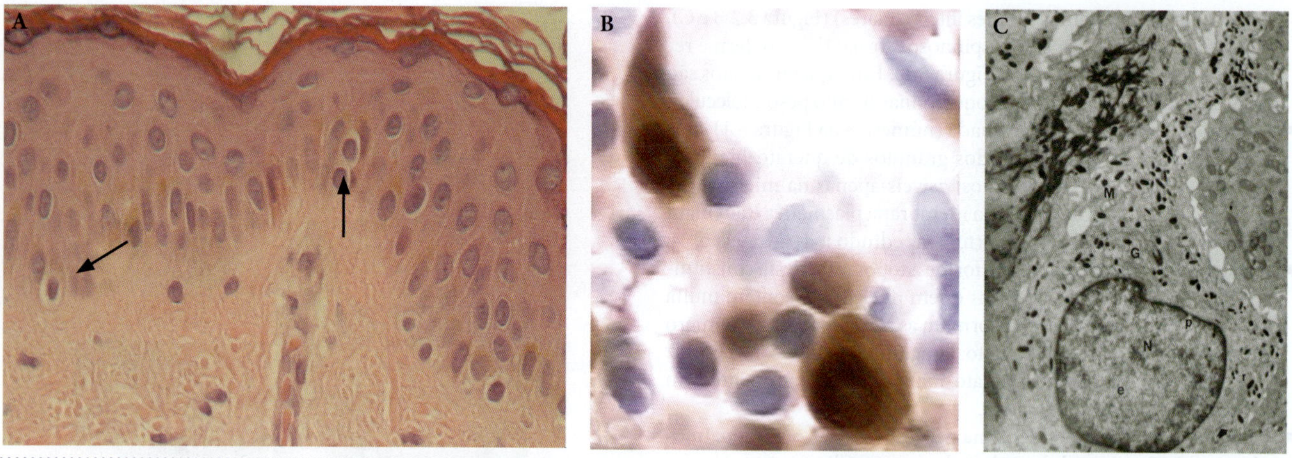

■ **Figura 3.4** **(A)** Células claras da camada basal (setas) que provavelmente correspondem aos melanócitos no corte histológico (HE 200 x). **(B)** Exame imunohistoquímico utilizando-se o marcador proteína S100 em um melanoma, notando-se o citoplasma e o núcleo em marrom nos melanócitos neoplásicos (400 x). **(C)** (À direita): eletromicrografia de um melanócito cujo prolongamento citoplasmático se insinua entre os queratinócitos e contém melanossomos eletrodensos (letra M) (aumento de 23.650 x).

Fonte: Eletromicrografia realizada pela dra. Milvia Enokihara para a tese de mestrado do dr. Mauro Enokihara.[4]

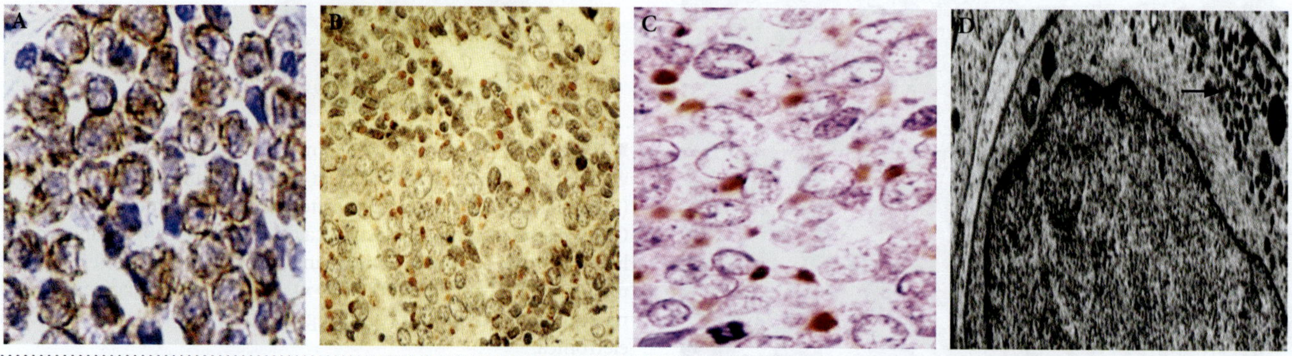

■ **Figura 3.5** **(A)** Exame imunohistoquímico com imunoexpressão de citoqueratina 20 (CK 20) no citoplasma da célula neoplásica de um carcinoma de células de Merkel (400 x). **(B)** Exame imunohistoquímico com imunoexpressão de cromogranina no citoplasma (padrão em *dot*, como um ponto marrom ao lado do núcleo) da célula neoplásica de um carcinoma de células de Merkel (200 x). **(C)** Exame imunohistoquímico com imunoexpressão de NSE (enolase neurônio-específica) no citoplasma (padrão em *dot*) da célula neoplásica de um carcinoma de células de Merkel (400 x). **(D)** Eletromicrografia de uma célula de Merkel com grânulos eletrodensos (em preto a partir da seta) no seu citoplasma (25.000 x).

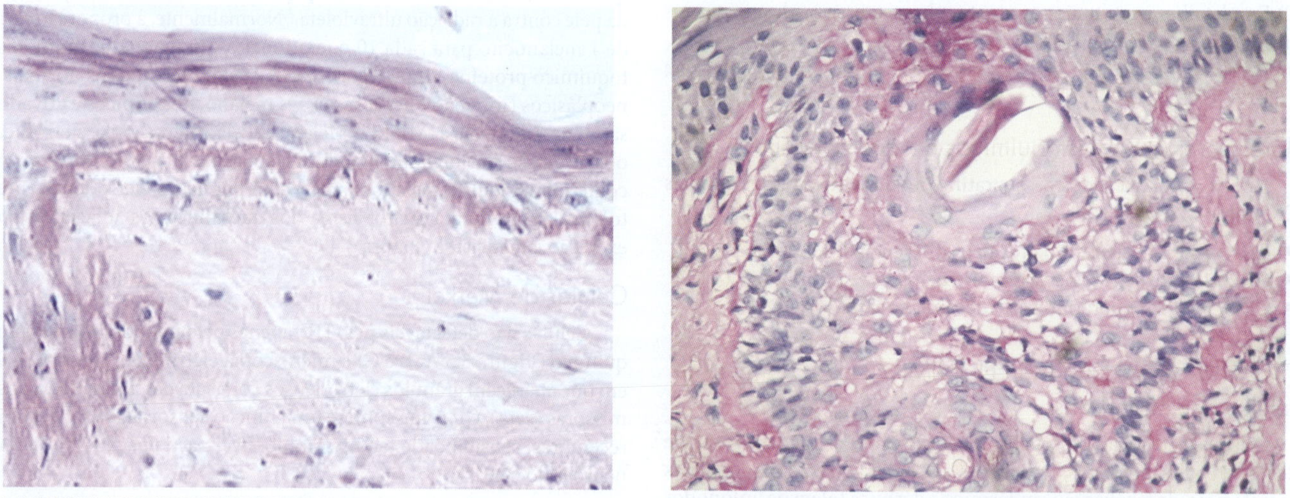

■ **Figura 3.6** Corte histológico de pele de uma paciente com lúpus eritematoso discoide em que se observa intenso espessamento da zona de membrana basal da epiderme (à esquerda) e do epitélio folicular (à direita) pelo método do PAS que detecta glicoproteína neutra (200 x).

DERME

Constitui o tecido conjuntivo de apoio da epiderme e une a pele ao tecido celular subcutâneo ou hipoderme.

A derme tem projeções denominadas "papilas dérmicas", que se encaixam nas reentrâncias da epiderme aumentando a coesividade entre estes dois compartimentos.

Está constituída por duas camadas:

- **Papilar:** mais delgada e se estende desde a papila dérmica até o plexo vascular superficial (Figura 3.7 A). Contém fibrilas especiais de colágeno que contribuem para prender a derme à epiderme. Pelo método do tricrômio de Masson, as fibrilas de colágeno se coram em azul claro. As fibras elásticas são mais finas e perpendiculares à epiderme e são coradas pelo Verhoeff (Figura 3.7 B).
- **Reticular:** constituída pela reticular superficial (Figura 3.8 A) que vai do plexo vascular superficial até a porção secretora das glândulas sebáceas (à direita da primeira seta) e pela reticular profunda que se estende das glândulas sebáceas até a porção secretora das glândulas écrinas (ou sudoríparas, a partir da segunda seta). Pelo método do tricrômio de de Masson, as fibras colágenas se coram em azul mais forte. As fibras elásticas, coradas pelo método de Verhoeff, são mais grossas e se dispõem paralelamente à epiderme (Figura 3.8 B).

ANEXOS CUTÂNEOS

Glândulas da pele

- **Glândulas écrinas:** são tubuloenoveladas e seus ductos se abrem na superfície da pele (Figura 3.9 A). O suor por elas secretado é muito diluído e, ao atingir a superfície, se evapora fazendo baixar a temperatura corporal. Estas glândulas são numerosas e encontradas em toda a pele exceto certas regiões, como a glande. Estão em maior número na região palmoplantar e axilas.
- **Glândulas apócrinas:** encontradas nas axilas, regiões perianal e pubiana e na aréola mamária. Sua secreção é ligeiramente viscosa e sem cheiro, mas adquire um odor desagradável pela ação das bactérias da pele. Sua secreção é lançada no lúmen junto com o polo apical da célula secretora (por "decapitação") (Figura 3.9 B).
- **Glândulas sebáceas:** são alveolares e desembocam em um ducto curto nos folículos pilosos (Figura 3.9 C). Acumulam no citoplasma um produto de secreção de natureza lipídica. As células mais centrais do alvéolo morrem e se rompem constituindo a secreção sebácea e, por isso, são chamadas de holócrinas.

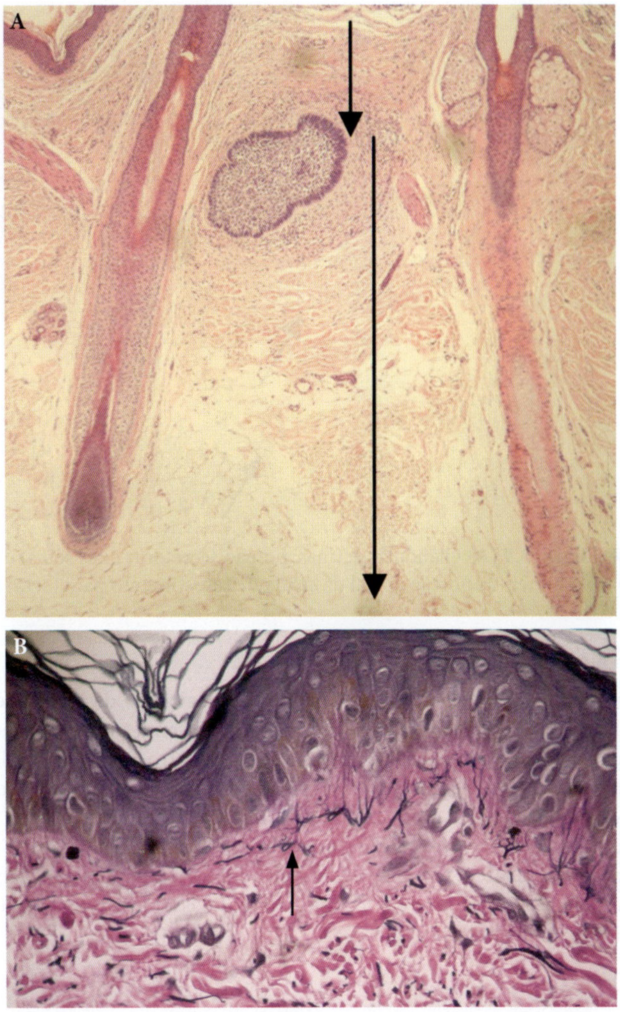

Figura 3.7 (A) Derme papilar delimitada pelo plexo vascular superficial (seta) (HE 40 x). **(B)** Fibras elásticas coradas pelo Verhoeff em preto. Na derme papilar, são mais finas (seta) e perpendiculares à epiderme (Verhoeff 200 x).

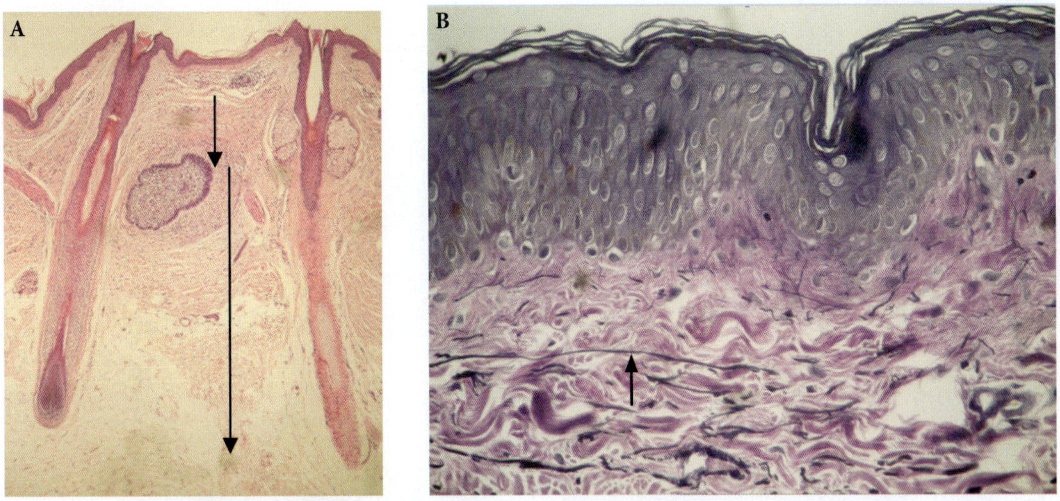

Figura 3.8 (A) Derme reticular superficial (seta menor) e reticular profunda (seta maior) (HE 40 x). **(B)** Fibras elásticas coradas pelo Verhoeff em preto. Na derme reticular, são mais grossas (seta) e paralelas à epiderme (Verhoeff 200 x).

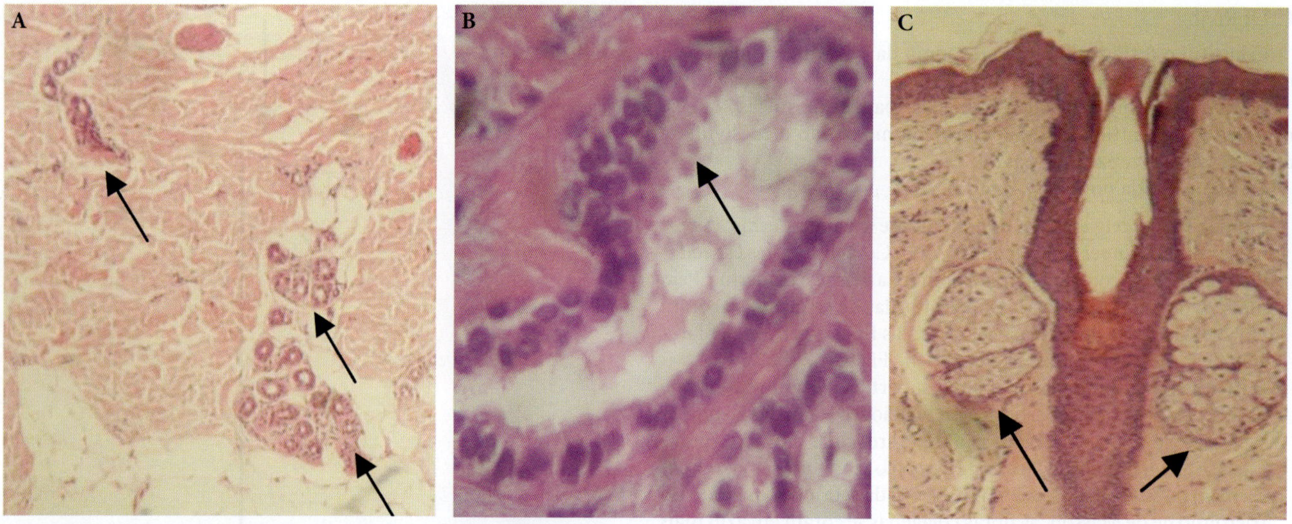

■ **Figura 3.9** **(A)** Glândulas écrinas: porção secretora (duas setas) e ducto excretor (uma seta) (40 x HE). **(B)** Glândulas apócrinas: decapitação para o lúmen da porção apical da célula de revestimento para (seta) (400 x HE). **(C)** Glândula sebácea: porção secretora (setas) (40 x HE).

Folículos pilosos

Cada pelo forma-se a partir de uma invaginação da epiderme: (Figura 3.10 A). Na fase de crescimento apresenta uma dilatação terminal, o bulbo piloso (Figura 3.10 B) e, no centro, nota-se a papila dérmica que está recoberta por células que formam a raiz do pelo. As células epiteliais mais externas dão origem às bainhas externa e interna. A bainha externa continua-se com o epitélio da epiderme e a interna desaparece na região onde as glândulas sebáceas desembocam no folículo piloso. Entre o folículo piloso e o conjuntivo da derme, situa-se a membrana vítrea.

Unhas

Estão constituídas por células queratinizadas localizadas na superfície dorsal das falanges terminais dos dedos.[10] Estão representadas:

- **Raiz ou matriz ungueal:** porção proximal semilunar de células epiteliais proliferativas, que se localiza sobre a dobra da pele e parcialmente vedada pela dobra ungueal, em área mais clara chamada lúnula. A dobra ungueal posterior apresenta a cutícula (prolongamento da camada córnea) na porção proximal da unha. Abaixo dela, encontra-se o eponíquio que se adere à lâmina ungueal.
- Lâmina ungueal (aderida ao leito ungueal subjacente).
- Dobras laterais.
- Borda livre.

Receptores sensoriais da pele

A pele é o receptor sensorial mais extenso do organismo. Apresenta terminações nervosas livres sensíveis ao toque e à pressão (receptores tácteis) na epiderme, folículos pilosos e glândulas e também receptores:

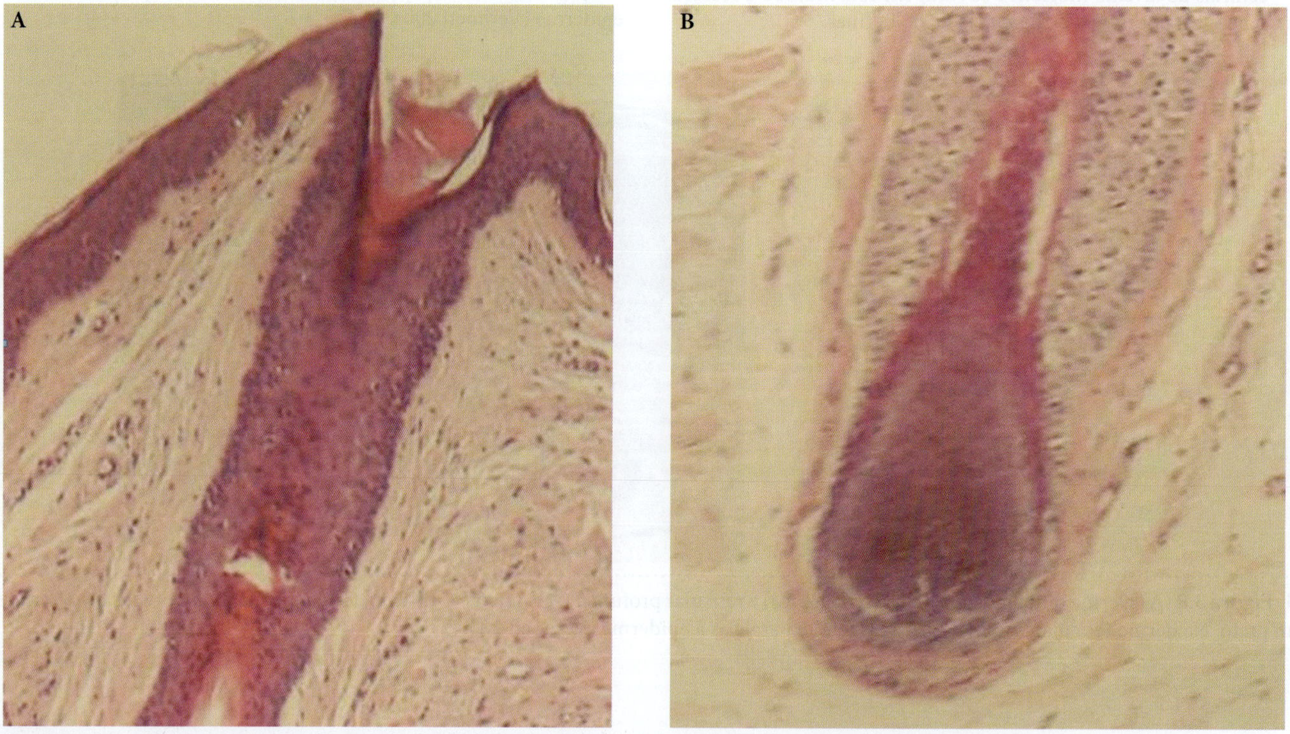

■ **Figura 3.10** **(A)** Invaginação da epiderme formando um folículo piloso (HE 40 x). **(B)** Bulbo piloso (HE 100 x).

- **Encapsulados:** Vater-Pacini (pressão) e Krause (mecanorreceptores).
- **Não encapsulados:** Ruffini (pressão).

Vasos

a) **Arteriais:** formam dois plexos – um entre a papilar e a reticular; e o outro, entre a derme e a hipoderme.

- **Venosos:** existem três plexos venosos – dois nas posições descritas para as artérias; e um na região média da derme.[2]

Tecido adiposo subcutâneo (hipoderme)

Camada mais profunda da pele, composta exclusivamente de tecido adiposo, contendo adipócitos (células que armazenam lipídeos) que se dispõem em lóbulos separados por traves de tecido conjuntivo e vascular. Tem como função ser o depósito nutritivo de reserva, participa do isolamento térmico e na proteção às pressões e traumatismos externos, além de facilitar a motilidade da pele em relação às estruturas subjacentes.[10]

Exame Histopatológico e Outros Métodos Diagnósticos

DERMATOPATOLOGIA

Subespecialidade da anatomia patológica, que muito se desenvolveu no meio dermatológico, em função do reconhecimento da necessidade de estudos mais detalhados das alterações histopatológicas das biópsias de pele associados à correlação clínica, o que contribuiu para facilitar o diagnóstico das doenças cutâneas.

MATERIAIS PARA ANÁLISE

As indicações para a realização das biópsias de pele são múltiplas, incluindo: incerteza sobre o diagnóstico clínico; investigar uma má resposta à terapia; excluir ou investigar a evolução de uma condição para outra; investigar sintomas, na ausência de doença clinicamente reconhecível.[8]

BIÓPSIA DE PELE PARA O EXAME HISTOPATOLÓGICO

Consiste na retirada de um ou mais fragmentos de pele (lesada e, se necessário, não lesada também), enviados imersos em frasco com formol a 10% (se tamponado melhor, na proporção de 1 cm de tecido para cada 20 mL de formol)[11] para estudo histopatológico pelo método habitual de processamento até bloco de parafina e coloração pela hematoxilina e eosina (Figura 3.11), ou para outros exames complementares (orientados pelo histopatológico prévio). Este estudo pode ou não confirmar um diagnóstico clínico e definir tratamento.

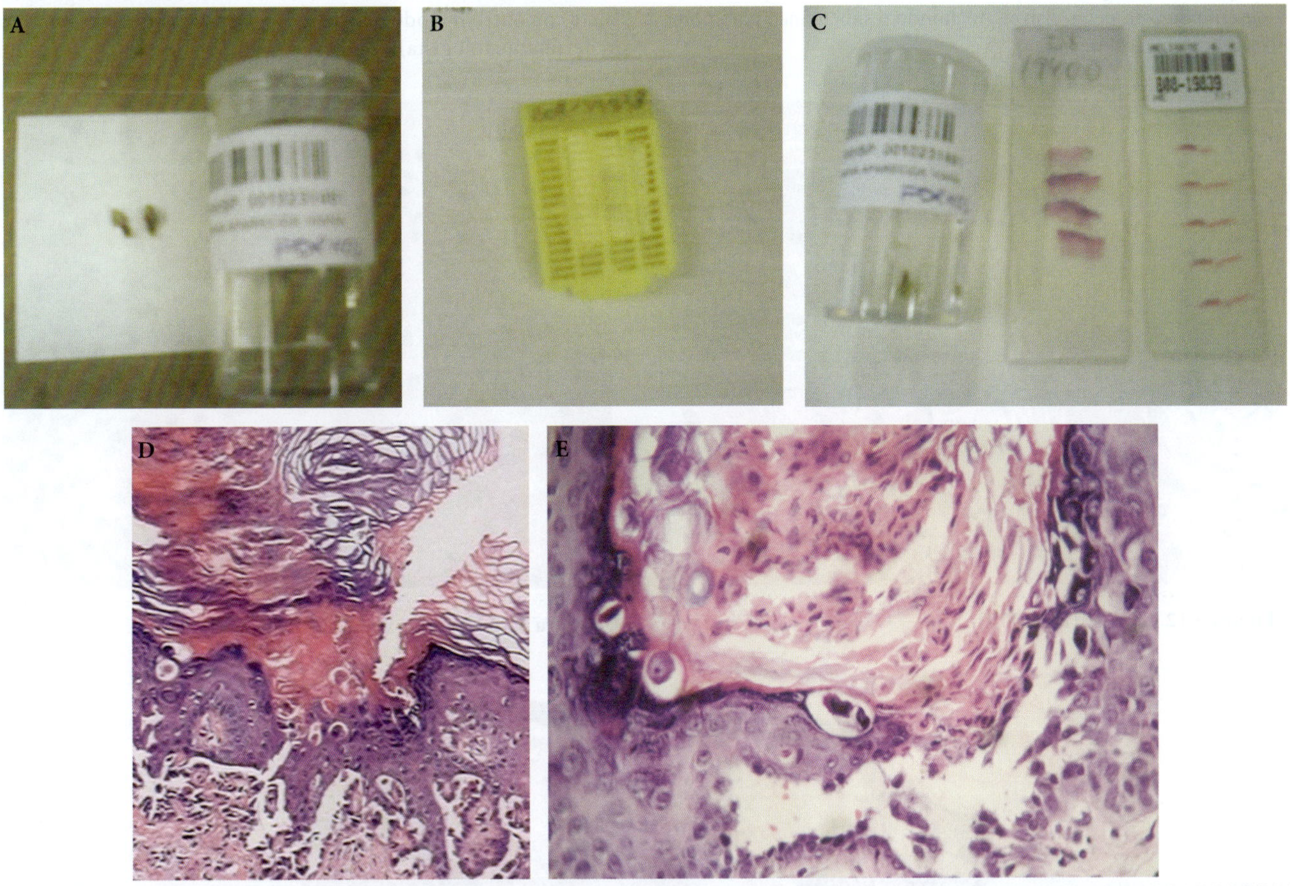

Figura 3.11 (**A**) Frasco com formol a 10% tendo ao lado uma biópsia feita com *punch* 3 mm cortada ao meio em papel de filtro pronta para ser dobrada (após o exame macroscópico). (**B**) A biópsia está acondicionada em caixinha, adequada para ser colocada no aparelho para processamento histológico habitual até parafina (a identificação do material com cor diferente de caixinha, ajuda a identificar o material e chamar a atenção dos técnicos no laboratório, para maiores cuidados na hora da inclusão do material e realização do bloco de parafina). (**C**) Algumas lâminas prontas para o exame microscópico ao lado do frasco com formol. (**D**) Doença de Darier no microscópio óptico em um aumento de 40 x à esquerda e de 200 x à direita (**E**). Os cortes histológicos foram corados pela hematoxilina e eosina, que é o método mais utilizado para o diagnóstico dermatopatológico.

Escolha da lesão e locais adequados

A lesão bem desenvolvida, porém, recente, é normalmente a escolhida para a biópsia, pressupondo-se que exporá a histopatologia mais característica e, portanto, diagnóstica.[8]

a) Nas suspeitas de doenças eczematosas ou psoríase, evitar joelho ou cotovelo (Figura 3.12).
b) Nas dermatoses bolhosas e vasculites, escolher lesões com menos de 24 horas de aparecimento, dando preferência para áreas eritematosas se a suspeita clínica for de dermatite herpetiforme e vasculites leucocitoclásticas (Figura 3.13). As lesões demasiado recentes ou velhas demais podem apresentar características histopatológicas inespecíficas.[8]
c) Nas bolhas, preferir a bolha inteira (Figura 3.14) (se couber em um *punch* ou em um fuso) ou região perilesional, para evitar o desprendimento da tampa durante o processamento técnico.
d) Nas suspeitas de lúpus, lucites ou púrpura pigmentosa crônica, dar preferência para as lesões mais antigas.
e) Em lesões circinadas ou serpiginosas, incluir pele normal (fazer um fuso).
f) Em suspeitas de anetodermia, vitiligo, atrofodermia, esclerodermia, biopsiar também pele normal em área contralateral e simétrica (enviar os fragmentos em frascos separados e identificados).
g) Nas suspeitas de hanseníase, fazer biópsias com representação do tecido adiposo subcutâneo (para que apareçam filetes nervosos profundos) e utilizar *punch* de 5 mm de diâmetro.
h) No couro cabeludo, fazer um *punch* de 4 mm e, conforme indicação clínica, dois *punchs*: um solicitando ao dermatopatologista secção longitudinal; e, o outro, secção transversal. Realize a biópsia na área de eritema com pelos visíveis, incluindo o subcutâneo para obter os folículos desta região.

Evitar: as áreas totalmente cicatriciais que não contêm mais os achados característicos do processo.[8,11,12]

Técnica de biópsia

A biópsia pode ser incisional (retirada de amostragem da lesão apenas para diagnóstico que pode ser feita com *punch* como na Figura 3.15 A ou bisturi) ou excisional (retirada de toda a lesão; Figura 3.15 B) e esta informação deve constar do pedido de exame feito pelo dermatologista para o dermatopatologista.

Outros exames com o fragmento de pele

Sempre pedir orientações de coleta e acondicionamento adequado do material para o laboratório ao qual será enviado o material: cultura (para detecção de bactérias ou fungos); exame de imunofluorescência direta (enviar a biópsia em meio de transporte de Michel); microscopia eletrônica (enviar a biópsia em frasco com fixador especial de glutaraldeído a 2%, a 4 °C) (Figura 3.16); e biologia molecular, buscar orientações do laboratório para o envio do material. Estes estudos podem ou não confirmar um diagnóstico clínico e definir o tratamento.

Método de Tzanck

O autor do epônimo deste método utilizou inicialmente o exame para o diagnóstico de pênfigo (Figura 3.17). É um exame citológico que utiliza raspado de lesões cutâneas ou conteúdo de bolha para pesquisa de alterações citopáticas pelo herpes vírus ou mesmo pesquisa de células acantolíticas em pênfigos. A lâmina pode ser preferencialmente corada pela hematoxilina e eosina (para isso, tem de ser imersa em um frasco com álcool absoluto logo após a coleta) ou outro método de coloração (dependendo da experiência do dermatopatologista).[10,12]

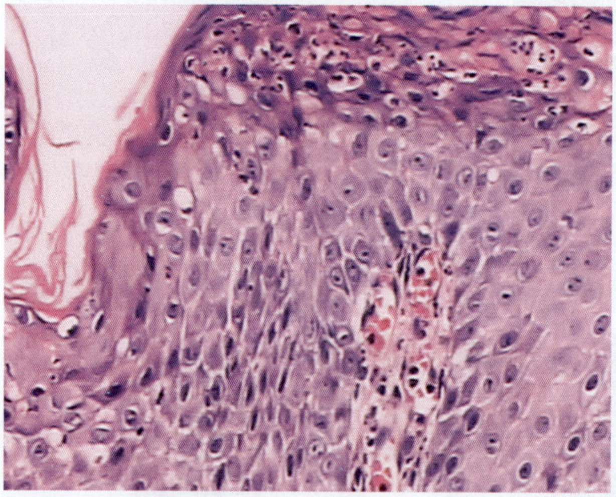

Figura 3.12 Psoríase (HE 200 x).

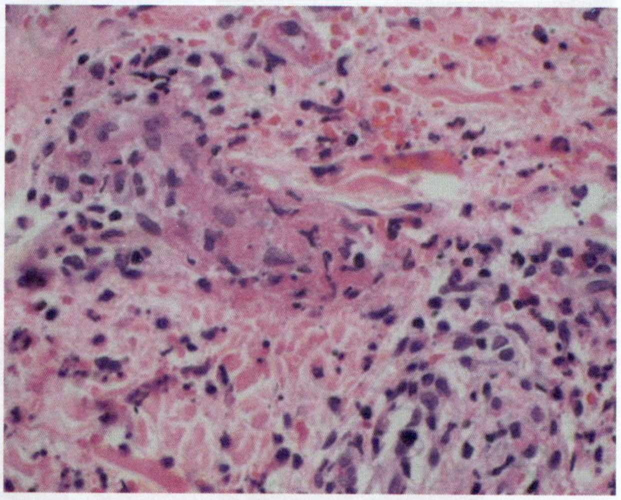

Figura 3.13 Vasculite leucocitoclástica (HE 400 x).

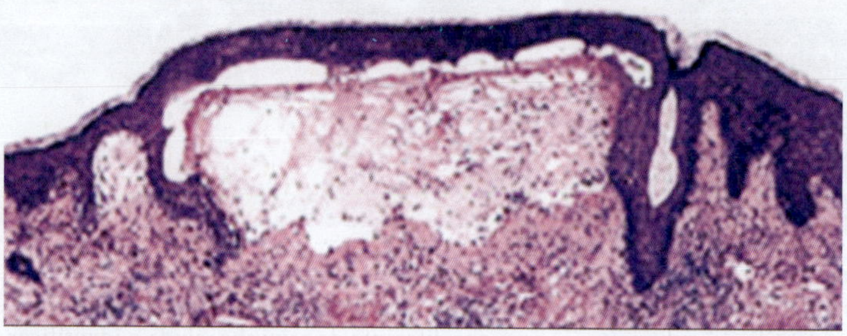

Figura 3.14 Penfigoide bolhoso (HE 100 x).[8]

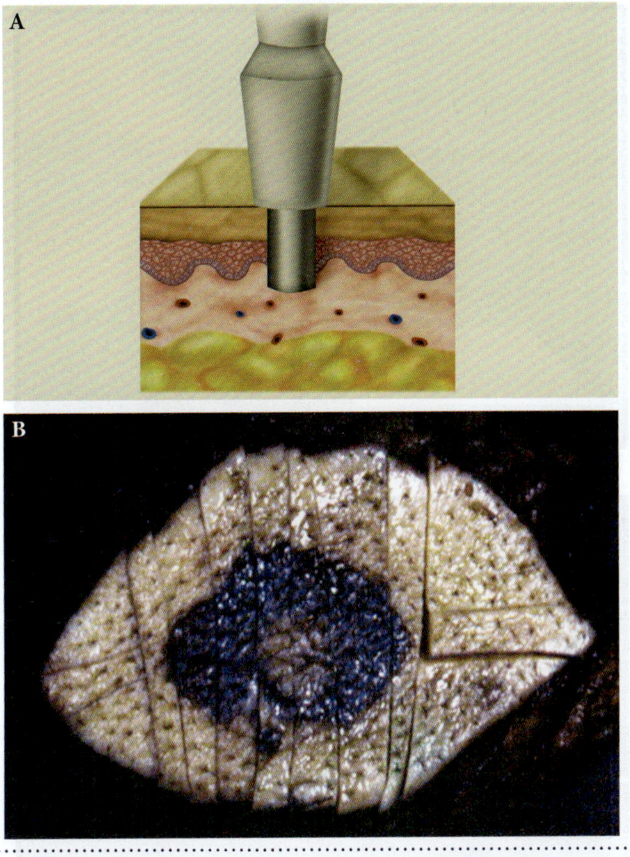

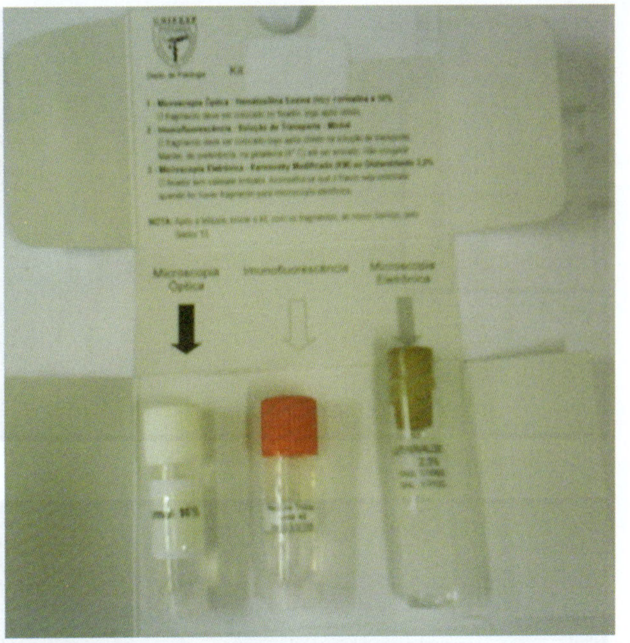

■ **Figura 3.16** *Kit* para envio de biópsias incisionais pelo correio: frasco com tampa branca contém formol a 10%; frasco com tampa vermelha com meio de transporte de Michel para o exame de imunofluorescência direta; frasco com tampa de borracha bege contendo glutaraldeído a 2% para o exame de microscopia eletrônica.

■ **Figura 3.15 (A)** Biópsia incisional com *punch*. **(B)** Exame macroscópico de uma biópsia excisional de um melanoma (elipse) de pele.

Micológico direto

Utilizado para pesquisa de fungos em raspados de pele com lesões descamativas ou unhas (cortar pedaços) e colocar em lâmina com KOH a 40% e colocar lamínula (Figura 3.18) e fazer a leitura ou enviar para um laboratório de micologia entre duas lâminas fechadas com adesivos. Se o material for exsudato ou purulento, deve ser enviado para o laboratório de micologia para pesquisa de fungos na própria seringa da punção.[10]

Na leitura da lâmina em microscópico óptico, podem-se observar numerosas hifas refringentes (Figura 3.19).

Informações necessárias no pedido do exame histopatológico

1. Nome do paciente legível (se possível em letra de forma).
2. Idade e cor do paciente (de preferência, segundo os tipos de pele de Fitzpatrick).
3. Local anatômico onde foi feita a biópsia.
4. Colocar se a biópsia é incisional ou excisional, curetagem, *shaving* ou *punch*.
5. Fazer esquemas ou diagramas ou desenhos para posicionamento do fragmento (para orientar o dermatopatologista no exame macroscópico e para que ele realize os cortes nas posições corretas).
6. Colocar um frasco para cada lesão e rotular com a identificação correta da localização da biópsia.
7. Em exérese de tumores suspeitos de malignos marcar com um fio de sutura um ponto de referência (geralmente, padroniza-se colocar um fio na margem superior ou às 12 horas) para que o dermatopatologista possa informar o comprometimento das margens de ressecção cirúrgicas e, com isso, facilitar as ampliações cirúrgicas posteriores pelo dermatologista.
8. Descrição clínica (lesões elementares).
9. Hipóteses diagnósticas.

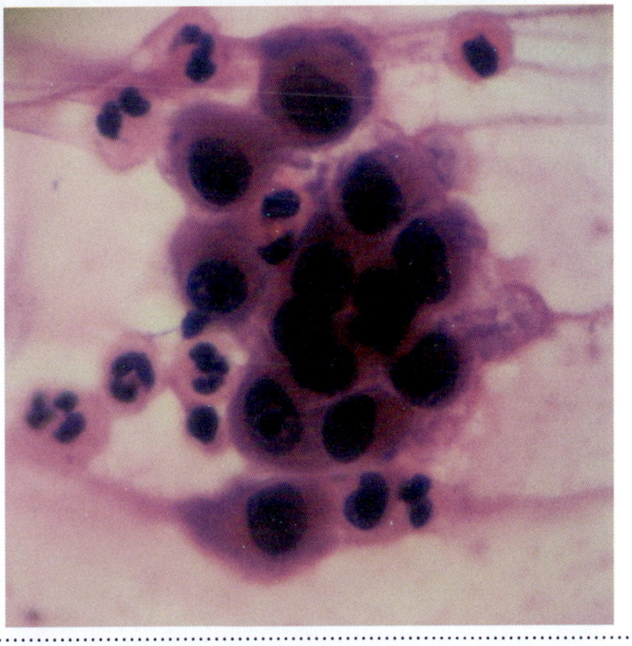

■ **Figura 3.17** Método de Tzanck com coloração pela hematoxilina e eosina contendo células acantolíticas em um caso de pênfigo vulgar (400 x).

■ MÉTODOS LABORATORIAIS COMPLEMENTARES

O método laboratorial mais utilizado em dermatopatologia é o da análise morfológica das biópsias de pele coradas pela hematoxilina e eosina. Este material é previamente preparado pelo processamento histológico habitual, começando com uma fixação adequada em formol a 10%, desidratação, diafanização e inclusão (embebição em parafina líquida do material a ser examinado) para a realização do bloco de parafina. Estes são cortados em micrótomos para a realização das lâminas,

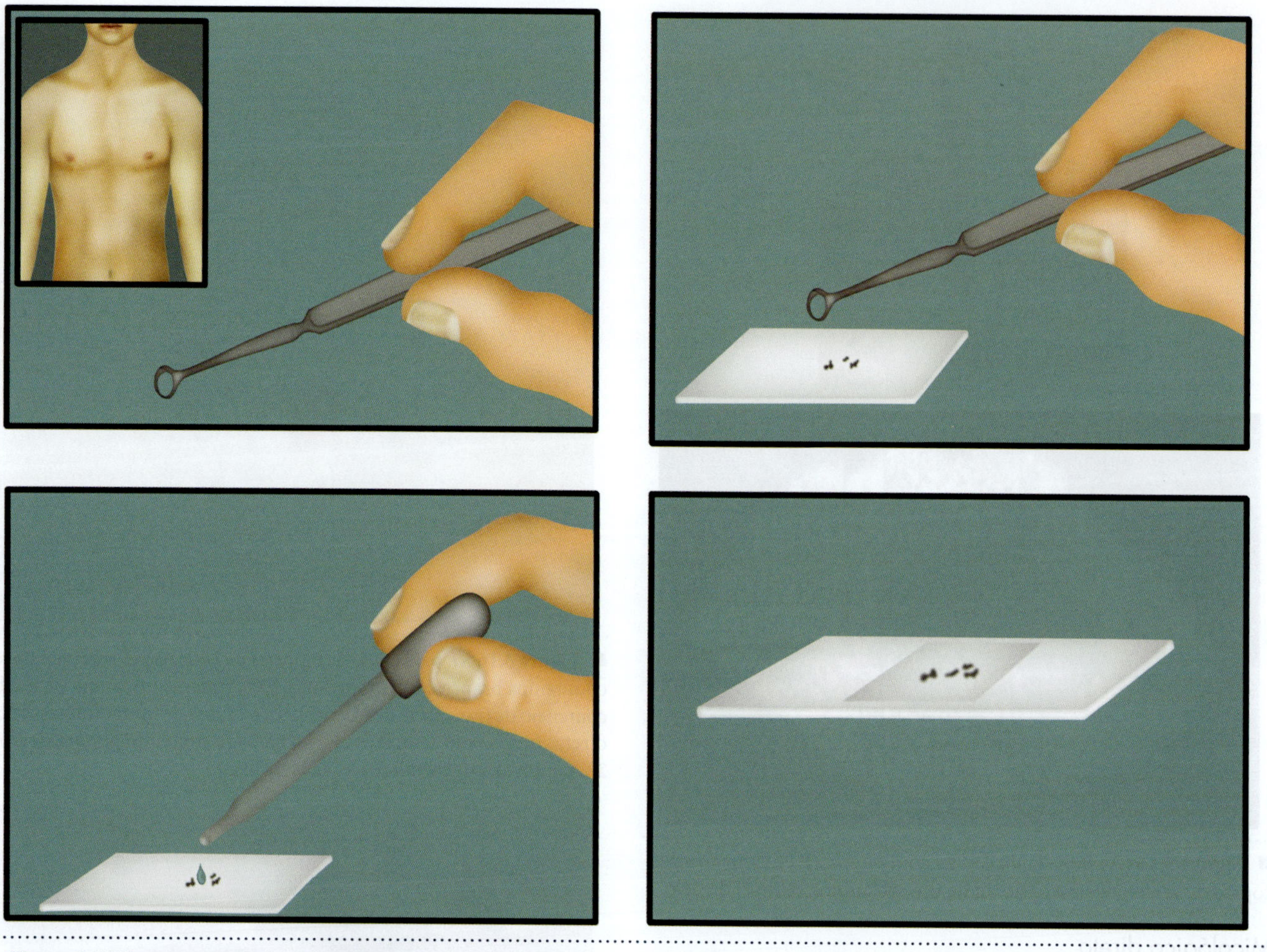

■ **Figura 3.18** Etapas para a coleta do exame micológico direto.

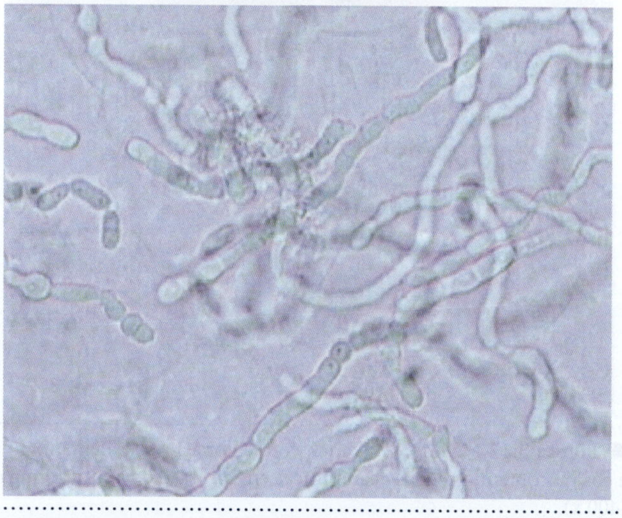

■ **Figura 3.19** Leitura da lâmina do micológico direto (400 x).

que serão submetidas ao método de coloração pela hematoxilina e eosina e à análise morfológica utilizando microscópio óptico.[11]

Há situações em que a avaliação histológica precisa ser complementada por outros métodos para auxiliar o diagnóstico.

Entre os métodos laboratoriais complementares podem ser considerados:

1. Colorações especiais.
2. Exame imunohistoquímico.
3. Imunofluorescência.
4. Microscopia eletrônica.
5. Biologia molecular.

Colorações especiais

As colorações, em geral, submetem os tecidos à ação de substâncias capazes de tingir os seus constituintes porque a maioria dos tecidos é incolor e fica difícil o seu exame à microscopia óptica. Foram desenvolvidos métodos de coloração que não só tornam evidentes os vários componentes dos tecidos como também facilitam a distinção entre eles (Tabela 3.1).

As colorações podem ser feitas de três maneiras:

1. Por meio de corantes (como hematoxilina e eosina, tricrômio de Masson etc.).
2. Reações especiais que evidenciam a natureza química das substâncias contidas nos tecidos (reações histoquímicas como PAS e *alcian blue*) ou propriedades físicas.
3. Pela deposição de metais nos tecidos (impregnações metálicas como os métodos de Fontana Masson e Grocott).

Técnicas para demonstração dos lipídeos

- **Métodos sem corantes:** extração de lipídeos, luz polarizada, fluorescência primária.
- **Métodos físicos com corantes:** corantes lipossolúveis como o Sudan (Sudan III tem cor alaranjada; Sudan IV tem cor vermelha).
- **Métodos químicos:** para vários complexos lipídicos. Por exemplo, tetróxido de ósmio da microscopia eletrônica.[2,11]

Tabela 3.1 Colorações especiais mais utilizadas em dermatopatologia.

Colorações	Estruturas evidenciadas	Cor	Indicações
Alcian blue e ferro coloidal (Figura 3.20)	Mucinas ácidas (glicosaminoglicanas ácidas)	Azul	Granuloma anular, mucinoses, lúpus, infiltração linfocitária de Jessner, escleromixedema, tumores mucossecretores
Azul da Prússia (Método de Perls) (Figura 3.21)	Ferro (que está na hemossiderina)	Azul	Hemossideroses: púrpura pigmentosa crônica, dermatites de estase, sarcoma de Kaposi
Azul de Toluidina (Figura 3.22)	Grânulos dos mastócitos	Roxo (metacromasia)	Mastocitoses (urticária pigmentosa crônica)
Fontana Masson (Figura 3.23)	Melanina e células argentafins	Preta	Alterações de pigmentação (hipermelanoses, hipomelanoses, amelanoses), melanoma, feohifomicoses
Gram (Figura 3.24)	Bactérias gram+ e gram–	Gram (+) roxo Gram (–) vermelho	Actinomicetomas, botriomicoses
Grocott (Figura 3.25)	Fungos	Preta (lobomicose e histoplasma) Castanho (esporo)	Micoses superficiais e profundas
Mucicarmin de Mayer (Figura 3.26)	Criptococos	Vermelho	Criptococoses
PAS (*Periodic Acid-Schiff*) (Figura 3.27)	Zona de membrana basal (glicoproteínas neutras), fungos, algumas doenças de depósito	Rosa (magenta)	Lúpus, micoses superficiais e profundas, porfirias
Sudan (III, ou IV ou black) (Figura 3.28)	Lipídeos	Respectivamente alaranjado, vermelho ou preto (depende do método)	Xantomas, xantogranulomas, dermatites factícias
Tricrômio de Masson (Figura 3.29)	Colágeno, músculo	Colágeno e fibra neural em azul; fibra muscular, fibrina em vermelho	Nevos conjuntivos (colagenomas), leiomiomas, nódulo reumatoide
Van Gieson (Figura 3.30)	Colágeno	Vermelho	Colagenomas
Verhoeff (Figura 3.31)	Fibras elásticas	Preto	Anetodermias, pseudoxantoma elástico, cútis laxa
Vermelho do Congo (Figura 3.32)	Substância amiloide		
Von Kossa (Figura 3.33)	Evidenciar cálcio no tecido	Preto	Áreas contendo calcificações, pseudoxantoma elástico com calcificação
Whartin Starry (Figura 3.34)	Espiroquetas	Preto	Sífilis
Ziehl-Neelsen (Figura 3.35)	BAAR (Bactérias Álcool-acidorresistentes)	Vermelho	Hanseníase, micobacterioses

Fotos relacionadas às colorações especiais

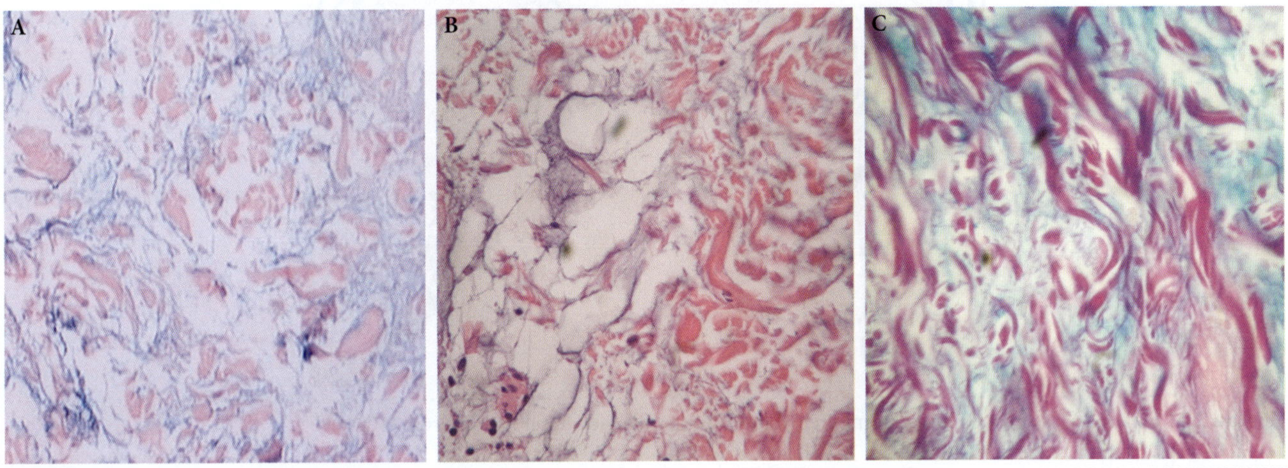

■ **Figura 3.20** (**A**) *Alcian blue* mostrando em azul a mucina ácida intersticial em um caso de mixedema. (**B**) Caso de lúpus túmido com mucinose intersticial (100 x). (**C**) Ferro coloidal corando em azul a mucina ácida do mesmo caso da letra (**B**) (400 x).

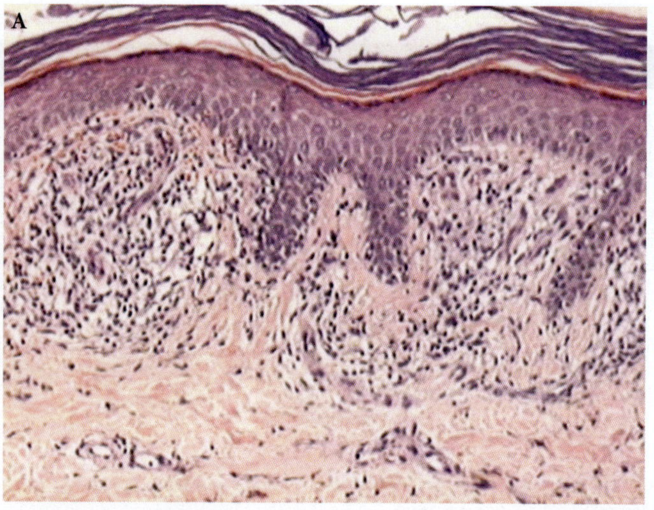

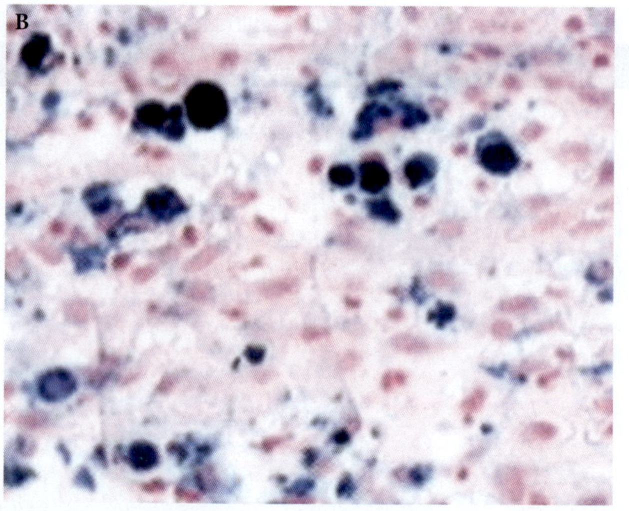

■ **Figura 3.21 (A)** Púrpura pigmentosa crônica (HE 400 x). **(B)** Azul da Prússia que cora o ferro da hemossiderina em azul dentro dos macrófagos (400 x).

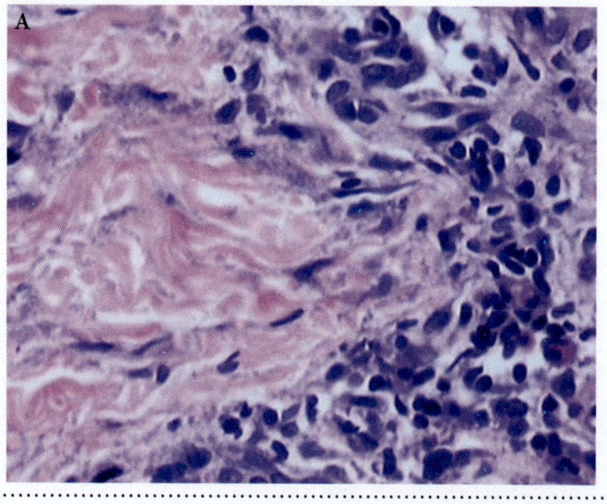

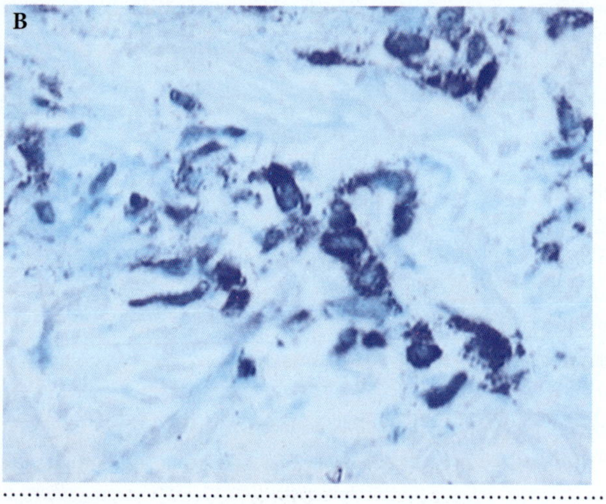

■ **Figura 3.22 (A)** Urticária pigmentosa crônica (HE 400 x). **(B)** Azul de toluidina que cora os grânulos dos mastócitos (400 x).

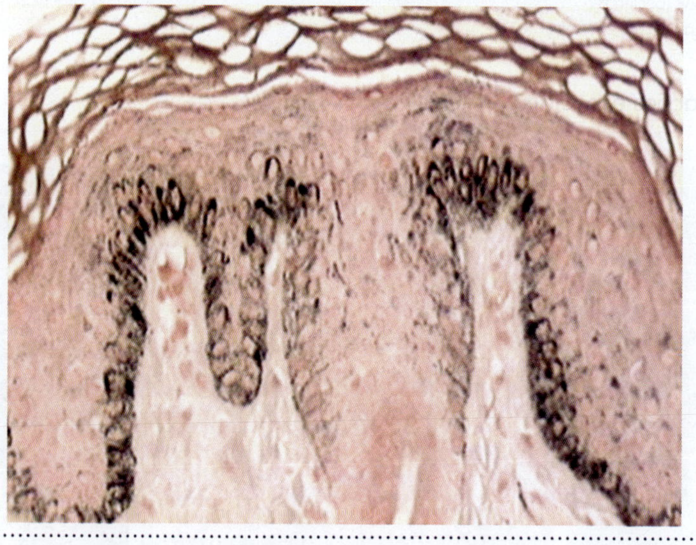

■ **Figura 3.23** Fontana Masson que impregna em preto a melanina na camada basal da epiderme (100 x).

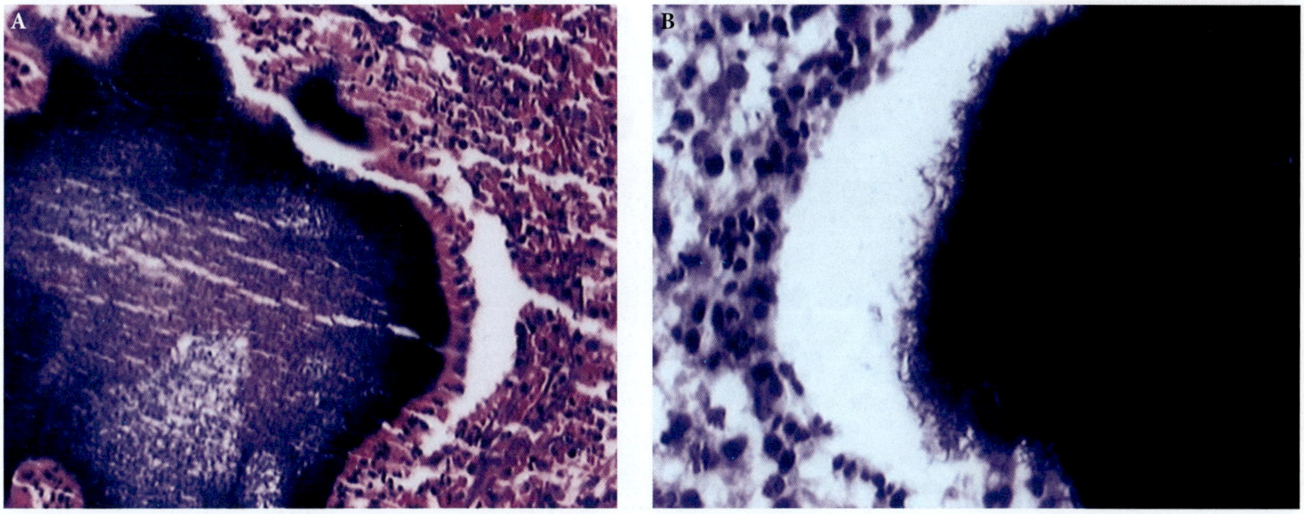

■ **Figura 3.24** (**A**) Actinomicetoma (HE). (**B**) Método de Gram corando em roxo as bactérias filamentosas gram-positivas (400 x).

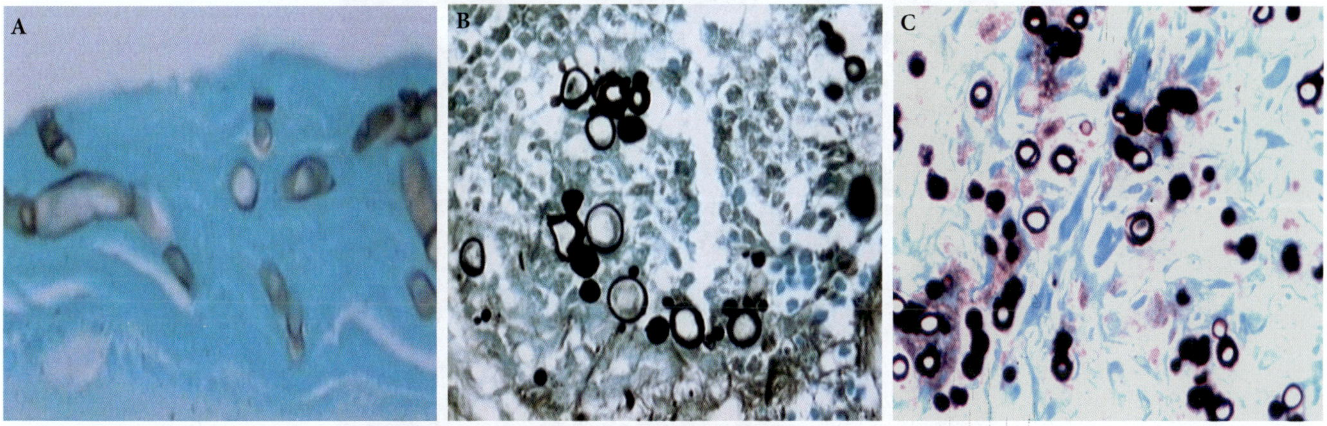

■ **Figura 3.25** (**A**) Método de Grocott impregnando em preto esporos e pseudo-hifas de *Candida* sp. (400 x). (**B**) Fungos em preto na paracoccidioidomicose. (**C**) Blastomicose de Jorge Lobo (400 x).

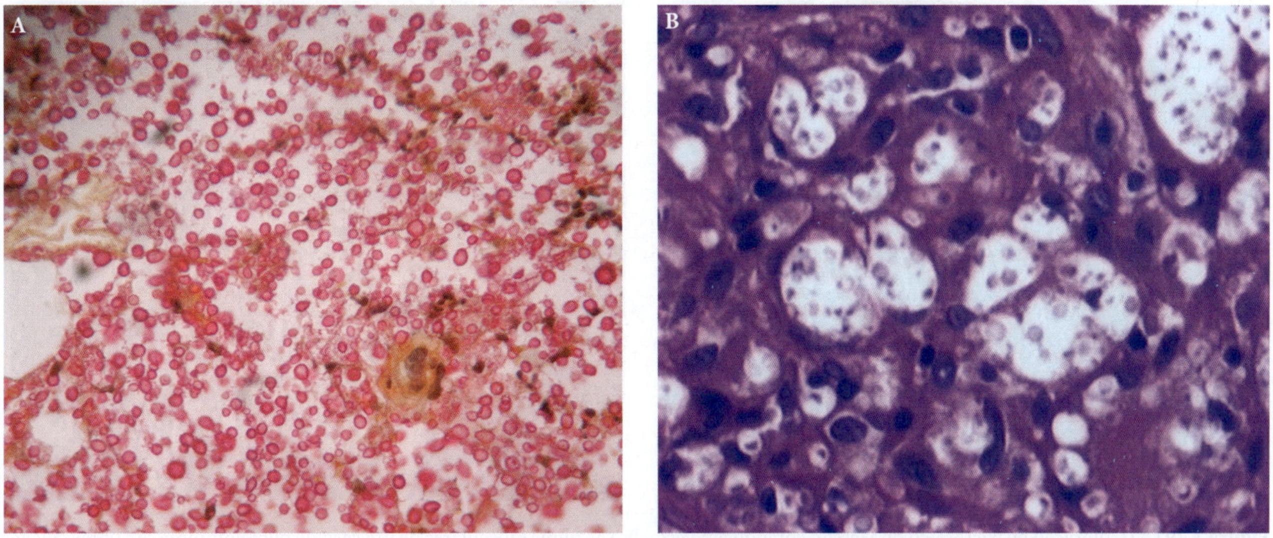

■ **Figura 3.26** (**A**) Método de Mucicarmin de Mayer corando em vermelho o criptococo (400 x). (**B**) No HE (400 x).

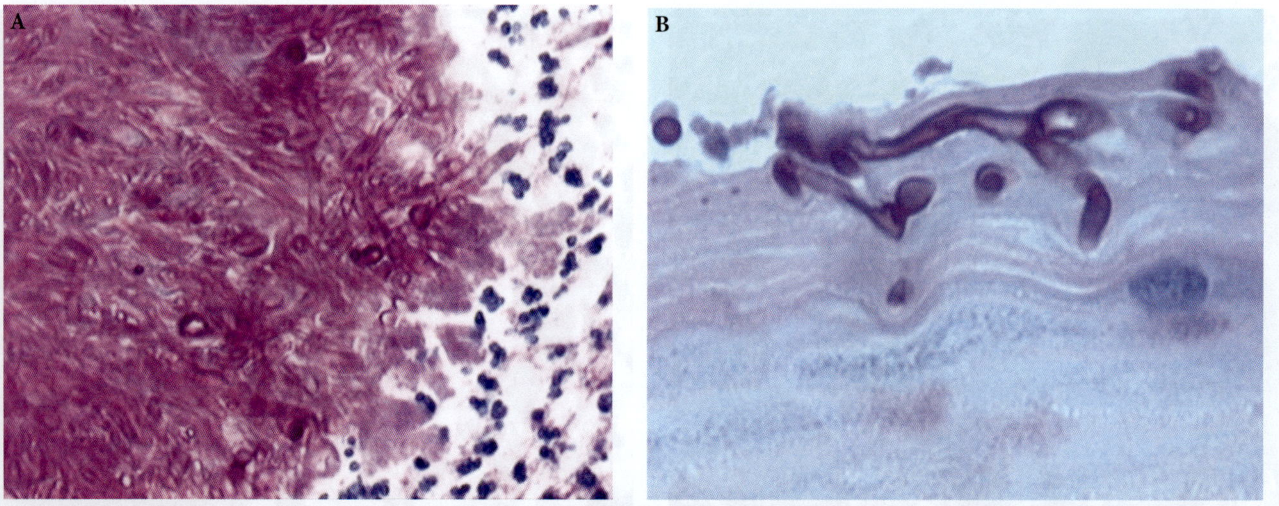

■ **Figura 3.27 (A)** Método do PAS (ácido periódico de Schiff), em magenta, os fungos de um eumicetoma (400 x). **(B)** Candidíase (400 x).

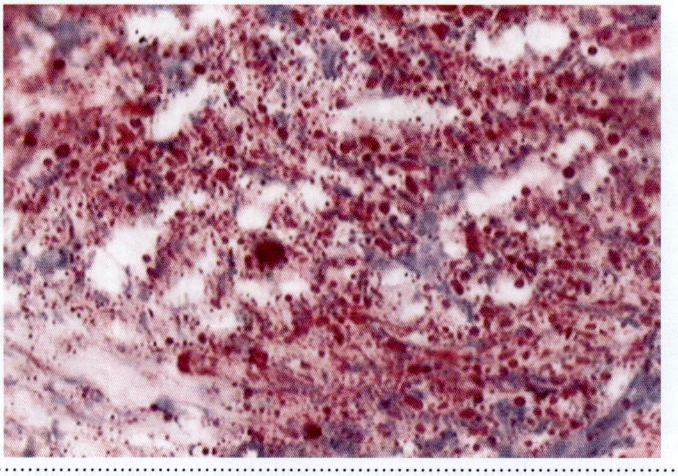

■ **Figura 3.28** Sudan IV corando em vermelho as gotículas de lipídeos de um caso de xantogranuloma nerobiótico (400 x).

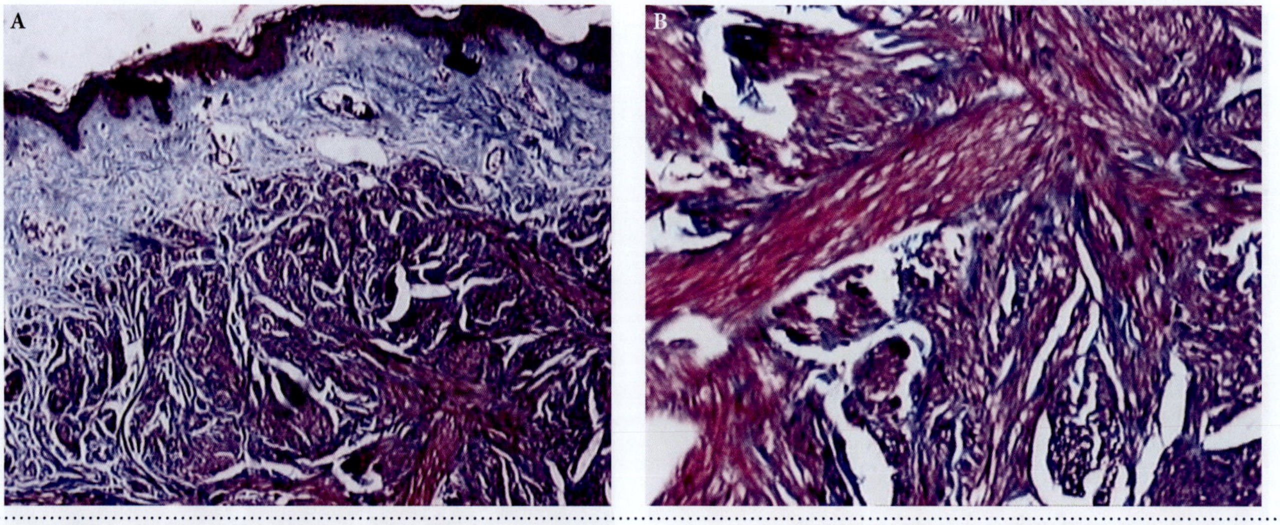

■ **Figura 3.29 (A)** Coloração de tricrômico de Masson corando em vermelho as fibras musculares de um caso de piloleiomioma. As fibras colágenas da derme papilar e reticular superficial se coram em azul mais claro (40 x). **(B)** Em maior aumento, as fibras musculares em vermelho (400 x).

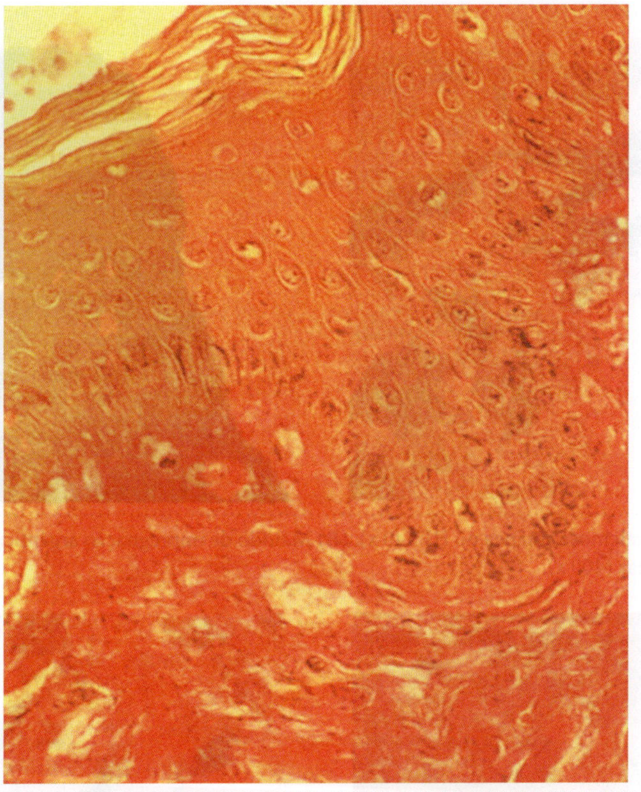

■ **Figura 3.30** Van Gieson – a derme contendo fibras colágenas se cora em vermelho (200 x).

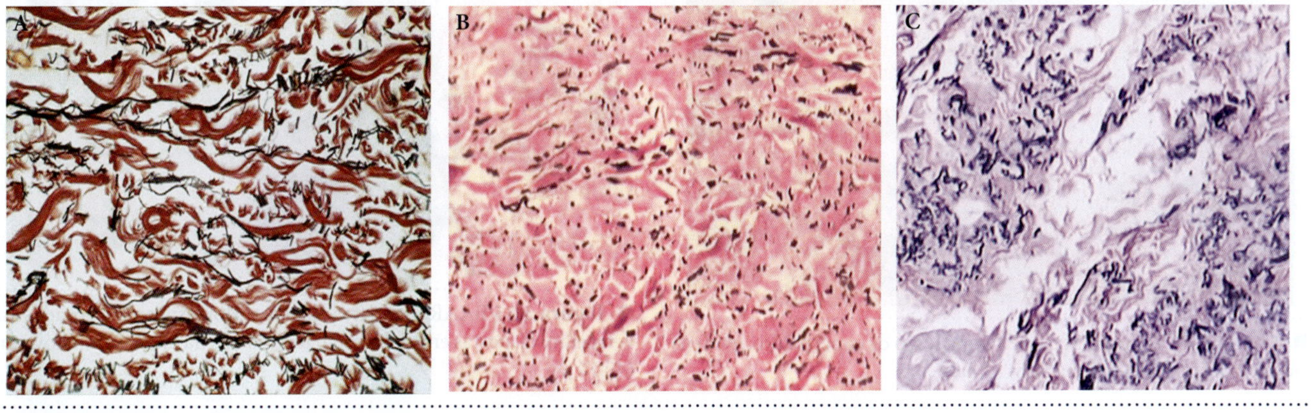

■ **Figura 3.31** **(A)** Verhoeff cora em preto as fibras colágenas na pele normal (400 x). **(B)** No nevo hipoelástico (200 x). **(C)** No pseudoxantoma elástico (400 x).

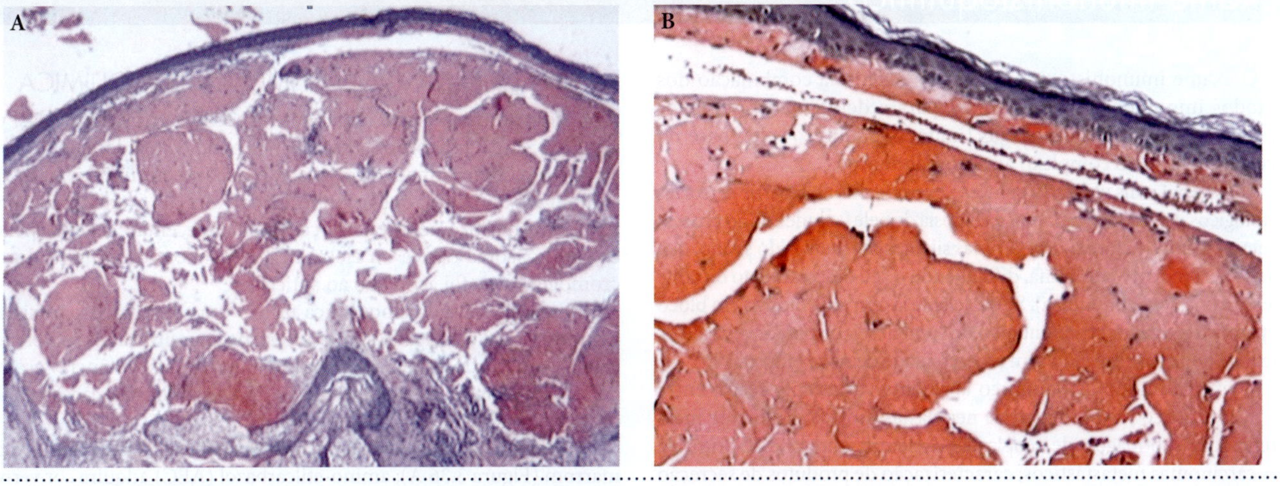

■ **Figura 3.32** **(A)** Caso de amiloidose nodular pelo vermelho do Congo corando em laranja a substância amiloide (40 x). **(B)** Em maior aumento (100 x). Se colocar na luz polarizada, a cor laranja torna-se verde-maçã.

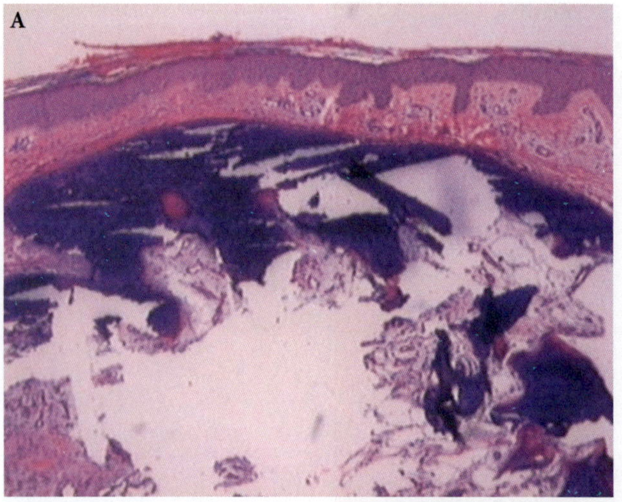

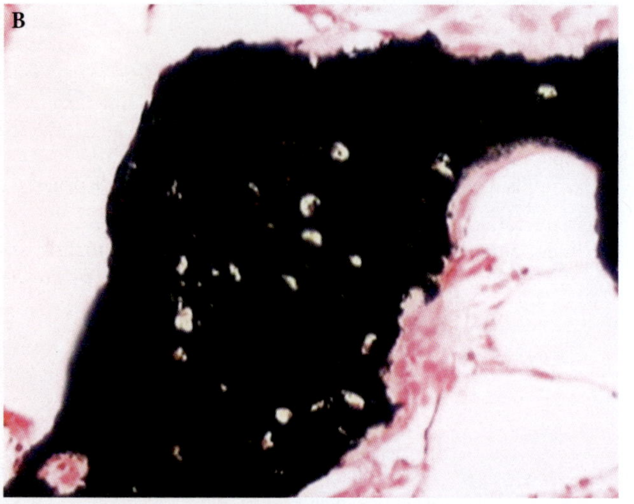

■ **Figura 3.33** **(A)** Nota-se caso de calcinose cutânea no HE (40 x). **(B)** Método de impregnação argêntica de Von Kossa em que aparecem, em preto, as áreas contendo lamelas ósseas (400 x).

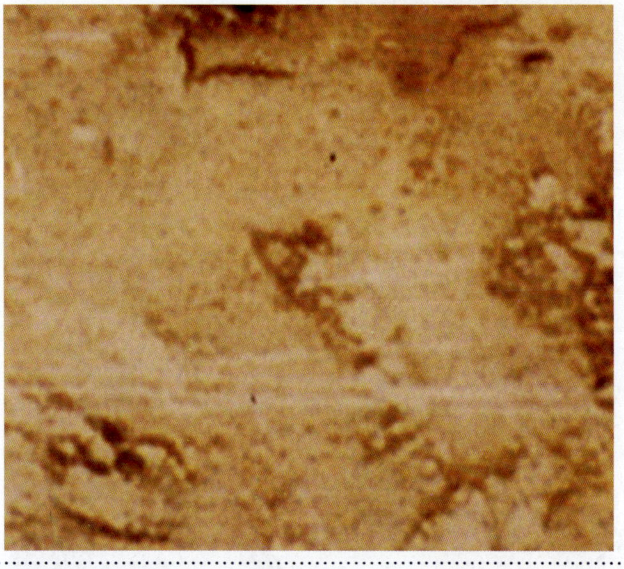

■ **Figura 3.34** Whartin Starry em uma lesão de cancro duro, evidenciando o treponema em marrom (400 x).

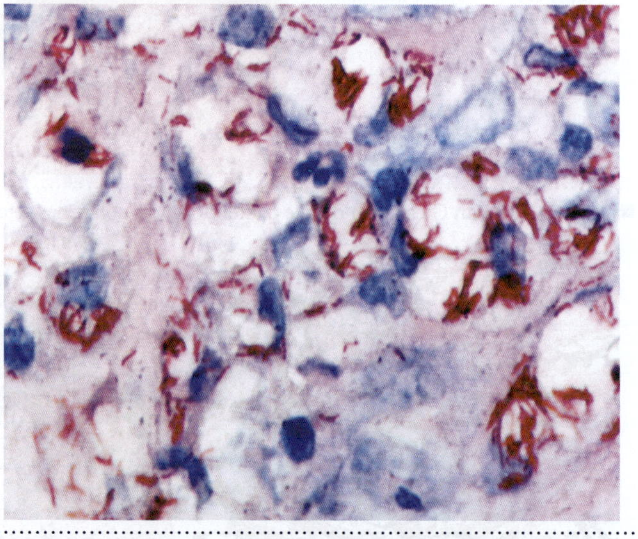

■ **Figura 3.35** BAAR (bactérias álcool-acidorresistentes) coradas em vermelho, dispostas em globias, em um caso de hanseníase virchowiana (400 x).

Exame Imunohistoquímico

O exame imunohistoquímico consiste de uma combinação dos métodos imunológico e histológico, para a detecção de antígenos específicos nos tecidos ou células (imunocitoquímico) com base no reconhecimento do complexo antígeno-anticorpo.

O material mais utilizado para este exame é obtido a partir de cortes histológicos do bloco de parafina da biópsia de pele (submetido ao processamento técnico habitual) em lâminas silanizadas (contendo silano, que ajuda aderir o corte na lâmina, dificultando o seu descolamento durante a reação imunohistoquímica). Se o paciente já tem uma biópsia em bloco de parafina e este for representativo do local desejado para investigação, o exame pode ser realizado sem a necessidade de nova biópsia.[13,14]

O exame imunohistoquímico apresenta várias aplicações, entre elas: diagnóstico histogenético de neoplasias morfologicamente indiferenciadas; subtipagem de neoplasias; caracterização da lesão primária dos carcinomas metastásticos; caracterização de produtos de secreção de algumas células neoplásicas (hormônios); avaliação prognóstica de neoplasias; identificação de agentes infecciosos; pesquisa.[13,14]

■ PRINCÍPIO DA REAÇÃO IMUNOHISTOQUÍMICA

Ocorre uma interação altamente específica entre moléculas: um antígeno; e seu anticorpo. Para isso, um corte de tecido, que se supõe conter uma determinada proteína, é incubado em uma solução que contém um anticorpo que reconhece esta proteína. O anticorpo que se liga a ela especificamente e sua localização pode, então, ser evidenciada em microscopia óptica ou eletrônica, dependendo do marcador ou cromógeno que foi acoplado ao anticorpo.[13,14]

A reação imunohistoquímica utiliza uma enzima, a peroxidase, associada a um conjugado com o anticorpo a ser utilizado. Esta enzima catalisa a ação do peróxido de hidrogênio sobre substâncias cromógenas, permitindo, assim, a visualização da sua localização na cor do cromógeno utilizado.

Exemplos de cromógenos: diaminobenzidina (DAB) adquire cor marrom (Figura 3.36 A); amino-etilcarbazol (AEC) adquire cor vermelho-laranja (Figura 3.36 B); fosfatase alcalina contendo naftol e fucsina (cor vermelha brilhante) (Figura 3.36 C), como se pode observar nas fotos.

ANTICORPOS CONTRA ANTÍGENOS DO CITOESQUELETO

O citoesqueleto consiste de filamentos intermediários (sustentação da célula) e a célula maligna retêm o tipo de filamento intermediário do tecido de origem. Com isso, tenta-se determinar o sítio primário das neoplasias indiferenciadas.

Exemplos de filamentos intermediários e seu tecido de origem:

- Citoqueratinas presentes no epitélio (tonofilamentos).
- Vimentina presente nas células mesenquimais; melanócitos; desmina nas células musculares; GFAP (*glial fibrilary acidic protein*) nas células gliais e astrócitos.
- Neurofilamentos componentes dos neurônios.
- Lâminas nucleares.

Os queratinócitos (Figura 3.37 A) contêm citoqueratinas visíveis à microscopia eletrônica, que são os filamentos intermediários das células epiteliais (Figura 3.37 B). Sua expressão está geralmente preservada em neoplasias epiteliais pouco diferenciadas.

Há mais de 19 subtipos divididos em subfamílias com base em pontos isoelétricos:

- **Citoqueratinas (CK) de epitélios estratificados queratinizados (epiderme e células suprabasais):** CK 1, 5, 10, 14, CK de alto peso molecular (34βE12): (Figura 3.38 B).
- **Citoqueratinas de epitélios estratificados não queratinizados (mucosas e células superficiais e intermediárias):** CK 1, 4, 5, 10, 13, 14.
- **Citoqueratinas de epitélios complexos (mama, glândulas salivares e sudoríparas):** CK 5, 14, 17, 19, 7 (só lúmen), 8 (só lúmen), 18.
- **CK de baixo peso molecular:** CK 8 (clone 35βH11 na Figura 3.38 C).
- **AE1AE3:** marcador de citoqueratinas de alto e baixo peso molecular (Figura 3.38 A).
- **CK 1, 10 e 11:** queratinócitos bem diferenciados (suprabasais).
- **CK 2, 10 e 11:** em região palmar e plantar.
- **CK 5, 14 e 15:** queratinócitos da camada basal.
- **CK 6, 16 e 17:** queratinócitos com aumento da proliferação.[13]

INDICAÇÕES DAS REAÇÕES IMUNO-HISTOQUÍMICAS (IH) EM DERMATOLOGIA

Neoplasias epiteliais

É possível elucidar a maior parte dos diagnósticos com o método habitual da hematoxilina e eosina (HE). Nos casos de neoplasias epiteliais pouco diferenciadas, utiliza-se um marcador epitelial de triagem que contenha várias citoqueratinas (de alto e baixo peso molecular) como o AE1AE3 para saber a histogênese epitelial. Associa-se a este marcador um painel imunohistoquímico diferencial com outras neoplasias morfologicamente semelhantes.

- **Outra indicação:** diagnóstico diferencial entre doença de Bowen (AE1AE3), doença de Paget (Figura 3.39) (CK 7, CEA) e melanoma (S100, HMB45 ou Melan A). No carcinoma de células de Merkel (CK 20).[13,14]

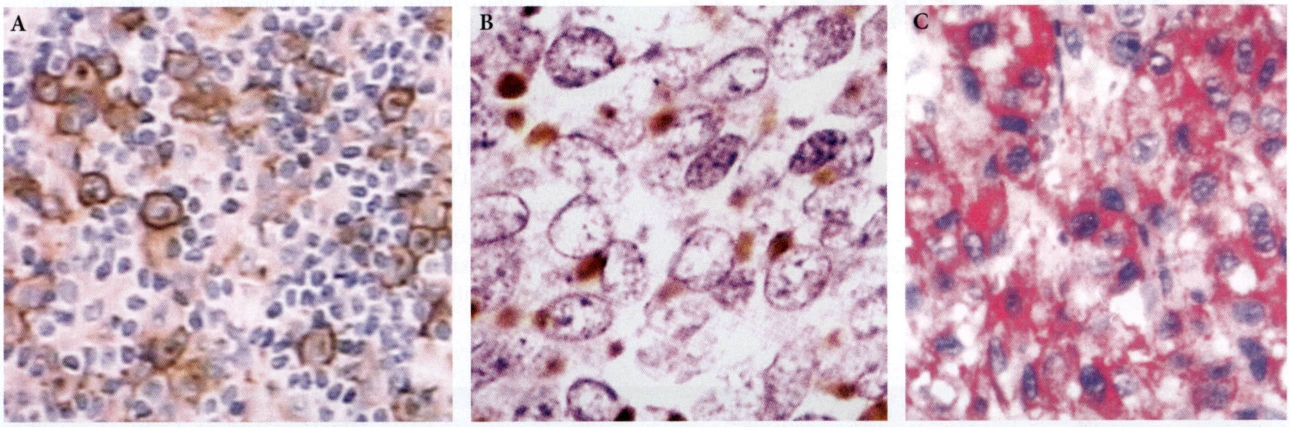

Figura 3.36 **(A)** Imunoexpressão do marcador CD1a em um caso de histiocitose de células de Langerhans com marcação da membrana plasmática em marrom pelo cromógeno diaminobenzidina. **(B)** Imunoexpressão do marcador cromogranina em um carcinoma de células de Merkel com marcação em ponto ao lado do núcleo (aspecto em *dot*) em vermelho-laranja pelo cromógeno amino-etilcarbazol. **(C)** Imunoexpressão do marcador Melan A em uma metástase de linfonodo sentinela com marcação do citoplasma em vermelho pelo cromógeno contendo naftol e fucsina.

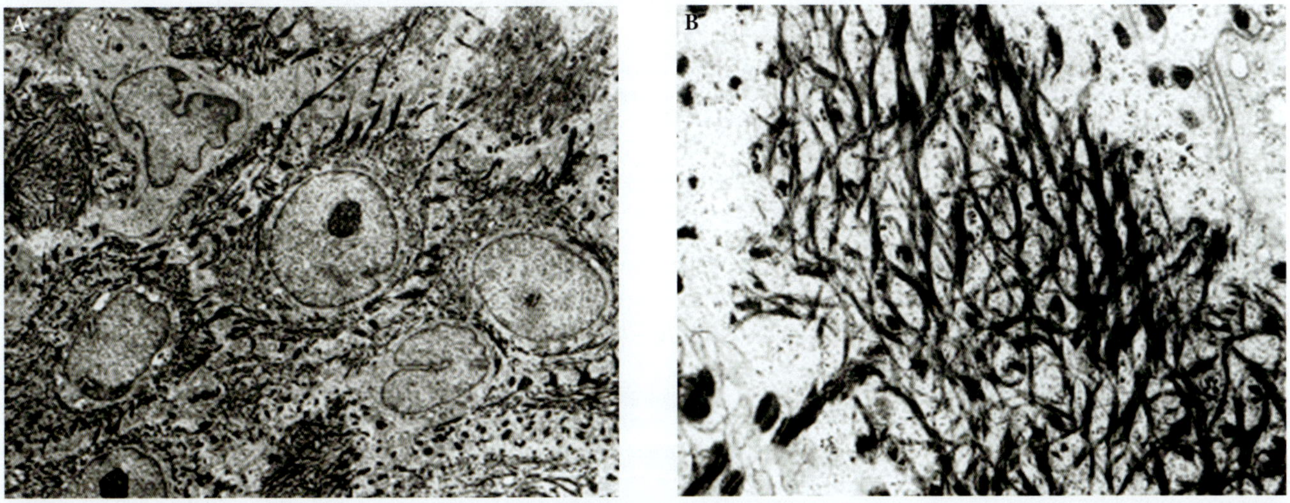

Figura 3.37 **(A)** Eletromicrografia de queratinócitos epidérmicos. **(B)** Eletromicrografia com filamentos intermediários (ou tonofilamentos) em destaque.

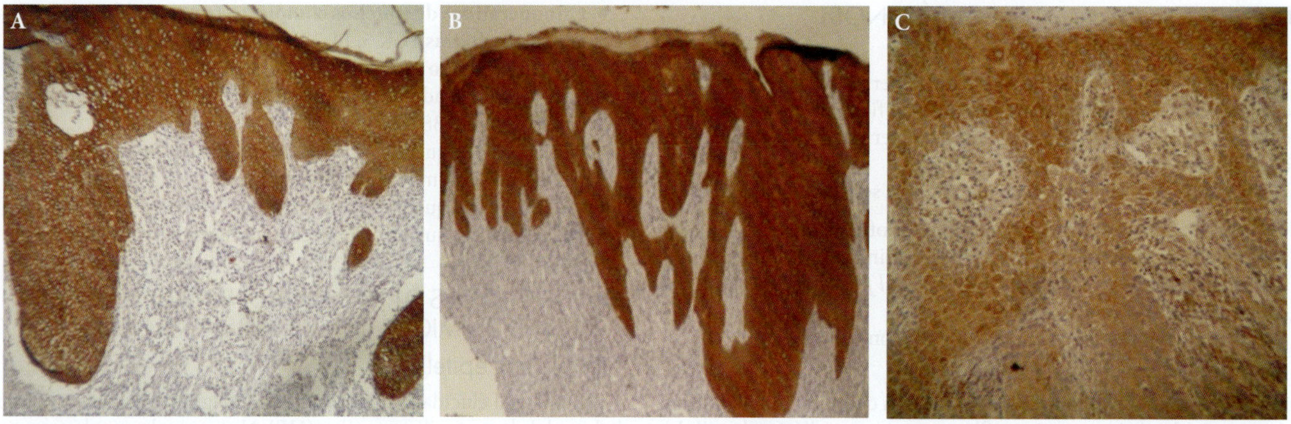

■ **Figura 3.38** **(A)** Imunoexpressão do marcador AE1AE3 (conjunto de citoqueratinas de alto e baixo peso molecular) na epiderme e no epitélio folicular. **(B)** 34βE12 marcando um epitélio estratificado queratinizado (epiderme). **(C)** 35βH11 marcando um tumor glandular anexial (citoqueratina de baixo peso molecular).

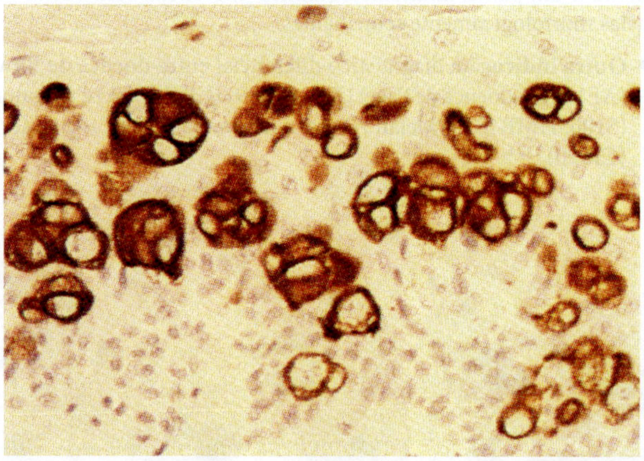

■ **Figura 3.39** Imunoexpressão citoplasmática de CK 7 na doença de Paget.

Os tumores com diferenciação epidérmica são as neoplasias epiteliais primárias da pele mais comuns: carcinoma basocelular (CBC); e carcinoma espinocelular (CEC). Na maioria dos casos, consegue-se liberar o diagnóstico apenas com a morfologia observada pela lâmina corada pela hematoxilina e eosina. Uma reação imunohistoquímica estaria indicada para essas neoplasias quando elas forem pouco diferenciadas ou indiferenciadas (especialmente o CEC), para fazer diagnóstico diferencial com outras possibilidades diagnósticas entram nesse diferencial, muitas vezes, o melanoma amelanótico (fazer também HMB45, Melan A), fibroxantoma atípico (CD10, CD68 ou CD163, (CD68, CD163), angiossarcoma (CD31, CD34, fator VIII), e neoplasias sudoríparas malignas (EMA, CEA, 34βE12, 35βH11). O painel imunohistoquímico é definido pelo dermatopatologista, assim como a sua interpretação, com base na morfologia celular da neoplasia observada previamente pela coloração pela hematoxilina e eosina associada à interpretação do exame imunohistoquímico (Tabela 3.2).

Tabela 3.2 Marcadores epiteliais.[5,8,12-15]

Anticorpo primário	Características	Imunoexpressão na pele normal	Imunoexpressão nos tumores primários cutâneos
Ber-EP4	Ac monoclonal antiepitélio ligado à glicoproteína da membrana celular	Porção secretora écrina e apócrina, bainha interna e externa do folículo piloso tipo *vellus*	▪ Carcinoma basocelular ▪ Foco basalioide em nevo sebáceo ▪ Tricoepitelioma ▪ Carcinoma de células de Merkel ▪ Doença de Paget – tumores mistos ▪ No CEC Ber-EP4 é negativo
EMA (antígeno membrana epitelial)	Glicoproteína isolada de células secretoras mamárias	Glândulas écrinas, apócrinas e sebáceas (negativa no CBC e eventualmente positiva focal no CEC)	▪ Tricoepitelioma ▪ Carcinoma écrino microcístico ▪ Siringomas ▪ Poromas ▪ Hidradenomas ▪ Tumor misto ▪ Doença de Paget ▪ Carcinoma écrino ▪ Carcinoma sebáceo ▪ Sarcoma epitelioide
Citoqueratina AE1 AE3	Coquetel de anticorpos contendo várias citoqueratinas de alto e baixo peso molecular: CK 2, 9, 4, 5, 6, 8, 10, 14, 15, 16, 19	Epiderme e epitélio folicular	Para diagnosticar uma neoplasia epitelial (CEC ou carcinoma anexial) e excluir tumores mesenquimais, melanocíticos, hematopoiéticos (utilizada também para carcinomas em geral)
Citoqueratina 35βH11	Baixo peso molecular: CK 8	Epitélio simples de ácinos e ductos glandulares e ausente nos epitélios escamosos Não marca epiderme normal	Determinam a natureza glandular do tumor: Adenocarcinoma, doença de Paget

(Continua)

Tabela 3.2 Marcadores epiteliais.[5,8,12-15] (Continuação)

Anticorpo primário	Características	Imunoexpressão na pele normal	Imunoexpressão nos tumores primários cutâneos
Citoqueratina 34βE12 (ou CK 903)	Alto peso molecular: CK 1, 5, 10, 14	Epitélios estratificados queratinizados (epiderme) e não queratinizados (mucosas)	Carcinomas espinocelulares (inclusive de células fusiformes) Carcinomas sudoríparos Pode auxiliar na distinção de carcinomas cutâneos primários de metástases
CK 5/6	Tamanho intermediário	Camada basal do epitélio escamoso estratificado	Para células fusiformes (CEC sarcomatoso) Pode auxiliar na distinção de carcinomas cutâneos primários de metástases
CK 7	Baixo peso molecular	Epitélio écrino e apócrino	Doença de Paget Carcinoma de mama Triagem para adenocarcinomas metastáticos sem sítio primário
CK 15		Queratinócitos da camada basal	Imunoexpressão mais forte no tricoepitelioma (para diagnóstico diferencial com CBC)[15]
CK 20	Baixo peso molecular	Epitélios simples e células de Merkel	Carcinoma de células de Merkel Triagem para adenocarcinomas metastáticos sem sítio primário
GCDFP-15 (ou BRST-2)	Fator antiglobulina do leite humano	Glândulas apócrinas, écrinas (variável), salivares menores, epitélio metaplásico da mama	Carcinoma mamário Carcinoma sudoríparo com diferenciação apócrina Doença de Paget
CEA (antígeno carcinoembriônico)	Glicoproteína de 180 kD com 50% de carboidrato	Epitélio écrino e apócrino	Detecta diferenciação glandular em tumores cutâneos primários (écrinos/apócrinos, doença de Paget) e adenocarcinomas metastáticos da pele (colorretal, pulmão, de mama, estômago, fígado, vias biliares, bexiga, endocérvix, seios paranasais)
Bcl-2	Proteína de um oncogene que regula a apoptose (morte celular programada)	Camada basal da epiderme e células linfoides	Indicado em alguns casos para o diagnóstico diferencial entre CBC e tricoepiteliomas Outra indicação seria em alguns linfomas de células B com envolvimento cutâneo
CD34	Glicoproteína de superfície envolvida na adesão entre células	Células endoteliais	Estroma peritumoral dos tricoepiteliomas Células endoteliais das neoplasias vasculares (benignas e malignas) Dermatofibrossarcoma protuberante (negativo no dermatofibroma) Eventualmente em tumores da bainha do nervo periférico
CD10	Enzima da superfície celular com atividade de metaloendopeptidase neutra	Algumas células histiocíticas e linfoides	Dermatofibroma (forte e difuso) Fibroxantoma atípico Carcinoma de células renais Neurotecoma Na diferenciação entre CBC (positivo nas células neoplásicas) e o tricoepitelioma (no estroma neoplásico)[15]
Ki67 (ou MIB-1)	Marcador de proliferação celular de células na fase ativa do ciclo celular (negativo na fase de repouso (G0)	Células da camada germinativa (camada basal da epiderme)	Avaliação da atividade proliferativa dos tumores Tumores malignos apresentam elevada atividade proliferativa (aumento numérico de núcleos com imunoexpressão de Ki67). Ajuda na diferenciação entre CBC (Ki67 acima de 40%) e tricoepitelioma (abaixo de 20%)[15,16]
p53	Produto proteico do gene supressor de tumor TP53, envolvido na regulação do ciclo celular	Células que apresentam alterações no DNA, seja por *stress* metabólico ou oncogênico, induzem aumento dessa proteína p53 que leva à produção de genes que suprimem tumores por meio da apoptose	Expressão nuclear aumentada nos núcleos das células que sofreram fotodano: queratose actínica, CEC *in situ* ou invasivo e CBC No tricoepitelioma e neoplasias anexiais benignas foliculares, costuma haver baixa imunoexpressão
p63	p53 homólogo que atua como um fator de transcrição na regulação do desenvolvimento e diferenciação do epitélio e do ciclo celular	Camada basal da epiderme e anexos cutâneos	Células fusiformes do CEC Carcinomas indiferenciados Carcinoma de anexos

Nota: CD (*clusters* de diferenciação): na superfície das células existem moléculas (marcadores de superfície) reconhecidas por conjuntos de anticorpos (CD) que identificam o tipo de célula, a fase de diferenciação e a atividade de uma célula.

Os principais diagnósticos diferenciais para alguns casos de carcinoma basocelular seriam: tricoepiteliomas (dos tumores anexiais de origem folicular, costuma ser um dos mais frequentes na rotina); outros tumores anexiais de origem folicular (tricoblastoma é muito parecido, mas é mais raro); tumores anexiais de origem sebácea (especialmente o sebaceoma ou epitelioma sebáceo, considerado por alguns autores um CBC com diferenciação sebácea); tumores anexiais de origem em glândulas sudoríparas (écrinas e apócrinas); e alguns tipos de carcinomas espinocelulares. Alguns marcadores imunohistoquímicos podem ser indicados para estes diagnósticos diferenciais, mas devem ser usados com cautela, pois as características morfológicas analisadas pelos patologistas no HE são fundamentais. O exame imunohistoquímico é complementar e tem de ser indicado e interpretado pelo patologista, dependendo de cada caso analisado, previamente pela morfologia. Marcadores imunohistoquímicos como Bcl-2, CD34, CK15, CD10, Ki67 e p53 podem ajudar em alguns casos no diagnóstico diferencial entre CBC e tricoepitelioma.[15]

- **Metástases de lesões melanocíticas para linfonodos sentinelas em melanoma:** detectáveis no método habitual pela hematoxilina e eosina (HE) (Figura 3.41 A), com imunoexpressão de S100 citoplasmático e nuclear (marcador com grande sensibilidade) (Figura 3.41 B), Melan A (marcador com grande sensibilidade e especificidade) (Figura 3.41 C) e HMB45 (marcador específico, mas menos sensível) (Figura 3.41 D).

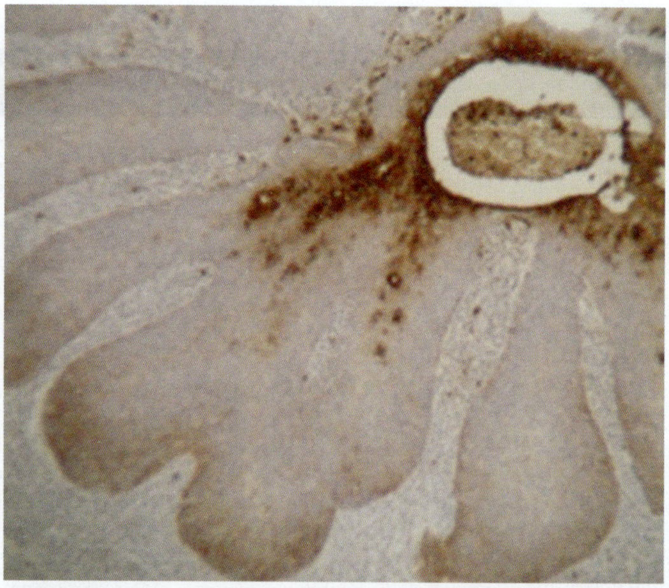

■ **Figura 3.40** Imunoexpressão de CEA (antígeno carcinoembriônico) no citoplasma de algumas células de um porocarcinoma.

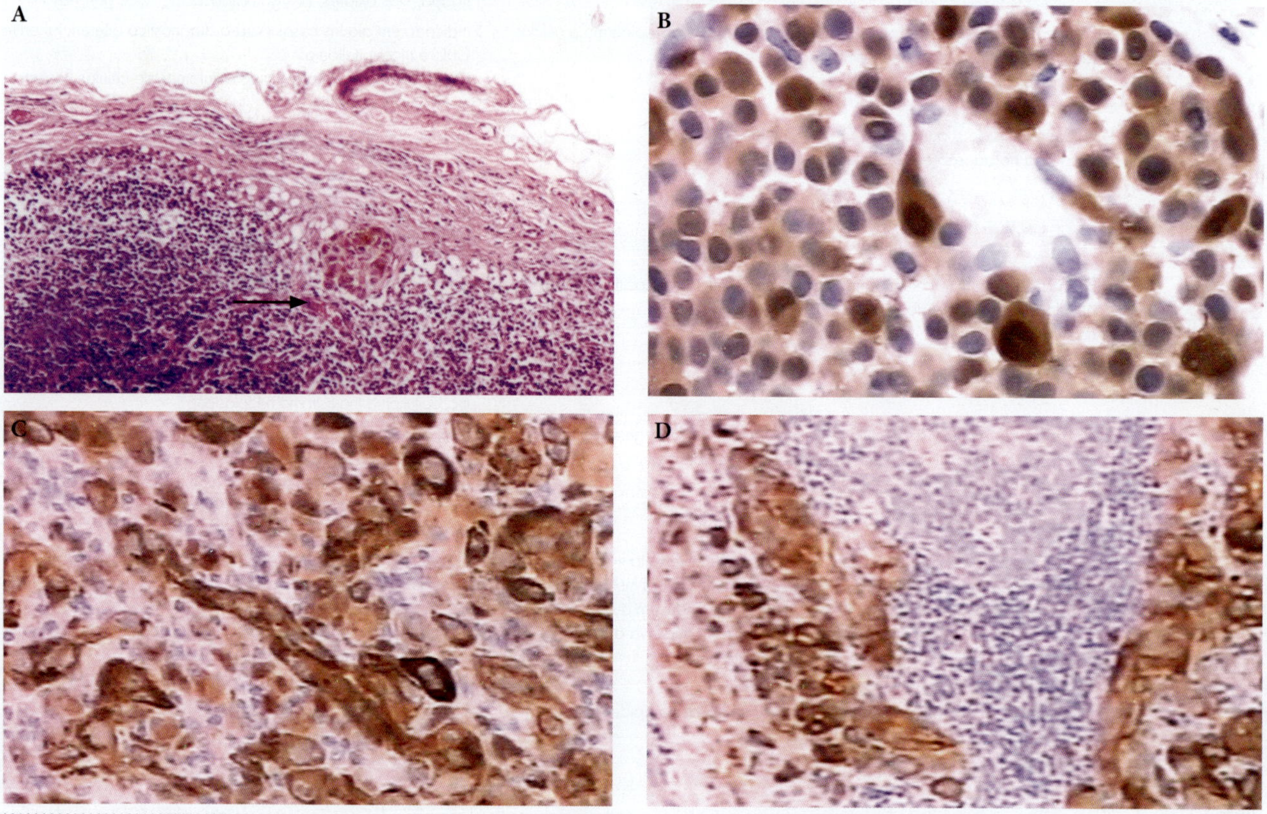

■ **Figura 3.41** Linfonodo sentinela com metástase de melanoma: **(A)** HE. **(B)** Proteína S100. **(C)** Melan A. **(D)** HMB45.

Lesões melanocíticas

Em geral, assim como as variantes clássicas do melanoma, costumam ser diagnosticadas pela análise morfológica, utilizando-se cortes histológicos corados pela hematoxilina e eosina. Algumas lesões melanocíticas atípicas, assim como variantes pouco usuais de melanomas, podem necessitar do auxílio do exame imunohistoquímico. Para isso, dispomos de alguns marcadores imunohistoquímicos, que serão rapidamente comentados a seguir.

- **HMB45:** marcador citoplasmático, que identifica melanócitos ativados com melanossomos em formação (não marca melanossomos em estágio IV de diferenciação), além de melanócitos atípicos de nevos atípicos e de melanomas. As células névicas de lesões melanocíticas usuais (nevos melanocíticos usuais) geralmente não apresentam imunoexpressão de HMB45. A sensibilidade desse marcador, quase sempre, é em torno de 70% dos melanomas, sendo negativo nos melanomas desmoplásicos e fusocelulares.[14-17]
- **Melan A ou MART-1 (*melanoma antigen recognized by T cells*):** marcador citoplasmático, é detectado no clone A103 e anticorpos monoclonais M2-7C10. Os nomes Melan A e MART-1 se originam de dois grupos de pesquisadores que sequenciaram este antígeno.[18,19] É um marcador com alta sensibilidade e especificidade para melanócitos em geral, mas é negativo nos melanomas desmoplásicos e os de células fusiformes.

- **Proteína S100 (esse nome é derivado do termo proteínas saturadas a 100%):**[15] marcador citoplasmático e nuclear mais sensível para melanoma dérmico, particularmente melanoma desmoplásico e o de células fusiformes, com imunoexpressão em torno de 95% dos melanomas cutâneos primários. Importante lembrar a sua baixa especificidade (marca melanócitos normais, células neurais, células mioepiteliais, adipócitos, condrócitos, células de Langerhans, assim como tumores originados dessas células).[14,15,17,20] Em algumas situações o melanoma, especialmente alguns metastáticos que perdem a diferenciação, pode não expressar esse marcador, por isso recomenda-se a sua associação aos marcadores HMB45 e Melan A.[20]
- **SOX 10 (é uma abreviação de *Sry-Related HMG-BOX Gene 10*):** fator de transcrição da crista neural na diferenciação das células de Schwann e melanócitos.[21,22] É um marcador nuclear, o que é interessante para facilitar a interpretação nos melanomas pigmentados. Nos casos em que falham os marcadores S100 e MiTF, houve imunoexpressão do SOX 10, o que auxilia no diagnóstico do melanoma.[22]

A expressão nuclear do marcador SOX 10 foi encontrada em 97% dos melanomas, enquanto a proteína S100 detectou 91%.[23] Para melanomas desmoplásicos e neurotrópicos, esse marcador SOX 10 tem se mostrado mais sensível que o S100 para detecção de células melanocíticas malignas em uma área desmoplásica com aspecto de fibrose cicatricial.[24]

- **Tirosinase:** enzima envolvida na síntese de melanina dentro dos melanócitos. O T311 (antitirosinase ou simplesmente tirosinase) é um anticorpo monoclonal que detecta a presença da tirosinase em cortes histológicos de tecidos emblocados em parafina, tendo-se mostrado menos sensível do que a proteína S100, mais sensível do que o HMB45 e semelhante ao Melan A/MART-1. Esse marcador não detecta melanomas desmoplásicos e neurotrópicos.[25]
- **MiTF (*microphtalmia-associated transcription factor*):** proteína nuclear envolvida no desenvolvimento, diferenciação e na manutenção do melanócito.[26] É um marcador que quantifica o número de melanócitos intraepidérmicos em áreas com epiderme pigmentada. Mas não é um marcador específico de melanócitos. Outras células como histiócitos, mastócitos, linfócitos, fibroblastos, células de Schwann e células musculares lisas podem expressá-lo.[27]
- **p16:** a proteína INK4A, também referida como $p16^{INK4A}$, funciona inativando CDK4. É um dos dois produtos proteicos do gene supressor do tumor CDKN2A, levando as células ao ponto G1-S. A sua mutação foi encontrada em 40% do melanoma familial.[28] A baixa expressão de p16 é um marcador de prognóstico adverso em vários tipos de câncer humano, especialmente os do pâncreas, do esôfago e os de cabeça e pescoço.[29] A perda progressiva e gradual do $p16^{INK4A}$ parece estar relacionada com os estágios avançados do melanoma em progressão. Os nevos não têm apresentado alteração na expressão do INK4A.[30] Em lesões spitzoides, um alto índice proliferativo celular (Ki67) e imunoexpressão negativa de p16 sugerem o diagnóstico de melanoma spitzoide, enquanto uma baixa contagem de mitoses, baixo Ki67 e imunoexpressão mantida de p16 (marcação intensa nuclear) favorecem nevo de Spitz.[31]
- **BAP-1:** gene supressor tumoral, cuja inativação tem sido recentemente descrita para alguns melanomas, na síndrome hereditária de predisposição ao câncer, particularmente aos melanomas uveais, melanomas cutâneos esporádicos (como o melanoma desmoplásico) e outros tumores. A inativação do gene BAP-1, nesses casos, estaria associada a pior prognóstico. Indivíduos com essa predisposição podem desenvolver tumores spitzoides atípicos que podem evoluir para melanomas (geralmente lesões no tronco e amelanóticas).[15]
- **Ki67 (clone MIB-1):** marcador nuclear de proliferação celular, e o anticorpo contra Ki67 é referido como MIB-1. Em lesões melanocíticas, são encontrados vários trabalhos com esse marcador. O que se tem constatado é que esse marcador tem expressões variadas nos melanomas. Em nevos comuns, sua expressão seria muito baixa (menor que 2%). Nevos de Spitz e nevos azuis têm expressões variadas. Lesões melanocíticas com expressão de 2% a 10% de Ki67 podem ser lesões *borderline* ou indeterminadas. No melanoma, o Ki67 teria no mínimo 16,4% dos núcleos marcados especialmente na profundidade.[15,20,32,33]
- **Ciclina D1:** marcador nuclear e funciona como um oncogene quando tem imunoexpressão. Sua contribuição na patogênese do melanoma ainda não está bem definida. Em 44% dos melanomas acrais, nota-se amplificação do gene CCND1 (ciclina D1) e isso já não é tão observado nos outros subtipos de melanoma.[34,35] Estudos usando ciclina D1 e expressão de outros marcadores em nevos benignos, melanomas primários e melanomas metastáticos mostraram diferenças significantes na expressão entre nevos e melanomas primários, entre melanomas finos e espessos, sugerindo a utilização do marcador ciclina D1 no diagnóstico do melanoma e como marcador de progressão tumoral.[36]

OUTRAS CÉLULAS DA EPIDERME

- **Carcinoma de células de Merkel:** imunoexpressão de CK20 (citoqueratina de baixo peso molecular que identifica a célula de Merkel e epitélios simples) (Figura 3.42), enolase neurônio-específica (NSE: proteína encontrada em neurônios e células neuroendócrinas) e sinaptofisina (glicoproteína de vesículas pré-sinápticas encontradas em neurônios e células neuroendócrinas), cromogranina (identifica grânulos de células neuroendócrinas e os nervos simpáticos).[8]
- **Histiocitose de células de Langerhans (Figura 3.43 A, B e C):** com aspecto morfológico de proliferação de células grandes com citoplasma eosinofílico, núcleo com irregularidades de membrana nuclear e fenda nuclear (Figura 3.43 A). Pelo exame imunohistoquímico, o principal marcador é o CD1a (Figura 3.43 B) com imunoexpressão na membrana plasmática e também a proteína S100 com imunoexpressão no citoplasma (Figura 3.43 C). Quando possível utilizar também o marcador langerina (CD207), que é uma lecitina tipo C transmembrana, que é um marcador específico de células de Langerhans (localizado no grânulo de Birbeck).[8,14,15]
- Na pele normal, usando o marcador proteína S100, pode-se notar o aspecto dendrítico mais evidente das células de Langerhans (Figura 3.44).

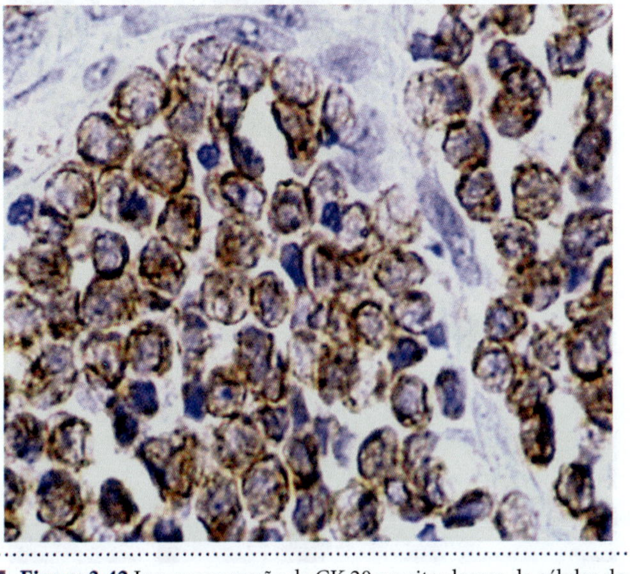

Figura 3.42 Imunoexpressão de CK 20 no citoplasma de células do carcinoma de células de Merkel.

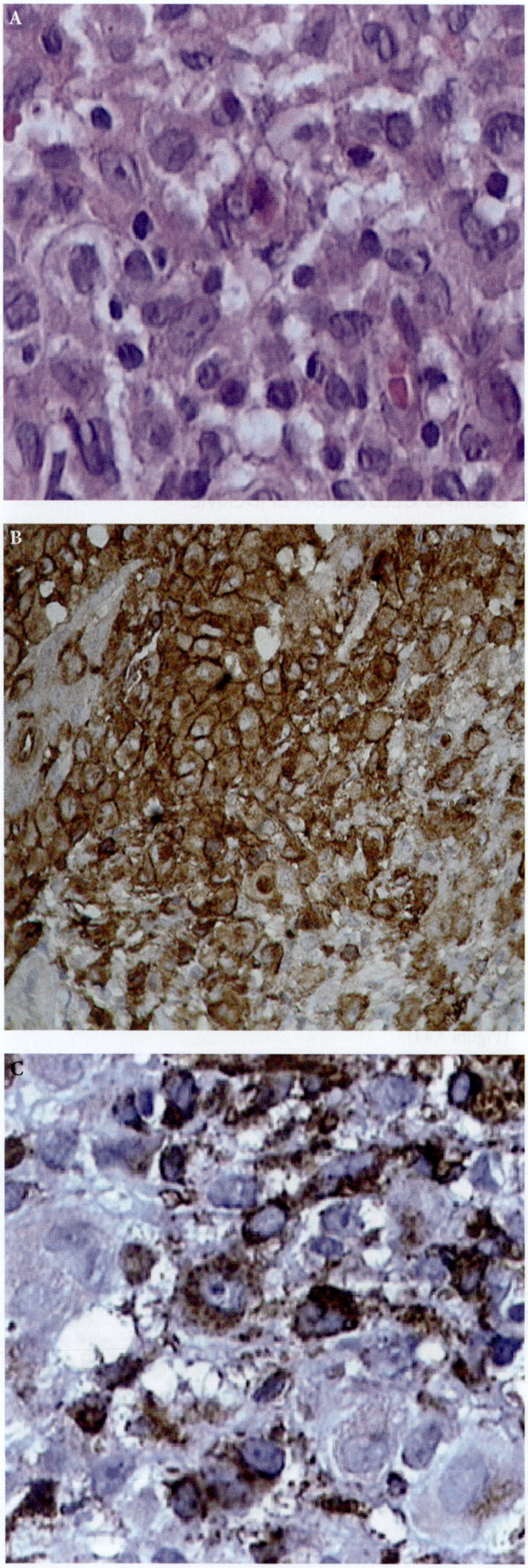

■ **Figura 3.43** (**A**) HE. (**B**) CD1a. (**C**) Proteína S100.

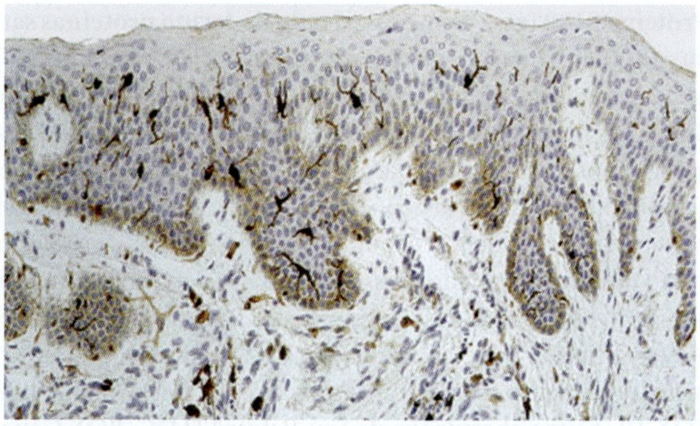

■ **Figura 3.44** Imunoexpressão do marcador proteína S100 em células de Langerhans normais da pele.

Neoplasias mesenquimais da derme

Alguns tumores fibro-histiocíticos

- **Dermatofibrossarcoma protuberante:** pelo aspecto morfológico no HE, suas células fusiformes se dispõem em arranjos estoriformes (aspecto semelhante às "pás de um moinho") (Figura 3.45 A). Pelo exame imunohistoquímico, observam-se imunoexpressão citoplasmática de CD34 (Figura 3.45 B) e fator XIIIa negativo. O marcador CD34 é uma glicoproteína de superfície envolvida na adesão célula-célula. É um marcador altamente sensível para células endoteliais, mas de especificidade pobre.[8] É utilizado para neoplasias vasculares e tumores de células fusiformes, sejam estes de origem miofibroblástica ou neural, incluindo o dermatofibrossarcoma protuberante, tumor fibroso solitário, alguns tumores neurais de bainha de nervo periférico e fibromas pleomórficos.[12,16] Alguns casos de melanomas desmoplásicos podem expressar CD34 por causa da desregulação genética (desdiferenciação).[16,37]
- **Dermatofibroma:** há casos de dermatofibromas mais celulares que podem gerar dúvidas no diagnóstico diferencial com dermatofibrossarcoma protuberante e os mesmos marcadores podem ser utilizados com resultados diferentes: CD 34 (-) e fator XIIIa (+).

O fator XIIIa é o fator de coagulação humano XIII (proenzima da coagulação sanguínea).[14] Ele se expressa num subconjunto de dendrócitos, monócitos e histiócitos e macrófagos dérmicos.[8]

- **Histiocitoma fibroso maligno (fibro-histiocitoma maligno):** não existem marcadores específicos, podendo ser usados vimentina (filamentos intermediários de células mesenquimais), CD68 e CD163 que marcam macrófagos. As características clínicas, morfológicas associadas são fundamentais para o diagnóstico diferencial.[8,14]
- **Fibroxantoma atípico:** além da vimentina, CD68 e CD163 é possível usar os marcadores CD99 (MIC2) e o CD10. Lembrar aqui também que as características clínicas e morfológicas são fundamentais para o diagnóstico diferencial. No diagnóstico diferencial clínico, e por vezes, histopatológico deve-se incluir as possibilidades de vários tumores como o carcinoma basocelular, queratoacantoma, grânuloma piogênico, carcinoma espinocelular, queratose actínica hipertrófica, leiomiossarcoma e melanoma amelanótico.[13]
- **Leiomiossarcoma:** geralmente cresce no subcutâneo ou na derme e costuma apresentar lesões solitárias nos adultos. À análise morfológica, costuma apresentar atividade mitótica e pleomorfismo.[16] O leiomiossarcoma primário é raro e cresce da derme para o tecido adiposo subcutâneo.[15] Os marcadores imunohistoquímicos utilizados são: desmina (presente em cerca de 70% dos leiomiossarcomas); HHF35 (pan-actina de músculo liso); actina antimúsculo liso clone 1A4 e caldesmon. Alguns estudos têm demonstrado que os marcadores mais sensíveis para neoplasias de músculo liso são actina (reage com miofilamentos citoplasmáticos com expressão em músculo liso, células mioepiteliais e neoplasias correspondentes) e caldesmon (actina e proteína de ligação tropomiosina envolvida na regulação do músculo liso).[8,14] A calponina é outro marcador que

pode ser utilizado para músculo liso, mas está presente também em miofibroblastos e células mioepiteliais.[38]

- **Neoplasias vasculares:** o angiossarcoma é o principal exemplo, embora normalmente o diagnóstico seja mais morfológico pelo HE, sendo indicada a imunohistoquímica quando sua morfologia é mais complexa e é necessário descartar outras possibilidades diagnósticas. Os marcadores endoteliais mais específicos são fator VIII e o CD 31, mas, muitas vezes, está indicado um painel imunohistoquímico diferencial com outras neoplasias mesenquimais (o marcador CD 34 também se imunoexpressa em células endoteliais e pode ser utilizado especialmente nos angiossarcomas epitelioides).
- **Sarcoma de Kaposi:** HHV-8 para detecção do herpes vírus humano 8.
- **Neoplasias neurais:** as mais comuns são benignas e diagnosticadas pela morfologia (HE). As malignas são mais raras e é importante lembrar:
  - **Tumor de nervo periférico maligno:** proteína S100, SOX 10 (Tabela 3.3), proteína mielínica básica e CD57 (Leu 7).

DOENÇAS LINFOPROLIFERATIVAS (PAINEL BÁSICO)

Linfomas cutâneos

Mais comuns em pele, é o tipo T em que se observam linfócitos grandes com intensas atipias nucleares no HE (Figura 3.46 A) e, no exame imunohistoquímico, imunoexpressão de CD45 Ro (pan T) na membrana citoplasmática (Figura 3.46 B) CD45 Ro, CD43 ou CD 3 = pan T CD20 = pan B.

Em linfomas anaplásicos (Figura 3.47 A) de células T (CD 3 na Figura 3.47 B), ocorre também imunoexpressão de CD30 (Ki-1; Ber-H2) (Figura 3.47 C).

Alguns marcadores utilizados para avaliar proliferação celular cutânea da linhagem de células linfo-hematopoiéticas:

- **CD3:** células T e linfomas de células T (pan T).

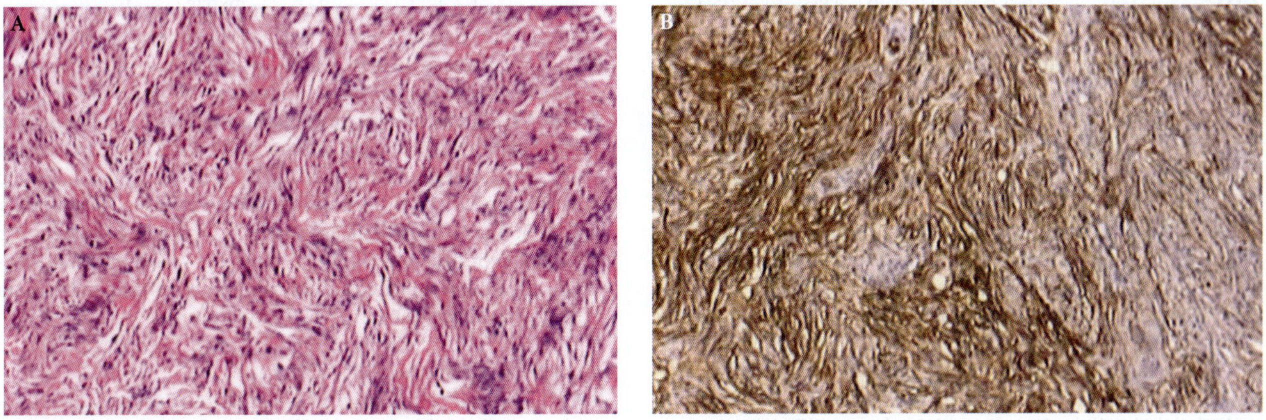

Figura 3.45 (A) HE. (B) CD34 positivo.

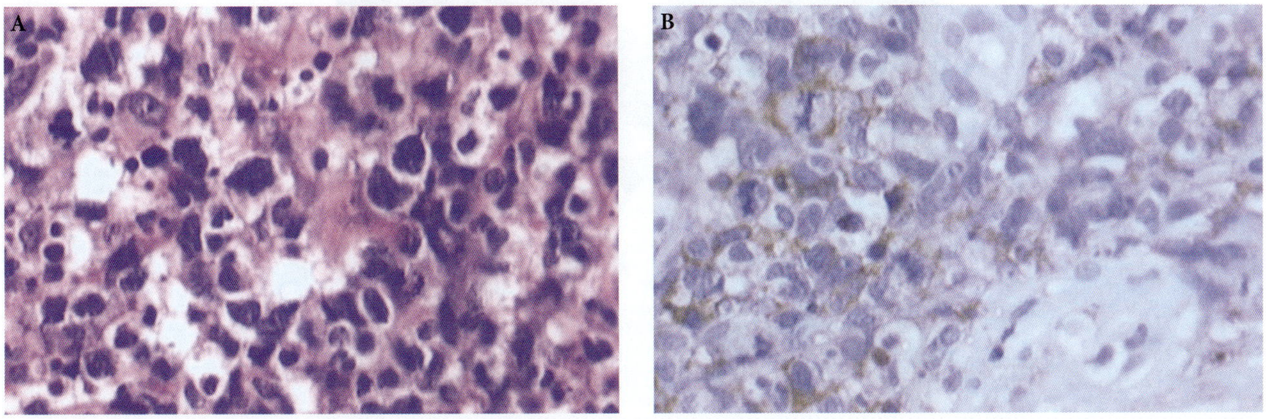

Figura 3.46 Linfoma cutâneo de células T. **(A)** HE. **(B)** Pan T (CD45Ro).

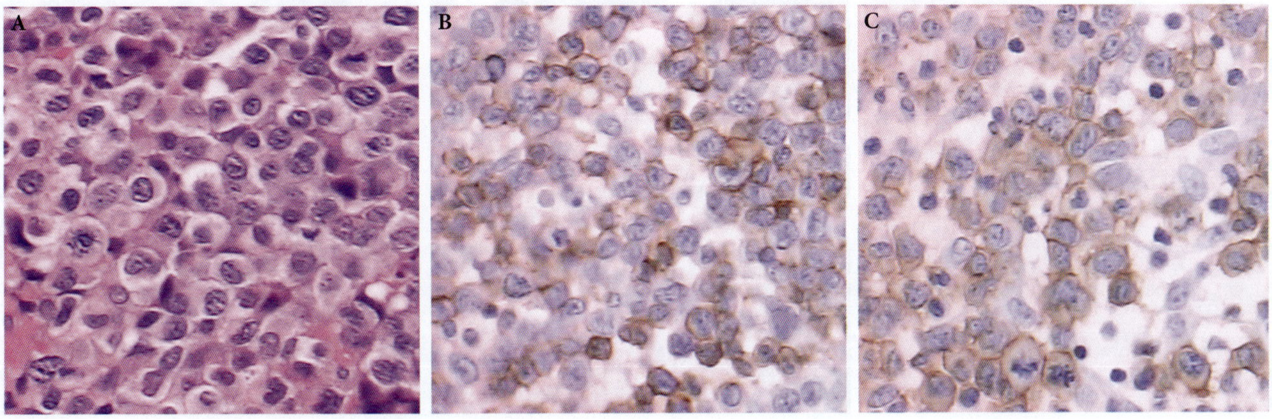

Figura 3.47 Linfoma anaplásico de células T. **(A)** HE. **(B)** CD3. **(C)** CD30.

- **CD2:** células T e linfomas de células T.
- **CD4:** células T *helper*, monócitos, macrófagos, células de Langerhans, linfoma de células T periférico, micose fungoide (inclusive a micose fungoide clássica), linfoma/leucemia de células T, do adulto associado ao HTLV-1.
- **CD5:** células T, linfoma de células T, linfoma/leucemia linfocítica crônica de pequenas células B, linfoma de células do manto.[39]
- **CD7:** células T, linfoma de células T, leucemia mieloide, neoplasias células NK (*natural killer*), linfoma/leucemia linfoblástica de células T. A sua perda de expressão é frequentemente observada na micose fungoide.[40]
- **CD8:** células T supressoras – citotóxicas, células NK, linfoma de células T (linfoma de células T subcutâneo paniculite-*like*).
- **CD10 (CALLA):** marcador de centro germinativo (junto com BCL6),[14] células precursoras B, linfoma/leucemia linfoblástica B, linfoma folicular/linfoma centro folicular.
- **CD15:** neutrófilos, monócitos, células de Reed Stemberg (linfoma de Hodgkin), leucemia mieloide aguda.
- **CD20:** células B, linfomas de células B.
- **CD21:** células dendríticas foliculares, neoplasias de células dendríticas foliculares, células B da zona marginal e do manto.
- **CD23:** células dendríticas foliculares, células B da zona do manto, linfoma linfocítico de pequenas células B/leucemia linfocítica crônica.
- **CD30:** células linfoides ativadas, linfoma anaplásico de grandes células (B ou T), papulose linfomatoide, células de Reed Stemberg (em linfomas de Hodgkin), carcinoma embrionário.
- **ALK-1 (quinase do linfoma anaplásico):** associada à membrana do receptor de tirosinaquinase. Marcador de alguns tipos de linfomas anaplásicos de grandes células sistêmico (nodal e extranodal). Negativo nos linfomas cutâneos primários de células T e outros tipos de linfomas de células B com positividade para CD30.[8]
- **CD43:** células T, células mieloides, mastócitos, linfomas de células T, alguns linfomas de células B, leucemia mieloide, neoplasias com mastócitos.
- **CD45 (LCA = antígeno leucocitário comum):** células linfo-hematopoiéticas, linfomas B e T.
- **CD45Ro:** células T, histiócitos, células mieloides, linfomas de células T, neoplasias histiocíticas, leucemias mieloides.
- **CD56:** células NK, células T ativadas, neoplasias de células T/NK, linfoma cutâneo de células T.
- **CD57:** células NK, células T, neoplasias de células T, neoplasias de células NK.[41]
- **CD79a:** células B maduras e imaturas, linfoma de células B, plasmócitos, neoplasia de plasmócitos.[42]
- **CD99:** produto do gene MIC2 e serve para regular as interações entre moléculas de adesão intercelulares. Encontrado em leucemia/linfoma linfoblástico T e B, leucemia mieloide aguda, tumores de células pequenas e redondas (sarcoma de Ewing/PNET (neoplasias neuroendócrinas), sarcoma sinovial e em uma variedade de tumores sólidos).[14]
- **CD117 (produto do gene KIT):** mastócitos e doenças de mastócitos, algumas leucemias mieloides, carcinoma de células de Merkel.
- **MUM 1/IRF4 (oncogene de mieloma múltiplo 1/*interferon regulatory factor 4*):** expresso em plasmócitos, células B tardias e células T ativadas. Utilizado em algumas neoplasias de células B, linfomas linfoplasmacíticos, distúrbios linfoproliferativos CD30 positivos.[43]
- **PAX 5:** o gene PAX5 está associado às proteínas ativadoras específicas da linhagem B (BSAP). Presente no núcleo de linfócitos B (ausente em plasmócitos), intensa reação na zona do manto e fraca reação no centro germinativo em linfomas B.[44,45]
- **CD123:** células dendríticas plasmocitoides, neoplasias de células dendríticas plasmocitoides blásticas.
- **CD138:** plasmócitos, alguns imunoblastos B, neoplasias de células plasmocitárias (Figura 3.48), alguns carcinomas.

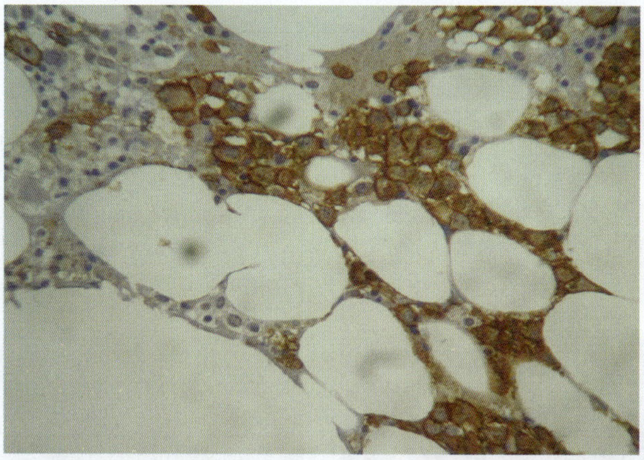

Figura 3.48 Imunoexpressão de CD138 em uma biópsia de medula óssea de um paciente com mieloma.

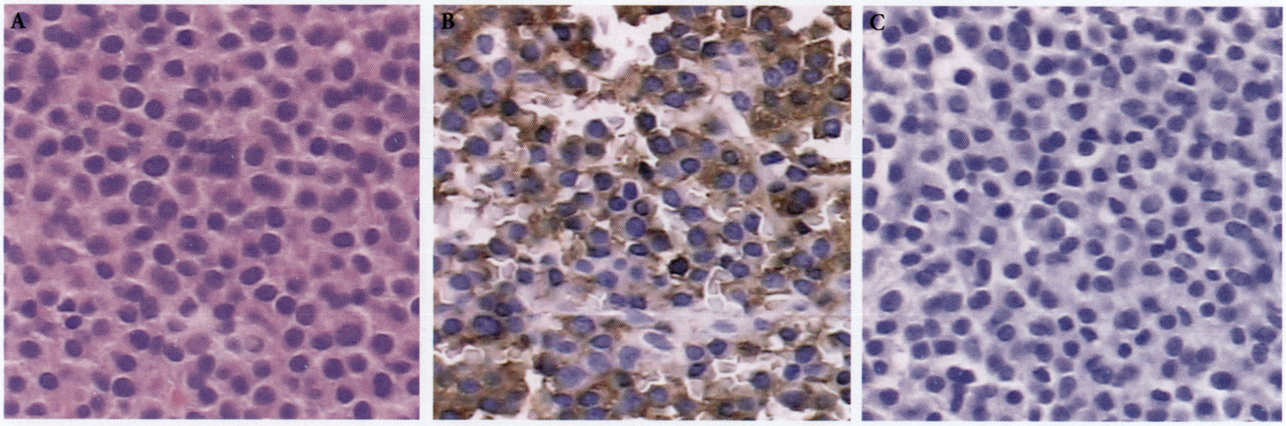

Figura 3.49 Caso de mieloma múltiplo **(A)** HE. **(B)** Kappa (predominante). **(C)** Lambda (negativo).

- **Cadeias de imunoglobulinas leves (Kappa e lambda):** pequenas subunidades polipeptídicas de imunoglobulinas que se expressam em células B e plasmócitos. A expressão predominante de uma delas caracteriza neoplasias clonais (p. ex.: mieloma múltiplo, Figura 3.49 A, B e C; plasmocitoma).

METÁSTASES CUTÂNEAS

Quando o sítio primário da neoplasia não é conhecido e aparece uma metástase cutânea, é possível fazer uma investigação com marcadores imunohistoquímicos associados aos aspectos clínicos da lesão, localização anatômica e exames de imagem para sugerir onde estaria esse tumor primário. A morfologia da célula tumoral ajuda o patologista a escolher os marcadores imunohistoquímicos que auxiliarão essa investigação, procurando identificar as prováveis diferenciações do tumor metastático (se linfoide, melanocítica, mesenquimal ou epitelial, por exemplo).[46,47] Se a provável diferenciação do tumor for epitelial (geralmente corresponde a 90% dos casos dos tumores malignos com sítio primário desconhecido e, destes, 70% costumam ser adenocarcinomas, 5% carcinomas espinocelulares, 5% carcinomas neuroendócrinos e 15% a 20% carcinomas pouco diferenciados). Geralmente são utilizadas duas citoqueratinas de baixo peso molecular CK7 e CK20 como primeiro painel e, a partir do resultado, a investigação prossegue com outros painéis imunohistoquímicos.[14]

- **Carcinoma de mama (mais frequente fonte de metástases cutâneas em mulheres):** CEA, estrógeno, progesterona CK7 (+) CK20 (-).
- **Carcinoma de pulmão (mais frequente fonte de metástases cutâneas em homens):** CK 7 (+), CK 20 (-).

IDENTIFICAÇÃO DE AGENTES INFECCIOSOS

O reconhecimento dos agentes infecciosos e a confirmação do diagnóstico são muito importantes para orientar as decisões clínicas e o tratamento dos pacientes. O exame imunohistoquímico pode contribuir na identificação de alguns agentes infecciosos virais, bacterianos, fúngicos, protozoários, desde que os marcadores estejam disponíveis para esta identificação.[48,49] A aquisição dos marcadores imunohistoquímicos, muitas vezes, relaciona-se à demanda da rotina do laboratório. Para infecções virais cutâneas, os marcadores mais comumente utilizados são herpes vírus (Figura 3.50 C) e citomegalovírus (Figura 3.50 D). Para infecções bacterianas, os marcadores mais utilizados são anti-BCG, para infecções por micobactérias, e *Treponema pallidum* para sífilis. Para identificação de protozoários, no nosso meio, os marcadores mais utilizados são para doença de Chagas (Figura 3.50 A) e *Leishmania brasiliensis* (Figura 3.50 B).

Após todas essas considerações sobre o exame imunohistoquímico, é interessante ressaltar que a sua indicação cabe ao patologista e que este exame é um importante coadjuvante para o diagnóstico dermatopatológico, lembrando que muitas vezes os marcadores não são específicos e precisam ser utilizados em conjunto com outros marcadores. A combinação do aspecto morfológico associada ao resultado do painel imunohistoquímico e à interpretação do dermatopatologista é fundamental para a conclusão diagnóstica final.

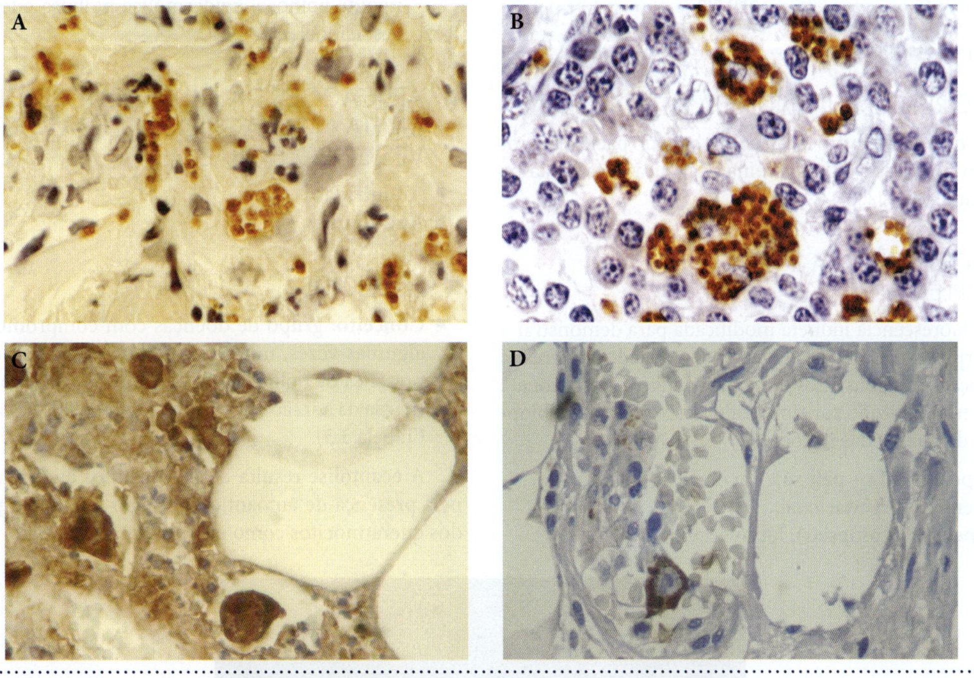

Figura 3.50 (A) Imunoexpressão de marcador para doença de Chagas com formas amastigotas no citoplasma dos macrófagos em biópsia de pele de paciente transplantado cardíaco por doença de Chagas (reação imunohistoquímica realizada no Departamento de Patologia da UNIFESP). **(B)** Imunoexpressão de marcador para *Leishmania brasiliensis* no citoplasma de macrófagos em biópsia de pele (reação imunohistoquímica realizada no Instituto Adolfo Lutz). **(C)** Imunoexpressão de HSV II para biópsia de pele em caso de paniculite por herpes vírus em paciente transplantado renal (reação imunohistoquímica realizada no Departamento de Patologia da Unifesp). **(D)** Imunoexpressão de citomegalovírus (reação imunohistoquímica realizada no Departamento de Patologia da Unifesp).

Imunofluorescência

O exame de imunofluorescência é utilizado para a identificação de anticorpos nos tecidos ou no soro, sendo indicado no auxílio diagnóstico de algumas doenças bolhosas, colagenoses, algumas doenças de depósito e algumas vasculites.

Em Dermatologia há três tipos mais usados para diferentes materiais biológicos:

- **Imunofluorescência direta:** biópsias de pele.

- **Imunofluorescência indireta:** soro, plasma, conteúdo da bolha e outros fluidos.
- **Imunofluorescência indireta com complemento:** fluidos.

PRINCÍPIO DA REAÇÃO DE IMUNOFLUORESCÊNCIA DIRETA

Baseia-se na reação antígeno-anticorpo *in vitro*, revelando-se a reação mediante fluorocromos excitáveis em luz ultravioleta: isotiocianato de fluoresceína.

Havendo deposição tecidual do produto pesquisado (Figura 3.51), haverá brilho do fluorocromo (verde maçã).[50-52]

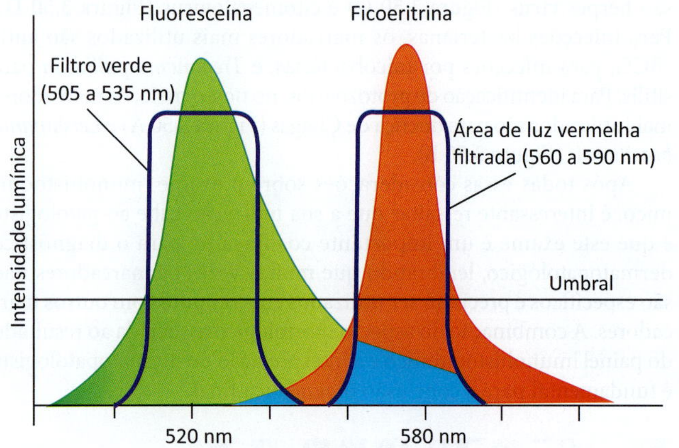

Figura 3.51 Tipos de fluorocromos.

IMUNOFLUORESCÊNCIA INDIRETA

Utiliza-se pele normal de outro local, com o soro do paciente associado ao anticorpo conjugado à fluoresceína. A leitura é realizada no microscópio de fluorescência.

IMUNOFLUORESCÊNCIA INDIRETA COM COMPLEMENTO

É uma imunofluorescência indireta modificada para demonstrar a presença de anticorpos fixadores de complemento, podendo aumentar a sensibilidade da reação em alguns casos (como no penfigoide gestacional).

Coleta do material utilizado para imunofluorescência direta, biópsia de pele (*punch* de 4 mm) das regiões:

- **Perilesional (pele lesada + pele sã):** em doenças bolhosas.
- **Pele lesada:** penfigoide gestacional.
- **Pele lesada e pele sã (2 biópsias):** lúpus eritematoso.

Meio de transporte adequado para a biópsia: meio de Michel (preserva a biópsia até que ela possa ser congelada e processada, mas o ideal é que não fique muito tempo nesse meio de transporte, até no máximo 1 semana desde a retirada da biópsia até a realização do exame; mas, havendo necessidade, pode ficar mais tempo).

Leitura do exame: microscópio binocular equipado com aparelhagem para emissão de luz ultravioleta (microscópio epiluminescente de fluorescência).

Observam-se três tipos de fluorescência:

1. **Específica:** reação específica entre o substrato e a proteína marcada com o fluorocromo (reação Ag-Ac).
2. **Não específica:** coloração do tecido por corantes livres.
3. **Autofluorescência:** fluorescência natural do tecido (amarela ou azul) quando exposta à luz ultravioleta.

Interpretação

O ideal é associar o resultado do exame de imunofluorescência direta ao histopatológico (HE) de controle e aos dados clínicos do paciente.

Indicações

- **Imunofluorescência direta:** avaliação e diagnóstico.
  - Dermatoses bolhosas.
  - **Outras dermatoses:** colagenoses (lúpus eritematoso), vasculites, porfiria cutânea.
- **Imunofluorescência indireta:**
  - Auxilia no diagnóstico das dermatoses bolhosas (pênfigo, penfigoide bolhoso, epidermólise bolhosa adquirida e penfigoide gestacional).

APLICAÇÕES DA IMUNOFLUORESCÊNCIA DIRETA NO DIAGNÓSTICO DAS DERMATOSES VESICOBOLHOSAS

- **Adquiridas**
- **Autoimunes**

PÊNFIGOS

- **Conceito:** grupo de doenças com comprometimento cutâneo e, algumas vezes, mucoso, que têm como característica comum a presença de bolhas intraepidérmicas, que ocorrem por acantólise (perda da adesão entre as células epiteliais da camada de Malpighi) (Tabela 3.3).

A acantólise resulta de mecanismos autoimunes, demonstrados pela presença de autoanticorpos tipo IgG nos espaços intercelulares dos queratinócitos como na Figura 3.52.

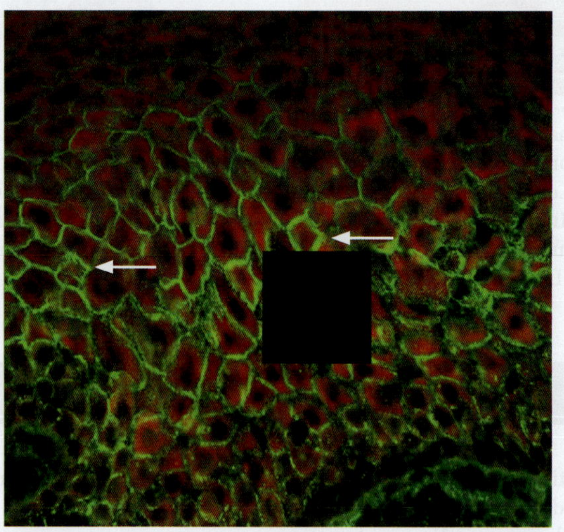

Figura 3.52 Presença de fluorescência moderada (autoanticorpos tipo IgG) entre os queratinócitos (espaços intercelulares).

Tabela 3.3 Dermatoses bolhosas intraepidérmicas: pênfigos.[8,10,50-52]

Caracteres clinicopatológicos	Foliáceo	Vulgar	Paraneoplásico
Patogenia	Deposição de anticorpos contra o polipeptídeo desmogleína 1	Autoanticorpos contra a desmogleína 3	Associação com doenças neoplásicas linforreticulares
Lesões	Bolhas superficiais que se rompem com facilidade, deixando áreas erosadas. Não acometem mucosa, e sim face, pescoço e parte superior do tronco. Sensação de ardor ou queimação	Lesões exulceradas na mucosa em 50% dos casos antes do aparecimento na pele, mais frequente na 4ª e 6ª décadas da vida. Lesões vesicobolhosas superficiais que coalescem e se rompem deixando áreas exulceradas mais profundas que no foliáceo	Lesões polimorfas na pele incluindo eritemas, escamas, bolhas, erosões e grave comprometimento das mucosas
Histopatologia	Bolhas acantolíticas intramalpighianas altas abaixo da camada granulosa	Bolhas acantolíticas intraepidérmicas baixas, suprabasais	Dermatite de interface com células basais vacuolizadas e queratinócitos necróticos associados com acantólise
IFD	Presença de anticorpos antiepiteliais IgG (subclasse IgG 4) e C_3 nos espaços intercelulares	Presença de anticorpos antiepiteliais IgG e C_3 nos espaços intercelulares da pele e mucosa	Depósito granular ou linear de IgG e C_3 na zona de membrana basal e nos espaços intercelulares da epiderme. Bexiga de rato é utilizada como substrato na IF indireta

■ ADQUIRIDAS

Autoimunes

- **Pênfigos (foliáceo e vulgar):** Figura 3.53 A e B.
- **Pênfigo paraneoplásico:** para ilustrar, pode-se observar a foto clínica de um paciente, do sexo masculino, acima de 60 anos, com lesões bolhosas e erosões na pele (Figura 3.54) e mucosas. Após as biópsias da pele (Figura 3.55 A e B) e do esôfago (Figura 3.55 C), obteve-se o diagnóstico de dermatose bolhosa suprabasal com células acantolíticas sugestiva de pênfigo. O exame de imunofluorescência direta apresentou distribuição intercelular e em zona de membrana basal de IgG (Figura 3.56 A) e C3 (Figura 3.56 B), e a presença concomitante da fluorescência intercelular e em zona de membrana basal sugere o diagnóstico de pênfigo paraneoplásico. Foram solicitados investigação clínica e de imagem à procura de neoplasia associada e também o exame de imunofluorescência indireta na bexiga do rato, que foi positivo e evidenciou distribuição intercelular de IgG com titulação de 1:320 confirmando o diagnóstico de pênfigo paraneoplásico (Figura 3.56 C). O paciente foi investigado e, encontrado na biópsia dos linfonodos intratorácicos, linfoma não Hodgkin difuso de células B periféricas (Figura 3.56 D) com exame imunohistoquímico positivo e predominante para CD20 (pan B) (Figura 3.56 E) e raros linfócitos T de permeio no marcador CD3 (pan T) (Figura 3.56 F).

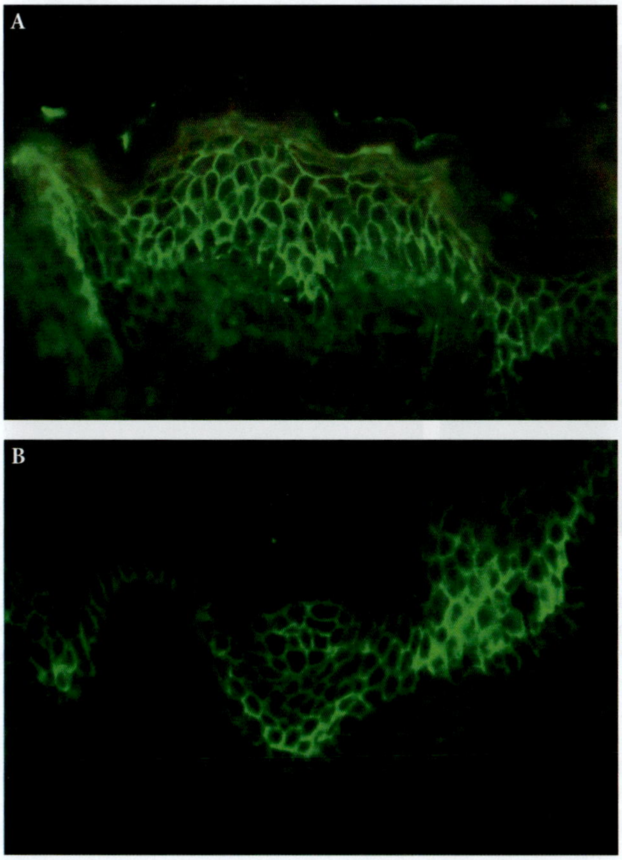

■ **Figura 3.53** (**A**) Depósito de IgG intercelular; (**B**) depósito de C3 intercelular.

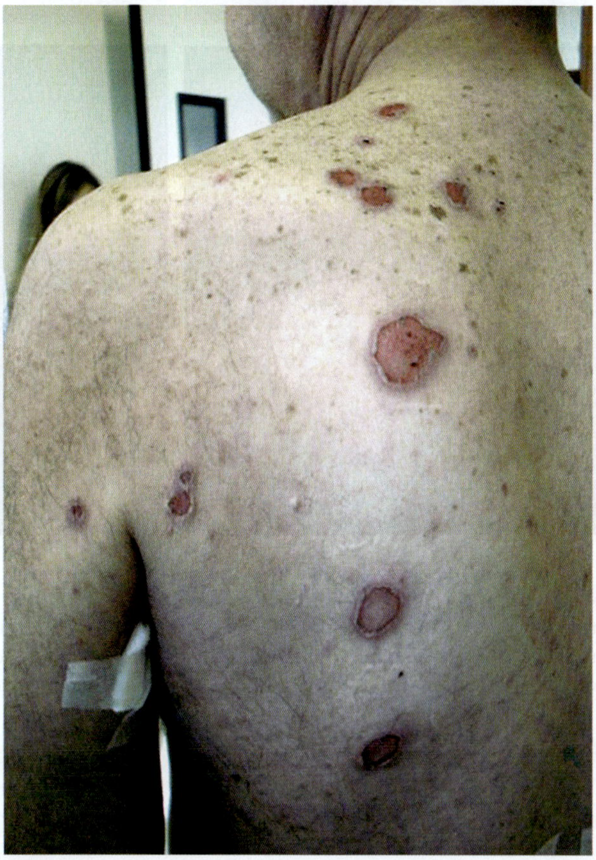

■ **Figura 3.54** Paciente com pênfigo paraneoplásico contendo erosões e raras bolhas.

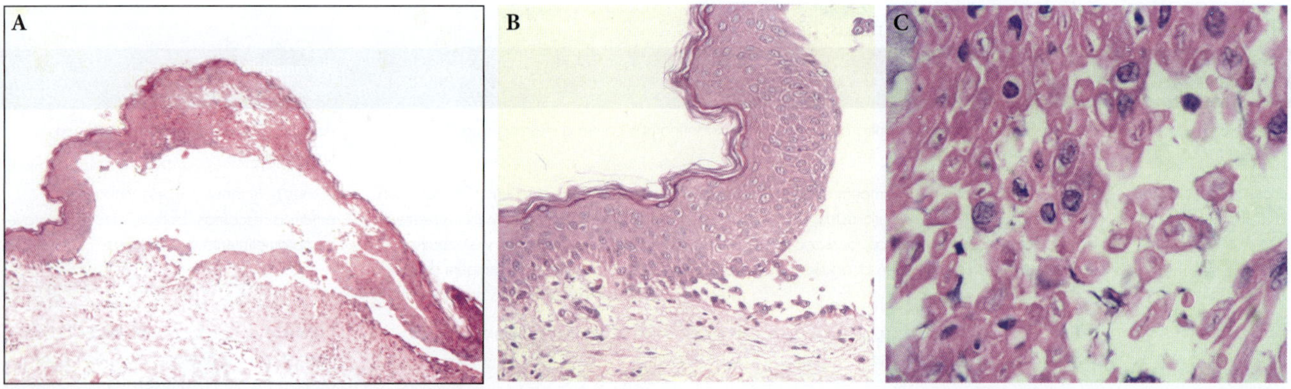

■ **Figura 3.55** (**A** e **B**) Biópsia de pele (HE). (**C**) Biópsia do esôfago (HE), demonstrando em ambas as biópsias a presença de bolha suprabasal com células acantolíticas.

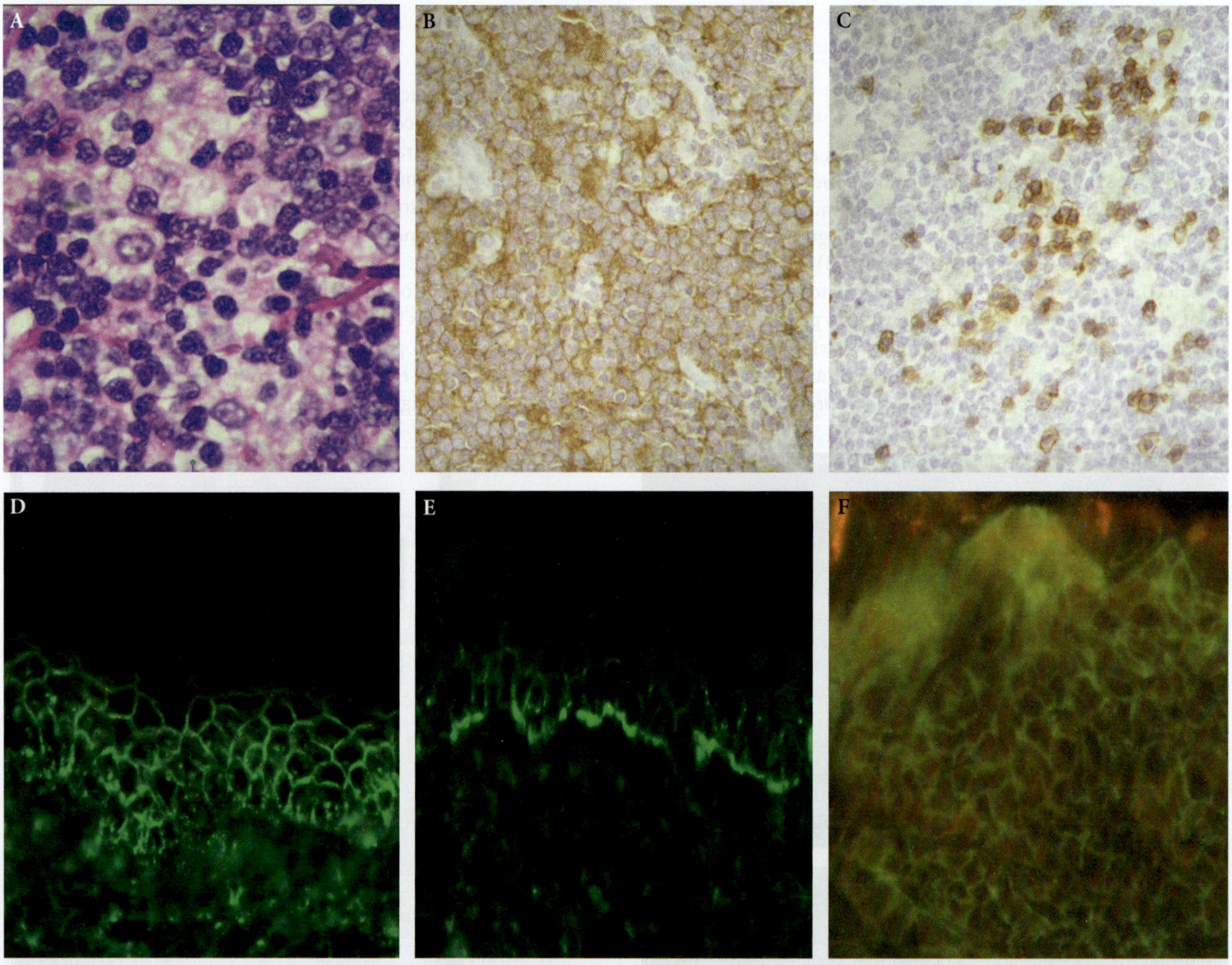

■ **Figura 3.56** (**A**) Exame de imunofluorescência direta com distribuição intercelular de IgG. (**B**) Exame de imunofluorescência direta com distribuição intercelular e na zona de membrana basal de C3. (**C**) Imunofluorescência indireta tendo como substrato bexiga do rato: padrão intercelular, conjugado anti-IgG, Título: 1:320. (**D**) Biópsia do linfonodo intratorácico com proliferação linfoide atípica (HE, 400 x). (**E**) Exame imunohistoquímico com predomínio do marcador CD20 (pan B), caracterizando um linfoma não Hodgkin de células B. (**F**) Exame imunohistoquímico com imunoexpressão de poucos linfócitos T pelo marcador CD3 (pan T).

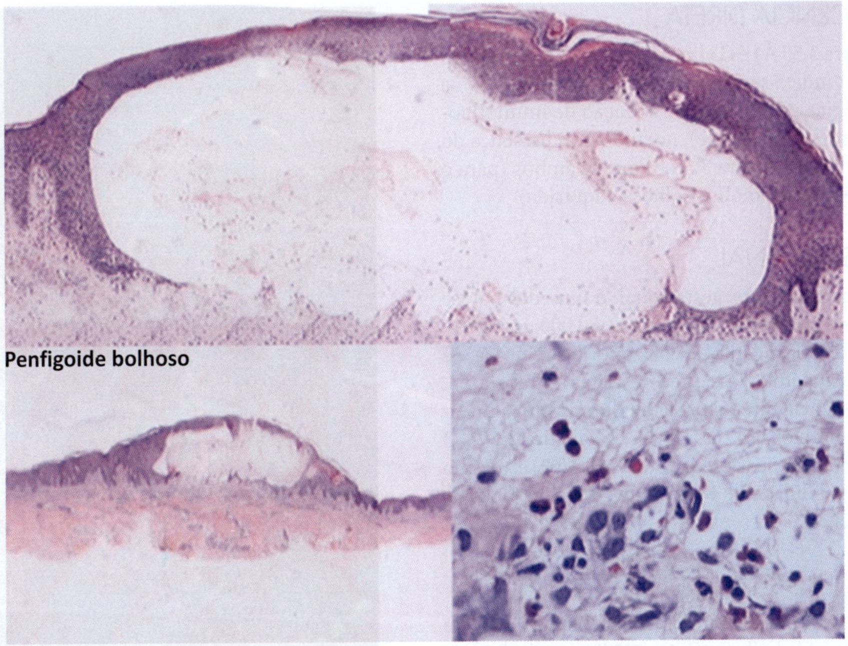

■ **Figura 3.57** Dermatose bolhosa subepidérmica com eosinofilia (HE).

Tabela 3.4 Dermatoses bolhosas subepidérmicas.[8,10,50-52]

Caracteres clinicopatológicos	Penfigoide bolhoso	Epidermólise bolhosa adquirida	Dermatite herpetiforme de Dühring	Dermatose por IgA linear	Penfigoide gestacional
Patogenia	Autoanticorpos dirigidos contra dois componentes do hemidesmossoma: o BP230 e o BP180	Autoanticorpos dirigidos contra o colágeno VII das fibrilas de ancoragem	Componente genético com alta incidência de HLA-B8 e HLA-DR3. Associada à enteropatia sensível ao glúten (doença celíaca na mucosa jejunal)	Não está associada ao glúten e nem ao HLA B8 ou DR3 O antígeno pode ser detectado por *Immunoblot* e pesa 120 kD	Os autoanticorpos do PG reconhecem o antígeno BP180 em mais de 70% a 80% dos casos, por isso admite-se que seja uma variante do penfigoide bolhoso
Lesões	Bolhas grandes e tensas, com fundo claro ou hemorrágico que aparecem sobre pele normal ou eritematosa, em áreas flexurais. Pode haver comprometimento mucoso	Bolhas em áreas de traumas que se curam lentamente com cicatrizes atróficas e mílio	Lesões papulovesiculosas, pruriginosas que evoluem para bolhas tensas que tendem a se agrupar de aspecto herpetiforme (áreas extensoras)	Lesões vesicobolhosas tensas com fluido claro ou hemorrágico, agrupadas (arciforme ou anular) em regiões inguinais, pelve, cabeça e pescoço	Começa no 2º ou 3º trimestre da gestação com pápulas ou placas eritematourticadas que evoluem com vesículas e bolhas. Começam no umbigo e se espalham para o abdome, nádegas e extremidades
Histopatologia	Bolha subepidérmica, não acantolítica com numerosos eosinófilos	Bolha subepidérmica com ou sem infiltrado neutrofílico	Biopsiar lesão urticada eritematosa próxima às bolhas. Presença de vesicobolhosa não acantolítica subepidérmica com microabscessos neutrofílicos na derme papilar	Bolha subepidérmica com ou sem infiltrado neutrofílico	Bolha subepidérmica com eosinófilos
IFD	Depósito linear ao longo da zona de membrana basal de IgG e C3 IFI com *salt split* = fluorescência no teto da bolha (lado epidérmico ou ambos epidérmico e dérmico) Diagnóstico diferencial: herpes gestacional, penfigoide cicatricial, epidermólise bolhosa adquirida	Depósito linear ao longo da zona de membrana basal de IgG e C3 IFI com *salt split* = fluorescência no assoalho da bolha (lado dérmico) Diagnóstico diferencial: penfigoide bolhoso, porfiria cutânea tarda	Depósito granular de IgA nas papilas dérmicas e na ZMB Diagnóstico diferencial: dermatose IgA linear, EBA, LE	Depósito linear de IgA na ZMB	Banda linear de C3 ao longo da ZMB, com ou sem IgG, em pacientes grávidas IFI 30% a 40% das pacientes apresentam anticorpos circulantes antimembrana basal IFI com técnica usando complemento detecta IgG acoplada ao complemento na maioria dos casos (fator PG)

■ IMUNOFLUORESCÊNCIA DIRETA

Depósito de IgG (Figura 3.58 A) e C3 linear em zona de membrana basal; dependendo do caso, indica-se o exame *salt split* (provoca-se uma bolha com solução fisiológica a 0,9% e faz-se a reação de imunofluorescência indireta com o soro do paciente), notando-se a presença do IgG apenas no lado epidérmico (Figura 3.58 B) ou em ambos (para o diagnóstico diferencial com epidermólise bolhosa adquirida).

■ PENFIGOIDE GESTACIONAL

Também conhecido como herpes gestacional, é uma dermatose vesicobolhosa da gravidez e puerpério. Ocorre em 1:50.000 gestações, ocasionalmente associado à mola hidatiforme ou ao coriocarcinoma. As características clínicas e histopatológicas estão descritas na Tabela 3.4. O exame de imunofluorescência direta apresenta fluorescência linear ao longo da zona de membrana basal para IgG e C3 (Figura 3.59). O marcador anti-IgG apresenta uma sensibilidade de 30% a 40% e, mesmo que falhe, não afasta a possibilidade de penfigoide gestacional, pois o marcador anti-C3 costuma estar presente.[15]

■ EPIDERMÓLISE BOLHOSA ADQUIRIDA

O aspecto morfológico no HE e na imunofluorescência direta pode ser semelhante ao do penfigoide bolhoso (IgG e C3 linear em zona de membrana basal Figura 3.60 A). Pode ser utilizada a técnica do *salt split* notando-se imunofluorescência com o conjugado IgG apenas no lado dérmico (Figura 3.60 B).

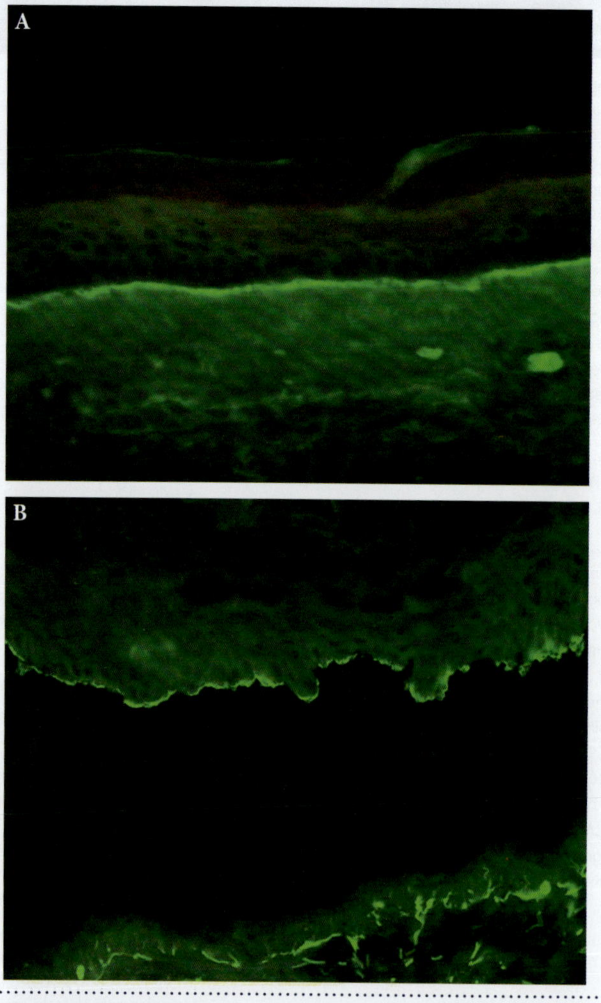

■ **Figura 3.58 (A)** Exame de imunofluorescência direta com presença de IgG, distribuição linear na zona de membrana basal (C3 geralmente tem o mesmo resultado). **(B)** Exame de imunofluorescência indireta (*salt split*) com a presença de IgG marcando o teto da bolha.

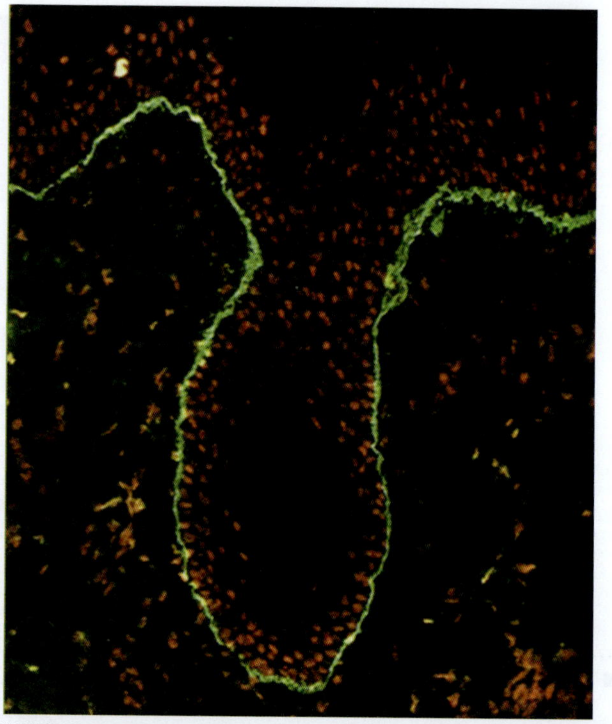

■ **Figura 3.59** Exame de imunofluorescência direta apresentando C3 linear em zona de membrana basal.

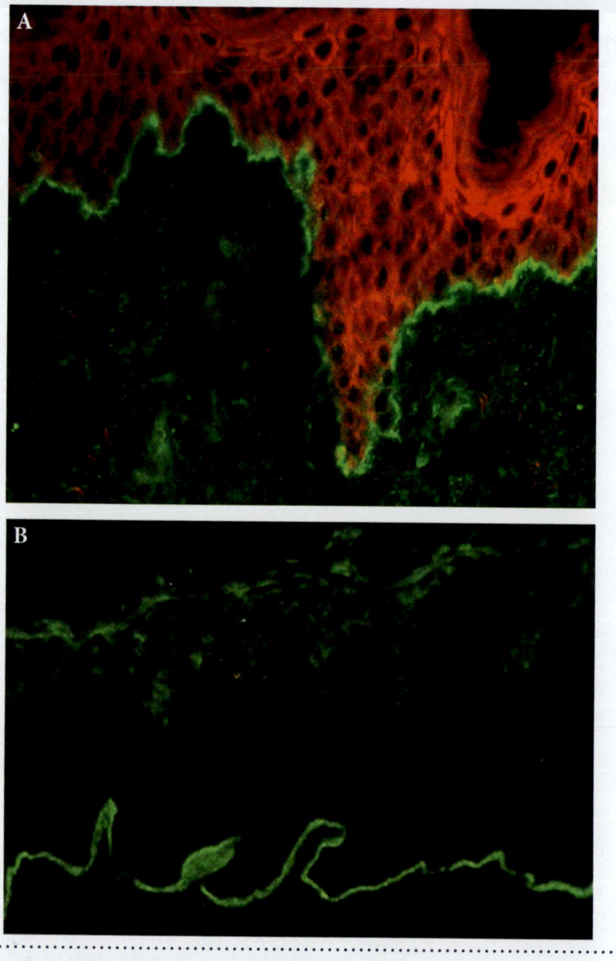

■ **Figura 3.60 (A)** Exame de imunofluorescência direta com fluorescência linear na zona de membrana basal semelhante para os marcadores IgG e C3. **(B)** Exame de imunofluorescência indireta (*salt split*) apresentando fluorescência linear de IgG no lado dérmico.

DERMATITE HERPETIFORME

Dermatose bolhosa subepidérmica com microabscessos na derme papilar (Figura 3.61 A), caracterizada por intenso prurido, pápulas e vesículas, demonstrando, no exame de imunofluorescência direta, depósito granular de IgA na derme papilar (Figura 3.61 B). Geralmente associada a uma alta incidência de enteropatia glúten sensível (doença celíaca).[15]

DERMATOSE POR IgA LINEAR

Doença rara, apresentando lesões vesicobolhosas tensas (Figura 3.62), que evoluem com tendência a se agrupar (Tabela 3.4). O aspecto morfológico é semelhante ao da dermatite herpetiforme de Dühring, contendo lesão bolhosa subepidérmica com microabscessos na derme papilar (Figura 3.63 A e B). Para o diagnóstico diferencial, utiliza-se da imunofluorescência direta, em que se observa depósito linear de IgA (Figura 3.63 C) na zona de membrana basal (ZMB) (eventualmente expressa também IgG e C3 na ZMB).[15]

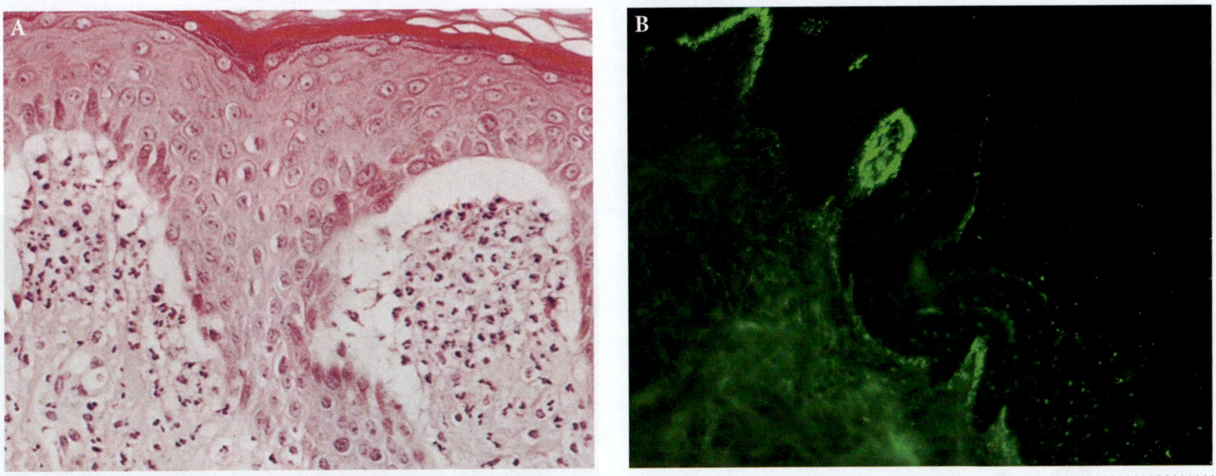

Figura 3.61 (A) Biópsia da lesão bolhosa apresentando microabscessos na derme papilar (HE). **(B)** Exame de imunofluorescência direta: depósito de IgA granular na derme papilar (eventualmente outros anticorpos também).

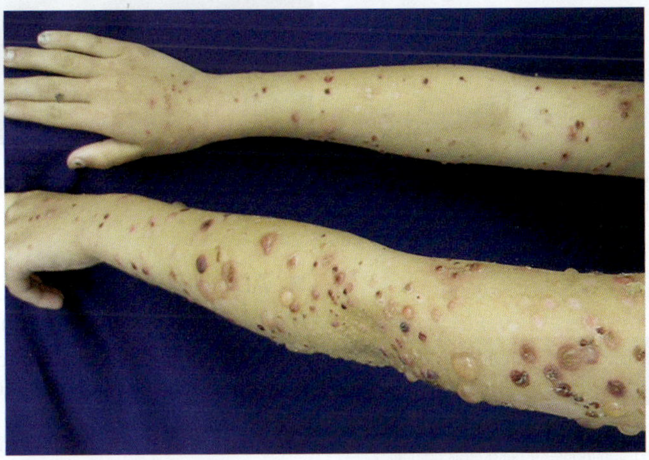

Figura 3.62 Lesões vesicobolhosas tensas.

METABÓLICAS

Porfirias

- **Conceito:** são doenças metabólicas raras em virtude da alteração do metabolismo das porfirinas. Estas são pigmentos róseos, fluorescentes à luz ultravioleta, que participam da constituição das enzimas respiratórias, da hemoglobina e da mioglobina. São metabolizadas no fígado e, em condições normais, excretadas na bile.

Há dois tipos básicos de porfiria (de acordo com o tecido de origem):

- **Eritropoiética:** ocorre excesso de produção de porfirinas na medula óssea:
  1. Porfiria eritropoiética.
  2. Protoporfiria eritropoiética.
  3. Coproporfiria eritropoiética.
- **Hepática:** na qual se verifica alteração no metabolismo das porfirinas do fígado:
  1. Porfiria aguda intermitente.
  2. Porfiria cutânea tarda.
  3. Porfiria variegata ou mista.
  4. Coproporfiria hereditária.

Mecanismos de lesão tissular

As moléculas de porfirinas da pele absorvem luz principalmente entre o comprimento de onda de 400 a 410 nm. Após absorverem essa radiação ultravioleta, elas sofrem alterações na sua estrutura e, ao retornarem ao seu estado normal, liberam a energia absorvida ou a transferem a outros compostos como o oxigênio, formando os superóxidos, peróxido de hidrogênio e radicais hidroxila. O oxigênio ativado atuará também sobre lipídeos, formando peróxidos lipídicos que lesarão membranas celulares ricas em lipídeos produzindo morte celular e lesões teciduais.

Outra possibilidade de ação lesiva se refere a membranas lisossômicas resultando na liberação de enzimas e, com isso, danos teciduais.

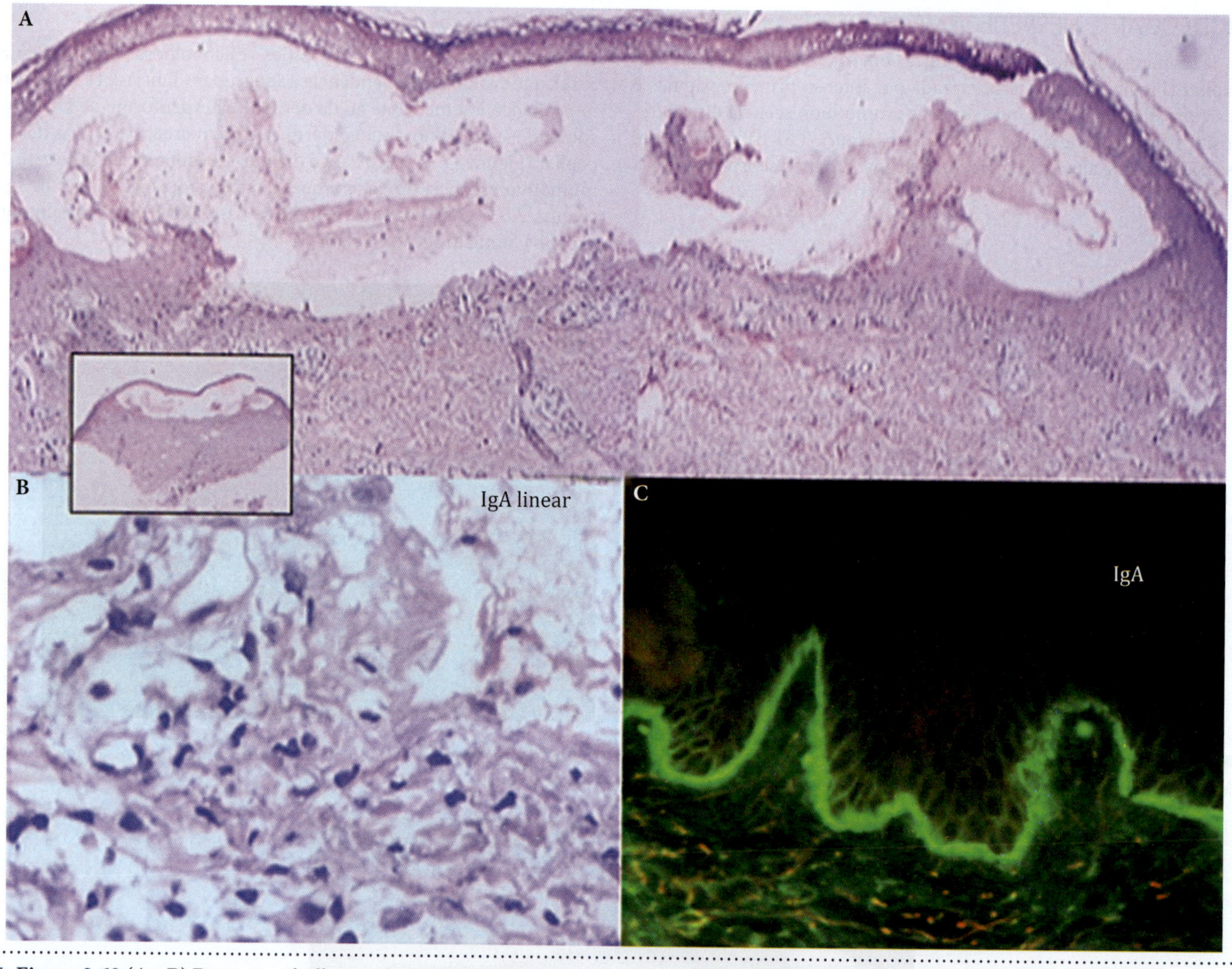

■ **Figura 3.63 (A** e **B)** Dermatose bolhosa subepidérmica com microabscessos na derme papilar. **(C)** Exame de imunofluorescência direta com a presença de IgA linear na zona de membrana basal.

Tabela 3.5 Caracteres clinicopatológicos da porfiria cutânea tarda.[8,10,15,50-52]

Caracteres clinicopatológicos	Porfiria hepática crônica ou porfiria cutânea tarda
Patogenia	Há duas formas: uma que ocorre em jovens, familiar, com herança autossômica dominante; e outra mais comum que acomete adultos, tendo como fatores desencadeantes alcoolismo e drogas como barbitúricos, fenil-hidrazina, hormônios esteroides, hexaclorobenzeno e derivados fenólicos Há deficiência enzimática de uroporfobilinogênio descarboxilase
Lesões	As lesões cutâneas na face, pescoço e dorso das mãos consistem em eritema e vesicobolhas após exposição ao sol e, com o decurso da doença, há atrofia, lesões cicatriciais e melanodermia A urina é vermelha em função do aumento de excreção urinária de coproporfirinas e uroporfirinas
Histopatologia	Bolhas subepidérmicas em cuja base se salientam as papilas dérmicas com suas formas preservadas. Praticamente não existe infiltrado inflamatório e o método PAS pode revelar discreto espessamento dos vasos das papilas
IFD	Presença de anticorpos IgG e C3 com padrão granular na ZMB e nas paredes vasculares

■ ADQUIRIDAS

Metabólicas: porfiria cutânea

Lesão bolhosa subepidérmica com depósito de material amorfo (porfirinas) positivo pelo método PAS na parede dos vasos da derme superficial.

No exame de imunofluorescência direta, pode haver depósito de IgG, IgM e C3 na parede dos vasos capilares (Figura 3.64).

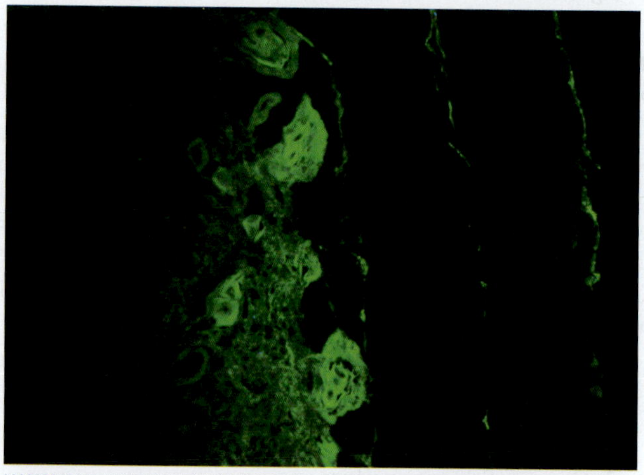

■ **Figura 3.64** Exame de imunofluorescência direta apresentando IgG na parede dos vasos da derme papilar.

VASCULITES

Compreendem um grupo heterogêneo de alterações que acometem a parede vascular, sendo classificadas de acordo com a etiologia de base. Entretanto, em torno de 50% dos casos não se consegue descobrir a causa. O termo "vasculite leucocitoclástica" é utilizado para casos em que há um processo inflamatório com predomínio de neutrófilos íntegros e degenerados (que apresentam leucocitoclasia) que comprometem a parede dos vasos com destruição parcial ou total da sua parede. Essa ruptura propicia uma eritrodiapedese e formação de trombo de fibrina para parar a hemorragia. A observação dessas alterações morfológicas é critério histológico para o diagnóstico de vasculite leucocitoclástica (Figura 3.65 A). O exame de imunofluorescência direta, associado ao quadro clínico e ao diagnóstico histológico de vasculite leucocitoclástica, permite definir uma das causas deste tipo de vasculite quando se observa a presença de IgA na parede dos vasos capilares da derme superficial (Figura 3.65 B), caracterizando a púrpura de Henoch Schonlein.[15]

Outras vasculites

Depósitos de IgM ou C3 (ou ambos) na parede dos vasos da derme superficial e profunda podem estar associados ou não a reações medicamentosas (Figura 3.66 A). Se os vasos com a presença de fluorescência em sua parede forem de médio calibre, a etiologia pode ser outra como na poliarterite nodosa (Figura 3.66 B).

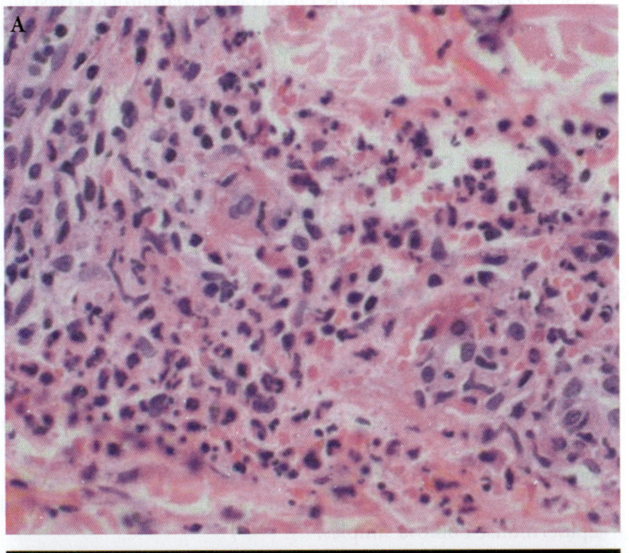

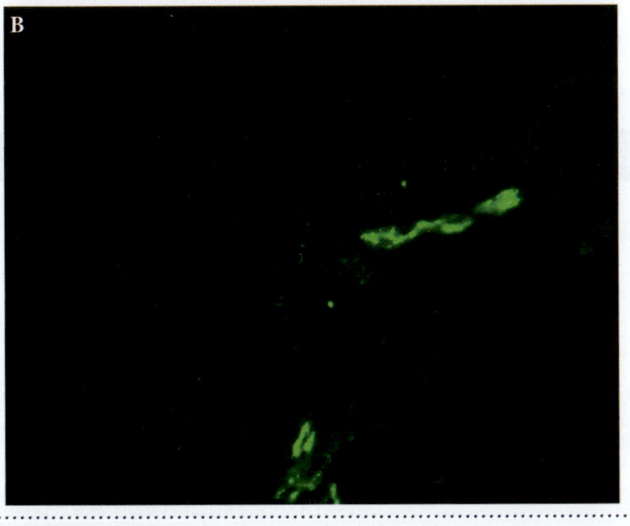

Figura 3.65 **(A)** Biópsia de pele apresentando vasculite leucocitoclástica. **(B)** Exame de imunofluorescência direta com a presença de IgA na parede dos vasos capilares do plexo vascular superficial.

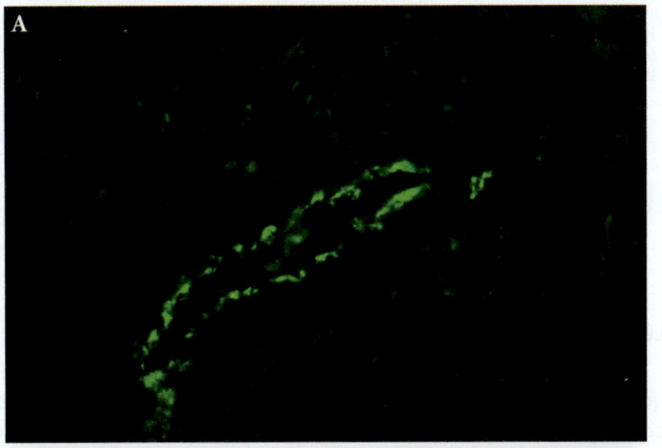

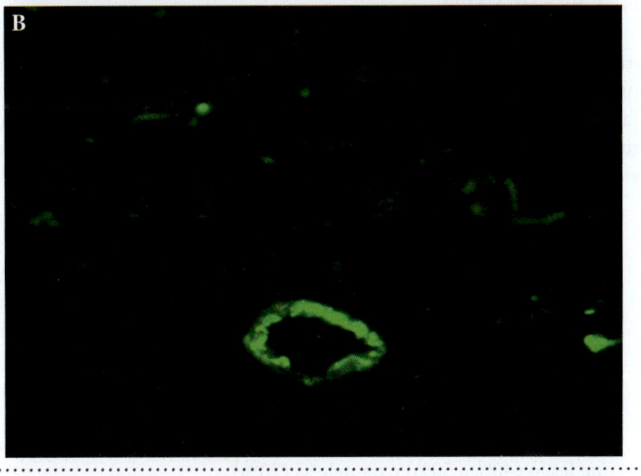

Figura 3.66 **(A)** Presença de fluorescência com marcador IgM (nesse caso, houve positividade para C3 também) na parede de um vaso capilar. **(B)** Presença de fluorescência com marcador IgM na parede de um vaso de médio calibre (artéria) da derme profunda.

MANIFESTAÇÕES CUTÂNEAS DO LÚPUS ERITEMATOSO (TABELA 3.6)[8,10,15,50-53]

- **Conceito:** lúpus eritematoso é uma doença autoimune do tecido conjuntivo que se caracteriza pela presença de lesões cutaneovasculares localizadas ou disseminadas. As manifestações cutâneas geralmente aparecem nas áreas expostas à radiação solar que pode induzir ou agravar as lesões na pele.
  Há três tipos básicos:

1. **Lúpus eritematoso discoide (LED):** forma puramente cutânea.
2. **Lúpus eritematoso subagudo (LESA).**
3. **Lúpus eritematoso sistêmico (LES):** além da pele há envolvimento de outros aparelhos do corpo.

Importante lembrar que esses tipos não são absolutos e as manifestações clínicas e histopatológicas podem se sobrepor.

Lúpus eritematoso discoide (LED)

É o tipo mais comum de lúpus eritematoso, provavelmente desencadeado por processo autoimune, mais comum em mulheres (acima de 40 anos). As lesões cutâneas são desencadeadas ou agravadas pela exposição à radiação ultravioleta, frio ou drogas. As lesões são geralmente circinadas (discoides), eritematosas com atrofia central e descamação. Os locais mais acometidos são a face e o dorso do nariz. Outras localizações: pavilhões auriculares, lábios e couro cabeludo (alopecia cicatricial). As lesões discoides podem apresentar mais infiltração e menos atrofia e descamação, constituindo o quadro clínico do lúpus eritematoso túmido.

- **Diagnóstico:** exame histopatológico e imunofluorescência direta. Os exames de laboratório no LED geralmente são negativos.

- **Exame histopatológico:** hiperqueratose, rolhas córneas foliculares, liquefação da camada basal e infiltrado de células mononucleares perivascular e perianexial superficial e profundo (Figura 3.67 A). A membrana basal da epiderme, a parede folicular e os anexos encontram-se espessada, podendo ser mais bem evidenciados pela reação do PAS (ácido periódico de Schiff) (Figura 3.67 B).
- **Imunofluorescência direta da pele lesada:** observa-se depósito dos imunorreagentes IgG, IgM, IgA e C3 na junção dermoepidérmica. Geralmente é negativa na pele não lesada.

Lúpus eritematoso subagudo (LESA)

É a forma disseminada cutânea do lúpus eritematoso. É mais frequente em mulheres jovens, acometendo de 5% a 10% dos pacientes com lúpus e tem associação com antígenos de histocompatibilidade HLA-B8 e HLA-DR3.

Caracteriza-se por lesões papuloeritematosas com discreta descamação, formando placas de aspecto psoriasiforme. As lesões surgem preferencialmente na região superior do tórax, ombros, "V" do decote, face extensora dos membros superiores e dorso das mãos, sendo eventuais na face. Diferencia-se do LED pela ausência de atrofia cicatricial e de escamas com espículas córneas.

- **Diagnóstico:** exame histopatológico e imunofluorescência direta da pele sã e pele lesada. Os exames de laboratório demonstram a presença de anticorpos antinucleares com padrão pontilhado ou homogêneo em 70% a 80% dos pacientes (correspondem à presença de anticorpos anti-Ro/SSA). É raro encontrar anticorpos anti-Sm e anti-RNP.
- **Exame histopatológico:** é semelhante às alterações observadas nas demais lesões cutâneas de lúpus eritematoso.
- **Imunofluorescência direta da pele lesada:** geralmente é positiva na lesão (40% a 50%) e na pele sã (20%).

Lupus eritematoso sistêmico (LES)

É uma enfermidade inflamatória crônica, autoimune, multifatorial, decorrente de alterações da regulação imunológica. Sua patogenia envolve importante desequilíbrio imunológico com a presença de autoanticorpos dirigidos sobretudo contra antígenos nucleares, alguns dos quais participam das lesões teciduais imunologicamente mediadas. A participação cutânea ocorre em 80% dos pacientes, e, em 25%, constitui a manifestação inicial da doença. Tem grande predomínio no sexo feminino (90%) e maior incidência entre 20 e 45 anos. O desequilíbrio do sistema imunológico é caracterizado por ativação policlonal de linfócitos B, perda da tolerância imunológica com presença de clones T *helper* autorreativos, defeitos intrínsecos e funcionais de linfócitos T e irregularidades bioquímicas que resultam em produção de autoanticorpos.

As lesões podem ser agudas, subagudas ou crônicas. A lesão aguda mais representativa é o eritema em "asa de borboleta" relacionado às lesões papuloeritematosas na região malar e dorso do nariz, geralmente provocadas pela exposição solar. O eritema pode estender-se para as demais áreas expostas, acometer regiões palmoplantares e dedos. Outra manifestação cutânea aguda é o quadro do lúpus eritematoso bolhoso. Uma forma intermediária seria o LES subagudo que se apresenta como lesões eritematosas, anulares, policíclicas nas regiões anterior e posterior do tronco e braços e associa-se a anticorpos anti-Ro. Há manifestações cutaneovasculares frequentes como o fenômeno de Raynaud, o livedo reticular, que, nas formas graves, está associado aos anticorpos antifosfolipídeos, vasculites urticariforme e eventualmente angioedema.

- **Diagnóstico laboratorial:** exame histopatológico da lesão; IFD da pele lesada; pele sã; exposta e não exposta; pesquisa de autoanticorpos; e exames complementares.

A IFD é positiva em 90% dos casos, com deposição de IgG, IgM e complemento ao longo da junção dermoepidérmica.

Variante: lúpus eritematoso profundo

Em alguns casos associados a LED ou LES (em torno de 2% a 5%), podem surgir nódulos subcutâneos firmes, de limites nítidos, na face, dorso, membros superiores e nádegas e correspondem a uma paniculite com vasculite linfocítica.

- **Exame histopatológico:** na derme profunda e tecido adiposo subcutâneo, observa-se denso infiltrado inflamatório constituído principalmente por linfócitos, plasmócitos, que se agregam e esboçam arranjos foliculares linfoides. Pode estar associado a esteatonecrose e, nesse caso, aparecem polimorfonucleares neutrófilos. O colágeno pode apresentar regiões com degeneração fibrinoide, podendo-se notar depósito de mucina ácida detectável pelo método do *alcian blue*.
- **Exame de imunofluorescência direta:** a lesão é positiva em cerca de 90% dos casos com deposição de IgG, IgM e complemento ao longo da junção dermoepidérmica (Figura 3.68 A, B, C e D). É negativa em lesões com menos de 2 meses de evolução. Na pele sã exposta ao sol, é positiva em cerca de 80% dos pacientes não tratados e na pele sã não exposta (coberta), em 50% dos casos dos lúpus ativos e 33% dos inativos.[53]
- **Dermatoses vesicobolhosas genéticas:** a imunofluorescência direta com IgA, IgG, IgM e C3 é pouco utilizada para o diagnóstico dessas dermatoses, sendo necessários marcadores específicos para lâmina basal (colágeno VII, laminina). Outros métodos como a microscopia eletrônica, também são úteis no diagnóstico diferencial.
- Epidermólise bolhosa simples.
- Epidermólise bolhosa distrófica.
- Epidermólise bolhosa juncional.

Tabela 3.6 Lúpus eritematoso.

Tipos	LE discoide (LED)	LE subagudo (LESA)	LE sistêmico (LES)
Formas	Localizadas Generalizadas Paniculite	Anular Policíclica	Eritema malar Eritema disseminado Lesões bolhosas Vasculites Paniculites
Localização	Cabeça, pescoço e extremidades	Áreas expostas ao sol	Qualquer lugar e generalizado
Manifestações sistêmicas	Ausentes	Ocasionalmente presentes	Presentes
Sorologia Fan Ro +	 5% a 10% 0%	 70% 40% a 60%	 > 90% 0%
Imunofluorescência direta Pele lesada Pele sã	 80% Rara	 50% Incomum	 95% 75%

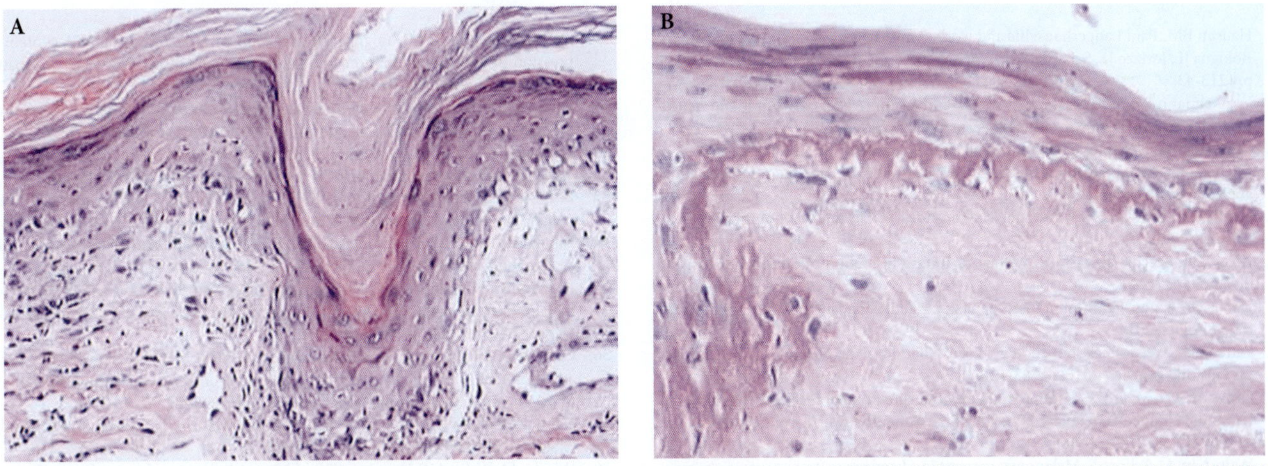

■ **Figura 3.67** Lúpus discoide: **(A)** HE. **(B)** PAS.

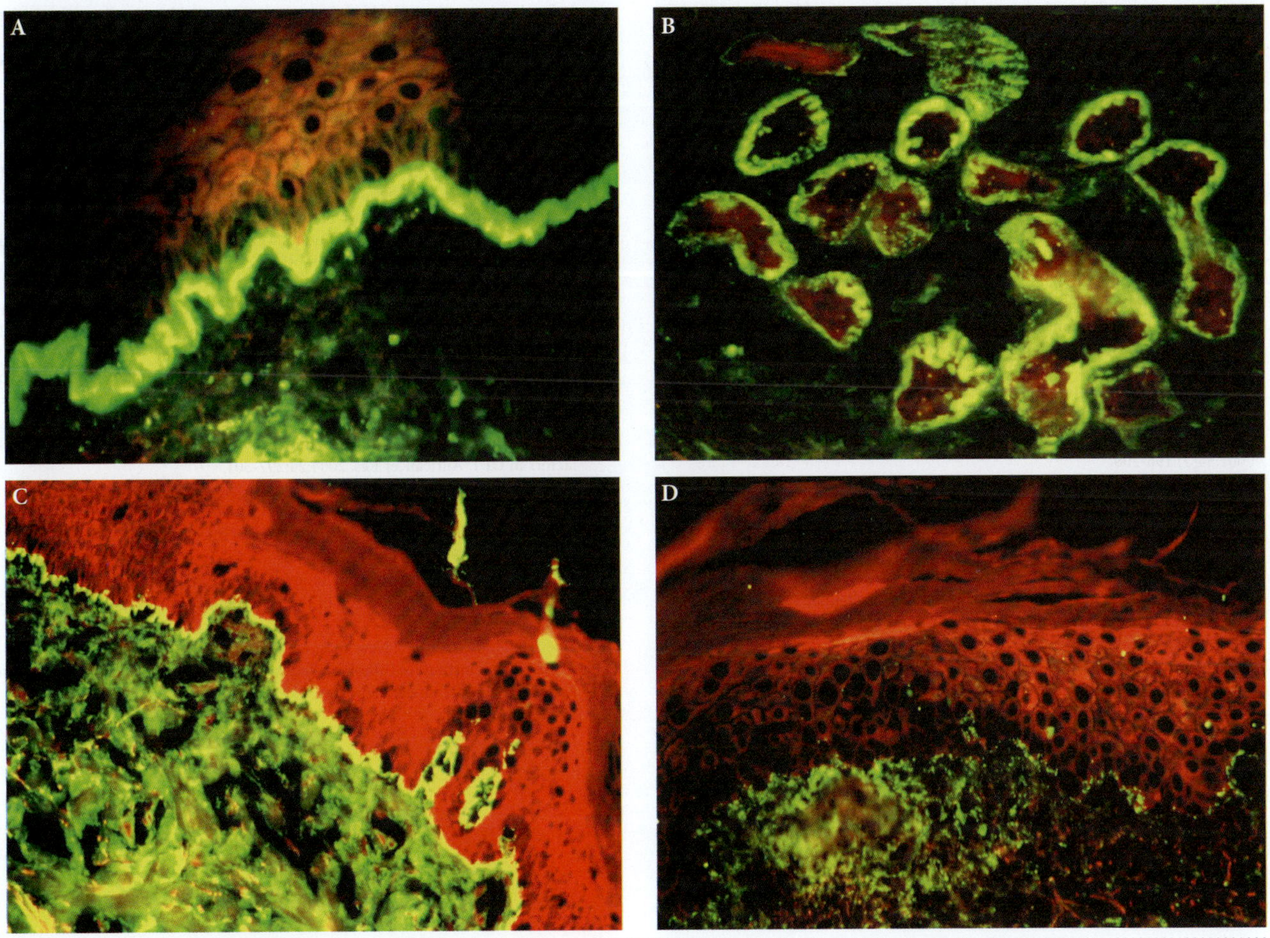

■ **Figura 3.68** Exame de imunofluorescência direta (IFD): **(A)** Marcador IgM com intenso espessamento fibrilar da zona de membrana basal. **(B)** Marcador IgA na zona de membrana basal do epitélio anexial. **(C)** Marcador IgG fibrilar na zona de membrana basal. **(D)** Marcador C3 granular na zona de membrana basal.

Referências bibliográficas

1. Streilein JW. Skin-associated lymphoid tissues (SALT): origins and functions. J Invest Dermatol. 1983;80(suppl):12s-16s.
2. Carneiro J, Junqueira LC. Histologia básica. 12. ed. Rio de Janeiro: Guanabara Koogan, 2013. p. 359-370.
3. Pele como órgão de revestimento: Disponível em: http://w.w.w.scribd.com/doc/2360917/A.
4. Enokihara MY. Contribuição ao estudo ultra-estrutural das células de Langerhans no condiloma acuminado [Tese de Mestrado apresentada ao Curso de Pós-Graduação]. Escola Paulista de Medicina, 1993.
5. Alves VAF, Bacchi CE, Vassalo J. Manual de Imuno-histoquímica. Sociedade Brasileira de Patologia, 1999.
6. Langerhans P. Ueber die nerven der menschlichen haut. Virch Arch Path Anat. 1868;44:326-37.

7. Hausen BM. Paul Langerhans: life and work. Am J Dermatopathol. 1987;9:270-5.
8. Bologna JL, Jorizzo JL, Schaffer JV. Dermatologia. 3. ed. Rio de Janeiro: Elsevier, 2015. p. 1213-43.
9. Winkelmann RK. The Merkel cell system and a comparison between it and neurosecretory or APUD system. J Invest Dermatol. 1977;69:41-6.
10. Sampaio SAP. Dermatologia. 3. ed. São Paulo: Artes Médicas, 2007.
11. Michalany J. Técnica histológica em anatomia patológica. São Paulo: Editora Pedagógica Universitária, 1981.
12. Kempf W, Hantschke M, Kutzner H, Burgdorf W. Dermatopathology. Springer, Germany, 2008.
13. Alves VAF, Bacchi CE, Vassalo J. Manual de Imuno-histoquímica. Sociedade Brasileira de Patologia, 1999.
14. Dabbs D. Diagnostic Immunohistochemistry. 4th ed. Philadelphia: Churchill Livingstone Elsevier, 2014.
15. Patterson J. Weedon's Skin Pathology. 4th ed. Charlottesville, Virginia USA: Churchill Livingstone Elsevier, 2016. p. 783-1217.
16. Crowson AN, Magro C, Mihm MC. Biopsy Interpretation of the Skin: primary non-lymphoid cutaneous neoplasia. Philadelphia: Wolters Kluwer/Lippincott Williams & Wilkins, 2010. p. 199-268.
17. Wainstein A, Belfort F. Melanoma: prevenção, diagnóstico, tratamento e acompanhamento. 2. ed. São Paulo: Atheneu, 2014. p. 176-181.
18. Coulie PG et al. A new gene coding for a differentiation antigen recognized by autologous cytolytic T lymphocytes on HLA-A2 melanomas. J Exp Med. 1994;180: 35-42.
19. Kawakami Y et al. Production of recombinant MART-1 proteins and specific anti-MART-1 polyclonal and monoclonal antibodies: use in the characterization of the human melanoma antigen MART-1. J Immunol Methods. 1997;202:13-25.
20. High WA, Suarez A. Immunohistochemical and molecular diagnosis of melanoma. In: Lynch HT, Tan D. (eds.). Principles of Molecular and Personalized Cancer Medicine. Philadelphia: Lippincott Williams & Wilkins, 2013. p. 434-450.
21. Kelsh RN. Sorting out Sox10 functions in neural crest development. Bioessays. 2006;28(8):788-798.
22. Harris ML, Baxter LL, Loftus SK, Pavan WJ. Sox proteins in melanocyte development and melanoma. Pigment Cell Melanoma Res. 2010;23(4):496-513.
23. Nonaka D, Chiriboga L, Rubin BP. Sox10: A Pan-Schwnnian and melanocytic marker. Am J Surg Pathol. 2008;32:1291-1298.
24. Ramos-Herberth FI, Karamchandani J, Kim J, Dadras SS. SOX10 immunostaining-distinguishes desmoplastic melanoma from excision scar. J Cutan Pathol. 2010;37(9):944-952.
25. Clarkson KS, Sturdgess IC, Molyneux AJ. The useful of tyrosinase in immunohistochemical assessment of melanocytic lesions: a comparison of the novel T311 antibody (anti-tyrosinase) with S100, HMB45 e A103 (anti-Melan A). J Clin Pathol. 2001;54(3):196-200.
26. Widlund HR, Fisher DE. Microphthalamia-associated transcription factor: a critical regulator of pigment cell development and survival. Oncogene. 2003;22(20): 3035-3041.
27. Ohsie SJ, Sarantopoulos GP, Cochran AJ, Binder SW. Immunohistochemical characteristics of melanoma. J Cutan Pathol. 2008;35(5):433-444.
28. Goldstein AM, Chan M, Harland M et al. High-risk melanoma susceptibility genes and pancreatic cancer, neural system tumors, and uveal melanoma across Geno/MEL. Cancer Res. 2006;66(20):9818-9828.
29. Rocco JW, Sidransky D. p16 (MTS-1/CDKN2/INK4a) in cancer progression. Exp Cell Res. 2001;264(1):42-55.
30. Sparrow LE, Eldon MJ, English DR, Heenan PJ. p16 and p21WAF1 protein expression in melanocytic tumors by immunohistochemistry. Am J Dermatopathol. 1998;20(3):255-261.
31. Dhaby RA et al. p16 Expression: A marker of differentiation between childhood malignant melanomas and Spitz nevi. J Am Acad Dermatol. 2011;65:357-63.
32. Vollmer RT. Use of Bayes rule and MIB-1 proliferation index to discriminate Spitz nevus from malignant melanoma. Am J Clin Pathol. 2004;122(4):499-505.
33. Barnhill RL. The Spitzoid lesion: rethinking Spitz tumors, atypical variants, 'Spitzoid melanoma' and risk assessment. Mod Pathol 2006;19(suppl 2):S21-S33.
34. Sauter ER, Yeo UC, von Stemm A et al. Cyclin D1 is a candidate oncogene in cutaneous melanoma. Cancer Res 2002;62(11):3200-3206.
35. Bastian BC, Kashani-Sabet M, Hamm et al. Gene amplifications characterize acral melanomas and permit the detection of occult tumor cells in the surrounding skin. Cancer Res.2000; 60(7):1968-1973.
36. Oba J, Nakahara T, Abe T, Hagihara A, Moroi Y, Furue M. Expression of c-Kit, p-ERK and cyclin D1 in malignant melanoma: an immunohistochemical study and analysis of prognostic value. J Dermatol Sci. 2011;62(2):116-123.
37. Kanitakis J, Vassileva S,Woodley D, Diagnostic Immunohistochemistry of the skin, Chapman & Hall Medical, London, 1998.
38. Winder SJ, Walsh MP. Caponin: Thin filament-linked regulation of smooth muscle contraction. Cell Signal. 1993; 5:677-686.
39. Malisius R, Merz H, Heinz B et al. Constant detection of CD2, CD3, CD4 and CD5 in fixed and paraffin-embedded tissue using the peroxidase-mediated deposition of biotin-tyramide. J Histochem Cytochem. 1997;45(12):1665-1672.
40. Picker LJ, Weiss LM, Medeiros LJ et al. Immunophenotypic criteria for the diagnosis of non-Hodgkin's lymphoma. Am J Pathol. 1987;128(1):181-201.
41. Arber D, Weiss L. CD57: a review. Appl Immunohistochem. 1995;3:137-152.
42. Mason DY, Cordell JL, Brown MH et al. CD79a: a novel marker for B-cell neoplasms in routinely processed tissue samples. Blood. 1995;86(4):1453-1459.
43. Carbone A, Gloghini A, Larocca LM et al. Expression profile MUM1/IRF4, BCL-6, and CD138/syndecan-1 defines novel histogenetic subsets of human mmunodeficiency virus-related lymphomas. Blood. 2001;97:744-751.
44. Krenacs L, Himmelmann AW, Quintanilla-Martinez L et al. Transcription factor B cell specific activator protein is differentially expressed in B cells and in subsets of B cell lymphomas. Blood. 1998;92:1308-1316.
45. Torlakovic E, Torlakovic G, Nguyen PL et al. The value of antipax5 mmunostaining in routinely fixed and paraffin embedded sections: a novel pan-B and B-cell marker. Am J Surg Pathol. 2002;26:1343-1350.
46. Blaszyk H, Hartmann A, Bjornsson J. Cancer of unknown primary: clinicopathologic correlations. APMIS. 2003;111:1089-1094.
47. van de Wcuw AJ, Jansen RL, Griffioen AW, Hillen HF. Clinical and immunohistochemical analysis of patients with unknown primary tumour. A search for prognostic factors in UPT. Anticancer Res. 2004;24:297-301.
48. Cartum RW. Use of immunohistochemistry in the surgical pathology laboratory for the diagnosis of infectious diseases. Pathol Case Rev. 1999;4:260-265.
49. Watts JC. Surgical pathology in the diagnosis of infectious diseases (Editorial). Am J Clin Pathol. 1994;102:711-712.
50. Dahl MV. Clinical Immunodermatology. 3rd ed. St.Louis: Mosby, 1996.
51. Elder DE. Lever's histopathology of the skin. Philadelphia: Lippincott Williams & Wilkins, 2005.
52. Fine JD. Bullous diseases. New York: Igaku-Shoin, 1993.
53. Armed Forces Institute of Pathology. Pathology of Lupus erythematosus. Washington: Armed Forces Institute of Pathology, 1995.

capítulo 4

Cidia Vasconcellos • Paulo Ricardo Criado

Semiologia Dermatológica e Lesões Elementares

A base do diagnóstico em Dermatologia é morfológica e, embora a história também tenha importância, deve ser resumida, contendo localização, duração, sintomas e tratamentos anteriores das lesões cutâneas, medicamentos em uso para quaisquer condições ou suplementos e vitaminas, além de ervas, seguidos de antecedentes pessoais e familiares. Já o exame dermatológico deve ser cuidadosamente efetuado em todo o tegumento, ou seja, deve compreender o exame da pele, seus anexos (cabelos, pelos e unhas), além da mucosa oral e genital, se possível, a fim de se determinarem as lesões primárias e secundárias, formulando-se os diagnósticos principais e diferenciais. A palpação das cadeias ganglionares pode ser muito útil ao diagnóstico dermatológico, especialmente frente às neoplasias malignas da pele, incluindo-se os linfomas cutâneos e doenças infecciosas e inflamatórias. A palpação dos nervos periféricos é muito importante, especialmente no nosso meio onde a hanseníase é endêmica e o acometimento neural pode determinar significativa morbidade ao paciente. O exame físico geral também deve ser valorizado pelo dermatologista como parte complementar ao exame dermatológico.

A técnica da semiologia na Dermatologia deve obedecer aos princípios da semiologia médica.[1] Em geral, na prática clínica a diferença básica com a clínica médica consiste no fato de que a anamnese é posterior e orientada pelo exame objetivo do tegumento complementado pelo exame subjetivo. Assim, após se inquirir sobre a queixa e a duração, deve ser feito o exame das lesões tegumentares e a investigação dos sintomas subjetivos (prurido, dor, anestesia, hipoestesia, hiperestesia, queimação, entre outros). Especial atenção deve ser dada ao histórico medicamentoso do paciente em razão de sua importância vital ao diagnóstico das reações tegumentares adversas às drogas, bem como pela possível interação medicamentosa com a terapia a ser proposta ao paciente. Anamnese detalhada é imperiosa quanto aos alimentos, hábitos pessoais, profissão, atividades recreacionais, exposição a fatores ambientais, particularmente nas dermatoses profissionais ou alérgicas como a dermatite de contato, as urticárias e o angioedema, além da dermatite atópica.[1] A coleta de dados na anamnese sobre antecedentes pessoais a respeito de doenças pregressas e cirurgias, queimaduras solares na infância, sessões de bronzeamento artificial, injeção prévia de preenchedores, tratamentos estéticos, além de atopia (rinite, dermatite e asma) é de vital importância. Antecedentes familiares de doenças similares ou morbidades como câncer cutâneo, nevos displásico (atípicos), tromboses na família ou recorrentes, doenças reumáticas e genéticas podem orientar o diagnóstico de diversas dermatoses ou genodermatoses.

O exame dermatológico objetivo (Figura 4.1) compreende quatro atos médicos fundamentais:

1. Inspeção do tegumento.
2. Palpação da lesão ou da pele.
3. Digitopressão (vitropressão).
4. Compressão.

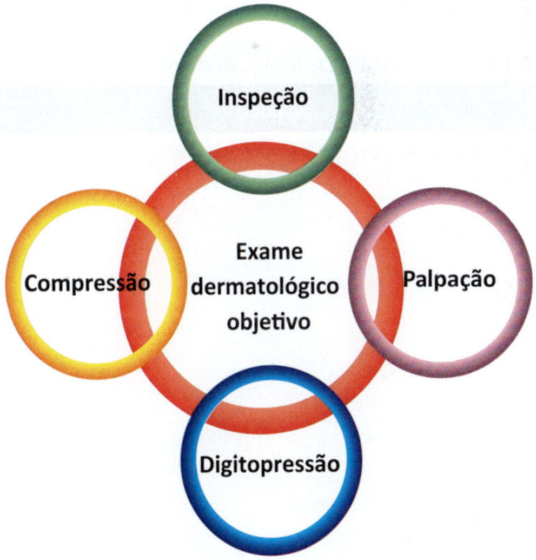

■ **Figura 4.1** Componentes do exame dermatológico.

- **Inspeção:** sempre deve ser executada em ambiente muito bem iluminado, de preferência com luz natural ou fluorescente, que deve incidir por trás do médico. Quando existem várias lesões, como no exame de nevos, inicialmente o examinador deve ficar a uma distância de cerca de 1 a 2 metros para observar a distribuição topográfica e ter noção de alguma lesão que desperta maior cuidado e, depois, lentamente se aproximar até 20 a 30 cm de distância.

Ao se aproximar, a lesão pode ser individualmente examinada e até se utilizar de lente de aumento auxiliar ou dermatoscópio.

- **Palpação:** permite verificar a presença de lesões sólidas na superfície da pele, sua elasticidade, sua mobilidade quando no tecido celular subcutâneo, além da presença de dor à palpação. A dor à palpação pode ser peculiar em certos tumores cutâneos, nos quais utilizamos o acrônimo mnemônico criado em língua inglesa **ENGLAND**, em que cada letra significa um tipo de tumor da pele: **e**spiradenoma écrino, **n**euroma, **g**lômico (tumor), **l**eiomioma, **a**ngiolipoma, **n**eurilemoma, **d**ercum (doença de Dercum, também denominada "lipomatose dolorosa"). O pinçamento da pele pode auxiliar a avaliar sua consistência e espessura.
- **Digitopressão ou vitropressão:** pela força exercida pela pressão dos dedos sobre a pele (digitopressão) ou com lâmina de vidro (vitropressão, Figura 4.2), provoca-se interrupção do fluxo sanguíneo naquele segmento da pele e é possível diferenciar lesões de origem distinta. O eritema esmaece ou cedem à digitopressão enquanto as púrpuras não o fazem; no nevo anêmico, a pele sã ao redor, quando submetida à vitropressão, se iguala à do nevo em questão.
- **Compressão:** útil ao se avaliar o dermografismo (Figura 4.3) ou o edema dos membros inferiores (sinal de Godet) ou, ainda, as infiltrações cutâneas por depósito (escleromixedema).

Quando necessário, fazem-se os exames subsidiários, como veremos a seguir.

■ LESÕES ELEMENTARES

As lesões dermatológicas elementares podem ser didaticamente classificadas em primárias e secundárias (Quadro 4.1).

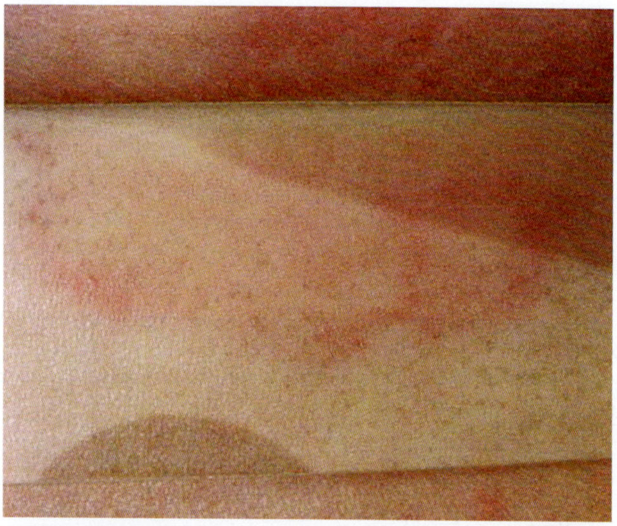

■ **Figura 4.2** Vitropressão em paciente com urticária vasculite demonstrando áreas de púrpura sem clareamento da pele.

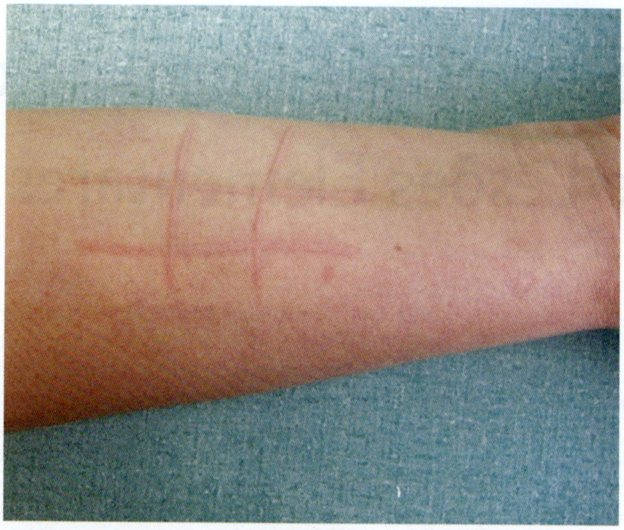

■ **Figura 4.3** Lesão do dermografismo.

Quadro 4.1 Classificação das lesões elementares na Dermatologia.

Divisões	Grupos			Tipo de lesão elementar
Lesões elementares primárias	Alterações da cor	Mancha ou mácula	Manchas vasculossanguíneas	Eritema: ▪ Cianose ▪ Rubor ▪ Enantema
				Exantema: ▪ Morbiliforme ou rubeoliforme ▪ Escarlatiniforme
				Eritema figurado
				Mancha lívida
				Mancha angiomatosa
				Mancha anêmica
				Púrpura: ▪ Petéquia ▪ Equimose ▪ Víbice
			Manchas pigmentares	Leucodermia Hipercromia Pigmentação exógena
	Elevações edematosas	Urtica Angioedema		
	Formações sólidas	Pápula Nódulo Tubérculo Nodosidade ou tumor Goma Vegetação Verrucosidade		

(Continua)

Quadro 4.1 Classificação das lesões elementares na Dermatologia. (Continuação)

Divisões	Grupos	Tipo de lesão elementar
Lesões elementares secundárias	Coleções líquidas	Vesícula Bolha ou flictena Pústula Abscesso Hematoma
	Alterações da espessura	Queratose Liquenificação Edema Infiltração Esclerose Atrofia
	Perdas e reparações	Escama: ▪ Furfurácea ▪ Micácea Foliácea Erosão ou exulceração
		Escoriação Ulceração Fissura ou ragádia Crosta: ▪ Hemática Melicérica ou purulenta Escara Cicatriz: ▪ Atrófica ▪ Críbica ▪ Hipertrófica ▪ Queloide

Lesões elementares primárias

Lesões elementares com conteúdo líquido

Abscesso

Coleção purulenta profunda, via de regra, única, causada por infecção, inflamação ou degeneração de tecidos. Pode se situar em qualquer órgão. Na pele, localiza-se na derme (Figura 4.4) ou tecido celular subcutâneo e, se acompanhada de sinais inflamatórios, como edema, rubor, calor e dor, pode ter se desenvolvido a partir de quadros de foliculite profunda, de traumas em locais de corpo estranho ou de outras infecções mais profundas. Pode drenar para o meio ambiente, como matéria purulenta ou se apresentar como nódulo eritematoso. Por exemplo, carbúnculo e hordéolo.

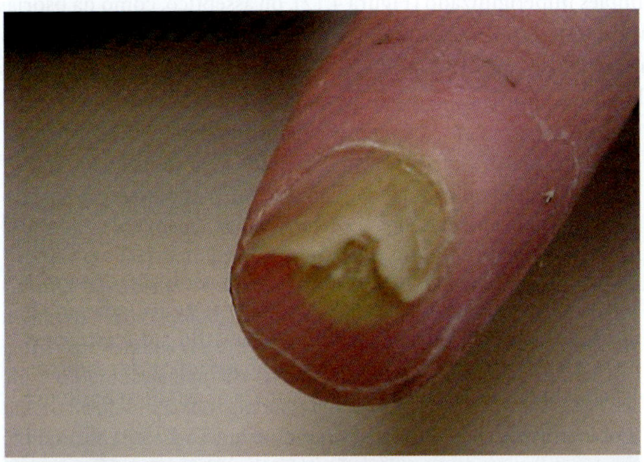

▪ **Figura 4.4** Abscesso subungueal no dedo.

Bolha

Elevação da pele, circunscrita, com no mínimo 1 cm de diâmetro. Situa-se na epiderme ou no espaço entre a epiderme e a derme. O conteúdo, inicialmente seroso e claro (Figura 4.5), pode, depois, se tornar hemorrágico (Figura 4.6) ou purulento. A bolha pode ser flácida e fugaz (como nos pênfigos) ou tensa e duradoura (como na dermatite herpetiforme de Duhring – Brocq), dependendo do nível de clivagem. A bolha provocada por queimadura da pele é denominada "flictena". Por exemplo, herpes simples (geralmente com vesículas, Figura 4.7) ou herpes-zóster (Figura 4.8) e dermatite herpetiforme (Duhring-Brocq), além do penfigoide bolhoso.

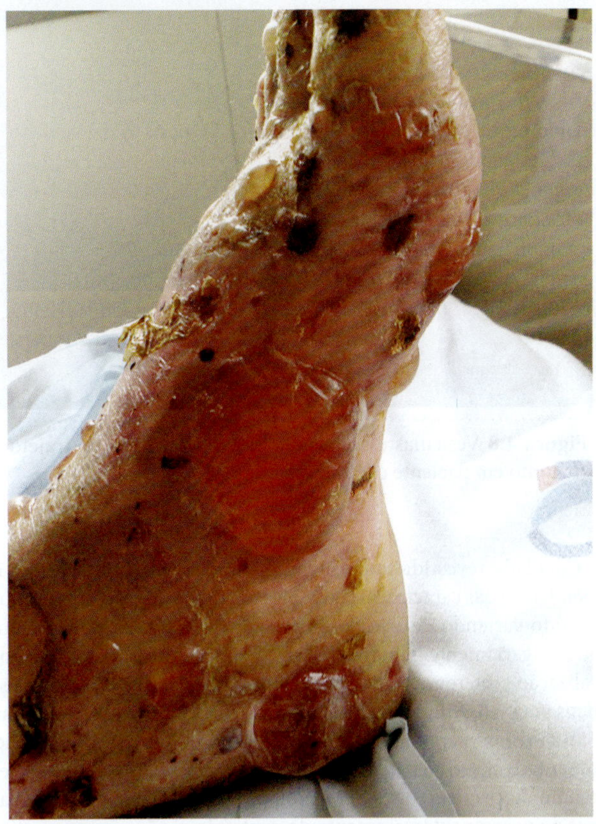

▪ **Figura 4.5** Bolhas no pé de um paciente com penfigoide bolhoso.

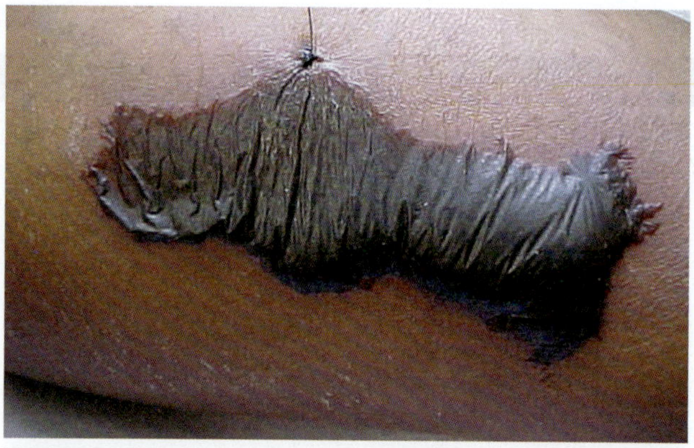

■ **Figura 4.6** Bolha de conteúdo hemorrágico.

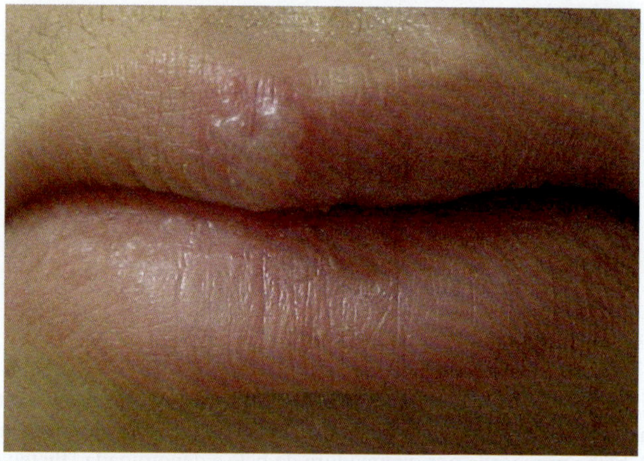

■ **Figura 4.7** Vesículas agrupadas em paciente com herpes simples labial.

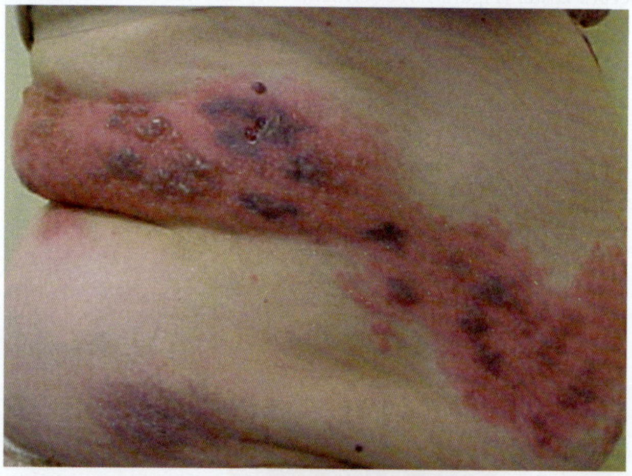

■ **Figura 4.8** Vesículas e bolhas em base eritematosa no trajeto de dermátomo em paciente com herpes-zóster.

Cisto

Cavidade revestida por epitélio glandular ou queratinizado, na dependência das características da pele em uma dada localização, com conteúdo variando de líquido a pastoso. São tumores relativamente comuns, geralmente benignos, derivados dos anexos cutâneos, com localização preferencial no couro cabeludo e no tórax. Costumam ser únicos ou aparecer em pequeno número. Podem ser múltiplos, quando se associam com a acne, ao esteatocistoma múltiplo ou quando acometem a bolsa escrotal. O cisto é móvel em relação à pele, exceto próximo do pequeno orifício central, pelo qual podem penetrar bactérias ou ocorrer extravasamento do conteúdo gorduroso e queratina. Por exemplo, cisto epidermoide.

Hematoma

Coleção de sangue, em geral, restrita ao local do trauma do qual provém, localizada na derme ou tecido no subcutâneo. Por exemplo, hematoma subungueal e periungueal (Figuras 4.9 e 4.10).

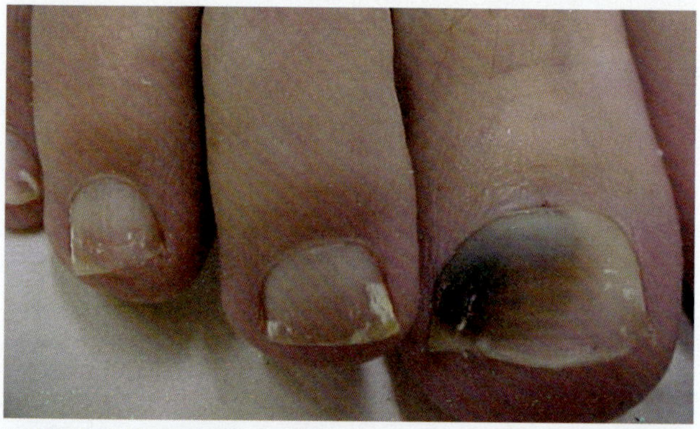

■ **Figura 4.9** Hematoma subungueal.

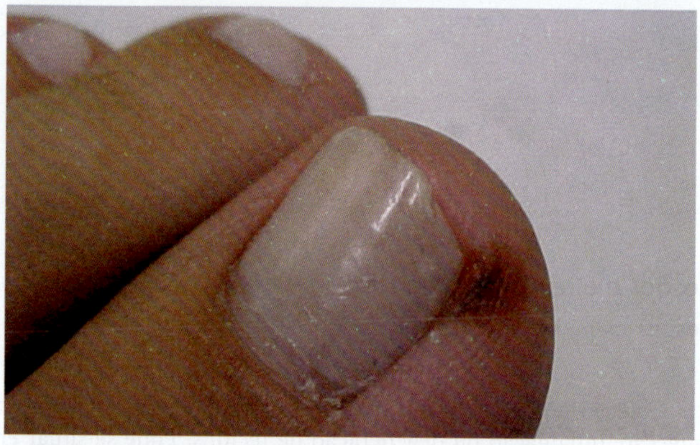

■ **Figura 4.10** Hematoma subungueal no 1º pododáctilo simulando nevo.

Pústula

Lesão elevada, circunscrita, localizada na epiderme, semelhante à vesícula, diferindo dela pelo conteúdo purulento. Esse conteúdo pode ser séptico, como no impetigo e na acne (Figura 4.11) ou herpes simples impetiginizado (Figura 4.12), ou asséptico, como na psoríase pustulosa, pustulose exantemática generalizada aguda (Figura 4.13), na pustulose subcórnea e em lesões iniciais do pioderma gangrenoso (Figura 4.14).

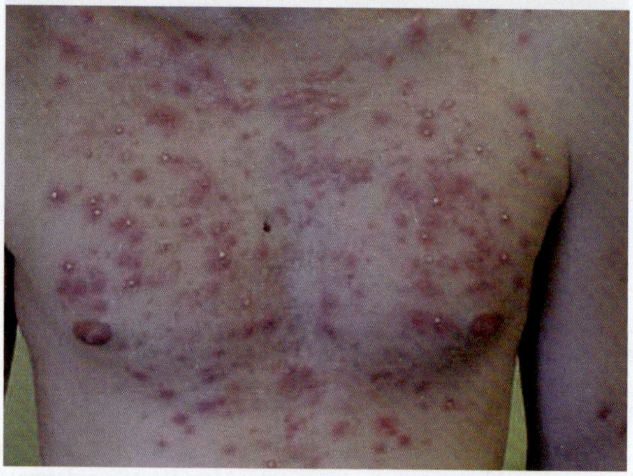

■ **Figura 4.11** Pústulas em paciente com exacerbação da acne tratada com isotretinoína.

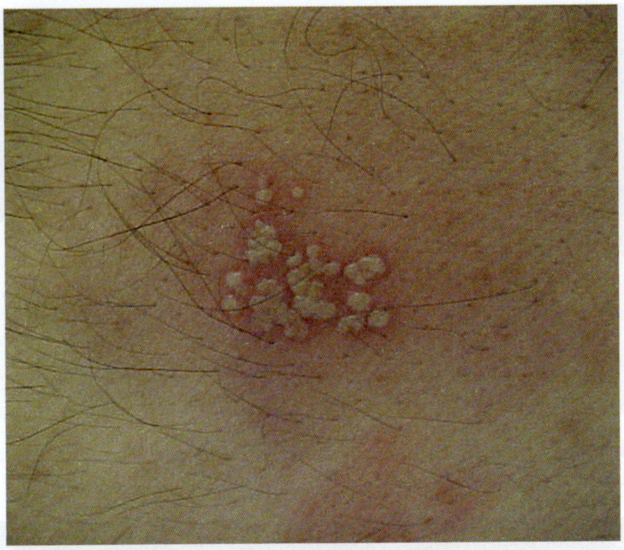

■ **Figura 4.12** Herpes simples com pustulização.

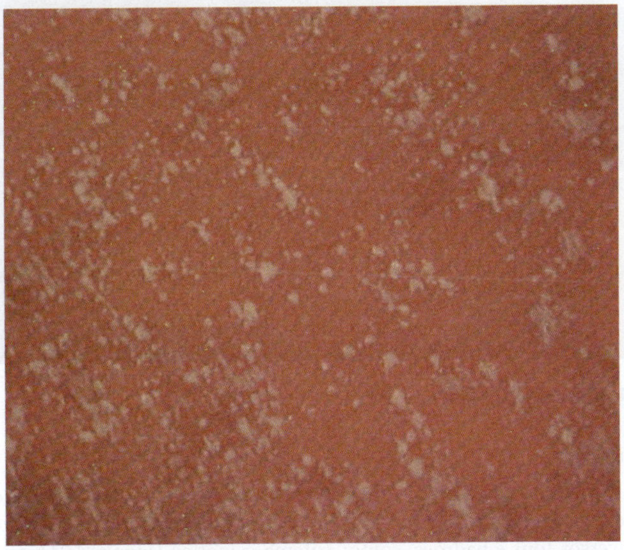

■ **Figura 4.13** Múltiplas pústulas puntiformes sobre base de exantema em paciente com pustulose exantemática generalizada (PEGA).

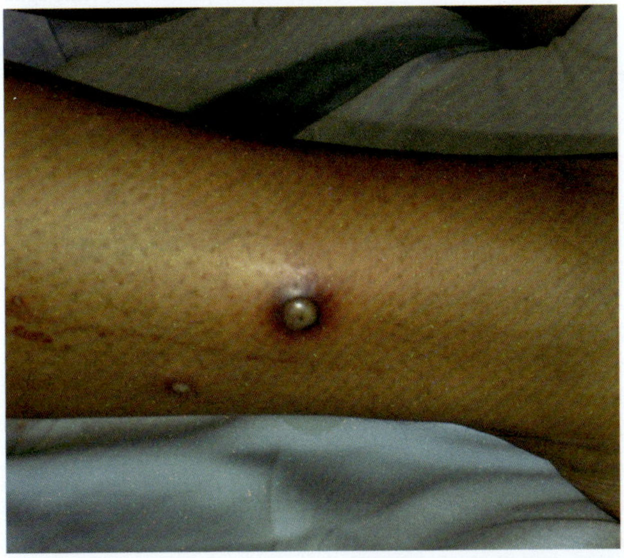

■ **Figura 4.14** Pústula com bordas arroxeadas que antecedeu ao surgimento de ulceração pelo pioderma gangrenoso.

Vesícula

Pequena cavidade de localização subcórnea, intraepitelial ou subepidérmica, com conteúdo geralmente claro, medindo menos de 1 cm de diâmetro. Esta lesão é elevada e circunscrita, com superfície esférica (Figura 4.7), pontiaguda, umbilicada ou forma alongada (Figura 4.15). Frequentemente, ocorre turvação do conteúdo, processo denominado "pustulização" (Figura 4.12). Por exemplo, herpes impetiginizado, miliária e miliária rubra.

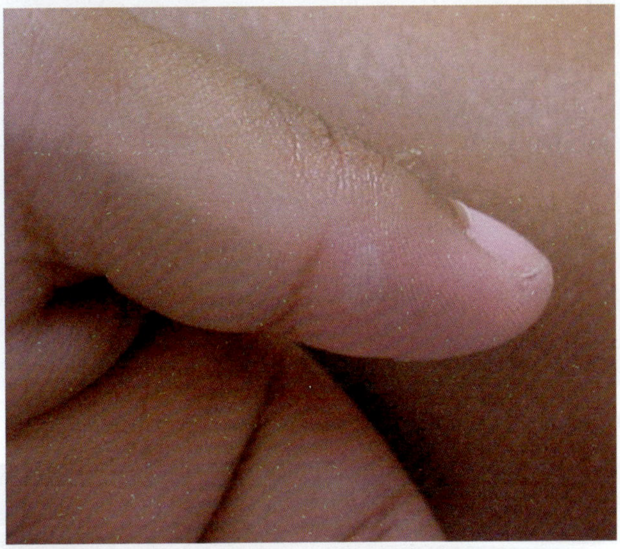

■ **Figura 4.15** Vesícula de formato alongado no dedo de paciente com doença mão-pé-boca.

Lesões elementares planas (máculas ou manchas)

São as modificações de coloração da pele sem alteração de relevo ou consistência, denominadas "máculas" ou "manchas". Podem ser de dois tipos, de acordo com a origem: pigmentar ou vasculossanguínea. As máculas podem ter o tamanho lenticular (de uma lentilha), numular (de uma moeda), em placa não papulosa (tamanho da palma da mão) ou em grande placa (maior do que a palma da mão).

Pigmentar

Decorrente da deposição de pigmentos endógenos (melanina, hemossiderina) (Figura 4.16) ou exógenos, como tatuagens ou materiais que impregnam a epiderme (Figuras 4.17 e 4.18) em algum nível da pele.

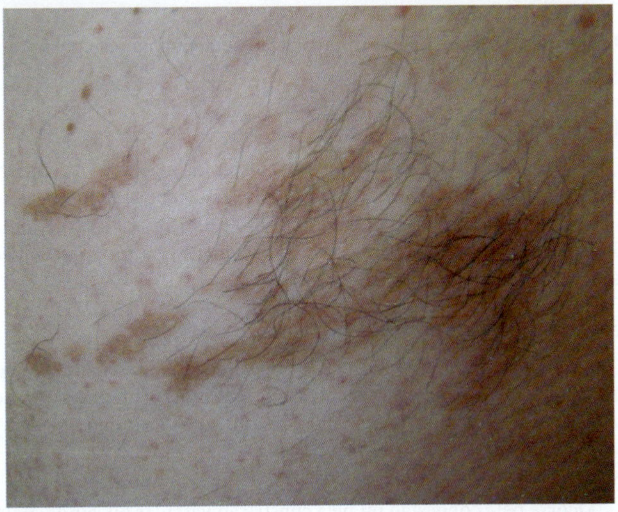

■ **Figura 4.16** Mancha pigmentar pelo nevo de Becker.

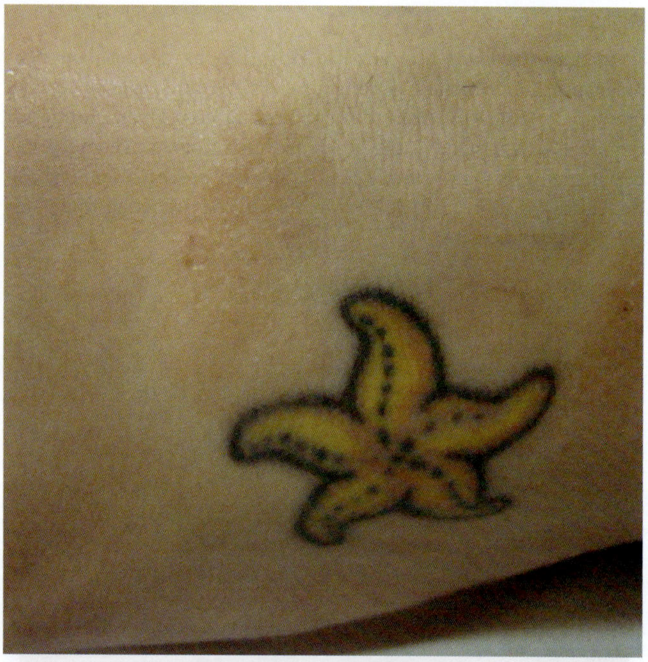

■ **Figura 4.17** Mancha por pigmento exógeno de tatuagem.

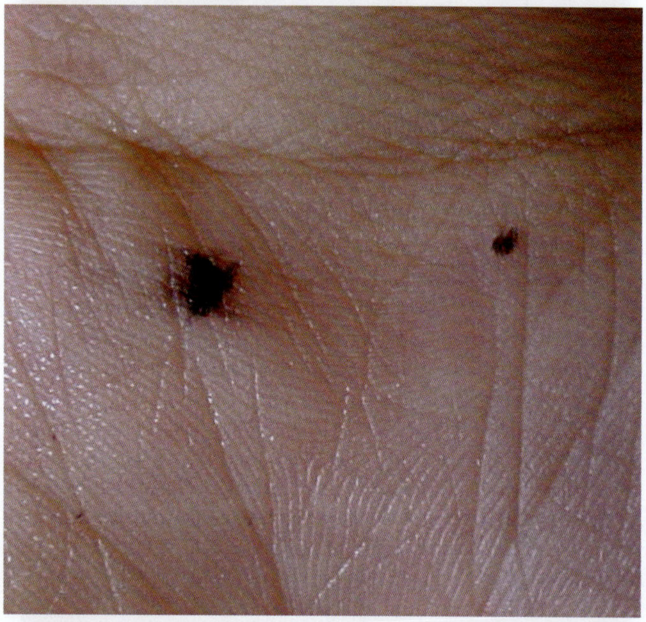

■ **Figura 4.18** Mancha por impregnação acidental na pele pela prata líquida.

Hipercromia

Ocorre por depósito de pigmentos (melanina ou outro) na epiderme. A hiperpigmentação pode ser generalizada, como na doença de Addison e na pelagra; ou localizada, como no melasma e no eritema pigmentar fixo. Pode ocorrer com espessamento ou hiperqueratose associados, como na acantose nigricante.

Leucodermia (hipocromia e acromia)

Mancha esbranquiçada ou branca na pele, causada pela diminuição (hipocromia) (Figura 4.19) ou ausência (acromia) (Figura 4.20) de melanina na epiderme. Por exemplo, pitiríase alba e vitiligo.

Vasculossanguínea

Ocorre pela congestão ou pela constrição vascular ou, ainda, pelo extravasamento de hemácias na derme.

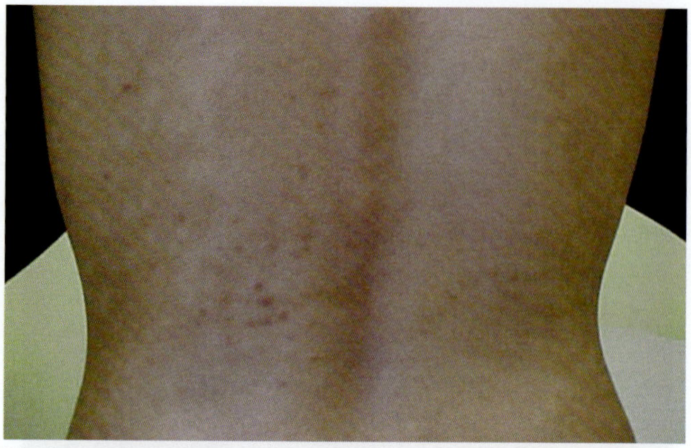

■ **Figura 4.19** Mancha hipocrômica da hipomelanose maculosa adquirida idiopática.

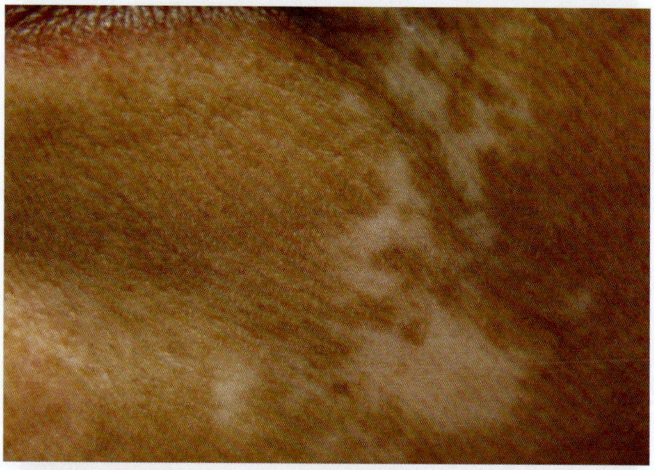

■ **Figura 4.20** Mancha acrômica do vitiligo.

Eritema

Mancha de coloração vermelha causada por vasodilatação, que desaparece com a digitopressão ou com a vitropressão. Pode assumir diversos tons e padrões, como: eritema cianótico (Figura 4.21); eritema rubro (Figura 4.22) ou eritema agudo generalizado (exantema morbiliforme, quando o eritema agudo generalizado é permeado por áreas de pele sã; exantema escarlatiniforme, quando o eritema agudo é generalizado e sem áreas de pele sã de permeio) (Figuras 4.23, 4.24 e 4.25); e eritema generalizado com descamação e de curso crônico (eritrodermia).

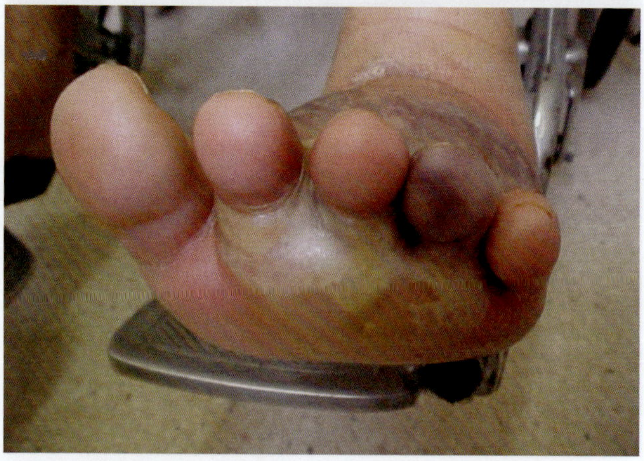

■ **Figura 4.21** Eritema cianótico em paciente com celulite infecciosa no contexto do pé diabético.

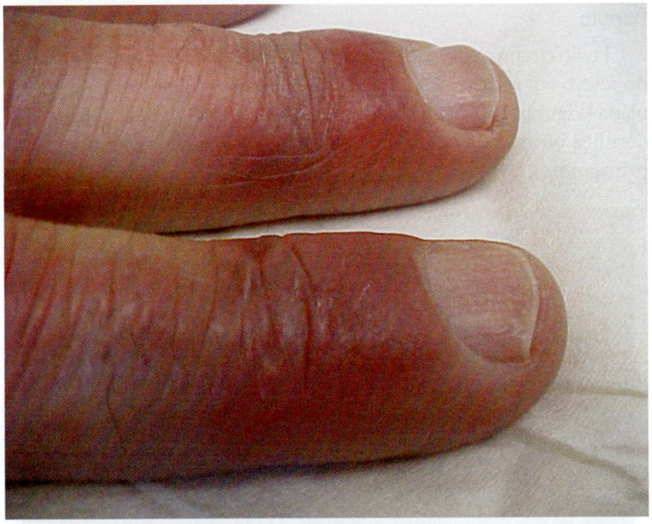

■ **Figura 4.22** Mancha rubra pelo eritema pérnio.

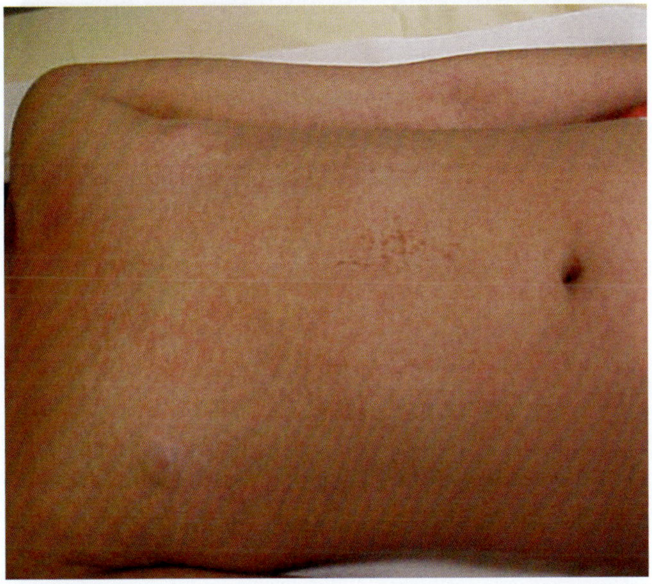

■ **Figura 4.23** Eritema difuso agudo e disseminado caracterizando um exantema.

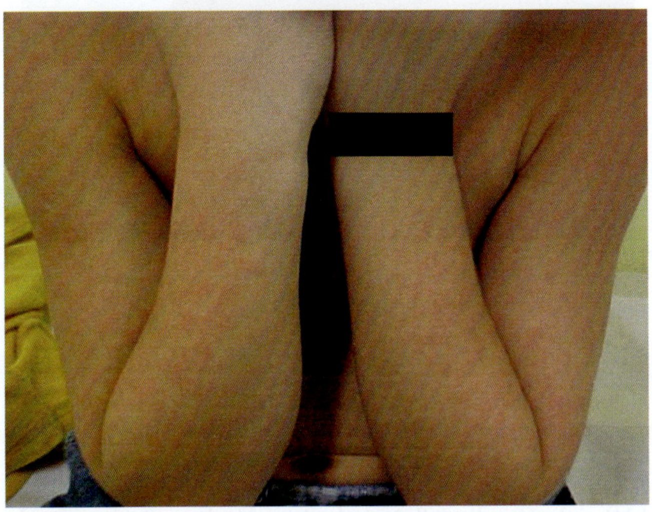

■ **Figura 4.24** Exantema no eritema infeccioso.

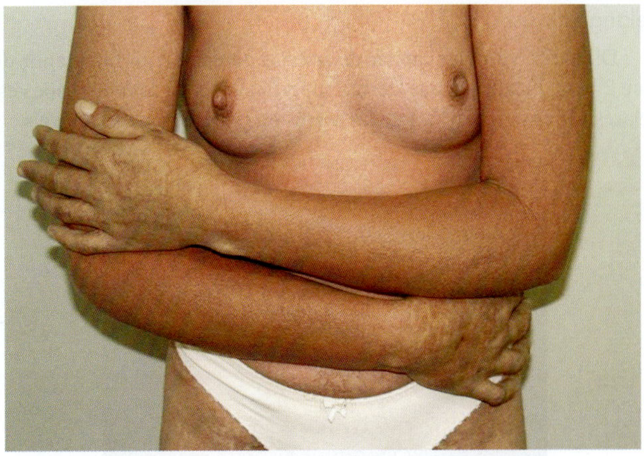

■ **Figura 4.25** Exantema medicamentoso.

Púrpura

Mancha vermelho-violácea que não desaparece com a digitopressão ou com a vitropressão, formada por sangue extravascular visível a olho nu. Pode se apresentar como equimoses (Figura 4.26) ou petéquias (Figura 4.27).

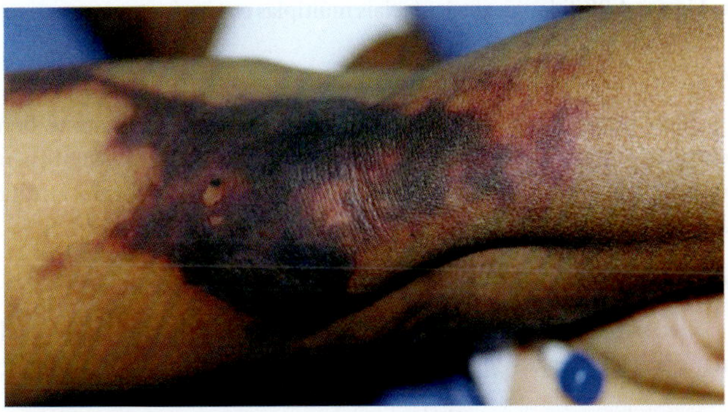

■ **Figura 4.26** Equimose por necrose cutânea pela púrpura retiforme (livedo racemoso que evolui para equimose e necrose com forma geográfica).

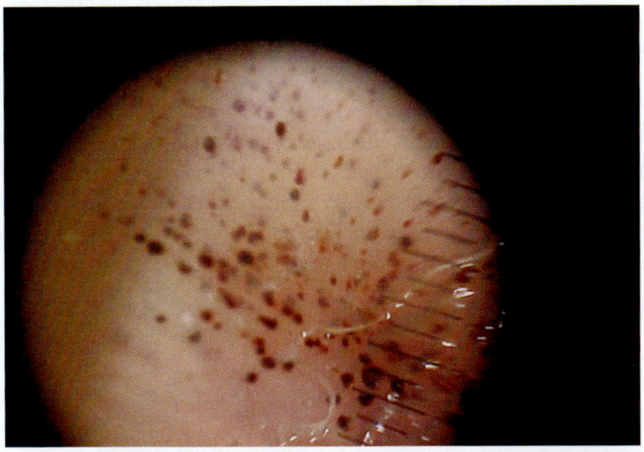

■ **Figura 4.27** Petéquias calcâneas observadas na dermatoscopia.

Equimose

Quando a área de extravasamento sanguíneo excede 1 cm de diâmetro.

Petéquia

Púrpura formada por área de extravasamento sanguíneo menor do que 1 cm de diâmetro.

Telangiectasia

Dilatação vascular capilar de artérias ou veias com luz menor do que 2 mm, localizadas na derme superficial, configurando lesões estelares, sinuosas (Figura 4.28), lineares ou puntiformes, indeléveis.

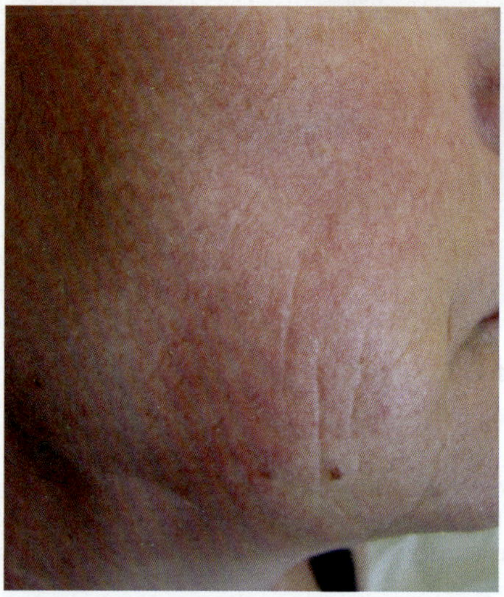

■ **Figura 4.28** Telangiectasias faciais múltiplas em paciente com rosácea.

Mancha anêmica

Mancha branca ou clara na pele, permanente e geralmente bem delimitada, consequente à diminuição ou ausência de vasos sanguíneos no local (hipogenesia vascular) ou da hiper-reatividade local a aminas vasoconstritoras.

Mancha angiomatosa

Decorrente de neoformação vascular na derme, regride quase totalmente à digitopressão ou vitropressão. Por exemplo, hemangioma plano.

Lesões elementares sólidas

Goma

Nódulo ou tumor que se liquefaz no centro, drenando, por fistulização ou ulceração, substâncias que variam conforme a doença que gerou a goma. Por exemplo, lues terciária.

Nódulo

Infiltrado celular, sólido, circunscrito, persistente, de localização dérmica (quando se apresenta elevado) (Figura 4.29) ou hipodérmica (nestes casos, sendo mais palpável do que visível), geralmente bem delimitado, medindo de 1 a 3 cm de diâmetro. Por exemplo, carcinoma espinocelular, carcinoma basocelular, melanoma maligno, prurigo nodular.

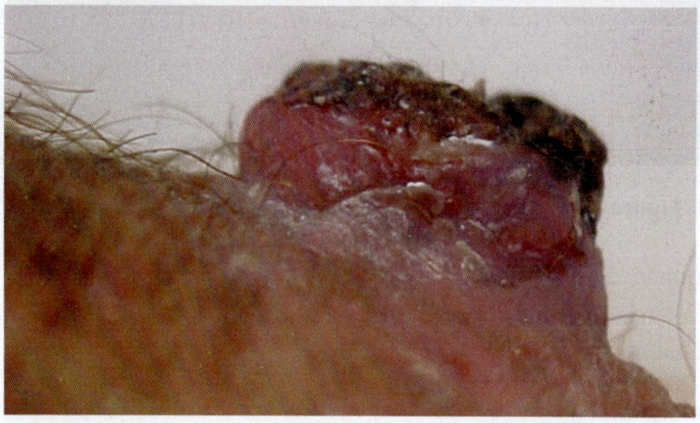

■ **Figura 4.29** Nódulo (lesão sólida > 1 cm de diâmetro) por carcinoma espinocelular.

Pápula

Lesão circunscrita, com menos de 1 cm de diâmetro, elevada, fazendo relevo em relação aos planos circunjacentes à pele, com superfície plana (Figuras 4.30 e 4.31) ou curva (Figura 4.32). Pode ser epidérmica, dérmica ou mista. Por exemplo, estrófulo e lues secundária, pápulas pruriginosas do verão (Sutton) nos cotovelos (Figura 4.30).

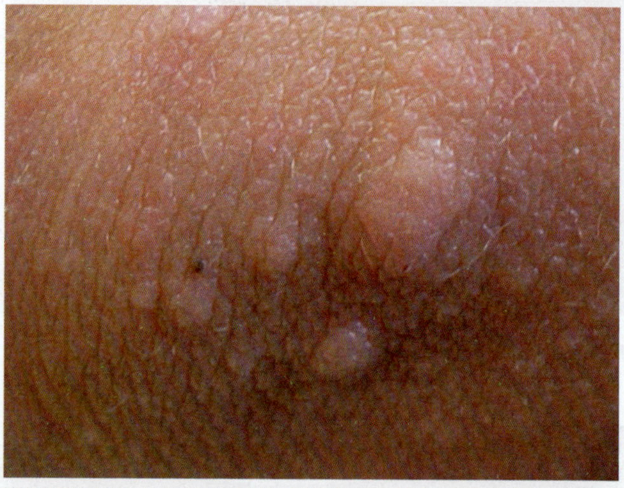

■ **Figura 4.30** Pápulas eritematosas no cotovelo de adolescente com o prurigo de verão de Sutton.

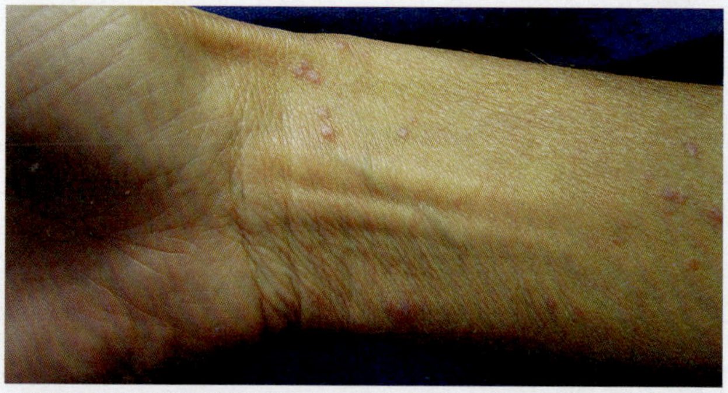

■ **Figura 4.31** Pápulas achatadas hexagonais e violáceas, no punho, típicas do líquen plano.

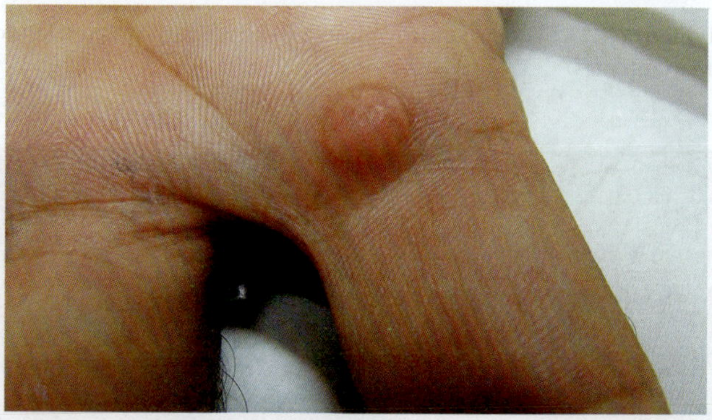

■ **Figura 4.32** Pápula circundada de colarete queratótico na face palmar da mão decorrente de um poroma écrino.

Placa

Lesão geralmente elevada e plana na superfície, com diâmetro maior do que 1 cm. Pode cursar com queratinização, maceração, descamação ou crosta na sua superfície. Pode ser constituída pela confluência de várias pápulas, sendo denominada "placa papulosa" (Figuras 4.33 e 4.34) ou decorrer da confluência de várias máculas, então denominada "placa maculosa".

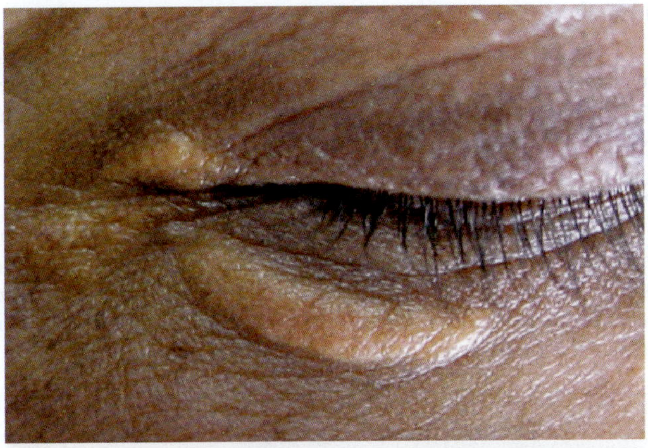

■ **Figura 4.33** Placa papulosa (pápulas coalescentes) do xantelasma nas pálpebras.

Urtica

Lesão em relevo, edematosa, circunscrita, efêmera (em geral, menos do que 24 horas no mesmo local), de cor vermelho-róseo (Figura 4.34) ou esbranquiçada, circundada por halo eritematoso ou anêmico. É decorrente de edema dérmico (não confundir com infiltrado celular na derme, seja ele inflamatório, seja neoplásico); por exemplo, urticária.

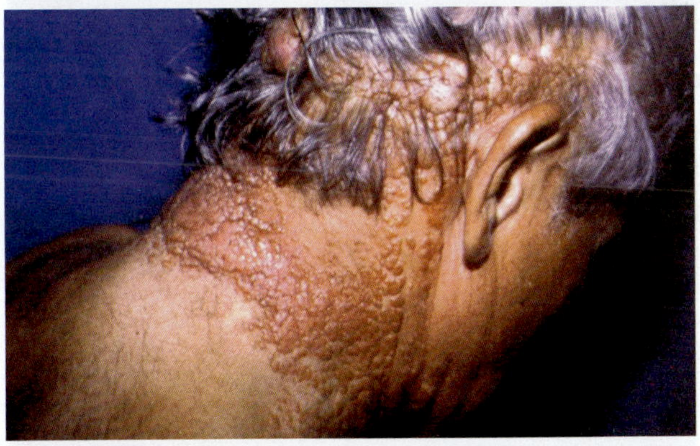

■ **Figura 4.34** Placas papulosas e nódulos decorrentes de amiloidose sistêmica primária por mieloma múltiplo.

Vegetação

Pápula elevada, de superfície irregular, ocasionalmente sangrante, pedunculada ou não. Pode apresentar superfície amarelada, queratósica, dura e inelástica, sendo denominada de verrucosidade ou lesão verrucosa (Figura 4.35). Por exemplo, verruga vulgar (Figura 4.36) e verruga (queratose) seborreica.

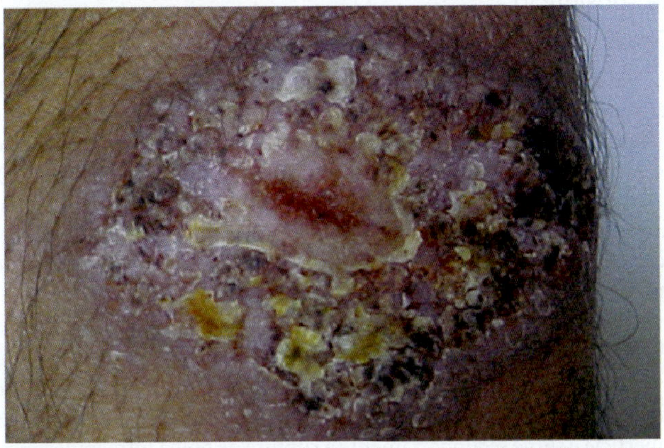

■ **Figura 4.35** Lesão verrucosa pela leishmaniose tegumentar americana.

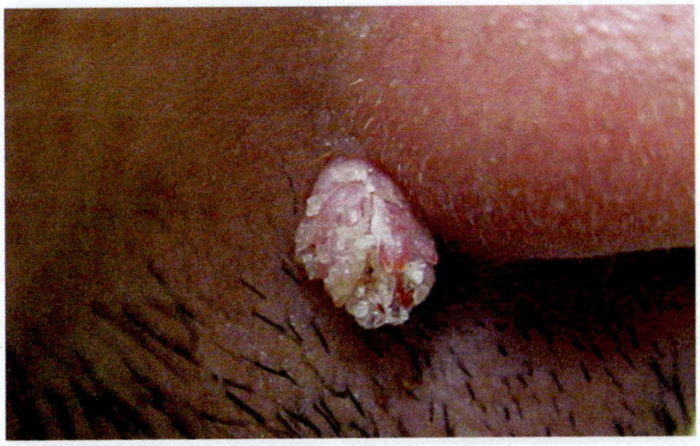

■ **Figura 4.36** Verrucosidade por verruga vulgar.

■ LESÕES ELEMENTARES SECUNDÁRIAS

Lesões elementares com alterações de consistência ou espessura

Atrofia

Em decorrência da diminuição dos seus elementos constituintes dos tecidos normais, a pele se adelgaça, enruga-se, eleva-se ou faz uma depressão em relação aos planos circunjacentes. Essa atrofia pode ser secundária a processos inflamatórios e infecciosos ou idiopática. Por exemplo, líquen escleroso (Figura 4.37).

■ **Figura 4.37** Lesões atróficas do líquen escleroso.

Cicatriz

Lesão destituída de anexos cutâneos, brilhante, consequente à reparação de tecidos destruídos por alguma outra doença, acidente ou corte cirúrgico (Figuras 4.38 e 4.39). Pode ser elevada, plana ou deprimida. Por exemplo, queloide (Figura 4.39).

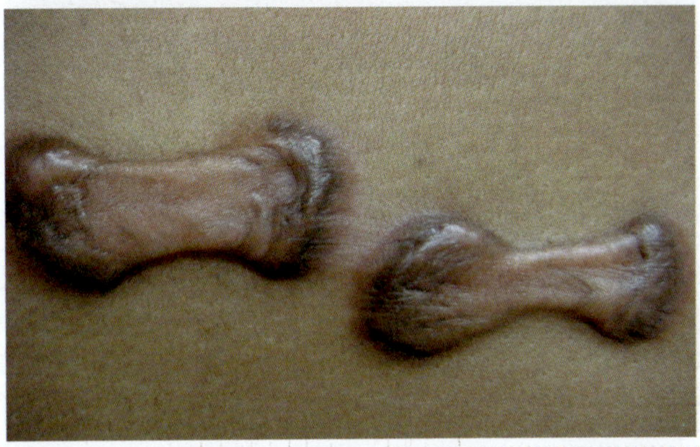

■ **Figura 4.38** Lesões de queloide pré-esternal.

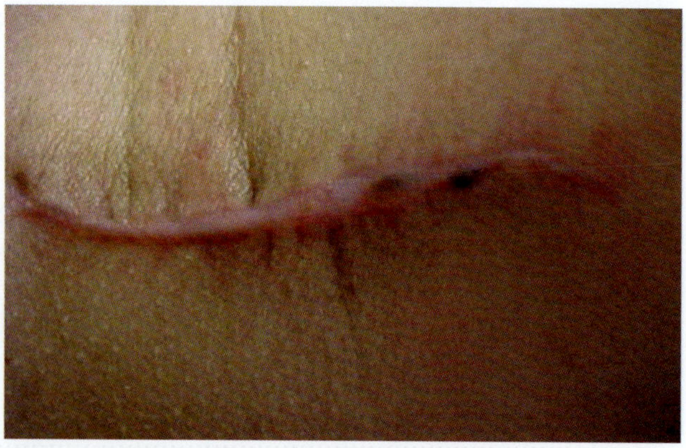

■ **Figura 4.39** Cicatriz hipertrófica com linfangiectasia.

Edema

Presença de líquido extravasado dos vasos para a derme ou hipoderme. A coloração da pele pode ficar inalterada ou se tornar eritematosa na área afetada. Por exemplo, urticária e angioedema (Figura 4.40).

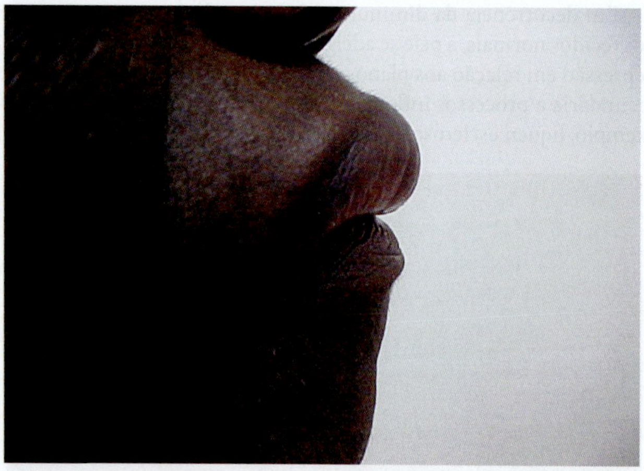

■ **Figura 4.40** Angioedema no lábio superior pelo captopril.

Esclerose

Alteração da consistência da pele, que se torna rígida, perdendo o pregueado natural e resistindo à distensão ou à tentativa de enrugamento por meio da pressão digital. Ocorre ainda espessamento da pele. A superfície acima da lesão se apresenta lisa com frequência, brilhante e, eventualmente, com alterações da cor. A firmeza e o endurecimento da pele esclerótica são mais palpáveis do que visíveis. Esporadicamente, pode haver perda total dos sulcos naturais, como nos tecidos cicatriciais, com aparência branca e brilhante. Por exemplo, esclerodermia (Figura 4.41) e cicatriz.

■ **Figura 4.41** Placa esclerótica pela esclerodermia cutânea (morfeia).

Liquenificação

Espessamento da pele com acentuação dos sulcos cutâneos ou do quadriculado normal da pele. Decorre do ato de se coçar persistentemente a mesma região da pele. Sua cor pode diferir do restante da pele. Por exemplo, neurodermite.

Queratose

Espessamento da camada córnea da pele, com consistência endurecida e coloração pardacenta, amarelada ou esbranquiçada, podendo assumir aspecto de verrucosidade. Por exemplo, queratose seborreica, queratose actínica, queratoacantoma (Figura 4.42) queratose plantar, queratose difusa palmo – plantar, calos (Figura 4.43).

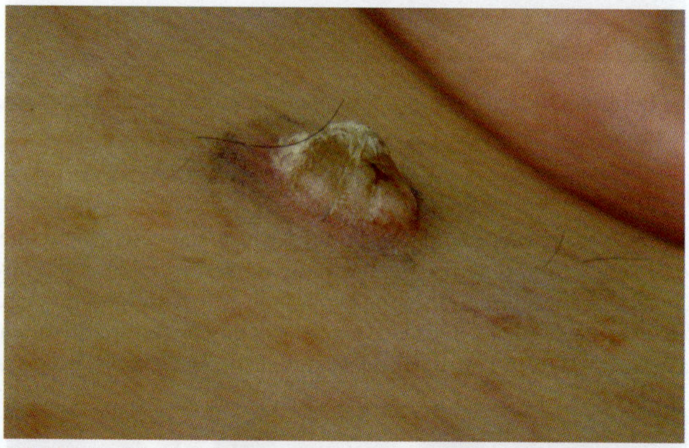

■ **Figura 4.42** Queratose encimando um queratoacantoma.

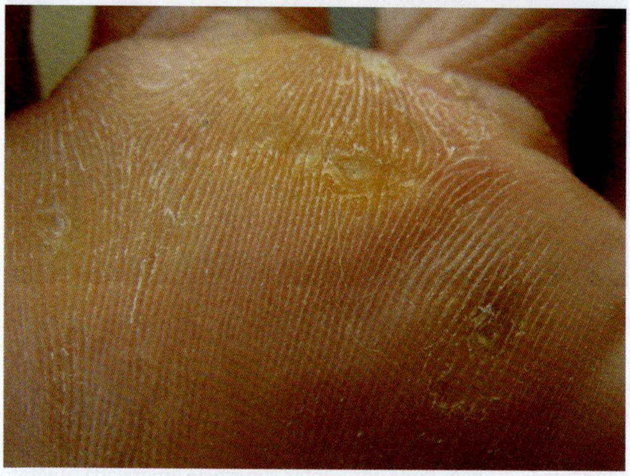

■ **Figura 4.43** Queratose por calos plantares.

Lesões elementares com alterações causadas por perda de substância

Crosta

Na área de perda tecidual, após o dessecamento de pus, sangue ou serosidade, juntamente com restos epiteliais, forma-se uma espécie de massa de exsudatos ou concreção, de cores variáveis, conforme o tipo de secreção, denominados "crosta hemática" (cor vermelho escuro), "crosta sero-hemática" (cor vermelho claro) ou "crosta purulenta" (cor amarelo-esverdeada). No impetigo, recebe a denominação "crosta melicérica" pela semelhança com a cor do mel (um amarelo típico, meio mostarda). Por exemplo, impetigo e pênfigo de Cazenave.

Erosão ou exulceração

Perda parcial tão somente da epiderme, que não deixa cicatriz ao fim do processo de reparação tecidual. Em geral, apresenta exsudado na superfície e surge secundariamente à ruptura de bolha intraepidérmica. Por exemplo, pênfigo vulgar e pênfigo foliáceo (Figuras 4.44 e 4.45).

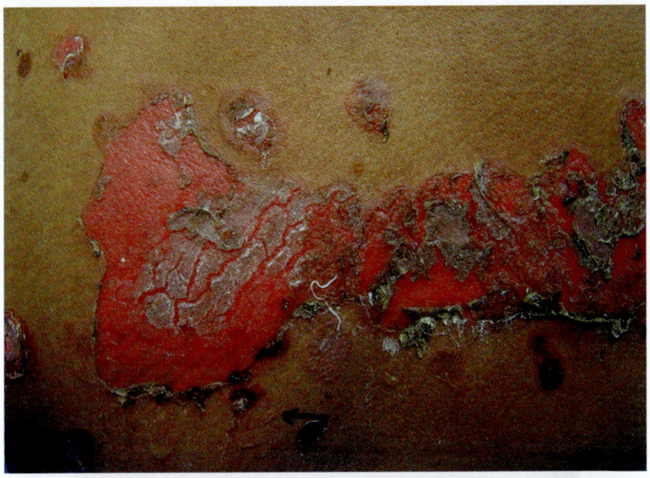

■ **Figura 4.44** Erosões pelo pênfigo vulgar.

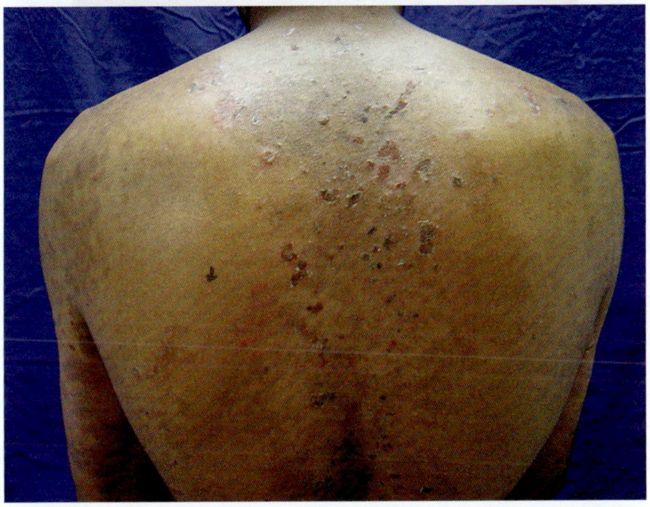

■ **Figura 4.45** Erosões pelo pênfigo foliáceo.

Escama

Resulta do acúmulo de queratinócitos por distúrbio da queratinização, formando massa laminar, de aspecto e dimensões variáveis. Usualmente acompanhada de eritema, podendo ser seca, gordurosa, laminada, nacarada (Figuras 4.46 e 4.47) ou fina (furfurácea) (Figura 4.48).

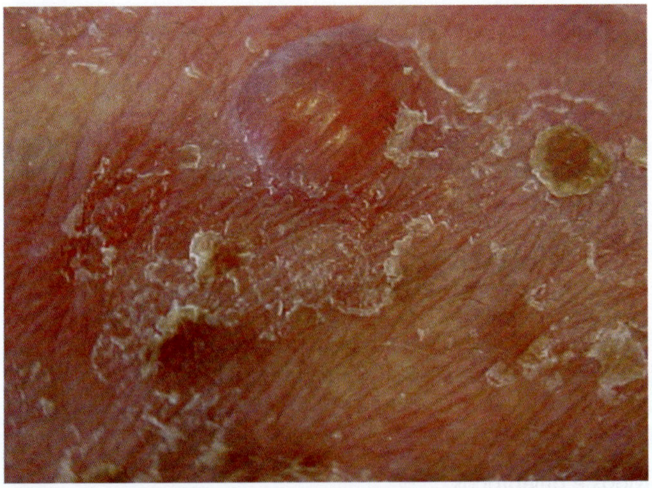

■ **Figura 4.46** Escamas em paciente com psoríase associada a vesículas do penfigoide bolhoso.

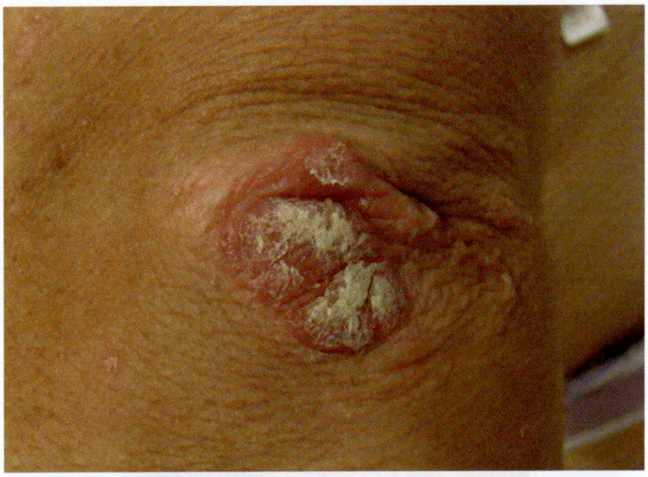

■ **Figura 4.47** Escama nacarada sugestiva da psoríase.

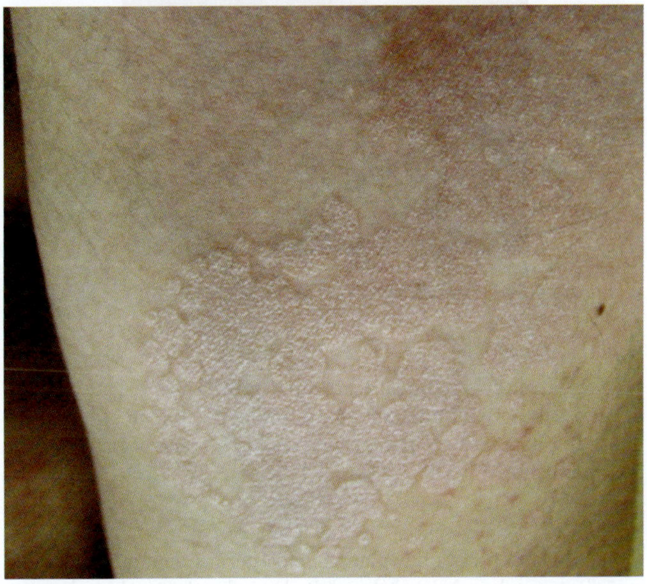

■ **Figura 4.48** Escama furfurácea (em forma de pó) em paciente com pitiríase versicolor.

Escara

Área de necrose tecidual, em geral de cor negra, que evolui para úlcera quando eliminada. Por exemplo, escara de decúbito (Figura 4.49).

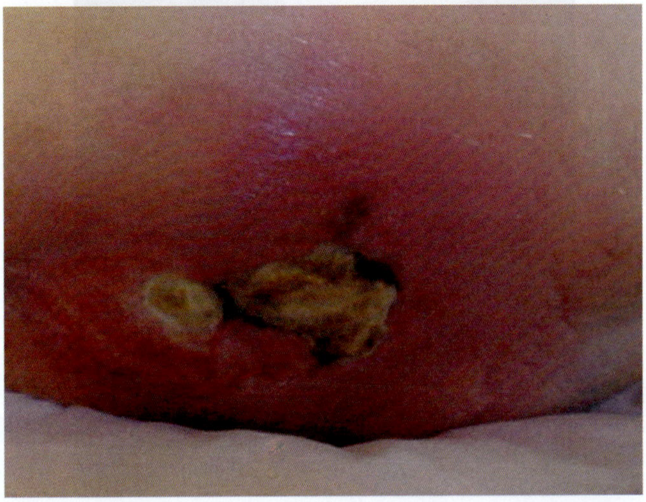

■ **Figura 4.49** Escara de decúbito em paciente com celulite infecciosa.

Fissura

Fenda linear da pele, estreita e profunda. Aparece comumente associada ao eczema crônico e ao intertrigo. Forma-se quando a pele se torna quebradiça ou macerada, com perda da flexibilidade. É mais exuberante nas áreas distendidas por movimento, como nos lábios, dobras, interdígitos das mãos e pés. Por exemplo, queratose crônica dos calcanhares, língua fissurada ou escrotal (Figura 4.50).

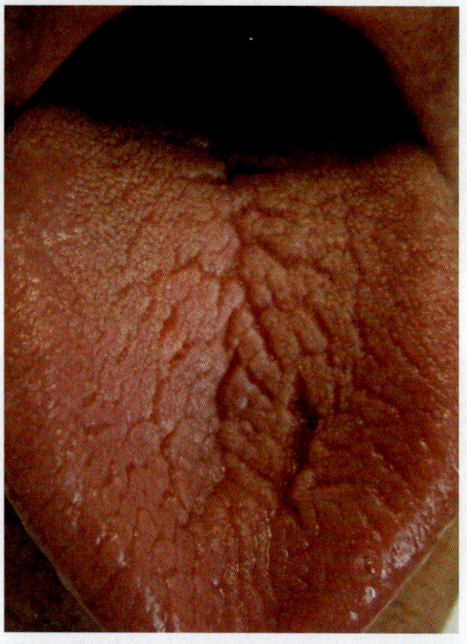

■ **Figura 4.50** Língua fissurada ou escrotal.

Fístula

Pertuito da pele pelo qual ocorre drenagem de material proveniente de foco supurativo ou necrótico profundo, geralmente apresenta a borda fibrótica. Por exemplo, fístula dentária, tuberculose cutânea e maduromicose.

Ulceração/úlcera

Perda circunscrita de epiderme e da derme, denominada "ulceração" e, quando crônica, "úlcera". Pode ainda atingir a hipoderme e tecidos subjacentes mais profundos. Por exemplo, úlcera hipertensiva, úlcera de estase (Figura 4.51), pioderma gangrenoso (Figura 4.52).

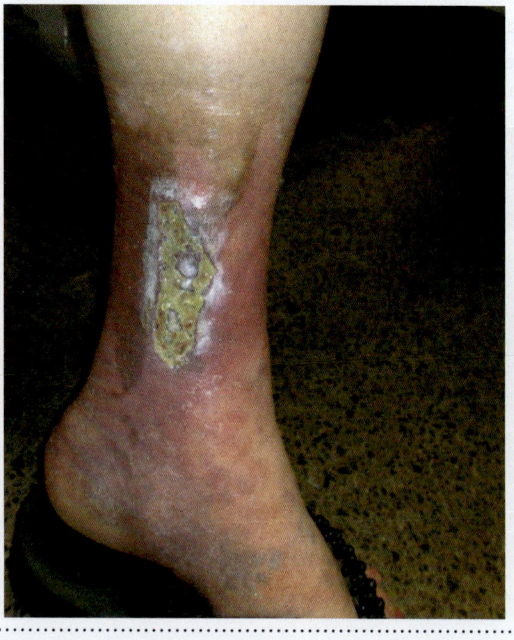

■ **Figura 4.51** Úlcera de estase venosa infectada.

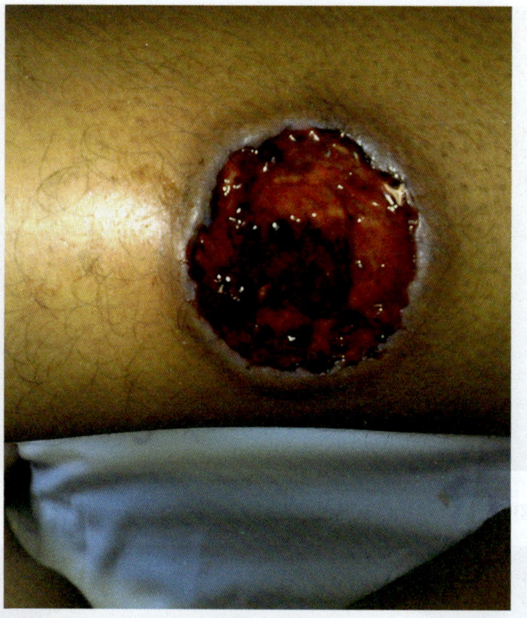

■ **Figura 4.52** Úlcera do pioderma gangrenoso.

■ DERMATOLOGIA TOPOGRÁFICA

A distribuição das lesões nos diversos segmentos da pele do corpo humano, muitas vezes, fornece pistas diagnósticas, que devem ser consideradas e investigadas, com a finalidade de serem confirmadas ou descartadas, em virtude da alta frequência com que determinadas dermatoses atingem estas regiões.[1,2]

Áreas da pele expostas à luz solar

Considerem-se os diagnósticos de dermatite actínica crônica, epitelioma basocelular, erupção polimorfa à luz, lúpus eritematoso discoide ou sistêmico, pelagra, porfirias, reações cutâneas adversas a drogas com fotossensibilização, entre outros.

Couro cabeludo

Considerem-se os diagnósticos de alopecias, cilindroma, cistos sebáceos, dermatite de contato, dermatite factícia, dermatite seborreica, eczemas, esclerodermia, foliculites, linfoma de célula T, líquen plano pilar, líquen simples crônico, lues, lúpus eritematoso discoide, pediculose, pseudotinha amiantácea, psoríase, tinha do couro cabeludo, tricotilomania, entre outros.

Face

Considerem-se os diagnósticos de acne juvenil, acne rosácea, adenoma sebáceo, carcinoma basocelular, cistos epiteliais, corno cutâneo, dermatite atópica, dermatite de contato, dermatite seborreica, dermatomiosite, epiloia, esclerodermia, herpes *simplex*, herpes-zóster, linfocitoma, lues, lúpus eritematoso discoide ou sistêmico, mal de Hansen, melanoma juvenil, queratoacantoma, rinofima, sarcoidose, siringoma, tinha da face, vitiligo, xantelasma, entre outros.

Língua

Considerem-se os diagnósticos de aftose, bimetalismo, carcinoma espinocelular, cisto mucoso, épulis, glossite losângica mediana, glossodínea, grânulos de Fordyce, hemangioma, leucoplasia, linfangioma, língua fissurada, língua geográfica, língua nigra vilosa, lues, nevo branco espongioso, papilomas, síndrome de Melkersson-Rosenthal, tatuagem por amálgama, veias varicosas, entre outros.

Mãos e antebraços

Considerem-se os diagnósticos de candidíase interdigital, carcinoma espinocelular, cisto mucoso digital, dedo extranumerário, dermatite de contato, dermatofitose, disidrose, esclerodermia, esporotricose, eczemas, eritema multiforme, escabiose, fibroqueratoma digital adquirido, gota, granuloma anular, granuloma piogênico, herpes-zóster, leishmaniose, líquen plano, melanoma maligno, melanose solar, psoríase, queratoacantoma, queratodermia palmar, queratose solar, lues, tinha do corpo, tumor gigante da bainha tendinosa, verruga plana, verruga vulgar, vitiligo, entre outros.

Mucosa genital

Considerem-se os diagnósticos de balanites, balanite plasmocitária de Zoom, cancro duro, cancro mole, candidíase, carcinoma espinocelular, condiloma acuminado, dermatose bolhosa por IgA linear, dermatite de contato, doença de Beçhet, epidermólises bolhosas, eritroplasia de Queyrat, erupção fixa a drogas, herpes genital, leucoplasia, líquen plano, líquen escleroso e atrófico, pênfigo paraneoplásico, pênfigo vulgar, penfigoide cicatricial benigno das mucosas, prurido genital, psoríase, reações cutâneas adversas às drogas, entre outros.

Mucosa nasal

Considerem-se os diagnósticos de dermatose bolhosa por IgA linear, epidermólises bolhosas, herpes *simplex*, impetigo, leishmaniose mucocutânea, lúpus vulgar, paracoccidioidomicose, reações cutâneas adversas a drogas, verruga viral, entre outros.

Mucosa oral

Considerem-se os diagnósticos de anemia perniciosa, candidíase, carcinoma espinocelular, dermatose bolhosa por IgA linear, doença de Beçhet, epidermólises bolhosas, eritema multiforme, eritema pigmentar fixo, estomatite aftoide, herpes simples, leishmaniose cutaneomucosa, leucemia, leucoplasia, líquen plano, paracoccidioidomicose, pênfigo paraneoplásico, pênfigo vulgar, reações cutâneas adversas a drogas, lues, entre outros.

Pernas

Considerem-se os diagnósticos de acantoma de células grandes da pele, doença de Flegel, lipodermatosclerose, poliarterite nodosa, eczema numular, edema linfático, erisipela, eritema anular centrífugo, eritema *elevatum diutinum*, eritema nodoso, escabiose, escleromixedema, estucoqueratose, filariose, livedo reticular, necrobiose lipoídica, nevo epidérmico verrucoso inflamatório linear (Nevil), paniculites, parapsoríase em placas, psoríase, vasculites, urticária, entre outros.

Pernas (úlceras)

Considerem-se os diagnósticos de anemia falciforme, atrofia branca de Milian, insuficiência venosa (úlcera de estase venosa), larva *migrans*, erisipela, leishmaniose tegumentar americana, síndrome antifosfolípide, úlcera hipertensiva, úlcera microangiopática, carcinomas ulcerados, melanoma ulcerado, entre outros.

Pés

Considere os diagnósticos de queratodermia plantar adquirida ou genética, queratólise plantar sulcada, dermatite de contato, dermatofitose, disidrose, eczemas, eritromeralgia, gota, granuloma anular, larva *migrans*, melanoma maligno, neurodermite, nevos pigmentares, pápulas podálicas piezogênicas, psoríase, lues, tungíase, verruga plantar, entre outros.

Semimucosa labial

Considerem-se os diagnósticos de carcinoma espinocelular, cisto mucoso, doença de Heck, erupção fixa às drogas (EFD), eritema polimorfo, herpes simples, grânulos de Fordyce, hemangioma venoso, leucoplasia, líquen plano, queilite actínica, queilite angular, queilite de contato, queilite esfoliativa, queilite glandular, queilite granulomatosa, lues, verruga filiforme, entre outros.

Unhas

Considerem-se os diagnósticos de eczemas, deficiências vitamínicas, doença das 20 unhas, doença da unha amarela, doenças tireoidianas, doenças internas, infecção por Pseudomona spp. ou outras bactérias, insuficiência cardíaca, líquen plano, onicomicose, paroníquia de repetição, psoríase, traumas discretos e repetidos da matriz ungueal, tumor glômico, verruga periungueal, entre outros.

GUIA BÁSICO DOS SINAIS E SINTOMAS EM DERMATOLOGIA

Neste segmento, os sinais e sintomas dermatológicos mais frequentemente encontrados na prática diária aparecem associados aos principais diagnósticos diferenciais, como auxílio ao raciocínio clínico.[2,3]

Abscessos e cistos

Considerem-se os diagnósticos de acne juvenil grave, acne conglobata, antraz, miíase cavitária, cisto epidérmico, cisto da bainha do tendão, cisto de retenção salivar, cisto do tireoglosso, cisto triquilemal, doença de Favre-Racouchaud, fístula dentária, esteatocistoma multiplex, furunculose, hidradenite supurativa, hidrocistoma, lúpia, entre outros.

Alopecia cicatricial

Considerem-se os diagnósticos de colagenoses, foliculite decalvante, líquen plano pilar, alopecia frontal fibrosante, neoplasia, pseudopelada de Brocq, tinha favosa, traumas cirúrgicos, traumas não intencionais, sarcoidose, alopecia frontal fibrosante, entre outros.

Alopecia não cicatricial

Considerem-se os diagnósticos de alopecia areata (Figura 4.53), dermatite seborreica, hipertireoidismo, hipotireoidismo, tinha do couro cabeludo, pós-cirúrgica, pós-infecciosa, pós-parto, tricotilomania, reações cutâneas adversas às drogas, lues, entre outros.

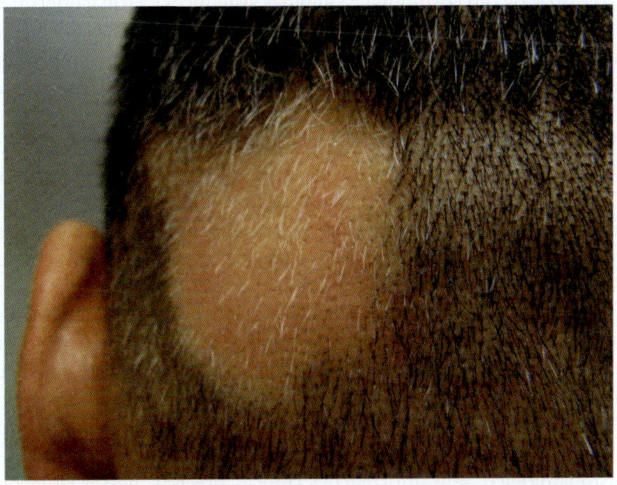

Figura 4.53 Alopecia não cicatricial em paciente com alopecia areata.

Atrofia da pele

Considerem-se os diagnósticos de anetodermia primária ou secundária, cicatrizes de queimaduras por fogo, esclerodermia, iatrogenia (uso de corticosteroides fluorados tópicos por tempo prolongado), injeção de insulina, injeção de corticosteroide, líquen escleroso e atrófico, lúpus eritematoso discoide, radiodermite, senilidade, víbices, entre outros.

Bolha

Considerem-se os diagnósticos de dermatose artefacta, dermatose bolhosa crônica da infância ou do adulto, dermatose bolhosa por IgA linear, dermatite herpetiforme de Duhring-Brocq, eczema de contato, epidermólises bolhosas (adquirida ou hereditária), erisipela bolhosa, EFD, estrófulo, fitofotodermatoses, herpes gestacional, impetigo, infecção pelo herpes *simplex*, infecção pelo herpes-zóster, líquen plano bolhoso, lúpus eritematoso bolhoso, penfigoide bolhoso, pênfigo foliáceo, pênfigo vulgar, porfirias, prurigo agudo, queimaduras por agentes físicos ou químicos, reações cutâneas adversas a drogas, varicela, entre outros.

Descamação

Considerem-se os diagnósticos de asteatose (Figura 4.54), disceratose de Bowen, eczemas, eritrasma, ictiose, mícides, micoses, moléstia de Paget, parapsoríase gutata, parapsoríase em pequenas ou grandes placas, pitiríase rósea de Gibert, pitiríase rubra pilar, psoríase, entre outros.

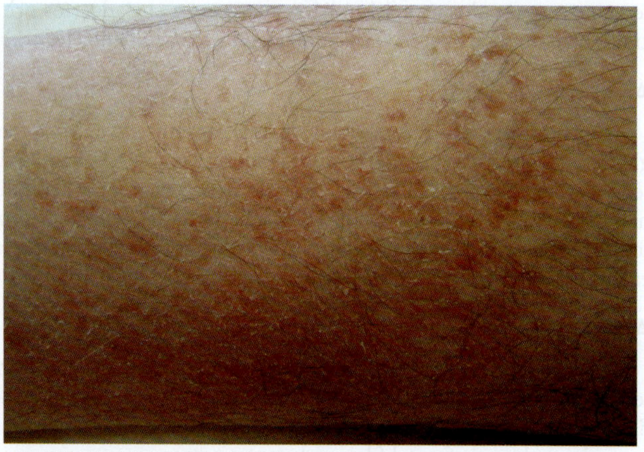

■ **Figura 4.54** Pele seca (asteatose).

Eritrodermia

Considerem-se os diagnósticos de dermatite de contato, dermatite de contato com fotossensibilização, dermatite seborreica, DRESS (sigla do inglês *drug reaction with Eosinophilia and systemic symptoms* – reação a drogas com eosinofilia e sintomas sistêmicos), farmacodermias, fotodermatoses, ictiosiforme congênita, linfomas cutâneos, psoríase, sarna norueguesa, síndrome de hipersensibilidade aos anticonvulsivantes, síndrome de Sézary, síndrome do homem vermelho, entre outros.

Lesões figuradas[5]

As lesões cutâneas figuradas são muito frequentes na prática diária e, na maioria dos casos, necessitam de uma adequada correlação clinicopatológica para se estabelecer um diagnóstico correto. São lesões cutâneas e por vezes mucosas, fixas ou migratórias, que podem ser anulares, circinadas, arciforme, em alvo ou policíclicas. Em alguns casos, a biópsia cutânea demonstra achados específicos ou muito sugestivos, como no granuloma anular, psoríase anular ou lúpus eritematoso subagudo anular-policíclico, que permitem aproximar-se do diagnóstico, mas muitas vezes esses achados histopatológicos são inespecíficos. Em algumas situações, os achados histopatológicos são inespecíficos, muitas vezes sutis, havendo dificuldade no estabelecimento do diagnóstico histopatológico, sem informações clínicas precisas; nessas situações se incluem os "eritemas figurados", em particular o eritema anular centrífugo, o eritema crônico migratório e o eritema *gyratum repens*. Podemos agrupar, do ponto de vista prático, as diferentes entidades com apresentação clínica de aspecto "figurado", com base no predomínio do tipo de infiltrado celular presente na histopatologia (Quadro 4.2).

Mácula hipercrômica

Considerem-se os diagnósticos de amiloidose, cloasma, dermatite de contato, doença de Addison, eritema *ab igne*, EFD, hematoma, lentigo maligno, lentigo maligno melanoma, lentigo simples, lesões residuais, lúpus eritematoso discoide, mancha mongólica, melanose de Becker, melanose pré-blastomatosa, nevo azul, nevo de Ito, nevo melanocítico, nevo de Ota, pitiríase versicolor, entre outros.

Mácula hipocrômica

Considerem-se os diagnósticos de albinismo, cicatriz, dermatite de contato, hanseníase, lúpus eritematoso discoide, hipomelanose de Ito, hipopigmentação pela hidroquinona, lues, nevo acrômico, nevo anêmico, pinta, pitiríase alba, pitiríase versicolor, vitiligo, entre outros.

Nódulos (pigmentados ou não)

Considerem-se os diagnósticos de queratoacantoma, dermatofibroma, dermatofibrossarcoma, granuloma piogênico, melanoma maligno, nevo nevocelular, queloide, entre outros.

Nódulos subcutâneos únicos ou múltiplos

Considerem-se os diagnósticos de angiomatose bacilar, cistos epidérmicos, eritema indurado de Bazin, eritema nodoso, leucemia, lipoma, lipossarcoma, lúpus eritematoso profundo, melanoma maligno, metástase de neoplasias viscerais, paniculite nodular migratória, paniculites, periarterite nodosa, vasculite nodular, tofo gotoso (Figura 4.55) entre outros.

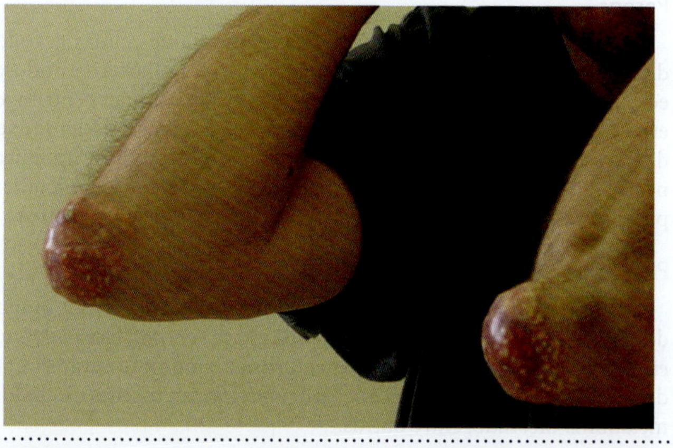

■ **Figura 4.55** Nódulos e nodosidades nos cotovelos em paciente com tofo gotoso.

Quadro 4.2 Lesões "figuradas". Classificação segundo o tipo de infiltrado inflamatório predominante na histopatologia.

Linfocitário	Neutrofílico e/ou Eosinofílico	Granulomatoso	Plasmocitário
▪ Eritema anular centrífugo superficial (tipo epidérmico) ▪ Eritema anular centrífugo superficial (tipo dérmico) ▪ Erupção polimorfa à luz ▪ Lúpus túmido ▪ Eritema crônico migratório ▪ Hanseníase indeterminada ▪ Eritema *gyratum repens* ▪ Eritema necrolítico ▪ Eritema multiforme ▪ Eritroqueratodermia *variabilis* ▪ Micose fungoide (linfoma cutâneo de células T)	▪ Psoríase anular ▪ Síndrome de Sneddon-Wilkinson ▪ Pênfigo por IgA ▪ Dermatose por IgA linear ▪ Penfigoide bolhoso ▪ Vasculite cutânea de pequenos vasos leucocitoclástica ▪ Vasculite cutânea eosinofílica recorrente ▪ Urticária vasculite ▪ Urticária ▪ Urticária multiforme ▪ Síndrome de Wells ▪ Eritema marginado reumático ▪ Eritema anular da infância ▪ Eritema anular eosinofílico ▪ Eritema figurado neutrofílico	▪ Granuloma anular ▪ Sarcoidose ▪ Hanseníase dimorfa ▪ Hanseníase tuberculoide	▪ Sífilis secundária

Pápulas

Considerem-se os diagnósticos de adenomas sebáceos, carcinoma basocelular, carcinoma basocelular pigmentado, ceratose actínica, ceratose seborreica, dermatoviroses, estrófulo, fibromas, granuloma anular, líquen estriado, líquen nítido, líquen rubro plano, melanoma maligno, nevo nevocelular, sarcoidose, síndromes paraneoplásicas, siringoma, urticária pigmentosa, xantomatose, entre outros.

Placas papulosas

Considerem-se os diagnósticos de acantose nigricante, ceratose pilar, doença de Darier, eritema multiforme, frinoderma, nevo sebáceo de Jadassohn, urticária, entre outros.

Púrpura

Considerem-se os diagnósticos de alterações de fatores da coagulação sanguínea, farmacodermias, líquen *aureus*, plaquetopenia, púrpura de estase, púrpura de Henoch-Schöenlain, púrpura de Doukas-Kapetanakis, púrpura de Gougerot-Bloom, púrpura de Majocchi, púrpura de Schamberg, púrpura senil, vasculite leucocitoclástica, entre outros.

Pústula

Considerem-se os diagnósticos de acne juvenil, cloracne, acne rosácea, dermatite de contato, dermatite perioral, elaioconiose, foliculite bacteriana, foliculite pelo *Pityrosporum ovale*, deomdecidose, impetiginizacão, impetigo, piodermites, pustulose subcórnea, sicose da barba, entre outros.

Prurido

Considerem-se os diagnósticos de candidíase, dermatite de contato, dermatite seborreica, eczema atópico, escabiose, hemorroidas, herpes simples, iatrogenia, leucoplasia, líquen rubro plano, líquen simples crônico, micoses, pediculose, prurido aquagênico, prurigo do HIV, psoríase, urticária, xerose, entre outros, inclusive doenças metabólicas e neoplasias de órgãos sólidos e hematológicas.

Prurido *sine materiae*

Considerem-se os diagnósticos de diabetes *mellitus*, escabiose, escoriações neuróticas, hemorroidas internas, herpes simples, hipertireoidismo, hipotireoidismo, linfomas, prurido aquagênico, prurigo do HIV, entre outros, inclusive doenças metabólicas e neoplasias de órgãos sólidos e hematológicas.

Ulcerações mucosas

Considerem-se os diagnósticos de anemia perniciosa, cancro duro, cancro mole, candidíase, carcinoma espinocelular, dermatose bolhosa por IgA linear, doença de Beçhet, epidermólises bolhosas, eritroplasia de Queyrat, estomatite aftoide, herpes simples, leishmaniose cutaneomucosa, leucemia, leucoplasia, líquen plano erosivo das mucosas, lues, paracoccidioidomicose, pênfigo paraneoplásico, pênfigo vulgar, penfigoide cicatricial benigno das mucosas, reações mucosas adversas às drogas, entre outros.

Úlceras nos membros inferiores

As úlceras nos membros inferiores constituem condições frequentes na prática médica, em decorrência da grande quantidade de fatores etiológicos possíveis, de características anatômicas e funcionais do organismo como o ortostatismo e a vulnerabilidade das pernas e dos pés aos traumas físicos, de exposição a agentes infecciosos e de atividade laboral. Assim, ao se avaliarem essas lesões, a anamnese deve incluir histórico epidemiológico de eventos similares familiares (tromboses, varizes de membros inferiores), uso de medicamentos para outras doenças ou terapia hormonal, viagens para áreas endêmicas de doenças infecciosas que provocam ulcerações, imunodeficiência congênita ou adquirida, residência em áreas de endemias, hábito de etilismo e tabagismo, uso de drogas ilícitas e atividade sexual. A abordagem correta dos pacientes com ulcerações das pernas é importante, tendo o conhecimento detalhado do quadro clínico, patogênese, possibilidades diagnósticas e modalidades terapêuticas adequadas a cada caso, uma vez que há uma grande variedade de diagnósticos diferenciais nesta situação. O diagnóstico incorreto pode geralmente redundar em um tratamento inadequado (como exemplo clássico, o uso de antibióticos no pioderma gangrenoso, ou a execução de procedimento cirúrgicos em pacientes com pioderma aumentando a área da ulceração), os quais podem causar sérias consequências aos pacientes.

No Quadro 4.3, apresentamos tanto as causas comuns como as causas raras de ulcerações nos membros inferiores.

Quadro 4.3 Causas de ulcerações dos membros inferiores, comuns e raras.

Grupo de doenças	Doenças ou distúrbios
Insuficiência venosa e ação gravitacional	• Insuficiência venosa valvar no sistema profundo (geralmente pós-trombótica) ou sistema venoso superficial • Insuficiência das veias comunicantes • Hipoplasia ou aplasia congênita das válvulas venosas • Fraqueza da parede venosa (distúrbios do colágeno) • Anastomose arteriovenosa, angiodisplasia • Compressão ou obstrução de veias (tumores, aumento de linfonodos, trombose de veias pélvicas) • Tromboflebite ulcerativa, ruptura de varizes • Síndrome das pernas pendentes (imobilização, artrose, artrite reumatoide, paresias, paralisias, malformações ortopédicas)
Oclusão arterial	• Doença arterial periférica (aterosclerose) • Trombose arterial/macro tromboembolismo e microtromboembolismo (fibrina, plaquetas) • Embolia por colesterol (hipercolesterolemia, hiperlipidemia) • Destacamento de placas de colesterol da aorta, aneurisma ou átrio (fibrilação atrial) • Tromboangeíte obliterante (doença de Buerger) • Anastomose arteriovenosa (congênita/traumática) • Trauma, ruptura, infecção, procedimentos vasculares • Displasia fibromuscular
Desordens microcirculatórias	• Fenômeno de Raynaud • Esclerodermia • Hipertensão: úlcera hipertensiva (úlcera de Martorell) • Aumento da viscosidade sanguínea (elevação dos níveis de fibrinogênio) • Paraneoplasia • Paraproteinemia, leucemia • Reações a transfusões sanguíneas

(Continua)

Quadro 4.3 Causas de ulcerações dos membros inferiores, comuns e raras. (Continuação)

Grupo de doenças	Doenças ou distúrbios
Dano físico ou químico	▪ Pressão (decúbito), pressão por calçados, dispositivos ortopédicos, bandagem compressiva ▪ Trauma, queimadura, congelamento, dano elétrico ▪ Material radioativo, injeção intra-articular de Yitrium-90 ▪ Químicos (corrosivos), escleroterapia ▪ Factício (automutilação)
Doenças infecciosas	▪ Erisipelas bolhosas ▪ Ectima ▪ Fasciíte necrosante (*Streptococcus haemolyticus*) ▪ Ulcerações por *Staphylococcus aureus* ▪ Gangrena gasosa (Clostridium) ▪ Ectima *gangrenosum* (Pseusomonas) ▪ Embolia séptica (meningococos e outros) ▪ Endocardite bacteriana ▪ Anthrax (*Bacillus anthrax*) ▪ Difteria ▪ Osteomielite ▪ Úlcera tropical (Bacterioides, *Borrelia vincenti* e outras bactérias) ▪ Pé de Madura (micetoma), esporotricose, cromoblastomicose, leishmaniose tegumentar americana ▪ Amebíase ▪ Angiomatose bacilar ▪ Histoplasmose
Doenças neuropáticas	▪ Diabetes *mellitus* ▪ Hanseníase ▪ Neuropatia alcoólica ▪ Tabes *dorsalis* ▪ Siringomielia ▪ Espinha bífida ▪ Paraplegia ▪ Paresias ▪ Esclerose múltipla ▪ Poliomielite
Vasculites	▪ Vasculite leucocitoclástica de pequenos vasos ▪ Vasculites associadas ao ANCA ▪ Eritema indurado de Bazin ▪ Síndrome de Sneddon
Doenças hematológicas	▪ Anemia falciforme ▪ Outras formas de anemia ▪ Esferocitose hereditária ▪ Deficiência da glicose-6-fosfato desidrogenase, trombocitopenia essencial ▪ Púrpura trombótica trombocitopênica, granulocitopenia ▪ Policitemia ▪ Leucemia ▪ Disproteinemia monoclonal (doença de Waldenström, mieloma múltiplo) ▪ Disproteinemia policlonal (criofibrinogenemia, hiperglobulimenia, aglutininas ao frio)
Distúrbios da coagulação	▪ Mutação Fator V (Leiden) ▪ Anticoagulante lúpico ▪ Distúrbios fibrinolíticos ▪ Deficiência do fator XIII (pode estar associada a colite ulcerativa) ▪ Deficiência de antitrombina, proteína C e S ▪ Necrose por cumarínicos ▪ Grandes hematomas ▪ Púrpura fulminante ▪ Coagulação intravascular disseminada
Doenças metabólicas	▪ Diabetes *mellitus* ▪ Necrobiose lipoídica ▪ Porfiria cutânea tardia ▪ Gota ▪ Calcifilaxia ▪ Calcinose cutânea ▪ Homocisteinúria ▪ Deficiência de prolidase ▪ Hiperoxalúria
Tumores ulcerativos	▪ Carcinoma basocelular ▪ Carcinoma espinocelular ▪ Melanoma maligno ▪ Metástases cutâneas ▪ Linfomas ▪ Infiltração leucêmica ▪ Sarcomas ▪ Rabdomiossarcoma ▪ Hemangiossarcoma ▪ Linfangiossarcoma ▪ Sarcoma de Kaposi e pseudossarcoma de Kaposi

(Continua)

Quadro 4.3 Causas de ulcerações dos membros inferiores, comuns e raras. (Continuação)

Grupo de doenças	Doenças ou distúrbios
Doenças cutâneas ulcerativas	▪ Pioderma gangrenoso ▪ Doenças bolhosas autoimunes ▪ Paniculites ▪ Poliarterite nodosa ▪ Sarcoidose ▪ Necrose pancreática ▪ Linfedema e lipoedema ▪ Mixedema ▪ Eritemalgia e eritromelagia ▪ Perniose ▪ Hemangiomas ▪ Síndrome de Stewart-Bluefarb
Reações adversas a drogas	▪ Injeção de corticosteroides ▪ Halogenados, ergotamina ▪ Metotrexato ▪ Hidroxiureia ▪ Injeção extravascular de agentes citotóxicos e outras drogas
Causas diversas	▪ Fixação de material ortopédico ▪ Síndrome de Klinefelter ▪ Artrite reumatoide ▪ Síndrome de Felty (tríade de artrite reumatoide, neutropenia e esplenomegalia) ▪ *Ulcus phagedenicum* ▪ Acro-osteopatia ulceromutilante (*síndrome de Bureau-Barrière*, a qual constitui queratodermia grave difusa e osteólise do pé, associada com úlceras dolorosas nos pés e polineuropatia nas pernas) ▪ Deficiência de C3 ▪ Histiocitose de células de Langerhans ▪ Mutação TAP 1/2 (deficiência do HLA de classe I, em que alguns pacientes são assintomáticos e em outros as manifestações surgem em torno dos 4 aos 7 anos de vida, com infecções crônicas respiratórias de vias aéreas superiores ou inferiores e ouvido, além de doença cutânea granulomatosa, que evolui para ulcerações mimetizando a doença de Wegener, em muitos casos localizadas nas pernas)

Fonte: Adaptado de Meekes JR et al. Causes, investigation and treatment of leg ulceration. Br J Dermatol 2003;148:388-401.

Urtica

Considerem-se os diagnósticos de dermografismo, farmacodermias, fitodermatose, urticária aguda, urticária crônica, urticária vasculite, entre outros.

Verrucosidades

Considerem-se os diagnósticos de carcinoma verrucoso, queratoacantoma, ceratose actínica, ceratose seborreica, condiloma acuminado, condiloma plano, cromoblastomicose, carcinoma espinocelular, esporotricose, leishmaniose tegumentar, tuberculose cutânea, verruga seborreica, verruga viral, entre outros.

Xerose

Considerem-se os diagnósticos de banhos excessivamente quentes, dermatite atópica, diabetes, excesso do número de banhos, hanseníase, hipotireoidismo, ictiose, reações cutâneas adversas às drogas, senilidade, entre outros.

EXAMES SUBSIDIÁRIOS

Na maior parte das vezes, com o exame dermatológico minucioso e a história, tornam-se dispensáveis outros exames subsidiários para se chegar ao diagnóstico das doenças da pele.[4,6] Entretanto, se indispensável, existem várias possibilidades de provas a serem empregadas, sendo as principais:

Provas clínicas[7,8]

- Atrito da pele (para diagnóstico de urticária pigmentosa, dermografismo ou pênfigo – neste último caso chamado de sinal de Nikolsky).
- Curetagem metódica de Brocq, que auxilia na elucidação da psoríase, quando ocorrem os sinais da vela e do orvalho sangrante ou de Auspitz.
- Teste de sensibilidade superficial térmica, dolorosa e táctil, que é subsídio importante no diagnóstico da hanseníase.
- Vitropressão, que ajuda a evidenciar isquemia, púrpura, lesão sarcoídea ou depósito de lípides.
- Teste da histamina e pilocarpina, como auxiliares no diagnóstico da Hanseníase, inibindo a tríplice reação de Lewis e a sudorese, respectivamente.
- Branqueamento, que ajuda a evidenciar as verrugas pubianas quando embebidas em ácido acético a 5% por 10 minutos e, em seguida, observadas com lupa.
- Exame da pele com lâmpada de Wood, que auxilia no diagnóstico e avaliação da evolução da *tinea capitis*, da pitiríase versicolor, das porfirias, do eritrasma ou do cloasma.

Provas laboratoriais

- Exames bacteriológicos, como pesquisa direta pelo Gram, cultura ou inoculação; exame parasitológico, exame micológico (pesquisa direta ou cultura).
- Exame de anatomia patológica, importante auxiliar no diagnóstico dermatológico.
- Imunohistoquímica, que, em conjunto com o exame anatomopatológico, ajuda na diagnose diferencial.
- Provas intradérmicas de Montenegro (leishmaniose), Mitsuda (hanseníase), PPD (prova tuberculínica), esporotriquina, tricofitina e levedurina, que auxiliam nos diagnósticos da leishmaniose, hanseníase, tuberculose, paracoccidioidomicose e ajudam na avaliação da resposta celular cutânea *in vivo*, respectivamente.
- Teste de contato e fototeste de contato de leitura tardia, úteis para se estabelecer a etiologia das dermatites de contato alérgicas, com ou sem influência da radiação ultravioleta.
- Exames virológicos, como a pesquisa direta de células de inclusão viral ou teste de Tzanck, a cultura e a microscopia eletrônica de transmissão.

Provas hematológicas e sorológicas

- Imunofluorescência indireta.
- Imunofluorescência direta.
- Teste da polimerase em cadeia (PCR, RT-PCR).

- Microscopia eletrônica de transmissão.
- Microscopia imunoeletrônica de transmissão.
- Microscopia eletrônica de escaneamento.
- Imunofixação de proteínas séricas (para estabelecer diagnóstico de gamopatias monoclonais, paraproteinemias).
- Imunofenotipagem do sangue periférico (painel neoplasia hematológica na investigação de prurido crônico, prurigo crônico, linfomas cutâneos leucemizados como a síndrome de Sèzary, presença de bicitopenia no hemograma).
- *Freeze fracture*.
- Teste de escarificação ou puntura, pouco usado na Dermatologia e mais empregado no diagnóstico das alergias respiratórias e alimentares.

Provas de imagem

- Capilaroscopia da base das unhas, auxiliar no diagnóstico das colagenoses (Figura 4.56).
- Dermatoscopia.
- Dermatoscopia digital.
- Microscopia confocal a *laser in vivo*.
- Radiografia.
- Ultrassonografia.
- Ressonância magnética.
- Essas provas serão recomendadas na investigação específica de cada doença, nos capítulos correspondentes.

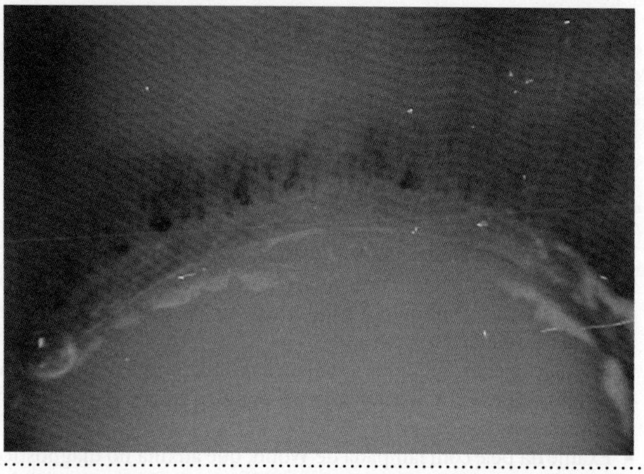

Figura 4.56 Capilaroscopia da prega ungueal proximal demonstrando alças capilares tortuosas e dilatadas e áreas sem alças em paciente com esclerodermia sistêmica.

GLOSSÁRIO

Pequeno glossário de termos e siglas usados na área das ciências da saúde[8]

- **Acurácia:** grau em que uma dada variável representa o que realmente deveria representar.
- **Aderência ou adesão:** ato de aderir a um tratamento preconizado.
- **Agregação:** a distribuição dos parasitas entre os hospedeiros é dita agregada se eles são encontrados mais frequentemente em determinados hospedeiros, ou dispersa se eles se distribuem aleatoriamente entre todos os hospedeiros. Os macroparasitas normalmente são agregados, de modo que a maioria dos hospedeiros porta poucos ou nenhum parasita, enquanto alguns hospedeiros portam grande carga parasitária.
- Algoritmos ou recomendações diagnósticas ou recomendações de tratamentos ou *guidelines*, em inglês.
- **Antabuse®:** nome comercial do dissulfiram (droga usada para combater a ingestão abusiva do álcool).
- **Anticorpo:** proteína produzida no sangue de animais vertebrados após a exposição a um antígeno. O anticorpo liga-se especificamente ao antígeno e estimula a sua desativação em outras partes do sistema imunológico. As principais classes de anticorpos são imunoglobulina A (IgA), encontrada predominantemente em secreções corporais como a saliva; IgG e IgM, que normalmente são produzidos em resposta a infecções microparasitárias; IgE que muitas vezes está elevada em resposta a infecções helmínticas. Só a IgG é capaz de atravessar a placenta materna para fornecer imunidade ao feto.
- **Antígeno:** proteína, normalmente estranha ao organismo, que provoca uma resposta imune específica.
- **Anti-helmíntico:** droga utilizada especificamente contra infecções helmínticas.
- ***Apud*:** usada em referências bibliográficas para indicar que a citação de um determinado autor é indireta, ou seja, o autor foi citado por outro e este outro é que foi lido, é a chamada referência de referência. Vem do latim e significa "junto a".
- **Arbovírus:** vírus que usa como artrópodes como vetores e é transmitido através de sua saliva para o hospedeiro definitivo. Sigla proveniente do inglês *arthropod borne virus*.
- **Bacteremia:** presença de bactérias no sangue.
- **BIDE (do inglês *birth, immigration, death, emigration*):** o nascimento, a imigração, o óbito e a emigração são os quatro processos demográficos que podem interferir em um dado compartimento populacional, naqueles estudos que utilizem modelo de análise compartimental.
- **Biópsia de pele excisional:** retirada de camada de pele mais profunda e de maior área.
- **Biópsia de pele por *punch*:** retirada de um pequeno fragmento de pele cilíndrico da área mais representativa da lesão.
- **Biópsia de pele por *shaving*:** retirada de uma fina camada de pele do topo de uma lesão.
- **Caduceu:** símbolo composto por um cetro alado e duas serpentes enroladas ao redor. Está relacionado à economia e ao comércio.
- **Caso-controle:** estudo no qual se compara o fator de risco das pessoas com uma dada doença ao fator de risco das pessoas sem essa dada doença.
- **Célula B:** glóbulo branco, do tipo linfócito que produz anticorpos.
- **Célula T:** célula branca do sangue, do tipo linfócito, responsável pela imunidade mediada por células e pela imunorregulação do organismo.
- **Cesárea iterativa:** cesárea realizada obrigatoriamente após a que a antecedeu.
- **Confiança, intervalo:** ver intervalo de confiança.
- **Consenso:** acordo unânime de ideias.
- **Crescimento exponencial:** aumento no qual a taxa de crescimento é proporcional à quantidade remanescente, a uma taxa constante.
- **Desenho do estudo:** o mesmo que delineamento do estudo, significa reconhecer ou explicitar o referencial teórico metodológico de determinado estudo científico.
- **Distribuição:** padrão pelo qual os parasitas se distribuem entre diferentes hospedeiros suscetíveis em uma dada população.
- **Doenças de notificação:** doenças em geral de natureza infecciosa que devem, pela força de lei, ser notificadas às autoridades sanitárias locais pelo médico que fez o diagnóstico.
- **Eficácia:** índice de potência de uma droga, do tratamento de uma doença ou de um teste.
- **ELISA (do inglês *enzyme linked immunosorbent assay*):** técnica laboratorial que se utiliza das propriedades de ligação dos anticorpos para detecção de dados antígenos ou anticorpos específicos.
- **Endêmico:** nível relativamente constante de uma doença ao longo do tempo em uma dada população, em um dado espaço geográfico.
- **Epizoótico:** epidemia em uma população não humana (animal).
- **Esculápio:** símbolo composto por uma espada, com uma serpente enrolada ao seu redor. É o símbolo da Medicina.
- **Especificidade:** capacidade de um teste diagnóstico de descartar a doença em pessoas não doentes.
- **Esperança de vida:** tempo de vida média das pessoas em uma população.
- **Estádio:** fase de uma doença ou tratamento.
- **Estatisticamente significante:** significa que a probabilidade de se explicar um resultado de análise estatística pela variação amostral é pequena.

- **Etiologia:** estudo das causas das doenças.
- **Força da infecção:** taxa *per capita* de infecção dos suscetíveis.
- **Fração atribuível ou imputável ou etiológica:** potencial para redução do surgimento de uma dada doença se um fator de risco for removido.
- **Fração etiológica:** ver fração atribuível.
- **Fração imputável:** ver fração atribuível.
- **Gemelar:** relativo a gêmeos.
- **HAV/HBV/HCV:** vírus das hepatites A, B e C. Os vírus das hepatites B e C são hematogênicos, enquanto o da hepatite A é um enterovírus de transmissão oral-fecal. São conhecidos ainda os vírus das hepatites D e E.
- **Hiperêmese:** vômito.
- **Hipótese nula:** hipótese que postula a diferença nula, ou seja, nenhuma diferença é esperada.
- **HIV (do inglês *human immunodeficiency virus*):** causador da síndrome da imunodeficiência humana adquirida.
- **Holoendêmico:** infecção de prevalência relativamente uniforme em uma dada região, país ou continente.
- **Hospedeiro definitivo:** hospedeiro no qual o parasita tem reprodução sexual.
- **HPV (do inglês *human papillomavirus*):** causador de verrugas genitais e do câncer de colo uterino.
- **HSV (do inglês *herpes simplex virus*):** existem os tipos HSV-I e HSV-II, causam as vesículas herpéticas orais e genitais.
- **ID:** intradérmico.
- **Idade-período:** modelo matemático que leva em consideração a divisão da população-alvo em diferentes faixas etárias. Esses modelos podem servir para examinar as consequências populacionais de fatores como infecção dependente da idade, taxas de morbidade ou de mortalidade ou a influência da idade em diferentes esquemas de vacinação.
- **IM:** intramuscular.
- **Imunidade adquirida:** ver imunidade.
- **Imunidade passiva:** imunidade adquirida por meio da transferência maternal ou por outros anticorpos. Não induz memória imunológica.
- **Imunidade:** mecanismo pelo qual o hospedeiro é resistente a uma infecção ou doença. Pode ser alcançada de três modos: *natural* ou *inata* - geneticamente herdada ou adquirida por meio dos anticorpos maternos, *imunidade adquirida* - produto do contato com uma dada doença e *artificial* - obtida após vacinação, também chamada de *imunidade específica*, que é subdivida em *celular* (ação via envolvimento direto das células T) e *humoral* (via produção de anticorpos pelas células B).
- **Imunogenicidade:** capacidade de uma vacina estimular o sistema imune.
- **Imunopatologia:** dano causado ao hospedeiro pela sua própria resposta imunológica contra um patógeno.
- **Imunossupressão:** redução da capacidade imunológica, pode ser causada por infecção, drogas, gravidez, desnutrição etc.
- **Incidência (ou taxa de ataque):** taxa na qual aparecem novos casos de uma doença em uma população.
- **Infecção subclínica:** infecção com sintomas discretos ou inaparentes.
- **Infecção:** presença de um microbiota em um organismo, causando ou não doença.
- **Inóculo:** quantidade de parasita ao qual uma pessoa fica exposta durante a transmissão.
- **Intervalo de confiança:** indica a precisão do estudo. Define os limites, inferior e superior, de um conjunto de valores, os quais têm certa probabilidade de conter o verdadeiro valor do efeito da intervenção em estudo. Isso porque o estudo amostral traz em si certo grau de incerteza sobre a aproximação do valor real com a estimativa que se faz. Por exemplo, um intervalo de confiança de 95% indica qual a faixa de valores verossímeis, com 95% de probabilidade de que ela contenha o valor verdadeiro no seu interior.
- **IV:** intravenoso.
- **Lâmpada de Wood:** lâmpada de mercúrio, que emite luz na banda de 320 a 420 nm.
- **Macroparasitas:** geralmente helmintos e artrópodes, que não se multiplicam nos seus hospedeiros definitivos, produzindo larvas ou ovos que são expelidos para o meio ambiente. Costumam elicitar algum tipo de resposta imune nos hospedeiros.
- **Metazoários:** animais multicelulares.
- **Metodologia:** estudo do método usado em trabalhos científicos.
- **Microparasitas:** são os vírus, fungos, protozoários e as bactérias, em outras palavras, parasitas que se multiplicam dentro de seus hospedeiros definitivos. Tendem a induzir imunidade à reinfecção.
- **Modelo compartimental:** modelo matemático que divide os eventos em diferentes compartimentos, de acordo com as características de cada um deles.
- **Modelo determinístico:** modelo matemático nos parâmetros e variáveis que não estão sujeitos a flutuações, sendo pré-definidos e fixos.
- **Morbidade:** estado de doença.
- **Nosologia:** parte da Medicina que diz respeito à classificação das doenças.
- ***Odds ratio* (ou razão de chance):** comparação da presença de um fator de risco em amostras de pessoas doentes e não doentes (controles).
- **Ovários micropolicísticos:** ovários com inúmeros cistos pequenos.
- **Pandemia:** epidemia humana largamente distribuída em um espaço geográfico.
- **Panzoótico:** epidemia animal largamente distribuída em um espaço geográfico.
- **Parasita:** organismo obrigatoriamente dependente de outro (hospedeiro) para a própria sobrevivência.
- **Patogenicidade:** grau no qual um patógeno debilita seu hospedeiro.
- **Patógeno:** ver parasita.
- **Patologia:** ciência que estuda as doenças.
- **Perinatal:** período de tempo entre a 28ª semana de gestação até o fim da 1ª semana de vida.
- **Período de incubação:** período de tempo entre a infecção e o surgimento dos sintomas da doença.
- **Portador:** pessoa infectada sem os sintomas da doença. O portador silencioso é aquele que permanece contagioso, disseminando a doença. O portador latente não é contagioso.
- **Pós-natal:** período entre o nascimento e 1 ano de vida.
- **Prevalência:** total da população acometida por uma doença, em um dado momento e região geográfica.
- **Protozoário:** eucariota unicelular.
- **Quiescência:** período durante o qual uma infecção está presente, mas não ativa dentro de um hospedeiro. Por exemplo, período entre a varicela e um posterior recrudescimento do herpes-zóster.
- **Quimioprofilaxia:** tratamento preventivo de uma doença com fármacos para evitar recorrências. A própria quimioterapia de um indivíduo pode significar quimioprofilaxia para a comunidade como um todo.
- **Quimioterapia:** tratamento de uma doença com fármacos.
- **Razão de chance:** ver *odds ratio*.
- **Recrudescência:** reaparecimento da doença após um período de quiescência.
- **Referendar:** assinar embaixo.
- **Resistência:** redução da suscetibilidade de um parasita à quimioterapia, ou capacidade de um hospedeiro de resistir a um patógeno.
- **Semiologia:** conhecimento e estudo dos sintomas que indicam estados mórbidos.
- **Semiótica:** ver semiologia.
- **Sensibilidade:** capacidade de um teste diagnóstico em detectar a doença onde ela exista.
- **Sorologia:** estudo de reação antígeno/anticorpo, infere se a pessoa teve infecção.
- **Sinais:** qualquer evidência utilizada para o diagnóstico clínico de uma doença.
- **Síndrome de Fournier:** fasciíte necrosante na região dos testículos.

- **Sintoma:** condição do corpo relatada por uma pessoa quando sofrem de uma doença.
- **Sintomatologia:** ver semiologia.
- **Soropositivo:** pessoa que tem características sorológicas que sugerem uma exposição anterior ou atual.
- **Soroprevalência:** proporção soropositiva em uma dada população.
- **Sorotipo:** diferentes cepas de um patógeno podem eventualmente ser distinguidas pelos diferentes tipos de resposta de anticorpos que induzem, *in vivo* ou *in vitro*.
- **Suscetível:** indivíduo que tem a capacidade de contrair a infecção por um patógeno.
- **Taxa bruta de nascimento:** o número de nascidos vivos em 1 ano dividido pelo tamanho da população.
- **Taxa bruta de óbito:** o número de óbitos em 1 ano dividido pelo tamanho da população.
- **Taxa de ataque:** ver incidência.
- **Taxa de mortalidade:** a taxa *per capita* de óbitos em uma população.
- **Transmissão vertical:** transmissão de infecção por um dos pais ao seu feto.
- **Transmissão:** processo pelo qual um patógeno passa de uma fonte de infecção para a outra.
- **Vacina:** droga que induz imunidade artificial contra um patógeno. Podem ser feitas com organismos vivos atenuados, mortos ou frações de parasitas. Induzem à memória específica.
- **Vetor:** hospedeiro intermediário de parasitas.
- **Viremia:** presença do vírus no sangue.
- **Vírion:** partícula viral madura.
- **Virulência:** extensão na qual um patógeno danifica o seu hospedeiro.
- **VO:** via oral.
- **VZV:** vírus varicela-zóster: herpes vírus que causa a varicela ou o herpes-zóster.
- **Zoonose:** parasita naturalmente compartilhado e transmitido entre o ser humano e outras espécies de vertebrados.

HISTÓRICO DA SEMIOLOGIA DERMATOLÓGICA

Os princípios do vocabulário dermatológico básico de hoje remontam à Antiguidade clássica.[9] No entanto, os termos dermatológicos que começaram nos textos hipocráticos divergiram tanto em significado ao longo da história que se tornaram ininteligíveis.[9] Como Bateman observou:[9]

> "Os nomes das doenças cutâneas têm sido utilizados em várias aceitações, e sem muita discriminação, desde os dias de Hipócrates, e ainda mais vagamente desde o renascimento da aprendizagem nos tempos modernos. A partir desse período, de facto, as doenças da pele foram geralmente designadas por alguns poucos termos de importação universal, que, por conseguinte, não tiveram qualquer importação".[10]

O início da Dermatologia moderna no século XVIII só foi possível quando os termos médicos dermatológicos, já utilizados, mas de forma confusa, começaram a ter um conteúdo novo e claro, quando foram definidos com precisão pela primeira vez.[9] Esse processo foi possível graças ao trabalho inicial, sucessivo e complementar de vários autores.[9] Primeiro, por Boissier de Sauvages,[11] a partir de um contexto médico geral. Depois Joseph Plenck, que marcou o início da Dermatologia após a publicação, em 1776, do primeiro livro moderno sobre a especialidade (*Doctrina de morbis cutaneis*);[12] e, mais tarde, num contexto especificamente dermatológico, por Robert Willan e Thomas Bateman.[10] Como é sabido, Willan estabeleceu mesmo um objetivo especificamente semântico no seu trabalho: "Fixar o sentido dos termos empregados, através de definições adequadas".[10]

Desde então, a morfologia da lesão cutânea tem sido a norma de referência em todas as definições dos termos básicos da semiologia da pele ou das lesões elementares.[9] Contudo, o conceito do que é morfologia tem variado ao longo de sucessivos períodos históricos, desde o século XVIII até à atualidade, como consequência de variações simultâneas no pensamento científico e médico.[9] Neste sentido, dois modelos lógicos gerais de definições podem ser distinguidos na Medicina, bem como nos demais campos da ciência: essencialismo; e nominalismo.[9,13] No campo da Dermatologia, esses modelos correspondem às definições de Robert Willan e Ferdinand Hebra, respectivamente.

MODELO ESSENCIALISTA (MODELO WILLAN)

O modelo essencialista de definição foi o modelo lógico do século XVIII, tanto na ciência como na filosofia, e por isso foi também aplicado no início da Dermatologia. Nesse modelo, as definições de objetos (lesões elementares no nosso caso) incluem todos os tipos de critérios e características conhecidas sobre esse objeto, de modo a obter uma descrição completa do objeto e da sua essência.[9] Quanto às lesões elementares, as definições essencialistas, embora com base na morfologia, incluíam um aspecto duplo. O aspecto morfológico ou forma da lesão no presente, por um lado (avaliando critérios sobre a sua elevação, consistência, tamanho e profundidade) e, por outro lado, a sua forma de evolução e transformação (*cursus vitalis*), a sua metamorfose, mesmo que não fosse identificável no momento da observação.[9] A evolução da morfologia da lesão no seu futuro, a forma, considerada característica, de crescimento, remanescente ou involução da lesão, foi tão importante nestas definições quanto o seu tamanho ou consistência.[9] A evolução de cada lesão elementar (LE) foi um atributo característico intrínseco de cada um deles.[9] Esse tipo de definição pode ser denominado "willanista". Especificações como permanentes ou finais foram centrais para as definições de LE cunhadas por Plenck, Willan e Bateman.[9] Esse paradigma lógico foi inicialmente adotado pelos fundadores da Dermatologia[9] – Joseph Plenk (1735-1807), Robert Willan (1757-1812) e Thomas Bateman (1778-1821) –, mas é de se notar que seguiu o modelo anteriormente estabelecido em Medicina por Boissier de Sauvages (1706-1767) no seu texto excessivamente exaustivo *Nosologia methodica*, que, por sua vez, aplicou o modelo prevalecente da época.[9] No modelo essencialista, a lesão elementar tinha uma finalidade taxonômica e descritiva e desempenhava a dupla função de descrever e classificar as doenças de pele, misturando, assim, os campos da semiologia e da nosologia.[9] As doenças de pele foram classificadas por Willan e Bateman em oito ordens, de acordo com as características morfológicas definidas nos oito termos básicos ou lesões elementares (Quadro 4.4). Cada uma dessas oito ordens foi subdividida em gêneros e espécies (p. ex., a pápula foi subdividida em *estrofúlico, líquen e prurigo*).

Quadro 4.4 Lesões elementares segundo Willan & Bateman.[9]

Pápula (*pimple*): ▪ Elevação cutânea muito pequena e sobrelevada, com uma base inflamatória; raramente contém fluído ou supuração e, em geral, caminha para descamação
Escama (*scale*): ▪ Lâmina morta de aspecto fino, dura, grossa, esbranquiçada e opaca
Exantema (*rash*): ▪ Manchas vermelhas, superficiais, de forma variável, distribuídas pelo corpo de forma difusa, irregular, que deixa áreas de coloração natural da pele e termina com descamações finas
Bolha (*bled*): ▪ Porção ampla da epiderme separada da derme pela interposição de líquido aquoso transparente
Pústula (*pustule*): ▪ Elevação da epiderme, com base inflamada e que contém pus a) *Phlyzacium*: sucedida por crosta espessa, dura e de coloração escura b) *Psygracium*: termina com crosta laminada c) *Achor*: seguida por uma crosta fina amarelada ou marrom d) *Favus*: seguida por uma crosta amarelada semitransparente, semelhante a um favo de mel
Vesícula (*vesicle*): ▪ Pequena elevação da epiderme que contém linfa, que às vezes é clara e incolor, ou opaca, perolada ou esbranquiçada. É sucedida por uma escama ou uma crosta lamelar
Tubérculo (*tubercle*): ▪ Tumor pequeno, duro, superficial, circunscrito e perene, ou supurativo de forma parcial
Mácula (*spot*): ▪ Discromia permanente de alguma parte da pele, geralmente com alteração em sua textura

Esse modelo de semiologia, refinado e consolidado na Inglaterra por Willan, foi importado para a França pela Biett, considerada a mais willanista dos dermatologistas, e manteve-se fixo e inalterado até aos dias de hoje, rigorosamente mantido pela Escola Francesa de Dermatologia.[9] Como é bem sabido, o início da Dermatologia, na França, foi marcado por um confronto entre as concepções de Alibert e Biett.[9] O pensamento de Alibert era muito brilhante, mas baseava-se em termos mal definidos e mantinha a antiga confusão de termos, sem os definir. "Pois adoptou a antiga confusão de termos, sem uma *única* definição para fixar a sua aceitação".[9] Pelo contrário, a concepção de Biett foi menos brilhante, mas baseou-se estritamente na utilização da terminologia de Willan, ela própria fundamentada na utilização de termos claros e bem definidos.[9] Poder-se-ia pensar que, talvez em reação à falta de definições de Alibert, a concepção semiológica de Biett se estabeleceu como dogma e permaneceu quase inalterada desde o seu início.[9] Os primeiros autores franceses, como Rayer (1793-1867) ou Cazenave e, mais tarde, Darier (1856-1936) ou Robert Degos (1904-1987), mantiveram esse modelo semântico basicamente inalterado e válido até aos dias de hoje, com uma fidelidade quase reverencial.[9] Na sua época, Brocq estava consciente da natureza artificial desse modelo, que misturava semiologia e nosologia, mas o defendia pela sua utilidade prática.[9] O primeiro *Glossário Internacional de Termos Dermatológicos Básicos*, publicado em 1988, ainda aplicava esse modelo, que incluía aspectos morfológicos e evolutivos nas definições de lesões elementares.

■ MODELO NOMINALISTA (MODELO DE HEBRA)

O trabalho de Ferdinand Hebra foi um marco na história da Dermatologia ao introduzir a histologia no conhecimento dermatológico. Esse foi um dos seus factos mais relevantes e talvez a razão pela qual o papel da Hebra (1806-1880), no desenvolvimento do conceito moderno de lesão elementar, passou despercebido, embora a sua influência tenha sido fundamental na transição de definições essencialistas para definições descritivas ou nominalistas (Quadros 4.5 e 4.6).[9] Ferdinand von Hebra excluiu a evolução morfológica das definições de lesões elementares, de acordo tanto com o pensamento filosófico como com o pensamento médico do seu tempo.[9] O objetivo das definições nominalistas, notativas ou descritivas é simplesmente atribuir um significado claro a um termo, utilizando-se apenas os critérios que podem ser reconhecidos objetivamente no momento da observação (*status praesens*).[9] As definições de LE de Hebra são também morfológicas, como as de Willan, mas, ao contrário destas, as de Hebra consideraram que a evolução de cada LE não era um atributo intrínseco e invariável da LE, mas um critério variável relacionado com as diferentes doenças, às quais cada LE estava associada.[9] Em contraste com as definições de LE de Willan, Hebra afirmou: "A sua evolução e duração variam de acordo com o processo patológico que as provoca".[9] A diferenciação entre semiologia e nosologia foi assim claramente delineada e, também a esse respeito, de acordo com o pensamento da sua época histórica.[9] Desde Hebra, os termos da semiologia cutânea, desprovidos de finalidade taxonômica, são apenas instrumentos de descrição objetiva.[9] Outras modificações nas definições de LE feitas por Hebra consistiram na diferenciação entre eflorescência ou lesões primárias e lesões secundárias (causadas pela metamorfose das primeiras) e no início da sua quantificação, especificando o seu tamanho com maior precisão do que nas definições de Willan.[9] Hebra, por um lado, introduziu termos analógicos para definir o tamanho das lesões (semelhante a uma lentilha, uma noz etc.).[9] Por outro lado, é de notar que também introduziu termos histológicos nas definições de alguns LE, por exemplo, para determinar a localização anatômica da vesícula biliar, que é também, obviamente, não objetivável no exame clínico, a base fundamental para a descrição do LE clínico.[9] Essa prática ainda é utilizada em muitas definições atuais de lesões elementares.[9] Além disso, Hebra também introduziu a consideração da distribuição de LE como um fato clínico fundamental.[9]

Quadro 4.5 Lesões elementares segundo Hebra: lesões primárias.[9]

Mácula (*macula, Fleck*): ▪ Troca da coloração normal da pele como resultado de uma doença e que não se estende de forma uniforme por toda a superfície cutânea
Pápula (*pápula, Knötchen, Blätterchen*): ▪ Lesão mórbida que se eleva por cima do relevo natural da pele, cujo tamanho varia entre o de um grão de milho e o de uma lentilha, e que não contém líquido à visão normal
Tubérculo (*tuberculum, Nodus, Knoten, Hübelchen*): ▪ Tumefação sólida da pele, produzida por diversas enfermidades, que não contém líquido, e cujo diâmetro pode ser de uma lentilha, uma noz ou uma avelã e que está recoberta pela epiderme. Seu volume constitui sua principal diferença com as pápulas
Tumor (*phyma, knollen*): ▪ Lesões sólidas do tamanho desde uma noz a um punho, recoberta de epiderme. Localiza-se nas camadas mais profundas da pele
Urtica (*urtica, Quaddel*): ▪ Eflorescências sólidas, pouco elevadas, cujo diâmetro horizontal ultrapassa o vertical
Vesícula (*vesicle, Bläschen*): ▪ Elevações da camada córnea da epiderme contendo líquido transparente ou esbranquiçado. Seu tamanho se relaciona com o das pápulas
Bolhas (*bulla, Blase*): ▪ Elevação da epiderme cujo tamanho varia entre o de uma lentilha ao de um ovo de ganso e que contém em seu interior um líquido transparente ou amarelado purulento. Diferencia-se da vesícula pelo volume
Pústula (*pústula, Pusteln, Eiterblase*): ▪ Pequeno abscesso recoberto pela epiderme. Vesícula contendo líquido purulento

Quadro 4.6 Lesões elementares segundo Hebra: lesões secundárias.[9]

Escoriação (*excotiatio, Hautabschürfung*): ▪ Presença das seguintes características que a distinguem das úlceras: a epiderme, ou pelo menos a camada córnea está destruída; a derme não perdeu substância, é visível e a resolução resulta na cicatriz
Úlcera (*ulcus, Geschwür, Hautgeschwüre*): ▪ Perda de substância da derme determinada por uma doença cutânea em que a reposição do tecido conjuntivo ocorre lentamente
Fissura (*rhagades, Schrunde, Hautsdchrunden*): ▪ Perda ampla de pele, geralmente linear, que pode acometer só a epiderme ou chegar à derme
Escama (*squama, Schuppe*): ▪ Folhas epidérmicas de diferentes dimensões que se desprendem da pele em parte ou na sua totalidade, como consequência de processos patogênicos desse órgão ▪ Recebe a denominação de *pitiríase* quando é um processo independente e não é precedido de alguma outra doença e recebe a denominação de "descamação" quando é consequência de uma outra dermatose. A descamação pode ser "furfurácea" quando as escamas são pequenas e semelhantes à farinha, e "membranosa" quando a epiderme se desprende em grandes fragmentos membranosos ou laminares
Crosta (*crusta, Kruste*): ▪ Massas sólidas formadas como consequência de doenças cutâneas, pela dissecação de líquidos exsudados ou de sangue extravasado
Crosta lamelar (*crusta lamelosa, Schuppengrind*): ▪ Ocupa uma posição intermediária entre a escama e a crosta. Consiste em camadas da epiderme, de secreções sebáceas ou exsudação inflamatória, umas sobrepostas às outras. Reconhecem-se por sua aparência aplanada, a cor da sua superfície, que, com frequência, é amarelo esbranquiçado; e por sua estrutura composta em camadas de diferentes cores
Cicatriz (*cicatrix, Narben*): ▪ Tecido que vem a substituir as porções da pele que foram perdidas. Distingue-se da pele normal por sua maior firmeza, seu aspecto brilhante e a ausência de pigmento, folículos pilosos ou aberturas glandulares na superfície

O modelo de Hebra foi continuado e aperfeiçoado no trabalho de Kaposi e subsequentemente disseminado por todo o mundo por meio da Escola Dermatológica de Viena.[9] Esse modelo tornou-se o mais difundido na maioria dos países, incluindo os Estados Unidos.[9] Pode ter sido influenciado pela emigração, para esse país, de muitos dermatologistas alemães de origem judaica em fuga do nazismo.[9] Esse modelo é predominante nos principais manuais dermatológicos de língua inglesa e no *Primeiro Glossário Internacional de Termos Dermatológicos Básicos*, como as definições nominalistas prevaleceram em todos os ramos do conhecimento.[9] Contudo, os modelos de Hebra e o de Willan ainda coexistem atualmente e representam uma das diferenças semânticas que ainda impedem a uniformização das definições de lesões cutâneas elementares, e que ainda temos de resolver no futuro por consenso.[9] Mas, como podemos observar, a maioria das nossas lesões elementares adotadas no Brasi, foi originada no modelo de Hebra.

O modelo nominalista iniciado por Hebra tem sido predominante na cultura dermatológica alemã, e mais tarde, nos Estados Unidos, e é por isso agora o mais difundido em âmbito mundial.[9] O modelo iniciado por Plenck e Willan tem sido estritamente mantido pela cultura francesa e adoptado pela maioria dos autores na Espanha.[9] A mudança da predominância da influência cultural, da francesa para a predominância da cultura americana, significa que o modelo Hebra está agora difundindo-se mais amplamente e que o choque com a reminiscência da tradição francesa é mais evidente.[9]

■ DO OLHO NU À DERMATOSCOPIA

A dermatoscopia é uma técnica não invasiva que permite a visualização microscópica da estrutura abaixo da superfície da pele não visível a olho nu.[14] Um médico treinado, por intermédio de um microscópio manual, equipado com uma lente de ampliação e uma fonte de luz (o dermatoscópio), pode apreciar a morfologia primária mais profunda das lesões cutâneas além das características morfológicas brutas, como tamanho, forma, cores, contornos, e topografia.[14] Essa abordagem melhora a exatidão do diagnóstico do melanoma e a confiança dos observadores no seu diagnóstico clínico.[14] Também é aplicável a um grande universo de lesões não de origem melanocítica na atualidade.

Infelizmente, mesmo com dermoscopia, alguns melanomas permanecem clínica e dermoscopicamente indistinguíveis de outras lesões, como queratoses seborreicas, cujas características sugestivas podem ser exibidas em até 18% dos melanomas, lesões vasculares e granulomas piogênicos, queratoses tipo líquen plano, verrugas, dermatofibromas, úlceras e, por fim, de nevos melanocíticos, daí serem difíceis de diagnosticar.[14] Isso é particularmente verdadeiro em pacientes com síndrome de nevo melanocítico atípico, cujos nevos partilham clinicamente algumas, ou todas, as características do melanoma cutâneo (a regra do ABCD: assimetria, borda, irregularidade, variabilidade de cor, e diâmetro > 6 mm).[14]

Uma estratégia envolve o seguimento dermatoscópico de lesões atípicas, por meio de imagens dermatoscópicas digitais sequenciais, e a excisão apenas das lesões que se alteram com o tempo.[14] A introdução de dermatoscópios digitais ou os chamados videodermatoscópios (VDS), a dermatoscopia digital sequencial (SSDI) e a fotografia de corpo inteiro (TBP) são outras opções no progresso digital geral dentro da Medicina e da Dermatologia.[14] Esses sistemas estão equipados com câmaras de vídeo em cores de alta resolução, que revelam imagens de monitor obtidas utilizando-se luz não polarizada ou polarizada.[14] Conseguem maiores ampliações do que a maioria dos dermatoscópios portáteis comuns e simplificam a aquisição, o armazenamento, a organização, a análise e a recuperação das imagens.[14] Essas técnicas são apreciadas e solicitadas pelos pacientes que, no entanto, podem não compreender totalmente a racionalidade dos métodos, acreditando-se, muitas vezes, que os seus nevos estão a ser monitorizados porque correm o risco de evolução maligna, especialmente os atípicos.[14] De fato, o risco real de determinado *nevus* se transformar num melanoma foi estimado como baixo, enquanto a maioria dos melanomas parece surgir *de novo*, e os nevos "atípicos" não correm maior risco de se transformarem num melanoma;[14] pelo contrário, os nevos "atípicos" têm mais probabilidades de ser, na realidade, um melanoma cujas características dermoscópicas podem não diferir significativamente na linha de base dos nevos.[14]

Uma discrepância entre as expectativas dos pacientes e dos médicos em relação ao VDS e ao TBP pode até estar na base da relação médico-paciente, e isso não é isento de perigo.[14] A disponibilidade de monitorização durante o acompanhamento altera o limiar clínico para lesões pigmentadas suspeitas de biópsia, resultando numa queda da sensibilidade ao melanoma no primeiro exame, para aumentar a especificidade e a precisão na detecção do melanoma na avaliação seguinte.[14] Existem duas abordagens principais: o seguimento a curto prazo (3 meses), utilizado para tomar uma decisão clínica sobre lesão melanocítica suspeita, única, plana ou ligeiramente elevada, sem características dermoscópicas do melanoma; enquanto a monitorização a médio ou longo prazo, geralmente restrita a pacientes com nevos múltiplos, visa principalmente a comparação de lesões múltiplas discretas durante períodos de vigilância padrão (geralmente 6 ou 12 meses).[14]

De grande interesse, uma pronúncia recente da II Secção Civil do Tribunal de Genebra (n. 939/2017) discute duas das principais questões sobre o atraso do diagnóstico do melanoma: em primeiro lugar, a importância dos registos de saúde escritos, para identificar o procedimento de diagnóstico seguido e a informação adequada; em segundo lugar, a necessidade de formação padrão do dermatologista sobre dermatoscopia, para evitar, em casos de lesões duvidosas, "que não houvesse sequer observação com um dermatoscópio".[14] Para além da documentação, a fotografia torna-se mais difundida tanto no ambiente dermatológico geral como na dermatoscopia porque parte específica do método; a fotografia, de fato, pode ter um impacto direto nos cuidados ao paciente, permitindo ao clínico detectar alterações nas lesões pigmentadas.[14] Uma revelação adequada do paciente sobre a gestão da imagem também deve ser acrescentada aos registos médicos.[14]

Assim, a dermatoscopia é um instrumento de diagnóstico essencial para os dermatologistas visualizarem estruturas epidérmicas, padrões de pigmentação e padrões vasculares para ajudar no exame das lesões e na tomada de decisões clínicas.[15] Está demonstrado que o acesso a imagens de Dermatoscopia, além das fotografias convencionais de telemedicina, aumentou significativamente a confiança no diagnóstico dermatológico.[15] Além disso, a adição de imagens dermoscópicas melhora a eficácia e a relação custo-eficácia quando utilizada para o rastreio do câncer da pele.[15]

No entanto, a formação adequada em termos de dermatoscopia é vital para uma utilização adequada e consistente.[15] Os conhecimentos e a formação dos médicos que usam o dermatoscópio aumentam a precisão do diagnóstico enquanto a falta de formação pode colocar grandes barreiras aos prestadores.[15] As modalidades teledermatológicas de cuidados aumentaram drasticamente durante a recente pandemia do SRA-CoV-2; no entanto, houve um aumento do número de melanomas e cânceres cutâneos não melanoma que não foram diagnosticados, necessitando-se ainda de uma competência dermoscópica adequada em visitas teledermatológicas.[15]

Além disso, como a utilização da dermatoscopia aumenta em campos fora da Dermatologia, há necessidade de uma educação dermatoscópica adequada no contexto dos cuidados primários.[15] Os dermatoscópios, no contexto dos cuidados primários, podem informar sobre decisões para uma biópsia e encaminhamento a tempo para o dermatologista, melhorando a exatidão diagnóstica das lesões pigmentadas e facilitando a detecção precoce do melanoma e do carcinoma basocelular.[15] Marwaha e colaboradores[16] mostraram que existe até 9% maior probabilidade de detecção do câncer com o uso de dermatoscópios em comparação com o encaminhamento direto. Quando comparada apenas com fotografias clínicas, a utilização de dermatoscópios, por prestadores de cuidados primários bem treinados, pode também melhorar o acesso a cuidados dermatológicos para populações mal servidas, reduzir os tempos de espera, permitir a monitorização contínua das lesões ao longo do tempo e melhorar a detecção de lesões suspeitas.[15]

Enquanto a precisão diagnóstica na teledermoscopia é melhorada com imagens de alta qualidade, até 36% das imagens dermatoscópicas obtidas por médicos de clínicos gerais durante a prática diária foram de má qualidade.[15] A dermatoscopia acrescenta valor adicional nos cuidados primários quando utilizada por um especialista ou por um utilizador treinado.[15] Um ensaio de intervenção sequencial mostrou que a utilização da dermatoscopia por prestadores de cuidados primários treinados melhorou a sensibilidade no diagnóstico de melanoma e reduziu a proporção entre excisão de lesão benigna e maligna ao avaliar a estabilidade da lesão.[15]

A popularização da dermatoscopia resulta principalmente da sua utilização prática, da boa precisão e porque é acessível à maioria dos médicos que avaliam a pele.[17] Permite a observação *in vivo* de um novo mundo morfológico e, portanto, a identificação de estruturas que não são visíveis a olho nu, o que contribui grandemente para a detecção dessas dermatoses.[17] Foi chamado no passado de "o estetoscópio do dermatologista" em virtude de sua assistência na prática clínica diária.[17]

Originalmente descrito para a avaliação de lesões pigmentadas e para o diagnóstico diferencial de tumores cutâneos, o uso da dermatoscopia foi ampliado e, nas últimas décadas, tem havido muitos relatos de se emprego no estudo de dermatoses de origem infecciosa parasitária.[17] A identificação de estruturas de dermatoscopia requer um período de aprendizagem, à semelhança de quando essa técnica é aplicada na avaliação de lesões pigmentadas.[17] É de se salientar que a variabilidade clínica demonstrada por algumas doenças infecciosas parasitárias atribui, a alguns padrões e estruturas dermatológicas relatadas nestas doenças, graus variáveis de reprodutibilidade por outros observadores, dependendo dos cenários clínicos e das situações específicas dos pacientes.[17]

As descobertas dermoscópicas devem estar sempre associadas aos sintomas e características morfológicas clínicas dos pacientes.[17] É essencial para o melhor desempenho da dermatoscopia na prática clínica combiná-la com uma boa anamnese e um bom exame físico dermatológico.[17]

■ CONCLUSÕES

A prática dermatológica passa pela anamnese do paciente, seu exame físico geral e dermatológico, a avaliação dermatoscópica de nevos e lesões onde está indicada sua execução, e pelo conhecimento de técnicas propedêuticas específicas, além da seleção adequada de exames subsidiários quando necessários ao diagnóstico. Não é uma jornada fácil, porém o reconhecimento básico da semiologia dermatológica, das lesões elementares e as doenças que elas podem compor é o único trajeto do bom exercício da Dermatologia.

Referências bibliográficas

1. Sampaio SAP, Rivitti EA. Dermatologia. 3. ed. São Paulo: Artes Médicas; 2007.
2. Dermatology Information System "DOIA e PeDOIA. [Acesso 2018 Jan 04]. Disponível na Internet: http://www.dermis.net/dermisroot/en/search/a.1/search.htm?v=f.
3. Vasconcellos C. Pense em... In: Dermatologia para o clínico. Sittart, JA & Pires, MC, orgs; 1998. p. 395.
4. Ashton R, Leppard B. Differential diagnosis in dermatology "Radcliffe Medical Press. 2nd ed., 1993.
5. Ríos-Matín JJ, Ferrándiz-Pulido L, Motreno-Ramírez D. Aproximación al diagnóstico dermatopatológico de las lesiones figuradas. Actas Dermosifiliogr. 2011;102(5): 316-324.
6. Lawrence CM; Cox NH. Diagnóstico clínico em dermatologia "Atlas Colorido e Texto. São Paulo: Artes Médicas; 1995.
7. Mallory SB, Leal-Khoury S. An Illustrated Dictionary of Dermatologic Syndromes. London: The Parthenon Publishing Group; 1994.
8. Wolff K, Johnson RA, Saavedra AP. Dermatologia de Fitzpatrick´s: atlas e texto. 7. ed. Porto Alegre: AMGH Editora; 2015.
9. Vázquez-López F, Coto P, Gotor ML, Gómez-Díaz S, Pérez-Oliva N. Semiología cutánea: perspectiva histórica de la evolución de la terminología básica en España [Cutaneous semiology: a historical perspective of the evolution of basic terminology in Spain]. Actas Dermosifiliogr. 2006 Apr;97(3):153-8. Spanish. doi: 10.1016/s0001-7310(06)73373-7. PMID: 16796961.
10. A practical synopsis of cutaneous diseases according to the arrangement of Dr Willan, exhibiting a concise view of the diagnostic symptoms and the method of treatment. Philadelphia: Collins & Croft; 1818.
11. Nosologia methodica sistens morborum classes juxt. Sydenhani mentem et botanicorum ordinem. Amsterdam: Fratrum de Tournes; 1768.
12. Doctrina de morbis cutaneis, qua hi morbid in suas classes, genera et species rediguntur. Graeffer; 1776.
13. Essentialism and nominalism in medicine: logic of diagnosis in disease terminology. Lancet. 1996;348:594-6.
14. Bolcato V, Michelerio A. Dermoscopy for Cutaneous Melanoma: Under the Eye of Both the Dermatologist and the Legal Doctor. Dermatol Pract Concept. 2022 Jul 1;12(3):e2022100. doi: 10.5826/dpc.1203a100
15. Deda LC, Goldberg RH, Jamerson TA, Lee I, Tejasvi T. Dermoscopy practice guidelines for use in telemedicine. NPJ Digit Med. 2022 Apr 27;5(1):55. doi: 10.1038/s41746-022-00587-9.
16. Marwaha SS et al. Comparative effectiveness study of face-to-face and teledermatology workflows for diagnosing skin cancer. J. Am. Acad. Dermatol. 2019;81: 1099-1106.
17. Bakos RM, Reinehr C, Escobar GF, Leite LL. Dermoscopy of skin infestations and infections (entomodermoscopy) Part I: dermatozoonoses and bacterial infections. An Bras Dermatol. 2021 Nov-Dec;96(6):735-745. doi: 10.1016/j.abd.2021.04.007.

capítulo

Bianca Bianco • Denise Maria Christofolini

Fundamentos de Genética Aplicados à Dermatologia

Desde os estudos de Gregor Mendel, no século XIX, o conhecimento em genética sofreu ampla evolução, desde a descrição da estrutura do ácido desoxirribonucleico (DNA) por Watson e Crick, em 1954; passando pela identificação do número cromossômico na espécie humana ocorrida em 1956, por Tijo e Levan; até o mapeamento do genoma humano, concluído no início dos anos 2000 pelo esforço de diversos colaboradores internacionais. O conhecimento da estrutura e da função do genoma permitiu identificar a causa de muitas doenças humanas e sua inserção nas diversas áreas da Medicina, por exemplo, a Dermatologia.[1,2]

Na prática clínica, o principal significado da Genética está no esclarecimento do papel das variações genéticas na causa ou na predisposição a doenças e em sua gravidade, e o avanço no conhecimento permitiu o desenvolvimento de novas ferramentas diagnósticas, terapêuticas e preventivas para as doenças genéticas.[1,2]

Inicialmente, é importante compreender a organização do genoma nas células humanas. A palavra "genoma" utiliza-se do sufixo *-oma* que significa "todo" ou "completo". Assim, genoma é o conjunto de informações genéticas humanas que estão dispostas em duas estruturas celulares específicas: o núcleo; e as mitocôndrias. O DNA, guardião das informações genéticas humanas, é um polímero composto por nucleotídeos que contêm um açúcar (desoxirribose), um grupamento fosfato e uma base nitrogenada. O genoma nuclear contém cerca de 3 bilhões de pares de bases nitrogenadas (A-adenina, T-timina, C--citocina e G-guanina) distribuídas em 23 pares cromossômicos, totalizando 46 cromossomos. Os pares cromossômicos são classificados em cromossomos autossomos (pares 1 ao 22), semelhantes em homens e mulheres; e cromossomos sexuais (pares XX nas mulheres ou XY nos homens). Em geral, cada membro do par cromossômico é herdado de um parental na fertilização. O genoma mitocondrial contém cerca de 16 mil bases nitrogenadas (menos que 0,03% do DNA nuclear) e cada célula tem um número de cromossomos mitocondriais variando de centenas a milhares, a depender da função celular.[1,2]

Os genes humanos estão em maioria no DNA nuclear, dispostos ao longo dos cromossomos, e cada par cromossômico tem um conjunto específico de genes. Cada gene, por sua vez, tem uma localização específica no cromossomo denominada "lócus gênico". Como temos dois cromossomos de cada par, temos duas cópias de cada gene, exceto para os genes dos cromossomos X e Y, uma vez que os genes do cromossomo X são diferentes daqueles presentes no cromossomo Y. Em condições normais, o lócus das duas cópias gênicas é o mesmo nos dois cromossomos. O cromossomo mitocondrial tem 37 genes direcionados ao funcionamento das mitocôndrias.[1-3]

Praticamente todas as doenças resultam da ação combinada entre a informação genética e o ambiente, com maior ou menor combinação do componente genético. Tanto a estrutura cromossômica como a estrutura gênica podem sofrer alterações, resultando em processos de doença.[1,2] As doenças com maior influência genética são classificadas em três tipos principais – cromossômicas, gênicas e multifatoriais –, descritas em maior detalhe a seguir.

- **Doenças cromossômicas:** causadas pela alteração no número ou na estrutura de um ou mais cromossomos e podem ocorrer tanto nos cromossomos sexuais como nos autossomos.[1,2]
- **Doenças gênicas:** também denominadas "doenças mendelianas" ou "doenças monogênicas", causadas por alterações patogênicas em um único gene.[1,2]

As alterações gênicas, também denominadas "variantes gênicas", são mudanças na sequência das bases nitrogenadas do DNA, por substituição, inserção ou deleção dos nucleotídeos. Podem ser espontâneas, como por erros na replicação do DNA, ou induzidas por agentes químicos, físicos e biológicos. Além disso, as variantes podem ser herdadas dos genitores ou aparecer pela primeira vez em um indivíduo da família, sendo esta última denominada "variante nova" ou *de novo*. Podem estar presentes nas células germinativas, nas células somáticas ou em todo o organismo e podem ocorrer em qualquer local do gene, desde a região promotora até a região codificante.[1,3]

A substituição de nucleotídeos pode provocar a substituição de um aminoácido na proteína; alterar a conformação da proteína, sua polaridade e fosforilação; e causar até outras consequências funcionais, como a não formação da proteína; e também alterar a expressão do gene. A inserção e a deleção de bases podem gerar erros de leitura da sequência gênica e de proteínas truncadas ou com número diferente de aminoácidos.[3]

De acordo com publicação do ACMG (American College of Medical Genetics and Genomics)[4] de 2015, as variantes gênicas associadas a doenças mendelianas podem ser classificadas como patogênicas, possivelmente patogênicas, de significado clínico incerto, possivelmente benignas e benignas, de acordo com sua frequência em bancos de dados populacionais, alteração funcional, dados de segregação, penetrância etc.

As variantes podem ocorrer nas duas cópias presentes do gene ou afetar apenas uma cópia. Se o efeito dessa variante for manifestado mesmo que ela esteja presente em apenas uma cópia gênica, a variante tem efeito dominante. Se for necessário que as duas cópias do gene estejam alteradas para que o efeito se manifeste, a variante tem comportamento recessivo.[1-3]

Variantes muito comuns no genoma humano também são denominadas "polimorfismos genéticos" e geralmente estão associadas à predisposição a diferentes doenças multifatoriais.[1-3]

- **Doenças multifatoriais:** combinação de variantes presentes em múltiplos genes que, associadas a fatores ambientais, podem causar ou predispor a doenças. Nesses casos, existe uma complexa interação gene-gene e gene-ambiente.
- **Doenças mitocondriais:** causadas por variantes nos genes mitocondriais. Ocorrem de forma esporádica ou com transmissão exclusivamente materna.
- **Doenças epigenéticas:** causadas por alteração na expressão gênica, sem que haja mudança na sequência primária de DNA.

Neste capítulo, abordaremos as condições genéticas associadas a doenças dermatológicas, enfatizando aquelas cujas causas são as alterações cromossômicas e as variações gênicas.

DOENÇAS CROMOSSÔMICAS

As alterações cromossômicas raramente apresentam alterações dermatológicas como único achado. Em geral, esse tipo de alteração envolve diversas malformações, podendo ou não incluir a pele e seus anexos. A seguir, descreveremos algumas alterações cromossômicas com achados no sistema tegumentar.[4]

- **Síndrome de Down:** consequência da trissomia do cromossomo 21. Na pele, ocorrem lesões de elastose perfurante serpiginosa, cútis mannorata, acrocianose, enrugamento precoce. Os siringomas são comuns, alopecia areata é frequente, ocorrem alterações ictiosiformes e espessamento palmar, além de xerose.[4]
- **Síndrome de Edwards:** causada pela trissomia do cromossomo 18. Observam-se pele do pescoço redundante e unhas hipoplásicas. Na deleção do cromossomo 18, observam-se múltiplas manchas café com leite.[4]
- **Síndrome de Patau:** causada pela trissomia do cromossomo 13. Ocorrem defeitos no couro cabeludo, implantação baixa dos cabelos na face posterior da cabeça, pele redundante no pescoço, unhas estreitas e hiperconvexas.[4]
- **Síndrome de Turner:** decorrente da monossomia total ou parcial do cromossomo X. Apresenta como características linfedema congênito de mãos e pés, unhas hipoplásicas, nevos, pescoço alado (que é a redundância da pele do pescoço), implantação mais baixa da linha posterior dos cabelos e maior tendência a envelhecimento cutâneo.[4]
- **Síndrome de Klinefelter:** decorrente da presença de um cromossomo sexual a mais (47,XXY). Apresenta, com frequência, varicosidades, úlceras de perna e acne cístico.[4]

Diversas outras alterações cromossômicas parciais, universais ou em mosaico podem ter alterações da pele e seus anexos como consequência. Por serem aleatórias em sua maioria, o comprometimento do paciente dependerá do tamanho da região envolvida e dos genes presentes no fragmento cromossômico em desequilíbrio.[1-3]

DOENÇAS GÊNICAS

Há diversas doenças dermatológicas causadas por variantes em genes isolados. Neste capítulo, abordaremos algumas doenças com maiores impacto e incidência no mundo, que representam os diferentes padrões de herança mendelianos.[4]

COMPLEXO DA ESCLEROSE TUBEROSA – AUTOSSÔMICA DOMINANTE

O complexo da esclerose tuberosa (TSC) é uma das doenças neurocutâneas mais comuns, afeta um em cada 6 mil a 9 mil nascimentos com uma prevalência de aproximadamente 1 a 2 milhões de pessoas no mundo. É uma condição multissistêmica, autossômica dominante, de expressão fenotípica amplamente variável, mesmo dentro de famílias, é altamente penetrante e resulta de variantes nos genes *TSC1* em 9q34.13 e *TSC2*, em 16p13.3.[6-9]

As características clínicas comuns incluem manifestações cutâneas patognomônicas como lesões pigmentadas conhecidas como manchas café com leite, schwannomas, crescimentos fibrosos benignos, como hamartomas em múltiplos sistemas, neurofibromas, sardas intertriginosas e máculas hipopigmentadas.[6,7,9,10] Outras manifestações clínicas incluem alterações neurológicas como autismo, convulsões e atrasos no desenvolvimento.[8,9,11,12]

Estudos epidemiológicos mostraram que cerca de 43% a 86% dos indivíduos com esclerose tuberosa têm transtorno do desenvolvimento semelhante aos transtornos do espectro autista (TEA). Da mesma forma, estudos epidemiológicos de crianças com TEA relataram que a esclerose tuberosa ocorre, em média, em 1% dos casos. Os possíveis mecanismos mediadores da associação entre esclerose tuberosa e autismo incluem desequilíbrio de ligação de *loci* intimamente ligados e disrupção de vias neurais ou de desenvolvimento. No entanto, alguns estudos não observaram associação de variantes funcionais raras no gene *TSC2* com o transtorno do espectro do autismo.[8,9,12]

Os genes *TSC1* e *TSC2* produzem as proteínas hamartina e tuberina que formam um complexo heterodimérico, TBC1D7, e a atividade normal desse complexo permite a regulação controlada da via de sinalização mTOR (*mammalian target of rapamycin complex*), que desempenha papel central no crescimento, na proliferação e na manutenção das células.[13]

Atualmente, milhares de variantes já foram relatadas, algumas recorrentes, mas nenhuma frequente em mais de 5% dos pacientes. Cerca de dois terços dos pacientes com TSC apresentam-se como casos esporádicos (*de novo*). Cerca de 80% a 90% das variantes foram identificadas como pequenas deleções, inserções, mutações *nonsense*, *frameshift* ou *missense*, e sítios de *splicing*; enquanto 10% a 20% são grandes deleções e rearranjos genômicos no gene *TSC2*. As variantes no gene *TSC1* são menos frequentes em casos esporádicos. No entanto, estudos relataram nenhuma variante identificável em até 10% a 15% dos pacientes com diagnóstico clínico de TSC e as possíveis explicações incluem variantes em outros genes, alterações de metilação no genoma, ou variantes em mosaico. Assim, os pacientes devem ser avisados de que um resultado negativo não exclui a possibilidade de ter TSC.[14-16]

Embora os portadores de variantes nos genes *TSC1* e *TCS2* compartilhem características semelhantes, algumas análises de genótipo-fenótipo demonstraram uma distinção na gravidade da apresentação da doença. As variantes em *TSC1* são menos graves que *TSC2* em relação à formação de tubérculos em vários órgãos e envolvimento neurológico, embora variantes em *TSC2* possam ter um fenótipo leve.[14,17]

NEUROFIBROMATOSE – AUTOSSÔMICA DOMINANTE/MOSAICISMO

As neurofibromatoses são genodermatoses relativamente comuns que envolvem a pele, os apêndices cutâneos e o sistema nervoso. Afetam todos os gêneros, raças e grupos étnicos. Há três tipos principais denominados "neurofibromatose do tipo 1", "neurofibromatose do tipo 2" e schwanomatose.[14,18]

A neurofibromatose do tipo I (NF1), também denominada "neurofibromatose periférica" ou "doença de von Recklinghausen", é uma doença monogênica, com padrão de herança autossômico dominante, caracterizada pela presença de manchas café com leite (CLS), nódulos de Lisch nos olhos e tumores fibromatosos na pele. Os indivíduos com neurofibromatose têm aumento de suscetibilidade ao desenvolvimento de tumores benignos e malignos. É causada por diferentes variantes patogênicas (substituições e deleções) no gene *NF1* localizado em 17q11.2 e que codifica a proteína Neurofibromina. Apresenta prevalência de 1:3.000 indivíduos com incidência variando entre 1:2.500 e 1:4.000 nascimentos.[19,20]

A Neurofibromina é expressa em diferentes tecidos, incluindo o cérebro, os rins, o baço e o timo e, por isso, observa-se a grande diversidade de características apresentada pelos pacientes. Faz parte da família das proteínas ativadoras das GTPases.[14]

A neurofibromatose do tipo II (NF2) ou neurofibromatose central é uma doença geneticamente distinta da NF1 por ser causada por variantes patogênicas no gene NF2, localizado no cromossomo 22q12, e que codifica a proteína Merlina. A proteína Merlina, por sua vez, age como um gene supressor de tumor. Está expressa nas células de Schwan, células da meninge, epitélio e nos neurócitos. Clinicamente, é caracterizada pela presença de neuroma acústico e de meningioma, poucas lesões de pele e neurofibromas. Também são frequentes alterações oftalmológicas como cataratas ou opacidade de lentes, meningiomas de nervo ótico. A NF2 é menos frequente que a NF1 e ocorre em um a cada 10 mil a 60 mil nascimentos.[21-23]

Na schwanomatose, a maioria das variantes é esporádica, resultando no desenvolvimento de múltiplos schwanomas dolorosos na espinha e nos nervos periféricos. Sua incidência é de aproximadamente 1:126.000 casos. É causada por variantes patogênicas em *SMARCB1* e *LZTR1*. Estes genes são supressores de tumor associados à regulação do crescimento e proliferação celular. Os pacientes geralmente são mais velhos e a idade de apresentação mediana é de 40 anos de idade.[24-26]

Aproximadamente 50% das variantes observadas nesses casos são variantes novas e esporádicas. Embora a testagem genética não seja sempre necessária para a confirmação do diagnóstico, ela é importante na população pediátrica, por exemplo, quando o fenótipo pode não ser completo. Também pode ser utilizada para a testagem dos familiares do probando e na testagem pré-natal em amostras de vilosidades coriônicas e amniocentese ou pré-implantacional (PGT-M) nos casos de fertilização *in vitro*. Mais de mil variantes diferentes já foram associadas à NF e suas variações clínicas. Em decorrência dessa variabilidade, o teste genético pode não ser capaz de detectar todos os casos de NF. Outra dificuldade de diagnóstico está associada à ocorrência de mosaicos gênicos, quando a mutação se deu após a fertilização e pode não estar presente em todos os tecidos do indivíduo, potencializando os achados falso-negativos. Além disso, não há boa correlação genótipo-fenótipo e o teste genético é incapaz de prever a gravidade dos sintomas, com exceção das deleções de gene inteiro que apresentam fenótipo mais grave. Apesar de a penetrância ser completa para NF1 e NF2, os fenótipos são amplamente variáveis. Na schwanose, a penetrância das variantes é incompleta. A variabilidade clínica observada pode decorrer de diversos fatores como o tipo de variante presente, o papel de genes modificadores, fatores ambientais, o tempo e a posição do segundo evento mutacional.[27,28]

Como potencial terapia gênica, um estudo sugeriu que vetores de adenovírus poderiam ser um potencial alvo terapêutico futuro para tumores associados à NF1.[27]

Critérios diagnósticos

O Quadro 5.1 representa as principais características clínicas que podem ser observadas de acordo com o tipo de neurofibromatose, segundo os critérios do NIH (Instituto Nacional de Saúde) e a OMIM (*Online Mendelian Inheritance in Man*).[29]

Variantes em genes de reparo de DNA como o *MLH1* e *MSH2* podem gerar quadros clínicos semelhantes ao da NF. Como características clínicas, apresentam manchas café com leite e tumores de início precoce. Essa síndrome é denominada "síndrome de erros de reparo associada ao câncer" ou "síndrome de Turcot". Estes pacientes tipicamente não têm variantes herdadas (germinativas) no gene *NF1*.[30]

Outra síndrome com certa semelhança clínica com a NF1 é a de Legius. Os indivíduos acometidos apresentam múltiplas manchas café com leite associadas com sardas nas regiões de dobra de pele, características dismórficas como hipertelorismo, macrocefalia, lipomas e deficiência de aprendizado e de atenção. Não apresentam neurofibromas, gliomas óticos, nódulos de Lisch ou predisposição a tumores. A síndrome de Legius é causada por variantes patogênicas no gene *SPRED1* localizado em 15q14.[30]

Quadro 5.1 Características clínicas observadas de acordo com o tipo de neurofibromatose.

Características	NF1*	NF2	Schwanomatose
Manchas café com leite	Seis ou mais, maiores do que 5 mm	Ocasionais	
Perda auditiva		x	
Sardas axilares ou inguinais	x		
Nódulos de Lisch (hamartomas de íris)	Dois ou mais		
Hamartomas de retina		x	
Tumores de pele	x		
Tumores subcutâneos nodulares		x	
Tumores intracutâneos	x	x	
Anormalidades esqueléticas (displasia de esfenoide, afinamento de ossos longos, macrocefalia)	x		
História familial positiva	x	x**	
Astrocitoma	x	x	
Glioma de nervo ótico	x		
Ependimoma		x	
Schwanoma vestibular		x**	Ausência
Schwanoma intradérmico			Dois ou mais
Meningioma	x	x	x
Neurofibroma	Dois ou mais de qualquer tipo ou um plexiforme	Ocasionais	
Opacidade lenticular subcapsular ou catarata		x	
Variante patogênica em *NF1*	x		
Variante patogênica em *NF2*		x	
Variante patogênica em *SMARCB1* ou *LZTR1*			x

* Presença de duas ou mais características; ** Principais características.
Fonte: National Institutes of Health Consensus Development Conference Statement: neurofibromatosis; 1988.

■ EPIDERMÓLISE BOLHOSA (EB) – AUTOSSÔMICA DOMINANTE OU AUTOSSÔMICA RECESSIVA

"Epidermólise bolhosa" é a designação de um conjunto de doenças dermatológicas caracterizadas pela presença de dermatoses mecanobolhosas que ocorrem em resposta ao trauma mínimo, limitadas à pele e/ou às mucosas. Pode ser classificada como simples, distrófica, juncional e síndrome de Kindler, de acordo com o nível de separação do tecido na zona da membrana basal observado à microscopia de transmissão eletrônica e ao mapeamento por imunofluorescência indireta.[31]

Considerando-se sua causa genética, variantes patogênicas em 20 diferentes genes que causam mudança na aderência entre os queratinócitos ou na junção dermoepidérmica produzem a heterogeneidade genética e alélica observada em EB. O grande espectro fenotípico dos pacientes varia desde o envolvimento cutâneo e extracutâneo grave, causado pela ausência de proteínas de adesão (decorrentes de variantes de perda de função), até a fragilidade cutânea moderada, originada por defeitos moleculares mais simples, como a substituição de aminoácidos. Novos genes e mecanismos associados à condição são publicados regularmente.[31]

A epidermólise bolhosa simples (EBS) tem padrão de herança autossômico dominante na maior parte dos casos e ocorre em consequência de variações em 14 genes diferentes, sendo os genes *KRT14* e *KRT5* responsáveis por 60% a 70% dos casos de EBS. A forma recessiva da EBS é causada por variações no gene da plectina (*PLEC*). A maioria dos casos recessivos caracteriza-se por bolhas generalizadas e distrofia muscular, com fraqueza muscular observada na primeira década de vida.[31]

A EB distrófica pode apresentar padrão de herança autossômico dominante ou recessivo. Todas as formas estão associadas a variações no gene *COL7A1*, responsável pela codificação do colágeno tipo VII.[31]

Na EB juncional, o padrão de herança é autossômico recessivo. É causada por variações nos genes *LAMA3, LAMB3, LAMC2, COL17A1, ITGA6, ITGB4* e *ITGA3*. O fenótipo varia de acordo com o gene e as variantes observadas.[32]

Finalmente, na síndrome de Kindler, observam-se como características fenotípicas bolhas localizadas ou generalizadas, poiquiloderma, fotossensibilidade e envolvimento de membranas mucosas. Nesta síndrome as variantes no gene *FERMT1*, que codifica a proteína Kindlin-1 se comportam com padrão de herança autossômica recessiva.[33]

Os avanços na compreensão da fisiopatologia da epidermólise bolhosa forneceram a base necessária para os primeiros ensaios clínicos da terapia gênica para a epidermólise bolhosa juncional e distrófica. Essas terapias mostram que a terapia genética é segura e eficaz, com potencial para corrigir o fenótipo molecular e clínico de pacientes com epidermólise bolhosa. Melhorias na entrega de genes e na prevenção de reações imunológicas estarão entre os desafios que estão por vir durante o desenvolvimento terapêutico.[34]

■ ALBINISMO OCULOCUTÂNEO – AUTOSSÔMICA RECESSIVA

O albinismo oculocutâneo (AOC) é uma doença rara, autossômica recessiva, caracterizada por níveis reduzidos de melanina na pele, cabelo e olhos. O AOC é diagnosticado por meio de achados como cabelos e pele brancos e olhos claros. As manifestações oculares incluem nistagmo, hipoplasia foveal e diminuição da acuidade visual. É uma condição que afeta todos os grupos étnicos, mas predominantemente os indivíduos de origem africana. O AOC tem prevalência global de 1 em 17 mil indivíduos. Estudos de países da África Subsaariana sugerem uma prevalência mais alta, variando de 1 em 1 mil a 15 mil indivíduos. A prevalência estimada de AOC é de 1 em 20 mil na Europa, 1 em 16 mil nos Estados Unidos e 1 em 18 mil na China.[35-38]

Atualmente, existem oito formas conhecidas de AOC com variável nível de gravidade da apresentação clínica e diferentes variantes gênicas na via de biossíntese da melanina (Quadro 5.2, Figura 5.1). No entanto, existem várias outras condições que podem se apresentar com AOC (Quadro 5.3).[38-40]

Quadro 5.2 Subtipos de albinismo oculocutâneo.

Subtipo	Gene	Lócus	Prevalência	Principais características
AOC 1	*TYR*	11q14.3	1:40.000	
AOC1A				• Cabelos, cílios e pele completamente brancos • Íris rosa • Acuidade visual de 1/10
AOC1B				• Pode apresentar algum pigmento ao longo do tempo • Acuidade visual de 2/10
AOC 2	*OCA2*	15q12-q13.1	1:37.000 (caucasianos) 1:10.000 (africanos)	• Níveis variados de hipopigmentação • Íris de cor variada, mas não rosa • Acuidade visual de 3/10
AOC 3	*TYRP1*	9p23	1:37.000 (africanos) Rara (caucasianos e asiáticos)	• Cabelos ruivos • Pele marrom avermelhada em indivíduos africanos • Níveis variados de hipopigmentação • De leve a nenhuma redução na acuidade visual
AOC 4	*SLC45A2*	5p13.2	Rara 1:85.000 (japoneses)	• Fenotipicamente semelhante ao AOC2 • Níveis variados de hipopigmentação • Íris de cor variada (raramente rosa) • Acuidade visual de 3/10
AOC 5	Desconhecido	–	Rara, desconhecida	• Cabelos loiros • Pele branca • Diminuição da acuidade visual
AOC 6	*SLC24A5*	15q21.1	Rara, desconhecida	• Cabelo do loiro ao castanho claro/escuro • Pele hipopigmentada • Íris marrom • Redução leve da acuidade visual
AOC 7	*C10orf11/LRMDA*	10q22.2-q22.3	Rara, desconhecida	• Cabelo loiro a castanho • Pele hipopigmentada • Nistagmo • Transiluminação de íris
AOC 8	*DCT/TYRP2*	13q32.1	Rara, desconhecida	• Hipopigmentação leve de cabelo, pele e íris • Diminuição da acuidade visual

Fonte: Modificado de Ma et al., 2022.

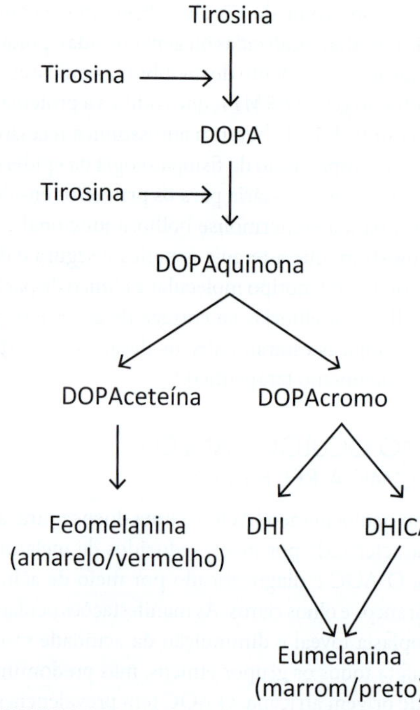

■ **Figura 5.1** Esquema simplificado da biossíntese da melanina.

Em decorrência das variantes gênicas na via de biossíntese da melanina, indivíduos albinos têm baixos níveis de eumelanina (marrom/preto), que funciona como um absorvente de ultravioleta (UV), antioxidante e sequestrador de radicais livres. A feomelanina (amarelo/vermelho) é a melanina predominante presente no AOC, que não só oferece alguma proteção contra a radiação UV, como também promove a produção de espécies reativas de oxigênio (ERO) que podem danificar o DNA e propiciar o desenvolvimento de câncer de pele.[38]

Indivíduos com AOC sofrem frequentemente de queimaduras solares, bolhas, rugas, efélides, lentigos, elastose solar, queratoses actínicas, úlceras superficiais e câncer de pele (p. ex., carcinoma de células escamosas, carcinoma basocelular). A taxa de câncer de pele é mil vezes maior em indivíduos com AOC em comparação à população geral africana. O carcinoma de células escamosas é a forma mais comum em pacientes com AOC africanos, enquanto o carcinoma basocelular é mais comum em pacientes caucasianos com AOC. O melanoma é raro (menos de 1% dos casos). Esses cânceres de pele são mais comumente encontrados em áreas com alta exposição solar, como cabeça e pescoço.[41-43]

O diagnóstico precoce é fundamental para o manejo adequado, educação e bem-estar de pacientes com AOC. Como a cor da pele varia com os subtipos de AOC, com exceção do AOC1A, é importante comparar a cor da pele de um paciente à cor da pele dos demais membros da família para avaliar se há hipopigmentação. Em casos suspeitos, os pacientes devem ser encaminhados a um oftalmologista para avaliação de anormalidades visuais. As manifestações oculares características da condição geralmente surgem nos primeiros 3 a 6 meses de vida.[38,39]

Clinicamente, é difícil distinguir os subtipos de AOC e testes geneticomoleculares devem ser realizados para confirmar o subtipo e possibilitar a informação do prognóstico, manejo e também aconselhamento genético, especialmente em casos familiares ou em casos em que o diagnóstico molecular preciso pode mudar o manejo clínico (p. ex., AOC na síndrome de Hermansky-Pudlak).[38]

Sintomas não cutâneos ou não oculares, como infecções ou sangramentos, podem indicar que o AOC é uma característica de outras síndromes, uma vez que várias outras condições envolvendo hipopigmentação podem ser consideradas no diagnóstico diferencial de AOC (Quadro 5.3).[38]

Atualmente, não há cura para a condição, mas o AOC pode ser gerenciado por meio de cuidados oftalmológicos adequados e proteção solar. Os atrasos na procura de cuidados podem resultar em câncer de pele avançado e mais agressivo. O acompanhamento regular com dermatologista e a proteção solar adequada podem reduzir as taxas de câncer de pele e permitir a detecção precoce de câncer. Os dermatologistas

Quadro 5.3 Diagnóstico diferencial do albinismo oculocutâneo.

Diagnóstico diferencial	Padrão de herança	Gene	Principais características clínicas
Síndrome de Hermansky-Pudlack	AR	*HPS1*	▪ Hipopigmentação de cabelo, pele e olhos, anormalidades visuais, coagulopatia, disfunção pulmonar e renal
Síndrome de Chediak-Higashi	AR	*LYST*	▪ Hipopigmentação do cabelo, pele e olhos, suscetibilidade a infecções bacterianas, coagulopatia, neutropenia, neuropatia periférica
Síndrome de Waardenburg tipo II	AD	*MITF*	▪ Hipopigmentação do cabelo, pele e olhos, perda auditiva neurossensorial
Síndrome de Algeman	AD	*Imprinting* cromossomo 15 (gene *UBE3A*)	▪ Hipopigmentação da pele e do cabelo, atrasos no desenvolvimento neurológico, características faciais, baixa estatura, movimentos espásticos rígidos, riso frequente
Síndrome de Prader-Willi	AD	*Imprinting* cromossomo 15 (genes *NDN/SNRPN*)	▪ Hipopigmentação da pele e do cabelo, atrasos no desenvolvimento neurológico, mãos e pés pequenos, hiperfagia
Síndrome de Griscelli	AD	*MYO5A/RAB27A/MLPH*	▪ Hipopigmentação da pele e do cabelo, comprometimento neurológico e imunológico
Síndrome de Vici	AR	*EPG5*	▪ Hipopigmentação da pele e cabelo, microcefalia, cardiopatia, anormalidades neurológicas, imunodeficiência, catarata, fenda labiopalatina, falha de crescimento ou para ganhar/manter peso
Sindrome de albinismo-surdez de Tietz	AD	*MITF*	▪ Hipopigmentação de sobrancelhas, cílios e íris, perda auditiva neurossensorial
Albinismo ocular	LXR	*GPR143*	▪ Hipopigmentação dos olhos e anormalidades visuais
Vitiligo	Poligênica/Multifatorial	–	▪ Manchas bem demarcadas de hipopigmentação da pele que aparecem após o nascimento
Albinismo parcial	AD	–	▪ Manchas localizadas de hipopigmentação da pele com mancha branca no cabelo ("topete")

AD: autossômica dominante; AR: autossômica recessiva; LXR: ligada ao X recessivo.
Fonte: Modificado de Ma et al., 2022.

podem desenvolver uma cartilha para informar outros profissionais de saúde sobre os aspectos dermatológicos específicos do AOC, auxiliando no encaminhamento adequado dos pacientes e na prevenção de danos à pele.[38,39]

■ INCONTINÊNCIA PIGMENTAR – LIGADA AO CROMOSSOMO X

A incontinência pigmentar (IP) ou síndrome de Bloch-Sulzberger é uma genodermatose rara, com prevalência estimada de 0,7/100.000 e padrão de herança dominante ligada ao X, causada por variantes patogênicas no gene *IKBKG* em Xq28, anteriormente conhecido como *NEMO*, embora 65% dos casos sejam *de novo*. Apresenta-se clinicamente com envolvimento da pele, do sistema nervoso central (SNC), de olhos, dentes, cabelos e unhas. Mas a expressão fenotípica é amplamente variável. Essa condição, em geral, se apresenta nas primeiras semanas de vida e é mais comumente observada em mulheres e, quase sempre, fatal no sexo masculino. Os homens afetados geralmente morrem no útero e os que sobrevivem apresentam mosaicismo somático ou síndrome de Klinefelter (47,XXY).[44,45]

O envolvimento da pele é um dos primeiros sintomas a serem notados e progride por quatro estágios (vesicular, verrucoso, hiperpigmentado e hipopigmentado/atrófico) e, em geral, de forma sucessiva, embora a sobreposição de estágios também ocorra. O primeiro estágio, vesicular, se apresenta ao nascimento ou logo após e é caracterizado por eritema, vesículas e pústulas que seguem as linhas de Blaschko. O segundo estágio, verrucoso, ocorre nas primeiras semanas ou meses de vida e é caracterizado pela presença de placas e pápulas verrucosas linearmente organizadas sob as linhas de Blaschko. O terceiro estágio, hiperpigmentado, se apresenta durante a infância e a adolescência, mas usualmente desaparece na vida adulta e é caracterizado pelo aparecimento de lesões lineares com pigmentação amarronzada. É o mais frequente, ocorrendo em 98% dos pacientes. O quarto estágio, atrófico ou hipopigmentado, se desenvolve durante a adolescência, persiste durante a vida adulta e pode ser permanente. É caracterizado por áreas irregulares de hipopigmentação e atrofia cutânea. As manifestações cutâneas dos estágios III e IV podem ser sutis e permanecer sem diagnóstico (Quadro 5.4).[44,46,47]

Quadro 5.4 Manifestações clínicas comuns, histológicas e moleculares da incontinência pigmentar e frequência na literatura.

Características	Frequência
Manifestações cutâneas	
▪ Eritema, bolhas (estágio II)	74% a 93,6%
▪ Lesões hiperqueratósicas (estágio II)	70% a 80%
▪ Hiperpigmentação (estágio III)	44% a 98%
▪ Hipopigmentação (estágio IV)	21% a 100%
Anormalidades do cabelo	26,6% a 67%
Anormalidades das unhas	7,1% a 50 %
Anormalidades dentárias	
▪ Hipodontia	14% a 66%
▪ Dentes cônicos	22,3% a 52%
▪ Erupção atrasada	10% a 66,7%
Manifestações oculares	
▪ Estrabismo	23% a 57%
▪ Catarata	15% a 21,7%
▪ Cegueira	21% a 30,4%
▪ Retinopatia	15,9% a 56,3%
▪ Uveíte	7%
Manifestações neurológicas	
▪ Convulsões	36% a 77%
▪ Atraso no desenvolvimento psicomotor	25% a 54%
▪ Deficiência intelectual	20% a 40%
História familiar	
▪ Incontinência pigmentar	24% a 28%
▪ Aborto espontâneo (masculino)	33% a 56%
Características histológicas (biópsia)	
▪ Espongiose eosinofílica (estágio I)	66%
▪ Hiperqueratose e acantose (estágio II)	90%
▪ Linfócitos/eosinófilos na derme (estágios I-II)	57%
▪ Melanina livre na derme (estágio III)	31% a 48%
▪ Queratinócitos apoptóticos na epiderme/derme	77%
Características moleculares	
▪ Variantes no gene *IKBKG*	59% a 80%
▪ Deleção comum (éxons 4 a 10)	70% a 80%
▪ Outras variantes	8% a 25,7%
▪ Nenhuma variante encontrada	4,7% a 41%

Fonte: Modificado de Hübner et al., 2022.

A maioria dos pacientes com IP apresenta variantes que ocasionam a perda de função no gene *IKBKG*, embora variantes que reduzem, mas não eliminam a expressão do gene, também sejam relatadas. O gene *IKBKG* codifica uma proteína essencial para modulação do fator nuclear kB (NF-kB), que regula a expressão de várias citocinas, quimiocinas e moléculas de adesão. Desempenha papel essencial na proteção contra a apoptose induzida pelo fator de necrose tumoral e pela resposta inflamatória local, o que explica as manifestações cutâneas e histológicas de apoptose. O achado molecular mais comum é uma deleção que envolve os éxons 4 a 10 do gene, em cerca de 70% a 80% dos pacientes. Entretanto, mutações de ponto também já foram relatadas, sendo 54% delas do tipo inserção/deleção (indel) e o restante (46%) são substituições de um único nucleotídeo.[48-51]

Estudos genéticos demonstraram que uma segunda doença associada a mutações em *IKBKG* é a displasia ectodérmica anidrótica com imunodeficiência (EDA-ID), que acomete apenas indivíduos do sexo masculino e está sempre associada a mutações hipomórficas de *IKBKG*, que reduzem, mas não eliminam, a atividade de NF-kB.[49-51]

O diagnóstico se baseia em características clínicas. Como o achado histopatológico pode apoiar o diagnóstico, muitos autores já propuseram adicioná-lo aos critérios diagnósticos de IP. Especialmente queratinócitos apoptóticos e espongiose eosinofílica são achados sugestivos da condição. No entanto, características patológicas inespecíficas, como acantose, hiperqueratose e infiltração dérmica por linfócitos e eosinófilos, são comuns.[46,52]

Como não há tratamento curativo, o diagnóstico precoce, principalmente mediante as características cutâneas, é importante para o aconselhamento genético e a intervenção terapêutica oportuna. Apesar de o diagnóstico ser clínico, a identificação da variante genética causadora da doença é importante, pois permite testes pré-natais e seleção de embriões não afetados pela condição por meio do tratamento de fertilização *in vitro* e do teste genético pré-implantação (PGT-M).[53,54]

■ DOENÇAS MULTIFATORIAIS

Dermatite atópica

Dermatite atópica (DA) é uma doença de pele inflamatória e crônica e está entre as doenças dermatológicas mais comuns, acometendo de 8% a 18% da população em todo o mundo. Embora a fisiopatologia da DA não seja completamente compreendida, alguns estudos demonstram que a disfunção na barreira cutânea, a desregulação do sistema imunológico e fatores ambientais contribuam para a ocorrência da DA.[55,56]

A epiderme desempenha um papel crucial como barreira física e funcional da pele e os defeitos no mecanismo de barreira são os achados mais significantes na DA. Algumas proteínas são elementos-chave para a função epidérmica como a filagrina, transglutaminases, queratina e proteínas intercelulares. Defeitos nessas proteínas, associados a problemas imunológicos, facilitam a entrada de alérgenos e micróbios na pele.[56]

A DA é geneticamente complexa e vários *loci* gênicos já foram associados à doença como ATOD1 no cromossomo 3q21, ATOD2 (605803) no cromossomo 1q21, ATOD3 (605804) no cromossomo 20p, ATOD4 (605805) no cromossomo 17q25.3, ATOD5 (603165) no cromossomo 13q12-q14, ATOD6 (605845) no cromossomo 5q31-q33, ATOD7 (613064) no cromossomo 11q13.5, ATOD8 (613518) no cromossomo 4q22.1 e ATOD9 (613519) no cromossomo 3p24. A doença também é clinicamente heterogênea quanto à idade de apresentação e aos fatores desencadeantes.[57,58]

A filagrina, proteína de agregação de filamentos de queratina, é a principal proteína dos grânulos querato-hialinos da epiderme e, portanto, um importante elemento na formação e na diferenciação final do estrato córneo da pele. É produzida pelo gene *FLG* na forma de pró-filagrina. Os polímeros de pró-filagrina são proteoliticamente clivados e desfosforilados até monômeros de filagrina, que é a forma funcional da proteína. O gene *FLG* está localizado no braço longo do cromossomo 1 (1q21.3) dentro do complexo de diferenciação epidérmica (EDC) com 30 outros genes no cromossomo 1, nos *loci* ATOD2. As variantes de perda de função no gene da filagrina, observadas principalmente no éxon 3 do gene, são os fatores de risco mais significativos para o desenvolvimento e a gravidade da DA. Também estão associadas a um início mais precoce da dermatite, à persistência do quadro de DA na idade adulta e à presença de infecções de pele.[57,58]

Em 2006, observou-se que duas variantes de perda de função independentes presentes no gene *FLG*, denominadas "R501X" e "2282del4", são fortes fatores de predisposição à DA e estão altamente associadas à presença de asma nos pacientes. Em 2007, duas novas variantes, S2554X e 3321delA, foram identificadas em pacientes negativos para as variantes previamente descritas. Os heterozigotos para as variantes de perda de função de *FLG* apresentam 50% de redução nos níveis de proteína expressos.[58]

Desde sua descrição, as variantes *FLG* R501X, 2282del4, S3247X, R2447X têm sido investigadas em diversas populações no mundo. São observadas em aproximadamente até 50% dos pacientes europeus e 27% dos pacientes asiáticos com DA. Em pacientes africanos, essas variantes são 6 vezes menos comuns do que em pacientes europeus. No Brasil, em um estudo conduzido com 80 pacientes com DA, as variantes p.R501X e 2282del4 foram observadas em 7,5% dos pacientes. Observou-se que pacientes asiáticos apresentam variantes de perda de função específicas de seus grupos étnicos.[55-58]

No entanto, a patofisiologia da doença não pode ser explicada somente pelas variantes em *FLG*, uma vez que aproximadamente 40% das pessoas com alelos de perda de função de *FLG* não apresentam sintomas de DA. Variantes em genes de barreira como *CLDN1* e *SPINK5* foram observadas em pacientes da Etiópia e do Leste Asiático respectivamente. Variantes comuns ou polimorfismos em diversos genes do sistema imune foram associadas ao aumento de risco de DA por alternância na via de sinalização do linfócito T *helper*, e por variantes em *IL-4R, IL-13-R, IL-31,0 IL-33, STAT6, TSLP, IL-7R* e *TSLPR* e outros genes foram associados à DA em populações específicas. Existem algumas evidências de que a hipermetilação do promotor de FLG e a hipometilação dos promotores dos genes *TSLP* e *FcεRI γ* também estejam envolvidas no mecanismo da doença.[57,58]

Assim, observa-se que múltiplos fatores, incluindo diferente variantes gênicas, disfunção dos mecanismos de barreira, desregulação imunológica e outros mecanismos, podem contribuir para o desenvolvimento da DA. Os avanços na compreensão da patofisiologia da doença podem nos ajudar a atingir uma abordagem médica de precisão no tratamento e prevenção da DA.[55-58]

Vitiligo

O vitiligo é uma doença imune mediada por células T causada pela destruição persistente de melanócitos maduros pela inflamação na pele e apresenta-se como máculas acrômicas nitidamente demarcadas e circunscritas. A prevalência global de vitiligo varia de 0,5% a 2%. O pico de ocorrência é entre a primeira e a terceira década de vida; no entanto, pode aparecer a qualquer momento da vida. A prevalência é a mesma em ambos os sexos e todas as raças são igualmente acometidas. É uma doença multifatorial com uma interação entre fatores genéticos e não genéticos.[59-61]

Uma infinidade de teorias foi apresentada para explicar a destruição de melanócitos no vitiligo, no entanto nenhum mecanismo isoladamente foi totalmente implicado na causa da doença. Ademais, a perda de melanócitos acumulada no vitiligo pode resultar de diferentes mecanismos que atuam em conjunto. Contudo, a perda e a disfunção dos melanócitos são as principais causas da condição que pode envolver uma variedade de mecanismos, incluindo suscetibilidade genética, fatores ambientais, deficiência na regeneração de melanócitos e alterações na resposta inflamatória. Autoimunidade e estresse oxidativo também são dois mecanismos importantes do vitiligo. Além disso, anormalidades metabólicas como a resistência a insulina e dislipidemia podem ser observadas no vitiligo.[60,61]

A maioria do vitiligo ocorre esporadicamente, mas vários estudos epidemiológicos relataram um maior risco de incidência entre parentes de 1º grau, com concordância para vitiligo não segmentar de 23% entre gêmeos monozigóticos e 0% entre gêmeos dizigóticos, destacando a importância dos fatores genéticos na patogênese da doença. Os estudos de genoma completo (GWAS, *Genome Wide Association Studies*) do vitiligo identificaram aproximadamente 50 *loci* genéticos diferentes de suscetibilidade, representando 22,5% de herdabilidade em caucasianos.[61-63]

O modelo genético da etiopatogenia do vitiligo é complexo e envolve muitos genes que codificam tanto a resposta imune adaptativa como a inata e também compartilha genes com várias outras doenças autoimunes. Os estudos de GWAS revelaram um conjunto de genes de suscetibilidade que inclui: *TRIF, NLRP1, CASP7* e *C1QTNF6*, que participam da imunidade inata; e os genes *FOXP3, HLA, PTPN22, CCR6* e *IL2R*, que participam da imunidade adaptativa. Variantes de nucleotídeo único no gene *NALP1*, um regulador da imunidade inata, têm sido implicadas recentemente, não só associadas ao vitiligo, mas também a outras doenças autoimunes e autoinflamatórias.[62-66]

O gene *TYR* codifica a enzima tirosinase, que, apesar de não estar associada à imunidade, é um alvo suscetível à destruição imunomediada. O peptídeo TYR é apresentado às células T citotóxicas autorreativas pelo HLA-A*0201, facilitando a perda de tolerância imunológica à tirosinase e, assim, mediando a destruição autorreativa de melanócitos.[67,68]

Um estudo recente com base no método de bioinformática com o objetivo de identificar os principais genes-alvo do vitiligo investigou o perfil de expressão de RNA mensageiro por *array* em amostras de pele e sangue periférico da base de dados pública *Gene Expression Omnibus* (GEO). Setenta e sete genes foram diferencialmente expressos e os genes *MARCKSL1, MC1R, PNPLA2* e *PRICKLE2* foram identificados como genes-alvo, no entanto o gene *MC1R* foi o que apresentou maior associação. O gene *MC1R* regula a proliferação e a função dos melanócitos. A maior expressão desse gene aumenta a síntese de melanina, atividade antioxidante, melhora o processo de reparo do DNA e regula a inflamação. De forma consistente, estudos observaram expressão de *MC1R* significativamente baixa em pacientes com vitiligo.[69,70]

As modalidades de tratamento no vitiligo são inespecíficas, como imunossupressores tópicos, fototerapia, métodos cirúrgicos com eficácia moderada e efeitos adversos potenciais. Mais estudos *in vitro* e pesquisas clínicas são necessários para entender a patogênese da doença e o desenvolvimento de terapias direcionadas a vias específicas para uma melhor abordagem do vitiligo.[69]

■ ACONSELHAMENTO GENÉTICO

Aconselhamento genético é o processo de informação sobre a ocorrência ou risco de recorrência de uma doença hereditária e/ou genética na família, auxiliando no entendimento das implicações médicas, psicológicas e familiares da doença. Consiste na confirmação ou no diagnóstico de uma condição genética por meio da interpretação de histórias familiares e médicas, além do exame físico e interpretação de exames complementares; educação sobre o modo de herança; testes diagnósticos/triagem; manejo da doença mais apropriada de acordo com as metas de planejamento familiar, padrões éticos, morais e religiosos da paciente; risco de recorrência, diagnóstico pré-natal e opções para a prevenção de transmissão para a prole como testes de triagem de portador, reprodução humana assistida com Testagem Genética Pré-implantação (PGT, *Preimplantation Genetic Testing*), recepção de gametas ou útero de substituição. É fundamental fornecer informações relevantes ao paciente para que este possa tomar uma decisão autônoma, avaliando as vantagens e desvantagens das consequências e cursos da ação.[54,71]

É fundamental também o conhecimento das bases da genética humana e médica, bem como das indicações e limitações das tecnologias de triagem e diagnóstico. Em virtude da complexidade de um acompanhamento genético, é necessária a atuação de uma equipe multiprofissional. Além disso, acompanhamento psicológico é fundamental.[71]

As alterações cromossômicas podem ser pesquisadas por meio do cariótipo, hibridação *in situ* fluorescente (FISH), hibridação genômica comparativa por microarranjos de DNA (CGH *array*) e amplificação multiplex dependente da ligação de sondas (MLPA).[72]

O cariótipo é um teste de triagem de doenças com a vantagem de detecção de anormalidades cromossômicas equilibradas e baixo custo, mas tem a limitação de detectar alterações e identificação das alterações com nível de resolução de 400 a 850 bandas, que variam de 5 a 10 Mb (equivalente a 1 milhão de nucleotídeos). Além disso, microduplicações, microdeleções, translocações envolvendo pedaços pequenos de DNA e rearranjos cromossômicos complexos podem não ser detectados pela citogenética convencional, além de necessitar de células metafásicas e da limitação na detecção de mosaicismo cromossômico.[72]

A FISH é uma técnica de citogenética molecular com base na hibridação DNA-DNA. É útil quando a pergunta clínica tem um alvo específico (responde apenas perguntas específicas), possibilita diagnosticar alterações que não são vistas no cariótipo e tem a vantagem de poder ser realizada em células metafásicas e interfásicas. É ideal para a pesquisa de microdeleções e microduplicações, mas tem a limitação quanto ao número de cromossomos testados.[72]

Investigação de diferentes fenótipos que podem ser causados pela extensão de uma deleção ou duplicação pode ser realizada por MLPA, que é um teste de triagem que permite a detecção de número de cópias de até 45 sequências de DNA em uma única reação e requer pequena quantidade de material (20 ng ou aproximadamente 300 células). Identifica sequências alvo-específicas e detecta variação do número de cópias gênicas. No entanto, é limitada ao número de sondas, os resultados dependem da boa realização da técnica e da experiência do analisador, não é capaz de detectar alterações balanceadas e nem a localização da alteração e apresenta baixa sensibilidade para mosaicismo.[72]

Quando as malformações são diversas e não remetem a nenhuma síndrome específica, a investigação pode ser mais bem realizada por CGH *array*, que é capaz de detectar ganhos e perdas de regiões genômicas com a vantagem de analisar todos os cromossomos. No entanto, não é capaz de detectar inversões e translocações equilibradas, por exemplo, e tem alto custo.[72,73]

Uma vez esgotadas as possibilidades de análise cromossômica ou quando a condição é causada por uma variante gênica, diversas técnicas podem ser utilizadas, como o sequenciamento de DNA (sequenciamento de Sanger), painéis de genes por sequenciamento de nova geração (NGS), sequenciamento de exoma ou sequenciamento do genoma completo. A escolha da técnica de análise depende, principalmente, do tipo de variante gênica, se a variante é comum, do número de genes relacionados à condição e do tamanho dos genes envolvidos.[72,73]

O sequenciamento de Sanger (1ª geração de sequenciamento de DNA) é ideal para sequenciar pequenos fragmentos de DNA (até mil bases), permite a manipulação de poucas amostras, é ideal para genes pequenos e produz resultados bastante confiáveis. No entanto, o custo ainda é alto e a manipulação das amostras é laboriosa. O NGS realiza o sequenciamento paralelo em massa e a análise milhares de sequências de DNA ao mesmo tempo e utiliza diversas metodologias e equipamentos. Suas vantagens são custo menor, necessitar de menor tempo de análise e oferecer maior rendimento. Os painéis de genes avaliam por NGS vários genes associados com fenótipos clínicos conhecidos.[72,73]

O sequenciamento de exoma avalia todos os éxons do genoma, aproximadamente 200 éxons de 20 mil genes, o que representa cerca de 3% do genoma. Está indicado quando há suspeita de que a doença é causada por variante gênica, quando o paciente já fez outros exames anteriores e não foram observadas alterações, quando os dados clínicos não permitem estabelecer o gene responsável por uma doença específica ou quando o quadro clínico pode ser causado por variantes em diversos genes. É importante ressaltar que, apesar de abrangente, o significado clínico das variantes é constantemente atualizado com o avanço do conhecimento científico e o teste ainda não é otimizado para análise de alterações estruturais dos cromossomos e a expansão de repetições de nucleotídeos.[72,73]

Por fim, o sequenciamento do genoma é mais abrangente do que o exoma, uma vez que investiga variantes gênicas em todo o genoma, inclusive fora das regiões codantes (éxons). Mas é indicado somente em casos de apresentações clínicas atípicas, com sobreposição de sinais e sintomas.[73]

Assim, cada uma das técnicas responde a perguntas diferentes e apresentam vantagens e desvantagens. O direcionamento para qual técnica utilizar é clínico e depende da pergunta a ser respondida.

GLOSSÁRIO[74,75]

- **A:** base nitrogenada adenina.
- **Alelo:** versão alternativa da sequência de um gene. É classificado como selvagem ou mutado (variante), que difere do alelo selvagem por conter uma variante gênica. O mesmo gene pode ter diversos alelos.
- ***Array*:** microarranjos de DNA ou RNA.
- **C:** base nitrogenada citocina.
- **Cariotipagem:** teste genético que baseia-se na capacidade de visualizar cromossomos inteiros em um processo conhecido como "cariotipagem". Esse processo geralmente requer cultura das células (que pode levar de 72 horas a 15 dias) e detém as células na fase de metáfase, o estágio do ciclo celular em que o DNA está em sua forma mais condensada, os cromossomos. No início, nas análises de cariotipagem, os cromossomos imageados foram simplesmente arranjados em ordem de tamanho e posição do centrômero. Avanços neste procedimento, vieram na década de 1970, quando várias técnicas de bandas foram desenvolvidas, incluindo a banda G (*G-banding*), atualmente a técnica mais usada em todo o mundo. Após, o corante Giemsa é usado para corar os cromossomos em bandas claras e escuras: regiões ricas em sequências AT corando mais prontamente as regiões pobres em genes do que as regiões ricas em genes. O padrão resultante permite que os cromossomos sejam distinguidos e, portanto, permite acessar a presença de anormalidades, como deleções, duplicações, inversões e translocações. Uma desvantagem da cariotipagem é a falta de resolução; em geral, alterações inferiores a 4 Mb são virtualmente de impossível detecção.
- **Códon:** conjunto de três nucleotídeos adjacentes em uma molécula de DNA ou RNA que especifica a incorporação de um aminoácido em uma cadeia polipeptídica. Os códons que sinalizam o término da tradução são chamados de códons finalizadores ou códons de parada.
- **Deleção (del):** deleção cromossômica é a perda de um seguimento cromossômico, tanto em regiões intersticiais como terminais.
- **DNA mitocondrial:** além de produzir energia, as mitocôndrias também ajudam a regular a apoptose e a autodestruição das células e são essenciais para produzir substâncias como o colesterol e o radical heme (o componente da hemoglobina que transporta oxigênio no sangue). O DNA mitocondrial tem 37 genes: 13 fornecem instruções para síntese de enzimas envolvidas na fosforilação oxidativa, e os outros fornecem instruções para a síntese de

moléculas denominadas "RNA de transferência" (tRNAs) e "RNA ribossômicos" (rRNA), os quais, ambos, ajudam a contruir os blocos das proteínas (aminoácidos) em proteínas funcionais.

- **DNA:** ácido desoxirribonucleico.
- **Doença familiar:** doença que ocorre em mais de um membro de uma família. Pode ser hereditária, mas não necessariamente; poderia ser decorrente, por exemplo, de uma exposição comum a agentes infecciosos, como na conjuntivite adenoviral.
- **Doença genética:** doença causada por um defeito genético, seja adquirido, seja herdado.
- **Doença hereditária:** doença que resulta de uma composição genética particular e passada de uma geração para outra.
- **Doença mendeliana (monogênica ou de gene único):** traço ou condição que segue padrões de herança sugerindo que é determinado por um gene em um único lócus (autossômico dominante, herança autossômica recessiva, herança dominante ligada ao X ou recessiva ligada ao X).
- **Dominante:** característica que se manifesta mesmo quando apenas um alelo está expresso. É observada nos genótipos homozigotos e heterozigotos, enquanto os indivíduos portadores do genótipo aa não manifestam a característica.
- **Duplicação:** duplicação é um ganho de um segmento cromossômico observado na sua localização cromossômica original. É o resultado, por exemplo, de um *crossing over* desigual. Quando o ganho cromossômico ocorre em outro local do genoma, devem ser usados os termos "der" ou "ins", dependendo do rearranjo observado.
- **Edição gênica:** edição de genes permite fazer alterações na sequência do DNA usando-se o sistema CRISPR-Cas9 (sistema formado por repetições palindrômicas curtas, interespaçadas e regularmente agrupadas, do inglês, *Clustered Regularly Interspaced Short Palindromic Repeats*, CRISPR, e sua proteína associada-9, do inglês, *CRISPR associated protein-9*, Cas9), que atua como uma "tesoura" e corta sequências específicas no DNA. O mecanismo de reparação do DNA na célula normal une as duas extremidades finais e reconstitui a fita de DNA.
- **Éxon:** região transcrita do gene, que está presente no RNA mensageiro.
- **Expressividade variável:** manifestação diferente das características fenotípicas nos diversos indivíduos de uma genealogia afetados ou entre indivíduos portadores de uma mesma condição.
- **Fenótipo:** caráter ou conjunto de caracteres que podem ser observados. Pode ser traço morfológico, clínico, celular ou bioquímico. Resulta da interação entre a ação dos genes e o ambiente.
- **FIV:** fertilização *in vitro*.
- ***Frameshift*:** mutação de mudança de quadro de leitura (*frameshift*). Esse tipo de mutação ocorre quando a adição ou a remoção de bases de DNA altera a estrutura de leitura de um gene.
- **G:** base nitrogenada guanina
- **Gene:** unidade fundamental, física e funcional da hereditariedade, constituída por uma sequência de DNA responsável por determinar a síntese de uma RNA mensageiro funcional.
- **Genótipo:** conjunto de alelos que compõem o genoma de um indivíduo, tanto coletivamente (em todos os *loci*) como, mais tipicamente, em um *único* lócus.
- **GWAS (*Genome Wide Association Studies*):** É um estudo de associação do genoma completo com o objetivo de verificar se uma ou mais variantes genéticas, ao longo de todo o genoma humano, estão associadas a uma condição ou fenótipo específico.
- **Herança autossômica dominante:** cópia de um gene mutado em cada célula é suficiente para uma pessoa expressar a característica ou condição. A característica geralmente aparece em várias gerações.
- **Herança autossômica recessiva:** ambas as cópias do gene em cada célula devem ter mutações para que a pessoa expresse a característica ou condição. A característica ou o traço não são vistos em todas as gerações de uma família afetada.
- **Herança codominante:** duas versões diferentes (alelos) de um gene são expressas no mesmo lugar em um cromossomo, e cada versão faz uma proteína ligeiramente diferente. Ambos os alelos influenciam o traço genético ou determinam as características da doença genética.
- **Herança dominante ligada ao X:** causada por mutações em genes no cromossomo X. Nos homens (que têm apenas um cromossomo X), uma cópia alterada do gene em cada célula é suficiente para expressar a condição ou característica. Um pai afetado não pode passar traços ligados ao X para seus filhos (homens não transmitem a homens), mas todas as suas filhas serão afetadas pela condição do pai.
- **Herança mitocondrial:** o DNA mitocondrial é exclusivamente materno porque apenas os óvulos contribuem com as mitocôndrias para o embrião em desenvolvimento. Mas há genes nucleares e mitocôndrias que podem causar doenças mitocondriais.
- **Herança recessiva ligada ao X:** causada por mutações em genes no cromossomo X. Nos homens (que têm apenas um cromossomo X), uma cópia alterada do gene em cada célula é suficiente para expressar a condição ou característica. Um pai afetado não pode passar traços ligados ao X para seus filhos (homens não transmitem a homens), mas todas as suas filhas são portadoras desses traços.
- **Heterogeneidade alélica:** produção da mesma expressão fenotípica por diferentes mutações dentro de um único lócus de gene (mesmo lócus, mesma doença).
- **Heterogeneidade do lócus:** produção de um fenótipo semelhante por mutações em diferentes *loci*; por exemplo, retinite pigmentosa ligada ao X pode resultar de *RP2* no Xp11 ou *RP3* no Xp21 (diferentes *loci*, mesma doença).
- **Hibridização *in situ* por fluorescência (FISH):** desenvolvida na década de 1980, usa sondas de DNA marcadas para avaliar a presença, o número de cópias e a localização da sequência complementar de DNA no genoma de um indivíduo por hibridação. Um exemplo de uma condição em que a técnica FISH pode ser útil é a síndrome de Di George (DGS), uma condição genética geralmente causada por microdeleções de 3 kb ou menos, incluindo o gene *TBX1*, em 22q11.2. A cariotipagem convencional não tem resolução suficiente para identificar essas deleções. Uma desvantagem do FISH é o custo das sondas, além do tempo necessário para a análise, de modo que há um limite para o número de *loci* que seja economicamente viável testar em um paciente. Assim, o desenvolvimento subsequente de *microarrays* substituiu o uso de FISH, particularmente quando as características clínicas não se restringem à região do genoma que provavelmente está envolvida.
- **Inserção (ins):** inserção de um segmento cromossômico em local diferente de sua origem.
- ***Íntron*:** região não codificante do gene, e que não é traduzida em aminoácidos.
- **Inversão:** alteração estrutural determinada pela quebra e reunião de um segmento cromossômico em orientação invertida quanto à original. A inversão pode ser paracêntrica, quando essa quebra ocorre em um mesmo braço cromossômico; ou pericêntrica, quando a quebra ocorre nos braços curto e no braço longo, envolvendo a região centromérica.
- **Lócus (plural *loci*):** posição específica de um gene em um cromossomo. Todos os alelos de um gene particular ocupam o mesmo lócus.
- **Medicina de precisão:** abordagem emergente para o tratamento de doenças e prevenção que leva em conta a variabilidade individual nos genes, ambiente e estilo de vida para cada pessoa. Essa abordagem permitirá uma previsão mais precisa de quais tratamento e estratégias de prevenção funcionarão para uma determinada doença em uma determinada pessoa.
- ***Microarrays*:** permitem a análise simultânea de centenas de milhares de alvos individuais em todo o genoma. Existem várias abordagens diferentes (ou "plataformas") para pesquisa de SNP, mas todas se baseiam em "sondas" de oligonucleotídeo, para cada um

dos alvos a serem testados, que são imobilizados em uma superfície sólida. O DNA das amostras de pacientes pode ser fragmentado, desnaturado e hibridado; cada ponto no *microarray* capturará sua sequência complementar da amostra do paciente, desde que a sequência específica esteja presente no genoma deste. A quantidade de DNA do paciente que é capturada em cada ponto será proporcional à quantidade dessa sequência presente na amostra. O processo de hibridação é otimizado de forma que apenas correspondências perfeitamente complementares possam ocorrer. Assim, a hibridação pode ser sensível a uma única diferença de nucleotídeo, permitindo determinar qual alelo de um determinado SNP está presente, por exemplo, tendo um ponto na matriz para cada um dos dois alelos.

- **Microdeleção:** alteração cromossômica em que há perda de material cromossômico em quantidade menor da que pode ser observada no cariótipo. Normalmente são observados por meio da utilização de técnicas de citogenética molecular.
- **Monossomia:** tipo de alteração cromossômica numérica, na qual está presente apenas um cromossomo de determinado par.
- **Mosaicismo:** condição na qual há duas ou mais linhagens celulares derivadas de um único zigoto, diferentes geneticamente consequente a uma variante gênica ou não disjunção pós-zigótica.
- **Mutações de ganho de função (inglês, *gain-of-function*, GOF):** mudam o produto gênico de forma que este ganhe uma nova função.
- **OMIM (*Online Mendelian Inheritance in Man*):** Base de dados que cataloga todas as doenças humanas que tenham uma componente genética (https://www.omim.org/).
- **Oncogenes:** os proto-oncogenes são genes que controlam o ciclo celular. Quando mutados, recebem a denominação de "oncogenes" e ativam o ciclo celular, contribuindo para o desenvolvimento do câncer. Assim, os genes que promovem ou estão envolvidos na divisão celular (mitose) ou inibem a morte celular programada (apoptose), diferenciação, quiescência ou senescência são genes que, quando mutados, podem se tornar oncogênicos.
- **Penetrância incompleta:** ausência de manifestação de características fenotípicas em indivíduos portadores de uma variante gênica. Esse indivíduo, no entanto, tem potencial de transmissão do alelo variante.
- **PGT (*preimplatation genetic testing*):** teste genético pré-implantação.
- **PGT-M:** teste genético pré-implantação para doenças monogênicas.
- **Proteína truncada:** proteína cortada, finalizada prematuramente.
- **Rearranjo balanceado:** grupo de alterações cromossômicas estruturais em que não há perda nem ganho de material genético e, portanto, geralmente o portador não apresenta alterações fenotípicas. Por exemplo, traslocação recíproca e inversão.
- **Rearranjo não balanceado:** grupo de alteração cromossômica estruturais em que há perda ou ganho de material genético do cromossomo. Por exemplo, deleções e duplicações.
- **Recessiva:** característica que se manifesta somente em dose dupla; necessariamente, os dois alelos devem estar expressos. É observada apenas em um genótipo homozigoto.
- **Região codificante:** porção de DNA de um gene ou RNA que codifica para proteína, ou seja, que estará presente na proteína.
- **Região promotora:** região 5' do gene, com aproximadamente 25 a 30 pares de bases antes do ponto de início da transcrição. Responsável por regular o ponto de início da transcrição do gene.
- **RNA:** ácido ribonucleico.
- **Sequenciamento completo do exoma e sequenciamento completo do genoma:** determinação da ordem ou da sequência dos nucleotídeos do DNA em um indivíduo é denominado "sequenciamento do DNA". O sequenciamento completo do exoma testa apenas os éxons da região codificadora de proteínas (o exoma) do DNA, que dá instruções para a síntese de proteínas. Os éxons constituem apenas de 2% a 3% do genoma de um indivíduo. O sequenciamento completo do genoma testa tanto o exoma como os íntrons (regiões não codificantes), uma vez que algumas variações no DNA fora do exoma podem afetar a atividade gênica e ocasionar uma doença genética.
- ***Splicing*:** processo que resulta na remoção de íntrons e na junção de éxons.
- **T:** base nitrogenada timina.
- **TEA:** transtorno do espectro do autismo.
- **Terapia gênica:** tratamento ou prevenção de doenças por inserir fragmento de DNA na célula de um paciente em vez de usar drogas ou cirurgia. Essa terapia pode incluir a substituição de um gene mutado por uma cópia saudável do gene, inativando/desativando um gene mutado. Um transportador denominado "vetor" é utilizado para carregar o fragmento de DNA; certos vírus são frequentemente usados como vetores, pois podem entregar o novo gene, infectando a célula.
- **Teste genético positivo:** achado laboratorial de uma alteração em um determinado gene ou cromossomo. Dependendo finalidade do teste, o resultado confirma um diagnóstico, indica que uma pessoa é portadora de uma mutação genética particular, identifica um risco aumentado de desenvolver uma doença (p. ex., câncer) no futuro ou sugere a necessidade de mais testes. Um teste positivo pode requerer testes genéticos semelhantes na família, mas não pode prever o curso ou a gravidade de uma condição.
- **Teste genético:** teste médico que identifica alterações nos cromossomos ou genes.
- **Testes genéticos bioquímicos:** estudo da quantidade ou atividade do nível de proteínas ou enzimas. Exemplo: atividade da alfa-1-esterase.

CONCLUSÃO

Consequentemente ao recente avanço da Genética Médica e Genômica, em virtude das novas ferramentas de investigação, esse conhecimento não mais está restrito aos geneticistas e passou a fazer parte das diversas especialidades médicas, incluindo-se a Dermatologia. Além disso, as novas técnicas genéticas moleculares, com a melhor caracterização clínica das pacientes com distúrbios ginecológicos, ocasionaram o avanço na compreensão de seus mecanismos moleculares, propiciando o desenvolvimento de novas opções diagnósticas e terapêuticas.

Referências bibliográficas

1. Jorde LB, Carey JC, Bamshad MJ. Genética médica. 4. ed. São Paulo: Elsevier; 2010.
2. Thompson JS, Mcinnes RR, Willard HF, Nussbaum RL. Thompson & Thompson: genética médica. 7. ed. Rio de Janeiro: Elsevier; 2008.
3. Strachan T, Read A. Genética molecular humana. 2. ed. Porto Alegre: Artmed; 2002.
4. Richards S, Aziz N, Bale S et al. ACMG Laboratory Quality Assurance Committee. Standards and guidelines for the interpretation of sequence variants: a joint consensus recommendation of the American College of Medical Genetics and Genomics and the Association for Molecular Pathology. Genet Med. 2015;17(5):405-24.
5. Sampaio SPA, Rivitti EA. Dermatologia. 3. ed. Porto Alegre. Artes Médicas; 2008.
6. Crino PB, Nathanson KL, Henske EP. The tuberous sclerosis complex. N Engl J Med. 2006;355(13):1345-56.
7. Curatolo P, Bombardieri R, Jozwiak S. Tuberous sclerosis. Lancet. 2008;372(9639):657-68.
8. Bahl S, Chiang C, Beauchamp RL et al. Lack of association of rare functional variants in TSC1/TSC2 genes with autism spectrum disorder. Mol Autism. 2013;4(1):5.
9. Osborn JP, Fryer A, Webb D. Epidemiology of Tuberous Sclerosis. Ann NY Acad Sci. 1991;615,125-127.
10. Northrup H, Wheless JW, Bertin TK et al. Variability of expression in tuberous sclerosis. J Med Genet. 1993;30:41-43.

11. Serajee FJ, Nabi R, Zhong H et al. Association of INPP1, PIK3CG, and TSC2 gene variants with autistic disorder: implications for phosphatidylinositol signalling in autism. J Med Genet. 2003;40(11):e119.
12. Smalley SL, Tanguay PE, Smith M et al. Autism and tuberous sclerosis. J Autism Dev Disord. 1992;22(3):339-55.
13. Tee AR, Fingar DC, Manning BD et al. Tuberous sclerosis complex-1 and -2 gene products function together to inhibit mammalian target of rapamycin (mTOR)-mediated downstream signaling. Proc Natl Acad Sci. 2002;99:13571-13576.
14. Tolliver S, Smith ZI, Silverberg N. The Genetics and Diagnosis of Pediatric Neurocutaneous Disorders: Neurofibromatosis and Tuberous Sclerosis Complex. Clin Dermatol. 2022 Mar 3:S0738-081X(22)00025-6.
15. Kruger D, Franz DN, Thiele EA et al. Mosaic and Intronic Mutations in TSC1/TSC2 Explain the Majority of TSC Patients with No Mutation Identified by Conventional Testing. PLoS Genet. 2015;11:1-17.
16. Tyburczy ME, Dies KA, Glass J et al. Mosaic and Intronic Mutations in TSC1/TSC2 Explain the Majority of TSC Patients with No Mutation Identified by Conventional Testing. PLoS Genet. 2015;11(11):e1005637.
17. Dabora SL, Jozwiak S, Franz DN et al. Mutational Analysis in a Cohort of 224 Tuberous Sclerosis Patients Indicates Increased Severity of TSC2, Compared with TSC1, Disease in Multiple Organs. Am J Hum Genet. 2002;68:64-80.
18. Huson, SM, Harper, PS, Compston, DAS. Von recklinghausen neurofibromatosis: A clinical and population study in south-east Wales. Brain. 1988;111:1355-81.
19. Wu-Chou YH, Hung T-C, Lin Y-T et al. Genetic diagnosis of neurofibromatosis type 1: Targeted next generation sequencing with Multiple Ligation-Dependent Probe Amplification analysis. J Biomed Sci. 2018;25:1-10.
20. Rouleau GA, Wertelecki W, Haines JL et al. Genetic linkage of bilateral acoustic neurofibromatosis to a DNA marker on chromosome 22. Nature. 1987;329:246-8.
21. Ardern-Holmes S, Fisher G, North K. Neurofibromatosis Type 2: Presentation, Major Complications, and Management, with a Focus on the Pediatric Age Group. J Child Neurol. 2017;32:9-22.
22. Antinheimo J, Sankila R, Carpen O et al. Population,based analysis of sporadic and type 2 neurofibromatosis- associated meningiomas and schwannomas. Neurology. 2000;54:71-76.
23. Bourn D, Carter SA, Evans DG et al. A mutation in the neurofibromatosis type 2 tumor-suppressor gene, giving rise to widely different clinical phenotypes in two unrelated individuals. Am J Hum Genet. 1994;55:69-73.
24. Evans DGR, Bowers NL, Tobi S et al. Schwannomatosis: A genetic and epidemiological study. J Neurol Neurosurg Psychiatry. 2018;89:1215-1219.
25. Evans, DGR et al. A genetic study of type 2 neurofibromatosis in the United Kingdom. I. Prevalence, mutation rate, fitness, and confirmation of maternal transmission effect on severity. J Med Genet. 1992;29:841-6.
26. Merker VL, Esparza S, Smith MJ et al. Clinical Features of Schwannomatosis: A Retrospective Analysis of 87 Patients. Oncologist. 2012;17:1317-22.
27. Terzi YK, Oguzkan-Balci S, Anlar B et al. Reproductive decisions after prenatal diagnosis in neurofibromatosis type 1: Importance of genetic counseling. Genet Couns. 2009;20:195-202.
28. Spits C, DeRycke, M, Van Ranst N et al. Preimplantation genetic diagnosis for neurofibromatosis type 1. Mol. Hum Reprod. 2005;11:381-7.
29. National Institutes of Health Consensus Development Conference Statement: neurofibromatosis. Bethesda, Md., USA, 1987; July 13-15. Neurofibromatosis. 1988;1:172-8.
30. Brems H, Chmara M, Sahbatou M et al. Germline loss-of-function mutations in SPRED1 cause a neurofibromatosis 1-like phenotype. Nat Genet. 2007;39:1120-6.
31. Marinkovich MP, Tang JY. Gene Therapy for Epidermolysis Bullosa. J Invest Dermatol. 2019;139(6):1221-1226.
32. Wang R, Sun L, Habulieti X et al. Novel variants in LAMA3 and COL7A1 and recurrent variant in KRT5 underlying epidermolysis bullosa in five Chinese families. Front Med. 2022. doi: 10.1007/s11684-021-0878-x. Epub ahead of print.
33. Christofolini DM, Ceroni JRM, Soares GG, Lamy GB, Calvo ACN, Santos TA, Sonoda BDB, Bianco B, Barbosa CP. Reproductive alternatives for patients with dystrophic epidermolysis bullosa Einstein (Sao Paulo). 2019 Jun 13;17(3):eRC4577.
34. Kocher T, Petkovic I, Bischof J, Koller U. Current developments in gene therapy for epidermolysis bullosa. Expert Opin Biol Ther. 2022;1-14.
35. Grønskov K, Ek J, Brondum-Nielsen K. Oculocutaneous albinism. Orphanet J Rare Dis. 2007;2:43.
36. Hong ES, Zeeb H, Repacholi MH. Albinism in Africa as a public health issue. BMC Public Health 2006;6:212-217.
37. Kromberg JGR, Manga P. Epidemiology of Albinism. Albinism in Africa, 1st edn. Massachusetts: Academic Press; 2018. p. 57-79.
38. Ma EZ, Zhou AE, Hoegler KM et al. Oculocutaneous albinism: epidemiology, genetics, skin manifestation, and psychosocial issues. Arch Dermatol Res. 2022 Feb 25.
39. Marçon CR, Maia M. Albinism: epidemiology, genetics, cutaneous characterization, psychosocial factors. An Bras Dermatol. 2019;94:503-520.
40. Montoliu L, Grønskov K, Wei A-H et al. Increasing the complexity: new genes and new types of albinism. Pigment Cell Melanoma Res. 2014;27:11-18.
41. Kiprono SK, Chaula BM, Beltraminelli H. Histological review of skin cancers in African Albinos: a 10-year retrospective review. BMC Cancer. 2014;14:157.
42. D'Orazio J, Jarrett S, Amaro-Ortiz A et al. UV radiation and the skin. Int J Mol Sci. 2013;14:12222–12248.
43. Emadi SE, Juma Suleh A, Babamahmoodi F et al. Common malignant cutaneous conditions among albinos in Kenya. Med J Islam Repub Iran. 2017;31:3.
44. Hübner S, Schwieger-Briel A, Technau-Hafsi K et al. Phenotypic and genetic spectrum of incontinentia pigmenti - a large case series. J Dtsch Dermatol Ges. 2022; 20(1):35-43.
45. Kenwrick S, Woffendin H, Jakins T et al. Survival of male patients with incontinentia pigmenti carrying a lethal mutation can be explained by somatic mosaicism or Klinefelter syndrome. Am J Hum Genet. 2001;69:1210-7.
46. Hadj-Rabia S, Rimella A, Smahi A et al. Clinical and histologic features of incontinentia pigmenti in adults with nuclear factor-kappaB essential modulator gene mutations. J Am Acad Dermatol. 2011;64:508-15.
47. Minic S, Trpinac D, Obradovic M. Incontinentia pigmenti diagnostic criteria update. Clin Genet. 2014;85: 536-42.
48. Fusco F, Valente V, Fergola D et al. The Incontinentia Pigmenti Genetic Biobank: study design and cohort profile to facilitate research into a rare disease worldwide. Eur J Hum Genet. 2019;27:1509-18.
49. Nelson DL. NF kappa B signaling and incontinentia pigmenti. Curr Opin Genet Dev. 2006;16:282-288.
50. Smahi A, Courtois G, Rabia SH et al. The NF- B signalling pathway in human diseases: from incontinentia pigmenti to ectodermal dysplasias and immune-deficiency syndromes. Hum Mol Genet. 2002;11:2371-5.
51. Smahi A, Courtois G, Vabres P et al. Genomic rearrangement in NEMO impairs NF- B activation and is a cause of incontinentia pigmenti. Nature. 2000;405:466-72.
52. Fraitag S, Rimella A, de Prost Y et al. Skin biopsy is helpful for the diagnosis of incontinentia pigmenti at late stage (IV): a series of 26 cutaneous biopsies. J Cutan Pathol. 2009;36:966-71.
53. Metcalfe SA. Genetic counselling, patient education, and informed decision-making in the genomic era. Semin Fetal Neonatal Med. 2017:S1744-165X(17)30141-5.
54. Barbosa CP, Oliveira R, Bianco B et al. Saúde reprodutiva em doenças raras. In: Antonio Fernando Ribeiro; Maura Mikie Fukujima Goto, Carmela Maggiuzzo Grindler et al. (Org.). Triagem neonatal e doenças Raras. Rio de Janeiro: Thieme Revinter; 2019. 1:1-176.
55. Brunner PM, Guttman-Yassky E. Racial differences in atopic dermatites. Ann Allergy Asthma Immunol. 2019;122(5):449-455.
56. Jihyun Kim, Byung Eui Kim, Donald Y M Leung. Pathophysiology of atopic dermatitis: Clinical implications. Allergy Asthma Proc. 2019;40(2):84-92.
57. Nomura T, Sandilands A, Akiyama M et al. Unique mutations in the filaggrin gene in Japanese patients with ichthyosis vulgaris and atopic dermatitis. J Allergy Clin Immunol. 2007;119(2):434-40.
58. Weidinger S, Illig T, Baurecht H et al. Loss-of-function variations within the filaggrin gene predispose for atopic dermatitis with allergic sensitizations. J Allergy Clin Immunol. 2006;118(1):214-9.
59. Alkhateeb A, Fain PR, Thody A et al. Epidemiology of vitiligo and associated autoimmune diseases in Caucasian probands and their families. Pigment Cell Res. 2003;16:208e14.
60. Kumaran M, Arora A. Pathogenesis of vitiligo: an update. Pigment Int. 2017;4(2):65.
61. Okamura K, Garber M, Harris JE. Gaining Insight into Vitiligo Genetics through the Lens of a Large Epidemiologic Study. J Invest Dermatol. 2021;141(4):718-721.
62. Raam L, Kaleviste E, Šunina M et al. Lymphoid Stress Surveillance Response Contributes to Vitiligo Pathogenesis. Front Immunol. 2018;9:2707.
63. Shen C, Gao J, Sheng Y et al. Genetic susceptibility to vitiligo: GWAS approaches for identifying vitiligo susceptibility genes and loci. Front Genet. 2016;7.
64. Yuan X, Meng D, Cao P et al. Identification of pathogenic genes and transcription factors in vitiligo. Dermatol Ther. 2019;32(5):e13025.
65. Zhang X, Hu W, Lei Z et al. Identification of key genes and evaluation of immune cell infiltration in vitiligo. Math Biosci Eng. 2021;18(2):1051-1062.
66. Spritz RA, Andersen GH. Genetics of Vitiligo. Dermatol Clin. 2017;35(2):245-255.
67. Jin Y, Birlea S, Fain P et al. Variant of TYR and autoimmunity susceptibility loci in generalized vitiligo. N Engl J Med. 2010;362(18):1686-1697.
68. Xie H, Zhou F, Liu L et al. Vitiligo: How do oxidative stress-induced autoantigens trigger autoimmunity? J Dermatol Sci. 2016;81(1):3-9.
69. Karagaiah P, Schwartz RA, Lotti T et al. Biologic and targeted therapeutics in vitiligo. J Cosmet Dermatol. 2022 Jan 13.
70. Nagui NA, Mahmoud SB, Abdel Hay RM et al. Assessment of gene expression levels of proopiomelanocortin (POMC) and melanocortin-1 receptor (MC1R) in vitiligo. Australas J Dermatol. 2017;58(2):e36-e39.
71. Bianco B, Oliveira R, Zaia VM et al. Genetic Counseling in Gynecological Cancer. In: Simone Garzon, Antonio Simone Laganà. (org.). Fertility Preservation in Gynecological Cancer: Current Management and Novel Insights. New York: Nova Science Publishers; 2021. 1:25-53.
72. Lipay MVN, Bianco B. Biologia molecular – métodos e interpretação. Série Análises Clínicas e Toxicológicas. Rio de Janeiro: Roca; 2017.
73. Kulikowski LD, Zanardo EA, Yamamoto GL. Testes moleculares para o diagnóstico genético. In: Chong Ae Kim, Lilian Maria José Albano, Debora Romeo Bertola (org.). Genética na prática pediátrica. 2. ed. São Paulo: Manole; 2019. 14:87-97.
74. Tsang SH, Sharma T. Glossary of Relevant Genetic and Molecular/Cell Biology. Adv Exp Med Biol. 2018;1085:23-28. doi: 10.1007/978-3-319-95046-4-7.
75. Jackson M, Marks L, May GHW, Wilson JB. The genetic basis of disease. Essays Biochem. 2018 Dec 2;62(5):643-723. doi: 10.1042/EBC20170053. Erratum in: Essays Biochem. 2020 Oct 8;64(4):681.

Carlos Baptista Barcaui • Carlos Marcelo Martins Ferreira • Juan Piñeiro-Maceira

Dermatoscopia

DEFINIÇÃO

A dermatoscopia é um método semiótico complementar ao exame clínico que permite examinar a pele de forma magnificada por intermédio do uso do dermatoscópio. À semelhança de outros exames como a endoscopia, colonoscopia, broncoscopia, cistoscopia, o termo "dermatoscopia" tem raízes gregas e é formado pelo prefixo "dermato" (*dermatos* = pele) e o sufixo "scopia" (*skopein* = observar + *ia* = qualidade). É também conhecida como "dermoscopia", "microscopia de superfície" e "microscopia epiluminescente".

O dermatoscópio é um instrumento óptico que, por meio de um sistema de lentes de aumento e de uma fonte luminosa, possibilita ao examinador observar as lesões tegumentares de forma ampliada e, com isso, observar estruturas não visíveis à vista desarmada.

HISTÓRICO

A microscopia de superfície cutânea teve início na França, em 1620, com o médico botânico Petro Borrelius, que utilizou um microscópio para examinar os vasos da prega ungueal.[1,2] Em 1663, Johan Christophorus Kolhaus, na Alemanha, reproduziu e deu continuidade aos trabalhos de Borrelius.[3] Dois séculos depois, em 1879, Hueter se valeu da mesma técnica para o estudo de vasos capilares do lábio inferior - *Cheilangioscopie*.[4] Em 1893, Unna foi o primeiro a utilizar óleo de imersão para a microscopia de superfície cutânea, ao colocar o óleo sob uma lâmina de vidro para observar a pele e, assim, criou a diascopia.[5] O termo "dermatoscopia" foi originalmente utilizado por Saphier, que fez uma descrição detalhada das possíveis aplicações da microscopia de superfície em Dermatologia.[6] Ele utilizava um microscópio binocular com uma fraca fonte de iluminação lateral para estudar predominantemente os vasos capilares da pele saudável e da doente. Seu principal objetivo era estabelecer critérios para o diagnóstico diferencial entre sífilis e tuberculose naquela época.[7-9] Em seus trabalhos, Saphier foi o pioneiro na descrição dos glóbulos em lesões melanocíticas.[10] Em 1950, Goldman, nos Estados Unidos, descreveu a utilidade da dermatoscopia em diversas dermatoses, incluindo lesões pigmentadas melanocíticas e não melanocíticas e desenvolveu um equipamento monocular.[11-14] Em 1971, Mackie foi a primeira a reconhecer o papel da dermatoscopia na distinção pré-operatória entre lesões pigmentadas benignas e malignas.[15] Em 1990, Kreusch e Rassner desenharam um estéreomicroscópio binocular com aumentos de 10x e 30x, portátil e relativamente fácil de utilizar.[16] Paralelamente, em 1989 Braun-Falco e colaboradores desenvolveram o primeiro dermatoscópio manual utilizando luz halógena, o que propiciou a popularização da técnica no meio dermatológico.[17] Em 1987, Pehamberger descreveu o padrão dermatoscópico de diversos tumores pigmentados e criou a análise de padrões.[18] Em 1989, foi realizada em Hamburgo a primeira Conferência de Consenso em Microscopia de Superfície, presidida por Josef Smolle e Wilhem Stolz, na qual foram definidos os principais parâmetros diagnósticos das lesões melanocíticas e não melanocíticas e a descrição morfológica de cada tipo de lesão.[19] Em 1993, a terminologia dermatoscópica foi, pela primeira vez, publicada na língua portuguesa do Brasil.[20] Stolz e colaboradores, em 1994, desenvolveram a emblemática regra do ABCD dermatocóspico, a ser aplicada exclusivamente em lesões melanocíticas.[21] Dois anos mais tarde, em 1996, Menzies e colaboradores publicaram seu método para o diagnóstico do melanoma invasivo.[22] Em 1997, Argenziano e colaboradores descrevem a Regra dos 7 pontos, com base na análise de padrões de uma forma simplificada.[23] Em 2000, foi realizada a segunda Conferência de Consenso em ambiente virtual - Consensus Net Meeting on Dermoscopy, que teve como objetivo padronizar a nomenclatura e os métodos analíticos vigentes.[24] Logo em seguida, em 2001, foi realizado, em Roma, o primeiro Congresso Mundial de Dermatoscopia. Merecem ainda ser citadas a criação da regra das 3 cores por Rona Mackie, em 2002, e da regra dos 3 pontos por Peter Soyer, em 2004.[25-27] Em 2003, Peter Soyer, Giuseppe Argenziano e Rainer Hofmann-Wellenhof fundaram a International Dermoscopy Society (IDS) e nesse ano também foi lançado pela empresa 3Gen® o primeiro dermatoscópio de luz polarizada. Em 2016, foi publicado o terceiro consenso da International Dermoscopy Society, cujo objetivo era estabelecer um dicionário dos termos dermatoscópicos na língua inglesa. Realizou-se uma pesquisa na qual 1.093 colaboradores foram indagados sobre a terminologia preferida, se metafórica ou descritiva.[28] Em 2018, foi publicado no Brasil um consenso de *experts* realizado pelo Departamento de Imagens da Sociedade Brasileira de Dermatologia acerca da terminologia dermatoscópica utilizada na língua portuguesa do Brasil.[29] A IDS conta hoje com 20 mil associados de 168 países, sendo o Brasil o sexto país com maior número de participantes. Segundo um trabalho realizado pelo Departamento de Imagens da Sociedade Brasileira de Dermatologia, em 2018, mais de 90% dos dermatologistas brasileiros utilizam o dermatoscópio na sua prática diária.[20]

APLICAÇÕES EM DERMATOLOGIA

O dermatoscópio pode ser considerado o "estetoscópio" do dermatologista e tem diversas utilidades na prática clínica.[31] Muito além de sua indicação primordial no diagnóstico precoce do melanoma e na distinção das lesões cutâneas pigmentadas, podemos destacar as seguintes aplicações:

- Acompanhamento de lesões pigmentadas melanocíticas e não melanocíticas.
- Evitar biópsias desnecessárias.
- Orientar ou guiar a realização de biópsias incisionais.
- Delimitação pré-operatória de margens cirúrgicas tumorais.
- Acompanhamento de cicatrizes cirúrgicas e triagem de recidivas tumorais.
- Estimativa pré-operatória da espessura tumoral do melanoma e do tipo histopatológico do carcinoma basocelular.
- Acompanhamento do tratamento com terapias não invasivas do câncer da pele e de verrugas virais.
- Avaliação de dermatoses inflamatórias – "inflamoscopia".
- Avaliação de dermatoses infecciosas e parasitárias – "entomodermatoscopia".
- Avaliação das alopecias com aplicabilidade na análise do couro cabeludo e das hastes pilosas – tricoscopia.
- Avaliação das onicopatias – onicoscopia.
- Aplicação *ex-vivo* como ferramenta auxiliar na correlação histopatológica e orientação na clivagem do material a ser incluído em parafina.
- Avaliação à distância por outro examinador – teledermatoscopia.

A dermatoscopia deve ser vista como uma ferramenta adicional ao exame clínico que permite ao examinador correlacionar as estruturas observadas com os seus respectivos correspondentes histopatológicos. Ela fornece informações valiosas que permitem estimar, mediante um exame *in vivo*, achados que antes só podiam ser observados ao exame histopatológico. Assim como outros exames de imagem mais sofisticados como a microscopia confocal a *laser*, a ultrassonografia de alta frequência e a tomografia de coerência óptica não devem, de forma alguma, ser vistas como um substituto ao exame histopatológico, mas sim como elos entre a clínica e a histopatologia.

EQUIPAMENTOS E CONSIDERAÇÕES TÉCNICAS SOBRE O EXAME

O exame dermatoscópico pode ser realizado com o auxílio de diversos equipamentos. Basicamente, existem disponíveis dermatoscópios manuais, dispositivos para acoplamento em celulares, *tablets* ou câmeras digitais, videodermatoscópios e sistemas para dermatoscopia digital.

O dermatoscópio manual é um aparelho composto por um cabo, uma fonte de energia, um sistema de iluminação e lentes de aumento. Nas marcas mais comercializadas atualmente (3Gen®, Heine® e Canfield®), o sistema de iluminação é de LED (diodo emissor de luz), que pode trabalhar no modo de luz polarizada ou não polarizada. Alguns aparelhos operam de forma híbrida, possibilitando a alternância entre esses dois modos (Figura 6.1). Os modelos híbridos são particularmente vantajosos durante o exame clínico uma vez que determinadas estruturas mais profundas, como as estrias brancas brilhantes e as rosetas, são observadas exclusivamente no modo polarizado e outras estruturas mais superficiais, como os pseudocistos e pseudocomedões, têm o seu aspecto ressaltado com a luz não polarizada (Figuras 6.2, 6.3 e **Vídeo 6.1**). A luz, ao interagir com a pele, é refletida pelo estrato córneo, e a parte que penetra na pele sofre dispersão e/ou absorção pelo tecido. Na dermatoscopia com luz não polarizada, a lente de vidro com índice refrativo menor do que a pele funciona como um meio para reduzir a reflexão da luz. O líquido de interface entre o vidro e a pele como álcool gel, gel de ultrassom, parafina líquida ou água é indispensável para aumentar a penetração da luz e permitir a observação das camadas da pele. Já a dermatoscopia com luz polarizada funciona pela polarização cruzada dos feixes luminosos. Polarizar a luz é dar direção aos feixes luminosos. Essa polarização é alcançada por meio do uso de 2 filtros perpendiculares entre si, sendo um situado entre a fonte de luz e a pele e outro, situado entre a pele e o detector de luz. Com a utilização desses dois filtros, os dermatoscópios de luz polarizada conseguem captar seletivamente a luz refletida a partir das camadas mais profundas da pele e evitam a luz refletida das camadas mais superficiais.[32] Durante o exame com aparelhos que têm a polarização cruzada da luz, o uso do líquido de interface é opcional. As principais diferenças entre dermatoscopia com luz polarizada e não polarizada estão listadas no Quadro 6.1.[33] Alguns modelos da marca 3Gen® apresentam ainda um sistema de luzes da cor laranja que tem como objetivo, segundo o fabricante, realçar a observação de estruturas pigmentadas. As lentes de aumento oferecem, em geral, uma magnificação de 10x e têm diâmetro que variam entre 15 e 32 mm, o que tem impacto direto no campo de visão oferecido pelo equipamento.

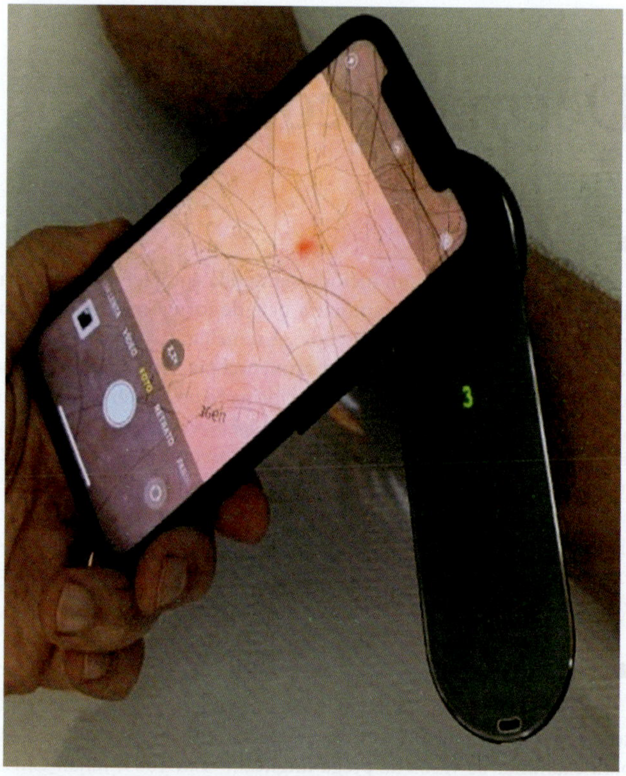

Figura 6.1 Dermatoscópio manual híbrido DL3 da 3Gen® acoplado a telefone celular com adaptador.

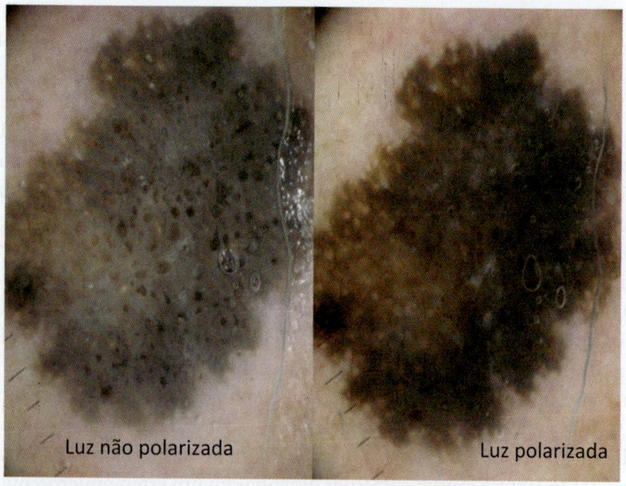

Figura 6.2 Pseudocistos e pseudocomedões mais bem observados com dermatoscópio utilizando luz não polarizada do que com a luz polarizada.

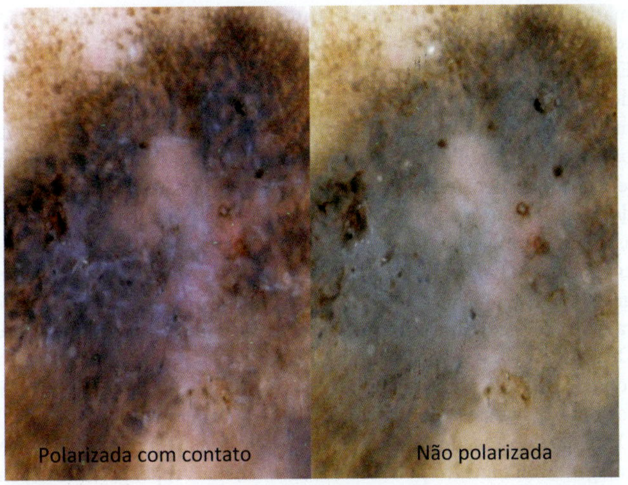

■ **Figura 6.3** Estrias brancas brilhantes em um melanoma mais bem observadas com dermatoscópio de luz polarizada do que com a luz não polarizada.

Quadro 6.1 Principais diferenças na observação de estruturas com a utilização da dermatoscopia com luz não polarizada e luz polarizada.

Estruturas	Luz não polarizada	Luz polarizada
Pseudocistos, pseudocomedões	+	–
Estrias brancas brilhantes e rosetas	0	+
Cor marrom e azul	–	+ (melhor definição e contraste)
Cores claras e véu azul-esbranquiçado	+	–

+ melhor observados; – pior observados; 0 não observados.

Os dispositivos para serem acoplados a aparelhos celulares ou câmeras digitais são adaptadores nos quais telefones celulares, *tablets* ou máquinas fotográficas podem ser conectados a um dermatoscópio e a imagem pode ser diretamente captada (Figura 6.1). Utilizando-se o *zoom* desses equipamentos, as imagens podem ser ampliadas até 3 a 5 vezes, dependendo da câmera. Existem ainda diversos aplicativos que facilitam o armazenamento dessas imagens para comparações futuras.

Os videodermatoscópios são aparelhos equipados com videocâmeras de alta resolução que exibem em vídeo as imagens dermatoscópicas captadas com luz polarizada e não polarizada. Apesar de serem equipamentos bem mais caros do que o dermatoscópio manual, a qualidade de suas imagens não é superior à dos equipamentos manuais. Apresentam como grande vantagem um sistema de lentes que permite uma grande magnificação das imagens (até 200x), o que é bastante interessante para diagnóstico de algumas condições como a escabiose e doenças das hastes pilosas.[34] Outro proveito dos videodermatoscópios é permitir a observação por diversos examinadores simultaneamente, o que é vantajoso em ambientes acadêmicos para o ensino da técnica. Cabe ressaltar que existem disponíveis no mercado videomicroscópios de baixo custo, que são aparelhos digitais de baixa resolução e que oferecem aumentos de até 1.000x. Esses equipamentos são utilizados para finalidades não médicas, como em Botânica e Eletrônica, e não são recomendados para análise de lesões cutâneas pigmentadas.[35]

Os sistemas para dermatoscopia digital são *softwares* que auxiliam no armazenamento e na análise das imagens. Entre as diversas funcionalidades desses *softwares*, destacam-se a capacidade de facilitar a correlação entre as imagens micro (dermatoscópicas) e macroscópicas (corporais), a comparação de imagens mediante a sobreposição ou lado a lado e o papel auxiliar na análise para interpretação das imagens, que ganhou destaque depois que a inteligência artificial passou a ser utilizada valendo-se das redes neurais convolucionais.[36] Existem ainda equipamentos para mapeamento corporal total nos quais câmeras de alta resolução vêm acopladas a videodermatoscópios ligados a computadores com *softwares* para análise e armazenamento das imagens, como o Fotofinder e o MoleMax HD (Figura 6.4). Mais recentemente, foi desenvolvido pela empresa Canfield um equipamento (Vectra 3D) que permite a realização do mapeamento corporal total em três dimensões com o uso de um sistema que conta com 96 câmeras digitais integradas acionadas simultaneamente em uma única captura, o que diminui bastante o tempo do exame.

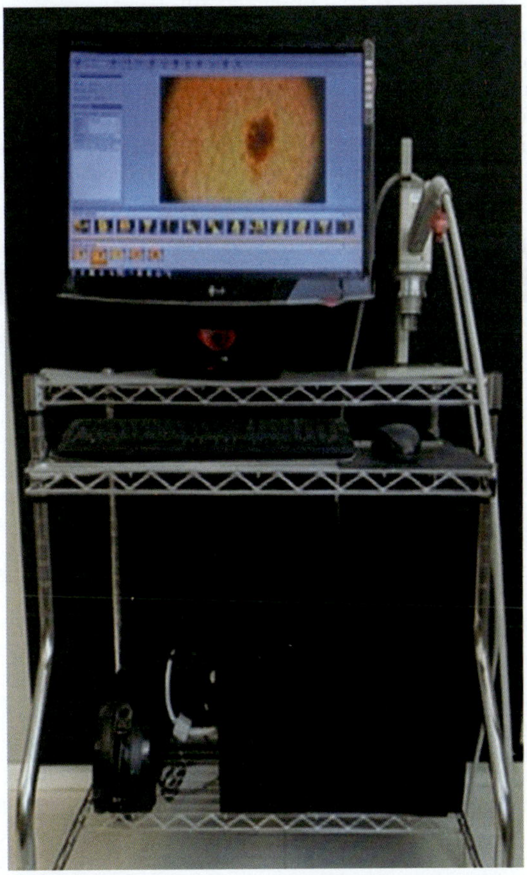

■ **Figura 6.4** Fotofinder. Videodermatoscópio de alta resolução acoplado a um computador com *software* que auxilia na análise das imagens e que pode contar com o auxílio de inteligência artificial.

Para a boa realização da dermatoscopia, é necessário estar atento a alguns aspectos técnicos do exame. Por se tratar de aparelho que, em grande parte das vezes, é utilizado em contato com a pele, há que se ter em mente a possibilidade de infecção nosocomial. Para minimizar as chances de contaminação, é importante a higienização das lentes antes do uso e, no caso de exames de superfícies infectadas, sangrentas, erosadas, ulceradas ou mucosas, recomenda-se proteger as lentes com filme de PVC ou com capas plásticas específicas para essa finalidade, que podem ser descartadas após o exame. Lesões infectadas ou com sinais inflamatórios podem dificultar a interpretação do exame e devem ser tratadas e reavaliadas após a resolução do quadro. Da mesma forma, deve-se proceder à remoção de eventuais crostas recobrindo a lesão a ser examinada. A observação do padrão vascular requer que os vasos não sejam comprimidos. Para essa finalidade, recomenda-se a aplicação de pouca pressão e uso de líquido de interface o mais viscoso possível, por exemplo, gel de ultrassonografia. No exame peroperatório do leito ou da matriz ungueal, para que não haja contaminação, recomenda-se a dermatoscopia de luz polarizada sem contato.

■ CRITÉRIOS DERMATOSCÓPICOS E SUA CORRELAÇÃO HISTOPATOLÓGICA

Por intermédio da dermatoscopia, é possível observar na pele estruturas não visíveis à vista desarmada. Essas estruturas morfológicas são denominadas "critérios dermatoscópicos". A correta interpretação da representatividade histopatológica desses critérios é fundamental para o entendimento do exame. No Quadro 6.2, estão apresentados os principais critérios dermatoscópicos, seu aspecto à dermatoscopia e sua correlação histopatológica.[37] No Quadro 6.3, estão listados os principais padrões vasculares, sua definição e significância diagnóstica.

As cores representam um dos critérios mais importantes a serem observados em uma lesão e devem ser avaliadas não apenas quanto à sua concentração, mas também quanto à sua distribuição. Dependendo do cromóforo, podem ser observadas as cores preta, marrom, cinza e azul (melanina), amarela (lipídeos e queratina), vermelha (sangue) e branca (fibras de colágeno). O cromóforo mais importante nas lesões pigmentadas é a melanina, cuja coloração dependerá da profundidade de sua localização na pele: preto (estrato córneo ou epiderme superior), marrom-claro ou escuro dependendo da concentração (camadas inferiores ou intermediárias da epiderme) e cinza-azulado (derme) (Figura 6.5). Essa variação na cor resulta da maior dispersão da luz de comprimento de onda curto (azul) do que da luz de comprimento de onda longo (vermelho). Com isso, a luz azul é menos absorvida e mais refletida de volta para o olho do examinador – efeito Tyndall.[38] O amarelo é observado em lesões que contêm queratina (p. ex., cistos e ceratoses) ou com depósito de lipídeos (p. ex., hiperplasia sebácea). Áreas de coloração laranja estão associadas com a xantomização celular e são observadas nos xantomas, em doenças inflamatórias (p. ex., sarcoidose, pitiríase rubra pilar e rosácea granulomatosa) e infecciosas (p. ex., tuberculose e leishmaniose) (Figura 6.6).[39] O vermelho corresponde à hemoglobina presente no sangue. De acordo com a sua profundidade na pele e o seu grau de oxidação, a tonalidade pode variar do vermelho vivo (p. ex., telangiectasias arboriformes no carcinoma basocelular) ao preto (angiomas trombosados). O branco é observado em áreas de fibrose cicatricial e representa os feixes colágenos ou também pode ser encontrado, mais superficialmente, em decorrência da presença de escamas de queratina.

Quadro 6.2 Critérios dermatoscópicos, aspecto à dermatoscopia e sua correlação histopatológica.

Critérios	Aspecto dermatoscópico	Correlação histopatológica
Rede pigmentada	Consiste na intersecção de linhas marrons formando um padrão reticular em forma de grade. Geralmente, não é observada na região palmoplantar e na face. Constitui a principal característica das lesões melanocíticas. Também pode ser observada em algumas lesões não melanocíticas como o dermatofibroma e o mamilo acessório. Pode ser classificada como típica ou atípica. A rede pigmentada típica ou regular é caracterizada por linhas uniformes em relação à cor, espessura e distribuição e é mais frequentemente observada em lesões melanocíticas benignas (Figura 6.7). Na rede atípica, observada mais comumente no nevo melanocítico atípico ou no melanoma, as linhas têm tamanho, cor, espessura ou distribuição irregular (Figura 6.8)	As linhas correspondem ao aumento da pigmentação (melanina nos queratinócitos ou nos melanócitos) ao longo das cristas interpapilares. Os furos da rede correspondem à parte superior das papilas dérmicas. As linhas irregulares de uma rede atípica correspondem à variação na largura, no comprimento e no espaçamento das cristas epidérmicas da rede em virtude da variação no tamanho e no espaçamento e da tendência à confluência dos ninhos melanocíticos
Pseudorrede pigmentada	Trama de pigmentação marrom ou preta encontrada na pele da face. Pode ser observada em lesões melanocíticas e não melanocíticas (Figura 6.9)	Na face, em virtude da retificação da epiderme, o pigmento encontra-se distribuído de maneira contínua na epiderme, poupando as aberturas dos anexos. Os "orifícios" correspondem às aberturas anexiais, como ductos sebáceos, óstios foliculares ou ductos sudoríparos
Rede negativa ou invertida	Linhas hipopigmentadas serpiginosas que se conectam entre glóbulos pigmentados, alongados a curvilíneos (Figura 6.10). É altamente específica para melanoma, especialmente para melanomas que surgem em nevos melanocíticos, embora também possa ser observada em nevos de Spitz e raramente em nevos congênitos	Representa cristas interpapilares alongadas e hipopigmentadas que formam uma ponte e circundam grandes ninhos melanocíticos dentro de uma papila dérmica alargada
Pontos	São estruturas pequenas, redondas e bem circunscritas, menores do que os glóbulos, que medem menos do que 0,1 mm. Podem ter várias cores: marrom, preta, cinza, azul e vermelha (Figuras 6.10 e 6.11)	Correspondem à pigmentação ao longo de diferentes níveis da epiderme ou derme. Os pontos pretos revelam pigmentação da epiderme superior ou do estrato córneo. Pontos marrons revelam pequenos ninhos melanocíticos na epiderme ou na JDE. Os pontos azul-acinzentados correspondem à presença de pigmento na derme superior ou nos melanófagos dérmicos. Nos melanomas, os pontos são distribuídos irregularmente e podem ser encontrados focalmente na periferia das lesões. Pontos cinza-azulados também podem corresponder a pequenos agregados dérmicos de CBC pigmentado. Pontos vermelhos são equivalentes a vasos puntiformes e podem ser vistos em diversos tumores cutâneos como carcinomas basocelulares, nevos de Spitz e melanomas. Pontos pretos ou marrons podem aparecer após exposição aguda ao ultravioleta; no entanto, esses pontos tendem a desaparecer com o tempo. Os pontos cinza-azulados (granulosidade) resultam de finas partículas de melanina dentro dos melanófagos ou como "poeira" extracelular na derme superficial; esse achado pode estar associado à regressão
Glóbulos	Os glóbulos são estruturas redondas, ovais ou anguladas bem delimitadas, maiores do que 0,1 mm. Podem ser agregados ou localizados ao longo da periferia de uma lesão melanocítica. A distribuição dos glóbulos na periferia de uma lesão melanocítica revela uma fase de crescimento horizontal, que pode ocorrer em um nevo em crescimento ou em um melanoma extensivo superficial. No melanoma, os glóbulos variam em tamanho, forma e cor, e podem ser frequentemente encontrados focal e irregularmente na periferia da lesão (Figuras 6.10 e 6.11)	Glóbulos marrons ou pretos correspondem a ninhos de melanócitos localizados na epiderme ou JDE. Glóbulos azuis representam ninhos melanocíticos situados na derme. Os glóbulos brancos correspondem aos melanócitos que sofreram uma degeneração balonizante

(Continua)

Quadro 6.2 Critérios dermatoscópicos, aspecto à dermatoscopia e sua correlação histopatológica. (Continuação)

Critérios	Aspecto dermatoscópico	Correlação histopatológica
Estrias	São projeções pigmentadas lineares na periferia de uma lesão melanocítica e incluem a forma radial e pseudópodes (projeções bulbosas). A distribuição simétrica das estrias na periferia de toda a lesão melanocítica favorece o diagnóstico de um nevo de células fusiformes (nevo de Spitz/Reed), ao passo que a distribuição assimétrica levanta a suspeita para um melanoma extensivo superficial (Figuras 6.12 e 6.13)	Revelam a fase de crescimento radial de um tumor melanocítico caracterizado por ninhos juncionais confluentes de melanócitos pigmentados na periferia da lesão
Pseudópodos	São projeções bulbosas encontradas nas margens da lesão, diretamente conectadas ao corpo tumoral ou à rede pigmentada. Não podem ser vistos distribuídos regular ou simetricamente ao redor da lesão. Quando conectados diretamente ao corpo tumoral, formam um ângulo agudo com as margens tumorais ou nascem de extensões lineares ou curvilíneas. Quando conectados à rede pigmentar, a espessura da terminação bulbar tem de ser maior do que a espessura de qualquer parte da rede pigmentar circunjacente e, pelo menos, o dobro da espessura da projeção da rede com a qual ela está conectada (Figuras 6.12 e 6.13)	Têm a mesma representação das estrias
Áreas amorfas pigmentadas	Áreas sombreadas de coloração variável, marrom, cinza ou preta, nas quais não é possível o reconhecimento de nenhum outro critério dermatoscópico. Podem ser classificadas em localizadas regulares, localizadas irregulares, difusas regulares ou difusas irregulares. Quando regulares, sugerem lesão benigna; quando irregulares, sugerem malignidade. Seu tamanho deve ser > 10% da área de toda lesão (Figura 6.12)	A melanina está frequentemente presente em toda a pele, incluindo o estrato córneo, epiderme e derme. O pigmento escuro em uma mancha obscurece visualmente a capacidade de discernir quaisquer estruturas subjacentes
Área azul homogênea	Área amorfa homogênea bem delimitada, de coloração azul-acinzentada, na qual não são observados outros elementos estruturais como rede, glóbulos/pontos ou estrias. É a principal característica dermatoscópica do nevo azul, porém também pode ser vista em hemangiomas, carcinomas basocelulares e metástases intradérmicas de melanoma (Figura 6.14)	Resulta da ocupação da derme reticular pela proliferação de células melanocíticas hiperpigmentadas ou por hemoglobina reduzida
Hipopigmentação	Área de coloração mais clara em comparação com o resto da lesão; no entanto, apresenta o mesmo grau de pigmentação ou discretamente maior em comparação com a pele normal circunjacente. Áreas focais sem estrutura dentro de uma lesão são um achado comum em nevos. Em contraste, áreas focais sem estrutura marrom-claras na periferia de uma lesão melanocítica estão comumente associadas ao melanoma. As áreas sem estrutura localizadas perifericamente no melanoma, além da cor marrom-claro, tendem a terminar abruptamente na borda da lesão (Figura 6.15)	É caracterizada pelo achatamento da JDE e dispersão de melanócitos atípicos nas camadas epidérmicas suprabasais. Também pode estar relacionada a clones de células melanocíticas menos pigmentadas dentro da lesão, seja ela benigna, seja ela maligna
Véu azul-esbranquiçado	É uma zona azul e focal sem estrutura com uma névoa branca sobreposta em "vidro fosco". Ocorre em áreas elevadas/palpáveis de uma lesão. O véu azul-esbranquiçado está associado ao melanoma, mas também pode ser observado em nevos de Spitz/Reed e em lesões não melanocíticas, como ceratose seborreica, carcinoma basocelular e granuloma piogênico (Figuras 6.13 a 6.17)	Corresponde a melanócitos e/ou melanófagos fortemente pigmentados ou melanina na derme (nas lesões melanocíticas), em combinação com acantose e ortoqueratose compacta
Áreas brancas cicatriciais	São áreas delimitadas de coloração branca, mais claras do que a pele normal, encontradas mais frequentemente no melanoma, mas que também podem ocorrer em lesões benignas (Figura 6.18)	Correspondem, histopatologicamente, à fibrose
Múltiplos pontos cinza-azulados (granulosidade)	Área difusa pequena ou salpicada de coloração azul-acinzentada ou cinza, encontrada mais frequentemente no melanoma. Podem ser observados também em ceratoses liquenoides benignas e doenças inflamatórias caracterizadas pela liquefação da camada basal da epiderme (Figuras 6.18 a 6.20)	Representam melanófagos na derme papilar. Podem representar a fase tardia do fenômeno de regressão nas lesões melanocíticas
Estruturas brancas brilhantes	São vistas apenas com dermatoscópio de luz polarizada e podem exigir que o operador gire o dermatoscópio sobre a lesão para observá-las (dependência angular – **Vídeo 6.1**). Incluem as estrias brancas brilhosas, manchas brancas brilhantes e rosetas. São linhas brancas orientadas ortogonal, paralela ou perpendicu-larmente entre si. Estrias brancas brilhosas podem ser observadas em melanomas, nevos genitais atípicos e nevos de Spitz. Também se correlacionam com a invasão dérmica em casos de melanoma (Figuras 6.13 a 6.17)	Correlacionam-se com alteração estromal e fibrose (aumento do colágeno dérmico). Resultam das propriedades birrefringentes dos feixes de colágeno
Linhas anguladas	São linhas geométricas em um padrão de zigue-zague, que podem coalescer formando polígonos. Essas estruturas são denominadas "romboides" ou "padrão zigue-zague", quando observadas na face ou no pescoço e estão associadas ao melanona do tipo lentigo maligno (Figura 6.20)	O porquê da natureza poligonal dessas linhas ainda é desconhecido. No entanto, parecem corresponder a um achatamento da JDE com menos cristas interpapilares consequente a uma proliferação de melanócitos atípicos na JDE associada a um acúmulo focal de melanófagos na derme superficial
Estruturas em formato de impressão digital	São áreas que consistem em finas linhas paralelas que vão do marrom-claro ao escuro. Assemelham-se à dermatóglifos de uma impressão digital humana. São características dos lentigos solares (Figura 6.21)	Alteração pigmentar da epiderme, que só pode ser observada no plano horizontal – dermatoscópico

(Continua)

Quadro 6.2 Critérios dermatoscópicos, aspecto à dermatoscopia e sua correlação histopatológica. (Continuação)

Critérios	Aspecto dermatoscópico	Correlação histopatológica
Bordas em roído de traça	A presença de uma borda bem demarcada e irregularmente curva é característica dos lentigos solares. Frequentemente, partes da borda são recortadas, dando uma aparência de roído de traça (Figura 6.21)	Alteração pigmentar da epiderme, que só pode ser observada no plano horizontal – dermatoscópico
Pseudocistos (cistos semelhantes à milia)	São estruturas redondas branco-amareladas que parecem muito brilhantes quando contrastadas com seu ambiente marrom-escuro ou preto. Também podem ser observados em ceratose seborreica não pigmentada e outras lesões, como carcinoma basocelular e lesões melanocíticas, incluindo nevos congênitos e melanoma. É importante estar ciente de que os pseudocistos são mais evidentes com a dermatoscopia não polarizada e muitas vezes são difíceis de observar com a dermatoscopia polarizada (Figuras 6.22 e 6.23)	Representam acúmulos de queratina intraepidérmica com aspecto cístico
Pseudocomedões ou pseudoaberturas foliculares	Estruturas arredondadas, ovais ou de formato irregular (criptas) de coloração marrom-amarelada ou marrom-enegrecida. Por vezes, podem estar entremeadas por fendas confluentes e ramificadas denominadas fissuras. Em função da melanina e da microbiota cutânea, assumem uma coloração acastanhada. São encontrados nas ceratoses seborreicas e nos nevos intradérmicos papilomatosos (Figuras 6.22 a 6.25)	Correlacionam-se com invaginações da epiderme preenchidas por queratina
Fissuras e cristas	As fissuras (sulcos) são aberturas semelhantes a comedões e não são redondas, mas sim lineares e aparecem como estruturas que variam do marrom-escuro a preto, linear a curvilíneo dentro da lesão. A presença de numerosas fissuras e cristas (giros) pode resultar na formação de estruturas semelhantes à rede ou resultar em um padrão cerebriforme (Figura 6.25)	Representam invaginações epidérmicas cheias de queratina
Estruturas semelhantes à rede pigmentada	O entrelaçamento de fissuras e cristas pode criar uma aparência de estruturas semelhantes a redes. A qualidade da grade de estruturas em forma de rede em uma ceratose seborreica difere da grade de rede vista em nevos melanocíticos por ser significativamente maior. No entanto, às vezes, a estrutura em rede em uma ceratose seborreica pode ser muito semelhante à de um nevo	Decorrem do contraste entre a epiderme hiperpigmentada da ceratose seborreica e as fissuras preenchidas por queratina mais clara
Estruturas em dedo gordo	São estruturas lineares e largas. Frequentemente, aparecem como estruturas curtas em forma de salsicha. Suas cores variam da marrom-clara à azul-acinzentada. Eles são chamados de dedos gordos porque suas formas podem se assemelhar a um dedo reto (linear), dedo dobrado (curvilinear) ou ponta do dedo (ovalcircular) (Figura 6.26)	Representam invaginações epidérmicas preenchidas por queratina pigmentada
Lagos vermelhos ou lacunas	Áreas arredondadas ou ovais, bem delimitadas de coloração vermelha, vermelho-azulada ou vermelho-enegrecida. Podem assumir uma tonalidade mais enegrecida se houver trombose no interior do vaso. Variantes dessas estruturas podem ser vistas em hematomas subungueais e subcórneos (Figuras 6.27 e 6.28)	Correspondem às dilatações vasculares vistas na derme superior em hemangiomas e angioceratomas
Grandes ninhos ovoides azul-acinzentados	São definidos como áreas ovoides confluentes ou quase confluentes, pigmentadas, bem circunscritas. A diferença entre um ninho ovoide e um glóbulo cinza-azulado é o tamanho relativo da estrutura. Um ninho ovoide abrange pelo menos 10% da área de superfície da lesão e os glóbulos azul-acinzentados são menores (Figuras 6.24, 6.29 e 6.30)	Correspondem a maciços grandes e arredondados de células basaloides pigmentadas na derme
Múltiplos pontos e glóbulos azul-acinzentados	Os pontos azul-acinzentados são estruturas puntiformes azul-acinzentadas, que podem ser vistas no CBC nodular inicial ou no CBC superficial. Os glóbulos azul-acinzentados são estruturas redondas ou ovais bem definidas, maiores do que pontos, mas menores do que grandes ninhos ovoides. Diferentemente do que ocorre nas lesões melanocíticas, eles não estão agregados no carcinoma basocelular (Figuras 6.29 e 6.30)	Correspondem a maciços menores, arredondados, de células basaloides pigmentadas na derme
Estruturas em folha de bordo	Essas áreas são definidas como extensões discretas, lineares a bulbosas, conectadas em uma área de base descentralizada, formando um padrão em forma de folha. Geralmente, são de cor marrom ou azul-acinzentada (Figura 6.31)	Correspondem a maciços de células basaloides pigmentadas de formato irregular na JDE ou derme

(Continua)

Quadro 6.2 Critérios dermatoscópicos, aspecto à dermatoscopia e sua correlação histopatológica. (Continuação)

Critérios	Aspecto dermatoscópico	Correlação histopatológica
Áreas em raio de roda	São projeções radiais que circundam um ponto central mais escuro. Semelhante às estruturas em forma de folha supradescritas, mas em vez de ter as projeções radiais convergindo em uma base fora do centro, elas irradiam em torno de uma base central. As projeções são de cor marrom, azul ou cinza, e o ponto central geralmente é marrom-escuro, azul ou preto. Às vezes, as projeções radiais não são bem definidas e a estrutura semelhante a uma roda de raios aparece como um glóbulo redondo acastanhado com margens mal delimitadas com um centro mais escuro; essa estrutura padronizada particular é denominada "estrutura concêntrica" ou "glóbulo concêntrico". A estrutura tipo roda de raio (incluindo a estrutura concêntrica) é altamente específica para CBC superficiais (Figura 6.32)	Correspondem a maciços de células basaloides pigmentadas ao redor de estruturas foliculares na JDE ou derme
Ulceração	Corresponde a uma área erosada superficial que pode estar recoberta por fibrina. Pode ter tonalidade alaranjada quando recoberta por crosta serosa. Úlceras que cobrem pelo menos 10% da área de superfície do CBC indicam um CBC nodular. A presença de múltiplas úlceras menores, denominadas "erosões", é uma característica observada no CBC superficial (Figura 6.33)	Área de solução de continuidade da epiderme
Placa branca central	Área bem delimitada, de formato oval, arredondado ou irregular, de coloração esbranquiçada, situada no centro de uma lesão pigmentada acastanhada. Eventualmente, pontos/glóbulos acastanhados podem ser vistos na sua parte central (Figura 6.34)	Decorre da retificação e diminuição da pigmentação melânica na epiderme na parte central dos dermatofibromas

JDE: junção dermoepidérmica; CBC: carcinoma basocelular.

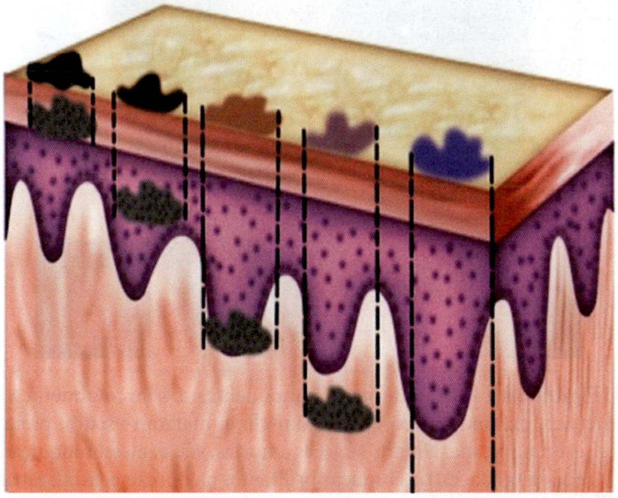

■ **Figura 6.5** Representação esquemática das cores do pigmento melânico nas diferentes camadas da pele observadas por meio da dermatoscopia.

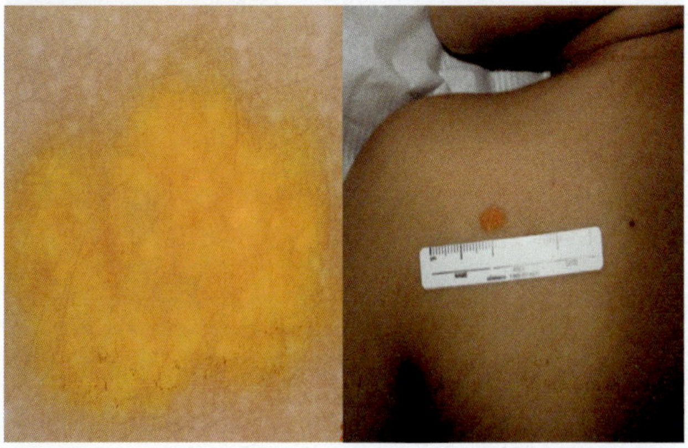

■ **Figura 6.6** Coloração amarelo-alaranjada observada em um xantogranuloma juvenil.

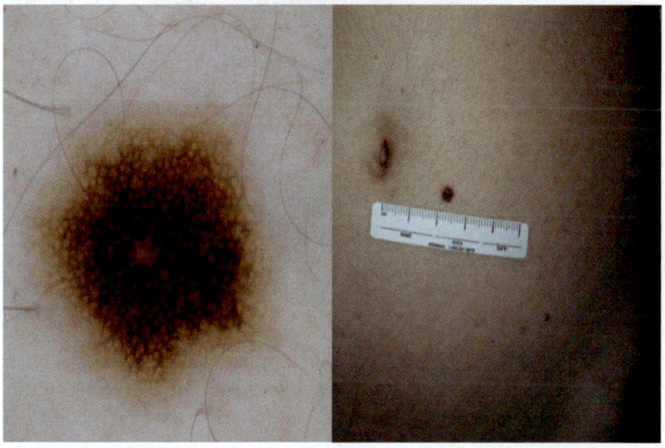

■ **Figura 6.7** Rede pigmentada típica observada em nevo melanocítico juncional.

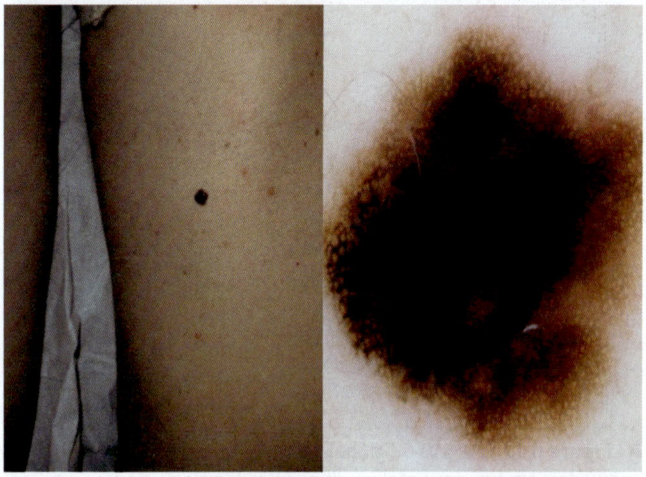

■ **Figura 6.8** Rede pigmentada atípica observada em um melanoma *in situ*. Observa-se a irregularidade da trama e da pigmentação da rede.

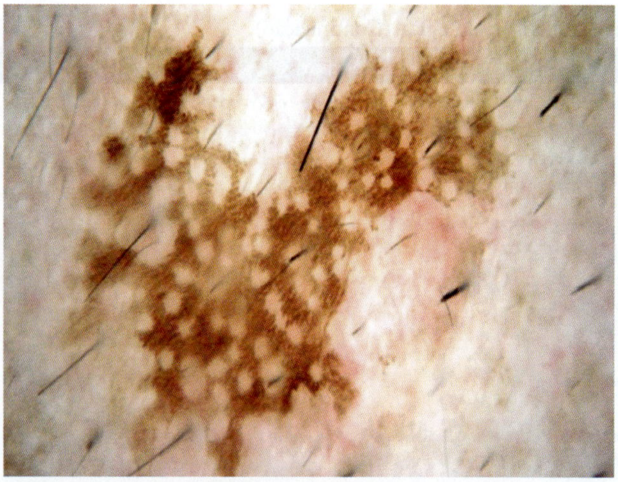

■ **Figura 6.9** Pseudorrede pigmentada formada pela presença de pigmento acastanhado ao redor das aberturas foliculares na face, observada em um lentigo solar.

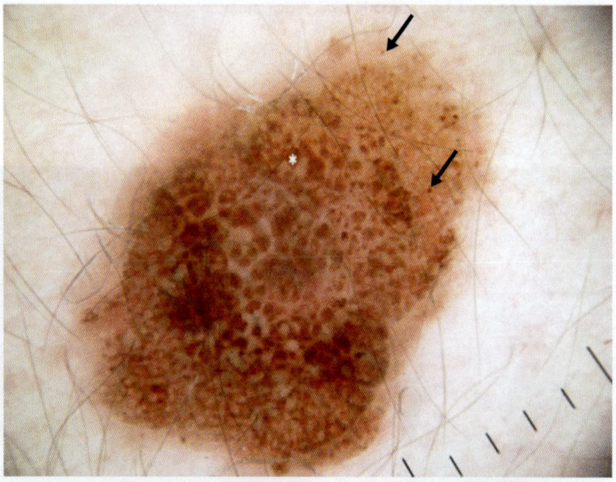

■ **Figura 6.10** Rede negativa ou invertida observada em nevo de Spitz. Observa-se a trama reticular de coloração esbranquiçada ao redor dos glóbulos (*) e pontos acastanhados (seta).

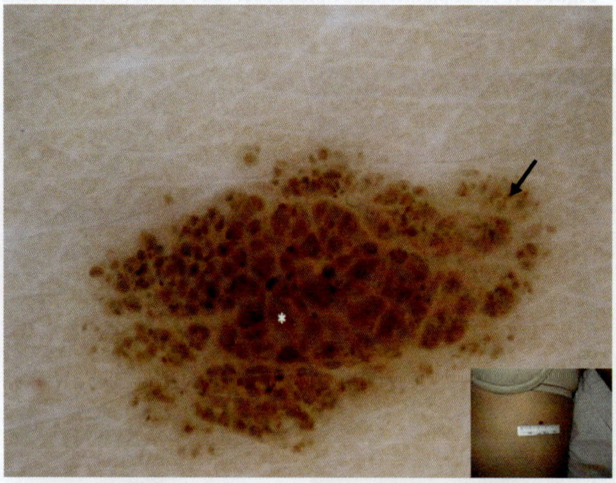

■ **Figura 6.11** Observa-se glóbulos (*) e pontos (seta) acastanhados angulados, em um nevo melanocítico intradérmico – padrão em "pedra de calçamento". Nota-se que há uma diminuição do tamanho dos glóbulos em direção a periferia da lesão, o que sugere benignidade.

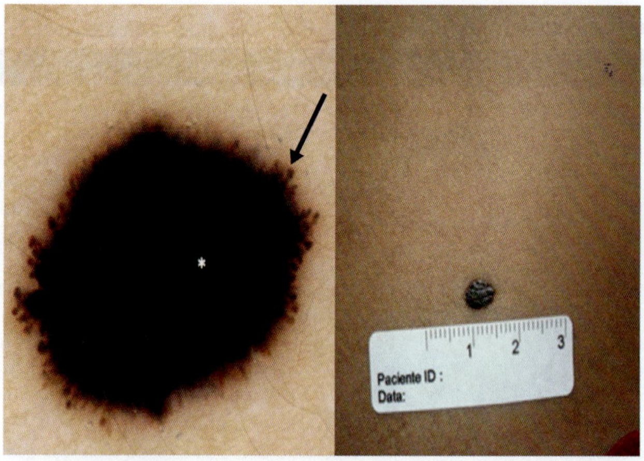

■ **Figura 6.12** Notam-se área amorfa (*) central densamente pigmentada e a presença de glóbulos, estrias e pseudópodos periféricos (seta) distribuídos de maneira relativamente simétrica na lesão. Nevo de Reed.

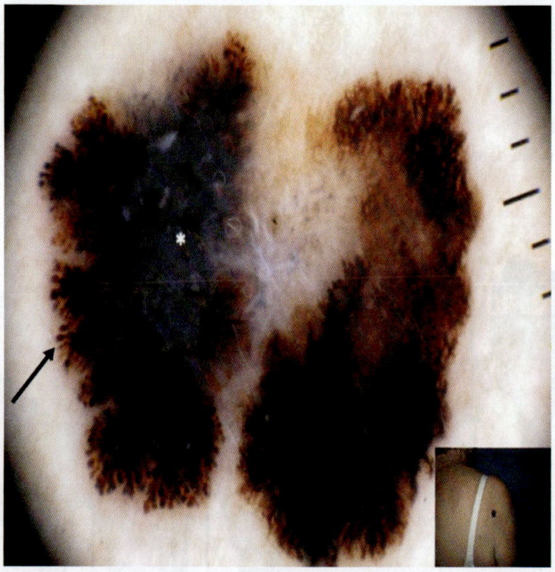

■ **Figura 6.13** Padrão de multicomponentes. Lesão totalmente assimétrica, exibindo as cores marrom-clara, marrom-escura, preta e azul-esbranquiçada. Notam-se áreas amorfas, véu azul-esbranquiçado (*), rede alargada, estrias brancas brilhantes na porção central, estrias radiadas e pseudópodos (seta) irregularmente distribuídos na periferia da lesão. Melanoma extensivo superficial Clark III, Breslow 1,2 mm.

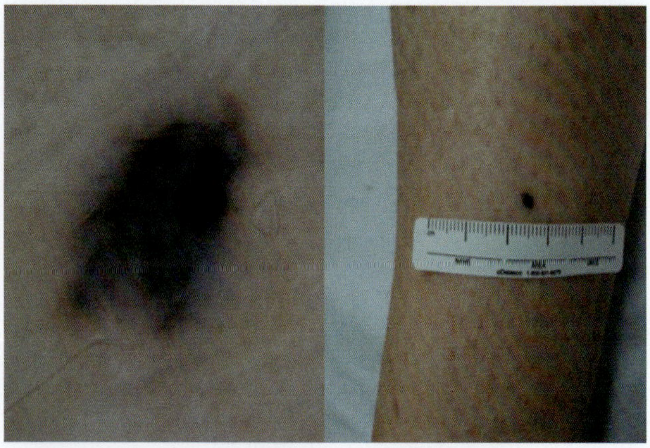

■ **Figura 6.14** Padrão homogêneo. Notam-se áreas amorfas de coloração cinza-azulada e ausência de outras estruturas. Nevo azul.

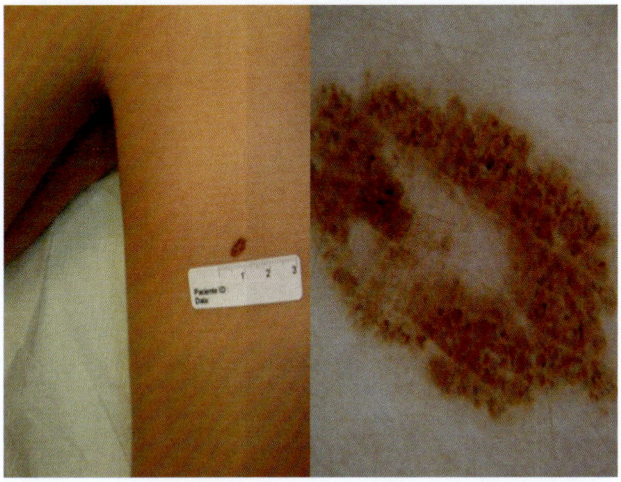

■ **Figura 6.15** Padrão globular. Nota-se área central hipopigmentada em um nevo melanocítico composto, circundada por pontos e glóbulos acastanhados.

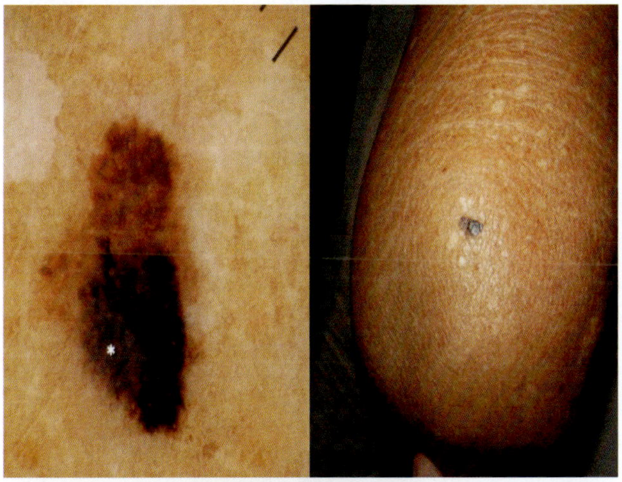

■ **Figura 6.16** Padrão multicomponentes. Notam-se áreas amorfas, rede atípica, estrias, véu azul-esbranquiçado (*). Melanoma Clark II Breslow 0,22 mm.

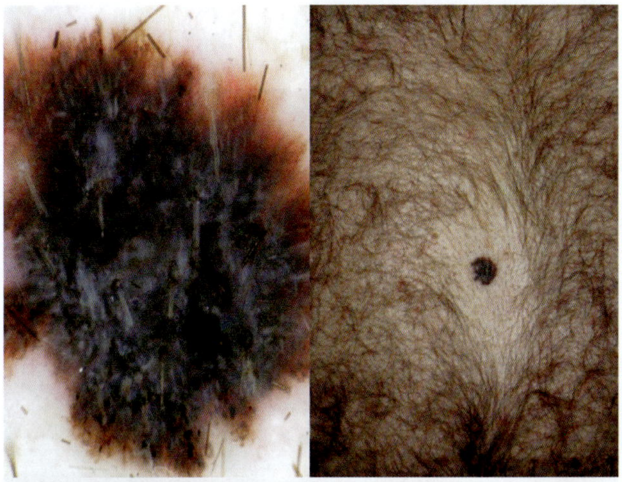

■ **Figura 6.17** Padrão multicomponentes. Lesão assimétrica, exibindo as cores marrom-clara, marrom-escura, preta e cinza-azulada. Notam-se áreas amorfas, estrias radiadas e pontos pretos irregularmente distribuídos na periferia, véu azul-esbranquiçado e estrias brancas brilhantes (luz polarizada). Melanoma extensivo superficial Clark III Breslow 1,3 mm.

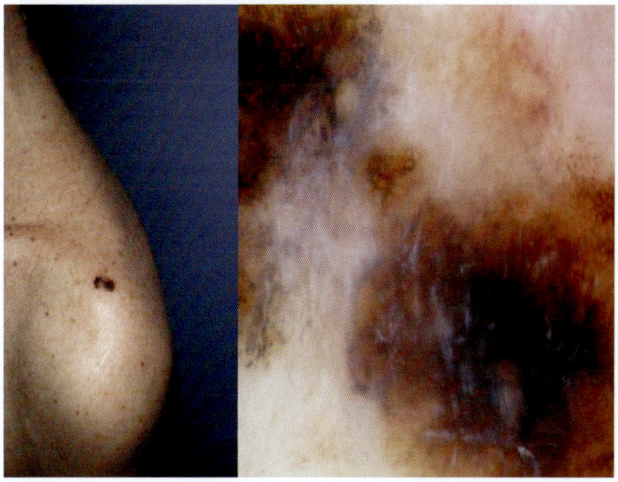

■ **Figura 6.18** Padrão multicomponentes. Observam-se rede atípica, áreas amorfas, estrias brancas brilhantes e estruturas sugestivas do fenômeno de regressão na porção central da lesão – área branca cicatricial e múltiplos pontos cinza-azulados (granulosidade). Melanoma extensivo superficial Clark II Breslow 0,8 mm associado a fenômeno de regressão.

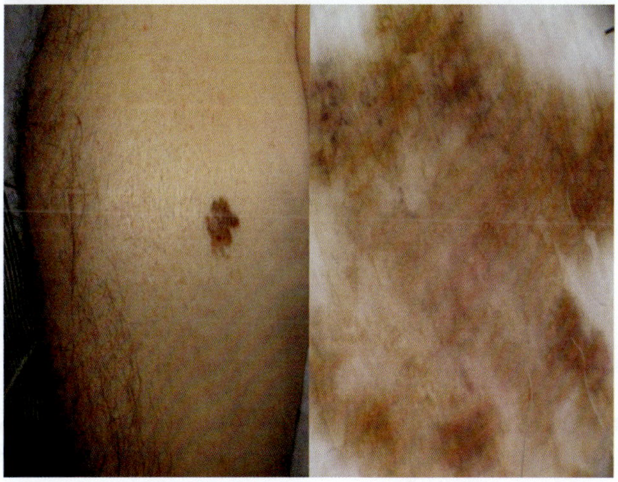

■ **Figura 6.19** Padrão reticular. Nota-se rede pigmentada atípica e múltiplos pontos cinza-azulados na porção superior da lesão (granulosidade). Nevo melanocítico atípico.

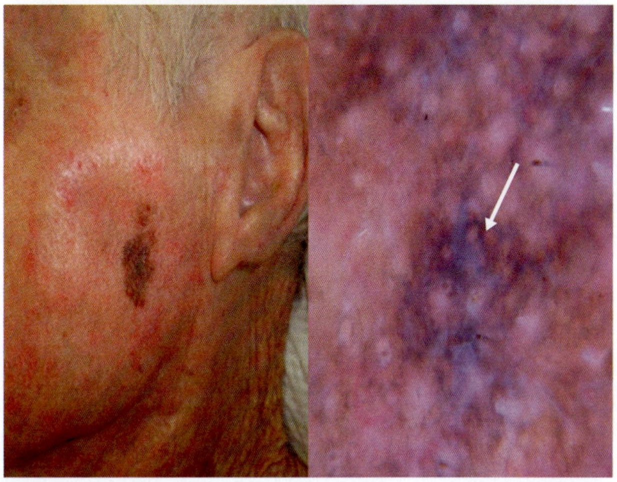

■ **Figura 6.20** Melanoma tipo lentigo maligno. Notam-se aberturas foliculares assimetricamente pigmentadas, estruturas romboidais e granulosidade.

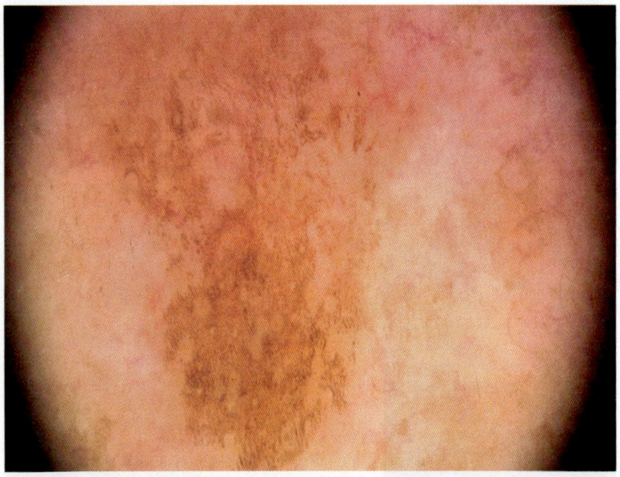

■ **Figura 6.21** Lentigo solar. Notam-se estruturas em formato de impressão digital e bordas em roído de traça.

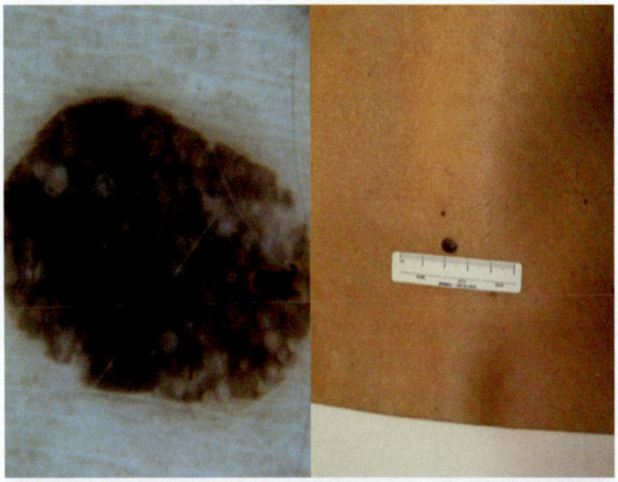

■ **Figura 6.22** Ceratose seborreica. Notam-se múltiplos pseudocistos e pseudocomedões. A lesão apresenta as bordas muito bem definidas.

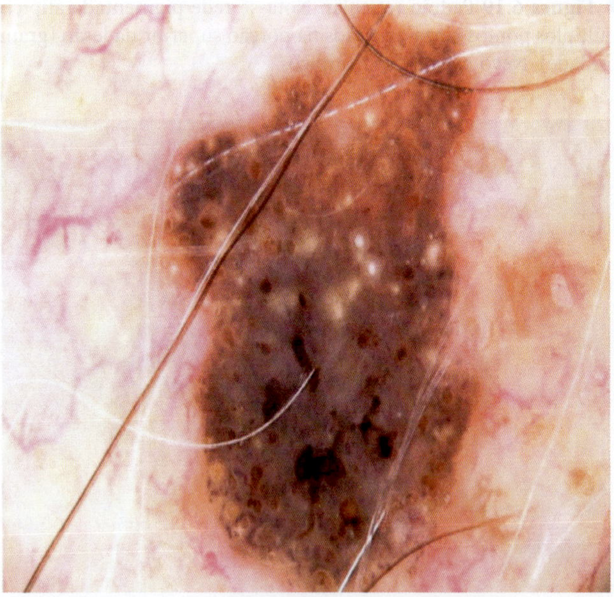

■ **Figura 6.23** Ceratose seborreica. Notam-se múltiplos pseudocistos e pseudocomedões e vasos em grampo de cabelo, observados com a luz não polarizada.

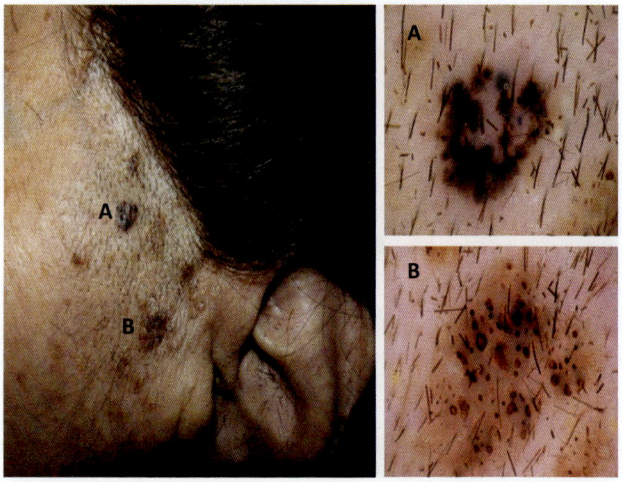

■ **Figura 6.24** Paciente apresentando um carcinoma basocelular em meio a múltiplas ceratoses seborreicas. (A) Carcinoma basocelular exibindo grandes ninhos ovoides e eritema. (B) Ceratose seborreica exibindo múltiplos pseudocomedões ou pseudoaberturas foliculares.

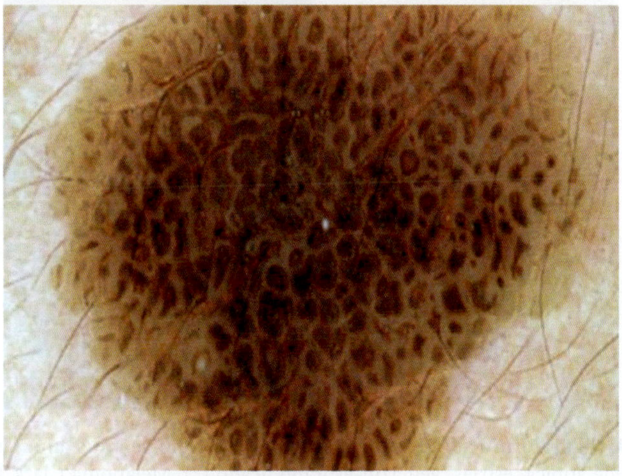

■ **Figura 6.25** Ceratose seborreica observada à dermatoscopia. Padrão cerebriforme exibindo sulcos e giros.

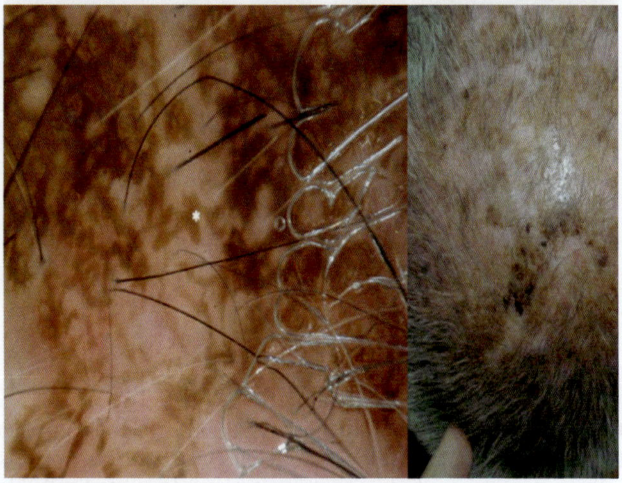

■ **Figura 6.26** Ceratose seborreica. Notam-se estruturas em dedo gordo (*).

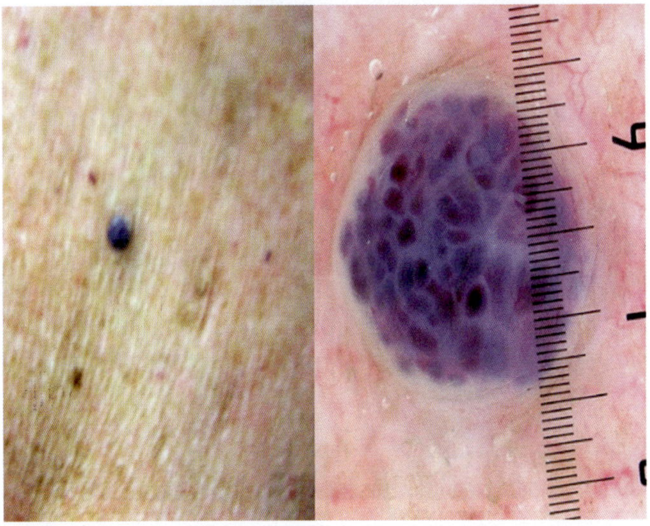

■ **Figura 6.27** Padrão lagunar. Notam-se lagunas vermelhas delimitadas por septos brancos. Angioma.

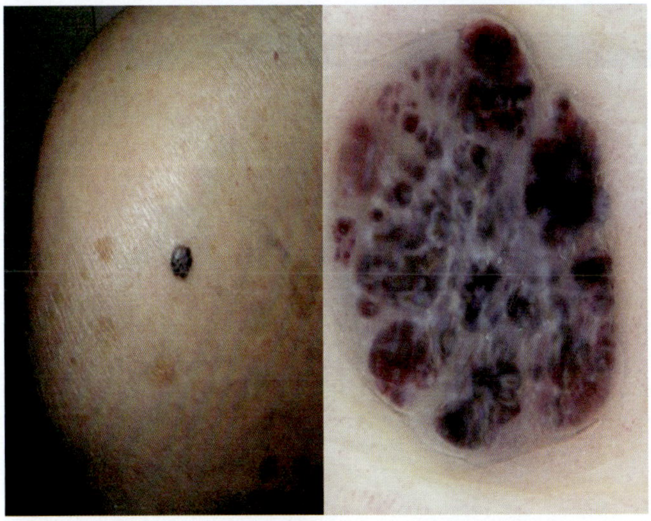

■ **Figura 6.28** Padrão lagunar. Notam-se lagunas com várias tonalidades de vermelho e azul enegrecidas, delimitadas por septos brancos. Angioqueratoma solitário.

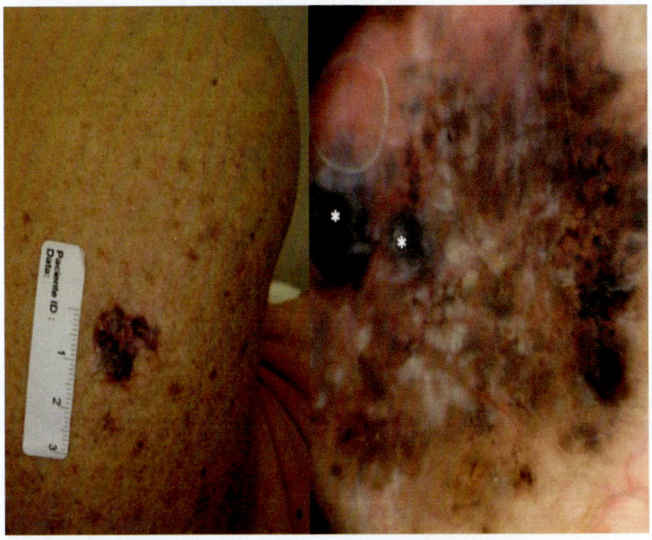

■ **Figura 6.29** Carcinoma basocelular. Notam-se grandes ninhos ovoides (*), pontos, eritema e telangiectasias arboriformes.

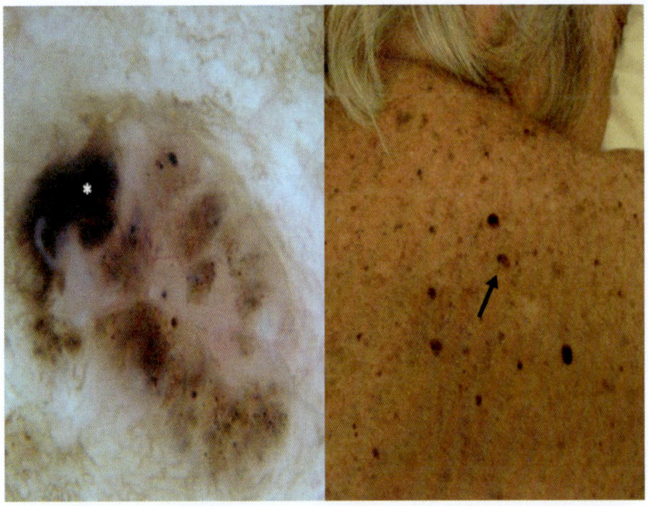

■ **Figura 6.30** Carcinoma basocelular. Notam-se grandes ninhos ovoides (*), pontos, eritema, telangiectasias arboriformes e pontos pretos.

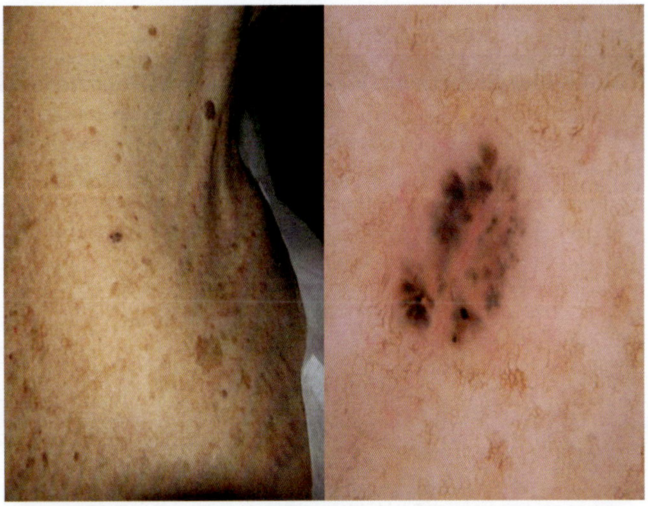

■ **Figura 6.31** Carcinoma basocelular. Observam-se estruturas em folha de bordo na porção inferior esquerda da lesão, eritema, telangiectasias e ninhos ovoides.

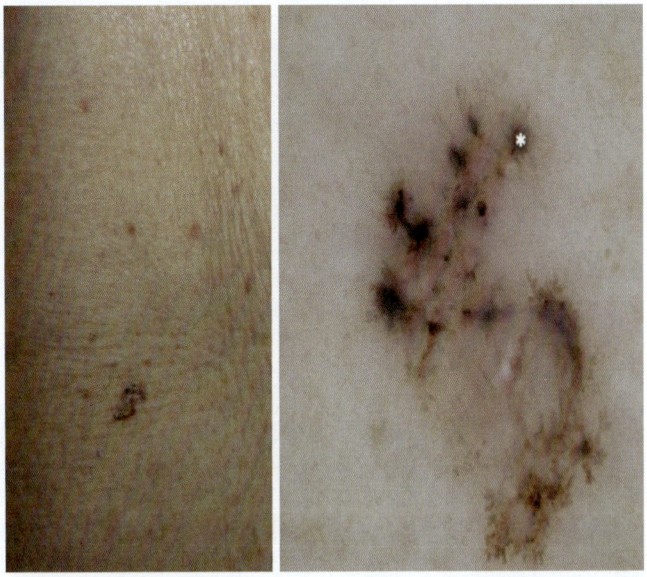

■ **Figura 6.32** Carcinoma basocelular superficial, exibindo áreas em raio de roda (*) e eritema.

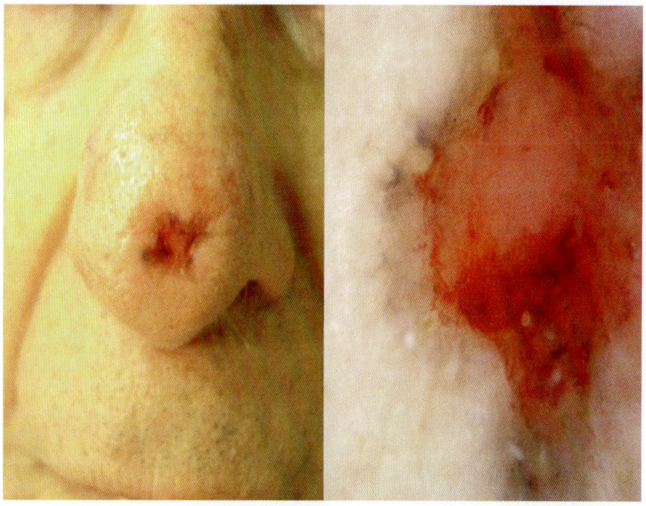

■ **Figura 6.33** Carcinoma basocelular. Observam-se pigmentação cinza-azulada e pontos periféricos e ulceração central.

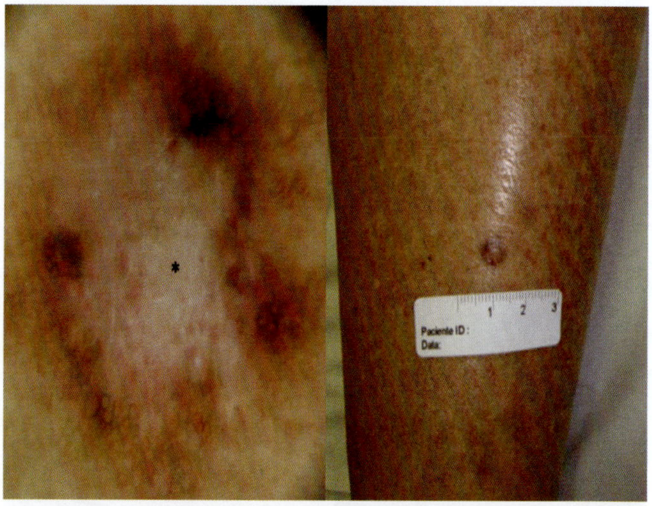

■ **Figura 6.34** Dermatofibroma. Notam-se placa branca central (*), vasos dilatados e tortuosos e rede pigmentada periférica.

Quadro 6.3 Padrões vasculares, sua definição e significância diagnóstica.

Padrão vascular	Definição	Significância diagnóstica
Em vírgula (Figura 6.35)	Vasos grossos que são ligeiramente curvos e mal se ramificam	Mais frequentemente observados nos nevos melanocíticos intradérmicos/congênitos. Também podem ser observados nos nevos melanocíticos compostos. Alto valor preditivo para indicar que uma lesão não é um melanoma
Puntiforme (Figuras 6.36 e 6.37)	Pequenos pontos vermelhos densamente agrupados um ao lado do outro	Mais frequentemente observado em lesões melanocíticas. Também podem ser encontrados na doença de Bowen, acantoma de células claras, doenças inflamatórias como a psoríase e na dermatite por estase venosa
Linear irregular (Figura 6.38)	Estruturas vermelhas lineares, com formato, tamanho e distribuição irregular	Melanoma, nevo displásico, carcinomas basocelular e espinocelular
Em grampo de cabelo (Figura 6.39)	As alças vasculares às vezes são torcidas e dobradas. Podem estar circundadas por um halo esbranquiçado	Com halo branco: proliferação queratinocítica (ceratose seborreica, carcinoma espinocelular, ceratoacantoma e verruga). Sem halo branco: melanoma, nevo intradérmico e nevo de Spitz
Glomerular (Figura 6.40)	Variação dos vasos pontilhados. São capilares tortuosos, muitas vezes distribuídos em aglomerados que imitam o aparelho glomerular renal	Mais frequentemente encontrados no carcinoma espinocelular e na doença de Bowen. Também são observados no acantoma de células claras, psoríase, dermatite de estase e eventualmente no melanoma
Arboriformes (Figura 6.41)	Vasos de grande diâmetro que se ramificam irregularmente em finos capilares terminais. A cor é vermelha brilhante, sendo nitidamente focada nas imagens dermatoscópicas em virtude de sua localização imediatamente abaixo da superfície do tumor	Mais frequentemente encontrados no carcinoma basocelular, principalmente a forma nodular. Eventualmente, podem ser observados em tumores anexiais, pápula fibrosa, nevo intradérmico, cistos, cicatrizes hipertróficas e queloides. Raramente presentes em tumores invasivos como o melanoma e carcinoma de Merkel
Em coroa (Figura 6.42)	Grupos de vasos curvos localizados ao longo da borda da lesão	Mais frequentemente observados na hiperplasia sebácea. Podem ser encontrados no molusco contagioso
Em morango (Figura 6.43)	Pseudorrede rosa a vermelho ao redor dos folículos capilares da face, frequentemente associados com vasos finos e lineares. Frequentemente, os folículos pilosos são preenchidos com tampões ceratóticos amarelados	Caracteristicamente observado nas ceratoses actínicas
Em saca-rolha (Figura 6.44)	Vasos lineares retorcidos ao longo de um eixo central	São mais frequentemente observados nos melanomas nodulares, desmoplásicos e metastáticos
Coloração vermelho-leitosa (Figuras 6.44 e 6.45)	Glóbulos e/ou áreas de cor vermelho-leitosa difusa ou desfocada, muitas vezes correspondendo a uma parte elevada da lesão	Muito sugestiva de melanoma, principalmente nas formas hipo/amelanóticas
Polimórfico (Figuras 6.44 e 6.46)	Qualquer combinação de dois ou mais tipos diferentes de estruturas vasculares. O mais frequente nos melanomas amelanóticos são vasos lineares irregulares e puntiformes	Altamente sugestivo de melanoma. Também pode ser observado em nevos papilomatosos e outros tumores como poroma écrino e carcinoma espinocelular

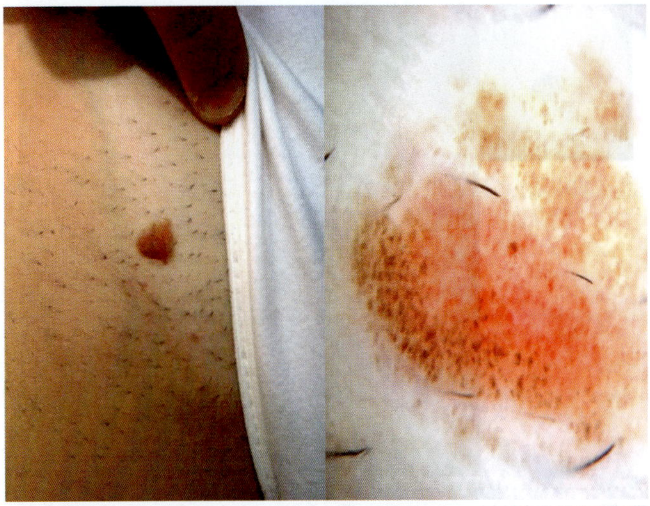

■ **Figura 6.35** Padrão globular. Notam-se glóbulos castanhos, eritema e vasos em vírgula. Nevo melanocítico composto.

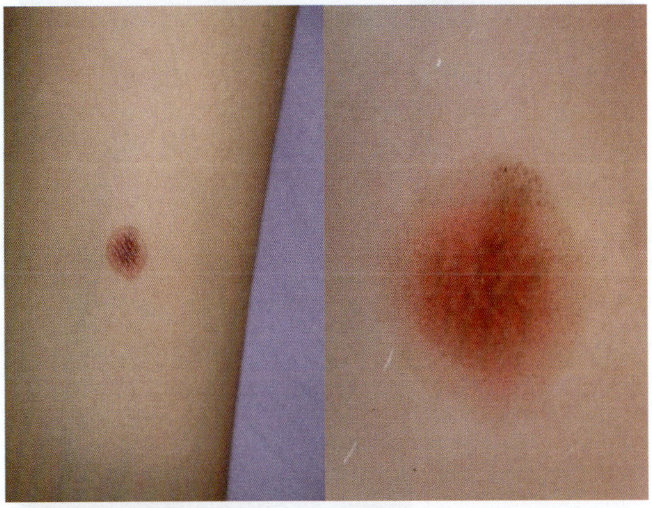

■ **Figura 6.36** Nevo de Spitz. Notam-se glóbulos acastanhados, eritema e vasos puntiformes.

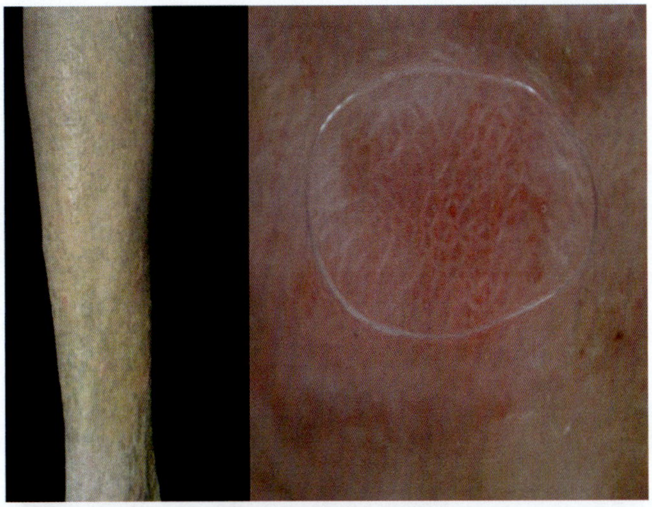

■ **Figura 6.37** Acantoma de células claras. Notam-se vasos puntiformes em arranjo linear – "colar de pérolas" e estrias brancas brilhantes.

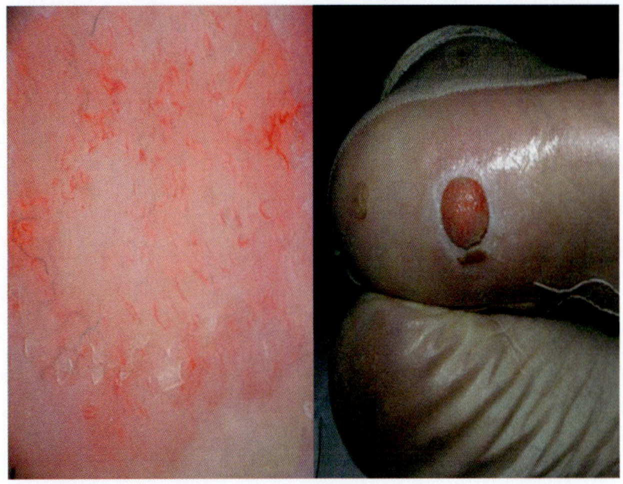

■ **Figura 6.38** Vasos lineares irregulares observados em metástase de melanoma situada na região plantar.

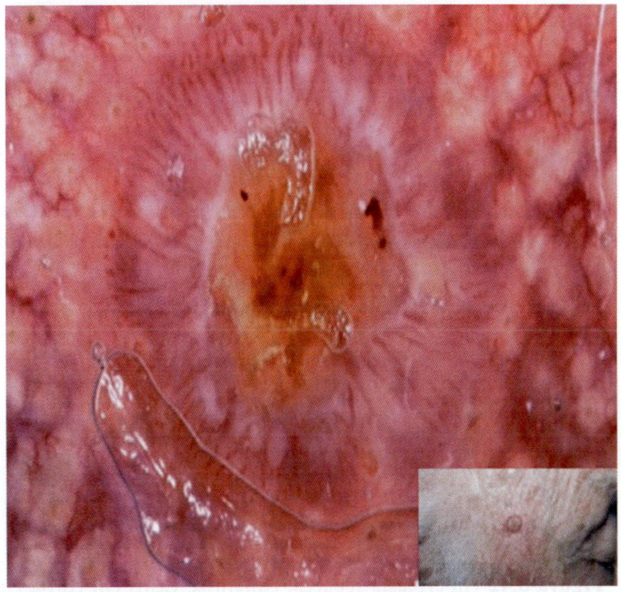

■ **Figura 6.39** Vasos em grampo de cabelo envoltos por halo claro situados na periferia de ceratoacantoma. Nota-se ainda área central preenchida por queratina de coloração amarelada.

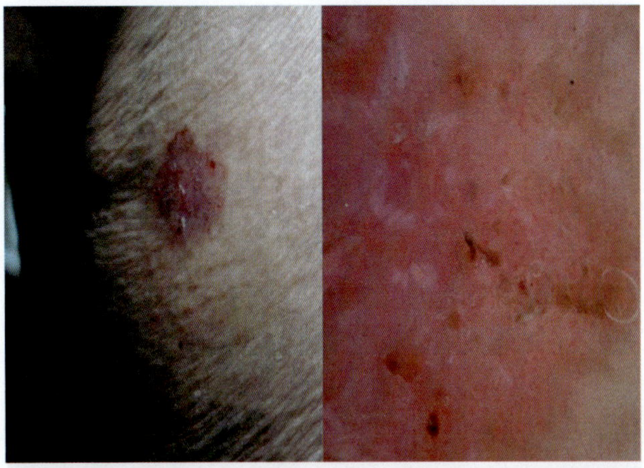

■ **Figura 6.40** Doença de Bowen. Observam-se vasos glomerulares distribuídos de maneira relativamente homogênea por toda a lesão, que exibe fundo eritematoso levemente acastanhado e escamas.

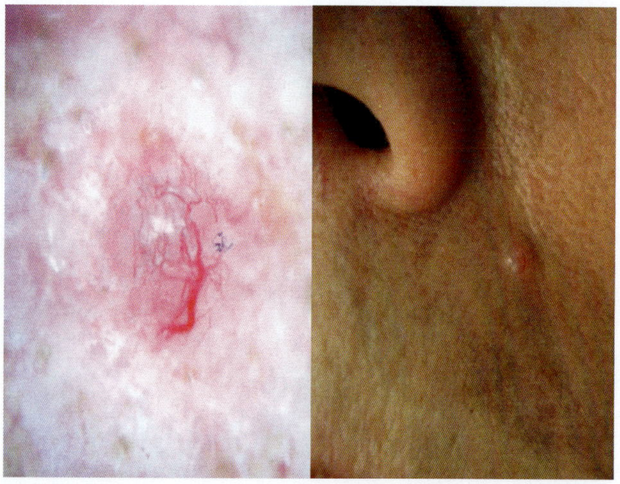

■ **Figura 6.41** Carcinoma basocelular. Notam-se telangiectasias arboriformes de coloração vermelho vivo (superficiais), cruzam a lesão e vão se ramificando em vasos mais finos.

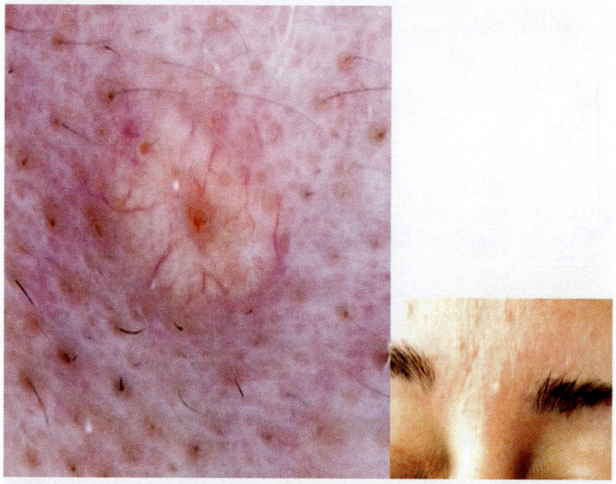

■ **Figura 6.42** Hiperplasia sebácea. Notam-se vasos em coroa em meio às estruturas brancas amareladas que representam os lóbulos aumentados da glândula sebácea.

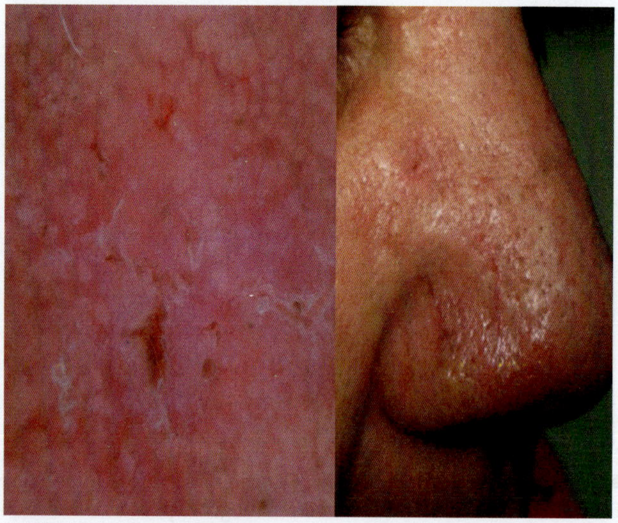

■ **Figura 6.43** Ceratose actínica. Notam-se vasos em morango, estruturas brancas e escamas.

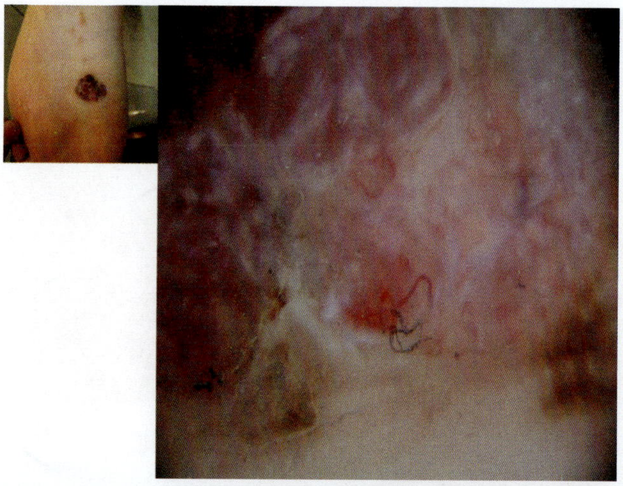

■ **Figura 6.44** Vasos em saca-rolha, lineares irregulares (polimórficos) e áreas vermelho-leitosas observados na periferia de melanoma acral Clark IV, Breslow 3,2 mm.

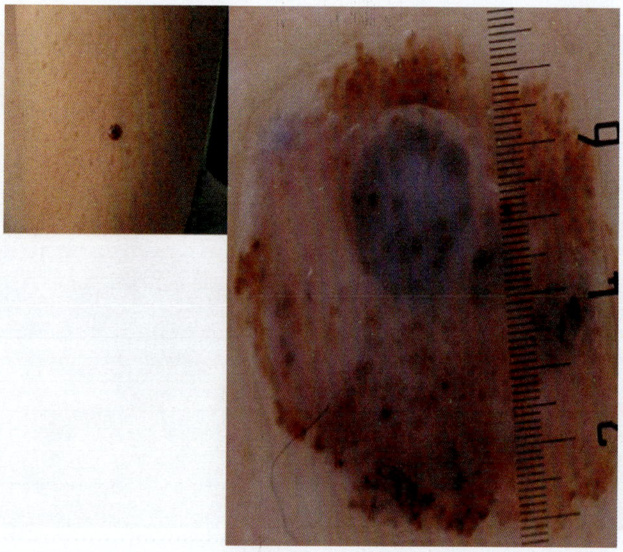

■ **Figura 6.45** Glóbulos de coloração vermelho-leitosa observados na porção inferior desse melanoma nodular Clark IV Breslow 1,55 mm. Notam-se ainda áreas amorfas e vasos lineares irregulares.

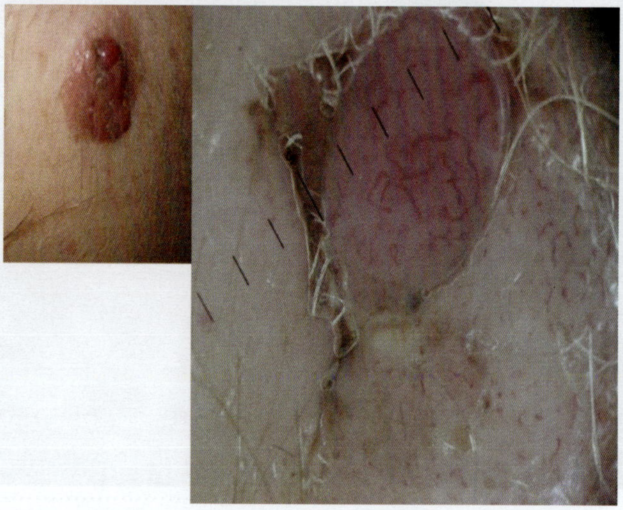

■ **Figura 6.46** Melanoma amelanótico exibindo o padrão vascular polimórfico. Associação de vasos lineares irregulares e vasos puntiformes (no componente mais superficial da lesão).

■ ESTRATÉGIAS PARA O DIAGNÓSTICO DERMATOSCÓPICO DAS LESÕES CUTÂNEAS

Ao colocar o dermatoscópio em uma lesão cutânea, o examinador deve ter em mente qual a estratégia será adotada para se chegar a um diagnóstico. A mais utilizada é a abordagem em duas etapas, e a primeira consiste na diferenciação entre lesões melanocíticas e não melanocíticas. A segunda etapa consiste na utilização de um dos métodos analíticos disponíveis para classificação das lesões melanocíticas em benignas, suspeitas ou malignas (Figura 6.47). Essa é uma abordagem muito prática e didática uma vez que os critérios definidores das lesões melanocíticas estão muito bem estabelecidos, assim como os critérios das seguintes lesões não melanocíticas: carcinoma basocelular; ceratose seborreica; angioma; e o dermatofibroma (Quadros 6.4 a 6.8).

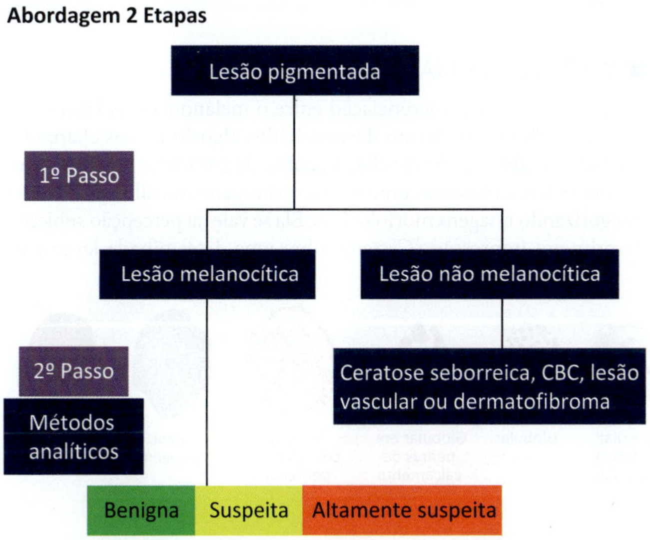

■ **Figura 6.47** Representação esquemática da abordagem dermatoscópica em duas etapas das lesões cutâneas.

Quadro 6.4 Critérios dermatoscópicos observados em lesões melanocíticas.

- Rede pigmentada
- Estrias
- Glóbulos agregados
- Padrão homogêneo (nevo azul)
- Padrões paralelos – sulcos, cristas, trabecular e fibrilar (região palmoplantar)

Quadro 6.5 Critérios dermatoscópicos observados no carcinoma basocelular.

- Estruturas em folha do bordo
- Grandes ninhos ovoides
- Estruturas em raio de roda
- Múltiplos pontos e glóbulos azul-acinzentados
- Telangiectasias arboriformes
- Borrões e cordões branco brilhosos
- Ulceração

Quadro 6.6 Critérios dermatoscópicos observados em ceratoses seborreicas/lentigos solares.

- Pseudocistos
- Pseudocomedões
- Fissuras e sulcos
- Estruturas em formato de impressão digital
- Borda em roído de traça
- Bordas bem delimitadas
- Padrão cerebriforme
- Vasos em grampo de cabelo com halo claro

Quadro 6.7 Critérios dermatoscópicos observados em angiomas/angioqueratomas.

- Lagunas vermelhas
- Lagunas azuis ou pretas

Quadro 6.8 Critérios dermatoscópicos observados em dermatofibromas.

- Placa branca central com fina rede pigmentada periférica
- Glóbulos semelhantes a anéis
- Estrias brancas brilhosas
- Tonalidade rosada

Os padrões e estruturas dermatoscópicas observadas no melanoma estão descritos nos Quadros 6.9 a 6.13.

Quadro 6.9 Padrões dermatoscópicos observados no melanoma.

- Multicomponentes assimétrico
- Amorfo acastanhado
- Amorfo: nódulo azul ou preto
- Amorfo: mácula rósea ou acastanhada
- Placas periféricas com ilhas pigmentadas ou focos de hiperpigmentação (pele fotodanificada)
- Áreas amorfas acastanhadas com granulosidade (pele fotodanificada)
- Padrão em linhas anguladas (pele fotodanificada)

Quadro 6.10 Estruturas dermatoscópicas observadas no melanoma.

- Rede atípica
- Linhas anguladas
- Rede negativa
- Estrias atípicas
- Pontos e glóbulos atípicos
- Áreas amorfas acastanhadas
- Múltiplas pequenas áreas hiperpigmentadas
- Véu azul-esbranquiçado
- Granulosidade (*peppering*)
- Despigmentação branca cicatricial
- Estrias brancas brilhosas (luz polarizada)
- Padrão vascular atípico

Quadro 6.11 Padrões e estruturas dermatoscópicas observadas no melanoma na região palmoplantar.

- Cristas paralelas
- Fibrilar atípico
- Pigmentação difusa com várias tonalidades de marrom
- Áreas vermelho-leitosas
- Padrão multicomponentes

Quadro 6.12 Padrões e estruturas dermatoscópicas observadas no melanoma na face.

- Aberturas foliculares pigmentadas assimetricamente
- Padrão anular granular
- Círculo dentro de círculo
- Estruturas romboidais – linhas anguladas
- Áreas amorfas e aberturas foliculares obstruídas

Quadro 6.13 Padrões e estruturas dermatoscópicas observadas no melanoma ungueal (dermatoscopia da lâmina ungueal).

- Linhas marrons ou pretas com espessuras variadas com tendência a convergir distalmente conferindo um aspecto triangular à pigmentação

Mais recentemente, a abordagem em duas etapas foi revisada e passou a se basear na capacidade do examinador de, em uma primeira etapa, fazer um diagnóstico específico e, em uma segunda etapa, afastar o melanoma. Na primeira etapa, é realizado o reconhecimento dos padrões clássicos dos nevos melanocíticos, dermatofibroma, carcinoma basocelular, carcinoma espinocelular, lentigo solar/ceratose seborreica, angioma/angioqueratoma, hiperplasia sebácea e acantoma de células claras (Quadros 6.5 a 6.8, Quadros 6.14 a 6.17 e Figura 6.48). Na segunda etapa, o examinador deve saber categorizar os nevos melanocíticos cujos padrões necessitam do contexto clínico para serem interpretados e do reconhecimento dos padrões e estruturas associados com o melanoma. Ou seja, na segunda etapa, são avaliadas lesões que não puderam ser diferenciadas com segurança de um melanoma. Os nevos que necessitam do contexto clínico para serem interpretados são: nevos com dois componentes; lesões róseas ou marrons sem estrutura; padrão multicomponente simétrico; padrão globular periférico; e padrão explosão de estrelas (Quadro 6.18).

Quadro 6.14 Critérios dermatoscópicos dos nevos melanocíticos intradérmicos.

- Vasos em vírgula
- Halo marrom
- Pigmentação marrom
- Glóbulos

Quadro 6.15 Critérios dermatoscópicos observados no carcinoma espinocelular.

- Vasos glomerulares/enrolados
- Círculos brancos
- Círculos marrons
- Rosetas
- Pontos marrons em arranjo radial
- Escamas amarelas
- Padrão vascular em morango
- Vasos em grampo de cabelo com halo branco

Quadro 6.16 Critérios dermatoscópicos observados em hiperplasias sebáceas.

- Glóbulos amarelados
- Vasos em coroa

Quadro 6.17 Critérios dermatoscópicos observados no acantoma de células claras.

- Vasos puntiformes ou glomerulares com arranjo em "cordão de pérolas"

Quadro 6.18 Nevos que necessitam do contexto clínico para serem interpretados.

- Nevos com dois componentes
- Padrão amorfo marrom ou róseo em pele fototipo I
- Padrão multicomponentes simétrico
- Glóbulos na periferia (nevo de Reed/Spitz)
- Padrão em explosão de estrelas

■ MÉTODOS ANALÍTICOS

Para auxiliar na diferenciação entre o melanoma e as lesões melanocíticas benignas, foram desenvolvidos algoritmos, os chamados "métodos analíticos". Entre eles, a análise de padrões é o método que melhor reflete a maneira como o cérebro humano trabalha quando está categorizando imagens morfológicas. Ela se vale da percepção subjetiva da primeira impressão (*Gestalt*) sobre uma determinada lesão e da

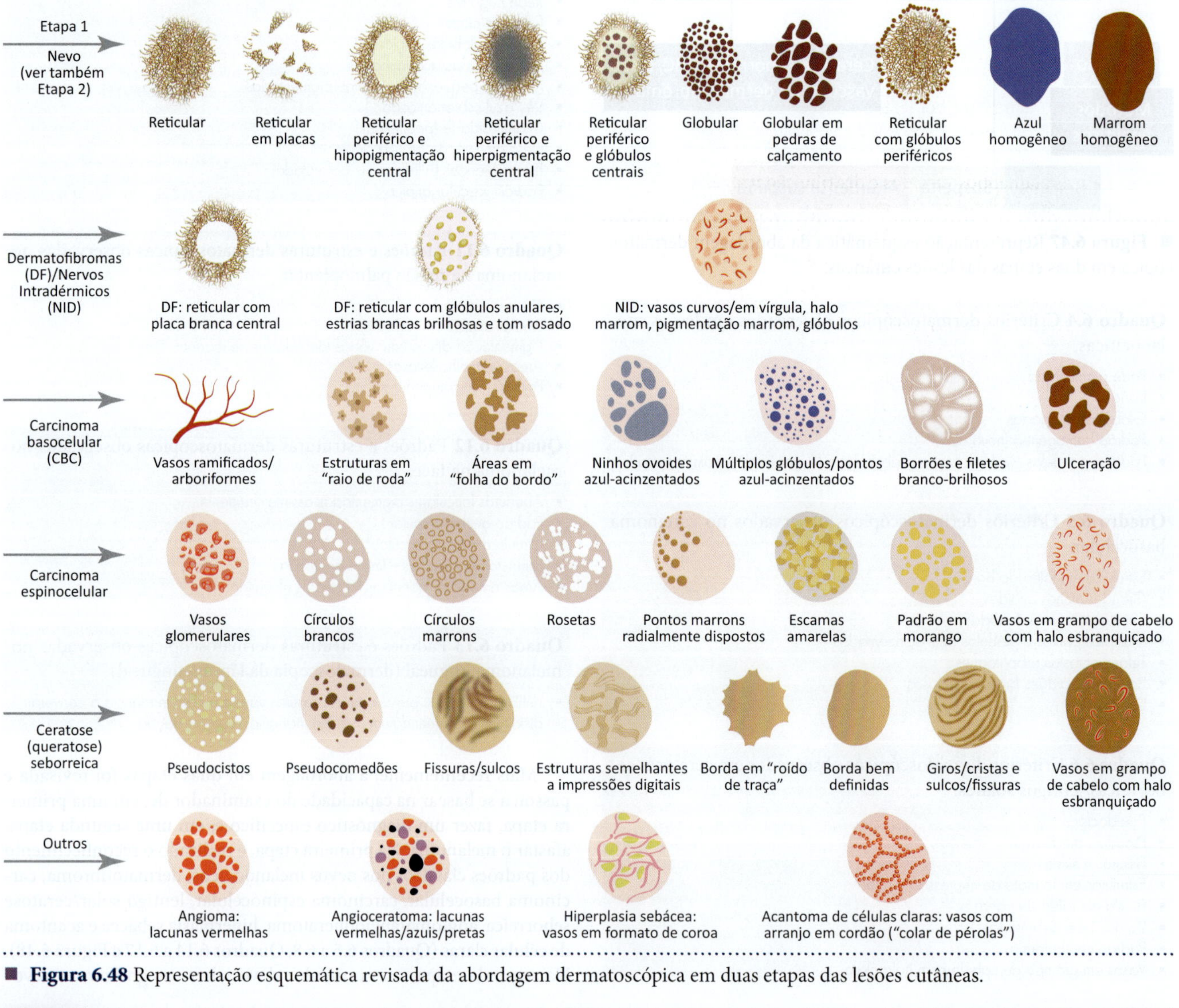

■ **Figura 6.48** Representação esquemática revisada da abordagem dermatoscópica em duas etapas das lesões cutâneas.

integração dessa percepção ao conhecimento de base do examinador, que, consequentemente, depende da experiência no assunto.[18] Por sua vez, os métodos simplificados como a regra do ABCD, o método de Menzies, a regra dos 7 pontos e CASH foram desenvolvidos com o objetivo de que os não *experts* não deixem de diagnosticar o melanoma, mesmo que isso acarrete baixa especificidade.[24]

ANÁLISE DE PADRÕES

A análise de padrões é um método analítico qualitativo no qual a lesão é analisada levando-se em consideração o seu padrão global e seus critérios locais. De acordo com a literatura, esse é o método ideal para ser utilizado por um dermatologista com experiência em dermatoscopia e o método mais confiável no ensino da dermatoscopia para médicos residentes.[40] No trabalho original de Pehamberger e colaboradores, que avaliaram 3 mil lesões ao longo de 4 anos, a diferença entre os padrões de crescimento benigno e maligno foi determinada pelo aspecto global da lesão, padrão de pigmentação, cores, presença de rede pigmentada, glóbulos marrons, pontos pretos, despigmentação e pelo aspecto do limite entre a lesão pigmentada e a pele sã. Essas características são úteis para distinção entre lesões melanocíticas e não melanocíticas e auxiliam na diferenciação entre o melanoma e lesões melanocíticas benignas.

- **Aspecto global da lesão:** avalia se a lesão é homogênea ou heterogênea, a textura da superfície e se tem relevo em relação à periferia.
- **Padrão de pigmentação:** refere-se à coloração e à intensidade da pigmentação e aos padrões de pigmentação específicos como rede pigmentada, pontos e glóbulos.
- **Cores:** levam-se em consideração a quantidade de tonalidades da melanina e sua respectiva localização – preta, marrom, cinza e azul.
- **Rede pigmentada:** sua arquitetura reflete o grau de desorganização da junção dermoepidérmica.
- **Glóbulos marrons:** ninhos de melanócitos contendo melanina na parte inferior da epiderme. Nas lesões benignas, apresentam tamanho e distribuição uniforme. Nas lesões displásicas e no melanoma, apresentam tamanhos variados e distribuição irregular.
- **Pontos pretos:** melanina nas camadas superficiais da epiderme. Nas lesões benignas, estão agrupados no centro da lesão e, nas lesões displásicas ou malignas, aparecem irregularmente distribuídos na periferia.
- **Despigmentação:** áreas de ausência de pigmentação. Nas lesões benignas, tendem a ser regulares e situadas no centro da lesão. Nas lesões malignas e displásicas, são irregulares e podem ser encontradas em qualquer parte da lesão.
- **Aspecto do limite entre a lesão pigmentada e a pele sã:** pode ser regular ou irregular; bem ou mal delimitado. Nas lesões benignas, as bordas tendem a ser esmaecidas e, nas lesões displásicas ou malignas, as margens tendem a ser abruptas e irregulares.

Posteriormente, o Consenso da IDS ressaltou a importância da análise de padrões para diferenciação entre lesões melanocíticas benignas e o melanoma e destacou o papel do reconhecimento do padrão global e dos critérios dermatoscópicos específicos conforme observamos nos Quadros 6.19 a 6.22.[41]

Quadro 6.19 Análise de padrões: padrões globais, sua definição e significado diagnóstico.

Padrão global	Definição	Significado diagnóstico
Reticular	Rede pigmentada presente na maior parte da lesão	Nevo melanocítico
Globular	Numerosas estruturas ovais ou arredondadas, de tamanhos variados e tonalidade acastanhada, cinza ou preta	Nevo melanocítico
Pedras de calçamento	Estruturas em formato de glóbulos grandes, agregados e angulados semelhantes às pedras de calçamento	Nevo intradérmico
Homogêneo	Pigmentação acastanhada, cinza-azulada ou preta-acinzentada, difusa, na ausência de outros critérios locais específicos	Nevo azul
Explosão de estrelas	Estrias pigmentadas em arranjo radial na periferia da lesão	Nevo de Reed/Spitz
Paralelo	Pigmentação situada na região palmoplantar distribuída ao longo dos sulcos ou das cristas dos dermatóglifos, ocasionalmente distribuída de maneira transversal a essas estruturas	Nevo acral/ melanoma
Multicomponentes	Combinação de três ou mais dos padrões supradescritos	Melanoma
Inespecífico	Lesão pigmentada que não apresenta nenhum dos padrões supradescritos	Considerar melanoma

Quadro 6.20 Análise de padrões: critérios específicos, sua definição e significado diagnóstico.

Critérios específicos	Definição	Significado diagnóstico
Rede pigmentada típica	Trama reticular de coloração castanho-clara ou escura, com orifícios pequenos e uniformes e finas linhas distribuída de maneira mais ou menos regular por toda a lesão e geralmente mais fina na periferia	Lesão melanocítica benigna
Rede pigmentada atípica	Trama reticular de coloração castanho-clara ou escura, com orifícios irregulares e linhas espessas	Melanoma
Pontos/glóbulos	Estruturas de tamanho variado, formato oval ou arredondado, de coloração castanho-clara, escura ou preta, distribuídas de maneira regular ou irregular pela lesão	Regulares nas lesões melanocíticas benignas e irregulares no melanoma
Estrias	Projeções bulbosas, digitiformes ou retorcidas, de coloração castanho-clara, escura ou preta, encontradas na borda da lesão. Podem se originar da rede pigmentada, porém mais frequentemente não o fazem	Regulares no nevo melanocítico benigno (Reed/ Spitz) e irregulares no melanoma
Véu azul-esbranquiçado	Área irregular sem estruturas de pigmentação azul recoberta por um "filme" branco em fundo de garrafa. A pigmentação não pode ocupar toda a lesão e clinicamente corresponde à porção elevada da lesão	Melanoma
Estruturas de regressão	Despigmentação com aspecto cicatricial e/ou grânulos em formato de pimenta do reino, geralmente na porção clinicamente plana da lesão	Melanoma
Hipopigmentação	Área com menos pigmento do que a pigmentação geral da lesão	Inespecífico
Áreas amorfas	Áreas sem estruturas, de cor castanho-clara, escura ou preta e distribuição simétrica ou assimétrica na lesão	Simétricas nas lesões melanocíticas benignas e assimétricas no melanoma

(Continua)

Quadro 6.20 Análise de padrões: critérios específicos, sua definição e significado diagnóstico. (Continuação)

Critérios específicos	Definição	Significado diagnóstico
Estruturas vasculares	Vasos em vírgula	Nevo intradérmico
	Vasos em grampo de cabelo	Se uniformemente distribuídos – ceratose seborreica; se irregularmente distribuídos – considerar melanoma
	Vasos puntiformes	Melanoma
	Vasos lineares irregulares	Melanoma
	Vasos e/ou eritema em estruturas de regressão	Melanoma

Quadro 6.21 Critérios dermatoscópicos de sítios anatômicos específicos – face.

Estrutura	Definição	Significado diagnóstico
Pseudorrede típica	Trama reticular com furos arredondados de tamanhos iguais correspondendo às aberturas foliculares preexistentes	Lesão melanocítica benigna
Padrão anular-granular	Múltiplos pontos cinza-azulados ao redor dos óstios foliculares com aparência anular-granular	Melanoma
Pseudorrede cinza	Pigmentação acinzentada ao redor dos óstios foliculares formada pela confluência das estruturas anular-granulares	Melanoma
Estruturas romboidais	Pigmentação castanho-acinzentada ao redor dos óstios foliculares com aparência romboidal	Melanoma
Aberturas foliculares pigmentadas assimétricas	Pigmentação anular excêntrica ao redor dos óstios foliculares	Melanoma

Quadro 6.22 Critérios dermatoscópicos de sítios anatômicos específicos – região palmoplantar.

Estrutura	Definição	Significado diagnóstico
Padrão de sulcos paralelos (Figura 6.49)	Pigmentação distribuída ao longo dos sulcos dos dermatóglifos	Nevo melanocítico acral
Padrão trabecular ou em treliça (Figura 6.50)	Pigmentação distribuída ao longo dos sulcos com conexões perpendiculares	Nevo melanocítico acral
Padrão fibrilar (Figura 6.51)	Numerosos filamentos de pigmento perpendiculares aos dermatóglifos	Nevo melanocítico acral
Padrão de cristas paralelas (Figura 6.52)	Pigmentação alinhada ao longo das cristas superficiais	Melanoma

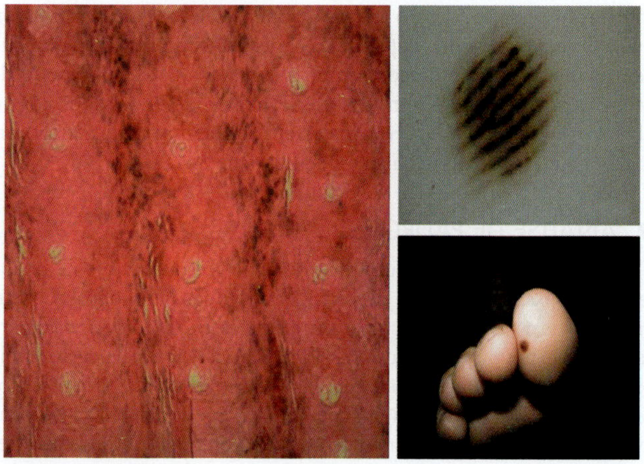

■ **Figura 6.49** Padrão de sulcos paralelos observado em nevo melanocítico situado na região acral. Observa-se a pigmentação distribuída ao longo dos sulcos dos dermatóglifos que não obstruem as aberturas dos acrosiríngeos. Esse padrão geralmente é encontrado em áreas não sujeitas à pressão. Nota-se, no corte histopatológico transversal, o pigmento melânico ao lado das aberturas dos acrosiríngeos, nos sulcos.

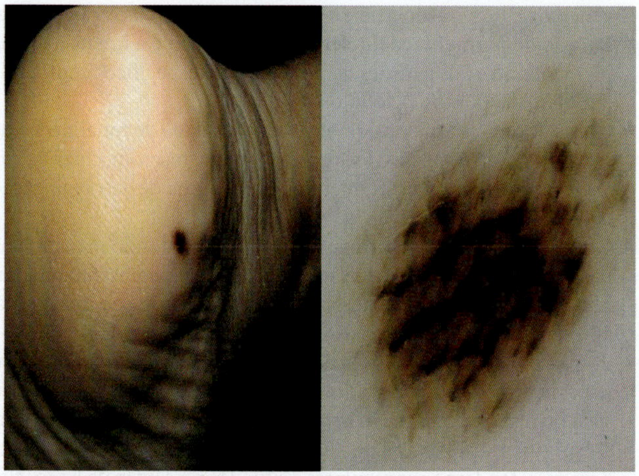

■ **Figura 6.50** Padrão trabecular observado em nevo melanocítico acral. Observa-se a pigmentação distribuída ao longo dos sulcos dos dermatóglifos com conexões perpendiculares. Esse padrão geralmente é encontrado na transição entre áreas sujeitas à pressão e áreas não sujeitas à pressão.

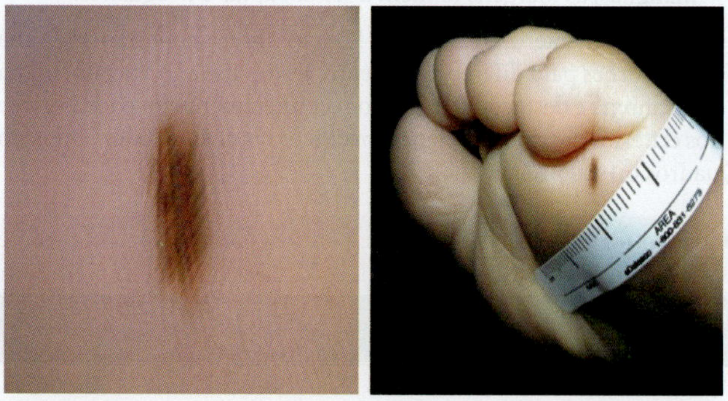

■ **Figura 6.51** Padrão fibrilar observado em nevo melanocítico acral. Esse padrão geralmente é observado em áreas acrais sujeitas à pressão.

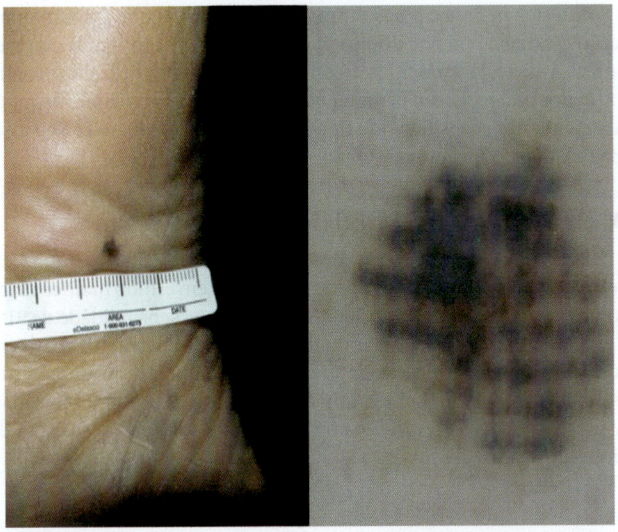

■ **Figura 6.52** Padrão de cristas paralelas observado em melanoma acral. Nota-se a ocupação das cristas, onde estão situadas as aberturas dos acrosiríngeos. Também fala a favor de malignidade a presença de três cores: marrom-clara, marrom-escura e cinza-azulada.

■ REGRA DO ABCD

É um método semiquantitativo desenvolvido por meio de um cálculo de análise multivariada de 31 critérios dermatoscópicos, avaliados em 157 lesões melanocíticas benignas e malignas, com o objetivo de facilitar o diagnóstico precoce do melanoma.[21]

Consiste na utilização de um sistema de pontuação (escore), no qual são levados em consideração quatro parâmetros: assimetria (0 a 2); interrupção abrupta das bordas (0 a 8); número de cores (1 a 6); e número de estruturas diferenciadas (1 a 5) presentes na lesão. A cada parâmetro é atribuído um peso: 1,3; 0,1; 0,5 e 0,5, respectivamente. Pela soma dos valores obtidos, encontra-se o total da pontuação dermatoscópica (TPD), que pode variar de 1 a 8,90. Quando o TPD estiver entre 1 e 4,75, a lesão é considerada benigna; quando o TPD estiver entre 4,8 e 5,45, a lesão é considerada suspeita; e quando o TPD for superior a 5,45, a lesão é considerada altamente suspeita de melanoma. Para a análise dos quatro parâmetros envolvidos na regra do ABCD (Quadros 6.23 e 6.24), devemos considerar as seguintes definições:

Quadro 6.23 Regra do ABCD.

Critérios		Definição	Pontuação	Peso
A	Assimetria	Em nenhum, 1 ou 2 eixos perpendiculares, levar em conta o formato, cores e estruturas	0 a 2	1,3
B	Bordas abruptas	Interrupção abrupta do padrão de pigmentação na periferia em nenhum ou até 8 segmentos	0 a 8	0,1
C	Cor	Presença das cores marrom-clara, marrom-escura, preta, cinza-azulada, vermelha e branca	1 a 6	0,5
D	Estruturas dermatoscópicas	Presença de rede pigmentada, estrias ramificadas (> 2), áreas amorfas (> 10%), pontos (> 2) e glóbulos (> 1)	1 a 5	0,5

Quadro 6.24 Avaliação do total da pontuação dermatoscópica (TPD) pela regra do ABCD.

Total da pontuação dermatoscópica	Interpretação
1 a 4,75	Lesão melanocítica benigna
4,75 a 5,45	Lesão melanocítica suspeita
> 5,45	Lesão altamente suspeita de melanoma

- **Assimetria:** a lesão melanocítica deve ser dividida em dois eixos perpendiculares, orientados de forma a produzir a menor assimetria possível. Deve-se levar em conta não apenas o formato, mas também a distribuição das cores e das estruturas diferenciadas. Se a lesão for simétrica, a pontuação será zero, caso haja assimetria apenas em um dos eixos, será igual a 1 e, se for assimétrica nos dois eixos, a pontuação será igual a 3.
- **Bordas:** a lesão melanocítica deve ser dividida em oito eixos de simetria e analisada em quantos segmentos a interrupção das bordas da lesão se dá de maneira abrupta, sem que haja um esmaecimento do pigmento em direção à periferia.
- **Cor:** seis cores diferentes podem ser avaliadas: branca, vermelha, marrom-clara, marrom-escura, azul-acinzentada e preta. A branca só deve ser levada em consideração caso a área avaliada seja mais clara do que a pele normal circunjacente. A cada cor identificada, soma-se 1 ponto. A pontuação máxima é de 6 e a mínima, de 1.
- **Estruturas diferenciadas:** considerar apenas as seguintes estruturas: áreas amorfas, rede pigmentar, estrias ramificadas, pontos e glóbulos. As áreas amorfas devem ter uma área maior do que 10% do total da lesão, os pontos e as estrias devem ser mais do que 2 e os glóbulos, mais do que 1.

Diversas lesões melanocíticas benignas, quando submetidas à análise pela regra do ABCD, podem apresentar resultado falso-positivo (TPD > 5,45). São elas: nevos melanocíticos com padrão globular; nevos melanocíticos com componente papilomatoso; lentiginoso ou congênito; nevo de Sptiz/Reed; nevo agminado; nevo recorrente e lentigo em pingo de tinta (não melanocítico). Stolz, na segunda edição de seu atlas (2002), propõe que essas lesões denominadas "padrões especiais" sejam identificadas mediante análise de sua cor, arquitetura, simetria e homogeneidade (CASH) antes de se aplicar a regra do ABCD.[38]

Na verdade, as lesões não são especiais. A dificuldade está em tentar enquadrar todas as lesões melanocíticas com uma diversidade enorme de apresentações em uma regra que leva em conta apenas quatro critérios. Contudo, a regra do ABCD é um excelente método, com grande reprodutibilidade e de grande auxílio principalmente para os iniciantes, com uma sensibilidade de 96,3 % e especificidade de 70,4% para o diagnóstico do melanoma. Assim como todos os algoritmos em dermatoscopia, a regra do ABCD foi desenvolvida para que não *experts* não deixem de diagnosticar o melanoma.

Em 1999, Kittler e colaboradores sugeriram que fosse acrescentado mais um parâmetro à regra do ABCD, que seria a letra E, referente à alteração estrutural. Alterações de tamanho, formato, cor, sangramento e ulceração relatadas pelo paciente. Se positivo, acrescenta-se mais 1,2 no final do TPD. Se negativo, subtrai-se menos 0,8 do TPD. Com o acréscimo desse parâmetro, consegue-se aumentar a especificidade do método para 90%.[42]

■ MÉTODO DE MENZIES

Apresenta uma sensibilidade de 92% e especificidade de 71% para o diagnóstico do melanoma. Para que uma lesão melanocítica seja considerada maligna, ela não deve ter nenhum dos dois parâmetros negativos e deve apresentar pelo menos um dos nove parâmetros positivos (Quadro 6.25).

■ REGRA DOS SETE PONTOS

Descrita por Argenziano e colaboradores com o objetivo de simplificar a clássica análise de padrões.[23] Apresenta como vantagens o fato de ter um número pequeno de estruturas a serem identificadas e de ser um método de diagnóstico por um sistema de pontuação (escore). A capacidade de cada critério aumentar a probabilidade de a lesão em questão se tratar de um melanoma foi estipulada pelo cálculo de análise multivariada. Foram atribuídos dois pontos aos três critérios da regra dos 7 pontos que apresentaram razão de chance maior do que 5 – critérios maiores. E aos outros quatro critérios que apresentaram razão de chance menor do que 5, foi atribuído ponto – critérios menores. A lesão melanocítica é considerada maligna quando o escore for maior ou igual a 3 e benigna quando o escore for menor do que 3. Apresenta uma sensibilidade de 95% e especificidade de 75% para o diagnóstico do melanoma (Quadro 6.26).

■ LISTA DOS TRÊS PONTOS

Descrita por Soyer e colaboradores com o objetivo de difundir a dermatoscopia entre os não *experts* e ratificada em estudo multicêntrico conduzido via internet, em 2006. Apresenta uma sensibilidade de 91% e especificidade de 71,9% para o diagnóstico do melanoma. Leva em consideração a identificação de apenas três estruturas dermatoscópicas: assimetria; rede pigmentada atípica; estruturas azul-esbranquiçadas. A presença de 2 ou 3 critérios indica a necessidade de realização de biópsia (Quadro 6.27).[25-26]

Quadro 6.25 Método de Menzies para o diagnóstico do melanoma.

Achados negativos (não podem ser encontrados)	
Simetria de padrão	O padrão encontrado deve ser simétrico em todos os eixos a partir do centro da lesão. Não requer que a lesão tenha o formato simétrico
Presença de uma única cor	Leva em consideração as seguintes cores: preta, cinza, azul, marrom-escura, marrom-clara e vermelha. A branca não é considerada
Achados positivos (pelo menos 1 tem de ser encontrado)	
Véu azul-esbranquiçado	Pigmentação azul confluente recoberta por uma camada opaca, com aspecto de "fundo de garrafa" de cor esbranquiçada. A pigmentação não pode ocupar toda a lesão e não pode estar associada a lagos vermelhos/azuis
Múltiplos pontos marrons (não glóbulos)	Áreas focais com múltiplos pontos marrons (não glóbulos)
Pseudópodos	Projeções nodulares encontradas nas margens da lesão, diretamente conectadas ao corpo tumoral ou à rede pigmentada. Não podem estar distribuídos de forma regular ou simétrica ao redor da lesão. Quando conectados diretamente ao corpo tumoral, formam um ângulo agudo com as margens tumorais ou nascem de extensões lineares ou curvilíneas. Quando conectados à rede pigmentar, a espessura da terminação bulbar tem de ser maior do que a espessura de qualquer parte da rede pigmentar circunjacente e, pelo menos, o dobro da espessura da projeção da rede com a qual ela está conectada
Estrias radiadas	Extensões digitiformes nas margens da lesão, que não podem estar distribuídas de forma simétrica ou regular ao redor da lesão
Despigmentação tipo cicatricial	Áreas brancas irregulares e bem definidas, que não devem ser confundidas com hipo ou despigmentação decorrente da simples perda de melanina
Glóbulos/pontos pretos periféricos	Encontrados nas margens ou perto das margens da lesão
Múltiplas cores (5 a 6)	São levadas em consideração: marrom-clara, marrom-escura, vermelha, preta, cinza, azul. A branca não é considerada
Múltiplos pontos azuis/cinzas	Focos de múltiplos pontos azuis ou cinzas frequentemente descritos como padrão de "pimenta-do-reino" (*peppering*)
Rede alargada	Rede formada por cordões irregulares de pigmentação acentuada, frequentemente com áreas mais densas

Quadro 6.26 Regra dos sete pontos.

Critérios	Definição	Pontuação*
Rede pigmentar atípica	Rede de coloração preta, marrom ou cinza com orifícios irregulares e trama espessa	2
Véu azul-esbranquiçado	Área irregular sem estruturas de pigmentação azul confluente recoberta por um "filme" branco em fundo de garrafa. A pigmentação não pode ocupar toda lesão e, clinicamente, corresponde à porção elevada da lesão	2
Padrão vascular atípico	Vasos lineares irregulares ou puntiformes não encontrados em estruturas de regressão	2
Estrias irregulares	Projeções digitiformes ou bulbosas, marrons ou pretas, irregularmente distribuídas nas bordas da lesão. Podem se originar da rede pigmentada, porém mais frequentemente não o fazem	1
Áreas amorfas irregulares	Áreas pigmentadas de coloração preta, marrom e/ou cinza, com distribuição irregular na lesão	1
Pontos e glóbulos irregulares	Estruturas arredondadas de coloração amarronzada, preta ou azul, de tamanho variado, distribuídas de maneira irregular na lesão	1
Estruturas de regressão	Áreas brancas de aspecto cicatricial e/ou grânulos (*peppering*) geralmente correspondendo à área plana da lesão	1

* Pontuação ≥ 3: lesão maligna; pontuação < 3: lesão benigna.

Quadro 6.27 Lista dos três pontos dermatoscópicos.

Critérios	Definição	Pontuação*
Assimetria	Assimetria de cores e estruturas em um ou dois eixos perpendiculares	1
Rede pigmentada atípica	Rede de pigmento com orifícios irregulares e linhas espessas	1
Estruturas azul-esbranquiçadas	Qualquer tipo de coloração azulada, branca ou ambas	1

* A presença de 2 ou 3 critérios indica lesão suspeita.

TESTE DAS TRÊS CORES

MacKie e colaboradores, no contexto de um ambulatório especializado em lesões pigmentadas na Escócia, relataram a utilização do dermatoscópio manual com a intenção de diferenciar os melanomas em fase inicial, que necessitam de excisão cirúrgica, de lesões pigmentadas não melanoma, que podem ser acompanhadas sem tratamento.[27] A proposta dos autores era desenvolver um método confiável que identificasse o melanoma pré-operatoriamente, evitando muitos procedimentos cirúrgicos realizados em lesões benignas e que, nesse contexto, impedem que os verdadeiros melanomas recebam a necessária atenção mais rapidamente. Todos os pacientes estudados apresentavam lesões melanocíticas que, segundo avaliação clínica dermatológica, necessitavam de retirada cirúrgica. A característica mais forte na identificação de lesões, que subsequentemente mostraram ser melanomas ao exame histopatológico, foi a presença de três ou mais cores quando observadas essas lesões na dermatoscopia. A idade do paciente, as bordas irregulares e o diâmetro avantajado da lesão contribuíram com pouco valor discriminatório adicional. Com o emprego desse simples teste das três cores ao exame dermatoscópico, os autores conseguiram uma sensibilidade de 92% e uma especificidade de 51% na detecção de melanomas *versus* nevos melanocíticos, reduzindo a excisão destes à metade e evitando tanto uma sobrecarga de procedimentos cirúrgicos de pequeno porte como a morbidade dos pacientes.

CASH (COR, ARQUITETURA, SIMETRIA E HOMOGENEIDADE)

Descrita por Henning e colaboradores em 2007, esse algoritmo norte-americano apresenta de inédito o fato de levar em consideração a arquitetura da lesão. Como arquitetura, entendem-se a uniformidade e a distribuição das estruturas dermatoscópicas e das cores (Quadro 6.28).[43]

MÉTODO CAOS E PISTAS

É um método descrito por Rosendahl e colaboradores em 2012, para o reconhecimento de padrões dermatoscópicos com base na análise de padrões modificada e leva em consideração elementos geométricos simples e padrões. Ele não utiliza a terminologia metafórica. Sua sensibilidade é 90,6% e especificidade de 62,7% para o diagnóstico do melanoma e pode ser aplicado em lesões melanocíticas e não melanocíticas. O Caos é definido como assimetria de estruturas e cores, e o formato da lesão não é relevante. Se o Caos estiver presente, prossegue-se a pesquisa de uma das nove pistas para determinar o risco de malignidade. As pistas de malignidade compreendem as seguintes estruturas: estruturas cinzas ou azuis; áreas amorfas excêntricas; linhas reticulares espessas; pontos e estruturas arredondadas (*clods*) pretas na periferia; linhas radiadas ou pseudópodos segmentados; linhas brancas; vasos polimórficos; polígonos; linhas paralelas às cristas ou linhas paralelas caóticas (região acral).[44,45]

TESTE DOS 10 SEGUNDOS

Talvez o mais reproduzível entre todos os métodos. É uma técnica preconizada por Argenziano e colaboradores para não deixar de diagnosticar o melanoma. Quando o exame dermatoscópico de uma lesão pigmentada exceder o tempo de 10 segundos, deve-se optar pela biópsia.[46]

DERMATOSCOPIA DAS DOENÇAS INFECCIOSAS E PARASITÁRIAS (ENTOMODERMATOSCOPIA)

O termo "entomodermatoscopia" tem origem na união das palavras "entomologia" (estudo dos insetos) e "dermatoscopia" e é utilizado para descrever os padrões dermatoscópicos observados em infecções e infestações cutâneas.[47] No Quadro 6.29, estão relacionadas as principais dermatoses infecciosas e infestações que apresentam estruturas dermatoscópicas características.

Quadro 6.28 Algoritimo CASH para diagnóstico do melanoma.

Critérios	Definição	Pontuação*
Cores	Presença das cores marrom-clara, marrom-escura, preta, vermelha, azul e branca	1 a 6
Desordem arquitetural	Uniformidade e distribuição das estruturas dermatoscópicas e das cores – ausente/leve, moderada e acentuada	0 a 2
Simetria	A lesão é dividida em dois eixos perpendiculares de forma apresentar a menor assimetria possível	0 a 2
Homo/heterogeneidade	Número de estruturas dermatoscópicas na lesão: rede pigmentada, pontos/glóbulos, áreas amorfas, regressão, estrias, véu cinza-azulado, vasos polimórficos	1 a 7

* A lesão é considerada maligna caso a pontuação seja ≥ 8.

Quadro 6.29 Dermatoses infecciosas e infestações que apresentam estruturas dermatoscópicas características.

Infecção/infestação	Estruturas dermatoscópicas
Dermatozoonoses	
Escabiose[48] (Figura 6.53)	▪ Estruturas triangulares pequenas de cor marrom-clara ou marrom-escura (parte anterior do ácaro) na extremidade de estruturas lineares brancas ▪ Estruturas lineares brancas semelhantes ao "rastro de um avião a jato no céu" representam o túnel escabiótico
Pediculose[49] (Figura 6.54)	▪ Lêndeas – estruturas ovoides ancoradas nas hastes pilosas ▪ Quando marrons estão viáveis; quando translúcidas, estão vazias ▪ Serve para acompanhamento do tratamento ▪ Diagnóstico diferencial com pseudolêndeas (escamas seborreicas aderidas)
Fitiríase (Figura 6.55 e **Vídeo 6.2**)	▪ Permite a observação direta do *Phthirus pubis*
Tunguíase[50]	▪ Área branca homogênea com poro preto central ▪ Pigmento ao redor do exoesqueleto da pulga
Larva migrans[51]	▪ Múltiplas áreas amorfas translúcidas amarelo-acastanhadas em arranjo segmentar (corpo da larva)
Miíase furunculoide	▪ Permite a observação direta da larva ao se movimentar para superfície
Dermatoviroses	
Verruga[52] (Figura 6.56)	▪ Estruturas papilares exofíticas ▪ Vasos puntiformes ou em alça com pontos hemorrágicos envoltos por halo branco ▪ Padrão "Frogspawn"
Condiloma acuminado (Figura 6.57)	▪ Diagnóstico diferencial com grânulos de Fordyce e angioqueratomas ▪ Padrão em mosaico – vasos puntiformes ou glomerulares envoltos por halo branco ▪ Pode ter pigmento
Molusco contagioso[53] (Figura 6.58)	▪ Importante em lesões isoladas ▪ Orifício central com área amorfa branco-amarelada envolto por vasos em coroa, radiais ou puntiformes ▪ O padrão depende do tempo de evolução (lesões tardias – polilobular)

(Continua)

Quadro 6.29 Dermatoses infecciosas e infestações que apresentam estruturas dermatoscópicas características. (Continuação)

Infecção/infestação	Estruturas dermatoscópicas
Micoses	
Tinea nigra[54] (Figura 6.59)	▪ Padrão espiculado – espículas pigmentadas que não respeitam os dermatóglifos
Tinea capitis	▪ Cabelo em vírgula (curto e tortuoso) ▪ Pontos pretos (endothrix – Trichophyton) ▪ Cabelos distróficos (endothrix – Trichophyton) ▪ Cabelo em zigue-zague ▪ Cabelo em saca-rolha ▪ Cabelo em Código morse (ectothrix – Microscoporum)
Onicomicose[55] (Figura 6.60)	▪ Borda proximal franjada ▪ Estrias longitudinais esmaecidas – "aurora boreal" ▪ Aspecto em ruínas dos debris subungueais na borda distal
Cromomicose[56] (Figura 6.61)	▪ Pontos vermelhos e pretos irregulares ▪ Áreas brancas e róseas ▪ Escamas ▪ Crostas
Doenças causadas por protozoários	
Leishmaniose[55]	▪ Eritema ▪ Estruturas ovais ou redondas brancas amareladas ("lágrimas amarelas") ▪ Queratina ▪ Erosão ou ulceração central ▪ Padrão em explosão de estrelas branco ▪ Padrão vascular variado (puntiforme, linear, polimórfico, grampo de cabelo e misto)
Doenças bacterianas	
Infecção subungueal por Pseudomonas sp. (Figura 6.62)	▪ Coloração esverdeada na lâmina ungueal em razão do pigmento piocianina
Tricomicose axilar	▪ Envoltório amarelado ao redor dos pelos axilares

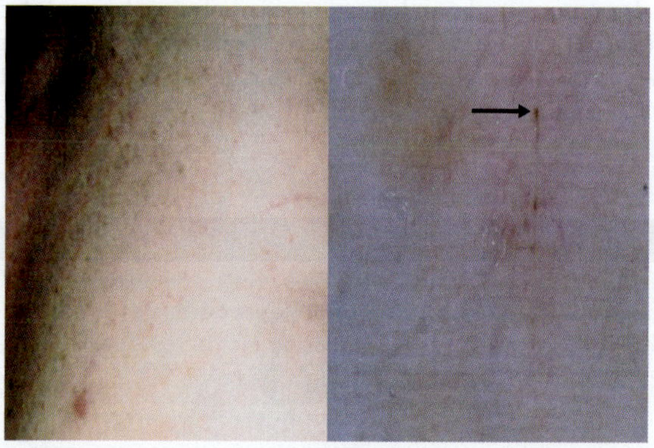

■ **Figura 6.53** Escabiose. Notam-se estruturas triangulares pequenas de cor marrom-clara e marrom-escura (parte anterior do ácaro) (seta) na extremidade de estruturas lineares brancas (túnel escabiótico); "rastro de um avião a jato no céu".

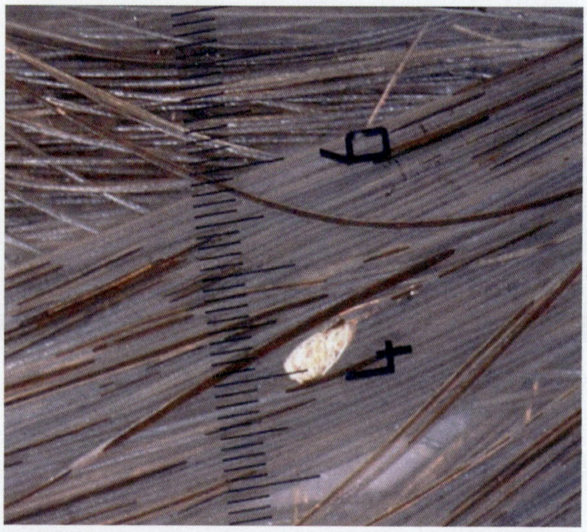

■ **Figura 6.54** Pediculose. Observam-se lêndeas – estruturas ovoides ancoradas nas hastes pilosas.

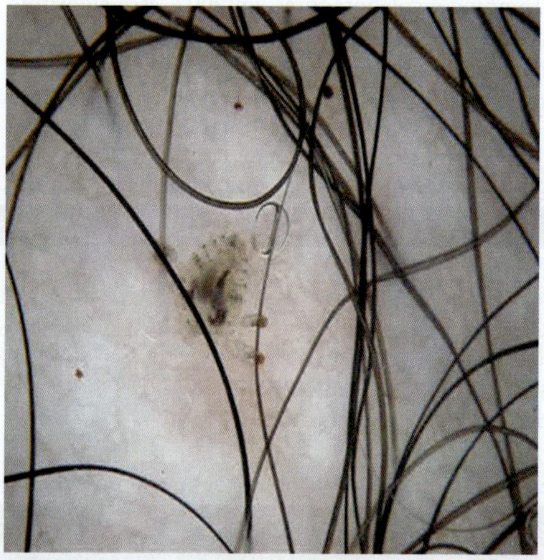

■ **Figura 6.55** Fitiríase. Observação direta do *Phthirus pubis* por meio da dermatoscopia.

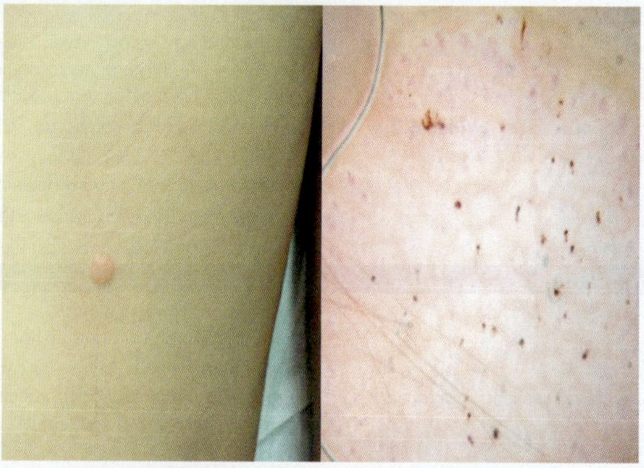

■ **Figura 6.56** Verruga vulgar observada à dermatoscopia exibindo estruturas papilares exofíticas, vasos puntiformes com pontos hemorrágicos envoltos por halo branco – padrão "Frogspawn".

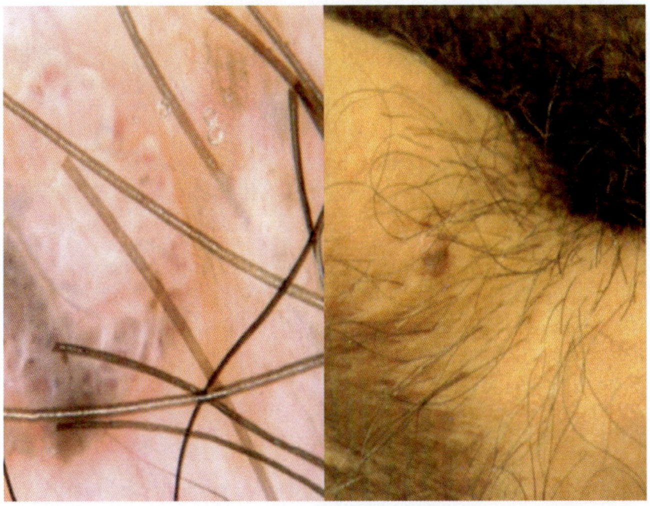

■ **Figura 6.57** Condiloma acuminado observado à dermatoscopia. Padrão em mosaico – vasos puntiformes ou glomerulares envoltos por halo branco.

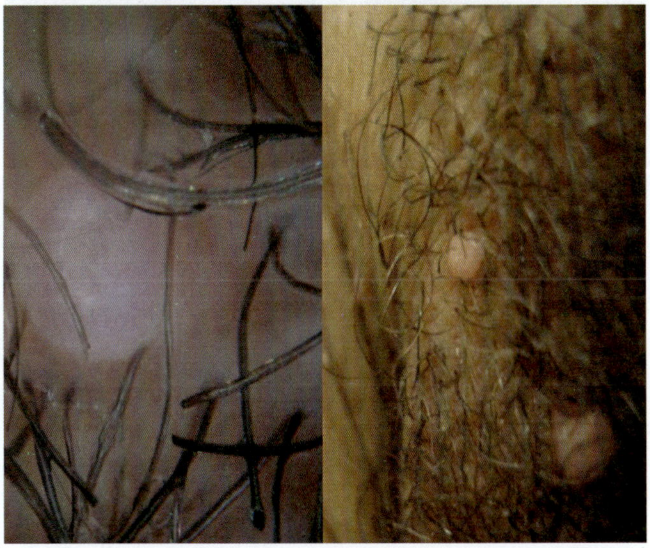

■ **Figura 6.58** Molusco contagioso. Orifício central com área amorfa branco-amarelada envolto por vasos em coroa ou radiais.

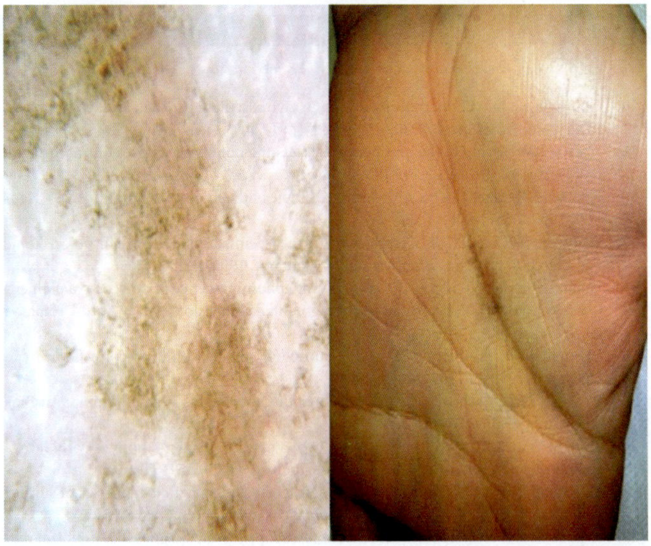

■ **Figura 6.59** *Tinea nigra*. Padrão espiculado, que não respeita os dermatóglifos.

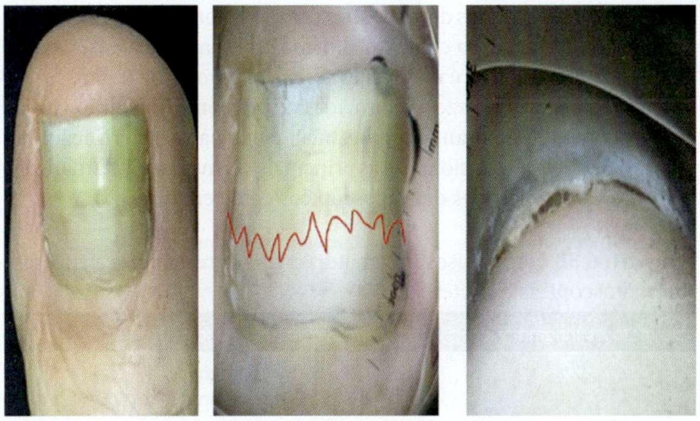

■ **Figura 6.60** Onicomicose observada à dermatoscopia. Borda proximal franjada, estrias longitudinais esmaecidas – "aurora boreal" e aspecto em ruínas dos debris subungueais na borda distal.

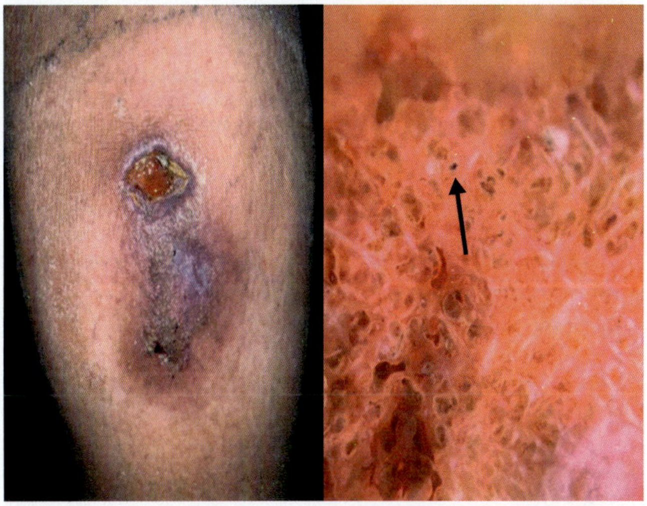

■ **Figura 6.61** Cromomicose observada à dermatoscopia. Notam-se pontos pretos irregulares (seta), áreas brancas e róseas, estrias brancas brilhantes, escamas e crostas. Colaboração Profa. Rosane Orofino Costa.

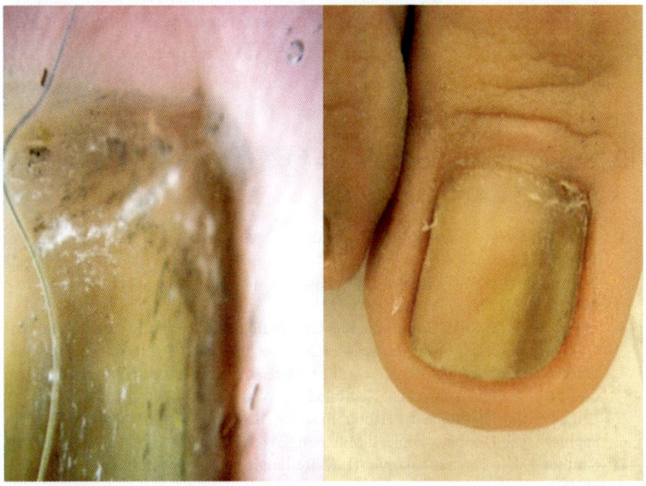

■ **Figura 6.62** Infecção por Pseudomonas sp. Nota-se a coloração esverdeada na lâmina ungueal em decorrência da piocianina.

■ DERMATOSCOPIA DAS DOENÇAS INFLAMATÓRIAS (INFLAMOSCOPIA)

A dermatoscopia facilita o reconhecimento de algumas dermatoses inflamatórias, auxilia na diferenciação com lesões tumorais e pode ajudar o monitoramento de algumas terapias. As doenças inflamatórias não apresentam critérios dermatoscópicos patognomônicos; entretanto, quando interpretada no contexto clínico, a presença ou a ausência de determinados achados é de grande auxílio para o clínico. Por serem lesões na maioria das vezes desprovidas de pigmento, o padrão vascular e as cores são de grande importância para sua caracterização. No Quadro 6.30, estão relacionadas as principais dermatoses inflamatórias que apresentam padrões dermatoscópicos característicos.

Quadro 6.30 Dermatoses inflamatórias que apresentam estruturas dermatoscópicas características.

Dermatoses inflamatórias	Achados dermatoscópicos
Psoríase	▪ Vasos puntiformes com distribuição homogênea e simétrica pela lesão e escamas
Pitiríase rósea	▪ Escamas brancas distribuídas na periferia da lesão em colarete e fundo amarelado. Vasos puntiformes, quando presentes, encontram-se distribuídos de maneira irregular
Líquen plano (Figura 6.63)	▪ Estrias brancas (Wickham), pequenos vasos lineares e vasos puntiformes. Pacientes com pele morena podem apresentar estruturas acastanhadas ao redor das estrias
Lúpus eritematoso discoide	▪ Em lesões recentes, observam-se halo branco perifolicular, tampões foliculares e escamas brancas. Em lesões antigas, vasos telangiectásicos, múltiplos pontos cinza-azulados e áreas amorfas brancas
Líquen escleroso e morfeia	▪ Estruturas branco-amareladas. Em lesões genitais, geralmente notam-se vasos lineares e lesões extragenitais, observam-se tampões foliculares. Podem ser encontrados pontos pretos distribuídos irregularmente. Na morfeia, também podem ser encontrados vasos lineares e o anel lilás
Granulomas não infecciosos (Figura 6.64)	▪ Fundo amarelo ou alaranjado, algumas vezes esbranquiçado. Na necrobiose lipoídica, observam-se vasos arboriformes e pequenos vasos tortuosos ou lineares. No granuloma anular, os vasos lineares estão distribuídos na porção papulosa da lesão. Na sarcoidose, as lesões apresentam áreas amorfas homogêneas alaranjadas com vasos lineares

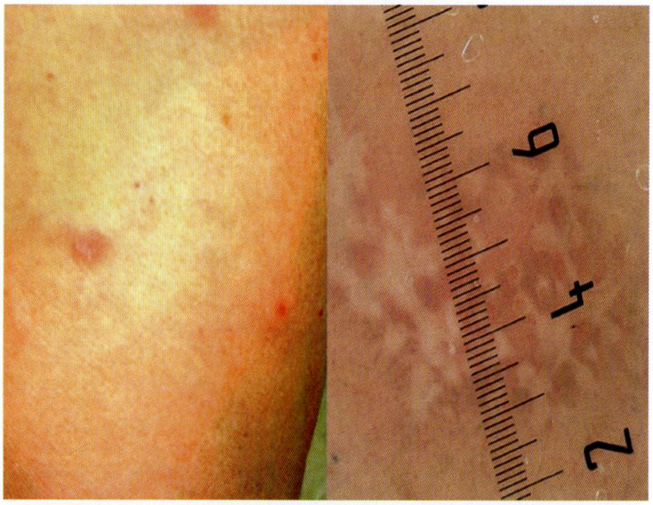

■ **Figura 6.63** Líquen plano. À dermatoscopia, evidenciam-se estrias brancas (Wickham), pequenos vasos puntiformes e eritema.

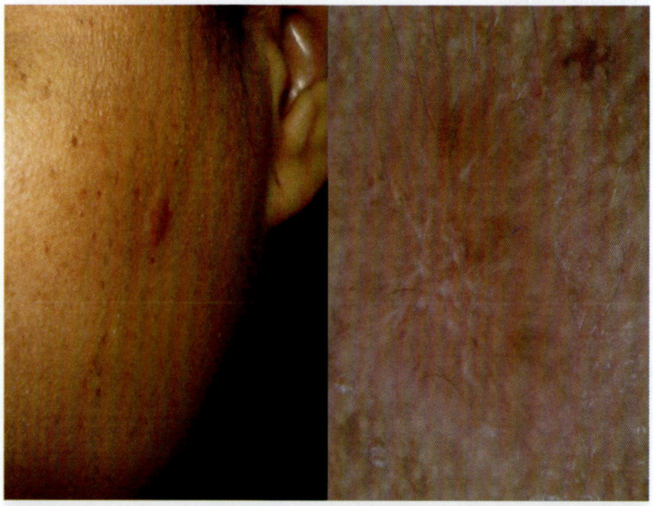

■ **Figura 6.64** Sarcoidose. À dermatoscopia, observa-se o fundo com a característica tonalidade amarelo-alaranjada das doenças granulomatosas não infecciosas.

Referências bibliográficas

1. Borel CP. Centre International de synthese. Revue Histoire ScieLeur Application. 1968;303-343.
2. Dominguez MVG, Kieselova, K. História da Dermatoscopia. Revista SPD. 2016;74:117-122.
3. Lopez-Perez M, Kahn D, Rey-Bueno Mar. Chymia. Science and Nature in Medieval and Early Modern Europe. Newcastle: Cambridge Scholars Publishing; 2010.
4. Hueter C. Die Cheilangioskopie, eine neue Untersuchungsmethode zu physiologischen und pathologischen Zwecken. Centralb Med Wissensch. 1879;13:225-227.
5. Unna PG. Die Diaskopie der Hautkrankheiten. Berl Klin Wschr. 1893;42:1016-1021.
6. Saphier J. Die Dermatoskopie. I. Mitteilung. Arch Dermatol Syph. 1920;128:1-19.
7. Saphier J. Die Dermatoskopie. II. Mitteilung. Arch Dermatol Syph. 1921;132: 69-86.
8. Saphier J. Die Dermatoskopie. III. Mitteilung. Arch Dermatol Syph. 1921;134:314-322.
9. Saphier J. Die Dermatoskopie. Iv. Mitteilung. Arch Dermatol Syph. 1921;136:149-158.
10. Hoegl L, Stolz W, Braun-Falco O. Hitorische Entwicklung der Auflichtmikroskopie. Hautarzt. 1993;44:182-185.
11. Goldman LI. Some investigative studies of pigmented nevi with cutaneous microscopy. J Invest Dermatol. 1951;16:407-427.
12. Goldman LI. Clinical studies in microscopy of the skin at moderate magnification. Arch Dermatol. 1957;75:345-360.
13. Goldman LI. A simple portable skin microscope for surface microscopy. Arch Dermatol. 1958;78:246-247.
14. Goldman LI. Direct microscopy of skin in vivo as a diagnostic aid and research tool. J Dermatol Surg Oncol. 1980;6:744-749.
15. Mackie RM. An aid to the preoperative assessment of pigmented lesions of the skin. Br J Dermatol. 1971;85:232-238.
16. Kreusch J, Rassner G. Das auflichtmikroskopie bild lentiginoser junktionsnavi. Hauzart. 1990;41:274-276.
17. Braun-Falco O et al. Das Dermatoskop. Eine Veeinfacung der Auflichtmikroskopie von pigmentierten hatveranderungen,. Hautarzt. 1990;41:131-136.
18. Pehamberger H, Steiner A, Wolff K. In vivo epiluminescence microscopy of pigmented skin lesions. I. Pattern analysis of pigmented skin lesions. J Am Acad Dermatol. 1987;17:571-583.
19. Bahmer FA et al. Meeting report: Terminology in surface microscopy. J Am Acad Dermatol. 1990;23:1159-1162.
20. Paschoal FM, Paschoal LHC. Microscopia de superfície – Dermatoscopia. An Bras Dermatol. 1993;68:364-5.
21. Stolz W et al. ABCD rule of dermatoscopy: a new practical method for early recognition of malignant melanoma. Eur J Dermatol. 1994;30:551-559.
22. Menzies S, Ingvar C, Mc Carthy W. A sensitivity and specificity analyses of surface microscopy features of invasive melanoma. Melanoma Res. 1996;6:55-62.
23. Argenziano G et al. Epiluminescence microscopy for the diagnosis of doubtful melanocytic skin lesions. Comparison of the ABCD rule of dermatoscopy and a new 7-point checlist based on pattern analysis. Arch Dermatol. 1998;134:1563-1570.

24. Argenziano G et al. Dermoscopy of pigmented skin lesions: Results of a consensus meeting via the Internet. J Am Acad Dermatol. 2003;48:679-693.
25. Zalaudek I, Argenziano G, Soyer P. Three point checklist of dermoscopy: an open internet study. Br J Dermatol. 2006;154:431-437.
26. Soyer P et al. Three-point of dermoscopy. A new screening method of early detection of melanoma. Dermatology. 2004;208:27-31.
27. Mackie RM et al. The use of dermatoscope to identify early melanoma using the three-color test. Br J Dermatol. 2002;146:481-484.
28. Kittler H et al. Standardization of terminology in dermoscopy/dermatoscopy: third consensus conference of the international Society of Dermoscopy. J Am Acad Dermatol. 2016;74:1093-1106.
29. Barcaui CB et al. Terminologia dermatoscópica descritiva na língua portuguesa do Brasil: avaliação da reprodutibilidade do 3o consenso da Sociedade Internacional de Dermatoscopia. An Bras Dermatol. 2018;93:852-858.
30. Barcaui CB, Miot HA. Profile of the use of dermoscopy among dermatologists in Brazil (2018). An Bras Dermatol. 2020;95. https://doi.org/10.1016/j.abd.2020.04.007.
31. Zalaudeck I et al. The dermatologist's stethoscope–traditional and new applications of dermoscopy. Dermatol Pract Concept. 2013;3:67-71.
32. Benvenuto-Andrade C et al. Differences Between Polarized Light Dermoscopy and Immersion Contact Dermoscopy for the Evaluation of Skin Lesions. Arch Dermatol. 2007;143:329-338.
33. Lake A, Bollete J. Dermoscopy: to cross-polarize, or not to cross-polarize, that is the question A literature review. J Vis Commun Med. 2015;38:36-50.
34. Micali G, Lacarruba F. Dermatoscopy Instrumental Update. Dermatol Clin. 2018;36:345-348.
35. Verzi AE, Lacaruba F, Micali G. Use of low-cost videomicroscopy versus standard videodermato – scopy in trichoscopy: a controlled, blinded nonin – feriority trial. Skin Appendage Disord. 2016;1:172-174.
36. Haenssle HA et al. Man against machine: diagnostic performance of a deep learning convolutional neural network for dermoscopic melanoma recognition in comparison to 58 dermatologists. Ann Oncol. 2018;29:1836-1842.
37. Yelamos O. Histopathologic correlation of dermoscopic structures. dermoscopedia.org. [Online] June 2020. [Cited: November 1, 2021]. https://dermoscopedia.org/w/index.php?title=Histopathologic_correlation_of_dermoscopic_structures&oldid=17159.
38. Stolz W et al. Dermatoscopic Criteria. Color Atlas of Dermatoscopy. Oxford: Blackwell Wissenschafts-Verlag; 1994.
39. Bañuls J et al. Yellow and orange in cutaneous lesions: clinical and dermoscopic data. JEADv. 2015;29:2317-2325.
40. Carli P et al. Pattern analysis, not simplified algorithms, is the most reliable method for teaching dermoscopy for melanoma diagnosis to residents in dermatology. Br J Dermatol. 2003;148:981-984.
41. Malvehy J et al. Dermoscopy report: Proposal for standardization Results of a consensus meeting of the International Dermoscopy Society. J Am Acad Dermatol. 2007;57:84-95.
42. Kittler H et al. Morphologic changes of pigmented skin lesions: a useful extension ABCD rule for dermatoscopy. J Am acad Dermatol. 1999;40: 558-562.
43. Henning DO et al. The CASH (color, architecture, simmetry and homogeneity) alghoritm of dermoscopy. J Am Acad Dermatol. 2007;56:45-52.
44. Rosendhal C et al. Dermatoscopy in rou – tine practice – 'chaos and clues'. Aust Fam Physician. 2012;41:482-487.
45. Rosendhal C et al. Diagnostic accu – racy of dermatoscopy for melanocytic and nonmelanocytic pig – mented lesions. JAMA Dermatol. 2011;64:1068-73.
46. Lalas A et al. Management rules too detect melanoma. Dermatology. 2013;226:52-60.
47. Zalaudeck I et al. Entodermoscopy: A New Tool for Diagnosing Skin Infections and Infestations. Dermatology. 2008;216:14-23.
48. Argenziano G, Fabroccini G, Delfino M. Epiluminescence microscopy. A new ap – proach to in vivo detection of Sarcoptes sca – biei. Arch Dermatol. 1997;133:751-53.
49. Di Stefani A, Hofmann-Wellenhof R, Zalaudeck, I. Dermoscopy for diagnosis and treatment monitoring of pediculosis capitis. J Am Acad Dermatol. 2006;54: 909-11.
50. Di Stefani A et al. An additional dermoscopic feature of tungiasis. Arch Dermatol. 2005;141:1045-46.
51. Elsner E, Thewes M, Worret WI. Cutaneous larva migrans detected by epiluminescence microscopy. Acta Derm Venereol. 1997;77:487-88.
52. Teoli M et al. Dermoscopy for treatment moni – toring of viral warts. Dermatology. 2006;212:318.
53. Zaballos P et al. Der – moscopy of molluscum contagiosum: a use – ful tool for clinical diagnosis in adulthood. Eur Acad Dermatol Venereol. 2006;20:482-83.
54. Smith SB et al. Dermoscopy in the diagnosis of tinea nigra plantaris. Cutis. 2001;68:377-80.
55. Picollo V. Update on Dermoscopy and Infectious Skin Diseases. Derm Pract Concept. 2020;10:e2020003.
56. Subhadarshani S, Yadav D. Dermoscopy of chromoblastomycosis. Derm Pract Concep. 2017;7:6.
57. Gilje O, O'Leary PA, Baldes EJ. Capillary microscopic examination in skin disease. Arch Dermatol. 1958;16:407-427.

João de Magalhães Avancini Ferreira Alves • Paula Silva Ferreira

Mapeamento de Nevos

INTRODUÇÃO

Mapeamento de nevos, também conhecido como "mapeamento corporal total", é um exame que combina a fotografia corporal e a dermatoscopia digital de lesões cutâneas, cujo principal objetivo é auxiliar na detecção precoce do câncer de pele, principalmente o melanoma maligno. Trata-se de uma valiosa ferramenta complementar na tomada de decisões, especialmente frente a lesões que não apresentem características clínicas e dermatoscópicas suficientes para o diagnóstico de malignidade em uma avaliação isolada. Pacientes de alto risco para o desenvolvimento do melanoma maligno em seguimento com mapeamento de nevos têm melanomas diagnosticados de maneira mais precoce, com menores índices de Breslow em relação àqueles que não foram submetidos ao mapeamento de nevos. A associação das fotos corporais com a dermatoscopia digital, descrita como "abordagem em duas etapas", oferece uma vigilância mais intensiva, auxiliando no diagnóstico precoce e, consequentemente, aumentando as chances de cura. [1-6]

DEFINIÇÕES

Fotografia corporal total

A fotografia corporal total tem como objetivo o registro macroscópico da superfície corporal de maneira segmentada e detalhada, assim como o registro das lesões pigmentadas apresentadas na ocasião do exame. São realizadas fotografias digitais em posições padronizadas, exemplificadas na Figura 7.1. Localizações especiais como couro cabeludo e mucosas apresentam restrições ao registro fotográfico.

Fotografias corporais de boa qualidade e a manutenção das posições padronizadas são essenciais para o exame uma vez que serão utilizadas para duas finalidades principais:

- Inserção de marcadores que identifiquem os locais das lesões no corpo para o registro dermatoscópico individual (Figura 7.2).
- Auxílio nas avaliações realizadas ao longo do tempo, possibilitando a identificação de novas lesões e alterações macroscópicas das lesões preexistentes, mesmo daquelas que não foram selecionadas previamente para o seguimento com a dermatoscopia digital.

Dermatoscopia

A dermatoscopia é um método diagnóstico não invasivo com base na microscopia da superfície cutânea, que permite a visualização de estruturas profundas, especialmente da epiderme e da derme superior.[7,8] A reflexão da luz pelo estrato córneo pode ser reduzida por meio do uso de fluidos de imersão e/ou de filtros polarizadores, que auxiliam na visualização de estruturas que não podem ser evidenciadas a olho nu.[7-9] O uso da dermatoscopia por um examinador adequadamente treinado aumenta a acurácia diagnóstica das lesões pigmentadas e reduz o número de excisões desnecessárias.[10-13]

A dermatoscopia digital permite o registro da imagem dermatoscópica e pode ser realizada com o uso de uma câmera digital acoplada ao dermatoscópio manual ou com dispositivos de videodermatoscopia disponíveis no mercado, geralmente associados a um *software* para gerenciamento das imagens (**Vídeo 7.1**).

A dermatoscopia manual de todas as lesões apresentadas no momento do exame inicial é importante para maior acurácia, e são descritas diversas estratégias objetivando a seleção de lesões para o registro dermatoscópico, ainda sem uma padronização na literatura.[14,15] Alguns grupos optam pelo registro de todas as lesões presentes no momento do exame, independentemente do seu tamanho; há também a opção pelo registro apenas das lesões melanocíticas com tamanho superior a 3 mm; enquanto outros sugerem o registro de um menor número de lesões selecionadas após a dermatoscopia manual, incluindo apenas lesões com estruturas que possam levantar a suspeita de malignidade. Recomenda-se que o examinador realize a técnica de seleção para registro com a dermatoscopia digital que tenha mais segurança, desde que todas as lesões apresentadas no momento do exame sejam avaliadas inicialmente com o dermatoscópio manual.

INDICAÇÕES

O mapeamento de nevos é indicado nos pacientes com maior risco para desenvolvimento de melanoma maligno.[9,16,17] O Quadro 7.1 resume as principais indicações.[18]

Indivíduos com grande número de nevos melanocíticos (> 50) ou com presença de nevos atípicos (Figura 7.3) apresentam um risco aumentado de desenvolvimento de melanoma, entretanto é importante considerar que aproximadamente 70% dos melanomas são *de novo*, ou seja, são melanomas que não estão relacionados a lesões preexistentes e desenvolvem-se em áreas de pele sã, sendo, então, a presença de múltiplos nevos considerada um marcador de risco independente. Os melanomas associados a nevos podem estar relacionados tanto a nevos atípicos como a nevos comuns.[19]

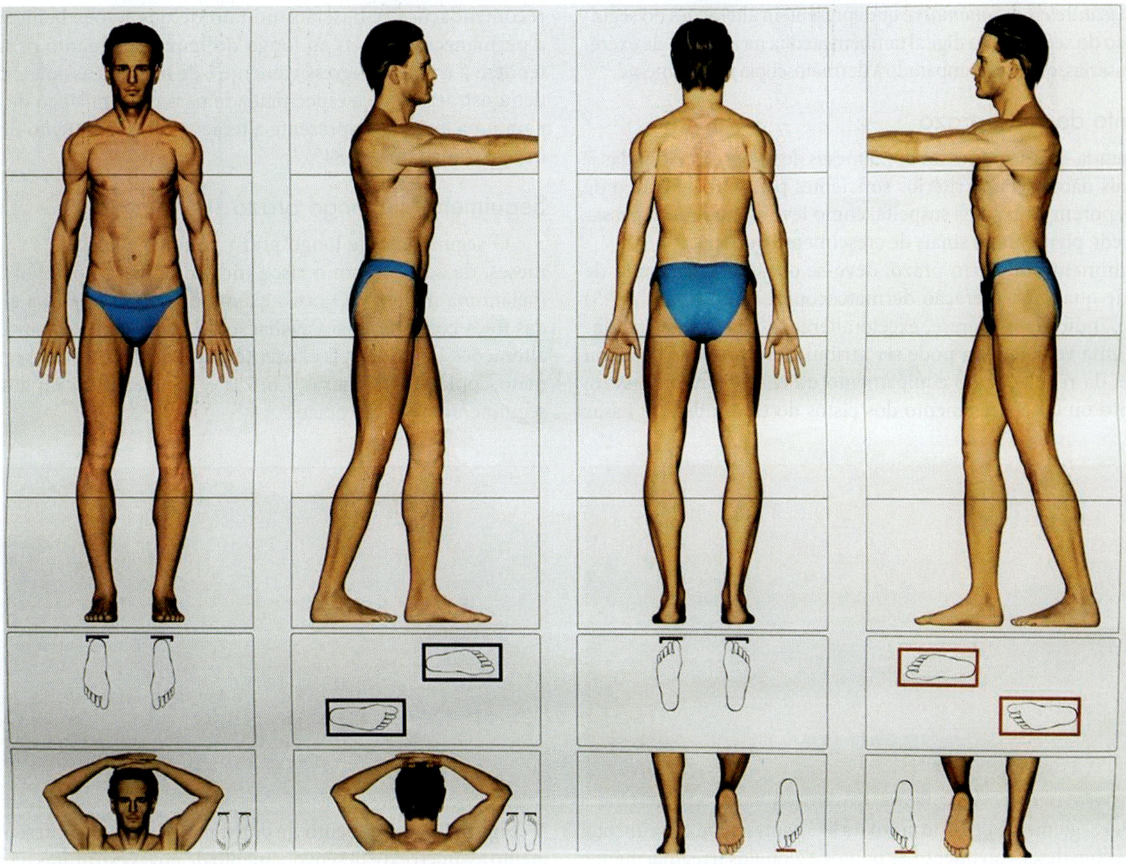

■ **Figura 7.1** Exemplo de posições padronizadas para fotos corporais.

Fonte: Desenvolvida pela autoria do capítulo.

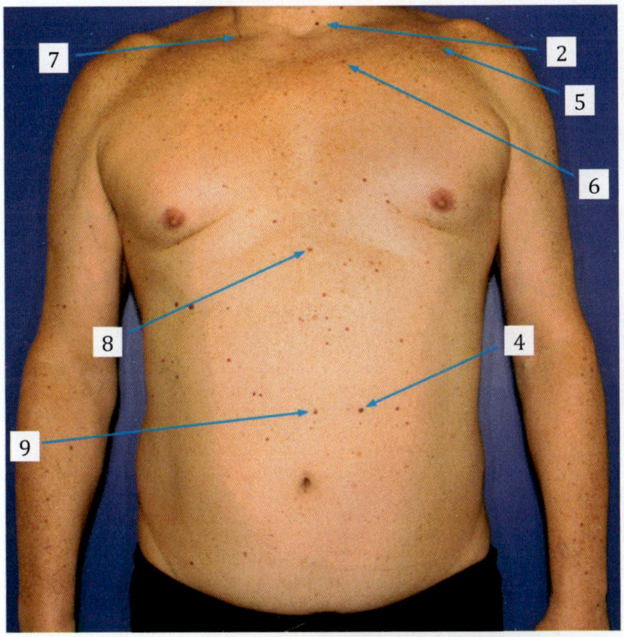

■ **Figura 7.2** Exemplo de marcações das lesões selecionadas para registro microscópico.

Quadro 7.1 Principais indicações para o mapeamento de nevos.
▪ Presença de mais de 50 nevos melanocíticos comuns ▪ Presença de mais de 5 nevos atípicos ▪ Antecedente pessoal ou familiar de melanoma ▪ Alterações genéticas com predisposição ao desenvolvimento de melanomas, como mutações no gene CDKN2A, CDK4, BAP1 ou xeroderma pigmentoso

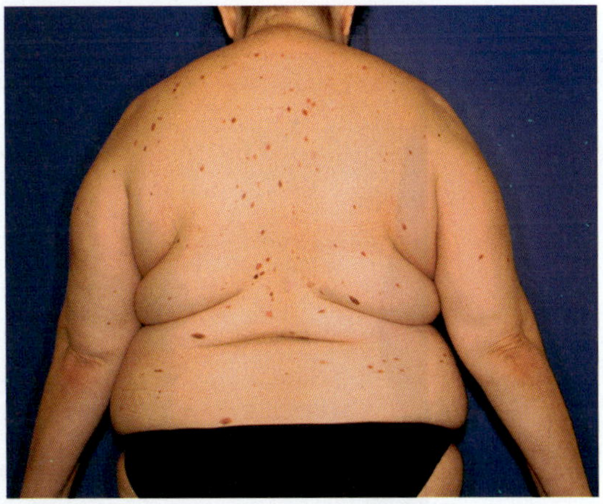

■ **Figura 7.3** Registro de foto corporal de paciente com antecedente pessoal de melanoma e síndrome do nevo atípico.

O mapeamento de nevos também pode ser recomendado em indivíduos imunossuprimidos com presença de grande número de lesões melanocíticas e indivíduos com histórico de exposição solar intensa e intermitente, principalmente na infância e adolescência.[19]

O antecedente pessoal de melanoma representa um risco nove vezes maior de o indivíduo desenvolver um segundo melanoma primário do que o da população geral desenvolver o primeiro melanoma primário e, portanto, o seguimento periódico é essencial.[20]

■ SEGUIMENTO DIGITAL

O seguimento digital auxilia na detecção precoce do melanoma, especialmente em lesões que ainda não apresentem características típicas de melanoma (*featureless melanomas*) e que apresentem alterações no seguimento. O uso do seguimento digital também auxilia na redução de exéreses desnecessárias, quando comparado à dermatoscopia isoladamente.[21-23]

Seguimento de curto prazo

Recomenda-se o seguimento por 3 meses de lesões selecionadas,[24] para as quais não existam critérios suficientes para o diagnóstico de melanoma, porém com áreas suspeita, como leve assimetria, espessamento da rede pigmentar e sinais de crescimento periférico.[9]

No seguimento de curto prazo, deve-se considerar suspeita de malignidade qualquer alteração dermatoscópica (Figuras 7.4 e 7.5) e, portanto, indicada a exérese, exceto alterações sutis na tonalidade da cor, uma vez que esta pode ser atribuída à exposição solar ou a alterações da regulação do equipamento utilizado para o registro; e surgimento ou desaparecimento dos cistos do tipo mília.[25,26] Essas recomendações se baseiam no fato de que lesões benignas tendem a permanecer estáveis ao longo do tempo, enquanto os melanomas tendem a crescer progressivamente e de maneira assimétrica. Estudos demonstraram que a especificidade para o diagnóstico de melanoma para uma lesão que apresente alterações no seguimento de 3 meses é de aproximadamente 84%.[24,25]

Seguimento de longo prazo

O seguimento de longo prazo pode ser realizado a cada 6 ou 12 meses, de acordo com o risco individual para desenvolvimento do melanoma maligno. O novo exame deve contemplar a comparação das fotos corporais, para avaliação do surgimento de novas lesões ou alterações de lesões preexistentes, associada a novos registros dermatoscópicos. As Figuras 7.6, 7.7 e 7.8 exemplificam alterações no seguimento de longo prazo.

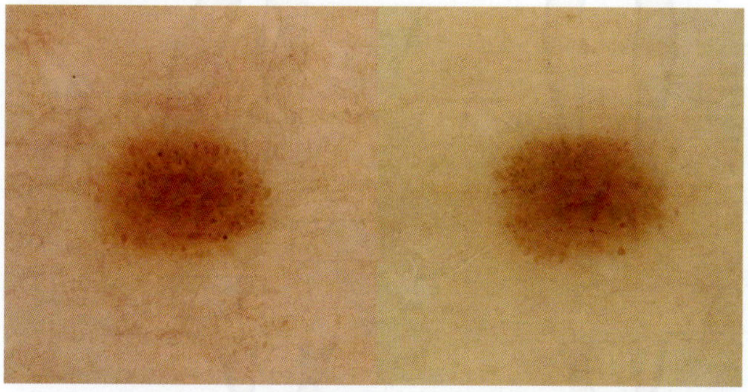

■ **Figura 7.4** Seguimento de curto prazo – a lesão apresentou crescimento assimétrico, com desenvolvimento de pontos e glóbulos irregularmente distribuídos na reavaliação após 3 meses. Exame histopatológico demonstrou melanoma *in situ*.

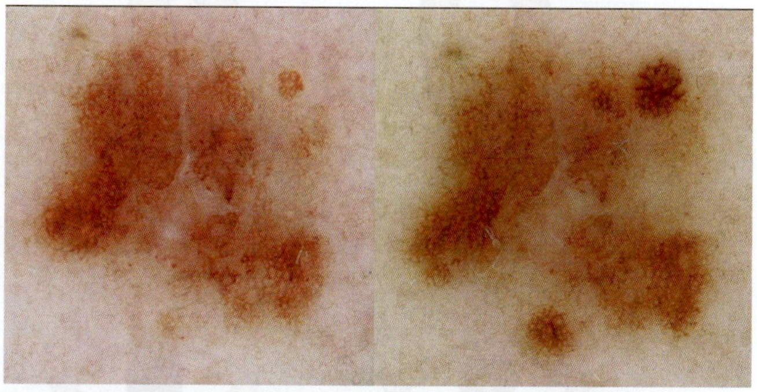

■ **Figura 7.5** Seguimento de curto prazo – a lesão apresentou crescimento assimétrico e desenvolvimento de novas estruturas na reavaliação após 3 meses. Exame histopatológico demonstrou nevo displásico com intensa atipia.

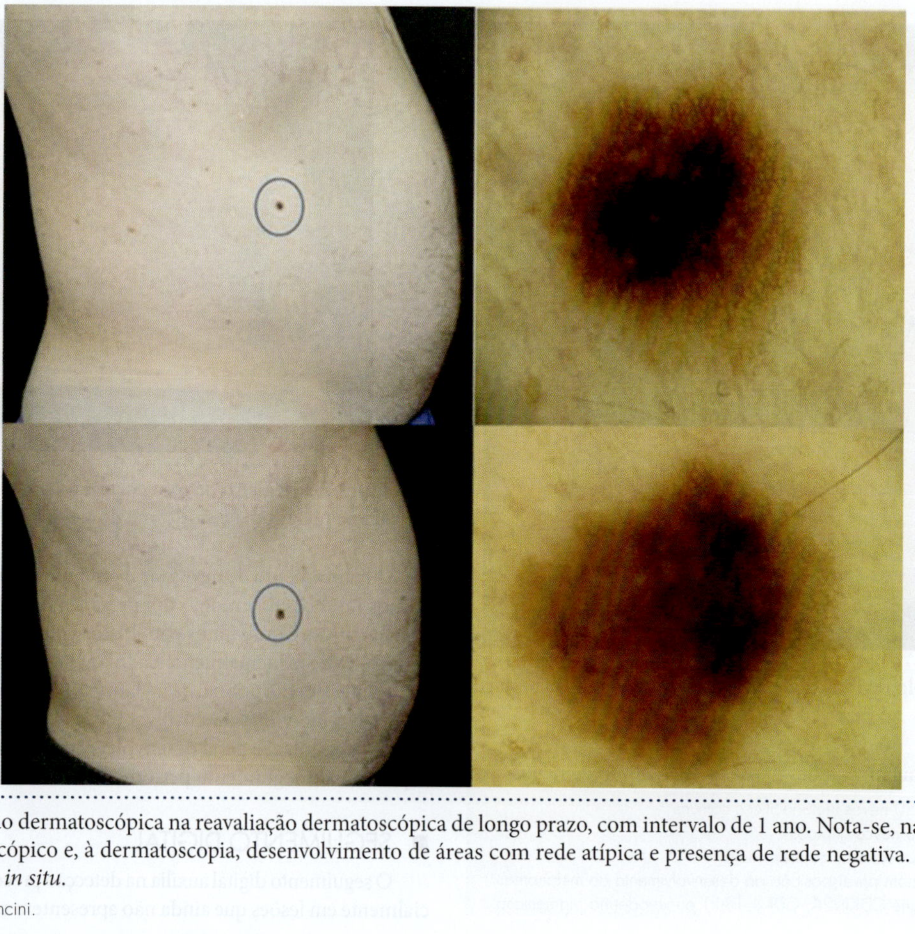

■ **Figura 7.6** Alteração dermatoscópica na reavaliação dermatoscópica de longo prazo, com intervalo de 1 ano. Nota-se, nas imagens inferiores, o crescimento macroscópico e, à dermatoscopia, desenvolvimento de áreas com rede atípica e presença de rede negativa. Diagnóstico histopatológico de melanoma *in situ*.

Fonte: Acervo de João Avancini.

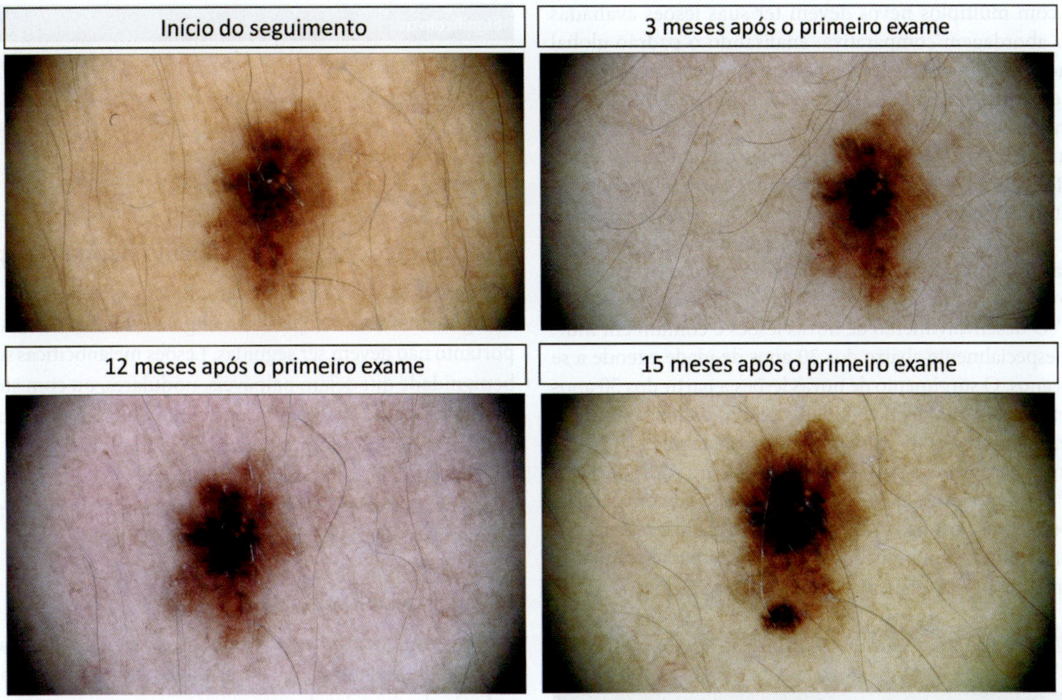

■ **Figura 7.7** Seguimento dermatoscópico de longo prazo – nota-se surgimento de nova estrutura 15 meses após o registro inicial. O exame histopatológico demonstrou melanoma *in situ*.

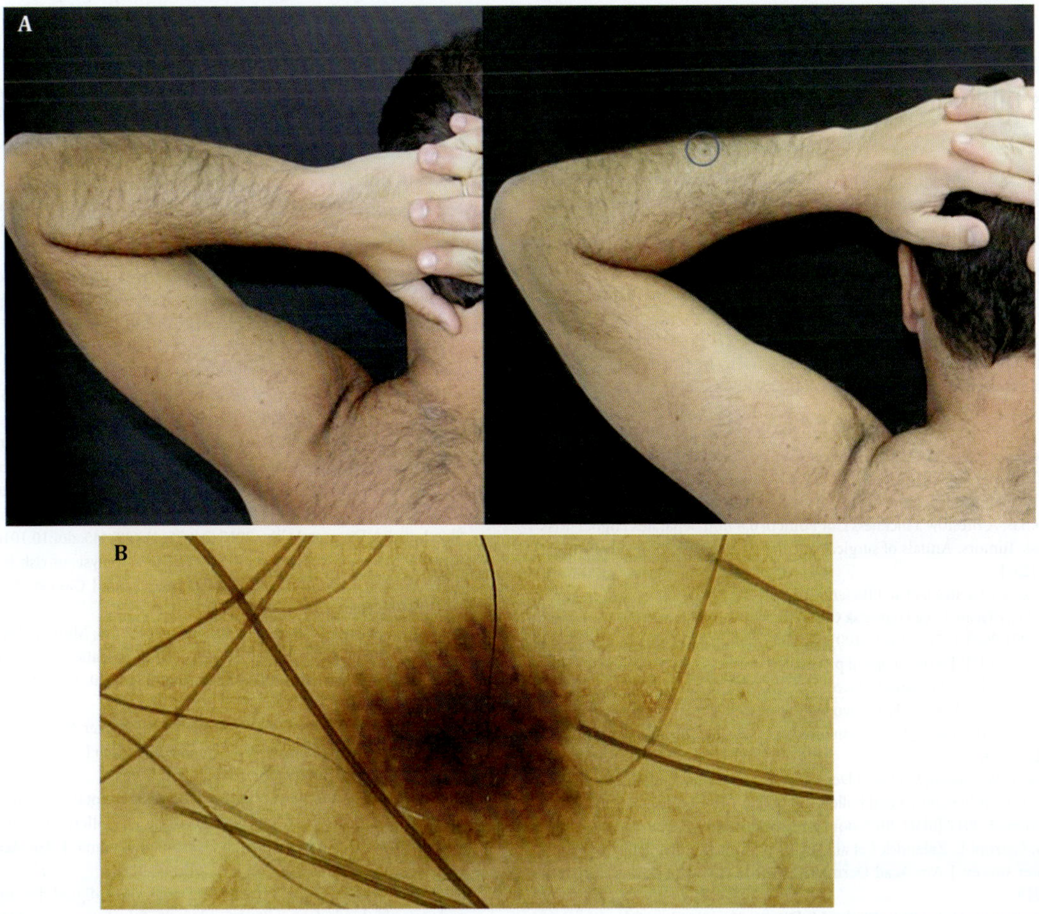

■ **Figura 7.8** (**A**) Desenvolvimento de nova lesão, notada após 5 anos do início do acompanhamento de paciente de alto risco. (**B**) Imagem dermatoscópica da nova lesão, com diagnóstico histopatológico de melanoma *in situ*. Nota-se padrão homogêneo, sem estruturas altamente características de melanoma. Entretanto, o seguimento com mapeamento de nevos auxiliou no diagnóstico precoce de um melanoma *de novo*.

Fonte: Acervo de João Avancini.

Pacientes com múltiplos nevos devem ter suas lesões avaliadas mediante uma abordagem comparativa, analisando o padrão global das lesões.[9] Individualmente, as lesões podem apresentar características atípicas, entretanto múltiplas lesões no mesmo paciente podem apresentar características semelhantes entre si, um conceito definido como assinatura de nevos (*signature nevus*). Dessa maneira, as lesões que estiverem fora desse contexto são consideradas suspeitas, o conceito do sinal do patinho feio (*ugly duckling*).[27]

A decisão pela exérese de determinada lesão deve levar em conta qualquer mudança significativa em lesões atípicas nos pacientes de alto risco (Quadro 7.2). A idade do paciente também deve ser levada em consideração.[28] O desenvolvimento de novas lesões é comum em indivíduos jovens, especialmente abaixo dos 30 anos de idade e tende a se reduzir com os anos. O surgimento de novas lesões a partir dos 50 anos de idade aumenta a suspeita de malignidade.[13] Esses dados são importantes, uma vez que, como já mencionado, aproximadamente 70% dos melanomas surgem *de novo*, ou seja, não se desenvolvem a partir de nevos preexistentes,[29] portanto lesões novas devem ser avaliadas com cautela. Seguimentos periódicos no longo prazo aumentam a chance de detecção de melanomas, portanto, para indivíduos de alto risco para desenvolvimento de melanoma, sugere-se manter o seguimento por toda a vida.[22]

Quadro 7.2 Padrão de alterações no seguimento digital descritas por Kittler.[32]

Não significativas
▪ Escurecimento ou clareamento na pigmentação predominante da lesão ▪ Alterações no número de glóbulos marrons ▪ Alterações no número de pontos pretos ▪ Substituição de uma rede por pigmentação marrom-clara difusa
Significativas
▪ Alterações no formato da lesão, especialmente crescimento assimétrico ▪ Regressão ▪ Aparecimento de novas cores ▪ Surgimento de estruturas sugestivas de melanoma, como rede pigmentar irregular, borrões, estrias e vasos polimórficos ▪ Desaparecimento de critérios locais bem desenvolvidos

Contraindicações ao seguimento dermatoscópico

Lesões que apresentem características sugestivas de melanoma maligno ou outras neoplasias malignas cutâneas devem ser excisadas, portanto não devem ser seguidas. Lesões melanocíticas sem critérios de benignidade que sejam palpáveis, nodulares, ou com sinais de regressão não devem ser seguidas por conta do risco de serem melanomas nodulares ou melanomas de crescimento rápido.[9]

Pacientes que não possam comparecer às consultas de seguimento também não devem ter lesões seguidas uma vez que o sucesso do seguimento depende da aderência do paciente.[30,31]

■ CONSIDERAÇÕES FINAIS

O mapeamento de nevos é uma ferramenta auxiliar na detecção precoce do melanoma, e seu uso adequado pode proporcionar uma redução de cirurgias desnecessárias.

Apesar de sua importância, o exame ainda não é amplamente disponível, uma vez que é necessário um treinamento adequado, o custo dos dispositivos e *softwares* auxiliares é elevado e o exame completo demanda uma grande quantidade de tempo disponível.

Referências bibliográficas

1. Malvehy J, Puig S. Follow-up of melanocytic skin lesions with digital total-body photography and digital dermoscopy: a two-step method. Clin Dermatol. 2002 May-Jun;20(3):297-304.
2. Menzies SW, Emery J, Staples M et al. Impact of dermoscopy and short-term sequential digital dermoscopy imaging for the management of pigmented lesions in primary care: a sequential intervention trial. Br J Dermatol. 2009 Dec;161(6):1270-7. doi:10.1111/j.1365-2133.2009.09374.x
3. Hornung A, Steeb T, Wessely A et al. The Value of Total Body Photography for the Early Detection of Melanoma: A Systematic Review. International journal of environmental research and public health. 02/10/2021 2021;18(4) doi:10.3390/ijerph18041726.
4. Gershenwald JE, Scolyer RA, Hess KR et al. Melanoma staging: Evidence-based changes in the American Joint Committee on Cancer eighth edition cancer staging manual. CA Cancer J Clin. 2017 Oct 13; doi:10.3322/caac.21409.
5. Lo S, Scolyer R, Thompson J. Long-Term Survival of Patients with Thin (T1) Cutaneous Melanomas: A Breslow Thickness Cut Point of 0.8 mm Separates Higher-Risk and Lower-Risk Tumors. Annals of surgical oncology. 2018 Apr;25(4) doi:10.1245/s10434-017-6325-1.
6. Guitera P, Menzies S, Coates E et al. Efficiency of Detecting New Primary Melanoma Among Individuals Treated in a High-risk Clinic for Skin Surveillance. JAMA dermatology. 05/01/2021 2021;157(5) doi:10.1001/jamadermatol.2020.5651.
7. Argenziano G, Soyer HP. Dermoscopy of pigmented skin lesions--a valuable tool for early diagnosis of melanoma. Lancet Oncol. 2001 Jul;2(7):443-9.
8. Pehamberger H, Steiner A, Wolff K. In vivo epiluminescence microscopy of pigmented skin lesions. I. Pattern analysis of pigmented skin lesions. J Am Acad Dermatol. 1987 Oct;17(4):571-83.
9. Thomas L, Puig S. Dermoscopy; Digital Dermoscopy and Other Diagnostic Tools in the Early Detection of Melanoma and Follow-up of High-risk Skin Cancer Patients. Acta Derm Venereol. 2017 Jul 05 2017; doi:10.2340/00015555-2719.
10. Argenziano G, Cerroni L, Zalaudek I et al. Accuracy in melanoma detection: a 10-year multicenter survey. J Am Acad Dermatol. 2012 Jul;67(1):54-9. doi:10.1016/j.jaad.2011.07.019.
11. Kittler H, Pehamberger H, Wolff K, Binder M. Diagnostic accuracy of dermoscopy. Lancet Oncol. 2002 Mar;3(3):159-65.
12. Rosendahl C, Tschandl P, Cameron A, Kittler H. Diagnostic accuracy of dermatoscopy for melanocytic and nonmelanocytic pigmented lesions. J Am Acad Dermatol. 2011 Jun;64(6):1068-73. doi:10.1016/j.jaad.2010.03.039.
13. Banky JP, Kelly JW, English DR, Yeatman JM, Dowling JP. Incidence of new and changed nevi and melanomas detected using baseline images and dermoscopy in patients at high risk for melanoma. Arch Dermatol. 2005 Jun;141(8):998-1007. doi:10.1001/archderm.141.8.998.
14. Moscarella E, Pampena R, Kyrgidis A et al. Digital dermoscopy monitoring in patients with multiple nevi: How many lesions should we monitor per patient? J Am Acad Dermatol. 2015 Jul;73(1):168-70. doi:10.1016/j.jaad.2015.03.033.
15. Seidenari S, Longo C, Giusti F, Pellacani G. Clinical selection of melanocytic lesions for dermoscopy decreases the identification of suspicious lesions in comparison with dermoscopy without clinical preselection. Br J Dermatol. 2006 May;154(5):873-9. doi:10.1111/j.1365-2133.2007.07165.x.
16. Haenssle HA, Korpas B, Hansen-Hagge C et al. Selection of patients for long-term surveillance with digital dermoscopy by assessment of melanoma risk factors. Arch Dermatol. 2010 Mar;146(3):257-64. doi:10.1001/archdermatol.2009.370.
17. Berk-Krauss J, Polsky D, Stein JA. Mole Mapping for Management of Pigmented Skin Lesions. Dermatol Clin. 2017 Oct;35(4):439-445. doi:10.1016/j.det.2017.07.004.
18. Gandini S, Sera F, Cattaruzza MS et al. Meta-analysis of risk factors for cutaneous melanoma: I. Common and atypical naevi. Eur J Cancer. 2005 Jan;41(1):28-44. doi:10.1016/j.ejca.2004.10.015.
19. Barcaui C, Bakos R, Paschoal F, Bittencourt F, Sá B; Miot H. Total body mapping in the follow-up of melanocytic lesions: recommendations of the Brazilian Society of Dermatology. Anais brasileiros de dermatologia. 2021 Jul-Aug;96(4). doi:10.1016/j.abd.2020.10.005.
20. Bradford PT, Freedman DM, Goldstein AM, Tucker MA. Increased risk of second primary cancers after a diagnosis of melanoma. Arch Dermatol. 2010 Mar;146(3):265-72. doi:10.1001/archdermatol.2010.2.
21. Salerni G, Carrera C, Lovatto L et al. Benefits of total body photography and digital dermatoscopy ("two-step method of digital follow-up") in the early diagnosis of melanoma in patients at high risk for melanoma. J Am Acad Dermatol. 2012 Jul;67(1):e17-27. doi:10.1016/j.jaad.2011.04.008.
22. Salerni G, Teran T, Puig S et al. Meta-analysis of digital dermoscopy follow-up of melanocytic skin lesions: a study on behalf of the International Dermoscopy Society. J Eur Acad Dermatol Venereol. 2013 Jul;27(7):805-14. doi:10.1111/jdv.12032.
23. Salerni G, Lovatto L, Carrera C, Puig S, Malvehy J. Melanomas detected in a follow-up program compared with melanomas referred to a melanoma unit. Arch Dermatol. 2011 May;147(5):549-55. doi:10.1001/archdermatol.2010.430.

24. Altamura D, Avramidis M, Menzies SW. Assessment of the optimal interval for and sensitivity of short-term sequential digital dermoscopy monitoring for the diagnosis of melanoma. Arch Dermatol. 2008 Apr;144(4):502-7. doi:10.1001/archderm.144.4.502.
25. Menzies SW, Gutenev A, Avramidis M, Batrac A, McCarthy WH. Short-term digital surface microscopic monitoring of atypical or changing melanocytic lesions. Arch Dermatol. 2001 Dec;137(12):1583-9.
26. Fikrle T, Pizinger K, Szakos H, Panznerova P, Divisova B, Pavel S. Digital dermatoscopic follow-up of 1027 melanocytic lesions in 121 patients at risk of malignant melanoma. J Eur Acad Dermatol Venereol. 2013 Feb;27(2):180-7. doi:10.1111/j.1468-3083.2011.04438.x.
27. Argenziano G, Catricala C, Ardigo M et al. Dermoscopy of patients with multiple nevi: Improved management recommendations using a comparative diagnostic approach. Arch Dermatol. 2011 Jan;147(1):46-9. doi:10.1001/archdermatol.2010.389.
28. Salerni G, Carrera C, Lovatto L et al. Characterization of 1152 lesions excised over 10 years using total-body photography and digital dermatoscopy in the surveillance of patients at high risk for melanoma. J Am Acad Dermatol. 2012 Nov;67(5):836-45. doi:10.1016/j.jaad.2012.01.028.
29. Pampena R, Kyrgidis A, Lallas A, Moscarella E, Argenziano G, Longo C. A meta--analysis of nevus-associated melanoma: Prevalence and practical implications. J Am Acad Dermatol. 2017 Nov;77(5):938-945.e4. doi:10.1016/j.jaad.2017.07.149.
30. Madigan LM, Treyger G, Kohen LL. Compliance with serial dermoscopic monitoring: An academic perspective. J Am Acad Dermatol. 2016 Dec;75(6):1171-1175. doi:10.1016/j.jaad.2017.07.012.
31. Kittler H, Binder M. Risks and benefits of sequential imaging of melanocytic skin lesions in patients with multiple atypical nevi. Arch Dermatol. 2001 Dec; 137(12):1590-5.
32. Kittler H, Pehamberger H, Wolff K, Binder M. Follow-up of melanocytic skin lesions with digital epiluminescence microscopy: patterns of modifications observed in early melanoma; atypical nevi; and common nevi. J Am Acad Dermatol. 2000 Sep;43(3):467-77. doi:10.1067/mjd.2000.107504.

Ximena Wortsman • Luciana Zattar

Imagens em Dermatologia

INTRODUÇÃO

O uso de imagens em Dermatologia vem crescendo nos últimos anos. Isso tem decorrido do desenvolvimento de novas tecnologias e da presença de operadores treinados que trabalham em equipe para solucionar os desafios da prática diária de diagnóstico e gerenciamento.

Comparando as modalidades de imagem mais usadas, a ultrassonografia tem a maior resolução espacial axial e tornou-se a técnica de imagem de primeira escolha em Dermatologia. Além de suas vantagens técnicas, como a detecção do fluxo sanguíneo em tempo real, a ultrassonografia é segura (não irradiante), portátil e dispensa a injeção de meios de contraste, como a TC (tomografia computadorizada) ou a RM (ressonância magnética).

Neste capítulo, comentaremos as vantagens e limitações do uso de radiografias, ultrassonografia, TC, tomografia computadorizada por emissão de pósitrons (PET-CT) e RM.

Entre essas técnicas de imagem, a ultrassonografia tornou-se a modalidade de imagem de primeira escolha em Dermatologia. A ultrassonografia tem a maior resolução espacial axial em comparação com as outras técnicas e apresenta benefícios técnicos significativos que discutiremos mais adiante no capítulo.

Assim, em virtude da importância da ultrassonografia na Dermatologia, revisaremos suas principais aplicações que podem auxiliar no diagnóstico e tratamento de condições dermatológicas comuns.[1-7]

CONCEITOS PRINCIPAIS DAS MODALIDADES DE IMAGEM

A radiografia é uma modalidade de imagem de radiação simples e amplamente acessível que possibilita detectar estruturas ósseas macroscopicamente. Entretanto, não discrimina as estruturas dos tecidos moles.

A ultrassonografia é uma modalidade de imagem não irradiante com base na emissão de ondas sonoras não audíveis. Seu uso em Dermatologia requer aparelhos de doppler colorido que detectam estruturas de tecidos moles trabalhando com sondas que conectam a pele ao dispositivo e apresentam frequências ≥ 15 MHz.

Comparado com a TC e a RM, a ultrassonografia tem a maior resolução espacial axial. Assim, nela, a resolução espacial axial em 15 MHz é de 100 μm, e em 70 MHz, é 30 μm. Isso significa que em 15 MHz, a ultrassonografia pode discriminar estruturas que medem 0,1 mm, e em 70 MHz, 0,05 mm. Em contrapartida, a TC e a PET-CT podem discriminar bem as estruturas que medem 5 e 8 mm, respectivamente, e a RM precisa de pelo menos 3 mm de diâmetro.

Uma das principais vantagens da ultrassonografia é que ele não perde penetração porque, com as sondas multifrequenciais, é possível ajustar a profundidade do campo de visão. Assim, é possível observar uma lesão que vai da epiderme até a margem óssea (o córtex do osso). Isso é relevante se compararmos com outras modalidades de imagem em Dermatologia, como dermatoscopia, microscopia confocal ou OCT (tomografia de coerência óptica). Na verdade, a dermatoscopia é focada na superfície da lesão, e o campo de visão da CFM não é detectado abaixo dos 250 μm, e na OCT, abaixo de 1,5 mm de profundidade.

A ultrassonografia apresenta resolução semelhante ao menor aumento da histologia e pode discriminar a epiderme, derme e hipoderme. Ele também pode detectar estruturas minúsculas, como os folículos e tratos pilosos, as glândulas apócrinas, as glândulas sebáceas, as glândulas de Montgomery e os músculos eretores dos pelos.

As limitações da ultrassonografia incluem as lesões que medem < 0,1 mm quando trabalhando em 15 MHz e as lesões que medem < 0,03 mm a 70 MHz. Outra limitação é a detecção de pigmentos como a melanina.

Os padrões de ecogenicidade são a linguagem da descrição dos padrões dos tecidos. Dessa maneira, uma estrutura hiperecogênica é um tecido hiperrefletivo que aparece branco na tela. Exemplos de estruturas hiperecogênicas são o óleo de silicone, os tendões e o córtex do osso. Uma estrutura hipoecogênica apresenta um tom cinza na tela, sugerindo uma reflexão intermediária dos ecos por uma estrutura. Exemplos de estruturas hipoecogênicas são a gordura e os músculos. Uma estrutura anecoica fica preta na tela, o que significa que não há reflexo de ecos. Exemplos de estruturas anecoicas são cistos e malformações vasculares venosas ou linfáticas.

- **TC:** imagem radiante com base na imagem produzida por vários dispositivos de raios X que giram em um anel. Apresenta uma ampla gama de aplicações em imagens cerebrais e corporais; porém, na Dermatologia, pode servir como visão macroscópica de lesões extensas que envolvem as estruturas ósseas.
- **PET-CT:** fusão da Medicina nuclear com a tomografia computadorizada e requer a injeção de glicose radioativa (18-FDG) que posteriormente é rastreada no corpo em consequência do metabolismo. É essencial ter em mente que condições inflamatórias e preenchimentos estéticos podem produzir resultados falso-positivos na PET-CT.

- **Ressonância magnética:** baseia-se na emissão do campo magnético e prótons reativos dentro dos núcleos de átomos de hidrogênio. Ela pode discriminar bem os tecidos moles, como cérebro, músculos e ossos. No entanto, a RM é limitada em aplicações dermatológicas em virtude da menor resolução espacial axial em comparação com a ultrassonografia. Até o momento, a ressonância magnética é usada no estudo de múltiplas fístulas perianais (túneis) de hidradenite supurativa e como angio-RM no estudo de malformações vasculares múltiplas ou grandes ou tumores vasculares.

A TC e a RM geralmente requerem a injeção de meios de contraste, que apresentam possíveis reações adversas, como doença renal. Após o uso do gadolínio na RM, foram relatados casos de fibrose sistêmica nefrogênica.[2,7-15]

Todas as modalidades de imagem requerem operadores treinados, como em qualquer outro campo da Medicina. As diretrizes publicadas para a realização de exames ultrassonográficos dermatológicos mencionam a necessidade de um médico responsável pela aquisição e interpretação dos exames e um mínimo de 300 exames por ano para avaliar a competência. A frequência mínima para a realização de exames de ultrassonografia dermatológica é de 15 MHz. Existem cursos de treinamento em ultrassonografia dermatológica sob o guarda-chuva de organizações científicas internacionais reconhecidas, como AIUM (American Institute of Ultrasound in Medicine; www.aium.org) e EFSUMB (European Federation of Societies in Ultrasound and Biology; www.efsumb.org), entre outras entidades.

O treinamento em imagem, que inclui ultrassonografia, TC, PET-CT e RM, pode ser obtido nos programas de radiologia; entretanto, até onde se sabe, até o momento, não existem programas de radiologia com foco em aplicações dermatológicas.

Assim, as aplicações primárias de imagem em Dermatologia dependem do uso da ultrassonografia com doppler colorido. Essas aplicações incluem tumores cutâneos benignos e malignos, anomalias vasculares, doenças inflamatórias cutâneas, lesões nas unhas e estética.[16,17]

Em virtude da importância da ultrassonografia na Dermatologia, faremos uma revisão da anatomia normal e das principais aplicações ultrassonográficas.

ANATOMIA ULTRASSONOGRÁFICA NORMAL

A epiderme aparece na ultrassonografia como uma linha hiperecogênica na maior parte do corpo, exceto nas palmas das mãos e nas plantas dos pés, onde a epiderme apresenta aspecto hiperecogênico bilaminar. Isso resulta da maior espessura do estrato córneo nas regiões palmar e plantar. A queratina do estrato córneo fornece a principal ecogenicidade da epiderme.

A derme apresenta-se como uma banda hiperecogênica abaixo da epiderme. Sua ecogenicidade é conferida pelo seu conteúdo de colágeno, e sua espessura varia nas diferentes regiões corporais, sendo mais fina na face e na região ventral do antebraço, e mais espessa nas regiões do dorso e lombar. Em regiões da pele expostas ao sol, é possível detectar uma banda hipoecogênica localizada na derme superior que corresponde ao depósito de glicosaminoglicanos secundário ao fotoenvelhecimento. Essa banda é chamada de SLEB (banda subepidérmica de baixa ecogenicidade) e não deve ser confundida com inflamação.

A hipoderme, também denominada "tecido subcutâneo", é uma área hipoecogênica composta por lóbulos gordurosos. Entre os lóbulos, é possível detectar linhas hiperecogênicas que correspondem aos septos fibrosos.

No doppler colorido, é possível detectar vasos de baixa velocidade (≤ 15 cm/s) na hipoderme e raramente na derme.

A unidade ungueal compreende o leito ungueal, a placa ungueal e as pregas ungueais proximais e laterais. O leito ungueal é um espaço hipoecogênico que se transforma levemente em hiperecogênico abaixo da região da matriz.

A placa ungueal aparece como uma estrutura hiperecogênica bilaminar em 15 a 48 MHz e, em frequências mais altas, como 70 MHz, há uma banda hiperecogênica, mas com uma camada intermediária ligeiramente hipoecogênica. Isso é consequente aos diferentes tipos de queratina na placa ungueal.

As pregas ungueais proximais e laterais apresentam aspecto normal da epiderme e da derme, mas não têm hipoderme. Em contrapartida, o tecido adiposo hipodérmico é proeminente na polpa dos dedos das mãos ou dos pés.

No doppler colorido, vasos de baixo fluxo são comumente detectados nos dois terços profundos do leito ungueal.

O estudo da unha inclui as articulações interfalângicas distais ou as articulações interfalângicas no caso dos polegares e hálux, bem como a inserção distal dos tendões extensores que apresentam um padrão fibrilar.

Os folículos capilares apresentam-se como bandas oblíquas hipoecogênicas na derme. Os tratos capilares, também denominados "hastes do cabelo", apresentam dois padrões normais. O padrão hiperecogênico trilaminar corresponde à maior parte dos cabelos maduros presentes no couro cabeludo. O padrão hiperecogênico bilaminar é o pelo viloso encontrado principalmente no restante do corpo.

As glândulas apócrinas, as glândulas sebáceas, as glândulas de Montgomery e os músculos eretores dos pelos são mais bem detectados em frequências ultra altas, como 70 MHz.

As glândulas apócrinas são aglomerados de glândulas de forma oval e ecogenicidade mista que apresentam áreas hipoecogênicas e anecoicas que se assemelham ao aspecto ultrassonográfico de um ovário e têm sido denominadas de padrão "pseudo-ovário".

As glândulas sebáceas apresentam uma estrutura hiperecogênica ovalada e geralmente estão aderidas aos folículos pilosos. As glândulas de Montgomery são glândulas sebáceas modificadas na região areolar comumente não ligadas aos folículos pilosos.

Os músculos eretores do pelo podem ser detectados em algumas áreas e mostram-se como bandas dérmicas finas e oblíquas hipoecogênicas ligadas aos folículos pilosos (Figuras 8.1 a 8.7).[4,5,7,8,11,13,14,18-25]

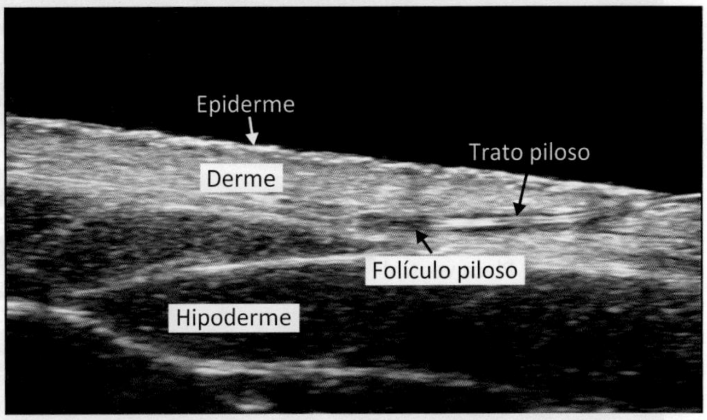

Figura 8.1 Camadas normais da pele, folículo piloso e anatomia ultrassonográfica do trato em pele não glabra.

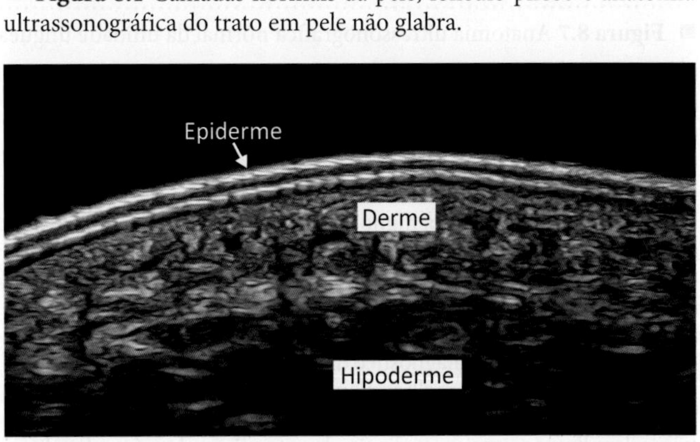

Figura 8.2 Camadas de pele normal em pele glabra.

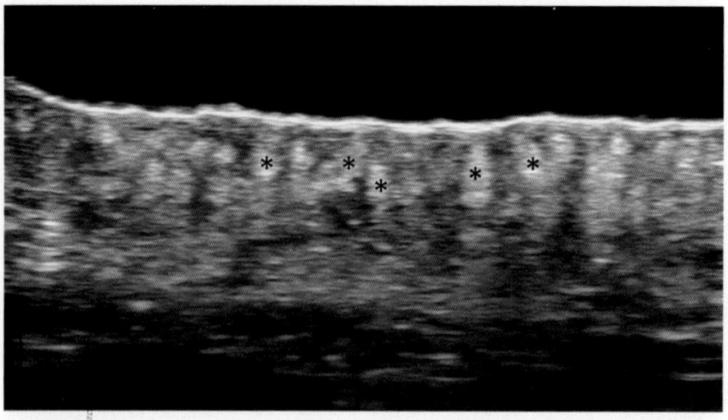

■ **Figura 8.3** Glândulas sebáceas normais (*).

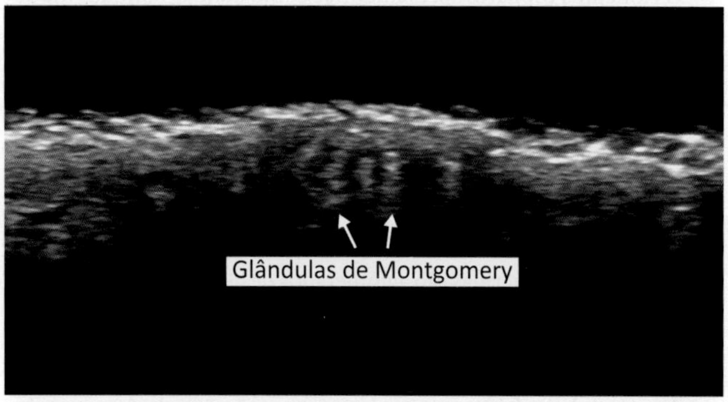

■ **Figura 8.4** Glândulas de Montgomery normais (setas) na região areolar.

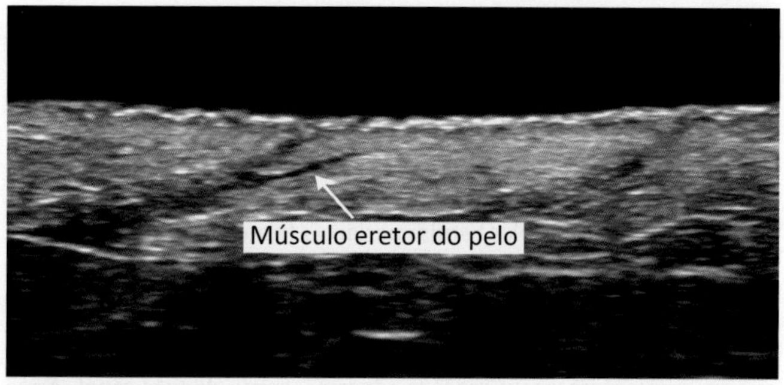

■ **Figura 8.5** Músculo eretor do pelo normal (seta).

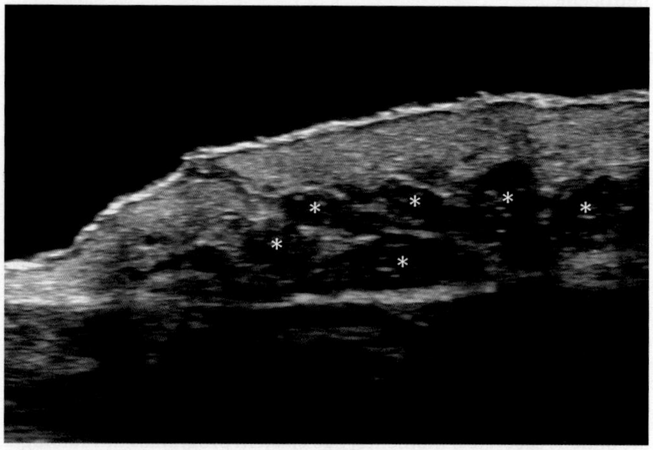

■ **Figura 8.6** Aglomerados de glândulas apócrinas normais (*).

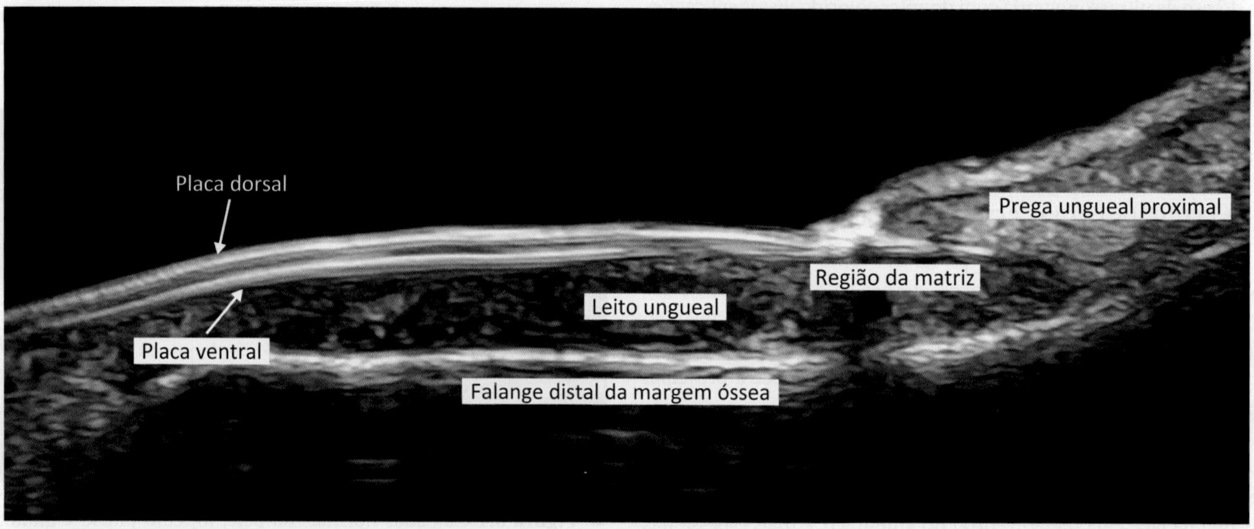

■ **Figura 8.7** Anatomia ultrassonográfica normal da unidade ungueal.

■ PRINCIPAIS APLICAÇÕES DE IMAGEM

Tumores benignos e pseudotumores

Tumores benignos não vasculares

Os tumores cutâneos benignos podem ser classificados de acordo com sua composição, em císticos e sólidos e, de acordo com sua origem, em lesões anexiais e neurais, por exemplo. São as patologias mais comuns na pele e incluem lesões sólidas, especialmente os lipomas, os tumores sólidos benignos mais comuns. A ultrassonografia auxilia na caracterização, permite diagnóstico diferencial *in vivo*, sem necessidade de biópsias, e auxilia no melhor planejamento cirúrgico dessas lesões, uma vez que permite determinar o tamanho, em medidas submilimétricas, localização precisa, avaliação de extensão a planos profundos e relações anatômicas com vasos e nervos.[4,7,10,11,21,26-28]

Lesões císticas

Cistos são lesões benignas, arredondadas, com cápsula e conteúdo líquido ou pastoso. São lesões comuns, acometendo cerca de 20% dos adultos, a maioria homens, e podem ser congênitos ou adquiridos.

Na prática clínica são caracterizados como lesões palpáveis, firmes ou flutuantes, translúcidos a opacos e cor da pele, a depender da origem, composição e profundidade. À ultrassonografia, quando íntegros, de maneira geral, aparecem como formações arredondadas, circunscritas, com reforço acústico posterior e ausência de vascularização interna ao doppler.

Podem complicar com roturas e infecções secundárias, quando se associam com achados inflamatórios circunjacentes, e cursar com efeito de massa, determinando remodelamentos e depressões ósseas ou ungueais e até efeitos compressivos. Fazem diagnóstico diferencial com lesões malignas com componente líquido, como o carcinoma basocelular nodulocístico e cisto triquilemal maligno proliferativo nervos.[7,27]

Cisto epidérmico (cisto de inclusão, epidermoide, folicular infundibular)

Originado pela inclusão de elementos epidérmicos na derme, cursa como nódulo palpável, que pode apresentar drenagem de conteúdo espesso oleoso. À ultrassonografia, apresenta-se como formação hipoecoica na derme e subcutâneo com ecos internos/debris, classicamente com trajeto ane/hipoecoico em direção subepidérmica, denominado *punctum* (Figura 8.8). Sua aparência varia com o tamanho e a integridade, cistos gigantes apresentam aspecto de pseudotestículo ou casca de cebola (Figura 8.9), já quando com sinais de rotura ou inflamação, cursam com contorno irregular, densificação e aumento da vascularização circunjacentes (Figura 8.10).[4,7,27,29]

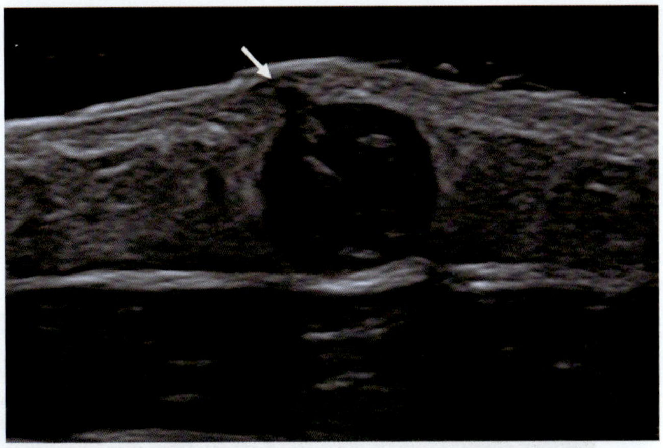

■ **Figura 8.8** Imagem de ultrassonografia de 24 MHz de cisto epidérmico caracterizado ao exame como formação nodular hipoecogênica, circunscrita, com focos hiperecogênicos de permeio e presença de trajeto hipoecoico em direção à epiderme, *punctum* (seta).

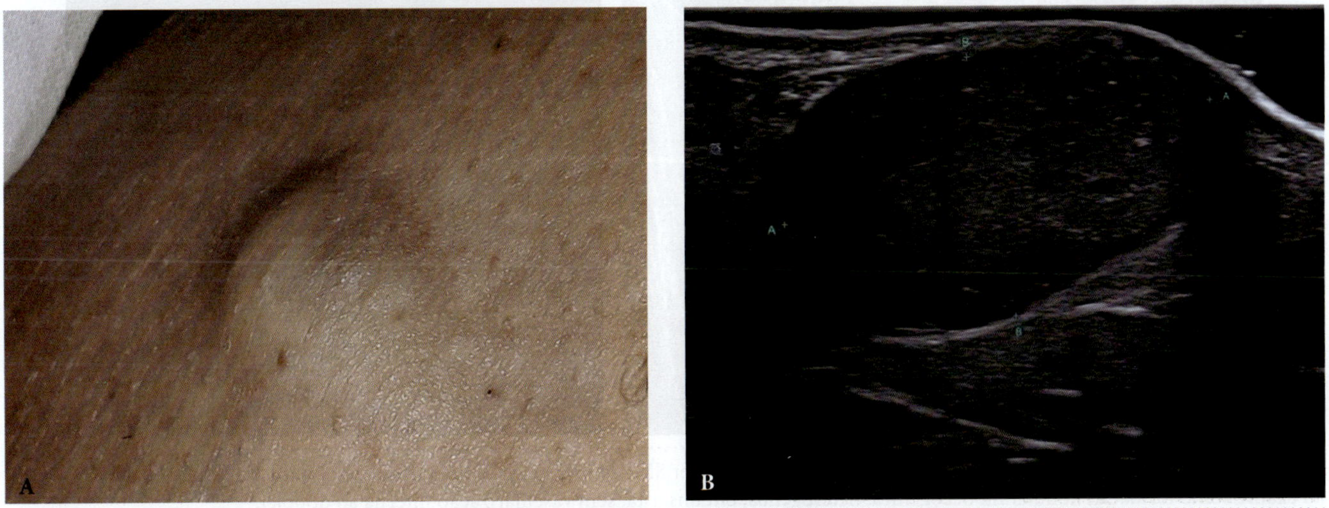

■ **Figura 8.9** Imagem clínica (**A**) e de ultrassonografia de 24 MHz (**B**) de cisto epidérmico caracterizado ao exame como formação nodular hipoecogênica, circunscrita, com discreto reforço acústico posterior e aspecto em casca de cebola.

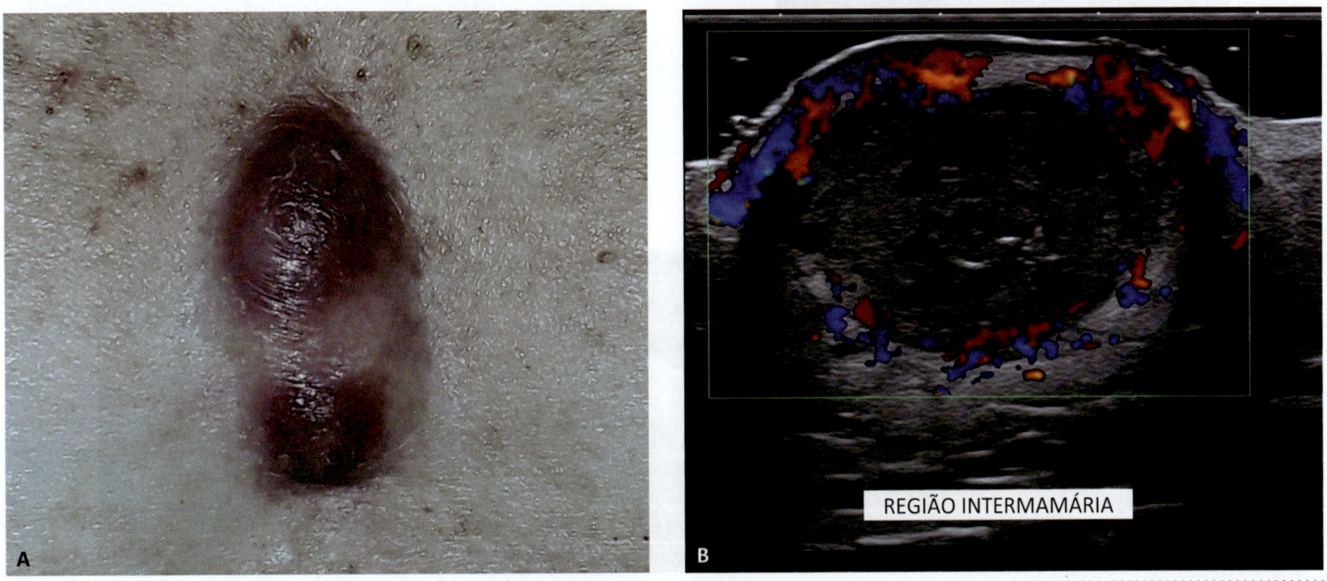

■ **Figura 8.10** Imagem clínica (**A**) e de ultrassonografia de 24 MHz (**B**) de cisto epidérmico roto caracterizado ao exame como formação nodular hipoecogênica, heterogênea, com contornos irregulares e densificação com aumento da vascularização ao doppler circunjacente.

Cisto triquilemal ou istmocatágeno (pilar ou sebáceo)

Formação cística originada na bainha externa do folículo piloso, sem camada granulosa e com conteúdo de queratina. Pode ser único ou múltiplo, mais comumente no couro cabeludo (90%), firmes, arredondados e móveis, por vezes com área de alopecia. À ultrassonografia apresenta-se como lesão arredondada hipoecogênica heterogênea na derme e subcutâneo com tratos/hastes pilosas e material queratinizado no interior (Figura 8.11), sendo as calcificações interiores mais frequentes.[7,25,27,30,31]

Cisto dermoide

Cisto formado por remanescentes de tecidos cutâneos em linhas de fechamento embrionário, podendo incluir dentes, cartilagem e ossos. Geralmente único, congênito e ao longo de linhas de fusão germinativas, mais comumente na lateral da sobrancelha ou pálpebra superior. À ultrassonografia, apresenta-se como lesão subfascial com paredes espessas, que pode remodelar a cortical óssea externa (Figura 8.12). Exames de imagem são importantes para exclusão de fístulas, tratos ou trajetos conectados ao sistema nervoso central (SNC).[5,7,27]

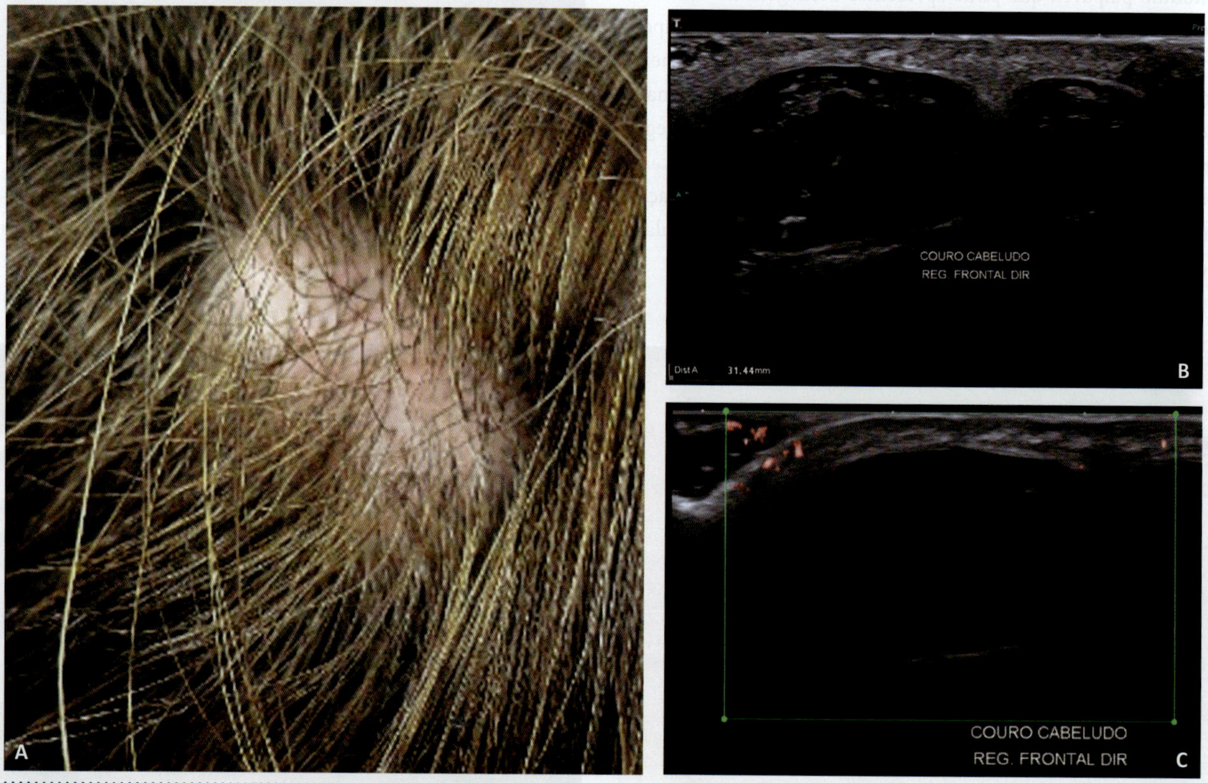

■ **Figura 8.11** Imagem clínica (**A**) e de ultrassonografia (**B**) e doppler SMI 24 MHz (**C**) de cisto triquilemal no couro cabeludo, caracterizado ao exame como formação nodular hipoecogênica, heterogênea, circunscrita, sem vascularização interna ao doppler.

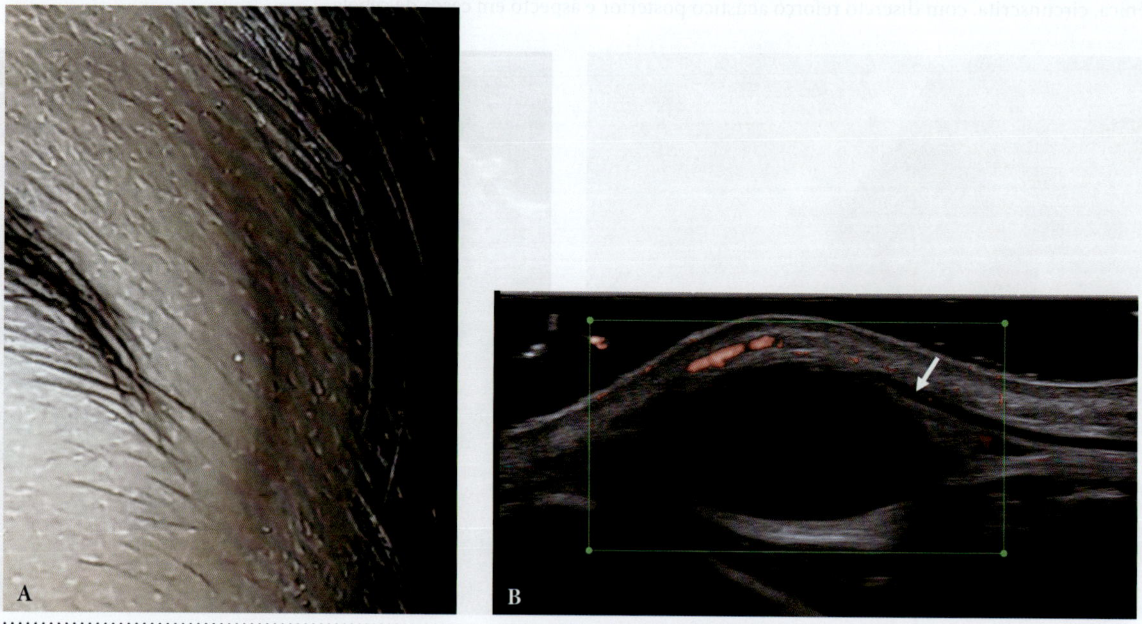

■ **Figura 8.12** Imagem clínica (**A**) e de ultrassonografia de 24 MHz (**B**) de cisto dermoide caracterizado ao exame como formação nodular hipoecogênica, circunscrita e subfascial, abaixo da camada muscular (seta) e sem vascularização interna ao doppler.

Cisto sinovial

Originado pela comunicação com bainhas tendíneas ou articulações e pode ser associado à artrose. Cursa como nódulo único, lobulado, firme e por vezes translúcido, geralmente nas extremidades, sobretudo na face dorsal no punho e em mulheres. À ultrassonografia, são lesões anecoicas circunscritas na derme e no subcutâneo, com tratos que conectam a bainhas tendíneas ou articulações [5,7,11,27] (Figura 8.13).

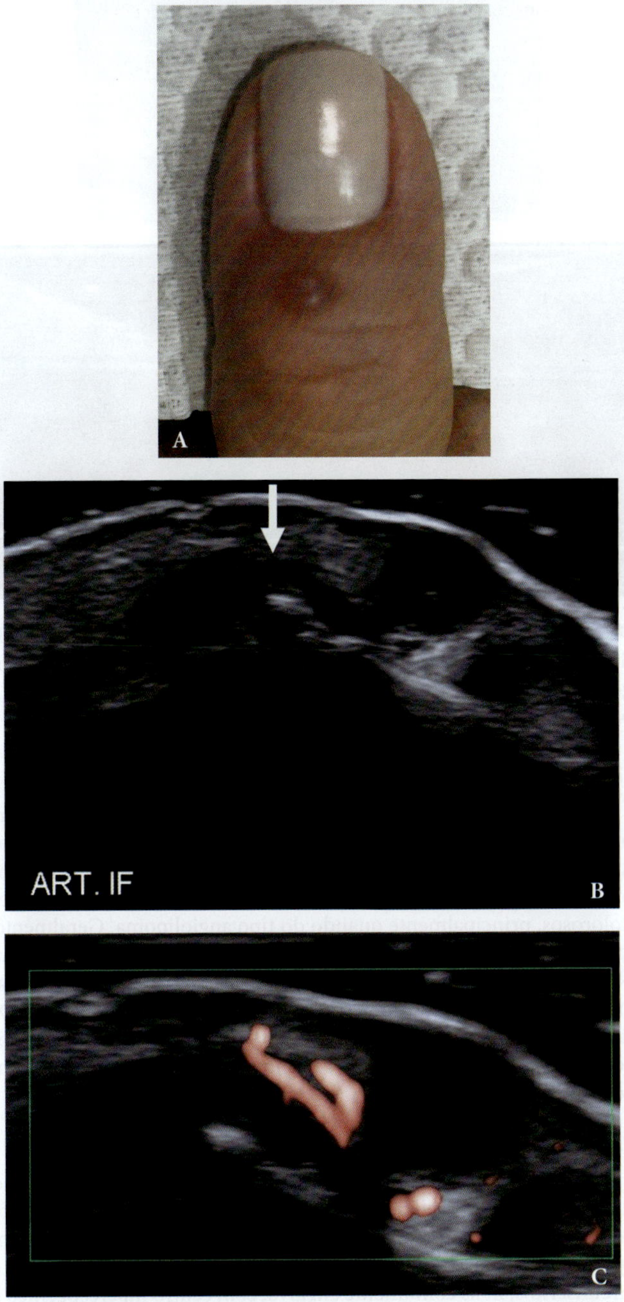

■ **Figura 8.13** Imagem clínica (**A**) e de ultrassonografia com doppler SMI 24 MHz (**B**) e (**C**) de cisto sinovial no dedo, caracterizado ao exame como formação nodular anecogênica, circunscrita, com trato anecoico em comunicação com a articulação interfalangiana distal, sem vascularização interna ao doppler, em que se associam sinais de artrose.

Hidradenoma (espiradenoma)

Tumor benigno de glândulas sudoríparas, com componente apócrino ou écrino, mais comum em mulheres, que clinicamente aparece como lesão palpável em couro cabeludo, pescoço e membros. À ultrassonografia, cursa como formação nodular dérmica ou hipodérmica, circunscrita, mista, com áreas sólidas hipoecogênicas, com reforço acústico posterior, com septos e níveis líquido-líquido quando apócrino e áreas murais mais sólidas quando écrino [5,7,27,32-35] (Figura 8.14).

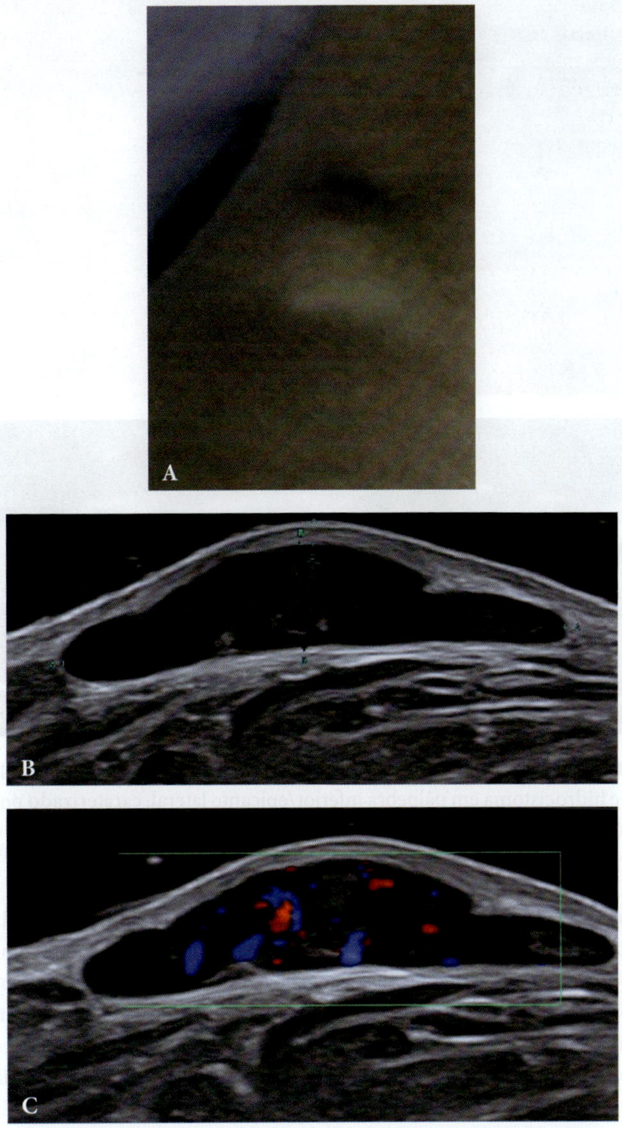

■ **Figura 8.14** Imagem clínica (**A**) e de ultrassonografia (**B**) e doppler colorido (**C**) 24 MHz de espiradenoma écrino na fossa poplítea, caracterizado ao exame como formação nodular dérmica, lobulada, circunscrita e com áreas sólidas hipoecogênicas com vascularização ao doppler.

Hidrocistoma (cistadenoma, cisto de Moll ou sudorífero)

Formação cística que surge por obstrução das glândulas de Moll sudoríparas, mais comumente apócrinas, em contorno das pálpebras e comissuras palpebrais, geralmente no canto inferior e externo. Cursam clinicamente como nódulos translúcidos que podem ser múltiplos, não dolorosos e, à ultrassonografia, aparecem como cistos dérmicos, circunscritos, anecogênicos, deslocando inferiormente o músculo orbicular dos olhos [5,7,27] (Figura 8.15).

Lesões pseudocísticas

Pseudocistos são também lesões benignas, de conteúdo líquido ou pastoso, e sem cápsula.

Cisto pilonidal

Formação pseudocística formada por conglomerado de hastes pilosas e conteúdo de queratina na região sacral ou interglútea, geralmente

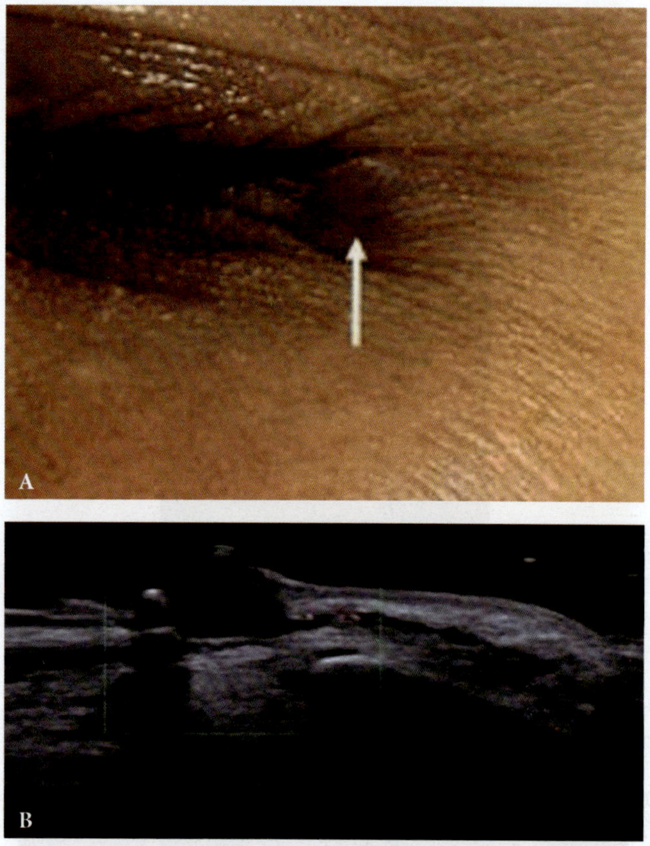

■ **Figura 8.15** Imagem clínica (**A**) e de utrassonografia com 24 MHz (**B**) de hidrocistoma em pálpebra inferior/epicanto lateral, caraterizado por formação cística anecogênica, circunscrita e superficial ao músculo orbicular dos olhos, sem vascularização interna ao doppler.

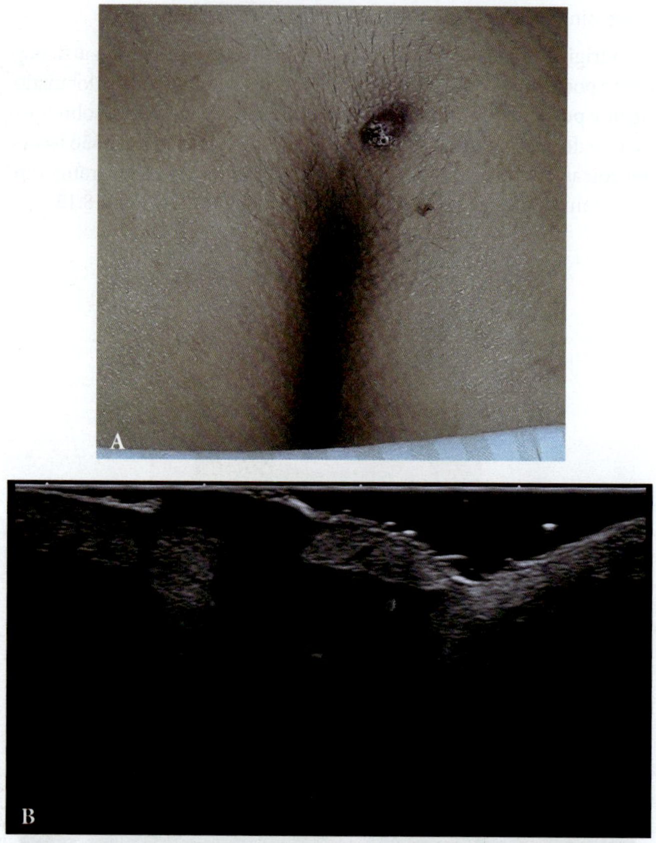

■ **Figura 8.16** Imagem clínica (**A**) e de utrassonografia com 24 MHz (**B**) de cisto pilonidal na região sacral, caraterizado por formação anecogênica, circunscrito à derme e ao subcutâneo superficial, conectado à base dilatada de folículos.

relacionado a trauma crônico. Pode ser considerado a forma localizada da hidradenite supurativa, parte da tétrade de oclusão folicular, composta ainda pela foliculite dissecante do couro cabeludo e acne conglobata. Clinicamente cursa como nódulo mal delimitado comumente com sinais flogísticos ou drenagem de secreção. À ultrassonografia, aparece como estrutura tortuosa hipoecoica, dérmica/hipodérmica e conectada à base dilatada de folículos pilosos, por vezes com conteúdo hiperecogênico relacionado com queratina/hastes pilares de permeio (Figura 8.16). Pode ter sinais de inflamação associada, com densificação e aumento da vascularização do subcutâneo circunjacente. A ultrassonografia é importante para melhor planejamento cirúrgico com menores taxas de recorrência.[5,7,27,36]

Cisto mucoide

Cisto formado por degeneração mucoide ou do colágeno. Aparece como nódulo firme geralmente em extremidade. Quando junto da matriz ungueal, pode causar alterações na lâmina ungueal. À ultrassonografia, surge como lesão anecoica, circunscrita à derme/ao subcutâneo sem conexões com tendões ou articulações.[5,7,27]

Lesão sólida

É uma lesão comum na prática clínica, em sua maioria com etiologia desconhecida. Pode ser congênita ou adquirida, sendo os lipomas os mais frequentes tumores de partes moles. Clinicamente, as lesões sólidas são, em geral, palpáveis, com efeito de massa, firmes a fibroelásticas e com coloração variável. À ultrassonografia, são geralmente arredondadas, circunscritas, com ecogenicidade e vascularização variáveis.[5,27,37-39]

Lipoma

Mais comum tumor de partes moles, de origem mesenquimal, formado por células adiposas maduras com componentes fibrosos (fibrolipoma) e capilares (angiolipoma) variáveis. Cursa como abaulamentos ou nódulos palpáveis, amolecidos ou fibroelásticos, que podem ser dolorosos, principalmente quando do tipo angiolipoma. Geralmente, localiza-se no subcutâneo, mas pode ser intradérmico até submuscular. Na imagem, apresenta-se mais comumente como lesões ovais, circunscritas, com finos septos de permeio e maior eixo paralelo à pele. Os fibrolipomas são geralmente hipoecoicos (Figura 8.17) e hipovasculares ao doppler, já os angiolipomas são hiperecoicos/heterogêneos, com componentes capilares de permeio [5,27,31,37-39] (Figura 8.18).

Pilomatricoma ou pilomatrixoma

Tumor raro derivado da matriz pilosa. Clinicamente, aparece como tumefações cor da pele, eritematosas a azuladas, mais comumente na cabeça e pescoço e em crianças ou adultos jovens. Na imagem, apresenta-se como nódulos dérmicos/hipodérmicos, arredondados e circunscritos, mais comumente em alvo, com centro hiperecogênico e halo hipoecogênico (Figura 8.19). Pode ter conteúdo cálcico, com focos hiperecoicos de permeio com sombra acústica posterior, ou cístico e vascularização variável.[5,6,8,10-12,14,18,27,40,41]

Dermatofibroma

Tumor fibroso variável, que pode surgir por processo reacional (trauma, estrófulo). Cursa como nódulo palpável eritematoso/marrom, indolor e firme, mais em membros e tronco e em mulheres de meia-idade. Na imagem, aparece como estrutura dérmica hipoecogênica mal definida. Pode ter vascularização variável e apresentar distorção dos folículos pilosos regionais (tipo nodular: mais comum) (Figura 8.20), conteúdo cístico (tipo hemorrágico/aneurismático) e atrofia da derme (tipo atrófico).[5,27,42,43]

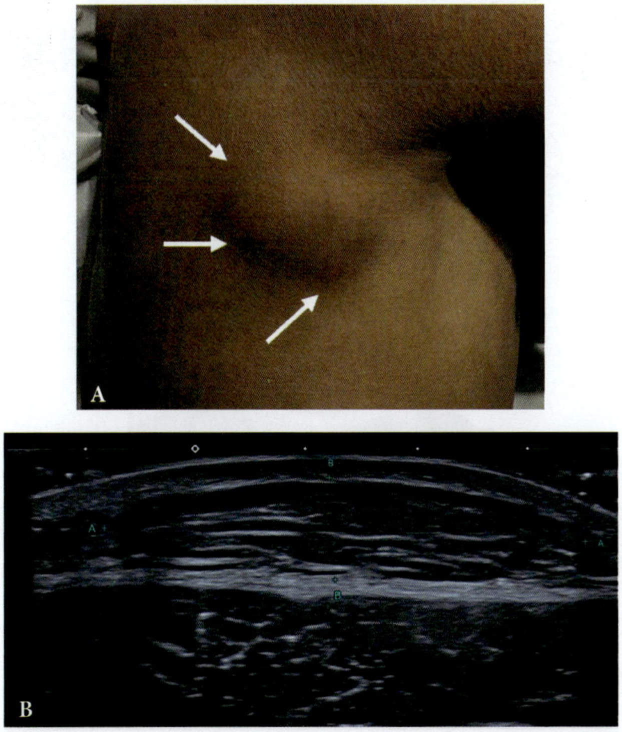

■ **Figura 8.17** Imagem clínica (**A**) e de ultrassonografia de 24 MHz (**B**) de paciente de 14 anos com queixa de crescimento progressivo de massa indolor em região dorsal/linha axilar posterior (**A**), sugestiva de lipoma, e caracterizada ao exame como massa fusiforme bem delimitada, com maior eixo paralelo à pele (**B** – marcadores), septos finos em seu interior, sem componentes nodulares ou heterogêneos.

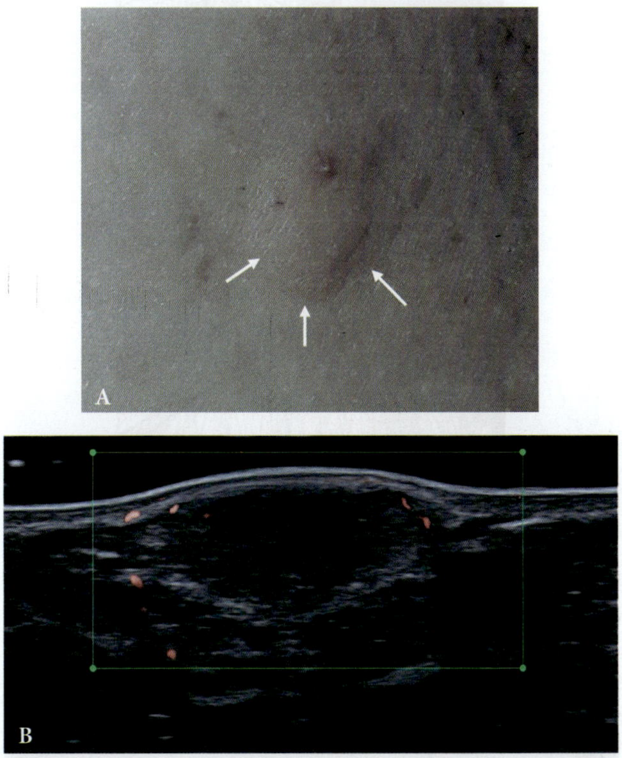

■ **Figura 8.18** Imagem clínica (**A**) e de ultrassonografia de 24 MHz (**B**) de paciente feminina de 35 anos com queixa de abaulamento em região interna e proximal da coxa direita (**A**), sugestiva de angiolipoma, e caracterizada ao exame como massa fusiforme parcialmente circunscrita, com maior eixo paralelo à pele e finas estruturas vasculares em seu interior (**B**).

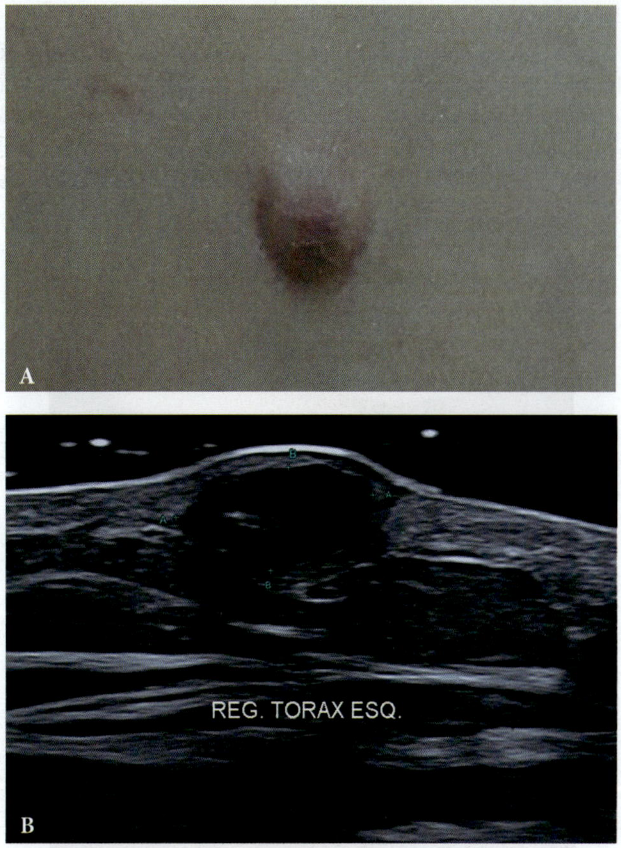

■ **Figura 8.19** Imagem clínica (**A**) e de ultrassonografia de 24 MHz (**B**) de pilomatricoma, caracterizado ao exame como nódulo heterogêneo, com tênue halo hipoecoico e foco hiperecogênico interno com discreta sombra posterior.

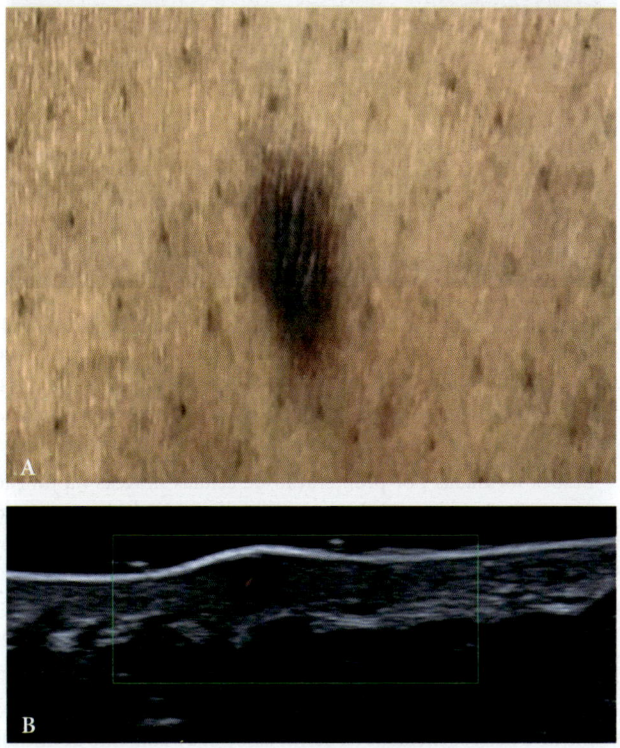

■ **Figura 8.20** Imagem clínica (**A**) e de ultrassonografia de 24 MHz (**B**) de dermatofibroma, caracterizado ao exame como nódulo intradérmico hipoecoico mal delimitado, com tênue vascularização interna ao doppler.

Fasciíte nodular

Lesão fibroproliferativa reacional que cursa como nódulo de crescimento rápido, doloroso, localizado mais comumente no aspecto volar do antebraço de adultos jovens. Na imagem, apresenta-se como nódulo hipoecogênico irregular no subcutâneo ou perifascial e vascularização variável [7,26,27] (Figura 8.21).

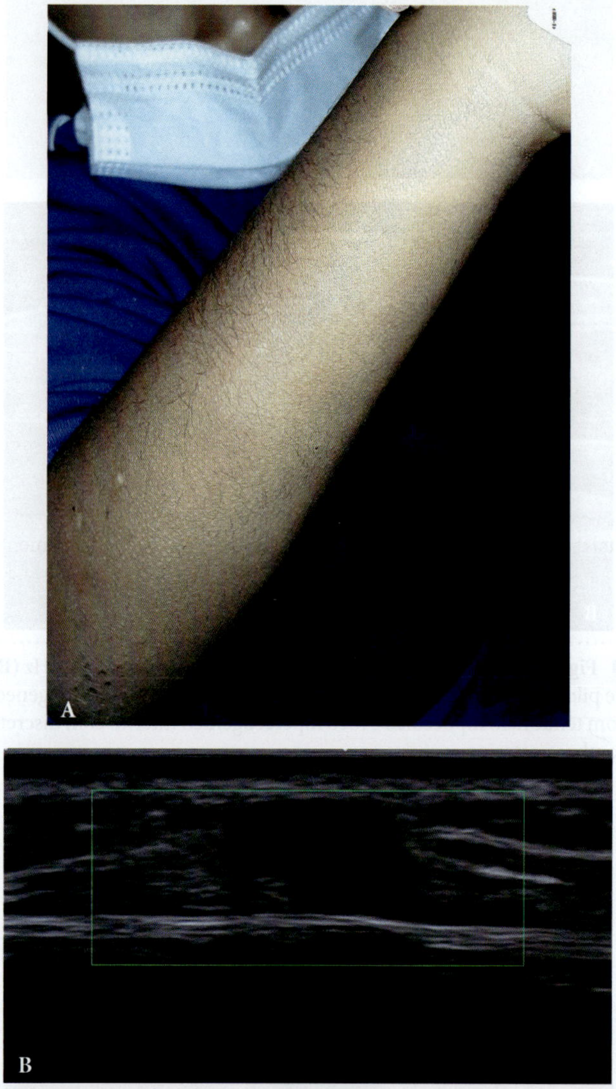

■ **Figura 8.21** Imagem clínica (**A**) e de ultrassonografia de 24 MHz (**B**) de fasciíte nodular, caracterizada ao exame como nódulo subcutâneo hipoecoico mal delimitado, sem evidente vascularização ao doppler.

Nevos

Lesões formadas por proliferação de células névicas na junção dermoepidérmica, que podem ser congênitas ou adquiridas, surgindo ou aumentando com a exposição solar, geralmente não avaliadas por exames de imagem, exceto quando há risco de malignização ou planejamento cirúrgico, especialmente em lesões hamartomatosas e congênitas. Nevos superficiais, planos ou exofíticos são mais bem avaliados quanto maior a frequência do transdutor utilizado.

- **Nevo melanocítico congênito:** na imagem, cursa com espessamento e heterogeneidade da derme associada a aumento de anexos cutâneos (Figura 8.22).
- **Nevo sebáceo de Jadassohn:** à ultrassonografia, apresenta-se como placa hipoecogênica heterogênea na derme com aumento da vascularização ao doppler [7,27,44-46] (Figura 8.23).

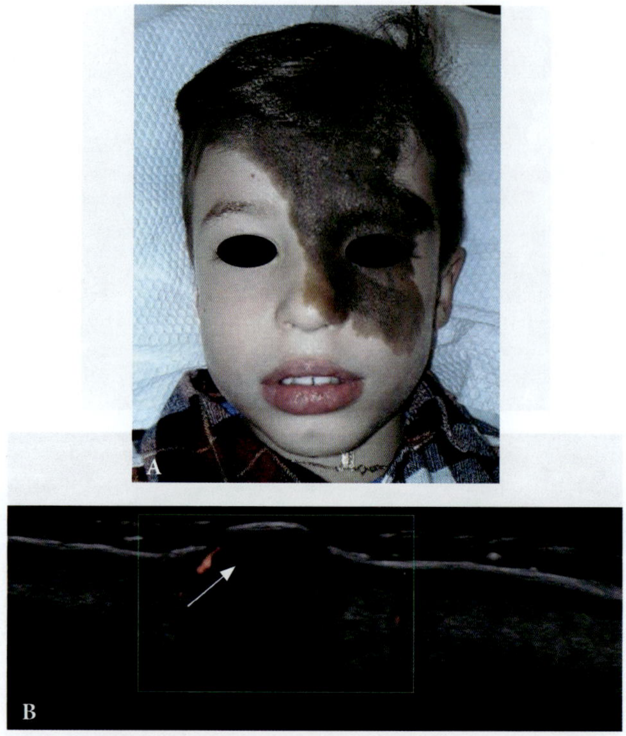

■ **Figura 8.22** Imagem clínica (**A**) e de ultrassonografia de 24 MHz (**B**) de nevo melanocítico congênito, caracterizada ao exame como placa hipoecoica subepidérmica com leve hiperecogenicidade do subcutâneo, destacando-se pequeno nódulo (seta) com discreta vascularização ao doppler, sem sinais evidentes de malignidade.

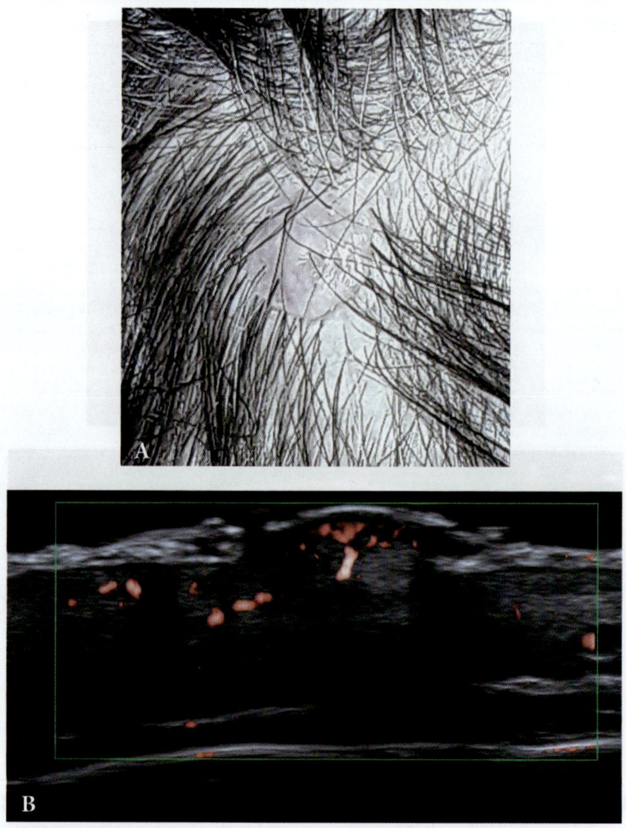

■ **Figura 8.23** Imagem clínica (**A**) e de ultrassonografia de 24 MHz (**B**) de nevo sebáceo em couro cabeludo, caracterizado ao exame como placa hipoecoica, heterogênea e mal delimitada na derme, com aumento da vascularização ao doppler.

Tumores de bainha neural

São tumores infrequentes que acometem qualquer dos 31 nervos periféricos, em geral fusiformes e contínuos aos nervos.

Neurofibroma

Neoplasia benigna de bainha neural inseparável do nervo, que pode estar relacionado à neurofibromatose tipo 1, principalmente quando múltiplos ou extensos. São lesões nodulares palpáveis centrais aos nervos e podem se apresentar de três formas:

- **Localizada:** mais comum (90%), geralmente única, pode ser dividida em: neurofibroma cutâneo localizado, restrito à derme e epiderme, e neurofibroma intraneural localizado, envolvendo os nervos periféricos e seus ramos. À ultrassonografia, são nódulos fusiformes, hipoecoicos, circunscritos, menores que 5 cm (Figura 8.24).
- **Difusa:** compromete todas as camadas da pele, podendo penetrar em músculos, ossos e vísceras, principalmente em cabeça e pescoço. São lesões mal definidas, dérmicas ou hipodérmicas com ecogenicidade mista, tratos e nódulos hipoecogênicos de permeio (Figura 8.25).
- **Plexiforme:** extensa rede no subcutâneo com envolvimento de grandes extensões de raízes dos nervos dorsais. Forma lesões tortuosas, difusas e irregulares que seguem feixes neurais em "saco de vermes" ou colar de contas[5,27,47,48] (Figura 8.26).

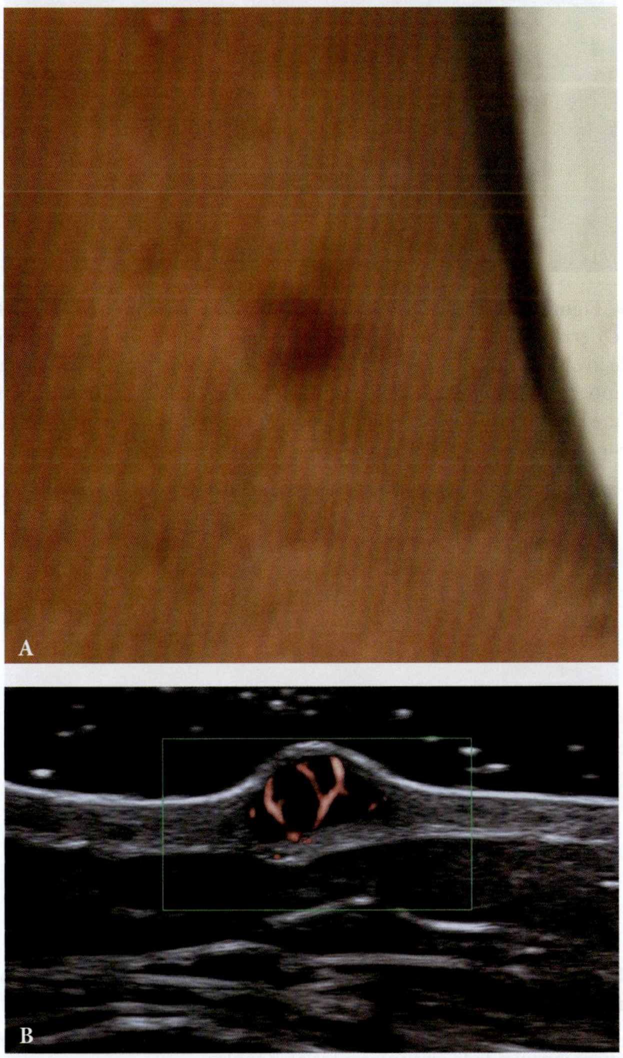

Figura 8.24 Imagem clínica (**A**) e de ultrassonografia de 24 MHz (**B**) de neurofibroma cutâneo localizado, caracterizado ao exame como placa, hipoecoica, heterogênea e mal delimitada na derme, com aumento da vascularização ao doppler.

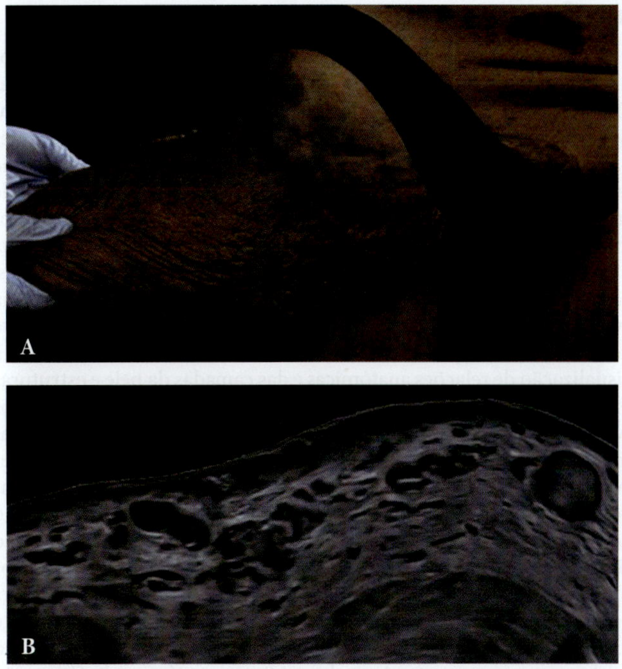

Figura 8.25 Imagem clínica (**A**) e de ultrassonografia de 24 MHz (**B**) de neurofibroma difuso, caracterizado ao exame como lesão heterogênea, mal delimitada envolvendo a derme à musculatura, com espessamento em placa da derme, tratos/estruturas tubuliformes e nódulos hipoecoicos de permeio ao subcutâneo.

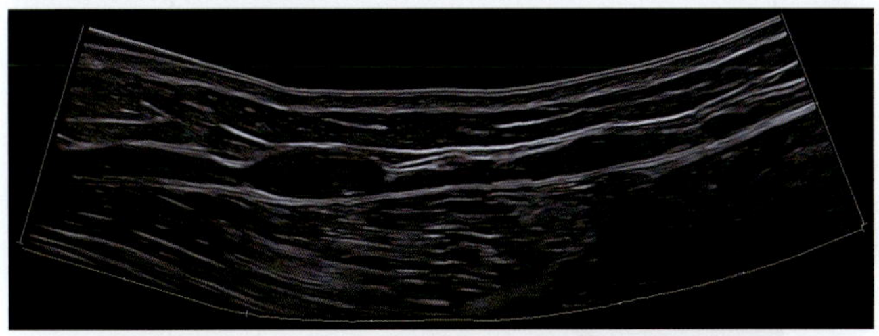

Figura 8.26 Imagem de ultrassonografia (24 MHz) de neurofibroma plexiforme, caracterizado ao exame como espessamento nodular tortuoso de feixe neural com aspecto em "saco de vermes".

Schwanoma

Neoplasia benigna das células de Schwann, mais comum do que os neurofibromas, sendo geralmente (90%) solitária, e poucos casos são relacionados à neurofibromatose tipo 2. As lesões são nodulares palpáveis, que ocorrem principalmente na face extensora dos membros, em particular nos nervos ulnar e fibular comum. À ultrassonografia, aparecem como nódulos fusiformes bem delimitados, hipoecogênicos, encapsulados, de localização excêntrica ao nervo[5,27,47] (Figura 8.27).

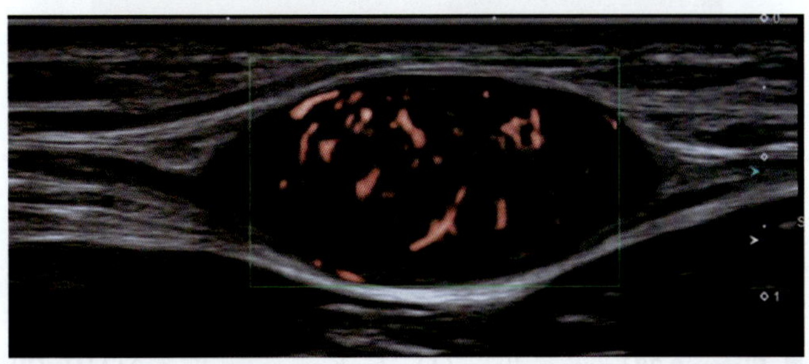

Figura 8.27 Imagem de ultrassonografia (doppler SMI 24 MHz) de schwanoma caracterizado como formação nodular sólida hipoecogênica excêntrica ao nervo, com contornos bem definidos e hipervascularização ao doppler.

A ultrassonografia dermatológica é um dos grandes aliados na identificação e caracterização de tumores cutâneos. As neoplasias cutâneas têm características diagnósticas por vezes não específicas à ultrassonografia de alta resolução, mas o exame traz informações relevantes para a conduta medida e auxilia no planejamento cirúrgico. O exame também pode auxiliar na seleção de sítios e na orientação de biópsias de áreas mais suspeitas, diferenciando-se de processos fibrocicatriciais. Por meio da ultrassonografia, faz-se ainda a mensuração acurada da lesão, o que permite a avaliação de margens profundas (espessura) e laterais, com marcação na pele do paciente (Figura 8.28). A ultrassonografia avalia melhor a extensão das lesões além das margens clinicamente detectáveis, em especial em casos de lesões infiltrativas mediante a visualização de relações anatômicas e das camadas da pele e estruturas invadidas ou envolvidas, como glândulas salivares, cartilagens, vasos (veias e artérias) e nervos superficiais e periféricos. A invasão de fáscias musculares, tendões e ventres musculares (Figura 8.29) pode ainda ser avaliada de maneira dinâmica pela visualização direta com a movimentação/contração muscular. Todos esses dados, assim como a avaliação de invasões ósseas e do periósteo, são importantes no planejamento cirúrgico e de reconstruções, com fechamento direto, uso de enxertos e até retalhos, detectando-se vasos perfurantes e pedículos ao método.

O estadiamento neoplásico local e locorregional à ultrassonografia é feito por meio da avaliação da lesão primária e da busca e identificação de doença remanescente, sinais de recidivas e metástases linfáticas. As satelitoses e metástases em trânsito são caracterizadas como nódulos subcutâneos hipoecoicos e circunscritos, que podem ter densificação circunjacente e aumento da vascularização ao doppler (Figura 8.30). O envolvimento linfonodal suspeito na imagem inclui achados como linfonodos heterogêneos, arredondados e globosos, com contornos irregulares, espessamentos corticais nodulares ou assimétricos, perda do hilo gorduroso, vascularização não polar. Essa avaliação pode também alterar condutas por intermédio da marcação cutânea e de biópsias guiadas, sendo possível reduzir a necessidade ou o tempo de cirurgias e de biópsia do linfonodo sentinela. O risco de metástase depende das características e peculiaridades de cada tumor primário, e isso pode definir os métodos de imagem e periodicidade do acompanhamento/necessidade de reavaliação.

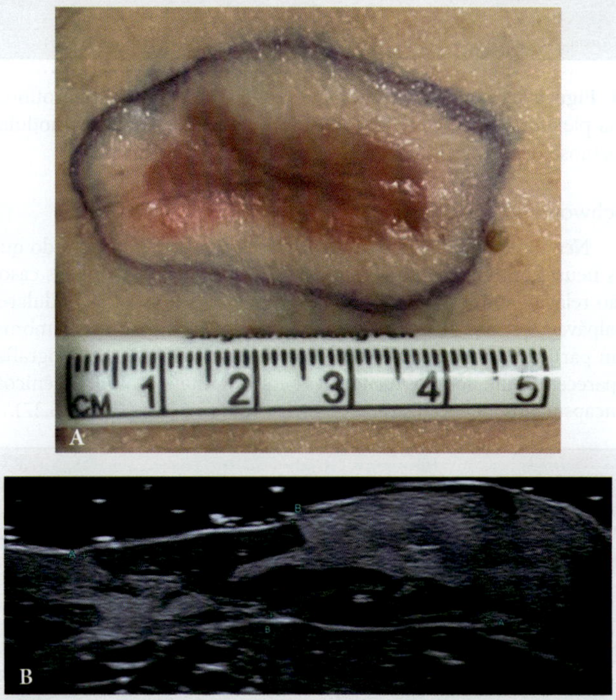

■ **Figura 8.28** Imagem clínica (**A**) e de ultrassonografia de 24 MHz (**B**) de demarcação na pele das margens laterais de dermatofibrossarcoma *protuberans*, caracterizado ao exame como lesão heterogênea hipoecoica com pseudodigitações profundas e densificação do subcutâneo circunjacente.

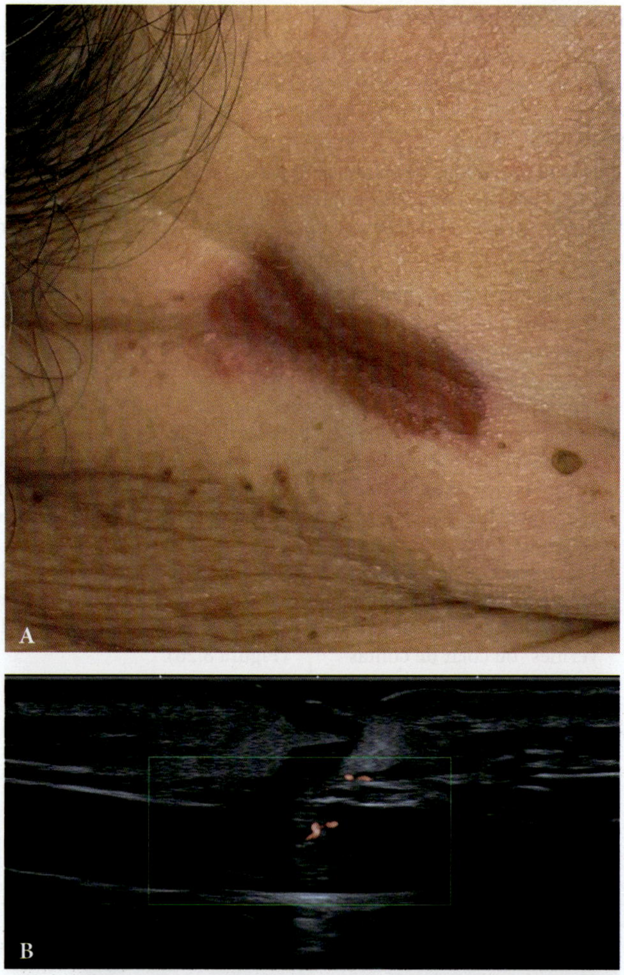

■ **Figura 8.29** Imagem clínica (**A**) e de ultrassonografia de 24 MHz (**B**) de dermatofibrossarcoma *protuberans* na região cervical com sinais de invasão muscular, caracterizado ao exame como lesão heterogênea hipoecoica com pseudodigitações profundas, densificação do subcutâneo circunjacente e irregularidades da fáscia e fibras musculares do esternocleidomastoideo.

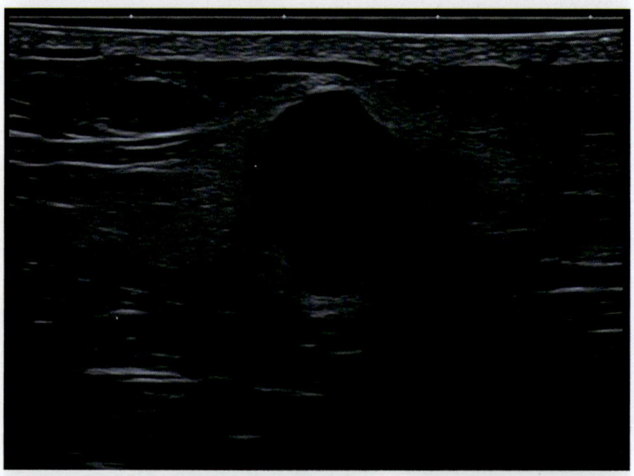

■ **Figura 8.30** Imagem de ultrassonografia (24 MHz) de metástase em trânsito de melanoma caracterizada como formação nodular sólida hipoecogênica, com contornos lobulados e bem definidos e densificação/hiperecogenicidade circunjacentes ao doppler.

Os tratamentos com quimio ou imunoterapia podem ser avaliados ou monitorizados por meio da imagem, tentando-se predizer resposta ou eficácia.[2,4,5,10,11,14,17,49-55]

Carcinoma basocelular

Neoplasia epitelial maligna mais comum, com origem da epiderme mais profunda (camada basal). Tem apresentação clínica e comportamento variados. Na imagem, apresenta-se como lesão hipoecogênica subepidérmica com pontos hiperecogênicos de permeio (Figura 8.31), que correspondem a agrupamentos compactos de células neoplásicas. Quando maior que 7 pontos, há risco de subtipos histológicos com maior chance de recorrência: micronodular; esclerosante; morfeiforme; e metatípico. Já a presença de áreas císticas (Figura 8.32) aponta para a possibilidade de diferenciações císticas ou adenoides. Ao doppler, tem vascularização discreta a moderada mais profunda, com vasos de baixa velocidade (Figura 8.33).[4,5,10,11,14,17,49-57]

Carcinoma espinocelular

Neoplasia epitelial maligna com origem da epiderme mais superficial (camada espinhosa). Também com apresentação clínica e comportamento variados. Na imagem, apresenta-se como lesão hipoecogênica subepidérmica, com maior invasão, vascularização moderada mista interna e periférica ao doppler (Figura 8.34).[4,5,14,51,53,58-61]

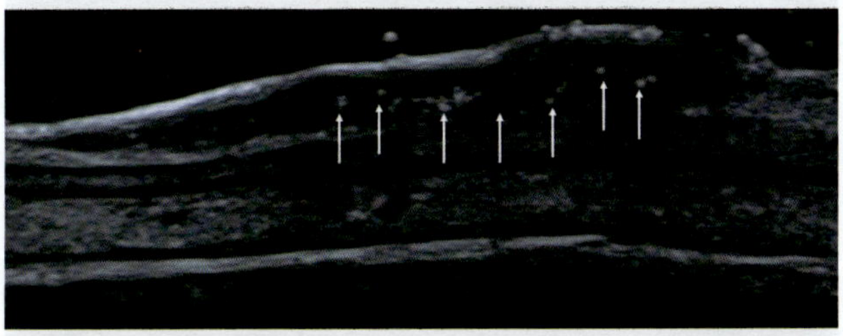

■ **Figura 8.31** Imagem de ultrassonografia (24 MHz) de carcinoma basocelular, caracterizado como nódulo hipoecoico subepidérmico com pontos hiperecogênicos de permeio (setas).

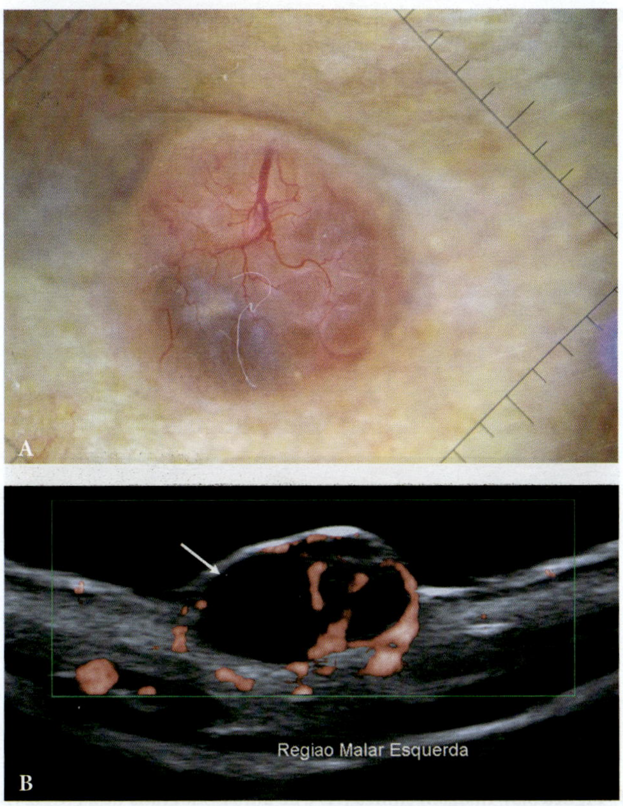

■ **Figura 8.32** Imagem clínica (**A**) e de ultrassonografia de 24 MHz (**B**) de carcinoma basocelular caracterizado como nódulo sólido hipoecoico com formação cística anecogênica de permeio (seta) e vascularização predominantemente profunda ao doppler.

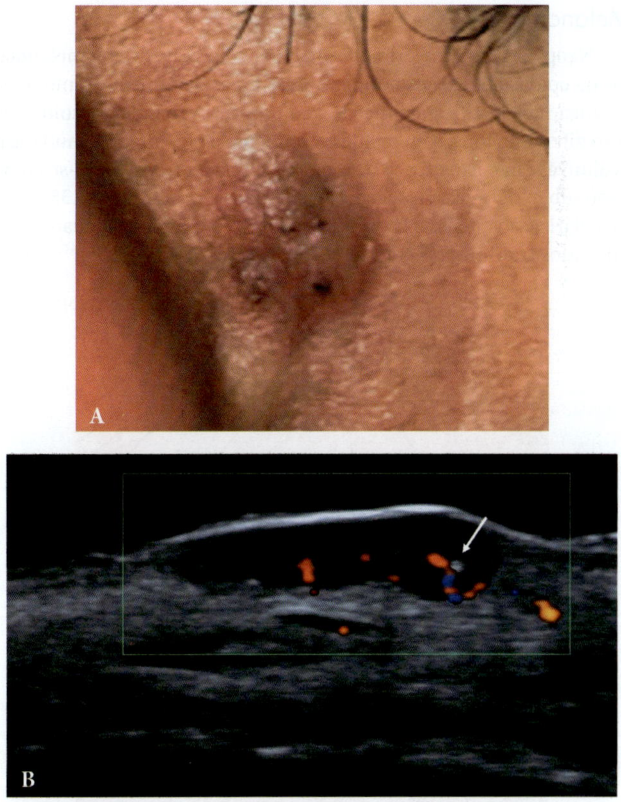

■ **Figura 8.33** Imagem clínica (**A**) e de ultrassonografia de 24 MHz (**B**) de carcinoma basocelular retroauricular caracterizado como nódulo sólido hipoecoico com foco hiperecoico de permeio (seta) e vascularização predominantemente profunda ao doppler.

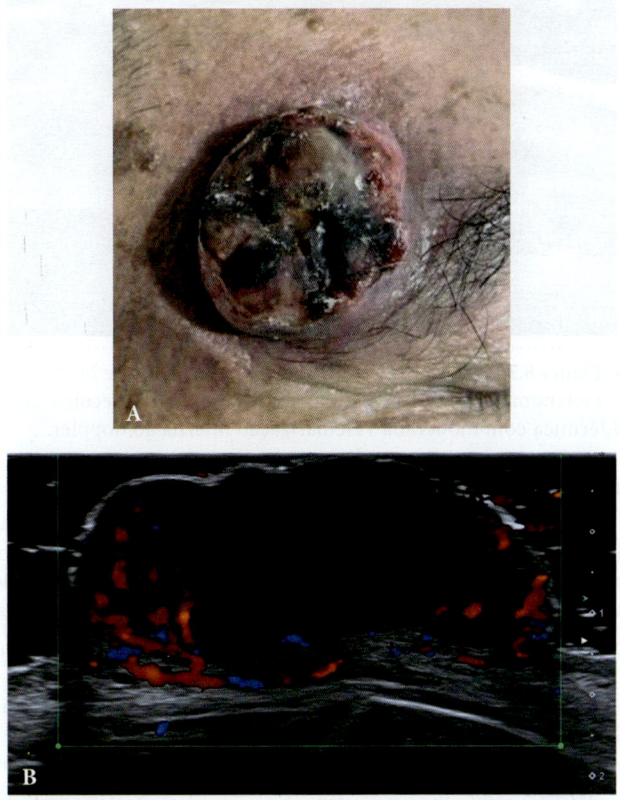

■ **Figura 8.34** Imagem clínica (**A**) e de ultrassonografia de 24 MHz (**B**) de carcinoma espinocelular em região temporal caracterizado como nódulo sólido hipoecoico exofítico, com vascularização interna ao doppler.

Melanoma

Neoplasia cutânea primária maligna com origem nos melanócitos na epiderme mais profunda. Apresenta-se geralmente como lesão cutânea melanocítica assimétrica, com bordas irregulares, coloração com diferentes tons, com rápido crescimento em diâmetro e mudanças evolutivas em curto espaço de tempo. Na imagem, apresenta-se como lesão subepidérmica anecogênica ou hipoecogênica (Figura 8.35), com vascularização intensa. Há ótima correlação com o Breslow quando são utilizados transdutores com frequência acima de 22 MHz.[2,4,5,7,14,49,62-69]

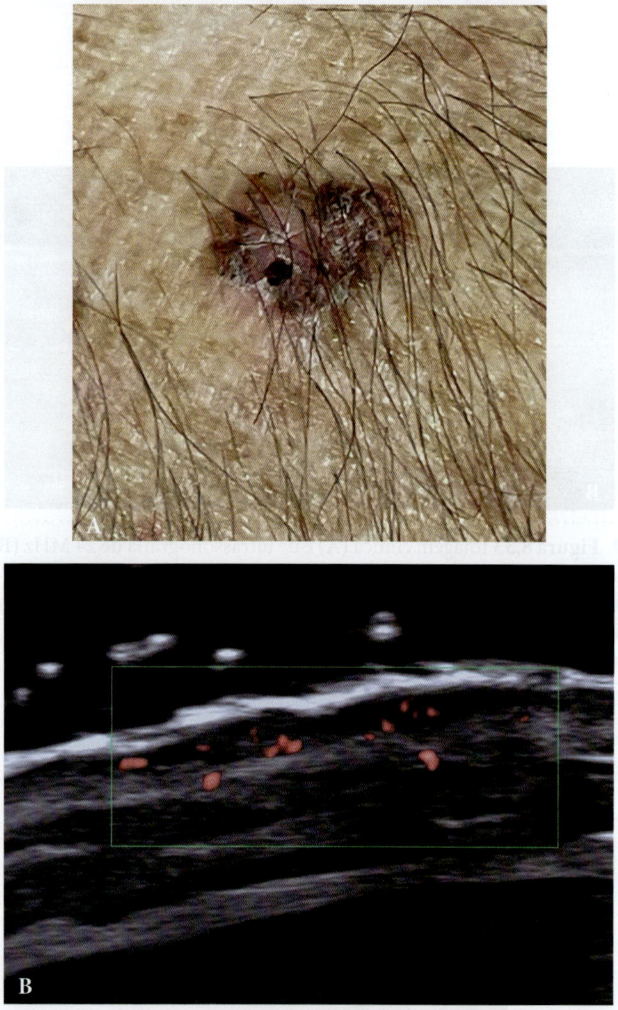

■ **Figura 8.35** Imagem clínica (**A**) e de ultrassonografia de 24 MHz (**B**) de melanoma caracterizado como lesão em placa hipoecoica subepidérmica com moderada vascularização interna ao doppler.

Linfoma

Neoplasia maligna que se origina dos linfócitos com manifestação clínica polimórfica. Pode ser primário da pele, com melhor prognóstico, ou secundário à doença sistêmica. Na imagem, a apresentação varia de acordo com os subtipos do linfoma, destacando-se os principais padrões:

- **Focal infiltrativo:** infiltrado hipoecoico irregular na derme e/ou subcutâneo (Figura 8.36).
- **Nodular:** nódulos hipoecoicos circunscritos com vasos perpendiculares (Figura 8.37).
- **Pseudonódulos:** nódulos hipoecoicos polilobulados indefinidos (Figura 8.38).
- **Difuso infiltrativo:** área hiperecoica indefinida na derme com paniculite (Figura 8.39).[4,5,7,70]

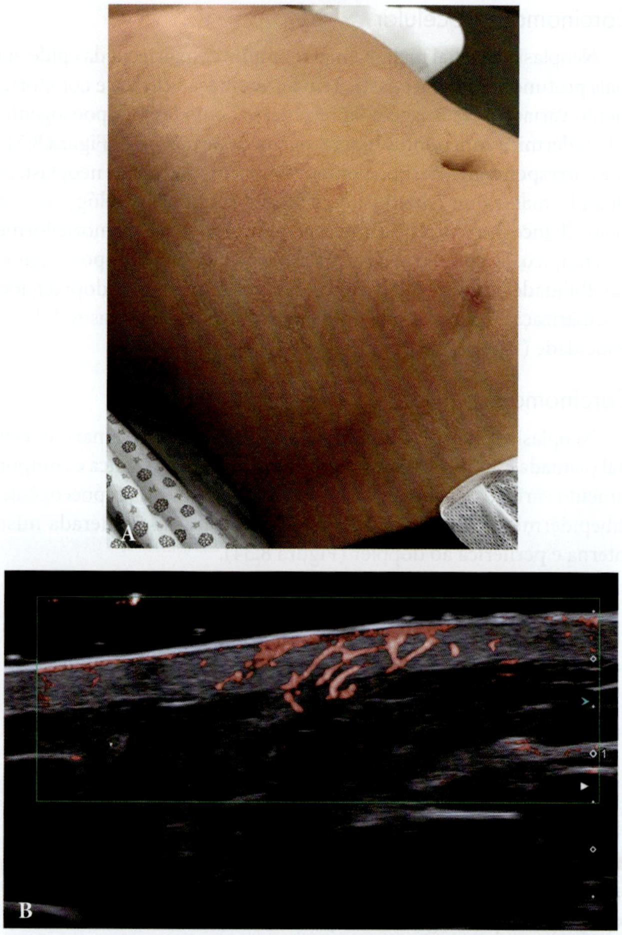

■ **Figura 8.36** Imagem clínica (**A**) e de ultrassonografia de 24 MHz (**B**) de linfoma focal infiltrativo caracterizado por infiltrado hipoecoico irregular na derme e/ou subcutâneo com vasos perpendiculares de permeio.

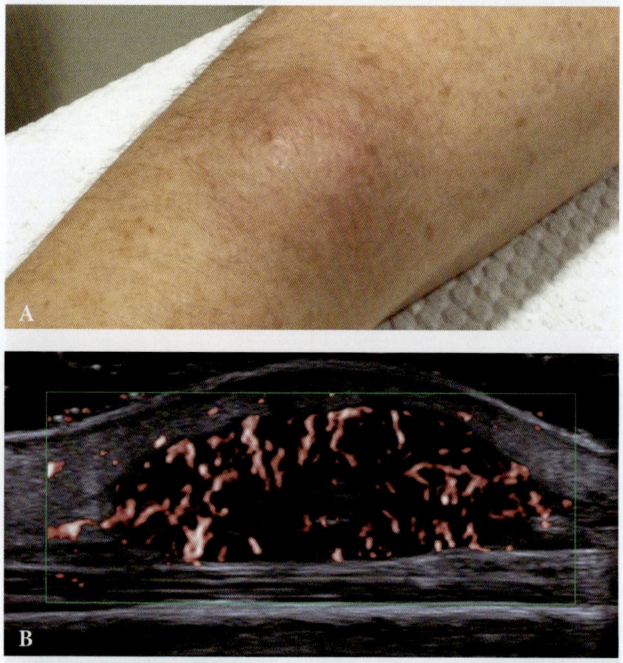

■ **Figura 8.37** Imagem clínica (**A**) e de ultrassonografia de 24 MHz (**B**) de linfoma nodular caracterizado por nódulo hipoecoico circunscrito com vasos perpendiculares de permeio.

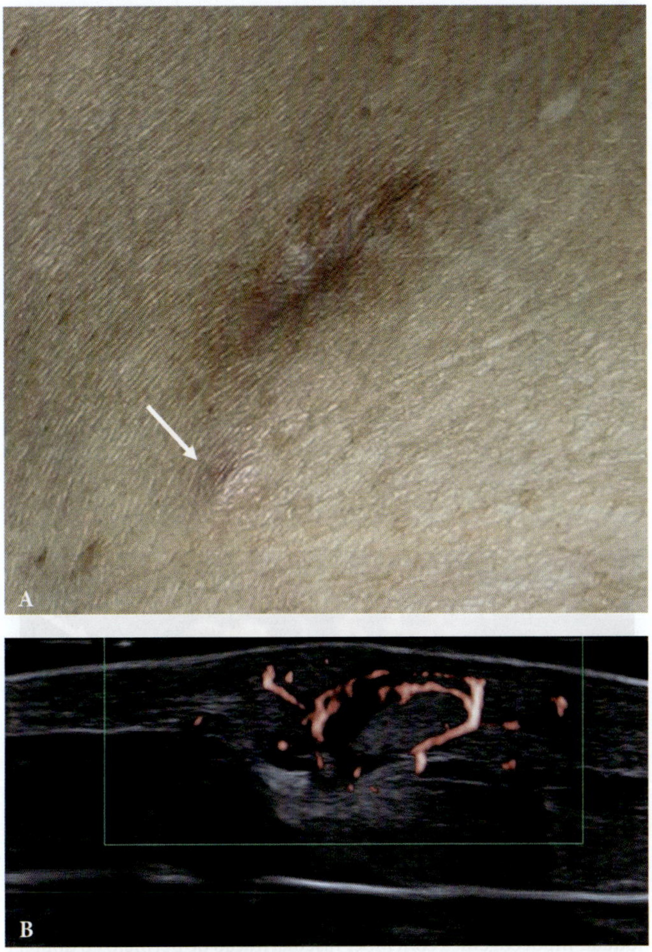

■ **Figura 8.38** Imagem clínica (**A**) e de ultrassonografia de 24 MHz (**B**) de linfoma cutâneo com pseudonódulo caracterizado por nódulo hipoecoico lobulado e indefinido com vascularização interna ao doppler.

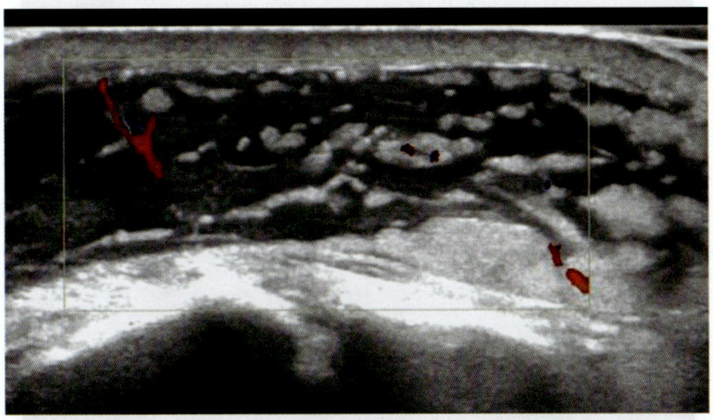

■ **Figura 8.39** Imagem de ultrassonografia (doppler colorido 12 MHz) de linfoma cutâneo difuso infiltrativo com área hiperecoica indefinida na derme com paniculite e lâminas líquidas de permeio.

Dermatofibrossarcoma *protuberans*

Sarcoma cutâneo mais comum, de grau intermediário, com origem na derme e apresentação clínica inespecífica, podendo ser similar a um queloide, geralmente na parede torácica e de crescimento lento, com extensão difícil de prever com base apenas no exame clínico. Na imagem, aparece como lesão hipoecogênica, com interdigitações ao subcutâneo e hiperecogenicidade circunjacente (Figura 8.40).[4,5,7,71-74]

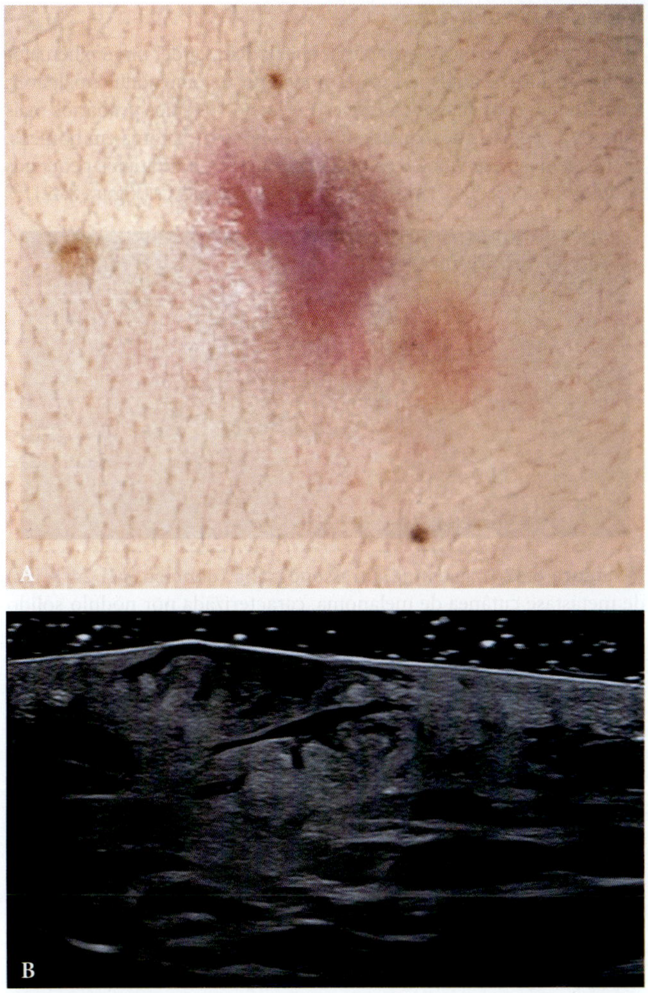

■ **Figura 8.40** Imagem clínica (**A**) e de ultrassonografia de 24 MHz (**B**) de dermatofibrossarcoma *protuberans* caracterizado por formação nodular irregular, hipoecogênica e heterogênea, com pseudodigitações e hiperecogenicidade/densificação circunjacentes.

Carcinoma de Merkel

Carcinoma cutâneo primário, raro, com origem das células de Merkel (camada basal da epiderme), agressivo, com rápido crescimento. Na imagem, apresenta-se como lesão hipoecogênica na derme ou subcutâneo com intensa vascularização ao doppler (Figura 8.41). Pode ter sinais de invasão local e metástases linfáticas ao diagnóstico.[4,5,7,75,76]

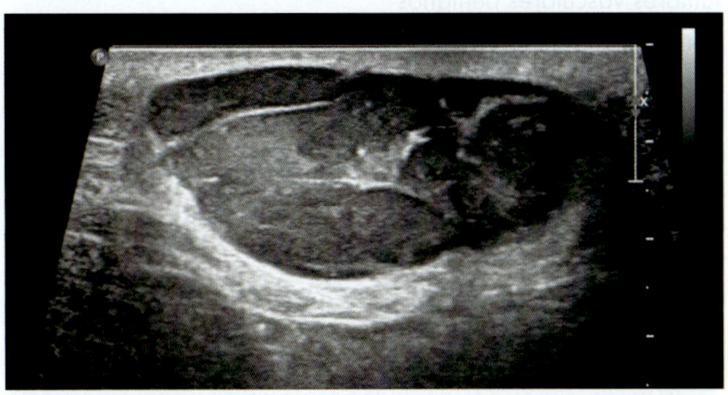

■ **Figura 8.41** Imagem de ultrassonografia (12 MHz) de carcinoma de Merkel, caracterizado por massa sólida hipoecoica heterogênea no subcutâneo com hiperecogenicidade do subcutâneo circunjacente.

Metástases cutâneas

Neoplasias cutâneas secundárias que podem ser der origem hematogênica, linfática ou implantes. Cursam geralmente como nódulos palpáveis em pacientes com antecedente de câncer, sendo os sítios primários mais comuns a neoplasia de mamas em mulheres e o melanoma em homens. Na imagem, apresentam-se como nódulo único ou múltiplos pequenos nódulos menores que 2 cm até como massas infiltrativas (Figura 8.42).[4,5,7]

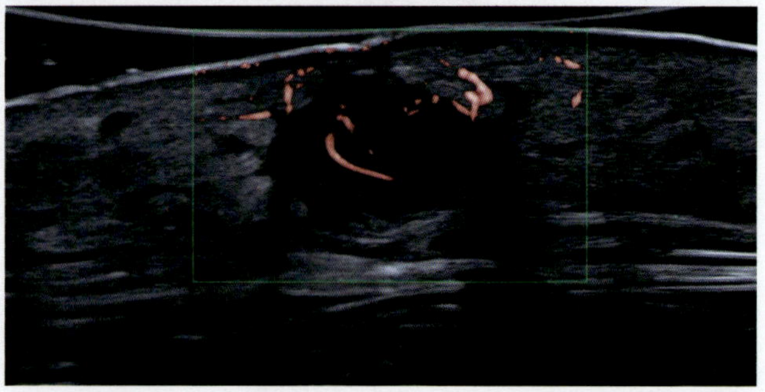

■ **Figura 8.42** Imagem de ultrassonografia (doppler SMI 24 MHz) de metástase cutânea de melanoma, caracterizada por nódulo sólido irregular com hiperecogenicidade e aumento da vascularização ao doppler circunjacente.

■ ANOMALIAS VASCULARES

Compõem um grupo heterogêneo com achados clínicos e radiológicos variáveis. Podem ser congênitas ou adquiridas, isoladas/cutâneas ou sistêmicas e divididas em dois grandes grupos: tumores vasculares; e malformações vasculares.

Têm amplo espectro de manifestações clínicas e ultrassonográficas e geralmente cursam como lesões amolecidas, avermelhadas, arroxeadas ou azuladas, com alterações da ecogenicidade das camadas da pele a lesões nodulares ou estruturas tubuliformes tortuosas vascularizadas ao doppler que podem estar em diferentes profundidades.

O diagnóstico correto das anomalias vasculares é fundamental para o tratamento e o prognóstico. A investigação da lesão por métodos de imagem permite a confirmação diagnóstica, bem como o planejamento e o acompanhamento do tratamento, assim como detecção de complicações, pois facilmente são detectadas mudanças das dimensões, ecogenicidade e padrão de fluxo das lesões.[4,5,7,77-80]

Tumores vasculares

Os tumores vasculares são lesões proliferativas classificadas em lesões benignas, localmente agressivas e malignas. As lesões benignas são as mais frequentes e incluem os hemangiomas infantil e congênito e granuloma teleangiectásico.[4,5,7,77-80]

Tumores vasculares benignos

Hemangioma infantil

Proliferação benigna de células endoteliais, positiva para o transportador de glicose do tipo GLUT-1. É o tumor mais comum da infância, cujas manifestações clínicas e ultrassonográficas variam com as fases de crescimento e involução, parcial ou total:

- **Fase proliferativa:** lesão sólida, hipoecogênica e de contornos mal definidos, com vasos arteriais de calibre médio e venosos e/ou fístulas arteriovenosas (Figura 8.43).
- **Fase involutiva:** ocorre diferenciação de células mesenquimais em adipócitos, e são observadas alterações no tamanho, na ecogenicidade e na vascularização, caracterizando-se:
  - **Involução parcial:** nódulo heterogêneo ou efeito de massa, de contornos mal definidos e vascularização/ecogenicidade mista com áreas hiper e hipovascularizadas (Figura 8.44).
  - **Involução total:** estrutura avascular de contornos mal definidos, com derme mais fina, sinais de lipodistrofia, hipertrofia hipodérmica ou subcutâneo mais hiperecogênico.[5,7,12,14,27,79,81,82]

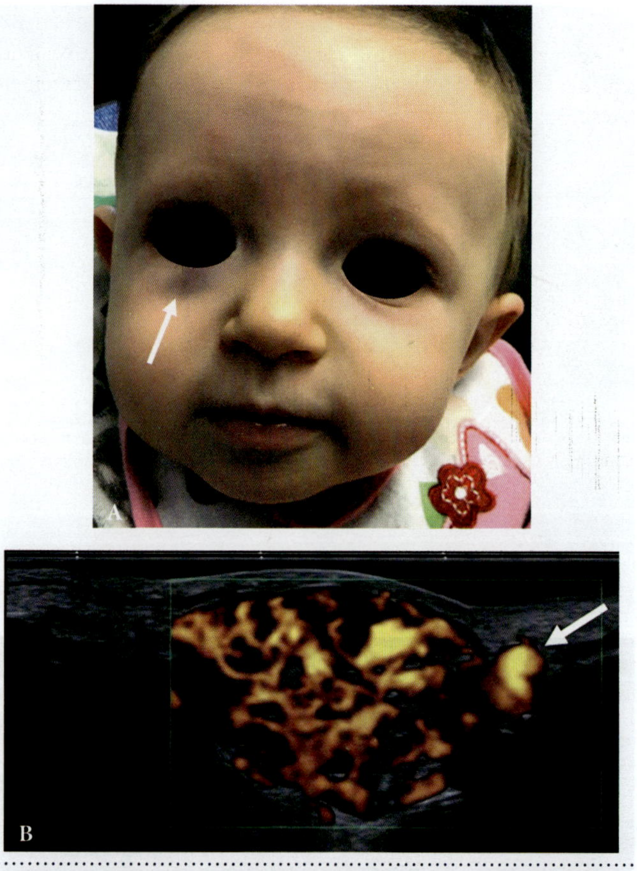

■ **Figura 8.43** Imagem clínica (**A**) e de ultrassonografia de 24 MHz (**B**) de hemangioma infantil em fase proliferativa caracterizado por formação nodular hipoecogênica com hipervascularização de permeio ao doppler e pedículo vascular à artéria angular.

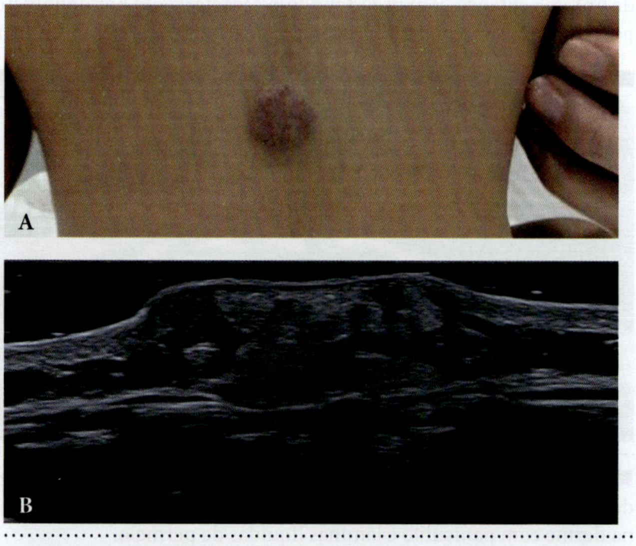

■ **Figura 8.44** Imagem clínica (**A**) e de ultrassonografia de 24 MHz (**B**) de hemangioma infantil em fase involutiva caracterizado por formação nodular hipoecogênica com maior hiperecogenicidade de permeio e menor vascularização.

Hemangioma congênito

Proliferação benigna de células endoteliais, presente e totalmente desenvolvido ao nascimento, sem crescimento pós-natal, cujas manifestações clínicas e ultrassonográficas variam com a involução, são geralmente lesões sólidas que envolvem a derme, hipoderme e estruturas mais profundas (Figura 8.45).

- **RICH - Rapidamente involutivo:** vascularização acentuada, com vasos venosos, mais proeminentes, e arteriais.
- **NICH - Não involutivo:** lesões mais heterogêneas, com maior dilatação venosa, calcificações e ramos nutridores.
- **PICH - Parcialmente involutivo:** involução inicial com regressão parcial, com áreas heterogêneas e ramos nutridores.

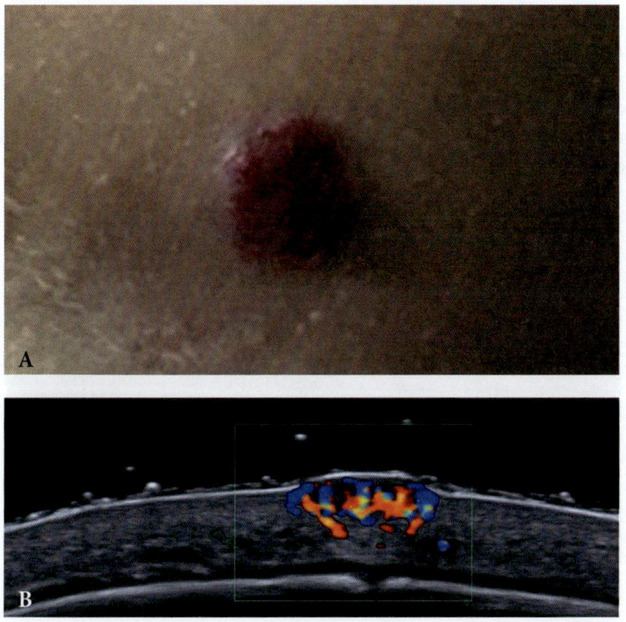

■ **Figura 8.45** Imagem clínica (**A**) e de ultrassonografia de 24 MHz (**B**) de hemangioma congênito caracterizado por formação nodular hipoecogênica com hipervascularização de permeio ao doppler.

Na ultrassonografia, a regressão é caracterizada como redução das dimensões, aumento da ecogenicidade e diminuição da vascularização (Figura 8.46).[4,5,7]

Tumores vasculares *borderline*

Hemangioendotelioma kaposiforme

Proliferação endotelial rara, de histologia benigna, mas localmente agressiva, e associa-se à coagulopatia de consumo e à síndrome de Kasabach-Merritt (trombocitopenia, anemia hemolítica e coagulopatia), com curso clínico rápido e grave. Na imagem, cursa como nódulos de contornos mal definidos e heterogêneos, com envolvimento de camadas mais profundas e vascularização proeminente de baixa velocidade.[4,5,7]

Sarcoma de Kaposi

Neoplasia angioproliferativa maligna, com origem no endotélio vascular, causada pelo herpes vírus humano tipo 8. Cursa geralmente como lesões eritematosas ou vinhosas, comprometimento linfonodal e visceral disseminado. Na imagem, apresenta-se como placas ou nódulos sólidos, circunscritos e hipoecogênicos na derme ou no subcutâneo, com padrão de linfedema e vascularização moderada (Figura 8.47).[2,4,5,7]

Tumores vasculares malignos

Angiossarcoma

Proliferação endotelial maligna, agressiva, geralmente com envolvimento cutâneo. Na imagem, aparece como massa hipoecogênica lobulada, invasiva e envolvendo camadas profundas, com contornos mal definidos e vascularização ao doppler (Figura 8.48).[4,5,7,83]

Hemangioendotelioma epitelioide

Neoplasia endotelial maligna rara, com envolvimento cutâneo raro, geralmente relacionado à doença multissistêmica. Na imagem aparece como área hiperecogênica mal definida, com pequenos nódulos hipoecogênicos vascularizados de permeio (Figura 8.49).[4,5,7,83]

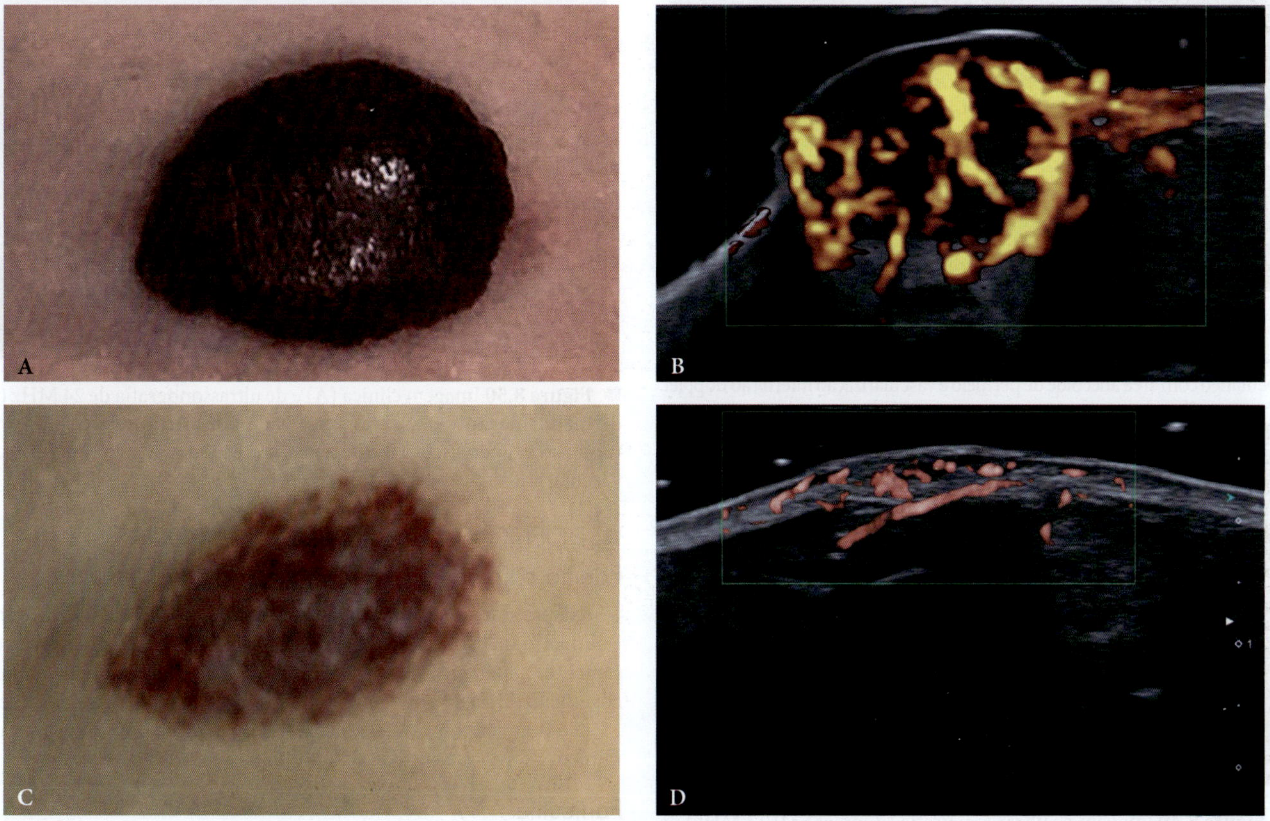

■ **Figura 8.46** Imagens clínicas (**A** e **C**) e de ultrassonografia (**B** – doppler de potência, e **D** – doppler SMI 24 MHz) de hemangioma congênito caracterizado por formação nodular hipoecogênica com hipervascularização de permeio ao doppler, com sinais clínicos (**C**) e ultrassonográficos (**D**) de regressão com redução das dimensões, tamanho e vascularização.

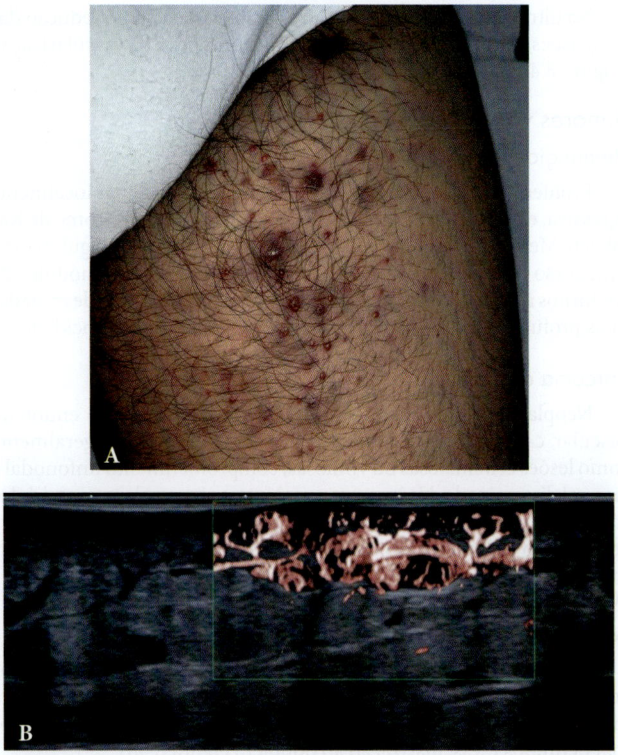

■ **Figura 8.47** Imagem clínica **(A)** e de ultrassonografia de 24 MHz **(B)** de sarcoma de Kaposi caracterizado por nódulos hipoecoicos dérmicos e subcutâneos com hipervascularização ao doppler e densificação do subcutâneo circunjacente.

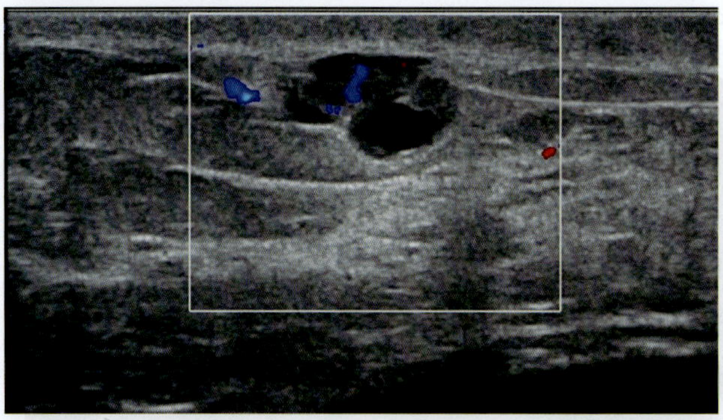

■ **Figura 8.48** Imagem de ultrassonografia (doppler colorido 12 MHz) de angiossarcoma em mama, caracterizado como nódulo heterogêneo em subcutâneo com área anecoide de permeio e vascularização interna ao doppler.

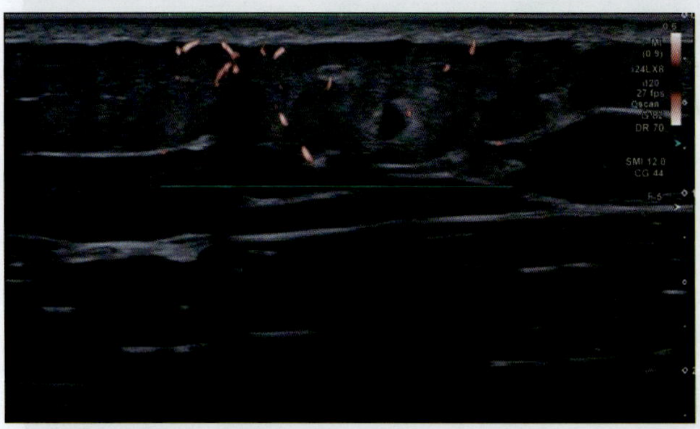

■ **Figura 8.49** Imagem de ultrassonografia (doppler SMI 12 MHz) de hemangioendotelioma epitelioide caracterizado como área hiperecogênica mal definida, com pequenos nódulos hipoecogênicos vascularizados de permeio.

Malformações vasculares

Alterações estruturais ou da morfogênese de vasos, não tumorais, com canais vasculares displásicos. São mais raras do que os tumores vasculares, geralmente congênitas e não apresentam crescimento ou apenas aumento de tamanho proporcional ao crescimento da criança. Podem estar associadas a inúmeras síndromes. Podem ser classificados de acordo com o fluxo, em alto (arterial, comunicante e fistulas arteriovenosas) e baixo fluxo (venoso, capilar, linfático ou misto); ou, de acordo com subtipos, em malformações simples ou combinadas, de vasos principais ou associadas a outras anomalias. Na imagem, aparecem como rede de estruturas anecogênicas, tubuliformes e tortuosas, ou áreas lacunares, sem aspecto de massa, com diferentes tipos de fluxo ao doppler (Figura 8.50).[4,5,7,77]

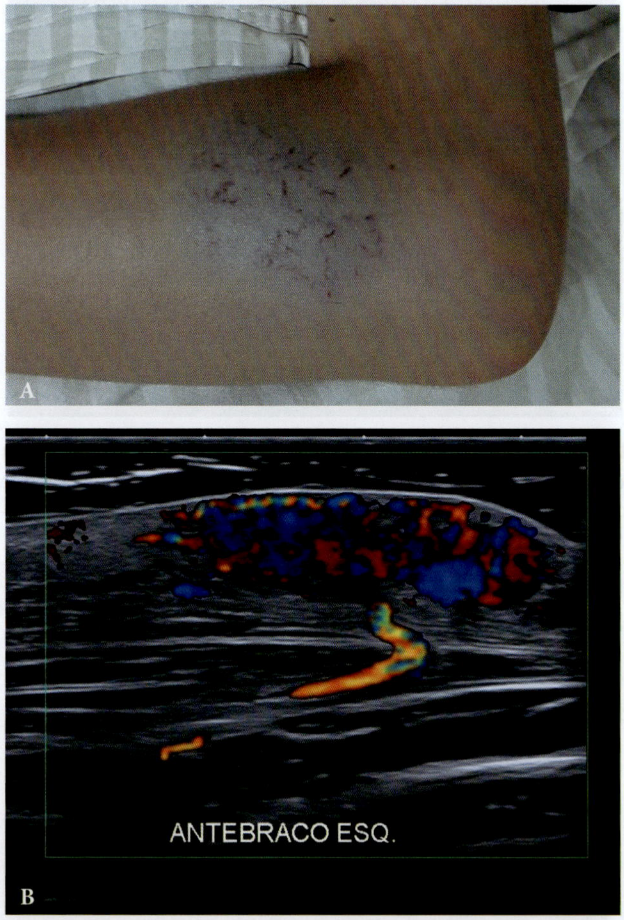

■ **Figura 8.50** Imagem clínica **(A)** e de ultrassonografia de 24 MHz **(B)** de malformação vascular caracterizada por estruturas tubuliformes tortuosas e hipervascularizadas na derme e no subcutâneo com pedículo vascular intramuscular profundo.

■ DOENÇAS CUTÂNEAS INFLAMATÓRIAS

Edema e linfedema

Na presença de edema, há diminuição da ecogenicidade da derme e aumento da ecogenicidade da hipoderme. No linfedema, há espessamento epidérmico, dérmico e/ou hipodérmico com intensa hipoecogenicidade da derme e aumento da ecogenicidade da hipoderme.

No doppler colorido, o grau de vascularização é variável, mas geralmente com vasos de baixo fluxo (Figura 8.51).[4,5,84]

Paniculite

A ultrassonografia possibilita a detecção de inflamação hipodérmica e a discriminação dos tipos de paniculite predominantemente lobulares, predominantemente septais e mistas.

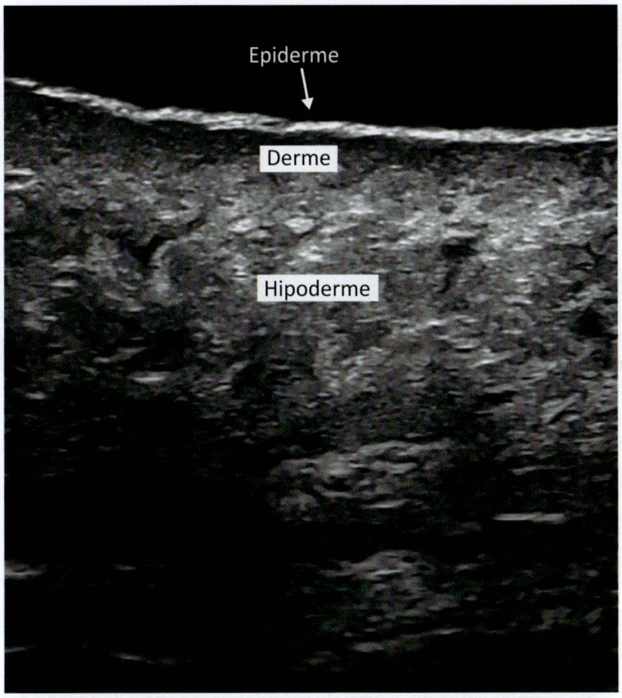

■ **Figura 8.51** Linfedema (escala de cinza). Espessamento da epiderme, derme e hipoderme com diminuição da ecogenicidade da derme e aumento da ecogenicidade da hipoderme.

Na paniculite, em especial a lobular, há aumento difuso da ecogenicidade da hipoderme. Na paniculite predominantemente septal, há aumento da ecogenicidade da hipoderme com espessamento hipoecogênico dos septos hipodérmicos. Na paniculite acentuadamente septal, há um padrão de pedra de calçamento na hipoderme. A paniculite mista reúne os dois subtipos (Figuras 8.52 e 8.53).

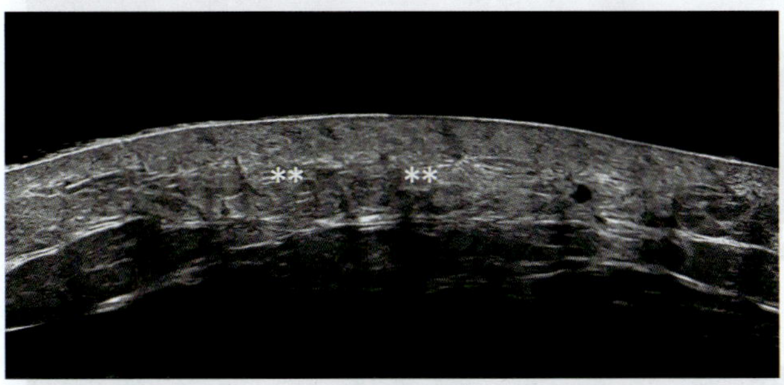

■ **Figura 8.52** Paniculite lobular (escala de cinza) – hiperecogenicidade difusa da hipoderme. (**) Sem espessamento septal.

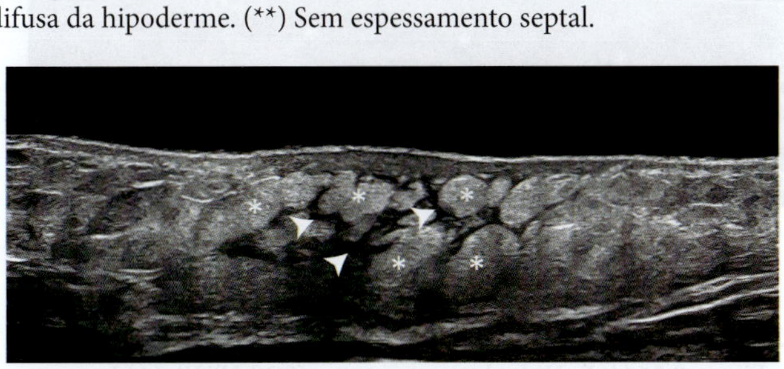

■ **Figura 8.53** Paniculite septal (escala de cinza) – aumento da ecogenicidade dos lóbulos gordurosos da hipoderme (*) com espessamento hipoecogênico dos septos (pontas de seta) – essa aparência tem sido chamada de padrão "em pedra de calçamento".

No doppler colorido, a vascularização é variável, podendo ir de hipo a hipervascularizada com vasos de fluxo lento.[4,5,84-88]

Seromas, sero-hematomas e abscessos

São bolsas de líquido, geralmente na hipoderme. Os seromas aparecem na ultrassonografia como estruturas anecoicas compressíveis laminares ou lacunares. Os sero-hematomas tendem a se apresentar como bolsas anecoicas com ecos internos e, às vezes, septos. Abscessos mostram ecogenicidade mista com espaços ou bolsas de líquidos lacunares anecoicos e hipoecogênicos que comumente contêm ecos (detritos) e septos (Figura 8.54).

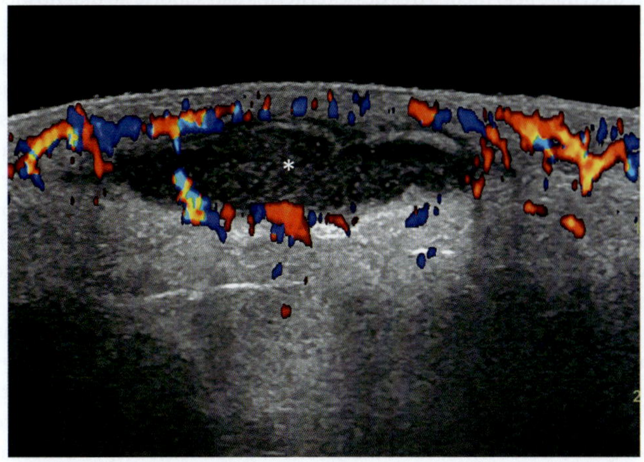

■ **Figura 8.54** Abscesso (doppler colorido) – bolsa de líquido hipoecogênico (*) na hipoderme com ecos proeminentes consequentes a detritos internos, realce acústico posterior e aumento da vascularização na periferia.

No doppler colorido, geralmente os abscessos apresentam vascularização proeminente em sua periferia e, às vezes, vascularização interna com vasos de baixo fluxo. Os seromas são geralmente avascularizados e os sero-hematomas tendem a apresentar pouca ou nenhuma vascularização em sua periferia.[4,5,84]

Verrugas

São lesões produzidas pelo papilomavírus humano. Na ultrassonografia, as verrugas tendem a se apresentar como estruturas epidérmicas e dérmicas hipoecogênicas fusiformes (Figura 8.55). Quando localizadas na região plantar, mais de 50% das verrugas estão associadas a uma bursite plantar subjacente. Podem ser únicas ou múltiplas e a ultrassonografia pode ser utilizada para acompanhamento do tratamento da verruga, se necessário.

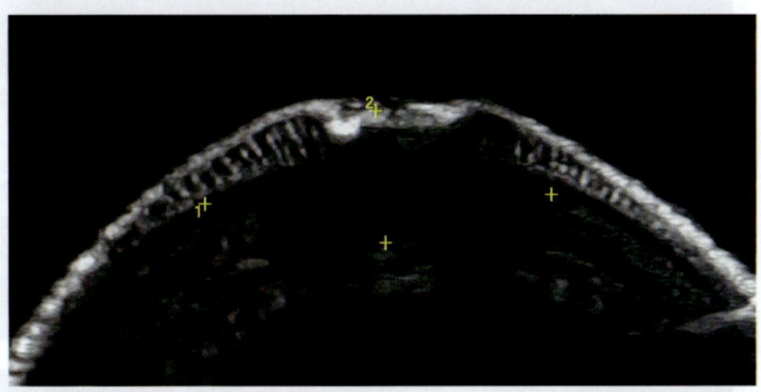

■ **Figura 8.55** Verruga plantar (escala de cinza) – estrutura epidérmica e dérmica hipoecogênica fusiforme (dentro dos marcadores).

No doppler colorido, o grau de vascularização varia de acordo com o grau de inflamação.[4,5,89,90]

Hidradenite supurativa (HS)

Essa doença autoimune acomete os folículos pilosos e geralmente envolve as regiões intertriginosas, como axilas e virilhas; entretanto, pode envolver outras áreas corporais.

Consequentemente à subestimação clínica comum da gravidade da doença, a ultrassonografia pode auxiliar no diagnóstico, estadiamento e tratamento da doença.

Os principais critérios ultrassonográficos para o diagnóstico de HS incluem o espessamento e a diminuição da ecogenicidade da derme, o alargamento dos folículos pilosos e a presença de pseudocistos anecoicos ou hipoecogênicos (1 cm), acúmulos de líquido e trajetos fistulosos, também denominados "túneis na derme" e/ou "túneis na hipoderme". Pelo menos três desses critérios dão suporte ao diagnóstico ultrassonográfico de HS.

É possível detectar sinais precoces de HS usando dispositivos especializados de ultra-alta frequência que atingem 70 MHz. Esses sinais incluem a forma curva, a dilatação e o balonismo dos folículos pilosos, a presença de folículos pilosos em forma de balão doando sua queratina para as coleções de líquidos ou tratos fistulosos (sinal do doador) e fragmentos lineares hiperecogênicos de tratos pilosos projetando-se para fora do folículo piloso em forma de balão (sinal da espada). Além disso, foram relatados tipos multifragmentados e cilíndricos de fragmentação da queratina dentro das lesões.

A ultrassonografia possibilita detectar a presença de estruturas laminares hipoecogênicas sugestivas de fibrose na periferia dos trajetos fistulosos. Assim, os trajetos fistulosos podem ser classificados de acordo com seu grau de fibrose em três níveis (Tabela 8.1). Isso é relevante porque os tratos fistulosos mais fibróticos geralmente respondem mal à terapia sistêmica.

O sistema mais utilizado para o estadiamento da HS é o SOS-HS (Sonographic Scoring of Hidradenitis Suppurativa; Tabela 8.2), que conta as lesões primárias, como coleções líquidas e tratos fistulosos. A varredura desses pacientes com HS deve ser bilateral para classificar a doença adequadamente.

Tabela 8.1 Grau e tipos de vias fistulosas de HS (túneis) de acordo com a graduação de fibrose e edema.

1	Cicatriz fibrótica baixa (0 a 1 graus)	Com edema alto ou baixo (0 a 2 graus)
2	Alta cicatrização fibrótica (2 graus)	Com baixo edema (0 a 1 graus)
3	Cicatriz fibrótica alta (2 graus)	Com edema alto (2 graus)

Fonte: Wortsman X, Castro A, Figueroa A. Avaliação ultrassonográfica com Doppler colorido da morfologia e tipos de tratos fistulosos na hidradenite supurativa (HS). J Am Acad Dermatol. Out 2016;75(4):760-767. doi:10.1016/j.jaad.2016.05.009).

Tabela 8.2 Pontuação ultrassonográfica da hidradenite supurativa (SOS-HS).

Estágio	Sinais ultrassonográficos
Estágio I	Coleta líquida única e/ou alterações dérmicas afetando um único segmento corporal (unilateral ou bilateral), sem tratos fistulosos
Estágio II	Duas a quatro coleções líquidas e/ou um único trajeto fistuloso com alterações dérmicas, afetando até dois segmentos corporais (unilateral ou bilateral)
Estágio III	Cinco ou mais coleções fluidas e/ou dois ou mais trajetos fistulosos com alterações dérmicas e/ou envolvimento de três ou mais segmentos corporais (de um lado ou bilateral)

Fonte: Wortsman X, Moreno C, Soto R, Arellano J, Pezo C, Wortsman J. Caracterização detalhada por ultrassom e estadiamento da hidradenite supurativa. Dermatol Surg. Dec 2013;39(12):1835-42. doi: 10.1111/dsu.12329).

No doppler colorido, o grau de vascularização varia de acordo com o nível de atividade da doença. Em atividade proeminente, é possível detectar vascularização periférica e interna nas lesões em virtude da presença de inflamação e de tecido de granulação. O doppler colorido ou o power doppler são primordiais para o rastreamento da atividade inflamatória, pois possibilitam detectar a vascularização que comumente apresenta vasos de baixo fluxo (Figuras 8.56 e 8.57).[4,5,8,12,14,36,91-138]

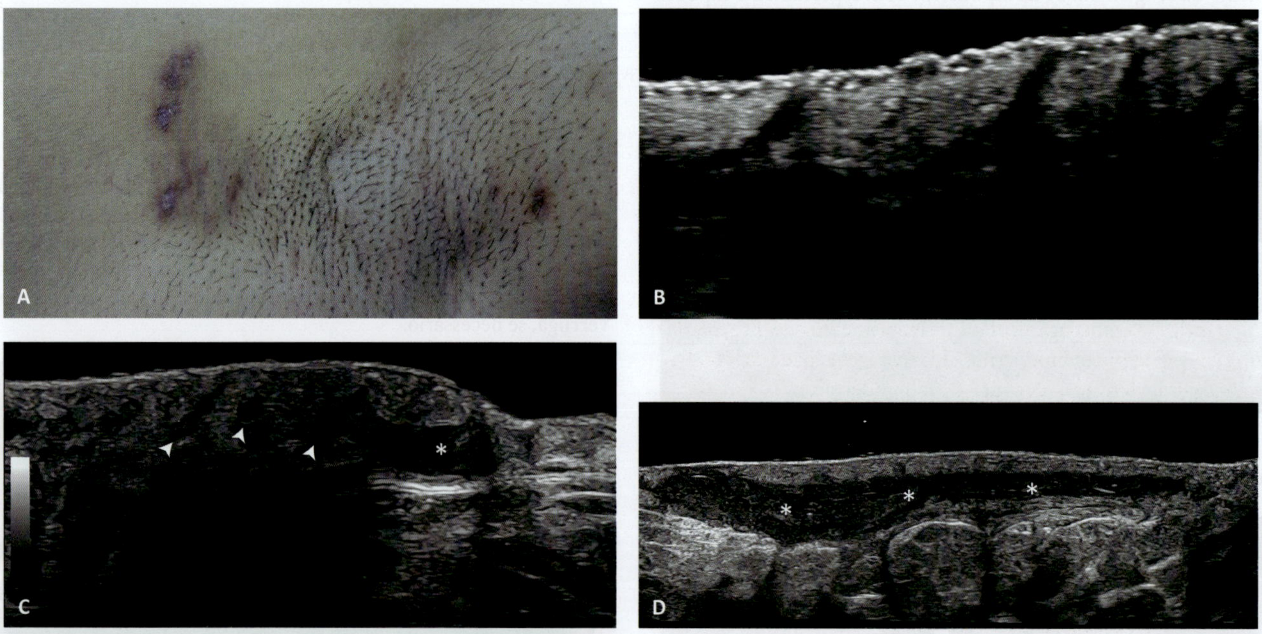

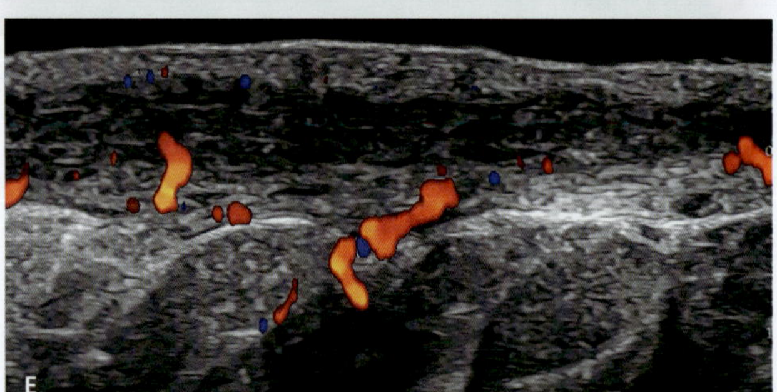

■ **Figura 8.56** (**A-E**) Hidradenite supurativa (SOS-HS II). (**A**) Imagem clínica da região axilar esquerda. (**B-E**) Imagens ultrassonográficas (**B** em 70 MHz; **C-E**, em 24 MHz; **B-D**, tons de cinza; **E**, doppler colorido) mostram dilatação dos folículos pilosos (**B** e **C**; pontas de seta) e um túnel dérmico hipoecogênico (fístula, *) com um leve padrão laminar na periferia e aumento da ecogenicidade da hipoderme circundante (tipo II). Observe a hipervascularização (cores) na periferia do túnel.

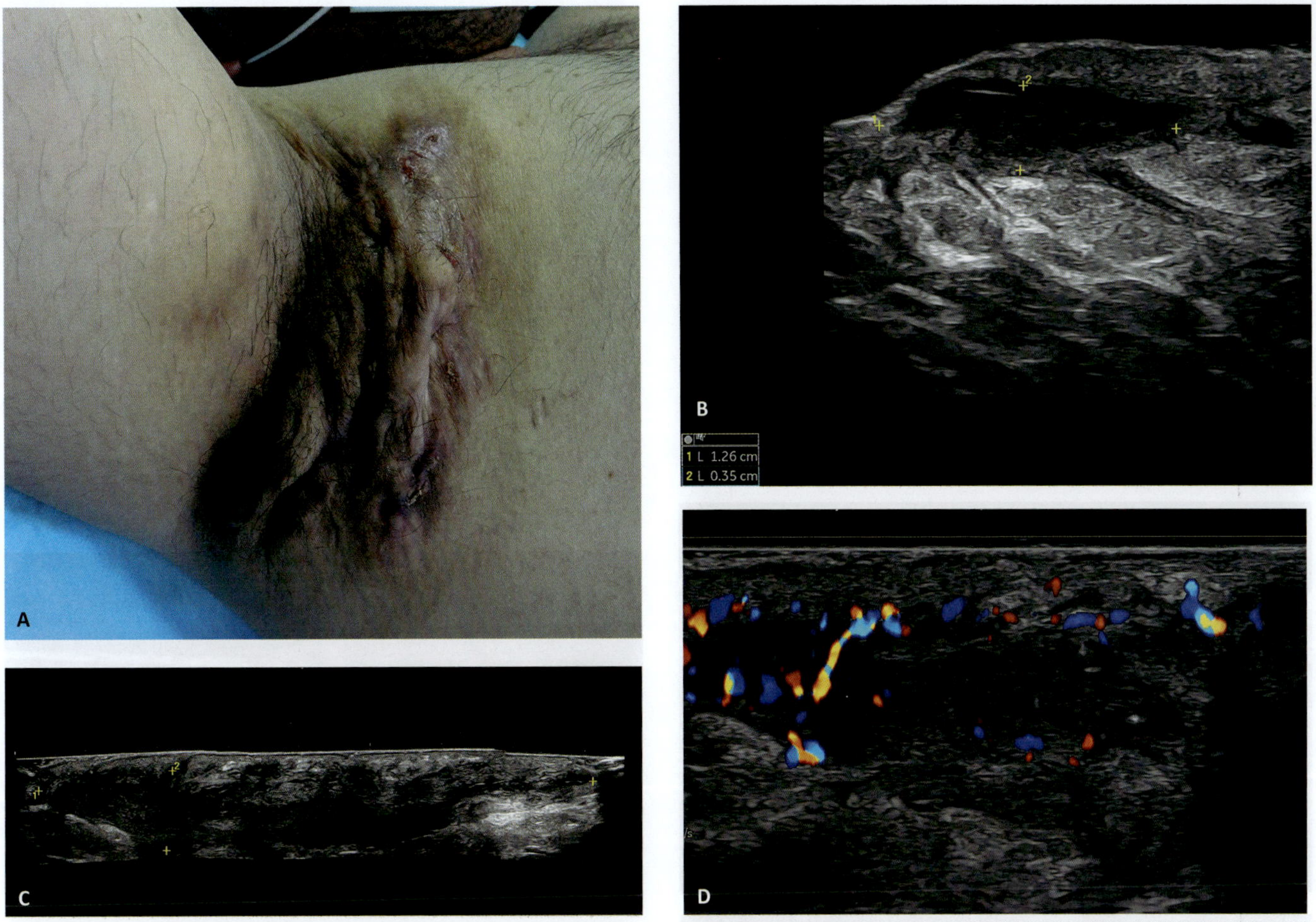

■ **Figura 8.57 (A-D)** Hidradenite supurativa (SOS-HS III). (**A**) Imagem clínica da região axilar direita. (**B-D**) Imagens ultrassonográficas (**B** e **C**, tons de cinza; **D**, doppler colorido) apresentam coleção líquida dérmica hipoecogênica (**B**; entre os marcadores) que mostram um fragmento de um trato piloso e um dos vários túneis dérmicos e hipodérmicos tortuosos hipoecogênicos (fístulas; **C** e **D**). Observe a borda laminar hipoecogênica do túnel consequente à fibrose proeminente (tipo II). Em **D**, há hipervascularização na periferia do túnel.

Morfeia

Esta é uma doença autoimune do tecido conjuntivo (isto é, a forma cutânea da esclerodermia). Na ultrassonografia, o aspecto da morfeia varia de acordo com a atividade da doença. Assim, nas fases ativa e inflamatória, há hipoecogenicidade e espessamento dérmico, perda da definição entre derme e hipoderme e hiperecogenicidade da hipoderme com hipervascularização dérmica e/ou hipodérmica.

Sob inatividade, as camadas cutâneas recuperam a definição e a ecogenicidade, não havendo hipervascularização.

Atrofia não é sinônimo de inatividade; portanto, uma lesão pode ser atrófica e ainda apresentar atividade no centro ou nas bordas.

O adelgaçamento dérmico e hipodérmico com perda do tecido adiposo hipodérmico é comum em estágios atróficos. Na atrofia grave, é possível detectar recorte da margem óssea.

Depósitos hiperecogênicos de cálcio com sombra acústica posterior não são incomuns na hipoderme de pacientes com esclerodermia.

Na fase ativa, há hipervascularização dérmica e hipodérmica; nas fases inativas, há hipovascularização das mesmas camadas.

Comumente, a ultrassonografia mostra um envolvimento subclínico mais extenso da derme e da hipoderme. Portanto, recomenda-se que o estudo inclua toda a região corporal acometida e adjacente e não apenas as áreas de placa. Por exemplo, na morfeia em golpe de sabre recomenda-se a varredura da região facial frontal do couro cabeludo, seguindo o mesmo eixo.

Os sinais ultrassonográficos mais sensíveis para avaliar a atividade na morfeia são o aumento da ecogenicidade da hipoderme, a perda de definição da interface entre a derme e a hipoderme e a presença de hipervascularização dérmica e/ou hipodérmica (Figura 8.58).

Recentemente, foi relatada uma pontuação ultrassonográfica para rastrear a atividade da morfeia, denominada US-MAS.[4,5,14,21,139-146]

Acne

Esta é uma doença comum da unidade pilossebácea que frequentemente acomete a população jovem.

Na ultrassonografia, é possível detectar dilatação dos folículos pilosos, estruturas pseudocísticas anecoicas ou hipoecogênicas e/ou trajetos fistulosos. Em contraste com os pseudocistos e trajetos fistulosos de HS, fragmentos de tratos capilares geralmente não são detectados nas lesões de acne (Figura 8.59). Na verdade, quando são detectados fragmentos de tratos capilares, isso geralmente corresponde a uma variante facial de apresentação da HS.

A calcinose foi detectada anteriormente com ultrassonografia e mostra-se como depósitos dérmicos focais hiperecogênicos.

Existe uma pontuação ultrassonográfica da acne denominada “SOS-Acne” que se baseia na contagem das lesões principais e outra pontuação orienta pela espessura das lesões.

No doppler colorido, o grau de vascularização depende do grau de atividade inflamatória da doença e comumente apresenta vasos lentos.[14,147-149]

Corpos estranhos

Esses componentes exógenos podem ser potentes simuladores de outras doenças dermatológicas, principalmente quando a história não é clara, por exemplo, em crianças pequenas.

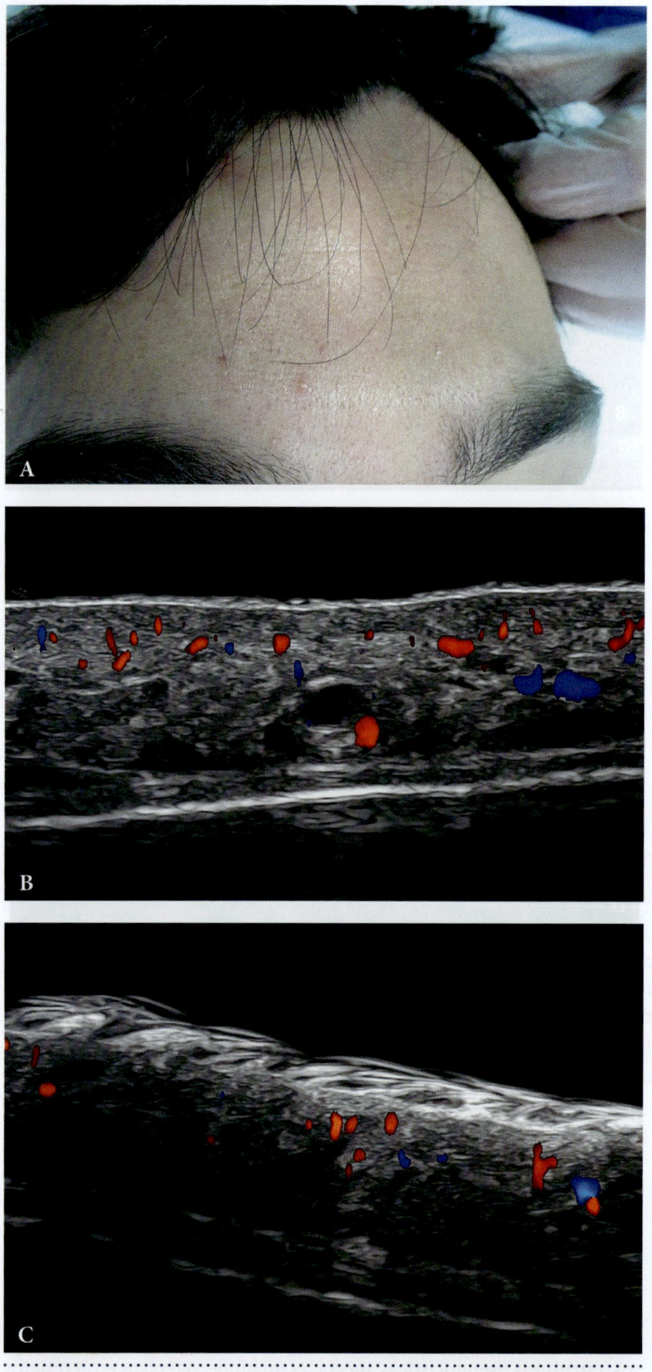

■ **Figura 8.58** (A-C) Morfeia em fase inflamatória ativa. (**A**) Imagem clínica. (**B-C**) Imagens de ultrassonografia com doppler colorido (**B**, parte frontal da face e **C**, região parietal do couro cabeludo) demonstram diminuição da ecogenicidade da derme com aumento da ecogenicidade da hipoderme na parte frontal da face e região parietal do couro cabeludo seguindo o mesmo eixo. Na parte frontal da face, também há perda da definição da borda dermo-hipodérmica. Ao doppler colorido, há hipervascularização da derme e da hipoderme superior em ambas as regiões.

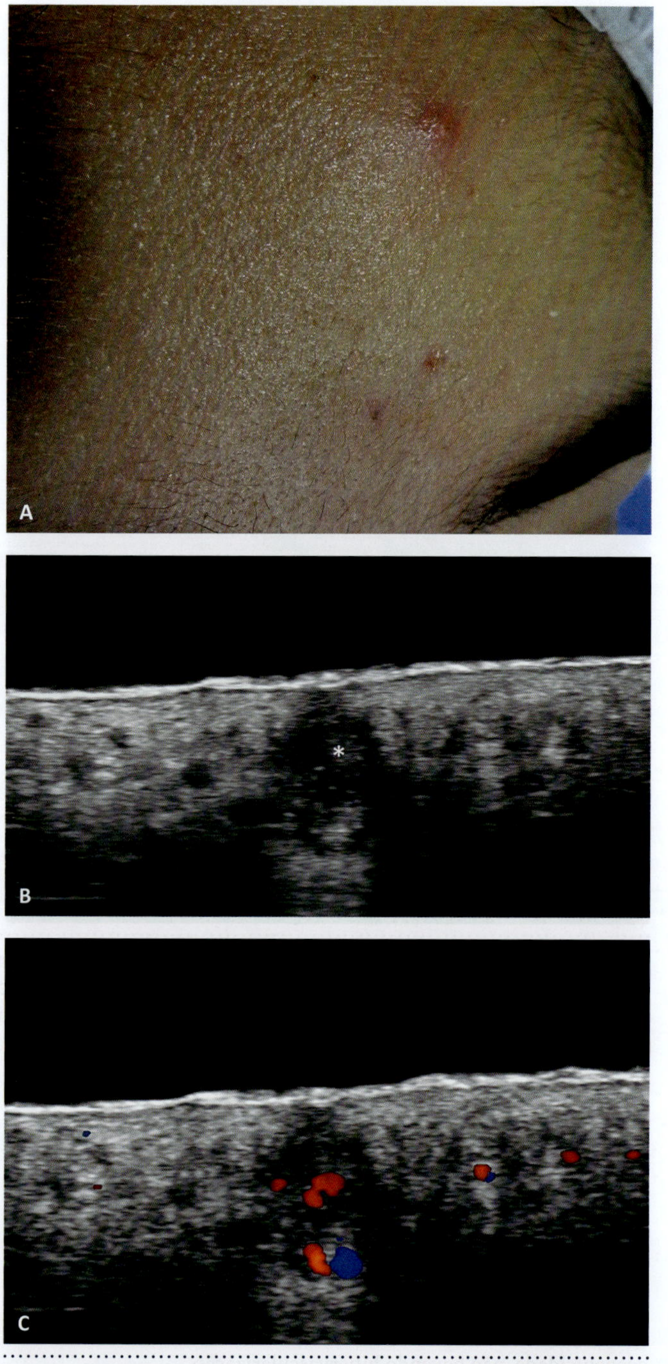

■ **Figura 8.59** (A-C) Acne. (**A**) Fotografia clínica. (**B-C**) Imagens ultrassonográficas (**B**, tons de cinza; **C**, doppler colorido; parte frontal da face) mostram um pseudocisto dérmico hipoecogênico (*). Ao doppler colorido, há hipervascularização leve na periferia do pseudocisto. Observe que não há fragmentos presos de fios de cabelo dentro da lesão.

A ultrassonografia pode detectar e discriminar os tipos mais comuns de corpos estranhos. Eles se dividem em orgânicos, como lascas de madeira ou espinhos de rosas, e inorgânicos, que correspondem ao metal ou ao vidro.

Corpos estranhos aparecem como estruturas hiperecogênicas lineares ou bandas na derme e/ou hipoderme, comumente circundadas por tecido granulomatoso e inflamatório hipoecogênico. Corpos estranhos inorgânicos frequentemente apresentam um artefato difuso de reverberação posterior (Figura 8.60).

No doppler colorido, há graus variáveis de vascularização na periferia do corpo estranho com vascularização lenta.[4,5]

■ CONDIÇÕES COMUNS DAS UNHAS

Tumores ungueais e periungueais e pseudotumores

Tumor glômico

Este tumor benigno é derivado do plexo neuromioarterial, e sua localização mais comum é o leito ungueal. Clinicamente, pode gerar alterações distróficas e dor intensa.

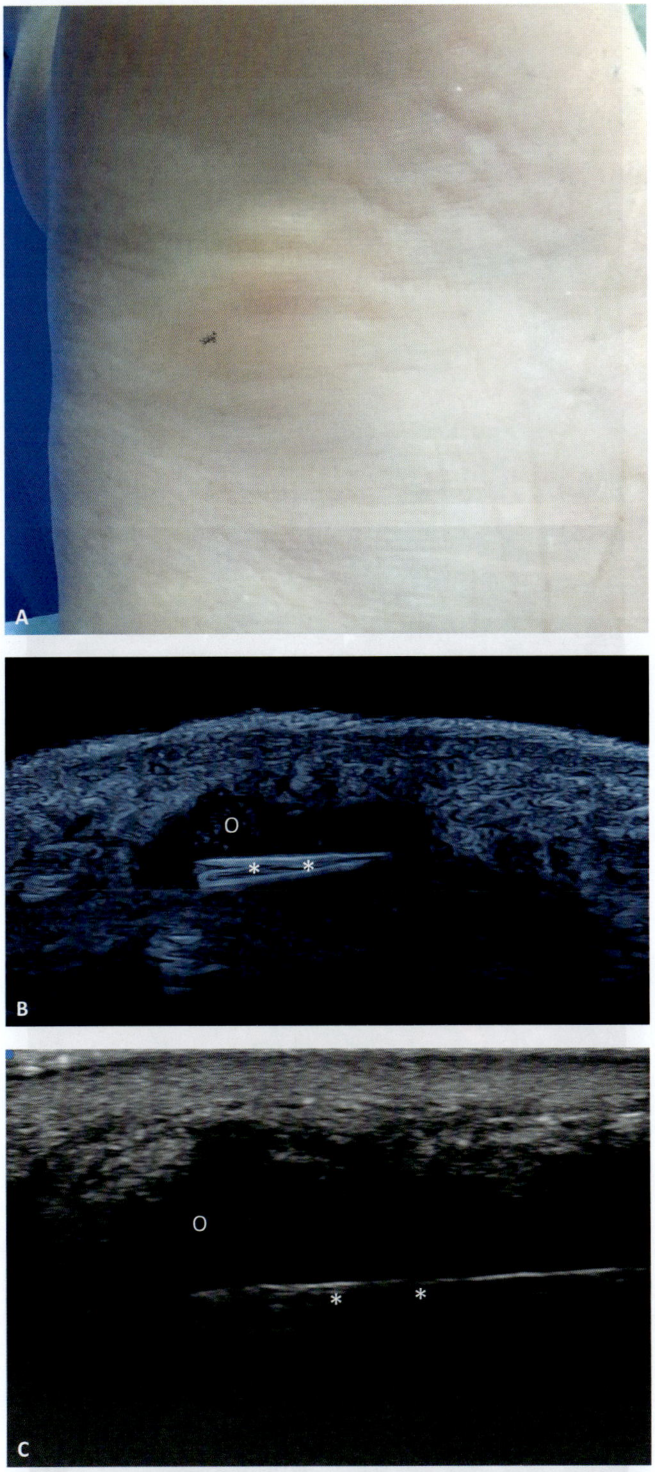

■ **Figura 8.60** (A-C) Corpo estranho. (**A**) Quadro clínico. (**B** e **C**) Imagens ultrassonográficas (**B** a 24 MHz e **C** a 46 MHz). Banda hipodérmica hiperecogênica (**) que corresponde a uma lasca de madeira circundada por tecido granulomatoso hipoecogênico.

Na ultrassonografia, os tumores glômicos apresentam-se como nódulos hipoecogênicos bem definidos e ovais no leito ungueal. A maioria dos tumores glômicos está localizada na parte proximal do leito ungueal; no entanto, formas de apresentação médias ou distais também são possíveis. Tem sido relatado que os tumores glômicos estudados com ultrassonografia apresentam menor frequência de recorrência em comparação com os tumores não escaneados pré-cirúrgicos. Isso resulta da possibilidade de confirmar a natureza e a localização exata do tumor na imagem.

Tende a gerar alterações e deslocamento para cima da placa ungueal adjacente, que também variam conforme o grau de acometimento da região da matriz ungueal. Outra característica é o recorte da margem óssea subjacente da falange distal (Figura 8.61).

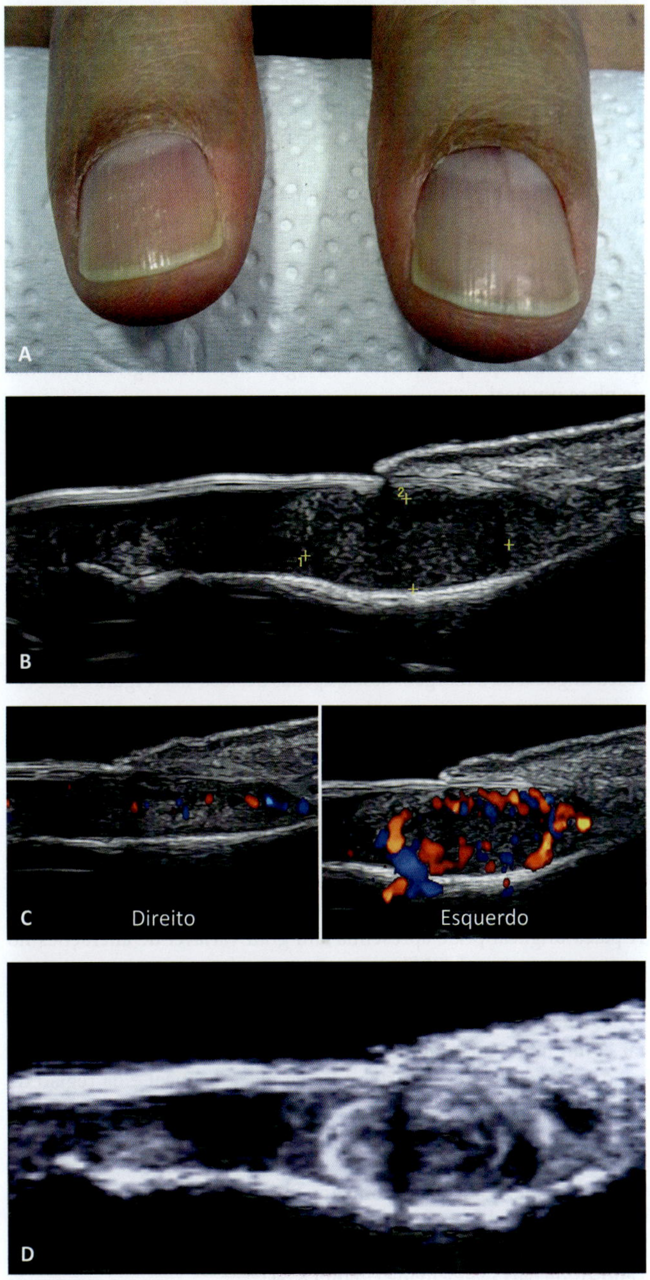

■ **Figura 8.61** (A-D) Tumor glômico. (**A**) Imagem clínica dos polegares; o paciente apresentava dor no polegar esquerdo. (**B-D**) Imagens ultrassonográficas (**B**, tons de cinza; **C**, doppler colorido comparativo lado a lado; **D**, imagem microvascular) apresentam nódulo hipoecogênico bem definido (entre os marcadores em **B**) na parte proximal do leito ungueal do polegar esquerdo. (**C-D**) Hipervascularização proeminente dentro do nódulo. Um leve deslocamento para cima da lâmina ungueal e também são observados recortes da margem óssea da falange distal.

No doppler colorido, o tumor glômico tende a ser hipervascularizado com vasos de fluxo lento; no entanto, existem algumas variantes hipovasculares, como o subtipo glomangiomioma.

A RM tem sido relatada como limitada para o diagnóstico de tumores glômicos menores que 3 mm, e alguns autores não recomendam solicitá-la nesses casos.

As radiografias podem auxiliar no achado de alterações na margem óssea, mas não é possível detectar o verdadeiro tumor nessa modalidade.[4,5,8,10,11,13,23,84,150-154]

Onicomatricoma

Este é um tumor benigno derivado da matriz ungueal. Na ultrassonografia, o padrão mostra uma estrutura hipoecogênica com múltiplas linhas hiperecogênicas que se projetam na placa ungueal. Comumente, o tumor é excêntrico; no entanto, tumores grandes podem envolver todo o leito ungueal proximal com a região da matriz, incluindo ambas as asas.

Ao doppler colorido, há um grau variável de vascularização que pode variar de hipovascularizada a nível intermediário com vasos de baixo fluxo (Figura 8.62).[13,14,154-156]

Granuloma

Este pseudotumor é composto principalmente por tecido reativo granulomatoso e cicatricial, podendo simular outras entidades ungueais. Essa reação pode envolver a região da matriz e gerar distrofias na placa ungueal.

Na ultrassonografia, mostra-se como uma área hipoecogênica mal definida que comumente produz um efeito de massa e desloca a lâmina ungueal para cima. Gera graus variáveis de anormalidades na lâmina ungueal com irregularidades e perda do padrão bilaminar.

No doppler colorido, a vascularização pode ser de baixa a alta vascularização com baixas velocidades de fluxo. Os casos com vascularização proeminente geralmente correspondem a granulomas telangiectásicos, e o diagnóstico diferencial é o melanoma amelanótico. Uma forma de discriminar essas entidades é que os granulomas tendem a não erodir a placa ungueal ou a margem óssea, apenas deslocá-los (Figura 8.63).[4,5,13]

Fibroma

Este é um grupo heterogêneo de entidades fibromatosas que podem aparecer no leito ungueal e na região periungueal.

Na ultrassonografia, os fibromas são hipoecogênicos e comumente hipovascularizados. Se estiverem localizados no leito ungueal, podem deslocar a placa ungueal e remodelar a margem óssea da falange distal. Eles tendem a ser excêntricos e podem envolver a região da matriz. A placa ungueal pode apresentar um grau variável de alterações no mesmo eixo tumoral. Os fibroqueratomas podem apresentar uma parte hiperecogênica na região distal.

Quando localizadas na região periungueal, tendem a se apresentar como uma banda hipoecogênica na prega ungueal proximal que produz uma compressão extrínseca da placa ungueal e da região da matriz ungueal.

A placa ungueal costuma apresentar uma concavidade e algumas irregularidades no mesmo eixo da compressão.

No doppler colorido, fibromas ou fibroceratomas periungueais são frequentemente hipovascularizados; entretanto, variantes de angiofibroma podem apresentar pedículo vascular com vasos arteriais e/ou venosos de baixa velocidade (Figura 8.64).[4,5,13]

Cisto sinovial mixoide

Estes são cistos geralmente conectados à articulação interfalângica distal nos dedos ou às articulações interfalângicas no caso dos polegares.

Na ultrassonografia, apresentam-se como uma estrutura oval, às vezes lobulada, anecoica, localizada na prega ungueal proximal. O trato de conexão para a articulação é geralmente anecoico e tortuoso. Esses cistos tendem a comprimir de maneira extrínseca a origem da placa ungueal e a região da matriz ungueal. Assim, há concavidade que pode vir acompanhada de algumas irregularidades na placa ungueal, que segue o mesmo eixo do cisto.

Sinais de osteoartrose com osteófitos periarticulares e sinovite das articulações são comumente associados.

Ao doppler colorido, há um grau variável de hipervascularização na periferia do cisto na prega ungueal proximal que às vezes pode se estender até a prega ungueal proximal (Figura 8.65).[4,5,13]

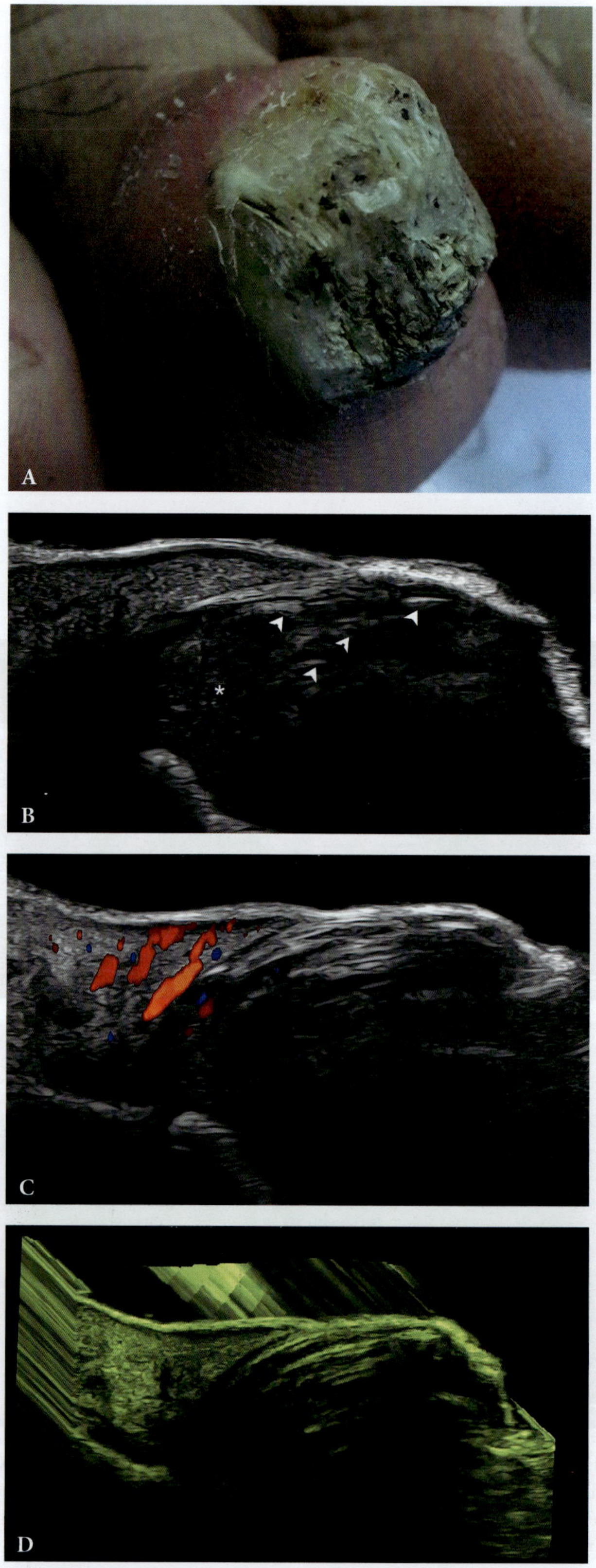

■ **Figura 8.62** (A-D) Onicomatricoma. (**A**) Imagem clínica. (**B-D**) Imagens ultrassonográficas (**B**, escala de cinza; **C**, doppler colorido; **D**, reconstrução 3D da escala de cinza) demonstram estrutura hipoecogênica mal definida (*) na parte proximal do leito ungueal envolvendo a região da matriz e com múltiplas linhas hiperecogênicas (pontas de seta) que se projetam para o interior da placa ungueal. Ao doppler colorido, há hipervascularização na prega ungueal proximal e alguns vasos no interior do tumor. A reconstrução 3D com filtro colorido (**D**) apresenta a morfologia da lesão.

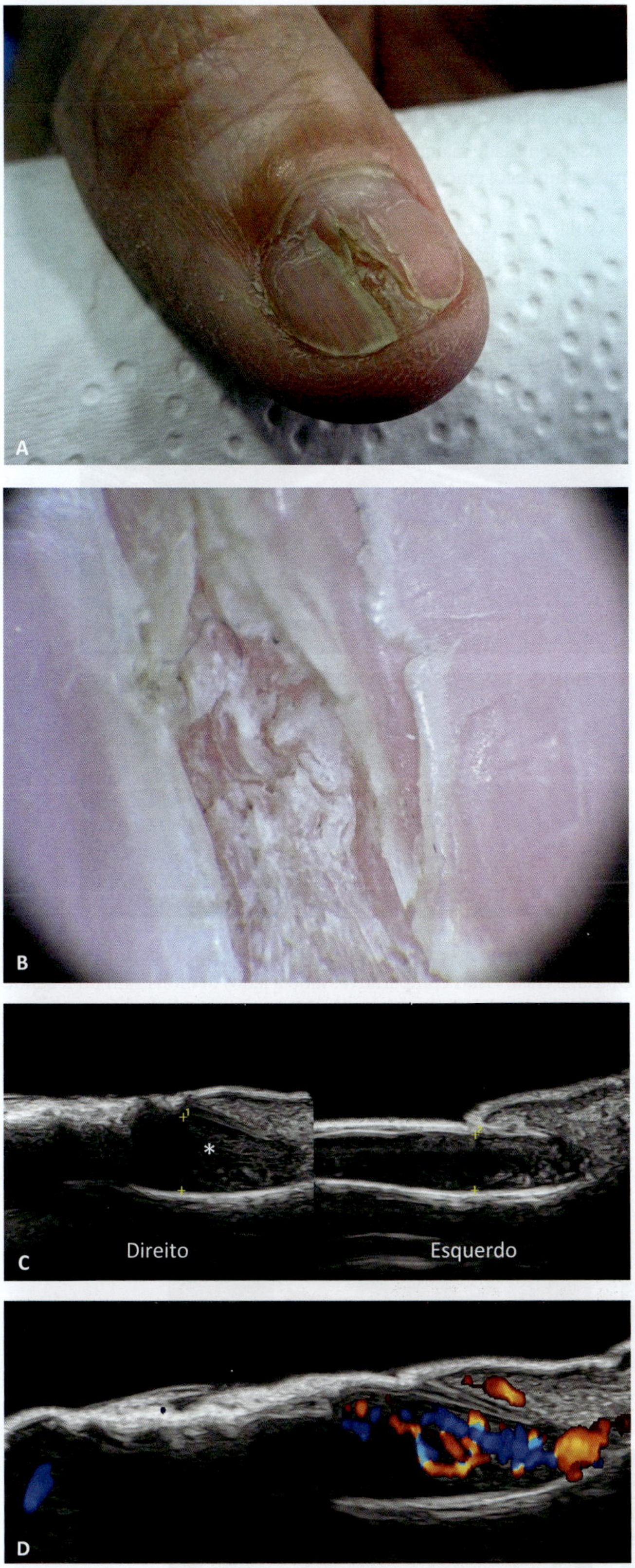

■ **Figura 8.63 (A-D)** Granuloma ungueal. **(A)** Imagem clínica do polegar direito. **(B)** Imagem da dermatoscopia do polegar direito. **(C-D)** Imagens ultrassonográficas (**C**, vistas comparativas em escala de cinza lado a lado; **D**, ultrassonografia com doppler colorido) apresentam espessamento hipoecogênico mal definido do leito ungueal que envolve a região da matriz. Não há imagem nodular. Detectam-se também irregularidades, espessamento, deslocamento para cima e perda da definição da placa ungueal. Ao doppler colorido, há hipervascularização proeminente na parte proximal do leito ungueal.

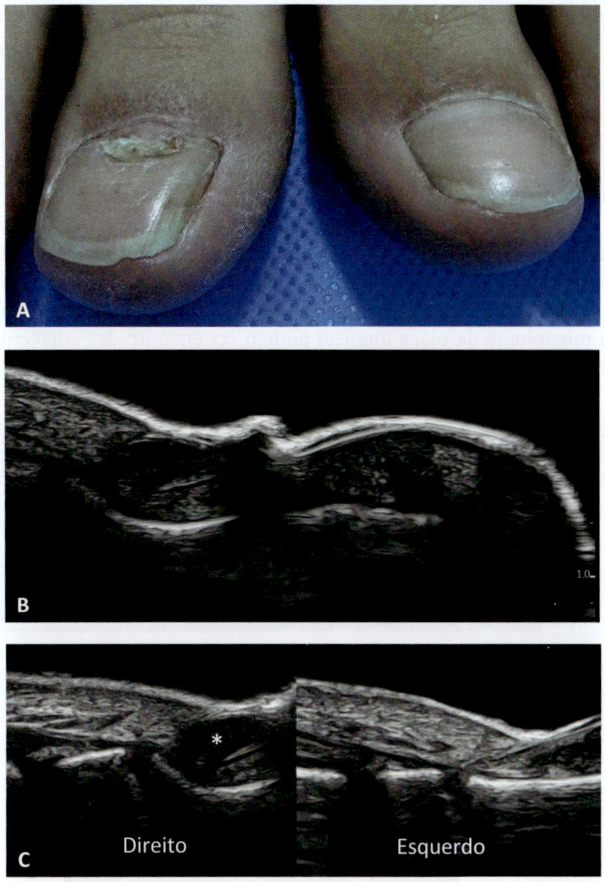

■ **Figura 8.64 (A-C)** Fibroma periungueal. **(A)** Imagem clínica demonstra onicodistrofia do hálux direito. **(B-C)** Imagens ultrassonográficas (escala de cinza) (**C**, vistas comparativas lado a lado) apresentam uma banda hipoecogênica bem definida (*) na prega ungueal proximal que comprimem a origem da matriz ungueal e o leito ungueal do hálux direito.

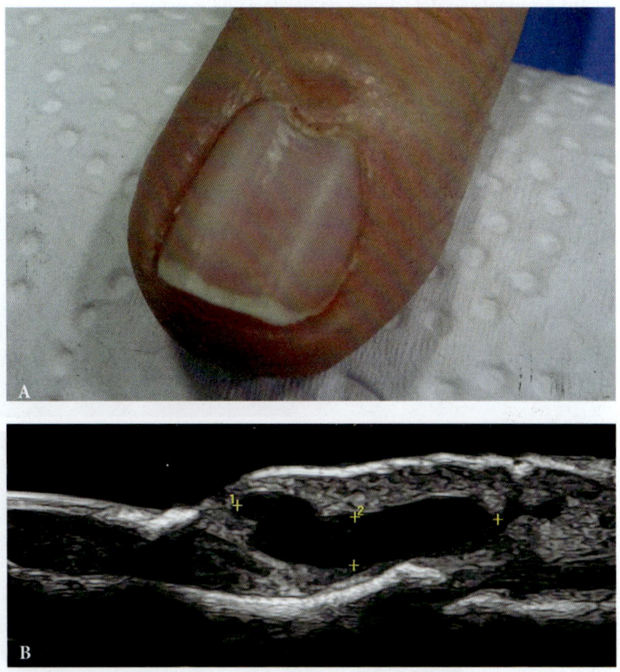

■ **Figura 8.65** Cisto sinovial mixoide. **(A)** Fotografia clínica. **(B)** Ultrassonografia em tons de cinza mostra uma estrutura anecoica de formato oval (entre marcadores) na prega ungueal proximal. Este cisto está comprimindo a origem da placa ungueal e parte proximal do leito ungueal. Existem irregularidades da lâmina ungueal no mesmo eixo.

Exostose subungueal

As extoses subungueais são protuberâncias ósseas que vêm da falange distal e projetam para o leito ungueal. Clinicamente, podem ser poderosos simuladores de outras patologias, por isso essas condições são derivadas primeiramente do exame de ultrassonografia do que do de radiografias. Porém, na ultrassonografia é possível fazer o diagnóstico, evitando-se a necessidade de irradiar o paciente.

Na ultrassonografia, aparecem como bandas hiperecogênicas no leito ungueal conectadas à margem óssea da falange distal (Figura 8.66). Hipoecogenicidade e espessamento do leito ungueal são comumente encontrados na periferia da exostose. Alterações secundárias da morfologia da placa ungueal podem ser encontradas adjacentes à exostose.

Ao doppler colorido, é possível encontrar discreto grau de hipervascularização no leito ungueal na periferia da exostose com vasos de baixa velocidade.[4,5,13,154]

Carcinoma espinocelular ungueal

Esta entidade maligna pode aparecer na ultrassonografia como uma massa hipoecogênica mal definida com bordas irregulares e hipervascularização. O CEC tende a corroer a placa ungueal e mostrar hipervascularização proeminente no doppler colorido ou power doppler com vasos de baixa velocidade.

O CEC pode invadir a região periungueal e causar erosão da margem óssea.

Irregularidades e espessamento da placa ungueal também são achados comuns (Figura 8.67).[4,5,13]

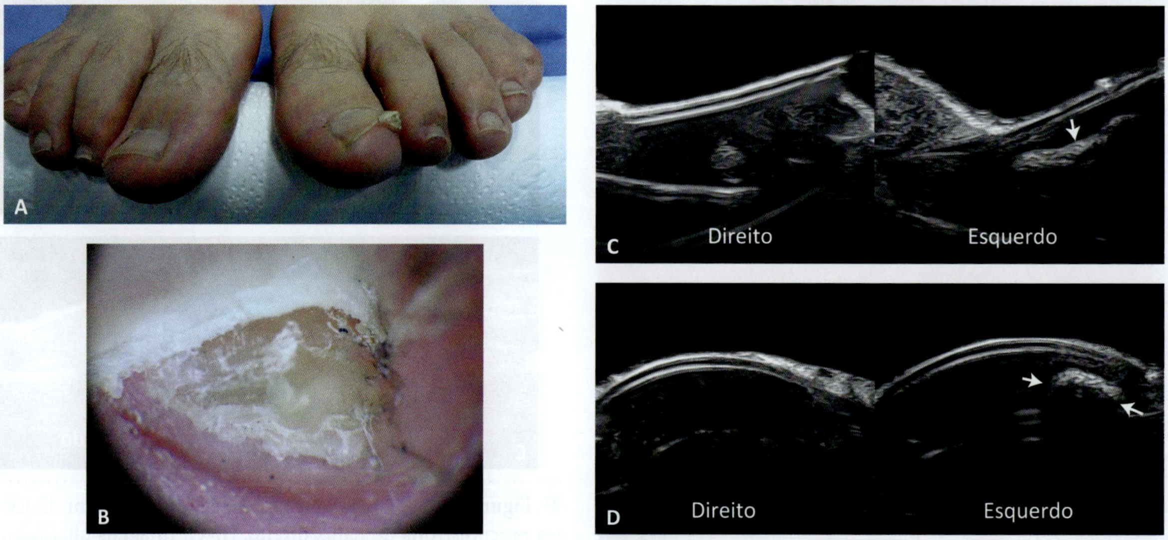

■ **Figura 8.66 (A-D)** Exostose subungueal. **(A)** Quadro clínico mostrando lesão hiperceratótica em dedão do pé esquerdo. **(B)** Imagem da dermatoscopia. **(C-D)** Imagens ultrassonográficas (escala de cinza; **C**, longitudinal e **D**, transversal, vistas comparativas lado a lado) demonstram uma banda hiperecogênica (setas, exostose) no leito ungueal que vem da margem óssea da falange distal do hálux esquerdo. Hipoecogenicidade e espessamento do leito ungueal são detectados na periferia da exostose.

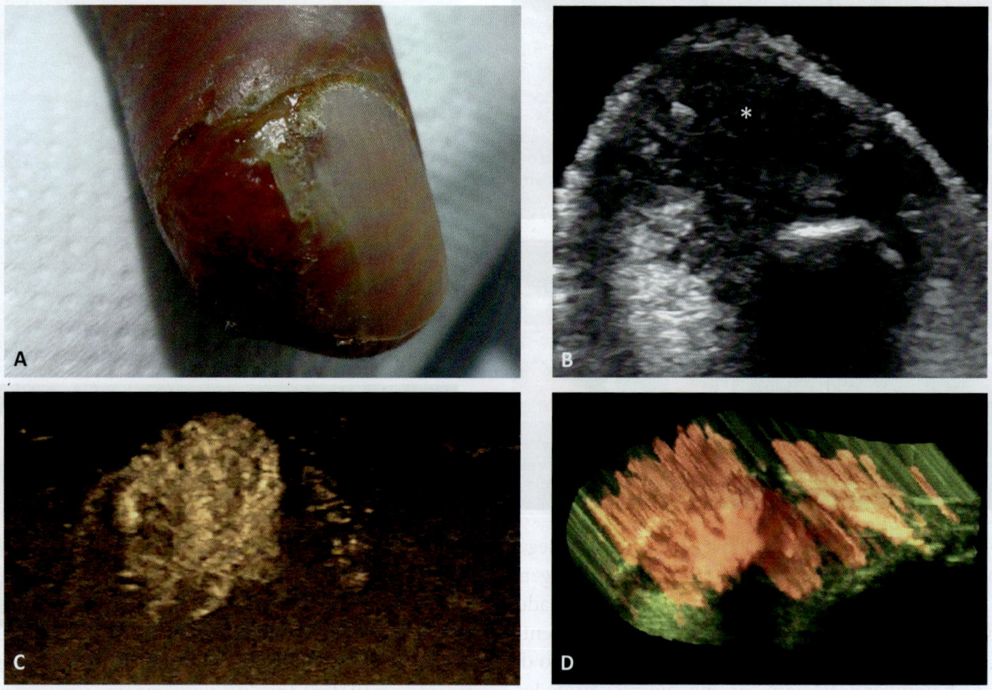

■ **Figura 8.67** Carcinoma espinocelular da unha. **(A)** Imagem clínica. **(B-D)** Imagens ultrassonográficas (**B**, tons de cinza; **C**, ecoangio; **D**, reconstrução 3D do power doppler) mostram uma massa mal definida, irregular e hipoecogênica (*) que envolve o leito ungueal e prega ungueal lateral. **(C-D)** Hipervascularização caótica no interior da massa.

Melanoma ungueal

A ultrassonografia pode auxiliar na detecção da massa gerada pelo melanoma. No entanto, ela não consegue detectar pigmentos ou lesões que medem 0,1 mm quando trabalhando em 15 MHz ou 0,03 mm quando trabalhando em 70 MHz; portanto, a utilidade da ultrassonografia é limitada para auxiliar no diagnóstico de lesões *in situ*.

Quando uma massa de melanoma é detectada no leito ungueal, geralmente aparece mal definida e hipoecogênica, às vezes com áreas anecoicas. Melanomas invasivos tendem a corroer a placa ungueal e a margem óssea. No entanto, o melanoma *in situ* pode gerar apenas poucas alterações na definição da placa ungueal e, às vezes, hipervascularização assimétrica em comparação com o lado contralateral.

No doppler colorido, melanomas invasivos mostram hipervascularização proeminente com vasos de fluxo lento (Figura 8.68).[4,5,13,157]

Doenças inflamatórias da unha

Coleção subungueal

Pode ser secundária a seromas, seroematomas ou abscessos. Estes geralmente aparecem como bandas anecoicas que deslocam o leito ungueal e a placa ungueal (Figura 8.69). Abscessos podem conter mais ecos consequentes a detritos e alguns septos.

Ao doppler colorido, a coleção subungueal é avascular; no entanto, dependendo do grau de inflamação, é possível detectar um grau variável de hipervascularização no leito ungueal subjacente.[4,5,13,157]

Psoríase ungueal

Essa doença inflamatória autoimune pode acometer a pele, a unha, os tendões e a entese e a margem óssea.

O envolvimento ungueal pode preceder as lesões cutâneas ou ser concomitante a elas. Pacientes com psoríase ungueal geralmente apresentam maior frequência de artropatia psoriática.

Os sinais ultrassonográficos da psoríase ungueal incluem o espessamento e a diminuição da ecogenicidade do leito ungueal, a perda de definição da placa ventral, a presença de depósitos hiperecogênicos focais na placa ungueal, comumente na parte distal da placa ungueal, o aparecimento de placas ungueais onduladas e espessas (Figura 8.70).

Ao doppler colorido, há hipervascularização do leito ungueal nas fases inflamatórias ativas com presença variável de vasos de baixa velocidade (Figura 8.71).

O exame da unha inclui a varredura da articulação interfalângica distal e da inserção distal dos tendões extensores para identificar sinais de artropatia psoriática, como a presença de líquido anecoico na articulação, proliferação sinovial ou heterogeneidade ou hipoecogenicidade dos tendões. No doppler colorido, há graus variáveis de hipervascularização dentro ou na periferia das articulações e tendões (Figura 8.72)

A discriminação entre psoríase ungueal e onicomicose é difícil porque, comumente, essas condições podem estar juntas. No entanto, a onicomicose tende a produzir alterações superficiais de ecogenicidade no leito ungueal e irregularidades da placa ungueal sem hipervascularização.[4,5,13,157-169]

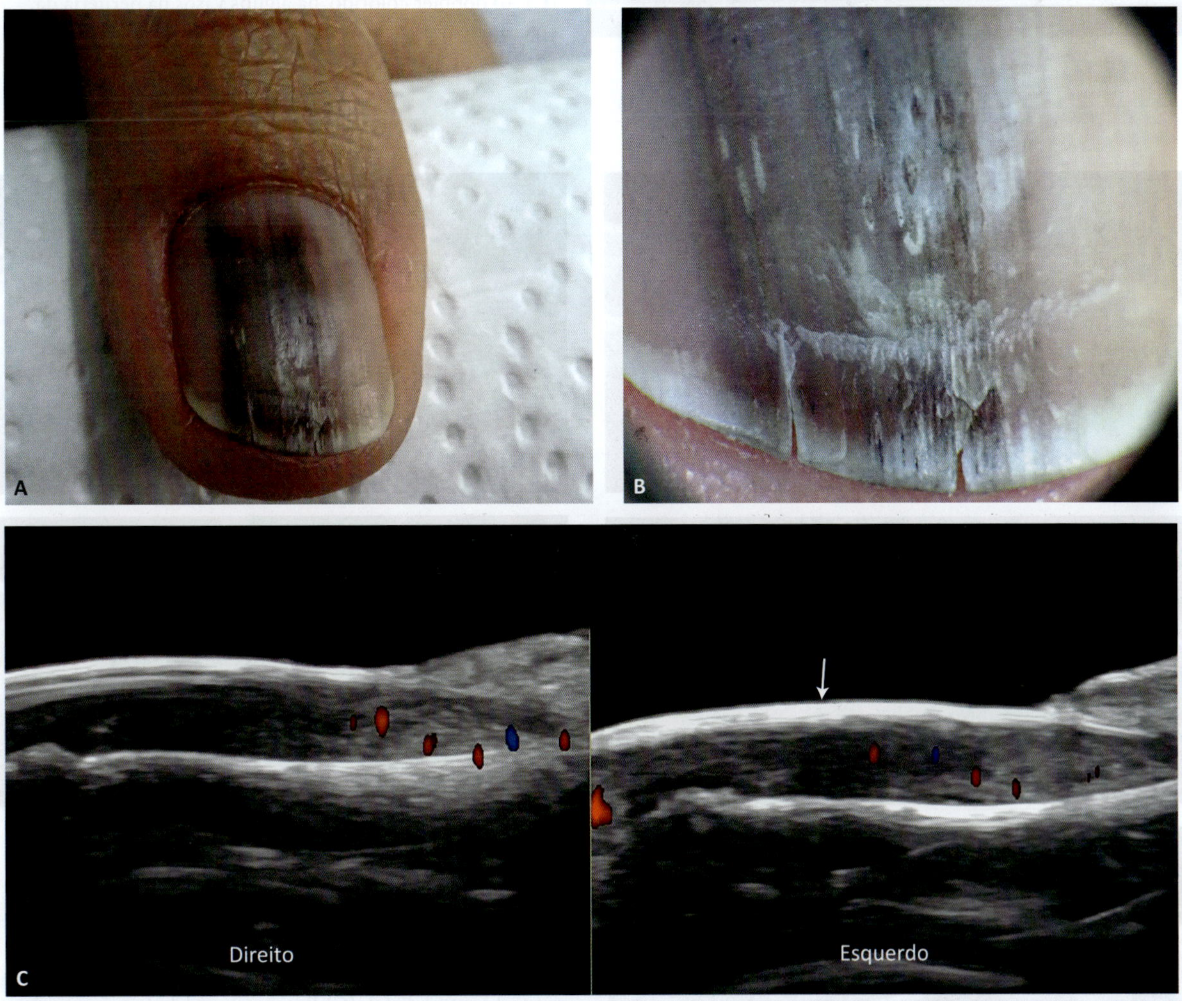

■ **Figura 8.68** (**A-C**) Melanoma ungueal *in situ*. (**A**) Fotografia clínica. (**B**) Imagem da dermatoscopia. (**C**) Doppler colorido comparativo lado a lado apresenta espessamento e perda de definição da placa ungueal (seta) no polegar esquerdo (lado acometido) com leve vascularização assimétrica.

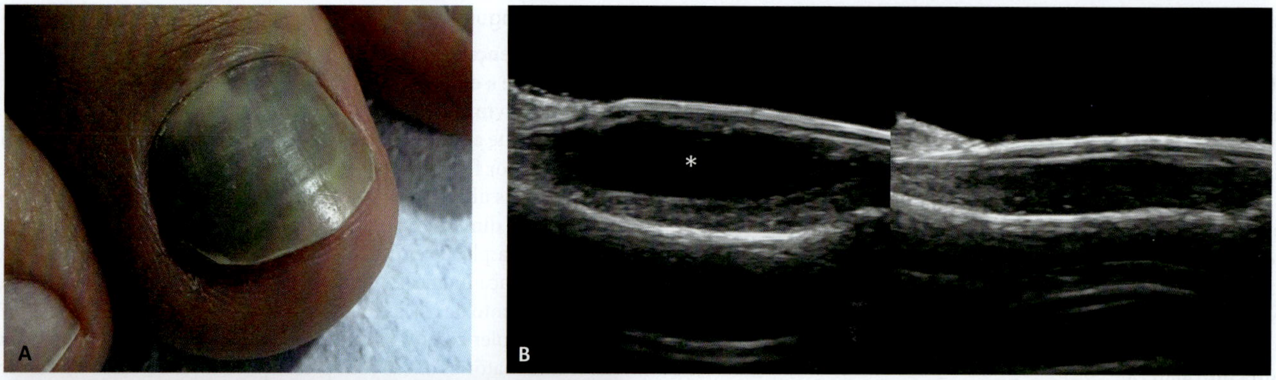

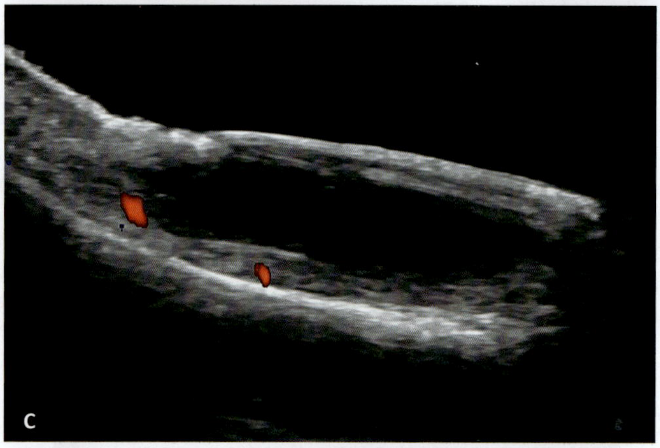

■ **Figura 8.69** Hematoma subungueal. (**A**) Imagem clínica do hálux direito. (**B-C**) Imagens ultrassonográficas (**B**, vistas lado a lado comparativas em escala de cinza; e **C**, doppler colorido) mostram uma banda anecoica na parte superior do leito ungueal (*). Observe as diferentes espessuras dos hálux direito e esquerdo. (**B**) Há um deslocamento para cima da placa ungueal e uma compressão do restante do leito ungueal. (**C**) Ao doppler colorido, há alguns vasos na periferia da coleção de fluido.

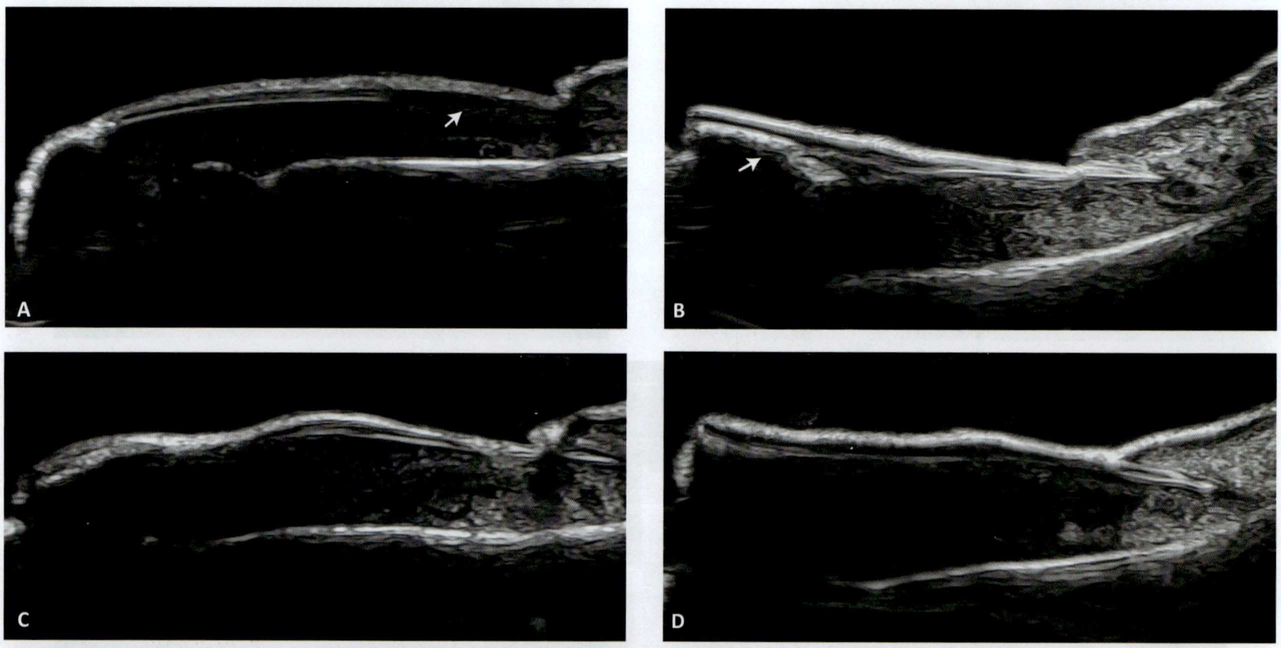

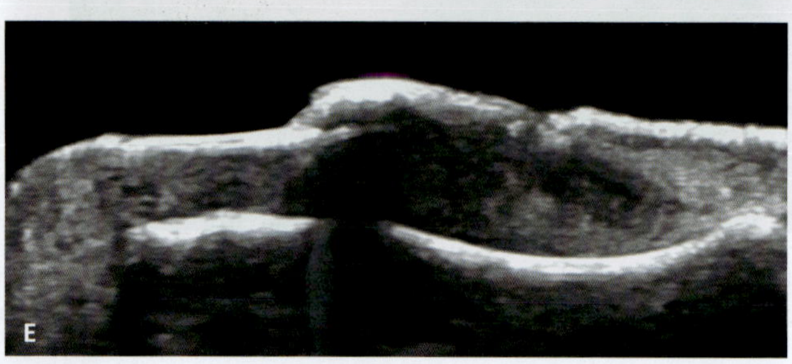

■ **Figura 8.70** (**A-E**) Sinais ultrassonográficos de psoríase ungueal (escala de cinza). (**A**) Perda de definição da placa ungueal ventral. (**B**) Depósito hiperecogênico focal na placa ungueal ventral distal. (**C**) Espessamento do leito ungueal e ondulação da placa ungueal. (**D**) Espessamento das placas dorsal e ventral. (**E**) Irregularidades e espessamento das placas dorsal e ventral.

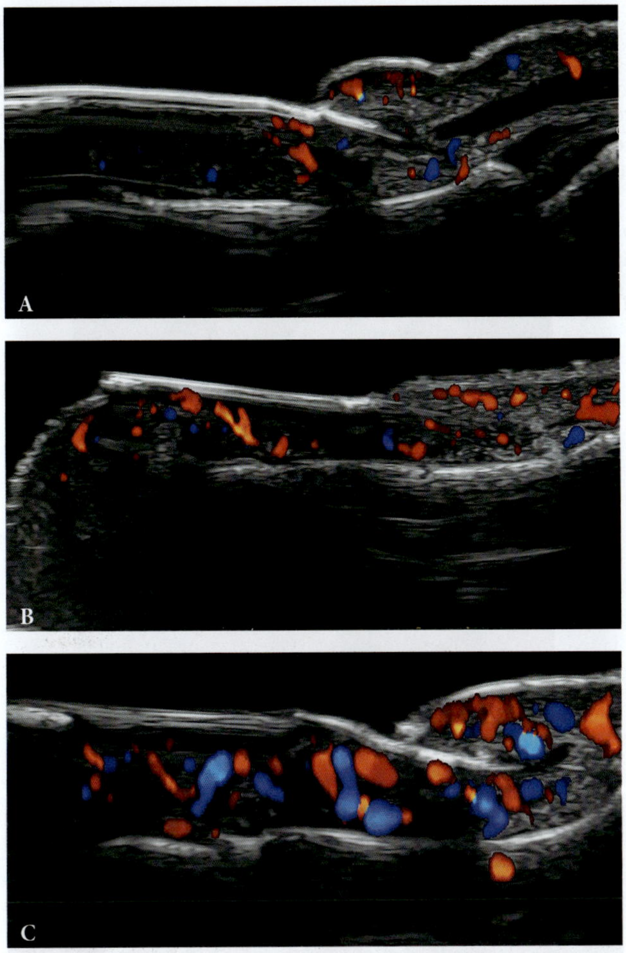

■ **Figura 8.71** (**A-C**) Grau variável de vascularização do leito ungueal e prega ungueal proximal na psoríase (doppler colorido). (**A**) Baixo. (**B**) Intermediário. (**C**) Alto.

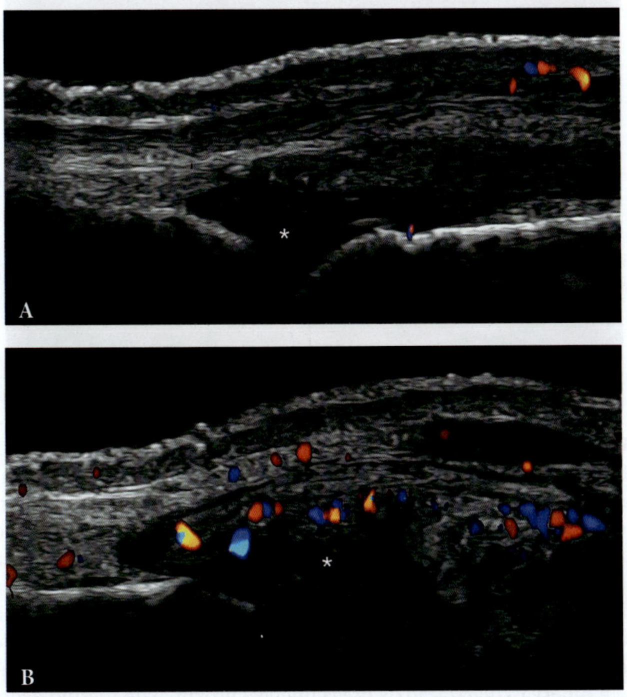

■ **Figura 8.72** (**A-B**) Grau variável de sinovite (*) na psoríase (doppler colorido). (**A**) Leve. (**B**) Alto. Observe a sinovite proeminente com hipervascularização intra-articular e periarticular em **B**.

Distrofia canaliforme mediana

Trata-se de alteração cicatricial da parte proximal da lâmina ungueal e região da matriz decorrente de trauma crônico, comumente produzido pelo mesmo paciente.

Na ultrassonografia, mostra hipoecogenicidade e adelgaçamento da parte proximal do leito ungueal e irregularidades e perda de definição da placa ungueal. Essas anormalidades frequentemente envolvem a parte central do leito ungueal e da placa ungueal.

Ao doppler colorido, observa-se hipovascularização ou leve hipervascularização do leito ungueal com vasos de baixo fluxo (Figura 8.73).[4,5,157]

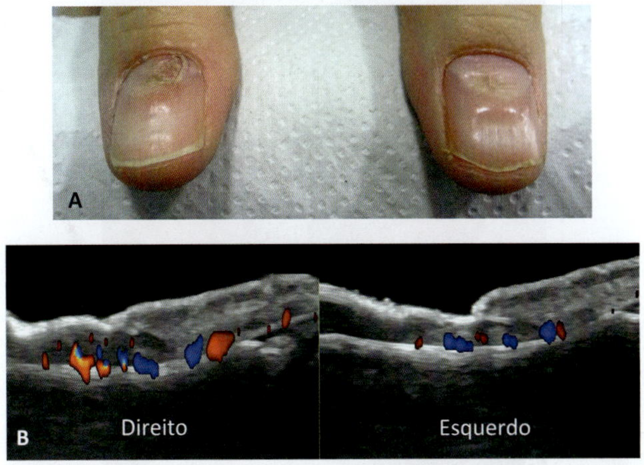

■ **Figura 8.73** (**A-B**) Distrofia canaliforme mediana. (**A**) Imagem clínica de ambos os polegares. (**B**) Ultrassonografia com doppler colorido (incidências lado a lado comparativas) apresentam espessamento (direita) e afinamento (esquerda) do leito ungueal com irregularidades das placas ungueais que predominam na parte central. Hipervascularização da parte proximal do leito ungueal é detectada em ambos os polegares.

Alterações de localização e crescimento da unha

Onicomadese

Esta é a fragmentação da placa ungueal que aparece na ultrassonografia como dois ou mais fragmentos hiperecogênicos bilaminar ou monolaminar (Figura 8.74).

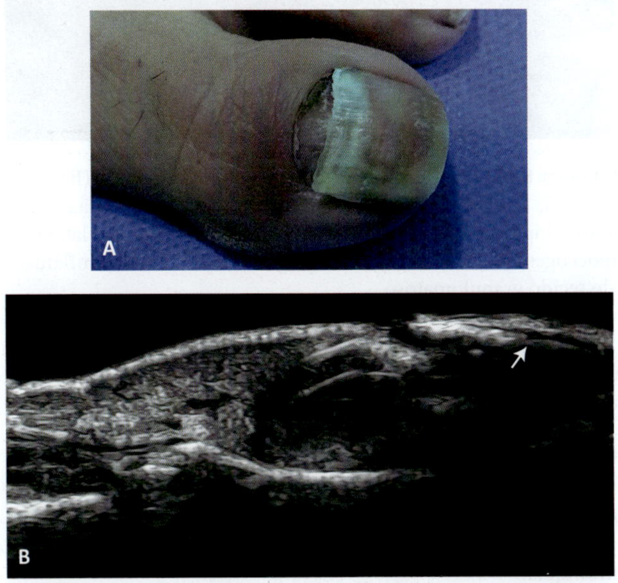

■ **Figura 8.74** (**A-B**) Onicomadese. (**A**) Quadro clínico. (**B**) Ultrassonografia em escala de cinza mostra fragmentação, espessamento e irregularidades do leito ungueal (setas). Há também espessamento e diminuição da ecogenicidade do leito ungueal em virtude da inflamação.

É comumente associada à hipoecogenicidade e ao espessamento do leito ungueal em decorrência da inflamação e é frequentemente observada com retroníquia.[4,5,157,170]

Onicocriptose

Esta é a incorporação lateral da placa ungueal nas pregas ungueais laterais. Na ultrassonografia, é possível detectar o fragmento de placa ungueal incrustado na prega ungueal lateral como uma banda hiperecogênica bilaminar geralmente circundada por tecido inflamatório hipoecogênico e/ou granulomatoso (Figura 8.75).

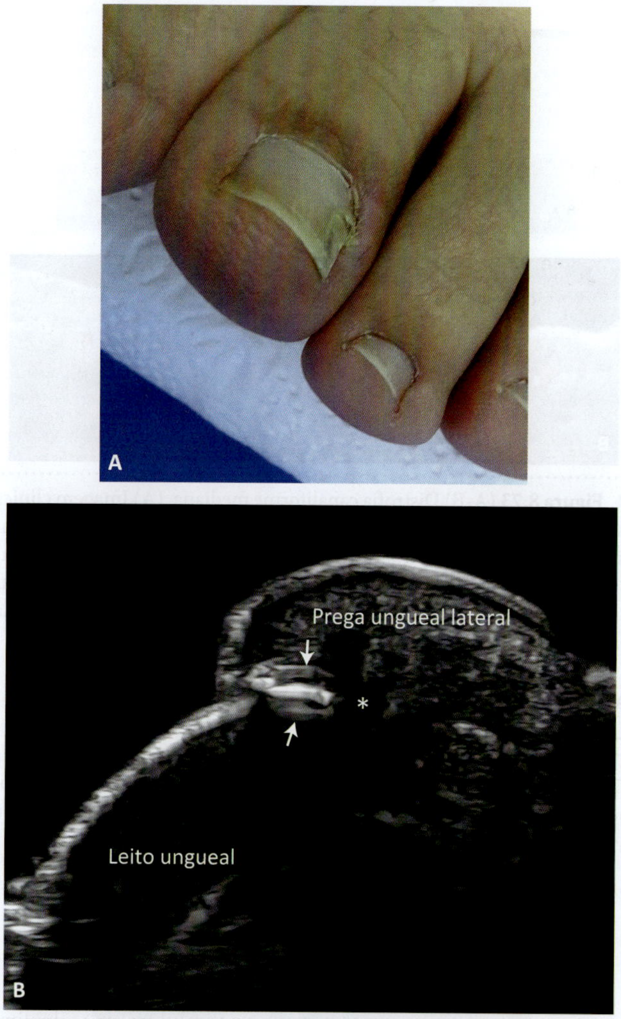

■ **Figura 8.75 (A-B)** Onicocriptose. **(A)** Fotografia clínica. **(B)** Ultrassonografia em tons de cinza (incidência transversal) apresenta estrutura laminar hiperecogênica (setas) embutida na prega ungueal lateral. Há hipoecogenicidade (*) ao redor do fragmento por causa da inflamação e do tecido granulomatoso.

Ao doppler colorido, observa-se hipervascularização da prega ungueal lateral na periferia do fragmento da placa ungueal, principalmente nas fases agudas da inflamação.[4,5,157]

Retroníquia

Esta é a incorporação posterior da placa ungueal na prega ungueal proximal. A causa mais comum é o trauma.

Na ultrassonografia, existem três critérios para o diagnóstico de retroníquia:

- A presença de um halo hipoecogênico ao redor da origem da placa ungueal.
- A diminuição da distância entre a origem da lâmina ungueal e a base da falange distal.
- O espessamento e a diminuição da ecogenicidade da prega ungueal proximal.

Essas alterações estão no dedo da mão ou do pé acometido (em comparação com o lado normal). Pelo menos dois critérios são necessários para o diagnóstico de retroníquia, sendo que um deles é o sinal do halo.

No doppler colorido, há hipervascularização na prega ungueal proximal ao redor da origem da placa ungueal e, às vezes, na placa ungueal proximal (Figura 8.76).

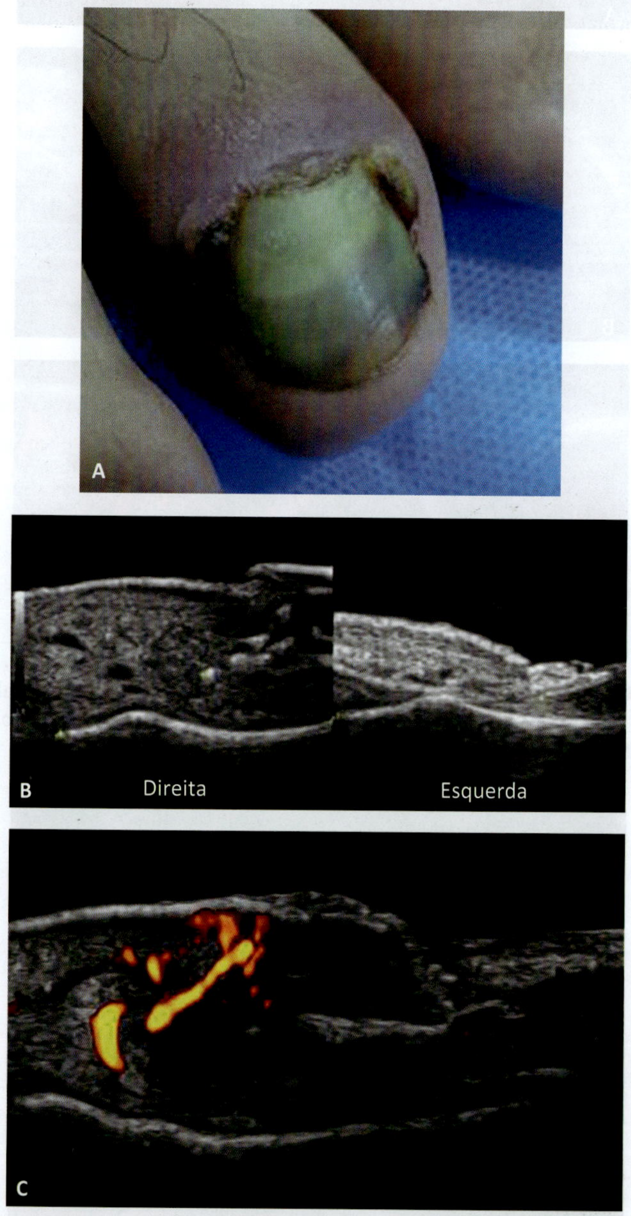

■ **Figura 8.76** Retroníquia. **(A)** Imagem clínica do hálux do pé direito. **(B-C)** Imagens de ultrassonografia (**B**, incidências lado a lado comparativas em escala de cinza; **C**, ultrassonografia com power doppler) demonstram espessamento e diminuição da ecogenicidade do leito ungueal do hálux do pé direito com fragmentação da parte proximal da placa ungueal. Há um halo hipoecogênico ao redor da origem da placa ungueal, diminuição da distância entre a origem da placa ungueal e a base da falange distal e espessamento e diminuição da ecogenicidade da prega ungueal proximal do hálux do pé direito. **(C)** Observa-se também hipervascularização da prega ungueal proximal do mesmo dedo.

Recentemente, foram relatados sinais ultrassonográficos de retroníquia bilateral.[4,5,13,14,157,170-172]

■ DERMATOLOGIA ESTÉTICA E COSMIATRIA

Nos últimos anos o número de procedimentos estéticos vem aumentando, desde aplicações de injetáveis, fios a cirurgias plásticas, e esse crescimento é acompanhado também de uma maior taxa de complicações. A ultrassonografia comprovadamente pode aumentar a segurança desses procedimentos, uma vez que permite uma avaliação antes, durante e após a realização destes.[4,5,7,14]

Avaliação pré-procedimentos

A ultrassonografia pode ser utilizada para avaliação da anatomia normal e variantes da normalidade, especialmente no mapeamento facial, para caracterização de vasos arteriais e venosos e alterações das glândulas parotídeas, a fim de se prevenirem iatrogenias e isquemias.

O mapeamento corporal também pode ser realizado, visando achados que possam prevenir complicações, como alterações vasculares e hérnias ou descontinuidades musculares ou de parede abdominal, por exemplo.

O método permite ainda a busca de outros materiais e procedimentos já realizados no local que será abordado, uma vez que interações ou novas manipulações podem aumentar as taxas de complicações.[4,5,7,14,173-179]

Procedimentos guiados

O plano correto para a aplicação de produtos e materiais é crítico para melhores resultados e para minimizar os eventos adversos, sendo a ultrassonografia uma ótima ferramenta também para guiar os procedimentos, trazendo mais segurança e assertividade. Pode ainda ser utilizado no manejo de complicações, guiando biópsias, punções e aspirações até a injeção de medicamentos, como hialuronidase, corticosteroides e antifibróticos.[4,5,7,14,173-180]

Avaliação de injetáveis

Preenchedores e bioestimuladores

A ultrassonografia de alta resolução é o único método que permite a identificação *in vivo* do tipo de preenchedor utilizado, de maneira não invasiva, diminuindo a necessidade de biópsias.[4,5,7,10,12,14,181-191]

Silicone

Composto industrial sintético e não degradável. Quando em óleo, apresenta-se, à ultrassonografia, como depósitos hiperecoicos com reverberação posterior em "tempestade de neve", já quando puro cursa como áreas ovaladas anecoicas (Figura 8.77). Existem formulações mistas associando os achados. Está muito relacionado a complicações tardias como infiltrações e migração, reações morfeiformes, angioedema e síndrome ASIA (Síndrome Autoimune Induzida por Adjuvantes).[4,5,10,11,14,84,187,189,190,192]

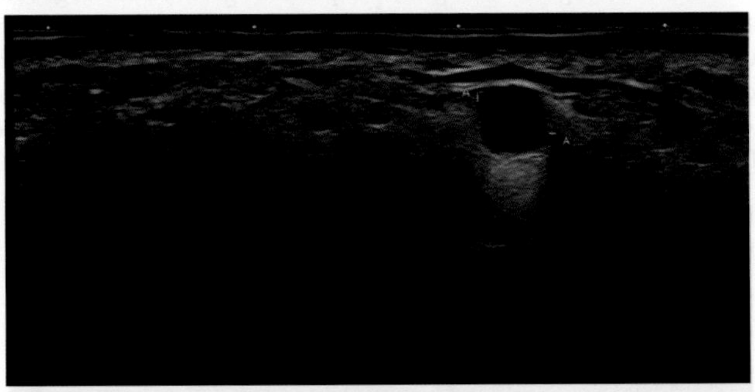

■ **Figura 8.77** Imagem de ultrassonografia (24 MHz) de silicone caracterizado por material hiperecogênico com artefato posterior em tempestade de neve e pequenas áreas anecoicas arredondadas de permeio.

Polimetilmetacrilato (PMMA)

Material sintético e não degradável, associado a complicações tardias, com nódulos palpáveis calcificados. Na imagem, aparece como camada irregular com artefatos "em cauda de cometa" (Figura 8.78) com sombra acústica posterior após 6 meses. Distintas concentrações e composição dos materiais injetados apresentam diferentes padrões de imagem.[4,5,7,14,190]

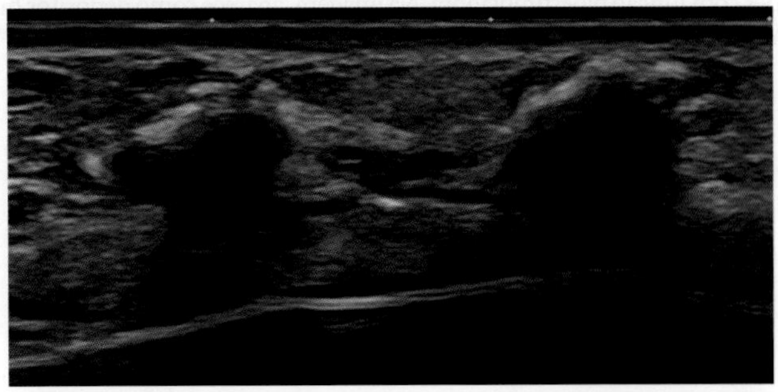

■ **Figura 8.78** Imagem de ultrassonografia (24 MHz) de polimetilmetacrilato caracterizado por material hiperecogênico com reverberação acústica posterior.

Biopolímero

Terminologia pode ser utilizada em composto manipulado sintético e não degradável formado por microesferas de metilmetacrilato e silicone, relacionado a complicações tardias combinadas dos dois polímeros. Na imagem, somam-se os focos hiperecogênicos com artefatos "em cauda de cometa" e matriz de "tempestade de neve" (Figura 8.79).[4,5,7,14,190]

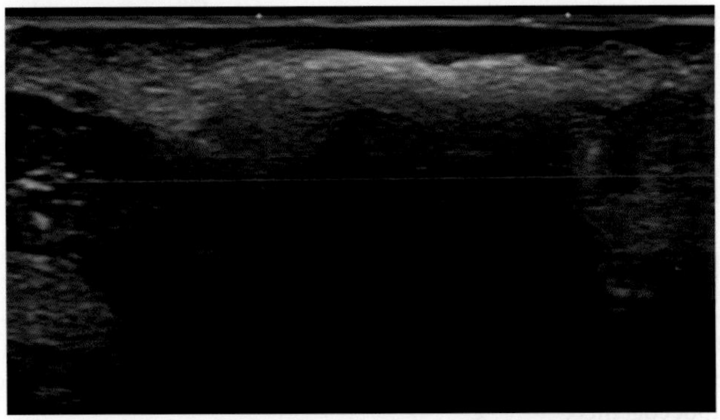

■ **Figura 8.79** Imagem de ultrassonografia (24 MHz) de biopolímero caracterizado por material hiperecogênico com artefatos posteriores de tempestade de neve associado à reverberação acústica, com maior sombra posterior.

Hidrogel

Compostos sintéticos formados por gel hidrofílico de poliamida (náilon) ou poliacrilamida (PAAG) e salina. Na imagem, a poliamida aparece como depósitos hiperecogênicos com debris e reverberação posterior (Figura 8.80); já a poliacrilamida, como depósitos ovais e anecoicas com linhas hiperecogênicas de permeio e hiperecogenicidade circunjacente.[4,5,7,14,182,190,191]

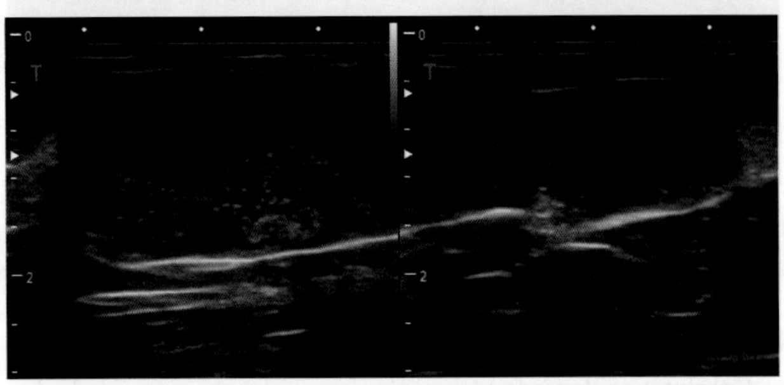

■ **Figura 8.80** Imagem de ultrassonografia (18 MHz) de hidrogel de poliamida caracterizado por material hipoecogênico com debris e reverberação acústica posterior.

Hidroxiapatita de cálcio

Material composto por microesferas de hidroxiapatita de cálcio com polissacarídeo e glicerina. Atualmente utilizado em menores concentrações com função bioestimuladora. Na imagem, aparece como depósitos hiperecoicos, por vezes com sombra acústica posterior (Figura 8.81).[4,5,7,14,190]

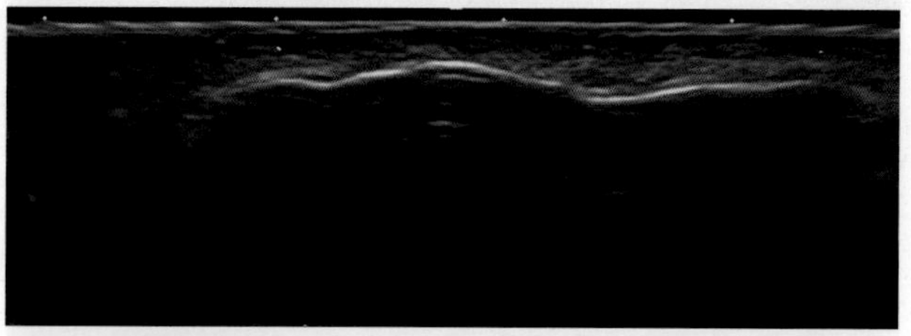

■ **Figura 8.81** Imagem de ultrassonografia (24 MHz) de hidroxiapatita de cálcio caracterizada por material hiperecogênico com sombra acústica posterior.

Ácido poli-L-lático

Polímero composto por microesferas de ácido poli-L-lático, carboximetilcelulose e manitol não pirogênico, considerado bioestimulador. Na imagem, pode-se observar apenas aumento da espessura e da vascularização da pele, quando há nódulos ou maiores concentrações do produto, observam-se nódulos homogêneos hipoecogênicos com vascularização interna (Figura 8.82).[7,173,183,187,193]

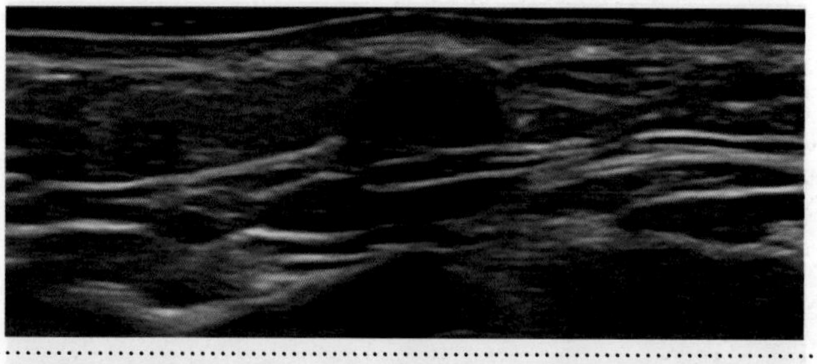

■ **Figura 8.82** Imagem de ultrassonografia (24 MHz) de nódulo de ácido poli-L-lático caracterizado como material homogêneo hipoecogênico.

Policaprolactona

Material sintético composto por microesferas de policaprolactona (2,5%) com hidrogel de carboximetilcelulose, considerado semipermanente. Na imagem, aparece como matriz hipoecoica com focos hiperecoicos em "cauda de cometa" (Figura 8.83).[4,7,14,188]

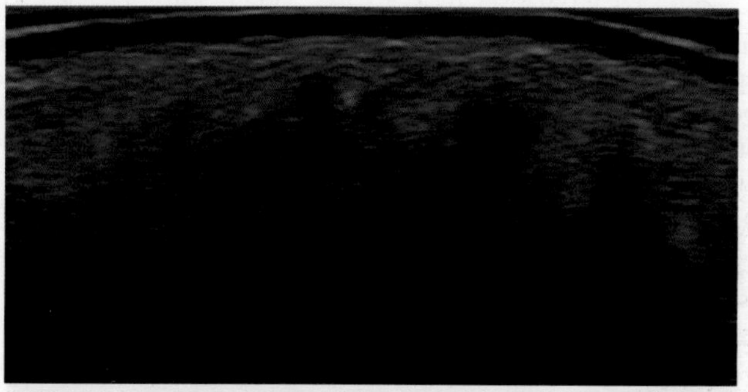

■ **Figura 8.83** Imagem de ultrassonografia (24 MHz) de policaprolactona caracterizada como material hipoecogênico com focos hiperecogênicos.

Ácido hialurônico

Gel sintético de ácido hialurônico com solvente e reticulador, que compõe materiais de baixa, média e alta densidade. Na imagem, aparece como áreas anecoicas/"pseudocísticas" milimétricas, quando de baixa densidade, e áreas anecogênicas maiores, geralmente mais volumosas e profundas, quando de alta densidade (Figura 8.84). Quando o ácido hialurônico é combinado com lidocaína, os depósitos aparecem anecoicos e com debris/ecos internos proeminentes.[4,5,7,186,187,189,190]

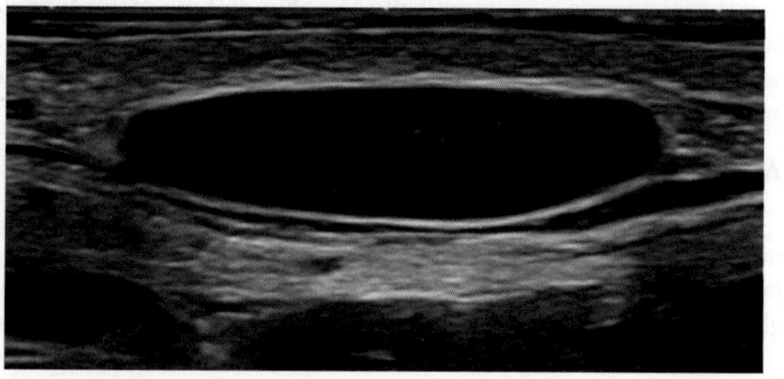

■ **Figura 8.84** Imagem de ultrassonografia (24 MHz) de ácido hialurônico caracterizado como material anecogênico/pseudocístico com discretos ecos hiperecogênicos de permeio quando com lidocaína.

Combinação do ácido hialurônico com hidroxiapatita de cálcio

Material composto sintético que, na imagem, aparece como depósitos hiperecogênicos lobulados com áreas anecoicas de permeio (Figura 8.85).[7]

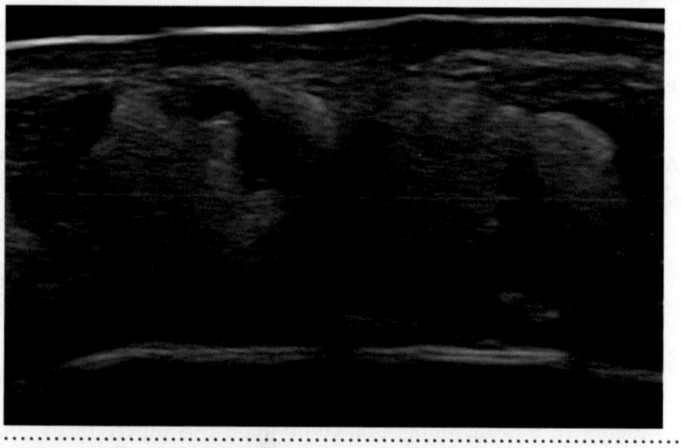

■ **Figura 8.85** Imagem de ultrassonografia (24 MHz) de ácido hialurônico combinado com hidroxiapatita de cálcio caracterizado como material hiperecogênico "em nuvem".

Gordura

Material ou agente biológico, composto de gordura autóloga retirada de um local, processada e injetada em outras regiões. Na imagem, suas características dependem da composição; se liquefeita, aparece como depósito anecoico ou pseudocístico; já se não liquefeita, como depósitos hipoecoicos lobulados com septos hiperecoicos de permeio (Figura 8.86).[4,5,7,194,195]

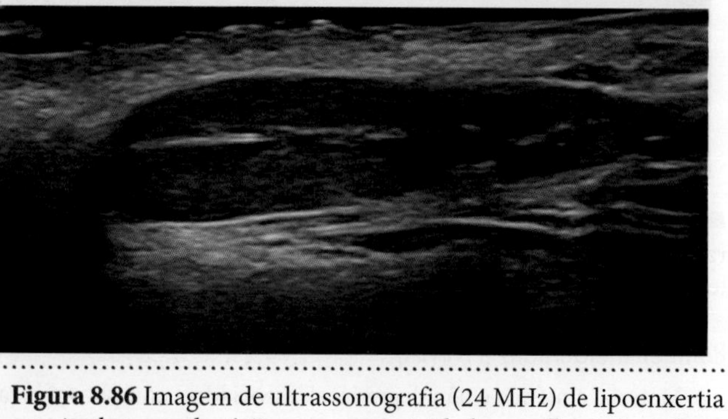

■ **Figura 8.86** Imagem de ultrassonografia (24 MHz) de lipoenxertia caracterizada como depósito com ecogenicidade semelhante à gordura, com septo hiperecoico de permeio.

Toxina botulínica

Agente indutor de paralisia flácida, com ação temporária. Na imagem, determina borramento entre camadas da pele e hiperecogenicidade da musculatura (Figura 8.87).[4,5,7,189,196,197]

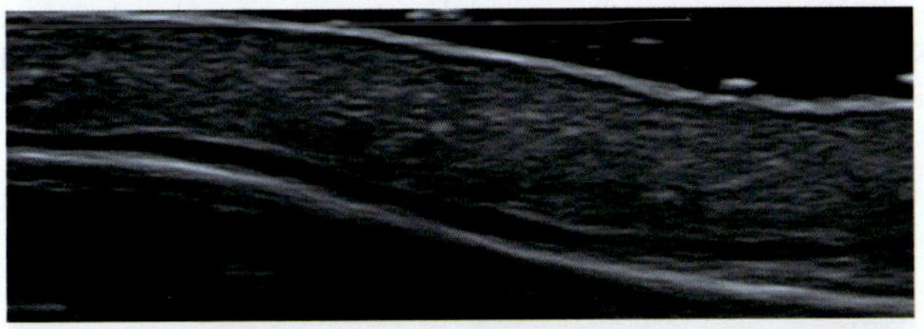

■ **Figura 8.87** Imagem de ultrassonografia (24 MHz) da região frontal após ação da toxina botulínica caracterizada por perda da diferenciação entre as interfaces entre as camadas.

Complicações em injetáveis

As complicações relacionadas aos materiais preenchedores são diversas e têm inúmeras classificações, que incluem severidade (leve, moderada e grave), natureza (isquêmica, não isquêmica, inflamatória e não inflamatória) e tempo de ocorrência (imediata ou com menos de 24 horas, precoce ou entre 24 horas a 4 semanas, e tardia ou mais que 4 semanas).[4,7]

Alterações da cor da pele

Podem ser avaliadas à ultrassonografia e incluem: hematoma; equimose; eritema; neovascularização; hiperpigmentação; efeito Tyndall, este relacionado à injeção superficial com consequente coloração azulada da pele (Figura 8.88); e até reação morfeiforme, geralmente relacionada a produtos permanentes.[4,5,7,198,199]

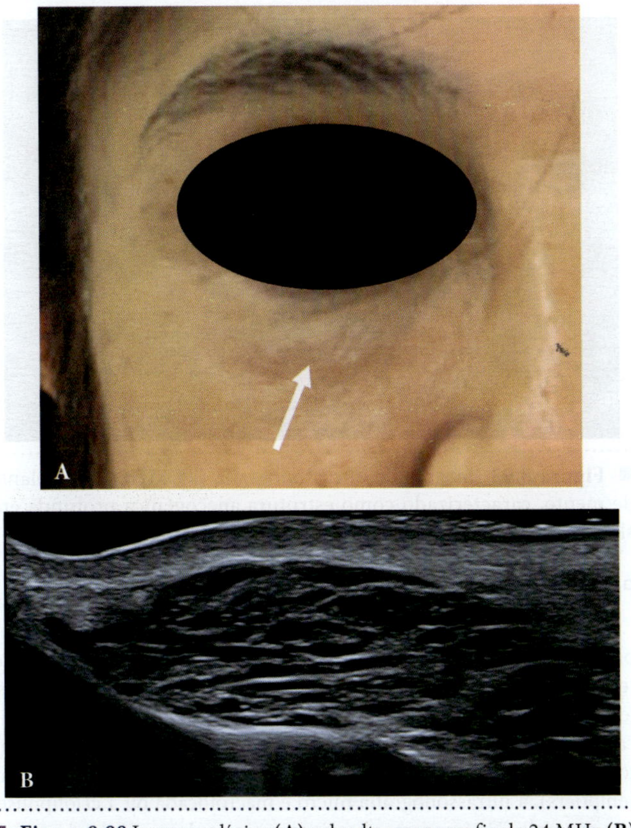

■ **Figura 8.88** Imagem clínica (**A**) e de ultrassonografia de 24 MHz (**B**) de alteração de cor da pálpebra inferior, com coloração azulada (seta) sugestiva de efeito Tyndall, em decorrência de depósito de material com características sugestivas de ácido hialurônico em situação superficial.

Edema

Ótima caracterização e diferenciação das causas de edema à ultrassonografia. Quando sem nódulo, pode ocorrer por causa da intervenção, angioedema, urticária, sialoadenites e paniculite infecciosa ou relacionada ao produto, esta geralmente com quadro intermitente e recorrente (Figura 8.89). Quando associado a nódulos, estes podem ser inertes, relacionados ao acúmulo de produto, sobrecorreção ou até reações granulomatosas frias do tipo corpo estranho, ou inflamatórios, causados por abscessos ou por reação granulomatosa do tipo corpo estranho (*angry red bump*) (Figura 8.90). O uso da ultrassonografia ganha importância por oferecer respaldo na resistência e na dificuldade de se realizarem biópsias em regiões esteticamente importantes, como a face, para se evitar cicatrizes.[4,5,7,198,199]

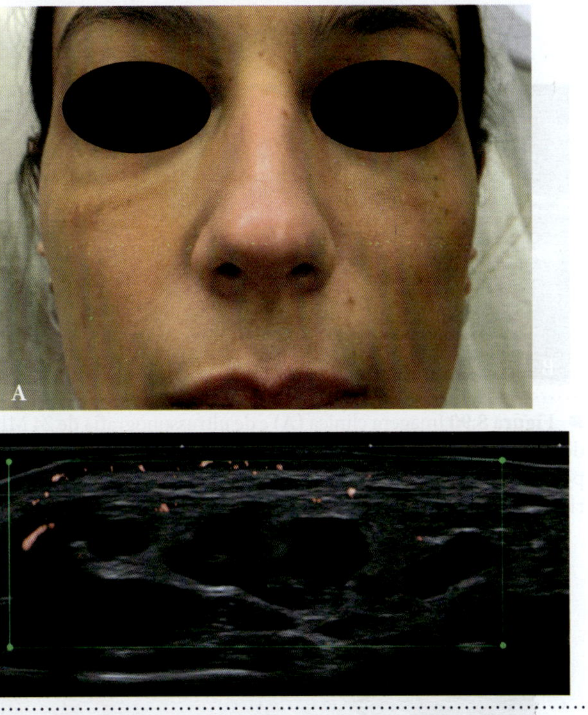

■ **Figura 8.89** Imagem clínica (**A**) e de ultrassonografia de 24 MHz (**B**) de edema intermitente relacionado a produto preenchedor com características ultrassonográficas de ácido hialurônico, associado a edema e hiperecogenicidade circunjacentes.

Dor

Pode estar relacionada a causas infecciosas agudas, neurais e vasculares. A ultrassonografia com doppler desempenha papel importante, não devendo atrasar condutas de urgências ou emergências, especialmente em casos de isquemia tecidual e embolização. Estando o exame indicado, serve para diferenciar compressão externa de injeção intravascular ou para guiar o tratamento com injeção de hialuronidase (Figura 8.91).[4,5,7,198-200]

Outras complicações de injetáveis

Possíveis complicações incluem ainda a migração, mais comumente em produtos permanentes, caracterizada como produto mais superficial ou em locais diferentes da aplicação, até dentro de linfonodos regionais.

Pode ocorrer inflamações de baixo grau com biofilmes, alterações subclínicas de glândulas lacrimais e salivares e até síndrome ASIA.[4,5,7,198,200,201]

Avaliação de fios estéticos

Os fios estéticos são materiais cirúrgicos compostos de polímeros, absorvíveis ou não, colocados em planos e trajetos específicos de acordo com a finalidade e o local do corpo. A ultrassonografia pode

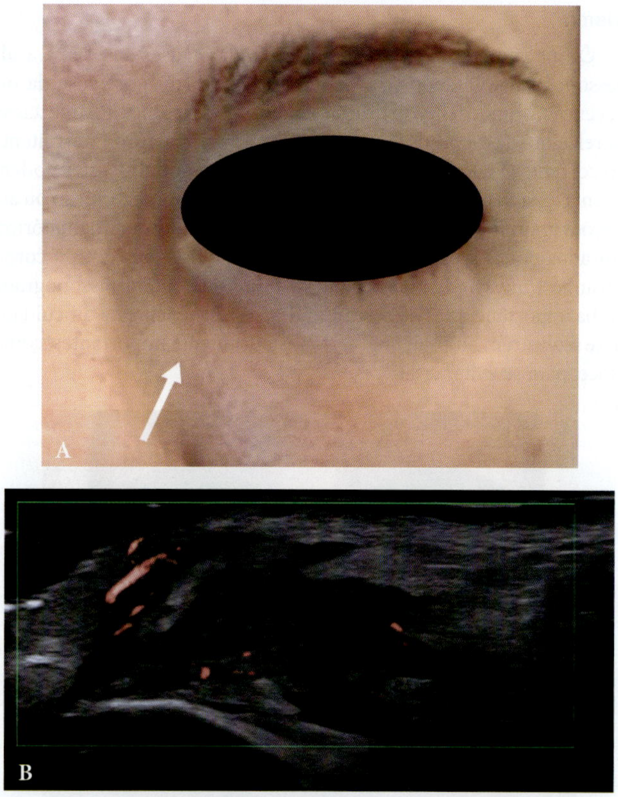

■ **Figura 8.90** Imagem clínica (**A**) e de ultrassonografia de 24 MHz (**B**) de complicação com edema e nódulo tardio inflamatório caracterizado por formação nodular irregular hipoecoica com aumento da vascularização de permeio.

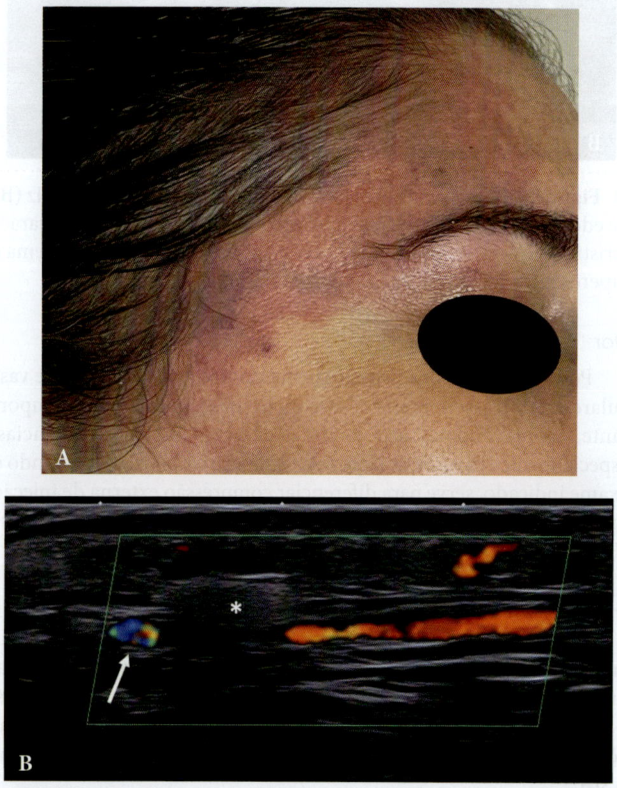

■ **Figura 8.91** Imagem clínica (**A**) e de ultrassonografia de 24 MHz (**B**) de complicação com sinais de isquemia no trajeto da artéria temporal superficial, caracterizada por artefato de *aliasing* (seta) e interrupção do fluxo por material hiperecoico com características de hidroxiapatita de cálcio (*).

ser utilizada para guiar a aplicação, localização, identificação do tipo e conformação dos fios, além de diagnosticar e manejar complicações, em casos de superficializações, dor, nódulos e inflamações, por exemplo. Na imagem, apresentam-se como estruturas lineares hiperecogênicas com duas linhas paralelas no eixo longo, e variações que podem incluir espículas ou cones, geralmente subdérmicas ou no tecido subcutâneo. No eixo curto do fio, pode haver sombra acústica posterior, o que pode facilitar sua localização (Figura 8.92).[7,189,202,203]

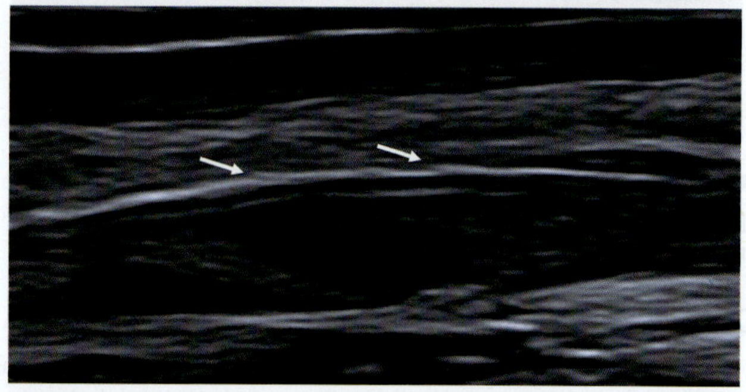

■ **Figura 8.92** Imagem de ultrassonografia (24 MHz) de estrutura tubuliforme bilaminar hiperecogênica com características ultrassonográficas de fio estético, com diminutas espículas associadas (setas).

Implantes

Compostos que podem ser formados por inúmeros materiais e incluem silicone, polietileno e cartilagem, com múltiplas formas e diversos locais de aplicação e finalidades, seja para volumização, seja para liberação de medicamentos e hormônios, por exemplo. A ultrassonografia pode guiar colocação e retirada, além de atuar na localização, identificação e diagnóstico de complicações (Figura 8.93).[4,5,7]

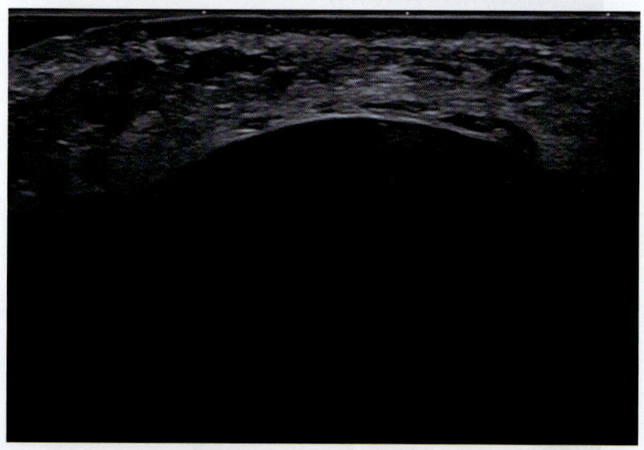

■ **Figura 8.93** Imagem de ultrassonografia (24 MHz) de implante de mento, caracterizado como estrutura anecogênica profunda em situação justacortical.

Procedimentos lipolíticos/liporredutores

A ultrassonografia pode ser utilizada antes desses procedimentos para melhor planejamento por meio da mensuração da espessura do tecido adiposo e da avaliação local, em busca de variações anatômicas, lesões e herniações por fáscias e peritoneais, visando reduzir complicações e iatrogenias. É possível identificar os efeitos dos procedimentos de liporredução, sejam estes relacionados à injeção de substâncias (emptiers), à ultrassonografia micro e macrofocada ou à criolipólise, por exemplo. Na imagem, observam-se áreas de aumento da espessura e ecogenicidade do subcutâneo até com imagens pseudocísticas de necrose da gordura e que pode estar associado a espessamento e hipoecogenicidade da derme e a graus variáveis de vascularização ao doppler (Figura 8.94).

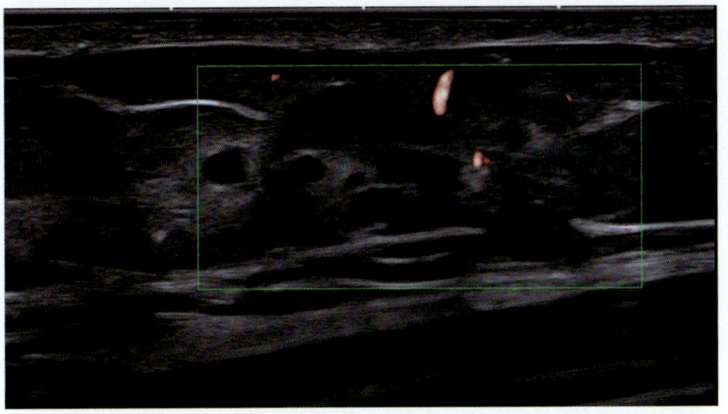

■ **Figura 8.94** Imagem de ultrassonografia (doppler SMI 24 MHz) após procedimento liporredutor com criolipólise, caracterizado por hiperecogenicidade e aumento da vascularização do subcutâneo com áreas anecoicas de permeio, por provável liquefação/necrose da gordura.

Após os procedimentos, a ultrassonografia pode ainda ser utilizada para avaliar o sucesso dos procedimentos, uma vez que permite a mensuração e a comparação da espessura do tecido adiposo antes e após sua realização. Além disso, é possível detectar, diferenciar e tratar complicações.[4,5,7]

Tecnologias

São alternativas não invasivas para a flacidez cutânea e incluem ablação por radiofrequência, terapias a *laser* e a ultrassonografia macro e microfocada. O resultado dos tratamentos pode ser avaliado pela ultrassonografia de alta resolução, com aumento da ecogenicidade e espessura da pele. Podem ocasionar complicações locais, com edema e eritema, destacando-se acometimento neural com mononeurites.[4,5,7,184,204-208]

Avaliação do envelhecimento

As alterações que ocorrem na pele e diferentes camadas especialmente da face podem ser avaliadas pela ultrassonografia. No fotoenvelhecimento, há alterações de espessura e ecogenicidade da pele, com o surgimento de uma banda hipoecogênica subepidérmica, relacionada à elastose, e mensurável à ultrassonografia (Figura 8.95). Neste mesmo processo, os compartimentos de gordura sofrem com ptoses e inversão de volume, e a camada muscular com hipertonias e até mudanças de tamanho e espessura, que também podem ser avaliados e mensurados pela ultrassonografia. O marco final do envelhecimento é o surgimento de rugas, por vezes relacionadas aos ligamentos cutâneos, estes caracterizados como bandas hiperecoicas à ultrassonografia. A correta análise dessas alterações pode auxiliar no planejamento terapêutico e na melhor indicação de procedimentos.[4,5,7,14,184,204-208]

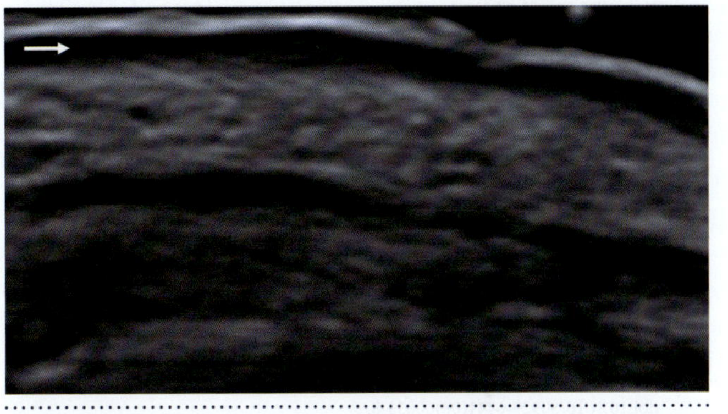

■ **Figura 8.95** Imagem de ultrassonografia (24 MHz) da pele de paciente de 65 anos, caracterizando-se sinais de elastose/fotoenvelhecimento com surgimento da banda hipoecogênica subepidérmica (seta).

Referências bibliográficas

1. Barcaui E de O, Carvalho AC, Valiante PM, Barcaui CB. High-frequency ultrasound associated with dermoscopy in pre-operative evaluation of basal cell carcinoma. An Bras Dermatol. 2014 Sep-Oct; 89(5):828-31. doi:10.1590/abd1806-4841.20143176.
2. Catalano O, Nunziata A, Siani A. Fundamentals in Oncologic Ultrasound. 2nd ed. Springer; 2009.
3. Rodríguez Bandera AI, Sebaratnam DF, Feito Rodríguez M, de Lucas Laguna R. Cutaneous ultrasound and its utility in Pediatric Dermatology: Part II-Developmental anomalies and vascular lesions. Pediatr Dermatol. 2020 Jan; 37(1):40-51. doi:10.1111/pde.13897.
4. Wortsman X. Atlas of Dermatologic Ultrasound. Springer. Springer International Publishing; 2018.
5. Wortsman X, Jemec GBE. Dermatologic Ultrasound with Clinical and Histologic Correlations. First ed. Springer-Verlag New York; 2013.
6. Wortsman X, Wortsman J. Clinical usefulness of variable-frequency ultrasound in localized lesions of the skin. J Am Acad Dermatol. 2010 Feb; 62(2):247-56. doi:10.1016/j.jaad.2009.06.016.
7. Zattar LC et al. Ultrassonografia dermatológica. 1st ed. Manole; 2021.
8. Almuhanna N, Wortsman X, Wohlmuth-Wieser I, Kinoshita-Ise M, Alhusayen R. Overview of Ultrasound Imaging Applications in Dermatology [Fórmula: see text]. J Cutan Med Surg. 2021 Sep; 25(5):521-529. doi:10.1177/1203475421999326.
9. Benito-Ruiz J, de Cabo F. Ultrasonography: a useful tool for plastic surgeons. Aesthetic Plast Surg. 2014 Jun; 38(3):561-71. doi:10.1007/s00266-014-0300-z.
10. Wortsman X. Common applications of dermatologic sonography. J Ultrasound Med. 2012 Jan; 31(1):97-111. doi:10.7863/jum.2012.31.1.97.
11. Wortsman X. Ultrasound in Dermatology: Why, How, and When? Seminars in Ultrasound, CT and MRI. 2013;34(3):177-195. doi:10.1053/j.sult.2012.10.001.
12. Wortsman X. Practical applications of ultrasound in dermatology. Clin Dermatol. 2021 Jul-Aug; 39(4):605-623. doi:10.1016/j.clindermatol.2021.03.007.
13. Wortsman X. Concepts, Role, and Advances on Nail Imaging. Dermatol Clin. 2021 Apr; 39(2):337-350. doi:10.1016/j.det.2020.12.010.
14. Wortsman X. Top Advances in Dermatologic Ultrasound. J Ultrasound Med. 2022 May 10; doi:10.1002/jum.16000.
15. Wortsman X, Calderon P, Castro A. Seventy-MHz Ultrasound Detection of Early Signs Linked to the Severity, Patterns of Keratin Fragmentation, and Mechanisms of Generation of Collections and Tunnels in Hidradenitis Suppurativa. J Ultrasound Med. 2020 May; 39(5):845-857. doi:10.1002/jum.15164.
16. Alfageme F, Wortsman X, Catalano O et al. European Federation of Societies for Ultrasound in Medicine and Biology (EFSUMB) Position Statement on Dermatologic Ultrasound. Ultraschall Med. May 7 2020; Stellungnahme der European Federation of Societies for Ultrasound in Medicine and Biology (EFSUMB) zu Dermatologischem Ultraschall. doi:10.1055/a-1161-8872.
17. Wortsman X, Alfageme F, Roustan G et al. Guidelines for Performing Dermatologic Ultrasound Examinations by the DERMUS Group. J Ultrasound Med. 2016 Mar; 35(3):577-80. doi:10.7863/ultra.15.06046.
18. Garcia C, Wortsman X, Bazaes-Nuñez D et al. Skin sonography in children: a review. Pediatr Radiol. 2022 Jul 12; doi:10.1007/s00247-022-05434-3.
19. Hung EHY, Griffith JF, NG AWH, Lee RKL, Lau DTY, Leung JCS. Ultrasound of musculoskeletal soft-tissue tumors superficial to the investing fascia. American Journal of Roentgenology. 2014;202(6) doi:10.2214/AJR.13.11457.
20. Wang X, Yang RR, Yang YT, Liu HJ, Yan H. [Research value of 50 MHz high-frequency ultrasound on sonography of normal facial skin in adult]. Zhonghua Shao Shang Za Zhi. 2020 Sep 20;36(9):853-860. doi:10.3760/cma.j.cn501120-20190701-00288.
21. Wortsman X. Why, how, and when to use color Doppler ultrasound for improving precision in the diagnosis, assessment of severity and activity in morphea. Journal of Scleroderma and Related Disorders. 2019;4(1):28-34. doi:10.1177/2397198318799244.
22. Wortsman X, Carreno L, Ferreira-Wortsman C et al. Ultrasound Characteristics of the Hair Follicles and Tracts, Sebaceous Glands, Montgomery Glands, Apocrine Glands, and Arrector Pili Muscles. J Ultrasound Med. 2019 Aug;38(8):1995-2004. doi:10.1002/jum.14888.
23. Wortsman X, Jemec GB. Ultrasound imaging of nails. Dermatol Clin. 2006 Jul;24(3):323-8. doi:10.1016/j.det.2006.03.014.
24. Wortsman X, Wortsman J, Carreño L, Morales C, Sazunic I, Jemec G. Sonographic Anatomy of the skin, appendages and adjacent structures. In: Wortsman X, Jemec G, eds. Dermatologic Ultasound with clinical and histologic correlations. First ed. Springfer; 2013:15-35:chap 1.
25. Wortsman X, Wortsman J, Matsuoka L et al. Sonography in pathologies of scalp and hair. Br J Radiol. 2012 May;85(1013):647-55. doi:10.1259/bjr/22636640.
26. Vanhoenacker FM, Parizel PM, Gielen J. Imaging of soft tissue tumors. Imaging of Soft Tissue Tumors. 2017 Mar;1-666. doi:10.1007/978-3-319-46679-8.

27. Wortsman X. Ultrasound of Common Non-vascular Benign Cutaneous Lesions. Atlas of Dermatologic Ultrasound. Springer International Publishing; 2018:35-83.
28. Wu JS, Hochman MG. Soft-tissue tumors and tumorlike lesions: A systematic imaging approach. Radiology. 2009;253(2):297-316. doi:10.1148/radiol.2532081199.
29. Wortsman X, Jemec GBE. Dermatologic Ultrasound with Clinical and Histologic Correlations. Dermatologic Ultrasound with Clinical and Histologic Correlations. Springer New York; 2013:1-623.
30. Carratalá RM, Cabezuelo MEC, Herrera IH et al. Nontraumatic lesions of the scalp: Practical approach to imaging diagnosis. Radiographics. 2017;37(3):999-1000. doi:10.1148/rg.2017160112.
31. Leung LK. Differential diagnosis of soft scalp lumps. BMJ Case Reports. 2011 Nov 2011. doi:10.1136/bcr.07.2011.4492.
32. Balaban M, Idilman IS, Unal O, Dumlu EG, Yazgan A, Ipek A. Sonographic and sonoelastographic findings of a rarely seen soft tissue tumor: eccrine spiradenoma. Journal of Medical Ultrasonics. 2015 Out;42(4):587-590. doi:10.1007/s10396-015-0636-2.
33. Hwang CM, Kang BS, Hong HJ et al. Ultrasonographic features of eccrine spiradenoma. Journal of Ultrasound in Medicine. 2018 May;37(5):1267-1272. doi:10.1002/jum.14460.
34. Kwon KE, Kim SJ, Choi HJ et al. Sonographic appearance of an eccrine spiradenoma: A case report. Journal of Clinical Ultrasound. 2018 Set; 46(7):494-496. doi:10.1002/jcu.22572.
35. Wortsman X, Reyes C, Ferreira-Wortsman C, Uribe A, Misad C, Gonzalez S. Sonographic characteristics of apocrine nodular Hidradenoma of the skin. Journal of Ultrasound in Medicine. 2018 Mar;37(3):793-801. doi:10.1002/jum.14379.
36. Wortsman X, Castro A, Morales C, Franco C, Figueroa A. Sonographic Comparison of Morphologic Characteristics Between Pilonidal Cysts and Hidradenitis Suppurativa. J Ultrasound Med. 2017 Dec;36(12):2403-2418. doi:10.1002/jum.14282.
37. Beaman FD, Kransdorf MJ, Tricia R. Superficial Soft-Tissue Masses: Analysis, Diagnosis, and Differential. Radiographics. 2007;27(2):509-524.
38. Catalano O, Varelli C, Sbordone C et al. A bump: what to do next? Ultrasound imaging of superficial soft-tissue palpable lesions. Journal of Ultrasound. 2020;23(3):287-300. doi:10.1007/s40477-019-00415-z.
39. Chiou HJ, Chou YH, Chiou SY, Wang HK. High-resolution ultrasonography in superficial soft tissue tumors. Journal of Medical Ultrasound. 2007;15(3):152-174. doi:10.1016/S0929-6441(08)60033-8.
40. Hosokawa T, Shibuki S, Tanami Y, Sato Y, Oguma E. Sonographic characteristics of pilomatricomas and their association with symptom duration. Medicine. 2020;99(40):e22550-e22550. doi:10.1097/MD.0000000000022550.
41. Levy J, Barrett DL, Harris N, Jeong JJ, Yang X, Chen SC. High-frequency ultrasound in clinical dermatology: a review. Ultrasound Journal. 2021;13(1) doi:10.1186/s13089-021-00222-w.
42. Piłat P, Borzęcki A, Jazienicki M, Gerkowicz A, Krasowska D. High-frequency ultrasound in the diagnosis of selected non-melanoma skin nodular lesions. Postepy Dermatologii i Alergologii. 2019; 6(5):572-580. doi:10.5114/ada.2019.89505.
43. Zarchi K, Kromann CB, Wortsman X, Jemec GB. Usefulness of ultrasound for the diagnosis of dermatofibroma. Med Ultrason. 2016 Mar;18(1):132-3. doi:10.11152/mu.2013.2066.181.kza.
44. Kane KS-M, Lio PA, Stratigos AL, Johnson RA. Color Atlas & Synopsis of Pediatric Dermatology. 2nd. ed. Mc Graw Hill Medical; 2009:6-8.
45. Piccinini PS, Gómez MER, Cioffi MAB, Silveira GD, Oliveira MPd, Jaeger MRdO. Nevo sebáceo de Jadassohn: relato de caso. Revista Brasileira de Cirurgia Plástica (RBCP) – Brazilian Journal of Plastic Sugery. 2018;33:67-69. doi:10.5935/2177--1235.2018rbcp0049.
46. Wortsman X, Ferreira-Wortsman C, Corredoira Y. Ultrasound Imaging of Nevus Sebaceous of Jadassohn. J Ultrasound Med. 2021 Feb;40(2):407-415. doi:10.1002/jum.15405.
47. Zaidman CM, Seelig MJ, Baker JC, Mackinnon SE, Pestronk A. Detection of peripheral nerve pathology: Comparison of ultrasound and MRI. Neurology. 2013;80(18):1634-1640. doi:10.1212/WNL.0b013e3182904f3f.
48. Wortsman X, Lobos N, De la Parra R, Carreno L. Multidimensional Ultrasound and Computed Tomography Imaging Support in Bleeding Plexiform Neurofibromatosis of the Scalp: A Case Report and Literature Review. Indian J Dermatol. 2015 Jul--Aug;60(4):421. doi:10.4103/0019-5154.160522.
49. Catalano O, Roldán FA, Varelli C, Bard R, Corvino A, Wortsman X. Skin cancer: findings and role of high-resolution ultrasound. Journal of Ultrasound. 2019;22(4):423-431. doi:10.1007/s40477-019-00379-0.
50. Hernández-Ibáñez C, Blazquez-Sánchez N, Aguilar-Bernier M, Fúnez-Liébana R, Rivas-Ruiz F, de Troya-Martín M. Usefulness of High-Frequency Ultrasound in the Classification of Histologic Subtypes of Primary Basal Cell Carcinoma. Actas dermo--sifiliograficas. 2017 Jan;108(1):42-51. doi:10.1016/j.ad.2016.08.002.
51. Humphreys TR, Shah K, Wysong A, Lexa F, MacFarlane D. The role of imaging in the management of patients with nonmelanoma skin cancer: When is imaging necessary? Journal of the American Academy of Dermatology. 2017;76(4):591-607. doi:10.1016/j.jaad.2015.10.009.
52. Laverde-Saad A, Simard A, Nassim D et al. Performance of Ultrasound for Identifying Morphological Characteristics and Thickness of Cutaneous Basal Cell Carcinoma: A Systematic Review. Dermatology: S. Karger AG; 2022.
53. MacFarlane D, Shah K, Wysong A, Wortsman X, Humphreys TR. The role of imaging in the management of patients with nonmelanoma skin cancer: Diagnostic modalities and applications. Journal of the American Academy of Dermatology. 2017;76(4):579-588. doi:10.1016/j.jaad.2015.10.010.
54. Vidimos AT, Stultz TW. Imaging in Cutaneous Oncology: Radiology for Dermies. Dermatologic Clinics. 2011;29(2):243-260. doi:10.1016/j.det.2011.01.009.
55. Wortsman X, Vergara P, Castro A et al. Ultrasound as predictor of histologic subtypes linked to recurrence in basal cell carcinoma of the skin. Journal of the European Academy of Dermatology and Venereology. 2015;29(4):702-707. doi:10.1111/jdv.12660.
56. Wang SQ, Liu J, Zhu QL et al. High-frequency ultrasound features of basal cell carcinoma and its association with histological recurrence risk. Chinese Medical Journal. 2019;132(17):2021-2026. doi:10.1097/CM9.0000000000000369.
57. Bobadilla F, Wortsman X, Muñoz C, Segovia L, Espinoza M, Jemec GB. Pre-surgical high resolution ultrasound of facial basal cell carcinoma: correlation with histology. Cancer Imaging. 2008 Sep 22;8(1):163-72. doi:10.1102/1470-7330.2008.0026.
58. Kawaguchi M, Kato H, Tomita H et al. MR imaging findings for differentiating cutaneous malignant melanoma from squamous cell carcinoma. European Journal of Radiology. 2020 Jul; 132:109212-109212. doi:10.1016/j.ejrad.2020.109212.
59. Que SKT, Zwald FO, Schmults CD. Cutaneous squamous cell carcinoma: Management of advanced and high-stage tumors. Journal of the American Academy of Dermatology. 2018;78(2):249-261. doi:10.1016/j.jaad.2017.08.058.
60. Shin D, Williams J, Kurd SK, Gelfand JM. Test characteristics of high frequency ultrasound in the pre- operative assessment of margins of basal cell and squamous cell carcinoma in patients undergoing Mohs micrographic surgery. Dermatol Surg. 2009;35(1):9-16. doi:10.1111/j.1524-4725.2008.34376.x.Test.
61. Stratigos AJ, Garbe C, Dessinioti C et al. European interdisciplinary guideline on invasive squamous cell carcinoma of the skin: Part 1. epidemiology, diagnostics and prevention. European Journal of Cancer. 2020;128:60-82. doi:10.1016/j.ejca.2020.01.007.
62. Broman KK, Hughes T, Dossett L et al. Active surveillance of patients who have sentinel node positive melanoma: An international, multi-institution evaluation of adoption and early outcomes after the Multicenter Selective Lymphadenectomy Trial II (MSLT-2). Cancer. 2021 Jul;127(13):2251-2261. doi:10.1002/cncr.33483.
63. Chami LU Lassau N, Chebil M, Robert C. Imaging of melanoma: Usefulness of ultrasonography before and after contrast injection for diagnosis and early evaluation of treatment. Clinical, Cosmetic and Investigational Dermatology. 2011;4:1-6. doi:10.2147/CCID.S13499.
64. Dinnes J, Bamber J, Chuchu N et al. High-frequency ultrasound for diagnosing skin cancer in adults. Cochrane Database of Systematic Reviews. 2018;2018(12) doi:10.1002/14651858.CD013188.
65. Guitera P, Li LX, Crotty K et al. Melanoma histological Breslow thickness predicted by 75-MHz ultrasonography. British Journal of Dermatology. 2008;159(2):364-369. doi:10.1111/j.1365-2133.2008.08681.x.
66. Machet L, Samimi M, Georgesco G et al. High Resolution Ultrasound Imaging of Melanocytic and Other Pigmented Lesions of the Skin. Ultrasound Imaging. 2011 Apr. doi:10.5772/15372.
67. Solivetti FM, Elia F, Guerrisi A et al. Cutaneous melanoma follow-up: Appropriateness of requests for ultrasound tests – The S.Gallicano national referral centre experience. Journal of Experimental and Clinical Cancer Research. 2013;32(1):1-1. doi:10.1186/1756-9966-32-73.
68. Ungureanu L, Jid CB, Candrea E, Cosgarea R, Şenilâ SC. The role of lymph node ultrasound evaluation in melanoma – review of the literature. Medical Ultrasonography; 2016. p. 224-230.
69. Wortsman X. Sonography of the Primary Cutaneous Melanoma: A Review. Radiology Research and Practice. 2012;1-6. doi:10.1155/2012/814396.
70. Mandava A, Koppula V, Wortsman X, Catalano O, Alfageme F. The clinical value of imaging in primary cutaneous lymphomas: Role of high resolution ultrasound and PET-CT. British Journal of Radiology. 2019;92(1096):1-6. doi:10.1259/bjr.20180904.
71. Burkes SA, Adams DM, Hammill AM et al. Skin imaging modalities quantify progression and stage of infantile haemangiomas. Br J Dermatol. 2015 Sep;173(3):838-41. doi:10.1111/bjd.13905.
72. Lee RKL, Griffith JF, Ng AWH, Lai FMM. Ultrasound Appearances of Dermatofibrosarcoma Protuberans. Journal of Medical Ultrasound. 2013;21(1):21-28. doi:10.1016/j.jmu.2013.01.009.
73. Riggs K, McGuigan KL, Morrison WB, Samie FH, Humphreys T. Role of magnetic resonance imaging in perioperative assessment of dermatofibrosarcoma protuberans. Dermatologic Surgery. 2009;35(12):2036-2041. doi:10.1111/j.1524-4725.2009.01330.x.
74. Saiag P, Grob JJ, Lebbe C et al. Diagnosis and treatment of dermatofibrosarcoma protuberans. European consensus-based interdisciplinary guideline. European Journal of Cancer. 2015;51(17):2604-2608. doi:10.1016/j.ejca.2015.06.108.
75. Lebbe C, Becker JC, Grob JJ et al. Diagnosis and treatment of Merkel Cell Carcinoma. European consensus-based interdisciplinary guideline. European Journal of Cancer. 2015;51(16):2396-2403. doi:10.1016/j.ejca.2015.06.131.
76. Catalano O, Alfageme Roldán F, Scotto di Santolo M, Solivetti FM, Wortsman X. Color Doppler Sonography of Merkel Cell Carcinoma. J Ultrasound Med. 2018 Jan;37(1):285-292. doi:10.1002/jum.14329.
77. Blei F, Bittman M. Congenital vascular anomalies: current perspectives on diagnosis, classification, and management. Journal of Vascular Diagnostics and Interventions. 2016; 4:23-37. doi:10.2147/jvd.s63244.
78. Elluru RG. Cutaneous Vascular Lesions. Facial Plastic Surgery Clinics of North America. 2013;21(1):111-126. doi:10.1016/j.fsc.2012.11.001.
79. McNab M, García C, Tabak D, Aranibar L, Castro A, Wortsman X. Subclinical Ultrasound Characteristics of Infantile Hemangiomas That May Potentially Affect Involution. Journal of Ultrasound in Medicine. 2021;40(6):1125-1130. doi:10.1002/jum.15489.

80. Wójcicki P, Wójcicka K. Epidemiology, diagnostics and treatment of vascular tumours and malformations. Advances in Clinical and Experimental Medicine. 2014;23(3):475-484. doi:10.17219/acem/37149.
81. Rotter A, Samorano LP, de Oliveira Labinas GH et al. Ultrasonography as an objective tool for assessment of infantile hemangioma treatment with propranolol. International Journal of Dermatology. 2017;56(2):190-194. doi:10.1111/ijd.13442.
82. Kutz AM, Aranibar L, Lobos N, Wortsman X. Color Doppler Ultrasound Follow--Up of Infantile Hemangiomas and Peripheral Vascularity in Patients Treated with Propranolol. Pediatr Dermatol. 2015 Jul-Aug;32(4):468-75. doi:10.1111/pde.12596.
83. Flucke U, Karanian M, Broek RWt, Thway K. Soft Tissue Special Issue: Perivascular and Vascular Tumors of the Head and Neck. Head and Neck Pathology. 2020;14(1):21-32. doi:10.1007/s12105-020-01129-z.
84. Wortsman X. Sonography of Dermatologic Emergencies. J Ultrasound Med. Sep 2017;36(9):1905-1914. doi:10.1002/jum.14211.
85. Romaní J, Giavedoni P, Roé E, Vidal D, Luelmo J, Wortsman X. Inter-and Intra-rater Agreement of Dermatologic Ultrasound for the Diagnosis of Lobular and Septal Panniculitis. J Ultrasound Med. 2020 Jan;39(1):107-112. doi:10.1002/jum.15080.
86. Giavedoni P, Podlipnik S, Fuertes de Vega I, Iranzo P, Mascaró JM, Jr. High-Frequency Ultrasound to Assess Activity in Connective Tissue Panniculitis. J Clin Med. 2021 Sep 29;10(19) doi:10.3390/jcm10194516.
87. Requena L, Sánchez Yus E. Panniculitis. Part II. Mostly lobular panniculitis. J Am Acad Dermatol. 2001 Sep;45(3):325-61; quiz 362-4. doi:10.1067/mjd.2001.114735.
88. Requena L, Yus ES. Panniculitis. Part I. Mostly septal panniculitis. J Am Acad Dermatol. 2001 Aug; 45(2):163-83; quiz 184-6. doi:10.1067/mjd.2001.114736.
89. Wortsman X, Jemec GB, Sazunic I. Anatomical detection of inflammatory changes associated with plantar warts by ultrasound. Dermatology. 2010;220(3):213-7. doi:10.1159/000275607.
90. Wortsman X, Sazunic I, Jemec GB. Sonography of plantar warts: role in diagnosis and treatment. J Ultrasound Med. Jun 2009;28(6):787-93. doi:10.7863/jum.2009.28.6.787.
91. Caposiena Caro RD, Cannizzaro MV, Botti E et al. Clindamycin versus clindamycin plus rifampicin in hidradenitis suppurativa treatment: Clinical and ultrasound observations. J Am Acad Dermatol. 2019 May;80(5):1314-1321. doi:10.1016/j.jaad.2018.11.035.
92. Caposiena Caro RD, Molinelli E, Brisigotti V, Offidani A, Bianchi L. Lymecycline vs. clindamycin plus rifampicin in hidradenitis suppurativa treatment: clinical and ultrasonography evaluation. Clin Exp Dermatol. 2021 Jan;46(1):96-102. doi:10.1111/ced.14388.
93. Caposiena Caro RD, Solivetti FM, Bianchi L. Power Doppler ultrasound assessment of vascularization in hidradenitis suppurativa lesions. J Eur Acad Dermatol Venereol. 2018 Aug;32(8):1360-1367. doi:10.1111/jdv.14745.
94. Caposiena Caro RD, Solivetti FM, Candi E, Bianchi L. Clinical and Power-Doppler ultrasound features related with persistence of fistulous tracts under treatment with adalimumab in hidradenitis suppurativa: 4 years of follow-up. Dermatol Ther. 2021 Mar;34(2):e14804. doi:10.1111/dth.14804.
95. Caposiena Caro RD, Tartaglia C, Pensa C, Bianchi L. Intralesional therapy under ultrasound guidance in hidradenitis suppurativa: The importance of ultrasound evaluation. Dermatol Ther. 2020 Nov;33(6):e14116. doi:10.1111/dth.14116.
96. Cataldo-Cerda K, Wortsman X. Dissecting Cellulitis of the Scalp Early Diagnosed by Color Doppler Ultrasound. Int J Trichology. 2017 Oct-Dec;9(4):147-148. doi:10.4103/ijt.ijt_2_17.
97. Costa IMC, Pompeu CB, Mauad EBS et al. High-frequency ultrasound as a non-invasive tool in predicting early hidradenitis suppurativa fistulization in comparison with the Hurley system. Skin Res Technol. 2021 Mar;27(2):291-292. doi:10.1111/srt.12954.
98. Der Sarkissian S, Frew JW. Ultrasound-guided de-roofing of epithelialised tunnels of hidradenitis suppurativa. Australas J Dermatol. 2021 Aug;62(3):360-363. doi:10.1111/ajd.13600.
99. Elkin K, Daveluy S, Avanaki KM. Hidradenitis suppurativa: Current understanding, diagnostic and surgical challenges, and developments in ultrasound application. Skin Res Technol. 2020 Jan;26(1):11-19. doi:10.1111/srt.12759.
100. Fernández-Canga P, Alfageme-Roldán F, Turrión-Merino L, Roustán-Gullón G. Sonographic features and successful treatment of stump hidradenitis suppurativa. J Dtsch Dermatol Ges. 2019 Aug;17(8):826-827. doi:10.1111/ddg.13896.
101. Goldburg SR, Strober BE, Payette MJ. Hidradenitis suppurativa: Epidemiology, clinical presentation, and pathogenesis. J Am Acad Dermatol. 2020 May;82(5):1045-1058. doi:10.1016/j.jaad.2019.08.090.
102. Gómez-Zubiaur A, Alfageme F, Martínez-Lorenzo E, Roustán G. Diagnostic and Therapeutic Implications of Ultrasound Imaging of Perianal Fistulous Tracts in Patients with Suspected Hidradenitis Suppurativa. Actas Dermosifiliogr (Engl Ed). 2018 Nov;109(9):845-847. Repercusión diagnóstica y terapéutica del estudio ecográfico en los trayectos fistulosos perianales en pacientes con sospecha de hidradenitis supurativa. doi:10.1016/j.ad.2017.10.017.
103. Grand D, Frew JW, Navrazhina K, Krueger JG. Doppler ultrasound-based noninvasive biomarkers in hidradenitis suppurativa: evaluation of analytical and clinical validity. Br J Dermatol. 2021 Apr;184(4):688-696. doi:10.1111/bjd.19343.
104. Grand D, Navrazhina K, Frew JW. A Scoping Review of Non-invasive Imaging Modalities in Dermatological Disease: Potential Novel Biomarkers in Hidradenitis Suppurativa. Front Med (Lausanne). 2019;6:253. doi:10.3389/fmed.2019.00253.
105. Jemec GB. Clinical practice. Hidradenitis suppurativa. N Engl J Med. 2012 Jan 12;366(2):158-64. doi:10.1056/NEJMcp1014163.
106. Kelekis NL, Efstathopoulos E, Balanika A et al. Ultrasound aids in diagnosis and severity assessment of hidradenitis suppurativa. Br J Dermatol. 2010 Jun;162(6):1400-2. doi:10.1111/j.1365-2133.2010.09710.x.
107. Lacarrubba F, Dini V, Napolitano M et al. Ultrasonography in the pathway to an optimal standard of care of hidradenitis suppurativa: the Italian Ultrasound Working Group experience. J Eur Acad Dermatol Venereol. 2019 Oct;33(Suppl 6):10-14. doi:10.1111/jdv.15847.
108. Lacarrubba F, Musumeci ML, Martorell A, Palmucci S, Petrillo G, Micali G. Role of the imaging techniques in the diagnosis and staging of hidradenitis suppurativa. G Ital Dermatol Venereol. 2018 Jun;153(3 Suppl 2):20-25. doi:10.23736/s0392-0488.17.05858-8.
109. Loo CH, Tan WC, Tang JJ et al. The clinical, biochemical, and ultrasonographic characteristics of patients with hidradenitis suppurativa in Northern Peninsular Malaysia: a multicenter study. Int J Dermatol. 2018 Dec; 57(12):1454-1463. doi:10.1111/ijd.14210.
110. Lovrić I, Brkić J, Ćorluka M, Čović M, Pejić J, Zeljko Penavić J. Two Cases of Hidradenitis Suppurativa Treated with Adalimumab at the Department of Dermatology and Venereology, Clinical Hospital Mostar. Acta Dermatovenerol Croat. 2021 Jul;29(2):108-110.
111. Lyons AB, Zubair R, Kohli I, Hamzavi IH. Preoperative Ultrasound for Evaluation of Hidradenitis Suppurativa. Dermatol Surg. 2019 Feb;45(2):294-296. doi:10.1097/dss.0000000000001696.
112. Marasca C, Marasca D, Megna M, Annunziata MC, Fabbrocini G. Ultrasound: an indispensable tool to evaluate the outcome of surgical approaches in patients affected by hidradenitis suppurativa. J Eur Acad Dermatol Venereol. 2020 Aug;34(8):e413--e414. doi:10.1111/jdv.16361.
113. Martorell A, Alfageme Roldán F, Vilarrasa Rull E et al. Ultrasound as a diagnostic and management tool in hidradenitis suppurativa patients: a multicentre study. J Eur Acad Dermatol Venereol. 2019 Nov;33(11):2137-2142. doi:10.1111/jdv.15710.
114. Martorell A, Giovanardi G, Gomez-Palencia P, Sanz-Motilva V. Defining Fistular Patterns in Hidradenitis Suppurativa: Impact on the Management. Dermatol Surg. 2019 Oct;45(10):1237-1244. doi:10.1097/dss.0000000000001916.
115. Martorell A, Wortsman X, Alfageme F et al. Ultrasound Evaluation as a Complementary Test in Hidradenitis Suppurativa: Proposal of a Standarized Report. Dermatol Surg. 2017 Aug;43(8):1065-1073. doi:10.1097/DSS.0000000000001147.
116. Napolitano M, Calzavara-Pinton PG, Zanca A et al. Comparison of clinical and ultrasound scores in patients with hidradenitis suppurativa: results from an Italian ultrasound working group. J Eur Acad Dermatol Venereol. 2019 Feb;33(2):e84-e87. doi:10.1111/jdv.15235.
117. Nazzaro G, Passoni E, Calzari P et al. Color Doppler as a tool for correlating vascularization and pain in hidradenitis suppurativa lesions. Skin Res Technol. 2019 Nov;25(6):830-834. doi:10.1111/srt.12729.
118. Nguyen TV, Damiani G, Orenstein LAV, Hamzavi I, Jemec GB. Hidradenitis suppurativa: an update on epidemiology, phenotypes, diagnosis, pathogenesis, comorbidities and quality of life. J Eur Acad Dermatol Venereol. 2021 Jan;35(1):50-61. doi:10.1111/jdv.16677.
119. Oranges T, Vitali S, Benincasa B et al. Advanced evaluation of hidradenitis suppurativa with ultra-high frequency ultrasound: A promising tool for the diagnosis and monitoring of disease progression. Skin Res Technol. 2020 Jul;26(4):513-519. doi:10.1111/srt.12823.
120. Ovadja ZN, Schuit MM, van der Horst C, Lapid O. Inter – and intrarater reliability of Hurley staging for hidradenitis suppurativa. Br J Dermatol. 2019 Aug;181(2):344-349. doi:10.1111/bjd.17588.
121. Reyes-Baraona F, Herane MI, Wortsman X et al. [Chilean clinical guideline for the management of hidradenitis suppurativa – executive summary]. Rev Med Chil. Nov 2021; 149(11):1620-1635. Guía clínica chilena para el estudio y tratamiento de hidradenitis supurativa. Resumen ejecutivo. doi:10.4067/s0034-98872021001101620.
122. Salvador-Rodríguez L, Arias-Santiago S, Molina-Leyva A. Ultrasound-assisted intralesional corticosteroid infiltrations for patients with hidradenitis suppurativa. Sci Rep. 2020 Aug 7;10(1):13363. doi:10.1038/s41598-020-70176-x.
123. Saunte DML, Jemec GBE. Hidradenitis Suppurativa: Advances in Diagnosis and Treatment. Jama. 2017 Nov 28;318(20):2019-2032. doi:10.1001/jama.2017.16691.
124. Shavit E, Alavi A, Bechara FG et al. Proceeding report of the Second Symposium on Hidradenitis Suppurativa Advances (SHSA) 2017. Exp Dermatol. 2019 Jan;28(1):94-103. doi:10.1111/exd.13849.
125. Wortsman X. Reply to Lipsker et al. and Revuz on Hidradenitis Suppurativa Terminology: The Imaging Point of View. Dermatology. 2016;232(4):520. doi:10.1159/000448215.
126. Wortsman X. Imaging of Hidradenitis Suppurativa. Dermatol Clin. 2016 Jan;34(1):59-68. doi:10.1016/j.det.2015.08.003.
127. Wortsman X. Diagnosis and Treatment of Hidradenitis Suppurativa. Jama. 2018 Apr 17;319(15):1617-1618. doi:10.1001/jama.2018.0814.
128. Wortsman X. Color Doppler ultrasound: a standard of care in hidradenitis suppurativa. J Eur Acad Dermatol Venereol. 2020 Oct;34(10):e616-e617. doi:10.1111/jdv.16496.
129. Wortsman X, Castro A, Figueroa A. Color Doppler ultrasound assessment of morphology and types of fistulous tracts in hidradenitis suppurativa (HS). J Am Acad Dermatol. 2016 Oct;75(4):760-767. doi:10.1016/j.jaad.2016.05.009.
130. Wortsman X, Jemec G. A 3D ultrasound study of sinus tract formation in hidradenitis suppurativa. Dermatol Online J. 2013 Jun 15;19(6):18564.

131. Wortsman X, Jemec GB. Real-time compound imaging ultrasound of hidradenitis suppurativa. Dermatol Surg. 2007 Nov;33(11):1340-2. doi:10.1111/j.1524-4725.2007.33286.x.
132. Wortsman X, Kohli I. Imaging Technique in Hidradenitis Suppurativa and Comorbidities. In: Shi V, Hsiao J, Lowes MA, Hamzavi I, eds. A Comprehensive Guide to Hidradenitis Suppurativa. Elsevier;2021:45-61:chap 6.
133. Wortsman X, Moreno C, Soto R, Arellano J, Pezo C, Wortsman J. Ultrasound in--depth characterization and staging of hidradenitis suppurativa. Dermatol Surg. 2013 Dec;39(12):1835-42. doi:10.1111/dsu.12329.
134. Wortsman X, Revuz J, Jemec GB. Lymph nodes in hidradenitis suppurativa. Dermatology. 2009;219(1):22-4. doi:10.1159/000213064.
135. Wortsman X, Rodriguez C, Lobos C, Eguiguren G, Molina MT. Ultrasound Diagnosis and Staging in Pediatric Hidradenitis Suppurativa. Pediatr Dermatol. Jul 2016; 33(4):e260-4. doi:10.1111/pde.12895.
136. Wortsman X, Wortsman J. Ultrasound Detection of Retained Hair Tracts in Hidradenitis Suppurativa. Dermatol Surg. 2015 Jul;41(7):867-9. doi:10.1097/DSS.0000000000000388.
137. Zarchi K, Jemec GB. The role of ultrasound in severity assessment in hidradenitis suppurativa. Dermatol Surg. 2014 May;40(5):592. doi:10.1111/dsu.12437.
138. Zarchi K, Yazdanyar N, Yazdanyar S, Wortsman X, Jemec GB. Pain and inflammation in hidradenitis suppurativa correspond to morphological changes identified by high-frequency ultrasound. J Eur Acad Dermatol Venereol. 2015 Mar;29(3):527-32. doi:10.1111/jdv.12610.
139. Fett N, Werth VP. Update on morphea: part II. Outcome measures and treatment. J Am Acad Dermatol. 2011 Feb;64(2):231-42; quiz 243-4. doi:10.1016/j.jaad.2010.05.046.
140. Fett NM. Morphea (localized scleroderma). JAMA Dermatol. 2013 Sep;149(9):1124. doi:10.1001/jamadermatol.2013.5079.
141. Li SC, Liebling MS, Haines KA. Ultrasonography is a sensitive tool for monitoring localized scleroderma. Rheumatology (Oxford). 2007 Aug;46(8):1316-9. doi:10.1093/rheumatology/kem120.
142. Li SC, Liebling MS, Haines KA, Weiss JE, Prann A. Initial evaluation of an ultrasound measure for assessing the activity of skin lesions in juvenile localized scleroderma. Arthritis Care Res (Hoboken). 2011 May;63(5):735-42. doi:10.1002/acr.20407.
143. Porta F, Kaloudi O, Garzitto A et al. High frequency ultrasound can detect improvement of lesions in juvenile localized scleroderma. Mod Rheumatol. 2014 Sep;24(5):869-73. doi:10.3109/14397595.2013.844301.
144. Vera-Kellet C, Meza-Romero R, Moll-Manzur C, Ramírez-Cornejo C, Wortsman X. Low effectiveness of methotrexate in the management of localised scleroderma (morphea) based on an ultrasound activity score. Eur J Dermatol. 2021 Dec 1;31(6):813-821. doi:10.1684/ejd.2021.4189.
145. Wortsman X, Ma L, Chung WK, Wortsman J. Evaluation of the CAV1 gene in clinically, sonographically and histologically proven morphea patients. Exp Dermatol. 2015 Sep; 24(9):718-20. doi:10.1111/exd.12743.
146. Wortsman X, Wortsman J, Sazunic I, Carreno L. Activity assessment in morphea using color Doppler ultrasound. J Am Acad Dermatol. 2011 Nov;65(5):942-8. doi:10.1016/j.jaad.2010.08.027.
147. Malinowska S, Jaguś D, Woźniak W, Mlosek RK. Usefulness of high-frequency ultrasound in the monitoring of laser treatment of acne scars. J Ultrason. 2021;20(83):e279--e283. doi:10.15557/JoU.2020.0049.
148. Wortsman X, Claveria P, Valenzuela F, Molina MT, Wortsman J. Sonography of acne vulgaris. J Ultrasound Med. 2014 Jan; 33(1):93-102. doi:10.7863/ultra.33.1.93.
149. Wu X, Jiang, T. High-Frequency Ultrasonography Evaluation of Acne by Thickness and Power Doppler Vascular Analysis. Original Article. Journal of Ultrasound in Medicine. 2022 Apr 15.
150. Aluja Jaramillo F, Quiasúa Mejía DC, Martínez Ordúz HM, González Ardila C. Nail unit ultrasound: a complete guide of the nail diseases. J Ultrasound. 2017 Sep;20(3):181-192. doi:10.1007/s40477-017-0253-6.
151. Baek HJ, Lee SJ, Cho KH et al. Subungual tumors: clinicopathologic correlation with US and MR imaging findings. Radiographics. 2010 Oct;30(6):1621-36. doi:10.1148/rg.306105514.
152. Chiang YP, Hsu CY, Lien WC, Chang YJ. Ultrasonographic appearance of subungual glomus tumors. J Clin Ultrasound. 2014 Jul-Aug;42(6):336-40. doi:10.1002/jcu.22138.
153. Wortsman X, Jemec GB. Role of high-variable frequency ultrasound in preoperative diagnosis of glomus tumors: a pilot study. Am J Clin Dermatol. 2009;10(1):23-7. doi:10.2165/0128071-200910010-00003.
154. Wortsman X, Wortsman J, Soto R et al. Benign tumors and pseudotumors of the nail: a novel application of sonography. J Ultrasound Med. 2010 May;29(5):803-16. doi:10.7863/jum.2010.29.5.803.
155. Soto R, Wortsman X, Corredoira Y. Onychomatricoma: clinical and sonographic findings. Arch Dermatol. 2009 Dec;145(12):1461-2. doi:10.1001/archdermatol.2009.312.
156. Peruilh-Bagolini L, Dossi MT, Wortsman X, Montero T. Pigmented onychomatricoma: A clinical simulator that could not mislead ultrasound. Acta Biomed. 2021 Apr 30;92(S1):e2021158. doi:10.23750/abm.v92iS1.9519.
157. Wortsman X, Jemec GBE, Villani A. Ultrasound and Other Imaging Methods. Baran & Dawber's Diseases of the Nails and their Management. 2019;140-174.
158. Fernandes L, Amaral W, Evangelista P, Ribeiro AM, Mendonça J. Ultrasonography and Doppler in patients with psoriasis and psoriatic arthritis. Eur J Dermatol. 2019 Oct 1;29(5):565-566. doi:10.1684/ejd.2019.3583.
159. Greb JE, Goldminz AM, Elder JT et al. Psoriasis. Nat Rev Dis Primers. 2016 Nov 24;2:16082. doi:10.1038/nrdp.2016.82.
160. Griffiths CE, Barker JN. Pathogenesis and clinical features of psoriasis. Lancet. 2007 Jul 21;370(9583):263-271. doi:10.1016/s0140-6736(07)61128-3.
161. Gutierrez M, De Angelis R, Bernardini ML et al. Clinical, power Doppler sonography and histological assessment of the psoriatic plaque: short-term monitoring in patients treated with etanercept. Br J Dermatol. 2011 Jan;164(1):33-7. doi:10.1111/j.1365-2133.2010.10026.x.
162. Gutierrez M, Di Geso L, Salaffi F et al. Development of a preliminary US power Doppler composite score for monitoring treatment in PsA. Rheumatology (Oxford). 2012 Jul;51(7):1261-8. doi:10.1093/rheumatology/kes014.
163. Gutierrez M, Filippucci E, Bertolazzi C, Grassi W. Sonographic monitoring of psoriatic plaque. J Rheumatol. 2009 Apr;36(4):850-1. doi:10.3899/jrheum.080739.
164. Gutierrez M, Filippucci E, De Angelis R, Filosa G, Kane D, Grassi W. A sonographic spectrum of psoriatic arthritis: "the five targets". Clin Rheumatol. 2010 Feb;29(2):133-42. doi:10.1007/s10067-009-1292-y.
165. Gutierrez M, Kaeley GS, Bertolazzi C, Pineda C. State of the art of ultrasound in the assessment of psoriasis and psoriatic arthritis. Expert Rev Clin Immunol. 2017 May;13(5):439-447. doi:10.1080/1744666x.2017.1262765.
166. Gutierrez M, Wortsman X, Filippucci E, De Angelis R, Filosa G, Grassi W. High--frequency sonography in the evaluation of psoriasis: nail and skin involvement. J Ultrasound Med. 2009 Nov;28(11):1569-74. doi:10.7863/jum.2009.28.11.1569.
167. Gutierrez-Manjarrez J, Gutierrez M, Bertolazzi C, Afaro-Rodriguez A, Pineda C. Ultrasound as a useful tool to integrate the clinical assessment of nail involvement in psoriatic arthritis. Reumatologia. 2018;56(1):42-44. doi:10.5114/reum.2018.74749.
168. Naredo E, Möller I, de Miguel E et al. High prevalence of ultrasonographic synovitis and enthesopathy in patients with psoriasis without psoriatic arthritis: a prospective case-control study. Rheumatology (Oxford). 2011 Oct;50(10):1838-48. doi:10.1093/rheumatology/ker078.
169. Rigopoulos D, Baran R, Chiheb S et al. Recommendations for the definition, evaluation, and treatment of nail psoriasis in adult patients with no or mild skin psoriasis: A dermatologist and nail expert group consensus. J Am Acad Dermatol. 2019 Jul;81(1):228-240. doi:10.1016/j.jaad.2019.01.072.
170. Wortsman X, Wortsman J, Guerrero R, Soto R, Baran R. Anatomical changes in retronychia and onychomadesis detected using ultrasound. Dermatol Surg. 2010 Oct;36(10):1615-20. doi:10.1111/j.1524-4725.2010.01694.x.
171. Fernández J, Reyes-Baraona F, Wortsman X. Ultrasonographic Criteria for Diagnosing Unilateral and Bilateral Retronychia. J Ultrasound Med. 2018 May;37(5):1201-1209. doi:10.1002/jum.14464.
172. Wortsman X, Calderon P, Baran R. Finger retronychias detected early by 3D ultrasound examination. J Eur Acad Dermatol Venereol. 2012 Feb;26(2):254-6. doi:10.1111/j.1468-3083.2011.04068.x.
173. Bard RL. Image Guided Dermatologic Treatments. Springer; 2020.
174. Cotofana S, Fratila AAM, Schenck TL, Redka-Swoboda W, Zilinsky I, Pavicic T. The Anatomy of the Aging Face: A Review. Facial Plastic Surgery. 2016; 2(3):253-260. doi:10.1055/s-0036-1582234.
175. Cotofana S, Lachman N. Anatomy of the Facial Fat Compartments and their Relevance in Aesthetic Surgery. JDDG – Journal of the German Society of Dermatology. 2019;17(4):399-413. doi:10.1111/ddg.13737.
176. Kreisler A, Simonin C, Degardin A, Mutez E, Defebvre L. Anatomy-guided injections of botulinum neurotoxin in neck muscles: how accurate is needle placement? European Journal of Neurology. 2020;27(11):2142-2146. doi:10.1111/ene.14415.
177. Tamura BM. Anatomia da face aplicada aos preenchedores e à toxina botulínica – Parte I. Surgical and Cosmetic Dermatology. 2010;2(3):195-204.
178. Velthuis PJ, Jansen O, Schelke LW et al. A Guide to Doppler Ultrasound Analysis of the Face in Cosmetic Medicine. Part 1: Standard Positions. Aesthetic Surgery Journal. 2021:1-12. doi:10.1093/asj/sjaa410.
179. Velthuis PJ, Jansen O, Schelke LW et al. A Guide to Doppler Ultrasound Analysis of the Face in Cosmetic Medicine. Part 2: Vascular Mapping. Aesthetic Surgery Journal. 2021 Nov;41(11):NP1633-NP1644. doi:10.1093/asj/sjaa411.
180. Quezada-Ga N, Wortsman X. Ultrasound-guided hyaluronidase injection in cosmetic complications. Journal of the European Academy of Dermatology and Venereology. 2016;30(10):e39-e40. doi:10.1111/jdv.13286.
181. Bader KB, Makin IRS, Abramowicz JS. Ultrasound for Aesthetic Applications: A Review of Biophysical Mechanisms and Safety. J Ultrasound Med. 2021 Oct 28. doi:10.1002/jum.15856.
182. Faundez E, Vega N, Vera E, Vega P, Sepulveda D, Wortsman X. Clinical and color Doppler ultrasound evaluation of polyacrylamide injection in HIV patients with severe facial lipoatrophy secondary to antiretroviral therapy. Skin research and technology: official journal of International Society for Bioengineering and the Skin (ISBS) [and] International Society for Digital Imaging of Skin (ISDIS) [and] International Society for Skin Imaging (ISSI). 2016:1-6. doi:10.1111/srt.12329.
183. Grippaudo FR, Mattei M. The utility of high-frequency ultrasound in dermal filler evaluation. Annals of Plastic Surgery. 2011;67(5):469-473. doi:10.1097/SAP.0b013e318203ebf6.
184. Kapoor KM, Saputra DI, Porter CE et al. Treating Aging Changes of Facial Anatomical Layers with Hyaluronic Acid Fillers. Clinical, Cosmetic and Investigational Dermatology. 2021 Aug; 14:1105-1118. doi:10.2147/ccid.s294812.
185. Mansor S, Breiting VB, Dahlstrøm K, Andersen ÅB, Andersen O, Christensen LH. Polyacrylamide gel treatment of antiretroviral therapy-induced facial lipoatrophy in HIV patients. Aesthetic Plastic Surgery. 2011;35(5):709-716. doi:10.1007/s00266-011-9671-6.

186. Schelke LW, Decates TS, Velthuis PJ. Ultrasound to improve the safety of hyaluronic acid filler treatments. Journal of Cosmetic Dermatology. 2018;17(6):1019-1024. doi:10.1111/jocd.12726.
187. Wortsman X. Identification and complications of cosmetic fillers: Sonography first. Journal of Ultrasound in Medicine. 2015;34(7):1163-1172. doi:10.7863/ultra.34.7.1163.
188. Wortsman X, Quezada N. Ultrasound Morphology of Polycaprolactone Filler. Journal of Ultrasound in Medicine. 2017;36(12):2611-2615. doi:10.1002/jum.14327.
189. Wortsman X, Wortsman J. Sonographic outcomes of cosmetic procedures. American Journal of Roentgenology. 2011;197(5):910-918. doi:10.2214/AJR.11.6719.
190. Wortsman X, Wortsman J, Orlandi C, Cardenas G, Sazunic I, Jemec GBE. Ultrasound detection and identification of cosmetic fillers in the skin. Journal of the European Academy of Dermatology and Venereology. 2012;26(3):292-301. doi:10.1111/j.1468-3083.2011.04047.x.
191. Wortsman X, Wortsman J. Polyacrylamide fillers on skin ultrasound. J Eur Acad Dermatol Venereol. 2012 May;26(5):660-1. doi:10.1111/j.1468-3083.2011.04111.x.
192. Alijotas-Reig J, Esteve-Valverde E, Gil-Aliberas N, Garcia-Gimenez V. Autoimmune/inflammatory syndrome induced by adjuvants – ASIA – related to biomaterials: analysis of 45 cases and comprehensive review of the literature. Immunologic Research. 2018 Fev;66(1):120-140. doi:10.1007/s12026-017-8980-5.
193. Machado Filho AS, Santos TC, Rodrigues APLJ, Cunha MG. Acido PoliLLactico: um agente bioestimulador [PolyLlactic acid: a biostimulating agent]. Artigo de revisão. Surg Cosmet Dermatol. 2013;5(4):345-50.
194. Acer Kasman S, Gezer HH, Baklacıoğlu H, Erdem Gürsoy D, Duruöz MT. A standardized sonographic analysis of nails in psoriatic arthritis and healthy controls: Feasibility, reliability, diagnostic performance, and demographic and clinical associations. Joint Bone Spine. 2021 Oct;88(5):105197. doi:10.1016/j.jbspin.2021.105197.
195. Salgado CJ, Tang JC, Desrosiers AE. Use of dermal fat graft for augmentation of the labia majora. Journal of Plastic, Reconstructive and Aesthetic Surgery. 2012 Fev;65(2):267-270. doi:10.1016/j.bjps.2011.07.010.
196. García Ron A, Gallardo R, Huete Hernani B. Utility of ultrasound-guided injection of botulinum toxin type A for muscle imbalance in children with obstetric brachial plexus palsy: Description of the procedure and action protocol. Neurologia. 2019;34(4):215-223. doi:10.1016/j.nrl.2016.12.006.
197. Hanna E, Pon K. Updates on Botulinum Neurotoxins in Dermatology. American Journal of Clinical Dermatology. 2020;21(2):157-162. doi:10.1007/s40257-019-00482-2.
198. Almeida ATD, Banegas R, Boggio R et al. Diagnóstico e tratamento dos eventos adversos do ácido hialurônico: recomendações de consenso do painel de especialistas da América Latina. 2017;9(3):204-213.
199. Cavallieri FA, Balassiano LKdA, de Bastos JT, da Fontoura GHM, de Almeida AT. Edema tardio intermitente e persistente ETIP: Reação adversa tardia ao preenchedor de ácido hialurônico. Surgical and Cosmetic Dermatology. 2017;9(3):218-222. doi:10.5935/scd1984-8773.201793931.
200. Parada MB, Cazerta C, Afonso JPJMe, do Nascimento DIS. Manejo de complicações de preenchedores dérmicos. Surgical and Cosmetic Dermatology. 2016;8(4):342-351.
201. Wortsman X, Moll-Manzur C, Ramírez-Cornejo C et al. Ultrasonographic Subclinical Signs of Inflammation of the Lacrimal, Parotid, and Submandibular Glands in Users of Cosmetic Fillers. J Ultrasound Med. 2021 Nov;40(11):2377-2389. doi:10.1002/jum.15621.
202. Spring LK, Iii DJC. Update on Thread-Lifting. Advances in Cosmetic Surgery. 2020;3(1):165-171. doi:10.1016/j.yacs.2020.01.006.
203. Stark GB, Bannasch H. The "golden thread lift": Radiologic findings. Aesthetic Plastic Surgery. 2007;31(2):206-208. doi:10.1007/s00266-006-0155-z.
204. Coleman SR, Grover R. The anatomy of the aging face: Volume loss and changes in 3-dimensional topography. Aesthetic Surgery Journal. 2006 Jan;26:(1 Suppl). doi:10.1016/j.asj.2005.09.012.
205. Fabi S, Pavicic T, Braz A, Green JB, Seo K, Van Loghem JAJ. Combined aesthetic interventions for prevention of facial ageing, and restoration and beautification of face and body. Clinical, Cosmetic and Investigational Dermatology. 2017 Out;10:423-429. doi:10.2147/CCID.S144282.
206. Fundarò S, Mauro G, Di Blasio A, Blasio CD, Schembri-Wismayer P. Anatomy and aging of cheek fat compartments. Research Article Medical and Dental Research Med Dent Res. 2018;1(3):1-7. doi:10.15761/MDR.1000111.
207. Hwang K. Periorbital and perioral regions in relation to aging. Journal of Craniofacial Surgery. 2020;31(7):e676-e679. doi:10.1097/SCS.0000000000006518.
208. Schenck TL, Koban KC, Schlattau A et al. The functional anatomy of the superficial fat compartments of the face: A detailed imaging study. Plastic and Reconstructive Surgery. 2018;141(6):1351-1359. doi:10.1097/PRS.0000000000004364.

Mariana Carvalho Costa • Marco Ardigò

Microscopia Confocal Reflectante na Dermatologia

■ INTRODUÇÃO

O diagnóstico dermatológico se baseia classicamente na informação morfológica adquirida pela inspeção visual, não raramente pela palpação e, se preciso, pela confirmação histopatológica. No sentido de se estabelecer um diagnóstico preciso minimizando procedimentos cirúrgicos, várias técnicas de imagem complementares não invasivas surgiram nas últimas décadas como a dermatoscopia, a tomografia de coerência óptica, a microscopia por multifóton, o ultrassom de alta frequência, a análise multispectral e a microscopia confocal reflectante (MCR). Esta última tem se mostrado especialmente promissora considerando que as imagens fornecidas têm resolução celular e boa correlação histopatológica. Nos últimos anos, o aumento progressivo do número de artigos publicados sobre MCR nos mais variados campos da Dermatologia (tumores, distúrbios pigmentares, doenças inflamatórias, doenças infecciosas, cosmiatria etc.) revela a importância crescente que a técnica tem adquirido no meio dermatológico.

■ HISTÓRICO

O protótipo do microscópio confocal foi desenvolvido ainda na década de 1950 pelo cientista americano Marvin Minsky,[1,2] na Universidade de Harvard. No entanto, mais de três décadas se passaram até que, com o desenvolvimento tecnológico dos *lasers* e computadores, houvesse a possibilidade do seu uso *in vivo* em tecidos animais e humanos. O ano de 1995 foi o marco do emprego da técnica no estudo da pele humana.[3] Em 1997, é produzido o aparelho Vivascope® 1000 pela empresa então chamada "Lucid®". E, em 2000, a mesma empresa fabrica o primeiro Vivascope 1500, um aparelho menor, mais flexível e móvel, ainda hoje o mais utilizado ao lado do modelo Vivascope 3000, sendo este último de grande utilidade para o exame de áreas anatomicamente de difícil acesso (Figura 9.1). Outros modelos recentemente desenvolvidos pela mesma empresa são o Vivascope 2500, para tecidos excisados (exame *ex vivo*), e o Vivascope 1500 Multilaser, que combina o modo de reflectância com o de fluorescência.

No tocante à Dermatologia, inicialmente, a técnica foi empregada para o estudo de lesões pigmentadas,[4] o que se justifica pelo fato de a melanina e os melanossomas serem fontes de grande contraste e brilharem intensamente nas imagens. Mais tarde, doenças inflamatórias,[5] distúrbios pigmentares[6-10] e até doenças infecciosas[11] se tornaram alvo da técnica com achados animadores.

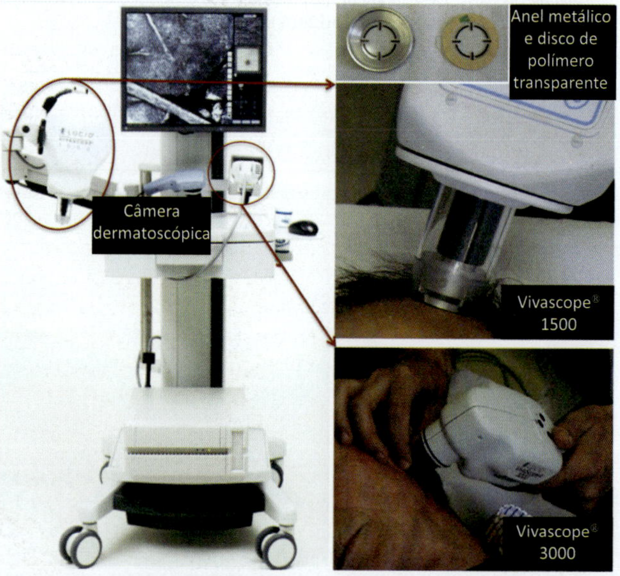

■ **Figura 9.1** Aparelhos de MCR: Vivascope 1500. Acima detalhe do anel metálico e disco de polímero – e Vivascope 3000.

■ PRINCÍPIOS FÍSICOS, APARELHAGEM E TÉCNICA

O aparelho convencional disponível para uso do dermatologista na atualidade é o Vivascope (modelos 1500 e 3000). Nele, emprega-se uma fonte de *laser* de diodo com comprimento de onda de 830 nm e menos de 20 mW,[12] o que garante a penetração no tecido cutâneo sem danificá-lo. Essa luz monocromática e coerente é direcionada para a área a ser examinada por um sistema de lentes interconectadas. A luz é, então, absorvida, dispersa e refletida pelas diversas estruturas da pele de acordo com os diferentes índices de refração de cada componente cutâneo. Os elétrons refletidos passam por um conjunto de filtros para serem recebidos por um detector localizado após um pequeno orifício de abertura denominado "pinhole", que funciona como uma espécie de filtro físico, ao rejeitar as imagens fora do plano focal e permitir passagem somente da luz focalizada. O "pinhole", na realidade, é um dos pontos-chaves do microscópio confocal e é, em grande parte, o que determina a qualidade da imagem gerada (Figura 9.2).[1,10]

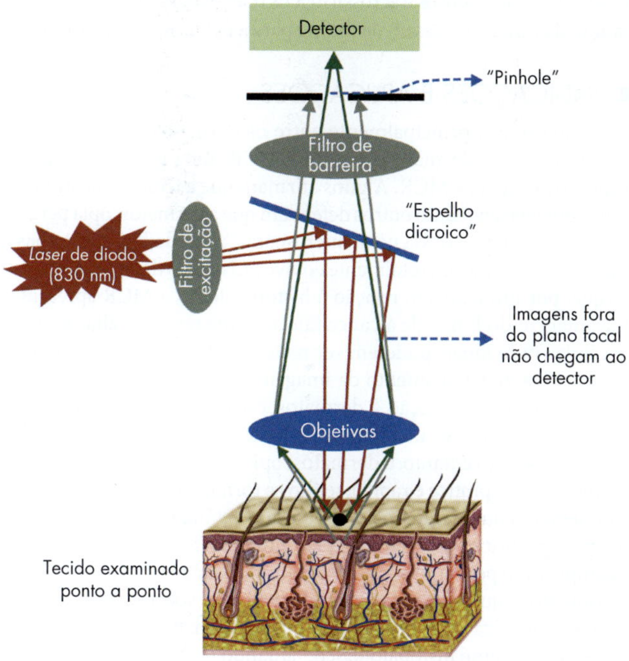

■ **Figura 9.2** Esquema simplificado de funcionamento do microscópio confocal.

É importante salientar que, tecnicamente, o sistema que acaba de ser suscintamente descrito (composto por fonte de luz, espelho discromático e "pinhole") é, claro, o mesmo utilizado em aparelhos de microscopia confocal a *laser* tão utilizados nas ciências básicas. A diferença, no entanto, está nos parâmetros físicos diversos dos que se empregam na Dermatologia, pelos quais se almeja um exame de caráter não invasivo, indolor e que não cause dano ao tecido avaliado.

No exame da pele, o sistema da MCR proporciona a geração de imagens em seções horizontais da pele até a profundidade de aproximadamente 250 µm com resolução lateral de 1 µm; cada imagem em alta resolução corresponde a uma área de 500 × 500 µm. As imagens são formadas ponto a ponto, por varredura, em cortes horizontais (*en face*).[1,10] Elas podem ser realizadas em diferentes alturas, o que se denomina "seccionamento ótico", e podem ser feitas em tempo real (à beira do leito), de forma não invasiva e repetidas vezes – por isso, a sua grande aplicabilidade clínica. Por meio do *software* do aparelho, é possível formar composições de várias unidades de imagens "em mosaico" (Vivablock®), com uma área de até 8 × 8 mm (Figura 9.3). Também se pode formar composições de imagens consecutivas da superfície cutânea até a derme papilar (Vivastack®), ou seja, a análise de camada por camada da pele (Figura 9.4). Quando se capturam imagens "em mosaico" da mesma área, mas em níveis consecutivos de profundidade (como um *stack*), cria-se um "cubo".

A melanina representa um dos maiores alvos da MCR em virtude de seu alto índice de refração em comparação às estruturas adjacentes da pele. Assim, células que contêm melanina, como citoplasma de melanócitos, queratinócitos pigmentados e melanófagos, apresentam alta refratilidade, ou sejam, brilham intensamente na MCR. Também brilham intensamente as estruturas que contêm queratina, como a camada córnea, o epitélio infundibular e a haste pilosa, e o citoplasma das células de Langerhans ativadas e granulócitos. De média refratilidade, destacam-se o citoplasma de queratinócitos na camada espinhosa, grânulos querato-hialianos, nucléolos e colágeno. Por sua vez, apresentam baixa refratilidade as células vermelhas, os sulcos cutâneos e os núcleos, que aparecem nas imagens com tons escuros de cinza e preto. Ar e líquido não apresentam refratilidade.[13]

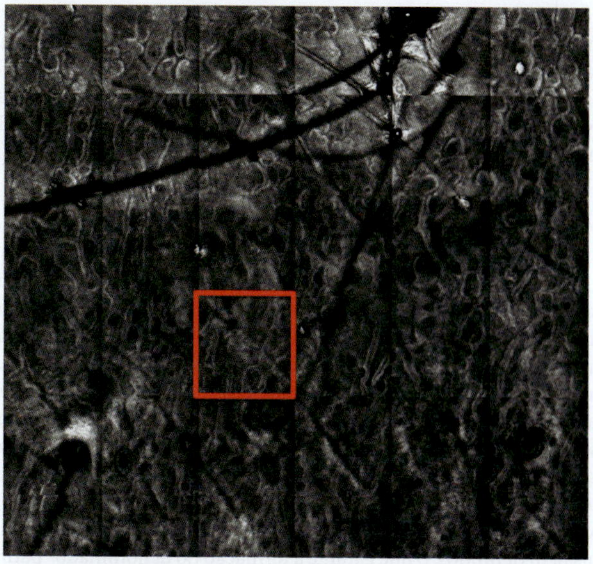

■ **Figura 9.3** Imagem de MCR formada em mosaico de 3 × 3 mm pelo conjunto de imagens básicas de 500 × 500 µm. No detalhe em vermelho, a imagem básica.

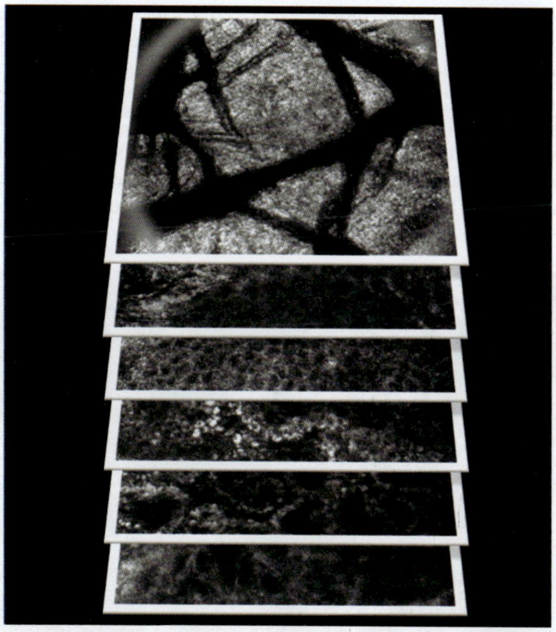

■ **Figura 9.4** Imagens de MCR formadas em *stack*. Cortes horizontais de um mesmo ponto em níveis consecutivos de profundidade.

■ EXAME

No Vivascope 1500, lança-se mão de um anel metálico que deve ser coberto por um disco de polímero transparente (descartável) com as bordas adesivadas nas duas faces. O uso deste acessório tem por finalidade reduzir a movimentação do tecido examinado e evitar a formação de artefatos. O anel colado ao disco transparente deve ser colocado sobre a pele a ser examinada, não esquecendo de se aplicar uma pequena quantidade de líquido de interface antes. Após fixado na pele, acopla-se ao anel uma câmera dermatoscópica (Vivacam®). Essa imagem dermatoscópica servirá de guia para a realização de todo o exame. Após este passo, retira-se somente a câmera e adiciona-se gel de ultrassom sobre o anel. Logo em seguida, a "cabeça" do equipamento é acoplada a ele e o exame pode ser iniciado. Pelo *software* do aparelho, navega-se pela área selecionada, determina-se o tipo de imagens desejadas (básica, "em mosaico", *stack*, "em cubo" ou vídeo) e documenta-se conforme interesse do examinador.[1]

No Vivascope 3000, não se utiliza o anel metálico. Este equipamento, como já dito, é portátil, sua forma lembra a de uma "pistola" e usa-se somente líquido de interface sobre a pele. A grande vantagem é a possibilidade de se avaliarem áreas de difícil acesso com o anel como asa nasal, região auricular, genitália e mucosas. No entanto, seu uso exige maior treino por parte do examinador, pois pequenos movimentos no seu manuseio podem comprometer a qualidade das imagens.

■ PELE NORMAL

Para falar sobre a pele normal, pede-se ao leitor que imagine um exame da camada córnea à derme reticular alta em cortes horizontais, como uma espécie de tomografia. Assim, adentrando a camada córnea (a mais brilhante de todas), é possível identificar corneócitos poligonais anucleados e brilhantes. Os sulcos cutâneos aparecem como estruturas lineares escuras e largas (Figura 9.5A). No exame da camada granulosa, observam-se os núcleos celulares como estruturas ovais escuras e centrais. Ao redor dos quais, aparecem os citoplasmas brilhantes e granulosos (Figura 9.5B). No nível seguinte, já na camada espinhosa, as células encontram-se menores e com seus limites comparativamente mais bem definidos, o que garante a formação do denominado "padrão em favo de mel" (Figura 9.5C). Logo abaixo, na camada basal, estão células muito brilhantes em razão dos agregados supranucleares de melanina nos melanócitos e queratinócitos pigmentados, o que determina o chamado "padrão em pedra de calçamento" (Figura 9.5D). Ao prosseguir, na junção dermoepidérmica (JDE), identificam-se os anéis brilhantes de células basais ao redor das papilas dérmicas (estruturas grandes arredondadas escuras) (Figura 9.5E). Dentro delas, por se tratar de um exame dinâmico realizado em tempo real, muitas vezes é possível perceber o fluxo sanguíneo na derme papilar. Por fim, na derme reticular alta, um padrão reticulado espesso que corresponde a bandas de colágeno caracteriza a pele normal (Figura 9.5F). Também podem ser visualizados na MCR segmentos superficiais dos anexos cutâneos como hastes e folículos pilosos e acrossiríngeos (cavidades com brilho central, espiraladas, que atravessam da derme para a epiderme) (Figura 9.6).[12,13]

■ INDICAÇÕES E APLICAÇÕES

Ainda se faz, principalmente entre os dermatologistas não familiarizados com a dermatoscopia ou a MCR, uma grande confusão a respeito do papel da MCR. Alguns afirmam que a técnica substituiria a histopatologia; enquanto outros defendem que a dermatoscopia perderia sua utilidade diante dessa nova microscopia. A verdade é que ambas as suposições se mostram totalmente equivocadas até o dado presente. Isso porque, por um lado, em relação à histopatologia, a MCR apresenta a desvantagem do limite de alcance (até a derme reticular alta) e, apesar de células individuais poderem ser reconhecidas de forma totalmente não invasiva, o detalhamento da imagem é comparativamente menor. Por outro lado, em relação à dermatoscopia, a MCR tem a vantagem de trazer informações incomparavelmente mais detalhadas (aumento muito maior). No entanto, a dermatoscopia é realizada de maneira infinitamente mais prática e rápida, tendo se tornado nos últimos anos um complemento quase indissociável do exame clínico, com padrões morfológicos próprios e consagrados pelo aumento da acurácia diagnóstica já comprovado por estudos numerosos e consistentes. Em conclusão, até o momento, o que os estudiosos podem afirmar sobre o papel da MCR é que essa técnica promissora seja uma ligação natural entre a dermatoscopia e o exame histopatológico,[1] atuando de forma complementar e não substitutiva a estes. Em outras palavras, a MCR permite de forma não invasiva e imediata a coleta de informações com ótima correlação histopatológica, sem, contudo, substituir a microscopia clássica por limitações de alcance e detalhamento. Ao mesmo tempo, a dermatoscopia, que é um tipo de microscopia da superfície de realização fácil e rápida e que também traz imagens em cortes horizontais, não compete com a MCR por trazer informações de outra natureza morfológica, embora se possam correlacionar os achados de ambas as técnicas.

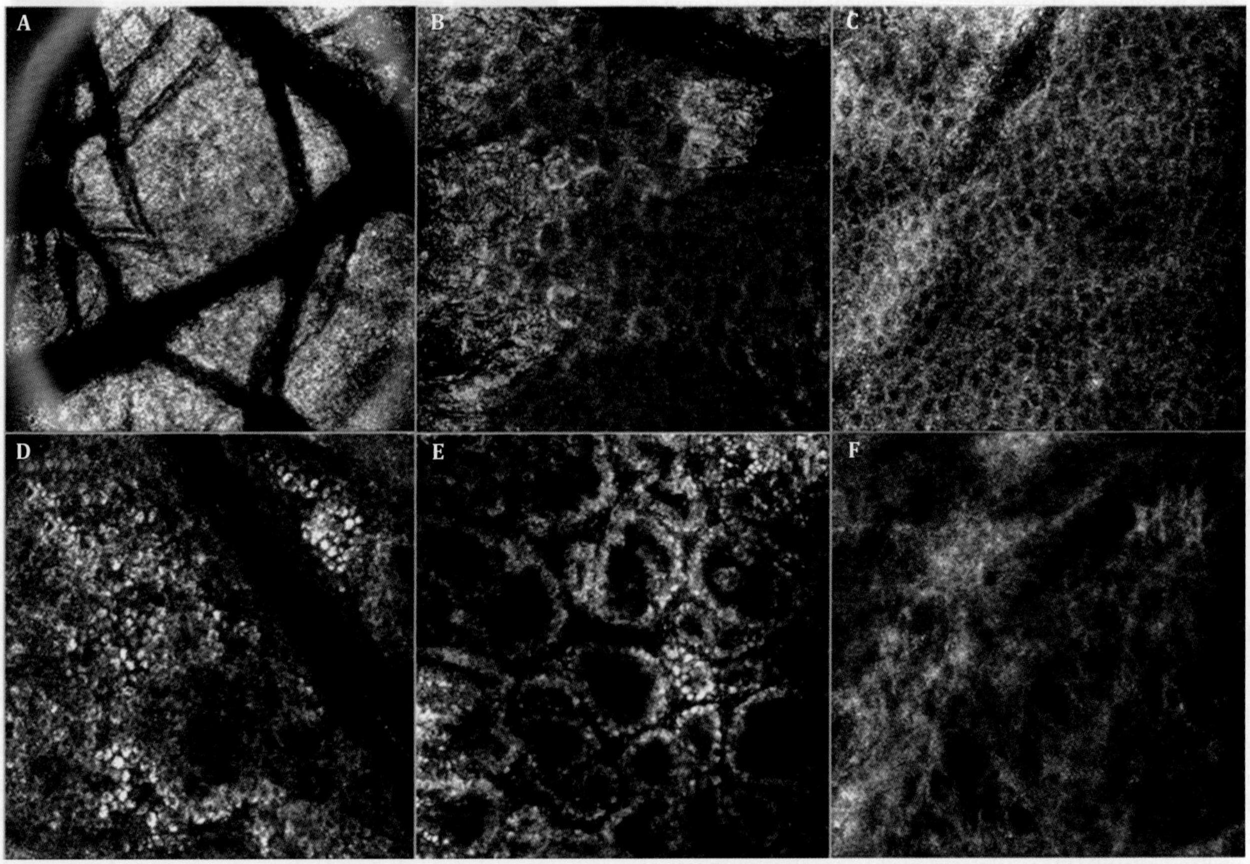

■ **Figura 9.5 (A-F)** Imagens de MCR da pele normal. **(A)** Camada córnea. **(B)** Camada granulosa. **(C)** Camada espinhosa. **(D)** Camada basal. **(E)** Junção dermoepidérmica. **(F)** Derme reticular alta.

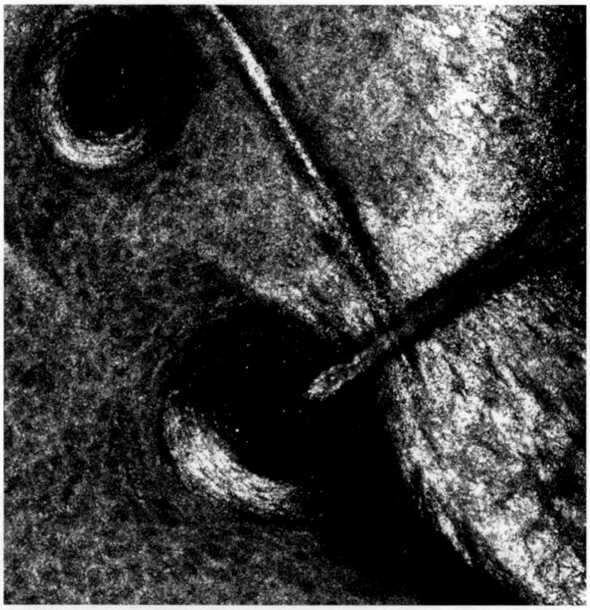

■ **Figura 9.6** Imagem de MCR de um folículo piloso.

O aparelho de MCR foi liberado no Brasil para uso comercial pela Agência de Vigilância Sanitária (Anvisa) em 2013. Antes disso, a liberação era dada apenas para instituições de ensino e pesquisa. As primeiras indicações tanto no Brasil como em outros países eram para lesões melanocíticas e sua diferenciação entre benignas e malignas, em virtude da alta refratilidade da melanina e consequente fácil detecção de melanócitos. Desta forma, a técnica permite a detecção precoce de tumores melanocíticos e da sua recorrência mesmo após excisão cirúrgica e o respectivo acompanhamento. As lesões de pele não melanocíticas também podem ser avaliadas, a exemplo dos tumores queratinocíticos. Não se pode esquecer que, além do auxílio diagnóstico, a MCR pode ser útil ainda: na escolha do sítio da biópsia, na avaliação da extensão lateral de lesões e na avaliação da resposta terapêutica não cirúrgica.[1,12,14] O uso da MCR também pode ser de caráter *ex vivo* intraoperatório (Vivascope 2500), com grande utilidade na avaliação das margens da lesão.[15]

Como citado previamente, os distúrbios de pigmentação são alvo de emprego da técnica, assim como algumas doenças inflamatórias e infecciosas. A cosmetologia apresenta um importante campo para o uso da MRCL seja para a avaliação do grau de envelhecimento cutâneo, seja para a avaliação eficácia de produtos cosmecêuticos. A seguir, serão descritas em maior detalhe as principais aplicações da MCR.

■ LESÕES MELANOCÍTICAS

O uso da MCR na avaliação das lesões névicas melanocíticas revela-as bem delimitadas quando se realiza o exame no modo "mosaico". Aliás, como em outras lesões melanocíticas, é aconselhável a realização do mosaico em vários níveis da epiderme, na JDE e na derme até onde se alcance. Desta forma, alterações estruturais e atipias celulares porventura existentes, poderão ser identificadas. O padrão epidérmico em "favo de mel" e em pedra de calçamento é comumente identificado em lesões melanocíticas que, à dermatoscopia, revelam padrão reticular. Os nevos lentiginosos mostram-se com as papilas dérmicas bem demarcadas e com os anéis papilares hiper-refráteis (intensamente brilhantes), formados por células pigmentadas uniformes no formato, brilho e tamanho (Figura 9.7). Quando a dermatoscopia dessas lesões benignas revela um padrão reticuloglobular, por sua vez, é de se esperar que a MCR mostre um grande número de ninhos nevocíticos homogêneos e densos uniformemente distribuídos na JDE. Nos nevos em que se espera maior componente dérmico, encontram-se ninhos densos de melanócitos monomórficos na derme. Na avaliação de nevos melanocíticos congênitos, a MCR será útil nas lesões menores e mais planas por conta das limitações de alcance em profundidade da técnica.[16-18]

Na MCR, lesões atípicas benignas (nevos displásicos ou atípicos) demonstram comparativamente maior irregularidade dos padrões descritos para lesões comuns, além de poucas células atípicas no centro da lesão. Nelas, as células pagetoides estão ausentes ou encontradas muito raramente e em pequenas extensões. Uma lesão com atipia intensa, contudo, é frequentemente de difícil diferenciação de um melanoma e o exame histopatológico é mandatório.[19]

O melanoma, quando visto pelo microscópio confocal, comumente destaca importante atipia na camada basal, mal delimitação das papilas dérmicas e células ovaladas brilhantes de diferentes diâmetros infiltradas difusamente nas camadas superiores da epiderme – denominadas "células pagetoides". Aglomerados (ninhos) cerebriformes podem ser visualizados na derme superior (*clods*) bem como células atípicas (de

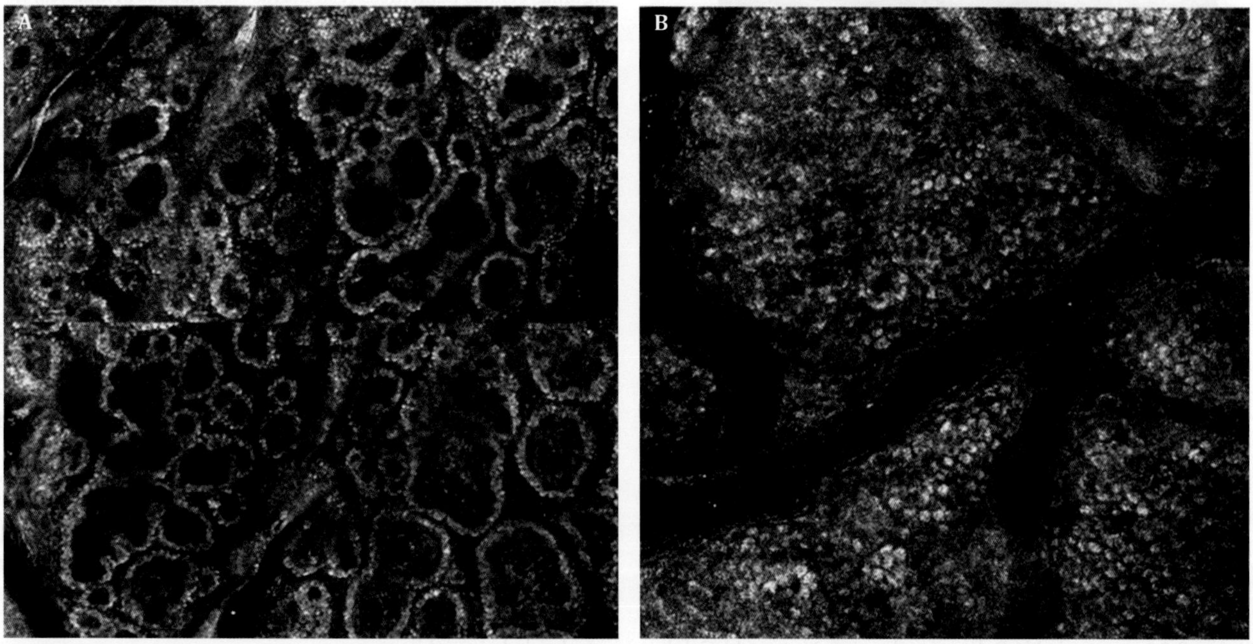

■ **Figura 9.7** Imagem de MCR de um nevo melanocítico comum. Notar: **(A)** Mosaico de 1 × 1 mm com anéis intensamente brilhantes na JED e papilas dérmicas bem delimitadas, com células pigmentadas regulares. **(B)** Padrão em "pedra de calçamento".

formatos e tamanhos diversos entre si) (Figura 9.8). É interessante ressaltar que o melanoma amelanótico ou hipomelanótico, usualmente de difícil diagnóstico clínico e nem sempre tão claro à dermatoscopia pela análise de padrões vasculares, apresenta achados no exame de MCR idênticos aos melanomas pigmentados,[20] representando uma das melhores aplicações desta técnica de imagem inovadora.

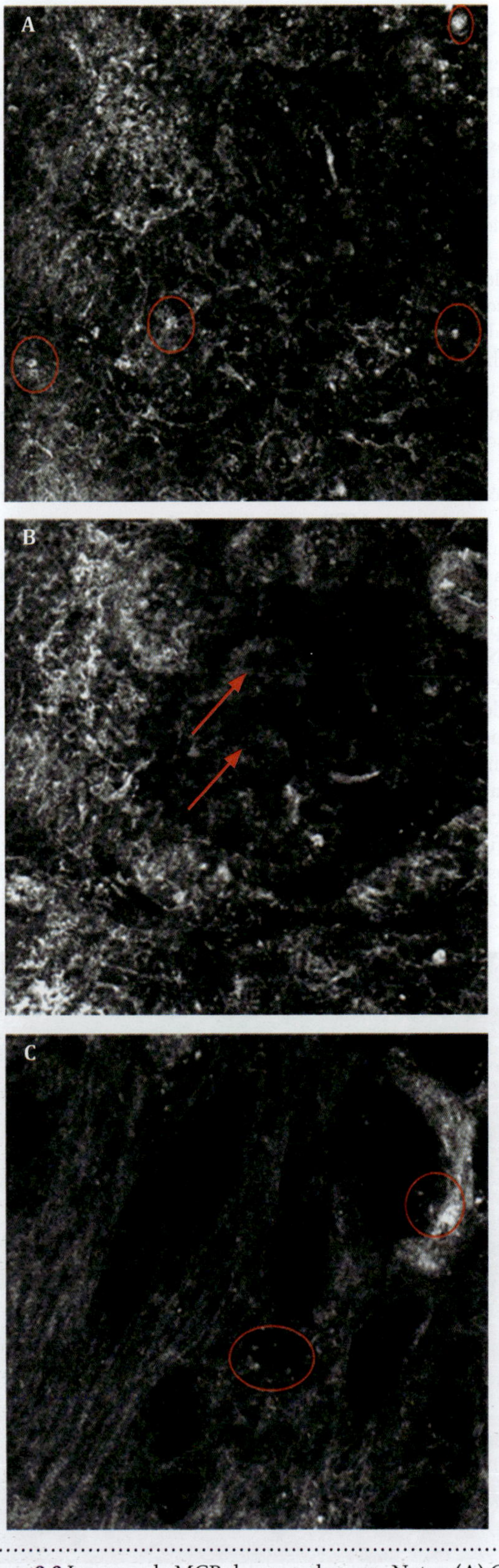

■ **Figura 9.8** Imagens de MCR de um melanoma. Notar: **(A)** Células pagetoides arredondadas e grandes, papilas não delimitadas. **(B)** Ninhos ou aglomerados cerebriformes (*clods*). **(C)** Células atípicas na derme.

■ LESÕES NÃO MELANOCÍTICAS

Os tumores não melanocíticos têm sido estudados com a MCR desde o início do emprego dessa tecnologia.[21] Embora haja a limitação da avaliação da extensão tumoral em maiores profundidades, a MCR pode trazer altas sensibilidade e especificidade na análise da porção superior desses tumores.

No caso do carcinoma basocelular (Figura 9.9), por exemplo, a visualização de ilhas de tumor bem definidas e brilhantes (estruturas por vezes lobuladas) constituídas por células em paliçada (com núcleos alongados no mesmo eixo e perpendiculares ao limite da ilha), na altura da JDE ou da derme superior, é um aspecto característico. Podem-se observar ainda espaços escuros em fenda ao redor das ilhas tumorais (*dark cleft like spaces*) que, na histopatologia, correspondem à retração do estroma ou à deposição de mucina em volta dos agregados neoplásicos; algumas células dendríticas (estruturas ramificadas brilhantes) dentro do tumor; e vasos canaliculares com curso horizontal.[22]

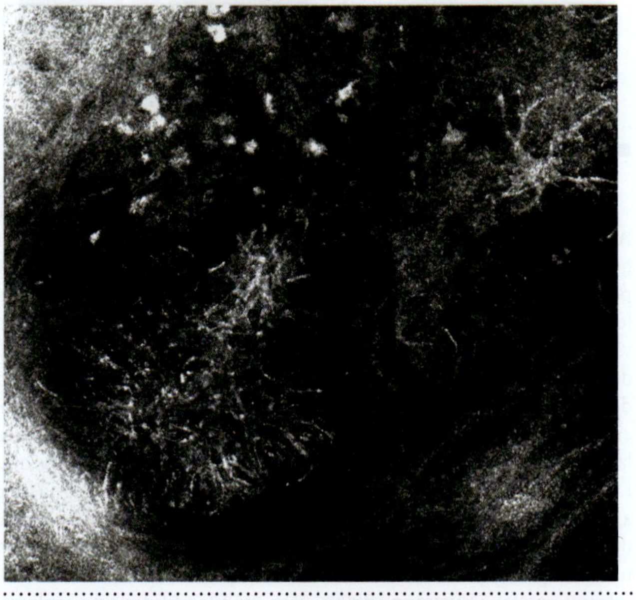

■ **Figura 9.9** Imagem de MCR de um carcinoma basocelular. Notar as ilhas de tumor com células em paliçada circundadas por colágeno, algumas células dentríticas (estruturas ramificadas brilhantes) no seu interior, além dos espaços escuros em fenda ao redor das ilhas característicos do tumor e das fibras de colágeno dérmicas.

Nas lesões de ceratose actínica e carcinoma espinocelular (este último com os achados mais exuberantes), nota-se padrão "em favo de mel" atípico na camada espinhosa com queratinócitos e núcleos de tamanho e formatos diversos (células brilhantes polimórficas). A paraceratose é um achado importante, sendo evidenciada como células redondas individualizadas brilhantes no estrato córneo, que geralmente se contra mais espessado. Vasos redondos grandes nas papilas dérmicas também podem ser identificados.[23]

Quanto à ceratose seborreica, os principais achados na MCR são: tampões e cistos córneos (vistos como estruturas ovais, grandes e altamente refráteis; contudo, os cistos córneos por vezes estão circundadas por um halo escurecido); aspecto cerebriforme da epiderme (cordões alongados e projeções bulbares de células monomórficas na JED); padrão em "pedra de calçamento" nas lesões pigmentadas e células poligonais brilhantes mal definidas na derme superior (melanófagos).[24] Nas lesões de lentigo solar, o principal achado é o aumento da densidade das papilas dérmicas com anéis de células monofórmicas brilhantes ao seu redor. Alguns autores acreditam que, por compressão, as papilas se deformam ao longo do tempo e perdendo sua característica arredondada inicial.[25]

Na micose fungoide, assim como em outras formas de linfoma T cutâneo, a presença de células brilhantes atípicas na epiderme (linfócitos epidermotrópicos) é um achado marcante (Figura 9.10). Embora nem sempre encontrados, espaços epidérmicos grandes, escuros e ovalados com células brilhantes em seu interior (microabscessos de Pautrier) são altamente característicos de micose fungoide. Os anéis das papilas dérmicas podem se mostrar com menor refratilidade (brilho) e os vasos sanguíneos, dilatados.[26]

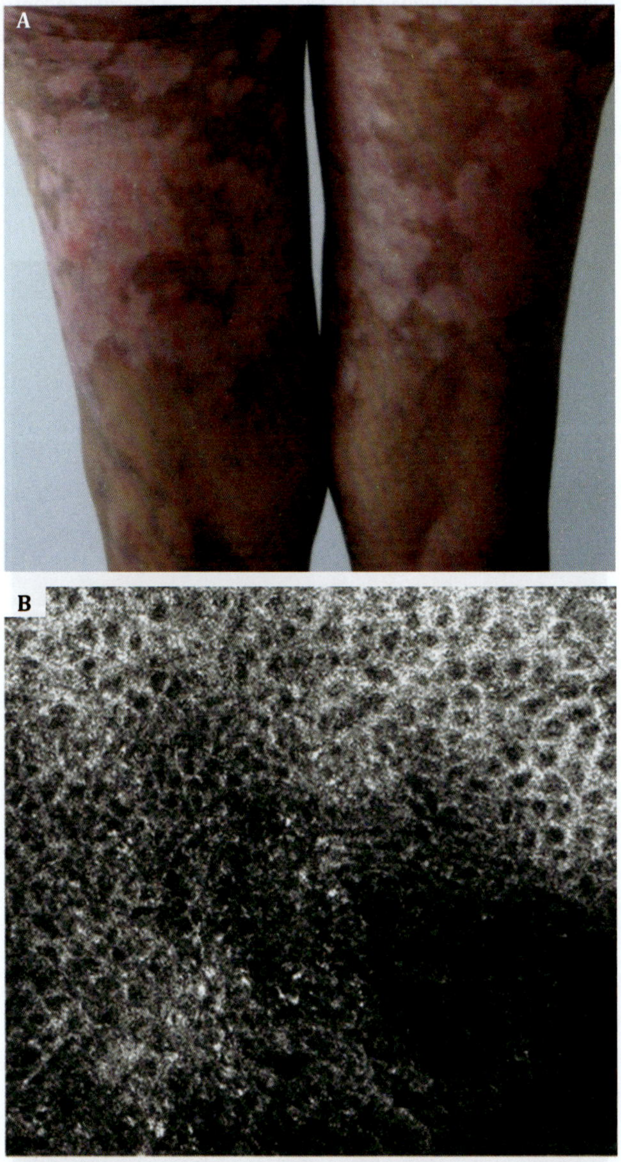

■ **Figura 9.10** Imagem clínica (**A**) e de MCR (**B**) de uma paciente com micose fungoide. Notar desarranjo epidérmico, espongiose e epidermotropismo (células brilhantes de diferentes formatos e tamanho associadas à perda do padrão "em favo de mel").

Outros tumores não melanocíticos foram avaliados e apresentam achados na MCR interessantes como dermatofibroma, hiperplasia sebácea, angioma, angioqueratoma, tricoepitelioma, xantogranuloma, acantoma de células claras etc.[27]

■ DOENÇAS INFLAMATÓRIAS

As lesões de psoríase em placa podem ser avaliadas pela MCR, que revelará estruturas celulares brilhantes no estrato córneo (paraceratose) e aumento da espessura do mesmo. Esse aumento de espessura pode ser medido quando se navega pelo *software* em níveis consecutivos de profundidade (*stack*). Nestas lesões, há ainda aumento da espessura de toda a epiderme (acantose), maior densidade e maior alongamento das papilas dérmicas (papilomatose) – estas muitas vezes estão visíveis já no estrato espinhoso – além de vasos dilatados no interior da papila, que podem ser correlacionados com os pontos vermelhos vistos à dermatoscopia (Figura 9.11).[5]

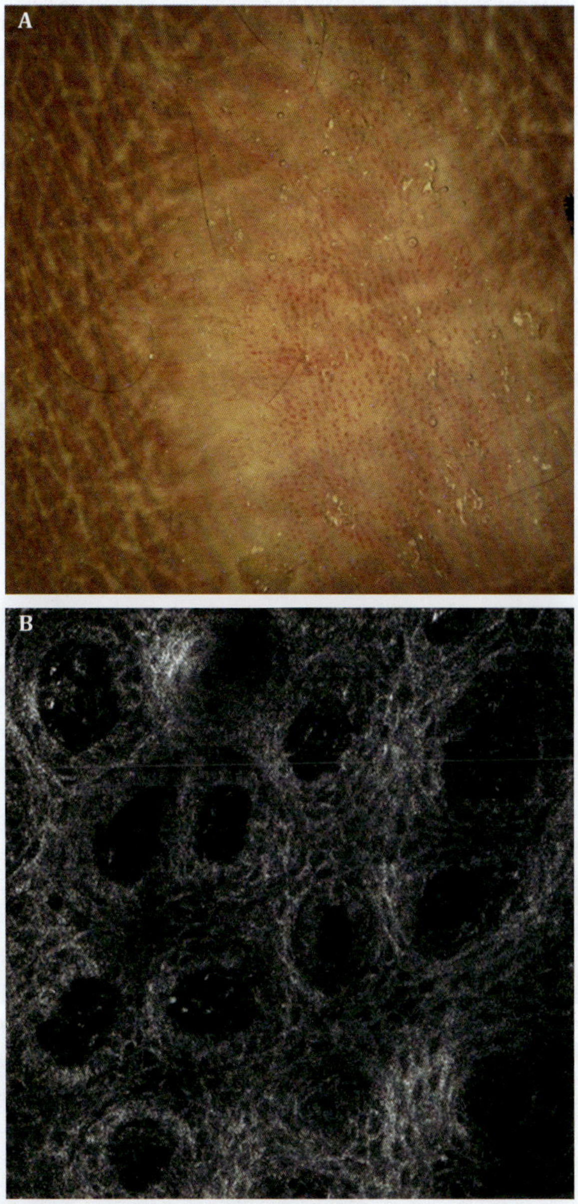

■ **Figura 9.11** Imagens de psoríase em placas. Notar: (**A**) Na dermatoscopia, padrão vascular de pontos vermelhos regularmente distribuídos. (**B**) Na MCR, presença de papilas dérmicas já nas camadas superiores da epiderme contendo vasos dilatados no seu interior.

Considerando que existem numerosas publicações sobre uso da MCR para variadas doenças inflamatórias como eczema, líquen plano, dermatite de contato, lúpus discoide etc., outros achados de MCR ainda podem ser apontados nestas condições cutâneas a depender da sua natureza e gravidade: hiperceratose; hipo/gipergranulose; desarranjo epidérmico; espongiose; exocitose; vesiculação; má delimitação das papilas dérmicas; alterações de interface; inflamação dérmica; perivascular e perianexial.[28]

■ DISTÚRBIOS PIGMENTARES

Uma vez que a melanina é o principal alvo da MCR, os distúrbios pigmentares representam um campo de grande aplicabilidade desta. No vitiligo, por exemplo, a falta de pigmento nas lesões acrômicas se revela na ausência dos anéis das papilas dérmicas na JDE (Figura 9.12). Na pele aparentemente normal dos pacientes com essa dermatose, no entanto, os anéis se encontram brilhantes, embora haja uma discussão se eles se encontrariam parcial ou totalmente preservados quanto ao brilho (pigmento).[8,9] Na avaliação de um paciente com vitiligo, deve-se sempre examinar a pele acometida, a pele adjacente e a pele aparentemente normal com a finalidade de estabelecer um parâmetro correto de comparação quanto à pigmentação, especialmente em pacientes de fototipos mais baixos. A MCR também é útil para determinar a estabilidade das lesões de vitiligo, de acordo com a presença ou ausência de células inflamatórias, e para predizer indiretamente o prognóstico, a depender da identificação de resíduos de pigmento, que poderiam corresponder a reservas de melanócitos.[29] Por último, esse exame de imagem pode ser útil ainda na avaliação da resposta terapêutica, ao identificar subclinicamente células de repigmentação,[10,29] e na diferenciação de lesões acrômicas ou hipocrômicas de outra natureza como o nevo despigmentoso, nevo acrômico e hipopigmentação pós-inflamatória.[30]

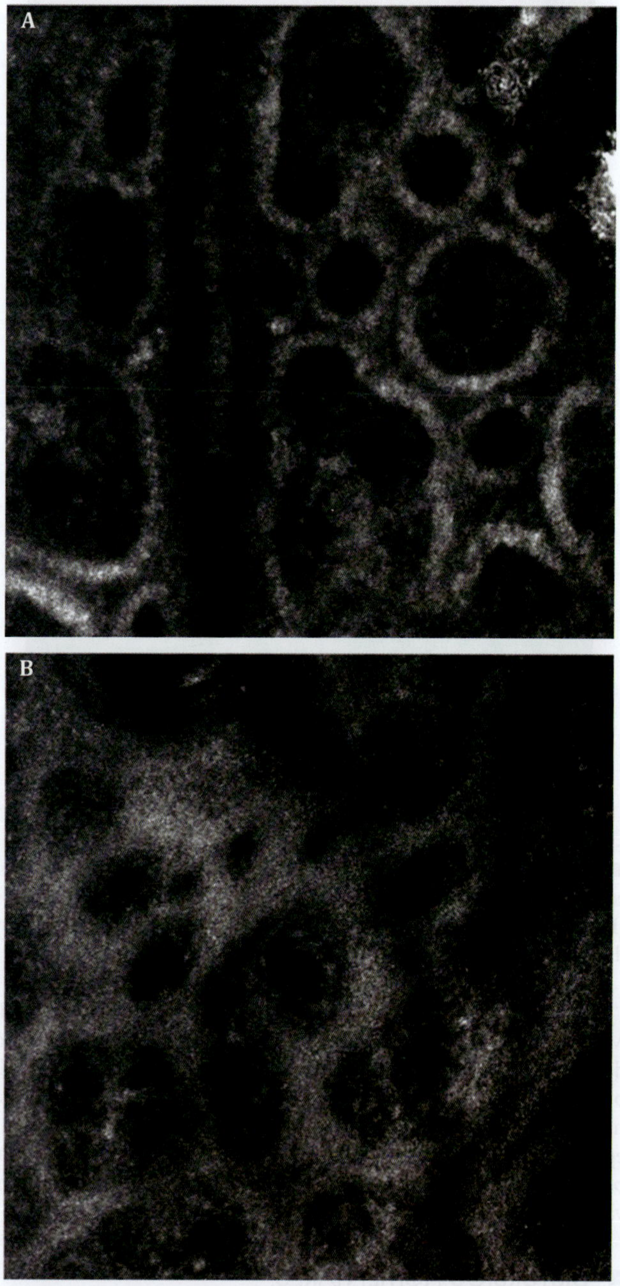

■ **Figura 9.12** Imagens de MCR em um paciente com vitiligo. Notar: **(A)** Pele não afetada na altura da junção dermoepidérmica. **(B)** Pele afetada: ausência dos anéis brilhantes na junção dermoepidérmica.

No melasma, a MCR é capaz de identificar a localização do pigmento, definindo, assim, o melasma como predominantemente epidérmico, predominantemente dérmico ou misto. Em um dos principais estudos realizados até o momento, não foram encontrados os tipos exclusivamente epidérmicos ou dérmicos, sendo identificado algum grau de pigmento tanto na epiderme como na derme destes pacientes.[6] Nas lesões com grande atividade, no exame de MCR, é possível encontrar estruturas brilhantes ramificadas (com processos dendríticos proeminentes) na epiderme, que correspondem a melanócitos ativados.[7,31] Também são observadas estruturas poligonais de diferentes tamanhos na derme correspondentes a melanófagos (Figura 9.13). Como a MCR revela a presença e intensidade do pigmento nas camadas superiores da pele, a avaliação da resposta terapêutica por esta técnica no melasma é de grande valia.[6]

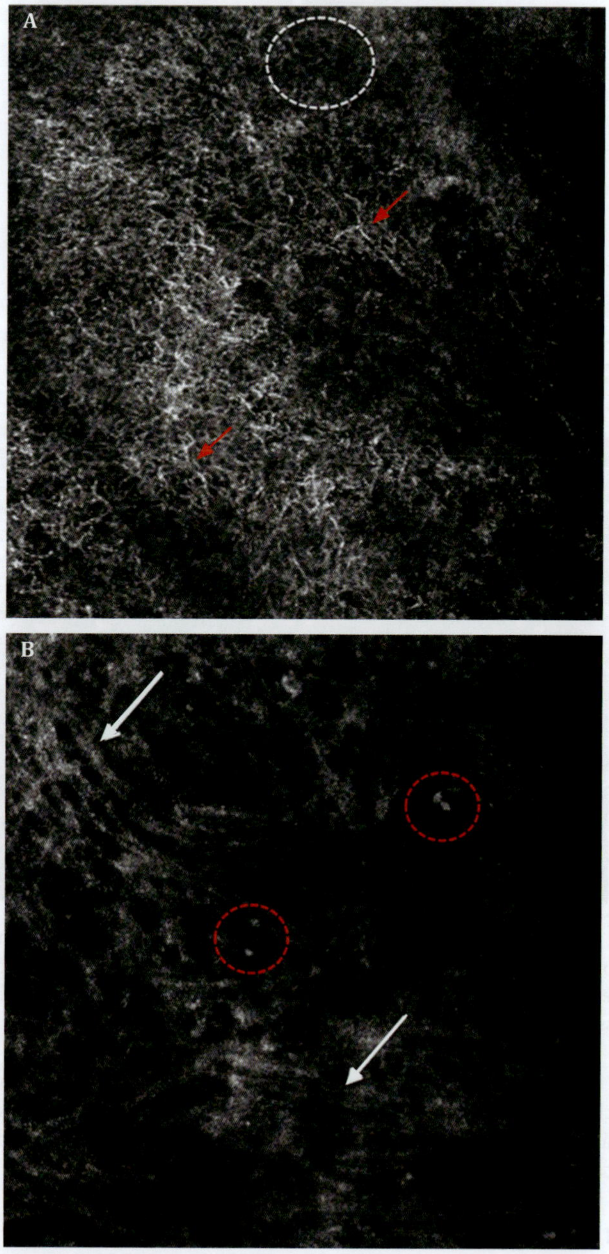

■ **Figura 9.13** Imagens de MCR em uma paciente com melasma. Notar estruturas ramificadas intensamente brilhantes correspondentes a melanócitos ativados na camada espinhosa **(A)** e estruturas poligonais brilhantes correspondentes a melanófagos na derme reticular superior **(B)**.

Fonte: Costa MC et al. In vivo reflectance confocal microscopy in a typical case of melasma. An Bras Dermatol 2012;87(5):782-4.

■ COSMIATRIA

A MCR tem sido usada para avaliação do envelhecimento cutâneo, ao revelar alterações citoarquiteturais na epiderme e na derme com fotodano, com resolução próxima ao exame histopatológico e com a vantagem de ser realizada *in vivo* e de maneira não invasiva.[32-34] Entre os achados epidérmicos, observam-se diminuição da espessura da epiderme, "padrão em favo de mel" irregular e pigmentação mosqueada. Na derme fotoenvelhecida, por sua vez, a rede de colágeno se modifica de fina e reticulada para bandas espessas e agredadas/onduladas (degeneração do colágeno).[32] Além disso, testes sobre a barreira cutânea se mostram promissores. Esse tipo de microscopia também tem se mostrado interessante na avaliação da eficácia de produtos cosmecêuticos.[35]

■ OUTRAS APLICAÇÕES: DA ESCOLHA DO SÍTIO DE BIÓPSIA AO MONITORAMENTO DA RESPOSTA TERAPÊUTICA

Além do caráter diagnóstico, da determinação da extensão em lesões subclínicas ou em estágios muito iniciais, o emprego da MCR também pode ser útil na seleção do sítio da biópsia, a exemplo de lesões neoplásicas, em especial a micose fungoide, na qual tanto o diagnóstico clínico como o histopatológico representam um desafio para o dermatologista.[26]

De acordo com os achados do exame de MCR, é possível também o acompanhamento de lesões de doenças inflamatórias[28] e de distúrbios pigmentares como o vitiligo já citadoe[29] (pela presença/ausência de células inflamatórias nas lesões indicando ou não atividade de doença).

O monitoramento da resposta terapêutica é outra aplicação da técnica, desde lesões neoplásicas tratadas com medicações não invasivas e/ou alternativas, como o uso do imiquimode no lentigo maligno,[36] a lesões de doenças inflamatórias[5] e de distúrbios pigmentares.[6,10]

■ OUTROS

A MCR também tem sido empregada na avaliação de lesões bolhosas de origem autoimune[37] e infecciosa,[11,38] revelando impressionante correlação histopatológica.

■ LIMITAÇÕES DA MCR E PERSPECTIVAS

Com os parâmetros atuais se consegue atingir a profundidade de cerca de 250 μm. Portanto, algumas regiões do corpo onde a epiderme é mais espessa (p. ex., regiões volares) são de difícil avaliação. No exame de MCR dessas áreas, além do maior número de glândulas e ductos écrinos e ausência de estruturas foliculares, é característico o espessamento das camadas mais superficiais da epiderme, o que dificulta com grande frequência alcançar a JDE.[39] Fototipos muito baixos podem representar um fator limitante no estudo de distúrbios pigmentares como vitiligo pela diminuição do contraste entre pele normal e pele lesada.

Um ponto importante sobre o uso da MCR é a curva de aprendizado relativamente longa. Antes de tudo, o examinador deve gozar de um conhecimento razoável de histopatologia para que possa correlacioná-lo às estruturas morfológicas da MCR. A partir daí, um número considerável (na casa de centenas) de exames na pele normal e lesionada deve ser realizado para que o "confocalista" esteja realmente apto para preparar o exame, manejar o aparelho, navegar pelo *software* e, sobretudo, reconhecer os achados da técnica, interpretando-os corretamente. Além das crescentes publicações, criou-se uma plataforma via internet para auxiliar esse aprendizado,[40] o que pode ser de grande ajuda para os iniciantes.

O custo atual do aparelho bem como a sua difícil portabilidade (a última principalmente relacionada ao Vivascope 1500) são verdadeiros entraves para a disseminação da técnica. A provável solução segundo grande parte dos estudiosos de MCR seria uma futura evolução do modelo mais portátil e de mais fácil manejo, o Vivascope 3000,[41] utilizado para sítios anatômicos acidentados. Nos últimos anos, inclusive, pesquisadores têm desenvolvido um dispositivo portátil de MCR, de custo consideravelmente reduzido por utilizar como fonte de luz LED (e não *laser* como os demais) e por se conectar a *smartphones*, conseguindo preservar a qualidade da imagem e sua resolução celular (Figura 9.14).[42,43]

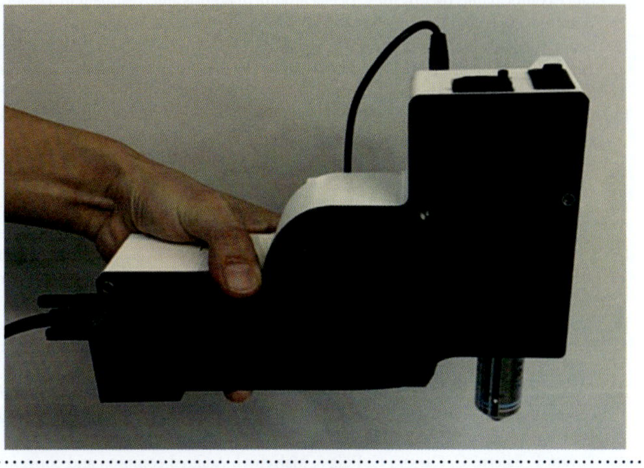

■ **Figura 9.14** Dispositivo de MCR, ainda em fase de testes, mais acessível e que usa como fonte luminosa o LED e que pode se conectar a *smartphones*.

Fonte: Cortesia do pesquisador responsável, Prof. Dongjyun Kang, Universidade do Arizona (EUA).

■ CONCLUSÕES

A MCR na Dermatologia, deve-se ter isso em mente, desempenha papel próprio como exame de imagem complementar e não tem nenhum caráter substitutivo até o presente momento como já foi dito: na realidade, é o passo seguinte após o exame dermatoscópico e pode ser fortemente correlacionada com o exame histopatológico convencional. Além do mais, como grande diferencial da técnica está o seu caráter dinâmico, que permite observações de processos fisiológicos e patológicos da pele em tempo real (*in vivo*).

A aplicabilidade do exame tem se mostrado vasta como a própria Dermatologia e o número crescente de estudos científicos corroboram o seu emprego, que está em franca expansão no mundo todo.[44-50] Apesar das limitações aqui citadas, há perspectivas futuras de maior acessibilidade com base em desenvolvimento tecnológico e menores custos.[42-45] Contando com isso e com boa dose de otimismo, não será surpresa se dentro de alguns anos ou par de décadas, o uso da MCR se dê em longa escala, tenha seus achados consagrados e, principalmente, possa ser de grande valia tanto no diagnóstico como no acompanhamento terapêutico das doenças dermatológicas.

Referências bibliográficas

1. Hofmann-Wellenhof R, Pellacani G, Malvehy J, Soyer P. Reflectance Confocal Microscopy for Skin Diseases. Springer; 2012.
2. Minsky M. Memoir on inventing the confocal scanning microscope. Scanning. 1988;10:128-138.
3. Rajadhyaksha M, Grossman M, Esterowitz D et al. In vivo confocal laser microscopy of human skin: melanina provides strong contrast. J Invest Dermatol. 1995;104:946-952.
4. Langley RG, Rajadhyaksha M, Dwyer PJ et al. Confocal scanning laser microscopy of benign and malignant melanocytic skin lesions in vivo. J Am Acad Dermatol. 2001;45:365-376.
5. Ardigò M, Cota C, Berardesca E, González S. Concordance between in vivo reflectance confocal microscopy and histology in the evaluation of plaque psoriasis. J Eur Acad Dermatol Venereol. 2009;23(6):660-7.

6. Ardigò M, Cameli N, Berardesca E, Gonzalez S. Characterization and evaluation of pigment distribution and response to therapy in melasma using in vivo reflectance confocal microscopy: a preliminary study. Journal of the European Academy of Dermatology and Venereology. 2010;24:1296-1303.
7. Costa MC, Eljaiek HV, Abraham LS, Azulay-Abulafia L, Ardigo M. In vivo reflectance confocal microscopy in a typical case of melasma. An Bras Dermatol. 2012;87(5):782-4.
8. Ardigò M, Malizewsky I, Dell'anna ML, Berardesca E, Picardo M. Preliminary evaluation of vitiligo using in vivo reflectance confocal microscopy. J Eur Acad Dermatol Venereol. 2007;21(10):1344-50.
9. Kang HY et al. A noninvasive technique, reflectance confocal microscopy, for the characterization of melanocyte loss in untreated and treated vitiligo lesions. J Am Acad Dermatol. 2010;63(5):e97-100.
10. Ardigò M, Costa MC, Pellacani G. Reflectance confocal microscopy in vitiligo. In: Lotti T et al - Vitiligo: whats's new, what's true. WHA Publisher – World Health Academy, Zurich, Switzerland/Vitiligo Research Foundation. New York, USA; 2013.
11. Abraham LS, Costa MC, Agozzino M, Amorosi B, Cota C, Ardigo M. In vivo reflectance confocal microscopy for varicella prompt diagnosis and treatment in a severely immunosuppressed patient. Skin Skin Res Technol. 2012;18(3):386-8.
12. Scope A, Benvenuto-Andrade C, Agero AC et al. In vivo reflectance confocal microscop imaging of melanocytic skin lesions: Consensus terminology glossary and illustrative images J Am Acad Dermatol. 2007;57:644-58.
13. Gonzalez S, Gill M, Halpern AC. Normal skin. In: Gonzalez S, Gill M, Halpern AF, editors. Reflectance confocal microscopy of cutaneous tumors: an atlas with clinical, dermoscopic and histological correlations. Boca Raton (FL): Informa Healthcare--Taylor and Francis; 2008. p. 7-13.
14. Hofmann-Wellenhof R et al. Reflectance confocal microscopy: state-of-art and research overview. Semin Cutan Med Surg. 2009;28(3):172-9.
15. Chung VQ, Dwyer PJ, Nehal KS et al. Use of ex vivo confocal scanning laser microscopy during Mohs surgery for non-melanoma skin cancers. Dermatologi Surg. 2004;30:1470-1478.
16. Pellacani G, Longo C, Malvehy J et al. In vivo confocal microscopy and histopathologic correlations of dermoscopic features in 202 melanocytic lesions. Arch Dermatol. 2008;144:1597-1608.
17. Pellacani G, Cesinaro AM, Seidenari S. In vivo confocal reflectance microscopy for the characterization of melanocytic nests and correlation with dermoscopy and histology. Br J Dermatol. 2005;152:384-386.
18. Lovato L, Salerni G, Carrera C, Puig S, Malvehy J. Aquired common and congenital melanocytic nevi. In: González S. Reflectance Confocal Microscopy in Dermatology: fundamentals and clinical applications. Madri, Espanha: Grupo Aula Médica; 2012. p. 35-38.
19. Pellacani G, Farnetani F, Argenziano G et al. Atypical/dysplastic nevi. In: Hofmann--Wellenhof R, Pellacani G, Malvehy J, Soyer P. Reflectance Confocal Microscopy for Skin Diseases. Springer; 2012. p. 87-98.
20. Moscarella E, Zalaudek I, Agozzino M, Vega H, Cota C, Catricalà C, Argenziano G, Ardigò M. Reflectance confocal microscopy for the evaluation of solitary red nodules. Dermatology. 2012;224(4):295-300.
21. González S, Tannous Z. Real-time, in vivo confocal reflectance microscopy of basal cell carcinoma. J Am Acad Dermatol. 2002;47(6):869-74.
22. Hashemi P, Rabinovitz HS, Marghoob AA, Scope A. Basal cell carcinoma. In: Hofmann-Wellenhof R, Pellacani G, Malvehy J, Soyer P. Reflectance Confocal Microscopy for Skin Diseases. Springer; 2012. p. 271-284.
23. Rishpon A, Kim N, Scope A et al. Reflectance confocal microscopy criteria for scamous cell carcinoma and actinic keratosis. Arch Dermatol. 2009;145(7):766-72.
24. Ahlgrimm-Siess V, Cao T, Oliviero M, Laimer M, Hofmann-Wellenhof R, Rabinovitz HS, Scope A. Seborrheic keratosis: reflectance confocal microscopy features and correlation with dermoscopy. J Am Acad Dermatol. 2013;69(1):120-6.
25. Polleflieт C, Corstjens H, González S, Hellemans L, Declercq L, Yarosh D. Morphological characterization of solar lentigines by in vivo reflectance confocal microscopy: a longitudinal approach. Int J Cosmet Sci. 2013;35(2):149-55.
26. Agero AL, Gill M, Ardigo M, Myskowski P, Halpern AC, González S. In vivo reflectance confocal microscopy of mycosis fungoides: A preliminary study. J Am Acad Dermatol. 2007 Sep;57(3):435-41.
27. Malvehy J, Hanke-Martinez M, Costa J et al. Semiology and pattern analysis in nonmelanocytic lesions. In: Hofmann-Wellenhof R, Pellacani G, Malvehy J, Soyer P. Reflectance Confocal Microscopy for Skin Diseases. Springer; 2012. p. 239-252.
28. Ardigò M, Agozzino M. The semiology and patterns of inflammatory skin conditions. In: Hofmann-Wellenhof R, Pellacani G, Malvehy J, Soyer P. Reflectance Confocal Microscopy for Skin Diseases. Springer; 2012. p. 349-365.
29. Costa MC, Abraham LS, Pacífico A, Leone G, Picardo M, Ardigo M. New reflectance confocal microscopy features in vitiligo: beyond the papillary rings. XXIst International Pigment Cell Conference (IPCC). Pigment Cell & Melanoma Research. 24:832-833.
30. Xiang W et al. In vivo confocal laser scanningmicroscopy of hypopigmented macules: a preliminary comparison of confocal images in vitiligo, nevus depigmentosus and postinflammatory hypopigmentation. Lasers Med Sci. 2010 Jul;25(4):551-8.
31. Kang HY, Bahadoran P, Suzuki I, Zugaj D, Khemis A, Passeron T, Andres P, Ortonne JP. In vivo reflectance confocal microscopy detects pigmentary changes in melasma at a cellular level resolution. Exp Dermatol. 2010;19(8):228-33.
32. Longo C, Casari A, Beretti F, Cesinaro AM, Pellacani G. Skin aging: in vivo microscopic assessment of epidermal and dermal changes by means of confocal microscopy. J Am Acad Dermatol. 2013;68(3):e73-82.
33. Sauermann K, Clemann S, Jaspers S, Gambichler T, Altmeyer P, Hoffmann K et al. Age-related changes of human skin investigated with histometric measurements by confocal laser scanning microscopy in vivo. Skin Res Technol. 2002;8:52-6.
34. Ulrich M, Ruter C, Astner S, Sterry W, Lange-Asschenfeldt B, Stockfleth E et al. Comparison of UV-induced skin changes in sun-exposed vs sun-protected skin - preliminary evaluation by reflectance confocal microscopy. Br J Dermatol. 2009;161(Suppl):46-53.
35. Pellacani G, Caterina L, Ardigò M. Reflectance confocal microscopy applications in cosmetology. In: Hofmann-Wellenhof R, Pellacani G, Malvehy J, Soyer P. Reflectance Confocal Microscopy for Skin Diseases. Springer; 2012. p. 455-465.
36. Carrera C, Puig S, Malvehy J. In vivo confocal reflectance microscopy in melanoma. Dermatol Ther. 2012;25(5):410-22.
37. Kurzeja M, Rakowska A, Rudnicka L, Olszewska M. Criteria for diagnosing pemphigus vulgaris and pemphigus foliaceus by reflectance confocal microscopy. Skin Res Technol. 2012;18(3):339-46.
38. Debarbieux S, Depaepe L, Poulalhon N, Dalle S, Balme B, Thomas L. Reflectance confocal microscopy characteristics of eight cases of pustular eruptions and histopathological correlations. Skin Res Technol. 2013;19(1):e444-52.
39. Puig S, Carrera C, Lovato L, Hanke-Martinez M. Acral volar skin, facial skin and mucous membrane. Gonzal Hofmann-Wellenhof R, Pellacani G, Malvehy J, Soyer P. Reflectance Confocal Microscopy for Skin Diseases. Springer; 2012. p. 33.
40. Skin Confocal Microscopy. [Acesso 2013 Out 10]. Disponível na Internet: http://www.skinconfocalmicroscopy.org.
41. Dusza W, Lee E, Rajadhyaksha M, Nehal KS. Margin Mapping Of Lentigo Maligna And Lentigo Maligna Melanoma Using Handheld Reflectance Confocal Microscopy With Radial Videomosaicking: A Prospective Concordance Study. JAMA Dermatol. 2017;153(12):1278-84.
42. Freeman EE, Semeere A, Osman H, Peterson G et al. Smartphone confocal microscopy for imaging cellular structures in human skin in vivo. Biomed Opt Express. 2018 Mar 26;9(4):1906-15.
43. Gong C, Stratton DB, Curiel-Lewandrowski CN, Kang D. Speckle-free, near-infrared portable confocal microscope. Appl Opt. 2020 Aug 1;59(22):G41-G46.
44. Witkowski AM, Arginelli F, Bassoli S, Benati E, Casari A, Pace BDE et al. Improving diagnostic sensitivity of combined dermoscopy and reflectance confocal microscopy imaging through double reader concordance evaluation in telemedicine settings : A retrospective study of 1000 equivocal cases. PLoS One. 2017;1-14.
45. Pezzini C, Piana S, Longo C, Benati E, Borsari S, Specchio F et al. A solitary pink lesion: dermoscopy and RCM features of lichen planus. Dermatol Pr Concept. 2017;7(Figure 4): 43-5.
46. Hocker S, Rabinovitz HS, Oliviero M, Grant-kels J, Scope A. Reflectance confocal microscopy of an inverted follicular keratosis mimicking a squamous cell carcinoma. Dermatol Pr Concept. 2017;7(4):39-42.
47. Jain M, Marghoob AA. Integrating clinical, dermoscopy, and reflectance confocal microscopy findings into correctly identifying a nevoid melanoma. JAAD Case Reports. 2017;505-8.
48. Cinotti E, Bovi C, Tonini G, Labeille B et al. Structural skin changes in elderly people investigated by reflectance confocal microscopy. J Eur Acad Dermatol Venereol. 2020 Nov;34(11):2652-28.
49. Shahriari N, Rabinovitz H, Oliviero M, Grant-Kels JM. Reflectance confocal microscopy: Melanocytic and nonmelanocytic. Clin Dermatol. 2021 Jul-Aug;39(4):643-656.
50. Ko RF, Smidt AC, Durkin JR. Reflectance confocal microscopy in pediatric dermatology: A state-of-the-art review. Pediatr Dermatol. 2021 Nov;38(6):1488-1499.

PARTE 2

Afecções Inflamatórias

capítulo 10

Ricardo Romiti • Luciana Maragno • André Luís da Silva Hirayama

Dermatoses Eritematoescamosas

PSORÍASE

Introdução

A psoríase é uma doença inflamatória sistêmica, crônica e recorrente, de base imunogenética e distribuição universal, acometendo de 1% a 2% da população mundial.

Classicamente, caracteriza-se pela presença de placas eritematoescamosas bem delimitadas atingindo de forma simétrica a região extensora de cotovelos e joelhos, além do tronco e couro cabeludo.

Causa grandes prejuízos à qualidade de vida e grande impacto cumulativo na vida dos pacientes.

Aspectos históricos

Hipócrates (460 a 375 a.C.) descreveu lesões psoriasiformes que classificou como "erupções escamosas", denominando-as *lopoi* (de *lepo*, descamar). O primeiro relato histórico da psoríase propriamente dita se deve a Celsus (25 a.C. a 45 d.C.). Foi Galeno (133 a 200 d.C.) quem cunhou a palavra "psoríase", do grego *psora*, prurido. No entanto, o acometimento palpebral associado a outras lesões psoriasiformes bem como a presença de descamação e prurido, nesta descrição original de Galeno, levantam a hipótese de que seu relato se referia, na verdade, ao eczema seborreico ou, à assim chamada, seborríase, variante clínica da psoríase.

Até o final do século XVIII, psoríase e hanseníase eram agrupadas conjuntamente, e os pacientes acometidos eram alvos do mesmo preconceito e marginalização da sociedade. Coube a Willan, no início do século XIX, a caracterização criteriosa e precisa da psoríase e a descrição de suas diferentes variantes clínicas. Não foi antes de 1841 que a psoríase pôde ser definitivamente separada da hanseníase por Ferdinand Von Hebra.[1]

Epidemiologia

A psoríase acomete igualmente ambos os sexos. A maioria dos pacientes desenvolve a doença antes dos 40 anos de idade. A ocorrência é universal; no entanto, tende a ser mais frequente em países distantes da linha do Equador. Dados relativos à prevalência e à incidência da psoríase são extremamente variáveis de acordo com a faixa etária e a população estudada. Em crianças, a prevalência varia de 0% em Taiwan a 2,1% na Itália. Em adultos, é estimada em 2%, variando de praticamente inexistente entre indígenas da América do Norte e do Sul a 8,5% na Noruega. No Brasil, estudo realizado em todas as capitais do país identificou uma prevalência de 1,31% na população brasileira, com maior prevalência nas regiões Sul e Sudeste.[2] É considerada menos frequente em negros da África Ocidental, em afro-americanos e nos países orientais.

A incidência em crianças é estimada em 40,8 para 100 mil pessoas/ano nos Estados Unidos e em adultos varia de 78,9 para 100 mil pessoas/ano (Estados Unidos) a 230 para 100 mil pessoas/ano (Itália). Nos Estados Unidos, pôde-se verificar aumento de 2 vezes na incidência na população adulta e branca, nas últimas três décadas.[3]

Imunologia e etiopatogenia

Complexas alterações no crescimento e na diferenciação epidérmica e múltiplas anormalidades bioquímicas, imunológicas e vasculares, além da relação não compreendida com o sistema nervoso, estão envolvidas na etiopatogenia da psoríase. No passado, considerava-se o distúrbio dos queratinócitos a base etiopatogênica da psoríase; entretanto, atualmente, é sabido que se trata de uma alteração inicialmente imunológica, mediada pela resposta Th1, Th17 e Th22, principalmente.[4,5] Estudos recentes *in vitro* e especialmente *in vivo*, com modelos animais, trazem evidências de que não há uma célula principal no desencadeamento da psoríase, mas sim uma interação entre os diferentes tipos celulares que compõem o sistema imunológico. Entre as quais, podemos citar além de linfócitos T, células dendríticas, macrófagos, mastócitos e neutrófilos.

Trata-se de uma doença inflamatória crônica da pele associada a uma série de manifestações sistêmicas e com predisposição poligênica na qual o fator desencadeante ainda não foi identificado. O componente genético envolvido na etiologia da psoríase pode ser evidenciado por estudos sobre a incidência familiar, incidência de casos na prole, grau de concordância entre gêmeos e identidade de antígenos de histocompatibilidade (HLA). Múltiplos HLA têm sido associados à psoríase, especialmente, HLA-Cw6, HLA-B13, HLA-B17, HLA-B37, HLA-DR7, HLA-B46, HLA-B57, HLA-Cw1 e HLA-DQ9. Estudos recentes revelam *loci* de suscetibilidade denominados *Psors*, localizados nos cromossomos 6p, 17q, 4q e 1q.[6,7]

Do ponto de vista genético, Henseler e Christophers propuseram a existência de duas formas diferentes de psoríase: tipo I, com início antes dos 40 anos, incidência familiar, manifestações clínicas mais exuberantes e forte associação com HLA, e tipo II, com idade de início depois dos 40 anos, menor prevalência familiar e com menor correlação com HLA.

Estudos populacionais com gêmeos monozigóticos demonstram haver também a participação de fatores ambientais no processo, entre eles trauma cutâneo, infecções (estreptococo B-hemolítico – psoríase em gotas, HIV), drogas (lítio, betabloqueadores, inibidores da enzima de conversão da angiotensina, antimaláricos, anti-inflamatórios não hormonais e interrupção de corticosteroide, este último, causando grave psoríase pustulosa generalizada), fatores psicogênicos/emocionais, distúrbios endócrinos e metabólicos, tabagismo, abuso de álcool, variações climáticas.[8]

Na patogenia, há uma aceleração do ciclo germinativo epidérmico, aumento das células em proliferação e um encurtamento do tempo de renovação celular na epiderme, tanto da lesão como na pele "normal" do paciente com psoríase. Acredita-se que essa hiperproliferação de queratinócitos resulte de aumento da quantidade de fator de crescimento epidérmico (EGF), de fator de crescimento e transformação alfa (TGF-α) e da participação de citocinas pró-inflamatórias (IL-1, IL-6, IFN-γ), que atuariam como mitógenos para essas células. Outro mecanismo implicado seria a falha na resposta dos queratinócitos psoriásicos a citoquinas inibitórias (IFN-γ, TNF-α, TGF-β) produzidas por CD8. Para a psoríase em gota, também se descreve a autoimunidade induzida por reação cruzada a antígenos estreptocócicos.[9]

No caso da psoríase pustulosa generalizada, apesar de considerada doença poligênica, estudos recentes em formas familiares de populações europeias e da Tunísia identificaram mutação do gene IL-36RN, que codifica o antagonista do receptor da IL-36 (chamado IL-36Ra nessas famílias), demonstrando herança autossômica recessiva (MIM#614204) da doença nesses grupos estudados.[10]

Clínica

As manifestações clínicas variam de acordo com os subtipos:[11,12]

- **Psoríase em placas (vulgar):** variante mais comum da psoríase, pode ser observada em até 90% dos pacientes. Caracteriza-se por placas eritematoescamosas (escamas secas, brancas ou prateadas, aderentes e estratificadas), bem delimitadas, com graus variados de infiltração, podendo variar de milímetros até dezenas de centímetros de extensão. Afeta geralmente de forma simétrica a face de extensão dos membros, couro cabeludo e região sacra. As escamas podem ser finas e pouco aderentes, presentes nas variantes atípicas da infância ou, por vezes, extremamente grosseiras e aderentes – caracterizando a chamada "psoríase rupioide" (Figuras 10.1, 10.2, 10.3, 10.4, 10.5 e 10.6). Frequentemente, a psoríase acomete também as unhas, causando manifestações variadas. Com menor frequência, pode atingir dobras flexurais (psoríase invertida), onde a sudorese mascara a descamação. Pode também acometer áreas seborreicas (seborríase) e, eventualmente, atingir mucosas e semimucosas. É questionável se a língua geográfica, caracterizada por placas esbranquiçadas que tendem a migrar de topografia na superfície lingual, representa uma variante de psoríase de topografia restrita à língua.

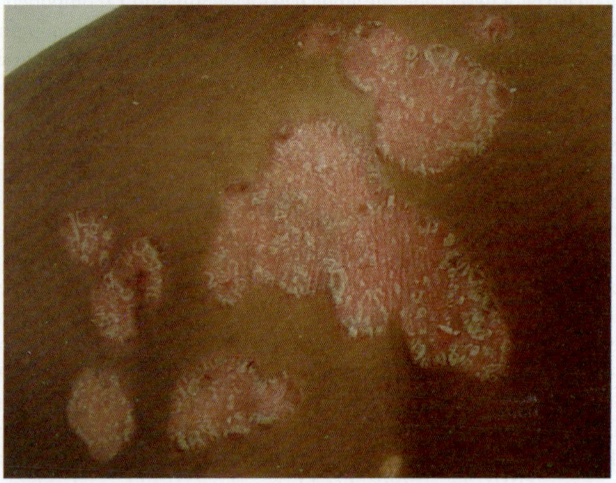

Figura 10.1 Placa de psoríase: sinal da vela.

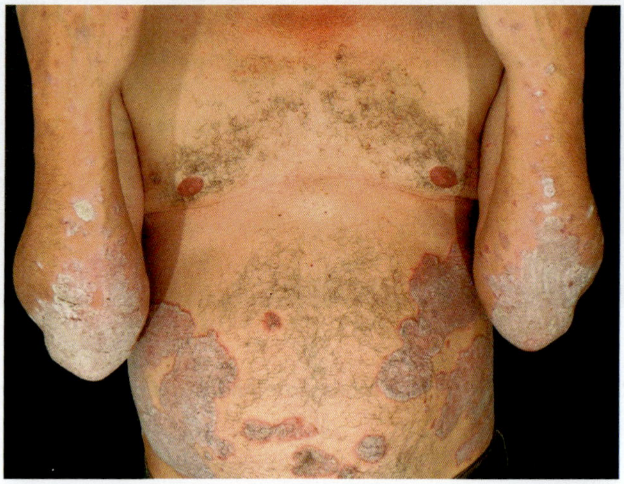

Figura 10.2 Psoríase em placas no abdome e membros superiores.

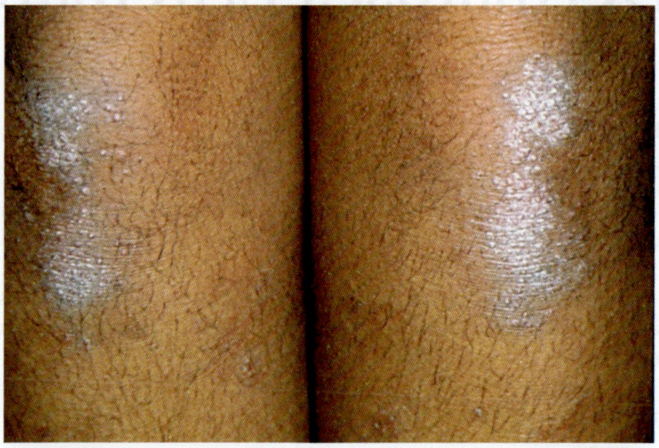

Figura 10.3 Forma típica de psoríase leve acometendo o joelho.

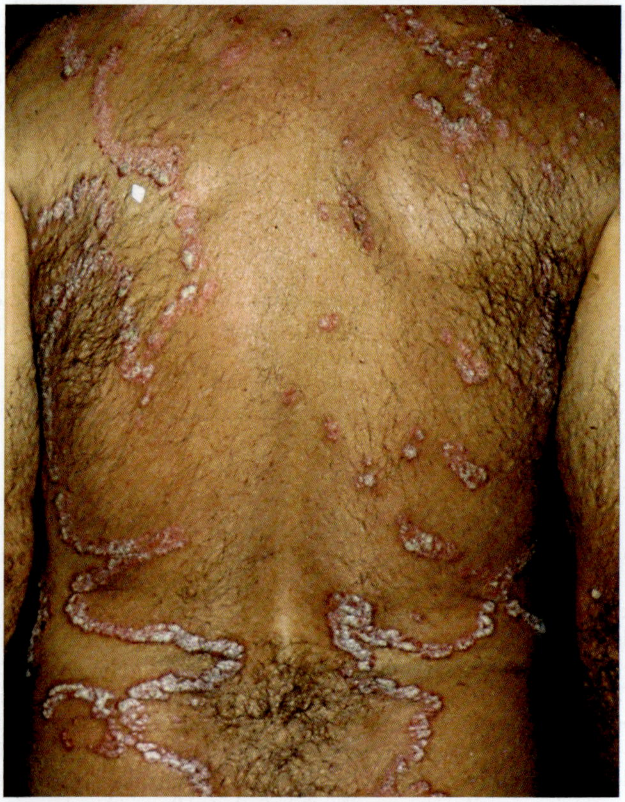

Figura 10.4 Lesões simétricas de contorno geográfico no dorso.

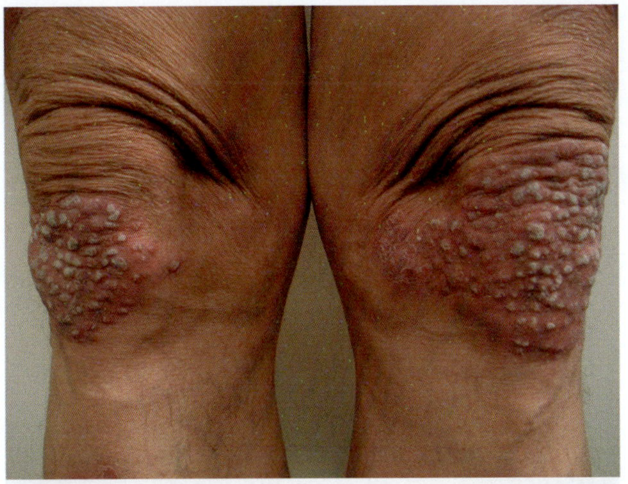

■ **Figura 10.5** Psoríase rupiácea.

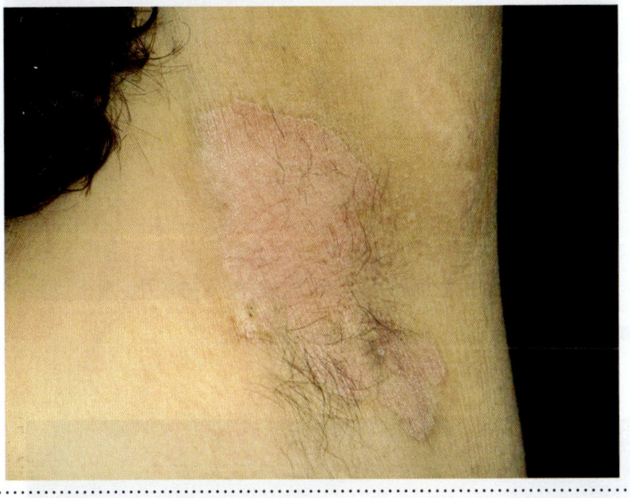

■ **Figura 10.6** Psoríase invertida no cavo axilar.

- **Psoríase em gotas ou gotada:** mais comum em crianças, adolescentes e adultos jovens. Manifesta-se pelo aparecimento súbito de pápulas eritematodescamativas de 0,5 a 1 cm de diâmetro, geralmente localizada no tronco e raiz dos membros. Caracteristicamente, a psoríase é precedida por uma infecção estreptocócica (56% a 85% dos casos), comumente de vias aéreas superiores, e costuma resolver espontaneamente após 2 a 3 meses. Ocasionalmente, as lesões podem persistir e aumentar de tamanho, tomando as características da psoríase em placas.
- **Psoríase eritrodérmica:** ocorre eritema intenso, universal, com descamação variável. Pode ocorrer na evolução natural da doença ou, mais frequentemente, após terapias intempestivas, interrupção de corticosteroide sistêmico ou em pacientes com Aids. Há nítido predomínio do eritema sobre a descamação. Pode ocorrer hiper ou hipotermia e, em casos de longa duração, pode haver diminuição do débito cardíaco e comprometimento da função hepática e renal. O eminente risco de choque cardiovascular e mesmo séptico torna esses pacientes extremamente graves, demandando imediata internação e pronta intervenção terapêutica associada a medidas de suporte (Figura 10.7).
- **Psoríase pustulosa:** pode ser generalizada ou localizada. A generalizada (psoríase de Von Zumbusch) pode ser desencadeada em um paciente com psoríase vulgar por interrupção do corticosteroide sistêmico, hipocalcemia, infecção, vacinas e irritantes locais, entre outros. Geralmente, há comprometimento do estado geral, febre alta e leucocitose. A erupção é súbita e generalizada, porém, comumente, persiste por poucas semanas, revertendo ao quadro anterior ou se transformando em psoríase eritrodérmica. Deve ser diferenciada da pustulose exantemática e generalizada aguda (PEGA) e do pênfigo por IgA. A forma localizada compreende três subformas: psoríase pustulosa em placas ou anular (não evolui para forma generalizada); acrodermatite contínua de Hallopeau (pústulas ou lagos de pus nos quirodáctilos e, mais raramente, nos pododáctilos, de curso crônico, sem tendência à remissão espontânea); e pustulose palmoplantar (caracterizada por surtos de pústulas estéreis comprometendo palmas e/ou plantas, simetricamente, sem manifestações sistêmicas) (Figuras 10.8 e 10.9).

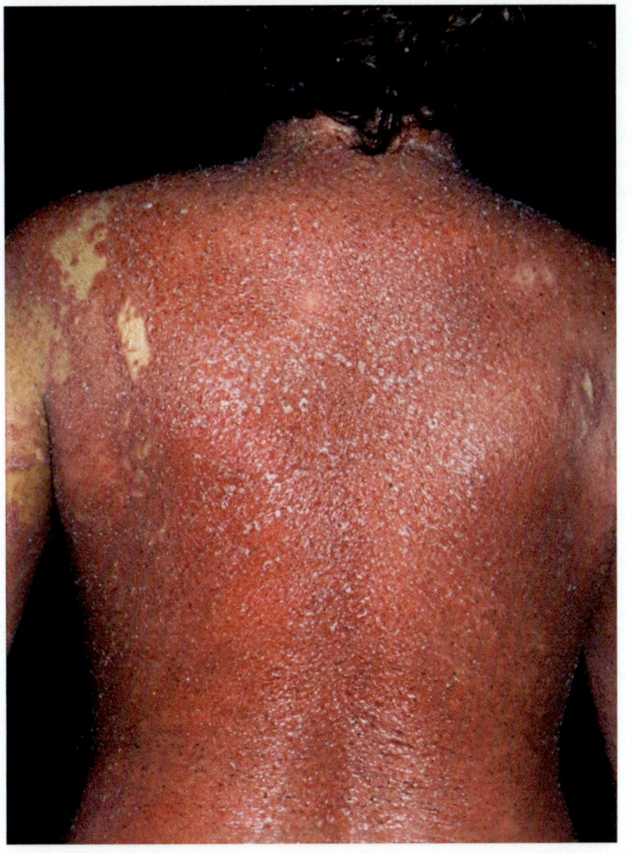

■ **Figura 10.7** Psoríase eritrodérmica.

- **Psoríase palmoplantar:** surge mais comumente em adultos. Apresenta nítida delimitação e simetria das placas e intensa hiperqueratose com ou sem fissuras, tendendo a poupar o cavo plantar. Pode ocorrer associada à psoríase vulgar. Deve ser diferenciada da psoríase pustulosa palmoplantar, da pitiríase rubra pilar, do eczema de contato, da *Tinha pedis* e da dermatite atópica, principalmente. O comprometimento ungueal, a presença de lesões em outras regiões e o exame anatomopatológico auxiliam a diagnose (Figura 10.10).
- **Psoríase ungueal:** presentes em cerca de 50% dos pacientes de psoríase, as manifestações ungueais da psoríase tendem a ocorrer em até 80% dos casos durante alguma fase da vida. As lesões cursam com dor em mais da metade dos pacientes acometidos, podendo causar grande impacto no bem-estar físico e psíquico dos pacientes. As unhas das mãos estão envolvidas em aproximadamente 50% de todos os pacientes e, nas unhas dos pés, em até 35% dos casos. O quadro pode interferir na vida social e restringir as atividades físicas diárias, podendo dificultar ou até impossibilitar atos simples como abotoar uma camisa ou fechar um zíper. Além do mais, as manifestações ungueais da psoríase representam um dilema terapêutico, tanto pela dificuldade de resposta aos tratamentos tópicos e sistêmicos como pela ausência de estudos comparativos ou a longo prazo. O quadro clínico da psoríase ungueal é extremamente variável podendo acometer de forma grave e generalizada

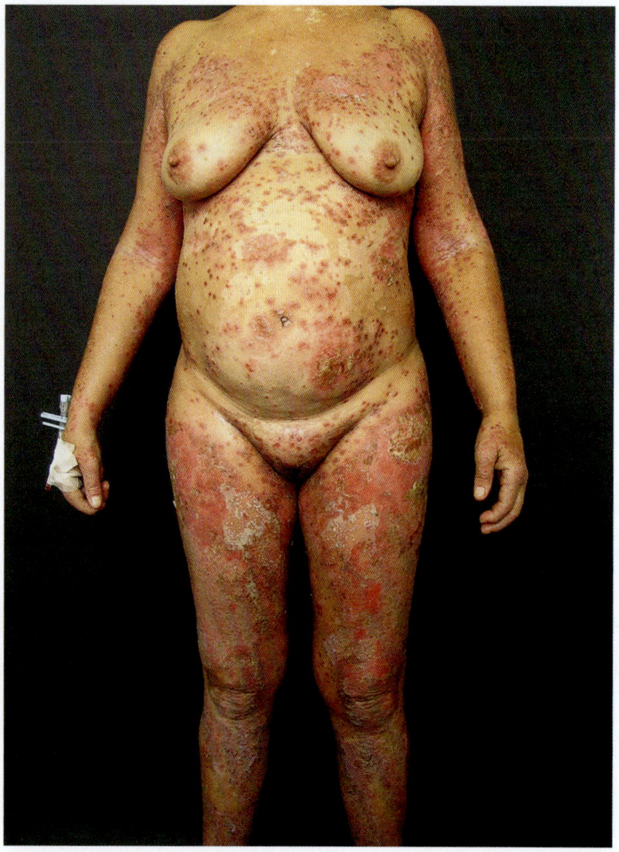

■ **Figura 10.8** Psoríase pustulosa generalizada.

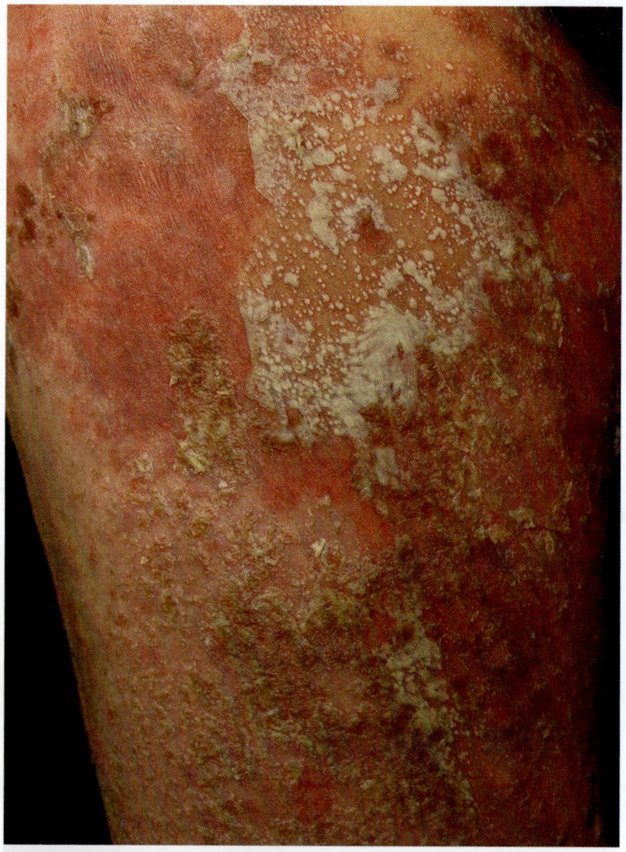

■ **Figura 10.9** Detalhe das pústulas na coxa.

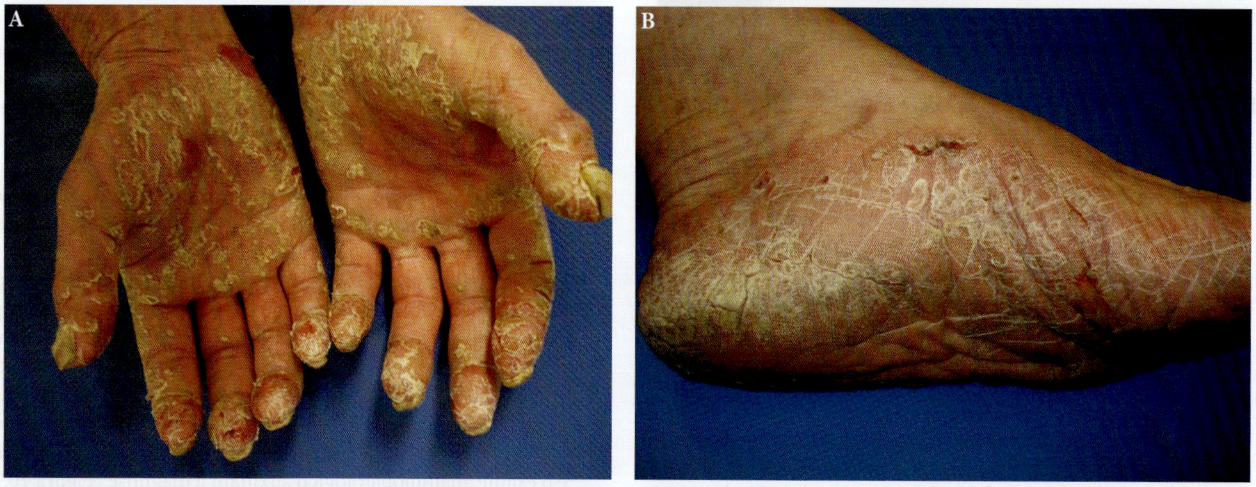

■ **Figura 10.10** **(A)** Psoríase palmar. **(B)** Psoríase localizada plantar.

as 20 unhas ou também se restringir de forma leve a uma única unha das mãos ou dos pés. O grau de acometimento ungueal tende a se relacionar diretamente com a gravidade da doença cutânea e articular. A manifestação clínica da doença ungueal varia de acordo com a região anatômica acometida. Assim, o acometimento da matriz ungueal determinará alterações da lâmina ungueal, enquanto o acometimento do leito ungueal determina alterações compatíveis com a presença de lesões de psoríase sob a lâmina ungueal. A presença de depressões cupuliformes em dedal (*pitting* ungueal), leuconiquia, sulcos de Beau, onicomadese e das manchas eritematosas na lúnula (*red spots in the lunula*) é consequente ao acometimento da matriz ungueal. Por sua vez, as manchas de óleo e a onicólise distal, bem como a hemorragia em estilhaço subungueal (resultado do aumento da fragilidade capilar) e a hiperceratose subungueal, decorrem de alterações do leito ungueal. Para confirmar o diagnóstico da psoríase ungueal, é necessário excluir a onicomicose por exame micológico e/ou cultura para fungos; lembrar que ambas podem coexistir uma vez que a psoríase ungueal aumenta a chance de contaminação por fungo. Nos casos de acometimento isolado das unhas, a biópsia com exame anatomopatológico pode ser necessária para excluir outras patologias, como o líquen plano ungueal. As alterações ungueais podem preceder o aparecimento das lesões cutâneas e ser, durante anos, a única manifestação da afecção (Figuras 10.11 e 10.12).

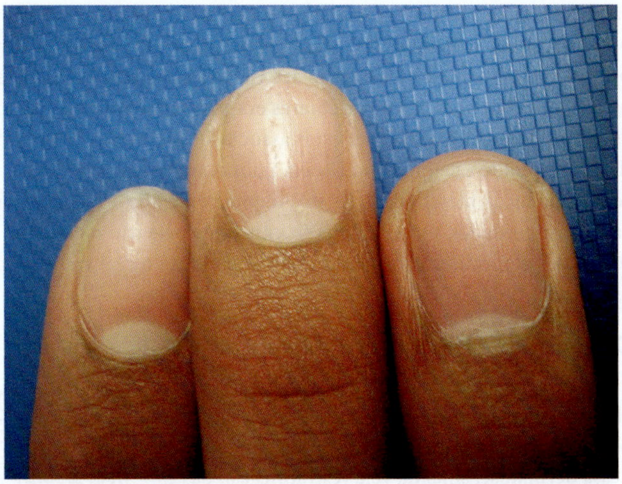

■ **Figura 10.11** *Pits* ungueais.

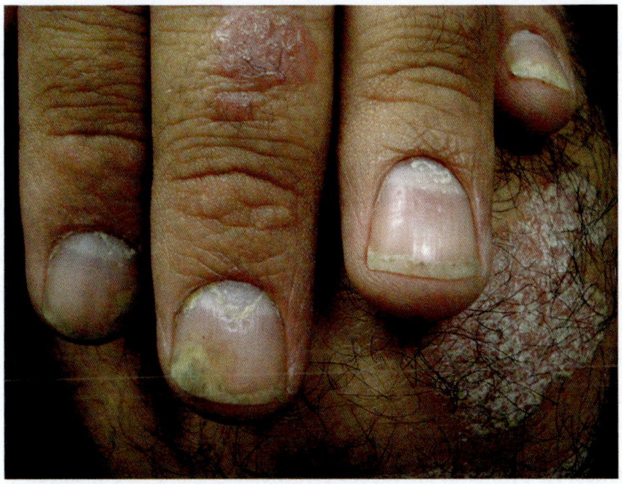

■ **Figura 10.12** Manchas de óleo ungueais.

- **Psoríase na criança:** estima-se que entre 25% e 45% dos casos de psoríase possam iniciar seu curso antes dos 16 anos e destes, em cerca de 2% dos casos antes dos 2 anos de vida.[14,15] Antecedentes familiares de psoríase são muito frequentes e o curso tende a se prolongar até a idade adulta. A forma congênita, definida como a ocorrência de qualquer uma das variantes clínicas da psoríase ao nascimento ou durante os primeiros dias de vida, é extremamente rara e habitualmente se expressa na forma de psoríase em placas. Casos de psoríase eritrodérmica congênita são ainda mais raros e graves e demandam pronta intervenção. Na infância, a psoríase pode apresentar características atípicas que se expressam por meio de placas eritematosas únicas ou pouco numerosas, ligeiramente descamativas, acometendo áreas insólitas, como a região periorbitária, perioral ou genital. Também característico da psoríase infantil é o acometimento folicular, mais bem detectado nas lesões dos membros. No couro cabeludo, pode ocorrer lesão única em placa ou mesmo na forma de lesões mal delimitadas e descamativas, clinicamente indistinguível da dermatite seborreica, também designada "seborríase". As formas artropáticas são extremamente raras na infância (Figuras 10.13, 10.14 e 10.15).
- **Psoríase no idoso:** ocorrem, principalmente nos membros inferiores e couro cabeludo, formas leves a moderadas, cujo diagnóstico diferencial se faz com dermatite asteatósica e dermatite seborreica. O prurido pode ser intenso. Em casos graves, a terapêutica sistêmica é complicada pelo uso concomitante de outras medicações, doenças associadas e intolerância aos tratamentos propostos (Figura 10.16).

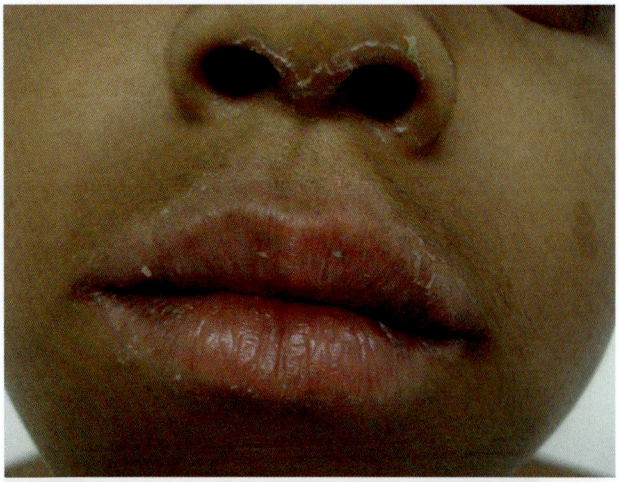

■ **Figura 10.13** Forma atípica da infância.

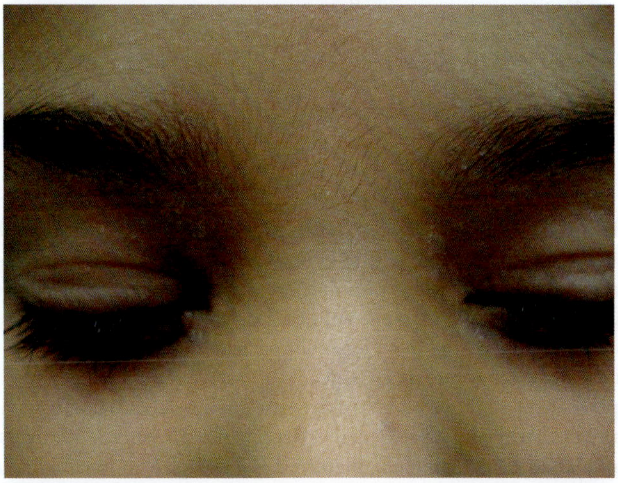

■ **Figura 10.14** Discretas lesões palpebrais da psoríase na infância.

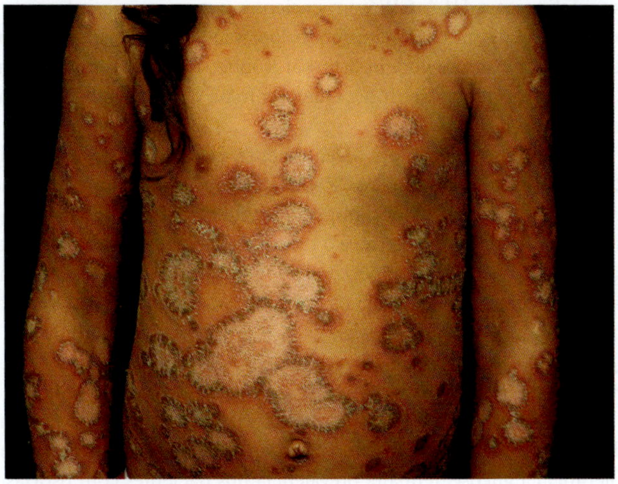

■ **Figura 10.15** Psoríase da infância.

Fatores desencadeantes

Entre os principais fatores desencadeantes da psoríase, destacam-se traumatismos locais, infecções bacterianas ou virais, estresse, tabagismo, alcoolismo e o uso de certas medicações como antimaláricos, lítio e betabloqueadores. O uso de anti-inflamatórios não hormonais também tem sido implicado como fator desencadeante da psoríase; no entanto, a alta frequência do uso dessas medicações, principalmente em

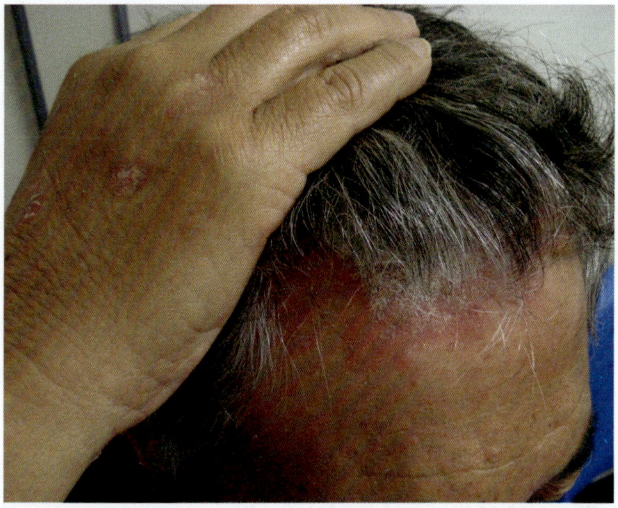

■ **Figura 10.16** Psoríase vulgar no couro cabeludo e mãos.

pacientes com artropatia psoriásica, e o uso prolongado em pacientes com remissão do quadro cutâneo levantam dúvidas quanto ao seu verdadeiro papel como droga indutora de psoríase.[8,16]

Fenômeno de Köbner

O fenômeno isomórfico de Köbner, originalmente descrito por Heinrich Köbner em 1872, manifesta o surgimento de determinada dermatose em áreas de pele sã após diferentes tipos de trauma local em pacientes acometidos pela doença e geneticamente predispostos. A psoríase caracteriza o exemplo clássico do fenômeno de Köbner, ocorrendo em cerca de um terço dos pacientes com psoríase. Após o trauma, as lesões surgem em cerca de poucas semanas. No entanto, o aparecimento de lesões poucos dias ou mesmo anos após o traumatismo também é relatado. A patogênese do fenômeno permanece controversa enfocando principalmente alterações imunológicas e vasculares. A proliferação de mastócitos no tecido em cicatrização e a sua presença em placas de psoríase, bem como a elevada associação do fenômeno isomórfico com HLA-CW6 em pacientes com psoríase, reforçam a participação de outros mecanismos fisiopatológicos associados. Pacientes Köbner-positivos podem se tornar Köbner-negativos com o passar do tempo, e vice-versa, independentemente de quaisquer medidas terapêuticas empregadas.[10]

Outro fenômeno mais recentemente descrito, o fenômeno de Renbök, também designado "Köbner reverso", expressa a situação na qual o traumatismo local imposto a uma placa de psoríase resulta no desaparecimento da lesão e o surgimento de pele aparentemente sã no local. Pacientes Köbner-positivos classicamente não apresentam o fenômeno de Renbök; os dois eventos parecem mutuamente exclusivos.

Comorbidades

O conjunto de fatores de risco para doença cardiovascular, incluindo obesidade abdominal, dislipidemia, hipertensão arterial e intolerância à glicose, tem alta prevalência nos pacientes com psoríase, particularmente naqueles com evolução arrastada e quadro clínico exuberante. A associação desses fatores caracteriza a síndrome metabólica que, por sua vez, eleva substancialmente as taxas de mortalidade e morbidade na população com psoríase. Outros fatores que também aumentam o risco de doenças cardiovasculares, como tabagismo, sedentarismo e hiperhomocisteinemia, são também mais prevalentes em pacientes com psoríase.[17,18]

A ocorrência da síndrome metabólica nessa população aumenta o risco relativo de morrer de doença coronariana em cerca de três vezes, especialmente quando adultos jovens com formas graves de psoríase são acometidos. Estudo retrospectivo realizado para determinar a prevalência das principais doenças concomitantes em pacientes com psoríase revelou que a hipertensão arterial, a dislipidemia, o diabetes *mellitus* e as doenças cardiovasculares eram as mais comuns.[17] Entre as outras doenças que podem estar associadas, destacam-se doença de Crohn, colite ulcerativa, enfisema pulmonar, doenças hepáticas e renais, doenças metabólicas (p. ex., a gota) e depressão. Com relação a malignidades, principalmente, câncer de pele não melanoma e doenças linfoproliferativas, ainda não se conhece o real valor desta associação.[19]

Diagnóstico e diagnóstico diferencial

O diagnóstico da psoríase é eminentemente clínico. Por meio da curetagem metódica de Brocq, obtêm-se dois achados clínicos bastante sugestivos dessa dermatose: sinal da vela (estratificação das escamas); e o sinal do orvalho sangrante ou sinal de Auspitz (pequenos pontos de sangramento quando a escama é removida). O halo ou anel de Woronoff (zona clara perilesional) é bastante característico da patologia, porém, raramente observado.[11] O exame histopatológico auxilia a diagnose nos casos de dúvida diagnóstica (**Vídeo 10.1**).

Diagnósticos diferenciais a serem descartados

Dermatite seborreica, eczema, micoses superficiais, sífilis secundária, pitiríase rubra pilar, líquen plano, lúpus eritematoso, pitiríase liquenoide crônica, linfoma cutâneo de células T, doença de Bowen, acrodermatite enteropática, pênfigo foliáceo eritrodérmico, eritrodermia por drogas, pustulose subcórnea de Sneddon-Wilkinson, pustulose exantemática aguda generalizada e impetigo bolhoso.

Histopatologia

O quadro histológico não é específico, porém é bastante característico. As primeiras alterações evidenciadas são a vasodilatação e o infiltrado inflamatório perivascular. Esse infiltrado invade a epiderme, onde surge discreta espongiose, invasão de neutrófilos e paraqueratose. Em uma lesão definida, ocorre alongamento regular dos cones epiteliais, com afinamento na porção suprapapilar; as papilas estão alargadas e edemaciadas, exibindo capilares dilatados e tortuosos. Na epiderme, ocorre paraqueratose, desaparecimento da camada granular e presença de agrupamentos de neutrófilos (microabscessos de Munro). Pode ocorrer, principalmente na psoríase pustulosa, presença de cavidades contendo neutrófilos, as pústulas espongioformes de Kogoj. O infiltrado inflamatório presente é discreto e composto de células mononucleares, particularmente, linfócitos[20] (Figuras 10.17 e 10.18).

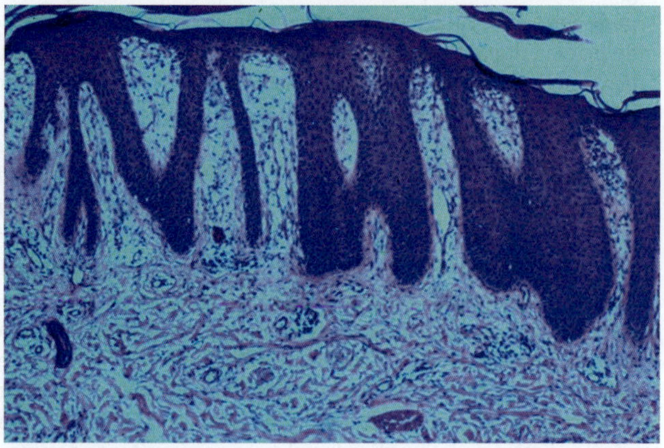

■ **Figura 10.17** Histopatologia da psoríase evidenciando acantose e atrofia suprapapilar.

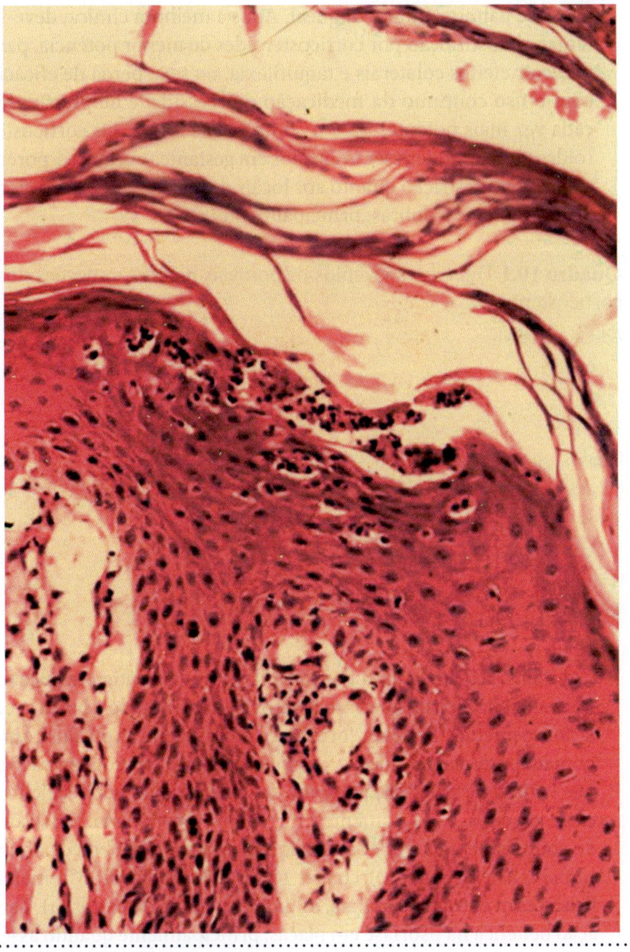

■ **Figura 10.18** Microabscesso de Munro na psoríase.

Índices de gravidade

Existem diferentes ferramentas para avaliar e determinar a gravidade da psoríase. Destacam-se o PASI (*Psoriasis Area and Severity Index*), o BSA (*Body Surface Area*), PGA (*Physician's Global Assessment*) e o LS-PGA (*Lattice System Physician's Global Assessment*). De maneira geral, são empregados em protocolos de pesquisa e estudos clínicos. Nenhum deles é ideal para monitorizar a resposta terapêutica. Entre os inconvenientes, destacam-se o tempo gasto na sua realização e o fato de os resultados dependerem excessivamente do examinador que realiza o método.[21]

O índice mais utilizado é o PASI que leva em consideração o grau de eritema, infiltração e descamação de cada segmento corpóreo multiplicado pela área de acometimento. A pontuação do PASI varia de 0 a 72. PASI menor de 8 geralmente caracteriza psoríase leve; entre 8 e 12, moderada; e acima de 12, grave (Tabela 10.1). Outro método de avaliação de gravidade bastante utilizado é o de avaliação da superfície corporal (BSA) que leva em consideração apenas a área corporal comprometida da psoríase em placas. O BSA utiliza a superfície de uma palma da mão (correspondente a 1% da superfície corporal total) como unidade de medida para o cálculo da extensão do acometimento da psoríase.[22]

Com relação à avaliação da psoríase ungueal, existem diferentes ferramentas para a avaliação do acometimento do aparelho ungueal. Embora não haja consenso com relação ao melhor índice de avaliação, o Napsi (*Nail Psoriasis Severity Index*) é a ferramenta mais amplamente utilizada. Com essa ferramenta, avalia-se a intensidade do acometimento das lesões de leito e matriz ungueal em cada quadrante das unhas (0 = nenhum até 4 = alterações presentes em 4/4 da unha), numa escala de 0 a 80 quando apenas as unhas das mãos são estudadas e numa escala de 0 a 160 quando adicionamos os pés à avaliação. Além do Napsi, destacam-se:

- **Napsi modificado:** escala de 0 a 140 avaliação de apenas uma unha-alvo.
- ***Visual Assessment Score*** **(VAS):** avaliação simplificada acessando quatro alterações específicas e três não específicas para cada unha (escala 0 a 2, sendo 0 = normal, 1 = moderadamente afetada e 2 = gravemente afetada).
- ***Nail Physician's Global Assessment*** **(PGA):** escala de 4 pontos, sendo 0 = sem acometimento até 3 = acometimento grave.
- ***Clinical Severity Score*:** avalia onicólise, hiperqueratose, *pitting*, esfarelamento e manchas de óleo numa escala de 0 a 3.

Existem também diferentes questionários desenvolvidos para avaliar a qualidade de vida dos pacientes com psoríase, destacando-se o DLQI (Índice de Qualidade de Vida em Dermatologia). O DLQI é uma ferramenta validada para a determinação da qualidade de vida em todas as doenças de pele, tanto no cenário de pesquisa como na prática clínica, e a pontuação maior que 10 (variação de 0 a 30) demonstrou estar correlacionada a, no mínimo, um grande efeito sobre a qualidade de vida do indivíduo.

De modo simplificado, a "Regra dos 10" define como psoríase moderada a grave aquela com PASI > 10 ou BSA > 10 ou DLQI > 10.

Tabela 10.1 Escala Pasi.

Unidade	Eritema	Infiltração	Descamação	Soma	X % área	Produto	X Constante	Total
Cabeça	0 a 4	0 a 4	0 a 4	0 a 12	1 a 6	=	0,1	
Tronco	0 a 4	0 a 4	0 a 4	0 a 12	1 a 6	=	0,3	
MMSS	0 a 4	0 a 4	0 a 4	0 a 12	1 a 6	=	0,2	
MMII	0 a 4	0 a 4	0 a 4	0 a 12	1 a 6	=	0,4	
Total								PASI: 0 a 72

Escala de avaliação de eritema, infiltração e descamação:

0 = Ausente
1 = Leve
2 = Moderado
3 = Grave
4 = Muito grave

Escala de avaliação de área:

1 = < 10%
2 = 10% a 29%
3 = 30% a 49%
4 = 50% a 69%
5 = 70% a 89%
6 = > 90%

Observação: A soma obtida das alterações (eritema + infiltração + descamação) para cada seguimento corporal é multiplicada pela área comprometida naquele seguimento, segundo uma escala de correspondência: 1 se < 10% de área comprometida; 2 entre 10% e 29%; 3 entre 30% e 49%; 4 entre 50% e 69%; 5 entre 70% e 89% e 6 se > 90% de área comprometida. O produto da equação até então obtido é multiplicado por uma constante que procura retratar a proporcionalidade de área de cada seguimento corporal. Assim, a cabeça corresponde ao valor constante de 0,1; o tronco, a 0,3; os membros superiores, a 0,2; e os membros inferiores, a 0,4. Os valores do PASI variam de 0 a 72.

Ao passo que a porcentagem de pacientes que atingiram PASI 50 é definida como aquela de pacientes que melhoraram 50% com relação à semana 0 de tratamento. O mesmo valendo para se definir PASI 75, PASI 90 etc.[21,22]

Curso e prognóstico

A evolução da psoríase é imprevisível e de extremamente variável de indivíduo para indivíduo. Classicamente, em pacientes com psoríase do tipo I, ou seja, aquela com início antes dos 40 anos e maior incidência familiar, as manifestações clínicas tendem a ser mais graves e exuberantes. Via de regra, essa forma é mais resistente às diferentes opções de tratamento e as recidivas são frequentes. Na psoríase do tipo II, o início do quadro ocorre normalmente depois dos 40 anos, há menor prevalência familiar e com menor correlação com HLA. As lesões tendem a ser localizadas, com menor tendência a exacerbações e recorrências. A resposta terapêutica neste grupo de pacientes tende a ser mais favorável do que aquela observada nos pacientes com psoríase do tipo I.[11]

Tratamento

Na abordagem do paciente com psoríase, a avaliação clínica geral e dermatológica, bem como os aspectos psicossociais, é de vital importância para se alcançar o controle da enfermidade e melhorar a qualidade de vida dos pacientes.

Esclarecer os pacientes quanto à evolução crônica e recidivante da doença é um aspecto importante antes de se iniciar qualquer tratamento. Características individuais como sexo, idade, quadro clínico, gravidade da doença (determinada pela extensão do quadro e comprometimento da qualidade de vida), sinais e sintomas associados, comorbidades, medicações concomitantes, tratamentos prévios, disponibilidade, custo e conveniência do tratamento devem sempre ser consideradas.

Inicialmente, deve-se explicar aos pacientes as características da patologia e o seu curso, bem como orientá-los sobre a importância da exposição solar.[11] As terapêuticas específicas dependem principalmente da forma e extensão da doença e da faixa etária e do gênero para a qual serão indicadas.[23,24]

Tratamento tópico

O tratamento tópico, na forma de monoterapia ou esquema combinado, costuma ser suficiente para controle das lesões na forma leve da psoríase. Nas formas moderadas a graves, o tratamento local, quando associado à fototerapia e/ou à terapêutica sistêmica, propicia maior conforto ao paciente e acelera a melhora. Deverão ser incluídos em qualquer esquema terapêutico, seja como coadjuvante ou alternando com os produtos ativos ou, até mesmo, em fases assintomáticas, os hidratantes, emolientes e/ou umectantes (lactato de amônia, ceramidas, óleo mineral etc.). Nas lesões muito espessas ou rupioides, o uso dos ceratolíticos (ácido salicílico 3% a 6%, ureia 5% a 20%) auxilia na remoção das escamas.

- **Corticosteroides tópicos:** apresentam ação anti-inflamatória, antiproliferativa (antimitótica), imunossupressora, vasoconstritora e antipruriginosa. O papel dos corticosteroides tópicos no tratamento da psoríase é conhecido há décadas. A opção por produtos de média ou baixa potência, apesar de menos eficaz, visa minimizar os efeitos colaterais e rebotes observados com o uso de corticosteroides de alta potência, como atrofia e telangiectasias. Os corticosteroides tópicos estão disponíveis para uso em diferentes concentrações e formulações. A escolha do veículo (Quadro 10.1) deve variar de acordo com a região do corpo para a qual se deseja indicar seu uso. O veículo utilizado interferirá tanto na potência e biodisponibilidade da droga na pele, como na aderência do paciente ao tratamento proposto. Representam a modalidade terapêutica tópica mais utilizada no manejo da psoríase. A eficácia da resposta aos corticosteroides tópicos varia conforme a forma clínica, sendo alta na psoríase invertida, moderada na psoríase do corpo e discreta na psoríase palmoplantar e ungueal. Após a melhora clínica, deve-se tentar a substituição por corticosteroides de menor potência, para prevenir efeitos colaterais e taquifilaxia, ou seja, perda de eficácia com o uso contínuo da medicação e necessidade de preparados cada vez mais potentes para o controle das lesões. Os corticosteroides tópicos podem ser utilizados em gestantes e crianças, porém apresentam restrição quanto aos locais de uso em virtude do risco de atrofia (face e dobras, principalmente).[25-29]

Quadro 10.1 Diferentes veículos disponíveis para formulações dos corticosteroides.
Adesivo oclusivo
Creme
Espuma
Gel
Loção
Pomada
Spray
Solução
Unguento
Xampu

- **Coaltar:** caracteriza uma das formulações mais antigas e eficazes no manejo tópico da psoríase, porém de uso limitado à baixa aceitação cosmética. Pode ser formulado em diferentes veículos como pomada, creme, gel, loção, xampu e solução, em concentrações que variam de 1% a 5%, podendo ser acrescido de ácido salicílico entre 2% e 3%. Classicamente é formulado em vaselina. Em lesões do couro cabeludo, pode ser usado sob a forma liquefeita de *liquor carbonis detergens* (LCD): coaltar 10% a 20% em álcool 95°, emulsificado com extrato de quilaia, diluído em creme ou emulsão). Tem ação benéfica na psoríase em placas, principalmente quando associado à fototerapia (método de Goeckerman). Irritação e foliculite não são raros. Entre os inconvenientes do seu uso, pode-se citar a baixa aceitação cosmética, principalmente consequente ao mau odor. Existe conflito acerca do potencial carcinogênico do coaltar. Apesar de estudos *in vitro* e estudos em animais demonstrarem potencial carcinogênico, estudos epidemiológicos com o uso de coaltar em seres humanos não demonstram aumento da incidência de neoplasias.[30,31]
- **Antralina (ou ditranol):** acredita-se que seu efeito seja citostático, reduzindo a atividade mitótica das células epidérmicas psoriásicas. Pode ser usada em baixas concentrações (0,1% a 0,5%) durante 24 horas ou em altas concentrações (1% a 3%) em aplicações de apenas 15 a 30 minutos. O clareamento costuma ocorrer em 3 a 4 semanas. Substância irritante, devendo ser evitada em áreas intertriginosas, próximo aos olhos e mucosas. Praticamente, não há risco de toxicidade sistêmica e, comparativamente aos corticosteroides tópicos e ao calcipotriol, é considerada altamente eficaz em psoríase, ocasionando períodos de remissão prolongados.[32]
- **Calcipotriol:** análogo da vitamina D3, diminui a proliferação e induz a diferenciação dos queratinócitos, além de modificar a resposta imunológica. É seguro e, em monoterapia, tem eficácia média para o tratamento de ataque das formas leves e moderadas de psoríase. Existem três análogos da vitamina D indicados no tratamento da psoríase: calcipotriol; tacalcitol; e calcitriol. No Brasil, apenas o calcipotriol é comercialmente disponível. Quando usado em esquemas combinados ou sequenciais com corticosteroideterapia tópica, o calcipotriol permite períodos de remissão mais prolongados, sem o efeito "rebote" que a monoterapia com corticosteroide induz. Pode provocar irritação da pele, especialmente da face, onde deve ser evitado. Além de prurido, eritema e ardor, podem ocorrer foliculite e alteração da pigmentação nos locais da aplicação. Diversos estudos a curto e a longo prazo (uso intermitente) estabeleceram o alto grau de eficácia e de segurança dessa associação.[33-36]

- **Imunomoduladores tópicos:** duas drogas desta classe de medicação estão disponíveis no mercado: o pimecrolimo; e o tacrolimo. Podem ser indicados para formas localizadas na face, dobras e semimucosas por provocarem menos efeitos colaterais do que os corticosteroides e os análogos da vitamina D e por apresentarem melhor absorção nestas áreas. A sua eficácia é limitada. Não devem ser utilizados em presença de infecções virais, bacterianas ou fúngicas. Deve-se ter cautela no uso durante a gravidez e lactação.[37-39]
- **Tazaroteno (retinoide tópico):** retinoide acetilênico sintético hidrolisado para a sua forma ativa, o ácido tazarotênico, com atividade específica para o receptor de ácido retinoico. A sua ação no tratamento da psoríase não é bem conhecida, mas acredita-se que diminua a proliferação dos queratinócitos, agindo na diferenciação dessas células. Apresenta ainda atividade anti-inflamatória, provocando a diminuição da espessura da epiderme, do eritema e da descamação. É utilizado no tratamento das formas leves a moderadas da psoríase, sendo também uma opção terapêutica para os casos de psoríase palmoplantar e ungueal. O efeito irritativo limita o seu uso. Prurido, eritema, queimação, descamação principalmente das bordas das lesões podem ocorrer. É uma droga de categoria X na gestação. Existem duas formas de apresentação: de 0,05% e 0,1% em gel e creme, não disponíveis no Brasil.[40,41]

Fototerapia

- **Fototerapia (UVB banda larga e banda estreita, NB-UVB):** trata-se de uma opção terapêutica utilizada de modo isolado ou combinado a outras modalidades terapêuticas, tópica ou sistêmica. O mecanismo de ação da fototerapia se por meio da atividade antiproliferativa, anti-inflamatória e imunossupressora. Todos os tipos de psoríase podem ser tratados com esse método, porém, a melhor indicação é psoríase moderada, com predomínio de placas finas. Deve ser realizada de 2 a 3 vezes por semana. O efeito colateral mais comum é a queimadura, sendo baixo o risco de câncer de pele. As contraindicações para o método são principalmente fotossensibilidade e antecedentes de melanoma.[42-44]
- **Fototerapia sistêmica com Puva (psoraleno ultravioleta A):** consiste na administração oral de droga fotoativa, o 8-metoxipsoraleno (8-MOP), seguida de exposição à radiação de ondas longas, entre 320 e 400 mm, a UVA. Indicada em casos de psoríase moderada e grave, podendo ser monoterapia ou associada a medicações tópicas ou sistêmicas. É um método altamente eficaz. Inicialmente são realizados dois a três tratamentos por semana com 8-MOP na dose de 0,6 mg/kg, seguido de aplicação de UVA em doses progressivas, 1 hora após. Toda a pele e a retina ficam sensíveis à radiação UV por cerca de 12 horas após ingestão de 8-MOP. Sendo assim, deve-se recomendar o uso de óculos escuros e proteção à luz solar por 24 horas após a tomada da medicação. Os efeitos colaterais imediatos do Puva são náusea, eritema, prurido e queimaduras. A longo prazo, ocorrem bronzeamento da pele, envelhecimento precoce, maior potencial de desenvolvimento de carcinomas e de catarata. Por esse motivo, não deve ser recomendada para crianças, indivíduos com fotossensibilidade e antecedentes de melanoma ou de câncer de pele não melanoma. Somente é considerada ineficaz se não houver resposta após 20 sessões.[45,46]
- **Método de Goeckerman:** indicado para psoríase disseminada, não eritrodérmica. É a associação do coaltar com a radiação UVB. A pomada de coaltar é aplicada no paciente, devendo permanecer pelo maior tempo possível. A aplicação de UVB é feita em doses crescentes, diariamente ou em dias alternados, sem a remoção da pomada. Após a irradiação, tomar banho para retirar escamas e reaplicar a pomada. Total de 20 a 30 aplicações até o clareamento das lesões. Possibilita resultados similares ao Puva.[42,47]

Tratamento sistêmico

- **Metotrexato (MTX):** representa o tratamento sistêmico mais tradicional no manejo da psoríase, aprovado para o tratamento das formas moderadas e graves pela agência americana Food and Drug Administration (FDA) em 1972.[11] É um inibidor da enzima di-hidrofolatorredutase e antagonista do ácido fólico. Empregado em casos moderados a graves de psoríase vulgar e em casos de psoríase artropática, eritrodérmica e pustulosa generalizada. Essa medicação está indicada nos casos de psoríase moderada a grave nos casos que não respondem, não têm acesso ou apresentam contraindicação à fototerapia. É também altamente eficaz na artrite psoriásica.[48,49] Apesar de apresentar uma série de efeitos colaterais e contraindicações, a sua alta eficácia, a posologia prática e o baixo custo favorecem a sua indicação.

A medicação está disponível em comprimidos de 2,5 mg e em solução injetável de 2 mL (50 mg de MTX) e de 20 mL (500 mg de MTX) para uso intramuscular ou endovenoso. Para o tratamento inicial da doença, alguns autores preconizam realizar uma "dose teste" de 5 a 7,5 mg/semana via oral de MTX colhendo-se exames laboratoriais de controle (hemograma completo e provas de função hepática) após 1 semana. Esse cuidado é principalmente indicado para pacientes com fatores de risco para a droga e auxilia no diagnóstico precoce de reações de idiossincrasia. A dose total semanal varia de 7,5 a 25 mg/semana, podendo ser tomada a cada 12 horas em 3 tomadas por semana, ou como dose única oral ou injetável semanal.[50] Alguns autores preconizam iniciar com doses mais baixas, a fim de evitar efeitos adversos, enquanto outros iniciam o tratamento com a dosagem plena. A administração subcutânea da medicação aumenta a biodisponibilidade da droga melhorando a resposta ao tratamento.

Com o controle da doença, pode-se reduzir a dose semanal ou aumentar o intervalo das tomadas para cada 2 semanas. De 36% a 60% dos pacientes atingem o Pasi 75, ou seja, melhoram em cerca de 75% com relação ao seu quadro inicial, após 12 semanas de tratamento. A resposta terapêutica tende a aparecer após 4 semanas de tratamento.[51,52] Polimorfismos genéticos acometendo genes relacionados ao metabolismo do MTX em indivíduos com psoríase, parecem não interferir no sucesso terapêutico da droga.[53]

As contraindicações absolutas incluem gestação e lactação, cirrose hepática, infecção hepática ativa e insuficiência hepática. Devem ser feitos controles hematológicos, hepáticos e renais; a princípio, semanalmente e, depois, a cada 30 a 90 dias. O risco de hepatotoxicidade é uma realidade com o uso do MTX, porém dados recentes indicam que o risco de fibrose hepática e cirrose é menor do que presumida no passado. A dosagem do peptídeo aminoterminal do procolágeno III e os métodos inovadores de imagem, como a elastografia e a tomografia por emissão de prótons, têm sido avaliados como marcadores da lesão hepática.[54] A biópsia hepática permanece controversa e tem sido cada vez menos indicada. Alguns autores aconselham realizá-la apenas nos pacientes com fatores de risco para hepatotoxicidade ou somente após 3,5 a 4 g de dose total da medicação.

Clinicamente, um dos sinais mais precoces de intolerância é o aparecimento de lesões aftoides na mucosa oral, traduzindo leucopenia importante. O ácido folínico é antídoto à superdosagem do MTX, devendo ser introduzido precocemente. O efeito colateral mais frequente é a intolerância gástrica. O uso de ácido fólico ou ácido folínico, bem como a sua dosagem, é controverso, e alguns estudos demonstram diminuição da eficácia terapêutica do MTX quando se associa o ácido fólico;[55] no entanto, seu potencial em minimizar os efeitos adversos hematológicos, hepáticos e gastrointestinais parece favorecer a sua utilização. Ácido fólico na dose de 1 mg ao dia, excetuando-se os dias de uso do MTX, ou ácido folínico na dose de 5 mg, em 3 doses a cada 12 horas, iniciado 12 horas após a última dose de MTX, são opções válidas. Pneumonite aguda pode ocorrer de forma idiossincrásica e fibrose pulmonar deve ser aventada quando ocorrerem queixas respiratórias. Há também relatos de fotossensibilidade, fato que deve ser considerado se associarmos a droga com fototerapia. O risco de neoplasias parece similar ao observado durante o tratamento com outras drogas imunossupressoras; reativação de tuberculose e hepatite também foram relatados. A droga apresenta ainda múltiplas interações medicamentosas, especialmente com sulfametoxazol-trimetoprima, dapsona e anti-inflamatórios não hormonais.[11]

A necessidade de investigação de tuberculose latente por intermédio de PPD e radiografia de tórax previamente ao início do tratamento ainda é debatida. Apesar de seu efeito imunossupressor, o MTX não atua sobre o granuloma primário da tuberculose – ação classicamente associada ao uso dos imunobiológicos anti-TNF.

O MTX é abortivo e teratogênico. Mulheres em idade fértil devem fazer uso de método anticoncepcional durante o tratamento. Interrompido o tratamento, elas devem aguardar até 3 meses para tentar engravidar. Como a droga afeta a espermatogênese, homens também devem aguardar no mínimo 3 meses sem a droga antes da concepção.[49,50]

Recentemente, o efeito protetor do MTX sobre a doença cardiovascular e o potencial risco de infarto agudo do miocárdio associados à psoríase moderada a grave têm sido avaliados. Revisões sistemáticas têm sugerido efeito protetor da droga sobre o sistema cardiovascular, diminuindo o risco de doença cardiovascular e de infarto em pacientes com psoríase. No entanto, mais estudos são necessários a fim de se determinar o papel preciso dessa droga sobre o sistema cardiovascular.[56]

- **Acitretina:** derivado da vitamina A (retinol) e representa um retinoide sintético de 2ª geração, agindo sobre o crescimento e a diferenciação celular epidérmica. Está especialmente indicada na psoríase pustulosa generalizada, na qual atua rapidamente, sendo também utilizada em casos de psoríase em placas generalizadas e na psoríase eritrodérmica.[57,78] Em casos resistentes ao tratamento, pode ser associado ao Puva (RePUVA). Não apresenta eficácia na artrite psoriásica.

A medicação está disponível em cápsulas de 10 e 25 mg. A dose preconizada é de 0,5 a 1 mg/kg/dia, em tomada única após a refeição, e deve ser aumentada ou diminuída de acordo com a eficácia e a intensidade dos efeitos adversos, sendo 75 mg/dia a dose máxima recomendada para adultos. Alguns autores preconizam iniciar o tratamento com doses baixas, a fim de minimizar os efeitos adversos.[58] No entanto, essa conduta tende a retardar o início da melhora clínica, que costuma ser lenta nos casos de psoríase em placas. Uma das grandes vantagens da acitretina é que, avaliando-se o paciente de forma adequada periodicamente, pode-se manter a medicação por longos períodos de tempo, ajustando-se a dosagem de acordo com a resposta do paciente e a presença de efeitos adversos. A associação da acitretina com fototerapia determina maior eficácia terapêutica, além de permitir uma diminuição da frequência, duração e dose acumulativa dos tratamentos.[59,60]

Entre as contraindicações absolutas estão gestação, ou desejo de engravidar nos 3 anos seguintes, insuficiência hepática e renal graves e alergia ao parabeno contido nas cápsulas. Os efeitos colaterais mais comuns incluem: queilite leve a grave (dose dependente); xerose e prurido; epistaxe; conjuntivite; paroníquia; granulomas piogênicos periungueais; fotossensibilidade; e alopecia. A teratogenicidade é o efeito adverso mais temido e restringe o uso da medicação para mulheres em idade fértil. Mulheres com potencial de engravidar devem assinar termo de consentimento e ser orientadas a usar método contraceptivo por até 3 anos após a alta medicamentosa. Obrigatoriamente, deverão realizar teste de gravidez (β-HCG) pré-tratamento e, a seguir, mensalmente. No homem, a acitretina não altera a espermatogênese. Tanto mulheres como homens em uso de acitretina não devem doar sangue durante o tratamento e por mais 3 anos.[61-63]

As alterações laboratoriais mais importantes são elevação das enzimas hepáticas, hipertrigliceridemia e hipercolesterolemia, que tendem a se reverter com a diminuição da dose. A avaliação inicial deve incluir hemograma completo, dosagem de enzimas hepáticas, função renal, colesterol total e triglicerídeos, glicemia, ureia, creatinina, e análise de urina, devendo ser repetida periodicamente. Densitometria óssea e/ou cintilografia óssea devem ser realizadas anualmente em crianças e adolescentes.[11]

Ao contrário do que ocorre com o MTX, a acitretina apresenta poucas interações medicamentosas. Há relatos da interação com anticonvulsivantes e também com contraceptivo oral em microdosagem de progesterona, sendo esse tipo de pílula contraindicado durante o tratamento com acitretina. O uso concomitante de outros retinoides e tetraciclinas deve ser evitado a fim de evitar o risco de hipertensão intracraniana.

- **Ciclosporina:** é um peptídeo derivado de fungos que atua, essencialmente, inibindo os linfócitos TCD4 ativados, impedindo a liberação de IL-2. Utilizada como medicação imunossupressora nos transplantes de órgãos, tem sido utilizada para o tratamento da psoríase a partir da década de 1970. A melhora do quadro costuma ser precoce, ocorrendo já nas primeiras semanas de tratamento. É uma das medicações mais eficientes para a psoríase eritrodérmica, sendo indicada para uso intermitente. É também preconizada para o tratamento das formas rapidamente progressivas de psoríase em placas generalizadas e para os casos de rebote após a retirada de corticosteroides sistêmicos. Apresenta eficácia comprovada na psoríase pustulosa generalizada e na psoríase artropática. Apresenta múltiplas interações medicamentosas, porém é um dos poucos tratamentos sistêmicos para psoríase que pode ser utilizado em grávidas (categoria C).[64,65]

Os efeitos adversos incluem nefrotoxicidade, hipertensão, náusea, sensações parestésicas, hiperplasia gengival, hipertricose e aumento do risco de neoplasias. Requer monitorização renal, hematológica e hepática a cada 2 a 4 semanas. Controles pressóricos devem ser realizados semanalmente. Os efeitos renais são dose-dependentes e regridem de modo espontâneo com a suspensão da medicação. Até 30% dos pacientes desenvolvem hipertensão arterial que deve ser controlada com o uso de bloqueadores de canal de cálcio. Sintomas gripais ocorrem em até 10% dos casos. As alterações laboratoriais que podem ser observadas incluem hipercalemia, aumento do ácido úrico, hipomagnesemia, elevação de triglicerídeos e do colesterol. As contraindicações ao uso de ciclosporina são anormalidades na função renal, hipertensão arterial sistêmica não controlada, malignidades e lactação.[66]

A dose varia de 2 a 5 mg/kg/dia, dividida em 2 tomadas. Quando iniciada com doses baixas, pode ser aumentada de 0,5 a 1 mg/kg/dia a cada 4 a 6 semanas, não devendo ultrapassar a dose de 5 mg/kg/dia. Os cursos de ciclosporina devem ser breves e intermitentes, não devendo ultrapassar 1 a 2 anos. Raramente ocorre rebote com a suspensão da medicação. Por outro lado, recorrências tendem a ocorrer já nos primeiros meses após a suspensão da droga. Não há correlação entre os níveis séricos de ciclosporina e a eficácia da droga. Apenas na eventualidade da associação de medicações que possam interagir com a ciclosporina, a dosagem de ciclosporina sérica pode ser útil. Melhoras rápidas e significativas ocorrem em cerca de 60% a 86% dos pacientes após 8 a 12 semanas de tratamento, respectivamente.[67-68]

Estudos recentes com novos inibidores da calcineurina, como a voclosporina (ISA247), sugerem altos índices de eficácia e segurança no manejo da psoríase em placas.[69]

- **Imunobiológicos:** são moléculas grandes e complexas produzidas a partir de células vivas por meio de técnicas de biotecnologia. Representam um grupo de medicamentos que interferem de maneira específica e pontual no sistema imunológico, bloqueando ou estimulando uma ou mais vias da resposta imunológica. Têm alta complexidade e variabilidade estrutural. O alvo desses agentes terapêuticos inclui o tráfego dos linfócitos da microcirculação para a pele, a apresentação antigênica das células apresentadoras de antígeno aos linfócitos e, por fim, as diferentes citocinas e seus receptores. Estão indicados, principalmente, em casos de psoríase moderada a grave e recalcitrante; na contraindicação, intolerância ou fracasso à terapia sistêmica clássica; em casos de pacientes com grave deterioração da qualidade de vida e/ou incapacidade física ou psicossocial. Atualmente, existem três grupos de biológicos indicados ou em estudo para o tratamento da psoríase: citocinas humanas recombinantes, anticorpos monoclonais e proteínas de fusão.[11,70]

Citocinas recombinantes

Caracterizam proteínas humanas produzidas de forma recombinante. São habitualmente substâncias mediadoras, como interleucinas (IL) ou fatores de crescimento, obtidas na maioria das vezes por meio de bactérias.

Na psoríase, ocorre diminuição relativa de citocinas do tipo Th2: IL-4 e IL-10. No intuito de inibir a resposta Th1 e procurando redirecionar a resposta Th1 para Th2, estudos clínicos avaliaram a eficácia e o perfil de segurança da administração de IL-10 e IL-4 no tratamento da psoríase. Os resultados ainda são inconclusivos, mas parecem demonstrar boa tolerância e eficácia à aplicação subcutânea e parenteral dessas substâncias.

Anticorpos monoclonais

Caracterizam anticorpos capazes de se ligar a diferentes estruturas envolvidas na resposta imunológica, como mediadores solúveis e antígenos da superfície celular. São obtidos primariamente a partir de animais, em geral murinos, por intermédio da imunização. No intuito de minimizar a produção de autoanticorpos, essas proteínas têm a sua porção antigênica (fragmento Fab) acoplada à porção Fc de imunoglobulinas humanas. O produto final são anticorpos humanos, humanizados ou quiméricos, de baixa imunogenicidade.

Proteínas de fusão

Proteínas obtidas mediante o acoplamento de uma imunoglobulina humana a um domínio que se liga ao antígeno.[70]

As medicações biológicas aprovadas para o tratamento da psoríase no Brasil incluem aquelas com ação anti-TNF-α e aquelas que bloqueiam as IL-12/23 e 17. Entre os biológicos anti-TNF, podemos destacar o infliximabe (anticorpo monoclonal quimérico), o etanercepte (proteína de fusão) e o adalimumabe (anticorpo monoclonal humano). Já o ustequinumabe é um anticorpo monoclonal totalmente humano que se liga com altas afinidade e especificidade à subunidade proteica p40 das inlerleucinas 12 e 23 (citocinas relacionadas com a transformação das células T *naïve* em células Th1 e Th17, respectivamente). O secuquinumabe é um anticorpo monoclonal totalmente humano que se liga especificamente à IL-17, enquanto o ixequizumabe é um anticorpo humanizado anti IL-17 e o brodalumabe, um anticorpo antirreceptor da IL-17 (os dois últimos ainda não estão disponíveis no Brasil). Os biológicos anti IL-23 (guselcumabe, risanquizumabe e tildraquizumabe) aguardam aprovação no Brasil e/ou finalização dos estudos em psoríase. Os biológicos com ação antilinfocitária, como o alefacepte (proteína de fusão que bloqueia a interação LFA-3 da célula apresentadora de antígeno e CD2 do linfócito T) e o efalizumabe (anticorpo monoclonal humanizado – anti CD11a) não estão mais disponíveis comercialmente.[11,71]

As chamadas "pequenas moléculas", como o tofacitinibe e o apremilaste, também mostram resultados promissores no manejo da psoríase. Diferem dos imunobiológicos por uma série de fatores, como estruturas moleculares relativamente mais simples, síntese química, administração por via oral ou mesmo tópica – consequente ao menor peso molecular – e custo menor quando comparado aos imunobiológicos. No Brasil, até o momento, não existe aprovação deste grupo de drogas para o tratamento da psoríase.

Estudos clínicos randomizados e as revisões sistemáticas da literatura, não demonstram maior risco para infecções graves ou neoplasias com a utilização dos imunobiológicos para pacientes com psoríase. De forma geral, os efeitos adversos mais comumente relatados são infecção das vias aéreas superiores e reação no local da aplicação da medicação.

Toxicidades potencialmente graves associadas ao uso dos anti-TNF especificamente incluem a doença desmielinizante, o desenvolvimento de doenças autoimunes e a descompensação de insuficiência cardíaca congestiva grau III e IV. Anticorpos antinucleares e anticorpos anti-DNA de cadeia dupla podem ocorrer durante a terapia com anti-TNF e síndromes semelhantes ao lúpus induzido por drogas foram relatados durante o tratamento e normalmente desaparecem com a suspensão da medicação.

A tuberculose também representa um risco preocupante particularmente associado a agentes anti-TNF, uma vez que o TNF-α desempenha um papel importante na defesa do hospedeiro contra infecções micobacterianas. Parece haver um risco maior de infecção não pulmonar e de infecção disseminada. Assim, torna-se mandatória a investigação minuciosa para tuberculose presente ou passada. Tuberculose latente deve ser investigada previamente ao uso de qualquer imunobiológico indicado para a psoríase na forma de intradermorreação com PPD ou quantiferon, radiografia de tórax e questionamento quanto a antecedentes pessoais e familiares de tuberculose. Os pacientes com evidência de tuberculose ativa ou tuberculose anterior tratada de maneira inadequada devem receber tratamento contra a tuberculose antes da terapia anti-TNF. Casos com indícios de tuberculose latente devem fazer quimioprofilaxia com isoniazida (300 mg/dia) no mínimo 30 dias antes de iniciar o tratamento.[11]

Os riscos de tratamento com biológicos no contexto de infecção pelo vírus da imunodeficiência humana (HIV) não são conhecidos, mas infecções oportunistas graves e disseminadas foram relatadas nos pacientes positivos para HIV.[71] A medicação deve ser evitada, quando possível, em gestantes e durante a lactação.

Antes do início da terapia biológica, preconiza-se solicitar os seguintes exames:

- PPD/Quantiferon e radiografia de tórax.
- Hemograma completo, bioquímica, enzimas hepáticas, função renal, teste de gravidez (β-HCG) e urina tipo I.
- Sorologias para hepatite B e C e HIV.

Infliximabe

O infliximabe é um anticorpo monoclonal murino quimérico isotipo IgG1 humanizado (25% murino), com uma elevada afinidade de ligação, avidez e especificidade por TNF-α. Forma complexos estáveis com todas as formas de TNF-α solúveis e transmembranosas.

A primeira aplicação da medicação em seres humanos ocorreu em 1994, nos Estados Unidos, em um protocolo de pesquisa. Desde então, o infliximabe foi aprovado para o uso em psoríase moderada a grave, artrite psoriásica bem como para outras indicações.[72]

O infliximabe é administrado por infusão endovenosa durante um período de cerca de 2 horas. Na psoríase, indica-se um curso padrão de indução (5 mg/kg nas semanas 0, 2 e 6), seguido de infusões repetidas únicas de manutenção em intervalos de 8 a 12 semanas na mesma dosagem. O início de ação da medicação é extremamente rápido, podendo-se obter resposta terapêutica evidente já após as primeiras infusões. Séries de casos indicam que a monoterapia com infliximabe é benéfica para pacientes anteriormente resistentes a terapias sistêmicas múltiplas. Relatos de casos documentam a eficácia da medicação em psoríase grave instável e em psoríase pustulosa generalizada.[73,74]

- **Eventos adversos:** reações à infusão ocorrem durante ou logo após o período de infusão e afetam até 20% de todos os pacientes tratados e raramente podem resultar em choque anafilático. Dados de ensaios clínicos indicam que, embora as infecções sejam comuns, em geral, os índices de infecção não são muito maiores do que com placebo. Entretanto, existem relatos de infecções graves e oportunistas. A reativação da tuberculose ocorre com agentes anti-TNF, e os riscos são maiores com infliximabe. Dados de segurança não indicam, até o momento, aumento dos índices de doença oncológica, inclusive as doenças linfoproliferativas, com relação aos índices normais existentes na população. Anticorpos direcionados contra o infliximabe podem se desenvolver durante a terapia. Não foi estabelecido para a psoríase o significado clínico do desenvolvimento desses anticorpos. Em outras doenças, os anticorpos têm sido associados a um resultado terapêutico mais pobre, e o risco de seu desenvolvimento é reduzido pela administração regular (em vez de tratamentos isolados) e metotrexato concomitantemente.[75-77]

Etanercepte

Etanercepte é a forma solúvel de um receptor de fator de necrose tumoral (TNF) totalmente humano. A medicação recebeu sua primeira aprovação em 1998 para artrite reumatoide moderada a grave, tendo sido posteriormente aprovada para o tratamento de crianças e adolescentes portadores de artrite reumatoide juvenil (atualmente chamada de artrite idiopática juvenil) em 1999. Etanercepte foi aprovado em

2004 para o tratamento de adultos portadores de psoríase em placa moderada a grave e, posteriormente, para crianças a partir dos 8 anos.[11]

A ativação das células T constitui evento fundamental na patogênese de doenças inflamatórias crônicas como a artrite reumatoide, psoríase e artrite psoriásica. O mecanismo fisiopatológico dessas enfermidades é marcado por um aumento do fator de necrose tumoral (TNF) e consequente aumento de outras citocinas inflamatórias. Uma vez ativadas, essas citocinas gerenciam uma cascata de fenômenos pró-inflamatórios, e como resultado final, têm-se inflamação e a destruição articular. O etanercepte é um receptor do TNF recombinante solúvel formado pela fusão de dois receptores do TNF humano e a porção Fc da IgG1 humana. A droga inibe a ligação do TNF circulante aos receptores da superfície celular, inibindo, assim, a ação do TNF, visto que bloqueia a produção e ação das citocinas inflamatórias. Desta forma, no seu mecanismo de ação, o etanercepte reproduz a inibição fisiológica do TNF. A medicação liga-se ao TNF com afinidade 50 vezes maior do que os receptores solúveis fisiológicos.[11,78]

- **Indicações:** psoríase em placa moderada a grave, mediante intolerância, contraindicação ou falha a duas terapias sistêmicas convencionais. O etanercepte está aprovado pela FDA para o tratamento de artrite reumatoide, artrite idiopática juvenil – forma poliarticular, espondilite anquilosante e artrite psoriásica, além da psoríase.

O etanercepte é autoadministrado pelo paciente por via subcutânea. Para o tratamento da psoríase, a dose inicial de etanercepte é de 50 mg, 2 vezes por semana, por 12 semanas, seguida de doses de 50 mg/semana, de forma contínua.[38] Para crianças a partir dos 8 anos com psoríase em placa de moderada a grave, a dose é de 0,8 mg/kg/semana (máximo de 50 mg/semana). Para a artrite psoriásica, a dose em adultos é de 50 mg/semana.[79,80]

- **Contraindicações:** hipersensibilidade ao etanercepte ou a qualquer componente da formulação do produto. É contraindicado em pacientes com septicemia ou em risco de septicemia. O tratamento com etanercepte não deve ser iniciado em pacientes com infecções ativas, incluindo infecções crônicas ou localizadas. Eventos adversos: reações no local da administração (maior no 1º mês), infecções (incluindo tuberculose). As infecções do trato respiratório superior foram as infecções não sérias mais frequentemente relatadas. Evento adverso incomum: trombocitopenia. Raros: anemia, leucopenia, neutropenia e pancitopenia. Distúrbios do sistema nervoso: convulsões, eventos desmielinizantes, incluindo esclerose múltipla.[81-85]

Adalimumabe

O adalimumabe representa um anticorpo monoclonal anti-TNF que contém sequências peptídicas exclusivamente humanas. Os estudos clínicos de fase I iniciaram-se em 1997 e o adalimumabe foi primeiramente aprovado pela FDA para o tratamento de pacientes com artrite reumatoide nos Estados Unidos, em dezembro de 2002 e em 15 países da União Europeia, em setembro de 2001. A denominação "adalimumabe" foi composta a partir de suas características: anticorpo monoclonal Mabe, totalmente humano (u), cujo alvo de ação é o sistema imunológico (lim).[86]

O adalimumabe liga-se ao TNF-α com altas afinidade e especificidade. Essa ligação impede a interação do TNF-α com seus receptores de superfície celular p55 e p75 de forma definitiva. Pode se ligar tanto à forma solúvel do TNF-α como à forma que se encontra ligada a células e é capaz de produzir lise dessas células. O adalimumabe não tem atividade sobre o TNF-β (linfotoxina).

Além de psoríase em placas moderada a grave, está indicado no tratamento de artrite reumatoide, artrite psoriásica, espondilite anquilosante e doença de Crohn, nos Estados Unidos, União Europeia e em diferentes países em todo o mundo. O adalimumabe tem uma meia-vida que varia de 10 a 20 dias com uma média ao redor de 2 semanas. É autoadministrável por via subcutânea (SC), utilizando-se uma seringa comercializada pré-preenchida, contendo 40 mg de adalimumabe em 0,8 mL de solução. A dose utilizada na psoríase é 80 mg na semana 0 e 40 mg na semana 1 para indução e, depois, 40 mg a cada 14 dias como manutenção. Na artrite reumatoide, artrite psoriásica e espondilite anquilosante, a dose habitual é de 40 mg a cada 14 dias; entretanto, na doença de Crohn, há necessidade de doses de indução maiores.[87-89]

Eventos adversos mais comumente associados ao uso de adalimumabe foram reações no local da injeção, que, em geral, são leves e não requerem a retirada do medicamento. As infecções mais comuns em pacientes usando essa medicação foram as do trato respiratório superior e urinário. Como todos os demais antagonistas do TNF-α, o adalimumabe deve ser usado com precaução em pacientes portadores do vírus da hepatite B, com doenças desmielinizantes e insuficiência cardíaca congestiva. O uso de antagonistas de TNF-α em combinação com o anakinra está contraindicado. Antes de iniciar o uso de antagonistas de TNF-α, os pacientes devem ser avaliados quanto à presença de tuberculose ativa ou latente.[90-95]

Certolizumabe pegol

O certolizumabe pegol (CZP) é constituído por um fragmento Fab de anticorpo monovalente e humanizado conjugado ao polietilenoglicol (PEG), que é capaz de se ligar com alta afinidade tanto ao TNF-α associado à membrana plasmática quanto ao TNF-α solúvel.[146,147]

O CZP está disponível na forma de seringas pré-preenchidas de 200 mg. A dose recomendada para pacientes de peso menor ou igual a 90 kg é de 400 mg (nas semanas 0, 2 e 4), seguida por dose de 200 mg a cada 2 semanas. Pacientes com peso superior a 90 kg devem receber 400 mg, nas semanas 0, 2 e 4, seguidos por dose de 400 mg a cada 2 semanas.

Por não conter a porção Fc, o CZP não interage com as moléculas do sistema complemento ou com os receptores Fc de outras células do sistema imune, não participando da citotoxicidade via complemento ou da citotoxicidade celular dependente de anticorpo.[147,148] A falta da porção Fc pode evitar a transferência ativa de CZP para fora do tecido inflamado mediada pelo receptor FcRn e ainda dificultar a transferência do CZP através da placenta e para o leite materno.[149-151]

O estudo CRIB avaliou a presença de CZP em amostras de sangue de 14 recém-nascidos de mães com 30 semanas ou mais de gestação e que receberam CZP no máximo 35 dias antes do parto (cujos níveis de CZP se encontravam dentro da faixa de ação terapêutica no momento do parto). Em 13 dos recém-nascidos, não foi detectado CZP e em 1 foi detectada uma concentração mínima (0,042 μg/mL). Nas semanas 4 e 8 do pós-parto, não foi detectado CZP em nenhuma das amostras de sangue dos recém-nascidos sugerindo possível ausência de exposição fetal durante o 3º trimestre de gestação.[150] Não existem até o momento, no entanto, estudos controlados com gestantes, reportando a eficácia e a segurança nessa população específica. De acordo com a bula da medicação, esta não deve ser utilizada durante a gravidez, a menos que claramente necessário. Para mulheres em idade fértil é recomendado o uso de métodos para prevenir a gravidez e continuar o uso por pelo menos 10 semanas após o término do tratamento com CZP.[146]

O estudo CRADLE recrutou lactantes em tratamento com CZP que tivessem recebido pelo menos 3 doses de CZP, garantindo concentração plasmática estável. Em 56% das amostras colhidas não se detectou CZP e nas amostras em que foi possível detectar o CZP a concentração foi equivalente a menos de 1% da concentração que a droga atinge antes da nova dose ser administrada em um adulto (< 1% do C_{trough}). Além disso, é pouco provável que ocorra alguma absorção do CZP via leite materno, consequente à sua baixa disponibilidade oral e à ausência da porção Fc em sua estrutura.[151] O uso ou suspensão do CZP durante a lactação deve ser discutido com o paciente.

Por ser monovalente, acredita-se que tenha menor imunogenicidade em virtude da menor capacidade de formação de imunocomplexos multiméricos *in vitro*.[152,153]

O CZP foi aprovado pela Agência Nacional de Vigilância Sanitária (Anvisa) para uso em psoríase em placas moderada a grave em adultos, em abril de 2019, sendo também indicado para o tratamento de adultos com quadro moderado a grave de artrite reumatoide, espondiloartrite axial radiográfica e não radiográfica, artrite psoriásica e doença de Crohn.[146]

Nos estudos CIMPASI-1 e CIMPASI-2, apresentou taxas de resposta PASI 75 de 75,8% e 82,6% respectivamente, na dosagem de 400 mg, a cada 2 semanas, em comparação com dosagem de 200 mg (66,5% e 81,4%) e placebo (6,5% e 11,6%), na semana 16. As respostas se mantiveram na semana 48.[154] A eficácia do CZP parece se manter até 3 anos após início do tratamento.[155,156]

O perfil de segurança do CZP nos estudos para psoríase foi comparável ao dos estudos prévios com CZP e ao perfil de segurança já bem estabelecido dos outros antagonistas-TNF-α mencionados anteriormente neste capítulo.[154-156]

Ustequinumabe

O ustequinumabe é um anticorpo monoclonal IgG1κ completamente humano que se liga com alta afinidade e especificidade à subunidade proteica p40 das citocinas humanas: IL-12 e IL-23. Inibe a bioatividade da IL-12 e da IL-23 humanas impedindo que essas citocinas se liguem ao seu receptor proteico IL-12Rβ1 expresso na superfície das células do sistema imunológico. A droga não se liga à IL-12 nem à IL-23 pré-ligada aos receptores de superfície celular IL-12Rβ1.[96,97] IL-12 e IL-23 são citocinas heterodiméricas secretadas por células apresentadoras de antígeno ativadas, como os macrófagos e células dendríticas. IL-12 e IL-23 participam da função imunológica, contribuindo para a ativação da célula *natural killer* (NK) e a diferenciação e ativação da célula T CD4+. Entretanto, a regulação anormal da IL-12 e IL-23 foi associada a doenças mediadas pelo sistema imunológico, como a psoríase. O ustequinumabe evita que a IL-12 e IL-23 contribuam para as vias inflamatórias da psoríase, como a sinalização intracelular e a secreção de citocinas. Desta forma, acredita-se que o ustequinumabe interrompa a sinalização e as cascatas de citocinas relevantes para a etiopatogenia da doença.[98]

O ustequinumabe é indicado para o tratamento da psoríase em placa, moderada a grave, em adultos e crianças a partir dos 6 anos de idade que não responderam, ou que têm contraindicação, ou que são intolerantes a outras terapêuticas sistêmicas, incluindo ciclosporina, metotrexato e radiação ultravioleta A associada à administração de psoraleno (PUVA). Também apresenta indicação para o tratamento da artrite psoriásica.

A aplicação da droga é por injeção subcutânea na dose de 45 mg nas semanas 0 e 4 e, depois, a cada 12 semanas. Em pacientes com peso corpóreo maior do que 100 kg, a dose preconizada é de 90 mg. A resposta terapêutica deverá ocorrer em até 28 semanas, período após o qual, na ausência de resposta, deve ser considerada a suspensão da medicação. Na falta de resposta adequada, preconiza-se aumentar a dose para 90 mg SC. Nos pacientes já em uso de 90 mg ou com resposta persistentemente insuficiente, o intervalo das aplicações poderá ser pinçado para 8 semanas. Na faixa etária pediátrica, a dose recomendada é de 0,75 mg/kg em pacientes com peso corpóreo abaixo de 60 kg nas semanas 0 e 4 e, depois, a cada 12 semanas.[97]

Na 12ª semana, 67% e 66% dos pacientes adultos tratados com 45 e 90 mg de ustequinumabe, respectivamente, alcançam PASI 75, em comparação a 3% do grupo placebo (p < 0,001 para cada grupo de comparação com placebo). A diferença entre o grupo de tratamento e placebo é aparente na 4ª semana de tratamento. Eficácia máxima foi geralmente observada ao redor da 24ª semana, após três aplicações (0,4, 16).[98,99]

Os eventos adversos mais comumente relatados (≥ 5% dos pacientes tratados com ustequinumabe) incluem nasofaringite, infecção do trato respiratório superior e cefaleia. Efeitos adversos graves incluem relatos isolados de celulite de membros inferiores, herpes-zóster, acidente vascular cerebral e hipertensão, bem como casos de câncer de próstata, tireoide e colo (um caso de cada). As reações nos locais de injeção tendem a ser leves e transitórias. A formação de anticorpos contra a droga gira em torno de 5% nos estudos controlados; porém, seu real papel na inativação da droga ainda não está elucidado.[99,100]

A análise de eventos de segurança por pelo menos 5 anos de tratamento, mediante os dados agrupados dos estudos de fases II e III (Phoenix 1, Phoenix 2 e Accept), mostrou resultados comparáveis aos obtidos nos estudos de curto prazo. As taxas cumulativas de câncer de pele e de órgãos sólidos, bem como de eventos cardiovasculares, mantiveram-se estáveis e menores do que 1% ao ano. As taxas de infecções sérias também se mantiveram estáveis e em torno de 1% ao ano. Não foi observada toxicidade cumulativa com o aumento do tempo de exposição ao ustequinumabe.[101]

Secuquinumabe

O secuquinumabe é um anticorpo monoclonal IgG1k totalmente humano que inibe seletivamente a ligação da IL-17A ao seu receptor. Essa inibição previne a ativação da proliferação de queratinócitos, a liberação de citocinas inflamatórias, a ativação de neutrófilos e a angiogênese.

Foi aprovado para uso em psoríase moderada a grave, no Brasil, em dezembro de 2015. Apresenta rápido início de ação com 50% dos pacientes alcançando PASI 75 já na 4ª semana de uso. O pico de ação ocorre na semana 16, com altos índices de respostas PASI90 e PASI100. É indicado nos pacientes de psoríase moderada a grave, nos quais a terapia convencional não controla mais o quadro ou não pode ser mais indicada por efeitos colaterais ou indisponibilidade. Tem aprovação para uso a partir dos 6 anos de idade (até 50 kg: 75 mg; > 50 kg: 150 mg). Além disso, é aprovado para o tratamento da artrite psoriásica.[102]

O secuquinumabe está disponível em canetas pré-preenchidas para uso subcutâneo, contendo 150 mg da medicação. Na fase de indução, o paciente utiliza duas seringas (300 mg), 1 vez por semana, por 5 semanas seguidas. Na fase de manutenção, são administradas 300 mg a cada 4 semanas.[102]

O estudo FIXTURE comparou o secuquinumabe com etanercepte e placebo com a possibilidade de rerandomização para secuquinumabe após 12 semanas – com duração total de 52 semanas. Resultados demonstraram a superioridade de secuquinumabe na curva de resposta PASI 75 na semana 12 (77,1% na dose de 300 mg) comparada ao placebo (4,9%) e etanercepte (44%) bem como a manutenção da resposta PASI 75 da semana 12 a semana 52 (P < 0,0001). Nesse estudo, as respostas PASI 90 e 100 demonstraram superioridade do secuquinumabe 300 mg (54,2%*, 24,1%*) e secuquinumabe 150 mg (41,9%*,14,4%*) em relação ao etanercepte (20,7%, 4,3%) e ao placebo (1,5%, 0%) na semana 12 (*P < 0,001 em comparação ao etanercepte, + P < 0,001 em comparação ao placebo; não foi observada resposta PASI 100 no grupo comparativo com placebo).

O estudo CLEAR foi um estudo *head-to-head* com 676 indivíduos tratados durante 1 ano com secuquinumabe ou ustequinumabe. Os resultados demonstraram na semana 16 de tratamento 79% dos pacientes tratados com secuquinumabe (300 mg) alcançando PASI 90, comparados a 57,6% no grupo ustequinumabe. Na semana 4, as respostas PASI 75 foram de 50% no grupo secuquinumabe 300 mg e 20,6% no grupo tratado com ustequinumabe (P < 0,0001).

A droga geralmente é bem tolerada. Os efeitos adversos mais frequentemente observados em mais de 1% dos pacientes durante as primeiras 12 semanas de tratamento incluíram nasofaringite/infecção das vias aéreas superiores, diarreia, rinite, herpes oral, faringite e urticária. A incidência de nasofaringite/infecção das vias aéreas superiores e diarreia foi semelhante entre os grupos secuquinumabe 150 e 300 mg e etanercepte e superior ao placebo na semana 12.[103]

A IL-17 tem papel importante na imunidade mucocutânea e no recrutamento de neutrófilos. Portanto, a monitorização quanto às infecções fúngicas e neutropenia é essencial durante a terapia com drogas anti-IL17. Nos estudos com secuquinumabe, quadros de candidíase oral e genital, geralmente nas formas leve e moderada, foram relatados em 2% dos pacientes tratados. Essas infecções são habitualmente dose-dependentes. Mais raramente, desencadeamento ou piora de doença inflamatória intestinal pode ocorrer. Assim, o secuquinumabe deve ser usado com cautela nos portadores de doença de Crohn ou retocolite ulcerativa.[103]

Ixequizumabe

Ixequizumabe é um anticorpo monoclonal de imunoglobulina (Ig) G4 humanizado que se liga seletivamente à IL-17A e inibe a interação desta com o receptor (R) de IL-17.[157] Foi aprovado para psoríase em placas moderada a grave em dezembro de 2017. A meia-vida da droga é de 13 dias.[157]

Está indicado para psoríase em placas moderada a grave em pacientes adultos e pediátricos acima de 6 anos de idade e com peso maior do que 50 kg; artrite psoriásica ativa em pacientes adultos com uma resposta insuficiente, ou intolerantes ao tratamento com um ou mais fármacos antirreumáticos modificadores da doença (DMARD); espondiloartrite axial radiográfica/espondilite anquilosante ativa em pacientes adultos, que não tenham respondido adequadamente à terapia convencional; e espondiloartrite axial não radiográfica ativa com sinais objetivos de inflamação em pacientes adultos que não tenham respondido adequadamente à terapia convencional.[157]

O ixequizumabe está disponível em canetas injetoras contendo 80 mg de ixequizumabe. Para o tratamento da psoríase em placas em pacientes adultos, a dose recomendada é 160 mg por via subcutânea (duas injeções de 80 mg), na semana 0, seguida por uma injeção de 80 mg nas semanas 2, 4, 6, 8, 10 e 12 e, então, 80 mg a cada 4 semanas.[157]

No paciente pediátrico, a dose recomendada é 160 mg por via subcutânea (duas injeções de 80 mg) na semana 0, seguida por uma injeção de 80 mg a cada 4 semanas.[157]

Os estudos UNCOVER 2 e 3 demonstraram superioridade do ixequizumabe *versus* etanercepte e *versus* placebo, em 12 semanas na obtenção do PASI 75, 90 e 100. Durante a extensão do estudo UNCOVER 3, foi observado que 93% dos pacientes que atingiram PASI 90 na semana 60 mantiveram esse resultado na semana 264 (5 anos) e que 77% dos pacientes que atingiram PASI 100 na semana 60 mantiveram esse resultado na semana 264.[24]

A eficácia do ixequizumabe *versus* ustequinumabe (UST) em pacientes adultos com psoríase em placas foi avaliada no estudo IXORA-S. Ixequizumabe foi superior ao UST para atingir o PASI 90 em 12 semanas (72,8% *versus* 42,2%). Além disso, ixequizumabe apresentou superioridade *versus* UST em 5 de 8 desfechos secundários principais (PASI 75 e 100, sPGA (*static Physician's Global Assessment*) 0, sPGA 0,1 e DLQI (*Dermatology Life Quality Index*) na semana 12. A superioridade de IXE em PASI 100, 90, 75, sPGA 0 e sPGA 0,1 foi mantida até a semana 52.[56]

Ixequizumabe foi superior ao guselcumabe (anti-IL-23) para atingir resposta PASI 100 em 12 semanas. Na semana 24 os resultados da resposta PASI 100 foram semelhantes entre os grupos.[163,164]

Os dados de resposta sustentada por 5 anos publicados nos estudos UNCOVER foram reforçados pelos dados de vida real do registro DERMBIO, que demonstrou que a taxa de pacientes que mantiveram o tratamento com ixequizumabe por 52 semanas foi maior do que aqueles em uso de secuquinumabe no mesmo período.[165]

A eficácia e a segurança de ixequizumabe foi avaliada em pacientes pediátricos, com idades de 6 a 18 anos, com psoríase em placas moderada a grave e PASI basal médio acima de 19. O ixequizumabe atingiu superioridade em relação ao placebo ($P < 0,001$) nos desfechos coprimários de PASI 75 (IXE, 89%; placebo, 25%) e sPGA 0,1 (IXE, 81%; placebo, 11%) na semana 12. Além disso, 78% e 50% dos pacientes pediátricos atingiram PASI 90 e 100, respectivamente, na semana 12. A extensão desse estudo revelou que os desfechos primários e secundários foram mantidos até a semana 108. Na semana 108, ixequizumabe ainda manteve a melhora da psoríase ungueal em 68,1%, da psoríase palmoplantar (90,0%), da psoríase do couro cabeludo (76,2%), e da psoríase genital (87,5%). O perfil de segurança deste estudo foi semelhante aos relatados nos demais estudos clínicos que avaliaram ixequizumabe.[166,167]

Nas subanalises do estudo UNCOVER 3, o ixequizumabe apresentou boas respostas na psoríase de couro cabeludo (PSSI 87-72%), ungueal (NAPSI 0 60-69%) e palmoplantar (PPASI 100 73-100%).[168]

No que se refere à segurança, um estudo avaliando uso do ixequizumabe em 8.228 pacientes em 21 estudos de psoríase, artrite psoriásica e espondilite demonstrou baixas taxas de eventos adversos. A taxa de eventos adversos sérios foi menos de 6 por 100 pacientes/ano e a de mortalidade menos de 0,3 por 10 pacientes/ano. Taxa de reporte de neoplasias foi rara (menos de 0,8 por 100 pacientes/ano). Os eventos adversos foram mais comuns nos primeiros 2 anos.[168]

Os principais eventos adversos descritos foram nasofaringite (25,7%), infecção por cândida (5,5%), reações no local da injeção (9,7%) e cefaleia (8,6%).[169]

Brodalumabe

Brodalumabe é um anticorpo monoclonal humano (IgG2) que se liga com alta afinidade à subunidade A do receptor de IL-17 humano (IL-17RA) e bloqueia as atividades biológicas das citocinas pró-inflamatórias IL-17A, IL-17F, IL-17A/F, IL-17C e IL-17E.[170]

O brodalumabe foi aprovado pela Anvisa, no Brasil, em julho de 2022, para o uso em adultos com psoríase moderada a grave. Está disponível em seringas pré-preenchidas de 210 mg, sendo a dose recomendada de 210 mg nas semanas 0, 1 e 2, seguida de 210 mg a cada 2 semanas.[171]

A meia-vida estimada do brodalumabe é de 10,9 dias.[172]

Os estudos controlados AMAGINE-1, AMAGINE-2 e AMAGINE-3 demonstraram a eficácia do brodalumabe *versus* ustequinumabe e placebo. A droga se mostrou rápida e altamente eficaz na obtenção das respostas PASI 75 e PASI 100.[174]

Os eventos adversos (EA) mais comuns relatados nas primeiras 12 semanas foram nasofaringite, infecções do trato respiratório superior, cefaleia e artralgia. A incidência de EA grave foi baixa, com taxas semelhantes observadas nos grupos-placebo, ustequinumabe e brodalumabe. Até a semana 52, as taxas ajustadas de exposição de EA graves foram semelhantes entre o grupo de brodalumabe (8,3 por 100 indivíduos/ano) e o grupo ustequinumabe (8,5 por 100 indivíduos/ano). A taxa de exposição ajustada de todos os EA foi mais alta no primeiro ano de tratamento e diminuiu nos anos seguintes. Esses resultados são consistentes com os EA mais comuns relatados em ensaios clínicos com outras terapias biológicas que visam também a via das IL-17.[46]

Nos estudos AMAGINE-1/-2/-3, as taxas de EA psiquiátricos foram baixas e comparáveis entre os grupos de tratamento.[47] No período de curto tempo, dos 3.066 pacientes tratados com brodalumabe, três relataram EA psiquiátricos graves (tentativa de suicídio, abuso de álcool e depressão). Os três pacientes afetados tinham histórico de transtornos psiquiátricos ou abuso de substâncias. Até a semana 52, as taxas de transtornos psiquiátricos foram numericamente maiores com ustequinumabe do que com brodalumabe (9,3% *versus* 7,6%, respectivamente). EA psiquiátricos, depressivos e do sistema nervoso para brodalumabe permaneceram praticamente inalterados desde a avaliação de 52 semanas até o final do estudo.[47]

Nos estudos clínicos para psoríase, tanto pacientes utilizando ustequinumabe como brodalumabe apresentaram eventos de ideação e comportamento suicida.[47] Sete eventos de ideação e comportamento suicida ocorreram no período controlado de 52 semanas em pacientes com psoríase recebendo brodalumabe (n = 4.019), equivalente a uma taxa de incidência de 0,20 eventos SIB (IC 95% 0,08-0,41) por 100 pacientes/ano, em comparação com 0,6 eventos SIB por 100 pacientes/anos (IC de 95% 0,12-1,74) no grupo de ustequinumabe (n = 613).[173,176] Durante o período controlado de 52 semanas, as taxas de incidência ajustadas pelo tempo (por 100 pacientes/ano) para os eventos de tentativa e comportamento suicidas foram de 0,4 no braço ustequinumabe e 0,03 no braço brodalumabe (todas as doses).[173] Lebwohl e colaboradores (2018) analisaram os dados de EA psiquiátricos de cinco ensaios clínicos de brodalumabe que incluíram 4.464 pacientes com 9.162 pacientes/ano de exposição ao brodalumabe. Os investigadores relataram falta de evidência de relação causal entre brodalumabe e ideação e comportamento suicida.[176]

Guselcumabe

A IL-23 é uma citocina pró-inflamatória responsável pela manutenção, modulação e ativação de células Th17. Na psoríase, acredita-se, hoje, que exista uma desregulação da resposta TH17 com hipeprodução de IL-17A, IL-17F e IL-22, bem como outras citocinas pró-inflamatórias. Parte da produção de IL-17 é independente da IL-23 e importante para manutenção da defesa de mucosas e integridade de barreira tecidual.[177]

O guselcumabe é um anticorpo monoclonal IgG1λ humano, que inibe IL-23 secretada e a ligação da IL-23 aos seus receptores na superfície celular pelo bloqueio da subunidade p19.[177]

É indicado para o tratamento de psoríase em placas moderada a grave em adultos (aprovado pela Anvisa em março de 2018) e artrite psoriásica (aprovado pela Anvisa em maio de 2020).[178]

Está disponível na forma de canetas pré-preenchidas com 100 mg de guselcumabe. A posologia a ser aplicada é de 100 mg por via subcutânea na semana zero, 100 mg após 4 semanas e, depois, 100 mg a cada 8 semanas. A meia-vida estimada e de 17 dias.[178]

Os estudos VOYAGE 1 e 2 (multicêntricos, randomizados, duplo-cegos, com comparador ativo, o adalimumabe e placebo) demonstraram alta proporção de pacientes com resposta PASI 90 e 100 nos pacientes em uso de guselcumabe quando comparados ao adalimumabe e ao placebo.[179]

No estudo NAVIGATE, avaliando a eficácia e a segurança de guselcumabe em pacientes com psoríase em placas moderada a grave não respondedores ao ustequinumabe, a média de decréscimo do PASI em relação à semana 16 foi significantemente maior no grupo guselcumabe na semana 52 (6,7 *versus* 2,5) e pacientes tratados com ustequinumabe, que não atingiram um IGA de 0/1 na semana 16, obtiveram benefícios significativos com a mudança para o guselcumabe.[179]

Os estudos de extensão dos VOYAGE 1 e 2 demonstraram a manutenção das altas taxas de resposta, obtidas previamente, após 5o anos de uso do guselcumabe.[180]

O estudo Eclipse, avaliando guselcumabe *versus* secuquinumabe em relação à proporção de pacientes que atingiram a resposta PASI 90 na semana 48. O guselcumabe apresentou 84,5% de pacientes com resposta PASI 90 *versus* 70% no grupo do secuquinumabe.[181]

A medicação apresenta bom perfil de segurança, e os eventos adversos costumam ser leves e bem tolerados, não resultando em interrupção do tratamento. A droga parece não elevar o risco de infecções oportunistas como herpes-zóster, candidíase e tuberculose, nem de eventos cardiovasculares maiores ou malignidade. Um estudo de extensão avaliou os eventos adversos em 7.166 pacientes/ano, num período de 5 anos. As taxas de eventos adversos graves foram baixas. Os eventos adversos mais comuns foram nasofaringite e infecção de vias áreas superiores.[182]

Risanquizumabe

O risanquizumabe é um anticorpo monoclonal humanizado IgG1 que se liga à subunidade p19 com alta afinidade e bloqueia seletivamente a IL-23. É indicado para o tratamento da psoríase em placas moderada a grave em pacientes adultos. Foi aprovado pela Anvisa em maio de 2019.[182,184]

Está disponível na forma de seringas pré-preenchidas de 75 mg. Deve ser utilizado por via subcutânea na posologia de 150 mg nas semanas 0 e 4 e, posteriormente, a cada 12 semanas. A meia-vida estimada da droga é de 28 a 29 dias.[184]

Os estudos UltIMMa-1 e UltIMMa-2 compararam a eficácia do RZB em relação ao ustequinumabe para a obtenção da resposta PASI 90 em 16 semanas. O RZB atingiu altas porcentagens de resposta PASI 90 (74,8% a 75,3%) em comparação ao ustequinumabe (42,5% a 47,5%) na semana 16.[185]

O risanquizumabe também foi comparado ao secuquinumabe em um estudo de fase 3 aberto, em adultos com psoríase em placas. Foi comparada a proporção de pacientes com resposta PASI 90 na semana 16 (não inferioridade) e na semana 52 (superioridade). Na semana 16 a resposta PASI 90 foi atingida em 73,8% dos pacientes do grupo risanquizumabe *versus* 65,6% do grupo secuquinumabe, não inferioridade na semana 16 e, na semana 52, o grupo risanquizumabe apresentou 86,6% de resposta PASI 90 *versus* 57,1% do grupo secuquinumabe.[186]

Por sua vez, estudos controlados também demostraram eficácia superior do risanquizumabe *versus* adalimumabe[187] *versus* placebo.[188]

O perfil de segurança do risanquizumabe parece favorável, sendo a maioria dos efeitos colaterais leves e não levando ao abandono do tratamento, e em taxas comparáveis ao placebo, conforme foi descrito em análise que englobou dados de 17 estudos clínicos. Os eventos adversos mais comumente relatados com risanquizumabe foram nasofaringite e infecções do trato respiratório superiores. O uso do risanquizumabe não parece aumentar o risco de infecções oportunistas como herpes-zóster, candidíase e tuberculose, nem de eventos cardiovasculares maiores. Além disso, os dados apontam que risanquizumabe não aumenta o risco de malignidade para além daquele associado à fisiopatologia da psoríase; de qualquer maneira, os pacientes devem ser avaliados quanto ao risco de malignidade antes e durante o tratamento.[189]

O perfil de eficácia e de segurança do risanquizumabe no tratamento de psoríase em placas em adultos parece se manter nos estudos de longo prazo até 256 semanas.[190]

Espesolimabe

A IL-36 é uma citocina da família a IL-1, apresentando três subtipos, alfa, beta e gama. Trata-se de uma citocina proinflamatória, relacionada à ativação e recrutamento de células inflamatórias como neutrófilos, macrófagos, células dendríticas e linfócitos, por intermédio principalmente da ativação das vias Nf-κβ e da STAT 3. Estudos recentes têm demonstrado que a IL-36 parece ter papel importante na fisiopatologia da psoríase pustulosa generalizada (PPG).[191-194]

Espesolimabe é um anticorpo monoclonal humanizado imunoglobulina G1 (IgG1) que atua bloqueando a sinalização via receptor da IL-36 (IL36R). A inibição da via de sinalização da IL-36 interrompe os processos inflamatórios que resultan na produção de citocinas patogênicas em algumas doenças como a PPG.[195]

Estudos clínicos de fases I e II do espesolimabe avaliaram a eficácia e a segurança da medicação aplicada por via endovenosa em pacientes adultos durante o surto de PPG. Observou-se rápida e significante regressão das lesões pustulosas em comparação ao grupo placebo. Esses resultados, apesar de iniciais e envolver limitado número de pacientes, indicaram a segurança da medicação, a rapidez de ação e a manutenção da resposta durante o período do estudo (12 semanas). A fase de extensão do estudo se encontra em andamento.[195,196]

O espesolimabe até o momento não recebeu aprovação pela Anvisa para uso no Brasil.

ARTRITE PSORIÁSICA

Caracteriza uma forma de artrite soronegativa, encontrada entre 5% e 42% dos pacientes de psoríase. A forma mais frequente é a mono ou oligoartrite assimétrica, que afeta principalmente articulações das mãos e dos pés. Outras formas menos frequentes apresentam comprometimento simétrico, axial e, até mesmo, mutilante. A artrite psoriásica faz parte do grupo das espondiloartropatias soronegativas que acomete três estruturas predominantemente: as entesis; a sinovial; e as articulações espinhais e sacroilíacas. A incidência na população geral é 0,02% a 0,1%. A artrite pode preceder (19%), aparecer concomitantemente (16%) ou surgir depois do início da psoríase na pele (65%) – em média, 10 anos após. Quase todas as formas de psoríase podem cursar com artrite; em geral, quanto mais grave o quadro cutâneo, maior a prevalência da artrite (psoríase tipo I); entretanto, o quadro cutâneo e articular não tem relação do ponto de vista de atividade e evolução. A idade de início do quadro articular é, em geral, na quarta década de vida (entre 40 e 60 anos).[104]

Sabe-se que a artrite psoriásica tem uma forte predisposição genética, associada, sobretudo, ao HLA-Cw6, mas também a outros HLA, inclusive HLA-B27, HLA-B39, HLA-B13, HLA-B17 e HLA-DR3. A patogênese parece estar relacionada a fatores ambientais, por exemplo, infecciosos (principalmente, HIV, VHC) e trauma e à atividade dos linfócitos TCD8 e seus mediadores inflamatórios. Fatores ambientais também têm participação na etiopatogênese da artrite psoriásica, entre eles, trauma e infecção (HIV, VHC etc.). A matriz ungueal é frequentemente acometida na artrite psoriásica; cerca de 80% dos pacientes com doença articular apresentam manifestações ungueais, enquanto nos pacientes com manifestações cutâneas isoladas esse valor varia entre 20% e 30%.

As características da artrite psoriásica são: artrite das articulações interfalangeanas distais; dactilite; entesite; neoformação óssea periosteal; oligoartrite assimétrica; e espondilite. Os padrões de acometimento articular na artrite psoriásica podem ser assim classificados: acometimento articular periférico assimétrico ou simétrico (articulações interfalangeanas distais, pequenas articulações das mãos e dos pés, grandes articulações); e doença axial (espondiloartrite, sacroileíte).[104]

Sendo assim, podemos caracterizar as seguintes formas clínicas:

- **Mono ou oligoarticular assimétrica:** inflamação das articulações interfalangeanas, proximais e distais das mãos e, mais raramente, dos pés. É a apresentação mais comum da artrite psoriásica. Diferentemente da artrite reumatoide, o acometimento da articulação metacarpofalangeana é incomum. Apresenta bom prognóstico se diagnosticada precocemente.
- **Simétrica:** caracteriza-se pelo envolvimento poliarticular, simétrico, de pequenas e médias articulações, em particular, interfalangeana proximal, metacarpofalangeanas, pulso, cotovelo e tornozelos. Geralmente, os pacientes são soronegativos, mas podem apresentar positividade ao fator reumatoide (FR); sendo assim, pode ser indistinguível da artrite reumatoide.
- **Axial:** acomete a coluna vertebral e/ou articulação sacroilíaca, mas pode apresentar envolvimento articular periférico associado. Os pacientes são, geralmente, HLA-B27-positivos e podem apresentar concomitantemente doença inflamatória intestinal e/ou uveíte.
- **Mutilante:** é a variante mais rara da artrite psoriásica. Os pacientes apresentam artrite de evolução rápida e grave, que resulta em destruição articular e deformidades permanentes. Esta forma clínica pode ser indistinguível dos casos graves de artrite reumatoide e da artrite mutilante presente na retículo-histiocitose multicêntrica (Figuras 10.19 e 10.20).

Quanto aos exames complementares, na artrite psoriásica evidencia-se aumento de proteínas inflamatórias da fase aguda (VHS), porém com autoanticorpos negativos (FAN, FR). Na radiografia simples, podem-se observar desmineralização local, diminuição do espaço articular, erosão óssea e edema tecido mole. Entre os principais diagnósticos diferenciais estão: artrite reumatoide (Quadro 10.2); gota; espondilite anquilosante; osteoartrite; e doença de Reiter.[104]

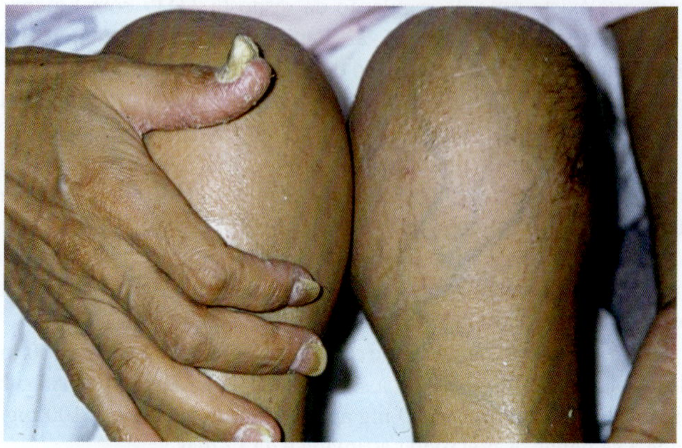

■ **Figura 10.19** Artrite psoriática e ungueal.

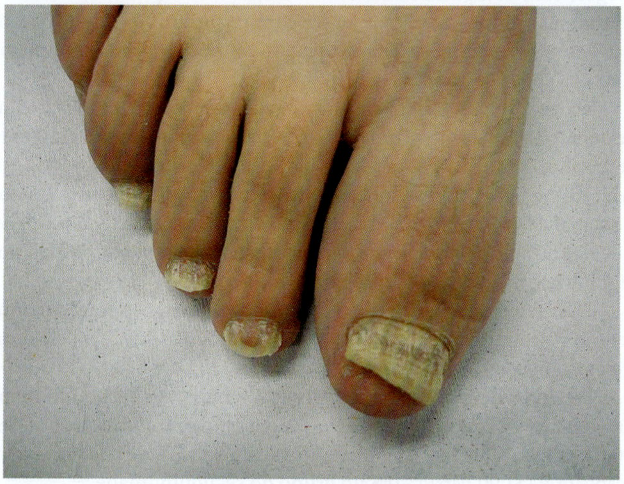

■ **Figura 10.20** Artrite psoriática.

Quanto ao prognóstico, a artrite psoriásica produz menos algia e menor perda de função quando comparada à artrite reumatoide; entretanto, o conceito de benignidade dessa artropatia tem mudado recentemente. Idade de início precoce, quadro cutâneo extenso, sinovite poliarticular, infecção pelo HIV, aumento da velocidade de hemossedimentação desde o início das manifestações clínicas e associação com HLA-B27, HLA-B39 e HLA-DLw3 são considerados indicadores de prognose desfavorável.

Quadro 10.2 Diferencial entre artrite psoriásica e artrite reumatoide.

	Artrite psoriásica	Artrite reumatoide
Aumento das proteínas marcadoras de atividade inflamatória	Sim	Sim
Suscetibilidade genética	MHC classe I	MHC classe II
Melhora com a progressão da infecção pelo HIV	Não	Sim
Classe de linfócitos envolvidos na resposta inflamatória	CD8	CD4
Autoanticorpos (p. ex., fator reumatoide)	Não	Sim
Imunocomplexos	Não	Sim
Vasculite de pequenos vasos	Não	Sim
Resposta fibroblástica	Sim	Rara
Sacroileíte	Sim	Não
Entesite, dactilite	Sim	Não
Erosões	Sim	Sim
Osteopenia justa-articular à radiografia	Incomum	Sim
Neoformação óssea justa-articular	Sim	Não

A conduta terapêutica será determinada pela extensão, gravidade e grau de deformidade das manifestações musculoesqueléticas. Anti-inflamatórios não esteroidais (nimesulida) e corticosteroides (intra-articular ou mesmo sistêmicos) combinados com fisioterapia permanecem como base para o tratamento de formas leves de artrite psoriásica. Ressalta-se o risco de exacerbação das lesões cutâneas em pacientes com psoríase artropática, associada a lesões de pele. O metotrexato é, geralmente, a droga de escolha para quadros mais graves. Outras medicações utilizadas são: ciclosporina; sulfassalazina; azatioprina; e os imunobiológicos (adalimumabe, infliximabe e etanercepte).[105,106]

DERMATITE SEBORREICA

Doença inflamatória crônica, comum, recorrente, que ocorre em regiões cutâneas ricas em glândulas sebáceas e, eventualmente, em algumas áreas intertriginosas. Sua prevalência é de 1% a 3% da população geral dos Estados Unidos, sendo 3% a 5% em adultos jovens.[107] Duas formas clínicas existem: a do lactente, confinada aos 3 primeiros meses de vida; e a forma do adulto, com pico de incidência entre a quarta e sexta décadas de vida. Afeta predominantemente o sexo masculino e não há predileção racial.

Embora a patogênese não seja inteiramente conhecida, há envolvimento da produção sebácea e do fungo comensal do gênero Malassezia.[108] A hereditariedade contribui discretamente na predisposição dessa dermatose.[109]

A seborreia é, basicamente, fator predisponente, mas não necessário. Desse modo, tem sido questionado se a mudança qualitativa na composição dos lipídios da superfície cutânea deve ser considerada fator relevante. Em pacientes com dermatite seborreica (DS), os triglicerídeos e o colesterol estão elevados e o esqualeno e os ácidos graxos livres estão reduzidos. Os ácidos graxos livres, que conhecidamente têm um efeito antimicrobiano, são formados a partir de triglicerídeos por lipases bacterianas, produzidas pelo *Propionibacterium acnes*. Como um dos principais constituintes da microbiota residente da flora cutânea, o *P. acnes* está em número bastante reduzido em indivíduos com dermatite seborreica. Dessa forma, a DS parece estar relacionada ao desequilíbrio dessa flora. Em lactentes, a DS ocorre por estímulo das glândulas sebáceas por andrógenos maternos, desaparecendo em alguns meses. O quadro pode reaparecer na puberdade, com melhora progressiva com a idade, podendo ocorrer no idoso.

Com relação ao fungo Malassezia, sobretudo as espécies *M. globosa* e *M. restricta*, este podem ser comumente isolado das lesões de DS. Entretanto, não há uma relação direta entre a quantidade de comensal presente e a gravidade da dermatite; mas é certo que seu número diminui paralelamente ao benefício terapêutico dos agentes antifúngicos e aumenta novamente quando há recorrência das lesões.[110] Outro aspecto estudado foi em relação à imunidade contra a Malassezia em virtude da predominância de DS em indivíduos HIV+. A hipótese seria a de que o fungo se utilizaria dos lipídios da superfície cutânea, produzindo ácidos graxos insaturados e saturados que, deixados no ambiente, induziriam a resposta inflamatória, provocando as lesões de DS.[109,111] Dessa forma, o fungo do gênero Malassezia iniciaria a cascata inflamatória, resultando no aumento da proliferação celular epidérmica e numa diferenciação incompleta dos corneócitos atingidos, causando prejuízo à barreira epidérmica local.[2]

Entre os fatores agravantes da DS estão calor, umidade, uso de roupas que retém o suor, estresse físico ou emocional, drogas (arsênico, ouro, metildopa, cimetidina, neurolépticos), quadros neurológicos, como Parkinson e a infecção pelo HIV; sendo que, entre esses, a prevalência de DS varia entre 20% e 83%.[107] Álcool, hidratos de carbono, alimentos condimentados, diabetes e obesidade podem piorar o quadro dermatológico.

A DS é definida por parâmetros clínicos: as lesões são eritematodescamativas, mal delimitadas, com escamas branco-amareladas, "graxentas", aderidas, localizadas, com leve a moderado desconforto, sobretudo em áreas ricas em glândulas sebáceas – couro cabeludo, face, pavilhão auricular, região pré-esternal e, menos frequentemente, em áreas intertriginosas. Comumente, limita-se a pequenas extensões, porém formas generalizadas ou eritrodérmicas podem, raramente, ocorrer.

Duas variantes clínicas são descritas:[112]

- **Lactente:** geralmente se inicia na primeira semana de vida e pode persistir por meses. Caracteriza-se por escamas gordurosas e aderentes, sobre base eritematosa no couro cabeludo ("crosta láctea"). Ocorrem também manchas eritematoescamosas na face e nas áreas de dobras, como regiões retroauriculares, pescoço, axilas e região inguinal. O aparecimento de eritema ruborizado indica insatélites com colarete periférico. O prurido é discreto e o curso é crônico. Eventualmente, a DS pode fazer parte de um quadro mais grave, a doença de Leiner ou eritrodermia esfoliativa do infante (deficiência de C5 ocasionando diarreia, vômitos, anemia, DS e febre) (Figura 10.21).

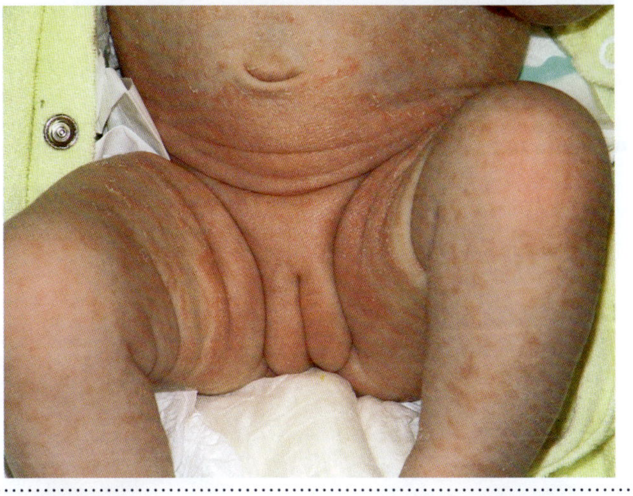

Figura 10.21 Dermatite seborreica na área de fraldas.

- **Adulto:** as lesões são eritematodescamativas e atingem couro cabeludo, face (principalmentesulco nasogeniano e glabela), região retroauricular, conduto auditivo, pálpebras (blefarite), porções medianas do tórax, região pubiana e axilar. A presença de prurido é variável. O quadro tem curso crônico, caracterizado por recidivas frequentes. Em pacientes com DS, a pele é mais sensível à exposição solar, ao calor ou terapias tópicas irritantes, que podem resultar na exacerbação ou, até mesmo, na disseminação do quadro. Lesões clínicas graves e extensas devem levantar suspeita para infecção pelo HIV. Em pacientes com Parkinson, a DS é um achado comum e importante, porém não associado à gravidade da doença neurológica (Figuras 10.22 e 10.23).

A histopatologia da DS depende da fase clínica em que se encontra. Nos estágios iniciais, observam-se espongiose, hiperplasia psoriasiforme leve a moderada, associadas ao infiltrado inflamatório, predominantemente linfocitário, perifolicular e perivascular superficial. Já na fase crônica, além dos achados mencionados, também poden se evidenciar acantose, paraqueratose focal e dilatação de capilares e vênulas do plexo superficial.

A diagnose diferencial deve ser feita com psoríase, pitiríase rósea, eczema atópico, dermatite da área das fraldas, rosácea, lúpus eritematoso, candidíase, dermatofitose, escabiose, histiocitose de células de Langherhans, síndrome de WiskottAldrich e doença de Letterer-Siwe.

Lallas e colaboradores publicaram um estudo sobre padrões dermatoscópicos em dermatoses comuns que ocorrem na face, entre elas, dermatite seborreica. O grupo europeu observou que o padrão vascular pontilhado, distribuídos irregularmente, e escamas amareladas estão bastante associados à DS, 86,4% e 77,3%, respectivamente, e permitem diferenciar dos casos de rosácea, lúpus eritematoso discoide, lúpus vulgar e sarcoidose, com alta confiabilidade.[113]

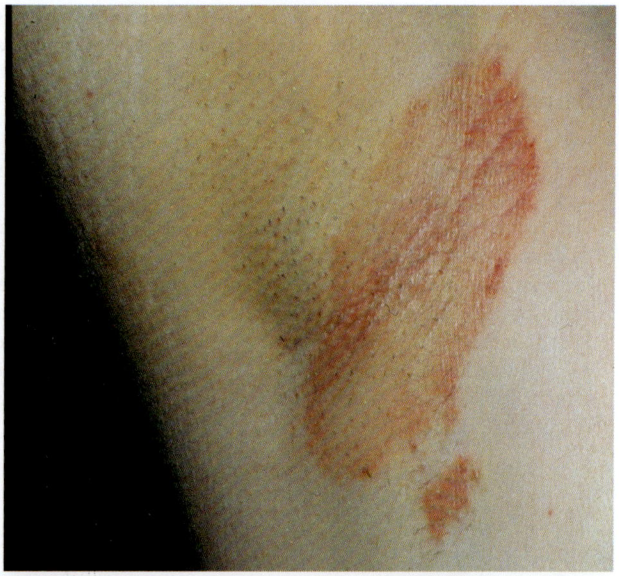

■ **Figura 10.22** Dermatite seborreica em cavo axilar.

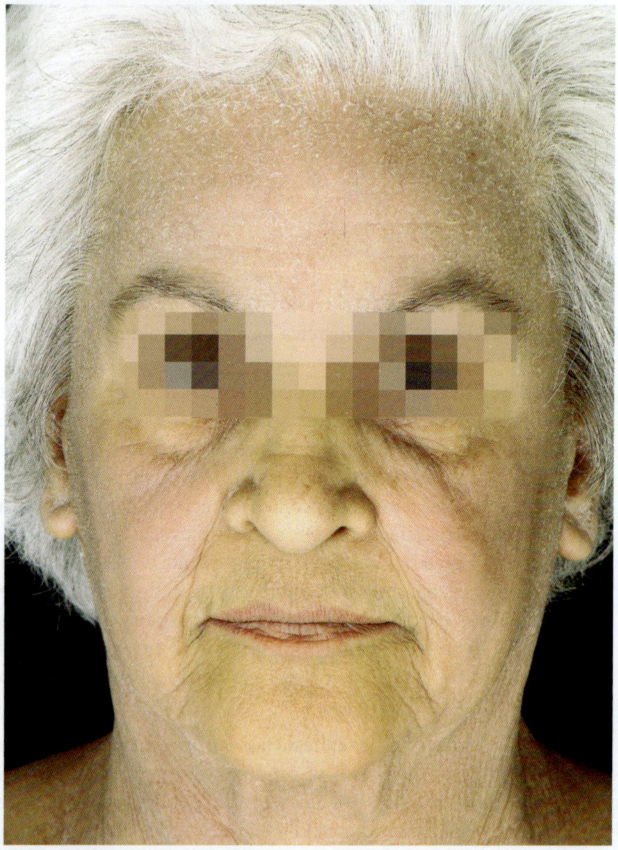

■ **Figura 10.23** Dermatite seborreica extensa na face.

Por se tratar de uma dermatose inflamatória crônica, cuja etiopatogenia se relaciona com a provável presença de um fungo (Malassezia sp.) na pele e de seu metabolismo por meio da utilização dos lipídios da pele, os objetivos do tratamento consistem em controlar a inflamação, diminuir a população fúngica e o controle da oleosidade. Entretanto, o tratamento dependerá da forma clínica.

- **Lactente:** a DS infantil geralmente responde de modo satisfatório a medidas de cuidado geral da pele, como limpeza e aplicação de emolientes. Creme antifúngico, por exemplo, cetoconazol a 2% é indicado em casos mais extensos e persistentes. Cursos breves de corticosteroides de baixa potência, podem ser indicados. Xampus leves podem ser utilizados para remoção de escamas e crostas. Evitar agentes irritantes.
- **Adulto:** o ponto central do tratamento da DS em adultos é o uso de cremes e/ou xampus antifúngicos, como os da classe dos azóis. A alta eficácia (75% a 90%) dessas medicações já está documentada em estudos duplos-cegos. Assim, como ciclopirox olamina também é indicada por suas ações antifúngica e anti-inflamatória. Outras medidas terapêuticas incluem uso de corticosteroides tópicos, de baixa potência e uso de emolientes.

Xampus de piritionato de zinco e derivados de alcatrão, assim como inibidores da calcineurina tópicos são medicações de 2ª linha. Em 2012, um grupo canadense comparou o uso de hidrocortisona 1%, em pomada, com o uso de tacrolimus a 0,1%, em lesões de DS, em adultos. O grupo observou uma eficácia similar entre os dois grupos, porém, o grupo tratado com tacrolimus fez uso da medicação por um intervalo de tempo menor do que o do grupo com corticosteroide. Além disso, apesar de os efeitos colaterais serem semelhantes entre os dois grupos, o grupo com corticosteroide teve um número maior de eventos adversos.[114]

O uso oral da isotretinoína, como regulador da seborreia, em doses muito baixas (2,5 a 5 mg, 2 a 3 vezes na semana) também já foi estudado, e considerado com boa eficácia.

■ PARAPSORÍASE

Dermatose inflamatória crônica, idiopática, caracterizada por lesões eritematodescamativas, frequentemente assintomáticas, com caráter indolente, apesar de possível evolução para linfoma cutâneo de células T, micose fungoide.

Acomete, geralmente, indivíduos de meia-idade e idosos, sem predileção étnica ou geográfica. É mais comum no sexo masculino, sobretudo a forma em pequenas placas (3:1).

A etiologia da parapsoríase ainda permanece desconhecida. Entretanto, trabalhos prévios evidenciaram que a parapsoríase provavelmente representa diferentes estágios de um distúrbio linfoproliferativo, que pode variar de uma dermatite crônica até um linfoma cutâneo de células T.[115]

A parapsoríase pode ser dividida em dois grandes grupos: a parapsoríase em pequenas placas; e a parapsoríase em grandes placas. Esta última, considerada estágio inicial de linfoma cutâneo de células T, micose fungoide, em razão de seu comportamento biológico e, sobretudo, características clínicas, histológicas e genotípicas que se sobrepõem aos linfomas. Apesar de a forma em pequenas placas ser considerada por muitos autores uma dermatose reacional crônica, de evolução indolente e benigna, outros estudiosos, entre eles o Ackerman, também a consideram parte do espectro dos linfomas cutâneos.[116]

Wolf e colaboradores estudaram três casos de parapsoríase variegata ou liquenoide, variante da forma em grandes placas, e concluíram que essa entidade deve ser considerada micose fungoide e não como uma entidade isolada.[117]

Clinicamente, as formas de parapsoríase podem ser assim caracterizadas:

- **Em pequenas placas:** máculas e placas (*patches*), bem delimitadas, eritematosas, circulares ou ovaladas, discretamente descamativas, menores do que 5 cm de diâmetro, assintomáticas ou levemente pruriginosas, persistentes, acometendo em particular o tronco e os membros inferiores. Uma variante clínica importante é a dermatose digitiforme, que se caracteriza por lesões alongadas, digitiformes, simétricas, acometendo, principalmente, os flancos.
- **Em grandes placas:** caracteriza-se por lesões eritematosas ou castanho-amareladas, ovaladas ou de formato irregular, geralmente maiores do que 5 cm, com descamação superficial, com graus variados de atrofia epidérmica e discreta ou nenhuma infiltração. As lesões acometem o tronco, sobretudo na parte inferior, a raiz das coxas, os glúteos e áreas flexurais, são persistentes e podem evoluir para um aspecto poiquilodérmico (variante poiquilodérmica). Outra variante rara dessa forma é a parapsoríase liquenoide, já citada,

caracterizada, inicialmente, por pápulas liquenoides isoladas, que evoluem para disposição reticular (Figuras 10.24 e 10.25).

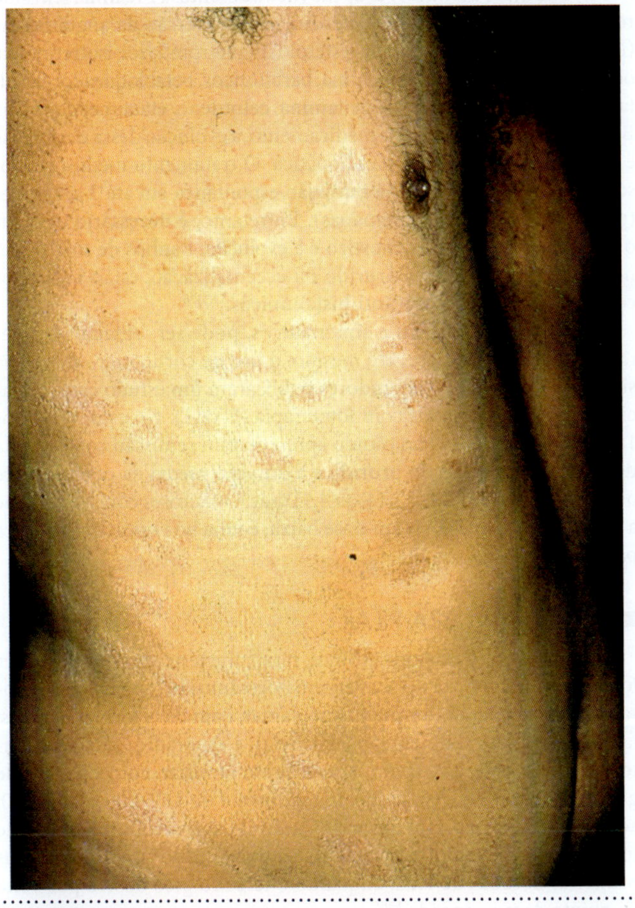

■ **Figura 10.24** Parapsoríase em peqenas placas.

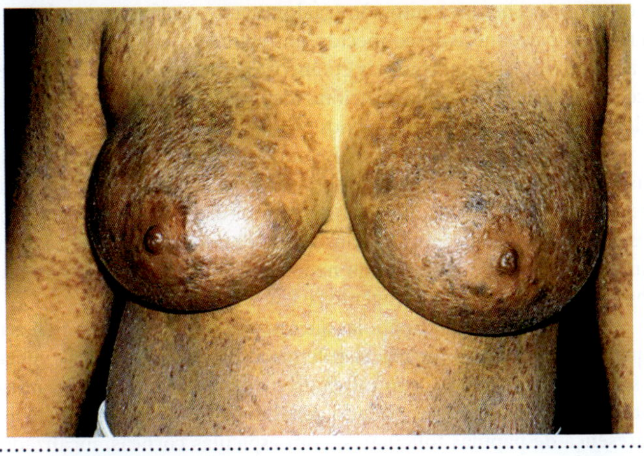

■ **Figura 10.25** Parapsoríase generalizada.

O exame histopatológico da forma em pequenas placas caracteriza-se por dermatite espongiótica leve, com áreas focais de paraqueratose e exocitose de linfócitos pequenos. Na derme, há um discreto infiltrado linfo-histiocitário perivascular superficial e edema. Exame imunohistológico revela predomínio de células TCD4+ sem características específicas.

Já em relação à forma em grandes placas, histologicamente, caracteriza-se por infiltrado inflamatório dérmico superficial, formado por numerosos linfócitos, que se dispõem em faixa na junção dermoepidérmica. Linfócitos pequenos e isolados podem ser observados na epiderme, na ausência de espongiose, raramente com núcleos de contornos irregulares. No estudo imunohistopatológico, evidenciam-se predomínio de células TCD4+, frequente ausência de CD7 e expressão difusa de HLA II na epiderme.

A diagnose é dada pela clínica e exame anatomopatológico. A diagnose diferencial deve ser feita com pitiríase rósea, farmacodermia, pitiríase liquenoide crônica, sífilis secundária, psoríase, dermatite numular e micose fungoide para a forma em pequenas placas; e, para a forma em grandes placas, os diagnósticos diferenciais principais são hanseníase indeterminada ou tuberculoide, micose fungoide, *tinea corporis*, farmacodermia, psoríase, dermatite de contato, radiodermite crônica e dermatoses que cursam com poiquilodermia (doenças do tecido conectivo, genodermatoses).

O tratamento da parapsoríase baseia-se, sobretudo, no uso de corticosteroides, tópicos ou por infiltração, associados ou não à fototerapia (Puva ou NB-UVB).

A fototerapia, por sua ação anti-inflamatória e seus efeitos imunossupressores, apresenta uma excelente resposta, com altas taxas de cura, tanto para Puva como para NB-UVB, conforme demonstrado por Duarte e colaboradores com 62 pacientes estudados, sendo 73% com parapsoríase em grandes placas, em que a taxa de cura foi de 79,3% e 17,2%, com melhora clínica. No grupo estudado, apenas dois pacientes evoluíram para linfoma cutâneo de células T.[115]

O seguimento dos pacientes com parapsoríase é de suma importância em decorrência de sua associação com linfomas cutâneos e de seu prognóstico. O acompanhamento deverá ser feito, clínica e histopatologicamente, inicialmente, a cada 3 meses e, posteriormente, a cada 6 a 12 meses, ou na vigência de mudança clínica.

■ PITIRÍASE RÓSEA (PR)

Exantema agudo, autolimitado, frequente, caracterizado por lesões eritematoescamosas disseminadas. Observada em ambos os sexos, com discreta predominância no sexo feminino, sem predileção racial, acometendo jovens saudáveis, especialmente entre 10 e 35 anos. Apresenta padrão sazonal, ocorrendo, principalmente, no outono e verão.[118]

O quadro evolutivo sugere etiologia infecciosa em razão dos sintomas prodrômicos, da semelhança com os exantemas virais, dos casos agrupados, da ocorrência sazonal e da recidiva rara (2%), sugerindo uma resposta imunológica contra um agente infeccioso. Alguns artigos também sugerem que o fato de haver uma incidência maior entre as gestantes, 18%, contra 6% da população geral, também poderia sugerir uma etiologia infecciosa, pelo fato da imunodepressão específica da gravidez.[119-121]

Recentemente, estudos científicos questionam se a pitiríase rósea (PR) representaria um exantema viral associado com a reativação do vírus herpes humano-7 (VHH-7) e, menos provavelmente, VHH-6.[119,122,123] Entretanto, estudos não demonstram diferença na prevalência de DNA de VHH-6 ou VHH-7 em células ononucleares do sangue periférico entre os pacientes com PR; tentativas de se identificar DNA de VHH-7 nas lesões cutâneas, até o momento, não encontraram êxito. Por fim, Drago e colaboradores acreditam que a PR seria uma resposta reacional à replicação sistêmica do VHH-6 e VHH-7, sozinhos ou mediante interação com outros vírus, tanto pela elevação de TNF-α nos pacientes com PR como pelo efeito citopático evidenciados em células mononucleares do sangue periférico cultivadas.[121]

Igualmente admissível é a hipótese de causa multifatorial, induzida por antígenos infecciosos ou não infecciosos (drogas), tendo como suporte a suscetibilidade genética e provável autoimunidade. Em um trabalho publicado em 2003, Chuh demonstrou maior positividade de anticorpos antinucleares (FAN) em 5 de 18 pacientes com PR, sem história familiar e pregressa de doenças autoimunes, favorecendo a teoria da autoimunidade.[124] Por fim, um grupo brasileiro realizou um estudo pela tipificação molecular da reação em cadeira da polimerase (PCR) com *primers* de sequência específica em 30 pacientes de PR de etnia afro-brasileira e encontrou associação com o grupamento alélico HLA-DQB1*04, indicando, dessa forma, provável fator de risco genético para a doença.

A erupção apresenta lesões ovaladas, eritematoescamosas, com bordas elevadas e centro amarelado descamativo (colarete com descamação interna). Há uma lesão maior (geralmente, de 2 a 4 cm), que precede as demais, em 7 a 14 dias, denominada "placa primária" ou "placa inicial" (observada em 50% a 90% dos casos). Com essas lesões, aparecem pápulas lenticulares, em proporção variável, com o longo eixo paralelo às linhas de clivagem da pele. As eflorescências ocorrem no tronco, podendo atingir pescoço e raiz dos membros. O couro cabeludo é sempre respeitado e a face e regiões palmoplantares, geralmente, poupadas.

A forma clínica invertida acomete região inguinal, axilar e, eventualmente, a face, sendo mais comum em indivíduos mais jovens e melanodérmicos. Prurido ocorre em torno de 25% dos casos, podendo ser leve até intenso. Manifestações na mucosa oral e nas unhas são bastante raras. Variantes urticariforme, eritema polimorfo-*like*, vesicular, pustulosa e purpúrica já foram descritas. Sintomas sistêmicos são mais frequentes do que normalmente descrito: mal-estar; náuseas; inapetência; cefaleia; febre; linfadenopatia; artralgias; e sintomas respiratórios e gastrointestinais podem estar presentes em até 69% dos casos.[121]

O tempo de evolução é de 4 a 10 semanas, com regressão total.[125,126] Normalmente, a PR se resolve sem deixar cicatrizes; contudo, alguns casos podem determinar hipercromia ou hipocromia residual transitória pós-inflamatória (Figuras 10.26 e 10.27).

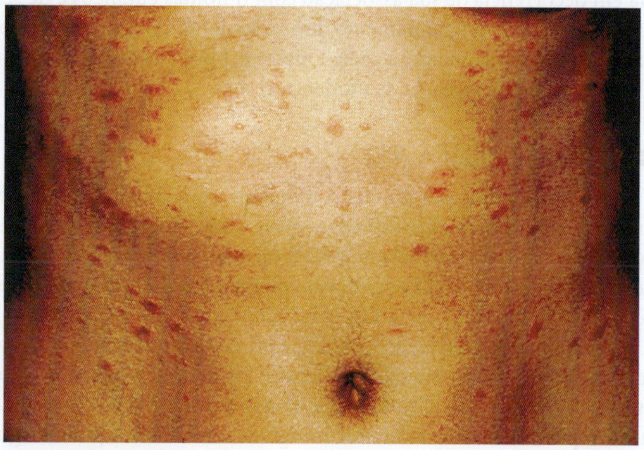

■ **Figura 10.26** Pitiríase rósea.

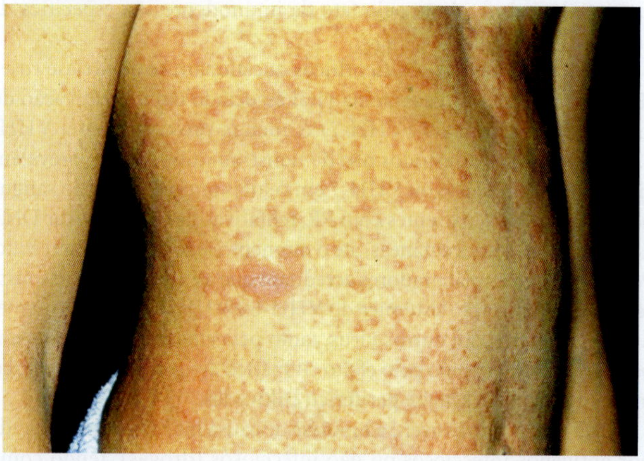

■ **Figura 10.27** Medalhão da pitiríase rósea.

A diagnose é clínica e os achados histológicos, inespecíficos. As características histopatológicas típicas incluem paraqueratose focal, camada granulosa ausente ou diminuída, leve espongiose, acantose discreta, edema na derme papilar, infiltrado linfo-histiocitário ao redor dos vasos da derme superficial e extravasamento focal de eritrócitos.

Os achados dermatoscópicos demonstrados por grupo europeu em 2012, característicos de PR, são descamação periférica ao redor de um centro amarelado com ausência de estruturas e vasos pontilhados.[127]

Entre os diagnósticos diferenciais estão: dermatite seborreica; eczema numular; psoríase; dermatofitose; sífilis secundária; pitiríase liquenoide; e farmacodermia. A erupção medicamentosa PRsímile tem sido relacionada com inibidores da enzima de conversão da angiotensina (iECA), anti-inflamatórios não esteroidais, metronidazol, isotretinoína, omeprazol, cloroquina, terbinafina, barbitúricos, betabloqueadores, sulfassalazina, clonidina, D-penicilamina, cetotifeno, etanercept e vacina BCG. Quando induzida por medicamento, a evolução dessa dermatose é mais lenta do que a forma idiopática. O tratamento medicamentoso não é necessário, pois há remissão espontânea em até 3 a 4 meses (geralmente, entre 4 e 8 semanas). Entretanto, é necessário orientar o paciente quanto ao diagnóstico e à evolução. Banhos de sol são benéficos. Quando houver prurido ou eczematização, estão indicados corticosteroides tópicos e anti-histamínicos.[127,128]

Em quadros extensos e sintomáticos, pode ser tentada a fototerapia (UVB, NB-UVB) e, até mesmo, o uso de corticosteroideterapia sistêmica.[69,70] Lim e colaboradores publicaram um estudo com 15 pacientes com PR tratados com fototerapia (UVA1). No estudo, 12 dos 15 pacientes incluídos no estudo apresentaram remissão completa da dermatose, resolução do prurido e a duração média da doença entre os participantes foi de 11,2 (+ ou 4,9) dias. Os autores concluíram que a fototerapia com UVA1, em dose baixa, é uma boa opção terapêutica para os pacientes com PR.[129]

■ PITIRÍASE RUBRA PILAR

Dermatose inflamatória crônica, rara, caracterizada por queratoses foliculares circunscritas, placas eritematoescamosas, eritema vermelho-alaranjado e queratodermia palmoplantar, com duas formas clínicas: familiar (início, geralmente, na infância); e esporádica (aparecimento em adultos, sem nenhum antecedente familiar, com decurso de gravidade variável). A incidência estimada é de 1/35.000 a 1/50.000, acometendo igualmente ambos os sexos.[130] Apresenta três picos de incidência: o primeiro e o segundo são observados durante as duas primeiras décadas de vida, enquanto o terceiro pico ocorre por volta da quinta década de vida.[131]

Na forma familiar, há uma anomalia congênita da queratinização, com provável herança autossômica dominante. Na forma do adulto, a etiologia permanece desconhecida, entretanto, infecções, exposição à radiação ultravioleta, traumas cutâneos ou medicações podem anteceder o início da doença, funcionando, muito provavelmente, como desencadeantes ou superantígenos em alguns pacientes.[132]

A possibilidade de patogênese autoimune já fora levantada pela associação de PRP com *miastenia gravis*, doença celíaca, miosites, artrites e hipotireoidismo. Uma resposta imunológica anormal a antígenos específicos tem sido relatada consequente à coexistência de PRP com infecção pelo HIV, assim como neoplasias internas como carcinoma hepatocelular, renal, broncogênico e leucemia.

As lesões iniciais são pápulas queratósicas foliculares eritematosas que coalescem formando placas eritematoescamosas. A erupção inicia-se, geralmente, pelo couro cabeludo e estende-se para a face, nuca, tronco e extremidades, podendo generalizar-se. É patognomônica a presença de pápulas foliculares, com espículas córneas, localizadas no dorso das 1ª e 2ª falanges dos dedos. Pode ocorrer queratodermia palmoplantar, com eritema e fissuras. O acometimento ungueal é caracterizado por espessamento da lâmina, com alteração da cor e acúmulo de debris subungueal. As membranas mucosas raramente estão envolvidas.[133] Há prurido discreto e eventual em 20% dos casos. O decurso é crônico com exacerbações e remissões. Pode evoluir para um quadro eritrodérmico, com algumas áreas de pele poupadas. Não há comprometimento sistêmico.[134]

Clinicamente, pode-se dividir a PRP em seis subtipos:[134,135]

- **Tipo I:** início na idade adulta, forma clássica (55% dos casos). Afeta ambos os sexos igualmente, com maior incidência entre os 40 e 60 anos. O quadro se inicia, geralmente, sem fator desencadeante, com mácula eritematosa nas regiões cefálica, cervical e torácica superior, evoluindo para pápulas eritematosas perifoliculares com *plug* queratósico central associadas a lesões foliculares isoladas ou agrupadas. Eritema difuso cor salmão é característico dessa forma. Descamação do couro cabeludo, ectrópio e queratoderma palmoplantar também estão presentes. A eritrodermia pode aparecer após 2 a 3 meses de evolução de quadro, caracteristicamente, com ilhas de pele sã e evolução craniocaudal. As unhas podem ser alteradas em espessura, cor e presença de hemorragia. Resolução espontânea do quadro ocorre em 60 a 80% dos casos, em 1 a 3 anos. Recidivas são raras.

- **Tipo II:** início na idade adulta, forma atípica (5% dos casos). Caracteriza-se por áreas eczematosas, queratodermia palmoplantar com escamas lamelares grossas, descamação ictiosiforme nos membros inferiores e, ocasionalmente, alopecia. Hiperqueratose folicular e descamação lamelar ocorrem em áreas distintas e não há progressão do quadro de forma crânio caudal. Curso crônico, com evolução de até 20 anos.
- **Tipo III:** início na infância, forma clássica (10% dos casos). Inicia-se entre os primeiros 10 anos de idade, com quadro semelhante ao do adulto na forma clássica, porém, pode ser desencadeado por quadro infeccioso e a remissão geralmente ocorre após 1 ou 2 anos. As formas atípicas são menos exantemáticas e com pior prognose.
- **Tipo IV:** início na infância, circunscrita (25% dos casos). Início na fase pré-puberal com placas bem delimitadas com *plugging* foliculares e graus variados de eritema, acometendo joelhos e cotovelos. Máculas eritematosas, levemente descamativas, no tronco e no couro cabeludo podem estar presentes, assim como queratodermia palmoplantar. Geralmente, não progressiva.
- **Tipo V:** início na infância, forma atípica (5% dos casos). Início desde o nascimento ou primeira infância, com eritema, queratodermia, hiperqueratose folicular e lesões escleroderma-*like* nas mãos e nos pés, com pouca tendência a remissão espontânea. Corresponde à maioria dos casos de PRP na forma familiar.
- **Tipo VI:** associado ao HIV (< 5% dos casos): quadro clínico semelhante ao tipo I, porém mais exacerbado, associado à acne conglobata, à hidradenite supurativa e ao líquen espinuloso. Apesar do curso crônico e do prognóstico menos favorável, pode responder à terapia antirretroviral (Figuras 10.28 e 10.29).

A histopatologia é sugestiva, mostrando hiperqueratose folicular, áreas de orto e paraqueratose, horizontal e vertical, alternadas, hipergranulose focal e acantose irregular, degeneração de liquefação da camada basal e infiltrado linfo-histiocitário perivascular na derme. A expressão de queratinas K6/K16, marcadores de proliferação epidérmica, está presente em casos familiares.

A diagnose é clínica e o principal diferencial é com psoríase (Quadro 10.3). Lembrar que as pápulas foliculares com espículas córneas são características da pitiríase rubra pilar, assim como a queratodermia palmoplantar eritemato-alaranjada e as ilhas de pele sã. A presença de onicólise marginal e de *pittings* ungueais favorece a psoríase. Dermatite seborreica, dermatomiosite e linfoma cutâneo de células T também fazem diagnóstico diferencial com a PRP.

Pietro Leonardo e colaboradores, por meio do estudo de dois casos de PRP, sugerem que a microscopia confocal pode auxiliar o diagnóstico de PRP. Apesar de a correlação clinicopatológica permanecer como padrão-ouro no diagnóstico dessa dermatose, o grupo revela a necessidade de estudos maiores de casos utilizando essa metodologia.[136] Entre as características observadas, estão o padrão em tabuleiro de xadrez, referente ao estrato granuloso, alternância de paraqueratose e ortoqueratose na camada córnea, ausência de neutrófilos e papilas dérmicas irregulares e em menor número.[136]

O tratamento para PRP é, de forma geral, empírico, em razão de a etiopatogenia da dermatose permanecer desconhecida, da falta de estudos controlados, randomizados e com grande número de pacientes e, também, por se tratar de uma patologia cuja evolução natural, em muitos pacientes, ser de involução espontânea.

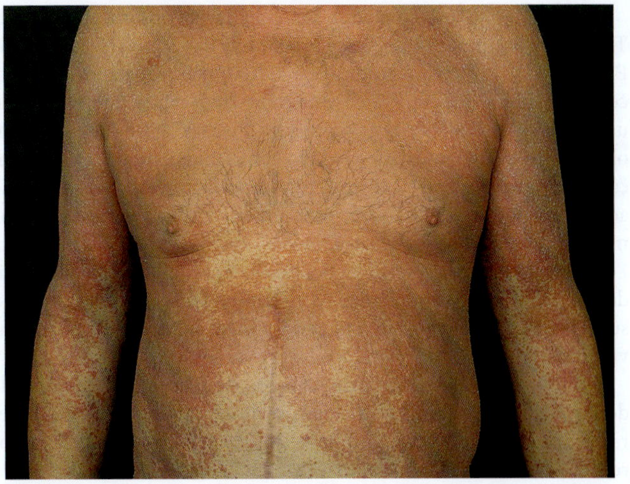

Figura 10.28 Pele cor de salmão e lesões foliculares.

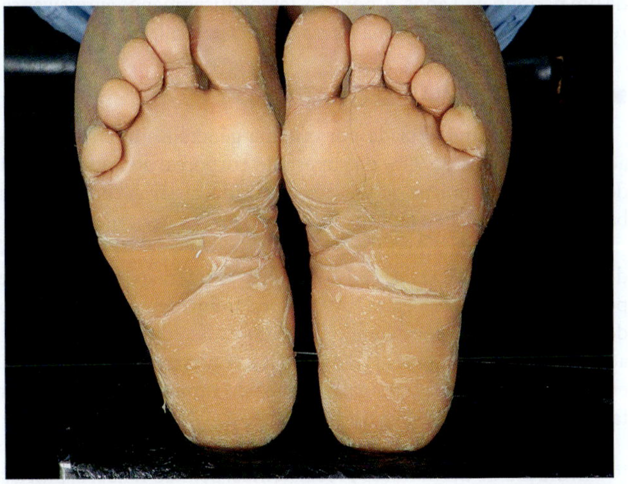

Figura 10.29 Queratodermia na PRP.

Quadro 10.3 Diferenciais entre PRP e psoríase.

	PRP	Psoríase
Idade de início	Bimodal	Segunda década
Descamação couro cabeludo	Furfurácea	Aderente
Queratodermia	Constante	Menos frequente
Ilhas de pele sã	Constante	Menos frequente
Alterações ungueais	Sem placas salmão	Presentes
Taxa crescimento ungueal	Aumentado moderadamente	Bastante aumentada
Cinética epidérmica	Aumentada moderadamente	Bastante aumentada
Microabscessos Munro	Ausente	Comum
Resposta a UVB	Pobre	Boa
Resposta aos corticosteroides	Pobre	Positiva
Resposta ao metotrexato	Variável	Boa
Artropatia soronegativa	Rara	Comum

Os retinoides sistêmicos, acitretina e isotretinoína, são as drogas de 1ª linha para tratamento de PRP; 1 a 1,5 mg/kg/dia de isotretinoína pode induzir um clareamento significativo das lesões dentro de 3 a 6 meses de tratamento. Metotrexato, em doses semanais de 10 a 25 mg, também ocasiona uma melhora clínica nesse mesmo intervalo de tempo. Em casos graves, a combinação de retinoide sistêmico e metotrexato pode ser utilizada, porém com atenção ao maior risco de hepatotoxicidade.

Em uma revisão sistemática sobre a eficácia dos antagonistas de TNF-α (infliximabe, etanercept e adalimumabe) no tratamento de PRP (tipo I), dos 15 casos estudados, 12 (80%) apresentaram resposta completa, sendo que em 10 essa resposta se deve, clara e unicamente, ao uso de terapia anti-TNF. O grupo sugere que, apesar de 40% dos casos observados, o antagonista fora usado como monoterapia, a combinação de um agente anti-TNF com um imunossupressor (em especial, acitretina e metotrexato) parece ser a melhor escolha terapêutica na maioria dos casos de PRP tipo 1.[137]

Outras modalidades terapêuticas incluem retinoides tópicos, inibidores da calcineurina e análogos de vitamina D, assim como imunossupressores, azatioprina, ciclosporina e corticosteroides, com respostas variáveis.

Embora a radiação ultravioleta possa desempenhar um papel de desencadeante da dermatose, alguns relatos favorecem a resposta terapêutica a NB-UVB, UVA1 e Puva, com ou sem associação com os retinoides sistêmicos.

A evolução é variável, sendo as formas familiares mais resistentes à terapia. A maioria dos pacientes apresenta melhora do quadro dentro de um período de 3 anos, e, por isso, terapêuticas menos agressivas são recomendadas, sobretudo na forma clássica juvenil.

ERITRODERMIA ESFOLIATIVA

Síndrome caracterizada por eritema generalizado e persistente, acometendo mais de 90% da superfície corpórea, acompanhado de descamação, furfurácea ou foliácea e prurido variável, com curso subagudo ou crônico, de múltiplas causas.

Sua incidência anual varia de 1 a 2 casos por 100 mil indivíduos,[138,139] e justifica cerca de 1% de todas as internações hospitalares por doenças dermatológicas.[1] Afeta, predominantemente, indivíduos do sexo masculino e, excluindo dermatoses hereditárias e dermatite atópica, mais comumente após os 45 anos. A presença de eritrodermia em pacientes idosos é um sinal prognóstico ruim, com taxas de mortalidade variando de 18% a 64%.[140]

Pode surgir por quatro mecanismos:[141]

- **Evolução de dermatoses preexistentes:** pênfigo foliáceo, pitiríase rubra pilar, eritrodermia ictiosiforme congênita.
- **Agravamento de dermatoses preexistentes:** geralmente por tratamentos intempestivos, como psoríase, dermatite atópica, dermatite seborreica, dermatite de contato, dermatite de estase e líquen plano.
- **Reação a drogas:** mais comumente, bloqueador de canal de cálcio, alopurinol, antibióticos betalactâmicos, carbamazepina, ouro, fenobarbital, fenitoína, lítio, cimetidina, sulfassalazina, sulfonamidas.
- **Forma inicial de linfoma:** micose fungoide e síndrome de Sézary.

Embora até 50% dos pacientes apresentem história prévia de dermatose, identificar o processo etiopatogênico em casos de eritrodermia permanece como um dos principais desafios da Dermatologia. Em aproximadamente 25% dos casos, nenhuma etiologia é determinada, sendo, assim, denominados "eritrodermia idiopática". As causas mais frequentes de eritrodermia esfoliativa são dermatites (24%), psoríase (20%), farmacodermia (19%) e linfoma cutâneo de células T (8%); entre as dermatites mais relacionadas à eritrodermia, destacam-se a dermatite atópica, dermatite seborreica e dermatite actínica crônica. Em pacientes infectados pelo vírus HIV, as etiologias inflamatórias também são predominantes, porém aumenta a proporção de casos desencadeados por medicamentos.[140]

Eritrodermia em neonatos e crianças está associada a mais de 40 doenças cutâneas e/ou sistêmicas. As principais etiologias são: imunodeficiências, ictioses, dermatoses eritematoescamosas e eczematosas, genodermatoses, farmacodermia e infecções.[142,143] Raramente o diagnóstico é feito de imediato, sem exames laboratoriais, por exemplo, exame histopatológico, microbiológico e teste genéticos moleculares.[144]

A patogênese da eritrodermia é bastante complexa. Acredita-se que essa condição se desenvolva secundariamente a uma interação de citocinas e moléculas de adesão, IL-1, 2 e 8, moléculas de adesão-1 (ICAM-1) e o fator de necrose tecidual (TNF). Essas interações resultariam em um aumento acentuado da taxa de *turnover* epidérmico, acelerando as taxas de divisão celular e provocando aumento do número absoluto das células cutâneas germinativas.[142]

O quadro clínico pode ser súbito ou insidioso, geralmente o eritema se generaliza em 12 a 48 horas e a descamação aparece após 2 a 6 dias, inicialmente nas flexuras. As escamas são geralmente brancas ou amarelas e finas, embora escamas argênticas espessas possam aparecer, particularmente em estágios agudos e em regiões palmoplantares. Com o progresso da descamação, a pele torna-se ressecada, recoberta por escamas lamelares finas; contudo, principalmente em vigência de colonização bacteriana, podem surgir escamas aderentes ou escamocrostas que exalam odor característico. O prurido é observado em até 90% dos pacientes.

O quadro evolui com exacerbações e remissões e tende a persistir por meses e anos, surgindo liquenificações, em até um terço dos casos, e distúrbios de pigmentação, tanto hiperpigmentação (45% casos) como hipopigmentação (20% casos). Queratodemia palmoplantar pode estar presente em aproximadamente 30% dos casos e, muitas vezes, pode ser o primeiro indício de pitiríase rubra pilar. Alterações ungueais podem preceder ou aparecer após a eritrodermia em, cerca de 40% dos pacientes, incluindo espessamento da lâmina, queratose subungueal, onicólise distal, pontos hemorrágicos, paroníquia, linhas de Beau, *pittings* e leuconiquia. Alopecia, não cicatricial e cicatricial, pode ser observada em 20% dos eritrodérmicos.

Independentemente da causa da eritrodermia, ectrópio bilateral e conjuntivite purulenta podem se desenvolver como complicações oculares. Metade dos pacientes eritrodérmicos apresentará linfonodomegalia periférica generalizada, mesmo na ausência de doença linfoproliferativa, assim como hepatomegalia (20% casos), sobretudo nos quadros decorrentes de farmacodermia e esplenomegalia, principalmente em associação com linfoma (Figura 10.30).

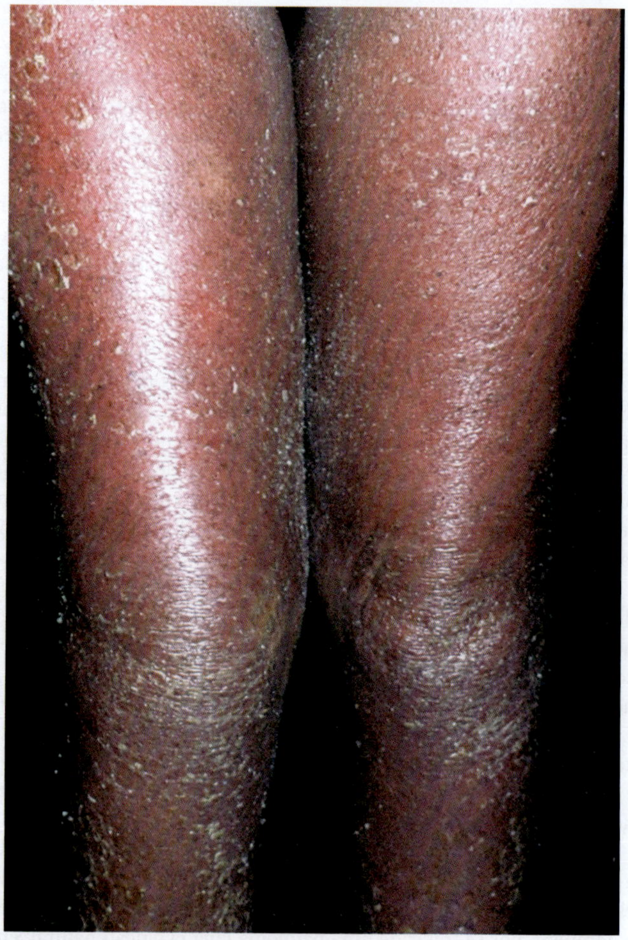

Figura 10.30 Eritrodermia na psoríase.

Há sintomas gerais consideráveis como taquicardia, hipertermia, edema e anorexia. As complicações sistêmicas devem ser atentadas no manejo destes pacientes, pois podem determinar seu prognóstico. A taxa de mortalidade descrita na literatura mundial pode variar entre 3,75% e 64%.

O exame histopatológico varia de acordo com a causa da síndrome e pode ajudar a identificar o diagnóstico etiológico em até 50% dos casos. Entretanto, muitas características não específicas podem ser observadas na eritrodermia esfoliativa, incluindo hiperqueratose, paraqueratose, acantose, espongiose, edema papilar e um infiltrado linfo-histiocitário perivascular superficial, que pode mascarar as características da doença de base. Linfócitos atípicos com núcleos cerebriformes, células de Sézary, estão ocasionalmente presentes em casos de eritrodermia, independentemente da causa.

A diagnose é feita com base no exame dermatológico e cínico e na anamnese. Até 45% dos casos terão história prévia de uma dermatose localizada inicialmente e, em cerca de 20%, confirmará uso de medicações não rotineiras precedendo o quadro dermatológico. Outros exames complementares que poderão ser utilizados para investigação etiológica são o exame anatomopatológico (cutâneo, linfonodal), a imunofluorescência, a relação CD4:CD8, a citometria de fluxo, o rearranjo gênico, os exames radiológicos etc.

A eritrodermia pode representar um quadro dermatológico grave e, portanto, muitas vezes, a internação hospitalar pode ser necessária. Independentemente da etiologia, o manejo inicial inclui suporte nutricional, correção de distúrbios hidroeletrolíticos, prevenção de hipotermia e tratamento de infecções secundárias. Anti-histamínicos devem ser indicados em casos nos quais o prurido esteja presente. O uso de corticosteroides sistêmicos (1 a 2 mg/kg/dia de prednisona) pode ser necessário em casos de eritrodermia idiopática e resultantes de farmacodermias. Terapêutica tópica pode e deve ser instituída, sobretudo emolientes e corticosteroides, principalmente de baixa potência; o uso de corticosteroides de alta potência deve ser reservado para áreas liquenificadas e/ou crônicas. Derivados de alcatrão, em razão de seu poder de irritação, devem ser evitados.

Por fim, o tratamento deverá ser dirigido de acordo com a causa. Sendo assim, em casos de psoríase eritrodérmica, as principais indicações são metotrexato, ciclosporina, acitretina e medicações biológicas. Para farmacodermias, suspender possíveis drogas envolvidas com o quadro e indicar corticosteroides sistêmicos e/ou imunoglobulina endovenosa (IgIV) conforme gravidade do caso.[141,145] Imunossupressores sistêmicos, como metotrexato, azatioprina, ciclosporina e micofenolato mofetil, já foram descritos, em relatos e séries de casos para eritrodermia idiopática, assim como o uso dos imunobiológicos.

Referências bibliográficas

1. On Cutaneous Diseases. Robert Willan, 1808. Classics in Clinical Dermatology. Walter Brown Shelley and John Thorne Crissey. The Parthenon Publishing Group; 2003. p. 3-13.
2. Romiti R, Amone M, Menter A, Miot HA. Prevalence of psoriasis in Brazil – a geographical survey. Int J Dermatol. 2017;56(8):167-e168.
3. Gudjonsson JE, Elder JT. Psoriasis: epidemiology. Clinics in Dermatology. 2007;25:535-546.
4. Büchau AS, Gallo RL. Innate immunity and antimicrobial defense systems in psoriasis. Clinics in Dermatology. 2007;25:616-624.
5. Chong BF, Wong HK. Immunobiologics in the treatment of psoriasis. Clinical Immunology. 2007;123:129-138.
6. Cassia FF, Carneiro SC, Marques MTQ, Pontes LF, Filgueira AL, Porto LCS. Psoriasis vulgaris and human leukocyte antigens. J Eur Acad Dermatol Venreol. 2007;21:303-310.
7. Valdimarsson H. The genetic basis of psoriasis. Clinics in Dermatology. 2007;25:563-567.
8. Fry L, Baker BS. Triggering psoriasis: the role of infections and medications. Clinics in Dermatology. 2007;25:606-615.
9. Zaba LC, Fuentes-Duculan J, Eungdamrong NJ et al. Psoriasis is characterized by accumulation of immunostimulatory and Th1/Th17 cell-polarizing myeloid dendritic cells. J Invest Dermatol. 2009;129:79-88.
10. Marrakchi S, Guigue P, Renshaw BR et al. IL36RN and generalized pustular psoriasis. N Engl J Med. 2011;365:620-628.
11. Consenso Brasileiro de Psoríase 2012. Guias de avaliação e tratamento. 2. ed. Rio de Janeiro: Sociedade Brasileira de Dermatologia; 2012.
12. Naldi L, Gambini D. The clinical spectrum of psoriasis. Clinics in Dermatology. 2007;25:510-518.
13. Jiaravuthisan MM, Sasseville D, Vender RB, Murphy F, Muhn CY. Psoriasis of the nail: anatomy, pathology, clinical presentation, and a review of the literature on the therapy. J Am Acad Dermatol. 2007 Jul;57(1):1-27.
14. Watson W, Cann HM, Farber EM, Nall ML. The genetics of psoriasis. Arch Dermatol. 1972;105:197-207.
15. Lombolt G. Psoriasis. Prevalence, spontaneous course, and genetics. GEC Gad; 1963.
16. Ockenfels HM. Triggermechanismen der Psoriasis. Hautarzt. 2003;54:215-223.
17. Pearce DJ, Morrison AE, Higgins KB, Crane MM, Balkirishnan R, Fleischer AB et al. The comorbid state of psoriasis patients in a university dermatology practice. J Dermatolog Treat. 2005;16(5-6):319-323.
18. Sterry W, Strober BE, Menter A. Obesity in psoriasis: the metabolic, clinical and therapeutic implications. Report of an interdisciplinary conference and review. British Journal of Dermatology. 2007;157:649-655.
19. Christophers E. Comorbidities in psoriasis. Clinics in Dermatology. 2007;25:529-534.
20. Murphy M, Kerr P, Grant-Kels JM. The histopathologic spectrum of psoriasis. Clinics in Dermatology. 2007;25:524528.
21. Berth-jones J, Thompson J, Papp K; Copenhagen Psoriasis Working Group. A study examining inter-rater and intrarater reliability of a novel instrument for assessment of psoriasis: the Copenhagen Psoriasis Severity Index. Br J Dermatol. 2008;159(2):407-12.
22. Miot LDB, Miot HA. Índices de gravidade da psoríase. In: Romiti R, ed. Compêndio de Psoríase. Rio de Janeiro: Elsevier; 2010. p. 119-128.
23. Menter A, Griffi CEM. Current and future management of psoriasis. Lancet. 2007 Jul;370:273-284.
24. Menter A, Gottlieb A, Feldman SR, Van Voorhees AS, Leonardi CL, Gordon KB et al. Guidelines of care for the management of psoriasis and psoriatic arthritis: Section 1. Overview of psoriasis and guidelines of care for the treatment of psoriasis with biologics. J Am Acad Dermatol. 2008 May;58(5):826-50.
25. Samarasekera EJ, Sawyer L, Wonderling D et al. Topical therapies for the treatment of plaque psoriasis: systematic review and network meta-analyses. Br J Dermatol. 2013;168(5):954-67.
26. Paul C, Gallini A, Archier E et al. Evidence-based recommendations on topical treatment and phototherapy of psoriasis: systematic review and expert opinion of a panel of dermatologists. J Eur Acad Dermatol Venereol. 2012;26(suppl.3). 1-10.
27. Castela E, Archier E, Devaux S et al. Topical corticosteroids in plaque psoriasis: a systematic review of efficacy and treatment modalities. J Eur Acad Dermatol Venereol. 2012;26(suppl.3):36-46.
28. Van de Kerlkhof PCM. The topical treatment of psoriasis. Clin Exp Dermatol. 2005;30:205-208.
29. Kongsiri AS, Ciesielski-Carlucci C, Stiller MJ. Topical non glucocorticoid therapy. In: Freedberg IM, Eisen AZ, Wolff K, Austen KF, Goldsmith LA, Katz SI, Fitzpatrick TB. Fitzpatrick´s – Dermatology in General Medicine. 5th ed.
30. Pion IA, Koenig KL, Lim HW. Is dermatologic usage of coal tar carcinogenic? A review of the literature. Dermatol Surg. 1995;21(3):227-31.
31. Kobata C, Lazzarini R. Tratamento tópico. In: Romiti R, ed. Compêndio de Psoríase. Rio de Janeiro: Elsevier; 2010. p. 156-163.
32. McBride S R, Walker P, Reynolds NJ. Optimizing the frequency of outpatient short-contact dithranol treatment used in combination with broadband ultraviolet B for psoriasis: a randomized, within-patient controlled trial. Br J Dermatol. 2003;149:1259-1265.
33. Kragballe K, Austad J, Barnes L, Bibby A, de la Brassinne M, Cambazard F et al. A 52-week randomized safety study of a calcipotriol/betamethasone dipropionate two-compound product in the treatment of psoriasis vulgaris. Br J Dermatol. 2006;154:1155-1160.
34. Guenther L, Cambazard F, Van de Kerkhof et al. Efficacy and safety of a new combination of calcipotriol and bethametasone dipropionate (once or twice daily) compared to calcipotriol (twice daily) in the treatment of psoriasis vulgaris: a randomized, double-blinded, vehicle-controlled clinical trial. Br J Dermatol. 2002;147:316-323.
35. Luger TA, Cambazard F, Larsen FG et al. A study of the safety and efficacy of calcipotriol and betamethasone dipropionate scalp formulation in the long-term management of scalp psoriasis. Dermatol. 2008;217:321-8.
36. Menter A, Gold LS, Bukhalo M et al. Calcipotriene plus betamethasone dipropionate topical suspension for the treatment of mild to moderate psoriasis vulgaris on the body: a randomized, double-blind, vehicle-controlled trial. J Drugs Dermatol. 2013;12(1):92-8.
37. Lebwohl M, Freeman AK, Chapman S, Steven R Feldman, Hartle JE, Henning A. Tacrolimus ointment is effective for facial and intertriginous psoriasis. J Am Acad Dermatol. 2004;51:723-30.

38. Freeman AK, Linowski GJ, Brady C, Lind L, Vanveldhuisen P, Singer G et al. Tacrolimus ointment for the treatment of psoriasis on the face and intertriginous areas. J Am Acad Dermatol. 2003;48:564-68.
39. Gribetz C, Ling M, Lebwohl M, Pariser D, Draelos Z. Gottlieb AB et al. Pimecrolimus cream 1% in the treatment of intertiginous psoriasis: a double-blind, randomize studies. J Am Acad Dermatol. 2004;51:731-738.
40. Kaidbey K, Kopper S, Sefton J. A pilot study to determine the effect of tazarotene 0,1% gel on steroid-induced epidermal atrophy. Int J Dermatol. 2001;40:468-71.
41. Green L, Sadoff W. A clinical evaluation of 0,1% tazarotene gel, with and without a highor mid-high-potency corsticosteroid, in patient with stable plaque psoriasis. J Cutan Med Surg. 2002;6(2):95-102.
42. Duarte I, Lazzarini R, Buense R. Fototerapia. An Bras Dermatol. 2006;81:74-80.
43. Yones SS, Palmer RA, Kuno Y, Hawk JL. Audit of the use of psoralen photochemotherapy (PUVA) and narrowband UVB phototherapy in the treatment of psoriasis. J Dermatolog Treat. 2005 Apr;16(2):108-12.
44. Schneider LA, Hinrichs R, Scharffetter-Kochanek K. Phototherapy and photochemotherapy. Clin Dermatol. 2008;26:464-76.
45. Lapolla W, Yentzer BA, Bagel J, Halvorson CR, Feldman SR. A review of phototherapy protocols for psoriasis treatment. J Am Acad Dermatol. 2011;64:936-49.
46. Archier E, Devaux S, Castela E, Gallini A, Aubin F et al. Efficacy of psoralen UV-A therapy versus narrowband UV-B therapy in chronic plaque psoriasis: a systematic review. J Eur Acad Dermatol. 2012;26(3):11-21.
47. Matz H. Phototherapy for psoriasis: what to choose and how to use: facts and controversies. Clin Dermatol. 2010;28:73-80.
48. Kalb RE, Strober B, Weinstein G, Lebwohl M. Methotrexate and psoriasis; 2009 National Psoriasis Foundation Consensus Conference. J Am Acad Dermatol. 2009 May;60(5):824-37.
49. Roenigk HH Jr, Auerbach R, Maibach H, Weinstein G, Lebwohl M. Methotrexate in psoriasis: consensus conference. J Am Acad Dermatol. 1998 Mar;38(3):478-85.
50. Arnone M, Maragno L. Metotrexato. In: Romiti R, ed. Compêndio de Psoríase. Rio de Janeiro: Elsevier; 2010. p. 167-171.
51. Saporito FC, Menter MA. Methotrexate and psoriasis in the era of new biologic agents. J Am Acad Dermatol. 2004 Feb;50(2):301-9.
52. Heydendael VM, Spuls PI, Opmeer BC, de Borgie CA, Reitsma JB, Goldschmidt WF, Bossuyt PM, Bos JD, de Rie MA. Methotrexate versus cyclosporine in moderate-to--severe chronic plaque psoriasis. N Engl J Med. 2003 Aug 14;349(7):658-65.
53. Warren RB, Smith RL, Campalani E, Eyre S, Smith CH, Barker JN, Worthington J, Griffiths CE. Outcomes of methotrexate therapy for psoriasis and relationship to genetic polymorphisms. Br J Dermatol. 2009 Feb;160(2):438-41.
54. Maurice PD, Maddox AJ, Green CA, Tatnall F, Schofield JK, Stott DJ. Monitoring patients on methotrexate: hepatic fibrosis not seen in patients with normal serum assays of aminoterminal peptide of type III procollagen. Br J Dermatol. 2005 Mar;152(3):451-8.
55. Salim A, Tan E, Ilchyshyn A, Berth-Jones J. Folic acid supplementation during treatment of psoriasis with methotrexate: a randomized, double-blind, placebo-controlled trial. Br J Dermatol. 2006 Jun;154(6):1169-74.
56. Micha R, Imamura F, Wyler von Ballmoos M et al. Systematic review and meta--analysis of methotrexate use and risk of cardiovascular disease. Am J Cardiol. 2011 Nov 1;108(9):1362-70.
57. Menter A, Korman NJ, Elmets CA, Feldman SR, Gelfand JM, Gordon KB, Gottlieb AB, Koo JY, Lebwohl M, Lim HW, Van Voorhees AS, Beutner KR, Bhushan R. Guidelines of care for the management of psoriasis and psoriatic arthritis. Guidelines of care for the management and treatment of psoriasis with traditional systemic agents. J Am Acad Dermatol. 61(3):451-85.
58. Pang ML, Murase JE, Koo J. An updated review of acitretin – a systemic retinoid for the treatment of psoriasis. Expert Opin Drug Metab Toxicol. 2008 Jul;4(7):953-64.
59. Yelverton CB, Yentzer BA, Clark A, Pearce DJ, Balkrishnan R, Camacho FT, Boles A, Fleischer AB Jr, Feldman SR. Home narrowband UV-B phototherapy in combination with low-dose acitretin in patients with moderate to severe psoriasis. Arch Dermatol. 2008 Sep;144(9):1224-5.
60. Lebwohl M, Drake L, Menter A, Koo J, Gottlieb AB, Zanolli M, Young M, McClelland P. Consensus conference: acitretin in combination with UVB or PUVA in the treatment of psoriasis. J Am Acad Dermatol. 2001 Oct;45(4):544-53.
61. van de Kerkhof PC. Update on retinoid therapy of psoriasis in: an update on the use of retinoids in dermatology. Dermatol Ther. 2006 Sep-Oct;19(5):252-63.
62. Pearce DJ, Klinger S, Ziel KK, Murad EJ, Rowell R, Feldman SR. Low-dose acitretin is associated with fewer adverse events than high-dose acitretin in the treatment of psoriasis. Arch Dermatol. 2006 Aug;142(8):1000-4.
63. Lam J, Polifka JE, Dohil MA. Safety of dermatologic drugs used in pregnant patients with psoriasis and other inflammatory skin diseases. J Am Acad Dermatol. 2008 Aug;59(2):295-315.
64. Griffiths CE, Dubertret L, Ellis CN, Finlay AY, Finzi AF, Ho VC, Johnston A, Katsambas A, Lison AE, Naeyaert JM, Nakagawa H, Paul C, Vanaclocha F. Ciclosporin in psoriasis clinical practice: an international consensus statement. Br J Dermatol. 2004 May;150 Suppl 67:11-23.
65. Lebwohl M, Ellis C, Gottlieb A, Koo J, Krueger G, Linden K, Shupack J, Weinstein G. Cyclosporine consensus conference: with emphasis on the treatment of psoriasis. J Am Acad Dermatol. 1998 Sep;39(3):464-75.
66. Väkevä L, Reitamo S, Pukkala E, Sarna S, Ranki A. Long-term follow-up of cancer risk in patients treated with short-term cyclosporine. Acta Derm Venereol. 2008;88(2):117-20.
67. Beauchesne PR, Chung NS, Wasan KM. Cyclosporine A: a review of current oral and intravenous delivery systems. Drug Dev Ind Pharm. 2007 Mar;33(3):211-20.
68. Gripp A, Fontanelle E. In: Romiti R, ed. Compêndio de Psoríase. Rio de Janeiro: Elsevier, 2010. p. 179-181.
69. Papp K, Bissonnette R, Rosoph L, Wasel N, Lynde CW, Searles G, Shear NH, Huizinga RB, Maksymowych WP. Efficacy of ISA247 in plaque psoriasis: a randomised, multicentre, double-blind, placebo-controlled phase III study. Lancet. 2008 Apr 19;371(9621):1337-42.
70. Gisondi P, Girolomoni G. Biologic therapies in psoriasis: A new therapeutic approach. Autoimmunity Reviews. 2007;6:515-519.
71. Aboulafia DM, Bundow D, Wilske K et al. Etanercepte for the treatment of human imunodeficiency vírus-associated psoriatic arthritis. Mayo Clinic Proc. 2000;75:1093-8.
72. Smith CH, Anstey AV, Barker JNWN et al. British Association of Dermatologists: guidelines for use of biological interventions in psoriasis 2005. Br J Dermatol. 2005, 153:486-497.
73. Reich K, Nestle FO, Papp K et al. Infliximabe induction and maintenance therapy for moderate-to-severe psoriasis: a phase III, multicentre, double-blind trial. Lancet. 2005;366(9494):1367-1374.
74. Chaudhari U, Romano P, Mulcahy LD et al. Efficacy and safety of infliximabe monotherapy for plaque-type psoriasis: a randomized trial. Lancet. 2001;357(9271):1842-1847.
75. Takahashi MD, Castro LG, Romiti. Infliximabe, as sole or combined therapy, induces rapid clearing of erythrodermic psoriasis. Br J Dermatol. 2007;157(4):828-831.
76. Varma R, Cantrell W, Elmets C et al. Infliximabe. J Eur Acad Dermatol Venereol. 2008;22(10):1253-1254.
77. Remicade® (Infliximabe). Physicians Desk Reference. Montvale, USA: Medical Economics Company; 2005.
78. Klareskog L, van der Heijde D, de Jager JP et al: Therapeutic effect of the combination of etanercepte and methotrexate compared with each treatment alone in patients with rheumatoid arthritis: double-blind randomised controlled trial. Lancet. 2004;363:675-681.
79. Goffe B, Cather JC. Etanercepte: An overview. J Am Acad Dermatol. 2003;49(suppl): S105-S111.
80. Gottlieb AB. Etanercepte for the treatment of psoriasis and psoriatic arthritis. Dermatol Ther. 2004;17(5):401-408.
81. Paller AS, Siegfried EC, Langley RG et al. Etanercepte treatment for children and adolescents with plaque psoriasis. N Engl J Med. 2008;358(3):241-251.
82. Tan JK, Alphale A, Malaviya R et al. Mechanisms of action of etanercepte in psoriasis. J Investig Dermatol Symp Proc. 2007;12(1):38-45.
83. Tyring S, Gottlieb A, Papp K. Etanercepte and clinical outcomes, fatigue, and depression in psoriasis: double-blind placebo-controlled randomized phase III trial. Lancet. 2006;367:29-35.
84. Leonardi CL, Powers JL, Matheson RT et al. Etanercepte as monotherapy in patients with psoriasis. N Engl J Med. 2003;349:2014-2022.
85. ENBREL® (etanercepte) Summary of Product Characteristics. Wyeth Pharmaceuticals.
86. Traczewski P, Rudnicka L. Adalimumabe in dermatology. Br J Clin Pharmacol. 2008 Jul 11. [Epub ahead of print] (DOI:10.1111/j.1365-2125.2008.03263.x).
87. Menter A, Tyring SK, Gordon K, Kimball AB, Leonardi CL, Langley RG et al. Adalimumabe therapy for moderate to severe psoriasis: A randomized, controlled phase III trial. J Am Acad Dermatol. 2008;58:106-15.
88. Saurat JH, Stingl G, Dubertret L et al. Efficacy and safety results from the randomized controlled comparative study of adalimumabe versus methotrexate versus placebo in patients with psoriasis (CHAMPION). Br J Dermatol. 2008;158:558-566.
89. Humira® (Adalimumabe) Medication Guide; 2008.
90. Cvetkovic RS, Scott LJ. Adalimumabe. A review of its use in adult patients with rheumatoid arthritis. Bio Drugs. 2006;20(5):293-311.
91. Sieper J, Rudwaleit M, Braun J. Adalimumabe for the treatment of ankylosing spondylitis. Expert Opin Pharmacother. 2007;8(6):831-838.
92. Simpson D, Scott LJ. Adalimumabe in Psoriatic Arthritis. Drugs. 2006;66(11):1487-1496.
93. Plosker GL, Lyseng-Williamson. Adalimumabe in Crohn´s disease. BioDrugs. 2007;21(2):125-132.
94. Menter A, Gottlieb A, Feldman SR, Van Voorhees AS, Leonardi CL, Gordon KB et al. Guidelines of care for the management of psoriasis and psoriatic arthritis: Section Overview of psoriasis and guidelines of care for the treatment of psoriasis with biologics. J Am Acad Dermatol. 2008;58:826-50.
95. Ferran M, Pujol RM. Seguridad de adalimumabe. Actas Dermosifiliogr. 2008;99:(Supl 3):15-24.
96. Chien AL, Elder JT, Ellis CN. Ustequinumabe: a new option in psoriasis therapy. Drugs. 2009;69(9):1141-1152.
97. BULA do produto StelaraTM Ustequinumabe.
98. Zhu Y, Hu C, Lu M et al. Population pharmacokinetic modeling of ustequinumabe, a human monoclonal antibody targeting IL-12/23p40, in patients with moderate to severe plaque psoriasis. J Clin Pharmacol. 2009;49(2):162-175.
99. Langley R, Lebwohl M, Krueger G et al. On behalf of the PHOENIX 2 Investigators. Long Term Efficacy and Safety of Ustequinumabe in patients with Moderate to Severe Psoriasis Through 5 Years of Follow-up: Results from the PHOENIX 2 Long-Term Extension. EADV Congress 2012. p. 976.
100. Griffiths CEM, Strober B, Fidelus-Gort R, Menter A. Comparison of Ustequinumabe and Etanercepte for Moderate-to-Severe Psoriasis. N Engl J Med. 2010;362(2):118-28.
101. Papp KA, Langley RG, Lebwohl M et al. Efficacy and safety of ustequinumabe, a human interleukin-12/23 monoclonal antibody, in patients with psoriasis: 52-week results from a randomised, double-blind, placebo-controlled trial (PHOENIX 2). Lancet. 2008;371(9625):1675-1684.

102. Xiong HZ, Gu JY, He ZG et al. Efficacy and safety of secukinumab in the treatment of moderate to severe plaque psoriasis: a meta-analysis of randomized controlled trials. Int J Clin Exp Med. 2015;8(3):3156-72.
103. Van der Kerkhof PC, Griffiths CE, Reich K et al. Secukinumab long-term safety experience: a pooled analysis of 10 phase II and III clinical studies in patients with moderate to severe plaque psoriasis. J Am Acad Dermatol. 2016 Jul;75(1):83-98.
104. Kleinert S, Feuchtenberger M, Kneitz C, Tony HP. Psoriatic arthritis: clinical spectrum and diagnostic procedures. Clinics in Dermatology. 2007;25:519-523.
105. Gottlieb A, Korman NJ, Gordon KB, Feldman SR, Lebwohl M, Koo JY et al. Guidelines of care for the management of psoriasis and psoriatic arthritis: Section 2. Psoriatic arthritis: overview and guidelines of care for treatment with an emphasis on the biologics. J Am Acad Dermatol. 2008 May;58(5):851-64.
106. Mease P. Psoriatic arthritis update. Bull NYU Hosp Jt Dis. 2006;64(1-2):25-31.
107. Sampaio ALSB et al. Dermatite seborreica. Educação médica continuada. An Bras Dermatol. 2011;86(6):1061-1074.
108. Bolognia JL, Jorizzo JL, Rapini RP. Dermatology. 2. ed., 2008.
109. Schwartz JR, Messenger AG, Tosti A, Todd G, Hordinsky M, Hay RJ, Wang X, Zachariae C, Kerr KM, Henry JP, Rust RC, Robinson MK. Acta Derm Venereol. 2013 Mar;93(2):131-7.
110. Sampaio SAP, Rivitti EA. Dermatologia. 3. ed., 2007.
111. Hay RJ. Malassezia, dadruff and seborrhoeic dermatites: an overview. Br J Dermatol. 2011 Oct;165:(Suppl 2):2-8.
112. Wolff K, Goldsmith LA, Katz SI, Gilchrest BA, Paller AS, Leffell DJ. Fitzpatrick's – Dermatology in general medicine. 7 ed., 2008.
113. Lallas A, Argenziano G, Apalla Z, Gourhant JY, Zaballos P, Di Lernia V, Moscarella E, Longo C, Zalaudek I. Dermoscopy patterns of common facial inflamatory skin diseases. J Eur Acad Dermatol Venereol. 2013 Mar 12. Doi: 1111/ jdv.12146. (Epub ahead of print).
114. Papp KA, Pap A, Dahmer B, Clark CS. Single-blind, randomized controlled trial evaluating the treatment of facial seborrheic dermatites with hydrocortisone 1% ointment compared with tacromilus 0,1% ointment in adults. J Am Acad Dermatol. 2012 Jul;67(1): e11-5.
115. Duarte IAG, Korkes KL, Amorim VAM, Kobata C, Buense R, Lazzarini R. An evaluation of the treatment of parapsoriasis with phototherapy. An Bras Dermatol. 2013;88(2):306-8.
116. Bordignon M, Belloni-Fortina A, Pigozzi B, Saponeri A, Alaibac M. The role os immunohistochemical analysis in the diagnosis of parapsoriasis. Acta Histochem. 2011 Feb;113(2):92-5.
117. Wolf IH, Kerl K, Cerroni L, Kerl H. Parapsoriasis lichenoides/parapsoriasis variegata – a new concept. J Dtsch Dermatol Ges. 2009 Nov;7(11):993-5.
118. González LM, Allen R, Janniger CK, Schwartz RA. Pityriasis rosea: an important papulosquamous disorder. Int J Dermatol. 2005 Sep;44(9):757-64.
119. Rebora A, Drago F, Broccolo F. Pityriasis rósea and herpesviruses: facts and controversies. Clin Dermatol. 2010 Sep-Oct;28(5):497-501.
120. Cruz MJ, Baudrier T, Azevedo F. Atypical pityriasis rósea in a pregnant woman: first report associating local herpes simplex vírus 2 reactivation. J Dermatol. 2012 May;39(5):490-2.
121. Drago F, Broccolo F, Rebora A. Pityriasis rósea: an update with a critical appraisal of this possible herpesviral etiology. J Am Acad Dermatol. 2009 Aug;61(2):303-18.
122. Scott LA, Stone MS. Viral exanthems. Dermatol Online J. 2003 Aug;9(3):4.
123. Chuh A, Chan H, Zawar V. Pityriasis rosea – evidence for and against an infectious aetiology. Epidemiol Infect. 2004;(132):381-390.
124. Miranda SMB et al. Pitiríase rósea. Artigo de revisão. An Bras Dermatol. 2008;83(5):461-9.
125. Stulberg DL, Wolfrey J. Pityriasis rosea. Am Fam Physician. 2004 Jan 1;69(1):87-91.
126. Chuh A, Lee A, Zawar V, Sciallis G, Kempf W. Pityriasis rósea – an update. Indian J Dermatol Venereol Leprol. 2005 Sep-Oct;71(5):311-5.
127. Lallas A, Kyrgidis A, Tzellos TG et al. Accuracy of dermatoscopic criteria for the diagnosis of psoriasis, dermatites, lichen planus and pityriasis rósea. Br J Dermatol. 2012 Jun;166(6):1198-205.
128. Rassai S, Feily A, Sina N, Abtahian S. Low dose of acyclovir may be an effective treatment against pityriasis rósea: a random investigatorblind clinical trial on 64 patients. J Eur Acad Dermatol Venereol. 2011 Jan;25(1):24-6.
129. Lim SH, Kim SM, Oh BH et al. Low dose ultraviolet A1 phototherapy for treating pityriasis rósea. Ann Dermatol. 2009 Aug;21(3):230-6.
130. Garcovich S, Di Giampetruzzi AR, Antonelli G, Garcovich A, Didona B. Treatment of refractory adult-onset pityriasis rubra pilaris with TNF-alpha antagonists: a case series. J Eur Acad Dermatol Venereol. 2010;24:881-4.
131. Ivanona K, Itin P, Haeusermann P. Pityriasis rubra pilaris: treatment with biologics – a new promising therapy? Dermatology. 2012;224(2):120-5.
132. Iredale HE, Meggitt SJ. Photosensitive pityriasis rubra pilaris. Clin Exp Dermatol. 2006 Jan;31(1):36-8.
133. Martinez Calixto LE, Suresh L, Matsumura E, Aguirre A, Radfar L. Oral pityriasis rubra pilaris. Oral Surg Oral Med Oral Pathol Oral Radiol Endod. 2006 May;101(5):604-7.
134. Pincus DJ. Pityriasis rubra pilaris: a clinical review. Dermatol Nurs. 2005 Dec;17(6): 448-51.
135. Sehgal VN, Srivastava G. (Juvenile) Pityriasis rubra pilaris. Int J Dermatol. 2006 Apr;45(4):438-46.
136. Pietroleonardo L, Di Stefani A, Campione E, Chimenti S, Orlandi A, Bianchi L. Confocal reflectance microscopy in pityriasis rubra pilaris. J Am Acad Dermatol. 2013 Apr;68(4):689-91.
137. Petrof G, Almaani N, Archer CB, Griffiths WA, Smith CH. A systematic review of the literature on the treatment of pityriasis rubra pilaris type 1 with TNF-antagonists. J Eur Acad Dermatol Venereol. 2013 Jan;27(1):e131-5.
138. Salami TA, Enahoro Oziegbe O, Omeife H. Exfoliative dermatites: patterns of clinical presentation in a tropical rural and suburban dermatology practice in Nigeria. Int J Dermatol. 2012 Sep;51(9):1068-9.
139. Sigurdsson V, Steegmans PHA, Van Vloten WA. The incidence of erythroderma: A survey among all dermatologists in The Netherlands. J Am Acad Dermatol. 2001;45:675-8.
140. Morar N, Dlova N, Gupta AK et al. Erythroderma: a comparison between HIV positive and negative patients. Int J Dermatol. 1999;38:895-900.
141. Rothe MJ, Bernstein ML, Grant-Kels JM. Life-threatening erythroderma: diagnosing and treating the "red man". Clin Dermatol. 2005 Mar-Apr;23(2):206-17.
142. Sehgal VN, Srivastava G. Erythroderma/generalized exfoliative dermatites in pediatric practice: an overview. Int J Dermatol. 2006;45:831-39.
143. Sehgal VN, Srivastava G. Erythroderma/generalized exfoliative dermatitis in pediatric practice: an overview. Int J Dermatol. 2006 Jul;45(7):831-9.
144. Ott H, Hutten M, Baron JM et al. Neonatal and infantile erythrodermas. JDDG. 2008;6:1070-1086.
145. Sehgal VN, Srivastava G, Sardana K. Erythroderma/exfoliative dermatitis: a synopsis. Int J Dermatol. 2004 Jan; 43(1):39-47.
146. Bula do produto CIMZIA acessado em Consultas Agência Nacional de Vigilância Sanitária. Disponível em: www.anvisa.gov.br. Acesso em: 31 out. 2022.
147. Weir N, Athwal D, Foulkes R, Kollias G, Nesbitt A et al. A new generation of high--affinity humanized PEGylated Fab´fragment anti-tumor necrosis factor-α monoclonal antibodies. Therapy. 2006;3(4):535-545. DOI:10.1586/14750708.3.4.535.
148. Nesbitt A, Fossati G, Bergin M, Stephens P, Stephens S, Foulkes R, Brown D, Robinson M, Bourne T. Mechanism of action of certolizumab pegol (CDP870): in vitro comparison with other anti-tumor necrosis factor alpha agents. Inflamm Bowel Dis. 2007 Nov;13(11)1323-1332. doi:10.1002/ibd.20225. PMID: 17636564.
149. Palframan R, Airey M, Moore A et al. Use of biofluorescence imaging to compare the distribution of certolizumab pegol, adalimumab, and infliximab in the inflamed paws of mice with collagen-induced arthritis. J Immunol Methods. 2009;348:36-41.
150. Mariette X, Forger F, Abraham B et al. Lack of placental transfer of certolizumab pegol during pregnancy: results from CRIB, a prospective, postmarketing, pharmacokinetic study. Ann Rheum Dis. 2018 Feb; 77(2):228-233. Doi: 10.1136/annrheum-dis-2017-212196.
151. Clowse MEB, Forger F, Hwang C et al. Minimal to no transfer of certolizumab pegol into breast milk: results from CRADLE, a prospective, postmarketing, multicentre, pharmacokinetic study. Ann Rheum Dis. 2017;0:1-7. doi:10.1136/annrheum-dis-2017-211384.
152. Henry A, Kennedy J, Fossati G et al. Stoichiometry of binding to and complex formation with TNF by certolizumab pegol, adalimumab, and infliximab and the biologic effects of these complexes. Ann Rheum Dis. 2007;66(Suppl 2):Abstract OP0100.
153. Mewar D, Wilson A. Treatment of rheumatoid arthritis with tumour necrosis factor inhibitors. Brit J Pharmacol. 2011;162:785-791.
154. Gottlieb AB, Blauvelt A, Thaçi D, Leonardi CL, Poulin Y, Drew J, Peterson L, Arendt C, Burge D, Reich K. Certolizumab pegol for the treatment of chronic plaque psoriasis: Results through 48 weeks from 2 phase 3, multicenter, randomized, double-blinded, placebo-controlled studies (CIMPASI-1 and CIMPASI-2). J Am Acad Dermatol. 2018 Aug;79(2):302-314.e6. doi: 10.1016/j.jaad.2018.04.012. Epub 2018 Apr 13. PMID: 29660421.
155. Gordon KB, Warren RB, Gottlieb AB, Blauvelt A, Thaçi D, Leonardi C, Poulin Y, Boehnlein M, Brock F, Ecoffet C, Reich K. Long-term efficacy of certolizumab pegol for the treatment of plaque psoriasis: 3-year results from two randomized phase III trials (CIMPASI-1 and CIMPASI-2). Br J Dermatol. 2021 Apr;184(4):652-662. doi: 10.1111/bjd.19393. Epub 2020 Sep 9. PMID: 32652544; PMCID: PMC8247431.
156. Warren RB, Lebwohl M, Sofen H, Piguet V, Augustin M, Brock F, C Arendt, Fierens F, Blauvelt A. Three-year efficacy and safety of certolizumab pegol for the treatment of plaque psoriasis: results from the randomized phase 3 CIMPACT trial. J Eur Acad Dermatol Venereol. 2021 Dec;35(12):2398-2408. doi: 10.1111/jdv.17486. Epub 2021 Aug 17. PMID: 34192387; PMCID: PMC9290019.
157. Taltz®: Ixequizumabe (Internet), São Paulo: Eli Lilly do Brasil]. Bula. Acesso em: 6 nov; 2022. Disponível em: https://bula.gratis/eli_lilly_do_brasil_ltda/1/taltz/profissional.
158. Griffiths CEM et al. Comparison of ixekizumab with etanercept or placebo in moderate-to-severe psoriasis (UNCOVER-2 and UNCOVER-3): results from two phase 3 randomised trials. Lancet. 2015;386(9993):541-51. doi:10.1016/S0140-6736(15)60125-8.
159. Leonardi C et al. Efficacy and Safety of Ixekizumab Through 5 Years in Moderate--to-Severe Psoriasis: Long-Term Results from the UNCOVER-1 and UNCOVER-2 Phase-3 Randomized Controlled Trials. Dermatology and Therapy. 2020;10(3):431-447. doi:10.1007/s13555-020-00367-x.
160. Blauvelt A et al. Long-term efficacy and safety of ixekizumab: A 5-year analysis of the UNCOVER-3 randomized controlled trial. Journal of the American Academy of Dermatology. 2021;85(2):360-368. Doi:10.1016/j.jaad.2020.11.022.
161. Reich K et al. Comparison of ixekizumab with ustekinumab in moderate-to-severe psoriasis: 24-week results from IXORA-S, a phase III study. The British journal of dermatology. 2017;177(4):1014-1023. Doi:10.1111/bjd.15666.
162. Paul C et al. Ixekizumab provides superior efficacy compared with ustekinumab over 52 weeks of treatment: Results from IXORA-S, a phase 3 study. Journal of the American Academy of Dermatology. 2019;80(1):70-79.e3. doi:10.1016/j.jaad.2018.06.039.

163. Blauvelt A et al. A head-to-head comparison of ixekizumab vs. guselkumab in patients with moderate-to-severe plaque psoriasis: 12-week efficacy, safety and speed of response from a randomized, double-blinded trial. The British journal of dermatology. 2020;182(6):1348-1358. doi:10.1111/bjd.18851.
164. Blauvelt A et al. A head-to-head comparison of ixekizumab vs. guselkumab in patients with moderate-to-severe plaque psoriasis: 24-week efficacy and safety results from a randomized, double blinded trial. The British journal of dermatology. 2020;182(6):1348-1358. doi:10.1111/bjd.18851.
165. Egeberg, Alexander et al. Drug survival of secukinumab and ixekizumab for moderate-to-severe plaque psoriasis. Journal of the American Academy of Dermatology. 2019;81(1):173-178. doi:10.1016/j.jaad.2019.03.048.
166. Paller A S et al. Efficacy and safety of ixekizumab in a phase III, randomized, double-blind, placebo-controlled study in paediatric patients with moderate-to-severe plaque psoriasis (IXORA-PEDS). The British journal of dermatology. 2020;183(2):231-241. Doi:10.1111/bjd.19147.
167. Paller Amy S et al. Long-term Efficacy and Safety of Up to 108 Weeks of Ixekizumab in Pediatric Patients With Moderate to Severe Plaque Psoriasis: The IXORA-PEDS Randomized Clinical Trial. JAMA dermatology. 2022;158(5):533-541. doi:10.1001/jamadermatol.2022.0655.
168. Blauvelt A, Gooderham M, Iversen L, Ball S, Zhang L, Agada N, Reich K, Efficacy and safety of ixekizumab for the treatment of moderate-to-severe plaque psoriasis: Results through 108 weeks of a randomized, controlled phase 3 clinical trial (UNCOVER-3). Journal of the American Academy of Dermatology. 2017;77(5):855-862. Disponível em: https://doi.org/10.1016/j.jaad.2017.06.153.
169. Genovese MC, Mysler E, Tomita T, Papp KA, Salvarani C, Schwartzman S, Gallo G, Patel H, Lisse JR, Kronbergs A, Leage SL, Adams DH, Xu W, Marzo-Ortega H, Lebwohl MG. Safety of ixekizumab in adult patients with plaque psoriasis, psoriatic arthritis and axial spondyloarthritis: data from 21 clinical trials. Rheumatology. 2020 Dec 1;59(12):3834-3844. doi: 10.1093/rheumatology/keaa189. Erratum in: Rheumatology. 2021 Nov 3;60(11):5485. PMID: 32449924; PMCID: PMC7733711.
170. Galluzzo M, Talamonti M, D'Adamio S et al. Pharmacokinetic drug evaluation of brodalumab for the treatment of psoriasis. Expert Opin Drug Metab Toxicol. 2017 Jun;13(6):679-691.
171. Informaçao retirada de https://www.gov.br/anvisa/pt-br/assuntos/medicamentos/novos-medicamentos-e-indicacoes/kyntheum-brodalumabe-novo-registro. Acesso em: 6 nov. 2022.
172. Informação retirada de http://www.ema.europa.eu/docs/en_GB/document_library/EPAR_-_Product_Information/human/003959/WC500232913.pdf. Acesso em: 6 nov. 2022.
173. Iznardo H, Puig L. The safety of brodalumab for the treatment of psoriasis. Expert Opin Drug Saf. 2020 Apr;19(4):365-372. doi: 10.1080/14740338.2020.1730326. Epub 2020 Feb 21. PMID: 32053396.
174. Lebwohl M et al. Phase 3 studies comparing brodalumab with ustekinumab in psoriasis. New England Journal of Medicine. 2015;373(14):1318-1328.
175. Papp K A et al. A prospective phase III, randomized, double-blind, placebo-controlled study of brodalumab in patients with moderate-to-severe plaque psoriasis. British Journal of Dermatology. 2016;175(2):273-286. DOI: 10.1111/bjd.14493.
176. Lebwohl MG, Papp KA, Marangell LB, Koo J, Blauvelt A, Gooderham M, Wu JJ, Rastogi S, Harris S, Pillai R, Israel RJ. Psychiatric adverse events during treatment with brodalumab: Analysis of psoriasis clinical trials. J Am Acad Dermatol. 2018 Jan;78(1):81-89.e5. doi: 10.1016/j.jaad.2017.08.024. Epub 2017 Oct 3. PMID: 28985956.
177. Gooderham MJ, Papp KA, Lynde CW. Shifting the focus the primary role of IL-23 in psoriasis and other inflammatory disorders. J Eur Acad Dermatol Venereol. 2018 Jul;32(7):1111-1119. doi: 10.1111/jdv.14868. Epub 2018 Mar 9. PMID: 29438576; PMCID: PMC6033004.
178. Tremfya® Guselcumabe (Internet) Bula acessada em 6 de nov de 2022. Disponível em: https://consultas.anvisa.gov.br/#/bulario/q/?numeroRegistro=112363418.
179. Puig L. Guselkumab for the treatment of adults with moderate to severe plaque psoriasis. Expert Rev Clin Immunol. 2019 Jun;15(6):589-597.
180. Reich K, Gordon KB, Strober BE, Armstrong AW, Miller M, Shen YK, You Y, Han C, Yang YW, Foley P, Griffiths CEM. Five-year maintenance of clinical response and health-related quality of life improvements in patients with moderate-to-severe psoriasis treated with guselkumab: results from VOYAGE 1 and VOYAGE 2. Br J Dermatol. 2021 Dec;185(6):1146-1159. doi: 10.1111/bjd.20568. Epub 2021 Sep 8. PMID: 34105767.
181. Reich K, Armstrong AW, Langley RG, Flavin S, Randazzo B, Li S, Hsu MC, Branigan P, Blauvelt A. Guselkumab versus secukinumab for the treatment of moderate-to-severe psoriasis (ECLIPSE): results from a phase 3, randomised controlled trial. Lancet. 2019 Sep 7;394(10201):831-839. doi: 10.1016/S0140-6736(19)31773-8. Epub 2019 Aug 8. PMID: 31402114.
182. Blauvelt A, Tsai TF, Langley RG, Miller M, Shen YK, You Y, Yang YW, Papp KA, Puig L. Consistent safety profile with up to 5 years of continuous treatment with guselkumab: Pooled analyses from the phase 3 VOYAGE 1 and VOYAGE 2 trials of patients with moderate-to-severe psoriasis. J Am Acad Dermatol. 2022 Apr;86(4):827-834. doi: 10.1016/j.jaad.2021.11.004. Epub 2021 Nov 17. PMID: 34798201.
183. McKeage K, Duggan S. Risankizumab: first global approval. Drugs. 2019;79(8):893-900.
184. Skyrizi® risanquizumabe (Internet) Bula Versão aprovada pela Anvisa em 02/Set/2022. Acessado em 06/Out/2022. Disponível em: https://consultas.anvisa.gov.br/#/bulario/q/?nomeProduto=SKYRIZI.
185. Gordon KB, Strober B, Lebwohl M et al. Efficacy and safety of risankizumab in moderate-to-severe plaque psoriasis (UltIMMa-1 and UltIMMa-2): results from two double-blind, randomised, placebo-controlled and ustekinumab-controlled phase 3 trials. Lancet. 2018;392(10148):650-61.
186. Warren RB, Blauvelt A, Poulin Y et al. Efficacy and safety of risankizumab vs. secukinumab in patients with moderate-to-severe plaque psoriasis (IMMerge): results from a phase III, randomized, open-label, efficacy–assessor-blinded clinical trial. Br J Dermatol. 2021;184(1):50-9.
187. Reich K, Gooderham M, Thaçi D et al. Risankizumab compared with adalimumab in patients with moderate-to-severe plaque psoriasis (IMMvent): a randomised, double--blind, active-comparator-controlled phase 3 trial. Lancet. 2019;394(10198):576-86.
188. Blauvelt A, Leonardi CL, Gooderham M et al. Efficacy and safety of continuous risankizumab therapy versus treatment withdrawal in patients with moderate to severe plaque psoriasis: a phase 3 randomized clinical trial. JAMA Dermatol. 2020;156(6):649.
189. Gordon KB, Lebwohl M, Papp KA et al. Long-term safety of risankizumab from 17 clinical trials in patients with moderate-to-severe plaque psoriasis. Br J Dermatol. 2022;186(3):466-75.
190. Papp KA, Lebwohl MG, Puig L et al. Long-Term Safety and Efficacy of Risankizumab for the Treatment of Moderate-to-Severe Plaque Psoriasis: A 4.5-Year Interim Analysis of the LIMMitless Open-Label Extension Trial. P1603 presented at 2022 EADV Congress, 7-10 Sep 2022, Milan, Italy.
191. Bachelez H. Pustular psoriasis and related pustular skin diseases. Br J Dermatol. 2018;178:614-618.
192. Bassoy EY, Towne JE, Gabay C. Regulation and function of interleukin-36 cytokines. Immunol Rev. 2018;281:169-178.
193. Gooderham MJ, Van Voorhees AS, Lebwohl MG. An update on generalized pustular psoriasis. Expert Rev Clin Immunol. 2019;15(9):907-19.
194. Marrakchi S, Guigue P, Renshaw BR et al. Interleukin-36-receptor antagonist deficiency and generalized pustular psoriasis. N Engl J Med. 2011;365(7):620-8.
195. Bachelez H, Choon S-E, Marrakchi S et al. Inhibition of the interleukin-36 pathway for the treatment of generalized pustular psoriasis. N Engl J Med. 2019;380:981-3.
196. Bachelez H, Choon S-E, Marrakchi S et al. Trial of Spesolimab for Generalized Pustular Psoriasis. N Engl J Med. 2021;385:2431-40.

Mohamed Arbaqui Azzouz • Samir de Figueiredo Azouz

Dermatoses Eczematosas Diversas

DOENÇA VENOSA CRÔNICA

Introdução

A doença venosa crônica (DVC) de membros inferiores é caracterizada por um estado de hipertensão do sistema venoso, causada por uma insuficiência e/ou por uma obstrução do sistema venoso profundo, tornando-se a verdadeira responsável pelo surgimento dos sintomas clínicos. Por acometer pessoas de diferentes faixas etárias e por poder causar sérios problemas socioeconômicos, como ausência ao trabalho e, até mesmo, aposentadoria de indivíduos em fase produtiva da vida, ela é uma enfermidade extremamente relevante. A DVC apresenta uma variedade de configurações, como veias varicosas, úlceras venosas e o eczema de estase, o qual pode ser uma característica precoce da doença. Os elementos mais comuns incluem edema, hiperpigmentação cutânea distal, cicatrizes marfíneas e lipodermatoesclerose. O diagnóstico é clínico e, quando necessário, são realizados exames complementares.[1-3]

Epidemiologia

A DVC apresenta alta prevalência, morbidade e cronicidade. A partir da terceira década de vida, observa-se aumento significativo na incidência, afetando diretamente a capacidade de trabalho do indivíduo.[4,5]

Na Europa, os adultos entre 30 e 70 anos de idade apresentam, de 5% a 15%, a doença, sendo que 1% deles apresenta úlcera varicosa. Nos Estados Unidos, em torno de 7 milhões de pessoas têm DVC, que é causa de 70% a 90% de todas as úlceras de membro inferior. No Brasil, estudos epidemiológicos constataram uma prevalência de 35,5% de varizes e de formas graves de DVC, sendo que 1,5% dessa prevalência apresentou úlceras abertas ou cicatrizadas, e uma incidência de, aproximadamente, 50% dos portadores de DVC são mulheres. Além disso, foi observado que o envelhecimento, o número de gestações e o sexo feminino são importantes fatores de risco para o desenvolvimento da doença e de suas complicações.[7-10]

Etiologia e patogênese

Vários fatores de risco têm sido associados ao desenvolvimento da insuficiência venosa, como obesidade, idade, sexo, estilo de vida, trabalho, dieta, uso de hormônios, gravidez, história familiar, história prévia de trauma no membro inferior afetado e história de tromboflebite.[11-13]

Independentemente da causa, a hipertensão venosa é o núcleo central dos sintomas apresentados na DVC. A ocorrência de varizes primárias com disfunção da parede das veias, focal ou generalizada, parece causar a insuficiência das válvulas, por afastamento de suas cúspides secundariamente a essa dilatação. A coluna de sangue formada gera uma pressão hidrostática progressivamente maior, que, com ou sem a participação de veias perfurantes insuficientes, termina por transmitir-se aos capilares sanguíneos. Em um primeiro momento, ocorre apenas o aumento do extravasamento de líquido e de pequenas proteínas para o espaço extravascular; nessa fase, isso é compensado pela reabsorção deles pelo próprio capilar durante o repouso, bem como pela capacidade de absorção do sistema linfático, que, dessa forma, evita alterações maiores, como o edema. Com a cronicidade ou com piora do quadro de hipertensão venosa, a entrada de líquido e de proteínas no interstício ultrapassa a capacidade de captação capilar e linfática, ocorrendo o edema. Nesse momento, apesar de ainda não estar elucidado se é causa ou consequência, de maneira muito importante, na fisiopatologia da doença, soma-se ao processo a participação do sistema imunológico. Mediado pelas moléculas de adesão intercelular (ICAM-1), pelas citoquinas, como interleucina (IL-6 e IL-8), e pelo fator de necrose tumoral (TNF-β), ocorre um estímulo local à resposta inflamatória por intermédio de macrófagos e de neutrófilos.[14,15]

Paradoxalmente, a presença desses fatores determina, no local, um aumento da permeabilidade capilar mediante o aumento do extravasamento que, agora, passa a ser acompanhado de macromoléculas e de elementos figurados do sangue, como as hemácias. Os fagócitos, na tentativa de absorver esses elementos, aumentam a produção de grânulos citoplasmáticos contendo radicais livres de oxigênio, potencializando a resposta inflamatória local. O ambiente tecidual nas regiões mais acometidas começa a se tornar deletério em relação às próprias células e, paralelamente a isso, o aumento progressivo da pressão no interstício passa a causar a diminuição de fluxo na microcirculação, com consequente diminuição de oxigenação e de trocas metabólicas. A lise das hemácias libera hemoglobina que, no espaço extracelular, é degradada a um subproduto, a hemossiderina, extremamente irritante aos tecidos. A somatória de hipoperfusão tecidual relativa e a agressão celular com depósito de hemossiderina culminam em eczema de estase, com ressecamento, descamação, adelgaçamento e prurido na pele, sinais inequívocos da alteração inflamatória. A dermatite ocre também é observada e decorre de depósitos dérmicos e subcutâneos de hemossiderina.[14,15]

Por fim, ocorre um processo de dermatolipoesclerose secundário à grande concentração de líquido e, principalmente, de proteínas, os quais ficaram retidos no interstício celular, ocasionando, primeiro, o endurecimento e o aumento do poder oncótico intersticial e, posteriormente, a fibrose da pele e, mormente, do tecido celular subcutâneo. Com o agravamento da condição tecidual, há a destruição da pele e a solução de continuidade com os tecidos mais profundos, causando a denominada "úlcera de estase" ou "úlcera varicosa". Essa situação deve ser evitada ao máximo, visto que 50% a 75% dessas úlceras demoram de 4 a 6 meses para cicatrizarem, ao passo que, pelo menos, um quinto delas permanece aberto por mais de 2 anos.[16]

Alterações cutâneas e manifestações clínicas

A hipertensão venosa parece ser a principal responsável pelas alterações cutâneas na DVC. Há uma correlação linear entre maior dano cutâneo e aumento da pressão venosa após exercício. Uma das teorias propostas é a de que a deposição de fibrina em torno dos capilares dérmicos – a qual é causada pelo extravasamento de fibrinogênio – pode impedir a difusão de oxigênio e levar a alterações degenerativas cutâneas. Outra teoria, mais aceita, é a que versa sobre a inflamação crônica que provoca essas alterações.[17-19]

A hiperpigmentação da pele na lipodermatoesclerose tem, como principal componente, a hiperpermeabilidade capilar e outros fatores. O extravasamento de hemácias gera níveis elevados de ferritina e de ferro metálico na pele afetada, os quais podem causar estresse oxidativo, ativação das metaloproteinases da matriz (enzimas proteolíticas) e criar um microambiente que exacerba o dano tecidual e retarda a cicatrização. Consistente com essa proposta, a hemocromatose (defeito genético que afeta o metabolismo do ferro) é associada com um aumento do risco de ulceração sete vezes maior nos pacientes com DVC.[20-23]

As manifestações clínicas decorrentes da DVC podem ser classificadas com base na classificação *Clinical Manifestations, Etiologic Factors, Anatomic Distribuition of Disease, Pathophysiologic Findings* (CEAP). De acordo com essa classificação, os sinais clínicos são categorizados em sete classes, sendo: C0 (sem sinais de doença venosa); C1 (telangiectasias e veias reticulares); C2 (veias varicosas); C3 (edema sem alterações cutâneas); C4 (alterações subcutâneas; divide-se em C4a, que representa alterações na pigmentação e eczema, e C4b, lipodermatoesclerose e atrofia branca); C5 (úlcera de estase cicatrizada); e C6 (úlcera de estase aberta). A doença venosa crônica varia entre todos os espectros da doença (C0 a C6), ao passo que o termo *insuficiência venosa crônica* é, geralmente, restrito à doença de maior gravidade (C4 a C6), portanto veias varicosas na ausência de sinais cutâneos não são indicativos de insuficiência venosa crônica.[24]

São considerados os principais sinais e sintomas de DVC: formigamento; dor; queimação; câimbras musculares; inchaço; sensação de peso ou de latejamento; prurido cutâneo; pernas inquietas; cansaço das pernas e fadiga. De forma geral, esses sintomas tendem a se acentuar durante o dia, especialmente após longos períodos em ortostase e melhoram com a elevação dos membros. Com o exame físico, podem ser observados sinais, como hiperpigmentação, presença de veias varicosas, edema depressível, eczema, úlceras ativas ou cicatrizadas e lipodermatoesclerose.[25-27]

O impacto negativo da DVC na qualidade de vida é referido por alguns autores, particularmente em relação aos domínios dor, função física e mobilidade. A depressão e o isolamento social também são reportados como manifestações decorrentes da DVC, sobretudo no estágio mais avançado da doença, caracterizado pela presença da úlcera varicosa não cicatrizada.[28-31]

O surgimento de edema depressível (sinal de cacifo) na face medial das pernas e das panturrilhas e na proximal aos tornozelos, geralmente, é o primeiro sinal da insuficiência venosa crônica. O edema é mais intenso no fim da tarde e diminui ao amanhecer, após período de repouso, ou com elevação dos membros. Lesões purpúricas de estase surgem por depósito de hemossiderina nesses locais. Nesse estágio, a dermatite de estase é leve ou ausente, e a pele pode ser asteatósica e apresentar prurido. Posteriormente, o edema se estende para o terço distal da panturrilha, e ocorre edema subfascial, geralmente acompanhados de inflamação que pode ser bastante semelhante ao quadro de celulite (lipodermatoesclerose aguda). Após anos, a pele, o tecido adiposo subcutâneo e a fáscia profunda vão se tornando endurecidos e aderentes (lipodermatoesclerose crônica), formando uma bainha circular de consistência firme, a qual tende a isolar a panturrilha distal, tomando a forma de uma "garrafa invertida". A pele vai apresentando intensa pigmentação por hemossiderina e cicatrizes do tipo atrofia branca. Nessa fase, úlceras venosas podem se desenvolver espontaneamente ou ser desencadeadas por prurido ou por traumas. As úlceras surgem, geralmente, na região supramaleolar, podendo se expandir e atingir a extensão circunferencial.[32]

Por fim, o eczema ou a dermatite de estase é mais frequente quando a lipodermatoesclerose está presente; apresenta, como sinais prodrômicos, o edema e a dermatite ocre (tipo de púrpura hipostática, caracterizada por petéquias e por equimoses, as quais ocorrem nas pernas e na região perimaleolar e confluem, deixando áreas de pigmentação acastanhada e hemosiderótica, apresentando distribuição "em bota" que se localiza, normalmente, no terço inferior da perna). Na fase aguda da dermatite de estase, pode surgir quadro de eczema vesicossecretante, tornando-se liquenificado na fase crônica. Ocorrem diminuição no fornecimento de oxigênio aos tecidos e sequestro de leucócitos, com liberação de enzimas proteolíticas e de radicais livres, causando injúria tecidual e reação inflamatória. Eritema e descamação são mais pronunciados na região do maléolo medial, mas podem envolver toda a extremidade inferior distal. Embora seja uma dermatite difusa, geralmente apresenta-se como múltiplas placas bem definidas na periferia; são intensamente pruriginosas, como evidenciado por múltiplas escoriações, que tendem à exsudação e à formação de crostas. Quando há formação de úlceras, as lesões de eczema de estase se tornam irritadas, exsudativas e erosivas.[32-34]

Sensibilização por contato a componentes da terapia tópica é encontrada em 57% a 82% dos pacientes com úlceras venosas dos membros inferiores. A disseminação secundária é frequente. Placas de eczema surgem em padrão de distribuição simétrica, particularmente na face anterior do membro contralateral, na face anterior das coxas e na superfície extensora das extremidades superiores. As lesões podem se generalizar e envolver o tronco e a face. A disseminação, geralmente, é aguda e pode apresentar um curso marcado por melhoras e por exacerbações por um longo período.[32,35,36]

A lipodermatoesclerose (hipodermite esclerodermiforme ou paniculite esclerosante) é um quadro de induração da pele e do tecido subcutâneo, de forma progressiva, associado a um processo inflamatório, gerando evolução para fibrose local; acomete membros inferiores, principalmente o terço distal, e está muito associada à insuficiência venosa crônica, à isquemia arterial e à tromboflebite. Existem duas formas clínicas: aguda (apresenta sinais flogísticos, como eritema, edema local e dores; tem, como diagnóstico diferencial, celulite e erisipela); e crônica (evolução da forma aguda, ou se apresenta espontaneamente; a pele se apresenta espessa e com subcutâneo indurado e fibrose local; as progressivas fibroses de subcutâneo é o que dá o aspecto, à perna, de "garrafa invertida", com coloração da pele geralmente acastanhada) (Figuras 11.1, 11.3 e 11.4).[33,34,37,38,40]

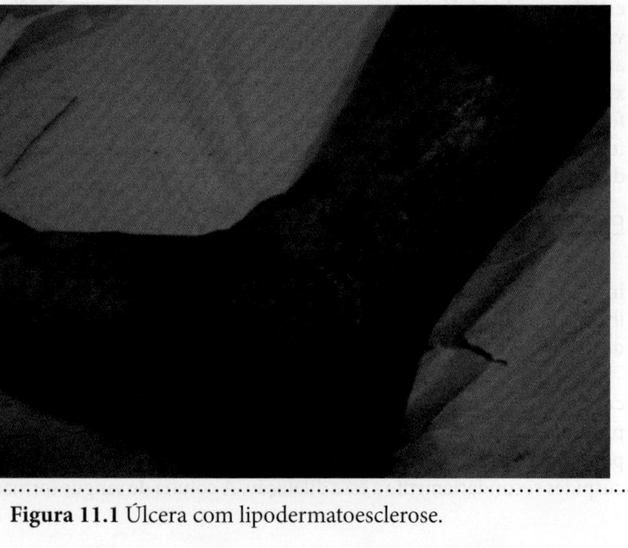

Figura 11.1 Úlcera com lipodermatoesclerose.

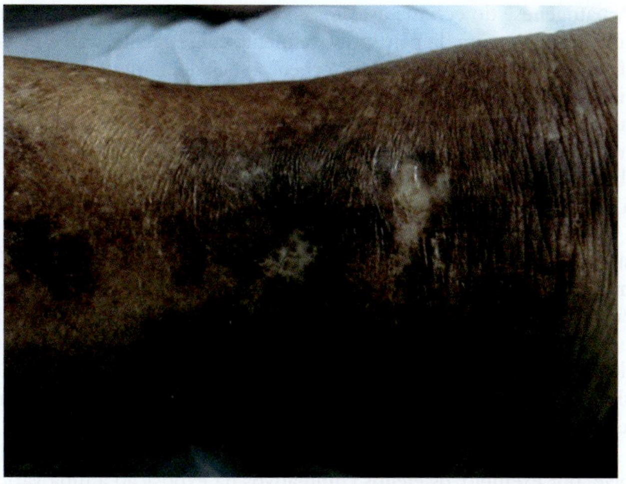

■ **Figura 11.2** Atrofia branca de Milian com pigmentação por clefósito de hemossiderina.

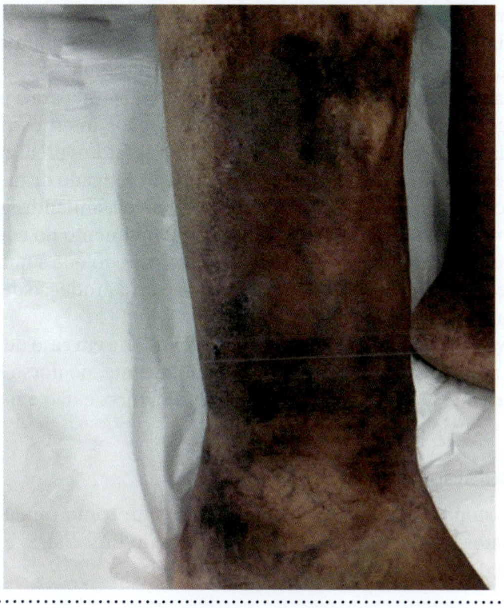

■ **Figura 11.3** Lipodermatoesclerose crônica.

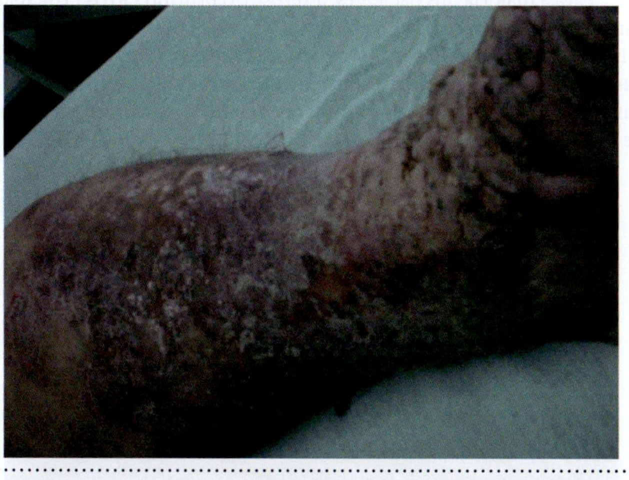

■ **Figura 11.4** Úlcera varicosa crônica com dermatite de estase e com lipodermatoesclerose crônica (evolução 20 anos).

Outra alteração cutânea encontrada na DVC é a atrofia branca de Milian, conhecida também como vasculopatia livedoide (Figura 11.2). É uma doença cutaneovascular trombótica, associada, mais comumente, à estase venosa crônica. A vasculopatia livedoide é descrita em 9% a 38% dos pacientes com insuficiência venosa crônica e acima de 73% para aqueles com úlcera venosa recorrente; é mais frequente no sexo feminino, e a faixa etária mais afetada se encontra entre a terceira e a sexta décadas de vida. Classicamente, a doença se localiza no terço inferior dos membros inferiores. A lesão inicial é caracterizada por pápulas, por petéquias e por bolhas hemorrágicas as quais, frequentemente, evoluem para úlcera e, posteriormente, ocorre a cicatrização angulada e esbranquiçada (atrofia branca), que é circundada por halo purpúrico ou hiperpigmentar no qual se observam finas telangiectasias. A dor é um achado frequente e é muito mais intensa do que a lesão sugeriria.[33,39,40]

Histopatologia

As características histopatológicas do eczema variam de acordo com o estágio da lesão: na fase aguda, há predomínio do edema, da exocitose de linfócitos na epiderme e do infiltrado linfocitário perivascular na derme; na fase subaguda e crônica, paraceratose na epiderme com infiltração e espongiose; na dermatite de estase, há capilares dilatados associados à deposição de fibrina pericapilares e depósito de hemossiderina, além de hiperplasia de vênulas com trombos (Figura 11.5).

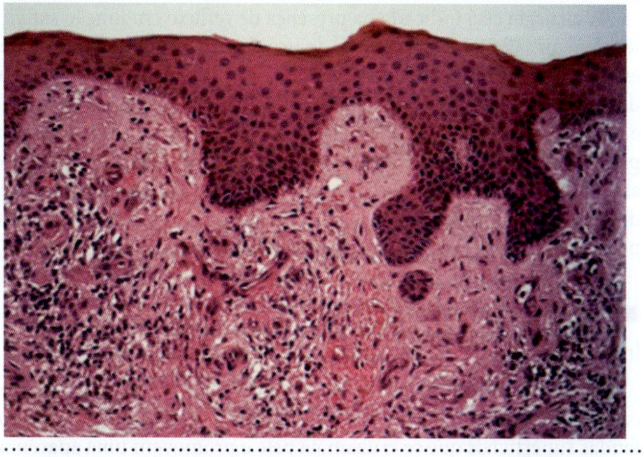

■ **Figura 11.5** Dermatite de estase com aumento de vascularização.

Diagnóstico e diagnóstico diferencial

O diagnóstico da DVC é geralmente feito com base na apresentação clínica, na história, e, algumas vezes, nos exames de imagem ou na histologia. É importante realizar uma anamnese detalhada a respeito de comorbidades, duração dos sintomas, traumatismo prévio e possíveis fatores de risco associados. Sinais de hipertensão venosa podem estar presentes e sugerem, de modo imperioso, o diagnóstico. Na ausência de alterações cutâneas, haverá necessidade de exames complementares para o diagnóstico preciso. O ecocolor Doppler é, atualmente, o método mais útil para a avaliação da incompetência das válvulas venosas ou da obstrução crônica: é um método rápido, não invasivo, de custo razoável e apresenta 92% de sensibilidade e 73% de especificidade na detecção do refluxo quando comparado à flebografia descendente.[32,41,42]

Dificuldades podem surgir na diferenciação do componente etiológico individual, como eczema asteatósico ou dermatite de contato alérgica ou irritativa. Pode haver associação ou exacerbação do quadro com dermatite de contato, assim como é comum ocorrer disseminação secundária das lesões eczematosas. Pode ser necessária a realização do teste de contato para exclusão do componente de contato. As placas de eczema de estase podem ser confundidas com eczema numular, com psoríase e com micose fungoide (achados histopatológicos são úteis para diferenciação de micose fungoide).[32]

Curso clínico, prognóstico e tratamento

Conhecer a evolução da história natural da DVC é muito importante, tanto pelo fato de a sua prevalência ser alta – independentemente da área geográfica – como pelo fato de estar associada a morbidades.

O conhecimento de sua fisiopatologia é fundamental para entender o surgimento das possíveis complicações dermatológicas, bem como suas terapêuticas.[40]

Os sintomas isolados que necessitam de tratamento apresentam melhora clínica com o uso de medicamentos vasoativos e/ou com compressão elástica. Os diversos tipos de medicamentos vasoativos geram diversos efeitos nos variados sintomas. A diosmina, o extrato de castanha-da-índia, o dobesilato de cálcio, a rutina (vitamina P) e os rutosídeos (derivados da flavona) proporcionam reduções do edema, podendo ser utilizados como terapêutica complementar. Elas não devem substituir o tratamento de compressão elástica, nem os hábitos de vida que melhorem a estase venosa, nem a terapêutica cirúrgica, quando corretamente indicada.[44,45]

Já os diuréticos são raramente indicados nesses casos: causam rápida mobilização do líquido intersticial, diminuindo o edema, no entanto esse efeito somente acontece nos casos em que a drenagem não tenha influência na causa do edema; também geram hemoconcentração e, consequentemente, hipercoagulabilidade, sendo contraindicados nos casos de síndrome pós-trombótica ou de linfedema. Já nos pacientes com eczema de membros inferiores, o qual causa intensa reação alérgica, o uso de corticosteroides tópicos está indicado.[46-48]

A cirurgia está indicada na presença de refluxo em junção safenofemoral ou safenopoplítea e quando fica claramente demonstrado que esses troncos não representam via de maior importância no esvaziamento venoso. Meias medicinais de compressão acima de 40 mmHg e bandagens inelásticas são eficazes no pós-operatório e podem proporcionar um menor número de recidivas. Em pacientes com edema associado a varizes, as meias elásticas de compressão graduada acima de 35 mmHg são efetivas. As bandagens elásticas e inelásticas também podem ser usadas desde que corretamente colocadas.[44,49]

■ ECZEMA ASTEATÓSICO

Introdução

Eczema asteatósico, também conhecido como "eczema *raquele*", caracteriza-se por coceira; por pele seca, áspera e descamativa; por fendas superficiais que se cruzam na pele e promovem uma aparência distinta de "leito seco" ou de "pavimentação louca".

O mais comum é afetar as extremidades inferiores distais de indivíduos mais velhos durante os meses de frio, os quais agravam o eczema, e com a interação entre agentes ambientais, como sabão e outros detergentes. Podem se desenvolver em um contexto de xerose.[50-56]

Ocasionalmente, eczema *raquele* é um reflexo de uma doença maligna subjacente, de desnutrição e de uso de medicação sistêmica. A possibilidade de uma associação secundária deve ser considerada quando existem características atípicas.[51,53]

Epidemiologia

Ocorre, mais comumente, em pessoas com mais de 60 anos.[6] O risco maior está entre os idosos, uma vez que, com o envelhecimento, a atividade das glândulas sebáceas e sudoríparas diminui.[51-53] Estima-se que 70% dos idosos tenham problemas cutâneos.[55] No Reino Unido, o eczema é uma condição comum, dentro dessa porcentagem, entre as pessoas mais velhas.[54,55] Acomete, sobretudo, as pernas e é menos comum no tronco e nos braços.[51-54] Geralmente, ocorre em climas secos e frios, em pacientes com pele seca ou naqueles que costumam tomar banhos quentes diários, ou usar sabões e detergentes sem hidratação adicional da pele.[50,56]

Etiologia

À medida que se envelhece, a pele sofre uma série de mudanças. O envelhecimento da pele é um processo contínuo que afeta não apenas sua aparência, mas também sua função e aumenta a possibilidade de desenvolver eczema.[55] O eczema asteatósico ocorre como resultado de uma pele xerótica.[54,55] Existem mudanças intrínsecas que afetam a estrutura e a função da pele, resultando em secura, em atrofia, em frouxidão, em rugas, em cabelo escasso e em alterações no pigmento.[55]

A patogênese do eczema asteatósico está associada a um defeito na função de barreira da pele, provavelmente consequente a uma perda de umidade natural do estrato córneo, associado a lipídios reduzidos nas células dessa camada dérmica;[50,53,56] é caracterizado por um fator de hidratação natural reduzido, níveis anormais de lipídios intercelulares no estrato córneo. A integridade da barreira da pele diminui no envelhecimento, e a recuperação após a interrupção também, aumentando a suscetibilidade da pele aos gatilhos ambientais.[54,56]

Ocorre uma diminuição da atividade das glândulas sebáceas e sudoríparas, e a formação deficiente de grânulos de revestimento de membrana, que resultam no desaparecimento da película lipídica que envolve as células no estrato córneo.[51,52] Essa disfunção resulta em maior permeabilidade, causando inflamação e prurido.[4] A análise dos lipídios derivados do sebo presentes no estrato córneo revelou um declínio significativo nos ácidos graxos e nos triglicerídeos livres no eczema asteatósico.[51,52]

Fatores externos também contribuem para o envelhecimento da pele, por exemplo, os efeitos cumulativos da exposição a uma variedade de poluentes ambientais, luz ultravioleta e tabagismo, bem como mudanças em nosso ambiente e nos estilos de vida – como mais tempo de lazer e exposição a potenciais irritantes e sensibilizadores (clima, aquecimento central, sabões e detergentes).[52,55,56] Viver em salas secas ou aquecidas, ficar exposto ao clima de inverno, ou tomar muitos banhos aumentam o risco de desenvolver esse tipo de eczema.[55]

Quando surge uma lesão extensa e desconfortável para o paciente, pode ser sinal de processos malignos nos órgãos internos (linfoma, leucemia, tumores de órgãos sólidos).[50,51] Outros fatores predisponentes são a desnutrição (deficiência de zinco), uso prolongado de medicação sistêmica (corticosteroides, retinoides, diuréticos, antiandrogênicos), atopia, mixedema.[50,51,55] A rapidez do desenvolvimento do edema nos membros inferiores desempenha papéis maiores do que a quantidade real de edema. A distensão da pele contribui para a produção de fraturas do estrato córneo e da epiderme.[52]

Deve-se considerar uma associação secundária em caso de características atípicas como a ocorrência em adolescente, no dorso superior e no abdome. O diagnóstico, geralmente, é clínico, e não é necessária biópsia de pele.[52]

Histopatologia

A histopatologia do eczema asteatósico tem como características paraceratose, espongiose leve, focal e infiltrado linfocitário e neutrofílico na derme superficial.

Quadro Clínico

Para a maioria dos pacientes, a xerose e o prurido são os principais sintomas. O prurido severo e persistente pode comprometer a rotina diária, causando noites insones e exaustão, dessa forma impactando as atividades diárias. Majoritariamente, os membros inferiores são afetados e podem envolver outras áreas, como coxas, braços, abdome e dorso[55] (Figuras 11.6, 11.7 e 11.8).

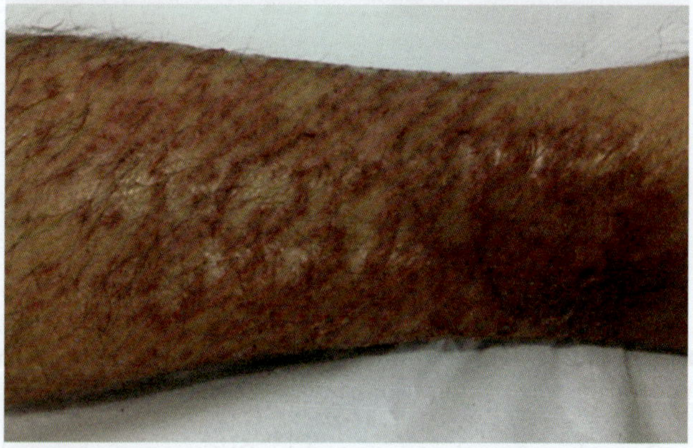

■ **Figura 11.6** Lesões descamativas secas que contêm um padrão rendilhado na região anterior da perna.

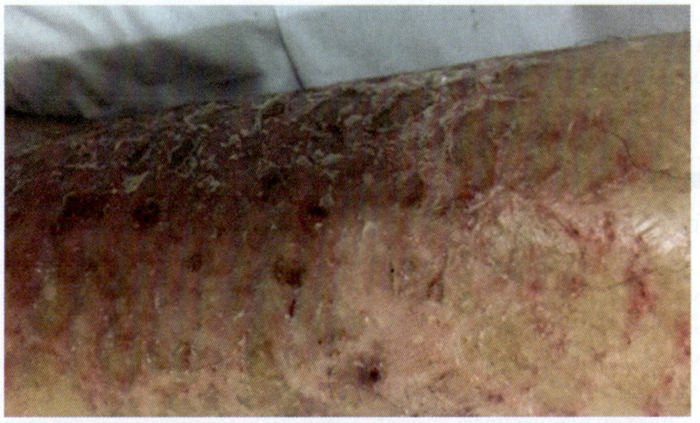

■ **Figura 11.7** Fissuras e rachaduras superficiais.

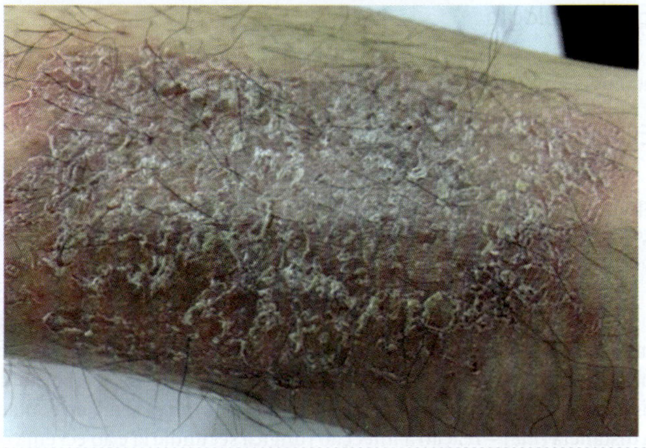

■ **Figura 11.8** Eczema *craquelé*.

A pele afetada torna-se áspera e escamosa e pode mostrar um padrão entrecruzado de rachaduras que se parecem com telhados loucos ou com um leito de rio seco. As rachaduras só afetam as camadas mais altas da pele, mas podem ser muito eritematosas, doloridas ou pruriginosas. É incomum observar bolhas e espessamento da pele neste tipo de eczema.[55]

O eczema asteatósico ou *craquelé* apresenta-se, clinicamente, com ressecamento, aspereza e descamação da pele. Geralmente, é observado em indivíduos mais velhos, em especial naqueles com xerose, os quais vivem em um ambiente frio e de baixa umidade.[50,52,53] Pode causar desconforto físico e dificuldade psicossocial consequente aos sintomas e à natureza a longo prazo dessa condição.[54]

Tratamento

O tratamento para eczema asteatósico se baseia na retirada do fator causal, e utilizam-se emolientes para hidratação da pele, reduzindo o uso de sabões e de detergentes e com banho à temperatura ambiente.[50,53,54] A terapia contínua com emoliente é essencial para restaurar a função de barreira da pele. Essa aplicação também é importante para evitar mais irritação da pele e deve ser frequente e em grande quantidade, de modo que a pele se torne brilhosa. Recomenda-se que os adultos utilizem 500 g por semana. Os emolientes utilizados para a lavagem podem causar queda nos idosos, de modo que uma esteira de banho sempre deve ser utilizada. Há um risco potencial de incêndio com emolientes líquidos à base de parafina, pois, quando estão em contato com o curativo, uma chama descoberta pode inflamar facilmente a roupa. O risco é maior quando a parafina líquida é aplicada em grandes áreas, e o paciente deve ser informado para não fumar e para manter-se longe do fogo.[53]

O uso de emolientes tradicionais durante um longo período auxiliaria a restaurar as lamelas lipídicas, a melhorar a hidratação e a elasticidade da pele e a estimular a diferenciação epidérmica. Esses elementos são funções da barreira físico-química, que representa a função "ativa" da pele.

Em casos mais graves ou naqueles que não respondem a essa terapia, os corticosteroides tópicos poderão ser aplicados nas lesões.

Há outras opções de tratamento, incluindo antibióticos tópicos e inibidores tópicos da calcineurina, bem como anti-histamínicos e antibióticos, em caso de infecção presente. O eczema grave também pode ser tratado com terapia imunossupressora ou com fototerapia.[54]

■ ECZEMA NUMULAR

Introdução

O eczema numular (eczema discoide) foi individualizado por Mayer (1845) e introduzido por Devergie (1857). É uma entidade cujas características morfológicas são bem definidas, mas a etiopatogenia é desconhecida. Numular (do latim: *numulus*) é uma formação circular com margens bem definidas.

Epidemiologia

O eczema numular é mais frequente em homens com idades entre 15 e 25 anos e de 55 a 60 anos e incomum em crianças.[57]

Etiopatogenia

A etiopatogenia do eczema numular é desconhecida, porém muitos fatores têm sido propostos como possíveis agentes deflagradores. As infecções focais a distância têm sido um fator agravante.[58]

Tem associações frequentes com substâncias irritantes (sabonetes, medicamentos tópicos),[59] estresse emocional, ingestão de bebidas alcoólicas, tabagismo, drogas sistêmicas (metildopa, isoniazida, sais de ouro e isotretinoína) e clima (frio e seco).[60]

Manifestação clínica

O eczema numular é caracterizado por placas eritematosas em forma de moeda ou ovalar; a erupção ocorre nos membros inferiores e superiores, no dorso das mãos, nos pés e raramente no tronco, em geral, simétrica (Figuras 11.9 a 11.11). Na evolução das lesões, pode ocorrer um clareamento central, com formação morfológica que lembra dermatofitose. O prurido e a liquenificação estão presentes na fase crônica.[61] Em crianças, as lesões numulares ocorrem na dermatite atópica. Há uma forma especial do eczema discoide nas palmas das mãos (*apron dermatitis*), sendo uma variante do eczema numular resistente ao tratamento e exacerbada pelo contato com produtos irritantes.[62]

Histopatologia

O eczema numular tem as mesmas características histopatológicas do eczema subagudo, que é uma dermatite espongiforme (Figura 11.12).

Diagnóstico

O diagnóstico do eczema numular é clínico, porém o exame micológico e teste de contato podem ser realizados.[63]

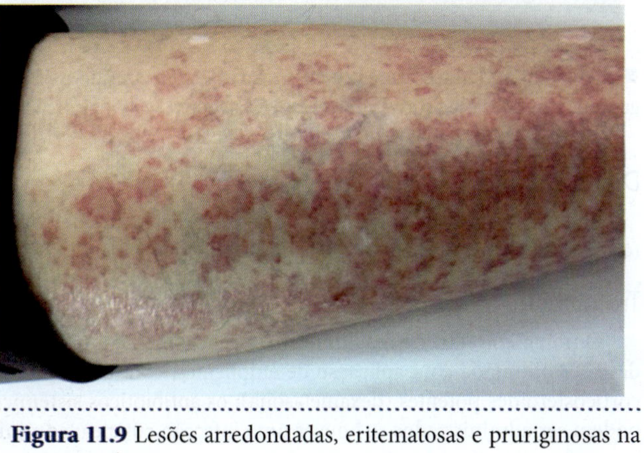

■ **Figura 11.9** Lesões arredondadas, eritematosas e pruriginosas na face anterior da perna.

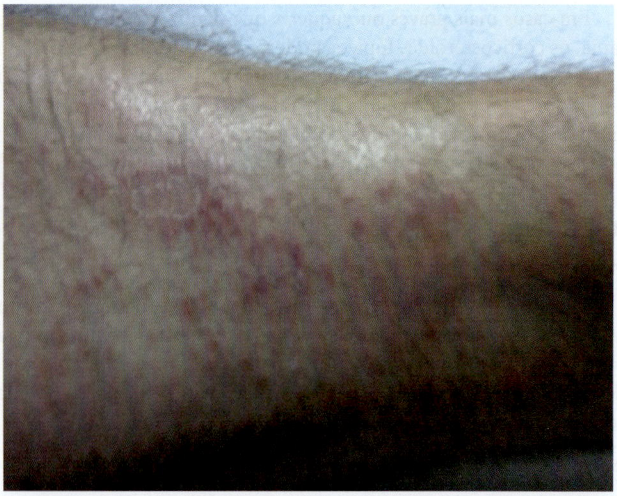

■ **Figura 11.10** Lesão em formato de moeda (numular) eritematosa.

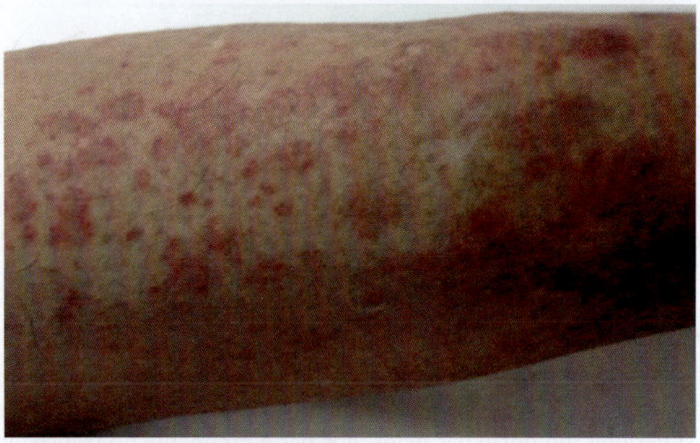

■ **Figura 11.11** Eczema numular.

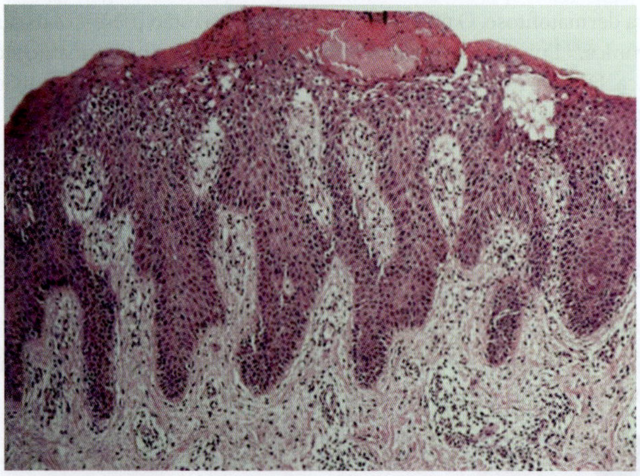

■ **Figura 11.12** Paraceratose irregular, acantose com considerável alongamento, fusão das cristas epidérmicas e vesiculação espongiótica focal.

Diagnóstico diferencial

Pode ser feito com as dermatofitoses, com dermatite de contato (cromatos e óleos solúveis) e com psoríase em gotas.[64]

Tratamento

O tratamento do eczema numular é essencialmente tópico: a pele deve ser hidratada com aplicação de emolientes, com uso tópico de corticosteroides potentes (dexametasona); os antibióticos sistêmicos podem ser administrados se houver uma infecção cutânea; administram-se corticosteroides sistêmicos, em casos graves ou refratários; a ciclosporina pode ser utilizada em casos de eczema numular associado à atopia;[65] devem-se evitar bebidas alcoólicas. Para o tratamento do prurido, utiliza-se anti-histamínicos H1. O eczema numular provocado pelo uso da isotretinoína melhora no verão.

■ ECZEMA VESICULAR PALMOPLANTAR

Introdução

O eczema vesicular palmoplantar é uma dermatite das mãos e dos pés, caracterizado, clinicamente, por vesículas e por bolhas; foi descrita por Fox em 1873 e, posteriormente, por Hutchinson, usando o termo *pompholyx*, *cheiropompholyx* para as mãos e *podopholyx* para os pés. Pode ser dividida em cinco categorias: disidrose simples; disidrose bolhosa ou hemorrágica; dermatite crônica; hiperqueratósica das mãos; reação tipo *ide*.[66,67]

Epidemiologia

A disidrose predomina na faixa etária de 20 a 40 anos de idade, acomete ambos os sexos e é mais comum em brancos.

Etiopatogenia

A disidrose é uma síndrome reacional eczematosa particular da epiderme palmoplantar aos diversos estímulos: os autores chineses sugerem que existe um gene (cromossomo 18q22.1 à 18q22.3) responsável por uma forma autossômica dominante da disidrose.[68]

Algumas disidroses são consideradas idiopáticas.[69] Vários fatores podem explicar o agravamento da disidrose: eczemas disidróticos das mãos nas mulheres alérgicas ao níquel e alguns alimentos ricos em níquel (chá, maionese e ostras) são responsáveis pela exacerbação da disidrose,[70,71] hiperidrose – reação secundária a um eczema de contato a distância (*ide*) – reação à infecção fúngica secundária e ao eczema de contato de origem medicamentosa,[72-73] como a disidrose após introdução da terapia antirretroviral (HIV).[74] Além desses, há outros fatores, como café, álcool e tabagismo.[75]

Manifestações clínicas

A disidrose e as erupções disidrosiformes caracterizam-se pela formação de vesículas localizadas nas palmas e nas plantas, especialmente nas faces laterais e dorsais dos dedos das mãos e, algumas vezes, dos dedos dos pés, acompanhado de prurido e de desconforto. As vesículas rapidamente confluem originando bolhas, podendo haver infecção bacteriana secundária. Os surtos são mais comuns em adolescentes e mais frequentes nos meses de primavera e de verão. Há, ainda, a classificação da disidrose em aguda e em crônica, caracterizada pela dermatite das mãos com hiperceratose e pela reação tipo *ide* (Figuras 11.13, 11.14, 11.15).[75-79]

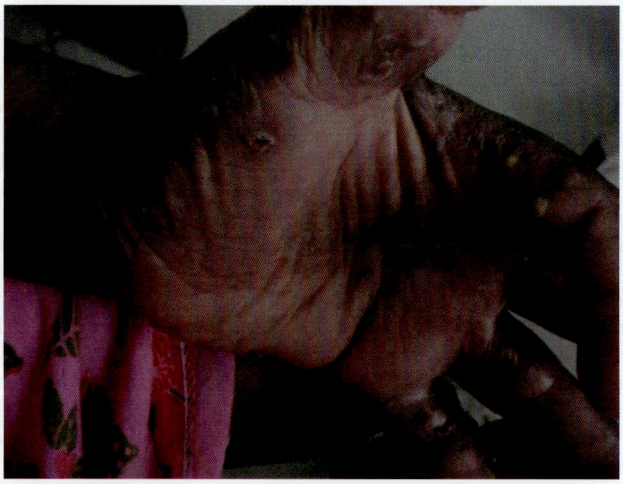

■ **Figura 11.13** Lesões pustulosas nas palmas das mãos e nas faces laterais dos dedos.

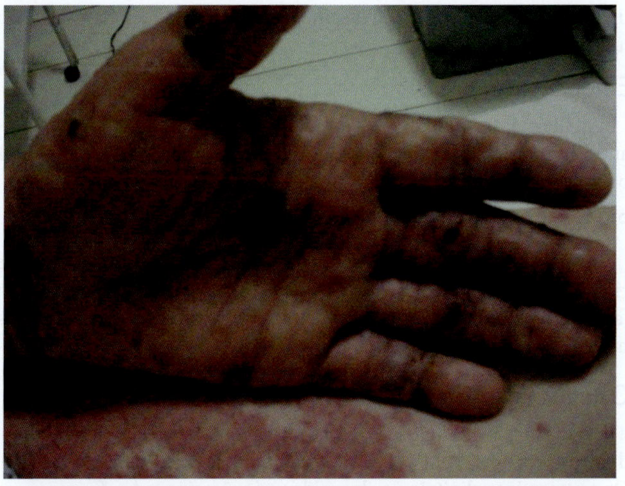

■ **Figura 11.14** Lesões vesicobolhosas hemorrágicas nas laterais dos dedos das mãos.

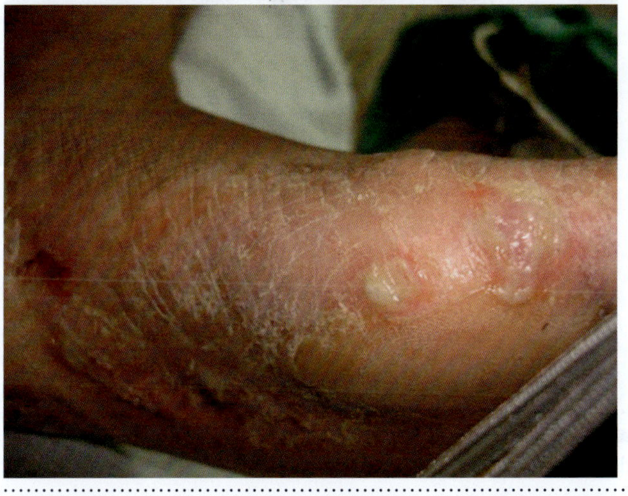

■ **Figura 11.15** Lesões vesicopustulosas na face lateral dos pés e na planta dos pés.

Histopatologia

As características histopatológicas dependem da fase do eczema: na fase aguda, surgem vesículas espongióticas, intraepidérmicas, infiltrado linfocitário ou misto na derme; na fase crônica, são observadas hiperceratose e hiperplasia epidérmica psoriasiforme (Figura 11.16).

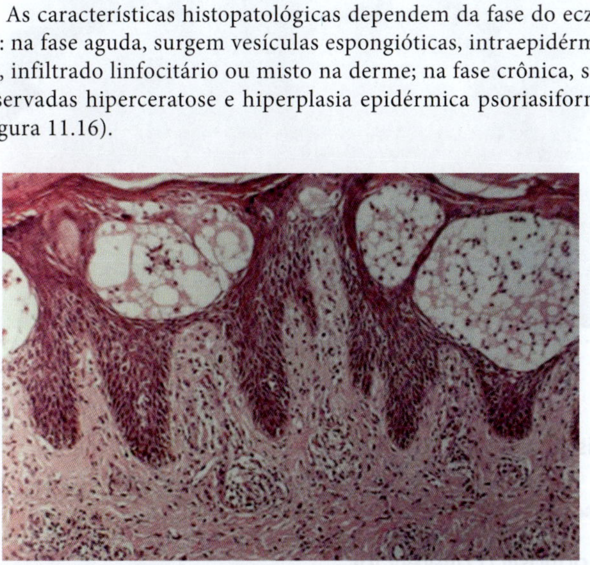

■ **Figura 11.16** Dermatite aguda com vesícula cheia de fluidos devido à intensa espongiose.

Diagnóstico diferencial

Os principais diagnósticos diferenciais são eczema de contato, psoríase pustulosa, dermatite atópica das mãos, a escabiose em crianças, acropustulose infantil, acroqueratose paraneoplásica de Bazex, penfigoide bolhoso e pênfigo vulgar.[79]

Curso clínico, prognóstico e tratamento

O tratamento da dermatite vesiculobolhosa palmoplantar deve se basear na forma de apresentação da doença (aguda ou crônica). Pode ser aplicado o índice de severidade da doença: "DASI" (*Dyshidrosic Eczema Area and Severity Index*).[79]

O tratamento deve ser feito topicamente com antissépticos: água de Alibour; permanganato de potássio 10.000 U; solução de Burrow (acetato de alumínio); e cloroxedina 0,02% ou 0,05%.[80]

Os corticosteroides tópicos de alta potência são utilizados na fase aguda (propionato de clobetasol); na fase regressiva, denominada eritematoescamosa, são utilizados os corticosteroides classe III. Os agentes imunomoduladores tópicos, como tacrolimus e o picrolimus, são utilizados no tratamento do eczema durante manutenção.[80]

Na fase aguda da dermatite vesicular, quando se opta pela terapêutica sistêmica, opta-se pela prednisona oral 0,5 mg/kg/peso ou metilprednisona 16 mg/dia (5 dias), 12 mg (5 dias), 8 mg (5 dias) e 4 mg (5 dias) ou dipropionato de betametasona intramuscular (2 mL); e, em caso de infecção secundária, utiliza-se antibioticoterapia sistêmica. Se tiver associação alérgica ao níquel, é utilizado o dissulfiram (Esperal®) de 100 a 200 mg/dia por 8 semanas, o qual foi utilizado como quelante no tratamento de um grupo de mulheres com alergia ao níquel.[81] Em caso de hiperidrose, pode-se utilizar iontoforese ou simpactectomia ou toxina botulínica intradérmica, principalmente nos pacientes em que a hiperidrose é um fator agravante do eczema.[82]

Na disidrose recorrente, pode ser utilizada a balneopuvaterapia, que consiste na imersão das mãos e dos pés em uma solução aquosa de 8-MOP em uma concentração de 2,5 a 4,6 mg/L de água, por 15 minutos, com a temperatura de 35 °C e, posteriormente, deve-se secar as mãos e irradiar com UVA (em média, 2 a 3 sessões por semana).[83]

Com ciclosporina, na dose de 3 a 5 mg por kg/dia, os pacientes, em geral, apresentam melhora com o tratamento, mas pode ocorrer a recidiva após a descontinuação dele.[84] Pode utilizar micofenolato de mofetil 2 a 3 g/dia, metotrexato 12,5 a 25 mg/semana, com resposta terapêutica que varia de parcial a completa.[85] A alitretinoína tem mostrado eficácia no tratamento do eczema crônico hiperceratósico das mãos, devendo-se controlar os fatores responsáveis pelo agravamento da disidrose, como tabagismo, alcoolismo, estresse físico e emocional; recomenda-se evitar produtos irritantes.[80] No eczema desidrótico crônico, foi relatado o uso de dupilumab (Dupixent®) com excelentes resultados, nos pacientes que utilizaram corticosteroide de alta potência sem controle adequado, com fototerapia e o uso de imunossupressores. Porém, o uso do dupilumab neste tipo eczema é limitado.[88]

■ LÍQUEN SIMPLES CRÔNICO (LSC)

Introdução

Líquen simples crônico, também conhecido como "liquenificação gigante de Pautrier" ou "neurodermite circunscrita", é um distúrbio resultante de prurido excessivo da pele.[32,33]

Epidemiologia

Líquen simples crônico é mais frequente em adultos, com pico de incidência entre 35 e 50 anos de idade, sendo mais frequente em mulheres.[32,39]

Patogenia

O líquen simples crônico é uma resposta reativa cutânea que pode decorrer de transtorno de ansiedade ou compulsivo.[32,33,39]

Clínica

As lesões de líquen simples crônico são caracterizadas por liquenificação e por hipercromia, constituem placas espessas que resultam do ato de coçar as áreas de predileção, principalmente região cervical, couro cabeludo, tornozelos, vulva, períneo, escroto, superfícies extensoras dos antebraços e das pernas (Figura 11.17).[32,33,39]

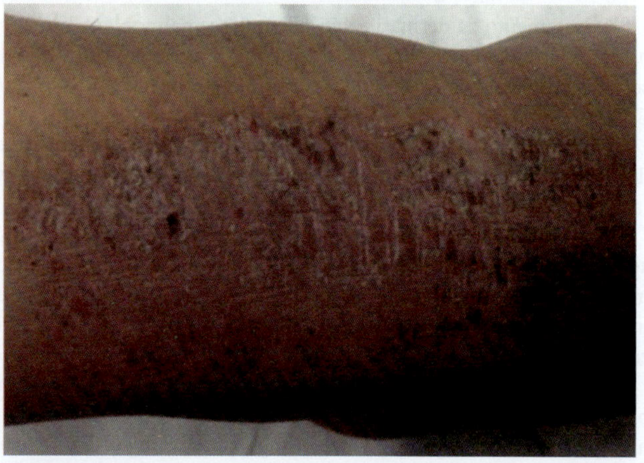

■ **Figura 11.17** Liquenificação secundária: acentuação dos sulcos da pele por prurido intenso.

Histopatologia

Há como características histopatológicas: hiperaceratose; paraqueratose irregular; e alongamento das cristas (Figura 11.18).

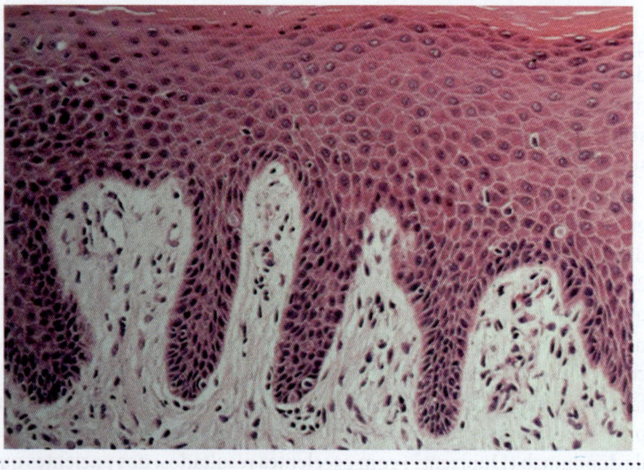

■ **Figura 11.18** Líquen simples crônico.

Diagnóstico e diagnóstico diferencial

O diagnóstico é clínico. Com relação ao diagnóstico diferencial, faz-se, principalmente, com líquen plano, com líquen amiloidótico, com micose fungoide e com eczema de contato, em especial na fase crônica.[32,33]

No tratamento, o aspecto mais importante do tratamento do LSC é a diminuição do prurido e interromper o ciclo prurítico. Os anti-histamínicos, hidratantes e corticosteroides tópicos em creme ou em suboclusão podem aliviar o prurido; eventualmente, há a necessidade de uso de sedativos e de ansiolíticos. O aconselhamento psicológico pode ser fundamentalmente importante.[32,39]

■ DERMATOSE PLANTAR JUVENIL (*ATOPIC WINTER FEET FOREFOOT ECZEMA*)

Introdução

A dermatose plantar juvenil ocorre, principalmente, em crianças atópicas. Foi descrita, em 1972, por Moller,[86] como "pé atópico" do inverno; em 1975, Mackie e Husain usaram o termo "dermatose plantar juvenil".[87,89]

Epidemiologia

A dermatose plantar ocorre, geralmente, em crianças entre 4 e 6 anos, as quais usam sapatos ou tênis por longos períodos, e é exacerbada pelo calor, principalmente, nos meses de verão.[86-87]

Patogenia

A predisposição à atopia é um fator de risco, mas o uso de materiais impermeáveis, como plástico e borracha (pouco porosos), é um fator desencadeante, sendo a dermatose plantar juvenil uma dermatose multifatorial.[86-87]

Clínica

As lesões eritematosas descamativas, fissuradas, pruriginosas e dolorosas ocorrem em áreas da região plantar (Figuras 11.19 e 11.20). Os espaços interdigitais e o dorso dos pés são poupados.[87]

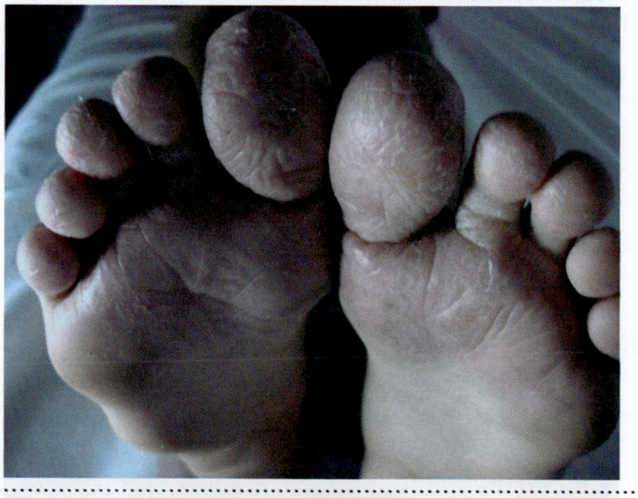

■ **Figura 11.19** Dermatose plantar juvenil em uma criança: eritema e descamação da superfície plantar dos dedos maiores.

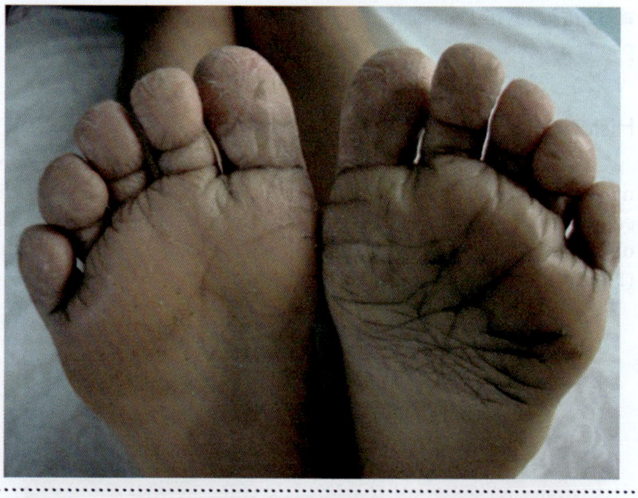

■ **Figura 11.20** Descamação e fissuras nas plantas dos pés e dos dedos.

Histopatologia

As alterações histopatológicas são ortoceratose ou paraceratose associada à hiperplasia epidérmica com espongiose.[87]

Diagnóstico diferencial

A dermatose plantar juvenil deve ser diferenciada da *pedis*, que é incomum em crianças, e da dermatite de contato alérgica à borracha.[87]

Tratamento

Na maioria dos casos, a melhora ocorre espontaneamente na adolescência, mas pode persistir, de modo que se recomenda o uso de emolientes, de meias de algodão e de calçados fabricados com produtos sintéticos; podem-se utilizar corticosteroides tópicos na fase mais aguda, e tem bons resultados terapêuticos o uso de tacrolimus a 0,1%.[87]

Referências bibliográficas

1. Maranhão Costa L, Higino W J, Leal F D J, Cardoso Couto R. Perfil clínico e sociodemográfico dos portadores de doença venosa crônica atendidos em centros de saúde de Maceió (AL). Jornal Vascular Brasileiro. 2012;11(2).
2. Evans CJ, Fowkes FGR, Ruckley CV, Lee AJ. Prevalence of varicose veins and chronic venous insuficiency in men and women in the general population: Edinburgh Vein Study. J Epidemiol Community Health. 1999;53:149-53.
3. França LHG, Tavares V. Chronic venous insufficiency. An update. J Vasc Br. 2003;2(4):318-28.
4. Maffei FHA. Insuficiência venosa crônica: diagnóstico e tratamento clínico. In: Maffei FHA, Lastória S, Yoshida WB, Rollo HA, Giannini M, Moura R. Doenças vasculares periféricas. Rio de Janeiro: Guanabara Koogan; 2008.
5. Maffei FHA, Magaldi C, Pinho SZ. Varicose veins and chronic venous insufficiency in Brazil: prevalence among 1755 inhabitants of a country town. Int J Epidemiol. 1986;15:210-7.
6. Santos RFFN, Porfírio GJM, Brandão Pitta G B. A diferença na qualidade de vida de pacientes com doença venosa crônica leve e grave. Jornal Vascular Brasileiro. 2009;8(2).
7. Maffei FH, Magaldi C, Pinho SZ, Lastoria S, Pinho W, Yoshida WB et al. Varicose veins and chronic venous insufficiency in Brazil: prevalence among 1755 inhabitants of a country town. Int J Epidemiol. 1986;15(2):210-7.
8. Scuderi A, Raskin B, Al Assal F, Scuderi P, Scuderi MA, Rivas CE et al. The incidence of venous disease in Brazil based on the CEAP classification. Int Angiol. 2002;21(4):316-21.
9. Brand FN, Dannenberg AL, Abbott RD, Kannel WB. The epidemiology of varicose veins: the Framingham study. Am J Prev Med. 1988;4:96-101.
10. Heit JA, Rooke TW, Silverstein MD et al. Trends in the incidence of venous stasis syndrome and venous ulcer: a 25- year population-based study. J Vasc Surg. 2001;33:1022-7.
11. Labropoulos N, Leon LR Jr. Duplex evaluation of venous insufficiency. Semin Vasc Surg. 2005;18:5-9.
12. Melissas J, Christodoulakis M, Spyridakis M et al. Disorders associated with clinically severe obesity: significant improvement after surgical weight reduction. South Med J. 1998;91:1143-8.
13. Buchwald H. Overview of bariatric surgery. J Am Coll Surg. 2002;194:367-75.
14. Danielsson G, Norgren L, Truedsson L, Andreasson A, Danielsson P, Nilsson A, Swartbol P. Flavonoid treatment in patients with healed venous ulcer: flow cytometry analysis suggests increased CD11b expression on neutrophil granulocytes in the circulation. Vasc Med. 2003;8(2):83-8.
15. Manthey JA. Biological properties of flavonoids pertaining to inflammation. Microcirculation. 2000;7(6Pt2):S29-34.
16. Italian College of Phlebology. Guidelines for the diagnosis and treatment of chronic venous insufficiency. Int Angiol. 2001;20(2 suppl 2):1-37.
17. Payne SP, London N, Newland CJ, Thrush Aj, Barrie WW, Bell PR. Ambulatory venous pressure: correlation with skin condition and role in identifying surgically correctible disease. Eur J Vasc Endovasc Surg. 1996;11:195-200.
18. Nicolaides AN, Hussein MK, Szendro G, Christopoulos D, Vasdekis S, Clarke H. The relation of venous ulceration with ambulatory venous pressure measurements. J Vasc Surg. 17(93):414-9.
19. Burnand KG, Whimster I, Naidoo A, Browse NL. Pericapillary fibrin in the ulcer-bearing skin of the leg: the cause of lipodermatosclerosis and venous ulceration. Br Med J (Clin Res Ed). 1982;285:1071-2.
20. Ackerman Z, Seidenbaum M, Loewenthal E, Rubinow A. Overload of iron in the skin of patients with varicose ulcers: possible contributing role of iron accumulation in progression of the disease. Arch Dermatol. 1988;124:1376-8.
21. Yeoh-Ellerton S, Stacey MC. Iron and 8-isoprostane levels in acute and chronic wounds. J Invest Dermatol. 2003;121:918-25.
22. Wenk J, Foitzik A, Achterberg V, Sabiwalsky A, Dissemond J, Meewes C et al. Selective pick-up of increased iron by de- feroxamine-coupled cellulose abrogates the iron driven induction of matrix degrading metalloproteinase 1 and lipid peroxidation in human dermal fibroblasts in vitro: a new dressing concept. J Invest Dermatol. 2001;116:833-9.
23. Zamboni P, Tognazzo S, Izzo M, Pancaldi F, Scapoli GL, Liboni A et al. Hemochromatosis C282Y gene mutation increases the risk of venous leg ulceration. J Vasc Surg. 2005;42:309-14.
24. Eklöf B, Rutherford RB, Bergan JJ et al. Revision of the CEAP classification for chronic venous disorders: consensus statement. J Vasc Surg. 2004;40:1248-52.
25. Gloviczki P, Comerota AJ, Dalsing MC et al. Society for Vascular Surgery; American Venous Forum. The care of patients with varicose veins and associated chronic venous diseases: clinical practice guidelines of the Society for Vascular Surgery and the American Venous Forum. J Vasc Surg. 2011.53(5 Suppl):2S-48S.
26. Duque MI, Yosipovitch G, Chan YH, Smith R, Levy P. Itch, pain, and burning sensation are common symptoms in mild to moderate chronic venous insufficiency with an impact on quality of life. J Am Acad Dermatol. 2005;53(3):504-8.
27. Kaplan RM, Criqui M, Denenberg JO, Bergan J, Fronek A. Quality of life in patients with chronic venous disease San Diego population study. J Vasc Surg. 2003;37(5):1047-53.
28. Andreozzi GM, Cordova R, Scomparin A, Martini R, D'Eri A, Andreozzi F et al. Quality of life in chronic venous insufficiency. An Italian pilot study of the Trivineto region. Int Angiol. 2005;24(3):272-7.
29. Franks PJ, Moffatt CJ. Health related quality of life in patients with venous ulceration: use of the Nottingham health profile. Qual Life Res. 2001;10(8):693-700.
30. Castro e Silva M, Cabral ALS, Barros Jr N et al. Diretrizes diagnóstico e tratamento da doença venosa crônica. J Vasc Br. 2005;4(Supl.2):S185-94.
31. Seidel AC et al. Prevalência de insuficiência venosa superficial dos membros inferiores em pacientes obesos e não obesos. J Vasc Bras. 2011;10:(2):124-130.
32. Bolognia JL, Jorizzo JL, Schaffer JV. Dermatology. 3. ed. Philadelphia, PA: Elsevier Saunders; 2012.
33. Azulay RD, Azulay DR. Dermatologia. 6. ed. Rio de Janeiro: Guanabara Koogan; 2013.
34. Burns T, Breathnach S, Cox N, Griffiths, editors. Rook's Textbook of Dermatology. 8th ed. New York: Ed. Blackwell Science; 2010.
35. Johnson JL, Jackson Angelini GD, Matrix degrading metalloproteinases by mast cell proteases in atherosclerotic Thromb J. 1998:18:1707-15.
36. Badier-Commander C T, Lebard C, Jacob M-P. Increased MMP ratio in varicose veins: a possible explanation for extracellular matrix accumulation. J Pathol. 2000;192:105-12.
37. AbbadeI LPF, Lastória S. Abordagem de pacientes com úlcera da perna de etiologia venosa. An Bras Dermatol. Nov./dec. 2006;81:6.
38. Badier-Commander C, Couvelard A, Henin D, Verbeuren T Michel JB, Jacob M-P Smooth muscle cell modulation and cytokine overproduction in varicose veins: an in situ study Pathol. 2001;193:398-407.
39. Sampaio SAP, Rivviti EA. Dermatologia. 3. ed. São Paulo: Artes Médicas; 2007.
40. Barcelos ACF, Souza NM, Garcia TRU et al. Manifestações Dermatológicas da Insuficiência Venosa Crônica. Cad Bras Med. 2014;XXVII(3):1-58.
41. Labropoulos N, Leon LR Jr. Duplex evaluation of venous insufficiency. Semin Vasc Surg. 2005;18:5-9.
42. Melissas J, Christodoulakis M, Spyridakis M et al. Disorders associated with clinically severe obesity: significant improvement after surgical weight reduction. South Med J. 1998;91:1143-8.
43. Pittler MH, Ernst E. Horse chestnut seed extract for chronic venous insufficiency. Cochrane Database Syst Rev. 2002;(1):CD003230.
44. Castro e Silva M, Cabral ALS, Barros N Jr, Castro AA, Santos. MERC. Normas de orientação clínica para o diagnóstico e tratamento da insuficiência venosa crônica. Belo Horizonte.
45. Sociedade Brasileira de Angiologia e Cirurgia Vascular – SBACV; 2001.
46. Maffei FHA. Insuficiência venosa crônica: diagnóstico e tratamento clínico. In: Maffei FHA, Lastória S, Yoshida WB. Doenças Vasculares Periféricas. Rio de Janeiro: Medsi; 1995. p. 1003-1011.
47. Ramelet AA, Monti M. Phlebology. The guide. Paris: Elsevier; 1999.
48. Hallet JW Jr, Brewster DC, Rasmussen TE. Postphlebitic syndrome and chronic venous insufficiency. In: Hallet JW Jr., Brewster DC, Rasmussen TE. Handbook of Patient Care in Vascular Diseases. 4th ed. Philadelphia: Lippincott Williams & Wilkins; 2001. p. 269-76.
49. Souza GG. Insuficiência venosa crônica. In: Pereira AH. Manual de Cirurgia Vascular. Rio de Janeiro: Revinter; 1998. p. 227-233.
50. Vale EPBM et al. Eczema craquelé associated with antiviral treatment for chronic hepatitis C. Anais Brasileiros de Dermatologia. 2017;92(3):436-7.
51. Yang CS et al. Eczema craquelé associated with nephritic syndrome. JAAD case reports. 2016;2(3):241.
52. Chu C-H, Chou CY, Lin FL. Generalized eczema craquelé (asteatotic dermatitis) associated with pemetrexed treatment. J Eur Acad Dermatol Venereol. 2016;30:e81-e83.
53. Yuan Chao et al. N-palmityl ethanolamine and N-acetyl ethanolamine are effective in asteatotic eczema: results of a randomized, double-blind, controlled study in 60 patients. Clinical interventions in aging. 2014;9:1163.
54. Van Onselen J. Eczema and older people: Introducing the talking eczema tool. British Journal of Community Nursing. 2017 Feb;22(2):62-65.
55. Lawton S. Eczematous conditions in older skin. Practice Nurse. 2016 May;46(5):24-28.
56. Nicole M, Cassler Ashley M, Burris Josephine C. Nguyen. Eczema Asteatático em Pele Hipoestética. Uma Série de Caso. JAMA Dermatol. 2014;150(10):1088-90.
57. Goh CL, Akarapanth R. Epidemology of Skin disease among children in a referal skin clinic in Singapore. Pediatr Dermatol. 1994;11:125-8.
58. Krogh HK. Nummular Eczema: Its relationship to internal face of infection. A Survey of 84 cases records. Acta Derm Venereol. supply 1960;40:114-26.

59. Fleming C, Parry E, Forsyth A, Kemmet D, Patch testing in discord Eczema. Contact Dermatitis. 1997;36:261-4.
60. Bettoli V, Tosti A, Varotti C. Nummular eczema during isotretinoin treatment. J Am Acad Dermatol. 1987;16:617.
61. Gurevitch A. Nummular dermatitis. In: Arndt KA et al., eds. Primary Care dermatology. Salnders, Philadephia; 1997.163.
62. Wilkinson DS. Introdution, definition and classification. In: Menne T et al, eds, hand eczema 2nd ed. CRC Press Boca Raton; 2000,1.
63. Fleming C et al. Contact Dermatitis, 1997.36,261.
64. Carvafini S et al. Contact Dermatitis, 1987.17,313.
65. Le Coz CJ. Eczema numulaire. In: Dubertret L et al, eds, therapeutique dermatologique. Flammarion Medicine – sciences, Paris; 2001.212.
66. Wilkinson JD. Versicular palm plantar eczema cutaneous changes in disorders of altered reactivity. In: Freedberg IM, Eisen Az, WolffK, Anester KF, Goldsmith LA, Katz SI et al. eds. Fitzpatricks Dermatology in general medicine. 5. ed. New York: MCG.
67. Minelli L. Desidrose: estudo prospectivo de 600 casos. An Brasil dermatol. 1992;67:73-6.
68. Chen JJ et al. Invest. Dermatol. 2006;126:300.
69. Lachapelle J M. Ann Dermatol Venerol. 2006;133:43.
70. Yokozek H, Katayama I, Nishioka K, Kinoshita M. The role of metal allergy and local hyperhidrosis in pathogenis of pompholyx. J Dermatol. 1992;19:964-7.
71. Pitche P et al. Ann Dermatol Venerol. 2016;133-139.
72. Crippa M et al. Contact dermatitis. 1990;23:203.
73. Edma B. Systemic drugs and palmar eczema. In: Frosch PJ et al. eds. Current topics in contact dermatitis, Springer Veilag, Berlin; 1989,226.
74. Coletrinders R et al. Dermatology online journal. 2005;11:31.
75. Minelli L, Florão RA, Sternick M, dos Santos Gon A, Desidrose: aspectos clínicos, etiopatogenia e terapêutica, An Brasil Dermatol.
76. Jain VK et al. J Dermatol. 2004;31:188.
77. Mohr C et al. Hautarzt. 1993;44:785.
78. Barth JD, Venning VA, Wojna Rowska F. Palmo plantar involvement in autoimmune blistering disorders pemphigoid, linear IgA disease and herpes gestational. Clin Exp Dermatol. 1988;13:85-6.
79. Duhra P et al. J Dermatol. 1991;125:172.
80. Man I, Ibbotson SH, Ferguson J. Photoinduced pompholyx: a report of 5 cases. Am Acad Dermatol. 2004;50:55-60.
81. Kadber K, Menne T, T jell JC, Vein N. Antabuse treatment of nickel dermatitis. Chelation a new principle in the treatment of nicked dermatitis contact. 1979;5;221-8.
82. Swartling C, Naver H, Likndberg M, Anverden I. Treatment of dyshidrotic hand dermatitis with intradermal botulinum toxin. J Am Acad Dermatol. 2002;47: 667-71.
83. Petering H, Brener C, Herbst R, Kapp A, Werfel T, Comparison of localized high dose UVA1 irradiation versus tropical cream psoralen – UVA for tratament of chronic versicular dyshidrotic eczema. J and Acad Dermatol. 2004;50:68-72.
84. Egan CA, Rallis TM, Meadows KP, Krueger GG. Low dose oral methotrexate treatment for recalcitrant palm plantar pompholyx. 1999;40:612-14.
85. Picknacker A, Luger TA, Schwartz T. Dyshidrotic eczema treated with mycophenolate of mofetil, Arch Dermatol. 1998;134:378-9.
86. Moller H. Atopic Winter feet I Children. Acta Derm Venerol. 1972;52:401-5.
87. Mackie RM. Juvenil Plantar dermatosis. Semin Dermatol. 1982;1:67-75.
88. Waldman RA, DeWane ME, Sloan B, Grant-Kels JM, Lu J. Dupilumab for the treatment of dyshidrotic eczema in 15 consecutive patients. J Am Acad Dermatol. 2020;82:1251-2.
89. Mackie RM, Husain SL. Juvenil Plantar Dermatosis, A new entity? Clin Exp Dermatol. 1976;1:253-60.

capítulo 12

Ida Duarte • Rosana Lazzarini • Mariana Hafner • Nathalie Suzuki

Dermatite de Contato

INTRODUÇÃO[1-3]

A dermatite de contato (DC) é uma dermatose de etiologia exógena, ou seja, causada pelo contato com agentes externos.

A substância, ao entrar em contato com a pele, causa uma reação inflamatória decorrente de sua capacidade de danificar os queratinócitos (DC irritativa, DCI) ou de provocar uma reação imunológica mediada por linfócitos T (DC alérgica, DAC).

A DC é uma das dermatoses mais comuns na prática diária do dermatologista. Tem alta frequência, podendo estar ou não relacionada ao trabalho (ocupacional ou não ocupacional).

Na maioria das vezes, a DC se manifesta, clinicamente, como eczema no local do contato com o agente etiológico. Algumas substâncias, no entanto, são capazes de provocar outros tipos de manifestações, como lesões hipercrômicas, hipocrômicas, purpúricas etc. O quadro clínico da DC será abordado em item à parte.

ETIOPATOGENIA DA DC[2-4]

Com relação à etiopatogenia, a dermatite de contato é classificada em:

- Dermatite de contato por irritação primária.
- Dermatite alérgica de contato.
- Dermatite de contato fototóxica.
- Dermatite de contato fotoalérgica.

Dermatite de contato por irritação primária (DCI)[5-14]

A dermatite de contato por irritação ocorre por resposta inflamatória cutânea ao contato direto com agentes externos irritantes (químicos ou físicos), desencadeando ativação da imunidade inata, sem necessidade de sensibilização prévia.

Entre as diferentes formas de dermatite de contato (DC), a irritativa é a mais comum e representa cerca de 80% das DC ocupacionais. O diagnóstico da DCI é clínico e pode ser feito apenas após exclusão da dermatite de contato alérgica por meio do teste de contato.

Diversos fatores endógenos e exógenos contribuem para o desenvolvimento da DCI e, na maioria dos casos, a doença é multifatorial.

Os principais fatores predisponentes do hospedeiro são: idade; sexo; área corporal; presença de atopia; e predisposição genética. Esses fatores serão abordados adiante no capítulo.

Com relação aos fatores externos, podem influenciar na ocorrência de DCI: propriedades químicas e físicas da substância irritante (tamanho da molécula, estado de ionização, lipossolubilidade, volume, concentração); modo de exposição ao irritante (duração, periodicidade – um intervalo de tempo menor entre uma exposição e outra parece aumentar a chance de irritação); e condições ambientais (temperatura, umidade e oclusão). Temperaturas altas e oclusão aumentam a sudorese, que atua como irritante, aumentando a absorção dos agentes; já a baixa umidade reduz o nível de ceramidas do estrato córneo e aumenta a perda de água transepidérmica, também aumentando a irritação. A radiação ultravioleta (RUV) é outro fator que deve ser levado em consideração, já que tem efeitos anti-inflamatórios.

Ao contrário do que ocorre na DAC, a reação imunológica na DCI se dá sem necessidade de sensibilização prévia, memória imunológica ou antígeno para a ativação de linfócitos T.

Os principais mecanismos fisiopatológicos envolvidos na DCI são: quebra da barreira cutânea; alteração celular epidérmica; e liberação de mediadores inflamatórios. Esses processos não são independentes e interagem de forma dinâmica (Figura 12.1).

Inicialmente, ocorre alteração da barreira cutânea causada pela exposição ao agente irritante, ativando o sistema imune inato. Com isso, há liberação de citocinas e quimiocinas pelos queratinócitos, que desempenham papel principal na DCI. O perfil das citocinas e os tipos celulares envolvidos no processo variam no tempo e dependem da natureza, do volume e da concentração do agente químico, bem como da duração da exposição.

A perda da integridade da barreira causa liberação de interleucina-1α (IL-1α) pré-formada pelos queratinócitos e representa o passo inicial da cascata inflamatória. A ativação da IL-1α estimula a produção do fator de necrose tumoral α (TNF-α) e sua ação sinérgica com a IL-1α induz a produção de citocinas secundárias, como interleucina-1β (IL-1β), IL-6, IL-8, CCL20 e fator de crescimento vascular endotelial (VEGF). O TNF-α promove a liberação de colagenase e prostaglandina, contribuindo para o dano tecidual.

Além dos queratinócitos, participam também do processo: fibroblastos; células endoteliais; e células dendríticas.

O agente irritante estimula a migração das células de Langerhans (LC) para a derme. Os fibroblastos influenciam essa migração, liberando os mediadores CCL2 e CCL5, depois de ativados pela IL-1α e TNF-α.

As IL-1α e IL-1β ativam as células dendríticas da derme (CDs), que agem na regulação de moléculas de adesão como ICAM-1, presente nos fibroblastos e células endoteliais. A expressão do ICAM-1 também é induzida pelo VEGF, potente mediador da angiogênese que estimula a migração e proliferação das células endoteliais. As moléculas de adesão ICAM-1 agem facilitando a migração de LT CD4+ na pele.

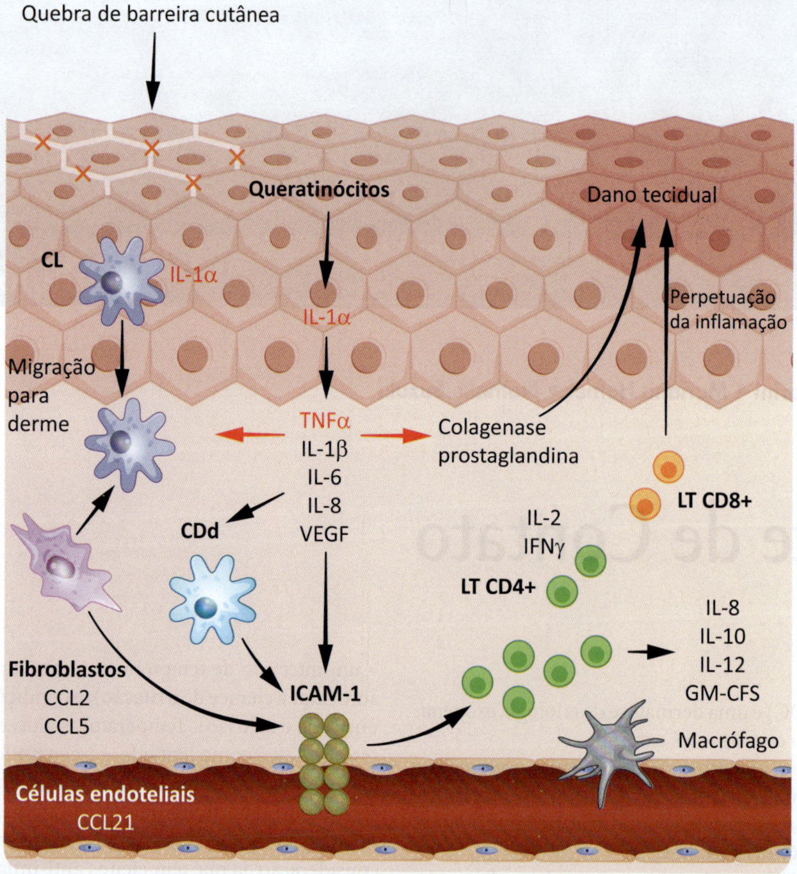

■ **Figura 12.1** Fisiopatologia da DCI.

A quimiocina CCL21 produzida pelas células endoteliais facilitam a migração de outras células do sistema imune como macrófagos, CDs e células T.

IL-1 ativa outros queratinócitos, que produzem mais IL-1 e induzem a liberação de interleucina 2 (IL-2) e interferon gama (IFN-γ), que, por sua vez, estimulam linfócitos LT CD4+. Os LT CD4+ liberam outros mediadores inflamatórios, como interleucina-8 (IL-8), interleucina 10 (IL-10), interleucina 12 (IL-12) e fator estimulador de colônias de granulócitos-macrófagos (GM-CFS).

A perda da barreira cutânea facilita a entrada de novos agentes químicos na epiderme, resultando na liberação de mais citocinas e na manutenção do processo inflamatório.

O TNF-α e a IL-1 são as citocinas-chaves na DCIP. Mutações no gene da filagrina que causam diminuição na sua função estão associadas à maior expressão da IL-1. A importância do TNF-α foi reforçada com estudos que mostraram bloqueio no aparecimento da dermatite de contato irritativa após a administração de agentes anti-TNF.

A DCI pode ser dividida em subtipos com diferentes apresentações clínicas, conforme será abordado adiante no capítulo.

Dermatite alérgica de contato (DAC)[13-22]

A DAC corresponde à reação imunológica do tipo IV, causando a formação de linfócitos T contra a substância contactante, que passa a ser um antígeno (Ag).

A resposta imunológica é dominada pelas células T, e tanto LT CD4+ como LT CD8+ estão envolvidos no processo. Os LT CD4+ promovem tolerância e regulam a DAC a fim de impedir o dano tecidual, e LT CD8+ atuam como células citotóxicas, aumentando a reação inflamatória contra o hapteno. Outras células inflamatórias também estão envolvidas: queratinócitos; células de Langerhans; células dendríticas da derme; mastócitos; células T *natural killer* (NK); e linfócitos B (Figura 12.2).

Após o contato com o alérgeno, queratinócitos, mastócitos e células dendríticas (CDs) são ativados, recrutando células T NK e neutrófilos. Os mastócitos aumentam a permeabilidade vascular, facilitando a migração de células inflamatórias, pela liberação de leucotrienos e histamina presentes em seus grânulos de secreção. Eles também contribuem para o recrutamento de células T por meio do TNF-α, além de favorecerem a maturação das CD, a migração e a polarização da resposta das células T à IL-17 e a produção de IFN-γ. Por sua vez, as células T NK e parte do sistema inato são capazes de ativar linfócitos B tipo1 mediante a liberação de IL-4 a partir do fígado. Esses linfócitos são considerados parte importante da DAC, pois colaboram com a atividade dos mastócitos.

Para melhor compreensão da sua fisiopatologia, os eventos imunológicos que ocorrem são divididos em três etapas: fase de indução ou sensibilização (via aferente); fase de elicitação (via eferente); e fase de resolução. Embora estejam descritos separadamente, podem ocorrer de modo concomitante durante a mesma exposição.

- **Fase de indução (sensibilização):** o contato com o alérgeno induz uma resposta inflamatória que ocasiona a ativação das células de Langerhans (CL-células apresentadoras de antígenos), formando um complexo haptenoproteína (Ag).

Para ocorrer a sensibilização, uma substância precisa apresentar certas propriedades físico-químicas que auxiliam sua penetração na superfície cutânea. A primeira propriedade é ser um agente lipofílico (penetram com maior facilidade na pele do que os hidrofílicos). O segundo fator é sua capacidade de ser uma proteína-reativa, ou ser metabolizado em tal, formando complexos estáveis com proteínas do hospedeiro (complexo haptenoproteína). A terceira característica do agente é o seu tamanho molecular. Substâncias com baixo peso molecular (menos de 500 Da) atravessam o extrato córneo com facilidade.

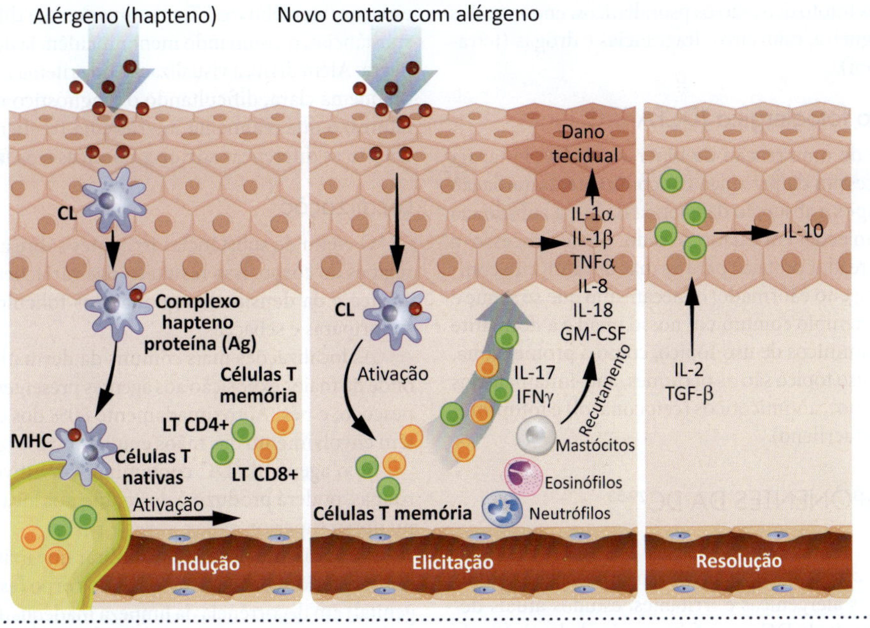

■ **Figura 12.2** Fisiopatologia da DAC.

A natureza química do Ag estimula a produção de diferentes citocinas. A sensibilização não é específica. Na DAC, a imunidade inata do indivíduo ativa o sistema imune. Substâncias com radicais similares induzem sensibilização, o que explicaria a reação cruzada entre substâncias no processo alérgico. A concentração do Ag também é importante e o tempo de exposição tem influência na sensibilização: contatos longos e repetitivos favorecem a sensibilização.

Após o contato da epiderme com o alérgeno, as queratinócitos e as células de Langerhans (CL) são os primeiros mediadores da resposta contra ele, ativando o sistema imune inato.

Os queratinócitos contêm enzimas necessárias para a formação do Ag (conjunto haptenoproteína), facilitando sua ligação com peptídeos e proteínas endógenas e tornando-os imunogênicos. Também são responsáveis pela ativação das CL e CDs da derme.

As principais funções da CL são processar o Ag, transportá-lo ao linfonodo e induzir a produção de IL-1, que estimula a produção de TNF-α e fator de estimulador de colônias de macrófagos e granulócitos (GM-CSF) pelos queratinócitos.

IL-1β faz parte da família das IL1 e corresponde a uma citocina pró-inflamatória com ação da DAC. Queratinócitos e células de Langerhans são importantes produtores de IL-1β. Ela induz a diferenciação de células Th1 e induz a produção de citocinas pelas células T.

Os complexos haptenoproteínas (Ag) são levados pelas CL aos linfonodos regionais e apresentam-nos para as células T nativas CD4+ e CD8+ através dos complexos maiores de histocompatibilidade (MHC) presentes em sua superfície, ativando-as. Essa ativação promove a diferenciação e a proliferação dessas células e algumas se tornarão células T de memória. Quando há reexposição ao alérgeno específico, há reativação dessas células (fase de elicitação).

Com relação aos LT, os LT CD4+ regulam a reação, aumentando a produção de IL-10, que tem ação supressora. A diminuição de LT CD4+ promove DAC. Os LT CD8+ são células efetoras da DAC; elas induzem a produção de interferon (IFN) e TNF-α. A ausência de CD8+ impede a formação de DAC.

A sensibilização ocorre aproximadamente em 15 dias. Alguns clones de CT são formados, sendo responsáveis pelas células de memória, responsáveis pela sensibilização, meses ou até anos após o último contato com o agente sensibilizante.

- **Fase de elicitação:** o contato repetitivo com a substância promove a migração de LT previamente sensibilizados para o local do contato. Uma vez sensibilizado, é necessário apenas uma pequena quantidade do alérgeno para provocar a elicitação.

Os LT de memória ativam-se ao encontrar a CL apresentando o seu hapteno específico na pele. Nesta fase, não só as células dendríticas (CL e CDs), mas também os queratinócitos e células endoteliais podem apresentar antígenos. Há liberação de grande quantidade de citocinas e fatores quimiotáticos (IFN-γ, IL-1α, IL-1β, TNF-α, GM-CSF, IL-4, IL-5, IL-8, IL-13, IL-17, IL-18 e IL-22) e recrutamento de células T NK, macrófagos, eosinófilos e mastócitos para o local de exposição. Este processo resulta clinicamente em prurido e eczema. Esta fase ocorre em 24 a 48 horas após o contato.

Pode acontecer a reativação do quadro (*Flare-up*) sem nova exposição ao antígeno quando um número suficiente de células T efetoras é gerado e alguns complexos Ag-CL permanecem na pele. Esses LT efetores retornam ao lugar do contato com a substância, desencadeando DAC sem nova exposição ao hapteno. Este fenômeno ocorre 7 a 10 dias após o contato desencadeado por sensibilizantes potentes, como o dinitroclorobenzeno (DNCB) ou difenciprona (DPCP).

- **Fase de resolução:** na fase de resolução, IL-2 e TGF-β promovem a diferenciação das células T regulatórias (LT CD4+). Essas células secretam IL-10, responsável pela inibição da inflamação, limitando a extensão e duração da DAC e agindo no fenômeno chamado tolerância.

Alguns trabalhos demonstraram a participação do sistema nervoso na DAC por meio de neuroendopeptidases (NEP) e da enzima conversora de angiotensina (ECA). A inativação da NEP e da ECA aumentam a substância P e a bradicinina, que inibem a DAC. Modelos animais mostram que a desenervação para a mobilização de linfócitos. Sem a inervação, o mecanismo imunológico não é completo. Além disso, demonstrou-se que a IL-1 intermedeia a ativação do eixo hipotálamo-pituitário-adrenal.

Dermatite de contato fototóxica (DCF)[17-23]

Esta reação ocorre em qualquer indivíduo, desde que esteja exposto a uma quantidade suficiente de luz e ao agente etiológico da DCF. Corresponde ao mesmo mecanismo da DCI e a substância, para se tornar irritante, tem sua estrutura modificada pela luz solar.

Para que uma reação fototóxica possa ocorrer, é necessário que a energia radiante seja absorvida por uma molécula denominada cromóforo (p. ex., DNA, melanina). A interação entre a energia absorvida pelos cromóforos e a substância resulta na formação de radicais livres, moléculas de vida muito curta e que seriam as iniciadoras do processo de dano celular.

Os principais agentes fototóxicos são os psoralênicos, encontrados em plantas (limoeiro, figueira, cajuzeiro), fragrâncias e drogas (tetraciclina e 8 metoxipsoralen).

Dermatite de contato fotoalérgica (DCFA)[17-28]

Neste caso, trata-se de uma reação de hipersensibilidade tardia do tipo IV, mas que necessita da presença concomitante da radiação UV e do fotoalérgeno. Após a absorção da energia da luz, a substância é convertida em uma molécula em estado ativado. Neste processo, a molécula se une a um carreador proteico para formar um antígeno completo. Uma vez que o antígeno é formado, o mecanismo que se segue é o mesmo da DAC. Um exemplo comum em nosso meio é a dermatite de contato por anti-histamínicos de uso tópico, como a prometazina. Outros fotoalérgenos de uso tópico são os perfumes, anti-inflamatórios não esteroides (cetoprofeno), antimicóticos (cetoconazol) e fotoprotetores (benzofenona-3, octacrileno).

■ FATORES PREDISPONENTES DA DC[29-53]

Idade

- **Crianças:** apesar de crianças não ficarem tão expostas quanto os adultos às substâncias alergênicas e irritantes, estudos atuais demonstram a importância da DC nessa faixa etária. A dermatite de contato por irritação primária é considerada a mais comum, sendo a localização mais típica a da área das fraldas, na qual o contato frequente com urina e a oclusão favorecem o quadro. Além disso, alguns estudos apontam aumento de DC alérgica em crianças por substâncias comuns no ambiente, como metais (níquel, cobalto) e fragrâncias. Nos últimos anos tem-se observado aumento da DAC em crianças pelo Kathon CG, presente em lenços umedecidos utilizados para limpeza.
- **Adolescentes:** em trabalho publicado por Duarte e colaboradores, a DC em adolescentes correspondeu a cerca de 10% dos casos de dermatite de contato atendidos em um serviço público de Dermatologia. A maioria tinha DAC, sendo os principais sensibilizantes níquel e cobalto (metais), e resina toluenossulfonamida (esmalte de unhas). Vários trabalhos demonstraram ocorrer nesta faixa etária DAC à parafenilenodiamina, que pode estar presente em tatuagens de *henna*, hábito cada vez mais comum em crianças e adolescentes.
- **Adultos:** a DC é mais comum em adultos e pode ou não estar relacionada com a atividade profissional. A dermatite de contato irritativa é mais comum nos pacientes com dermatose relacionada à profissão, causada principalmente por sabões, detergentes e outros agentes irritantes. Já a dermatite alérgica tem como principais agentes etiológicos os metais (como níquel, cromo e cobalto) e os componentes da borracha.
- **Idosos:** a DC nos idosos é uma doença comum, como nas outras faixas etárias. As diferenças com relação à imunidade desses pacientes, às alterações de permeabilidade da epiderme e às atividades profissionais existem, mas parecem não influenciar no desencadeamento da dermatite de contato nesse grupo. Substâncias relacionadas aos medicamentos tópicos são os principais agentes etiológicos.

Sexo

Homens e mulheres são acometidos pela DC. Alguns trabalhos publicados tentaram avaliar a influência do sexo na incidência dessa dermatose, mas não houve comprovação. Apesar de estudos demonstrarem associação entre DC e hormônios femininos, a maior evidência é de que diferenças na população estudada e distintos padrões de exposição aos agentes interferem na distribuição da dermatite de contato relacionada ao sexo. Assim, tanto homens como mulheres podem apresentar DC; no entanto, em ambulatório assistencial e na prática privada observa-se maior prevalência em mulheres.

Cor

A ocorrência de DC é semelhante em todas as cores de pele. A pele negra apresenta maior compactação das células, com redução dos espaços intercelulares. Teoricamente, isso dificultaria a penetração de substâncias, ocasionando menor incidência de DC em pacientes de pele negra. Além disso, a visualização do eritema na pele escura é mais difícil do que na clara, dificultando o diagnóstico em negros. Apesar desses fatores, o que realmente interfere na frequência de DC relacionada à cor são as diferenças socioeconômicas e os fatores ambientais.

Localização

O efeito de substâncias irritantes sobre a pele varia nas diferentes regiões do corpo. Isso resultada das variações de espessura da camada córnea e da densidade regional dos folículos pilosos, das glândulas sudoríparas e sebáceas.

As localizações mais comuns da dermatite de contato são aquelas onde há maior exposição aos agentes presentes no ambiente: mãos; face; pescoço; e pés. Aproximadamente 80% dos casos de DC ocupacional têm envolvimento das mãos enquanto 10% têm envolvimento da face.

Se o agente da DC contaminar ou estiver presente nas peças de roupas, poderá produzir a dermatite nos locais de maior fricção, como no dorso superior, axilas, coxas e pés.

Além disso, é necessário lembrar que irritantes e alérgenos podem ser transferidos para outros locais do corpo (especialmente para a região genital) em decorrência da limpeza inadequada das mãos, caracterizando uma disseminação ectópica da doença, comum em trabalhadores com condições de higiene inadequadas.

Profissão

As dermatoses correspondem a mais de 30% de todas as doenças ocupacionais e a dermatite de contato é responsável por 90% a 95% das dermatoses relacionadas ao trabalho. Os materiais utilizados pelo profissional, as condições do ambiente de trabalho, como temperatura e umidade, e os meios de proteção utilizados estão diretamente relacionados à frequência da DC. Por exemplo, é comum o trabalhador da construção civil apresentar DC pelo cimento (alérgica e/ou irritativa) e, posteriormente, dermatite alérgica de contato pelos componentes da luva de borracha, recomendada como equipamento de proteção.

Cerca de 80% de todos os casos de DC ocupacional correspondem à DCI e o restante (20%), à DAC. Essa proporção, no entanto, varia de acordo com a região, alcançando proporções até semelhantes em alguns países da Europa. A razão para essa disparidade está nas diferenças dos tipos de indústria de cada região geográfica, na presença de normas de regulamentação, nos sistemas de notificação e na disponibilidade de centros dermatológicos capacitados para a realização dos testes de contato.

Genética

Embora a DC seja desencadeada por fatores externos, a capacidade do indivíduo em desenvolver a reação eczematosa está relacionada a fatores genéticos.

Alguns trabalhos demonstram maior frequência de alguns antígenos leucocitários humanos (HLA) em portadores de dermatite alérgica de contato, principalmente relacionados ao níquel. Os antígenos detectados com maior frequência são: HLA-B7; -B21; -B12; -Bw22; -B35; -B40; -DR4 e DRw6.

Estudos mostram que os indivíduos com dermatite atópica que apresentam mutações nos transportadores da filagrina têm risco de quase cinco vezes para desenvolver dermatite de contato irritativa.

Os fatores genéticos que regulam a capacidade de produção das interleucinas pró-inflamatórias (TNF-α, IL-1β, IL-6) na dermatite alérgica de contato também são objetos de estudos.

Outras dermatoses

A integridade da camada córnea é fator primordial para proteger o indivíduo da DC. Alteração da barreira de proteção da pele, quer seja por trauma ou pela presença de outra dermatose, favorece a penetração na epiderme tanto de substâncias irritantes como sensibilizantes.

A inflamação na epiderme aumenta a absorção percutânea. Assim, a presença de doenças como dermatite atópica, dermatite seborreica, psoríase, favorece a penetração de substâncias irritantes e alérgicas. A alteração da barreira de proteção da pele, desencadeada pela ação de água, sabões e detergentes, causa a dermatite irritativa das mãos. Na continuidade, se a alteração da camada córnea permanecer, poderá ocorrer dermatite alérgica de contato aos medicamentos utilizados para controlar o quadro inicial, e/ou pelas luvas de borracha indicadas para o controle da ação irritante desses produtos.

Pacientes com doenças autoimunes têm níveis sistêmicos mais elevados de citocinas associadas ao Th17 (IL-17, IL-16, IL-21, IL-22 e IL-23). Isso pode interferir com a regulação das células apresentadoras de antígenos (células de Langerhans) ou com a maturação de células T nativas, evitando a produção de células T de memória necessárias para a reação alérgica.

Dermatite atópica e dermatite de contato

A presença de dermatite atópica pode favorecer a reação provocada por mecanismo irritativo e alérgico. É descrita na literatura a facilidade do indivíduo portador de atopia em desenvolver dermatite por irritação primária. Outro ponto importante nestes pacientes é a frequente exposição aos medicamentos tópicos, hidratantes, sabonetes e outros agentes capazes de induzir dermatite de contato. Além da maior exposição, as mutações dos genes da filagrina, a alteração da barreira de proteção da pele, a elevação do pH da pele, a diminuição da hidratação e a colonização bacteriana comum nestes pacientes principalmente por bactérias Gram-negativas e *S. aureus* favorecem a penetração de substâncias irritantes e sensibilizantes.

A relação entre dermatite atópica e dermatite alérgica de contato continua questionável. A dermatite alérgica de contato induz a resposta imunológica do tipo Th1 e, por um lado, os pacientes atópicos teriam diminuição neste tipo de resposta, apresentando menores índices de sensibilização. Por outro lado, são pacientes com maior exposição a tópicos e a alteração da barreira de proteção da pele favorece a penetração de substâncias sensibilizantes. Esses dados já foram comprovados por vários estudos sobre dermatite de contato em crianças. Os autores mostraram que crianças com dermatite atópica têm a mesma capacidade para desenvolver dermatite de contato que as não atópicos. Nos pacientes com quadro de difícil controle, a realização de testes de contato contribui para encontrar substâncias sensibilizantes que podem agravar a dermatose.

QUADRO CLÍNICO DA DC[52-79]

A manifestação clínica mais comum da DC é o eczema, em suas fases aguda (eritema, edema e vesículas - Figura 12.3), subaguda (exsudação, devido ao rompimento das vesículas e formação de crostas - Figura 12.4) ou crônica (liquenificação - Figura 12.5).

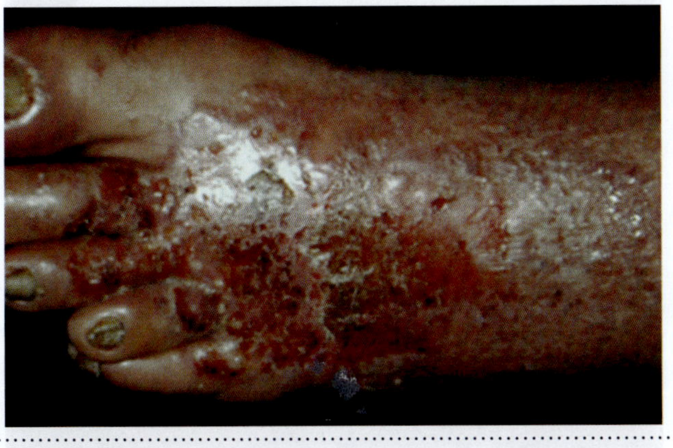

Figura 12.3 Eczema agudo por dermatite alérgica de contato a medicamento tópico (neomicina).

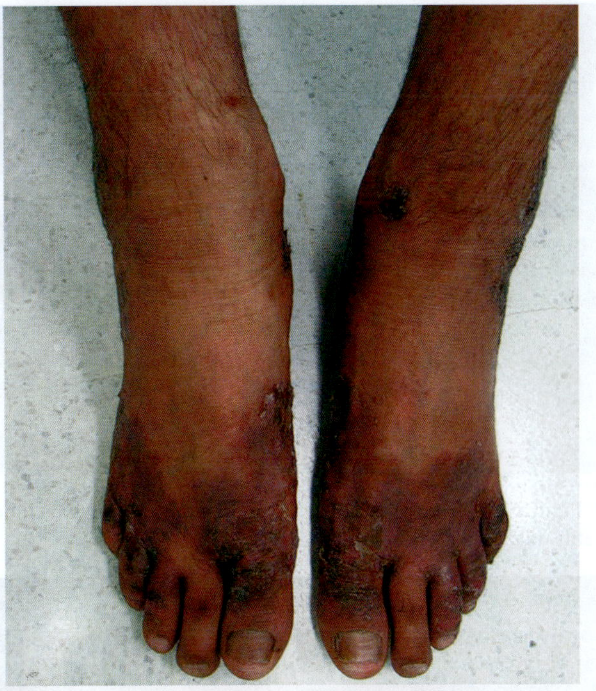

Figura 12.4 Eczema subagudo por dermatite alérgica de contato a componente de calçado (cromo).

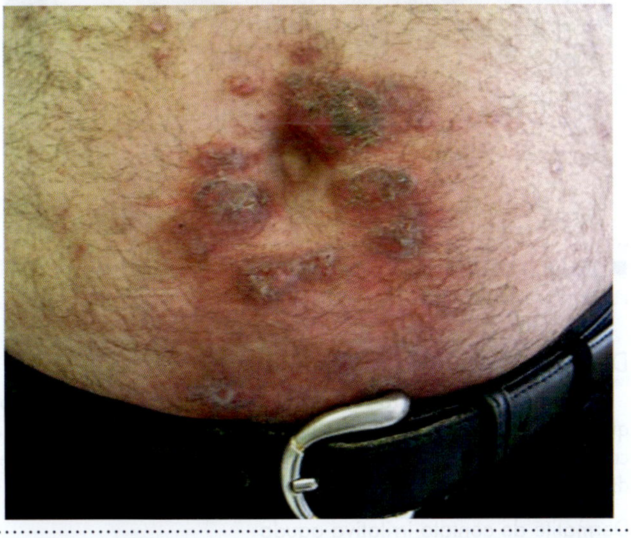

Figura 12.5 Eczema crônico por dermatite alérgica de contato a botão de metal (níquel).

Por se tratar de uma dermatite exógena, as principais localizações são as áreas do corpo com maior exposição aos materiais presentes no ambiente: em primeiro lugar as mãos; seguidas de face; pescoço; pés; e tronco.

O local envolvido corresponde ao local da exposição principal ao contactante.

Algumas áreas merecem atenção especial, uma vez que as manifestações, podem ter aspectos diferentes. No couro cabeludo, predomina a descamação em relação ao eritema (Figura 12.6). Em áreas de pele mais frouxa, como pálpebras, escroto, pênis, o edema é mais evidente (Figura 12.7). Estomatite ou vulvite de contato apresentam-se com enantema, edema, além de ausência de vesículas.

O prurido é o sintoma preponderante, algumas vezes intenso, embora não seja específico da DC.

A localização da dermatose direciona a história, orienta o diagnóstico e auxilia na interpretação do quadro.

Os diferentes tipos de DC têm particularidades detalhadas a seguir.

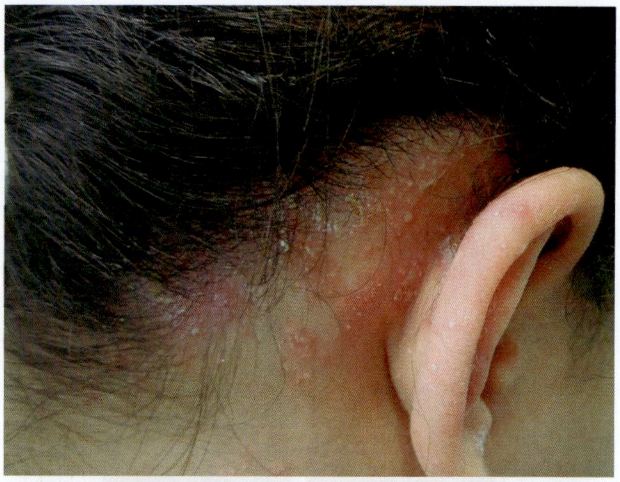

■ **Figura 12.6** Dermatite alérgica de contato em couro cabeludo à metilisotiazolinona do xampu.

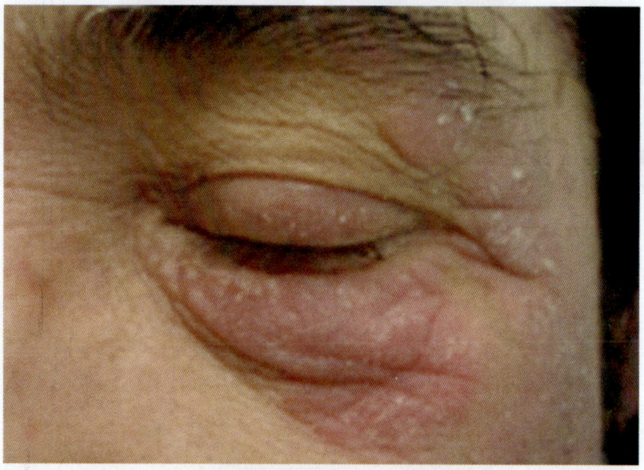

■ **Figura 12.7** Dermatite alérgica de contato nas pálpebras aos medicamentos tópicos dos colírios oftalmológicos.

Dermatite de contato por irritação primária (DCI)

A dermatite de contato por irritante primário é caracterizada por quadro geralmente eczematoso e bem delimitado na área de contato com o agente irritante. A DCI não é uma entidade única e pode ser dividida em cinco subtipos com diferentes apresentações clínicas.

Dermatite de contato irritativa aguda

É desencadeada pela ação cáustica da substância e geralmente ocorre após contato acidental. As lesões surgem logo após o contato com a pele ou mucosa e pode variar desde eritema moderado até "queimadura química" com necrose e ulcerações. O tipo de lesão depende de características do irritante (p. ex., ácidos fortes ou álcalis), tempo de exposição e fatores concomitantes à exposição. As lesões, em geral, são delimitadas ao local de contato. Substâncias químicas com alto poder irritante provocam reações cutâneas em qualquer indivíduo. A melhora se inicia logo após a retirada do agente agressor e pode durar até 4 semanas. O prognóstico é bom, embora possam persistir cicatrizes. São exemplos os contatos com ácidos e bases fortes.

Dermatite de contato irritativa aguda de efeito retardado

As manifestações clínicas nestes casos somente aparecem entre 8 e 24 horas ou mais após o contato da substância com a pele. Os sintomas são similares aos da DCI aguda e com bom prognóstico. São exemplos de substâncias com estas propriedades: podofilina; óxido de etileno; antralina; cloreto de benzalcônio; calcipotriol; lauril sulfato de sódio; propilenoglicol; tazaroteno; diacrilatos; tretinoína; óxido de etileno; entre outros.

Dermatite de contato irritativa cumulativa

É o tipo mais frequente de dermatite de contato irritativa em todas as idades. Ocorre após exposição repetida a um agente irritante fraco, provocando uma dermatite persistente. O quadro clínico se caracteriza por eritema e xerose, seguido de liquenificação e hiperceratose. Deve-se realizar diagnóstico diferencial com dermatite de contato alérgica por meio do teste de contato, em que as manifestações clínicas também não ocorrem imediatamente após a exposição. A irritação pode surgir dias ou meses após o contato repetitivo com o agente causador. Um exemplo é a dermatite das mãos nos indivíduos que trabalham com limpeza, na qual o contato com detergentes e a manipulação de água por mais de 2 horas diariamente predispõem ao aparecimento da DCI. Uma das dificuldades para a condução dos casos é a compreensão de que o contato com irritantes fracos ocorre tanto no trabalho como nas tarefas diárias. Outra dermatite de contato deste tipo, comumente vista na prática clínica diária, é a dermatite de contato das fraldas, na qual as fezes e a urina funcionam como agentes irritantes relativos.

Dermatite das fraldas

A dermatite das fraldas é a forma mais comum de dermatite de contato irritativa entre crianças. Estima-se que 7% a 35% delas apresentem dermatite de fraldas em alguma época de suas vidas e a maior prevalência ocorre entre 9 e 12 meses de idade.

Uma das principais causas é o contato prolongado das fezes e da urina com a pele, além de resíduos de sabonetes e antissépticos. Deve-se também considerar a fricção local da fralda com a pele da criança. Um quadro típico de DCI na região de fraldas decorrente do atrito é denominada dermatite do "cowboy" (Figuras 12.8 e 12.9).

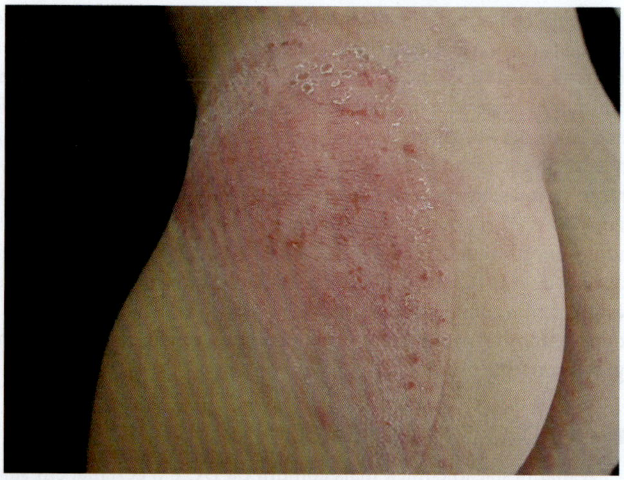

■ **Figura 12.8** Dermatite de fraldas.

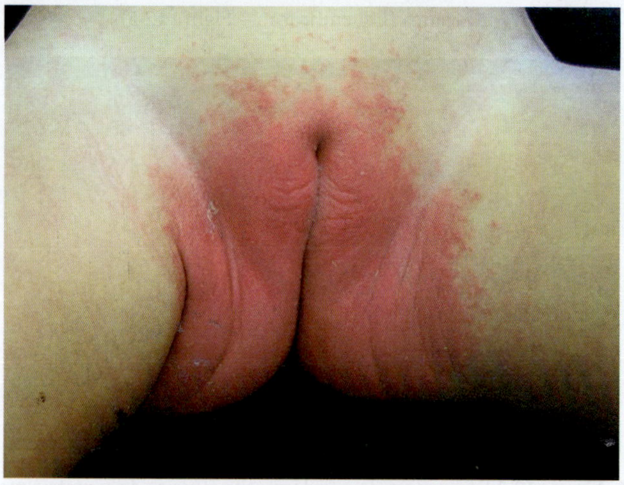

■ **Figura 12.9** Dermatite de fraldas.

A umidade local é acompanhada de aumento da permeabilidade da pele e proliferação de micro-organismos. Consequentemente à oclusão, a fralda provoca um aumento do pH natural da pele, o que aumenta a atividade de enzimas como ureases bacterianas, proteases fecais, lipases e sais biliares que provocam maior irritação local.

Dermatite das mãos

As mãos são um local comum para a dermatite de contato e caracterizam-se por ser um mosaico de diferentes estruturas cutâneas. É comum em indivíduos que exercem atividades úmidas ou com exposição a sabões e detergentes.

No dorso, mais fino e maleável, a DC pode apresentar-se com forma aguda (eritema, edema e vesículas – Figura 12.10) ou crônica (descamação, liquenificação – Figura 12.11). Já a região palmar é firme e pouco maleável, principalmente nas regiões tenares e hipotênares; nessa localização, as reações também podem ser do tipo agudo com vesículas, determinando aspecto disidrosiforme, ou crônico com eritema, descamação e hiperceratose.

Entretanto, as lesões eczematosas das mãos, muitas vezes, estão sobrepostas, associando-se as dermatites de contato irritativas e alérgicas, além da dermatite atópica. Por esse motivo, muitos centros de pesquisa preferem considerar o termo "eczema das mãos", para nomear o eczema de diferentes etiologias nessa região.

- **Reação irritante:** localizada principalmente em mãos, ocorre em indivíduos continuamente expostos à umidade e a agentes irritantes. Os sintomas melhoram após um tempo de adaptação da pele. A melhora decorre do espessamento da camada córnea, processo denominado *hardening*. O prognóstico é bom, embora possam se desenvolver formas crônicas.

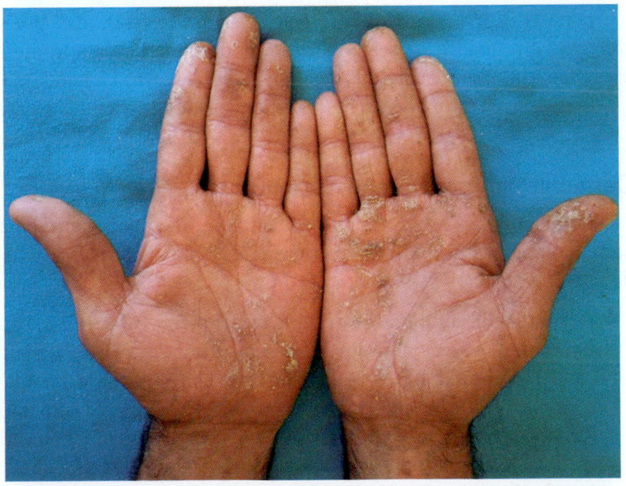

Figura 12.10 Dermatite aguda de mãos (disidrosiforme).

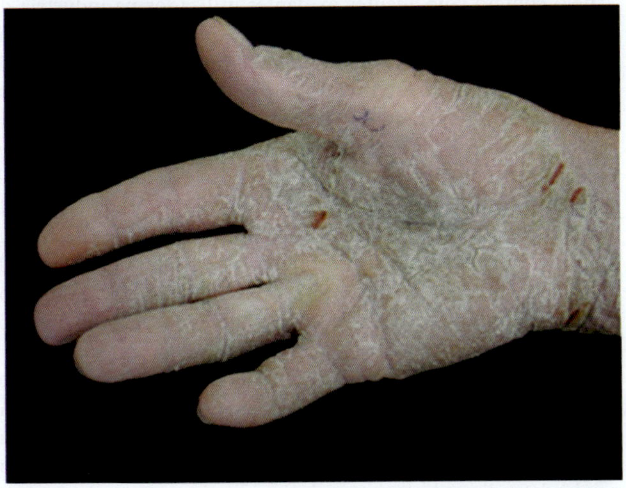

Figura 12.11 Dermatite crônica de mãos.

- **Dermatite irritativa asteatósica (ou eczema craquelé):** em pacientes idosos, atópicos e pessoas que tomam vários banhos ao dia, com bucha, água quente e não utilizam hidratantes ou aqueles que vivem em ambiente com baixo nível de umidade. Os indivíduos apresentam descamação de aspecto ictiosiforme e formação de escamas consequente à perda do manto lipídico superficial, o que facilita a perda de água transepidérmica (Figura 12.12). A dermatose caracteriza-se por intenso prurido e melhora com uso de emolientes.
- **Dermatite de contato irritativa traumática:** forma pouco frequente, surge após um trauma agudo e caracteriza-se pela resolução incompleta do insulto seguido de lesões tipo eczema numular. Curso crônico e muitas vezes resistente aos tratamentos.
- **Dermatite friccional:** consiste no aparecimento de lesões eczematosas em áreas submetidas a trauma friccional repetitivo. Localizada no local do trauma, afeta principalmente mãos (regiões palmares e dedos), áreas de apoio, joelhos e cotovelos. Clinicamente há eritema, descamação, hiperceratose e fissuras. Um exemplo é o aparecimento de eczema na região palmar dos quirodáctilos de costureiras em razão do manejo de tecidos e fricção repetitiva sobre a pele.
- **Dermatite de contato irritativa acneiforme e pustulosa:** ocorre por oclusão dos folículos pelo contato com metais, graxas, coaltar, substâncias oleosas, agentes clorados e naftaleno. Incide com maior frequência em indivíduos atópicos. São exemplos a acne cosmética, decorrente do efeito irritante de certos cosméticos ao folículo pilo sebáceo e a acne mecânica (fricção ou pressão). A elaoiconiose ou acne ocupacional é encontrada em indivíduos da indústria mecânica que têm contato com óleos de corte, graxas e outros produtos oleosos. Clinicamente, há comedões abertos (folículos repletos de substâncias oleosas), pústulas e nódulos, localizados nos antebraços, dorso das mãos e abdome. Está relacionada as más condições de higiene com as roupas utilizadas no trabalho.

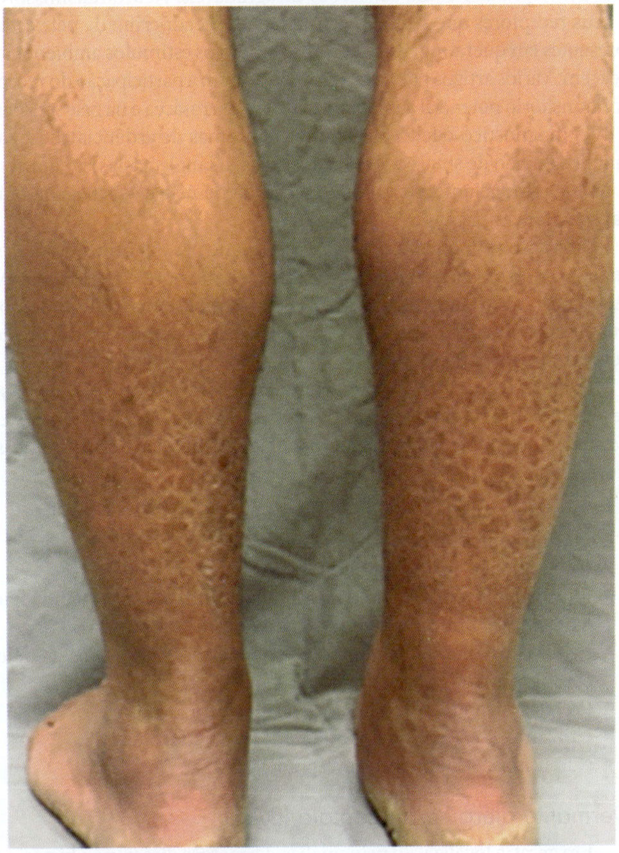

Figura 12.12 Eczema *craquelé*.

- **Dermatite de contato sensorial ou subjetiva (pele sensível):** definida como uma reação sensorial desencadeada por contactantes e/ou fatores ambientais, geralmente sem uma manifestação clínica visível.

As sensações descritas pelos pacientes são muito variadas: prurido; ardor; formigamento; engrossamento ou ressecamento da pele. Esses sintomas podem ocorrer minutos a horas após o contato com um produto cosmético/estímulo ambiental, ou mesmo após vários episódios de uso de um tópico, desencadeando o quadro por efeito cumulativo.

A síndrome da pele sensível pode se manifestar de duas formas: objetiva; e subjetiva. A objetiva é favorecida por uma dermatose de base que altera a barreira de proteção da pele, como dermatite atópica, acne, dermatite de contato, rosácea, dermatite seborreica; nestes casos, lesões clínicas podem ser visíveis como eritema, pápulas e vesículas. Já na forma subjetiva, o paciente refere apenas os sintomas, sem dermatose visível, sendo, assim, geralmente autodiagnosticada.

A principal localização é a face, sobretudo no sulco nasolabial. Os fatores que contribuem para isso são provavelmente o maior uso de cosméticos nesta área, a presença de barreira cutânea mais fina e a existência de maior número de terminações nervosas na face. Outras regiões relacionadas à pele sensível já descritas são: superfície volar de antebraços; mãos; região genital; e couro cabeludo.

Os cosméticos são os principais desencadeantes de pele sensível, em especial em mulheres, pelo uso excessivo e inadequado. A presença de substâncias potencialmente irritantes em sua composição (alfa-hidróxiácidos, propilenoglicol, álcool, fragrâncias) aumenta a possibilidade de sintomas.

A principal hipótese atribuída à ocorrência de pele sensível é a de aumento na permeabilidade do estrato córneo, ocasionando a penetração de substâncias irritantes. Dermatoses que resultam em alteração da barreira da epiderme agem como fatores que predispõem à doença. Outra evidência reportada na literatura é a de disfunção da atividade neurosensorial dos nervos cutâneos.

Em portadores de pele sensível, o aumento do impulso neurosensorial é interpretado como sensações desagradáveis. Neurotransmissores e seus receptores que regulam o sistema neuroendócrino da pele estão presentes em queratinócitos, que reconhecem os estímulos ambientais e reagem. Vários artigos publicados demonstraram a participação do receptor transitório potencial vanilloid 1 (TRPV1) na rosácea e na pele sensível.

O diagnóstico é feito pela clínica (sintomas de ardência acompanhados ou não de sinais como leve eritema, telangiectasias), anamnese e testes que avaliam a reatividade sensorial da pele e os sinais de irritação cutânea.

Nos casos em que há uma dermatose que predispõe à sintomatologia, o controle da doença contribui para a melhora da pele sensível. Associado ao tratamento tópico, inicia-se a suspensão de todos os cosméticos por um 2 semanas. Após esse período, os produtos são reintroduzidos um por vez.

Com relação à formulação de produtos para pele sensível, deve-se levar em conta o tipo de veículo e seus componentes. Além dos testes estabelecidos para avaliar irritabilidade e sensibilidade dos produtos, deve-se:

- Avaliar a estabilidade dos componentes.
- Eliminar ingredientes desnecessários.
- Deixar poucos princípios ativos.
- Eliminar alérgenos e irritantes comuns da formulação. Quando não for possível, diminuir a concentração destas substâncias.
- Evitar substâncias que aumentem a penetração de outras na pele, como etanol ou propilenoglicol.
- Preferir cosméticos em pó aos em creme ou loção.
- Utilizar cosméticos facilmente removíveis com água.
- Não utilizar produtos com fragrâncias.

Dermatite alérgica de contato (DAC)

Em geral, a localização principal da dermatose direciona a história e orienta o diagnóstico (Figura 12.13). No entanto, ao contrário da DCI, na DAC as margens das áreas afetadas, em geral, são mal definidas e podem ultrapassar o local do contato inicial e estenderem-se a áreas distantes (pelo fenômeno de autossensibilização) (Figuras 12.14 e 12.15).

Após o primeiro contato com o agente, a erupção surge entre 5 e 7 dias. Nos contatos repetidos com a mesma substância (ou outra quimicamente semelhante), o surgimento das lesões é mais precoce, entre 1 e 3 dias. Caso o contato seja interrompido, elas desaparecem após alguns dias.

A DC pode ainda ser decorrente do contato com alérgeno por intermédio de outro indivíduo. Ela é denominada DAC *by proxy*, do consorte ou conubial. O contato com a substância ocorre por intermédio de outra pessoa (p. ex., esposo), das roupas ou camas contaminadas. Os alérgenos geralmente envolvidos são as fragrâncias, conservantes de cosméticos, plantas utilizadas como ingredientes de cosméticos, tinturas de cabelos, medicamentos e produtos aplicados na genitália.

Dermatite de contato fototóxica (DCF) e fotoalérgica (DCFA)

Como relatado anteriormente, as dermatites de contato fototóxica e fotoalérgica localizam-se predominantemente nas áreas expostas à substância e à radiação ultravioleta.

No caso da fototóxica, nota-se clinicamente eritema, edema nas áreas expostas à luz, lembrando queimadura solar, muitas vezes com aspecto bizarro (Figura 12.16). Casos mais intensos podem cursar com vesículas e bolhas. Na resolução do processo, ocorrem graus variáveis de hiperpigmentação. A reação pode surgir minutos ou horas após a exposição solar e não requer o contato prévio com o agente causador. Os sintomas podem variar entre sensação de queimação, prurido leve ou intenso ardor.

Já na DCFA, a dermatose acomete as áreas expostas, mas, por se tratar de um quadro de sensibilização, pode também comprometer áreas cobertas, porém com menor intensidade (Figuras 12.17 e 12.18).

O Quadro 12.1 evidencia as principais diferenças clínicas entre DCF e DCFA.

Dermatite de contato não eczematosa

Em alguns casos, a dermatite de contato pode não se apresentar como eczema, assumindo outros aspectos. A classificação desse tipo de DC é variável segundo diferentes autores.

- **Dermatite de contato tipo eritema multiforme:** caracterizada por lesões tipo eritema multiforme, desencadeadas pelo contato com plantas (prímula, hera), algumas madeiras (caviúna, jacarandá), compostos químicos (formaldeído, resina epóxi) e medicamentos (etilenodiamina, neomicina, sulfonamidas, prometazina, anti-inflamatórios não esteroides, corticosteroides), níquel, cobalto, parafenilenodiamina (PPDA) (Figura 12.19).
- **Dermatite de contato purpúrica:** lesões purpúricas causadas pelo contato com agentes oxidantes utilizados na indústria da borracha (isopropil-n-fenil-parafenilenodiamina – IPPD), branqueadores de roupas, medicamentos tópicos (quinidina, anti-inflamatórios não esteroides), cobalto, corantes têxteis (*disperse blue 85, disperse yellow 27*), resina epóxi e peróxido de benzoila. Esta variante é particularmente observada nos membros inferiores (pernas e pés).
- **Dermatite de contato hipercromiante:** hipercromia desencadeada pelo contato com fragrâncias (jasmim, hydroxicitronela, Ylang-ylang, Patchouli, Cananga), corantes azo (naphthol AS, Sudan 1, Brilliant Lake Red, Vacanceine Red, Solvent Orange 8), cosméticos (pigmentos e solventes azo) e branqueadores de sabão em pó, óleos de corte insolúveis, hidroquinona.
- **Dermatite de contato hipocromiante:** hipocromia pelo contato com compostos fenólicos, derivados da hidroquinona e alguns componentes da borracha (tiuram e mercaptobenzotiazol), tintura de cabelos (PPDA, 4-fenilenodiamina, e 4–aminofenol), propil galato, dimetilfumarato, primina, corantes azo, resina epóxi e butilfenol-*p*-terciário (Figura 12.20).

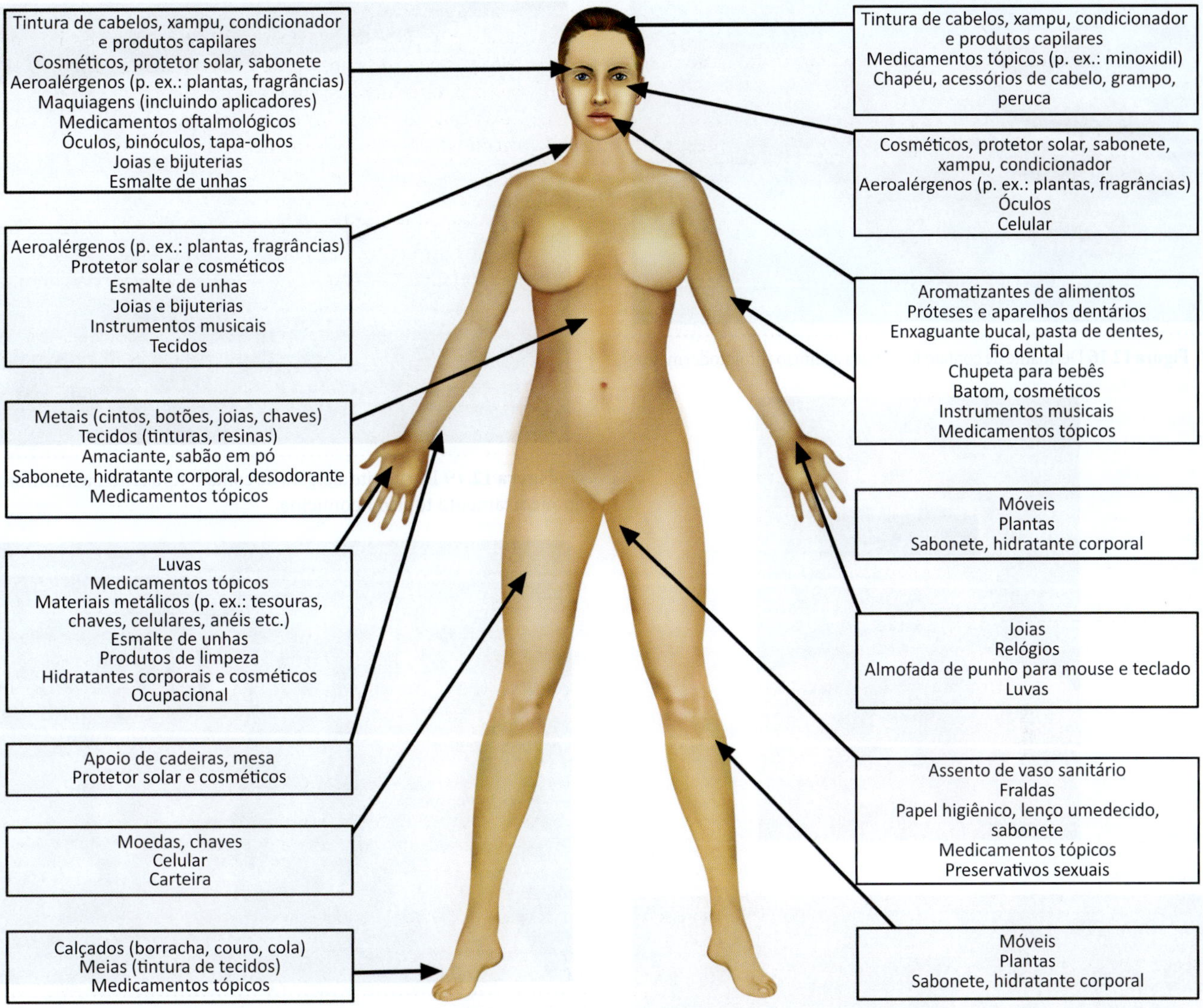

■ **Figura 12.13** Principais causas de dermatite alérgica de contato por área corporal.

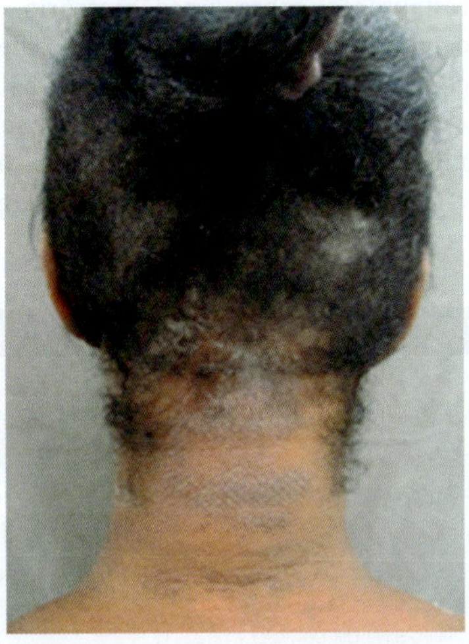

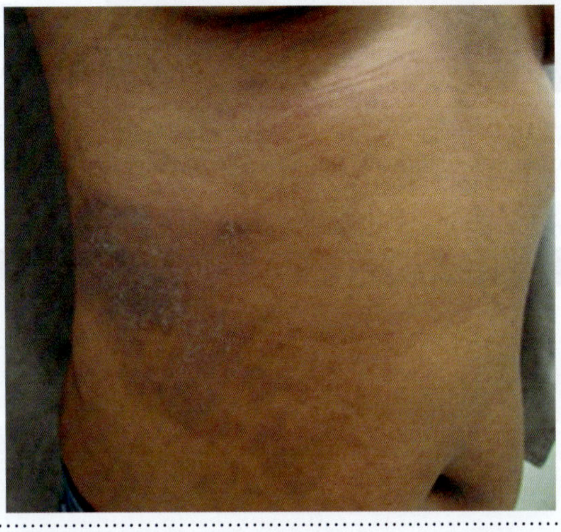

■ **Figuras 12.14 e 12.15** Dermatite alérgica de contato à parafenilenodiamina (presente na tintura de cabelos) com sensibilização a distância.

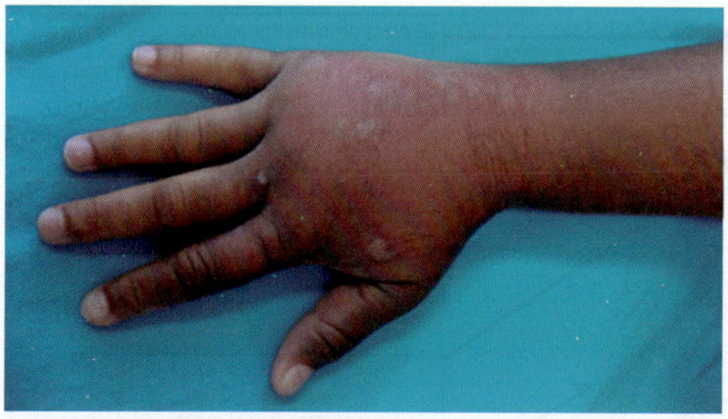

■ **Figura 12.16** Dermatite de contato fototóxica ao limão (fitofotodermatose).

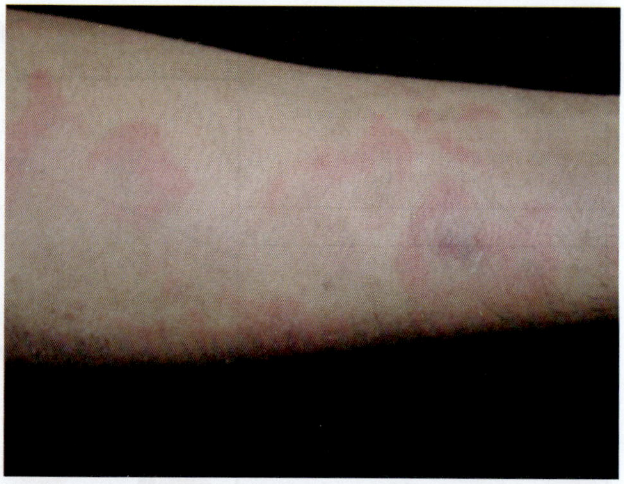

■ **Figura 12.19** Dermatite alérgica de contato tipo eritema multiforme ao medicamento tópico neomicina.

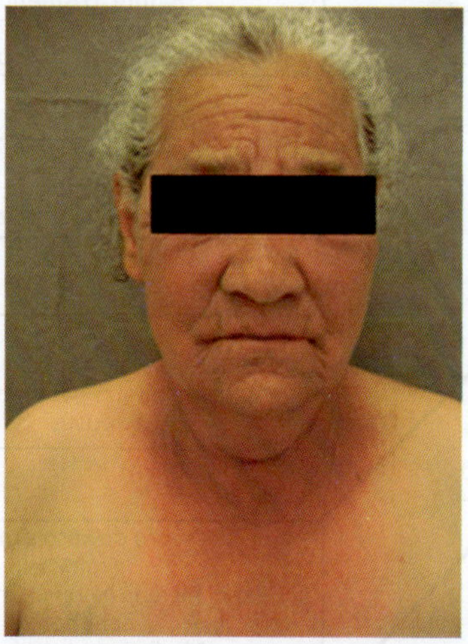

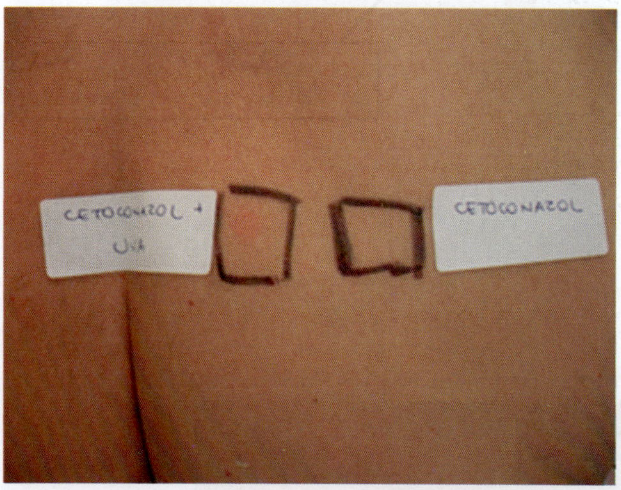

■ **Figuras 12.17 e 12.18** Dermatite fotoalérgica de contato ao medicamento tópico cetoconazol, confirmada por fototeste de contato.

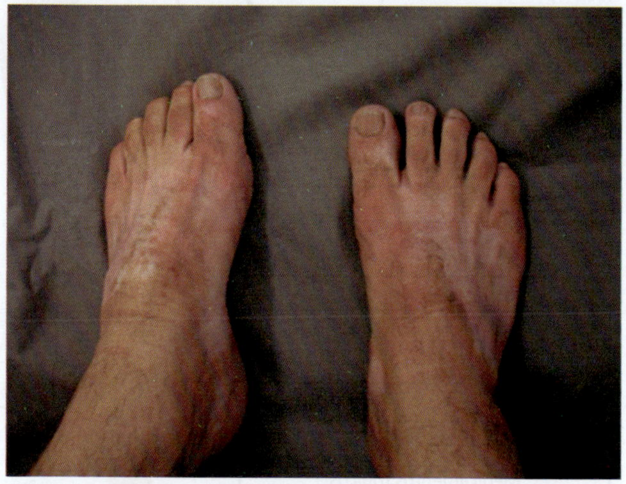

■ **Figura 12.20** Dermatite alérgica de contato hipocromiante aos componenetes da borracha do calçado.

- **Dermatite de contato liquenoide:** lesões liquenoides que surgem pelo contato com produtos químicos. Na pele, os agentes mais comuns são os reveladores fotográficos (derivados da parafenilenodiamina), metais (níquel), resina epóxi, parafenilenodiamina (PPDA) das tinturas de cabelo, prímula, aminoglicosídeos e ésteres do ácido metacrílico para uso industrial. Na mucosa oral: metais para restauração: cobre, zinco, mercúrio, ouro, berílio, cobalto, cromo, níquel, paládio, prata e estanho. Adesivos dentários: eugenol e compostos acrílicos. Flavorizantes: bálsamo do Peru, canela, aldeído cinâmico, eugenol, mentol, menta e baunilha.
- **Dermatite de contato pustulosa:** lesões acneiformes desencadeadas por fragrâncias, medicamentos tópicos (nitrofurazona,

Quadro 12.1 Diferenças entre a DC fototóxica e fotoalérgica.

	DC fototóxica	DC fotoalérgica
Apresentação clínica	Semelhante à queimadura solar, com eritema, vesículas e bolhas	Lesões eczematosas e pruriginosas
Ocorrência	Primeira exposição	Necessita de exposição prévia (fase indução) Surge após 24 a 48 horas da exposição
Dose	Altas doses do contactante	Pequenas doses
Reação cruzada	Não existe	Comum
Diagnóstico	História Quadro clínico	História Quadro clínico Fototeste de contato
Fisiopatologia	Dano tecidual direto	Reação de hipersensibilidade tardia (tipo IV)

minoxidil, isoconazol) e ocupacional (contato com petróleo e derivados, coaltar, borracha preta).

- **Dermatite de contato hiperqueratósica:** hiperqueratose reacional ao agente que ocasionou o quadro de dermatite de contato. Este fenômeno é conhecido na literatura como *hardening*, que significa uma condição eventual, em que indivíduos sensibilizados adquirem resistência relativa ao alérgeno durante sua exposição continuada, por meio desse espessamento da epiderme. É comum em região palmoplantar.
- **Dermatite de contato granulomatosa:** metais (paládio, níquel, berílio, zircônio, titânio, mercúrio, cromo, cobalto e alumínio).
- **Dermatite de contato esclerodermiforme:** resina epóxi e vitamina K.
- **Queilite granulomatosa:** folhas de betel (planta oriunda de Bangladesh), bezoatos, canela, octilgalato, dodecilgalato e metabisulfito de sódio.
- **Dermatite de contato linfomatoide:** não se trata de uma condição com características clínicas definidas, mas estabelecida com base em critérios histopatológicos. Clinicamente, são perceptíveis placas eritematosas, algumas vezes infiltradas, no local de aplicação do alérgeno. O exame histopatológico revela características semelhantes ao pseudolinfoma. Pode ser decorrente do contato com: parafenilenodiamina, resina butilfenol-*p*-terciário, ouro, etilenodiamina, níquel e metilisotiazolinona.
- **Urticária de contato (UC):** lesões urticariformes desencadeadas pelo contato do alérgeno com a pele ou mucosas. Dois mecanismos podem estar envolvidos:
  - **Imunológico:** com a formação de anticorpos do tipo IgE. Nos contatos subsequentes, esses anticorpos aderem-se à parede dos mastócitos, resultando na degranulação destes e consequente liberação de histamina, mas que ocorre apenas no local do contato com a substância. A manifestação clínica é de uma urtica no local do contato, mas que pode comprometer outras regiões distantes da inicial. Os agentes mais frequentes são os alimentos (manga, tomate, kiwi, berinjela e frutos do mar) e o látex (Figuras 12.21 e 12.22). Produtos químicos como agentes endurecedores para resina epóxi, persulfatos usados para descoloração de cabelos, antimicrobianos (gluconato de clorexidine), formaldeído, isocianatos e parafenilenodiamina são alguns outros exemplos de causadores de UC imunológica.
  - **Não imunológico:** a reação ocorre pela capacidade da substância, em contato com a pele, promover a liberação direta de histamina pelos mastócitos, sem que haja prévia formação de anticorpos. Agentes como cinamaldeído, ácido cinâmico, dietil fumarato, ácido glicólico, benzaldeído, eugenol, ácido benzoico, dimetilsulfóxido (DMSO), ácido sórbico, clorofórmio podem causar essa forma de UC.

Outros tipos de dermatite de contato[55-80]

Dermatite de contato sistêmica

A dermatite de contato sistêmica ocorre após a exposição a um alérgeno por via oral, intramuscular, endovenosa, ou inalatória em pacientes com sensibilização prévia ao mesmo agente utilizado topicamente.

O quadro pode ser desencadeado pela substância alergênica ou por outra com reação cruzada ao hapteno.

A localização do quadro clínico pode ser área do contato inicial com a substância ou até generalizada, comprometendo outras regiões do corpo.

Na maioria dos casos, as lesões se caracterizam por áreas eritematosas ou com características de eczema. Há relatos de outros tipos de lesões como eritema polimorfo, vasculite e lesões purpúricas.

Erupções disidrosiformes estão relacionadas com metais (níquel, cromo e cobalto).

A síndrome SDRIFE (*systemic drug related intertriginous and flexural exanthema*) inicialmente denominada como *Baboon syndrome* caracteriza-se por eritema localizado em dobras e região glútea.

A diferença entre DC sistêmica e farmacodermia está na indução da reação imunológica: via tópica na DC sistêmica e via sistêmica (oral, intramuscular endovenosa etc.) na farmacodermia.

Sintomas gerais como cefaleia, vômitos, artralgia, febre, podem acompanhar casos mais intensos.

No Quadro 12.2, tem-se a relação de substâncias indutoras de DC sistêmica, associadas a outras drogas responsáveis pela sensibilização.

Quadro 12.2 Substâncias associadas à dermatite de contato sistêmica.

Droga	Sensibilização prévia
Aminofilina	Etilenodiamina
Dissulfiram (antabuse)	Tetrametiltiuram dissulfito
Piroxican	Timerosal
Metais (níquel, cromo, cobalto)	
Antibióticos (penicilina, betalactâmicos, estreptomicina)	
Antifúngicos (terbinafina)	
Agentes flavorizantes	Bálsamo do Peru
Ervas medicinais	Sesquiterpene lactona
Agentes hipoglicemiantes (tolbutamida, clorpropamida)	Parafenilenodiamina (tintura de cabelos), ácido para-aminobenzoico (fotoprotetor), anestésicos locais (benzocaína)
Anti-histamínicos (hidroxizine, cetirizina)	Piperazina
Antivirais	
Sulfonamidas	

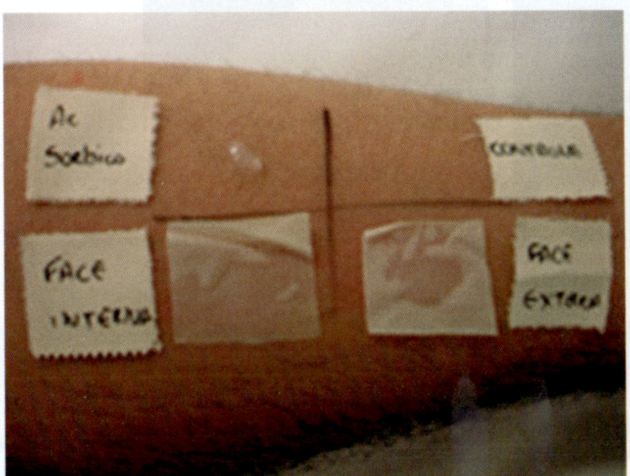

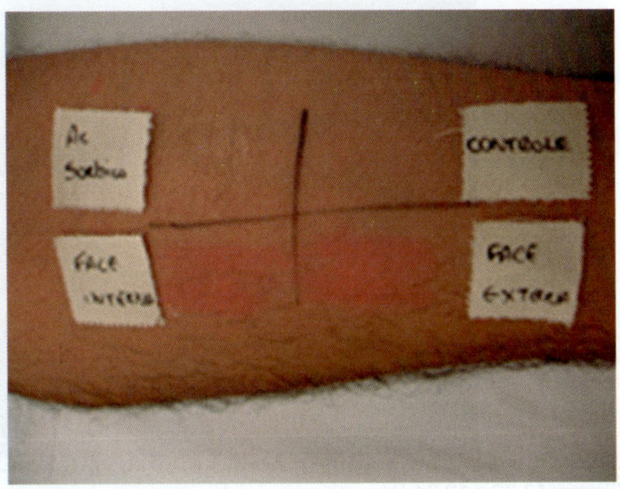

Figuras 12.21 e 12.22 Urticária de contato ao látex, evidenciada após teste aberto.

Dermatite de contato aos corticosteroides (CS)

Embora os corticosteroides (CS) sejam utilizados para tratamento das dermatites de contato, são descritos como agente etiológico dessa entidade. A frequência de sensibilização varia entre 0,5% e 5%, mas não há dados a respeito do nosso meio.

A DAC aos CS tópicos pode ser causada pelo princípio ativo ou pelos outros ingredientes, como veículos, fragrâncias, conservantes e estabilizantes.

Os indivíduos predispostos a desenvolver DAC aos CS são os portadores de dermatoses crônicas (dermatite atópica, eczema crônico de contato, dermatite de estase). As alterações da barreira cutânea e o ambiente pró-inflamatório local são fatores que favorecem o desenvolvimento das reações (Figuras 12.23 e 12.24).

O quadro clínico é de difícil reconhecimento, pois as propriedades anti-inflamatórias do produto podem encobrir as lesões clínicas. As manifestações são variáveis, como exantema, púrpura e urticária, sendo a reação de hipersensibilidade tipo IV a mais frequente.

Quando as reações ocorrem pelo uso de colírios contendo CS, os pacientes apresentam edema e/ou eczema periocular, conjuntivite ou sintomas como sensação de pinicação e lacrimejamento. Se inalados, podem causar erupções eczematosas periorificiais (oral, nasal), com eventual envolvimento das mucosas na forma de congestão nasal, rinite, estomatite e até broncoespasmo.

A DAC aos CS ocorre como consequência do processo de degradação da droga, no qual a produção de um metabólito, corticosteroide-glioxal, une-se a proteínas séricas, tornando-se um antígeno.

O teste de contato é o método mais eficaz para o diagnóstico, mas o efeito anti-inflamatório dos CS pode interferir na resposta. As leituras tardias após 6 ou 7 dias são recomendadas.

Os testes podem ser realizados apenas com o uso dos marcadores de DAC aos CS: budesonida (B); pivalato de tixocortol (PT); e 17-butirato de hidrocortisona. A aplicação de uma bateria específica para corticosteroides só é realizada quando há forte suspeita clínica e com resultados negativos para os marcadores. Recomenda-se ainda a aplicação do produto utilizado pelo paciente em conjunto com os do teste.

Quando um teste é positivo ao CS de um grupo, o mesmo deve ser trocado para o de outro grupo.

A DC aos corticosteroides pode estar associada aos excipientes utilizados nos produtos comerciais, como clorocresol, álcool benzílico, etilenodiamina, parabenos, palmitato de isopropila, polisorbato 60, propilenoglicol, álcool estearílico, dioctilsulfosuccinato de sódio, metabissulfito de sódio e o 1,2 hexanetriol, formaldeído e lanolina. As reações também podem ser devidas a outros medicamentos presentes no mesmo produto comercial, como neomicina, gentamicina, clioquinol e cetoconazol.

Dermatite de contato por aeroalérgenos (DC.aer)

Trata-se da reação inflamatória consequente à exposição a alérgenos ou irritantes transportados pelo ar, entre eles fibras, *sprays*, partículas de poeira, vapores e gases, podendo ser classificada em irritativa e alérgica.

No contexto mundial e, especificamente em nosso meio, há poucos estudos e relatos dessa dermatose, o que torna sua frequência subestimada.

Clinicamente, caracteriza-se pela presença de eczema, de distribuição simétrica, em áreas como face, antebraços, região pré-esternal, pescoço e eventualmente pernas e dorso dos pés. Entretanto, ela aparece em áreas onde poeiras e pós ficam retidos, como pálpebras, pescoço (sob o colarinho das camisas), antebraços (sob os punhos das roupas), ou pernas (sob as calças). Comumente, é confundido com eczemas da face pelo uso de cosméticos. Formas crônicas podem simular reações de fotossensibilidade, com a qual pode eventualmente estar associada (Figura 12.25). Além disso, deve ser diferenciado da dermatite atópica e da seborreica.

Os sintomas incluem prurido, muitas vezes intenso; e, algumas vezes, sensação de parestesia.

Os agentes etiológicos causadores da forma alérgica são: partículas de madeira; cimento (cromo) e outros metais como, níquel, prata, mercúrio, ouro e sais de arsênico; fármacos (azatioprina, budesonida, famitidina, lansoprazol, metotrexato e corticosteroides); pesticidas; e látex. A DC.aer por medicamentos pode ocorrer nos processos de manufatura ou da manipulação por profissionais da saúde.

Outros agentes podem ser: fragrâncias (p. ex., *sprays* para cabelos, produtos de limpeza industriais ou para o lar); adesivos; plásticos; plantas (famílias Anacardiacea e Compositae); resinas plásticas e vernizes (resina epóxi); tintas à base de água (isotiazolinonas). Esta última está presente nas tintas como biocida e estudos recentes mostram que se trata de um produto muito volátil, cuja evaporação se inicia após algumas horas da aplicação da tinta nas paredes e mantém-se por mais de 42 dias. Deste modo, pintores e consumidores estão expostos a altas concentrações desse alérgeno durante longos períodos.

Entre as plantas que podem ser causadoras dessa forma de DC estão as da família Compositae (p. ex., girassol, crisântemo, margarida). As flores, folhas, caules e pólens são cobertos com sesquiterpenos lactonas, substância responsável pelas reações alérgicas. Nesse caso as reações ocorrem por contato direto ou por liberação do alérgeno através do ar. Outro grupo de plantas é o da família Anacardiacea composta por espécies frutíferas como o cajueiro e umbu. Sua seiva é repleta de um óleo alergênico, denominado "urushiol". A fumaça decorrente da queima dessas plantas carreia o alérgeno até os indivíduos.

Relatos isolados de DC.aer são descritos por herbicida (pethoxamid) e fragrâncias presentes em difusores de perfume utilizados em automóveis.

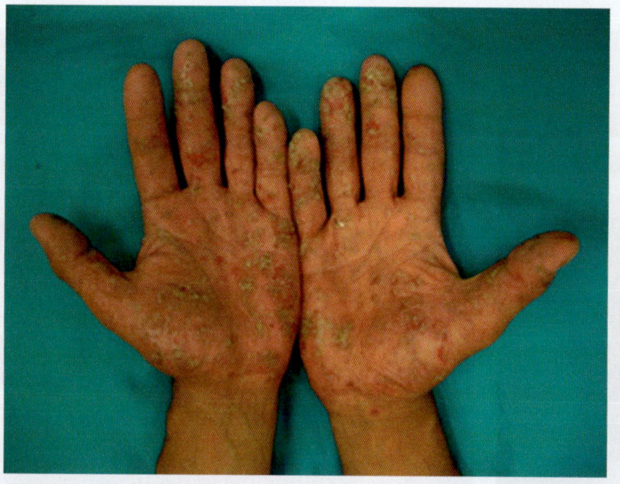

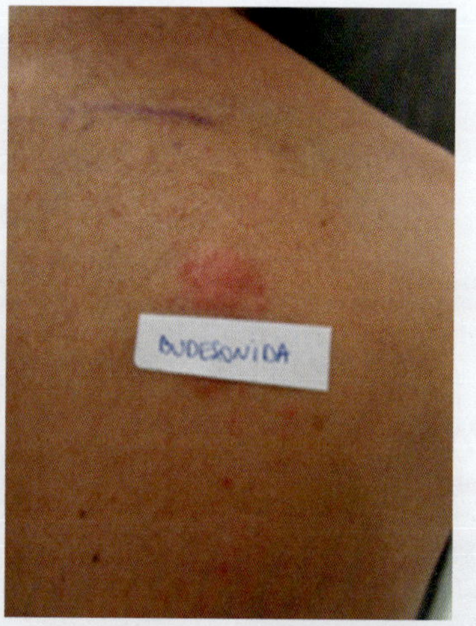

■ **Figuras 12.23 e 12.24** Dermatite alérgica de contato ao cimento (ocupacional) e aos medicamentos corticosteroides tópicos utilizados para controle da dermatose.

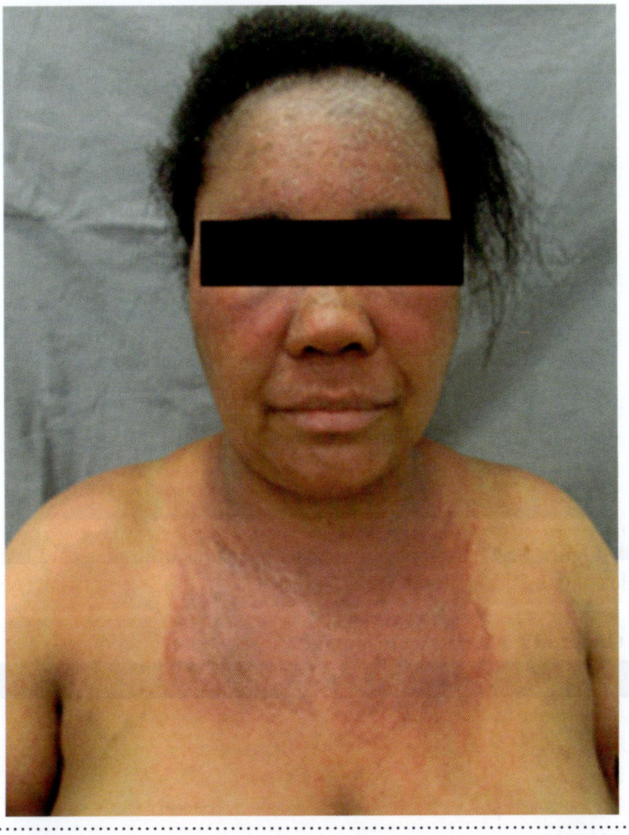

■ **Figura 12.25** Dermatite alérgica de contato por aeroalérgenos de fragrâncias, confirmada por teste de contato.

As formas irritativas podem ser causadas pelo contato com fosfatos, poeira metálica, fibras de carbono e de vidro, resina epóxi, isotiazolinonas e escamas resultantes da descamação da pele de animais.

■ DIAGNÓSTICO DA DC[80-98]

O diagnóstico da DC é feito por:

Anamnese

Observando-se o tempo de aparecimento das lesões, atividades profissionais, outras atividades habituais (de lazer, *hobbies*) e contato com substâncias químicas.

Quadro clínico

Na maioria das vezes como eczema, tendo como localizações principais as já referidas anteriormente.

Exame histopatológico

A histopatologia não é, em geral, utilizada na diagnose de rotina das dermatites eczematosas de contato, já que o quadro é similar em todas as erupções eczematosas. É variável, consoante o aspecto da erupção. Está indicado para auxiliar no diagnóstico diferencial de dermatoses não eczematosas e mostra as seguintes alterações:

- **Eczema agudo:** estrato córneo normal. Epiderme normal ou espessada com a presença de edema entre queratinócitos e formação de vesículas intraepidérmicas. Presença de exocitose de linfócitos. Infiltrado linfo-histiocitário ao redor dos vasos superficiais. Eosinófilos podem estar presentes tanto no infiltrado como nas áreas de espongiose (mais frequente nas DAC). Na DCI, podem ocorrer ulceração extensa, necrose e acantólise, dependendo do agente irritante.
- **Eczema subagudo:** epiderme acantótica, com paraqueratose, pouca ou moderada espongiose e infiltrado inflamatório menos proeminente.
- **Eczema crônico:** hiperqueratose, paraqueratose, hipergranulose, com acantose moderada. Alguns focos de espongiose. Infiltrado inflamatório esparso. Presença de fibrose nas papilas dérmicas. Espongiose, infiltrado epidérmico de células inflamatórias e formação de vesículas são observados na DC irritativa e na DC alérgica. Comparada com a DAC, a DCI mostra destruição mais intensa do estrato córneo, e mais paraqueratose. Existe um aumento significativo na perda de água transepidérmica na DCI em relação à DAC.

Teste de contato (epicutâneo)

É a principal ferramenta utilizada para confirmar o diagnóstico e investigar a etiologia da dermatite alérgica de contato (reação de hipersensibilidade tipo IV). Trata-se de um teste *in vivo* que reproduz a fase de elicitação ou eferente da DAC.

Os resultados dos testes de contato dependem da indicação, da técnica correta de aplicação e da interpretação do resultado do teste. Eles devem ser aplicados pelo dermatologista que, em decorrência de seu treinamento, tem condições de realizar o diagnóstico, os diagnósticos diferenciais com outras dermatoses e conduzir os casos de alergia cutânea.

A validade, a relevância e a reprodutibilidade dos resultados desses testes são questionadas repetidamente. Em concordância com o Grupo Norte-Americano de DC (NACDG), a sensibilidade e a especificidade desta técnica são de mais de 85%, com uma taxa de resultados falso-positivos entre 15% e 18%.

Os testes epicutâneos são indicados na pesquisa do agente etiológico da dermatite alérgica de contato. O teste é essencial na investigação em pacientes com erupções eczematosas quando o contato alérgico é suspeito ou não pode ser excluído.

As principais indicações para realização dos testes de contato são: 1) pacientes com hipótese diagnóstica de dermatite alérgica de contato, tanto para confirmar o alérgeno como para identificá-lo; 2) todos os casos de dermatite de contato ocupacionais; 3) dermatites crônicas não controladas com os medicamentos comumente utilizados; 4) outras dermatoses crônicas, como a psoríase, dermatite atópica e eczema de estase que mostram sinais de piora apesar do uso das medicações tópicas.

Deve-se considerar postergar a realização do teste de contato nas seguintes situações:

- Dermatite intensa ou generalizada em atividade.
- Casos de tratamento com imunossupressor sistêmico em doses relevantes de forma que a pausa do tratamento pode ser realizada em curto prazo.
- Dermatite na região do dorso ou outra área em que seria aplicado o teste de contato.
- Exposição recente à radiação ultravioleta no local de aplicação do teste.
- Uso de corticosteroide tópico nos últimos 7 dias no local da aplicação do teste, pois este poderia suprimir a fase de elicitação.

A realização do teste de contato em grávidas ou lactentes não parece trazer prejuízos, no entanto, como precaução geral, recomenda-se a não realização durante esse período. A aplicação de testes de contato em crianças é segura e segue as mesmas indicações dos adultos.

O mecanismo etiopatogênico dos testes de contato é o mesmo da dermatite alérgica de contato. Supondo-se que o paciente já tenha realizado, em algum momento, a via aferente da DAC para determinado antígeno, a reexposição ao agente suspeito em determinado local do corpo induz à formação da via eferente por linfócitos T previamente sensibilizados, produzindo, no local da aplicação, lesão clínica do tipo eczematosa. Mais tarde, o investigador gradua a reação do paciente aos alérgenos de acordo com a intensidade e avalia a relevância clínica do resultado.

Técnica de aplicação e baterias de testes de contato

As substâncias utilizadas nos testes de contato devem respeitar concentrações e veículos padronizados com o objetivo de sensibilizar e não irritar a pele. As substâncias devem ser devidamente armazenadas a uma temperatura de 4 °C e protegidas da luz. O local mais adequado para aplicação dos testes é o dorso, principalmente pela conveniência da área disponível, embora os membros, em especial a porção lateral superior dos braços, também possam ser usados. Durante o período do teste, o paciente deve ser previamente orientado a não molhar o local da aplicação do teste de contato durante o banho, evitar exercícios físicos ou sudorese intensa (Figura 12.26).

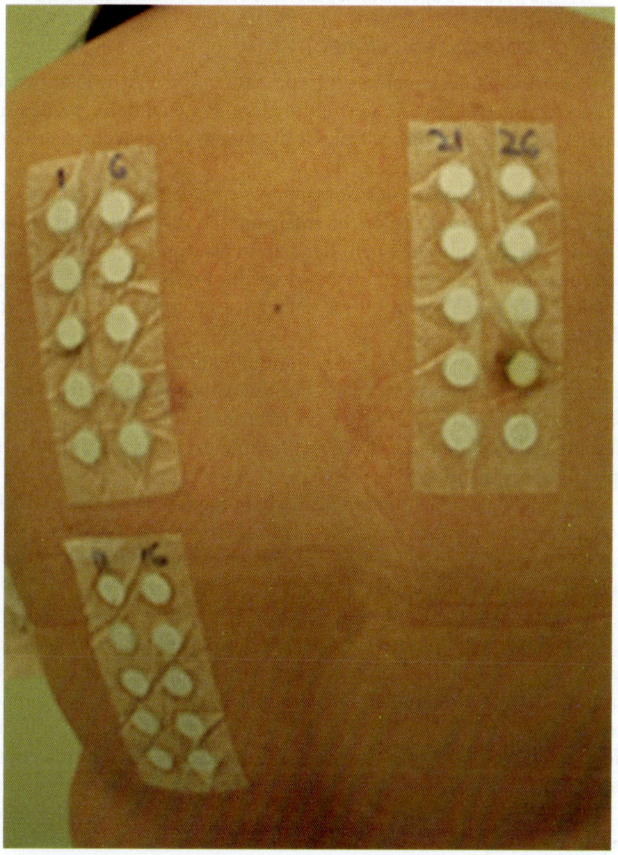

■ **Figura 12.26** Aplicação do teste de contato no dorso do paciente.

As substâncias são aplicadas com a utilização de contensores, que são fitas adesivas, incapazes de causar reação alérgica, com câmaras de papel, alumínio ou plástico, sobre as quais são colocadas as substâncias da série a ser testada (Figura 12.27). O sistema mais utilizado é o FINN Chambers (*SmartPractice, USA*), em que o investigador adiciona individualmente cada alérgeno aos discos de alumínio colados sobre a fita adesiva. Na falta desses aplicadores, as substâncias podem ser aplicadas sobre quadrados de papel de filtro com 1 centímetro (cm) de lado, aderidos em fita adesiva de *rayon* de viscose e distantes entre si cerca de 2 cm.

Em outros países existem disponíveis sistemas de testes de contato padronizados e prontos para o uso, o que facilita a aplicação dos testes. Duas séries prontas de testes de contato estão disponíveis – o TRUE *test* (SmartPractice, USA) e Epiquick (Hermal, Reinbeck, Germany). O TRUE *test* (*Thin-layer Rapid Use Epicutaneous Test*) contém 23 alérgenos e misturas que são responsáveis por mais de 80% dos casos de DCA. Até o momento, esses sistemas não são disponíveis em nosso meio.

A bateria padrão brasileira utilizada em nosso país, preconizada pelo Grupo Brasileiro de Estudos em Dermatite de Contato, é composta por 30 substâncias, sendo 22 elementos também pertencentes às baterias dos grupos internacionais, às quais foram adicionadas mais oito substâncias relacionadas principalmente com medicamentos tópicos e de uso frequente em nosso meio (Quadro 12.3). O formaldeído está diluído em água e as outras 29 substâncias estão diluídas em vaselina sólida.

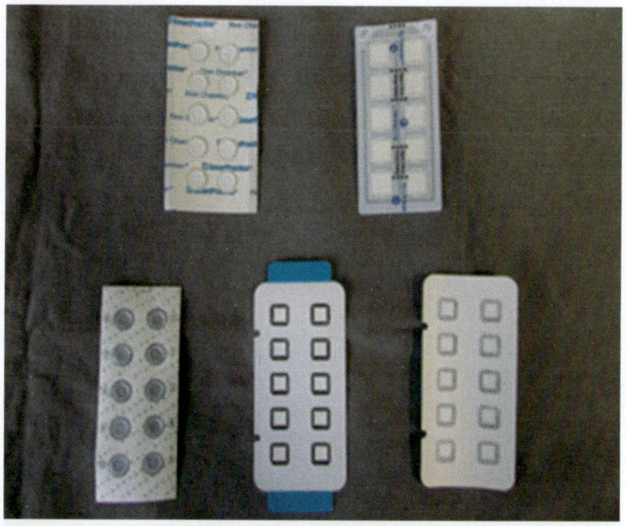

■ **Figura 12.27** Exemplos de fitas contensoras utilizadas para teste de contato.

Quadro 12.3 Bateria padrão brasileira para testes de contato.

Substância	Conc.	Substância	Conc.
Antraquinona	2%	Neomicina	20%
Bálsamo do Peru	25%	Nitrofurazona	1%
Benzocaína	5%	Parabenos[2]	12%
Bicromato de potássio	0,5%	Parafenilenodiamina	1%
Butilfenol p-terciário	3%	Perfume-mix 1[3]	8%
Carba-mix[1]	3%	PPD-mix[4]	0,6%
Cloreto de cobalto	1%	Prometazina	1%
Colofônia	20%	Propilenoglicol	1%
Etilenodiamina	1%	Quaternium 15	2%
Formaldeído	2%	Quinolina-mix[5]	5%
Hidroquinona	1%	Resina-epóxi	1%
Irgasan	1%	Sulfato de níquel	5%
Kathon CG	0,5%	Terebintina	10%
Lanolina	20%	Timerosol	0,1%
Mercaptobenzotiazol	1%	Tiuram-mix[6]	1%

[1]Difenilguanidina, zinco dibutilcarbamato, zinco dietilcarbamato. [2]Butil, etil, propil, metil-parabenos, 3% cada. [3]Eugenol, isoeugenol, álcool cinâmico, aldeído cinâmico, geraniol, hidroxicitronelal, álcool alfa-amil cinâmico, oakmoss absolute, 1% cada. [4]N-fenil-n-ciclo-hexil-p-fenilenodiamina, N-iso-N-fenil-p-fenilenodiamina, N-N-difenil-p-fenilenodiamina, 0,2% cada. [5]Clioquinol, clorquinaldol, 3% cada. [6]Tetrametiltiuram dissulfito, tetrametiltiuram monossulfito, tetraetiltiuram dissulfito, dipentametilenetiuram monossulfito, 0,25% cada.

A escolha das substâncias a serem aplicadas baseia-se na anamnese e no exame clínico, o que fornece pistas sobre a etiologia do processo. A pesquisa inicia-se sempre com a aplicação da bateria (ou série) padrão e a complementação com alérgenos específicos, caso necessário. As séries complementares podem trazer produtos relacionados a profissões (odontológica, trabalhadores de hospitais, cabeleireiros, padeiros), a atividades de lazer (plantas), dermatoses em localizações especiais (calçados, capilar) ou ainda cosméticos, entre outras.

No ano de 2014, foi implementada a bateria latino-americana pelo Capítulo de Alergia Cutânea e Dermatoses Ocupacionais do Colégio Ibero-latino-americano de Dermatologia, constando de 38 substâncias, sendo destas 18 em concordância com a padrão brasileira (Quadro 12.4). Metilisotiazolinona associada à metilcloroisotaizolinona está diluída em água, assim como a cocoaminopropilbetaína.

Leitura dos testes de contato

Os testes são aplicados (D0) e permanecem por 48 horas no local. Após esse período (D2), são retirados e a primeira leitura é realizada. A segunda leitura é realizada após 96 horas (D4) da aplicação inicial.

Quadro 12.4 Substâncias acrescentadas pela bateria latino-americana para testes de contato.

Substância	Conc.	Substância	Conc.
Caina-mix 3[1]	10%	Pivalato de tixocortol	0,1%
Clioquinol	5%	Lyral	5%
Formaldeído	1%	Diazolinidilurea	2%
Sesquiterpeno-lactona mix[2]	0,1%	Cocoaminopropilbetaina	1%
2-methoxy-6n-pentil-4-benzoquinona	0,01%	Diakyl thiurea mix[4]	8%
Metilisotiazolinona + Metilcloroisotiasolinona	0,02%	Disperse blue-mix[5]	1%
Budesonida	0,01%	Propilgalato	1%
Metildibromoglutarnitrila	0,5%	Metilisotiazolinona	0,2%
Perfume-mix 2[3]	14%	Hidrocortisona	1%
IPPD	0,1%	Paládio	3%

[1]Benzocaína, dibucaína, tetracaína. [2]Alantolactona, costunolide, lactona. [3]Aldeído-hexilcinâmico, cumarin, farnesol, lyral, citral, citronelol. [4]N,N-Dibutiltiurea, N,N-Dietiltiurea. [5]Disperse blue 106, disperse blue 124.

O Grupo Internacional de Pesquisa em DC (International Contact Dermatitis Research Group – ICDRG) estabeleceu os padrões de classificação, métodos e nomenclatura para o teste de contato.

Os critérios adotados para leitura estão evidenciados no Quadro 12.5.

Quadro 12.5 Leitura dos testes epicutâneos.

Símbolo	Morfologia	Interpretação
-	Sem reação	Negativo
?+	Leve eritema	Reação duvidosa
+	Eritema, infiltração, possivelmente pápulas	Resposta fraca
++	Eritema, infiltração, pápulas, vesículas	Resposta forte
+++	Eritema intenso, infiltração, vesículas coalescentes	Resposta muito forte
IR	Várias morfologias	Reação irritante

As Figuras 12.28 a 12.30 evidenciam as leituras positivas dos testes de contato.

Interpretação dos testes de contato

Mesmo com a anamnese cuidadosa e o conhecimento da fonte do alérgeno, das atividades de lazer e da ocupação do paciente, nem sempre é fácil interpretar a resposta do teste, fato denominado "relevância". O teste de contato ser positivo não prova que o alérgeno em questão é a causa da dermatite. O teste pode ser relevante para a dermatose atual ou para uma dermatose anterior; a substância pode ainda ser a causa primária ou um fator agravante da dermatite ou, ainda, não ter relevância nenhuma com a dermatose em questão.

Figura 12.28 Teste de contato positivo 1+.

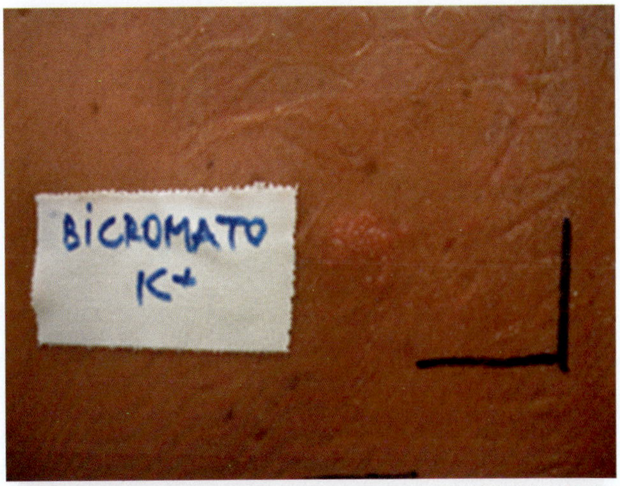

Figura 12.29 Teste de contato positivo 2+.

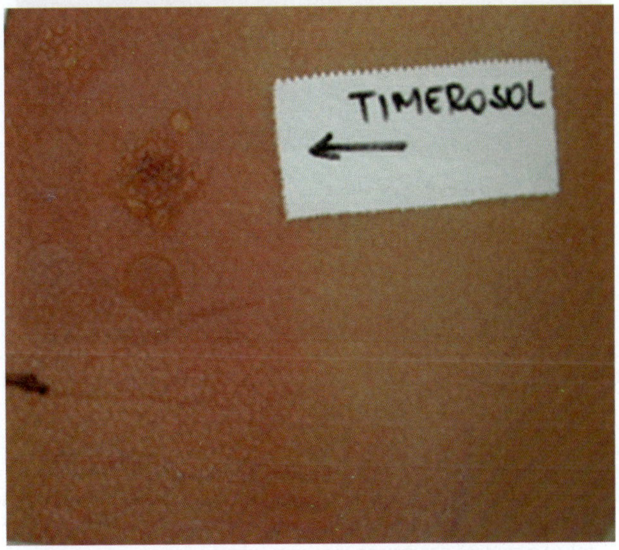

Figura 12.30 Teste de contato positivo 3+.

A relevância de reações positivas do teste de contato pode ser classificada como:

- **Relevância atual:** o paciente foi exposto ao alérgeno durante o episódio de dermatite atual e melhorou após a interrupção da exposição. Ela é classificada em possível, provável ou de certeza.
- **Relevância possível:** presente quando o teste de contato foi positivo para determinada substância e o paciente manipula um material que a contém. Por exemplo, teste positivo para agentes vulcanizadores da borracha e uso de luvas domésticas.
- **Relevância provável:** ocorre quando se obtém teste positivo para uma substância e para o produto de uso do paciente. Por exemplo, teste positivo para os componentes da borracha, história de uso de luvas e teste também positivo para a luva utilizada pelo paciente (Figuras 12.31 e 12.32).
- **Relevância de certeza:** estabelecida quando há recidiva do quadro após reexposição ao provável material causador da dermatose. Por exemplo, teste positivo para agentes vulcanizadores da borracha, teste positivo para fragmento da luva, e a reutilização da luva desencadeia novamente a dermatite.
- **Relevância passada:** episódio prévio de dermatite pela exposição ao agente.
- **Relevância desconhecida:** não há certeza se a exposição é atual ou passada. Muitas podem ser as causas para esses fato, como: 1) falta de conhecimento por parte do clínico; 2) as fontes do alérgeno não foram pesquisadas; 3) o paciente não forneceu informações

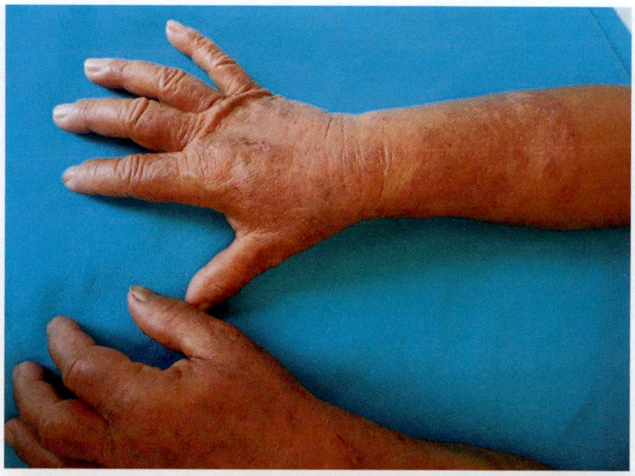

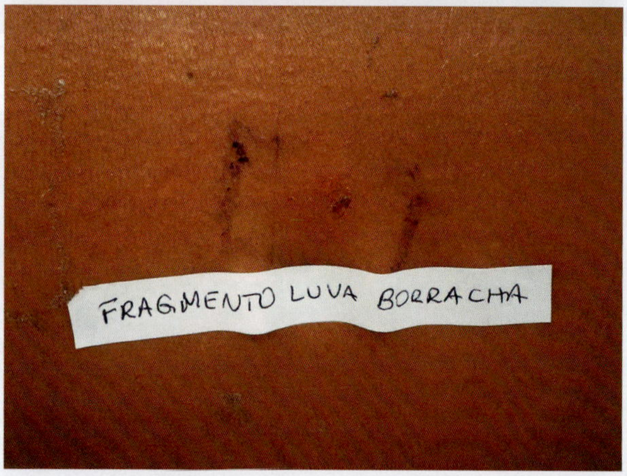

■ **Figuras 12.31 e 12.32** Dermatite alérgica de contato a luvas de borracha com teste positivo de relevância provável.

adequadas; 4) a substância é muito comum no meio dificultando a significância do contato; 5) o paciente não desenvolveu a dermatite pelo agente, pois nunca foi exposto a quantidades suficientes para tal; 6) o contato ocorreu apenas com substâncias que causam reação cruzada, que pode ter uso diferente do mais conhecido.

Quando o paciente apresentar três ou mais testes de contato positivo com substâncias não relacionadas, recomenda-se que estes sejam repetidos, após pelo menos 30 dias do teste inicial e aplicados distantes uns dos outros. Se estes testes tiverem intensidade (+++), deverão ser testados um a um, com intervalo de no mínimo 3 semanas entre cada teste.

Na presença de todos os testes de contato negativos, podemos estar diante de uma dermatite de contato por irritação primária ou de um teste falso negativo. Os testes falso-negativos podem ser decorrentes de:

- O local da aplicação não reproduz as condições da região afetada pela dermatose, como sudorese, maceração, pressão ou fricção.
- A substância testada está fora dos padrões de concentração e veículo propostos na literatura.
- O teste foi molhado ou perdido.
- Exposição solar prévia no local da aplicação.
- O tempo para leitura foi insuficiente.
- A substância causadora da dermatite não foi testada.
- A substância testada é fotossensibilizante e não foi realizado o fototeste de contato.
- Ocorreu uso de corticosteroide tópico no local da aplicação do teste.

Reações falso-positivas também podem ocorrer e as principais causas são:

- A substância testada é usada em concentração superior à preconizada.
- A substância testada é um irritante primário.
- Quantidade excessiva da substância foi aplicada sobre a pele.
- Veículo usado para o teste de contato é irritante.
- O teste foi aplicado em áreas próximas a lesões em atividade.
- Reação forte à fita adesiva pode irritar a área de teste simulando reações positivas.
- Substâncias testadas em veículo líquido podem tornar-se, com o tempo, mais concentradas.

Reações adversas aos testes de contato

Efeitos colaterais desencadeados pelos testes de contato são raros. No entanto, algumas reações adversas podem ocorrer, destacando-se:

- **Exacerbação ectópica:** teste positivo pode ocasionar a exacerbação da dermatose preexistente.
- **Fenômeno de Koebner:** como na psoríase ou líquen plano, o teste positivo pode reproduzir a dermatose no local do teste.
- **Alteração da pigmentação:** hiper ou hipopigmentação do local do teste.
- **Irritação periférica:** ocorre pelo aumento da concentração da substância na periferia do contensor.
- **Formação de pústulas:** desencadeada por metais, observada principalmente em atópicos.
- **Necrose, escaras e queloide:** complicações raras. Podem ocorrer quando as substâncias são empregadas em concentrações errôneas.
- **Síndrome da pele excitada (*angry back syndrome*):** caracteriza-se pela presença de numerosos testes positivos e que não se repetem quando um novo teste é realizado. Dermatite crônica de longa data, dermatite em atividade durante a realização de testes de contato, testes positivos próximos uns aos outros e aplicação de substâncias com afinidade química (cossensibilizantes e reação cruzada) induzem a hiper-reatividade da pele com surgimento de testes falso-positivos. Com relação ao último item, o posicionamento das substâncias a serem testadas deve ser levado em consideração. Assim, além de aplicar substâncias em concentrações já estabelecidas, o conhecimento de sua estrutura molecular e a afinidade química com outros elementos da bateria são importantes para evitar que elementos afins sejam testados próximos uns aos outros. Deste modo, aprimora-se a técnica de testes de contato, gerando resultados mais apurados e diminuindo a frequência de testes falso-positivos.

Onde podem ser encontrados os principais alérgenos

- **Ácido sórbico:** alimentos e bebidas (queijos, vinhos, frutas, refrigerantes, pães), adesivos, agentes de curtimento, borracha, cosméticos (creme, géis, loções, brilho labial, removedor de maquiagem), colas, fluidos para trabalhos em metal, goma, mucilagens, óleos secantes, medicamentos (pomadas, soluções orais, xaropes, supositórios, capsulas gelatinosas), tecidos, soluções de sacarose, tintas.
- **Amerchol L-101:** antiperspirantes, emulsões, cremes, loções cremosas, óleos e loções infantis, loções pós-barba, *spray* capilar, tonalizante capilar, xampus e cremes condicionadores, maquiagens (*blush*, lápis de olhos, batons), medicamentos tópicos (pomadas para assaduras), polimento de móveis e sapatos, couro, prevenção de corrosão metálica, papel, tintas, tecidos, casacos de pele, óleos de corte, ceras, produtos veterinários.
- **Antraquinona:** corantes (tecido de algodão), medicações anti-inflamatórias, medicações antimicrobianas, laxantes, plantas medicinais contendo derivados de hidroxiantraquinona, inseticidas, repelentes; repelentes de pássaros, tintas, cosméticos.
- **Bálsamo do Peru:** perfumes, cosméticos (desodorantes, loções após barba, talco de bebês, bronzeador, xampu, condicionador), protetor solar, agentes flavorizantes em alimentos e bebidas, medicamentos tópicos, antissépticos, cimento dental, creme dental, tintura de benjoim, pele de frutas cítricas, pesticidas, ábaco.
- **BHT:** cosméticos, alimentos, medicamentos, pasta de dente, cremes de barbear, tintas, colas, óleos de corte, solventes, materiais de revestimento, fluido de embalsamar, combustível de avião, derivados de petróleo, borracha.

- **Bicromato de potássio (cromo):** pigmentos de cosméticos, pigmento verde de tatuagem, pigmento de cerâmica, agente de fixação de cor (em tecidos, em feltro verde, em couro), tintas de impressão, sabões em barra, creme de barbear, linha de sutura (categute e seda), agulhas de acupuntura, próteses ortopédicas, Implantes dentários, detergentes, cera de chão, químicos de fotografia, cimento, argamassa, concreto, tijolos, enchimento de epóxi, *drywall*, madeira prensada tratada, fungicida em veterinária, colas, placas eletrônicas, galvanização, óleos de corte, explosivos, fogos, cabeça de fósforo.
- **Bronopol:** fluidos metálicos, tanques para estocar óleos e fluidos, químicos para agricultura (pesticidas, biocidas), fluidos congelantes, tintas aquosas, adesivos, colas, fábrica de papéis, gel de ultrassom, produtos para higiene bucal, desinfetantes de raízes de canal de dentes, detergentes, cosméticos (cremes, bases para maquiagem, cremes para cabelos, rímel, lápis de sobrancelhas, xampus), cremes antibióticos e antifúngicos, caixa de areia para filhotes.
- **Budesonida:** medicamentos tópicos (corticosteroides).
- **Butilfenol para terciário (PTBP):** colas, adesivos, colas de sapatos, plásticos, produtos de borracha (calçados, bolsas, carteiras etc.), espuma, couro sintético (consequente a cola e adesivo), vernizes e resinas de laca, inseticidas, óleos sintéticos, tintas de impressão, papel de duplicação, cosméticos(delineador de lábios, desodorantes), peças (suspensórios) ortopédicas, peças de sutiãs, roupas de mergulho e "cintas" ou roupas de modelagem de corpo, roupas de sauna ou roupas "anticelulite", fraldas, equipamento esportivo, detergentes, germicidas fenólicos.
- **Benzocaína:** produtos pós sol, medicamentos para resfriados, xaropes para tosse, produtos para alívio de prurido, dor oral ou nasal, *sprays*, pomadas e géis para alívio de dores musculares, produtos de uso veterinário, pastilhas e *sprays* para dor de garganta, produtos para cuidados da região genital e anal.
- **Carba-mix:** equipamentos de segurança e industriais feitos com borracha natural, produtos de escritório, equipamentos de saúde, equipamentos esportivos de borracha, substâncias químicas para prevenir mofos ou bolores, volantes de automóveis, estofamentos emborrachados, manetes de câmbio, fungicidas, pesticidas e repelentes, preservativos (camisinha), diafragmas, brinquedos de borracha, mangueiras de jardim. Também encontrado em alguns sabões, xampus, desinfetantes adesivos e produtos antiferrugem.
- **Cloracetamida:** cremes, cremes condicionadores, desodorantes, emulsões, loções de banho, xampus, pesticidas, colas, fluidos de corte para metais, tintas, couro.
- **Cobalto:** objetos de metal, corante azul e verde (em cerâmica, esmaltes, vidro, porcelana, lápis), corante amarelo, azul e verde (tatuagem) corante castanho-claro em tintura de cabelos, cosméticos (sombra para olhos etc.), antiperspirantes, detergentes, alimentos de animais, fertilizantes de agricultura, filamento de lâmpadas, magnéticos, baterias com lítio, ferramentas industriais e de corte, elementos de solda, cimento, cerâmica, argila, *Drywall*, motores de avião, resina poliéster, papel adesivo de revestimento (*fly paper*), manufatura de plástico e borracha.
- **Clorhexedine, digluconato de:** géis, cremes, soluções orais, oculares e otológicas, pastas de dentes, enxaguantes bucais, lentes de contato, soluções antissépticas para a pele, cateteres e irrigações, pomadas para queimaduras, colutórios, aerossois, produtos para cuidados veterinários.
- **Cocoaminopropilbetaina (CAPB):** xampus para uso humano e veterinário, condicionadores, gel de banho, detergentes líquidos, creme dental, enxaguatórios bucais, cosméticos, removedor de maquiagem, solução para lente de contato.
- **Colofônia:** poeira de pinheiro em alimentos para animais, polidores de chão e de móveis, cosméticos (batom, rímel, corretivo, sombra para olhos), perfumes, laquê para cabelos, acabamentos de tecido, goma de mascar, adesivo em suturas de pele, selante em próteses dentárias (produzindo líquen plano oral), adesivos de neoprene (calção de sauna etc.), adesivos de calçados, tintas e vernizes em produtos de papel, tintas de jornais, adesivos de rótulos, fitas adesivas, soluções adesivas e ligantes, borracha natural e sintética, detergentes, desinfetantes (de pinho), fraldas, esmalte de unha, instrumentos musicais, medicações tópicas, ceras depilatórias, asfalto.
- **Diazolidinil ureia:** cosméticos em geral (xampus, condicionadores, sabonetes, hidratantes, protetores solares, desodorantes), medicamentos tópicos, produtos veterinários (xampus para cachorro etc.).
- **Disperse blue:** tecidos sintéticos coloridos (compostos de fibras inteiramente de poliéster, acetato e náilon ou, uma mistura destas com outros tipos de fibras), fraldas coloridas, armação de óculos, cintos de proteção (de carros), óculos de natação.
- **Etilenodiamina:** medicamentos, detergentes para roupas agindo como ativador de branqueamento, amaciantes, tintas, inseticidas, ceras sintéticas, polidores de metais, estabilizante em látex de borracha, endurecedores de resina epóxi, refrigerantes, óleo de corte, soluções anticongelamento, fungicidas, fibras, resinas.
- **Formaldeído:** cosméticos (são encontrados especialmente os preservativos liberadores de formaldeído), produtos de limpeza, produtos de lavanderia, couro, medicamentos, tecidos que não amassam, tintas, fixadores em laboratórios de patologia, manufatura de papeis, indústria da borracha e produção da borracha sintética, fertilizantes, plásticos e resinas, fluidos metálicos em indústrias, madeiras, luvas (tanto de látex como de PVC).
- **Hidrocortisona, butirato de:** medicamentos tópicos (corticosteroides).
- **Hidroquinona:** cremes clareadores para a pele, agentes de revelação fotográfica, fumaça de cigarro, produtos de borracha, estabilizadores de plástico, materiais acrílicos, vernizes, conservação de flores, produtos antimofo, conservantes de unha, prótese dentária, componentes de tintas, aditivos para motor.
- **Imidazolidinil ureia:** cosméticos em geral, medicamentos tópicos.
- **Irgasan/triclosan:** sabões antissépticos, sabões líquidos de máquina de lavar louça e de lavanderia, sabonetes em barra e líquidos, desodorantes e antiperspirantes, cremes dentais, escovas de dente, detergentes, talcos e *sprays* para pés, produtos para banho (loções de banho, xampus), cosméticos (cremes, loções, brilho labial), antisséptico bucal, roupas, plásticos usados em brinquedos, móveis e equipamentos de esporte, tábuas de corte (carne, legume,), produtos de papel descartável, luvas de polivinil, produtos veterinários, tecidos, creme/gel de barbear, produto de limpeza de casa.
- **Kathon CG:** nome comercial do conservante composto pela mistura de metilcloroisotiazolinona e metilisotiazolinona em proporções de 3:1. Está presente em cosméticos, produtos de limpeza, fluidos para usinagem e máquinas, emulsões em látex e tintas, radiografia, tintas de impressão, lenços umedecidos, medicamentos, adesivos e colas, amaciantes de roupas, pesticidas, agentes para curar o couro e tingir.
- **Lanolina:** cosméticos (hidratantes, maquiagens, batons, xampus, condicionadores, sabões e loções de limpeza, emolientes) medicamentos para lesões mamárias em lactantes.
- **Mercapto-mix:** equipamentos de segurança e industriais feitos com borracha natural, nitrila ou neoprene, produtos de escritório, equipamentos de saúde, equipamentos esportivos de borracha, volantes de automóveis, estofamentos emborrachados, manetes de câmbio.
- **Methyldibromoglutaronitrile:** adesivos, cosméticos, géis e loções de banho, xampus e condicionadores, produtos industriais, tintas de látex, detergentes, fluidos para trabalhos em metal, papel, papel-toalha.
- **Metoxi-6-n-pentil-4-benzoquinona:** flores.
- **Metilisotiazolinona (MI):** lenços umedecidos, produtos de uso pessoal principalmente para crianças, produtos para banho, maquiagem produtos para cabelos, produtos para unhas, ceras, hidratantes, filtros solares, tintas, colas, laques, óleos de corte, produtos de lavanderia, produtos de limpeza, removedores de manchas, amaciantes de tecidos, limpadores de vidros, couro.
- **Neomicina, sulfato de:** medicamentos tópicos (antibióticos), vacinas, desodorantes, sabonetes, alimentos de animais domésticos, produtos veterinários.

- **Nitrofurazona (Furacin®):** produtos veterinários, pomada e solução para queimadura e infecções cutâneas.
- **Paládio:** componentes elétricos, bijuterias, ouro branco, próteses dentárias.
- **Parabenos:** medicamentos tópicos e cosméticos.
- **Parafenilenodiamina:** tinta de cabelo, tatuagem de hena preta, borracha, corantes de couro (raramente), fotocópia, litografia, óleos, graxas, gasolina.
- **Perfume mix-1:** perfumes, cosméticos, produtos de higiene pessoal, sabonetes, detergentes, medicamentos, loções antissépticas, agentes flavorizantes em bebidas e alimento, inseticidas, fungicidas.
- **Perfume mix-2:** perfumes, cosméticos, sabões, espumas de banho, desodorantes, detergentes de lavanderia e produtos de higiene pessoal, agentes flavorizantes de bebidas e alimentos, pesticida, repelentes de insetos, antissépticos.
- **PPD-mix:** pneus, cintos, máscaras, mangueiras, cabos, luvas, rolhas escuras, botas, sapatos, equipamentos médicos e de laboratório, elásticos de roupas pretos, pulseiras de relógio pretas, óculos de natação de borracha escura, roupas de mergulho, bolas de *squash*, borrachas em aparelhos dentários, cabos de raquetes, corantes de cabelos e de roupas escuros.
- **Prometazina:** medicamentos, cremes para alergias.
- **Propilenoglicol:** cosméticos, medicamentos tópicos, vernizes e resinas sintéticas, compostos anticongelantes, alimentos (molhos para saladas), produtos de limpeza doméstica, tintas usadas em embalagens para alimentos, limpeza de equipamentos.
- **Propilgalato:** cosméticos (batons, hidratantes e *gloss*), hidratantes, creme para contorno de olhos, loções corporais, medicamentos tópicos, alimentos (margarina, manteiga de amendoim, biscoitos *wafle*, salsicha, cerveja, croissant, queijos, guloseimas da marca MM).
- **Quaternium 15:** cosméticos e produtos de uso pessoal, xampus, sabões, tinturas a látex, polidores e ceras, cimentos para junções, fluidos metálicos, adesivos, materiais de construção, papéis, tintas, soluções para tecidos, toner para fotocópias.
- **Quinolina-mix (clioquinol e clorquinadol):** antifúngicos, antibacterianos.
- **Resina epóxi:** produtos para moldar, tintas e adesivos de dois componentes, meio para microscopia eletrônica, materiais para escultura e arte, fabricação de compostos de epóxi em raquetes de tênis, esquis e circuitos de fios, capas protetoras, restauração dentária, fibra de vidro.
- **Resina toluenossulfonamida:** produtos para unhas (esmaltes, bases, brilho de esmaltes, unhas acrílicas, produtos para secagem de esmalte, endurecedor e fortificante, produtos para cutícula), adesivo para resina, filmes, nitrocelulose, laca de vinil.
- **Sesquiterpene-lactone-mix:** medicamentos, cosméticos, perfumes, chás, plantas (margarida, crisântemo, alface, endívia, alcachofra, calêndula, tabaco, dente de leão, folha de louro).
- **Sulfato de níquel:** objetos de metal (bijuterias, brincos, anéis, colares, pulseiras, zíper, fivela de cintos, relógio, clips, curvador de cílios, cortador de unhas, embalagem de batom, pincel de maquiagem, laminas de barbear, botões, botões de fecho, armação de óculos, chaves, moedas, parafusos, telefone celular, *tablets*, i-Pod, canetas de metal, agulhas, tesouras, acendedor de cigarros, abridor de cartas, objetos de cozinha, instrumentos de metal em geral, ferramentas, instrumentos musicais, implantes ortopédicos, implantes dentários, ouro branco (10K e 14K), dispositivos elétricos, óleos de corte, *chips* eletrônicos, tintas para tecidos (azul, *navy*, turquesa, verde e cinza), couro (verde e turquesa), tintas, cerâmica, papel de parede, esmaltes, cosméticos (como contaminante do óxido de ferro) fumaça de cigarros, inseticidas, incineradores.
- **Terebintina:** tintas de impressão, cosméticos (esmalte de unhas, batons, sabonetes), ceras usadas na depilação, vernizes, cordas de instrumentos musicais, adesivos e colas, fraldas, produtos odontológicos, papel fotográfico, papéis reciclados.
- **Thioureia:** produtos de borracha sintética (luvas de neoprene, roupas de mergulho, máscaras), silicone, próteses mamárias de silicone, fones de ouvido, protetores de ouvido, óculos de proteção ou natação.
- **Tioglicolato de amônio:** formulações para permanente em cabelos, formulações para alisamento dos cabelos, ceras depilatórias.
- **Timerosal:** soluções de lentes de contato, soluções oftalmológicas, vacinas e tinturas para tatuagem, soluções oftalmológicas, vacinas.
- **Tiuram-mix:** equipamentos de segurança e industriais feitos com borracha natural, produtos de escritório, equipamentos de saúde, equipamentos esportivos de borracha, substâncias químicas para prevenir mofos ou bolores, volantes de automóveis, estofamentos emborrachados, manetes de câmbio, fungicidas, pesticidas e repelentes, preservativos (camisinha), diafragmas, brinquedos.
- **Trietanolamina:** cosméticos, produtos dermatológicos, sobretudo protetores solares, medicamentos tópicos, especialmente gotas otológicas para remover cerume, óleos de corte, canetas de marcação fluorescentes, como aditivo ao cimento (para aumentar a ligação à água, a resistência ao congelamento), como um inibidor de corrosão, para a produção de auxiliares têxteis ou herbicidas.
- **Tixocortol, pivalato de:** medicamentos tópicos (corticosteroides).

Outros testes para o diagnóstico da dermatite de contato

- **Teste de aplicação aberto e repetitivo (ROAT):** usado para confirmar a presença de substância sensibilizante, principalmente em cosméticos. O produto é aplicado na dobra cubital do braço ou na região escapular, 2 vezes ao dia, durante 7 dias. Aplica-se aproximadamente 0,5 mL do produto numa área de 10 por 10 cm. A resposta positiva deverá surgir entre 2 a 4 dias, mas pode ser necessário manter aplicação por até 3 semanas para não perder reações tardias. A presença de reação positiva confirma a DAC desencadeada por uma substância positiva no teste epicutâneo e também no produto utilizado; entretanto reações irritantes podem ocorrer. Deste modo, a resposta positiva reforça a suspeita de que o produto causou a reação, mas não a classifica em reação alérgica ou irritativa.
- **Teste aberto (*open test*):** recomendado como primeiro passo para testar substâncias ou produtos desconhecidos, como tintas, colas, óleos, detergentes, produtos de limpeza, entre outros. O material é aplicado sobre a pele normal (geralmente região retroauricular ou face interna do antebraço) onde espalha-se naturalmente, sem oclusão posterior. A primeira leitura é realizada após 30 a 60 minutos, para avaliar reações imediatas e a segunda é feita após 3 a 4 dias.
- **Fototeste de contato:** realizado quando há suspeita de dermatite de contato fotoalérgica (DCFA). A técnica é semelhante à do teste fechado, e as séries específicas para fotoalérgica e/ou substâncias suspeitas são aplicadas em duplicata, no dorso superior; após 48 horas os testes são retirados e a primeira leitura é realizada. A seguir, um dos lados é irradiado com UVA (5 a 10 J/cm^2) e o outro é protegido com material opaco a UVA. Após 48 horas, uma nova leitura é realizada, comparando-se os resultados entre o lado irradiado e o não irradiado. As leituras seguem os mesmos critérios para o teste epicutâneo (Quadro 12.6).

Quadro 12.6 Respostas possíveis no fototeste de contato

Diagnóstico	Lado irradiado	Lado coberto
Dermatite alérgica de contato (DAC)	Resposta com mesma intensidade em ambos os lados	
Dermatite de contato fotoalérgica (DCFA)	Positivo	Negativo
DAC + DCFA	Resposta positiva mais intensa em relação ao lado contralateral	Positivo

TRATAMENTO DA DC[99-107]

O manejo terapêutico da dermatite de contato deve sempre incluir:

- Interrupção do contato com o agente responsável pela dermatose.
- Reestabelecimento da barreira cutânea.
- Tratamento das lesões ativas.

Afastamento do agente responsável

A identificação do agente etiológico da DC é o primeiro passo para controle da doença. A história clínica e os testes de contato contribuem para identificação dos agentes. Na DAC, o resultado do teste de contato ajudará na investigação do agente causador da dermatose. Já na DCI, a definição da substância suspeita se baseará na anamnese e na localização das lesões.

É essencial que o paciente seja bem orientado sobre os mecanismos que ocasionam a doença e a evolução esperada caso haja nova exposição a irritantes e alérgenos. O sucesso depende não só do tratamento das lesões ativas, mas, principalmente, de mudanças comportamentais tanto no ambiente doméstico como no laboral.

É fundamental oferecer alternativas ao paciente para evitar o contato com o agente em questão, de preferência fazendo a substituição dos produtos que contém o irritante ou alérgeno por outros de diferente natureza. A orientação ao paciente sobre o uso dos produtos livres das substâncias responsáveis pela DC, muitas vezes, é difícil. Vários sites da internet, alimentados por grupos de estudos em dermatite de contato e alguns aplicativos, relacionam os produtos hipoalergênicos.

Como nem sempre é possível identificar e eliminar todos os agentes causadores da dermatite de contato, medidas para a proteção da pele são necessárias para se obter melhora clínica e impedir recidivas, como uso de cremes de barreira e equipamentos de proteção.

Reestabelecimento da barreira cutânea

Os hidratantes favorecem o reestabelecimento da camada córnea, mantendo a integridade de pele e evitando a penetração de irritantes e sensibilizantes (barreira). Os produtos perfumados e à base de lanolina apresentam maior potencial de sensibilização quando comparados à vaselina e, por isso, devem ser evitados.

Tratamento das lesões ativas

Para o tratamento das lesões clínicas, há várias alternativas. A escolha da terapêutica depende da intensidade do quadro clínico e da fase do eczema (agudo, subagudo ou crônico).

No eczema agudo, devem-se utilizar compressas úmidas com água boricada, solução de Burow ou água de Alibour 1/10 ou 1/20 para adstringência. Nas fases agudas e subagudas, os corticosteroides devem ser prescritos preferencialmente sob a forma de creme, enquanto a fase crônica exige um veículo mais oleoso sob a forma de pomada ou unguento, já que as lesões são secas.

No eczema agudo, os anti-histamínicos por via oral são úteis apenas no controle do prurido, sem ação no mecanismo da dermatite de contato.

Se houver infecção secundária, antibióticos devem ser prescritos, de preferência por via sistêmica, uma vez que os tópicos são sensibilizantes comuns.

É importante, como já exposto, realizar o tratamento da fase aguda das lesões, possibilitando a investigação com os testes de contato posteriormente, quando indicados.

Tratamentos tópicos

Corticosteroides

O corticosteroide tem ação anti-inflamatória, antiproliferativa e imunossupressora. Esteroides tópicos contraem os capilares da derme superficial, reduzindo o eritema local. Além disso, reduzem a inflamação por meio da redução da permeabilidade capilar, migração de leucócitos e inibem a ativação das CT. Diversos fatores devem ser levados em consideração na prescrição dos corticosteroides tópicos: local da aplicação; potência, tempo e frequência do uso da medicação; e o veículo utilizado.

O tratamento das lesões ativas pode ser realizado com corticosteroideterapia tópica, em geral de 2 a 4 semanas. Para os casos mais crônicos, nos quais predomina a liquenificação, recomenda-se o uso de corticosteroides tópicos de alta potência; já para casos agudos e menos exuberantes, ou que acometam áreas mais sensíveis (face e flexuras), opta-se pela utilização de corticosteroides tópicos de média ou baixa potência.

Nos casos mais graves, devemos optar pelo tratamento sistêmico.

O uso generalizado e a longo prazo de corticosteroides tópicos potentes pode produzir atrofia cutânea local e efeitos adversos sistêmicos.

Imunomoduladores

Os inibidores da calcineurina são uma opção de tratamento na dermatite de contato. Tacrolimo e pimecrolimo são imunomoduladores tópicos com eficácia anti-inflamatória. Atualmente são considerados uma alternativa promissora aos corticosteroides tópicos nos casos de dermatite de contato de mãos e/ou pés. Podem ser também indicados nos casos de dermatite de contato localizada em áreas com maior risco de atrofia com uso de corticosteroides, como dobras, face e genitais.

A calcineurina é uma proteína citoplasmática envolvida na ativação das células T. Sua atividade depende da ligação com imunofilinas (receptores citoplasmáticos) e calmodulinas presentes nos linfócitos. A ligação das células apresentadoras de antígeno (células de Langerhans) aos linfócitos T ocasiona um aumento dos níveis de cálcio livre dentro dos linfócitos. O cálcio liga-se à calmodulina, ativando a calcineurina e esta provoca a desfosforilação do fator ativador de células T (NF-AT), provocando a liberação citocinas. Os inibidores da calcineurina bloqueiam a via de sinalização para ativação das células T, inibindo a produção de citocinas inflamatórias.

Pimecrolimo: derivado da ascomicina, substância proveniente do fungo *Streptomyces hygroscopicus*. Sua apresentação é em creme a 1% e tem ação anti-inflamatória. O pimecrolimo bloqueia a liberação de IL-2 e INF-γ (inibindo a ação dos linfócitos Th1) e IL-4 e IL-10 (inibindo a ação dos linfócitos Th2). Além disso, é capaz de inibir a produção de TNF-α e substâncias pró-inflamatórias, como a histamina.

Tacrolimo: imunomodulador derivado do fungo *Streptomyces tsukubaensis*. As apresentações são em pomada a 0,03% e 0,1%. O primeiro é recomendo para crianças até 16 anos e o segundo, para adultos.

Suas propriedade hidrofílica e de baixo peso molecular conferem à droga maior permeabilidade na pele. Parece não haver risco de atrofia com o uso prolongado da medicação.

O tacrolimo age por meio da ligação com a imunofilina FKBP12 no citoplasma do linfócito T, formando um complexo que inibe a calcineurina. Consequentemente, não ocorrerá a desfosforilação do fator ativador de células T, processo essencial para que ocorram a transcrição do gene da IL-2 e a ativação dos linfócitos T.

Tratamentos sistêmicos

Corticosteroides

Trata-se da droga imunossupressora mais utilizada para tratamento das dermatites, por inibir de maneira inespecífica a ação e a expressão da maioria das citocinas envolvidas nas vias Th0, Th1 e Th2. É indicado para controle das reativações agudas das dermatites crônicas, mas seu uso deve ser restrito em virtude do risco de bloqueio do eixo hipotálamo-pituitária-adrenal. Efeitos adversos comuns são doença de Cushing, diabetes, hipertensão, úlcera péptica, osteonecrose, ganho ponderal e infecções oportunistas.

A prednisona na dose de 1 mg/kg/dia (em dose única pela manhã), com diminuição progressiva da dose, é a droga mais utilizada, embora possam ser utilizados prednisolona e deflazacorte.

Metotrexato (MTX)

É um análogo sintético do ácido fólico que atua como agente antimetabólico. A droga atua competitivamente, inibindo a formação de folatos, essenciais para a síntese de DNA e RNA. Tem efeitos antiproliferativo, anti-inflamatório e imunossupressor.

Embora sua indicação seja para tratamento de doenças neoplásicas (linfomas e leucemias), psoríase e artrite reumatoide, há evidências da sua capacidade de inibir a migração de células T para certos tecidos e induzir o efeito anti-inflamatório por aumentar a produção de adenosina.

Está indicado para o tratamento dos eczemas de contato crônicos, de difícil controle e com tendência à generalização, quando o uso dos corticosteroides pode induzir efeitos adversos graves. A dose pode variar entre 15 e 30 mg por semana, por via oral, até controle da dermatose.

O metotrexato é geralmente bem tolerado. Os principais efeitos colaterais incluem hepatotoxicidade, sintomas gastrointestinais e mielossupressão. Devem-se monitorizar as funções hepática e renal durante o tratamento.

Azatioprina

Trata-se de um análogo da purina, indicado nos transplantes renais e artrite reumatoide. Promove a inibição inespecífica da divisão celular na fase de mitose, o que causa a inibição de células de reprodução rápida, como células apresentadoras de antígenos e secundariamente linfócitos B e T (Th1 e Th2). Pode ser utilizada nas formas recalcitrantes de eczema das mãos ou formas disseminas da dermatite.

Micofenolato mofetil

É um agente antimetabólito usado para imunossupressão nos transplantes renal, cardíaco e hepático. Essa medicação está indicada nas formas graves de dermatite atópica e seu uso na DC não está bem estudado.

Ciclosporina

A ciclosporina é uma droga derivada dos fungos do solo *Tolypocladium inflatum* e *Cylindrocarpon lucidum*. É um eficiente agente imunossupressor cujo principal mecanismo de ação é inibir a ativação dos linfócitos T. A droga deve ser utilizada apenas nos eczemas crônicos extensos e de difícil controle ou que estejam em uso prolongado de corticosteroides. A dose utilizada é de 2 a 3 mg/kg/dia, via oral, por no mínimo 6 a 8 semanas. Deve-se realizar controle da função renal e da pressão arterial periodicamente durante o tratamento.

Antagonistas de TNF-α

Infliximab

Atua por inibição na produção de TNF-α, diminuindo a diferenciação e a proliferação das células Th1. Os estudos são ainda limitados, restringindo-se a relatos de casos.

Adalimumab

Sua ação é semelhante à do infliximab, e esta droga também conta com estudos ainda limitados.

Antagonistas do receptor-α da IL-4 (dupilumab)

É capaz de bloquear a cascata que sinaliza IL-4 e IL-13, inibindo a atividade dos genes que regulam proliferação epidérmica, ativação das células T e vias inflamatórias, além de estimular a ação de genes associados à função da barreira (produção de lipídeos e estrutura). Estudos recentes têm demonstrado que o dupilumab pode ser opção de tratamento nas formas resistentes de DAC, embora testes de contato positivos tenham sido observados em pacientes em uso desta droga.

Fototerapia

A terapêutica pior meio da radiação ultravioleta se baseia em suas propriedades anti-inflamatória, imunossupressora, antiproliferativa e indutora de apoptose no infiltrado celular inflamatório.

O tratamento com fototerapia deve ser reservado para os casos graves de dermatite de contato ou nos pacientes dependentes de corticosteroide, em que a terapêutica auxilia na redução progressiva e retirada da droga. O tratamento pode ser feito com PUVA ou UVB de banda estreita (UVB-NB).

No tratamento com PUVA, a dose recomendada de psoralênico (8-metoxi-psoralênico) é de 0,4 a 0,6 mg/kg, ingerida 1 a 2 horas antes da sessão de fototerapia. A dose inicial de UVA varia de 0,5 a 1 J/cm^2 de acordo com o fototipo do paciente, sendo aumentada progressivamente no decorrer das semanas. O número de sessões varia de 2 a 3 por semana.

O PUVA tópico é realizado utilizando-se o trissoralen 0,5% a 1% em álcool ou loção lanete, aplicado 30 minutos antes da fototerapia. A dose inicial é de 0,12 a 0,5 J/cm^2, devendo ser realizadas duas sessões por semana.

Na fototerapia com UVB NB, realizam-se duas sessões semanais e a dose inicial utilizada é a de 100 J/cm^2, aumentada no decorrer das sessões. UVB-NB é geralmente a fototerapia de escolha, sobretudo em quadros crônicos. Já a PUVA é bem indicada para pacientes com fototipo alto e quadros agudos.

Alitretinoína

A alitretinoína (ácido 9-cis-retinoico) é um retinoide sistêmico eficaz para o tratamento de eczema crônico de mãos refratário ao tratamento prévio com corticosteroides tópicos. Com mais de 2 mil pacientes incluídos em diferentes ensaios controlados, é a terapia para eczema crônico das mãos com o mais alto nível de evidência. Deve ser administrada na dose de 30 mg por dia após o café da manhã, por 24 semanas. O efeito adverso mais frequente observado é cefaleia (20%), relatada nos primeiros 10 dias e resolvida sem interrupção da medicação. O ressecamento das mucosas é observado em menor incidência do que com outros retinoides. Antes de sua indicação, deve-se lembrar que é uma droga teratogênica.

Referências bibliográficas

1. Lewallen R, Feldman SR. Introduction to contact dermatitis. In: Lewallen R, Clark A, Feldman SR editors. Clinical handbook of contact dermatitis, diagnosis and management by body region. Boca Raton FL: CRC Press; 2015;1-5.
2. GA Johnston, LS Exton, MF Mohod Mustapa et al. Brtitsh Association of Dermatologist's guidelines for the management of contact dermatitis. Br J Dermatol. 2017;176(2):317-329.
3. Rustemeyer T, van Hoogstraten IMV, von Blomberg BME. In: Contact Dermatitis 5rd Johansen JD, Frosh PJ, Lepoittevin JP ed. Spring-Verlag, Berlin. 2011:43-90.
4. Rietschel RL, Fowler JF. The Pathogenesis of Allergic Contact Hypersensitivity. In: Rietschel RL, Fowler JF, editors. Fisher's Contact Dermatitis. 6rd ed. Philadelphia: Lippincott Williams & Wilkins; 2008:1-7.
5. Marks JG, Anderson BE, DeLeo VA, editors. In: Contact & Occupational Dermatology. 3rd ed. Philadelphia, New Delhi, London, Panama: Jaypee; 2016.
6. Frosch PJ, John SM. Clinical Aspects of Irritant Contact Dermatitis. In: Johansen JD, Frosch PJ, Lepoittevin-P. Contact Dermatitis. 5th ed. Springer-Verlag Berlin Heidelberg; 2011:415- 27.
7. Tan CH, Raoul S, Johnston GA. Contact dermatitis: allergic and irritant. Clin Dermatol. 2014 Jan-Feb;32(1):116-24.
8. Boonchai W, Thanomkitti K, Kasemsarn P. Occupational contact dermatitis in tertiary university hospital: a 5-year retrospective study. J Med Assoc Thai. 2014 Nov;97(11):1182-8.
9. Lurati AR. Occupational risk assessment and irritant contact dermatitis. Workplace Health Saf. 2015 Feb;63(2):81-7; quiz 88.
10. Lee HY, Stieger M, Yawalkar N, Kakeda M. Cytokines and chemokines in irritant contact dermatitis. Mediators Inflamm. 2013;916497.
11. Smith HR, Basketter DA, McFadden JP. Irritant dermatitis, irritancy and its role in allergic contact dermatitis. Clin Exp Dermatol. 2002;27:138.
12. Slodownik D, Lee A, Nixon, R. Irritant Contact Dermatitis: a review. Austral J Dermatol. 2008;49(1):1-9.
13. Ale IS, Maibach HI. Irritant contact dermatitis. Rev Environ Health. 2014;29(3):195-206.
14. Houle MC, Holness DL, DeKoven J. Occupational Contact dermatitis: an individualized approach to the worker in dermatitis. Current Dermatol Rep. 2021;14:1-10.
15. Adler BL, De Leo V. Allergic contact Dermatitis. JAMA. 2021;157(3):364.
16. Mowad CM, Marks Jr JG. Allergic contact dermatitis. In: Bologna J, Jorizzo JL, Schaffer JV, editors. Dermatology. 3rd ed. Elsevier Saunders; 2012:233-248.
17. Castaneda MP, Zug KA. Allergic contact dermatitis. In: Goldsmith LA, Katz SI, Gilchrest BA, Paller AS, Leffel DJ, Wolff K editors. Fitzpatrick's Dermatology in general medicine. 8rd ed. New York, Mc Graw-Hill; 2012:152-164.

18. Koppes SA, Engebretsen KA, Agner T, Angelova-Fischer I et al. Current knowledge on biomarkers for contact sensitization and allergic contact dermatitis. Contact Dermatitis. 2017 Jul;77(1):1-16.
19. Meixiong J, Anderson M, Limjunyawong N et al. Activation of mast-cells expressed mast related g-protein-coupled receptors drives non-histaminergic itch. Immunity. 2019;50:1163-71.
20. Topal FA, Zuberbier T, Makris MP et al. He role of IL17, IL 23, IL31 and IL33 in allergic skin diseases. Curr Opin Allergy Clin Immunol. 2020;20(4):367-73.
21. Bonefeld CM, Geisler C, Gimenéz-Arnau E, Lepoittevin JP, Uter W, Johansen JD. Immunological, chemical and clinical aspects of exposure to mixtures of contact allergens. Contact Dermatitis. 2017 Sep;77(3):133-142.
22. Yeung K, Mraz V, Geisler C et al. The role of IL1β in the immune response to contact allergens. Contact Dermatitis. 2021;85:387-97.
23. Mang R, Stege H, Krutmann. Mechanisms of Phototoxic and Photoallergic reactions. In Johansen JD, Frosch PJ, Lepoittevin-P, editors. Contact Dermatitis. 5th ed. Springer--Verlag, Berlin Heidelberg; 2011:155-63.
24. Ketlubay Z, Sevim A, Engin B, Tüzün Y. Photodermatoses, including phototoxic and Photoallergic reactions (internal and external). Clinics in Dermatol. 2014:32(1):73-79.
25. Kim WB, Shelley AJ et al. Drug induced phototoxicity: a systematic review. J Am Acad Dermatol. 2018;79:1069.
26. Monteiro AF, Rato M, Martins V. Drug-induced photosensitivity: photoallergic and phototoxic reactions. Clin Dermatol. 2016:34-571.
27. Khandpur S, Porter RM, Boulton SJ et al. Drug-induced photosensitivity: new insights into pathomechanisms and clinical variations through basic ans apllied science. Br J Dermatol. 2017;176:902.
28. Honari G. Photoallergy. Rev Environ Health. 2014;29(3):233-42.
29. Deleo VA, Alexis A, Warshaw EM, Sasseville D, Maibach HI, DeKoven J, Zug KA, Belsito DV, Fowler JF Jr, Marks JG, Mathias CG, Pratt MD, Rietschel RL, Storrs FJ, Taylor JS, Zirwas M. The association of race/ethnicity and patch test results: north American contact dermatitis group,1998-2006. Dermatitis. 2016;27(5):288-92.
30. Jacob SE; Brancok N, Kerr A. Diagnosis and management of allergic contact dermatitis in children: common allergens that can be easily missed. Curr Opin Pediatr. 2017; 29(4):443-447.
31. Duarte I, Figueiredo M. Dermatite de contato na infancia. Pediatria moderna. 2014;11:484-90.
32. Duarte I, Kobata C, Lazzarini R. Dermatite de contato em idosos. An Bras Dermatol. 2007;82:135-40.
33. Cotton CH, Duah CG, Matiz C. Allergic Contact Dermatitis Due to Methylisothiazolinone in a Young Girl's Laundry Detergent. Pediatr Dermatol. 2017;34(4):486-487.
34. Lazzarini R, Duarte I, Sumita J, Minicelli R. Dermatite alérgica de contato em pedreiros num serviço na especializado em dermatoses ocupacionais. Na Bras Dermatol. 2011;87(4):567-71.
35. Lampel HP, Powell HB. Occupational and hand dermatitis: a practical approach. Clin Rev Allergy Immunol. 2019;56(1):60-71.
36. Houle MC, Holness DL, DeKoven J. Occupational contact dermatitis: an individualized approach to the workers in dermatitis. Curr Dermatol Rep. 2021;14:1-10.
37. Panfill E, Esposito S, Di Cara G. Temporary Black Henna Tattoos and Sensitization to para-Phenylenediamine (PPD): Two Pediatric Case Reports and a Review of the Literature. Int J Environ Res Public Health. 2017;14(4):421.
38. Lembo S, Lembo C, Patruno S, Cuomo P, Ayala F, Balato N, Balato A. Contact sensitization of children referred to the Dermatology Department of the University Federico II of Naples, Italy: a two-decade years history. G Ital Dermatol Venereol. 2017 Mar 14.
39. Ortiz SJM, Martinez EA, Subiabre FD, Martinez AMV, Oyanguren JC, Ninet VZ. Dermatitis alérgica de contacto a parafenilenodiamina por tatuajes con henna en población pediátrica / Para-Phenylenediamine allergic contact dermatitis due to henna tattoos in a child and adolescent population An Pediatr (Barc). 2017;86(3):122-126.
40. Warshaw EM, Raju IS, Fowler Jr JF, Maibach HI, Belsito DV, Zug KA, Rietschel RL, Taylor JS, Mathias TCG, Fransway AF, DeLeo VA, Marks, JG, Storrs FJ, Pratt MD, Sasseville D. Positive patch test reactions in older individuals: retrospective analysis from the north American contact dermatitis group, 1994-2008. J Am Acad Dermatol. 2012;66(2):229-40.
41. Duarte I, Cunha JAJ, Lazzarini I. Contact dermatitis in a private office. What are the main sensitizers? Contact Dermatitis. 2011;22(4):225-6.
42. Lazzarini R, Duarte I, Sumita J, Minicelli R. Dermatite alérgica de contato em pedreiros num serviço na especializado em dermatoses ocupacionais. Na Bras Dermatol. 2011;87(4):567-71.
43. Brown SJ. Hand dermatitis in construction workers: a lesson in genetic epidemiology. Br J Dermatol. 2016;174(2): 263-5.
44. Friedman PS, Sanchez-Elsner T, Schnuch A. Genetics Factors in susceptibility to contact sensitivity. Contact Dermatitis. 2015;72(5):263-74.
45. Yucesoy B, Talzhanov Y, Barmada MM et al. Genetic basis of irritant susceptibility in health care workers. J Occup Environ Med. 2016;58(8):753-9.
46. Dittmar D, Schuttelaar M L. Immunology and genetics of tumor necrosis factor in allergic contact dermatitis. Contact Dermatitis. 2017;76(5):257-71.
47. Jacob SE, Lipp MB, Suh E, Goldenberg A. Practice Patterns of Dermatologists in the Pediatric Contact Dermatitis Registry. Pediatr Dermatol. 2017;34(4):408-412.
48. Simonsen AB, Johansen JD, Deleuran M, Mortz CG, Sommerlund. Contact allergy in children with atopic dermatitis: a systematic review. Br J Dermatol. 2017:177(2):395-405.
49. Hamann CR, Hamann D, Egeberg A, Johansen JD, Silverberg J, Thyssen JP. Association between atopic dermatitis and contact sensitization: a systematic review and meta-analysis. J Am Acad Dermatol. 2017;77:70-8.
50. Jacob SE, Mc Gowan M, Sliveberg NB, Pelletier JL, Fonacier L, Silverberg NB, Pelletier, Janice L, Moudiscas NP, Scherman A, Goldenberg A. Pediatric Contact Dermatitis Registry Data on Contact Allergy in Children with Atopic Dermatitis. JAMA Dermatol. 2017;153(8):765-770.
51. Rundle CW, Bergman D, Goldenberg A, Jacob SE. Contact dermatitis considerations in atopic dermatitis. Clin Dermatol. 2017;35(4):367-374.
52. Atherton DJ. Understanding irritant napkin dermatitis. Int J Dermatol. 2016;55(Suppl.1):7-9.
53. Cohen B. Differential Diagnosis of Diaper Dermatitis. Clinical Ped. 2017;56(5S):165-225.
54. Farage MA, Katsarou A, Maibach HI. Sensitive Skin. Sensory, Clinical, and Physiological Factors. In: Handbook of Cosmetic Science and Technology. 4th ed. Taylor & Francis Group; 2014:59-69.
55. Duarte I, Silveira JE, Hafner MFS et al. Sensitive skin: review of an ascending concept. An Bras Dermato. 2017;92(4):521-5.
56. Richters R, Falcone D, Uzunbajakava N et al. What Is Sensitive Skin? A Systematic Literature Review of Objective Measurements. Skin Pharmacol Physiol. 2014;28(2):75-83.
57. Querleux B, Lacharrière O. Neurophysiology of Self-Perceived Sensitive-Skin Subjects by Functional Magnetic Resonance Imaging. In: Handbook of Cosmetic Science and Technology. 4th ed. Taylor & Francis Group; 2014.71-75.
58. Lachapelle JM. Allergic contact dermatitis: clinical aspects. Rev Environ Health. 2014;23(3):185-194.
59. Lachapelle JM. The hand: an anatomoclinical approach. In: Alikhan A et al. Textbook of Hand Eczema. DOI 10.1007/978-3-642-39546-8_1. Springer-Verlag Berlin Heidelberg. 2014, cap 1.
60. Sheehan MP, Huynh M, Chung M, Zirwas M, Feldman SR. Hands. In: lewallen R, Clatk A, Feldman SR. Clinical Handbook of Contact Dermatitis. Diagnosis and Management by Body Region. CRC press. Taylor & Francis Group Boca Raton, FL. USA. 2015.36-42.
61. Pongparoij K, Puanget P, Thaiwat S, McFadden JP. Diagnosing Allergic Contact Dermatitis Through Elimination, Perception, Detection and Deduction. 2017. Am J Clin Dermatol. 15: DOI 10.1007/s40257-017-0287-8.
62. Pngpairoj K et al. Proposed ICDRG Classification of the Clinical Presentation of Contact Allergy. Dermatitis. 2016;27(5):248-58.
63. Bonamonte D, Foti C, Vestia MAG. No eczematous Contact Dermatitis. ISRN Allergy. 2013;15:3611746. DOI:10.1155/2013/361746.
64. Antii Lauerma, Immunologic Contact Urticaria. In: Contact Urticaria Syndrome. Ana M. Gimenez-Arnau and Howard I. Maibach, editors. Boca Raton. CRC Press; 2015. cap 10.
65. Ardern-Jons MR, Lu HY. In: Rook's textbook of Dermatology 9rd. Cholmen R, Barker J, Gniffittins C, BlekerT, Creamer D. Willey Blacwell, Oxford; 2016. 118.4.
66. Rietschel RL, Fowler JF. The Pathogenesis of Allergic Contact Hypersensitivity. In: Rietschel RL, Fowler JF, editors. Fisher's Contact Dermatitis. 6rd ed. Philadelphia: Lippincott Williams & Wilkins; 2008. p. 120-23.
67. Vein NK, Menne T. In: Contact Dermatitis 5rd Johansen JD, Frosh PJ, Lepoittevin JP ed. Spring-Verlag Berlin. 2012;347-60.
68. Baeck M, Chemelle JA, Nicolas JF, Terreux R. Corticosteroid cross-reactivity: clinical and molecular modeling tools. Allergy. 2011;66(10):1367-74.
69. Berbegal L, DeLeon FJ, Silvestre JF. Reacciones de hipersensibilidade a corticoides. Actas Dermo-Sifilográficas. 2016;107(2):107-15.
70. Kalavala M et al. Tixocortol pivalate: what is the right concentration? Contact Dermatitis. 2007;57(1):44-6.
71. Gilssen L, Goossens A. Frequency and trends of contact allergy to and iatrogenic contact dermatitis caused by topical drugs over a 25-year period. Contact Dermatitis. 2016;75(5):290-302.
72. Pratt MD et al. Patch test reactions to corticosteroids: retrospective analysis from the North American Contact Dermatitis Group 2007-2014. Dermatitis. 2017;28(1):58-63.
73. Dumycz K, Osinka K, Feleszk W. Contact allergens in topical corticosteroid vehicles: analysis of product composition. Contact Dermatitis. 2017;76(4):254-5.
74. Breuer K, Uter W, Geier J. Epidemiological data on airborne contact dermatitis-results of the IVDK. Contact Dermatitis. 2015;73(4):239-47.
75. Schloemer JA, Matthew JZ, Burkhart CG. Airborne contact dermatitis: common causes in the USA. Intern. J Dermatol. 2015;54(3):271-4.
76. Amsler E et al. Airborne allergic contact dermatitis caused by isothiazolinones in water--based paints: a retrospective study of 44 cases. Contact Dermatitis. 2017;77(3):163-170.
77. Perper M, Cervantes J, Eber AE, Tosti A. Airborne contact dermatitis caused by fragrance diffusers in Uber cars. Contact Dermatitis. 2017;77(2):116-7.
78. Brien CM, Sharon EJ. Carmine red: a potentially overlooked allergy in children. Dermatitis. 2019;29(2):92-3.
79. Huynh M, Sheehan MP, Chung M, Zirwas M, Feldman SR. Face. In: Lewallen R, Clark A, Feldman SR. Clinical Handbook of Contact Dermatitis- diagnosis and management by body region. Boca Raton, 2015. Fl. CRC Press Cap. 3.
80. Johasen JD et al. European Society of Contact Dermatitis guideline for diagnostic patch testing – recommendations on best practice. Contact Dermatitis. 2015;73(4):195-221.
81. Uter et al. Re International survey on skin patch test procedures, attitudes and interpretation. LK Tanno et al. WAOJ (2016) 9:8. World Allergy Organization Journal. 2017;10:18. DOI 10.1186/s40413-017-0149-0.
82. Contact Dermatitis Brazilian Studying Group. Multicentric study for the development of a standard Brazilian Patch Test Series. An Bras Dermatol. 2002;75:147-56.

83. Fregert S. Manual of Contact Dermatitis. 2nd ed. Munksgaard, Copenhagen: Year Book Medical Publishers; 1981. Chapter 10, Patch Testing; p. 71-81.
84. Lazzarini R, Duarte I, Ferreira AL. Testes de contato. An Bras Dermatol. 2016;88(6): 879-99.
85. Duarte I, Tanaka G, Suzuki N, Lazzarini IR, Lopes A, Volpini B, Castro PC. Bateria de testes padrão preconizada pelo GBEDC, 2006-2012. An Bras Dermatol. 2014;88(6):1015-18.
86. Duarte I, Suzuki N, Pires MC, Melo MGM, Scherer MA. Multicentric study: patch tests sensitization in Brazil. Contact Dermatitis. 2014:70(1):76.
87. Duarte I, Lazzarini R, Buense R. Interference of the position of substances in an Epicutaneous patch test battery with the occurrence of false-positive results. Am J Contact Dermatitis. 2002;13:125-32.
88. Jacob S, Herro EM. Practical Patch Testing and Chemical Allergens in Contact Dermatitis. Springer-Verlag London; 2013.
89. Suzuki NM, Duarte I, Hafner MFS. Nickel exposes from Keys. An Bras Dermatol. 2017;92(5):734-5.
90. Duarte I, Mendonça R, Hafner MFS et al. Nickel, Chromium and Cobalt: the relevant allergens in Allergic contact dermatitis. An Bras Dermatol. 2018;93(1):59-62.
91. www.dermnetnz.org/topics/compositae-allergy. Acesso em: 8 abr. 2017.
92. Arribas MP et al. Dermatitis de contacto alérgica por fragancias. Part II. Actas Dermosifiliogr. 2013;104:29-37.
93. www.contactdermatitisinstitute.com. Acesso em: 13 maio 2017.
94. Marks JG, Anderson BE, DeLeo VA. Contact & Occupational Dermatology. Philadelphia, New Dehli, London, Panama: Jaypee; 2016.
95. Lindberg M, Matura M. Patch testing. In: Johansen JD, Frosch PJ, Lepoittevin J-P. Contact Dermatitis. Cap 24. 5th ed. Springer-Verlag Berlin Heidelberg; 2011. 439-474.
96. Brown GE, Botto N, Butler DC, Murase JE. Clinical utilization of repeated open application test among American contact dermatitis society member. Dermatitis. 2015;26(5):224-9.
97. Asemota E, Crawford G, Kovari C, Brod B. A survey examining photopatch test and phototest methodologies of contact dermatologists in the United States: plataform for developing a consensus. Dermatitis. 2017;28(4):265-269.
98. Gonçalo M et al. Photopatch testing: recommendations for European photopatch test baseline series. Contact Dermatitis. 2013;68(4):239-243.
99. Rietschel RL, Fowler JF. Treatment of Contact Dermatitis. In: Rietschel RL, Fowler JF, editors. Fisher's Contact Dermatitis. 6rd ed. Philadelphia: Lippincott Williams & Wilkins; 2008. 722-730.
100. Antonov D, Schliemann S, Elsner P. Hand dermatitis: a review of clinical features, prevention and treatment. Am J Clin Dermatol. 2015 Aug;16(4):257-270.
101. Walling HW, Swick BL. Update on the management of chronic eczema: new approaches and emerging treatment options. Clin Cosmet Investig Dermatol. 2010 Jul 28;3:99-117.
102. Das A, Panda S. Use of Topical Corticosteroids in Dermatology: An Evidence-based Approach. Indian J Dermatol. 2017 May-Jun;62(3):237-250.
103. Duarte I, Buense R, Kobata C. Fototerapia. An Bras Dermatol. 2006;81(1):74-82.
104. Wong E, Kurian A. Off-Label Uses of Topical Calcineurin Inhibitors. Skin Therapy Lett. 2016 Jan;21(1):8-10.
105. Kostner L, Anzengruber F, Guillod C, Recher M, Schmid-Grendelmeier P, Navarini AA. Allergic Contact Dermatitis. Immunol Allergy Clin North Am. 2017 Feb;37(1):141-152.
106. Patrizi A, Raone B, Ravaioli GM. Safety and Efficacy of Phototherapy in the Management of Eczema. Adv Exp Med Biol. 2017;996:319-331.
107. Blair HA, Scott LJ. Alitretinoin: A Review in Severe Chronic Hand Eczema. Drugs. 2016 Sep;76(13):1271-1279.

capítulo 13

Mayra Ianhez

Dermatite Atópica

INTRODUÇÃO E HISTÓRICO

A dermatite atópica (DA), também conhecida como "eczema" ou "eczema atópico", é uma das doenças inflamatórias mais comuns atendidas pelo dermatologista, estando entre as dez dermatoses mais frequentes no consultório dermatológico.[1] A doença é caracterizada por prurido intenso e lesões eczematosas recorrentes, com apresentação clínica heterogênea.[2] Embora a DA possa ocorrer em qualquer idade, a idade usual de início é na primeira infância, geralmente aos 3 a 6 meses de idade. Evidências sugerem que a dermatite atópica em adultos é comum, incluindo formas persistentes e de início tardio.[3,4]

O termo "atopia" origina-se da palavra grega *atopos*, ou seja, estranho ou incomum. O termo "eczema infantil" foi citado numa litografia da primeira enciclopédia dermatológica, publicada em 1900[5,6] (Figura 13.1). O termo "eczema atópico" foi empregado pela primeira vez na década de 1920. Uma década mais tarde, Hill e Sulzberger propuseram o nome "dermatite atópica".[5,7]

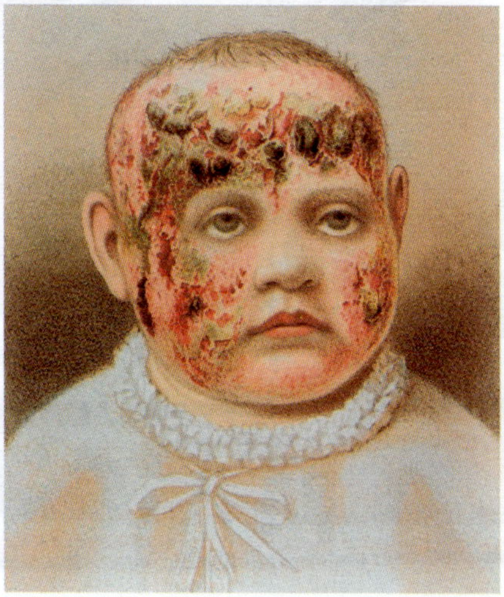

Figura 13.1 Imagem de uma litografia proveniente da primeira enciclopédia dermatológica publicada em 1900.

Eczema infantil: qualquer ponto do rosto pode ser a sede do processo eczematoso [...] reproduz um exemplo perfeito desse primeiro tipo (alteração a partir da face); vemos ali extraordinariamente ilesos as superfícies palpebrais e as bordas ciliares, o nariz e o queixo, as orelhas, embora o prurido fosse intenso, o coçar e o atrito enérgico.
Fonte: Imagem cedida pelo Prof. Bernard Cribier, em seu artigo intitulado "Imagens históricas da dermatite atópica".

EPIDEMIOLOGIA

É um dos distúrbios inflamatórios mais comuns, afetando até 20% das crianças e 10% dos adultos em países de alta renda. Globalmente, a prevalência de dermatite atópica está aumentando.[8,9] Um estudo recente em pacientes menores de 18 anos provenientes de 18 países diferentes mostrou uma prevalência que variou de 2,7% a 20,1%, sendo a prevalência mais alta no Brasil.[10]

Embora a prevalência da DA tenha se estabilizado em muitos países de alta renda, há um aumento em países de baixa e média renda. Um aumento significativo na prevalência nos últimos 30 anos sugere que os fatores ambientais são importantes na etiologia da dermatite atópica.[11] A chamada "hipótese da higiene" é frequentemente discutida como uma possível explicação, apoiada por um gradiente socioeconômico inverso e uma associação com maior número de irmãos afetados.[12,13]

ETIPATOGENIA

A fisiopatologia da DA envolve uma interação complexa entre a barreira epidérmica disfuncional, anormalidades do microbioma da pele e uma desregulação imunológica predominantemente do tipo 2 (Figura 13.2).[2] Existe um forte componente genético, com múltiplos mecanismos de risco genético. Mutações de perda de função no gene que codifica a filagrina (FLG) são as variantes genéticas mais fortes e consistentemente relatadas, apoiando um papel fundamental para a barreira da pele, pois a filagrina é uma importante proteína estrutural na epiderme.[14]

Embora a genética seja claramente importante na DA, a crescente prevalência global da doença destaca o papel dos fatores ambientais. Indivíduos com DA correm maior risco de ter asma, rinite alérgica e alergia alimentar e podem ter maior risco de uma ampla gama de resultados psicossociais e de saúde.[2]

A falha da barreira cutânea atribuível a uma deficiência de filagrina promove inflamação e infiltração de células T; a colonização ou infecção por *Staphylococcus aureus* danifica a barreira cutânea e induz respostas inflamatórias; e as respostas imunes Th2 locais diminuem ainda mais a função de barreira (Figura 13.2), estimulam o prurido e facilitam a disbiose em favor de membros do gênero Staphylococcus, particularmente *S. aureus*.[2]

O *S. aureus* contribui para a patogênese da DA de várias maneiras, incluindo ruptura da barreira e efeitos pró-inflamatórios diretos, como ativação imune do tipo 2.[15] Leveduras cutâneas, como as espécies de Malassezia, podem desencadear ou exacerbar a inflamação cutânea na

DA, embora os mecanismos sejam pouco entendidos. Um subgrupo de pessoas com DA, particularmente indivíduos com dermatite mais grave da cabeça e pescoço, apresenta reatividades de IgE específicas para antígenos de Malassezia[16] e pode, eventualmente, se beneficiar de terapia antifúngica tópica e/ou oral,[17] ou ambas, embora exista ainda pouca evidência.[2]

A patogênese da DA pode se basear em estágios (Figura 13.2). A pele clinicamente afetada apresenta uma disfunção da barreira epidérmica com uma redução na diversidade do microbioma de superfície. Na pele lesionada, células de Langerhans, células dendríticas epidérmicas inflamatórias que carregam IgE específica ligada ao receptor de alta afinidade para IgE e as células dendríticas dérmicas absorvem alérgenos e antígenos. As citocinas do tipo 2 IL-4, IL-13 e IL-31 ativam diretamente os nervos sensoriais, o que promove o prurido. Com o aumento da cronicidade, há um aumento progressivo de citocinas derivadas de queratinócitos e de células Th. A coceira é induzida por vários pruritogênicos (mediadores moleculares como histamina e outras substâncias) e mediados por nervos sensoriais primários cutâneos pruriginosos, que transmitem o sinal pruriginoso via fibras aferentes para a medula espinhal.[2]

■ FATORES IMUNOLÓGICOS

Um dos fenômenos característicos da DA é a preferência pela diferenciação de CD4 linfócitos para a linhagem Th2. A produção excessiva de linfócitos Th2 aumenta a produção das citocinas IL-4, IL-5 e IL-13. Essas citocinas estimulam IgE e eosinófilos no sangue e tecidos periféricos.[23] Essa inflamação causa danos para a barreira epidérmica, que se sobrepõe aos defeitos primários da barreira.[24] Traumas na epiderme, infecções ou inflamação em curso ativam a resposta imune mediada pela via Th2 e estimulam os queratinócitos a produzir citocinas pró-inflamatórias como a linfopoietina estromal tímica (TSLP), IL-25 e IL-33.[25] A TSLP, por meio de seu receptor (TSLPR), ativa células dendríticas imaturas, aumenta a maturação das células apresentadoras de antígeno (CAA). Além disso, a TSLP promove a atividade e a quimiotaxia da eosinofilia e aumenta a expressão de IL-4, IL-5 e IL-13.[26] A IL-25 induz a expressão de várias quimiocinas, como a eotaxina, a quimiocina do timo regulada por ativação (CCL17/TARC) e a citocina derivada de macrófagos (MDC), necessárias para o recrutamento de eosinófilos e de células Th2.[27] A IL-33 ativa a via NF-kB (fator nuclear kappa, complexo proteico que desempenha funções como fator de transcrição), MAP (proteínas quinases ativadas por mitógenos) por meio do receptor, que estimula a produção de citocinas relacionadas à resposta Th2, como IL-4, IL-5 e IL-13.[24] A estimulação de IL-4 e IL-13 causa redução da expressão da filagrina na epiderme.[28] A inflamação aguda dificulta a síntese de outras proteínas envolvidas na diferenciação dos queratinócitos, traduzindo-se em uma reconstrução deficiente da barreira.[29] A quimiotaxia dos linfócitos Th1 e o aumento da produção de citocinas IL-2, IL-12, TNF-α e INF ocorre durante o desenvolvimento da doença na fase crônica. Também é importante notar que a via de ativação adicional por intermédio das citocinas Th22 e Th17, que

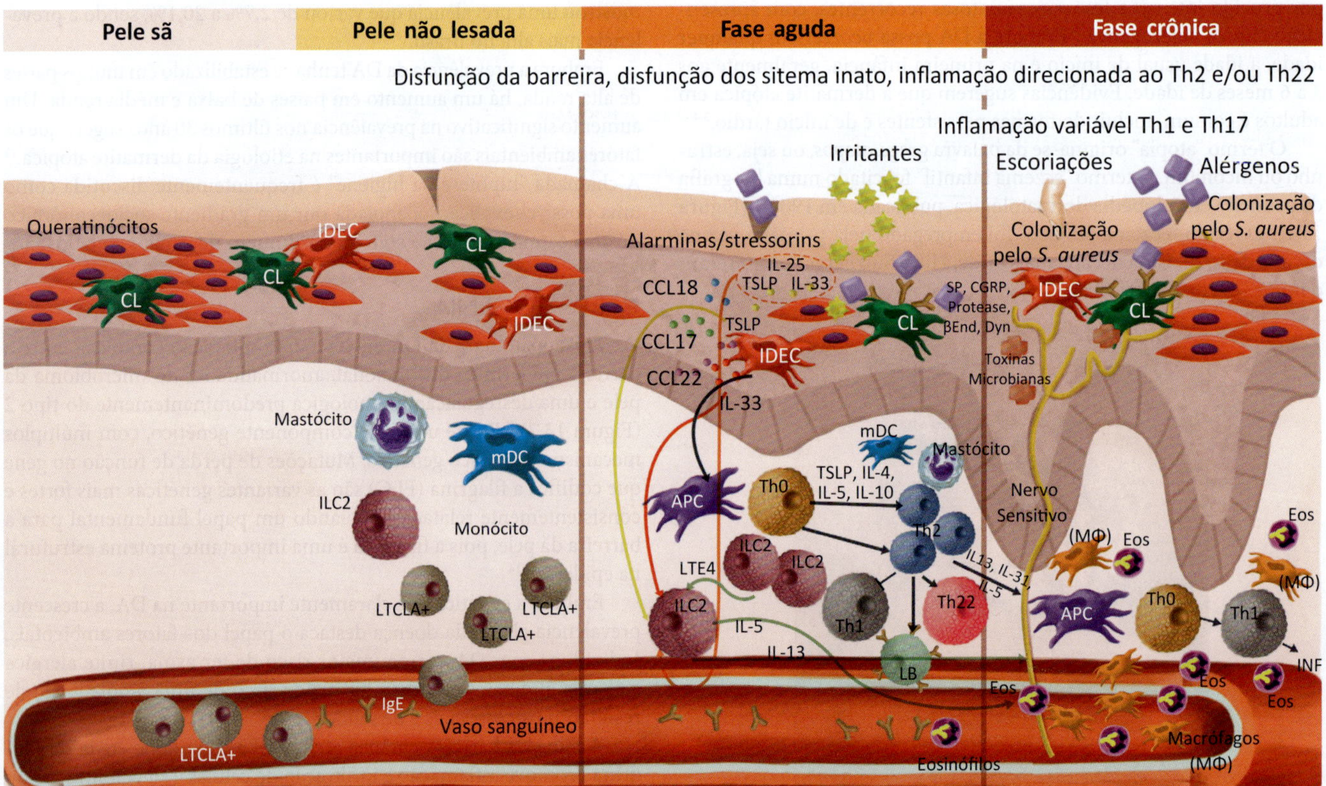

■ **Figura 13.2** Principais mecanismos e fisiopatologia da dermatite atópica.[18-22]

IDEC: *inflammatory dendritic epidermal cell* (célula dendrítica epidérmica inflamatória); Dyn: dinorfina; LT CLA+-: *cutaneous lymphocyte-associated antigen* (antígeno associado a linfócitos cutâneos); dILC2: *cutaneous dermal group 2 innate lymphoid cells* (células linfoides dérmicas inatas do grupo 2).

Fonte: Imagem projetada e cedida pelo Prof. Dr. Paulo Ricardo Criado (FMABC; USP).

liberam IL-17, IL-19 e IL-22, e o papel dos linfócitos reguladores como outro mecanismo da DA são amplamente discutidos.[30] As citocinas pró-inflamatórias IL-36α, IL-36β e IL-36γ e os antagonistas de seus receptores IL-36Ra e IL-38 são proteínas sinalizadoras pertencentes à família IL-1. A mudança na regulação desses representantes recém-descobertos foi observada em doenças atópicas. Estudos recentes mostram que essas citocinas podem estar envolvidas na patogênese da DA.[31]

A DA é uma doença tão complexa e diversificada que diferentes respostas imunes ocorrem em vários grupos de pacientes. Portanto, esses mecanismos moleculares específicos subjacentes à doença foram definidos como endotipos que definem e variam, dando origem a um fenótipo particular. Nas lesões agudas, há um aumento das citocinas dos eixos Th2 e Th22 e, em menor grau, Th17. Com o desenvolvimento do processo da doença, aumento dos biomarcadores de resposta Th1, as respostas Th2 e Th22 se intensificam.[32] Além da resposta típica Th2-dependente na população pediátrica, é visível um aumento direcionado para as citocinas Th17 e Th22 e um baixo nível de citocinas Th1.[32] Há uma discussão sobre diferentes endotipos dependendo das origens étnicas. As respostas da linhagem Th2 e Th22 com menor resposta de Th1 e Th17 dominam nas populações europeias e americanas.[33] Os dados sugerem que pacientes asiáticos com DA apresentam desregulação imune única, com um aumento da frequência da via Th17 (relacionados à IL-17A, IL-19, IL-22 e S100A12).[32] Na população chinesa, além da ativação Th2 e da associação com a ativação das quimiocinas IL-4, IL-13, IL-5, IL-10, IL-31, a expressão aumentada de marcadores induzidos por Th22 são notáveis, bem como o aumento de Th17/IL-23.[33] Afro-americanos com DA mostraram respostas direcionadas para Th2 e Th22, com atenuação paralela de Th1/Th17.[33]

Níveis aumentados de IgE e IgE específica no plasma são observados no caso de pacientes com DA. A maior expressão de FcεRI (receptor de IgE de alta afinidade para a região Fc da imunoglobulina E) é perceptível na pele afetada.[34] Esses distúrbios estão associados a níveis mais elevados de eosinófilos e história familiar de doença atópica. Irritantes externos e danos à barreira epidérmica provocam a estimulação da resposta Th2. Em seguida, os linfócitos B produzem anticorpos IgE específicos contra suas proteínas. As imunoglobulinas se ligam ao FcεRI nas células dendríticas da pele, aumentando a resposta imune e a reação inflamatória da pele.[34]

■ FATORES GENÉTICOS

A suspeita de antecedentes genéticos da dermatite atópica surgiram junto com as observações de uma maior incidência de DA em famílias com atopia.[35] Uma história familiar de doença atópica, particularmente a DA, é o fator de risco identificável mais forte para o desenvolvimento da doença.[23] Filhos de pais com histórico de doenças alérgicas têm maior risco de desenvolver DA.[36] No caso de pais com asma, rinite alérgica ou alergia alimentar, o risco de desenvolver DA para os filhos é 1,5 vezes maior. Ao examinar a morbidade entre os monozigóticos e gêmeos dizigóticos, o risco de DA foi determinado em 72% a 86% e 21% a 23%, respectivamente.[34]

Existem muitos genes cooperantes responsáveis pela patogênese da doença. No entanto, esta não é uma simples herança mendeliana. Os genes também estão sujeitos a várias hereditariedades, fenômenos como mudanças epigenéticas, penetrância gênica incompleta e impressão genômica. Trinta e um *loci* cromossômicos diferentes contendo genes de suscetibilidade à DA foram localizados na pesquisa do genoma.[37] Vários grupos foram distinguidos: os mais importantes são os genes que codificam proteínas estruturais e funcionais da epiderme e genes que codificam proteínas que regulam a resposta imune inata e adquirida.[38]

Muitos dos genes relacionados ao desenvolvimento da DA estão situados no cromossomo 1q21, em uma posição referida como o complexo de diferenciação epidérmica (CDE).[39] Esses genes codificam proteínas importantes para a maturação dos queratinócitos epiteliais e função de barreira da pele. O fator de risco genético mais forte conhecido para DA é a mutação de perda de função (LOF) no gene filagrina (FLG), que está localizado no EDC.[40] A DA persistente e de início precoce está fortemente relacionada a mutações da FLG que desempenham um papel importante na função de barreira epidérmica, retenção de água e acidificação. Indivíduos com as mutações da FLG são os que têm maior probabilidade de seguir trajetórias de doença persistente e multimórbida.[41] Essa relação suporta a existência de uma marcha atópica que se basia em endotipos e o papel da disfunção da barreira cutânea na DA e em doenças alérgicas. A DA relacionada à mutação FLG mostra características fenotípicas distintas, que incluem: DA de início precoce; gravidade aumentada; doença persistente; predileção por crianças; acometimento das bochechas e mãos; hiperlinearidade palmar; risco aumentado de eczema herpético; infecções cutâneas mediadas por *Staphylococcus aureus*; aumento do risco de sensibilização alérgica e asma (incluindo asma resistente ao tratamento); e ocorrência de FA.[41]

Apenas 20% a 40% dos pacientes com DA têm mutações de perda de função FLG, o que implica que muitos outros genes são importantes na doença. Fora do FLG, outro lócus de interesse está associado ao cromossomo 5q31.1. Esse lócus contém genes para as citocinas clássicas da imunidade tipo 2, como as interleucinas (IL)-4 e IL-13, e RAD50.[42] Um terceiro lócus amplamente replicado no cromossomo 11q13.5, entre dois genes candidatos, EMSY e LRRC32, está associado a múltiplos fenótipos atópicos.[43]

FLG2 e SPRR3 são dois outros genes localizados dentro do CDE relacionados à DA. Ambos codificam proteínas que são importantes para a estrutura da barreira epidérmica.[44] Outros genes não localizados no CDE identificados em pacientes com DA incluem SPINK5, CLDN1 e TMEM,[45,46] que codificam proteínas que contribuem para a homeostase epidérmica e função de barreira. Um estudo mostrou que rinite alérgica, asma e DA podem coexistir porque compartilham *loci* de risco genético que resultam em desregulação de genes relacionados ao sistema imunológico.[47] Em um estudo em humanos recente, o alelo de risco KIF3A rs12186803 interage diferencialmente, resultando em alto risco de asma mesmo sem eczema clínico.[48] Esses achados sugerem que um conjunto de genes importantes é compartilhado na predisposição a múltiplas manifestações alérgicas, com algumas variantes genéticas mostrando um impacto diferente nos desfechos alérgicos.[49]

■ MARCHA ATÓPICA

A DA, rinoconjuntivite alérgica, asma, alergias alimentares e, com menos frequência, esofagite eosinofílica podem aparecer de maneira simultânea ou se desenvolver sucessivamente. A DA e a alergia alimentar têm predileção por bebês e crianças pequenas, enquanto a asma acomete crianças mais velhas e a rinoconjuntivite predomina em adolescentes. Essa sequência dependente da idade característica é conhecida como "marcha atópica".[50]

A estreita relação entre a DA e a alergia alimentar, especialmente na infância, está bem estabelecida. A DA é um importante fator de risco para alergia alimentar na infância.[51] Lactentes com DA grave, de início precoce e de duração mais longa têm um risco maior de alergia alimentar. Os alérgenos mais comuns são amendoim, o ovo de galinha e o leite de vaca, mas outros alérgenos estão ganhando importância, incluindo o gergelim. Em contrapartida, é muito menos comum a alergia alimentar preceder o início da DA, embora esta sequência tenha sido observada em um pequeno número de crianças.[52] A introdução oral precoce de alimentos alergênicos pode prevenir o desenvolvimento de alergia alimentar em crianças com DA estabelecida que estão em alto risco de alergia alimentar.[53]

FATORES AMBIENTAIS

Muitos fatores ambientais como bactérias, vírus, alérgenos transportados pelo ar, alimentos, fumo, sabonetes e detergentes podem desencadear a via inflamatória na DA e causar uma piora da barreira epidérmica.[54] Além da identificação de fatores de risco para a DA, fatores protetores também estão envolvidos como a exposição à luz ultravioleta (UV), consumo de frutas frescas, ingesta de peixes e aleitamento materno (Quadro 13.1).[54]

Quadro 13.1 Fatores associados a maior risco ou à proteção para a dermatite atópica.[54-57]

Aumento do risco para DA	Fatores protetores
Poluição ambiental	Exposição à luz ultravioleta (UV)
Temperaturas baixas	Consumo de frutas frescas
Urbanização	Aleitamento materno
Consumo de *fast food*	Consumo de peixes
Desmame tardio	
Tabagismo	
Obesidade	
Água com alto índice de minerais	
Uso de probióticos na gravidez	

COMORBIDADES

As associações entre a DA e outras doenças atópicas estão bem estabelecidas, incluindo risco aumentado de asma, rinite alérgica e alergias alimentares, particularmente naqueles com dermatite atópica grave e de início precoce.[58] Tradicionalmente, o termo "marcha atópica" era usado para descrever a evolução da dermatite atópica para asma, rinite e febre do feno. Estudos usando abordagens longitudinais e de aprendizado de máquina desafiaram essa teoria, destacando que apenas alguns indivíduos desenvolvem progressão típica da doença atópica.[59] A doença ocular alérgica pode complicar a DA, incluindo ceratoconjuntivite, ceratocone e catarata.[60] Há também risco aumentado de DA em pessoas com esofagite eosinofílica em comparação com controles.[61]

As comorbidades alérgicas, de saúde mental, infecciosas e cardiovasculares, devem ser consideradas na tomada de decisão clínica. A ocorrência de ansiedade comórbida e sintomas depressivos podem justificar um tratamento mais agressivo, usando agentes sistêmicos para obter melhor controle da DA a longo prazo.[62]

Um estudo de vida-real envolvendo quase 40 mil pacientes com DA mostrou uma forte associação com doenças autoimunes como vitiligo e alopecia areata, neurológicas, infecciosas, cardiovasculares e metabólicas (Quadro 13.2).[63]

Pelo fato de a DA ser uma doença frequente e debilitante, a prevenção das suas comorbidades é uma prioridade.[2]

Quadro 13.2 Comorbidades associadas à dermatite atópica.[62,63]

Alérgicas	
Asma	Esofagite eosinofílica
Rinite alérgica	Alergia alimentar
Febre do feno	Conjuntivite atópica
Autoimunes	
Diabetes do tipo 1	Vitiligo
Alopecia areata	Doença inflamatória intestinal
Fibrose pulmonar	Doenças do tecido conectivo: lúpus eritematoso sistêmico, dermatopolimiosite, esclerodermia sistêmica
Tiroidopatia	Síndrome de Sjögren
Vasculites	Doença celíaca
Doenças hematológicas	
Infecciosas	
▪ **Bacterianas:** pneumonia, osteomielite, sepse, *Clostridium difficile*, otite média, infecção do trato urinário, celulite, erisipela, impetigo, furúnculos ▪ **Virais:** influenza, HPV (verrugas), molusco contagioso, hepatites, varicela, herpes, HIV	
Dermatológicas	
Dermatite seborreica	Dermatite de contato alérgica
Ceratose pilar	Ceratose actínica
Psiquiátricas	
Esquizofrenia	Transtorno obsessivo-compulsivo
Ansiedade	Uso de substâncias ilícitas
Depressão	Transtornos alimentares e do humor
Suicídio	Transtorno do déficit de atenção com hiperatividade (TDAH)
Neurológicas/oculares	
Glaucoma	Cefaleia
Neuropatia	Epilepsia
Oncológicas	
Doenças linfoproliferativas	Cânceres de pele melanoma e não melanoma
Doenças sistêmicas	
▪ **Cardiovasculares:** insuficiência cardíaca congestiva, coronariopatia, hipertensão arterial sistêmica, *angina pectoris*, doença vascular periférica (incluindo AVC) ▪ **Metabólicas:** diabetes do tipo 2, dislipidemia, obesidade, síndrome metabólica ▪ **Geral:** osteoporose, doença renal crônica, deficiência de ferro, doença pulmonar obstrutiva crônica, distúrbios do sono ▪ **AVC:** acidente vascular cerebral; **HPV:** papilomavírus humano	

QUADRO CLÍNICO

Embora a incidência da DA atinja o pico durante a infância, a doença não é mais considerada exclusiva da primeira infância, pois os pacientes podem ter trajetórias heterogêneas, incluindo o aparecimento em idosos.[64,65] Os padrões descritos em trabalhos publicados são variados e não há consenso sobre a identificação ideal de subgrupos. As trajetórias podem variar de doença transitória precoce a DA recorrente-remitente, DA crônica persistente ou longos períodos de remissão seguidos de recorrência.[64]

A suspeição clínica é considerada fundamental para o diagnóstico da DA já que não há exames definitivos e específicos.[66] A maioria dos critérios diagnósticos se baseia em sinais cutâneos de atopia.[67] Vários critérios clínicos foram descritos para a DA, sendo um dos mais utilizados o critério de Hanifin e Rajka que inclui prurido, morfologia e distribuição típicas, curso crônico ou recidivante e história pessoal ou familiar atópica (três de quatro necessários), além de três critérios menores em uma lista de 23[68] (Quadro 13.3).

Quadro 13.3 Critérios de Hanifin e Rajka para o diagnóstico da dermatite atópica.[68]

Critérios maiores (três ou mais critérios maiores)	
Prurido	
Morfologia típica e distribuição: ▪ liquenificação flexural ou linear em adultos ▪ envolvimento facial e de áreas extensoras em bebês e crianças (Figura 13.3)	
Dermatite crônica e recidivante	
História pessoal ou familiar de atopia (asma, rinite alérgica, dermatite atópica)	
Critérios menores (três ou mais critérios menores)	
Xerose cutânea (Figuras 13.4 e 13.5)	Dermatite do mamilo
IgE elevada	Início precoce
Reatividade imediata ao teste cutâneo	Queilite
Conjuntivite recorrente	Prega de Dennie-Morgan infraorbital (Figura 13.6)
Ceratocone	Catarata subcapsular anterior
Escurecimento periorbitário	Palidez facial/eritema facial
Pitiríase alba	Dobras na região anterior do pescoço
Prurido à sudorese	Acentuação perifolicular
Intolerância alimentar	Dermografismo branco
Tendência a dermatite de mãos e pés não específica	
Tendência a infecções cutâneas (*S. aureus* e herpes simples)/alteração da imunidade celular	
Intolerância a lã e solventes lipídicos	
Curso influenciado por fatores ambientais e estresse	
Hiperlinearidade palmar (Figura 13.7)/Ictiose (Figura 13.8)/ceratose pilar	

Outro critério diagnóstico frequentemente utilizado é o do grupo de trabalho do Reino Unido (*UK Working Party Criteria*), segundo o qual as alterações cutâneas devem ser diagnosticadas nos últimos 12 meses, além de pelo menos três dos seguintes critérios: início da doença com idade inferior a 2 anos; história de acometimento de dobras cutâneas; xerose cutânea generalizada; outras doenças atópicas; e lesões visíveis tipo eczema flexural.[69] As características essenciais são lesões eczematosas, prurido intenso e curso crônico ou recidivante da doença.[65,70]

Em cada fase, os pacientes podem desenvolver lesões eczematosas agudas, subagudas e crônicas (Figura 13.9), sendo todas intensamente pruriginosas e frequentemente escoriadas (Figura 13.10). As lesões agudas predominam na DA infantil e são caracterizadas por pápulas e placas edematosas e eritematosas que podem apresentar vesiculação, exsudação e crosta serosa (Figura 13.11). Lesões eczematosas subagudas mostram eritema, descamação e formação de crostas. As lesões crônicas, as quais tipificam a DA do adolescente/adulto, se apresentam na forma de placas espessas com liquenificação (Figura 13.9), bem como escamas; lesões similares às do prurigo nodular também podem se desenvolver (Figura 13.12). Acentuação perifolicular e pequenas pápulas lisas (eczema papular) são particularmente comuns em descendentes de africanos e asiáticos (Figura 13.13). Em qualquer fase da DA, os indivíduos com maior gravidade podem evoluir para eritrodermia (Figura 13.14). Todos os tipos de lesões de DA podem deixar hipocromia ou hipercromia pós-inflamatória, e até despigmentação, com a resolução.[70]

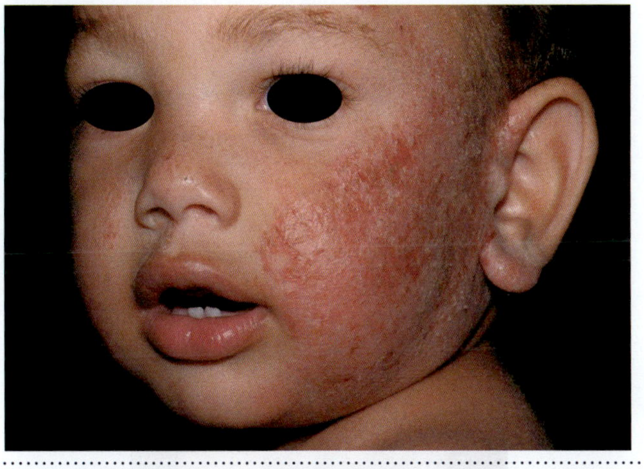

■ **Figura 13.3** Envolvimento facial em bebês com lesões eczematosas na fase subaguda.

Fonte: Imagem cedida pelo Prof. Dr. Hélio A. Miot da Universidade Estadual Paulista "Júlio de Mesquita Filho" (Unesp).

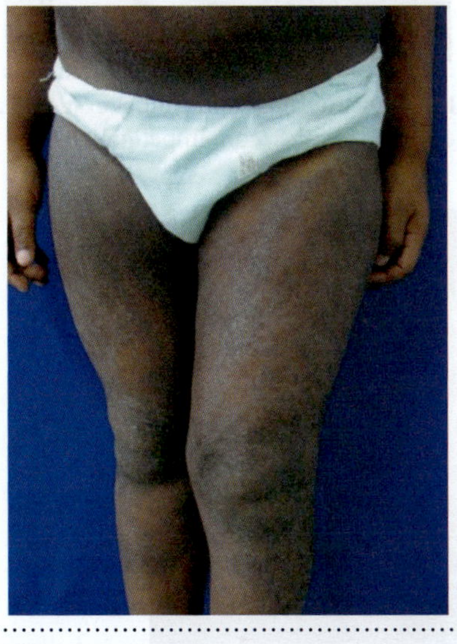

■ **Figura 13.4** Xerose cutânea e intenso prurido em um paciente com dermatite atópica.

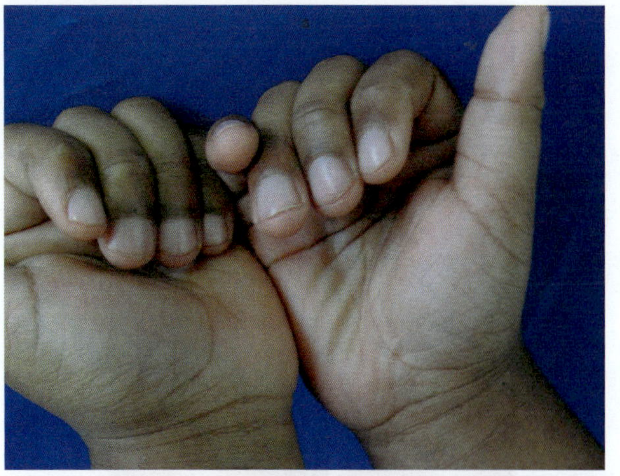

■ **Figura 13.5** Unhas polidas ou unhas de usura, resultado do polimento das unhas pelo prurido intenso e xerose cutânea, no mesmo paciente da Figura 13.4.

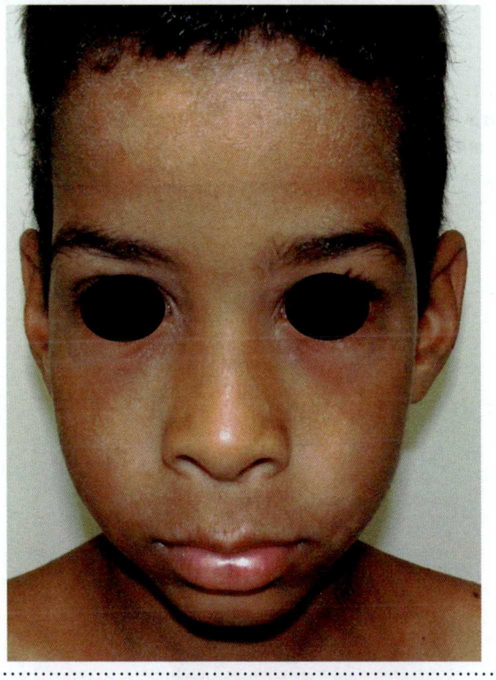

■ **Figura 13.6** Paciente com dermatite atópica apresentando dermatite do couro cabeludo, escurecimento periorbitário, prega de Dennie-Morgan, palidez centrofacial.

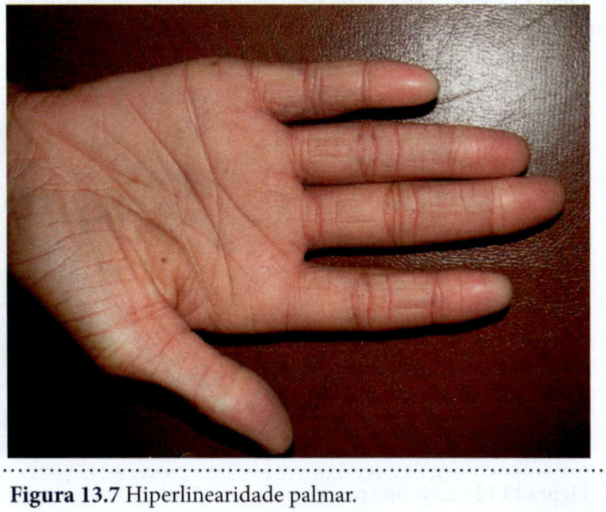

■ **Figura 13.7** Hiperlinearidade palmar.

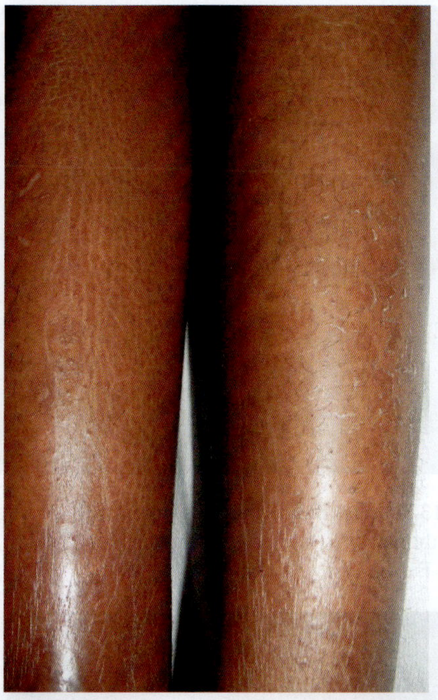

■ **Figura 13.8** Ictiose vulgar, um dos critérios diagnósticos menores da dermatite tópica.

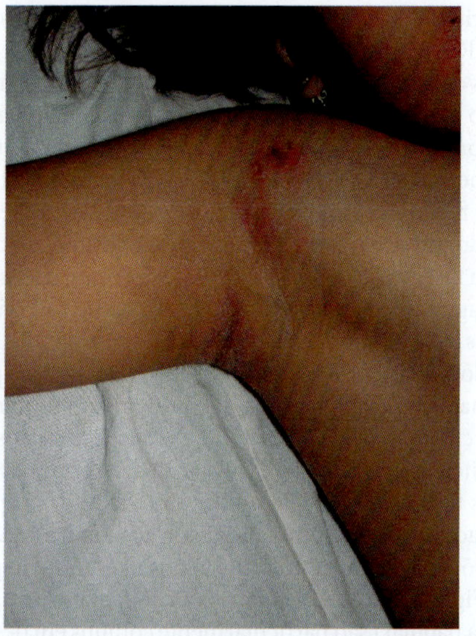

■ **Figura 13.10** Área eczematosa na dobra axilar acompanhada de escoriação.

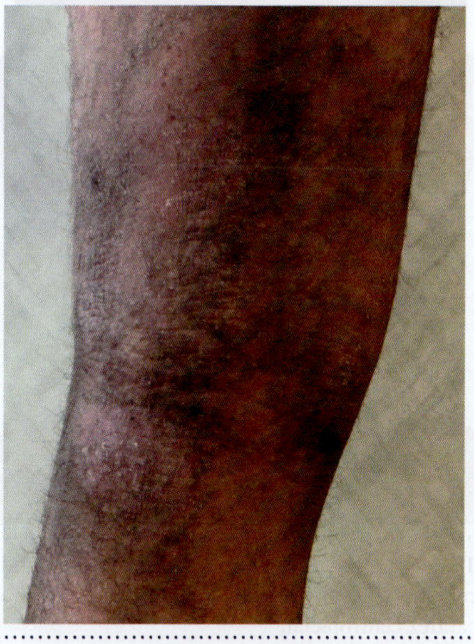

■ **Figura 13.9** Dermatite flexural em um paciente de 18 anos de idade, com liquenificação e xerose na fossa poplítea.

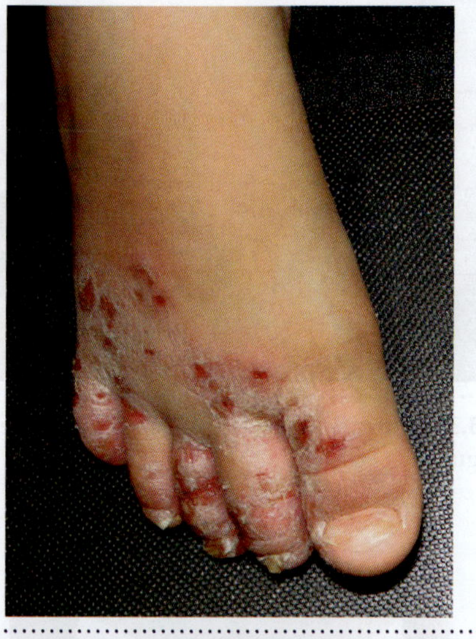

■ **Figura 13.11** Criança apresentando lesões exsudativas e escoriadas no dorso do pé e pododáctilos, com impetiginização.

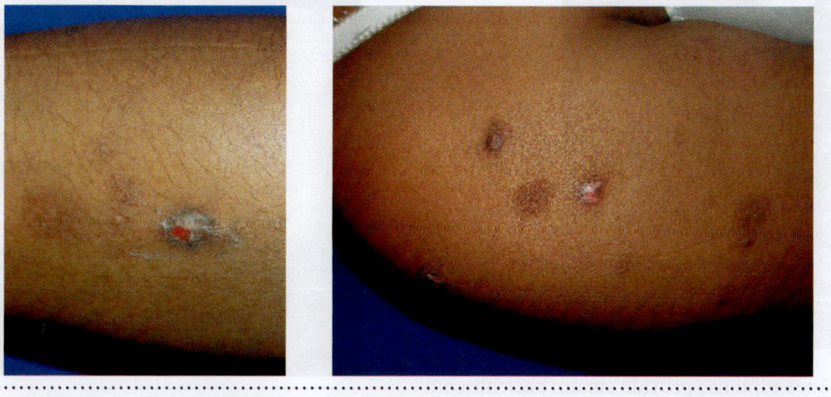

■ **Figura 13.12** Lesões tipo prurigo nodular de Hyde, acompanhadas de áreas de hiperpigmentação pós-inflamatória de áreas de eczema já resolvidas.

os primeiros 6 meses de vida em 45% dos indivíduos afetados, durante o 1º ano de vida em 60%, e antes de 5 anos de idade em 85%. Aproximadamente metade das crianças com o início da doença durante os primeiros 2 anos de vida desenvolve anticorpos IgE alérgeno-específicos até essa idade. Cerca de 60% dos lactentes e crianças pequenas com DA entram em remissão por volta dos 12 anos de idade, mas, em outros, a atividade da doença persiste na adolescência e na idade adulta.[74-76]

- **DA pré-puberal (2 a 12 anos):** as lesões tendem a ser menos exsudativas e muitas vezes tornam-se liquenificadas. Os locais clássicos de predileção são fossa cubital e poplítea (eczema flexural) (Figura 13.9). Outros locais comuns incluem punhos, mãos, tornozelos, pés, pescoço e pálpebras (Figura 13.15), embora qualquer área possa ser acometida. A xerose se torna tipicamente pronunciada e disseminada.[73]

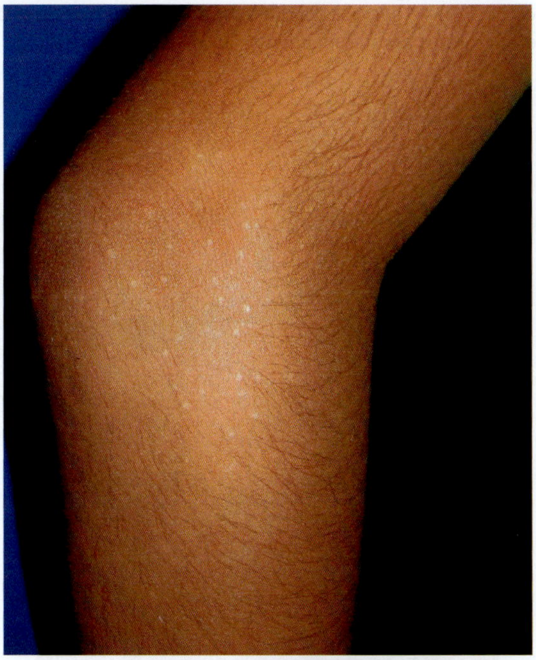

Figura 13.13 Forma papulosa com acentuação folicular da dermatite atópica, comum em regiões de cotovelo e joelhos.

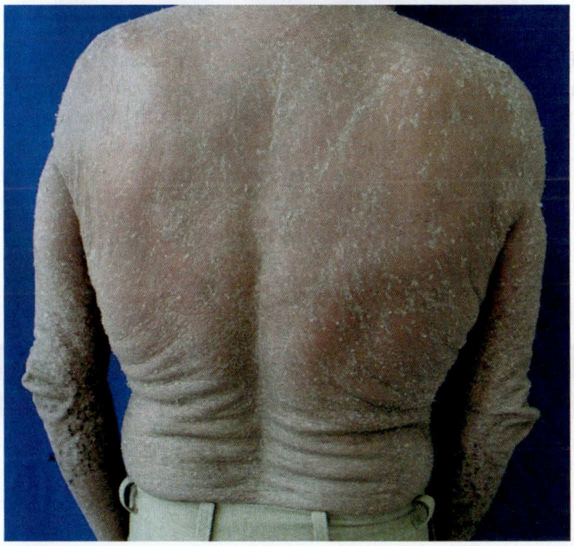

Figura 13.14 Eritrodermia secundária à dermatite atópica em um idoso sem história pregressa de antecedentes de dermatite atópica na infância.

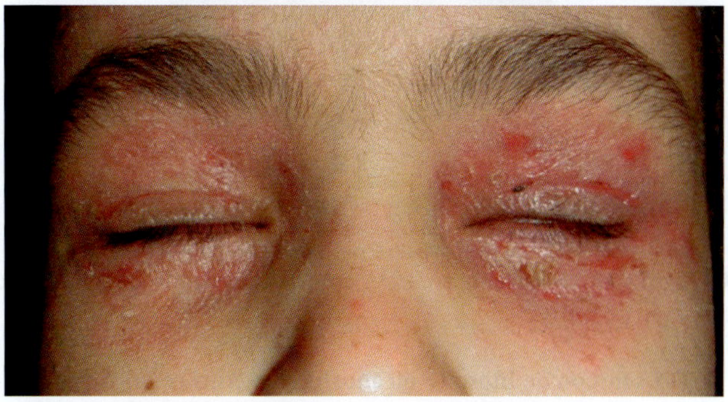

Figura 13.15 Criança de 8 anos de idade, com dermatite periocular, com impetiginização.

- **DA do adulto/adolescente (> 12 anos):** caracteriza-se por lesões desde subagudas a crônicas e liquenificadas, além de tipicamente continuar envolvendo as dobras flexurais. Entretanto, o quadro clínico pode mudar. Com frequência, os adultos com DA se apresentam com dermatite crônica nas mãos (Figura 13.16), com componentes tanto endógenos quanto exógenos, ao passo que outros revelam principalmente dermatite facial, muitas vezes com envolvimento grave das pálpebras (Figura 13.15). Os pacientes que sofrem de DA contínua desde a infância são mais propensos à doença extensa resistente ao tratamento. Esses indivíduos também podem demonstrar escoriações graves e lesões cutâneas papulares crônicas por conta do hábito frequente de coçar e friccionar as lesões[73] (Figura 13.17). Há poucos estudos epidemiológicos sobre DA com início na fase adulta. Aproximadamente 30% dos pacientes com DA estão na categoria não associada a IgE e, entre os adultos, a grande maioria desses pacientes é mulher.[76]

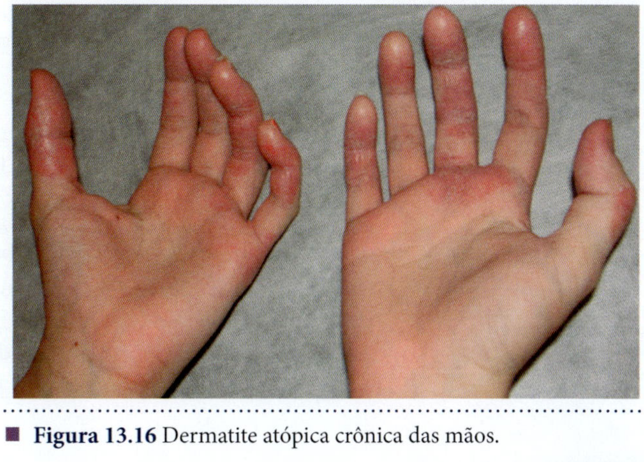

Figura 13.16 Dermatite atópica crônica das mãos.

A DA pode ser dividida clinicamente em fase infantil, pré-puberal e adulta, sendo que recentemente a DA senil ou do idoso tem sido mais frequentemente citada.[65,71]

- **DA infantil (idade < 2 anos):** geralmente se desenvolve depois do segundo mês de vida, muitas vezes surgindo na forma de pápulas edematosas e papulovesículas nas bochechas, poupando a região central do rosto; as lesões podem evoluir e formar grandes placas com exsudação e formação de crostas (Figura 13.3). O couro cabeludo, pescoço, partes extensoras das extremidades e tronco também podem estar envolvidos, em geral com a área da fralda poupada. Nos 6 primeiros meses de vida, o rosto é afetado em > 90% dos pacientes com DA. Bebês podem tentar aliviar a coceira por meio de movimentos de fricção contra a cama, enquanto os mais velhos já conseguem diretamente coçar as áreas afetadas.[72,73] É o tipo mais comum de DA e desenvolve-se durante

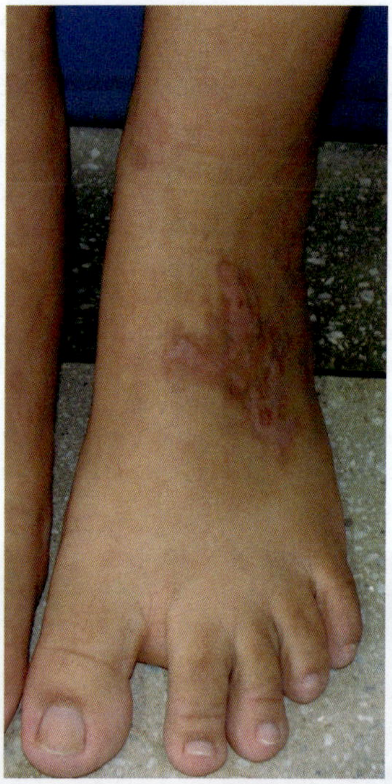

■ **Figura 13.17** Paciente com DA crônica mostrando liquenificação no dorso do pé.

- **DA senil ou do idoso (> 60 anos):** caracteriza-se por xerose evidente. A maioria desses pacientes não apresenta as lesões típicas de área de flexão liquenificadas da DA que acomete crianças e adultos jovens.[73] A gravidade, nessa faixa etária, é maior do que em crianças[77] (Figura 13.18).

Os preditores da atividade persistente da DA na idade adulta incluem asma concomitante, febre do feno, ou ambos, início em idade precoce, baixo nível socioeconômico e não caucasianos; não está claro se esses preditores são independentes da gravidade da doença.[3]

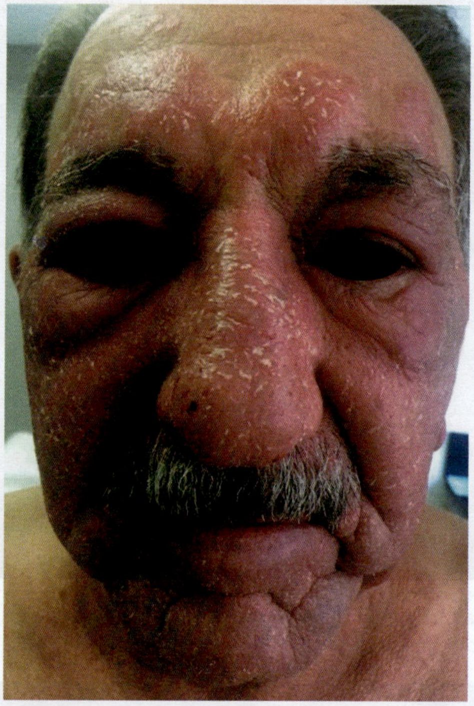

■ **Figura 13.18** Paciente idoso apresentando áreas eczematosas intensamente pruriginosas na face, pescoço e dorso das mãos, sem lesões flexurais e sem histórico de dermatite atópica na infância.

Além do quadro clínico diferenciado de acordo com a idade, existem fenótipos clínicos atípicos que podem dificultar o diagnóstico da DA[70,78] (Quadro 13.4).

Quadro 13.4 Fenótipos clínicos da DA de acordo com a idade e fenótipos atípicos.[70,78,79]

Fenótipo	Quadro clínico
Fenótipo clínico de acordo com a idade	
Infantil (0 a 2 anos)	▪ Eczema geralmente afeta o couro cabeludo, bochechas, pescoço e face extensora das extremidades com edema, pápulas, vesículas, exsudação e crostas (Figura 13.3)
Pré-puberal (2 a 12 anos)	▪ Eczema geralmente afeta a fossa poplítea e antecubital (Figura 13.9), mãos e pés (Figura 13.11), com pápulas, vesículas edematosas, exsudação, crostas e liquenificação
Adolescente/adulto (12 a 60 anos)	▪ Eczema acomete predominantemente cabeça, pescoço e áreas flexurais, com xerose, liquenificação e despigmentação. Pode envolver áreas periorbital (Figura 13.15) e mamilo (Figura 13.19)
Idoso (> 60 anos)	▪ Extensas lesões eczematosas, incluindo áreas de flexão, até o aspecto eritrodérmico (Figura 13.14)
Fenótipos atípicos	
Eczema de lábios ou queilite	▪ Piora no inverno, associa-se à vermelhidão secura (Figura 13.20), fissuras e queilite angular. O paciente tenta diminuir o ressecamento lambendo o lábio, o que pode causar uma dermatite de contato irritativa (*lip licking dermatitis*) (Figura 13.21)
Eczema da orelha	▪ Descamação, eritema e fissuras na região inferior do lóbulo da orelha e na área retroauricular (Figura 13.22), por vezes em associação com superinfecção bacteriana
Eczema da pálpebra	▪ Pode representar a única manifestação de DA, especialmente em adultos. Em contraste com o eczema de pálpebras (Figura 13.15) decorrente de outras causas, caracteriza-se por liquenificação da pele periorbital
Eczema da face e pescoço	▪ É uma variante da DA que, em geral, ocorre após a puberdade e pode ser comum em idosos (Figura 13.18). Quando as crianças mais velhas e adolescentes se apresentam com essa forma de DA, na maioria dos casos persistirá até a idade adulta. As leveduras do gênero Malassezia parecem desempenhar um papel e o paciente pode, em alguns casos, responder a antifúngicos
Dermatose plantar juvenil	▪ Eritema, descamação e fissuras na região plantar dos metatarsos e do hálux em crianças (Figura 13.23)
Eczema das mãos	▪ Pode ser a única manifestação da doença (Figura 13.16). A frequente exposição à água e a outros irritantes é outro fator de risco. Tipicamente envolve a face volar dos punhos e dorso das mãos
Eczema disidrótico	▪ Vesículas estão presentes nas palmas e laterais dos dedos

(Continua)

Quadro 13.4 Fenótipos clínicos da DA de acordo com a idade e fenótipos atípicos.[70,78,79] (Continuação)

Fenótipo	Quadro clínico
Fenótipos atípicos	
Prurigo da DA	▪ Observada nas superfícies extensoras das extremidades (Figura 13.12). Caracteriza-se por pápulas e nódulos firmes, em forma de cúpula, com escamocrostas centrais, como o prurigo nodular em pacientes não atópicos
Lesões numulares	▪ Tendem a se desenvolver nas extremidades de crianças e adultos com DA, como placas eczematosas em forma de moeda, geralmente com 1 a 3 centímetros de diâmetro e muitas vezes com exsudação e formação de crostas (Figura 13.24)
Erupção liquenoide por atrito	▪ Predileção por crianças atópicas, com múltiplas pápulas pequenas, achatadas, de cor rosada nos cotovelos, joelhos e dorso das mãos
Eczema do mamilo	▪ Pode se desenvolver em crianças e adultos com DA, praticantes de esportes (Figura 13.19)
Eritrodérmica	▪ Acomete mais de 90% da superfície corporal (Figura 13.14)
Eczema genital	▪ A DA é uma das causas de prurido genital e afeta 45% dos pacientes com DA, tendo como fatores de risco associados doença de longa duração, localização no tronco (Figura 13.25) e mamilo

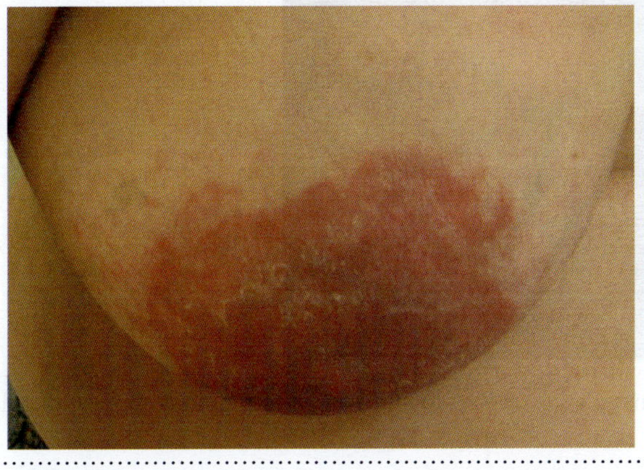
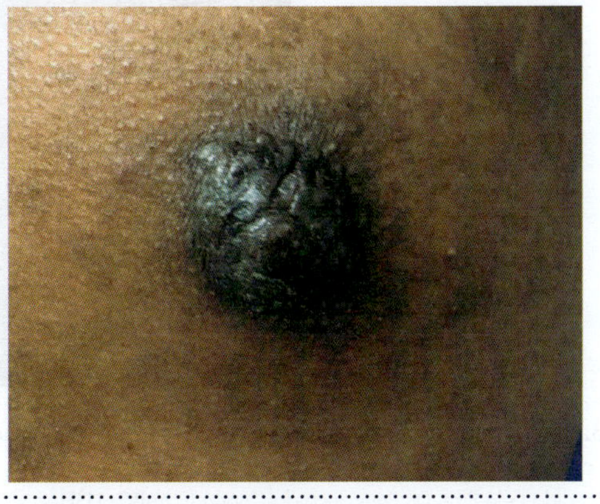

■ **Figura 13.19** Eczema do mamilo em uma paciente do sexo feminino e uma criança do sexo masculino.

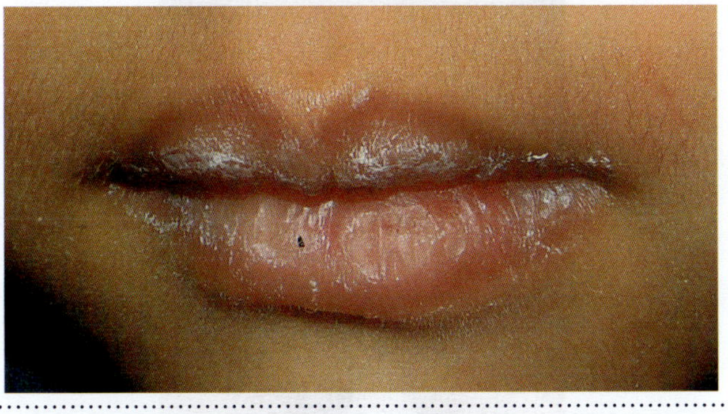

■ **Figura 13.20** Queilite atópica em criança com dermatite atópica.

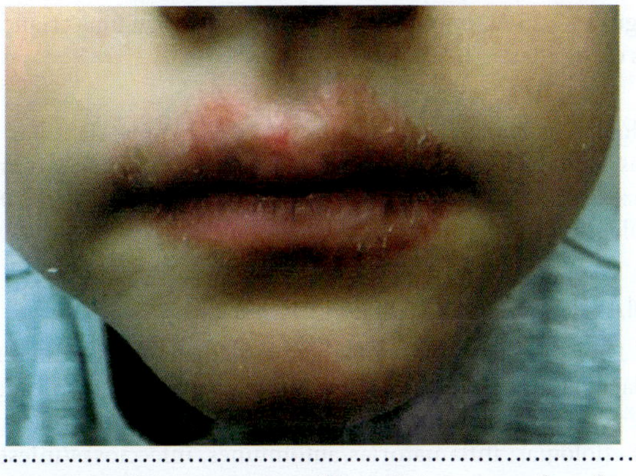

■ **Figura 13.21** Criança com queilite atópica agravada pelo ato de lamber os lábios (*lip licking dermatitis*).

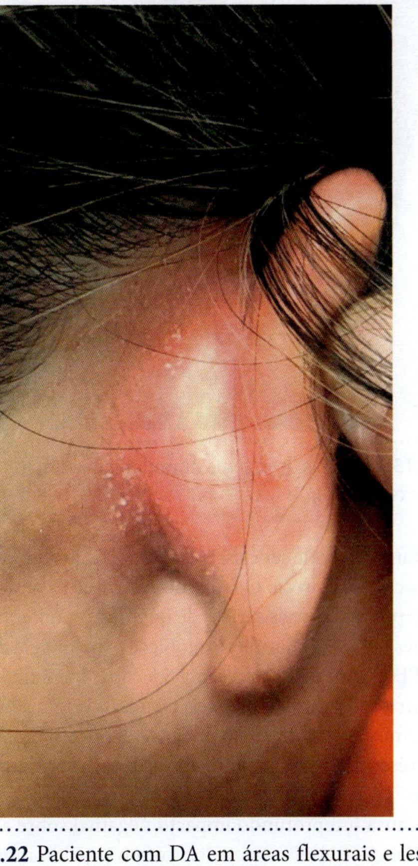

■ **Figura 13.22** Paciente com DA em áreas flexurais e lesões eritematodescamativas retroauriculares, simulando dermatite seborreica.

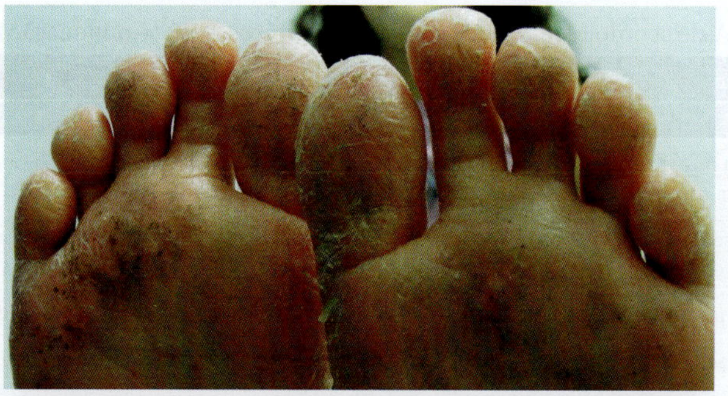

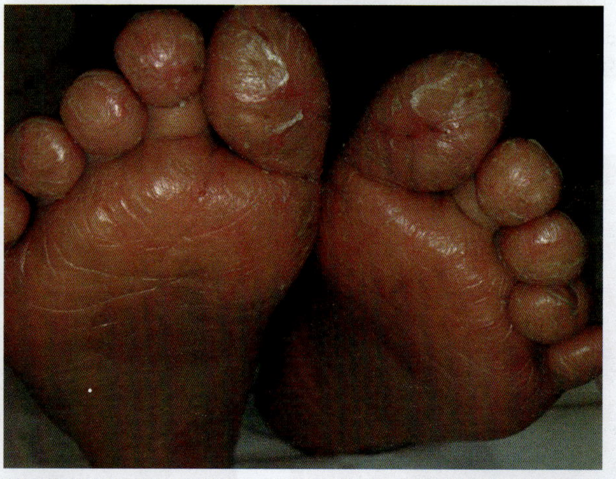

■ **Figura 13.23** Criança com eritema discreto, fissuras e descamação nas plantas, especialmente na ponta dos dedos – dermatose plantar juvenil. No segundo caso, eritema e fissuras mais proeminentes.
Fonte: Imagem cedida pelo Prof. Dr. Paulo Ricardo Criado (FMABC; USP).

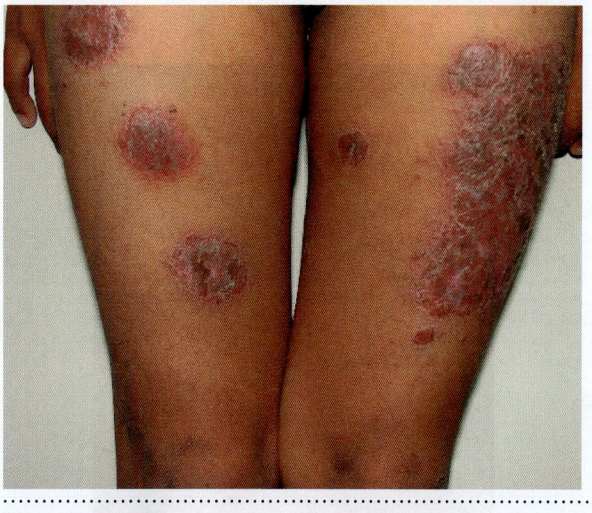

■ **Figura 13.24** Placas de eczema numular subagudo (eritema, crostas e discreta exsudação).

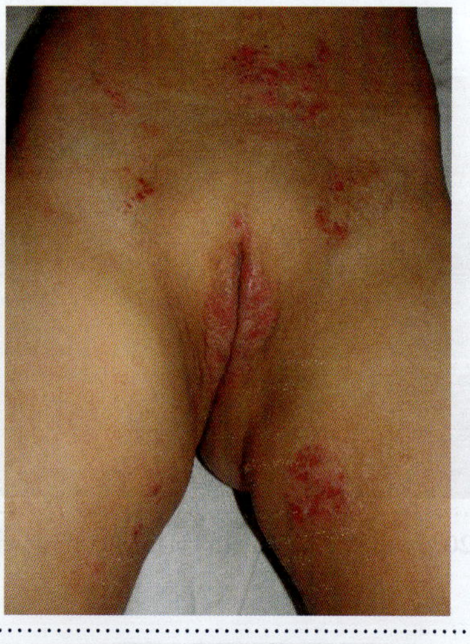

■ **Figura 13.25** Acometimento genital pela DA em uma criança, com lesões escoriadas.

A DA também pode ser classificada de acordo com os níveis de IgE em extrínseca e intrínseca. O fenótipo extrínseco clássico (80%) é caracterizado por altos níveis séricos de IgE total e ambiental, eosinofilia, antecedentes pessoais e familiares atópicos e maior taxa de mutação da filagrina (FLG). Apesar da apresentação clínica semelhante, pacientes com DA intrínseca (20%) têm níveis normais de IgE; a predominância é do sexo feminino; há atraso no início da doença; a função de barreira está mais preservada; e ocorre aumento de hipersensibilidade ao contato com metais[32,80] (Figura 13.26).

A DA causa um profundo impacto negativo sobre a qualidade de vida das crianças e adultos afetados, com o prurido intenso e a estigmatização muitas vezes resultando em distúrbios do sono, estresse psicológico, isolamento social, ruptura da dinâmica familiar e problemas na escola ou no trabalho. As crianças com DA sofrem mais prejuízos na qualidade de vida do que os portadores de diabetes *mellitus* ou epilepsia.[81]

■ DIAGNÓSTICOS DIFERENCIAIS

A DA apresenta uma ampla gama de diagnósticos diferenciais, correlacionados com seu espectro clínico, de acordo com cada faixa etária[2,82] (Figuras 13.27 a 13.29). Seus diagnósticos diferenciais têm várias etiologias: inflamatórias/autoimunes, infecciosas/infestações, doenças genéticas, imunodeficiências, malignidades, doenças metabólicas e reações medicamentosas (Quadro 13.5).[83-104]

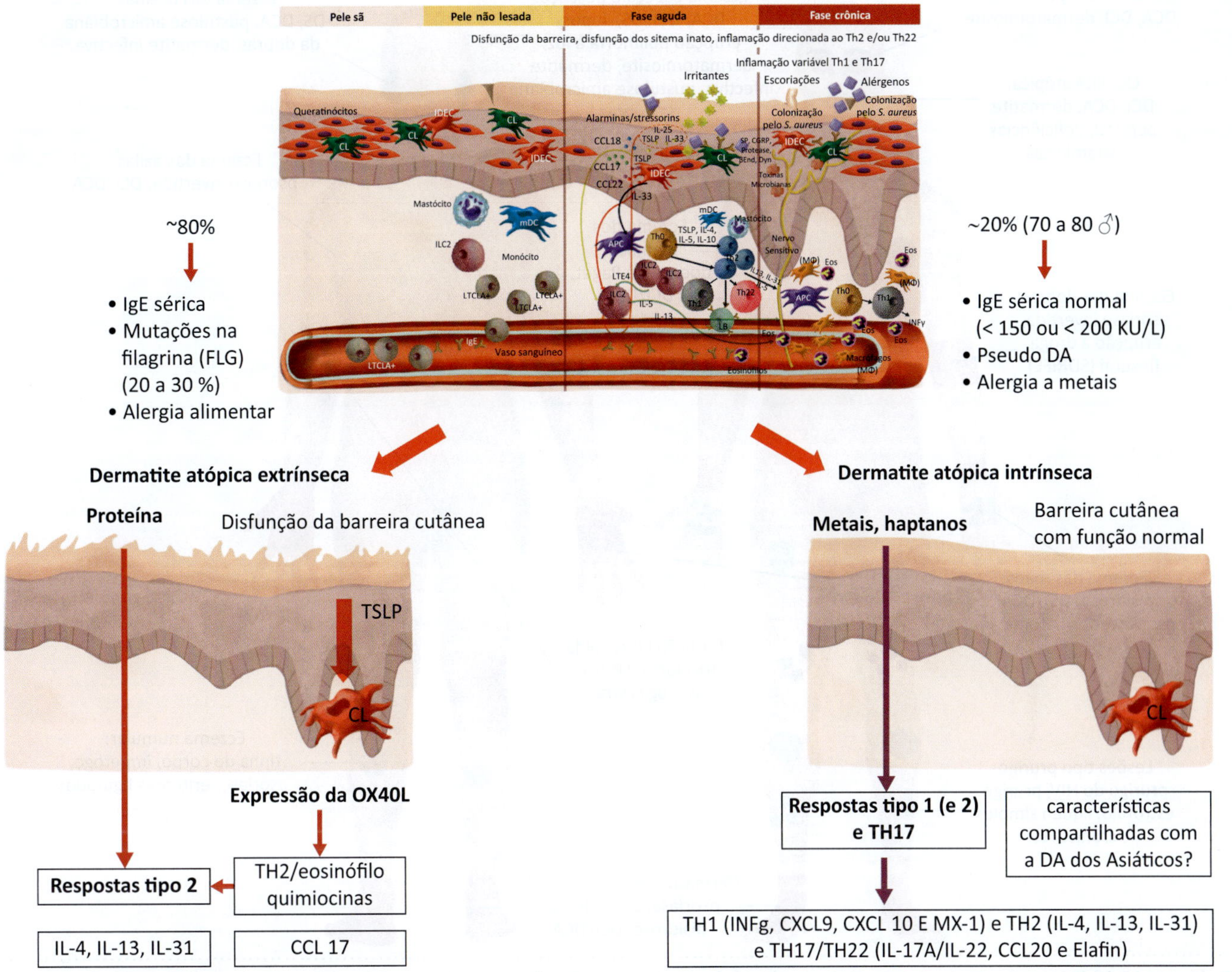

■ **Figura 13.26** Perfil imunológico dos tipos extrínseco e intrínseco da dermatite atópica.[80]
Fonte: Imagem projetada e cedida pelo Prof. Dr. Paulo Ricardo Criado (FMABC; USP).

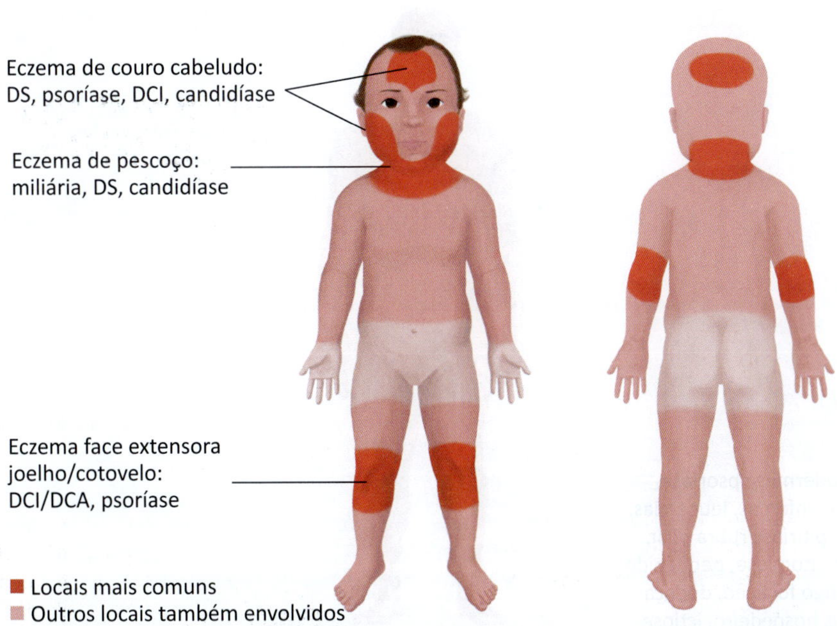

■ **Figura 13.27** Dermatite atópica infantil: padrões de distribuição e diagnósticos diferenciais conforme a localização.[82,83,85-89]
DS: dermatite seborreica; DCI: dermatite de contato irritativa; DCA: dermatite de contato alérgica.

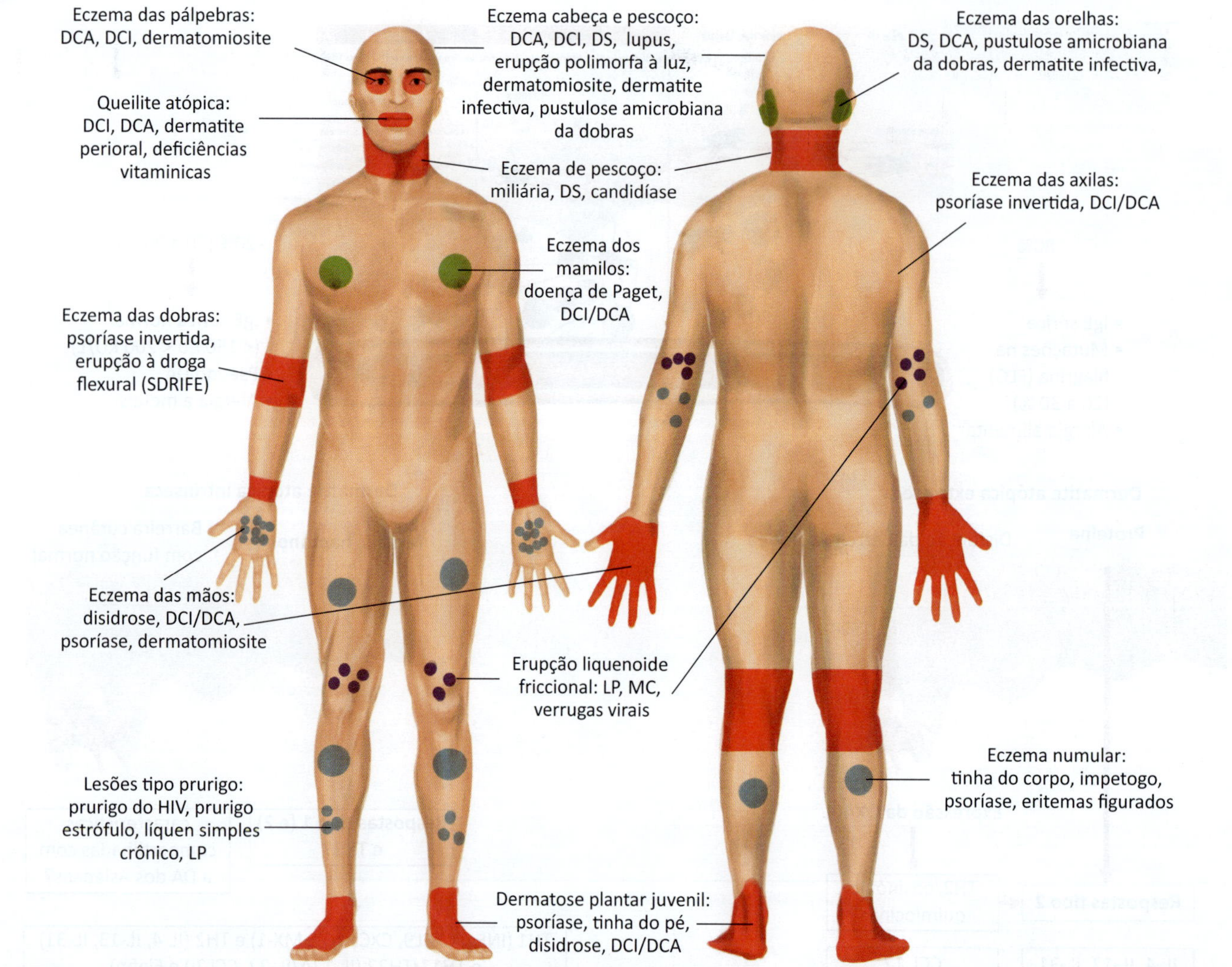

■ **Figura 13.28** Dermatite atópica infantojuvenil e do adulto: padrões de distribuição e diagnósticos diferenciais conforme a localização e a apresentação clínica.[82,83,87,89,90,92]

DS: dermatite seborreica; DCI: dermatite de contato irritativa; DCA: dermatite de contato alérgica; LP: líquen plano; MC: molusco contagioso; SDRIFE: *symmetrical drug-related intertriginous and flexural exanthema*.

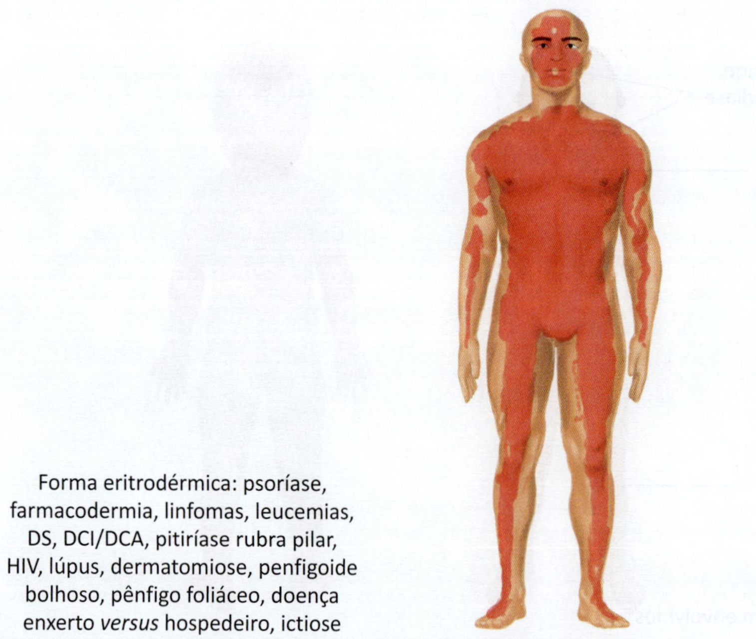

■ **Figura 13.29** Dermatite atópica eritrodérmica e diagnósticos diferenciais.[93]

DS: dermatite seborreica; DCI: dermatite de contato irritativa; DCA: dermatite de contato alérgica.

Quadro 13.5 Diagnósticos diferenciais da dermatite atópica, de acordo com sua etiologia.[83-105]

Doenças inflamatórias/autoimunes	
Dermatite seborreica	Psoríase
Dermatite de contato alérgica	Dermatite de contato irritativa
Pitiríase alba	Líquen plano
Lípus	Dermatomiosite
Pustulose amicrobiana das dobras	Acrodermatite de Gianotti-Crosti
Dermatite herpetiforme	Pitiríase liquenoide crônica
Erupção polimorfa à luz	Prurigo actínico
Doença enxerto *versus* hospedeiro	Prurigo nodular
Líquen simples crônico	Dermatite factícia
Dermatite numular	Dermatite perioral
Rosácea	
Infecções/Infestações	
Impetigo	Eczema *herpeticum*
Sífilis secundária	Eczema *coxsackium*
Dermatite pelo vírus do molusco contagioso (Figura 13.30)	Tinha
Exantema viral	Candidíase
Doenças genéticas	
Síndrome de Netherton	Ceratose pilar
Displasia ectodérmica anidrótica/hipoidrótica	Fibrose cística/mucoviscidose
Deficiência de histidina	Mucopolissacaridose (síndrome de Hurler)
Déficit de prolidase	Síndrome de Loeys-Dietz
Pentassomia X	Déficit STAT5B
Imunodeficiências	
Síndrome SAM (síndrome do desgaste metabólico – alergias múltiplas – dermatite grave)	Síndromes de hiper-IgE (AD e AR)
Síndrome de Ommen	Síndrome de Di George
Deficiência de DOCK8	Síndrome de Wiskott-Aldrich
Deficiência de PGM3	Síndrome de desregulação imune, poliendocrinopatia e enteropatia ligada ao X (IPEX)
Hipogamaglobulinemia transitória da infância	Agamaglobulinemia
Malignidades	
Linfoma de células T	Histiocitose X
Doenças metabólicas	
Deficiência de zinco (acrodermatite enteropática)	Deficiências nutricionais (dietas restritivas, cirurgia bariátrica, alcoolismo, síndromes genéticas)
Doença celíaca	Fenilcetonúria
Outros	
Farmacodermia (SDRIFE – *symmetrical drug-related intertriginous and flexural exanthema*), síndrome hipereosinofílica, síndrome nefrótica	

AD: autossômica dominante; AR: autossômica recessiva.

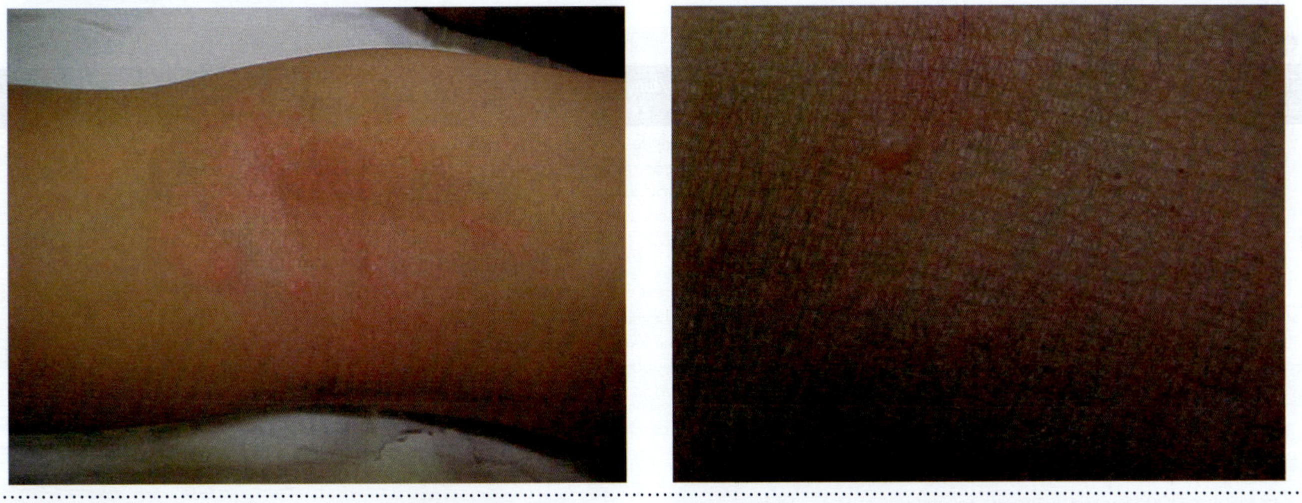

■ **Figura 13.30** Paciente apresentando molusco contagioso circundado por reação eczematosa (*eczema molluscatum*) simulando dermatite atópica. A segunda foto mostra a lesão do molusco contagioso, em maior aumento.
Fonte: Imagens cedidas pelo Prof. Dr. Paulo Ricardo Criado (FMABC; USP).

HISTOPATOLOGIA

As características histológicas da DA dependem do estágio da lesão. Na fase aguda, o eczema exsudativo é caracterizado por espongiose marcada, com acúmulo de fluido intraepidérmico, ocasionando a formação de vesículas (micro e macro) ou até mesmo bolhas. Algum edema dérmico também pode estar presente, em conjunto com linfócitos perivasculares, que se estendem pela epiderme e um número variável de eosinófilos. Nas lesões *subagudas*, não há vesiculação enquanto acantose, hiperqueratose e paraqueratose tornam-se evidentes. No eczema crônico, DA liquenificada, o espessamento da epiderme é mais pronunciado em padrão que pode ser irregular ou regular (psoriasiforme). As alterações na camada granular variam de espessamento secundário a atrito, conforme observado no líquen simples crônico, a adelgaçamento quando existe um padrão psoriasiforme visto em algumas lesões numulares. Espongiose e inflamação são menos visíveis, mas pode haver aumento do número de mastócitos e fibrose dérmica. Essas características não são específicas, uma vez que achados semelhantes são observados em outras dermatoses eczematosas, como a dermatite de contato alérgica. Ocasionalmente, há pistas histológicas sobre a etiologia, como queratinócitos necróticos individuais que sugerem uma dermatite de contato irritativa. No entanto, a biópsia de pele é, em geral, mais útil na exclusão de outras entidades que podem imitar a DA clinicamente, como a micose fungoide[82] (Figuras 13.31 a 13.33).

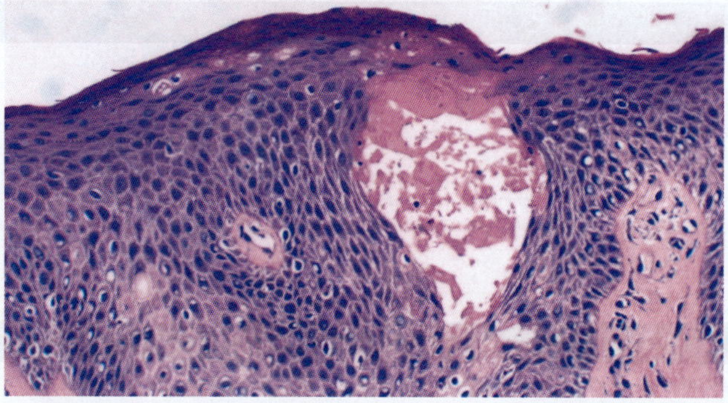

Figura 13.31 Histopatologia do eczema atópico na fase aguda, mostrando marcada espongiose, paraqueratose leve e formação de vesícula espongiótica com conteúdo seroso (HE, 200x).
Fonte: Imagem cedida pelo Prof. Dr. José Cândido Caldeira Xavier Júnior da Universidade Estadual Paulista "Júlio de Mesquita Filho (Unesp)..

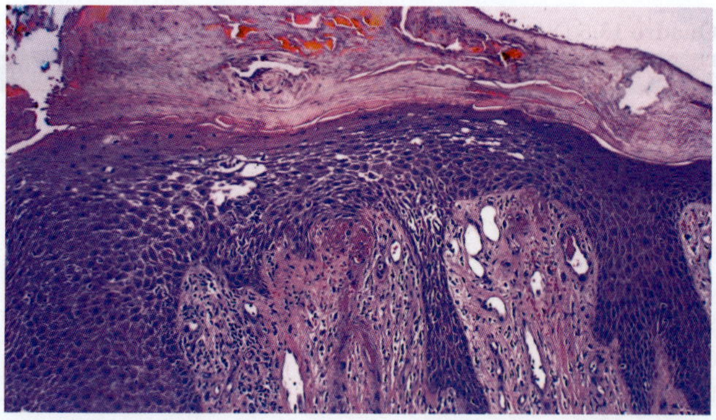

Figura 13.32 Histopatologia do eczema atópico na fase subaguda, mostrando crosta hemática na camada córnea, acantose da epiderme com espongiose mais discreta do que na Figura 13.14 anterior, além de infiltrado inflamatório linfo-histiocitário e dilatação de capilares na derme (HE, 100x).

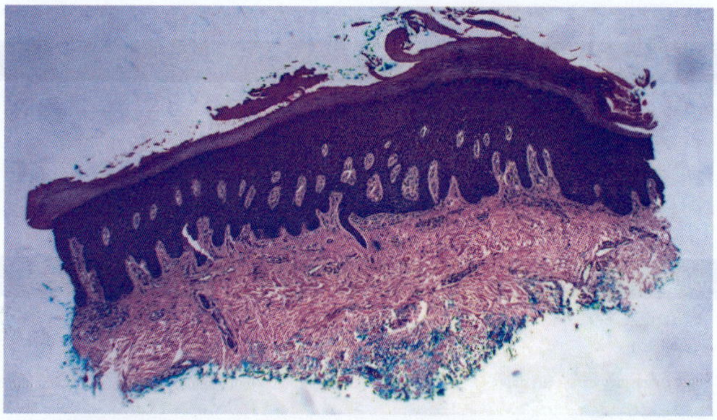

Figura 13.33 Histopatologia do eczema atópico na fase crônica, mostrando espessamento importante da epiderme (o que se traduz clinicamente como liquenificação), hiperqueratose marcada com paraqueratose, espongiose leve, além de infiltrado inflamatório linfo-histiocitário (HE, 40x).
Fonte: Imagem cedida pelo Prof. Dr. José Cândido Caldeira Xavier Júnior da Universidade Estadual Paulista "Júlio de Mesquita Filho (Unesp).

Índices de gravidade na dermatite atópica

A avaliação de índices de gravidade na DA é especialmente importante já que não há testes laboratoriais que definam seu diagnóstico e

Quadro 13.6 Índices de gravidade da dermatite atópica.[107-115]

Tipo de avaliação da gravidade da DA	Sinais/Sintomas	Objetivo/função	Pontuação
EASI[108]	4 sinais: ▪ eritema ▪ edema/infiltração/pápulas ▪ escoriação ▪ liquenificação + ▪ área corporal acometida	O EASI foi desenvolvido como uma modificação do já estabelecido Índice de área e gravidade da psoríase (PASI). É muito utilizado em ensaios clínicos, recomendado pelo HOME	Varia de 0 a 72 Sem lesão 0,1 a 1 – quase sem lesão 1,1 a 7 – leve 7,1 a 21 – moderado 21,1 a 50 – grave 50,1 a 72 – muito grave
scorad[107]	Seis sinais: ▪ eritema ▪ edema/infiltração ▪ escoriação ▪ exsudação ▪ liquenificação ▪ xerose cutânea + ▪ área corporal acometida ▪ + prurido + sono	O scorad avalia a extensão e a gravidade da DA que leva em consideração a análise objetiva e subjetiva. É o índice de gravidade mais utilizado na prática clínica	Varia de 0 a 103 0 a 24 – leve – eczema transitório 25 a 50 – moderado – eczema recorrente > 51 – grave – eczema persistente

(Continua)

Quadro 13.6 Índices de gravidade da dermatite atópica.[107-115] (Continuação)

Tipo de avaliação da gravidade da DA	Sinais/Sintomas	Objetivo/função	Pontuação
PP-NRS[109]	Avalia somente o prurido	Único item de pesquisa que mede o pico do prurido, ou o "pior" prurido nas últimas 24 horas	Varia de 0 a 10 0 a 3 – leve 4 a 6 – moderado 7 a 10 – grave
POEM[107]	Avalia: ▪ sangramento na pele ▪ exsudação ▪ rachaduras/fissuras ▪ descamação ▪ ressecamento da pele ▪ prurido ▪ sono	Indicado pelo HOME como uma boa ferramenta em ensaios clínicos para avaliar desfechos relacionados ao paciente	Varia de 0 a 28 0 a 2 – sem lesão ou quase sem lesão 3 a 7 – eczema leve 8 a 16 – eczema moderado 16 a 24 – eczema grave 25 a 28 – eczema muito grave
DLQI[110]	Avalia os domínios de sintomas e sentimentos, atividades diárias, lazer, trabalho e escola, relações pessoais e tratamento em pacientes acima de 16 anos	O DLQI é a medida de desfecho relatada pelo paciente mais utilizada em ensaios clínicos	Varia de 0 a 30 Comprometimento da qualidade de vida 0 a 1 – ausente 2 a 5 – leve 6 a 10 – moderado 11 a 20 – grave 21 a 30 – extremo comprometimento
CDLQI[111]	Avalia os domínios de sintomas e sentimentos, lazer, escola e feriados, relações pessoais, sono e tratamento em pacientes de 4 a 16 anos	É semelhante ao DLQI, porém modificado para pacientes entre 4 e 16 anos	Varia de 0 a 30 Comprometimento da qualidade de vida 0 a 1 – ausente 2 a 6 – leve 7 a 12 – moderado 13 a 18 – grave 19 a 30 – extremo comprometimento
RECAP[112]	Avalia a percepção individual, sintomas cutâneos, prurido intenso nas crises, distúrbios do sono, efeitos no dia a dia, impacto emocional, aceitabilidade	É um questionário de sete itens que apresenta duas versões: uma para adultos e crianças mais velhas e outro para crianças menores. Serve para avaliar o controle da doença a longo prazo na prática clínica e em ensaios clínicos	Varia de 0 a 28*
ADCT[113,114]	Seis sintomas são avaliados nos últimos 7 dias: ▪ sintomas gerais relacionados à doença ▪ dias de episódio de prurido intenso ▪ impacto no sono ▪ impacto nas atividades diárias ▪ impacto no humor e nas emoções	É um questionário de seis itens validado para maiores de 12 anos. Serve para avaliar o controle da doença a longo prazo na prática clínica e em ensaios clínicos	Varia de 0 a 24 Pontuação acima de 7 ou uma das respostas na área azul do questionário indicam que o paciente pode não estar com sua doença controlada
IGA[115]	Avalia seis níveis de lesão em relação à presença de eritema, pápulas/infiltração e exsudação	É o índice de gravidade exigido pela FDA para avaliar a respota dos pacientes às drogas em ensaios clínicos, medida pelo investigador	Varia de 0 a 5 0 – sem lesão 1 – quase sem lesão 2 – leve 3 – moderada 4 – grave 5 – muito grave

HOME: *Harmonizing Outcome Measures for Eczema* (harmonização de medidas de desfecho para o eczema); PP-NRS: *Peak pruritus numerical rating scale* (escala de classificação numérica de pico de prurido); RECAP: recapitulação do eczema atópico; ADCT: *Atopic dermatitis control tool* (ferramenta para o controle da dermatite atópica); IGA: *investigator global assessment* (avaliacao global do investigador); FDA: Food and Drug Administration. * Valores não categorizados.

sua gravidade. Na DA, existe uma pluralidade de escalas e avaliações de gravidade que podem ser subdivididas em: avaliações subjetivas ou medidas de desfechos relatadas pelos pacientes (*Patient reported outcome measures* – PRO ou PROM); avaliações objetivas (avaliações realizadas pelos profissionais da saúde); e híbridas (que combinam avaliações objetivas e subjetivas, como o scorad).[106,107]

Os índices de gravidade têm como função: avaliar a extensão da doença; avaliar o impacto que a doença exerce no paciente; definir o tratamento com base na gravidade da doença; avaliar a resposta aos tratamentos na prática e em ensaios clínicos; auxiliar na definição de metas de tratamento e no controle da doença.[106,107]

Com o advento de novas drogas para o tratamento da DA, especialmente os biológicos e inibidores de JAK, os índices de gravidade podem orientar o médico a identificar o paciente com maior gravidade, estabelecer um tratamento mais específico, avaliar resposta ao tratamento e modificá-lo de acordo com as metas estabelecidas. As ferramentas ADTC[113,114] e RECAP[112] avaliam o controle da doença a longo prazo, porém metas de tratamento mais específicas foram sugeridas recentemente[116,117] (Quadro 13.7).

Quadro 13.7 Metas terapêuticas para a dermatite atópica moderada a grave tendo como alvo os tratamentos sistêmicos.[116,117]

Tempo de tratamento Índice de gravidade	3 meses de tratamento	6 meses de tratamento
EASI	EASI 50	EASI 75
scorad	scorad 50	scorad 75 ou scorad ≤ 24
Prurido NRS	Redução de pelo menos 3 pontos	PP NRS ≤ 4
DLQI	Redução de pelo menos 4 pontos no DLQI	DLQI ≤ 5
POEM	Redução de pelo menos 4 pontos no DLQI	POEM ≤ 7

▪ TRATAMENTO

Tratamento não farmacológico

A DA está associada em particular com hipersensibilidade do tipo retardada contra alérgenos ambientais. Entre os alérgenos alimentares, leite de vaca, ovo de galinha, trigo, soja, nozes e amendoins são os mais frequentemente associados, especialmente em bebês e crianças pequenas.[67]

Fatores irritantes que incluem produtos químicos e agentes físicos podem complicar o curso da doença. Finalmente, a sensibilização de contato a produtos químicos pode complicar a gravidade clínica por dermatite de contato alérgica sobrejacente.[118] Diagnosticar os fatores desencadeantes individualmente relevantes para a DA é mais desafiador do que diagnosticar a doença. O ideal seria realizar uma investigação de alergia para pacientes com DA moderada a grave, que pode incluir IgE sérica, *prick test* e testes de contato para sensibilização de contato a ingredientes de hidratantes e anti-inflamatórios tópicos, dependendo da história individual. Pacientes com DA leve podem ser testados dependendo da suspeita clínica.[67]

Alergia alimentar

Cerca de um terço das crianças com DA moderada a grave tem alergia alimentar associada.[119] É um equívoco comum acreditar que alergia alimentar seria a causadora da DA. Os pais devem ser advertidos de que as dietas de eliminação geral não são recomendadas[67] e podem ser prejudiciais.[120] Em crianças com DA com alergia alimentar, bons cuidados com a pele também são a base do tratamento, mas identificar e evitar fatores desencadeantes são importantes.[67]

Sensibilizações a alimentos podem ser identificadas por meio de testes *in vivo* (testes cutâneos, *prick test*) e testes *in vitro* (testes de soro IgE específica). Um teste positivo indica sensibilização mediada por IgE, mas pode ter pouca correlação com as respostas clínicas.[121] Além disso, os testes de contato de atopia mostraram-se úteis para estudar atrasos respostas da pele relacionadas com alimentos.[122] Um teste cutâneo com alérgenos alimentares (ou seja, leite de vaca, ovos, trigo, soja, amendoim) é sugerido em crianças < 5 anos com DA moderada a grave persistente apesar da otimização de tratamento e terapia tópica. Alergia alimentar é menos comum em faixas etárias mais avançadas. Os testes são recomendados quando há suspeição de alergia alimentar.[67]

Aeroalérgenos

Observações clínicas e estudos experimentais indicam que aeroalérgenos são fatores desencadeantes relevantes em pacientes com DA.[123] Exacerbações de lesões eczematosas após contato com a pele ou inalação foram descritas, mas estudos sobre estratégias de prevenção de alérgenos mostram resultados conflitantes.[124] A investigação diagnóstica de rotina da suspeita de alergia a aeroalérgenos inclui a detecção de IgE específica por meio de testes cutâneos ou ensaios de IgE *in vitro*. No entanto, ambas as técnicas têm um baixo valor preditivo.[67]

Dermatite de contato

Dermatite de contato pode ser detectada em 40% a 65% dos pacientes com DA e causar agravamento de suas lesões cutâneas.[125] Fatores que favorecem a dermatite de contato alérgica em pacientes com DA incluem a exposição repetida a ingredientes de tratamentos tópicos, juntamente com maior penetração na barreira cutânea. Emulsionantes, fragrâncias, conservantes, corticosteroides e outros componentes de tratamento da DA são as substâncias mais relevantes a serem testadas.[125]

Crianças com DA que apresentem doença moderada a grave de longa duração nas mãos ou nos pés devem sempre fazer o teste de contato para avaliar dermatite de contato alérgica.[126] Os testes de contato são recomendados em pacientes com DA com doença recalcitrante, localização atípica ou agravamento sem causa conhecida, principalmente quando se considera intervenção sistêmica.[67]

Tratamento tópico

A orientação dos pais e pacientes é fundamental e muitas medidas não farmacológicas podem ser utilizadas para os pacientes de DA[67] (Quadro 13.8).

Limpeza da pele

A pele deve ser limpa leve e cuidadosamente para a retirada das crostas e bactérias, em especial nos casos de superinfecção. Os higienizadores com ou sem antissépticos podem ser usados como *syndets* ou soluções aquosas, com pH compatível com a pele.[67,127]

Quadro 13.8 Orientações gerais para o controle da dermatite atópica.[67]
▪ Vestuário ▪ Evite o contato da pele com fibras irritantes (lã, tecidos de fibra grande) ▪ Não use roupas apertadas e muito quentes para evitar a transpiração excessiva ▪ Preferir roupas não irritantes, projetadas para crianças e adultos com DA, e especialmente tecidos revestidos de prata são incentivados
▪ Fumo: evite a exposição
▪ Evitar extremos de temperatura
▪ Aumente o uso de emolientes com tempo frio
▪ Evite a exposição a feridas de herpes. Caso haja alguma crise, procure o médico
▪ Vacinas: esquema normal em pele não envolvida
▪ Exposição solar: sem restrição específica com uso cuidadoso. Geralmente útil em razão do efeito anti-inflamatório e melhora da barreira epidérmica
▪ Exercício físico, esportes: sem restrição. Se a transpiração induz surtos de DA, adaptação progressiva ao exercício. Chuveiro e emolientes depois de nadar em piscina
▪ Alérgenos alimentares ▪ Manter o aleitamento materno até os 4 meses, se possível; incluir todos os alimentos recomendados para as idades indicadas após 4 meses, a menos que a criança desenvolva sintomas de alergia ou sensibilização ▪ Dieta normal, a menos que uma investigação de alergia tenha provado a necessidade de excluir um alimento específico ▪ Alguns pacientes apresentam melhora evitando alimentos com reação cruzada ao pólen (p. ex., pólen de bétula)
▪ Aeroalérgenos internos ▪ Ácaros da poeira doméstica ▪ Use ventilação adequada da casa. Mantenha os cômodos bem arejados mesmo no inverno ▪ Evite carpetes de parede a parede ▪ Remova a poeira com uma esponja molhada ▪ Aspire o chão com um produto de limpeza filtrado adequado uma vez por semana e estofamento ▪ Evite brinquedos macios na cama (berço), exceto laváveis ▪ Lavar os lençóis a uma temperatura superior a 55° a cada 10 dias ▪ Camas e travesseiros em Gore-Tex ou similar
▪ Animais de estimação: evitar gatos, mas não cães, preventivamente. Se alergia a animais de estimação com pêlos for demonstrada, deve-se manter as medidas de prevenção
▪ Pólen: na presença de indivíduos sensibilizados, feche as janelas durante a alta temporada de pólen em clima quente e seco e restringir, se possível, a permanência ao ar livre. Aeração à noite e no início da manhã ou por tempo chuvoso. Evite a exposição a situações de risco (cortar jardins). Instalar filtros de pólen no carro. Roupas e animais de estimação podem vetorizar aeroalérgenos, incluindo pólen

Banhos com hipoclorito

Os banhos com hipoclorito podem não mudar a gravidade da DA, mas parecem reduzir a necessidade de drogas tópicas anti-inflamatórias e antibióticos e aumentam a espessura epidérmica bem como sua proliferação.[67] A concentração do hipoclorito é de 0,005% e pode ser usado 2 a 3 vezes por/semana, por 10 minutos.[128] A adição de 1 mL de hipoclorito de sódio normal alvejante doméstico (a maioria vem como solução de 5%) em 1 litro de água da torneira é o procedimento usual.[67]

Hidratação

A DA está associada com defeitos de barreira cutânea traduzidos pela ausência de lipídeos intercelulares no estrato córneo e uma proporção inadequada entre seus componentes (colesterol, ácidos graxos essenciais e ceramidas), além de defeitos da filagrina, que diminuem a perda de água transepidérmica. Essas alterações facilitam a penetração de alérgenos que podem aumentar a irritação e subsequente inflamação.[67]

O uso de emolientes de alta qualidade pode ser rentável porque previne o desenvolvimento de erupções e a necessidade de corticosteroides e inibidores de calcineurina.[129] No entanto, se ocorrer uma erupção aguda, é melhor tratar primeiro com anti-inflamatórios tópicos, em vez de aplicar emolientes em lesões inflamadas agudas.[130,131] Por tradição, os emolientes são definidos como tratamento tópico com substâncias do tipo veículo sem ingredientes ativos. A maioria deles contém um umectante (promovendo a hidratação do estrato córneo, como ureia ou glicerol) e um ocludente (reduzindo a evaporação, como petrolato). A hidratação da pele é normalmente mantida por, pelo menos, 2 vezes por dia com a aplicação de hidratantes com uma base hidrofílica. De acordo com a condição da pele, as bases lipofílicas também são úteis. O uso de pomadas de barreira, óleo de banho, gel de banho, emulsões ou soluções micelares que melhoram o efeito de barreira também é recomendado. As quantidades necessárias são geralmente altas (até 100 g por semana em crianças pequenas e até 500 g em adultos). Os hidratantes devem ser preferencialmente aplicados após o banho (técnica de *soak and seal*, que significa molhar e selar).[132]

O uso de produtos de óleo puro, como óleo de coco, resseca a pele, aumenta a perda de água transepidérmica e, portanto, não é recomendado.[67]

Terapia de bandagem úmida

A terapia de bandagem úmida é indicada para pacientes com DA em crise, ou com lesões agudas, exsudativas e erosivas.[67] Pode-se utilizar corticosteroide diluído em hidratante (geralmente 3 dias são suficientes) ou apenas hidratante. É um tratamento seguro de intervenção em crises, com bioatividade sistêmica temporária do corticosteroide.[133]

Corticocosteroides tópicos

Os corticosteroides tópicos cainda são a opção de tratamento anti-inflamatório de 1ª linha na DA.[127,134] Existem diferentes potências de corticosteroides (leve, moderado, potente ou superpotente) e diferentes formulações (cremes, pomadas, loções ou espumas) disponíveis[135,136] (Quadro 13.9).

Quadro 13.9 Potência dos corticosteroides tópicos.[136]

Grupo I – Super potentes
▪ Propionato de clobetasol 0,05% (creme e pomada)
Grupo II – Potentes
▪ Dipropionato de betametasona 0,05% (pomada) ▪ Valerato de betametasona 0,1% (pomada) ▪ Halcinonida 0,1% (pomada) ▪ Valerato de diflucortolona (creme e pomada)
Grupo III – Potentes
▪ Dipropionato de betametasona 0,05% (creme) ▪ Valerato de betametasona 0,1% (creme) ▪ Halcinonida 0,1% (creme) ▪ Acetonido de triamcinolona (pomada)
Grupo IV – Potência média
▪ Furoato de mometasona 0,1% (pomada) ▪ Acetonido de fluocinolona (pomada) ▪ Prednicarbato (pomada) ▪ Acetonido de triamcinolona (creme) ▪ Desonida (pomada) ▪ Aceponato de metilprednisolona (creme)
Grupo V – Potência média
▪ Furoato de mometasona 0,1% (creme) ▪ Acetonido de fluocinolona (creme) ▪ Prednicarbato (creme) ▪ Desonida (creme) ▪ Aceponato de metilprednisolona (creme)
Grupo VI – Potência leve
▪ Fluorandrenolida (creme ou pomada) ▪ Hidrocortisona (pomada) ▪ Pivalato de flumetasona (creme ou pomada)
Grupo VII – Leve
▪ Hidrocortisona (creme) ▪ Dexametasona ▪ Prednisolona ▪ Metilprednisolona

A escolha do corticosteroide tópico depende da idade do paciente, gravidade da doença e localização das lesões da DA. Corticosteroides tópicos superpotentes geralmente não são recomendados para o tratamento da DA, sobretudo em crianças. Para tratamento das crises, a aplicação uma vez ao dia de um corticosteroide potente é suficiente, geralmente por 3 a 5 dias. Deve ser iniciado assim que os primeiros sinais da dermatite apareçam. O prurido é um sintoma chave para avaliação da resposta ao tratamento, e a redução gradual não deve ser iniciada antes que a coceira tenha desaparecido.[67] Com a atividade leve da doença, valores mensais na faixa média de 15 g em lactentes, 30 g em crianças e até 60 a 90 g em adolescentes e adultos, associados ao uso de emolientes, geralmente permitem uma boa manutenção com valores scorad abaixo de 15 a 20.[137]

Os corticosteroides tópicos não devem ser aplicados na face por mais de 1 mês, pois podem fragilizar a barreira cutânea e causar dermatite perioral, eritema persistente e telangiectasias. O seu uso intermitente reduzirá o risco de efeitos colaterais. A aplicação de corticosteroide tópico no interior das coxas, braços e seios (nas mulheres) por períodos prolongados pode causar estrias, principalmente em adolescentes e crianças. O risco de complicações oculares parece ser baixo. Corticosteroides tópicos potentes e muito potentes são mais propensos a causar depressão transitória da função adrenal do que as outras categorias.[138] A melhor maneira de se utilizarem os corticosteroides tópicos e evitar seus efeitos colaterais é não poupá-los durante as crises agudas, mas associá-los aos hidratantes. Mais tarde, a terapia proativa deve ser usada a longo prazo.[139]

O risco de induzir efeitos colaterais sistêmicos é menor com o uso de corticosteroides tópicos relativamente novos com meia-vida curta, como prednicarbato, fluticasona e mometasona. Um tratamento sistêmico de curta duração e bem conduzido pode ser mais seguro e mais aconselhável do que o uso prolongado de corticosteroides de alta potência.[67] A educação de pacientes e profissionais de saúde é necessária para aumentar a adesão aos tratamentos, evitar corticoisteroidedefobia ou excessos do uso de corticosteroide tópico.[140]

Inibidores de calcineurina

Os inibidores de calcineurina apresentam bom efeito anti-inflamatório e antipruriginoso, além da vantagem de não causar atrofia da pele, como os corticosteroides tópicos, o que favorece seu uso em áreas delicadas do corpo, como a região da pálpebra, a pele perioral, a área genital, a região axilar ou prega inguinal e para tratamento tópico a longo prazo.[67] São especialmente úteis em peles sensíveis e dobras.[135]

Dois inibidores de calcineurina, a pomada de tacrolimo e o pimecrolimo em creme, são licenciados para tratamento tópico de DA. Os efeitos anti-inflamatórios resultam de uma inibição da ação pró-inflamatória da produção de citocinas por células T e mastócitos, enquanto parte de seus efeitos antipruriginosos é atribuída a um efeito específico sobre neurônios TRPV1 na pele.[141] Aplicar o tratamento 2 vezes por dia é mais eficaz do que apenas uma vez para o tratamento de crises.[67] A potência anti-inflamatória da pomada de tacrolimus a 0,1% é semelhante a um corticosteroide com atividade intermediária,[142] enquanto o último é claramente mais ativo que o creme de pimecrolimus a 1%.[143]

Tanto o tacrolimo como o pimecrolimo são seguros para uso a longo prazo (dados disponíveis de mais de 5 anos)[144,145] e licenciados para crianças de 2 anos de idade e adultos, sendo o pimecrolimo para aquelas acima de 3 meses de idade.[146,147] O efeito colateral mais frequentemente observado é uma sensação de calor transitório ou queimação transitória na aplicação local durante os primeiros dias de aplicação e que se inicia 5 minutos após cada aplicação e pode durar até 1 hora,[148] mas a intensidade e a duração normalmente diminuem em 1 semana.[141]

Alguns dias de tratamento inicial com corticosteroide tópico antes de mudar para um inibidor de calcineurina podem reduzir a sensação de queimação, e um período de sobreposição de uma semana pode ser aconselhável.[67] Infecções virais da pele, como eczema herpético ou eczema perimolusco, foram observadas durante o tratamento com inibidores de calcineurina.[149] Os dados clínicos não indicam um risco aumentado de indução de linfoma ou outros tipos de malignidades,[150] ou fotocarcinogenicidade,[151] mas a proteção UV é recomendada por razões teóricas de segurança.[67]

Um dos principais usos dos inibidores de calcineurina reside na terapia proativa, quando estes são usados para evitar a recidiva da dermatite atópica em locais onde há sempre lesão. Nesses casos, seu uso profilático 2 vezes por semana é recomendado.[152]

Derivados do alcatrão

A aplicação tópica de alcatrão (derivado do carvão) é uma das terapias mais antigas para DA, com uso clínico de longa data, mas em constante declínio, e eficácia moderada.[153] O alcatrão pode restaurar a expressão da filagrina e neutralizar a regulação negativa da barreira cutânea mediada pela via Th2 mediante a ativação do receptor aril hidrocarboneto (AhR) e desfosforilação da STAT6, diminuindo, assim, a espongiose, apoptose e a expressão de CCL26 em lesões de DA.[154]

Pode ser usado em casos selecionados com liquenificação, já que a aceitação cosmética é pobre. Recentemente, um estudo randomizado de 12 semanas, duplo-cego, controlado por veículo, foi realizado usando várias concentrações de tapinarof, um agente modulador de AhR em pacientes com DA.[155] O tratamento mais eficaz foi a formulação a 1% aplicada 2 vezes ao dia, com sucesso estatisticamente significativo. Os eventos adversos emergentes do tratamento mais frequentes foram foliculite e dermatite de contato.[67]

Inibidores tópicos da fosfodiesterase 4

A fosfodiesterase 4 (PDE4) é um regulador-chave da inflamação e produção de citocinas na DA por meio da degradação de monofosfato de adenosina,[156] Uma metanálise recente concluiu que os inibidores de PDE4 tópicos foram eficazes e seguros para pacientes com doença leve a moderada AD.[157] O inibidor de PDE4 tópico mais amplamente estudado é o crisaborole[67] e parece ser uma opção de tratamento tópico para pacientes com DA leve a moderada alternativa aos corticosteroides tópicos.[2]

Terapia proativa

Por tradição, a terapia anti-inflamatória tópica era aplicada apenas à pele lesionada e interrompida uma vez que as lesões visíveis fossem eliminadas. Essa abordagem **reativa** foi complementada pelo conceito de tratamento **proativo**, que é definido como um tratamento anti-inflamatório de longa duração e de baixa dose aplicada em áreas da pele previamente afetadas, em combinação com uso de emolientes em todo o corpo.[152] O tratamento tópico proativo é realizado, geralmente, 2 vezes por semana, nas áreas previamente afetadas e é iniciado tão somente quando todas as lesões visíveis tiverem sido tratadas com sucesso.[158] A terapia proativa prolonga o tempo sem recaída.[158] Dados de ensaios clínicos estão disponíveis para o corticosteroide aceponato de metilprednisolona e fluticasona propionato por até 3 meses e, para pomada de tacrolimus, para até 1 ano.[159] O estudos sobre a terapia proativa com corticosteroides tópicos geralmente são conduzidos até 16 semanas, enquanto o tacrolimo apresenta estudos de até 1 ano de tratamento com bons resultados. A duração da terapia proativa deve ser adaptada de acordo com a gravidade e a persistência da doença.[158] A relação custo-benefício da terapia proativa com tacrolimo tópico também tem sido demonstrada na qualidade de vida e níveis de IgE específicos para aeroalérgenos mais baixos durante seu uso.[160,161] A experiência clínica e a evidência indireta de muitos estudos sugerem que a pomada de tacrolimo bem como corticosteroides de média a baixa potência são bons candidatos para tratamento, enquanto o creme de pimecrolimus e os corticosteroides classe VII são menos eficientes.[158] A terapia proativa deve ser recomendada para crises recorrentes e/ou para pacientes com scorad > 25.[134]

Terapia antibacteriana e antiviral

Pacientes com DA são mais suscetíveis a infecções cutâneas secundárias que tendem a generalizar, especialmente com *S. Aureus*, *Malassezia furfur* e vírus herpes simplex.[162] O microambiente inflamatório iniciado pela linfopoietina estromal tímica (TSLP, do inglês *thymic stromal lymphopoietin*), IL-4 e IL-13 regulam negativamente importantes peptídeos antimicrobianos cutâneos, como a catelicidina LL-37, dermicidina e betadefensinas humanas HBD-1, HBD-2 e HBD-3.[162] A compreensão da colonização e a infecção na DA têm aumentado em grande parte pela investigação detalhada do microbioma humano. Uma perda da diversidade causada pelo *S. aureus* no microbioma cutâneo está significativamente associada a surtos de DA, mas não se os pacientes seguirem um regime de terapia proativa antes do surto.[163] O *S. aureus* é um dos principais desencadeantes da DA, pois a inflamação é desencadeada pela liberação de toxinas com propriedades superantigênicas. Esses superantígenos aumentam a ativação das células T na pele e também aumentam a expressão de IL-31, gerando o prurido.[164] Coçar favorece a ligação do *S. aureus* à pele, e o aumento da quantidade de ceramidase derivada do *S. aureus* agrava o defeito da barreira cutânea. Além disso, a produção de superantígenos aumenta a expressão de receptores alternativos de glicocorticosteroides que não se ligam aos corticosteroides tópicos, o que resulta na resistência.[165] A formação de biofilme por estafilococos associados à DA pode desempenhar um papel importante na oclusão dos ductos sudoríparos, ocasionando a inflamação e prurido.[166]

Terapia antibacteriana

Limpeza regular da pele com *syndets*, antissépticos e antibióticos tópicos, antibióticos sistêmicos e tecidos funcionais com prata têm sido usados para reduzir o *S. aureus* na pele de pacientes com DA. Na prática clínica, o uso dessas medidas tem pontos fortes e fracos e uma melhor indicação deve ser feita com base em aspectos clínicos. A maioria das intervenções visa reduzir a carga de *S. aureus*. Os emolientes recentemente desenvolvidos incluem compostos ativos que podem influenciar o microbioma da DA com lisados bacterianos de espécies de *Aquaphilus dolomiae* ou *Vitreoscilla filiformes*.[167] Esses emolientes geralmente são bem tolerados e melhoram a barreira epidérmica, mas o efeito antibacteriano contra o *S. aureus* parece ser baixo em comparação com antissépticos ou antibióticos sistêmicos. Muitas vezes, uma terapia anti-inflamatória adequada e bem conduzida com corticosteroides tópicos e/ou com inibidores de calcineurina também reduzirá a colonização por *S. aureus*.[67]

Tanto os antissépticos tópicos como os antibióticos tópicos podem reduzir o *S. aureus* e outras bactérias potencialmente úteis para a pele, mas a resistência bacteriana e a dermatite de contato são um problema. Não há benefício claro de aditivos de banho antissépticos, sabonetes antissépticos ou outros agentes antimicrobianos adicionados nas terapias tópicas na dermatite atópica não infectada, conforme evidenciado em uma grande revisão sistemática.[168] No entanto, se não houver resposta aos corticosteroides tópicos ou aos inibidores de calcineurina, ou se houver infecção evidente, o uso de antissépticos tópicos deve ser considerado. Estes são preferidos aos antibióticos tópicos, pois diminuem a probabilidade de desenvolvimento de resistência bacteriana. Uma revisão sistemática mais recente publicada em 2017 confirmou esses resultados.[169] O hipoclorito de sódio 0,005% em uso intermitente mostrou diminuição significativa da gravidade da DA.[170]

O impetigo é facilmente diagnosticado pelas crostas amareladas e pode ser tratado com ácido fusídico, mupirocina tópica ou retapamulina tópica por 5 dias.[171] Antibióticos sistêmicos só devem ser usados em caso de aparente e extensa superinfecção bacteriana. As cefalosporinas de 1ª geração são recomendadas.[67,172] Cremes e pomadas são fontes ocultas de bactérias, pois até 53% deles estão contaminados por bactérias, em 25% por *S. Aureus*. Por isso, é interessante manter os hidratantes já abertos na geladeira, usar embalagens com *pumps* (bombas), evitar o contato direto com as mãos e evitar compartilhar materiais de higiene pessoal.[173]

Tecidos antimicrobianos

Vários tecidos funcionais com propriedades antimicrobianas e qualidades diferentes estão disponíveis e têm sido usados por 24 horas ou apenas durante a noite. Os tecidos revestidos de prata supostamente liberam pequenas quantidades de íons de prata para a pele, onde se observa um efeito antisséptico moderado. A estabilidade física e a resistência a lavagens repetidas desses diferentes tecidos são bastante heterogêneas.[174]

Tecidos impregnados pela prata mostraram atividade antimicrobiana significativa, bem como melhora do scorad localizado em um ensaio clínico sem cegamento, controlado.[175] Estudos mais recentes avaliaram esses tecidos antimicrobianos em dados de vida real. Alguns tecidos impregnados de prata perdem sua atividade antimicrobiana após 70 ciclos de lavagem, enquanto outros permanecem intactos e ainda eficazes após 150 ciclos de lavagem.[174] Devem-se considerar roupas de prata de alta qualidade para pacientes com DA com tendência a forte colonização ou infecção pelo *S. aureus*.[67]

Terapia antiviral

Infecções virais como o vírus do herpes simplex, varicela-zóster, molusco contagioso, varíola e coxsackievírus ocorrem com mais frequência em pacientes com DA do que em indivíduos saudáveis, com tendência a causar doença disseminada.[162]

O eczema herpético, causado pelo vírus do herpes simples disseminado, é uma complicação potencialmente letal da DA que requer ação médica imediata. Pacientes, principalmente crianças, apresentam vesículas disseminadas, distintamente monomórficas, febre e linfadenopatia. Complicações como ceratoconjuntivite, meningite e encefalite raramente são encontradas.[176] As IL-4 e IL-13 suprimem a expressão do peptídeo antimicrobiano LL-37 nos queratinócitos, que têm uma potente atividade antiviral contra o herpesvírus (HSV).[177] Os fatores predisponentes do eczema herpético são: início precoce de DA; formas graves ou não tratadas; deficiência de filagrina; alto nível sérico total de IgE; elevadas taxas de IgE alérgeno-específicas; e eosinofilia periférica.[178] O pré-tratamento com corticosteroide tópico não parece implicar risco aumentado para o desenvolvimento do eczema herpético, ao passo que os inibidores de calcineurina podem aumentar esse risco e devem ser pausados por algumas semanas.[67] O tratamento do eczema herpético é realizado com aciclovir ou valaciclovir, e deve ser iniciado imediatamente.[179] A taxa de infecções localizadas pelo herpesvírus na DA em pacientes tratados com dupilumabe é maior em comparação com placebo, mas há uma menor chance de eczema herpético e infecção pelo vírus varicela-zóster.[180] Pais de crianças atópicas devem ser encorajados a seguir seu plano de vacinação, incluindo o vírus da varicela-zóster.[67]

A infecção pelo vírus do molusco contagioso é, em geral, benigna e autolimitada, mas a disseminação é frequente na DA e, portanto, o tratamento é recomendado. A infecção pelo molusco contagioso parece ser um gatilho para o início da doença ou exacerbação da DA em crianças com história familiar positiva de DA.[181] O tratamento tópico da DA com corticosteroides ou inibidores de calcineurina pode ser contínuo durante a infecção pelo molusco.

O eczema *vaccinatum* é uma complicação da vacinação contra a varíola conhecida por ocorrer em pacientes com DA. O vírus vaccinia se dissemina e causa uma extensa erupção cutânea com taxa de mortalidade de 5% a 40%.[182] Portanto, a vacinação contra a varíola é contraindicada em pacientes com história ou DA atualmente ativa.[183] O eczema *vaccinatum* pode ser atenuado por três fontes: vacina contra a varíola; três medicamentos antivirais; e a imunoglobulina antivaríola.[184] Se um surto de varíola exigir uma vacinação em massa de emergência, a escolha das estratégias de vacinação devem ser determinadas pelo governo. A vacina da varíola pode ser eficaz em prevenir 85% dos casos.[185]

O eczema *coxsackium* é uma forma disseminada de infecção por coxsackievírus que ocorre principalmente em crianças com DA ativa. A cepa coxsackievírus A6 leva a manifestações classificadas como forma difusa (lesões estendidas ao tronco), forma acral ou eczema *coxsackium* (lesões disseminadas nas áreas eczematosas preexistentes).[186] O tratamento sintomático inclui o uso de corticosteroides e terapia de bandagem úmida.[187] As vacinas devem ser recomendadas nos pacientes com DA, incluindo a vacinação para varicela-zóster. Os pais de crianças atópicas devem ser encorajados a imunizar seus filhos. A negação da vacinação por causa de uma DA diagnosticada é um equívoco comum, possivelmente com consequências graves.[67]

Terapia antifúngica

A Malassezia spp. é uma levedura comensal da pele humana saudável, mas exibe um papel patogênico na DA, pois pode interagir com a resposta imune local da pele e função de barreira. Pode-se especular que terapias antifúngicas são mais eficazes em certos subgrupos, podendo mostrar efeitos benéficos em pacientes com DA do tipo cabeça-pescoço e naqueles com sensibilização detectável mediada por IgE contra Malassezia.[188] Portanto, a terapia antifúngica com cetoconazol tópico ou ciclopiroxolamina pode ser indicada nos pacientes que sofrem de dermatite atópica de cabeça e pescoço, e particularmente naqueles com conhecida sensibilização por IgE a Malassezia spp.[67]

Outros tratamentos

A medicina complementar descreve uma ampla variedade de cuidados práticos associados ao tratamento médico-padrão. Exemplos da medicina complementar incluem abordagens como a medicina tradicional chinesa, a homeopatia e naturopatia.[134] Nenhuma recomendação baseada em evidências pode ser feita a partir da literatura disponível.[189] (O papel da vitamina D e do receptor de vitamina D na DA foi estudado em três estudos e, em dois, não foi encontrado efeito benéfico da suplementação de vitamina D nas manifestações da DA.[190,191] Uma revisão sistemática recente, focada nos efeitos dos níveis de vitamina D e na suplementação em crianças com DA, confirmou uma ligação entre os níveis séricos de vitamina D e a gravidade da DA, mas apenas evidências fracas foram encontradas apoiando a melhora da DA com suplementação de vitamina D.[189,190] Portanto, a suplementação de vitamina D não é útil para tratamento nem para prevenção ou tratamento da DA.[192]

Os regimes de tratamento com probióticos visam modular a microflora no intestino para estimular o sistema imunológico. Metanálises recentes sobre o efeito de probióticos em gestantes[193] e em crianças[194] não demonstraram efeitos convincentes deste tratamento em comparação a metanálises anteriores.[195] Em uma recente revisão Cochrane avaliando os efeitos dos probióticos para pacientes de todas as idades, os autores concluíram que, em comparação com nenhum probiótico, as cepas probióticas disponíveis provavelmente fazem pouca ou nenhuma diferença na melhora dos sintomas de eczema avaliados pelo paciente.[196]

Imunoterapia na dermatite atópica

A eficácia e a segurança da imunoterapia com alérgenos (IA) na DA foram demonstradas em relatos de casos, estudos de coorte menores e alguns ensaios multicêntricos maiores. É evidente que a IA pode melhorar o curso da DA em pacientes selecionados em vez de causar risco de piora da doença.[197]

Fototerapia

A fototerapia é uma opção de tratamento para melhorar as lesões, o prurido e insônia em pacientes com DA, com remissão por até 6 meses sem efeitos colaterais graves a curto prazo.[198]

Na DA, a fototerapia afeta vários fatores, como a supressão da função de apresentação de antígenos das células de Langerhans, a indução de peptídeos antimicrobianos, a indução de apoptose de células T infiltrantes[199], uma redução na colonização por espécies de *S. aureus* e Malassezia[200] e apresentação de antígeno reduzida após um aumento induzido por fototerapia da espessura do estrato córneo.[201] A fototerapia é especialmente para o tratamento da fase crônica em adultos.[67] Os tratamentos com UV não devem ser usados para tratar lesões exsudativas, pois isso poderá piorar a dermatose. Pacientes com crises agudas devem ser tratados de forma padrão por alguns dias antes de iniciar o tratamento com UV.[134] Estudos com UVB Narrow Band (nb-UVB) já incluíram crianças tão novas quanto 3 anos de idade (Darne, 2014), é indicada para formas crônicas moderadas de DA e parece causar menos eritema em comparação com UV de banda larga. Pode chegar a ter redução de 50% do scorad.[202] A dose média de UVA1 parece ser igualmente eficaz à nb-UVB,[203] mas é mais demorada. O tratamento concomitante com corticosteroides tópicos, emolientes e fototerapia deve ser considerado para reduzir os surtos. A luz UV também pode ser combinada com um tratamento prévio (oral ou tópico). A administração de drogas fotossensibilizantes (psoralenos), as chamadas "PUVA" (fotoquimioterapia), é contraindicada em menores de 10 anos de idade.[204] Todos os tratamentos UV e, ainda mais, a fotoquimioterapia PUVA representam um risco a longo prazo de desenvolvimento de câncer de pele, juntamente com a comprovação prematura do envelhecimento da pele.[199] Em um estudo recente, de 717 pacientes com vitiligo que se submeteram a mais de 500 sessões de fototerapia nb-UVB, o risco de esse grupo desenvolver câncer de pele não melanoma e melanoma não foi maior do que o dos controles.[205] A fotoquimioterapia PUVA para o tratamento da DA tem sido suplantada pela nb-UVB em razão de sua comprovada carcinogenicidade e pelo fato de que a maioria dos pacientes com DA é jovem.[2] O PUVA oral tem uma série de efeitos colaterais, que podem incluir náusea, dor de cabeça, fadiga, ardência, coceira e pigmentação irregular da pele, além de risco maior de câncer de pele, de modo que a relação risco/benefício desse tratamento para o corpo inteiro é geralmente desfavorável.[206] Por sua vez, a relação risco/benefício do PUVA tópico para palmas e plantas é geralmente favorável. A luz excimer monocromática de 308 nm permite o tratamento apenas de áreas limitadas.[207] A fototerapia para DA deve ser indicada quando as medidas tópicas não forem suficientes para controlar a doença[2,67] (Figura 13.34). As modalidades mais indicadas para a DA seriam a fototerapia UVB *narrow band* (nb-UVB) ou UVA de dose média em combinação com corticosteroide tópico ou terapia sistêmica selecionada.[67]

Tratamento sistêmico

Recomenda-se uma abordagem sistemática e holística para avaliar pacientes com sinais graves e sintomas da DA e impacto na qualidade de vida antes da terapia sistêmica. Devem-se considerar diagnósticos alternativos ou concomitantes, evitar fatores desencadeantes, otimizar a terapia tópica, garantir a educação adequada do paciente/cuidador, tratar infecções coexistentes, avaliar o impacto na qualidade de vida e considerar a fototerapia, antes de iniciar a terapia sistêmica[208] (Figura 13.34).

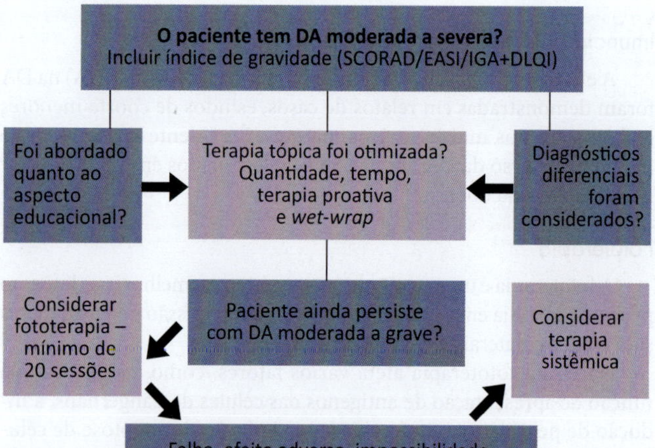

■ **Figura 13.34** Abordagem do paciente com dermatite atópica moderada a grave antes de considerar terapia sistêmica.[208]

Anti-histamínicos

Os anti-histamínicos sistêmicos direcionados ao receptor de histamina 1 (H1R) são frequentemente usados para reduzir a coceira em crises agudas de DA. Poucos ensaios clínicos randomizados foram conduzidos e mostraram apenas um leve ou nenhum efeito na diminuição do prurido. Evidências de baixa qualidade indicaram que os antagonistas H1R podem ser eficazes como terapia "complementar" quando comparados ao placebo.[209] Em consequência a essa análise, a fexofenadina pode ocasionar pequena melhora do prurido, é provável que sem diferença clinicamente relevante na dose utilizada para prevenir crises de eczema. A cetirizina e a loratadina não foram superiores ao placebo em termos de sinais ou sintomas clínicos.[67] Em um estudo controlado frequentemente citado, a cetirizina não demonstrou nenhum efeito nos escores de DA, mas um efeito protetor ou inibidor na urticária associada em pacientes com DA.[210] O objetivo dos anti-histamínicos sistêmicos na DA é permitir uma boa qualidade do sono, já que seu efeito no prurido é controverso.[179] Um estudo retrospectivo recente atribuiu maior taxa de transtorno do déficit de atenção com hiperatividade (TDAH) em crianças com DA e história de uso de anti-histamínicos.[211] O uso prolongado de sedativo H1RA na infância não é recomendado.[67]

Imunossupressores sistêmicos

Imunossupressores sistêmicos devem ser indicados para pacientes cuja DA é persistente mesmo com todas as terapias anteriores já citadas. Ao iniciar um tratamento sistêmico, é importante descartar diagnósticos diferenciais como linfoma cutâneo de células T, potenciais fatores desencadeantes como dermatite de contato alérgica e não adesão ao tratamento tópico ou medidas educacionais falhas[208] (Figura 13.34).

Até recentemente, imunossupressores de ação ampla, como corticosteroides sistêmicos, ciclosporina, azatioprina (AZA), micofenolato de mofetila (MMF), micofenolato com revestimento entérico sódio e metotrexato (MTX), eram as únicas opções de tratamento sistêmico para DA de difícil tratamento.[67] Esses imunossupressores sistêmicos podem ser divididos em dois grupos: corticosteroides sistêmicos e ciclosporina têm um rápido início de ação e podem ser usados para tratar crises de DA ou para preencher o tempo até o início da ação de imunossupressores sistêmicos de ação lenta, como o MTX e AZA (Tabela 13.1). O dupilumabe é o primeiro medicamento biológico licenciado especificamente para DA, e muitos outros biológicos e pequenas moléculas estão em estágios avançados de desenvolvimento clínico.[212]

Corticosteroides sistêmicos

Os corticosteróides sistêmicos são rapidamente eficazes, mas têm um efeito relação risco/benefício amplamente desfavorável.[67] Só devem ser utilizados por 1 a 2 semanas para exacerbações agudas graves em razão dos inúmeros efeitos colaterais a longo prazo. Um regime típico para casos agudos graves de exacerbações seria de metilprednisolona na dose de 0,5 mg/kg/dia por 1 a 2 semanas, diminuindo ao longo de 1 mês,[67] porém, preferencialmente até 1 semana.[127] Em casos crônicos graves, iniciar outra terapia imunossupressora oral enquanto se diminui o corticosteroide. Os corticosteroides sistêmicos não devem ser usados por longos períodos de tempo em razão do risco significativo de efeitos colaterais graves.[67]

Ciclosporina

A ciclosporina é muito eficaz e frequentemente utilizada para a DA crônica e grave de crianças e adultos.[220] A dose varia de 3 a 5 mg/kg/dia, dividida em uma dose matinal e outra noturna.[67,127] A dosagem deve ser iniciada com 5 mg/kg/dia com redução após 4 a 6 semanas para 2,5 a 3 mg/kg na fase de manutenção. A melhora pode ser observada após 2 a 8 semanas. O tratamento não deve exceder um regime contínuo de 2 anos, embora muitos pacientes tolerem uma terapia mais longa com baixa dose de ciclosporina, sendo recomendado monitoramento constante da pressão arterial e função renal.[127] A duração da terapia

Tabela 13.1 Principais drogas sistêmicas utilizadas para a dermatite atópica e seu perfil terapêutico e de segurança.[153,134,213-219]

	Ciclosporina	Metotrexato	Azatioprina	Micofenolato de mofetila	Corticosteroides	Dupilumabe	Baricitinibe	Upadacitinibe
Recomendação	Intervenção nas crises	Manutenção a longo prazo	Pode ser utilizada a longo prazo	Toxicidade baixa	Intervenção nas crises	Manutenção a longo prazo	Manutenção a longo prazo	Manutenção a longo prazo
Tempo para resposta	2 semanas	8 a 12 semanas	8 a 12 semanas	8 a 12 semanas	1 a 2 semanas	4 a 6 semanas	Prurido com melhora nos primeiros 2 dias; 37% EASI 75 na dose de 4 mg com corticosteroide tópico na semana 16	Prurido com melhora nos primeiros 2 dias; 80% EASI 75 na dose de 30 mg sem corticosteroide tópico na semana 16
Tempo de recaída	< 2 semanas	> 12 semanas	> 12 semanas	> 12 semanas	< 2 semanas	> 8 semanas	Poucos dias	Poucos dias
Efeitos colaterais mais importantes	Aumento da pressão arterial e alteração renal	Aumento das enzimas hepáticas, anormalidades hematológicas e distúrbios gastrointestinais	Aumento das enzimas hepáticas, anormalidades hematológicas e distúrbios gastrointestinais	Alterações hematológicas, gastrointestinais e infecções cutâneas	Síndrome de Cushing, osteoporose, diabetes	Conjuntivite e reação no local da injeção	Herpes simples e cefaleia	Acne, herpes simples e zóster, cefaleia
Dose inicial	4 a 5mg/kg/dia	5 a 15 mg/semana	50 mg/dia	1 a 2 g/dia	0,2 a 0,5 mg/kg/dia	600 mg	4 mg/dia Idosos > 75 anos preferir 2 mg/dia	15 a 30 mg
Dose de manutenção	2,5 a 3 mg/kg/dia	15 mg/semana	2 a 3 mg/kg/dia	2 a 3 g/dia	Evitar	300 mg a cada 2 semanas	2 ou 4 mg/dia	15 mg/dia
Dose inicial em crianças	5 mg/kg/dia	10 a 15 mg/m²/semana ou 0,2 a 0,5 mg/kg/semana	25 a 50 mg/dia	20 a 50 mg/kg/dia	0,2 a 0,5mg/kg/dia	15 a 30 kg – 600 mg 30 a 60 kg – 400 mg > 60 kg – 600 mg	Sem dados	15 mg/dia > 12 anos de idade
Dose de manutenção em crianças	2,5 a 3 mg/kg/dia	Diminuir 2,5 mg/semana até a menor dose	2 a 3 mg/kg/dia	Aumentar diariamente até o total de 500 mg a cada 2 a 4 semanas até a dose de 30 a 50 mg/kg/dia	Evitar	15 a 30 kg – 300 mg/mês 30 a 60 kg – 200 mg a cada 2 semanas > 60 kg – 300 mg a cada 2 semanas	Sem dados	15 mg/dia
Gravidez	Possível	Teratogênico; contraindicação absoluta	Dados conflitantes	Teratogênico; contraindicação absoluta	Possível	Dados insuficientes	Sem dados	Sem dados
Indicação para DA em bula	*On label* > 18 anos	*Off label*	*Off label*	*Off label*	*On label*	*On label* acima de 6 anos de idade	*On label* > 18 anos de idade	*On label* > 12 anos de idade

On label: na bula.

com ciclosporina é guiada pela eficácia clínica e tolerância da droga, podendo ser recomendado um intervalo de 3 a 6 meses. Os efeitos colaterais comuns da ciclosporina (p. ex., nefrotoxicidade, hipertensão) contraindicam seu uso a longo prazo. A interrupção da terapia ou a troca para outro medicamento sistêmico deve ser tentada após 2 anos de terapia. A redução da dose deve ser considerada de acordo com a eficácia clínica. O tratamento a longo prazo, prescrevendo a dose clinicamente útil mais baixa, pode ser aconselhável em casos selecionados. Um regime de dosagem intermitente (p. ex., "terapia de fim de semana") leva a doses cumulativas mais baixas de ciclosporina e é eficaz em alguns pacientes. Um regime de dosagem individualizada é recomendado para pacientes adolescentes e crianças. Embora não existam estudos controlados disponíveis sobre a eficácia da vacinação durante a terapia com ciclosporina, também não há evidências de falha durante a ciclosporina. Assim, uma interrupção da terapia 2 semanas antes e 4 a 6 semanas após a vacinação pode ser aconselhável. A terapia combinada de ciclosporina com terapia UV não é recomendada.[134] Pode ser usada *off label* em crianças ou mulheres grávidas.[221]

Metotrexato

O metotrexato (MTX) tem um início de ação lento. As doses terapêuticas recomendadas estão entre 10 e 25 mg uma vez por semana em adultos e entre 0,2 e 0,5 mg/kg/semana em crianças.[67] O MTX é aproximadamente igual em eficácia à azatioprina em adultos e crianças.[67] A eficácia clínica máxima do MTX é alcançada após 8 a 12 semanas. Alguns estudos sugerem que, em pacientes adultos, doses mais altas de MTX (entre 15 e 25 mg/semana) podem ser usadas para atingir o melhor resultado. É frequentemente bem tolerado e disponível para uso oral e administração subcutânea. Infecções, distúrbios gastrointestinais e, em casos raros, mielotoxicidade podem limitar seu uso. Cada ciclo de MTX deve ser seguido por uma prescrição de ácido fólico.[222] O MTX é hepatotóxico e teratogênico, e homens e mulheres em idade fértil devem usar métodos contraceptivos eficazes durante a terapia.[134]

Azatioprina

A azatioprina (AZA) tem um início de ação lento, com eficácia clínica máxima alcançada após 8 a 12 semanas. Uma dose inicial de 50 mg/dia, por 1 a 2 semanas, é recomendada em adultos. Dependendo dos eventos adversos agudos, como efeitos colaterais gastrointestinais, elevação enzimática ou anormalidades hematológicas, a dose pode ser aumentada para 2 a 3 mg/kg/dia. A baixa atividade da tiopurina metil transferase (TPMT) está associada a um aumento da mielotoxicidade da AZA, mas os testes de triagem de atividade da TPMT podem identificar os pacientes em risco antes de se iniciar o tratamento. Se esse teste não estiver disponível, o tratamento pode ser iniciado com metade da dose, enquanto há um monitoramento dos efeitos colaterais. Embora a maioria dos ensaios clínicos seja de curta duração, há evidências de que a AZA éa eficaz e segura para a DA por até 5 anos. A AZA aumenta o risco de câncer de pele não melanoma e linfoma em pacientes com doença inflamatória intestinal.[67,223] Pode ser usada em crianças, mas para mulheres grávidas, a AZA só deve ser utilizada em casos selecionados.[221]

Micofenolato de mofetila

O micofenolato de mofetila (MMF) tem um início de ação lento. A dose usual seria de 2 g/dia. O micofenolato de sódio com revestimento entérico (EC-MPS) é igualmente eficaz à ciclosporina como tratamento de manutenção em pacientes com DA.[67] O MMF pode ser usado em crianças,[134] sendo a dose recomendada entre 20 e 50 mg/kg/dia. Efeitos colaterais gastrointestinais leves e anormalidades hematológicas são frequentemente observados durante o tratamento com MMF, mas o perfil de segurança parece ser bastante favorável, tornando-se uma alternativa de tratamento *off label*, mas clinicamente útil para DA grave, em especial para terapia de manutenção. MMF e EC-MPS são teratogênicos, e as mulheres em idade fértil devem usar contracepção eficaz durante a terapia.[221]

Inibidores de JAK

Os inibidores da janusquinase (JAK) são drogas de ação rápida, que suprimem uma ampla gama de vias imunológicas. Existem várias linhas de evidência de que a via de sinalização JAK-STAT desempenhe um papel importante na DA. Uma vantagem da inibição da JAK1 é a inibição na cobertura de múltiplas citocinas envolvidas na fisiopatologia da DA, incluindo IL-4, IL-13, IL-31, TSLP e IL-22. Um inibidor de JAK1 pode ser eficaz em pacientes falhados de terapia sistêmica clássica ou biológica, porém mais efeitos colaterais podem ser observados em relação aos biológicos.[67] Vários inibidores de JAK orais estão atualmente sob investigação para o manejo da DA, sendo alguns licenciados para artrite reumatoide. Nessa população, especialmente os pan-JAK, houve um aumento de casos de trombose, porém esse fato não foi observado nos estudos pivotais de inibidores seletivos de JAK1 (abrocitinibe e upadacitinibe) na população com DA.[224,225] As formulações tópicas emergentes em desenvolvimento incluem ruxolitinibe e deglocitinibe, que podem ser usados em pacientes com DA localizada e também como adjuvante à terapia sistêmica em pacientes com doença mais grave. Com a rapidez observada no alívio do prurido e redução dramática na contagem de lesões inflamatórias, os inibidores de JAK representam um novo tratamento promissor para revolucionar o manejo da DA.[226] Sua utilidade no tratamento de outras condições imunomediadas da pele, incluindo dermatite atópica, vitiligo, alopecia areata, pioderma gangrenoso e lúpus sistêmico e cutâneo,[227] está sendo ativamente investigada e deve ser considerada quando essas comorbidades estiverem presentes.[228]

O baricitinibe é um inibidor oral seletivo de JAK1 e JAK2, enquanto o upadacitinibe e abrocitinibe são seletivos para JAK1 (Quadro 13.10). A característica mais importante dessa classe de drogas para a DA é o alívio rápido do prurido, logo no 1º dia, além de respostas importantes na redução dos índices de gravidade da doença.[224,225] A avaliação laboratorial dos inibidores de JAK é semelhante à de outros imunossupressores clássicos como o MTX, com o acréscimo do perfil lipídico.[226] É recomendada avaliação para tuberculose em países com alto risco para a doença.[229]

Quadro 13.10 Interação entre as diferentes JAK e suas interações com as citocinas inflamatórias envolvidas na DA.[226-228]

Citocinas	JAK1	JAK2	JAK3	TYK2
IL-23		X		X
IL-12		X		X
IL-13	X	X		X
IL-22	X	X		
IL-20	X	X		
IL-5	X	X		
IFN-γ	X	X		
IL-21	X		X	
TSLP	X	X		
IL-4	X		X	
IL-31	X	X		

IL: interleucina; IFN: interferon; TSLP: linfopoietina estromal tímica.

Os eventos adversos mais prevalentes do tratamento com inibidores de JAK oral para DA (taxa de ocorrência de 2% a 5%) foram náusea, infecção do trato respiratório superior, dor de cabeça, herpes-zóster, herpes simples, acne, aumento dos níveis de creatinafosfoquinase no sangue e diminuição da contagem de plaquetas. Os inibidores tópicos de JAK não foram associados a efeitos sistêmicos. Os inibidores de JAK foram bem tolerados em pacientes com DA em comparação com o grupo controle.[230]

Biológicos

Embora a DA envolva múltiplas vias imunológicas potencialmente subjacentes a diferentes subtipos de doenças, uma forte ativação da resposta imune do tipo 2, envolvendo citocinas como a IL-4, IL-5 e IL-13, parece ser um mecanismo dominante na doença. Desta forma, estratégias para bloquear essas vias foram eficazes no tratamento na DA.[67]

Dupilumabe

O dupilumabe é o primeiro biológico aprovado como tratamento de 1ª linha para DA moderada a grave em pacientes maiores de 6 meses de idade, pela FDA, nos Estados Unidos.[231] No Brasil, a aprovação se encontra, em bula, para maiores de 6 anos de idade.[216] É um anticorpo monoclonal totalmente humano contra a IL-4Ra que bloqueia tanto IL-4 como a IL-13. Em ensaios controlados randomizados de até 52 semanas, o tratamento com dupilumabe como monoterapia ou em combinação com corticosteroide tópico melhorou múltiplos índices de gravidade da DA, bem como sintomas e qualidade de vida.[232-234]

O perfil de segurança do dupilumabe é favorável, com conjuntivite e blefarite sendo os efeitos colaterais mais frequentemente observados (até 22,1% dos usuários em ensaios clínicos)[235] e até 38,2% em dados de vida real.[236] A maioria das conjuntivites é transitória e responde ao uso de lágrimas artificiais, colírios de corticosteroide ou ciclosporina e inibidores de calcineurina tópicos nas pálpebras.[237] Além disso, o eritema da cabeça e pescoço, também conhecido como a "síndrome da face vermelha", pode se desenvolver com o uso prolongado de dupilumabe, mas pode ser tratada com preparações tópicas antimicóticas ou anti-inflamatórias.[238] Não há necessidade de acompanhamento laboratorial ao se prescrever dupilumabe.[239] O dupilumabe deve ser combinado com emolientes diários e pode ser combinado com medicamentos anti-inflamatórios tópicos, conforme necessário.[67] Os imunossupressores sistêmicos convencionais podem ser continuados nas primeiras semanas após o início do tratamento com dupilumabe até o resultado clínico completo ser alcançado.[240] A droga está aprovada pela FDA para crianças acima de 6 meses de idade nos Estados Unidos.[231] A eficácia da droga para asma e rinossinusite com polipose nasal torna a escolha dessa medicação aquela de maior relevância para pacientes com comorbidades alérgicas.[67]

Uma metanálise recente comparando biológicos e pequenas moléculas (inibidores de JAK) para o tratamento da DA mostrou uma superioridade de eficácia para dupilumabe, abrocitinibe e upadacitinibe se comparados ao baricitinibe, traloquinumabe e lebriquizumabe.[241]

Fluxograma de tratamento

Para um melhor racional sobre como utilizar cada uma das terapias citadas de acordo com a gravidade de cada caso, um fluxograma de tratamento padronizado pode ser utilizado como guia[67,218,219] (Figura 13.35).

Novas terapias

Muitas medicações biológicas e inibidores de JAK, que interferem em diferentes citocinas e vias de sinalização, estão atualmente sendo testadas. Esperam-se aprovações esperadas para breve para o abrocitinibe (um inibidor seletivo de JAK-1), traloquinumabe (anti-IL-13), nemolizumabe (anti-IL 31Ra) e tezepelumabe (anti-TSLP).[67] Desta forma, múltiplas aprovações de novas medicações serão efetivadas, nos próximos anos, para a DA[242] (Quadro 13.11).

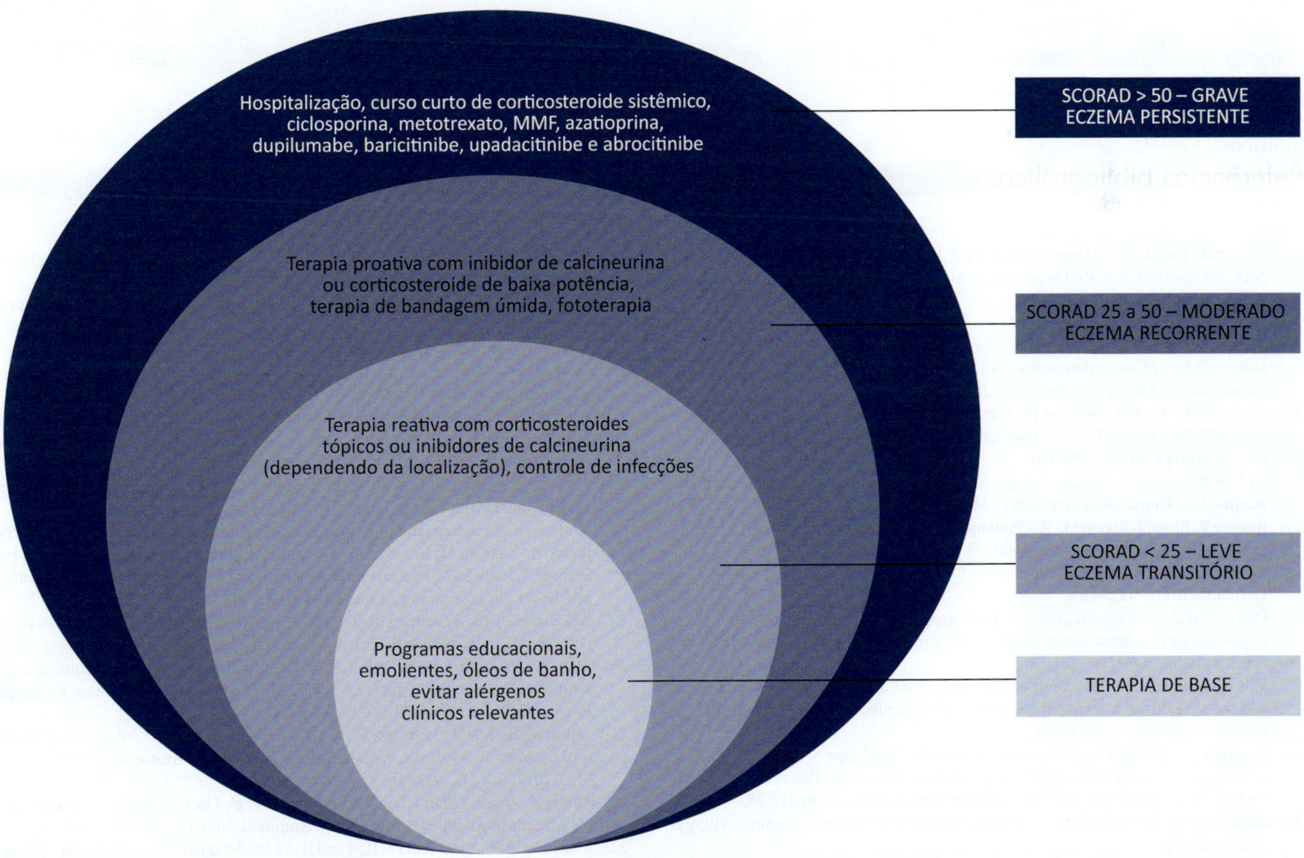

■ **Figura 13.35** Recomendações de tratamento para crianças* e adultos com dermatite atópica.[67,218,219]
* Para crianças, as sistêmicas aprovadas são dupilumabe > 6 anos de idade e upadacitinibe para > 12 anos de idade.[216,219]

Quadro 13.11 Estratégias terapêuticas para a dermatite atópica: presente e futuro.[243]

Alvo terapêutico	Drogas	Ação	Uso
Microbioma	B244 FB-401 CLS-001 ATx201 BioLexa		
Resposta immune inata	Tapinarof	Modulador do receptor aril-hidrocarboneto (AhR)	Tópico
	Tezepelumabe	Inibição da TSLP	Subcutâneo injetável
	Etokimabe	Inibição da IL-13	Subcutâneo injetável
	Bermekimabe	Inibição da IL-1α	Subcutâneo injetável
	Spesolimabe	Inibição do receptor da IL-36 (IL-36R)	Subcutâneo injetável
Prurido	Nemolizumabe Vixarelimabe	Inibição da IL-31 Inibição da IL-31	Subcutâneo injetável
	Serlopitant Tradipitant	Antagonistas do receptor de neuroquinina 1	Oral
Inibidores de JAK	Delgocitinibe CEE312 Jaktinibe Cerdulatinibe	PAN-JAK	Oral
	Baricitinibe Ruxolitinibe	JAK1/JAK2	
	Upadacitinibe Abrocitinibe SHR0302	JAK1	
	Brepocitinibe	JAK1/TYK2	
Imunidade adaptativa	Dupilumabe	Inibição da IL-4 e 13	Subcutâneo injetável
	Traloquinumabe	Inibição da IL-13	
	Lebriquizumabe		
	Benralizumabe	Inibição da subunidade alfa do receptor da interleucina-5 humano (IL-5Rα)	
	Fezakinumabe	Inibição da IL-22	
	Omalizumabe	Anti-IgE	
	Lotamilaste Difamilaste Roflumilaste	Inibidor da fosfodiesterase 4 (PDE-4)	Tópicos
Migração de células T	Etrasimode	Modulador seletivo do receptor 1 de esfingosina-1-fosfato	Oral

TSLP: linfopoietina estromal tímica; JAK: janusquinase.

Referências bibliográficas

1. Sociedade Brasileira de Dermatologia, Miot HA, Penna GO, Ramos AMC, Penna MLF, Schmidt SM et al. Profile of dermatological consultations in Brazil (2018). An Bras Dermatol. 2018;93(6):916-28.
2. Langan SM, Irvine AD, Weidinger S. Atopic dermatitis. Lancet. 2020;396(10247):345-60.
3. Abuabara K, Hoffstad O, Troxel AB, Gelfand JM, McCulloch CE, Margolis DJ. Patterns and predictors of atopic dermatitis disease control past childhood: an observational cohort study. J Allergy Clin Immunol. 2018;141:778-80.
4. Abuabara K, Yu AM, Okhovat JP, Allen IE, Langan SM. The prevalence of atopic dermatitis beyond childhood: a systematic review and meta-analysis of longitudinal studies. Allergy. 2018;73:696-704.
5. Cribier B. Dermatite atopíque: images históriques: Historical images of atopic dermatitis. Ann Dermatol Venereol. 2017;144 Suppl 1:S2-S13.
6. Besnier E, Brocq L, Jacquet L. [La Pratique Dermatologique. Traité de dermatologie appliquée]. Paris, Masson et Cie; 1900.
7. Kramer ON, Strom MA, Ladizinski B, Lio PA. The history of atopic dermatitis. Clin Dermatol. 2017;35(4):344-8.
8. Odhiambo JA, Williams HC, Clayton TO, Robertson CF, Asher MI. Global variations in prevalence of eczema symptoms in children from ISAAC Phase Three. J Allergy Clin Immunol. 2009;124:1251-58.
9. Silverberg JI, Hanifin JM. Adult eczema prevalence and associations with asthma and other health and demographic factors: a US population-based study. J Allergy Clin Immunol. 2013;132:1132-8.
10. Silverberg JI, Barbarot S, Gadkari A, Simpson EL, Weidinger S, Mina-Osorio P et al. Atopic dermatitis in the pediatric population: A cross-sectional, international epidemiologic study. Ann Allergy Asthma Immunol. 2021;126(4):417-28.
11. Stefanovic N, Flohr C, Irvine AD. The exposome in atopic dermatitis. Allergy. 2020;75:63-74.
12. Flohr C, Yeo L. Atopic dermatitis and the hygiene hypothesis revisited. Curr Probl Dermatol. 2011;41:1-34.
13. Strachan DP. Family size, infection and atopy: the first decade of the "hygiene hypothesis". Thorax. 2000;55(suppl 1):S2-10.
14. Sandilands A, Terron-Kwiatkowski A, Hull PR et al. Comprehensive analysis of the gene encoding filaggrin uncovers prevalent and rare mutations in ichthyosis vulgaris and atopic eczema. Nat Genet. 2007;39:650-4.
15. Geoghegan JA, Irvine AD, Foster TJ. Staphylococcus aureus and atopic dermatitis: a complex and evolving relationship. Trends Microbiol. 2018;26:484-97.
16. Glatz M, Buchner M, von Bartenwerffer W, Schmid-Grendelmeier P, Worm M, Hedderich J et al. Malassezia spp.-specific immunoglobulin E level is a marker for severity of atopic dermatitis in adults. Acta Derm Venereol. 2015;95(2):191-6.
17. Navarro-Triviño FJ, Ayén-Rodríguez Á. Study of hypersensitivity to malassezia furfur in patients with atopic dermatitis with head and neck pattern: is it useful as a biomarker and therapeutic indicator in these patients? Life (Basel). 2022;12(2):299.
18. Kader HA, Azeem M, Jwayed SA, Al-Shehhi A, Tabassum A, Ayoub MA, Hetta HF, Waheed Y, Iratni R, Al-Dhaheri A, Muhammad K. Current Insights into Immunology and Novel Therapeutics of Atopic Dermatitis. Cells. 2021;10(6):1392.
19. Nakahara T, Kido-Nakahara M, Tsuji G, Furue M. Basics and recent advances in the pathophysiology of atopic dermatitis. J Dermatol. 2021;48(2):130-9.
20. Meng J, Li Y, Fischer MJM, Steinhoff M, Chen W, Wang J. Th2 Modulation of Transient Receptor Potential Channels: An Unmet Therapeutic Intervention for Atopic Dermatitis. Front Immunol. 2021;12:696-784.
21. Salimi M, Barlow JL, Saunders SP, Xue L, Gutowska-Owsiak D, Wang X et al. A role for IL-25 and IL-33-driven type-2 innate lymphoid cells in atopic dermatitis. J Exp Med. 2013;210(13):2939-50.
22. Zheng H, Zhang Y, Pan J, Liu N, Qin Y, Qiu L et al. The Role of Type 2 Innate Lymphoid Cells in Allergic Diseases. Front Immunol. 2021;12:586078.
23. Matsunaga MC, Yamauchi PS. IL-4 and IL-13 Inhibition in Atopic Dermatitis. J Drugs Dermatol. 2016;15(8):925-9.
24. Kim KH. Overview of atopic dermatitis. Asia Pac Allergy. 2013;3(2):79-87.

25. Klonowska J, Gleń J, Nowicki RJ, Trzeciak M. New cytokines in the pathogenesis of atopic dermatitis-new therapeutic targets. Int J Mol Sci. 2018;19(10):3086.
26. Sano Y, Masuda K, Tamagawa-Mineoka R, Matsunaka H, Murakami Y, Yamashita R et al. Thymic stromal lymphopoietin expression is increased in the horny layer of patients with atopic dermatitis. Clin Exp Immunol. 2013;171(3):330-7.
27. Xu M, Dong C. IL-25 in allergic inflammation. Immunol Rev. 2017;278(1):185-91.
28. Howell MD, Kim BE, Gao P, Grant AV, Boguniewicz M, Debenedetto A et al. Cytokine modulation of atopic dermatitis filaggrin skin expression. J Allergy Clin Immunol. 2007;120(1):150-5.
29. Hatano Y, Terashi H, Arakawa S, Katagiri K. Interleukin-4 suppresses the enhancement of ceramide synthesis and cutaneous permeability barrier functions induced by tumor necrosis factor-alpha and interferon-gamma in human epidermis. J Invest Dermatol. 2005;124(4):786-92.
30. Brunner PM, Guttman-Yassky E, Leung DY. The immunology of atopic dermatitis and its reversibility with broad-spectrum and targeted therapies. J Allergy Clin Immunol. 2017;139(4S):S65-S76.
31. Tsang MS, Sun X, Wong CK. The role of new il-1 family members (IL-36 and IL-38) in atopic dermatitis, allergic asthma, and allergic rhinitis. Curr Allergy Asthma Rep. 2020;20(8):40.
32. Czarnowicki T, He H, Krueger JG, Guttman-Yassky E. Atopic dermatitis endotypes and implications for targeted therapeutics. J Allergy Clin Immunol. 2019;143(1):1-11.
33. Chan TC, Sanyal RD, Pavel AB, Glickman J, Zheng X, Xu H et al. Atopic dermatitis in Chinese patients shows TH2/TH17 skewing with psoriasiform features. J Allergy Clin Immunol. 2018;142(3):1013-7.
34. Sroka-Tomaszewska J, Trzeciak M. Molecular Mechanisms of Atopic Dermatitis Pathogenesis. Int J Mol Sci. 2021 Apr 16;22(8):4130.
35. Løset M, Brown SJ, Saunes M, Hveem K. Genetics of atopic dermatitis: from dna sequence to clinical relevance. Dermatology. 2019;235(5):355-64.
36. Wadonda-Kabondo N, Sterne JA, Golding J, Kennedy CT, Archer CB, Dunnill MG; ALSPAC Study Team. Association of parental eczema, hayfever, and asthma with atopic dermatitis in infancy: birth cohort study. Arch Dis Child. 2004;89(10):917-21.
37. Paternoster L, Standl M, Waage J, Baurecht H, Hotze M, Strachan DP et al. Multi--ancestry genome-wide association study of 21,000 cases and 95,000 controls identifies new risk loci for atopic dermatitis. Nat Genet. 2015;47(12):1449-56.
38. Nedoszytko B, Reszka E, Gutowska-Owsiak D, Trzeciak M, Lange M, Jarczak J et al. Genetic and epigenetic aspects of atopic dermatitis. Int J Mol Sci. 2020;21(18):6484.
39. Mischke D, Korge BP, Marenholz I, Volz A, Ziegler A. Genes encoding structural proteins of epidermal cornification and S100 calcium-binding proteins form a gene complex ("epidermal differentiation complex") on human chromosome 1q21. J Invest Dermatol. 1996;106(5):989-92.
40. Irvine AD, McLean WH, Leung DY. Filaggrin mutations associated with skin and allergic diseases. N Engl J Med. 2011;365(14):1315-27.
41. Weidinger S, O'Sullivan M, Illig T, Baurecht H, Depner M et al. Filaggrin mutations, atopic eczema, hay fever, and asthma in children. J Allergy Clin Immunol. 2008;121(5):1203-9.e1.
42. Barnes KC. An update on the genetics of atopic dermatitis: scratching the surface in 2009. J Allergy Clin Immunol. 2010;125(1):16-29.
43. Marenholz I, Esparza-Gordillo J, Rüschendorf F, Bauerfeind A, Strachan DP, Spycher BD et al. Meta-analysis identifies seven susceptibility loci involved in the atopic march. Nat Commun. 2015;6:8804.
44. Rodríguez E, Baurecht H, Herberich E, Wagenpfeil S, Brown SJ, Cordell HJ et al. Meta-analysis of filaggrin polymorphisms in eczema and asthma: robust risk factors in atopic disease. J Allergy Clin Immunol. 2009;123(6):1361-70.e7.
45. Marenholz I, Rivera VA, Esparza-Gordillo J, Bauerfeind A, Lee-Kirsch MA, Ciechanowicz A et al. Association screening in the Epidermal Differentiation Complex (EDC) identifies an SPRR3 repeat number variant as a risk factor for eczema. J Invest Dermatol. 2011;131(8):1644-9.
46. Saunders SP, Goh CS, Brown SJ, Palmer CN, Porter RM, Cole C et al. Tmem79/Matt is the matted mouse gene and is a predisposing gene for atopic dermatitis in human subjects. J Allergy Clin Immunol. 2013;132(5):1121-9.
47. Ferreira MA, Vonk JM, Baurecht H, Marenholz I, Tian C, Hoffman JD et al. Association of NOD1 polymorphisms with atopic eczema and related phenotypes. J. Allergy Clin. Immunol. 2005;116:177-84.
48. Weidinger S, Klopp N, Rummler L, Wagenpfeil S, Novak N, Baurecht HJ et al. Association of NOD1 polymorphisms with atopic eczema and related phenotypes. J Allergy Clin Immunol. 2005;116(1):177-84.
49. Maiello N, Comberiati P, Giannetti A, Ricci G, Carello R, Galli E. New directions in understanding atopic march starting from atopic dermatitis. Children (Basel). 2022;9(4):450.
50. Barnetson RC, Gawkrodger D. Atopic dermatitis. In: Holgate ST, Church MK (eds). Allergy. London: Gower Medical, 1993:28.
51. Longo G, Berti I, Burks AW, Krauss B, Barbi E. IgE-mediated food allergy in children. Lancet. 2013;382(9905):1656-64.
52. Renz H, Allen KJ, Sicherer SH, Sampson HA, Lack G, Beyer K et al. Food allergy. Nat Rev Dis Primers. 2018;4:17098.
53. du Toit G, Sayre PH, Roberts G, Lawson K, Sever ML, Bahnson HT et al. Allergen specificity of early peanut consumption and effect on development of allergic disease in the Learning Early About Peanut Allergy study cohort. J Allergy Clin Immunol. 2018;141(4):1343-53.
54. Mandlik DS, Mandlik SK. Atopic dermatitis: new insight into the etiology, pathogenesis, diagnosis and novel treatment strategies. Immunopharmacol Immunotoxicol. 2021;43(2):105-25.
55. Kantor R, Silverberg JI. Environmental risk factors and their role in the management of atopic dermatitis. Expert Rev Clin Immunol. 2017;13(1):15-26.
56. Lee J, Seto D, Bielory L. Meta-analysis of clinical trials of probiotics for prevention and treatment of pediatric atopic dermatitis. J Allergy Clin Immunol. 2008;121:116-121. e111.
57. Pelucchi C, Chatenoud L, Turati F et al. Probiotics supplementation during pregnancy or infancy for the prevention of atopic dermatitis: a meta-analysis. Epidemiology. 2012; 23:402-14.
58. Silverberg JI, Simpson EL. Association between severe eczema in children and multiple comorbid conditions and increased healthcare utilization. Pediatr Allergy Immunol. 2013; 24: 476-86.
59. Belgrave DC, Granell R, Simpson A, Guiver J, Bishop C, Buchan I et al. Developmental profiles of eczema, wheeze, and rhinitis: two population-based birth cohort studies. PLoS Med. 2014;11(10):e1001748.
60. Wu KK, Borba AJ, Deng PH, Armstrong AW. Association between atopic dermatitis and conjunctivitis in adults: a population-based study in the United States. J Dermatolog Treat. 2021;32(4):455-9.
61. González-Cervera J, Arias Á, Redondo-González O, Cano-Mollinedo MM, Terreehorst I, Lucendo AJ. Association between atopic manifestations and eosinophilic esophagitis: a systematic review and meta-analysis. Ann Allergy Asthma Immunol. 2017;118: 582-90.
62. Silverberg JI. Comorbidities and the impact of atopic dermatitis. Ann Allergy Asthma Immunol. 2019;123(2):144-51.
63. Roh YS, Huang AH, Sutaria N, Choi U, Wongvibulsin S, Choi J et al. Real-world comorbidities of atopic dermatitis in the US adult ambulatory population. J Am Acad Dermatol. 2022;86(4):835-45.
64. Roduit C, Frei R, Depner M, Karvonen AM, Renz H, Braun-Fahrländer C et al. Phenotypes of atopic dermatitis depending on the timing of onset and progression in childhood. JAMA Pediatr. 2017;171(7):655-62.
65. Williamson S, Merritt J, De Benedetto A. Atopic dermatitis in the elderly: a review of clinical and pathophysiological hallmarks. Br J Dermatol. 2020;182(1):47-54.
66. Dizon MP, Yu AM, Singh RK, Wan J, Chren MM, Flohr C et al. Systematic review of atopic dermatitis disease definition in studies using routinely collected health data. Br J Dermatol. 2018;178:1280-8.
67. Wollenberg A, Christen-Zäch S, Taieb A, Paul C, Thyssen JP, de Bruin-Weller M et al. ETFAD/EADV Eczema task force 2020 position paper on diagnosis and treatment of atopic dermatitis in adults and children. J Eur Acad Dermatol Venereol. 2020;34(12):2717-44.
68. Hanifin JM, Rajka G. Diagnostic features of atopic dermatitis. Acta Derm Venereol. 1980;92(suppl): 44-7.
69. Williams HC, Burney PG, Pembroke AC, Hay RJ. The U.K. Working Party's Diagnostic Criteria for Atopic Dermatitis. III. Independent hospital validation. Br J Dermatol. 1994;131(3):406-16.
70. Torres T, Ferreira EO, Gonçalo M, Mendes-Bastos P, Selores M, Filipe P. Update on Atopic Dermatitis. Acta Med Port. 2019;32(9):606-13.
71. Tanei R. Atopic dermatitis in the elderly. Inflamm Allergy Drug Targets. 2009;8:398-404.
72. Lyons JJ, Milner JD, Stone KD. Atopic dermatitis in children: clinical features, pathophysiology, and treatment. Immunol Allergy Clin North Am. 2015;35(1):161-83.
73. Raimondo A, Lembo S. Atopic dermatitis: epidemiology and clinical phenotypes. Dermatol Pract Concept. 2021;11(4):e2021146.
74. Thomsen SF. Atopic dermatitis: natural history, diagnosis, and treatment. ISRN Allergy. 2014;2014:354250.
75. Garmhausen D, Hagemann T, Bieber T, Dimitriou I, Fimmers R, Diepgen T et al. Characterization of different courses of atopic dermatitis in adolescent and adult patients. Allergy. 2013;68(4):498-506.
76. Ha DL, Park GH, Kim HS, Ko HC, Kim MB, Lim KM et al. Clinical and laboratory differences between early-onset and late-onset adult atopic dermatitis. J Cutan Med Surg. 2020;24(4):360-6.
77. Chan LN, Magyari A, Ye M, Al-Alusi NA, Langan SM, Margolis D et al. The epidemiology of atopic dermatitis in older adults: A population-based study in the United Kingdom. PLoS One. 2021;16(10):e0258219.
78. Torrelo A. Atopic dermatitis in different skin types. What is to know? J Eur Acad Dermatol Venereol. 2014;28(suppl 3): 2-4.
79. Woo YR, Han Y, Lee JH, Lee YB, Kim JE, Kim M et al. Real-world prevalence and burden of genital eczema in atopic dermatitis: A multicenter questionnaire-based study. J Dermatol. 2021;48(5):625-32.
80. Tokura Y, Hayano S. Subtypes of atopic dermatitis: From phenotype to endotype. Allergol Int. 2022;71(1):14-24.
81. Na CH, Chung J, Simpson EL. Quality of life and disease impact of atopic dermatitis and psoriasis on children and their families. Children (Basel). 2019;6(12):133.
82. McAleer MA, O ' Regan GM, Irvine AD. Atopic Dermatitis. In: Bolognia JL, Jorizzo JL, Schaffer JV, editores. Dermatology. 4rd ed. Philadelphia: Elsevier; 2018. Capítulo 12.
83. Deleuran M, Vestergaard C. Clinical heterogeneity and differential diagnosis of atopic dermatitis. Br J Dermatol. 2014;170:2-6.
84. Thestrup-Petersen K. Clinical aspects of atopic dermatitis. Clin Exp Dermatol. 2000;25:535-43.
85. Waldman AR, Ahluwalia J, Udkoff J, Borok JF, Eichenfield LF. Atopic Dermatitis. Pediatr Rev. 2018;39:180-93.

86. Silverberg JI, Vakharia PP, Chopra R, Sacotte R, Patel N, Immanemi S et al. Phenotypical differences of child- and adult-onset atopic dermatitis. J Allergy Clin Immunol Pract. 2018;6:1306-12.
87. Mortz CG, Brockow K, Jensen CB, Olsen SB. It looks like childhood eczema but is it? Clin Exp Allergy. 2019;49:744-53.
88. Krol A, Krafchik B. The differential diagnosis of atopic dermatitis in childhood. Dermatol Ther. 2006;19:73-82.
89. Barrett M, Luu M. Differential diagnosis of atopic dermatitis. Immunol Allergy Clin N Am. 2017;37:11-34.
90. Salvador JFS, Romero-Pérez D, Encabo-Durán B. Atopic dermatitis in adults: a diagnostic challenge. J Investig Allergol Clin Immunol. 2017;27:78-88.
91. Siegfried E, Hebert AA. Diagnosis of atopic dermatitis: mimics, overlaps, and complications. J Clin Med. 2015;4:884-917.
92. Silverberg NB. Typical and atypical clinical appearance of atopic dermatitis. Clin Dermatol. 2017;35:354-59.
93. Mistry N, Gupta A, Alavi A, Sibbald RG. A review of the diagnosis and management of erythroderma (generalized red skin). Adv Skin Wound Care. 2015;28:228-36.
94. Vakharia PP, Silverberg JI. Adult-onset atopic dermatitis: characteristics and management. Am J Clin Dermatol. 2019;20:771-9.
95. Schissler C, Velter C, Lipsker D. Amicrobial pustulosis of the folds: where have we gone 25 years after its original description? Ann Dermatol Venereol. 2017;144:169-75.
96. Wei J, Zhang Y, Xu H, Jin J, Zhang J. Atopic dermatitis-like presentation of graft--versus-host disease: a novel form of chronic cutaneous graft-versus-host disease.J Am Acad Dermatol. 2013;69:34-9.
97. Oliveira LML, Souza MV, Guedes ACM, Araújo MG. Case for diagnosis. Infective dermatitis associated with HTLV-1: differential diagnosis of atopic dermatitis. An Bras Dermatol. 2017;92:573-4.
98. Sehgal VN, Khurana A, Mendiratta V, Saxena D, Srivastava G, Aggarwal AK et al. Atopic dermatitis: clinical connotations, especially a focus on concomitant atopic undertones in immunocompromised/susceptible genetic and metabolic disorders. Indian J Dermatol. 2016;61:241-50.
99. Lawrence MG, Barber JS, Sokolic RA, Garabedian EK, Desai AN, O'Brien M et al. Elevated IgE and atopy in patients treated for early-onset ADA-SCID. J Allergy Clin Immunol. 2013;132:1444-6.
100. Izadi N, Leung DYM. Clinical approach to the patient with refractory atopic dermatitis. Ann Allergy Asthma Immunol. 2018;120:23-33.e1.
101. Gaudinski MR, Milner JD. Atopic dermatitis and allergic urticaria: cutaneous manifestations of immunodeficiency. Immunol Allergy Clin North Am. 2017;37:1-10.
102. Maarouf M, Saberian C, Lio PA, Shi VY. Head-and-neck dermatitis: diagnostic dfficulties and management pearls. Pediatr Dermatol. 2018;35:748-53.
103. Aguilera CA, Planelles CA, Sánchez JT. Trastornos genéticos con eczema moderado--grave refractario y elevación de inmunoglobulina E: diagnóstico diferencial. Actas Dermosifiliogr. 2016;107:116-24.
104. Nespoulous L, Matei I, Charissoux A, Bédane C, Assikar S.Symmetrical drug-related intertriginous and flexural exanthema (SDRIFE) associated with pristinamycin, secnidazole, and nefopam, with a review of the literature. Contact Dermatitis. 2018;79:378-80.
105. Trayes KP, Savage K, Studdiford JS. Annular lesions: diagnosis and treatment. Am Fam Physician. 2018;98:283-91.
106. Charman C, Williams H. Outcome measures of disease severity in atopic eczema. Arch Dermatol. 2000;136(6):763-9.
107. Chopra R, Silverberg JI. Assessing the severity of atopic dermatitis in clinical trials and practice. Clin Dermatol. 2018;36(5):606-15.
108. Hanifin JM, Thurston M, Omoto M, Cherill R, Tofte SJ, Graeber M. The eczema area and severity index (EASI): assessment of reliability in atopic dermatitis. EASI Evaluator Group. Exp Dermatol. 2001 Feb;10(1):11-8.
109. Yosipovitch G, Reaney M, Mastey V, Eckert L, Abbé A, Nelson L et al. Peak Pruritus Numerical Rating Scale: psychometric validation and responder definition for assessing itch in moderate-to-severe atopic dermatitis. Br J Dermatol. 2019;181(4):761-9.
110. Finlay AY, Khan GK. Dermatology Life Quality Index (DLQI)--a simple practical measure for routine clinical use. Clin Exp Dermatol. 1994;19(3):210-6.
111. Waters A, Sandhu D, Beattie P, Ezughah F, Lewis-Jones S. Severity stratification of Children's Dermatology Life Quality Index (CDLQI) scores. Br J Dermatol 2010;163(Suppl 1):121.
112. Howells LM, Chalmers JR, Gran S, Ahmed A, Apfelbacher C, Burton T et al. Development and initial testing of a new instrument to measure the experience of eczema control in adults and children: Recap of atopic eczema (RECAP). Br J Dermatol. 2020;183(3):524-36.
113. Pariser DM, Simpson EL, Gadkari A, Bieber T, Margolis DJ, Brown M et al. Evaluating patient-perceived control of atopic dermatitis: design, validation, and scoring of the Atopic Dermatitis Control Tool (ADCT). Curr Med Res Opin. 2020;36(3):367-76.
114. Simpson E, Eckert L, Gadkari A, Mallya UG, Yang M, Nelson L et al. Validation of the Atopic Dermatitis Control Tool (ADCT©) using a longitudinal survey of biologic--treated patients with atopic dermatitis. BMC Dermatol. 2019;19(1):15.
115. Eichenfield LF, Lucky AW, Boguniewicz M, Langley RG, Cherill R, Marshall K et al. Safety and efficacy of pimecrolimus (ASM 981) cream 1% in the treatment of mild and moderate atopic dermatitis in children and adolescents. J Am Acad Dermatol. 2002;46(4):495-504.
116. De Bruin-Weller M, Biedermann T, Bissonnette R, Deleuran M, Foley P, Girolomoni G et al. Treat-to-Target in atopic dermatitis: an international consensus on a set of core decision points for systemic therapies. Acta Derm Venereol. 2021;101(2):adv00402.
117. Torres T, Gonçalo M, Paiva Lopes MJ, Claro C, Ramos L, Selores M et al Portuguese recommendations for the treatment of atopic dermatitis with biologic therapy and JAK inhibitors in adult patients. Drugs Context. 2021;10:2021-9-5.
118. Hamann CR, Hamann D, Egeberg A, Johansen JD, Silverberg J, Thyssen JP. Association between atopic dermatitis and contact sensitization: a systematic review and meta-analysis. J Am Acad Dermatol. 2017;77: 70-8.
119. Wassmann A, Werfel T. Atopic eczema and food allergy. Chem Immunol Allergy. 2015;101:181-90.
120. Sinagra JL, Bordignon V, Ferraro C et al. Unnecessary milk elimination diets in children with atopic dermatitis. Pediatr Dermatol. 2007;24:1-6.
121. Oranje A, Bruynzeel D, Stenveld H, Dieges P. Immediate- and delayedtype contact hypersensitivity in children older than 5 years with atopic dermatitis: a pilot study comparing different tests. Pediatr Dermatol. 1994;11:209-15.
122. Wollenberg A, Vogel S. Patch testing for noncontact dermatitis: the atopy patch test for food and inhalants. Curr Allergy Asthma Rep. 2013;13:539-44.
123. Werfel T, Heratizadeh A, Niebuhr M, Kapp A, Roesner LM, Karch A et al. Exacerbation of atopic dermatitis on grass pollen exposure in an environmental challenge chamber. J Allergy Clin Immunol. 2015;136(1):96-103.e9.
124. Garritsen FM, ter Haar NM, Spuls PI. House dust mite reduction in the management of atopic dermatitis. A critically appraised topic. Br J Dermatol. 2013;168: 688-91.
125. Herro EM, Matiz C, Sullivan K, Hamann C, Jacob SE. Frequency of contact allergens in pediatric patients with atopic dermatitis. J Clin Aesthet Dermatol. 2011;4:39-41.
126. Isaksson M, Olhardt S, Radehed J, Svensson A. Children with atopic dermatitis should always be patch-tested if they have hand or foot dermatitis. Acta Derm Venereol. 2015;95:583-86.
127. Aoki V, Lorenzini D, Orfali RL, Zaniboni MC, Oliveira ZNP, Rivitti-Machado MC et al. Consensus on the therapeutic management of atopic dermatitis - Brazilian Society of Dermatology. An Bras Dermatol. 2019;94(2 Suppl 1):67-75.
128. Hon KL, Tsang YC, Lee VW, Pong NH, Ha G, Lee ST et al. Efficacy of sodium hypochlorite (bleach) baths to reduce Staphylococcus aureus colonization in childhood onset moderate-to-severe eczema: A randomized, placebo-controlled cross-over trial. J Dermatolog Treat. 2016;27(2):156-62.
129. Åkerström U, Reitamo S, Langeland T, Berg M, Rustad L, Korhonen L et al. Comparison of moisturizing creams for the prevention of atopic dermatitis relapse: a randomized double-blind controlled multicentre clinical trial. Acta Derm Venereol. 2015;95(5):587-92.
130. Draelos ZD, Feldman SR, Berman B, Olivadoti M, Sierka D, Tallman AM et al. Tolerability of topical treatments for atopic dermatitis. Dermatol Ther (Heidelb). 2019;9(1):71-102.
131. Elias PM, Wakefield JS, Man MQ. Moisturizers versus current and next generation barrier repair therapy for the management of atopic dermatitis. Skin Pharmacol Physiol. 2019; 32: 1-7.
132. Gelmetti C, Wollenberg A. Atopic dermatitis - all you can do from the outside. Br J Dermatol. 2014;170(Suppl 1):19-24.
133. Devillers AC, Oranje AP. Wet-wrap treatment in children with atopic dermatitis: a practical guideline. Pediatr Dermatol. 2012;29:24-7.
134. Wollenberg A, Barbarot S, Bieber T, Christen-Zaech S, Deleuran M, Fink-Wagner A. Consensus-based European guidelines for treatment of atopic eczema (atopic dermatitis) in adults and children: part II. J Eur Acad Dermatol Venereol. 2018;32(6):850-78.
135. Wollenberg A, Schnopp C. Evolution of conventional therapy in atopic dermatitis. Immunol Allergy Clin North Am. 2010;30:351-68.
136. Rathi SK, D'Souza P. Rational and ethical use of topical corticosteroids based on safety and efficacy. Indian J Dermatol. 2012;57(4):251-9.
137. Darsow U, Wollenberg A, Simon D, Taïeb A, Werfel T, Oranje A et al; European Task Force on Atopic Dermatitis/EADV Eczema Task Force. ETFAD/EADV eczema task force 2009 position paper on diagnosis and treatment of atopic dermatitis. J Eur Acad Dermatol Venereol. 2009;24(3):317-28.
138. Wood Heickman LK, Davallow Ghajar L, Conaway M, Rogol AD. Evaluation of hypothalamic-pituitary-adrenal axis suppression following cutaneous use of topical corticosteroids in children: a meta-analysis. Horm Res Paediatr. 2018;89:389-96.
139. Fishbein AB, Mueller K, Lor J, Smith P, Paller AS, Kaat A. Systematic review and meta--analysis comparing topical corticosteroids with vehicle/moisturizer in childhood atopic dermatitis. J Pediatr Nurs. 2019;47:36-43.
140. Eicher L, Knop M, Aszodi N, Senner S, French LE, Wollenberg A. A systematic review of factors influencing treatment adherence in chronic inflammatory skin disease - strategies for optimizing treatment outcome. J Eur Acad Dermatol Venereol. 2019;33:2253-63.
141. Bornhovd E, Burgdorf WHC, Wollenberg A. Macrolactam € immunomodulators for topical treatment of inflammatory skin diseases. J Am Acad Dermatol. 2001;45:736-43.
142. Reitamo S, Van Leent EJ, Ho V, Harper J, Ruzicka T, Kalimo K et al. Efficacy and safety of tacrolimus ointment compared with that of hydrocortisone acetate ointment in children with atopic dermatitis. J Allergy Clin Immunol. 2002;109(3):539-46.
143. Siegfried EC, Jaworski JC, Kaiser JD, Hebert AA. Systematic review of published trials: long-term safety of topical corticosteroids and topical calcineurin inhibitors in pediatric patients with atopic dermatitis. BMC Pediatr. 2016;16:75.
144. Sigurgeirsson B, Boznanski A, Todd G et al. Safety and efficacy of pimecrolimus in atopic dermatitis: a 5-year randomized trial. Pediatrics. 2015;135:597-606.
145. Reitamo S, Rustin M, Harper J et al. A 4-year follow-up study of atopic dermatitis therapy with 0.1% tacrolimus ointment in children and adult patients. Br J Dermatol. 2008;159:942-951.

146. 146.Tacrolimo monoidratado [package insert on the Internet]. São Paulo: Leopharma Farmacêutica; 2022 [cited 2022 Jun 2]. Available from:
147. https://consultaremedios.com.br/tacrolimo/bula
148. Pimecrolimo [package insert on the Internet]. São Paulo: Biolab Sanus Farmacêutica; 2022 [cited 2022 Jun 2]. Available from: https://consultaremedios.com.br/pimecrolimo/bula.
149. Ruzicka T, Bieber T, Schopf E et al. A short-term trial of tacrolimus ointment for atopic dermatitis. N Engl J Med 1997;337:816-21.
150. Wetzel S, Wollenberg A. Eczema molluscatum in tacrolimus treated atopic dermatitis. Eur J Dermatol. 2004;14:73-74.
151. Arellano FM, Wentworth CE, Arana A, Fernandez C, Paul CF. Risk of lymphoma following exposure to calcineurin inhibitors and topical steroids in patients with atopic dermatitis. J Invest Dermatol. 2007;127:808-16.
152. Margolis DJ, Hoffstad O, Bilker W. Lack of association between exposure to topical calcineurin inhibitors and skin cancer in adults. Dermatology. 2007;214:289-95.
153. Wollenberg A, Reitamo S, Girolomoni G, Lahfa M, Ruzicka T, Healy E et al. Proactive treatment of atopic dermatitis in adults with 0.1% tacrolimus ointment. Allergy. 2008;63(7):742-50.
154. Wollenberg A, Oranje A, Deleuran M, Simon D, Szalai Z, Kunz B et al. ETFAD/EADV Eczema task force 2015 position paper on diagnosis and treatment of atopic dermatitis in adult and paediatric patients. J Eur Acad Dermatol Venereol. 2016 May;30(5):729-47.
155. van den Bogaard EH, Bergboer JG, Vonk-Bergers M, van Vlijmen-Willems IM, Hato SV, van der Valk PG et al. Coal tar induces AHR-dependent skin barrier repair in atopic dermatitis. J Clin Invest. 2013;123(2):917-27.
156. Peppers J, Paller AS, Maeda-Chubachi T, Wu S, Robbins K, Gallagher K et al. A phase 2, randomized dose-finding study of tapinarof (GSK2894512 cream) for the treatment of atopic dermatitis. J Am Acad Dermatol. 2019;80(1):89-98.e3.
157. Guttman-Yassky E, Hanifin JM, Boguniewicz M, Wollenberg A, Bissonnette R, Purohit V et al. The role of phosphodiesterase 4 in the pathophysiology of atopic dermatitis and the perspective for its inhibition. Exp Dermatol. 2019;28(1):3-10.
158. Yang H, Wang J, Zhang X, Zhang Y, Qin ZL, Wang H et al. Application of topical phosphodiesterase 4 inhibitors in mild to moderate atopic dermatitis: a systematic review and meta-analysis. JAMA Dermatol. 2019;155(5):585-93.
159. Wollenberg A, Ehmann LM. Long term treatment concepts and proactive therapy for atopic eczema. Ann Dermatol. 2012;24:253-26.
160. Wollenberg A, Bieber T. Proactive therapy of atopic dermatitis-an emerging concept. Allergy. 2009;64:276-278.
161. Wollenberg A, Sidhu MK, Odeyemi I et al. Economic evaluation of maintenance treatment with tacrolimus 0.1% ointment in adults with moderate to severe atopic dermatitis. Br J Dermatol. 2008;159:1322-1330.
162. Fukuie T, Hirakawa S, Narita M, Nomura I, Matsumoto K, Tokura Y et al. Potential preventive effects of proactive therapy on sensitization in moderate to severe childhood atopic dermatitis: A randomized, investigator-blinded, controlled study. J Dermatol. 2016;43(11):1283-92.
163. Weidinger S, Novak N. Atopic dermatitis. Lancet. 2016;387:1109-22.
164. Kong HH, Oh J, Deming C, Conlan S, Grice EA, Beatson MA et al. Temporal shifts in the skin microbiome associated with disease flares and treatment in children with atopic dermatitis. Genome Res. 2012;22(5):850-9.
165. Cornelissen C, Marquardt Y, Czaja K, Wenzel J, Frank J, Lüscher-Firzlaff J et al. IL-31 regulates differentiation and filaggrin expression in human organotypic skin models. J Allergy Clin Immunol. 2012;129(2):426-33, 433.e1-8.
166. Schlievert PM, Case LC, Strandberg KL, Abrams BB, Leung DY. Superantigen profile of Staphylococcus aureus isolates from patients with steroid-resistant atopic dermatitis. Clin Infect Dis. 2008;46:1562-7.
167. Allen HB, Vaze ND, Choi C, Hailu T, Tulbert BH, Cusack CA et al. The presence and impact of biofilm-producing staphylococci in atopic dermatitis. JAMA Dermatol. 2014;150(3):260-5.
168. Gueniche A, Knaudt B, Schuck E, Volz T, Bastien P, Martin R et al. Effects of nonpathogenic gram-negative bacterium Vitreoscilla filiformis lysate on atopic dermatitis: a prospective, randomized, double-blind, placebo-controlled clinical study. Br J Dermatol. 2008;159(6):1357-63.
169. Bath-Hextall FJ, Birnie AJ, Ravenscroft JC, Williams HC. Interventions to reduce Staphylococcus aureus in the management of atopic eczema: an updated cochrane review. Br J Dermatol 2011;164: 12-26.
170. Chopra R, Vakharia PP, Sacotte R, Silverberg JI. Efficacy of bleach baths in reducing severity of atopic dermatitis: a systematic review and metaanalysis. Ann Allergy Asthma Immunol 2017;119:435-440.
171. Huang JT, Abrams M, Tlougan B, Rademaker A, Paller AS. Treatment of Staphylococcus aureus colonization in atopic dermatitis decreases disease severity. Pediatrics. 2009;123:e808-e814.
172. Kim J, Kim BE, Ahn K, Leung DYM. Interactions between atopic dermatitis and Staphylococcus aureus infection: clinical implications. Allergy Asthma Immunol Res. 2019;11:593-603.
173. Briscoe CC, Reich P, Fritz S, Coughlin CC. Staphylococcus aureus antibiotic susceptibility patterns in pediatric atopic dermatitis. Pediatr Dermatol. 2019;36:482-5.
174. Chiu LS, Chow VC, Ling JM, Hon KL. Staphylococcus aureus carriage in the anterior nares of close contacts of patients with atopic dermatitis. Arch Dermatol. 2010;146:748-52.
175. Srour J, Berg E, Mahltig B, Smolik T, Wollenberg A. Evaluation of antimicrobial textiles for atopic dermatitis. J Eur Acad Dermatol Venereol. 2019;33:384-90.
176. Gauger A, Mempel M, Schekatz A, Schafer T, Ring J, Abeck D. Silvercoated textiles reduce Staphylococcus aureus colonization in patients with atopic eczema. Dermatology. 2003;207:15-21.
177. Seegräber M, Worm M, Werfel T, Svensson A, Novak N, Simon D et al. Recurrent eczema herpeticum - a retrospective European multicenter study evaluating the clinical characteristics of eczema herpeticum cases in atopic dermatitis patients. J Eur Acad Dermatol Venereol. 2020;34(5):1074-9.
178. Howell MD, Wollenberg A, Gallo RL et al. Cathelicidin deficiency predisposes to eczema herpeticum. J Allergy Clin Immunol. 2006;117:836- 41.
179. Leung DY. Why is eczema herpeticum unexpectedly rare? Antiviral Res. 2013;98:153-7.
180. Ong PY, Leung DY. Bacterial and viral infections in atopic dermatitis: a comprehensive review. Clin Rev Allergy Immunol. 2016;51:329-37.
181. Eichenfield LF, Bieber T, Beck LA, Simpson EL, Thaçi D, de Bruin-Weller M et al. Infections in dupilumab clinical trials in atopic dermatitis: a comprehensive pooled analysis. Am J Clin Dermatol. 2019;20(3):443-56.
182. Silverberg NB. Molluscum contagiosum virus infection can trigger atopic dermatitis disease onset or flare. Cutis. 2018;102(3):191-4.
183. Rush J, Dinulos JG. Childhood skin and soft tissue infections: new discoveries and guidelines regarding the management of bacterial soft tissue infections, molluscum contagiosum, and warts. Curr Opin Pediatr. 2016;28:250-7.
184. Wollenberg A, Engler R. Smallpox, vaccination and adverse reactions to smallpox vaccine. Curr Opin Allergy Clin Immunol. 2004;4:271-5.
185. Darsow U, Sbornik M, Rombold S, Katzer K, von Sonnenburg F, Behrendt H et al. Long-term safety of replication-defective smallpox vaccine (MVA-BN) in atopic eczema and allergic rhinitis. J Eur Acad Dermatol Venereol. 2016;30(11):1971-7.
186. Centers for Diseases Control and Prevention. Monkeypox and Smallpox Vaccine Guidance [Internet]. United States of America (USA): US government; [atualizado em 2022 Jun. 2; citado em 2022 Jun 11]. Disponível em:https://www.cdc.gov/poxvirus/monkeypox/clinicians/smallpox-vaccine.html.
187. Neri I, Dondi A, Wollenberg A, Ricci L, Ricci G, Piccirilli G et al. Atypical forms of hand, foot, and mouth disease: a prospective study of 47 italian children. Pediatr Dermatol. 2016;33(4):429-37.
188. Lynch MD, Sears A, Cookson H, Lew T, Laftah Z, Orrin L et al. Disseminated coxsackievirus A6 affecting children with atopic dermatitis. Clin Exp Dermatol. 2015;40(5):525-8.
189. Brodska P, Panzner P, Pizinger K, Schmid-Grendelmeier P. IgE-mediated sensitization to malassezia in atopic dermatitis: more common in male patients and in head and neck type. Dermatitis. 2014;25:120-6.
190. Shi K, Lio PA. Alternative treatments for atopic dermatitis: an update. Am J Clin Dermatol. 2019;20:251-66.
191. Hata TR, Audish D, Kotol P, Coda A, Kabigting F, Miller J et al. A randomized controlled double-blind investigation of the effects of vitamin D dietary supplementation in subjects with atopic dermatitis. J Eur Acad Dermatol Venereol. 2014;28(6):781-9.
192. Javanbakht MH, Keshavarz SA, Djalali M, Siassi F, Eshraghian MR, Firooz A et al. Randomized controlled trial using vitamins E and D supplementation in atopic dermatitis. J Dermatolog Treat. 2011;22(3):144-50.
193. Yepes-Nuñez JJ, Brożek JL, Fiocchi A, Pawankar R, Cuello-García C, Zhang Y et al. Vitamin D supplementation in primary allergy prevention: Systematic review of randomized and non-randomized studies. Allergy. 2018;73(1):37-49.
194. Rather IA, Bajpai VK, Kumar S, Lim J, Paek WK, Park YH. Probiotics and atopic dermatitis: an overview. Front Microbiol. 2016;7:507.
195. Huang R, Ning H, Shen M, Li J, Zhang J, Chen X. Probiotics for the treatment of atopic dermatitis in children: a systematic review and meta-analysis of randomized controlled trials. Front Cell Infect Microbiol. 2017;7:392.
196. Doege K, Grajecki D, Zyriax BC, Detinkina E, Zu Eulenburg C, Buhling KJ. Impact of maternal supplementation with probiotics during pregnancy on atopic eczema in childhood-a meta-analysis. Br J Nutr. 2012;107:1-6.
197. Makrgeorgou A, Leonardi-Bee J, Bath-Hextall FJ, Murrell DF, Tang ML, Roberts A et al. Probiotics for treating eczema. Cochrane Database Syst Rev. 2018;11(11):CD006135.
198. Darsow U. Allergen-specific immunotherapy for atopic eczema - updated. Curr Opin Allergy Clin Immunol. 2012;12:665-9.
199. Garritsen FM, Brouwer MW, Limpens J, Spuls PI. Photo(chemo)therapy in the management of atopic dermatitis: an updated systematic review with implications for practice and research. Br J Dermatol. 2014;170:501-13.
200. Gambichler T, Kreuter A, Tomi NS, Othlinghaus N, Altmeyer P, Skrygan M. Gene expression of cytokines in atopic eczema before and after ultraviolet al phototherapy. Br J Dermatol. 2008;158:1117- 20.
201. Dotterud LK, Wilsgaard T, Vorland LH, Falk ES. The effect of UVB radiation on skin microbiota in patients with atopic dermatitis and healthy controls. Int J Circumpolar Health. 2008;67:254-60.
202. Hong SP, Kim MJ, Jung MY, Jeon H, Goo J, Ahn SK et al. Biopositive effects of low--dose UVB on epidermis: coordinate upregulation of antimicrobial peptides and permeability barrier reinforcement. J Invest Dermatol. 2008;128(12):2880-7.
203. Tintle S, Shemer A, Suárez-Fariñas M, Fujita H, Gilleaudeau P, Sullivan-Whalen M et al. Reversal of atopic dermatitis with narrow-band UVB phototherapy and biomarkers for therapeutic response. J Allergy Clin Immunol. 2011 Sep;128(3):583-93.e1-4.
204. Gambichler T, Othlinghaus N, Tomi NS, Holland-Letz T, Boms S, Skrygan M et al. Medium-dose ultraviolet (UV) A1 vs. narrowband UVB phototherapy in atopic eczema: a randomized crossover study. Br J Dermatol. 2009;160(3):652-8.
205. Holme SA, Anstey AV. Phototherapy and PUVA photochemotherapy in children. Photodermatol Photoimmunol Photomed. 2004;20:69-75.

206. Bae JM, Ju HJ, Lee RW, Oh SH, Shin JH, Kang HY et al. Evaluation for skin câncer and precancer in patients with vitiligo treated with long-term narrowband UV-B phototherapy. JAMA Dermatol. 2020;156:529-37.
207. Patrizi A, Raone B, Ravaioli GM. Management of atopic dermatites: safety and efficacy of phototherapy. Clin Cosmet Investig Dermatol. 2015;8:511-20.
208. Mavilia L, Mori M, Rossi R, Campolmi P, Puglisi Guerra A, Lotti T. 308 nm monochromatic excimer light in dermatology: personal experience and review of the literature. Giornale Italiano di Dermatol Venereol. 2008;143:329-37.
209. Simpson EL, Bruin-Weller M, Flohr C, Ardern-Jones MR, Barbarot S, Deleuran M et al. When does atopic dermatitis warrant systemic therapy? Recommendations from an expert panel of the International Eczema Council. J Am Acad Dermatol. 2017;77:623-33.
210. Matterne U, Bohmer MM, Weisshaar E, Jupiter A, Carter B, Apfelbacher CJ. Oral H1 antihistamines as 'add-on' therapy to topical treatment for eczema. Cochrane Database Syst Rev. 2019;1: CD012167.
211. Diepgen TL; Early Treatment of the Atopic Child Study Group. Long-term treatment with cetirizine of infants with atopic dermatitis: a multi-country, double-blind, randomized, placebo-controlled trial (the ETAC trial) over 18 months. Pediatr Allergy Immunol. 2002;13(4):278-86.
212. Schmitt J, Buske-Kirschbaum A, Tesch F, Trikojat K, Stephan V, Abraham S et al. Increased attention-deficit/hyperactivity symptoms in atopic dermatitis are associated with history of antihistamine use. Allergy. 2018;73(3):615-26.
213. Weidinger S, Beck LA, Bieber T, Kabashima K, Irvine AD. Atopic dermatitis. Nat Rev Dis Primers. 2018;4:1.
214. Sidbury R, Davis DM, Cohen DE, Cordoro KM, Berger TG, Bergman JN et al. Guidelines of care for the management of atopic dermatitis: section 3. Management and treatment with phototherapy and systemic agents. J Am Acad Dermatol. 2014;71(2):327-49.
215. Prednisona (Meticorten®) [package insert on the Internet]. São Paulo: Organon Farmacêutica Ltda; 2022 [cited 2022 Abr 2]. Available from: https://consultaremedios.com.br/meticorten/bula
216. Guttman-Yassky E, Teixeira HD, Simpson EL, Papp KA, Pangan AL, Blauvelt A et al. Once-daily upadacitinib versus placebo in adolescents and adults with moderate-to--severe atopic dermatitis (Measure Up 1 and Measure Up 2): results from two replicate double-blind, randomised controlled phase 3 trials. Lancet. 2021;397(10290):2151-68.
217. Dupilumabe (Dupixent®) [package insert on the Internet]. São Paulo: Sanofi-Medley Farmacêutica Ltda; 2022 [cited 2020 Jan 11]. Available from: https://consultaremedios.com.br/dupilumabe/bula.
218. Bieber T, Reich K, Paul C, Tsunemi Y, Augustin M, Lacour JP, Ghislain PD, Dutronc Y, Liao R, Yang FE, Brinker D, DeLozier AM, Meskimen E, Janes JM, Eyerich K; BREEZE-AD4 study group. efficacy and safety of baricitinib in combination with topical corticosteroids in patients with moderate-to-severe atopic dermatitis with inadequate response, intolerance, or contraindication to cyclosporine: results from a randomized, placebo-controlled, phase III clinical trial (BREEZE-AD4). Br J Dermatol. 2022 (no prelo).
219. Baricitinibe (Olumiant®) [package insert on the Internet]. São Paulo: Lilly Farmacêutica Ltda; 2022 [cited 2022 Jun 2]. Available from: https://consultaremedios.com.br/baricitinibe/bula
220. Upadacitinibe (Rinvoq®) [package insert on the Internet]. São Paulo: Abbvie Farmacêutica Ltda; 2022 [cited 2022 Jun 2]. Available from: https://consultaremedios.com.br/upadacitinibe/bula
221. Ring J, Alomar A, Bieber T, Deleuran M, Fink-Wagner A, Gelmetti C et al. Guidelines for treatment of atopic eczema (atopic dermatitis) Part II. J Eur Acad Dermatol Venereol. 2012;26(9):1176-93.
222. Vestergaard C, Wollenberg A, Barbarot S, Christen-Zaech S, Deleuran M, Spuls P et al. European task force on atopic dermatitis position paper: treatment of parental atopic dermatitis during preconception, pregnancy and lactation period. J Eur Acad Dermatol Venereol. 2019;33(9):1644-59.
223. Gerbens LAA, Hamann SAS, Brouwer MWD, Roekevisch E, Leeflang MMG, Spuls PI. Methotrexate and azathioprine for severe atopic dermatitis: a 5-year follow-up study of a randomized controlled trial. Br J Dermatol. 2018;178:1288-96.
224. Khan N, Abbas AM, Lichtenstein GR, Loftus EV, Jr, Bazzano LA. Risk of lymphoma in patients with ulcerative colitis treated with thiopurines: a nationwide retrospective cohort study. Gastroenterology. 2013;145:1007-1015.e3
225. Simpson EL, Sinclair R, Forman S, Wollenberg A, Aschoff R, Cork M et al. Efficacy and safety of abrocitinib in adults and adolescents with moderate-to-severe atopic dermatitis (JADE MONO-1): a multicentre, double-blind, randomised, placebo--controlled, phase 3 trial. Lancet. 2020;396(10246):255-66.
226. Blauvelt A, Teixeira HD, Simpson EL, Costanzo A, De Bruin-Weller M, Barbarot S. Efficacy and safety of upadacitinib vs dupilumab in adults with moderate-to-severe atopic dermatitis: a randomized clinical trial. JAMA Dermatol. 2021;157(9):1047-55.
227. Cartron AM, Nguyen TH, Roh YS, Kwatra MM, Kwatra SG. Janus kinase inhibitors for atopic dermatitis: a promising treatment modality. Clin Exp Dermatol. 2021 Jul;46(5):820-824.
228. Svoboda SA, Johnson N, Phillips M. Dermatologic Applications and Safety Considerations of Janus Kinase Inhibitors. Skin Therapy Lett. 2020 Sep;25(4):6-11.
229. Solimani F, Meier K, Ghoreschi K. Emerging Topical and Systemic JAK Inhibitors in Dermatology. Front Immunol. 2019:3;10:2847.
230. Cantini F, Blandizzi C, Niccoli L, Petrone L, Goletti D. Systematic review on tuberculosis risk in patients with rheumatoid arthritis receiving inhibitors of Janus Kinases. Expert Opin Drug Saf. 2020;19(7):861-72.
231. Wood H, Chandler A, Nezamololama N, Papp K, Gooderham MJ. Safety of Janus kinase (JAK) inhibitors in the short-term treatment of atopic dermatitis. Int J Dermatol. 2022;61(6):746-54.
232. Press Release: FDA approves Dupixent® (dupilumab) as first biologic medicine for children aged 6 months to 5 years with moderate-to-severe atopic dermatitis [Internet]. United States of America: Sanofi-Genzyme; [atualizado em 2022 Jun. 7; citado em 2022 Jun 11]. Disponível em: https://www.sanofi.com/en/media-room/press-releases/2022/2022-06-07-20-45-00-2458243.
233. Blauvelt A, de Bruin-Weller M, Gooderham M, Cather JC, Weisman J, Pariser D et al. Long-term management of moderate-to-severe atopic dermatitis with dupilumab and concomitant topical corticosteroids (Liberty ad Chronos): a 1-year, randomised, double-blinded, placebo-controlled, phase 3 trial. Lancet. 2017;389(10086):2287-303.
234. de Bruin-Weller M, Thaçi D, Smith CH, Reich K, Cork MJ, Radin A et al. Dupilumab with concomitant topical corticosteroid treatment in adults with atopic dermatitis with an inadequate response or intolerance to ciclosporin A or when this treatment is medically inadvisable: a placebo-controlled, randomized phase III clinical trial (Liberty ad Café). Br J Dermatol. 2018;178(5):1083-01.
235. Simpson EL, Bieber T, Guttman-Yassky E, Beck LA, Blauvelt A, Cork MJ et al; Solo 1 and Solo 2 Investigators. Two Phase 3 Trials of Dupilumab versus Placebo in Atopic Dermatitis. N Engl J Med. 2016;15:375(24):2335-48.
236. Akinlade B, Guttman-Yassky E, de Bruin-Weller M, Simpson EL, Blauvelt A, Cork MJ et al. Conjunctivitis in dupilumab clinical trials. Br J Dermatol. 2019;181(3):459-73.
237. Faiz S, Giovannelli J, Podevin C, Jachiet M, Bouaziz JD, Reguiai Z, Effectiveness and safety of dupilumab for the treatment of atopic dermatitis in a real-life French multicenter adult cohort. J Am Acad Dermatol. 2019;81(1):143-51.
238. Aszodi N, Thurau S, Seegraber M, de Bruin-Weller M, Wollenberg A. Management of dupilumab-associated conjunctivitis in atopic dermatitis. J Dtsch Dermatol Ges. 2019;17:488-91.
239. Soria A, Du-Thanh A, Seneschal J, Jachiet M, Staumont-Sallé D, Barbarot S; et al. Development or exacerbation of head and neck dermatitis in patients treated for atopic dermatitis with dupilumab. JAMA Dermatol. 2019;155(11):1312-15.
240. Wollenberg A, Beck LA, Blauvelt A et al. Laboratory safety of dupilumab in moderate--to-severe atopic dermatitis: results from three phase III trials (Liberty ad solo 1, Liberty ad solo 2, Liberty ad chronos). Br J Dermatol. 2019;182:1120-1135.
241. de Wijs LEM, Thyssen JP, Vestergaard C, Thio HB, Kunkeler ACM, Biedermann T, Hijnen DJ. An approach for the transition from systemic immunosuppressants to dupilumab. J Eur Acad Dermatol Venereol. 2021;35(3):e221-e223.
242. Silverberg JI, Thyssen JP, Fahrbach K, Mickle K, Cappelleri JC, Romero W et al. Comparative efficacy and safety of systemic therapies used in moderate-to-severe atopic dermatitis: a systematic literature review and network meta-analysis. J Eur Acad Dermatol Venereol. 2021;35(9):1797-810.
243. Bieber T. Atopic dermatitis: an expanding therapeutic pipeline for a complex disease. Nat Rev Drug Discov. 2022;21(1):21-40.

capítulo 14

José Roberto Paes de Almeida

Dermatoses Eritematopapulosas

■ LÍQUEN PLANO

Introdução

Líquen é definido em botânica como a associação simbiótica de um fungo com uma alga, que se desenvolve nos meios mais diversos, sendo frequente em tronco de árvores (Figura 14.1).

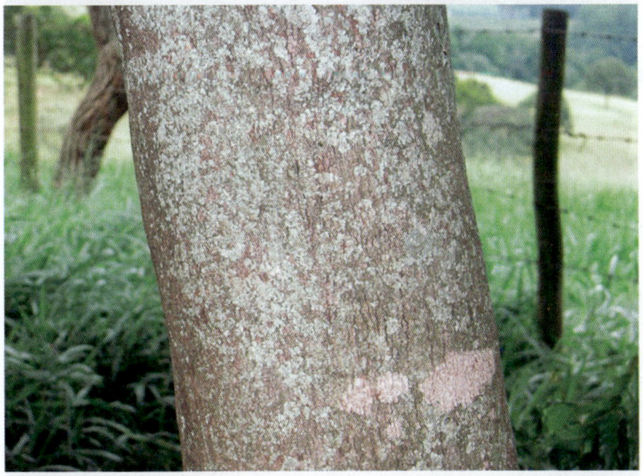

■ **Figura 14.1** Líquen plano em tronco de árvore.

O termo "líquen" foi introduzido na Medicina por Willan e utilizado para dermatoses muito diferentes entre si. Atualmente descreve, sobretudo, o líquen ruber de Hebra (1862) e que Wilson (1869) denominou "líquen plano",[1] por isso também denominado "líquen ruber plano", termo esse já em desuso.

A primeira variante clínica do líquen plano foi descrita por Kaposi em 1892; sendo uma forma bolhosa, foi denominada *lichen ruber pemphigoides*.[2] Wickham, em 1895, descreveu as estrias típicas na pápula do líquen plano, que hoje recebem seu nome. Darier, em 1909, descreveu a histopatologia.

Epidemiologia

Dermatose ubiquitária sem predominância étnica. Incide em menos de 1% da população, variando de 0,29% a 0,8% nos estudos realizados em diferentes grupos populacionais. Algumas variantes clínicas incidem mais em mulheres. O comprometimento de crianças é incomum, sendo de 2% a 3% de todos os pacientes com a dermatose. Foram descritos casos de ocorrência em gêmeos homozigóticos, bem como incidência familiar.[2]

Etiologia

O líquen plano (LP) é doença inflamatória crônica que compromete a pele, as mucosas, as unhas, os pelos e, o que é raro, o conduto auditivo. Provavelmente, representa uma resposta imunológica celular a uma alteração antigênica induzida na pele, mucosa ou anexos cuja causa é ainda desconhecida.[3]

Imunologia

A reação imunológica mediada por linfócitos T é dirigida aos queratinócitos da membrana basal. O infiltrado linfocitário é constituído, principalmente, por linfócitos citotóxicos T CD8+ e por linfócitos T auxiliadores CD4+ os quais secretam interferon-γ e TNF-α. A expressão de perfurinas secretadas pelas células citotóxicas é elevada no sangue e na pele lesada dos pacientes de líquen plano.[4]

A imunofluorescência direta demonstra positividade para fibrina na junção dermoepidérmica em 100% dos casos, sendo isolada em 56% e combinada com outros imunorreagentes em 44% dos pacientes. Os outros imunorreagentes em ordem de importância são: C3; IgG; IgM; e IgA. Os corpos citoides apresentam imunofluorescência positiva para IgM em 93% dos casos e, menos frequentemente, em ordem decrescente para C3, fibrina, IgA e IgG.[5] O depósito de fibrina, isoladamente, é suficiente como critério diagnóstico de líquen plano.[6]

Manifestações clínicas[7]

A lesão elementar é uma pápula dermoepidérmica, poligonal, brilhante, de coloração inicialmente rósea, que se torna violácea quando passa a apresentar fina estriação acinzentada típica (estrias de Wickham). Sintomatologia frequente é o prurido de intensidade variável. Algumas variantes clínicas são descritas a seguir.

Líquen plano agudo

Uma forma pouco frequente da dermatose. As lesões aparecem abruptamente, são disseminadas e polimorfas com pápulas psoriasiformes, lesões urticadas e, eventualmente, bolhas que são consequência do aumento exagerado da fenda subepidérmica (espaço de Max Joseph). Podem ocorrer comprometimento do estado geral e febre. O prurido é, geralmente, intenso. Em poucos dias, a febre desaparece e as pápulas tomam o aspecto típico (Figura 14.2).

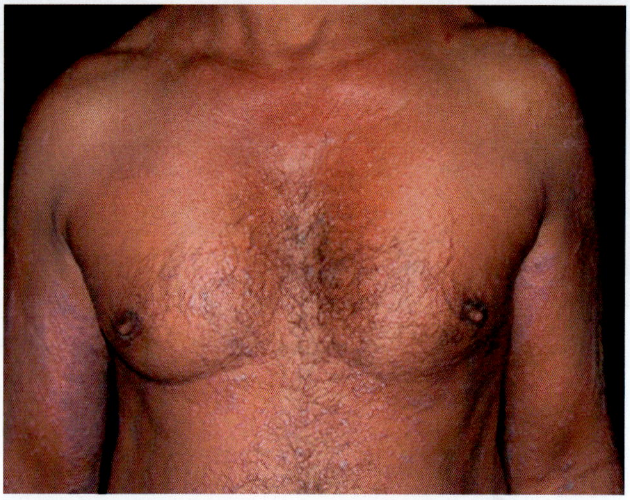

■ **Figura 14.2** Líquen plano agudo. Pápulas eritemato-acinzentadas disseminadas.

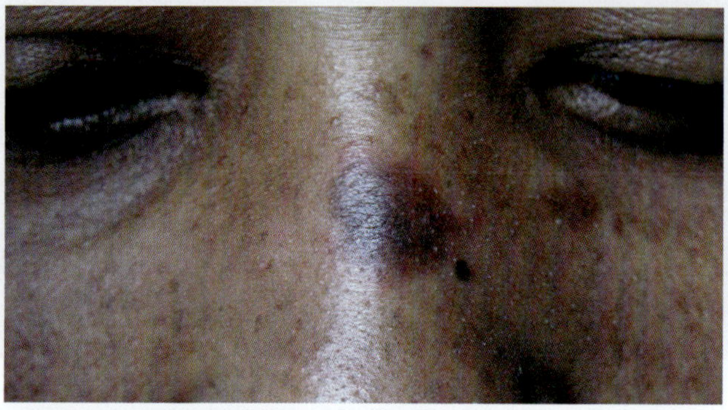

■ **Figura 14.3** Líquen plano actínico. Lesão com centro hipercrômico e bordas eritematosas.

Líquen plano actínico

Descrito por Niles em 1941. As lesões ocorrem exclusivamente nas regiões expostas à radiação solar, principalmente a fronte, membros superiores e dorso das mãos. Apresentam-se como placas anulares, com bordos discretamente elevados e centro hiperpigmentado (Figura 14.3). Duas outras apresentações clínicas foram descritas: a pigmentada, que é semelhante ao melasma; e a discrômica, que se apresenta sob a forma de pápulas achatadas, esbranquiçadas que se agrupam e formam placas.

O prurido está ausente ou é discreto. Difere de outras formas de LP por incidir mais em crianças e adultos jovens. O comprometimento das unhas e do couro cabeludo, bem como o fenômeno do isomorfismo, está ausente.[2,8]

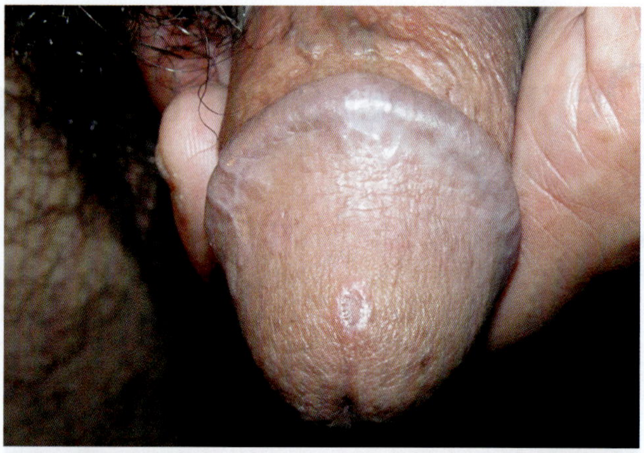

■ **Figura 14.4** Líquen plano anular. Lesão anular na glande.

Líquen plano anular

Uma disposição exclusivamente anular do LP é incomum. As lesões anulares resultam de pápulas dispostas em anel ou de uma evolução centrífuga de uma pápula com bordo ativo e centro tendendo à involução. São mais frequentes no pênis (Figura 14.4) e escroto. Quando regridem, deixam lesão residual pigmentada ou atrófica.

Líquen plano atrófico

Esta variante é o resultado da resolução do LP hipertrófico localizado principalmente nos membros inferiores ou das lesões anulares penianas e escrotais. Eventualmente, um líquen plano agudo desenvolve lesões anulares e estas, por sua vez, evolvem com atrofia central (Figura 14.5).

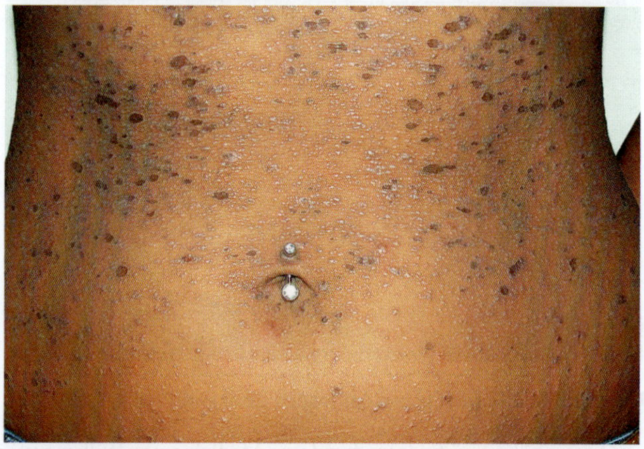

■ **Figura 14.5** Líquen plano atrófico. Centro atrófico e borda papulosa.

Líquen plano bolhoso

Sobre as pápulas típicas de LP, de longa duração, aparecem vesículas, estas não comprometem a pele normal (Figura 14.6), o que permite o diagnóstico diferencial com o LP penfigoide. A bolha ocorre pela ampla separação dermoepidérmica em consequência do denso processo inflamatório linfocitário.

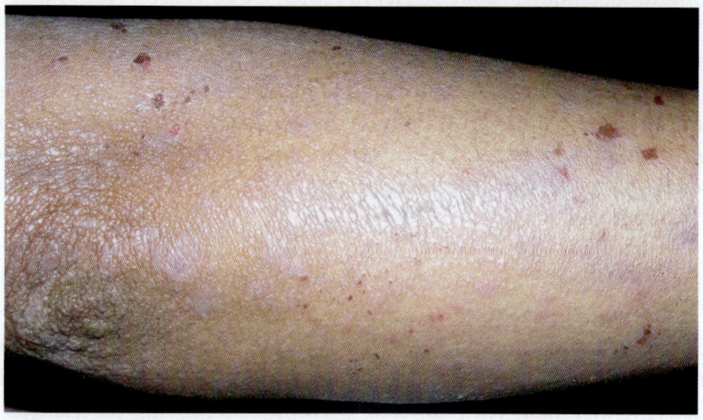

■ **Figura 14.6** Líquen plano bolhoso. Vesículas e bolhas sobre pápulas de LP.

Líquen plano folicular

O comprometimento folicular no couro cabeludo leva a um quadro de atrofia cicatricial, mais frequente em mulheres (Figura 14.7). Pode também se manifestar como uma alopecia extensa sem atrofia perceptível, mas com diminuição dos folículos pilosos e ceratose folicular (Figura 14.8), e à dermatoscopia verificam-se as três alterações típicas: diminuição dos óstios foliculares; descamação perifolicular; e pontos brancos[9] (Figura 14.9). Pode comprometer o folículo de outras regiões como a face e o tórax, onde segue as linhas de Blaschko, apresentando-se, então, em uma forma linear. Pode ocorrer alopecia também da região axilar ou pubiana.[10-11]

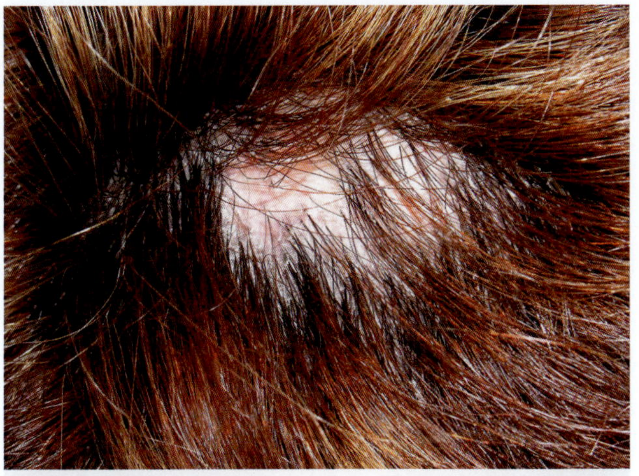

■ **Figura 14.7** Líquen plano folicular. Lesão atroficocicatricial extensa com pápulas foliculares na periferia.

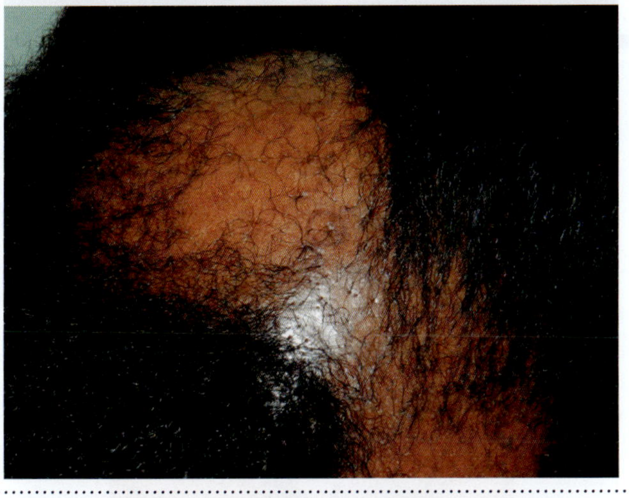

■ **Figura 14.8** Líquen plano folicular. Lesão extensa sem atrofia.

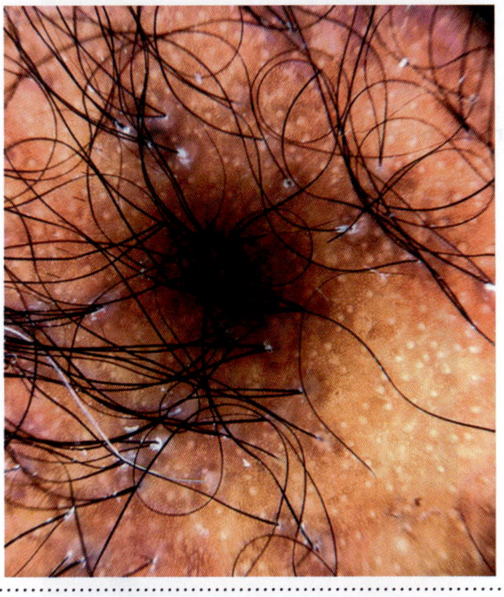

■ **Figura 14.9** Líquen plano folicular. Dermatoscopia.

O líquen plano folicular pode ser subdividido em três variantes conforme a apresentação clínica: líquen plano folicular clássico; alopecia fibrosante frontal; e síndrome de Piccardi-Graham Little-Lassueur.[12] As duas últimas, por constituírem formas clínicas incomuns, serão apresentadas no tópico correspondente.

Líquen plano hipertrófico

Após um surto da doença, desenvolve-se nos membros inferiores, principalmente nas regiões pré-tibiais e tornozelos, como lesões papuloceratósicas, às vezes formando placas verrucosas. Pode se expandir comprometendo maiores extensões (Figura 14.10). É a variante mais pruriginosa. Ao regredir pode deixar uma sequela atrófica ou hiperpigmentação. O diagnóstico diferencial principal é com o prurigo nodular do qual é diferenciado facilmente pela histopatologia.

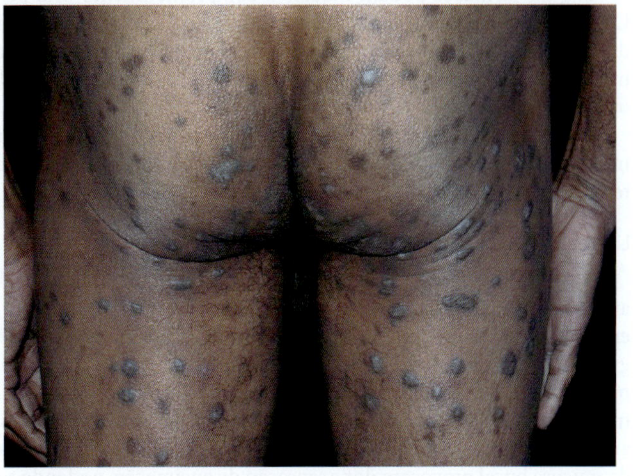

■ **Figura 14.10** Líquen plano hipertrófico. Pápulas e nódulos ceratósicos acinzentados comprometendo grande extensão.

Líquen plano linear

A variante linear pode ocorrer por traumatismo, caracterizando o fenômeno de Köbner (Figura 14.11) ou seguindo as linhas de Blaschko (Figura 14.12). Frequentemente desaparecem espontaneamente persistindo uma hiperpigmentação residual.

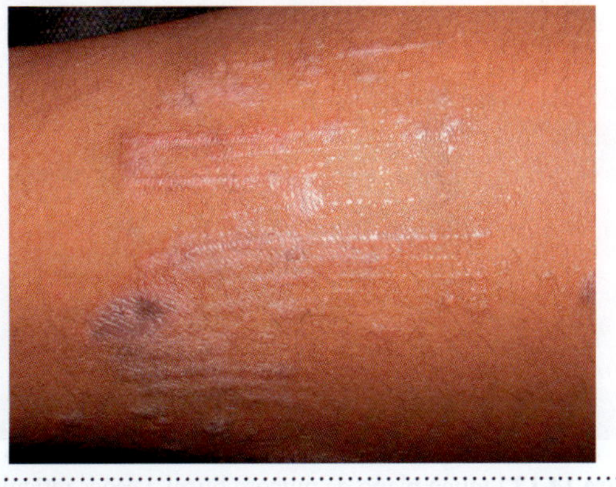

■ **Figura 14.11** Líquen plano linear. Lesões papulosas lineares. Fenômeno de Köbner.

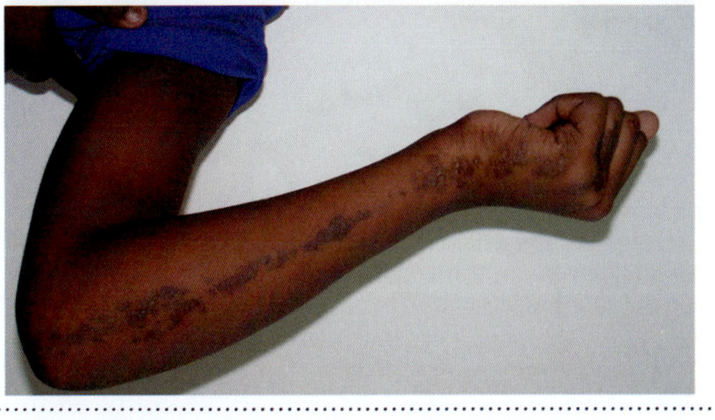

■ **Figura 14.12** Líquen plano linear. Linhas de Blaschko.

Líquen plano medicamentoso

O LP medicamentoso apresenta algumas particularidades que permitem o diagnóstico de ausência de estrias de Wickham, lesões eczematosas e psoriasiformes conjuntamente com as lesões de líquen, distribuição simétrica em áreas fotoexpostas que evoluem para hiperpigmentação. A histologia demonstra a presença de eosinófilos na derme. A imunofluorescência direta de lesões de líquen plano idiopático e de líquen plano medicamentoso não demonstrou diferenças significativas.[2]

Alguns fármacos podem induzir o comprometimento oral pelo LP, entre eles, destacam-se: alopurinol; anti-inflamatórios não esteroidais; cetoconazol; cianamida; inibidores da conversão da angiotensina; materiais para restauração dentária; metildopa; sulfonilureia; sais de ouro; penicilamina.[13]

Os medicamentos responsáveis pelo aparecimento de LP são numerosos e tendem a aumentar na medida em que é ampliado o arsenal terapêutico médico.[14]

Líquen plano das mucosas

Depois do comprometimento cutâneo, a mucosa bucal é a mais afetada. As lesões podem ser de três tipos: reticulada (Figura 14.13); erosiva (Figura 14.14); ou atrófica. Os lábios são locais frequentes (Figura 14.15). Outras mucosas podem ser atingidas como conjuntiva ocular, nariz, laringe, esôfago (com estenose e disfagia), estômago e mucosa anal. Depois da mucosa oral, as mais frequentes são mucosa anal (Figura 14.16) e região genital (Figura 14.17). As lesões erosadas da mucosa bucal provocam dor e sensação de queimação, podendo ser restritas a uma pequena região ou tão extensas que dificultam a ingestão de alimentos (Figura 14.18). Pacientes idosos são mais propensos a apresentar lesões erosivas como primeira manifestação.[15] A lesão genital em homens com LP cutâneo é descrita em 25% dos pacientes (Figura 14.19). O comprometimento da vulva pode variar desde lesões reticuladas até erosões graves, que provocam dor em queimação. A cicatrização dessas lesões pode levar à estenose vulvar e uretral. Entre as mulheres portadoras de LP, cerca de 57% apresentam lesões vulvares.[16]

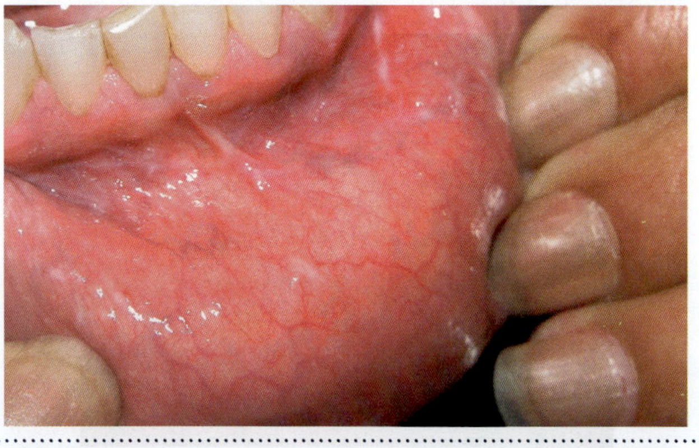

■ **Figura 14.13** Líquen plano da mucosa bucal. Lesões reticuladas.

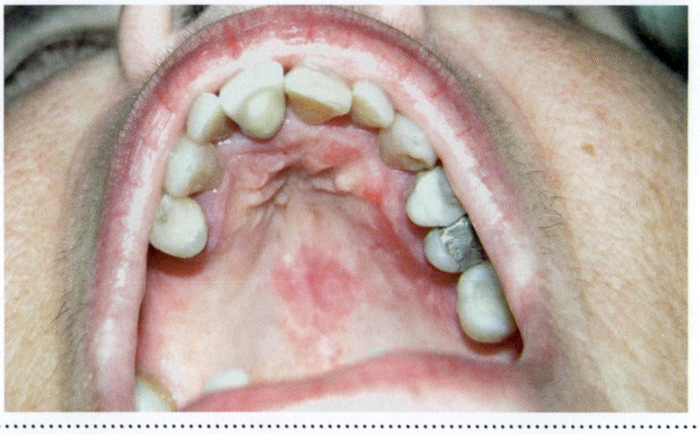

■ **Figura 14.14** Líquen plano erosivo. Erosões no palato.

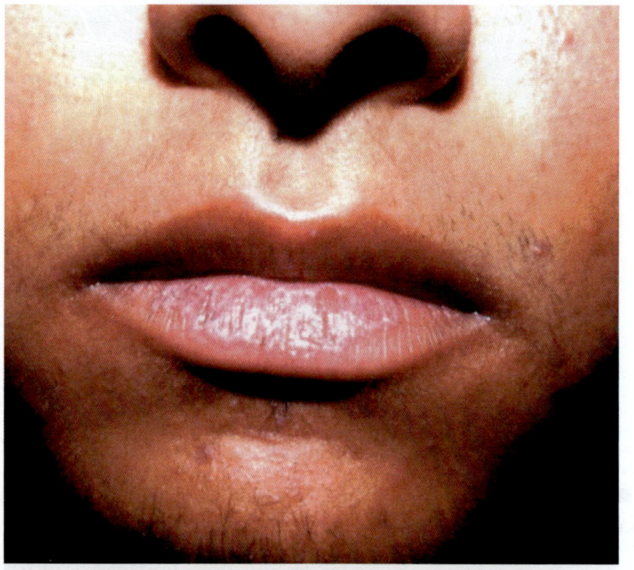

■ **Figura 14.15** Líquen plano no lábio. Lesões papulosas azuladas.

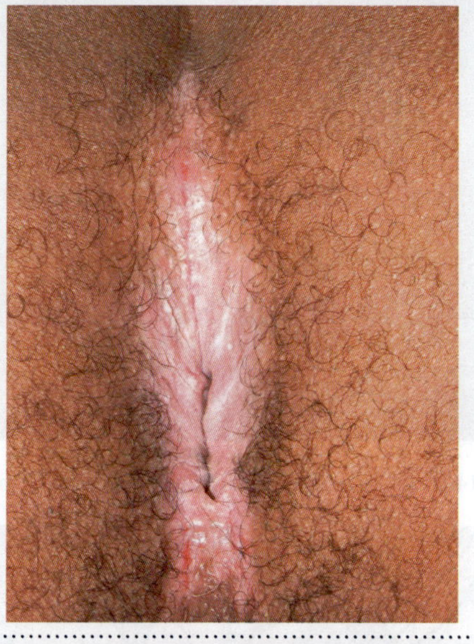

■ **Figura 14.16** Líquen plano perianal.

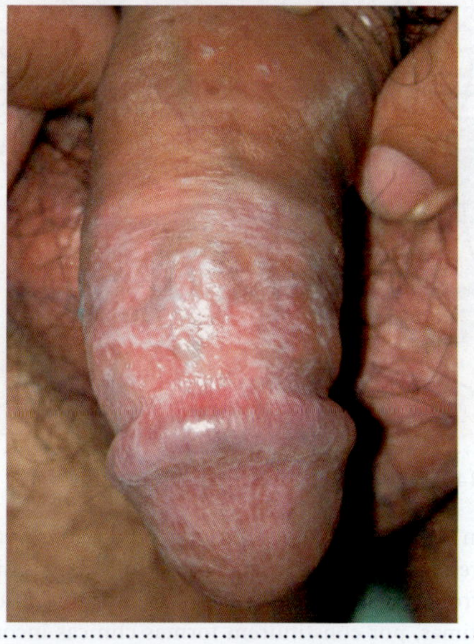

■ **Figura 14.17** Líquen plano no pênis. Lesão reticulada.

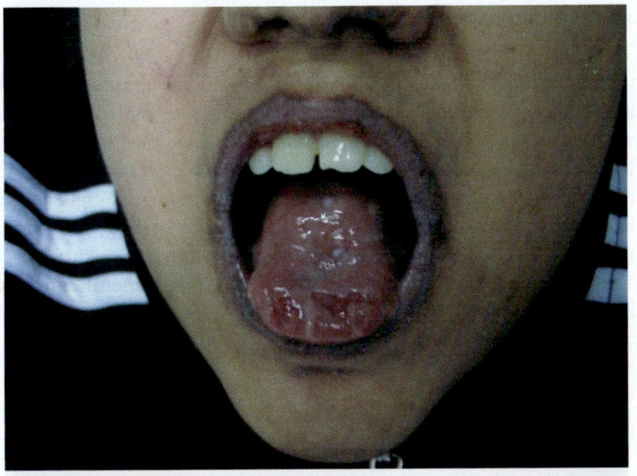

■ **Figura 14.18** Líquen plano erosivo extenso na mucosa oral.

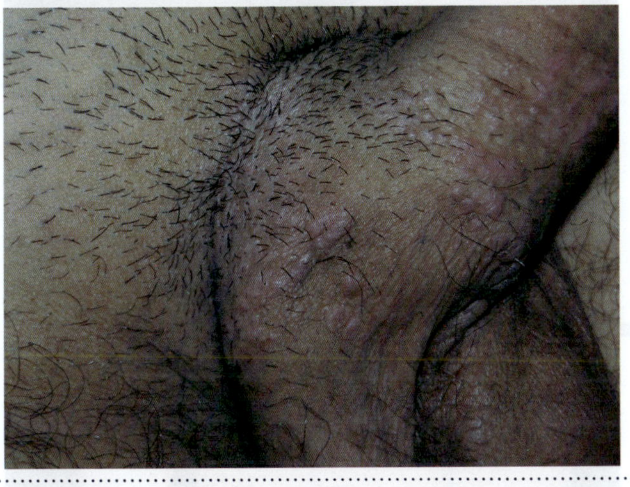

■ **Figura 14.19** Líquen plano genital. Pápulas eritemato-azuladas na base do pênis.

Líquen plano palmoplantar

Lesões palmoplantares ocorrem em 26% dos casos de LP cutâneo. Apresentam-se como placas eritematodescamativas ou hiperceratósicas, bem delimitadas e pruriginosas, não comprometendo os dedos, segundo alguns autores,[17] mas quando o quadro clínico é exuberante, isso pode ocorrer (Figura 14.20). Podem também se apresentar como pápulas eritematosas, não descamativas, pruriginosas, algumas com um aspecto que lembra vesículas.[18] Eventualmente ocorre ulceração, sobretudo na região plantar (Figura 14.21).

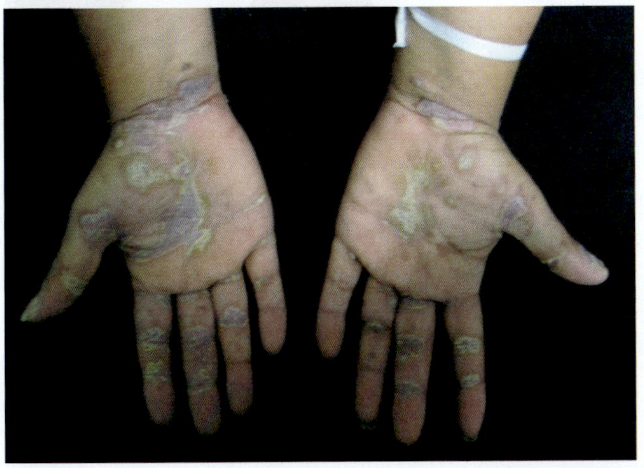

■ **Figura 14.20** Líquen plano palmar.

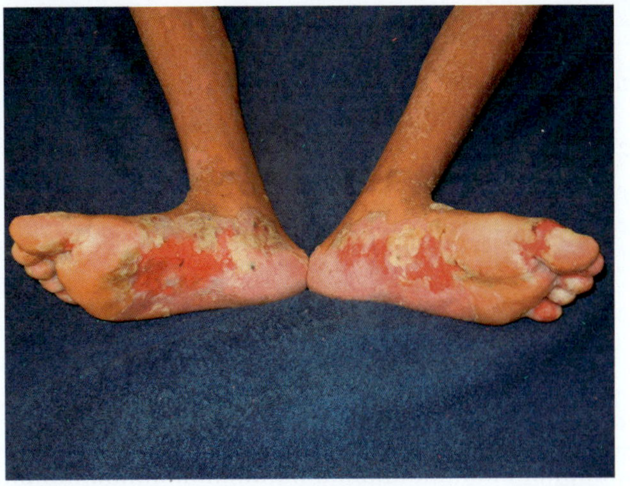

■ **Figura 14.21** Líquen plano erosivo plantar.

Líquen plano penfigoide

Kaposi, em 1892, cunhou o termo "líquen ruber penfigoides" para descrever um caso de LP complicado pelo aparecimento de erupção bolhosa disseminada. Schreiner, em 1930, identificou dois tipos de LP com bolhas: o primeiro apresentando pequenas vesículas que aparecem apenas sobre lesões de LP já existentes; o segundo apresenta bolhas como quadro dominante que ocorrem tanto sobre as lesões de LP como na pele normal e são mais sugestivas de penfigoide bolhoso.[19] Supunha-se que o LP penfigoide fosse uma associação de líquen plano com penfigoide bolhoso, mas a identificação de um epítopo no LP penfigoide (epítopo MCW) que não reage com o antígeno BP230 caracteriza-o como uma dermatose distinta[20] (Figura 14.22).

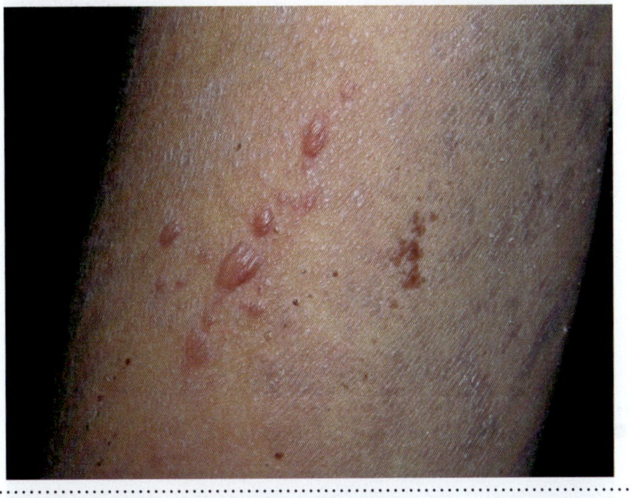

■ **Figura 14.22** Líquen plano penfigoide. Bolhas sobre pápulas e pele aparentemente normal.

Líquen plano pigmentoso

Descrito por Bhutani em 1974, incidindo em indianos,[21] posteriormente foi descrito em outros grupos étnicos. A face e o pescoço são os locais mais frequentemente afetados. As lesões são em geral simétricas, predominando nas áreas expostas, na região pré-auricular, nas têmporas e na região frontal (Figura 14.23) que são os locais de início da dermatose. A coloração varia do cinza-claro ao marrom-escuro. Inicia-se como pequenas lesões mal definidas que confluem formando grandes áreas de pigmentação, é a forma difusa. Outras menos comuns são a reticular, depois a maculosa e a perifolicular mais rara. Inicia-se na 3ª ou 4ª décadas de vida, sendo mais comum nas mulheres. Palmas, plantas e unhas não são comprometidas e a mucosa oral raramente é afetada.[22]

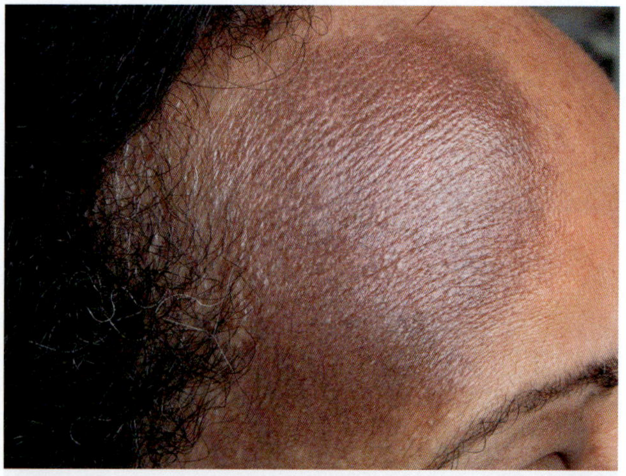

■ **Figura 14.23** Líquen plano pigmentoso.

Líquen plano pigmentoso invertido

Descrito por Pock e colaboradores em 2001. Os autores examinaram sete pacientes com líquen plano pigmentoso, mas todos com predominância de lesões em áreas intertriginosas, a maioria nas axilas (Figura 14.24) e virilhas (Figura 14.25). Em virtude das características de localização invertida das lesões, propuseram a nomenclatura "líquen plano pigmentoso invertido" para essa variante clínica.[23] A combinação de lesões hiperpigmentadas em áreas intertriginosas e flexurais não expostas ao sol, com histologia liquenoide, é característica e diferencia-a de outras entidades similares tais como líquen plano actínico e eritema discrômico persistente.[24]

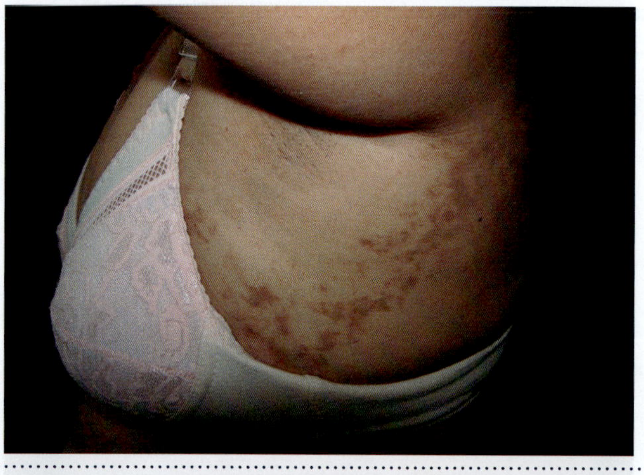

■ **Figura 14.24** Líquen plano pigmentoso invertido. Axilas.

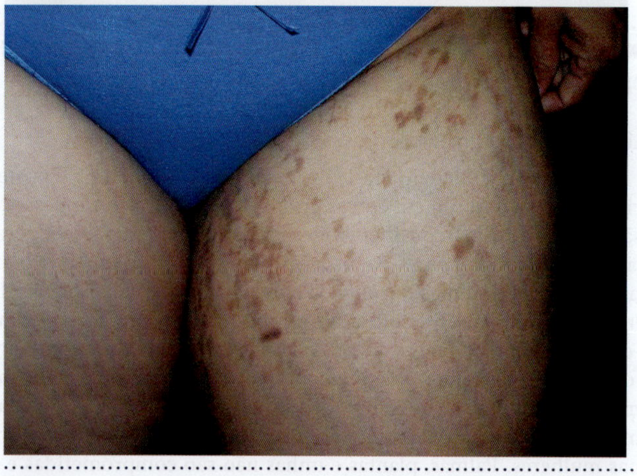

■ **Figura 14.25** Líquen plano pigmentoso invertido. Região inguinocrural.

Líquen plano ungueal

O comprometimento ungueal varia de 1% a 16% dos pacientes e pode preceder o aparecimento do LP na pele ou nas mucosas, mas também pode ser uma ocorrência mais tardia da dermatose. Na maioria dos casos, apenas algumas unhas são lesadas, mas todas podem ficar comprometidas (Figura 14.26). Raramente o comprometimento ungueal é a única manifestação da doença. As alterações ungueais que ocorrem são: onicólise; onicosquisia; onicomadesis; onicorrexis; anoniquia; hiperceratose subungueal; ranhuras; e estriações longitudinais e afinamento da lâmina ungueal.[25] Quando há o comprometimento focal da matriz da unha, forma-se o ptirígeo, considerado a alteração mais característica do LP ungueal[2] (Figuras 14.27 e 14.28).

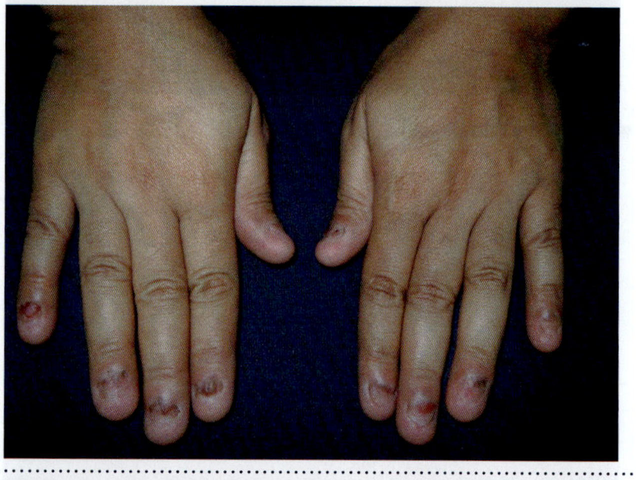

■ **Figura 14.26** Líquen plano ungueal. Todas as unhas.

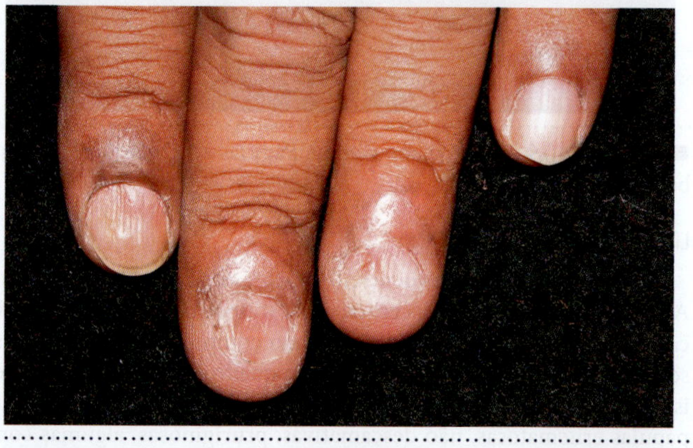

■ **Figura 14.27** Líquen plano ungueal.

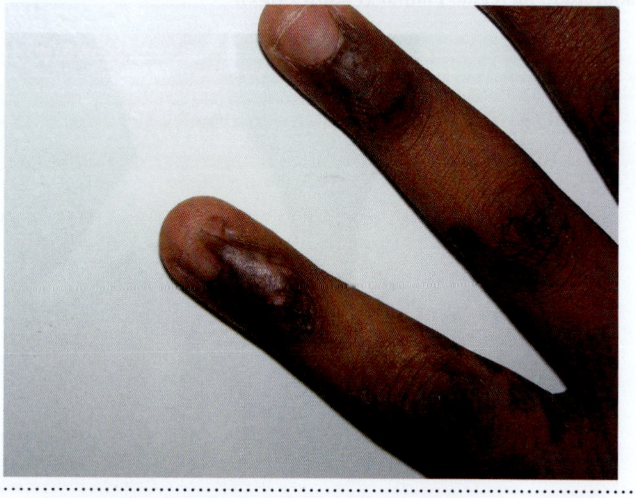

■ **Figura 14.28** Ptirígeo ungueal.

Manifestações clínicas incomuns

Síndrome de Piccardi-Graham Little-Lassueur

Piccardi descreveu, em 1914, um quadro de LP folicular que associa alopecia cicatricial no couro cabeludo (Figura 14.29), queratose pilar no tronco e extremidades e alopecia não cicatricial no púbis e axilas. Graham Little, em 1915, descreveu o mesmo quadro em uma paciente enviada por Lassueur.[26-27] A síndrome é mais frequente em mulheres, com raros casos descritos em pacientes do sexo masculino.[28]

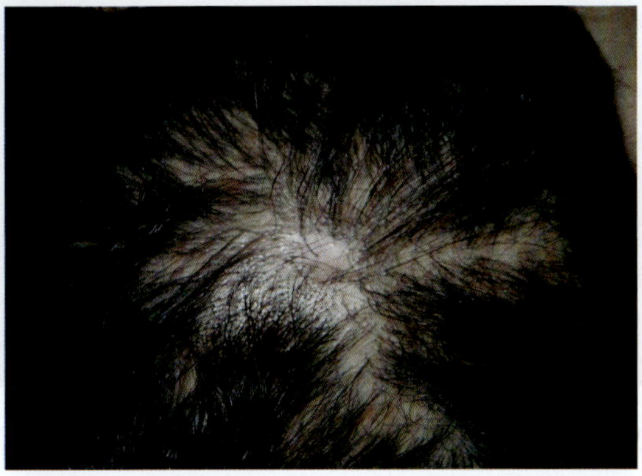

■ **Figura 14.29** Líquen plano no couro cabeludo.

Alopecia frontal fibrosante

A AFF, descrita pela primeira vez por Kossard em 1994,[29] é uma alopecia cicatricial com perda de cabelos caracterizada pela retração progressiva da linha frontotemporal de implante, com ou sem comprometimento das sobrancelhas. Com a descrição original de Kossard, pensava-se que a doença ocorresse somente em mulheres após a menopausa, mas, desde então, têm sido descritos muitos casos em mulheres antes da menopausa.[30-32] Raros casos em homens,[33] e ocorrência familiar são descritos.[34] A associação da alopecia fibrosante frontal com líquen plano pigmentoso foi descrita.[35]

A clínica é característica pela apresentação típica da alopecia. Kossard descreve a área alopécica como uniformemente pálida contrastando com a pele moteada pelo dano actínico da região frontal (Figura 14.30). Entretanto o contraste pode ser discreto se a degeneração causada pela exposição ao sol não for intensa. A perda parcial ou completa da pigmentação pode ser evidenciada, na área afetada, com o auxílio da lâmpada de Wood, resultante da diminuição do número de melanócitos.[36] Sinal constante é a ausência de óstio folicular na faixa de perda de cabelos. Eritema perifolicular e perda das sobrancelhas são frequentes nos casos iniciais.[37]

Em 1997, Kossard e colaboradores definiram AFF como uma variante clínica do líquen plano pilar.

A dermatoscopia é idêntica ao líquen plano folicular (Figura 14.9), mas a histopatologia apresenta a alteração própria da alopecia fibrosante: a fibrose concêntrica ao redor dos folículos pilosos que é evidente tanto no corte horizontal como no vertical, além da diminuição da densidade folicular e infiltrado liquenoide perifolicular (Figuras 14.31 e 14.32).

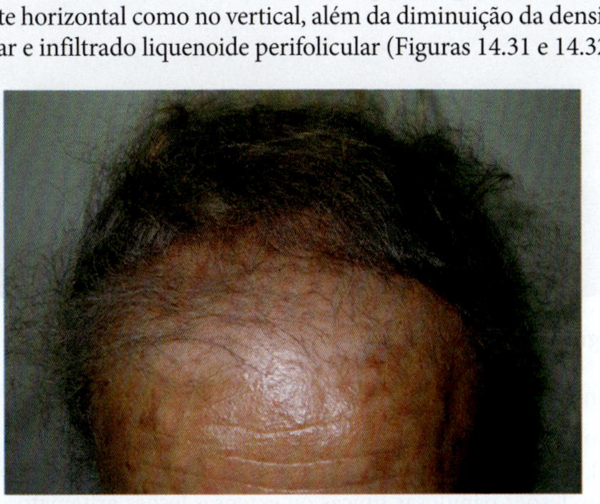

■ **Figura 14.30** Alopecia fibrosante frontal.

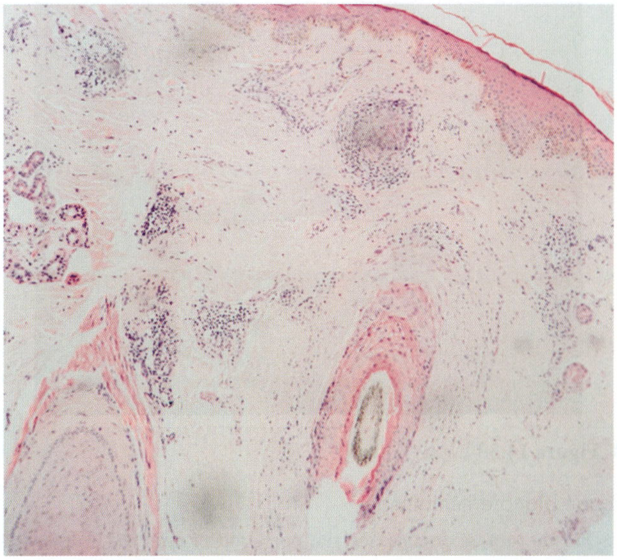

■ **Figura 14.31** Alopecia fibrosante frontal. Histologia. Corte vertical.

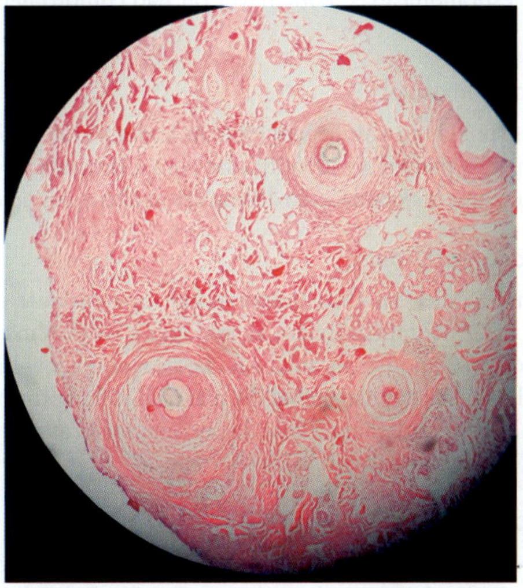

■ **Figura 14.32** Alopecia fibrosante frontal. Histologia. Corte horizontal.

Queratose liquenoide crônica

Descrita por Kaposi, em 1895, sob o título de líquen *ruber acuminatus*, recebeu a denominação doença de Nekam após esse autor, em 1938, descrever um caso considerado típico. O termo queratose liquenoide crônica foi introduzido por Margolis e colaboradores em 1972.[38] Clinicamente, observam-se pápulas, nódulos e placas nas extremidades sob um padrão linear ou reticulado. Ausência de prurido. Há comprometimento das palmas, plantas, pênis, escroto e distrofia ungueal. Pode haver lesão no palato e epiglote que causa ronquidão. Caracteristicamente, associa-se uma dermatite no couro cabeludo e na face em nada diferente da dermatite seborreica. Apresenta resistência à maioria das terapêuticas como corticosteroides sistêmicos, antimaláricos, sulfonas, ouro e ciclosporinas.[39]

Existe mais semelhanças da queratose liquenoide crônica com LP do que com qualquer outra dermatose.[40]

Lúpus líquen

Em 1970, Copeman e colaboradores descreveram quatro pacientes com quadro que apresentava características de lúpus eritematoso e LP. Placas eritematovioláceas ocorrem tipicamente nas extremidades, são de longa duração e o diagnóstico diferencial entre as duas doenças pode ser muito difícil (Figura 14.33). Com frequência, os pacientes apresentam queixas sistêmicas consistentes com as encontradas no lúpus eritematoso.[41]

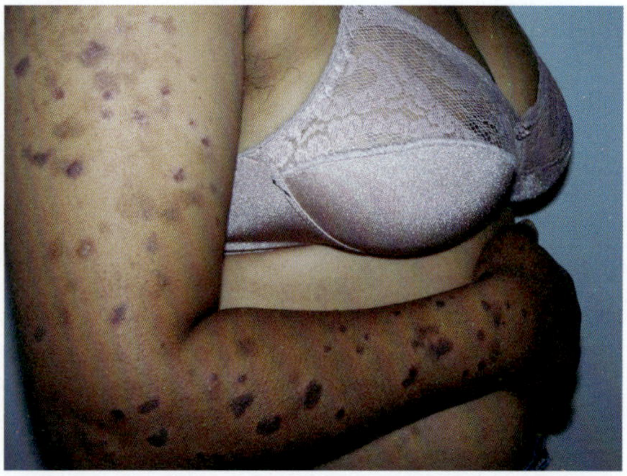

■ **Figura 14.33** Lúpus líquen.

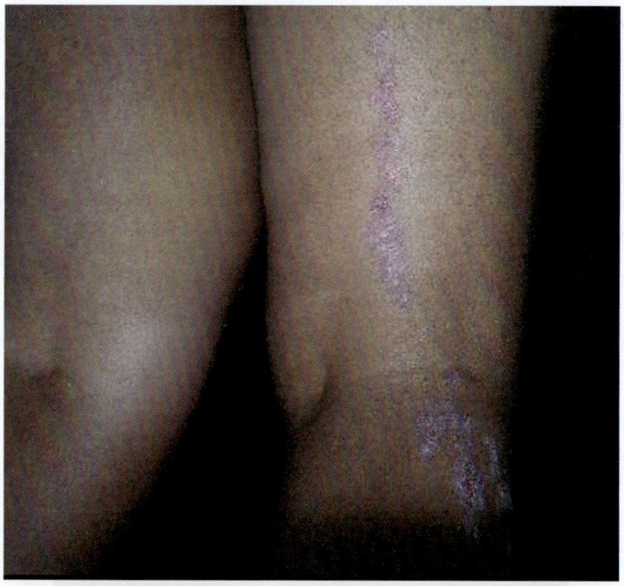

■ **Figura 14.35** Líquen plano linear infantil.

Líquen plano eritematoso

Forma rara da doença descrita por Crocker em 1891. Pápulas assintomáticas comprometem o tronco e as extremidades, elas têm uma tonalidade vermelha brilhante, são macias ao toque e, à vitropressão, tornam-se esbranquiçadas. Pode haver ou não comprometimento de mucosas e de unhas.[42]

Líquen plano invisível

Descrito por Cram e Muller em 1966. As lesões não são visíveis à vista desarmada, mas podem ser identificadas com a lâmpada de Wood. Há prurido e o exame histopatológico demonstra as alterações típicas de LP.[43]

Líquen plano perfurante

Hanau e Sengel em 1984 descreveram uma variante perfurante do LP. As lesões comprometiam as nádegas e os punhos. O exame histopatológico demonstrou, além das clássicas alterações histológicas do LP, a eliminação transepitelial do material inflamatório sendo os corpos hialinos abundantes na base da perfuração, os quais constituem o material estranho a ser eliminado.[44]

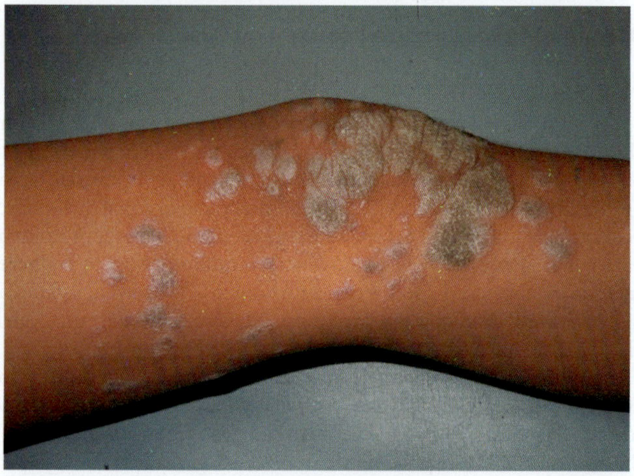

■ **Figura 14.36** Líquen plano hipertrófico infantil.

Líquen plano familial

Várias publicações demonstram que a dermatose pode ser familiar, comprometendo vários membros de uma família. É dividido em duas variedades: consanguíneo; e conjugal.[45-46] A forma consanguínea pode se apresentar em gêmeos homozigóticos.[47-48] O LP familial costuma ocorrer em pacientes mais jovens e tende à cronicidade.

Líquen plano infantil

A incidência de LP na infância é de apenas 2% a 3% dos casos da doença, ou seja, uma incidência de aproximadamente 0,00025% na população.

Frequentemente, o quadro clínico é atípico apesar de a maioria dos autores afirmar que não difere do apresentado pelos adultos.[49] As variantes clínicas incluem: aguda (Figura 14.34); linear (Figura 14.35); hipertrófica (Figura 14.36); anular; folicular (Figura 14.37); oral; actínica; e penfigoide.[50]

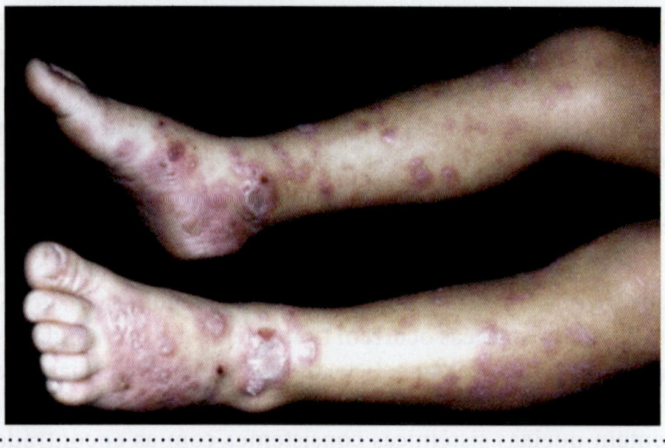

■ **Figura 14.34** Líquen plano agudo em criança.

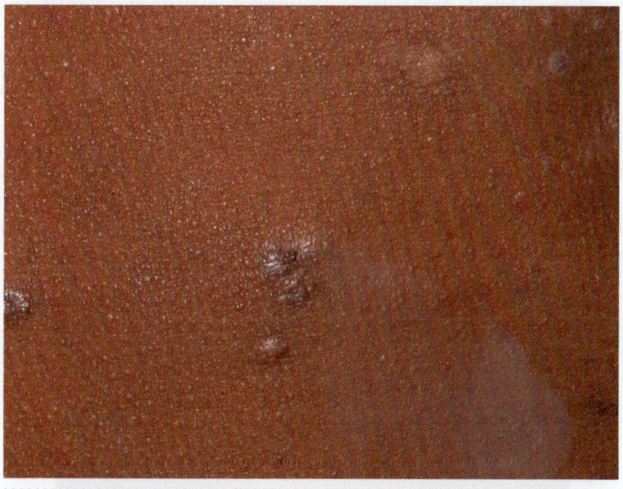

■ **Figura 14.37** Líquen plano folicular em criança.

Líquen plano invertido

Compromete tipicamente as axilas, regiões inframamárias (Figura 14.38), regiões inguinais e face posterior dos joelhos. Pode se apresentar com lesões papulosas típicas ou extensas lesões eritematosas com margens mal definidas erosadas ou liquinificadas.[51]

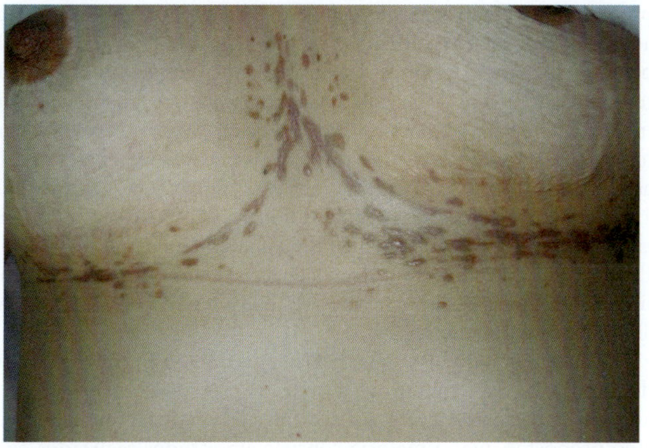

■ **Figura 14.38** Líquen plano invertido.

Líquen plano esofágico

O comprometimento do esôfago no LP é uma eventualidade muito rara.[52]

A maioria dos pacientes é do sexo feminino, acima dos 60 anos de idade, e apresenta lesões de LP também em outras localizações, principalmente oral e anogenital, em menor número cutâneo. Minoria são os que apresentam LP esofágico solitário ou como primeira manifestação. Poucos são os que desenvolvem carcinoma espinocelular em associação com líquen plano esofágico. Disfagia e odinofagia são sintomas frequentes.[53] A estenose esofágica é complicação que pode ocorrer e ser o principal sintoma do paciente.[52]

Líquen plano ótico

O epitélio escamoso estratificado do conduto auditivo externo e membrana timpânica podem ser afetados, raramente, provocando otorreia, estenose do canal auditivo externo, espessamento da membrana timpânica e perda da audição condutiva. O líquen plano ótico é mais frequente em pacientes com outras localizações de líquen plano, mas pode se apresentar isoladamente. As mulheres são mais afetadas na proporção de 3,75:1. O tratamento com Tacrolimus proporciona bons resultados.[54]

Líquen plano e transformação maligna

O aparecimento de um carcinoma cutâneo sobre lesões de LP é excepcional e, quando ocorre, é, na maioria das vezes, sob a variedade clínica hipertrófica (Figura 14.39). A ocorrência de carcinoma espinocelular em LP genital é muito rara, com poucos casos descritos na literatura.[55] No LP bucal, o carcinoma ocorre em cerca de 40% a 60% dos casos na forma erosiva e atrófica de evolução crônica.[56]

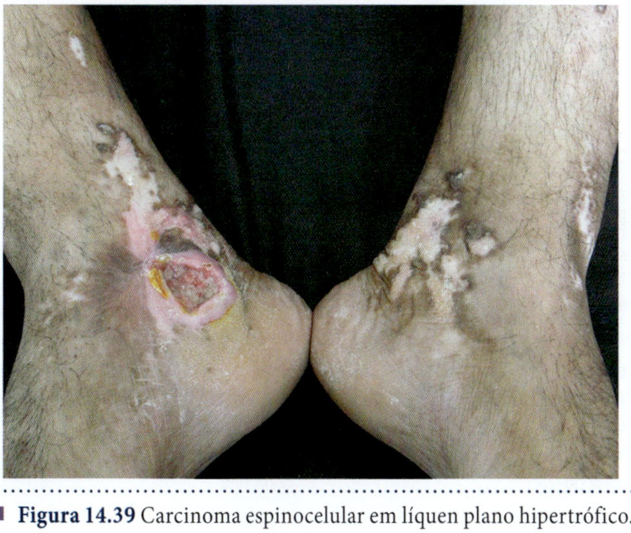

■ **Figura 14.39** Carcinoma espinocelular em líquen plano hipertrófico.

Líquen plano e resposta isotópica de Wolf

O termo resposta isotópica foi cunhado por Wolf e colaboradores em 1995[57] para descrever uma nova dermatose no mesmo local onde outra doença cutânea não relacionada e já curada se manifestou, mas a primeira descrição dessa ocorrência foi feita por Gougerot e Fillliot, em 1929, para descrever um caso de líquen plano que se desenvolveu em cicatriz de herpes-zóster.[58] A condição primária mais comum é o herpes-zóster e a secundária é o granuloma anular, mas muitas outras foram descritas entre elas o líquen plano (Figura 14.40). Do mesmo modo, o líquen plano pode se manifestar em sequelas de outras doenças cutâneas que não seja o herpes-zóster (Figura 14.41). A possibilidade de a doença secundária ser um tumor maligno ficou evidente quando, em 1955, Wyburn-Mason, neurologista inglês, publicou 26 casos de pacientes com tumores malignos que se desenvolveram no mesmo local da ocorrência prévia de herpes-zóster ou herpes simples.[59] Ainda não foi determinado como a infecção pelo herpesvírus leva à tão ampla variedade de doenças secundárias e por que a maioria das pessoas não apresenta a resposta isotópica.

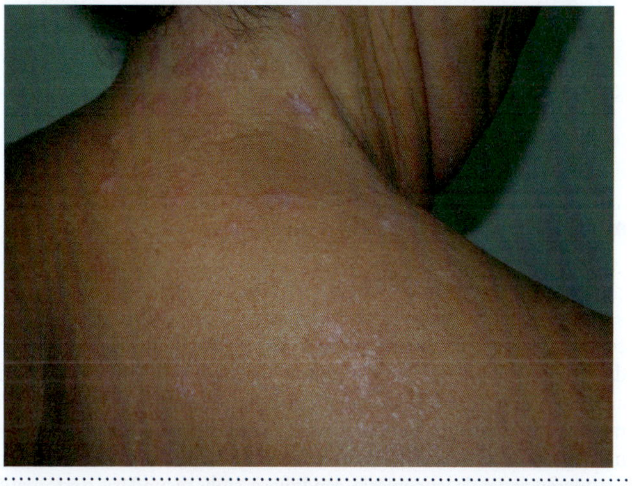

■ **Figura 14.40** Líquen plano em cicatriz de herpes-zóster.

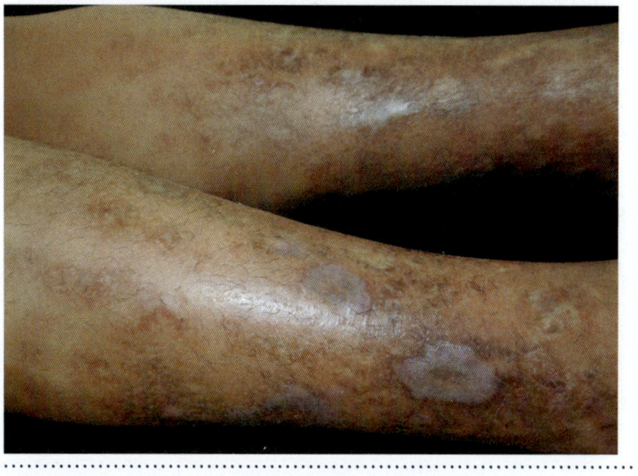

■ **Figura 14.41** Líquen plano em cicatriz de vasculite.

Associação com outras doenças

Numerosas associações com doenças autoimunes são descritas, entre elas, destacam-se: vitiligo; dermatite herpetiforme; pênfigo vulgar; pênfigo foliáceo; esclerodermia; lúpus eritematoso; e timoma. A maioria, sem dúvida, é uma associação fortuita.[2] A associação mais pertinente é com a hepatite crônica ativa, cuja prevalência varia de 3,1% a 11,3%.[60] Foram relatados casos de LP após vacinação contra hepatite B.[61] Com relação à hepatite C, os dados são contraditórios, pois enquanto algumas publicações apontam prevalência variando de 3,8% a 62% outras não encontram aumento significativo.[7]

Histopatologia

A histopatologia é característica apresentando ortoqueratose, hipergranulose, acantose irregular, degeneração hidrópica da camada basal e infiltrado inflamatório linfocitário em faixa na derme papilar[62] (Figura 14.42). Na camada espinhosa, encontram-se queratinócitos necrosados que são células apoptóticas, as quais recebem diferentes denominações: corpúsculos de Civatte; corpos coloides; corpos citoides ou corpúsculos hialinos.[6] São estruturas eosinofílicas compostas de agregados de filamentos de queratina. A presença de grande número de corpúsculos de Civatte, isolados ou agrupados, é sugestiva de LP.[7]

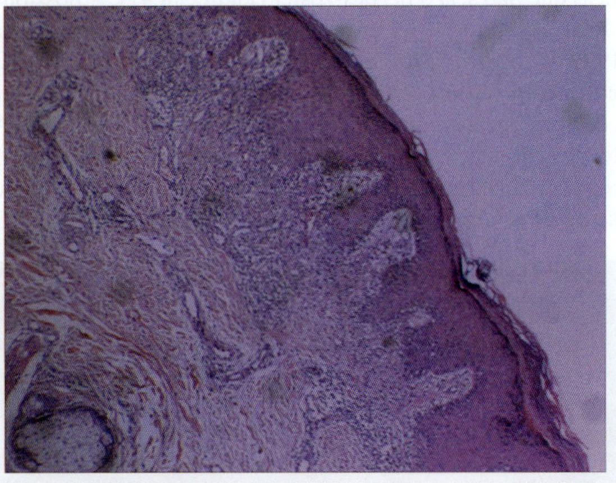

■ **Figura 14.42** Líquen plano. Histopatologia.

Diagnóstico diferencial

O LP agudo deve ser diferenciado da pitiríase rósea de Gibert, sífilis secundária e farmacodermias. O LP actínico tem como principal diagnóstico diferencial o lúpus eritematoso crônico. A forma anular com o granuloma anular. As variantes bolhosa e penfigoide com as doenças bolhosas autoimunes. O hipertrófico com os prurigos crônicos. A forma linear com o nevo epidérmico linear e líquen estriado. As lesões da mucosa bucal devem ser diferenciadas da leucoplasia, candidíase, sífilis secundária e estomatite por amalgama dentário contendo mercúrio. A variante atrófica pode ser confundida com esclerodermia em gotas e com o líquen escleroso e atrófico. O LP pigmentoso deve ser diferenciado do eritema pigmentar fixo. O LP do couro cabeludo tem como principal diagnóstico diferencial o lúpus eritematoso crônico e também a pseudopelada de Brocq.[63]

Tratamento

O tratamento do LP das mucosas só é justificado se for a variante erosiva sintomática, no intuito de aliviar a dor e desconforto do paciente, bem como conseguir a remissão da doença. Pode-se utilizar a fluocinonida tópica 6 vezes/dia, durante 2 semanas;[64] ou o valerato de betametasona tópico, 4 vezes/dia, durante 2 meses.[65] Como 2ª opção de tratamento tópico, pode ser utilizado o tacrolimus que proporciona uma melhora rápida dos sintomas. A 3ª opção é o etretinato ou a ciclosporina tópica que deve ser reservada para os casos erosivos resistentes devido ao seu alto custo.[66] A prednisona por via oral (VO) na dose de 0,5 a 1 mg/kg até a remissão e, a seguir, diminuir a dose até sua suspensão em 4 semanas é outra opção quando os tratamentos tópicos falham.[7] Estudo randomizado demonstrou a eficácia de um gel de *aloe vera* no tratamento tópico do líquen plano oral, que pode ser considerado uma alternativa de tratamento segura.[67]

O tratamento do LP cutâneo deve ser adaptado à forma clínica da doença. Devemos lembrar que a remissão espontânea ocorre, após 1 ano, em cerca de 64% a 68% dos pacientes.[68-69] Vários tratamentos têm sido propostos, mas a maioria consiste em estudos realizados com pequenas séries de pacientes ou mesmo tratamentos anedótico.[68] De acordo com Cribier e Chosidow, apoiando-se em estudos controlados, a 1ª opção de tratamento do líquen plano cutâneo é a PUVA-terapia, a 2ª é a acitretina, entretanto o tratamento mais utilizado é a corticosteroideterapia sistêmica.[70] No líquen plano actínico, o uso de antimaláricos pode ser útil.[71] Nos casos de líquen plano erosivo das mucosas, resistentes às terapias habituais, o uso do micofenolatomofetil dá bons resultados. Não é nefro ou hepatotóxico, sendo bem tolerado e pode ser utilizado com monoterapia ou associado a outros imunossupressores, permitindo diminuir a dose terapêutica destes e, consequentemente, seus efeitos colaterais.[72]

■ ERUPÇÃO LIQUENOIDE

Sob esse título, estão duas dermatoses com etiologias diferentes: a erupção liquenoide medicamentosa; e a erupção liquenoide friccional.

Erupção liquenoide medicamentosa

Introdução

O arsênico foi o primeiro agente a ser apontado como responsável por erupção liquenoide medicamentosa (ELM), nos idos de 1929.[73] Foi descrita por Schmitt e colaboradores, em 1945, em recrutas das Forças Aliadas que tomaram quinacrina para profilaxia da malária quando serviam no sul do Pacífico durante a Segunda Guerra Mundial.[74]

Etiologia

A ELM pode ser desencadeada por contato, inalação ou ingestão de várias drogas. Os fármacos que causam a erupção quando administrados sistemicamente já ultrapassam em muito uma centena e estão listados no Quadro 14.1.

Quadro 14.1 Substâncias indutoras de erupção liquenoide.[2,7,13-14,75-76]

Acetohexamida	Diltiazen	Isoniazida	Pravastatina
Ácido acetilsalicílico	Doxazosin	Isotretinoina	Prazosin
Ácido p-aminosalicílico	**Enalapril**	**Labetalol**	Probenecide
Aciclovir	Etanercept	Lanzoprasol	Procainamida
Adalimumab	Epoetina alfa	Levamisole	Propiltioracil
Alopurinol	Espironolactona	Levomepromazina	**Propranolol**
Amifenazol	Estreptomicina	Lítio	**Quinacrina**
Amitriptilina	Etambutol	Lorazepan	Quinidina
Anfenazole	Fembufem	Mercaptopropioniglicina	Quinina
Arsênico	Fenclofenaco	Mercaptopurina	Ranitidina
Azatioprina	Fenotiazinas	Mercurio	Risperidona
Benoxaprofeno	Fenilbutazona	Mesalamina	Salsalato
Bismuto	Fenantoina	Metthopromazina	Sildenafil
Captopril	Flunarizina	Metformina	Sinvastatina
Carbimida	Fluoxetina	Metanfetamina	Sulfametoxazol
Carbamazepina	Fluoximesterona	Metícran	Sulfasalazina
Carbonato de lítio	Flurbiprofeno	**Metildopa**	Sulfonilureia

(Continua)

Quadro 14.1 Substâncias indutoras de erupção liquenoide.[2,7,13-14,75-76] (Continuação)			
Cetoconazol	Furosemida	Metiltestosterona	Sulindal
Cianamida	Gemfibrosil	Minociclina	Temazepan
Ciclosporina	Glipizida	Nadrolona	Terazosine
Cinarizina	Glyburide	Naproxen	Testosterona
5-fluorouracil	Griseofulvina	Nifedipina	Terbinafina
Cloral hidratado	**Hidroclorotiazida**	Omeprazol	Tetraciclinas
Cloroquina	**Hidroxicloroquina**	Orlistat	Tiopronin
Clorpromazina	Hidroxiureia	**Ouro**	Tolazamida
Clorpromamida	Ibuprofeno	Paladio	Tolbutamida
Clortiazida	Ienercept	Pantoprazol	Trihexifenidil
Colchicina	Imatinib	**Penicilamina**	Trimetoprim
Contraceptivos orais	Imipramina	Pirimetamina	Tripelenamina
Dapsona	Indometacina	Piritinol	Tripolidine
Demeclociclina	Infliximab	Piritioxina	Verapamil
Diazoxide	Interferon-alfa	Piroxican	
Diflunizal	Iodetos	Practolol	

Em destaque, os fármacos que mais frequentemente provocam a reação liquenoide.

Os agentes podem induzir a ELM por contato com a pele ou mucosa, alguns deles são: reveladores de filmes; p-fenilenodiamina; p-isopropilaminodifenilamina; sulfato de 4-amino-N-dietil-anilina; materiais de restauração dentária (mercúrio) (Figura 14.43), aminoglicosídeos; níquel; e ambarilha.

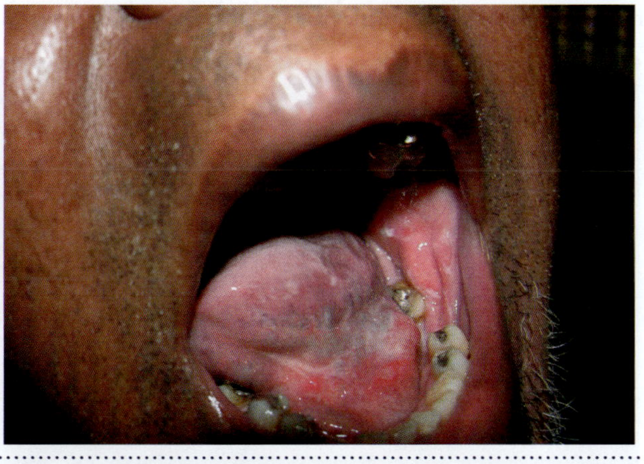

Figura 14.43 Estomatite liquenoide por mercúrio.

Imunologia

O mecanismo imunopatológico, pelo qual os fármacos provocam reações liquenoides, não está ainda completamente desvendado. Células T, queratinócitos, células dendríticas, células endoteliais e moléculas de adesão estão envolvidos nas reações inflamatórias que levam à apoptose dos queratinócitos da camada basal.[77] Células T CD4 e CD8 são encontradas na junção dermoepidérmica e no interior da epiderme. O fator mais importante pode ser o mesmo do líquen plano: ativação persistente das células CD8 autocitotóxicas contra as células da epiderme.[78]

Manifestações clínicas

As lesões são simétricas, localizadas no tronco e extremidades e, com frequência, em locais expostos à radiação solar[79] (Figura 14.44).

O tempo decorrido entre a introdução do medicamento e o aparecimento da ELM pode ser de 1 semana a 3 anos. Para a D-penicilinamina, o tempo varia de 2 meses a 3 anos; para os inibidores da enzima de conversão, de 3 a 6 meses; para os betabloqueadores, 1 ano. Contudo, o tempo decorrido entre a suspensão do uso do agente e o desaparecimento das lesões cutâneas pode ir de semanas a meses. Pode ocorrer o fenômeno de tolerância, por mecanismos desconhecidos, que faz, após algum tempo de utilização do fármaco, desaparecerem as lesões cutâneas espontaneamente para reaparecerem, ou não, de modo intermitente.[75]

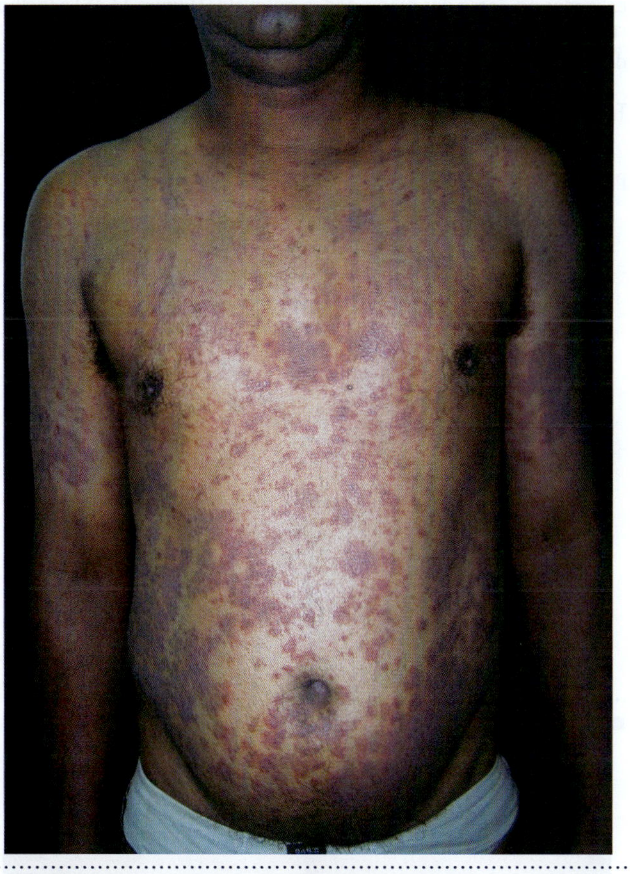

Figura 14.44 Dermatite liquenoide por Captopril.

O diagnóstico clínico diferencial entre ELM e o líquen plano pode ser bastante difícil. A ELM, quase sempre, é mais generalizada e polimorfa, com aspecto eczematoso, psoriasiforme ou mesmo semelhante à pitiríase rósea. Não apresenta as estrias de Wickham e tende a deixar um hiperpigmentação residual, às vezes, permanente. Não compromete os locais de predileção do líquen plano, como antebraços, pernas, glande e mucosas.[80]

Histopatologia

As alterações histológicas são semelhantes às do líquen plano. As diferenças são a presença de eosinófilos e plasmócitos no infiltrado inflamatório, a paraqueratose focal e o infiltrado perivascular profundo.[13]

Tratamento

A suspensão do uso do agente responsável é a 1ª medida terapêutica. Pode ser necessária a utilização de corticosteroideterapia sistêmica, dependendo da gravidade do quadro clínico.

Erupção liquenoide friccional

Introdução

Também denominada "prurigo de verão dos cotovelos", "pitiríase de verão" e "dermatite liquenoide infantil dos cotovelos".

Sutton descreveu o primeiro caso em 1956, enfatizando o comprometimento de crianças e ocorrência na primavera e verão.[81]

Etiologia

Há história de contato com materiais abrasivos tais como carpete de madeira, areia, capim e tecidos.[13] Pode haver antecedentes familiares de atopia.[82]

Manifestações clínicas

Erupção de pápulas de 1 a 2 mm, coalescentes, da cor da pele, localizadas no dorso das mãos, dedos, cotovelos (Figura 14.45) e joelhos (Figura 14.46), podendo ocorrer em outras localizações.[83] Ausência de prurido.

Tratamento

O uso de um corticosteroide tópico de baixa potência é suficiente para abreviar a duração da dermatose que é autolimitada.

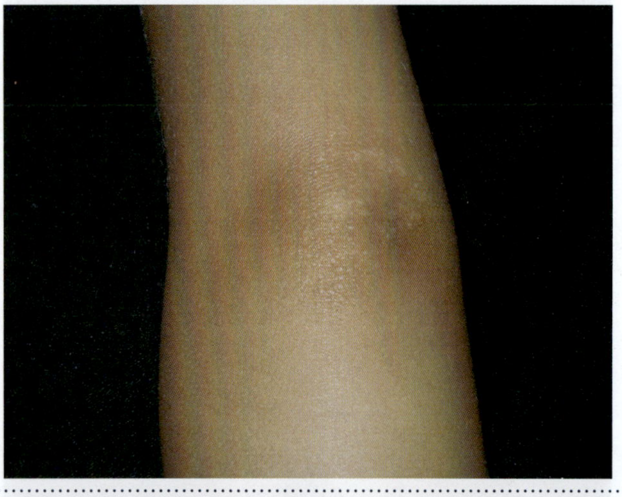

Figura 14.45 Dermatite liquenoide friccional. Cotovelo.

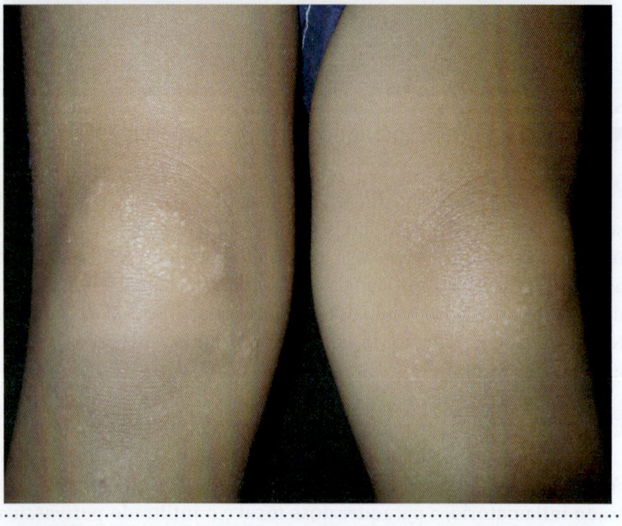

Figura 14.46 Dermatite liquenoide friccional. Joelhos.

LÍQUEN NÍTIDO

Introdução

Líquen nítido (latim *nitidus* = brilhante) foi descrito por Pinkus em 1907, era até então considerado uma variante do líquen plano.[2]

Epidemiologia

Não há predileção por idade, sexo ou etnia.

Etiologia

A causa do líquen nítido (LN) é desconhecida. Muitos autores ainda afirmam que é uma variante do líquen plano, mas essas duas erupções diferem em muitas características clínicas como a cor violácea, a presença das estrias de Wickham, as lesões mucosas e o intenso prurido que ocorrem no líquen plano e não ocorrem no LN. A ausência de imunoglobulinas e fibrina na junção dermoepidérmica no líquen nítido permite concluir que não há nenhuma relação entre as duas doenças.[84]

Manifestações clínicas

Dermatose inflamatória crônica, apresentando lesões papulosas, minúsculas, frequentemente puntiformes, brilhantes, agrupadas, comprometendo genitais, tórax, abdome e extremidades, principalmente dorso das mãos (Figura 14.47) e dorso dos pés (Figura 14.48). O comprometimento de palmas, plantas, unhas e mucosas é raro.[85] Algumas variantes são descritas: queratodérmico, hemorrágico, perfurante e generalizado.[86] A evolução é lenta e progressiva, podendo permanecer por anos, mas desaparece espontaneamente sem deixar qualquer sequela.

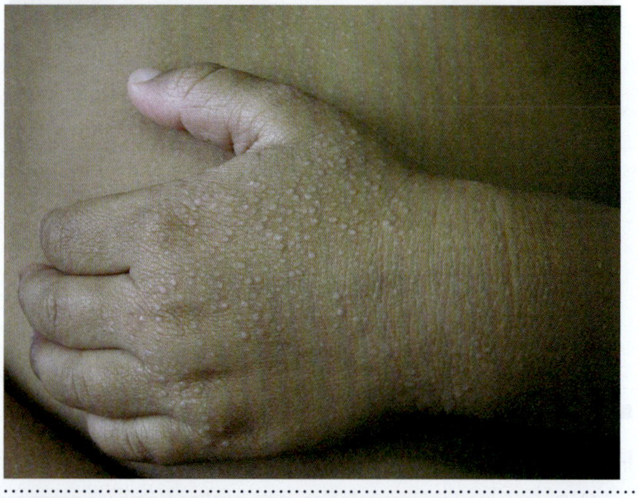

Figura 14.47 Líquen nítido. Dorso das mãos.

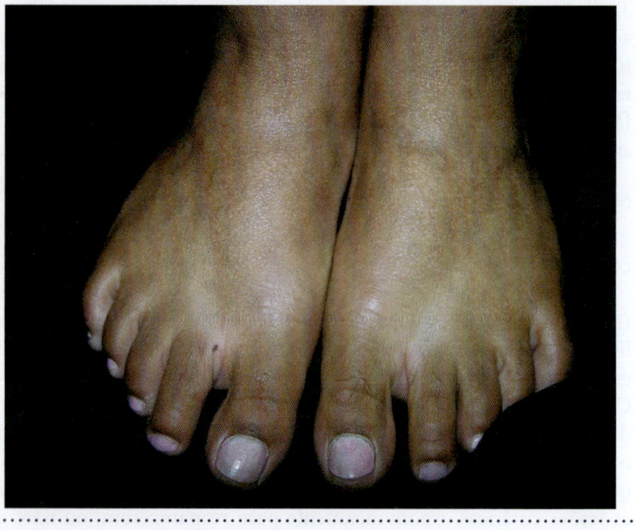

Figura 14.48 Líquen nítido. Dorso dos pés.

Histopatologia

É característica. A pápula apresenta epiderme atrofiada com paraqueratose e degeneração hidrópica da basal. Prolongamentos laterais da epiderme envolvem um denso infiltrado linfo-histiocitário com raras células multinucleadas, o qual ocupa a derme papilar e reticular comprimindo a epiderme[87] (Figura 14.49).

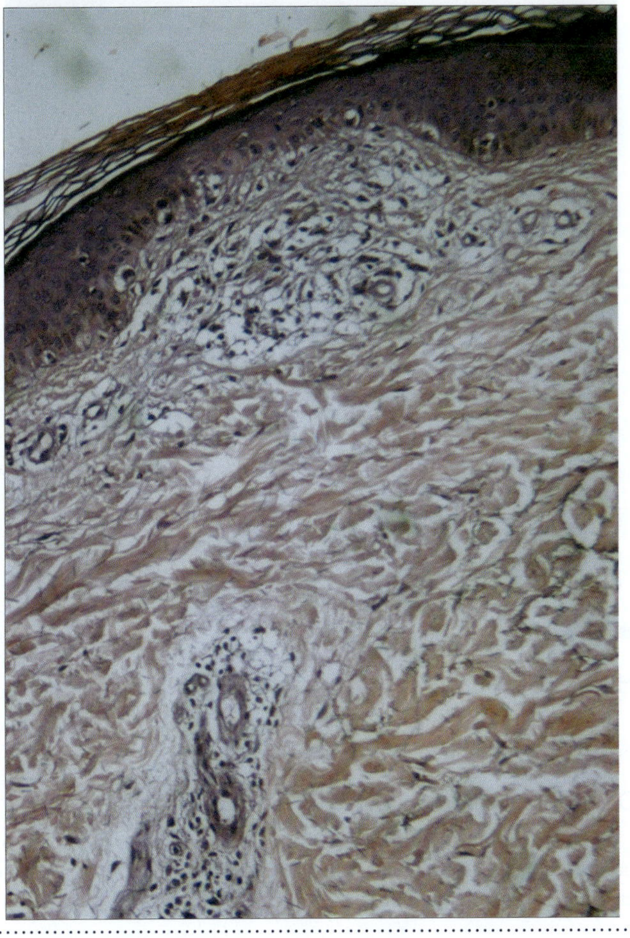

■ **Figura 14.49** Líquen nítido. Histopatologia.

Diagnóstico diferencial

O LN pode ser diferenciado das verrugas planas pelo tamanho e distribuição das lesões. Do líquen plano, pela cor, tamanho e ausência de prurido na maioria das vezes. Do líquen escrofuloso, pela cor e localização folicular deste.

Tratamento

Na maioria dos casos, não há necessidade de tratamento, mas se houver prurido pode ser utilizado corticosteroide tópico.

■ LÍQUEN ESTRIADO

Introdução

Descrito por Senear e Caro em 1941. Compromete crianças, tendo um início súbito com progressão linear rápida, desaparecendo em alguns meses sem deixar nenhuma sequela.[88]

Epidemiologia

Apesar de raro em adultos, o líquen estriado pode ocorrer em qualquer idade, sendo mais frequente em crianças entre 5 e 15 anos.[89] O sexo feminino é comprometido duas vezes mais que o masculino.

Etiologia

A causa da dermatose é desconhecida.

Manifestações clínicas

Na maioria das vezes, ocorre como uma erupção unilateral que segue as linhas de Blaschko.[90] Raramente pode ocorre bilateralmente ou mesmo apresentar múltiplas lesões.[91] São lesões papulosas liquenoides que aparecem geralmente nas extremidades (Figuras 14.50 e 14.51) mas podem comprometer a face (Figura 14.52) o pescoço ou o tronco (Figura 14.53). Comprometimento das unhas levando à distrofia foi descrito em raros casos.[92]

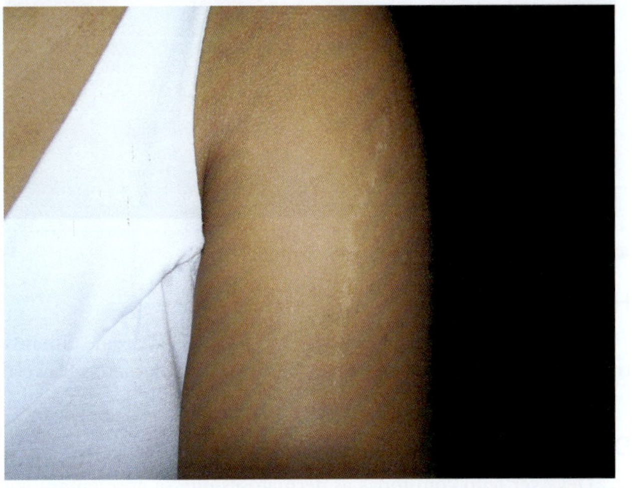

■ **Figura 14.50** Líquen estriado. Membro superior.

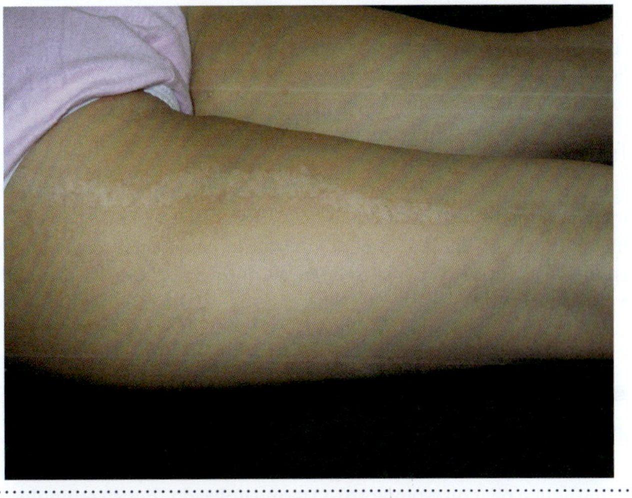

■ **Figura 14.51** Líquen estriado. Membro inferior.

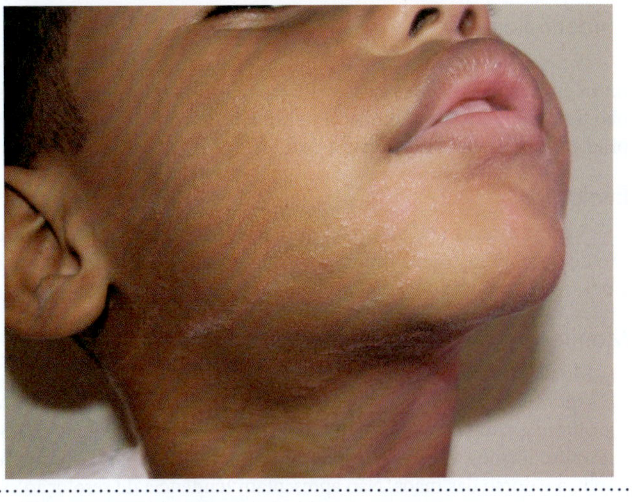

■ **Figura 14.52** Líquen estriado. Face.

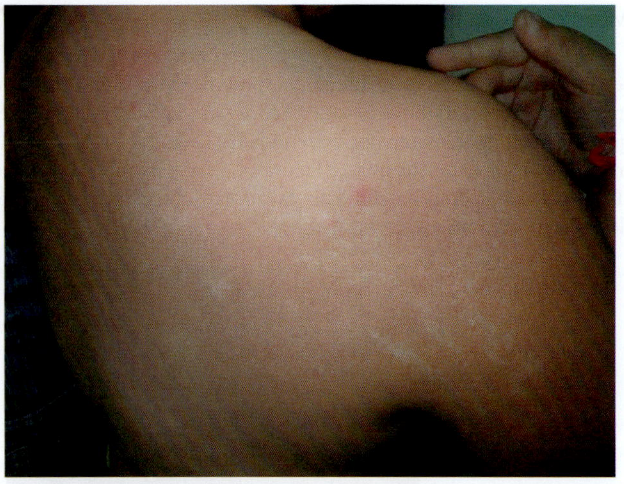

■ **Figura 14.53** Líquen estriado. Tronco.

Histopatologia

A epiderme apresenta acantose e espongiose. Na derme, um infiltrado linfocitário perivascular superficial, com um número variável de histiócitos que atinge a epiderme.[89]

Diagnóstico diferencial

Deve ser feito com todas as dermatoses que se apresentam com disposição linear acompanhando as linhas de Blaschko, tais como líquen plano zosteriforme, psoríase linear, nevo epidérmico verrucoso inflamatório linear, entre outras. Enfoque especial merece a assim denominada "blaskite", por ser considerada, em algumas publicações, variante do líquen estriado, sendo dermatoses semelhantes, mas colocadas em pontos diferentes de um novo conceito de dermatoses "blaschkolinear".[93]

Tratamento

O tratamento, geralmente, não dá bons resultados independentemente da medicação utilizada, mas a dermatose regride espontaneamente de alguns meses a 1 ano. Publicação recente demonstrou, em ensaio terapêutico com quatro crianças, que a associação de retinoide e corticosteroide utilizados topicamente, apresenta ótimos resultados com regressão da dermatose.[94]

■ LÍQUEN ESPINULOSO

Introdução

Descrito por Crocker, em 1883, com o título *lichen pilaris seu spinulosus* (líquen pilar ou espinuloso). O termo utilizado "líquen espinuloso" (LE) foi introduzido por Devergie.[95]

Epidemiologia

Podendo comprometer indivíduos de qualquer idade, é mais comum em crianças e adolescentes. Pouco mais frequente em meninos, não tem preferência por etnia.[14] Em um estudo com 35 pacientes filipinos, foi constatada prevalência de 0,5%.[95]

Etiologia

A causa exata do LE não é conhecida. É descrito após a administração de ouro, tálio, toxina diftérica e arsfenamina.[96] Tem sido sugerida a possível existência de um componente genético.

Manifestações clínicas

São placas arredondadas ou ovais, constituídas por pápulas queratósicas, puntiformes, de 1 a 3 mm de diâmetro, geralmente da cor da pele e localizadas simetricamente, por ordem decrescente de frequência, nos cotovelos, joelhos, dorso, face anterior do tórax, rosto, pescoço, região poplítea e dorso das mãos. Não apresentam tendência de resolução espontânea[95] e o prurido é inexistente ou muito discreto[97] (Figura 14.54).

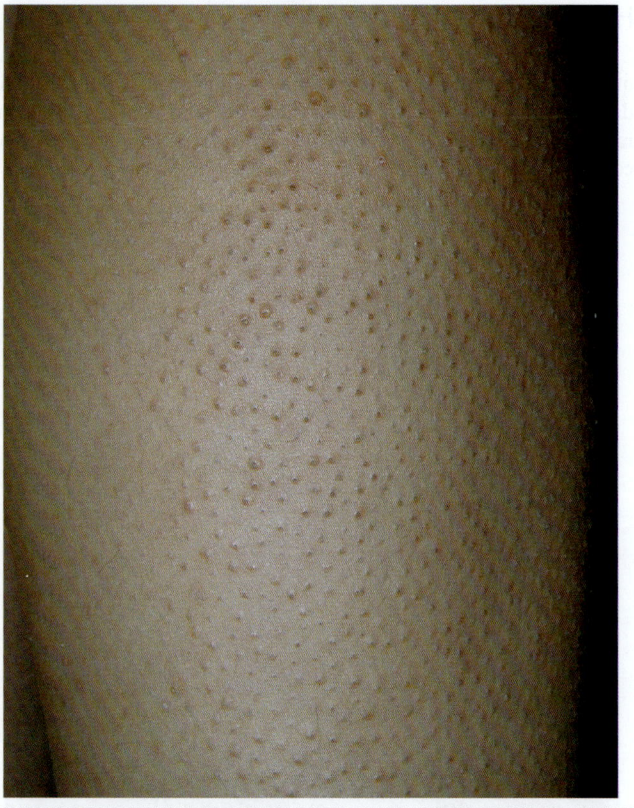

■ **Figura 14.54** Líquen espinuloso.

Histopatologia

As alterações histológicas são inespecíficas. Folículo piloso dilatado preenchido por uma rolha córnea.

Diagnóstico diferencial

Os diagnósticos diferenciais são todas as dermatoses que apresentam uma queratose folicular: pitiríase rubra pilar; queratose pilar; e erupção liquenoide friccional.

Tratamento

Feito com queratolíticos e emolientes. Ácido salicílico 8% em gel, com ou sem oclusão, proporciona bons resultados. Muitos pacientes são assintomáticos e não necessitam de tratamento.[14]

■ PRURIGO NODULAR DE HYDE

Introdução

Hyde, em 1909, descreveu dermatose rara de difícil tratamento caracterizada por nódulos muito pruriginosos, que comprometiam as superfícies extensoras dos membros superiores e inferiores em mulheres, à qual denominou "prurigo nodular". As publicações de Hardaway em 1880 e a de Brocq, em 1900, denominavam-nas *lichen obtusus corneus*, que são consideradas a mesma doença. Em 1934 Pautrier, utilizando a coloração de Masson, descreveu a hiperplasia do tecido nervoso.[98-99]

Epidemiologia

Dermatose rara que pode comprometer qualquer grupo etário, mas principalmente mulheres adultas.[100] Raros casos foram descritos em crianças.[101]

Etiologia

A causa do prurigo nodular é desconhecida, entretanto têm sido aventadas as hipóteses de fatores traumáticos e metabólicos.[98] A correlação com picada de inseto é descrita.[98] Os casos de aparecimento mais precoce são relacionados à atopia[102] (Figura 14.55). Conclui-se que o prurigo nodular está relacionado a muitas doenças que desencadeiam o prurido, mas o principal fator é a atopia presente na metade dos pacientes.[103]

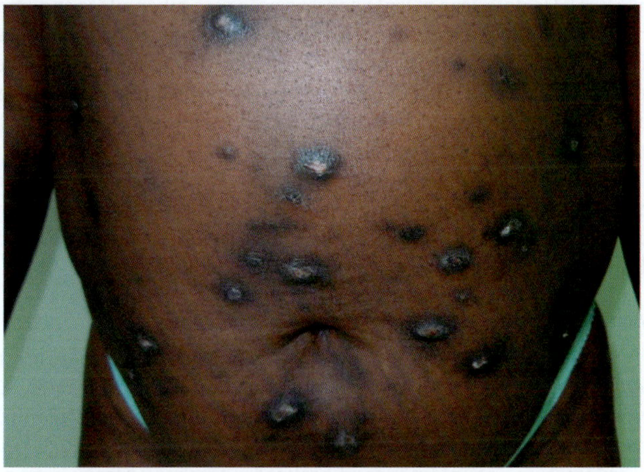

■ **Figura 14.55** Prurigo nodular de Hyde em atópico.

Imunologia

A imunofluorescência demonstra que as fibras nervosas apresentam aumento da imunorreatividade à substância P e à proteína relacionada ao gene da calcitonina, que são potentes agentes liberadores de histamina. Isso explicaria o intenso prurido.[104-105]

Manifestações clínicas

As lesões constituem-se em pápulas e nódulos, escoriados, de distribuição simétrica, circundados por pele normal ou, raramente, xerótica. Pode haver placas liquenoides e lesões hipercrômicas residuais. O prurido é intenso e persistente. Os locais preferenciais são as superfícies de extensão dos membros superiores e inferiores (Figuras 14.56, 14.57 e 14.58). Pode ocorrer comprometimento da região abdominal, mas face, palmas e plantas são, geralmente, poupadas. O diagnóstico é eminentemente clínico e centrado na presença de nódulos pruriginosos de longa duração.[100]

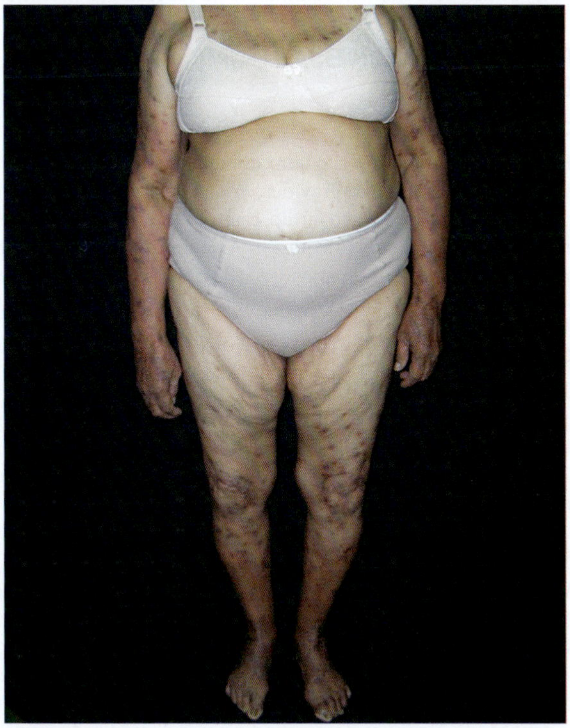

■ **Figura 14.56** Prurigo nodular de Hyde.

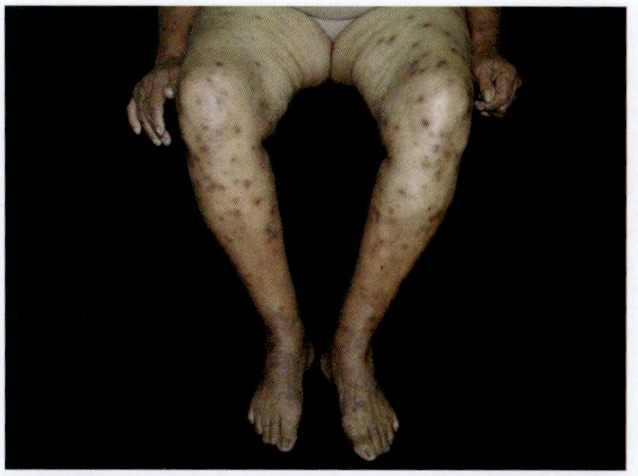

■ **Figura 14.57** Prurigo nodular de Hyde. Membros inferiores.

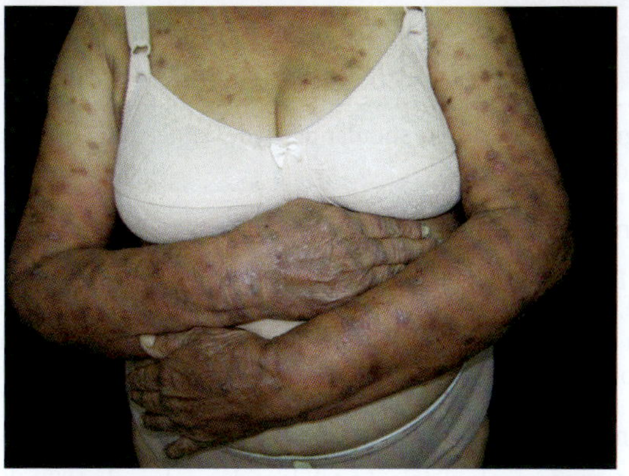

■ **Figura 14.58** Prurigo nodular de Hyde. Membros superiores.

Histopatologia

Há pronunciada hiperqueratose e acantose. Pode ocorrer papilomatose com proliferação da epiderme para a profundidade da derme, semelhante ao que ocorre na hiperplasia pseudocarcinomatosa (Figura 14.59). Na derme papilar, há um infiltrado inflamatório linfocítico e orientação vertical das fibras colágenas. Hiperplasia neural pode ser observada eventualmente (Figura 14.60). Em alguns casos, com coloração pela prata ou colinesterase, pode ser demonstrado aumento dos nervos cutâneos.[106]

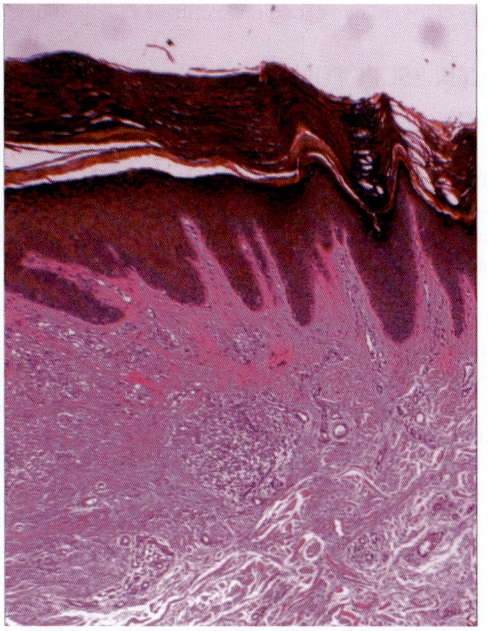

■ **Figura 14.59** Prurigo nodular de Hyde. Histopatologia.

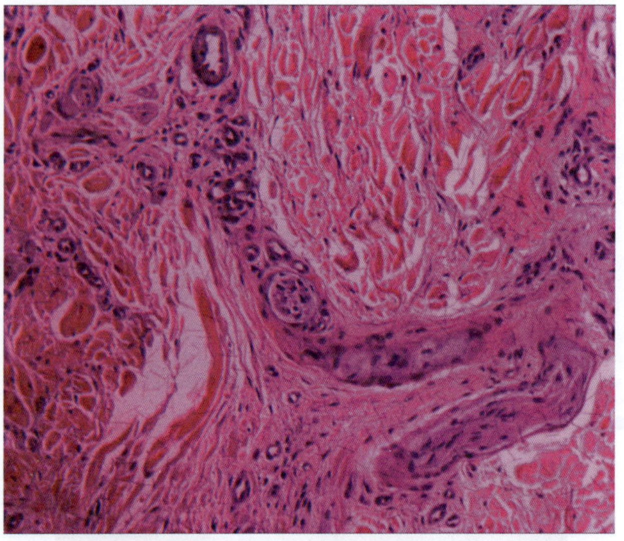

■ **Figura 14.60** Prurigo nodular de Hyde. Hipertrofia de fibras nervosas na derme.

Diagnóstico diferencial

O principal diagnóstico diferencial é com o líquen simples crônico, o qual, além dos nódulos, apresenta também lesões eczematosas. O líquen plano hipertrófico é outro importante diagnóstico diferencial que pode ser feito principalmente pela histopatologia.

Tratamento

O tratamento de eleição é a talidomida na dose de 100 a 200 mg/dia. A melhora do prurido se evidencia em 2 a 3 semanas e o desaparecimento dos nódulos em aproximadamente 4 meses.[107-108] Para evitar os efeitos colaterais da talidomida, pode-se iniciar o tratamento com doses mais baixas com grandes possibilidades de sucesso.[109]

Um análogo da talidomida denominado "lenalidomida" foi utilizado com sucesso em poucos pacientes com prurigo nodular refratário a vários tratamentos. Ela tem propriedades anti-inflamatórias e antiangiogênicas mais potentes do que a talidomida e com menor risco de neuropatia periférica.[110] Utilizada para tratamento do mieloma múltiplo em todo o mundo, no Brasil encontra-se em processo de liberação pela Anvisa.

O uso de metotrexato em baixas doses (7,5 a 20 mg/semana) pode ser útil nos casos em que não se pode utilizar a talidomida.[111]

■ LÍQUEN ESCROFULOSO

Introdução

Descrito por Hebra em 1868. O líquen escrofuloso é uma forma rara de tuberculose cutânea classificada como "tuberculid", causada pela disseminação hematogênica do *Mycobacterium tuberculosis* em indivíduos que apresentam imunidade de moderada a alta contra o agente causal.[112]

Epidemiologia

É difícil determinar a incidência e prevalência da doença devido às raras publicações de séries de pacientes. A primeira publicação contendo 11 casos entre 6.399 pacientes com tuberculose cutânea foi a de Rauschkolb, em 1934.[113] A publicação seguinte só ocorreu em 1976, com quatro pacientes de líquen escrofuloso.[114] Beena e colaboradores publicaram uma série com oito pacientes em 2000[115] e, em 2005, Singal e colaboradores, estudando série com 39 pacientes, afirmam que a doença não é tão rara quanto se pensava, pois, para o diagnóstico, é necessário sempre ter em mente essa possibilidade considerando que ela é frequentemente sutil e assintomática, não sendo dada a devida importância pelo paciente e nem pelo médico, mesmo nos casos em que há um foco de tuberculose já diagnosticada em algum outro órgão.[116]

Etiologia

A condição essencial para o aparecimento da doença é a presença de um foco de tuberculose em qualquer localização (pulmonar, ganglionar ou óssea). Há descrição recente de associação com tuberculose endometrial[117] e também em consequência de múltiplos focos de tuberculose, comprometendo pulmão, gânglios e fígado.[118] Pode ocorrer, raramente, após vacinação com BCG. Foram descritos casos em pacientes com infecção pelo *Mycobacterium avium*,[119] *Mycobacterium bovis*,[120] e *Mycobacterium szulgai*.[121]

O primeiro caso de líquen escrofuloso pelo *Mycobacterium leprae* foi descrito recentemente por Fiallo e colaboradores.[122] Anteriormente foi descrita ocorrência de LE em paciente portador de hanseníase virchowiana, mas induzido por imunoterapia com BCG.[123]

Manifestações clínicas

O líquen escrofuloso (LE) também denominado *tuberculosis cutis liquenoides* compromete principalmente crianças e adolescentes. As lesões apresentam-se como pápulas liquenoides, minúsculas (1 a 2 mm), frequentemente de localização folicular, achatadas, da coloração da pele ou eritematosas, assintomáticas. Localizadas com maior frequência no abdome, dorso e porção proximal dos membros inferiores. Há uma intensa reação à tuberculina.[112,124] Uma variante clínica psoriasiforme, muito rara, foi descrita em associação com tuberculose disseminada.[125]

Histopatologia

Granulomas na derme superficial, geralmente próximos aos folículos ou dutos das glândulas sudoríparas. Na maioria das vezes, há ausência de necrose de caseificação.[114]

Diagnóstico diferencial

Deve ser feito com todas as dermatoses liquenoides, principalmente o líquen plano, e o líquen nítido. Também o líquen espinuloso, a queratose pilar, o frinoderma, a sífilis secundária, a sarcoidose papulosa, pitiríase rubra pilar e a foliculite devem ser descartados.[126]

Tratamento

Como são pacientes com imunidade contra a tuberculose, na maioria das vezes, há regressão sem sequelas. Havendo necessidade de tratamento, utiliza-se tratamento similar ao da tuberculose sistêmica.[127]

■ PÁPULAS PRURIGINOSAS E URTICARIFORMES DA GRAVIDEZ

Introdução

Essa dermatose foi descrita com diferentes nomes por vários autores: erupção polimorfa da gravidez, erupção toxêmica da gravidez, prurigo da gravidez com início tardio, erupção toxêmica da gravidez de Bourne e eritema tóxico da gravidez.[128] A denominação "pápulas pruriginosas e urticariformes da gravidez" (PPUG), utilizada atualmente, foi proposta por Lawley em 1979.[129]

Epidemiologia

Trata-se de processo inflamatório pruriginoso autolimitado que compromete primíparas nas últimas semanas da gravidez ou imediatamente após o parto.[130] Em raros casos, pode ocorrer no 1º ou 2º trimestre. Aproximadamente, 1 em 200 mulheres grávidas apresenta a dermatose.[131]

Etiologia

Várias hipóteses foram aventadas para a patogenia da erupção, entre elas, destacam-se o mecanismo imunológico, a alteração hormonal e a distensão abdominal a qual estaria de acordo com o significativo aumento de peso das mães e dos recém-nascidos, bem como a gestação de gemelares nos casos da dermatose em comparação a gestantes sem a erupção.[132] Nenhum desses mecanismos demonstrou evidência suficiente para determinar a causa verdadeira.[131]

Manifestações clínicas

As lesões cutâneas típicas são as placas urticariformes e as pápulas eritematosas circundadas por halo pálido e estreito.[129] Podem ocorrer pequenas vesículas juntamente com as placas e pápulas características. Erupção somente com vesículas é rara.[133] Essas alterações cutâneas aparecem inicialmente sobre as estrias atróficas abdominais e, depois, se estendem para as coxas, pernas, dorso, nádegas, braços e face anterior do tórax. A região periumbelical é, geralmente, poupada[133-134] (Figura 14.61). Raramente pode comprometer palmas e plantas. O comprometimento exclusivo das extremidades pode ocorrer.[133] O prurido é característico da dermatose e pode ser tão intenso que atrapalha o sono das gestantes.[129,132]

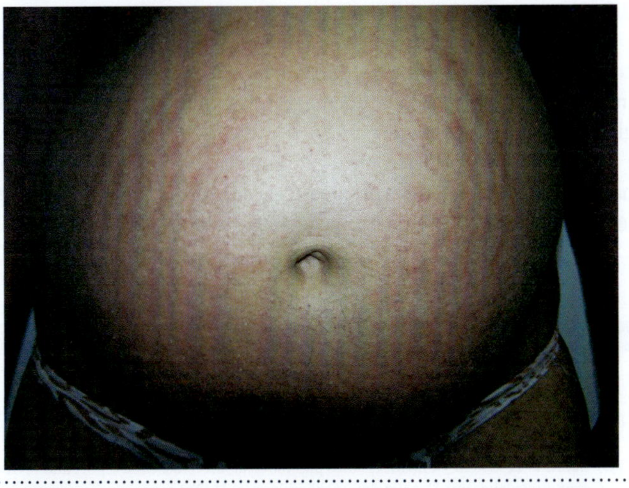

■ **Figura 14.61** Pápulas pruriginosas e urticariformes da gravidez.

Histopatologia

É inespecífica. Há um infiltrado linfo-histiocitário perivascular com edema e eosinófilos na derme.[129] A imunofluorescência é negativa.[133]

Diagnóstico diferencial

Deve ser diferenciado de farmacodermias, pitiríase rósea de Gibert, dermatite de contato, penfigoide gestacional e outras dermatoses da gravidez.

Tratamento

Tem como objetivo aliviar o prurido já que a dermatose tende a desaparecer logo após o parto. Na maioria dos casos, corticosteroideterapia tópica é suficiente para melhorar os sintomas, raramente será necessário o uso de corticosteroideterapia oral. Deve-se suspender o uso de sabonete no local, pois o ressecamento provocado por ele piora o prurido. O uso de anti-histamínicos orais não auxilia na diminuição do prurido.[128]

■ DOENÇA ENXERTO E HOSPEDEIRO

Introdução

O conceito de doença enxerto *versus* hospedeiro foi proposto por Billingham em 1966. A situação primária na qual a doença enxerto *versus* hospedeiro pode ser observada é o transplante alogênico de medula óssea, mas pode ocorrer também após transplante de fígado, coração e após transfusão de sangue, principalmente em receptores imunocomprometidos. A doença é dividida em duas formas: aguda que ocorre nos 3 primeiros meses após o transplante alogênico de medula óssea e crônica que inclui todas as manifestações que aparecem após o 3º mês do transplante.[135] Essa divisão convencional tem sido alterada pelo reconhecimento de que sinais de doença enxerto *versus* hospedeiro aguda e crônica podem ocorrer fora desses períodos estipulados. Essa observação tem levado ao uso de achados clínicos, mais do que do período de tempo, para diferenciar entre doença aguda ou crônica.[136]

Manifestações clínicas

Doença enxerto *versus* hospedeiro aguda

A doença se inicia, geralmente, entre o 7º e o 21º dia após o transplante, mas um início mais precoce é possível. Ocorre febre, erupção pruriginosa ou mesmo dolorosa acompanhada de comprometimento gastrointestinal e pancitopenia. Aparecimento súbito de exantema maculopapuloso de extensão variável, podendo comprometer, inicialmente, apenas palmas, plantas e orelhas, disseminando-se em seguida. Pápulas de localização perifolicular são consideradas sugestivas da doença. Em cerca de 6% dos casos, evoluem para necrose epidérmica com a presença do sinal de Nikolsky. A erupção pode apresentar-se também como um exantema escarlatiniforme ou mesmo um quadro semelhante a varicela. A doença é classificada em quatro estágios de gravidade crescente, considerando-se as lesões cutâneas, comprometimento hepático e gastrointestinal:

- **Estágio 1:** erupção maculopapulosa envolvendo menos de 25% da superfície corporal, bilirrubinas de 2 a 3 mg/100 mL e diarreia de 500 a 1.000 mL/dia.
- **Estágio 2:** erupção entre 25% e 50% da superfície corporal, bilirrubinas de 3 a 6 mg/100 mL, diarreia de 1.000 a 1.500 mL/dia.
- **Estágio 3:** eritrodermia generalizada, bilirrubinas de 6 a 15 mg/100 mL, diarreia maior que 1.500 mL/dia.
- **Estágio 4:** clínica de necrólise epidérmica tóxica, bilirrubinas acima de 15 mg/100 mL, dor abdominal intensa ou íleo.[135]

Doença enxerto *versus* hospedeiro crônica

Compromete cerca de 30% a 50% dos pacientes submetidos a transplante, dependendo do grau de discordância entre os antígenos de histocompatibilidade. A mortalidade pode chegar até a 30% nos primeiros 5 anos após o enxerto. O comprometimento cutâneo ocorre em, praticamente, todos os casos e o mucoso em cerca de 90%. Inicia-se, em média, após 4 meses, mas manifestações precoces podem ocorrer 40 dias após o transplante. Os dois principais tipos de manifestações cutâneas são liquenoide e esclerodermiforme. As lesões liquenoides aparecem precocemente lembrando o líquen plano idiopático. São caracterizadas por pápulas ou placas com superfície escamosa comprometendo regiões periorbitais, orelhas, palmas e plantas. Lesões vesiculosas desidrosiformes podem ocorrer. Essas lesões podem se estabilizar e regredir espontaneamente em meses ou anos, deixando uma sequela hiperpigmentada. Em alguns casos, evoluem para a forma esclerodermiforme. As lesões esclerodermiformes, quase sempre, desenvolvem-se progressivamente nos locais de lesões liquenoides prévias ou em pele normal. Podem ser localizadas ou generalizadas. São lesões extensas, induradas, eritematosas e hiper ou hipopigmentadas que lembram esclerodermia localizada ou poiquilodermia.[135,137]

Patogenia

Está alicerçada na presença de linfócitos T, imunologicamente ativos, do doador reconhecendo como estranhos os antígenos de histocompatibilidade do hospedeiro. As três condições necessárias, estipuladas por Billingham, são:

1. O órgão transplantado conter células imunologicamente competentes. A severidade da doença está relacionada com o número de células T do doador transfundidas, sendo que a depleção dessas células no inóculo resulta em diminuição ou ausência da doença.
2. Os antígenos tissulares do receptor deverem ser diferentes daqueles do doador, mas capazes de estimular o enxerto. A doença pode ocorrer entre indivíduos geneticamente idênticos, o que provocou uma revisão no segundo postulado, incluindo-se o reconhecimento inapropriado de autoantígenos como estranhos, ou seja, um processo autoimune.
3. O receptor ser imunocomprometido, ou seja, incapaz de elaborar uma resposta imunológica que destrua as células transplantadas.

Um paciente com sistema imunológico normal rejeitará as células T estranhas. Este terceiro postulado é mais frequentemente encontrado em transplantes alogênicos quando os receptores foram submetidos a radiação e altas doses de imunossupressores antes da cirurgia.[138]

O processo imunológico consiste em duas fases distintas: a *aferente* na qual em um primeiro tempo, após quimioterapia e radiação há danos nos tecidos com secreção de TNF-α e IL-1. Em um segundo tempo, há ativação das células T do doador, com proliferação clonal e sua diferenciação. A fase *eferente* constitui o terceiro tempo da doença, sendo complexo e provavelmente o menos entendido. Os linfócitos T CD8+, os CD4+ citotóxicos, as células NK, macrófagos e citoquinas causam os danos ao receptor.[138]

Histopatologia

Doença enxerto *versus* hospedeiro aguda

Infiltração de linfócitos na derme superficial e alterações citopáticas dos queratinócitos são as principais alterações histopatológicas cutâneas da forma aguda. Há degeneração hidrópica focal ou difusa da basal. Pode ocorrer espongiose focal ou difusa. Há, caracteristicamente, linfócitos ao redor de queratinócitos disqueratóticos e/ou apoptóticos.[137]

Doença enxerto *versus* hospedeiro crônica

As lesões liquenoide apresentam histopatologia típica de líquen plano. Queratinócitos apoptóticos e infiltrado linfocitário em faixa com melanófagos abundantes. As lesões esclerodermiformes apresentam epiderme atrófica, fibrose superficial do colágeno com infiltrado mononuclear perivascular discreto na derme. Os apêndices cutâneos são raros ou ausentes.[137]

Diagnóstico diferencial

Os principais diagnósticos diferenciais são: síndrome de Stevens--Johnson; gastrenterites bacterianas ou virais; hepatites; síndrome de malabsorção; doenças mistas do colágeno, esclerodermia e síndrome de Sjögren.

Tratamento

A prevenção é feita com a remoção dos linfócitos T do doador por diferentes processos.

O tratamento da forma aguda moderada é feito com altas doses de corticosteroides (1 a 3 mg/kg/dia). Os fármacos de 2ª linha no tratamento são a ciclosporina (3 a 5 mg/kg/dia), ciclofosfamida e imunoglobulinas antilinfócitos T.

A forma liquenoide crônica, geralmente, responde bem à combinação de corticosteroides e imunossupressores. A fototerapia pode ser utilizada no tratamento da forma cutânea crônica.[135]

Referências bibliográficas

1. Darier J. Compêndio de dermatologia. 5a ed. Barcelona/Buenos Aires: Salvat, 1946. p.143-55.
2. Boyd AS, Neldner KH. Lichen planus. J Am Acad Dermatol 1991;25(3):593-619.
3. Carrozzo M, Uboldi de Capei M, Dametto E, Fasano ME, Arduino P, Broccoletti R et al. Tumor necrosis factor-alpha and interferon-gamma polymorphisms contribute to susceptibility to oral lichen planus. J Invest Dermatol 2004 Jan;122(1):87-94.
4. Prpic Massari L, Kastelan M, Gruber F, Laskarin G et al. Perforin expression in peripheral blood lymphocytes and skin-infiltrating cells in patients with lichen planus. Br J Dermatol 2004;151:433-9.
5. Kulthanan K, Jiamton S, Varothai S, Pinkaew S, Sutthipinittharm P. Direct immunofluorescence study in patients with lichen planus. Inter J Dermatol 2007;46:1237-41.
6. Camisa C, Neff JC, Olsen RG. Use of indirect immunofluorescence in the lupus erythematosus/lichen planus overlap syndrome: an additional diagnostic clue. J Am Acad Dermatol 1985;11:1050-8.
7. Levy A, Le Cleach L. Lichen plan et dermatosis lichénoides. EMC (Elsevier SAS, Paris), Dermatologie 2005;98-525-A-10.
8. Salman SM, Kibbi A, Zaynoun S. Actinic lichen planus. A clinical study of 16 patients. J Am Acad Dermatol, 1989;20(226):226-31.
9. Duque-Estrada B, Tamler C, Sodré CT et al. Dermatoscopy patterns of cicatricial alopecia resulting from discoid lupus erythematosus and lichem planopilaris. An Bras Dermatol 2010;85(2):179-83.
10. Ghislain PD, Van Eeckhout P, Ghislain E. Lassueur-Graham Little-Piccard syndrome: a 20-year follow-up. Dermatology. 2003;206(4):391-2.
11. Baker K, Pehr K. Linear lichen planopilaris of the trunk: first report of a case. J Cutan Med Surg 2006;10(3):136-8.
12. Assouly P, Reygagne P. Lichen planopilaris: update on diagnosis and treatment. Semin Cutan Med Surg. 2009 Mar;28(1):3-10.
13. Halevy S, Shai A. Lichenoid drug eruptions. J Am Acad Dermatol 1993;29:249-55.
14. Tilly JJ, Drolet BA, Esterly NB. Lichenoid eruptions in children. J Am Acad Dermatol. 2004;51(4):606-24.
15. Conklin RJ, Blasbert B. Oral lichen planus. Dermatol Clin 1987;5:663-73.
16. Belfiore P, Di Fede O, Cabibi D, Campisi G, Amaru GS, De Cantis S et al. Prevalence of vulval lichen planus in a cohort of women with oral lichen planus: an interdisciplinary study.Br J Dermatol 2006;155(5):994-8.
17. Sánchez-Pérez J, Rios Buceta L, Fraga J, García-Díez A. Lichen planus with lesions on the palms and/or soles: prevalence and clinicopathological study of 36 patients. Br J Dermatol. 2000;142(2):310-4.
18. Gündüz K, Inanir I, Türkdogan P, Sacar H. Palmoplantar lichen planus presenting with vesicle-like papules. J Dermatol 2003;30(4):337-40.
19. Davis AL et al. Lichen planus penphigoides: its relationship to bullous pemphigoid. British Journal of Dermatolology 1991;125:263-71.
20. Zillikens D et al. Autoantibodies in lichen planus pemphigoides react with a novel epitope within the c-terminal NC16A domain of BP180. J Invest Dermatol 1999;113:117-21.
21. Bhutani LK, Bedi TR, Pandhi RK, Nayak NC. Lichen planus pigmentosus. Dermatologica. 1974;149(1):43-50.
22. Kanwar AJ, Dogra S, Handa S, Parsad D, Radotra BD. A study of 124 indian patients with lichen planus pigmentosus. Clinical and Experimental Dermatology. 2003; 28:481-85.
23. Pock L, Jelínková L, Drlík L. Lichen planus pigmentosus-inversus. J Eur Acad Dermatol Venereol. 2001;15(5):452-4.
24. Gaertner E, Elstein W. Lichen planus pigmentosus-inversus: Case report and review of an unusual entity. Dermatology Online Journal 18(2):11.
25. Wagner G, Rose C, Sachse MM. Clinical variants of lichen planus. J Dtsch Dermatol Ges. 2013 Jan 15.
26. Vega Gutiérrez J, Miranda-Romero A, Pérez Milán F, Martínez García G. Graham Little-Piccardi-Lassueur syndrome associated with androgen insensitivity syndrome (testicular feminization) J Eur Acad Dermatol Venereol. 2004;18:463-66.
27. Ghislain PD, Van Eeckhout P, Ghislain E. Lassueur-Graham Little-Piccard syndrome: a 20-year follow-up. Dermatology. 2003;206(4):391-2.
28. Pai VV, Kikkeri NN, Sori T, Dinesh US. Int J Trichology. 2011;3(1):28-30.
29. Kossard S. Postmenopausal frontal fibrosing alopecia. Arch Dermatol 1994;130:770-4.
30. Kossard S, Lee MS, Wilkinson B. Postmenopausal frontal fibrosing alopecia: a frontal variant of lichen planopilaris. J Am Acad Dermatol 1997;36:59-66.
31. Faulkner CF, Wilson NJ, Jones SK. Frontal fibrosing alopecia associated with cutaneous lichen planus in a premenopausal woman. Australas J Dermatol 2002;43:65-7.
32. Moreno-Ramırez D, Camacho Martınez F. Frontal fibrosing alopecia: a survey in 16 patients. J Eur Acad Dermatol Venereol 2005;(19):700-55.
33. Kossard S, Shiell RC. Frontal fibrosing alopecia developing after hair transplantation for androgenetic alopecia. Int J Dermatol 2005;44:321-3.
34. Diova N, Goh C-L, Tosti A. Familial frontal alopecia. Br J Dermatol 2013;168(1):220-2.
35. Diova, NC. Frontal fibrosing alopecia and lichen planus pigmentoso is there a link? Br J Dermatol 2013;168(2):439-42.
36. Lin J, Valdebran M, Bergfeld W et al. Hypopigmentation in frontal fibrosing alopecia. J Am Acad Dermatol 2017;76:1184.
37. Samrao A, Chew AL, Price V. Frontal fibrosing alopecia: a clinical review of 36 patients. British Journal of Dermatology. 2010;163:1296-1300.
38. Margolis MH, Cooper GA, Jonson SA. Keratosis lichenoidis chronic. Arch Dermatol 1972;105:739-43.
39. Konstantinov KN, Søndergaard J, Izuno G, Obreshkova E. Keratosis lichenoides chronica. J Am Acad Dermatol 1998;38:306-9.
40. Kersey P, Ive FA. Keratosis lichenoides chronica is synonymous with lichen planus Clin Exp Dermatol. 1982;7:49-54.
41. Copeman PWN, Schoeter AL, Kierland RR. An unusual variant of lupus erythematosus or lichen planus. Br J Dermatol 1970;83:269-72.
42. Arnold HL Jr. Lichen planus erythematosus. Arch Dermatol 1961;84:83.
43. Cram DL, Muller SA. Unusual variations de lichen planus. Mayo Clin Proc 1966; 41:677-88.
44. Hanau D, Sengel D. Perforating lichen planus. J Cutan Pathol 1984;11:176-8.
45. Saffron MH. Familial lichen planus. Arch Dermatol 1940;42:653-5.
46. Almeida JRP. Líquen plano familiar. An Bras Dermatol. 1998;73(5):437-9.
47. Valsecchi R, Bontempelli M, di Leandro A, Barcella A, Lainelli T. Familial lichen planus. Acta Derm Venereol. 1990;70(3):272-3.
48. Gibstine CF, Esterly NB. Lichen planujs in monozygotic twins. Arch Dermatol. 1984;120(5):580.
49. Milligan A, Graham-Brown RAC. Lichen planus in children – a review of six cases. Clin Exp Dermatol. 1990;15:340-42.

50. Sharma A, Białynicki-Birula R, Schwartz RA, Janniger CK. Lichen Planus: An Update and Review. Cutis. 2012 Jul;90(1):17-23.
51. Lehman JS, Tollefson MM, Gibson LE. Lichen planus. Int J Dermatol 2009;48:682-94.
52. Menges M, Hohloch K. Pueschel W, Stallmach A. Lichen planus with oesophageal involvement. Digestion 2002;65(3):184-9.
53. Fox LP, Lightdalew CJ, Grossman ME. Lichen planus of the esophagus: what dermatologists need to know. J Am Acad Dermatol 2011;65(1):175-83.
54. Sartori-Valinotti JC, Bruce AJ, Krotova Khan Y, Beatty CW. A 10-year review of otic lichen planus: the Mayo Clinic experience. JAMA Dermatol 2013;149:1082.
55. Leal-Khouri S, Hruza GJ. Squamous cell carcinoma developing within lichen planus of the penis. Treatment with Mohs micrographic surgery. J Dermatol Surg Oncol. 1994;20(4):272-6.
56. Holmstrup P, Thorn JJ, Rindum J et al. Malignant development of lichen planus-affected oral mucos. J Oral Pathol 1988;17:219-2.
57. Wolf R, Brenner S, Ruocco V, Grimaldi Filioli F. Isotopic response. Int J Dermatol. 1995;34:341-48.
58. Wolf R, Wolf D, Ruocco V, Ruocco E. Wolf's isotopic response: The first attempt to introduce the concept of vulnerable areas in dermatology. Clinics in Dermatol 2014;32:557-60.
59. Wyburn-Mason R. Malignant change arising in tissues afected by herpes. Br Med J. 1955;2:1106-9.
60. Rebora A, Rongiolett F. Lichen et foie. Ann Dermatol Venereol 1994;121:533-5.
61. Calista D, Morri M. Lichen planus induced by hepatitis B vaccination: a new case and review of the litterature. Int J Dermatol 2004;43:562-4.
62. Ellis FA. Histopathology of lichen planus based on analysis of one hundred biopsies. J Invest Dermatol 1967;48:143.
63. Dawber PRP. What is pseudopelade? Clin Exp Dermatol 1992;17:305.
64. Lozada F, Silverman S. Topically applied fluocinonide in an adhesive base in the treatment of oral vesiculoerosive disease. Arch Dermatol 1980;116:898-901.
65. Tyldesley R, Harding SM. Betamethasone valerate aerosol in the treatment of oral lichen planus. Br J Dermatol 1977;96:659-62.
66. Cribier B, Chosidow O. Lichen. Ann Dermatol Venereol 1997;124:61-8.
67. Choonhakarn C, Busaracome P, Sripanidkulchai B, Sarakarn P. The efficacy of aloe vera gel in the treatment of oral lichen planus: a randomized controlled trial. Br J Dermatol 2008;158:573-7.
68. Samman PD. A note on the natural history of lichen planus. Br J Dermatol. 1956; 68:175-81.
69. Irvine C, Irvine F, Champion RH. Long-term follow-up of lichen pannus. Acta Derm Venereol (Stockh) 1991;71:242-4.
70. Cribier B, Frances C, Chosidow O. Treatment of lichen planus. An evidence-based medicine analysis of efficacy. Arch Dermatol. 1998;134:1521-30.
71. Dammak A, Masmoudi A, Boudaya S, Bouassida S, Marrekchi S, Turki H. Liehen plan actinique de l'enfant (à propos de 6 cas). Archives de Pédiatrie 2008;15:111-4.
72. Wee JS, Shirlaw PJ, Challacombe SJ, Setterfield JF. Efficacy of mycophenolate mofetil in severe mucocutaneous lichen planus: a retrospective review of 10 patients. Br J Dermatol 2012;167(1):36-43.
73. Almeyda J, Levantine A. Lichenoid drug eruption. Br J Dermatol 1971;85:604-7.
74. Schmitt CL, Alpins O, Chambers G. Clinical investigation of a new cutaneous entity. Ar ch Dermatol Syph 1945;52:226-38.
75. Schmutz JL, Barbud A, Trechot P. Eruption lichénoide et médicaments. Ann Dermatol Venereol 2006;133:409.
76. Shiohara T, Kano Y. Lichen planus and lichenoid dermatoses. In: Bolognia JL (ed.). Dermatology. London, 2008. p. 159.
77. Yawalkar N, Pichler WJ. Mechanisms of cutaneous drug reactions. J Dtsch Dermatol Ges 2004;2:1013.
78. Sugerman PB, Satterwhite K, Biby M. Autocytotoxic T-cell clones in lichen planus. Br J Dermatol 2000;142:449.
79. Rivarola de Gutierrez E, Abaca H. Photodistributed lichenoide drug eruption with rhabdomyolysis occuring during leflunomide therapy. Dermatology 2004;208:232-3.
80. Van den Haute V, Antoine JL, Lachapelle JM. Histopathological discriminant criteria between lichenoid drug eruptions and idiopathic lichen planus: retrospetive study on selected samples. Dermatologica 1989;179:10-13.
81. Sutton RL, Jr. Diseases of the skin, ed II. St Louis: Mosby, 1956, p. 898.
82. Patrizi A, Di Lernia V, Ricci G, Mais M. Atopic background of a recurrent papular eruption of childhood (frictional lichenoid eruption). J AM Acad Dermatol 1990;7:111-5.
83. Goldman L, Kitzmiller KW, Richfield DF. Summer lichenoid dermatitis of the elbows in children. Cutis 1974;13:836-8.
84. Waisman M. Immunofluorescent studies in lichen nitidus. Arch Dermatol 1973;107:200.
85. Munro CS, Cox NH, Marks JM, Natarajan S. Lichen nitidus presenting as palmoplantar hyperkeratosis and nail dystrophy. Aclin Exp Dermatol 1993;18:381-3.
86. Soroush V, Gurevitch AW, Shi-Kaung P. Generalized lichen nitidus. A case report and literature review. Cutis 1999;64(2):135-6.
87. Lapins JA, Willoughby C, Helwig EB. Lichen nitidus: a study of forty-three cases. Cutis 1978;21:634.
88. Degos R. Dermatologie.Flammarion Medicine-Sciences. 1976, p. 285-285a.
89. Reed RJ, Meek T, Ichinose H. Lichen striatus: a model for the histologic spectrum of lichenoid reaction. J Cutan Pathol 1975;2:1.
90. Taieb A, el Youbi A, Grosshans E, Maleville J. Lichen striatus: a Blaschko linear acquired inflammatory skin eruption. J Am Acad Dermatol 1991;25:637.
91. Mopper C, Horwitz DC. Bilateral lichen striatus. Cutis 1971;8:140.
92. Karp DL, Cohen BA. Onychodystrophy in lichen striatus. Pediatr Dermatol 1993;10:359.
93. Müller CS, Schmaltz R, Vogt T, Pföhler C. Lichen striatus and blaschkitis: reappraisal of the concept of blaschkolinear dermatoses. Br J Dermatol. 2011 Feb;164(2):257-62.
94. Youssef SM, Teng JM. Effective topical combination therapy for treatment of lichen striatus in children: a case series and review. J Drugs Dermatol. 2012 Jul;11(7): 872-5.
95. Friedman SJ. Lichen spinulosus. Clinicopathologic review of thirty-five cases. J Am Acad Dermatol 1990;22:261-4.
96. Boyd AS. Lichen spinulosus: case report and overview. Cutis 1989;43:557-60.
97. Katz R. Lichen spinulosus. In: Demis DJ, Dobson RL, McGuire J (eds.). Clinical dermatology. v. 1. New York: Harper & Row, 1987, p.1-3.
98. Payne CMER, Wilkinson JD, McKee PH, Jurecka W, Black MM. Nodular prurigo-a clinicopathological study of 46 patients. Br J Dermatol 1985;113:431-9.
99. Accioly-Filho JW, Nogueira A, Ramos-e-Silva M. JEADV 2000;14:75-82.
100. Jorizzo JL, Gatti S, Smith EB. Prurigo: a clinical review. J Am Acad Dermatol 1981;4:723-8.
101. Gomes PA, Duarte AA, Oliveira Filho J, Cuce LC. Prurigo nodular de Hyde na infância. An Bras Dermatol 1994;69:301-3.
102. Tanaka M, Aiba S, Matsumura N, Aoyama H, Tagami H. Prurigo nodularis consists of two distinct forms: early-onset atopic and late-onset non-atopic. Dermatology 1995;190:269-76.
103. Iking A, Grundmann S, Chatzigeorgakidis E, Phan NQ, Klein D, Stander S. Prurigo as a symptom of atopic and non-atopic diseases: aetiological survey in a consecutive cohort of 108 patients. J Eur Acad Dermatol Venereol 2013;27:550.
104. Vaalasti A, Suomalainen H, Rechardt L. Calcitonin gene-related peptide immunoreactivity in prurigo nodularis: a comparative study with neurodermatitis circunscripta. Br J Dermatol 1989;120:619-23.
105. Molina FA, Burrows NP, Jones RR, Polak JM. Increased sensory neuropeptides in nodular prurigo: a quantitative immunohisto-chemical analysis. Br J Dermatol 1992;127:344-51.
106. Elder D, Elenitsas R, Jaworsky C, Johnson Jr B. Lever`s histopatology of the skin. 8th edn. JB Lippincott, Philadelphia, 1997, p.155-6.
107. Mattos O. Prurigo nodular de Hyde tratado com talidomida. Bol Div Nasc Lepra 1973;32:71-7.
108. Winkelmann RK, Connolly SM, Doyle JA, Padilha-Gonçalves A. Thalidomide treatment of prurigo nodularis. Acta Derm Venereol 1984;64:412-7.
109. Orlando A, Renna S, Cottone M. Acta Derm Venereol. Prurigo nodularis of Hyde treated with low-dose thalidomide. 2009 Mar-Apr;13(2):141-5.
110. Lim VM, Maranda EL, Patel V et al. A Review of the Efficacy of Thalidomide and Lenalidomide in the Treatment of Refratory Prurigo Nodularis. Dermatol Ther (Heidelb) 2016;6:397.
111. Spring P, Gschwind I, Gilliet M. Prurigo nodularis: retrospective study of 13 cases managed with methotrexate. Clin Exp Dermatol 2014;39:468.
112. Virendra N. Lichen scrofulosorum: current status. Inter J Dermatol 2005;44:521-3.
113. Rauschkolb JE. Tuberculosis of the skin. A clinical report. Arch Dermatol Syphilol 1934;29:398.
114. Smith NP, Ryan TJ, Sanderson KV et al. Lichen scrofulosorum: a report of four cases. Br J Dermatol 1976;94:319-25.
115. Beena KR, Ramesh V, Mukherjee A. Lichen scrofulosorum – a series of eight cases. Dermatology 2000;201:272-4.
116. Singal A, Bhattacharya SN. Lichen scrofulosorum: A prospective study of 39 patients. International Journal of Dermatology 2005;44:489-93.
117. Singal A, Pandhi D. Lichen scrofulosorum and endometrial tuberculosis: a novel association. International Journal of Dermatology 2016;55:322-4.
118. Kumar U, Sethuraman G, Verma P, Das P, Sharma VK. Psoriasiform type of lichen scrofulosorum: clue to disseminated tuberculosis. Pediatric Dermatology 2011; 5:532-4.
119. Komatsu H, Terunuma A, Tabata N et al. Mycobacterium avium infection of the skin associated with lichen scrofulosorum: report of three cases. Br J Dermatol 1999;141:554-7.
120. Park YM, Kang H, Cho SH et al. Lichen-scrofulosorum-like erupion localized in multipuncture BCG vaccination site. J Am Acad Dermatol 1999;41:262-4.
121. Ross GL, Chong H, Collyns T et al. Lichen scrofulosorum caused by Mycobacterium szulgai: a new cause of a tuberculide reaction. Br J Dermatol 2007;156:586-7.
122. Fiallo P, Cabiddu F, Clapasson A, Parodi A. Lichen scrofulosorum caused by Mycobacterium leprae: first report. International Journal of Dermatology 2014;53: 1244-8.
123. Kumara MS, Dogra S, Kaur I et al. Lichen scrofulosorum in a patient with lepromatousy leprosy after BCG immunotherapy. Lepr Rev 2005;76:170-4.
124. Singhal P, Patel PH. Marfatia YS. Lichen scrofulosorum: A diagnosis overlooked. Indian Dermatol Online J 2012 Sep;3(3):190-2.
125. Kumar U, Sethuraman G, Verma P, Das P, Sharma VK. Psoriasiform type of lichen scrofulosorum: clue to disseminated tuberculosis. Pediatric Dermatology 2011; 5:532-4.
126. Kumar P, Jha O, Mondal A. Lichen scrofulosorum. Indian Pediatrics 2014;51:335.
127. Anonymous American thoracic society and the centers for disease control. Treatment of tuberculosis and tuberculosis infection in adults and children. Am Rev Respir Dis 1986;134:355-63.
128. Matz H, Wolf R. Pruritic urticarial papules and plaques of pregnancy: polymorphic eruption of pregnancy (PUPPP). Clinics in Dermatol 2006;24:105-8.

129. Lawley TJ, Hertz KC, Wade TR, Ackerman AB, Katz SI. Pruritic urticarial papules and plaques of pregnancy. JAMA 1979;241:1696-9.
130. Taylor D, Pappo E, Aronson IK. Polimorfic eruption of pregnancy. Clin Dermatol 2016;34:383.
131. Brzoza A, Kasperska-Zajac A, Oles E, Rogala B. Pruritic urticarial papules and plaques of pregnancy. J Midwifery Womens Health 2007;52:44-8.
132. Cohen LM, Capeless El, Krusinski PA, Maloney ME. Pruritic urticarial papules and plaques or pregnancy and its relationship to maternal-fetal weight gain and twin pregnancy. Arch Dermatol 1989;125:1534-6.
133. Ghazeeri G, Kibbi AG, Abbas O. Pruritic urticarial papules and plaques of pregnancy: epidemiological, clinical, and histopathological study of 18 cases from Lebanon. Int J Dermatol 2012 Sep:51(9):1047-53.
134. Aronson IK, Bond S, Fiedler VC, Vomvouras S, Gruber D, Ruiz C. Pruritic urticarial papules and plaques of pregnancy: Clinical and immunopathologic observations in 57 patients. J Am Acad Dermatol 1998;39:933-9.
135. Aractingi S, Chosidow O. Cutaneous graf versus host disease. Arch Dermatol 1998;134:602-12.
136. Filipovich AH, Weisdorf D, Pavletic S et al. National Institutes of Health consensus development project on criteria for clinical trial in chronic graft-versus-host disease: I. Diagnosis and staging working group report. Biol Blood Marrow Transplant 2005;11:945.
137. Fimiani M, De Aloe G, Cuccia A. Chronic graft versus host disease and skin. JEADV 2003;17:512-7.
138. Ferrara JLM, Cooke KR, Pan L, Krenger W. The immunopathophysiology of acute graft-versus-host disease. Stem cells 1996;14:473-89.

capítulo 15

Adriana Maria Porro • Camila Arai Seque Ouki

Prurido, Prurigo e Dermatoses Papulopruriginosas

■ PRURIDO

O prurido é o principal sintoma das doenças dermatológicas e é uma importante manifestação cutânea de doenças sistêmicas. É definido como uma sensação desagradável na pele que provoca o desejo de coçar.[1] Trata-se de um sintoma de autoproteção que teria a função de resguardar a pele de substâncias prejudiciais, incluindo parasitas e plantas.[2] O prurido crônico pode ser tão debilitante quanto a dor crônica,[3,4] prejudicando a qualidade de vida dos pacientes e podendo ocasionar distúrbios do sono e do humor.[5-7] O prurido crônico é mais frequente entre os idosos, principalmente acima dos 85 anos, tanto por razões locais (perda progressiva da função barreira da pele) como neurológicas.[8,9]

■ FISIOPATOLOGIA DO PRURIDO

Avanços obtidos ao longo das últimas décadas têm proporcionado maior conhecimento sobre a fisiopatologia do prurido, inclusive ampliando a gama de possibilidades terapêuticas.[10-12] Da pele ao sistema nervoso central (SNC), a sinalização do prurido consiste em duas vias principais – histaminérgica e não histaminérgica –, moduladas em cada nível por numerosas células efetoras, substâncias pruritogênicas e seus receptores.[13]

Receptores do prurido

Acreditava-se que o prurido fosse percebido na pele por terminações nervosas livres não especializadas, localizadas tanto na junção dermoepidérmica como intraepidermicamente, não havendo, portanto, receptores específicos para essa sensação. Entretanto, estudos recentes sugerem que a própria epiderme, particularmente os queratinócitos, constituem os receptores do prurido.[14] Existem duas classes principais de receptores: receptores acoplados à proteína G; e canais de potencial receptor transitório (TRP). Os canais TRP incluem TRP vaniloide 1 (TRPV1) e TRP anquirina 1, que ativam os canais de sódio Nav1.7 e Nav1.8, propagando o potencial de ação do sinal do prurido.[15] Além disso, os queratinócitos expressam diversos receptores e mediadores neuropeptídios que parecem estar envolvidos no prurido: opioides; fator de crescimento nervoso (NGF); substância P (SP); receptores de histamina H_1 e H_4; receptores de neuroquinina 1 (NK1R); receptores protease ativados tipo 2 e 4 (PAR 2 e 4); receptores peptídeos liberadores de gastrina (GRPR); receptores *toll-like* 7 (TLR 7).[16-18] Portanto, a própria epiderme e finas ramificações intraepidérmicas de filamentos de fibras nervosas tipo C podem ser vistos como os "receptores do prurido".[18,19]

As vias histaminérgica e não histaminérgica constituem as duas principais vias do prurido. A via histaminérgica transmite o prurido agudo e é mediada pela histamina liberada principalmente por mastócitos, basófilos e queratinócitos.[20-22] Uma vez liberada, a histamina liga-se aos receptores H1 e H4 nos nervos histaminérgicos, ativando o TRPV1. O prurido não histaminérgico é desencadeado por terminações nervosas que expressam uma variedade de receptores, ativados por outros pruritógenos além da histamina. Esses pruritógenos são liberados por diversas células efetoras, incluindo mastócitos, granulócitos, macrófagos, linfócitos, queratinócitos e neurônios.[20,23]

As citocinas mais estudadas na patogênese do prurido são as citocinas Th2, incluindo as interleucinas (IL) IL-4, IL-13 e IL-31.[24,25] Os queratinócitos também liberam IL-33 e linfopoietina estromal tímica, que induzem diretamente a coceira e promovem inflamação Th2.[26] A IL-22 induz o prurido pela via do peptídeo liberador de gastrina. Outras citocinas importantes associadas a dermatoses específicas são: IL-17 no prurido da psoríase; IL-22 no prurigo nodular; e as IL-2 e IL-31 no prurido urêmico.[27-30] Os mediadores precursores dessas citocinas inflamatórias envolvem a janusquinase intracelular (JAK), transdutor de sinal e ativador de vias de sinalização de transcrição (STAT).[31]

Entre os principais neuropeptídeos e neurotransmissores envolvidos na gênese do prurido, estão a substância P e a proteína reguladora do gene da calcitonina (CGRP), que são neuropeptídeos liberados por neurônios sensoriais ativados, que causam inflamação neurogênica e degranulação de mastócitos.[32] E também os opioides, que são substâncias desencadeadoras de prurido bem estabelecidas, ligando-se ao receptor μ-opioide e ao receptor κ-opioide nos neurônios sensoriais. A coceira é induzida pela atividade μ-opioide e suprimida pela atividade κ-opioide. Assim, um desequilíbrio desses dois receptores contribui para o prurido.[33]

Vias neurológicas do prurido

Estudos microneurográficos permitiram identificar a existência de fibras nervosas tipo C não mielinizadas de condução lenta, que transmitem somente o prurido em resposta à histamina. Recentemente, identificou-se que fibras Ad, mielinizadas e de condução mais rápida, também estão envolvidas na percepção do prurido.[34,35] Com isso, desfez-se o conceito de que o prurido seria meramente uma versão branda da dor.[36] Esses neurônios, que representam somente 5% do total, têm também se mostrado seletivamente ativados nos casos de prurido crônico.[37,38] A microneurografia tem também evidenciado que a transmissão contralateral das fibras nervosas que conduzem o prurido até o tálamo consiste de uma subclasse prurido-específica dos neurônios do trato espinotalâmico (neurônios STT, GRPR+ e Npra+/GRP+).[18] Haveria, portanto, neurônios seletivos para o prurido, tanto periférica como centralmente.[39,40]

Não há evidências de que haja, no cérebro, um centro específico para o prurido, ainda que pareça haver uma região distinta daquela responsável pela dor.[19] Estudos com tomografia de emissão de pósitrons revelam que áreas do tálamo[41] e do córtex pré-frontal, entre outras, são ativadas durante a percepção do prurido.[42-44] Circuitos neuronais inibitórios localizados na substância gelatinosa do corno posterior da medula parecem constituir um mecanismo "portão", pelo qual o tráfego aferente do prurido pode ser regulado. Por essa via, estímulos visuais e auditivos, entre outros, ativariam circuitos neuronais inibitórios que levariam ao fechamento desses mecanismos e à redução do tráfego do prurido. Isso explicaria o fato de os pacientes referirem melhora deste sintoma durante o dia, quando esses outros estímulos seriam mais importantes do que no período noturno.[19]

Mediadores do prurido

A comunicação entre as terminações nervosas C e os mastócitos localizados em áreas próximas tem sido cada vez mais reconhecida como importante na fisiopatologia do prurido. Nesse contexto, não só a histamina, que se liga aos receptores H_1 associados às fibras C, mas também outros mediadores como eicosanoides, TNF-α, IL-31, serotonina, endotelina 1, autotaxina e outras citocinas participariam do prurido nas dermatoses inflamatórias.[45,46,92] Diversos sistemas de receptores participam do processo, como os receptores de histamina (H_1, H_3 e H_4), receptores protease ativados 2 (PAR-2), receptores vaniloides ($TRPV_1$), canabinoides (CB_1 e CB_2) e mu-opioides (MOR). Todos eles contribuem para a indução e a inibição do prurido.[2,47]

CLASSIFICAÇÃO DO PRURIDO

Não há uma classificação internacionalmente aceita para o prurido, que pode ser inicialmente dividido em agudo e crônico, este último quando a duração é superior a 6 semanas. Uma das classificações recentemente criadas baseia-se fisiopatologia do prurido, dividindo-o em quatro categorias. No entanto, esta classificação tem algumas limitações, sendo a principal o fato de ser retrospectiva, ou seja, necessita que a causa do prurido já seja conhecida.

Classificação fisiopatológica do prurido[11,48]

- **Pruritoceptivo:** originado na pele usualmente por processo inflamatório, por exemplo, escabiose ou urticária.
- **Neurogênico:** gerado no SNC em resposta a agentes pruridogênicos circulantes, como na colestase ou em resposta à morfina intraespinhal.
- **Neuropático:** consequente a lesões anatômicas do SNC ou periférico, como no caso de tumores ou esclerose múltipla.
- **Psicogênico:** por exemplo, delírio de parasitose.

Em 2007, membros do IFSI (International Forum for the Study of Itch) elaboraram outra classificação, levando em consideração a origem e as manifestações clínicas do prurido, tanto na pele normal como na alterada.

Classificação clínica do prurido[49]

- **Grupo I:** prurido na pele primariamente lesada, inflamada.
- **Grupo II:** prurido de origem sistêmica, neurológica ou psicossomática/psiquiátrica. A pele não está alterada, exceto por escoriações secundárias.
- **Grupo III:** prurido crônico ocasionando alterações secundárias da pele, como líquen simples crônico, líquen amiloide, amiloidose maculosa e prurigo nodular.

Os mesmos autores sugerem que, após esse agrupamento dos pacientes de acordo com o quadro clínico, sejam realizados exames laboratoriais (exame histopatológico, provas bioquímicas e exames radiológicos) que possibilitem elucidar a etiologia do prurido.

Classificação etiológica do prurido[49]

Categoria I: doenças dermatológicas

- **Dermatoses inflamatórias:** dermatite atópica, psoríase, dermatite de contato, xerose, farmacodermias.
- **Dermatoses infecciosas:** infecções fúngicas, bacterianas e virais, escabiose, pediculose, picadas de inseto ou artrópodes.
- **Dermatoses autoimunes:** dermatoses bolhosas (dermatite herpetiforme de Duhring, penfigoide bolhoso, incluindo a forma não bolhosa), dermatomiosite.
- **Genodermatoses:** doença da Darier, doença de Hailey-Hailey, ictioses, síndrome de Sjögren-Larsson, epidermólise bolhosa pruriginosa.
- **Dermatoses da gestação:** erupção polimorfa da gestação, penfigoide gestacional, prurigo gestacional.
- **Neoplasias:** linfomas cutâneos de células T e B, infiltração leucêmica.

Categoria II: condições sistêmicas

- **Doenças endócrinas e metabólicas:** insuficiência renal crônica, doenças hepáticas com ou sem colestase, hipertireoidismo, malabsorção, prurido do climatério.
- **Doenças infecciosas:** infecção pelo HIV, covid-19, helmintoses, parasitoses.
- **Doenças hematológicas e linfoproliferativas:** deficiência de ferro, policitemia vera, doença de Hodgkin, linfoma não Hodgkin, plasmocitoma.
- **Neoplasias viscerais:** carcinoma de colo de útero, próstata ou cólon, síndrome carcinoide.
- **Gestação:** prurido gestacional com e sem colestase.
- **Prurido induzido por drogas:** opioides, inibidores da enzima conversora da angiotensina, amiodarona, hidroclorotiazida, estrógenos, sinvastatina e alopurinol.

Categoria III: neurológico

- Origem neurogênica (sem dano neuronal).
- **Doenças neuropáticas (com dano neuronal):** esclerose múltipla, neoplasias, abcessos, infartos cerebrais, prurido braquioradial, notalgia parestésica, nevralgia pós-herpética, vulvodínia.

Categoria IV: doenças psiquiátricas/psicossomáticas

- Depressão, ansiedade, transtorno obsessivo-compulsivo, esquizofrenia.

Categoria V: etiologia mista

Categoria VI: origem indeterminada

- Outras características, como extensão (localizado ou generalizado), evolução (contínuo, intermitente, diurno ou noturno) e resposta ao tratamento devem ser também levadas em consideração quando da classificação do prurido de um determinado paciente, dados estes que certamente têm importância não só diagnóstica, como terapêutica.

Serão a seguir detalhados alguns quadros frequentes nos quais o prurido é a manifestação clínica predominante. Outros quadros dermatológicos também frequentes, e importantes causas de prurido serão pormenorizados em capítulos específicos deste tratado.

PRURIDO ASTEATÓSICO

A xerose á a causa mais frequente de prurido em pacientes idosos.[50] Isso decorre do fato de que, com a idade, há uma diminuição da atividade das glândulas sebáceas e sudoríparas. Doenças sistêmicas comuns nessa faixa etária podem também contribuir (tireoidopatias, neoplasias, insuficiência renal, uso de medicamentos, entre outras).[51] Além da idade avançada, outros fatores associados à xerose são banhos frequentes (principalmente com água muito quente) e baixa umidade do ar. É mais comum no inverno.

Quadro clínico

Caracteriza-se por prurido em áreas ressecadas e às vezes descamativas da pele, geralmente nos membros inferiores. A xerose intensa pode originar quadros eczematosos em pacientes com atopia. Em casos mais graves, podem ocorrer fissuras na pele, decorrentes da perda de água transepidérmica, às vezes acompanhadas de sangramento. Ao coçar, o paciente pode produzir escoriações e até líquen simples crônico. Pode também haver predisposição, nesta pele já lesada, à dermatite de contato alérgica e irritativa, bem como a infecções.[52]

Os locais mais frequentemente acometidos são a face anterolateral das pernas, dorso (Figura 15.1), flancos, abdome e membros superiores. Axilas, virilha, face e couro cabeludo são geralmente poupados.

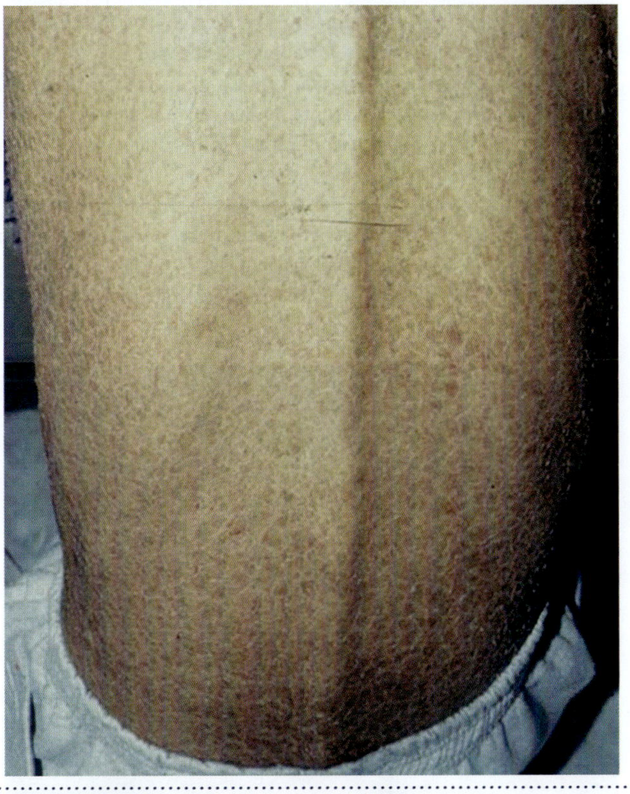

Figura 15.1 Xerose intensa, com aspecto ictiosiforme.

Tratamento

Os pacientes devem ser orientados a evitar o excesso de banhos, a usar o sabonete com moderação e a não esfregar demasiadamente a pele. O uso de emolientes (à base de ureia, lactato de amônia, petrolatum), deve ser estimulado.

Para aqueles pacientes nos quais já há sinais de eczematização, devem-se associar corticosteroides tópicos de média potência.

PRURIDO ANOGENITAL

O prurido da região anogenital pode ser agudo ou crônico. Pode estar localizado na região perianal, perineal, inguinal, região suprapúbica ou na região genital propriamente dita: escroto; corpo do pênis; glande; monte pubiano; ou vulva. Precisar a localização inicial ou predominante do prurido pode ser bastante útil na determinação da causa ou dos fatores contribuintes.

Antecedentes pessoais de atopia e diabetes (propensão a infecções fúngicas e bacterianas), bem como obesidade e hiper-hidrose são importantes fatores predisponentes ou agravantes do prurido anogenital.

Prurido anogenital agudo

As causas mais frequentes são infecções e dermatite de contato, tanto alérgica como irritativa.[52]

- **Dermatofitose:** causa comum de intertrigo, às vezes com comprometimento da região pubiana e nádegas. A *tinea cruris* é muito mais frequente nos homens do que nas mulheres. Raramente acomete o escroto. A lesão é eritematodescamativa com borda papuloeritematosa.
- **Candidíase:** compromete a vulva com prurido e corrimento esbranquiçado e, menos frequentemente, a glande do pênis. Na dobra inguinal, apresenta-se como lesão eritematosa, às vezes macerada, com pústulas satélites. Diabetes e obesidade são particularmente predisponentes.
- **Infecção vaginal bacteriana:** corrimento, prurido, ardor e odor fétido podem estar presentes.
- **Infestações:** escabiose e pediculose pubiana podem causar intenso prurido. A escabiose geralmente cursa com prurido generalizado, mas o acometimento genital é bastante comum. Nos homens, o pênis e o escroto são áreas preferenciais. As lêndeas da pediculose pubiana são facilmente visualizadas.
- Herpes simples, condiloma acuminado e molusco contagioso são causas infecciosas eventuais de prurido anogenital.

Dermatite de contato

Pode ser causa de prurido anogenital agudo e crônico.

Diversos agentes de uso tópico podem desencadear dermatite de contato alérgica na região anogenital: anestésicos tópicos; preservativos; produtos de higiene íntima; e propilenoglicol (presente em géis).[52,54] Geralmente observa-se um quadro eczematoso agudo, com eritema, secreção e prurido, ou crônico com liquenificação, principalmente no escroto.

Entre as causas de dermatite de contato por irritante primário, estão urina, fezes e o uso excessivo de sabonete.

Prurido anogenital crônico

Geralmente tem início insidioso e piora gradual. Ao exame clínico, habitualmente se observam liquenificação e escoriações.

- **Dermatoses papuloescamosas:** dermatite seborreica, psoríase e dermatite atópica. História clínica e exame dermatológico detalhado costumam revelar outras manifestações dessas dermatoses. Eventualmente a lesão é de exclusivo acometimento genital, em particular na psoríase cujas lesões são, em geral, bem delimitadas.
- **Dermatose inflamatórias:** líquen plano e líquen escleroatrófico. O líquen plano pode apresentar as pápulas poligonais violáceas características, acompanhadas de prurido, sendo mais frequentes nos grandes lábios e no pênis. Lesões reticuladas esbranquiçadas podem ocorrer nos pequenos lábios. O líquen escleroatrófico pode também ser acompanhado de prurido.
- **Intertrigo:** caracterizado por eritema, maceração, prurido e às vezes fissuras. É mais comum no sulco inguinocrural relacionado a calor e umidade, obesidade, uso de roupas justas e/ou de tecidos sintéticos.
- **Lesões neoplásicas e pré-neoplásicas:** leucoplasia, eritroplasia de Queirat, neoplasia vulvar intraepitelial (NIV) e doença de Paget extramamária podem, todos, cursar com prurido.
- **Vulvovaginite atrófica:** secundária à queda dos níveis de estrógeno observada após a menopausa, pré-parto, amamentação e às vezes com o uso de contraceptivos orais, pode ser causa de prurido.

Prurido anal

O prurido anal crônico é muitas vezes secundário à incontinência do esfíncter interno do ânus, ocasionando a liberação fecal oculta.[55]

Às vezes se observa presença de pequena quantidade de fezes na pele perianal ou nas roupas íntimas.

Outras causas de prurido anal são hemorroidas, fissuras, fístulas, papilites, carcinoma da região anorretal e do cólon. Avaliação proctológica e a colonoscopia podem estar indicadas.[56,57]

- **Líquen simples crônico/prurido idiopático:** condições como sudorese, banhos quentes e xerose podem desencadear quadros de prurido crônico na região anogenital. Liquenificação e escoriações são às vezes as únicas alterações visíveis. Muitas vezes, o prurido e as escoriações são predominantemente noturnos.
- **Prurido anogenital neuropático:** secundariamente à radiculopatia lombosacral (compressão radicular de L4 a S2), pode ser diagnosticado em casos de prurido anogenital tidos como idiopáticos.[58] Injeções para vertebrais de triamcinolona e lidocaína trazem alívio importante.

Tratamento

O primeiro passo é identificar e corrigir qualquer processo infeccioso ou eczematoso. No caso do prurido anal, medidas gerais incluem correção de eventual diarreia ou obstipação através de adequação da dieta. Muitas vezes, é interessante substituir o uso do papel higiênico (que pode ser irritante) por água ou algodão umedecido. Evitar o atrito é outra medida que contribui. No caso de incontinência do esfíncter, higienização frequente e proteção da pele com vaselina ou óxido de zinco podem ser úteis. Preferir roupas íntimas de algodão a tecido sintético. Usar roupas leves para diminuir a sudorese. Tomar banho logo após o exercício físico.

O uso tópico de corticosteroides de média potência (valerato de betametasona 0,01%) pode ser indicado 2 vezes ao dia por 7 a 14 dias. Se necessário, associar anti-histamínicos sedantes à noite. Se houver suspeita de lesão neoplásica ou pré-neoplásica, principalmente na região anal, a biópsia é recomendada.

Em caso de prurido anal recalcitrante, a capsaicina 0,006% pode ser benéfica.[59] Deve ser utilizada 3 vezes ao dia por 4 semanas e pode causar queimação inicial, que decresce com o uso. Outra medida extrema para casos intratáveis é a injeção de azul de metileno, que destrói as terminações nervosas dérmicas, tendo como efeitos colaterais possíveis a retenção urinária e a incontinência fecal.[60]

PRURIDO DO MEATO ACÚSTICO – OTITE EXTERNA

A otite externa (OE) pode se apresentar de forma aguda ou crônica. A forma aguda é infecciosa, de etiologia principalmente bacteriana e acomete, por ano, quatro a cada mil pessoas nos Estados Unidos.[61,62] A forma crônica é geralmente de origem fúngica, alérgica ou manifestação de dermatofítide e afeta 3% a 5% da população.[63]

Otite externa aguda (OEA)

Fisiopatologia

O terço externo do meato acústico tem infraestrutura cartilaginosa, recoberto por pele com glândulas sebáceas, apócrinas e pelos. A porção medial tem suporte ósseo e não tem anexos. As glândulas produzem uma fina camada de cerúmen que confere proteção por meio de uma discreta atividade antimicrobiana. O cerúmen tem um pH de 6,9, o que também desencoraja o crescimento microbiano. A escassez de cerúmen predispõe à infecção, enquanto o excesso, que pode ter causa genética, metabólica ou em função da idade, favorece a retenção de água e de restos celulares. O canal auditivo tem um processo de "autolimpeza", por intermédio da migração epitelial lateral em direção ao orifício externo, processo este que se torna mais lento com a idade.[64]

Etiologia

A OEA é geralmente de causa bacteriana, sendo cerca de 50% dos casos por *Pseudomonas aeruginosa*, seguida por *Staphylococcus aureus* e, depois, por várias bactérias aeróbias a anaeróbias.[65] Os fungos são responsáveis por 10% dos casos. Menos de 5% dos quadros agudos podem ser atribuídos à furunculose (habitualmente estafilocócica), herpes-zóster ótico ou outras condições não específicas.[66]

Quadro clínico

As manifestações clínicas incluem prurido, dor e eritema. Com a progressão do quadro podem surgir edema, otorreia e hipoacusia. Em mais de 50% dos casos, o processo inflamatório é leve, mas em pequena porcentagem (< 0,5%) pode evoluir para osteomielite temporal grave (otite externa maligna).[67]

Otite externa crônica (OEC)

Sinais e/ou sintomas com mais de 3 meses de duração indicam OEC. Ainda que possa resultar de um quadro agudo inadequadamente tratado, a OEC é habitualmente de origem não bacteriana.[68]

Etiologia

- **Dermatite seborreica (Figura 15.2):** é provavelmente a causa mais comum de OEC, caracterizada por eritema, descamação e prurido, em geral com sinais e sintomas também no couro cabeludo, pavilhão auricular e às vezes áreas seborreicas da face.
- **Dermatite de contato alérgica:** brincos de metal, produtos químicos de cosméticos ou xampus, plásticos de protetores e medicamentos tópicos utilizados para tratar OEA estão entre as causas mais frequentes.[63]
- **Dermatite atópica:** pode estar associada à alergia alimentar.[69]
- **Psoríase:** a exemplo da dermatite seborreica, costuma ser acompanhada de lesões em outras localizações;
- **Dermatofítides:** podem ocorrer nesta localização como reação a infecções fúngicas à distância.[63]

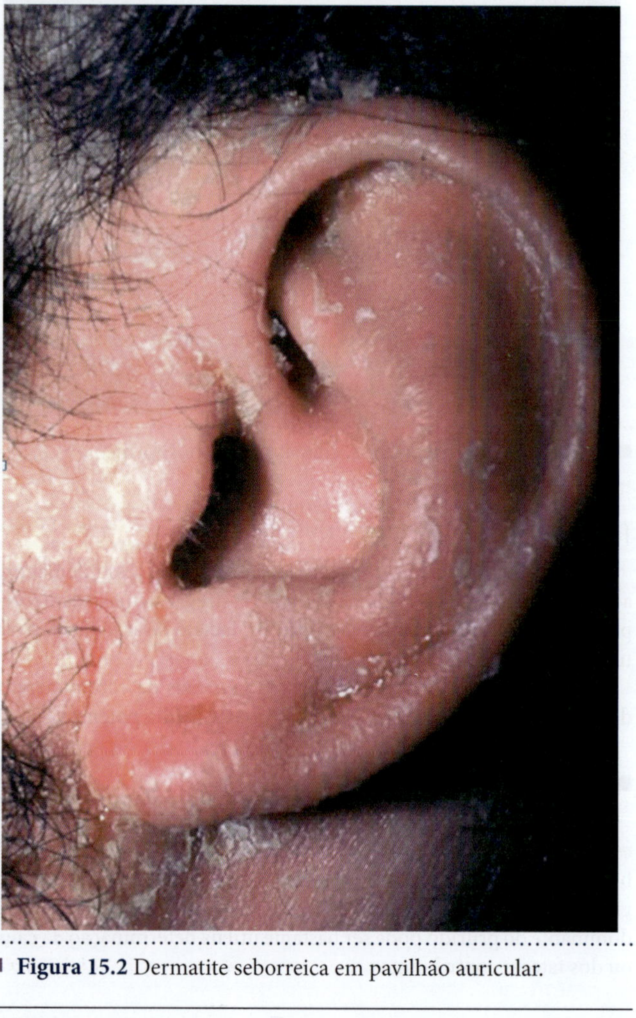

Figura 15.2 Dermatite seborreica em pavilhão auricular.

Quadro clínico

A OEC manifesta-se predominantemente pelo prurido, desconforto, eritema e descamação do meato acústico, que pode ou não se apresentar liquenificado.

Diagnóstico

Além da história clínica, com tempo de evolução dos sintomas, a presença ou não de secreção, odor fétido, dor à pressão do tragus ou movimentação da orelha ajudam a diferenciar a OEA da OEC. A história e a presença de lesões em outras partes do tegumento auxiliam no diagnóstico etiológico da OEC (dermatite seborreica, atópica, de contato, psoríase).

Tratamento e evolução

No caso da OEA, uso de medicação tópica com agentes antimicrobianos. Além dos antibióticos (aminoglicosídeos, neomicina, polimixina B), ácido acético a 2% ou ácido bórico a 2,75% em álcool podem ser úteis em casos leves. Às vezes é interessante associar corticosteroides tópicos. Nos casos mais graves, o uso de analgésicos e anti-inflamatórios não hormonais pode ser necessário.[61] O uso sistêmico de antibióticos não é indicado na maior parte dos casos, uma vez que a concentração local dos antibióticos tópicos é bem maior.[70,71] Deve-se, no entanto, ter em mente que o uso tópico dessas substâncias, particularmente a neomicina, pode ser sensibilizante e incitar dermatite de contato em 5% a 18% dos pacientes.[72]

O tratamento de OEC depende da etiologia. Psoríase, dermatite atópica e seborreica respondem bem ao uso tópico de corticosteroides na forma de creme ou solução. No caso da dermatite de contato, além do tratamento sintomático com corticosteroides tópicos, é mandatória a suspensão do agente causal.

Como medidas gerais de tratamento e prevenção de recorrência, deve-se evitar excesso de sabão, de água muito quente e o uso de cotonetes.

■ PRURIDO DE CAUSA SISTÊMICA

Pacientes portadores de prurido de origem sistêmica, em geral, apresentam pele aparentemente normal, exceto pela presença de escoriações secundárias.

Doenças endócrinas e metabólicas

Insuficiência renal crônica

O prurido urêmico acompanha 20% a 90% dos pacientes dialíticos (hemodiálise ou diálise peritoneal), sendo que esse sintoma pode se agravar no momento da diálise.[73,74] A exata fisiopatologia é ainda desconhecida, provavelmente uma somatória de fatores, como: xerose; acúmulo de metabólitos (p. ex., cristais de fosfato de cálcio) na pele e/ou fibras nervosas; hiperparatireoidismo secundário; secreção de opioides endógenos; produtos tóxicos utilizados da diálise. O prurido é generalizado, mas pode ser mais importante no dorso.[75,76]

O tratamento é geralmente insatisfatório. Eritropoietina, emolientes, anti-histamínicos de 1ª e 2ª gerações, colestiramina e heparina apresentam resultados desapontadores. Carvão ativado,[77] fototerapia com UVB,[78,79] naltrexone (antagonista de receptor μ-opioide)[80] e tacrolimus tópico[81] são alternativas terapêuticas interessantes. Doxepina (10 mg, 1 a 2 vezes ao dia) e mirtazepina (15 a 30 mg/dia) também têm se mostrado eficazes,[74,82] bem como a administração de gabapentina 300 mg, via oral após cada sessão de diálise.[83] Nalfurafina (agonista kappa) é uma nova potencial opção.[84,85] Drogas em investigação para casos graves e refratários são: ganisetron (antagonista de receptor tipo 3 da serotonina – 1 mg via oral, 2 vezes ao dia), pentoxifilina (600 mg após a diálise), talidomida (100 mg/dia) e nicergolina (5 mg intravenosa durante a diálise).[74]

Doença hepatobiliar

O prurido colestático é um sintoma comum e precoce de certas hepatopatias. É habitualmente generalizado, mas pode predominar em palmas e plantas, sendo mais intenso à noite. Eventualmente acompanha-se de pigmentação cutânea que respeita a região mediodorsal.[86] O prurido colestático decorre de uma complexa interação entre ácidos biliares, ácido lisofofatídico, bilirrubina e aumento da atividade do receptor mu-opioide.[17,87-90] Algumas das prováveis causas estão: cirrose biliar primária; colangite esclerosante; hepatite viral; colestase por medicamentos; icterícia obstrutiva; litíase biliar; pancreatite; colestase gravídica; metástases hepáticas ou pancreáticas. Além do tratamento da doença de base, a colestiramina é a droga de escolha,[91,92] estando contraindicada em caso de obstrução completa das vias biliares. Naloxone,[88,93] naltrexone[94,95] e fototerapia[96] podem ser, também, empregados. Sertralina é opção recentemente incluída no arsenal terapêutico do prurido colestático.[97]

Doenças da tireoide

O hipertireoidismo pode estar acompanhado de prurido em cerca de 10% dos casos. Possíveis mecanismos incluem redução do limiar do prurido em função da vasodilatação, bem como ativação das vias da quinina, secundária ao aumento do metabolismo.[98]

Hipotireoidismo pode também ser causa de prurido, provavelmente decorrente de xerose cutânea.

Diabetes *mellitus*

O paciente com diabetes pode apresentar prurido generalizado. Mecanismos fisiopatológicos possíveis incluem neuropatia diabética e disfunção autonômica resultando em anidrose, sendo a xerose achado frequente em pacientes diabéticos.[98]

Doenças reumatológicas

O prurido é um sintoma comum em várias doenças reumatológicas, entre elas, esclerose sistêmica, dermatomiosite, síndrome de Sjögren e lúpus eritematoso.[99-101]

Doenças infecciosas

Infecção pelo HIV

O prurido é um sintoma frequente, de forma isolada ou associado a outras condições dermatológicas no paciente com infecção pelo HIV/Aids.[102] A etiopatogenia não está esclarecida, mas há algumas evidências de efeito direto da proteína gp 120 (envelope viral) sobre neurônios nociceptivos.[11]

Parasitoses intestinais

Diversas parasitoses intestinais podem estar associadas com prurido, acompanhado ou não de eosinofilia.

Doenças hematológicas e linfoproliferativas

Deficiência de ferro

Causa relativamente frequente de prurido, tanto generalizado como anogenital. O prurido precede ou acompanha a anemia.[103]

Policitemia vera

Os pacientes podem apresentar prurido aquagênico, que ocasionalmente precede o diagnóstico. Esse prurido ocorre em cerca de 40% dos pacientes, caracteristicamente após o banho (em qualquer temperatura), sendo por vezes bastante intenso.[104] A fisiopatologia envolve secreção de serotonina e de prostaglandinas, além de carência relativa de ferro.[105] O tratamento é etiológico, mas pode ser sintomático por meio do uso de aspirina,[106] interferon alfa[107] ou fototerapia.[108] Recentemente, antidepressivos com ação sobre a serotonina mostraram resultados promissores.[104]

Linfoma e leucemia

Cerca de 30% dos pacientes com linfoma de Hodgkin podem apresentar prurido, que às vezes precede o linfoma em mais de 5 anos.[82] Predomina nos membros inferiores e é diretamente proporcional à idade do paciente e ao avanço da doença. Linfoma não Hodgkin pode também ser acompanhado de prurido em cerca de 3% dos casos. Pacientes com leucemia (particularmente leucemia linfoide crônica) e mieloma múltiplo também podem apresentar prurido. Micose fungoide (linfoma cutâneo de células T) pode ser acompanhada ou precedida de prurido.[109]

Neoplasia visceral

Tumor carcinoide gástrico, tumores hepatobiliares, cerebrais, de pulmão, próstata, mama, útero e tireoide são possíveis causas de prurido.[110-113]

Gestação

O prurido gravídico pode estar associado à colestase intra-hepática, ocorrendo habitualmente no final da gestação. Pode ou não haver icterícia e elevação de bilirrubinas e transaminases.

Prurido induzido por drogas

O mecanismo fisiopatológico do prurido medicamentoso não é bem conhecido; colestase e ativação de mastócitos de fibras nervosas são algumas possibilidades.[114] Entre as drogas mais frequentemente implicadas estão: opioides inibidores da enzima conversora da angiotensina (IECA); amiodarona; hidroclortiazida; estrógenos; sinvastatina; alopurinol; cloroquina; inibidores de *check point*, antifatores de crescimento epidérmico.[49,115-121]

Prurido aquagênico

Ocorre de 1 a 5 minutos após contato com a água, podendo durar de 10 a 120 minutos, sendo às vezes bastante intenso. O exame dermatológico é normal, diferentemente do observado na urticária aquagênica.[122] Pode ocorrer de forma isolada (prurido colinérgico), associado à policitemia, à síndrome hipereosinofílica,[123] a leucemias[124] ou à mielodisplasia.[125] A alcalinização da água com bicarbonato de sódio (no caso de banho de imersão) pode aliviar o prurido,[126] bem como o uso de anti-histamínicos, UVB, UVA, aspirina, propranolol ou capsaicina tópica.[122]

■ PRURIDO NEUROPÁTICO

O prurido neuropático é definido como prurido gerado por uma lesão primária ou disfunção em qualquer ponto ao longo da via aferente do sistema nervoso.[127] Ele pode ser agudo, mas geralmente é crônico e persistente, podendo corresponder a 8% dos casos de prurido crônico.[128] Em muitos casos, o prurido neuropático é acompanhado por dano sensorial, que se manifesta como parestesia, hiperestesia ou hipoestesia. Pode também ocorrer durante recuperação de injúria a nervo, como após queimaduras.

Prurido neuropático periférico

- **Nevralgia pós-herpética:** o prurido pode ser discreto ou intenso, este último mais frequente no segmento cefálico.[129] O paciente pode sentir, simultaneamente, prurido e dor no mesmo dermátomo, bem como sensação de queimação. O tratamento é o mesmo da nevralgia propriamente dita, incluindo drogas neurotrópicas como a gabapentina ou pregabalina,[130] anestésicos tópicos e capsaicina.
- **Prurido braquioradial:** prurido neuropático localizado na face dorsolateral do braço, podendo também acometer ombro e pescoço. Mais comum em mulheres e no verão, é agravado pela luz solar. Parece estar relacionado tanto a alterações nas fibras nervosas cutâneas como à compressão da raiz nervosa cervical em C5 a C8.[131,132] Raramente pode ter relação com tumores da medula. É aliviado pela aplicação de gelo no local, sendo opções terapêuticas: capsaicina; gabapentina; pregabalina; carbamazepina; lamotrigina; e cirurgia, se necessário.
- **Notalgia parestésica (prurigo melanótico):** síndrome de compressão de nervo sensorial envolvendo os ramos posteriores das raízes nervosas de T2 a T6, associada principalmente a alterações degenerativas vertebrais.[133] Mais comum em mulheres, caracteriza-se por prurido unilateral no dorso médio e superior, às vezes acompanhado de dor em queimação, parestesia e/ou hiperestesia, que resulta em uma placa hiperpigmentada circunscrita na área do prurido, clinicamente semelhante à amiloidose (Figura 15.3). As opções terapêuticas incluem capsaicina, gabapentina, anestésicos tópicos, bloqueio anestésico paravertebral e fenitoína, além de fisioterapia.[134]

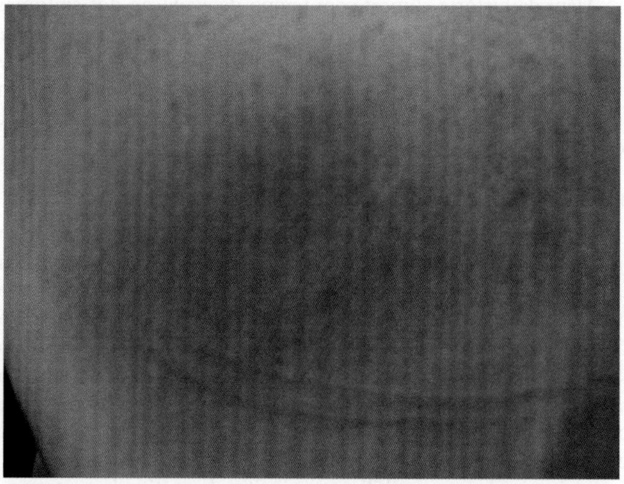

■ **Figura 15.3** Prurigo melanótico (notalgia parestésica).

Queiralgia parestésica (prurido no território do nervo radial), síndrome trófica do trigêmeo (território do trigêmeo, às vezes com escoriações e ulcerações na face, particularmente nariz) e prurido em cicatrizes e queloides (por comprometimento das fibras nervosas pela proliferação do colágeno)[135] são outros exemplos de prurido neuropático periférico.

No tratamento do prurido neuropático periférico, além das opções já mencionadas, é descrito em estudos recentes o uso da toxina botulínica em casos de notalgia parestésica[136] e da nevralgia pós-herpética.[137,138] O mecanismo de ação seria o bloqueio da acetilcolina, um dos mediadores envolvidos na transmissão do prurido.

Prurido neuropático central

Bem menos comum do que o periférico, pode estar relacionado a tumores cerebrais, convulsões, abscessos e doença de Creutzfeldt-Jakob.[139-141]

Esclerose múltipla

O prurido é descrito em cerca de 5% dos pacientes com esclerose múltipla, principalmente de forma paroxística e simétrica, que parece decorrer de ativação de sinapses em áreas desmielinizadas.[142] Pode ser amenizado pela carbamazepina.

■ PRURIDO PSICOGÊNICO

Diagnóstico habitualmente de exclusão, mais frequente no sexo feminino, entre 30 e 45 anos.[143] Pode ou não ocorrer associado a outros processos psicológicos, como depressão, transtorno obsessivo compulsivo (TOC), ansiedade, psicose, uso de drogas, distúrbio corporal dismórfico, tricotilomania, cleptomania e personalidade borderline.[143-146]

As lesões secundárias, denominadas de escoriações neuróticas, são geralmente observadas em áreas mais acessíveis às mãos, como superfície extensora dos membros, abdome, nádegas e face (sítio mais comum).[147] Outras lesões secundárias possivelmente observadas são: erosões; úlceras; cicatrizes hipertróficas e atróficas.[148] O número e tamanho das lesões são extremamente variáveis.

Delírio de parasitose

Distúrbio primariamente psiquiátrico (psicose hipocondríaca monossintomática), mas que faz o paciente procurar inicialmente o dermatologista, pois acredita estar infestado por inseto ou parasita. Em geral, o paciente fica meses a anos consultando diversos dermatologistas e resiste à ideia de tratamento psiquiátrico, podendo apresentar comportamento automutilaste, com manipulação de determinada área da pele a fim de remover o suposto parasita.[149] Ao exame dermatológico, o paciente pode apresentar úlceras e cicatrizes em número e intensidade variáveis. O "sinal da caixa de fósforos" é patognomônico, no qual o paciente traz espécimes de "parasitas" coletados por ele (fragmentos de pele, crostas, pedaços de papel etc.).[19,150]

Abstinência alcoólica, uso de cocaína e anfetaminas são diagnósticos diferenciais a serem lembrados. A pimozida, um neuroléptico, é a droga de escolha no tratamento do delírio de parasitose, podendo também ser empregadas a olanzapina (antipsicótico) e a risperidona.[151] Psicoterapia pode ser benéfica em alguns casos. Sob o enfoque dermatológico, pode ser útil o emprego dos anti-histamínicos, emolientes, corticosteroides e antibióticos tópicos, além de curativos oclusivos.

INVESTIGAÇÃO DO PRURIDO

A abordagem do paciente com prurido crônico, aquele com evolução superior a 6 semanas, começa com uma história clínica detalhada, com enfoque na localização, intensidade, fatores de piora e melhora e características temporais do sintoma. Doenças sistêmicas atuais ou pregressas e uso de medicamentos devem ser investigados no interrogatório.

Exame físico cuidadoso permite o diagnóstico das causas dermatológicas de prurido. Na ausência de achados dermatológicos relevantes, devem-se procurar evidências clínicas e laboratoriais de doenças sistêmicas. Pacientes com quadros de prurido crônico intenso, não responsivo a tratamento antipruriginoso habitual, devem ser submetidos a uma investigação laboratorial mais detalhada, que inclui inicialmente hemograma completo, provas inflamatórias, função hepática, renal e tireoidiana, perfil glicêmico, tomografias de tórax e abdome, sorologias para HIV e hepatites e parasitológico de fezes.[19,114,152-154]

TRATAMENTO DO PRURIDO

Medidas gerais

Pacientes com prurido generalizado devem ser aconselhados a manter a temperatura corporal amena, uma vez que o prurido se intensifica se a pele estiver muito aquecida. Devem também evitar alimentos apimentados e bebidas alcoólicas.[152] A xerose cutânea é sempre pruriginosa e deve ser corrigida pelo uso de emolientes, com ou sem ureia e redução do sabonete. O paciente deve também ser orientado a evitar a coçadura das lesões, para não piorar o ciclo prurido-coçadura-prurido. Outras afecções, como distúrbios do sono, ansiedade e depressão devem ser paralelamente conduzidas sempre que necessário, com abordagem multidisciplinar.[153]

O manejo específico do prurido requer diferenciação clínica dos subtipos etiológicos e variados graus de alterações inflamatória, sistêmica, neurológica e psicológica. As terapias eficazes geralmente modulam os componentes neurais e imunológicos envolvidos na transmissão do sintoma. Quadros refratários geralmente requerem terapia combinada com agentes tópicos e sistêmicos. Evidências científicas para o tratamento do prurido são limitadas a relatos e séries de casos, com raros ensaios clínicos randomizados.[13]

Tratamento tópico

- **Mentol (0,5% a 1%) e cânfora:** compostos orgânicos formulados em creme de calamina podem ser benéficos especialmente para casos de prurido neuropático, por causa da sensação de resfriamento da pele, por intermédio dos receptores nociceptivos aferentes TRP.[154-157]
- **Capsaicina:** para pruridos localizados, a capsaicina pode ser benéfica, por intermédio de sua ação sobre receptores vaniloides subtipo 1 (VR1/TRPV1), substância P e antagonista da via da histamina. Estímulos repetidos desses receptores induzem dessensibilização das fibras nervosas, inibição do acúmulo de neuropeptídeos e supressão do prurido. A capsaicina é utilizada em concentrações variáveis (0,025% a 0,1%) 3 a 6 vezes ao dia, podendo ser útil em: prurigo melanótico, nevralgia pós-herpética, prurido braquioradial, notalgia parestésica, prurido aquagênico e prurigo nodular.[158] Evitar o uso em áreas extensas e em crianças.
- **Carabinoides:** N-palmitoil-etanolamina (PEA) é um agonista de receptores canabinoides CB2 que, aplicado na forma de creme, alivia o prurido da hemodiálise, nevralgia pós-herpética, prurigos.[159] Seu efeito antiprurido foi comprovado em um ensaio clínico randomizado para pacientes com eczema asteatósico.[160]
- **Inibidores da calcineurina:** tacrolimus e pimecrolimus apresentam modesta ação anti-inflamatória e dessensibilização de neurônios sensoriais aferentes primários via agonismo TRPV1. Seu uso pode ser interessante no prurido anogenital, bem como no prurigo nodular.[161] Aprovados para pacientes acima de 2 anos de idade, apresentam sensação de queimação como efeito colateral.[162]
- **Corticosteroides tópicos:** são a base do tratamento do prurido associado às dermatoses inflamatórias, auxiliando em diversos tipos de prurido. Atuam reduzindo a inflamação e inibindo as cascatas de citocinas envolvidas. São úteis também como medida inicial em quadros muito escoriados, para alívio mais rápido e interrupção do ciclo prurido-coçadura. No entanto, não devem ser empregados em áreas extensas e/ou por período de tempo prolongado, não somente pelo risco de atrofia e hipopigmentação cutâneas, mas também porque seu uso pode exacerbar o prurido por inibição da produção da prostaglandina D2.[163]
- **Anestésicos tópicos:** interferem na transmissão dos impulsos ao longo das fibras nervosas sensoriais: benzocaína, diperidona, lidocaína, pramoxine.[164] Apresentam eficácia discreta no prurido urêmico e neuropático.

Opções em estudo e que podem em futuro próximo incrementar o arsenal de medicamentos tópicos para o tratamento do prurido são: naltrexone em creme a 1% (antagonista de receptor μ-opioide) e aprepitanto (inibidor do receptor neuroquinina 1).[165] Opções tópicas ainda não disponíveis no Brasil incluem: lidocaína e capsaicina 8% *patch*; pramoxina 1%; doxepina 5%; gabapentina 6%; quetamina-amitriptilina-lidocaína 2,5% a 10% e inibidores da fosfodiesterase (crisabolol).[13]

Tratamento sistêmico

- **Colestiramina:** indicada quando o prurido é manifestação de colestase. Trata-se de resina não absorvível que se liga aos ácidos biliares na luz intestinal, reduzindo seus níveis séricos. Também tem efeito na absorção de outros componentes, podendo melhorar o prurido da policitemia vera e da uremia. Efeitos colaterais são leves, mas frequentes e incluem obstipação intestinal, malabsorção de gordura e gosto desagradável.[91]
- **Anti-histamínicos:** classe de medicamentos mais utilizada no tratamento do prurido, os antagonistas de receptores H_1 agem pelo bloqueio da histamina, importante mediador. No entanto, dependendo da etiologia do prurido, essas drogas podem ser parcial ou totalmente ineficazes. Além do efeito anti-histamínico, podem ter ação imunomoduladora, por reduzir a liberação de mediadores e expressar moléculas de adesão, regular a liberação de citocinas, quemoquinas e, consequentemente, o recrutamento de células inflamatórias.[165-168]

Os anti-histamínicos podem ser de 1ª ou 2ª geração. Os do primeiro grupo são capazes de atravessar a barreira hematoencefálica, por isso são considerados sedantes e incluem hidroxizine, difenidramina, prometazina, clorfeniramina. No SNC, desativam o córtex cingulado e a área pré-frontal, envolvidos na percepção do prurido e na motivação para coçar. Essa sedação pode ser bastante interessante para pacientes portadores de prurido crônico e essas drogas devem ser prescritas para uso principalmente no período noturno e com precaução em idosos. O uso de anti-histamínicos de 1ª geração por mais de 3 anos pode aumentar o risco de demência.[169] Os anti-histamínicos de 2ª geração, por não cruzarem a barreira hematoencefálica, são considerados não ou levemente sedantes, devendo ser a 1ª opção para o período diurno: fexofenadina; loratadina; cetirizina; desloratadina; levocetirizina; e bilastina. Cabe destacar que pode ser necessário dobrar ou quadruplicar a dose diária dos anti-histamínicos para que se obtenha o efeito desejado, sendo às vezes interessante associar um sedante e um não sedante.

- **Corticosteroides sistêmicos:** a prednisona pode ser prescrita como medida extrema em casos de prurido crônico intratável, por períodos curtos de tempo (cerca de 2 semanas).
- **Imunossupressores:** metotrexato, ciclosporina, micofenolato e azatioprina são eficazes para prurido associado a inflamações cutânea e sistêmica, como dermatite atópica, psoríase e prurigo nodular. Imunossupressores auxiliam no controle do prurido crônico de etiologia desconhecida, presente na imunossenescência, que se manifesta com eosinofilia periférica, IgE sérica elevada e presença de espogiose na histologia da pele. Neste subgrupo de pacientes, metotrexato, dupilumab ou fototerapia UVB de banda estreita são possíveis opções terapêuticas.[169-172]
- **Fototerapia:** PUVA, UVA e UVB de banda estreita reduzem o prurido pela ação anti-inflamatória local e sistêmica, além da redução da densidade das fibras nervosas, do fator de crescimento nervoso e da ativação das fibras nervosas periféricas. Podem ser empregados como adjuvantes em várias situações que cursam com prurido: doença renal e hepática, prurido aquagênico, infecção pelo HIV, policitemia vera e paraneoplasia (linfoma).[153,173]
- **Drogas antidepressivas:** são terapias adjuvantes eficazes no prurido crônico. Amitriptilina (25 a 75 mg/dia) e doxepina (10 a 50 mg/dia) são antidepressivos tricíclicos com efeitos anti-histaminérgicos. Inibidores da recaptação de serotonina (paroxetina, fluvoxamina, sertralina, venlafaxina, mirtazapina) reduzem o prurido modulando as vias serotoninérgicas descendentes na medula espinhal. Em particular, a sertralina, é uma opção segura para o prurido colestático, e a mirtazapina em baixas doses é útil para o prurido noturno em virtude de suas propriedades sedativas.[174-177]
- **Anticonvulsivantes:** gabapentina e pregabalina atuam reduzindo a percepção central do prurido e a excitação neural por estímulos causadores de prurido. São efetivos no prurido urêmico, mas o uso em outras formas de prurido é limitado a relatos de casos.[178] Comparada à gabapentina, a pregabalina apresenta ação mais rápida. As dosagens de ambos devem ser tituladas na introdução e diminuídas gradativamente na suspensão. Gabapentina deve ser iniciada na dose de 300 mg (100 mg em idosos) à noite, aumentada a cada 4 a 5 dias, divididas em 2 a 3 tomadas ao dia, até a dose máxima diária de 3.600 mg, raramente atingida pelo efeito colateral de sedação. Pregabalina pode ser iniciada na dose de 75 mg a noite, aumentada para 2 tomadas ao dia após 1 semana, até a dose máxima diária de 300 mg. Ambas as drogas têm excreção renal e a dose deve ser ajustada em pacientes com disfunção renal.[179-181]
- **Talidomida:** imunomodulador inespecífico que pode desregular a degeneração das fibras nervosas não mielinizadas do tipo C, eficaz no prurido urêmico e prurigo nodular. É uma droga categoria X da gestação em virtude de sua extrema teratogenicidade.[182]
- **Moduladores de opioides:** indicados para prurido refratário a múltiplas terapias. Vários estudos sugerem que naltrexone (antagonista opioide) pode reduzir o prurido de várias etiologias, incluindo o prurido colestático e urêmico. Baixas doses de naltrexone (2 mg/dia) também apresentam controle do prurido e podem ser usadas em pacientes que não tolerarem as doses-padrão.[183]
- **Biológicos e pequenas moléculas:** em uso *off-label*, o dupilumabe (anti IL-4/13) já demonstrou eficácia no tratamento do prurido nodular, da dermatite atópica e idiopático, pela redução da inflamação Th2. Inibidores da janusquinase, como o tofacitinibe (de uso oral e tópico), também reduzem o prurido da dermatite atópica e idiopático, uma vez que o bloqueio da JAK1 é um potente modulador da diferenciação Th2.[153,184-186]

Inibidores da neuroquinina 1 (NK1): aprepitanto (80 ou 125mg) é um inibidor NK1 que suprime o efeito da substância P e reduz prurido refratário de várias etiologias, como prurigo nodular e idiopático. No entanto, seu uso é limitado pelo alto custo e inúmeras interações medicamentosas por ser um indutor de CYP3A4.[187]

Drogas emergentes

Há inúmeros novos tratamentos para doenças pruriginosas crônicas sendo investigados em ensaios clínicos de fases 2 e 3. Em particular, o bloqueio de IL-31 e a via JAK/STAT surgiram como moduladores da via rápida. Acredita-se que o bloqueio de JAK1 tenha um efeito rápido e robusto no prurido associado à modulação de múltiplos mediadores. Os agentes mais promissores incluem lebrikizumabe (anti IL-13), traloquinumabe (anti-IL-13), nemolizumabe (anti-IL-31), abrocitinibe (JAK1) e upadacitinibe (JAK1).[188-191]

PRURIGOS

O termo "prurigo" foi originalmente introduzido por Hebra, em 1868, para definir pápulas induzidas pela coçadura.[192] No entanto, nem sempre esta definição é seguida, o que, às vezes, causa certa confusão entre os autores.

ESTRÓFULO

Esse termo surgiu na escola dermatológica francesa e foi, historicamente, utilizado de várias formas por vários autores, ora como sinônimo de prurigo, ora de prurigo infantil, ora de líquen, o que ainda hoje gera confusão. Pela escola anglo-saxônica, a mesma entidade é denominada urticária papulosa,[193] sendo os termos "urticária vesiculosa infantil" e "líquen urticado" também utilizados por alguns autores.

O estrófulo é atualmente definido como reação de hipersensibilidade que ocorre predominantemente na infância, caracterizada por pápulas pruriginosas.[164]

Etiopatogenia

Trata-se de uma reação de hipersensibilidade não só a picadas de insetos (mosquitos hematófagos e pulgas), mas também a carrapatos e percevejos. É mais frequente e intenso na criança atópica.[194] O mecanismo imunológico subjacente parece ser uma reação de hipersensibilidade bifásica: imediata e tardia.[193]

Quadro clínico

Acomete preferentemente crianças entre 2 e 7 anos de idade. A lesão elementar é a seropápula: pápula edematosa bem delimitada centrada por uma microvesícula (Figuras 15.4 e 15.5). Uma apresentação frequente é a forma vesicobolhosa (Figura 15.6). Outras lesões que podem estar presentes são: eritematopurpúricas; pústulas; crostas; e nódulos. Secundariamente ocorrem escoriações e, eventualmente, infecção secundária. Ainda que a forma clínica possa variar entre os pacientes, o quadro é, quase sempre, monomórfico no mesmo paciente. Há prurido intenso no sítio das lesões.

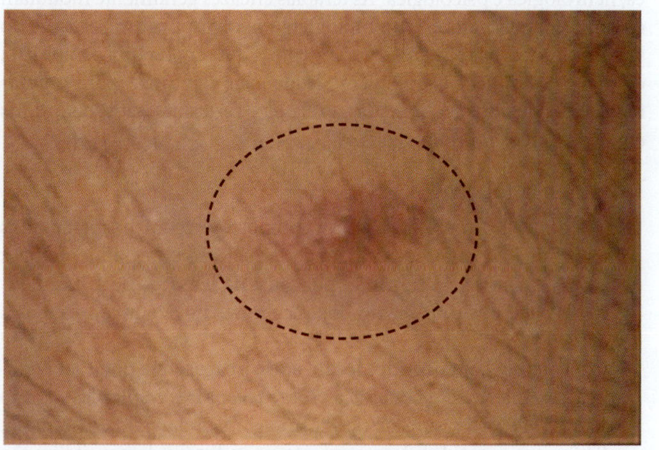

Figura 15.4 Seropápula: lesão inicial dos prurigos.

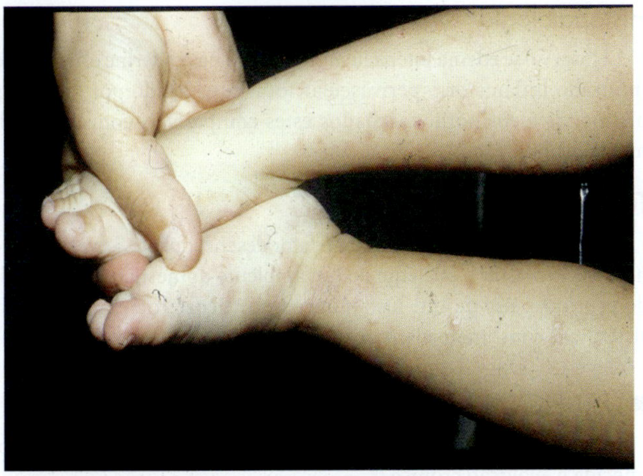

■ **Figura 15.5** Estrófulo.

Fonte: Cortesia Prof. Dr. Fernando Augusto de Almeida.

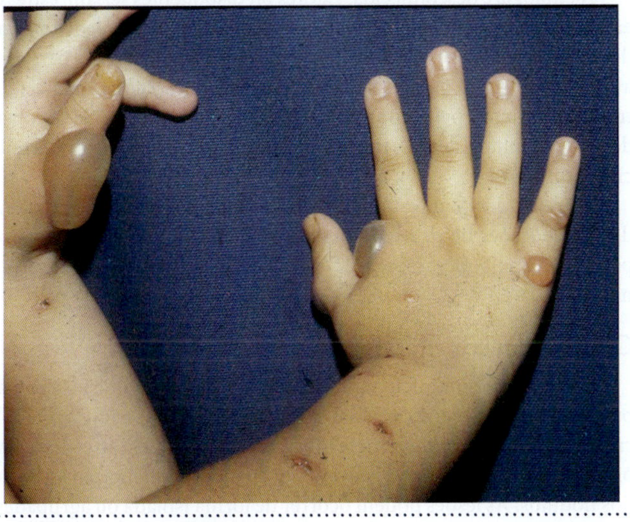

■ **Figura 15.6** Estrófulo bolhoso.

Fonte: Cortesia Prof. Dr. Fernando Augusto de Almeida.

A localização é variável, na dependência do agente: no caso de hipersensibilidade a mosquitos e pernilongos, as lesões predominam nas extremidades; quando a reação é a picadas de pulgas, predominam no tronco.[195]

Habitualmente a evolução é em surtos, com lesões em diferentes fases evolutivas.

Histopatologia

Observa-se espongiose variável, desde edema intercelular discreto a vesículas intra ou subepidérmicas. Pode haver crosta central na epiderme. Há edema importante na derme papilar e infiltrado inflamatório misto, contendo linfócitos, polimorfonucleares e eosinófilos, predominantemente perivascular. Quando o infiltrado acomete a derme profunda, diminui no centro com relação à periferia, conferindo aspecto cuneiforme ou em V.[193]

Diagnóstico diferencial

O diagnóstico de estrófulo raramente oferece dificuldade podendo, no entanto, ser confundido com urticária, varicela, dermatite herpetiforme de Duhring, eczema atópico, prurigo de Hebra, eritema polimorfo, escabiose e impetigo bolhoso.[194]

Tratamento

Visa o controle sintomático do prurido e a prevenção de novas lesões por intermédio da proteção contra picadas.

O tratamento do prurido inclui o uso de produtos tópicos como o mentol e corticosteroides tópicos e os medicamentos de uso sistêmico como anti-histamínicos e corticosteroides. No caso de infecção secundária, banhos de permanganato de potássio e o emprego de antibióticos tópicos ou sistêmicos podem ser indicados.[196]

É fundamental a utilização de telas, mosquiteiros, repelentes de inseto e melhora das condições de higiene com o objetivo de evitar novas picadas de inseto. Fototerapia pode constituir alternativa terapêutica nas formas rebeldes.[194]

■ PRURIGO SIMPLES

Também denominado de prurigo crônico do adulto ou urticária papulosa crônica, é quadro que se assemelha ao prurigo estrófulo da criança. Parece tratar-se de reação de hipersensibilidade associada não só a picadas de inseto como no caso do estrófulo, mas algumas vezes também a doenças sistêmicas (diabetes *mellitus*, hepatopatia, nefropatia, linfoma e policitemia vera), bem como a quadros infecciosos e parasitários, uso de medicamentos e até mesmo à luz solar. A etiopatogenia envolve mecanismo imunológico complexo, com reação de hipersensibilidade imediata e tardia.[197]

Quadro clínico

As pápulas são extremamente pruriginosas e predominam na face extensora dos membros (Figura 15.7), tronco superior e nádegas. Pode apresentar evolução continua ou em surtos.

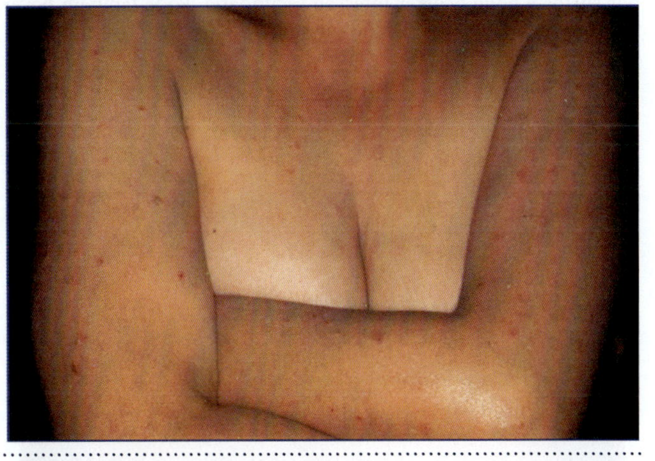

■ **Figura 15.7** Prurigo simples.

Histopatologia

Revela infiltrado inflamatório misto perivascular, às vezes com presença de espongiose associada.

Diagnóstico diferencial

O prurigo simples deve ser diferenciado da dermatite herpetiforme de Duhring, vasculites, foliculite pitirospórica, picadas de inseto e escabiose.

Tratamento

Anti-histamínicos, corticosteroides de uso tópico e/ou sistêmico e fototerapia apresentam resultados variáveis.

■ PRURIGO GESTACIONAL

É forma peculiar do prurigo simples ou do adulto, com ocorrência estimada de uma a cada 300 gestações, predominando em mulheres atópicas. As lesões têm início habitualmente entre 25 e 30 semanas de gestação, podendo persistir após o parto.[198,199]

■ PRURIGO MELANÓTICO

Ver prurido neuropático.

Também denominado "notalgia parestésica", caracteriza-se por prurido unilateral no dorso médio ou superior, às vezes com parestesia ou hiperestesia.[133] Resulta em hiperpigmentação circunscrita, cujo principal diagnóstico diferencial é a amiloidose. Opções terapêuticas incluem capsaicina, gabapentina e anestésicos tópicos, entre outras.

■ PRURIGO DE HEBRA

Dermatose descrita na segunda metade do século XIX pelo dermatologista vienense Ferdinand Von Hebra, recebeu essa denominação em 1892 por Besnier.

Etiopatogenia

Desde sua descrição inicial, esse quadro foi associado a más condições sanitárias e nutricionais. É reação de hipersensibilidade que predomina em crianças atópicas e está relacionado a picadas de inseto, particularmente pulgas.[200,201] Sua incidência vem, aparentemente, decrescendo.

Quadro clínico

Caracteriza-se pela presença de pápulas pequenas, isoladas ou agrupadas, extremamente pruriginosas, de visualização às vezes difícil. Localizam-se preferentemente nas faces extensoras dos membros, poupando face e áreas flexoras (Figura 15.8). Entre as lesões secundárias estão escoriações, liquenificação e discromias. O quadro evolui por surtos e pode ocorrer infecção secundária. Pode também haver adenomegalia inguinal, axilar ou cervical.

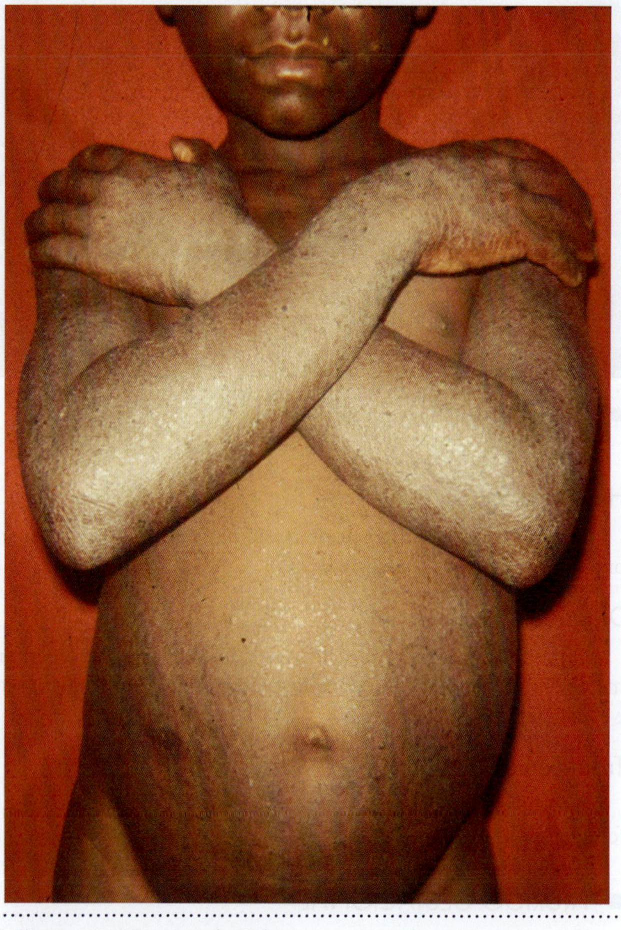

■ **Figura 15.8** Prurigo de Hebra.
Fonte: Cortesia Prof. Dr. Fernando Augusto de Almeida.

Laboratorialmente os pacientes apresentam elevação de IgE sérica.

Histopatologia

Observa-se edema intercelular moderado na epiderme e, na derme, infiltrado inflamatório perivascular focal constituído por linfócitos, histiócitos e eosinófilos, achados estes compatíveis com reação de hipersensibilidade.[201]

Tratamento

O mais importante é eliminar o fator desencadeante, às vezes sendo necessário afastar o paciente do seu ambiente doméstico. No controle do prurido, o uso de anti-histamínicos e corticosteroides tópicos e/ou sistêmicos constituem alternativas terapêuticas.

■ PRURIGO NODULAR

Descrito por Hyde em 1909, é dermatose rara de etiologia desconhecida e evolução crônica.[202]

Etiopatogenia

A etiologia é desconhecida. Fatores predisponentes seriam: estresse emocional, atopia,[203] principalmente quando o início é precoce e picadas de inseto. Às vezes observa-se hiperplasia de terminações nervosas à histopatologia, o que possivelmente ocorre como consequência do trauma mecânico, pela própria coçadura.[204] O prurigo nodular é considerado por muitos autores uma forma nodular atípica de neurodermite circunscrita.[159]

Entretanto, alguns estudos evidenciaram proliferação nervosa na derme de lesões de prurigo nodular, bem como presença de neuropeptídeos que podem desencadear processo inflamatório e prurido nas lesões.[204-207]

Quadro clínico

Geralmente tem início na idade adulta. As lesões iniciais são pápulas eritematosas que evoluem para nódulos endurecidos, de 1 a 3 cm de diâmetro, com superfície hiperceratósica. A pele ao redor é habitualmente xerótica e pode haver halo de hiperpigmentação ao redor dos nódulos. As lesões podem ocorrer de forma isolada ou agrupadas, em número variável, predominando na porção distal e extensora dos membros[208] (Figura 15.9). O prurido é geralmente intenso.

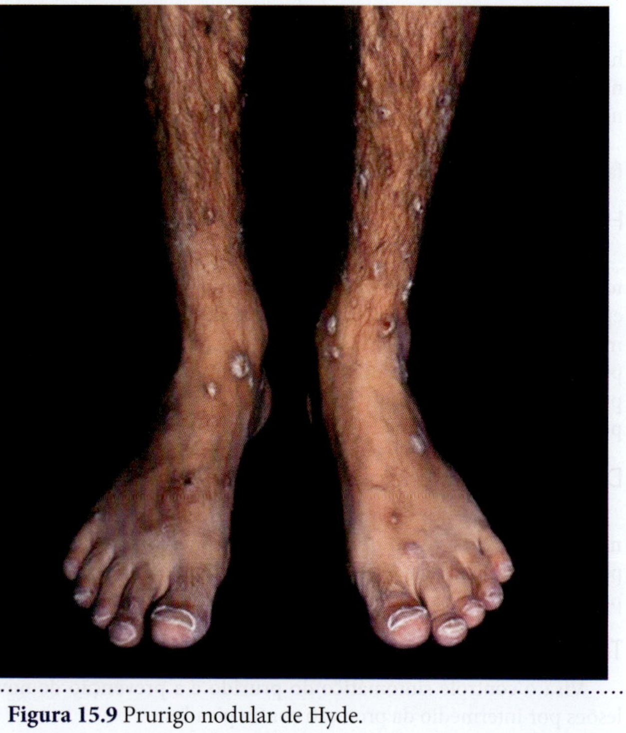

■ **Figura 15.9** Prurigo nodular de Hyde.

Histopatologia

Caracteriza-se pela presença de acantose, papilomatose e hiperceratose de forma focal.[208] Na derme, observa-se infiltrado inflamatório inespecífico com linfócitos, histiócitos e eosinófilos. Como já mencionado, pode haver hiperplasia de terminações nervosas dérmicas.[209] Ainda não está definido se essa hiperplasia é causa ou consequência do prurido crônico e da coçadura.[210]

Diagnóstico diferencial

Devem ser lembrados o líquen simples crônico, líquen plano hipertrófico, penfigoide nodular e queratoacantomas múltiplos.[202]

Tratamento

O prurigo nodular é bastante resistente à maioria das modalidades terapêuticas. Uma vez estabelecido o ciclo prurido-escoriação-prurido, é difícil interrompê-lo. Tratamentos tópicos com emolientes, mentol, corticosteroides potentes (às vezes sob oclusão), capsaicina 0,025% várias vezes ao dia apresentam benefício limitado. Infiltração intralesional com corticosteroides (dexametasona ou triamcinolona) pode ser útil.

Os melhores resultados são obtidos com o uso da talidomida 200 mg ao dia por período de 6 meses.[211,212] O mecanismo de ação seria pelo efeito tóxico direto no tecido neural proliferado.[213] Alternativas seriam a fototerapia localizada, a crioterapia e os anti-histamínicos.[202] O tratamento do prurigo nodular pode ser dividido em quatro níveis, de acordo com a gravidade e a refratariedade do quadro. O nível 1 compreende o uso tópico de corticosteroide, calcipotriol, inibidores da calcineurina e capsaicina, além do corticosteroide intralesional. O nível 2, fototerapia UVB de banda estreita, metotrexato, ciclosporina, gabapentinoides, antidepressivos e inibidores NK1. O nível 3, azatioprina, dupilumabe, inibidores IL-31 e talidomida. E o nível 4, micofenolato mofetil, inibidores da JAK e canabinoides.[214,215]

■ PRURIGO PIGMENTOSA

Dermatose inflamatória rara, de etiologia desconhecida, descrita em 1971.[216] É observado quase exclusivamente no Japão, e somente alguns casos foram relatados em outros países. Mais frequente em mulheres jovens, sobretudo no verão.

Quadro clínico

Caracteriza-se por pápulas eritematosas simétricas, recorrentes, pruriginosas, principalmente no dorso, tórax e pescoço.[217,218] Há relatos de lesões em outras localizações: mamas; membros; abdome; e face.[219] As pápulas desaparecem após alguns dias, deixando uma hiperpigmentação reticulada no local. O tempo total de evolução varia de 6 meses a 8 anos. Pode haver eosinofilia periférica.[217]

Diagnóstico diferencial

Os principais diagnósticos diferenciais são líquen plano, dermatite de contato, papilomatose confluente e reticulada de Gougerot-Carteaud e dermatite herpetiforme de Duhring.

Histopatologia

O quadro histopatológico não é específico, observando-se um infiltrado inflamatório de padrão liquenoide. A imunofluorescência direta é negativa.

Tratamento

Minociclina e dapsona têm sido as opções terapêuticas mais utilizadas.[220,221] Anti-histamínicos e corticosteroides tópicos e sistêmicos são pouco eficazes.

■ PRURIGO DO HIV

Também denominado "erupção papulopruriginosa da Aids", é quadro pruriginoso frequente nos pacientes com infecção pelo HIV, principalmente na África,[222] Haiti,[223] Brasil,[224] e Tailândia,[225] sendo mais raramente observada na Europa e América do Norte.

Etiopatogenia

Ainda não está plenamente elucidada. As picadas de insetos parecem constituir um fator etiológico importante.[223,226] Uma das possibilidades é a de uma reação de hipersensibilidade a antígenos de insetos anteriormente tolerados, em função da ativação policlonal de linfócitos B ou T.[227,228]

Quadro clínico

O prurigo do HIV caracteriza-se por múltiplas pápulas eritematosas, pruriginosas, escoriadas, que predominam nas extremidades, de forma simétrica (Figura 15.10). Face e tronco também podem ser acometidos. Nos membros superiores predominam na face extensora. A hiperpigmentação pós-inflamatória é frequente. O curso é crônico, com períodos de piora e melhora.[229,230]

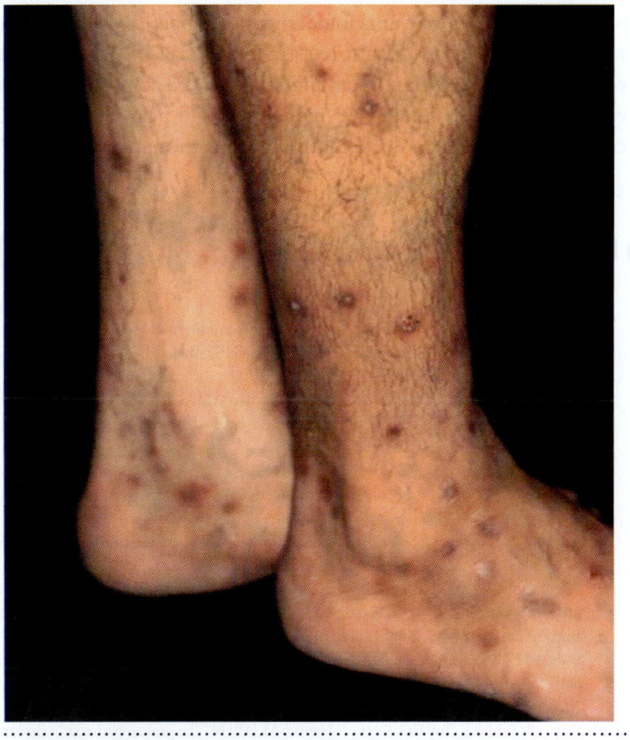

■ **Figura 15.10** Prurigo do paciente com HIV/Aids.

Histopatologia

Os achados histopatológicos assemelham-se àqueles de picadas de insetos, com infiltrado inflamatório rico em linfócitos e eosinófilos, superficial e profundo, perivascular e perifolicular. Pode haver hiperplasia da epiderme.[221,231]

Exames laboratoriais

Este quadro é visto com maior frequência nos pacientes com imunossupressão avançada, geralmente com contagem de linfócitos T CD4 inferior a 50 ou 100 células/mm^3.[185,192] Eosinofilia e elevação de IgE sérica são achados frequentes.[230,233]

Diagnóstico diferencial

Foliculite eosinofílica: alguns investigadores acreditam que a erupção papulopruriginosa da Aids e a foliculite eosinofílica da Aids seriam parte do mesmo espectro.[229,234] Às vezes os dois termos são utilizados de forma a causar confusão na interpretação da literatura. A foliculite eosinofílica, no entanto, acomete preferentemente o segmento cefálico e a porção superior do tronco. Ao exame histopatológico, o infiltrado é principalmente perifolicular e com predomínio de eosinófilos.[235]

Foliculite por *Demodex folliculorum* (demodicose), escabiose, prurigo simples (urticária papulosa), prurigo nodular, foliculite bacteriana e pitirospórica são outros diagnósticos diferenciais eventualmente possíveis.[236]

Tratamento

Entre as opções terapêuticas estão: corticosteroides tópicos; anti-histamínicos; emolientes; loções antipruriginosas; e escabicidas.[229,230] Fototerapia com UVB[233] e corticosteroides sistêmicos são alternativas em casos refratários. Parece haver melhora do quadro após a introdução das drogas antirretrovirais.[226]

O prurido é às vezes grave e não responsivo ao tratamento habitual, podendo impactar a qualidade de vida dos pacientes de forma significativa.

PRURIGO ACTÍNICO

O prurigo actínico é uma fotodermatose idiopática que afeta ameríndios, não sendo, no entanto, registrado no Brasil.[237] Tem início precoce, apresenta predomínio em mulheres (2:1) e compromete áreas expostas. As lesões podem ser induzidas tanto pela radiação UVA como UVB. Há indícios de mecanismo autoimune na etiopatogenia.[238]

Quadro clínico

O quadro clínico é polimórfico e inclui pápulas eritematosas, crostas, escoriações e placas liquenificadas. As lesões predominam na face (incluindo nariz, lábios e região malar), V do decote, pescoço, face extensora dos braços e antebraços e dorso das mãos. O comprometimento dos lábios e da conjuntiva é comum, com queilite (edema, escamas e fissuras) e pseudopterígio.[239,240] A evolução é crônica, podendo agravar-se nos meses de verão e o prurido pode ser intenso.

Histopatologia

As principais características são hiperceratose, acantose regular e denso infiltrado inflamatório na derme superficial, constituído principalmente por linfócitos. Nos lábios e na conjuntiva o exame histopatológico revela presença de folículos linfoides na lâmina própria.[240]

Tratamento

A medida mais importante é a fotoproteção. Corticosteroides tópicos e sistêmicos e antibióticos (no caso de infecção secundária) podem ser úteis, bem como os anti-histamínicos orais. Os antimaláricos não se mostraram eficazes. A talidomida é a droga mais efetiva no tratamento do prurigo actínico,[241,242] podendo ser útil, inclusive, como prova terapêutica para confirmação diagnóstica, na dose de 100 a 200 mg/dia. Após o controle a dose é gradualmente reduzida, podendo chegar a 25 mg/semana.[200]

Referências bibliográficas

1. Savin JA. How should we define itching? J Am Acad Dermatol. 1998;39:268-9.
2. Ikoma A, Steinhoff M, Ständer S, Yosipovitch G, Schmelz M. The neurobiology of itch. Nat Rev Neurosci. 2006;7:535-47.
3. Kini SP, DeLong LK, Veledar E, McKenzi-Brown AM, Schaufele M, Chen SC. The impact of pruritus on quality of life: the skin equivalent of pain. Arch Dermatol. 2011;147(10):1153-56.
4. Whang KA, Khanna R, Williams KA, Mahadevan V, Semenov Y, Swatra SG. Health-related QOL and economic burden of chrornic pruritus. J Invest Dermatol. 2021;14(4):754-760.e1.
5. Jensen P, Zachariae C, Skov L, Zachariae R. Sleep disturbance in psoriasis: a case--controlled study. Br J Dermatol. 2018;179(6):1376-84.
6. Wamamoto Y, Yamazaki S, Hayashino E et al. Association between frequency of pruritic symptoms and perceived psychological stress: a Japanese population-based study. Arch Dermatol. 2009;145(12):1384-88.
7. Dalgard FJ, Svensson A, Halvorsen JA et al. Itch and mental health in dermatological patients across Europe: a cross-sectional study in 13 countries. J Inevst Dermatol. 2020;140(3):568-73.
8. Yalçin B, Tamer E, Toy GG, Oztas P, Hayran M, Alli N. The prevalence of skin diseases in the elderly: analysis of 4099 geriatriuc patients. Int J Dermatol. 2006;45(6):672-6.
9. Namer B. Age related changes in human C-fiber function. Neurosci Lett. 2010;470(3):185-7.
10. Greaves MW, Wall PD. Pathophysiology of itching. Lance.t 1996;348:938-40.
11. Yosipovitch G, Greaves MW, Schmelz M. Itch. Lancet. 2003;361:690-4.
12. Greaves MW, Khalifa N. Itch: more than skin deep. Int Arch Allergy Immunol. 2004;135:166-72.
13. Sutaria N, Adawi W, Goldberg R et al. Itch: Pathogenesis and treatment. J Am Acad Dermatol. 2022;86(1):17-34.
14. Inoue K, Koizumi S, Fuzuwara S, Denda S, Denda M. Functional vanilloid receptors in cultured normal human epidermal keratinocytes. Biochem Biophys Res Commun. 2002;291:124-9.
15. Shim WS, Tak MH, Lee MH et al. TRPV1 mediates histamine-induced itching via the activation of phospholipase A2 and 12-lipoxygenase. J Neurosci. 2007;27(9):2331-7.
16. Roosterman D, Goerge T, Schneider SW et al. Neuronal control of skin function: The skin as a neuroimmunoendocrine organ. Physiol Rev. 2006;86:1309-79.
17. Liu T, Xu ZZ, Park CK, Berta T, Ji RR. Toll-like receptor 7 mediates pruritus. Nat. Neurosci. 2010;13:1460-2.
18. Han L & Dong X. Itch Mechanisms and Circuits. Annu Rev Biophys. 2014;43:331-55.
19. Greaves MW. Recent advances in pathophysioloy and current management of itch. Ann Acad Med Singapure. 2007;36:788-92.
20. Graham HT, Lowry OH, Wahl N et al. Mast cells as sources of tissue histamine. J Exp Med. 1955;102(3):307-18.
21. Shimizu K, Andoh T, Yoshihisa Y et al. Histamine released from epidermal keratinocytes plays a role in a melanocyteestimulating hormone-induced itching in mice. Am J Pathol. 2015;185(11):3003-10.
22. Wang F, Trier AM, Li F et al. A basophil-neuronal axis promotes itch. Cell. 2021;184(2):422-40.e17.
23. Meixiong J, Anderson M, Limjunyawong N et al. Activation of mast-cell-expressed Mas-related G-protein-coupled receptors drives non-histaminergic itch. Immunity. 2019;50(5):1163-71.
24. Feld M, Garcia R, Buddenkotte J et al. The pruritus- and TH2- associated cytokine IL-31 promotes growth of sensory nerves. J Allergy Clin Immunol. 2016;138(2):500-8.
25. Lou H, Lu J, Choi EB et al. Expression of IL-22 in the skin causes Th2-biased immunity, epidermal barrier dysfunction, and pruritus via stimulating epithelial Th2 cytokines and the GRP pathway. J Immunol. 2017;198(7):2543-55.
26. Oetjen LK, Mack MR, Feng J et al. Sensory neurons co-opt classical immune signaling pathways to mediate chronic itch. Cell. 2017;171(1):217-28.
27. Czarnecka-Operacz M, Polanska A, Klimanska M et al. Itching sensation in psoriatic patients and its relation to body mass index and IL-17 and IL-31 concentrations. Postepy Dermatol Alergol. 2015;32(6):426-30.
28. Belzberg M, Alphonse MP, Brown I et al. Prurigo Nodularis is characterized by systemic and cutaneous Th22 immune polarization. J Invest Dermatol. 2021;141(9):2208-18.
29. Fallahzadeh MK, Roozbeh J, Geramizadeh B et al. Interleukin-2 serum levels are elevated in patients with uremic pruritus: a novel finding with practical implications. Nephrol Dial Transplant. 2011;26(10):3338-44.
30. Ko MJ, Peng YS, Chen HY et al. Interleukin-31 is associated with uremic pruritus in patients receiving hemodialysis. J Am Acad Dermatol. 2014;71(6):1151-9.
31. Schindler C, Levy DE, Decker T. JAK-STAT signaling: from interferons to cytokines. J Biol Chem. 2007;282(28):20059-63.
32. Weidner C, Klede M, Rukwied R et al. Acute effects of substance P and calcitonin gene-related peptide in human skin – a microdialysis study. J Invest Dermatol. 2000;115(6):1015-20.
33. Melo H, Basso L, Iftinca M et al. Itch induced by peripheral mu opioid receptors is dependent on TRPV1- expressing neurons and alleviated by channel activation. Sci Rep. 2018;8(1):15551.
34. Lawson SN. Phnotype and function of somatic primary afferent nociceptive neurons with C-, Adelta- or Aalpha/beta-fibres. Exp Physiol. 2002;87:239- 44.
35. Ringkamp M, Schepers RJ, Shimada SG, Johanek LM, Hartke TV et al. A role for nociceptive, myelinated nerve fibers in itch sensation. J. Neurosci. 2011;31:14841-9.
36. Azimi E, Xia J and Lerner EA. Peripheral Mechanisms of Itch. Curr Probl Dermatol. 2016;50:18-23.
37. Schmelz M. A neural pathway for itch. Nat Neurosci. 2001;4:9-10.
38. Schmelz M, Hilliges M, Schidt R, Orstavik K, Vahlquist C, Weidner C et al. Active "itch fibers" in chronic pruritus. Neurology. 2003;61:564-6.
39. Andrew D, Craig AD. Spinothalamic lamina 1 neurons selectively sensitive to histamine: a central neural pathway for itch. Nat Neurosci. 2001;4:72-7.
40. Schmelz M. Itch–mediators and mechanisms. J Dermatol Sci. 2002;28:91-6.
41. Carstens E & Akiyama T. Central Mechanisms of Itch. Curr Probl Dermatol. 2016;50:11-7.

42. Darsow U, Drzezga A, Frisch M et al. Processing of histamine-induceditch in the humen cerebral cortex: A correlation analysis with dermal reactions. J Invest Dermatol. 2000; 115:1029-33.
43. Drzezga A, Darsow U, Treede RD et al. Central activation by histamine- induced itch: Analogies to pain processing: A correlational analysis of O-15 H20 positron emission tomography studies. Pain. 2001;92:296-305.
44. Ikoma A, Cevikbas F, Kempkes C and Steinhoff M. Anatomy and neurophysiology of pruritus. Semin Cutan Med Surg. 2011;30:64-70.
45. Davies MG, Greaves MW. Sensory responses of human skin to synthetic histamine analogues and histamine. Br J Clin Pharmacol. 1980;9:461-5.
46. Stander S, Raap U and Metz M. Pathophysiology of itch and new treatments. Curr Opin Allergy Clin Immunol. 2011;11(5):420-7.
47. Ständer S, Schmelz M. Chronic itch and pain – similarities and differences. Eur J Pain. 2006;10:473-8.
48. Twycross R, Greaves MW, Handwerker H, Jones EA, Libretto SE, Szepietowski JC, Zylicz Z. Itch: scratching more than the surface. QJM. 2003;96:7-26.
49. Ständer S, Weisshaar E, Mettang T, Szepietowski JC, Carstens E, Ikoma A et al. Clinical classification of itch: a position paper of the international forum for the study of itch. Acta Derm Venereol. 2007;87:291-4.
50. Buxton PK. ABC of dermatology. London: BMJ Publishing; 1999.
51. Norman RA. Xerosis and pruritus in the elderly: recognition and management. Dermatol Therapy. 2003;16:254-9.
52. Weichert GE. An approach to the treatment of anogenital pruritus. Dermatol Therapy. 2004;17:129-33.
53. Lewis FM, Shan M, Gawkrodger DJ. Contact sensitivity in pruritus vulvae: patch test results and clinical outcome. Am J Contact Dermat. 1997;8:137-40.
54. English JC, Laws RA, Keough GC, Wilde JL, Foley JP, Elston DM. Dermatoses of the glans penis and prepuce. J Am Acad Dermatol. 1997;37:1-24.
55. Farouk R, Duthie GS, Pryde A, Bartolo DC. Abnormal transient internal sphincter relaxation in idiopathic pruritus ani: physiologic evidence from ambulatory monitoring. Br J Surg. 1994;81:603-6.
56. Daniel Gl, Longo WE, Vernava AM. Pruritus ani: causes and concerns. Dis Colon Rectum. 1994;37:670-4.
57. Markell KW & Billingham RP. Pruritus ani: etiology and management. Surg Clin North Am. 2010;90(1):125-35.
58. Cohen AD, Vander T, Medvendovsky E, Biton A, Naimer S, Shalev R, Vardy DA. Neuropathic scrotal pruritus. Anogenital pruritus is a symptom of lumbosacral radiculopathy. J Am Acad Dermatol. 2005;52:61-6.
59. Lysy J, Sistiery-Ittah M, Israelit Y. Topical capsaicin – a novel and effective treatment for idiopathic intractable pruritus ani: a randomised, placebo controlled, crossover study. Gut. 2003;52:1323.
60. Mentes BB, Akin M, Leventoglu S. Intradermal methylene blue injection for the treatment of intractable idiopathic pruritus ani: results of 30 cases. Tech Coloproctol. 2004;8(1):11-4.
61. Osguthorpe JD & Nielsen DR. Otitis externa: review and clinical update. Am Fam Physician. 2006;74:1510-6.
62. Daneshrad D, Kim JC, Amedee RG. Acute otitis externa. J La State Med Soc. 2002;154:226-8.
63. Sood S, Strachan DR, Tsikoudas A, Stables GI. Allergic otitis externa. Clin Otolaryngol Allied Sci. 2002;7:233-6.
64. Tsikoudas A, Jasser P, England RJ. Are topical antibiotics necessary in the management of otitis externa? Clin Otolaryngol Allied Sci. 2002;27:260-2.
65. Stroman DW, Roland PS, Dohar J, Burt W. Microbiology of normal external auditory canal. Laryngoscope. 2001;111(11 pt 1):2054-9.
66. Beers SL, Abramo TJ. Otitis externa review. Pediatri Emerg Care. 2004;20:250-6.
67. Aguis AM, Pickles JM, Burch KL. A prospective study of otitis externa. Clin Otolaryngol Allied Sci. 1992;17:150-4.
68. Schapowal A. Otitis externa: a clinical overview. Ear Nose Throat J. 2002;81(8 suppl 1):21-1.
69. Yariktas M, Doner F, Dogru H, Demirci M. Asymptomatic food hypersensitivity prevalence in patients with eczematous external otitis. Am J Otolaryngol. 2004;25:1-4.
70. Hannley MT, Dennency JC III. Holzer SS. Use of ototopical antibiotics in treating 3 common ear diseases. Otolaryngol Head Neck Surg. 2000;122:934-40.
71. Weber PC, Roland PS, Hannley M, Freidman R, Manolidis S, Matz G. The development of antibiotic resistant organisms with the use of ototopical medications. Otolaryngol Head Neck Surg. 2004;130(2 suppl):S83-8.
72. Dohar JE. Evolution of management approaches for otitis externa. Pediatr Infect Dis J. 2003; 22:299-305.
73. Kfoury LW & Jurdi MA. Uremic pruritus. J Nephrol. 2012;25(5):644-52.
74. Berger TG & Steinhoff M. Pruritus and renal failure. Semin Cutan Med Surg. 2011;30:99-100.
75. Ponticelli C, Bencini PL. Pruritus in dialysis patients: a neglected problem [editorial]. Nephrol Dial Transplant. 1995;10:2174.
76. Mettang T, Fritz P, Weber J. Uremic pruritus in patients on hemodialysis or continuous ambulatory peritoneal dialysis (CAPD): The role of plasma histamine and skin mast cells. Clin Nephrol. 1990;34:136.
77. Pederson JA, Matter BJ, Czerwinski AW, Llach F. Telief of idiopathic generalized pruritus in dialysis patients treated with activated oral charcoal. Ann Intern Med. 1980;93:446-8.
78. Berne B, Vahlquist A, Fischer T, Danielson BG, Berne C. UV treatment of uraemic pruritus reduces the vitamin A content of the skin. Eur J Clin Invest. 1984;14:203-6.
79. Hsu MM, Yang CC.Uraemic pruritus responsive to broadband ultraviolet (UV) B therapy does not readily respond to narrowband UVB therapy. Br J Dermatol. 2003;149:888-9.
80. Legroux-Crespel E, Clèdes J, Misery L. A comparative study on the effects of naltrexone and loratadine on uremic pruritus. Dermatology. 2004;208:326-30.
81. Mettang T, Pauli-Magnus C, Alscher DM. Uraemic pruritus – new perspecctives and insights from recent trials. Nephrol Dial Transplant. 2002;17:1558-63.
82. Pour-Reza-Gholi F, Nasrollahi A, Firouzan A et al. Low-dose doxepin for treatment of pruritus in patients on hemodialysis. Iran J Kidney Dis. 2007;1:34-7.
83. Jenkins P. A common cause of pruritus in dialisys patients. Am J Kidney Dis. 2008;51:345.
84. Kumagai H, Ebata T, Takamori K et al. Effect of a novel kappa-receptor agonist, nalfurafine hydrochloride, on severe itch in 337 haemodialysis patients: A phase III, randomized, Double-blind, palcebo-controlled study. Nephrol Dial Transplant. 2010;25:1251-7.
85. Inui S. Nalfurafine hydrochloride for the treatment of pruritus. Expert Opin Pharmacother. 2012;13(10):1507-13.
86. Garden J, Ostrow J, Roenigk H. Pruritus in hepatic cholestasis. Arch Dermatol. 1985;121:1415-20.
87. Ghent CN. Pruritus of cholestasis is related to effects of bile salts on the liver not the skin. Am J Gastroenterol. 1987;82:117-8.
88. Bergasa NV, Talbot TL, Alling DW, Schmitt JM, Walker EC, Baker BL. A controlled trial of naloxone infusions for the pruritus of chronic cholestasis. Gastroenterology. 1992;102:544-9.
89. Patel SP, Vasavda C, Ho B, Meixiong J, Dong Z, Kwatra SG. Cholestatic pruritus: emerging mechanisms and therapeutics. J Am Acad Dermatol. 2019;81(6):13718.
90. Meixiong J, Vasavda C, Green D et al. Identification of a bilirubin receptor that may mediate a component of cholestatic itch. Elife. 2019;8(e44116).
91. Khandewal M, Malet PF. Pruritus associated with cholestasis. A review of pathogenesis and management. Dig Dis Sci. 1994;39:1-8.
92. Datta DV & Sherlock S. Cholestyramine for long term relief of the pruritus complicating intrahepatic cholestasis. Gastroenterology. 1996;50:323-32.
93. Bergasa NV, Alling DW, Talbot TL et al. Effects of naloxone infusions in patients with the pruritus of cholestasis. A double-blind, randomized, controlled trial. Ann Intern Med. 1995;123:161-7.
94. Bergasa NV. The pruritus of cholestasis. J Hepatol. 2005;43:1078-88.
95. Wolfhagen FH, Sternieri E, Hop WC et al. Oral naltrexone treatment for cholestatic pruritus. A double-blind, placebo-controlled study. Gastroenterology. 1997;113:1264-9.
96. Cerio R, Murphy GM, Sladen GE, MacDonald DM. A combination of phototherapy and cholestyramine for the relief of pruritus in primary biliary cirrhosis. Br J Dermatol. 1987;116:265-7.
97. Mayo MJ, Handem I, Saldana S et al. Sertraline as a first-line treatment for cholestatic pruritus. Hepatology. 2007;45:666-74.
98. Etter L, Myers SA. Pruritus in systemic disease: mechanisms and management. Dermatol Clin. 2002;20:459.
99. Razykov I, Levis B, Hudson M, Baron M, Thombs BD. Prevalence and clinical correlates of pruritus in patients with systemic sclerosis: an updated analysis of 959 patients. Rheumatology (Oxford). 2013;52(11):2056-61.
100. Kim HJ, Zeidi M, Bonciani D et al. Itch in dermatomyositis: the role of increased skin interleukin-31. Br J Dermatol. 2018;179(3):669-78.
101. Valdes-Rodriguez R, Rowe B, Lee HG et al. Chronic pruritius in primary Sjogren's syndrome: characteristics and effect on quality of life. Acta Derm Venereol. 2017;97(3):385-6.
102. Shapiro RS, Samorodin C, Hood AF. Pruritus as presenting sign of acquired immunodeficiency syndrome. J Am Acad Dermatol. 1987;16:1115-7.
103. Adams SJ. Iron deficiency, serum ferritin, generalized pruritus and systemic disease: a case controlled study. Br J Dermatol. 1989;121(suppl 34):15.
104. Saini KS, Patnaik MM and Tefferi A. Polycythemia vera-associated pruritus and its management. Eur J Clin Invest. 2010;40(9):828-34.
105. Salem HH, Van der Weyden MB, Young IF, Wiley JS. Pruritus and severe iron deficiency in polycytaemia vera. BMJ. 1982;285:91-2.
106. Fjellner B, Hagermark O. Pruritus in polycythemia rubra vera. Treatment with aspirin and possibility of platelet involvement. Acta Dermatol Venereol. 1979;59:505-12.
107. Finelli C, Gugliotta L, Gamberi B, Vianelli N, Visani G, Tura S, Relief of intractable pruritus in polycythemia vera with recombinant interferon alpha. Am J Hematol. 1993;43:316-8.
108. Morison WC, Nesbitt JA. Oral psoralen photochimiotherapy for pruritus associated with polycythemia vera and myelofibrosos. Am J Hematol. 1993;42:409-10.
109. Pujol RM, Gallardo F, Llistosella E. Invisible mycosis fungoides: a diagnostic challenge. J Am Acad Dermatol. 2002;47:S168.
110. Higgins EM, Du Vivier AW. Cutaneous manifestations of malignant disease. Br J Hosp Med. 1992;48:558-61.
111. Andreev VC, Petkov I. Skin manifestations associated with tumors of the brain. Br J Dermatol. 1975;92:675-8.
112. Thomas S, Harrington C. Intractable pruritus as presenting symptom of carcinoma of the bronchus. Clin Exp Dermatol. 1983;8:459-62.
113. Larson VA, Tang O, Stander S, Kang S, Kwatra SG. Association between itch and cancer in 16,925 patients with pruritus: experience at a tertiary care center. J Am Acad Dermatol. 2019;80(4):931-7.

114. Misery L, Cambazard F. Les pruris généralisés non dermatologiques. In: Rousset H, Vital-Durand D, editors. Diagnostics difficiles en médecine interne. Paris: Maloine; 1999. p. 861-74.
115. Misery L. Prurit. Dermatologie. 2006;98-140-A10:1-9.
116. Kaul S, Kaffenberger BH, Choi JN, Kwatra SG. Cutaneous adverse reactions of anticancer agents. Dermatol Clin. 2019;37(4):555-68.
117. Le TK, Kaul S, Cappelli LC, Naidoo J, Semerov YR, Kwatra SG. Cutaneous adverse events of immune checkpoint inhibitor therapy: Incidence and types of reactive dermatoses. J Dermatol Treat. 2021;Accepted (In Press):1-5.
118. Fischer A, Rosen AC, Ensslin CJ, Wu S, Lacouture ME. Pruritus to anticancer agents targeting the EGFR, BRAF, and CTLA-4. Dermatol Ther. 2013;26(2):135-48.
119. Collins LK, Chapman MS, Carter JB, Samie FH. Cutaneous adverse effects of the immune checkpoint inhibitors. Curr Probl Cancer. 2017;41(2):125-8.
120. Sibaud V. Dermatologic reactions to immune checkpoint inhibitors: skin toxicities and immunotherapy. Am J Clin Dermatol. 2018;19(3):345-61.
121. Ajayi AA, Oluokun A, Sofowora O, Akinleye A, Ajayi AT. Epidemiology of antimalarial-induced pruritus in Africans. Eur J Clin Pharmacol. 1989;37(5):539-40.
122. Handsfield-Jones SE, Greaves MW. Aquagenic pruritus: update on diagnosis and treatment. Br J Dermatol. 1991;125(suppl38):13.
123. Newton JA, Singh AK, Greaves MW, Spry CJF. Aquagenic pruritus associated with idiopathic hypereosinophilic syndrome. Br J Dermatol. 1990;122:130-6.
124. Ratvanel R, Burrows N, Marcus R, Norris P. Aquagenic pruritus and acute lymphoblastic leukaemia. Br J Dermatol. 1993;129:348-9.
125. Grath MC, Greaves MW. Aquagenic pruritus and the myelodysplastic syndrome. Br J Dermatol. 1990;123:414-5.
126. Bircher AJ. Water inducing itch. Dermatologica. 1990;181:83-7.
127. Yosipovitch G, Goodkin R, Wingard EM, Bernhard J. Neuropathic pruritus. In: Yosipovitch G, Greaves M, Fleischer A, McGlone F, eds. Itch: basic mechanisms and tehrapy. New York: Marcel Dekker; 2004. p. 231-9.
128. Stumf A, Stander S.Neuropathic itch: diagnosis and management. Dermatol Ther. 2013;26(2):104-9.
129. Oaklander AL, Cohen SP, Raju SV. Intractable postherpetic itch and cutaneous deafferentation after facial shingles. Pain. 2002;96:9-12.
130. Sonnett TE, Setter SM, Campbell, RK. Pregabalin for the treatment of painful neuropathy. Expertt Rev Neurother. 2006; 6:1629-35.
131. Cohen AD, Masalha R, Medvedovsky E, Vardy DA. Brachioradial pruritus: a symptom of neuropathy. J Am Acad Dermatol. 2003;48:825-8.
132. Crevitis L. Brachioradial pruritus – a peculiar neuropathic disorder. Clin Neurol Neurosurg. 2006;108:803-5.
133. Springall DR, Karanth SS, Kirkham N, Darley CR, Polak JM. Symptoms of notalgia paresthetica may be explained by increased dermal innervation. J Invest Dermatol. 1991;97:555-6.
134. Oaklander AL. Neuropathic itch. Semin Cutan Med Surg. 2011;30:87-92.
135. Lee SS, Yosipovitch G, Chan YH, Goh CL. Pruritus, pain, and small nerve fiber function in keloids: a controlled study. J Am Acad Dermatol. 2004;51:1002-6.
136. Weinfeld PK. Successful treatment of notalgia paresthetica with botulinum toxin type A. Arch Dermatol. 2007;143:980-2.
137. Turk U, Ilham S, Alp R, Sur H. Botulinum toxin and intractable trigeminal neuralgia. Clin Neuropharmacol. 2005;28:161-2.
138. Argoff CE. A focused review on the use of botulinum toxins for neuropathic pain. Clin J Pain. 2002;18:S177-181.
139. King CA, Huff FJ, Jorizzo JL. Unilateral neurogenic pruritus: paroxysmal itching associated with central nervous system lesions. Ann Intern Med. 1982;97:222-3.
140. Summers CG, MacDonald JT. Paroxysmal facial itch: a presenting sign of childhood brainstem glioma. J Child Neurol. 1988;3:189-92.
141. Shabtai H, Nisipeanu P, Chapman J, Korczyn AD. Pruritus in Creutzfeldt-Jakob disease. Neurology. 1996;46:940-1.
142. Koeppel MC, Bramont C, Ceccaldi M, Habib M, Sayag J. Paroxysmal pruritus and multiple sclerosis. Br J Dermatol. 1993;129:597-8.
143. Arnold LM, Auchenbach MB, McElroy SL. Psychogenic excoriation. Clinical features, proposed diagnostic criteria, epidemiology and approaches to treatment. CNS Drugs. 2001;15:351-9.
144. Krishnan A, Koo J. Psyche, opioids, and itch: therapeutic consequences. Dermatol Ther. 2005;18:314-22.
145. Tey HL, Wallengren J, Yosipovitch G. Psychosomatic factors in pruritus. Clin. Dermatol. 2013;31:31-40.
146. Yosipovitch G, Samuel LS. Neuropathic and psychogenic itch. Dermatol. Ther. 2008;21:32-41.
147. Gupta MA, Gupta AK, Ellis CN, Koblenzer CS. Psychiatric evaluation of the dermatology patient. Dermatol Clin. 2005;23:591-99.
148. Koblenzer CS. Neurotic excoriations and dermatitis artefacta. Dermatol Clin. 1996;14:447-55.
149. Murase JE, Wu JJ, Koo J. Morgellons disease: a rapport-enhancing term for delusions of parasitosis. J Am Acad Dermatol. 2006;55:013-4.
150. Koo J, Lee CS. Delusions of parasitosis. A dermatologist's guide to diagnosis and treatment. Am J Clin Dermatol. 2001;2:285-90.
151. Lee CS, Koo J. Psychopharmacologic therapies in dermatology: an update. Dermatol Clin. 2003;23:735-44.
152. Heymann WR. Itch. J Am Acad Dermatol. 2006;54:705-6.
153. Pereira MP & Stander S. Chronic Pruritus: Current and Emerging Treatment Options. Drugs. 2017;77(9):999-1007.
154. Roh YS, Choi J, Sutaria N and Kwatra SG. Itch: Epidemiology, clinical presentation, and diagnostic workup. J Am Acad Dermatol. 2022;86:1-14.
155. Chung MK, Lee H, Mizuno A, Suzuki M, Caterina MJ. TRPV3 and TRPV4 mediate warmth-evoked currents in primary mouse keratinocytes. J Biol Chem 2004; 279:21569-75.
156. Peier AM, Moqrich A, Hergarden AC. A TRP channel that senses cold stimuli and menthol. Cell. 2002;108:705-15.
157. Story GM, Peier AM, Reeve AJ. ANKTM1, a TRP-like channel expressed in nociceptive neurons, is activated by cold temperatures. Cell. 2003;112:819-29.
158. Ständler S, Weisshaar E, Luger T. Neurophysiological and neurochemical basis of modern pruritus treatment. Exp Dermatol. 2008;17:161-9.
159. Szepietowski JC, Szepietowski T, Reich A. Efficacy and tolerance of the cream containing structured physiological lipids with endocannabinoids in the treatment of uremic pruritus: a preliminary study. Acta Dermatovenereol Croat. 2005;13:97-103.
160. Yuan C, Wang XM, Guichard A et al. N-palmitoylethanol-amine and N-acetylethanolamine are effective in asteatotic eczema: results of a randomized, double-blind, controlled study in 60 patients. Clin Interv Aging. 2014;9:1163-9.
161. Ständler S, Schurmeyer-Horst F, Luger TA, Weisshaar E. Tretament of pruritic diseases with topical calcineurin inhibitors. Therapeut Clin Risk Management. 2006;2:213-8.
162. Pereira U, Boulais N, Lebonvallet N et al. Mechanisms of the sensory effects of tacrolimus on the skin. Br J Dermatol. 2010;163(1):70-7.
163. Yamaura K, Doi R, Suwa E, Ueno K. Repeated application of glucocorticoids exacerbate pruritus via inhibition of prostaglandin D2 production of mast cells in a murine model of allergic contact dermatitis. J Toxicol Sci. 2012;37(6):1127-34.
164. Yosipovitch G, Maibach HI. Effect of topical pramoxine on experimentally induced pruritus in humans. J Am Acad Dermatol. 1997;37(2 Pt 1):278-80.
165. Elmariah SB & Lerner EA. Topical therapies for pruritus. Semin Cutan Med Surg. 2011;30:118-26.
166. Gelfand EW, Appajosyula S, Meeves S. Anti-inflammatory activity of H1-receptor antagonists: review of recent experimental research. Curr Med Res Opin. 2004;20:73-81.
167. Wu P, Mitchell S, Walsh GM. A new antihistamine levocetirizine inhibits eosinophil adhesion to vascular cell adhesion melacule-1 under flow conditions. Clin Exp Allergy. 2005;35:1073-9.
168. Giustizieri ML, Albanesi C, Fluhr J, Gisondi P, Norgauer J, Girolomoni G. H1 histamine receptor mediates inflammatory responses in human keratinocytes. J Allergy Clin Immunol. 2004;114:1176-82.
169. Gray SL, Anderson ML, Dublin S et al. Cumulative use of strong anticholinergics and incident dementia: a prospective cohort study. JAMA Intern Med. 2015;175(3):401-7.
170. Roh YS, Khanna R, Patel SP et al. Circulating blood eosinophils as a biomarker for variable clinical presentation and therapeutic response in patients with chronic pruritus of unknown origin. J Allergy Clin Immunol Pract. 2021;9(6):2513-6.
171. Xu AZ, Tripathi SV, Kau AL et al. Immune dysregulation underlies a subset of patients with chronic idiopathic pruritus. J Am Acad Dermatol. 2016;74(5):1017-20.
172. Dehner C, Chen L, Kim B et al. Chronic Itch of Unknown Origin Is Associated With an Enhanced Th2 Skin Immune Profile. Am J Dermatopathol. 2021;43(11):773-5.
173. Lovell P & Vender RB. Management and treatment of pruritus. Skin Therapy Letter. 2007;12(1):1-9.
174. Boozalis E, Khanna R, Zampella JG et al. Tricyclic antidepressants for the treatment of chronic pruritus. J Dermatolog Treat. 2021;32(1):124-6.
175. Stander S, Bockenholt B, Schurmeyer-Horst F et al. Treatment of chronic pruritus with the selective serotonin re-uptake inhibitors paroxetine and fluvoxamine: results of an open-labelled, two-arm proof-of-concept study. Acta Derm Venereol. 2009;89(1):45-51.
176. Boozalis E, Khanna R, Kwatra SG. Selective serotonin reuptake inhibitors for the treatment of chronic pruritus. J Dermatolog Treat. 2018;29(8):812-4.
177. Khanna R, Boozalis E, Belzberg M et al. Mirtazapine for the treatment of chronic pruritus. Medicines (Basel). 2019;6(3):7.
178. Steinhoff M, Cevikbas F, Ikoma A and Berger TG. Pruritus: management algorithms and experimental therapies. Semin Cutan Med Surg. 2011;30:127-37.
179. Ehrchen J, Stander S. Pregabalin in the treatment of chronic pruritus. J Am Acad Dermatol. 2008;58(2 suppl):S36-7.
180. Matsuda KM, Sharma D, Schonfeld AR et al. Gabapentin and pregabalin for the treatment of chronic pruritus. J Am Acad Dermatol. 2016;75(3):619-25.
181. Bockbrader HN, Wesche D, Miller R et al. A comparison of the pharmacokinetics and pharmacodynamics of pregabalin and gabapentin. Clin Pharmacokinet. 2010;49(10):661-9.
182. Sharma D, Kwatra SG. Thalidomide for the treatment of chronic refractory pruritus. J Am Acad Dermatol. 2016;74(2): 363-9.
183. Malekzad F, Arbabi M, Mohtasham N et al. Efficacy of oral naltrexone on pruritus in atopic eczema: a double-blind, placebo-controlled study. J Eur Acad Dermatol Venereol. 2009;23(8):948-50.
184. Chiricozzi A, Maurelli M, Gori N et al. Dupilumab improves clinical manifestations, symptoms, and quality of life in adult patients with chronic nodular prurigo. J Am Acad Dermatol. 2020;83(1):39-45.
185. Jeon J, Wang F, Badic A et al. Treatment of patients with chronic pruritus of unknown origin with dupilumab. J Dermatolog Treat. 2021;1-4.
186. Wang F, Morris C, Bodet ND et al. Treatment of refractory chronic pruritus of unknown origin with tofacitinib in patients with rheumatoid arthritis. JAMA Dermatol. 2019;155(12):1426-8.
187. He A, Alhariri JM, Sweren RJ et al. Aprepitant for the treatment of chronic refractory pruritus. BioMed Res Int. 2017;2017:4790810.

188. Lio P, Boguniewicz M, Alexis A et al. Depth and rapidity of response with Abrocitinib and dupilumab in patients with moderate-to-severe atopic dermatitis (AD) in JADE COMPARE. J Allergy Clin Immunol. 2021;147(2):AB34.
189. Nakagawa H, Nemoto O, Igarashi A et al. Delgocitinib ointment, a topical Janus kinase inhibitor, in adult patients with moderate to severe atopic dermatitis: a phase 3, randomized, double-blind, vehicle- controlled study and an open-label, long-term extension study. J Am Acad Dermatol. 2020;82(4):823-31.
190. Kim BS, Howell MD, Sun K et al. Treatment of atopic dermatitis with Ruxolitinib cream (JAK1/JAK2 inhibitor) or triamcinolone cream. J Allergy Clin Immunol. 2020;145(2):572-82.
191. Simpson EL, Lacour JP, Spelman L et al. Baricitinib in patients with moderate-to-severe atopic dermatitis and inadequate response to topical corticosteroids: results from two ran domized monotherapy phase III trials. Br J Dermatol. 2020;183(2):242-55.
192. Hebra F. On diseases of the skin. London: New Sydenham Society. 1868;257.
193. Viraben R. Prurigo strophulus une manifestation cutanée d'hypersensibilité aux arthropodes de l'environnement. Ann Dermatol Venereol1996. 123:751-6.
194. Teixeira LAN, Serra O, Torres NRT. Prurigo estrófulo. Med Cut I.L.A. 1978;5-6:273-8.
195. Massie FS. Papular urticária: etiology, diagnosis and management. Cútis. 1974;1(3):980-94.
196. Millikan LE. Papular urticaria. Seminars in Dermatology. 1993;12:57-64.
197. Ghalpert E, Rodriguez A, Andrade R, Fiorentino S, Garcia C. Immune and histopathologic examination of flea bite-induced papular urticária. Ann Allergy Asthma Immunol. 2004;92(4):446-52.
198. Nurse DS. Prurigo of pregnancy. Australas J Dermatol. 1968;9:258-67.
199. Black MM. Prurigo of pregnancy, papular dermatitis and pruritic folliculitis of pregnacy. Semin Dermatol. 1989;8:23-5.
200. De Almeida FA & Croce J. Hypersensitivity in patients with Hebra's prurigo caused by flea bite. Med Cut I.L.A. 1990;18(2):132-7.
201. el-Okbi LM, el-Okbi MM, Khaled ML. Insects bites as a possible aetiological factor of prurigo of Hebra in Egypt. J Egypt Soc Parasitol. 1985; 15(1):57-61.
202. Accioly-Filho W, Nogueira A, Ramos-e-Silva M. Prurigo nodularis of Hyde: an update. JEADV. 2000;14:75-82.
203. Tanaka M, Aiba S, Matsumara N. Prurigo nodularis consists of two distinct forms: early-onset atopic and late-onset non-atopic. Dermatology. 1995;190:269-76.
204. Runne U, Orfanos CE. Cutaneous neural proliferation in highly pruritic lesions of chronic prurigo. Arch Dermatol. 1977;113:787-91.
205. Vaalasti A, Suomalainen H, Rechardt L. Calcitonin gene-related peptide immunoreactivity in prurigo nodularis: a comparative study with neurodermatitis circuncripta. Br J Dermatol. 1989;120:619-23.
206. Molina FA, Burrows NP, Jones RR, Polak JM. Increased sensory neuropeptides in nodular prurigo: a quantitative immunohistochemical analysis. Br J Dermatol. 1992;127:344-51.
207. Harris B, Harris K, Penneys NS. Demonstration by S-100 protein staining of increased numbers of nerves in the papillary dermis of patients with prurigo nodularis. J Am Acad Dermatol. 1992;26:56-8.
208. Payne R, Wilkinson JD, McKee PH, Jurecka W, Black MM. Nodular prurigo – a clinicopathological study of 46 patients. Br J Dermatol. 1985;113:431-9.
209. Feuerman EJ, Sandbank M. Prurigo nodularis: histological and electron microscopical study. Arch Dermatol. 1975;111:1472-7.
210. Lindley RP, Payne CMER. Neural hyperplasia is not a diagnostic requisite in nodular prurigo. J Cutan Pathol. 1989;16:14-8.
211. Mattos O. Prurigo nodular de Hyde tratado com talidomida. Bol Div Nac Lepra. 1973;32:71-7.
212. Winkelmann RK, Connolly SM, Doyle JA, Gonçalves AP. Thalidomide treatment of prurigo nodularis.Acta Derm Venereol(Stockh). 1984;64:412-7.
213. Radomsky CL, Levine N. Thalidomide. Dermatol Clinics. 2001;19(1):87-103.
214. Elmariah S, Kim B, Berger T et al. Practical approaches for diagnosis and management of prurigo nodularis: United States expert panel consensus. J Am Acad Dermatol. 2021;84(3):747-60.
215. Ständer HF, Elmariah S, Zeidler C et al. Diagnostic and treatment algorithm for chronic nodular prurigo. J Am Acad Dermatol. 2020; 82(2):460-8.
216. Nagashima M, Oshiro A, Shimizu N. A peculiar pruriginous dermatoses with Gross reticular pigmentation. Jpn J Dermatol. 1971; 81:78-91, 217.
217. Nagashima M. Prurigo pigmentosa – Clinical observations of our 14 cases. J Dermatol. 1978;5:61-7.
218. Liu MT & Wong CK. Prurigo pigmentosa. Dermatology. 1994;188:219-221.
219. Joyce AP, Horn TD, Anhalt GJ. Prurigo pigmentosa – Report of a case and review of the literature. Arch Dermatol. 1989;125:1551-4.
220. Miyachi Y, Yoshioka A, Horio T, Imamura S, Niwa Y. Prurigo pigmentosa: A possible mechanism of action of sulfonamides. Dermatologica. 1986;172:82-8.
221. Aso M, Miyamoto T, Morimura T, Shimao S. Prurigo pigmentosa sucessfully treated with minocycline. Br J Dermatol. 1989;120:705-8.
222. Colebunders R, Mann JM, Francis H. Generalized papular pruritic eruptions in African patients with HIV infection. AIDS. 1987;1:117-21.
223. Liautaud B, Pape JW, DeHovitz JA. Pruritic skin lesions: a common initial presentation of acquired immunodeficiency syndrome. Arch Dermatol. 1989;125:629-32.
224. Aires JM, Rosatelli JB, de Castro Figueiredo JF. Cytokines in the pruritic papular eruption of HIV. In J Dermatol. 2000;39:903-6.
225. Boonchai WB, Laohasrisakul R, Manonukul J. Pruritic papular eruption in HIV seropositive patients: a cutaneous marker for immunosuppression. Int J Dermatol. 1999;38:348-50.
226. Resneck JS, Van Beek M, Furmanski L. Etiology of pruritic popular eruption with HIV infection in Uganda. JAMA. 2004;292:2614-21.
227. Smith KJ, Skelton HG, Yeager J. Increased drug reactions in HIV-1 positive patients: a possible explanation based on patterns of immune dysregulation seen in HIV-1 disease. Clin Exp Dermatol. 1997;22:118-23.
228. Penneys NS, Nayar JK, Bernstein H. Chronic pruritic eruption in patients with acquired immunodeficiency syndrome associated with increased antibody titers to mosquito salivary antigens. J Am Acad Dermatol. 1989;21:421-5.
229. Bason MM, Berger TG, Nesbitt LT Jr. Pruritic papular eruption of HIV-disease. Int J Dermatol. 1993;32:784-9.
230. Hevia O, Jimenez-Acosta F, Ceballos PI. Pruritic papular eruption of the acquired immunodeficiency syndrome: a clinicopathologic study. J Am Acad Dermatol. 1991;24:231-5.
231. Ramos H, Pagliari C, Takakura CF. Pruritic papular eruption associated with HIV etiopathogenesis evaluated by clinical, immunohistochemical, and ultrastructural analysis. J Dermatol. 2005;32:549-56.
232. Sanchez M, Fotiades J, Soter NA. The characterization of HIV-associated papular eruptions [abstract PO-B20-1873]. Int Conf AIDS. 1993;9:447.
233. Pardo RJ, Bogaert MA, Penneys NS. UVB phototherapy of the pruritic papular eruption of the acquired immunodeficiency syndrome. J Am Acad Dermatol. 1992;26:423-8.
234. Afonso JP, Tomimori J, Michalany NS, Nonogaki S, Porro AM. Pruritic papular eruption and eosinophilic folliculitis associated with human immunodeficiency virus (HIV) infection: a histopathological and immunohistochemical comparative study. J Am Acad Dermatol. 42012;67(2):269-75.
235. Majors MJ, Berger TG, Blauvelt A. HIV-related eosinophilic folliculitis: a panel discussion. Semin Cutan Med Surg. 1997;16:219-23.
236. Eisman S. Pruritic papular eruption in HIV. Dermatol Clin. 2006;24:449-57.
237. Domínguez-Soto L, Hojyo-Tomoka MT, Vega-Memije E, Cortés-Franco, Waxtein L, Guevara E. Photodermatoses in tropical countries. Clin Dermatol. 1999;17:237-43.
238. Gómez A, Umaña A, Trespalacios AA. Immune responses to isolated human skin antigens in actinic prurigo. Méd Sci Monit. 2006; 12(3):BR106-13.
239. Hojyo-Tomoka MT, Veja-Memije ME, Cortes-Franco C, Dominguez-Soto L. Diagnosos and treatment of actin+ic prurigo. Dermatol Therapy. 2003;16:40-4.
240. Hojyo-Tomoka T, Veja-Memije E, Granados J, Flores O, Cortés-Franco R, Teixeira F, Dominguez-Soto Li. Actinic prurigo: na update. Int J Dermatol. 1995;34(6):380-4.
241. Londoño F. Thalidomide in the treatment of actinic prurigo. Int J Dermatol. 1973;12:326-8.
242. Lovell CR, Hawk JLM, Calnan CD. Thalidomide in actinic prurigo. Br J Dermatol. 1983;108:467-71.

Paulo Ricardo Criado • Roberta Fachini Jardim Criado • Mirian Nacagami Sotto • Gabriela Franco Sturzeneker Trés • Thamara Christiane Alves Batista Morita

Vasculites

INTRODUÇÃO

Vasculites formam um grande grupo heterogêneo de doenças caracterizadas por reação inflamatória em tecidos perivasculares e que comprometem a parede nos vasos sanguíneos. O marcador de vasculite verdadeira é a presença de necrose fibrinoide na parede dos vasos sanguíneos.[1-5] De acordo com sua etiologia, as vasculites são definidas como uma síndrome complexa, pois podem ser provocadas por diferentes estímulos – doenças infecciosas ou parasitárias, doenças autoimunes ou autoinflamatórias, neoplasias ou paraneoplasias, drogas, entre outros – e, na maioria dos casos, a etiologia das vasculites é classificada, ainda hoje, como idiopática (origem desconhecida). Tanto vasos venosos como arteriais podem ser afetados pelas vasculites, em um padrão de doença de órgão único ou multissistêmica. Assim sendo, compreender as vasculites geralmente significa estudar vários mecanismos fisiopatológicos distintos e um amplo espectro clínico.[1-5]

Vasos de um mesmo calibre em órgãos distintos são tão diferentes quanto as células parenquimatosas dos órgãos às quais se dirigem.[1-5] Além disso, a relação entre o desenvolvimento de componentes no leito microvascular e os tecidos por eles perfundido é voltada para atender às necessidades especiais de cada órgão e até de regiões vizinhas a esses órgãos.[1-5] As células endoteliais dos vasos de cada órgão frequentemente exibem antígenos órgão-espefícificos.[2] Somadas a essa vulnerabilidade, há as alterações que ocorrem nos componentes microvasculares durante o seu crescimento, desenvolvimento e envelhecimento.[1-5] Muitos autores classificam as vasculites de acordo com o calibre dos vasos predominantemente acometidos em vasculites de pequenos, médios e grandes vasos.[1-5] No entanto, a classificação com base apenas no calibre dos vasos falha em reconhecer a diversidade das vasculites que ocorrem em vasos de um mesmo calibre, mas de órgãos distintos (p. ex., capilares na pele, pulmões, rins, cérebro, entre outros), seu curso especializado em áreas anatômicas em resposta a diversos estímulos, injúrias e reparação tecidual, que determinam os diferentes padrões de vasculites.[1-5]

As vasculites cutâneas podem variar em gravidade, desde uma erupção cutânea benigna, autolimitada e de curta duração, até uma doença fatal com falência de múltiplos órgãos.[1-7] Já as vasculites sistêmicas podem ser divididas em duas categorias principais: a síndrome das vasculites primárias e a síndrome das vasculites secundárias.[8] As vasculites primárias são causadas por inflamação da parede dos vasos sanguíneos de origem desconhecida, enquanto as vasculites secundárias são induzidas por condições subjacentes, incluindo doenças autoimunes do tecido conjuntivo, câncer, infecções, imunização e reações imunes a medicamentos.[8] A maioria dos casos de vasculite cutânea se apresentará como uma vasculite neutrofílica de pequenos vasos, frequentemente denominada "angeíte leucocitoclástica cutânea", particularmente pela denominação empregada na Reumatologia.[7]

O objetivo dessa revisão é esclarecer os recentes conceitos sobre a etiologia das diferentes vasculites, a classificação preconizada pela Conferência do Consenso de Chapel Hill (CHCC), em 2012, incluindo uma visão geral dessa nomenclatura e enfatizar algumas pistas dermatológicas no exame físico e/ou exame histopatológico que possam sugerir um grupo específico de vasculites na prática clínica.

CLASSIFICAÇÃO DAS VASCULITES

Para os clínicos, é conveniente usar o calibre dos vasos como uma característica para distinguir as diferentes formas de vasculite entre si.[10] A Conferência do Consenso de Chapel Hill (CHCC), publicada em 2012, propôs a unificação de novos tipos de síndromes de vasculites e suas doenças associadas (Quadro 16.1).[11,12] Entretanto, a CHCC é apenas um sistema de nomenclatura (nosológico). Não é um sistema de classificação que especifique quais achados devem ser *estritamente* observados, para classificar um paciente adequadamente para uma pesquisa clínica, nem um sistema de classificação diagnóstica que direcione para um manejo clínico específico.[9] A nomenclatura da CHCC classifica as vasculites baseando-se em combinações de características que agrupem diferentes formas de vasculites em categorias definíveis.[12]

Reconhecer as alterações anatomopatológicas em uma biópsia cutânea que identifiquem condições distintas de vasculite e sinalizem a possibilidade de progressão da vasculite cutânea localizada para a forma sistêmica é um dos objetivos da dermatopatologia.[11] A biópsia de pele é o padrão-ouro para o diagnóstico de vasculite cutânea, permitindo o diagnóstico diferencial de condições que simulem as vasculites, como condições vaso-oclusivas, púrpura fulminante, síndrome antifosfolípide, embolia de colesterol, calcifilaxia, crioglobulinemia trombótica, entre outras.[3] Nas biópsias de pele coradas por hematoxilina e eosina, é possível distinguir as vasculites, primeiramente pelo calibre do vaso comprometido e pela extensão do processo inflamatório (perivascular superficial, transmural e/ou subcutâneo) e, secundariamente, pelo componente celular predominante no infiltrado inflamatório, permitindo uma classificação histopatológica e excluindo possíveis diagnósticos diferenciais relevantes (Quadro 16.2).[7-9]

Quadro 16.1 Classificação e definição das vasculites.

Grupo	Nomenclatura	Definição	Principais características
Vasculites de grandes vasos	Arterite de Takayasu	▪ Arterite, eventualmente granulomas, acometendo predominantemente a artéria aorta e seus principais ramos. Início geralmente em pacientes com menos de 50 anos	▪ Vasculite que afeta grandes artérias com mais frequência do que outras vasculites ▪ As grandes artérias são a aorta e seus principais ramos ▪ Artérias de qualquer tamanho podem ser afetadas
	Arterite de células gigantes	▪ Arterite, geralmente granulomatosa, acometendo a aorta e/ou seus principais ramos, com predileção pelos ramos das artérias carótidas e vertebrais ▪ Muitas vezes, envolve a artéria temporal. Início geralmente em pacientes com mais de 50 anos e frequentemente associado à polimialgia reumática	
Vasculites de médios vasos	Poliarterite nodosa (PAN)	▪ Arterite necrosante de médias ou pequenas artérias, sem glomerulonefrite ou vasculite em arteríolas, capilares ou vênulas e não associada a anticorpos citoplasmáticos antineutrófilos (ANCA)	▪ Vasculite afetando predominantemente as artérias de médio calibre, definidas como as principais artérias viscerais e seus ramos ▪ Artéria de qualquer tamanho podem ser afetadas ▪ Aneurismas inflamatórios e estenoses são comuns
	Doença de Kawasaki	▪ Arterite associada à síndrome do nódulo linfático mucocutâneo, que afeta predominantemente pequenas e médias artérias. Artérias coronárias são frequentemente envolvidas. Aorta e grandes artérias podem estar envolvidas. Geralmente ocorre em bebês ou crianças pequenas	
Vasculites associadas ao ANCA	Poliangeíte microscópia	▪ Vasculite necrosante, com pouco ou nenhum depósito imunológico, afetando predominantemente pequenos vasos (ou seja, capilares, vênulas ou arteríolas) ▪ Arterite necrosante envolvendo pequenas e médias artérias pode estar presente ▪ A glomerulonefrite necrosante é muito comum ▪ A capilarite pulmonar frequentemente ocorre	▪ Vasculite necrosante, com pouco ou nenhum depósito imunológico (pauci--imune), afetando predominantemente pequenos vasos (capilares, vênulas, arteríolas e pequenas artérias), associada a anticorpos anticitoplasma de neutrófilos (ANCA) direcionados contra a mieloperoxidase (MPO, p-ANCA) ou proteinase 3 (PR3, c-ANCA) ▪ Nem todos os pacientes têm positividade para ANCA ▪ Adicione um prefixo indicando reatividade ANCA, por exemplo, MPO-ANCA, PR3-ANCA, ou ANCA negativo
	Granulomatose com poliangeíte* (antiga granulomatose de Wegener)	▪ Inflamação granulomatosa necrosante geralmente envolvendo o trato respiratório superior e inferior, e vasculite necrosante que afeta predominantemente pequenos e médios vasos (p. ex., capilares, vênulas, arteríolas, artérias e veias) ▪ A glomerulonefrite necrosante é comum	
	Granulomatose eosinofílica com poliangeíte (GEPA)* (antiga síndrome de Churg-Strauss)	▪ Inflamação granulomatosa necrosante, rica em eosinófilos, frequentemente acometendo o trato respiratório superior e vasculite necrosante que acomete preferencialmente vasos de pequeno a médio calibre e associada à asma e à eosinofilia no sangue periférico ▪ O ANCA é mais frequente quando a glomerulonefrite está presente	
Vasculites por imunocomplexos	Doença antimembrana basal glomerular* (antiga síndrome de Goodpasture)	▪ Vasculite que afeta capilares glomerulares, capilares pulmonares ou ambos, com depósito de autoanticorpos antimembrana basal glomerular ▪ O envolvimento pulmonar causa hemorragia pulmonar e o envolvimento renal causa glomerulonefrite com necrose em crescente	▪ Vasculite com depósitos moderados a acentuados de imunoglobulina e/ou componentes do complemento na parede dos vasos, que afeta predominantemente pequenos vasos (p. ex., capilares, vênulas, arteríolas e pequenas artérias) ▪ A glomerulonefrite é frequente
	Vasculite crioglobulinêmica	▪ Vasculite com depósitos de crioglobulinas que afetam pequenos vasos (predominantemente capilares, vênulas ou arteríolas) e associada a crioglobulinas séricas. A pele, os glomérulos e os nervos periféricos estão frequentemente envolvidos	
	Vasculite por IgA* (antiga púrpura de Henoch-Schönlein)	▪ Vasculite, com depósito imune predominante de IgA1, afetando pequenos vasos (predominantemente capilares, vênulas ou arteríolas) ▪ Muitas vezes envolve pele e trato gastrointestinal e frequentemente causa artrite ▪ Glomerulonefrite indistinguível da nefropatia por IgA pode ocorrer	
	Urticária vasculite hipocomplementêmica (vasculite Anti-C1q)	▪ Vasculite acompanhada de urticária e hipocomplementenemia afetando pequenos vasos (ou seja, capilares, vênulas ou arteríolas), e associada a anticorpos anti-C1q ▪ Glomerulonefrite, artrite, doença pulmonar obstrutiva e inflamação ocular são comuns	
Vasculites de vasos de tamanhos variados	Doença de Behçet	▪ Vasculite que ocorre em pacientes com doença de Behçet que podem afetar artérias ou veias ▪ A doença de Behçet é caracterizada por úlceras aftosas recorrentes orais e/ou genitais, acompanhadas por lesões inflamatórias cutâneas, oculares, articulares, gastrointestinais e/ou do sistema nervoso central ▪ Vasculite de pequenos vasos, tromboangeíte, trombose, arterite e aneurismas arteriais podem ocorrer	▪ Vasculite sem calibre de vaso predominantemente envolvido, que pode afetar vasos de qualquer tamanho (pequeno, médio e grande) e tipo (artérias, veias e capilares)

(Continua)

Quadro 16.1 Classificação e definição das vasculites. (Continuação)

Grupo	Nomenclatura	Definição	Principais características
Vasculites de vasos de tamanhos variados	Síndrome de Cogan	▪ Vasculite que ocorre em pacientes com síndrome de Cogan ▪ A síndrome de Cogan é caracterizada por lesões inflamatórias oculares, incluindo ceratite intersticial, uveíte e episclerite, e doença da orelha interna, incluindo perda auditiva neurossensorial e disfunção vestibular. As manifestações vasculíticas podem incluir arterites (que afetam pequenas, médias ou grandes artérias), aortites, aneurismas aórticos e valvulite aórtica e mitral	▪ Vasculite sem calibre de vaso predominantemente envolvido, que pode afetar vasos de qualquer tamanho (pequeno, médio e grande) e tipo (artérias, veias e capilares)
Vasculites de órgão único	Angeíte cutânea leucocitoclástica	▪ Vasculite cutânea de pequenos vasos	▪ Vasculite em artérias ou veias de qualquer tamanho em um único órgão que não tem características que indicam que se trata de uma expressão limitada de vasculite sistêmica ▪ O órgão e o tipo de vaso comprometido devem ser incluídos no nome (p. ex., pequeno vaso cutâneo vasculite, arterite testicular, vasculite do sistema nervoso) ▪ A distribuição da vasculite pode ser unifocal ou multifocal (difusa) dentro de um órgão ▪ Alguns pacientes, originalmente diagnosticados como portadores de vasculite de órgão único (SOB) desenvolverão manifestações da doença, que justificam a redefinição do caso como uma das vasculites sistêmicas (p. ex., arterite cutânea, evoluindo posteriormente à poliarterite nodosa sistêmica etc.)
	Arterite cutânea	▪ Por exemplo, a poliarterite nodosa cutânea ▪ Arterite macular (arterite trombofílica linfocitária (LTA))	
	Vasculite primária do sistema nervoso central (SNC)	▪ O diagnóstico de vasculite primária do SNC requer a determinação de que a vasculite do SNC não é um componente de uma vasculite (p. ex., arterite de células gigantes (ACG)), doença de Behçet (DB), MPA, GPA, GEPA), causada por infecção (p. ex., sífilis) ou associada a uma doença sistêmica (p. ex., LES, sarcoidose)	
	Aortite isolada	▪ Aortite idiopática isolada (torácica e/ou abdominal)	
	Outras		
Vasculite associada à doença sistêmica	Vasculite lúpica	▪ Vasculite secundária ao lúpus eritematoso sistêmico (LES)	▪ Vasculite associada e que pode ser secundária a (causada por) uma doença sistêmica ▪ O nome (diagnóstico) deve ter um prefixo que especifica a doença sistêmica (p. ex., vasculite reumatoide, vasculite lúpica etc.)
	Vasculite reumatoide	▪ Vasculite secundária à artrite reumatoide	
	Vasculite sarcoídea	▪ Vasculite secundária a sarcoidose sistêmica	
	Vasculite policondrite recorrente	▪ Vasculite secundária à policondrite recidivante de múltiplos órgãos	
	Outras	▪ Exemplo, relatos de casos de vasculite como manifestação de síndromes autoinflamatórias monogênicas ou poligênicas: síndrome de Beçhet autoinflamatória multifatorial e poligênica (pequenos vasos – pele, retina; artéria média – trombose venosa profunda e do seio dural, intracraniana, ou da artéria pulmonar. Grande vaso); febre familiar do Mediterrâneo (pequenos vasos – tipo púrpura de Henoch-Schönlein; tamanho médio – PAN); síndrome de febre periódica associada as criopirinas, CAPS (pequenos vasos – pele, testículos, rim; relatos de casos raros); HIDS (pequenos vasos – pele); Síndrome de PAPA (vasos médios – vasculopatia da artéria cerebral/vasculite); DIRA (vasculite do SNC/vasculopatia), síndrome de Blau (pequenos vasos – retina; vasculite de grandes vasos da pele); DADA2 (inflamação sistêmica, deficiência imunológica leve e vasculopatia manifestada como acidente vascular cerebral recorrente ou poliarterite nodosa)	
Vasculite associada à etiologia provável	Vasculite crioglobulinêmica associada ao vírus da hepatite C	▪ Por exemplo, vasculite crioglobulinêmica de pequenos vasos associada ao vírus da hepatite C	▪ Vasculite associada a uma etiologia específica provável ▪ O nome (diagnóstico) deve ter um termo de prefixo especificando a associação (p. ex., poliangeíte microscopia associada à hidralazina, vasculite associada ao vírus da hepatite B, vasculite crioglobulinêmica associada ao vírus da hepatite C etc.)
	Vasculite associada ao vírus da hepatite B	▪ Por exemplo, poliarterite nodosa associada ao vírus da hepatite B	
	Vasculite associada à sífilis	▪ Vasculite secundária a sífilis	
	Vasculite do complexo imune associada ao medicamento	▪ Por exemplo, vasculite do complexo imune associada à doença do soro devido a medicamentos	
	Vasculite ANCA positiva associada a drogas	▪ Por exemplo, poliangeíte microscópica associada a hidralazina, vasculite ANCA positiva associada a propiltiouracil	
	Vasculite associada ao câncer	▪ Neoplasias hematológicas e de órgãos sólidos, assim como distúrbios linfoproliferativos de células B clonais e síndrome mielodisplásica podem estar associadas e causar vasculite	
	Outras	▪ Vasculite de pequenos vasos consequente à doença inflamatória intestinal	

*Nova nomenclatura: DADA2: deficiência de adenosina deaminase do tipo 2; DIRA: deficiência do recepctor agonista de interleucinas 1; FFM: febre familiar do Mediterrâneo; HIDS: síndrome de febre periódica hiper-IgD; HSP: púrpura de Henoch-Schönlein; PAN: poliarterite nodosa; PAPA: artrite piogênica: pioderma gangrenoso e acne; TRAPS: síndrome periódica associada ao receptor de fator de necrose tumoral.

Fonte: Adaptado de Jennette JC, Falk RJ, Bacon PA, Basu N, Cid MC, Ferrario F et al. 2012 revised International Chapel Hill Consensus Conference Nomenclature of Vasculitides. Arthritis Rheum. 2013;65(1):1-11 and Peleg H, Ben-Cherit E. Vasculitis in the autoinflammatory diseases. Curr Opin Rheumatol 2017;29:4-11; Conferência do Consenso de Chapel Hill em 2012.

Quadro 16.2 Classificação das vasculites de acordo com o calibre do vaso acometido e achados histopatológicos em amostras de biópsia.

Calibre do vaso	Padrão	Subtipo	Entidades
Vasculites de pequenos vasos	Neutrofílicas	▪ Mediadas por imunocomplexos (imunofluorescência direta positiva)	▪ Angeíte cutânea leucocitoclástica (ACL) (ou vasculite de hipersensibilidade, vasculite cutânea leucocitoclástica ou vasculite cutânea de pequenos vasos)
			▪ Vasculite por IgA (IgAV) (antiga púrpura de Henoch-Schönlein)
			▪ Edema agudo hemorrágico da infância
			▪ Urticária vasculite
			▪ Vasculites crônicas fibrosantes localizadas: *Erythema elevatum diutinum*, granuloma facial, pseudotumor inflamatório
		▪ Vasculite incidental (imunofluorescência direta negativa)	▪ Síndrome de Sweet e vasculite pustular do dorso das mãos
	Eosinofílicas	▪ Vasculite eosinofílica	
		▪ Vasculite eosinofílica cutânea recorrente	
	Granulomatosas	▪ Erupções pós-herpéticas	
		▪ Granulomatose linfomatoide	
	Linfocíticas	▪ Infecções virais e por riquétsia	
		▪ Dermatose liquenoide, alguns casos, perniose, pitiríase liquenoide, doença do enxerto *versus* hospedeiro	
		▪ Linfomas de células T: linfoma de células T angiocêntrico, papulose linfomatoide	
		▪ Reações medicamentosas raras e picadas de artrópodes	
Vasculites mistas, predominantemente de pequenos e médios vasos	Neutrofílicas	▪ Mediadas por imunocomplexos (imunofluorescência direta positiva)	▪ Vasculite crioglobulinêmica associada ao vírus da hepatite C ou paraproteinemia
			▪ Síndrome da urticária ▪ Vasculite hipocomplementêmica
			▪ Vasculites associadas a doenças do tecido conectivo (p. ex., lúpus, artrite reumatoide, síndrome de Sjögren)
		▪ Associadas ao ANCA/pauci-imunes (imunofluorescência direta negativa)	▪ Granulomatose com poliangeíte (GPA)* (antiga granulomatose de Wegener)
			▪ Granulomatose eosinofílica com poliangeíte (GEPA)* (antiga síndrome de Churg-Strauss)
			▪ poliangeíte microscopica (MPA)
			▪ Vasculite ANCA positivo induzida por drogas
	Linfocíticas	▪ Doença de Degos	
		▪ Infecções virais e por riquétsia	
		▪ Vasculites associadas a doenças do tecido conectivo (p. ex., síndrome de Sjögren e vasculite lúpica)	
		▪ Doença de Behçet	
	Miscelânea/outras	▪ Vasculite séptica	
		▪ Doença de Behçet	
Vasculites de médios e grandes vasos musculares	Neutrofílicas	▪ Poliarterite nodosa (PAN) e arterite cutânea	
		▪ Vasculite nodular (*erythema induratum de Bazin*)	
	Eosinofílicas	▪ Arterite temporal juvenil	
	Granulomatosas	▪ Arterite de células gigantes (GCA)	
		▪ Arterite de Takayasu (TA)	
		▪ Erupções pós-herpéticas	
	Linfocíticas	▪ Síndrome de Sneddon	
		▪ Doença de Degos	
		▪ Doença de Buerger (tromboangeíte obliterante)	
		▪ Tromboflebite superficial (doença de Mondor, linfangite esclerosante)	
		▪ Doença de Kawasaki	
		▪ Arterite macular (arterite trombofílica linfocítica)	

ANCA: anticorpo anticitoplasma de neutrófilo; IFD positiva: exame de imunofluorescência direta das lesões da pele mostrando depósitos de imunocomplexos na parede dos vasos.
Fonte: Adaptado de Carlson JA, Chen K-R. Cutaneous vasculitis update: small vessel neutrophilic vasculitis syndromes. Am J Dermatopatol 2006 28(6):486-506.

Em razão de sua rica vascularização, a pele é frequentemente afetada pelas vasculites. Além disso, em algumas entidades, o envolvimento cutâneo pode ser predominante, enquanto em outras predomina o envolvimento sistêmico.[10,14]

Abordagem geral às vasculites que se apresentam na pele

A ênfase que sempre deve nortear o cuidado com estes pacientes é de que o diagnóstico preciso da vasculite depende de uma correta correlação dos achados clínicos e histopatológicos.[1-5] A morfologia das lesões cutâneas correlaciona-se com o tamanho dos vasos sanguíneos acometidos pelo processo inflamatório, de forma que as diferentes vasculites são classificadas de acordo com o diâmetro ou calibre do vaso acometido.[5,6] Devemos lembrar que os vasos sanguíneos nutridores mais calibrosos que emergem verticalmente em direção à superfície cutânea, a partir do tecido subcutâneo, acabam por irrigar uma espécie de hexágono da pele suprajacente. Para cada tipo de vasculite, o diagnóstico se suporta sob achados clínicos histopatológicos e laboratoriais.[5,6]

Desta forma, a *avaliação inicial* de um paciente que se apresenta com lesões cutâneas com suspeita do diagnóstico de vasculite deve contemplas três questões básicas:[1-6]

i. As lesões são de uma vasculite verdadeira?
ii. Há acometimento de outros órgãos ou sistemas orgânicos?
iii. As características morfológicas das lesões cutâneas podem indicar ou facilitar um diagnóstico de um grupo de vasculites em particular?

Para responder a essas questões se faz necessário o conhecimento de princípios básicos quanto à estrutura da vasculatura sanguínea cutânea, incluindo a derme e a hipoderme, a classificação utilizada por dermatologistas com base nessa estrutura e o infiltrado inflamatório que compõe o processo vasculítico, bem como a morfologia das lesões dermatológicas e as técnicas mais adequadas às biopsias cutâneas que possam permitir a representação por completo do processo vasculítico que acomete a pele.

A dimensão do vaso sanguíneo correlaciona-se intimamente com sua profundidade nas camadas da pele: quanto mais profunda sua localização maior será o diâmetro do vaso (Figura 16.1). Os "pequenos vasos" incluem os capilares, vênulas pós-capilares e arteríolas não musculares que constituem vasos tipicamente menores que 50 μm de diâmetro. São encontrados principalmente na derme papilar superficial. Os "vasos de médio calibre" são aqueles com diâmetro entre 50 e 150 μm e contêm em sua parede uma camada muscular. Estão localizados na derme reticular profunda e próximos da junção dermo-hipodérmica. Os vasos maiores do que 150 μm de diâmetro não são encontrados na pele. Portanto, as biópsias cutâneas em que o tecido subcutâneo não é representado são inadequadas para a investigação das vasculites que acometem vasos de médio calibre. As biópsias cutâneas devem ser realizadas por meio de *punch* (trépano) profundo, em geral de diâmetro não menor do que 5 mm, ou por meio de biópsia cirúrgica profunda em fuso, a fim de não deixar de se representarem ambos os plexos vasculares superficial e profundo, tanto na derme como na hipoderme.[10]

Em geral, o tamanho do calibre dos vasos acometidos correlaciona-se com a morfologia das lesões clínicas observadas no exame dermatológico.[1-7] O envolvimento de vasos de pequeno calibre, predominantemente superficiais, resulta em lesões de urticária, eritema infiltrado, púrpura palpável ou não palpável, lesões vesicobolhosas e/ou pústulas.[1-7] A presença de úlceras, nódulos, cicatrizes deprimidas, atrofia branca e livedo racemoso está associada ao envolvimento artérias musculares (médio calibre), que se localizam na interface dermo-hipodérmica e/ou no subcutâneo.[1-7] A presença de úlceras múltiplas e/ou extensas associadas à necrose (consequência do envolvimento arterial de vasos profundos) frequentemente prediz vasculite persistente e recorrente associada ao envolvimento sistêmico.[1-7] Em algumas vasculites, em que coexiste o envolvimento de vasos de pequeno e médio calibre, todos os tipos de lesões cutâneas supradescritas podem coexistir em um mesmo paciente.

Atualmente, o complexo espectro das manifestações cutâneas nas síndromes das vasculites de pequenos, médios e grandes vasos pode ser encontrado não apenas nas doenças autoimunes, mas também nas "doenças autoinflamatórias" (DAI). Esse termo surgiu em 1999, para descrever uma família emergente de novos distúrbios clínicos diferentes das síndromes autoimunes.[11] Esses distúrbios eram caracterizados por episódios de inflamação não provocada por agente externo ou infeccioso, desencadeados pela presença intrínseca de uma desregulação do sistema da imunidade inata, sem o envolvimento primário de linfócitos T autorreativos e/ou autoanticorpos.[11]

O envolvimento da pele nas DAI assemelha-se principalmente às vasculites urticariformes ou pode ter características das dermatoses neutrofílicas, um grupo de condições inflamatórias caracterizadas por sinais cutâneos que representam essencialmente a presença de neutrófilos normais maduros na pele na ausência de infecção ou vasculite verdadeira.[11] Lesões cutâneas adicionais incluem o exantema purpúrico, púrpura não trombocitopênica e pioderma gangrenoso.[11] Em algumas DAI, ainda não está claro se a vasculite é uma manifestação clínica que integra esses distúrbios ou se representa uma doença adicional independente associada.[7] Frente à possibilidade de ocorrência de vasculite

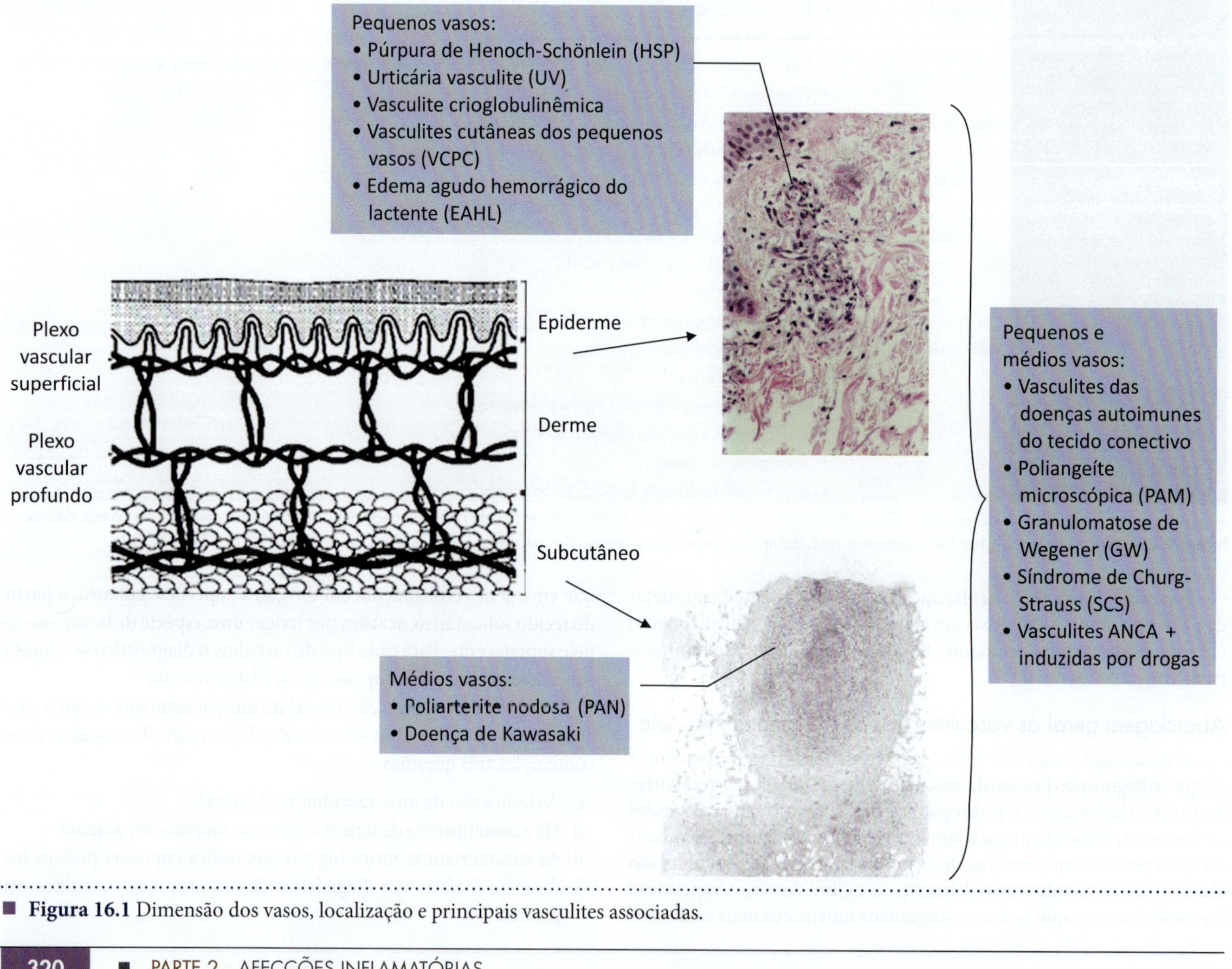

Figura 16.1 Dimensão dos vasos, localização e principais vasculites associadas.

em algumas DAI, incluímos essas condições em uma subclassificação adequada no Quadro 16.1.

Pistas para o diagnóstico das vasculites

Diante de pacientes com suspeita de vasculite, é importante lembrar que a vasculite *cutânea* é frequentemente a apresentação mais comum de várias síndromes vasculíticas. A identificação precisa das variantes sistêmicas e das vasculites limitadas à pele requer um conhecimento integrado dos achados clínicos, exames laboratoriais, detalhes do exame histopatológico e exames complementares de imagem.[12] Não infrequentemente, o envolvimento cutâneo pode ser a apresentação inicial de vasculite sistêmica, o que ocorre em 3% dos pacientes com granulomatose com poliangeíte (GPA), 13% dos pacientes com poliangeíte microscópica (PAM) e 28% dos pacientes com granulomatose eosinofílica com poliangeíte (EGPA), de acordo com um estudo de vasculites sistêmicas primárias (VSP).[1-4,7,13]

A vasculite de pequenos vasos, especialmente a vasculite cutânea de pequenos vasos (VCPV), é o tipo mais comum de vasculite observada pelos dermatologistas.[14] Entretanto, a púrpura palpável pode se apresentar dentro de um espectro de manifestações clínicas das vasculites de médios vasos, que são mais frequentemente encaminhadas a outros especialistas, como reumatologistas, pneumologistas e nefrologistas, em razão de seu comprometimento multissistêmico.[14]

Alguns aspectos são relevantes na prática clínica, para uma assistência adequada aos pacientes com vasculite: (i) anamnese minuciosa e exame físico completo são obrigatórios; (ii) inspeção e palpação das lesões cutâneas e subcutâneas em todo o o tegumento deve ser feita exaustivamente; (iii) biópsia cutânea adequada é necessária de acordo com os achados do exame dermatológico; (iv) exames propedêuticos complementares devem ser realizados para excluir o envolvimento de órgãos sistêmicos ou internos; (v) investigação da etiologia (vasculite secundária) deve ser realizada e incluir exames laboratoriais indicados para identificação de doenças infecciosas e parasitárias, doenças autoimunes do tecido conectivo, neoplasias da medula óssea e/ou câncer de órgão sólido.[1-4]

Uma importante definição no conceito nosológico das vasculites cutâneas foi revisada por Sunderkötter e colaboradores[12] no artigo "Dermatological Addendum to the 2012 International Chapel Hill Consensus Conference Nomenclature of Vasculitides". Esses autores enfatizam que as vasculites cutâneas podem ser encontradas em diferentes cenários: (1) um componente cutâneo de vasculites sistêmicas (p. ex., manifestações cutâneas da vasculite por IgA); (2) envolvimento limitado à pele ou predominantemente cutâneo ou variante de vasculite sistêmica (p. ex., vasculite por IgA limitada a pele); ou (3) vasculite de órgão único, que difere quanto às características clínicas, laboratoriais e achados patológicas das vasculites sistêmicas (p. ex., vasculite nodular).[8] A vasculite de órgão único, em geral, não evolui para vasculite sistêmica completa, como as vasculites com componente predominantemente cutâneo fazem.[8] A vasculite sistêmica é definida pelo acometimento de pelo menos um órgão além da pele.[8] Sinais ou sintomas inespecíficos de reações inflamatórias sistêmicas, como leucocitose, aumento da PCR (proteína C-reativa) ou artralgia isoladamente não são suficientes para evidenciar vasculite sistêmica.[12]

Uma anamnese cuidadosa aliada à revisão de órgãos outros sistemas é essencial para diferenciar os pacientes com vasculite limitada da pele, daqueles nos quais há envolvimento sistêmico ou com doença subjacente.[14,15] Como esses pacientes podem ter achados no exame dermatológico idênticos na apresentação inicial, a história clínica é de suma importância para identificar manifestações extracutâneas.[14,15] Na maioria dos casos de vasculite cutânea de pequenos vasos (VCSV), manifestações sistêmicas são incomuns. Após um histórico completo, exame físico e revisão de órgãos e sistemas, uma investigação laboratorial sistemática e direcionada deve confirmar a hipótese de vasculite cutânea de órgão único (SOCV).[15,16] Não existe nenhum protocolo padrão para essa investigação; os exames de rastreio devem ter como objetivo elucidar a causa e a extensão do envolvimento de órgãos subjacentes e devem ser realizados de acordo com os sinais e sintomas clínicos apresentados.[14,15]

Como esses pacientes podem ter achados clínicos muito semelhantes na apresentação inicial, a história clínica é de suma importância.[15] Atenção especial deve ser dada aos sinais de evidência de vasculite sistêmica, como febre, perda ponderal e outros sintomas constitucionais; artralgias ou artrite; mialgia; dor abdominal, melena ou hematoquezia; tosse, hemoptise ou dispneia; hematúria ou urina espumosa; sinusite ou rinite; parestesias, fraqueza ou pé caído.[15]

Na maioria dos casos de SOCV, manifestações sistêmicas são improváveis.[15] Embora artralgias sejam comuns durante as crises, a sinovite verdadeira ou artrite é incomum e, quando presente, sugere a presença de doença sistêmica.[15-17] Se um ou mais desses sintomas estiverem presentes, a investigação deve prosseguir com o objetivo de identificar manifestações extracutâneas potencialmente graves de vasculite sistêmica de pequenos ou médios vasos.[15] Além dos sintomas discutidos, deve-se perguntar aos pacientes ou aos seus familiares sobre possíveis fatores desencadeantes, incluindo processos infecciosos prévios, ingestão de medicamentos de uso diário ou esporádico, vacinas e outras comorbidades.[15] No Quadro 16.3, estão resumidos os principais sintomas e/ou sinais de alarme, além dos exames laboratoriais complementares para investigação de doenças sistêmicas e fatores etiológicos das vasculites sistêmicas.

Quadro 16.3 Pesquisa de sinais e sintomas para diagnóstico de vasculite sistêmica e exames complementares para identificar possíveis fatores etiológicos associados à doença.

Envolvimento sistêmico	Condições hematológicas	• Sintomas e exame físico: palpação dos linfonodos, palpação do fígado e do baço
		• Testes laboratoriais: hemograma completo; eletroforese de proteínas séricas; desidrogenase lática (LDH)
	Sistema cardiovascular	• Sintomas e exame físico: ausculta do coração, pressão arterial em ambos os braços, avaliação das características do pulso arterial nos pulsos carotídeo, radial, braquial, femoral, poplíteo, tibial posterior e pedioso devem ser examinados bilateralmente para verificar quaisquer diferenças na amplitude de pulso, contorno ou ascensão
		• Exames laboratoriais e outros exames: ultrassonografia com Doppler arterial (se presença de pulsos anormais ou suspeita de poliarterite nodosa sistêmica – aorta e artérias renais), estudo ecodopplercardiográfico na suspeita de vasculite séptica (febre intermitente ou recorrente, emagrecimento, consumo do complemento) • Em arterite de médios ou grandes vasos, os estudos de angiotomografia ou angiorressonância podem ser úteis • Às vezes, a tomografia por emissão de pósitrons 18F-fluorodeoxyglucose (FDG-PET) pode ser adicionada para investigação de vasculite de vasos de médio e grande porte[14,15] • Vasos profundos e grandes podem ser examinados por TC ou RM, enquanto a ultrassonografia é o método de escolha para a avaliação de vasos superficiais (como artérias temporais, carótidas e axilares) • O PET é muito sensível na detecção da inflamação de grandes vasos, mas não delineia a parede do vaso[18,19]
	Sistema renal e genitourinário	• Sintomas e exame físico: edema periorbital, sacro e de membros inferiores, sensibilidade muscular, ascite, hipertensão • Veia do pescoço dilatada, perda de peso, hipotensão ortostática e taquicardia (lesão renal pré-renal aguda) • Dor testicular (sugestiva de PAN sistêmica)
		• Exames laboratoriais e outros exames: ureia, creatinina sérica, *clearance* de creatinina, urinálise (densidade urinária, proteinúria, hematúria, cilindrúria) e/ou teste de urina protéica de 24 horas se houver presença de proteinúria. Teste de cultura de urina

(Continua)

Quadro 16.3 Pesquisa de sinais e sintomas para diagnóstico de vasculite sistêmica e exames complementares para identificar possíveis fatores etiológicos associados à doença. (Continuação)

Envolvimento sistêmico	Função hepática e sistema gastrointestinal	▪ Sintomas e exame físico: icterícia, ulcerações orais, hiperplasia gengival, dispepsia, vômitos, diarreia e dor abdominal, hematosquezia ou melena, úlceras gastroduodenais, peritonite, perfuração intestinal ▪ Esses sintomas e sinais sugerem uma vasculite gastrointestinal que pode ocorrer no contexto de PAN, PAM, GPA, GEPA, enterite lúpica e RAAV[20] ▪ Dor recorrente no quadrante direito (vasculite da vesícula biliar como SOV ou vasculite sistêmica)[20]
		▪ Exames laboratoriais e outros exames: alanina aminotransferase, aspartato aminotransferase, gama-glutamil transferase (GGT) e fosfatase alcalina, níveis de bilirrubina, nível de albumina sérica, tempo de protrombina[16] ▪ Exame de sangue oculto nas fezes (FOBT) é relevante para investigação de vasculite IgA e vasculite associada à neoplasia do intestino ▪ Colonoscopia e/ou endoscopia digestiva alta em suspeita de vasculite gastrointestinal ativa ou rastreamento de neoplasia
	Sistema nervoso central e periférico (tanto as alterações imunomediadas como a isquemia da parede vascular, característica marcante das vasculites, são as principais causas dos sintomas do sistema nervoso central (SNC) e do sistema nervoso periférico (SNP))[17]	▪ Sintomas e exame físico: depressão, ansiedade ▪ Enxaqueca localizada na região temporal, acompanhada de febre, mal-estar, mialgia, fraqueza muscular e anorexia, com artéria temporal inchada e sensível durante a palpação (frequentemente em TA)[21] ▪ Perda unilateral ou bilateral de visão consequente à neuropatia óptica isquêmica (TA)[21] ▪ Afasia, hemiplegia, distúrbio visual (visão turva e hemianopsia), convulsões, mielite transversa e hemorragia subaracnoidea tipicamente em pacientes com PAN sistêmica[21] ▪ Mononeurite múltipla ou polineuropatia sensório-motora simétrica distal TAK (15%), vasculite ANCA-positiva (60% em GEPA, 10% a 22% em PAM), PAN sistêmica (65%), arterite cutânea (antiga PAN cutânea, 20%) e síndrome de Sjögren (30% dos pacientes com polineuropatia sensitiva ou sensitivo-motora distal e mononeurite múltipla)[17] ▪ No lúpus eritematoso sistêmico (LES) podem ser observados dois tipos de lesões e sinais no SNC: (i) doença não trombótica (psicoses, convulsões, cefaleia, disfunção cognitiva e coreia) ou (ii) doença trombótica, doença isquêmica (AVC ou ataques isquêmicos transitórios recorrentes) e envolvimento do SNP (10%) como neuropatia trigeminal, polineuropatia sensitiva distal ou sensório-motora simétrica[21]
		▪ Exames laboratoriais e outros exames: o diagnóstico de polineuropatia é com base em estudos clínicos e eletrofisiológicos, mas a histologia precisa, a imunohistoquímica e os estudos morfométricos da biópsia do nervo periférico podem ser decisivos para o diagnóstico[21]
	Sistema respiratório superior e inferior	▪ Sintomas e exame físico: hemoptise, falta de ar, rouquidão, tosse, chiado no peito, sintomas oculares ou auditivos, sinusite (sugestiva de vasculite mediada por ANCA) ▪ Dois tipos de envolvimento pulmonar podem ser observados, (i) um com apresentação aguda ou subaguda, e com capilarite como mecanismo patogênico, dando origem à síndrome da hemorragia alveolar difusa (DAH) ▪ Pode ser parte de qualquer uma das vasculites ANCA-positivas (AAV) e se manifestar com dispneia, tosse e hemoptise; (ii) o outro, mais crônico e muitas vezes assintomático, visto principalmente na GPA, e frequentemente com acometimento otorrinolaringológico, ou sinais de atividade em outros órgãos, é o desenvolvimento de nódulos pulmonares que representam clinicamente granulomas[22] ▪ Hemoptise (o mais temido sintoma e sinal de hemorragia pulmonar) ocorre em mais da metade dos pacientes com GPA e um terço dos pacientes com PAM[22]
		▪ Exames laboratoriais e outros exames: a sensibilidade das radiografias convencionais de tórax em pacientes com suspeita de hemorragia pulmonar é alta (até 94%), mas sua especificidade é muito baixa[22] ▪ A tomografia computadorizada de alta resolução (TCAR) é uma melhor ferramenta de imagem, revelando padrões típicos, como infiltrados focais ou difusos com opacidades em vidro fosco (GGO) ou ocupação alveolar[22]
	Outros órgãos e sistemas orgânicos	▪ Sintomas e exame físico: febre, crostas nasais, perda auditiva (especialmente em VAA), uveíte (síndrome da urticária vasculite hipocomplementêmica), artrite (doenças do tecido conjuntivo), mialgia com ou sem consequente limitação severa dos movimentos (doenças do tecido conjuntivo, VAA, sistêmica PAN) ▪ Devem ser observados sintomas de doenças do tecido conjuntivo, como olhos ou boca secos, fotossensibilidade e/ou erupção cutânea facial, lesões orais ou genitais (estomatite aftosa, úlceras) ou fraqueza muscular ▪ História médica pregressa, incluindo hospitalizações, doenças/desordens subjacentes (incluindo doenças febris), sinais e sintomas de pré-imunização, incluindo a identificação de indicadores ou a ausência de uma história de alergia a vacinas, a componentes de vacinas ou a quaisquer medicamentos; alergia alimentar; rinite alérgica; eczema atópico; asma, doenças autoimunes[16]
		▪ Exames laboratoriais e outros exames: elevação acentuada de VHS (velocidade de hemossedimentação) e PCR (proteína C-reativa), enquanto as enzimas musculares eram geralmente normais (PAN sistêmica)[23] ▪ Eletromiografia e/ou ressonância magnética (RM) em suspeita de miosite. Biópsias musculares, principalmente revelando padrão histológico compatível com PAN, apresentando arterite necrosante, vasculite leucocitoclástica, necrose fibrinoide de pequenas e médias artérias e infiltração leucocitária da parede vascular ou perivasculite em PAN sistêmica[23] ▪ O consumo de proteínas séricas do complemento é sugestivo de vasculite sistêmica como doenças do tecido autoimune conectivo (LES, AR, síndrome de Sjögren), vasculite crioglobulinêmica, vasculite associada a malignidade e vasculite séptica
Fatores etiológicos associados	Medicamentos, medicamentos não prescritos e imunizações	▪ Vários medicamentos, agentes de radiocontrastes como penicilina e derivados, sulfonamidas, quinolonas, hidantoínas, insulina, tamoxifeno, contraceptivos orais, fenotiazinas, alopurinol, tiazidas, retinoides e vacinas anti-influenza. Substâncias químicas (p. ex., inseticidas e produtos petrolíferos) e alimentos (p. ex., proteínas do leite e glúten) também podem causar uma vasculite[20] ▪ Muitas drogas ilícitas podem causar vasculite, com a melhor evidência sendo que para os fármacos simpatomiméticos[20] ▪ Vitaminas e suplementos nutricionais também foram relatados para causar vasculite[24] ▪ A vasculite induzida por drogas (DIV) é um diagnóstico de exclusão, pois não há estudos laboratoriais diagnósticos para DIV ▪ Embora a eosinofilia seja comum na DIV sistêmica (79%), está presente em apenas 22% da DIV limitada à pele[24] ▪ Vasculite ANCA positiva induzida por drogas: propiltiouracil, hidralazina, minociclina, agentes anti-TNF-alfa, acitretina, alopurinol, metimazol e outros
	Infecções e infestações parasitárias	▪ As infecções podem causar tanto lesões que mimetizam a vasculite como aquelas que representam uma vasculite reativa séptica ou verdadeira ▪ A infecção pode se apresentar de várias formas, incluindo vasculite séptica, erupções do trato respiratório superior de poliangeíte granulomatosa (PAM), PAN, vasculite crioglobulinêmica (CV), vasculite urticariforme, vasculite por IgA (antiga, púrpura Henoch-Schönlein) e vasculite cutânea de pequenos vasos (CSVV, a SOV)[24]

(Continua)

Quadro 16.3 Pesquisa de sinais e sintomas para diagnóstico de vasculite sistêmica e exames complementares para identificar possíveis fatores etiológicos associados à doença. (Continuação)

Fatores etiológicos associados	Infecções e infestações parasitárias	▪ Agentes comuns incluem bactérias, vírus, parasitas e fungos[24] ▪ Menção especial deve ser dada à conhecida associação do vírus da hepatite B (HBV) com PAN e vírus da hepatite C (HCV) com crioglobulinemia mista[24] ▪ Outros exames complementares devem incluir uma investigação para infecções assintomáticas ou oligossintomáticas e/ou infestações por parasitas como antiestreptolisina O (ASO), tuberculose (teste de Mantoux e/ou ensaio QuantiFERON-TB Gold In-Tube (QFT)), parvovírus B19 (sorologia IgM e IgG), esquistossomose (ovos no exame de fezes), toxocaríase (sorologia IgG, eosinofilia periférica), estrongiloidíase (larvas no exame de fezes e sorologia) e sífilis (sorologia e/ou imunohistoquímica na biópsia cutânea) ▪ Outros agentes são relatados em relatos de caso ou séries de casos como: (i) agentes bacterianos: estreptococos (*Streptococcus viridans*; estreptococos do grupo A, C e G), enterococos, *Staphylococcus aureus, Mycobacterium leprae* (fenômeno de Lúcio na hanseníase e vasculite em eritema nodoso), espécies de Salmonella, *Borrelia burgdorferi*, pseudomonas aeruginosa, *Legionella pneumophila*; (ii) parasitas: *Schistosoma haematobium, Onchocerca volvulus*, Cysticercus, *Loa loa*; (iii) vírus: infecção por HIV, vírus herpes simples 1 e 2, citomegalovírus (CMV), vírus Epstein-Barr, vírus varicela-zóster, vírus da rubéola, adenovírus, echovírus, coxsackievírus, vírus parainfluenza, infecções por vírus da hepatite A; e (iv) fungos: Aspergillus spp., Fusarium spp., *Coccidioides immitis*[26]
	Condições sistêmicas inflamatórias (doenças autoimunes)	▪ LES, síndrome de Sjögren, AR, esclerodermia, dermatomiosite, deficiência de complemento, deficiência de α-1-antitripsina, doença inflamatória intestinal, hepatite crônica ativa, cirurgia de derivação intestinal, cirrose biliar primária, policondrite recidivante e outros
	Neoplasia e paraneoplasia	▪ Os distúrbios hematológicos constituem o grupo mais comum de malignidades associadas à vasculite cutânea (linfoma de Hodgkin e não Hodgkin, leucemia mielogênica aguda, leucemia linfoide ou linfocítica crônica, leucemia linfoblástica, sarcoma imunoblástico, linfoma maligno de células B da leucemia megacariocítica, linfoma de células T, síndrome mielodisplásica, mielofibrose) e menos comumente vasculite relacionada a tumores de órgãos sólidos (carcinoma de cólon, carcinoma renal, adenocarcinoma de cólon, carcinoma de próstata, carcinoma de pulmão, carcinoma escamoso de pulmão, carcinoma tubular gástrico, adenocarcinoma gástrico, carcinoma pancreático, carcinoma de mama, câncer de ovário, carcinoma faríngeo, carcinoma das cordas vocais, carcinoma pélvico, hepatocarcinoma, carcinoma da bexiga urinária)[27] ▪ A vasculite paraneoplásica cutânea é uma entidade não raramente encontrada pelos clínicos. Nestes casos, a presença de citopenias e células imaturas pode ser um alerta para o diagnóstico de câncer ▪ Em pacientes com vasculite cutânea paraneoplásica, o prognóstico depende da neoplasia subjacente[27]
	Idiopáticas	▪ Apesar dos esforços dos clínicos em investigar a etiologia da vasculite cutânea ou sistêmica, a maioria dos pacientes permanece com uma etiologia indeterminada[28] ▪ Alguns autores referem uma origem idiopática para vasculite em variando entre 24% e 79% dos pacientes que sofrem de vasculite de pequenos vasos (VVS). Na vasculite por CSVV e IgA, a associação etiológica mais comum é idiopática[28-31]

Alguns sinais observados durante o exame físico geral e exame dermatológico podem auxiliar no reconhecimento do calibre do vaso comprometido, bem como na definição do diagnóstico.[24] Hipertensão arterial sugere acometimento de vasos renais de médio calibre, o que pode ser observado nos casos de poliarterite nodosa sistêmica.[24] Lesões cutâneas como púrpura palpável (lesões mais frequentes nos casos de VCPV), púrpura não palpável, pápulas puntiformes, vesículas, pústulas, bolhas hemorrágicas e lesões urticariformes podem sugerir vasculites de pequenos vasos (Figura 16.2).[24] Vesículas e bolhas sob máculas purpúricas e o subsequente padrão hemorrágico são observadas nessas lesões e podem evoluir com ulceração (Figura 16.2). Púrpuras não palpáveis nos membros inferiores podem ser observadas em pacientes com síndrome de Sjögren e outras condições que incluem púrpura hipergamaglobulinêmica, como vasculite crioglobulinêmica e hipergamaglobulinemia de Waldenström.[24] Lesões urticariformes podem ocorrer no lúpus eritematoso sistêmico, na síndrome de Sjögren, na urticária vasculite hipocomplementêmica e na eosinofílica com poliangeíte (GEPA).

Nas vasculites de médios vasos, é possível observar pacientes com nódulos subcutâneos, livedo racemoso ou livedo reticular, úlceras rasas ou profundas, lesões papulonecróticas e infartos digitais, sinais estes que indicam um envolvimento oclusivo ou semioclusivo dos vasos de médio calibre (plexo vascular da junção dermo-hipodérmica e do tecido subcutâneo).[24] Nódulos subcutâneos acompanhados de padrão livedoide (Figura 16.3) são mais característicos na PAN (forma sistêmica de PAN), arterite cutânea (antiga PAN cutânea) ou lúpus eritematoso sistêmico.[24] Acredita-se que livedo e nódulos sejam sugestivos do diagnóstico de lúpus eritematoso sistêmico, vasculite sarcoídea ou PAN (forma sistêmica de PAN), ou na antiga PAN cutânea, mais recentemente chamada de "arterite cutânea".[24,32] Em contraste, as pápulas e os nódulos de PAM, GPA e GEPA são extravasculares, frequentemente localizados nos cotovelos, com necrose central (dermatite granulomatosa necrosante em paliçada (granuloma de Winkelmann)) (Figuras 16.3A e 16.3B) e podem estar presentes acompanhados ou não de padrão vascular livedoide.[24]

As lesões cutâneas do granuloma de Winkelmann são caracterizadas clinicamente pela ocorrência de lesões papulonodulares espessas, eritematosas ou violáceas, que, em geral, estão distribuídas simetricamente nos cotovelos, nas extremidades distais dos membros superiores e dedos, as quais, com frequência, têm crosta necrótica central, ou umbilicação.[33] Em raras ocasiões, um espessamento do subcutâneo em formato de cordão (sinal de corda) pode ser observado.[33] Histologicamente, essa doença é uma variante da vasculite leucocitoclástica, com predomínio de neutrófilos cercados por macrófagos em paliçada e uma região central de necrose formada por fibrina basofílica, fibras fragmentadas de colágeno, neutrófilos e debris neutrofílicos. Entretanto, em algumas ocasiões vasculite verdadeira pode não ser observada nos cortes histológicos.[33] Este padrão de reação da pele foi originalmente descrito na GEPA, mas depois foi observado em uma variedade de doenças infecciosas, como endocardite bacteriana subaguda e hepatite, em doenças linfoproliferativas e autoimunes como GPA, AR, DII, arterite de Takayasu (TA) e lúpus eritematoso sistêmico (LES).[33]

Infartos digitais (Figura 16.3) são frequentemente observados nas vasculites associadas a AR, mas também podem ser vistas na PAN e nas vasculites associadas ao ANCA.[24]

Púrpura retiforme em placas (PRP) (Figura 16.3) é um achado incomum, que se manifesta como púrpura/equimose palpável ou não, em padrão livedoide, reticulado ou arciforme, que representa a oclusão da vascularização dérmica e subcutânea.[34] A presença de púrpura em casos de PRP, resultante de hemorragia relacionada à isquemia em torno de um vaso antes da oclusão completa, diferencia púrpura retiforme do livedo reticular.[34] Embora a púrpura retiforme possa ocorrer em uma variedade de situações clínicas, a PRP indica uma inflamação vascular de fisiopatologia distinta, assim como as condições não inflamatórias, sem uma verdadeira vasculite, que podem ser agrupadas didaticamente como pseudovasculites cutâneas (síndrome antifosfolípide, calcifilaxia,

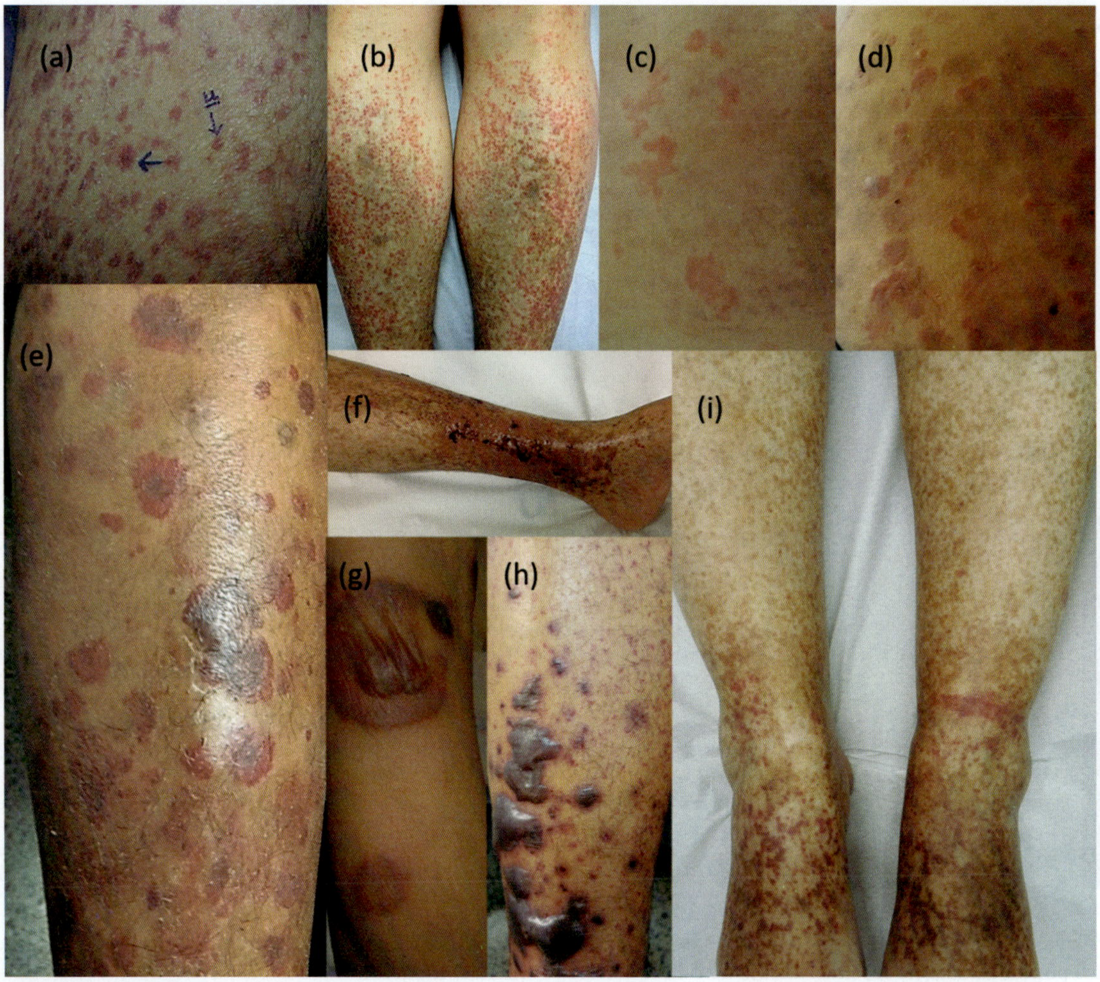

■ **Figura 16.2** Diferentes lesões normalmente observadas em pacientes com vasculites de pequenos vasos. (a) Púrpura petequial, com setas apontando para lesões a serem biopsiadas por meio de trépano (*punch*) para histoquímica com hematoxilina-eosina e outra para imunofluorescência direta; (b) típico quadro petequial nas pernas sugestivo de vasculite de pequenos vasos; (c) lesões urticadas com leve hipercromia residual em paciente com urticária vasculite; (d) lesões urticadas com púrpura muito sugestivas de urticária vasculite; (e) detalhe da perna da paciente com urticária vasculite; (f) púrpura confluente e ulceração reticular na perna de paciente com vasculite crioglobulinêmica; (g) lesão urticada e bolhosa incomum em paciente com vasculite de pequenos vasos; (h) púrpura, equimoses e bolhas hemorrágicas, por confluência de vesículas hemorrágicas em paciente com vasculite de pequenos vasos; e (i) lesões purpúricas ativas confluentes e outras acastanhadas de deposição de hemossiderina por episódios sucessivos e recorrentes da vasculite de pequenos vasos.

necrose cutânea induzida por varfarina, necrose induzida por heparina, crioglobulinemia, êmbolos cristalinos por colesterol ou oxalato).[34-37]

Avaliação global do paciente com lesões de vasculites na pele

Com base na anamnese e no exame físico geral, o diagnóstico diferencial das vasculites pode ser mais direcionado.[1-5] Mesmo que com frequência a vasculite cutânea seja, em grande parte dos casos, de órgão único (limitada à pele) e idiopática, ela sempre, inicialmente, deve ser confrontada com outros diagnósticos diferenciais e considerada um sintoma/sinal de uma doença, até que se comprove ser uma doença estritamente limitada a pele.[1-5] Quando da presença de lesões já descritas desde púrpuras até livedo racemoso e necroses digitais, o diagnóstico diferencial com as pseudovasculites é essencial, o que se faz especialmente por meio das biopsias cutâneas, além de a simples presença de uma erupção purpúrica incluir não somente diferentes tipos de vasculites, mas também outras condições como vasculopatias, entre elas a vasculopatia livedoide, coagulopatias, picadas de artrópodos, trauma, fragilidade cutânea, uso de anticoagulantes ou antiplaquetários, disfunção ou deficiência plaquetária, dermatoses purpúricas pigmentadas crônicas e até efeitos adversos medicamentosos.[1-5]

Atenção específica deve ser dada a sintomas como febre, sudorese, perda de peso, artralgias ou artrite franca, hematúria ou urina espumosa (sinal de proteinúria), dor abdominal, melena ou hematoquezia, parestesias, fraqueza ou paresia de um membro, sinusite ou rinite, tosse, dispneia ou hemoptise.[1-5] Nos Quadros 16.4 e 16.5 podemos observar os sinais cutâneos e do exame físico geral, bem como os sintomas mais relacionados com as diferentes vasculites em relação ao calibre de vasos acometidos.[23] Nos casos de vasculite cutânea (órgão único), a maioria dos sintomas anteriormente relacionados encontra-se ausente, embora fadiga, artralgias e sintomas constitucionais de fraca intensidade possam ocorrer.[1-5] A presença de sintomas sistêmicos deve servir como um sinal de alerta potencial para a existência de uma doença sistêmica subjacente, a qual deve ser investigada.[1-5] Além disso, a anamnese deve contemplar qualquer histórico de sintomas infecciosos precedentes, medicamentos prescritos ou automedicação, imunizações recentes e comorbidades existentes.[1-5]

A pesquisa de um agente etiológico para as vasculites cutâneas deve fazer parte da rotina do atendimento dos pacientes acometidos, mesmo na ausência de sintomas expressivos na anamnese ou sinais ao exame físico, sendo o mínimo recomendado o hemograma completo, uma avaliação da função renal e hepática, além do exame de urina I.[1-5] Na Figura 16.4, podemos consultar a propedêutica laboratorial estendida, nos casos de suspeita da presença de doença sistêmica, mesmo que oligossintomática.[9,18,20,22]

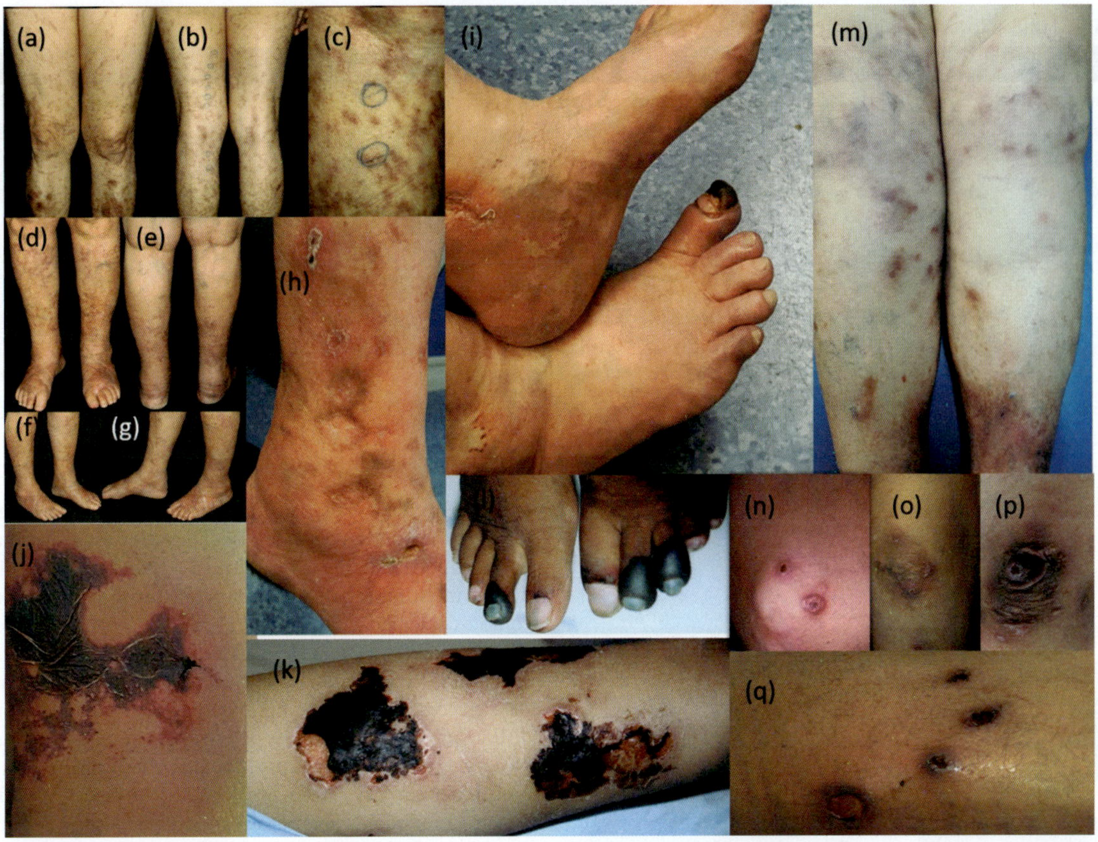

■ **Figura 16.3A** Diferentes lesões normalmente observadas em pacientes com vasculites de médios vasos: (a, b, c, d, e, f, g) livedo racemoso e nódulos subcutâneos na arterite cutânea; (h) perna e parte do pé de paciente com arterite cutânea, com ulceras em cicatrização e cicatrizes atróficas residuais de episódios de agudizações anteriores; (i) necrose do primeiro pododáctilo direito e úlceras cicatrizadas, sendo algumas com aspecto de atrofia branca, em paciente com arterite cutânea; (j, k) púrpura retiforme, em paciente com vasculite ANCA positiva pelo propiltiouracil; (l) necroses digitais em paciente com vasculite ANCA-positiva pelo propiltiouracil; (m) nódulos nas pernas de paciente com eritema indurado de Bazin; (n, o, p) pápulas e nódulos com necrose central umbilicada nos cotovelos, em pacientes com vasculites associadas ao ANCA, os quais são as lesões que, à histopatologia, revelam granulomas extravasculares necrosantes cutâneos de Winkelmann e, (q) lesões pioderma gangrenoso-símile em paciente com vasculite associada ao ANCA.

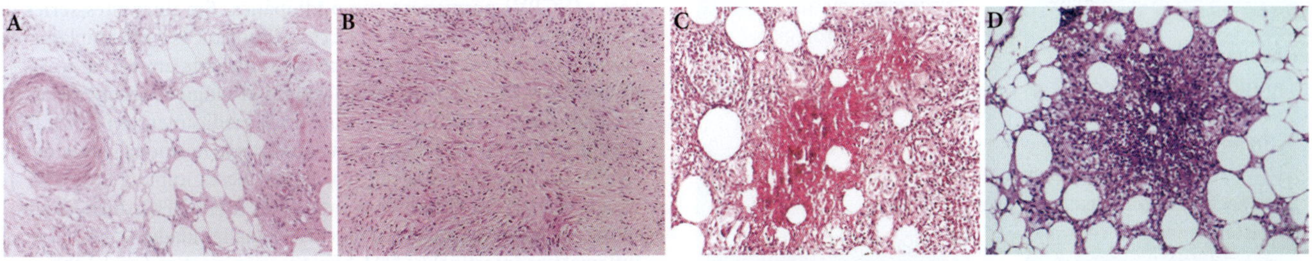

■ **Figura 16.3B** Histopatologia do da poliarterite nodosa (arterite cutânea (A)), reação teciadual em padrão estoriforme (B), granuloma extravascular de Winkelman, eosinófilico na granulomatose eosinofílica com poliangeíte (Churg-Strauss) (C) ou na poliangeíte microscópica e basofílico na granulomatose com poliangeíte (Wegener) (D).

Quadro 16.4 Achados clínicos e morfológicos no exame físico, de acordo com o calibre do vaso acometido.

Grandes vasos (> 150 μm)	Vasos de médio calibre (50 a 150 μm)	Vasos de pequeno calibre (< 50 μm)

▪ Claudicação
▪ Pressão arterial assimétrica
▪ Ausência de pulsos
▪ Dilatação aórtica
▪ Sintomas constitucionais:
  ▪ Febre
  ▪ Perda de peso
  ▪ Mal-estar
  ▪ Artralgia, artrite, as quais ocorrem nas vasculites de vasos de qualquer calibre
	▪ Nódulos subcutâneos
	▪ Ulcerações profundas
	▪ Livedo reticular ou racemoso
	▪ Cicatrizes digitais ou palmares
	▪ Gangrena digital
	▪ Mononeurite
	▪ Infarto cutâneo (púrpura retiforme)
	▪ Aneurismas
	▪ Nódulos eritematosos
	▪ Hipertensão arterial renal
	▪ Sintomas constitucionais
		▪ Púrpura palpável
		▪ Púrpura não palpável
		▪ Eritema infiltrado
		▪ Urticária
		▪ Lesões vesicobolhosas
		▪ Ulcerações superficiais
		▪ Hemorragias subungueais em estilhaço
		▪ Pústulas
		▪ Dermatite granulomatosa em paliçada neutrofílica
		▪ Esclerite, episclerite, uveíte
		▪ Dor em cólica
		▪ Hemorragia pulmonar
		▪ Sintomas constitucionais

Quadro 16.5 Manifestações nos diferentes órgãos e aparelhos que podem ocorrer nas vasculites.

Órgão/sistema	Sinais e sintomas
Doença sistêmica	Mal-estar, mialgia, artralgia/artrite, cefaleia, febre, perda de peso
Mucosas e olhos	Úlceras orais e genitais, proptose, conjuntivite, episclerite, distúrbios visuais, uveíte, exsudato ou hemorragias retinianas
Nariz, ouvido e garganta	Obstrução nasal, epistaxe, crostas, sinusiopatia, surdez, rouquidão, estridor, estenose subglótica
Doença respiratória	Tosse persistente, dispneia, sibilos, hemoptise, hemorragia pulmonar, nódulos, cavitação, infiltrados, pleurisia, derrame pleural, insuficiência respiratória
Doença geniturinária	Hipertensão > 95 mmHg diastólica Proteinúria > 0,2 g por 24 horas Hematúria > 10 hemácias/mL Elevação da creatinina sérica acima de 30% do basal ou decréscimo deste, em 25%
Doença neurológica	Confusão mental/demência, convulsões (não hipertensiva), acidente vascular cerebral, lesão medular, neuropatia periférica, paralisia facial, paralisia motora, mononeurite múltipla
Doença gastrointestinal	Dor abdominal intensa, enterorragia, melena, perfuração ou infarto intestinal, pancreatite aguda

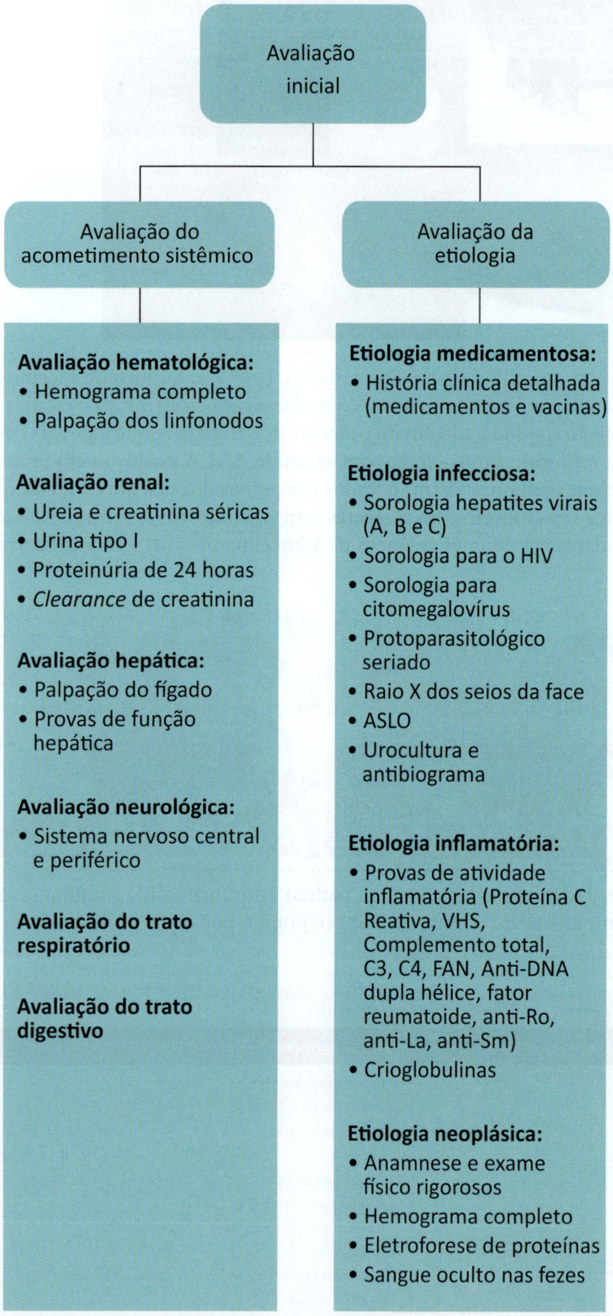

■ **Figura 16.4** Avaliação propedêutica clínica e laboratorial para pacientes com vasculite com acometimento cutâneo.

Uma avaliação adicional é indicada quando há acometimento sistêmico ou em outros tipos de vasculites.[1-5] A pesquisa de sangue oculto nas fezes pode direcionar se positiva a existência de malignidade oculta, doença intestinal inflamatória, ou acometimento pela própria vasculite, como as associadas ao ANCA, a vasculite por IgA e o edema agudo hemorrágico do lactente.[5,20] O estudo com a radiografia do tórax ou tomografia computadorizada do tórax é indicado nos casos de dispneia ou tosse; a angiotomografia deve ser solicitada na investigação de dilatações aneurismáticas ou estreitamento de vasos viscerais, caso haja um contexto clínico sugestivo de poliarterite nodosa (sistêmica); e, qualquer outra avaliação direcionada a um órgão específico deverá se basear na revisão da anamnese e no exame físico.[1-5] Por definição, se a morfologia das lesões cutâneas (como a presença de púrpura retiforme) ou os sintomas sistêmicos estiverem presentes, de forma que sugiram a presença de uma vasculite de vasos de médio calibre ou associação de pequenos e médios vasos, uma avaliação de exames complementares apropriada deve ser executada, incluindo as pertinentes às vasculites associadas ao ANCA, as vasculites crioglobulinêmicas e a poliarterite nodosa (sistêmica).[1-5]

Apesar de toda a propedêutica laboratorial empregada na sua investigação etiológica, grande parte das vasculites cutâneas de pequenos vasos (VCPV) permanece como idiopática. Em diferentes séries de casos publicadas, a frequência de casos idiopáticos varia amplamente. A etiologia da VCPV permanece desconhecida em cerca de 50%[31] a 76%[37] dos pacientes. Entre os agentes etiológicos recuperados em algumas séries de casos, encontram-se os medicamentos (10% a 15%) (antibióticos, diuréticos, anti-inflamatórios não hormonais, anticonvulsivantes, antipsicóticos, agentes cardiovasculares, inibidores do TNF-α, rituximabe, interferon beta), as infecções (15% a 20%), doenças autoimunes do tecido conectivo (15% a 20%), malignidades (< 5%), doença inflamatória intestinal (< 5%), hepatite crônica ativa (< 5%).[37-38]

Com relação ao curso temporal da vasculite cutânea (de órgão único) podemos observar três padrões de comportamento:[37-38] (i) *doença aguda e autolimitada*, a qual se resolve em menos de 6 meses, compreendendo em torno de 60% dos casos, em que a doença, em geral, ocorre após exposição a medicamentos ou quadro infeccioso; (ii) *forma recorrente*, com período livre de sintomas, observada em geral, no cenário das vasculites por IgA e naquelas associadas às doenças autoimunes do tecido conectivo, compreendendo em torno de 20% dos casos; e (iii) *doença crônica*, sem períodos de remissão, correspondendo a cerca de 20% dos casos e frequentemente associada e/ou desencadeada com criogloglobulinemia, hipergamaglobulinemias ou paraproteinemias ou malignidade oculta ou não.

Os testes de triagem laboratoriais são mandatórios para todos os pacientes com suspeita de vasculite crônica/recidivante ou com possível envolvimento sistêmico (como sugerido pelos sintomas da história clínica, sinais sistêmicos ou dermatológicos e lesões cutâneas, especialmente as relacionadas a doenças autoimunes do tecido conectivo, vasculites associadas ao ANCA (VAA) ou sintomas/sinais específicas neurológicas, pulmonares, gastrointestinais, auditivos ou oculares).[24] Um painel geral dos exames complementares sugeridos inclui vários testes citados anteriormente no Quadro 16.3 e na Figura 16.4 entre outros, especialmente para aqueles pacientes sem uma causa óbvia de vasculite: hemograma completo; ureia; creatinina; função hepática; urinálise; exame protoparasitológico das fezes e sangue oculto nas fezes; eletroforese de proteínas séricas com imunofixação para pesquisa de paraproteinemias; antistreptolisina-O (ASLO); sorologias para HBV/HCV/HIV; crioglobulinas; níveis de complemento (CH50, C3, C4); anticorpo antinuclear (ANA); ANCA e FR.[15,24]

Se o paciente tiver febre ou sopro cardíaco, deve-se realizar hemocultura e ecocardiograma.[24] Nos casos de vasculite de médios casos ou de sinais/sintomas de doença do tecido conectivo, o anticorpo antinuclear deve ser dosado.[24] Apesar de o aumento da proteína C-reativa (PCR) estar relacionado à atividade de doença nos casos das vasculites associadas ao ANCA, os títulos do ASLO devem ser dosados em virtude da frequente associação do estreptococo nesse cenário, e nos casos de PAN.[24] Radiografia do tórax, hemograma completo, exames do trato gastrointestinal, exame ginecológico no caso das mulheres e urológico no caso dos homens, são exames adequados para a investigação das neoplasias na ausência de sinais ou sintomas específicos.[24] Nos casos de febre alta, perda ponderal, anemia severa, bicitopenia, fenômeno de Raynaud (na ausência de doenças do tecido conectivo) ou com crioglobulinas positivas, uma investigação mais completa para malignidades deve ser realizada.[24]

A *biópsia cutânea* é de extrema relevância para o adequado manejo das síndromes vasculíticas. Diante da ampla gama de apresentações clínicas das vasculites cutâneas e dos inúmeros distúrbios que podem mimetizar quadros de vasculite, não é de surpreender que seja difícil reconhecer e classificar corretamente os pacientes com vasculite cutânea, uma vez que poucas síndromes vasculíticas têm clínica patognomônica ou exames radiográficos e/ou laboratoriais específicos.[38]

Dessa forma, o diagnóstico acurado e preciso de vasculite requer a realização de uma biópsia de pele representativa para confirmação histológica.[38] Por sua vez, uma biópsia com achados característicos de vasculite não pode ser considerada isoladamente, ela deve ser interpretada com a história clínica, achados do exame físico, exames laboratoriais e características angiográficas para que se possa chegar a um diagnóstico específico.[38] Por exemplo, o diagnóstico de vasculite de órgão único (também conhecida como "angeíte cutânea leucocitoclástica" ou "vasculite cutânea de pequenos vasos") requer necessariamente a ausência de evidências de manifestações sistêmicas.[38] Nos casos suspeitos ou confirmados de vasculite sistêmica, os exames de imagem são úteis para determinar a extensão e a atividade da doença, enquanto os exames séricos, como PCR, VHS e ANCA, podem ser usados para monitorar a atividade da doença e prever o risco de mortalidade.[38] Assim, a classificação das vasculites cutâneas em síndromes específicas é realizada de forma mais adequada levando-se em consideração o calibre dos vasos predominantemente envolvidos e o tipo principal de resposta inflamatória envolvida.[38] Esses padrões histológicos relacionados a mecanismos patogênicos, analisados juntamente com os achados de imunofluorescência direta, títulos do ANCA e resultados dos exames para investigação de doenças sistêmicas, permitem um diagnóstico mais fidedigno e, por fim, uma terapia mais eficaz.[38]

Na avaliação das vasculites cutâneas, a *classificação histopatológica* precisa é o primeiro passo para se chegar ao diagnóstico de uma síndrome vasculítica específica.[38] Os achados histopatológicos podem sugerir um grupo de condições mais específicas (Quadro 16.6). Uma vasculite de predominância neutrofílica comprometendo primariamente os vasos da derme superficial associada a um depósito de IgA nas papilas dérmicas sugere o diagnóstico de vasculite por IgA (antiga púrpura de Henoch-Schönlein), enquanto uma vasculite predominantemente neutrofílica de pequenos vasos da derme e tecido subcutâneo, com predomínio de depósito vascular de IgM sugerem vasculite crioglobulinêmica (VC) ou vasculite reumatoide (VR).[38]

Quadro 16.6 Critérios histopatológicos que definem o diagnóstico das vasculites em diferentes estágios de evolução.

1. Sinais histológicos de vasculite aguda (ativa): 1.1. Pequenos vasos na derme (vênulas e arteríolas) (necessários 2 de 3* critérios): ▪ Infiltrado inflamatório perivascular† e/ou intravascular ▪ Dano e/ou destruição da parede do vaso por infiltrado inflamatório ▪ Deposição de fibrina intramural e/ou intraluminal ("necrose fibrinoide") 1.2. Vasos musculares dérmicos e subcutâneos (pequenas artérias e veias) (os 2 critérios são necessários): ▪ Infiltrado na parede do vaso muscular por células inflamatórias ▪ Deposição de fibrina intramural e/ou intraluminal ("necrose fibrinoide")‡ (Figura 16.5)
2. †Alterações secundárias a uma vasculite ativa (sugestivo de, mas não diagnóstico): ▪ Extravasamento de hemácias (petéquia, púrpura, hematoma) ▪ Poeira nuclear, perivascular (leucocitoclasia) ▪ Edema endotelial, descolamento ou necrose ▪ Necrose de glândula écrina (ou regeneração com hiperplasia de células basais) ▪ Ulceração ▪ Necrose/infarto tecidual
3. Sequela histológica de vasculite (sinais de cronicidade e lesões cicatriciais de vasculite): ▪ † Laminação (em "casca de cebola") dos constituintes da parede vascular (proliferação concêntrica dos pericitos e células de músculo liso) ▪ † Obliteração luminal (endarterite obliterante): proliferação da camada íntima ou média dos elementos celulares resultando na oclusão luminal com preservação da lâmina elástica interna ▪ Perda completa ou segmentar da lâmina elástica nos vasos médios e grandes associada com tecido cicatricial acelular ▪ Angioendoteliomatose reativa ▪ Neovascularização da camada adventícia
4. Alterações indicativas do subtipo ou da etiologia das vasculites: Fibrose lamelar: ▪ *Erythema elevatum diutinum*, granuloma facial, ou pseudotumor inflamatório Dermatite granulomatosa em paliçada (necrosante) ou granuloma de Winkelmann: ▪ Granuloma extravascular "vermelho" (eosinófilos, figuras em chama): granulomatose eosinofílica com poliangeíte ▪ Granuloma extravascular "azul" (neutrófilos, poeira nuclear): granulomatose com poliangeíte, vasculite reumatoide ▪ Granulomatose eosinofílica com poliangeíte, poliangeíte microscópica Dermatite vacuolar de interface (pode haver depósito de mucina na derme): ▪ Doenças do tecido conectivo, como lúpus eritematoso e dermatomiosite ▪ Dermatoses "pustulosas" com abscessos neutrofílicos intraepidérmicos ou subepidérmicos: doença de Behçet

* Necessário para o diagnóstico de vasculite; † Outros tipos de injúria vascular podem apresentar padrão; ‡ Depósito intraluminal de fibrina pode ser encontrado em lesões arteriais não vasculíticas como hipertensão maligna e síndrome antifosfolípide.

A técnica de realização da biópsia cutânea é fundamental para o diagnóstico correto. Os médicos clínicos, especialmente os dermatologistas, mais aptos a reconhecer lesões cutâneas elementares, devem ser capazes de correlacionar os achados morfológicos das lesões cutâneas (púrpura palpável ou livedo racemoso/nódulos subcutâneos) e realizar uma biópsia representativa das camadas necessárias da pele para uma avaliação anatomopatológica adequada. Assim, a acurácia diagnóstica de uma biópsia de pele é influenciada diretamente pela sua profundidade (Figura 16.6).[38]

Em geral, uma biópsia ampla e profunda (5 a 6 mm de diâmetro) ou biópsia incisional que se estende até o subcutâneo é a melhor forma de representar vasos de todos os calibres.[38] Portanto, na suspeita de vasculite de vasos de médio calibre, como no caso da arterite cutânea, a biópsia deve incluir o tecido subcutâneo, onde estes vasos estão localizados.[38] Alguns pontos importantes são listados para a realização de uma biópsia cutânea adequada:[38]

1. Obter uma amostra de tecido que represente até a região do subcutâneo, sendo a biópsia realizada em área de pele mais sensível, eritematosa ou de lesão purpúrica, é a chave para se chegar a um diagnóstico fidedigno.

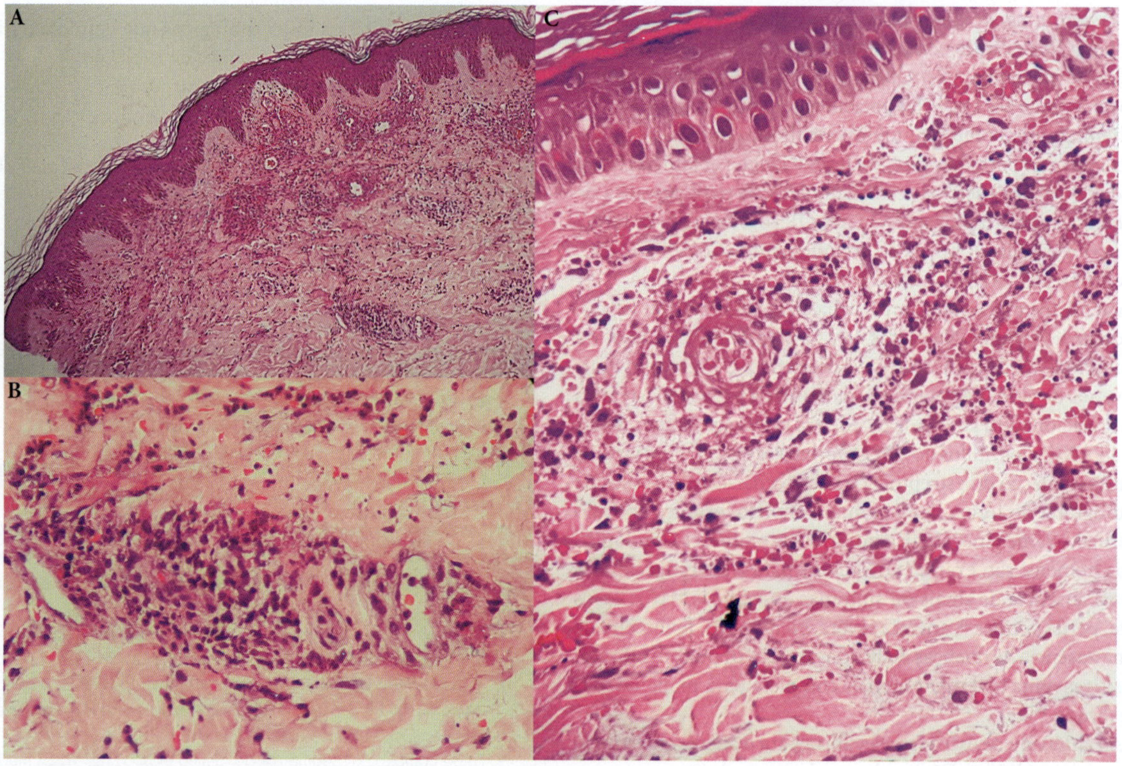

■ **Figura 16.5** Histopatologia da vasculite leucocitoclástica dos pequenos vasos da pele, coloração hematoxilina-eosina (HE). (A) Padrão angiocêntrico do infiltrado inflamatório na derme papilar e reticular (100x). (B) Extravasamento de hemácias, poeira nuclear na derme, entre as fibras de colágeno, destruição da parede vascular por infiltrado inflamatório misto, porém com predomínio de neutrófilos (400x). (C) Detalhe da necrose fibrinoide de um vaso da derme papilar e infiltrado angiocêntrico (400x).

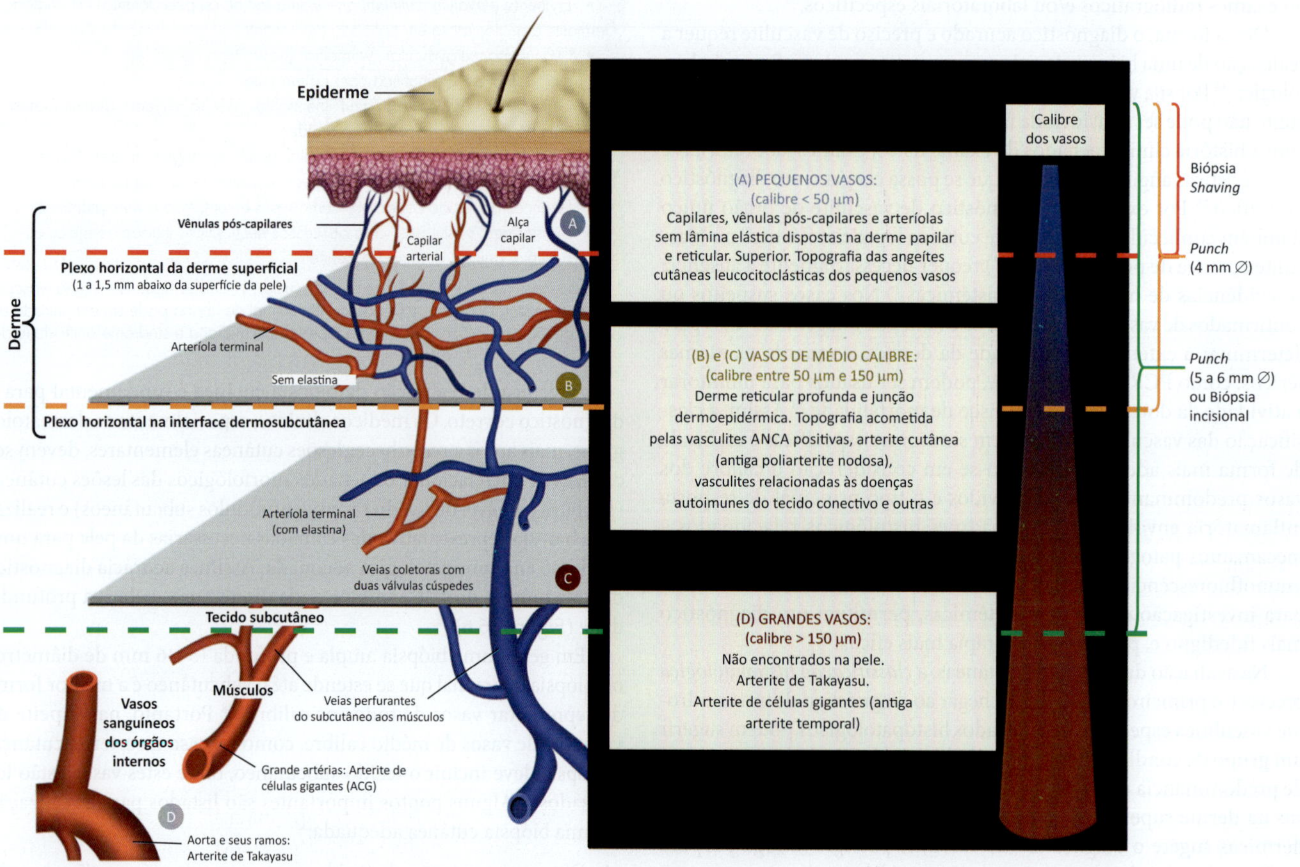

■ **Figura 16.6** Pele (epiderme, derme e tecido subcutâneo) e os tipos de vasos sanguíneos encontrados no plexo vascular da derme superficial e profunda, calibre dos casos, local principal de acometimento das síndromes vasculíticas e profundidade adequada da biópsia cutânea para representar a camada da pele onde a doença está localizada.

2. O prazo ideal para a realização da biópsia da pele é de até 48 horas após o aparecimento de uma lesão sugestiva de vasculite. Se a biópsia é realizada fora desse período, as características patológicas da vasculite podem estar ausentes na amostra, fato este que deve ser considerado durante a interpretação de uma biópsia negativa obtida de um paciente com achados clínicos sugestivos de vasculite. Uma biópsia por *punch* de uma lesão em estágio adequado permitirá a confirmação histológica da maioria das síndromes vasculíticas de pequenos vasos.
3. Lesões purpúricas biopsiadas nas primeiras 24 horas exibem depósito intravascular de fibrina acompanhado de infiltrado neutrofílico perivascular e fragmentação de neutrófilos (leucocitoclasia). Após 24 horas, os neutrófilos começam a ser substituídos por linfócitos e macrófagos. Assim, a biópsia de lesões com mais de 48 horas de evolução, independentemente da forma de vasculite subjacente, pode mostrar infiltrados ricos em linfócitos e representar um problema para o diagnóstico clínico de vasculite.
4. As biópsias devem ser realizadas em lesões de pele não ulceradas em virtude do achado frequente de vasculite incidental observada no leito das úlceras. Se apenas úlceras superficiais estiverem presentes, a biópsia realizada na borda da lesão é aceitável. No caso de úlceras profundas, a biópsia com amostra adequada do subcutâneo, incluindo a área ulcerada central, aumenta a acurácia do diagnóstico e a possibilidade de identificar uma vasculite arterial, como nos casos de PAN sistêmica ou arterite cutânea (SOV).
5. Nos casos de livedo racemoso, uma biópsia profunda que se estende até o subcutâneo deve ser realizada na região central de um dos arcos que se agrupam para formar o padrão reticular de livedo (do centro "pálido", e não da região periférica "eritematosa ou violácea"), uma vez que é nessa região central que o vaso com estenose, responsável pela palidez cutânea, está localizado. Nestes casos, cortes histológicos, semisseriados em vários níveis são frequentemente necessários para que seja identificado o local da vasculite, a qual é tipicamente focal e segmentar.

Um diagnóstico equivocado de pseudovasculite, como nos casos de vasculopatia livedoide, pode ser realizado se houver representação inadequada de tecido subcutâneo. Mimouni e colaboradores[39] alertam para a necessidade de excluir o diagnóstico de PAN em pacientes que se apresentam com lesões de atrofia branca (cicatrizes estreladas branco-nacaradas, padrão de cicatrização por injúria vascular) nos membros inferiores sem evidência de estase venosa ou trombofilias, particularmente nos casos associados a mononeurite múltipla, livedo e úlceras. Biópsias profundas seriadas podem ser necessárias para revelar o real comprometimento vascular necrosante nas vasculites de médios vasos da derme e subcutâneo, especialmente na presença de cicatrizes de atrofia branca. Mimouni e colaboradores[39] avaliaram 29 pacientes com lesões de atrofia branca submetidos a biópsias cutâneas seriadas, e em seis casos foi feito o diagnóstico de PAN, três dos quais haviam sido diagnosticados previamente com vasculopatia livedoide em biópsias superficiais.

As biópsias de livedo (reticular ou racemoso) frequentemente se mostram inespecíficas na maioria dos pacientes dos quais se obtém apenas uma amostra para análise histopatológica. Wonhlrab e colaboradores[40] avaliaram a sensibilidade das biópsias cutâneas realizadas em 15 pacientes com síndrome de Sneddon, dos quais foram obtidas cinco amostras profundas por meio de 35 unch (4 mm) em áreas distintas de livedo (três amostras da área central pálida e duas da área periférica eritematosa). O estudo observou uma sensibilidade de 27% quando apenas uma biópsia foi realizada, 53% quando duas biópsias foram realizadas e de 80% quando três biópsias foram realizadas nas áreas pálidas em todos os casos.[40] Dessa forma, as vezes é necessário realizar mais de uma biópsia, para conseguir identificar as evidências patológicas, do comprometimento dos vasos do subcutâneo em pacientes com livedo racemoso.

A imunofluorescência direta (Figura 16.7) deve ser realizada sempre que possível nos casos de vasculite, uma vez que a não realização desse exame pode desperdiçar uma oportunidade de obter informações potencialmente relevantes para o diagnóstico do tipo de vasculite[38]. Além disso, achados de depósito vascular de IgA são obrigatórios para o diagnóstico de vasculite por IgA.[38] Assim como nas biópsias coradas por hematoxilina-eosina, a identificação dos padrões de imunofluorescência direta está relacionada diretamente ao tempo de evolução das lesões cutâneas biopsiadas.[38] Nos casos de vasculites mediadas por imunocomplexos, em 100% dos casos observam-se imunoglobulinas nas amostras colhidas nas primeiras 48 horas, 70% serão positivas nas amostras colhidas entre 48 e 72 horas e, após 72 horas, os depósitos de imunoglobulinas podem não ser identificados. Entretanto, depósitos de outros componentes podem ser observados em mais de 50% das biópsias de lesões cutâneas de vasculite após 72 horas.[38,41]

No Hospital das Clínicas da Faculdade de Medicina da Universidade de São Paulo (HC-FMUSP), hospital terciário no Brasil, foi realizado um estudo retrospectivo que avaliou o resultado da imunofluorescência direta de 253 amostras de biópsias de pele em um grupo de 282 pacientes com diagnóstico de vasculite leucocitoclástica cutânea, no período de janeiro de 2007 a dezembro de 2014.[30] A idade dos pacientes variou de 5 a 87 anos, com média de 45 anos, sendo 191/282 casos do sexo feminino (67,73%). A imunofluorescência direita foi positiva em 70,21% dos casos, sendo o componente C3 o mais frequentemente observado.[30] Depósitos de IgA na parede dos vasos estavam associados com a idade e com a ausência de doenças autoimunes/inflamatórias.[30] Depósitos de IgM na parede dos vasos estavam associados a pacientes do sexo feminino, desordens autoimunes/inflamatórias, consumo das frações C3 e C4 do complemento e positividade dos anticorpos antinucleares anti-SSA/anti-SSB. Depósitos de IgG na parede dos vasos estavam associados com a idade e com a positividade de anticorpos do tipo ANCA; e, por último, os depósitos de C3 estavam associados com hematúria e acometimento renal. Acometimento sistêmico foi observado em 12,5% dos casos de vasculite.[30]

Em resumo, para a realização de uma biópsia cutânea apropriada, é essencial determinar o local adequado durante o exame clínico de rotina.[42] Os achados histopatológicos de vasculite leucocitoclástica incluem: neutrófilos permeando a parede dos vasos; necrose fibrinoide ou depósitos de fibrina na parede dos vasos; poeira nuclear (leucocitoclasia); extravasamento de eritrócitos; infiltrado inflamatório perivascular composto predominantemente por neutrófilos na maioria dos casos de vasculites de pequenos; e médios vasos e edema endotelial.[42] As biópsias para imunofluorescência devem ser realizadas entre 8 e 24 horas de evolução das lesões.[42] Caso contrário, o processo inflamatório destrói os complexos imunes produzindo um resultado falso-negativo.[42] A detecção de depósitos de imunocomplexos pode ter significado diagnóstico e prognóstico.[42] Além dos imunocomplexos na parede dos vasos, a imunofluorescência direta pode revelar o depósito de IgG e C3 na junção dermo-hipodérmica, indicando a possível presença de "banda lúpica", urticária-vasculite hipocomplementêmica ou lúpus eritematoso sistêmico subjacente.[42]

EPIDEMIOLOGIA DAS VASCULITES

A incidência anual estimada de vasculite leucocitoclástica é de 29,7 casos por milhão de habitantes na Espanha ("vasculites por hipersensibilidade") (1999),[43] 38,6 casos por milhão de habitantes na Inglaterra ("vasculites cutâneas") (1998)[44] e 45 casos por milhão de habitantes nos Estados Unidos (base populacional no Condado de Olmsted, Minnesota – casos comprovados por biópsia cutânea).[31] Vasculites de pequenos vasos acometem igualmente pessoas de ambos os gêneros e todas as idades.[15] Nas crianças, no entanto, as vasculites por IgA são muito mais frequentes do que as vasculites cutâneas de pequenos vasos não associadas a IgA.[15] A presença de vasculite sistêmica associada, doença do tecido conectivo ou malignidades são mais comuns em adultos do que em crianças.[15,31,43,44]

Em um artigo de revisão sobre vasculites sistêmicas publicado em 2018, Elefante e colaboradores[45] apresentaram dados epidemiológicos sobre as vasculites associadas ao ANCA: (i) a especificidade do ANCA

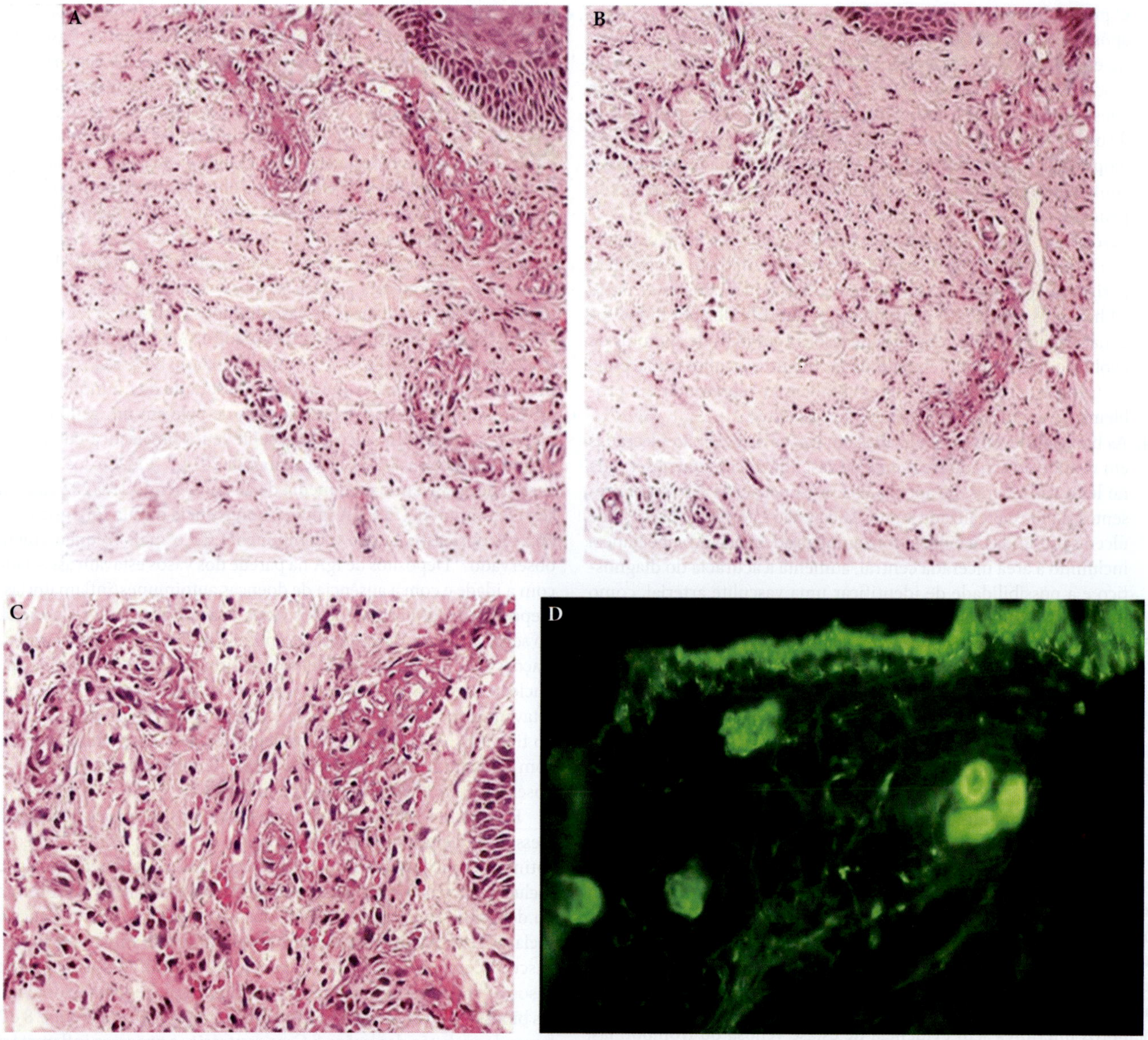

■ **Figura 16.7** Vasculite leucocitoclástica de pequenos vasos da pele com necrose fibrinoide (A, B, C) em cortes corado pela hematoxilina-eosina e com a técnica da imunofluorescência direta (C3 ao redor de vasos da derme e na junção dermo-hipodérmica) (D), em paciente que evoluiu com lúpus eritematoso sistêmico, após um ano de seguimento.

estava associada a fatores genéticos, manifestações clínicas, resposta terapêutica e prognóstico quanto às recaídas e à sobrevida; (ii) a distribuição da especificidade do ANCA difere significativamente entre os grupos étnicos; (iii) MPO-ANCA são significativamente mais frequentes na população asiática [Japoneses OR 59,2 (95% IC 8,0-440,7), $p < 0.001$, Chineses OR 6,8 (95% IC 2,6-17,8), $p < 0.001$], americanos caucasianos [OR 2,6 (95% IC 1,7–4,0), $p < 0.001$] e no Oriente Médio/Turquia [OR 2,3 (95% IC 1,3-4,2), $p < 0.005$], em comparação à população do norte da Europa, que apresenta mais frequentemente especificidade para PR3-ANCA; (iv) ANCA negativo também foi significativamente mais frequente nos americanos caucasianos do que na população do norte da Europa [OR 2,0 (95% IC 1,3-3,2), $p = 0.002$]; e (v) existem diferenças na frequência do envolvimento de órgãos entre os grupos étnicos; em comparação à população do norte da Europa, a população asiática apresentou significativamente menor frequência de comprometimento ocular, de ouvido, nariz e orofaringe, enquanto o envolvimento renal foi significativamente menos frequente em americanos caucasianos e significativamente mais frequente no Oriente Médio/Turquia, no entanto, curiosamente, algumas diferenças não foram completamente determinadas pelas diferenças no padrão do ANCA.

■ PATOGÊNESE

Os clínicos acreditam ser mais conveniente utilizar o calibre dos vasos sanguíneos, como uma característica para ajudar a distinguir as diferentes formas de vasculites. Esse esquema de classificação tem sido um ponto de partida útil para a descrição e diagnóstico diferencial.[6] No entanto, vasos como o mesmo calibre, em tecidos ou órgãos diferentes podem ter formas e funções distintas, que podem fornecer informações importantes para a compreensão dos padrões da doença e da segmentação por órgão.[6] Sob o ponto de vista da patogênese das vasculites, podemos simplificar os mecanismos envolvidos em duas vias: (i) vasculites associadas aos imunocomplexos e (ii) vasculites associadas ao ANCA (VAA). No entanto, vários fatores estão envolvidos como a base genética, a imunidade inata e adquirida, a quebra da tolerância imunológica por vários patógenos, além dos mecanismos de "autoantigenicidade".

Patogênese da vasculite cutânea de pequenos vasos (vasculite leucocitoclástica mediada por imunocomplexos)

Nas VCPV, uma história de exposição a novas medicações ou agentes infecciosos é frequentemente obtida.[4]

A vasculite leucocitoclástica corresponde a uma reação imunológica do tipo III de Gel & Coombs (reação do tipo fenômeno de Arthus ou doença mediada por imunocomplexos), em que existe um ambiente de excesso moderado de antígenos, os quais acabam determinando a VCPV, excetuando-se as vasculites associadas ao ANCA que compreendem mecanismos de citotoxicidade celular mediados por anticorpos (reação imunológica do tipo II de Gel & Coombs).[4]

A vasculite leucocitoclástica inicia-se com a deposição dos imunocomplexos na parede das vênulas pós-capilares da derme. A deposição destes imunocomplexos pode ser influenciada por fatores como:[4]

1. A pressão hidrostática, principalmente nas áreas pendentes do organismo (como os membros inferiores) e pelo fluxo sanguíneo turbulento na circulação terminal da pele.
2. O estado funcional do sistema macrofágico tecidual, o qual pode estar parcialmente deficiente, não removendo eficientemente os imunocomplexos depositados.
3. Liberação plaquetária de histamina e serotonina (facilitando a vasopermeabilidade e a deposição inicial dos imunocomplexos nas vênulas pós-capilares).
4. A capacidade das hemácias em transportar imunocomplexos relacionados ao complemento e fixá-los no sistema macrofágico (as hemácias expressam receptores da fração C3b do complemento).
5. Ativação do sistema fibrinolítico, o qual está exacerbado nas fases iniciais da doença, propiciando a vasopermeabilidade e a deposição inicial dos imunocomplexos.

Os imunocomplexos circulantes interagem com o endotélio e ativam as células endoteliais, provocando a liberação de altos níveis do ativador tecidual do plasminogênio (t-PA), que ativam inicialmente o sistema fibrinolítico.[4]

Desta forma, o endotélio vascular atua na regulação da hemostasia, na permeabilidade capilar e no tônus vascular, com função primordial nas reações imunológicas locais. Em condições fisiológicas, a superfície endotelial tem características anticoagulantes.[4] O desequilíbrio entre propriedades anticoagulantes e pró-coagulantes, nas fases tardias da doença, ocasiona a trombose do vaso e o estabelecimento clínico da púrpura palpável e de necrose local.[4]

Os imunocomplexos depositados ativam a cascata do complemento (via clássica e via alternativa), produzindo C3a e C5a, responsáveis pela degranulação dos mastócitos e atração dos neutrófilos para a área lesada (fase 1 da Figura 16.8). Os neutrófilos aderem à superfície endotelial e migram para o tecido perivascular, local onde pode ocorrer fagocitose e degradação de imunocomplexos. Neste momento, os neutrófilos sofrem desintegração do núcleo (processo denominado "cariorrexis" ou "leucocitoclasia"), com liberação de enzimas lisossomais como proteases, colagenases e elastase.[4] O resultado final é uma lesão que danifica o endotélio vascular, sendo favorecida pela produção neutrofílica de radicais livres de oxigênio e ferro, que são particularmente tóxicos ao endotélio (fase 2 da Figura 16.8).[4]

Dados clínicos demonstram que os imunorreagentes são detectados somente nas lesões iniciais da VCPV, em torno de 3 a 12 horas. Toda a cadeia de eventos, que inclui a deposição de imunocomplexos e complemento até a sua remoção, ocorre em 18 a 24 horas.[4]

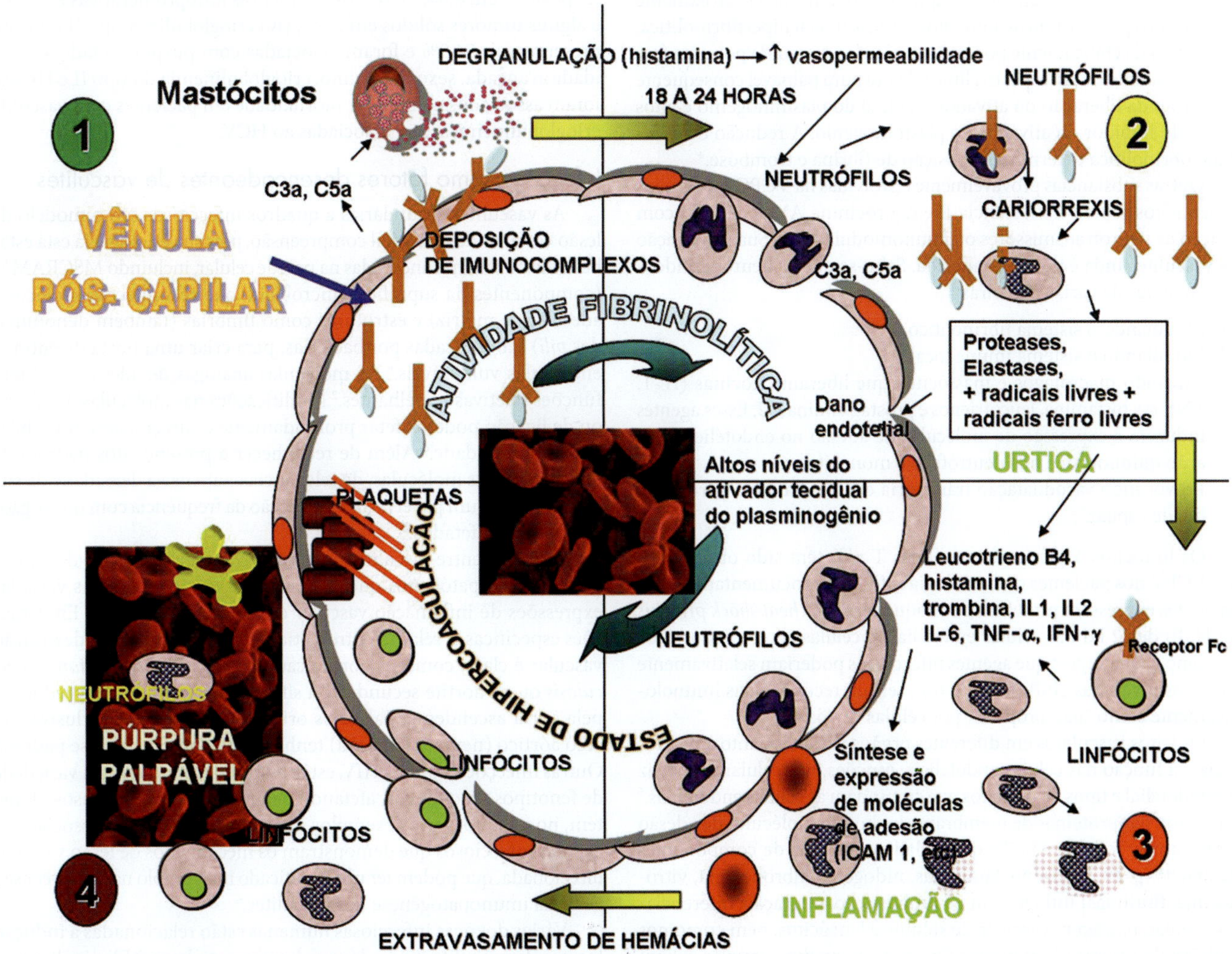

■ **Figura 16.8** Fases dos eventos fisiopatogênicos sequenciais da vasculite leucocitoclástica na VCPV.

Sob vários estímulos, o endotélio é ativado leucotrieno B4, histamina dos mastócitos, imunocomplexos, anóxia, trombina e várias citocinas (como a IL-1, IL-2, TNF-α, IFN-Tγ) que são secretadas em decorrência da interação dos imunocomplexos e seu receptor Fc nos linfócitos locais (fase 3 da Figura 16.8).[4] Com a exposição das células endoteliais, fibroblastos e outros tipos celulares à IL-1 e ao TNF-α, ocorre a produção da IL-8, a qual se torna a principal substância a exercer função quimiotáxica para os neutrófilos.[4] Estabelece-se um estado inflamatório pela presença das citocinas pró-inflamatórias (IL-1, TNF-α e IL-8).[4] Nestas circunstâncias, há expressão de várias moléculas de adesão no endotélio, aumentando o influxo de neutrófilos para o meio extravascular. O dano consequente do endotélio provocaria a exposição na membrana celular destas células de antígenos, reconhecidos pelas células imunológicas como "não próprios ou *non-self*".[4] Alguns autores observaram um aumento relevante da IL-2 durante as fases ativas de vasculite sistêmica. A ativação dos linfócitos e o seu envolvimento na patogênese é um passo fundamental no desenvolvimento de alguns tipos de vasculite sistêmica.[4]

Na fase tardia da vasculite leucocitoclástica (fase 4 da Figura 16.8), as células T e células dendríticas têm potencial para iniciar uma resposta imunológica, agora mediada por células, ou contribuir para a perpetuação do processo inflamatório.[4] Muitas células endoteliais participam como células apresentadoras de antígenos, liberando mediadores inflamatórios (citocinas) que provocam a expressão de antígenos de classe I e II do MHC (principal complexo de histocompatibilidade) na superfície endotelial, criando também um ambiente de hipercoagulabilidade, com microtrombose vascular, isquemia tecidual, extravasamento de hemácias e necrose.[4]

Desta forma, estabelece-se a natureza dinâmica da VCPV, em que o infiltrado dérmico inicialmente se apresenta neutrofílico e tardiamente observamos predomínio de linfócitos.[4] A fase inicial hiperfibrinolítica, caracterizada clinicamente por lesões urticadas, é seguida por uma fase hipofibrinolítica, com aspecto clínico de púrpura palpável consequente à redução da liberação do ativador tecidual do plasminogênio e altos níveis do inibidor do ativador do plasminogênio. A redução da atividade fibrinolítica determina deposição de fibrina e trombose.[4]

Outras substâncias provavelmente envolvidas na VCPC são os neuropeptídeos (como a substância P e neurocinina A) que atuam com função de neurotransmissores ou imunomoduladores. Sua real função na vasculite ainda é pouco conhecida. Sabe-se que os neuropeptídeos podem atuar de várias maneiras:[4]

1. Modulando o sistema fibrinolítico.
2. Modulando o sistema imune local.
3. Ativando macrófagos e mastócitos que liberam citocinas (IL-1, TNF-α), histamina, leucotrienos e prostaglandina D2. Esses agentes induzem a expressão de moléculas de adesão no endotélio e tem ação quimiotáxica nos neutrófilos e monócitos.
4. Provocando vasodilatação transitória e aumentando a permeabilidade capilar.

Os linfócitos T gama/delta (células T γ/δ) têm sido observados nas VCPV nos pacientes com etiologia infecciosa documentada. Esses pacientes expressam proteínas de choque térmico (*heat shock proteins* ou HSP) de 72 kd nas células endoteliais e células apresentadoras de antígeno, o que sugere que agentes infecciosos poderiam seletivamente elevar os níveis das HSP, que, por fim, seriam reconhecidas imunologicamente como "não próprias" por células T γ/δ.[4]

Os leitos vasculares em diferentes órgãos variam quanto à morfologia e à função das células endoteliais, junções intercelulares, matriz subendotelial e tipos de pericitos que circundam as células endoteliais.[6] Variações nas proteínas de membrana, incluindo moléculas de adesão e receptores Toll-*like* (TLR), quantidade e os tipos de componentes da matriz (p. ex., colágeno, lamininas, nidogênio, fibronectina, vitronectina, fibrilinas) influenciam na proliferação, migração, diferenciação celular, passagem vascular de solutos e leucócitos, bem como nos padrões de resposta às injúrias.[6] Os vasos de médio e grande calibre têm um padrão de vigilância imunológica com perfil único de TLR.[6] Células dendríticas localizadas nas camadas adventícia e média de grandes e médios vasos têm TLR (receptores de reconhecimento de patógenos; PRR), que se ligam a padrões moleculares associados a patógenos específicos (PAMP) e estimulam as células T, que podem ser atraídas durante uma lesão, em uma vasculite de grandes vasos ou infecção intramural.[6] Esses "padrões" de TLR diferem entre os vasos e podem determinar o risco de lesão e doença.[6] Essas observações são apenas uma parte, que justifica diferentes doenças terem propensão de acometer diferentes territórios vasculares.

As vasculites crioglobulinêmicas associados ao HCV são vasculites sistêmicas que acometem pequenos e médios vasos, a partir do depósito vascular de proteínas séricas precipitáveis ao frio, denominadas "crioglobulinas".[6] As crioglobulinas do tipo I são imunoglobulinas monoclonais, as crioglobulinas tipo II consistem em imunoglobulinas monoclonais com atividade de fator reumatoide (FR) associadas à IgG policlonal, enquanto crioglobulinas tipo III compreendem IgG e IgM policlonais com atividade de FR.[6] Elefante e colaboradores[45] resumiram os desfechos clínicos, laboratoriais e fatores predisponentes de pacientes com vasculite crioglobulinêmica não relacionados ao HCV: (i) vasculite crioglobulinêmica essencial (doença subjacente não identificável) foi o maior grupo (39,4%) e a primeira condição primária associada (21,1%) foi a síndrome de Sjögren (SSp); (ii) evidência de púrpura esteve presente em 78% dos pacientes do grupo SSp, 64% dos quais apresentaram crioglobulinas tipo II e, em pacientes com SSp, a presença de crioglobulinas foi associada a maior atividade sistêmica, sugerindo que todos os pacientes com SSp devam ser testados para a presença de crioglobulinas séricas, pelo menos na ocasião do diagnóstico; (iii) vasculite crioglobulinêmica relacionado ao LES esteve presente em 10,9% dos casos, assim como outras condições imunológicas, o HBsAg foi positivo em 8,6% dos casos, as doenças linfoproliferativas em 6,8% e alguns tumores sólidos em 2,3%; (iv) crioglobulinas tipo II estavam presentes em 54,9% e foram associadas com púrpura e fadiga; e (v) idade avançada, sexo masculino, crioglobulinemia do tipo II e HBsAg foram associados com maior mortalidade em pacientes com vasculite crioglobulinêmica, não associadas ao HCV.

Infecções como fatores desencadeantes de vasculites

As vasculites secundárias a quadros infecciosos são o modelo de lesão vascular de mais fácil compreensão, pois sua etiologia já está estabelecida.[6] Proteínas ancoradas na parede celular, incluindo MSCRAMM (componentes da superfície microbiana que reconhecem moléculas adesivas da matriz) e estruturas como fímbrias (também denominadas *pili*) são utilizadas por bactérias, para criar uma porta de entrada em células vulneráveis.[6] As moléculas análogas de adesão viral têm funções seletivas semelhantes.[2] Modificações nas moléculas de adesão ou de ligação podem afetar profundamente o direcionamento celular e a patogenicidade.[6] Além de reconhecer a presença dos padrões de ligação entre as moléculas, de relevância é saber se a densidade da sua expressão tem um papel na determinação da frequência com que órgãos distintos são afetados.[6]

A relação entre vasculite e infecção é complexa em razão da grande variedade de patógenos que podem estar envolvidos e das variadas expressões de inflamação vascular em diferentes tecidos.[2] Em situações específicas, a relação entre a etiologia e a inflamação e destruição vascular é clara, como na aortite causada pelo *Mycobacterium tuberculosis* ou na aortite secundária a sífilis, nas quais há uma predileção pela aorta ascendente. Talvez as origens embrionárias exclusivas do arco aórtico (neuroectoderma) tenham influência sobre esse padrão.[6] Outras infecções, como o HIV, estão associadas a uma ampla variedade de fenótipos vasculíticos, afetando pequenos ou grandes vasos.[6] Existem, no entanto, vários exemplos diferentes de vasculites associadas a agentes infecciosos que demonstram os mecanismos de lesão vascular direcionada, que podem ter um significado mais amplo na compreensão geral da imunopatogênese das vasculites.[6]

Várias doenças infecciosas humanas estão relacionadas à indução formas de vasculite mediadas por imunocomplexos.[6] Elas incluem os patógenos bacterianos na endocardite, bem como patógenos virais, como o vírus da hepatite B (HBV) e o vírus da hepatite C (HCV).[6] Em estudos epidemiológicos, o HCV é detectado em mais de 90% dos pacientes com vasculite crioglobulinêmica tipo II.[6] Além disso, os anticorpos anti-HCV são encontrados em altas concentrações no crioprecipitado por um fator de 10 ou mais em comparação com o soro, e o HCV é hiperconcentrado no crioprecipitado por um fator de 1.000 ou mais.[6] A melhora da vasculite é vista prontamente, especialmente na pele, durante o tratamento com uma terapia antiviral eficaz.[7] A síndrome é clinicamente distinta: na maioria dos pacientes, a vasculite pelo HCV demonstra uma predileção por lesão dos vasos da pele, dos nervos periféricos e do glomérulo renal.[6] Raramente, a vasculite pode afetar o cérebro, pulmão, trato gastrointestinal e vasos de médio calibre.[6]

A infecção pelo HCV não é suficiente para desencadear o surgimento da crioglobulinemia, que ocorre em 40% a 60% dos pacientes infectados, ou vasculite, que ocorre em menos de 5% dos pacientes infectados.[6] A base molecular da formação de crioglobulinas que podem ser constituídas por IgG antiviral, mas em sua maioria são genética e estruturalmente constituídas por IgM antifator reumatoide e direcionadas aos vasos da pele, não está ainda bem definida.[6] As quimiocinas que estimulam as células B, como a CXCL13, podem desempenhar um papel nesse processo.[6] A capacidade da crioglobulina de se ligar aos receptores C1q nas células endoteliais também pode ser importante.[6] O papel direto do HCV nas lesões de pele é ratificado pela observação de que a púrpura inflamatória é a mais sensível de todas as manifestações de órgãos-alvo, ao tratamento antiviral eficaz.[6] Os mecanismos responsáveis pelas lesões renais da glomerulonefrite membranoproliferativa tipo 1 envolvem a deposição de imunocomplexos no mesângio e nos espaços subendoteliais, na vasculite crioglobulinêmica.[6]

Os agentes mais frequentemente relatados na literatura nos últimos anos, como indutores de vasculites, estão na seguinte ordem de frequência: inibidores do TNF-α; propiltiouracil; cocaína+levamisol; hidralazina; minociclina; montelucaste; e estatinas.[46]

Antígenos direcionados para autoimunidade

As etiologias de diferentes formas de vasculites idiopáticas não são tão bem compreendidas, como nos casos das doenças infecciosas, em que o agente e/ou as respostas imunes por ele provocadas podem mediar a lesão tecidual.[6] Mesmo nesses exemplos, não fica inteiramente claro quais ligações e fatores são responsáveis pelos padrões de doença. Em várias doenças autoimunes, foram identificados alvos antigênicos, e as diferentes tentativas de se bloquear especificamente os desencadeantes de lesões mediadas pelo sistema imunológico estão sendo exploradas.[6]Assim, o conhecimento do antígeno alvo poderia explicar os padrões das doenças e proporcionar oportunidades de intervenção terapêutica.[6]

Os fatores que induzem ou promovem a doença não são conhecidos em mais da metade dos casos de CSOV, que atualmente são classificados como "idiopáticos".[16] Os demais são com maior frequência pós-infecciosos ou induzidos por drogas.[16] Embora fatores não imunológicos, como infecção direta das células endoteliais, possma causar vasculite, a maioria das lesões é mediada por mecanismos imunopatogênicos.[16] Esses mecanismos podem ser classificados em quatro tipos de reações de hipersensibilidade de Gell e Coombs.[12] No entanto, a maioria das lesões cutâneas provavelmente decorre da deposição de imunocomplexos (IC)/reações de hipersensibilidade do tipo III.[16] A deposição dos IC nas vênulas pós-capilares ativa o sistema do complemento, que, por sua vez, induz a degranulação de mastócitos e a quimiotaxia de neutrófilos.[16]

Os neutrófilos liberam enzimas proteolíticas e radicais livres de oxigênio, provocando danos na parede dos vasos.[16] O aumento da adesão entre células inflamatórias e o endotélio resulta da expressão aumentada de moléculas de adesão, que também desempenham um papel na patogênese das vasculites cutâneas.[12] Embora a produção de ANCA seja um importante característica patogênica de alguns tipos de vasculites com manifestações cutâneas, esse anticorpo é um marcador típico de envolvimento sistêmico.[16]

A doença da antimembrana basal glomerular (anti-GBM) (antiga síndrome de Goodpasture) decorre de lesão capilar mediada por anticorpos nos alvéolos e glomérulos.[6] O antígeno da doença GBM é conhecido: são os domínios não colagênicos (NC1) da cadeia α3 do colágeno tipo IV.[2] Sua antigenicidade tem sido atribuída ao rompimento das ligações de sulfilimina que reforçam a estrutura do hexâmero α345 NC1, no colágeno da membrana basal.[6] Os epítopos críticos desse neoantígeno para as células B são as sequências peptídicas da cadeia de colágeno α3, enquanto para a reatividade específica mediada por células T é a cadeia α3, que é mais abundante nas membranas basais glomerulares e alveolares.[6] Obviamente, a grande maioria dos pacientes expostos a esses fatores de risco não desenvolve doença anti-GBM. O estudo de fatores genéticos revelou que os pacientes com HLA DRB1 * 15: 01-positivos têm um risco relativo 8,5 vezes maior de desenvolver doença anti-GBM, em comparação com aqueles que não carregam esse alelo.[6] No entanto, não está esclarecido se, nos pacientes que desenvolvem doença anti-GBM, a vasculite resulta da modificação do antígeno ou decorre da perda de tolerância seletiva.[6]

O termo "autoantigênese" foi proposto para descrever as mudanças que ocorrem nas autoproteínas, que quebram a sua tolerância e desencadeiam respostas autoimunes.[6] Por exemplo, a tolerância pode ser perdida por meio de modificações pós-transdução de sinais (PTMs), que são adquiridas por 50% a 90% das proteínas humanas. Em alguns casos, modificações são necessárias para as funções biológicas das proteínas.[6] Entretanto, algumas PTM criam novos autoantígenos, que podem, então, se tornar sujeitos a processamento e apresentação imunológicos alterados.[6] Perda da tolerância em doenças, para as quais um ou mais antígenos foram identificados como alvos comuns do sistema imunológico, pode ser observada nos casos de miastenia *gravis* (receptor de acetilcolina), doença de Graves (receptor de tireotropina), diabetes *mellitus* do tipo I (insulina, pró-insulina, transportador de zinco 8), pênfigo (desmogleínas, desmoplaquinas), doença celíaca (proteína--glutamina γ glutamiltransferase 2), nefropatia membranosa idiopática (receptor A2 da fosfolipase tipo M), neuromielite óptica (aquaporina 4) e esclerose múltipla (glicoproteína de mielina-oligodendrócito, proteína básica de mielina, proteína proteolipídica).[6]

A autoimunidade multissistêmica ou vasculite é um enigma muito mais complexo a ser resolvido em comparação com doenças autoimunes de órgãos específicos, incluindo vasculite de órgão único (SOV).[6] Acometimento de múltiplos sistemas pode envolver antígenos compartilhados entre os órgãos afetados (como na doença anti-GBM) ou antígenos circulantes específicos depositados em cada órgão afetado; os tecidos-alvo podem ter identidade molecular ou ser altamente homólogos; e padrões de doença podem ser determinados pelos locais afetados que compartilham ligantes que se unem ao antígeno (ou complexos imunes) e desencadeiam uma lesão tecidal.[6]

Patogênese das vasculites mediadas pelos anticorpos anticitoplasma de neutrófilos (ANCA)

O termo "vasculites associadas ao ANCA" (VAA) tem sido aplicado às doenças granulomatose com poliangeíte (GPA), poliangeíte microscópica (MPA) e granulomatose eosinofílica com poliangeíte (GEPA, também conhecida como "síndrome de Churg-Strauss").[6] É questionável se o ANCA é essencial para o desenvolvimento de cada doença, uma vez que 10% a 20% dos pacientes com GPA ou MPA e cerca de 60% dos pacientes com EGPA podem ser ANCA-negativos.[6] Embora esse resultado possa estar relacionado a um desempenho inadequado dos testes ANCA para GPA e MPA, esse argumento é menos convincente para a GEPA.[6] Independentemente da sensibilidade do teste, um papel secundário importante para o ANCA pode estar relacionado com a expressão da doença.[6] Por exemplo, pacientes com essas doenças que são ANCA-positivos têm maior probabilidade de ter envolvimento renal e, em geral, doença mais grave.[6] Se essas observações são um reflexo do ANCA influenciando o direcionamento da lesão de órgão ou ampliando as vias de lesão, ainda não está esclarecido.[6]

Redes (ou armadilhas) extracelulares de neutrófilos (NET) e vasculites

A patogênese das VAA é complexa e influenciada tanto por predisposições genéticas como por fatores ambientais (poluição ambiental, drogas, infecções), resultando na indução e ativação excessiva de linfócitos e autoanticorpos, contribuindo para o dano tecidual e predispondo ao surgimento da doença.[47] Um propriedade adicional dos neutrófilos consiste na geração de NET (armadilhas extracelulares de neutrófilos).[47]

A formação e liberação de NET demonstra uma forma única de morte celular, conhecida como "NETosis", que não pode ser comparada a outros programas de morte conhecidos, incluindo apoptose e necrose.[47] O curso adequado da "NETose" requer a atividade do complexo NADPH-oxidase, citrulinização das histonas, sendo a modificação pós-transdução de proteínas, catalisada pela peptidil arginina desaminase (PAD), em particular pela isoforma PAD4 e pelos fenômenos de autofagia.[47] Após a descoberta das NET, foi observada a relação potencial entre a formação dessas estruturas e a progressão da vasculite associada ao ANCA.[47] Esse fato é confirmado pela presença dos autoantígenos (MPO e PR3) nas NET.[47] As NET são acumuladas dentro dos elementos estruturais do órgão, sugerindo que as NET possam contribuir para a progressão da VAA.[47]

O propiltiouracil (PTU) é um fármaco com impacto comprovado no desenvolvimento de VAA, o que tem contribuído para compreender a indução dos ANCA.[47] Em virtude de sua ação tireostática, o PTU é utilizado no tratamento do hipertiroidismo.[47] O PTU pode influenciar uma mudança de conformação das NET liberada por neutrófilos humanos, induzidos por PMA (forbol 12-miristato 13-acatato), tanto *in vitro* como *in vivo*.[47] Sabe-se há muito tempo que complicações tromboembólicas podem estar presentes nas vasculites.[47] A incidência dessas complicações aumenta em paralelo à atividade da doença, que pode estar relacionada à exacerbação da inflamação, que compromete as vênulas.[47] A busca das razões exatas do desenvolvimento dessas complicações permitiu aos pesquisadores perceberem a proporção de NET pró-inflamatórios, que constituem um aspecto significativo, tanto na patogênese da trombose comno na VAA.[47]

De acordo com diversos autores, uma quantidade excessiva de NET formados dentro dos vasos pode constituir uma causa importante de inflamação crônica, que é um dos elementos básicos na patogênese dessas doenças.[48] Portanto, a inibição da geração dessas estruturas pode resultar em inúmeras efeitos clínicos favoráveis, para os pacientes com doenças vasculares.[47]

Células endoteliais e alterações teciduais na senescência e vasculite

No decorrer do processo de envelhecimento há aumento espontâneo da produção de metaloproteinases, o que aumenta a degradação da matriz extracelular.[6] Graus crescentes de reticulação da matriz, por produtos finais de glicação avançada contribuem para a rigidez vascular, espessamento da parede dos vasos e perda de elasticidade.[6] Acrescentam-se a esses efeitos, os da imunosenescência, incluindo o tráfico de células dendríticas e respostas TLR, aumento da formação de anticorpos e alterações em nosso microbioma em assimm torna-se evidente por que o mesmo estímulo pode provocar uma resposta modificada (ou fenótipo de doença) em diferentes períodos de vida.[6] Essas observações levaram alguns a sugerir que a AT e a arterite de células gigantes dos idosos são de fato a mesma doença, com fenótipos modificados relacionados à idade.[6] Constatações semelhantes foram obtidas nos perfis de doença modificados observados no lúpus eritematoso sistêmico (LES) e dermatomiosite durante os períodos da infância, idade reprodutiva e idade avançada.[6] Na miastenia *gravis*, como no LES, o predomínio no gênero feminino se torna menos evidente com a idade, as características oculares são mais graves nos jovens, a timectomia tem mais chances de ser bem-sucedida em jovens, mas não em idosos, e as comorbidades aumentam o risco de morte em idosos.[6]

Suscetibilidade genética nas vasculites

A vasculite por imunoglobulina A (IgAV) é classicamente uma vasculite da infância, que compromete pequenos vasos sanguíneos de dimensão com envolvimento predominante da pele. Manifestações gastrointestinais e articulares são comuns em pacientes diagnosticados com essa condição.[48] A nefrite, que é mais grave em adultos, constitui a complicação mais temida dessa vasculite.[48] A região do antígeno leucocitário humano (HLA) é, até o momento, o principal fator genético associado à patogênese da IgAV.[48] Particularmente relevante, é a associação de IgAV com a região HLA classe I e classe II.[48] Dados obtidos de diferentes estudos não parecem ser completamente conclusivos consequente ao poder estatístico limitado de muitos deles ou à falta de replicação dos resultados obtidos.[48] Uma questão relevante, que precisa ser levada em consideração no momento do estudo da IgAV, reside em que a maioria dos dados sobre este tipo de vasculite foi obtida a partir de trabalhos realizados em crianças, já que essa vasculite é típica de jovens.[48] Apesar de ser menos comum, paradoxalmente, a vasculite por IgA é mais grave em adultos, ocasionando, em alguns casos, insuficiência renal terminal.[48] Portanto, futuros estudos incluindo maior número de adultos com IgAV são necessários. Seria útil determinar se há polimorfismos genéticos específicos que influenciam a suscetibilidade à IgAV em adultos.[48]

Além de uma forte associação com alelos HLA classe II, especificamente alelos HLA-DRB1 em europeus, principalmente em decorrência do HLA-DR1*0103.43, os alelos HLA classe I também parecem influenciar na predisposição da doença.[46] No entanto, essa associação não foi tão forte quando encontrada na região HLA de classe II.[48]

De acordo com o mencionado no parágrafo anterior, vale ressaltar que a suscetibilidade à maioria das vasculites sistêmicas também está essencialmente ligada à região HLA.[47] A arterite de células gigantes (ACG), o protótipo de vasculite de grandes vasos em idosos de países ocidentais, está firmemente associada aos alelos HLADRB1*04.[48] A AT, outra vasculite de grandes vasos que, diferentemente da ACG, é mais comum em mulheres jovens de origem asiática e sul-americana, está predominantemente relacionada aos alelos HLA de classe I, em particular ao HLA-B52.[48] Além disso, a VAA está ligada aos genes HLA, especificamente com o HLA-DP.[48,49]

Infelizmente, existem poucos dados a respeito da suscetibilidade genética à vasculite de hipersensibilidade (VCSV ou SCOV).[48] Estudos genéticos sobre essa vasculite são escassos e nenhuma associação dessa condição com a região HLA foi confirmada, sugerindo uma etiologia heterogênea na patogênese dessa vasculite, que muitas vezes é restrita à pele.[48]

Outros polimorfismos genéticos localizados fora da região HLA, incluindo os codificadores de citocinas, quimiocinas, moléculas de adesão, bem como aqueles relacionados a células T, glicosilação aberrante da IgA1, produção de óxido nítrico, neoangiogênese, sistema renina-angiotensina e lipídeos, metabolismo das pirinas e homocisteína, podem estar envolvidos não apenas na predisposição à vasculite IgA, mas também na sua gravidade.[48]

Avanços no conhecimento sobre a patogênese da vasculite associada ao ANCA (VAA)

A etiologia e a patogênese das VAA são complexas e multifatoriais.[49] A patogênese parece ter início a partir de uma combinação de fatores genéticos e ambientais predisponentes, apresentação alterada de autoantígeno, neoformação do tecido linfoide ectópico e desequilíbrio das células B e T efetoras e regulatórias.[49] Consequentemente, a produção de autoanticorpos patogênicos originados de autoanticorpos naturais precursores resulta na ativação de neutrófilos e monócitos induzidos pelo ANCA, com subsequente ativação da via alternativa do complemento, dano vascular e inflamação crônica autossustentada não resolutiva.[49] A patogênese envolvida na indução do ANCA está ligada à ativação de neutrófilos, causando a lesão vascular, geração de NET, apoptose e necrose.[49] No entanto, defeitos nos próprios mecanismos de morte celular podem desencadear inflamação e autoimunidade em tecidos extravasculares nas VAA. A desregulação na apoptose dos neutrófilos e na depuração de células apoptóticas foi demonstrada *in vitro* e *in vivo* na GPA.[49]

Células apoptóticas que exibem o PR3 localizado na membrana contribuem para a inflamação não resolvida, por interferir na depuração adequada ("eferocitose", fagocitose de células apoptóticas por fagócitos profissionais) e subsequente polarização pró-inflamatória dos macrófagos.[49] A sobrevida prolongada dos neutrófilos ocasiona seu acúmulo no interior do tecido inflamatório e, sem a depuração adequada, os neutrófilos apoptóticos sofrem necrose secundária, com subsequente liberação de citocinas pró-inflamatórias, padrões moleculares associados a dano tecidual (DAMP) e autoantígenos potenciais.[49] No processo inflamatório granulomatoso e necrosante da GPA, a liberação de DAMP, assim como a proteína B1 (HMGB1) e IL-33 do grupo de alta mobilidade, perpetuam os mecanismos autoamplificadores locais dependentes do receptor.[49]

As proteínas do sistema complemento participam da patogênese de várias vasculites de vasos de médio e pequeno porte, incluindo VAA, crioglobulinemia, vasculite urticária e IgAV. Neutrófilos ativados pela MPO e PR3-ANCA provocam liberação de C5a.[49] A interação subsequente de C5a (um derivado proteico da ativação da via alternativa do complemento) com o receptor C5a1 (C5aR1) pode representar uma alça de amplificação pró-inflamatória na VAA.[48] Em razão da ativação do complemento, concentrações plasmáticas e séricas elevadas de C5a e C3a foram relatadas em pacientes com VAA ativa, especialmente nas vasculites positivas para MPO-ANCA.[49]

A deposição de componentes do complemento pode ser detectada em biópsias renais humanas em pacientes com VAA.[49] Da mesma forma, o C5aR1 é pouco expresso, enquanto a expressão de C5aR2 é aumentada nas glomerulonefrites MPO-ANCA+.[49] Curiosamente, o papel exato do C5aR2 ainda não está claramente definido. No contexto da VAA, o C5aR2 expresso em neutrófilos humanos interagindo com C5a parece ter um papel pró-inflamatório.[49] De modo geral, o C5a pode ser considerado um dos atores centrais na patogênese da VAA, no entanto a real contribuição dos C5aR correspondentes necessita ser mais bem investigada.[49]

A interferência no equilíbrio entre células T reguladoras e efetoras e o acúmulo de células T efetoras nos tecidos, com propagação de doenças favorece a inflamação crônica e a autoimunidade.[49] Alterações na região periférica das células T foram relatadas em pacientes com GPA, como a expansão de células T efetoras de memória circulantes (TEM), incluindo populações de células T $CD4^+$ e $CD8^+$ Th1, sem expressão de CD28 coestimuladora ($CD28^-$), células Th17 e Th22, células produtoras de IL-21 e células duplamente positivas $CD4^+CD8^+$. Por sua vez, a porcentagem de células T nativas circulantes está diminuída.[49] A remissão está associada a uma mudança para as populações Th2, Th9 e Treg totais circulantes na GPA.[49]

Notavelmente, o perfil de citocinas das células T específicas de PR3 é desviado para as células Th2, Th17 e Th22, independentemente da atividade da doença.[48] As células T específicas para PR3 são CCR7-CD45RA-TEM com fenótipo "intermediário" $CD28^+CD27^-$ ou "inicial" $CD28^+CD27^+$.[44] Elas podem expressar a lectina coestimuladora do tipo C, CD161.[49] A redução da porcentagem da total do TEM circulante durante doença ativa é sugestiva da migração de TEM em direção a locais inflamados.[49] Na GEPA, a frequência de populações de células Th2 e Th17 totais circulantes está aumentada, enquanto concentrações menores de Treg são detectadas.[49]

O fenótipo e a função dos Treg estão, respectivamente, alterados e comprometidos na VAA.[49] A análise do transcriptoma sugere que patógenos (*S. aureus*, EBV e outros) e mediadores inflamatórios (citocinas e quimiocinas) desencadeiem alterações no comportamento das células T periféricas, ligando a doença autoimune à doença clínica desencadeada pela infecção no GPA.[49] A IgG-ANCA liga-se por intermédio da sua fração Fc a FcγRIIa e FcγRIIIb, contribuindo, assim, com o local de ligação ao antígeno na ativação de neutrófilos, e a alteração da glicosilação de IgG-ANCA atenua a glomerulonefrite experimental induzida por ANCA.[49]

Em associação, como cenário possível para a patogênese mediada por ANCA, pode-se prever que as células B, que produzem autoanticorpos naturais que reconhecem PR3, MPO ou outros antígenos são selecionadas em um microambiente inflamatório e amadurecem com a ajuda de células T específicas para autoantígenos.[49] Posteriormente, isso poderia resultar no surgimento e na sobrevivência de células plasmáticas patogênicas, produzindo ANCA pró-inflamatório.[49] Todos esses mecanismos complexos de patogênese resumidos sobre VAA, neste artigo, podem sugerir que uma interação entre as particularidades das células endoteliais fenotípicas em órgãos distintos, uma quebra na tolerância imunológica, predisposição genética, autoantigênese, coparticipação de agentes infecciosos e uma forma única de célula morte (NETose) contribuindo para o desenvolvimento da VAA.

ESPECTROS CLÍNICOS DAS VASCULITES

Na prática clínica, os dermatologistas frequentemente observam dois tipos de pacientes durante o exame físico: (i) os que apresentam vasculite de pequenos vasos; e (ii) os que apresentam arterite cutânea. Frente a este cenário clínico, recomendamos caracterizar as manifestações tegumentares, particularmente cutâneas, na apresentação inicial e avaliar os achados histopatológicos de uma biópsia cutânea adequada, que deve representar todas as camadas da pele comprometidas das lesões clínicas cutâneas correspondentes.

Nas VAA, o padrão clínico cutâneo característico da PAM é o da presença de livedo racemoso e a púrpura retiforme, enquanto a GEPA frequentemente se apresenta como púrpura palpável e petéquias associada à parestesia nas extremidades inferiores.[50] Quando um paciente apresenta pápulas e nódulos nos cotovelos, com um exame histológico demonstrando granuloma em paliçada, deve-se considerar o diagnóstico de VAA, exacerbação do LES, AT e vasculite associada a AR (VR).[33,50] Na vasculite mediada por imunocomplexos (principalmente por depósitos de IgM, C3, IgG ou IgA em estudos de IFD), a vasculite IgA ou CSOV é caracterizada por púrpura não trombocitopênica palpável, na apresentação clínica inicial, geralmente nas extremidades inferiores.[24,50]

Os clínicos devem estar atentos de que a observação de depósitos de IgA afetando pequenos vasos é sensível para IgAV, mas não específica, pois depósitos vasculares IgA também são observados em vasculites associadas a doenças sistêmicas (como LES), crioglobulinemia, paraproteinemia/gamopatia, eritema nodoso, estase venosa, vasculopatias coagulopáticas e vasculopatia livedoide.[51]

Vasculite cutânea de órgão único de pequenos vasos (SVSOCV) (antiga angeíte leucocitoclástica cutânea ou vasculite cutânea de pequenos vasos)

A SOCV é uma síndrome caracterizada por características clínicas e histológicas da vasculite de pequenos vasos da pele, sem envolvimento de outros sistemas sistêmicos.[16] Zanoni e colaboradores[16] resumiram esse diagnóstico de acometimentos de pequenos vasos exclusivamente cutâneos em alguns níveis de acurácia diagnóstica, como demonstrado no Quadro 16.4. Portanto, a definição de caso de SOCV proposta visa captar manifestações cutâneas de vasculite que se apresentem com lesões típicas para qualquer um dos possíveis fenótipos (p. ex., vasculite leucocitoclástica, VSVE, UV, EAHL), acompanhados de sintomas leves (febre baixa, artralgia leve, mal-estar).[16]

Achados de vasculite sistêmica devem ser excluídos pela história clínica, exame físico e exames laboratoriais selecionados.[16] É necessário ressaltar que os níveis de definição estão relacionados à acurácia diagnóstica, e não à gravidade da doença clínica.[16] Assim, um evento clinicamente muito grave pode ser adequadamente classificado como nível 2 ou nível 3, em vez de nível 1, se fosse de etiologia não relacionada cutânea da vasculite.[16]

O nível 1 de diagnóstico (certeza) é obtido quando os critérios clínicos e histológicos estão presentes e são compatíveis com SOCV.[16] O nível 2 de diagnóstico (provável) é obtido quando as características clínicas são consistentes com vasculite e a biópsia de pele foi realizada, mas apresenta resultados não totalmente conclusivos (ausência de necrose fibrinoide).[16] Isso também pode derivar do momento e do tipo de biópsia realizada da lesão. O nível 3 (possível) é obtido quando as características clínicas são consistentes com vasculite cutânea, mas a biópsia de pele não foi realizada.[16]

Vasculites de pequenos vasos

Nos casos de CSOV de pequenos vasos, os achados na IFD demonstram predomínio da IgM (80%), IgA (30%) IgE (30%) ou IgG (20%), em contraste com IgAV (ex-HSP), em que a IgA predomina.[16] Além disso, existem evidências de deposição de C1q no EAHL, mas não em IgAV.[15,16] É importante ressaltar que esses padrões histológicos são típicos, mas não específicos para qualquer tipo específico de vasculite.[16] Infecções, reações à picada de insetos, dermatoses neutrofílicas e úlceras de outras causas podem exibir vasculite leucocitoclástica secundária ao processo primário.[16] A correlação clinicopatológica, como sempre, é necessária antes de estabelecer um diagnóstico final.[16]

Urticária vasculite (UV)

A urticária vasculite é uma entidade patológica caracterizada por episódios recorrentes de urticária, com púrpura (Figuras 16.9A e 16.9B), duração das lesões individuais maior do que 48 horas, regressão com hipercromia residual e com as características histopatológicas da vasculite leucocitoclástica, envolvendo principalmente capilares e vênulas.[54] A UV pode ser idiopática ou associada a doenças crônicas, como infecções, doenças hematológicas, doenças do tecido conjuntivo, particularmente lúpus eritematoso sistêmico (LES), síndrome de Sjögren e malignidades.[52] Diferentemente da urticária, as lesões UV duram mais de 24 horas, podem causar a sensação de dor ou queimação local e podem deixar hiperpigmentação residual.[52,53] A UV é uma doença mediada por imunocomplexos.[52] Os complexos antígeno-anticorpo circulantes inicialmente se formam no sangue e, então, depositam-se na parede dos vasos.[52] O complemento é ativado pela via clássica, com a geração do C3a e C5a.[52]

A UV ocorre em cerca de 1,8% da população adulta, o que corresponde a 5% a 10% das urticárias crônicas em adultos, enquanto a sua prevalência na infância é desconhecida.[52] Três tipos de UV foram descritos: (i) a forma normocomplementêmica, responsável por 80% dos casos, autolimitada e restrita à pele, um distúrbio leve com acometimento cutâneo prevalente e níveis normais de complemento sérico[51]; (ii) a forma hipocomplementêmica, frequentemente associada a doenças inflamatórias sistêmicas como artrite (50%), doenças intestinais (20%), asma e doenças pulmonares obstrutivas crônicas (20%); (iii) e a síndrome da vasculite hipocomplementêmica (HUV), uma condição rara e potencialmente fatal, caracterizada por urticária com hipocomplementenemia, que é uma doença complexa de múltiplos órgãos com possíveis sinais e sintomas gastrointestinais, queixas musculoesqueléticas, lesão renal, envolvimento pulmonar e ocular (uveíte) e baixos níveis de proteínas do complemento sérico.[52,53]

O antígeno envolvido na formação do complexo imune pode ser autólogo (autoantígeno) ou exógeno (agente infeccioso, medicamento).[52] Os autoanticorpos IgG para a região semelhante ao colágeno de C1q no soro de pacientes com HUV têm sido descritos com frequência.[52] Esses autoanticorpos podem ser responsáveis pela diminuição dos níveis séricos de C1q nessa síndrome (síndrome de McDuffie) e podem ser encontrados em pacientes com outras doenças, especialmente doenças autoimunes.[52] Anticorpos anti-C1q foram detectados em pacientes com LES (61%), artrite reumatoide (20%), esclerodermia (15%), síndrome de Sjögren (15%), doença mista do tecido conjuntivo (15%) e mesmo na infecção crônica pelo HCV (38%).[52] Consequentemente à presença desses autoanticorpos em um grande porcentual de pacientes com UV e LES, alguns autores acreditam na hipótese de que essas doenças poderiam representar diferentes expressões de um mesmo distúrbio autoimune.[52] Em pacientes com LES, os níveis dos anticorpos anti-C1q se correlacionam com a gravidade das lesões de pele e com o envolvimento renal.[52] O diagnóstico de UV é sugerido a partir de uma apresentação clínica típica e de testes laboratoriais de suporte (baixos níveis de C3, C4 e C1q, presença de anticorpos anti-C1q e ESR elevado), mas é sempre confirmado pela biópsia da pele.[52]

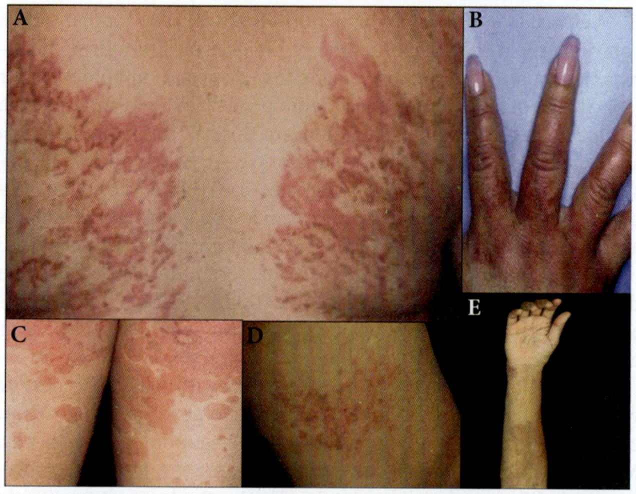

■ **Figura 16.9A** Lesões urticadas e com púrpura na urticária vasculite, com urticas e púrpura (A-D) e hipercromia residual (E).

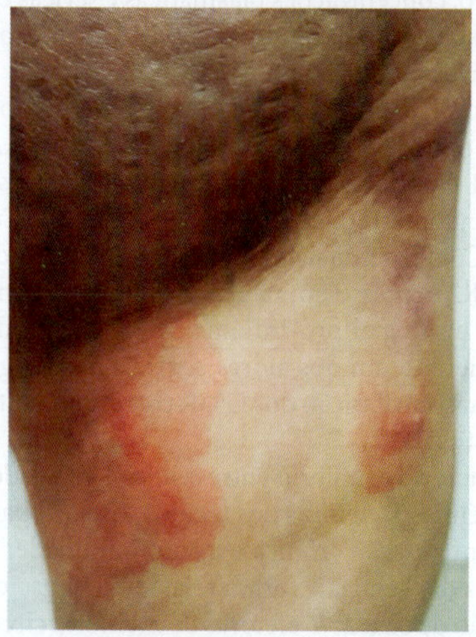

■ **Figura 16.9B** Lesões urticadas e com púrpura na urticária vasculite, com urticas e púrpura.

Vasculite por IgA (IgAV) (anteriormente conhecida como síndrome de Henoch-Schönlein)

Na IgAV, os níveis de complemento geralmente são normais e os autoanticorpos citoplasmáticos antinucleares ou antineutrófilos são negativos.[54] Na infância, a IgAV ocorre entre as idades de 3 e 15 anos.[53] A síndrome é observada com menos frequência em negros em comparação com crianças brancas ou asiáticas.[54] Esta vasculite é, com grande frequência, associada temporariamente (por ≤ 2 semanas) a uma condição inflamatória aguda.[54] As infecções por estreptococos do grupo A foram há muito tempo consideradas o fator precipitante exclusivo dessa vasculite.[53,54] Entretanto, atualmente já está reconhecido que o estreptococo do grupo A é responsável por menos de um terço dos casos.[54] Uma ampla variedade de outros agentes infecciosos virais, bacterianos e talvez também protozoários, picadas de Hymenoptera, drogas ou vacinação também podem desencadear a IgAV.[54] Em alguns pacientes, particularmente na IgAV do adulto, essa condição pode ocorrer previamente ou durante a ocorrência de neoplasias malignas.[54]

As manifestações cutâneas raramente (5% a 10% dos casos) duram um período superior a 2 meses, e o termo prolongado é empregado nestes últimos casos.[50] Recorrências, ou seja, o reaparecimento de manifestações cutâneas após uma recuperação completa por período igual ou superior a 4 semanas, ocorrem em 5% 10% dos pacientes.[54] As recidivas são incomuns após uma recuperação completa com duração superior a 4 meses.[54]

A erupção cutânea que afeta as extremidades inferiores e as nádegas de forma simétrica é um sinal característicos de vasculite por IgA nas crianças.[54] Lesões menos intensas também podem se espalhar para o rosto, tronco, antebraços e punhos.[54] As erupções apresentam uma margem definida, o tamanho varia de puntiforme a alguns centímetros, não desaparecem à digitopressão e geralmente ocorre em conjuntos.[54] As lesões também podem coalescer formando áreas maiores de envolvimento cutâneo.[54] Ao fim do curso da erupção, petéquias e pequenas equimoses podem aparecer espalhadas entre as outras lesões purpúricas.[54] A púrpura geralmente desaparece em 4 semanas, deixando uma descoloração acastanhada na pele, por aproximadamente mais 2 semanas.[54] Observa-se edema localizado não depressível em cerca de 50% dos casos de IgAV nas crianças.[54] O edema geralmente é indolor e envolve mais de uma área e, mais frequentemente, acomete a região dorsal das mãos, tornozelos e pés[54] e, menos frequentemente, tecidos periorbitários, lábios, fronte e couro cabeludo são afetados.[54]

Várias outras manifestações e achados atípicos podem ser encontrados na vasculite por IgA e incluem fenômeno de Köebner (nas pernas, virilha, cintura, punhos ou antebraços), fenômeno de fragilidade capilar de Rumpel-Leede (aparecimento de petéquias com uma margem superior, bem demarcada após a aplicação de um manguito de pressão arterial no braço até o valor médio entre as pressões sistólica e diastólica durante 5-10 minutos), envolvimento genital (espessamento do escroto caracterizado por eritema escrotal uni ou bilateral, edema, que apresenta uma sensibilidade quase sempre moderada e é ocasionalmente associado ao edema do pênis) e erupções vesiculares (vesículas ou bolhas), que, em geral, se desenvolvem concomitantemente ou logo após (≤ 2 semanas) às manifestações cutâneas típicas.[54]

Exames iniciais úteis nos casos de IgAV incluem testes de função renal (como exame de urina e determinação de ureia, creatinina e eletrólitos no sangue), hemograma completo, perfil de coagulação e taxa de sedimentação de eritrócitos.[54] Semelhante ao que ocorre na doença de Kawasaki e em muitos outras doenças inflamatórias, em crianças com IgAV (PHS) uma contagem plaquetária elevada pode ocorrer.[54]

Diversos critérios de classificação para IgA (PHS) foram propostos.[54] Os critérios essenciais são púrpura palpável (geralmente em conglomerados) ou petéquias que predominam nos membros inferiores.[54] As crianças afetadas também devem ter um ou mais dos seguintes sintomas: dor abdominal (geralmente difusa), artrite ou artralgia, envolvimento renal (hematúria com ou sem proteinúria) e vasculite leucocitoclástica de pequenos vasos ou glomerulonefrite com deposição predominante de IgA.[54] A classificação com o acrônimo "CAAR" para envolvimento cutâneo, abdominal, articular e renal na IgAV é um índice combinado simples que mede a atividade sistêmica da doença em uma escala de 0 a 3, em que 0 indica ausência de envolvimento sistêmico; 1, envolvimento sistêmico leve; 2, envolvimento sistêmico moderado; e 3, envolvimento sistêmico grave.[54] Um índice simples de atividade de doença pode ser calculado avaliando-se os quatro itens em conjunto (Quadro 16.7).

Aproximadamente 25% dos casos de vasculite por IgA ocorrem nos pacientes adultos.[54] Pacientes adultos com vasculite IgA apresentam achados semelhantes aos que ocorrem em crianças.[54] No entanto, adultos têm um alto risco de desenvolver um quadro de envolvimento renal mais relevante, mas raramente tendem à intussuscepção intestinal.[54]

Na Figura 16.10 apresentamos um algoritmo para o manejo dos pacientes com vasculite por IgA.

Vasculite eosinofílica cutânea recorrente (VECR)[55]

Chen e colaboradores[56] descreveram clínica e histologicamente uma vasculite necrosante cutânea de pequenos vasos dérmicos (uma variante eosinofílica da CSOV), com um infiltrado quase exclusivamente eosinofílico e sem características da doença sistêmica. A VECR é uma entidade distinta, caracterizada por vasculite necrosante de pequenos vasos da pele, com infiltração quase exclusivamente eosinofílica e mínima ou nenhuma leucocitoclasia.[56]

Apresenta um curso longo, recidivante e crônico, que cursa com pápulas ou placas pruriginosas, eritematosas ou purpúricas, ou angioedema, e que geralmente está associado à eosinofilia no sangue periférico.[56]

Placas urticariformes, púrpura palpável e lesões vesiculares também foram observadas.[55,56] A doença segue um curso crônico benigno, sem evidências de envolvimento sistêmico, incluindo distúrbios alérgicos, e responde prontamente ao tratamento sistêmico com esteroides, mas as lesões cutâneas recorrem e requerem doses de manutenção para controle a doença.[57] Não foram encontrados depósitos de imunoglobulinas nas paredes dos vasos.[55-57]

A VECR geralmente apresenta eosinofilia no sangue periférico, mas a contagem de eosinófilos nem sempre é proporcional à gravidade da doença e alguns pacientes podem apresentar erupções cutâneas sem eosinofilia no sangue periférico.[55-57] A eosinofilia no sangue periférico é uma característica de muitas doenças, como na síndrome hipereosinofílica, síndrome de Wells, GEPA e fasciíte eosinofílica.[58] Em comparação com as doenças mencionadas, a VECR tem características patológicas distintas de degeneração fibrinoide nas paredes dos pequenos vasos e vasculite necrosante de pequenos vasos dérmicos com infiltração eosinofílica proeminente.[58]

A patogênese envolvida na VECR não é totalmente compreendida, mas proteínas granulares eosinofílicas citotóxicas, assim como as principais proteínas básicas, são observadas em depósitos nos vasos sanguíneos, sugerindo que o dano vascular possa ser mediado por eosinófilos no processo da doença.[58] Os eosinófilos liberam IL-5, C4 e fator ativador de plaquetas (PAF), o que pode resultar no aumento da permeabilidade vascular e na indução de lesões cutâneas, como pápulas purpúricas e angioedema.[58]

Até o presente momento, o tratamento da VECR baseia-se na administração de corticosteroides sistêmicos consequente à sua eficácia.[58] Em 2007, Tanglertsampan e colaboradores[59] relataram o caso de um homem branco de 53 anos de idade com diagnóstico de VECR, tratado com indometacina, com resposta favorável.

Quadro 16.7 Avaliação do envolvimento orgânico na IgAV (antiga PHS), com base na classificação do CAAR para sinais e sintomas cutâneos, abdominais, articulares e renais.

Envolvimento cutâneo	• Leve: lesões de pele localizadas nas nádegas e nas extremidades inferiores apenas • Moderado: lesões na pele localizadas nas (a) nádegas e extremidades inferiores e (b) no tronco ou nas extremidades superiores • Grave: lesões cutâneas localizadas em (a) glúteos e extremidades inferiores, (b) tronco e (c) extremidades superiores
Envolvimento abdominal	• Ausente: sem sintomas, sem achados • Leve: dor abdominal leve (induzida pelo médico) • Moderado: dor abdominal moderada (queixas transitórias trazidas à atenção médica) • Grave: dor abdominal intensa e/ou melena e/ou hematêmese e/ou intussuscepção
Envolvimento articular	• Ausente: sem sintomas, sem achados • Leve: sintomas ou achados do envolvimento articular, mas sem anormalidades funcionais • Moderado: sintomas e achados do envolvimento articular que causam redução funcional moderada (p. ex., claudicação) • Grave: sintomas e achados que causam perda funcional moderada (p. ex., incapacidade de andar)
Envolvimento renal	• Ausente: urinálise normal • Leve: hematúria patológica, proteinúria normal (bastões negativos ou [+]) • Moderado: hematúria patológica, proteinúria leve a moderada (bastão + a ++) • Grave: hematúria patológica, proteinúria grave (bastão ≥ +++)

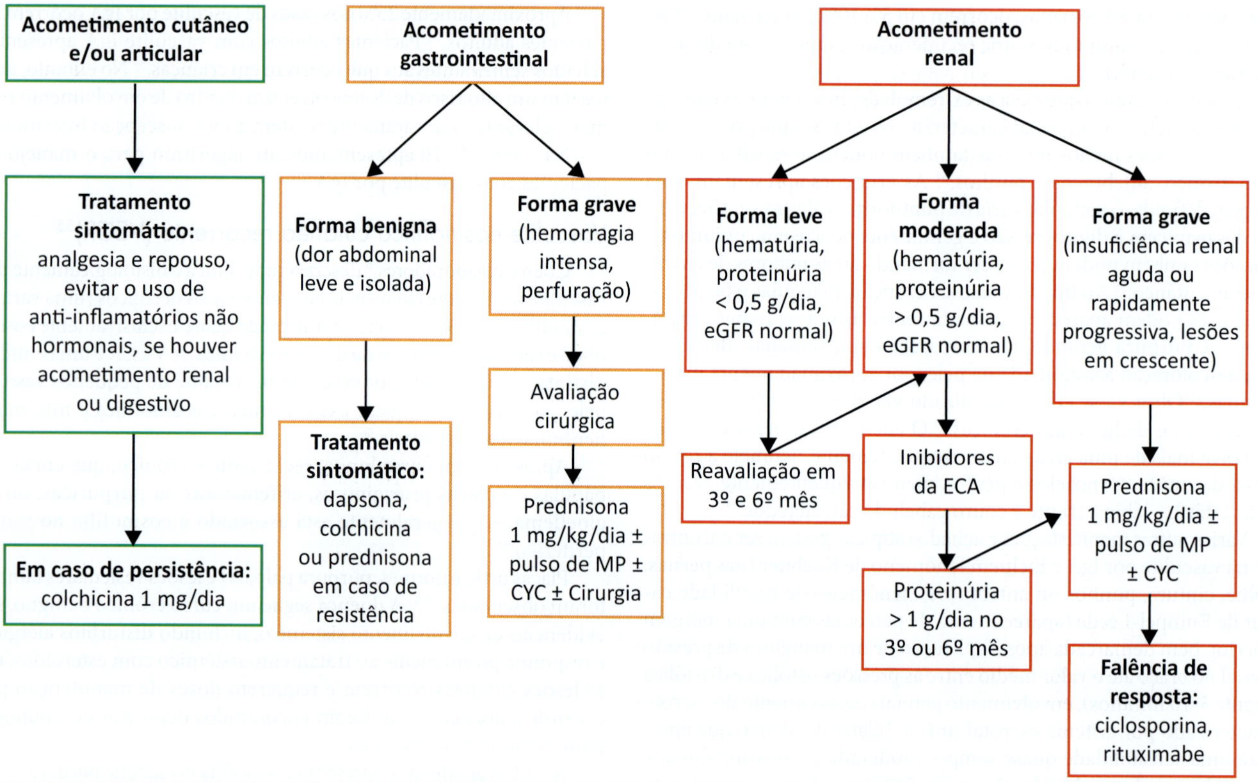

■ **Figura 16.10** Algoritmo de manejo e tratamento para pacientes com vasculite por IgA, de acordo com acometimento de diferentes órgãos.
Fonte: Adaptada de Audemard-Verger A et al. IgA vasculitis (Henoch-Shönlein purpura) in adults: Diagnostic and therapeutic aspects. Autoimmun Rev. 2015;14(7):579-85.

Edema agudo hemorrágico da infância (EAHI)

Esta entidade é conhecida por uma variedade de sinônimos[54]: síndrome de Finkelstein-Seidlmayer, "edema hemorrágico agudo de crianças pequenas (ou bebês)", "púrpura em "Cocarde" (púrpura em alvo) e edema de crianças pequenas" e "síndrome de Henoch-Schönlein". Essa vasculite cutânea foi inicialmente relatada em 1913, nos Estados Unidos, por Irving Snow; em 1936, na Argentina, por Mario Del Carril; em 1929, por Heinrich Finkelstein (1865-1942); e, em 1939, por Hubert Seidlmayer (1910-1965).[54]

O EHAI é uma vasculite cutânea leucocitoclástica de pequenos vasos. Depósitos de imunoglobulina A (isolados ou predominantes) são observadas em não mais do que um a cada três casos, e os anticorpos anticitoplasma de neutrófilos são negativos.[54] Alguns casos em crianças apresentam sobreposição de características entre a síndrome de Finkelstein-Seidlmayer e as IgAV em crianças (HSP). A distribuição etária do EAHI varia entre 2 e 60 meses: 80% dos casos ocorrem em crianças de 6 a 24 meses (idade média de aproximadamente 12 meses).[54]

O EAHI é frequentemente associado temporariamente (por ≤ 2 semanas) a uma variedade de infecções virais ou bacterianas e à vacinação.[54]

Até o presente momento, nenhum critério de classificação para o EAHI foi proposto.[54] O diagnóstico, via de regra, é feito clinicamente, observando-se cinco sintomas e sinais que sugerem o diagnóstico:[54] (i) idade inferior ou igual a 24 meses; (ii) lesões cutâneas com morfologia e topografia características (lesões em disco ou alvo predominantemente sobre as bochechas, orelhas e extremidades, poupando tronco, frequentemente edema não doloroso da face, aurículas e extremidades, e prurido, sem marcas de arranhão) (Figura 16.11); (iii) bom estado geral (contato visual normal com capacidade de reconhecer pais ou interagir com pessoas ou objetos no ambiente, ausência de cianose ou palidez, ausência de frio nas extremidades com recarga capilar menor do que 2 segundos em "calor" ambiente, hipo ou hiperventilação ausentes); (iv) ausência de evidência clínica de envolvimento articular ou abdominal; e (v) recuperação espontânea em 2 a 3 semanas.

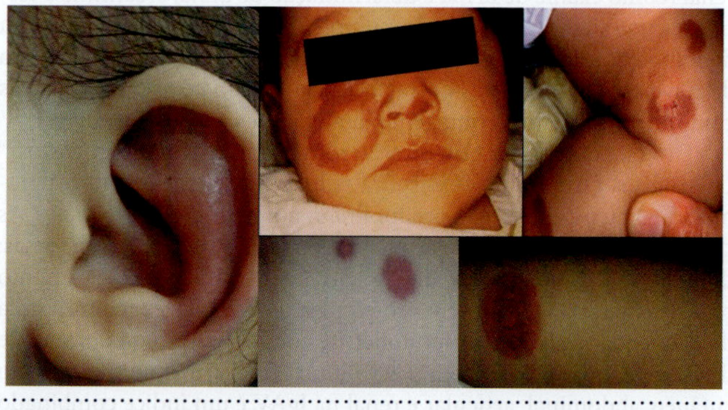

■ **Figura 16.11** Lesões típicas do edema agudo hemorrágico do lactente em alvo nas orelhas, extremidades e áreas malares.

Vasculites de pequenos e médios vasos

Vasculites associada ao ANCA (VAA)

Vasculite associadas ao ANCA, as quais incluem PAM, GPA e GEPA, podem apresentar grande variedade de manifestações cutâneas, que podem surgir durante a atividade da doença ou mesmo como primeira manifestação da doença.[60]

Diferentes manifestações cutâneas podem coexistir em um mesmo paciente e ocorrer em várias ocasiões durante a vasculite.[60] Assim, um conhecimento profundo do espectro de lesões cutâneas como parte da vasculite associada ao ANCA é obrigatório para um processo diagnóstico correto, sempre que houver suspeita de vasculite cutânea.[60]

Em razão dessa ampla variedade de manifestações, o diagnóstico de acometimento da pele nas vasculites associadas ao ANCA é desafiador e deve se basear em um histórico médico detalhado, exame físico acurado, análise histopatológica específica da biópsia da pele e presença de sorologia ANCA.[60] No início da doença, a AAV pode ser limitada a um único órgão ou envolver múltiplos órgãos.[60] Embora qualquer tipo de vaso possa ser afetado, manifestações cutâneas podem ocorrer com frequência consequentemente ao acometimento de veias cutâneas.[60]

Os anticorpos citoplasmáticos anti neutrófilos (ANCA) estão associados a um espectro heterogêneo de formas clínicas distintas de vasculite, caracterizadas por infiltração de células inflamatórias das paredes de pequenos e médios vasos, resultando na destruição vascular e na necrose tecidual.[60] Com o uso da técnica de IFI em neutrófilos fixados em etanol, três padrões principais foram descritos.[60] O primeiro, C-ANCA positivo, é caracterizado por uma fluorescência granular citoplasmática difusa mais proeminente centralmente entre os núcleos; o antígeno desse padrão é, quase sempre, a proteinase leucocitária 3 (PR3) e esse tipo de ANCA está presente na maioria dos pacientes com GPA ativo.[60] O segundo tipo, P-ANCA positivo, exibe um padrão de coloração de neutrófilos perinucleares frequentemente com extensão nuclear.[60] O principal antígeno alvo é a MPO e os anticorpos P-ANCA são observados em pacientes com colangite esclerosante primária, hepatites autoimunes e na GEPA.[60] O terceiro tipo, ANCA atípicos (A-ANCA), é raro, com padrão atípico que combina coloração citoplasmática e perinuclear ou nuclear, com múltiplas especificidades de antígeno.[60] Eles podem estar relacionados à exposição a drogas, doença inflamatória intestinal ou artrite reumatoide.[60]

Associações clínicas e sorológicas com base em dados publicados sugerem que a presença ou ausência de ANCA, bem como sua especificidade a determinado antígeno, fornecem informações clínicas úteis em potencial.[60] Pacientes com C-ANCA e P-ANCA têm diferentes manifestações orgânicas, uma probabilidade diferente de resposta terapêutica, bem como risco diferente de recaída.[60]

Muitas vezes, as VAA são chamadas de "vasculites pauci-imunes". O termo "pauci-imune" refere-se à ausência de imunoglobulinas ou à deposição de complemento por imunofluorescência direta nos rins, o que diferencia a AAV de outras glomerulonefrites autoimunes.[61]

Particularmente, na GEPA, pode ocorrer o desenvolvimento de três fases sequenciais.[61] A fase prodrômica ou alérgica caracteriza-se pela ocorrência de asma (em cerca de 95% dos casos), rinite alérgica, sinusite e polipose nasal.[61] A fase eosinofílica é caracterizada pelo aumento da contagem periférica de eosinófilos (pelo menos > 1.500 eosinófilos/μL ou > 10% do total de glóbulos brancos) e infiltrações eosinofílicas de órgãos, incluindo pulmão, intestino e coração.[61] A vasculite necrosante representa a terceira fase, que é geralmente associada à granulomatose vascular ou extravascular e aos sintomas constitucionais.[61]

A granulomatose eosinofílica com poliangeíte (GEPA) pode se apresentar com pANCA positivo ou negativo, um comportamento sorológico que tem base genética. A GEPA positiva para o pANCA (anti-MPO) tem uma associação significante com a presença do haplótipo HLA de classe II tipo DQ, o que é compartilhado com outra vasculite p-ANCA positiva como a poliangeíte microscópica. A GEPA com p-ANCA negativo está associada com os *loci* GP33 e IL-5/IRF1, indicando uma possível disfunção da barreira mucosa. A patogênese da GEPA também resulta da complexa interação entre a imunidade inata e a adaptativa, incluindo eosinófilos, neutrófilos, linfócitos T auxiliares e linfócitos B.

O cenário proposto para lesão vascular mediada por ANCA começa com a ativação dos neutrófilos por citocinas inflamatórias circulantes, o que expõe a proteína mieloperoxidase (MPO) na membrana dos neutrófilos. Uma vez sensibilizados, os neutrófilos expõem uma pequena quantidade de antígenos ANCA (em geral, a MPO normalmente sequestrada nos grânulos citoplasmáticos) na superfície celular. O fragmento F(ab)2 do ANCA se liga a antígenos de superfície, enquanto o fragmento Fc interage com FcγRIIa e FcγRIIIb, desencadeando um *burst* celular respiratório. Os neutrófilos ativados penetram na parede do vaso e liberam espécimes oxigênio reativas e enzimas tóxicas causando a necrose das células endoteliais e da matriz adjacente. Além disso, os monócitos podem ser ativados de forma semelhante pelo ANCA. Os monócitos ativados contribuem para um maior recrutamento e ativação dos neutrófilos e para a formação de lesões granulomatosas. Há a participação da via alternativa do complemento na inflamação induzida pelo ANCA. Os neutrófilos ativados liberam fatores que iniciam a via alternativa do complemento, resultando na geração do fragmento C5a, que, por sua vez, atrai mais neutrófilos no local da inflamação e prepara os neutrófilos que chegam para a ativação pelo ANCA. Acredita-se que micro-organismos (como o *Staphylococcus aureus* e alguns vírus), bem como micropartículas (sílica, asbesto e metais) ou medicamentos (hidralazina, minociclina, propiltiouracil e levamisole+cocaína, que induzem a formação das NETs), são capturados pelas células dendríticas ou ativam a via alternativa do complemento. As células dendríticas fazem os macrófagos liberar citocinas inflamatórias por intermédio da apresentação de antígenos às células T.

Classicamente, o diagnóstico de GEPA é feito após a exclusão de outras condições, como síndrome hipereosinofílica, condições reativas (reações alérgicas, infecções parasitárias, insuficiência adrenal), eosinofilia associada a neoplasias sólidas avançadas ou distúrbios hematológicos (linfomas, distúrbios mieloproliferativos crônicos, leucemia mielomonocítica crônica), doenças autoimunes da pele e eosinofilia pulmonar.[62]

Às vezes, as manifestações presentes nos quadros de GEPA podem ser muito diferentes dos padrões de doença geralmente reconhecidos, e essa complexidade pode atrasar o diagnóstico e o tratamento precoces.[62] Sbrana e colaboradores[62] relataram um caso incomum de GEPA, no qual as lesões cutâneas se apresentaram como liquenificação cutânea crônica, previamente diagnosticada como "prurigo nodular". Essas apresentações incomuns requerem uma abordagem sistêmica multidimensional para permitir um diagnóstico adequado e administração precoce e bem-sucedida de terapia conservadora.[62]

No Quadro 16.8, resumimos os dados atuais adaptados da revisão de Marzano e colaboradores[60] sobre os achados dermatológicos, laboratoriais e sistêmicos nas VAA.

Quadro 16.8 Achados clínicos e laboratoriais das vasculites associadas ao ANCA.

Achados do órgão/ sistema/laboratório	Granulomatose com poliangeíte	Granulomatose eosinofílica com poliangeíte (GEPA)	Poliangeíte microscópica
Sinais e sintomas cutâneos	(10% a 50%) ▪ Púrpura palpável, nódulos subcutâneos, pápulas, vesículas, bolhas, lesões necróticas-ulcerativas, livedo reticular/racemoso; ulceração/gangrena dos dígitos ou pênis, úlceras PG-*like* ▪ Ulceração e gangrena dos dedos ou do pênis raramente podem se desenvolver	(40% a 50%) ▪ Nódulos subcutâneos, púrpura, livedo reticular/racemoso, vesículas, pústulas assépticas, urticária, necrose – erupção ulcerativa e maculopapular que mimetiza lesões EM, com lesões em alvo nas extremidades, particularmente nas regiões palmares	(30% a 60%) ▪ Púrpura palpável, livedo reticular/ racemoso, nódulos, lesões de urticária, úlceras cutâneas com necrose, bolhas, placas recordando EED ▪ As extremidades são mais comumente afetadas e as lesões geralmente aparecem em um estágio inicial da poliangeíte microscópica ▪ Nenhuma relação entre os tipos de erupção cutânea e a incidência de e/ou envolvimento pulmonar foi demonstrada
Mucosa oral	(10% a 60%) ▪ Não específico: erosivo/lesões orais ulcerativas; gengivite *strawberry* (em aspecto de morango)	–	–

(Continua)

Quadro 16.8 Achados clínicos e laboratoriais das vasculites associadas ao ANCA. (Continuação)

Achados do órgão/ sistema/laboratório	Granulomatose com poliangeíte	Granulomatose eosinofílica com poliangeíte (GEPA)	Poliangeíte microscópica
Vias aéreas superiores e inferiores	(70% a 100%) ▪ Sinusite com secreção purulenta ou hemática; ulceração da mucosa nasal e palato; deformidade nasal com aparência de nariz em sela, perfuração do septo (40% a 100% dos casos). Geralmente com uma característica histológica de necrose segmentar focal, glomerulonefrite associada à proliferação extracapilar e formação crescente pauci-imune, que, por sua vez, pode causar uma ampla gama de características clínicas, a partir de anormalidades urinárias à insuficiência renal rapidamente progressiva ▪ Gravidade do envolvimento renal permanece o principal fator prognóstico tanto para função renal como para sobrevida da doença ▪ Prostatite, orquite, epididimite, estenose ureteral	▪ A fase prodrômica ou alérgica é caracterizada pela ocorrência de asma (em cerca de 95% dos casos) ▪ Polipose nasal, rinossinusite alérgica, epistaxe	▪ O envolvimento pulmonar é frequente e pode ser visto em até 90% dos pacientes ▪ Clássico: a manifestação pulmonar é uma hemorragia alveolar difusa consequente à capilarite pulmonar
Rim e trato urogenital		▪ 25% dos pacientes e a condição mais típica é uma glomerulonefrite em crescente imune pauci-imune	▪ O envolvimento renal está presente em quase 100% dos pacientes e é caracterizado por glomerulonefrite rapidamente progressiva com padrão histológico necrosante pauci-imune glomerulonefrite em crescente
Sistema gastrointestinal	▪ Lesões ulcerativas, perfuração intestinal	▪ Gastroenterite eosinofílica	–
Sistema nervoso periférico	▪ Mononeurite multiplex, neuropatia sensitivo-motora	▪ Neuropatia periférica	▪ Neuropatia periférica
Envolvimento ocular	▪ Episclerite, esclerite, ulceração corneana, vasculite retiniana, pseudotumor granulomatoso retro-orbitário ou dacrioadenite	–	–
Achados histopatológicos	▪ Vasculite leucocitoclástica com necrose fibrinoide e infiltração neutrofílica de pequenos vasos dérmicos; inflamação granulomatosa ao redor dos vasos; infiltração linfocitária perivascular inespecífica	▪ Vasculite leucocitoclástica com necrose fibrinoide e inflamação granulomatosa envolvendo vênulas; inflamação rica em infiltrado de neutrófilos	▪ Vasculite leucocitoclástica com necrose fibrinoide e infiltração neutrofílica de pequenos vasos dérmicos; perivascular inespecífico ▪ Infiltração linfocitária pode ser encontrada; nódulos cutâneos muitas vezes mostram vasculite envolvendo vasos da derme profunda ou subcutâneo
Depósitos de imunofluorescência direta na pele	▪ Depósitos de IgM e/ou C3 ao redor de pequenos vasos dérmicos em quase 70% dos casos	▪ Depósitos de IgM e/ou C3 ao redor de pequenos vasos dérmicos em mais de 50% dos casos	▪ Geralmente negativo ▪ Eventualmente depósitos de IgM e/ou C3 ao redor de pequenos vasos

GPA: granulomatose com poliangeíte (granulomatose de Wegener); GEPA: granulomatose eosinofílica com poliangeíte (síndrome de Churg-Strauss); MPA: poliangeíte microscópica; PG: pioderma gangrenoso; EM: eritema multiforme; EED: eritema *elevatum diutinum*; Ig: imunoglobulina; C: complemento.

As Figuras 16.12A, B, C, D, E, F, G, H e I demonstram aspectos clínicos de pacientes com vasculites associadas ao ANCA (VAA).

Nos anos 2000, foi descrita VAA com o uso de cocaína adulterada com levamisol, uma droga antiparasitária de baixo custo econômico e adicionada à cocaína para aumentar seu volume e potencializar seus efeitos. A histopatologia nos casos de VAA decorrente do uso de cocaína com levamisole, em geral, demonstra um padrão misto de vasculopatia trombótica e vasculite leucocitoclástica. O levamizole, bem como a hidralazina, os agentes biológicos anti-TNF-α, a minociclina e os medicamentos antitireoideanos estão entre as medicações que após meses ou anos de uso contínuo podem ocasionar VAA (Quadro 16.9).

Quadro 16.9 Medicamentos mais frequentemente indutores de vasculites ANCA positivas.

Antibióticos	Cefotaxima, minociclina
Drogas antitireoideanas	Propiltiouracil, benxitiouracil, carbamizole, metimazol
Agentes antifator de necrose tumoral	Adalimumabe, etanercepte, infliximabe
Agentes psicoativos	Clozapina, tioridiazina, associação cocaína + levamisole
Outros medicamentos	Alopurinol, D-penicilamina, hidralazina, levamisole, fenitoína, sulfasalazina, retinoides orais

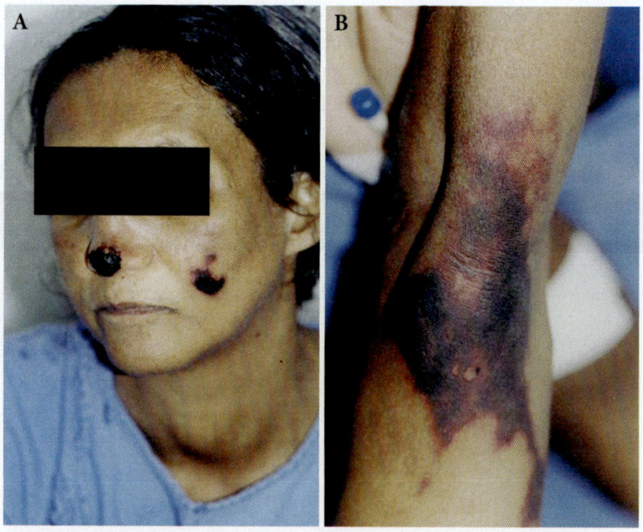

■ **Figura 16.12A** Vasculite com p-ANCA e c-ANCA positivos decorrente da exposição prolongada ao propiltiouracil, com acometimento nas áreas acrais, como a face (A) e antebraços (B) simulando outras condições como o fenômeno de Lúcio.

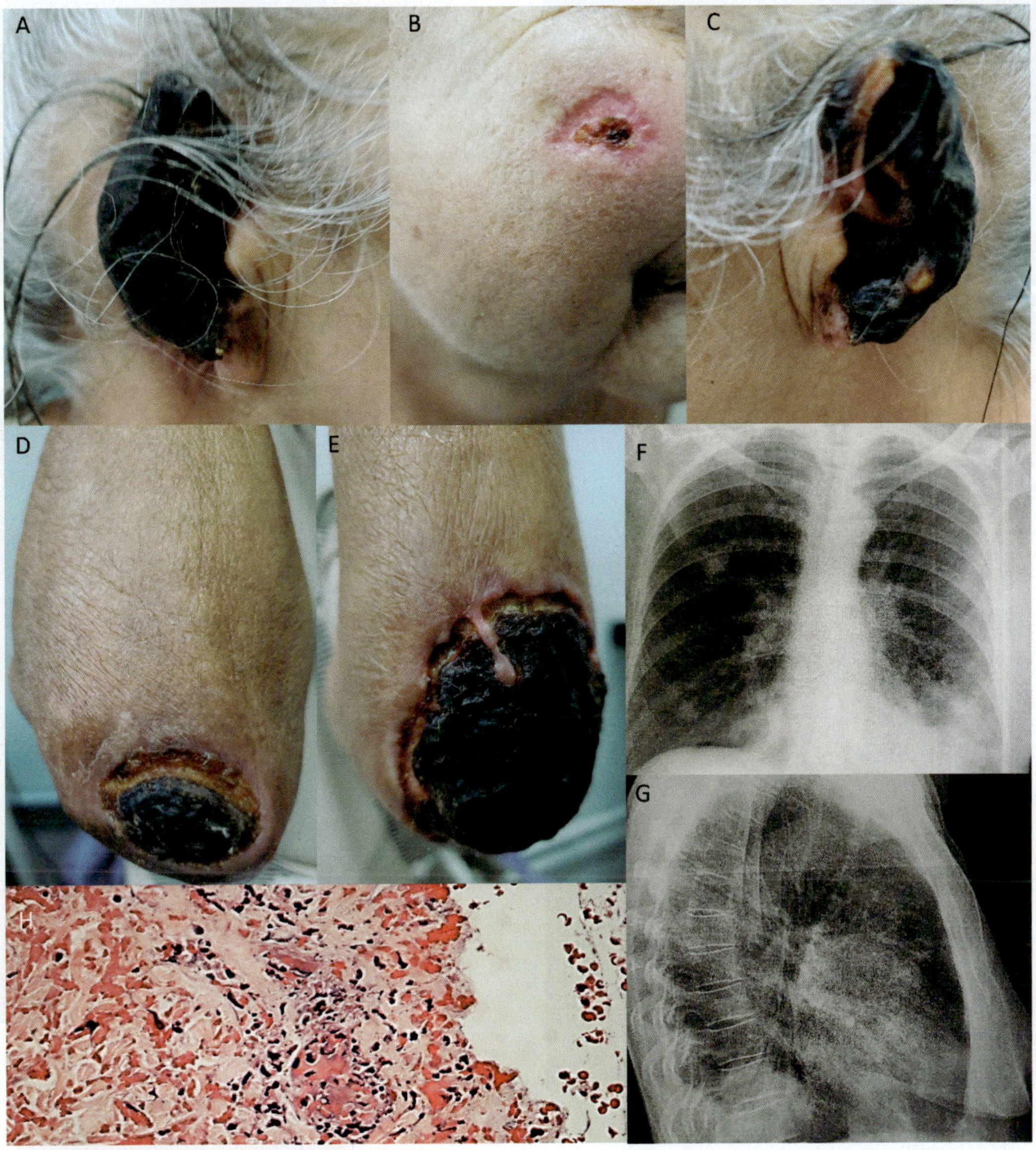

■ **Figura 16.12B** Vasculite com p-ANCA positivo (1:160) decorrente da exposição prolongada ao propiltiouracil, com acometimento nas áreas acrais, como orelhas (**A**, **B**, **C**) e cotovelos (**D**, **E**), histopatologia com vasculite leucocitoclástica cutânea (**H**) e o acometimento pulmonar simulando pneumonia bacteriana (**F**, **G**).

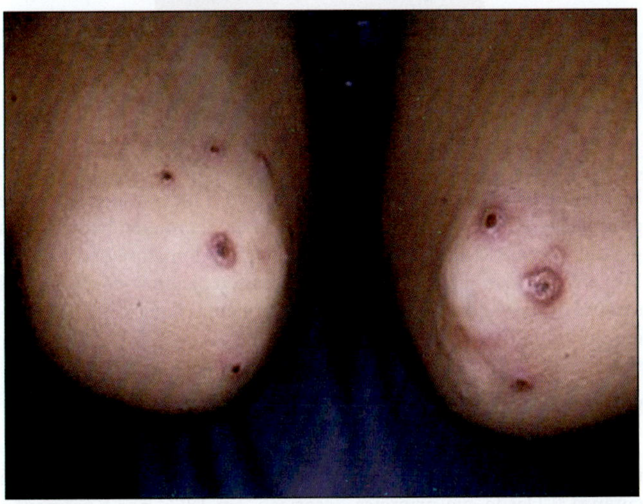

■ **Figura 16.12C** Pápulas com necrose central nos cotovelos características do granuloma extravascular de Winkelman, o qual pode ocorrer nas VAA e no lúpus eritematoso sistêmico.

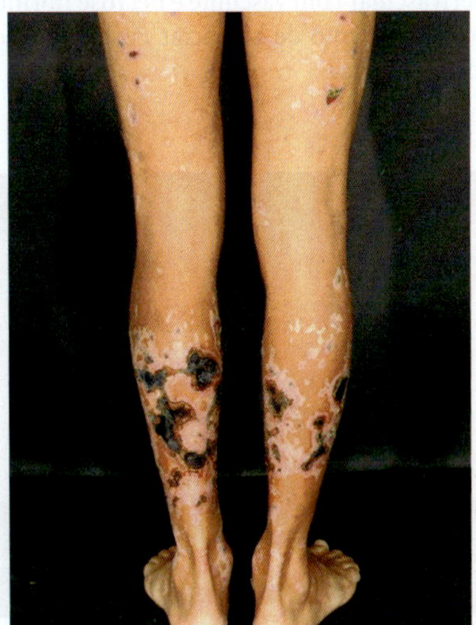

■ **Figura 16.12D** Púrpura retiforme que originou escaras reticuladas de aspecto geográfico em paciente com poliangeíte microscópica.

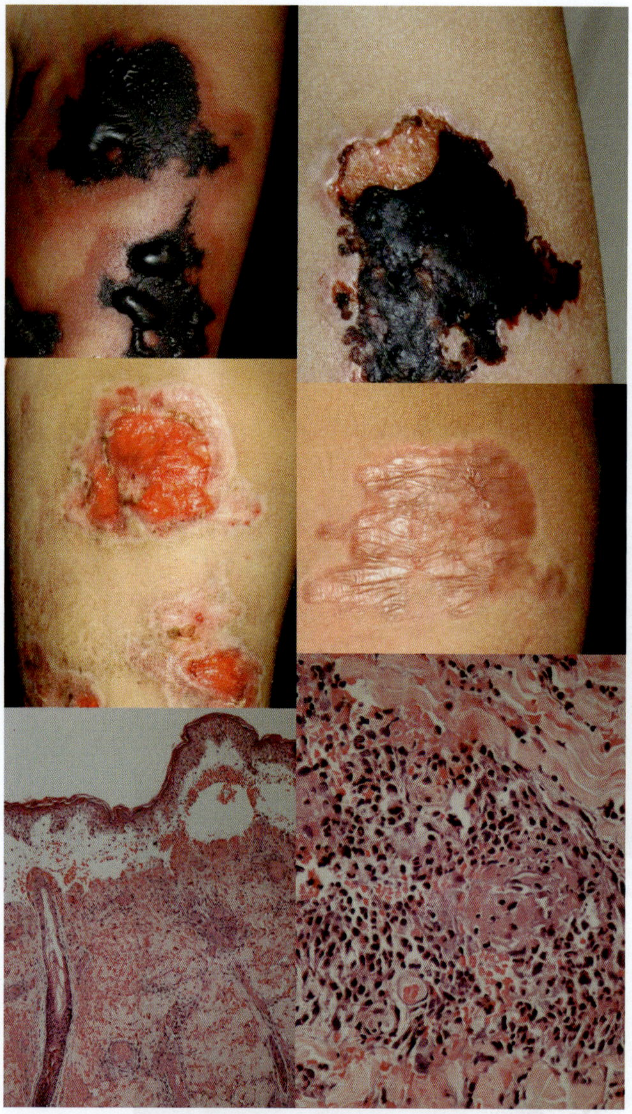

■ **Figura 16.12E** Vasculite com p-ANCA positivo decorrente da exposição prolongada ao propiltiouracil. Imagens superiores de púrpura retiforme com bordas inflamatórias, com escaras em esfacelo, posterior cicatrização das ulcerações com cicatrizes atróficas. Nas imagens inferiores, a presença de epiderme necrótica e infiltrado linfocitário e neutrofílico, perivascular com vasculite e necrose fibrinoide da parede dos vasos e extravasamento de hemácias configurando o padrão de vasculite leucocitoclástica.

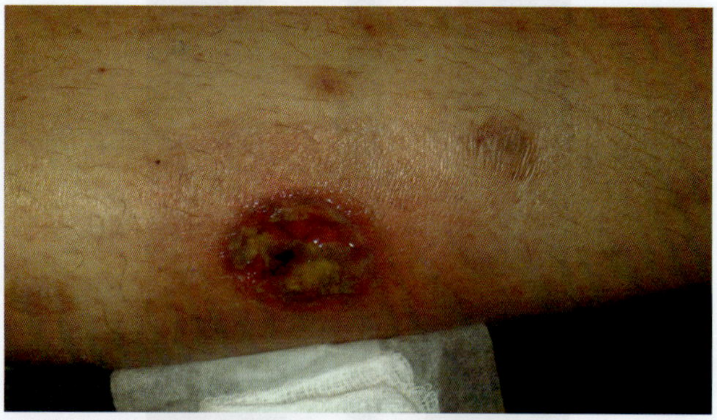

■ **Figura 16.12F** Ulceração tipo pioderma gangrenoso observada em paciente com granulomatose com poliangeíte. Observar lesão atrófica cicatricial de lesões recorrentes prévias.

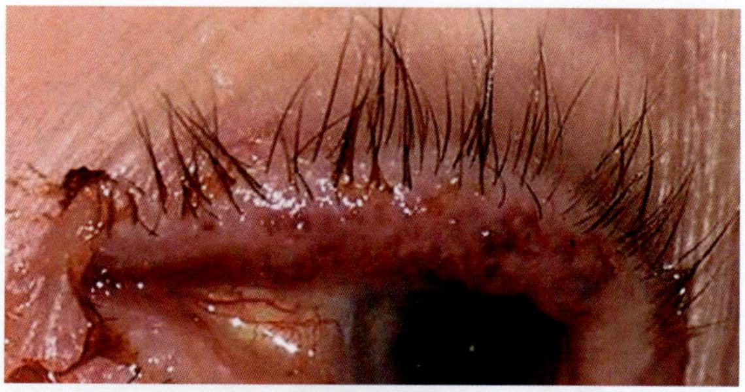

■ **Figura 16.12G** Aspecto granuloso hemorrágico na pálpebra de paciente com granulomatose eosinofílica com poliangeíte.

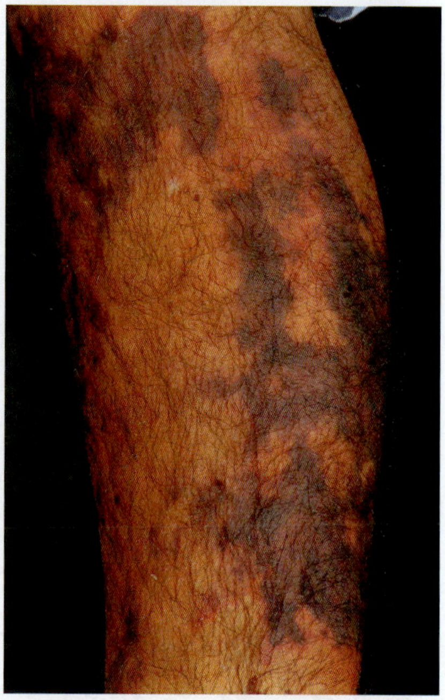

■ **Figura 16.12H** Poliangeíte microscópica com púrpura retiforme.

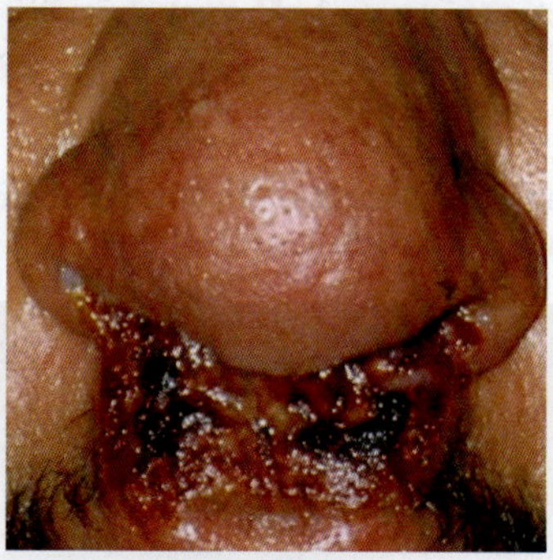

■ **Figura 16.12I** Extenso acometimento com ulceração e tecido de granulação e necrose no nariz e filtro labial, com envolvimento da porção interna do nariz em paciente com granulomatose de Wegener. Nos países endêmicos em doenças tropicais, o diagnóstico diferencial sempre deve ser com a leishmaniose tegumentar americana e a paracoccidioidomicose mucocutânea.

Vasculites de médios vasos

A poliarterite nodosa pode ter manifestações sistêmicas e cutâneas.[63] É dividida em poliarterite nodosa clássica e poliarterite nodosa cutânea.[63] Desde sua primeira descrição, em 1866, por Kussmaul e Maier, a poliarterite nodosa (PAN) foi dividida em dois subtipos principais: a PAN sistêmica; e a cutânea PAN.[64] Em cada subtipo, diferentes formas podem ser individualizadas de acordo com a causa subjacente.[64]

Mais recentemente, a deficiência da enzima e adenosina deaminase do tipo 2 (ADA2), uma causa genética, foi identificada na PAN cutânea, sobretudo em casos pediátricos.[64] A deficiência de ADA2 é frequentemente associada a várias manifestações sistêmicas.[64]

As lesões dermatológicas diferem conforme os casos sejam de PAN sistêmica ou de PAN predominantemente cutânea.[64] A PAN sistêmica é uma doença potencialmente fatal, enquanto a cutânea é uma doença crônica benigna com curso recidivante.[64] A progressão da PAN cutânea para uma forma sistêmica é excepcional.[64]

Histologicamente, todas as variantes clínicas da PAN são caracterizadas por uma vasculite segmentar necrosante de artérias de médio calibre ou arteríolas.[64] Na fase aguda, observa-se necrose fibrinoide da camada média com infiltração por células polimórficas. O infiltrado é composto predominantemente por neutrófilos polimorfonucleares com núcleos frequentemente picnóticos, associados a um número variável de linfócitos e eosinófilos.[64] Aneurismas e tromboses podem complicar lesões vasculares inflamatórias.[64] O reparo cicatricial é caracterizado por endarterite fibrosa que pode provocar oclusão vascular.[64] A coexistência de lesões em diferentes fases evolutivas, tanto lesões ativas como cicatriciais, dentro da mesma biópsia, pode ser observada.[60] Além disso, o envolvimento é segmentar; portanto, lesões vasculíticas e tecido saudável podem ser encontrados ao longo do mesmo vaso.[60]

O envolvimento de múltiplos órgãos na PAN sistêmica é generalizado, acometendo particularmente rins, coração e fígado; embora na maioria dos casos os achados cutâneos sejam a primeira evidência da doença.[65] Por sua vez, a arterite cutânea, conhecida como "poliarterite nodosa cutânea" (PANC), que acomete predominantemente a pele, também pode estar associada a achados extracutâneos que incluem febre, mal-estar, mialgias, artralgias e neuropatia.[64] A distinção entre a forma sistêmica e a cutânea é essencial.[65] O curso clínico da arterite cutânea é crônico, com número variável de remissões e recaídas.[65] Sua verdadeira incidência ainda não foi identificada com precisão, afetando indivíduos de todas as idades, desde crianças até idosos, acometendo predominantemente mulheres.[65]

Poliarterite nodosa sistêmica (PAN)

A poliarterite nodosa sistêmica ou clássica (PAN) é uma doença multissistêmica que pode causar grande morbidade.[63] De acordo com a definição da CHCC, realizada em 2012,[9,64] a PAN sistêmica é uma arterite necrosante de artérias de médio e pequeno calibres, sem glomerulonefrite ou vasculite nas arteríolas, capilares ou vênulas e não associada a anticorpos citoplasmáticos antineutrófilos (ANCA).[64]

As artérias de médio calibre são definidas como as principais artérias viscerais e seus ramos.[9,64] Na pele, apenas as arteríolas estão presentes na derme profunda ou hipoderme.[64]

As lesões de pele ocorrem em apenas 20% a 50% dos pacientes com PAN, e as púrpuras palpáveis são as manifestações mais comuns.[63] As lesões cutâneas sugestivas de acometimento de grandes vasos manifestam-se como úlceras cutâneas profundas ou "puntiformes" e gangrena digital.[63]

As características da poliarterite nodosa clássica são semelhantes às de doenças multissistêmicas, acometendo normalmente mais homens, de qualquer idade, cujos principais sintomas são febre, mal-estar, perda de peso e artralgia.[63] A vasculite determina sinais e sintomas como fadiga muscular, dor abdominal, mononeurite múltipla, hipertensão arterial, orquite (mais comum quando associada à infecção pelo HBV) e insuficiência cardíaca congestiva.[63] O vírus da hepatite B é o agente mais frequente, ocorrendo em 5% a 7% dos casos, que pode causar múltiplas dilatações em vasos médios dos rins, fígado e de outros órgãos internos.[63] Essas dilatações não são patognomônicas, podendo estar presentes também em outras doenças.[63] Manifestações cutâneas são observadas em 20% a 50% dos casos, especialmente púrpura palpável, podendo haver também livedo reticular, grandes úlceras, nódulos subcutâneos e mais raramente, infarto digital.

Os critérios de classificação do diagnóstico de PAN[66] pelo American College of Rheumatology (ACR) de 1990, e de PAN infantil[67] do European League Against Rheumatism (EULAR), estão resumidos no Quadro 16.10.

Arterite cutânea (antiga poliarterite nodosa cutânea)

A arterite cutânea (AC, antiga PAN cutânea) apresenta lesões formadas os nódulos dérmicos ou subcutâneos no início, especialmente localizados na porção inferior das pernas, próximas à região maleolar, podendo estender-se até coxas e nádegas, e às vezes até mãos e pés.[63] Esses nódulos podem evoluir com ulceração, que, ao regredirem, formam cicatrizes atróficas branco-nacaradas de formato estrelado rodeadas por pigmentação de aspecto livedoide (Figuras 16.13A, B, C e D), denominadas "atrofia branca".[63]

A etiologia da arterite cutânea permanece obscura, mas atualmente acredita-se que seja um distúrbio mediado por complexos imunes.[65] A imunofluorescência direta geralmente mostra depósitos de IgM e C3 na parede das arteriais afetadas.[65] A prevalência de anticorpos IgM contra o complexo fosfatidilserina-protrombina em pacientes com AC fortalece a teoria de que a protrombina ligada a células endoteliais apoptóticas induz a formação de uma resposta imune.[68] Esse processo levaria, então, ao desenvolvimento de anticorpos contra o complexo fosfatidilserina-protrombina, que, por sua vez, ativam, presumivelmente, a via clássica do complemento para causar arterite cutânea.[68]

Quadro 16.10 Critérios de classificação para poliarterite nodosa sistêmica em adultos (1990, American College Rheumatology) e para poliarterite nodosa infantil (European League Against Rheumatism – EULAR).

1990 Colégio Americano de Reumatologia (ACR) Critérios de classificação para poliarterite nodosa sistêmica	A poliarterite nodosa é diagnosticada se pelo menos 3 destes 10 critérios estiverem presentes A presença de 3 ou mais critérios produz uma sensibilidade de 82,2% e uma especificidade de 86,6%	1. Perda de peso > 4 kg 2. Livedo reticular 3. Dor ou sensibilidade testicular (geralmente unilateral, secundária à vasculite da artéria testicular, exigindo tratamento de emergência em virtude do risco de isquemia irreversível) 4. Mialgias, fraqueza ou sensibilidade nas pernas 5. Mononeuropatia ou polineuropatia 6. PA diastólica > 90 mmHg 7. BUN elevado > 40 mg/dL ou creatinina > 1,5 mg/dL, não decorrente de desidratação ou de obstrução 8. Presença de antígeno ou anticorpo de superfície da hepatite B no soro 9. Arteriograma mostrando aneurismas ou oclusões das artérias viscerais, não decorrente de arteriosclerose, displasia fibromuscular ou outras causas não inflamatórias 10. Biópsia de pequena ou média artéria contendo PMN
Liga Europeia Contra o Reumatismo (EULAR) Critérios de classificação para poliarterite nodosa infantil	Doença sistêmica caracterizada pela presença de uma biópsia mostrando vasculite necrosante de pequenas e médias vasos ou anormalidades angiográficas (aneurismas ou oclusões) (critérios obrigatórios) (deve incluir angiografia convencional se a angiografia por ressonância magnética for negativa), mais pelo menos 2 dos seguintes 7 critérios:	1. Envolvimento cutâneo (livedo reticular, nódulos subcutâneos sensíveis, outras lesões vasculíticas) 2. Mialgia ou sensibilidade muscular 3. Hipertensão sistêmica, relativa aos dados normativos da infância; 4. Mononeuropatia ou polineuropatia 5. Análise anormal da urina e/ou comprometimento da função renal (taxa de filtração glomerular < 50% do normal para a idade) 6. Dor ou sensibilidade testicular 7. Sinais ou sintomas sugestivos de vasculite de qualquer outro órgão importante (sistema nervoso central, gastrointestinal, cardíaco ou pulmonar)

PA: pressão arterial; BUN: nitrogênio ureico sanguíneo; PMN: neutrófilos polimorfonucleares.

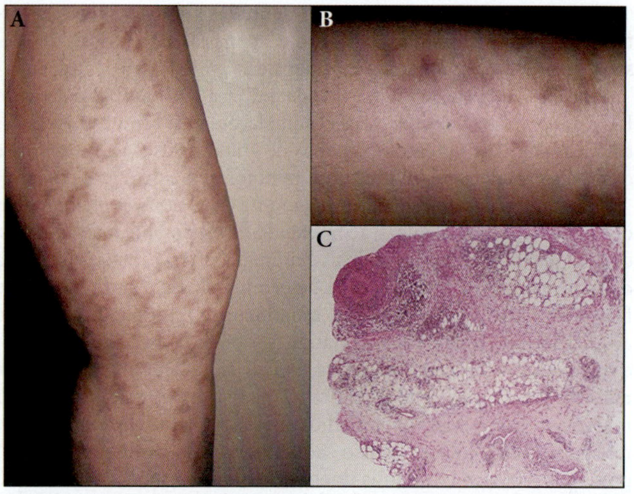

■ **Figura 16.13A** Lesões na poliarterite nodosa cutânea (arterite cutânea) em padrão livedoide (**A** e **B**) e biópsia com exame histopatológico demonstrando vasculite com arterite septal (**C**).

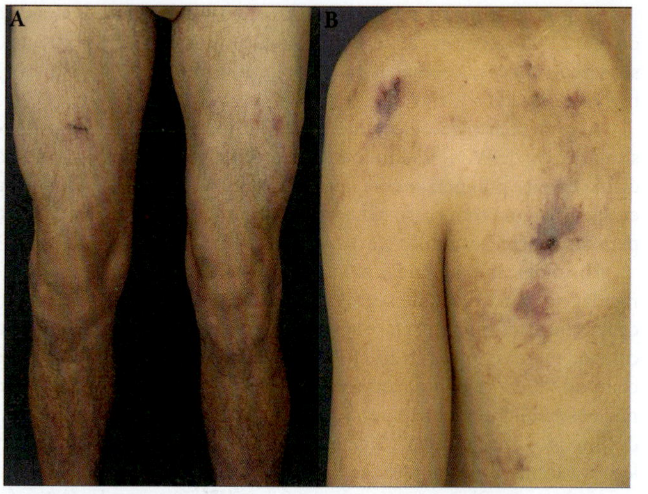

■ **Figura 16.13B** Lesões na poliarterite nodosa cutânea (arterite cutânea) em padrão livedoide e púrpura retiforme (**A** e **B**). Observar a biópsia em fuso incisional na coxa direita a fim de representar a junção dermoepidérmica.

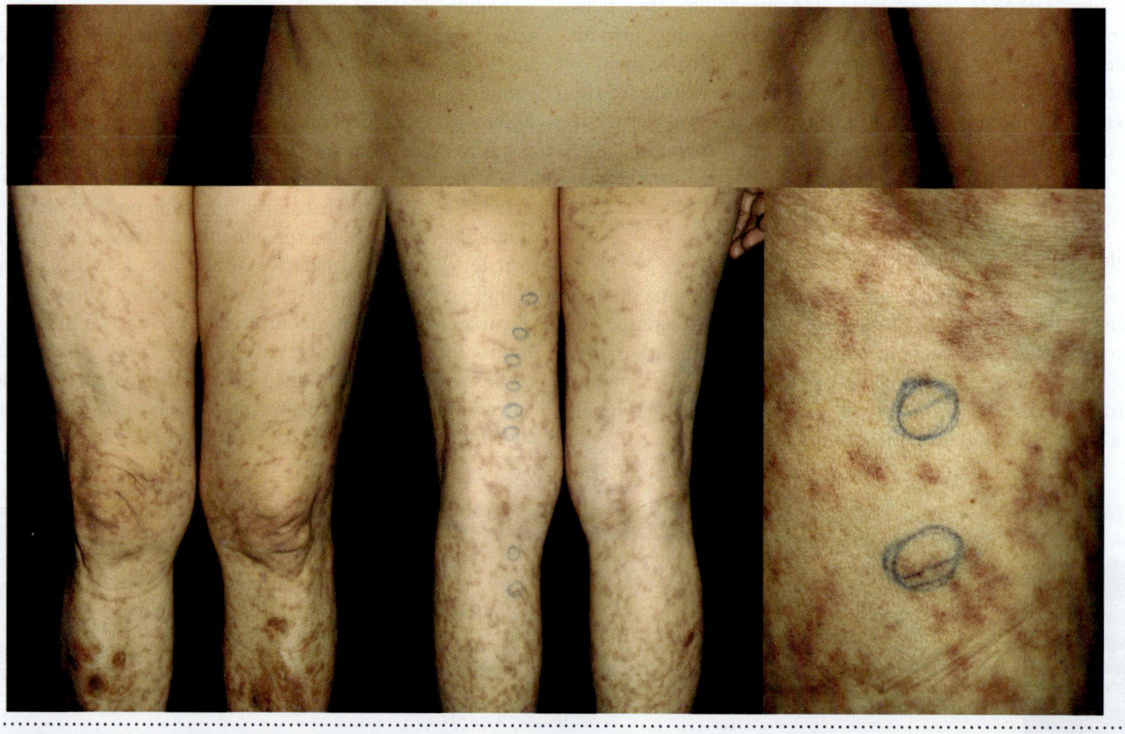

■ **Figura 16.13C** Lesões na poliarterite nodosa cutânea (arterite cutânea) em padrão livedoide. A palpação das pernas e coxas revela nódulos subcutâneos, marcados em círculos, demonstrando o caráter segmentar da arterite cutânea.

Várias entidades infecciosas e não infecciosas têm sido associadas tanto ao início como à recorrência da arterite cutânea.[65] Entre os agentes infecciosos, o que desempenha papel mais relevante é o estreptococo beta-hemolítico do grupo A, especialmente em crianças.[65] Outros agentes infecciosos relacionados são os vírus da hepatite B, C e HIV, parvovírus B19 e *Mycobacterium tuberculosis*, entre outros.[65] No contexto das doenças não infecciosas, tem sido relatada uma associação com doenças autoimunes, como miastenia *gravis*, doença de Crohn, úlcera retocolite e hepatite autoimune.[65] Ainda, outras categorias são listadas à parte, como neoplasias, trombose da veia cava e imunização contra difteria, tétano e hepatite B.[65] Drogas como penicilina e tetraciclina também estão relacionadas à arterite cutânea, sendo a minociclina a principal envolvida.[65] Nesses casos, a retirada da medicação tende a ser acompanhada de melhora das lesões cutâneas.[65]

Os critérios diagnósticos para AC foram propostos por Nakamura e colaboradores[69] (Quadro 16.11). Para o diagnóstico, é necessário que estejam presentes os critérios clínicos e histológicos após a exclusão de manifestações sistêmicas.[65]

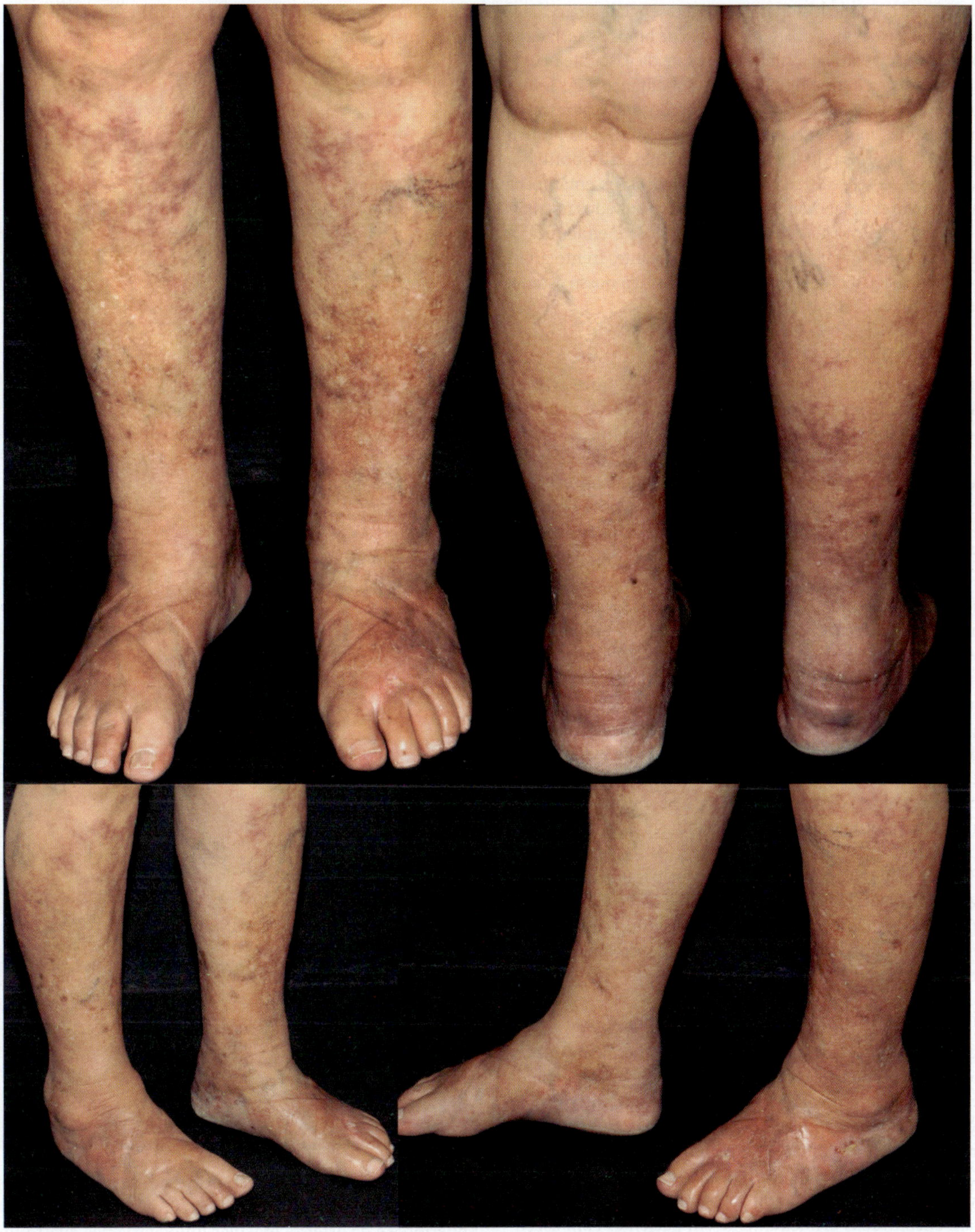

■ **Figura 16.13D** Lesões na poliarterite nodosa cutânea (arterite cutânea) em padrão livedoide, com ulcerações nos pés simulando a vasculopatia livedoide.

Quadro 16.11 Critérios diagnósticos para arterite cutânea (antiga CPAN).

Achados clínicos compatíveis	Nódulos subcutâneos, livedo, púrpura ou úlceras
Achados histopatológicos	Vasculite necrosante fibrinoide das artérias de pequeno e médio calibre
Manifestações de exclusão	▪ Febre (≥ 38 °C, ≥ 2 semanas) ▪ Perda de peso (6 kg ou mais em 6 meses) ▪ Hipertensão ▪ Insuficiência renal rapidamente progressiva, infarto renal ▪ Hemorragia cerebral, infarto cerebral ▪ Infarto do miocárdio, doença cardíaca isquêmica, pericardite, insuficiência cardíaca ▪ Pleurite ▪ Hemorragia intestinal, infarto intestinal ▪ Neuropatia periférica fora da lesão da pele afetada ▪ Artralgia (artrite) ou mialgia (miosite) fora da lesão cutânea ▪ Arteriografia anormal (microaneurisma múltiplo, estenose e obliteração)

Ressaltamos que o exame histopatológico é essencial para o diagnóstico, sendo necessário, por vezes, a realização de biópsias seriadas e profundas para revelar a patologia subjacente exata da vasculite necrosante de vasos médios na derme reticular e no subcutâneo.[65] As lesões cutâneas podem estar associadas a sintomas como dor e parestesia; eventualmente, exames complementares como eletromiografia podem ser necessários.[65] A pesquisa de doenças autoimunes, trombofilias e doença infecciosas deve ser realizada em todos os casos; no entanto, os exames complementares de laboratório apresentam resultados normais na maioria dos casos.[65] Em países onde a tuberculose é endêmica, o teste de PPD (Mantoux) é particularmente importante, frente a um número expressivo de pacientes com testes positivos em nosso estudo, revelando contato prévio com *M. tuberculosis*.[65]

Arterite macular linfocitária (AML)

AML ou arterite trombofílica linfocítica (ATL) é uma arterite cutânea recentemente descrita caracterizada por máculas e manchas assintomáticas das extremidades associadas à arterite linfocítica na junção dermo/hipodérmica profunda, para as quais existe pouca informação sobre demografia, avaliação e controle.[69] Recentemente, tem-se questionado na literatura se essa doença se trata de uma nova entidade distinta de arterite cutânea subdiagnosticada ou se faz parte do espectro da arterite cutânea (AC).[69]

A AML é caracterizada por manchas reticulares eritematosas ou pigmentadas, principalmente nos membros inferiores (Figura 16.14). Histologicamente, a AML é caracterizada por infiltrado proeminente da parede vascular sem células polimorfonucleares, anel de fibrina hialinizado no lúmen do vaso e ausência de ruptura da lâmina elástica interna.[69] A relação entre PAN cutânea (arterite cutânea) e AML permanece incerta (Figura 16.14).[69] Ulcerações e neuropatia sensitiva também foram relatadas na AML.[70] A AML pode ser um estágio evolutivo da PAN cutânea com infiltrados linfocitários.[71]

No entanto, a nosologia dessa entidade ainda é controversa. Vakili e colaboradores[70] enfatizaram que, embora haja uma literatura limitada, uma revisão dos dados disponíveis sugere que a AML é uma doença distinta da PANC e da PAN sistêmica. Sendo assim, para melhor refletir a história natural fisiopatológica dessa condição e corrigir o contexto histórico de como a doença foi identificada, esses autores sugerem que a doença seja referida como ATL e desencorajam o uso contínuo de arterite linfocítica macular.[70]

Deficiência de adenosina deaminase do tipo 2

Lesões cutâneas semelhantes à PANC foram recentemente descritas em pacientes com mutações autossômicas recessivas no gene da região crítica 1 da síndrome do olho de gato (CECR1, *cat eye syndrome chromosome region, candidate 1*), que estão associadas ao baixo nível de adenosina deaminase do tipo 2 (ADA2) no plasma.[64,71,72] Várias mutações no gene CERC1 do cromossomo 22q11 foram descritas; essas mutações podem ser homozigóticas ou heterozigóticas.[64,71,72]

Elas foram encontradas primeiramente em pacientes com ascendência georgiana-judaica (10% população georgiana-judaica é portadora de uma mutação que codifica uma substituição de Gly47-Arg, descrita em muitos casos em vários países do mundo).[64] A prevalência dessas mutações permanece desconhecida em todos os casos.[60] A doença provavelmente ainda é subdiagnosticada por causa de sua descrição recente.[64]

As características clínicas da deficiência de ADA2 são marcadas por envolvimento de órgãos de gravidade variável.[64] A idade de início dos sintomas é principalmente na infância, mas pode variar de 2 meses a 59 anos.[64]

A deficiência de ADA2 resulta em diversas anormalidades imunológicas, como o aumento de macrófagos pró-inflamatórios M1 (em oposição aos macrófagos M2 anti-inflamatórios) e aumento de genes associados à ativação de neutrófilos.[73] Essa é uma síndrome autoinflamatória recentemente descrita com febre intermitente, erupções cutâneas (livedo racemoso, nódulos cutâneos e eritema nodoso), úlceras cutâneas, hipertensão, neuropatia periférica e eventos isquêmicos recorrentes do sistema nervoso central (SNC), ou ocasionalmente, sangramentos intracranianos.[73]

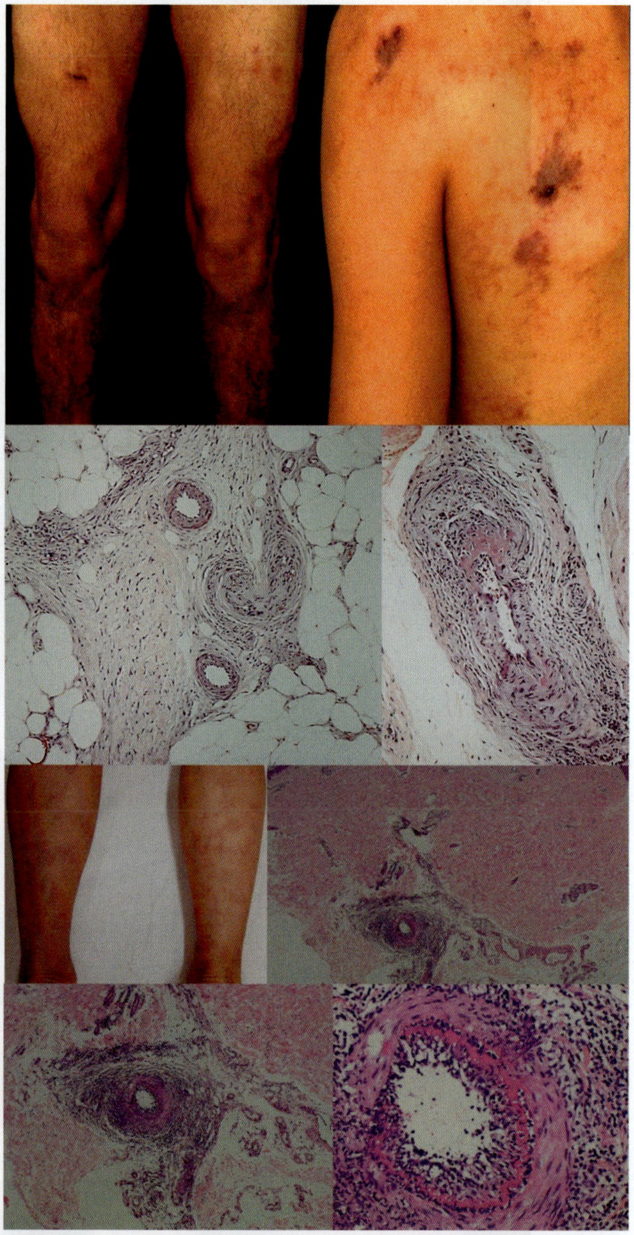

■ **Figura 16.14** Comparação de achados clínicos e histopatológicos de apresentação da arterite cutânea (PAN cutânea) nas quatro imagens superiores e da arterite macular linfocitária nas quatro imagens inferiores. Notar o depósito de fibrina hialinizado no lúmen do vaso da arterite macular linfocitária.

Esse fenótipo simula muito a poliarterite nodosa cutânea ou sistêmica.[73] Uma proporção significativa dessas crianças também desenvolve características de imunodeficiência primária, como infecções bacterianas, virais e fúngicas recorrentes, além de baixos níveis de imunoglobulina e citopenias envolvendo uma ou mais linhagens.[73] Esses pacientes têm atividade reduzida da ADA2 no sangue periférico, que pode ser ainda maior em pacientes com manifestações vasculíticas.[73]

Livedo racemoso infiltrado, nódulos, ulcerações e lesões isquêmicas são as principais manifestações cutâneas clínicas.[64,73] Vasculite necrosante não granulomatosa de vaso de médio calibre é geralmente observada em biópsias de nódulos e livedo infiltrado; entretanto, alguns pacientes podem apresentar vasculite leucocitoclástica de pequenos vasos ou linfócitos T perivasculares, sem vasculite caracterizada.[64]

Desta forma, em nosso entendimento, parece existir um espectro de manifestações clinicopatológicas que oscilam entre inflamação (vasculite) e trombose vascular (coagulação/pseudovasculite), dentro do qual alguns pacientes, com doença de curso crônico, se estabelecem em um dado ponto do espectro, e outros, ao longo dos anos, parecem caminhar dentro deste espectro (inflamação trombose), conforme propomos na Figura 16.15. Antígenos externos, autoantígenos, fatores de trombofilia herdada ou adquirida e estados infecciosos intercorrentes,[74] exposição de novos epítopos antigênicos (*epitope spreading*) podem, em indivíduos geneticamente predispostos, se superpor ou prevalecer um sobre o outro, favorecendo o surgimento da doença clínica e uma forma particular de apresentação morfológica.

Granulomatose linfomatoide

A granulomatose linfomatoide (GL) representa uma forma rara de desordem angiodestrutiva linfoproliferativa ligada ao vírus Epstein-Barr (EBV).[76] Descrita originalmente em 1972, constitui uma afecção multissistêmica que acomete especialmente adultos entre a 4ª e a 6ª décadas de vida, com predomínio no gênero masculino (2:1).[74-76] Quase sempre acomete os pulmões, com a presença de nódulos múltiplos e bilaterais, de tamanho variado, sendo a pele acometida em 40% a 50% dos pacientes. O acometimento renal, do SNC e gastrointestinal é observado em menor frequência.[76]

O acometimento dos tecidos linfoides geralmente não ocorre no curso inicial da doença, de forma que quando presente o acometimento de linfonodos, deve-se considerar um diagnóstico alternativo à GL, ou sua transformação para linfoma de grandes células.[76]

As lesões cutâneas da GL têm sido observadas em associação com a síndrome de Wiskott-Aldrich, doenças linfoproliferativas e como uma forma de desordem linfoproliferativa pós-transplante (DLPT) sucedendo transplantes de órgãos.[76]

O curso clínico da doença GL mostra-se variado com casos evoluindo para remissão espontânea e outros progredindo para o linfoma B difuso de grandes células EBV+.[76] Em termos gerais, mostra-se como uma doença agressiva com média de sobrevida de 2 anos. A presença ou não de lesões cutâneas não altera o prognóstico da doença.[76]

Além das lesões cutâneas, quando presentes, pode haver sintomas inespecíficos como febre, tosse, mal-estar e perda de peso.[76] Alguns autores relatam que as lesões cutâneas se encontram presentes à época do diagnóstico da doença em torno de um terço dos pacientes; enquanto, em 10% a 15% dos pacientes, elas precedem o desenvolvimento de lesões pulmonares.[76]

O reconhecimento das lesões cutâneas da GL de forma clínica e histopatológica é crucial, pois isso propicia a oportunidade de diagnose precoce, por meios menos invasivos.[76]

As lesões cutâneas são multifocais e indolores, com um padrão clínico variado, incluindo desde nódulos dérmicos e/ou subcutâneos, pápulas, placas infiltradas e erupções maculosas (Figuras 16.16A e 16.16B). Há um caso descrito como angioedema. As lesões podem ulcerar ou se tornar necróticas. Ocorrem mais frequentemente nas extremidades e no tronco. O padrão mais comum parece ser o de pápulas e nódulos, de cor variando do eritema vermelho ao violáceo.[76]

Os achados histopatológicos são igualmente variados. A marca histopatológica da GL é a de um infiltrado inflamatório angiocêntrico

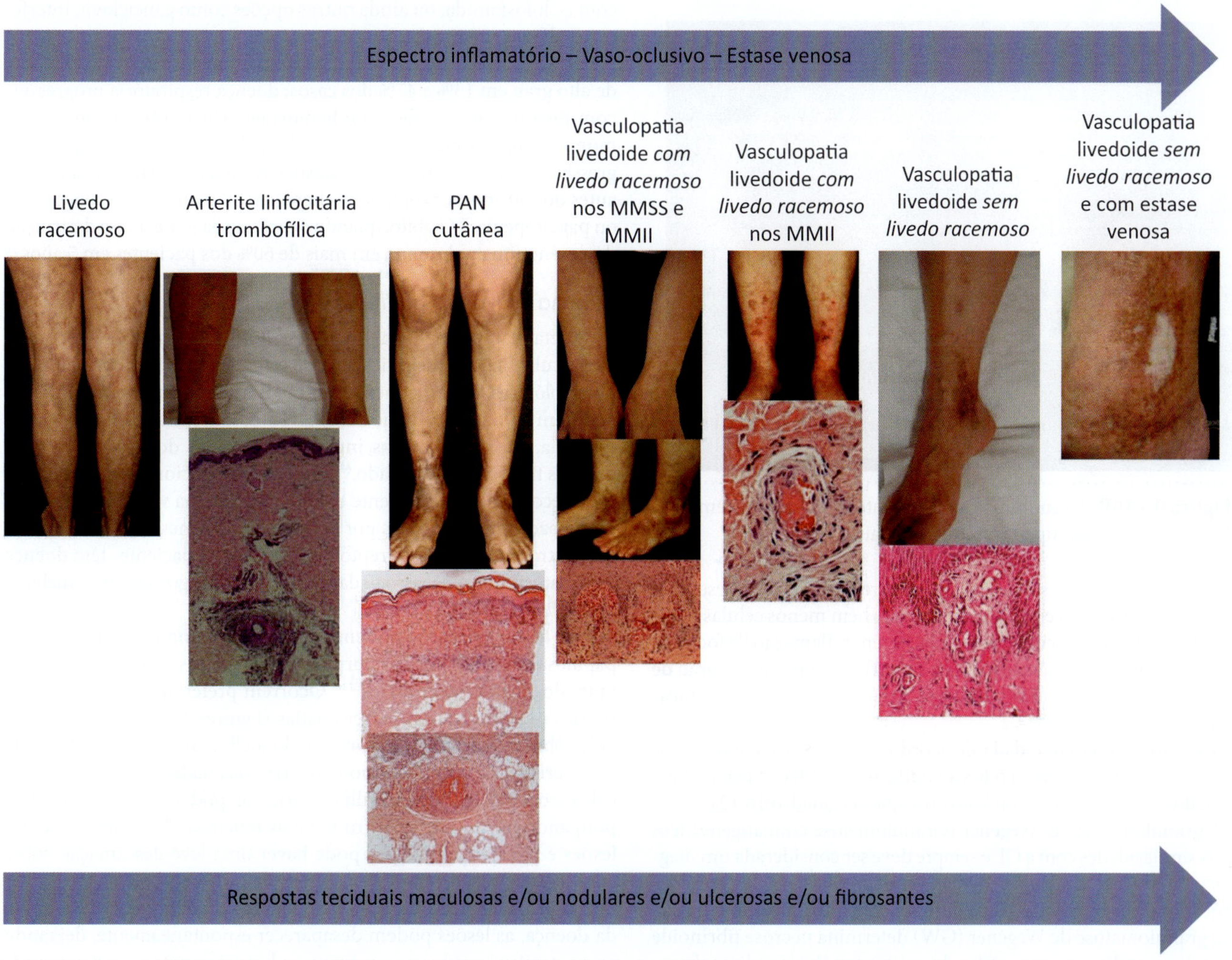

■ **Figura 16.15** Espectro clinicopatológico envolvendo coagulação, inflamação e entidades como a vasculopatia livedoide, arterite linfocitária trombofílica e poliarterite nodosa.

e angioinvasivos de predomínio linfocitário, porém misto com histiócitos, plasmócitos e raramente neutrófilos e eosinófilos.[76] Predominam linfócitos T CD4+ pequenos, que infiltram a parede vascular dos vasos cutâneos e necrose da parede vascular. Um número variado de linfócitos B CD20+ atípicos está presente.[76] Apesar do nome da doença, na GL raramente se observam granulomas bem formados. O envolvimento na pele ocorre sob a forma de "áreas focais" da derme e hipoderme, sem ou com pouco acometimento da epiderme.[76]

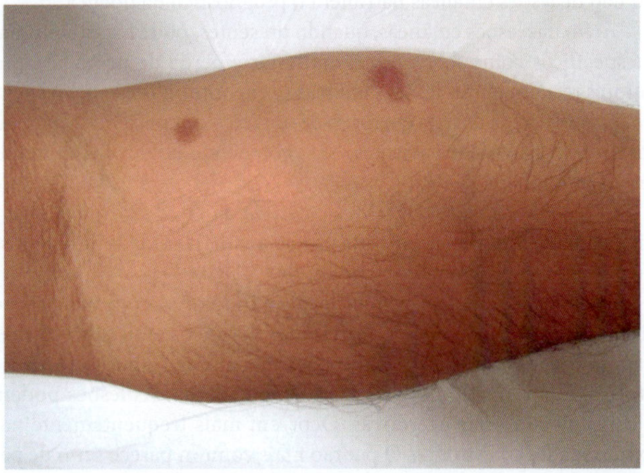

■ **Figura 16.16A** Granulomatose linfomatoide. Lesão cutânea frequente na granulomatose linfomatoide, como pápula ou nódulo eritematoso, cuja regressão deixa hipercromia residual.

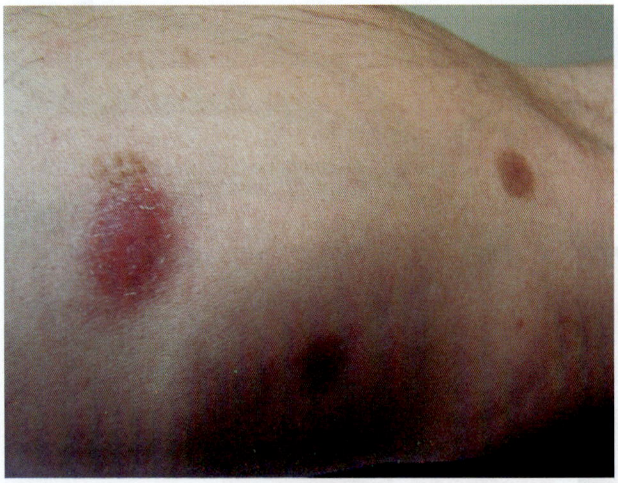

■ **Figura 16.16B.** Granulomatose linfomatoide. Lesão eritematosa nodular e outras duas hipercrômicas residuais.

Quando comparadas às lesões pulmonares, as da pele apresentam menos atipia citológica e necrose, bem como bem menos células B atípicas EBV+. As formas cutâneas em placas têm inflamação linfocitária esparsa perianexial na derme média e superficial, com menor grau de atipia celular, angiodestruição e necrose, em relação as formas cutâneas papulosas ou nodulares.[76]

A graduação da GL é dada de acordo com a positividade da hibridização *in situ* (HIS) para o RNA codificado do EBV (Epstein-Barr encoded RNA, EBER) nos linfócitos B atípicos (Quadro 16.12).[76]

A granulomatose de Wegener (Granulomatose com angeíte) tem muitas similaridades com a GL e sempre deve ser considerada um diagnóstico diferencial. Ambas são doenças com predileção pelos pulmões e lesões cutâneas frequentes. Em contraste com a angeíte linfocítica da GL, a granulomatose de Wegener (GW) determina necrose fibrinoide e invasão vascular por um infiltrado misto de células polimorfonucleares, as quais são raras na GL. Na GW não há linfócitos B atípicos e positivos para o EBV.

Quadro 16.12 Graduação histopatológica da granulomatose linfomatoide.

Grau	Características
I	Poucas lesões e, se presentes os linfócitos atípicos e células EBER positivas, estas ocorrem em número menor do que 5 por campo de maior aumento histológico
II	As lesões um maior número de células grandes atípicas com agrupamento ocasional de 5 a 50 células EBER positivas por campo de maior aumento histológico
III	Agregados maiores de células grandes atípicas, com mais que 50 células positivas para o EBV no campo de maior aumento histológico. As lesões demonstram confluentes faixas de linfócitos B atípicos EBV positivos. Porém, quando da ausência de infiltrado típico inflamatório polimorfo, o diagnóstico deixa de ser de granulomatose linfomatoide e pode constituir já um linfoma difuso de células B grandes

Há outras doenças linfoproliferativas que acometem a pele com padrão por vezes angiocêntrico como: linfoma difuso de células B grandes EBV positivo; desordens linfoproliferativas de células T e células *natural killer* (NK), como o linfoma de células T/KK extranodal que se localiza no trato aerodigestivo superior e pulmões; ou, ainda, o linfoma cutâneo primário de células T gama/delta, cujas lesões têm maior predileção pelas extremidades, com nódulos ulcerados.

O tratamento da GL ainda não está bem estabelecido. Há pacientes com curso benigno com remissão espontânea e outros com progressão sistêmica e fatal. Os corticosteroides sistêmicos com ou sem quimioterapia podem ser recomendados. Lesões localizadas podem responder à radioterapia. No caso de lesões múltiplas pode-se combinar prednisona com ciclofosfamida, ou ainda outras opções como ganciclovir, intérferon 2 alfa ou rituximabe.[76]

As complicações observadas na GL são: transformação para linfoma de alto grau em 13% a 47% dos casos; doença respiratória progressiva com pneumotórax; infecção e hemorragia (hemoptise); convulsões; mononeuropatia ou diabetes *insipidus* pela doença neurológica progressiva. Os indicadores de prognóstico ruim incluem início da doença antes dos 30 anos, envolvimento hepático ou neurológico, leucopenia ou pancitopenia.[76] O óbito, quando ocorre, se dá por extensa destruição do parênquima pulmonar, em mais de 60% dos pacientes em 5 anos.[76]

Eritema *elevatum diutinum*

Afeta mais frequente mulheres e o substrato anatomopatológico é de vasculite leucocitoclástica.[63] Pode estar associado a anormalidades hematológicas, principalmente gamopatia monoclonal por IgA.[63] Também tem sido associado ao HIV, HHV-6, leucemia mieloide, mielodisplasia, infecções crônicas, infecções intestinais, doença inflamatória ou após transplante de fígado.[63] Parece estar relacionado com estímulos infecciosos, especialmente estreptococos, uma vez que a doença é exacerbada após infecções por estreptococos e mesmo após o uso de agente trombolítico da estreptoquinase. Muitos pacientes têm doença inflamatória intestinal associada e há relato da progressão para mieloma múltiplo do tipo IgA.[1,2,63]

As lesões cutâneas podem se manifestar como pápulas, placas papulosas ou nódulos não purpúricos eritematosos ou às vezes acastanhados, de curso crônico.[1,2,63] Ocorrem preferencialmente nas superfícies extensoras das extremidades (Figuras 16.17A e 16.17B), na pele sobre as articulações da mão e do joelho, distribuição altamente característica.[1,2,63] Também pode ocorrer nas nádegas e no tendão do calcâneo.[1,2,63]A face e o pavilhão auricular podem estar envolvidos, poupando normalmente o tronco e as mucosas.[1,2,63]A superfície das lesões é normalmente lisa e pode haver uma leve descamação sobre elas. Podem ocorrer lesões em forma de púrpura, bolhas, crosta hemorrágica, ulceração, especialmente lesões edematosas.[1,2,63] No curso da doença, as lesões podem desaparecer espontaneamente, deixando áreas atróficas residuais com hiper ou hipopigmentação.[1,2,63] Cerca de 40% dos pacientes têm artralgia.[1,2,63] O curso é crônico e às vezes ocorre involução. O clima frio parece agravar a doença.[1,2,63]

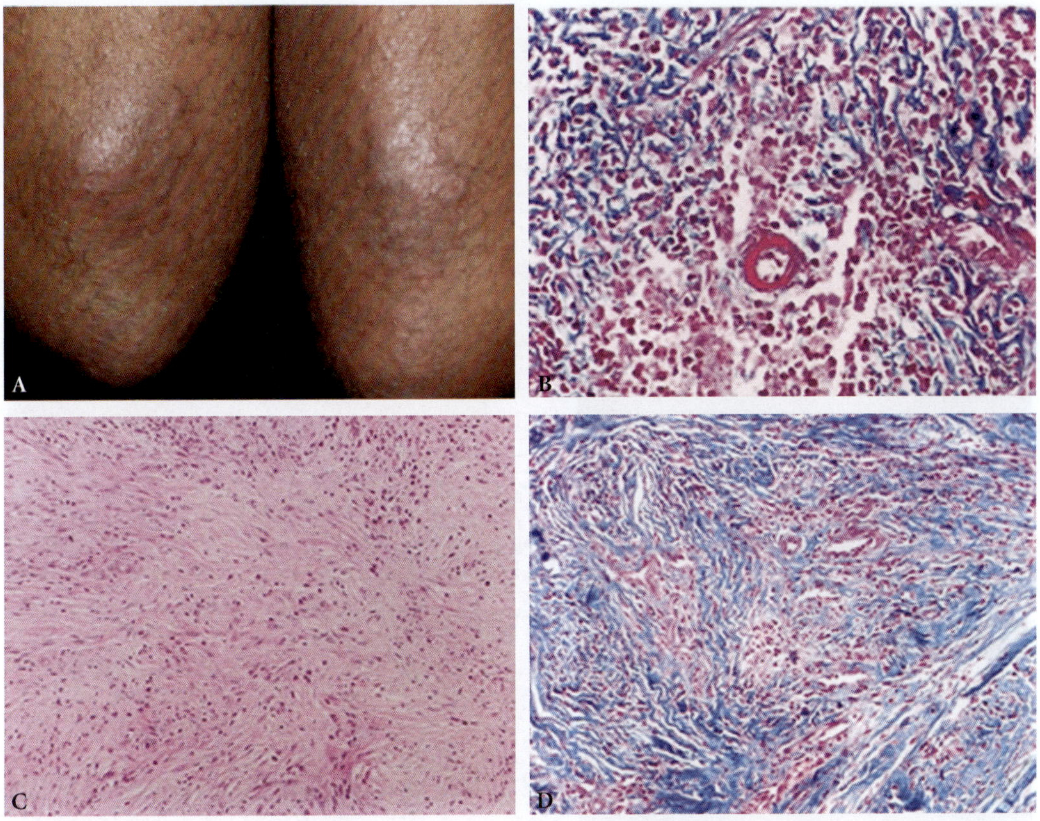

■ **Figura 16.17A** Eritema elevado *diutinum*. Nódulos nas superfícies extensoras (**A**) e histopatologia (**B**, **C** e **D**) demonstrando o aspecto fibrosante da vasculite.

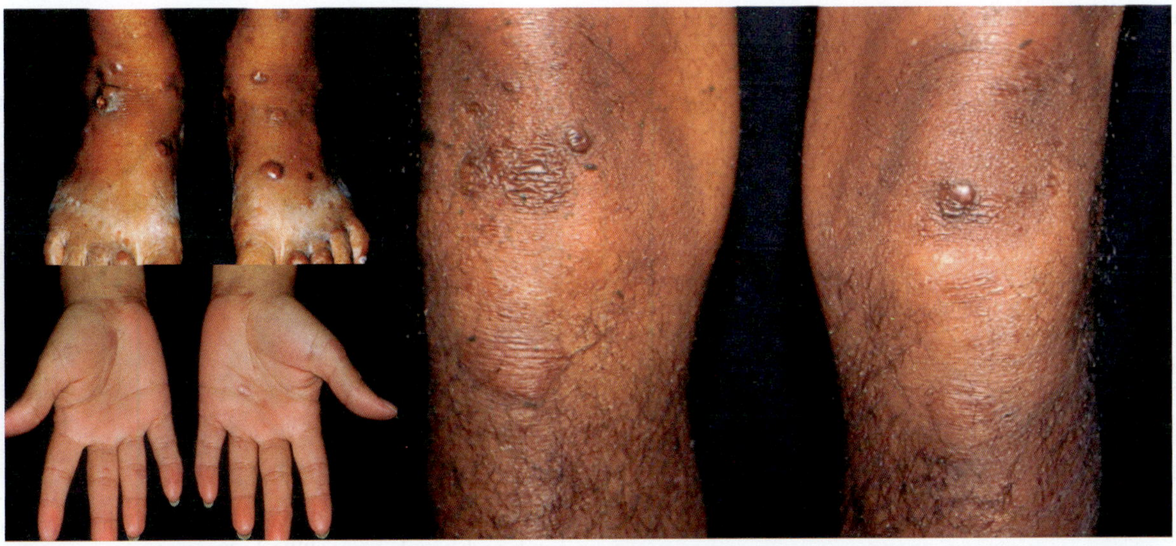

■ **Figura 16.17B** Eritema elevado *diutinum*. Nódulos e nódulos ulcerados preferencialmente nas superfícies extensoras e eventualmente nas palmas.

Há boa resposta terapêutica à dapsona e à sulfapiridina.[1,2,63] Há referência aos efeitos supressores da niacinamida na atividade da doença.[1,2,63] As formas localizadas podem ser tratadas com corticosteroide intralesional ou agentes tópicos de alta potência.[1,2,63]

Granuloma facial (GF)

É uma afecção incomum caracterizada pelo aparecimento de lesões purpúricas acastanhadas na face.[1,2,63] São placas papulosas ou elevadas, normalmente localizadas nas regiões da face, nariz ou boca.[1,2,63] A superfície das lesões é lisa e pode ocaxionar a acentuação dos óstios foliculares Figura 16.18). Outras regiões além da face raramente são afetadas.[1,2,63] Há uma variante que afeta a mucosa nasal, denominada fibrose angiocêntrica eosinofílica, que raramente coexiste com lesões faciais da pele. Afeta principalmente adultos.[1,2,63]

A análise histopatológica revela vasculite leucocitoclástica, com presença de plasmócitos, linfócitos, histiócitos e infiltrado neutrofílico e numerosos eosinófilos.[1,2,63] A IFD apresenta depósitos de IgA, IgG, IgM e C3 na parede dos vasos, sugerindo a participação dos imunocomplexos na gênese da lesão.[1,2,63] O diagnóstico é clínico e histopatológico.[1,2,63] O diagnóstico diferencial é feito com linfomas, pseudolinfomas, sarcoidose, sífilis, lúpus túmido, hanseníase, rosácea granulomatosa e erupção polimórfica à exposição à luz. As formas extrafaciais devem ser diferenciadas do eritema *elevatum diutinum*.[1,2,63]

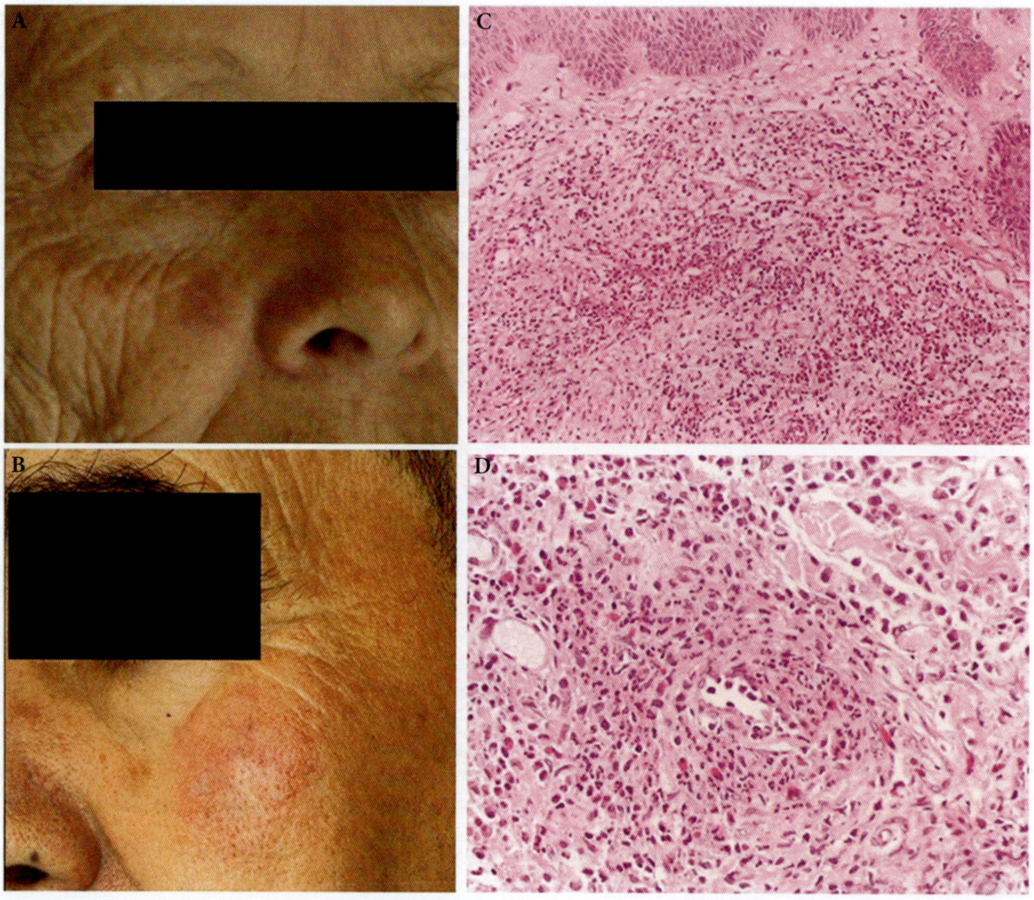

■ **Figura 16.18** Granuloma facial. Pápulas e nódulos acobreados na face (**A** e **B**) e achados histopatológicos com vasculite leucocitoclástica, com presença de plasmócitos, linfócitos, histiócitos e infiltrado neutrofílico e numerosos eosinófilos.

As opções de tratamento são corticosteroides intralesionais, sulfonas, anti-inflamatórios não hormonais e clofazimina.[1,2,63] Existem relatos de resultados satisfatórios com *laser*.[1,2,63] A criocirurgia também é eficaz, com as desvantagens de causar cicatrizes residuais.[1,2,63]

Vasculite nodular (VN)

A vasculite nodular (VN) afeta principalmente mulheres de meia-idade.[59] As pernas são predominantemente acometidas, com lesões nodulares, sobretudo na região posterolateral.[1,2,63] Podem surgir lesões nas coxas e braços.[59] Pode haver resolução das lesões sem ulceração em 2 a 6 semanas, evoluindo com cicatriz, mas com pouca atrofia.[1,2,63]

Os nódulos aparecem em intervalos regulares durante meses a anos.[1,2,63] A histopatologia pode mostrar vasculite cutânea de pequenos vasos e acometimento do tecido celular subcutâneo apresentado como paniculite.[1,2,63] A vasculite nodular e a tromboflebite podem ser clínica e patologicamente confundidas com a AC.[47] A vasculite nodular é uma paniculite lobular e vasculite, que acomete principalmente vênulas ou veias septais e, menos frequentemente, as artérias.[51] Para diferenciar entre vasculite venosa e arterial, a apresentação clínica auxilia no diagnóstico.[51]

Classicamente, os casos de vasculite nodular que ocorrem como manifestações tuberculoides são denominados "*erythema induratum* de Bazin" (Figura 16.19).[1,2,63] Nessas circunstâncias, muitos autores isolaram fragmentos do DNA de M. tuberculosis realizando a análise tecidual das lesões utilizando a técnica de reação em cadeia da polimerase (PCR).[1,2,63]

Doença de Kawasaki (DK)

A DK é uma doença febril aguda, multissistêmica, de causa desconhecida, que ocorre predominantemente na infância e na primeira infância.[51] A DK é uma vasculite aguda, autolimitada, de etiologia desconhecida, que ocorre classicamente em crianças menores de 5 anos.[64] A DK é o distúrbio vasculítico mais comum que afeta crianças de diferentes raças em todo o mundo, embora o risco seja maior entre as asiáticas, particularmente no Japão, com uma incidência anual de 264,8 casos por 100 mil crianças < 5 anos em 2012, em comparação com 9,1 casos por 100 mil crianças brancas nos Estados Unidos.[64]

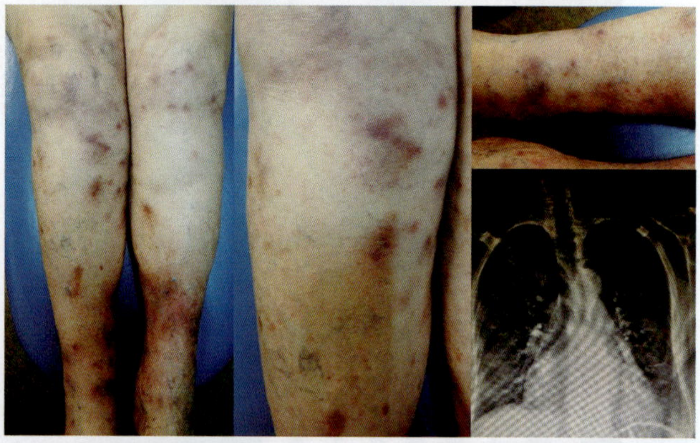

■ **Figura 16.19** *Erythema induratum* de Bazin em paciente com foco de tuberculose pulmonar e PPD de 20 mm.

A DK era originalmente denominada "síndrome do linfonodo mucocutâneo" e a vasculite da DK afeta predominantemente as médias e pequenas artérias do coração.[64] Ectasia ou aneurismas da artéria coronária ocorrem em 15% a 25% dos pacientes com DK.[64]

Os critérios clínicos clássicos para o diagnóstico da DK requerem ≥ 5 dias de febre e ≥ 4/5 das seguintes características: exantema polimorfo; alterações nas extremidades; lesões nos lábios e na cavidade oral; injeção conjuntival bulbar bilateral; e linfadenopatia cervical unilateral.[64]

As manifestações dermatológicas são essenciais para o diagnóstico, mas não são preditivas da existência de uma vasculite coronariana.[64] Um exantema aparece durante os primeiros dias de febre.[64] É polimorfo, variando de macular a maculopapular ou morbiliforme, começando geralmente no tronco e disseminando-se, nos dias seguintes, para as extremidades.[64] A erupção bolhosa ou vesicular não foi descrita na DK, e um diagnóstico alternativo deve ser considerado na presença dessas lesões.[60] Eritema das palmas das mãos e solas dos pés é frequentemente associado com edema do dorso das mãos e pés.[64] O exantema perineal usualmente sofre descamação durante a 1ª semana da doença, enquanto a descamação nas pontas dos dedos das mãos e dos pés geralmente ocorre mais tardiamente, na fase subaguda da doença (semanas 2 a 4).[64] O envolvimento da mucosa aparece na fase febril aguda da doença (1 a 14 dias).[64]

Os lábios são avermelhados com fissuras verticalmente, com a língua em framboesa e enantema da mucosa oral e faríngea. A injeção conjuntival bulbar bilateral, não exsudativa, é vista.[64] Linhas transversais (linhas de Beau) ou cristas sobre as unhas podem aparecer durante a fase de convalescença (após a semana 4) como resultado do crescimento da unha durante a fase inicial da DK. Histologicamente, a vasculite é, em geral, limitada às artérias coronárias; características não específicas foram classicamente encontradas na biópsia da pele.

Vasculites de grandes vasos

Arterite de Takayasu (AT)

A AT é uma doença inflamatória vascular crônica, que acomete predominantemente a aorta e seus principais ramos, além de artérias coronárias e artérias pulmonares.[77-81] A AT afeta principalmente mulheres jovens, em especial nas segunda e terceira décadas de vida; tem alta prevalência em países asiáticos.[77-81] As verdadeiras incidência e prevalência de AT provavelmente são subestimadas, e muitos pacientes permanecem sem diagnóstico ou aguardam muito tempo até que o diagnóstico correto seja feito. [77-81]

A AT apresenta-se tipicamente em duas etapas: uma fase "pré-oclusiva" e uma fase "pós-oclusiva".[77-81] Na primeira, há mal-estar, febre, mialgias, artralgias e perda de peso.[77-81] Nessa fase, pode ser difícil diferenciar AT de outras doenças do colágeno reumáticas.[77-81] Na segunda etapa, predominam as complicações relacionadas à estenose arterial e à formação de aneurismas.[77-81] As duas fases podem se sobrepor ou ocorrer de forma não sequencial.[77-81] Em ambas as fases, manifestações cutâneas podem estar presentes, como nódulos inflamatórios, eritema nodoso, úlceras do tipo pioderma gangrenoso e, mais raramente, púrpuras.[77-81] Eventualmente, as manifestações cutâneas podem estar presentes como um sinal inicial de AT.[77-81]

Manifestações cutâneas têm sido relatadas em 2,8% a 28% dos pacientes.[64] Algumas são relacionados a oclusões de grandes vasos, como o fenômeno de Raynaud unilateral, gangrena digital ou baqueteamento digital unilateral.[64] Outras manifestações cutâneas foram frequentemente relacionadas à vasculite sistêmica.[64] Na Europa e na América do Norte, nódulos inflamatórios agudos e eritema nodoso são as lesões de pele mais comumente observada.[64] O eritema infiltrado corresponde a lesões nodulares subagudas ulceradas.[64,82]

O envolvimento cutâneo com processo vasculítico na AT não é frequente, ou frequentemente pode não ser não reconhecido pelo dermatologista. Contribuímos para melhor caracterização e reconhecimento de manifestações dermatológicas, nessa doença, com o estudo transversal de 60 pacientes, em colaboração com a Divisão de Reumatologia do HC-FMUSP, o qual resultou, em 2013, em uma publicação sobre as manifestações dermatológicas entre portadores de AT.[82]

Cinquenta e dois pacientes eram do gênero feminino (86%) cuja idade média foi de 39 anos, com variação entre 20 e 80 anos de idade.[82] A idade média do início dos sintomas foi aos 28 anos e o período de latência para o diagnóstico definitivo da doença ser firmado foi de 1 ano e 9 meses. Em 68,3% dos pacientes os sintomas iniciais surgiram dentro do mesmo ano do diagnóstico da AT.[82] Vinte e oito pacientes (46,67%) tiveram como sintoma inicial da doença a claudicação intermitente e 55 (91,97%) pacientes receberam o diagnóstico de AT antes dos 40 anos de idade.[82] Os dados demográficos bem como comorbidades e condições dermatológicas detectadas estão sumarizadas nos Quadros 16.13 e 16.14.

Quadro 16.13 Características clínicas dos 60 pacientes com arterite de Takayasu avaliados pela Divisão de Reumatologia e Divisão de Dermatologia do Hospital das Clínicas da Faculdade de Medicina da Universidade de São Paulo (HC-FMUSP).

Gênero (masculino/feminino)	8/52
Idade (em anos)	Média de 39 (20 a 80 anos)
Idade de início dos sintomas (anos)	Média de 28 (13 a 53 anos)
Latência de tempo até o diagnóstico	1 ano e 9 meses em média
Hipertensão arterial (%)	40
Dislipidemia (%)	25
Diabetes *mellitus* (%)	10
Tratamento medicamentoso	Uso de corticosteroides (80%)
	Uso de agentes imunossupressores (60%)
Condição da doença	Controlada em 73,4% e em atividade em 26,6% dos pacientes

Quadro 16.14 Sumário das manifestações dermatológicas encontradas entre os 60 pacientes com Takayasu avaliados pela Divisão de Reumatologia e Divisão de Dermatologia do Hospital das Clínicas da Faculdade de Medicina da Universidade de São Paulo (HC-FMUSP).

Condições dermatológicas observadas	Total de pacientes (n)
Lesões eritema nodoso-símile	3
Fenômeno de Raynaud	3
Psoríase	2
Eczema	2
Lúpus eritematoso	1
Líquen plano pilar	1
Pitiríase versicolor	1
Dermatite seborreica	3
Verrugas virais	2

Em particular, esse estudo demonstrou três pacientes nos quais as lesões eritema nodoso-símile demonstraram a presença de arterite linfocitária na junção dermo-hipodérmica, por vezes granulomatosa e com paniculite septal (Figuras 16.20A e 16.20B).

Nossos achados são concordantes com os de Perniciaro e colaboradores[80] que, em 1987, examinaram 38 pacientes com AT e encontraram pacientes com nódulos nas pernas que clinicamente simulavam eritema nodoso, porém o estudo histopatológico revelou vasculite, do tipo arterite. Assim, no âmbito das vasculites, nódulos sugestivos de eritema nodoso devem conduzir, entre os diferentes diagnósticos etiológicos, a possibilidade de AT.

As características histopatológicas desses nódulos são variáveis, incluindo vasculite granulomatosa ou necrosnte de artérias de médio calibre da derme ou do subcutâneo, granuloma necrosante extravascular (granuloma de Churg-Strauss) e paniculite septal ou lobular.[64,82]

Geralmente, não há relação entre a localização dos nódulos e o envolvimento dos vasos.[64] Além disso, esses nódulos podem ocorrer em qualquer estágio da doença (Figuras 16.20A e 16.20B).[64] Lesões necróticas e purpúricas também são observadas e correspondem à vasculite necrosante de pequenos vasos na derme.[64] Como o processo inflamatório das grandes artérias acomete regiões da parede supridas pela *vasa vasorum*, semelhante ao sistema de vasos cutâneos, o acometimento de pequenos vasos pode contribuir para o desenvolvimento de vasculites de grandes vasos (VGV).[64]

Finalmente, outras manifestações, como urticária, angioedema, eritema multiforme, erupções eritematosas e "dermatite", estão ocasionalmente presentes, sem uma relação causal com a AT.[64] No Japão, lesões semelhantes ao pioderma gangrenoso são frequentemente observadas em AT.[64]

A AT nunca afeta as artérias temporais.[18] Os pacientes com AT são muito mais jovens no início da doença; eles experimentam erupções mais graves; e necessitam de tratamento por mais tempo que os pacientes com ACG.[18] A AT geralmente ocorre menos simetricamente.[14] Afeta mais comumente as artérias subclávia esquerda e carótida comum.[18] Na suspeita da doenças, as artérias carótidas, subclávia e vertebral devem ser examinadas por ultrassonografia em conjunto com a aorta abdominal.[18] No caso de hipertensão arterial, as artérias renais também devem ser examinadas.[18] A ecocardiografia pode revelar hipertrofia ventricular esquerda consequente à hipertensão arterial renal, vasculite da artéria renal, aorta ascendente, insuficiência valvar aórtica, derrame pericárdico ou hipertensão pulmonar.[18]

De forma semelhante à tomografia computadorizada (TC), a ressonância magnética (RM) é particularmente indicada para examinar a aorta e outros vasos grandes e profundos sem o uso de radiação ionizante ou contraste iodado.[18] Espessura aumentada da parede do vaso (geralmente com padrão circunferencial difuso), associada a edema da parede do vaso nas sequências pesadas em T2 e com supressão de gordura; e o realce do contraste transmural nas sequências T1 são sinais precoces de inflamação vascular.[18] As imagens T1 pós-contraste são superiores às imagens T2 com supressão de gordura para detectar inflamação precoce de grandes vasos.[18] A angiografia por RM (ARM) fornece informações luminais, como estenose arterial, oclusão e dilatação. As limitações da RM-ARM incluem má visualização das calcificações e estenose falsamente acentuada.[18] As desvantagens incluem má visualização dos vasos médios e pequenos, alto custo do procedimento e longo tempo de aquisição.[18] Além disso, é contraindicada em pacientes com insuficiência renal, claustrofobia e naqueles com alguns dispositivos metálicos.[18] A sensibilidade e a especificidade da ARM para o diagnóstico de TAK são altas, aproximadamente de 100% em alguns estudos.[18]

A angiografia por subtração digital (DSA) descreve claramente as alterações luminais do vaso nas VGV.[18] Os achados angiográficos mais comuns são estenoses vasculares longas e lisas e, às vezes, oclusões e aneurismas.[18] A angiografia é necessária para determinar a extensão do envolvimento da doença. Entretanto, a angiografia não é capaz de

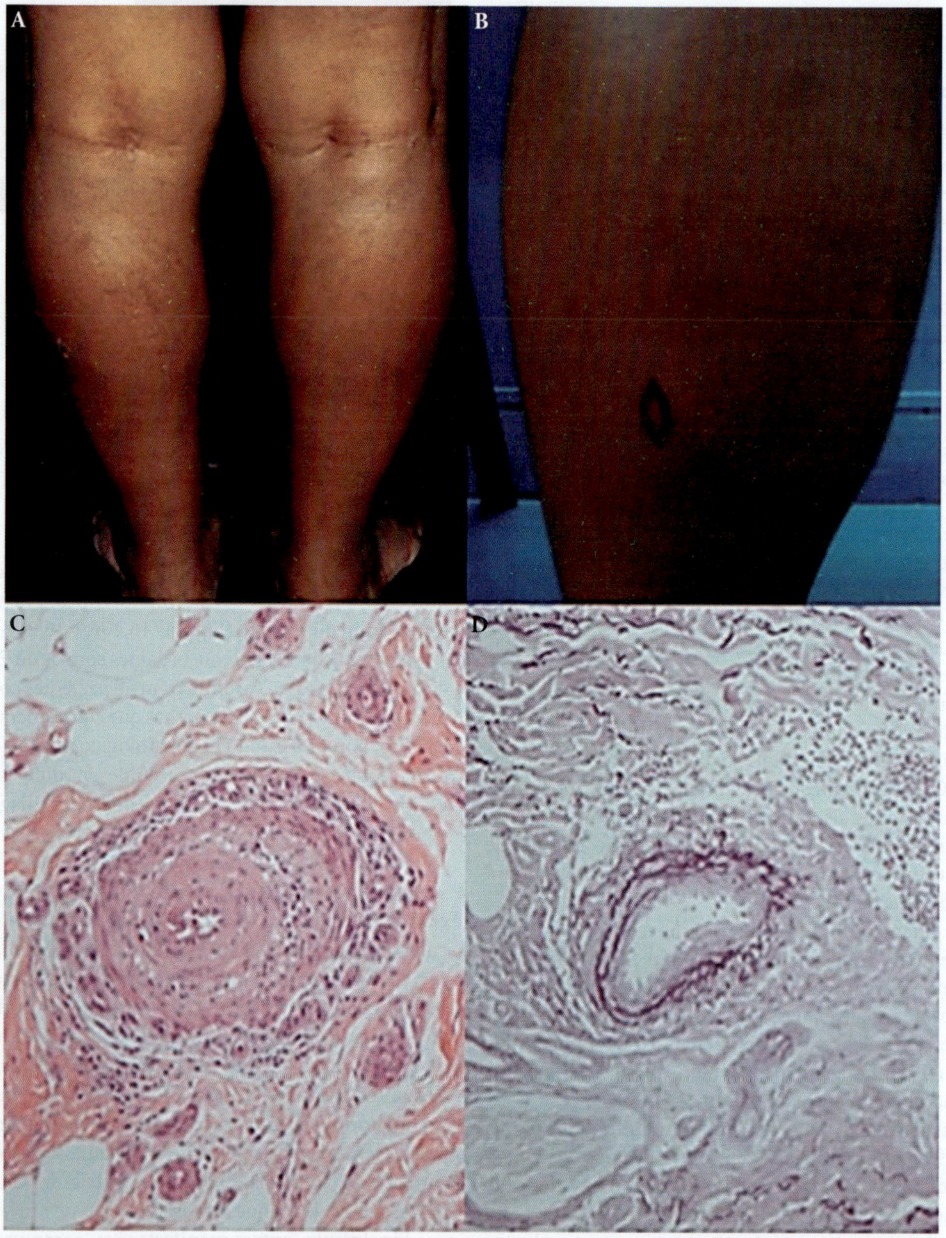

■ **Figura 16.20A** Arterite de Takayasu. Aspecto clínico das lesões cutâneas nodulares nas pernas (**A** e **B**) e exame histopatológico demonstrando arterite (**C**, HE 400x) e coloração pela fucsina-resorcina (**D**).

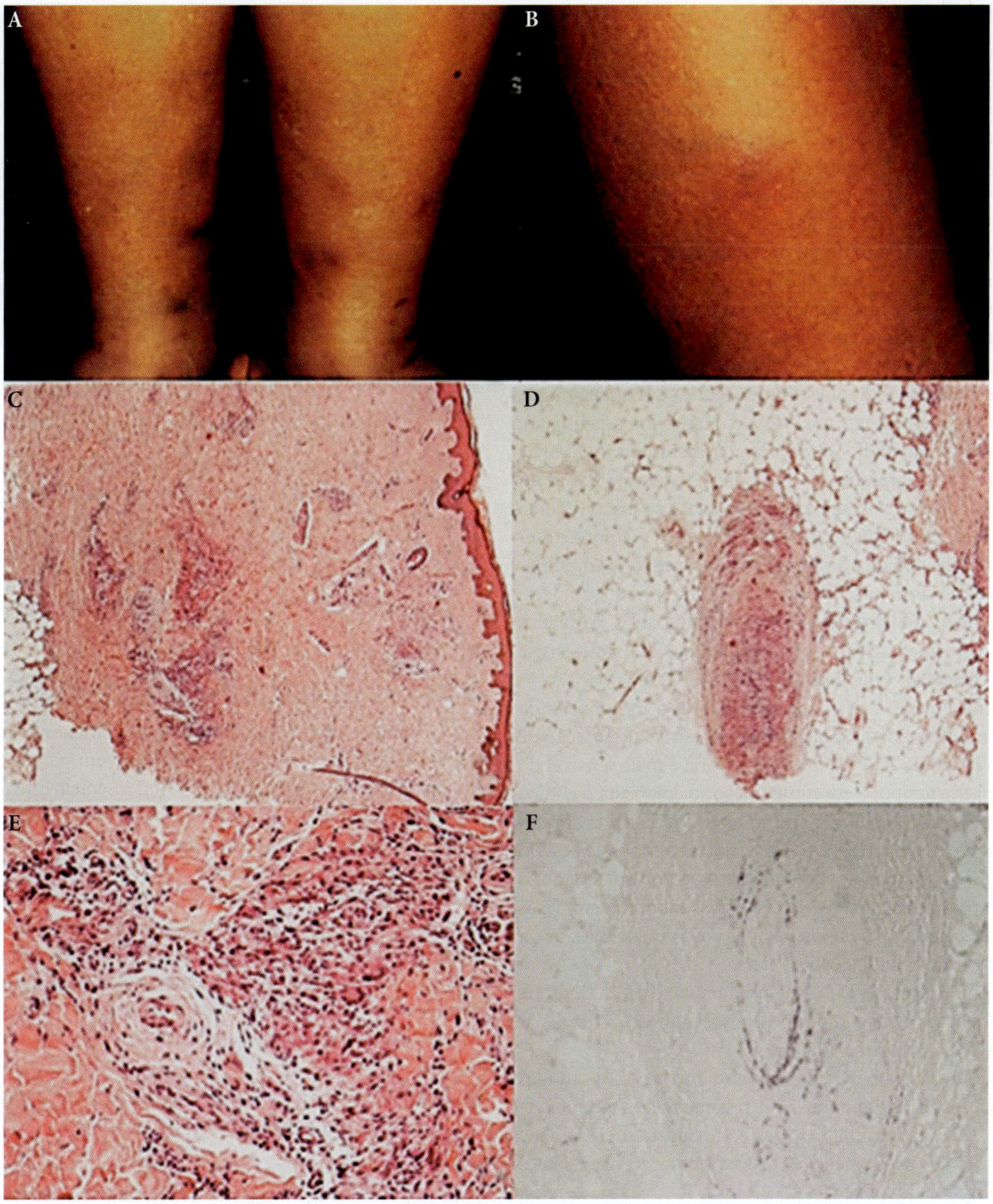

■ **Figura 16.20B.** Arterite de Takayasu. Nódulos cutâneos nas pernas (**A** e **B**), vasculite granulomatosa e paniculite septal com infiltrado linfocitário (**C, D** e **E**) (HE, respectivamente 100x, 200x, 400x), com demonstração de lâmina elástica interna, evidenciando o acometimento de uma artéria (**F**, coloração fucsina-resorcina, 200x).

demonstrar alterações vasculíticas precoces, como espessamento da parede do vaso e realce mural e, portanto, não é útil para o diagnóstico precoce.[18] As desvantagens da DSA incluem sua natureza invasiva e a exposição à radiação ionizante.[18] Além disso, é contraindicada em pacientes com função renal comprometida e naqueles alérgicos ao iodo.[18] Por todas essas razões, a DSA tornou-se um procedimento terapêutico para intervenção endovascular, em vez de um método diagnóstico em VGV.[18] Até hoje, a DSA continua sendo o padrão-ouro para o diagnóstico de poliarterite nodosa (forma sistêmica).[18] Embora os achados angiográficos mais específicos da PAN sejam múltiplos pequenos aneurismas, as lesões observadas com maior frequência são oclusivas. Na ausência de múltiplos aneurismas, outras lesões arteriais, como irregularidades, estenoses e oclusões luminais, podem sugerir o diagnóstico.[18]

A sensibilidade e a especificidade da angiotomografia computadorizada (ATC) descritas para o diagnóstico da AT são de 95% e 100%, respectivamente.[18]

A tomografia por emissão de pósitrons com 18F-Fluorodeoxiglicose (FDG) é uma técnica de medicina nuclear, frequentemente corregistrada com TC (PET/CT), que avalia a extensão e a quantidade de captação vascular do FDG análogo de glicose radiomarcado por células metabolicamente ativas em infecções, malignidades e inflamação.[14] Na vasculite ativa de grandes vasos (VGV), há um aumento da captação de FDG pela parede do vaso, tipicamente com um padrão linear suave; Não se sabe se o FDG é absorvido unicamente por células inflamatórias que infiltram a parede do vaso ou se também pelas células do estroma.[18] O PET é capaz de visualizar virtualmente todos os vasos com diâmetro superior a 4 µm, mas não artérias de menor calibre, como as artérias temporais ou renais.[18]

O PET é altamente sensível na detecção de inflamação de grandes vasos, sendo útil no diagnóstico precoce de LVV, mas seu papel no monitoramento da atividade da doença durante o tratamento não está claro.[18] O PET é particularmente valioso para garantir o diagnóstico de VGV em pacientes com manifestações menos típicas, como febre de origem desconhecida.

Arterite de células gigantes (ACG)

A ACG é uma vasculite sistêmica, em geral granulomatosa, que afeta predominantemente grandes vasos que se ramificam da aorta, com predileção por ramos das artérias carótidas externas e vertebrais.[64] Os sintomas característicos são dores de cabeça nas áreas temporais e occipitais, sensibilidade da região da artéria temporal, claudicação mandibular, mal-estar e febre.[64] A polimialgia reumática está associada à ACG em cerca de metade dos pacientes.[64]

Há risco de perda parcial ou total da visão, com 13% a 19% dos pacientes com lesões isquêmicas relacionadas à oclusão dos ramos da artéria oftalmológica ou, menos frequentemente, acidentes vasculares cerebrais na circulação occipital posterior.[64]

Manifestações cutâneas são raras:[64] (i) endurecimento, eritema e bolhas de couro cabeludo e têmporas (Figura 16.21A e B); (ii) glossite, necrose da língua (frequentemente nos dois terços anteriores da língua); (iii) necrose do couro cabeludo (associada a aumento da incidência de perda de visão e mortalidade); (iv) púrpura, gangrena distal do membro; e (v) equimose periorbital, edema da face e pescoço (edema relatados em 8% dos casos) e nódulos da cabeça ou dos membros inferiores (podem estar relacionados à vasculite necrosante ou granulomatosa específica de artérias de médio calibre da derme ou subcutâneo). Pode haver ou não necrose da pele do couro cabeludo, e as principais diferenças entre as formas de ACG que apresentam ou não necrose cutânea no couro cabeludo estão listadas no Quadro 16.15.

Estudos de imagem são úteis para documentar a inflamação da artéria temporal na ACG e são essenciais para mostrar inflamação de grandes vasos no início da VS.[18] A ultrassonografia é mais sensível do que a biópsia da artéria temporal em comparação ao diagnóstico clínico da ACG porque uma área anatômica muito maior pode ser examinada.[18] Particularmente nos casos de ACG, as artérias temporais podem não estar envolvidas em cerca de 40% dos casos.[18] Por outro lado, o diagnóstico pode passar despercebido pela ultrassonografia em casos com inflamação de baixo grau, ou seja, se apenas vasos adventícios ou *vasa vasorum* estiverem inflamados.[18]

A ultrassonografia, a angio-TC, a angioressonância e a angiografia convencional podem mostrar e monitorar as complicações da LVV, como estenose arterial, oclusão e dilatação.[18]

A RM tem sido usada na ACG para avaliar tanto os vasos grandes profundos como as artérias temporais.[18] A ressonância magnética de alta resolução mostra uma sensibilidade de 78,4% e uma especificidade de 90,4% na detecção do envolvimento da artéria temporal em pacientes com diagnóstico clínico de ACG.[18]

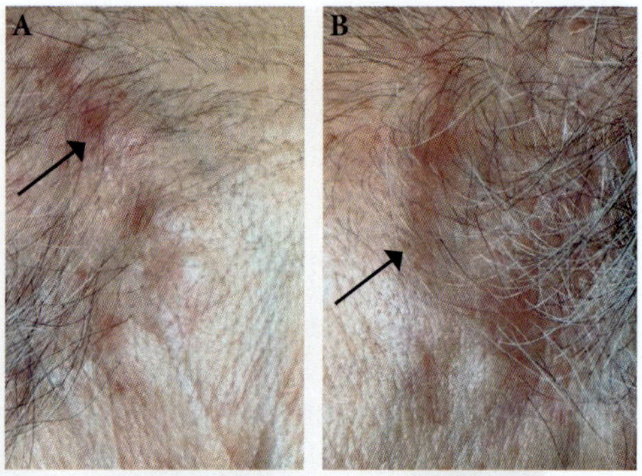

Figura 16.21 Arterite bilateral de células gigantes (**A**) direita e (**B**) esquerda.

A PET é útil quando outros testes diagnósticos são inconclusivos, por exemplo, quando a biópsia da artéria temporal é negativa na ACG e, no geral, a PET teve uma sensibilidade de 90% e uma especificidade de 98% para a ACG, enquanto a sensibilidade foi de 87% e especificidade de 73% para a AT.[18]

A abordagem racional do tratamento da ACG está descrita na Figura 16.22.

TRATAMENTO DAS VASCULITES CUTÂNEAS

O manejo terapêutico das vasculites cutâneas deve incluir o afastamento de fatores desencadeantes (ficar em pé por tempo excessivo, infecção, drogas) e exclusão de síndromes semelhantes à vasculite (pseudovasculite), como distúrbios trombóticos (p. ex., síndrome do anticorpo antifosfolípide), êmbolos de colesterol, calcifilaxia e vasculopatia oclusiva crioglobulinêmica consequente à paraproteinemia.[70] Na maioria dos casos, as vasculites cutâneas representam uma condição autolimitada, que pode ser aliviada pela elevação da perna, evitar manter-se em pé excessivamente e terapia com anti-inflamatórios não esteroides.[70] Para doença leve recorrente ou persistente, a colchicina e a dapsona são agentes de 1ª escolha.[70] A doença cutânea grave requer tratamento com corticosteroides sistêmicos ou imunossupressão mais potente.

ABORDAGEM CLÍNICA E LABORATORIAL GERAL A TODAS AS VASCULITES[1-4,83]

Solicitamos diversos exames complementares, os quais são relacionados a possíveis agentes ou fatores etiológicos, nas vasculites, em geral,

Quadro 16.15 Dados epidemiológicos e clinicolaboratoriais comparados entre pacientes portadores de arterite de células gigantes (ACG) com e sem necrose de couro cabeludo.

Características	ACG com necrose do couro cabeludo	ACG sem necrose do couro cabeludo
Idade média	76,7 anos (variação entre 54 e 90; desvio padrão 6)	71,8 anos
Gênero (proporção mulheres: homens)	1,62:1	2:1
Velocidade de hemossedimentação na 1ª hora (em mm) à época do diagnóstico	• < 50: 27% • < 40: 20% • ≤ 30: 9,1% • Variação: 12 a 150; média 71	• < 50: 10,8% • ≤ 30: 7% a 20%
Sintomas clínicos e complicações	• Cefaleia (81,3%) • Hiperalgesia local temporal (40%) • Perda visual (32%) • Outros distúrbios visuais (37,3%) • Dor articular e/ou muscular (25,3%) • Mal-estar (30,7%) • Perda de peso (29,3%) • Perda do apetite (25,3%) • Claudicação de mandíbula (22,6%) • Necrose da língua (14,7%) • Sensibilidade e espessamento das artérias temporais (46,7%) • Ausência de pulso na artéria temporal (36%)	• Cefaleia (63,2%) • Distúrbios visuais (cerca de 20%) • Claudicação de mandíbula (41%) • Necrose da língua (relatos de casos) • Anormalidades na palpação da artéria temporal (43,6%)

Fonte: Dados compilados de Tsianakas A et al. Scalp necrosis in giant cell arteritis: case report and review of the relevance of this cutaneous signs of large-vessel vasculitis. J Am Acad Dermatol 2009;61:701-6.

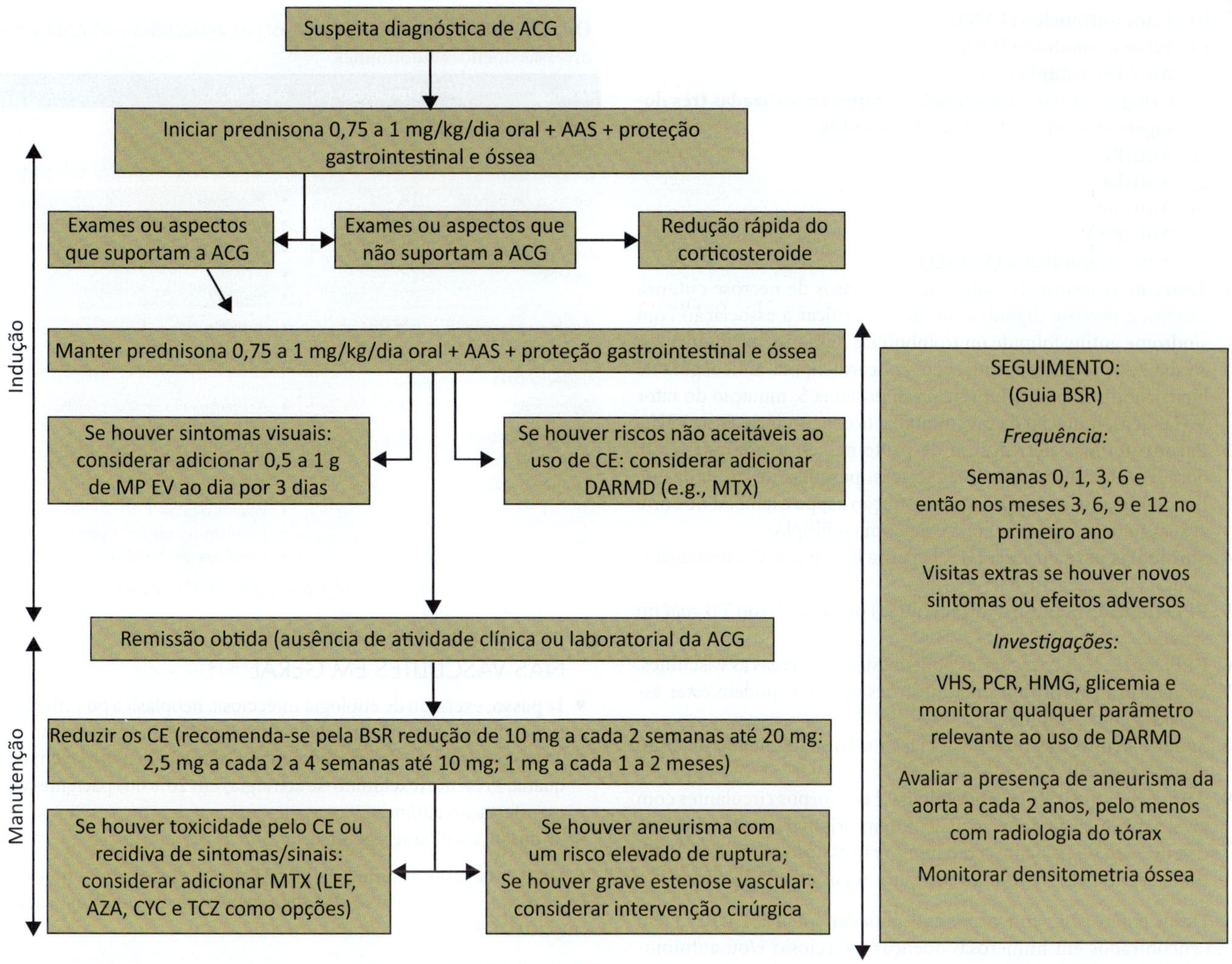

■ **Figura 16.22** Passos terapêuticos e seguimento dos pacientes com arterite de células gigantes.

AAS: ácido acetilsalicílico; ACG: arterite de células gigantes; AZA: azatioprina; BSR: The British Society for Rheumatology; CE: corticosteroides; CYC: ciclosporina; DARMD: drogas antirreumáticas modificadoras da doença; EV: endovenoso; g: gramas; HMG: hemograma completo; LEF: leflunomida; mg, miligramas; MP: metilprednisolona; TCZ: tocilizumabe.

Fonte: Adaptada de Ponte C et al. Giant cell arteritis: current treatment and management. World J Clin Cases 2015;3(6):484-94.

sempre precedidos por anamnese apurada sobre os diversos órgãos e aparelhos, bem como exame físico completo.

1. **Provas de atividade inflamatória**
   a) **Anticorpo anticitoplasma de neutrófilo (ANCA):** as vasculites associadas ao anticorpo anticitoplasma de neutrófilo (ANCA) são vasculites associadas com autoanticorpos direcionados contra antígenos específicos e não específicos dos neutrófilos. O ANCA está presente em 5% da população normal. A imunofluorescência indireta (IFI) geralmente obtém três padrões de ANCA (Quadro 16.16).
   Os pacientes geralmente expressam apenas um padrão, sendo c-ANCA ou p-ANCA. Se forem expressos concomitantemente, é sugestivo de vasculite induzida por droga. O p-ANCA é menos específico, ocorrendo com maior frequência na poliangeíte microscópica, síndrome de Churg-Strauss, glomerulonefrite necrosante crescente idiopática e vasculite induzidas por droga. O c-ANCA é mais frequente e específico na granulomatose de Wegener.
   Vasculite dos pequenos vasos associada ao ANCA (VPV-ANCA) apresenta sintomas sobrepostos com as diferentes vasculites a ele associadas. A hemorragia pulmonar e a glomerulonefrite necrosante em crescente (GNNC) podem estar associadas, constituindo a "síndrome pulmonar-renal". Cerca de 10% dos pacientes evoluem com hemorragia pulmonar que é responsável por cerca de 50% dos óbitos.
   O acometimento renal pode variar desde hematúria e proteinúria à GNNC e doença renal terminal. As vasculites dos pequenos vasos associadas ao ANCA são denominadas "pauci-imunes", uma vez que a imunofluorescência direta não demonstra ou revela escassas evidências de depósitos de imunocomplexos na parede ou ao redor dos vasos. O uso de IFI com imunoensaioenzimático do tipo ELISA) nas VPV-ANCA positivas para mieloperoxidase e proteinase 3 tem sensibilidade e especificidade, respectivamente de 85% e 98%. O ANCA deve ser pesquisado frente à suspeita de VPV-ANCA, nas seguintes situações clínicas: (i) presença de hemorragia pulmonar; (ii) glomerulonefrite; (iii) otite ou sinusite de longa evolução; (iv) presença de massa ou tumoração retrorbitária (suspeitar de GW); e (v) qualquer vasculite sistêmica com acometimento de múltiplos órgãos.

Quadro 16.16 Padrões de anticorpos anticitoplasma de neutrófilos e antígenos aos quais se dirigem.

Padrão do ANCA	Antígeno-alvo
Citoplasmático (c-ANCA)	Proteinase 3 (PR3)
Perinuclear (p-ANCA)	Mieloperoxidase (MPO) Outros: catepsina G, lactoferrina, elastase
Atípico (a-ANCA)	

b) **Fator antinúcleo (FAN).**
c) **Fator reumatoide (FR).**
d) **Anti-DNA dupla hélice.**
e) **Crioglobulinas: considerada negativa se realizadas três dosagens durante a atividade da vasculite.**
f) **Anti-Ro.**
g) **Anti-La.**
h) **Anti-Sm.**
i) **Anti-RNP.**
j) **Antiestreptolisina O (ASLO).**

2. **Testes de trombofilia:** solicitados em casos de necrose cutânea extensa e necrose digital, a fim de se verificar a associação com síndrome antifosfolípide ou trombofilias herdadas ou adquiridas. Avalia-se a presença de anticorpos anticardiolipina, anticoagulante lúpico, antitrombina III, proteína C, proteína S, mutação do fator V (Leiden), mutação da protrombina, homocisteína e fator VIII.
3. **Paraproteínas:** eletroforese de proteínas e/ou imunofixação, dosagem de imunoglobulinas séricas, pesquisa de proteínas de Bence-Jones na urina, dosagem de fração kappa e lambda no soro; avaliação de paraproteinemia e mieloma múltiplo.
4. **Sorologias para viroses:** HIV, hepatite B, hepatite C, citomegalovírus e vírus Epstein-Barr e sífilis.
5. **PPD** (teste de Mantoux, intradérmico) ou quantiferon TB *gold* no sangue.
6. **PPF:** infestações parasitárias podem estar associadas às vasculites.
7. **Urocultura e antibiograma:** infecções urinárias podem estar associadas com vasculites.
8. **Sangue oculto nas fezes:** associação com malignidade do trato gastrointestinal.
9. **Anticorpos anticélulas endoteliais:**[1-4] anticorpos circulantes com alvo nas células endoteliais (CE) foram originariamente detectados no soro de pacientes com lúpus eritematoso sistêmico (LES), descobertos pela IFI usando cortes teciduais como substrato.

Desde então, esses anticorpos anticélulas endoteliais (AACE) têm sido encontrados em numerosas doenças infecciosas e/ou autoimunes/autoinflamatorias, como: artrite reumatoide; esclerose sistêmica progressiva; polimiosite; vasculites associadas ao ANCA; AT; doença de Behçet; hanseníase; e infecção pelo citomegalovírus (CMV). Além disso, têm sido detectados no soro de indivíduos saudáveis, definidos como AACE naturais.

Um método padrão-ouro para a detecção dos AACE ainda não foi validado. Embora o método de ELISA usando células endoteliais de veia umbilical humana (HUVECs) tenha sido o método mais frequentemente empregado, sugere-se que a citofluorometria seja uma técnica mais útil do que o ELISA.

Os AACE podem se ligar a antígenos da membrana das CE e induzir dano endotelial. Esss efeitos danosos incluem a ativação do complemento, aumento na expressão de moléculas de adesão (E-selectina, ICAM-1) e citocinas, além da indução da apoptose e trombose. Somando-se a estes efeitos danosos, os AACE têm funções fisiológicas envolvidas na defesa do organismo, tais como opsonização, *clearance* de imunocomplexos, além da modificação do endotélio a fim de diminuir a liberação de mediadores inflamatórios e trombóticos (endotelina-1 e tromboxano A2). Estes anticorpos parecem estar presentes em 19% a 81% dos pacientes com granulomatose de Wegener e em cerca de 2% dos com poliangeíte microscópica. Esses autoanticorpos parecem estar envolvidos na ativação de linfócitos T citotóxicos e células NK, sugerindo que mecanismos de citotoxicidade dependentes de anticorpos estão envolvidos na patogênese das vasculites ANCA positivas.

Clinicamente, os AACE têm níveis elevados durante a atividade da vasculite e diminuídos durante a remissão clínica, de forma que, quando permanecem persistentemente elevados, podem constituir um marcador de risco de recidiva subsequente, mesmo nos pacientes que se tornaram ANCA-negativos durante a remissão. O Quadro 16.17 demonstra frequência encontrada na literatura dos AACE em diferentes doenças autoimunes.[1-4]

Quadro 16.17 Frequência de anticorpos anticélulas endoteliais em diversas doenças autoimunes.

Doença	Frequência (%)	Associação
Granulomatose de Wegener	20 19 71	▪ Nefrite ▪ Nefrite ▪ Nefrite, nariz e doenças pulmonares
Doença de Behçet	18,1 38	▪ Trombose ▪ Meningite asséptica
Lúpus eritematoso sistêmico	63 78 73	▪ Nefrite, anticorpos anticardiolipina ▪ – ▪ Nefrite
Artrite reumatoide	0 a 98	▪ Vasculite
Síndrome antifosfolípide	60	▪ Trombose
Sarcoidose	22,5	▪ Acometimento sistêmico múltiplo
Doença pulmonar intersticial	25 a 37,5	▪ Fibrose pulmonar
Esclerose sistêmica	28 a 85	▪ Fenômeno de Raynaud ▪ Infartos digitais ▪ Hipertensão arterial sistêmica ▪ Atividade anticentrômero

Fonte: Adaptado de Domiciano et al. Lupus. 2009;18(13):1233-8.

CONDUTAS TERAPÊUTICAS NAS VASCULITES EM GERAL[1-4,14]

- **1º passo:** exclusão de etiologia infecciosa, neoplásica ou inflamatória óbvia. Há etiologia tratável existe em 50% dos pacientes.
- **2º passo:** exclusão de envolvimento sistêmico ou abordagem adequada. Presente (excluindo-se artralgia) em 20% dos pacientes com manifestação cutânea.
- **3º passo:** escolha terapêutica.

De forma geral, resumimos o tratamento de acordo com a categoria em que a vasculite se classifica, conforme os quadros a seguir demonstrados.

Vasculite cutânea de pequenos vasos (VCPV)		
	1ª linha	AINE,[D] AAS,[D] bloqueadores H1/H2[D]
	2ª linha	Antimaláricos,[D] colchicina (0,6 mg, 2 vezes ao dia),[C] dapsona,[D] corticosteroides[C]
	3ª linha	Dieta de eliminação,[D] azatioprina (2 mg/kg/dia),[D] imunoglobulina endovenosa,[E] ciclofosfamida,[E] metotrexato (< 25 mg/semana),[E] troca de plasma[E]

Vasculite crioglobulinêmica (VC) negativa		
	1ª linha	Corticosteroides[D], dieta de eliminação[A]
	2ª linha	Colchicina[C], interferon α[E], ciclofosfamida[D]
	3ª linha	Ciclosporina,[E] azatioprina,[E] imunoglobulina endovenosa,[E] melphalan,[E] clorambucil[E]

Vasculite crioglobulinêmica (HCV positiva)		
	1ª linha	Interferon α (3 milhões UI, 3 vezes por semana, 12 a 18 meses, SC)[A]
	2ª linha	Ribavirina +/- interferon α,[C] ciclofosfamida +/- corticosteroides (0,1 a 0,3 mg/kg/dia para púrpura, artralgia e fadiga ou 0,5 a 1,5 mg/kg/dia para doença renal ou do SNC) +/- troca de plasma[D]
	3ª linha	Colchicina[C]

Urticária vasculite (UV)		
	1ª linha	Bloqueadores H1/H2,[D] indometacina,[D] dapsona (+/- pentoxifilina),[C] antimaláricos,[D] corticosteroides (síndrome da urticária vasculite hipocomplementenêmica) (+/-agente citotóxico)[D]
	2ª linha	Azatioprina,[D] colchicina[C]
	3ª linha	Ciclosporina (síndrome da urticária vasculite hipocomplementenêmica)[E]

Vasculite por IgA (Púrpura de Henoch-Schönlein – PHS)	1ª linha	Cuidados gerais e suporte clínico
	2ª linha	Corticosteroides [prevenir glomerulonefrite (GN)][A]; CE [dor abdominal/artrite],[C] corticosteroides + azatioprina (tratar a GN),[C] corticosteroides + ciclofosfamida (tratar a GN rapidamente progressiva-GNRP),[D] dapsona (erupção urticariforme)[D]
	3ª linha	IgIV (tratar a dor abdominal e GN)[E]

PAN sistêmica associada ao VHB	1ª linha	Troca de plasma + vidarabina (+ corticosteroide*)[B] ou troca de plasma + interferon α 2b (+ corticosteroide*)[C]
	2ª linha	Lamivudine[D]; troca de plasma + corticosteroide*[B]; troca de plasma + corticosteroide* + ciclofosfamida
	3ª linha	IgIV.

*Em virtude do risco de replicação viral, deve ser usado para controle inicial por curto período.

PAN sistêmica não associada ao VHB	Para os pacientes com doença grave (escore de cinco fatores ≥ 2): ciclofosfamida + corticosteroides[B]
	A troca de plasma é ineficaz

Arterite cutânea (PAN cutânea)	1ª linha	AINE[D]; AAS[D]; penicilina (se associada à estreptococcia)[D]
	2ª linha	Corticosteroides[C]; IgIV; metotrexato (7,5 a 15 mg/semana, por 6 a 12 meses)[E]; IgIV[E]
	3ª linha	Pentoxifilina (400 mg/VO/3 vezes dia); sulfapiridina (quando associada à doença intestinal inflamatória)[E]
		Para formas de apresentação com necrose acral: prostaglandina (PGI2 50 μg EV/dia) e nifedipina (60 mg/dia)

Granulomatose eosinofílica com poliangeíite (síndrome de Churg-Strauss- SCS) e poliangeíte microscópica (PAM)	Postula-se tratamento similar aos casos de PAN clássica sem VHB
	Para os pacientes com doença grave [escore de 5 fatores (ECF) ≥ 2]: ciclofosfamida + corticosteroides
	Para os pacientes com escore de 5 fatores (ECF) < 2: corticosteroides[B]
	Considerar agentes citotóxicos se houver: neuropatia, GN refratária aos CE, doença miocárdica, isquemia GI grave ou acometimento do SNC

Granulomatose com poliangeíte (granulomatose de Wegener – GW)	1ª linha	Ciclofosfamida + corticosteroide[B]
Indução de remissão	2ª linha	Metotrexato + corticosteroide[B]
	3ª linha	Micofenolato mofetil[C] ou IgIV[D]

Granulomatose com poliangeíte (granulomatose de Wegener – GW)	1ª linha	Azatioprina + corticosteroide[A]
Manutenção	2ª linha	Ciclofosfamida + corticosteroide[B]
	3ª linha	Micofenolato mofetil[C]

Granulomatose com poliangeíte (granulomatose de Wegener – GW)	1ª linha	Ciclofosfamida + corticosteroide[C]
Recidiva	2ª linha	IgIV[B]

AAS: ácido acetilsalicílico; AINE: anti-inflamatórios não esteroidais; CE: corticosteroides; IgIV: imunoglobulina intravenosa; GN: glomerulonefrite; VHB: vírus da hepatite B; PAN: poliarterite nodosa; SNC: sistema nervoso central.

Grau de recomendação	Estudo
A	Estudo duplo-cego, randomizado
B	Estudo clínico com mais de 20 pacientes, contudo ausência de controles adequados
C	Estudo clínico com menos de 20 pacientes, relatos de casos com casuística maior do que 20 pacientes ou análise retrospectiva de dados
D	Séries com cinco ou menos pacientes
E	Casos isolados

Fonte: Adaptado de Fiorentino DF. Cutaneous vasculitis. J Am Acad Dermatol 2003;48:311-40.

Os agentes biológicos representam uma opção terapêutica válida em pacientes com vasculites graves e/ou recidivantes.[1-4] Nos últimos anos, alguns desses agentes têm se tornado consagrados como modalidades terapêuticas (p. ex., rituximabe nas vasculites associadas ao ANCA ou o infliximabe na forma ocular de doença de Behçet), e outros parecem ter também um futuro promissor no tratamento das vasculites.[1-4]

Nas vasculites de grandes vasos, como a ACG e a AT,o tratamento fundamental é pautado no uso dos corticosteroides, porém as recidivas durante a retirada dessas drogas e a recorrência após a descontinuidade do uso delas são comuns, o que implica a necessidade do uso prolongado dos corticosteroides no seu tratamento, aumentando os eventos adversos a eles relacionados. Muitas vezes, o uso de imunossupressores convencionais como agentes adjuvantes, a exemplo da azatioprina ou do metotrexato, mostra-se desapontador, uma vez que não reduz os efeitos adversos do uso de corticosteroides em muitos estudos de pesquisa clínica.[1-4]

Na ACG, os agentes anti-TNF alfa (infliximabe, adalimumabe e etanercepte), em três estudos controlados, não reduziram de forma significativa a dose acumulada de prednisona no tratamento da doença, apresentando efeitos marginais benéficos na ACG de início recente.[1-4] No entanto, em um estudo piloto aberto e em relatos de casos, é sugerio que os agentes anti-TNF alfa possam ter um efeito em reduzir as doses de prednisona nas formas de ACG, como doença crônica e recidivante. Ainda na ACG, sabe-se que os pacientes recentemente diagnosticados e sem uso prévio de corticosteroides ou outros imunossupressores, que apresentaram níveis elevados da IL-6, optou-se pelo uso do tocilizumabe (TCZ), sendo a dose de 4 mg/kg foi ofertada a dois pacientes, porém a maioria recebeu 8 mg/kg a cada 4 semanas, e estes pacientes obtiveram melhora nos sintomas clínicos e nos valores dos reagentes séricos de fase aguda.[1-4]

Na AT, entre 48% e 84% dos pacientes necessitam da adição de um segundo agent, aos corticosteroides para se alcançar controle sustentável e remissão da doença. Estudos abertos retrospectivos demonstraram a eficácia dos agentes anti-TNF alfa em induzir a remissão da maioria dos pacientes com AT (70% a 90%).[1-4] O infliximabe (5 mg/kg de peso corporal nas semanas 0, 2 e 6 e, então, a cada 8 semanas), frequentemente associado ao metotrexato, constitui o agente biológico mais utilizado até a presente data. Cerca de um terço até a metade dos pacientes foi capaz de descontinuar o uso dos corticosteroides, porém recidivas ocorreram em 40% dos casos, necessitando de doses maiores do agente ou redução do intervalo de administração, ou mesmo troca por outro agente anti-TNF alfa (adalimumabe ou etanercepte).[1-4] Por sua vez, também o tocilizumabe se mostrou efetivo na dose de 8 mg/kg a cada 4 semanas em controlar a AT de difícil controle ou refratária ao uso de agentes imunossupressores não biológicos e a agentes anti-TNF alfa. Houve, no entanto, casos com melhora da resposta clínica e laboratorial, porém com piora das lesões vasculares nos exames de imagem.[1-4]

Nas VAA, o Grupo Francês de Vasculites recomendou recentemente que o rituximabe deva ser preferido em relação à ciclofosfamida, frente a pacientes com recidivas frequentes, para mulheres em idade fértil e pacientes que receberam uma dose acumulativa acima de 10 g de ciclofosfamida, enquanto o uso do rituximabe é desencorajado nos pacientes com doença leve ou limitada e naqueles com lesões predominantemente granulomatosas. Nas VAA, respostas favoráveis só foram obtidas com o uso do infliximabe, entre os agentes anti-TNF alfa. Outras drogas com relatos de casos ou ainda sob estudos clínicos utilizadas são: (i) abatacept (ligante do domínio do CTLA4 que inibe a ativação das células T); (ii) belimumabe (um antifator ativador de células B, anti-BAFF); (iii) alemtuzumabe (um anticorpo monoclonal anti-CD52, que depleta linfócitos, macrófagos e monócitos); (iv) o CCX168, um antagonista oral específico CR5a-R; e o (v) mepolizumabe, um anticorpo monoclonal anti-IL5, usado na granulomatose eosinofílica com poliangeíte (síndrome de Churg-Strauss).[1-4]

Sumário do tratamento das vasculites[1-4]

O tratamento das vasculites cutâneas leves ou moderadas e vasculites sistêmicas está resumido no Quadro 16.18. A posologia de drogas está listada para adultos.

A combinação de corticosteroides e ciclofosfamida pode ser necessária para vasculite sistêmica, que está associada a um alto risco de dano permanente do órgão-alvo ou morte.[1-4] Nos casos de vasculite refratária, plasmaférese e imunoglobulina intravenosa são opções viáveis.[70] As novas terapias biológicas, que atuam via bloqueio de citocinas ou depleção de linfócitos, como o inibidor de TNF-α (infliximabe, etanercepte ou adalimumabe) e o anticorpo anticélulas B, o rituximabe, respectivamente, mostram benefícios em certas situações, como doenças autoimunes do tecido conectivo relacionada com vasculite, vasculite crioglobulinêmica, VAA ou VGV.[1-4]

CONCLUSÕES

Várias contribuições significativas foram feitas sobre a classificação, patogênese, definição clínica das vasculites cutâneas e sistêmicas. O objetivo da pesquisa em curso é lutar por uma Medicina personalizada fundamentada em endotipos e não em fenótipos. Com base no reconhecimento das lesões cutâneas das diferentes vasculites, uma biópsia adequada pode contribuir para o diagnóstico, aliado a outros sintomas e sinais sistêmicos, além de exames complementares laboratoriais e de imagem. O diagnóstico e tratamento das vasculites devem ser multidisciplinares na maioria dos casos. Uma vasculite cutânea aparente pode estar representando o primeiro sinal de uma doença sistêmica oligossintomática; então, uma investigação para o envolvimento de órgãos e sistemas internos é obrigatória como primeiro passo na prática clínica de pacientes com lesões cutâneas sugestivas de vasculite.

Quadro 16.18 Abordagem terapêutica para vasculites de acordo com a gravidade das manifestações.[1-4]

Gravidade clínica	Achados	Abordagem terapêutica
Vasculite leve limitada à pele (CSOV)	Vasculite persistente ou vasculite recorrente e/ou doenças sintomáticas (ardor ou prurido)	Dapsona ou colchicina (útil para CSOV leve, IgAV, UV ou doença de Behçet) (ambas as drogas têm melhores efeitos terapêuticos após 2 a 4 semanas): ▪ Dapsona: 25 a 50 mg/dia por via oral no início do tratamento. Após a contagem periférica normal dos parâmetros de sangue e fígado, a dosagem pode ser elevada para 100 a 200 mg/dia ▪ Colchicina: 0,5 mg/dia via oral, 2 ou 3 vezes ao dia ▪ Outros agentes: pentoxifilina 400 mg/3 vezes ao dia (doença de Behçet ou arterite cutânea leve)
Vasculite cutânea moderada a grave	Comprometimento cutâneo extenso ou vasculite persistente ou vasculite recorrente com úlceras, nódulos ou sintomas recalcitrantes	Metotrexato, azatioprina e/ou prednisona (ACG, arterite cutânea, VCS, VD, VE): ▪ Metotrexato: 5 a 20 mg por semana ▪ Azatioprina (AZA) (envolvimento do SNP, envolvimento renal): TPMT (níveis); TPMT < 5, U não recomendado; TPMT 5-13,7 U (AZA 0,5 mg/kg/dia; TPMT 13,7 a 19 U (AZA 1,5 mg/kg/dia); TPMT > 19 U (AZA 2,5 mg/kg/dia) ▪ Prednisona: 1 a 1,5 mg/kg/dia, VO ▪ Hidroxicloroquina: 400 mg/dia, VO ▪ Ciclosporina: 2,5 a 5 mg/kg/dia, VO ▪ Ciclofosfamida (vasculite cutânea e ulcerativa extensa ou envolvimento do SNP, ou envolvimento renal): 100 mg/dia a 2.000 mg/dia, VO
Vasculites sistêmicas	Doença cutânea ou outros órgãos com doença potencialmente fatal ou dano permanente ao órgão, níveis séricos de creatinina > 150 µmol/L (grave se > 500 µmol/L)	Prednisona ± ciclofosfamida ou azatioprina ou ciclosporina ou micofenolato mofetil (AAV, PAN, IgAV grave, LV, LVV): ▪ Metilprednisolona (intravenosa) 1.000 mg/dia durante 3 dias consecutivos, depois prednisona 1 a 1,5 mg/kg/dia por via oral ▪ Micofenolato de mofetil: 2.000 mg/dia (HUV, AAV)

AAV: vasculites associadas ao ANCA; CSOV: vasculite de órgão único; IgAV: vasculite por IgA (antiga HSP); GCA: vasculite de células gigantes; HUV: urticária vasculite hipocomplementêmica; LV: vasculite lúpica; LVV: vasculite de grandes vasos; PAN: poliarterite nodosa; RV: vasculite reumatoide; TPMT: tiopurina metiltransferase S.

Referências bibliográficas

1. Morita TCAB, Trés GFS, Criado RFJ, Sotto MN, Criado PR. Update on vasculitis: an overview and dermatological clues for clinical and histopathological diagnosis - part I. An Bras Dermatol. 2020;95(3):355-371. doi: 10.1016/j.abd.2020.01.003.
2. Morita TCAB, Criado PR, Criado RFJ, Trés GFS, Sotto MN. Update on vasculitis: overview and relevant dermatological aspects for the clinical and histopathological diagnosis - Part II. An Bras Dermatol. 2020;95(4):493-507. doi: 10.1016/j.abd.2020.04.004.
3. Criado PR, Trés GFM, Morita TCAB, Valente NYS, Sotto MN. Vasculites na abordagem dermatológica: revisão e sinais cutâneos de alerta ao diagnóstico. Rev Paul Reumatol. 2018;17(4):13-26. DOI: https://doi.org/10.46833/reumatologiasp.2018.17.4.13-26.
4. Criado PR. Doenças dos Vasos e Hipercoagulabilidade na Pele. Série de Dermatologia. Volume 3, editores: Paulo Ricardo Criado, Walter Belda Junior, Nilton Di Chiacchio. Editora Atheneu, Rio de Janeiro, 2016, Capítulo 4. Vasculites, 1ª edição, páginas 147-247.
5. Sunderkötter C. ADF perspectives: vasculitis of small blood vessels - some riddles about IgA and about the complexity of transmigration. Exp Dermatol. 2009;18(1):91-6.
6. Hoffman GS, Calabrese LH. Vasculitis: determinants of disease patterns. Nat Rev Rheumatol 2014;10:454-62.
7. Carlson JA, Chen K-R. Cutaneous vasculitis update: small vessel neutrophilic vasculitis syndromes. Am J Dermatopatol 2006;28(6):486-506.
8. Okazaki T, Shinagawa S, Mikage H. Vasculitis syndrome - diagnosis and therapy. J Gen Fam Med 2017;18:72-78.
9. Jennette JC, Falk RJ, Bacon PA, Basu N, Cid MC, Ferrario F et al. 2012 revised International Chapel Hill Consensus Conference Nomenclature of Vasculitides. Arthritis Rheum. 2013;65(1):1-11.
10. Carlson JA, Ng BT, Chen KR. Cutaneous Vasculitis Update: Diagnostic Criteria, Classification, Epidemiology, Etiology, Pathogenesis, Evaluation and Prognosis. Am J Dermatopathol. 2005;27:504-528.
11. Peleg H, Ben-Cherit E. Vasculitis in the autoinflammatory diseases. Curr Opin Rheumatol 2017;29:4-11.
12. Sunderkötter CH, Zelger B, Chen KR, Requena L, Piette W, Carlson JA et al. Nomenclature of Cutaneous Vasculitis: Dermatologic Addendum to the 2012 Revised International Chapel Hill Consensus Conference Nomenclature of Vasculitides. Arthritis Rheumatol. 2018;70(2):171-184.
13. Lane SE, Watts RA, Shepstone L, Scott DG.. Primary systemic vasculitis: clinical features and mortality. QJM. 2005;98:97-111.

14. Brandt HRC, Arnone M, Valente NYS, Criado PR. Medium and large vessel vasculitis. An Bras Dermatol 2009;84(1):57-67.
15. Micheletti RG, Werth VP. Small vessel vasculitis of the skin. Rheum Dis Clin North Am 2015;41:21-32.
16. Zanoni G, Girolomoni G, Bonetto C, Trotta F, Häusermann P, Opri R et al. Single organ cutaneous vasculitis: Case definition & guidelines for data collection, analysis, and presentation of immunization safety data. Vaccine. 2016;34(51):6561-6571.
17. Russell JP, Gibson LE. Primary cutaneous small vessel vasculitis: approach to diagnosis and treatment. Int J Dermatol 2006;45(1):3-13.
18. Muratore F, Pipitone N, Salvarani C, Schmidt WA. Imaging in vasculitis: state of the art. Best Pract Res Clin Rheumatol. 2016;30(4):688-706.
19. Shimizu M, Inoue N, Mizuta M, Ikawa Y, Yachie A. Leopard skin appearance of cutaneous polyarteritis nodosa on 18F-fluorodeoxyglucose positron emission tomography. Rheumatology (Oxford). 2016 Jun;55(6):1090. doi: 10.1093/rheumatology/kew065.
20. Anderson E, Gakhar N, Stull C, Caplan L. Gastrointestinal and Hepatic Disease in Vasculitis. Rheum Dis Clin North Am. 2018;44(1):1-14.
21. Bougea A, Anagnostou E, Spandideas N, Triantafyllou N, Kararizou E. An update of neurological manifestations of vasculitides and connective tissue diseases: a literature review. Einstein (Sao Paulo). 2015;13(4):627-35.
22. Flores-Suárez LF, Alba MA, Mateos-Toledo H, Ruiz N. Pulmonary Involvement in Systemic Vasculitis. Curr Rheumatol Rep. 2017;19(9):56. doi: 10.1007/s11926-017-0682-4.
23. Tripoli A, Barsotti S, Pollina LE, Della Rossa A, Neri R, d'Ascanio A et al. Muscular vasculitis confined to lower limbs: description of two case reports and a review of the literature. Rheumatol Int. 2017;37(12):2115-2121.
24. Fiorentino DF Cutaneous vasculitis. J Am Acad Dermatol. 2003;48(3):311-40.
25. Criado PR, Grizzo Peres Martins AC, Gaviolli CF, Alavi A. Propylthiouracil-Induced Vasculitis With Antineutrophil Cytoplasmic Antibody. Int J Low Extrem Wounds. 2015;14(2):187-91.
26. Choucair J. Infectious causes of vasculitis, in Updates in the diagnosis and treatment of vasculitis. Prof. Lazaros Sakkas (Ed.); 2013, pp.131-160. ISBN: 978.953-51-1008-8, InTech DOI:10.5772/55189. Available from: http://www.intechopen.com/books/updates-in-the-diagnosis-and-treatment-of vasculitis/infectious-causes-of-vasculitis. http://dx.doi.org/10.5772.55189.
27. Loricera J, Calvo-Río V, Ortiz-Sanjuán F, González-López MA, Fernández-Llaca H, Rueda-Gotor J et al. The Spectrum of Paraneoplastic Cutaneous Vasculitis in a Defined Population: Incidence and Clinical Features. Medicine (Baltimore). 2013;92(6):331-343.
28. Chung L, Kea B, Fiorentino DF. Cutaneous vasculitis. In: Bolognia JL, Jorizzo JL, Rapini RP, editors. Dermatology. 2. Vol. 1. St. Louis, MO: Mosby Elsevier; 2008. pp. 347-367.
29. Tai YJ, Chong AH, Williams RA, Cumming S, Kelly RI. Retrospective analysis of adult patients with cutaneous leukocytoclastic vasculitis. Australas J Dermatol. 2006; 47(2):92-6.
30. Takatu CM, Heringer APR, Aoki V, Valente NYS, de Faria Sanchez PC, de Carvalho JF et al. Clinicopathologic correlation of 282 leukocytoclastic vasculitis cases in a tertiary hospital: a focus on direct immunofluorescence findings at the blood vessel wall. Immunol Res. 2017;65(1):395-401.
31. Arora A, Wetter DA, Gonzalez-Santiago TM, Davis MD, Lohse CM. Incidence of leukocytoclastic vasculitis, 1996 to 2010: a population-based study in Olmsted County, Minnesota. Mayo Clin Proc. 2014;89(11):1515-24.
32. Hayashi S, Hatamochi A, Hamasaki Y, Kitamura Y, Ishii Y, Fukuda T et al. A case of sarcoidosis with livedo. Int J Dermatol. 2009;48(11):1217-21.
33. Obermoser G, Sontheimer RD, Zelger B. Overview of common, rare and atypical manifestations of cutaneous lupus erythematosus and histopathological correlates. Lupus. 2010;19(9):1050-70.
34. Jones A, Walling H. Retiform purpura in plaques: a morphological approach to giagnosis. Clin Exp Dermatol. 2007;32(5):596-602.
35. Blackmon JA, Jeffy BG, Malone JC, Knable AL Jr. Oxalosis involving the skin: case report and literature review. Arch Dermatol. 2011;147(11):1302-5.
36. Funabiki M, Tanioka M, Miyachi Y, Utani A. Sudden onset of calciphylaxis: painful violaceous livedo in a patient with peritoneal dialysis. Clin Exp Dermatol. 2009;34(5):622-4.
37. Carlson JA, Chen KR. Cutaneous pseudovasculitis. Am J Dermatopathol. 2007;29(1):44-55.
38. Carlson JA. The histological assessment of cutaneous vasculitis. Histopathology 2010;56:3-23.
39. Mimouni D, Ng PP, Rencic A, Nikolskaia OV, Bernstein BD, Nousari HC. Cutaneous polyarteritis nodosa in patients presenting with atrophie blanche. Br J Dermatol. 2003;148(4):789-94.
40. Wohlrab J, Fischer M, Wolter M, Marsch WC. Diagnostic impact and sensitivity of skin biopsies in Sneddon's syndrome. A report of 15 cases. Br J Dermatol. 2001;145(2):285-8.
41. Sais G, Vidaller A, Jucgla A, Servitje O, Condom E, Peyri J. Prognostic factors in leukocytoclastic vasculitis: a clinicopathologic study of 160 patients. Arch. Dermatol. 1998; 134; 309-315.
42. Demirkesen C. Approach to cutaneous vasculitides with special emphasis on ssmall vessel vasculitis: histopathology and direct immunofluorescence. Curr Opin Rheumatol 2017, 29:39-44.
43. Garcia-Porrua C, Gonzalez-Gay MA. Comparative clinical and epidemiological study of hypersensitivity vasculitis versus Henoch-Schönlein purpura in adults. Semin Arthritis Rheum. 1999; 28(6):404-412.
44. Watts RA, Jolliffe VA, Grattan CE, Elliott J, Lockwood M, Scott DG. Cutaneous vasculitis in a defined population: clinical and epidemiological associations. J Rheumatol. 1998; 25(5):920-924.
45. Elefante E, Bond M, Monti S, Lepri G, Cavallaro E, Felicetti M et al. One year in review 2018: systemic vasculitis. Clin Exp Rheumatol. 2018;36 Suppl 111(2):12-32.
46. Grau RG. Drug-induced vasculitis: new insights and a changing line-up of suspects. Curr Rheumatol Rep 2015;17:71. doi: 10.1007/s11926-015-0545-9.
47. Dąbrowska D, Jabłońska E, Garley M, Sawicka-Powierza J, Nowak K. The Phenomenon of Neutrophil Extracellular Traps in Vascular Diseases. Arch Immunol Ther Exp (Warsz). 2018;66(4):273-281.
48. López-Mejías R, Castañeda S, Genre F, Remuzgo-Martínez S, Carmona FD, Llorca J et al. Genetics of immunoglobulin-A vasculitis (Henoch-Schönlein purpura): An updated review. Autoimmun Rev. 2018;17(3):301-315.
49. Lamprecht P, Kerstein A, Klapa S, Schinke S, Karsten CM, Yu X et al. Pathogenetic and Clinical Aspects of Anti-Neutrophil Cytoplasmic Autoantibody-Associated Vasculitides. Front Immunol. 2018 Apr 9;9:680. doi: 10.3389/fimmu.2018.00680. eCollection 2018.
50. Kawakami T. Vasculitis form the dermatological point of view. Jpn J Clin Immunol 2007;30(3):156-164.
51. Filosa A, Verdelli A, Bianchi B, Del Bianco E, Bugatti L, Filosa G, Caproni M. Cutaneous vasculitidis: histology and immunofluorescence. G Ital Dermatol Venereol. 2015;150(2):183-91.
52. Ballanti E, Chimenti MS, Perricone R. Small-medium vessel vasculitis: is the complement system a potential forgotten target? IMAJ 2015;17:85-92.
53. Keyla Chan Y, Criado RFJ, Criado PR, Machado CDAS, Speyer C. Urticarial vasculitis in the childhood with C2 hypocomplementenemia: a rare case. Eur Ann Allergy Clin Immunol 2016; 48(6): 247-250.
54. Lava SAG, Milani GP, Fossali EF, Simonetti GD, Agostoni C, Bianchetti MG. Cutaneous Manifestations of Small-Vessel Leukocytoclastic Vasculitides in Childhood. Clin Rev Allergy Immunol. 2017;53(3):439-451.
55. Tsunemi Y, Saeki H, Ihn H, Tamaki K. Recurrent cutaneous eosinophilic vasculitis presenting as annular urticarial plaques. Acta Derma Venereol 85(4):380-1.
56. Chen KR, Pittelkow MR, Su D, Gleich J, Newman W, Leiferman KM. Recurrent cutaneous necrotizing eosinophilic vasculitis. A novel eosinophil-mediated syndrome. Arch Dermatol 1994; 130: 1159-1166.
57. Chen KR, Su WP, Pittelkow MR, Leiferman KM. Eosinophilic vasculitis syndrome: recurrent cutaneous eosinophilic necrotizing vasculitis. Semin Dermatol 1995;14: 106-110.
58. Li W, Cao W, Song H, Ciu Y, Lu X, Zhang F. Recurrent cutaneous necrotizing eosinophilic vasculitis: a case report and review of the literature. Diagn Pathol. 2013 Nov 7;8:185. doi: 10.1186/1746-1596-8-185.
59. Tanglertsampan C, Tantikun N, Noppakun N: Pinyopornpanit V. indomethacin for recurrent cutaneous necrotizing eosinophilic vasculitis. J Med Assoc Thai 2007; 90:1180-1182.
60. Marzano AV, Raimondo MG, Berti E, Meroni PL, Ingegnoli F. Cutaneous manifestations of ANCA-associated small vessels vasculitis. Clin Rev Allerg Immunol 2017;53:428-38.
61. Chang DY, Wu LH, Liu G, Chen M, Kallenberg CG, Zhao MH. Re-evaluation of the histopathologic classification of ANCA-associated glomerulonephritis: a study of 121 patients in a single center. Nephrol Dial Transplant 2012;27(6):2343-2349.
62. Sbrana F, Loggini B, Galimberti S, Coceani M, Latorre M, Seccia V et al. Chronic skin lichenification as an unusual presentation of eosinophilic granulomatosis with polyangiitis: case report and literature review. Acta Reumatol Portt 2016;41:158-161.
63. Brandt HRC, Arnone M, Valente NYS, Sotto MN, Criado PR. Medium and large vessel vasculitis. An Bras Dermatol 2009;84(1):55-67.
64. Chasset F, Francès C. Cutaneous manifestations of medium- and large vessel vasculitis. Clin Rev Allerg Immunol 2017;53:452-468.
65. Criado PR, Marques GF, Morita TCAB, de Carvalho JF. Epidemiological, clinical and laboratorial profiles of cutaneous polyarteritis nodosa patients: report of 22 cases and literature review. Autoimm Rev 2016;15(6):558-563.
66. Lightfoot RW, Michel BA, Bloch DA, Hunder GG, Calabrese LH, Edworthy SM et al. The American College of Rheumatology 1990 criteria for the classification of polyarteritis nodosa. Arthritis Rheum 1990;33:1088-1093.
67. Ozen S, Ruperto N, Dillon MJ, Bagga A, Barron K, Davin JC et al. EULAR/PReS endorsed consensus criteria for the classification of childhood vasculitides. Ann Rheum Dis 2006;65:936-941.
68. Kawakami T, Yamazaki M, Mizoguchi M, Soma Y. High titer of anti-phosphatidylserine-prothrombin complex antibodies in patients with cutaneous polyarteritis nodosa. Arthritis Rheum 2007;57(8):1507-1513.
69. Nakamura T, Kanazawa N, Ikeda T, Yamamoto Y, Nakabayashi K, Ozaki S, Furukawa F. Cutaneous polyarteritis nodosa: revisiting its definition and diagnostic criteria. Arch Dermatol Res. 2009 Jan;301(1):117-21.
70. Vakili S, Zampella JG, Kwatra SG, Blanck J, Loss M. Lymphocytic Thrombophilic Arteritis: A Review. J Clin Rheumatol. 2018 Jul 24. doi: 10.1097/RHU.0000000000000846. [Epub ahead of print]
71. Gonzalez Santiago TM, Zavialov A, Saarela J, Seppanen M, Reed AM, Abraham RS et al. Dermatologic features of ADA2 deficiency in cutaneous polyarteritis nodosa. JAMA Dermatol 2015;151:1230-1234.

72. Nanthapisal S, Murphy C, Omoyinmi E, Hong Y, Standing A, Berg S et al. Deficiency of Adenosine Deaminase Type 2: A Description of Phenotype and Genotype in Fifteen Cases. Arthritis Rheumatol. 2016;68(9):2314-22.
73. Jain A, Misra DP, Sharma A, Wakhlu A, Agarwal V, Negi VS. Vasculitis and vasculitis--like manifestations in monogenic autoinflammatory syndromes. Rheumatol Int. 2018;38(1):13-24.
74. Price N, Sams WM Jr. Vasculitis. Dermatol Clin 1983;1:475-91.
75. Churg J, Churg A. Idiopathic and secondary vasculitis: a review. Mod Pathol 1989;2:144-60.
76. Rysgaard CD, Stone MS. Lymphomatoid granulomatosis presenting with cutaneous involvement: a case report and review of the literature.J Cutan Pathol. 2015;42(3):188-93.
77. Ujiie H, Sawamura D, Yokota K et al. Pyoderma gangrenosum associated with Takayasu's arteritis. Clin Exp Dermatol 2004;29:357-9.
78. Pascual-Lopez M, Hernandez-Nunez A, Aragues-Montanes M et al. Takayasu's disease with cutaneous involvement. Dermatology 2004;208:10-5.
79. Skaria AM, Ruffieux P, Piletta P et al. Takayasu arteritis and cutaneous necrotizing vasculitis. Dermatology 2000;200:139-43.
80. Perniciaro CV, Winkelmann RK, Hunder GG. Cutaneous manifestations of Takayasu's arteritis. A clinicopathologic correlation. J Am Acad Dermatol. 1987;17(6):998-1005.
81. Johnston SL, Lock RJ, Gompels MM. Takayasu arteritis: a review. J Clin Pathol 2002;55:481-6.
82. Rocha LK, Romitti R, Shinjo S, Neto ML, Carvalho J, Criado PR. Cutaneous manifestations and comorbidities in 60 cases of Takayasu arteritis. J Rheumatol. 2013;40(5):734-8.
83. Chen KR, Carlson JA. Clinical approach to cutaneous vasculitis. Am J Clin Dermatol. 2008;9(2):71-92.

capítulo 17

Paulo Ricardo Criado • Danielle Priscila G. e Souza

Vasculopatias

INTRODUÇÃO

Estrutura e função da vasculatura cutânea

Os vasos da pele são classificados em vasos de médio e pequeno calibre.[1] A pele não tem vasos de grande calibre, uma vez que estes são constituídos pela artéria aorta e seus principais ramos, incluindo os ramos extracranianos da artéria carótida, inclusive a artéria temporal. Os vasos de médio calibre são representados pelas principais artérias viscerais como as artérias renais, hepáticas, coronárias e mesentéricas. As artérias de médio calibre no tecido celular subcutâneo e as veias deste segmento tegumentar também são consideradas vasos de médio calibre.[1] Os pequenos vasos da pele são as vênulas, capilares e arteríolas. As telangiectasias são vênulas pós-capilares, sendo assim considerados vasos de pequeno calibre.[1]

A vasculatura da derme, subcutâneo e da fáscia é organizada em redes vasculares horizontais e paralelas. Essas redes horizontais incluem dois plexos vasculares cutâneos (da derme subpapilar e o subdérmico), três plexos vasculares subcutâneos (superficial, médio e profundo) e o plexo da fáscia. Todas essas redes vasculares contribuem para o aporte sanguíneo da pele.[1]

Ao entrar na pele, o fluxo sanguíneo se faz através de arteríolas que repetidamente se ramificam e, então, comunicam-se com plexos dispostos como folhetos paralelos à superfície da pele. As arteríolas ascendentes e as vênulas descendentes são pareadas e conectam-se a esses plexos. Os plexos são elegantemente dispostos nos limites anatômicos: subpapilar; subdérmico; subcutâneo; e na fáscia. O influxo sanguíneo arterial na pele ocorre através de arteríolas ascendentes que emergem perpendicularmente à superfície cutânea para formar o plexo subpapilar na derme superficial. A partir do plexo subpapilar, os capilares arteriais emergem nas papilas dérmicas formando as alças capilares dérmicas que fornecem a nutrição à pele. Cada arteríola ascendente está situada no centro de um cone que nutre um segmento hexagonal de pele. O leito capilar drena no plexo venoso subpapilar na periferia do segmento hexagonal. Portanto, o fluxo sanguíneo se direciona a partir da arteríola no centro do hexágono em direção às vênulas na periferia. A oclusão ou o espasmo das artérias dispostas nas camadas vasculares horizontais e, em particular no plexo da subderme ou subcutâneo, afetará grandes áreas da pele, enquanto doenças que acometam as artérias ou arteríolas ascendentes comprometerão pequenas áreas da pele.

Rede vascular cutânea

Há uma divergência na literatura se a rede vascular cutânea se constitui de dois ou três plexos.[1] Alguns autores defendem a existência de três plexos, um plexo subepidérmico logo abaixo dos cones epidérmicos, do qual as alças capilares emergem; um plexo dérmico na junção da derme papilar com a derme reticular; e um plexo subdérmico na junção da derme profunda com o tecido celular subcutâneo.[2-4] Braverman[3] defende a ideia de que o plexo vascular subepidérmico se localiza na junção da derme papilar com a derme reticular e é equivalente ao "plexo subpapilar" (Figura 17.1 A, B e C), aceitando, assim, a existência de apenas dois plexos vasculares. Nosso ponto de vista é concordante com a desse autor.

Plexo vascular subpapilar

Este plexo se localiza na junção da derme papilar e reticular, de forma que é responsável pela termorregulação. As arteríolas ascendentes emergem do plexo subdérmico e suprem o plexo subpapilar. As vênulas deste plexo drenam ao plexo subdérmico via vênulas descendentes que correm em sentido perpendicular à superfície cutânea. As alças capilares surgem deste plexo. As arteríolas deste plexo são arteríolas terminais de alta resistência. O ápice das alças capilares se situa próximo à junção dermoepidérmica e podem distar apenas 100 mícrons das células epidérmicas, às quais fornece nutrição.

Os ápices das alças capilares na derme papilar são os locais primários das trocas de oxigênio e nutrientes, sendo esta região caracterizada pelo gradiente térmico máximo em razão de sua proximidade da superfície cutânea.[5] Os esfíncteres pré-capilares, os quais são estruturas altamente inervadas são compostos de fibras musculares lisas e controlam o fluxo de sangue entre as arteríolas e os capilares.[1] Uma vez aberto o esfíncter pré-capilar, o fluxo sanguíneo direciona-se livremente aos capilares e, quando fechado, o fluxo é diretamente direcionado da arteríola para a vênula através das anastomoses arteriovenosas.[1] Quando a alça capilar corre em trajeto descendente em direção ao plexo subpapilar, ela adquire características de vênula pós-capilar.[1]

As vênulas pós-capilares formam o compartimento venoso deste plexo e constituem o local onde as células inflamatórias migram do compartimento intravascular para o extravascular.[1] A dilatação das vênulas pós-capilares resulta nas telangiectasias clinicamente evidentes na doença venosa. As vênulas pós-capilares também são os locais primariamente acometidos pelas vasculites dos pequenos vasos da pele, em geral do tipo leucocitoclástica. As vênulas pós-capilares drenam em vênulas descendentes que correm em direção perpendicular à superfície cutânea, as quais, por sua vez, drenam no plexo subdérmico.[1]

Geralmente uma única alça capilar ocupa a papila dérmica e supre em torno de 0,04 a 0,27 mm de superfície cutânea.[6] A estrutura

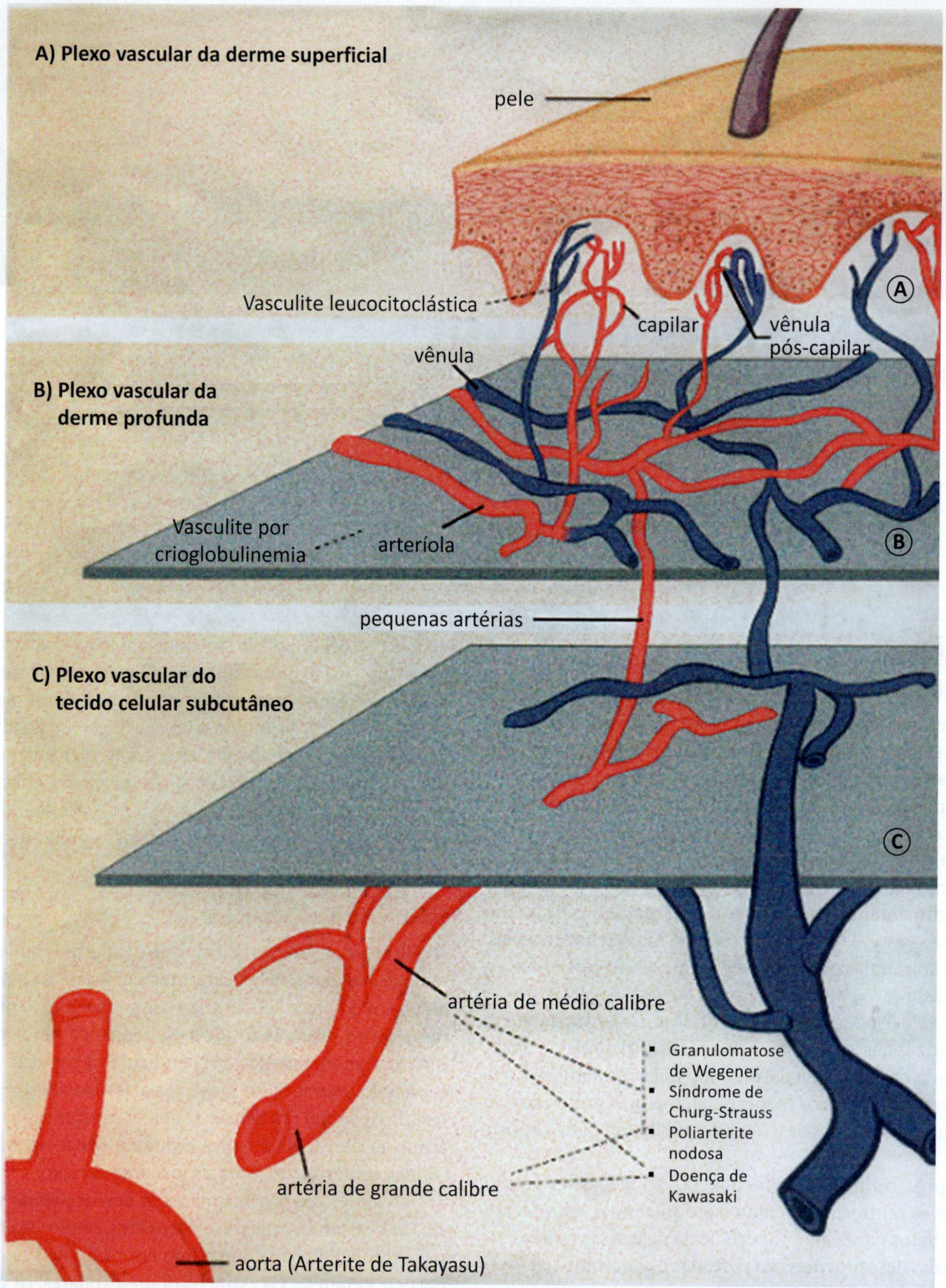

■ **Figura 17.1 (A, B e C)** Circulação sanguínea dermo-hipodérmica e seus plexos vasculares da derme superficial e derme profunda.

tridimensional deste plexo, com sua extensão à derme papilar, é comparada à de um candelabro, com as alças capilares das papilas dérmicas representando as velas.[6] Um rico suprimento de anastomoses existe entre as redes vasculares superficial (subpapilar) e profunda (subdérmico). A região anatômica suprida por uma única fonte vascular é chamada de "angiossoma" (Figura 17.2).[7]

A densidade desses angiossomas varia de região para região da pele. Os angiossomas na pele móvel e livre são maiores, com grandes vasos, os quais são poucos em número.[7] O oposto ocorre nas áreas em que a pele é fixa nas estruturas não móveis.[7] Estruturas como folículos pilosos e glândulas sudoríparas são circundadas por uma rede capilar separada, cuja densidade se correlaciona com a atividade metabólica local e suas necessidades.[6] Por exemplo, os dois terços inferiores dos folículos pilosos são envolvidos por um generoso suprimento sanguíneo na fase anágena, mas os vasos sofrem atrofia quando o folículo passa para as fases catágena e telógena.[6] Em geral, o grau de vascularização está relacionado à demanda metabólica do tecido irrigado. Por exemplo, a epiderme hiperproliferativa na psoríase está associada com alças capilares papilares hipertróficas e tortuosas e com numerosas células endoteliais fenestradas.[6]

Entretanto, sob condições normais, cerca de 60% do fluxo sanguíneo cutâneo atravessa a pele através de *shunts* e não através de vasos de troca.[6] Isso é reflexo da função da pele como um órgão de termorregulação e troca de calor.[6]

Numerosas anastomoses entre capilares estão presentes na pele, porém há poucas comunicações entre arteríolas e vênulas.[6] Onde estão presentes, algumas dessas conexões arteriovenosas podem ser intensamente envolvidas por células de músculo liso denominadas "células glômicas".[6] Essas estruturas são geralmente inervadas por um rico suprimento de fibras colinérgicas e podem originar o chamado "tumor de células glômicas" ou "glomangioma".

Conforme os vasos ascendem em direção à superfície da pele a partir das arteríolas mais profundas para as mais superficiais, os vasos se tornam menores em diâmetro e a espessura da parede vascular

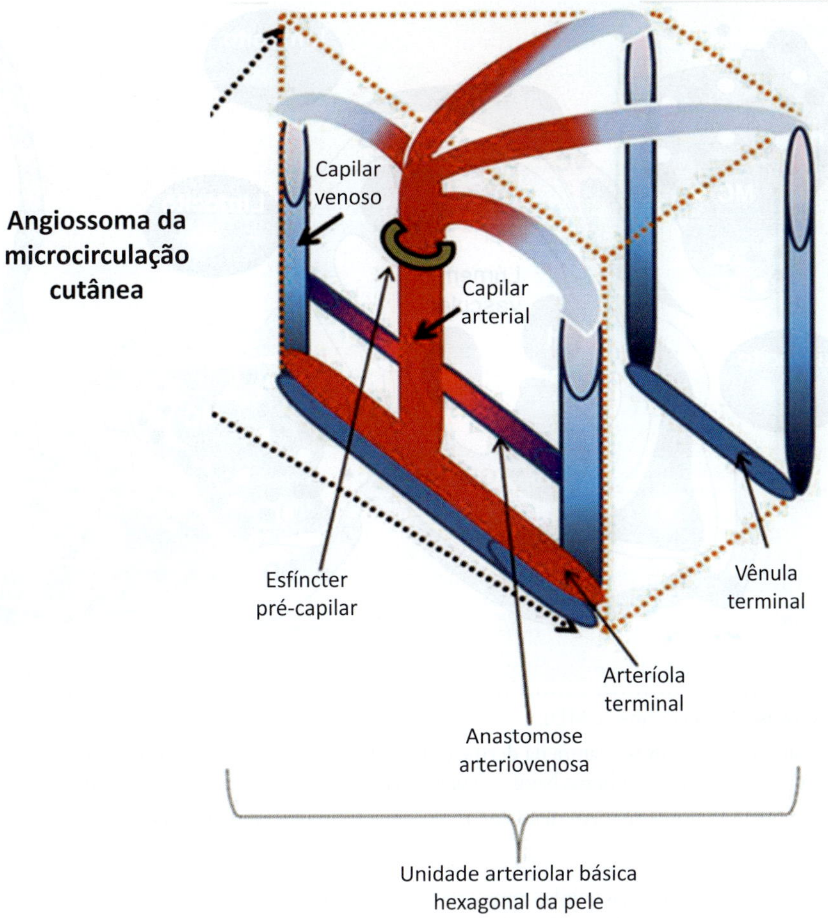

■ **Figura 17.2** Angiossoma da microcirculação cutânea ou também denominada "unidade arteriolar básica hexagonal da pele".

diminui, juntamente com o tecido de suporte, constituído pelas fibrilas de colágeno e células de músculo liso.[6] As arteríolas da pele têm um diâmetro externo médio de 17 a 26 µm.[6] São constituídas pelas células endoteliais, elastina, membrana basal, células musculares lisas, pericitos e células veladas.[6] A presença de elementos celulares contráteis suporta o conceito de esfíncter pré-capilar e a função da arteríola como vaso de resistência.[6] De forma terminal às arteríolas, encontram-se os capilares arteriais. Estes medem em torno de 4 a 6 µm de diâmetro interno e 10 a 12 µm de diâmetro externo.[6] Neste segmento de capilar arterial, encontram-se elementos como as células endoteliais, uma zona de membrana basal e células veladas; entretanto os pericitos são poucos em número em relação às arteríolas.[6]

A estrutura das alças capilares das papilas dérmicas surge na arteríola terminal, ascende na papila dérmica como um grampo e descende alcançando o plexo horizontal subpapilar, sendo que, neste trajeto descendente, adquire características de vênula pós-capilar.[6] Na altura da alça capilar na área que se assemelha a um grampo, o lúmen se estreita e a membrana basal se atenua.[6] Na porção terminal do segmento descendente da alça capilar, a membrana basal assume um aspecto multilaminado similar ao das vênulas do plexo horizontal subpapilar.[6] A parede da vênula pós-capilar é composta por um fino folheto de colágeno e uma membrana basal multilamelada, além de componentes celulares como as células endoteliais, pericitos e células de músculo liso. O diâmetro interno das vênulas pós-capilares é em torno de 8 a 26 µm.[6] Assim, as vênulas pós-capilares representam o leito onde há migração das células inflamatórias do intra para o extravascular, sendo a área mais acometida pelo dano actínico, pela idade avançada e pelas vasculites leucocitoclásticas.[6] A dilatação das vênulas pós-capilares origina as telangiectasias maculosas vistas na esclerodermia sistêmica e CREST ou os angiomas cherry.[6]

Unidade microvascular dérmica (UMD)

Há pouco tempo se considerava a derme apenas uma camada de revestimento do corpo primariamente responsável por abrigar e proteger os vasos sanguíneos, que serviam para nutrir a epiderme queratinizada.[8] Hoje, a derme é tida como um microambiente dinâmico, contendo um conjunto de células e moléculas da matriz, mais complexo e sofisticado que a própria epiderme e seus apêndices.[8] A unidade microvascular da derme (UMD) é o coração desse novo conceito de derme, uma vez que representa um conjunto de células inter-relacionadas responsáveis não apenas pela nutrição cutânea, mas também pelo tráfico de células imunes, regulação do tono vascular e hemostasia local.[8]

Sontheimer e colaboradores[9] propuseram o termo "unidade microvascular dérmica" para denominar o conjunto de elementos representados pelas células endoteliais da microvasculatura da derme (CEMD) e os outros tipos celulares constituintes da derme (em geral, os MDPD, os mastócitos, pericitos e as células T extravasculares), os quais apresentam uma relação anatômica íntima com os microvasos da pele humana normal.

Murphy[8] ampliou o conceito da UMD proposto inicialmente por Sontheimer e colaboradores[9] de forma que seja constituída pelos seguintes elementos:

- células dendríticas perivasculares;
- células endoteliais;
- pericitos;
- células veladas;
- mastócitos;
- rede neural;
- fagócitos macrófagos;
- células inflamatórias migrantes.

A UMD encontra-se esquematicamente representada na Figura 17.3.

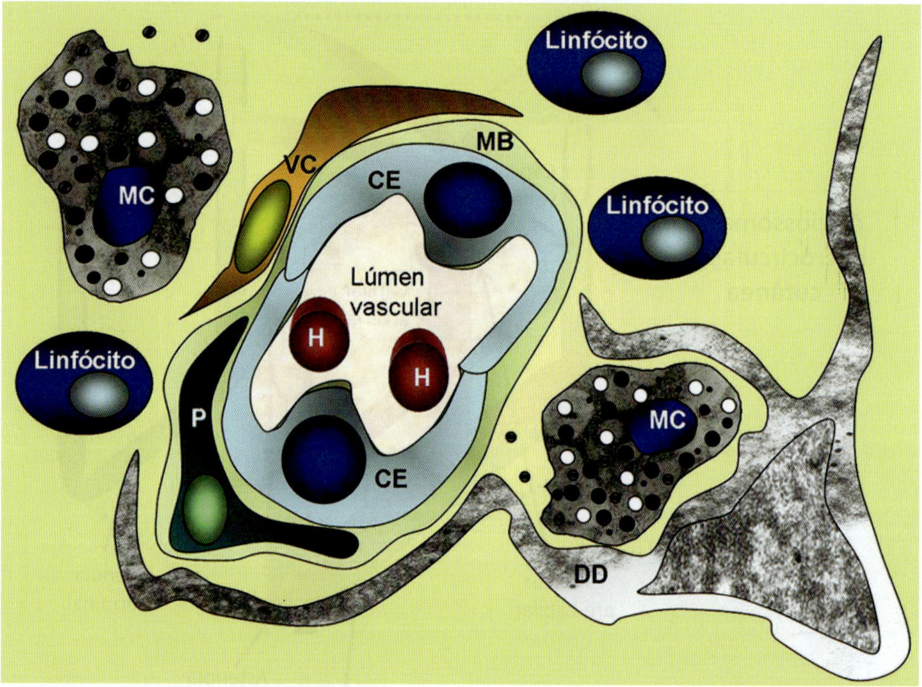

■ **Figura 17.3** Unidade microvascular da derme (UMD).

É composta pelas células endoteliais da microvasculatura da derme (CE), pelos pericitos (P), que se encontram envolvidos pela membrana basal do vaso, pelas células veladas (VC: externas à membrana basal vascular), mastócitos perivasculares (MC), linfócitos e dendrócitos dérmicos (DD). Notar que os DD têm prolongamentos citoplasmáticos dendríticos, que envolvem parcialmente os mastócitos e os vasos.
H: hemácias intravasculares; MB: membrana basal vascular.

As células dendríticas pertencem à família das células apresentadoras de antígeno (APC), que se localizam nos locais de entrada de antígenos estranhos no organismo. Estas células relacionam-se com a função de imunovigilância. As células dendríticas desempenham esta função imune por serem células com mobilidade e demonstrarem na superfície moléculas do complexo principal de histocompatibilidade de classe II (MHC-II).[10]

Sontheimer e colaboradores[9] estudaram amostras de pele humana normal da região abdominal de mulheres adultas, pele do escroto de neonato e pele da região deltoide de homens adultos, com a finalidade de avaliar a capacidade de expressão do HLA II nas células endoteliais da microvasculatura da derme humana. Nesse estudo, os autores identificaram a existência de uma população de células dendríticas perivasculares, a qual demonstrou uma maior expressão do antígeno HLA-DR, em relação às células endoteliais, com as quais se encontravam intimamente relacionadas. A localização perivascular e o fenótipo dessas células dendríticas as diferenciaram de outras células que constituem a derme, como os "histiócitos" clássicos, as células veladas[1] e os pericitos. A relativa expressão abundante das três regiões dos principais produtos dos genes do HLA-DR, nos macrófagos dendríticos perivasculares da derme (MDPD), sugeriu que essas células possam apresentar um envolvimento significativo na imunobiologia da denominada "unidade microvascular da derme" (UMD).

O estudo supradescrito demonstrou a presença de dois tipos morfologicamente distintos de células residentes na derme humana, os quais expressam antígenos de classe II do HLA: a célula endotelial da microvasculatura e uma célula dendrítica predominantemente localizada no espaço perivascular (MDPD), as quais apresentam maior densidade na derme papilar superficial. A localização perivascular dessas células sugere a possibilidade de elas estarem relacionadas aos mastócitos, outro tipo celular normalmente presente nesta localização, ou aos pericitos, o que foi descartado pelo uso de técnicas imunohistoquímicas.

Sontheimer e colaboradores[9] especulam que, caso os MDPD tenham a capacidade de apresentar antígenos, sua localização perivascular é a posição ideal para interagir com os linfócitos T perivasculares e gerar respostas imunes protetoras contra antígenos (em geral, agentes infecciosos ou medicamentos), os quais podem ser entregues a essa área pela circulação sanguínea. Citocinas resultantes dos MDPD ativados, juntamente com a ativação dos linfócitos T perivasculares, poderiam provocar uma resposta efetora por outros elementos constituintes da unidade microvascular dérmica como os mastócitos, uma vez que essas células podem ser capazes de responder a estimulação de certas citocinas.

Certo número de doenças inflamatórias (em geral, a erupção polimorfa à luz, infiltração linfocitária de Jessner, erupções morbiliformes a medicamentos, lúpus eritematoso cutâneo) apresenta um componente proeminente na sua histopatologia, o qual é composto por um padrão vasocêntrico de células linfoides mononucleares no infiltrado. Uma maior compreensão das interações imunes funcionais, que ocorrem entre tais células da UMD, na pele normal, poderia servir como um arcabouço para melhor caracterização da fisiopatologia destas doenças.[9]

Células endoteliais

O principal componente dos capilares é a célula endotelial.[6] Essas células são planas, alongadas com terminações afiladas.[6] Em cultivo, as células endoteliais assumem aspecto em paralelepípedo e têm junções tipo *gap*, fenestrações, microvesículas e microvilosidades.[6] *In vivo*, elas são encontradas em íntima aposição com os pericitos e aderidas à lâmina basal.[6]

Os angioblastos, precursores das células endoteliais, se originam da mesoderme.[6] Elas expressam muitos antígenos que são também expressos pelas células precursoras (*stem cells*) hematopoiéticas, incluindo o CD34, o que torna difícil a identificação dos precursores específicos das células endoteliais (Quadro 17.1).[6] No entanto, a presença do CD34 sugere que as células endoteliais e as células hematopoiéticas podem se originar de um progenitor comum derivado da medula óssea (Figura 17.4).[6]

Além disso, as células endoteliais expressam a mólecula de adesão célula endotelial-plaqueta (CD31) e CD36, além de captar ativamente lipoproteínas de baixa densidade acetiladas e modificadas.[6]

Quadro 17.1 Marcadores fenotípicos das células endoteliais da microvasculatura cutânea.

- CD34+
- CD31+ (PECAM)
- Corpos de Weibel-Palade
- Vimentina
- Molécula de adesão de células vasculares 1 (VCAM-1)
- Molécula de adesão intercelular 1 (ICAM-1)
- E-selectina
- *Ulex europeaus*
- CD36+ (receptor de trombospondina; expresso apenas nas células endoteliais da microvasculatura, especialmente no plexo subdérmico, inibindo a proliferação endotelial e o crescimento vascular)
- Fosfatase ácida
- Acetilcolinesterase
- Prostaciclina
- Enzima conversora da angiotensina
- Ativador do plasminogênio tecidual
- Receptor de tirosina quinase específico de células endoteliais

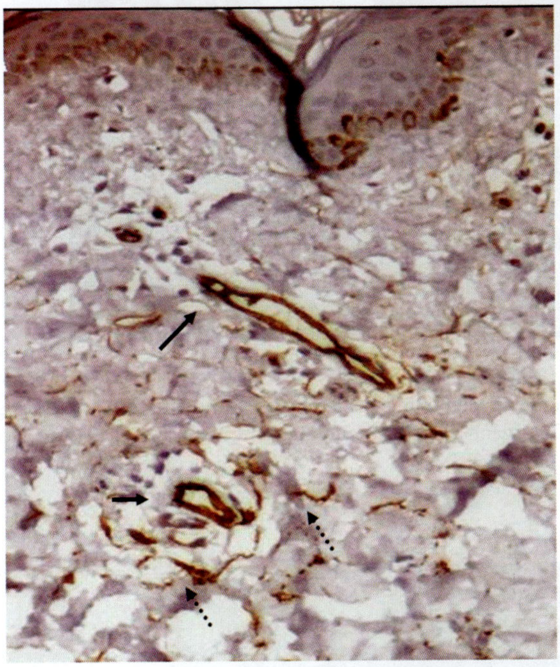

■ **Figura 17.4** Expressão do antígeno CD34 pelas células endoteliais da derme (setas cheias) em paciente com urticária aguda. O CD34 também é expresso por células dendríticas da derme (setas pontilhadas) (imunohistoquímica, OM 400x).

As células endoteliais do leito vascular da pele demonstram características similares às das células endoteliais de outras áreas do corpo, porém têm características particulares (Quadro 17.1).[6]

Os capilares variam amplamente em estrutura, de tecido para tecido, no entanto apresentam características gerais, como sua constituição por uma única célula endotelial, que se curva ao redor de um tubo (lúmen vascular) com diâmetro menor que 10 μm.[7,8] Os capilares são muito numerosos e constituem a principal superfície de troca de gases, fluidos e nutrientes entre o sangue e os tecidos.[8] A heterogeneidade das células endoteliais dos capilares interfere na intensidade que se permite ou limita essas trocas.[9,10]

Proteínas podem passar pela célula endotelial tanto pelas junções entre as células endoteliais do capilar (trânsito paracelular) como através do citoplasma da célula endotelial (trânsito transcelular via vesículas, canais ou fenestras).[8-10] Com relação ao trânsito de conteúdo do lúmen vascular para o meio extracelular, em nossa tese de doutoramento, ao estudar a ultraestrutura da pele em pacientes com urticária aguda induzida por medicamentos, descrevemos, pela primeira vez na literatura, a observação da presença de organelas vesicovacuolares (OVV) presentes na microcirculação cutânea nas lesões urticadas dos pacientes com urticária aguda, conforme publicado em 2013 (Figuras 17.5 e 17.6).[11]

Na pele, a membrana basal das vênulas pós-capilares tem um aspecto diferente quando examinada à microscopia eletrônica de transmissão, formando lamelas, de forma oposta ao aspecto mais homeogêneo da membrana basal das arteríolas e capilares,[8] implicando uma diferente composição e/ou organização, a qual pode influenciar as funções da célula endotelial.

A maioria das células endoteliais, incluindo as da derme, tem grânulos conhecidos como corpos de Weibel-Palade, os quais contêm P-selectina (uma molécula de adesão) e o fator de Von Willebrand (conhecido também como "antígeno associado ao fator VIII").[6] Os corpos de Weibel-Palade são marcadores fenotípicos para identificação de células endoteliais vasculares.[6] As células endoteliais também expressam uma variedade de moléculas de adesão, incluindo a molécula de adesão vascular (VCAM) tipos 1 e 2, moléculas de adesão intercelular (ICAM) 1 e 2 e E-selectina (Quadro 17.2).[6] Essas moléculas são intensamente expressas nos processos inflamatórios, sendo relevantes no tráfico leucocitário, adesão ao endotélio e transmigração dos leucócitos do espaço intra ao extravascular.[6]

Como as células endoteliais são fonte e alvo de citocinas, elas influenciam a resposta inflamatória cutânea.[6] As funções específicas das células endoteliais podem ser diretamente correlacionadas às características clínicas e histopatológicas da inflamação.[6] A inflamação da pele é caracterizada pelo eritema, calor e edema.[6] O eritema é atribuído ao aumento do fluxo sanguíneo, que ocorre em razão da necessidade de os leucócitos alcançarem a área de dano ou infecção.[6] O óxido nítrico gerado localmente pela sintetase de óxido nítrico derivada do endotélio, a qual é expressa constitucionalmente ou pela forma induzida (iNOS), atua sobre a musculatura lisa dos vasos de resistência aumentando o fluxo sanguíneo local.[6]

Além do aumento do fluxo sanguíneo, os locais de inflamação são caracterizados pelo aumento da permeabilidade vascular, o que resulta em edema e facilita a transmigração dos leucócitos aos tecidos.[6] Essas alterações na permeabilidade capilar podem ser uma consequência imediata da liberação de determinados mediadores, como histamina, cininas, ou complemento ativado, ou decorrente de uma resposta mais tardia após a exposição a mediadores como o fator de permeabilidade vascular/fator de crescimento de células endoteliais vasculares (VEGF/VPF), o qual é produzido pelo queratinócitos e uma variedade de outras células, inclusive os mastócitos. Sua produção se eleva durante estados de hipóxia e hipoglicemia, determinando aumento da permeabilidade vascular.[6]

A estimulação do endotélio por citocinas também altera o balanço entre as propriedades anticoagulantes da superfície endotelial em condições fisiológicas e as propriedades pró-coagulantes. Em condições normais, a superfície endotelial auxilia inibindo a ativação da cascata da coagulação.[6] No entanto, a exposição a determinadas citocinas, como o fator de necrose tumoral (TNF) ou lipopolissacarídeos bacterianos, torna a superfície endotelial pró-trombótica.[6]

O TNF também induz a diminuição na expressão da trombomodulina na superfície endotelial; a trombomodulina, em conjunção com as proteínas C e S, atua como mediador anticoagulante, inativando o fator V da coagulação.[6]

As células endoteliais podem responder a liberação do fator de Von Willebrand dos corpos de Weibel-Palade.[6] Isso modula a adesão plaquetária aos locais de dano vascular. O fator tecidual atua como um cofator com o fator VIIa iniciando a cascata de coagulação que, finalmente, ativa a protrombina, a qual converte fibrinogênio em fibrina e forma o coágulo.

As células endoteliais expressam duas selectinas, a P-selectina e a E-selectina, enquanto os leucócitos expressam E-selectina, o que os auxilia no processo de diapedese ou transmigração leucocitária (Figuras 17.7 e 17.8). A P-selectina é estocada em grânulos nos corpos de Weibel-Palade e é expressa transitoriamente após estimulação das células endoteliais por ativadores como a histamina.[6] A E-selectina por sua vez é expressa após ativação transcripcional do gene da E-selectina por citocinas como a interleucina 1 (IL-1) ou TNF.[6] Embora a expressão seja *in vitro*, passageira, a expressão *in vivo* parece persistir em estados inflamatórios crônicos.[6]

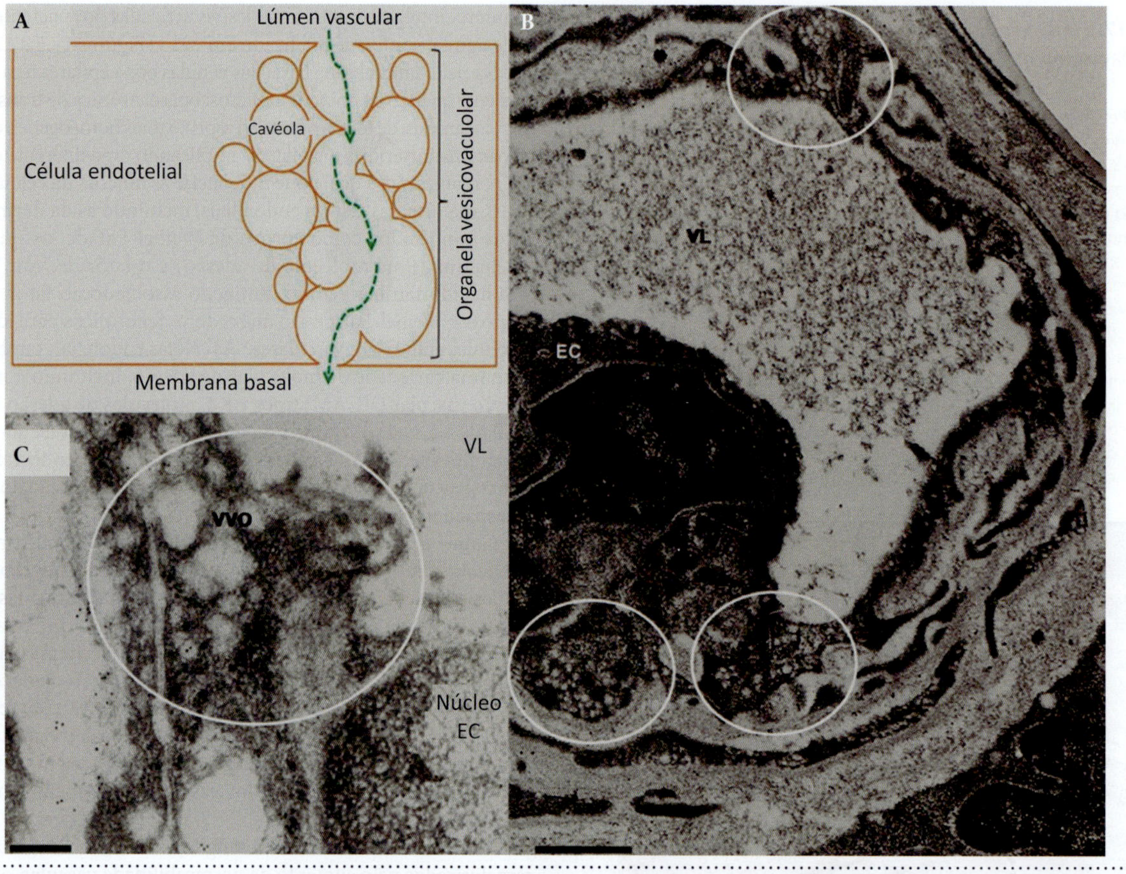

■ **Figura 17.5** **(A)** Representação esquemática de uma organela vesicovacuolar (*vesico vacuolar organelle* – VVO). **(B)** Organelas vesicovacuolares na porção citoplasmática de uma célula endotelial em um capilar cutâneo de um fragmento de pele de urtica de paciente com urticária aguda induzida por medicamento (microscopia imunoeletrônica, 50.000x OM). **(C)** Organelas vesicovacuolares em maior aumento (microscopia imunoeletrônica, 75.000x OM).

VL: lúmen vascular. EC: célula endotelial.

Fonte: Figura reproduzida do artigo publicado como parte da tese de doutorado.

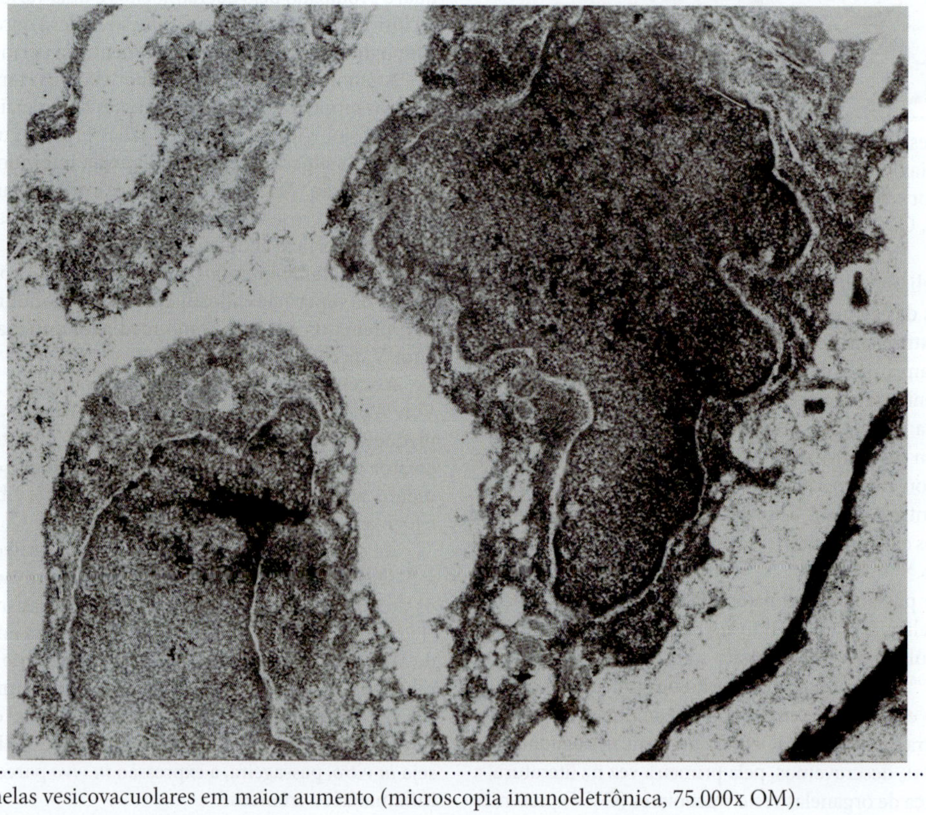

■ **Figura 17.6** Organelas vesicovacuolares em maior aumento (microscopia imunoeletrônica, 75.000x OM).

Quadro 17.2 Moléculas de adesão dos linfócitos e sua função no endereçamento.

Receptor	Expressão nos linfócitos	Ligantes	Interação com células/substrato	Função predominante no endereçamento
L-selectina	▪ Células T e B em repouso	▪ PNAd, GlyCAM, CD34 (MadCAM-1)	▪ Vênulas endoteliais altas	▪ Endereçamento aos linfonodos periféricos
CLA	▪ Células T subtipo de memória	▪ E-selectina	▪ Endotélio da pele	▪ Endereçamento para a pele
$\alpha_1\ \beta_2$ (LFA-1)	▪ Expressão ampla nas células T e B	▪ ICAM-1 ▪ ICAM-2 ▪ ICAM-3	▪ Endotélio ▪ Vênulas endoteliais altas ▪ Células dendríticas ▪ CDF ▪ Epitélio ativado	▪ Função ampla no endereçamento dos linfócitos
$\alpha_4\ \beta_1$ (LFA-4)	▪ Expressão ampla nas células T e B	▪ VCAM-1 ▪ Fibronectina (CS-1)	▪ Endotélio ativado ▪ Células dendríticas ▪ CDF	▪ Endereçamento a áreas de inflamação
$\alpha_4\ \beta_7$	▪ Células T e B nativos (baixo) ▪ Células T subtipo memória (alto) ▪ Células B subtipo periféricas (baixo)	▪ MadCAM-1 ▪ (VCAM-1) ▪ (Fibronectina)	▪ Endotélio da mucosa intestinal ▪ Placa de Peyer e veias endoteliais altas dos linfonodos mesentéricos	▪ Endereçamento intestinal
$\alpha E\ \beta_7$	▪ Células T intraepiteliais	▪ E-caderina	▪ Epitélio	▪ Epiteliotropismo
CD44 (isoformas múltiplas)	▪ Ampla expressão nas células B e T ▪ Variantes ativadas de células T e B	▪ Hialuronato ▪ Colágeno IV ▪ Fibronectina ▪ Serglicina ▪ Osteoportina ▪ Fatores de crescimento (FGF-2, HGF, MIP-1β)	▪ Matriz extracelular ▪ Endotélio	▪ Endereçamento a locais de inflamação ▪ Modulação do crescimento celular e motilidade

Os heterodímeros αβ pertencem à família das integrinas.

CLA: antígeno linfocitário cutâneo; CDF: células dendríticas foliculares; FGF: fator de crescimento de fibroblastos; GlyCAM: molécula de adesão celular dependente de glicosilação; HGF: fator de crescimento de hepatócitos; ICAM: molécula de adesão intercelular; LFA: função associada a linfócito; MadCAM: adressina mucosa molécula de adesão celular; MIP: proteína inflamatória de macrófago; PNAd: adressina de linfonodo periférico; VCAM: molécula de adesão celular vascular; VLA: antígenos muito tardios.

Fonte: Adaptado de Drillemburg P & Pals ST. Blood 2000;1900-10.

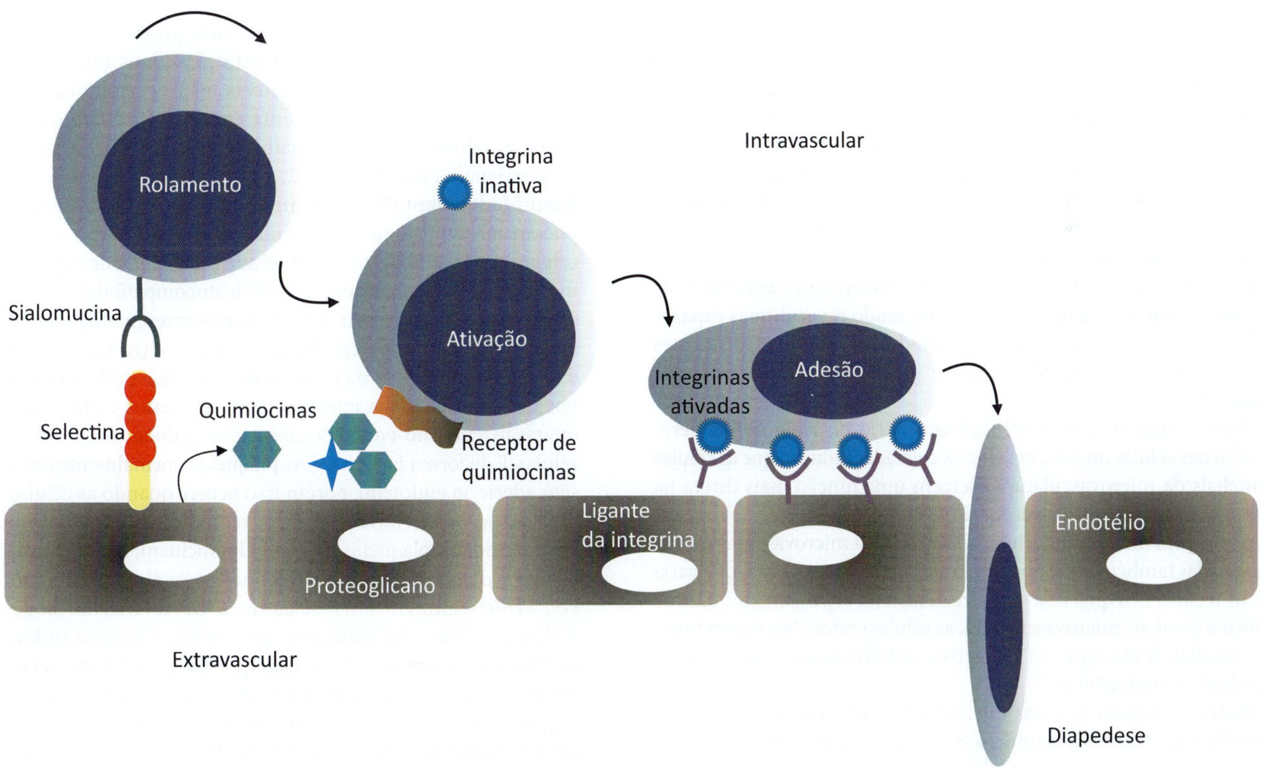

■ **Figura 17.7** Interação dos linfócitos com o endotélio.

Nas vênulas pós-capilares, a interação selectina-sialomucina intermedeia o "rolamento" dos linfócitos no endotélio. As quimiocinas são apresentadas pelo endotélio, por proteoglicanos, heparan sulfato, a fim de ligar-se com o receptor de quimiocinas do linfócito. Isso promove a ativação dos membros da família das integrinas na superfície dos linfócitos. A interação entre as integrinas e seus ligantes determina uma adesão estável, entre o endotélio e os linfócitos, e durante a diapedese.

Fonte: Adaptada de Drillemburg P & Pals ST. Blood 2000;1900-10.

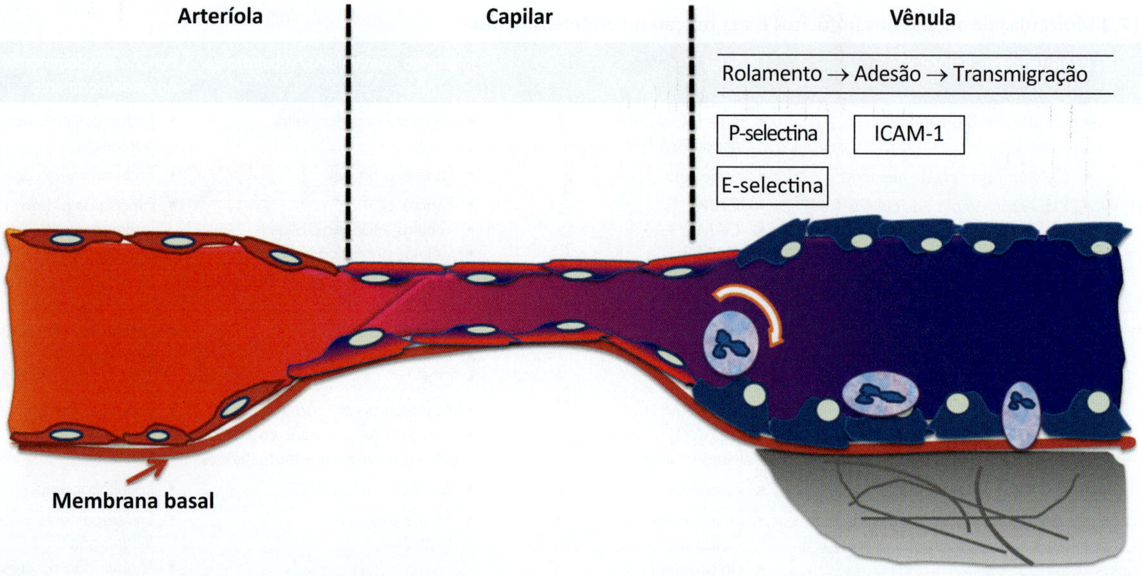

■ **Figura 17.8** Endotélio e transmigração leucocitária nas vênulas.
Fonte: Adaptada de Circ Res 2007;100: 158-73.

Se considerarmos a superfície endotelial total do organismo, chegaremos a um número composto entre 1 e 6 a 10^{13} de células endoteliais, constituindo uma superfície com área entre 4.000 E 7.000 m^2, conferindo a essa extensa rede especializada de células funções como suprimento sanguíneo, suporte nutricional, vigilância imune, regulação térmica, cicatrização, hemostasia metabólica, tráfico de células imunes e processos patológicos como a inflamação.[6,12]

A inflamação pode ser interpretada como uma resposta vascular, em que as células endoteliais tornam-se ativadas, apresentando maior permeabilidade, aumento na adesão leucocitária, atividade pró-coagulante e formação de novos vasos.[12] Assim, para uma resposta imune resultar em inflamação, depende estritamente da ocorrência de uma facilitação desses processos pela microvasculatura, a qual normalmente exerce uma função oposta, prevenindo o influxo indiscriminado de células imunes a um tecido.[12] Comparando-se com os grandes vasos sanguíneos, o leito microvascular constitui um conjunto de superfície endotelial total, que cobre uma área cerca de 50 vezes maior do que a área dos grandes vasos somada.[12]

Existem fundamentais diferenças qualitativas entre as células endoteliais da macro e da microvasculatura, sendo estas últimas capazes de gerar uma variedade ampla de mediadores, apresentar diferentes padrões de moléculas de adesão, ativar grupos singulares de genes e formar novos capilares.[12]

Além de suas funções no tráfico leucocitário, distribuição e endereçamento das células imunes, evidências coletadas indicam que as células endoteliais da microvasculatura exercem uma função mais direta na imunidade, atuando como verdadeiros "imunócitos".[12]

As funções imunes das células endoteliais da microvasculatura são relacionadas também à sua população altamente heterogênea, que varia com os tecidos nos quais ela se insere dentro do organismo humano.[12] De forma geral, na microvasculatura, as células endoteliais atuam tanto na imunidade inata como na adaptativa, nos processos de inflamação, coagulação e angiogênese.[12]

Podemos sumarizar essas diferentes funções imunes das células endoteliais na microvasculatura, sob os seguintes aspectos:

a) **Imunidade inata:** expressão de receptores de padrão de reconhecimento (PRP), os quais reconhecem padrões moleculares associados a patógenos (PAMP). Entre esses PRP, as células endoteliais expressam receptores *Toll-like* (TLR, *Toll-like receptors*), capazes de desencadear sinais intracelulares que conduzem a expressão de genes pró-inflamatórios, quimiotaxia leucocitária, fagocitose, citotoxicidade e ativação de respostas imunes adaptativas.[12] O leito microvascular da derme tem células endoteliais que expressam TLR2 e TLR4, sob estímulo de lipopolissacarídeos (LPS), fator de necrose tumoral alfa (TNF-α) e intérferon gama (IFN-γ).[12] Frente à exposição de oxidases dos neutrófilos, também ocorre maior expressão do TLR2, o que indica uma intercomunicação entre neutrófilos polimorfonucleares com as células endoteliais.[12] As células endoteliais dérmicas também expressam TLR5.[12] Outros receptores que mediam a imunidade inata incluem os domínios de oligomerização ligados a nucleotídeos (NODs) 1 e 2, os quais são duas proteínas citossólicas, que funcionam como sensores para peptídeos microbianos e reguladores da inflamação já detectados nas células endoteliais e expressos mais acentuadamente em resposta à exposição aos LPS e às citocinas pró-inflamatórias. NOD1 induz a produção de interleucina (IL) 8 e NOD2, a produção de IL6.[12]

b) **Imunidade adaptativa (adquirida):** as células endoteliais não podem substituir as funções reguladoras e efetoras das células T e células B, mas, em decorrência de sua capacidade de expressar as moléculas do principal complexo de histocompatibilidade (MHC) de classes I e II e processar antígenos, elas apresentam potencial de atuar como células apresentadoras de antígenos (APC).[12] O impacto das células endoteliais na imunidade adquirida pode ser exercido por intermédio da sua interação com leucócitos e plaquetas.[12] A interação leucócito-endotélio claramente influencia as funções das células T de forma indireta.[12] As plaquetas normalmente circulam sem aderir ao endotélio, porém isso ocorre quando as células endoteliais se tornam ativadas.[12] Os pares moleculares que permitem essa adesão das plaquetas ao endotélio incluem, respectivamente, ligante 1 da glicoproteína P-selectina/P-selectina, GPIIb/fator de von Willebrand, GPIbα/P-selectina e GPIIb/IIIa/fibrinogênio/ICAM-1.[12] Além das moléculas que alteram a função endotelial, as plaquetas produzem moléculas que diretamente impactam na imunidade adquirida, como o CD40L ligado à membrana e livre, o qual se conecta ao CD40 na superfície de células endoteliais, determinando maior expressão de moléculas de adesão, secreção de quimiocinas e recrutamento leucocitário.[12] Esse efeito mimetiza a ação de células T e liberam CD40L.[12] Desta forma, as plaquetas modulam a resposta imune por estabelecer uma ligação entre a imunidade inata e adaptativa.[12] Finalmente, a união do CD40 endotelial ao CD40L das plaquetas não promove somente ativação imune e inflamação, mas também indução da expressão do fator tecidual e da coagulação sanguínea.[12]

Plexo subdérmico

Este plexo tem como função fundamental a distribuição do sangue a outras regiões da pele. O plexo subdérmico localiza-se na junção da derme com o tecido celular subcutâneo. Arteríolas que surgem deste plexo suprem as unidades pilossebáceas e glândulas sudoríparas. As veias subdérmicas do plexo subdérmico são denominadas "veias coletoras".[1] Essas veias têm válvulas bicúspides orientadas no sentido de evitar o refluxo do sangue aos vasos da derme. As veias coletoras drenam para os vasos subcutâneos como os grandes vasos, tributárias venosas ou mesmo veias-tronco superficiais.

As veias coletoras podem drenar diretamente nas veias profundas via veias perfurantes.[1] O plexo subdérmico tem, nas pequenas artérias que ascendem do plexo subcutâneo, seu suprimento arterial. Essas pequenas artérias podem ser visualizadas por ultrassom no tecido subcutâneo com paredes ecogênicas espessas.[1]

Rede vascular subcutânea

O tecido subcutâneo contém três plexos vasculares: superficial; médio; e profundo.[1] A rede vascular cutânea recebe ramos de todos esses três plexos. A rede venosa subcutânea forma um reservatório de alta capacitância para o fluxo sanguíneo.[1] A lentidão do fluxo sanguíneo nesta rede vascular subcutânea determina a cor purpúrea ou arroxeada observada na congestão venosa.[1]

Rede vascular fascial

O plexo subcutâneo tem seu suprimento arterial derivado do plexo vascular fascial.[1] Por sua vez, o plexo fascial obtém seu suprimento sanguíneo tanto das artérias intermusculares como das intramusculares.[1]

Artérias intermusculares (artérias direcionadas diretamente à pele)

Estas artérias correm dentro do septo da fáscia muscular e entre os músculos. Exemplos destas artérias incluem os vasos septocutâneos e fasciocutâneos.[1] Estes vasos suprem de sangue apenas a pele, e não os músculos.[1] Eles correm paralelos à pele na maior parte do seu curso e suprem grandes áreas de pele. Injeções intra-arteriais, nestas artérias, causarão extensas áreas de necrose cutânea, como ocorre quando acidentalmente se injetam substâncias esclerosantes nestas artérias.

Artérias intramusculares (artérias musculocutâneas)

Elas surgem de grandes ramos da aorta e, como o nome sugere, atravessam os músculos estriados antes de alcançar a pele.[1] Estas artérias suprem tanto os músculos como a pele. As artérias musculocutâneas correm em direção perpendicular à pele em grande parte do seu curso, suprindo apenas uma pequena área cutânea.[1] Vasoespasmos destas artérias pode induzir situações vasoespásticas, como as máculas de Bier ou livedo reticular vasoespástico.[1] Reflexos vasoespásticos venoarteriolares destas artérias intramusculares secundários à escleroterapia ou a injeções intra-arteriais com agentes esclerosantes causarão necrose de pequenas áreas da pele.[1]

Linfáticos cutâneos

Os canais linfáticos cutâneos exercem uma função importante no sistema imune. As células de Langerhans utilizam a rede cutânea de linfáticos para alcançar os linfonodos, a fim de apresentar o antígeno processado às células T.[1] Além da sua função de transporte para o sistema imune, os canais linfáticos são importantes na regulação da pressão do fluido intersticial pela reabsorção do fluido procedente dos capilares e em propiciar o clareamento dos tecidos, de células, proteínas, bactérias e substâncias degradadas.[1] Fluidos e seus componentes entram no sistema linfático de junções abertas, mas permanecem no sistema linfático em razão de outras fechadas. Variação na pressão externa é necessária para a captação do fluido e para seu transporte.[1]

Portanto, a vasculatura cutânea tem funções como suporte nutricional, vigilância imune, regulação térmica, cicatrização, hemostasia e inflamação.[6]

Capilares linfáticos

Os capilares linfáticos (também denominados "linfáticos terminais oi iniciais") constituem a primeira porta de entrada no sistema linfático.[1] Estes são vasos de terminação cega localizados na derme papilar, mas não se estendem a áreas tão próximas da epiderme como fazem as alças capilares. Os capilares linfáticos drenam para ao plexo horizontal subpapilar, logo abaixo do plexo venoso subdérmico.

Vasos linfáticos pré-coletores

Os vasos linfáticos pré-coletores correm em direção perpendicular à superfície da pele e drenam no plexo linfático dérmico, o qual por sua vez drena para o plexo linfático subdérmico. Alguns destes linfáticos pré-coletores atuam como linfáticos perfurantes e drenam no sistema linfático profundo (perfurantes pré-coletores). Alguns destes vasos linfáticos pré-coletores contêm válvulas.[1]

Linfáticos coletores

Os linfáticos coletores são os vasos do plexo linfático subdérmico. Eles correm na camada de gordura superficial paralela à pele. Os linfáticos coletores recebem a linfa dos pré-coletores e transfere-a aos linfonodos e troncos linfáticos.[1] Os linfáticos coletores têm válvulas bicúspides e o segmento entre válvulas é denominado *lymphangion*. Os *lymphangion* têm uma contração autonômica de 10 a 12 contrações por minuto, durante o repouso.[1] Essa taxa de contração aumenta em resposta à formação aumentada de linfa, compressões externas, temperatura, contração muscular e outros estímulos.[1]

Regulação do suprimento sanguíneo

A abundância do suprimento sanguíneo é mais do que suficiente para satisfazer as necessidades metabólicas da pele.[1] A vasculatura da pele está envolvida na termorregulação, pressão sanguínea, reparação tecidual e numerosas atividades imunológicas.[1] As camadas vasculares cutâneas têm importante função na dissipação do calor. A profundidade de cada plexo vascular da superfície epidérmica é determinada pela equivalência da condução, convecção e radiação da superfície corpórea. Igualmente importante é a rede superficial de veias reticulares que se localizam a uns poucos milímetros abaixo da superfície da pele. A taxa do fluxo sanguíneo neste plexo pode ser alterada tanto quanto cem vezes.[1]

Sob condições normotérmicas, o fluxo sanguíneo cutâneo é relativamente baixo, em torno de 5% do débito cardíaco.[1] Desta forma, estima-se que o fluxo sanguíneo cutâneo em repouso em condições térmicas neutras seja de 250 mL/min, o que resulta em uma dissipação de calor da ordem de 80 a 90 kcal/h, aproximadamente a mesma quantidade de calor produzido pela taxa metabólica em repouso.[11,12] Sob estresse térmico, a grande área de superfície cutânea propicia um meio ideal para a dispersão do calor.[1] As artérias supridoras se dilatam e o fluxo sanguíneo cutâneo pode alcançar 8 litros/minuto e cerca de 60% do débito cardíaco.[1] Ao contrário, em situações de frio, as artérias supridoras da pele se contraem, sendo que o fluxo sanguíneo cutâneo pode ser reduzido para cerca de 20 a 50 mL/min na pele de todo o corpo.[1]

O controle neural da vasculatura cutânea é complexo. A regulação do fluxo sanguíneo cutâneo é feita pelo sistema nervoso central (SNC), e não pela demanda metabólica local.[1] Isso ocorre em oposição ao controle do fluxo sanguíneo muscular que é determinado pela demanda metabólica local.[1] Nervos simpáticos noradrenérgicos causam vasoconstrição, enquanto nervos simpáticos colinérgicos determinam vasodilatação ativa por intermédio da acetilcolina e do peptídeo intestinal vasoativo (VIP) que são usados como neurotransmissores.[1] Os nervos sudomotores colinérgicos aumentam a sudorese durante o estresse térmico quente.[1]

Anastomoses arteriovenosas (AAV)

As AAV são canais de comunicação entre as arteríolas terminais e as vênulas sem a interferência da passagem pelos capilares. As AAV têm paredes musculares espessas, intensa inervação simpática noradrenérgica e localizam-se profundamente em relação às alças capilares.[1] São abundantes nas áreas acrais como os pés, mãos, lábios, nariz e orelhas.[1] Algumas AAV acrais são intensamente envolvidas por células glômicas, as quais são geralmente inervadas por uma quantidade substancial de fibras nervosas colinérgicas.[1]

Sob temperatura corporal normal, o tônus simpático mantém esses *shunts* quase totalmente fechados.[1] Sob estresse térmico, o estímulo simpático dirigido a partir do hipotálamo causa máxima dilatação nas artérias supridoras. Desta forma, o sangue aquecido pode se desviar das arteríolas terminais de alta resistência e de alças capilares da derme papilar e entrar diretamente no plexo venoso superficial (subepidérmico) via AAV.[1] Uma vez que alcança o plexo venoso subepidérmico, a área de superfície corporal para a dispersão de calor rapidamente aumenta e uma dissipação mais eficiente do calor é alcançada.[1]

Em oposição, sob estresse de frio, o estímulo simpático derivado do hipotálamo causará vasoconstrição das artérias supridoras, AAV e alças capilares.[1] Dado o maior número de AAV nas áreas acrais, menos sangue alcança o nariz, orelhas, lábios, mãos e pés.[1] As arteríolas dérmicas em outras partes do corpo também se contraem e limitam a área de fluxo sanguíneo no plexo venoso subepidérmico, de forma que o fluxo sanguíneo cutâneo pode ser virtualmente abolido em condições extremas.[1] A estimulação excessiva do sistema nervoso simpático por meio do hipotálamo ou das glândulas adrenais em resposta ao frio pode reduzir significativamente o fluxo sanguíneo cutâneo, como ocorre na doença de Raynaud.[1] O frio também pode induzir a precipitação de crioglobulinas e proteínas similares, o que pode gerar livedo racemoso ou púrpura retiforme, resultando na necrose cutânea.

A hipertensão venosa avançada pode também causar abertura permanente das anastomoses arteriovenosas consequentemente ao aumento da pressão venosa.[1] Sob essas condições, as alças capilares parecem se alongar e tornam-se mais tortuosas parecendo um glomérulo. As AAV abertas redirecionam o fluxo arterial dos capilares e, assim, esses capilares contribuem com menor aporte nutricional.[13] Desta forma, a abertura das AAV pode exercer um papel relevante no desenvolvimento de ulcerações pós-escleroterapia.[14,15]

■ CLASSIFICAÇÃO DAS VASCULOPATIAS

As vasculopatias cutâneas não inflamatórias (pseudovasculites) decorrem basicamente de alteração da reatividade da microvasculatura (síndromes microvasculares não oclusivas) ou de um processo oclusivo de microvasos da pele. O diagnóstico diferencial das síndromes oclusivas microvasculares afetando a pele é extenso e pode ser confuso, porém é crucial a distinção entre processos inflamatórios (vasculites) e não inflamatórios desses vasos para uma decisão terapêutica apropriada. O uso de anti-inflamatórios nas vasculites é mandatório, porém o uso de anticoagulantes, nesses quadros, pode ser inútil e danoso. O uso de anti-inflamatórios do tipo esteroides ou até imunossupressores outros, nas vasculites e mandatório, porém o uso de anticoagulantes, nas vasculites, pode ser inútil e danoso. Também, em oposição, nas síndromes oclusivas vasculopáticas (não vasculíticas), o uso de anti-inflamatórios pode ser ineficaz, em várias situações, nas quais pode ser necessário o uso de anticoagulantes.[16-18] A classificação das vasculopatias é realizada de acordo com o mecanismo fisiopatológico, conforme os Quadros 17.3 e 17.4.

A classificação das pseudovasculites é feita de acordo com o mecanismo fisiopatológico, conforme o Quadro 17.5.[17]

Quadro 17.3 Síndromes microvasculares não oclusivas.

- Livedo reticular
- Eritromeralgia
- Acrocianose
- Fenômeno de Raynaud

Quadro 17.4 Síndromes microvasculares oclusivas.

A) Distúrbios de oclusão por trombos plaquetários
- Necrose pela heparina
- Hemoglobinúria paroxística noturna (HPN)
- Púrpura trombocitopênica trombótica (PTT)

B) Distúrbios de oclusão por crioglobulinas
- Crioglobulinemias

C) Distúrbios de oclusão por micro-organismos

D) Distúrbios de oclusão por êmbolos
- Êmbolos de colesterol
- Êmbolos cardíacos

E) Distúrbios congênitos e adquiridos das proteínas C e S
- Púrpura fulminante
- Necrose pela varfarina

F) Síndrome do anticorpo antifosfolípide

G) Distúrbios de coagulopatias vasculares
- Síndrome de Sneddon
- Vasculopatia livedoide
- Papulose atrófica maligna (doença de Degos)

H) Síndromes microvasculares oclusivas não classificadas
- Aterosclerose obliterante
- Tromboangeíte obliterante (doença de Buerger)
- Tromboflebite superficial

■ DISTÚRBIOS DE OCLUSÃO POR TROMBOS PLAQUETÁRIOS

Necrose pela heparina

A necrose por heparina é rara e foi inicialmente descrita em 1970. Ela pode ocorrer após o uso de heparina subcutânea ou intravenosa, além de locais distantes dos sítios de aplicação.

A trombocitopenia induzida pela heparina ocorre em 1% a 5% dos adultos expostos à heparina e de 30% a 90% destes desenvolvem fenômenos trombóticos. Porém acredita-se que essa incidência seja menor, pois muitos casos de trombocitopenia pela heparina são diagnosticados somente após o evento trombótico. Em um estudo de 612 pacientes de uma unidade de terapia intensiva pediátrica (UTIP) que recebiam heparina, a incidência de trombose foi 2,3%.[19]

A necrose é causada por um anticorpo que se liga à heparina e ao complexo heparina-fator 4 plaquetário, proteína expressa na superfície plaquetária. Esses anticorpos parecem ativar a plaqueta pela ligação do Fc com receptores Fc das plaquetas, ocasionando a agregação e o consumo plaquetários. Oclusão vascular envolvendo desde artérias até microvasos cutâneos pode ocorrer, causando acidentes vasculares encefálicos (AVE), necrose de membros e necrose cutânea. Apesar de a heparina de alto peso molecular estar mais envolvida com necrose cutânea e trombocitopenia, ambas as condições já foram relatadas com heparina de baixo peso molecular.[19]

A necrose ocorre em média 5 a 10 dias após o início da terapia com heparina, podendo ocorrer de modo mais precoce em pacientes previamente sensibilizados.[20] Existe também uma forma tardia, em que a necrose cutânea pode ocorrer até 3 semanas após a exposição.[21] Os anticorpos anti-plaquetários podem não reaparecer com o uso subsequente após 100 dias. A necrose cutânea pode ocorrer sem evidência de trombocitopenia.

As lesões cutâneas são geralmente dolorosas, bem demarcadas, não inflamatórias e purpúricas e com morfologia retiforme. O consumo plaquetário faz parte dessa síndrome, sem necessariamente haver trombocitopenia absoluta (< 150 mil).

A necrose por heparina propicia a oclusão não inflamatória dos vasos, incluindo microvasos, veias ou artérias. Os plugues plaquetários são também denominados "coágulos brancos", porém mesmo patologistas experientes podem ter dificuldade para diferenciar coágulo branco do coágulo vermelho ou trombo de fibrina.

O diagnóstico de necrose cutânea por heparina deve ser sempre lembrando em pacientes que desenvolvem necrose cutânea com história recente de uso de heparina, com ou sem plaquetopenia. Porém, uma diminuição da contagem plaquetária é comum durante a terapia com heparina, não estando relacionada ao desenvolvimento dessa síndrome. Outras síndromes oclusivas cutâneas associadas à trombocitopenia são: síndrome do anticorpo antifosfolípide; púrpura *fulminans* secundária à sepse; púrpura trombocitopênica trombótica (apesar de a necrose cutânea ser rara na última síndrome). A dosagem do anticorpo anti-heparina-fator 4 plaquetário pode ser feita, mas a decisão terapêutica muitas vezes é tomada antes do resultado.

O tratamento se baseia na suspensão da heparina e discussão com especialistas em coagulação, pois a seleção de uma estratégia de anticoagulação pode ser difícil. A utilização de novos anticoagulantes pode ser útil como argatrobam, danaparinoides, lepirudine. Os cumarínicos são

Quadro 17.5 Pseudovasculites e seus mecanismos.

Mecanismos	Doenças ou manifestações clínicas
Hemorragia cutânea (incompetência vascular sanguínea, distúrbio da coagulação ou fibrinólise)	▪ Dermatites purpúricas pigmentadas (púrpura pigmentosa crônica) ▪ Púrpura senil ou solar ▪ Escorbuto ▪ Púrpura trombocitopênica idiopática ▪ Algumas erupções cutâneas induzidas por vírus (p. ex., síndrome purpúrica em luvas e meias), medicamentos (púrpura por corticosteroides) ou artrópodos (riquétsia)
Infecções	▪ Endocardite infecciosa ▪ Vasculite séptica (meningococcemia) ▪ Fenômeno de Lúcio (edema e disfunção endotelial consequente à infecção celular pelo *Mycobacterium leprae*)
Embolia	▪ Mixoma atrial ▪ Embolia por colesterol
Trombose	▪ Púrpura trombocitopênica idiopática ▪ Síndrome antifosfolípide ▪ Necrose cutânea pela varfarina ▪ Necrose cutânea pela heparina ▪ Vasculopatia livedoide ▪ Púrpura fulminante ▪ Coagulação intravascular disseminada ▪ Gamopatias monoclonais (crioglobulinemia tipo I) ▪ Anemia falciforme
Vasoespasmo (induzido por medicamento)	▪ Derivados do Ergot ▪ Metisergida ▪ Cocaína
Trauma vascular	▪ Síndrome hipotenar (Hammer)
Doença da parede vascular	▪ Calcifilaxia ▪ Amiloidose ▪ Arteriopatia por radiação ▪ Hiperoxalúria primária ▪ Vasculopatia cutânea colagênica

contraindicados, pois a depleção inicial da proteína C poderá agravar a necrose.[23,24]

Hemoglobinúria paroxística noturna (HPN)

A HPN antigamente considerada como uma anemia hemolítica é atualmente definida como um raro distúrbio das células-tronco hematopoiéticas. Ela se deve à mutação do gene fosfatidil inositol glicano classe A (PIG A), que codifica o fosfatidil-inositol glicose (GPI), uma proteína de ancoragem que protege as células sanguíneas da injúria mediada pelo complemento. A perda desse mecanismo de proteção resulta na lise das hemácias e na ativação das plaquetas.

A HPN se caracteriza por anemia hemolítica intravascular, pancitopenia e fenômenos trombóticos. Tromboses venosas acometem mais de 40% dos pacientes,[25,26] sendo a mais comum a síndrome de Budd-Chiari (trombose de veias hepáticas). As manifestações cutâneas incluem bolhas hemorrágicas, petéquias, úlceras cutâneas e púrpura retiforme. O diagnóstico é feito por citometria de fluxo, que é um método quantitativo, especifico e sensível.

O histopatológico revela microvasos ocluídos por trombo plaquetário. O diagnóstico diferencial e amplo, mais a presença de pancitopenia e hemólise, deve sugerir esse diagnóstico.

O tratamento é feito com corticosteroides e anticogulantes.[25,26] O papel da terapia antiplaquetária ainda não está definido, porém há relatos de caso com uso de terapia trombolítica. Recentemente, um inibidor da cascata final do complemento (eculizumab) foi aprovado para uso em HPN dependente de transfusão.

Púrpura trombocitopênica trombótica (PTT)

A PTT foi inicialmente descrita em 1925 e caracteriza-se por febre, insuficiência renal, anemia hemolítica microangiopática com fragmentação de hemáceas (esquizócitos), trombocitopenia e acometimento do sistema nervoso central (SNC). As mulheres são acometidas em 60% a 70% dos casos.[24-26]

A PTT pode ser primária ou idiopática e secundária. Os fatores precipitantes da PTT secundária são colite hemorrágica infecciosa e outras infecções, gravidez, drogas (citarabina, mitomicina, tacrolimus, ticlopidina, ciclosporina), carcinoma metastático, doenças autoimunes do tecido conectivo e síndrome antifosfolípide.

Na PTT primária, ocorre a formação de anticorpos contra a ADAMTS 13, uma metaloprotease, responsável pela clivagem do fator de von Willebrand (vWF). Como resultado, há a formação de grandes multímeros de vWF no plasma, ocasionando agregação plaquetária e microtrombos. Na forma hereditária, há uma mutação da ADAMTS 13 e, na secundária, a fisiopatologia não é bem entendida, mas se acredita que haja uma disfunção da ADAMTS 13.

Clinicamente, há formação de púrpuras na pele e mucosas em virtude principalmente da plaquetopenia e raramente por oclusão dos vasos cutâneos. Oclusão microvascular visceral é comum, vasos cutâneos são raramente acometidos.

O tratamento é com plasmaférese com plasma fresco congelado. A retirada de drogas implicadas como indutoras da PTT é primordial.

■ DISTÚRBIOS DE OCLUSÃO POR CRIOGLOBULINAS

Crioglobulinemias

Crioglobulinas são imunoglobulinas que reversivelmente precipitam quando expostas ao frio. Estão presentes no plasma, podendo provocar síndromes oclusivas na pele exposta ao frio.

As crioglobulinas podem causar doença por dois mecanismos: oclusão vascular; ou vasculite mediada por imunocomplexos. A oclusão com mínima inflamação e necrose (púrpura retiforme) ocorre quando as crioglobulinas precipitam expostas ao frio. Doença por imunocomplexo resulta em púrpura palpável.[27]

As crioglobulinemias são classificadas em tipo I, II e III. A tipo I é composta de imunoglobulina monoclonal (IgM ou IgG), sendo usualmente associada a doenças de células plasmáticas (mieloma múltiplo) ou linfoproliferativas. A tipo II (mista) consiste de anticorpo monoclonal (geralmente IgM, com menos frequência IgG; e raramente IgA) contra IgG policlonal, demonstrando atividade de fator reumatoide. A grande maioria desses pacientes apresenta sorologia para hepatite C positiva. A crioglobulinemia tipo III contém imunoglobulinas policlonais com atividade de fator reumatoide.

As lesões recentes mostram na histologia oclusão de vasos com material hialino ou hemácias (Figura 17.9).

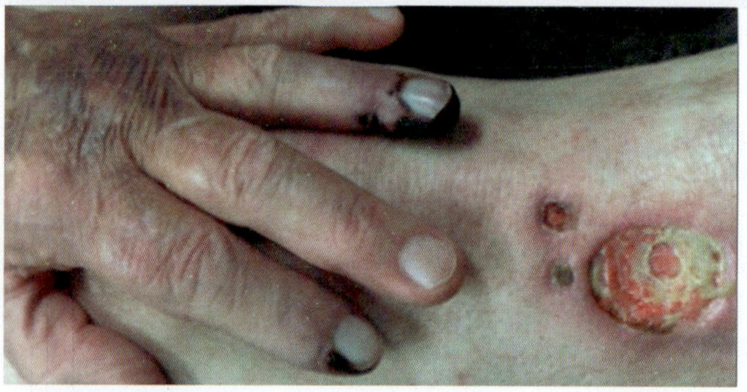

■ **Figura 17.9** Paciente com crioglobulinemia por gamopatia monoclonal e oclusão vascular. Observar necrose de pontas digitais e ulcerações na perna.

O diagnóstico deve ser suspeitado em quadros súbitos de doença, predominantemente acral após exposição ao frio. A embolia por colesterol e a síndrome do anticorpo antifosfolípide podem apresentar quadro clínico semelhante, porém sem relação com o frio e poupando nariz e orelha. Eritema pérnio também deve ser diferenciado, porém a evolução é lenta e geralmente sem necrose.

O tratamento deve se basear na proteção das extremidades e evitar exposição ao frio, além de se proceder ao tratamento da doença de base.

■ DISTÚRBIOS DE OCLUSÃO POR MICRO-ORGANISMOS

Esta síndrome ocorre quando há invasão vascular por micro-organismo, geralmente na vigência de imunossupressão grave. O estrongiloide é um dos micro-organismos que apresenta maior tropismo vascular em imunodeprimidos.

O "ectima gangrenoso" é uma síndrome oclusiva por proliferação bacteriana na adventícia de vasos subcutâneos. A principal bactéria envolvida é a *Pseudomonas aeruginosa*, mas lesões do tipo ectima gangrenoso são descritas com outras bactérias e com fungos.[27-29] O ectima começa como uma mácula eritematosa, pouco dolorosa, que se torna tipicamente purpúrica, podendo apresentar bolhas, pústulas e padrão de púrpura retiforme. Na histologia, observa-se extensa infiltração bacilar perivascular e da adventícia, tipicamente poupando o lúmen e a íntima. Essa proliferação ocasiona um estreitamento progressivo do lúmen vascular com diminuição do suprimento sanguíneo para os cones vasculares da pele (Figura 17.2). Esse processo culmina na formação de coágulos dentro desses vasos e necrose cutânea. O tratamento antibiótico deve ser instituído imediatamente, porém o prognóstico é reservado em casos de neutropenia ou de imunodeficiências persistentes.

Os fungos também invadem vasos em casos de imunodeficiência grave provocando a necrose cutânea pelo mesmo mecanismo aqui descrito. O fungo mais comumente implicado nesses processos são o Aspergillus, Mucor, Absidia e Rhizopus. Os três últimos são do filo Zigomicota.[29] Em diabéticos, a mucormicose pode causar lesões necróticas na face, decorrentes de infecções dos seios paranasais. Os fungos invadem a corrente sanguínea e, em seguida, a parede dos vasos; a formação de trombos ocorre ao redor dos fungos e no endotélio lesado.

O Fusarium é o segundo fungo filamentoso mais frequente após o Aspergillus como agente causador de infecção fúngica invasiva nos imunocomprometidos. Os fatores de risco mais importantes são a neutropenia, a leucemia aguda e a terapia citotóxica. As portas de entrada para o fungo são o trato respiratório, o trato gastrointestinal e a pele. As manifestações cutâneas ocorrem em 60% a 80% dos casos e frequentemente representam a única fonte de substrato diagnóstico. A doença por Fusarium pode acometer os vasos sanguíneos cutâneos determinando lesão tecidual, tanto pela disfunção endotelial, como também pela invasão direta pelo fungo da parede vascular (Figura 17.10).

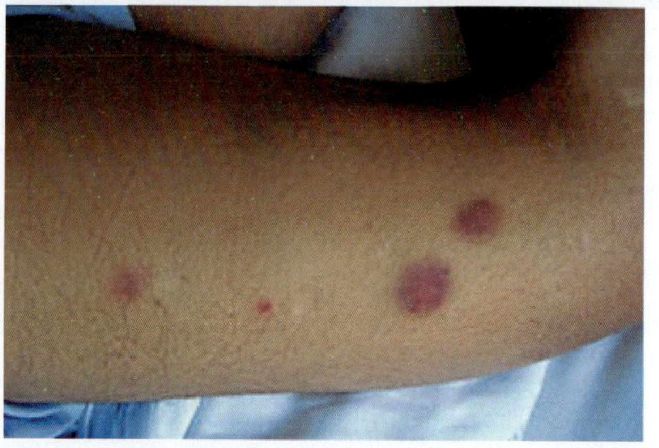

■ **Figura 17.10** Lesões equimóticas e purpúricas em paciente com fusariose.

Estrongiloidíase disseminada pode ocorrer em pacientes com infecção pelo nematódeo *Strongyloides stercoralis*. Lesões purpúricas, especialmente na região periumbilical, são muito raras[29] e algumas vezes são referidas como púrpura tipo "impressões digitais". Histologicamente, observam-se extravasamento de hemáceas e larvas dentro dos vasos e entre as fibras de colágeno. A mortalidade da estrongiloidíase disseminada é bastante alta.

O fenômeno de Lucio é comum no México e na América Central, mas raro em outras áreas. As lesões trombóticas no fenômeno de Lúcio (FL) são distintas do eritema nodoso hansênico, uma vez que no FL há, em geral, ausência de febre, leucocitose e dor, além de menor resposta a talidomida e o FL, ocorre em geral em pacientes com hanseniase virchowiana (multibacilar). As lesões agudas se apresentam como púrpura retiforme[30,31] e frequentemente evoluem para ulceração crônica. A histologia revela proliferação endotelial extensa e trombos nos vasos dérmicos e alguns vasos subcutâneos, com um discreto infiltrado inflamatório linfocítico. Existem alguns relatos de vasculite leucocitoclástica em lesões iniciais. A coloração de Ziehel-Nielsen revela múltiplos bacilos na parede dos vasos.[30,31]

Oclusão vascular por micro-organismos deve ser uma hipótese em pacientes imunodeprimidos e com neutropenia grave. Lesões necróticas centrofaciais são típicas de invasão por fungos Zigomicetos. O tratamento se baeia na recuperação imunológica, quando possível; e na terapia antimicrobiana com base na identificação do organismo invasor. Tiabendazol é o tratamento de escolha para estrongiloidíase disseminada, mas a duração pode ser prolongada pela dificuldade de se erradicar a doença em imunodeprimidos.

■ DISTÚRBIOS DE OCLUSÃO POR ÊMBOLOS

Embolia de colesterol

A embolia de colesterol (EC) também conhecida como "síndrome dos dedos azuis" e primariamente uma doença de homens de 50 anos ou mais.[30] Em estudos de autopsia a embolia por colesterol foi encontrada em 15% a 20% dos óbitos em maiores de 60 anos, portadores de aterosclerose.[32,33] Consequentemente à baixa incidência da EC, esses dados sugerem que a EC é uma doença subdiagnosticada.

A EC ocorre pela fragmentação de uma placa ateromatosa ulcerada em pacientes com doença aterosclerótica avançada, às vezes desconhecida. Apesar de a fragmentação espontânea da placa poder ocorrer, a EC geralmente sucede a um dos três seguintes eventos: *cateterização arterial*, que causa ruptura da placa e EC entre de horas a dias após o cateterismo; *anticoagulação prolongada*, a qual ocasiona lise do coágulo tornando a placa friável. A EC, nesses casos, geralmente ocorre de 1 a 2 meses após o início da anticoagulação. O terceiro evento seria a *terapia trombolítica* para infarto do miocárdio ou AVE que tipicamente ocorrem horas a dias após a terapia.

Clinicamente, ocorre alteração do *status* mental, hipertensão arterial súbita, febre, perda de peso e mialgia. AVE, ataque isquêmico transitório, insuficiência renal, úlceras gastrointestinais e pancreatite hemorrágica também podem ocorrer. A doença causa grande morbidade e o envolvimento multissistêmico pode provocar a morte dos pacientes. Os achados cutâneos acometem 35% dos pacientes[32,33] e incluem livedo reticular (49%), gangrena periférica (35%), cianose (28%), ulceração (17%), nódulos (10%) e púrpura (9%). Em virtude de essa revisão ter sido realizada com pacientes com diagnóstico de EC pós-morte (41%), a incidência dos achados cutâneos pode estar subestimada. Esse fato é sugerido por outro estudo de oito pacientes com insuficiência renal aguda de causa desconhecida, cuja história clínica sugeria EC. Todos os oito tinham livedo reticular, cuja biópsia não revelava EC e, em dois casos, o livedo reticular somente era observado na posição ortostática, e não na posição supina. Além disso, supostamente a púrpura retiforme é encontrada numa frequência bem maior do que 9% na EC,[32] já que a púrpura retiforme é uma acentuação purpúrica do livedo reticular, podendo ser relatada apenas como livedo reticular em alguns trabalhos. As extremidades inferiores são mais acometidas; porém, quando a placa originária está no arco aórtico, ela pode acometer as extremidades superiores.

Eosinofilia do sangue periférico é comum, acomete mais de 80% dos casos e pode estar relacionada ao componente C5 da cascata do complemento.[30] Outros achados laboratoriais são: leucocitose; aumento da velocidade de hemossedimentação (VHS); creatinina; ureia; amilase; eosinofilúria; e diminuição do complemento sérico.[32,33-36]

A biópsia do livedo reticular deve ser cirúrgica com representação da gordura subcutânea e retirada da porção branca do livedo. Na presença de lesões purpúricas, estas devem ser, preferencialmente, biópsiadas podendo as biópsias serem feitas com *punch*.

A histologia revela oclusão dos pequenos vasos, geralmente arteríolas, na junção derme-subcutâneo, com fendas no lúmen vascular que correspondem à dissolução dos cristais de colesterol durante o processo de fixação do material. Na fase inicial, há infiltrado de eosinófilos e neutrófilos, seguido por mononucleares em 3 a 6 dias, podendo, algumas vezes, se observar fibrose intimal. Lesões em diferentes fases podem ser encontradas no mesmo paciente, consistente com EC recorrente.

Início súbito de púrpura retiforme com livedo reticular distal mais extenso deve sugerir EC, as síndromes oclusivas ao frio devem ser diferenciadas quando somente lesões distais estão presentes.

O tratamento é de suporte, ao menos que endarterectomia ou *bypass* cirúrgico possa retirar a fonte de êmbolos. Ácido acetilsalicílico e outros antiplaquetários, estatinas, descontinuação da anticoagulação, início da anticoagulação em pacientes com insuficiência renal grave, corticosteroides sistêmicos, infusão de análogos de prostaciclinas (Iloprost) têm sido relatados com sucesso em relatos de casos, mas ainda não há nenhuma terapia-padrão.[31,33,34-36]

Êmbolos cardíacos

Além da endocardite aguda bacteriana ou fúngica, embolia cutânea tem sido descrita com o mixoma atrial, endocardite marântica, cristais de globulinas e síndrome hipereosinofílica.

Os *mixomas atriais* são raros e tipicamente acometem indivíduos entre a 3ª e a 6ª décadas de vida. Estão associados com febre, fraqueza, perda de peso, artralgias, obstrução ao fluxo sanguíneo cardíaco, simulando uma doença valvular e fenômenos embólicos.[26] Os achados cutâneos são pápulas acrais purpúricas, lesões anulares, serpiginosas ou digitiformes, equimoses, livedo reticular, necrose de dedos, fenômeno de Raynaud, petéquias nas extremidades e *flush* malar.

A *endocardite marântica* resulta do depósito de fibrina e outros elementos sanguíneos nas válvulas cardíacas, similar à endocardite de Libman-Sacks (relacionada à síndrome do anticorpo antifosfolípide) ou endocardite reumática aguda. A *endocardite infecciosa* também é fonte de embolização, principalmente a endocardite bacteriana aguda, já que na subaguda as lesões cutâneas são consequentes a depósitos de imunocomplexos.

A *vasculopatia cristalglobulínica* é uma síndrome rara que ocorre pela cristalização de IgG ou cadeias leves dentro dos vasos, com formação de trombos. Na pele, observam-se púrpura e necrose nas regiões acometidas.

DISTÚRBIOS CONGÊNITOS E ADQUIRIDOS DAS PROTEÍNAS C E S

Estes distúrbios incluem a *púrpura fulminans neonatal* e a relacionada à *sepse* e a *necrose por cumarínicos.*

Púrpura fulminante

A púrpura fulminante foi um termo utilizado em 1800 para descrever uma síndrome com púrpura extensa em pacientes gravemente doentes, geralmente crianças com infecção aguda ou convalescente. Hoje a púrpura engloba os dois tipos descritos acima e é aplicado para pacientes sépticos com qualquer manifestação purpúrica (púrpura retiforme, púrpura palpável, equimose ou petéquia). A púrpura fulminante neonatal pode ser decorrente da deficiência homo ou heterozigótica ou de disfunção grave das proteínas C ou S e é discutida no Capítulo 109 – Manifestações Dermatológicas das Trombofilias. A púrpura fulminante relacionada à sepse é consequente à disfunção (< 20%) ou à deficiência grave de proteína C.[35] Nas púrpuras que se apresentam tardiamente nos pacientes sépticos se observam anticorpos antiproteína S.[36,37]

Necrose pela varfarina

A varfarina atua inibindo a γ-carboxilação dos fatores de coagulação dependentes de vitamina K (II, IV, IX, X, proteína C e S), no fígado. A proteína C e o fator VII são os de menor meia-vida, o fator VII é um amplificador da cascata de coagulação, tornando o sistema pró-coagulante redundante; por sua vez, a proteína C é crucial para o sistema anticogulante, formando o complexo proteína C-trombomodulina-proteína S que inativa os fatores VIII e V da cascata de coagulação. Com a queda abrupta da proteína C, há uma preponderância do sistema pró-coagulante sobre o anticoagulante ocasionando trombose e necrose cutânea.[38] Essa fisiopatologia é corroborada por alguns fatores, como início das manifestações clínicas coincidindo com a queda dos níveis de proteína C, reversão do quadro clínico com a reposição de concentrado de proteína C e baixos níveis de atividade da proteína C na vigência das lesões.

A necrose por varfarina aparece usualmente do 2º ao 5º dias do início do tratamento na ausência de heparina e ocorre mais facilmente com doses maiores do medicamento.[26,39] A incidência é quatro vezes maior em mulheres, com um pico nas 6ª e 7ª décadas de vida. Apesar de um terço dos casos ocorrer em portadores de deficiência parcial de proteína C, a maioria dos casos é de pessoas com atividade normal dessa proteína.

As áreas afetadas geralmente têm proeminente tecido gorduroso adjacente, como coxas, quadril e mamas. A dor é geralmente o primeiro sinal, seguido de eritema bem demarcado, o qual se torna hemorrágico e, então, necrótico. Púrpura retiforme pode ser vista no interior ou nas bordas das lesões. A histologia revela trombose da maioria dos vasos dérmicos. O tratamento contempla a administração de vitamina K e de heparina em dose terapêutica. O concentrado de proteína C deve ser considerado sempre que disponível.

SÍNDROME DO ANTICORPO ANTIFOSFOLÍPIDE

Ver Capítulo 42.

DISTÚRBIOS DE COAGULOPATIAS VASCULARES

Síndrome de Sneddon

Esta síndrome rara, descrita e 1965,[40] caracteriza-se por livedo reticular ou racemoso acompanhado de sintomas neurológicos decorrentes de doença vascular cerebral. A incidência estimada é de 4 casos por 1 milhão de habitantes por ano.[41,42]

A síndrome de Sneddon é, em alguns pacientes, uma manifestação da síndrome antifosfolípide; porém, em outros, é uma vasculopatia distinta afetando artérias menores e arteríolas maiores na pele e no cérebro.

Clinicamente, caracteriza-se por livedo reticular persistente e geralmente extenso, hipertensão arterial lábil e doença do SNC (ataque isquêmico transitório, AVE e demências). Existe uma predominância feminina, com início nas 3ª ou 4ª décadas de vida. Perda fetal e fenômeno de Raynaud podem estar presentes. O livedo reticular pode preceder os sintomas neurológicos por muitos anos.

Em um estudo comparativo, o grupo anticorpo antifosfolípide negativo apresentou menor prevalência do que o grupo anticorpo antifosfolípide positivo de convulsões, regurgitação mitral e trombocitopenia (< 150 mil) e maior prevalência de livedo reticular de padrão alargado com anéis maiores de 1 cm de diâmetro.[40]

Uma amostra de biópsia de 1 a 2 cm, de pele aparentemente normal, no centro do livedo, tem sensibilidade de 27% com uma biópsia, 53% com duas e 80% com três. Os achados característicos são: inflamação endotelial; hiperplasia subendotelial miointimal; e oclusão parcial ou completa das arteríolas envolvidas.[43]

Livedo reticular persistente ou livedo racemoso fazem parte também de outras síndromes. Num grupo de 32 pacientes com livedo racemoso generalizado e AVE, 16 tinham distúrbios autoimunes, trombofilias, aterosclerose ou mixoma atrial.[44] A dosagem de anticorpos antifosfolípides e de anticorpos antiprotrombina[45-47] devem fazer parte da avaliação inicial de pacientes com sinais e sintomas da síndrome de Sneddon.

O tratamento da síndrome de Sneddon é primariamente com varfarina, apesar de esta não ser sempre efetiva.[41] O índice de normatização internacional (INR, do inglês *international normalized ratio*) entre 2 e 3 é suficiente para controle dos eventos trombóticos. O uso de imunossupressores e de corticosteroideterapia sistêmica parece não prevenir os eventos neurológicos.

Vasculopatia livedoide

A vasculopatia livedoide (VL), também conhecida como "vasculite livedoide", "vasculite hialinizante segmentar", "vasculite com atrofia branca", "PURPLE" (úlceras purpúricas dolorosas com distribuição reticulada nas extremidades inferiores) ou "livedo reticular com úlceras de verão",[48-49] é uma doença que foi primeiramente descrita em 1967 por Bard and Winkelmann.[49] Acomete principalmente mulheres jovens de idade média, com uma relação mulher:homem de 3:1.[48,49]

A VL é uma vasculopatia oclusiva crônica que se apresenta inicialmente com máculas purpúricas e dolorosas localizadas nas extremidades inferiores.[46-48] As lesões, então, evoluem para necrose hemorrágica e úlceras superficiais bastante dolorosas que cicatrizam lentamente em 3 a 4 meses, deixando cicatrizes brancas, atróficas (atrofia branca) e esteladas, circundadas por halo purpúrico e hemorrágico com finas telangiectasias[48,49] (Figuras 17.11 a 17.16). A doença tem curso crônico e evolui por surtos de intensidade variável. Pode ser observar lesões em diferentes estágios evolutivos e geralmente acompanham-se de livedo reticular. A atrofia branca é uma consequência das lesões de vasculopatia livedoide, mas não é patognomônica desta doença, podendo ocorrer na dermatite de estase, nas doenças do colágeno e nas vasculites cutâneas.[46,48,49]

A patogênese da VL ainda não está totalmente esclarecida, acredita-se que essa vasculopatia seja mediada por distúrbios da coagulação[49-52] ou da fibrinólise. A VL foi associada, em alguns relatos, com atividade fibrinolítica anormal, disfunção plaquetária, aumento do inibidor do ativador do plasminogênio tecidual,[51] criofibrinogenemia,[51] hiper-homocisteinemia,[50] deficiência de antitrombina III,[53] mutação do fator V de Leiden,[54] e anticorpos antifosfolípides.[55] A resposta clínica favorável dos pacientes à fibrinolíticos,[51] anticoagulação[49,50] e a drogas antiplaquetárias é uma evidência adicional do papel dos distúrbios de coagulação na patogênese da VL.

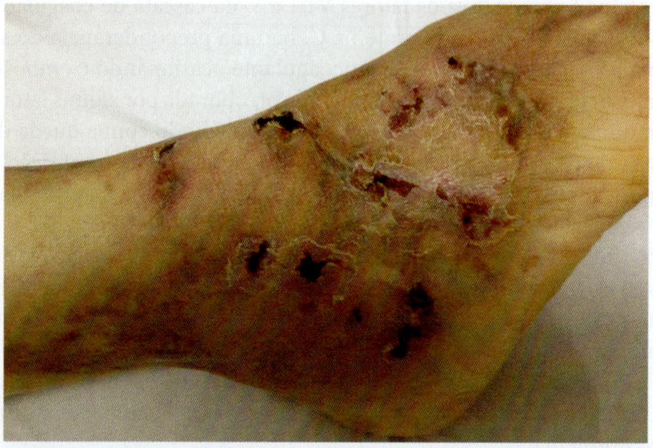

■ **Figura 17.11** Vasculopatia livedoide.

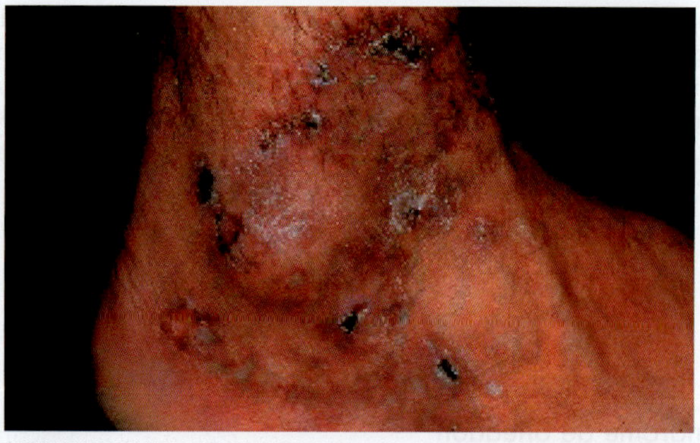

■ **Figura 17.12** Vasculopatia livedoide: ulcerações e equimoses necróticas na perna e dorso do pé, simultaneamente presentes com cicatrizes discrômicas e do tipo atrofia branca, de eventos trombóticos dérmicos prévios no mesmo paciente.

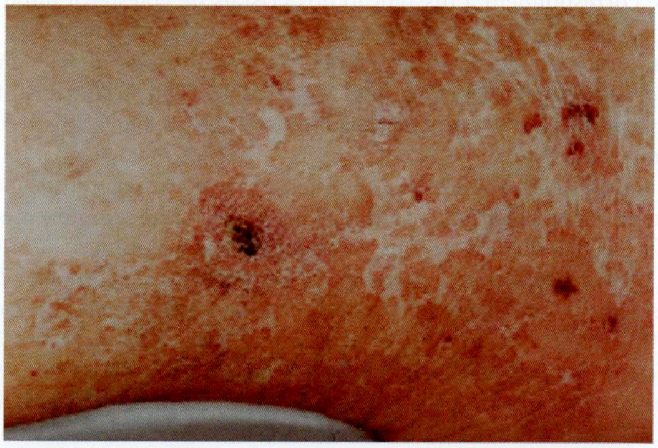

■ **Figura 17.13** Lesões cicatriciais de atrofia branca na vasculopatia livedoide.

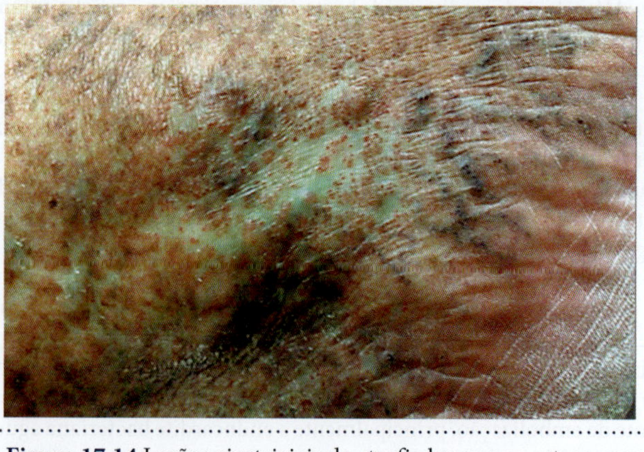

■ **Figura 17.14** Lesões cicatriciais de atrofia branca na estase venosa crônica.

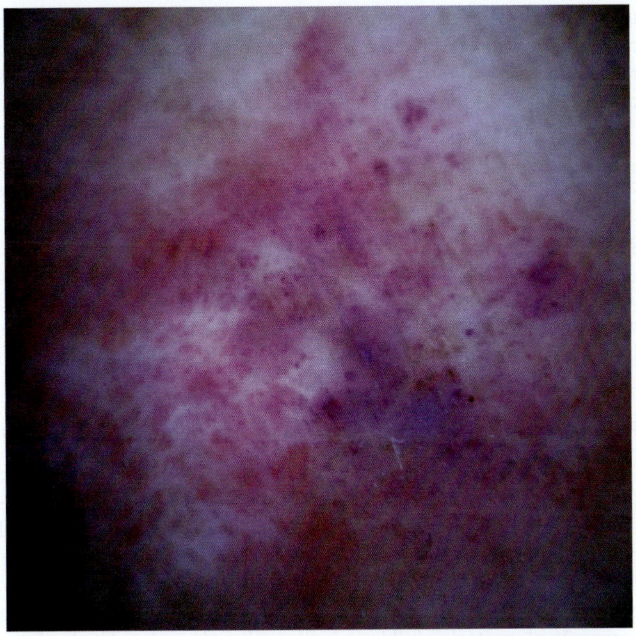

■ **Figura 17.15** Dermatoscopia (DermLite, California, USA) de lesão de atrofia branca demonstrando cicatrizes nacaradas, ao lado de púrpura, indicando área de atividade em paciente com vasculopatia livedoide.

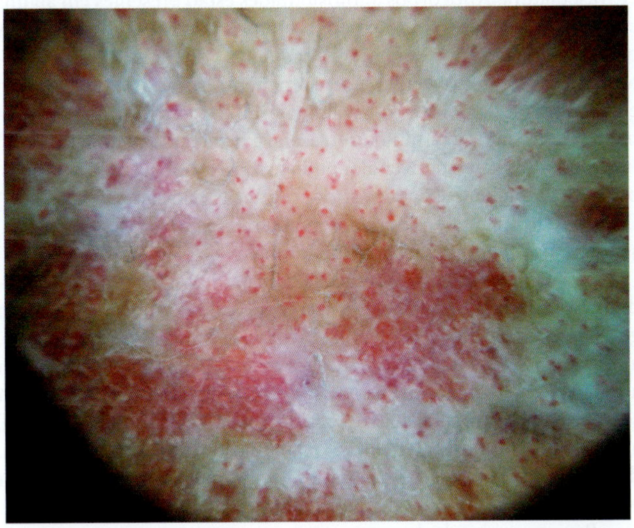

■ **Figura 17.16** Dermatoscopia (DermLite, California, USA) de lesão de atrofia branca demonstrando cicatrizes nacaradas ora isoladas, ora confluentes, em cujo centro de cada unidade podemos visualizar vasos sanguíneos neoformados padrão globular ou em alças glomeruloides.

Pela Figura 17.17, podemos entender a fisiopatologia do desenvolvimento das cicatrizes de atrofia branca.

Os achados histopatológicos são sugestivos e usualmente revelam vasculopatia hialinizante segmentar envolvendo os vasos dérmicos superficiais com espessamento da parede dos vasos, proliferação endotelial, ocasional extravasamento de hemáceas e trombose focal (Figura 17.18). Não há evidência de leucocitoclasia.[48,49] Os achados da imunofluorescência são inespecíficos.

O grande desafio na diagnose histopatológica da VL é a obtenção de amostra de pele adequada, que represente desde a epiderme até a junção dermo-hipodérmica. Em essência, o acometimento vascular na VL ocorre na derme superficial e média e, por vezes, na derme profunda. No entanto, a representação da junção dermo-hipodérmica se faz necessária uma vez que há situações em que clinicamente as lesões apresentam-se como VL, porém representam uma manifestação morfológica da poliarterite nodosa cutânea.

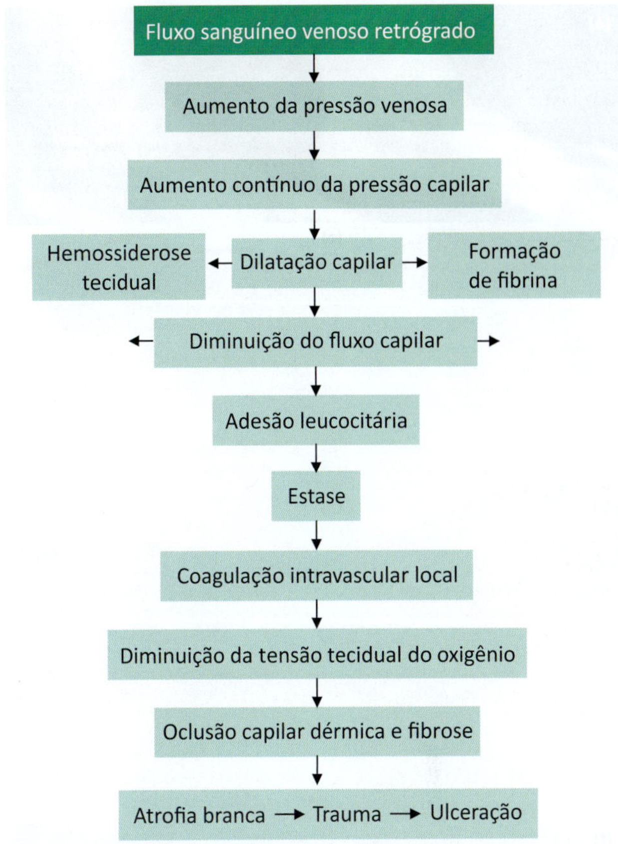

■ **Figura 17.17** Vasculopatia livedoide e atrofia branca. Eventos fisiopatogênicos sucessivos.

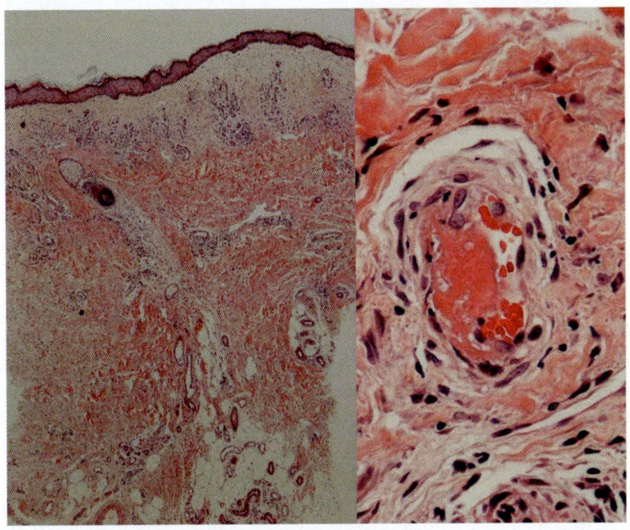

■ **Figura 17.18** Histopatologia da vasculopatia livedoide. À esquerda, comprometimento dos vasos da derme superficial (HE, 40x OM). À direita, detalhe de um pequeno vaso ocluído por trombo fibrinopaquetário e hemácias, com discreto infiltrado inflamatório perivascular (HE, 400x OM).

Há casos diagnosticados como VL, mas alguns representavam uma poliarterite nodosa cutânea subjacente, sendo que uma pequena proporção ainda tem mononeurite múltipla. Na reavaliação histopatológica de biópsias profundas, observa-se a presença de vasculite necrosante de vasos de médio calibre na derme reticular e hipoderme, enquanto na derme superficial havia apenas vasos trombosados sem processo inflamatório, com características típicas de VL (Figura 17.19).

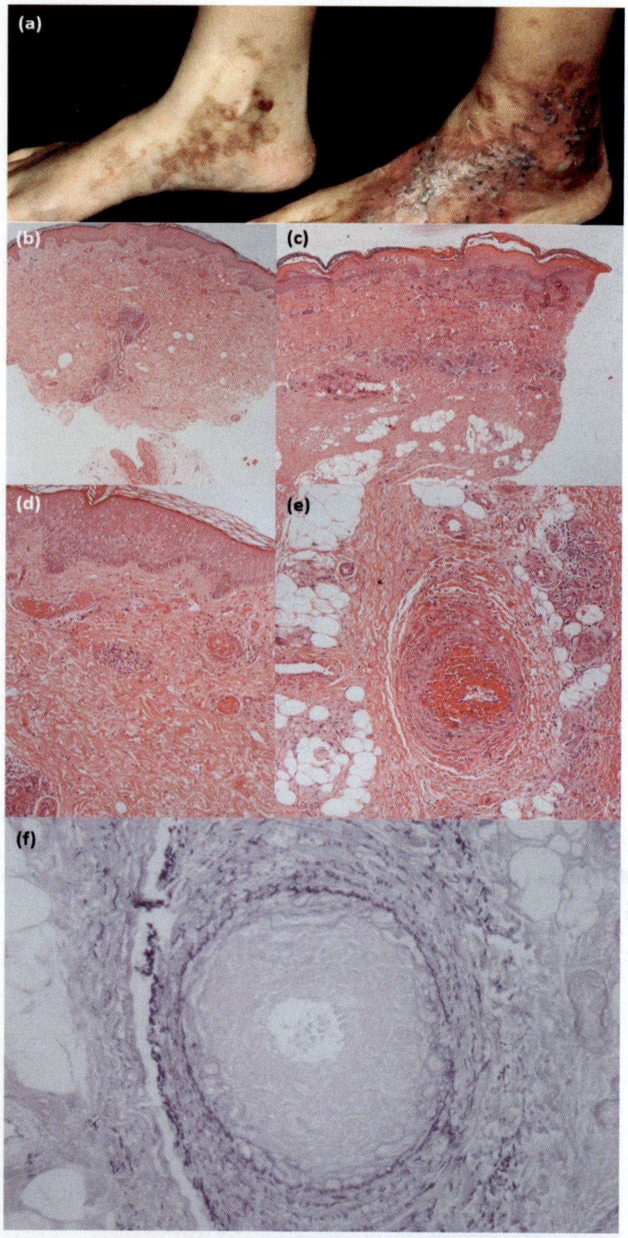

■ **Figura 17.19** Caso inicialmente classificado como vasculopatia livedoide pela trombose dos vasos da derme superficial e média; porém, ao se aprofundarem os cortes seriados na histopatologia, observou-se endarterite obliterante na hipoderme compatível com fase regenerativa de poliarterite nodosa cutânea.

Portanto, os achados histopatológicos na VL permitem melhor classificá-la como *vasculopatia*, e não vasculite necrosante mediada por imunocomplexos em razão de: (i) ausência de leucócitos polimorfonucleares neutrófilos e fragmentação nuclear na vizinhança dos vasos dérmicos no início do processo; (ii) ausência de permeação da parede vascular por leucócitos; (iii) deposição de fibrina e hialinização da parede vascular; (iv) níveis séricos normais do complemento na maioria dos pacientes e ausência de imunocomplexos circulantes detectáveis.

No entanto, a vasculopatia livedoide ainda é uma condição de difícil manejo sem clara definição do tratamento. As opções terapêuticas atuais podem ser divididas em três grupos: estimulantes da atividade fibrinolítica endógena (ativador do plasminogênio tecidual-tPA), inibidores da formação de trombos (aspirina, dipiridamol, heparina de baixo peso molecular), agentes hemorreológicos como a pentoxifilina e vasodilatadores (nifedipina). Entre as diversas proposições terapêuticas, os anticoagulantes parecem ser a melhor opção, com cicatrização completa das úlceras e remissão prolongada da doença, em relatos de caso já publicados na literatura;[48-57] porém ensaios clínicos duplo-cegos e randomizados são necessários para confirmar a eficácia destas drogas na VL.

A rivaroxabana de uso oral surge como um novo potencial instrumento terapêutico no tratamento desafiador dos pacientes impactados pela vasculopatia livedoide. Na Figura 17.20, propomos uma abordagem sequencial para o tratamento dos pacientes com VL.

Recentemente, foram relatados casos clínicos de pacientes que têm obtido melhora da VL com o uso de medicamentos orais como o inibidor pan-JAK (janusquinase) tofacitinibe e inibidores seletivos JAK1-2, como o baricitinibe. Também há relatos de casos com o uso de medicações anti-TNF-α e rituximabe.

Papulose atrófica maligna (doença de Degos)

A papulose atrófica maligna é uma doença vaso-oclusiva rara que tipicamente afeta a pele, trato gastrointestinal e SNC.[26] Ocorre tipicamente entre as 2ª e 4ª décadas de vida. A incidência parece ser igual entre homens e mulheres.

A patogênese parece estar relacionada a distúrbios de coagulação, apesar de o mecanismo preciso ainda ser incerto. Anormalidades da agregação plaquetária e inibição da fibrinólise têm sido relatados,[58-61] o que poderia justificar a presença de trombos plaquetários e de fibrina na derme, mesentério e SNC. No entanto, a ausência de coagulopatias em alguns pacientes sugere que o distúrbio possa ser no âmbito da microvasculatura. Anticorpos antifosfolípides estão presentes em alguns casos, isoladamente ou associados a lúpus eritematoso sistêmico.[62] A presença de lesões tipo doença de Degos em portadores de doenças autoimune do tecido conectivo sugere um mecanismo autoimune.[63-66] No entanto, não se demonstram, usualmente, imunocomplexos ou complemento em estudos de imunofluorescência nos tecidos acometidos.[67,68] Infiltrado linfocítico perivenular pode ser observado nas lesões tardias, porém a vasculite leucocitoclástica e a arterite não são relatadas.[56,57,69] Depósito de mucina pode ser observado em todas as fases da doença, sendo mais proeminente nas lesões tardias.

Na pele, costuma manifestar-se com lesões assintomáticas, predominantemente no tronco e extremidades, de número variável. Em geral, poupa as palmas, plantas, face, couro cabeludo e genitais. Surge, a princípio, como máculas rosadas, as quais rapidamente dão origem a pápulas eritematosas firmes, de 2 a 5 mm de diâmetro. Após 2 a 4 semanas, a pápula evolui com depressão central.[70] De forma individual, as lesões são constituídas em duas zonas: uma porção central deprimida, de cor aporcelanada, centro escamoso e um halo periférico róseo ou violáceo, de 1 a 2 mm de diâmetro, no qual há delicadas telangiectasias. Por vezes, a borda desaparece permanecendo apenas uma cicatriz branca varioliforme. Raramente as lesões excedem 2 cm de diâmetro. A membrana mucosa mais acometida é a ocular. Pode afetar a esclera, episclera, coroide e nervo óptico. Os achados cutâneos tipicamente precedem o acometimento sistêmico.

Um prognóstico desfavorável é pronunciado pelo acometimento do trato gastrointestinal que geralmente se apresenta após semanas, meses ou anos de manifestações puramente cutâneas, com dor abdominal, náusea, melena e diarreia. A laparoscopia revela infartos em diferentes partes do intestino delgado, que também podem ser encontradas no esôfago, estômago, cólon e reto. O acometimento intestinal pode resultar em perfuração, peritonite e morte.

Sinais e sintomas neurológicos ocorrem em cerca de 22% dos pacientes, principalmente como resultado de infartos cerebrais e medulares.

Exames de autópsia têm revelado infartos em múltiplos sistemas – miocárdio, rins, bexiga, pulmões, pleura, fígado e pâncreas – que geralmente são assintomáticos até a fase final da doença.

A histologia da pele revela, caracteristicamente, epiderme atrófica com uma leve hiperqueratose e, na derme adjacente, um esparso infiltrado inflamatório linfocitário com edema, depósito de mucina e leve esclerose, além de, ocasionalmente necrose.

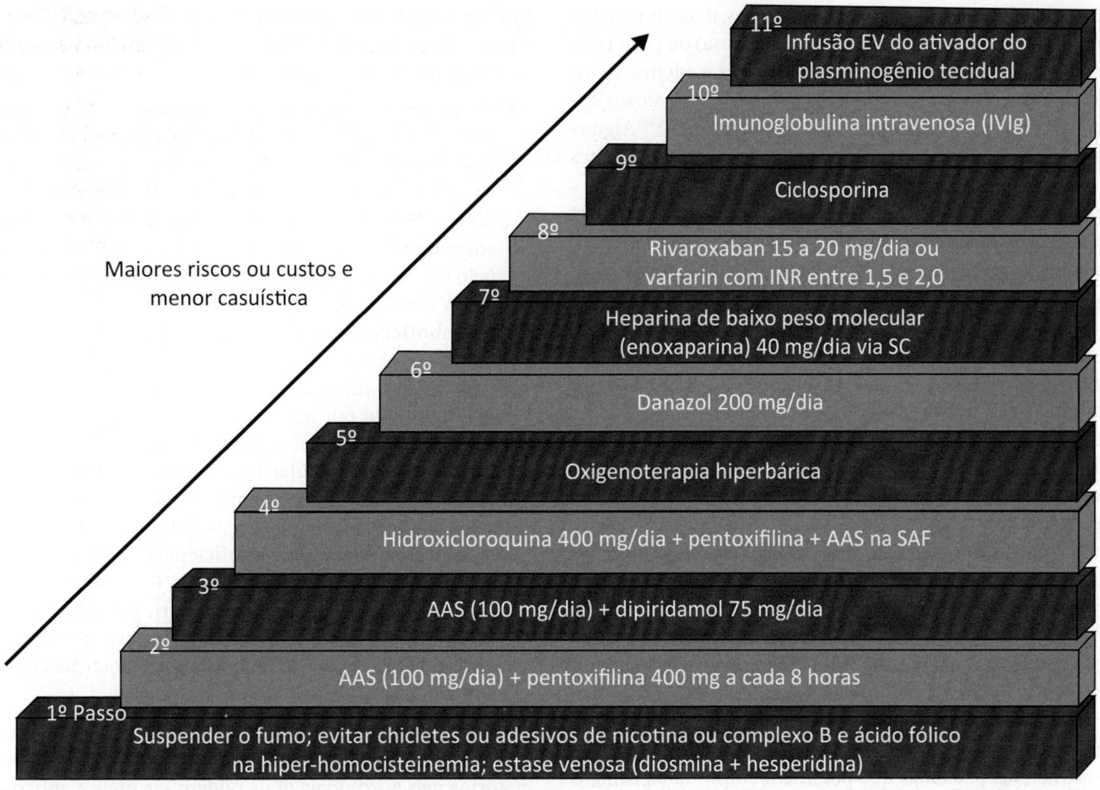

■ **Figura 17.20** Abordagem terapêutica em passos da vasculopatia livedoide.

Lesões Degos-símile podem ser observadas em doenças autoimunes do tecido conectivo.[66,70-73] A síndrome do anticorpo antifosfolípide também pode apresentar lesões Degos-símile, sendo primordial excluir esse diagnóstico, principalmente em pacientes com lúpus e outras doenças autoimunes do tecido conectivo.

O tratamento ainda não está estabelecido, apesar de haver relatos de melhora com aspirina associada ou não à pentoxifilina.[71]

■ SÍNDROMES MICROVASCULARES OCLUSIVAS NÃO CLASSIFICADAS

Aterosclerose obliterante

A prevalência da doença arterial periférica é aproximadamente 10% na população geral com mais de 45 anos. Os maiores fatores de risco são idade > 40 anos, diabetes *melitus* e tabagismos. Hipertensão arterial, sexo masculino, sedentarismo, dislipidemia e hiperhomocisteinemia são também fatores de risco importantes. A doença arterial periférica aumenta o risco de morte por doença cardiovascular.[74]

A aterosclerose ocorre por deposição de placas de colesterol, debris necróticos e células inflamatórias na parede dos vasos, ocasionando estreitamento progressivo com baixo fluxo sanguíneo e trombose local.

A evolução é crônica, apresentando claudicação intermitente, em um terço dos casos, neurite periférica e diminuição ou ausência dos pulsos periféricos. A elevação da perna produz palidez, com retorno mais demorado à cor anterior e eritema reflexo. Consequentemente à isquemia, a pele apresenta-se seca, escamosa e alopécica, podendo-se observar calosidade plantar. Traumatismos leves podem causar úlceras de difícil cicatrização localizadas, geralmente em áreas de proeminência óssea como os dedos e região do calcanhar, em oposição às úlceras de estase, que se situam nos tornozelos. Quando há oclusão completa de vasos, surge área de gangrena que pode atingir um ou vários pododáctilos ou área maior. A região apresenta-se lívida, bem demarcada, fria, dolorosa, às vezes com borda eritematosa. Com a progressão ocorre necrose e ulceração. No diagnóstico, além da investigação do diabetes *mellitus* e alterações lipídicas, o Doppler de membros inferiores e arteriografia revelarãi o nível e o grau da obstrução.

O tratamento se baseia principalmente no restabelecimento do fluxo sanguíneo. O paciente deve ser encaminhado ao cirurgião vascular para revascularização por angioplastia ou *bypass* cirúrgico. Medidas adicionais também são necessárias como[74] dieta sem gordura, controle do diabetes, hipertensão e cessação do tabagismo e drogas hipolipemiantes (estatinas). Apesar de os dados não serem conclusivos, a aspirina é prescrita para todos os pacientes. Outros antiagregantes como clopidogrel podem ser mais benéficos do que a aspirina. Outras intervenções como controle da dor, aquecimento do membro, antibióticos e cuidados locais (em casos de úlceras) são necessárias.

Tromboangeíte obliterante (doença de Buerger)

A doença de Buerger é uma vasculopatia oclusiva e inflamatória de vasos de pequeno e médio calibre distinta das outras formas de oclusão vascular em decorrência de diferenças no aspecto patológico dos vasos e no tipo de população afetada.[75-80] Foi descrita em 1908 por Leo Buerger em Nova Yorque (EUA), em indivíduos jovens, entre os quais havia em comum o hábito do tabagismo intenso.

A etiologia é desconhecida, porém se cogita que represente um processo inflamatório autoimune desencadeado pelo tabagismo. A doença atinge exclusivamente adultos jovens (25 a 40 anos) do sexo masculino, porém mulheres podem ser acometidas.

A histologia revela espessamento da parede dos vasos com invasão destes por linfócitos, plasmócitos, eosinófilos e monócitos resultando em trombose. O infiltrado pode envolver veias e nervos. As alterações são focais e, no estágio tardio, há fibrose dérmica.[75-80]

O sintoma mais comum é a claudicação intermitente, dor no membro afetado desencadeada pela deambulação ou exercício e que desaparece com o repouso (claudicação do pé é o mais característico). Contudo, a dor pode ocorrer no repouso ou associada à neuropatia isquêmica, ulceração e tromboflebite. Os sintomas são agravados pelo frio. O quadro é geralmente unilateral, com redução dos pulsos na região acometida. Os pulsos proximais estão conservados, enquanto os distais (pedial dorsal, tibial posterior e radial) são perdidos no estágio inicial da doença. A pele pode apresentar palidez, cianose e diminuição da temperatura. Ulceração ou gangrena pode ocorrer precocemente no curso da doença, particularmente após traumatismos, e comumente se inicia em torno das unhas (paroníquia crônica dolorosa) ou ponta dos dedos. Pode haver alterações tróficas, tromboflebites e edema. Além da tromboflebite recorrente, que determina cordões eritematosos superficiais, pode haver trombose venosa profunda associada.[75-80] Alguns casos cursam com eritema nodoso. A evolução é crônica, durante meses a anos, com períodos de quiescência.

Os critérios diagnósticos são: tabagismo, idade < 50 anos; ausência de fatores de risco para aterosclerose; oclusões distais (infrapoplítea); acometimento de membros superiores; e tromboflebite migratória.[76,77] Autoanticorpos, particularmente anticélulas endoteliais, estão presentes em altos títulos na fase de atividade da doença e podem ser usados para monitorar a atividade da doença.[75-80] A VHS geralmente é elevada e, com frequência, a arteriografia conduz ao diagnóstico, com estenoses e oclusões múltiplas das artérias distais e várias colaterais.

Os principais diagnósticos diferenciais a serem considerados são ergotismo, êmbolos de colesterol, a aterosclerose de "início na juventude", a vasculopatia diabética e vasculite associada à doença autoimune do tecido conectivo.

O tratamento consiste no repouso, proibição do fumo, aquecimento do membro e assistência especializada de um cirurgião vascular. Nenhum tratamento medicamentoso tem resultados conclusivos, porém estudo com análogos da prostaciclina mostrou melhores resultados na cicatrização das úlceras e alívio da dor quando comparados com o ácido acetil salicílico.[80] Pela natureza de acometimento distal difuso, a cirurgia reconstrutiva arterial tem pouca aplicação. A simpatectomia é uma alternativa em alguns casos. Na presença de gangrena, a amputação é necessária. Nos pacientes que persistem com o tabagismo, o prognostico é pior.

Tromboflebite superficial

Tromboflebite é a inflamação de veia superficial com formação de trombo e consequente oclusão. A trombose de uma veia superficial geralmente ocorre devido a um fluxo lento dentro de uma veia varicosa, e pode ocorrer de forma isolada. Também deve ser considerada a coexistência de uma trombose venosa profunda (TVP) silenciosa.[81] sua vez, a tromboflebite que ocorre em veias superficiais aparentemente normais deve alertar a possibilidade de malignidade subjacente ou de trombofilia. Quando se localiza na safena e/ou em seus ramos superficiais, caracteriza-se por lesões eritematonodulares ou por cordão infiltrativo em trajeto venoso. Há dor moderada, edema do membro e pode haver sinais flogísticos. As tromboflebites superficiais podem ocorrer em veia varicosa ou não:

- **Tromboflebite superficial:** associada à veia varicosa, é a forma mais comum. Apresenta-se sob a forma de eritema e calor sobre nódulos subcutâneos palpáveis, dolorosos em cordão. Um aspecto de eritema e infiltração, celulite-símile, podem ocorrer dificultando sua distinção de um quadro infeccioso. Não há linfadenite ou edema periférico, a não ser que haja TVP subjacente. O estudo pelo ultrassom Doppler está indicado para diagnóstico e exclusão de TVP associada.
- **Tromboflebite superficial:** não associada à veia varicosa, pode ocorrer após injeção intravenosa, inserção de cateter intravenoso com ou sem infecção (tromboflebite séptica). O dano ao endotélio induzido por agulhas ou drogas (agentes quimioterápicos) ocasiona flebite e consequente trombose. O extravasamento de substâncias perivenular tem o mesmo efeito. Quando este tipo de tromboflebite é recorrente ou disseminado, deve-se pesquisar a associação com doenças sistêmicas como câncer, estados de hipercoagulabilidade (deficiência de proteína C, proteína S, síndrome antifosfolípide, mutação do fator V de Leiden, hipermomocisteinemia, antitrombina III, gravidez nos dois últimos trimestres, estados pós-operatórios, uso de anticoncepcionais hormonais) (Figura 17.21) ou outras doenças como doença de Behçet ou doença de Buerger.

Nas tromboflebites superficiais, o tratamento sintomático pode ser o único empregado, a menos que haja TVP associada. Anti-inflamatórios não hormonais orais podem ser úteis e anticoagulação não é necessária, a menos que haja extensão para a junção safenofemoral, safenopoplítea ou TVP associada.

■ SÍNDROMES MICROVASCULARES NÃO OCLUSIVAS

Livedo reticular

O livedo reticular é um achado extremamente comum e usualmente resulta de uma resposta vasoespástica fisiológica ao frio ou a doenças sistêmicas. O LR apresenta um padrão de descoloração cianótica, ou eritematocianótica, que assume um aspecto rendilhado. É denominado "livedo reticular" quando a trama reticulada ocorre de forma completa com interligação nítida, que delimita internamente áreas da pele com aspecto

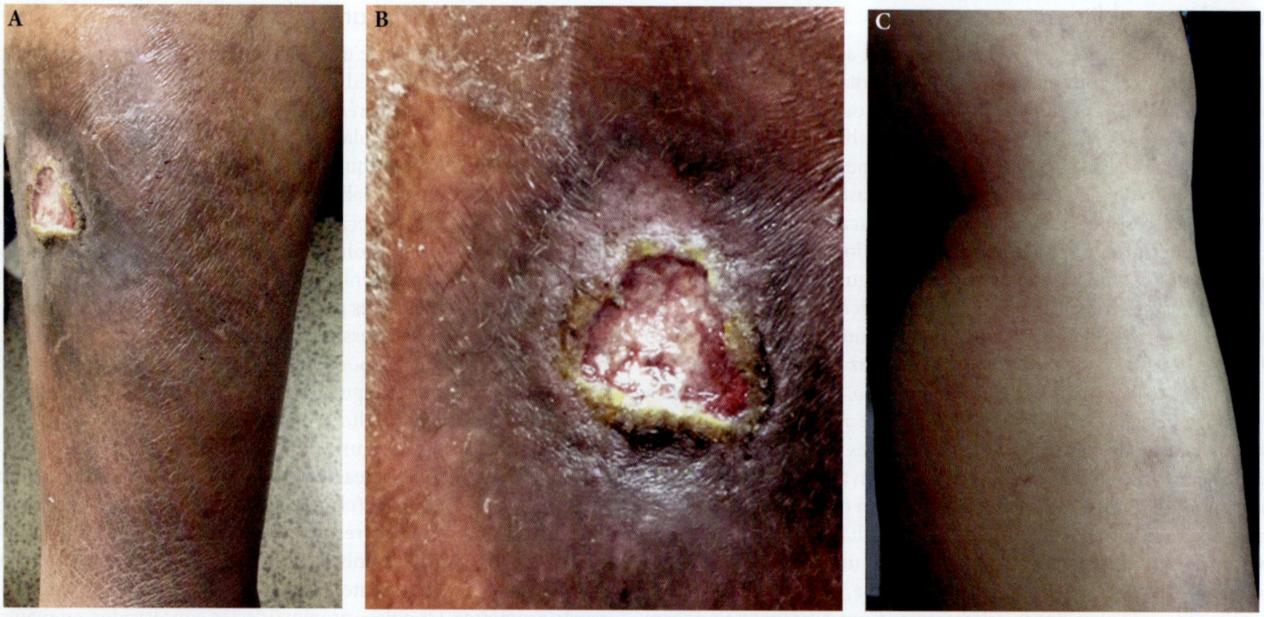

■ **Figura 17.21** Paciente de 32 anos com trombose venosa profunda recanalizada e úlcera da perna recanalizada. Na investigação, demonstrou ter hemoglobina S e aumento dos fatores VIII e IX da coagulação. Em **(A)**, a úlcera da perna; em **(B)**, detalhe da úlcera; e em **(C)**, tromboflebite na perna contralateral (eritema linear).

normal, ou mesmo pálidas. Quando a trama reticulada não é constituída por linhas que confluem e fecham é denominado de "livedo racemoso" (Figura 17.22), o qual, em geral, se acompanha de estados patológicos.

O LR pode ser congênito ou adquirido (Quadro 17.6).

Unna, em 1896, postulou que o suprimento sanguíneo da pele normal é arranjado em cones[82] onde o ápice (ponto inferior) é constituído pela arteríola cutânea, e a base (porção superior) o território da pele com área de 1 a 4 cm, dependente da sua irrigação sanguínea (Figura 17.22). Nas bordas do cone, os plexos venoso e proeminente e o arterial são diminuídos. O distúrbio primário circulatório localiza-se nas arteríolas que nutrem as áreas da pele suprajacente, no entanto qualquer processo que diminua tanto o fluxo arterial como a drenagem venosa pode causar a aparência clínica de LR.[82-92]

A descoloração cianótica moteada do livedo reticular ocorre mais comumente nas pernas, mas os braços e o tronco podem ser afetados. Ulceração ocorre em alguns casos. Descoloração ou descamação sugerem alguma causa externa, como calor ou outra dermatose de base. O frio intensificará a cianose, a qual é inicialmente reversível se o fator causal for removido, ou com o aquecimento do local; porém, com o tempo, os vasos se tornam permanentemente dilatados e telangiectásicos.

Livedo reticular congênito – cútis marmorata telangiectásica congênita

Ver Capítulo 126 – Anomalias Vasculares e Síndromes com Repercussões Sistêmicas Associadas.

Quadro 17.6 Classificação etiológica do livedo.

Livedo reticular	
Congênito – cútis marmorata telangiectásica congênita	
Adquirido	
1. Vasoespasmo	
▪ LR fisiológico/cútis marmorata ▪ LR idiopático ▪ Doenças autoimunes do tecido conectivo ▪ Doença/fenômeno de Raynaud	
2. Distúrbios intravasculares	
▪ Doenças mieloproliferativas ▪ Proteínas anormais ▪ Crioglobulinas ▪ Crioaglutininas ▪ Criofibrinogenemia ▪ Hipercoagulabilidade ▪ Síndrome antifosfolípide	▪ Fator V de Leiden ▪ Deficiência de proteínas C ou S ▪ Hiper-homocisteinemia ▪ Deficiência de antitrombina III ▪ Coagulação intravascular disseminada ▪ Púrpura trombocitopênica trombótica ▪ Insuficiência cardíaca
3. Doenças da parede dos vasos	

▪ Vasculites
  ▪ Poliarterite nodosa cutânea
  ▪ Poliarterite nodosa sistêmica
  ▪ Vasculite crioglobulinêmica
  ▪ Vasculite associada a doenças autoimunes
▪ Calcifilaxia
▪ Síndrome de Sneddon
▪ Vasculopatia livedoide (também cursa com obstrução intraluminal)	

4. Obstrução dos vasos	

▪ Êmbolos
  ▪ Embolia de colesterol
  ▪ Embolia séptica
  ▪ Embolia por nitrogênio (descompressão brusca)
▪ Trombofilias (ver acima)
▪ Hiperoxalúria	

5. Outros	
▪ Medicamentos (interferon, amantadina, norepinefrina) ▪ Infecções (hepatite C, *Mycoplasma*, sífilis, tuberculose, hanseníase) ▪ Injeções intravasculares de pentazocina e bismuto ▪ Neoplasias (feocromocitoma) ▪ Doenças neurológicas (distrofia simpática reflexa, paralisias) ▪ Doença de Moya-Moya	

Livedo reticular adquirido

"Livedo reticular fisiológico" e "cútis marmorata" são sinônimos e referem-se ao padrão normal de livedo que ocorre em resposta ao frio. Acomete mais frequentemente neonatos, crianças e adultos jovens, podendo ser encontrado em até 50% das crianças normais.[82-92] Em adultos, ele pode estar associado à acrocianose e à perniose.

Livedo reticular idiopático ou primário ocorre predominantemente em adultos jovens e mulheres de meia idade. Tende a ser mais disseminado, sobretudo nas extremidades inferiores. Apesar de variar com oscilações de temperatura, tende a persistir com o aquecimento. Pode cursar com ulcerações, edema e dormência. A doença pode ser progressiva. O diagnóstico diferencial é com eritema ab-igne, nevo capilar e angioma serpiginoso. É um diagnóstico de exclusão, sendo importante afastar causas secundárias, principalmente nos casos disseminados.[82-92]

Livedo reticular por vasoespasmo parece ser a causa mais comum de livedo reticular. Geralmente está associado a doenças do tecido conectivo e reflete uma tendência vasoespástica, ocorrendo mais comumente em portadores do fenômeno de Raynaud. Doenças neurológicas como a distrofia simpática reflexa, apresentam LR por induzirem vasoespasmo e também por imobilidade do membro afetado.

Livedo reticular por distúrbios intravasculares pode ocorrer em estados de hiperviscosidade sanguínea decorrentes de aumento de proteínas (crioglobulinas,[83] criofibrinogênio, crioaglutininas, paraproteinas) ou aumento das células sanguíneas (doenças mieloproliferativas como policitemia vera[84] e trombocitose essencial). Um padrão fino e uniforme de livedo reticular e comumente observado nestes casos. Os estados de hipercoagulabilidade sanguínea também causam livedo reticular, como a síndrome antifosfolípide,[85] deficiência de proteína C[86] e S e de antitrombina III.[87] Condições que ocasionam a estase vascular como doenças neurológicas com paralisia de membros inferiores também podem cursar com livedo reticular.

Livedo reticular por doenças da parede dos vasos é causado mais comumente por vasculites. Nesses casos, a vasculite deverá acometer arteríolas de médio calibre da junção derme-subcutâneo. A poliarterite nodosa (PAN) cutânea sempre envolve esses vasos e, portanto, está quase sempre associada a livedo reticular.[88] A PAN sistêmica, a vasculite crioglobulinêmica e a vasculite associada às doenças autoimunes também podem afetar esses vasos. O LR costuma ter um padrão mais largo e a distribuição dependerá dos vasos envolvidos. A calcifilaxia consiste na deposição de cálcio na parede dos vasos, vista principalmente em portadores de insuficiência renal crônica complicada por hiperparatireoidismo. Ela pode iniciar com livedo reticular que se torna purpúrico e evolui com necrose. A síndrome de Sneddon também é causa de livedo, principalmente na forma de livedo racemoso.

Livedo reticular por obstrução dos vasos pode resultar tanto de êmbolos (colesterol) como de tromboses intravasculares (síndrome antifosfolípide, necrose por heparina ou warfarina). Deposição de cristais intracelulares é visto na hiperoxalúria e obstrução intravascular por esses cristais pode causar livedo reticular.[89] Comumente, as obstruções cursam com livedo racemoso e podem evoluir com púrpura e necrose. A combinação de obstrução vascular e doença da parede dos vasos é observada na vasculopatia livedoide.

Outras causas de livedo reticular são as drogas como amantadina[90] e norepinefrina. As infecções podem induzir livedo por mecanismos citados acima, como crioglobulinas, crioaglutininas, anticorpos antifosfolípide, vasculites autoimunes e êmbolos sépticos. As neoplasias induzem LR por hipercogulabilidade, paraproteinemias e vasoespasmos (feocromocitoma).

O diagnóstico diferencial do LR deve ser feito com o eritema ab-igne que é uma dermatose induzida pelo calor que se inicia como um livedo reticular e, com a continuidade da exposição, ocorre hiperpigmentação reticulada da pele. Outras dermatoses também podem apresentar distribuição reticulada semelhante como a mucinose reticulada eritematosa (acomete preferencialmente o tronco superior), alguns exantemas virais e mancha do tipo vinho do Porto (deve-se investigar acometimento de vasos mais profundos nesses casos). Poiquilodermias podem assumir um padrão reticulado (micose fungoide, dermatomiosite ou doença do enxerto *versus* hospedeiro), no entanto a presença de alterações epidérmicas ajuda a distingui-las do LR.

A histopatologia do LR dependerá da causa de base. Nas formas fisiológicas ou idiopáticas, resultantes de vasoespasmo, nenhuma alteração é encontrada. Nas causas secundárias, inúmeras alterações são encontradas como vasculite, deposição de cálcio na parede dos vasos, material eosinofílico intravascular (crioglobulinemias), trombose intravascular, deposição de cristal (oxalúria) ou de colesterol (embolia de colesterol). Na síndrome de Sneddon, observam-se hiperplasia da musculatura intimal, inflamação endotelial e oclusão parcial ou completa das arteríolas afetadas. A amostra de pele deve ser suficientemente profunda para conter as arteríolas da junção dermo-subcutâneo, portanto uma biópsia profunda da região central (pele normal) deve ser realizada e podem ser necessárias biópsias seriadas.

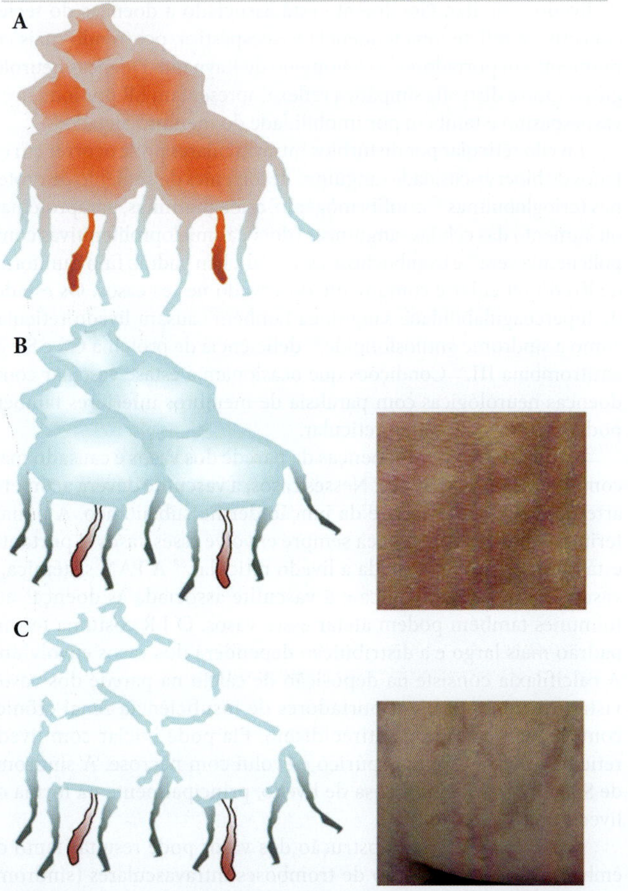

■ **Figura 17.22** Formas de livedo: **(A)** Circulação normal na pele (derme): a arteríola supre de sangue arterial o centro de um segmento cutâneo que se assemelha a um poliedro, em cuja periferia vai se acumulando o sangue já menos oxigenado, o qual é coletado por vênulas. **(B)** O livedo reticular apresenta uma trama em rede na periferia destes poliedros, a qual se fecha completamente, desenhado uma rede ou retículo na pele. Pode ocorrer por diminuição do fluxo arterial de forma fisiológica ou por espasmo transitório da parede vascular. **(C)** O livedo racemoso ocorre, em geral, determinado por doença subjacente que compromete o suprimento arteriolar, produzindo uma trama reticulada sucessivamente interrompida, em oposição à trama bem delineada do livedo reticular.

■ ACROCIANOSE

Acrocianose é uma descoloração persistente cianótica ou eritrocianótica da pele, usualmente com um padrão moteado. As mãos são preferencialmente envolvidas (Figura 17.23), mas pés e face podem ser acometidos. Pode ser idiopático ou secundário a inúmeras patologias e ou medicamentos.

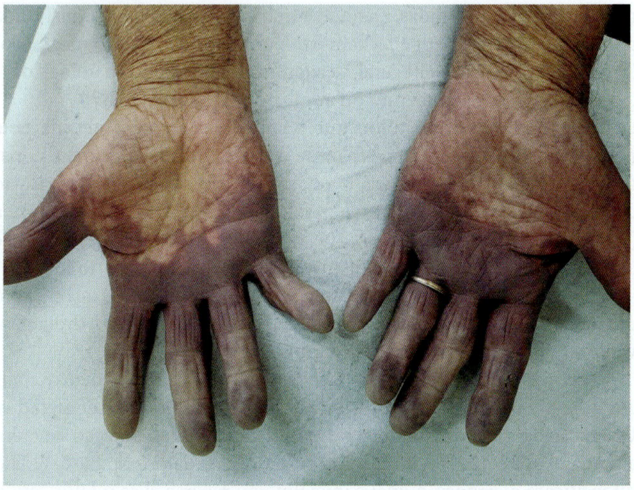

■ **Figura 17.23** Acrocianose.

A acrocianose se deve a uma hiperreatividade das arteríolas e vasos pré-capilares ao frio, ocasionando um estreitamento da luz desses vasos e dilatação secundária dos capilares e do plexo venoso subpapilar nas extremidades.[93] O mecanismo que causa essa alteração da reatividade vascular não está esclarecido. Existem relatos de acrocianose associada à hiperviscosidade sanguínea,[94] e história familiar é encontrada em alguns casos, indicando uma base genética para esses casos. Nenhuma alteração neurológica local ou de neuropeptídeos, por estudo anatomopatológico ou imunohistoquímico, foi encontrada até o momento.[94-96]

Este processo determina coloração eritematocianótica e sensação de frio, às vezes com hiperidrose e parestesias nas áreas afetadas. O quadro é persistente, sendo discreto no verão e acentuado no inverno, ocorrendo mais em mulheres jovens. As mãos e os pés são comumente afetados e, em alguns casos, mais graves, a cianose é observada também nas orelhas e no nariz. A despeito da cronicidade do processo, não ocorrem ulcerações, atrofia ou outras alterações nas extremidades. Geralmente, inicia-se na adolescência e persiste na vida adulta. Pode associar-se, eventualmente, ao livedo reticular/racemoso (Figura 17.24), perniose e eritrocianose.

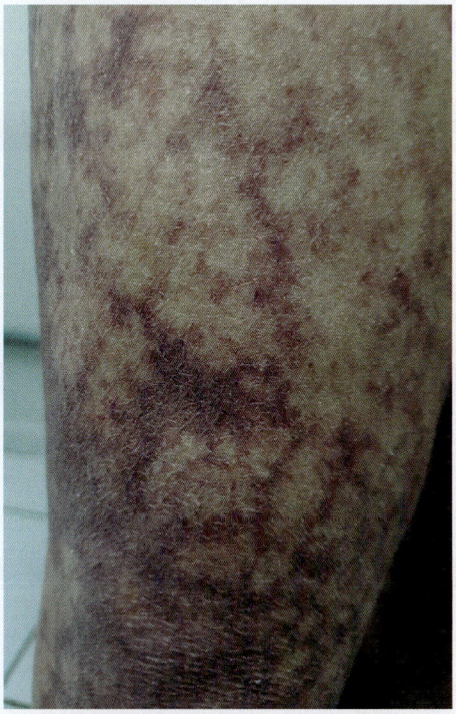

■ **Figura 17.24** Livedo racemoso.

Nas mulheres que usam roupas curtas, as panturrilhas e mesmo as coxas podem ser afetadas (eritrocianose crural).

O diagnóstico se baseia na presença de descoloração cianótica persistente sem alteração de pulsos periféricos ou oclusões venosas. Deve ser distinguida do fenômeno de Raynaud grave e da perniose. Casos que se iniciam tardiamente na vida adulta devem ser investigados para causas secundárias.

Não há tratamentos específicos, sendo recomendada, apenas, a proteção contra o frio. Nas formas secundárias, o tratamento da causa de base pode resolver os sintomas.

ERITROMELALGIA/ERITROMERALGIA[95-105]

A eritromeralgia (EM) constitui alteração episódica caracterizada por sensação de queimação, eritema e elevação da temperatura, afetando extremidades, principalmente inferiores. Pode ser classificada em três tipos:

- **Tipo 1:** associada à trombocitemia e que melhora com o uso do ácido acetilsalicílico.
- **Tipo 2:** primária ou idiopática e geralmente congênita, desencadeada pelo exercício ou exposição a um ambiente aquecido.
- **Tipo 3:** secundária à doença vascular inflamatória ou degenerativa, como: o lúpus eritematoso, esclerodermia, artrite reumatoide, doença de Raynaud, gota e alterações neurológicas.

O termo "eritromeralgia" foi utilizado por Mitchel, em 1878,[96] para descrever eritema (eritro), envolvimento das extremidades (melos) e dor (algos). Os critérios diagnósticos foram estabelecidos por Thompson[97] em 1979: (1) dor em queimação das extremidades; (2) dor agravada por aquecimento; (3) dor aliviada por resfriamento; (4) eritema na pele afetada; e (5) aumento da temperatura local.

A incidência da EM é de 0,25/100.000 com uma prevalência de 2/100.000.[98] Enquanto os tipos 1 e 3 aparecem tardiamente na fase adulta, o tipo 2 pode ocorrer na infância e pode ser familiar. A média de idade é de 56 anos, com apenas 4% iniciando na infância.[97] A relação mulher:homem varia de 2:1 a 3:1.[99]

A patogenia não está totalmente esclarecida e pode variar de acordo com a doença de base. Em pacientes com trombocitemia, está relacionado a aumento da quantidade de plaquetas, assim como da função plaquetária, havendo formação de trombo plaquetário. Como a trombina não tem participação neste processo, o uso de anticoagulantes não se justifica.[98] Nos outros tipos de EM, parece ocorrer alterações na dinâmica vascular. A presença de fístulas arteriovenosas, aumentando o fluxo local, parece explicar a hiperemia.[98-101] Alguns investigadores têm sugerido que o aumento da temperatura desencadearia a liberação de substâncias vasoativas e mediadores para dor. Recentemente, uma mutação no gene *SCN9A* foi identificada em portadores de EM primária familial.[102] Esse gene codifica canais de sódio denominados "Na(v)1.7", que são expressos em neurônios sensoriais. A mutação desses canais traz as seguintes alterações: (1) diminuição do limiar, com uma superexcitabilidade dos neurônios nociceptores; e (2) aumento do limiar com diminuição da excitabilidade dos neurônios simpáticos.[103] Porém, já foram descritas famílias sem essa mutação, sugerindo heterogeneidade genética.[104]

A EM é caracterizada clinicamente pela tríade eritema, dor em queimação e calor nas extremidades acometidas (Figura 17.25). Os surtos surgem frequentemente ao final do dia, após aquecimento dos pés, em razão de banhos quentes ou do uso de meias, da prática de exercício físico, de febre e de caminhada. A dor é precipitada por mínimas variações da temperatura entre 32 °C e 36 °C, com alívio após resfriamento e elevação do membro. O quadro pode persistir por horas, chegando a ser incapacitante em alguns casos. Ocasionalmente, pode ser contínuo. Os pés são acometidos em 90% dos pacientes e as mãos em 25%. Raramente pode haver envolvimento da cabeça e pescoço. A EM tipo 1 pode ser unilateral, sendo a forma mais associada à necrose isquêmica. Já o tipo 2 é mais frequentemente bilateral.

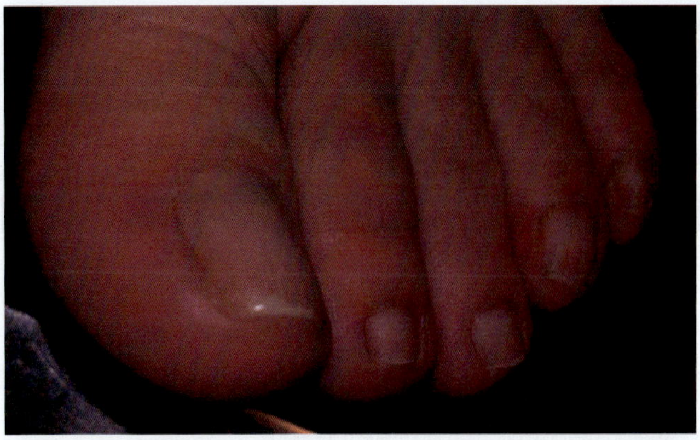

Figura 17.25 Eritema nos dedos dos pés, em paciente que referia dor intensa e calor local episódicos.

O membro afetado frequentemente evoluirá com eritema e edema. Associados, pode se observar acrocianose, livedo reticular, rubor facial, necrose e ulceração. Entre os surtos, o membro afetado é aparentemente normal em 40% dos pacientes. O prognóstico é variável, em um estudo de seguimento a longo prazo, a evolução em 8 anos foi a seguinte: 30% estável; 30% com piora; 30% com melhora; e 10% com resolução completa.[105]

A histologia é inespecífica, na EM tipo 1 podem ocorrer proliferação intimal e oclusão vascular.

O principal diagnóstico diferencial a ser considerado é a distrofia simpática reflexa que se segue a traumatismos e pode produzir um quadro clínico semelhante, porém tende a ser constante e não ter uma estreita relação com aquecimento. Neuropatia periférica pode causar parestesias e queimação confundindo com EM, havendo necessidade de estudos de condução nervosa nesses casos. Bloqueadores de canais de cálcio (nicardipina), envenenamento por cogumelos, intoxicação com metais pesados, mercúrio, arsênico, tálio e doenças oclusivas como a tromboangeíte obliterante podem provocar sintomas semelhantes aos da eritromeralgia. A pesquisa de doenças mieloproliferativas deve ser feita, pois algumas vezes a EM é o primeiro sintoma da doença.

Nenhum tratamento isolado é consistentemente útil para EM. Analgesia oral é sempre indicada. Métodos de resfriamento do membro afetado, como bolsas de gelo, panos umedecidos devem sempre ser tentados. A elevação do membro afetado ajuda a aliviar a dor e o edema. Aspirina é útil na EM tipo 1, mas o tratamento da trombocitose com medicações como a hidroxiureia deve ser considerado. Terapia tópica inclui a capsaicina 10% e adesivos de lidocaína. O tratamento inicial deve ser feito com medicações orais, entre elas, estão disponíveis os antidepressivos tricíclicos (amitriptilina), antidepressivos inibidores da recaptação de serotonina (venlafaxina), anticonvulsivantes (gabapentina), diltiazem, bloqueadores dos canais de sódio (flecainide) e análogos da prostaglandina (misoprostol). Terapia intravenosa tem sido usada para casos mais graves e inclui o nitroprussiato, a prostaglandina E1 e a lidocaína. Terapias invasivas como infusão epidural de bupivacaína, simpatectomia lombar bilateral ou bloqueio simpático lombar[105] podem ser necessários em casos graves e não responsivos a tratamento oral.

FENÔMENO DE RAYNAUD[106-128]

O Fenômeno de Raynaud (FR) é definido como isquemia digital transitória ocorrendo em resposta ao frio ou a estímulos emocionais. É caracterizado por alterações sequenciais de cor: branco (isquemia) → azul (hipóxia) → vermelho (reperfusão). A palidez é essencial para o diagnóstico, porém nos casos de FR grave e persistente, como aqueles associados às doenças autoimunes do colágeno, essa palidez pode ser breve e seguida por cianose prolongada com ou sem focos de necrose tecidual. O FR pode ser primário ou secundário. Atualmente, o termo "síndrome de Raynaud" tem sido considerado sinônimo de FR. O FR primário é idiopático e é também denominado "doença de Raynaud". O FR pode ser secundário a inúmeras doenças, fatores ambientais ou drogas, como listado no Quadro 17.7.

Quadro 17.7 Diagnóstico do fenômeno de Raynaud primário ou doença de Raynaud.

Critérios diagnósticos
1. Surtos intermitentes de descolorações das extremidades
2. Ausência de oclusão arterial
3. Distribuição bilateral e simétrica
4. Exclusão de doenças, drogas, ocupação ou trauma que possa induzir alteração vasoespástica
5. Ausência de alteração de imunoglobulinas
6. Sexo feminino, idade < 25 anos
7. História de intolerância ao frio desde a infância
8. Capilaroscopia do leito ungueal normal

As alterações sequenciais do FR foram primeiro descritas por Maurice Raynaud, em 1862.[105] Em 1926, Allen e Brown estabeleceram critérios clínicos para diferenciar FR primário e secundário,[106] esses critérios modificados ainda são usados atualmente.

O FR primário (doença de Raynaud) é mais comum em adolescentes e mulheres jovens, com idade média de início de 14 anos. É uma doença comum afetando 3% a 5% da população.[107] Em contraste, o FR secundário é raro, a distribuição entre os sexos é semelhante à da doença de base e está associado, na maior parte dos casos, com doenças autoimunes do colágeno, principalmente esclerose sistêmica.

A patogênese do FR ainda não é totalmente esclarecida. As pesquisas são voltadas principalmente para o FR primário e o FR secundário à esclerodermia. Alterações vasculares estruturais, desregulação de vasopressores e distúrbios neurológicos relacionados ao controle do tônus vascular estão implicados na fisiopatologia do FR. A separação da fisiopatologia do FR em três campos – *vascular*, *intravascular* e *neural* – facilita a melhor compreensão, porém essas alterações parecem ocorrer simultaneamente, tanto na esclerodermia como no FR primário.

As alterações *vasculares* ocorrem principalmente na microvasculatura cutânea digital. No FR primário, essas anormalidades vasculares são primariamente funcionais, enquanto no FR secundário, há inúmeras anormalidades estruturais da microvasculatura e artérias digitais. Na esclerodermia, a ativação endotelial com liberação de fatores de crescimento, citocinas, aumento da expressão de moléculas de adesão e apoptose de células endoteliais[108] são responsáveis pelo processo de esclerose da pele e deposição de colágeno na parede dos vasos, que pode evoluir para obstrução do lúmen vascular.

As alterações *intravasculares* são principalmente decorrentes de um desbalanço entre vasodilatadores e vasoconstrictores liberados pelo endotélio. Quando ocorre dano endotelial, a liberação dessas substâncias fica reduzida, entre elas o óxido nítrico (NO), potente vasodilatador. Alterações do NO são mais relacionadas ao FR secundário à esclerodermia.[109] Das substâncias vasopressoras implicadas no FR, a endotelina -1 (Edt-1), potente vasoconstrictor, é a mais importante. A Edt-1, além de vasoconstrictora, tem ação no remodelamento vascular, sendo relevante na esclerodermia.[110] Aumento da expressão da Edt-1, após exposição ao frio, tem sido observado no FR primário[111] e na esclerodermia.[112,113] Outros vasopressores como angiotensina têm sido implicados no FR e benefícios com o uso de antagonistas do receptor da angiotensina já foram relatados em estudo randomizado em pacientes com FR relacionado à esclerodermia.[114]

Alterações *neurais* ocorrem por desregulação dos mecanismos de controle do tônus vascular. A principal substância estudada é o peptídeo relacionado ao gene da calcitonina (PRGC), vasodilatador liberado por fibras sensitivas aferentes. Estudos imunohistoquimicos já demonstraram diminuição da expressão desse peptídeo em biópsias de FR primário e FR secundário à esclerodermia.[115] Aumento da expressão de α-2-adrenoreceptores já foi demonstrado em inúmeros estudos.[116-120]

Portanto, o desbalanço entre vasodilatação e vasoconstricção favorecendo a vasoconstricção ocorre basicamente por diminuição da vasodilatação mediada pelo PRGC e pelo aumento da vasoconstricção mediada pela Edt-1 e outros vasoconstrictores, como angiotensina e α-2-adrenoreceptores, parecem ser os fatores-chaves da patogênese do FR.

Alterações histopatológicas encontradas no FR secundário à esclerodermia são basicamente, diminuição dos vasos dérmicos e hiperplasia intimal secundária principalmente à deposição de colágeno. A vasculite digital pode ser encontrada nos portadores de doença autoimune do colágeno. Na microscopia eletrônica de biópsias de polpas digitais de portadores de esclerodermia, encontram-se estreitamento luminal, edema das células endoteliais e espessamento da membrana basal nos capilares dérmicos.[121] A membrana basal dos nervos digitais é similarmente afetada, além de intensa degeneração de nervos mielinizados. Em biópsias de leito ungueal de portadores de esclerose sistêmica e doença mista do tecido conectivo, há diminuição de feixes nervosos cutâneos e deposição de material PAS (ácido periódico de Schiff) positivo.[121]

Clinicamente, manifesta-se como surtos com palidez súbita de um ou mais dedos, seguidos em alguns minutos por cianose e algumas vezes por eritema (Figura 17.26). Os surtos são, na maioria das vezes, desencadeados por frio, pressão ou estresse emocional. Em alguns casos, quase sempre no FR secundário, alterações na pele podem ser observadas, são elas: telangiectasias periungueais; distrofias ungueais; atrofia; e esclerose dos dedos (esclerodactilia). O curso é variável e o prognóstico no FR primário é bom em 80% dos casos, enquanto no FR secundário varia com a doença de base, podendo ocorrer destruição progressiva das polpas digitais.

O FR envolve mais frequentemente as mãos (Figuras 17.27 e 17.28) e os dedos dos pés, porém apenas 5% dos pacientes têm sintomas iniciais nos pés.[123] De forma menos comum, pode acometer nariz e lobos das orelhas e, muito raramente, a língua.[123] Cada episódio de FR dura em média 20 minutos, embora possa persistir por horas.[123]

O diagnóstico se baseia na história clínica, a qual deve conter a profissão (vibração), exposição a metais pesados e ergot; e exame físico completo das mãos, pulsos e neurológico. Na suspeita de alteração vascular estrutural deve se proceder a exames de imagem (radiografias, Doppler vascular e arteriografia). Eletroneuromiografia pode ser necessário se for encontrada alteração do exame neurológico. Na presença de alterações sugestivas de doença do tecido conectivo (DTC), capilaroscopia do leito ungueal, avaliação de outros sinais e sintomas de DTC e pesquisa de anticorpos antinucleares e anti-Scl-70 são necessários.

No Quadro 17.8 podemos consultar as diferentes causas e condições associadas ao fenômeno de Raynaud secundário.[123]

A acrocianose é um importante diagnóstico diferencial e deve ser distinguida pela ausência de palidez paroxística.

Pacientes com FR primário frequentemente respondem a medidas não medicamentosas como evitar exposição ao frio, aquecimento das extremidades e suspensão do tabagismo. Quando essas medidas são inefetivas, os vasodilatadores devem ser introduzidos.[107] Os bloqueadores de canais de cálcio são as medicações mais utilizadas (p. ex., nifedipina).[124-128] Bloqueadores do receptor da angiotensina II podem ser efetivos (p. ex., losartan) podendo ser utilizados em combinação com bloqueadores de canal de cálcio. Deve-se ter cuidado com queda excessiva da pressão arterial ocasionando um baixo fluxo nas extremidades, além de exacerbação de refluxo gastroesofágico pelos bloqueadores de canais de cálcio.

A prostaglandina E intravenosa (alprostadil)[126] e sildenafil oral[127] (aumenta o efeito do óxido nítrico por inibir a fosfodiesterase tipo 5) podem ser úteis em portadores de FR refratário. Em casos extremos, podem ser utilizados bloqueios nervosos e simpatectomias. Agentes antiplaquetários podem teoricamente melhorar o fluxo e aspirina em baixas doses costumam ser usada empiricamente, se não há contraindicação.

Por fim, o Cochrane Peripheral Vascular Diseases Group publicou sua própria revisão sistemática dos estudos envolvendo o uso de vasodilatadores orais, distintos dos bloqueadores de canais de cálcio no

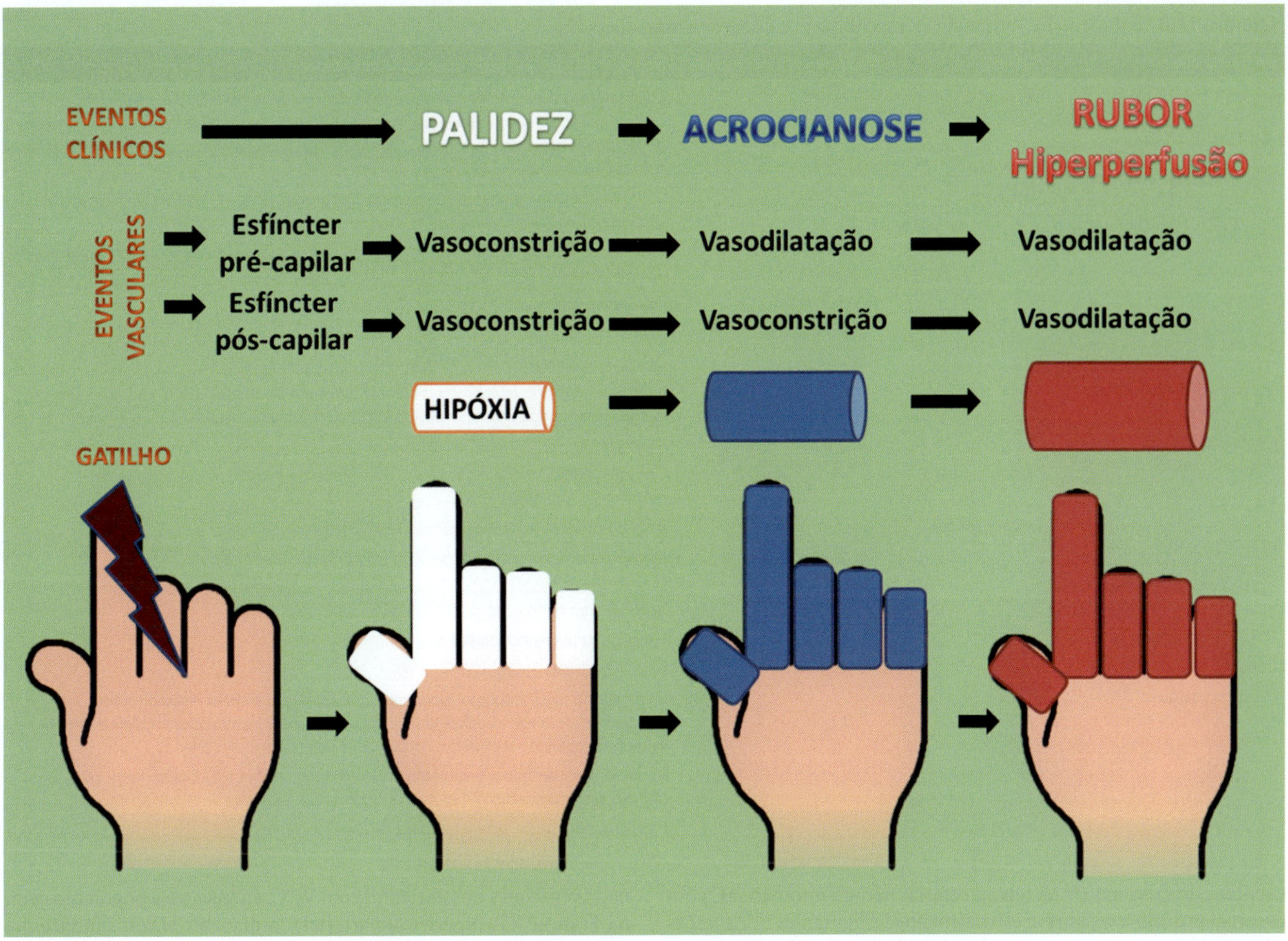

■ **Figura 17.26** Demonstração da correlação entre os aspectos clínicos e fenômenos vasomotores durante os eventos que constituem o fenômeno de Raynaud.

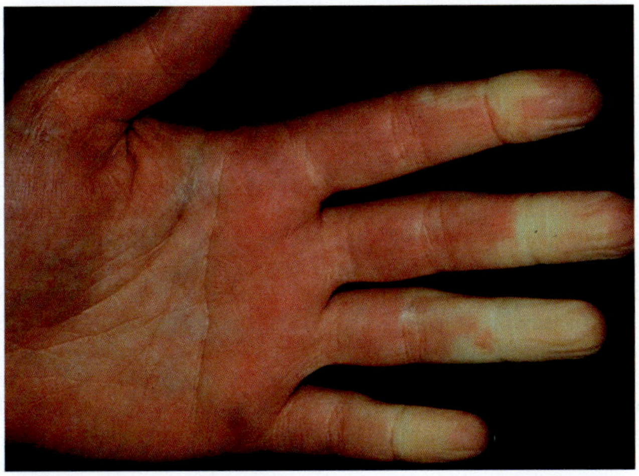

■ **Figura 17.27** Fenômeno de Raynaud com palidez em alguns dedos e cianose no polegar.

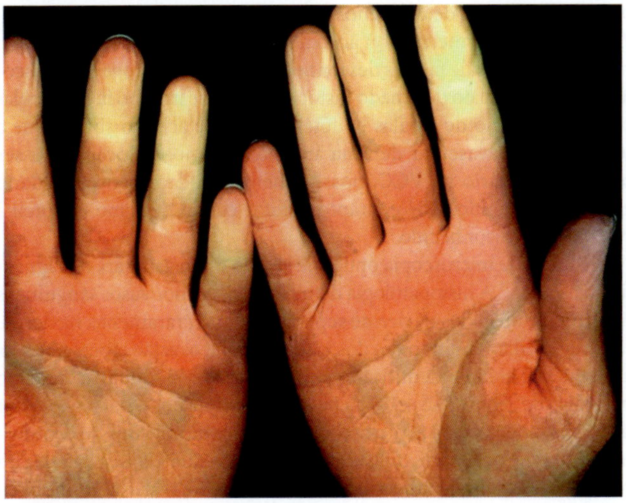

■ **Figura 17.28** Fenômeno de Raynaud em ambas as mãos.

tratamento do FR e não encontrou evidência que os resultados desse uso sejam iguais ou superiores aos efeitos do uso de bloqueadores de canais de cálcio.[128]

■ VASCULOPATIA CUTÂNEA COLAGÊNICA

A vasculopatia cutânea colagênica (VCC) foi descrita em 2000 pelos autores Salama e Rosenthal.[129,130] Constitui-se em uma microangiopatia rara de origem desconhecida, a qual acomete os casos cutâneos superficiais.[131] Acomete mais frequentemente pacientes na meia-idade com lesões de telangiectasias no tronco, nos membros superiores e inferiores.[131] Ocorre mais frequentemente nas mulheres (1,41♀:♂), idade média de 63,5 anos (16 a 85).[130] À época do diagnóstico, as lesões estão presentes há cerca de 7 anos em média (0,4 a 57).[130]

Em geral, as lesões se iniciam nos membros inferiores, progressivamente ascendem pelo tronco e membros superiores, com acometimento

Quadro 17.8 Fenômeno de Raynaud (FR) secundário e doenças associadas.

Ambiente clínico	Subtipo	Tipo de vaso acometido	Doenças ou classes medicamentosas envolvidas
Doenças autoimunes do tecido conectivo (DATC)	Doenças autoimunes do tecido conjuntivo		Esclerodermia (FR em 96% dos pacientes), doença mista do tecido conectivo (FR em 86%), lúpus eritematoso sistêmico (FR em 31%), artrite reumatoide (FR em 22%), doença do tecido conectivo indiferenciada (FR em 30%) e síndrome de Sjögren (FR em 13%), dermato/polimiosite
	Vasculites	Pequenos vasos	Urticária vasculite hipocomplementêmica, vasculites cutâneas dos pequenos vasos, vasculite crioglobulinêmica
		Pequenos e médios vasos	Granulomatose com poliangeíte (Wegener), granulomatose eosinofílica com poliangeíte (Churg-Strauss)
		Médios vasos	Poliarterite nodosa
		Grandes vasos	Arterite de Takayasu
		Variado	Doença de Buerger
Trauma repetitivo, fatores ocupacionais			Síndrome vibratória mão-braço, síndrome hipotenar do martelo (Hammer), síndrome do congeleamento dos dedos, exposição ao polivinilcloreto, nitratos
Obstrução vascular intrínseca			Aterosclerose
Malignidades	Hematológicas		Crioaglutinemia, criofibrinogenemia, doença de cadeias leves, mieloma múltiplo, policitemia, síndrome POEMS
	Tumores sólidos		Trato gastrointestinal, pulmões, trato genital feminino, próstata
Distúrbios da coagulação			Síndrome antifosfolípide, coagulação intravascular disseminada
Causas neurovegetativas			Distrofia simpática reflexa, síndrome pós-infarto agudo do miocárdio (síndrome de Dressler, uma pericardite autoimune ou secundária)
Doenças do sistema nervoso			Neuropatia periférica idiopática
Doenças endocrinológicas			Hipotireoidismo
Doenças cirúrgicas			Síndrome do túnel do carpo, síndrome da compressão torácica interna (*outlet*, compressão do feixe vasculoneural na passagem entre os músculos escalenos anterior e médio), compressão extrínseca, fístula arteriovenosa, embolia arterial
Iatrogênica	Medicamentos		Agentes quimioterápicos (vimblastina, bleomicina), interferon-α, ciclosporina, estrógenos, agentes simpatomiméticos, betabloqueadores não seletivos
	Drogas ilícitas		Nicotina, narcóticos, anfetaminas e cocaína

eventual do pescoço.[130] As telangiectasias são assintomáticas, com eventual prurido leve, porém esteticamente desfigurantes.[131] As lesões telangiectásicas permanecem geralmente estáveis ou podem ocasionalmente acentuarem-se no verão.[131] Não tem sido relatado acometimento mucoso.[131]

Ocorre fibrose perivascular, a qual, acredita-se, é decorrente da produção anormal de colágenos pelas células veladas da unidade microvascular da derme, na porção externa das paredes vasculares, como resultado da ação de fatores desconhecidos.[131] A etiopatogenia é desconhecida.[130] Há relato de achado histopatológico de trombo intravascular com proliferação de células endoteliais.[130] Esse achado sugere que a obstrução intravascular de uma área com trombose local possa ser o evento primário na VCC, possivelmente em decorrência de dano endotelial repetido.[130] No entanto, o fator causal do dano endotelial permanece desconhecido.[130]

Estudos de microscopia óptica de luz são essenciais para o diagnóstico da VCC.[131] A histopatologia demonstra pequenos vasos sanguíneos tipicamente dilatados na derme superficial e, mais raramente, na derme reticular média.[131] As paredes dos vasos sanguíneos estão espessadas por um material hialino identificado pela coloração histoquímica do ácido periódico de Schiff (PAS).[130] Há a presença de linfócitos esparsos ao redor dos vasos sanguíneos, e a microscopia eletrônica de transmissão demonstra vênulas pós-capilares dilatadas com células endoteliais achatadas e a presença de espessamento da membrana basal, com material eosinofílico hialino amorfo, sendo as fibrilas colágenas entremeadas por material finamente granular e longos espaços claros entre as fibras *luse bodies*.[130-131]

Ao exame imunohistoquímico, as células vasculares de origem endotelial são CD31 e CD34 positivas.[131] O material eosinofílico hialino amorfo é demonstrado pela marcação com anticorpos direcionados contra as lamininas, fibronectina e, caracteristicamente, o colágeno tipo IV.[130] Não se observa deposição de material amiloide na técnica histoquímica de coloração pelo vermelho Congo.[131]

Algumas comorbidades foram relatadas nos pacientes com VCC[130] como hipertensão (41,2%), diabetes *mellitus* (29,4%) e dislipidemia (20,6%), sendo que a hipertensão arterial e o diabetes *mellitus* foram não prevalentes nos pacientes com VCC, em relação à população geral na França.[130] A hipertensão arterial e o diabetes *mellitus* induzem a alterações ultraestruturais na microvasculatura cutânea; entretanto, essas alterações são distintas das relatadas na VCC.[130] Alguns autores tem relacionado a ingestão de medicamentos ao desenvolvimento da VCC, particularmente corticosteroides, lítio, tiotexene, interferon, isotretinoína, bloqueadores dos canais de cálcio, antibióticos e antidepressivos, os quais poderiam atuar como fatores desencadeantes.[131] No entanto, a VCC parece ser um padrão cutâneo de resposta a múltiplos fatores desencadeantes.[131]

A VCC é provavelmente subdiagnosticada em razão do fato de as telangiectasias cutâneas não serem frequentemente biópsiadas.[130] Frente aos casos de pacientes com telangiectasias generalizadas, o dermatologista deve excluir outras doenças, como a telangiectasia hemorrágica hereditária (acometimento sistêmico, mucoso, sangramentos como epistaxe, enterorragia ou melena recorrentes ou crônicos, início precoce na vida e história familiar) e a telangiectasia benigna hereditária (história familiar e início precoce na vida sem acometimento sistêmico ou sangramentos crônicos ou recorrentes).[130] A ataxia-telangiectasia, o angioma serpiginoso e a telangiectasia macular eruptiva *perstans* se apresentam clinicamente de forma distinta.[130] A telangiectasia essencial generalizada (TEG) (Figura 17.29) é geralmente indistinguível clinicamente da VCC, sendo a única diferença o possível acometimento mucoso na TEG.[130] A TEG acomete também mais mulheres e pode raramente envolver mucosa oral e conjuntival.[130] Assim, a única forma de diferenciar a TEG da CVV é a histopatologia.[130] Na TEG, a histopatologia demonstra capilares ou vênulas pós-capilares dilatados na derme superficial sem espessamento das paredes vasculares.[130]

No entanto, algumas condições são impossíveis de se distinguir clinicamente da VCC.[130] Alguns grupos medicamentosos têm sido descritos como indutores de telangiectasias, entre os quais os bloqueadores dos canais de cálcio, o lítio e o interferon-α.[130] Nesses casos, a apresentação clínica é similar à VCC, e a histopatologia demonstra apenas dilatação dos capilares cutâneos sem espessamento das suas paredes vasculares, o que os distinguem da VCC.[130]

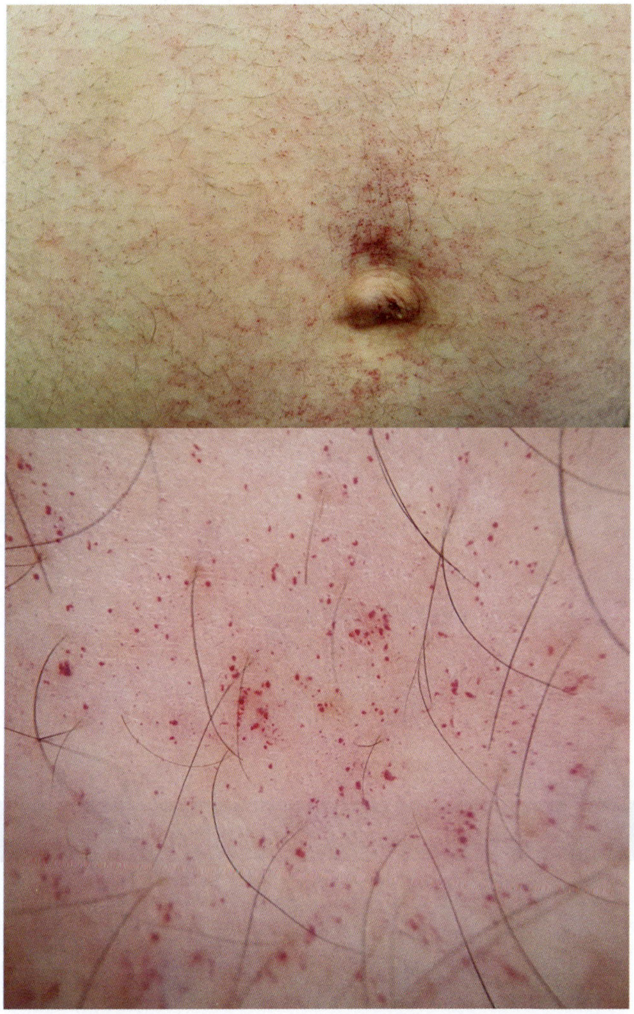

■ **Figura 17.29** Telangiectasia essencial generalizada. Na imagem superior, quadro clínico no abdome; na inferior, padrão dermatoscópico.

O tratamento da VCC é desafiador.[131] Se o paciente solicita melhora cosmética, os *lasers* e outras fontes de luz representam a 1ª opção terapêutica.[131] Quando tratamos lesões vasculares, o alvo primário é a oxi-hemoglobina (HgB), em ação de fototermólise seletiva (SPT).[131] Há relatos de *laser* de corante pulsado (*pulsed dye laser*, PDL, 595 nm) ou a combinação do PDL com o Nd:YAG *laser* (1.064 nm) nas lesões espessas e de cor purpúrea escura e a luz pulsada otimizada (*a.k.a. optimazed pulse light*, OPL) nas lesões mais superficiais e vasos menores em peles claras, em pulsos curtos e pulsos mais longos em vasos profundos em peles mais escuras.[131,132]

■ *FLUSHING*

O *flushing* é uma sensação subjetiva intermitente ou persistente de aquecimento cutâneo acompanhado de eritema visível que surge ao longo do corpo com predileção por áreas como a face, pescoço, orelhas e porção superior do tronco, onde a pele é menos espessa e os vasos cutâneos estão mais superficialmente dispostos e em maior número, sendo a face a área mais acometida, em geral.[133]

O tônus vascular sob condições normais fisiológicas é regulado pelo sistema nervoso autônomo e alterações no controle neurológico da vasculatura cutânea com músculos lisos são responsáveis pelo *flushing*.[133] O aumento do fluxo sanguíneo cutâneo de sangue arterial, sob condições fisiológicas, é denominado "rubor"; em língua inglesa, *blushing*.[133]

Quando a desregulação do controle neurológico resulta no *flushing* e é acompanhado de sudorese (variante úmida), isso resulta do fato de os nervos simpáticos autônomos também inervarem as glândulas sudoríparas écrinas.[133] Exemplos de causas do *flushing* "úmido" podem ser medicamentos, desordens do pânico e síndrome de dor paroxística extrema (Quadro 17.9).[133] Neste cenário, a sudorese (diaforese) ocorre ao mesmo tempo que o rubor.[133] Quando a diaforese ocorre após o *flushing* (rubor), isso é um marcador de gravidade e sugere a presença de hipotensão arterial concomitante e ativação secundária dos reflexos simpáticos mediados.[133]

O *flushing* mediado por vasodilatadores diretos, de forma oposta ao *flushing* neurogênico, geralmente apresenta-se como *flushing* seco (sem diaforese).[133] Essa variedade ocorre mais frequentemente em pacientes com doenças endógenas como tumores sólidos (em geral, tumor carcinoide, tumores do peptídeo intestinal vasoativo – VIPomas) ou por fatores exógenos como alimentos, álcool e medicamentos (Quadro 17.9). O *flushing* pode ser espontâneo, episódico, provocado (em geral, distúrbios emocionais ou de temperatura), ou persistente, e pode ser acompanhado por dor ou sensação de queimação no caso de mecanismos mediados via neurossensorial antidrômico (disestesia) (em geral, na rosácea e na síndrome de ativação mastocitária).[133]

Uma anamnese detalhada deve ser obtida a respeito da frequência e de fatores que possam desencadear o episódio de *flushing*, sua cor, duração, presença de outras lesões cutâneas e prurido, se a sudorese está presente e se ela ocorre durante ou após o *flushing*.[133] Todas as medicações utilizadas pelo paciente devem ser anotadas, mesmo aquelas sem prescrição médica (*over the conter*) além de ervas.[133] Uma causa sistêmica deve ser considerada se os episódios de *flushing* ocorrem associados a outros sintomas como cefaleia, síncope, diarreia e dor abdominal (Quadro 17.10).

O Quadro 17.11 apresenta uma compilação das principais doenças associadas ao *flushing*, sua investigação diagnóstica e aspectos gerais.[133,134]

Quadro 17.9 Mecanismos do *flushing*.[133]

Mediado pelo sistema nervoso autônomo (*flushing* úmido)	Desordem do pânico		
	Síndrome da dor paroxística extrema		
	Medicamentos		
	Envenenamento		Inseticidas organofosforados
Mediado por vasodilatadores diretos (*flushing* seco)	Mediado pelo sistema nervoso sensorial antidrômico (disestesia)		Rosácea
	Agentes vasodilatadores circulantes (sem disestesia)	Exógenos	Anafilaxia Medicamentos Alimentos e bebidas (álcool, intoxicação por peixes escombroides, intoxicação por cogumelos do gênero *inocybes*)
		Endógenos	Síndrome *dumping* Hipertireoidismo ou tempestade tireoidea Síndrome de ativação mastocitária (não neoplásica) Rosácea Tumores (ganglioneuromas, carcinoma medular da tireoide, tumores neuroendócrinos, feocromocitoma, tumores pancreáticos, como o VIPoma, neurotensionoma, síndrome POEMS, mastocitose sistêmica)

Quadro 17.10 *Flushing* anamnese e exame físico detalhados.

<table>
<tr><td rowspan="3">Flushing com sintomas gastrointestinais</td><td colspan="2">Inquerir sobre álcool, medicação, envenenamento, ocupação laboral e, se presente, remover a exposição aos agentes</td></tr>
<tr><td colspan="2">Início abrupto com angioedema avaliar anafilaxia</td></tr>
<tr><td>Se nenhum dos achados acima estiver presente, investigar com base nos seguintes sintomas</td><td>▪ Cefaleia, taquicardia, sudorese, hipertensão: feocromocitoma, ganglioneuromas
▪ Broncoespasmo, sangramento gastrointestinal, obstrução, vasoconstrição: tumores neuroendócrinos
▪ Vasodilatação, hipotensão, taquicardia: doenças de ativação mastocitária
▪ Polineuropatia, linfadenopatia, sintomas endócrinos: síndrome POEMS
▪ Hipocalemia, aclorodinia: VIPoma
▪ Palpitação, tremor, fadiga, afinamento do cabelo: hipertireoidismo
▪ By-pass pós-gástrico/cirurgia bariátrica com síndrome do esvaziamento gástrico pós-prandial: síndrome dumping
▪ Cirurgia abdominal recente: síndrome da tração mesentérica
▪ Disfagia, dispneia: carcinoma medular da tireoide
▪ Histórico familiar de dor visceral paroxística: desordem de dor paroxística extrema
▪ Desordens emocionais/do humor/comportamentais: desordem do pânico
▪ Disestesia com achados cutâneos: rosácea e/ou outras doenças dermatológicas
▪ Contagem de basófilos maior do que 1.000/μL de sangue: desordens hiperbasofílicas</td></tr>
<tr><td>Flushing sem sintomas gastrointestinais</td><td colspan="2">▪ Menopausa
▪ Medicamentos (em geral, GnRH)
▪ Fisiológico (calor, constrangimento, bebidas alcoólicas)
▪ Síndrome auriculotemporal (síndrome de Frey)
▪ Síndrome Harlequim (distúrbio autonômico por uma denervação simpática cutânea hemifacial, ocasionando anidrose unilateral e rubor facial reduzido ou ausente no lado afetado da face)
▪ Síndrome pseudocarcinoide em hipogonadismo masculino secundário
▪ Dano da medula espinhal acima de T6 (hiperreflexia autonômica)
▪ Aumento rápido da pressão intracraniana
▪ Enxaqueca tipo migraine
▪ Carcinoma de células renais
▪ Síndrome de Rovsing (náusea, vômito e dor abdominal acentuada pela hiperextensão, por distensão da pelve, que estimula o plexo nervoso na parede abdominal posterior)</td></tr>
</table>

Quadro 17.11 Condições associadas ao *flushing* e características clínicas e diagnósticas.

Fator ou doença relacionado ao *flushing*	Aspectos gerais	Clínica	Diagnóstico	Tratamento
Síndrome *dumping*	Rápido esvaziamento estomacal no intestino no período pós-prandial Ocorre no pós-operatório de cirurgia gástrica, esofágica ou bariátrica e em pacientes com diabetes *mellitus*	Geralmente ocorre dentro de 1 hora ou até 3 horas após refeição A rápida carga hiperosmolar causa dor abdominal, diarreia, náusea, vômitos e fadiga, além do *flushing*, palpitações, sudorese, hipotensão, taquicardia e cefaleia	Teste de tolerância à glicose e cintilografia de esvaziamento gástrico	Alimentação fracionada com fibras e proteínas e acarbose, loperamida, nifedipina
Síndrome da tração mesentérica	Ocorre nas fases iniciais de cirurgias vasculares abdominais, gastrointestinais superiores e pancreáticas, ocorrendo após eventração e manipulação de vísceras	Tríade de *flushing*, hipotensão e taquicardia, que dura cerca de 30 minutos	Diagnóstico clínico	São usados inibidores da ciclo--oxigenase para prevenção da síndrome
Rosácea	Doença inflamatória crônica e recorrente da vasculatura cutânea de etiologia desconhecida, com prevalência entre 1% e 20%, ocorrendo em pacientes depois da 3ª década de vida	O *flushing* ocorre na rosácea subtipo 1 ou variante eritematotelangiectásica Prolongado *flushing* e eritema com ou sem telangiectasias ocorre na face, orelhas, pescoço e tronco superior. Pode haver sensação de pinicação ou queimação O *flushing* é recorrente e dura até 3 horas Pode estar associada com doença celíaca, síndrome do intestino irritável, doença inflamatória intestinal e com *H. pylori* no estômago	O diagnóstico é clínico	Evitar exposição solar, alimentos apimentados, bebidas quentes e álcool associado a tratamento farmacológico que inclui metronidazol, ácido azelaico, ivermectina e brimonidina a 0,05% em gel para o eritema
Hipertireoidismo e tempestade tireoideana	Condições que causam hipertireoidismo como doença de Graves, hashitoxicose, adenoma tóxico, bócio multinodular e tireoidite podem causar *flushing*. A incidência de hipertireoidismo nos Estados Unidos é de 1,3% A tempestade tireoideana pode ser desencadeada pela descontinuação ou doses inadequadas de medicações antitireoideanas, cirurgia na tireoide e não tireoideana, infecção, trauma e parto	Diarreia, má absorção intestinal, náusea, vômitos e dor abdominal pelo trânsito intestinal acelerado O bócio pode causar compressão e disfagia. A pele pode se apresentar quente, com sudorese, *flushing*, prurido e afinamento do cabelo A tempestade tireoideana pode causar taquicardia, agitação, hipertermia, psicose, dispneia grave, náusea, diarreia, vômitos, *flushing* e hepatite	Testes de função tireoideana (TSH, T4, T4 livre, T3 total) são usados para confirmar o diagnóstico	O tratamento do hipertitreoidismo envolve medicamentos e até ablação da glândula com iodo radioativo. A tempestade tireoideana requer uso de betabloqueadores para manejo sintomático e metimazol para evitar a síntese e liberação do hormônio da tireoide, além de corticosteroides e agentes radiocontrastados iodados que boqueiam a conversão periférica do T4 ao T3

(Continua)

Quadro 17.11 Condições associadas ao *flushing* e características clínicas e diagnósticas. (Continuação)

Fator ou doença relacionado ao *flushing*	Aspectos gerais	Clínica	Diagnóstico	Tratamento
Desordem do pânico	Síndrome caracterizada por sintomas clínicos autonômicos recorrentes e dissociativos e medo intenso irracional e desconforto pela recorrência Os sintomas ocorrem espontaneamente ou em resposta a um gatilho, com picos em minutos e duração de poucos minutos até 1 hora Pelo menos 33% das pessoas terão ao menos um ataque de pânico na vida	O diagnóstico requer pelo menos 4 de 13 sintomas incluindo palpitações, dor torácica, sudorese, tontura, *flushing*, dor estomacal, sensação de alarme, calor ou frio, falta de ar, sensação de perda de controle, tremor, dormência, com alterações comportamentais de más adaptações a possíveis episódios futuros O *flushing* é úmido	O diagnóstico se norteia pelos 4 critérios DSM-5 para *flushing* com base em desordem do pânico: A) 4 ou mais dos seguintes sintomas ocorrendo durante um ataque de pânico 1. Palpitações, batimentos cardíacos alterados ou batimentos cardíacos acelerados 2. Sudorese 3. Tremores 4. Sensação de falta de ar ou sufocamento 5. Sensação de asfixia 6. Dor ou desconforto no peito 7. Náusea ou desconforto abdominal 8. Tontura, instabilidade ou desmaio 9. Calafrios ou sensações de calor 10. Parestesias 11. Desrealização ou despersonalização 12. Medo de perder o controle 13. Medo de morrer B) Pelo menos 1 dos ataques foi seguido por pelo menos 1 mês de 1 ou ambos dos seguintes: 1. Preocupação persistente ou preocupação com ataques de pânico adicionais ou suas consequências 2. Uma mudança desadaptativa significativa no comportamento relacionado ao(s) ataque(s) C) A perturbação não é atribuível aos efeitos fisiológicos de uma substância ou outra condição médica D) A perturbação não é melhor explicada por outro transtorno mental	O tratamento envolve psicoterapia isolada ou combinada com medicações como antidepressivos, benzodiazepínicos, e inibidores seletivos da recaptação da serotonina
Desordem da dor extrema paroxística (DDEP)	Conhecida como síndrome da dor retal familiar Tem caráter autossômico dominante e caracteriza-se por dor intensa em queimação no reto, região ocular, mandibular e porção inferior do corpo	A doença é causada por uma mutação do tipo *missense* heterozigota com ganho de função no gene SCN9A expresso nos nervos sensoriais periféricos dos neurônios dos gânglios simpáticos e raízes dorsais que codificam os canais de sódio Nav1-α Os sintomas se iniciam no período neonatal e aumentam com a idade. Há histórico familiar de dor visceral paroxística. Pode se iniciar com prurido nas regiões citadas seguido por dor em queimação e, depois, lancinante por minutos a horas *Flushing* e sudorese ocorrem e obstipação intestinal é referida entre os episódios de agudização	O diagnóstico se baseia nos sintomas e na história familiar, além do sequenciamento do gene SCN9A	Tratamento com amitriptilina, gabapentina, carbamazepina, topiramato, ácido valproico para reduzir a frequência e gravidade das crises
Tumores neuroendócrinos (TNE)	Previamente classificados como tumores carcinoides, os quais surgem das células enterocromafínicas ou células de Kluchitsky e ocorrem no trato gastrointestinal, mais frequentemente no intestino médio (duodeno, intestino delgado, ceco, apêndice vermiforme, cólon ascendente e 2/3 direitos do cólon transverso), bem como nos pulmões, timo e raramente nos rins e ovários Os TNE constituem 35% a 42% de todos os tumores do intestino delgado, porém 26% a 30% são multicêntricos ao longo do intestino	Com base na contagem de mitoses e índice de proliferação Ki-67, grau de diferenciação na histopatologia, os TNE do trato gastrointestinal são classificados pela OMS em 4 grupos: TNE grau 1; TNE grau 2; carcinoma neuroendócrino (do tipo células grandes ou pequenas); e carcinoma adenoneuroendócrino misto. A classificação também se baseia no subtipo de TNE gastrointestinal e suas metástases se baseiam na sua localização e na predominância de qualquer hormônio, amina biogênica ou substância vasoativa secretada	A maioria dos TNE é assintomática e identificada acidentalmente O *flushing*, uma manifestação bem reconhecida ocorre em apenas 10% dos casos. Assim, a maioria dos sintomas ocorre pela presença das metástases, sendo raros no início da doença sintomas como obstrução, sangramento ou isquemia. A sobrevida em 5 anos varia entre 14% e 54%. A chamada "síndrome carcinoide" compreende uma constelação de sintomas intermitentes ou persistentes de *flushing*, diarreia, lesões valvares cardíacas,	O exame padrão-ouro é a excreção urinária de 24 horas do metabólito da serotonina, o ácido 5-hidroxi-indol acético (5-HIAA) e os níveis séricos plasmáticos da cromogranina A (CgA) e, em alguns casos, serotonina plaquetária, quando o 5-HIAA tiver resultados duvidosos. A sensibilidade e a especificidade da dosagem do 5-HIAA na urina de 24 horas são de 90% e a cromogranina A tem sensibilidade de 70% e especificidade de 100%. O diagnóstico do tumor requer sua localização combinando tomografia

(Continua)

Quadro 17.11 Condições associadas ao *flushing* e características clínicas e diagnósticas. (Continuação)

Fator ou doença relacionado ao *flushing*	Aspectos gerais	Clínica	Diagnóstico	Tratamento
Tumores neuroendócrinos (TNE)			broncoespasmo relacionado à produção de serotonina Esses sintomas surgem antes dos sinais do tumor primário A síndrome carcinoide ocorre pela produção excessiva da 5-hidroxitriptamina, a qual, no tumor, pode ser convertida em serotonina A coloração do *flushing* pode orientar a origem do tumor, vermelho-acastanhado no intestino anterior, vermelho-escuro no intestino médio e purpúreo a violeta nos tumores maiores do intestino médio. Nos tumores brônquicos, a tonalidade é de salmão a róseo-avermelhado, além do *flushing* decorrente de TNE brônquicos tender a durar horas a dias, mesmo na ausência de alimentos desencadeantes, além de haver edema facial, hipotensão, oligúria e telangiectasias	computadorizada, ressonância nuclear magnética, endoscopia, colonoscopia, endoscopia ultrassonográfica, além da cintilografia com somatostatina marcada por radioisótopo (tecnécio ou in-pentreteoide) ou cintilografia com iodo-metaiodobenzilguanidina (^{123}I-MIBG) O tratamento se baseia no estágio da doença, com terapia citorredutora nas fases iniciais. Os sintomas são manejados com octreotide ou lanreotide
Síndrome POEMS	Acrônimo das manifestações clínicas que incluem polineuropatia, organomegalia (hepatomegalia, esplenomegalia, linfadenopatia), endocrinopatia, diarreia e sintomas relacionados com aumento de volume (ascite, edema, derrames)	As manifestações cutâneas incluem o *flushing*, hiperpigmentação, hipertricose, pletora e acrocianose atribuídos aos níveis elevados do VEGF	O diagnóstico consiste em identificar a proliferação anormal de plasmócitos em amostras da medula óssea e imunoglobulina monoclonal elevada na urina ou soro junto com 2 de 3 critérios maiores (tumor de Castleman, lesões ósseas escleróticas, VEGF elevado) e pelo menos 1 critério menor (organomegalia, aumento de volume, endocrinopatia, alterações cutâneas, edema de papila óptica, ou trombocitose/policitemia)	O tratamento se baseia na extensão da doença, incluindo radioterapia, corticosteroides e quimioterapia
Carcinoma medular da tireoide (CMT)	O CMT é um tumor raro que surge nas células C ou células parafoliculares da glândula tireoide. Embora a ocorrência isolada seja mais comum, formas hereditárias constituem parte das neoplasias endócrinas múltiplas (NEM) síndromes tipo 2A e 2B, que resultam da mutação de células germinativas no proto-oncogene RET	A idade média de apresentação é aos 38 anos de vida Os sintomas podem ser localizados ou sistêmicos incluindo disfagia e dispneia pela compressão da massa tumoral em estruturas adjacentes As manifestações sistêmicas incluem o *flushing* da face e extremidades superiores, diarreia, dor óssea em decorrência da secreção de neuropeptídeos histamina, substância P, hormônio adrenocorticotrópico, ketacalcin, levodopa, peptídeo relacionado ao gene da calcitonina (CGRP) e prostaglandinas. O *flushing* é encontrado em 10% dos pacientes em associação com outros sintomas como diarreia, rouquidão e disfagia	Rastreamento de pontos de mutação no gene RET pode ser útil para identificar pacientes com risco de desenvolver CMT O radioimunoensaio para calcitonina é altamente sensível para detectar doença persistente ou recorrente A biópsia da glândula com agulha fina e citologia confirma o diagnóstico	O tratamento e a ressecção tumoral e análogos da somastatina são úteis para doença metastática. Inibidores da tirosinaquinase são usados em doença avançada
Feocromocitoma	Tumor secretante de catecolaminas derivado de células cromafínicas e células pré-ganglionares parassimpáticas. Cerca de 30% dos feocromocitomas ocorrem em doenças de caráter familiar como a síndrome de von Huppel-Lindau ou NEM tipo 2 (MEN tipo II)	Os sintomas, presentes em apenas 50% dos pacientes, constituem a tríade clássica de cefaleia esporádica, episódica ou paroxística, sudorese e taquicardia que duram cerca de 10 a 60 minutos Além disso, ocorrem ansiedade, *flushing*, palidez, fenômeno de Raynaud, tremores, dor torácica, tontura, vômitos, diarreia e sintomas urinários como poliúria e nictúria, náusea, vômitos, diarreia, obstipação e perda de peso. O *flushing* é mediado pela dopamina, epinefrina, VIP, CGRP e adrenomedulina Raramente o tumor causa a síndrome de diarreia aquosa, hipocalemia e acloridria pela liberação do VIP	O diagnóstico consiste na medida da metanefrina fracionada, de catecolaminas na urina de 24 horas e de metanefrina livre no plasma	Adrenalectomia é o tratamento primário

O diagnóstico diferencial do *flushing* pode ser desafiador, uma vez que engloba tanto condições benignas como malignas e inclui uma grande variedade de sobreposições não específicas de sintomas gastrointestinais.[133,134]

A avaliação inicial do paciente envolve obter uma anamnese detalhada e um exame físico completo inquirindo sobre a frequência e duração dos episódios, fatores temporalmente relacionados, descrição e localização, e fator(es) precipitante(s).[133,134] Os alimentos, as bebidas alcólicas são as causas mais prevalentes para a ruborização (*flushing*) em combinação com sintomas gastrointestinais (geralmente náuseas, vômitos e diarreia). A anamnese deve avaliar se o paciente experimenta episódios de intenso medo (pânico) ou desconfortos associados a uma variedade de sintomas não específicos como palpitações, tremores, sudorese e dor no peito sugestivos de um distúrbio de pânico.[133,134] A constelação de sintomas associados com ruborização, diarreia e hipotensão sugere síndromes ativação de mastócitos, anafilaxia, feocromocitomas, envenenamento escombroide (peixes) e síndrome carcinoide. Ausência de sudorese (diaforia) e prurido com dor em queimação e rubor pode ser útil para se aproximar do diagnóstico diferencial de desordem de ativação mastocitária.[133,134]

Pedir ao paciente para manter um diário durante 2 semanas com o registro da hora da ocorrência e do fator que desencadeou o episódio do *flushing* pode ser útil nos casos em que o histórico não é claro ou é incompleto durante a avaliação inicial.[133,134]

O reconhecimento do padrão da doença e das características clínicas-chaves ao longo da anamnese fornece pistas importantes da orientação dada a avaliação de exames diagnósticos.[133,134] A obtenção de testes bioquímicos específicos se baseia em pré-teste de probabilidade de doença. Imagiologia radiológica, se necessária, deve ser obtida após os resultados dos testes bioquímicos disponíveis. O diagnóstico de confirmação pode requerer biópsias de tecidos de orgãos ou biópsia da medula óssea em casos específicos.[133,134]

Referências bibliográficas

1. Parsi K. Dermatological manifestations of venous diseases. Part II: reticulate eruptions. Austr NZJ Phleb. 2008;11(1):11-46.
2. Larrabe WF, Makielski KH, Henderson JL. Surgical anatomy of the face. Lippincott Williams & Wilkins. 2003:98.
3. Braverman IM. The cutaneous circulation. J Invest Dermatol Symp Proc. 2000;5:3-9.
4. Braverman IM, Yen A. Ultrastructure of the human dermal microcirculation II. The capillary loops of the dermal papillae. J Invest Dermatol. 1977;68(1):44-52.
5. Wolf K, Goldsmith LA, Katz S, Gilcherst B, Paller A, Leffel D. Thermoregulation. Fitzpatrick's Dermatology in General Medicine. 7th ed. New York: McGraw-Hill Medical Publishing Medicine; 2007:836.
6. Taylor GI, Minabe T. The angiosome of the mammals and other vertebrates. Plast Reconstr Surg. 1992;89:181-215.
7. Pober JS, Sessa WC. Inflammation and the blood microvascular system. Cold Spring Harb Perspect Biol. 2015;7:a016345.
8. Aird WC. Phenotypic heterogeneity of the endothelium: I. Structure, function, and mechanisms. Circ Res. 2007;100:158-73.
9. Aird WC. Phenotypic heterogeneity of the endothelium: II. Representative vascular beds. Cir Res. 2007;100:174-90.
10. Criado PR, Criado RF, Takakura CF, Pagliari C, de Carvalho JF, Sotto MN, Vasconcellos C. Ultrastructure of vascular permeability in urticaria. Isr Med Assoc J. 2013;15(4):173-7.
11. Braverman IM. Ultrastructure and organization of the cutaneous microvasculature in normal and pathologic states. J Invest Dermatol. 1989;93:2S-9S.
12. Criado PR, Valente NYS. Capítulo 96: Manifestações Dermatológicas das Trombofilias. In: Belda Jr W; Di Chiacchio N; Criado PR. (Org.). Tratado de Dermatologia. 2. ed. Rio de Janeiro: Atheneu; 2014, v. 2, p. 1857-74.
13. Singh S, Swerlick RA. Structure and Function of the Cutaneous Vasculature. In: Freinkel RK, Woodley DT. The Biology of the Skin. 1st ed. New York: The Pathernon Publishing Group; 2000:177-89. Taylor GI, Minabe T. The angiosome of the mammals and other vertebrates. Plast Reconstr Surg. 1992;89:181-215.
14. Murphy GF. Histology of the Skin. In Elder DE, Elenitsas R, Johnson Jr BL, Murphy GF, eds. Lever´s histopathology of the skin. 9 th ed. Philadelphia: Lippincoott Willians & Wilkins, 2005:37-58.
15. Junger M, Hahn U, Bort S, Klyscz T, Hahn M, Rassner G. Significance of cutaneous microangiopathy for the pathogenesis of dermatitis in venous congestion due to chronic venous insufficiency. Wien Med Wochenschr. 1994;144(10-11):206-10.
16. Grau R. Pseudovasculitis:mechanisms of vascular injury and clinical spectrum. Curr Rheumatol Reports. 2002;4:83-9.
17. Bihari I, Magyar E. Reasons for ulceration after injection treatment of telangiectasia. Dermatol Surg. 2001;27(2):133-6.
18. Piette W. Cutaneous Manifestations of Microvascular Occlusion Syndromes. In: Bolognia JL et al. Dermatology. 2. ed. Spain: Elsevier; 2008;24:331-33.
19. Schmugge M, Risch L, Huber AR et al. Heparin-induced thrombocytopenia- associated thrombosis in pediatric intensive care patients. Pediatrics. 2002;109:E10.
20. Santamaria A, Romani J, Souto J et al. Skin necrosis at the injection site induced by lower molecular weight heparin:case report and review. Dermatology.1998;196:264-5.
21. Tietge UI, Schmidt HH, Jackel E et al. Low molecular weight heparin-induced skin necrosis occurring distant from sites and without thrombocytopenia. J Intern Med. 1998;243:313-15.
22. Warkentin TE, Kelton JG. Temporal aspects of heparin- induced thrombocytopenia. N Engl J M ed. 2001;344:1286-92.
23. Warkentin TE, Kelton JG. Delayed-onset heparin-induced thrombocytopenia and thrombosis. Ann Intern M ed. 2001;135:502-6.
24. Rosse W, Bunn H. Hemolytic anemias and acute blood loss. In: Fauci A, Braunwald E, Isselbacher K et al. (eds). Harrison's Principles of Internal Medicine. New York: McGraw-Hill; 1998:659-71.
25. Beutler E. Paroxysmal nocturnal hemoglobinuria. In: Beutler E, Coller B, Lichtman M, Kipps T, Seligsohn U (eds). William's Hematology, 6 th edn. New York: McGraw--Hill; 2001:419-24.
26. Melnyk AM, Solez K, Kjellstrand CM. Adult hemolytic-uremic syndrome- a review of 37 cases. Arch Intern M. 1995;155:2077-84.
27. Piette W. Cutaneous Manifestations of Microvascular Occlusion Syndromes. In: Bolognia JL et al. Dermatology. 2. ed. Spain: Elsevier; 2008;24:335-336.
28. Robson K, Piette W. The presentation and differential diagnosis of cutaneous vascular occlusion syndromes. Adv Dermatol. 1999;15:53-82.
29. Purvis RS, Beightler EL, Diven DG et al. Strongyloides hyperinfection preenting with petechiae and purpura. Int J Dermatol. 1992;31:169-71.
30. Rea TH, Levan NE. Lucio's phenomeno and diffuse nonnodular lepromatous leprosy. Arch Dermatol. 1978;114:1023-8.
31. Pursley TV, Jacobson RR. Lucio's phenomeno. Arch Dermatol. 1980;116:201-4.
32. Falanga V, Fine MJ, Kapoor WN. The cutaneous manifestations of cholesterol crystal embolization. Arch Dermatol. 1986;122:1194-8.
33. Lawson JM, Cholesterol crystal embolization: more common than we thought? Am J Gastronterol. 2001;96:3230-2.
34. Piette W. Cutaneous Manifestations of Microvascular Occlusion Syndromes. In: Bolognia JL et al. Dermatology. 2. ed. Spain: Elsevier; 2008;24:337-8.
35. Kang K, Botella R, With C Jr. Subtle clues to the diagnosis of cholesterol embolism. Am J Dermatopathol. 1996;18:380-4.
36. Elinav E, Chajek-Shaul T, Stern M. Improvement in cholesterol emboli syndrome after iloprost therapy. BMJ. 2002;324:268-9.
37. Piette W, Shasby DM, Kealey P, Olson J. Retiform purpura is a sign of severe acquired protein C deficiency and risk of progression to purpura fulminans in sepsis and disseminated intravascular coagulation. Clin Res. 1993;41:253.
38. Madden RM, Gill JC, Marlar RA. Protein C and protein S levels in two patients with acquired purpura fulminans. Br J Haematol. 1990;75:112-17.
39. Levin M, Eley BS, Louis J et al. Post infectious purpura fulminans caused by an autoantibody directed against protein S. J Pediatr. 1995:127:355-63.
40. Piette W. Cutaneous Manifestations of Microvascular Occlusion Syndromes. In: Bolognia JL et al. Dermatology. 2. ed. Spain: Elsevier; 2008;24:339-40.
41. Comp PC, Elrod JP, Karzenski S. Warfarin induced skin necrosis. Semin Thromb Hemost. 1990;16:293-8.
42. Frances C, Piette JC. The mystery of Sneddon syndrome: relationship with antiphospholipid syndrome and systemic lupus erythematous. J Autoimmun. 2000;15:139-43.
43. Lahti J, Yu T, Burnett JW et al. Sneddon's syndrome:a case report. Cutis. 2001;67:211-14.
44. Zelger B, Sepp N, Stockhalmmer G et al. Sneddon's syndrome:a long-term follow-up of 21 patients. Arch Dermatol. 1993;129:437-47.
45. Wohlrab J, Fischer M, Wolter M, Marsch WC. Diagnostic impact and sensitivity of skin biopsies in Sneddon's syndrome. A report of 15 cases. Br J Dermatol. 2001;145:285-8.
46. Schellong SM, Weissenborn K, Niedermeyer J et al. Classification of Sneddon's syndrome. Vasa. 1997;26:215-21.
47. Kalashnikova LA, Korczyn AD, Shavit S, Rebrova O, Reshetnyak T, Chapman J. Antibodies to prothrombin in patients with Sneddon's syndrome. Neurology. 1999;53:223-5.
48. Acland KM, Darvay A, Wakelin SH, Russell-Jones R. Livedoid vasculitis: a manifestation of the antiphospholipid syndrome? Br J Dermatol. 1999;140(1):131-5.
49. Bard JW, Winkelmann RK. Livedo vasculitis: segmental hyalinizing vasculitis of the dermis. Arch Dermatol. 1967;96:489-99.

50. Jorizzo JL. Livedoid Vasculopathy: what is it? Arch Dermatol. 1998;134:491-3.
51. Hairston BR, Davis MD, Gibson LE, Drage LA. Treatment Of Livedoid Vasculopathy With Low-Molecular-Weight Heparin. Arch Dermatol. 2003;139:987-90.
52. Browning CE, Callen JP. Warfarin Therapy for Livedoid Vasculopathy Associated With Cryofibrinogenemia and Hyperhomocysteinemia. Arch Dermatol. 2006;142:75-78.
53. Deng A, Gocke CD et al.; Livedoid Vasculopathy Associated with Plasminogen Activator Inhibitor-1 Promoter Homozygosity (4G/4G) Treated Successfully With Tissue Plasminogen Activator. Arch Dermatol. 2006:1466-69.
54. Hairston BR, Davis MD. Pittelkow MR. Ahmed I. Livedoid Vasculopathy- Further evidence for Procoagulant Pathogenesis. Arch Dermatol. 2006:1413-18.
55. Hegeman B, Helmbold P. Livedoide vasculitis with ulcerations: The Role of Antithrombin III Deficiency and Its Therapeutic Consequences. Arch Dermatol. 2006:841-842.
56. Calamia, KT et al. Livedo (Livedoid) vasculitis and the factor V de Leiden mutation: Additional evidence for abnormal coagulation. J Am Acad Dermatol. 2002;46:133-7.
57. Grasland A, Crickx B, Blanc M, Pouchot J, Vinceneux P. Livedoide vasculopathy associated with anticardiolipin antibodies. Ann Med Interne (Paris). 2000;151(5):408-10.
58. Magrinat G, Kerwin KS, Gabriel DA. The clinical manifestations of Degos's syndrome. Arch Pathol Lab M. 1989;113:354-62.
59. Chatam WW. Miscellaneous froms of vasculitis. In: Ball GV, Bridges SL, Jr, eds. Vasculitis. Oxford: Oxford University Press; 2002:513-32.
60. Drucker CR. Malignat atrophic papulosis: response to antiplatelet therapy. Dermatologica. 1990;180:90-2.
61. Aizawa H, Takase Y, Inoue K, Murayama S, Mannen T. An autopsy case of degos disease with neurological symptoms:neuropathological observations and increased platelet aggregation. Rinsho Shinkeigaku. 1992;32:23-9.
62. Black MM, Nishioka K, Levene GM. The role of dermal blood vessels in the pathogenesis of malignant atrophic papulosis (Degos's disease). Br J Dermatol. 1973;88:213-9.
63. Caux F, Aractingi S, Scrobohaci ML et al. Abnormal fibrinolysis in Degos disease. A study of 3 cases. Ann Dermatol Vénеréol. 1994;121:537-42.
64. Farell AM, Moss J, Costello C et al. Benign cutaneous Dego's disease. Br J Dermatol. 1998;139:708-12.
65. Black MM, Hudson PM. Atrophie blanche lesions closely resembling malignant atrophic papulosis (Degos' disease) in systemic lupus erythematous. Br J Dermatol. 1976;95:649-52.
66. Durie BGM, Stroud JD, Kahn JA. Progressive systemic sclerosis with malignant atrophic papulosis. Arch Dermatol. 1969;100:575-81.
67. Demitsu T, Kakurai M, Marata S et al. Dego's disease associated with rheumatoid arthritis. J Dermatol. 1997;24:488-90.
68. Tsao H, Busam K, Barnhill RL, Haynes HA. Lesions resembling malignant atrophic papulosis in a patient with dermatomyositis. J Am Acad Dermatol. 1997;36:317-9.
69. Su WPD, Shroeter AL, Lee DA et al. Clinical and histologic findings in Dego's syndrome (malignant atrophic papulosis). Cutis. 1985;35:131-8.
70. Tribble K, Archer ME, Jorizzo JL et al. Malignant atrophic papulosis: absence of circulating immune complexes or vasculosis. J Am Acad Dermatol.1986;15:365-9.
71. Harvell JD, Williford PL, White WL. Benign cutaneous Dego's disease: a case report with emphasis on histopathology as papules chronologically evolve. Am J Dermatopathol. 2001;23:116-23.
72. Piette W. Cutaneous Manifestations of Microvascular Occlusion Syndromes. In: Bolognia JL et al. Dermatology. 2. ed. Spain: Elsevier, 2008;24:343-44.
73. Vicktor C, Schultz-Ehrenburg U. Malignant atrophic papulosis: diagnosis, therapy and course [German]. Hautarzt. 2001;52:734-7.
74. Hiatt WR. Medical treatment of peripheral arterial disease and claudication. N England J M. 2001;344:1608-21.
75. Totemchokchyakarn K. Thromboangiitis obliterans (Buerger's disease). In: Ball GV, Bridges SL, eds. Vasculitis. Oxford: Oxford University Press; 2002:460-6.
76. Wessler S. Buerger's disease revisit ed. Surg Clin North Am. 1969;49:703-13.
77. Shionoya S. Pathology of Buerger's disease, clinico-pathico-angiographic correlation. Pathol Microbiol. 1975;43:163-6.
78. Mishima Y. Thromboangiitis obliterans (Buerger's disease). Int J Cardiol. 1996;54(suppl.):185-7.
79. Shionoya S. Diagnostic Criteria of Buerger's disease. Int J Cardiol. 1998;66(suppl.):243-5.
80. Fiessinger JN, Schafer M. Trial of iloprost versus aspirin treatment for critical limb ischemia of thromboangiitis. Lancet. 1990;i:555-7.
81. Jorgensen JO, Hanel KC, Morgan AM et al. The incidence of deep vein thrombosis in patient with thrombophlebitis of the lower limbs. J Vasc Surg. 1993;18:70-3.
82. Fleischer AB Jr, Resnick SD. Livedo reticularis. Dermatol Clin. 1990;8:347-54.
83. Gibbs MB, English JC, Zirwas MJ. Livedo reticularis:an update. J Am Acad Dermatol. 2005;52:1009-19.
84. Dowd PM. Reactions to cold. In: Burns T, Breathnach S, Cox N, Griffiths C (eds). Textbook of Dermatology, 7th edn. Blackwell Science, 2004;23.7-23.12.
85. Speiht EL, Lawrence CM. Reticulate purpura, cryoglobulinemia and livedo reticularis. Br J Dermatol. 1993;129:319-23.
86. Filo V, Brezová D, Hlavcák P, Filova A. Livedo reticularis as presenting symptons of polycythemia vera. Clin Exp Dermatol. 1999;24:428.
87. Gibson GE, Su WPD, Pittelkow MR. Antiphospholipid syndrome and the skin. J Am Acad Dermatol. 1997;36:970-82.
88. Weir NU, Snowden JA, Greaves M, Davies-Jones GAB. Livedo reticularis associated with hereditary protein C deficiency and recurrent thromboembolism. Br J Dermatol. 1995;132:283-5.
89. Donnot A, Khalil R, Terrier G et al. Cerebral infarction, livedo reticularis, and familial deficiency in antithrombina III. Stroke. 1992;23:611-12.
90. Balzá A, Spaña A, Idoate M. Cutaneous polyarteritis nodosa. Br J Dermatol. 2002;146:694-9.
91. Spiers EM, Sanders DY, Omura EF. Clinical and histology features of primary oxalosis. J Am Acad Dermatol. 1990;2:952-6.
92. Sladden MJ, Nicolaou N, Johnston GA, Hutchinson PE. Livedo reticularis induced by amantadine. Br J Dermatol. 2003;149:655-80.
93. Sirvula A. Vascular reactions in acrocyanosis. Angiology. 1996;17:269-73.
94. Ryan TJ, Copeman PWM. Microvascular pattern and blood stasis in skin disease. Br J Dermatol. 1969;81:563-73.
95. Goldsmith PC, Leslie TA, Polak JM, Dowd PM. Acrocyanosis and perniosis:an investigation of cutaneous neural and endothelial peptides in digital skin. Skin Pharmacol. 1994;7:156.
96. Baker C, Kelly R. Other Vascular Disease. In: Bolognia JL et al. Dermatology. 2 ed. Spain: Elsevier; 2008;106:1019-20.
97. Thompson GH, Hahn G, Rang M. Erythromelalgia. Clin Orthop Rel Res. 1979;144:249-54.
98. Kvernebo K. Erythromelalgia:a condition caused by microvascular arteriovenous shunting. Vasa. 1998;Suppl. 51:1-40.
99. Davis MDP, O' Fallon WM, Rogers RS III, Rooke TW. Natural history of erythromelalgia. Arch Dermatol. 2000;136:330-6.
100. van Genderen PJ, Lucas IS, van Strik R et al. Erythromelalgia in essential thrombocythemia is characterized by platelet activation and endothelial cell damage but not by thrombin generation. Thromb Haemost. 1996;76:333-8.
101. Mork C, Asker CL, Salerud EG, Kvernebo K. Microvascular arteriovenous shunting is a probable pathogenetic mechanism in erythromelalgia. J Invest Dermatol. 2000;114:643-6.
102. Yang Y, Wang Y, Li S et al. Mutation in *SCN9A*, enconding a sodium channel alpha subunit, in patients with primary erythermalgia. J Med Genet. 2004;41:171-4.
103. Choi JS, Dib-Hajj SD, Waxman SG. Inherited erythermalgia: limb pain from an S4 charge-neutral na channelopathy. Neurology. 2006;67:1563-7.
104. Burns TM, Te Morsche RH, Jansen JB, Drenth JP. Genetic heterogeneity and exclusion of a modifying locus at 2q in a family with autossomal dominat primary erythermalgia. Br J Dermatol. 2005;153:174-7.
105. Cohen JS. Erythromelalgia: new theories and new therapies. J Am Acad Dermatol. 2000;43:841-7.
106. Raynauld M. On local asphyxia and symmetrical gangrene of the extremities. In: Barlow T, trans. Selected Monographs, Vol. 121. London: New Sydenham Society; 1888.
107. Hutchinson J. Raynaud's phenomenon. Med Press Circ. 1901;72:403-5.
108. Wigley FM. Raynauld's phenomenon. N Engl J M. 2002;347:1001-8.
109. Rajkumar VS, Sundberg C, Abraham DJ, Rubin K, Black CM. Activation of microvascular pericytes in autoimmune Raynaud's phenomenon and systemic sclerosis. Arthritis Rheum. 1999;42:930-41.
110. Rajagopalan S, Pfenninger D, Kehrer C et al. Increased asymmetric dimethylarginine and endothelin 1 levels in secondary Raynaud's phenomenon. Implications for vascular dysfunction and progression of disease. Arthritis Rheum. 2003;48:1992-2000.
111. Kirchengast M, Munter K. Endothelin-1 and endothelin receptor antagonists in cardiovascular remodeling. Proc Soc Exp Biol Med. 1999;221:312-5.
112. Zamora MR, O'Brien RF, Rutherford RB, Weil JV. Serum endothelin-1 concentrations and cold provocation in primary Raynaud's phenomenon. Lancet. 1990;336:1144-7.
113. Vancheeswaran R, Azam A, Black C, Dashwood MR. Localization of endothelin-1 and its binding sites in scleroderma skin. J Rheumatol. 1994;21:1268-76.
114. Knock GA, Terenghi G, Bunker CB, Bull HA, Dowd PM, Polak JM. Characterization of endothelin-binding sites in human skin and their regulation in primary Raynaud's phenomenon and systemic sclerosis. J Invest Dermatol. 1993;101:73-8.
115. Dziadzio M, Denton CP, Smith R et al. Losartan therapy for Raynaud's phenomenon and scleroderma: clinical and biochemical findings in a fifteen-week, randomized, parallel-group, controlled trial. Arthritis Rheum. 1999;42:2646-55.
116. Noel B. Pathophysiology and classification of the vibration white finger. Int Arch Occup Environ Health. 2000;73:150-5.
117. Freedman RR, Moten M, Migaly P, Mayes M. Cold-induced potentiation of α2-adrenergic vasoconstriction in primary Raynaud's disease. Arthritis Rheum. 1993;36:685-90.
118. Freedman RR, Baer RP, Mayes MD. Blockade of vasospastic attacks by alpha2--adrenergic but not alpha1-adrenergic antagonists in idiopathic Raynaud's disease. Circulation. 1995;92:1448-51.
119. Cooke JP, Creager SJ, Scales KM et al. Role of digital artery adrenoceptors in Raynaud's disease. Vascular Med. 1997;2:1-7.
120. Freedman RF, Girgis R, Mayes MD. Endothelial and adrenergic dysfunction in Raynaud's phenomenon and scleroderma. J Rheumatol. 1999;26:2386-8.
121. Flavahan NA, Flavahan S, Liu Q et al. Increased_2-adrenergic constriction of isolated arterioles in diffuse scleroderma. Arthritis Rheum. 2000;43:1886-90.
122. Vajda K, Kadar A, Kali A, Urai L. Ultrastructural investigations of finger pulp biopsies: a study of 31 patients with Raynaud's syndrome. Ultrastruct Pathol. 1982;3:175-86.
123. Thompson RP, Harper FE, Maize JC et al. Nailfold biopsy in scleroderma and related disorders: correlation of histologic, capillaroscopic and clinical data. Arthritis Rheum. 1984; 27:97-103.
124. Prete M, Fatone MC, Favoino E, Perosa F. Raymaud´s phenomenon: from molecular pathogenesis to therapy. Autoimm Rev. 2014;13:655-67.
125. Smith CD, McKendry RJR. Controlled trial of nifedipine in the treatment of Raynaud's phenomenon. Lancet. 1982;ii:1299-301.

126. Wigley FM, Wise RA, Seibold RJ et al. Intravenous iloprost infusion in patients with Raynaud phenomenon secondary to systemic sclerosis. Ann Intern med. 1994;120:199-206.
127. Fries R, Shariat K, von Wilmowsky H, Bohm M. Sildenafil in the treatment of Raynaud's phenomenon resistant to vasodilatory therapy. Circulation. 2005;112:2980-5.
128. Stewart M, Morling JR. Oral vasodilators for primary Raynaud's phenomenon. Cochrane Database Syst Rev. 2012;7:CD006687.
129. Salama S, Rosenthal D. Cutaneous collagenous vasculopathy with generalized telangiectasia:an immunohistochemical and ultrastructural study. J Cutan Pathol. 2000;27:40-48.
130. Bondier L, Tardieu M, Leveque P, Challende I, Pinel N, Leccia MT. Cutaneous Collagenous Vasculopathy: Report of Two Cases Presenting as Disseminated Telangiectasias and Review of the Literature. Am J Dermatopathol. 2017;39(9):682-688.
131. Basso D, Ribero S, Blazek C, Dietrich N, Beltraminelli H, Ramelet AA, Borradori L, Adatto M. Cutaneous Collagenous Vasculopathy: A Rare Form of Microangiopathy Successfully Treated with a Combination of Multiplex Laser and Optimized Pulsed Light with a Review of the Literature. Dermatology. 2016;232(1):107-11.
132. Goldman MP, Fitzpatrick RE, Ross EV, Kilmer SL, Weiss RA. Lasers and Energy Devices for the Skin. 2nd ed. CRC Press, Taylor and Francis Group Boca Raton, FL, USA; 2013. p. 38.
133. Rastogi V, Singh D, Mazza JJ, Parajuli D, Yale SH. Flushing Disorders Associated with Gastrointestinal Symptoms:Part 1, Neuroendocrine Tumors, Mast Cell Disorders and Hyperbasophila. Clin Med Res. 2018;16(1-2):16-28.
134. Rastogi V, Singh D, Mazza JJ, Parajuli D, Yale SH. Flushing Disorders Associated with Gastrointestinal Symptoms:Part 2, Systemic Miscellaneous Conditions. Clin Med Res. 2018;16(1-2):29-36.

Paulo Ricardo Criado

Púrpuras

A **púrpura** é definida como o extravasamento de hemácias na pele ou nas mucosas a partir do compartimento intravascular para o extravascular.[1] Desta forma, por definição, as lesões de púrpura não esmaecem à digitopressão ou à vitropressão, o que as diferencia dos eritemas (vasodilatação cutânea) ou dos enantemas (vasodilatação mucosa). Com base no respectivo tamanho, a lesão pode ser denominada como *petéquia* (hemorragia puntiforme, menor do que 2 mm de diâmetro, que geralmente ocorre em agrupamentos) (Figura 18.1A e 1B), *púrpura per se* (2 mm a 1 cm), a qual pode ser não palpável (Figura 18.2) ou palpável (Figura 18.3), ou *equimose* (> 1 cm) (Figura 18.4).[1,2] Clinicamente, manifesta-se como lesão avermelhada ou de tonalidade purpúrea. Embora a púrpura por si só não seja perigosa, ela pode constituir um sinal dermatológico de doença subjacente potencialmente grave.

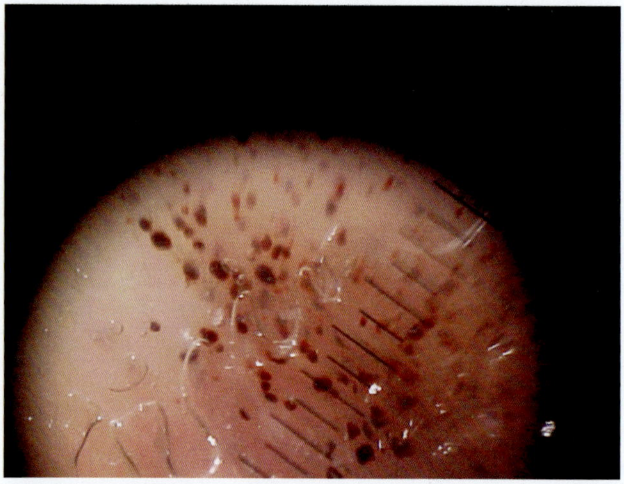

Figura 18.1B Dermatoscopia das petéquias calcâneas.

HEMOSTASIA NORMAL

Os mecanismos envolvidos na hemostasia fisiológica compreendem a resposta vascular, a formação do tampão plaquetário e a ativação dos fatores de coagulação com a formação da fibrina, a qual estabiliza o tampão plaquetário.[1]

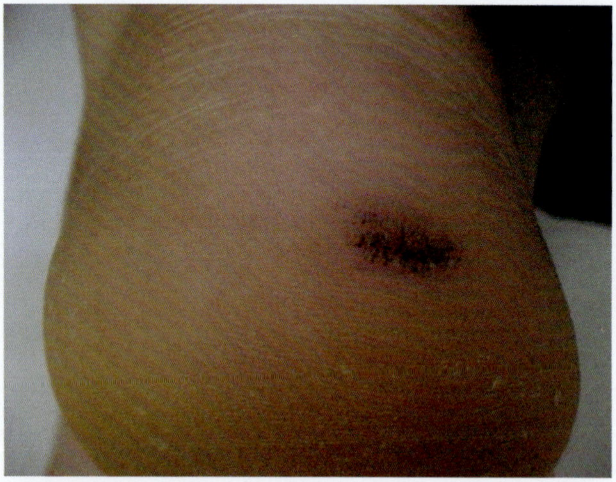

Figura 18.1A Petéquias calcâneas. Lesões puntiformes agrupadas no calcanhar em decorrência de trauma local.

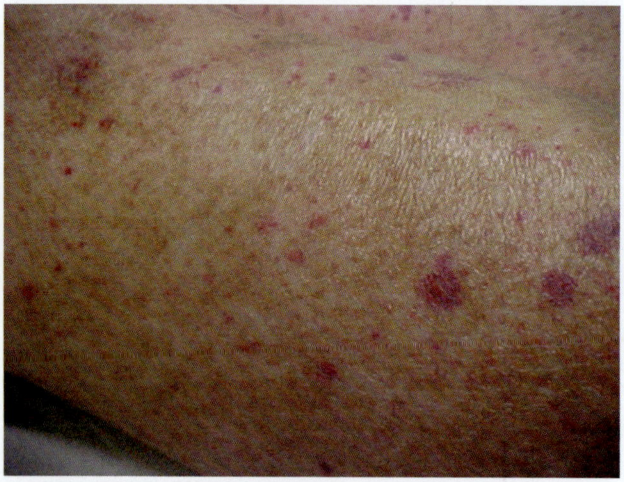

Figura 18.2 Púrpura não palpável. Paciente com vasculite leucocitoclástica e síndrome de Sjögren.

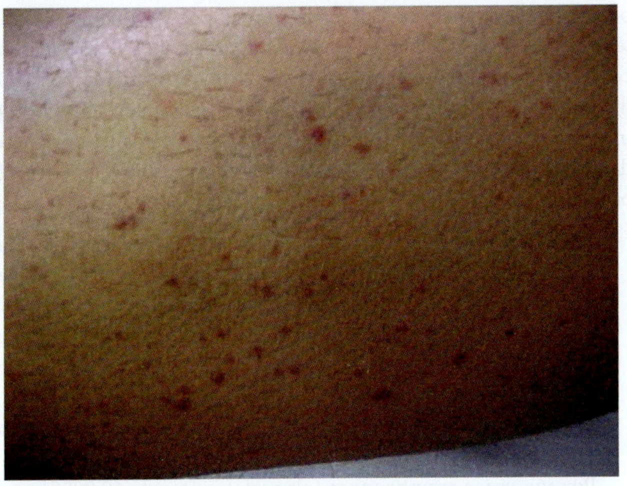

■ **Figura 18.3** Púrpura palpável em paciente com lúpus eritematoso sistêmico e vasculite leucocitoclástica.

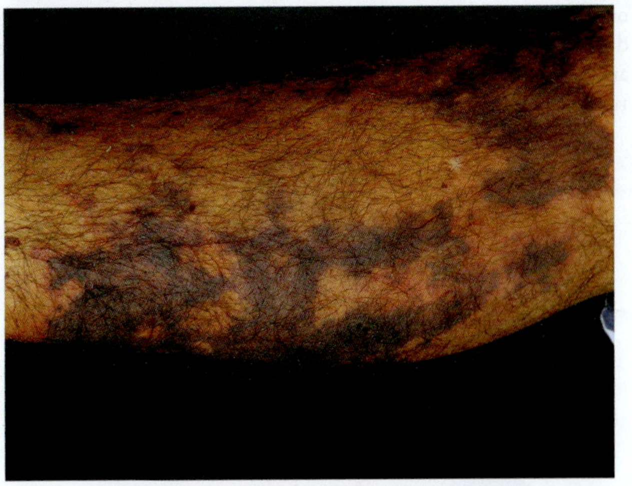

■ **Figura 18.4** Equimoses assumindo aspecto de púrpura retiforme (contornos geográficos) em paciente com poliangeíte microscópica.

Seguindo o dano vascular (endotelial), em geral, imediatamente ocorrem vasoconstrição e retração, o que diminui o fluxo sanguíneo na área acometida. O fator VIIII (fator de von Willebrand, fator VIII-vWF) é liberado pelas células endoteliais (onde é armazenado nos corpúsculos de Weibel-Palade) e adere no colágeno exposto da matriz extracelular.[2] Facilitadas pelo fator VIII-vWF, as plaquetas aderem ao endotélio do vaso danificado e, em resposta ao colágeno subendotelial exposto, liberam adenosina difosfato (ADP) e tromboxano A_2.[3] Esses dois elementos determinam agregação plaquetária e a formação de um tampão plaquetário que é responsável pela hemostasia primária.[1-3]

Os mecanismos hemostáticos secundários consistem em uma série de reações enzimáticas sequenciais que envolvem os fatores de coagulação e resultam na formação de um coágulo de fibrina.[1] A via intrínseca é ativada pelo colágeno subendotelial exposto, e a via extrínseca é ativada pela tromboplastina tecidual (fator tecidual) (Figura 18.5).

A integridade do sistema vascular depende da interação, portanto, de três elementos: plaquetas; fatores de coagulação; e vasos sanguíneos (Figura 18.6). Todos eles são necessários para a manutenção do equilíbrio hemostático, mas o padrão do sangramento depende, de alguma forma, da especificidade do defeito. Em geral, desordens plaquetárias manifestam-se como petéquias, sangramento mucoso (púrpura úmida)

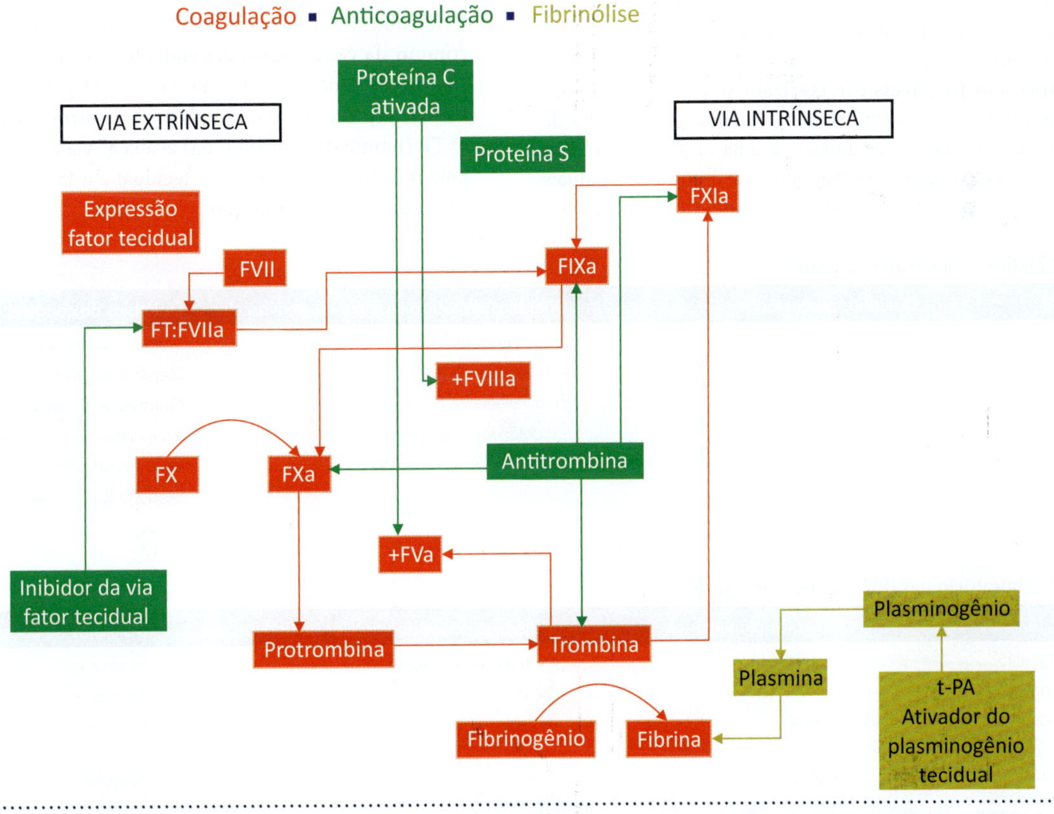

■ **Figura 18.5** Versão simplificada da cascata da coagulação (vermelho), do sistema de anticoagulação (verde) e do sistema fibrinolítico (amarelo). Uma anormalidade na via extrínseca resulta em prolongamento do tempo de protrombina (TP). Uma anormalidade na via extrínseca determina prolongamento do tempo de tromboplastina parcialmente ativada (TTPA). Uma anormalidade na via final comum ocasiona prolongamento de ambos (TP e TTPA).

ou, raramente, sangramento no sistema nervoso central (SNC); defeitos da cascata de coagulação apresentam-se como equimoses ou derrames articulares (hemartroses), defeitos dos vasos (inflamação dos vasos, *vasculites*) geralmente como púrpura palpável.[1,2]

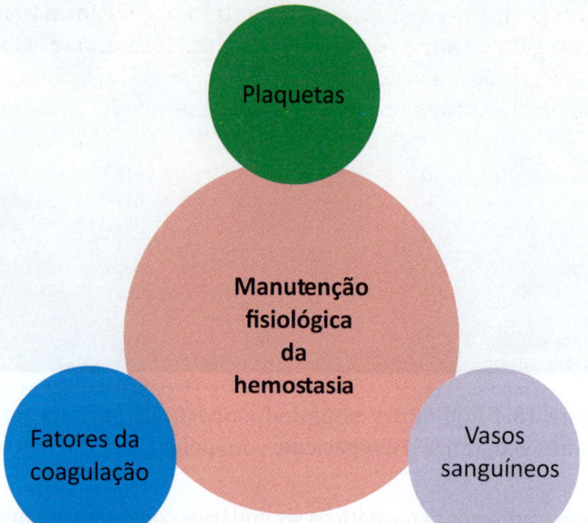

■ **Figura 18.6** Manutenção fisiológica da hemostasia dependendo da interação de três fatores: plaquetas, vasos sanguíneos e fatores de coagulação.

Assim, a púrpura pode decorrer de três anormalidades distintas: distúrbios plaquetários; fatores de coagulação sanguínea; ou dos vasos sanguíneos.

Clinicamente, as púrpuras podem ser divididas em duas formas principais: *palpáveis*; e *não palpáveis*.[4,5]

As **púrpuras palpáveis** constituem lesões purpúricas elevadas, em geral, acompanhadas por lesões de aspecto clínico polimorfo, como eritema, urticas, vesículas, nódulos com necrose central, pústulas, ulcerações e/ou livedo reticular.[4,5]

As **púrpuras não palpáveis** caracterizam-se por manchas hemorrágicas não infiltradas ou sem relevo.[4,5] Podemos classificá-las de acordo com sua etiopatogênia, secundária a uma ou mais alterações dos fatores hemostáticos: distúrbios plaquetários; desordens teciduais perivasculares; ou alterações coagulativas-fibrinolíticas. A púrpura ocorre frequentemente relacionada com alterações plaquetárias, do tecido conectivo vascular ou do perivascular, ou ambos, determinando, com frequência, sangramento gengival e hematúria microscópica. Os distúrbios da coagulação determinam hemorragias internas (viscerais, intra-articulares), de curso mais prolongado.[4,5] Dados da anamnese, do exame clínico (Quadro 18.1) e exames laboratoriais (Quadro 18.2) orientam o diagnóstico.

- **Tempo de sangramento:** após pequena incisão na pele, o sangramento cessa por causa da contração dos pequenos vasos, auxiliados pela formação de um trombo plaquetário, o qual se consolida posteriormente com eventos bioquímicos que envolvem plaquetas, endotélio e tecido subendotelial. Distúrbio deste parâmetro indica defeito hemostático primário.
- **Contagem plaquetária:** a trombocitopenia isolada raramente produz púrpura, enquanto a contagem estiver acima de 20.000 mm^3. Por sua vez, a trombocitose (plaquetas acima de 60.0000/mm^3) pode causar sangramento cutâneo.
- **Provas de resistência capilar:** avaliam a fragilidade capilar, quer por aplicação de uma pressão negativa (sucção), quer positiva (Hammer) sobre a pele. O teste de Hess é realizando inflando-se o esfignomanômetro no braço, atingindo-se uma pressão de 10 mmHg, menor do que a pressão arterial (PA) sistólica do paciente, e mantendo-a por 10 minutos. A presença de púrpura com este teste indica uma "angiofilia tecidual hemorrágica", condição na qual ocorre dano da parede dos pequenos vasos, com liberação patológica de enzimas lisossomais e formação consequente de petéquias cutâneas.
- **Avaliação do sistema de coagulação** (Figura 18.5): o TTPA (tempo de tromboplastina parcialmente ativada) avalia a chamada via intrínseca da coagulação. Distúrbios nesta via podem refletir anormalidades nos chamados "fatores de contato" e/ou nos fatores VII, IX ou XI da coagulação, e também na denominada "via final comum da coagulação", dependente dos fatores I, II, V e X. Os "fatores de contato" incluem o fator de Hegemann (XII), fator de Fletcher (pré-calicreína do plasma) e outros menos conhecidos. O TP (tempo de protrombina) avalia a "via extrínseca", composta pela tromboplastina ou fator tecidual e o fator VII, além da "via final comum da coagulação".

Quadro 18.1 Dados da anamnese e exame físico.

Parâmetro	Distúrbios plaquetários	Distúrbios do tecido vascular ou perivascular	Distúrbios da coagulação
Sexo	Ambos	Geralmente mulheres	Geralmente homens
História familiar	Geralmente negativa	Frequentemente presente	Geralmente positiva
História de sangramento prévio	Geralmente negativa	Frequentemente positivo	Geralmente positiva
Início	Traumático ou espontâneo	Espontâneo ou pequeno trauma	Traumático ou espontâneo
Acometimento extracutâneo	Gengivas, gastrointestinal ou geniturinário	Membrana mucosa nasal	Grandes articulações, vísceras, músculos
Tipo de sangramento	Súbito, curta duração	Curta duração	Duração longa (dias)

Fonte: Adaptado de Lotti T. Int J Dermatol 1994; 33(1): 1-10.

Quadro 18.2 Laboratório nas doenças hemorrágicas.

Exame	Distúrbios plaquetários	Distúrbios do tecido vascular ou perivascular	Distúrbios da coagulação
Tempo de sangramento	Prolongado	Normal ou prolongado	Normal
Contagem de plaquetas	Às vezes diminuídas	Normal	Normal
Deficiência funcional de plaquetas	Possível	Ausente	Ausente
Teste de resistência capilar:			
▪ Teste de pressão negativa	Positivo	Positivo	Negativo
▪ Teste de Hammer	Positivo	Positivo	Negativo
▪ Teste de Hess	Negativo	Frequentemente positivo	Negativo
Provas de coagulação (TTPA, TAP)	Normal	Normal	Alteradas

Fonte: Adaptado de Lotti T. Int J Dermatol 1994; 33(1): 1-10.

PÚRPURAS DETERMINADAS POR DISTÚRBIOS EXCLUSIVAMENTE PLAQUETÁRIOS

Podem decorrer de distúrbios da qualidade ou da quantidade das plaquetas.[1] São subdivididas em síndromes trombocitopênicas, síndromes trombocitopáticas (defeitos da adesão ou agregação) e trombocitoses (contagem elevada das plaquetas, em geral, secundária ao envolvimento do baço por sarcoidose, doença de Hodgkin e outras).

Aumento na destruição das plaquetas

A púrpura trombocitopênica pode resultar de três mecanismos: 1) ausência ou deficiência na produção de plaquetas; 2) aumento na destruição das plaquetas (púrpura normo ou hipermegacariocítica); e 3) sequestro de plaquetas. As doenças relacionadas com as púrpuras trombocitopênicas estão listadas no Quadro 18.3.

A **trombocitopenia imune** é a forma mais comum de destruição plaquetária.[1] A **púrpura trombocitopênica idiopática** (imune) (PTI) é a forma mais frequente de trombocitopenia na infância.[1] Esta desordem é causada pelo desenvolvimento de anticorpos da classe IgG direcionados a antígenos da membrana plaquetária como resultado de uma resposta não balanceada a agentes infecciosos ou autoimunidade.[1] A apresentação característica consiste no início súbito de hematomas, púrpura, hemorragia mucosa e petéquias em uma criança que se encontra aparentemente saudável.[1] É comum um antecedente de infecção viral, especialmente decorrente de infecção de via aérea superior.[1] O pico de incidência é entre 2 e 4 anos de idade, com ambos os sexos igualmente acometidos.[1] Febre, letargia, perda de peso, dor óssea, dor articular, palidez, linfo e hepatoesplenomegalia encontram-se caracteristicamente ausentes.[1] Cerca de 5% a 10% das crianças sintomáticas podem ter esplenomegalia. A PTI é geralmente uma desordem temporária, com cerca de 80% a 90% das crianças recuperando-se em 6 a 12 meses, geralmente em poucas semanas.[1] A PTI crônica é mais frequentemente encontrada em garotas escolares e crianças com desordens imunes subjacentes.[1] Drogas podem atuar como hapteno relacionando-se a antígenos na superfície das plaquetas, formando moléculas imunogênicas e causar púrpura trombocitopênica imune. Isso tem sido observado em pacientes utilizando penicilinas, ácido valproico, quinidina, sulfonamidas, cimetidina e heparina.[1]

A **trombocitopenia secundária** à destruição imune pode raramente ser encontrada na vigência de infecções como as pelo vírus da imunodeficiência humana adquirida (HIV), citomegalovírus e infecções pelos herpesvírus humanos.[6]

A **púrpura pós-transfusional** é caracterizada pelo início agudo de trombocitopenia cerca de 5 a 14 dias após a transfusão.[1] Transfusões prévias podem sensibilizar o paciente a antígenos plaquetários estranhos.[1]

A **trombocitopenia neonatal isoimune** (*aloimune*) desenvolve-se quando a mãe produz aloanticorpos em resposta a antígenos plaquetários fetais, mais comumente o $P1^{A1}$, o qual não está presente nas plaquetas maternas.[1] Esses anticorpos IgG cruzam a placenta e causam trombocitopenia no feto. Essa situação ocorre nas mulheres $P1^{A1}$ negativas, as quais foram previamente sensibilizadas com plaquetas $P1^{A1}$ positivas.[1]

A **trombocitopenia neonatal autoimune** pode ser causada pela PTI, pelo lúpus eritematoso sistêmico (LES) ou púrpura imune relacionada a drogas.[1] Nessas situações, anticorpos maternos cruzam a placenta, ligam-se a antígenos plaquetários fetais e causam destruição plaquetária.

A **trombocitopenia não imune** pode ocorrer no contexto da síndrome hemolítico-urêmica, na púrpura trombocitopênica trombótica ou na coagulação intravascular disseminada.[1] A síndrome hemolítico-urêmica (SHU) é caracterizada pela tríade de anemia hemolítica microangiopatia, trombocitopenia e dano renal agudo.[1] Esta síndrome é frequentemente associada à infecção pela *Escherichia coli* O157:H7 produtora de verocitotoxina.[1] O processo se inicia pelo dano endotelial induzido pela toxina e é seguido pela deposição de fibrina na microvasculatura renal com destruição de hemácias e plaquetas.[1] Além disso, substâncias vasoativas e agregadoras de plaquetas são liberadas pelo endotélio danificado, resultando na formação de trombos plaquetários, de forma que, na SHU, a trombocitopenia pode resultar de destruição plaquetária, aumento no consumo das plaquetas, agregação intrarrenal das plaquetas, sequestro hepático ou esplênico, ou interação desses mecanismos.[1]

A **púrpura trombocitopênica trombótica** (PTT) e a **síndrome hemolítico-urêmica** têm aspectos clínicos e laboratoriais similares.[1] No entanto, a PTT ocorre mais frequentemente em adultos e sintomas neurológicos são mais comuns do que os renais.[1]

A **coagulação vascular disseminada** (CIVD) é caracterizada pela ativação generalizada das vias da coagulação dentro da vasculatura sanguínea, com a formação de fibrina e depleção de todos os fatores de coagulação e plaquetas.[1] Esta condição pode resultar de sepse, transfusões sanguíneas incompatíveis, picadas de serpentes, hemangiomas gigantes e malignidades internas.[1] As crianças com CIVD encontram-se geralmente muito enfermas e podem apresentar púrpura cutânea extensa, equimoses e petéquias que evoluem para áreas de púrpura retiforme e escaras necróticas, bem como hemorragia multifocal.[7]

A **púrpura fulminante** é uma CIVD aguda e frequentemente letal, em que as lesões cutâneas são rapidamente progressivas e caracterizadas por trombose microvascular da derme, a qual, por fim, determina hemorragia perivascular e necrose cutânea com mínima inflamação.[1] Esta entidade será abordada detalhadamente adiante.

Diminuição da produção plaquetária

Há um número de síndromes congênitas raras ou incomuns que podem estar associadas à diminuição do número de plaquetas.

- **Síndrome do rádio ausente-trombocitopenia (TAR):** constitui doença rara de traço autossômico recessivo, em que a púrpura se apresenta nos primeiros dias de vida ou após algumas semanas.[1,7]
- **Anemia de Fanconi:** afecção autossômica recessiva caracterizada pela pancitopenia, manchas do tipo café com leite, baixa estatura, anormalidades esqueléticas e uma ampla variedade de anormalidades tegumentares e sistêmicas.[1] As anormalidades hematológicas costumam se manifestar após os 2 a 3 nos de vida.
- **Síndrome de Wiskott-Aldrich:** quadro composto por microtrombocitopenia, eczema similar à dermatite atópica e infecções recorrentes secundárias à imunodeficiência.[1,7] É transmitida em padrão recessivo ligado ao X. A trombocitopenia decorre da anormalidade na

Quadro 18.3 Síndromes trombocitopênicas.

Hipo ou amegacariocíticas	Normo ou hipermegacariocíticas
Hipoplasia medular (drogas, irradiação) ▪ rubéola congênita ▪ infiltração neoplásica da medula óssea ▪ trombocitopenia amegacariocítica congênita ▪ anemia aplástica de Fanconi	▪ Púrpura trombocitopênica induzida por droga: sulfonamidas, penicilinas, quinina, AAS, metildopa, fenobarbital, estrógeno, benzol, cloranfenicol, antimitóticos, radiação ionizante, álcool ▪ Púrpura pós-transfusional ▪ Púrpura trombocitopênica hereditária ▪ Púrpura trombocitopênica autoimune (LES, leucemia linfática etc.) ▪ Coagulação intravascular disseminada ▪ Aumento do consumo de plaquetas: ▪ doenças infecciosas, síndrome de Kasabach-Merrit, síndrome urêmica hemolítica, púrpura trombocitopênica trombótica ▪ Púrpura trombocitopênica idiopática

Fonte: Adaptado de Lotti T. Int J Dermatol 1994; 33(1): 1-10.

formação plaquetária ou na liberação da medula, apesar do número quantitativamente adequado de megacariócitos na medula óssea.[1,7]

A **trombocitopenia amegacaricítica congênita** é uma causa rara de trombocitopenia isolada no período neonatal.[1,7] Tanto formas de herança autossômica como as de recessiva têm sido descritas. Em algumas crianças, a condição pode ser decorrente de deficiência de trombopoietina.[1,7]

São causas de formação diminuída de plaquetas as reações a drogas, as infecções e as malignidades.[1] Drogas como agentes alquilantes, antimetabólitos, anticonvulsivos, diuréticos tiazídicos e estrógenos podem inibir a produção de plaquetas pela supressão na produção de megacariócitos.[1]

A trombocitopenia decorrente de supressão da medula óssea é uma complicação comum de infecções virais e bacterianas, especialmente septicemia.[1] Infecções intrauterinas com agentes causadores da síndrome TORCH (toxoplasmose, outras viroses, rubéola, citomegalovirose, herpesvírus simples) podem ocasionar trombocitopenia neonatal e gerar o quadro denominado *blueberry muffin baby* discutido adiante no texto.

Sequestro de plaquetas

Esplenomegalia ou hemangiomas gigantes podem causar trombocitopenia pelo sequestro das plaquetas.[1] Normalmente, cerca de um terço da massa plaquetária total encontra-se no baço. O sequestro de plaquetas em um baço aumentado, independentemente da causa, pode causar leve esplenomegalia. Raramente, também pode ocorrer destruição acelerada das plaquetas.[1] A associação de trombocitopenia e hemangiomas gigantes é denominada "síndrome de Kasabach-Merrit".[1] Além disso, pode ocorrer consumo dos fatores de coagulação e aumento nos produtos de degradação da fibrina.[1]

Disfunção plaquetária

Causas congênitas

1. **Tromboastenia de Glanzmann:** doença autossômica recessiva causada pela deficiência nas glicoproteínas IIa e IIIa da membrana plaquetária.[1] O resultado é uma ligação deficiente do fibrinogênio da plaqueta e uma diminuição na agregação plaquetária com todos os estimulantes exceto a ristocetina.[1]
2. **Síndrome de Bernard-Soulier:** doença autossômica recessiva causada pela deficiência congênita na glicoproteína Ib da membrana plaquetária e nos fatores de coagulação X e V.[1] Pacientes acometidos têm plaquetas grandes e diminuição da agregação plaquetária induzida pela ristocetina.[1]
3. **Doença do *pool* de estocagem:** consiste em deficiência dos grânulos densos, grânulos alfa ou ambos os tipos de grânulos plaquetários.[1] Pacientes com doença do *pool* estocagem têm liberação defeituosa de ADP e serotonina das plaquetas.[1]

Causas adquiridas

1. **Drogas:** o ácido acetilsalicílico (AAS) pode causar inibição da prostaglandina sintetase e, assim, prevenir a liberação do ADP endógeno e do tromboxano A_2, os quais são essenciais à agregação plaquetária.[1] Outras drogas que podem inibir a função plaquetária são a furosemida, nitrofurantoína, heparina, clofibrato, bloqueadores do sistema simpático e alguns anti-inflamatórios não hormonais.[1]
2. **Redução da adesividade plaquetária:** pode ocorrer em pacientes urêmicos, pacientes hepatopatas crônicos e condições outras que cursam com bloqueio da fibrinólise e acúmulo dos produtos de degradação do fibrinogênio, os quais determinam inibição da agregação plaquetária.[1]

PÚRPURAS DETERMINADAS POR DEFEITOS RESTRITOS AO TECIDO VASCULAR OU PERIVASCULAR

Há duas formas principais descritas: *microangiopsthyrosis* (fragilidade dos pequenos vasos); e *angiofilia hemorrágica tecidual* (estado fisiopatológico com alteração da integridade funcional e anatômica do tecido vascular, por liberação de enzimas lisossomais e ruptura da integridade da membrana basal da microvasculatura).

- ***Microangiopsthyrosis*:** pode ocorrer como epistaxe recorrente juvenil, doença de Rendu-Osler-Weber, púrpura por pressão intravenular elevada (tosse, vômito, esforço evacuatório) ou como púrpura microtraumática (pressão das roupas).
- **Angiofilia hemorrágica tecidual:** pode ocorrer sob a forma congênita ou adquirida, induzida por depósito de imunocomplexos, hipertensão venosa crônica, radiação ionizante, ortostatismo ou hipertensão arterial. A púrpura senil de Bateman (Figura 18.7), decorrente da diminuição do suporte perivascular, enquadra-se nesta forma de púrpura, bem como o escorbuto, a púrpura por corticosteroide, por má nutrição, insuficiência hepática ou renal e na doença de Cushing. O dano da microvasculatura pode ocorrer por drogas como sulfonamidas, clorpromazina, barbitúricos e arsênico.

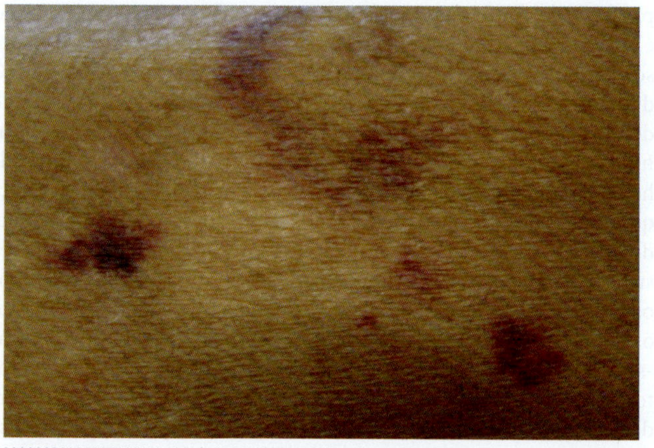

Figura 18.7 Púrpura senil (Bateman). Notar a presença de pele fotodanificada.

Causas adquiridas de púrpura com origem vascular incluem ainda a púrpura de Henoch-Schönlein, infecções, causas mecânicas e condições psicogênicas.[1] Drogas como a atropina e o hidrato de cloral podem causar lesão purpúrica por dano vascular.[1] Geralmente, a púrpura melhora quando a droga é retirada. A corticosteroideterapia prolongada pode determinar deficiência do suporte vascular ocasionando púrpura. Púrpura não trombocitopênica leve e transitória pode ocorrer durante rubéola, escarlatina ou febre tifoide.[5] A meningococcemia e a riquetsiose podem causar dano vascular direto e causar púrpura.[1]

O aumento da pressão venosa retrógrada que se segue a episódios de tosse violenta, de vômitos ou de soluços pode causar petéquias no pescoço e na cabeça. Lesões petequiais lineares limitadas a áreas facilmente acessíveis às mãos podem levantar a suspeita de *púrpura factícia*.[1] Equimoses com formato bizarro podem ser secundárias a rituais religiosos ou práticas culturais (em geral, fricção com moedas, fricção com colheres ou ventosas).[1]

Abuso infantil deve ser pensado frente às petéquias e equimoses disseminadas ou em áreas do corpo não submetidas a traumas com frequência.[1] Tipicamente, a contagem plaquetária e os estudos da coagulação são normais nestas crianças.

A púrpura psicogênica (denominada também "síndrome dos hematomas dolorosos", *púrpura por sensibilização autoeritrocitária* ou *síndrome de Gardner-Diamond*) é caracterizada pelo aparecimento espontâneo de equimoses em pacientes nos quais há uma instabilidade psicológica.[1] Trata-se de vasculopatia autoimune com sensibilização a um componente do estroma da hemácia, a fosfatidilserina.[8] Em alguns casos, a doença se desenvolve após estresse psicológico e é caracterizada pelo desenvolvimento induzido ou espontâneo de lesões cutâneas dolorosas e infiltradas (isoladas ou múltiplas), que progridem para equimoses durante as 24 horas seguintes.[8] A **púrpura de Gardner-Diamond** (SGD) é extremamente rara, com apenas 162 casos descritos na literatura até o final de 2008.[8] Ocorre quase exclusivamente entre mulheres. Embora alguns autores tenham observado hemorragias gastrointestinais, hematúria, hemartrose e desordens do suprimento sanguíneo cerebral em pacientes com manifestações cutâneas da SGD, o processo patológico é geralmente confinado à pele e não está associado com distúrbios da coagulação sanguínea ou anormalidades no desenvolvimento vascular.[8] Esses pacientes são submetidos a atos operatórios sem sangramentos, apesar de se evitarem cirurgias nestes pacientes quando possível.[8] Há apenas relatos esporádicos da associação entre a SGD e trombocitose, defeitos da agregação plaquetária, aumento no TTPA, PTI e fator fibrinolítico circulante.[8]

O quadro clínico da SGD é geralmente precedido por leves traumas mecânicos, estresse, cirurgias e trabalho físico pesado. Por vezes, pode ser espontâneo. Pode ocorrer pródromo com mal-estar ou fadiga. No início, o paciente sente sensações de pinicação ou queimação e, por vezes, prurido.[8] Poucos minutos depois, surge uma induração na pele, com a lesão se tornando visível após 4 a 5 horas, quando uma placa edematosa de cor rósea ou vermelha se desenvolve, de 3 a 10 cm de diâmetro. Gradualmente, as lesões se tornam azuladas com halo amarelado e, em 1a 2 dias, tornam-se equimóticas e dolorosas e desaparecem entre 7 e 10 dias.[8] Geralmente, nas pernas, pode, entretanto, ocorrer em qualquer área da pele.

Desordens psicoemocionais são relatadas na maioria das publicações sobre a SGD, sendo que os traços de personalidade histérica com tendências masoquistas e tendências a reações somáticas ao estímulo emocional parecem ser típicos nestes pacientes.[8] Não há anormalidades laboratoriais detectáveis na rotina na SGD. O teste diagnóstico para a SGD consiste na injeção intradérmica de 1 mL de uma suspensão a 80% de hemácias lavadas obtidas do próprio paciente.[8] Se positivo o teste, observa-se a lesão inflamatória típica da SGD após 24 horas da injeção, que, então, gradualmente progride para equimose. O teste deve ser executado em área não acessível às mãos do paciente.[8] No Quadro 18.4 encontram-se sumarizadas as características clínicas e laboratoriais da SGD. A diagnose diferencial se faz com distúrbios da coagulação (CIVD, PTI etc.), púrpura de Henoch-Schönlein, urticária vasculite, síndrome de Munchausen e celulite.[8] O tratamento da SGD é um problema particular uma vez que constitui *dermatosis sine therapia*.[8] Alguns advogam o uso de psicotrópicos como a amitriptilina e a levomepromazina e psicoterapia.[8]

PÚRPURAS DETERMINADAS POR DISTÚRBIOS DA COAGULAÇÃO SANGUÍNEA

A deficiência de vários fatores de coagulação pode determinar púrpura e devem ser abordados sob avaliação especializada de hematologistas. Deficiências hereditárias de todos os fatores de coagulação têm sido descritas, porém são raras. As mais comuns são a hemofilia A ou clássica (deficiência do fator VIII) e a hemofilia B ou doença de Christmas (deficiência do fator IX). Ambas são de herança recessiva ligada ao X.[1] O sangramento cutâneo como manifestação isolada ou inicial é incomum, sendo mais comuns as hemartroses espontâneas.[1] O diagnóstico é realizado pela determinação dos valores dos fatores de coagulação de forma individual. A doença de von Willebrand tipos I e II são de herança autossômica dominante, enquanto a do tipo III é autossômica recessiva. O tipo I da doença de von Willebrand é a mais comum e sua gravidade é muito variada, com seus achados laboratoriais, no mesmo paciente, variando ao longo do tempo.[1]

As deficiências adquiridas dos fatores de coagulação podem ser resultantes da coagulação intravascular disseminada, anticoagulantes circulantes, doença hepática, deficiência da vitamina K ou uremia.[2]

AVALIAÇÃO CLÍNICA E LABORATORIAL DAS PÚRPURAS

Uma história clínica detalhada (Quadro 18.5) e cuidadoso exame físico (Quadro 18.6) são os passos iniciais críticos para a avaliação de pacientes com púrpura.

Quando a história e o exame físico sugerem a presença de desordem de sangramento, estudos laboratoriais devem incluir um hemograma completo, esfregaço do sangue periférico, tempo de protrombina (TP) e tempo de tromboplastina parcialmente ativada (TTPA). O algoritmo da Figura 18.8 pode orientar o diagnóstico.

Quadro 18.4 Características clínicas e laboratoriais da síndrome de Gardner-Diamond.

- Pacientes principalmente do sexo feminino
- Anamnese típica (relatos de estresse psíquico e/ou trauma psíquico precedendo o início das lesões)
- Erupção característica: eritema edematoso que evolui para equimose dolorosa em 24 horas
- Sintomas gerais (febre, artralgia etc.) nem sempre presentes
- Associação frequente com desordens mentais
- Teste intradérmico positivo com autoeritrócitos
- Exames de coagulação normais
- Achados histopatológicos não específicos

Quadro 18.5 Achados da anamnese e possíveis causas de púrpuras.

Dados da anamnese	Possível etiologia
Idade de início	
1. Nascimento 2. 2 a 4 anos 3. 4 a 7 anos	1. Infecção intrauterina, púrpura trombocitopênica materna, lúpus eritematoso sistêmico materno, medicamentos maternos, síndrome TAR, trombocitopenia amegacariocítica congênita 2. Púrpura trombocitopênica idiopática (PTI) 3. Púrpura de Henoch-Schönlein (PHS)
Início/cronicidade	
1. Início agudo 2. Longa duração	1. Púrpura trombocitopênica idiopática (PTI), púrpura de Henoch-Schönlein (PHS), medicamentos, causa mecânica 2. Anormalidades das plaquetas, coagulopatias
Padrão do sangramento	
1. Sangramento mucoso 2. Sangramento intramuscular e intra-articular	1. Trombocitopenia, doença de von Willebrand (DvW) 2. Hemofilias
Sintomas associados	
1. Dor abdominal, sangue nas fezes e artralgias 2. Letargia, febre, dor óssea 3. Febre intermitente, sintomas musculoesqueléticos 4. Letargia, poliúria, polidipsia 5. Púrpura e aparente saúde	1. Púrpura de Henoch-Schönlein (PHS) 2. Leucemia 3. Lúpus eritematoso sistêmico 4. Uremia 5. Púrpura trombocitopênica idiopática (PTI)
Uso de medicamentos	
1. Agentes alquilantes e antimetabólicos	1. Trombocitopenia
Antecedentes pessoais	
1. Infecções virais, especialmente do trato respiratório superior 2. Lúpus eritematoso sistêmico 3. Doença hepática 4. Doença renal	1. Púrpura trombocitopênica idiopática (PTI), púrpura de Henoch-Schönlein (PHS) 2. Lúpus eritematoso sistêmico e síndrome do anticorpo antifosfolípide 3. Cirrose, hepatite crônica 4. Insuficiência renal crônica
Antecedentes familiares	
1. Doença de von Willebrand 2. Síndrome TAR 3. Síndrome de Wiskott-Aldrich	1. Doença de von Willebrand 2. Síndrome TAR 3. Síndrome de Wiskott-Aldrich
Histórico materno	
1. Púrpura trombocitopênica idiopática (PTI) materna 2. Lúpus eritematoso sistêmico materno	1. Trombocitopenia imune 2. Trombocitopenia imune

Fonte: Adaptado de Leung & Chian. Evaluating the Child with Purpura. Am Fam Physician 2001;64:419-28.

Quadro 18.6 Achados ao exame físico e possíveis etiologias da púrpura.

Exame físico	Possível etiologia
Achados gerais:	
▪ Pobre crescimento em crianças	▪ Doença crônica
▪ Febre	▪ Infecção
▪ Hipertensão	▪ Insuficiência renal crônica, vasculite ou vasculopatia renal
Características da púrpura:	
▪ Localização nos membros inferiores	▪ Púrpura de Henoch-Schönlein (PHS)
▪ Localização nas palmas e plantas	▪ Riquetsiose e síndrome das luvas e meias (Parvovírus B19)
▪ Púrpura palpável	▪ Vasculites
Sinais associados:	
▪ Artrite, dor abdominal, edema subcutâneo, edema escrotal	▪ Púrpura de Henoch-Schönlein (PHS)
▪ Hemartrose	▪ Hemofilia
▪ Eritema malar, palidez, artrite, linfadenopatia	▪ Lúpus eritematoso sistêmico
▪ Icterícia, angiomas *spider*, eritema palmar, hepatoesplenomegalia	▪ Doença hepática
▪ Linfadenopatia	▪ Infecções, malignidade, drogas
▪ Palidez, letargia, dor óssea, hepatoesplenomegalia, linfadenopatia	▪ Leucemia
▪ Anormalidades esqueléticas	▪ Síndrome TAR, anemia de Fanconi
▪ Palidez, manchas *café au lait*, baixa estatura	▪ Anemia de Fanconi
▪ Telangiectasias	▪ Doença de Rendu-Osler-Weber
▪ Hiperelasticidade cutânea, hipermotilidade articular	▪ Síndrome de Ehlers-Danlos

Fonte: Adaptado de Leung & Chian. Evaluating the Child with Purpura. Am Fam Physician 2001;64:419-28.

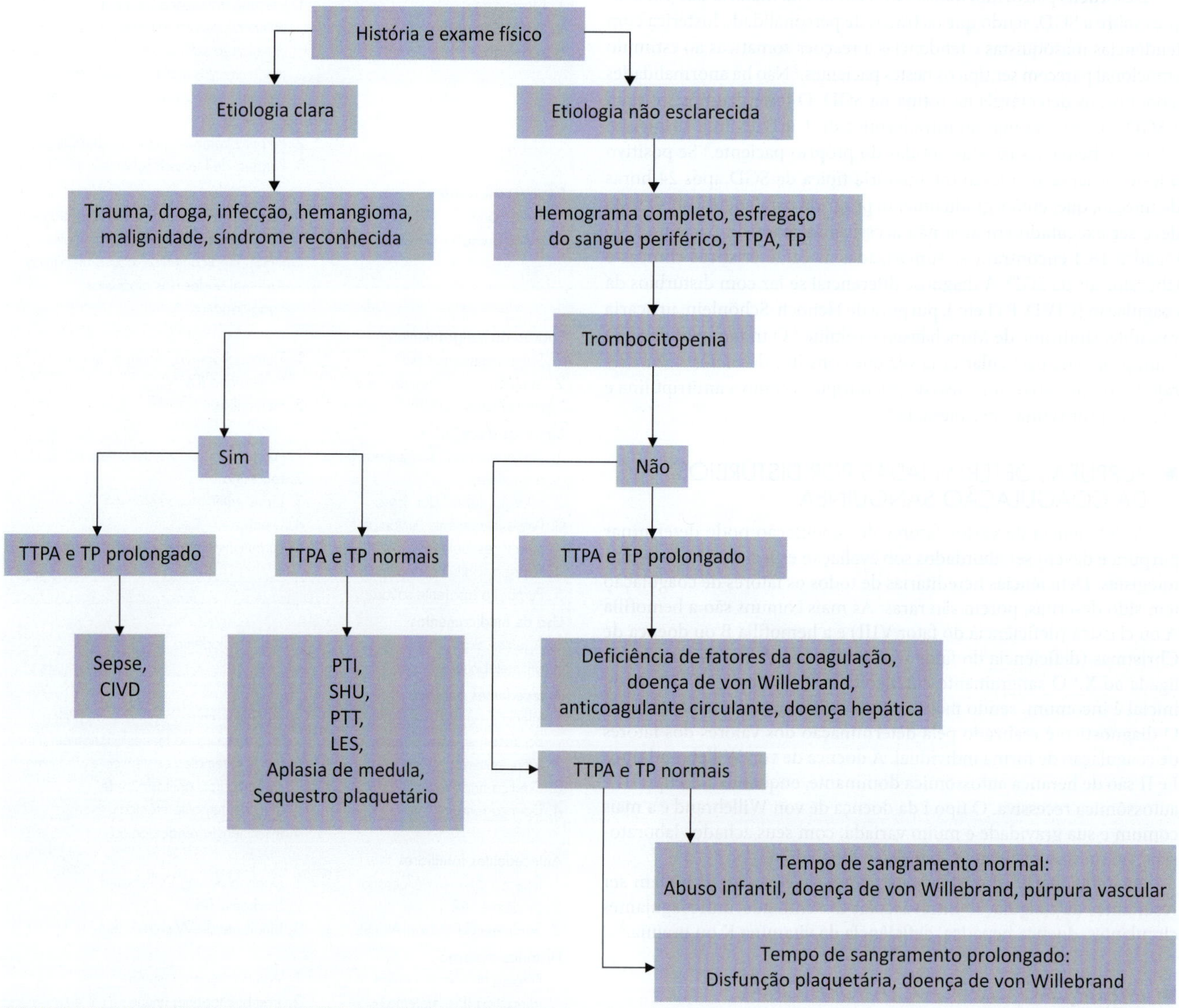

▪ **Figura 18.8** Algoritmo de diagnóstico na desordem de sangramento.

CIVD: coagulação intravascular disseminada; LES: lúpus eritematoso sistêmico; PTI: púrpura trombocitopênica idiopática; SHU: síndrome hemolitico-urêmica; PTT: púrpura trombocitopênica trombótica; TP: tempo de protrombina; TTPA: tempo de tromboplastina parcialmente ativada.

Fonte: Adaptada de Leung & Chian. Evaluating the Child with Purpura. Am Fam Physician 2001;64:419-28.

PÚRPURAS NO PERÍODO NEONATAL

Constitui uma manifestação potencialmente de emergência e pode indicar uma grave doença subjacente [5].

As diversas causas de púrpura neonatal encontram-se listadas no Quadro 18.7 [5].

Quadro 18.7 Causas de púrpura no período neonatal.

a) Eritropoiese extramedular (*Blueberry muffin baby*)*
b) Defeitos da coagulação sanguínea: b1) Deficiência da proteína C e proteína S (púrpura fulminante neonatal) (Figura 18.9)* b2) Deficiência hereditária de fatores de coagulação b3) Doença hemorrágica do neonato
c) Infecções*: c1) Congênitas (TORCH: toxoplasmose, outros, rubéola, citomegalovirose, herpesvírus simples) c2) Septicemia c3) Infecção pelo HIV c4) Parvovírus B19
d) Anormalidades das plaquetas: d1) Destruição plaquetária imunológica d1.1) Trombocitopenia neonatal aloimune d1.2) Trombocitopenia autoimune materna (lúpus, púrpura trombocitopênica idiopática) d1.3) Trombocitopenia imune relacionada à droga d2) Distúrbio primário da produção ou da função plaquetária d2.1) Síndrome de Wiskott-Aldrich d2.2) Anemia de Fanconi d2.3) Trombocitopenia recessiva ligada ao X d2.4) Trombocitopenia congênita amegacariocítica d2.5) Outras trombocitopenias hereditárias d2.6) Trissomia do cromossomo 13 ou 18 d2.7) Síndrome da plaqueta cinzenta d2.8) Variantes da síndrome de Alport d2.9) Síndrome de Hermansky-Pudlak d2.10) Síndrome da plaqueta gigante (Bernard-Soulier, May-Hegglin) d3) Síndrome de Kasabach-Merrit
e) Trauma

*Condições em que, clinicamente, a púrpura ocasiona a solicitação da avaliação do dermatologista. Outras causas geralmente são avaliadas por neonatologistas ou hematologistas.[5]

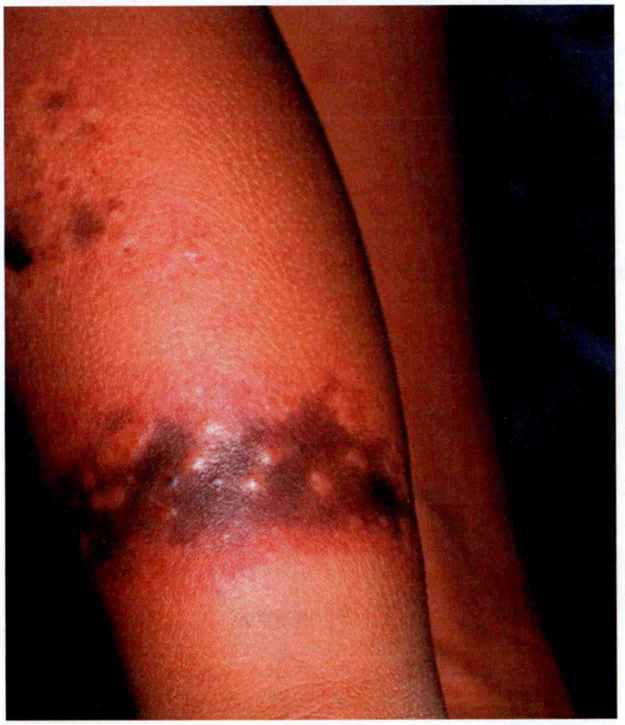

Figura 18.9 Púrpura necrosante em criança de 1 ano com deficiência heterozigota da proteína C.

Dados da anamnese como, curso de gestações anteriores, uso de vitamina K, exposição a fármacos, história familiar de distúrbios de sangramento ou tromboembolismo, doenças maternas são fundamentais na avaliação.[5] Dados clínicos do neonato incluindo febre, anormalidades congênitas, organomegalias, letargia podem orientar a pesquisa da etiologia da púrpura.[5] Critérios laboratoriais de septicemia, valores hematimétricos, fatores de coagulação e sorologia para TORCH são extremamente relevantes.[5]

Eritropoiese extramedular (*Blueberry muffin baby*)

Blueberry muffin baby foi um termo empregado, a princípio, para descrever clinicamente o aspecto da púrpura em neonatos com rubéola congênita. O quadro clínico cutâneo é constituído por pápulas hemisféricas de cor azul a magenta, redondas ou ovaladas, de 1 a 7 mm de diâmetro, difusamente distribuídas na pele, com predileção pela cabeça, pescoço e tronco.[5] As petéquias e púrpura frequentemente coexistem com essas lesões. As pápulas evoluem para uma com purpúrea escura a máculas acastanhadas e sofrem involução espontânea em 2 a 6 semanas.[5]

A histopatologia das pápulas demonstra focos de eritropoiese extramedular com coleções de hemácias nucleadas e anucleadas confinadas principalmente na derme reticular e podendo estender-se ao tecido celular subcutâneo.[5] Ocasionalmente, observam-se escassas células mieloides precursoras de permeio.[5] As doenças que podem determinar no neonato o aspecto de *blueberry muffin baby*, por eritropoiese, dérmica são: 1) infecções congênitas (rubéola, citomegalovirose, parvovírus B19); 2) doença hemolítica do neonato (incompatibilidade RH, incompatibilidade de grupo sanguíneo); 3) esferocitose hereditária; 4) síndrome da transfusão gemelar. A ocorrência de lesões cutâneas tanto na rubéola congênita como na citomegalovirose é estimada em 65% dos casos, podendo ser a pele o local de única manifestação da infecção.[5]

Há doenças infiltrativas neoplásicas, as quais, na verdade, constituem metástases no neonato, e não eritropoiese dérmica, que podem clinicamente determinar o aspecto de *blueberry muffin baby*: neuroblastoma; rabdomiossarcoma; histiocitose de células de Langerhans; leucemia congênita.[5] Neste grupo de doenças, os nódulos geralmente são maiores, menos hemorrágicos, em menor número e mais firmes. O neuroblastoma é a malignidade mais comum em crianças, estando as metástases subcutâneas presentes em 32% dos casos, cuja característica é branquear após manipulado, por liberação de catecolaminas no local. A dosagem do ácido vanilmandélico na urina pode auxiliar o diagnóstico. As leucemias congênitas são raras, porém têm alta frequência de infiltração cutânea, uma vez que a maioria delas é mieloide, sendo estas capazes de determinar infiltração tumoral em 30% a 50% dos casos. Petéquias e púrpura frequentemente acompanham o quadro.

Defeitos da coagulação sanguínea

Deficiência das proteínas C e S do sistema de anticoagulação (púrpura fulminante neonatal)

Neste tópico discutiremos a púrpura fulminante (PF) relacionada ao período neonatal, bem como em crianças maiores ou indivíduos adultos.

Por definição, a PF é uma doença grave, potencialmente fatal, caracterizada por um início agudo de hemorragia cutânea progressiva, necrose ocasionada por trombose dérmica vascular e coagulação intravascular disseminada.[9] A PF ocorre sob três situações clínicas, abordadas no Quadro 18.8.

Quadro 18.8 Classificação da púrpura fulminante.

I) Relacionada a distúrbio inicial na hemostasia sanguínea: A) Disfunção do sistema anticoagulante relacionado à proteína C 1. Hereditária a) deficiência homozigótica da proteína C b) deficiência homozigótica da proteína S 2. Adquirida a) Coagulação intravascular disseminada B) Distúrbio de outro sistema relacionado à hemostasia 1. Antitrombina III
II) Idiopático A) Pós-infecciosa B) Etiologia desconhecida
III) Infecções agudas

Fonte: Adaptado de Darmstadt GL. Acute Infections Purpura Fulminans: Pathogenesis and Medical Management. Pediatric Dermatol 1998; 15(3): 169-183.

Com base nessas três situações, a PF pode ocorrer: I) no período neonatal como uma manifestação de deficiência homozigótica da proteína C ou S; II) cerca de 7 a 10 dias após uma infecção precedente relativamente benigna, que geralmente envolva a pele, como a varicela ou escarlatina (isto é, PF "idiopática"); III) em conjunção com uma doença infecciosa aguda (isto é, PF infecciosa aguda), particularmente em situações de septicemia com endotoxinas (lipopolissacárides-LPS) produzidos por bactérias Gram-negativas (em geral, *Neisseria meningitidis*).[9]

A PF "idiopática" difere da PF associada à infecção aguda por determinadas características: na PF "idiopática", geralmente os microtrombos e manifestações trombo-hemorrágicas clinicamente significativas estão ausentes, os leitos vasculares distais (extremidades) são poupados e o colapso circulatório não ocorre inicialmente, embora o choque hipovolêmico e a hipoperfusão tecidual possam ocorrer secundariamente ao extravasamento de sangue na pele.[9] Essas diferenças explicam a menor taxa de mortalidade associada à PF "idiopática" (cerca de 15%), quando comparada à forma associada com infecções agudas. A maioria dos casos de PF na infância ocorre associada a infecções agudas, particularmente na septicemia por meningococo, em que a PF ocorre em 15% a 25% dos casos, elevando as taxas de óbito de 15%, entre os casos de meningococcemia sem PF, para 20% a 60% nos com PF, especialmente entre os casos de meningococo sorotipo C. Durante infecção pelo meningococo, a presença de petéquias sinaliza a existência de septicemia, e o início delas nas 12 horas seguintes à primeira avaliação médica, parece haver um pobre prognóstico, apesar de alguns estudos discordarem dessa observação.[9]

As proteínas C e S são glicoproteínas dependentes da vitamina K que têm propriedades antitrombóticas.[9] A proteína C é uma protease sérica que circula como um zimógeno. Após sua clivagem proteolítica pelo complexo trombina/trombomodulina na superfície endotelial, a proteína C ativada inativa os fatores Va e VIIa por limitação da sua proteólise, além de também inibir o fator inibidor do plasminogênio, conferindo atividade fibrinolítica (Figura 18.10). A proteína S atua como um cofator neste processo. Assim, a deficiência congênita da proteína C e/ou proteína S pode determinar um estado de hipercoagulabilidade, por romper a homeostase do sistema de coagulação/anticoagulação e ocasionar a púrpura fulminante neonatal.[9]

O gene da proteína C está localizado no cromossomo 2, e pessoas heterozigotas para aa deficiência dessa proteína podem ser assintomáticas ou apresentar sintomas ou trombose venosa apenas no início da vida adulta. Esses indivíduos também estão predispostos à "necrose cutânea induzida por cumarínicos".[9] Os heterozigotos podem apresentar dois defeitos:[9] o do tipo I em que os níveis da proteína C circulante são 50% do normal e tanto a atividade antigênica como a funcional estão reduzidas; o do tipo II, menos comum, com redução funcional da atividade, níveis antigênicos normais ou discretamente diminuídos.[9] Pessoas homozigotas ou duplamente heterozigóticas têm níveis de proteína C menores de 1% do normal e a púrpura fulminante neonatal ou graves eventos trombóticos desenvolvem-se no período neonatal.[9]

É descrita a associação de deficiência das proteínas C e S. Diferentemente dos homozigotos para deficiência da proteína C, os homozigóticos para a deficiência da proteína S têm eventos tromboembólicos apenas no início da vida adulta.[9]

A púrpura fulminante neonatal ocorre geralmente 2 a 12 horas após o nascimento ou, eventualmente, aos 6 a 10 meses de vida.[9] Nas crianças maiores e nos adultos, inicialmente o paciente relata desconforto cutâneo, o qual é seguido pelo surgimento de eritema com ou sem edema e petéquias.[9] O quadro clínico caminha como púrpura difusa e simétrica ou equimoses, as quais sem tratamento evoluem, em horas, para formação de vesículas e bolhas hemorrágicas e áreas de necrose cutânea purpúricas e enegrecidas, que finalmente formam escaras que, depois, se desprendem.[9] As equimoses têm contornos bem definidos, porém irregulares, com um fino halo eritematoso inflamatório. Com frequência, a necrose gangrenosa estende-se ao tecido celular subcutâneo e, ocasionalmente, envolve músculos e/ou ossos. As equimoses se distribuem de preferência nas áreas sujeitas ao trauma como nas nádegas, extremidades, tronco e no couro cabeludo, poupando as mucosas.[9] Na forma de PF associada à infecção aguda, as extremidades são distalmente acometidas, de forma grave, simétrica, provavelmente em virtude da presença de canais colaterais insuficientes para a perfusão tecidual e pelo impacto relativamente maior do colapso circulatório no leito vascular distal.[9] A PF associada à infecção aguda progride de forma proximal, formando grandes áreas purpúricas de formas e tamanhos variados, com distribuição difusa. Com o passar das horas, aumenta o risco de eventos trombóticos neurológicos e oftalmológicos.[9]

O perfil laboratorial destes pacientes é consistente com o da coagulação intravascular disseminada (CIVD), uma coagulopatia de consumo, o que a difere de outras formas de necrose cutânea em razão da oclusão vascular dérmica, como na necrose cutânea induzida pela varfarina ou heparina, púrpura trombótica trombocitopênica, crioglobulinemia, síndrome do anticorpo antifosfolípide ou hemoglobinúria paroxística noturna.[9] O choque pode ocorrer em todas as formas de PF, porém é mais comum na associada à infecção. Os fatores de coagulação (em geral, fatores V e VIII), fibrinogênio e plaquetas estão consumidos pela trombose e fibrinólise.[9] O tempo de protrombina e tempo de tromboplastina parcialmente ativada estão prolongados, elevação dos produtos da degradação da fibrina (PDF) e as proteínas C, S e antitrombina III estão reduzidas.[9] As características histopatológicas da PF são a trombose vascular da derme e a necrose hemorrágica secundária, em que a lesão demonstra oclusão dos vasos da derme com

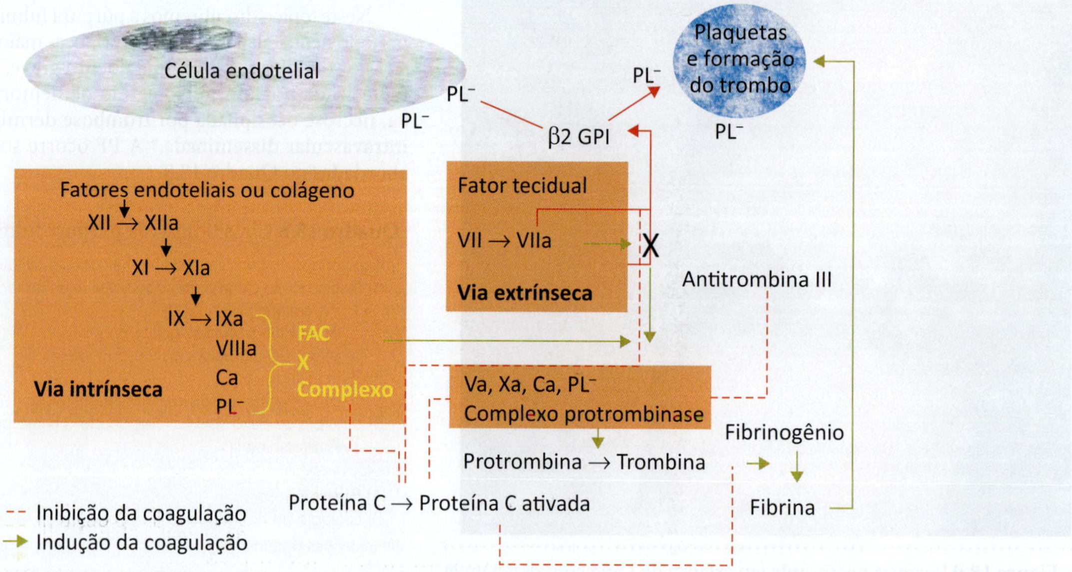

■ **Figura 18.10** Esquema 2: Sistema de coagulação e anticoagulação.

microtrombos. Posteriormente, há hemorragia e necrose da derme, podendo haver um discreto infiltrado inflamatório perivascular e, na fase final do processo, necrose da epiderme suprajacente com bolha hemorrágica subepidérmica.[9]

As alterações vasculares na PF associada à infecção aguda, em geral, são disseminadas, envolvendo múltiplos órgãos, em especial as glândulas adrenais (síndrome de Waterhouse-Friderichsen), rins e pulmões.[9] Os vasos cutâneos mais afetados são as vênulas pós-capilares no plexo subpapilar da derme papilar, em que o fluxo sanguíneo é mais lento.[9] A presença de bactérias nos microtrombos, em geral diplococos Gram-negativos (*Neisseria meningitidis*), e a existência de vasculite, com um infiltrado neutrofílico perivascular, podem sugerir a presença de PF associada à infecção aguda, distinguindo-a das outras formas de PF.[9] As causas infecciosas relacionadas à PF encontram-se no Quadro 18.9.

Quadro 18.9 Infecções e relação com púrpura fulminante.

I) PF "idiopática" (pós-infecciosa):
- a) Varicela
- b) Escarlatina
- c) Tonsofaringite estreptocócica
- d) Exantema viral
- e) Rubéola
- f) Sarampo
- g) IVAS
- h) Gastroenterite

II) PF associada à infecção aguda:
- a) *Neisseria meningitidis*
- b) *Streptococcus pneumoniae*
- c) *Haemophilus influenzae* tipo b
- d) *Streptococcus pyogenes* (estreptococos grupo A)
- e) *Staphylococcus aureus*
- f) *Escherichia coli*
- g) *Proteus mirabilis*
- h) Enterobacter spp.
- i) *Streptococcus agalactase* (estreptococos grupo B)

Fonte: Adaptado de Darmstadt GL. Acute infections purpura fulminans: pathogenesis and medical management. Pediatric Dermatol 1998; 15(3): 169-183.

Na dosagem da proteína S, é importante obter sua fração livre uma vez que 60% desta circula como forma inativa ligada à fração C4b.[9]

Infecções virais ou bacterianas podem produzir deficiência de atividade da Proteína C e S, porém isso ocorre mais frequentemente em crianças maiores ou em adultos jovens.[9]

Quando o diagnóstico de púrpura fulminante neonatal é suspeito, o tratamento deve ser instituído sem se esperarem os resultados das dosagens séricas dessas proteínas, pois a doença é reversível, enquanto as lesões cutâneas não progredirem para formação de bolhas hemorrágicas ou necrose cutânea.[9] Inicialmente, deve-se administrar uma fonte de proteínas C e S, como o plasma fresco congelado ou o concentrado de complexo protrombina ou, quando possível, preferir o concentrado de proteína C, sendo, no entanto, necessárias repetidas infusões, uma vez que a meia-vida da proteína C é curta (6 a 26 horas).[9] A heparinização não é útil.[9]

CAPILARITES DE CAUSA DESCONHECIDA

As capilarites de causa desconhecida (CCD) constituem um grupo heterogêneo de **púrpuras pigmentosas crônicas** (PPC) ou **dermatoses purpúricas pigmentadas**, em geral, de etiologia não esclarecida, aspectos clínicos variados, porém com algumas características histopatológicas em comum, constituídas por extravasamento de hemácias, deposição de hemossiderina (principalmente dentro de macrófagos dérmicos), estreitamento da luz dos pequenos vasos, edema endotelial e infiltrado perivascular linfocitário. Ocorrem predominantemente nos membros inferiores dos adultos, porém podem afetar crianças. Esse grupo de doenças é constituído por PPC, com alguns aspectos clínicos particulares, os quais compreendem variantes denominadas por epônimos, com algumas diferenças entre elas e semelhanças:[10,11]

a) Doença de Schamberg.
b) Dermatose purpúrica pigmentosa liquenoide de Gougerot e Blum.
c) Púrpura anular telangiectásica de Majocchi.
d) Púrpura eczematoide de Doukas-Kapetanakis.
e) Líquen áureo.

Nesse grupo, algumas doenças apresentam um infiltrado dérmico constituído principalmente por linfócitos CD4+, células dendríticas CD1+, e o infiltrado e as células endoteliais apresentam uma forte expressão de moléculas de adesão como ICAM-1, LFA-1, ELAM-1, sugerindo uma reação imunológica mediada por linfócitos, desencadeada por um estímulo antigênico desconhecido.[10-12] A deposição de imunoglobulinas e/ou complemento (C1, C1q) em torno dos vasos da derme sugere a participação de imunocomplexos na patogênese da doença.[10]

As PPC são doenças raras cuja forma mais comum de apresentação é a doença de Schamberg.[13] Os adultos são os principais acometidos, embora também tenham sido descritos casos em crianças em que a doença de Schamberg também é a apresentação mais comum.[13] Em geral, as PPC são mais frequentes em homens, principalmente em sua forma linear, enquanto a doença de Majocchi é mais frequente em mulheres.

Com relação à etiopatogenia, embora sua etiologia seja desconhecida, diversos fatores como exercício físico, hipertensão venosa, diabetes *mellitus* ou infecções relacionados com a sua aparência[13] também têm sido associados ao consumo de diversos medicamentos (Quadro 18.10) e, na variante granulomatosa, foram observados relação com dislipidemia e distúrbios autoimunes.[13] No entanto, na maioria dos casos, não se detecta um agente causal.[13]

Quadro 18.10 Medicamentos relacionados às púrpuras pigmentosas crônicas.[10,13]

- Paracetamol
- Ampicilina
- Ácido acetilsalicílico
- Adalin
- Anti-inflamatórios não hormonais
- Bezafibrato
- Carbromal
- Clordiazepóxido
- Dipiridamol
- Fenobarbital
- Furosemida
- 5-Fluouracil tópico
- Glipizida
- Glybuzole
- Hidralazina
- Meprobamato
- Persantin
- Pseudoefedrina
- Reserpina
- Sildenafil
- Tiamina (B1)
- Interferon-alfa
- Injeções de medroxiprogesterona

Com relação aos mecanismos fisiopatológicos propostos, encontram-se dilatação e fragilidade capilar cutânea.[13] Existe a hipótese de que as células responsáveis são aquelas que compõem a estrutura dos vasos, como fibroblastos e células endoteliais.[13] Sob certas condições de ativação, por exemplo, sob alta pressão intravascular, ou de forma bastante espontânea, essas células podem alterar sua função e produzir um vazamento de hemácias pelas paredes vasculares.[13] Isso desencadearia uma reação de hipersensibilidade mediada por células.[13] Portanto, a resposta imune celular desempenha um papel fundamental na patogênese da PPC.[13] O infiltrado inflamatório perivascular é formado por linfócitos CD4+ (nos quais há redução da expressão de CD7) e células dendríticas CD1a+.[13]

Além disso, diversos estudos analisaram o papel das moléculas de adesão celular no desenvolvimento de PPCs.[13] As moléculas de adesão são proteínas de membrana que interagem com ligantes específicos que produzem e mantêm conexões entre células ou com proteínas da matriz extracelular.[13] Observou-se uma intensa expressão das moléculas de adesão LFA-1 (antígeno 1 de função linfocitária) e de ICAM-1 (molécula de adesão intercelular 1) nas células inflamatórias, e a de ICAM-1 e de ELAM-1 (molécula de adesão endotelial leucocitária 1) em células endoteliais, fibroblastos e queratinócitos.[13] Citocinas produzidas por leucócitos, como o TNF-α, podem desencadear a expressão dessas moléculas de adesão.[13] Essas mesmas citocinas podem causar uma diminuição da liberação do ativador do plasminogênio tecidual no endotélio e/ou um aumento excessivo do inibidor do ativador do plasminogênio, o que contribui para a redução da atividade fibrinolítica e da deposição perivascular de fibrina que aparecem nessas doenças.[13]

Além disso, em estudos de imunofluorescência direta, podem ser observados depósitos de fibrinogênio, IgM e/ou C3 nos vasos superficiais da derme.[13] Alguns sugerem que as PPC representam uma alteração insidiosa e epiteliotrópica dos linfócitos T.[13] Dados como a detecção de epidermotropismo ou monoclonalidade no infiltrado inflamatório corroboram isso, em alguns pacientes.[13] Existem ainda alguns casos descritos de progressão para micose fungoide.[13] A distinção entre uma micose fungoide purpúrica e uma variante monoclonal da PPC é complexa e devemos analisar a clínica juntamente com os dados moleculares e histopatológicos.[13] Sinais como aparecimento de poiquilodermia, prurido ou confluência de lesões, uma duração maior superior a 1 ano, ou a detecção de monoclonalidade e diminuição de CD7 e CD62L no infiltrado devem nos levar a suspeitar de progressão, mesmo quando os linfócitos não apresentam atipias significativas.[13] Alguns autores tendem a tratar as PPC disseminadas e monoclonais como estágio inicial da micose fungoide.[13]

Outras variantesde PPCs

Hersch e Schwayder[14] descreveram uma forma linear e unilateral que é considerada uma raridade e deve ser diferenciada das formas lineares da doença de Schamberg e do líquen áureo. Higgins e Cox,[15] por sua vez, descreveram uma forma quadrangular cuja origem era uma obstrução vascular ao nível pélvico. Caracteriza-se pelo aparecimento de múltiplas máculas vermelho-púrpuras assintomáticas, organizadas em pequenos grupos que se distribuem pelas extremidades seguindo um padrão serpiginoso.

A púrpura pruriginosa Lowenthal,[16] descrita apenas em adultos, é considerada uma variante mais sintomática da púrpura. A forma granulomatosa descrita por Saito[17] é mais comum em mulheres e é um achado histopatológico clinicamente indistinguível de outras PPC. Por fim, foram relatadas formas familiares da doença de Schamberg e púrpura anular telangietoide, com padrão de herança autossômica dominante.[13]

Os achados histopatológicos neste grupo das doenças é caracterizado por um infiltrado linfo-histiocitário perivascular localizado ao nível de vasos de pequeno calibre na derme superficial.[13] Edema das células endoteliais e estreitamento do lúmen vascular são típicos.[13] Também é comum observar o extravasamento de hemácias com deposição de hemossiderina nos macrófagos.[13] As colorações de Perls e Fontana-Masson permitem demonstrar a presença de ferro (hemossiderina) na derme superficial, o que diferencia a PPC da dermatite de estase em que o depósito é mais profundo.[13]

Uma epiderme intacta separada do infiltrado dérmico em faixa por uma área de tecido conjuntivo não afetado (zona de Grenz) caracteriza o líquen áureo.[13] Esse mesmo infiltrado dérmico é característico das formas liquenoides de Gougerot e Blum.[13] Em contraste, nas variantes eczematoides de Doucas e Kapetanakis, destacam-se a espongiose epidérmica e a presença de neutrófilos no infiltrado. Nas formas granulomatosas, um infiltrado granulomatoso perivascular se sobrepõe aos achados típicos de PPC. Enquanto alguns autores consideram que a capilarite é o conceito global que poderia definir essas entidades, Ackerman enfatizou que não é, pois nem a fibrina é vista na parede vascular, nem trombos no interior do lúmen.[13]

No tocante ao diagnóstico, além da biópsia de pele, recomenda-se exame de sangue para descartar trombocitopenia, coagulação ou distúrbios autoimunes (anticorpos antinucleares, fator reumatoide, anticorpos antifosfolípides) e a presença de infecções crônicas (anti-HCV e anti-HBsAg).[13]

Na dermatoscopia, o achado mais comum é a pigmentação vermelho-cobre difusa no fundo, que pode ser explicada pelo infiltrado dérmico linfo-histiocitário, pelo extravasamento de hemácias e pela deposição de hemossiderina nos histiócitos.[13] Observam-se também hemácias em pontos, que resultam do extravasamento de hemácias, aumento do número e dilatação dos vasos sanguíneos.[13] Em quase metade dos pacientes, podem ser observadas manchas marrons, que são explicadas pelo arranjo esférico ou elíptico dos melanócitos e dos melanófagos na junção dermoepidérmica.[13] Em um terço dos pacientes, é encontrado um pseudorretículo pigmentado que corresponde à hiperpigmentação da camada basal e à incontinência pigmentar na derme papilar.[13] Foi descrito um padrão específico de líquen áureo, no qual pode ser observado um fundo vermelho acobreado, com pontos e glóbulos marrons e vermelhos, pontos cinzas e um pseudoretículo formado por linhas pigmentadas interconectadas.[13]

A **doença de Schamberg** (dermatose purpúrica pigmentada e progressiva) é a PPC mais comum, acomete predominantemente o sexo masculino, e em qualquer idade. Os medicamentos são os fatores desencadeantes mais frequentemente relacionados às púrpuras pigmentosas crônicas, em especial na doença de Schamberg (Quadro 18.10). As lesões ocorrem inicialmente nos membros inferiores, sobretudo nas pernas, porém podem surgir em qualquer área do corpo (Figuras 18.11 e 18.12). Os depósitos de hemossiderina surgem dentro e nas margens das lesões mais antigas, conferindo às lesões o aspecto clássico de manchas de pimenta caiena. As telangiectasias, em geral, estão ausentes. A doença tem curso crônico, com lesões novas sucedendo às antigas que lentamente apresentam clareamento. Pode haver ascensão das lesões no sentido caudal-cranial. O estudo anatomopatológico demonstra um moderado infiltrado perivascular linfocitário e hemácias extravasadas.

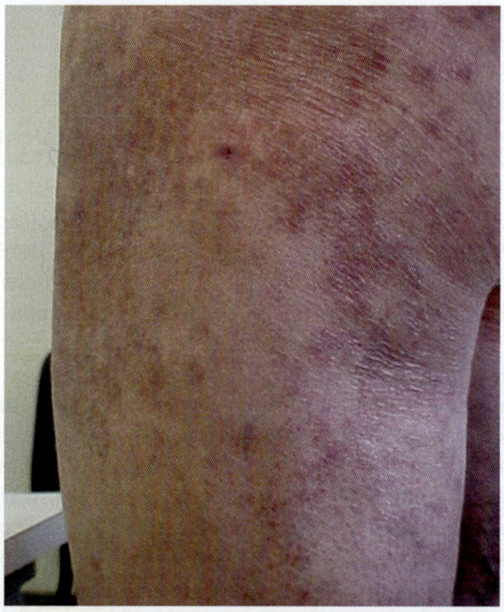

■ **Figura 18.11** Púrpura de Schamberg na coxa.

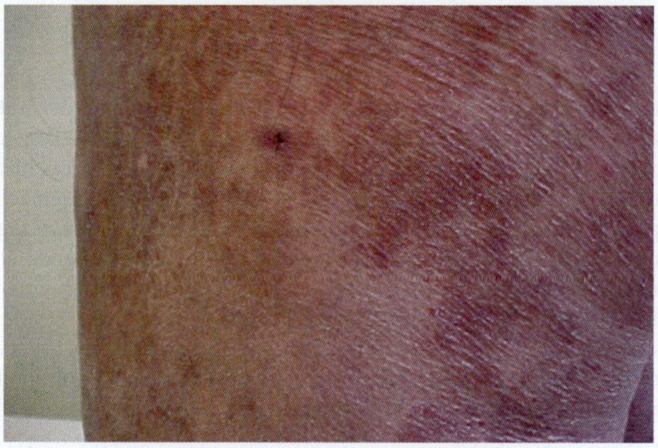

■ **Figura 18.12** Detalhe da púrpura de Schamberg.

A **dermatose liquenoide purpúrica e pigmentada de Gougerot e Blum** ocorre predominantemente entre homens com idade entre 40 a 60 anos, em especial nas pernas, porém pode acometer qualquer área da pele. O quadro clínico é caracterizado pela presença de pápulas poligonais liquenoides e purpúricas acastanhadas, que podem coalescer e estão associadas a lesões papulosas purpúricas estabelecidas mais recentemente. Esta afecção pode estar associada com hipertensão arterial sistêmica, porfiria cutânea tarda e doença de Hodgkin. A ação da gravidade e o aumento da pressão venosa podem ser os fatores localizadores desta doença. Outras causas postuladas incluem a atividade de lesões de tuberculose, varicosidades, combinação de infecção e alergia, reação de hipersensibilidade tardia, hipersensibilidade à carbutamida e excessiva ingestão alcoólica. Ocasionalmente, a doença simula, no aspecto clínico, o sarcoma de Kaposi ou o pseudossarcoma de Kaposi. Essa variante não tem sido descrita em crianças.

A **púrpura anular telangiectásica de Majocchi** ocorre principalmente entre pacientes jovens, em ambos os sexos. As lesões são constituídas por elementos papulosos, agrupados em placas purpúricas pequenas, de 1 a 3 cm de diâmetro, as quais são anulares, especialmente no início da doença, com evolução para leve atrofia central e deposição de hemossiderina. Na periferia das lesões, geralmente há um agrupamento de telangiectasias e petéquias. O padrão histopatológico demonstra características similares às da doença de Schamberg. Alguns autores sugerem que a púrpura anular telangiectásica de Majocchi possa representar uma fase inicial da doença de Schamberg, pois se observou progressão da púrpura de Majocchi para doença de Schamberg. Touraine descreveu uma variante morfológica da doença de Majocchi, na qual as lesões apresentavam-se menos numerosas, maiores e arciformes, a qual denominou **púrpura telangiectásica arciforme**.

A **púrpura eczematoide de Doukas-Kapetanakis** (angiodermatite pruriginosa disseminada) acomete sobretudo homens jovens, com as lesões surgindo inicialmente nos tornozelos e ascendendo pelas pernas e abdome em poucas semanas. As lesões são, com frequência, pruriginosas e constituídas por máculas eritematopurpúricas, com tonalidade de cor alaranjada e descamação pitiriasiforme. Histologicamente, há presença de espongiose epidérmica e moderado infiltrado linfocitário perivascular com extravasamento de hemácias. Em geral, há melhora espontânea das lesões em poucas semanas, porém pode haver recorrência das lesões.

O **líquen áureo** ou líquen purpúreo apresenta lesões semelhantes à dermatose purpúrica pigmentosa liquenoide de Gougerot e Blum, porém as lesões tendem a ser mais localizadas, com aspecto velvético, intensamente pruriginosas e, por vezes, mais infiltradas. Distribuem-se mais frequentemente nas extremidades e no tronco, porém há casos descritos na face, bem como lesões zoniformes e lineares. Hematomas autoinduzidos ou lesões de sucção podem simular o líquen áureo.

Como regra, as investigações laboratoriais são frustrantes na púrpura pigmentosa crônica.[10] O hemograma completo e o esfregaço do sangue periférico são necessários para se excluir trombocitopenia; achados ocasionais são hemácias em alvo, em lágrima, anisocitose e hipocromia.[10] O rastreamento da coagulação sanguínea auxilia excluir outras possíveis causas de púrpura (tempo de protrombina e tempo de tromboplastina parcialmente ativada).[10] Outros testes incluem o tempo de sangramento, agregação plaquetária (técnica do ADP ou ristocetina) e teste da fragilidade capilar (prova de Hess).[10] Provas adicionais como anticorpos antinucleares, fator reumatoide, anticorpos anti-HBsAg e sorologia para vírus da hepatite C deveriam ser solicitadas.[10]

Os diagnósticos diferenciais mais relevantes devem ser feitos com as dermatites de contato purpúricas, a dermatite de estase, vasculites, fases iniciais da micose fungoide e injúria não acidental (hematomas que simulam o líquen áureo).[10]

As PPC são afecções cujo tratamento, por vezes, é inefetivo e as recorrências não são incomuns. O uso de emolientes e hidratantes cutâneos é frequentemente mandatário. Resultados variáveis podem ser obtidos com:[10] pentoxifilina (400 mg, 3 vezes ao dia, por 2 a 3 meses); griseofulvina (500 a 750 mg ao dia, por 1 semana); corticosteroides orais; corticosteroides tópicos (4 a 6 semanas); e PUVA (eficácia relatada em doença de Schamberg e Gougerot & Blum, com média de 7 a 20 sessões). Rutosídeo oral (50 mg ao dia) e vitamina C (500 mg ao dia) melhoraram alguns pacientes após 4 semanas.[10]

O seguimento dos pacientes de curso crônico ou recorrente se faz necessário, especialmente quando o diagnóstico inicial é incerto, em particular com a finalidade de se excluírem casos de micose fungoide que simulam essas entidades, especialmente as variantes liquenoides, nas quais pode ser necessário o estudo da população linfocitária do infiltrado inflamatório por meio de técnicas como o rearranjo gênico da cadeia gama pela técnica da reação em cadeia da polimerase (PCR) no tecido cutâneo.[10]

PÚRPURAS E INFECÇÕES

As infecções podem causar púrpuras por mecanismos diversos, os quais incluem invasão direta do vaso ou dano vascular, trombocitopenia, coagulação intravascular disseminada (CIVD), púrpura fulminante (Figura 18.13), vasculites mediadas por imunocomplexos, êmbolos sépticos e pelo efeito direto de toxinas liberadas por micro-organismos que infectam a parede vascular.[5] Vários vírus, bactérias e parasitas estão associados ao surgimento de petéquias e púrpuras.[5] Frequentemente, a púrpura associada à infecção manifesta-se com febre e erupção cutânea extensa.[5] Contudo, em apenas 20% dos casos, o agente etiológico é isolado, sendo o restante atribuído à presumida infecção viral.[5] Diversos agentes infecciosos têm sido relacionados à púrpura associada à infecção:[5]

a) **Virais:** varicela-zóster, parvovírus B19, rotavírus, citomegalovírus, vírus Epstein-Barr, vírus sincicial respiratório, vírus das hepatites A, B e C, sarampo, echovírus e coxsackievírus.
b) **Fungos:** Candida spp., Mucor spp., Aspergillus spp., Cryptococcus spp.
c) **Bactérias:** Brucella spp., *Campylobacter jejuni*, Enterobacter spp., *Eschirichia coli*, *Helicobacter pylori*, Haemophilus spp., Klebsiella, Legionella spp., *Mycoplasma pneumoniae*, *Pseudomonas aeruginosa*, *Proteus mirabilis*, Salmonella spp., Shigella spp., *Streptococcus pyogenes*, *Streptococcus pneumoniae*, *Streptococcus viridans*, *Staphylococcus aureus*, Yersinia.

O quadro clínico da púrpura relacionada a esses agentes pode variar desde petéquias à púrpura palpável e à púrpura fulminante, sendo eventual a formação de lesões vésico-hemorrágicas (Figura 18.2).

Na **meningococcemia**, as lesões cutâneas são o sinal inicial da doença em 71% a 90% dos pacientes. Em 50% dos casos, a erupção é purpúrica ou petequial; 10% a 15% dos casos apresentam-se com um exantema maculopapuloso inespecífico, enquanto em 16% a púrpura fulminante é a primomanifestação. Alguns poucos indivíduos têm lesões pustulosas ou bolhosas. As lesões purpúricas da meningococcemia são tipicamente pequenas, em forma estelar, às vezes com bordas elevadas e centro levemente deprimido. Caso não haja tratamento, a evolução para púrpura fulminante é rápida. O exame histopatológico demonstra vasculite leucocitoclástica com trombo intravascular. Na maioria dos casos, podem ser observados cocos Gram-negativos dentro dos vasos, nas células endoteliais e leucócitos, ou mesmo livres na derme. A cultura do material aspirado das lesões cutâneas é positiva em cerca de 87% dos casos.

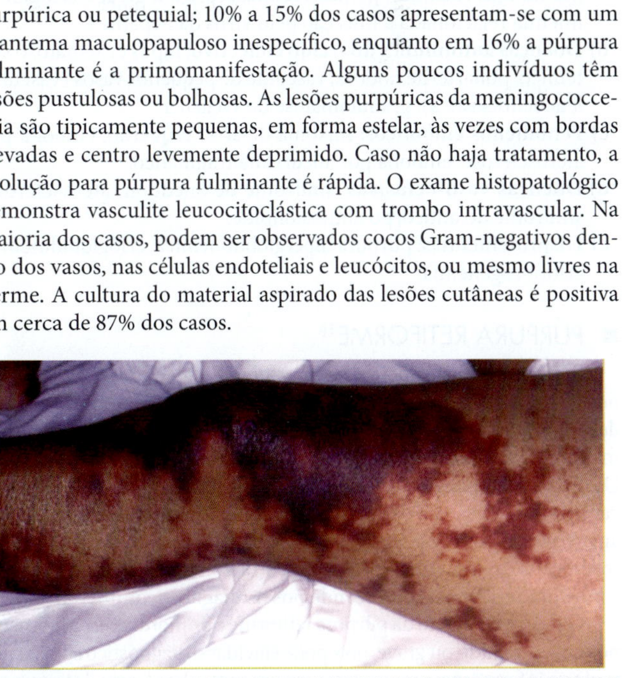

■ **Figura 18.13** Púrpura fulminante em paciente com coagulação intravascular disseminada (CIVD).

A **gonococcemia disseminada** também está frequentemente associada com pápulas eritematosas que apresentam um centro hemorrágico ou pustuloso. As lesões são geralmente poucas e amplamente distribuídas. A microscopia óptica de luz raramente demonstra o gonococo, na biópsia da pele, porém estudos de imunofluorescência para *Neisseria gonorrhoeae* são, em geral, positivos.

A **endocardite bacteriana** pode estar associada com lesões necróticas distais como manifestação de um fenômeno de embolização séptica e com púrpura palpável consequente a uma vasculite por imunocomplexos.

As infecções parasitárias, principalmente em pacientes imunodeprimidos, podem também determinar púrpura. Migração maciça do *Strongyloides stercoralis* pode manifestar-se como uma erupção progressiva reticulada e serpiginosa purpúrica e petequial linear, a qual acomete o tronco e a porção proximal das extremidades.

A **síndrome papular e púrpurica em luvas e meias** constitui uma forma de exantema recentemente descrita, relacionada a certos patógenos virais. A maioria dos casos tem sido relatada em pacientes adolescentes e adultos jovens e raramente nas crianças. Ocorre como um edema simétrico doloroso ou pruriginoso, das mãos e dos pés, eritematoso, delimitado nos tornozelos e punhos. As petéquias desenvolvem-se rapidamente nesses locais, podendo ocorrer também nas nádegas, na face interna das coxas, nos joelhos e cotovelos. A erupção gradualmente melhora em 1 a 2 semanas com descamação residual. Pode haver erosões na mucosa oral, queilite angular, petéquias no palato, edema labial e erosões genitais. Podem ocorrer linfadenopatia e febre baixa. Em geral, a biópsia cutânea demonstra infiltrado linfocitário perivascular suave e extravasamento de hemácias. A infecção tem sido atribuída ao parvovírus B19, porém há relatos esporádicos de outros como o vírus do sarampo, hepatite B, coxsackievírus B6 e citomegalovírus.

■ PÚRPURAS DE LOCALIZAÇÃO ACRAL

Frente à observação de um quadro composto por lesões purpúricas proeminentes nas extremidades do corpo (Figura 18.14), devemos recordar que essa manifestação pode estar relacionada com uma grande variedade de situações potencialmente graves (Figura 18.15).[12] O diagnóstico diferencial inclui processos infecciosos, doenças autoimunes do tecido conectivo, fenômenos embólicos, doenças vaso-oclusivas e disproteinemias.[12]

a) **Infecções:** endocardite bacteriana subaguda, febre maculosa das montanhas rochosas, gonococcemia, sepse em geral e crioglobulinemia relacionada à infecção pelo vírus da hepatite C.
b) **Doenças autoimunes do tecido conectivo:** lúpus eritematoso sistêmico, poliarterite nodosa, vasculite de pequenos vasos (vasculite leucocitoclástica), granulomatose de Wegener.
c) **Fenômenos embólicos:** mixoma de átrio esquerdo, embolia por aterosclerose, embolia por aneurisma traumático.
d) **Doenças vaso-oclusivas:** síndrome de Sneddon, aterosclerose, síndrome do anticorpo antifosfolípide.
e) **Disproteinemias:** púrpura hiperglobulinêmica, crioglobulinemia, criofibrogenemia.

■ PÚRPURA RETIFORME[18]

A púrpura retiforme é uma morfologia específica dentro do espectro de erupções reticuladas de vasos origem.[18] Essa morfologia se desenvolve quando os vasos sanguíneos que irrigam a pele são comprometidos, resultando na isquemia cutânea a jusante, púrpura e necrose.[18] O comprometimento dos vasos sanguíneos ocorre por um de dois mecanismos: (1) lesão da parede do vaso (vasculite/doença deposicional/angioinvasão por organismo); ou (2) oclusão do lúmen do vaso (doença trombótica ou embólica).[18] Entendendo os mecanismos que levam à púrpura retiforme, compreendemos os diagnósticos diferenciais.[18]

O reconhecimento da púrpura retiforme é primordial, especialmente no paciente agudo ou grave, pois pode elucidar o diagnóstico subjacente, fornecer informações prognósticas e sugerir uma abordagem de tratamento.[18] O diagnóstico diferencial da púrpura retiforme é vasto, refletindo a miríade de condições que pode ocasionar danos cutâneos na parede do vaso ou oclusão do lúmen. Por exemplo, um paciente com sepse bacteriana pode desenvolver angioinvasão bacteriana direta, vasculite leucocitoclástica reativa, êmbolos vaso-oclusivos bacterianos e/ou coagulação intravascular disseminada, todos os quais podem apresentam púrpura retiforme, embora cada um por meio de um mecanismo distinto.[18]

As lesões de púrpura retiforme são persistentes e frequentemente acompanhadas de necrose e/ou ulceração central franca ou iminente.[18] Isso contrasta com outras erupções reticuladas de etiologia vascular, incluindo livedo reticular e o livedo racemoso.[18]

O livedo reticular resulta da redução apenas parcial ou intermitente do fluxo sanguíneo cutâneo, resultando em manchas azuladas, não fixas, formando anéis completos refletindo a vascularização da pele subjacente. O livedo racemoso, que é representativo de uma região mais irregular e da redução significativa do fluxo sanguíneo, apresenta anéis quebrados ou incompletos, que são persistentes, mas raramente necróticos ou ulcerativos.[18]

Ao contrário do livedo, a púrpura retiforme não exibe o padrão de anéis em forma de rede, mas exibe um padrão ramificado na periferia e um centro purpúrico ou necrótico.[18] Alguns autores a descrevem como "aspecto sinuoso semelhante ao rio" ou "púrpura serpentina", e outros observam que as lesões podem aparecer como "pedaços de quebra-cabeças".[18] As lesões podem ser extremamente dolorosas, refletindo a completa obstrução do fluxo sanguíneo para a pele com isquemia e necrose resultantes.[18] Se a causa da púrpura retiforme se instalar na parede do vaso, o diagnóstico diferencial inclui doenças de depósito como a calcifilaxia, organismos angioinvasivos e vasculites.[18] Enquanto a púrpura palpável é a clássica manifestação de vasculite de pequenos vasos, púrpura retiforme concomitante indica que um componente de vasos de médio calibre também está presente.[18]

O Quadro 18.11 fornece a ampla variedade de diagnósticos subjacentes frente ao achado de púrpura retiforme.[18]

Quadro 18.11 Causas da púrpura retiforme.

Nível do dano vascular	Grupo de doenças	Entidades nosológicas
Dano da parede vascular	Doenças de depósito	▪ Calcifilaxia ▪ Oxalúria
	Infecções	▪ Ectima gangrenoso ▪ Meningococcemia ▪ Bactérias Gram-positivas (estafilococos e estreptococos) ▪ Infecções fúngicas angoinvasivas (aspergilose, fusariose, murcomicose, criptococose) ▪ Púrpura por estrongiloidíase disseminada ▪ Fenômeno de Lúcio (reação hansênica)
	Vasculites	▪ Vasculite por IgA ▪ Vasculites ANCA-positivas ▪ Poliarterite nodosa ▪ Vasculites por leucemia ▪ Doenças autoimunes do tecido conectivo ▪ Vasculites induzidas pelo levamisole/cocaína ▪ Covid-19 ▪ Crioglobulinemia tipo II/III ▪ Vasculites sépticas ▪ Vasculites induzidas por medicamentos (propiltiouracil, minociclina, hidralazina, anti-TNF-α etc.)
Oclusão do lúmen vascular	Doença embólica	▪ Êmbolos sépticos ▪ Embolia por colesterol ▪ Embolia gordurosa ▪ Embolia gasosa ▪ Embolia marântica
	Causas trombóticas	▪ Estados de hipercoagulabilidade (trombofilias: hiper-homocisteinemia, deficiência proteínas C/S e antitrombina III, mutação do fator V (Leiden) da coagulação, mutação do gene da protrombina, síndrome antifosfolípide) ▪ Púrpura fulminante (coagulação vascular disseminada)

(Continua)

Quadro 18.11 Causas da púrpura retiforme. (Continuação)

Nível do dano vascular	Grupo de doenças	Entidades nosológicas
		▪ Necrose pela varfarina ▪ Diátese plaquetária (trombocitemia essencial, hemoglobinúria paroxística noturna, púrpura trombocitopênica trombótica/síndrome hemoliticurêmica, trombocitopenia induzida pela heparina) ▪ Relacionada à temperatura (crioglobulinemia tipo I, criofibrinogenemia) ▪ Oclusão por hemácias (anemia falciforme, talassemia, esferocitose, malária grave) ▪ Oclusão por leucócitos (linfoma de células B intravascular)

A biópsia cutânea na púrpura retiforme deve ser realizada na borda da lesão reticulada, e não no centro necrótico.[18] Em indivíduos agudamente pacientes, considerar a realização de hemoculturas e cultura da biópsia cutânea para fungos, bactérias e micobactérias.[18] Recomenda-se a todos pacientes que se solicite hemograma completo, irina tipo I, ureia, creatinina, provas de função hepática e coagulograma.[18]

Na Figura 18.16, podemos observar as topografias mais comuns da púrpura retiforme em relação aos seus fatores desencadeantes ou etiológicos.[18]

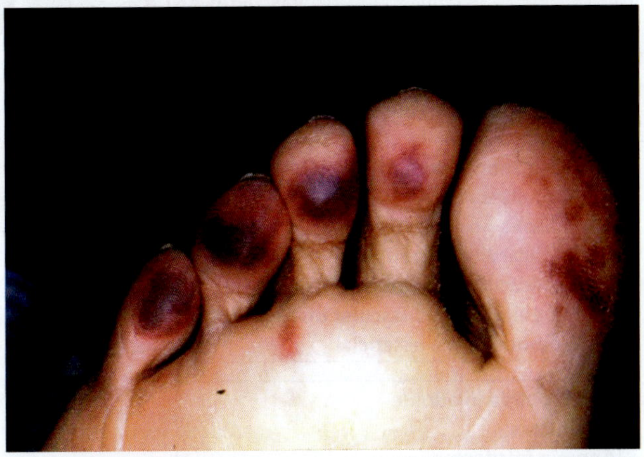

■ **Figura 18.14** Púrpura acral manifestando-se como sinal inicial de coagulação intravascular disseminada (CIVD) em paciente séptico.

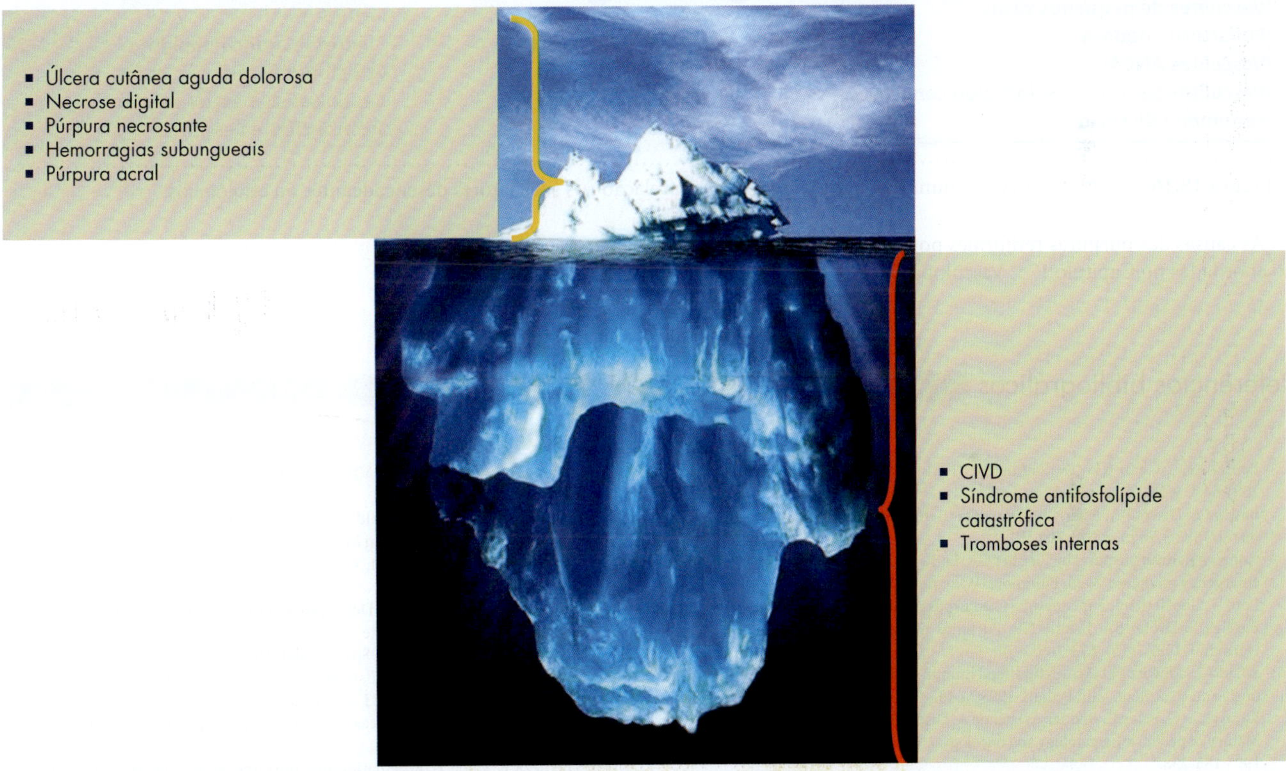

■ **Figura 18.15** A púrpura acral, entre outras formas de púrpura e necrose, pode ocultar condições graves e potencialmente fatais como a coagulação intravascular disseminada (CIVD), a síndrome do anticorpo antifosfolípide catastrófica e tromboses arteriais.

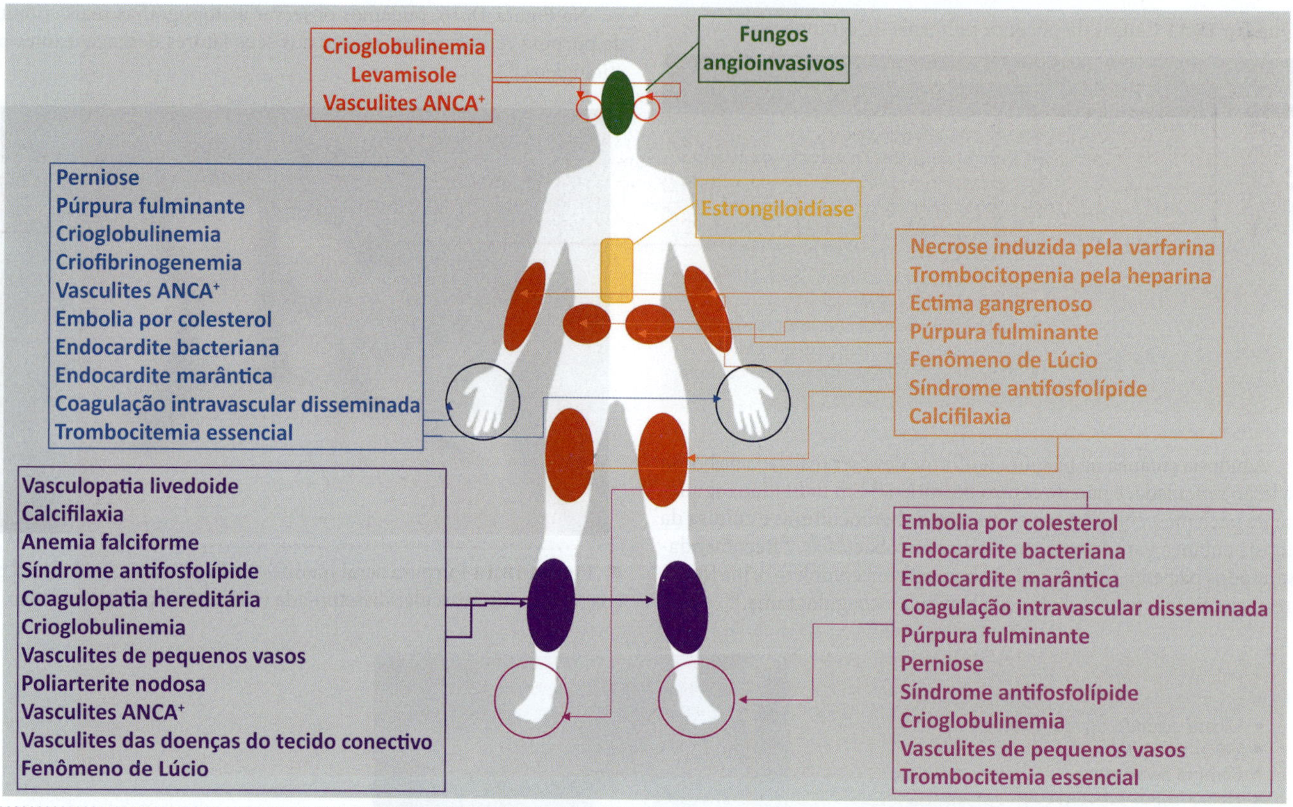

■ **Figura 18.16** Topografias mais comuns da púrpura retiforme em relação aos seus fatores desencadeantes ou etiológicos.

As causas das púrpuras retiformes por sua característica vascular são abordadas no Capítulo 17 – Vasculopatias.

Referências bibliográficas

1. Leung AKC, Chan KW. Evaluating the child with purpura. Am Fam Physician. 2001;64:419-28.
2. Baselga E, Drolet BA, Esterly NB. Purpura in infants and children. J Am Acad Dermatol. 1997;37(5 pt 1):673-705.
3. Cohen AR. Rash purpura. In: Fleisher GA, Ludwig S, et al., eds. Textbook of pediatric emergency medicine. 3. ed. Baltimore: Williams & Wilkins; 1993:430-8.
4. Lotti T, Ghersetich I, Panconesi E. The Purpuras. Int J Dermatol. 1994;33(1):1-10.
5. Baselga E, Drolet BA, Esterly NB. Purpuras in infants and children. J Am Acad Dermatol. 1997;37(5): 673-705.
6. Souid A, Sadowitz PD. Acute childhood immune thrombocytopenic purpura. Diagnosis and treatment. Clin Pediatr. 1995;34:487-94.
7. Karayalcin G, Paley C, Redner A, Shende A. Disorders of platelets. In: Lanzkowsky P. Manual of pediatric hematology and oncology. 2. ed. New York: Churchill Livingstone, 1995:185-238.
8. Ivanov OL, Lvov NA, Michenko AV, Kunzel J, Mayser P, Gieler U. Autoerythrocyte sensitization syndrome (Gardner–Diamond syndrome): review of the literature. J Eur Acad Dermatol Venereol. 2009;23:499-504.
9. Darmstadt GL. Acute Infections Purpura Fulminans: Pathogenesis and Medical Management. Pediatric Dermatol. 1998;15(3):169-183.
10. Sardana K, Sarkar R, Sehgal VN. Pigmented Purpuric Dermatosis. Int J Dematol. 2004;43:482-8.
11. Wong RC, Solomon AR, Field SI, Anderson TF. Pigmented Purpuric Lichenoid Dermatitis of Gougerout-Blum Mimicking Kaposi's Sarcoma. Cutis. 1983;31:406-410.
12. McAllister S, Bornstein AM, Callen JP. Painful acral purpura. Arch Dermatol. 1998;134:789-791.
13. Martínez Pallás I, Conejero Del Mazo R, Lezcano Biosca V. Pigmented Purpuric Dermatosis: A Review of the Literature. Actas Dermosifiliogr (Engl Ed). 2020 Apr;111(3):196-204. English, Spanish. doi: 10.1016/j.ad.2019.02.013.
14. Hersh CS, Shwayder TA. Unilateral progressive pigmentary purpura (Schamberg's disease) in a 15-year-old boy. J Am Acad Dermatol. 1991;24:651.
15. Higgins EM, Cox NH. A case of quadrantic capillaropathy. Dermatologica. 1990;180:93-5.
16. Sangueza P, Valda L. Eczematide-like purpura (itching purpura-angiodermatitis pruriginosa disseminata). Med CutanIbero LatAm. 1980;8(4-6):73-80.
17. Saito R, Matsuoka Y. Granulomatous pigmented purpuric dermatosis. J Dermatol. 1996;23:551-5.
18. Georgesen C, Fox LP, Harp J. Retiform purpura: A diagnostic approach. J Am Acad Dermatol. 2020;82(4):783-796. doi: 10.1016/j.jaad.2019.07.112.

capítulo 19

Roberta Fachini Jardim Criado • Paulo Ricardo Criado

Urticária

INTRODUÇÃO

A urticária é a erupção súbita de lesões edematosas e pruriginosas, com bordas definidas, de localização, tamanho e formas variadas, tendo como lesão elementar a urtica (edema da derme superficial, efêmero e pruriginoso) (Figura 19.1) na qual, cada lesão cutânea individual dura apenas algumas poucas horas, 24 a 36 no máximo, no mesmo local, e está relacionada à liberação de mediadores químicos pelos mastócitos na derme, dos quais o principal em bases molares é a histamina.[1] Pode ser acompanhada ou não pelo angioedema (edema da derme profunda, subcutâneo e/ou submucosa) (Figura 19.2), o qual persiste por 72 a 96 horas no mesmo local.

A urticária foi descrita como uma entidade distinta desde Hipócrates, com muitos subtipos diferentes reconhecidos durante o século passado. Com o aumento da compreensão dos mecanismos moleculares envolvidos na patogênese desta afecção, há evidências crescentes da heterogeneidade da urticária.[2] Em relação à duração, é extremamente variável, desde alguns dias até 20 anos.[2,3]

Estudos demonstram que mais de 20% da população poderá apresentar um episódio de urticária aguda (< 6 semanas de duração da doença), porém apenas 0,1% a 1% da população mundial apresentará a forma de urticária crônica (> 6 semanas de duração da doença). A urticária, em especial a crônica, acomete principalmente o sexo feminino e traz consequências muito impactantes em relação à qualidade de vida, interferindo na rotina diária, ocasionando várias comorbidades psiquiátricas como ansiedade e depressão, absenteísmo escolar e laboral.[2]

Definições

A urticária é caracterizada pelo rápido aparecimento de urticas (Figura 19.1), as quais podem ser acompanhadas pelo angioedema (Figura 19.2).[2,3] O edema da derme superficial é denominado "urticária", enquanto o edema da derme profunda, do subcutâneo/submucosa e do trato gastrointestinal denomina-se "angioedema".[2,3]

O angioedema sem urticária será abordado em capítulo específico.

HISTÓRICO DA URTICÁRIA E DOS MASTÓCITOS

Na Medicina ocidental, a primeira descrição de urticária é atribuída a Hipócrates, que viveu entre os anos 460 e 377 a.C.[4] Hipócrates a descreveu como uma erupção na pele constituída por lesões pruriginosas causadas pelo contato com a planta urtiga e com mosquitos, denominando-a de *knidosis*, termo este derivado da palavra grega *knido* (urtiga).[4] Jean-Louis Alibert, em Paris, quando escreveu o livro *Monographies des Dermatoses*, em 1833, usou o mesmo termo.[4,5] A palavra "urticaria" foi primeiramente empregada por Willian Cullen, em 1769, no seu livro *Synopsia Nosalogiae Methodica*.[4] Em seguida,

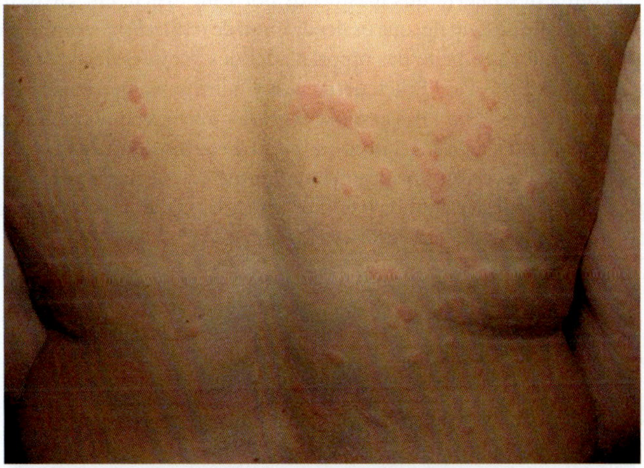

Figura 19.1 Urticas típicas no dorso da paciente.

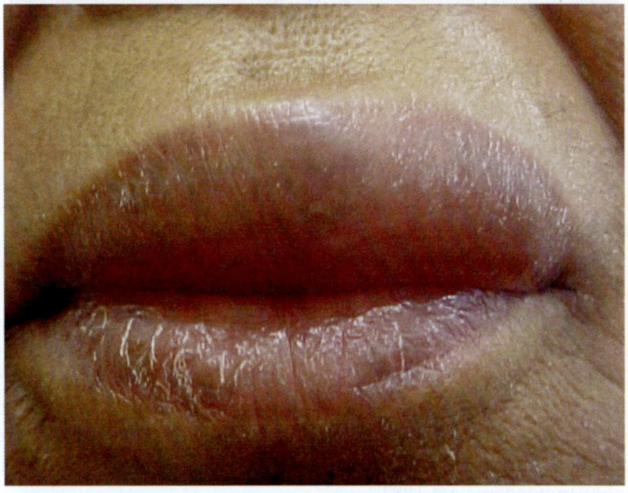

Figura 19.2 Angioedema do lábio superior.

o termo "urticária" foi aceito por Peter Frank, em Viena, e em outros centros médicos.[4,5]

Robert Willan, da Inglaterra, classificou as diferentes doenças cutâneas sob a respectiva morfologia e publicou seus escritos entre 1798 e 1808.[4] Thomas Bateman completou o trabalho de Willan escrevendo o tratado *A Practical Synopsis of Cutaneous Diseases*, publicado em 1813.[1,2,4] Nesse tratado, o autor descreveu várias formas de urticária: (i) *urticaria febrilis*, em que um paciente teve febre e dor abdominal dias antes do surgimento da urticária (equivalente à urticária aguda atual, associada à infecção); (ii) *urticária*, em que as urticas podem continuar a aparecer por meses ou anos e coçar mais intensamente a noite (equivalente a urticária crônica atual); (iii) *urticaria perstans*, em que a urtica persiste por alguns dias (equivalente a urticária vasculite). Bateman também descreveu a urticária papular em crianças ou líquen urticado (equivalente atual do estrófulo).[4]

Outros tipos de urticárias físicas foram posteriormente descritos: (i) *urticária solar* por Borsch (1799)e Veiel (1887); (ii) *urticária factícia* ou dermografismo por Heberden (1767) e Gull (1859);[4] (iii) *urticária por estímulo físico* por Duke (1924);[4] (iv) urticária de pressão por Urbach e Fasal (1929);[16] (v) urticária aquagênica por Shelley e Rawnsley (1964); e (vi) *urticária adrenérgica* por Shelley & Shelley (1985).[4-6]

Importância vital no estudo da fisiopatogenia das urticárias ocorreu com a descoberta dos mastócitos por Paul Erlich, em 1878, na Universidade de Leipzig, que os denominou de *mastzellen*, em sua tese de doutorado, a respeito das propriedades dos corantes derivados da anilina. Em 1879, Paul Erlich descreve o fenômeno da metacromasia, relatando que essas células granulares eram caracterizadas por conter no "protoplasma uma substância química indeterminada, a qual reagia com os corantes da anilina originando uma típica metacromasia" (Figura 19.3).[7] Sangster cunhou o termo "urticária pigmentosa"[4-6] e Unna descreveu mastócitos nas lesões da mastocitose.[4-7]

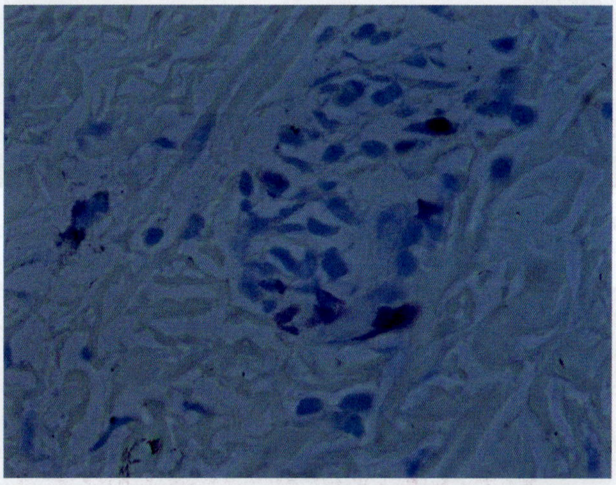

■ **Figura 19.3** Mastócitos em cor magenta com fenômeno de metacromasia (cor magenta), na coloração histoquímica do azul de toluidina.

O angioedema foi descrito em 1586 por Marcello Donati em paciente sensibilizado a ovos.[2] Já o angioedema hereditário foi descrito por Osler em 1885.[8] Donaldson e Evans, em 1963, descreveram os baixos níveis do inibidor da C1 esterase causando o angioedema.[8] Em 1902, Dr. F. Mendel propôs a adoção do termo "edema de Quincke" decorrente de um relato escrito por Heinrich Iraneus Quinke, professor em Kiel, sobre angioedema em 1882.[8]

Dale e Laidlow, em 1910, demonstraram que os tecidos continham uma amina que atuava na musculatura lisa e nos vasos sanguíneos, a qual denominaram "histamina" e descreveram suas funções fisiológicas.[7,9] Em 1937, Bovet e Staub descreveram o primeiro anti-histamínico.[4] Outros eventos de importância relevante na história da urticária são listados a seguir:

1. **1946:** Malmros publica o primeiro artigo sobre a capacidade do soro autólogo (de pacientes com urticária) de desencadear um teste cutâneo positivo; contudo, esta descoberta é por décadas subvalorizada.[2,8]
2. **1952:** descoberta da "histamina" nos mastócitos por James Riley e Geoffrey West.[9]
3. **1983:** Leznoff e colaboradores relatam a prevalência de autoanticorpos contra a tireoide em 15% dos pacientes com urticária crônica.[10]
4. **1988:** Gruber e colaboradores (grupo de AP Kaplan, EUA) observam a incidência de 5% a 10% de anticorpos anti-IgE funcionais em síndromes urticariformes, sugerindo que a autoimunidade poderia ter envolvimento na urticária crônica.[11]
5. **1989:** Plaut e Paul demonstram que os mastócitos são capazes de secretar múltiplas linfocinas.[4,11]
6. **1989:** Sabroe e colaboradores (grupo de Clive E. Grattan, Anne Kobza-Black e Malcom W. Greaves, Inglaterra) reexaminaram o teste do soro autólogo e encontram positividade em grande número de pacientes com urticária crônica até então considerada idiopática. Surge o termo "urticária crônica autoimune".[12]
7. **1990:** o ligante kit (KL) é identificado como o ligante para o receptor c-kit e é relatado seu envolvimento na proliferação mastocitária.[13]
8. **1993:** Greaves e colaboradores demonstraram a presença de autoanticorpos funcionais contra a subunidade alfa do receptor de alta afinidade para IgE na membrana dos mastócitos e basófilos em pelo menos um terço dos pacientes de urticária crônica.[14]
9. **1994:** mastócitos murinos são utilizados para se demonstrar a capacidade dessas células em apresentar antígenos às células T.[13]
10. **2001-2003:** descreveu-se a existência de receptores *Toll-like* nos mastócitos.[13]
11. **2002:** Sabroe e colaboradores compararam o soro funcional e não funcional e observaram que o soro, que era incapaz de ativar basófilos, era também incapaz de ativar mastócitos.[14]
12. **2003-2004:** demonstraram-se a expressão da sintetase do óxido nítrico e o óxido nítrico nos mastócitos por Gilchrist e colaboradores.[15,16]
13. **2006:** Yasnowsky e colaboradores descrevem que o soro de pacientes com urticária crônica induz a expressão do CD203c nos basófilos, e Frezzolini e colaboradores demonstram o mesmo comportamento em relação ao CD63.[15,16]
14. **2012:** primeira publicação de um consenso global de urticária.[17]
15. **2014-2016:** vários pesquisadores iniciam a pesquisa sobre a possibilidade de autoalergia (imunidade mediada por IgE) na urticária.[17] Surge o conceito de centros especializados no atendimento de pacientes com a doença (UCARE) que formam uma rede mundial de troca de conhecimentos sobre urticária.[18]
16. **2016-2020:** o entendimento da doença aumenta com cerca de mil novos artigos sobre a doença e suas comorbidades, além de possíveis novas terapêuticas.[2,16-19]

■ CLASSIFICAÇÃO

Apesar de a urticária ser uma doença relativamente comum, sua fisiopatologia ainda não está totalmente entendida.

Para compreendermos a fisiopatologia é importante rever a classificação da urticária, que a divide em três fenótipos, dois deles com base na duração, a saber: (i) *aguda* (duração menor que 6 semanas; (ii) *crônica* (que dura mais de 6 semanas). Por sua vez, a urticária crônica pode ser subdividida em *induzida*, quando podemos induzir os sintomas (frio, calor, fricção, pressão, água, exercício, banho) e *espontânea* que é a urticária crônica que ocorre na ausência de qualquer estímulo (Figura 19.4).[17] Essa classificação não é ideal uma vez que um paciente pode ter urticária induzida de forma aguda e em um mesmo paciente com urticária crônica podem coexistir dois ou mais subtipos de urticária.[1,19]

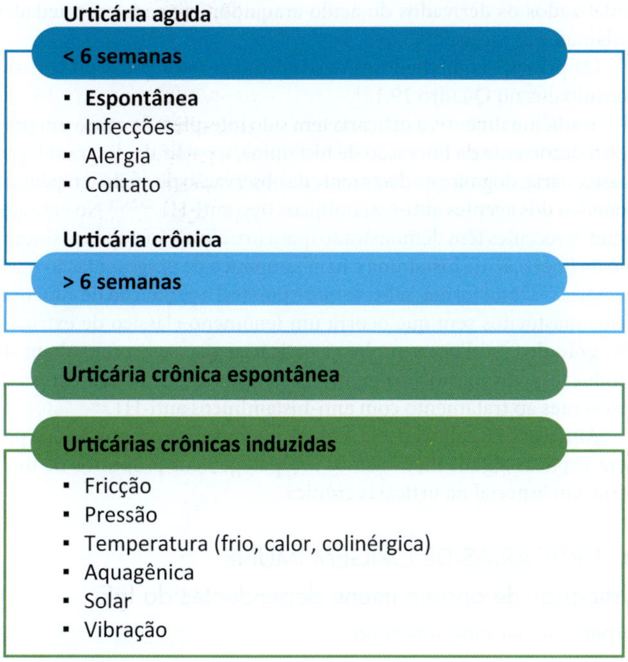

Figura 19.4 Classificação das urticárias.

FISIOPATOLOGIA

A urticária é um processo inflamatório da pele, em geral, imunomediado, que envolve vários mediadores e células. As pesquisas sobre a fisiopatologia da doença se intensificaram a partir de 1999 e focam em três tópicos: (i) caracterização das células e mediadores envolvidos; (ii) identificação dos mecanismos de ativação das células; e (iii) identificação dos processos imunes associados ao desencadeamento da doença.[2,17]

A urticária é conhecida como uma doença tipicamente mastocitária, fato este demostrado pela evidência de liberação de histamina nas lesões e no soro dos pacientes, como também pela dosagem da triptase e da prostaglandina D2 (PGD2), substâncias estas de liberação mastocitária. Existem dois subtipos de mastócitos (M): um rico em triptase (MT), presente principalmente nas mucosas, enquanto os mastócitos da derme são ricos em triptase (Figura 19.5) e quimase (MTC), que podem ser estimuladas por estímulos independentes do reconhecimento específico IgE/antígeno e dos linfócitos T e, portanto, podem explicar, em parte, a estimulação mastocitária na urticária por outros estímulos como as infecções.[20-23]

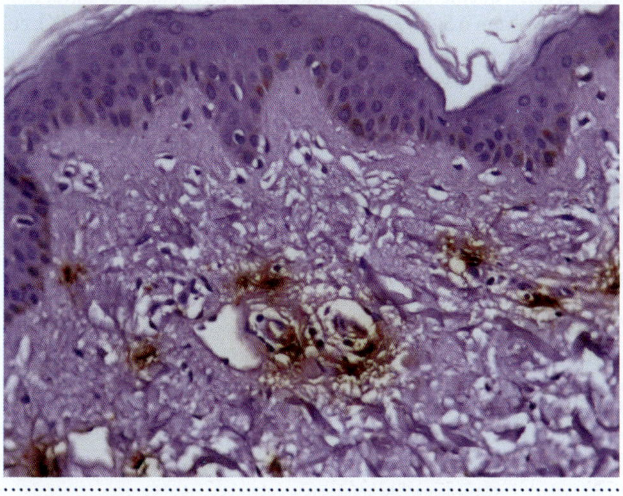

Figura 19.5 Exame histopatológico da pele. Fragmento de pele onde se observam mastócitos perianexiais e perivasculares na derme superficial, corados em castanho em técnica de imunohistoquímica, utilizando-se anticorpos monoclonais para triptase (400x, OM).

Observa-se que os mastócitos dos pacientes de urticária são mais numerosos na pele, existe maior secreção da substância P, em relação a indivíduos normais, sugerindo ativação frequente dos mastócitos nos pacientes com urticária.[20] O mastócito exibe múltiplos receptores, como o receptor de alta afinidade para IgE, receptores de ativação por protease (PARs), como PAR1 e PAR 2 (ativados por fatores decorrentes da ativação da cascata da coagulação, como a trombina), o receptor acoplado à proteína G associado ao Mas tipo X2 (MRGPRX2, ativado pela substância P e vários medicamentos, como vancomicina, fluoroquinolonas e outras substâncias causando liberação direta dos grânulos), o receptor para C5a, os receptores *Toll-like*, receptores para prostaglandinas, receptores para fatores derivados de eosinófilos, como proteína catiônica eosinofílica (ECP) e outras proteases, receptor para o cKIT, receptor para o *stem cell factor* (SCF), além de vários receptores para citocinas como para a interleucina (IL) 4 e a linfopoietina do estroma tímico (TSLP).[2]

Os eventos subcelulares que precedem a degranulação dos mastócitos permanecem aparentemente constantes frente aos mais diferentes estímulos.[2,17,20] A estimulação do mastócito determina a transferência dos grânulos para a periferia do citoplasma, onde grânulos adjacentes se fundem formando um complexo de grânulos. Nos mastócitos maduros, a membrana exibe uma invaginação superficial que se aproxima dos grânulos. Em um passo subsequente, a membrana do grânulo e a membrana do citoplasma aderem-se e se desintegram, proporcionando a expulsão do conteúdo do grânulo, rico em histamina e peptídeos de baixo peso molecular.[20,22] A matriz do grânulo permanece aderida à superfície externa da membrana celular, aparentemente com a finalidade de evitar a rápida difusão e a diluição dos efetores liberados, mantendo uma concentração suficiente no espaço extracelular circunjacente à célula. Esses eventos determinam a liberação dos mediadores pré-formados e dos grânulos intracitoplasmáticos (Figuras 19.6A e 19.6B).[22]

Os primeiros estudos de urticária mostraram que esta apresenta acúmulo de mastócitos desgranulados associados a um infiltrado mononuclear que ocasiona a formação da urtica e envolve a desregulação de mastócitos e basófilos que, uma vez ativados, resultam na ativação de outras células como eosinófilos, linfócitos, células endoteliais monócitos e macrófagos.[17,20,21,25] Em estudos realizados em pele sã e urticada, tanto em urticária aguda como crônica, existe um grande influxo de mastócitos.[20,22,25]

A desgranulação da célula causa a liberação de mediadores pré-formados, em que a histamina em bases molares é o principal componente, e determina a vasodilatação e o influxo do plasma para a derme.[21] A histamina é o principal mediador responsável pela formação da lesão elementar da urticária (urtica).[21] Essa observação é suportada pelo efeito benéfico dos anti-H1 no tratamento dessa afecção.[21] A histamina determina uma fase de reação imediata da ativação mastocitária com vasodilatação e aumento da permeabilidade capilar, causando o extravasamento de plasma para a derme (urtica) ou para a submucosa ou para o subcutâneo (angioedema).[21] Entre as moléculas liberadas na fase imediata, encontram-se também o fator de necrose tumoral alfa (TNF-α), a serotonina, as proteases neutras e os proteoglicanos, implicados direta ou indiretamente na fisiopatogenia da urticária.

A síntese de citocinas e quimiocinas, a qual se inicia em 12 a 24 horas após a estimulação mastocitária, recrutará os leucócitos do sangue periférico para dentro da derme, configurando a "fase tardia" da denominada "reação de hipersensibilidade imediata, correspondendo à indução clínica de uma urtica eritematosa e infiltrada por diferentes graus de elementos celulares no extravascular, nas áreas perivasculares da derme e no interstício da derme (Figura 19.7). Nesta fase, os eosinófilos têm função importante.

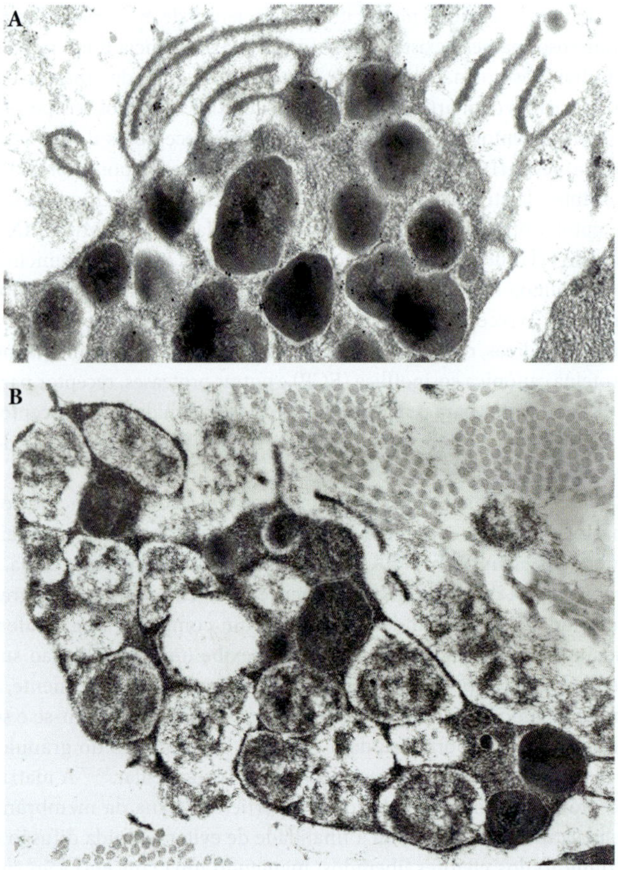

■ **Figura 19.6 (A)** Imunomicroscopia eletrônica de transmissão da pele. Mastócito em degranulação com seus canais de degranulação solubilizando o conteúdo dos grânulos extruídos na pele lesionada de paciente com urticária aguda medicamentosa. Observar a dupla imunomarcação com partículas de ouro de 10 mm (fator XIIIa) e 15 nm (triptase) (37.500x, OM). **(B)** Imunomicroscopia eletrônica de transmissão da pele. Mastócito solubilizando o conteúdo dos grânulos extruídos na pele lesionada de paciente com urticária aguda medicamentosa (50.000x, OM).

Estudos recentes documentaram a possibilidade de que os linfócitos T possam participar da cronicidade das lesões, uma vez que os mastócitos podem apresentar antígenos aos linfócitos T.[20] O efeito terapêutico de drogas imunossupressoras como a ciclosporina em certas urticárias, bloqueando os linfócitos T, pode favorecer essa hipótese.[20] A síntese de leucotrienos e de prostaglandina, ocorre na chamada "fase intermediária da ativação mastocitária", em 3 a 6 horas, na qual são sintetizados os derivados do ácido araquidônico, com propriedades inflamatórias locais.[21-24]

Os principais mediadores derivados dos mastócitos podem ser consultados no Quadro 19.1.[24]

Tradicionalmente, a urticária tem sido interpretada como um processo decorrente da liberação de histamina, a partir da desgranulação mastocitária, dogma este decorrente da observação do efeito terapêutico benéfico dos agentes anti-histamínicos tipo anti-H1.[23,24,26] No entanto, estudos recentes têm demonstrado que a urticária não é apenas sinônimo da liberação de histamina e nem tampouco de desgranulação mastocitária.[17] Desta forma, sabe-se que é possível a produção de citocinas pelos mastócitos sem que ocorra um fenômeno clássico de extrusão dos grânulos.[23,24] Por exemplo, as urticárias que se acompanham de produção pelos mastócitos de níveis elevados da IL-6, são, em geral, resistentes ao tratamento com anti-histamínicos anti-H1.[24]

Ainda assim, cabe ressaltar alguns mecanismos propostos que podem explicar alguns mecanismos fisiopatogênicos propostos na urticária, em especial na urticária crônica.

■ URTICÁRIAS DE ORIGEM IMUNE

Urticárias de origem imune dependentes da IgE

Hipersensibilidade imediata

O estímulo imune mais bem caracterizado aos mastócitos é a ligação de antígenos bivalentes específicos aos seus receptores de alta afinidade pela IgE, denominados como FcεRI.[17,20] Todos os mastócitos teciduais expressam FcεRI na sua superfície, os quais se ligam à porção Fc dos anticorpos IgE.[20] A IgE precisa estar ligada a seus receptores de alta afinidade na membrana dos mastócitos, o FcεRI. O FcεRI é composto por um complexo molecular constituído de quatro subunidades: uma cadeia α que se fixa à IgE, uma cadeia β e um dímero de cadeias γ ligadas por pontes dissulfeto.[20] A ligação de um dado antígeno à IgE específica ligada aos dois receptores FcεRI determina a fusão das membranas dos grânulos intracitoplasmáticos dos mastócitos com a membrana plasmática da célula, o que resulta na liberação para o extracelular do conteúdo dos grânulos. Após o estímulo imune, os mastócitos passam por um período refratário a novos estímulos imunes, o que permite a regeneração dos mediadores associados aos seus grânulos.[25-28] Além disso, os receptores FcεRI podem mediar a urticária, não só pela ligação de um antígeno à IgE específica a ele ligada, mas também pela ligação com IgE dimerizada, com anticorpos anti-IgE e anticorpos anti-FcεRI (Figura 19.8).[28]

Quando o organismo é exposto a um antígeno, este interage com a IgE específica dimerizada na membrana, induzindo a agregação dos receptores de IgE e, consequentemente, ativando as vias de sinalização intracelulares, que envolvem o *Syk* e *Lyn* e a tirosinoquinase de Bruton (BTK), cuja fosforilação resulta na sinalização para a desgranulação.[2] A BTK é um regulador positivo da ativação mastocitária via IgE (Figura 19.9).[2]

Quadro 19.1 Principais mediadores derivados dos mastócitos (Figura 19.7).

Classe	Tipo de resposta	Mediadores	Efeitos fisiológicos
Mediadores pré-formados	Resposta de fase imediata da ativação do mastócito	Histamina, serotonina, heparina, proteases neutras (triptase, quimase, carboxipeptidase, catepsina G), proteína básica principal, hidrolases ácidas, peroxidase e fosfolipases	Vasodilatação, vasoconstrição, angiogênese, mitogênese, dor, degradação e processamento de proteínas, hidrólise de proteoglicanos e lípides, geração do ácido araquidônico, dano tecidual, inflamação
Mediadores lipídicos		LTB_4, LTC_4, PGE_2, PGD_2, PAF	Quimiotaxia leucocitária, vasoconstrição, broncoconstrição, ativação plaquetária e vasodilatação
Citocinas	Resposta de fase tardia da ativação do mastócito. Início de 6 a 12 horas	TNF-α, TGF-β, IFN-γ, IFN-β, IFN-α, Il-1α, Il1-β, Il-3, Il-4, IL-5, IL-6, IL-8, IL-9, IL-10, IL-11, IL-12, IL-13, IL-15, IL-16, IL-18, IL-25, SCF, MIF	Inflamação, migração o proliferação leucocitária
Quimiocinas		CXCL-8, CCL3, CCL2, CCL7, CCL13, CCL5, CCL11, CCL19	Quimioatração e infiltração tecidual de leucócitos
Fatores de crescimento		CSF, GM-CSF, bFGF, VEGF, NGF, LIF	Crescimento de vários tipos celulares, vasodilatação, neovascularização, angiogênese

SCF: *stem cell factor*; GM-CSF: fator estimulador de colônia de granulócitos e macrófagos; VEGF: fator de crescimento do endotélio vascular; bFGF: fator de crescimento de fibroblastos; NGF: fator de crescimento de nervos.

Fonte: Adaptado de Brown JM, Wilson TM, Metcalfe DD. The mast cell and allergic diseases: role in the pathogenesis and implications for therapy. Clin Exp Allergy. 2007;38:4-18.

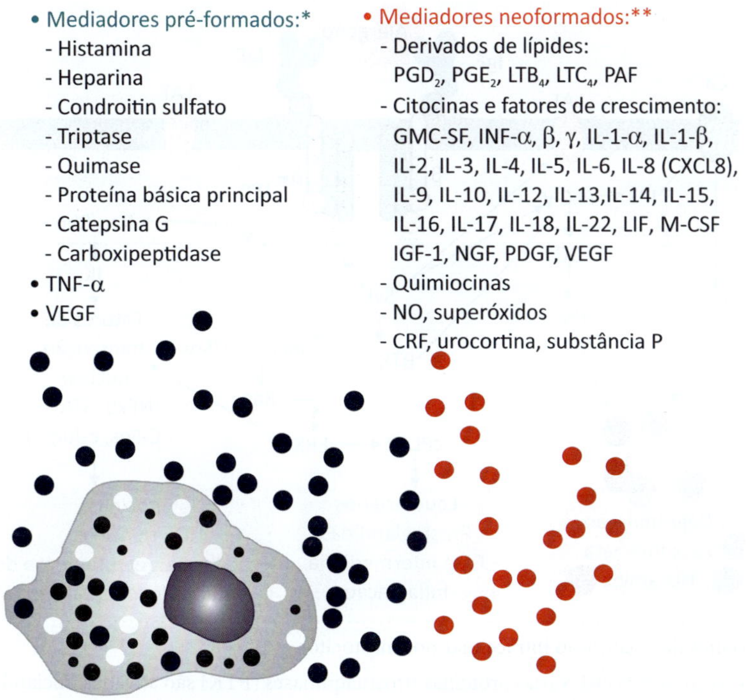

■ **Figura 19.7** Mediadores pré-formados e neoformados liberados pelos mastócitos humanos.

*Os mediadores pré-formados são liberados rapidamente após a ativação dos mastócitos por mecanismos imunes ou não imunes, em intervalo de tempo de 0 a 6 horas. **Os mediadores neoformados são compostos pelos derivados de lípides (prostaglandinas e leucotrienos, além do fator ativador plaquetário), que são liberados conjuntamente com citocinas após 6 a 12 horas do estímulo e produzem a resposta de fase tardia da urticária.

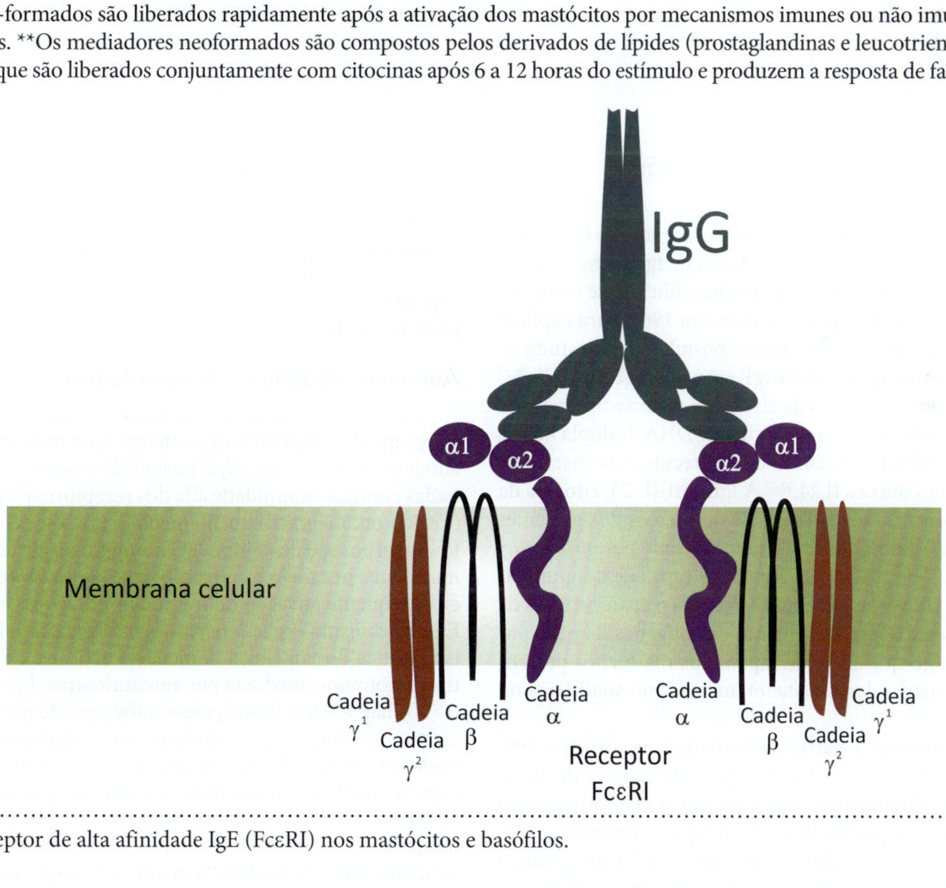

■ **Figura 19.8** Receptor de alta afinidade IgE (FcεRI) nos mastócitos e basófilos.

Urticárias mediadas pela IgE que reconhece um antígeno externo ao organismo humano

As urticárias IgE mediadas (reconhecimento específico de uma proteína alergênica externa) representam a minoria dos casos de urticária aguda e praticamente são inexistentes na urticária crônica.[2,17,19] Ocorrem, por exemplo, na urticária de contato, certas urticárias medicamentosas ou por proteínas alimentares.[20,24-26]

É relevante ressaltar que a urticária IgE-mediada como manifestação isolada é excepcional, uma vez que existem sintomas relacionados à anafilaxia associados como sinais de broncoespasmo, choque e angioedema nas mucosas, sendo a urticária um dos sintomas do espectro da anafilaxia.[20,25,26]

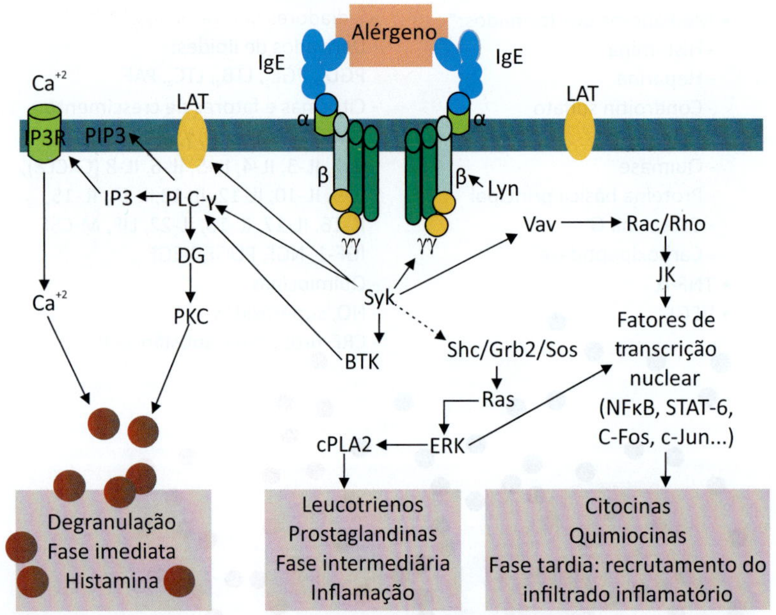

■ **Figura 19.9** Esquema dos eventos de sinalização intracelular nos mastócitos.

Após a ligação cruzada entre os receptores FcεRI, várias proteínas tirosinaquinases (PTK) são ativadas iniciando-se pela Lyn (p53/p56), que se reverte do estado de inatividade para o estado ativo. Uma vez ativada, a Lyn fosforiliza as cadeias beta e gama dos receptores. A Syk é, então, recrutada e ativada pela Lyn. Esses eventos representam o passo-chave inicial da cascata de transdução. O sinal é propagado através de múltiplas vias sinalizadoras, incluindo a via das BTK. Esses sinais determinam o aumento do cálcio intracelular, desencadeando a degranulação dos grânulos dos mastócitos, a ativação dos fatores de transcrição e a expressão de genes-alvo, como os de citocinas, quimiocinas e leucotrienos.
P: fosforilação dos resíduos da tirosina; cPLA-2: fosfolipase A2 citoplasmática; DG: 1,2-diacilglicerol; Gab: *Grb2-associated binder-like protein*; IP3: inositol-1,4,5-trifosfato; LAT: *linker for activation of T cells*; SHIP: SH2 contendo inositol fosfato; SLP76: SH2 contendo proteína de 76 kDa específica de leucócitos mediados pelo receptor FcεRI.

Autoalergia ou autoimunidade IgE na urticária ou autoimunidade do tipo I

É aquela em que antígenos próprios do nosso organismo (proteínas que se tornam haptenos) resultam na produção de IgE, consequentemente ocasionando a ativação mastocitária e basofílica. Esse mecanismo foi primeiramente sugerido por Rorsman, em 1962, para explicar urticária associada à basopenia e novamente postulado pelo estudo de autoanticorpos contra tireoide da classe IgE em paciente com UCE.[26,27] Já foram observados autoanticorpos da classe IgE contra a tireoperoxidase da glândula tireoide (TPO), contra a fita de DNA de dupla hélice, contra a peroxidase eosinofílica, contra o fator tecidual da cascata de coagulação (fator III) e contra a IL24.[26,27] A IgE anti-IL-24, citocina da família da IL-10, foi encontrada em mais de dois terços dos pacientes com urticária crônica espontânea em estudo realizado por *microarray* nesses pacientes.[27,28] Além disso, essa citocina é capaz de desgranular mastócitos *in vitro*.[28] Uma possível explicação para o aparecimento de autoanticorpos IgE seria o reconhecimento de antígenos da pele, por anticorpos da classe IgE que ativariam apenas os mastócitos presentes na pele, não ocorrendo, dessa maneira, mecanismo anafilático ou reações extracutâneas.[2,17]

Fatores que corroboram a participação da IgE na urticária crônica são os seguintes:[28] (i) estes autoanticorpos são capazes de ativar basófilos e mastócitos diretamente, sem a necessidade de ativação do complemento; (ii) há uma parcela de pacientes que apresenta IgE elevada e, hoje, a IgE tem sido estudada como biomarcador prognóstico de resposta ao uso do omalizumabe; (iii) estes anticorpos não se correlacionam com positividade do teste do autossoro, demonstrando constituírem-se uma via imunológica distinta;[28,29] (iv) os infiltrados tardios mostram ativação de células inflamatórias em comum a outras doenças IgE-dependentes; e (v) a boa resposta desses pacientes ao omalizumabe que age na IgE.[29]

Esse mecanismo é particularmente interessante, já que um autoantígeno ligado à IgE e ao receptor de alta afinidade para IgE pode ativar o mastócito via SYK e BTK.[29]

Existe ainda um terceiro mecanismo pelo qual a IgE poderia ativar o mastócito ainda não esclarecido, no qual a IgE produzida em grande quantidade e molecularmente alterada poderia produzir um mecanismo de agrupamento ou aglutinação dessas imunoglobulinas, no receptor de alta afinidade para a IgE, causando ativação desses receptores, nos mastócitos e basófilos.[30] Todos os mecanismos propostos podem ser observados nas Figuras 19.10A e 19.10B.

Autoimunidade tipo IIb na urticária

Investigações realizadas no início dos anos 2000 propõem que um subgrupo de 30% a 50% de pacientes com urticária crônica apresenta autoanticorpos de classe IgG1 e IgG3 liberadoras de histamina direcionadas contra a subunidade alfa dos receptores de IgE de alta afinidade (FcεRI) ou, menos frequentemente à IgE, ou de ambas.[30-32] Esses autoanticorpos são do isotipo IgG e aumentam ainda mais a ativação dos mastócitos por meio da ativação das vias do sistema do complemento e consequente ativação do mastócito via seu receptor para o C5a.[31-34] Esse mecanismo explica em parte a resposta parcial ou a falta de eficácia terapêutica dos anti-histamínicos na urticária crônica espontânea do tipo autoimune, mediada por autoanticorpos IgG.[31-34]

O diagnóstico clínico, nesse subgrupo de pacientes com urticária crônica autoimune (portadores de anticorpos anti-FcεRI ou anti-IgE), pode ser suspeitado pelo teste cutâneo do soro autólogo.[34] Maiores especificidade e sensibilidade são obtidas quando se colhe soro, via venopunção, durante a fase de atividade da urticária.[34] Posteriormente, injeta-se, via intradérmica na pele clinicamente não envolvida pela urticária, um volume de 0,05 mL do soro do paciente. A reação na pele inoculada é submetida à leitura 30 minutos depois. O controle negativo se constitui da injeção de solução salina estéril na alíquota de 0,05 mL via intradérmica, também; e o controle positivo, com um *prick test* de histamina em solução milesimal. A Figura 19.11 sumariza o método de execução do teste. Uma urtica com um diâmetro de pelo menos 1,5 mm maior do que o edema provocado pela injeção de solução salina estéril, usada como controle, é considerada teste positivo (Figuras 19.12A e 19.12B).[32-34] A sensibilidade e a especificidade do teste são calculadas respectivamente entre 65% e 81% e 71% e 78%.[34]

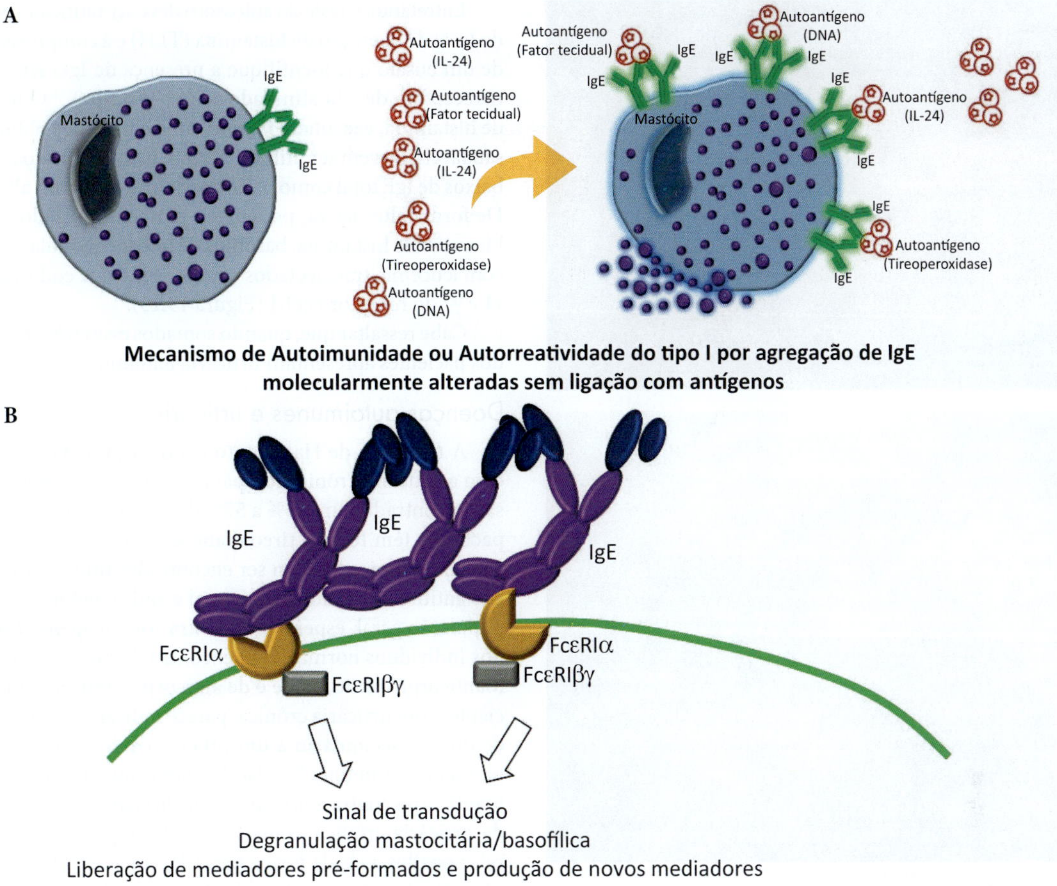

■ **Figura 19.10** (**A**) Participação da IgE na urticária crônica espontânea direcionada contra autoantígenos. (**B**) Agregação de IgE molecularmente alteradas produzindo desgranulação mastocitária, sem autoantígenos envolvidos.

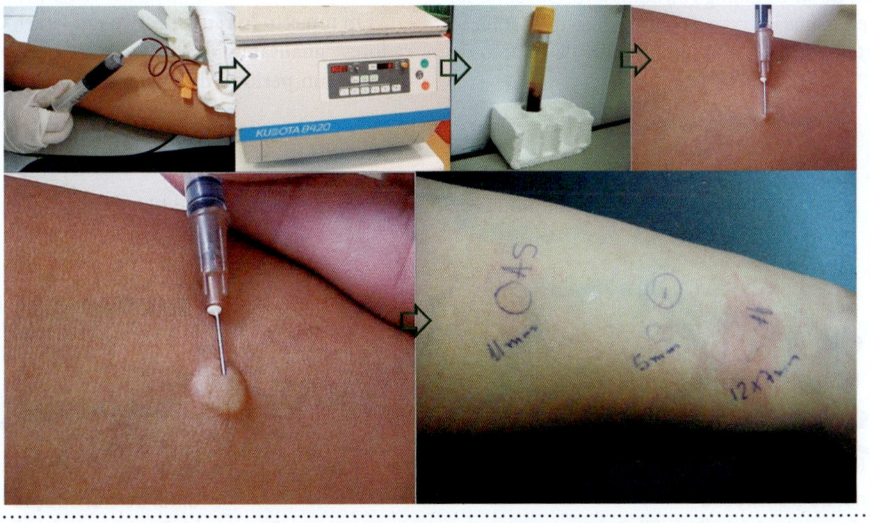

■ **Figura 19.11** Método de execução do teste do soro autólogo (ASST ou TSA) ou teste do autossoro.

Colher em tubo estéril sem conservantes, tomando-se medidas de precaução de identificação correta do tubo com os dados do paciente (nome, registro, data); deixar o sangue decantando para coagular em temperatura ambiente durante 30 minutos e, então, centrifugar a amostra de 450 a 500 g durante 10 minutos. Limpar a superfície volar do antebraço com antisséptico, evitando o punho e a área da pele que teve urticas nas últimas 48 horas, distanciando-se 3 a 5 cm entre cada uma das injeções (uma com o soro centrifugado do paciente, denominado "soro autólogo"; e a outra com solução salina estéril – controle negativo) e o *prick test* de histamina (controle positivo). Realizar a injeção intradérmica (todas com seringas estéreis com agulha 27G) de: (i) 0,05 mL de soro do paciente não diluído; (ii) 0,05 mL de solução salina estéril; e o *prick test* com solução de histamina a 10 mg/mL, de forma similar na prova da histamina na hanseníase. Esperar 30 minutos. Fazer leitura do teste circundando a borda da urtica ou edema formado com caneta e verificar a positividade do *prick test* com histamina, pois, se negativo, isso invalida todo o teste, já que este é nosso controle positivo. Calcular a média dos diâmetros perpendiculares das urticas e do edema formado, tanto na região do autossoro como na do controle negativo com solução salina. Um teste do autossoro ou teste do soro autólogo é dito positivo se o diâmetro da urtica formada pela aplicação do autossoro for maior que 1,5 mm do que o diâmetro do controle negativo (solução salina estéril).
AS: autossoro; (-) controle negativo de solução salina estéril; H: controle positivo com solução de histamina no *prick test*.

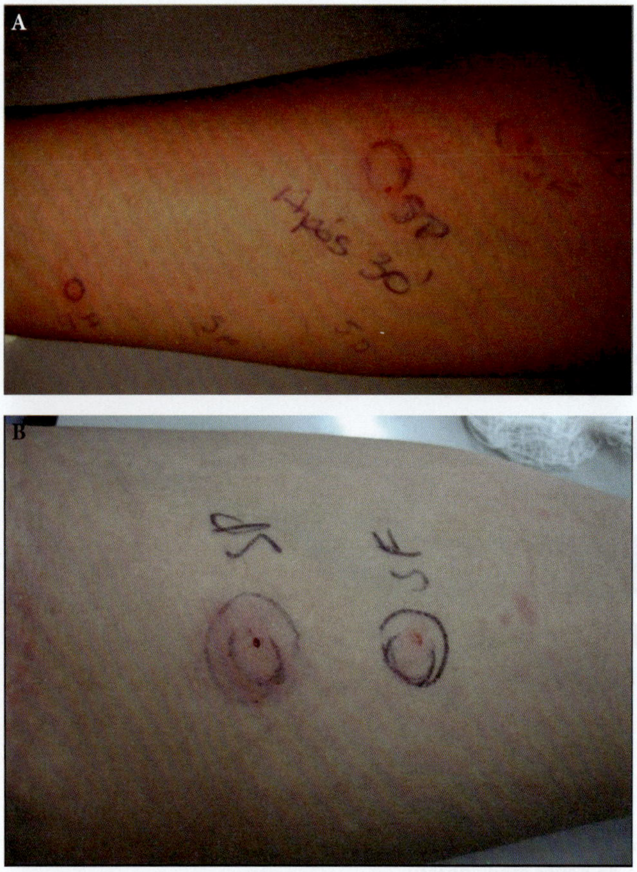

■ **Figura 19.12 (A)** Teste do soro autólogo ou autossoro. Observar no antebraço do paciente área assinalada com o controle negativo (solução salina estéril, SF) e a urtica formada após 30 minutos da injeção do soro do paciente (SP). **(B)** Teste do soro autólogo ou autossoro. Observar no antebraço do paciente área assinalada com o controle negativo (solução salina estéril, SF) e a urtica formada após 30 minutos da injeção do soro do paciente (SP).

Entretanto, o teste do autossoro deve ser ratificado pela positividade do teste de liberação de histamina (TLH) e a comprovação da presença de um ensaio que identifique a presença de IgG anti-IgE ou IgG antirreceptora de alta afinidade de IgE (FcεRIα).[34] O teste de liberação de histamina, executado *in vitro*, utiliza basófilos obtidos de doadores saudáveis. Devem ser utilizados tanto basófilos de doadores com níveis baixos de IgE total como os de doadores com níveis altos da IgE total.[34] De forma alternativa, podem ser também utilizados, para o teste de liberação de histamina, basófilos de linhagem celular de camundongos com leucemia transfectados com os genes que codificam as cadeias α, γ1 e γ2 do receptor FcεRI (Figura 19.13).[35]

Cabe ressaltar que, quando somados esses três critérios, apenas 8% dos pacientes apresentam urticária autoimune.[36,37]

Doenças autoimunes e urticária

A tireoidite de Hashimoto e a doença de Graves são associadas com a urticária crônica idiopática.[37,38] Os anticorpos contra a tireoide são encontrados em 4,3% a 57% dos pacientes com UCI e 19% desses pacientes têm função tireoidiana anormal.[10,38] Nesses pacientes com urticária crônica, podem ser encontrados títulos elevados de anticorpos antitireoide (antimicrossomal e antitireoglobulina); enquanto, na população geral, espera-se encontrá-los em apenas cerca de 3% a 4% dos indivíduos normais.[39] O encontro da presença simultânea de autoanticorpos antitireoide e de anticorpos anti-FcεRIα, em alguns pacientes com urticária crônica, parece indicar a existência de um estado de doença secundário a um processo autoimune e/ou uma ruptura na regulação imune.[37-39] Não há dados que indiquem que algum autoanticorpo contra a tireoide esteja diretamente ligado à etiopatogenia da urticária crônica, o mais provável é que autoanticorpos estejam relacionados a ela de forma paralela, como eventos autoimunes.[10,39] A pesquisa de autoanticorpos contra a tireoide e da função tireoidiana é recomendada em todos os pacientes com urticária crônica já que a presença de autoanticorpos de tireoide tem sido associada com gravidade e má resposta da doença a tratamentos preconizados.[35,40,41]

Em um estudo retrospectivo em Israel, Confino-Cohen e colaboradores[42] analisaram dados de 12.778 pacientes com urticária crônica durante um período de 17 anos e observaram que, em comparação

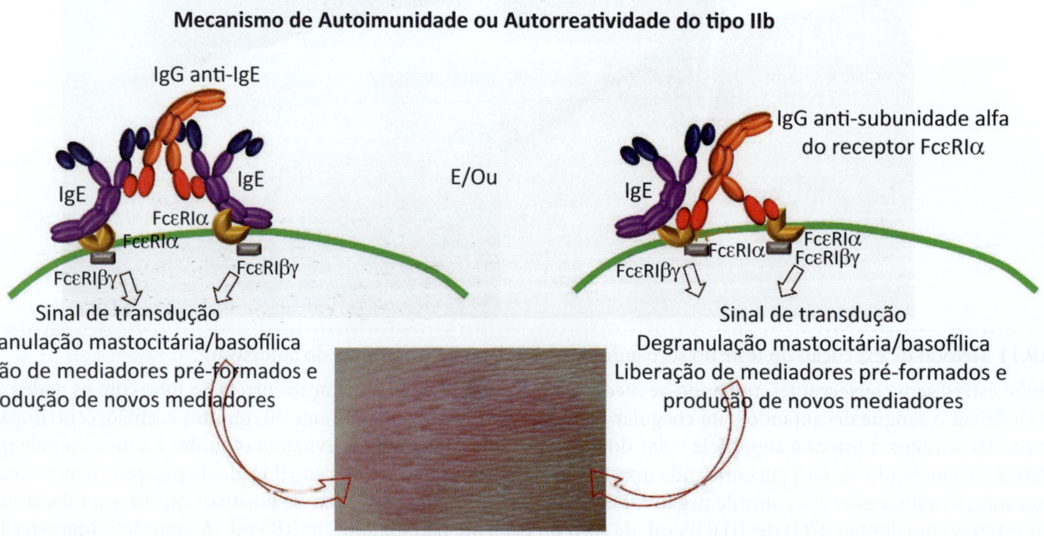

■ **Figura 19.13** Urticária crônica espontânea autoimune tipo IIb. Anticorpos IgG circulantes com afinidade com as IgE, expressão dos receptores de alta afinidade para IgE nas membranas (FCεRIα) e autoanticorpos IgG anti-FCεRIα.

Urticária crônica espontânea (autoimune tipo IIb) na qual a IgG anti-FcεRI apresenta ligação cruzada direta com a subunidade alfa (α) do receptor da IgE, podendo se ligar diretamente ao receptor FcεRI subunidade α (lado direito da figura), ou se ligar a duas IgE ligadas ao receptor FcεRIα da membrana dos mastócitos e basófilos (imagem do lado esquerdo da figura).

a outros 10.714 pacientes-controle, os pacientes de urticária tinham maior taxa de hipo ou hipertireoidismo, como as mulheres tinham uma prevalência maior de síndrome de Sjögren, doença celíaca, artrite reumatoide e lúpus eritematoso sistêmico durante a vida, sendo que as doenças poderiam ser diagnosticadas até 10 anos após o aparecimento da urticária. Nos pacientes com urticria crônica, podem ser observados aumento de plaquetas, alterações da proteína C-reativa (PCR) e alteração do fator antinuclear mostrando uma atividade inflamatória subjacente.[42]

Outros autoanticorpos das classes IgM e IgA já foram observados em pacientes com urticária crônica e podem coexistir com os autoanticorpos suprarreferidos, porém seu papel ainda não está bem estabelecido.[43]

Participação do sistema de coagulação na urticária

Recentemente, alguns autores têm mostrado a participação do sistema de coagulação em pacientes com urticária crônica via geração de trombina, iniciado pelo aumento de fator tecidual nos eosinófilos.[2,17,44] Esse mecanismo gera a formação de trombina, a qual, ligada ao endotélio nos receptores de protease ativada (PAR) dos mastócitos, determina um aumento de permeabilidade capilar e maior liberação de mediadores do mastócito assim como também aumenta a liberação de C5a pela ativação da cascata de coagulação. Cabe ressaltar que o fator Xa da coagulação pode deflagar o mesmo efeito via ligação com os receptores PAR.[2,17,44]

Importante para o entendimento dessa fisiopatologia é que os portadores desse tipo de mecanismo apresentam uma via da coagulação e da fibrinólise aumentada na pele e, portanto, não causam o fenômeno de trombose intravascular, porém apresentam aumento sérico do D-dímero e dos fragmentos 1 e 2 da protrombina, os quais são subprodutos de degradação da fibrina, que é fragmentada pelo sistema fibrinolítico no plasma exsudato na derme que forma a urtica.[44,45]Também é importante salientar que nem todos os pacientes com urticária terão esse mecanismo deflagrado, mas quando ele ocorre, a gravidade da urticária encontra-se relacionada com a trombina gerada na cascata de coagulação ativada no extravascular e, assim, relaciona-se com a elevação sérica nos valores do D-dímero.[46] A participação do sistema de coagulação na urticária pode ser observada nas Figuras 19.14A e 19.14B.

Outros elementos celulares na urticária

O microambiente da lesão da urticária crônica mostra a ativação de várias células além dos mastócitos, como os eosinófilos, neutrófilos, linfócitos, células endoteliais, monócitos e macrófagos.[20]

Os eosinófilos constituem células associadas com as doenças alérgicas dependentes de mastócitos, embora essas células sejam encontradas em alguns subtipos de lesões urticariformes, nos exames de histopatologia de rotina (Figura 19.15).[20] Haas e colaboradores[47] estudaram a presença da proteína básica maior e a proteína catiônica eosinofílica, na pele lesional e não lesional, de pacientes com diferentes tipos de urticária (aguda, crônica recorrente, de pressão tardia, colinérgica), demonstrando, por imunohistoquímica, a presença dessas proteínas tóxicas do eosinófilo, mesmo na pele não lesional, sugerindo uma ativação eosinofílica generalizada, em certos tipos de urticária.[47]

Sugere fortemente participação do eosinófilo na urticária a ativação do receptor proteína básica maior e da proteína catiônica eosinofílica nos mastócitos, além de um aumento no número dessas células no infiltrado de pacientes com urticária crônica de maior atividade e pior resposta ao tratamento.[48] Acredita-se que o eosinófilo, pela capacidade de ativação do sistema de coagulação ou pela capacidade de causar um *feedback* positivo na ativação mastocitária via expressão de fator tecidual ou da produção de agonistas do MRGPRX2, pode ser uma célula relacionada à atividade da doença.[20,48] Além disso, a eosinopenia sérica tem sido associada à má resposta ao tratamento e à gravidade da urticária crônica.[49]

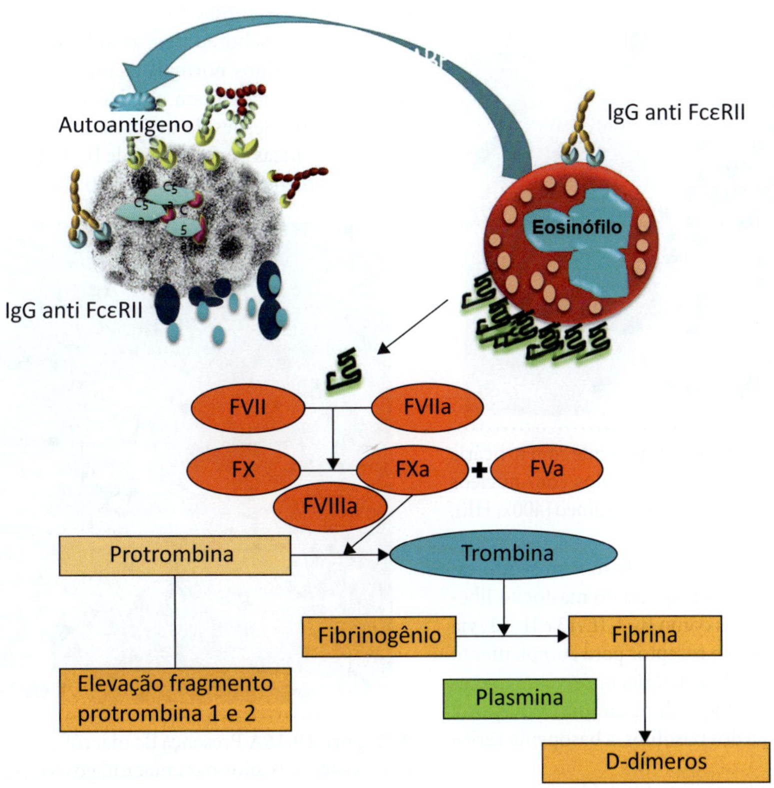

■ **Figura 19.14A** Participação do sistema de coagulação nas urticárias crônicas pela ativação do fator tecidual do eosinófilo.

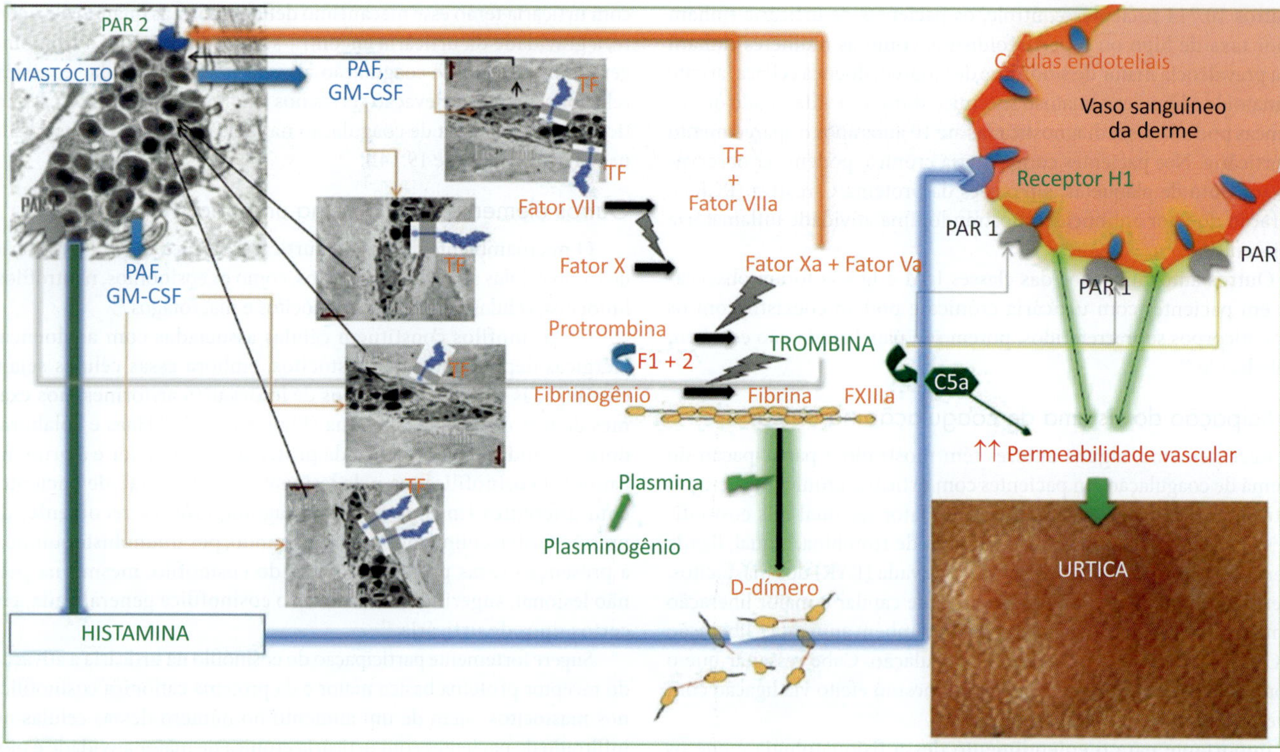

■ **Figura 19.14B** Ativação da coagulação no meio extravascular da derme nos pacientes com urticária. Observar que os mastócitos ativam os eosinófilos pela liberação do fator plaquetário (PAF) e pelo GM-CSF. Os eosinófilos ativados expressam o fator tecidual que estava críptico no citoplasma, em sua membrana celular ativando a cascata da coagulação por intermédio do fator VII, que, por fim, forma a trombina que retroalimenta a ativação mastocitária e do endotélio via receptores de protease ativada (PAR).
A ativação do sistema de coagulação segue a ativação do eosinófilo no meio extravascular dentro da derme. A ativação resulta na exposição do fator tecidual no eosinófilo ocasionando a ativação da via extrínseca da coagulação que está presente no plasma extravasado na urtica.

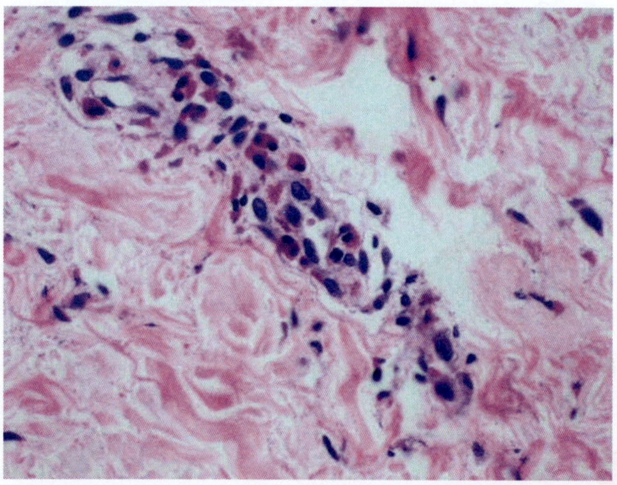

■ **Figura 19.15** Exame histopatológico da pele de paciente com urticária (biópsia da urtica). Observar a presença de eosinófilos com núcleos lobulados e citoplasma eosinófilo, ao redor de vaso sanguíneo (400x, HE).

A participação dos basófilos na urticária também vem sendo estudada já que o basófilo pode amplificar a resposta do mastócito liberando histamina, leucotrienos e citocinas como IL-4, IL-13 e IL-31, via ativação específica pelo receptor FCεRI e receptor para complemento C5a.[2,50,51] Em pacientes com atividade da urticária, observa-se que os basófilos séricos têm diminuição da liberação de histamina em resposta à IgE sérica que se acopla à membrana dos basófilos, à basopenia sérica e à infiltração basofílica na pele.[51]

Os polimorfonucleares (neutrófilos e eosinófilos) e os monócitos secretam fatores liberadores da histamina, que ativam os mastócitos humanos na pele e nos pulmões, *in vitro*, e os linfócitos B podem inibir esse efeito pela produção de um fator inibidor, o qual bloqueia a liberação da histamina.[51]

Criado e colaboradores[21] estudaram a presença de macrófagos na pele de indivíduos normais e com urticária resistentes a anti-histamínicos e demonstraram que havia uma população aumentada dessas células nas lesões de urticária de subtipo M2, mais relacionada a doenças crônicas e à produção de IL-4, IL-13 e de TGF-β, que tem sido implicada na fisiopatologia das urticárias (Figuras 19.16A e 19.16B).[21]

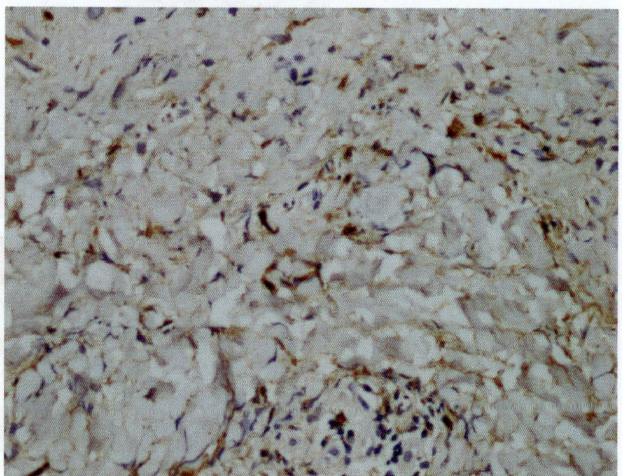

■ **Figura 19.16A** Presença de macrófagos revelados à imunohistoquímica, com marcador para macrófagos M2, em lesões de pacientes com urticária crônica espontânea refratária ao uso de anti-histamínicos em doses quadruplicadas (OM, 200x).

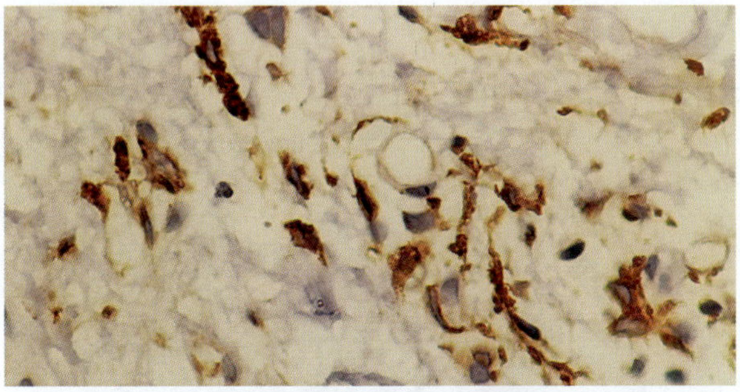

■ **Figura 19.16B** Presença de macrófagos revelados à imunohistoquímica, com marcador para macrófagos M2, em lesões de pacientes com urticária crônica espontânea refratária ao uso de anti-histamínicos em doses quadruplicadas (OM, 1.000x).

Os eventos associados à desgranulação mastocitária estão resumidos na Figura 19.17.

Em conclusão, o mastócito pode ser ativado por vários estímulos, gerando vários possíveis endótipos para urticária, que podem ser observados na Figura 19.18A, com base em diferentes formas de estímulos e de interações entre células como disposto na Figura 19.18B.[2,17,20]

■ DIAGNÓSTICO DA URTICÁRIA

Os diagnósticos da urticária e do angioedema são fundamentalmente clínicos.[1] A urtica consiste em três características típicas: (i) edema central de tamanho variado, quase sempre circundado por um eritema reflexo; (ii) prurido associado e, às vezes, sensação de queimação; (iii) natureza efêmera, com a pele retornando ao seu aspecto normal geralmente em 1 a 24 horas.

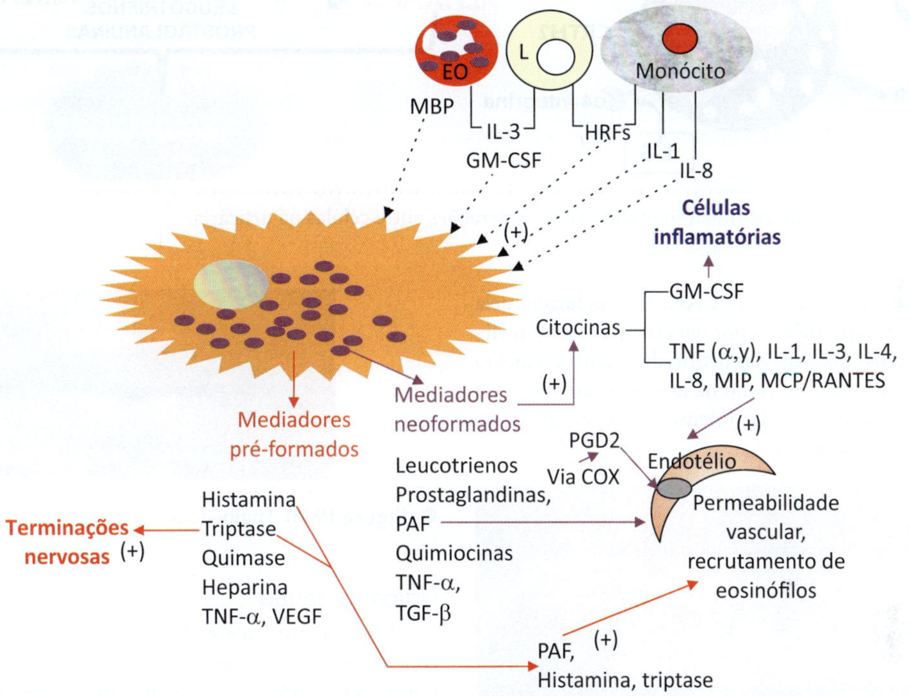

■ **Figura 19.17** Mastócito e suas diversas interações celulares. Os mastócitos liberam mediadores pré-formados com a histamina e a triptase que, além de aumentarem a permeabilidade capilar, estimulam as terminações nervosas, produzindo a sensação de prurido. Como reflexo, os axônios liberam neuropeptídeos como a substância P, que estimulam mais ainda a desgranulação mastocitária. Os mediadores pré-formados ainda estimulam a quimiotaxia dos neutrófilos e eosinófilos. Por sua vez, os mediadores neoformados e as citocinas promovem o influxo no compartimento extravascular de linfócitos, monócitos, neutrófilos e eosinófilos.

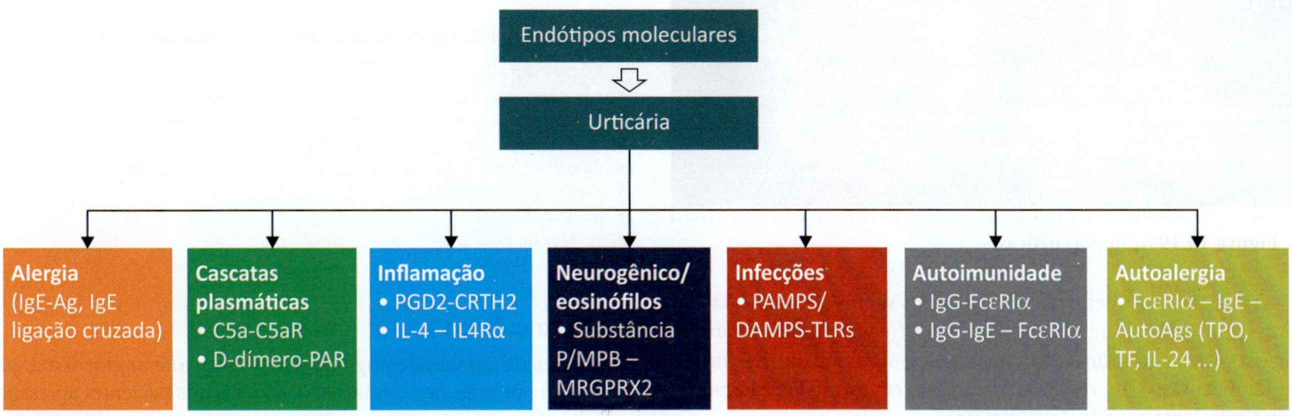

■ **Figura 19.18A** Endótipos nas urticárias crônicas.[17]

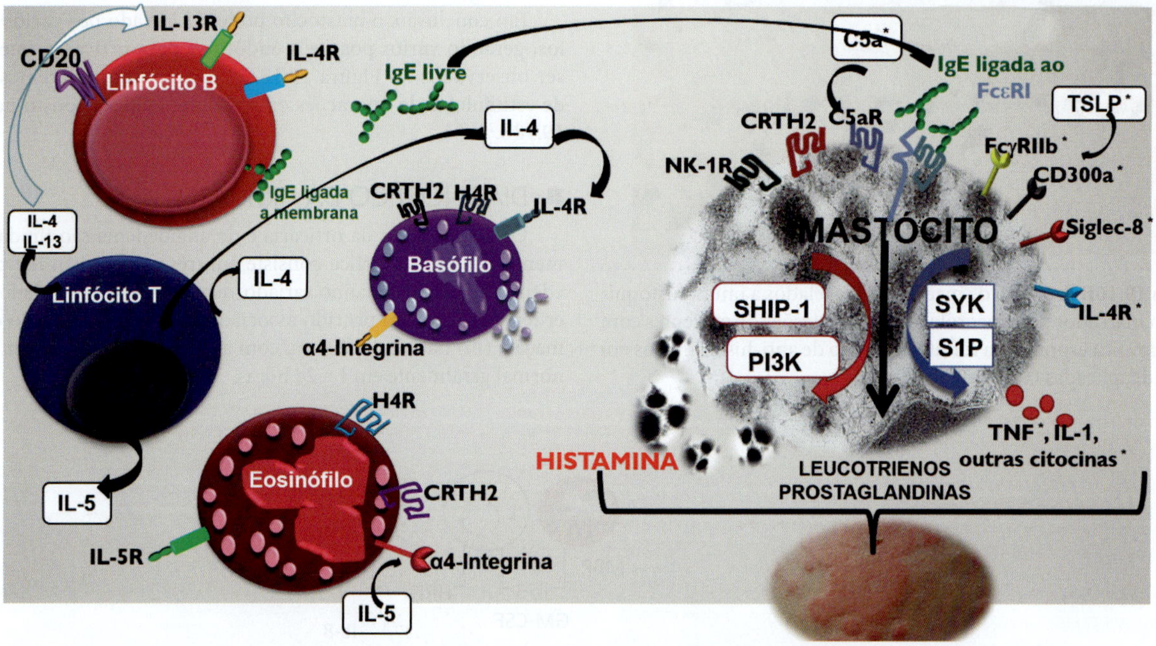

■ **Figura 19.18B** Diferentes vias de estimulação mastocitária e interações entre células na urticária.
Fonte: Adaptada de Kocaturk et al. Clin Transl Allergy 2017;7:1.

Outro aspecto relevante é a cor da urtica. As urticas induzidas pela histamina são de cor clara, circundadas por um eritema róseo em virtude da dilatação dos vasos cutâneos. Nas urticas de eritema vermelho acentuado, purpúricas ou violáceas, como na urticária vasculite, essa cor levanta a suspeita de dano vascular intenso e escape capilar em associação com a formação da urtica.[18]

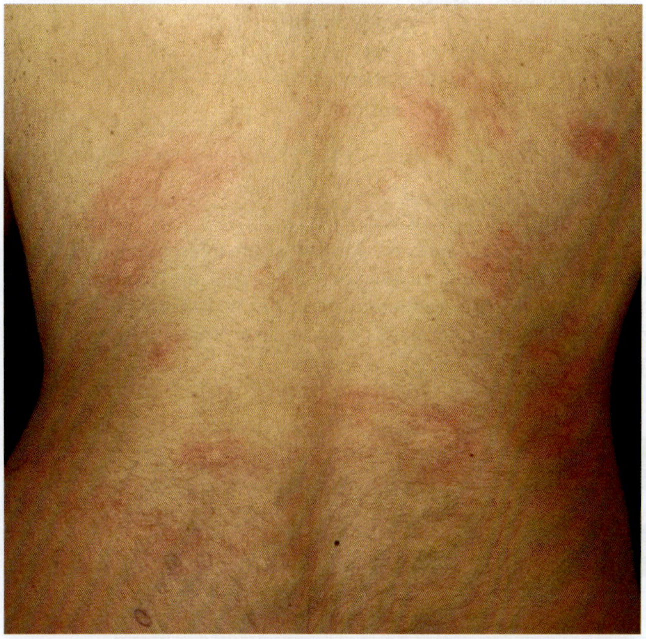

■ **Figura 19.19** Múltiplas urticas.

O angioedema é definido por: (i) edema súbito e pronunciado da derme profunda e do subcutâneo; (i) maior frequência do sintoma de dor em relação ao prurido; (iii) acometimento frequente das membranas mucosas; e (iv) resolução do quadro em torno de 72 horas, de forma mais lenta em relação às urticas.[1]

O angioedema sem urticária será abordado em capítulo específico.

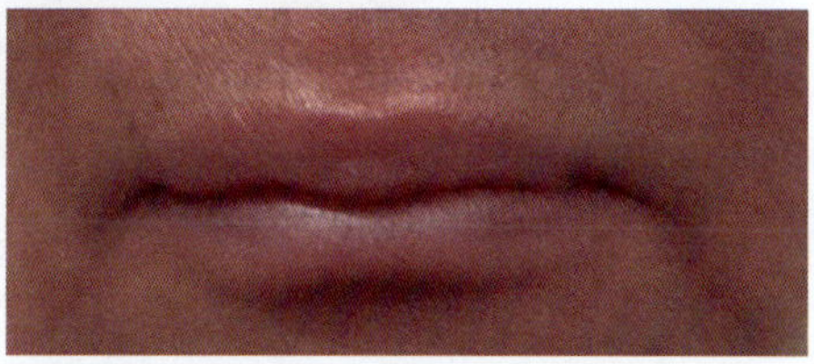

■ **Figura 19.20** Angioedema labial.

Urticária aguda

A urticária ou angioedema com duração inferior a 6 semanas é considerada urticária aguda.[18] As lesões surgem subitamente e duram horas a até 6 semanas.[19] A maioria das urticárias agudas é espontânea e não requer investigação a não ser aquela sugerida pelos dados da anamnese.[19] A urticária aguda pode ser relacionada a um fator desencadeante, relacionado àqueles listados no Quadro 19.2.[19] É importante diferenciarmos a urticária aguda da anafilaxia já que a urticária aguda pode ser a primeira manifestação da doença, porém a abordagem difere totalmente da urticária aguda. [19] A anafilaxia envolve o acometimento de outros órgãos e será abordada em outro capítulo deste livro.

Quadro 19.2 Fatores desencadeantes das urticárias agudas.[2,17,19]
• Origem espontânea • Infecções virais, bacterianas e outras doenças febris • Drogas: ácido acetilsalicílico e anti-inflamatórios não esteroides, morfina e codeína, antibióticos (p. ex., penicilinas e sulfonamidas) • Alimentos: frutas, frutos do mar, castanhas, proteínas do leite e ovo • Hemoderivados • Radiocontrastes • Picadas de abelha e vespa

Urticária crônica

Lesões de urticária e angioedema ou somente angioedema que perduram por mais de 6 semanas. A maioria dos pacientes apresenta apenas urticas (55% a 60%), porém podem apresentar urticária associada a angioedema. Cerca de 35% dos casos de urticária crônica são induzidos, ou seja, o aparecimento da urticária pode ter sido induzido por trauma, pressão, temperatura. Mais de um tipo de urticária pode estar presente no mesmo paciente.[2,52]

Atividade da doença

A urticária é uma doença que nem sempre se apresenta com lesões ao exame físico em determinado momento. Classificar a intensidade e a atividade da doença é importante para o seguimento e, para a tomada de decisões terapêuticas, Zuberbier e colaboradores propuseram um sistema de escore simples tanto exequível ao médico como ao paciente nas suas atividades diárias (Quadro 19.3).[1,2,19]

Quadro 19.3 Avaliação da intensidade da urticária espontânea.

Escore*	Urtica	Prurido
0	Nenhuma urtica	Nenhum sintoma
1	Leve (< 20 urticas em 24 horas)	Leve
2	Moderada (21 a 50 urticas em 24 horas)	Moderada
3	Grave (> 50 urticas em 24 horas ou grandes áreas confluentes de urticas)	Intensa

*Soma de escores (urticas + prurido) = (0 a 6).
Fonte: Adaptado de Zuberbier T et al. Definition, Classification, and Routine Diagnosis of Urticaria: A Consensus Report. J Investig Dermatol Symp Proc. 2001;6:123-7.

Consequentemente ao ritmo diurno na intensidade da urticária, foi proposta a utilização do escore de atividade por 7 dias para obtenção de um escore mais preciso quanto ao impacto da doença e à resposta ao tratamento.[19] Assim, considera-se a urticária sob controle se o UAS7 for menor ou igual a 6; sintomas leves, se o escore mostrar um total de 7 a 15; moderada, se entre 16 e 27; e grave, se acima de 28, como podemos observar na Figura 19.21.[19] Porém, cabe ressaltar que os escores de urticária leve, moderada e grave não estão totalmente validados.[53]

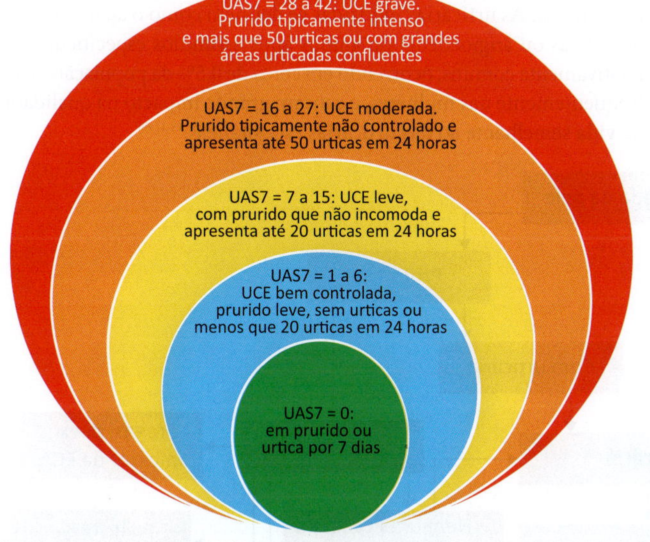

■ **Figura 19.21** Estratificação do escore UAS7 quanto à gravidade da urticária.

As limitações ao uso do UAS e dov UAS7 são o fato de esses escores não permitirem a avaliação da urticária induzida e a do angioedema.[53]

Outros questionários permitem a avaliação do angioedema, entre eles o mais aceito é o AAS (*Angioedema Activity Score*), que se baseia na obtenção do registro diário da presença de angioedema e de seus sintomas e sinais (duração, desconforto físico, gravidade e impacto nas atividades diárias e na aparência). Cada item permite uma graduação de 0 a 3 (escore diário 0 a 15).[19] Geralmente, o melhor escore é obtido quando realizado por pelo menos 4 semanas.[53] É importante ressaltar que os escores devem preenchidos pelo paciente na semana que antecede a consulta com o médico que o acompanha.[19]

Para acesso ao controle da doença, podemos utilizar o teste de controle da urticária (*urticaria control test* (UCT)), uma ferramenta que possibilita observar o nível de controle da doença. O questionário simplificado é composto por quatro questões simples que permitem ao paciente e ao médico observarem se a doença está controlada nas últimas 4 semanas. Cada questão é pontuada com notas de 0 a 4, em que 0 significa sem controle e 4, controlada. O maior escore possível é 16 e considera-se que a urticária esteja sob controle quando o escore é maior ou igual a 12. O UCT pode ser utilizado tanto na urticária crônica espontânea como na urticária induzida, é facilmente executado e, hoje, esse teste tem sua importância confirmado no fato de a tomada de decisões terapêuticas relacionadas ao consenso de 2020 se basear nele (Quadro 19.4).[19,54]

Quadro 19.4 Teste de controle da urticária (*urticaria control test*).

1. Quanto você sofreu com os sintomas físicos da urticária (coceira, empolação e/ou inchaço) nas últimas 4 semanas?	( ) bastante ( ) muito ( ) mais ou menos ( ) pouco ( ) nada
2. Quanto a sua qualidade de vida foi afetada negativamente pela urticária nas últimas 4 semanas?	( ) bastante ( ) muito ( ) mais ou menos ( ) pouco ( ) nada
3. Com que frequência o seu tratamento para urticária não foi suficiente para controlar os sintomas nas últimas 4 semanas?	( ) bastante ( ) muito ( ) mais ou menos ( ) pouco ( ) nada
4. De maneira geral, o quanto você conseguiu ter a sua urticária sob controle nas últimas 4 semanas?	( ) bastante ( ) muito ( ) mais ou menos ( ) pouco ( ) nada
Interpretação do UCT	O questionário tem cinco opções de respostas para cada pergunta, as quais contemplam a seguinte classificação: bastante (nota 0), muito (nota 1), mais ou menos (nota 2), pouco (nota 3) e nada (nota 4). O escore total do UCT, nesta versão curta de quatro perguntas, varia de um valor mínimo 0 (zero, doença totalmente sem controle) ao máximo de 16 (controle melhor possível da urticária)

Fonte: Adaptado de Weller K, Zuberbier T. Maurer M. chronic urticarial: tools to aid the diagnosis and assessment of disease status in daily practice. JEADV. 2015;29(supl3):38-44.

Na execução do UCT, as notas de cada pergunta podem ter cinco respostas com a nota de cada resposta variando de 0 a 4 pontos, em que o 0 significa a maior sintomatologia, o menor controle e a maior interferência na qualidade de vida, 1 = muito, 2 = mais ou menos, 3 = pouco, e a nota 4 significa o maior controle e a menor interferência na qualidade de vida. O UCT deve ser preenchido pelo paciente no dia da consulta.[19,54,55]

Há outros questionários validados que devem ser utilizados no acompanhamento do paciente com urticária, principalmente questionários relacionados com a qualidade de vida e que são recomendados pelo Consenso Internacional de Urticária, como o Questionário de Qualidade de Vida na Urticária Crônica (CU-Q2oL), validado para o português, que permite inferir a qualidade de vida na urticária crônica. Não existe um escore de melhora igual ao UCT e ao AAS7, mas sua aplicação é uma ferramenta valiosa para avaliar a evolução e a resposta do paciente ao tratamento.[19]

Diagnóstico etiológico das urticárias

A urticária é uma doença impactante na qualidade de vida do indivíduo. A urticária crônica espontânea (UCE) causa custos diretos e indiretos ao sistema de saúde e apresenta extensa implicação socioeconômica, causando afastamento do trabalho, idas ao pronto-socorro, gastos com exames desnecessários na busca por um diagnóstico etiológico da doença.[2,19,41] Em decorrência da heterogeneidade desta doença e de seus variados subtipos, um protocolo para o diagnóstico pode ser delineado de forma que inclua a história detalhada do paciente e o seu exame físico completo, o que deve direcionar os exames laboratoriais a serem executados. Se houver a suspeita de urticária induzida, testes de provocação podem ser indicados, orientados pelo desencadeante.[41]

A anamnese deve ser composta pelos seguintes itens:[19,41,55]

1. Tempo de início da doença.
2. Forma, tamanho, frequência, duração e distribuição das urticas/angioedema.
3. Associação com angioedema.
4. Presença de outras lesões que não urticas e angioedema associados ao quadro.
5. Sintomas associados, como dores ósseas ou articulares, febre, dor abdominal.
6. História pessoal e familiar de urticas e angioedema.
7. Indução por agentes físicos ou exercício.
8. Ocorrência em relação ao horário do dia, finais de semana, feriados e viagens a países no exterior.
9. Ocorrência em relação a alimentos ou medicações (anti-inflamatórios não hormonais, inibidores da enzima conversora da angiotensina).
10. Ocorrência em relação a infecções ou estresse emocional.
11. Alergias prévias ou concorrentes, infecções, doenças internas ou autoimunes, problemas gastrointestinais ou outras desordens.
12. Histórico social e ocupacional, atividades de lazer.
13. Tratamentos prévios e resposta aos tratamentos, incluindo doses e duração do uso.
14. Procedimentos diagnósticos prévios e seus resultados.
15. Relação ao ciclo menstrual (urticária que se agrava ou se manifesta de forma recorrente no período pré-menstrual pode configurar a chamada "dermatite autoimune à progesterona", com manifestação urticariforme).

O segundo passo é o exame físico completo do paciente, incluindo a palpação de gânglios, fígado, baço, inspeção do tegumento e orofaringe.[19,56,57]

Na literatura médica geral, diversos autores especializados no estudo da urticária reiteram a recomendação contra o uso de protocolos gerais extensos e dispendiosos na investigação etiológica da urticária.[19,53,57,58]

Os exames subsidiários essenciais na maior parte das urticárias englobam hemograma para observar possíveis discrasias sanguíneas, um de velocidade de hemossedimentação (VHS) e de PCR para excluírem-se doenças reumatológicas, urticária vasculite e infecções subjacentes. Devemos lembrar, porém, que muitas urticárias cursam com elevação de PCR dependente da atividade da doença.[56] Exames adicionais devem ser reservados a pacientes selecionados.[56]

A alergia do tipo I de Gel & Coombs constitui uma causa rara de urticária crônica e as reações pseudoalérgicas a alimentos e aditivos alimentares não têm relevância comprovada nas urticárias.[19,41]

López Mateos e colaboradores,[59] em revisão recente, ressaltam a importância da biópsia cutânea nos pacientes não responsivos à dose quadruplicada de anti-histamínicos, opinião compartilhada com os autores deste capítulo, para afastar urticária vasculite e doença autoinflamatórias e outros diagnósticos diferenciais das lesões urticariformes.[59]

O algoritmo proposto pelo Consenso Internacional de Urticária pode ser visto na Figura 19.22A.[19] Conforme proposto por López Mateos e colaboradores,[59] a Figura 19.22B demonstra os aspectos histopatológicos a serem observados em urticárias não responsivas ao tratamento com doses máximas de corticosteroides, ou se há sinais não comuns na UCE, como alterações discrômicas, descamação, vesiculação, púrpura, sintomas como queimação, ardor, persistência individual das lesões por mais de 24 a 48 horas, sinais de inflamação sistêmica e sintomas não habituais nos pacientes com UCE.

Urticárias induzidas e seu diagnóstico

As urticárias induzidas formam um grupo heterogêneo de urticárias crônicas em virtude da ampla variabilidade de estímulos desencadeantes e de formas clínicas, bem como sua associação com outros tipos de urticária. As urticárias induzidas se definem como o aparecimento de urticas ou angioedema ou ambos após estímulos específicos. São relativamente comuns, ocorrendo em cerca de 0,5% da população, mais frequentemente nas mulheres, e causam grande impacto na qualidade de vida semelhante ao das urticárias espontâneas.[19,41,60]

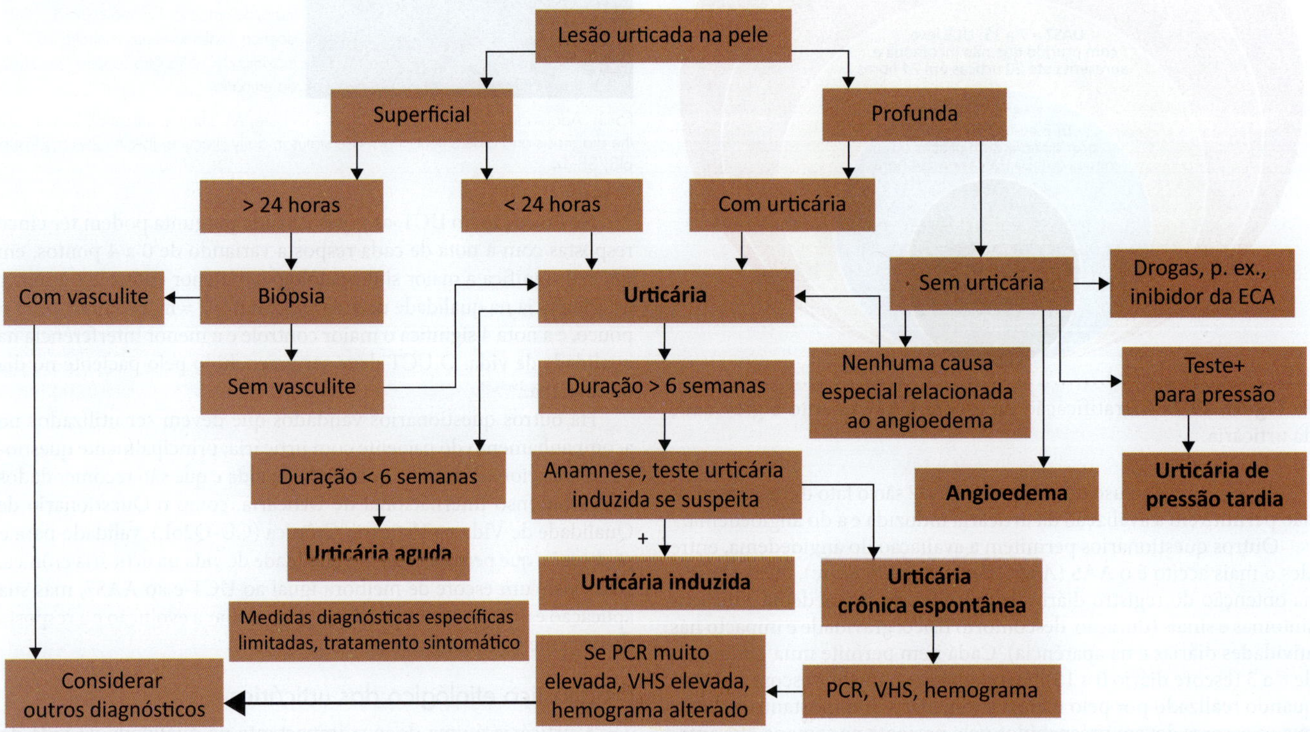

■ **Figura 19.22A** Algoritmo do Consenso Internacional de Urticária para Diagnóstico, proposto em 2020.

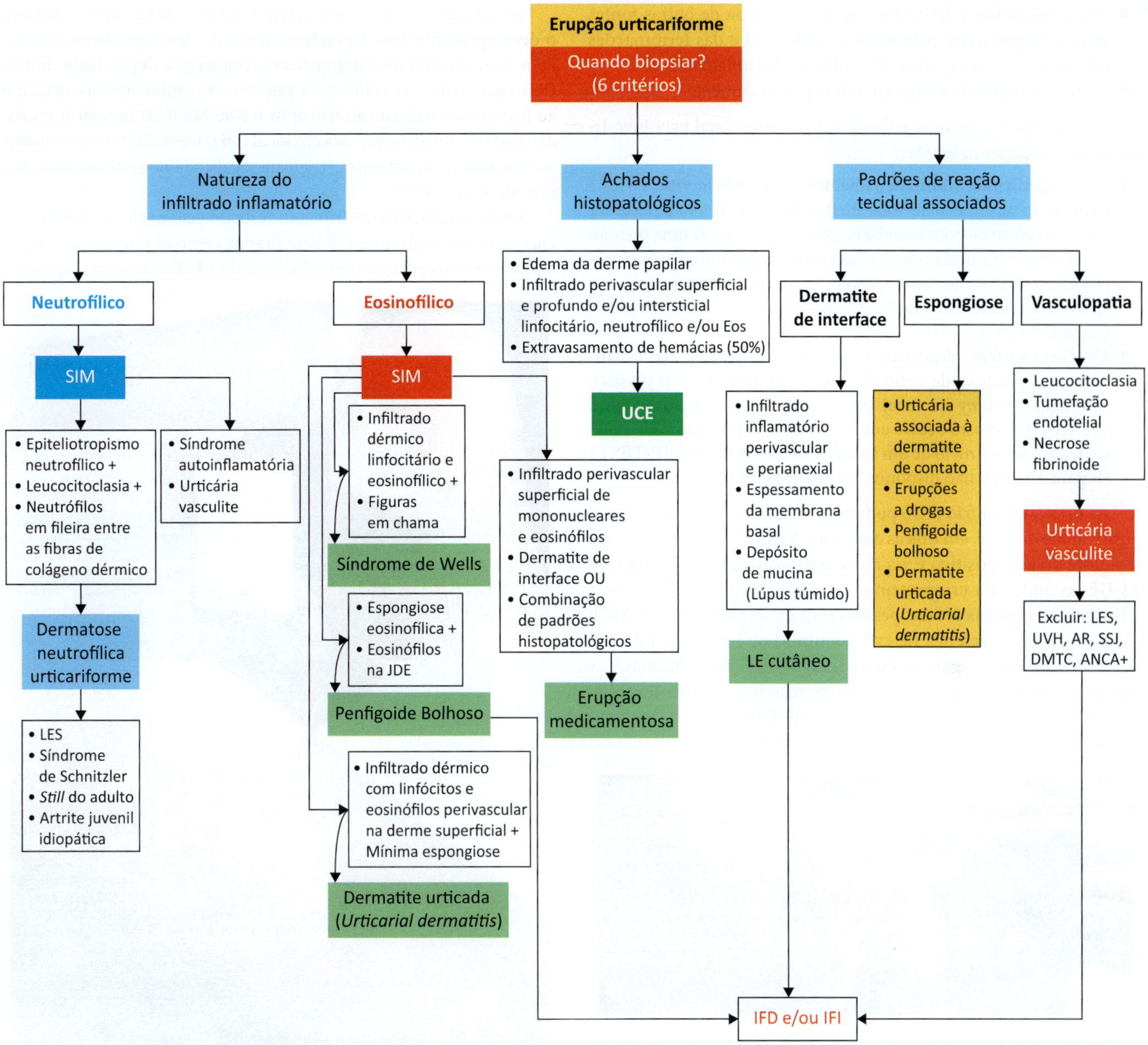

■ **Figura 19.22B** Em pacientes com lesões de urticária de comportamento incomum, pode ser necessária a biópsia da lesão urticada, quando há presença de um ou mais dos seguintes critérios: (i) lesões sem prurido; (ii) duração individual das lesões por mais de 24 a 48 horas; (iii) hiperpigmentação ou halo violáceo residual; (iv) sensação de dor ou queimação, além do prurido; (v) sintomas sistêmicos como febre, poliartralgia etc.; (vi) exames subsidiários anormais: PCR elevada, VHS, leucocitose, consumo do complemento, FAN positivo, eletroforese de proteínas anormal etc.; (vii) ausência de controle com anti-H1 de 2ª geração, em altas doses (4 vezes a dose de bula). Parâmetros como natureza do infiltrado inflamatório, achados epidérmicos e dérmicos e padrões de resposta tecidual associados devem ser avaliados no fragmento biopsiado na histopatologia.

Esse tipo de urticária inclui as antes chamadas "urticárias físicas" que surgem após estímulos físicos como fricção (dermografismo), contato com o frio ou exposição a temperaturas baixas (a urticária ao frio), contato com o calor (urticária ao calor) exposição à pressão que ocorre tardiamente ao estímulo (urticária de pressão tardia), exposição ao sol (urticária solar) e vibração (urticária e angioedema vibratórios).[60] Associadas a essas urticárias incluem-se também as que não ocorrem por estímulo físico direto como a urticária colinérgica e a aquagênica. A urticária de contato, embora muitas vezes apresente mecanismo IgE dependente, está incluída nesse grupo de urticárias.[60]

Vários fatores sugerem que, nas urticárias induzidas, participem mecanismos não específicos de estímulo, como um menor limiar de ativação mastocitária ou maior reatividade das células-alvo, porém o mecanismo IgE possa ter participação na fisiopatologia, fato este mostrado pela resposta a muitas dessas urticárias ao omalizumabe e fundamentado principalmente por experimentos de transferência passiva em algumas dessas urticárias, como na urticária solar e na urticária ao frio, mas uma prova definitiva ainda não foi obtida.[20,29] Por outro lado, mecanismos mais específicos podem ser relevantes em outros subtipos.[60-62]

Observa-se que existem pacientes que têm associação de urticária espontânea e induzida e que essa associação piora o prognóstico.[60] Contudo, muitos questionamentos em relação aos mecanismos patogênicos das urticárias induzidas permanecem não elucidados.[60-62]

- Como o estímulo físico é transformado no nível molecular e na ativação celular?

- Quais mediadores derivados dos mastócitos ou de outras fontes seriam responsáveis pela ativação endotelial e das terminações nervosas dérmicas e pelo influxo das células inflamatórias?
- A IgE e os mastócitos exercem um papel fundamental?

A seguir, sintetizamos a padronização internacional para investigação das urticárias induzidas:[63]

- **Dermografismo sintomático imediato (urticária *factitia*):** o teste é realizado na superfície volar do antebraço ou dorso e pode ser com um objeto de ponta romba ou com a aplicação de uma pressão de 36 g/mm² realizada com um instrumento denominado "dermografômetro". Uma terceira opção é a realização do teste com um aparelho denominado FricTest®. A resposta ocorre em 10 minutos (Figuras 19.23 A, B, C).
- **Urticária ao frio adquirida:** realizada na superfície volar do antebraço. Aplicação de cubo de gelo envolvido em saco plástico com água (*melting ice cube*) sobre a pele por 5 minutos (Figura 19.24A). A resposta ocorre em 10 minutos. O teste também pode ser realizado por meio de um aparelho denominado TEMP-TEST® (Figura 19.24B), não disponível para venda no Brasil.

As urticárias ao frio (UF) podem ser divididas, de acordo com a positividade do teste, em típicas e atípicas. As urticárias ao frio típicas têm teste do gelo positivo e, na maioria dos casos, são idiopáticas.[60] As UF secundária a crioproteinas séricas é rara (1%), enquanto a UF ocorre em apenas 3% das pessoas com crioglobulinemia.[60] A UF pode preceder a presença de crioglobulinas ou mieloma múltiplo por vários anos e desaparecer com a redução das crioglobulinas.[61] A incidência de atopia parece ser maior em relação ao grupo-controle. Exames subsidiários indicados na suspeita de UF secundária incluem hemograma, sífilis, hepatite, HIV, vírus de Epstein-Barr.[61]

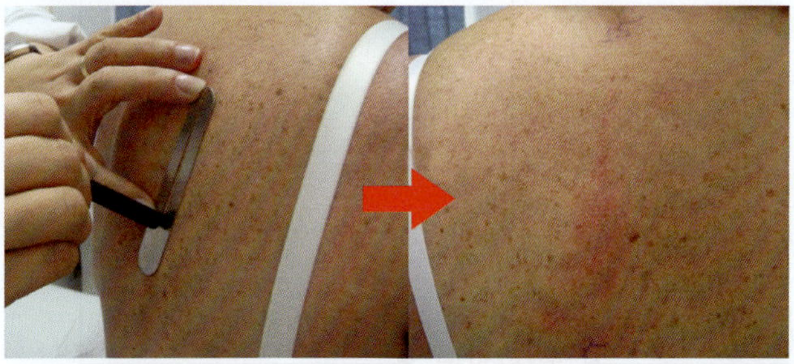

■ **Figura 19.23A** Paciente com dermografismo. Resultado obtido pelo dermografômetro.

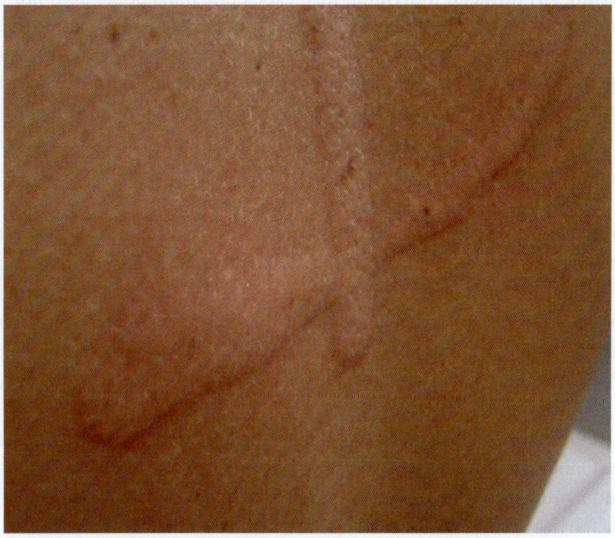

■ **Figura 19.23B** Teste do dermografismo obtido com objeto de ponta romba.

As urticárias ao frio atípicas têm teste do gelo negativo e incluem o dermografismo frio-dependente (teste de dermografismo positivo após resfriamento da pele); urticária colinérgica dependente do frio (teste para urticária colinérgica positivo em ambiente frio; urticária ao frio tardia (resposta ao frio após 6 a 48 horas da exposição); urticária ao frio reflexa (resposta em local diferente do teste); e a urticária ao frio adquirida sistêmica (resposta localizada ou generalizada após exposição ao frio).[60]

Entre as urticárias ao frio com teste do gelo negativo, também se encontram as síndromes UF hereditárias como as doenças autoinflamatórias e desregulação imunológicas, abordadas em outro capítulo.[60]

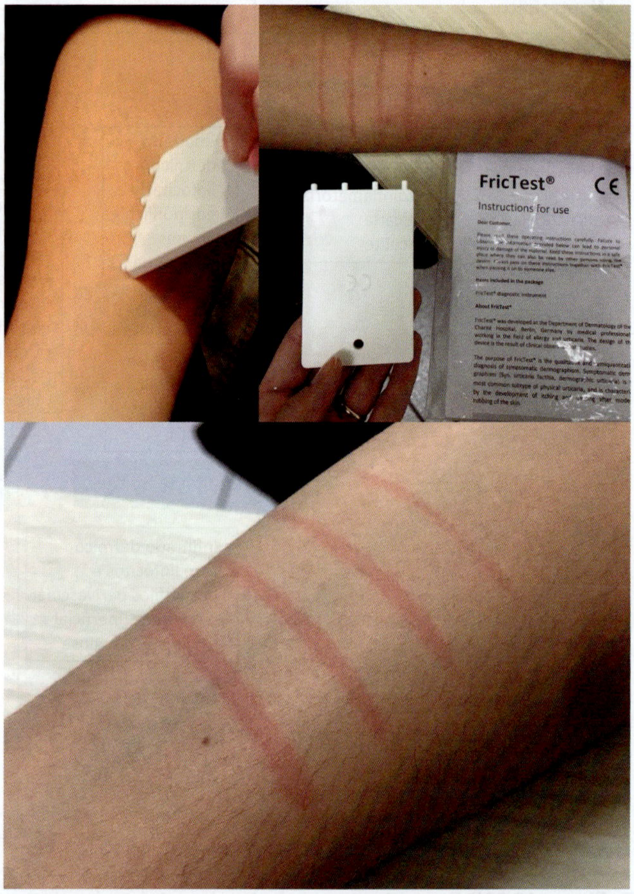

■ **Figura 19.23C** Uso do FricTest®. Sempre transversalmente ao antebraço do paciente.

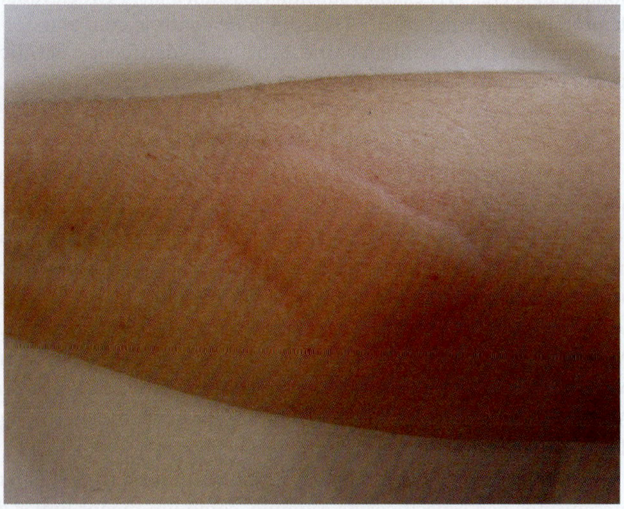

■ **Figura 19.24A** Teste de urticária ao frio com cubo de gelo.

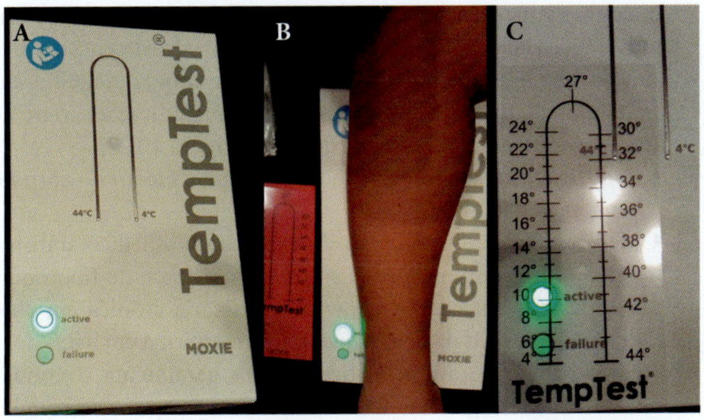

■ **Figura 19.24B** Aparelho do TempTest® com régua transparente para leitura: **(A)** aparelho com arco que induz temperatura desde 44 °C a 4 °C; **(B)** antebraço do paciente é colocado em contato com o arco ativo de temperatura do aparelho; **(C)** régua de leitura que permite observar em que temperatura as urticas se formam.

- **Urticária de pressão tardia (UPT):** vários métodos podem ser empregados para o diagnóstico de UPT. Um dos métodos consiste em aplicar um cilindro de 1,5 cm de diâmetro, com um peso de 2,5 kg ou 6,5 cm diâmetro com peso de 4,5 kg, por 20 minutos ou 15 minutos respectivamente.[63] Outro método diagnóstico de execução mais fácil é a suspensão de pesos de 7 kg com uma banda de 3 cm sobre o ombro do paciente por 15 minutos ou ainda com o uso do dermografômetro aplicando-se uma pressão de 100 g/mm^2 por 70 segundos.[60] O surgimento de urtica na área do teste em até 6 horas indica resultado positivo.
- **Urticária solar:** deve-se utilizar o UVA 2.4 a 6 J/cm^2 e, após, UVB 24 a 60 mJ/cm^2, com surgimento de urticas após 10 minutos. Se negativo, realizar a provocação com luz visível com leitura após 10 minutos[63] (Figura 19.25).

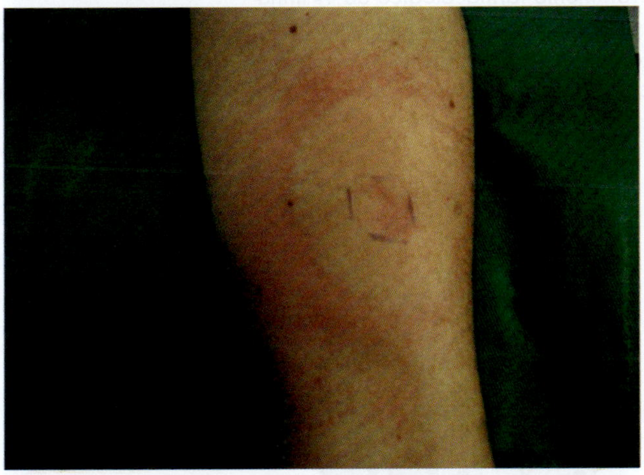

■ **Figura 19.25** Teste de urticária solar com emissão de luz visível (FMABC). Observar a urtica além da área que recebeu a fonte de luz.

- **Urticária aquagênica:** aplicar água através de uma gaze embebida em água a 37 °C, por 5 minutos, com leitura em 10 minutos.
- **Urticária de contato ao calor adquirida:** aplicar um frasco contendo água aquecida a 44 °C por 5 minutos. As urticas surgem em 10 minutos no local da aplicação. O TEMP TEST® também pode ser utilizado à mesma temperatura.[63]
- **Angioedema vibratório:** aplicação de um estímulo vibratório (de preferência um vibrador de vórtex laboratorial 1.000 rpm) sobre o antebraço do paciente por 5 minutos. A leitura deve ser realizada 10 minutos após a aplicação.[61]
- **Urticária colinérgica:** submeter o paciente a exercício físico p. ex., bicicleta ergométrica, esteira) por 30 minutos. O exercício deve ser suficiente para aumentar os batimentos em 3 batimentos por minuto (Figura 19.26). Outro método é a imersão parcial do corpo em água aquecida a 40 °C por 10 minutos, elevando-se a temperatura corporal em 1 °C. Ambos os testes podem ser feitos em associação com 24 horas de intervalo entre eles.[63]

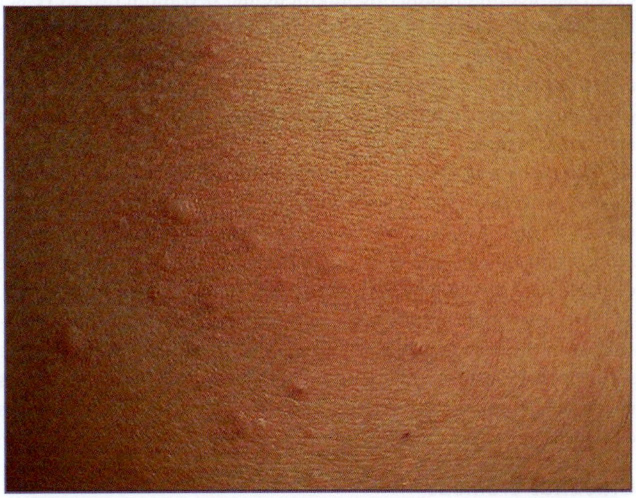

■ **Figura 19.26** Urticas diminutas e múltiplas após teste de exercício físico.

Diagnósticos diferenciais da urticária

Muitas doenças podem exibir lesões urticariformes e simular urticária crônica espontânea ou induzida abordadas em capítulo específico, porém alguns critérios são importantes para o reconhecimento de possíveis diagnósticos diferenciais da doença que podem ser observados no Quadro 19.5.[56]

Quadro 19.5 Distinção entre urticas da urticária crônica e lesões urticadas de outras dermatoses ou doenças sistêmicas.

Urticária crônica	Lesões urticadas relacionadas a outras doenças
Apenas urticas típicas: ▪ Lesões eritematoedematosas ▪ Transitórias (< 24 a 36 horas) ▪ Distribuição assimétrica ▪ Resolução sem sequelas	"Urticas" atípicas: ▪ Placas infiltradas ▪ Lesões levemente eritematoedematosas ▪ Sobrelevadas ▪ Persistentes (> 24 a 36 horas) ▪ Distribuição simétrica ▪ Resolução com sinais (hipo, hipercromia, cicatriz)
Ausência de associação com lesões elementares distintas (pápulas, vesículas, púrpura, crostas etc.)	Associação com lesões elementares distintas (pápulas, vesículas, púrpura, crostas etc.)
Prurido presente (raramente pinicação ou queimação)	Não pruriginosas (eventualmente dor ou queimação)
Possivelmente associada com angioedema	Geralmente não associadas com angioedema
Sem associação com sintomas sistêmicos	Frequentemente associadas com sintomas sistêmicos (febre, mal-estar, artralgia, dor abdominal, perda de peso, anormalidades circulatórias acrais ou sinais neurológicos)

■ TRATAMENTO

Urticária aguda

Existe pouca informação sobre o tratamento das urticárias agudas e há confusão entre urticária aguda e anafilaxia.[65-67]

A anafilaxia se associa com sintomas sistêmicos como os respiratórios, cardiológicos, neurológicos ou gastrointestinais e pode ocorrer na ausência de sintomas cutâneos especialmente em crianças pequenas.[66] Nesses casos, é importante o uso de adrenalina como primeira medida terapêutica. Mais informações sobre o tratamento da anafilaxia se encontram em capítulo específico.

Nas urticárias agudas sem sintomas sistêmicos, mesmo que extensas, acompanhadas de angioedema, o tratamento deve ser feito com anti-histamínicos de 2ª geração, preferencialmente mais modernos, com pouco ou nenhum metabolismo hepático como a desloratadina a fexofenadina, a levocetirizina e a bilastina. A ebastina, apesar de ter metabolismo hepático, é considerada uma alternativa segura.[65,67,68]

Nos casos mais graves, além dos anti-histamínicos de 2ª geração, o uso de corticosteroide oral pode ser necessário por um período que não exceda 10 dias. Após o controle dos sintomas, o corticosteroide pode ser retirado e o anti-histamínico, mantido por mais algum tempo até controle total dos sintomas, quando deve, então, ser retirado.[68]

Em casos muito sintomáticos e em pronto-socorro, um anti-histamínico de 1ª geração endovenoso como a difenidramina pode ser utilizado em primeiro atendimento.[67] Porém, há risco de efeitos colaterais neurológicos e retenção urinária especialmente em idosos e crianças pequenas.

Urticárias crônicas

Nas urticárias crônicas, o tratamento deve compreender as informações gerais dadas ao paciente (orientações) e a farmacoterapia. Várias intervenções farmacológicas e não farmacológicas são possíveis; contudo, nenhuma é bem-sucedida em todos os pacientes. O tratamento deve ser individualizado às características do paciente como a atividade laboral, o gênero e o desejo de gravidez, idade, estudo, comorbidades e interações medicamentosas.[19]

Orientações gerais ao paciente

- Remover a causa identificada se possível ou conhecida (p. ex., nas urticárias induzidas).
- Os pacientes devem ser orientados sobre o caráter crônico da doença e, por vezes, recidivante; vários fatores podem ser responsáveis por exacerbações agudas da doença enquanto em tratamento. A analogia da urticária sob tratamento pode ser comparada a um copo d'água cheio até a borda. Assim, determinados desencadeantes ou exacerbadores, quando acrescidos a esse copo, desequilibram a estabilidade da doença e promovem sua agudização, como se houvesse transbordamento do conteúdo (Figura 19.27).
- Reduzir o estresse emocional, o sobreaquecimento do corpo e a ingestão alcoólica.
- Medicamentos: evitar o uso do ácido acetilsalicílico, anti-inflamatórios não hormonais, codeína, morfina e de fluoroquinolonas. Os analgésicos agravam a urticária crônica em 30% dos pacientes. Os pacientes que utilizam aspirina em baixa dose com finalidades antitrombóticas podem, geralmente, continuar o tratamento regular, embora alternativas à aspirina, s como o clopidogrel, estejam disponíveis.
- As dietas de exclusão devem ser feitas apenas se a anamnese sugerir nexo causal; excluir aditivos alimentares como conservantes, salicilatos naturais e corantes por 3 semanas. Se houver melhora dos sintomas aferida pelo UAS7, a dieta pode ser mantida por 6 meses.[19]
- As infecções podem agravar a urticária. Assim, infecções virais incluindo a covid-19, infecções bacterianas, infecções parasitárias e fúngicas podem agravar a doença.

Tratamento farmacológico

A diretriz de tratamento da EAACI/GA²LEN/EuroGuiDerm/APAAACI (European Academy of Allergology and Clinical Immunology/The Global Allergy and Asthma European Network/The European Dermatology Forum/World Allergy Organization) foi resultado de uma revisão da literatura e de um consenso estruturado durante a respectiva Conferência Internacional, em 2020, realizada em Berlim, com a participação de várias sociedades de diversos países, incluindo o Brasil.[19] O algoritmo de tratamento está descrito na Figura 19.28.[19]

Tratamento farmacológico de 1º linha

Os anti-histamínicos orais são as drogas fundamentais no tratamento da urticária crônica, especialmente os não sedativos ou pouco sedativos, antagonistas dos receptores H1, como a cetirizina, fexofenadina,

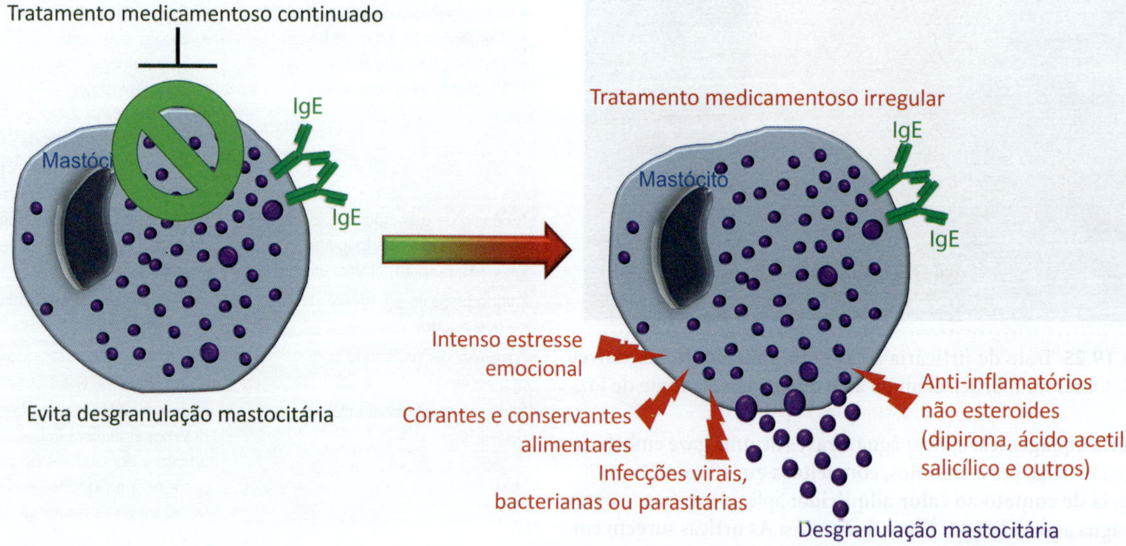

■ **Figura 19.27** Explicação prática dos eventos que agudizam a urticária crônica. Em geral, podemos fazer uma analogia da urticária crônica sob tratamento contínuo, com sintomas controlados, como um estado em que os mastócitos estão estáveis e sem desgranulação. Os eventos capazes de agudizar a doença fazem com que mastócito desgranule, tais como, o uso de medicamentos anti-inflamatórios não esteroides, infecções, ingestão de alimentos com corantes e conservantes, intenso estresse emocional, ou ainda, tratamento medicamentoso irregular, permitem o surgimento de nova atividade clínica da urticária.

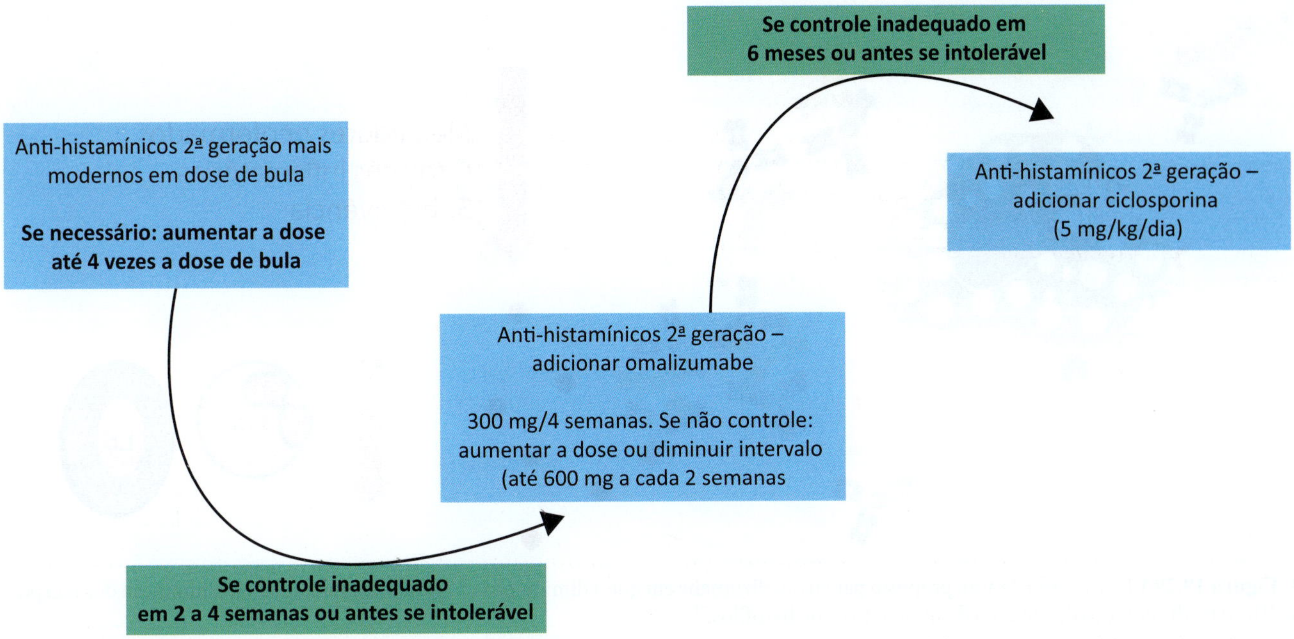

■ **Figura 19.28** Esquema de tratamento proposto pelo Consenso Internacional de Urticária de 2020.
Fonte: Adaptado de Zuberbier T, Abdul Latiff AH, Abuzakouk M, Aquilina S, Asero R, Baker D et al. The international EAACI/GA LEN/EuroGuiDerm/APAAACI guideline for the definition, classification, diagnosis, and management of urticaria. Allergy. (2022) 77:734-66. 10.26416/Aler.6.4.2021.5815.

loratadina, e ebastina e, mais recentemente, levocetirizina, desloratadina, rupatadina e bilastina; todos via oral.[69,70] Em todos os pacientes sintomáticos, pode-se iniciar o tratamento com os agentes atualmente disponíveis no nosso meio como: cetirizina 10 mg/dia; fexofenadina 180 mg/dia; desloratadina 5 mg/dia; loratadina 10 mg/dia; rupatadina 10 mg/dia; bilastina 20 mg/dia; ou ebastina 10 mg/dia. Apresentam eficácia algo similar, contudo, em razão da ausência de metabolismo hepático, a fexofenadina, a desloratadina e a bilastina são indicadas em hepatopatas.[19,70]

Caso a resposta não seja satisfatória com os anti-H1 não sedantes, o Consenso Internacional de Urticária preconiza doses aumentadas do anti-histamínico de 2ª geração até 4 vezes as doses de bula, como a desloratadina 20 mg/dia, levocetirizina 20 mg/dia, loratadina 40 mg/dia, cetirizina 40 mg/dia, ebastina 40 mg/dia, conduta esta não aprovada pelos órgãos regulatórios no Brasil (*off-label*). Em virtude do bom perfil de segurança dessas drogas, em pacientes sem distúrbio de condução cardíaca, sem nefro ou hepatopatia, elas produziriam mínimos efeitos colaterais e podem aumentar a porcentagem de pacientes com urticária crônica que obtêm controle da doença, quando as doses de bula não foram bem-sucedidas em fazê-lo.[70] Essa recomendação, porém, se baseia fortemente na opinião dos especialistas na doença, mas falha em estudos de elevada qualidade de evidência ou em grandes estudos placebo-controlados.[71] Em recente metanálise, apenas seis estudos com elevado grau de evidência apoiam essa conduta, havendo grandes diferenças metodológicas entre eles, o que dificulta a comparação.[71] Em outra metanálise conduzida por Guillén-Aguinaga e colaboradores,[72] foi observado que as doses licenciadas controlam cerca de 31% das urticárias; porém, quando utilizadas doses aumentadas, é possível controlar até 63% dos pacientes portadores da doença.[72] O risco de sonolência pode ser aumentado quando usamos doses aumentadas de anti-histamínicos e, apesar de consideradas bastante seguras, mesmo em doses aumentadas em relação aos riscos cardíacos, eventualmente devemos observar eventos adversos em pacientes que apresentam risco QT longo ou o uso de drogas que aumentam o intervalo QT, como também pacientes que apresentam bradicardia, devendo ser excluídas antes do uso.[73,74] Monitorização de enzimas hepáticas também pode ser prudente durante esse tipo de abordagem terapêutica.[73]

A associação de antagonistas dos receptores H1 e H2 (cimetidina, ranitidina) tem respaldo teórico, porém eficácia discutida na literatura e não é considerada alternativa terapêutica comprovada pelo Consenso Internacional.[19] Os receptores H2 na pele influenciam a vasodilatação e a vasopermeabilidade, porém não diminuem o prurido nem o eritema.[19]

Tratamento farmacológico de 2ª linha

Se não houver melhora com o uso de doses aumentadas de anti-histamínicos em 2 a 4 semanas ou os sintomas forem intoleráveis, o Consenso Internacional recomenda a adição de agentes biológicos anti-IgE no tratamento da urticária.

O omalizumabe é um anticorpo monoclonal humanizado contra o domínio cε3 da IgE, o qual está próximo ao local de ligação com os receptores FcεRI dos mastócitos e basófilos e FcεRII.[74] A dose utilizada na urticária crônica refratária a anti-histamínicos ideal para urticária é de 300 mg a cada 4 semanas.[74] As Figuras 19.29A e 19.29B demonstram a forma de ação do omalizumabe na urticária crônica espontânea.

Em média, metade dos pacientes (52%) apresenta controle da urticária (UAS7 = < 6) após a 12ª semana e 62% após a 24ª semana, nos estudos de fase III da molécula[74] e cerca de 11% a 20% dos pacientes não apresentam resposta ao tratamento.[73,74] O tratamento inicial deve ser mantido por 24 semanas.[74] A diminuição de intervalo, por exemplo a cada 2 semanas, ou o aumento de dose estão preconizados no Consenso Internacional, mas não totalmente estudados e devem ser avaliados individualmente.[19,74] A duração total do tratamento para a urticária crônica ainda não está estabelecida, desta forma, a decisão de interromper o tratamento deve ser individualizada.[74,75]

Com base na atividade da urticária mensurada pelo AAS7 e pelo UCT, três tipos de respondedores ao omalizumabe podem ser observados: (i) os respondedores rápidos, que respondem de 24 horas até 8 semanas; (ii) os respondedores lentos que respondem em até 24 semanas; e (iii) os não respondedores que não respondem à terapia após 24 semanas de uso. Também com base na atividade da urticária, podemos ter o respondedor total cuja urticária se torna totalmente controlada após a terapêutica ou o respondedor parcial que é aquele que mantém a doença, mas diminui os escores de atividade.

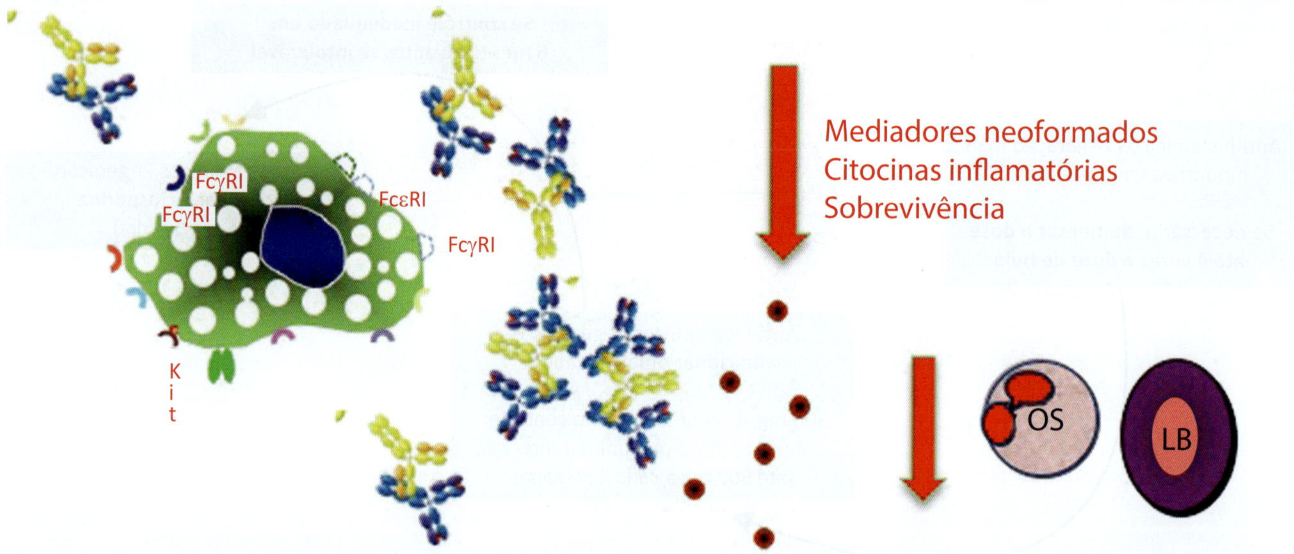

■ **Figura 19.29A** Mecanismo de ação proposto para o omalizumabe em que a diminuição da IgE circulante resulta na diminuição dos receptores FcεRIα e na diminuição da ativação de mastócitos e de basófilos.[74]

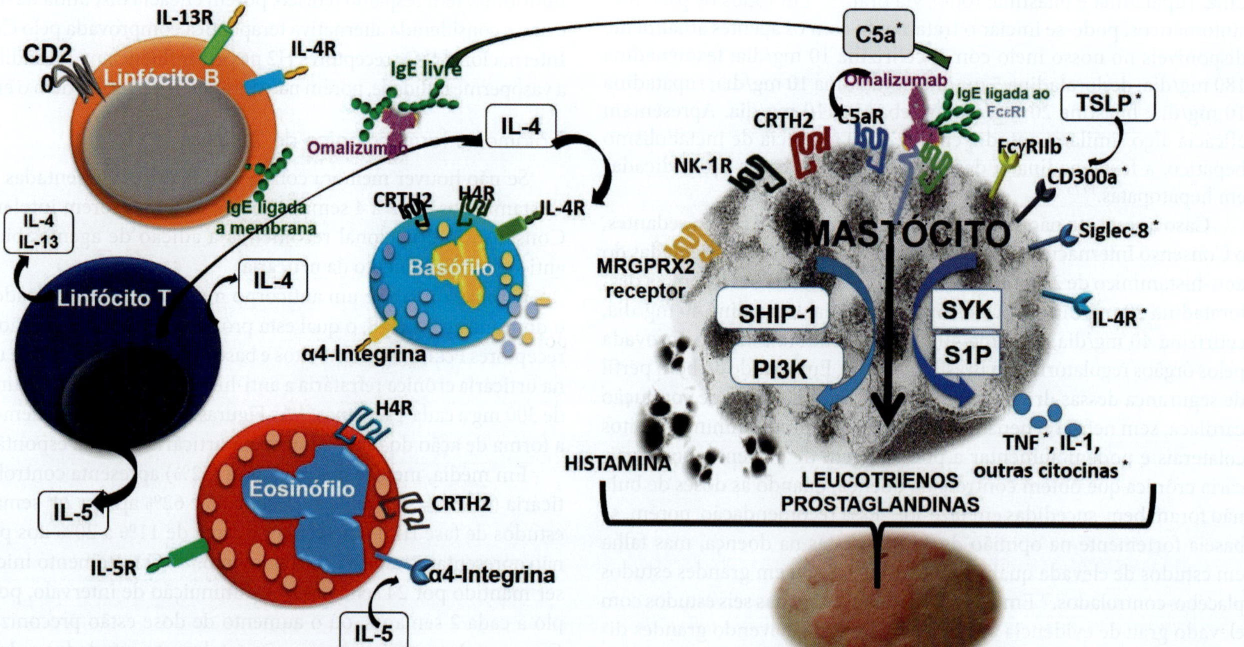

■ **Figura 19.29B** Mecanismo de ação proposto para o omalizumabe em que a diminuição da IgE circulante resulta na diminuição da ativação de mastócitos.

Fonte: Adaptada de Kocaturk et al. Clin Transl Allergy 2017;7:1.

Geralmente, o bom respondedor é aquele que tem IgE mais alta, que aumenta a IgE após 4 semanas do uso do biológico, tem basófilos e eosinófilos normais e um tipo de resposta TH2.[77] O respondedor lento ou não respondedor é aquele que representa todos os outros fenótipos da urticária.[17,77]

Com base no estudo *Optima*,[78] observamos que 50% dos pacientes melhoram após 6 meses de tratamento, não apresentando piora após a retirada do biológico, porém o tempo ideal de tratamento ainda não está estabelecido e deve ser individualizado de acordo com o paciente. Uma forma de abordagem é o afastamento das doses do biológico quando ocorre o completo controle da doença, até que esse agente não seja necessário.[77,78]

No consenso de 2020, pela primeira vez, foi abordado o tratamento dinâmico da urticária utilizando-se os escores de atividade como base para a manutenção, a retirada ou o aumento das doses das medicações como pode ser visto na Figura 19.30.[19]

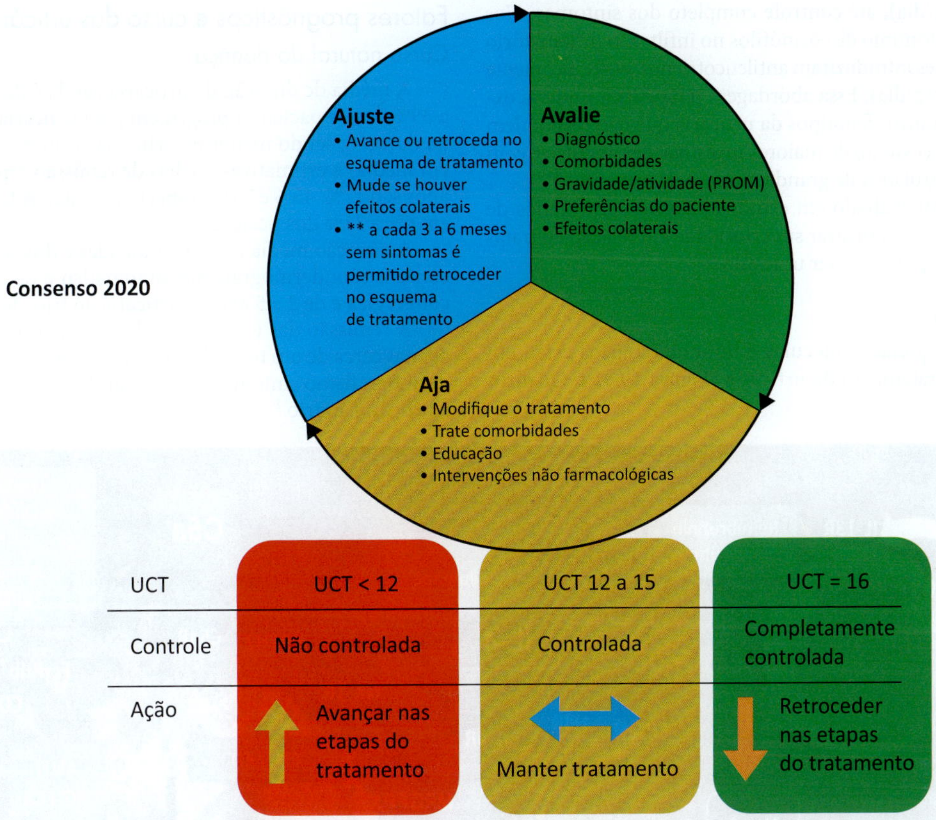

Figura 19.30 Abordagem do tratamento do paciente de acordo com o Teste de Controle da Urticária (UCT).
Fonte: Altrichter S, Fok JS, Jiao Q et al., 2021.

Segurança da molécula: o omalizumabe se mostra seguro para uso. Não apresenta risco de malignidade e aparentemente no uso na urticária não há risco de anafilaxia, podendo seu uso ser liberado como autoinjeção a partir da 3ª dose. O uso simultâneo com outros biológicos ainda não está bem estudado, porém aparentemente é seguro.[73] O uso de vacinas vivas não está contraindicado por esse biológico se ligar apenas à IgE, porém devemos respeitar um intervalo de 1 semana entre o uso do biológico e a vacinação se vacinas planejadas, porém, se necessário, o uso imediato não está contraindicado.[73] Também não há necessidade de investigação prévia para tuberculose ou hepatite.[73] O *screening* com exames de PPF não são necessários. O uso do omalizumabe durante infecções brandas pode ser liberado até porque essas infecções podem causar piora da urticária. Em infecções graves, o omalizumabe deve ser pausado.[73]

Tratamento das exacerbações

Os corticosteroides orais podem ser necessários sob a forma de curtos períodos de uso (7 a 10 dias) em exacerbações importantes da urticária crônica que não respondem completamente aos anti-histamínicos.[19,73] O uso por períodos prolongados deve ser evitado em razão dos efeitos colaterais e do desenvolvimento de comorbidades.

Ciclosporina

Nos pacientes com doença grave e curso persistente, com falência terapêutica às medidas anteriores, ou em que a investigação demonstrou ser urticária espontânea, a terapia com ciclosporina tem-se tornado uma opção. A ciclosporina age por inibição da produção de IL-2 nos linfócitos.

Na urticária, acredita-se que o mecanismo de ação, além do descrito, seja a redução da produção de imunoglobulinas e da redução do receptor de alta afinidade da IgE.

Foi estudada em coortes e em estudos placebo-controlados com doses de 1 a 5 mg/kg/dia. A dose eficaz em urticária crônica aparentemente é de 3 a 5 mg/kg/ dia. Importante ressaltar que o uso da ciclosporina na urticária também é considerado *off-label* e os estudos utilizaram a molécula por períodos de 8 a 16 semanas com sucesso de 64% a 95%.[79,80] Em metanálise recente, porém, observou-se que os pacientes em uso de omalizumabe têm a mesma redução da atividade da urticária se comparados àqueles em uso de ciclosporina. Portanto, a ciclosporina está como um passo posterior no Consenso não por maior efetividade, mas por menor evidência.[81] É importante ressaltar que os pacientes devem realizar, antes do uso do omalizumabe, história de malignidade, infecções, aferição da pressão arterial avaliação da função renal, magnésio, ácido úrico, função hepática, hemograma, VHS e potássio, e os exames devem ser repetidos periodicamente.[80] Os efeitos colaterais parecem ser dose-dependentes e ocorrem em mais da metade de pacientes tratados com doses moderadas (4 a 5 mg/kg/dia).[79,80]

Outros tratamentos

Devem ser utilizados nos pacientes nos quais houver falência dos tratamentos anteriores. Esses tratamentos têm baixo nível de recomendação e constam apenas em relatos ou em estudos de pequenas séries de casos.[19,82,83]

Em estudo comparativo entre o uso de hidroxicloroquina e de omalizumabe, realizado por Khan e colaboradores[83] em 245 pacientes, comparando as duas abordagens, foi observado que a hidroxicloroquina adicionada aos anti-histamínicos em dose optimizada gerou a redução de escores de atividade em 66% dos pacientes, enquanto o omalizumabe teve uma resposta em 82%. Apesar da resposta menor à hidroxicloroquina, os autores consideram que, em países em desenvolvimento, a droga poderia ser uma primeira abordagem em urticárias refratárias aos anti-histamínicos.[83]

Criado e colaboradores[82] realizaram estudo procedendo à biópsia cutânea da lesão e, quando esta revelava o predomínio de polimorfonucleares neutrófilos no infiltrado perivascular, adicionaram à terapêutica a associação de anti-histamínicos com a dapsona (50 a 100 mg/dia) ou colchicina (1 mg/dia), até controle completo dos sintomas. Nos casos em que há predomínio de eosinófilos no infiltrado inflamatório perivascular, os autores introduziram antileucotrienos, especificamente o montelucaste (10 mg/dia). Essa abordagem terapêutica poderia explicar a conduta em outros fenótipos da urticária que não respondem ao omalizumabe e necessitam de maiores investigações, inclusive com estudos placebo-controlados de grande número de pacientes.[83]

O metotrexato foi avaliado em estudos placebo-controlados de pequenos grupos, sem demonstrar superioridade em relação ao tratamento, não devendo, portanto, ser utilizado.[81]

Novas terapêuticas

Várias outras pequenas moléculas e imunobiológicos estão em fase I, II e III para tratamento da urticária (Figura 19.31 e Quadros 19.6 e 19.7).[2]

Fatores prognósticos e curso das urticárias crônicas

Curso natural da doença

A média de duração da urticária aguda é de 1 semana, porém 5% a 39% desses pacientes progridem para urticária crônica. A UC varia na duração, sendo menor na urticária crônica espontânea (1 a 4 anos em média) e estimativas médias de remissão espontânea em 1, 5 e 20 anos são 17%, 45% e 73%, respectivamente.[2] A UCE pode recrudescer em 6% a 31% dos pacientes.[2,19]

A duração média das UC induzidas e dos seus três subtipos mais comuns são: dermografismo sintomático é de 2 a 12 anos; urticária colinérgica é de 2 a 5 anos; e urticária ao frio, de 3 a 8 anos.[2]

A remissão das urticárias induzidas dentro em 5 anos ocorre em apenas cerca de um terço dos pacientes, com as taxas mais elevadas em dermografismo sintomática e as mais baixos em urticária colinérgica e urticária ao frio.[2]

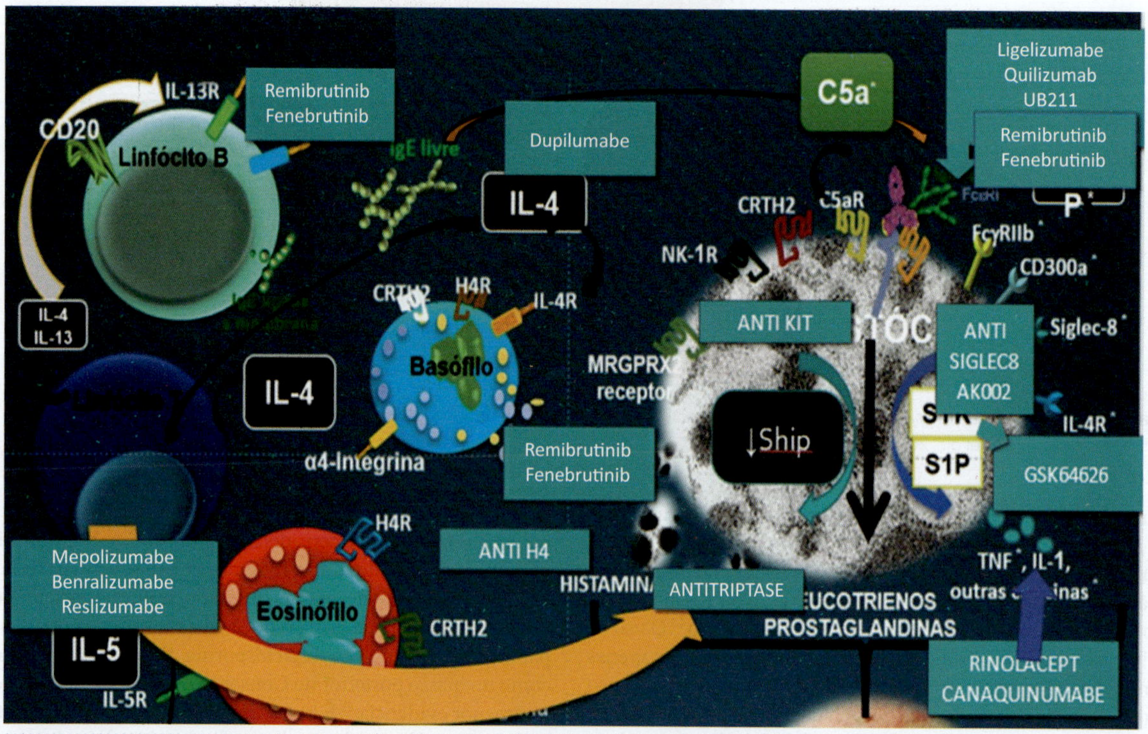

■ **Figura 19.31** Ativação de outras células na urticária e surgimento de novas terapias.
Fonte: Kolkhir P, Giménez-Arnau AM, Kulthanan K, Peter J, Metz M, Maurer M. Urticaria. Nat Rev Dis Primers. 2022 Sep 15;8(1):61.

Quadro 19.6 Biológicos em desenvolvimento para tratamento de urticária.

MTPS9579A (anticorpo monoclonal antitriptase)	Lirentelimab -AK002- (anticorpo monoclonal anti-Siglec8 na superfície de mastócitos e basófilos)	Barzolvolimab -CDX-0159- (anticorpo monoclonal IgG1 anti-Kit, desenvolvido para tratar GIST e tumores receptores Kit--dependentes)	Tezepelumab (anticorpo monoclonal humano IgG2λanti-TSLP)	Dupilumab (anticorpo monoclonal humano anti--IL-4/13) DUPIXENT® (Sanofi)	Benralizumab (anticorpo monoclonal recombinante, IgG1λ, afucosilado, contra a subunidade α do receptor da IL-5) FASENRA® (AZ)	Mepolizumab (anticorpo monoclonal humanizado, IgG1λ, direcionado contra a IL-5 livre) NUCALA® (GSK)	UB-221 (anticorpo monoclonal humanizado de 3ª geração contra o receptor da IgE)	Ligelizumab (anticorpo monoclonal anti-IgE, 9 vezes maior afinidade pela IgE em relação ao omalizumab)
NCT05129423 (fase II, multicêntrico, 18 a 75 anos, 240 pacientes, UCE refratária a anti-H1, 24 semanas)	NCT03436797 (fase II, *open-label*, 18 a 85 anos, 47 pacientes, UCE refratária a anti-H1, 24 semanas)	NCT05368285 (fase II, randomizado duplo-cego, 168 pacientes, ≥ 18 anos, UCE refratária a anti-H1, 52 semanas)	NCT04833855 (fase IIb, em recrutamento, 168 pacientes, 18 a 80 anos, UCE refratária a anti-H1, 16 semanas)	NCT04180488 (fase III, multicêntrico, duplo-cego, placebo-controlado, randomizado, ativo, 384 pacientes, 6 a 80 anos, UCE refratária a anti-H1 e/ou intolerantes ou refratários ao omalizumabe, 24 semanas)	NCT04612725 (fase II, randomizado, duplo-cego, placebo-controlado), ativo, 155 pacientes, ≥ 18 anos, UCE refratária a anti-H1, 24 semanas, com extensão de 28 semanas)	NCT03494881 (fase I, *open-label*, recrutando, 20 pacientes, ≥ 18 anos, UCE refratária a anti-H1, 8 semanas)	NCT03632291 (fase I, *open-label* 15 participantes, 20 a 65 anos e fase II em Taiwan, uso intravenoso)	NCT03907878, NCT04210843, NCT04513548, NCT03580369, NCT03580356, (sendo este último fase III, multicêntrico, comparativo com placebo e omalizumab, 1.078 pacientes, ≥ 12 anos, 52 semanas)

Fonte: Adaptado da Kolkhir P, Giménez-Arnau AM, Kulthanan K, Peter J, Metz M, Maurer M. Urticaria. Nat Rev Dis Primers. 2022 Sep 15;8(1):61, conforme registro no Clinical Trails.gov dos EUA, em 2022.

Quadro 19.7 Pequenas moléculas de uso oral em desenvolvimento para tratamento de urticária.

Remibrutinib -LOU064- (inibidor da tirosinoquinase de Bruton, BTK)	Fenebrutinib -GDC-0853- (inibidor da BTK)	Rilzabrutinib (inibidor da BTK)	TAS5315 (inibidor da BTK)	TLL018 (inibidor da JAK1/TYK2, IC50 4nM e 5nM), (bloqueio de interferons tipo I e III, IL-6, IL-10, IL-13)	AZD1981 (inibidor do receptor da PGD2, o CRTH2 nos eosinófilos e basófilos)
▪ NCT03926611 ▪ NCT04109313 (ativo) ▪ NCT05048342 (fase III, *open-label*, em recrutamento 70 pacientes, ativo 155 pacientes, ≥ 18 anos, UCE refratária a anti-H1, 52 semanas) ▪ NCT05032157 e NCT05030311 (fase III, randomizado, duplo-cego, placebo-controlado, 450 participantes, 24 semanas + 28 semanas)	NCT03693625 (Metz et al., 2021) Fase II, randomizado, duplo-cego, placebo-controlado, 134 pacientes, entre 18 e 75 anos, UCE refratária a anti-H1, 8 semanas	NCT05107115 (fase II, randomizado, duplo-cego, placebo-controlado + *open-label*, em recrutamento 152 pacientes, entre 18 e 80 anos, UCE refratária a anti-H1, 12 semanas + 40 semanas)	NCT0535499 (fase II, randomizado, duplo-cego, placebo-controlado + *open-label*, ainda não recrutando, 120 pacientes, entre 18 e 75 anos, UCE refratária a anti-H1, 12 semanas)	NCT05373355 (fase II, randomizado, duplo-cego, placebo-controlado + *open-label*, ainda não recrutando, 36 pacientes, entre 18 e 80 anos em pacientes com UCE e UAS7 ≥ 16, durante 12 semanas)	Oliver et al. Int. Arch. Allergy Immunol. 2019;179:21-30 (fase II, completa, estudo duplo-cego, randomizado placebo-controlado, 26 pacientes entre 18 e 65 anos, com UCE refratária a anti-H1, durante 8 semanas)

Fonte: Adaptado de Kolkhir P, Giménez-Arnau AM, Kulthanan K, Peter J, Metz M, Maurer M. Urticaria. Nat Rev Dis Primers. 2022 Sep 15;8(1):61, conforme registro no Clinical Trails.gov dos EUA, em 2022.

Alguns autores referem que urticária crônica espontânea com evolução menor do que 1 ano apresenta melhor prognóstico de cura em relação à urticária com duração maior.[19] Outros fatores que influenciam no curso da urticária crônica incluem presença de angioedema, combinação concomitante com urticária induzida, positividade do teste do soro autólogo (autorreatividade) e índice alto de atividade da doença (UAS7 alto e UCT baixo).[84,85] Quanto maior a gravidade da doença, maior impacto na qualidade de vida do paciente, maior quantidade de distúrbios do sono e mais frequente presença de comorbidades como obesidade e comorbidades psiquiátricas.[19,73]

Biomarcadores

Biomarcadores ou marcadores biológicos são fatores que podem ser medidos e indicam a ocorrência de determinada função normal ou patológica em um organismo ou uma resposta a um agente farmacológico.[85,86] Rabelo-Filardi e colaboradores[87] e Criado e colaboradores[88] estudaram os níveis dos D-dímeros em pacientes com urticária crônica espontânea e observaram que a doença em atividade confere a presença de níveis elevados de D-dímeros nesses pacientes. Rabelo-Filardi e colaboradores[87] avaliaram dados da literatura até 2012 indexada no Pubmed e concluíram que, nas urticárias crônicas espontâneas, níveis plasmáticos elevados de proteína C-reativa, fragmentos 1+2 da protrombina e D-dímeros podem sugerir uma doença mais grave em termos de sinais e sintomas, além de maior dificuldade no respectivo controle terapêutico. Criado e colaboradores,[88] em 2013, avaliaram os níveis séricos dos D-dímeros em pacientes com urticária crônica, psoríase e urticária vasculite e demonstraram que apenas nas urticárias crônicas em atividade clínica havia elevação do D-dímero sérico, além de em alguns casos de urticária vasculite.

Em 2021, Criado e colaboradores[89] observaram a elevação dos níveis do D-dímero e a positividade do teste do soro autólogo, além de um ligeiro aumento da PCR nesses pacientes, no curso da UCE.[89]

Confino-Cohen e colaboradores[42] encontraram alta associação entre urticária crônica e autoimunidade, com alta associação entre urticária crônica e artrite reumatoide, doença de Sjögren, doença celíaca, diabetes *mellitus* tipo I e lúpus eritematoso sistêmico, além de frequente hipo ou hipertireoidismo e anticorpos antitireoideano circulantes. A presença de urticária crônica demonstrou estar associada ao surgimento dessas condições autoimunes especialmente diagnosticadas durante os 10 anos que se seguiram ao diagnóstico da urticária crônica.[42]

Claramente a IgE se correlaciona à gravidade da urticária, à resposta ao omalizumabe e à recorrência da urticária pós-tratamento com a molécula. Os mastócitos podem ser ativados pela IgE, e observa-se que quanto maior a IgE, melhor a resposta ao tratamento com o omalizumabe. Pacientes com IgE abaixo de 40 IU/mL apresentaram resposta lenta ou não responderam ao tratamento.[90,91]

Segundo Asero e colaboradores,[91] em revisão da literatura, demonstrou-se que, até o momento, os biomarcadores da urticária podem ser assim divididos:[91]

- **Diagnósticos:** não há biomarcador diagnóstico para a doença.

Atividade ou gravidade da doença

- **Clínicos:** idade de início mais avançada, sexo feminino, duração da doença, presença de angioedema, exacerbação com anti-inflamatórios não esteroidais (AINE), má resposta aos anti-histamínicos, UAS7 alto ou UCT baixos são relacionadas à maior gravidade da doença.
- **Teste do soro autólogo (AAST):** a positividade é relacionada com maior atividade, maior gravidade e menor resposta ao tratamento com omalizumabe.

Laboratoriais

- **Gravidade:** PCR elevada, basopenia, aumento de expressão de CD203c, eosinopenia, elevação do D-dímero ou fragmentos 1 e 2 da protrombina, presença de autoanticorpos da tireoide. Outros biomarcadores ainda em fase experimental são associados com atividade da doença, a saber: aumento das IL-6, IL-17, IL-18, IL-23 e IL-33; de eotaxina; e de metaloproteinase 9 da matriz (MMP9).

Tratamento

- **Pobre resposta a anti-histamínicos:** UAS7 muito elevado, ASST positivo, D-dímeros altos, PCR aumentada. Além destes, o aumento de PAF experimentalmente apresentou correlação com a baixa resposta ao anti-histamínico.[85]
- **Boa resposta ao omalizumabe:** altos níveis de IgE e aumento da IgE após o uso da primeira dose da medicação são preditores de boa resposta ao tratamento.
- **Resposta lenta ou inexistente ao omalizumabe:** autoimunidade especialmente com a presença de autoanticorpos tireoide, basopenia, eosinopenia, teste de ativação basofílica positivo e ASST positivo.
- **Boa resposta à ciclosporina:** autoimunidade, especialmente a presença de autoanticorpos tireoide, basopenia, teste de ativação basofílica positivo e ASST positivo.
- **Baixa resposta à ciclosporina:** D-dímero elevado.

Outros biomarcadores como a substância P, a Siglec-8, SYK e outras citocinas têm sido pesquisadas como possíveis biomarcadores de atividade e resposta ao tratamento da doença.[85]

Populações especiais

Gravidez

O Consenso Internacional de Urticária crônica recomenda seguir o mesmo algoritmo na gestante.[19]

Os anti-histamínicos loratadina e cetirizina são liberados durante a gestação.[92] Um estudo conduzido por Andersson NW e colaboradores,[93] de uma coorte de 1.287.668 casos de gestações comparando os eventos adversos da loratadina em relação à desloratadina, demonstrou que a desloratadina tem o mesmo perfil de segurança da loratadina na gestação.[93]

O omalizumabe foi estudado em pacientes asmáticas[94] (estudo EXPECT) sem evidências de risco de anormalidades fetais.[94] Consequentemente à natureza observacional do estudo, a ausência de risco para a gravidez não pôde ser definitivamente estabelecida.[94] Em urticária crônica, há 11 relatos de séries ou casos que utilizaram a molécula sem nenhum evento adverso.[95] O uso de omalizumabe na gravidez pode ser realizado com a concordância do médico obstetra que acompanha a paciente, sendo, em bula, medicamento de categoria B para a gestação.[94]

Crianças

Existem anti-histamínicos de 2ª geração liberados para crianças a partir de 6 meses (desloratadina, fexofenadina). Em bula, no Brasil, a levocetirizina, a loratadina e a cetirizina são liberadas a partir de 2 anos, e a bilastina é aprovada para a partir de 6 anos. O uso de anti-histamínicos em doses elevadas é recomendado pelo Consenso Internacional, porém não existem estudos placebo-controlados robustos na população pediátrica.[19,97-99] Há estudos de séries de pacientes com a maior de 66 pacientes mostrando segurança no aumento de dose.[98]

O omalizumabe está aprovado para crianças a partir de 12 anos na urticária crônica espontânea e a partir de 6 anos na asma.[19] Há series de casos do da molécula em crianças menores de 12 anos em urticária crônica espontânea com aparente eficácia. As doses nas séries estudadas variaram de 150 a 300 mg.[98,100,101]

Idosos

A recomendação do consenso é que se use o mesmo algoritmo para idosos, porém algumas considerações devem ser feitas quanto à exclusão de doenças cardiológicas nesta faixa etária para uso de anti-histamínicos em doses quadruplicadas, especialmente os de 2ª geração mais antigos com metabolismo hepático e a monitorização hepática e renal em pacientes em uso de anti-histamínicos de 2ª geração que apresentem metabolismo hepático ou renal.[19,41,102]

A bilastina e a fexofenadina podem ser alternativas mais seguras para essa faixa etária. Os diagnósticos diferenciais nessa faixa etária são importantes. Assim, quando não houver resposta ao tratamento, recomenda-se a exclusão de outros diagnósticos.

O uso do omalizumabe é aparentemente seguro nessa população.[102]

Referências bibliográficas

1. Zuberbier T, Greaves MW, Juhlin L, Kobza-Black A, Maurer D, Stingl G, Henz BM. Definition, Classification, and Routine Diagnosis of Urticaria: A Consensus Report. J Invetig Dermatol Symp Proced. 2001;6:123-7.
2. Kolkhir P, Giménez-Arnau AM, Kulthanan K, Peter J, Metz M, Maurer M. Urticaria. Nat Rev Dis Primers. 2022 Sep 15;8(1):61.
3. Criado RFJ, Criado PR, Sittart JAS, Pires MC, Mello JF de, Aun WT. Urticária e doenças sistêmicas. Rev Assoc Méd Bras. 1999;349:56.
4. Lennart Juhlin. The History of Urticaria and Angioedema. ESHDV Special Annual Lecture, Geneva, October 11th, 2000. Disponível em: https://medicaljournal.se/forum/articles/9-12.pdf (medicaljournals.se.
5. Berard F, Saint-Mezard P, Cousin F, Mecheri S, Nicholas J-F. Mécanismes immunologiques et non immunologiques des urticaires. Ann Derm Vennereol. 2003;130:1S10-5.
6. Alam R. Urticaria: an evolving story. Immunol Allergy Clin North Am. 2014 Feb;34(1):xiii-xiv. doi: 10.1016/j.iac.2013.10.002. Epub 2013 Oct 25.
7. Bloom GD. A short history of the mast cell. Acta Otolaryngol. 1984;Suppl 414:87-92.
8. Reshef A, Kidon M, Leibovich I. The Story of Angioedema: from Quincke to Bradykinin. Clin Rev Allergy Immunol. 2016 Oct;51(2):121-39.
9. Lowe G. Dr James Riley, pioneer in histamine and mast cell studies. J R Coll Physicians Edinb. 2019 Sep;49(3):250-254.
10. Leznoff A, Josse RG, Denburg J, Dolovich J. Association of chronic urticaria and angioedema with thyroid autoimmunity.Arch Dermatol. 1983;119(8):636.
11. Bernstein JA. Chronic urticaria: an evolving story. Isr Med Assoc J. 2005.
12. Sabroe RA, Grattan CE, Francis DM, Barr RM, Kobza Black A, Greaves MW. The autologous serum skin test: a screening test for autoantibodies in chronic idiopathic urticaria. Br J Dermatol. 1999;140(3):446-52.
13. Gruber BL, Baeza ML, Marchese MJ, Agnello V, Kaplan AP. Prevalence and functional role of anti-IgE autoantibodies in urticarial syndromes. J Invest Dermatol. 1988;90(2):213-7.
14. Skokos D, Le Panse S, Villa I, Rousselle JC, Peronet R, David B et al. Mast cell-dependent B and T lymphocyte activation is mediated by the secretion of immunologically active exosomes. J Immunol. 2001;166:868-76.
15. Sabroe RA, Fiebiger E, Francis DM, Maurer D, Seed PT, Grattan CE, Black AK, Stingl G, Greaves MW, Barr RM. Classification of anti-FcepsilonRI and anti-IgE autoantibodies in chronic idiopathic urticaria and correlation with disease severity. J Allergy Clin Immunol. 2002;110(3):492-9.
16. Radonjic-Hoesli S, Hofmeier KS, Micaletto S, Schmid-Grendelmeier P, Bircher A, Simon D. Urticaria and Angioedema: an Update on Classification and Pathogenesis. Clin Rev Allergy Immunol. 2018 Feb;54(1):88-101. doi: 10.1007/s12016-017-8628-1.
17. Sánchez-Borges M, Ansotegui IJ, Baiardini I, Bernstein J, Canonica GW, Ebisawa M, Gomez M, Gonzalez-Diaz SN, Martin B, Morais-Almeida M, Ortega Martell JA. The challenges of chronic urticaria part 1: Epidemiology, immunopathogenesis, comorbidities, quality of life, and management. World Allergy Organ J. 2021 Jun 1;14(6):100533. doi: 10.1016/j.waojou.2021.100533.
18. Maurer M, Metz M, Bindslev-Jensen C, Bousquet J, Canonica GW, Church MK et al. Definition, aims, and implementation of GA(2) LEN Urticaria Centers of Reference and Excellence. Allergy. 2016 Aug;71(8):1210-8. doi: 10.1111/all.12901. Epub 2016 May 30.
19. Zuberbier T, Abdul Latiff AH, Abuzakouk M, Aquilina S, Asero R, Baker D et al. The international EAACI/GA²LEN/EuroGuiDerm/APAAACI guideline for the definition, classification, diagnosis, and management of urticaria. Allergy. 2022;77:734-66. 10.26416/Aler.6.4.2021.5815.
20. Church MK, Kolkhir P, Metz M, Maurer M. The role and relevance of mast cells in urticaria. Immunol Rev. 2018 Mar;282(1):232-247. doi: 10.1111/imr.12632.
21. Criado RFJ, Criado PR, Pagliari C, Sotto MN, Machado Filho CD, Bianco B. M2 macrophage polarization in chronic spontaneous urticaria refractory to antihistamine treatment. Allergol Int. 2021 Oct;70(4):504-506. doi: 10.1016/j.alit.2021.03.005.
22. Criado PR, Criado RF, Valente NY, Queiroz LB, Martins JE, Vasconcellos C. The inflammatory response in drug-induced acute urticaria: ultrastructural study of the dermal microvascular unit. J Eur Acad Dermatol Venereol. 2006 Oct;20(9):1095-9. doi: 10.1111/j.1468-3083.2006.01744.x.
23. Smith CH, Kepley C, Schwartz LB, Lee TH. Mast cell number and phenotype in chronic idiopathic urticaria. J Allergy Clin Immunol. 1995;96:360-4. Doi:10.1016/S0091-6749(95)70055-2.
24. Brown JM, Wilson TM, Metcalfe DD. The mast cell and allergic diseases: role in the pathogenesis and implications for therapy. Clin Exp Allergy. 2007;38:4-18.
25. Natbony SF, Phillips ME, Elias JM, Godfrey HP, Kaplan AP. Histologic studies of chronic idiopathic urticaria. J Allergy Clin Immunol. 1983;71:177-183.
26. Greaves MW. Immunology and inflammation: type I allergy and intolerance. J Dermatol Treat. 2000;11:S27-S30.
27. Maurer M, Altrichter S, Schmetzer O, Scheffel J, Church MK, Metz M. Immunoglobulin E-Mediated Autoimmunity. Front Immunol. 2018 Apr 9;9:689. doi: 10.3389/fimmu.2018.00689. PMID: 29686678; PMCID.
28. Schmetzer O, Lakin E, Topal FA, Preusse P, Freier D, Church MK, Maurer M. IL-24 is a common and specific autoantigen of IgE in patients with chronic spontaneous urticaria. J Allergy Clin Immunol. 2018 Sep;142(3):876-882. doi: 10.1016/j.jaci.2017.10.035.
29. Kolkhir P, Church MK, Weller K, Metz M, Schmetzer O, Maurer M (2016) Autoimmune chronic spontaneous urticaria: what we know and what we do not know. J Allergy Clin Immunol Epub ahead of print doi. doi:10.1016/j.jaci.2016.08.050.
30. Altrichter S, Fok JS, Jiao Q, Kolkhir P, Pyatilova P, Romero SM, Scheffel J, Siebenhaar F, Steinert C, Terhorst-Molawi D, Xiang YK, Church MK, Maurer M. Total IgE as a Marker for Chronic Spontaneous Urticaria. Allergy Asthma Immunol Res. 2021 Mar;13(2):206-218. doi: 10.4168/aair.2021.13.2.206.
31. Sabroe RA, Fiebiger E, Francis DM, Maurer D, Seed PT, Grattan CE, Black AK, Stingl G, Greaves MW, Barr RM. Classification of anti-FcepsilonRI and anti-IgE autoantibodies in chronic idiopathic urticaria and correlation with disease severity. J Allergy Clin Immunol. 2002;110(3):492-9.

32. Gounni AS. The high-affinity IgE receptor (FcεRI): a critical regulator of airway smooth muscle cells? Am J Physiol Lung Cell Mol Physiol 2006;291:L312-L321.
33. Grattan CEH, Sabroe RA, Greaves MW. Chronic urticaria. J Am Acad Dermatol. 2002;46:645-47.
34. Greaves MW. Chronic urticaria. J Allergy Clin Immunol. 2000;105:664-72.
35. Konstantinou GN, Asero R, Ferrer M, Knol EF, Maurer M, Raap U, Schmid-Grendelmeier P, Skov PS, Grattan CE. EAACI taskforce position paper: evidence for autoimmune urticaria and proposal for defining diagnostic criteria. Allergy. 2013;68:27-36.
36. Criado PR, Maruta CW, Criado RFJ, Rivitti EA. Urticária. An Bras Dermatol. 2005;80(5):613-32.
37. Greaves MW. Chronic idiopathic urticaria Curr Opin Allergy Clin Immunol. 2003;3:363-8.
38. Schoepke N, Asero R, Ellrich A, Ferrer M, Gimenez-Arnau A, E H Grattan C et al. Biomarkers and clinical characteristics of autoimmune chronic spontaneous urticaria: Results of the PURIST Study. Allergy. 2019 Dec;74(12):2427-2436. doi: 10.1111/all.13949.
39. Gonzalez-Diaz SN, Sanchez-Borges M, Rangel-Gonzalez DM, Guzman-Avilan RI, Canseco-Villarreal JI, Arias-Cruz A. Chronic urticaria and thyroid pathology. World Allergy Organ J. 2020 Mar 6;13(3):100101. doi: 10.1016/j.waojou.2020.100101.
40. Turktas I, Gockora N, Dermisoy S, Cakir N, Onal E. The association of chronic urticaria and angioedema with autoimmune thyroiditis. Int J Dermatol. 1997;36(3):187-90.
41. Kolkhir P, Kovalkova E, Chernov A, Danilycheva I, Krause K, Sauer M, Shulzhenko A, Fomina D, Maurer M. Autoimmune Chronic Spontaneous Urticaria Detection with IgG Anti-TPO and Total IgE. J Allergy Clin Immunol Pract. 2021 Nov;9(11):4138-4146.e8. doi: 10.1016/j.jaip.2021.07.043. Epub 2021 Aug 4.
42. Bauer A, Dickel H, Jakob T, Kleinheinz A, Lippert U, Metz M, Schliemann S, Schwichtenberg U, Staubach P, Valesky E, Wagner N, Wedi B, Maurer M. Expert consensus on practical aspects in the treatment of chronic urticaria. Allergo J Int. 2021;30(2):64-75. doi: 10.1007/s40629-021-00162-w.
43. Confino-Cohen R, Chodick G, Shalev V, Leshno M, Kimhi O, Goldberg A. Chronic urticaria and auto- immunity: associations found in a large population study. J Allergy Clin Immunol. 2012;129:1307-13.
44. Asero R et al. Co-occurrence of IgE and IgG autoantibodies in patients with chronic spontaneous urticaria. Clin Exp Immunol. 2020;200:242-249.
45. Cugno M, Marzano AV, Asero R, Tedeschi A. Activation of blood coagulation in chronic urticaria: pathophysiologic and clinical implications. Intern Emerg Med. 2010;5:97-101.
46. Yanase Y, Takahagi S, Ozawa K, Hide M. The Role of Coagulation and Complement Factors for Mast Cell Activation in the Pathogenesis of Chronic Spontaneous Urticaria. Cells. 2021 Jul 12;10(7):1759. doi: 10.3390/cells10071759.
47. Criado RF, Bensi CG, Criado PR, Henriques MT, de Espindola BAR, Machado Filho CD. Evaluation of serum levels of C-reactive protein, D-Dimer and Autologous Serum Skin Test in patients with Chronic Spontaneous Urticaria in a Brazilian tertiary center: a cross-sectional study. An Bras Dermatol. 2021 Mar-Apr;96(2):148-154. doi: 10.1016/j.abd.2020.07.006.
48. Haas N, Motel K, Czarnetzki BM. Comparative immunoreactivity of the eosinophil constituents MBP and ECP in different types of urticaria. Arch Dermatol Res. 1995;287(2):180-5.
49. Marques RZ, Criado RF, Machado CD Filho, Tamanini JM, Mello CV, Speyer C. Correlation between the histopathology of chronic urticaria and its clinical picture. An Bras Dermatol. 2016 Nov-Dec;91(6):760-763. doi: 10.1590/abd1806-4841.20165066.
50. Magen E, Waitman DA, Kahan NR. Hematologic parameters as biomarkers for antihistamine and omalizumab resistance in chronic spontaneous urticaria. Allergy Asthma Proc. 2021 Jan 1;42(1):e17-e24. doi: 10.2500/aap.2021.42.200088.
51. Deza G, March-Rodríguez A, Sánchez S, Ribas-Llauradó C, Soto D, Pujol RM et al. Relevance of the Basophil High-Affinity IgE Receptor in Chronic Urticaria: Clinical Experience from a Tertiary Care Institution. J Allergy Clin Immunol Pract. 2019 May-Jun;7(5):1619-1626.e1. doi: 10.1016/j.jaip.2019.01.026. Epub 2019 Jan 25.
52. Sabroe RA, Poon E, Orchard GE, Lane D, Francis DM, Barr RM et al. Cutaneous inflammatory cell infiltrate in chronic idiopathic urticaria: comparison of patients with and without anti-FcepsilonRI or anti-IgE autoantibodies. J Allergy Clin Immunol. 1999 Mar;103(3 Pt 1):484-93. doi: 10.1016/s0091-6749(99)70475-6.
53. Criado RFJ, Criado PR, Baldavira N, Cardial D, Gimenez-Arnau AM, Machado Filho CD. What lessons can we learn? Clinical and epidemiological retrospective analysis of 267 patients with urticaria in a Brazilian tertiary center. An Bras Dermatol. 2021 Jul-Aug;96(4):436-441. doi: 10.1016/j.abd.2020.12.003.
54. Weller K, Zuberbier T, Maurer M. Chronic urticarial: tools to aid the diagnosis and assessment of disease status in daily practice. JEADV. 2015;29(suppl3):38-44.
55. Junior SDD, Valle SOR, Weller K, Rosa Santos, OL, Maurer M. Adaptação Transcultural do Questionário Urticaria Control Test para o português brasileiro. InterSciencePlace. 2018;12(4).
56. Abdala B, Criado RFJ, Criado PR. Urticária. Diagn Tratamento. 2022;27(2):31-8.
57. Peroni A, Colato C, Zanoni G, Girolomoni G. Urticarial lesions: if not urticaria, what else? The differential diagnosis of urticaria: part II. Systemic diseases. J Am Acad Dermatol. 2010 Apr;62(4):557-70; quiz 571-2. doi: 10.1016/j.jaad.2009.11.687.
58. Shwin KW[1], Lee CR[2], Goldbach-Mansky R. Dermatologic Manifestations of Monogenic Autoinflammatory Diseases. Dermatol Clin. 2017 Jan;35(1):21-38. doi: 10.1016/j.det.2016.07.005.
59. Davis MDP, van der Hilst JCH. Mimickers of Urticaria: Urticarial Vasculitis and Autoinflammatory Diseases. J Allergy Clin Immunol Pract. 2018 Jul-Aug;6(4):1162-1170. doi: 10.1016/j.jaip.2018.05.006.
60. López Mateos A, Sánchez Pujol MJ, Silvestre Salvador JF. Skin Biopsy in Chronic Urticaria: When and Where and What to Look for? Actas Dermosifiliogr (Engl Ed). 2021 May;112(5):406-413. English, Spanish. doi: 10.1016/j.ad.2020.11.016.
61. Maurer M, Fluhr JW, Khan DA. How to Approach Chronic Inducible Urticaria. J Allergy Clin Immunol Pract. 2018 Jul-Aug;6(4):1119-1130. doi: 10.1016/j.jaip.2018.03.007.
62. Pozderac I, Lugović-Mihić L, Artuković M, Stipić-Marković A, Kuna M, Ferček I. Chronic inducible urticaria: classification and prominent features of physical and non-physical types. Acta Dermatovenerol Alp Pannonica Adriat. 2020 Sep;29(3):141-148.
63. Sánchez-Borges M, Ansotegui IJ, Baiardini I, Bernstein J, Canonica GW, Ebisawa M, Gomez RM et al. The challenges of chronic urticaria part 2: Pharmacological treatment, chronic inducible urticaria, urticaria in special situations. World Allergy Organ J. 2021 Jun 3;14(6):100546. doi: 10.1016/j.waojou.2021.100546.
64. Kobza-Black A. Delayed pressure urticaria. J Investig Dermatol Symp Proc. 2001 Nov;6(2):148-9. doi: 10.1046/j.0022-202x.2001.00030.x.
65. Magerl M, Altrichter S, Borzova E, Giménez-Arnau A, Grattan CE, Lawlor F et al. The definition, diagnostic testing, and management of chronic inducible urticarias – The EAACI/GA(2) LEN/EDF/UNEV consensus recommendations 2016 update and revision. Allergy. 2016 Jun;71(6):780-802. doi: 10.1111/all.12884.
66. Schaefer P. Acute and Chronic Urticaria: Evaluation and Treatment. Am Fam Physician. 2017 Jun 1;95(11):717-724.
67. Muraro A, Worm M, Alviani C, Cardona V, Dunn Galvin A, Garvey LH, Riggioni C et al; European Academy of Allergy and Clinical Immunology, Food Allergy, Anaphylaxis Guidelines Group. EAACI guidelines: Anaphylaxis (2021 update). Allergy. 2022 Feb;77(2):357-377. doi: 10.1111/all.15032.
68. Ensina LF, Min TK, Félix MMR, de Alcântara CT, Costa C. Acute Urticaria and Anaphylaxis: Differences and Similarities in Clinical Management. Front Allergy. 2022 Apr 15;3:840999. doi: 10.3389/falgy.2022.840999.
69. Bernstein JA, Lang DM, Khan DA, Craig T, Dreyfus D, Hsieh F et al. The diagnosis and management of acute and chronic urticaria: 2014 update. J Allergy Clin Immunol. 2014;133:1270-7. 10.1016/j.jaci.2014.02.036.
70. Weller K, Ziege C, Staubach P, Brockow K, Siebenhaar F, Krause K et al. H1-antihistamine up-dosing in chronic spontaneous urticaria: patients' perspective of effectiveness and side effects--a retrospective survey study. PLoS One. 2011;6(9):e23931. doi: 10.1371/journal.pone.0023931.
71. Zuberbier T. Pharmacological rationale for the treatment of chronic urticaria with second-generation non-sedating antihistamines at higher-than-standard doses. J Eur Acad Dermatol Venereol. 2012;26(1):9-18.
72. Ortonne JP. Urticaria and its subtypes: the role of second-generation antihistamines. Eur J Intern Med. 2012;23(1):26-30.
73. Ortonne JP. Chronic urticaria: a comparison of management guidelines. Expert Opin Pharmacother. 2011;12(17):2683-93.
74. Asero R, Tedeschi A, Cugno M. Treatment of Refractory Chronic Urticaria: Current and Future Therapeutic Options. Am J Clin Dermatol. 2013 Oct 2. [Epub ahead of print]
75. Zhao ZT, Ji CM, Yu WJ, Meng L, Hawro T, Wei JF, Maurer Omalizumab for the treatment of chronic spontaneous urticaria: A meta-analysis of randomized clinical trials. J Allergy Clin Immunol. 2016 Jun;137(6):1742-1750.
76. Bernstein JA, Kavati A, Tharp MD, Ortiz B, MacDonald K, Denhaerynck K et al. Effectiveness of omalizumab in adolescent and adult patients with chronic idiopathic/spontaneous urticaria: a systematic review of 'real-world' evidence. ExpertOpinBiolTher. 2018;18:425-48.
77. Sussman G, Hébert J, Gulliver W, Lynde C, Yang WH, Papp K et al. Omalizumab Re-Treatment and Step-Up in Patients with Chronic Spontaneous Urticaria: OPTIMA Trial. J Allergy Clin Immunol Pract. 2020 Jul-Aug;8(7):2372-2378.e5. doi: 10.1016/j.jaip.2020.03.022.
78. Giménez Arnau AM, Valero Santiago A, Bartra Tomás J, Jáuregui Presa I, Labrador Horrillo M, Miquel FJ et al. Therapeutic Strategy According to Differences in Response to Omalizumab in Patients With Chronic Spontaneous Urticaria. J Investig Allergol Clin Immunol. 2019;29(5):338-348. doi: 10.18176/jiaci.0323. Epub 2018 Sep 17.
79. Metz M, Vadasz Z, Kocatürk E, Giménez-Arnau AM. Omalizumab Updosing in Chronic Spontaneous Urticaria: an Overview of Real-World Evidence. Clin Rev Allergy Immunol. 2020 Aug;59(1):38-45. doi: 10.1007/s12016-020-08794-6.
80. Koski R, Kennedy KK. Treatment with omalizumab or cyclosporine for resistant chronic spontaneous urticaria. Ann Allergy Asthma Immunol. 2017 Nov;119(5):397-401.
81. Kulthanan K, Chaweekulrat P, Komoltri C, Hunnangkul S, Tuchinda P, Chularojanamontri L, Maurer M. Cyclosporine for Chronic Spontaneous Urticaria: A Meta-Analysis and Systematic Review. J Allergy Clin Immunol Pract. 2017. doi: 10.1016/j.jaip.2017.07.017.
82. Lin WK, Lin SJ, Lee WR, Lin CC, Lin WC, Chang HC, Cheng CT, Hsu JC. Effectiveness and Safety of Immunosuppressants and Biological Therapy for Chronic Spontaneous Urticaria: A Network Meta-Analysis. Biomedicines. 2022 Sep 1;10(9):2152. doi: 10.3390/biomedicines10092152.
83. Criado RF, Criado PR, Martins JE, Valente NY, Michalany NS, Vasconcellos C. Urticaria unresponsive to antihistaminic treatment: an open study of therapeutic options based on histopathologic features. J Dermatolog Treat. 2008;19(2):92-6.
84. Khan N, Epstein TG, DuBuske I, Strobel M, Bernstein DI. Effectiveness of Hydroxychloroquine and Omalizumab in Chronic Spontaneous Urticaria: A Real-World Study. J Allergy Clin Immunol Pract. 2022 Sep 15:S2213-2198(22)00937-0. doi: 10.1016/j.jaip.2022.08.051.
85. Ferrer M, Madamba R. Biologics in chronic urticaria. Allergol Immunopathol (Madr). 2017 Dec;45 Suppl 1:41-44.

86. Zhang Y, Zhang H, Du S, Yan S, Zeng J. Advanced Biomarkers: Therapeutic and Diagnostic Targets in Urticaria. Int Arch Allergy Immunol. 2021;182(10):917-931. doi: 10.1159/000515753.
87. Weller K, Altrichter S, Ardelean E, Krause K, Magerl M, Metz M, Siebenhaar F, Maurer M. [Chronic urticaria. Prevalence, course, prognostic factors and impact]. Hautarzt. 2010;61(9):750-7.
88. Rabelo-Filardi R, Daltro-Oliveira R, Campos RA. Parameters associated with chronic spontaneous urticaria duration and severity: a systematic review. Int Arch Allergy Immunol. 2013;161(3):197-204.
89. Criado PR, Antinori LC, Maruta CW, dos Reis VM. Evaluation of D-dimer serum levels among patients with chronic urticaria, psoriasis and urticarial vasculitis. An Bras Dermatol. 2013;88(3):355-60.
90. Kolkhir P, Kovalkova E, Chernov A, Danilycheva I, Krause K, Sauer M, Shulzhenko A, Fomina D, Maurer M. Autoimmune Chronic Spontaneous Urticaria Detection with IgG Anti-TPO and Total IgE. J Allergy Clin Immunol Pract. 2021 Nov;9(11):4138-4146.e8. doi: 10.1016/j.jaip.2021.07.043.
91. Asero R, Cugno M. Biomarkers of chronic spontaneous urticaria and their clinical implications. Expert Rev Clin Immunol. 2021 Mar;17(3):247-254. doi: 10.1080/1744666X.2021.1882304.
92. Gonzalez-Estrada A, Geraci SA. Allergy Medications During Pregnancy. Am J Med Sci. 2016 Sep;352(3):326-31. doi: 10.1016/j.amjms.2016.05.030.
93. Andersson NW, Poulsen HE, Andersen JT. Desloratadine Use During Pregnancy and Risk of Adverse Fetal Outcomes: A Nationwide Cohort Study. J Allergy Clin Immunol Pract. 2020 May;8(5):1598-1605. doi: 10.1016/j.jaip.2020.02.017.
94. Namazy JA, Blais L, Andrews EB, Scheuerle AE, Cabana MD, Thorp JM et al. Pregnancy outcomes in the omalizumab pregnancy registry and a disease-matched comparator cohort. J Allergy Clin Immunol. 2020 Feb;145(2):528-536.e1. doi: 10.1016/j.jaci.2019.05.019.
95. Liao SL, Yu M, Zhao ZT, Maurer M. Case Report: Omalizumab for Chronic Spontaneous Urticaria in Pregnancy. Front Immunol. 2021 Mar 16;12:652973. doi: 10.3389/fimmu.2021.652973.
96. Caffarelli C, Paravati F, El Hachem M, Duse M, Bergamini M, Simeone G et al. Management of chronic urticaria in children: a clinical guideline. Ital J Pediatr. 2019 Aug 15;45(1):101. doi: 10.1186/s13052-019-0695-x. PMID: 31416456; PMCID: PMC6694633.
97. Tsabouri S, Arasi S, Beken B, Church MK, Alvaro-Lozano M, Caffarelli C et al. A European survey of management approaches in chronic urticaria in children: EAACI pediatric urticaria taskforce. Pediatr Allergy Immunol. 2022 Jan;33(1):e13674. doi: 10.1111/pai.13674.
98. Sarti L, Barni S, Giovannini M, Liccioli G, Novembre E, Mori F. Efficacy and tolerability of the updosing of second-generation non-sedating H1 antihistamines in children with chronic spontaneous urticaria. Pediatr Allergy Immunol. 2021 Jan;32(1):153-160. doi: 10.1111/pai.13325. Epub 2020 Aug 26.
99. Chang J, Cattelan L, Ben-Shoshan M, Le M, Netchiporouk E. Management of Pediatric Chronic Spontaneous Urticaria: A Review of Current Evidence and Guidelines. J Asthma Allergy. 2021 Mar 9;14:187-199. doi: 10.2147/JAA.S249765.
100. Song XT, Chen YD, Yu M, Liu B, Zhao ZT, Maurer M. Omalizumab in children and adolescents with chronic urticaria: A 16-week real-world study. Allergy. 2021 Apr;76(4):1271-1273. doi: 10.1111/all.14686.
101. Passanisi S, Arasi S, Caminiti L, Crisafulli G, Salzano G, Pajno GB. Omalizumab in children and adolescents with chronic spontaneous urticaria: Case series and review of the literature. Dermatol Ther. 2020 Jul;33(4):e13489. doi: 10.1111/dth.13489.
102. Saini S, Shams M, Bernstein JA, Maurer M. Urticaria and Angioedema Across the Ages. J Allergy Clin Immunol Pract. 2020 Jun;8(6):1866-1874. doi: 10.1016/j.jaip.2020.03.030.

capítulo 20

Anete Sevciovic Grumach • Roberta Fachini Jardim Criado

Angioedema sem Urticária

INTRODUÇÃO

O angioedema é caracterizado por uma reação vascular transitória afetando o tecido subcutâneo/derma ou a mucosa/submucosa por uma permeabilidade aumentada dos vasos sanguíneos resultando em edema tecidual[1,2] (Figura 20.1).

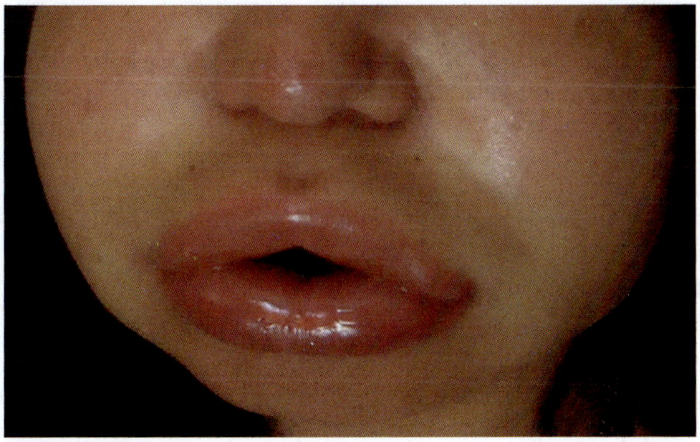

Figura 20.1 Angioedema de lábios.

Os mecanismos envolvidos são classificados em mediados por bradicinina e/ou decorrentes da ação de mediadores de mastócitos, incluindo a histamina.[1,2] O angioedema sem urticária representa aproximadamente 10% dos casos incluídos nas casuísticas de urticária crônica.[3] O angioedema pode ser histaminérgico, ou seja, mediado pela histamina e ser a única manifestação da urticária crônica espontânea.[3] Esse angioedema geralmente responde a anti-histamínicos ou a omalizumabe, e seu mecanismo fisiopatológico é comum ao da urticária com mediadores relacionados ao mastócito e não difere desta no diagnóstico e no tratamento.[3] Por sua vez, estima-se que o angioedema hereditário (HAE) corresponda a 2% dos casos com angioedema (AE) sem urticária, caracterizando-a como doença rara e potencialmente fatal e, muitas vezes, negligenciada ou subdiagnosticada.[1,2,4] O angioedema como manifestação foi primeiramente descrito por Quinkle, sendo até os dias de hoje denominado por muitos como "edema de Quincke" ou "edema angioneurótico"; ambos, nomes que não devem ser mais empregados na atualidade.[5]

Osler foi o primeiro a descrever sua natureza hereditária em 1888.[5] Nos últimos 40 anos, vários estudos demonstraram o defeito da maioria dos angioedemas hereditários como defeitos que causam deficiência ou alteração funcional na enzima inibidora da C1 esterase e houve o estabelecimento da bradicinina como principal mediador da doença.[2,5]

Considerando-se o angioedema mediado por bradicinina, o quadro clínico pode ser primário, denominando-se "angioedema hereditário" ou secundário, também denominado "angioedema adquirido" (AEA).[1,2] No primeiro caso, o angioedema pode ocorrer por deficiência de inibidor de C1 (C1-INH) ou outras situações determinadas geneticamente com variantes descritas e resultados bioquímicos do C1-INH normal compondo um grande grupo de pacientes cujo AEH não tem causa reconhecida até o momento.[1-3] Como causas secundárias de (AEA, a indução por drogas como o inibidor da enzima conversora de angiotensina (iECA) e gliptinas são causas frequentes; o consumo de inibidor de C1 decorrente de autoanticorpos; ou, ainda, as neoplasias como doenças linfoproliferativas.[5-7]

A prevalência do AEH foi avaliada em diversos países e acomete, em média, 1 a cada 50 mil indivíduos.[4] Não há estudos específicos quanto à ocorrência de AEH com inibidor de C1 normal, porém está presente em 1 a cada 400 mil indivíduos.[8]

Considerando os casos de angioedema adquirido, o AEA por uso de inibidor da ECA apresenta prevalência de 0,2% a 0,7%.[6,9] Por sua vez, o AEA associado com linfoma não Hodgkin, gamopatias monoclonais e outras anormalidade relacionadas a linfócitos B, que geram autoanticorpos neutralizantes contra o C1-INH, acomete 1 a cada 9 indivíduos.[7,9]

Existem duas variações do AEH relacionadas a C1-INH: (i) com deficiência quantitativa de C1-INH (tipo I), que representa 85% dos casos; e (ii) com defeito funcional do C1-INH por proteína anômala (tipo II), correspondendo a 15% dos casos. As mutações no gene SERPING1 (*serine prótese inhibitor family G1*) causam as formas mais comuns de AEH. Atualmente mais de 700 mutações desse gene foram reconhecidas.[2,10]

Nos casos de AEH com inibidor de C1 normal, várias mutações têm sido descritas. Em 2006, a mutação do fator XII da coagulação com ganho de função (fator 12) foi a primeira a ser identificada e, até o momento, é a mais frequente. A seguir, outras variantes foram relatadas, no plasminogênio (PLG), cininogênio 1 (KNG1), angiopoetina 1 (ANGPT1), mioferlina (MYOF) e, mais recentemente, em heparan sulfato-glucosamina 3-O-sulfotransferase 6 (HS3ST6). Entretanto, estima-se que aproximadamente 70% a 80% dos casos não têm ainda uma variante patogênica definida[11-13] (Figura 20.2)

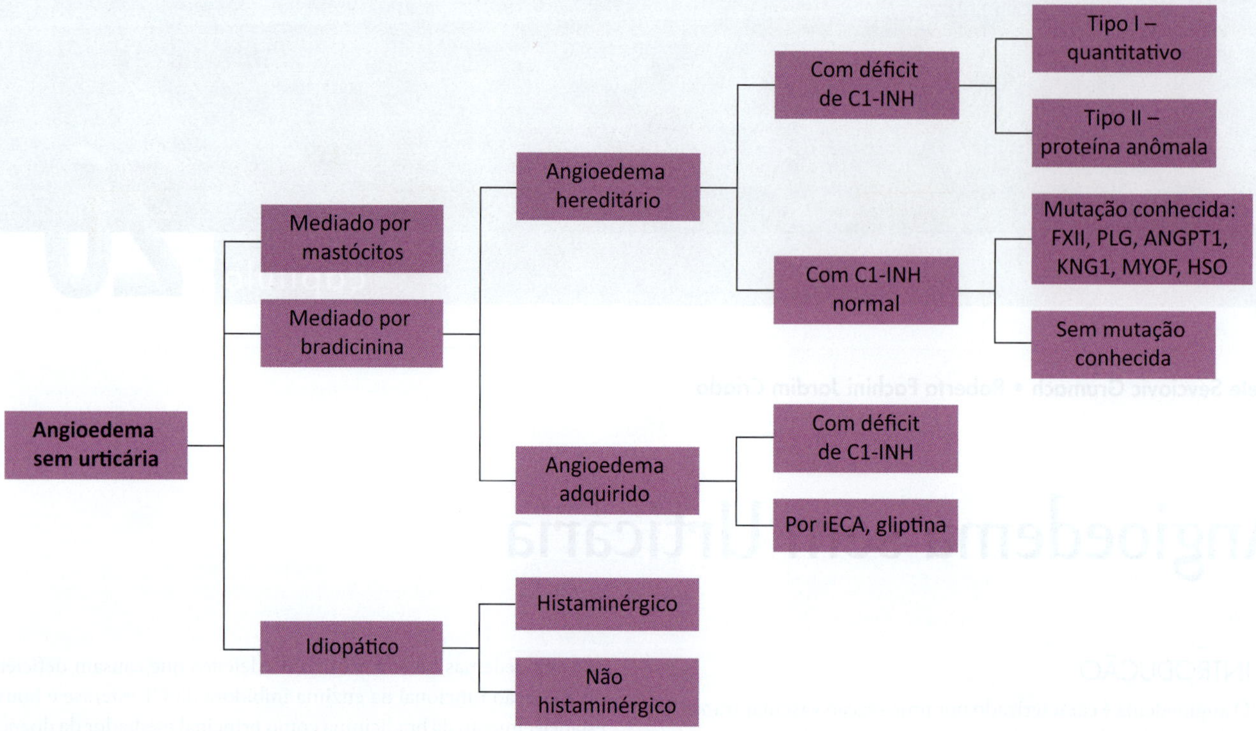

■ **Figura 20.2** Subtipos de angioedema sem urticária.
Fonte: Adaptada de Cicardi M et al., 2014 e Bork K et al., 2019.

■ FISIOPATOLOGIA

O inibidor de C1 (C1-INH) é uma serinoprotease que atua em diversas proteínas do sistema complemento, fibrinolítico, de coagulação e de contato/cinina-calicreína, como C1r/C1s, plasminogênio, fatores XI e XII e calicreína plasmática, respectivamente. Assim, a disfunção em qualquer dos componentes precursores da ativação do sistema cinina-calicreína resulta em maior liberação de bradicinina e, consequentemente, maior extravasamento endotelial.[1,2]

O edema associado com a deficiência de C1-INH foi previamente considerado uma consequência da falta de controle do sistema complemento, com a liberação de cininas a partir do C2. Atualmente, a relevância do sistema de contato e a via da cinina-calicreína foram estabelecidas, resultando no desenvolvimento de drogas que atuam nessa via.[17] A bradicinina é um nonapeptídeo vasoativo pertencente à sequência de aminoácido do cininogênio. Esse sistema é composto de duas enzimas centrais que circulam no plasma como zimogênios, o fator XII de coagulação e a calicreína plasmática. O fator XII é autoativado por sua interação com superfícies negativas como o polifosfato das plaquetas e a heparina. O fator XII ativado cliva e ativa a calicreína plasmática, que hidrolisa o cininogênio de alto peso molecular (HK) liberando bradicinina livre. Essa bradicinina liga-se ao receptor transmembrana B2 constitutivamente expresso nas células endoteliais, ocasionando o aumento da permeabilidade vascular e, consequentemente, o angioedema.[18-20]

Com relação ao AEH com inibidor de C1 normal, diferentes mecanismos foram verificados. A mutação de fator XII, plasminogênio e cininogênio 1 resulta em ativação da calicreína e acúmulo de bradicinina. As mutações de angiopoctina 1, mioferlina e heparan sulfato-glucosamina 3-O-sulfotransferase 6 relacionam-se diretamente com o aumento da permeabilidade endotelial, resultando em edema.[11,13-16]

O AEA foi inicialmente subdividido em dois subtipos: (i) Tipo I, associado a doenças linfoproliferativas, com consumo de C1-INH e (ii) tipo II associado a presença de autoanticorpos. Esta classificação apesar de amplamente divulgada está em desuso preferindo-se utilizar a classificação descrita na Figura 20.2. A expansão de clones de linfócitos B e anticorpos anti-C1-INH ocorre com consumo de C1-INH, instabilidade do sistema complemento e de contato e a geração de bradicinina.[7,9] O angioedema associado ao uso de drogas como o iECA, gliptinas e, mais raramente, o inibidor de receptor de angiotensina II estão relacionados à sua ação direta sobre o sistema cinina-calicreína.[19-20] O mecanismo fisiopatológico do AH e AEA pode ser visto na Figura 20.3.

■ MANIFESTAÇÕES CLÍNICAS

O AEH é uma doença genética, com herança autossômica dominante, debilitante e com risco de morte. O diagnóstico e o tratamento precoces podem mudar a história natural da doença. Caracteriza-se por episódios agudos recorrentes e imprevisíveis de angioedema de início precoce, isto é, 50% dos casos manifestam-se antes dos 10 anos de idade.[2] Os episódios acometem preferencialmente o subcutâneo, as extremidades (Figura 20.4), face (lábios e língua) e genitais. Na submucosa, o abdome é afetado, com a ocorrência de distensão e dor abdominal intensas, associadas com náuseas, vômitos e diarreia, e muitas vezes há suspeita de abdome agudo e história de laparotomias desnecessárias.[21,22] No trato respiratório superior, o edema ocorre na glote e pode resultar em asfixia por obstrução grave.[2,21,22] Esses sintomas ocorrem tanto no AEH com deficiência de C1-INH como em pacientes com AEH e inibidor de C1 normal.[2] A história familiar pode auxiliar na identificação de pacientes com mutação em SERPING1, presente em aproximadamente 75% dos casos, portanto mutações de novo podem também ser identificadas no restante dos casos.[23] O AEH com C1-INH normal tem início mais tardio, próximo da puberdade ou mesmo pode ser desencadeado após uma gestação, assumindo as mesmas características clínicas que o AEH com deficiência de C1-INH.[23]

Antes do surgimento dos sintomas de crise, pródromos podem ser identificados em 50% das crises caracterizando-se por irritabilidade, náuseas, mudanças de humor, astenia, sensação de gripe e o eritema *marginatum* (Figura 20.5).[24] A caracterização desse pródromo em pele é necessária, pois o paciente pode relatar esse quadro como urticária. Entretanto, o prurido não é uma característica que se associa ao quadro de angioedema.[24]

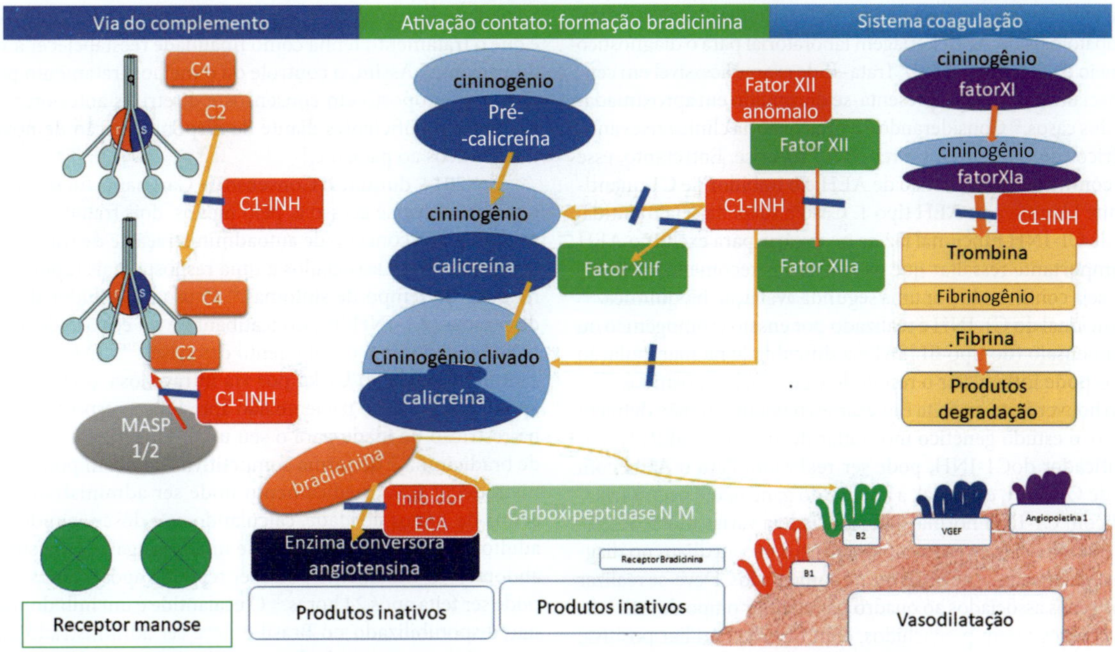

■ **Figura 20.3** Mecanismo fisiopatológico do angioedema bradicininérgico.
Fonte: Adaptada de Busse PJ, Christiansen SC. Hereditary Angioedema. N Engl J Med. 2020 Mar 19;382(12):1136-1148.

No AEH com inibidor de C1 normal, foi descrito o aparecimento no início das crises de lesões que lembram equimose, porém desaparecem assim que o edema se estabelece.[25]

Os fatores desencadeantes podem ser identificados em aproximadamente 50% a 60% das crises. Descrevem-se o estresse, as alterações hormonais relacionadas com estrógeno, trauma, infecções, temperaturas extremas, medicamentos (iECA e gliptinas) e tratamentos dentários.[2] No que concerne a alterações hormonais, é importante inquirir sobre o uso de contraceptivos combinados, reposição hormonal em mulheres ou ocorrência das crises durante o ciclo menstrual ou na ovulação. O trauma associado ao angioedema não necessita ser intenso e pode ocorrer em situações diárias. O risco de procedimentos que envolvam a face é intenso e, neste contexto, tratamento dentário e endoscopia devem ser abordados com cuidado.[26] Os mesmos fatores estão relacionados ao AEH com inibidor de C1 normal, entretanto os estrógenos têm um papel relevante e predominante nesses pacientes.[26]

O AEA pode se manifestar de forma semelhante à do AEH, no entanto o início dos sintomas é tardio, acima da 4ª década de vida, sem o relato de casos familiares. No caso de AEA por uso de medicamentos, a história clínica é essencial, salientando que o início dos sintomas pode ocorrer anos depois do tratamento. Em algumas situações, o iECA foi associado como desencadeante dos sintomas do AEH e o quadro clínico se mantém.[7,9]

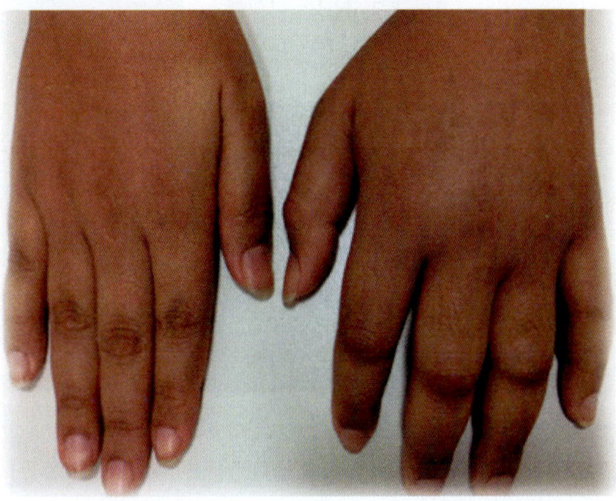

■ **Figura 20.4** Angioedema de mãos.

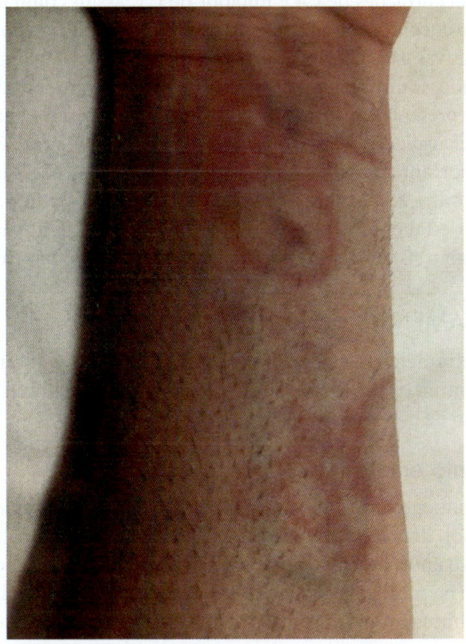

■ **Figura 20.5** Eritema *marginatum*.

■ DIAGNÓSTICO

A história clínica é essencial para a suspeição do angioedema e traduz-se por:[2]

1. História familiar positiva de angioedema (pode não haver casos na família em até 25% dos pacientes).
2. Início dos sintomas na adolescência ou infância.
3. Dor abdominal recorrente.
4. Ocorrência de edema laríngeo.
5. Falência na resposta com o tratamento para urticária (anti-histamínicos, corticosteroides, imunobiológicos).
6. Piora com estrogênios.
7. Presença dos sintomas prodrômicos descritos na sessão quadro clínico.
8. Ausência de urticas.

Embora tenha sido reconhecido o papel do sistema cinina-bradicinina na fisiopatologia do AEH, a triagem laboratorial para o diagnóstico é feita por meio da dosagem de C4.[2] Trata-se de exame acessível em centros não especializados e o C4 apresenta-se diminuído em aproximadamente 95% dos casos.[26] Considerando-se uma história clínica relevante, os níveis séricos de C4 podem ser repetidos na crise. Entretanto, esse exame não confirma o diagnóstico de AEH e o inibidor de C1 quantitativo permite identificar o AEH tipo 1. Caso a suspeita seja mantida, a avaliação de C1-INH funcional faz-se necessária para excluir o AEH tipo 2.[26] É importante ressaltar que os consensos recomendam que o diagnóstico seja confirmado por uma segunda avaliação bioquímica.[2,27] O estudo funcional do C1-INH é realizado por ensaio cromogênico ou enzimaimunoensaio (do tipo ELISA) e a dificuldade na manipulação das amostras pode influenciar o resultado e gerar falso-positivos.[2,27]

Quando houver forte suspeita e os exames bioquímicos não definem o diagnóstico, o estudo genético molecular de análise de SERPING1, o gene codificador doC1-INH, pode ser realizado. Para o AEH com deficiência de C1-INH, em geral, a análise do gene não é necessária.[26]

O AEH com C1-INH normal está associado a várias mutações gênicas.[11-16] Nessa situação, os exames bioquímicos não auxiliam no diagnóstico, pois encontram-se normais ou até aumentados. Deve-se realizar a análise dos genes associados ao quadro para definir o tipo de AEH. Se os critérios clínicos forem preenchidos, com história familiar positiva, forte influência hormonal como desencadeante e exames bioquímicos normais, sem a identificação de mutação gênica, o paciente será classificado como AEH com C1-INH normal de origem desconhecida.[28]

As concentrações de C4 e inibidor de C1, assim como o C1-INH qualitativo encontram-se diminuídos no AEA associado a doenças linfoproliferativas. Desta forma, a dosagem de C1q auxilia no diagnóstico, encontrando-se diminuída. A pesquisa de autoanticorpos anti-C1-INH pode estar presente em aproximadamente 65% dos casos. Uma sugestão de possível avaliação diagnóstica pode ser vista na Figura 20.6.[2,7]

É importante ressaltar que os exames descritos não são capazes de monitorar a resposta ao tratamento ou mesmo ser utilizado para predizer o estabelecimento de crises. Para tanto, alguns marcadores que avaliam o sistema cinina-bradicinina estão sendo padronizados.[26]

TRATAMENTO

Primeiramente, é essencial lembrar que o uso de adrenalina, de anti-histamínicos ou de corticosteroides não tem nenhum efeito no tratamento de crises de AEH.[2,3]

Tratamento emergencial

O tratamento do AEH com deficiência de C1-INH pode ser estabelecido sob demanda em decorrência das crises; como profilaxia de curto prazo antes de procedimentos de risco para o desencadeamento de crises e na profilaxia a longo prazo. A recomendação mais atual do recém-publicado Consenso da Organização Mundial de Alergia e da Sociedade Europeia de Alergia e Imunologia Clínica (WAO/EAACI) é que o tratamento tenha como finalidade reestabelecer a vida normal do paciente.[2] Assim, o controle ou o melhor tratamento possível, previamente proposto em consensos e diretrizes anteriores, foram considerados insuficientes diante da disponibilização de novos recursos terapêuticos ao paciente.[2]

Em 2014, durante o Consenso de Gargnano, foi recomendado que o paciente tivesse acesso a, pelo menos, dois tratamentos para as crises.[1] Ainda, o conceito de autoadministração e de tratamento precoce das crises foram associados a uma resposta mais rápida e eficaz, com redução do tempo de sintomas.[27] O uso do inibidor de C1 derivado de plasma (C1-INHdp), do icatibanto e do ecalantide foi igualmente recomendado para o tratamento das crises.[20,27] O C1-INHdp foi indicado na dose de 20 UI/kg por via intravenosa, podendo ser repetido após 6 horas caso o paciente não apresente a resposta esperada.[20] Não há restrição de idade para o seu uso.[20] O icatibanto atua no receptor de bradicinina 2 de forma competitiva e também pode ser autoadministrado.[2,27] Esse medicamento pode ser administrado em crianças acima de 2 anos de idade, calculando-se a dose segundo o peso.[20] Em adultos, a dose estabelecida é de uma seringa por via subcutânea em abdome.[20] O tratamento pode ser repetido após 6 horas e uma 3ª dose pode ser feita após 24 horas.[27] O ecalantide é um inibidor de calicreína, não disponibilizado no Brasil e deve ser administrado em ambiente hospitalar em virtude da descrição de choque anafilático no paciente.[20] Depois, houve o acesso ao inibidor de C1 recombinante, obtido de leite de coelhas geneticamente modificado; entretanto, esse produto também não está disponível em nosso País.[20] O uso de plasma fresco tem sido indicado quando não houver acesso a outros recursos.[2,29] As doses e os medicamentos utilizados na urgência no AEH podem ser vistos no Quadro 20.1.

Todo paciente deve ter um plano de ação em caso de crise de angioedema, pois o atendimento de uma doença rara na emergência exige seu rápido reconhecimento.[2,30,31] Em caso de acometimento de vias aéreas superiores, o restabelecimento da permeabilidade deve ser feito com a intubação precoce.[30] As crises podem se instalar rapidamente, porém, em média, o edema de glote pode ocorrer em 8 horas, sem a perda de saturação de oxigênio ser detectada em fase inicial. Não é desnecessário lembrar que um terço dos pacientes relata perda de pelo menos um familiar por edema de glote.[30] Ainda, antes do acesso ao tratamento, a mortalidade dos pacientes foi descrita entre 25% e 40%.[30]

Não há protocolos estabelecidos para o tratamento do AEH com C1-INH normal, entretanto a mesma abordagem tem sido feita para as crises de angioedema, com boa resposta.[31]

Profilaxia em procedimentos

Como mencionado anteriormente, certos procedimentos podem desencadear crises de angioedema, portanto a profilaxia em curto prazo é indicada. O C1-INHdp deve ser aplicado por via endovenosa, 30 a 60 minutos antes do procedimento.[32] Caso não haja disponibilidade do

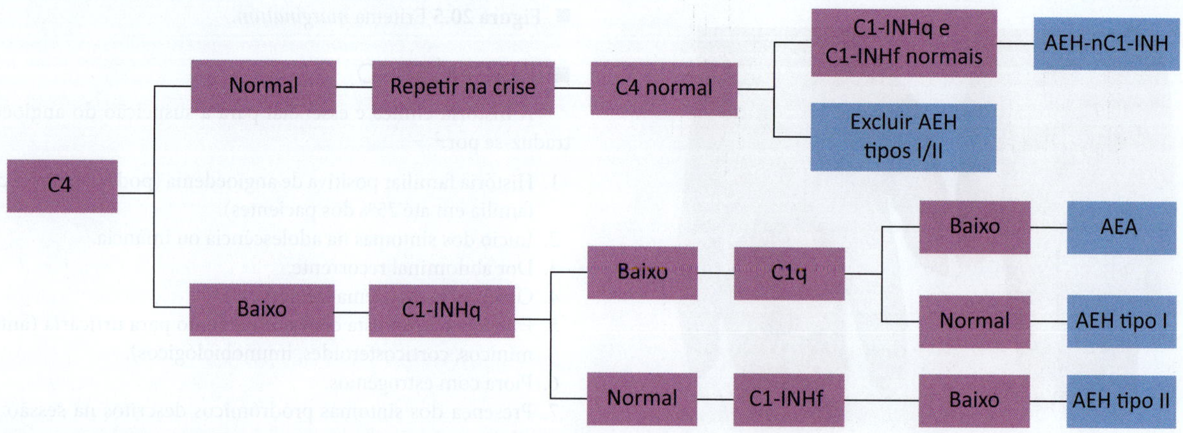

Figura 20.6 Avaliação diagnóstica nos casos de angioedema sem urticária.

Quadro 20.1 Tratamento de emergência em pacientes com angioedema hereditário.

Medicamento	Indicação	Dose	Mecanismo de ação	Efeitos adversos
C1 inibidor dP	Fase aguda em todos os grupos etários incluindo gestantes	20 U/kg, via endovenosa (EV)	Age diretamente nos mecanismos controlados pela C1-INH	Raro: anafilaxia Teórico: infecções
C1 inibidor recombinante* não disponível no Brasil	Fase aguda em todos os grupos etários incluindo gestantes	50 U/Kg EV	Age diretamente nos mecanismos controlados pela C1-INH	Raro: anafilaxia
Ecalantide* não disponível no Brasil	Fase aguda acima de 12 anos	30 mg, via subcutânea (SC)	Inicialmente inibição calicreina plasmática	Comum: prolongamento TPAP Raro: anafilaxia
Icatibante	Fase aguda	Adultos: 30 mg SC Crianças: 12 a 25 kg, 10 mg SC 26 a 40 kg, 15 mg SC 41 a 50 kg, 20 mg SC 51 a 65 kg, 25 mg SC > 65 kg, 30 mg SC	Antagonista receptor B2 calicreína	

produto, o danazol pode ser administrado 5 dias antes e 3 dias após o procedimento na dose máxima de 600 mg ao dia.[32] A associação com ácido tranexâmico também pode ser utilizado nessas situações. A falta de acesso a esses medicamentos pode ser substituída pelo uso de plasma fresco.[24,29]

Tratamento de manutenção

Além do plano de ação em caso de crises, devemos fornecer o máximo de informações sobre a doença, assim como medicamentos que podem agravar ou precipitar as crises como iECA, bloqueadores de receptores de angiotensina II, medicamentos contendo estrogênio e gliptinas. Pacientes do sexo feminino que necessitarem de contracepção devem utilizar progestágenos.[29]

Quanto ao tratamento a longo prazo, destacamos a busca por medicamentos mais eficazes, com menos eventos adversos e com maior facilidade de administração.[33] O primeiro medicamento a ser introduzido na profilaxia do AEH foi o andrógeno atenuado: estanazolol; danazol; e oxandrolona.[33] São medicamentos eficazes, porém com grande número de efeitos adversos.[33] São contraindicados em crianças, gestantes e lactantes e podem interagir com outros tratamentos como as estatinas, anticonvulsivantes e anticoagulantes.[33] Causam ganho de peso, irregularidade menstrual em mulheres, alterações de colesterol, mudança de voz e até hepatoma ou hepatocarcinoma. Em razão desses efeitos, a dose máxima estabelecida foi de 200 mg ao dia para o danazol.[33,34] O estanazolol não está disponível no Brasil e a oxandrolona pode ser formulada, com doses usuais de 2,5 mg, 3 vezes ao dia. Embora este seja o único medicamento disponibilizado no PCDT (Protocolo Clínico de Diagnóstico e Tratamento) do Ministério da Saúde, tem sido substituído em outros países por tratamentos mais recentes.[29,34]

Os inibidores de plasmina como o ácido tranexâmico e ácido épsilon amino caproico (EACA) também são medicamentos usados há muito tempo, porém com eficácia bastante limitada a menos de 30% dos pacientes. O ácido tranexâmico tem sido descrito como mais eficaz e utilizado na faixa etária pediátrica, na falta de recursos mais adequados.[29]

O inibidor de C1 derivado de plasma foi proposto na profilaxia do AEH com deficiência de C1-INH, pela primeira vez, em 1996. Entretanto, somente em 2010, o primeiro estudo utilizando o C1-INHdp foi realizado com a dose fixa de 1.000 UI aplicada por via endovenosa a cada 3 a 4 dias. Embora não fosse capaz de abolir as crises, houve uma diminuição significativa dos ataques em pacientes utilizando esse tratamento.[35] A necessidade de punção venosa frequente, entretanto deve ser considerada quando da opção por esse tratamento. Posteriormente, o C1-INHdp para uso subcutâneo foi incluído no arsenal terapêutico, com doses maiores, de acordo com o peso do paciente, e também administrado a cada 3 a 4 dias, permitindo a autoadministração.[36] A seguir, com o reconhecimento da relevância do sistema cinina-calicreína ativado, gerando acúmulo de bradicinina e, portanto, maior permeabilidade vascular, os novos medicamentos foram desenvolvidos com a finalidade de atuar nesse sistema. O lanadelumabe, primeiro anticorpo monoclonal anticalicreína humanizado, foi lançado com a possibilidade de ser aplicado por via subcutânea a cada 2 semanas. Esse medicamento foi liberado para pacientes acima de 12 anos, demonstrando uma eficácia aproximada de 85% e poucos efeitos adversos.[37] Mais recentemente, o berotralstat, um anticalicreína para uso oral, foi liberado para a profilaxia das crises. Sua administração é diária, podendo-se aumentar a dose nas crises. Sua eficácia mostrou-se menor do que os medicamentos descritos, porém permite a utilização por via oral. Os efeitos colaterais mais relevantes ocorrem no trato gastrointestinal.[38] A perspectiva é de que outros recursos terapêuticos sejam introduzidos nos próximos anos, como o antifator XII ou outros medicamentos de uso oral.[39]

■ POPULAÇÕES ESPECIAIS

Gestantes e lactantes

O diagnóstico de AEH com deficiência de inibidor de C1 é, geralmente, estabelecido até a adolescência. Entretanto, no AEH com inibidor de C1 normal, a gestação pode ser o fator desencadeante inicial. É possível verificar que as concentrações de inibidor de C1 podem estar diminuídas na gravidez, causando sintomatologia mais acentuada. É difícil prever a evolução da gestação e lactância tanto no AEH com como no sem deficiência de C1-INH, porém há a necessidade de se manter acessível o tratamento das crises. O único medicamento recomendado tanto para as crises assim como na profilaxia a longo prazo durante o período gestacional é o inibidor de C1 derivado de plasma. O parto normal não é contraindicado nas pacientes, entretanto pode ser necessário o uso de medicamentos para crises após o parto. Assim, a indicação de parto cesariano não deve ser feita com base no diagnóstico de AEH.[40]

Crianças

O diagnóstico de AEH com deficiência de inibidor de C1 pode ser feito com os exames bioquímicos após o 1º ano de vida. Valores diminuídos das proteínas do complemento podem ser obtidos antes de 1 ano de idade por imaturidade imunológica e podem resultar em diagnóstico equivocado. Quando há história familiar e a mutação gênica foi reconhecida, a busca da mutação pode ser feita no DNA da criança logo após o nascimento.[41]

Quanto ao tratamento, há também restrições ao uso de medicamentos a longo prazo por falta de estudos. Assim, o inibidor de C1 derivado de plasma pode ser utilizado por via endovenosa (em qualquer idade) ou por via subcutânea (acima de 8 anos de idade). O lanadelumabe foi liberado para uso após os 12 anos de idade. No que concerne ao tratamento das crises, o inibidor de C1 esterase e o icatibanto (acima de 2 anos de idade) podem ser utilizados. A profilaxia para procedimentos de alto risco também é recomendada com a infusão de C1-INH derivado de plasma.[2,29]

Os andrógenos constituem um problema em virtude da possibilidade de atuarem sobre o crescimento e a puberdade. São contraindicados para profilaxia a longo prazo antes da puberdade, porém podem ser utilizados para profilaxia a curto prazo quando não há acesso ao C1-INH derivado de plasma.[41,42]

1. Cicardi M et al. Classification, diagnosis, and approach to treatment for angioedema: consensus report from the Hereditary Angioedema International Working Group. Allergy. 2014;69(5):602-616.
2. Maurer M, Magerl M, Betschel S, Aberer W, Ansotegui IJ, Aygören-Pürsün E et al. The international WAO/EAACI guideline for the management of hereditary angioedema - The 2021 revision and update. World Allergy Organ J. 2022 Apr 7;15(3):100627. doi: 10.1016/j.waojou.2022.100627.
3. Zuberbier T, Abdul Latiff AH, Abuzakouk M, Aquilina S, Asero R, Baker D, The international EAACI/GA²LEN/EuroGuiDerm/APAAACI guideline for the definition, classification, diagnosis, and management of urticaria. Allergy. 2022 Mar;77(3):734-766.
4. Aygören-Pürsün E, Magerl M, Maetzel A, Maurer M. Epidemiology of Bradykinin--mediated angioedema: a systematic investigation of epidemiological studies. Orphanet J Rare Dis. 2018 May 4;13(1):73.
5. Reshef A, Kidon M, Leibovich I. The story of angioedema: from Quincke to bradykinin. Clin Rev Allergy Immunol. 2016;51:121-139.
6. Grumach AS, Staubach-Renz P, Villa RC, Diez-Zuluaga S, Reese I, Lumry WR. Triggers of Exacerbation in Chronic Urticaria and Recurrent Angioedema-Prevalence and Relevance. J Allergy Clin Immunol Pract. 2021 Jun;9(6):2160-2168. doi: 10.1016/j.jaip.2021.04.023.
7. Valle SOR, Alonso MLO, Dortas Junior SD, Goudouris ES, de Carvalho ALRB, Capelo AV et al. Acquired Angioedema due to C1-Inhibitor Deficiency: A Challenging Condition. Int Arch Allergy Immunol. 2022;183(5):572-577. doi: 10.1159/000521646. Epub 2022 Mar 24. PMID: 35325890.
8. Bork K, Wulf K, Witzke G, Hardt J. Hereditary angioedema with normal C1-INH with versus without specifc F12 gene mutations. Allergy. 2015;70(8):1004-12.
9. Zanichelli A, Azin GM, Wu MA, Suffritti C, Maggioni L, Caccia S et al. Diagnosis, Course, and Management of Angioedema in Patients With Acquired C1-Inhibitor Deficiency. J Allergy Clin Immunol Pract. 2017 Sep-Oct;5(5):1307-1313.
10. Kaplan AP, Joseph K. Complement, kinins, and hereditary angioedema: mechanisms of plasma instability when C1 inhibitor is absent. Clin Rev Allergy Immunol. 2016;51(2):207-215.
11. Dewald, G and K Bork, Missense mutations in the coagulation factor XII (Hageman factor) gene in hereditary angioedema with normal C1 inhibitor. Biochem Biophys Res Commun. 2006;343(4):1286-9.
12. Bafunno V et al. Mutation of the angiopoietin-1 gene (ANGPT1) associates with a new type of hereditary angioedema. Journal of Allergy and Clinical Immunology. 2018;141(3):1009-1017.
13. Bork K et al. Hereditary angioedema cosegregating with a novel kininogen 1 gene mutation changing the N-terminal cleavage site of bradykinin. Allergy. 2019;74(12):2479-2481.
14. Ariano A et al. A myoferlin gain-of-function variant associates with a new type of hereditary angioedema. Allergy, 2020. 75(11): p. 2989-2992.
15. Bork K et al. Hereditary angioedema with a mutation in the plasminogen gene. Allergy, 2018. 73(2): p. 442-450.
16. Bork K et al. Novel hereditary angioedema linked with a heparan sulfate 3-O-sulfotransferase 6 gene mutation. J Allergy Clin Immunol, 2021
17. Wu MA, Bova M, Berra S, Senter R, Parolin D, Caccia S, Cicardi M. The central role of endothelium in hereditary angioedema due to C1 inhibitor deficiency. Int Immunopharmacol. 2020 Feb 27;82:106304. doi: 10.1016/j.intimp.2020.106304.
18. Kaplan AP, Joseph K. Pathogenesis of Hereditary Angioedema: The Role of the Bradykinin-Forming Cascade. Immunol Allergy Clin North Am. 2017;37:513-525.
19. Brown T, Gonzalez J, Monteleone C. Angiotensin-converting enzyme inhibitor--induced angioedema: A review of the literature. J Clin Hypertens (Greenwich). 2017 Dec;19(12):1377-1382. doi: 10.1111/jch.13097. Epub 2017 Oct 10. PMID: 28994183; PMCID: PMC8031276.
20. Busse PJ, Christiansen SC. Hereditary Angioedema. N Engl J Med. 2020 Mar 19;382(12):1136-1148.
21. Serpa FS, Mansour E, Aun MV, Giavina-Bianchi P, Chong Neto HJ, Arruda LK, Campos RA, Motta AA, Toledo E, Grumach AS, Valle SOR. Hereditary angioedema: how to approach it at the emergency department? Einstein (São Paulo). 2021 Apr 9;19:eRW5498. doi: 10.31744/einstein_journal/2021RW5498. PMID: 33852678; PMCID: PMC8020838.
22. Gutierrez M, Veronez CL, Rodrigues Valle SO, Gonçalves RF, Ferriani MPL, Moreno AS, Arruda LK, Aun MV, Giavina-Bianchi P, Alonso MLO, Pesquero JB, Grumach AS. Unnecessary Abdominal Surgeries in Attacks of Hereditary Angioedema with Normal C1 Inhibitor. Clin Rev Allergy Immunol. 2021 Aug;61(1):60-65. doi: 10.1007/s12016-021-08852-7. Epub 2021 Mar 23. PMID: 33755867.
23. Veronez CL, Csuka D, Sheik FR, Zuraw BL, Farkas H, Bork K. The Expanding Spectrum of Mutations in Hereditary Angioedema, J Allergy Clinical Immunol Pract. 2021, doi: https://doi.org/10.1016/j.jaip.2021.03.008
24. Leibovich-Nassi I, Reshef A. The Enigma of Prodromes in Hereditary Angioedema (HAE). Clin Rev Allergy Immunol. 2021;61:15-28.
25. Taya J, Veronez CL, Pesquero JB, Bork K, Grumach AS. Uncommon Signs Associated With Hereditary Angioedema With Normal C1 Inhibitor. J Investig Allergol Clin Immunol. 2021 Jun 22;31(3):257-258. doi: 10.18176/jiaci.0509.
26. Grumach AS, Veronez CL, Csuka D, Farkas H. Angioedema Without Wheals: Challenges in Laboratorial Diagnosis. Front Immunol. 2021 Dec 8;12:785736. doi: 10.3389/fimmu.2021.785736.
27. Betschel S, Badiou J, Binkley K, Borici-Mazi R, Hébert J, Kanani A et al. The International/Canadian Hereditary Angioedema Guideline. Allergy Asthma Clin Immunol. 2019 Nov 25;15:72. doi: 10.1186/s13223-019-0376-8. Erratum in: Allergy Asthma Clin Immunol. 2020 May 6;16:33.
28. Veronez CL, Moreno AS, Constantino-Silva RN, Maia LSM, Ferriani MPL, Castro FFM et al. Hereditary Angioedema with Normal C1 Inhibitor and F12 Mutations in 42 Brazilian Families. J Allergy Clin Immunol Pract. 2018;6(4):1209-1216.e8.
29. Campos RA, Serpa FS, Mansour E. Alonso MLO, Arruda LK, Aun MV et al. Diretrizes brasileiras de angioedema hereditário 2022 – Parte 2: terapêutica. Arq asma Alerg Imunol. 2022;6(2):170-196.
30. Bork K, Hardt J, Witzke G. Fatal laryngeal attacks and mortality in hereditary angioedema due to C1-INH deficiency. J Allergy Clin Immunol. 2012;130:692-7.
31. Abdon Barbosa A, de Oliveira Martins R, Martins R, Grumach AS. Assessment on hereditary angioedema burden of illness in Brazil: A patient perspective. Allergy Asthma Proc. 2019 May 1;40(3):193-197. doi: 10.2500/aap.2019.40.4207. PMID: 31018895.
32. Bork K, Hardt J, Staubach-Renz P, Witzke G. Risk of laryngeal edema and facial swellings after tooth extraction in patients with hereditary angioedema with and without prophylaxis with C1 inhibitor concentrate: a retrospective study. Oral Surg Oral Med Oral Pathol Oral Radiol Endod. 2011;112:58-64.
33. Riedl MA. Critical appraisal of androgen use in hereditary angioedema: a systematic review. Ann Allergy Asthma Immunol. 2015;114(4):281-288-7.
34. Jindal AK, Reshef A, Longhurst H; GEHM workgroup (Global Equity in HAE Management). Mitigating Disparity in Health-care Resources Between Countries for Management of Hereditary Angioedema. Clin Rev Allergy Immunol. 2021 Aug;61(1):84-97. doi: 10.1007/s12016-021-08854-5.
35. Zuraw BL, Busse PJ, White M, Jacobs J, Lumry W, Baker J et al. Nanofiltered C1 inhibitor concentrate for treatment of hereditary angioedema. N Engl J Med. 2010 Aug 5;363(6):513-22. doi: 10.1056/NEJMoa0805538.
36. Longhurst H, Cicardi M, Craig T, Bork K, Grattan C, Baker J et al; COMPACT Investigators. Prevention of Hereditary Angioedema Attacks with a Subcutaneous C1 Inhibitor. N Engl J Med. 2017 Mar 23;376(12):1131-1140. doi: 10.1056/NEJMoa1613627.
37. Banerji A, Riedl MA, Bernstein JA, Cicardi M, Longhurst HJ, Zuraw BL et al; HELP Investigators. Effect of Lanadelumab Compared with Placebo on Prevention of Hereditary Angioedema Attacks: A Randomized Clinical Trial. JAMA. 2018 Nov 27;320(20):2108-2121. doi: 10.1001/jama.2018.16773. Erratum in: JAMA. 2019 Apr 23;321(16):1636. PMID: 30480729; PMCID: PMC6583584.
38. Zuraw B, Lumry WR, Johnston DT, Aygören-Pürsün E, Banerji A, Bernstein JA et al. Oral once-daily berotralstat for the prevention of hereditary angioedema attacks: A randomized, double-blind, placebo-controlled phase 3 trial. J Allergy Clin Immunol. 2021 Jul;148(1):164-172.e9. doi: 10.1016/j.jaci.2020.10.015.
39. Longhurst H, Farkas H. Biological therapy in hereditary angioedema: transformation of a rare disease. Expert Opin Biol Ther. 2020 May;20(5):493-501. doi: 10.1080/14712598.2020.1724280.
40. Caballero T, Farkas H, Bouillet L, Bowen T, Gompel A, Fagerberg C et al.; C-1-INH Deficiency Working Group. International consensus and practical guidelines on the gynecologic and obstetric management of female patients with hereditary angioedema caused by C1 inhibitor deficiency. J Allergy Clin Immunol. 2012;129:308-20.
41. Farkas H, Martinez-Saguer I, Bork K, Bowen T, Craig T, Frank M et al; HAWK. International consensus on the diagnosis and management of pediatric patients with hereditary angioedema with C1 inhibitor deficiency. Allergy. 2017 Feb;72(2):300-313. doi: 10.1111/all.13001.
42. Araújo-Simões J, Boanova AGP, Constantino-Silva RN, Fragnan NTML, Pinto JA, Minafra FG et al. The Challenges in the Follow-Up and Treatment of Brazilian Children with Hereditary Angioedema. Int Arch Allergy Immunol. 2021;182(7):585-591. doi: 10.1159/000512944.

capítulo 21

Paulo Ricardo Criado • Roberta Fachini Jardim Criado

Doenças Urticariformes e Síndromes Autoinflamatórias com Dermatoses Associadas

INTRODUÇÃO

As formas típicas de urticária podem ser definidas como edema e eritema cutâneos, caracteristicamente pruriginosos, cujas lesões individuais regridem dentro das primeiras 24 horas de instalação. As lesões de angioedema constituem edemas transitórios da derme profunda, subcutâneo ou submucoso de aparecimento súbito, as quais desaparecem em 48 horas.[1]

Nas formas típicas de urticária e angioedema, as lesões raramente são dolorosas e regridem de forma que a pele assume seu aspecto normal, sem discromia ou descamação residual.

Há algumas entidades ou condições que podem se apresentar com urticária de comportamento atípico (duração mais longeva das lesões individuais, sensação de queimação, ardor, dor e lesões discrômicas residuais ou púrpura) ou erupções de aspecto urticariforme com placas eritematosas ou rosadas levemente elevadas (urticária-símile), entre as quais:[1,2]

- Síndrome de Schnitzler.
- Doença de Still de início na idade adulta.
- Síndrome Muckle-Wells.
- Urticária ao frio autossômica dominante.
- Urticária colinérgica – variante eritema colinérgico.
- Síndrome da urticária de contato.
- Urticária vasculite.
- Urticária e anafilaxia induzida por alimento associada ao exercício físico.
- Doenças autoinflamatórias monogênicas com manifestações dermatológicas urticariformes.
- Urticária multiforme.
- Dermatose urticariforme neutrofílica (NUD).
- Síndrome do escape capilar sistêmico.

Há três condições em que a histopatologia das urticas é variável, porém a urticária vasculite ou mesmo a urticária neutrofílica podem estar presentes: a síndrome de Schnitzler; a doença de Still de início na idade adulta; e a síndrome de Muckle-Wells.[3]

SÍNDROME DE SCHNITZLER (SS)

A SS é definida por uma constelação de sinais clínicos e biológicos que incluem a urticária crônica, febre intermitente, dores ósseas, artralgia ou artrite e gamopatia monoclonal, em geral, IgM.[3] A síndrome foi descrita por uma dermatologista francesa, a Dra. Liliane Schnitzler, em 1972, tendo sido, desde então, relatados pouco mais de 56 casos na literatura.[3] Acredita-se que a doença seja subdiagnosticada, havendo, na maioria dos casos, em média um período de latência de 5 anos entre o aparecimento dos sintomas iniciais e o seu diagnóstico. Em virtude da constelação das manifestações clinicolaboratoriais, a abordagem é multidiscilinar, sendo esta doença escopo da atenção do dermatologista, reumatologista, alergista, hematologista e clínico geral. A ampla variedade de sintomas e sinais que podem estar presente na SS pode ser visualizada no Quadro 21.1, após a revisão de 196 pacientes descritos na literatura.[4]

A patogênese da doença permanece ainda não completamente esclarecida.[4] Muitas das características da SS são de uma desordem autoinflamatória adquirida.[4] A SS demonstra muitas características clínicas e biológicas similares com síndromes autoinflamatórias genéticas, como as síndromes periódicas associadas à criopirina (CAPS, sigla do inglês *cryopirin-associated periodic syndromes*), as quais são causadas por mutações de ativação no gene NLRP3 (*nucleotide-binding oligolerization domain-leucine-rich repeats containing pyrin domain 3*).[4] Em ambas doenças, os pacientes apresentam febre recorrente, erupção urticariforme com infiltrado neutrofílico na biópsia das lesões cutâneas, neutrofilia e uma elevação nos níveis da proteína C-reativa (PCR).[4] Não tem sido detectada mutação germinativa do NLRP3 nos pacientes com a SS, porém um mosaicismo somático de mutações NLRP3 na linhagem mieloide já foi descrita em dois pacientes com SS variante IgG.[4] No entanto, os autores concluíram que esses dois casos eram um mosaicismo autêntico de CAPS.[4]

Na SS, observou-se aumento da secreção da interleucina-1 beta (IL-1β) e IL-6 em células mononucleares do sangue periférico estimuladas por lipopolissacárides (LPS).[4] Além disso, os níveis da IL-6 sérica parece se correlacionarem com a atividade da doença.[4] Os mastócitos dérmicos devem ser a fonte da IL-1-β nos pacientes com a SS.[4] Os neutrófilos são recrutados e produzem IL-17.[4]

Além disso, a IL-1-β suprime a produção da IL-10 pelas células Th17.[4] Recentemente foi demonstrado que na SS a produção exagerada sistêmica da IL-1-β resulta em uma perda profunda das funções das células Th17.[4] O tratamento com bloqueio da IL-1-β parece restaurar a expressão da IL-10 e as propriedades reguladoras das células Th17.[4]

A função da gamopatia monoclonal IgM na patogênese da SS permanece desconhecida.[4] Ainda se desconhece se a paraproteinemia é causa ou consequência do processo patológico, também não se sabe ainda se ela precede ou sucede os diferentes primeiros sinais clínicos da doença.[4] Já se relatou o surgimento de paraproteinemia IgM após 4 anos em um paciente com quadro sugestivo de SS.[4] A observação da associação entre a macroglobulinemia de Waldenströn e as mutações na MyD88 levantou o questionamento de uma possível ligação entre a paraproteinemia IgM e a autoinflamação na SS.[4] A MyD88 é uma molécula de sinal de transdução do receptor *Toll-like*, que age como um adaptador na sinalização da IL-1 por interagir com o complexo IL-1 receptor e IL-1 receptor associado à quinase.[4] Assim, uma estimulação elevada e persistente da IL-1 poderia contribuir pata a produção de IgM clonal.[4]

Quadro 21.1 Achados clinicolaboratoriais em 196 pacientes com síndrome de Schnitzler.

Achados clinicolaboratoriais	Frequência em %
Erupção cutânea (urticariforme)	100
Prurido	45
Febre	93
Artralgia e/ou artrite	77
Dor óssea	68
Hepatomegalia e/ou esplenomegalia	34
Linfadenopatia	47
Elevação da velocidade de hemossedimentação (VHS): ≥ 30 mm/hora	95
Leucocitose (> 10.000 mm^3)	76
Componente IgM monoclonal	89
Cadeia leve kappa elevada	89
Anormalidade morfológica nos ossos (geralmente observada à radiografia)	62

Fonte: Adaptado de Simon et al., 2013.

A presença da erupção cutânea e da gamopatia monoclonal IgM, em geral de cadeia leve kappa, as quais definem esta síndrome, são virtualmente constantes em todos os pacientes.[3,4] Outras duas características comuns são a febre e a dor articular e/ou óssea.[3]

A manifestação cutânea é descrita como máculas ou pápulas levemente elevadas e/ou placas algo elevadas, de cor rósea pálida ou avermelhada, cujas lesões individualizadas medem de 0,5 a 2 ou 3 cm de diâmetro.[3] A erupção é monomorfa e as lesões de aspecto urticariforme podem confluir. Às vezes um halo de vasoconstrição pode ser observado em torno das lesões da pele, bem como o dermografismo.[4] As lesões duram de 12 a 24 horas e, então, regridem sem sinais residuais. A presença de púrpura é excepcional. Períodos curtos de 1 a 2 semanas sem a erupção urticariforme podem ocorrer. Na fase inicial da doença, o prurido pode estar ausente e, após 3 a 4 anos de evolução da doença, pode surgir sintoma de prurido moderado associado. O tronco e os membros são mais comumente acometidos, poupando, em geral, a cabeça e o pescoço. Pode haver coexistência de angioedema, apesar de excepcional. A ingestão alcoólica pode desencadear a erupção, bem como o estresse ou exercício físico.[4] Uma das características da doença é a refratariedade ao tratamento do seu componente cutâneo. O uso de anti-histamínicos, colchicina, dapsona, corticosteroides, anti-inflamatórios não hormonais e imunossupressores têm obtido resultados terapêuticos variados nas manifestações cutâneas, embora geralmente efetivos no controle dos outros sinais e sintomas da doença.[3]

A histopatologia das lesões dermatológicas geralmente revela um padrão de urticária neutrofílica, similar ao da denominada "dermatose urticariforme neutrofílica" (NUD), a qual demonstra um infiltrado perivascular e intersticial de neutrófilos com leucocitoclasia, mas sem vasculite ou edema da derme.[4] O epiteliotropismo neutrofílico, especialmente em torno de glândulas écrinas, é sugestivo.[4] Um padrão histológico similar pode ser encontrado em pacientes com doença de Still do adulto e no lúpus eritematoso.[4] Outro padrão histopatológico, encontrado em 20% dos pacientes é de vasculite, mas isso pode ter sido superestimado, uma vez que a revisão das lâminas demonstrou em várias delas ausência de necrose fibrinoide na parede dos vasos.[4] Outro subtipo de achado histopatológico, com infiltrado leve de células mononucleares perivasculares também foi relatado esporadicamente.[4]

Em cerca de 30% dos casos, pode se observar a deposição, principalmente de IgM, ao redor dos vasos da derme superficial, e também depósito ao longo da junção dermoepidérmica. Lipsker e colaboradores (2000) demonstraram, por estudos de microscopia imunoeletrônica e *imunoblotting* de extratos da epiderme e derme, que as interações IgM e pele podem exercer um papel relevante na fisiopatogenia das lesões cutâneas.[4] No soro de alguns pacientes com SS, pode haver autoanticorpos IgM antipele do mesmo isotipo que os da gamopatia monoclonal.[4] Esses autoanticorpos IgM parecem depositar-se *in vivo* na epiderme e na junção dermoepidérmica, na região das fibrilas ancorantes, de forma que poderiam desencadear resposta inflamatória local, a qual induziria as lesões cutâneas.[4]

A febre é intermitente, com picos de cerca de 40 °C, em cerca de 90% dos pacientes. Não há, em geral, relação entre os picos febris e a erupção cutânea, relação esta observada na doença de Still do adulto. A linfadenopatia pode ser múltipla com os linfonodos de tamanhos variando entre 2 e 3 cm de diâmetro, sugerindo clinicamente linfoma, contudo a histopatologia revela reação inflamatória inespecífica.[3]

A gamopatia monoclonal é uma característica cardinal da síndrome. Em cerca de 89% dos pacientes, associa-se com uma cadeia leve kappa. Quando o diagnóstico é estabelecido, em geral, os níveis de IgM são baixos (< 10 g/L). Os níveis podem permanecer estáveis ou se elevar na razão de 0,5 a 1 g/L ao ano. No entanto, os níveis do componente monoclonal na época do diagnóstico são altamente variáveis; podem estar presentes em valores bem baixos (traços) ou já muito elevados (acima de 41 g/L).[4] Um nível > 10 g/L deve sempre levantar a suspeita de doença de Waldenström.[4]

Lipsker e colaboradores[3] propuseram uma combinação de critérios clínicos, biológicos e radiológicos que podem ser usados para orientar o diagnóstico de síndrome de Schnitzler, os quais podem ser vistos no Quadro 21.2.[4]

Quadro 21.2 Critérios diagnósticos para síndrome de Schnitzler*.

Erupção cutânea urticariforme, componente monoclonal IgM e pelo menos dois dos seguintes critérios
▪ Febre
▪ Artralgia ou artrite
▪ Dor óssea
▪ Linfadenopatia
▪ Hepato ou esplenomegalia
▪ Elevação da velocidade de hemossedimentação
▪ Leucocitose
▪ Achados anormais na morfologia dos ossos

*Outras causas devem ser excluídas em todos os casos, mais especificamente a síndrome da Hiper IgD, a doença de Still de início no adulto, a urticária vasculite hipocomplementêmica, a deficiência adquirida do inibidor da C1 esterase e crioglobulinemia.

Fonte: Adaptado de Lipsker et al., 2001.

Em 2013, um painel de especialistas sugeriu novos critérios diagnósticos, os quais podem ser consultados no Quadro 21.3.[5]

Quadro 21.3 Critérios diagnósticos de Strasbourg para a síndrome de Schnitzler propostos em 2013.

Critérios obrigatórios	Critérios menores
Erupção urticariforme crônica e gamopatia monoclonal IgM ou IgG	Febre recorrente (em geral, > 38 °C e frequentemente acompanha a erupção cutânea, porém não necessariamente concomitante) Achados objetivos de remodelamento ósseo anormal com ou sem dor óssea (acessada via cintilografia óssea, ressonância nuclear magnética ou elevação da fosfatase alcalina óssea) Infiltrado inflamatório dérmico neutrofílico na biópsia cutânea da erupção (ausência de necrose fibrinoide e edema da derme; padrão similar ao da "dermatose urticariforme neutrofílica") Leucocitose (acima de 10.000 neutrófilos/mm^3) e/ou elevação da proteína C-reativa (> 30 mg/L)
Diagnóstico definitivo se ▪ Presença dos dois critérios obrigatórios **e** pelo menos dois critérios menores se gamopatia monoclonal pela IgM e 3 critérios menores se a gamopatia monoclonal for pela IgG	
Diagnóstico provável se ▪ Presença dos dois critérios obrigatórios **e** pelo menos um critério menor se a gamopatia monoclonal for IgM e 2 critérios menores se a gamopatia monoclonal for IgG	

Fonte: Adaptado de Strasbourg et al., 2013.

A idade média de início da SS é de 55 anos.[4] Os primeiros sinais clínicos são geralmente a erupção urticariforme, principalmente associada com febre ou dor articular.[4] Os achados clínicos no início da SS podem ser menos específicos, como febre isolada, dor óssea e/ou articular, fadiga ou perda de peso.[4]

Os outros achados marcantes biológicos na SS consistem na elevação dos marcadores inflamatórios, como a velocidade de hemossedimentação (VHS), a PCR e o aumento da contagem dos neutrófilos no leucograma.[4] Esses achados são relevantes, uma vez que a PCR e os neutrófilos, em geral, não se elevam nas síndromes autoimunes.[4] Anemia inflamatória ou trombocitose podem ser observadas nos pacientes com SS.[4] Finalmente, marcadores de remodelamento ósseo e aumento do VEGF são achados individualizados.[4]

A síndrome de Schnitzler tem um curso evolutivo crônico. Remissões espontâneas ou induzidas pelo tratamento não foram relatadas. Embora a doença tenha características de inflamação crônica e associação com componente monoclonal, não se relata desenvolvimento de amiloidose sistêmica. O prognóstico da SS depende da possível evolução para doença linfoproliferativa, como linfoma, mieloma IgM ou doença de Waldenström. Cerca de 50% dos pacientes desenvolvem doença linfoproliferativa, sendo que a maioria a desenvolve cerca de 10 a 20 anos após os sintomas iniciais da síndrome. O primeiro paciente descrito com SS faleceu com infiltração linfoplasmática difusa do fígado e da medula óssea 23 anos depois dos primeiros sintomas da doença.[3]

A avaliação inicial desses pacientes deve ser orientada com exame da medula óssea, imunoeletroforese sérica e das proteínas urinárias e dosagem dos subtipos das imunoglobulinas.[3]

A suspeita de SS deve ser feita frente às seguintes situações:[5] em um adulto com erupção urticada recorrente e qualquer um destes sintomas ou sinais: febre, fadiga, mal-estar geral, dor articular, muscular e/ou óssea, linfadenomegalia, hepatomegalia ou esplenomegalia, leucocitose e/ou outros marcadores de inflamação, infiltrado neutrofílico na biópsia da lesão.

O diagnóstico diferencial da síndrome de Schnitzler deve ser efetuado com as seguintes condições:[3,5]

a) Doença de Still do adulto: ausência de gamopatia monoclonal IgM e, às vezes, presença de gamopatia policlonal; baixos níveis de ferritina muito elevada.
b) Síndrome CINCA (*chronic infantile neurologic cutaneous and articular syndrome*); também conhecida com o acrônimo de NOMID (*neonatal onset multisystem inflammatory disease*): início na infância; acometimento neurológico e deformidades articulares.
c) Síndrome Hiper IgD: níveis elevados de IgD.
d) Síndrome de Muckle-Wells: surdez e amiloidose; ausência de gamopatia monoclonal; presença de história familiar.
e) Linfoma, doença de Waldenström: alterações típicas na biópsia do linfonodo e na biópsia da medula óssea.
f) Crioglobulinemia: sinais clínicos correlacionados e dependentes da temperatura fria e presença de crioglobulinas.
g) Eritema *marginatum*: precipitado por infecção estreptocócica; elevação no ASLO.
h) Urticária vasculite hipocomplementêmica: biópsia cutânea revelando vasculite; baixos níveis do complemento; frequente associação com lúpus eritematoso.

Na maioria dos casos, a síndrome de Schnitzler tem um curso crônico benigno, porém em 15% dos pacientes desenvolve-se doença linfoproliferativa ao longo do tempo, especialmente a macroglobulinemia de Waldenström. Outros processos linfoproliferativos observados incluem o linfoma linfoplasmocítico, o mieloma múltiplo e o linfoma B da zona marginal. Evolução para amiloidose tipo AA foi relatada em três pacientes.[3]

Recentemente, o diagnóstico de síndrome de Schnitzler foi ampliado a fim de englobar pacientes com gamopatia monoclonal não IgM, em particular tipo IgG, como uma "variante" intimamente relacionada.

Até a década passada, nenhum tratamento era efetivo para a doença. O ibuprofeno (400 mg, 3 vezes ao dia) é a 1ª escolha, propiciando em alguns pacientes uma melhora do componente cutâneo, podendo ser associado à colchicina e/ou à dapsona.[3] Os anti-histamínicos não controlam a manifestação cutânea. Plasmaférese, antimaláricos e imunoglobulina endovenosa não são efetivas. O PUVA pode controlar parcialmente o componente cutâneo da doença.

O algoritmo proposto para o tratamento e o seguimento da SS está descrito na Figura 21.1.[5]

▪ DOENÇA DE STILL DE INÍCIO NA IDADE ADULTA

A doença de Still é uma variante da artrite reumatoide juvenil, inicialmente relatada por George Still em 1896.[6] Posteriormente, foi definida como uma doença sistêmica inflamatória, muito além do que o simples acometimento articular. Em 1971, Bywaters descreveu uma síndrome similar em adolescentes e adultos, para a qual cunhou o termo "doença de Still de início na idade adulta" (DSIA).[6] Essa variedade pode apresentar-se isoladamente ou associada à urticária.[1]

O chamado clássico "*rash* de Still", manifestação cutânea típica da doença, é definido como um exantema maculoso ou maculopapuloso, de caráter evanescente, cor rósea salmão, no tronco e porção proximal das extremidades, quando ocorre o pico febril da tarde, em mais de dois terços dos pacientes (85%), apesar de não ser patognomônico da doença.[6] Pode demonstrar fenômeno de Koebner, isto é, ser precipitado pelo atrito ou exposição à água quente. As biópsias cutâneas da erupção geralmente demonstram apenas uma reação inflamatória inespecífica na derme, com infiltrado perivascular leve ou moderado de polimorfonucleares e/ou leucócitos mononucleares (Figura 21.2).[6] Há alguns relatos de manifestações cutâneas incomuns da DSIA, como urticária (Figura 21.3A e B),[7] dermografismo, púrpura com histopatologia de vasculite, lesões eczematoide, acne, lesões infiltradas *peau d´orange-símile* ou vesicopústulas nas mãos e pés.[6]

As características clínicas da DSIA lembram a forma sistêmica da artrite reumatoide juvenil, porém ocorre em adultos, geralmente entre os 16 e os 35 anos de idade. Inicialmente, a artrite pode ser leve, transitória e oligoarticular. Essas manifestações podem evoluir ao longo dos meses, a um padrão mais grave, destrutivo e poliarticular. Em ordem decrescente de acometimento, as articulações mais envolvidas são: joelhos; punhos; tornozelos; cotovelos; interfalangeanas proximais; e ombros. As mialgias podem ser intensas e coincidem com os picos febris.

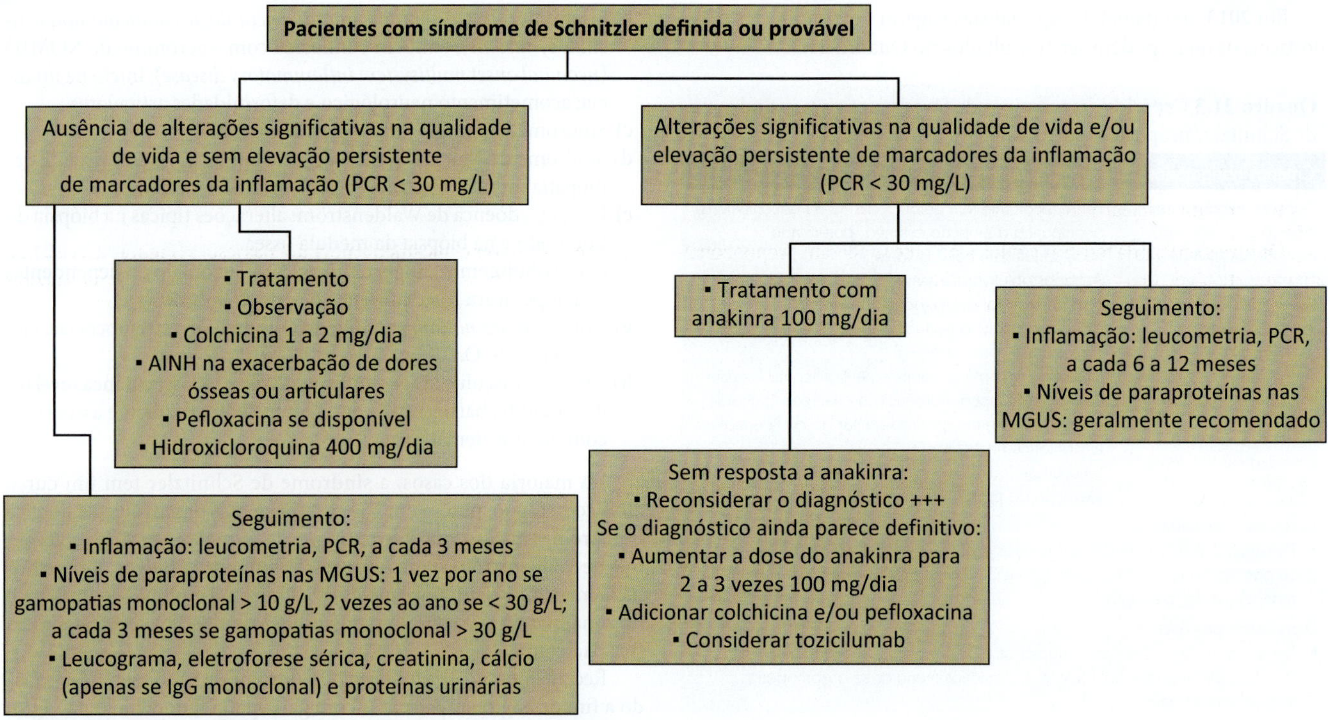

■ **Figura 21.1** Seguimento e tratamento dos pacientes com síndrome de Schnitzler.

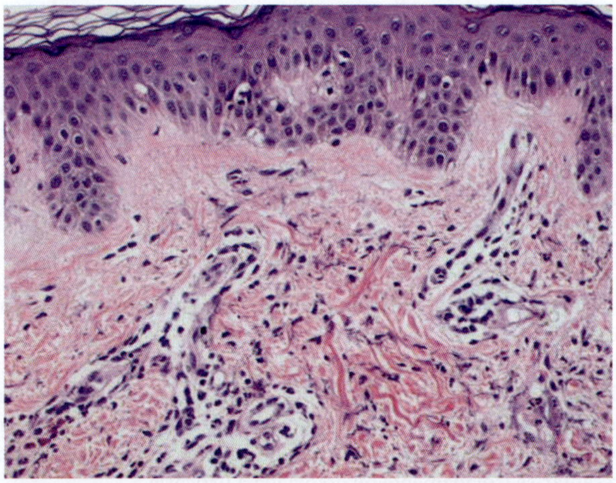

■ **Figura 21.2** Exame histopatológico da pele. Fragmento de pele de paciente com lesões urticariformes com diagnóstico de doença de Still do adulto, em que se observa infiltrado inflamatório com grande número de neutrófilos (HE, 400x, OM).

A linfadenopatia é representada pela presença de linfonodos cervicais aumentados e levemente dolorosos, que ocorre em cerca de um terço dos casos. Consequentemente à presença de febre e de leucocitose, pode haver uma confusão diagnóstica com linfoma subjacente. O exame histopatológico demonstra hiperplasia imunoblástica paracortical intensa, distinta das alterações observadas na artrite reumatoide, no lúpus eritematoso sistêmico ou na síndrome de Sjögren. Essas alterações, sob o ponto de vista da microscopia óptica de luz, podem sugerir linfoma; contudo, a imunohistoquímica revela o caráter benigno de hiperplasia policlonal de células B, o que distingue a DSIA do linfoma.

Vários tipos de critérios diagnósticos têm sido propostos em virtude da ausência de anormalidades sorológicas características ou de agentes etiológicos definidos. Além disso, a maioria dos casos não se apresenta com a síndrome completa.[7]

Yamakuchi e Ohta[8] propuseram um guia prático para o diagnóstico da DSIA, devendo estar presentes cinco ou mais critérios, incluindo dois critérios maiores:

- **Critérios maiores:**
  - Febre alta intermitente
  - Artralgia

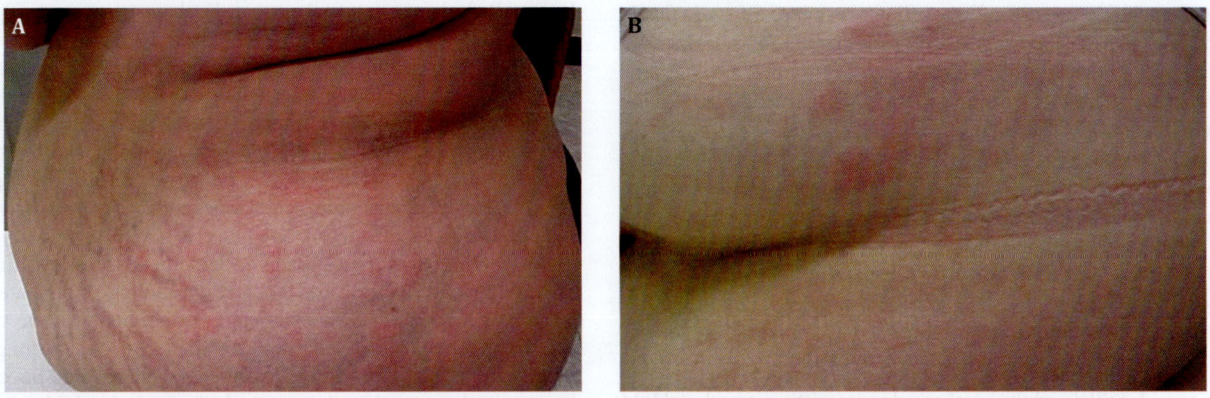

■ **Figura 21.3** **(A)** Lesões urticadas no abdome da paciente com doença de Still do adulto. **(B)** Lesões urticadas no abdome e mama da paciente com doença de Still do adulto.

- Erupção típica
- Leucocitose
- **Critérios menores:**
  - Dor de garganta
  - Linfadenopatia e/ou esplenomegalia
  - Disfunção hepática
  - Fator reumatoide negativo
  - Fator antinuclear (FAN) negativo

Os níveis séricos da ferritina conhecidamente se alteram proporcionalmente à atividade da doença, sendo sugeridos como um marcador laboratorial para monitorizar a resposta ao tratamento.[8] A combinação de um aumento cinco vezes ou mais da ferritina sérica com uma baixa fração de ferritina glicosilada (20% ou menos) confere uma sensibilidade de 43% e uma especificidade de 93% ao diagnóstico da DSIA.[9] A ferritina é um reagente de fase aguda e pode estar aumentada em combinação com a desidrogenase láctica e a adenosina deaminase, como resultado de dano hepático.[8]

Tanto a doença de Still de início na idade adulta como a síndrome de Schnitzler são doenças raras, de etiologia desconhecida, caracterizadas por uma erupção maculo papulosa, febre, artralgia e mialgia.[10] Há também uma sobreposição de outros sinais e sintomas clínicos, bem como de alterações laboratoriais. Entretanto, a erupção cutânea na DSIA é evanescente, surge concomitantemente à febre e à artralgia, enquanto as lesões cutâneas na SS são geralmente urticariformes e persistentes.[10] A dor óssea com hiperostose e gamopatia monoclonal IgM são características da SS e ausentes na DSIA.[10]

A erupção na DSIA é geralmente não pruriginosa, mas pode causar coceira, algumas vezes intensamente, em cerca de 5% dos pacientes.[10]

Ocasionalmente a monoclonalidade de imunoglobulinas elevadas pode ser o único achado que diferencia a síndrome de Schnitzler da DSIA, juntamente com o caráter evanescente da erupção da doença de Still em contraste com a permanência das lesões de urticária crônica na síndrome de Schnitzler.[10]

O tratamento da doença de Still de início no adulto é obtido com o uso do metotrexato, que controla a doença sistêmica[6] e a manifestação cutânea (observação pessoal em um caso, com manifestação urticariforme). O metotrexato pode ser utilizado em doses de 10 a 20 mg por semana, via oral.

ERITEMA COLINÉRGICO

Pode ser confundido com erupções à droga e mastocitose cutânea. Ocorre como máculas eritematosas pequenas, simétricas e persistentes no tronco superior e nos membros, as quais aumentam com o calor ou com exercício físico. As lesões individualmente duram menos de 1 hora e surgem novas lesões.[1]

SÍNDROME DA URTICÁRIA DE CONTATO

É observada como uma resposta local imediata, ao contato com a pele, de uma substância alergênica ou irritante, manifestada com um eritema e edema transitórios, que aparecem dentro de 1 hora e desaparecem em poucas horas.[11] Duas formas biológicas são reconhecidas:

a) **Urticária de contato por mecanismo imune (UCMI):** mediada pela IgE, pode associar-se com urticária e angioedema à distância, asma e anafilaxia.
b) **Urticária de contato por mecanismo não imune (UCMNI):** é mais comum e, em geral, menos grave.

Na UCMI, o teste de leitura imediata por puntura (*prick test*) ou a aplicação da substância suspeita na pele como um teste de contato aberto ou fechado por 20 minutos induz a urtica, geralmente dentro dos primeiros 30 minutos.[11] Realizar o teste de contato nas áreas previamente afetadas ou superficialmente escarificadas pode ser necessário para se obter uma resposta positiva.[11] Esses testes devem ser executados com extrema cautela por causa de possíveis reações anafiláticas.

Na UCMNI, os testes de puntura são negativos, mas o teste de contato é positivo. Alguns indivíduos normais apresentarão resposta positiva ao teste de contato, uma vez que a reação não é imune, não necessitando de sensibilização alérgica.

URTICÁRIA VASCULITE (UV)

Cerca de 5% a 10% dos pacientes com urticária crônica têm urticária vasculite.[12] A UV é uma entidade clinicopatológica, não um diagnóstico *per se*.[12,13] A UV é a manifestação de um dano inflamatório nos capilares da derme e vênulas pós-capilares da derme superficial.[13] Caracteriza-se por urticas enduradas de duração prolongada (pelo menos 24 horas a 5 dias) que ocorrem espontaneamente ou em locais de pequenos traumas.[10] As lesões cutâneas podem ser pruriginosas, dolorosas ou sensíveis ao toque e pode haver clinicamente púrpura nas lesões (Figuras 21.4 e 21.5A e 21.5B).[10] São possíveis, de forma geral, os sintomas sistêmicos como febre, mal-estar geral, dor abdominal e artralgias.[10]

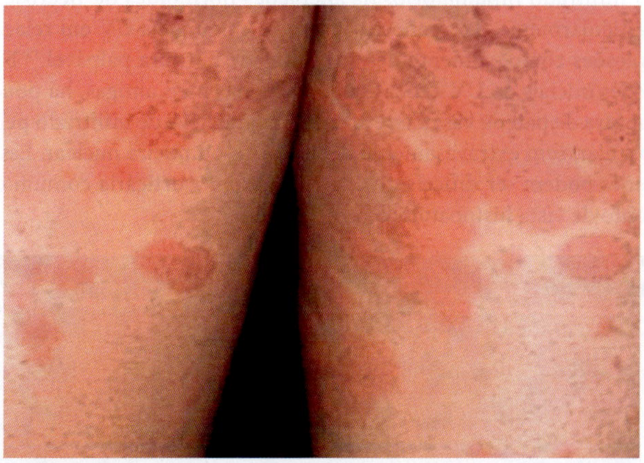

Figura 21.4 Urticária vasculite. Observa-se a presença de púrpura associada.

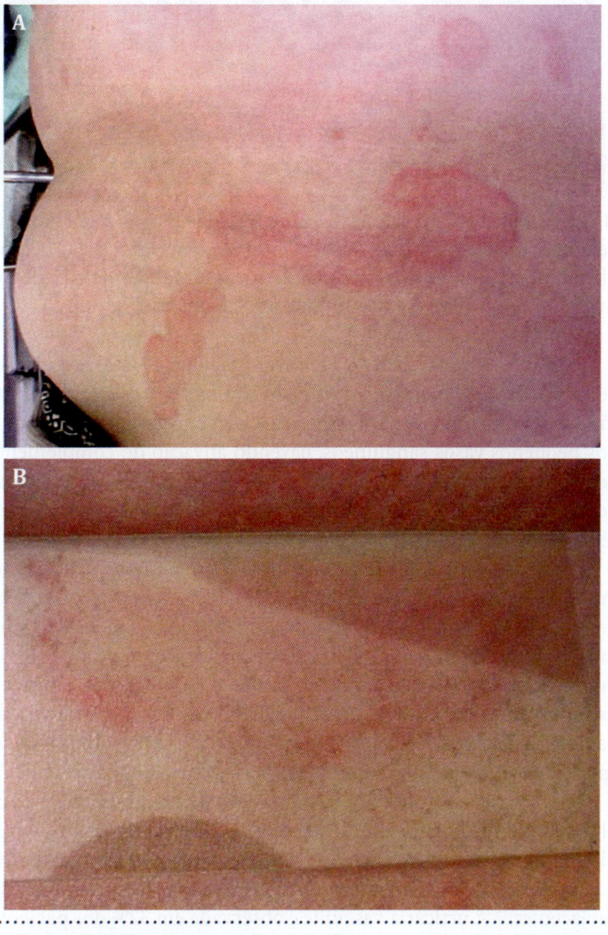

Figura 21.5 Urticária vasculite. (**A**) Observa-se a presença de púrpura associada. (**B**) Observa-se a presença de púrpura quando realizamos a diascopia (compressão da lesão com lâmina de vidro).

O diagnóstico deve ser confirmado pelo nível histopatológico de vasculite cutânea, a qual, nos casos mais floridos de UV, inclui a maioria das características de uma vasculite leucocitoclástica completamente desenvolvida (Figura 21.5C): (i) deve exibir dano endotelial com edema do núcleo das células endoteliais e ruptura da parede vascular dos pequenos vasos da derme; (ii) extravasamento de hemácias, poeira nuclear perivascular e deposição de fibrina; e (iii) um infiltrado inflamatório de neutrófilos com ou sem leucocitoclasia, ou infiltrado misto de neutrófilos e linfócitos, com ocasionais eosinófilos.[10,13] Nas lesões com maior tempo de instalação, podem predominar os linfócitos ou essas células constituírem os únicos elementos celulares do infiltrado inflamatório. As alterações fibrinoides ou necrose e, particularmente, a trombose são menos comuns na UV em relação as lesões completamente desenvolvidas de púrpura palpável.[13] Nas lesões iniciais da UV e, ocasionalmente, nas mais antigas, há pouca ruptura de parede vascular e apenas um grau leve de infiltrado perivascular, sem extravasamento de hemácias ou poeira nuclear. Essas lesões podem ser difíceis de diferenciar com a urticária comum do ponto de vista histopatológico.[13,14]

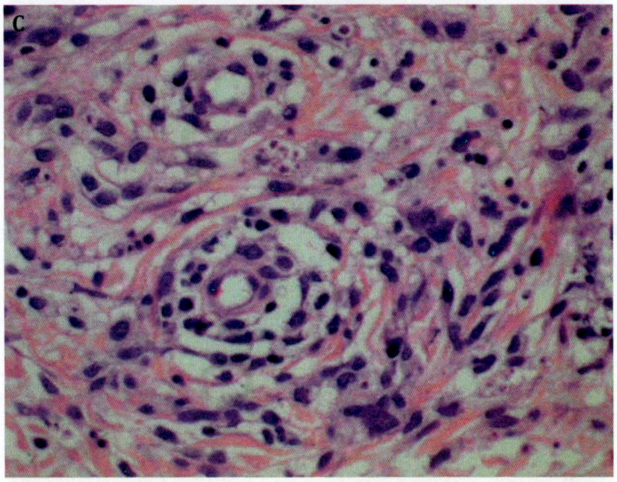

■ **Figura 21.5 (C)** Urticária vasculite. Histopatologia com coloração pela hematoxilina eosina (400x). Observar leucocitoclasia, necrose fibrinoide na parede dos vasos da derme, permeação da parede dos vasos por neutrófilos e extravasamento de hemácias.

Portanto, na realidade, a urticária vasculite é uma vasculite de pequenos vasos da pele, cuja expressão clínica dermatológica é a urticária, por vezes com púrpura associada. Os imunocomplexos alojam-se nos pequenos vasos sanguíneos, havendo ativação do complemento, degranulação mastocitária, infiltração por células inflamatórias agudas, deposição de fibrina e dano vascular, de forma que o diagnóstico deve ser confirmado pela biópsia cutânea.[15]

As características distintas que diferenciam a UV da urticária comum incluem a duração das lesões individuais maior de 24 horas, a presença da púrpura, pigmentação pós-inflamatória e sintomas de queimação da pele (mais do que o prurido da urticária comum).[11] As lesões preferencialmente localizam-se no tronco e na porção proximal das extremidades. O curso da UV é imprevisível, com uma duração média da doença de cerca de 3 anos. Alguns casos de UV têm sido relatados após a exposição à radiação ultravioleta ou ao frio e após exercício.[15]

A UV pode ser dividida entre as com níveis normais de complemento, dita "normocomplementêmica" (UVN), que, em geral, é idiopática, ou com níveis baixos do complemento, denominada "hipocomplementêmica" (UVH), que pode estar associada a doenças subjacentes.[15] A urticária vasculite é observada em 32% dos pacientes com síndrome de Sjöegren (SSj) e em cerca de 20% dos pacientes com lúpus eritematoso sistêmico (LES).[11] A doença do soro também constitui uma causa comum da UV, sendo menos comuns outras doenças como infecções (incluindo o vírus da hepatite C, vírus da hepatite B e a crioglobulinemia associada), ingestão medicamentosa, gamopatias monoclonais IgM ou IgG e malignidades hematológicas.[11]

A UVN compreende cerca de 70% a 80% dos casos de UV, frequentemente limitada à pele e é autorresolutiva, podendo ser considerada uma forma de vasculite cutânea de pequenos vasos. Quando as lesões de UVN são crônicas, deve ser distinguida da urticária neutrofílica, uma forma de urticária, com lesões mais persistentes, não associada à vasculite.[11]

Comparada à UVN, a variedade hipocomplementêmica apresenta maior incidência de artrite (50%), asma e doença obstrutiva das vias aéreas (20%) e sintomas gastrointestinais (20%).[11]

Outra condição rara apresenta muitas características em comum com o LES, como pleurite e glomerulonefrite.[11]

Na síndrome da urticária vasculite hipocomplementêmica (SUVH), a característica clínica dominante é a UV recorrente a crônica. O angioedema ocorre em cerca de 50% dos pacientes e pode ser o primeiro sinal dessa afecção.[13] Cerca de 50% dos pacientes apresentam doença pulmonar obstrutiva crônica (DPOC), e cerca de 30% têm inflamação ocular, particularmente do trato uveal. A incidência do angioedema é muito maior na SUVH do que em relação ao LES, e a uveíte e a DPOC não são manifestações clínicas do LES.[13] A biópsia pulmonar na SUVH nos pacientes com DPOC bem estabelecido revela enfisema centrolobular ou panlobular sem inflamação,[13] mas capilarite pulmonar já foi documentada em dois pacientes com início de DPOC e SUVH.

Os pacientes com SUVH podem apresentar anti-DNA e anti-Sm positivos, com títulos variando do negativo ao moderadamente positivo, além de autoanticorpos contra células endoteliais ou fosofolípides.[13] Como o nome indica, os pacientes com SUVH são hipocomplementêmicos, mas os níveis séricos do C3 e C4 variam de indetectáveis a normais em níveis inferiores. Raramente, C3 e C4 podem apresentar-se em níveis normais durante a atividade da doença, porém em todos esses pacientes os níveis do C1q sérico encontram-se profundamente diminuídos pela imunodifusão radial.[13] Remissões espontâneas ou determinadas pelo tratamento estão associadas com normalização dos níveis do C3 e C4, embora o C1q possa permanecer modestamente diminuído mesmo na SUVH inativa.[13] Em alguns pacientes, drogas como a prednisona suprimem o desenvolvimento de lesões cutâneas da UV, mas os níveis séricos do C1q, C3 e C4 diminuídos, indicam a presença de ativação persistente da via clássica do complemento.[13]

Por definição, autoanticorpos IgG contra a região colágeno-símile do C1q (anti-C1q Ab) são detectados no soro de todos os pacientes com SUVH (13, 14). Anti-C1q Ab são também detectados em 30% a 35% dos casos não selecionados do LES e em 83% dos pacientes com LES com glomerulonefrite.[13] Todos os pacientes com SUVH têm lesões de UV e anti-C1q Ab, mas poucos pacientes com LES soropositivos para anti-C1q Ab desenvolvem urticária vasculite.[13]

UV, UVN, UVH e SUVH – suas relações e tratamento

A classificação de UV idiopática em relação aos níveis do complemento é útil, porém arbitrária, uma vez que a relação entre UVN idiopática, UVH e a SUVH ainda não está claramente definida.[13] É possível, por exemplo, que a UVN possa progredir para UVH e, finalmente, SUVH.[13] Caso esse conceito seja correto, a observação prospectiva deveria demonstrar que alguns pacientes com UV idiopática de início recente e níveis séricos normais do complemento podem desenvolver acometimento sistêmico com consumo do complemento ao longo do tempo. Outra possibilidade é que a SUVH constitua uma forma distinta da UVN idiopática e da UVH, não havendo transição entre elas.[13]

O tratamento da UV deve se iniciar com o tratamento da doença subjacente, se houver. Das formas que cursam com hipocomplementenemia, UVH e SUVH, as mais difíceis de tratar são as aquelas em que o paciente desenvolve DPOC ou apresente DPOC estabelecida.[13] A ciclofosfamida falhou como terapia.

URTICÁRIA E ANAFILAXIA INDUZIDA PELO EXERCÍCIO E ALIMENTO

Ocorre apenas na concomitância do exercício físico e da ingestão alimentar algumas horas antes. Esse alimento pode ser uma substância específica, a exemplo do trigo ou, em geral, qualquer refeição copiosa.[1] Tem havido um recente aumento nos relatos de anafilaxia induzida por alimentos associada ao exercício físico.[15] Há duas formas descritas de anafilaxia induzida por alimentos associada ao exercício: a mais comum envolve reações depois da ingestão de alimentos específicos (em geral, cereais, frutos do mar (especialmente ostras) e trigo); e outra forma mais incomum na qual essas reações ocorrem após a ingestão de qualquer alimento.[16]

Na maioria dos casos, a anafilaxia se instala quando o exercício físico é realizado dentro de 2 a 4 horas da ingestão do alimento.[16] Essa desordem parece ser duas vezes mais comum entre as mulheres, e mais do que 60% dos casos ocorrem em pacientes mais jovens abaixo dos 30 anos.[16] Os sintomas podem se iniciar com prurido no couro cabeludo e tornar-se mais generalizado. Urticária e *flushing* são comuns, seguidos por obstrução respiratória e, às vezes, colapso cardiovascular. Esses pacientes, em geral, apresentam testes cutâneos de leitura imediata para os alimentos que desencadeiam os sintomas e ocasionalmente referem história de reagir ao alimento específico quando mais jovens.[16]

DOENÇAS AUTOINFLAMATÓRIAS COM MANIFESTAÇÕES DERMATOLÓGICAS

Foi descrito recentemente um grupo de doenças sistêmicas de caráter autoinflamatório, em que há uma ativação acentuada e inadequada da imunidade inata, de forma desregulada. As desordens autoinflamatórias são caracterizadas pelo início precoce na vida, episódios inflamatórios sistêmicos estéreis que incluem febre, erupção cutânea, dor articular e características de inflamação em órgãos específicos.[17] O termo "autoinflamatório" foi proposto por Daniel Kastner em 1999, depois da descoberta das causa genéticas da febre familiar do Mediterrâneo (FFM).[17] Consecutivamente, foram sendo descobertas causa genéticas de um número expressivo de doenças nas quais se revelaram mutações gênicas com ganhos de função (GOF) nos sensores da imunidade inata intracelular, que incluem a ativação dos inflamassoma IL-1 e IL-18 – MEFV/pirina, NLRP3/criopirina e NLRC4 –, que posteriormente também elevam os níveis séricos da IL-18.[17] As mutações no receptor NOD2/CARD15 NOD-*like* causam ativação espontânea do NF-κ; mais recentemente, mutações nos receptores RIG-I-*like* virais (TLR), IFH1/MDA-5 e DDX58 ou do adaptador da molécula TMEM173/STING codificam os genes estimuladores da síntese do interferon (STING), de forma que todos eles estão ligados à produção do interferon (IFN) tipo I e causam fenótipos autoinflamatórios.[17] Além disso, mutações em genes com perda de função (LOF), isto é, em muitas das enzimas envolvidas no metabolismo de proteínas ou ácido nucleico, transporte celular e outras funções homeostáticas podem resultar no acúmulo de sinais de dano intracelular.[17] Isso pode desencadear sensores da imunidade inata e ativar vias pró-inflamatórias (Figura 21.6).[17]

Assim, neste contexto, a elevação e, frequentemente, a liberação espontânea das citocinas pró-inflamatórias IL-1β, IFN tipo I e TNF causam uma cascata autócrina de amplificação de citocinas.[17] Enquanto se almeja o bloqueio da IL-1 de forma terapêutica como tratamento de escolha para as doenças mediadas pela IL-1, agentes anti-TNF são usados empiricamente em algumas doenças e drogas direcionadas ao IFN tipo I ou IL-18 estão sendo desenvolvidas para o uso terapêutico.[17]

Muitas das doenças autoinflamatórias monogênicas apresentam-se com erupções cutâneas particulares e inflamação cutânea neutrofílica, de forma que os pacientes são frequentemente referenciados aos dermatologistas para avaliação dos achados dermatológicos e para execução de biópsias das lesões cutâneas.[17]

No Quadro 21.4, podemos consultar as características clínicas e laboratoriais das desordens autoinflamatórias causadas pela expressão acentuada da IL-1 e as que são decorrentes da expressão elevada do IFN tipo I.[17]

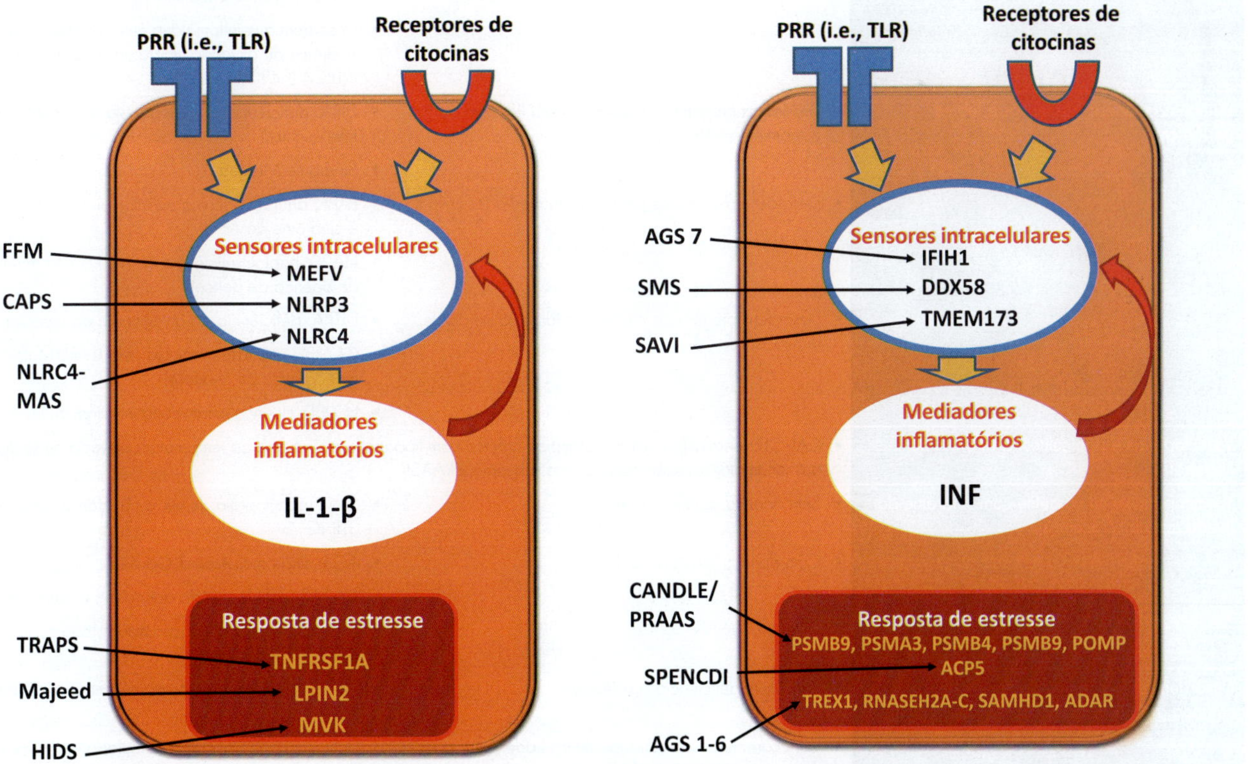

Figura 21.6 Esquema de doenças autoinflamatórias monogênicas que cursam com ativação espontânea da síntese da interleucina 1β (à esquerda) ou interferon tipo I (à direita).

Fonte: Adaptada de Shwin et al., 2017.

Quadro 21.4 Características clínicas e laboratoriais dos distúrbios autoinflamatórios de acordo com a citocina predominante que faz a mediação dos efeitos inflamatórios.

Doença autoinflamatória	Alterações sistêmicas		Acometimento de outros órgãos e sistemas							
	Proteína C-reativa	Leucometria	Sistema nervoso central (SNC)		Pele e vasos	Pulmões e coração	Musculoesquelético	Otorrinolaringológico	Olhos	Sorologia
Mediada pela IL-1	Correlação com a atividade da doença	Granulocitose nas exacerbações	Meningite asséptica neutrofílica	Adesões da aracnoide (doença grave)	Dermatite neutrofílica (urticária-símile, com neutrófilos maduros)	Serosite, pericardite	Osteomielite, Crescimento ósseo exagerado, fasciíte	Perda auditiva (inflamatória)	Conjuntivite, Uveíte anterior	40% de positividade de anticoagulante lúpico
Mediada pelo interferon	Elevada apenas em doença grave	Linfopenia, leucopenia com as exacerbações	Meningite linfocítica leve	Calcificações nos gânglios basais, vasculopatia no SNC, doença da substância branca	Paniculite ("neutrófilos imaturos"), lipoatrofia, vasculites (tipo perniose), doença microtrombótica	Fibrose pulmonar, doença pulmonar intersticial, hipertensão arterial, hipertensão pulmonar	Miosite	Não relatado	Glaucoma, episclerite	Alguns pacientes com aumento de autoanticorpos

Fonte: Adaptado de Shwin et al., Dermatol Clin 2017;35(1):21-38.

No Quadro 21.5, podemos observar as desordens monogênicas autoinflamatórias com manifestações dermatológicas.

Quadro 21.5 Doenças monogênicas autoinflamatórias e suas manifestações dermatológicas.

Desordem	Características	Doenças
Desordens com erupções maculopapulosas não específicas com febre episódica recorrente e dor abdominal (síndromes de febre periódica hereditária)	▪ Crises de febre recorrentes de curta duração (tipicamente ≤ 7 dias)	▪ FFM (FMF): febre familiar do mediterrâneo
		▪ HIDS: hiperimunoglobulinemia D (hiper IgD) com síndrome de febre periódica/deficiência da mevalonato quinase (MVK)
	▪ Crises de febre recorrentes de longa duração (tipicamente > 7 dias)	▪ TRAPS (síndrome periódica associada ao receptor do TNF)
Urticária neutrofílica (síndrome periódica associada à criopirina – CAPS)	▪ Crises de febre recorrentes de curta duração (tipicamente < 24 horas)	▪ CAPS/FCAS: síndrome autoinflamatória familiar ao frio
		▪ CAPS/MWS: síndrome de Muckle-Wells
	▪ Febre contínua de baixo grau	▪ CAPS/NOMID: doença inflamatória multissistêmica de início neonatal ou CINCA (síndrome articular, cutânea e neurológica crônica infantil)
		▪ Desordem autoinflamatória mediada pela IL-18 e IL-1: síndrome de ativação macrofágica relacionada ao NLRC4 (NLRC4-MAS)
Erupções cutâneas pustulosas e febres periódicas	▪ Desordens piogênicas mediadas pela IL-1 com osteomielite estéril	▪ DIRA: deficiência do antagonista do receptor da interleucina-1
		▪ Síndrome Majeed
	▪ Desordens piogênicas parcialmente mediadas pela IL-1	▪ PAPA: artrite piogênica estéril + pioderma gangrenoso + síndrome de Acne
		▪ HA20: haploinsuficiência de A20 (forma monogênica de doença de Behçet)
	▪ Desordens piogênicas não causadas pela perda de regulação da IL-1	▪ DITRA: deficiência do antagonista do receptor da IL-36
		▪ CAMPS: psoríase mediada pelo CARD14 (forma monogênica de psoríase)
		▪ EO-IBD: doença inflamatória intestinal de início precoce
Vasculopatias e paniculites/síndromes de lipoatrofia	▪ CANDLE: dermatite neutrofílica atípica crônica com lipoatrofia e síndrome de temperatura elevada ou síndromes autoinflamatórias associadas ao proteossoma (PRAAS)	
Vasculopatia e/ou vasculite com síndrome do livedo reticular/racemosa	▪ Sem doença significativa no SNC	▪ SAVI: vasculopatia de início na infância associada ao STING
	▪ Com doença grave do SNC	▪ AGS: síndromes Aicardi-Goutières
		▪ DADA2: deficiência da adenosina deaminase 2
		▪ SPENCDI: espondiloencondrodisplasia com desregulação imune
Desordens autoinflamatórias com doença cutânea granulomatosa	▪ Sem imunodeficiência significativa	▪ Síndrome de Blau (artrite granulomatosa pediátrica, PGA)
	▪ Com características variadas de imunodeficiência e doença significativa do SNC	▪ Deficiência de anticorpo associada ao PLCγ2 e desregulação imune (PLAID): urticária induzida pelo frio e/ou erupção granulomatosa
Outras síndromes autoinflamatórias	▪ Doença de Still monogênica LACC1-mediada	

Fonte: Adaptado de Shwin et al., Dermatol Clin 2017;35(1):21-38.

■ DOENÇAS AUTOINFLAMATÓRIAS MEDIADAS PRINCIPALMENTE PELA IL-1

Urticárias neutrofílicas ou erupções urticariformes relacionadas às síndromes periódicas associadas à criopirina, mediadas pela IL-1

No grupo dessas afecções, encontram-se as "doenças autoinflamatórias sistêmicas associadas à criopirina" que englobam três entidades espectrais: as síndromes CINCA/NOMID, a de Muckle-Wells e a autoinflamatória familiar ao frio.[17]

Essas três condições são consideradas um grupo contínuo e espectral da mesma desordem gênica com diferentes expressões fenotípicas, as quais se associam com mutações autossômicas dominantes com ganho de função gênica (GOF) no gene CIAS1, que codifica a proteína NLRP3, localizado no cromossoma 1 humano, o que causa uma ativação inflamatória não regulada nos pacientes com CAPS.[17] Essas desordens são atualmente compreendidas como a representação de um espectro de condições relacionadas, com um fenótipo de gravidade variado, sendo agora em conjunto denominadas "síndromes periódicas associadas à criopirina" (CAPS, sigla do inglês *cryopirin-associated periodic syndromes*). A síndrome CINCA/NOMID é considerada o polo mais grave desse espectro (Figura 21.7).

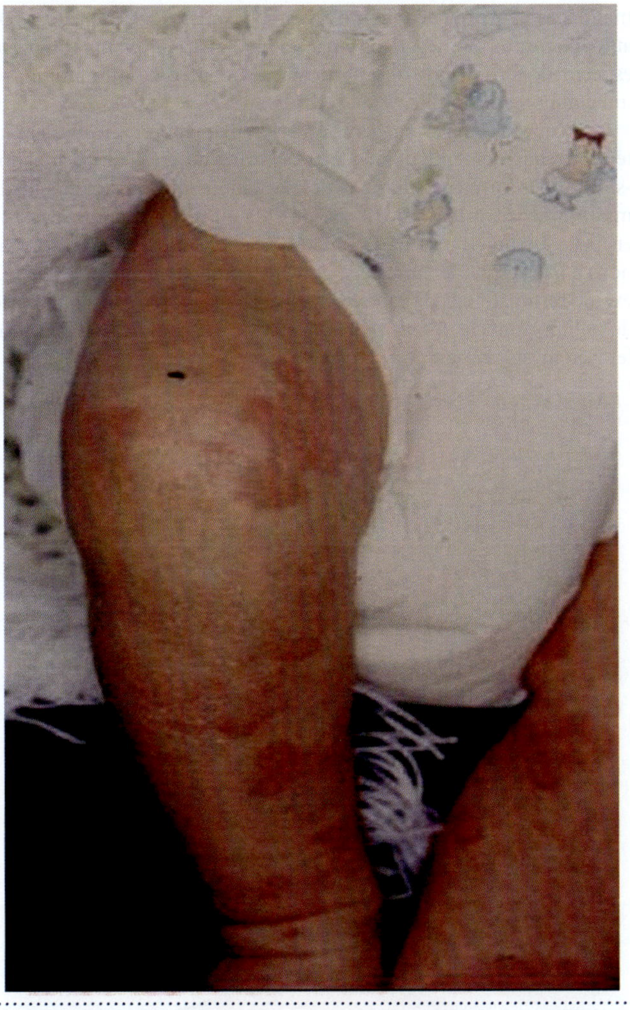

■ **Figura 21.7** Síndrome CINCA/NOMID. Paciente neonato com lesões urticadas nos membros inferiores.

Recentemente, a patogênese das CAPS foi elucidada no nível molecular. A criopirina constitui parte de um grande complexo macromolecular denominado *Inflamassoma Nalp/NLPP3*, o qual é uma plataforma que ativa a IL-1β e a IL-18. Especificamente, a criopirina tem como função reunir moléculas de Caspase 1 (uma enzima que converte a pró-IL1β em IL-1β ativa, com funções pró-inflamatórias) (Figura 21.8). Potenciais desencadeantes desta via incluem: o dipeptídeo muramyl, a adenosina trifosfato, toxinas, *Staphylococcus aureus* ou *Listeria monocytogenes*, RNA bacteriano, RNA ou infecções virais, cristais associados à gota ou pseudogota e compostos antivirais, possivelmente via receptores *Toll-like*. Isto sugere que a criopirina é um sensor de patógenos.

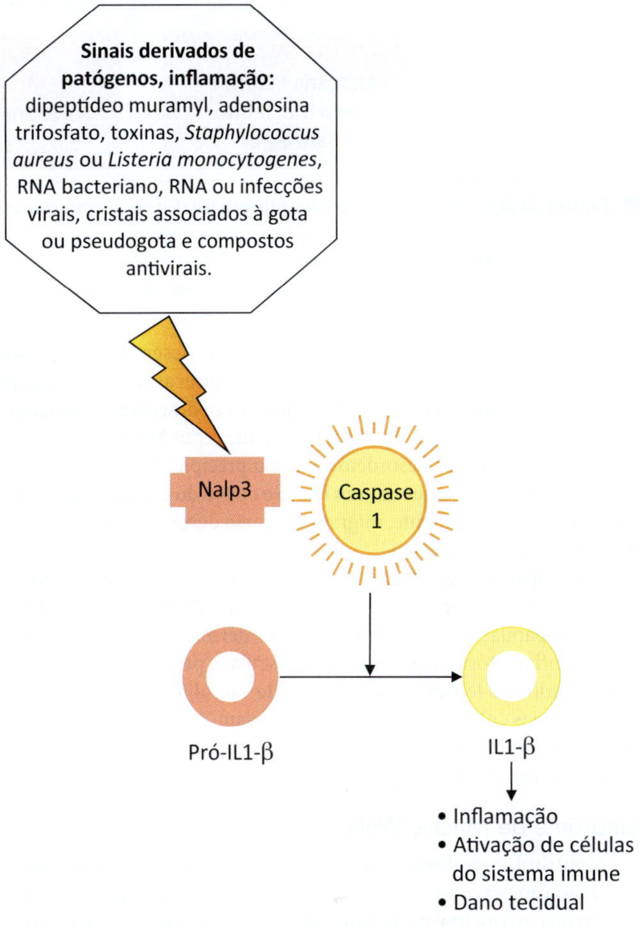

■ **Figura 21.8** Ativação do Nalp3 inflamassoma.

Fonte: Adapatada de Shinkai et al. Cryopirin-associated periodic syndromes and autoinflammation. Clin Exp Dermatol 2007;33:1-9.

O gene CIAS1, que se expressa em neutrófilos, condrócitos e monócitos, codifica uma proteína denominada criopirina ou NALP3, a qual é componente da estrutura citoplasmática proteica denominada "inflamassoma". Esse complexo proteico tem um papel central na resposta inflamatória, e a mutação do gene CIAS1 determina uma síntese exagerada da IL-1β e outras citocinas pró-inflamatórias, graças à ativação da caspase 1 e do fator nuclear NFκB.

Todas essas três afecções (Figura 21.9) têm em comum e como marca particular a ocorrência de erupções urticariformes, geralmente não pruriginosas, no tronco, nas extremidades e na face, com febre de baixo grau, conjuntivite, artralgias e reagentes de fase aguda elevados, durante a atividade da doença.[17] Na NOMID/CINCA, as reações inflamatórias podem mimetizar sepse neonatal no início da vida da criança.[17] Manifestações oculares não estão sempre presentes nas crises da FCAS, mas conjuntivite, episclerite e uveíte são observadas em pacientes com NOMID/CINCA e síndrome de Muckle-Wells (MWS).[17] Os pacientes com MWS frequentemente desenvolvem perda auditiva neurossensorial nas 2ª e 3ª décadas da vida.[17] Na NOMID/CINCA, a perda auditiva ocorre na 1ª década de vida.[17] Os pacientes com NOMID/CINCA apresentam meningite asséptica com pleocitose neutrofílica, depois hidrocefalia, distúrbios cognitivos, quando não diagnosticados e tratados de forma apropriada precocemente.[17]

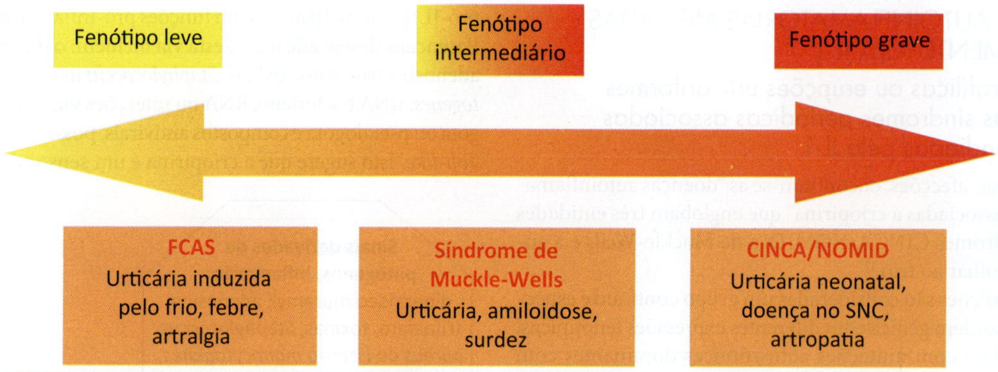

■ **Figura 21.9** Espectro das doenças autoinflamatórias sistêmicas associadas ao gene da criopirina.

FCAS: síndrome autoinflamatória familiar ao frio; CINCA/NOMID: síndrome infantil crônica neurológica, cutânea e articular/doença inflamatória multissistêmica de início neonatal; SNC: sistema nervoso central.

Fonte: Adaptada de Shinkai et al. Cryopirin-associated periodic syndromes and autoinflammation. Clin Exp Dermatol 2007;33:1-9.

Na FCAS, baixas temperaturas ambientais desencadeiam crises inflamatórias, as quais se resolvem dentro de poucas horas, enquanto erupções urticadas ou urticariformes podem se desenvolver ao nascimento ou em horas após o parto em pacientes com MWS ou NOMID e, nestas duas últimas desordens, não são precipitadas pelo frio.[17] As lesões cutâneas nos pacientes com FCAS e outras do espectro das CAPS são de caráter intermitente, migratórias e não deixam sequelas; o teste do cubo do gelo é negativo.[17]

A histopatologia, de forma geral, das lesões cutâneas nas desordens CAPS demonstra geralmente a epiderme sem alterações, leve edema da derme papilar e dilatação dos capilares dérmicos superficiais.[17] Infiltrado inflamatório neutrofílico perivascular e periécrino geralmente é observado nas lesões, sem evidência de vasculite ou vasculopatia.[17] Nas urticárias crônicas espontâneas, observam-se mais edema e outros elementos celulares como linfócitos e o eosinófilos com maior frequência do que nas desordens CAPS.[17]

Síndrome de Muckle-Wells

Constitui uma doença autossômica dominante, frequentemente observada ao nascimento. As características incluem urticária crônica recorrente, artrite leve periódica, surdez neurossensorial progressiva.[1] A urticária comumente inicia-se ao nascimento, com calafrios, febre e mal-estar geral. Em cerca de um terço dos casos ocorre amiloidose, com acometimento renal. Tem-se relatado níveis elevados da IL-6 no soro desses pacientes.

Urticária ao frio familiar ou urticária ao frio autossômica dominante ou síndrome autoinflamatória familiar ao frio (FCAS)

Forma de urticária caracterizada por urticas frequentemente dolorosas e não pruriginosas, que surgem frente ao resfriamento do corpo e duram por cerca de 48 horas.[1] Pode ser acompanhada de sintomas sistêmicos como febre, artralgias e leucocitose. Os testes de contato com cubo de gelo são negativos. Esta condição, bem como a síndrome de Muckle-Wells, está ligada a um lócus no cromossomo 1q44, que codifica a criopirina (*cryopirin*).[1]

Síndrome infantil crônica neurológica, cutânea e articular CINCA (*chronic infantile neurologic, cutaneous and articular syndrome*) ou doença inflamatória multissistêmica de início neonatal NOMID (*neonatal-onset multisystem inflammatory disease*)

Esta entidade foi descrita em 1973, por Lorber, como uma síndrome pró-diagnose, tendo sido descritos, desde então, pouco mais do que 120 casos.[18] As características clínicas incluem uma tríade dermatológica, articular e de acometimento do sistema nervoso central (SNC), com sintomas iniciando-se dentro de horas ou semanas após o nascimento.[18] Não há exames laboratoriais específicos ao diagnóstico, contudo sinais de inflamação sistêmica, como elevação da VHS ou da PCR, são quase universais entre estes pacientes.[18] Frequentemente encontram-se anormalidades hematológicas como anemia, plaquetose e leucocitose. Os autoanticorpos são negativos e não se demonstra um fator etiológico específico, especulando-se a participação de infecções intrauterinas e um componente familiar.[18]

A erupção cutânea, em geral, é a primeira manifestação da afecção, tendo frequentemente padrão urticariforme ou eritema marginado-símile.[18] De forma peculiar, a urticária comumente inicia-se em idade muito precoce, mesmo no 1º dia de vida ou nos primeiros dias.[18] A erupção é crônica e flutua irregularmente, podendo não ser pruriginoso e não responder ao uso de anti-histamínicos (Figura 21.10).[18] O exame histopatológico da pele demonstra um infiltrado inflamatório de polimorfonucleares sem qualquer evidência de vasculite ou proliferação mastocitária.[19]

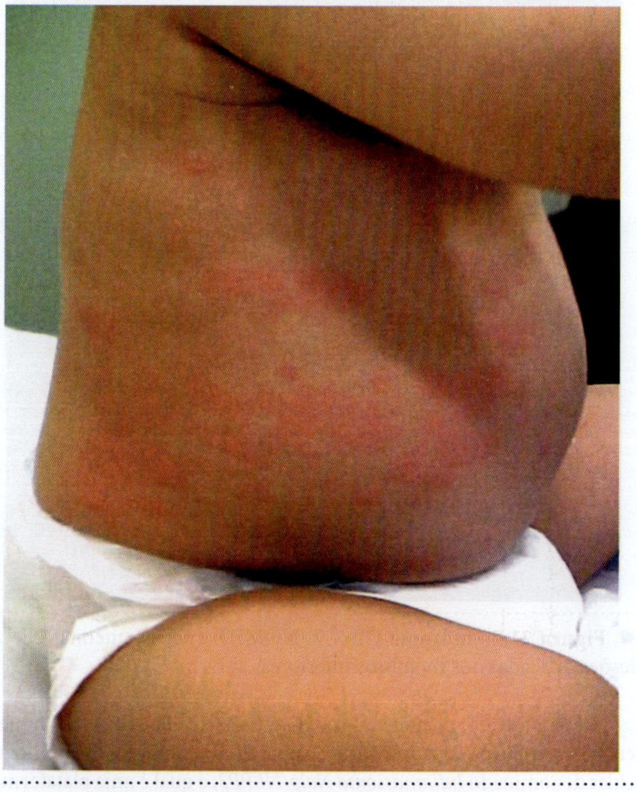

■ **Figura 21.10** Síndrome CINCA/NOMID. Criança de 4 meses de vida com lesões urticadas que não respondiam ao uso de anti-histamínico.

Os sintomas articulares variam desde artropatias transitórias à poliartrite deformante grave.[18] Os sintomas articulares podem ser progressivos e ocasionar alterações radiológicas frequentemente significativas e patognomônicas.[19] Guillet e colaboradores descreveram um curso bifásico com o início da erupção urticariforme 1,5 anos antes da ocorrência dos sintomas articulares (1920).

O acometimento do SNC também é variado, havendo relatos de pacientes sem envolvimento neurológico.[18] Os sintomas neurais incluem pleocitose liquórica crônica na ausência de qualquer infecção detectável, papiledema às vezes com atrofia do nervo óptico ou uveíte, e macrocefalia com atrofia cerebral. O retardo no desenvolvimento é quase uma constante e, por vezes, progressivo. Pode haver surdez e crises convulsivas.[18]

Urticária em neonatos é uma condição rara e, nos primeiros meses de vida, é geralmente associada com infecções, alergia alimentar e erupções por drogas,[20,21] de forma que essas possibilidades devem ser consideradas na diagnose diferencial da síndrome CINCA. As alergias alimentares são etiologias comuns entre as urticárias em crianças pequenas. Embora a sensibilização intrauterina às proteínas alimentares tenha sido descrita e pode explicar a urticária nos primeiros dias de vida, deve-se avaliar a possibilidade de outros diagnósticos, como infecções, deficiência congênita do inibidor da C1 esterase, mastocitose e processo autoimune, além da síndrome CINCA em evolução inicial. Desta forma, a síndrome CINCA (NOMID) deve ser considerada em qualquer criança com urticária de início muito precoce, especialmente na vigência de sinais inflamatórios sistêmicos, do SNC e articular.[18]

Atualmente, três doenças de herança autossômica dominante, a síndrome de Muckle-Wells, a síndrome CINCA (NOMID) e a síndrome autoinflamatória ao frio familiar (*familial cold autoinflammatory syndrome*)/urticária ao frio familiar, as quais constituem entidades classificadas dentro do grupo das síndromes hereditárias de febre periódica, tiveram seu defeito gênico definido no gene que codifica a criopirina (*cryopirin- CIAS1*), no lócus 1q44.[22]

O termo "doença autoinflamatória" foi proposto para descrever um grupo de distúrbios caracterizados por episódios de inflamação aparentemente espontânea sem níveis significativos de autoanticorpos e/ou células autorreativas.[23] A maioria das febres periódicas hereditárias resulta de mutações na pirina e na superfamília de moléculas do receptor do fator de necrose tumoral, ambas as quais estão intimamente relacionadas com a imunidade inata.[23] A proteína "Pyrin/marenostrin" sofre mutação na febre familiar do Mediterrâneo, enquanto mutações em uma proteína relacionada, denominada "cryopyrin", estão associadas com a síndrome de Muckle-Wells/urticária ao frio familiar e síndrome CINCA/NOMID. Mutações nos genes que codificam o receptor do fator de necrose tumoral (TNFr) e as moléculas da superfamília das pirinas podem determinar a persistência de leucócitos, que geralmente sofreriam apoptose, permitindo, assim, a amplificação de estímulos inflamatórios relativamente leves.[23]

Nas febres periódicas hereditárias ocorrem episódios inexplicados de febre e inflamação localizada grave. As membranas sinoviais e serosas são alvos em particular, determinando dor abdominal e articular, além de erupção cutânea eritematosa ou urticariforme.[23] Na síndrome CINCA/NOMID, a maioria das mutações no gene CIAS1 ocorre *de novo*, o que suporta sua apresentação esporádica na população.[24] As mutações no gene da CIAS1 só são detectadas em cerca de 50% dos pacientes com o quadro clínico da síndrome CINCA/NOMID, o que sugere uma heterogeneidade genética.[24]

No tratamento da síndrome CINA/NOMID, têm-se utilizado diversos medicamentos como anti-inflamatórios não hormonais, corticosteroides orais e imunossupressores (azatioprina e metotrexato), sendo em grande parte todos eles insatisfatórios.[24] Há poucos anos, um novo fármaco, anti-IL1, denominado "anakinra", foi introduzido no tratamento dessa afecção, produzindo melhora clínica e nos parâmetros laboratoriais dos pacientes com a síndrome, independentemente da existência de mutações no gene CIAS1.[24]

No tratamento atual das desordens CAPS, a inibição da IL-1 pode ser obtida com o uso do biológico anakinra, um antagonista do receptor da IL-1 humana recombinante, aprovado pela agência norte-americana Food and Drug Administration (FDA) para essa finalidade, e bloqueadores de ação prolongada como o rilonacept e o canaquinubabe, aprovados pela FDA e este último, pela Agência Nacional de Vigilância Sanitária (Anvisa), no Brasil, para a FCAS e MWS.[17] Esses tratamentos resultam em melhora rápida dos sintomas inflamatórios, de forma que o tratamento precoce é crucial para prevenir a progressão dessas doenças e dano orgânico irreversível.[17]

ERUPÇÕES MACULOPAPULOSAS NÃO ESPECÍFICAS COM FEBRE EPISÓDICA RECORRENTE E DOR ABDOMINAL (SÍNDROMES DE FEBRE PERIÓDICA HEREDITÁRIAS), MEDIADAS PELA IL-1

Constituem desordens que se apresentam com crises de febre alta periódica e episódica, que são acompanhadas por dor abdominal ou dor torácica, seguidas por períodos de remissão ou inflamação mínima.[17] Neste grupo, estão incluídas a febre familiar do Mediterrâneo (FMF), a síndrome hiper IgD e a síndrome periódica associada ao receptor do TNF (TRAPS).[17]

Febre familiar do Mediterrâneo (FMF)

Doença autossômica recessiva de início precoce decorrente de uma mutação gênica com ganho de função (GOF) no gene da MEFV, o qual codifica a pirina, que ocasiona uma liberação descontrolada de citocinas pró-inflamatórias, como a IL-1β e um estado inflamatório não modulado.[17] Existem formas autossômicas dominantes.

Os eventos inflamatórios de forma característica duram 3 a 7 dias e recorrem a cada 4 a 6 semanas e são acompanhados por dor abdominal intensa e um grau menor de dor torácica decorrente de serosites estéreis.[17]

Mialgia importante com níveis séricos normais da creatinoquinase (CPK) e, por vezes, sinovite também pode occorer.[12] Durante os episódios inflamatórios, a VHS e a PCR alcançam valores bem elevados e podem se normalizar no período intercrises.[17] Também podem se elevar os níveis séricos de ceruloplasmina, haptoglobulina e várias citocinas durante os episódios de ataque inflamatório.

Não há um teste diagnóstico laboratorial definitivo para a FMF. O gene MEFV responsável pela doença tem sido descrito no braço curto do cromossomo 16 (16p13.3). A determinação das mutações no gene MEFV suportam o diagnóstico da FMF em pacientes com o quadro clínico compatível.[16] Frequentemente, observa-se uma heterogeneidade clínica na FMF, e isso está associada coma variabilidade genética na doença. Vários estudos demonstraram que as mutações no gene MEVF produzem respostas inflamatórias não específicas e que algumas condições inflamatórias estão envolvidas na etiopatogenia da doença. Níveis elevados de reagentes de fase aguda são obtidos em pessoas assintomáticas com mutações heterozigotas no gene MEVF, e a inflamação foi observada mesmo durante a fase assintomática de alguns pacientes.

A FMF acomete predominantemente populações que vivem nas áreas mediterrâneas, especialmente judeus do Norte da África, armênios, turcos e árabes. A variante patogênica p.MET694Val de mutação gênica é encontrada em mais do que 90% dos judeus de origem do Norte da África. Pacientes com origem na Turquia, Arábia e na Armênia têm um histórico de FMF e apresentam um risco elevado de desenvolver amiloidose AA cursando com insuficiência renal.

Há dois tipos de fenótipos de FMF: (i) FMF tipo 1: episódios recorrentes de inflamação e serosite incluindo febre, peritonite, sinovite, pleurite e raramente pericardite e meningite. Os sintomas variam dentro dos diferentes indivíduos portadores da doença, e mesmo, às vezes, dentro de membros da mesma família. A amiloidose, a qual pode ocasionar insuficiência renal, é a complicação mais grave da FMF tipo 1; e (ii) FMF tipo 2: caracterizada pelo fato de a amiloidose ser a primeira manifestação da doença mesmo no contexto de um indivíduo assintomático.

As manifestações cutâneas da FMF têm como principal representante as lesões tipo "erisipela-símile", porém sua presença varia entre diferentes populações: 21% e 46% entre turcos e judeus, enquanto a frequência dessa manifestação é de 3% e 8% em árabes e armênios, respectivamente.[17] O local mais acometido são as extremidades.[17] As lesões se apresentam como placas papulosas eritematosas, quentes, edematosas e levemente dolorosas que são desencadeadas por caminhadas prolongadas e desaparecem dentro de 24 a 48 horas.[17] Outras erupções raras são pápulas purpúricas não específicas, ou nódulos em crianças com FMF.[17] As biópsias cutâneas dessas lesões apresentam edema dérmico com infiltrado perivascular e intersticial de neutrófilos e linfócitos. Leve hiperqueratose e acantose podem estar presentes na epiderme.[17]

O tratamento de 1ª linha a ser utilizado para tratar as crises inflamatórias e prevenir a amiloidose são os medicamentos inibidores da IL-1, os quais são utilizados especialmente nos casos refratários ao uso da colchicina.[17]

Síndrome de hiperimunoglobulinemia D (síndrome Hiper IgD) (HIDS)

É uma desordem autossômica recessiva, causada por mutação com perda de função gênica (LOF) no gene da mevalonatoquinase (MVK).[17] O gene MVK propicia instruções para a síntese da enzima mevalonatoquinase. Essa enzima converte o ácido mevalônico em mevalonato-5--fosfato, de forma que essa conversão constitui o segundo passo na via que produz colesterol. O colesterol é, depois, convertido em hormônios esteroides e ácidos biliares. Os hormônios esteroides são necessários para o desenvolvimento normal e para a reprodução, e na digestão de gorduras pelos ácidos biliares. A mevalonatoquinase também auxilia a produção de outras substâncias que são necessárias para certas funções celulares, como o crescimento celular, a diferenciação das células, formação do citoesqueleto celular, atividade (expressão) gênica e produção de proteínas e seu metabolismo.

Os pacientes com HIDS apresentam episódios de febre os quais duram de 3 a 7 dias; linfadenopatia cervical, artralgia, artrite não erosiva, e frequentemente experimentam dor abdominal, com vômitos e diarreia.[17] A hepatomegalia e a esplenomegalia são encontradas em um quarto a um terço dos pacientes e a serosite é menos frequente.[17] Durante as crises febris os pacientes apresentam marcadores de inflamação muito elevados, como a VHS e a PCR, com leucocitose que pode permanecer elevada entre as crises.[17]

Os níveis de imunoglobulina sérica D (IgD) podem auxiliar no diagnóstico, mas podem ser normais em cerca de um quarto de todos os pacientes.[17] A frequência das crises geralmente diminui com o avançar da faixa etária.[17] Cerca de 3% dos pacientes com doença de longa data desenvolvem amiloidose tipo AA.[17] Outras complicações incluem dores abdominais por adesões viscerais decorrentes de peritonites de repetição e contraturas articulares.[17]

As manifestações dermatológicas variam com os episódios febris e raramente ocorrem em mais do que dois terços dos pacientes com HIDS.[17] Elas incluem erupções maculopapulosas, morbiliformes, nódulos e erupções purpúricas.[17] Lesões tipo afta com ou sem ulceração genital ocorrem em cerca de 50% dos pacientes.[17] A histopatologia da lesão cutânea geralmente demonstra edema de células endoteliais, necrose fibrinoide da parede vascular e infiltrado perivascular neutrofílico e linfocitário.[17] Leve leucocitoclasia e características de vasculite leucocitoclástica pode ser encontradas em alguns pacientes.[17] Na imunofluorescência direta, ocorrem depósitos perivasculares de IgD e C3 em padrão granuloso em alguns pacientes.[17]

O tratamento é preconizado com anti-inflamatórios não esteroides, prednisona e o bloqueio da IL-1.[17] Os inibidores do TNF-α como o etanercepte podem ser efetivos em alguns pacientes em reduzir a gravidade da doença, mas a colchicina, a talidomida e a ciclosporina são inefetivos.[17]

Síndrome periódica associada ao receptor do TNF (TRAPS)

Constitui doença herdada de forma dominante, a qual é causada por mutação gênica com perda de função (LOF) no gene TNFRSF1A que codifica o receptor do TNF-α, resultando na retenção do receptor do TNF mutante no aparelho de Golgi e uma reação inflamatória que é complexa e envolve aumento da produção do TNF e da interleucina-1 e sua sinalização.[17] Os pacientes apresentam febre recorrente e dor abdominal, pleurisia, dor articular e que podem lembrar as crises da FMF.[17] No entanto, esses episódios inflamatórios são mais longos e podem persistir de 1 a várias semanas e recorrer a cada 4 a 6 semanas; as crises podem ser mais espaçadas temporalmente.[17] As manifestações clínicas incluem conjuntivite e edema periorbitário e, raramente, uveíte e irite.[17] As proteínas de fase aguda, como a VHS, PCR, haptoglobulina, fibrinogênio e ferritina podem se elevar durante as crises inflamatórias como em todas síndromes de febre hereditárias.[17] Autoanticorpos como FAN, fator reumatoide e ou ANCA geralmente não são detectados.[17] A amiloidose sistêmica AA com desenvolvimento de síndrome nefrótica e insuficiência renal é uma temida complicação grave da TRAPS.

Os pacientes com TRAPS apresentam sintomas de mialgia migratória focal que tem sobreposta na pele a presença de placas eritematosas bem delimitadas migratórias e centrífugas, branqueáveis à digitopressão, frequentemente sobre as pernas.[17] As lesões desenvolvem-se durante o início da infância como máculas urticadas eritematosas e placas, com calor local. O exame histopatológico de monstra leve infiltrado linfocitário perivascular, com áreas edematosas na derme papilar.[17] Deposição discreta de C3 e C4 na derme foi descrita.[17] A biópsia da fáscia muscular não evidencia miosite, mas um infiltrado inflamatório denso circundando o tecido conjuntivo, incluindo paniculite focal, fasciíte e inflamação crônica perivascular pode ser encontrada.[17]

O tratamento é preconizado com corticosteroide e agentes anti--TNF que suprimem as crises inflamatórias e controlam a atividade e a gravidade. O bloqueio da IL-1 demonstra respostas satisfatórias e tem se tornado o agente de escolha em muitas circunstâncias e é benéfico aos pacientes com elevado risco de desenvolver amiloidose.[17] A colchicina não é efetiva nos pacientes com TRAPS.[17]

Síndrome autoinflamatória mediada pela IL-18/IL-1

Síndrome de ativação macrofágica relacionada ao NLRC4 (NLRC4-MAS)

É causada por mutação com ganho de função gênica (GOF) no NLRC4, o qual codifica uma proteína que é o núcleo do inflamassoma NLRC4.[17] A doença gera episódios febris na idade precoce e predispõe a síndrome de ativação macrofágica (MAS).[17] Pode ser vista enterocolite com início no período perinatal com febres periódicas.[17] As características das crises de ativação macrofágica se devem ao descontrole dessa ativação e incluem febre, hiperferritinemia extrema, transamintes, linfadenopatia variável e hepatoesplenomegalia, elevação da PCR, VHS inicialmente elevado e, depois, decrescente e pancitopenia rapidamente progressiva, a qual decorre em parte da hemofagocitose praticada pelos macrófagos.[17] Quando a síndrome de ativação macrofágica progride ocorre hipertrigliceridemia, elevação sérica do fibrinogênio e dos D--dímeros de forma associada à falência de múltiplos órgãos.[17] A moralidade na síndrome de ativação macrofágica não tratada é elevada.[17]

De forma oposta a outros pacientes com CAPS e outras doenças autoinflamatórias, os pacientes com mutação NLRC4 apresentam níveis muito altos da IL-18 no sangue, comparando-se com outras doenças, as quais são propensas a desenvolver síndrome de ativação macrofágica, como a artrite idiopática sistêmica juvenil (sJIA) e algumas formas de doença de Still de início no adulto.[17] Os pacientes podem se apresentar com grau variável de inflamação gastrointestinal no início da infância.[17]

Os achados dermatológicos podem variar e incluem uma erupção evanescente com dermografismo e lesões eritematosas lineares. Outros pacientes se apresentam com erupções urticariformes e episódios febris similares àqueles observados na CAPS com mutações do NLRP3.[17] A histopatologia cutânea não tem sido descrita. A histologia da mucosa duodenal demonstra infiltrado inflamatório misto na lâmina própria e menor motilidade das vilosidades.[17]

O tratamento é preconizado com o bloqueio da IL-1, no entanto níveis elevados da IL-18 persistem mesmo com a inibição da IL-1.[17]

Erupções pustulosas com febre episódica

São condições herdadas com a característica comum a todas de erupções pustulosas tegumentares.

Desordens piogênicas mediadas pela IL-1 com osteomielite estéril

Deficiência do antagonista do receptor da IL-1 (DIRA)

Doença recessiva grave causada por mutação gênica com perda de função (LOF) no IL-1RN, o qual codifica o antagonista do receptor da IL-1 (IL-1Ra).[17] Os pacientes apresentam elevação intensa de reagentes de fase aguda, periostite multifocal, crescimento ósseo exagerado e osteomielite estéril dolorosa.[17] As lesões podem acometer ossos longos, frequentemente as costelas, vertebras e esqueleto. O acometimento odontoide pode causar subluxação atlantoaxial.[17] As manifestações dermatológicas na DIRA são caracterizadas por dermatite difusa pustulosa de início neonatal que pode aparecer em episódios limitados a uma região da pele ou ser generalizada.[17] A histopatologia das lesões cutâneas demonstra infiltrado neutrofílico denso mieloperoxidase positivo na epiderme e na derma superficial, com a formação de pústulas ao redor das hastes pilosas, acantose e hiperqueratose.[17] O tecido conjuntivo profundo pode demonstrar evidência de vasculite e infiltração neutrofílica perivascular.[17]

O tratamento da DIA é com agentes anti-inflamatórios e "reposição" com antagonista do receptor da IL-1 recombinante, o anakinra (IL-1RA), como tratamento de escolha que promove remissão completa do quadro.[17]

Síndrome Majeed

É causada pela perda de função gênica (LOF) por mutação recessiva no gene LPIN2, o qual codifica a fosfatase, lipin2, que exerce uma função não redundante no processo de processamento de fosfolípides em monócitos e macrófagos e nas respostas imunes inatas.[17] Os pacientes apresentam no período neonatal osteíte recorrente e osteomielite estéril multifocal.[17] Os pacientes podem apresentar anemia microcítica hipocrômicas congênita leve ou dependente de transfusão.[17] A pele apresenta lesões do tipo síndrome de Sweet-símile e outras formas de dermatoses neutrofílicas, incluindo pustulose e psoríase grave.[17] As lesões cutâneas podem ser pruriginosas e com exsudação serossanguinolenta.[17] A histopatologia cutânea demonstra em geral infiltrado neutrofílico dérmico com edema na derme superficial, sem evidência histopatológica de vasculite.[17]

O tratamento consiste no bloqueio IL-1 com melhora importante dos sintomas.[17]

Desordens piogênicas parcialmente mediadas pela IL-1

Síndrome de artrite estéril piogênica, pioderma gangrenosos e acne (PAPA)

É uma desordem herdada de forma dominante causada por mutações no gene PSTPIP1.[17] A artrite pode se iniciar na 1ª década da vida e pode progredir de forma destrutiva.[17] Há níveis elevados de reagentes de fase aguda durante os episódios inflamatórios, porém eles podem permanecer elevados de forma persistente nos pacientes com doença grave crônica e resistente ao tratamento.[17] As manifestações cutâneas incluem nódulos violáceos que se iniciam nas extremidades ou na face, após pequenos traumas, os quais caminham para ulcerações que não cicatrizam, com bordas subminadas; acne cística grave pode curar resultando em cicatrizes desfigurantes.[17] A histopatologia dessas lesões demonstra infiltrado inflamatório composto predominantemente por neutrófilos na derme e ulcerações superficiais.[17]

A doença responde parcialmente a glicocorticosteroides.[17] A artrite piogênica é geralmente tratável com antagonistas da IL-1.[17] No entanto, os pacientes refratários em suas lesões cutâneas podem necessitar de tratamento com agentes anti-TNF (infliximabe, adalimumabe ou etanercepte) a fim de obterem controle da doença cutânea. O tratamento ideal ainda não está definido.[17]

Haploinsuficiência de A20 (HA20)

É desordem causada pela mutação autossômica dominante com perda de função gênica no TNFAIP3, determinando um defeito na ubiquitilação que resulta em defeito na função reguladora da A20, e em regulação excessiva da via de sinalização NFκB e em inflamação multiorgânica.[17] Esta doença é indistinguível de doenças não "geneticamente definidas", como formas de doença de Behçet, e pode ser considerada uma forma monogênica da doença de Behçet.[17] Os sintomas se iniciam no começo da infância ou da adolescência.[17] As características clínicas da HA20 incluem poliartrite assimétrica não deformante das pequenas e grandes articulações, uveíte, vasculite retiniana, manifestações gastrointestinais de colite, ulcerações difusas na orofaringe, cólon, úlceras no íleo terminal e raramente vasculite no SNC.[20] Podem ser encontrados autoanticorpos como FAN, anti-RNP, anti-DNA dupla hélice e anticoagulante lúpico.[17]

As lesões cutâneas são constituídas por ulcerações orais e genitais, erupções cutâneas descritas nas formas não geneticamente definida da doença de Behçet como pápulas, foliculite, lesões eritema nodoso-símile e fenômeno da patergia.[17]

Os achados histopatológicos são similares aos descritos na doença de Behçet e incluem aqueles das foliculites e lesões eritema nodoso-símile, provavelmente, pois ainda não foram relatados na HA20.[17]

O tratamento dos pacientes com HA20 inclui a colchicina e o bloqueio anti-TNF e, em casos refratários, o uso de agentes anti-IL-1.[17]

Desordens piogênicas causadas por desregulação de citocinas do tipo não IL-1

Deficiência do receptor da IL-36 (DITRA)

Desordem autossômica recessiva causada pela perda de função gênica (LOF) homozigota ou heterozigota composta na IL36RN, que codifica o antagonista do receptor da IL-36 (IL-36RA), também conhecido como IL-1F5.[17] A DITRA caracteriza-se por episódios recorrentes de febre de grau elevado, lesões pustulosas generalizadas, com leucocitose, PCR e VHS elevados.[17] o IL-36R é altamente expressa nos queratinócitos e células hematopoiéticas e regula a via da IL-23/IL-17/IL-22 na pele. Os episódios da doença são desencadeados por infecções virais e bacterianas, pela menstruação e gravidez.[17] Outras características incluem diarreia com hipernatremia e desidratação seguida de dificuldade de se alimentar e insuficiência de crescimento nas crianças.[17] Úlceras gástricas foram relatadas já em paciente com DITRA.[17]

As manifestações cutâneas incluem erupções eritematosas pustulosas descamativas generalizadas e placas eritematoescamosas.[17] As lesões eritematosas pustulosas iniciais frequentemente precedem a descamação das pernas e do couro cabeludo.[17] Descrevem-se psoríase vulgar, lesões pustulosas acrais dos dedos, distrofia ungueal, impetigo herpetiforme, língua geográfica e lesões escrotais.[17] As lesões cutâneas na histopatologia demostram espongiose com pústulas subcórneas, acantose e paraqueratose, denso infiltrado neutrofílico e linfocitário com células CD3+ e CD8+.[17] Expressão dérmica de células CD69+ e células MPO+ sugerem a presença de macrófagos e neutrófilos.[17]

No tratamento, são usados diferentes agentes como esteroides tópicos, corticosteroides orais, retinoides, metotrexato, ciclosporina e agentes anti-TNF com respostas variadas e individuais.[17]

Psoríase mediada pela CARD14 (CAMPS)

A CAMPS é de herança dominante, decorrente de mutação gênica com ganho de função (DOF) na CARD14, membro 14 da família do domínio de recrutamento da caspase, a qual é expressa nos queratinócitos e células endoteliais, porém não no sistema hematopoiético.[17] A doença se apresenta como forma monogênica de psoríase vulgar, ou psoríase pustulosa ou como pitiríase rubra pilar.[17] Expressão variável da doença tem sido observada entre os membros da mesma família.[17] A CARD14 mutante resulta no aumento na translocação do NFκB e aumento de quimiocinas pelos queratinócitos.[17] Acredita-se que seja ativada a via da IL-23 e induz-se a polarização TH17 ativando-se células T CD4+, CD8+, mastócitos, neutrófilos e células Tγδ, induzindo um microambiente pró-inflamatório e repleto de quimiocinas.[17] Assim, os queratinócitos se tornam mais ativados e recrutam células inflamatórias. Manifestações como febre e outras sistêmicas são incomuns na ausência de superinfecção da pele nos pacientes com CAMPS.[17]

Geralmente, os pacientes com CAMPS apresentam um espectro dermatológico variado desde formas localizadas de psoríase em placas ou pustulosas até formas graves e generalizadas de pitiríase rubra pilar familiar.[17] Assim, os achados histopatológicos podem variar desde os da psoríase em placa, as da forma pustulosa, como as da pitiríase rubra pilar (PRP).[17]Os pacientes com a forma de PRP apresentam acantose, hiperqueratose, tamponamento folicular e ausência das alterações capilares da psoríase, diminuição da camada granulosa e pústulas epidérmicas, que podem ser consideradas estar em um polo final de espectro de psoríase/PRP.[17]

O tratamento dessa forma monogênica de psoríase é o mesmo das formas moderadas/graves de psoríase e inclui o metotrexato, ciclosporina, agentes anti-TNF, inibidor da IL-12/23p40 (ustequinumabe) e inibidor da IL-17A (secuquinumabe), além de outras drogas com alvo na IL-17 e IL-23.[17]

Doença inflamatória intestinal de início precoce (EO-IBD)

Causada por mutação gênica com perda de função (LOF) autossômica recessiva tanto no gene da IL-10RA como no da IL-10RB, que codifica a IL-10.[17] Os pacientes com essa mutação apresentam doença intestinal inflamatória na infância, de forma grave, tipicamente nos 3 primeiros meses de vida, caracterizada por diarreia sanguinolenta, abscessos colônicos, fístula perianal e ulcerações orais.[17] Outras manifestações incluem foliculite crônica, artrite, febre, retardo de crescimento e puberdade tardia.[17] A IL-10 inibe a liberação e a ação de citocinas pró-inflamatórias por bloquear os sinais dependentes da via NFκB e exerce uma função primordial em manter a homeostase das mucosas.[17] O receptor transmembrana da IL-10 (IL-10R) é um heterodímero e consiste de subunidades IL-10R-α e IL-10R-β, as quais se ligam à IL-10. O exame de colonoscopia nesses pacientes, em geral, demonstra colite de moderada a grave com uma padrão de paralelepípedo de forma precoce, um infiltrado inflamatório misto e profundas ulcerações intermitentes e pseudopólipos.[17]

As manifestações dermatológicas incluem início precoce de foliculites recorrentes e fístulas enterocutâneas.[17] A EO-IBD constitui uma doença grave do tipo doença intestinal inflamatória refratária às diferentes terapêuticas. Os pacientes frequentemente necessitam de intervenções cirúrgicas incluindo colectomia parcial ou total.[17] Os pacientes tratados com transplante de células germinativas hematopoiéticas alcançaram remissão clínica.[17]

DOENÇAS AUTOINFLAMATÓRIAS MEDIADAS PRINCIPALMENTE PELO INTERFERON TIPO I (IFN TIPO 1 OU INF-α E β)

Várias condições ou doenças que se apresentam com elevada produção do INF-1 têm sido denominadas "interferonpatias". Mutações nos sensores virais e enzimas que regulam o metabolismo do ácido nucleico sugerem que o acúmulo de nucleotídeos pode desencadear sensores virais que direcionam as respostas com IFN-tipo 1 em algumas doenças.[17] No entanto, em outras condições como a síndrome CANDLE, as vias moleculares que direcionam a resposta com IFN tipo 1 permanecem desconhecidas.[17] As enfermidades causadas pela desregulação de ácidos nucleicos têm uma predileção pelo desenvolvimento de grave doença neurológica e da substância branca cerebral, quando a doença se manifesta na 1ª década de vida.[17] As desordens que constituem síndromes autoinflamatórias com elevada síntese do INF podem ser agrupadas em duas categorias distintas, dependendo das suas manifestações cutâneas e vasculares.[17]

Síndrome com vasculopatia e paniculite/lipoatrofia

Síndrome de dermatite neutrofílica atípica crônica com lipodistrofia e temperatura elevada (CANDLE)

A síndrome CANDLE ou as síndromes autoinflamatórias associadas ao proteassoma (PRASS), também conhecidas como "síndrome de Nakajo-Nishimura" (NNS) e "síndrome JMP" (contraturas articulares, atrofia muscular, anemia microcítica e paniculite induzindo lipodistrofia) são causadas por mutações recessivas no PSMB8, e mutações disgênicas envolvendo alterações monoalélicas em várias combinações PSMB8, PSMB9, PSMA3, PSMB4.[17] Uma forma autossômica dominante monogênica com mutação com perda de função gênica (LOF) na proteína de maturação do proteassoma (POMP) foi descrita em um paciente e ocasionou o bloqueio da degradação de proteínas poliubiquitiladas e consequente produção do INF-tipo 1.[17]

As características clínicas desse grupo incluem artrite, contraturas articulares, febre recorrente, miosite, hepatoesplenomegalia, edema dos dedos distalmente, conjuntivite, episclerite, calcificação dos gânglios basais, meningite asséptica linfocitária leve, síndrome metabólica; depois, emagrecimento, decorrente de lipoatrofia e atrofia muscular; e, raramente, arritmias cardíacas e cardiomiopatia.[17] Trombocitose transitória ou trombocitopenia, neutropenia, linfopenia, hipertrigliceridemia e elevação das proteínas de fase aguda podem ser observadas durantes os episódios inflamatórios. Pode se desenvolver supressão da medula óssea ao longo do tempo com características de mielodisplasia.[17]

Do ponto de vista dermatológico, a síndrome CANDLE se caracteriza pelo aparecimento de erupções eritematonodulares de início precoce no tronco e nas extremidades.[17] Erupções faciais que incluem manifestações eritematoedematosas heliotrópo-símile e lipoatrofia facial progressiva, também são observadas.[17] Na dermatopatologia observa-se a presença de infiltrados inflamatórios de células mononucleares perivasculares e intersticiais com cariorrexe na derme reticular com extensão para o tecido celular subcutâneo. Coloração marcante e difusa para mieloperoxidase e esterase cloroacetato nas biópsias cutâneas suportam a presença de células mieloides. Positividade intensa de células CD68 e CD163 indica a presença de histiócitos e macrófagos. Quantidades moderadas de células CD123+ na derme representa a presença de células dendríticas plasmocitoides.[17]

O tratamento desses pacientes é difícil, pois respondem parcialmente aos corticosteroides e são refratários ao uso de anti-inflamatórios não esteroides, colchicina, dapsona, metotrexato, tacrolimo, azatioprina; e a agentes anti-TNF, anti-IL-1, anti-IL-6.[17] O uso do inibidor da Janus quinase (JAK), o baricitinib que bloqueia a sinalização do receptor do INF, por meio da inibição da JAK1/JAK2, pode ser promissor no tratamento destes pacientes.[17]

SÍNDROMES DE VASCULOPATIA E/OU VASCULITES COM LIVEDO RETICULAR

Sem doença no sistema nervoso central significativa

Vasculopatia associada com *Sting* com início na infância (SAVI)

Desordem causada por mutação gênica com ganho de função (GOF) "de novo" no gene TMEM173, o qual codifica os genes estimuladores do interferon, o principal adaptador da sinalização do interferon.[17] Os pacientes apresentam lesões cutâneas agravadas pelo frio, as quais se iniciam nas primeiras semanas de vida e as biópsias cutâneas demonstram vasculite e oclusão vascular.[17]

As lesões curam com perda tecidual e cicatrizes e são proeminentes nas superfícies acrais, incluindo dedos das mãos e pés, cartilagem auricular, ponta nasal e áreas malares, perfuração do septo nasal, bem como alterações distróficas ungueais, reabsorção e gangrena dos dedos das mãos e pés.[17] A maioria dos pacientes tem doença pulmonar intersticial (ILD), também hilar e para-hilar, com gravidade variável.[17] Os pacientes apresentam febre e durante os episódios de inflamação sistêmica há elevação da VHS e nos níveis da PCR.[17] Na imunofluorescência direta, observam-se depósitos de IgM e C3 nos vasos danificados. Podem ser encontrados títulos baixos de p-ANCA, c-ANCA, anticorpos antifosfolípides em níveis variados, mas que não se correlacionam com a atividade da doença. Fenótipos suaves e de início tardio têm sido descritos.[17]

As manifestações cutâneas se apresentam precocemente na vida com uma distribuição distal, tipo perniose que piora com exposição ao frio. As lesões incluem telangiectasia, pústulas, bolhas, ulcerações por vasculite ou placas, que se desenvolvem predominantemente nas áreas malares, nariz, dedos das mãos e pés e nas plantas.[17] Grandes escaras necróticas se formam e crostas secundárias se sucedem, em geral dolorosas, nas áreas malares e nas hélices auriculares, podendo ser decorrentes de infecção secundária na pele.[17] A histopatologia da pele acometida tem características de vasculopatia dos pequenos vasos: deposição de fibrina e microtromboses.[17]No entanto, encontram-se debris nucleares e a imunohistoquímica revela infiltrado neutrofílico perivascular e transmural mieloperoxidase positivo, com características de vasculite verdadeira.[17] Alguns pacientes apresentam depósitos de IgM e C3. A biópsia obtida de placa telangiectásica de um paciente com SAVI revelou apoptose de queratinócitos e infiltrado perivascular de neutrófilos e linfócitos com a presença de poeira nuclear (leucocitoclasia) através de toda derme sem danos da parede vascular, necrose fibrinoide e trombo, e nesta amostra de biópsia a imunofluorescência foi negativa.[17]

Há relato do uso do inibidor da JAK1/JAK2, o ruxolitinib em três crianças com STING, com melhora da vasculopatia pulmonar.[25]

Com doença no sistema nervoso central grave

Síndromes Aicardi-Goutières (AGS)

São principalmente herdadas de forma recessiva com mutações gênicas com perda de função (LOF) em genes, os quais codificam as enzimas de reparação do ácido nucleico.[17] Essas desordens incluem mutações no TREX1, uma exonuclease 1 reparadora do DNA 3', RNASEH2-A, -B, e -C, todas subunidades do complexo enzimático da ribonuclease H2 e SAMHD1, uma enzima celular do domínio SAM e domínio HD contendo proteína 1.[17] Formas autossômicas dominantes e esporádicas são causadas por mutações gênicas com perda de função (LOF) heterozigotas na ADAR1, uma enzima que edita/repara o RNA resultando em haploinsuficiência.[17] Fenótipos mais variados são vistos com mutações autossômicas dominantes com ganho de função (GOF), em dois sensores do dsRNA citossólico, IFIH1 que codifica MDAS5 e no gene DDX58 que codifica a RIG-1.[17] As AGS são caracterizadas pela presença de uma encefalopatia inflamatória de início precoce associada com linfocitose crônica no líquido cerebroespinhal (LCS), e com níveis elevados do INF-α no líquido cefalorraquiano.[17] A ressonância nuclear magnética (RNM) e a tomografia computadorizada (TC) do crânio demonstram calcificações intracranianas na substância branca, gânglios basais e no tálamo, infartos isquêmicos ou hemorrágicos, perda de substância branca ocasionando atrofia cerebral e microcefalia.[17]

Os pacientes com AGS apresentam espasticidade, distonia, danos de grandes vasos tipo doença de Moya-Moya, estenoses ou aneurismas, retardo psicomotor e morte na infância.[17] Alguns pacientes desenvolvem autoanticorpos em baixos títulos.[17] Depósitos minerais vasculares e microinfartos cerebrais são achados de autópsia.[17] Alguns pacientes com mutações heterozigotas na TREX1 e TMEM173/STING podem causar formas dominantes autossômicas de "perniose lúpica" esporádica ou familiar.[17]

As manifestações cutâneas incluem vasculites digitais e/ou necrose, perniose, moteamento da coloração cutânea, às vezes paniculite, erupção necrótica da pele das áreas malares e lipoatrofia.[17] Tem sido explorada imunoterapia com inibidores do IFN nesses pacientes.[17]

Deficiência da adenosina deaminase 2 (DADA2)

Constitui uma desordem autossômica recessiva causada por mutações compostas heterozigotas *missense* (alteração de uma das bases do DNA, que acaba por codificar um aminoácido incorretamente), no gene CERC1 (*Cat Eye Syndrome Chromosome Region Candidate* 1).[17]

A adenosina deaminase 2 (ADA2) tem homologia coma a proteína ADA1, a qual está associada com uma forma grave de imunodeficiência combinada.[26] ADA1 e ADA2 têm função na regulação fundamental nas vias de sinalização purinérgicas, pela conversão da adenosina em inosina e da 2-deoxiadenosina para 2-deoxiinosina, respectivamente.[26] Enquanto a ADA1 é expressa em todos os tipos celulares a ADA2 é principalmente expressa em monócitos e células de linhagem mieloide.[26]

ADA2 atua como um fator de crescimento, exercendo função primordial no desenvolvimento de células endoteliais e hematopoiéticas.[26] A ADA2 também demonstra uma atividade autócrina e é capaz de induzir proliferação de monócitos e diferenciação macrofágica.[26] Os monócitos dos pacientes com deficiência da ADA2 demonstram um defeito na diferenciação ao fenótipo M2 (anti-inflamatório), o que resulta na predominância de células pró-inflamatórias M1.[26]

Já foram documentadas pelo menos 18 mutações do gene CERC1.[26] A mutação p.G47R tem sido detectada em estado homozigoto na maioria dos pacientes de etnia de judeus da Geórgia e de indivíduos com ancestralidade turca.[26] Estima-se que a frequência de carreadores dessa mutação na população de judeus da Geórgia seja de 10%.[26] A mutação p.R169Q é mais frequentemente encontrada na população Caucasiana que vive no Noroeste Europeu, onde se estima cerca de 2 portadores para cada 1.000 indivíduos.[26]

Os pacientes apresentam-se com lesões similares à poliarterite nodosa, acidentes cerebrovasculares precoces na vida, neuropatia periférica, livedo reticular/racemoso e sintomas de fenômeno de Raynaud.[17] Outras características incluem hipertensão arterial, infartos renais, hepatoesplenomegalia, hipertensão portal, linfadenopatia cervical e manifestações sistêmicas de anemia crônica inflamatória.[17] Podem ser encontrados níveis baixos e variáveis das imunoglobulinas séricas com ou sem autoanticorpos.[17] A gravidade da doença pode variar dentro da mesma família, com as mesmas mutações, que produzem fenótipos variando desde erupções cutâneas limitadas apenas na pele à vasculite sistêmica grave e fatal.[17]

A RNM do cérebro demonstra anormalidades desde infartos lacunares subcorticais agudos ou crônicos na profundidade do núcleo cerebral e no tronco cerebral, indicando pequenas oclusões vasculares.[17] Infartos hemorrágicos, no contexto de terapia de anticoagulação, têm sido relatados.[17] Alguns pacientes com estudo angiográfico demonstram aneurismas e estenoses de artérias abdominais (mesentéricas, celíacas, hepáticas e renais); infartos corticais renais ou calcificações intracranianas na TC do crânio são por vezes observadas.[17]

Os achados histopatológicos de lesões cutâneas demonstram um infiltrado inflamatório preeminentemente intersticial e composto por neutrófilos (MPO+) e macrófagos (CD68+), em conjunto com linfócitos CD3+, trombose intravascular e vasculite arterial necrosante.[17] Vasculite leucocitoclástica não específica e paniculite têm sido observadas em biópsias cutâneas.[17] Nas biópsias de lesões cutâneas e cerebrais, o dano endotelial é visto em células marcadas por anticorpos CD31 e a ativação endotelial com E-selectina é observada.[17] Nas biópsias hepáticas, pode-se observar endotelização dos sinusoides hepáticos.[17] *In vitro*, a redução da atividade da adenosina deaminase 2 (ADA 2) causa dano endotelial e bloqueio da diferenciação de macrófagos para o tipo M2, o que levanta a hipótese da origem da vasculopatia e da inflamação. Demonstrou-se uma expressão maior de genes estimuladores do interferon no sangue periférico dos pacientes com DADA2, com marcada expressão de genes derivados de neutrófilos.[17]

Alguns pacientes respondem aos inibidores do TNF, mas apenas parcialmente a altas doses de corticosteroides.[17] Plasma fresco congelado e transplante de células hematopoiéticas têm-se mostrado efetivos em alguns pacientes com deficiência da ADA2.[17] Inibidores de citocina e ciclofosfamida não controlam a doença ativa grave.[17] Anticoagulação com antiagregantes plaquetários (p. ex., o ácido acetilsalicílico) e heparina não são efetivas e para evitar complicações e não são indicadas.[17]

Na Itália, em 2017, Caorsi e colaboradores[26] estudaram uma coorte de 48 pacientes pediátricos de 43 famílias que apresentaram livedo de início precoce na vida e/ou acidentes cerebrovasculares isquêmicos/hemorrágicos no contexto de inflamação ou poliarterite nodosa. Esses pacientes e seus familiares foram investigados com sequenciamento direto do gene CERC1 por análise Sanger e a atividade enzimática da adenosina deaminase 2 (ADA2) foi analisada nos monócitos dos pacientes e controles sadios incubados com adenosina e com ou sem um inibidor da ADA1. Mutações bialélicas homozigotas ou heterozigotas compostas foram detectadas em 15/48 pacientes. Uma mutação heterozigota associada à doença (p.G47V) foi observada em dois irmãos afetados pela DADA2. Caorsi e colaboradores[26] observaram a presença de manifestações clínicas possivelmente associadas com DADA2 em um número de membros de famílias que são portadoras heterozigotas. Esse achado pode suportar a hipótese de uma herança possivelmente digênica ou poligênica, como recentemente observada em outras doenças autoinflamatórias.[26] O estudo desses autores demonstrou uma elevada prevalência de mutação CERC1 em uma população de pacientes pediátricos na Itália diagnosticados com vasculopatia PAN-símile e/ou um histórico de acidente cerebrovascular e doença inflamatória. O rastreamento de mutações da CERC1 deveria ser realizado, segundo esses autores italianos, em pacientes adultos com fenótipo similar.[26] Um conjunto de sintomas de início precoce na via, erupção livedoide e histórico de acidente cerebrovascular esteve associado a uma alta probabilidade de identificar mutações no CERC1.[26] Além disso, uma doença de curso mais moderado caracterizada apenas por manifestações cutâneas de PAN (poliarterite nodosa) pode também representar a positividade de mutações da CERC1 nestes pacientes, de fenótipo mais brando.[26]

O tratamento da DAD2 é preconizado com agentes anti-TNF, mas responde apenas parcialmente a altas doses de corticosperoides.[17] Também alguns autores encontraram benefícios com o uso de talidomida (2 mg/kg/dia, dose máxima de 50 mg ao dia).[26] Plasma fresco congelado e transplante de células hematopoiéticas germinativas têm sido efetivos em alguns pacientes com DADA2.[17] Inibidores de citocinas e ciclofosfamida não controlam a atividade da doença.[17] Anticoagulação com o ácido acetilsalicílico e heparina não foram efetivos e, a fim de se evitar complicações, a anticoagulação não é recomendada.[17]

Espondiloencondrodisplasia com desregulação imune (SPENCDI)

A doença é causada por mutação recessiva com perda de função gênica (LOF) no gene ACP5, o qual codifica a fosfatase resistente a tartase (TRAP).[17] A ausência de atividade da TRAP determina a hiperfosforilação e ganho de atividade funcional da osteopondina (OPN), uma proteína multifuncional que exerce suas funções na remodelação óssea, por meio de osteoclastos e regulação imune por meio do receptor *Toll like*-9 (TLR-9).[17]

São características dessa síndrome a baixa estatura, displasia óssea, disfunção neurológica, incluindo paraparesia espástica, convulsões, atrofia cerebral e calcificações intracranianas.[17] muitos pacientes desenvolvem três ou mais doenças autoimunes durante a infância, mais frequentemente lúpus eritematoso sistêmicos, trombocitopenia, síndrome de Sjögren e miosite inflamatória.[17] O aumento nos níveis séricos do IFN-α e uma superexpressão da assinatura do IFN foi encontrada em pacientes com SPENCDI.[17]

Outras características sugerindo uma desregulação autoimune incluem nefrite lúpica, artrite, aumento da densidade mineral óssea, infecções respiratórias recorrentes, raramente doença pulmonar intersticial, positividade nos anticorpos anti-DNA dupla hélice e hipocomplementenemia.[17] As biópsias cutâneas demonstram achados não específicos de vasculite leucocitoclástica.[17]

As lesões cutâneas respondem ao uso de corticosteroides orais, cloroquina e ciclofosfamida.[17] O tratamento com outros imunossupressores, como azatioprina, micofenolato e rituximabe demonstrou boa resposta.[17]

DOENÇAS AUTOINFLAMATÓRIAS COM LESÕES CUTÂNEAS GRANULOMATOSAS

Sem imunodeficiência significativa

Síndrome de Blau (artrite granulomatosa pediátrica, PGA)

Pode ocorrer como mutação gênica com ganho de função (GOF) herdada de forma dominante no gene NOD2/CARD15 e pode também se apresentar esporadicamente como mutação "de novo" como "sarcoidose de início precoce".[17] A tríade de envolvimento orgânico é composta pela pele, olhos e articulações.[17] Os pacientes apresentam no início da vida febre recorrente, exantema descamativo ictiosiforme e artrite, causada por uma sinovite granulomatosa.[17] As manifestações oculares incluem panuveíte, catarata, glaucoma e amaurose permanente.[17] Outras manifestações incluem sialodenite, linfadenopatia, neuropatias transitórias, nefrite glomerular granulomatosa e intersticial, pericardite, granulomas hepáticos, acometimento esplênico e insuficiência renal crônica.[17] Os exames laboratoriais demonstram inflamação sistêmica, com leucocitose e elevação da VHS e da PCR.[17]

As manifestações dermatológicas no início do quadro podem ser manifestas como uma dermatite micropapulosa eritematosa, que posteriormente se torna acastanhada e pode apresentar fina descamação.[17] O estágio final da erupção cutânea é de evolução longa e desenvolve-se em erupção papulonodular, eritematoacastanhada, às vezes descamativa, que acomete o tronco e as extremidades simetricamente.[17] São descritas lesões do tipo eritema nodoso.[17] A histopatologia cutânea revela um infiltrado inflamatório de granulomas de aspecto sarcoídeo não necrosantes e não caseosos, compostos por células epitelioides e células gigantes multinucleadas, as quais são encontradas na derme subpapilar ou nas proximidades dos folículos pilosos.[17] Os granulomas são referidos como "granulomas de Blau".[17] Outros achados podem incluir vasculite leucocitoclástica, também sendo relatados granulomas não caseosos no fígado e nos tecidos sinoviais, porém a pele se presta melhor ao diagnóstico.[17]

A síndrome de Blau tem sido tratada com bloqueadores do TNF e da IL-1, especialmente nas formas de doença grave e refratária.[17]

Com características variáveis de imunodeficiência e significativa doença do sistema nervoso central

Deficiência de anticorpos associada a PLCγ2 e desregulação imune (PLAID)

Constitui doença autossômica dominante caracterizada por erupção urticariforme e/ou erupção cutânea granulomatosa, infecções recorrentes e autoanticorpos positivos.[17] Um subtipo da doença, denominado "autoinflamação e deficiência de anticorpos associada a PLCγ2 e desregulação imune (APLAID)", é herdado de forma dominante e apresenta-se com placas eritematosas recorrentes e erupção vesico-pustulosa, artralgia, uveíte e infecções sinopulmonares recorrentes.[17] A biópsia cutânea demonstra granulomas.[17]

OUTRAS SÍNDROMES AUTOINFLAMATÓRIAS

Doença de Still monogênica mediada pela LACC1

É uma forma autossômica recessiva da JIA sistêmica associada com mutação homozigota missense da LACC1, a qual codifica a laccase, que é uma oxirredutase com múltiplos cobres, responsável pela catalização da oxidação de uma ampla variedade de compostos fenólicos e não fenólicos.[17] Os pacientes se apresentam com febre variada, associada com erupção maculopapulosa e eritematosa, poliartrite simétrica que acomete pequenas e grandes articulações, às vezes tenossinovite, serosite, organomegalia e linfadenopatia.[17] Os achados laboratoriais incluem a elevação das proteínas de fase aguda, trombocitose e leucocitose.[17] Alguns pacientes podem ter FAN positivo, baixos títulos do fator reumatoide, mas ausência de antígenos nucleares extraíveis.[17] A artrite erosiva pode destruir articulações e a doença é geralmente refratária a diferentes imunossupressores como anti-inflamatórios, corticosteroides sistêmicos, metotrexato e agentes biológicos como anti-TNF, tocilizumab e rituximab.[17]

Assim, em relação às síndromes autoinflamatórias, há uma desregulação das vias da imunidade inata que coordenam as respostas imunes intra e extracelulares em relação aos sinais de alerta de dano orgânico.[17] Muitas dessas doenças mimetizam infecções ou sepse na fase inicial da vida da criança e rapidamente progridem a dano orgânico irreversível e óbito, caso o diagnóstico e o tratamento não sejam precocemente estabelecidos.[17] A maioria dessas doenças apresenta um componente cutâneo de dermatose neutrofílica e algumas granulomatoso, demonstrando a utilidade da avaliação clínica e histopatológica das lesões dermatológicas ao diagnóstico específico.[17] Os pacientes com desordens mediadas pela IL-1 geralmente cursam com urticária neutrofílica, pustulose, erupção migratória, enquanto as mediadas pelo interferon se apresentam com paniculite, livedo e vasculite/vasculopatia.[17]

VEXAS syndrome [vacuoles, E1 enzyme, X-linked, autoinflammatory, somatic (VEXAS) syndrome][27,28]

A síndrome somática de vacúolos, enzima E1, ligada ao X, autoinflamatória foi descrita pela primeira vez em dezembro de 2020 após realizado o sequenciamento completo do genoma, com uma coorte de pacientes como parte do Programa de Doenças Não Diagnosticadas dos Institutos Nacionais de Saúde (NIH), da Inglaterra.

Integrando dados de mutações genéticas em larga escala com informações sobre os sintomas dos pacientes, o NIH identificou 25 indivíduos com características sindrômicas semelhantes, todos com mutações no gene UBA1 ligado ao X, que produz uma enzima importante na reciclagem de proteínas dentro das células. Essa mutação foi confirmada como mutação somática (ou seja, adquirido e não herdado) e demonstrou reproduzir algumas características do VEXAS quando inserido em um modelo animal. Logo após essa publicação histórica, o primeiro caso de VEXAS no Canadá foi identificado. VEXAS é uma síndrome autoinflamatória de início adulto com várias características clínicas e patológicas únicas que a distinguem de outras doenças reumatológicas conhecidas (p. ex., dermatoses neutrofílicas, eritema nodoso, edema periorbitário, doença de Behçet-símile, síndrome de Sweet-símile e vasculites cutâneas), condrite de ouvido e nariz, infiltrados pulmonares e citopenias. Embora essas sejam as manifestações mais comuns, relatos recentes sugeriram sintomas adicionais associados, incluindo uveíte, dor ou inflamação gastrointestinal, aortite e hepatoesplenomegalia. Muitos pacientes com síndrome VEXAS receberam anteriormente um diagnóstico de policondrite recidivante, síndrome de Sweet ou poliarterite nodosa.

Como a VEXAS é uma doença ligada ao X, a maioria dos pacientes é do sexo masculino, mas há relatos de pacientes do sexo feminino. Os pacientes, em geral, apresentam sintomas graves e progressivos que eventualmente resultam em comprometimento de órgãos-alvo; cerca de 28% dos pacientes descritos em uma série recente morreram de sua doença.

A VEXAS também resulta em manifestações hematológicas características, com vacúolos citoplasmáticos observados nas células mieloides precursoras. Quase todos os pacientes com esta síndrome têm anemia macrocítica, e muitos têm concomitantemente síndrome mielodisplásica de baixo grau, proteinemia monoclonal ou mieloma múltiplo. Pacientes com síndrome VEXAS apresentam características morfológicas em sua medula óssea altamente específicas para o diagnóstico, notadamente vacuolização de precursores mieloides e eritroides. Esses recursos podem não ser descritos nos relatórios de patologia, e um patologista deve procurar especificamente esses achados em pacientes com suspeita de VEXAS.

Dada a recente descoberta, a incidência e a prevalência da síndrome VEXAS são desconhecidas, embora esperemos que seja identificada com mais frequência, uma vez que o conhecimento do diagnóstico e a disponibilidade de testes sejam mais amplos.

A investigação diagnóstica para um paciente com suspeita da síndrome VEXAS deve incluir investigações de marcadores inflamatórios (p. ex., proteína C-reativa, ferritina sérica), biópsia da medula óssea, imagem pulmonar, testes de função pulmonar e as investigações necessárias para descartar diagnósticos alternativos. No entanto, a síndrome VEXAS pode ser confirmada apenas pela presença de uma mutação somática UBA1, geralmente no sangue periférico. Atualmente, o acesso ao teste para essa mutação é variável, dada a recente descrição do diagnóstico. A disponibilidade de testes deve ser discutida com especialistas locais que atenderam pacientes com a síndrome VEXAS ou que possam ajudar a organizar o sequenciamento do gene UBA1. É aconselhável entrar em contato com hematologistas ou reumatologistas locais com interesse em síndromes autoinflamatórias ou síndrome mielodisplásica.

Os pacientes com síndrome VEXAS são tipicamente dependentes de esteroides, e os corticosteroides geralmente são a única terapia que melhora transitoriamente seus sintomas inflamatórios. Dado que muitos pacientes serão tratados com esteroides por vários anos, as complicações causadas pelo uso de esteroides a longo prazo são comuns e devem ser consideradas ao se avaliarem as modalidades de tratamento para a síndrome VEXAS (p. ex., transplante alogênico de células-tronco hematopoiéticas). Agentes poupadores de esteroides ou medicamentos antirreumáticos modificadores da doença (DMAR) são ineficazes na maioria dos pacientes com síndrome VEXAS, e as terapias direcionadas ao clone mieloide maligno são provavelmente a abordagem mais eficaz.

Em um estudo recente, cerca de 50% dos pacientes com síndrome VEXAS e síndrome mielodisplásica concomitante que apresentavam sintomas inflamatórios altamente refratários melhoraram após o tratamento com um agente hipometilante, que é uma terapia padrão para a síndrome mielodisplásica "de novo". O potencial curativo a termo é o transplante alogênico de células-tronco hematopoiéticas. Embora isso traga sérios riscos, o transplante foi bem-sucedido em vários pacientes[15] e um estudo de fase 2 está em andamento (registro no ClinicalTrials.gov NCT05027945). O uso do tocilizumabe tem sido proposto nestes pacientes.

Os pacientes com síndrome VEXAS devem ser tratados com uma abordagem multidisciplinar, geralmente com o envolvimento de reumatologistas, hematologistas e especialistas em doenças infecciosas. A elegibilidade para transplante alogênico de células-tronco hematopoiéticas deve ser determinada no início do curso da doença, pois complicações relacionadas à síndrome VEXAS (p. ex., fibrose pulmonar avançada, infecções persistentes) podem eventualmente limitar isso como opção de tratamento.

Estudos anteriores especificaram os contextos clínicos que devem ocasionar a busca de uma mutação UBA1 em amostras de sangue ou medula para confirmar a suspeita de síndrome VEXAS e demonstraram que o clone mieloide mutante UBA1 também pode ocorrer entre as células do infiltrado das lesões cutâneas relacionadas ao VEXAS. Embora não possa se descartar que a ausência da mutação UBA1 esteja relacionada a um menor infiltrado mieloide em lesões de dermatoses não neutrofílicas, já foi demonstrado que o clone mutado em UBA1 está ausente ou muito menos abundante nas lesões cutâneas de dermatoses não neutrofílicas. Podemos hipotetizar a distinção entre envolvimentos cutâneos "clonais" (dermatose neutrofílica) e "paraclonais" (vasculite leucocitoclástica e paniculite septal) na síndrome de VEXAS.

Isso poderia resultar em diferentes opções de tratamento usando-se terapia de depleção clonal em dermatoses neutrofílicas, enquanto os envolvimentos paraclonais poderiam ser tratados com drogas direcionadas à inflamação e liberação de citocinas.

Clone mutado em UBA1 foi observado no envolvimento cutâneo relacionado ao VEXAS em casos de dermatose neutrofílica, mas não em outros padrões histológicos. Isso poderia propiciar uma distinção entre envolvimentos cutâneos clonais e paraclonais na síndrome VEXAS o que, por sua vez, poderia melhorar os resultados terapêuticos.

Síndrome do escape capilar sistêmico (síndrome de Clarkson)[29]

Em 1960, o Dr. Bayard Clarkson descreveu uma mulher experimentando episódios esporádicos e recorrentes de choque e anasarca. O plasma estocado de um ataque agudo induziu uma síndrome do tipo "choque", quando injetado em camundongos. A enigmática síndrome de escape capilar sistêmico (SECS) nomeada com o nome do Dr. Clarkson é caracterizada por hemoconcentração e hipoalbuminemia transitória e grave, mas reversível, em virtude do vazamento de fluidos e de macromoléculas nos tecidos. Embora < 500 casos da síndrome do escape capilar sistêmico (SCLS) tenham sido relatados na literatura desde 1960, a condição provavelmente é subdiagnosticada consequentemente à falta de conhecimento e à alta mortalidade sem tratamento. Os alergistas devem estar atentos a esse diagnóstico, pois sua apresentação pode se assemelhar a síndromes de extravasamento de plasma mais comuns, incluindo angioedema ou anafilaxia sistêmica.

A SECS ocorre esporadicamente e tem sido descrita mais comumente em adultos caucasianos de meia-idade (idade média no diagnóstico 48; faixa etária de recém-nascido a 85 anos). A literatura publicada inclui pacientes de ascendência asiática, afro-americana, hispânica e do Oriente Médio, e assim a suposta predominância caucasiana pode simplesmente refletir o desconhecimento dessa condição rara em algumas partes do mundo. Não há predominância de sexo (52% eram do sexo feminino). A SECS também foi relatada em crianças nos últimos anos.

A gravidade e a frequência dos episódios da SECS variam consideravelmente entre os pacientes e podem mudar ao longo do tempo. Há relato de frequência dos ataques variando de uma vez a cada dez anos a uma vez a cada 3 a 5 dias. Os epidódios da SECS são classificados como "graves", com base na presença de um ou mais dos seguintes achados: 1) pressão arterial sistólica < 60 mmHg; 2) pressão arterial média < 65 mmHg; 3) perda da consciência; 4) admissão na unidade de terapia intensiva (UTI). Alguns pacientes apresentam eventos mais leves, caracterizados por queda da pressão arterial, fadiga, fraqueza e/ou tontura; aumento da sede; diminuição do débito urinário; e edema leve das extremidades, que pode se manifestar apenas como rigidez ou desconforto muscular. Um terceiro subgrupo de pacientes pode apresentar edema periférico inexplicável e não cíclico, mas não episódios de hipotensão aguda, e denomina-se "síndrome de escape capilar sistêmico crônica". A fase "pós-escape capilar" geralmente começa de 48 horas a 1 semana após o início do choque, na qual os fluidos são mobilizados dos tecidos periféricos para o espaço intravascular e, em seguida, ocorrem a normalização da pressão arterial e a diurese. O óbito pela SECS normalmente ocorre durante a fase pós-escape capilar em razão do edema pulmonar decorrente da administração de fluido intravenoso terapêutico durante a fase anterior ao escape capilar.

A tríade diagnóstica da SECS é composta pelos "3H's": 1) hipotensão (tipicamente pressão arterial sistólica < 90 mmHg); 2) hemoconcentração (hematócrito > 49% a 50% em homens, 43% a 45% em mulheres); e, 3) hipoalbuminemia (< 3 g/dL), na ausência de causas secundárias para tais anormalidades. A reanimação com reposição de fluidos é tipicamente seguida por edema simétrico de desenvolvimento rápido da face, tronco e nas extremidades. À medida que a hemoconcentração piora em consequência do estravazamento capilar, os valores da hemoglobina continuam a aumentar, muitas vezes > 20 g/dL, mesmo após a administração de solução salina intravenosa.

Em vários pacientes, esse paradoxo resulta no diagnóstico equivocado de policitemia vera e na realização de flebotomia desnecessária. Os níveis séricos de albumina e de proteínas totais podem estar inicialmente dentro da faixa normal, mas diminuem rapidamente à medida que as proteínas extravasam. A avaliação inicial inclui culturas de sangue e urina de rotina para excluir sepse, triptase sérica para descartar anafilaxia e imunofixação de proteínas séricas para determinar se uma paraproteína está presente, pois alguns pacientes apresentam gamopatia monoclonal de significado incerto (MUGS), mais comumente do isotipo IgG kappa. Isso, em geral, é exclusivamente presente em adultos, e não em crianças com SECS. Como não existem biomarcadores validados e a MGUS não é específica para essa síndrome, a SECS continua sendo um diagnóstico clínico.

Ainda não é consenso que haja um mecanismo definitivo para o desenvolvimento da SECS aguda; assim, os tratamentos foram desenvolvidos por tentativa e erro. Embora anormalidades linfáticas não tenham sido formalmente excluídas, estudos do *turnover* da albumina sugerem uma disfunção da barreira vascular ocasionando a hiperpermeabilidade do endotélio vascular, que pode ser responsável pelo fenótipo clínico. A histopatologia de biópsias da pele e da microvasculatura de pacientes em episódios de SECS não demonstra alterações relevantes, evidênciadas ou por alterações na angiogênese, ou presença de células inflamatórias, complemento ou depósito de imunoglobulinas que possam sugerir a existência de vasculite. A ausência de anormalidades estruturais persistentes é consistente com uma resposta defeituosa, mas reversível, por disfunção da barreira dos vasos sanguíneos.

Vários resultados sugerem a presença de fatores humorais que promovem HEV (hiperpermeabilidade do endotélio vascular) durante os surtos da doença: 1) picos transitórios nos mediadores inflamatórios associados a monócitos/macrófagos durante os episódios; 2) elevação transitória nas proteínas angiogênicas circulantes durante esses eventos agudos; e 3) comprometimento da função de barreira das células endoteliais microvasculares (EC), *in vitro*, provocado pela exposição destas ao soro de pacientes com SECS aguda, mas não ao de pacientes convalescentes.

O tratamento do câncer com análogos da IL-2 pode causar SECS, bem como há casos relatados com o uso do bevacizumabe (inibidor do VEGF), moxetumomabe pasudotox (imunotoxina recombinante anti-CD22 para tratamento da leucemia de células cabeludas), exacerbação ou episódio da SECS com vacinas contra a covid-19 (vacinas Ad26.COV2.S, Janssen; mRNA-1273, Moderna e BNT162b2, Pfizer-BioNTech), nivolumabe, venenos de serpentes, como *as Daboia russelii* e *Daboia siamensis*, cisplatina neoadjuvante com gemcitabina, sobredose de metformina associada aos inibidores da DPP-4, rituximabe, infecção pelo SARS-CoV-2 (covid-19) e mesmo com o uso da hidroclorotiazida. Há relatos de síndrome antifosfolípide cursando com a SECS.

Com base em suas potenciais propriedades imunomoduladoras e anticitocinas, a IVIG tem sido amplamente utilizada para profilaxia dos episódios agudos de SECS.

URTICÁRIA MULTIFORME[30-33]

"Urticária multiforme" é um termo atualmente utilizado para designar uma forma particular de urticária aguda de contornos anulares, que ocorre particularmente entre crianças de 4 meses a 4 anos de idade, frequentemente acompanhada de angioedema na face, mãos e pés e de dermografismo.[30] Os sintomas sistêmicos são geralmente limitados à febre de curta duração (1 a 3 dias) com ou sem sintomas sistêmicos sugestivos de doenças intercorrentes como diarreia ou tosse, em crianças não apresentando sinais de toxemia.[30] A urticária é autolimitada, sendo que os episódios geralmente melhoram após 8 a 10 dias. A entidade foi descrita em 1997, por Tamayo-Sanchez e colaboradores,[31] no México.

Embora, os achados clínicos nos pacientes com urticária multiforme sejam distintos daqueles nos pacientes com eritema multiforme e doença do soro-símile, ainda há casos em que o diagnóstico se confunde.[30-33] Isso advém do fato de que, por vezes, na urticária multiforme, as urticas são anulares e, outras vezes, as urticas apresentam um centro equimótico e escurecido, o qual pode ser confundido com as lesões em alvo do eritema polimorfo, ou, em virtude da presença de febre e edema das mãos e pés, sugere ao clínico o diagnóstico de doença do soro-símile.[30-33] Para enfatizar as manifestações características morfológicas e clínicas deste tipo de urticária aguda anular, Shah e colaboradores[30] propuseram a adoção do termo "urticária multiforme" e propuseram critérios para o seu diagnóstico (Quadro 21.6).

Quadro 21.6 Critérios diagnósticos para urticária multiforme.

Morfologia e configuração tipicamente anular e policíclica das lesões urticariformes (Figura 21.11 A e B): ▪ Alterações cutâneas purpúricas ou equimóticas podem estar presentes ▪ Ausência de lesões de alvos típicos do eritema polimorfo e/ou necrose cutânea ou bolhas ▪ Ausência de acometimento cutâneo com bolhas ou erosões
Duração das lesões individuais < 24 horas
Dermografismo presente
Angioedema, mas sem artralgia ou artrite: ▪ O angioedema tipicamente envolve as mãos e/ou pés, mas pode acometer a mucosa periocular ou oral; as crianças com edema significativo dos pés podem ter dificuldade de deambular, o que não deve ser confundido com artrite ou artralgia
Resposta favorável ao tratamento com anti-histamínicos: ▪ Pode necessitar de combinação com anti-histamínicos de longa ação como a cetirizina em adição a um agente de duração curta como a difenidramina ou cetirizina associada à ranitidina
Elevação modesta, porém, não intensa, das proteínas de fase aguda no sangue: ▪ Leucocitose, VHS e proteína C-reativa elevadas podem ser encontradas, porém de forma não tão intensa àquelas observadas em pacientes com doenças reumatológicas, infecções sistêmicas graves ou doença de Kawasaki

Fonte: Shah et al.

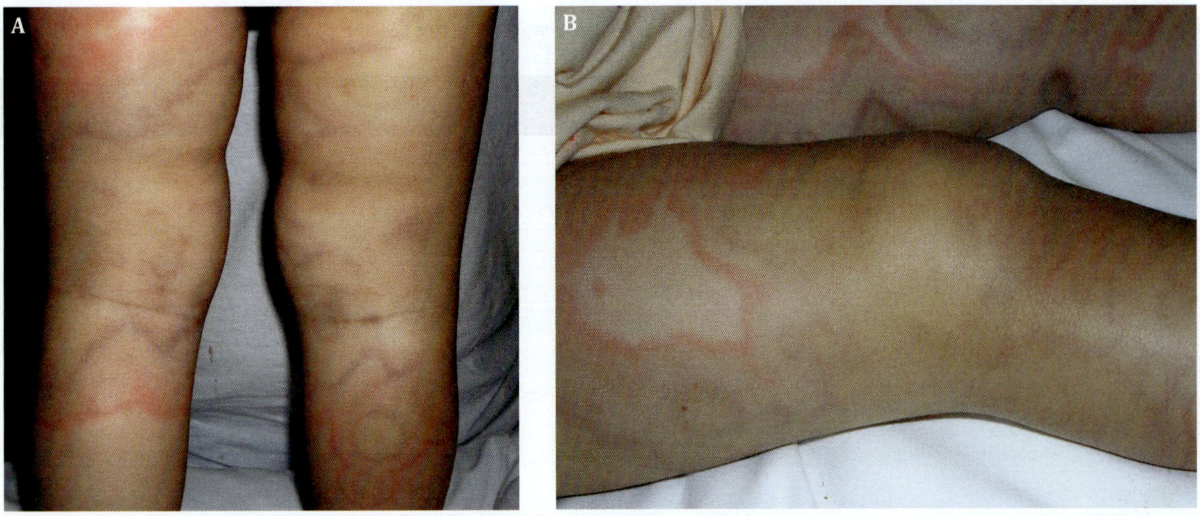

■ **Figura 21.11** Urticária multiforme. **(A)** Observar as lesões urticadas anulares na face posterior dos membros inferiores, as quais apresentam púrpura associada. **(B)** Observar as lesões urticadas anulares nas coxas e pernas, as quais apresentam púrpura associada.

Esta forma de urticária aguda é uma síndrome de hipersensibilidade urticariforme aguda mediada predominantemente pela histamina por mecanismos mediados ou não pela IgE. Eventualmente foi descrita em crianças maiores de 4 anos e até em adolescente de 17 anos. O diagnóstico é feito sobre bases clínicas e não necessita de biópsia, a qual pode ser necessária para diferenciá-la em alguns casos da urticária vasculite. O espectro de lesões cutâneas varia desde lesões típicas de urticária a lesões similares ao eritema polimorfo, porém evanescentes, inicialmente se apresentando como máculas urticadas, pápulas ou placas, porém que se expandem rapidamente formando urticas anulares, arqueadas ou policíclicas que subsequentemente regridem após algumas horas. Centralmente, as lesões podem demonstrar uma tonalidade pálida ou escura ou, ainda, equimóticas, sendo estas últimas mais comuns entre crianças pequenas (49% das crianças entre 1 e 36 meses). Essa tonalidade hemorrágica lembra equimose ou púrpura, porém melhora rapidamente com anti-histamínicos ou corticosteroides sistêmicos. Os principais diagnósticos diferenciais da urticária multiforme são o eritema polimorfo e a doença do soro-símile (Quadro 21.7). Além dessas, outras entidades podem ser excluídas (Quadro 21.8).

Quadro 21.7 Distinção entre urticária multiforme, eritema polimorfo, reação tipo doença do soro-símile e edema agudo hemorrágico do lactente (EAHL).[30-33]

Característica	Urticária multiforme	Eritema multiforme	Reação tipo doença do soro-símile	Edema agudo hemorrágico do lactente[27]
Aspecto das lesões individuais	Urticas anulares e policíclicas com clareamento central ou centro equimótico	Lesões clássicas de alvos típicos anulares, centro violáceo (vesiculoso ou bolhoso), anel intermediário pálido ou edematoso e externo eritematoso ou vesiculoso	Urticas policíclicas com clareamento central; podem ter aspecto purpúrico	Lesões papulosas purpúricas (púrpura palpável) e placas papulosas em alvo, purpúricas com aspecto concêntrico, em medalhão, sendo assim denominado também "doença de Finkelstein", ou "púrpura em alvo de Seidlmayer"
Localização	Tronco, extremidades e face	Palmas e plantas	Tronco, extremidades, face, borda lateral das mãos e pés	Face, especialmente nas áreas malares, orelhas, membros e mãos e pés
Duração das lesões individuais	< 24 horas	Dias a semanas	Dias a semanas	Dias a semanas
Lesões persistentes	Não	Presentes	Presentes	Presentes
Duração total da erupção	2 a 12 dias	2 a 3 semanas	1 a 6 semanas	1 a 3 semanas
Envolvimento mucoso	Edema oral comum, sem erosões ou vesículas e bolhas	Pode ser visto como erosões orais ou bolhas e vesículas nos lábios, mucosa bucal e língua; raramente envolve conjuntiva, mucosa nasal ou urogenital; geralmente apenas uma superfície mucosa	Edema oral frequente, sem erosões ou vesículas e bolhas	Se lesões orais ou em outras mucosas
Edema facial ou acral	Comum	Raro	Comum	Especialmente nas mãos e pés, o que, conjuntamente com a púrpura e a febre, é denominado "tríade de Finkelstein"
Dermografismo	Presente	Ausente	Ausente	Ausente
Febre	Ocasionalmente é baixa	Ocasionalmente é baixa	Proeminente e alta	Frequente e moderada

(Continua)

Quadro 21.7 Distinção entre urticária multiforme, eritema polimorfo, reação tipo doença do soro-símile e edema agudo hemorrágico do lactente (EAHL).[30-33] (Continuação)

Característica	Urticária multiforme	Eritema multiforme	Reação tipo doença do soro-símile	Edema agudo hemorrágico do lactente[27]
Sintomas associados	Prurido	Prurido leve ou queimação	Mialgias, artralgias e linfadenopatia	Ausentes exceto eventual intussuscepção intestinal
Desencadeantes comuns	Antibióticos, vacinas e doença viral	Herpes vírus simples ou outras doenças virais	Antibióticos	Vacinas, doenças virais ou bacterianas do trato respiratório superior, otite média e conjuntivite, infecções enterais e broncopneumonia, além de medicamentos
Tratamento	Descontinuar medicamentos não essenciais ao paciente; combinação de anti-H1 e anti-H2 pode ser útil, corticosteroides sistêmicos nos casos intensos	Tratamento de suporte; uso precoce de corticosteroide sistêmico pode ser útil	Descontinuar medicamentos não essenciais ao paciente; combinação de anti-H1 e anti-H2 pode ser útil, corticosteroides sistêmicos devem ser considerados	Geralmente autolimitado. O tratamento é controverso: alguns utilizam anti-histamínicos e corticosteroides

Quadro 21.8 Diagnóstico diferencial da urticária multiforme.

- Variantes de urticária
- Eritema multiforme
- Reações tipo doença do soro-símile
- Exantemas virais
- Eritema *marginatum*
- Lúpus eritematoso neonatal ou subagudo
- CINCA/NOMID
- Doença de Kawasaki
- Artrite reumatoide juvenil
- Eritemas figurados
- Celulite eosinofílica (síndrome de Wells) (Figuras 21.12A e 21.12B)
- Urticária vasculite e outras vasculites

Fonte: Adaptado de Shah et al.

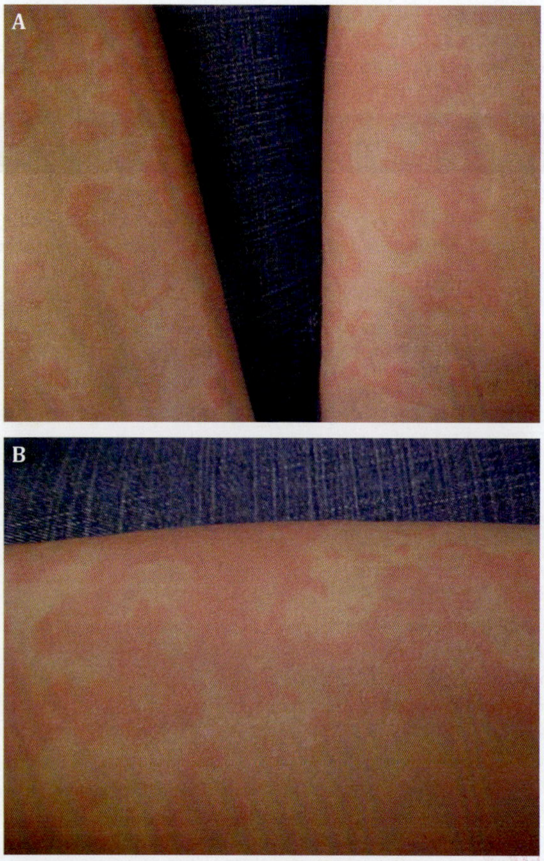

■ **Figura 21.12** (**A** e **B**) Celulite eosinofílica (síndrome de Wells). Lesões urticadas de contornos figurados, cujo exame histopatológico demonstrou-se compatível com síndrome de Wells. A paciente não respondeu favoravelmente ao uso de vários anti-histamínicos.

■ DERMATOSE URTICARIFORME NEUTROFÍLICA (NUD)[34-40]

Os pacientes com erupções urticariformes recorrentes são vistos por diversos níveis de atendimento médico, desde clínicos gerais e especialistas em Dermatologia, alergia, Otorrinolaringologia e Pediatria.[34] A condição mais comum é a urticária convencional.[34] No entanto, nas urticárias recorrentes, as erupções urticariformes também podem ser um sintoma de apresentação ou concomitante a distúrbios autoinflamatórios, como a síndrome de Schnitzler, e outras doenças como a artrite idiopática juvenil de início sistêmico (SoJIA) e doença de Still do adulto (AOSD), as síndrome de febres periódicas (CAPS), o LES, ou outras doenças imunológicas.[34-40]

Uma vez que essas condições são muito mais raras do que as urticárias convencionais, elas são frequentemente esquecidos ou mal diagnosticadas, resultando em longa demora no diagnóstico correto e na terapia adequada. Portanto, é essencial identificar este grupo de pacientes por meio de um algoritmo de diagnóstico bem definido.[34]

Do ponto de vista histopatológico, as erupções urticariformes (significando "urticária-símile") podem ser classificadas como pertencentes ao grupo da urticária ou ao grupo de dermatoses neutrofílicas.[34] As dermatoses neutrofílicas incluem um amplo espectro de doenças caracterizadas histopatologicamente por um infiltrado neutrofílico dérmico e leucocitoclasia sem vasculite significativa.[34] As dermatoses neutrofílicas compreendem doenças, como síndromes febris periódicas, síndrome de Sweet, síndrome da artrite-dermatose associada ao intestino, dermatose neutrofílica reumatoide, pioderma gangrenoso, doença de Behçet, pustulose exantemática aguda generalizada, dermatose neutrofílica formadora de abscesso e pustulose das dobras.[34]

Kieffer e colaboradores[35] relataram uma série de nove pacientes que apresentavam erupção urticariforme associada à doença sistêmica cuja expressão na histopatologia era de uma dermatose neutrofílica, de forma que a denominaram "dermatose urticariforme neutrofílica" (NUD). Clinicamente, os respectivos pacientes apresentavam erupção de eritema pálido, plano ou apenas ligeiramente elevado, pruriginoso ou com máculas, pápulas ou placas não pruriginosas. As lesões individualmente desapareciam em 24 a 48 horas. Histopatologicamente, havia um infiltrado neutrofílico perivascular e intersticial com leucocitoclasia, mas sem alteração significativa da parede do vaso. Frequentemente, agrupamentos de colágeno degenerativo basofílico estavam presentes. A maioria de seus pacientes com NUD (7 de 9 pacientes) tinha um distúrbio inflamatório associado (AOSD, LES, síndrome de Schnitzler) ou uma inflamação sistêmica sem outra especificação, acompanhada de febre, poliartrite e leucocitose.[34] Desde sua descrição original, o NUD foi aceito como entidade autônoma. Vários novos casos foram relatados, e doenças associadas foram confirmadas e ampliadas.[34-40]

Paralelamente às descrições de Kieffer e colaboradores,[35] Belani e colaboradores[36] relataram dois pacientes com lesões urticariformes persistindo menos de 24 horas e sintomas extracutâneos "sem doença autoimune do tecido conectivo conhecida". A histologia em seus pacientes também demonstrou infiltrados neutrofílicos, porém menos densos do que na NUD, sem sinais de vasculite, quadro que os autores denominaram "urticária neutrofílica com inflamação sistêmica" (NUSI). Com uma resposta terapêutica imediata ao uso do anakinra, eles concluíram que a desregulação da IL-1 e a ativação patológica do inflamassoma desempenhariam um papel patogenético crucial, na NUSI. Em um comentário, Lipsker[37] argumentou que, de fato, os casos relatados por Belani e colaboradores[36] são congruentes com o que Kieffer e colaboradores[35] relataram anteriormente sob a designação de NUD.

Saeb-Lima e colaboradores[38] descreveram achados histológicos semelhantes em sete pacientes com erupção cutânea do tipo urticária e lesões com duração superior a 72 horas no mesmo local. Seis de seus pacientes tinham LE sistêmico e um tinha artrite reumatoide com síndrome de Sjögren secundária. Achados histológicos comuns em seus pacientes eram infiltrados neutrofílicos intersticiais e perivasculares com leucocitoclasia sem vasculite, e alteração vacuolar adicional ao longo da junção dermoepidérmica, que os autores designaram como "dermatose neutrofílica relacionada à autoimunidade". Em nossa opinião, esses casos devem ser classificados como NUD também.

Na NUD a púrpura, uma característica da vasculite urticariforme não está presente e as lesões geralmente não são edematosas, embora sempre sejam edematosas na síndrome de Sweet.[40] Dor e sensação de queimação são incomuns na NUD.[40] Nesta, as lesões individuais desaparecem em 24 a 48 horas sem sequelas locais, nem pigmentação residual.[40] A erupção pode ser crônica ou recorrente.[40] Os sinais extracutâneos são muito frequentes, mesmo na ausência de uma doença sistêmica subjacente.[40] Febre, mialgia e fadiga são os sinais mais comuns encontrados em pacientes com NUD.[40] Menos frequentemente, pode-se observar dor torácica ou abdominal.[40]

A NUD tem sido relatada em associação com outras doenças, especialmente síndrome de Schnitzler (> 50 casos), LES (> 21 casos), AOSD, CAPS, síndrome de Sjogren (SoJA), inflamação sistêmica não especificada, cirrose biliar primária, doença intestinal inflamatória, cútis laxa acral adquirida associada a mieloma múltiplo por IgA e, eventualmente, sem associaçõ com outra condição subjacente.[40] Entre esses pacientes assim relatados, dois casos de sororeação medicamentosa do tipo doença (SSLR) também foram relatados como uma característica da doença reumatológica pós-estreptocócica.[40] Além disso, associações com síndrome de Sjogren primária, cirrose biliar primária ou doença inflamatória intestinal também são descritas.[40] Alguns casos de NUD no contexto de gamopatia monoclonal por IgA, o isotipo mais comumente associado a dermatoses neutrofílicas, também foram relatados.[40]

Na NUD, a presença de leucocitose do sangue periférico com neutrofilia é a anormalidade mais comum nos pacientes.[40] Marcadores inflamatórios inespecíficos, como a VHS e os níveis da PCR são frequentemente elevados.[40]

As biópsias de pele das lesões de NUD revelaram um infiltrado neutrofílico perivascular e intersticial estendendo-se focalmente para o epitélio na epiderme, folículos pilosos, glândulas sebáceas e sudoríparas, uma característica que denominamos "epiteliotropismo neutrofílico".[34] Esse epiteliotropismo neutrofílico mostrou-se de alta sensibilidade (83,1%) e menor especificidade (74,3%).[34] Os achados histológicos da presença desses neutrófilos podem ser comprovados utilizando-se marcadores imunohistoquímicos para leucócitos neutrófilos (elastase e mieloperoxidase), em particular, nos casos em que os neutrófilos apresentaram núcleos não segmentados, não característicos.[34] Desta forma, o epiteliotropismo neutrofílico é uma nova pista histopatológica sensível e específica para o diagnóstico da NUD, um padrão de reação histopatológica dentro do espectro das dermatoses neutrofílicas, que precisa ser diferenciado da urticária convencional.[34] A diferenciação entre a NUD e outras condições como a síndrome de Sweet e a urticária vasculite no âmbito de achados histopatológicos pode ser observada no Quadro 21.9.[40]

Quadro 21.9 Achados histopatológicos na dermatose neutrofílica urticariforme, síndrome de Sweet e urticária vasculite.

Aspectos histopatológicos	Dermatose neutrofílica urticariforme	Síndrome de Sweet	Urticária vasculite
Achados típicos, dependendo da evolução temporal da lesão biopsiada	Infiltrado dérmico neutrofílico com disposição intersticial; ausência de confluência de neutrófilos; leucocitoclasia sem necrose da parede do vaso. Ausência de edema na derme	Infiltração neutrofílica densa na derme. Edema substancial da derme superior. Alguns focos de envolvimento da parede dos vasos podem ocorrer como um epifenômeno	Infiltrado neutrofílico angiocêntrico com pouco ou nenhuma infiltração neutrofílica intersticial na derme Necrose fibrinoide das paredes dos vasos dérmicos e focos de trombose

Portanto, os termos "urticária neutrofílica com inflamação sistêmica" e "dermatose urticariforme neutrofílica" se imbricam na definição de erupções de aspecto urticariforme com histopatologia de infiltrados neutrofílicos em meio a derme e sintomas sistêmicos em grande parte dos pacientes.

A NUSI tem sido definida como lesões urticariformes neutrofílicas, com febre, nas quais a IL-1 pode desempenhar um papel fisiopatológico fundamental.[39] As urticárias neutrofílicas podem, de forma geral, estar ligadas à hiperativação hereditária da via do inflamassoma, como ganho de função (GOF) do NLRP3, ou estímulos externos que podem ativar o inflamassoma, como apresença de gamopatia monoclonal IgM na síndrome de Schnitzler.[39]

A NUSI é considerada mais um tipo de dermatose neutrofílica do que uma variante da urticária.[39] A presença de lesões urticariformes com sintomas inflamatórios sistêmicos requer investigação para doenças do tecido conjuntivo, como LES, urticária vasculite, doença de Still do adulto e síndrome de Schnitzler.[39] A semelhança clínica de NUSI com doenças autoinflamatórias ressalta a possibilidade de uma patogênese compartilhada entre todas as doenças, centrada na desregulação de IL-1 com inflamação subsequente dirigida por neutrófilos.[39]

O manejo da NUD depende dos achados clínicos e as doenças a ela potencialmente associadas.[40] Se a NUD ocorrer sem nenhuma condição subjacente conhecida, o primeiro passo é investigar uma associação potencial.[40] O exame clínico deve ser completo.[40] A avaliação laboratorial deve incluir um hemograma completo, PCR e VHS, eletroforese de proteínas séricas, ferritinemia e fator antinuclear, anticorpos anti-Ro/SSA e anti-La/SSB.[40]

Se a NUD ocorrer como uma doença isolada, a terapia de 1ª linha deve ser com anti-histamínicos, embora não sejam eficientes na maioria dos casos.[40] Como terapia de 2ª linha, recomendamos inibidores da migração de neutrófilos, como a dapsona, a droga mais eficiente em nossa experiência, ou colchicina.[40] A dosagem terapêutica da dapsona varia de 50 a 200 mg/dia (máximo de 2 mg/kg/dia em crianças).[40] A menor dose eficaz possível deve ser administrada para minimizar os possíveis efeitos secundários, notadamente a anemia hemolítica, metemoglobinemia ou síndrome de hipersensibilidade a drogas com eosinofilia e sintomas sistêmicos (DRESS, sigla do inglês *drug rash with eosinophilia and systemic symptoms*).[40]

A colchicina pode ser usada com dosagem terapêutica de 0,5 a 1 mg/dia.[40] Nessa dose, na maioria das vezes, é bem tolerada.[40] Informações sobre a interação medicamentosa potencialmente letais com macrolídeos e pristinamicina devem sempre ser transmitidas ao paciente e a seu clínico geral.[40]

Quando a NUD está ocorrendo no cenário da síndrome de Schnitzler, ou da CAPS, os antagonistas da IL-1 são as drogas de escolha.[40] O anakinra é um antagonista do receptor de IL-1 recombinante.[40] A dose terapêutica varia de 50 a 100 mg/dia na síndrome de Schnitzler e de 100 a 400 mg/dia na CAPS.[40] A administração é subcutânea, e os principais efeitos adversos são reações no local da injeção e neutropenia.[40] A neutropenia requer redução da dose ou suspensão do anakinra até a normalização do hemograma.[40] Outros antagonistas de IL-1, como o canaquinumabe e rilonacept, também podem ser usados nas CAPS.[40] Quando a NUD ocorre no contexto de uma doença autoimune como o LES, com frequência é diagnosticada erroneamente como uma crise de atividade do lúpus.[40] O olhar de um dermatologista e uma biópsia de pele são cruciais para estabelecer o diagnóstico correto, especialmente porque o aumento de drogas imunossupressoras, em geral, não é útil nessa situação.[40] A dapsona ou, às vezes, a colchicina são as melhores opções terapêuticas para controlar os sintomas.[40]

O tratamento da AOSD é, muitas vezes, mais complexo, sendo necessária uma avaliação completa, assim como os tratamentos convencionais, a exemplo dos anti-inflamatórios não esteroides, esteroides ou metotrexato, podem resolver os sintomas.[40] Anakinra e tocilizumabe podem ser valiosos se os tratamentos clássicos forem ineficazes.[40] Nesse cenário, uma documentação histopatológica da NUD poderia até ser um preditor de uma resposta satisfatória com o anakinra.[40]

A frequência de um quadro histopatológico da NUD durante a avaliação de uma urticária comum, que nunca é biopsiada na vida real, não é conhecida.[40] Portanto, a NUD continua sendo um diagnóstico clinicopatológico.[40] Da mesma forma, uma rigorosa análise histopatológica dos casos rotulados como "vasculite urticariforme" poderia permitir a reclassificação de certo número de pacientes como, na verdade, acometidos pela NUD.[40] A mesma observação pode ser aplicada à doença do soro.[40] O significado prognóstico da NUD, quando ocorre na existência do LES, não é conhecido e precisa ser mais investigado.[40]

Referências bibliográficas

1. Kobza Black A. Unusual urticarias. J Dermatol. 2001;28:632-4.
2. Poon E, Seed PT, Greaves MW, Kobza Black A. The extent and nature of disability in different urticarial conditions. Br J Dermatol. 1999;140:666-71.
3. Lipsker D, Veran Y, Grunenberger F, Cribier B, Heid E, Grosshans E. The Schnitzler Syndrome. Four new cases and review of the literature. Medicine. 2001;80:37-44.
4. Gusdorf L, Lipsker D. Schnitzler´s syndrome: a Review. Curr Rheumatol Rep. 2017;19(8):46. doi: 10.1007/s11926-017-0673-5.
5. Simon A, Asli B, Braun-Falco M, De Koning H, Fermand JP, Grattan C et al. Schnitzlerr´s syndrome: diagnosis, treatment and follow-up. Allergy. 2013;68(5):562-568.
6. Lee JB, Kim JW, Lee SS, Kim SJ, Won YH, Lee SC. Adult-onset Still´s disease with vesiculopustules on the Hands and Feet. J Korean Med Sci. 2002;17:852-5.
7. Criado RF, Criado PR, Vasconcellos C, Szajubok JC, Michalany NS, Kadunc BV, Costa Martins JE. Urticaria as a cutaneous sign of adult-onset Still's disease. J Cutan Med Surg. 2006;10(2):99-103.
8. Yamakuchi A, Ohta A. Adult Still´s disease. Nippon Naika Zasshi. 1991;80:1771-4.
9. Criado PR, de Carvalho JF, Ayabe LA, Brandt HR, Romiti R, Maruta CW. Urticaria and dermographism in patients with adult-onset Still's disease. Rheumatol Int. 2012;32(8):2551-5.
10. Tomkova H, Shirafuji Y, Arata J. Schnitzler´s syndrome versus adult onset Still´s disease. Eur J Dermatol. 1998;8:118-21.
11. Kobza Black A, Lawlor F, Greaves MW. Consensus meeting on the definition of physical urticarias and urticarial vasculitis. Clin Exp Dermatol. 1996;21:424-6.
12. Fiorentino DF. Cutaneous Vasculitis. J Am Acad Dermatol. 2003;48:311-40.
13. Wisnieski JJ. Urticarial vasculitis. Curr Opin Rheumatol. 2000;12:24-31.
14. Criado RFJ, Criado PR, Szajubock JCM, Mallaman F; Valente NYS, Galvão C. Urticária, púrpura e síndrome do anticorpo antifosfolípide: associação casual ou sinais preditivos do lúpus eritematoso sistêmico? Rev. bras. clin. ter. 2002;28(1):16-20.
15. Grattam CEH, Sabroe RA, Greaves MW. Chronic urticaria. J Am Acad Dermatol. 2002; 46:645-57.
16. Sampson HA. Anaphylaxis and emergency treatment. Pediatrics. 2003;111:1601-8.
17. Shwin KW, Lee C-C R, Goldbach-Mansky R. Dermatologic Manifestations of Monogenic Autoinflammatory Diseases. Dermatol Clin. 2017;35(1):21-38.
18. Ferdman RM, Shaham B, Church JA. Neonatal urticaria as asymptom of a multisystem inflammatory disease. J Allergy Clin Immunol. 2000;106:986-7.
19. Horoupian DS, Rapin I, Titelbaum J, Peison B. Infantile inflammatory multisystem disease: clinicopathological findings and review of the literature. Clin Neuropathol. 1990;9:170-6.
20. Guillet G, Dupre D, Guillet MN, Prier AM, Leroy JP, Sassolas B et al. Bi-symptomatic CINCA syndrome with inaugural urticaria and major articular lesions. Ann Dermatol Venereol. 1999;126:331-4.
21. Greaves MW. Chronic urticaria in childhood. Allergy. 2000;55:309-20.
22. König A, Happle R. Genetic Basis of Cutaneous Diseases. In: Bolognia JL, Jorizzo JL, Rapini RP, Horn TD, Mancini AJ, Mascaro JM, Salashe SJ, Saurat J-H, Stingl G, eds. Dermatology. Elsevier; 2003. p. 745-59.
23. McDermott MF, Aksentijevich I. The Autoinflammatory Syndromes. Curr Opin Allergy Clin Immunol. 2002;2(6):511-6.
24. Grattan CEH, Kobza-Black A. Urticaria and Angioedema. In: Bolognia JL, Jorizzo JL, Rapini RP, Horn TD, Mancini AJ, Mascaro JM, Salashe SJ, Saurat J-H, Stingl G, eds. Dermatology. Elsevier; 2003. p. 287-302.
25. Frémond ML, Rodero MP, Jeremiah N, Belot A, Jeziorski E, Duffy D et al. Efficacy of the Janus kinase 1/2 inhibitor ruxolitinib in the treatment of vasculopathy associated with TMEM173-activating mutations in 3 children. J Allergy Clin Immunol. 2016;138(6):1752-1755.
26. Caorsi R, Penco F, Grossi A, Insalaco A, Omenetti A, Alessio M et al. ADA2 deficiency (DADA2) as an unrecognised cause of early onset polyarteritis nodosa and stroke: a multicentre national study. Ann Rheum Dis. 2017;76(10): 1648-1656.
27. Stubbins RJ, Cherniawsky H, Chen LYC, Nevill TJ. Innovations in genomics for undiagnosed diseases: vacuoles, E1 enzyme, X-linked, autoinflammatory, somatic (VEXAS) syndrome. CMAJ. 2022;194(14):E524-E527. doi:10.1503/cmaj.211770.
28. Lacombe V, Beucher A, Urbanski G, Le Corre Y, Cottin L, Croué A, Bouvier A. Distinction between clonal and paraclonal cutaneous involvements in VEXAS syndrome. Exp Hematol Oncol. 2022 Feb 16;11(1):6. doi: 10.1186/s40164-022-00262-5.
29. Druey KM, Parikh SM. Idiopathic systemic capillary leak syndrome (Clarkson disease). J Allergy Clin Imunol. 2017;140(3):663-70.
30. Shah KN, Honig PJ, Yan AC. "Urticaria multiforme": a case series and review of acute annular urticarial hypersensitivity syndromes in children. Pediatrics. 2007;119(5):e1177-83.
31. Tamayo-Sanchez L, Ruiz-Maldonado R, Laterza A. Acute annular urticaria in infants and children. Pediatr Dermatol. 1997;14:231-234.
32. Karremann M, Jordan AJ, Bell N, Witsch M, Durken M. Acute Hemorrhagic Edema of Infancy: Report of 4 Cases and Review of the Current Literature. Clin Pediatr (Phila). 2009;48(3):323-6.
33. Samorano LP, Fernandez VV, Valente NY, Arnone M, Nico MM, Rivitti-Machado MC, Oliveira ZN, Criado PR. Urticaria multiforme: Two cases with histopathological findings. Allergol Int. 2017;66(1):154-155.
34. Broekaert SM, Böer-Auer A, Kerl K, Herrgott I, Schulz X, Bonsmann G, Brehler R, Metze D. Neutrophilic Epitheliotropism is a Histopathological Clue to Neutrophilic Urticarial Dermatosis. Am J Dermatopathol. 2016;38(1):39-49.
35. Kieffer C, Cribier B, Lipsker D. Neutrophilic urticarial dermatosis: a variant of neutrophilic urticaria strongly associated with systemic disease. Report of 9 new cases and review of the literature. Medicine (Baltimore). 2009;88(1):23-31.
36. Belani H, Gensler L, Bajpai U et al. Neutrophilic urticaria with systemic inflammation: a case series. JAMA Dermatol. 2013;149:453-8.
37. Lipsker D. Neutrophilic urticaria with systemic inflammation identical to neutrophilic urticarial dermatosis. JAMA Dermatol. 2013;149:1244-5.
38. Saeb-Lima M, Charli-Joseph Y, Rodriguez-Acosta ED et al. Autoimmunity related neutrophilic dermatosis: a newly described entity that is not exclusive of systemic lupus erythematosus. Am J Dermatopathol. 2013;35:655-60.
39. Paugoy H, Saussine A, Frumholtz L, Battistella M, Jachiet M, Rivet J, Lepelletier C, Duverger L, Bagot M, Talbot A, Arnulf B, Bouaziz JD. Neutrophilic Urticaria with Systemic Inflammation Associated with Immunoglobulin A Myeloma. Acta Derm Venereol. 2021 Apr 27;101(4):adv00442. doi: 10.2340/00015555-3787.
40. Gusdorf L, Lipsker D. Neutrophilic urticarial dermatosis: an entity bridging monogenic and polygenic autoinflammatory disorders, and beyond. J Eur Acad Dermatol Venereol. 2020;34(4):685-690. doi: 10.1111/jdv.15984.

Paulo Ricardo Criado • Roberta Fachini Jardim Criado

Anafilaxia e Reações Anafilactoides

■ CONCEITO

A anafilaxia é uma reação aguda sistêmica, rápida, a qual geralmente determina risco de vida, decorrente de uma reação de hipersensibilidade imediata mediada pela imunoglobulina E (IgE), constituindo a mais grave das manifestações das alergias. As reações anafilactoides mimetizam a anafilaxia, embora não sejam relacionadas a mecanismos imunes mediados pela IgE; porém, atualmente todos os tipos são denominados "anafilaxia", não mais se usando o termo "anafilactoide".[1]

Atualmente, a incidência da anafilaxia é considerada subdiagnosticada, em parte pela ausência de biomarcadores efetivos.[1] Especificamente, o principal marcador molecular da anafilaxia na prática clínica é a dosagem da triptase sérica, a qual está elevada na maioria dos casos.[2] Por esse ponto de vista, as reações anafiláticas são classificadas em diferentes endótipos e fenótipos, nos quais os mastócitos (MCs) e os basófilos são as principais células para liberar esse biomarcador.[2] No entanto, outros componentes celulares e moleculares têm sido também caracterizados na anafilaxia humana (Quadro 22.1).[2]

Quadro 22.1 Elementos celulares envolvidos e moléculas liberadas na anafilaxia.

		MCs	Bas	Neut	Mono	Macr	LT	Eos	Plaq	Endo	M.liso	Nerv	Hem	Plasma
Proteases	Triptase	+	+	–	–	–	–	–	–	–	–	–	–	–
	Carboxipeptidase A	+	+	–	–	–	–	–	–	–	–	–	–	–
	Quimase	+	–	–	–	–	–	–	–	–	–	–	–	–
	Elastase	+	+	+	–	–	–	–	–	–	–	–	–	–
	Mieloperoxidase	–	–	+	+	+	–	–	–	–	–	–	–	–
Agentes vasoativos	Histamina	+	+	+	–	–	–	–	–	–	–	–	–	–
	Bradicinina	–	–	–	–	–	–	–	–	–	–	–	–	+
	Óxido nítrico	–	–	–	–	–	–	–	–	+	–	–	–	–
	Endotelina-1	–	–	–	+	+	–	–	–	+	+	–	–	–
	VEGF	+	–	–	+	–	+	–	+	+	+	–	–	–
Moléculas lipídicas	Leucotrienos B, C, D, E4	+	+	+	–	–	–	–	–	–	–	–		
	PGD2	+	+	–	+	+	–	–	+	–	–	–	–	–
	PGE2	+	+	–	–	+	–	+	+	–	–	–	–	–
	PGF2	+	–	–	–	–	–		+	–	–	–	–	–
	Tromboxano A2	+	–	–	–	–	–	+	+	–	–	–	–	–
	Tromboxano B2	+	–	–	–	–	–	–	–	–	–	–	–	–
	PAF	+	+	+	+	+	–	+	+	+	–	–	–	–
	S1P	+	–	–	–	–	–	+	–	+	+	–	+	–
Fatores hemostáticos	C/C/C	–	–	–	–	–	–	–	–	–	–	–	–	++
	Heparina	+	+	–	–	–	–	–	–	–	–	–	–	
	RAS	–	–	–	–	–	–	–	–	–	–	–	–	++
	Apolipoproteínas	–	–	–	–	–	–	–	–	–	–	–	–	++
	Hemoglobina	–	–	–	–	–	–	–	–	–	–	–	+	–

(Continua)

Quadro 22.1 Elementos celulares envolvidos e moléculas liberadas na anafilaxia. (Continuação)

		MCs	Bas	Neut	Mono	Macr	LT	Eos	Plaq	Endo	M.liso	Nerv	Hem	Plasma
Sistema nervoso	SP	–	–	–	–	–	–	–	–	–	–	+	–	–
	CGRP	–	–	–	–	–	–	–	–	–	–	+	–	–
	Serotonina	+	–	–	–	–	–	–	+	–	–	+	–	–
	Adenosina	+	–	–	–	–	–	–	–	–	–	–	–	–
	Norepinefrina	–	–	–	–	–	–	–	–	–	–	+	–	–
Citocinas e quimiocinas	TNF-alfa	+	+	+	–	–	–	–	–	–	–	–	–	–
	TGF-beta	+	–	–	–	–	–	+	–	–	–	–	–	–
	INF-gama	–	–	+	–	–	+	–	–	–	–	–	–	–
	GM-CSF	+	+	–	–	–	–	–	–	–	–	–	–	–
	CCL-2	+	–	+	+	+	–	–	–	+	–	–	–	–
	Fator plaquetário 4	–	–	–	–	–	–	–	+	–	–	–	–	–
Interleucinas	IL-2	–	–	–	–	–	+	–	–	–	–	–	–	–
	IL-4	+	+	–	–	–	+	+	–	–	–	–	–	–
	IL-5	+	–	–	–	–	+	+	–	–	–	–	–	–
	IL-6	+	+	+	–	+	–	–	–	–	–	–	–	–
	IL-10	+	–	–	–	–	–	+	–	–	–	–	–	–
	IL-13	+	+	–	–	–	–	+	–	–	–	–	–	–
	IL-33	+	+	–	–	–	–	–	–	–	–	–	–	–

Mcs: mastócitos; Bas: basófilos; Neut: neutrófilos; Mono: monócitos; Macr: macrófagos; LT: linfócitos T; Eos: eosinófilos; Plaq: plaquetas; Endo: células endoteliais; M.liso: células dos músculos lisos dos vasos sanguíneos; Nerv: terminações nervosas; Hem: hematócritos; Plasma: plasma do sangue circulante.
Fonte: Fernández-Bravo et al., 2022.

O termo "biomarcador" inclui qualquer observação biológica que reproduza ou seja capaz de predizer um desfecho clinicamente relevante.[2] Entretanto, os biomarcadores podem também servir para orientar o prognóstico de certas condições patológicas, identificar diferentes células envolvidas na sua etiopatogênese, ou para avaliar um resposta individual a diferentes tratamentos.[2] Na prática clínica, um biomarcador é geralmente um mediador envolvido na base celular da patogenia da doença ou fenômeno patológico.[2]

A Organização Mundial de Alergia (World Allergy Organization) definiu alergia como:

> uma reação de hipersensibilidade grave sistêmica, a qual é geralmente de início rápido e pode causar o óbito. Anafilaxia Gave (severa) é caracterizada pelo comprometimento potencialmente letal das vias aéreas, respiração e/ou circulação sanguínea, e pode ocorrer sem as características típicas cutâneas ou sem a presença de choque circulatório.[3]

Essas reações resultam em potente ativação dos mastócitos, com liberação maciça de mediadores.[1,4] Mesmo quando os sintomas iniciais são leves, há considerável potencial de progressão a um desfecho grave e mesmo irreversível, de maneira que o reconhecimento tardio dos sinais e sintomas da anafilaxia pode resultar em óbito, em decorrência de obstrução das vias aéreas ou colapso cardiovascular.[5] Pelo fato de a anafilaxia mimetizar síndromes comuns, como a urticária e a asma, e/ou também poder se apresentar sem hipotensão, seu diagnóstico pode ser equivocado ou retardado. Atualmente, há uma nova compreensão sobre sintomas atípicos, como a dor, que pode ocorrer durante a anafilaxia induzida por quimioterapia, e sobre desordens clonais, como a síndrome de ativação mastocitária monoclonal, as quais são parte do espectro da anafilaxia.

HISTÓRICO

O fenômeno da anafilaxia é conhecido há muitos séculos e foi descrito já na literatura médica grega e chinesa.[6] A primeira documentação a respeito de uma anafilaxia remonta aos hieróglifos sobre o faraó Menés, que morreu em 2640 a.C., após uma picada de vespa.[6,7] No entanto, o fenômeno somente foi claramente reconhecido em 1901, quando Charles Richet e Paul Portier realizaram experimentos no iate do príncipe de Mônaco, e posteriormente em Paris, ao tentarem imunizar cães com extratos de actínia.[6] Após repetidas exposições ao extrato, de maneira inesperada um animal morreu em circunstâncias dramáticas. Richet e Portier queriam batizar o fenômeno com um termo que denotasse a "ausência de proteção" do organismo e fizeram analogia ao termo grego *aphylaxis* (α-*privatium* = negação); no entanto, por razões eufóricas, preferiram o termo *anaphylaxis*, que rapidamente ganhou aceitação internacional. Em razão dessa descrição, Richet ganhou o prêmio Nobel em 1913.[6] Posteriormente, pesquisadores concluíram que sintomas similares podiam ser desencadeados pela injeção de histamina em pessoas ou poderiam ocorrer em animais não previamente sensibilizados ("reações anafilactoides").[6,8]

INCIDÊNCIA, EPIDEMIOLOGIA E FISIOPATOLOGIA

Os fármacos não são a causa mais importante de anafilaxia, sendo responsáveis por 13% a 20% dos casos.[4] Os que causam reações anafiláticas são os antibióticos-β-lactâmicos (responsáveis por 75% das reações anafiláticas fatais nos Estados Unidos da América), cefalosporinas, sulfonamidas, hemoderivados, enzimas (tripsina, quimopapaína e estreptoquinase), insulina (possibilidade hoje extremamente rara, pelo emprego de insulina recombinante humana), vacinas (em razão do uso de conservantes, componentes proteicos e gelatina, havendo relatos de reações alérgicas em pacientes muito sensíveis a ovos), extratos alergênicos, protamina e progesterona.[1,4] Entre os alérgenos alimentares, encontram-se em particular o amendoim, o leite, ovos e castanhas. Citam-se também os anestésicos em geral, anticorpos quiméricos, humanizados e humanos, alérgenos de imunoterapia e agentes quimioterápicos, como os taxanos e as platinas. As reações anafilactoides podem ocorrer pelo ácido acetilsalicílico, anti-inflamatórios não hormonais, contrastes iodados, inibidores da enzima conversora da angiotensina (ECA) e fluoresceína.[1] Durante a anestesia geral, podem ocorrer reações anafiláticas e anafilactoides, dificilmente diferenciadas em razão da grande quantidade de medicamentos empregados, como os anestésicos, relaxantes musculares, analgésicos, anti-inflamatórios não hormonais e antibióticos.[1] As causas de anafilaxia ou reações anafilactoides relacionadas a procedimentos anestésicos são frequentemente observadas nesta ordem de ocorrência: (i) relaxantes musculares; (ii) látex; (iii) antibióticos, especialmente os betalactâmicos; (iv) agentes de indução e hipnóticos; (v) coloides, particularmente o dextran e o manitol; (vi) hemoderivados; (vii) e outros, incluindo protamina, corante azul de isosulfan para dissecção de linfonodos, soluções de gelatina para hemostasia, clorexidina, óxido de etileno, radiocontrastes, estreptoquinase, metilmetacrilato e quimopapaína.[5] Um sumário dos agentes desencadeadores de reações anafiláticas ou anafilactoides, as quais atualmente são conceituadas como todas as "reações anafiláticas ou anafilaxia", pode ser visualizado no Quadro 22.2 e na Figura 22.1.

Quadro 22.2 Desencadeantes de anafilaxia.

- Alimentos (proteínas)
- Medicamentos
- Fármacos e aditivos alimentares
- Venenos de animais
- Substâncias ocupacionais (p. ex., o látex)
- Aeroalérgenos
- Fluido seminal
- Agentes físicos (calor, frio, radiação ultravioleta)
- Contato com substâncias urticariogênicas
- Exercício
- Mastocitose sistêmica
- Deficiência do inativador do fator 1 do complemento
- Cisto equinocócico
- Doença subjacente
- Idiopático

Os mediadores envolvidos nas anafilaxias são a histamina (age em especial na pele e nos vasos sanguíneos), a triptase (ativa complemento e degrada o fibrinogênio), a prostaglandina D2 (atua no cérebro ocasionando *flushing* e vasodilatação), a bradicinina (ocasiona hipotensão e edema), os leucotrienos (provocam broncoespasmo e edema de vias aéreas) e o fator ativador plaquetário (PAF) (promove vasodilatação).

A anafilaxia pode produzir sinais e sintomas minutos após a exposição a um agente desencadeante, porém algumas reações podem ocorrer tardiamente (após um período maior que 30 minutos).[5] Reações chamadas de fase tardia da resposta tipo I (IgE-dependente) ou bifásicas, as quais ocorrem cerca de 8 a 12 horas do ataque inicial, também têm sido relatadas.[1] Anafilaxia grave e protraída pode durar além de 32 horas, apesar do tratamento intensivo.[5] O aumento da permeabilidade vascular constitui uma característica da anafilaxia, no qual pode ocorrer a transferência de mais que 50% do fluido intravascular para o espaço extravascular em cerca de 10 minutos. Como resultado pode ocorrer rápido colapso hemodinâmico, com poucas ou sem manifestações cutâneas ou respiratórias.[5]

QUADRO CLÍNICO

O diagnóstico clínico da anafilaxia atualmente obedece aos critérios da World Allergy Organization propostos em 2019, os quais foram definidos para simplificar os critérios anteriormente existentes e reconhecer mais prontamente casos de anafilaxia que podem envolver primariamente as vias respiratórias (em geral, causando sibilos), laringe (em geral, causando estridor, alterações vocais ou odinofagia), ou sintomas cardiovasculares (em geral, provocando hipotensão) na ausência de acometimento de outros órgãos ou sistemas (Quadro 22.3).

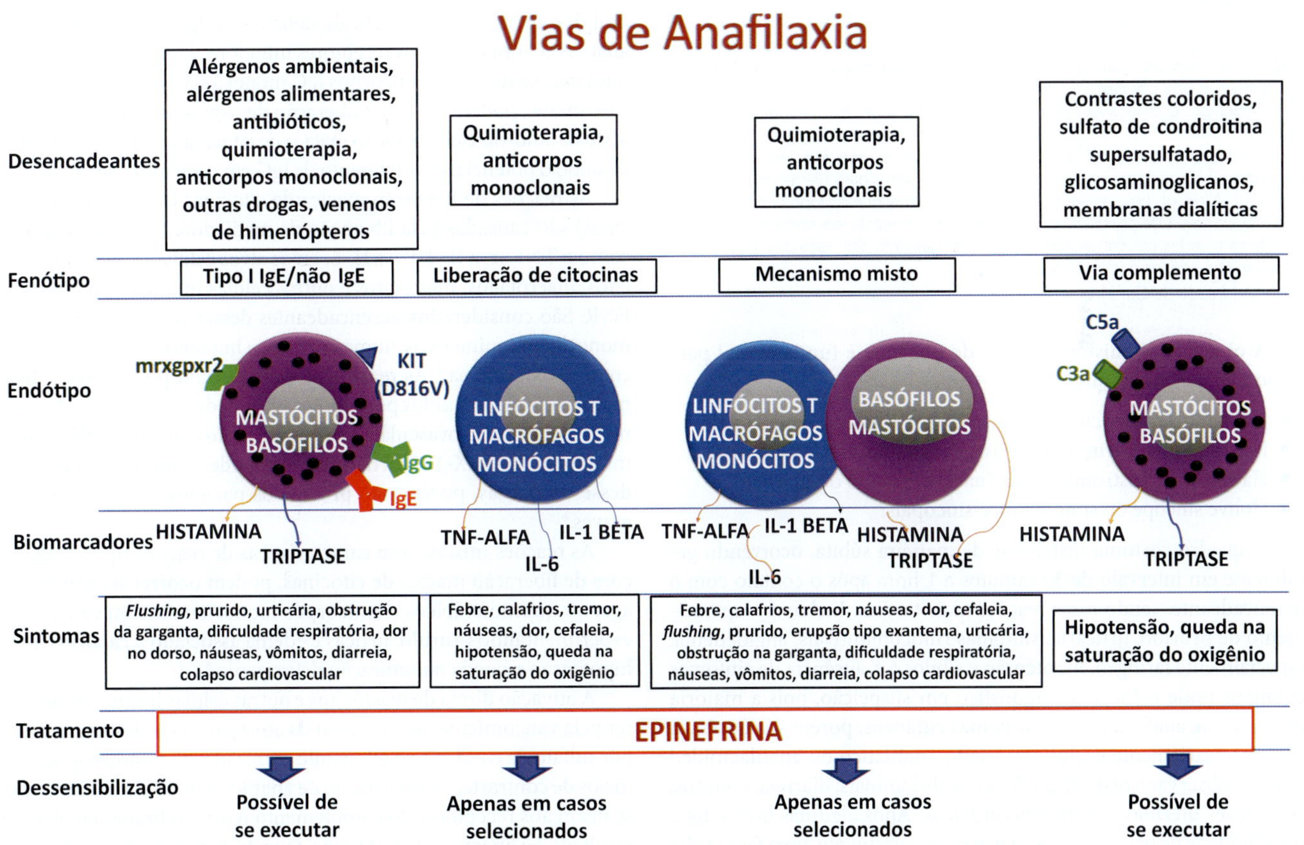

Figura 22.1 Vias da anafilaxia. Os fenótipos da anafilaxia incluem as reações tipo I (IgE mediadas), reações de liberação maciça de citocinas e reações mistas. Os endótipos das anafilaxias incluem as reações IgE e não IgE mediadas, ativação direta de basófilos e mastócitos, liberação de citocinas e reações mistas. Os biomarcadores da anafilaxia incluem a triptase, a histamina e outros mediadores de basófilos e mastócitos, bem como citocinas, como o TNF-alfa, a interleucina (IL)1-beta e a IL-6. A dessensibilização pode ser indicada nas reações do tipo I e em casos selecionados de liberação de citocinas e reações mistas, mas não na liberação direta de basófilos e mastócitos.

Fonte: Adaptada de Castells, 2017.

Quadro 22.3 Critérios de anafilaxia propostos em 2019 pelo Comitê em Anafilaxia da World Allergy Organization.

Anafilaxia é altamente provável quando qualquer dos seguintes 2 critérios é preenchido:	
1. Início agudo da doença (minutos até várias horas), com acometimento da pele, tecidos mucosos, ou ambos (em geral, urticas generalizadas, prurido ou *flushing*, edema dos lábios-língua-úvula), e pelo menos 1 dos critérios ao lado	a) Comprometimento respiratório (em geral, dispneia, sibilos/broncoespasmo, estridor, pico de fluxo expiratório, hipoxemia) b) Pressão arterial reduzida ou sintomas associados a disfunção de órgãos terminais (em geral, hipotonia, síncope, incontinência) c) Sintomas gastrointestinais graves (em geral, dor abdominal em cólica grave, vômitos de repetição), especialmente depois de exposição a alérgenos não alimentares
2. Início abrupto de hipotensão[a] ou broncoespasmo[b] ou acometimento laríngeo[c] após exposição a alérgeno conhecido ou alérgeno altamente provável[d] para aquele paciente (minutos a várias horas[e]), mesmo na ausência de acometimento cutâneo típico	

[a] Hipotensão é definida como um decréscimo na pressão sistólica maior que 30% da pressão arterial da pessoa, ou: (i) bebês e crianças abaixo de 10 anos de idade: pressão sistólica menor que (70 mmHg + [2x idade em anos]); (ii) adultos: pressão sistólica menor que 90 mmHg.

[b] Excluindo-se sintomas respiratórios inferiores desencadeados por alérgenos inalantes comuns ou alérgenos alimentares capazes de causar reações inalatórias na ausência de ingestão do alimento.

[c] Sintomas laríngeos incluem: estridor, alterações vocais, odinofagia.

[d] Um alérgeno é definido como uma substância (geralmente proteína) capaz de desencadear uma resposta imune que possa resultar em uma reação alérgica. A maioria dos alérgenos age por mecanismos mediados pela IgE, mas alguns desencadeantes não alergênicos podem atuar independentemente da IgE (p. ex., pela ativação direta dos mastócitos).

[e] A maioria das reações alérgicas ocorre rapidamente, mas reações tardias, com início até 10 horas após a ingestão, podem ocorrer em alguns alérgenos alimentares (em geral, Alfa-Gal, galactose-alpha-1,3-galactose, o qual é epítopo oligossacarídeo presente na saliva de carrapatos e, em geral, está presente em carne e vísceras de mamíferos picados por carrapatos e cruza com gelatinas das vacinas e cetuximabe) ou serem secundárias à imunoterapia.

Fonte: Adaptado de Cardona et al., 2020.

A obtenção da história clínica do paciente é fundamental para responder a algumas questões:

- Há manifestações cutâneas (prurido, urticária ou angioedema)?
- Há sinais de obstrução das vias aéreas superiores ou inferiores?
- Há sintomas gastrointestinais (náusea, vômito ou diarreia)?
- Houve síncope ou sintomas pré-sincopais?

O quadro costuma instalar-se de maneira súbita, ocorrendo geralmente em intervalo de 30 minutos a 1 hora após o contato com o desencadeante, sendo raras reações mais tardias. Incluem o aparecimento de prurido, urticária, sintomas rinoconjuntivais, angioedema, especialmente laríngeo, hipotensão e sibilos.[1] A ausência de sintomas cutâneos pode colocar o diagnóstico em suspeição, pois a maioria dos casos de anafilaxia inclui sintomas cutâneos, porém sua ausência não necessariamente exclui um evento anafilático ou anafilactoide.[3] Pode-se observar a ocorrência de dores abdominais, diarreia, vômitos, contrações uterinas e arritmias cardíacas. Após algumas horas, há a possibilidade de ocorrer, embora não necessariamente, uma fase tardia com o reaparecimento dos sintomas.[1,5] O reconhecimento do paciente com anafilaxia deve ser o mais rápido possível, e o tratamento, iniciado imediatamente, o que diminui a ocorrência de reações fatais.[4] São sinais de anafilaxia com risco de vida: presença de estridor, edema da glote, disfonia, dispneia intensa, sibilos, hipotensão com ou sem síncope, arritmia cardíaca, choque, convulsões e alteração do nível da consciência (pode refletir hipóxia), na pele (eritema difuso ou localizado, prurido, urticária e/ou angioedema), bem como sintomas gastrointestinais (náusea, vomito ou diarreia).[1,4] Nos pacientes em uso de betabloqueadores, a anafilaxia é frequentemente grave e pode ser refratária ao tratamento convencional.[4] A taquicardia é a regra na anafilaxia, porém pode estar ausente em pacientes com distúrbio de condução cardíaca, com aumento do tono vagal causado por reflexo cardioinibidor (reflexo de Bezold-Jarisch), ou naqueles que usam medicações simpaticolíticas.[5] Pode ainda ocorrer sensação de desfalecimento, cólica uterina, fotofobia, cefaleia e inconsciência.[5]

Mais recentemente, em adição aos sintomas já referidos, têm sido relatados sintomas atípicos, como calafrios e febre, durante reações a agentes quimioterápicos, como a oxaplatina, e dor durante as reações aos taxanos e anticorpos monoclonais. Esses sintomas podem também ocorrer durante reações aos quimioterápicos e anticorpos monoclonais, nas quais não se encontram evidências de IgE específica. O novo receptor G-acoplado MRGPRX2, que é expresso nos mastócitos e outras células, demonstrou ser ativado por antibióticos como as quinolonas, ciprofloxacina e levofloxacina; também pode ser ativado por anestésicos gerais, como o atracuronium e o rocuronium, pelo icatibant e por outros fármacos com motifs tetra-hidroisoquinolina (THIQ).[6] A participação do receptor G-acoplado MRGPRX2 nas reações de hipersensibilidade humana e anafilaxia está sendo investigada e não envolve a IgE.[8]

Em modelos de anafilaxia em animais, ela pode ser produzida por meio de mecanismos que envolvem múltiplas células mieloides, incluindo mastócitos, basófilos, neutrófilos e macrófagos, e com vias distintas de IgE e IgG. Ainda é objeto de debate se a IgG pode participar na anafilaxia humana e se os receptores inibidores Fc têm a capacidade de limitar sua extensão.[8] Anticorpos IgG monoclonais quiméricos, como o rituximabe, podem induzir a liberação de triptase e histamina no contexto da síndrome de liberação maciça de citocinas, com hipotensão, indicando o potencial envolvimento da IgG em pacientes com anafilaxia.[8]

As reações de liberação maciça de citocinas (tempestade de citocinas) são causadas pela liberação de mediadores pró-inflamatórios, como o TNF-α, a IL-1-β e a IL-6, cujos alvos celulares incluem monócitos, macrófagos, mastócitos e outras células imunes com o receptor FcγR. São considerados desencadeantes dessas reações os anticorpos monoclonais quiméricos, humanizados ou humanos e quimioterápicos, como a oxiliplatina.[8] As reações se caracterizam por calafrios, febre, mal-estar geral, seguidos por hipotensão, queda na saturação de oxigênio e colapso cardiovascular. A pré-medicação com anti-inflamatórios inibidores da COX-1 e corticosteroides pode diminuir a intensidade desses sintomas, porém não protege os pacientes das reações mais graves.[8]

As reações mistas, com características de reações tipo 1 e de reações de liberação maciça de citocinas, podem ocorrer na exposição a agentes quimioterápicos e anticorpos monoclonais, com os pacientes experimentando prurido, urticas e edema associado a calafrios, febre, hipotensão e queda na saturação de oxigênio.[8]

A ativação direta de mastócitos e outras células imunes pode ocorrer pela vancomicina, ou por meio da ativação da via do complemento por sulfato de condroitina altamente carregado, glicosaminoglicanos e meios de contraste, com a geração de anafilotoxinas C3a e C5a, as quais se ligam aos receptores do complemento nas membranas celulares. O resultado é a liberação da histamina, leucotrienos e prostaglandinas que podem induzir *flushing*, urticas, hipóxia, vasodilatação e hipotensão arterial.[8]

A anafilaxia é graduada em leve, moderada a grave, segundo os parâmetros clínicos e laboratoriais descritos no Quadro 22.4.

Quadro 22.4 Graduação da reação anafilática.

Grau	Pele	Trato gastrointestinal	Respiratório	Cardiovascular	Neurológico
1 (Leve)	Prurido de início abrupto nos olhos e nariz, prurido generalizado, *flushing*, urticária, angioedema	Prurido oral, "comichão" oral, edema labial leve, náusea ou vômito, leve dor abdominal	Congestão nasal e/ou espirros, rinorreia, prurido na garganta, impermeabilidade da garganta, leves sibilos	Taquicardia (aumento maior que 15 batimentos/minuto)	Alteração no nível de atividade mais ansiedade
2 (Moderada)	Qualquer dos sintomas anteriores	Qualquer dos sintomas anteriores, dor abdominal em cólica, diarreia e vômito recorrente	Qualquer dos sintomas anteriores, rouquidão, tosse, estridor, dispneia, sibilos moderados	Tal como sintomas anteriores	Sentimento de desfalecimento e "cabeça leve"
3 (Grave)	Qualquer dos sintomas anteriores	Qualquer dos sintomas anteriores, perda do controle intestinal	Qualquer dos sintomas anteriores, cianose ou saturação < 92%, parada respiratória	Hipotensão* e/ou colapso circulatório, arritmia, bradicardia grave e/ou parada cardiorrespiratória	Confusão, perda da consciência

A gravidade deve ser baseada no sistema orgânico mais acometido.
Sintomas e sinais evidentes são indicações imperiosas do uso de epinefrina.
*Hipotensão para crianças é definida como pressão arterial sistólica < 70 mmHg (crianças de 1 mês a 1 ano); [< 70 mmHg + (2x idade)] para crianças de 1 a 10 anos, e < 90 para indivíduos de 11 a 17 anos.
Fonte: Adaptado de Muraro et al., 2007.

DIAGNÓSTICO DA ANAFILAXIA POR MEIO DE BIOMARCADORES

Triptase e outros mediadores inflamatórios

Poucos minutos após os sintomas iniciais da anafilaxia, incluindo a hipotensão, a triptase madura é liberada dos mastócitos e basófilos e pode ser detectada no sangue.[8] Esse aumento é transitório e tipicamente desaparece em 24 a 48 horas.[8] Ensaios imunológicos comerciais para detecção da triptase total (liberação basal, refletindo a ativação de basófilos e mastócitos) e da triptase madura (liberada apenas ao tempo de ativação dessas células) não discriminam entre as duas situações. Um aumento superior ao nível normal de 11,4 ng/mL é indicativo de ativação basofílica e mastocitária ativa.[8] Pacientes com baixos níveis basais da triptase podem ter elevações durante a anafilaxia que não excedem o limite superior da normalidade, de modo que níveis de 2 ng/mL mais 1,2 vez os níveis basais já são considerados aumentos significativos para anafilaxia.[8] A especificidade da triptase é alta, porém a sensibilidade é baixa, porque ela é liberada por diferentes subtipos de mastócitos e basófilos, na dependência do agente desencadeante.[8] Os níveis de triptase são menores nos mastócitos das mucosas, em relação aos mastócitos da pele e perivasculares, de maneira que as reações anafiláticas a medicamentos intravenosos podem desencadear um aumento maior e mais persistente da triptase do que os desencadeantes orais, como os alimentos.[8]

Outras proteases, como quimase e carboxipeptidase, são detectadas na anafilaxia, mas não há testes comerciais disponíveis. Outros mediadores de mastócitos e basófilos, como a histamina e seus metabólitos, a metil-histamina, a prostaglandina d2 e seu metabólito, a prostaglandina 9-alfa-11-beta-prostaglandina F2 e os leucotrienos E4 e C4, podem ser medidos na coleta de urina de 24 horas.[8] A sensibilidade no exame, no entanto, é baixa.[8]

Testes cutâneos

Testes cutâneos podem ser executados dentro de 2 a 4 semanas após a reação anafilática, sempre em condições com suporte de reanimação de parada cardiorrespiratória (recomenda-se ambiente hospitalar e pessoal treinado para esse tipo de emergência), e os resultados propiciam evidência do envolvimento da IgE e dos mastócitos.[8] Os testes cutâneos são altamente específicos para reações do tipo I a alimentos, fármacos (em geral, as platinas), betalactâmicos, anestésicos em geral e veneno de himenópteros.[8]

Em decorrência do fato de que os extratos atualmente existentes para o *prick test* (teste de puntura) podem não conter todas as frações alergênicas, depois de um teste cutâneo negativo, o "padrão-ouro" para demonstrar a alergia ao alimento ou ao medicamento é a provocação,[8] porém há de se ressaltar o risco de reações graves, com possibilidade de óbito ou outras sequelas.

O teste de puntura é relativamente seguro para pacientes com história de anafilaxia e mastocitose, desde que comorbidades como asma estejam controladas e medicações como betabloqueadores e inibidores da enzima conversora da angiotensina (IECA) sejam descontinuados antes do teste,[8] com consentimento prévio pelo clínico ou cardiologista que acompanha o paciente, bem como um termo de consentimento pós-informado assinado pelo paciente. Pacientes com reações de liberação maciça de citocinas e ativação do complemento apresentam geralmente testes cutâneos negativos, indicando ausência da participação da IgE na anafilaxia, porém os pacientes com reações mistas podem ter testes cutâneos positivos.[8]

A especificidade e a sensibilidade do teste cutâneo para os anticorpos monoclonais não têm sido definidas, uma vez que os componentes antigênicos ainda não são conhecidos para a maioria dos anticorpos monoclonais e que os mecanismos não IgE-dependentes podem ser os eventos primários.[8] Para os anticorpos quiméricos, como infliximabe e rituximabe, epítopos dos camundongos provavelmente estão envolvidos nas respostas alérgicas, e os testes cutâneos são positivos em 60% a 70% dos pacientes com reações do tipo I e reações mistas para o rituximabe, mas somente em 50% dos pacientes com reações tipo I com o uso do infliximabe.[8] O valor preditivo negativo desses testes ainda não é conhecido.[8]

Para avaliação de alergia à penicilina, os testes cutâneos necessitam ser executados com os determinantes maiores e menores do fármaco, uma vez que os pacientes com anafilaxia são geralmente sensibilizados pelos determinantes menores, os quais não estão comercialmente disponíveis atualmente.[8] Reações anafiláticas a outros betalactâmicos são vistas em pacientes reativos aos epítopos das cadeias laterais, as aminopenicilinas e cefalosporinas, os quais podem tolerar a penicilina.[8] Esforços são atualmente empregados para gerar testes exequíveis, para obter-se um valor preditivo aos testes cutâneos com cefalosporinas.[8]

DIAGNÓSTICO DE FORMAS ESPECIAIS DE ANAFILAXIA

A Figura 22.2 representa um algoritmo para o diagnóstico da origem da anafilaxia.

Anafilaxia por alimento desencadeada por exercício

Foi inicialmente descrita como uma síndrome na qual a anafilaxia era induzida durante ou logo após exercício em pacientes sensibilizados a alimentos específicos.[8] O trigo foi o alimento mais implicado, e a eliminação de alimento com trigo 4 a 6 horas antes do exercício induzia a remissão dos sintomas.[8] Acredita-se que o trigo e outros alérgenos alimentares sejam metabolizados durante o exercício físico, gerando epítopos alergênicos.[8] No caso do trigo, o ômega-5 da gliadina foi identificada como o epítopo responsável pela anafilaxia por alimento desencadeada por exercício (FTEIA).[8]

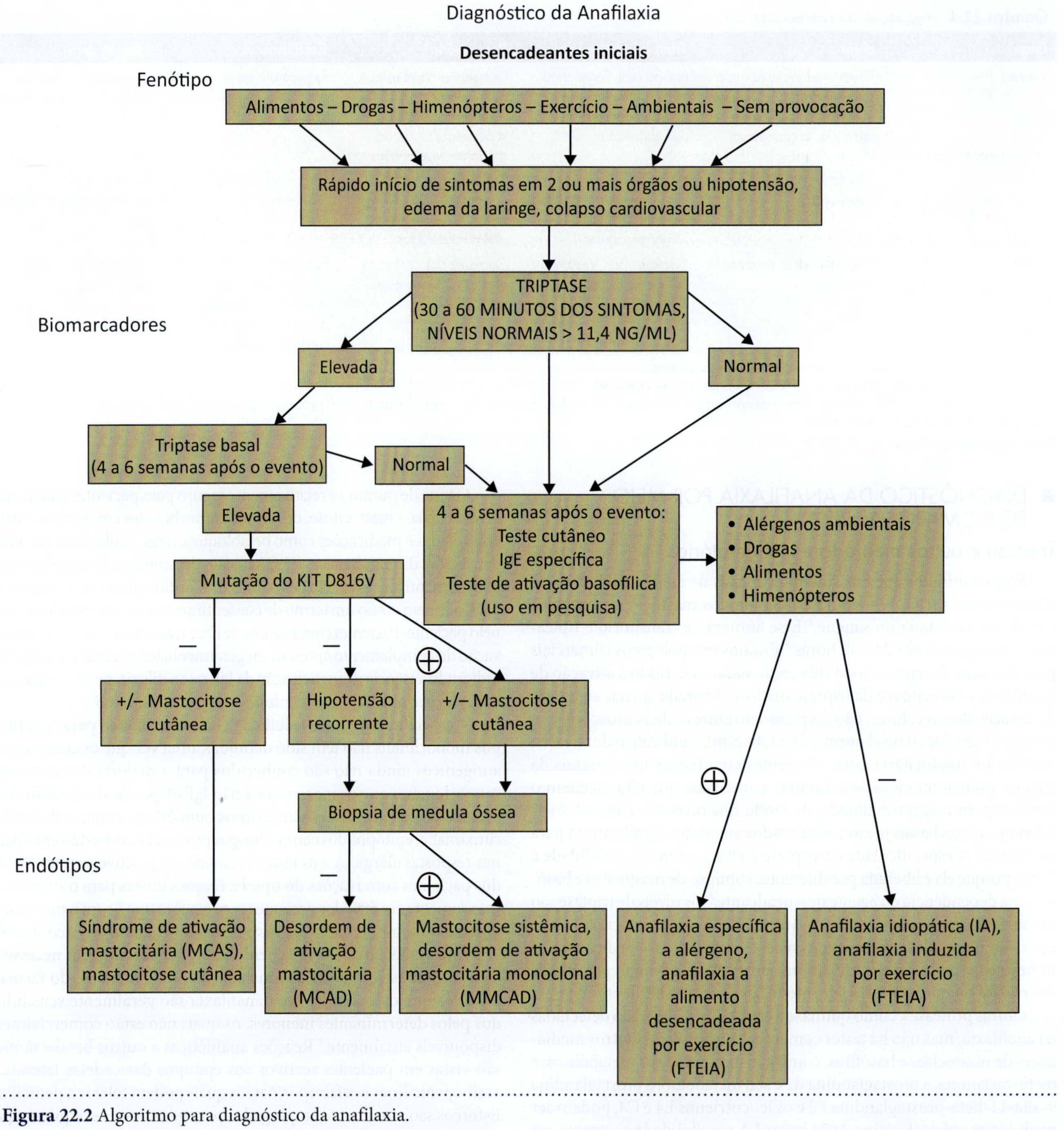

■ **Figura 22.2** Algoritmo para diagnóstico da anafilaxia.

Recentemente, observou-se que o exercício não se mostrou necessário para a modificação dos alérgenos alimentares, e outros fatores interferentes, como consumo de álcool, período menstrual ou uso de fármacos como anti-inflamatórios não hormonais, podem ser os agentes desencadeantes associados à ingestão alimentar.[8]

Hipersensibilidade à progesterona

Mulheres que apresentam anafilaxia antes e no decorrer do período menstrual têm sido diagnosticadas com anafilaxia catamenial, e recentemente uma ampla apresentação de sintomas cíclicos durante o período progestacional tem sido descrita.[8] As pacientes podem apresentar dermatite, simulando erupção fixa medicamentosa, a qual pode ocasionar permanente desfiguração. Fontes endógenas ou exógenas de progesterona podem ser os desencadeantes alergênicos, e a dessensibilização à progesterona tem revertido a infertilidade.[8]

Anafilaxia e doença cardíaca: síndrome de Takotsubo e síndrome de Kounis

A síndrome de Kounis consiste em uma síndrome coronária aguda com dor torácica, como uma angina instável e associada à elevação da troponina, que pode ocorrer durante a anafilaxia e, acredita-se, é causada pelos mediadores inflamatórios dos mastócitos e outras células imunes.[8] Tipicamente, a doença arterial coronária está ausente, e os sintomas revertem sem sequelas dentro de poucas horas dos sintomas anafiláticos iniciais.[8] Raramente, em episódios graves pode haver dano coronário.[8]

A síndrome de Takotsubo, mais grave, é definida como um estresse miocardiopático durante a anafilaxia, associado ao uso intravenoso de epinefrina em mulheres de meia-idade, podendo ser fatal por arritmias cardíacas com falência cardíaca.[8]

Anafilaxia idiopática e síndromes de ativação mastocitária monoclonal

A anafilaxia idiopática (IA) apresenta-se mais frequentemente em mulheres, provocando a suspeita de envolvimento hormonal, uma vez que os mastócitos e basófilos têm receptores de estrógenos e progesterona.[8] Acredita-se que uma proporção dessas pacientes possa apresentar uma síndrome de ativação mastocitária não clonal.[8]

■ DIAGNÓSTICO DIFERENCIAL

Diversas condições devem ser consideradas no diagnóstico diferencial em caso de suspeita de anafilaxia:[4,5] arritmia cardíaca, infarto agudo do miocárdio, aspiração alimentar, doença convulsiva, reação à insulina, embolia pulmonar, aspiração de corpo estranho, síndromes causadoras de *flushing* (p. ex., a presença de tumor carcinoide ou reação entre álcool e clorpropamida), distúrbios psiquiátricos (p. ex., comportamento histérico, ataques de pânico ou síndrome da disfunção da corda vocal), reações vasovagais (nas quais a urticária está ausente, observa-se bradicardia, o broncoespasmo geralmente é ausente, a pressão arterial é frequentemente normal ou elevada e a pele é fria e pálida) e reações alérgicas fictícias.[5] As reações vasovagais são as mais frequentemente confundidas com a anafilaxia.[4,5] Em geral, são consequências de procedimentos como injeções e manifestam-se com quadro clínico constituído de palidez facial, náusea, sudorese profusa e síncope; os sintomas melhoram sem tratamento em 20 a 30 minutos.[4] A ausência de prurido na presença de um pulso lento e pressão arterial normal distinguem a reação vasovagal da anafilaxia.[4] A mastocitose sistêmica e outras causas de choque (p. ex., cardiogênico) podem também mimetizar a anafilaxia.[5] Na Tabela 22.1, pode-se observar a frequência de sinais e sintomas da anafilaxia.

Tabela 22.1 Frequência de sinais e sintomas da anafilaxia.

Sinais e sintomas	Frequência
Cutâneos	90%
▪ Urticária e angioedema	85% a 90%
▪ *Flushing*	45% a 55%
▪ Prurido sem erupção	2% a 5%
Respiratórios	40% a 60%
▪ Dispneia, sibilos	45% a 50%
▪ Angioedema das vias aéreas superiores	50% a 60%
▪ Rinite	15% a 20%
Tontura, síncope e hipotensão	30% a 35%
Abdominais	
▪ Náusea, vômito, diarreia e cólicas	25% a 30%
Miscelânea	
▪ Cefaleia	5% a 8%
▪ Dor subesternal	4% a 6%
▪ Convulsão	1% a 2%

Fonte: Adaptada de Lieberman et al., 2005.

No Quadro 22.5 pode-se observar os principais diagnósticos diferenciais da anafilaxia.

Quadro 22.5 Diagnósticos diferenciais da anafilaxia.

Acometimento cutâneo ou mucoso	▪ Urticária e angioedema crônico remitente ou urticária induzida ▪ Síndrome de alergia ao pólen/alimento (apenas sintomas orais) ▪ Laringotraqueíte aguda ▪ Obstrução laríngea, traqueal ou brônquica (em geral, corpo estranho, obstrução intermitente laríngea ou disfunção de cordas vocais) ▪ *Status* asmático (sem acometimento de outros órgãos)
Doenças cardiovasculares	▪ Síncope vasovagal ▪ Embolia pulmonar ▪ Infarto do miocárdio ▪ Arritmias cardíacas ▪ Choque cardiogênico
Reações farmacológicas ou tóxicas	▪ Etanol ▪ Histamina por envenenamento escombroide por peixe ▪ Opiáceos
Doenças neuropsiquiátricas	▪ Síndrome de hiperventilação ▪ Ansiedade e desordem do pânico ▪ Desordem somatiforme (em geral, dispneia psicogênica) ▪ Desordem dissociativa e conversão (histeria) ▪ Epilepsia ▪ Evento cerebrovascular ▪ Psicose ▪ Desordem factícia
Doenças endocrinológicas	▪ Hipoglicemia ▪ Crise tireotóxica ▪ Síndrome carcinoide ▪ Tumores produtores do polipeptídeo vasointestinal (VIPOMAS) ▪ Feocromocitoma

Fonte: Adaptado de Muraro et al., 2022.

■ TRATAMENTO

Consiste em medidas em curto e longo prazo.[4] O objetivo imediato é a manutenção da permeabilidade das vias aéreas e da pressão arterial, além da instituição, nas reações mais graves, do aporte de oxigênio.[4] Uma sinopse do manejo agudo da anafilaxia pode ser consultada no Quadro 22.8.

I. Inicialmente, observar as seguintes medidas:

a) A **epinefrina deve ser administrada o mais breve possível** e em todas as formas de anafilaxia, sendo a dose preconizada de epinefrina aquosa diluída 1:1000 (1 mg/mL), de 0,2 a 0,5 mL (0,01 mg/kg nas crianças, máximo de 0,3 mg de dose total), via subcutânea ou de preferência intramuscular na coxa anterolateral (*vastus lateralis*), que tem demonstrado absorção mais rápida e níveis plasmáticos melhores do que a injeção subcutânea ou intramuscular no braço, a cada 5 minutos.[5]

II. Dependendo da resposta à epinefrina, podem ser necessárias outras medidas, como:

a) Elevar as extremidades inferiores, o que previne a hipotensão ortostática e auxilia o desvio da circulação da periferia para a cabeça e para o coração e os rins.[5]
b) Manter a permeabilidade das vias aéreas. Máscara facial unidirecional, com entrada de oxigênio. A intubação endotraqueal ou cricotomia pode ser considerada por médicos adequadamente treinados.[5]
c) Administrar oxigênio em fluxo de 6 a 8 L/min.[5]
d) Estabelecer acesso venoso.[5]
e) Usar solução salina intravenosa para reposição de fluidos. Podem ser necessários grandes volumes de cristaloides (1 a 2 L de solução salina fisiológica para adultos, que pode ser administrada em volume de 5 a 10 mL/kg nos primeiros 5 minutos; crianças podem receber cerca de 30 mL/kg na primeira hora). Caso persista a hipotensão, pode ser necessário o uso de expansores (soluções coloides).[5]

III. Caso necessário, ainda considerar:

a) Infusão de epinefrina preparada adicionando-se 1 mg (1 mL) de epinefrina diluída a 1:1000 a 250 mL de solução glicosada a 5%, o que determina uma concentração de 4 µg/mL. A solução é infundida intravenosamente na taxa de 1 a 4 µg/min (15 a 60 gotas por minuto com dispositivo de microgotas [60 microgotas por minuto = 1 mL = 60 mL/h]), aumentando-se até o máximo de 10 µg/min para adultos e adolescentes.[11] Pelo risco de arritmias potencialmente letais, a epinefrina deve apenas ser usada intravenosamente durante colapso cardiovascular ou em pacientes profundamente hipotensos, que não responderam à infusão de volume e a várias doses da epinefrina injetadas IM, e sempre sob monitorização cardíaca.[5]
b) Difenidramina, 1 a 2 mg/kg, ou 25 a 50 mg/dose via parenteral.

c) Considerar ranitidina, 1 mg/kg, a qual pode ser diluída em dextrose a 5% em um volume total de 20 mL e injetada intravenosamente em cerca de 5 minutos. Cimetidina (4 mg/kg) pode ser usada intravenosamente em adultos.[5]

d) Para broncoespasmo resistente à epinefrina, albuterol 2,5 a 5 mg em 3 mL de solução salina e repetir quando necessário.[5]

e) Se houver hipotensão refratária à infusão de volume e injeções de epinefrina, usar dopamina 400 mg em 500 mL de soro glicosado a 5%, que pode ser administrado intravenosamente de 2 a 20 µg/kg/min, com rígido controle hemodinâmico.[5]

f) Em caso de pacientes que utilizam betabloqueadores, o que complica o tratamento, administrar glucagon, de 1 a 5 mg (20 a 30 µg/kg [máximo de 1 mg]), intravenosamente, por cerca de 5 minutos, e a seguir realizar uma infusão (5 a 15 µg/min).[5]

g) Considerar o uso de glicocorticosteroides para pacientes com história de anafilaxia idiopática e asma e em pacientes que experimentam anafilaxia grave e prolongada. Os glicocorticosteroides não atuam agudamente, porém podem prevenir anafilaxia recorrente ou protraída. Quando usados, devem ser administrados a cada 6 horas em dose equivalente à de metilprednisolona (1 a 2 mg/kg/dia).[3] O uso oral de prednisona 0,5 mg/kg pode ser suficiente para situações menos críticas.[5]

h) Considerar transporte a unidade de terapia intensiva.[5]

No Quadro 22.6, apresenta-se uma lista de checagem sobre itens que não devem ser esquecidos na condução de um paciente com anafilaxia.[10]

A *task force* da European Academy of Allergy and Clinical Immunology sugere o uso de autoinjetores de adrenalina para a gestão de primeira linha da anafilaxia na comunidade.[10] Motivo da recomendação: os benefícios da utilização de um autoinjetor superaram os riscos em comparação com a utilização de uma seringa de agulha (pré-carregada ou caneta de adrenalina).[10] Os autoinjetores de adrenalina são convenientes, relativamente seguros, têm um baixo risco de erro e são mais rápidos de administrar em comparação com a abordagem via seringa de agulha.[10] Se os autoinjetores forem também utilizados para tratar anafilaxia em ambientes de cuidados de saúde, o paciente pode praticar a sua utilização ou ao menos observar como são utilizados e experimentar a sua eficácia para gerir a anafilaxia quando ocorrer fora do ambiente de assistência à saúde.[10] Implicações práticas: estão disponíveis vários autoinjetores de adrenalina, cada um deles ligeiramente diferente em mecanismos.[10] A formação específica do dispositivo é, portanto, essencial para cada autoinjetor e com treino adicional se o dispositivo for alterado.[10] Os autoinjetores de adrenalina são concebidos para serem mantidos a 20 a 25 °C e têm uma vida útil limitada em decorrência da degradação da adrenalina.[10] Os autoinjetores ocasionalmente falham a sua utilização e a Agência Europeia de Medicamentos (EMA) declarou que os pacientes devem ter acesso a dois dispositivos.[10] Em muitos países, os autoinjetores de adrenalina não estão disponíveis ou não são acessíveis ou há problemas de abastecimento desses dispositivos.[10] Nessas circunstâncias, uma seringa pré-carregada é uma alternativa.[10] As indicações para a prescrição de adrenalina autoinjetável são descritas no Quadro 22.7.[10]

Quadro 22.6 Itens a serem checados no atendimento de reações alérgicas agudas.
1. Esteja sempre com o paciente
2. Remova o agente desencadeante (em geral, alimento, medicamento ou veneno)
3. Procure por sinais de anafilaxia
4. Administre adrenalina (epinefrina) se houver sinais de anafilaxia (em geral, dificuldade respiratória ou problemas circulatórios)
5. Chame por ajuda
6. Coloque o paciente em decúbito com as pernas elevadas, a menos que o desconforto respiratório o faça preferir sentar-se com as pernas elevadas
7. Repita a adrenalina (epinefrina) se não houver melhora ou se houver piora dos sintomas 5 a 10 minutos após a primeira administração
8. Não esqueça o oxigênio suplementar, beta-2-agonista ou fluidos intravenosos quando indicados
Adrenalina é efetiva para todos os sintomas!

Fonte: Adaptado de Muraro et al., 2022.

Quadro 22.7 Uso de canetas injetoras de adrenalina e suas indicações.

A) Indicações absolutas para uso dos autoinjetores de adrenalina:

- Anafilaxia anterior desencadeada por alimentos, látex ou aeroalérgenos (elevado risco de anafilaxia recorrente)
- Prévia anafilaxia induzida pelo exercício (elevado risco de anafilaxia recorrente)
- Prévia anafilaxia idiopática (elevado risco de anafilaxia recorrente)
- Coexistência instável ou moderada a severa de asma persistente e uma alergia alimentar, excluindo-se a síndrome alergia pólen/alimento (asma é um fator de risco para ocorrência da anafilaxia no contexto de alergia alimentar presente)
- Alergia a veneno de himenóptero em pacientes não tratados com mais do que reações apenas cutâneas ou mucosas ou alto risco de reexposição ao inseto (elevado risco de anafilaxia recorrente)
- Durante ou após imunoterapia contra himenóptero com mais do que reações apenas cutâneas ou mucosas se os fatores de risco para recidivas estão presentes
- Mastocitose sistêmica subjacente em adultos com qualquer reação sistêmica prévia. Crianças com elevado acometimento cutâneo pela mastocitose (> 50% da área de superfície corporal) e aumento nos níveis da triptase sérica basal (> 20 ng/mL) e com bolhas nos 3 primeiros anos de vida (a mastocitose sistêmica está associada a elevado risco de anafilaxia recorrente e pode não ser possível se identificar pacientes com risco de maneira individual)

B) Considerar prescrever adrenalina por autoinjetores em qualquer das situações ou fatores adicionais (especialmente se um ou mais estiverem presentes):

- Reação alérgica prévia leve a moderada (excluindo-se a síndrome pólen/alimento, a menos que o paciente tenha tido sintomas sistêmicos previamente) para alimentos conhecidamente associados a anafilaxia em pacientes que vivem em determinadas regiões (em geral, alergia a castanhas, leite de vaca, frutos do mar, dependendo dos desencadeantes para reações anafiláticas na região em que o paciente reside)
- Adolescentes ou adultos jovens com alergia alimentar com reações alérgicas prévias de leves a moderadas (excluindo-se a síndrome pólen/alimento, a menos que o paciente tenha tido sintomas sistêmicos previamente)
- Residência do paciente em lugares de difícil acesso a atendimento hospitalar ou viagens prolongadas, especialmente se houver alergia prévia de leve a moderada a alimentos, a veneno de himenóptero, látex ou aeroalérgenos
- Alergia prévia de leve a moderada a traços ocultos de alimentos
- Alergia a veneno de himenópteros ou a medicamentos em pacientes com reações além das cutâneas/mucosas sistêmicas e doença cardiovascular (doenças cardiovasculares parecem estar associadas a maior risco de anafilaxia grave ou fatal por veneno ou medicamentos)
- Imunoterapia oral para alergia alimentar (anafilaxia é um efeito adverso reconhecido durante a imunoterapia oral para alérgenos alimentares)

Fonte: Adaptado de Muraro et al., 2022.

Quadro 22.8 Manejo agudo da anafilaxia.[11]

A) Intervenção imediata: a) Acessar vias aéreas, respiração, circulação e adequação dos pensamentos do paciente b) Administrar epinefrina via intramuscular a cada 5 ou 15 minutos, em doses adequadas, quando necessário, dependendo da apresentação dos sinais e sintomas da anafilaxia, a fim de controlar sinais e sintomas e prevenir a progressão a um quadro mais grave, como insuficiência respiratória, hipotensão, choque e perda da consciência
B) Medidas subsequentes e apropriadas dependendo da resposta à epinefrina: a) Colocar o paciente em posição de elevação das extremidades inferiores b) Estabelecer e manter permeabilidade das vias aéreas c) Administrar oxigênio d) Estabelecer acesso venoso e) Usar solução salina 0,9% endovenosa para reposição de volume
C) Medidas específicas a serem consideradas após o uso da epinefrina injetável, quando apropriado: a) Considerar infusão de epinefrina b) Considerar o uso de anti-histamínicos H1 e anti-H2 c) Considerar o uso de β_2-agonista nebulizado (em geral, albuterol para broncoespasmo resistente a epinefrina) d) Considerar o uso de corticosteroide sistêmico e) Considerar o uso de vasopressor (em geral, dopamina) f) Considerar o uso do glucagon para pacientes em uso de betabloqueadores g) Considerar o uso de atropina na bradicardia h) Considerar a transferência para unidade de emergência ou unidade de terapia intensiva i) Para parada cardiorrespiratória durante a anafilaxia, altas dose de epinefrina e ressuscitação prolongada são encorajadas, se necessário

Fonte: Adaptado de Kemp et al.; World Allergy Organization ad hoc Committee on Epinephrine in Anaphylaxis, 2008.

Quadro 22.9 Sinais e sintomas de perigo em caso de reações de hipersensibilidade imediatas.[12]

■■■	Eritema difuso (+ conjuntivite/rinite)
■■■	Dispneia, broncoespasmo
■■■	Hipotensão
■■■	Angioedema (particularmente língua e laringe)
■■	Prurido intenso (particularmente na face, nas palmas e plantas)
□	Urticária

■■■: parar imediatamente e tratar;
■■: parar e tratar quando necessário;
□: parar tão logo possível e tratar quando necessário.
Fonte: Adaptado de Bircher, 2005.

Referências bibliográficas

1. Joint Task Force on Practice Parameters of American Academy of Allergy, Asthma and Immunology, American College of Allergy, Asthma and Immunology, Joint Concil of Allergy, Asthma and Immunology. The diagnosis and management of anaphylaxis. J Allergy Clin Immunol. 1998;101:s465-528.
2. Fernández-Bravo S, Palacio-Garcia L, Requena-Robledo N, Yuste-Montalvo A, Nuñez-Borque E, Esteban V. Anaphylaxis: mediators, biomarkers and microenvironments. J Investig Allergol Clin Immunol. 2022 Aug 24:0.
3. Cardona V, Ansotegui IJ, Ebisawa M, El-Gamal Y, Fernandez Rivas M, Fineman S et al. World allergy organization anaphylaxis guidance 2020. World Allergy Organ J. 2020;13(10):100472.
4. Rusznak C, Peebles Jr RS. Anaphylaxis and anaphylactoid reactions. A guide to prevention, recognition and emergent treatment. Postgrad Med. 2002;111:101-14.
5. Lieberman P, Kamp SF, Oppenheimer J et al. The diagnosis and management of anaphylaxis: an updated practice parameter. J Allergy Clin Immunol. 2005;115:S483-523.
6. Ring J, Brockow K, Behrendt H. History and classification of anaphylaxis. In: 2004 Anaphylaxis. Wiley, Chichester (Novartis Foundation Symposium 257). p.6-24.
7. Wadell LA. Egyptian civilization. London: Luzac & Co.; 1930.
8. Castells M. Diagnosis and management of anaphylaxis in precision medicine. J Allergy Clin Immunol. 2017;140:321-33.
9. Muraro A, Roberts G, Clark A, Eigenmann PA, Halken S, Lack G et al.; EAACI Task Force on Anaphylaxis in Children. The management of anaphylaxis in childhood: position paper of the European Academy of Allergology and Clinical Immunology. Allergy. 2007;62(8):857-71.
10. Muraro A, Worm M, Alviani C, Cardona V, DunnGalvin A, Garvey LH et al. European Academy of Allergy and Clinical Immunology, Food Allergy, Anaphylaxis Guidelines Group. EAACI guidelines: Anaphylaxis (2021 update). Allergy. 2022;77(2):357-77.
11. Kemp SF, Lockey RF, Simons FE; World Allergy Organization ad hoc Committee on Epinephrine in Anaphylaxis. Epinephrine: the drug of choice for anaphylaxis. A statement of the World Allergy Organization. Allergy. 2008;63(8):1061-70.
12. Bircher AJ. Symptoms and danger signs in acute drug hypersensitivity. Toxicology. 2005;209:201-7.

Valéria Aoki • Celina Wakisaka Maruta • Claudia Giuli Santi • Denise Miyamoto

Dermatoses Vesicobolhosas Autoimunes

INTRODUÇÃO

Adesão celular intraepidérmica e da zona de membrana basal

A adesão intercelular da epiderme é fundamental, uma vez que desempenha a função de proteção contra agentes físicos, químicos e biológicos. Os principais elementos responsáveis pela manutenção da integridade epidérmica são os desmossomas (*maculae adhaerentes*) e o complexo hemidesmossoma-zona da membrana basal (Figura 23.1). Alterações de cunho hereditário ou adquiridas dessa elaborada rede resultam na clivagem, que se traduz clinicamente por vesículas ou bolhas.[1,2]

Moléculas intraepiteliais

As células da epiderme mantêm-se conectadas por intermédio dos desmossomas. Nas porções extracelulares e intracelulares proximais, as proteínas transmembranosas principais pertencem à superfamília das caderinas desmossômicas, denominadas "desmogleínas" (Dsg) e desmocolinas (Dsc). As caderinas desmossômicas compartilham certa homologia com as caderinas clássicas. Nas porções intracelulares, as proteínas da placa desmossômica, como as placofilinas (PKP) e as placoglobinas (PG), formam uma rede com os demais componentes do desmossoma, oferecendo estabilidade lateral ao complexo.[3] Outros componentes proteicos da placa do desmossoma incluem a envoplaquina e a periplaquina.[2]

As dermatoses bolhosas autoimunes (DBAI) compreendem um grupo de doenças caracterizadas pela formação de vesículas e bolhas na pele e/ou mucosas, mediada por autoanticorpos dirigidos contra glicoproteínas de adesão intercelular.[4]

A classificação dessas dermatoses baseia-se no nível de clivagem, decorrente da ligação dos autoanticorpos, em geral da classe IgG ou IgA, com a formação de bolhas intraepidérmicas, ou perda da conexão entre a camada basal da epiderme e a derme, com a formação de bolhas subepidérmicas.[2-4]

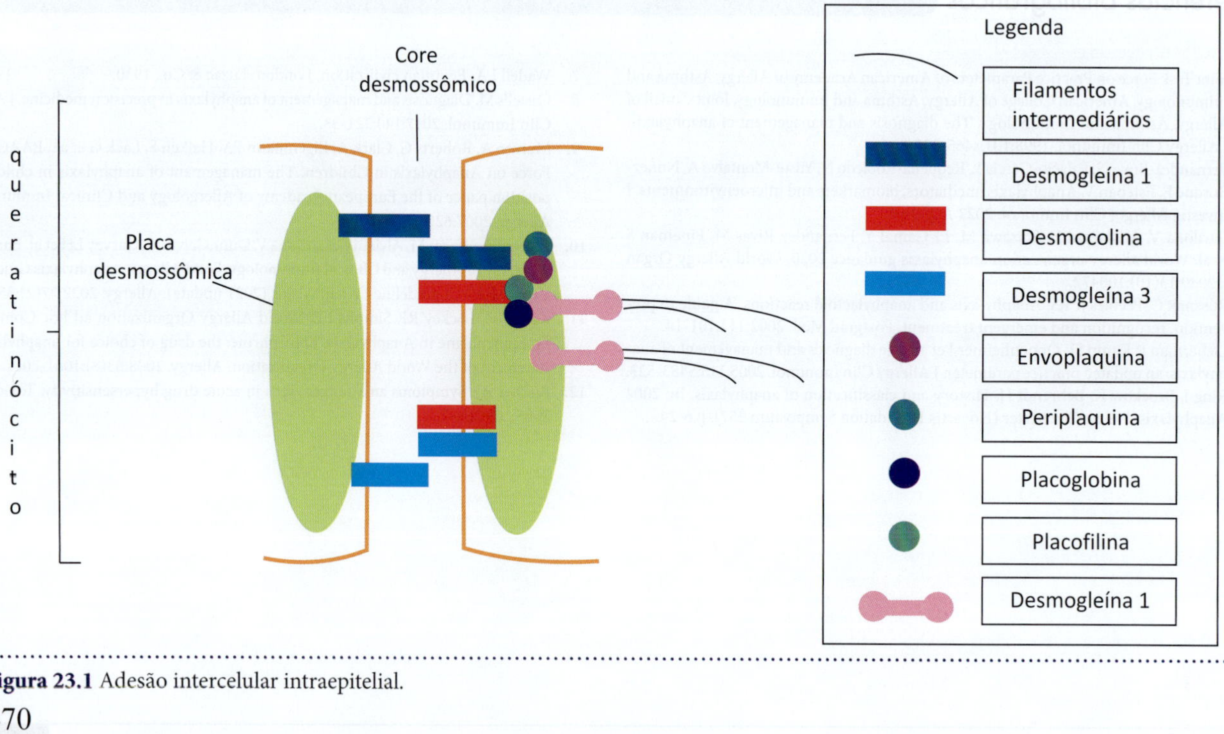

Figura 23.1 Adesão intercelular intraepitelial.

Nas dermatoses vesicobolhosas autoimunes, são detectados autoanticorpos que reconhecem determinantes antigênicos presentes nos desmossomas ou na zona da membrana basal. A classificação das doenças vesicobolhosas autoimunes baseia-se no nível da clivagem decorrente da ligação antígeno-anticorpo dividindo-as em dois grandes grupos: o das intraepidérmicas (pênfigos: foliáceo clássico, foliáceo endêmico, vulgar, vegetante, por drogas, paraneoplásico, por IgA); e o das subepidérmicas (penfigoide bolhoso, penfigoide das membranas mucosas, penfigoide gestacional, dermatose bolhosa por IgA linear, epidermólise bolhosa adquirida, lúpus eritematoso sistêmico bolhoso e dermatite herpetiforme)[2-4] (Quadro 23.1).

DERMATOSES VESICOBOLHOSAS INTRAEPIDÉRMICAS: PÊNFIGOS

Pênfigos são dermatoses vesicobolhosas intraepidérmicas autoimunes, com produção de autoanticorpos, especialmente da classe IgG que reconhecem alvos antigênicos do desmossoma, em especial as desmogleínas, glicoproteínas transmembranosas que pertencem à superfamília das caderinas, moléculas de adesão cálcio-dependentes. O achado de relevância nos pênfigos é a acantólise, que representa a perda da coesão célula-célula e expressa-se clinicamente por vesículas ou bolhas. Semiologicamente, podemos averiguar a perda de adesão celular por meio do sinal de Nikolsky (**Vídeo 23.1**), ao qual se aplica pressão digital na pele perilesional e será considerado positivo se houver descolamento epidérmico. Uma das variantes desse sinal é o sinal de Asboe-Hansen, ao qual se aplica pressão vertical sobre a bolha e há aumento periférico desta.[2] Os autoanticorpos nos pênfigos são considerados patogênicos e a subclasse patogência predominante é a IgG4.[5-7]

Pênfigo vulgar (PV)

Epidemiologia

Dermatose vesicobolhosa grave, com distribuição universal, que acomete pele e/ou mucosas. Predominante na faixa etária de 40 a 60 anos de idade e é mais prevalente nos judeus e povos do Mediterrâneo. A incidência estimada da doença é de 1,6/100.000 ao ano em Jerusalém, e de 10/100.000 ao ano no Irã.[5-7,8] A presença de polimorfismo nos alelos DR4 (nos judeus asquenazes) e DRw6 (em outros grupos étnicos) demonstra aumento de suscetibilidade ao pênfigo vulgar. É a forma mais comum dos pênfigos e corresponde a 70% dos casos mundiais.[8]

Quadro 23.1 Classificação das doenças bolhosas autoimunes.

Doença bolhosa intraepidérmica	Clínica	AP	IFD	IFI	Ag
Pênfigo foliáceo	Vesículas flácidas, erosões na pele, sem lesões mucosas	Bolha acantolítica granulosa alta	IgG e C_3 intercelular	IgG e C_3 intercelular	Dsg1
Pênfigo vulgar	Vesículas flácidas, erosões sem tendência à cicatrização; lesões mucosas	Bolha acantolítica suprabasal	IgG e C_3 intercelular	IgG e C_3 intercelular	Dsg1 e Dsg3 (forma mucocutânea); Dsg3 (forma mucosa)
Pênfigo por IgA (SPD)	Vesículas flácidas e pústulas	Pústula subcórnea; acantólise eventual	IgA intercelular epiderme superior	IgA intercelular epiderme superior	Dsc 1
Pênfigo por IgA (IEN)	Vesículas flácidas e pústulas com arranjo em girassol	Pústula intraepidérmica; acantólise eventual	IgA intercelular toda epiderme	IgA intercelular toda epiderme	Ag não identificado
Pênfigo paraneoplásico	Estomatite crônica, lesões liquenoides, bolhas flácidas ou tensas	Dermatite de interface; necrose de queratinócitos; acantólise suprabasal eventual	IgG e C_3 intercelular; C_3 granuloso/linear ZMB	IgG intercelular (bexiga de rato)	Dsg3, Dsg1, BP230, proteínas das plaquinas
Doença bolhosa subepidérmica	**Clínica**	**AP**	**IFD**	**IFI**	**Ag**
Penfigoide bolhoso	Bolhas tensas sobre pele normal ou eritematosa	Bolha subepidérmica com eosinófilos	IgG e C_3 ZMB	*IgG (60% a 80%) **Salt-split skin* – lado epidérmico	BP180-NC16A BP230
Penfigoide gestacional	Bolhas e vesículas tensas	Bolha subepidérmica com eosinófilos	C_3 ZMB; IgG e IgM ZMB	*HG (20%)	BP180-NC16A
Dermatose por IgA linear	Bolhas e vesículas tensas	Bolha subepidérmica rica em neutrófilos	IgA linear ZMB	*IgA (3%)	BP180, 97kDa, 120kDa
Penfigoide de membranas mucosas	Bolhas, erosões e sinéquias	Bolha subepidérmica com infiltrado misto	IgG e C_3 ZMB; raramente IgA e IgM	*IgG (20% a 30%); raramente IgA, IgM	BP180, BP230, laminina 332, subunidade α6β4 integrina, colágeno VII
Epidermólise bolhosa adquirida	Forma inflamatória Forma mecanobolhosa	Bolha subepidérmica rica em neutrófilos	IgG e C_3 ZMB; IgA e IgM na ZMB	*IgG ZMB **Salt-split* – lado dérmico	Colágeno VII
Lúpus eritematoso bolhoso	Bolhas e vesículas sobre pele normal ou eritematosa; fotossensibilidade	Bolha subepidérmica rica em neutrófilos	IgG e C_3 ZMB; IgA e IgM na ZMB	*IgG ZMB **Salt-split* – lado dérmico **marcadores para LES	Colágeno VII
Dermatite herpetiforme	Vesículas e placas urticadas	Bolha subepidérmica com microabscessos de neutrófilos na papila dérmica	IgA granuloso no topo da papila dérmica	**IgA anti-TG3, anti-TG2, antiendomísio	TG-t ou TG-2= transglutaminase tecidual TG ou TG3-transglutaminase epidérmica

AP: exames anatomopatológicos de lesão cutânea ou mucosa; IFD: imunofluorescência direta; IFI: imunofluorescência indireta; Ag: autoantígeno; Dsg1(160 kDa): desmogleína 1; Dsg3 (130 kDa): desmogleína 3; Dsc 1 (110/100 kDa): desmocolina 1; SPD: tipo dermatose pustulosa subcórnea; IEN: tipo neutrofílico intraepidérmico; ZMB: zona da membrana basal; BPAG1 = BP230 (230 kDa) – antígeno do penfigoide bolhoso 1; proteínas das plaquinas – plectina (500 kDa), desmoplaquina I (250 kDa), desmoplaquina II (210 kDa), envoplaquina (210 kDa), periplaquina (190 kDa), A2ML1 (170 kDa): alfa-2 macroglobulina 1-símile.

Imunopatogenia

A agressão epidérmica no pênfigo vulgar resulta da ligação do autoanticorpo IgG a determinantes antigênicos epidérmicos. A resposta autoimune no pênfigo vulgar é heterogênea; o principal autoantígeno envolvido é a desmogleína 3 (pênfigo vulgar de mucosas), mas pacientes com quadro mucocutâneo também apresentam anticorpos antidesmogleína 1 circulantes. Ainda, o repertório de subclasses de IgG é distinto, dependendo do momento clínico da doença: pacientes em atividade apresentam autoanticorpos das subclasses IgG1 e IgG4, enquanto pacientes em remissão passam a apresentar predomínio da resposta anti-IgG1.[7]

Manifestações clínicas

- **Mucosas:** envolvimento inicial da doença em mucosa oral em 50% a 70% dos pacientes. Cerca de 90% dos pacientes apresentam, durante a evolução da doença, acometimento mucoso (Figura 23.2). Predominam as lesões na mucosa jugal, palato e gengivas (gengivite descamativa). Demais mucosas podem ser acometidas (conjuntival, nasal, faríngea, laríngea, esofagiana, vaginal, cervical, uretral e anal).[2,8] As bolhas são flácidas, rompem e sangram com facilidade, podendo ocorrer comprometimento do estado geral e nutricional.
- **Pele:** a evolução clínica do pênfigo vulgar pode se limitar ao envolvimento mucoso, ou evoluir para a pele (tipo mucocutâneo), com bolhas flácidas sobre áreas de pele normal ou eritematosa em qualquer localização. Formam-se grandes áreas erodidas, exsudativas, sangrantes, por vezes recobertas por crostas hemáticas, confluentes, dolorosas e sem tendência à cicatrização. O sinal de Nikolsky é indicativo de atividade da doença; caracteriza-se por fricção ou pressão exercida na pele perilesional aparentemente sã, induzindo ao descolamento epidérmico. As lesões evoluem com discromia (hipercromia ou hipocromia), sem cicatriz.[2,8] Uma variante clínica do PV, o pênfigo vegetante, pode ocorrer, com presença de vesículas, bolhas, erosões, pústulas e lesões vegetantes nas áreas intertriginosas (axilas, virilhas, região perineal e, eventualmente inframamárias). Existem duas apresentações clínicas: Hallopeau (pústulas, indolente e que remite por longos períodos) e Neumann (erosivo, generalizado, com reativação frequente.[8]

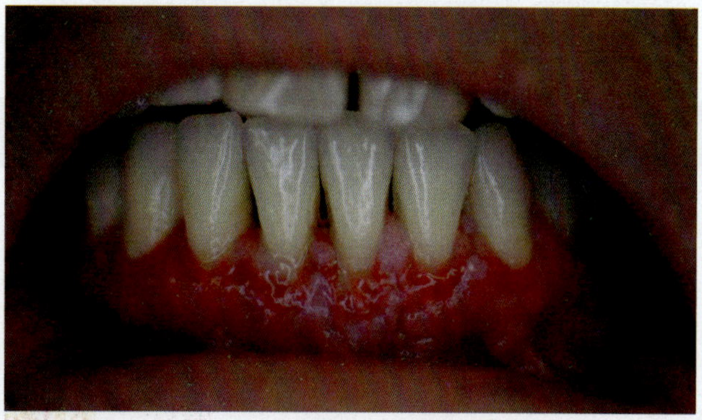

Figura 23.2 Gengivite descamativa no pênfigo vulgar.

Diagnóstico diferencial

- **Formas mucosas:** estomatite aftoide recorrente, estomatite herpética aguda, eritema polimorfo, síndrome de Stevens-Johnson, líquen plano erosivo, lúpus eritematoso sistêmico, penfigoide bolhoso, penfigoide de membranas mucosas.
- **Formas cutaneomucosas:** pênfigo foliáceo, penfigoide bolhoso, síndrome de Stevens-Johnson e necrólise epidérmica tóxica.

Prognóstico e curso clínico

Antes da introdução da corticosteroideterapia sistêmica, pacientes de pênfigo vulgar apresentavam mortalidade ao redor de 90%; portanto, é ainda considerada uma doença grave, de caráter crônico, podendo evoluir para óbito. Infecções secundárias, em especial as bacterianas, são complicações comuns; sepse e choque são eventualmente relatados. São descritas alterações do estado nutricional e caquexia, especialmente nos casos de enfermidade generalizada.[8]

A gestação pode desencadear ou exacerbar o pênfigo vulgar. Com relação ao feto, pode ocorrer retardo de crescimento, prematuridade e morte intrauterina. Apesar de raro, há recém-natos que desenvolvem pênfigo neonatal. O quadro tende a regredir espontaneamente ao redor de 3 semanas, o que se atribui à passagem transplacentária de autoanticorpos IgG maternos.[8,9]

Tratamento

Corticosteroideterapia sistêmica (prednisona) na dose de 0,5 a 1,5 mg/kg/dia (dose máxima de 100 a 120 mg/dia) é a primeira indicação terapêutica como tratamento inicial.[10] Caso não haja melhora em dias ou semanas (a depender da gravidade do quadro), indica-se a associação com medicação imunossupressora. O micofenolato de mofetila é excelente opção adjuvante imunossupressora de 1ª linha nos pênfigos e pode ser administrado por via oral na dose de 35 a 45 mg/kg/dia, dose máxima de 3 g/dia.[10] Azatioprina, um derivado imidazólico da mercaptopurina, é recomendada na dose diária de 100 a 200 mg (1 a 3 mg/kg/dia) por via oral, em 2 tomadas. Seu efeito terapêutico inicia-se após 4 a 6 semanas e é contraindicada em gestantes e durante a amamentação.[9]

A dose da prednisona deve ser mantida até a completa cicatrização das lesões (média de 3 ou 4 semanas em pacientes respondedores).

A dapsona, medicação com efeito anti-TNF, pode ser utilizada na dose de 50 a 200 mg/dia por via oral nos quadros leves ou associada à corticosteroideterapia sistêmica nas lesões resistentes de mucosas.[10]

O rituximabe (RTX), um anticorpo monoclonal quimérico anti-CD 20, tem sido empregado nos pênfigos há maiis de 15 anos. Esse medicamento depleta maiormente linfócitos B e pode ser utlizado em casos graves ou refratários de dermatoses bolhosas autoimunes. Foi aprovado em 2018 pela agência norte-americana Food and Drug Administration (FDA) para PV, e os pacientes se mantêm em remissão sustentada completa por 3 a 4 meses. Sua administração é por via endovenosa (4 a 6 horas) e pode obedecer a dois diferentes protocolos: o de linfoma (375 mg/m^2 1 vez/semana, por 4 semanas) ou o de artrite reumatoide (1.000 mg com intervalo de 2 semanas, repetido a cada 6 meses).[10,11]

Pulsoterapia com metilprednisolona (1 g/dia, via endovenosa (EV)) em 3 dias consecutivos, ou com ciclofosfamida (10 mg/kg, EV), pode ser indicada em casos refratários. Outras terapias adjuvantes incluem a imunoglobulina endovenosa (0,4 g/kg/dia), dose total de 2 g, dividida em 5 dias consecutivos). Outras terapias pouco frequentes incluem a plasmaferese e imunoadsorção.[10]

O tratamento imunossupressor nos pênfigos requer monitoramento cuidadoso, especialemnte com as infecções virais, bacterianas ou fúngicas secundárias. Durante a pandemia por covid-19, ajustes de dose e orientações quanto à imunização são recomendadas[12] (Quadro 23.2).

Quadro 23.2 Tratamento dos pênfigos vulgar e foliáceo.

Pênfigo vulgar: leve a moderado	Dose
Corticosteroide sistêmico (prednisona)	VO: 1 mg/kg/dia (3 a 4 semanas)
ADICIONAR medicação se não responsivo	Dose
Dapsona	VO: 100 a 200 mg/dia
Azatioprina	VO: 1 a 3 mg/kg/dia
Micofenolato de mofetila	VO: 35 a 45 mg/kg/dia
Pênfigo vulgar: moderado a grave	Dose
Corticosteroide sistêmico (prednisona) + Azatioprina ou Micofenolato de mofetila	VO: 1 mg/kg/dia (6 a 8 semanas) VO: 1 a 3 mg/kg/dia VO: 35 a 45 mg/kg/dia
ADICIONAR medicação se não responsivo	Dose
Rituximabe	EV: 1 g, dias 1 e 14 ou 375 mg/m^2/semana, por 4 semanas

(Continua)

Quadro 23.2 Tratamento dos pênfigos vulgar e foliáceo. (Continuação)

Pênfigo vulgar: grave	Dose
Corticosteroide sistêmico (prednisona) ou Metilprednisolona + Azatioprina Micofenolato de mofetila	VO: 1 a 1,5 mg/kg/dia EV: 1 g/dia, por 3 dias VO: 1 a 3 mg/kg/dia VO: 35 a 45 mg/kg/dia
ADICIONAR medicação se não responsivo	**Dose**
Imunoglobulina endovenosa e/ou	EV: 400 mg/kg, por 5 dias
Rituximabe	EV: 1 g dias 1 e 14 ou 375 mg/m²/ semana, por 4 semanas
Pênfigo foliáceo: leve a moderado	**Dose**
Corticosteroide tópico ou intralesional ou Inibidor de calcineurina (tacrolimo) tópico	
Corticosteroide sistêmico (prednisona)	VO: 0,25 mg/kg/dia (3 a 4 semanas)
ADICIONAR medicação se não responsivo	**Dose**
Dapsona	VO: 100 a 200 mg/dia
Pênfigo foliáceo: moderado a grave	**Dose**
Azatioprina	VO: 1 a 3 mg/kg/dia
Micofenolato de mofetila	VO: 35 a 45 mg/kg/dia
Corticosteroide sistêmico (prednisona)	VO: 0,5 mg/kg/dia
Pênfigo foliáceo: grave	**Dose**
Corticosteroide sistêmico (prednisona)	VO: 1 mg/kg/dia
Se não responsivo	**Dose**
Corticosteroide sistêmico (prednisona) + Azatioprina ou Micofenolato de mofetila ou Metotrexato	VO: 1 a 1,5 mg/kg/dia VO: 1 a 3 mg/kg/dia VO: 35 a 45 mg/kg/dia VO: 15 mg/semana
ADICIONAR medicação se não responsivo	**Dose**
Imunoglobulina endovenosa e/ou	EV: 400 mg/kg, por 5 dias
Rituximabe	EV: 1 g, dias 1 e 14 ou 375 mg/m²/ semana, por 4 semanas
Imunoadsorção	

PÊNFIGO FOLIÁCEO (PF)

Epidemiologia

O pênfigo foliáceo clássico foi primeiramente descrito por Cazenave (1850); é uma dermatose de ocorrência universal e esporádica, acometendo indivíduos acima dos 50 anos. Há, no entanto, uma forma endêmica de pênfigo foliáceo, denominada "fogo selvagem" (FS), predominante no Brasil e de ocorrência em alguns países da América Latina (Argentina, Paraguai, Peru, Venezuela, Colômbia, El Salvador) e do Norte da África (Tunísia).[13] No Brasil, destaca-se atualmente a alta prevalência na região Centro-Oeste (Goiás, Mato Grosso, Mato Grosso do Sul), mas há relatos de pacientes oriundos da região Sudeste (Minas Gerais, Paraná e São Paulo). O fogo selvagem apresenta características distintas da forma clássica de pênfigo foliáceo, uma vez que predomina na faixa etária mais jovem (crianças, adolescentes e adultos jovens), e são reportados casos em indivíduos geneticamente relacionados.[13-16]

Etiopatogenia

Fatores ambientais, genéticos e imunológicos estão envolvidos na patogenia do pênfigo foliáceo endêmico.[13-16] Nos fatores ambientais, observa-se que fatores de risco envolvidos no FS são a exposição à picadura de insetos e aos tipos de moradia. Interessante o encontro de reatividade contra a desmogleína 1 em indivíduos saudáveis que habitam áreas de alta prevalência do FS (50%) e em soros de pacientes com doenças infectocontagiosas dos trópicos, como a leishmaniose, doença de Chagas, hanseníase e oncocercose, indicando estímulo ambiental para a autoimunidade.[13-16] Estudos recentes do grupo Cooperativo de Estudos sobre o Fogo Selvagem mostram reatividade de soros de pacientes de PFE contra proteínas das glândulas salivares de *Lutzomiya longipalpis*, o vetor da leishmaniose.[13-16]

Com relação aos fatores genéticos, devem ser considerados os estudos de HLA no fogo selvagem. A suscetibilidade à doença está relacionada a um epítopo nos alelos DRB1*01, 0404, 1402 e 1406. Esse epítopo é composto por uma seqência de oito aminoácidos (LLEQRRAA), localizados na posição 67-74 da 3ª posição hipervariável do gene HLA-DRB1. Indivíduos que apresentam essa sequência de aminoácidos são mais suscetíveis à doença.[13-16]

A participação dos fatores imunológicos tem como destaque a presença de autoanticorpos da classe IgG dirigidos contra componentes do desmossoma, estrutura celular envolvida na adesão celular, que apresenta duas porções: placa e "core". Os componentes principais do "core" do desmossomo são a desmogleína1 (Dsg1), de 160 kD, desmogleína 2 (Dsg2), desmogleína 3 (Dsg3) de 130 kD, desmogleína 4 (Dsg4) e as desmocolinas 1, 2 e 3. No fogo selvagem, ocorre a produção de autoanticorpos dirigidos contra a desmogleína 1.[13-16]

O modelo experimental da doença confirma a patogenicidade desses anticorpos; a injeção intraperitoneal de soro de pacientes de fogo selvagem em camundongos Balb-c demonstra o desenvolvimento da doença no animal, semelhante à doença humana. Os autoanticorpos da subclasse IgG4 estão presentes na fase ativa da doença e os autoanticorpos IgG1 estão presentes na fase de involução, podendo, nesta última, ocorrer negativação dos respectivos autoanticorpos. Nas áreas endêmicas de fogo selvagem há relatos de indivíduos normais, sem doença, que apresentam anticorpos antidesmogleína 1, da subclasse IgG1, e anticorpos antidesmogleína 1 das classes IgM e IgE, reforçando o papel do ambiente no desencadeamento da enfermidade.[13-16]

Manifestações clínicas

As manifestações iniciais surgem no couro cabeludo e na face. São vesículas e bolhas flácidas, de conteúdo seroso, que se rompem e evoluem rapidamente para erosões superficiais e escamocrostas. Os sintomas cutâneos são ardor e queimação. Durante a fase ativa, à semelhança do pênfigo vulgar, nota-se o sinal de Nikolsky. Não há envolvimento das mucosas no pênfigo foliáceo.[13-16]

A doença pode se apresentar de forma frustra (localizada) ou progredir para a forma generalizada (invasivobolhosa), que pode caminhar, por sua vez, para a eritrodermia. Na forma localizada, as lesões predominam nas áreas seborreicas, particularmente face, couro cabeludo e porção superior do tronco (regiões interescapular e pré-esternal). A forma generalizada (Figura 23.3) pode ocorrer semanas ou meses após o início do quadro localizado ou se apresentar como manifestação inicial e abrupta da doença. Na fase de involução, as lesões tornam-se queratósicas e observa-se hiperpigmentação residual (forma hiperpigmentada), um indício que as lesões estão evoluindo para a cura.[13-16]

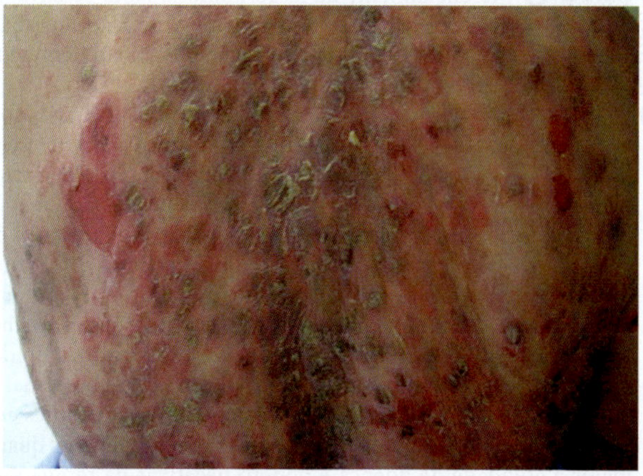

Figura 23.3 Pênfigo foliáceo: forma generalizada invasivobolhosa.

Diagnóstico diferencial

- **Forma frustra:** dermatite seborreica, lúpus eritematoso, impetigo bolhoso.
- **Forma invasivobolhosa:** pênfigo vulgar, síndrome de Stevens-Johnson, necrólise epidérmica tóxica, pustulose subcórnea.
- **Forma eritrodérmica:** psoríase, dermatite atópica, dermatite de contato, eritrodermia por medicamentos, linfoma cutâneo.

Prognóstico e evolução clínica

A mortalidade pré-corticosteroideterapia sistêmica no pênfigo foliáceo oscilava ao redor de 60% a 70%; atualmente, não atinge mais do que 6% a 10%. Os pacientes de fogo selvagem podem apresentar complicações bacterianas, virais (erupção variceliforme de Kaposi, verrugas vulgares e planas, citomegalovirose) e fúngicas (*tineas* e pneumocistose).[17]

Com relação à gestação, o pênfigo foliáceo pode apresentar melhora ou piora. O pênfigo foliáceo neonatal é ainda mais raro do que o vulgar.[9]

Tratamento

À semelhança do pênfigo vulgar, o tratamento inicial no pênfigo foliáceo é a corticosteroideterapia sistêmica: prednisona 1 mg/kg/dia (dose máxima de 100 a 120 mg/dia). A redução da dose deve ser feita após a completa resolução das lesões, conforme a evolução clínica.[10]

A associação de imunossupressores adjuvantes apresenta menor eficácia no pênfigo foliáceo, especialmente nas formas eritrodérmicas. Melhores resultados são obtidos com o micofenolato mofetil na dose de 35 a 45 mg/kg/dia (dose máxima de 3 g/dia). Nas formas leves e resistentes de pênfigo foliáceo, sulfona ou cloroquina podem ser associadas, sendo esta última eficaz para as lesões em áreas fotoexpostas. Corticosteroideterapia tópica oclusiva (valerato de betametasona 0,1%) nas lesões crônicas de pênfigo foliáceo e nas crianças com formas generalizadas refratárias à terapêutica convencional pode ser utilizada. Infiltração intralesional de triancinolona (5 mg/mL) pode ser indicada nas lesões crônicas, localizadas e resistentes ao tratamento tópico.[10] Nas formas refratárias, pode-se iniciar o rituximabe, como foi descrito para o pênfigo vulgar (Quadro 23.2).

As complicações decorrentes da corticoterapia sistêmica como hipertensão arterial sistêmica, diabetes *mellitus*, catarata, osteoporose, necrose asséptica da cabeça de fêmur e fraturas patológicas, além das infecções oportunistas, devem ser monitoradas, especialmente a citomegalovirose ou a pneumocistose.[17,18]

Diagnóstico laboratorial dos pênfigos[4,19-21] (Vídeos 23.2 e 23.3)

- **Teste de Tzanck (citológico):** esfregaço de secreção da bolha, corado por Leishman ou Giemsa, detecta células acantolíticas por intermédio do exame microscópico. Sugestivo de pênfigo, porém não diferencia as diversas formas de pênfigo.
- **Exame histopatológico:** por meio de biópsia de lesão cutânea ou mucosa, sob anestesia local, preferencialmente da lesão bolhosa. Nota-se clivagem intraepitelial com células acantolíticas; é suprabasal no pênfigo vulgar e malpighiana alta no pênfigo foliáceo (Figuras 23.4A-C e 23.5A-C).
- **Imunofluorescência direta:** por meio de biópsia de área perilesional cutânea ou mucosa, sob anestesia local. Há depósitos de IgG e C3 com padrão intercelular, intraepitelial. No pênfigo foliáceo, predominam depósitos ao longo de todo o epitélio, enquanto no vulgar os depósitos se localizam nas camadas inferiores do epitélio, especialmente com C3 (Figuras 23.4A-C e 23.5A-C).
- **Imunofluorescência indireta:** detecta autoanticorpos circulantes IgG, com padrão intercelular, dirigidos contra estruturas do desmossomo. Substratos mais comuns: prepúcio humano normal ou esôfago de macaco. Detectam-se autoanticorpos circulantes com os conjugados IgG e C3. Os títulos tendem a ser mais altos quanto maior a atividade de doença e podem negativar na remissão. A realização de subclasses de IgG é possível por este método.

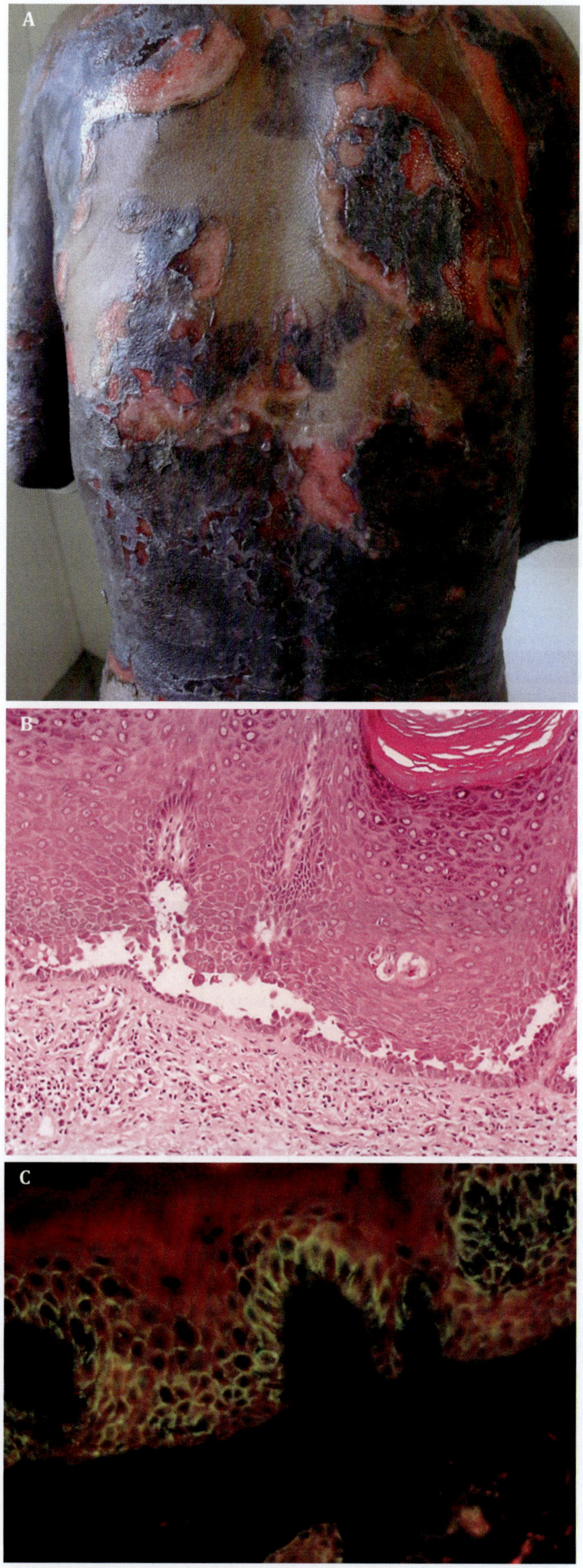

Figura 23.4 (A) Pênfigo vulgar – lesões erosivas no dorso. **(B)** Exame histopatológico de lesão com acantólise e clivagem suprabasal (400x). **(C)** Imunofluorescência direta com depósito de IgG intercelular nas camadas inferiores da epiderme (200x).

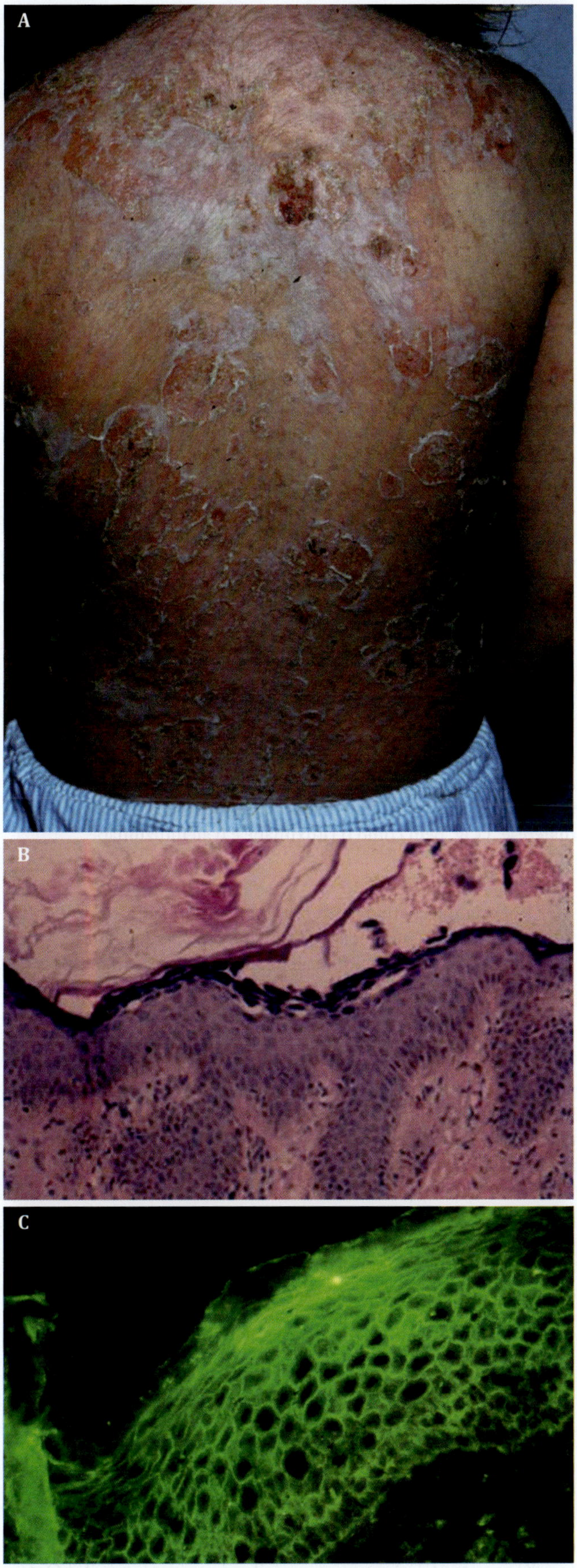

■ **Figura 23.5 (A)** Pênfigo foliáceo – lesões erosivocrostosas no tronco. **(B)** Exame histopatológico de lesão com acantólise e clivagem subcórnea (400x). **(C)** Imunofluorescência direta com depósito de IgG intercelular intraepidérmica (200x).

- **Enzimaimunoensaio (ELISA):** utiliza antígenos recombinantes Dsg1 ou Dsg3. No pênfigo foliáceo, há detecção de anti-Dsg1 e a ausência de anticorpos anti-Dsg3. No pênfigo vulgar mucoso, há apenas anti-Dsg3, ao contrário da forma muc-cutânea, que apresenta tanto anti-Dsg3 como anti-Dsg1.
- **Imunofluorescência-biochip:** trata-se de imunofluorescência indireta, em que soros de pacientes com suspeita de DBAI são testados contra diferentes substratos. São inclusos: esôfago de primata, *salt-split skin*, epitélio vesical murino, fígado de primata, BP180 recombinante (NC16A), gliadina, células HEK 293 que expressam Dsg1, 3, colágeno tipo VII e BP230.
- ***Immunoblotting*:** Detecção da reatividade do soro do paciente contra as desmogleínas1 e 3, por meio da separação das bandas proteicas por eletroforese e eletrotransferência para nitrocelulose. Há denaturação proteica, alterando a sensibilidade do teste.
- **Imunoprecipitação:** detecção da reatividade do soro do paciente contra as desmogleínas 1 e 3 recombinantes, por mio da imunorreação com o antígeno marcado. Revelação pela quimoluminsecência. Melhor sensibilidade em relação ao *immunoblotting*.

■ NOVAS VARIANTES DE PÊNFIGO

Pênfigo por IgA[22]

Caracterizado por erupção vesicopustulosa, infiltração neutrofílica com acantólise e autoanticorpos da classe IgA contra componentes epidérmicos. Acomete, em geral, indivíduos de meia-idade e idosos. Há associação com gamopatia monoclonal por IgA, mieloma por IgA e linfoma de células B, doença de Crohn, artrite reumatoide e infecção por HIV.

Existem duas variantes: dermatose pustulosa subcórnea (*subcorneal pustular dermatosis* – SPD) e dermatose neutrofílica intraepidérmica (IEN). Na variante SPD, o antígeno-alvo é a desmocolina 1 (Dsc1). Na variante IEN, o antígeno-alvo da doença é desconhecido. A SPD, mais frequente, caracteriza-se por placas eritematodescamativas disseminadas com vesicopústulas, predominantes nas superfícies flexoras de axilas, virilhas e regiões inframamárias, sem envolvimento mucoso.[20] Na forma intraepidérmica (IEN), as lesões cutâneas apresentam-se como numerosas pústulas e crostas em arranjo anular (aspecto em girassol).[22]

Os diagnósticos diferenciais principais são com a pustulose subcórnea, a psoríase pustulosa e a dermatose bolhosa por IgA linear.

O diagnóstico laboratorial pode ser confirmado pelos achados histopatológicos e pelos exames de imunofluorescências direta e indireta. O exame histopatológico na variante SPD mostra a presença de pústulas subcórneas e infiltrado inflamatório neutrofílico intraepidérmico e na derme superior. A variante IEN mostra, ao exame histopatológico, pústula intraepidérmica, geralmente sem acantólise.

Os achados de imunofluorescência direta na variante SPD mostram depósitos intercelulares de IgA na porção superior da epiderme. Na variante IEN, os depósitos de IgA estão presentes em toda a espessura da epiderme.

A imunofluorescência indireta, utilizando como substrato pele humana normal, tem sensibilidade de 50%, com detecção de IgA intercelular. A imunofluorescência indireta, com substrato células COS-7, mostra pontos fluorescentes na superfície das células COS-7, que correspondem ao depósito de autoanticorpos anti-Dsc1 (Figura 23.6).

O tratamento de escolha para pênfigo por IgA é a dapsona. Outras opções incluem a prednisona, os retinoides, a colchicina, adalimumabe e fototerapia. Formas graves podem ser tratadas com plasmaferese e ciclofosfamida.[22]

Pênfigo paraneoplásico

Descrito por Anhalt e colaboradores, em 1990,[23] o pênfigo paraneoplásico é relatado como dermatose autoimune mucocutânea associada à neoplasia. A mucosite é o achado principal, e a estomatite erosiva de difícil tratamento costuma ser manifestação clínica comum. As lesões cutâneas são polimorfas, com bolhas e erosões e de difícil diagnóstico diferencial com o pênfigo vulgar e síndrome de Stevens-Johnson. Lesões liquenoides, associadas ou não às lesões vesicobolhosas podem estar presentes (Figura 23.7).

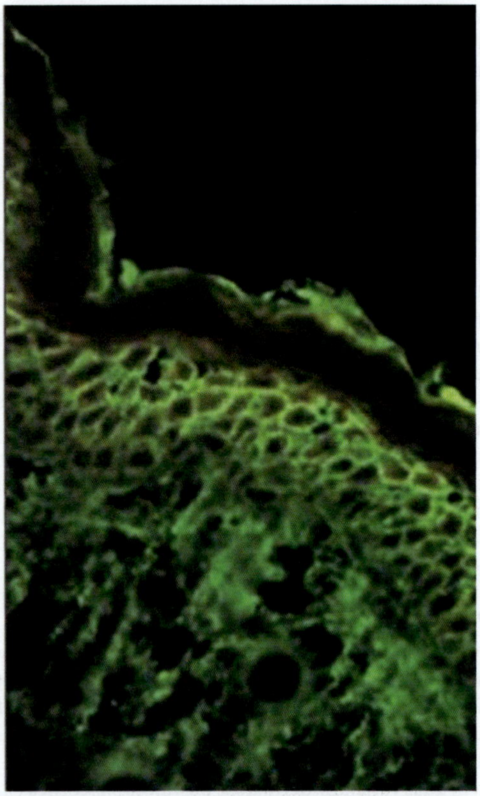

■ **Figura 23.6** Pênfigo por IgA: depósitos de IgA intercelulares intraepidérmicos.

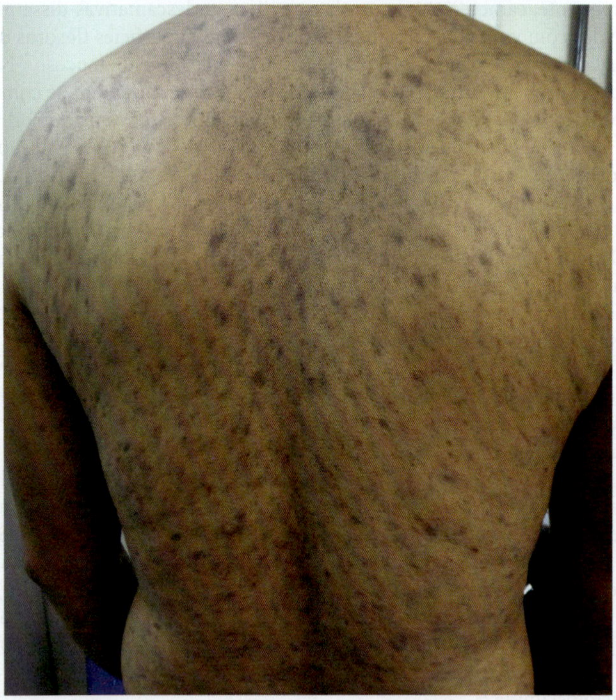

■ **Figura 23.7** Pênfigo paraneoplásico: máculas pigmentadas e pápulas liquenoides no tronco posterior em paciente com antecedente de timoma.

Os cinco critérios diagnósticos da doença são:[23,24]

1. **Lesões cutâneas polimorfas com ulcerações mucosas:** sendo a estomatite erosiva a mais frequente na presença de neoplasia confirmada ou oculta.
2. **Histopatologia:** dermatite vacuolar de interface, necrose de queratinócitos e acantólise intraepidérmica.
3. **Imunofluorescência direta:** depósitos intercelulares intraepiteliais de IgG e C3 e depósito de complemento na zona de membrana basal.
4. **Imunofluorescência indireta:** depósitos intercelulares intraepiteliais de IgG com epitélio escamoso estratificado (pele humana normal) e com epitélio simples, colunar e transicional (bexiga de rato).
5. **Imunoprecipitação:** reconhecimento de antígenos epidérmicos e da zona de membrana basal: desmoplaquina 1 (250 kDa), antígeno do penfoigoide bolhoso 1 (230 kDa), envoplaquina (210 kDa), desmoplaquina II (210 kDa), periplaquina (190 kDa), α-2-macroglobulina-1 símile (170 kDa), plectina (500 kDa) e, eventualmente, das desmogleínas 1 e 3.

As neoplasias associadas ao pênfigo paraneoplásico são: linfoma não Hodgkin; leucemia linfoide crônica; tumor de Castleman; timoma (maligno e benigno); sarcoma pouco diferenciado; macroglobulinemia de Waldenström; fibrossarcoma inflamatório; carcinoma espinocelular broncogênico; lipossarcoma de células redondas; doença de Hodgkin; e linfoma de células T.[24]

O exame histopatológico de lesão cutânea demonstra acantólise suprabasal, disqueratose, alteração vacuolar da camada basal e exocitose de células inflamatórias, sendo significativos os achados de acantólise associada à disqueratose.

A imunofluorescência direta mostra fluorescência intercelular intraepitelial com autoanticorpos IgG e C3 e também na ZMB. A imunofluorescência indireta, com substrato de pele humana normal, revela IgG nos espaços intercelulares. Ao se utilizar com substrato epitélio vesical murino, observa-se fluorescência intercelular intraepitelial em 80% dos pacientes.

O prognóstico do pênfigo paraneoplásico está relacionado à neoplasia de base associada. A abordagem terapêutica inclui o tratamento da doença de base, associando-se imunossupressores como prednisona, azatioprina, ciclofosfamida, micofenolato de mofetila, dapsona, plasmaferese, IVIg, bem como o rituximabe e o alemtuzumabe.[24]

Pênfigo herpetiforme

O pênfigo herpetiforme representa variante clínica do pênfigo foliáceo clássico, pênfigo foliáceo endêmico ou pênfigo vulgar.[25]

Caracteriza-se por placas eritematoedematosas, circundadas por vesículas e bolhas de conteúdo seroso ou hemorrágico na periferia das lesões, que podem ser bastante pruriginosas. O quadro pode ser manifestação inicial da doença, concomitantemente às lesões clássicas do pênfigo foliáceo ou vulgar, ou surgir na recidiva do quadro bolhoso. Os pacientes podem apresentar as lesões herpetiformes como manifestação única da doença, e não desenvolver o quadro clássico de pênfigo. O diagnóstico diferencial se faz com o penfigoide bolhoso, farmacodermias, urticária crônica e a dermatose bolhosa por IgA linear.

Os exames complementares revelam achados semelhantes aos das formas típicas de pênfigo, à exceção do histopatológico, que demonstra espongiose eosinofílica com ou sem acantólise. Podem ocorrer eosinofilia e elevação dos níveis séricos de IgE. Estudos recentes mostram que, além da autoimunidade, existe um padrão inflamatório importante, com participação da resposta Th2 e da interleucina 31 e seu receptor, IL-31RA.[26]

A terapêutica indicada compreende corticosteroideterapia sistêmica; em geral, associada às sulfonas, ciclinas (doxiciclina 100 a 200 mg/dia) ou imunossupressores (micofenolato de mofetila, azatioprina) nas doses semelhantes às descritas nas demais formas de pênfigo.[25,26]

Pênfigo induzido por medicamentos

Os medicamentos mais comumente implicados no pênfigo induzido por medicamentos são os que contêm um grupo sulfidril (medicamentos tióis), como a penicilamina e o captopril.[27] Outros medicamentos não tióis como os inibidores da enzima de conversão da angiotensina (enalapril, ramipril, fosinopril) e a nifedipina, penicilinas, cefalosporinas, derivados pirazolônicos e rifampicina podem também induzir a doença. Os mecanismos envolvidos são imunológicos (produção de autoanticorpos contra desmogleína1 e/ou 3) e não imunológicos (interação dos grupos sulfidril dos medicamentos com os grupos sulfidril das desmogleínas 1 e/ou 3).

As manifestações clínicas mais comuns são semelhantes às do pênfigo foliáceo e, mais raramente, às do pênfigo vulgar. A remissão completa da doença, uma vez suspenso o medicamento suspeito, ocorre em 50% dos casos (grupo tiol) e 15% dos casos (grupo não tiol).

DERMATOSES VESICOBOLHOSAS SUBEPIDÉRMICAS

Penfigoide bolhoso (PB)

Epidemiologia

Subepidérmica, comum acima dos 60 anos de idade e rara na infância. Não há predileção por raça ou sexo. É a dermatose bolhosa autoimune de maior incidência (6,1 a 42,9/milhões habitantes/ano) e uma das causas de prurido crônico no idoso.[27]

Imunopatogenia

Há surgimento de autoanticorpos IgG contra antígenos da zona da membrana basal, 230 e 180 kDa, designados respectivamente como BP1Ag e BP2Ag.[27-29] O BP 230 localiza-se na placa do hemidesmossomo, enquanto o BP 180 caracteriza-se por ser uma glicoproteína transmembranosa, cujo domínio extracelular ultrapassa a lâmina lúcida da zona de membrana basal, correspondendo aos filamentos de ancoragem. O BP180 é o determinante antigênico mais relevante do ponto de vista de patogenia da enfermidade, enquanto o BP230 parece se relacionar mais com a função de citoesqueleto e a sinalização da transição dermoepidérmica.[28,30]

A participação da IgE como autoanticorpo presente no desencadeamento das lesões eritematoedematosas no penfigoide bolhoso foi descrita, impactando nas terapêuticas-alvo específicas que podem ser utilizadas no PB, como o omalizumabe (anticorpo antirreceptor de alta afinidade de IgE).[27,31]

Em cerca de 50% dos pacientes, ocorre eosinofilia no sangue periférico.[28,30]

Manifestações clínicas

As bolhas são grandes, tensas, de conteúdo seroso ou hemorrágico, que surgem sobre pele normal ou eritematosa (Figura 23.8). Os locais mais envolvidos são: o abdome inferior; faces interna e anterior das coxas; e face flexora dos membros superiores. A pele erodida apresenta tendência à cicatrização rápida, diferentemente do pênfigo vulgar, podendo evoluir com hiperpigmentação residual. Placas urticariformes podem estar presentes e o prurido é intenso. O envolvimento de mucosas surge em 10% a 35% dos pacientes e geralmente é limitado à mucosa bucal. Bolhas íntegras e erosões podem ocorrer e involuem sem cicatriz, e há raro envolvimento labial.[2,27]

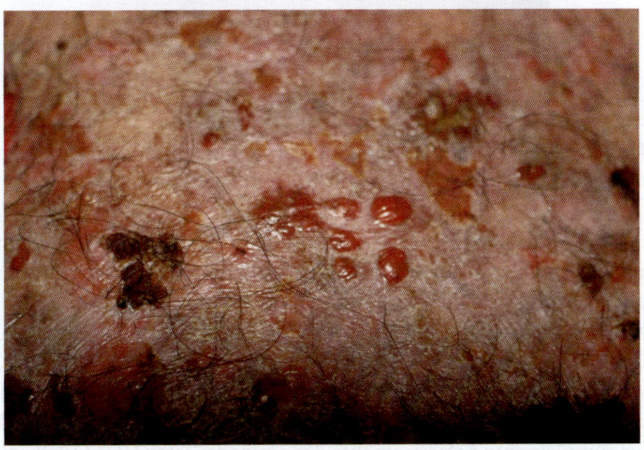

Figura 23.8 Penfigoide bolhoso: bolhas tensas, de conteúdo hemorrágico, com base eritematosa.

Formas não bolhosas podem estar presentes em cerca de 20% dos pacientes.[25] Há descrição de doenças associadas com o PB, especialmente doenças cardiovasculares, psoríase, diabetes *mellitus*, doenças hematológicas malignas e neurodegenerativas. Também se citam associações com inibidores da dipetidil peptidase IV (vildagliptina), drogas anti-PDL-1 (pembrolizumabe) e alguns diuréticos.[27]

Diagnóstico diferencial

Pênfigo vulgar, dermatose bolhosa por IgA linear, dermatite herpetiforme, epidermólise bolhosa adquirida, farmacodermia.

Diagnóstico laboratorial[28,30]

- **Exame histopatológico:** bolha subepidérmica, com infiltrado inflamatório composto por linfócitos, histiócitos e eosinófilos; o encontro de eosinófilos e/ou espongiose eosinofílica pode ser sugestivo de penfigoide bolhoso.[32]
- **Imunofluorescência direta:** depósitos lineares de IgG e C3 (100%) na zona de membrana basal (Figura 23.9).
- **Imunofluorescência indireta:** autoanticorpos IgG, que se depositam na membrana basal de epitélio escamoso estratificado (prepúcio humano) em 70% a 80% dos pacientes.
- ***Salt-split skin* indireto:** o substrato é incubado com uma solução hiperosmolar de NaCl que gera clivagem na lâmina lúcida. Há depósitos de autoanticorpos anti-BP180 e 230 (lado epidérmico da clivagem) (Figura 23.10A). Permite a diferenciação entre penfigoide bolhoso e a epidermólise bolhosa adquirida, que, por sua vez, apresenta anticorpos anticolágeno VII depositados no lado dérmico da clivagem (Figura 23.10B).
- **ELISA:** utilizam-se os antígenos recombinantes BP180 (fragmento NC16A) e o BP230.
- ***Immunoblotting*:** reconhecimento de dois antígenos, o BP230 e o BP180, 100% positivo, utilizando-se o antígeno recombinante NC16A BP180.
- **Imunofluorescência-biochip:** trata-se de imunofluorescência indireta, na qual soros de pacientes com suspeita de DBAI são testados contra diferentes substratos. São inclusos: esôfago de primata, *salt-split skin*, epitélio vesical murino, fígado de primata, BP180 recombinante (NC16A), gliadina, células HEK 293 que expressam Dsg1, 3, colágeno tipo VII e BP230.

A ligação antígeno-anticorpo no PB causa a ativação da cascata do complemento; infiltração de células inflamatórias, especialmente eosinófilos, neutrófilos, macrófagos e linfócitos T; e liberação de proteases.[30]

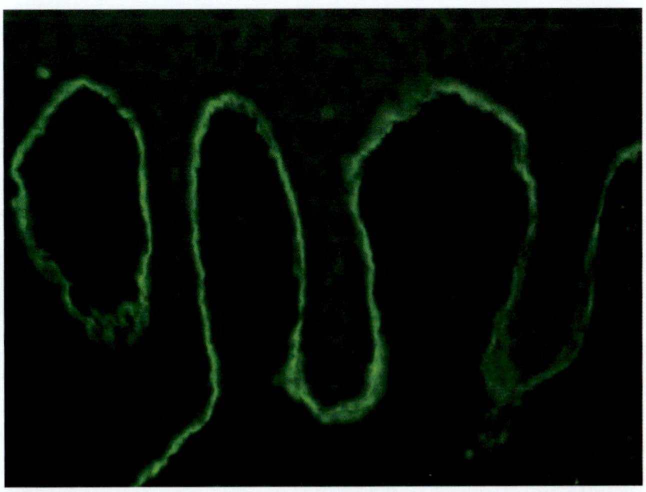

Figura 23.9 Penfigoide bolhoso: imunofluorescência direta, depósito linear de C3 na zona da membrana basal.

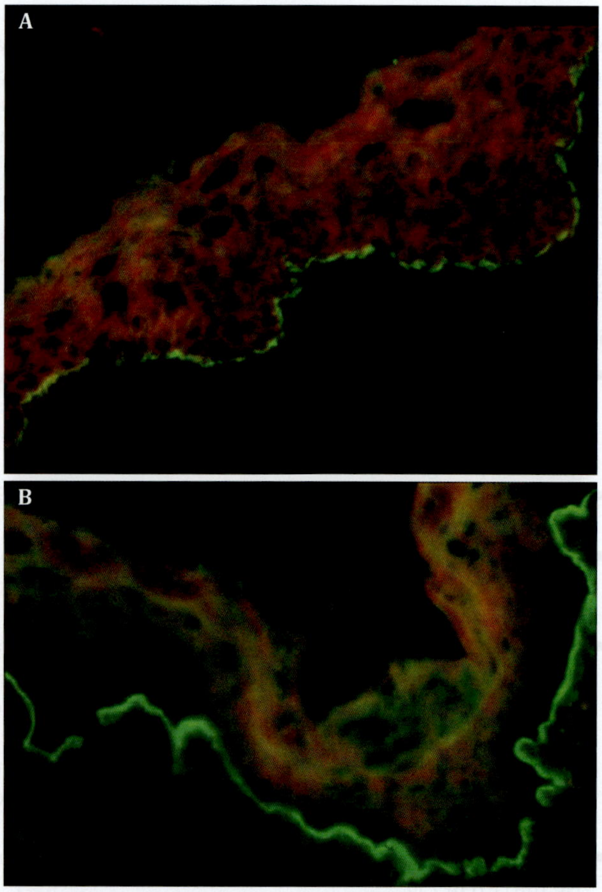

■ **Figura 23.10** **(A)** Penfigoide bolhoso: imunofluorescência indireta-depósito linear de IgG no lado epidérmico do substrato (técnica de *salt-split skin*). **(B)** Epidermólise bolhosa adquirida: imunofluorescência indireta-depósito linear de IgG no lado dérmico do substrato (técnica de *salt-split skin*).

Tratamento

O tratamento do PB é variável, a depender de sua gravidade e do perfil do paciente (idade, comorbidades). A medicação de 1ª linha inclui os corticosteroides (tópicos, como o clobetasol; ou sistêmicos, como a prednisona) até o controle das lesões, com redução gradual. Drogas de 2ª linha incluem doxiciclina, dapsona, metotrexato, azatioprina, micofenolato de mofetila, ciclofosfamida, imunoglobulina endovenosa, rituximabe e omalizumabe[27,30] (Quadro 23.3).

Quadro 23.3 Tratamento do penfigoide bolhoso.

Medicação (1º linha)	Dose	Gravidade
Corticosteroide tópico potente (clobetasol 0,05%)	10 a 30 g/dia	Leve a moderado
Corticosteroide sistêmico (prednisona)	VO 0,5 a 1,0 mg/kg/dia	Moderado a grave
Medicação (2º linha)	**Dose**	**Gravidade**
Doxiciclina	VO: 100 mg, 2 vezes/dia	Leve a moderado
Dapsona	VO: 100 mg/dia	Leve a moderado
Metotrexato	VO 15 mg/semana	Moderado a grave
Azatioprina	VO: 0,5 a 2 mg/kg/dia	Moderado a grave
Micofenolato de mofetila	VO: 35 a 45 mg/kg/dia	Moderado a grave
Imunoglobulina endovenosa	EV: 400 mg/kg por 5 dias	Grave
Rituximabe	EV: 1 g, dias 1 e 14 ou 375 mg/m²/semana, por 4 semanas	Grave
Omalizumabe	SC: 300 mg cada 2 a 4 semanas	Grave

Prognóstico

A mortalidade chega a 17% após 3 meses de evolução e a 31% após 6 meses de evolução, por sepse e doença cardiovascular. São fatores de pior prognóstico: idade maior de 86 anos; estado geral comprometido; e doença cutânea generalizada. A imunossupressão pode ocasionar infecções generalizadas, evoluindo com sepse e morte.[33]

■ PENFIGOIDE GESTACIONAL (PG)

O penfigoide gestacional é uma dermatose bolhosa autoimune que geralmente ocorre no 2º ou 3º trimestre da gestação. A incidência é rara, variando de 1:10.000 a 1:50.000.[27,34]

Os autoanticorpos IgG, especialmente da subclasse IgG1, reconhecem a proteína de 180 kD do penfigoide bolhoso (antígeno BP2). Há aumento da frequência dos genótipos HLA-B8, -DR3 e -DR4 nos pacientes acometidos.[27,34]

Caracteriza-se por início abrupto de pápulas e placas urticadas, vesículas e bolhas tensas de conteúdo seroso, algumas vezes de configuração anular e pruriginosas (Figura 23.11). As lesões iniciam-se no abdome e progridem para tronco e extremidades. Pode ocorrer exacerbação do quadro no pós-parto imediato e, em raros casos, a doença inicia-se nessa fase. Após semanas ou meses do parto, a doença pode apresentar remissão espontâneaPode haver recorrência nas gestações subsequentes, no período menstrual ou com o uso de contraceptivos. Cerca de 10% dos recém-nascidos de mãe com a dermatose podem apresentar quadro neonatal. Prematuridade e recém-nascidos de baixo peso podem ocorrer.[27,34]

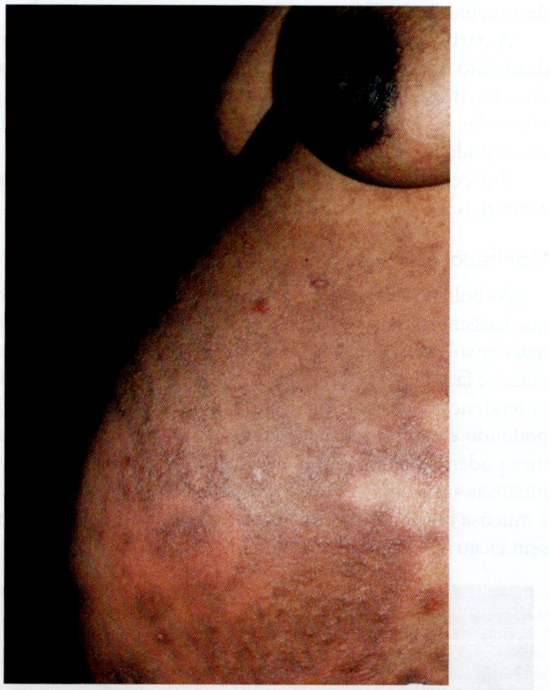

■ **Figura 23.11** Penfigoide gestacional: bolhas tensas, com base eritematoedematosa em gestante no 3º trimestre da gravidez.

Os exames complementares mostram histopatologia com clivagem subepidérmica com necrose dos queratinócitos basais e infiltrado inflamatório rico em eosinófilos, imunofluorescência direta com depósito linear de C3, com ou sem depósitos de IgG, na zona de membrana basal. Cerca de 20% dos pacientes apresentam autoanticorpos circulantes IgG contra a zona de membrana basal. É possível aumentar a sensibilidade da técnica quando se acrescenta fonte de complemento; esta IgG ávida por complemento é classicamente denominada "fator HG". O *salt-split skin* demonstra os autoanticorpos da classe IgG no lado epidérmico da clivagem, à semelhança do penfigoide bolhoso.[27,34]

O tratamento do PG durante a gestação é feito com prednisona em doses de 0,5 a 1 mg/kg/dia. Quando há persistência após o parto, pode associar-se a azatioprina 1 a 2 mg/kg/dia, se não houver contraindicações. Os recém-nascidos de mães com HG que receberam doses elevadas de corticosteroides durante a gestação devem ser monitorados para insuficiência adrenal.[27,34]

PENFIGOIDE DAS MEMBRANAS MUCOSAS

O penfigoide das membranas mucosas (PMM) é doença bolhosa subepidérmica que acomete preferencialmente as mucosas e, de forma ocasional, a pele. O PMM é também conhecido como penfigoide cicatricial em virtude da tendência para formação de cicatrizes. A doença é rara, em geral surgindo a partir dos 50 anos, e acomete mais idosos e mulheres (1,5 a 2 vezes mais do que nos homens).[27,35-37]

Imunopatogenia

O PMM corresponde a um grupo heterogêneo de doenças que se assemelham do ponto de vista clínico, histológico e imunopatológico, porém diferem nos alvos antigênicos localizados na membrana basal. Caracteriza-se pela presença de autoanticorpos contra proteínas da ZMB. Pacientes com anticorpos contra laminina-332 (referida antigamente como laminina-5 ou epiligrina) são referidos como penfigoide cicatricial antiepiligrina.[27,35-37] Esses pacientes têm maior risco estatístico para desenvolver tumores malignos, particularmente adenocarcinoma de próstata, adenocarcinoma de endométrio e melanoma. Pacientes com penfigoide cicatricial ocular e pacientes de PMM generalizado exibem autoanticorpos contra o componente intracitoplasmático da β4 integrina. Pacientes com PMM oral apresentam autoanticorpos contra α6integrina.[27,35-37] Alguns pacientes com PMM apresentam anticorpos contra os antígenos do penfigoide bolhoso (BPAg1 e BPAg2), porém seu significado patogênico não está estabelecido.[36,37]

Manifestações clínicas

De acordo com os critérios clínicos, o PMM acomete uma ou mais mucosas com ou sem cicatriz clinicamente visível, sendo o acometimento da pele esporádico. Os sítios de acometimento do PMM são, em ordem decrescente de freqüência: mucosas bucal; ocular; nasal; nasofaríngea; anogenital; a pele; laringe; e esôfago.[27,35]

A principal manifestação bucal é a gengivite descamativa, com edema e eritema gengival, podendo progredir para bolhas e erosões. Além da gengiva, podem ocorrer lesões na mucosa bucal, palato, língua e lábio inferior. A cicatrização é lenta, com tendência à formação de cicatrizes e sinéquias.[27,35-37]

A conjuntiva é o segundo local de acometimento mais frequente. Inicia-se com conjuntivite crônica, bilateral, com ardor e lacrimejamento, podendo evoluir para cicatrizes e simbléfaros da conjuntiva bulbar e palpebral.[27,35-37] Podem ocorrer triquíase, entrópio, opacidade da córnea e perda da visão (Figura 23.12).

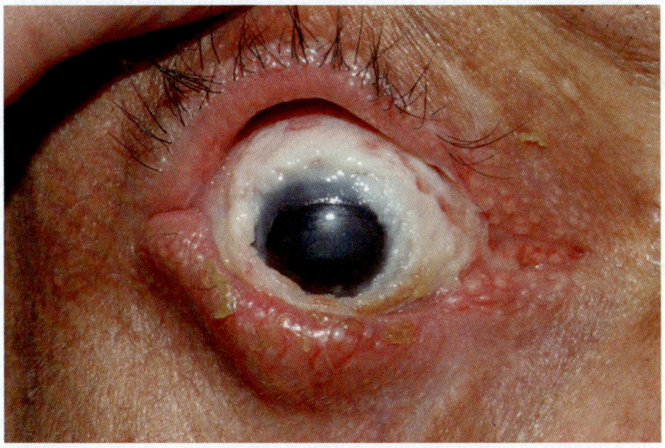

Figura 23.12 Penfigoide de membranas mucosas – acometimento ocular.

As manifestações na pele podem ser de dois tipos: lesões vesiculosas e bolhas recorrentes, sem tendência à involução com cicatrizes; e o tipo conhecido como Brunsting-Perry, com lesões bolhosas no couro cabeludo e pescoço, sem envolvimento mucoso, em que as lesões do couro cabeludo podem evoluir para alopecia cicatricial.[27,35-37]

Lesões nasais, nasofaríngeas, laríngeas e esofágicas podem evoluir com obstruções, disfagia, odinofagia e as cicatrizes podem requerer traqueostomia. Lesões esofágicas podem sem assintomáticas ou acompanhadas de sintomas de disfagia. As lesões erosivas da mucosa esofágica, com inflamação crônica podem evoluir para constrições e estenose esofágica. Acometimentos genital e anal podem evoluir para estenose uretral, diminuição do conduto vaginal e sinéquias anais.[27]

Diagnóstico laboratorial[27,35-37]

O exame histopatológico de lesão cutânea ou da mucosa mostra clivagem subepidérmica ou subepitelial, com infiltrado inflamatório composto por neutrófilos, eosinófilos, linfócitos e plasmócitos, podendo ocorrer fibrose na derme superior nas lesões antigas[27,35-37] (Figura 23.13).

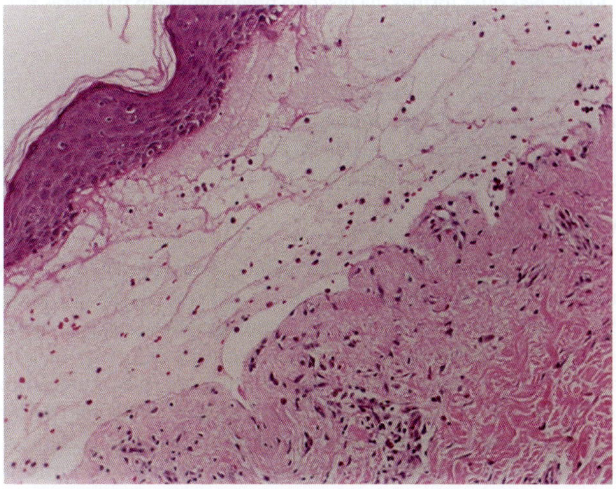

Figura 23.13 Exame histopatológico de lesão com clivagem subepidérmica.

A imunofluorescência direta da mucosa ou da pele perilesional mostra depósitos lineares de IgG e/ou C3 na zona de membrana basal, com encontro eventual de IgA e IgM. A imunofluorescência indireta revela baixos títulos de IgG contra antígenos da ZMB. A sensibilidade da técnica de imunofluorescência indireta pode ser aumentada usando-se a técnica de *salt-split skin*. A maioria dos pacientes apresenta autoanticorpos que se ligam ao lado epidérmico da clivagem, enquanto numa pequena porcentagem dos pacientes os autoanticorpos ligam-se ao lado dérmico ou a ambos os lados (epidérmico e dérmico) da clivagem.[27,35-37]

Diagnóstico diferencial

Os diagnósticos diferenciais do PMM incluem penfigoide bolhoso, epidermólise bolhosa adquirida e dermatose por IgA linear. Quando ocorre acometimento oral, as lesões de PMM devem ser diferenciadas de pênfigo vulgar, penfigoide bolhoso, eritema polimorfo e líquen planoerosivo. As lesões cicatriciais oculares de PMM devem ser diferenciadas das lesões cicatriciais de pseudopenfigoide ocular induzido por preparações oftalmológicas, lesões cicatriciais da síndrome de Stevens-Johnson e necrólise epidérmica tóxica.

Prognóstico

O PMM é dermatose que apresenta grande morbidade e acomete sítios extracutâneos, levando a sequelas importantes. A abordagem multidisciplinar é fundamental, especialmente porque o envolvimento cutâneo não ultrapassa 25% a 30% dos pacientes.[27]

Tratamento

Lesões localizadas podem ser tratadas com corticosteroides tópicos potentes ou intralesionais. Acometimento cutaneomucoso resistente à terapêutica com corticosteroide tópico, acometimentos esofágico, laríngeo ou ocular graves devem ser tratados com terapia associada. Os medicamentos mais utilizados são prednisona, dapsona, azatioprina ciclofosfamida micofenolato de mofetila e rituximabe, de forma isolada ou associação de medicamentos imunossupressores. Tratamento cirúrgico pode ser indicado nas lesões cicatriciais oculares, laríngeas, esofágicas ou genitais.[27,35-37]

DERMATOSE BOLHOSA POR IGA LINEAR (DBIGAL)

Epidemiologia

A dermatose bolhosa por IgA linear é doença bolhosa autoimune que acomete a pele e mucosas. Duas formas clínicas são descritas: a dermatose por IgA linear da infância; e a do adulto. Embora ambas possam apresentar aspectos clínicos distintos, apresentam os mesmos achados histológicos e imunológicos. Na infância, a doença tem início aos 4 ou 5 anos de idade e raramente persiste após a puberdade. Na forma dos adultos, o início da doença se dá após a puberdade ou após 60 ou 65 anos de idade. Nas duas formas, há discreto predomínio em mulheres.[27,38-40]

Imunopatogenia

Os autoanticorpos na dermatose por IgA linear reagem contra antígenos da zona da membrana basal, em particular o antígeno de 97 kD (LABD97) similar à porção do domínio extracelular do antígeno de 180 kD do penfigoide bolhoso.[27,38-40]

Manifestações clínicas

O quadro clínico da forma da infância é caracterizado por vesículas e bolhas tensas de conteúdo seroso ou hemorrágico que podem ocorrer na configuração anular ou arciforme. Novas lesões bolhosas na periferia de lesões prévias conferem o aspecto de roseta. As lesões bolhosas podem ocorrer sobre pele normal ou sobre placas urticariformes (Figura 23.14). As localizações mais frequentes são região perioral e períneo. As mucosas, especialmente a bucal e conjuntival, podem estar acometidas. O prurido pode variar de ausente a intenso. Na forma dos adultos, a manifestação clínica pode ser similar ao penfigoide bolhoso ou à dermatite herpetiforme. Como na infância, as mucosas também podem estar acometidas.[27,38-40]

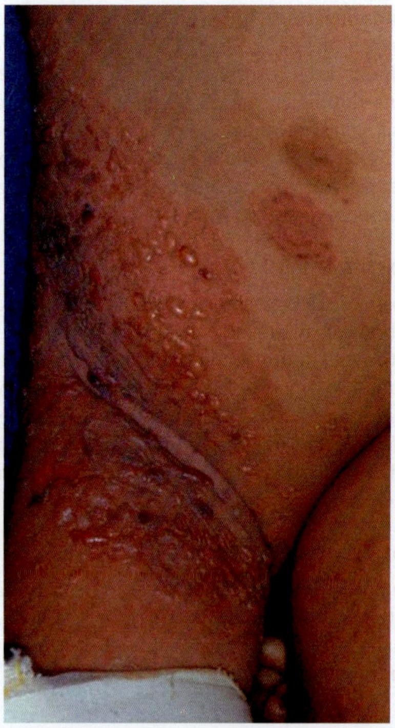

■ **Figura 23.14** Dermatose bolhosa por IgA linear: vesículas e bolhas tensas, com arranjo em roseta, com base eritematoedematosa.

A dermatose por IgA linear pode ser induzida por medicamentos, especialmente a vancomicina, mas também lítio, furosemida, atorvastatina, captopril e diclofenaco. Existem relatos de associação de dermatose por IgA linear com doença de Hodgkin, linfomas B, doença de Crohn, colite ulcerativa e outras doenças.[27,38-40]

Diagnóstico laboratorial

Os achados histopatológicos correspondem à clivagem dermoepidérmica com infiltrado inflamatório rico em neutrófilos. O exame de imunofluorescência direta revela depósito de IgA homogêneo e linear na zona da membrana basal. Esse exame laboratorial é característico da doença. A presença de autoanticorpos IgA circulantes é demonstrada por intermédio da imunofluorescência indireta em cerca de 30% dos pacientes quando se utiliza pele normal como substrato. Utilizando-se a técnica de *salt-split skin*, a positividade pode aumentar para até 50%.[27,38-40]

Diagnóstico diferencial

Os diagnósticos diferenciais da dermatose por IgA linear incluem dermatite herpetiforme, penfigoide bolhoso, epidermólise bolhosa adquirida, penfigoide de membranas mucosas, lúpus eritematoso bolhoso e eritema polimorfo.

Tratamento

O tratamento indicado é feito com prednisona 0,5 a 1 mg/kg/dia isoladamente ou associada à sulfona na dose média de 100 mg/dia para adultos e 2 mg/kg/dia para crianças. Outras opções, para os pacientes resistentes à terapêutica convencional incluem a colchicina, ciclosporina, tetraciclina associada à nicotinamida e imunoglobulina endovenosa. A terapêutica é semelhante nos adultos e crianças, respeitando-se as contraindicações próprias de cada faixa etária.[27,38-40]

DERMATITE HERPETIFORME (DH)

A dermatite herpetiforme é doença bolhosa, que cursa com prurido intenso, e acomete áreas extensoras dos membros. Pertence ao grupo das doenças em que ocorre sensibilidade ao glúten e resulta, de forma indireta, da enteropatia glúten-induzida. A doença celíaca e a dermatite herpetiforme não apresentam apenas características genéticas e fisiopatogênicas semelhantes, mas também os mesmos achados histopatológicos intestinais. A dieta isenta de glúten constitui em medida relevante para a melhora do quadro cutâneo e intestinal.[27,38-40]

Epidemiologia

A DH acomete indivíduos na faixa etária de 30 a 40 anos, podendo ocorrer na infância ou nos idosos. Existem relatos de 25% de incidência de dermatite herpetiforme nos pacientes com doença celíaca. Parentes em 1º grau de pacientes com doença celíaca ou dermatite herpetiforme podem apresentar uma das duas manifestações. Costuma ser rara nos negros e asiáticos, em comparação com os brancos. Está associada ao HLA classe II no óocus do cromossomo 6: 90% dos pacientes têm HLA DQ2 e o restante HLA DQ8.[27,38-40]

Manifestações clínicas

Erupção papulopruriginosa, com vesículas simétricas nas superfícies extensoras de cotovelos e joelhos, linha de implantação de cabelos na fronte, dorso superior, região sacral e nádegas. Lesões escoriadas são comuns em rarzão da coçagem. Sinais e sintomas clínicos gastrointestinais são pouco frequentes, porém 75% dos pacientes apresentam atrofia subtotal ou total da mucosa de intestino delgado como achado histopatológico. O restante mostra alterações histopatológicas mínimas com infiltrado inflamatório linfocitário intra epitelial na mucosa intestinal.[27,38-40]

Outras manifestações sistêmicas, decorrentes da má absorção incluem anemia, osteopenia, osteoporose, alterações dentárias, infertilidade e aborto. Associação com outras doenças autoimunes é descrita, como doenças da tireoide, diabetes insulino-dependente, lúpus eritematoso, síndrome de Sjögren, sarcoidose, vitiligo, alopecia areata, anemia perniciosa, artrite reumatoide, nefropatia por IgA, cirrose biliar primária, hepatite crônica ativa, doença de Addison e colite ulcerativa.[27,38-40]

Diagnóstico diferencial

Escabiose, prurigos, dermatites eczematosas, dermatose por IgA linear, penfigoide bolhoso.

Diagnóstico laboratorial[27,38-40]

- **Exame histopatológico (pele):** microabscessos neutrofílicos característicos na papila dérmica podendo ocorrer clivagem subepidérmica.
- **Imunofluorescência direta:** depósitos de IgA granulosos nas papilas dérmicas. Anticorpos séricos direcionados contra gliadina, endomísio e transglutaminase tecidual estão presentes na doença glutensensível.
- **Imunofluorescência indireta:** anticorpo antiendomísio (sensibilidade de 90% e especificidade de 96%). A transglutaminase tecidual tem sido implicada como o autoantígeno envolvido na doença glútensensível e é considerada o autoantígeno nas lesões cutâneas da DH.
- **Enzimaimunoensaio (ELISA):** o autoanticorpo IgA contra a transglutaminase tecidual é detectado pela reação (sensibilidade de 89% e especificidade de 97%). Este exame é útil para monitorar a resposta terapêutica e a aceitação da dieta isenta de glúten.
- **Imunofluorescência-biochip:** trata-se de imunofluorescência indireta, onde soros de pacientes com suspeita de DBAI são testados contra diferentes substratos. São inclusos: esôfago de primata, *salt-split skin*, epitélio vesical murino, fígado de primata, BP180 recombinante (NC16A), gliadina, células HEK 293 que expressam Dsg1, 3, colágeno tipo VII e BP230.

Tratamento

O tratamento da dermatite herpetiforme inclui terapia multidisciplinar e consiste na dieta isenta de glúten e no uso dedapsona, na dose média para adultos de 100 mg/dia. Malignidades associadas à dermatite herpetiforme são relatadas, especialmente os linfomas, sendo que 78% ocorrem no trato gastrointestinal. A dieta isenta de glúten parece ter papel protetor contra o desenvolvimento de linfomas.[27,38-40]

DERMATOSES VESICOBOLHOSAS AUTOIMUNES ANTICOLÁGENO VII: EPIDERMÓLISE BOLHOSA ADQUIRIDA (EBA) E LÚPUS ERITEMATOSO SISTÊMICO BOLHOSO (LESB)

Epidermólise bolhosa adquirida (EBA)

Epidemiologia

A epidermólise bolhosa adquirida pertence ao grupo das doenças bolhosas autoimunes, vinculadas ao colágeno tipo VII, componente das fibrilas de ancoragem, localizadas na região da sublâmina densa. Ocorre de forma esporádica (0,5 a 0,8 casos/milhão). Não há predileção por gênero e a faixa etária acometida oscila entre 40 e 50 anos. Indivíduos com HLADR2 apresentam risco relativo de 13,1 para a enfermidade.[27,41]

Imunopatogenia

Há formação de autoanticorpos IgG dirigidos contra o colágeno VII.[42] Ainda, há associação com certa rarefação das fibrilas de ancoragem, gerando adesão celular dermoepidérmica deficiente. O colágeno VII tem uma estrutura homotrimérica de cadeias alfa, e cada uma delas apresenta entre 250 e 320 kDa. Cada cadeia alfa tem domínios não colagênicos (NC-1), que correspondem à metade da estrutura protéica e que são o sítio de ligação com os autoanticorpos da EBA.[41,43]

Estudos com modelos animais de transferência passiva de autoanticorpos anti-NC-1 de pacientes com EBA mostram reprodução das lesões bolhosas e autoanticorpos depositados na pele e circulantes nos murinos.[41,43]

A ligação antígeno-autoanticorpo ocasiona a ativação da cascata do complemento, ativação de citocinas e quimiotaxia para neutrófilos. Os neutrófilos ligam-se ao domínio FC dos autoanticorpos anticolágeno VII e sinalizam cascata do receptor órfão relacionado ao retinoide (ROR), proteínas *heat-shock* (HSP 90), quinases (PI3K), entre outras moléculas. São liberadas substâncias através das cascatas inflamatórias que reduzem as fibrilas de ancoragem, resultando na formação de bolhas.[44,45]

Manifestações clínicas

O quadro clínico caracteriza-se por apresentar variantes clínicas: mecanobolhosa (clássica); e inflamatória. A forma inflamatória mais frequente pode se apresentar de maneiras distintas, como penfigoide bolhoso-símile, penfigoide das membranas mucosas-símile, Brunsting--Perry-símile e IgA linear-símile.[41,44,46]

A variante clássica ou não inflamatória apresenta bolhas sem inflamação com topografia acral, que evoluem para cicatrizes e formação de milia, lembrando a porfiria cutânea tardia. A fragilidade cutânea é marcante nas áreas de trauma, especialmente no dorso de mãos e dedos, joelhos, cotovelos, região sacral e pés (Figuras 23.15A e 23.15B). As formas mais graves apresentam semelhança com a epidermólise bolhosa distrófica recessiva, evoluindo com alopecia, anoníquia, fibrose de mãos e dedos e estenose esofágica.[41,44,46]

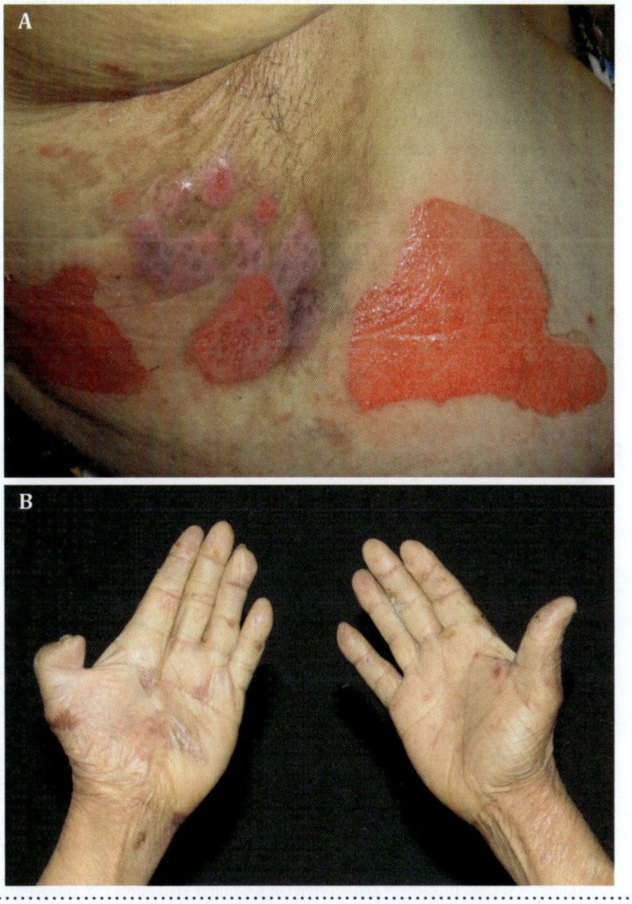

Figura 23.15 (**A**) Epidermólise bolhosa adquirida – erosões no abdome. (**B**) Epidermólise bolhosa adquirida – cicatrizes e sequelas nas mãos.

A variante penfigoide bolhoso-símile apresenta bolhas, lesões urticariformes, pruriginosas, sem fragilidade cutânea evidente, cicatriz ou milia, predominantes nas áreas flexurais. Pode ocorrer o padrão misto, em que lesões não inflamatórias coexistem com as formas inflamatórias. A variante semelhante ao penfigoide das membranas mucosas evolui com predomínio de lesões nas superfícies mucosas (boca, esôfago superior, conjuntiva, ânus, vagina). A forma similar ao penfigoide de

Brunsting-Perry apresenta-se com lesões vesicobolhosas recorrentes e cicatriciais no couro cabeludo e pescoço, sem envolvimento mucoso. Também é relatada forma semelhante à dermatose bolhosa por IgA linear (LABD), ainda discutível uma vez que são pacientes com características clínicas de LABD, mas com autoanticorpos IgA anticolágeno VII.[41,44,46]

A EBA é rara na infância, mas felizmente apresenta melhor prognóstico do que no adulto.[41,44,46]

Diagnóstico diferencial

- **Forma clássica:** epidermólise bolhosa distrófica recessiva, porfiria cutânea tardia.
- **Forma penfigoide bolhoso-símile:** penfigoide bolhoso, farmacodermias.
- **Forma penfigoide das membranas mucosas-símile:** penfigoide das membranas mucosas.
- **Forma semelhante à doença de Brunsting-Perry:** doença de Brunsting-Perry.
- **Forma semelhante à IgA linear:** LABD, dermatite herpetiforme, penfigoide bolhoso.

Existe associação da EBA com outras doenças, especialmente com a doença de Chron. Outras como amiloidose, tireoidite, multiendocrinopatias, artrite reumatoide, fibrose pulmonar, leucemia linfoide crônica, timoma e diabetes *mellitus* são descritas de forma isolada.[44]

Diagnóstico laboratorial[47,41,48]

- **Exame histopatológico:** bolha subepidérmica. A presença de células inflamatórias como linfócitos, neutrófilos e eosinófilos reflete as manifestações clínicas: a variante semelhante ao penfigoide bolhoso apresenta processo inflamatório mais intenso, que é escasso na variante clássica e na variante semelhante ao penfigoide das membranas mucosas.
- **Imunofluorescência direta:** depósitos de IgG e C3 (mais comuns), IgA, e IgM na zona de membrana basal.
- **Imunofluorescência indireta:** IgG circulante em 30% a 50% dos pacientes, na ZMB.
- ***Salt-split skin* indireto:** o substrato é incubado com uma solução hiperosmolar de NaCl a 1 molar, que clivará a epiderme da derme na lâmina lúcida. Há fluorescência no lado dérmico da clivagem. Permite a diferenciação entre penfigoide bolhoso, que apresenta fluorescência no lado epidérmico da clivagem.
- **Enzimaimunoensaio (ELISA):** utiliza antígenos recombinantes do colágeno VII, NC-1, de 145 kDa.
- **Imunofluorescência-biochip:** trata-se de imunofluorescência indireta, em que soros de pacientes com suspeita de DBAI são testados contra diferentes substratos. São inclusos: esôfago de primata, *salt-split skin*, epitélio vesical murino, fígado de primata, BP180 recombinante (NC16A), gliadina, células HEK 293 que expressam Dsg1, 3, colágeno tipo VII e BP230.

Prognóstico e evolução clínica

A epidermólise bolhosa adquirida do adulto é doença de difícil tratamento, com possível evolução para fibrose e constrição das lesões cicatriciais, dificultando a movimentação, deglutição ou respiração.[44]

Tratamento

As formas não inflamatórias da EBA costumam ser refratárias ao tratamento imunossupressor habitual. As terapêuticas recomendadas da variante penfigoide bolhoso-símile incluem corticosteroideterapia sistêmica, azatioprina, ciclofosfamida, metotrexato, ciclosporina, colchicina, sulfona, fotoférese e imunoglobulina endovenosa. Biológicos como infliximabe (anti-TNF alfa) e anti-CD20 foram utilizados em poucos pacientes, com resposta variável.[44]

Lúpus eritematoso sistêmico bolhoso (LESB)[41,49]

Pacientes de lúpus eritematoso sistêmico (LES) podem apresentar autoanticorpos contra o colágeno VII e apresentarem quadro bolhoso. O quadro clínico assemelha-se ao de EBA inflamatória. Os pacientes precisam apresentar os critérios para LES segundo a ARA (American Rheumatologic Association). Os achados nos exames laboratoriais são semelhante aos achados da EBA, incluindo reatividade contra a porção NC-1 do colágeno VII.[41,49]

Referências bibliográficas

1. Buxton RS, Magee AI. Structure and interactions of desmosomal and other cadherins. Semin Cell Biol. 1992;3(3):157-67.
2. Schmidt E, Zillikens D. Diagnosis and treatment of patients with autoimmune bullous disorders in Germany. Dermatol Clin. 2011;29(4):663-71.
3. Dubash AD, Green KJ. Desmosomes. Curr Biol. 2011;21(14):R529-31.
4. Schmidt E, Zillikens D. Modern diagnosis of autoimmune blistering skin diseases. Autoimmun Rev. 2010;10(2):84-9.
5. Anhalt GJ, Labib RS, Voorhees JJ, Beals TF, Diaz LA. Induction of pemphigus in neonatal mice by passive transfer of IgG from patients with the disease. N Engl J Med. 1982;306(20):1189-96.
6. Rock B, Martins CR, Theofilopoulos AN, Balderas RS, Anhalt GJ, Labib RS et al. The pathogenic effect of IgG4 autoantibodies in endemic pemphigus foliaceus (fogo selvagem). N Engl J Med. 1989;320(22):1463-9.
7. Ding X, Aoki V, Mascaro JM, Lopez-Swiderski A, Diaz LA, Fairley JA. Mucosal and mucocutaneous (generalized) pemphigus vulgaris show distinct autoantibody profiles. J Invest Dermatol. 1997;109(4):592-6.
8. Montagnon CM, Tolkachjov SN, Murrell DF, Camilleri MJ, Lehman JS. Intraepithelial autoimmune blistering dermatoses: Clinical features and diagnosis. J Am Acad Dermatol. 2021;84(6):1507-19.
9. Fagundes PPS, Santi CG, Maruta CW, Miyamoto D, Aoki V. Autoimmune bullous diseases in pregnancy: clinical and epidemiological characteristics and therapeutic approach. An Bras Dermatol. 2021;96(5):581-90.
10. Porro AM, Hans Filho G, Santi CG. Consensus on the treatment of autoimmune bullous dermatoses: pemphigus vulgaris and pemphigus foliaceus – Brazilian Society of Dermatology. An Bras Dermatol. 2019;94(2 Suppl 1):20-32.
11. Werth VP, Joly P, Chen DM. Rituximab versus Mycophenolate Mofetil in Pemphigus Vulgaris. Reply. N Engl J Med. 2021;385(11):1056.
12. Miyamoto D, Santi CG, Maruta CW, Aoki V. Considerations on Immunization and Immunosuppression of Patients With Autoimmune Blistering Diseases During COVID-19 Pandemic in Brazil: Case Report. Front Med (Lausanne). 2021;8:811562.
13. Aoki V, Rivitti EA, Diaz LA, Cooperative Grp Fogo Selvagem R. Update on fogo selvagem, an endemic form of pemphigus foliaceus. Journal of Dermatology. 2015;42(1):18-26.
14. Hans-Filho G, dos Santos V, Katayama JH, Aoki V, Rivitti EA, Sampaio SA et al. An active focus of high prevalence of fogo selvagem on an Amerindian reservation in Brazil. Cooperative Group on Fogo Selvagem Research. J Invest Dermatol. 1996; 107(1):68-75.
15. Aoki V, Millikan RC, Rivitti EA, Hans-Filho G, Eaton DP, Warren SJ et al. Environmental risk factors in endemic pemphigus foliaceus (fogo selvagem). J Investig Dermatol Symp Proc. 2004;9(1):34-40.
16. Li N, Aoki V, Liu Z, Prisayanh P, Valenzuela JG, Diaz LA. From Insect Bites to a Skin Autoimmune Disease: A Conceivable Pathway to Endemic Pemphigus Foliaceus. Front Immunol. 2022;13:907424.
17. Aoki V, Sousa JX, Diaz LA, Research CGoFS. Pathogenesis of endemic pemphigus foliaceus. Dermatol Clin. 2011;29(3):413-8, viii.
18. Oliveira LB, Maruta CW, Miyamoto D, Salvadori FA, Santi CG, Aoki V et al. Gastrointestinal cytomegalovirus disease in a patient with pemphigus vulgaris treated with corticosteroid and mycophenolate mofetil. Autops Case Rep. 2017;7(1):23-30.
19. Aoki V, Fukumori LMI, Freitas EL, Sousa JX, Perigo AM, Oliveira ZNP. Direct and indirect immunofluorescence. Anais Brasileiros De Dermatologia. 2010;85(4):490-9.
20. Amagai M, Ishii K, Hashimoto T, Gamou S, Shimizu N, Nishikawa T. Conformational epitopes of pemphigus antigens (Dsg1 and Dsg3) are calcium dependent and glycosylation independent. J Invest Dermatol. 1995;105(2):243-7.
21. Stanley JR, Klaus-Kovtun V, Sampaio SA. Antigenic specificity of fogo selvagem autoantibodies is similar to North American pemphigus foliaceus and distinct from pemphigus vulgaris autoantibodies. J Invest Dermatol. 1986;87(2):197-201.
22. Moreno ACL, Santi CG, Gabbi TVB, Aoki V, Hashimoto T, Maruta CW. IgA pemphigus: Case series with emphasis on therapeutic response. Journal of the American Academy of Dermatology. 2014;70(1):200-1.

23. Anhalt GJ, Kim SC, Stanley JR, Korman NJ, Jabs DA, Kory M et al. Paraneoplastic pemphigus. An autoimmune mucocutaneous disease associated with neoplasia. N Engl J Med. 1990;323(25):1729-35.
24. Maruta CW, Miyamoto D, Aoki V, Carvalho RGR, Cunha BM, Santi CG. Paraneoplastic pemphigus: a clinical, laboratorial, and therapeutic overview. An Bras Dermatol. 2019;94(4):388-98.
25. Santi CG, Maruta CW, Aoki V, Sotto MN, Rivitti EA, Diaz LA. Pemphigus herpetiformis is a rare clinical expression of nonendemic pemphigus foliaceus, fogo selvagem, and pemphigus vulgaris. Journal of the American Academy of Dermatology. 1996;34(1):40-6.
26. Morais KL, Miyamoto D, Orfali RL, Maruta CW, Santi CG, Sotto MN et al. Increased expression of in situ IL-31RA and circulating CXCL8 and CCL2 in pemphigus herpetiformis suggests participation of the IL-31 family in the pathogenesis of the disease. J Eur Acad Dermatol Venereol. 2020;34(12):2890-7.
27. Beek NV, Zillikens D, Schmidt E. Bullous Autoimmune Dermatoses–Clinical Features, Diagnostic Evaluation, and Treatment Options. Dtsch Arztebl Int. 2021;118(24):413-20.
28. Liu Z, Diaz LA. Bullous pemphigoid: end of the century overview. J Dermatol. 2001;28(11):647-50.
29. Giudice GJ, Emery DJ, Zelickson BD, Anhalt GJ, Liu Z, Diaz LA. Bullous pemphigoid and herpes gestationis autoantibodies recognize a common non-collagenous site on the BP180 ectodomain. J Immunol. 1993;151(10):5742-50.
30. Miyamoto D, Santi CG, Aoki V, Maruta CW. Bullous pemphigoid. An Bras Dermatol. 2019;94(2):133-46.
31. Fairley JA, Burnett CT, Fu CL, Larson DL, Fleming MG, Giudice GJ. A pathogenic role for IgE in autoimmunity: bullous pemphigoid IgE reproduces the early phase of lesion development in human skin grafted to nu/nu mice. J Invest Dermatol. 2007;127(11):2605-11.
32. Morais KL, Miyamoto D, Maruta CW, Aoki V. Diagnostic approach of eosinophilic spongiosis. An Bras Dermatol. 2019;94(6):724-8.
33. Casals DS, Nunes ED, Maruta CW, Aoki V, Santi CG, Nico MMS et al. Disseminated cytomegalovirus disease as a cause of prolonged fever in a bullous pemphigoid patient under systemic steroid therapy. Journal of Dermatology. 2003;30(4):332-6.
34. Cobo MF, Santi CG, Maruta CW, Aoki V. Pemphigoid gestationis: clinical and laboratory evaluation. Clinics (Sao Paulo). 2009;64(11):1043-7.
35. Rashid KA, Gürcan HM, Ahmed AR. Antigen specificity in subsets of mucous membrane pemphigoid. J Invest Dermatol. 2006;126(12):2631-6.
36. Lazarova Z, Salato VK, Lanschuetzer CM, Janson M, Fairley JA, Yancey KB. IgG anti-laminin-332 autoantibodies are present in a subset of patients with mucous membrane, but not bullous, pemphigoid. J Am Acad Dermatol. 2008;58(6):951-8.
37. Letko E, Gürcan HM, Papaliodis GN, Christen W, Foster CS, Ahmed AR. Relative risk for cancer in mucous membrane pemphigoid associated with antibodies to the beta4 integrin subunit. Clin Exp Dermatol. 2007;32(6):637-41.
38. Chan LS, Regezi JA, Cooper KD. Oral manifestations of linear IgA disease. J Am Acad Dermatol. 1990;22(2 Pt 2):362-5.
39. Zone JJ, Taylor TB, Meyer LJ, Petersen MJ. The 97 kDa linear IgA bullous disease antigen is identical to a portion of the extracellular domain of the 180 kDa bullous pemphigoid antigen, BPAg2. Journal of Investigative Dermatology. 1998;110(3):207-10.
40. Zone JJ. Clinical spectrum, pathogenesis and treatment of linear IgA bullous dermatosis. J Dermatol. 2001;28(11):651-3.
41. Woodley DT, Chen M. Epidermolysis bullosa: then and now. J Am Acad Dermatol. 2004;51(1 Suppl):S55-7.
42. Woodley DT, Ram R, Doostan A, Bandyopadhyay P, Huang Y, Remington J et al. Induction of epidermolysis bullosa acquisita in mice by passive transfer of autoantibodies from patients. J Invest Dermatol. 2006;126(6):1323-30.
43. Chan LS, Traczyk T, Taylor TB, Eramo LR, Woodley DT, Zone JJ. Linear IgA bullous dermatosis. Characterization of a subset of patients with concurrent IgA and IgG anti--basement membrane autoantibodies. Archives of Dermatology. 1995;131(12):1432-7.
44. Miyamoto D, Gordilho JO, Santi CG, Porro AM. Epidermolysis bullosa acquisita. An Bras Dermatol. 2022;97(4):409-23.
45. Delgado L, Aoki V, Santi C, Gabbi T, Sotto M, Maruta C. Clinical and immunopathological evaluation of epidermolysis bullosa acquisita. Clinical and Experimental Dermatology. 2011;36(1):12-8.
46. Delgado L, Aoki V, Santi C, Gabbi T, Sotto M, Maruta C. Clinical and immunopathological evaluation of epidermolysis bullosa acquisita. Clinical and Experimental Dermatology. 2011;36(1):12-8.
47. Woodley DT. Immunofluorescence on Salt-Split Skin for the Diagnosis of Epidermolysis Bullosa-Acquisita. Archives of Dermatology. 1990;126(2):229-31.
48. Arbache ST, Delgado L, Aoki V, Nogueira TG, Miyamoto D. Immunofluorescence testing in the diagnosis of autoimmune blistering diseases: overview of 10-year experience. Anais Brasileiros De Dermatologia. 2014;89(6):885-9.
49. Gammon WR, Briggaman RA. Bullous SLE: a phenotypically distinctive but immunologically heterogeneous bullous disorder. J Invest Dermatol. 1993;100(1):28S-34S.

Renan Rangel Bonamigo • Fernanda Razera • Gislaine Silveira Olm • Renata Heck

Dermatoses Neutrofílicas

INTRODUÇÃO

As dermatoses neutrofílicas constituem-se em um importante grupo de doenças que afetam o tegumento cutâneo e que apresentam, como característica comum, a presença de infiltrado de células neutrofílicas nas distintas camadas da pele.

A etiologia das dermatoses neutrofilicas não é completamente conhecida e algumas têm manifestações sistêmicas e associações com outras doenças.

O quadro clínico é pleomórfico, com manifestações características que determinam a suspeita do diagnóstico.

As dermatoses neutrofílicas podem ser classificadas em quatro grandes grupos:[1]

1. Formas superficiais ou epidérmicas, com a pustulose das dobras como modelo.
2. Tipo placa ou formas dérmicas, com a síndome de Sweet como modelo.
3. Formas profundas e hipodérmicas, com o pioderma gangrenoso como modelo.
4. Formas epidérmicas/dérmicas/hipodérmicas, com variantes do pioderma gangrenoso, em cuja patogênese está implicado o componente autoinflamatório.

Desta forma, são as seguintes as dermatoses neutrofílicas estudadas neste capítulo:

Grupo 1 – Formas superficiais ou epidérmicas

- Pustulose subcórnea de Sneddon-Wilkinson.
- Pustulose amicrobiana das dobras.
- Pustulose exantemática aguda e generalizada.
- Psoríase pustulosa: acrodermatite contínua de Hallopeau; pustuloses palmoplantares; psoríase pustulosa generalizada.
- Pênfigo IgA.
- Acropustulose infantil.
- Foliculite eosinofílica.

Grupo 2 – Tipo placa ou formas dérmicas

- Síndrome de Sweet.
- Outras.

Grupo 3 – Formas profundas e hipodérmicas

- Pioderma gangrenoso.
- Doença de Behçet.

Grupo 4 – Formas epidérmicas/dérmicas/hipodérmicas – síndromes autoinflamatórias

- PAPA.
- PAPASH.
- PASH.
- PsAPASH.
- SAPHO.

Aspectos diferenciados das dermatoses neutrofílicas na infância serão abordados ao fim do capítulo.

GRUPO 1 – PUSTULOSE SUBCÓRNEA DE SNEDDON-WILKINSON

Definição

A pustulose subcórnea de Sneddon-Wilkinson (dermatose pustular subcórnea ou doença de Sneddon-Wilkinson – DSW) é uma doença rara, crônica, caracterizada por lesões pustulares flácidas, recorrentes, que rapidamente coalescem, ocasionando formação de lesões anulares, circinadas ou serpiginosas. Sua primeira descrição ocorreu em 1956. É uma condição benigna, mas pode estar associada à doença neoplásica, piorando seu prognóstico.[3]

Sua posição nosológica exata ainda é controversa e pouco se conhece de sua etiologia e patogênese. Essas dificuldades podem ser atribuídas, em parte, à descrição de casos sem os critérios clínicos e histopatológicos diagnósticos originais.[3,4]

Etiopatogênese

A etiopatogenia da DSW é desconhecida. É reconhecida a existência da elevação de alguns fatores quimiotáticos séricos e nos fluídos das vesicopústulas (fator de necrose tumoral alfa (TNF-α, interleucina-8 (IL-8), fração complemento C5a, imunoglobulina A). Esses fatores são os responsáveis pela quimiotaxia dos neutrófilos, entretanto desconhece-se o estímulo inicial do processo.[3,7]

Diferentemente do que ocorre em outras doenças neutrofílicas, como a pustulose exantemática aguda e generalizada, permanece incerta a participação da resposta imune celular Th2 na patogênese da DSW.[7] Entretanto, existe relato de aumento sérico da quimiciona CCL17 (*thymus and activation-regulated chemokine/chemokine* – TARC/CCL17), cujo nível sérico elevado é encontrado em outras doenças em que predomina a resposta imune celular Th2.[8]

Epidemiologia e quadro clínico

A doença é mais comum em mulheres entre 40 e 50 anos. Existem casos classificados na literatura como DSW em crianças; entretanto, de acordo com os achados clínicos, a evolução de alguns dos pacientes e a resposta ao tratamento, possivelmente, eram casos de psoríase pustulosa.[4]

As lesões pustulosas são, inicialmente, pequenas e descritas de conteúdo "meio a meio" (porção purulenta localizada na região inferior e porção límpida na região superior). A base da lesão é composta de pele normal ou levemente eritematosa.

As lesões coalescem, formando lesões anulares ou serpiginosas. Por serem flácidas, as pústulas se rompem com facilidade e originam áreas de descamação superficial, crostas e hiperpigmentação.[3]

Envolvem, em geral, tronco, áreas intertriginosas e região flexora dos membros. Podem acometer palmas e plantas, poupando, entretanto, face e mucosas.[3]

Os sintomas de prurido e irritação nas áreas afetadas são variáveis, mas não intensos. Os episódios agudos não são acompanhados de febre ou sintomas de toxicidade sistêmica.[4]

Doenças associadas

As doenças associadas mais descritas são as gamopatias monoclonal IgA e IgG, além de doenças mieloproliferativas, especialmente o mieloma múltiplo.[9,10,11] O surgimento da gamopatia e do mieloma múltiplo pode ser concomitante com as lesões cutâneas ou surgir após anos, o que justifica o acompanhamento prolongado destes pacientes.

O desenvolvimento da gamopatia monoclonal pode representar a presença de um estímulo antigênico crônico na epiderme, o qual resultaria no desenvolvimento de um clone celular maligno.[4]

Parece haver uma associação de paraproteinemia em pacientes cuja imunofluorescência direta da lesão é positiva para IgA (esse achado pode não estar presente no diagnóstico inicial da doença cutânea), justificando a repetição da imunofluorescência.[4,9,10]

Outras doenças também já descritas em associação com DSW: pioderma gangrenoso; artrite reumatoide; hipertireoidismo; síndrome de Sjögren; doença de Crohn; esclerose múltipla; SAPHO (sinovite, acne, pustulose, hiperostose e osteíte); IgA mieloma; leucemia linfocítica crônica; timoma; apudoma; e carcinoma epidermoide de pulmão.[12-24]

Histopatologia e avaliação complementar

Encontra-se pústula exclusivamente subcórnea, porém trata-se de uma alteração não patognomônica. É característica a presença de neutrófilos e de raros eosinófilos no conteúdo das pústulas. A epiderme apresenta alterações mínimas, ocasionalmente alguma espongiose é encontrada e acantólise pode estar presente em lesões mais antigas. Na derme, eventualmente, é encontrado um infiltrado perivascular.[2,3]

A imunofluorescência direta e indireta é geralmente negativa, mas pode haver depósito intercelular de IgA na epiderme, na camada granular ou abaixo da zona subcórnea.[3,4] Não está bem estabelecido se a presença de deposição de IgA é apenas uma variante da DSW ou se é uma nova entidade denominada por alguns autores como "pênfigo IgA subcórneo".[3,4]

Uma nova técnica não invasiva que vem sendo utilizada no diagnóstico de lesões inflamatórias é a microscopia confocal de reflexão (MCR).[25] Essa técnica permite a aquisição de imagens dinâmicas da epiderme e da derme papilar e a avaliação de mais de uma lesão simultaneamente e seu padrão evolutivo.[25] Debarbieux e colaboradores demonstraram a correlação entre os aspectos encontrados na MCR e os achados histopatológicos de oito dermatoses pustulares, entre elas a DSW,[25] podendo a MCR ser utilizada como método complementar de diagnóstico e diagnóstico diferencial.[24]

Um grupo de dermatoses neutrofílicas foi avaliada para determinar a expressão de três biomarcadores por imunofluorescência (interleucina (IL)17E, óxido nítrico sintetase (iNOS) e arginase 1) em combinação com mieloperoxidase e CD68 que permitem identificar neutrófilos e macrófagos, respectivamente. Na doença de Snedodn-Wilkinson, houve alta expressão da arginase 1 na camada granular, assim como a presença de neutrófilos maduros e macrófagos pró-inflamatórios.[26]

Os pacientes devem ser avaliados quanto à presença de paraproteinemia sérica (proteinograma) e urinária no momento do diagnóstico e periodicamente durante o acompanhamento.[3]

Chaves para o diagnóstico

- Pústulas coalescentes, formando lesões circinadas em áreas flexoras de tronco.
- Pacientes entre os 40 e 50 anos.
- Histopatológico demonstrando pústula subcórnea, pode haver acantólise, sem a presença de espongiose.
- Imunofluorescência negativa.
- Ótima resposta à dapsona.

Diagnóstico diferencial[3]

- Pênfigo foliáceo.
- Psoríase pustulosa – formas localizada e generalizada.
- Psoríase pustular generalizada da gestação.
- Pustulose exantemática generalizada aguda.
- Impetigo.
- Dermatofitose.
- Dermatite herpetiforme.
- Eritema migratório necrolítico.

Terapêutica e evolução

A dapsona é o medicamento de primeira escolha. As doses iniciais variam entre 50 e 200 mg, com redução gradual das doses após controle dos sintomas.[3] Em virtude da ótima resposta terapêutica à dapsona, alguns autores a consideram um critério diagnóstico.[9]

Os corticosteroides, embora menos efetivos, são utilizados (de forma sistêmica ou tópica, geralmente associados à dapsona).[3]

Há relatos do uso dos retinoides, particularmente etretinato e acitretin, porém a isotretinoína não se demonstrou efetiva. A fototerapia com ultravioleta B e o psoraleno com ultravioleta A são opções, em conjunto ou não com a dapsona.[3]

A doxiciclina, antibiótico utilizado em Dermatologia pelos seus efeitos anti-inflamatórios como a inibição de metaloproteinases, incluindo MMP-8, e redução do nível de citocinas inflamatórias como IL-1b, IL-6, IL-8 e TNF-α, mostrou-se efetiva na remissão de lesões pustulares.[27]

Recentemente, o uso de infliximab e de etarnecept parece justificado uma vez que o TNF-α parece estar diretamente envolvido na patogênese da doença. Há relato de controle da doença com o uso dessas medicações, mesmo em casos recalcitrantes ou de pacientes que não toleram o uso de dapsona.[23,24,28]

Outra medicação também relatada como alternativa em casos refratários é o apremilaste,[29] medicação oral composta por pequena molécula inibidora da fosfodiesterase 4, aprovada para o tratamento de psoríase em placa moderada a severa e de artrite psoriática.

■ PUSTULOSE AMICROBIANA DE DOBRAS

Definição

A pustulose amicrobiana de dobras (PAD) trata-se de dermatose rara, descrita em 1991.[1] Sua fisiopatologia envolve um complexo mecanismo autoinflamatório, estando associada a diversas doenças autoimunes, especialmente lúpus eritematoso sistêmico (LES). Ocorre predominantemente em mulheres.[30-31]

Etipatogênese

A PAD é considerada uma doença autoinflamatória que envolve a imunidade inata ou imediata. Nas doenças autoinflamatórias, a inflamação é mediada por elementos do sistema immune (como neutrófilos, células dendríticas e células *natural-killers*) e está associada com a maior expressão de citocinas pró-inflamatórias.[30]

Estudos sobre o perfil de expressão de várias citocinas em PAD demonstraram a maior expressão de IL-1 e seus receptores (citocina-chave na autoinflamação), IL-8, CXCL 1/2/3 e RANTES (citocinas responsáveis pelo recrutamento de neutrófilos) e a maior expressão das metaloproteinases 2 e 9 (responsáveis pelo dano tecidual). Esse perfil de expressão de citocinas/quimiocinas e de moléculas amplificadoras da inflamação reforça a presença de componentes autoinflamatórios na PAD.[31]

Não houve alteração na atividade bactericida e na quimiotaxia dos neutrófilos. Dessa forma, acredita-se que não se trate de um defeito verdadeiro na função neutrofílica e que as alterações que ocorrem são um fenômeno secundário ao processo inflamatório.[32]

Epidemiologia e quadro clínico

A PAD ocorre predominantemente no sexo feminino. Em recente revisão da literatura, Schissler e colaboradores avaliaram 63 casos descritos na literatura. Destes, 57 eram do sexo feminino (90%) e apenas 6, sexo masculino. A idade de início dos sintomas variou dos 12 aos 63 anos e a média de idade é 30 anos.[30,31]

A PAD caracteriza-se pelo envolvimento das dobras cutâneas por intertrigo fissurado limitado por placa eritematosa erosiva, macerada e exsudativa, provavelmente originada de pústulas que coalesceram. Observam-se pústulas estéreis foliculares e não foliculares na periferia. A doença acomete áreas intertriginosas maiores como região inguinal e axilas, região anogenital e couro cabeludo. Podem surgir lesões em áreas intertriginosas menores como região ao redor das narinas, retroauricular, periumbilical, interdigital, conduto auditivo externo e queilite comissural.[1,30-32] Pode haver sintomas de ardência e dor nessas regiões. Diversos autores já relataram a presença de pústulas e lesões eczematosas fora da área genita, em regiões como extremidades (lesões interdigitais, paroníquia, onicodistrofias), dorso, face e tórax.[32,33]

O couro cabeludo também é frequentemente envolvido em 73% dos pacientes; nessa localização, as lesões são inflamatórias, com pústulas erosadas que se tornam crostosas. Pode haver alopecia. Uma variante localizada nas extremidades inferiores também é descrita. Raramente há envolvimento sistêmico com comprometimento do estado geral e febre.[30]

A doença progride com episódios de exarcebação e remissão das lesões e apresenta longa duração.[30]

A PAD está frequentemente associada a doenças autoimunes, em especial LES (27%), síndrome de Sjogren e síndrome de Sharp. Diversas outras doenças autoimunes associadas com PAD já foram relatadas ao menos uma vez na literatura, por exemplo: doença de Crohn; tireoidite de Hashimoto; síndorme antifosfolipíde; retocolite ulcerativa; miastenia *gravis*; doença de Graves; doença celíaca; hepatite autoimune; púrpura trombocitopênica idiopática. Em geral, a doença autoimune é diagnosticada antes ou concomitantemente ao surgimento da PAD. Em até 33% casos, pode não haver doença autoimune diagnosticada, mas a PAD é acompanhada pela presença de autoanticorpos séricos.[30]

O exame microbiológico das pústulas habitualmente é negativo. O Quadro 24.1 apresenta os critérios para o diagnóstico da doença.

Quadro 24.1 Critérios diagnósticos de pustulose amicrobiana das dobras.*

Critérios maiores	Critérios menores
Pustulose afetando pelo menos uma das dobras maiores (axilar/inguinal) ou uma das dobras menores (retroauricular, conduto auditivo externo, interdigital) e região perianal	Associação com uma ou mais doenças autoimunes
Histopatologia com pústulas intraepidérmicas espongiformes com predomínio de infiltrado dérmico neutrofílico	Anticorpos antinucleares > 1/160
Cultural microbiológico de pústula fechada negativa	Presença de pelo menos um anticorpo sérico: anti-DNA nativo, anti-ENA (RNP e SM), antimúsculo liso, antimitocondrial, anticélulas gástricas parietais e antiendomísio

*3 critérios maiores + 1 critério menor.[32]

Fonte: Marzano AV, Ramoni S, Caputo R; 2008.

Histopatologia e avaliação complementar

Exames complementares podem demonstrar neutrofilia, bem como elevação nas provas inflamatórias como velocidade de hemossedimentação (VHS) e proteína C-reativa.[31]

Histopatologia demonstra leve acantose, pústulas subcórneas espongiformes associadas a infiltrado inflamatório em derme papilar composto por polimorfonucleares, linfócitos e monócitos. A imunofluorescência direta pode ser positiva para uma banda lúpica.[30-32]

Autores demonstraram a presença, em estudo imunohistoquímico, de expressão aumentada de Bcl-2, enquanto não houve aumento na expressão de CD8 e p53. Esse perfil imunohistoquímico pode auxiliar na diferenciação entre APD e duas importantes patologias inflamatórias como lúpus eritematoso e psoríase.[34]

Diagnóstico diferencial[30]

- Pústulas subcórneas infecciosas.
- Psoríase pustular inversa (costuma poupar regiões intertriginosas menores e apresenta lesões psoríase em regiões corpo).
- Dermatose pustular subcórnea (doença de Sneddon-Wilkinson).
- Pustulose exantemática aguda generalizada.
- Doenças autoimunes bolhosas com apresentação pustular e eritematosa (pênfigo foliáceo e pênfigo IgA).

Tratamento

O tratamento mais efetivo é o uso de corticosteroide oral com doses entre 0,5 e 1 mg/kg/dia associado ou não a outras medicações imunossupressoras.[30,31]

O uso de corticosteroides potentes tópicos também se mostrou efetivo em alguns casos.[31,33]

Existem relatos do uso de dapsona e da colchicina isoladamente ou em associação com corticoesteroide.[30,31]Outras medicações úteis relatadas na literatura: ciclosporina; hidroxicloroquina; metotrexato. Ultimamente, tem sido relatado o uso de anakinra (antagonista do receptor da IL-1), infliximab e ustekinumab.[30]

PUSTULOSE EXANTEMÁTICA AGUDA E GENERALIZADA

Definição

A pustulose exantemática aguda e generalizada (PEAG) corresponde a um quadro de início súbito, composto por numerosas pústulas não foliculares, sobre região de exantema, acompanhado de febre e leucocitose. Geralmente apresenta-se após uso de medicações, como antibióticos e antifúngicos.[35]

O termo "pustulose exantemática aguda e generalizada" (PEAG) foi proposto pela primeira vez por autores franceses, em 1980; até então, essa erupção era descrita por diversos nomes, sendo considerada uma variante de psoríase.[36]

Entretanto, em virtude das características em comum apresentadas por alguns quadros, como a ocorrência em pacientes sem história prévia de psoríase, surgimento após uso de medicações ou de acometimento viral, episódio único, resolução espontânea, existência de vasculite antes da formação das pústulas, propuseram-se uma nova nomenclatura e outra classificação para essa dermatose.[36]

Alguns autores reconhecem que a PEAG pode ocorrer em pacientes com uma "diátese" psoriática, ou seja, a psoríase pustulosa e a PEAG compartilham um *background* genético que resultariam na atração de neutrófilos.

A PEAG diferencia-se da psoríase pustulosa pela sua instalação abrupta, acompanhada de febre, história frequente de uso de medicações, diferenças histopatológicas (como espongiose eosinofílica, dermatite de interface vacuolar e eosinofilia dérmica) e rápida resolução espontânea com a retirada do provável fator causal.[39,40-42]

Isom e colaboradores compararam aspectos clínicos e histopatológicos de 22 pacientes com PEAG e 11 pacientes com psoríase pustulosa. Nesse estudo, os fatores que favoreceram o diagnóstico de PEAG foram envolvimento mucoso, presença de espongiose eosinofílica, dermatite de interface vacuolar e eosinofilia dérmica. Por sua vez, os aspectos que favorecream a psoríase pustular são a positividade para CD161 dérmico na imunohistoquímica, a história de psoríase e a presença de placas descamativas.[43]

Etiopatogênese

As causas mais frequentes são reações às drogas, infecções agudas (enterovírus) e mercúrio.[37] Em razão de o surgimento ocorrer logo após o início de um processo infeccioso tratado com medicações, ainda é controverso o papel da infecção na etiologia da PEAG.[40,41]

Embora pareça mínimo o papel causador das infecções,[38,39] há relatos de pacientes, em vigência de processo infeccioso e sem evidência do uso de medicações, que apresentaram erupção compatível com PEAG, como parvovírus B19, vírus Epstein Barr e SARS-CoV-2.[40,41,44,45]

Em crianças, PEAG costuma ser um evento raro, porém, quando ocorre, parece mais associado a infecções.[46] Realmente, cerca de 90% dos casos são provoados por medicações, especialmente as antibacterianas e antifúngicas.[37,41]

Entre estas, destacam-se os macrolídeos e os betalactâmicos e, de outras classes de medicações, os bloqueadores dos canais de cálcio, a carbamazepina, o paracetamol, os ant-maláricos, entre outras.[37,41]

Existem relatos recentes de pacientes com diagnóstico de infecção pelo SARS-CoV 2 que, após uso de diferentes medicações (hidroxicloroquina, darunavir, ritonavir, heparina, ceftriaxone e azitromicina), desenvolveram o quadro cutâneo sugestivo de PEAG. Estes autores sugerem que a infecção viral seja um fator de risco para essa reação cutânea.[47] A PEAG apresenta um espectro de agentes causadores diferentes dos envolvidos na síndrome de Stevens-Jonhson/necrólise epidérmica tóxica.[38] Em estudo multicêntrico controlado realizado em seis países (EuroSCAR), demonstraram-se algumas drogas que podem ser consideradas fatores de risco para o desenvolvimento de PEAG.[38]

Tabela 24.1 Medicações fortemente associadas à PEAG.[38]

Medicação	Razão de chance (intervalo de confiança)
Macrolídeos	11 (2,7 a 48)
Aminopenicilinas (ampicilina e amoxicilina)	23 (10 a 54)
Quinolonas	33 (8,5 a 127)
Antimaláricos	39 (8 a 191)
Sulfonamida*	7,1
Terbinafina*	7,1
Diltiazem	15 (5 a 48)
AINES (oxicam)	8,4 (1,7 a 42)
Antiepiléticos (exceto ácido valproico)	7,6 (1,6 a 36)

Quando causada por medicamentos, a PEAG caracteriza-se por curto espaço de tempo decorrido entre a administração da droga suspeita e o surgimento das lesões (menos de 24 horas em alguns casos).[35]

Parece que esse período é, em média, menor após o uso de antibacterianos do que com o uso de outras classes de medicações.[35,38,39] Costa e colaboradores,[48] descreveram a maior série retrospectiva de casos de PEAG no Brasil com 13 pacientes. Destes, 54% eram mulheres. Os antibióticos foram responsáveis por 84,6% dos casos e a média de tempo entre a exposição e o surgimento das lesões foi de 3,1 dias. Esses dados também foram corroborados por recente publicação que descreveu uma série de 340 pacientes com diagnóstico de PEAG; nesse estudo, a minoria de pacientes desenvolveu acometimento hepático e renal e houve a resolução das lesões com a suspensão da provável medicação causadora.[49]

No estudo EuroSCAR, não foi identificada a exposição prévia na maioria dos pacientes que apresentaram reação a antibióticos. Nos casos em que não há sensibilização prévia ou de classes de medicação não antibióticos, o intervalo de tempo entre o início do uso e o surgimento das lesões é de 1 a 3 semanas.[37,40]

Outra causa associada com o surgimento de lesões clinicamente compatíveis com PEAG (escore EuroSCAR) são acidentes com aracnídeos. Nesses casos, comumente se encontra o local do tegumento onde ocorreu a picada, a erupção surge entre 24 e 48 horas após o contato e é possível excluir outras causas comuns de PEAG.[40,44,50]

É difícil definir a reação de hipersensibilidade envolvida na PEAG, de acordo com a tradicional classificação de Gell e Coombs. Pelo fato de haver positividade no *patch test*, mesmo após a resolução do quadro cutâneo, pode haver uma reação tardia tipo IV. Contudo, o recrutamento de eosinófilos, de neutrófilos e de linfócitos pode estar associado à expressão alterada de citocinas que atraem essas células. Diante da evidência de vasculite, alterações endoteliais intrínsecas provavelmente ocorram.[41]

A fase de sensibilização ainda não é bem entendida, mas acredita-se que células apresentadoras de antígenos ativam células T apresentando a droga no linfonodo. Linfócitos CD_4 e CD_8 droga-específicos multiplicam-se e migram para derme e epiderme. Na epiderme, ocorre destruição tecidual pela morte de queratinócitos, processo no qual estão envolvidos uma perfurina/granzimaB e Fas/Fas-lingante. Essa destruição ocasiona a formação de vesícula, inicialmente preenchida por linfócitos T, os quais secretam citocinas (IL-8, interferon gama (IFN-γ), TNF, fator estimulador de crescimento de colônias de granulócitos, IL-5 e outras), que atraem neutrófilos e eosinófilos, os quais formarão as pústulas.[51,52]

Desta forma, a PEAG parece ser um modelo de doença em que há interação entre linfócitos T e polimorfonucleares.

Relato de caso recente sugere a participação das IL-17 e IL-22, produzidas por linfócitos Th17, no desencadeamento das lesões de PEAG, pois estas interleucinas ocasionam a produção da IL-8 pelos queratinócitos.[53,54] Kabashima e colaboradores identificaram um aumento no número de células Th17 entre as células mononucleares sanguíneas periféricas, bem como um aumento na expressão da IL-22.[54] Esse mecanismo demonstra que a produção de IL-8 não ocorre apenas por linfócitos T, mas também pelos queratinócitos. Assim como ocorre na psoríase, em que a participação das células Th17 já está definida na formação dos abscessos de Munro, o infiltrado subcórneo de neutrófilos na PEAG também teria a participação dessa linhagem celular e de suas IL.[54]

Outras semelhanças entre a psoríase pustular generalizada (PPG) e a PEAG foram observadas. Em ambas as doenças, observou-se a expressão difusa, por análise imunohistoquímica, de IL-36-α na epiderme, IL-36Ra, NF-kB, IL-17; todos na epiderme e na derme (perivascular) e IL-8 em área paraceratótica e em pústulas subcórneas.[55]

Além disso, tanto na PEAG como na PPG, identificou-se a presença de mutação no gene IL36RN, o qual codifica o receptor antagonista da IL 36 (IL-36Ra). A estrutura e a função aberrantes da IL-36Ra provoca a secreção não regulada de citocinas inflamatórias.[56-58]

Epidemiologia e quadro clínico

É uma erupção cutânea relativamente rara, principalmente se comparada a outras manifestações de reações às drogas.[40]

Estima-se que ocorram de um a cinco casos/milhão de pacientes/ano, ocorrendo em qualquer idade e sem predomínio por algum dos sexos.[35] Houve reações cutâneas causadas por medicações em torno de 3% dos pacientes hospitalizados em 5 anos. Dessas reações, a grande maioria (59%) correspondeu a exantema morbiliforme. A PEAG foi responsável por apenas 4,3% dessas reações.[59]

Caracteriza-se pelo surgimento abrupto de eritema e edema em áreas intertriginosas ou face, com disseminação craniocaudal posterior, seguida pelo aparecimento de centenas de pústulas pequenas e não foliculares (Figura 24.1). É precedida e/ou acompanhada de febre (superior a 38 °C) e prurido. A média de duração das pústulas é de 9 dias (entre 4 e 14 dias), seguindo-se a resolução espontânea e a descamação.[35,39]

Embora seja uma forma mais rara, correspondendo a 10% dos casos de PEAG, a pustulose pode ocorrer de forma localizada.[60] Descrita em 2005 por Prange e colaboradores,[60] a pustulose exantemática aguda localizada (PEAL) caracteriza-se por erupção aguda de múltiplas pústulas diminutas, não foliculares, sobre placa eritematoedematosa localizada principalmente em face, região cervical e tórax. Como principal causa, está o uso de medicações, especialmente os antibióticos. A forma localizada apresenta histologia, evolução e prognóstico correspondentes aos da forma generalizada.[60,61]

Fato que chama a atenção e que difere PEAG da psoríase pustulosa é a presença de polimorfismo das lesões, podendo-se encontrar lesões tipo eritema multiforme, edema de face e mãos e lesões purpúricas.[35,39] Em 25% dos pacientes, há lesões em mucosas, contudo o envolvimento é menos pronunciado do que na necrólise epidérica tóxica e, em geral, apenas uma mucosa é afetada.[33,36,37]

O prognóstico da PEAG, em geral, é benigno com resolução completa das lesões após o afastamento dos prováveis fatores desencadeantes, exceto nos casos de febre alta em pacientes idosos e de infecção secundária das lesões.[38,41]

Entretanto, pode ocorrer a evolução das lesões de PEAG para quadros clínicos mais graves similares aos das redes extracelulares (NET, na sigla do inglês *neutrophil extracellular traps*) e reação a drogas com eosinofilia e sintomas sistêmicos (DRESS).[47,62,63] Nesses casos, a PEAG mantém suas características histopatológicas. A utilização de medicações sistêmicas pode ser necessária no manejo dessas variantes.[63]

Alguns autores acreditam que lesões mais graves de PEAG podem evoluir para quadros semelhantes aos da NET, com destacamento cutâneo e envolvimento sistêmico. O diagnóstico diferencial entre as duas dermatoses pode ser difícil. A presença de lesões em alvo atípicas, sinal de Nikolsky positivo, febre e linfopenia apontam para o diagnóstico de NET, necessitando de maior aporte no tratamento.[49]

Histopatologia a avaliação complementar

O exame histopatológico demonstra espongiose e pústulas subcórneas ou intradérmicas. Há edema da papila dérmica, infiltrado perivascular de neutrófilos e eosinófilos e, algumas vezes, vasculite leucocitoclásica.[36,39] Em uma série de casos da Clínica Mayo, os achados histopatológicos mais encontrados foram exocitose de neutrófilos (100%), pústulas subcórneas (96%) e pústulas espongiformes intraepidérmicas (71%), edema de papila dérmica (83%) e infiltrado dérmico misto com neutrófilos e eosinófilos (17%). Nesses casos, não foi encontrada vasculite leucocitoclástica.[64]

Encontra-se, também, necrose focal de queratinócitos (o que é fortemente sugestivo de reação a fármacos). Não há hiperplasia epidérmica psoriasiforme.[35,39]

Kardaun e colaboradores realizaram estudo histopatológico comparativo entre exames de pacientes com PEAG e pacientes com diagnóstico de psoríase pustulosa.[65] A presença de eosinófilos, queratinócitos necróticos e de infiltrado perivascular misto intersticial e dérmico e a ausência de vasos sanguíneos dilatados foram constatadas mais em pacientes com diagnóstico de PEAG. Nos casos de psoríase pustulosa, os achados de alterações psoriáticas epidérmicas foram mais proeminentes.[65] Os autores concluem que, apesar da sobreposição de alguns achados histopatológicos, existem diferenças consistentes que podem auxiliar no diagnóstico diferencial entre as duas entidades.[65]

A imunofluorescência direta mostra depósitos de C3 e, ocasionalmente, IgM na parede vascular.[36] No hemograma, podem-se encontrar leucocitose com neutrofilia e eosinofilia. É possível a ocorrência de perda da função renal transitória e aumento leve de amitransferases (não superior a duas vezes o limite).[39]

O exame bacteriológico das pústulas é negativo (exceto se contaminação sobreposta). Em uma série de casos que acompanhou 28 pacientes os achados laboratoriais mais frequentes foram leucocitose em 89% dos casos, especialmente por aumento de neutrófilos, aumento na velocidade de hemossedimentação (VHS) (58%) e proteína C-reativa (71%), aumento de transaminases hepáticas (11%), aumento de fosfatase alcalina (11%), insuficiencia renal aguda (36%), envolvimento pulmonar (27%) e intabilidade hemodinâmica (7%).[64]

O resultado do *patch test* costuma ser mais frequentemente positivo do que em outras farmacodermias como exantemas, eritema multiforme e síndrome de Stevens-Johnson, fato importante para a identificação do agente etiológico em pacientes que estão em uso de diversas medicações.

O *patch test* pode ocasionar a formação de lesões semelhantes à erupção cutânea vista na PEAG.[35,39,41] O valor do *patch test* varia conforme o tipo de medicação envolvida e a farmacodermia em questão.[54] Estudo demonstra positividade em 58% dos casos de PEAG e em 64% dos casos de DRESS.[66] Nos casos de PEAG com quadro infeccioso e uso concomitante de drogas, o *patch test* pode ser realizado após a resolução da infecção para confirmar a etiologia da erupção.[48]

Poderia ser utilizado o teste de transformação de linfócitos (TTL), mensurando-se a proliferação dos linfócitos T estimulados por uma droga e indicando sensibilização, porém é exame de difícil execução e apresenta graus variáveis de níveis de sensibilidade e de especificidade.[67]

Chaves para o diagnóstico

- Surgimento de erupção exantemática com muitas lesões pustulosas diminutas não foliculares.
- Uso de medicações previamente à erupção entre 1 e 14 dias.
- Presença de leucocitose em hemograma.
- Resolução espontânea com a suspensão da medicação.
- Critérios para definição dos casos (Tabela 24.2).

Tabela 24.2 Escore para PEAG do grupo EuroSCAR.[38]

Morfologia	
Pústulas	
▪ Típicas	2+
▪ Compatíveis	1+
▪ Insuficientes	0
Eritema	
▪ Típicas	2+
▪ Compatíveis	1+
▪ Insuficientes	0
Distribuição	
▪ Típicas	2+
▪ Compatíveis	1+
▪ Insuficientes	0
Descamação pós-pustular	
▪ Sim	+1
▪ Não/insuficiente	0
Curso	
Envolvimento mucosas	
▪ Sim	–2
▪ Não	0
Início agudo (< 10 dias)	
▪ Sim	0
▪ Não	–2
Resolução < = 15 dias	
▪ Sim	0
▪ Não	–4
Febre > = 38 °C	
▪ Sim	+1
▪ Não	0
PMN > 7.000 mm^3	
▪ Sim	+1
▪ Não	0
Histopatologia	
Outras doenças	–10
Não significativa/sem exame anatomopatológico	0
Exocitose de polimorfonucleares	+1
▪ Sem espongiose subcorneana e/ou intraepidérmica ou não especificado, pústula(s) com edema papilar ou espongiose subcórnea e/ou intraepidérmica ou não especificado, pústula(s) sem edema papilar	+2
▪ Pústulas espongiforme subcórnea e/ou intraepidermal com edema papilar	+3

Interpretação (escore/pontuação): < = 0 não é PEAG; 1 a 4: PEAG é possível; 5 a 7: PEAG é provável; 8 a 12: PEAG está definida.

*Típico: morfologia típica; **Compatível: morfologia não típica, mas fortemente sugestiva; ***Insuficiente: lesões não podem ser julgadas (em virtude da fase adiantada de desenvolvimento).

Fonte: Adaptada de Sideroff et al.[36]

Diagnóstico diferencial

- Psoríase pustulosa (Quadro 24.2).
- Necrólise epidérmica tóxica (maior envolvimento de mucosas; ao exame anatomopatológico, observam-se necrose e destacamento

de toda a epiderme com esparso infiltrado inflamatório). Há relatos de sobreposição clínica e histopatológica em alguns casos.[35,68,69]

- Síndrome da pele escaldada estafilocócica (presença de pústulas confluentes e sinal de Nikolski positivo).
- Septicemia por *Staphylococcus aureus*, *Neisseria meningitidis* e *Neisseria gonorrhoeae*.
- Doença de Sneddon-Wilkinson (surgimento menos agudo do que o da PEAG, bolhas maiores e tensas).
- Erupções foliculares (foliculite bacteriana, furunculose, acne).
- Eritema migratório necrolítico (glucagonoma).
- Erupção variceliforme de Kaposi.
- Síndrome de hipersensibilidade a drogas (DRESS, na sigla do inglês *drug rash with eosinofilia and systemic simptoms* – componente pustular é menos pronunciado e há envolvimento sistêmico como pneumonite, hepatite, nefrite e miocardite).

Quadro 24.2 Diferenças entre PEAG e psoríase pustulosa.[35]

	PEAG	Psoríase pustulosa
História de psoríase	Possível	Maioria dos pacientes
Distribuição das lesões	Predomínio em dobras	Generalizada
Duração pústulas	Menor	Maior
Duração febre	Menor	Maior
Uso recente de medicações	Muito frequente	Raro
Histopatologia	Pústulas espongiformes subcórneas ou intraepidérmicas, edema na derme papilar, vasculite, exocitose de eosinófilos, necrose de queratinócitos	Pústulas subcórneas ou intraepidérmicas, acantose e papilomatose

Fonte: Adaptado de Sideroff et al.[35]

Tratamento e evolução

Suspensão imediata da medicação suspeita. Pode-se fazer uso de medicações sintomáticas como antipiréticos, quando não associados à erupção. Antibióticos só devem ser utilizados quando houver diagnóstico de infecção.[35]

Corticosteroides tópicos podem ser necessários para tratamento do prurido e da inflamação. O uso de corticosteroides sistêmicos parece não alterar o curso da erupção.[70]

Na fase mais tardia com descamação, o uso de emolientes também é importante para restauração da barreira cutânea.[63]

Existe relato do uso de etanercept, inibidor do TNF-α como opção terapêutica em casos mais graves e que necessitem de resolução em menor espaço de tempo.[71,72]

Outras opções terapêuticas relatadas para casos de PEAG recalcitrantes ou que tenham características clínicas mais graves, simulando casos de NET ou DRESS, são corticosteroides sistêmicos, ciclosporina, infliximab e imunoglobulina intravenosa.[63]

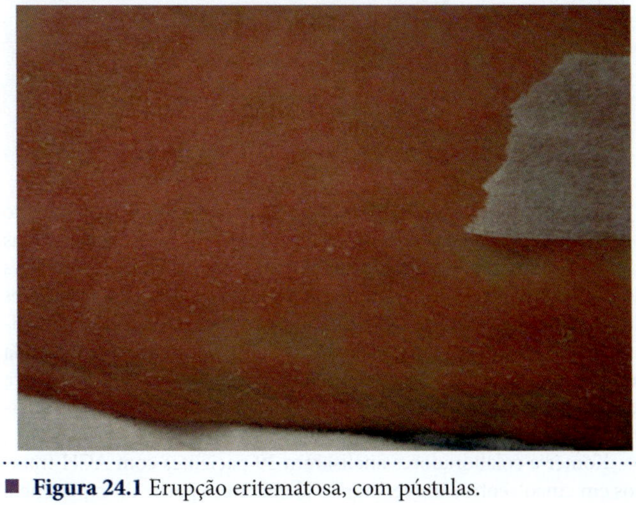

Figura 24.1 Erupção eritematosa, com pústulas.

PSORÍASE PUSTULOSA

A psoríase tradicionalmente compreende lesões eritematoescamativas e pustulares e esses aspectos, embora clínica e histologicamente distintos, podem ocorrer em conjunto. Além disso, é possível identificar a presença de neutrófilos na histologia, formando, inclusive, coleções quando a inflamação é intensa. Dessa forma, muitas condições, primariamente pustulares, são consideradas parte do espectro da psoríase e denominadas como psoríase pustular (PP).[73]

Em função das divergências encontradas na literatura mundial, em relação à classificação dos subtipos da psoríase pustular, e pela necessidade de padronização de nomenclatura, foi criado o European Rare and Severe Psoriasis Expert Network (ERASPEN).[73] Esse grupo propõe uma nova classificação com base nos fenótipos de psoríase pustulosa (pustular) (Quadro 24.3).

Quadro 24.3 Classificação fenotípica da psoríase pustular (consenso ERASPEN).[73]

Psoríase pustular generalizada (PPG)	
Pústulas primárias, estéreis, macroscopicamente visíveis em pele não acral (exclui casos de pústulas restritas a placas psoriáticas)	
Subclassificação	Com ou sem inflamação sistêmica (febre > 38 °C e leucocitose > 12.000 leucócitos) Com ou sem psoríase vulgar Recidivante (> 1 episódio) ou persistente (> 3 meses)
Pustulose palmoplantar	
Pústulas macroscópicas, primárias, persistentes (> 3 meses) em palmas e/ou plantas	
Subclassificação	Com ou sem psoríase vulgar
Acrodermatite contínua de Hallopeau	
Pústulas macroscópicas, primárias, persistentes (> 3 meses) acometendo aparato ungueal	
Subclassificação	Com ou sem psoríase vulgar

Com relação a sua patogênese, a psoríase pustular nunca foi considerada uma doença genética. Entretanto, nos últimos anos, diferentes alterações monogênicas foram identificadas, especialmente na PPG, e revelou-se uma ligação entre os subtipos de PP e a regulação da imunidade inata.[74]

Em 2011, foi identificada pela primeira vez a associação de psoríase pustular generalizada com alterações monogênicas no gene IL-36 RN (substituição de prolina por leucina na posição 27 do aminoácido – L27P).[75] Desde então, já foram relatadas 16 mutações no gene IL-36RN, o qual codifica a proteína anti-inflamatória antagonista do receptor da IL-36 (IL-36RA).[73] A psoríase pustular generalizada familiar que apresenta essa mutação foi denominada DITRA.[74,75]

Essas mutações resultam em menor capacidade de inibir a sinalização da IL-1RL2 pelas interleucinas 36-α, IL-36β e IL-36γ. Essa perda de capacidade antagonista resulta em ativação de algumas vias inflamatórias como fator nuclear-κB (NF-κB) e proteínas quinase mitógeno ativadas (MAP-Kinase), exarcebando sinal inflamatório cutâneo e o aumento na produção de (IL-8 pelo queratinócito.[73,75,76]

A mutação nesse alelo já foi identificada também em pacientes com PPG sem história familiar (PPG esporádica) e nas formas de PP localizadas (ACH e PPP), sendo mais frequente na PPG e correlaciona-se inclusive com o fenótipo destas.[74,77,78]

Entretanto, as mutações foram identificadas apenas em parte dos pacientes, especialmente nos pacientes com PPG sem a presença de lesões de psoríase vulgar, o que indica o envolvimento de outros genes na etiopatogênese da psoríase pustular, bem como um modo mais complexo de herança genética.[77,79,80]

ACRODERMATITE CONTÍNUA DE HALLOPEAU

Definição

A acrodermatite contínua de Hallopeau (ACH) é uma doença crônica, recorrente, caracterizada pelo surgimento de lesões pustulosas em porções distais das falanges, especialmente nas regiões ungueal e periungueal. Sua característica cíclica ocasiona morbidade física e psicológica. É considerada, por alguns autores, uma variante da psoríase.[81,82]

Etiopatogênese

A etiologia ainda é incompletamente conhecida.[83,84] É provável que se inicie após pequenos traumas ou infecções, contextos nem sempre lembrados pelos pacientes.[82]

Evidências recentes sugerem a associação da ACH com mutações genéticas nos genes IL36RN, CARD14 e AP1S3, também associados com psoríase palmoplantar (PPP) e a psoríase pustular generalizada (PPG).[85] Pesquisas preliminares sugerem que pacientes com ACH apresentam mais de uma mutação concomitante desses genes.[85]

Epidemiologia e quadro clínico

É mais comum em mulheres adultas.[82,83,86]

Na maioria dos casos (80%), acomete apenas um dos artelhos e, mais frequentemente, o primeiro dedo das mãos.[87]

A fase aguda caracteriza-se por episódios inflamatórios, recorrentes de lesões eritematosas com pústulas coalescentes em superfície, dolorosas (Figura 24.2). Envolve região periungueal e subungueal e, algumas vezes, a região dorsal dos dedos.[88]

Inicia-se nas porções distais das falanges, podendo haver disseminação proximal.[82]

A fase crônica caracteriza-se por eritema e descamação da região periungueal e hemorragia no leito ungueal.[88]

As lesões pustulares intermitentes do aparato ungueal podem resultar em onicólise, onicodistrofia e anoníquia.[82,88]

Pode haver, também, esclerose de partes moles subjacentes às lesões e, inclusive, osteólises.[82]

Pode ocorrer disseminação proximal das lesões com acometimento de mãos, pés e antebraço. Lesões pustulares podem afetar regiões mucosas como língua (língua geográfica, conjuntiva e uretra).[89] Em pacientes idosos, é descrita a ocorrência de psoríase pustular generalizada.[82]

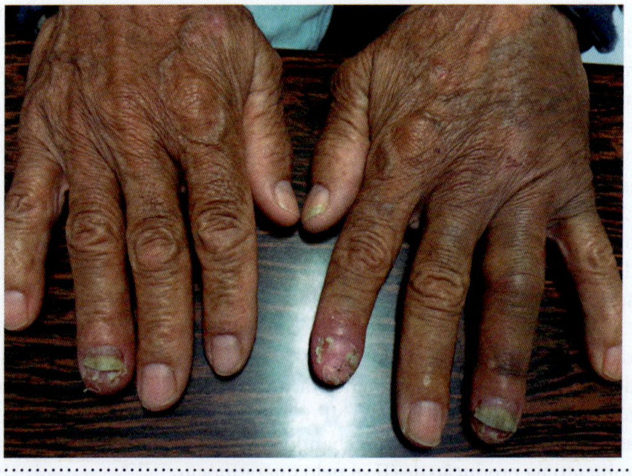

Figura 24.2 Acrodermatite contínua de Hallopeau.

Histopatologia e avaliação complementar

A fase aguda pode demonstrar infiltrado dérmico superficial linfo-histiocitário com poucos neutrófilos, circundando vasos moderadamente dilatados e alguns eritrócitos extravasados.

Há leve hiperplasia epidérmica e pústulas com neutrófilos espongiformes abaixo da lâmina ungueal.[88]

Na fase crônica, observam-se edema de papila dérmica com infiltrado superficial de linfócitos, histócitos e neutrófilos circundando vasos dilatados e tortuosos e extravasamento de eritrócitos. O epitélio do leito ungueal mostra hiperplasia psoriasiforme, hiperceratose paraceratótica, pústulas de aspecto espongiforme com neutrófilos. Focos de hemorragia com eritrócitos e hemossiderina são também visualizados no leito ungueal.[88]

A dermatoscopia pode auxiliar no diagnóstico de ACH onde o maior aumento e a luz polarizada permitem melhor visualização das lesões pustulares, nem sempre vistas ao exame clínico. Achados descritos na dermatoscopia da ACH: hiperceratose/escamas amarelo-esbranquiçadas acompanhadas de pústulas; vasos sanguíneos pontilhados e lineares; e pontos hemorrágicos.[90]

Os exames radiológicos dos artelhos podem demonstrar osteólises, e os exames bacteriológicose e micológicos são negativos.[88]

Não existem outros achados característicos em exames laboratoriais.[84]

Chaves para o diagnóstico

- Lesões dolorosas periungueais, com eritema e pústulas, simulando paroníquia aguda, porém sem resposta ao tratamento com antibióticos.
- Surgimento após trauma na região.
- Alterações ungueais crônicas como onicólise, onicodistrofia e anoníquia.
- Exames micológicos e bacteriológicos negativos.
- Resposta pobre a diversos tratamentos.

Diagnóstico diferencial

- Paroníquia (bacteriana e fúngica):[82]
  - Panarício herpético.
  - Eczema pustular disidrótico.[82]
- Dermatite contato com infecção secundária.[82]
- Psoríase.[92]
- Dermatite atópica.[92]
- Neoplasias (carcinoma espinocelular, melanoma).[91]

Tratamento e evolução

Por ser uma doença rara, não existem ensaios clínicos randomizados para avaliar as opções terapêuticas. Em geral, o tratamento não é satisfatório.[82,84]

Em uma série de casos, 20 pacientes foram acompanhados por 5 anos e nenhum apresentou remissão completa dos sintomas.[86]

Existem diversos relatos de casos ou série de casos utilizando diferentes medicações, resumidos no Quadro 24.4.

Quadro 24.4 Opções terapêuticas para ACH.[84,93]

Tratamento tópico	Tratamento sistêmico
Calcipotriol	Colchicina
Corticosteroides	Corticosteroides
Ditranol	Ciclosporina A
Fluorouracil	Dapsona
Tacrolimus	Infliximab
Tar	▪ Metotrexato ▪ Nimesulida ▪ PUVA ▪ Retinoides (acitretin, etretinato) ▪ Sulfonas ▪ Tetraciclinas ▪ Antagonistas do fator de necrose tumoral (etarnecept, adalimumabe) ▪ Anticorpo monoclonal (ustekinumabe)

A introdução das medicações biológicas revolucionou o tratamento e o prognóstico da psoríase e, consequentemente, da ACH. Respostas rápidas e sustentadas foram relatadas com o uso de agentes inibidores do TNF anti-TNF-α (infliximab, adalimumab, etanercept), inibidores da IL-17 (secukinumab, ixekizumab), inibidores da IL-12/23 (ustekinumab) e inibidores da IL-1 (anakinra).[85,89] Nenhum tratamento ainda se mostrou superior para ACH, mas a eficácia da terapia biológica relatada parece promissora no manejo desta doença crônica, recalcitrante e debilitante.

Komer e colaboradores analisaram 39 pacientes com ACH tratados em cinco centros universitários alemães e, a partir da experiência de tratamento desses pacientes, propuseram o seguinte algoritmo de tratamento sistêmico:[94]

1. Iniciar tratamento sistêmico com metotrexato ou acitretina.
2. Terapia biológica, particularmente adalimumabe ou secukinumab.
3. A ciclosporina pode ser utilizada para controle da doença a curto prazo.
4. A terapia tópica pode complementar a terapia sistêmica.

A troca de terapia deve ser avaliada individualmente com base nas respostas individuais ao tratamento e considerando as complicações irreversíveis da doença como a perda da lâmina ungueal.[94]

PUSTULOSE PALMOPLANTAR

Definição

A pustulose palmoplantar (PPP) é caracterizada pela presença de pústulas estéreis, localizadas na camada córnea de palmas e plantas. Em geral é persistente e dolorosa, o que provoca prejuízo funcional para os pacientes.[95,98]

Etiopatogênese

Na PPP, os sistemas imune inato e adaptativo participam da etiopatogenese, associados com fatores ambientais e suscetibilidade genética.[99]

A sudorese e o aparato glandular parecem desempenhar um importante papel na patogênese da PPP.[100]

A presença de uma porção anormal do acrosiríngio na epiderme de pacientes com PPP sugere que o processo etiopatogênico de formação da pústula envolve essa porção da glândula sudorípara.[96]

Autores confirmaram essa hipótese de que o principal alvo do processo inflamatório é o acrosiríngio.[101,102] Esses autores, mediante a imunohistoquímica, demonstraram que o antígeno de membrana epitelial (EMA) e a proteína bruta do fluido cístico-15 (GCDFP-15), que são expressos nos ductos écrinos das glândulas sudoríparas como se fossem poros na pele palmoplantar sem lesões, depositam-se na parede interna da pústula, demonstrando haver conexão direta entre os ductos écrinos dérmicos e o acrosiríngio com as vesucopústulas.[101,102]

Outro achado que corrobora o acrosiríngio como alvo do processo inflamatório na PPP é a redução do volume de sudorese nas regiões palmares com lesões em comparações com áreas sem lesões ou região palmar contralateral.[101]

Estudo demonstra a presença de intenso infiltrado inflamatório, correspondente à resposta imune inata e adaptativa, na pele com lesões de PPP (células CD4+, CD8+, células T regulatórias e CD11a+), entretanto esse infiltrado inflamatório está aumentado também na pele palmar não envolvida de pacientes com PPP; nesse caso, as células encontradas foram CD4+, CD8+, células de Langerhans, células dendríticas plasmacitoide e maior proporção de células T regulatórias/CD3+ em comparação com controles saudáveis.[103]

Esses mesmos autores identificaram expressão aumentada de IL-17 no ducto da glândula sudorípara, demonstrando a importância do acrosiríngio como parte ativa da barreira cutânea e fisiologicamente importante para a proteção contra micro-organismos e outros antígenos e nos granulócitos presentes na secreção das pústulas das lesões.[103]

Essa interleucina pode ser uma das responsáveis pelo acúmulo de neutrófilos nas lesões de PPP.[103]

Já foi identificado o aumento sérico de TNF-α, IL-17, IL-22 e IFN-γ em pacientes com PPP quando comparado com controles sadios. O RNA mensageiro da IL-17 também estava elevado nas lesões de PPP quando comparado com tecidos controles.[104] Esses achados sugerem a participação dessa interleucina na patogênese da PPP, assim como em outras dermatoses pustulares.

Fatores desencadeantes

Tabagismo

A prevalência de tabagismo entre os pacientes que apresentam PPP pode alcançar 95%, estando seu início fortemente relacionado a esse hábito. Mulheres tabagistas apresentam risco 74 vezes maior do que mulheres não fumantes de desenvolver PPP. O tabagismo é considerado um fator precipitante e agravante da PPP.[96-98,104]

Em um estudo realizado no Brasil, o *odds ratio* ajustado de PPP e tabagismo, quando comparado com ao da psoríase vulgar e pacientes com outras dermatoses, foi de 9,5 e 36,2, respectivamente. Entretanto, o impacto da suspensão do tabagismo sobre o curso clínico da doença permanece desconhecido.[105]

A acetilcolina é o principal indutor da sudorese, regulada pela colina acetiltransferase (sintetizadora) e a acetilcolinesterase (degradadora), e age nas células por dois diferentes receptores: os nicotínicos; e os muscarínicos.

Por intermédio de imunohistoquímica, evidenciou-se que a expressão dos receptores nicotínicos está alterada na epiderme de pacientes com PPP e que a nicotina ocasionaria uma reposta inflamatória alterada e a expressão alterada da acetilcolinesterase, o que resultaria nas lesões de PPP.[100] O mecanismo que resultaria nessa inflamação é desconhecido.[106]

Resultados *in vitro* sugerem aumento da produção local de IL-36γ pelas células epiteliais induzidas pela exposição à fumaça de cigarro desempenha um importante papel na patogênese da PPP.

Contactantes alérgenos

O papel de contactantes é variado na literatura. Yiannias e colaboradores[108] encontraram 60% de positividade ao *patch test* e, dos alérgenos encontrados, os mais frequentes foram os relacionados às fragrâncias (fragrância-mix, aldeído cinâmico e bálsamo do Peru). Desses pacientes, sete apresentaram melhora do quadro clínico com a suspensão do contato com as substâncias detectadas no *patch test.*[108]

Outro estudo demonstrou positividade a diferentes metais em 36% dos pacientes com PPP (8 pacientes em um grupo de 22). Entre os metais positivos, encontravam-se: níquel; cobre; cromo; alumínio; ouro; ferro; prata; e zinco.[109]

Recente revisão sistemática sobre alergias em pacientes com PPP[T] evidenciou positividade de *patch test* em 23,3% (121/519) e os metais foram os alérgenos mais comuns. Em 58,3% dos casos (28/48), o afastamento dos alérgenos resultou na melhora dos sintomas. Dessa forma, o *patch test* deve fazer parte da avaliação dos pacientes com PPP.[110]

Infecções e microbioma

Outro mecanismo considerado desencadeante da PPP é a presença de infecções focais.[111]

A pustulose palmoplantar é considerada por alguns autores uma doença associada à tonsilite[97] e a tonsilectomia ocasionaria a melhora dos sintomas de PPP (tanto cutâneos como osteoarticulares).[112,113]

Quanto menor o tempo de doença mais rápida é a melhora dos sintomas, a qual também aumenta com o passar do tempo após a cirurgia (até 12 meses).[114]

Há relato de melhora das manifestações de PPP também após erradicação de *Helicobacter pylori* em paciente com sintomas dispéticos e de desencadeamento de lesões por infecções dentárias, com resolução após a erradicação do processo infecioso.[115,116]

O mecanismo envolvido na estimulação de lesões cutâneas por infecções crônicas é desconhecido. Os estudos existentes não apresentam suficiente tamanho amostral e não há repetibilidade de dados.[112,113]

Os possíveis mecanismos inflamatórios patogênicos que podem estar envolvidos na relação infecção/PPP são descritos a seguir: antígenos associados a linfócitos cutâneos (CLA) facilitam a migração de linfócitos para a pele. O número de células T CLA+ e E-selectina (um ligante das células CLA) nas microvênulas é maior em pacientes com PPP e nas lesões cutâneas foram encontradas numerosas células T CLA+ na epiderme e derme papilar, mas foram raramente encontradas na pele normal. Nas infecções focais células T CLA+, poderiam migrar para a pele, produzir citocinas pró-inflamatórias e causar o dano tecidual.[113]

As células mononucleares tonsilares seriam persistentemente estimuladas pelos antígenos estreptocócicos, resultando no aumento da produção de TGF-β, que causaria a expressão das células T CLA+, entretanto o mecanismo envolvido nessa resposta imunológica ainda é desconhecido e pode estar associado com o tipo e o polimorfismo de HLA já identificados nesses pacientes.[113]

O coestimulador induzível (ICOS) é um membro da família das células CD28 que se liga às células apresentadoras de antígenos e ocasiona a estimulação da proliferação de células T e a produção de diversas citocinas. A porcentagem de células linfócitos T CD4 que expressavam ICOS é significativamente maior em pacientes com PPP e que apresentaram melhora dos sintomas sistêmicos após tonsilectomia.[112]

Dessa forma, no caso de infecções crônicas, essas células T estimuladas pelas moléculas ICOS podem induzir a produção de citocinas como INF-γ e TNF, os quais promovem a produção de outras quimiocinas e citocinas por células como monócitos, macrófagos, células dendríticas e células de Langerhans resultando na inflamação e dano tecidual.[112]

Também podem estar associadas ao desencadeamento das lesões da PPP por infecções crônicas, as proteínas de choque de calor (Heat Shock Protein - HSP).[109]

Essas proteínas, altamente imunogênicas, são produzidas pelas células das bactérias e dos mamíferos diante de diferentes estímulos, como infecções. Elas ativam linfócitos T predominantes na pele, os quais modulam a resposta imune cutânea, resultando em "gatilho" para a PPP.[109]

Estudos demonstram que pacientes com PPP apresentavam maiores títulos de imunoglobulinas para HSP produzidas por bactérias presentes na doença periodontal do que pacientes sem PPP.[109]

Em cultivo de células mononucleares estimuladas por antígenos estreptocócicos, nas culturas de pacientes portadores de PPP, houve produção significante de IL-6, INF-γ e TNF-α, diferentemente do que ocorreu em controles sadios.[117]

Esse fato sugere que essas citocinas desempenham importante papel na reação imunológica das tonsilas e que essa resposta superimune, com a participação de linfócitos T, é importante na patogênese da PPP.[117]

Além de processos infecciosos já bem descritos como fatores desencadeantes, novos estudos sugerem presença de um microbioma nas vesicopústulas composta por firmicutes, proteobacteria, actinobacteria, bacteroidetes, estafilococos, devosia e pseudonocardia. Em pacientes tabagistas, a presença de estafilococos foi mais significativa.[118] Portadores de PPP apresentaram disbiose quando comparados com controles saudáveis.[119]

Os pacientes com PPP apresentaram menos Proteobacteria, menos Hemophilus e mais Prevotella do que controles saudáveis. Entretanto, pacientes tabagistas apresentaram mais firmicutes.[119]

Fatores genéticos

Quanto à possível predisposição genética, foram encontradas maior prevalência de HLA-B8 em pacientes caucasianos e HLA-DR9 em pacientes japoneses.

Os TNFA-α e TNF-β são citocinas que têm, entre suas atividades, a resposta inflamatória e a regulação da imunidade. Um estudo sobre o estudo do polimorfismo dos genes que determinam o TNFA-α e o TNF-β demonstrou maior frequência do alelo tipo 2 (em homozigose ou heterozigose) do que do tipo 1 no gene TNF-β.[122]

Esses resultados sugerem que TNF-β2 está fortemente associado com o HLA-DR9, podendo contribuir para a suscetibilidade a PPP.[122]

Não se encontrou associação com o gene do TNF-α.[123]

Também foram demonstradas que as variações nos genes que determinam a subfamília da citocinas da IL-19 poderiam influenciar a suscetibilidade à pustulose palmoplantar.[124]

Outros genes já foram explorados em relação à psoríase e seus subtipos. Alguns parecem estar associados à PPP, entre eles:

- Mutações IL36RN – menor frequência em pacientes com PPP do que em pacientes com PPG e ACH. Entretanto, parecem associadas à PPP com início em idade mais precoce (< 40 anos).[125]
- Mutações nos genes CARD14.[125]
- Mutações nos genes AP1S3.[125]

Epidemiologia e quadro clínico

A PPP é uma doença relativamente rara, sua prevalência é de 0,01% a 0,05%.[95]

A idade de início costuma ser entre 30 e 50 anos,[95] sendo mais comum em mulheres. A prevalência costuma ser maior em climas quentes e úmidos.[95-97]

Os pacientes apresentam erupção com lesões pustulosas e estéreis, em região palmoplantar, sobre pele aparentemente normal ou com algum eritema e descamação (Figura 24.3). Raramente há extensão para região dorso das mãos, dos pés ou dos punhos. Com o tempo, as pústulas tornam-se amarelo-acastanhadas.[126]

A dermatoscopia mostra lesões amareladas sem estruturas que correspondem às pústulas. Escamas densas e interfoliculares e vasos glomerulares estão arranjados em linhas.[127]

O acometimento ungueal pode ocorrer em até um terço dos pacientes.[98]

Entre os achados, destacam-se: pústulas subungueais; onicólise; *pitting*; e destruição da lâmina ungueal. O crescimento ungueal não é afetado pela presença de PPP, diferentemente do que ocorre em pacientes com psoríase.[98]

Pode haver piora dos sintomas em períodos úmidos e em momentos de estresse.[96,126]

Os pacientes com PPP apresentam maior ansiedade em níveis fisiológico (relacionada à resposta do sistema nervoso autonômico) e cognitivo.

Esse achado pode estar associado ao curso da doença e à qualidade de vida desses pacientes, sugerindo a necessidade de investigá-los.[128]

Sintomas osteoarticulares foram verificados em 9,4% em pacientes portadores de PPP e surgiu a denominação "artro-osteíte pustulosa".[129]

Posteriormente, o quadro receberia a denominação acrônima SAPHO (sinovite, acne, pustulose, hiperostose e osteíte).[130]

A acne associada à SAPHO costuma ser grave (do tipo conglobata). O acometimento mais comum é na articulação costoesternoclavicular (manubrioesternal, clavicular e costoesternal), podendo haver dor, edema e alterações radiológicas como ossificação anormal, hipertrofia tipo-osteomielite e alterações erosivas ou escleróticas em articulação manubrioclavicular.[129]

Pode acometer também coluna, articulação sacroilíacas e articulações periféricas (mono ou oligoartrite).[129] As manifestações osteoarticulares são de sinovite, hiperostose e osteíte, as duas últimas resultantes da inflamação crônica. Pode haver ainda entesopatia. O curso clínico da doença articular costuma ser crônico com períodos de remissão.[131]

O quadro cutâneo pode ser encontrado concomitantemente ao quadro articular, mas pode ser visto antes ou depois do surgimento dos sintomas articulares, com intervalos variáveis entre os dois.[131]

A ausência de manifestações cutâneas não exclui o diagnóstico de SAPHO.

A prevalência de manifestações osteoarticulares é maior no Japão do que na Europa e nos Estados Unidos.[131]

A SAPHO foi identificada com maior frequência de HLA-DR9 em portadores de PPP e a osteoartrite é considerada por alguns autores doença pertencente ao grupo das espondiloartropatias soronegativas.[132]

Novos detalhes sobre a síndrome SAPHO podem ser encontrados neste capítulo.

Ao serem comparados os acometimentos articulares da pustulose palmoplantar e da psoríase, verificam-se os seguintes detalhes:[132]

- O acometimento da articulação esternoclavicular é mais comum na PPP.
- Na PPP, o acometimento costuma ser mono ou oligoarticular, enquanto na psoríase ele é poliarticular.
- As entesites são encontradas com maior frequência na psoríase.
- Alterações radiológicas tipo erosivas são mais comuns na psoríase, enquanto na PPP encontra-se mais frequentemente a ossificação.

- Existem evidências de que pacientes femininas, portadoras de PPP, apresentam menores índices de densidade óssea mineral (em antebraços e coluna vertebral) com risco de osteoporose com o passar dos anos, medida por densitometria óssea.[133] Acredita-se que esse fato não esteja associado apenas ao uso prolongado de corticosteroides, mas também a fatores patogênicos específicos.[133]

Doenças associadas

Doenças autoimunes da tireoide, evidenciadas pelo aumento de volume da glândula, elevações de autoanticorpos contra ela e diminuição sérica dos hormônios T_3 e T_4, foram relatadas com maior frequência em pacientes com pustulose plamoplantar.[134]

Alguns estudos demonstraram associação da PPP com a doença celíaca. A presença de anticorpos antigliadina IgA foi encontrada em 17,9% dos pacientes com PPP e o anticorpo transglutaminase tecidual em 9,6%. Pacientes com esses anticorpos que aderem à dieta sem glúten apresentam melhora das lesões cutâneas de forma lenta, mas persistente.[135]

Pacientes portadores de PPP apresentaram níveis elevados de cálcio e supressão do paratormônio quando comparados a controles sem a doença.[136]

Há relatos de pioras ou desencadeamentos de lesões pustulosas palmoplantares em usuários de inibidores do TNF.[137]

A prevalência de pacientes que apresentam concomitantemente PPP e psoríase clássica varia entre 10% e 25%, artrite psoriática esteve presente em 28,2% e história familair de psoríase vulgar, em 30,2%.[96,138]

Assim como ocorre com a psoríase em placa, portadores de PPP apresentam alta prevalência de obesidade (IMC (índice de massa corporal) > 25), dislipidemia, hipertensão e síndrome metabólica, importantes fatores para aumento do risco cardiovascular.[139,140]

Ansiedade e a depressão também se associam ao quadro da PPP.[136,140]

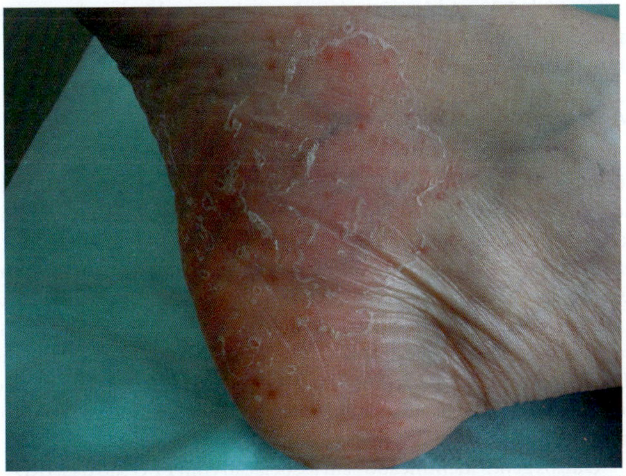

Figura 24.3 Pústulas amareladas e acastanhadas em área eritematosa e descamativa na região plantar.

Histopatologia e avaliação complementar

O exame histopatológico demonstra pústula intraepidémica, com polimorfonucleares na periferia, além de alterações espongiformes.[126]

Há evidência da presença de mastócitos e eosinófilos abaixo das pústulas, entretanto, no seu interior, encontram-se neutrófilos e eosinófilos.[96,106]

O principal diagnóstico diferencial clínico e histopatológico é com disidrose. Masuda-Kuroki e colaboradores propuseram um *checklist* de quatro pontos histológicos para diferenciar as duas dermatoses (Quadro 24.4).

Quadro 24.5 *Checklist* de quatro pontos para distinguir PPP e disidrose.[141]

Aspectos histopatológicos que favorecem PPP
i) Vesículas sem espongiose
ii) Microabscessos nas bordas das vesículas
Aspectos histopatológicos que favorecem disidrose
iii) Vesículas com espongiose
iv) Neutrófilos apenas na superfície e ausência de microabscessos nas bordas

A avaliação por dermatoscopia demonstrou que pequenas vesículas e vesicopústulas localizam-se de maneira linear nas cristas epidérmicas palmares, mas não nos sulcos, exceto em caso de pústulas extensas.[101]

Alguns autores consideram importante a realização de *patch test* para a identificação de possíveis alérgenos.[108]

Embora não seja considerada a única causa da PPP, parece que qualquer reação inflamatória (reações alérgicas, infecções) pode ser um fator desencadeante e fator perpetuador e, portanto, deve ser investigada e tratada adequadamente.[108]

Autores avaliaram o desfecho da PPP após o controle de infecção odontológica e tonsilectomia *versus* remoção do metal dentário. Nesse estudo, a PPP esteve mais associada com infecção (resolução quadro cutâneo em pelo dois terços dos pacientes após o tratamento da infecção) do que com a alergia a metal utilizado em restaurações odontológicas.[142]

Tratamento e evolução

O conhecimento atual sobre o tratamento da PPP baseia-se em relatos e séries de casos.[143] O tratamento, em geral, é insatisfatório para pacientes e médicos, com curtos períodos de remissão.[126]

Diversos tratamentos têm sido utilizados para PPP, entretanto nenhum é aceito como realmente efetivo.[144]

O tratamento da PPP baseia-se em tratamentos tópicos e sistêmicos e nas terapias-alvo.[145] A falta de estudos controlados, randomizados entre terapias sistêmicas e biológicas dificulta a comparação da eficácia de ambas.[146]

Apesar do pequeno número de pacientes nos estudos, parece haver melhora clínica significativa com a suspensão do tabagismo.[147]

Entre as opções terapêuticas, podemos encontrar as descritas a seguir.

Corticosteroides tópicos[144]

A espessura do estrato córneo palmoplantar representa importante barreira para a ação local dos tratamentos tópicos, o que pode explicar a baixa eficácia dessas terapias.[146]

Os melhores resultados na indução da remissão são visualizados com corticosteroides de potência média, sob oclusão (esquema mais efetivo do que o uso de corticosteroide de alta potência sem oclusão), entre 10 e 14 dias. Aproximadamente dois terços dos pacientes apresentam remissão dos sintomas (porém de curta duração).[144]

O uso de retinoides também são descritos isotretinoina, tretinoina, retinol, alitretinoina, adapaleno, retinaldeído e tazaroteno. O tratamento com retinoides é limitado pelo risco de irritação.[146]

Novas drogas tópicas que se encontram em avaliação: hdroclorido cefcapene pivoxi (cefalosporina de 3ª geração); maxacalcitol (22-oxa-calcitriol, análogo vitamina D3); e crisaborole (inibidor tópico da fosfodiesterase 4).[145,146]

Terapia sistêmica

Retinoides[144]

A acitretina é a medicação sistêmica mais utilizada e muitos autores a consideram a 1ª opção.[145,146] A maioria dos estudos compara etretinato com placebo, demonstrando que 72% dos pacientes que receberam etretinato obtiveram algum resultado, sendo que 39% apresentaram melhora de boa a excelente.[147]

Retinoides sistêmicos na dose de 0,5 mg/kg/dia produzem melhora objetiva em até um terço dos pacientes. Sendo que, em dois quintos dos pacientes, a resposta alcançada pode ser avaliada como boa a excelente. A manutenção da terapia após indução reduz a incidência de recidivas.

Diante das semelhanças químicas entre o etretinato e o acitretin e pela esterificação *in vivo* do acitretin em etretinato, acredita-se que os resultados do etretinato podem ser extrapolados para o acitretin.[147]

Quando comparados com placebo, pacientes que receberam retinoides apresentaram maior incidência de efeitos adversos, resultando na suspensão dos medicamentos em 20% dos casos.[147]

O liarozole é um composto do tipo imidazólico que inibe a quebra do ácido retinoico trans, elevando a sua concentração plasmática. Um estudo demonstrou que esse composto comparado ao placebo é eficaz em induzir a remissão dos sintomas de PPP.[144]

Outras medicações

São medicações com resultados clínicos inferiores ao uso de acitretin e à resposta clínica encontrada na psoríase em placas.

Apresentam muitos sintomas adversos e toxicidade[148] como metotrexato,[139] ciclosporina,[144] tetraciclina,[144] itraconazol[149] e leflunomida.[150]

Fototerapia

A fototerapia é uma terapia bem tolerada, efeitos adversos superficiais e transitórios como eritema e dor. Apesar de bem tolerada, com boas taxas de respostas, apresenta muitos casos de recidivas.

É uma das opções terapêuticas da PPP e inclui fototerapia com ultravioleta A com psoralênico tópico ou oral (PUVA),[144,148] fototerapia com ultravioleta B de onda estreita (*narrow band* – NB),[151] *excimer laser*,[152] terapia fotodinâmica[144,148] e radioterapia (Grenz).[144]

Terapias-alvo

Nos últimos anos, muitas terapias foram aprovadas para uso em psoríase e utilizadas também na PPP.[145] Entretanto, a eficácia desses agentes, por enquanto, parece menor em pacientes com PPP do que em pacientes com psoríase vulgar; dessa forma, os agentes biológicos parecem ser uma boa opção em pacientes com doença severa e resistentes ao tratamento clássico.[145]

Inibidores da IL-12/23

- **Ustekinumab:** maior eficácia com uso de doses maiores (90 mg/dose *versus* 45 mg/dose).[145]
- **Guselkumab:** mostrou-se eficaz na dose de 100 mg a partir da semana 16 de tratamento.[146] Único tratamento biológico aprovado para tratamento de PPP no Japão.[145,146]

Anti-TNF

- **Etanercept:** estudo caso-controle com placebo mostrou melhora dos pacientes na semana 24.[153]
- **Adalimumabe:** existem relatos de casos com bons resultados do uso do adalimumabe em combinação com metotrexato ou acitretin.[145]

Inibidores da IL-17

Uma vez que ocorre a expressão de IL-17 em lesões de PPP, espera-se uma resposta positiva no uso de agentes biológicos anti-IL17. Entre os agentes anti-IL17, o secukinumabe e brodalumabe têm sido especificamente estudados em pacientes com PPP.[145]

- **Secukinumabe:** o estudo 2 PRECISE mostrou redução no índice de área e severidade da psoríase plamoplantar (PPPASI) de 75% e na qualidade de vida na semana 52 de uso de secukinumabe 300 mg.[154]
- **Brodalumabe:** apenas relatos de caso na PPP.[145]

Inibidores da fosfodiesterase 4

- **Apremilaste:** relatos de uso isolado ou associado a ustekinumabe, metotrexato com boa resposta clínica.[145]

Após revisão sistemática, Sevrain e colaboradores desenvolveram recomendações para o tratamento de PPP com base em evidências e opiniões de *experts*.[155] Em pacientes portadores de PPP sem a presença de artrite, a 1ª linha de tratamento seriam corticosteroides tópicos de alta potência e a 2ª linha de tratamento, o uso de acitretin ou fototerapia local, isolado ou em conjunto. Metotrexato e ciclosporina seriam a 3ª linha de tratamento. Nos casos de PPP com artrite, a 1ª linha de tratamento proposta seriam anti-inflamatórios não esteroides e corticosteroides tópicos de alta potência. Ciclosporina e metotrexato seriam a 2ª linha de tratamento e agentes biológicos, a 3ª.[155]

■ PSORÍASE PUSTULOSA GENERALIZADA

A psoríase pustular (pustulosa) generalizada (PPG) foi incialmente descrita por Leopold Von Zumbusch em 1910.[156] A PPG é a variante mais severa, porém rara, dos quadros de psoríase, podendo resultar em severa morbimortalidade.[157,158]

A sua incidência foi estimada em 0,64 por milhão de pessoas-ano no ano de 2004, na França, e a prevalência em 1,76 milhão de pessoas-ano.[158]

Caracteriza-se por episódios recidivantes de eritema disseminado com pústulas estéreis superficiais que podem coalescer.[157,158]

A psoríase pustulosa generalizada pode ser classficada em:[157]

1. **Psoríase pustulosa generalizada aguda (tipo de Von Zumbuch):** supradescrita, englobaria o impetigo herpetiforme (PPG aguda desencadeada pela gestação).
2. **Psoríase pustulosa subaguda:** caracterizada por erupção subaguda ou crônica de lesões eritematoescamosas anulares e/ou serpiginosas com pústulas em suas margens. Estas lesões podem ser localizadas ou generalizadas.

Epidemiologia

A PPG pode ocorrer em qualquer idade, entretanto a média de idade de início dos sintomas, verificado em algumas séries de casos, varia de 41,5 a 58 anos. Parece haver um leve predomínio de mulheres (taxa de prevalência sexo masculino:feminino variando de 0,5 a 1,6) e presença de história prévia de psoríase na maioria dos pacientes (50% a 77%).[157] A prevalência de PPG em pacientes com história prévia de psoríase é de 1,3%. A história prévia de psoríase ou a história de psoríase familiar parece estar associada com o início mais precoce, em até 10 anos, nas crises de PPG.[157,160]

Marcadores genéticos

A etiologia da PPG não é completamente entendida. Entretanto, a via da IL-36 parece desempenhar importante papel na patogênese da doença.[161] A participação da IL-36 foi sustentada a partir da identificação de mutações com perda da função no gene receptor antagonista da IL-36 (IL36RN), ocasionando maior expressão da citocina IL-36 nas lesões cutâneas dessas pacientes.[162] Além disso, a deficiência da IL36Ra e a função ou a estrutura aberrante desta aumentam o sinal de transdução das citocinas da família IL-1.[163] A presença de mutações no gene IL36RN parece estar associada com fenótipo mais severo caracterizado por início de sintomas iniciais em pacientes mais jovens e por quadros com inflamação sistêmica mais intensa.[164]

Outros genes identificados em associação com PPG são o CARD14 (que codifica proteína adaptadora do queratinócito) e AP1S3 (que codifica a subunidade do adaptador do complexo proteína 1).[162,163]

Recentemente, variantes genéticas com perda de função do gene mieloperoxidase (MPO), gene relacionado ao controle do acúmulo e à atividade de neutrofilos, foram também reconhecidas como fator de risco associado com a PPG.[163,165]

A testagem genética não é rotineiramente indicada pela dificuldade de acesso e alto custo. Entretanto, a avaliação da presença de mutações no gene IL36RN está sendo cada vez mais considerada no auxílio do diagnóstico de PPG.[166]

Quadro clínico

O quadro clínico caracteriza-se pelo surgimento súbito de placas eritematosas difusas, que são cobertas rapidamente por pústulas em sua superfície, e edema de extremidades.[161] A pele apresenta-se sensível e dolorosa. Na fase aguda, é comum as pústulas coalescerem, formando "lagos" de pus. As lesões costumam ser generalizadas, mas há predomínio na região proximal dos membros[166] (Figuras 24.4 e 24.5). O quadro costuma estar associado com mal-estar geral, febre, calafrios, perda de apetite e artrite. Mais raramente, podemos encontrar uveíte, conjuntivite, queilite e língua geográfica. Artralgia está presente em até 30% dos pacientes.[157,158,167] Com a evolução das lesões, em algumas semanas, ocorre rompimento das pústulas, seguido por descamação, deixando a superfície brilhante e lisa. O paciente pode retornar ao seu estado clínico, prévio, sem sequelas ou evoluir para psoríase eritrodérmica.[166] A doença costuma cursar com episódios recorrentes (mais de um episódio) ou persistentes (por mais de 3 meses).[161,166] Nos períodos fora da exarcebação da PPG, os pacientes não apresentam as manifestações sistêmicas da fase aguda.[166]

Os sinais e sintomas sistêmicos podem causar falência de múltiplos sistemas como o cardiovascular, respiratório e renal. Dessa forma, a hospitalização desses pacientes para monitorização e tratamento se faz necessária.

Achados laboratoriais encontrados são elevação na taxa de hemossedimentação, leucocitose, linfopenia, alteração enzimas hepáticas, hipocalcemia, hipoalbuminemia e anticorpo antiestreptolisina positivo.[157]

Na histopatologia, um dos achados característicos são as pústulas espongiformes de Kogoj (evidenciando o acúmulo de neutrófilos abaixo da camada córnea). Além disso, encontram-se associadas as alterações epidérmicas vistas em pacientes com psoríase vulgar como hiperceratose paraceratótica, microabscessos de Munro, alongamento dos cones epiteliais (acantose psoriasiforme), dilatação capilar na derme papilar com importante edema.[158,167]

Entre as complicações, encontram-se sepse (complicação mais comum), insuficiência renal, hepática, respiratória e cardíaca; a mortalidade varia de 2% a 16%.[157]

Quadro 24.6 Critérios diagnósticos para psoríase pustulosa.[167]
Sintomas sistêmicos como febre e mal-estar
Múltiplas pústulas assépticas sobre pele eritematosa distribuídas por toda a superfície corpórea ou por extensa área corporal
Presença de pústulas espongiformes de Kogoj na histopatologia
Alguns destes achados laboratoriais durante curso clínico: ▪ leucocitose com desvio à esquerda ▪ elevação VSG e PCR ▪ alto título de ASLO ▪ aumento IgG ou IgA ▪ hipoalbuminemia ▪ hipocalcemia
Recorrência dos achados clínicos, laboratoriais ou histopatológicos

Importante complicação associada com as crises de PPG é a colangite neutrofílica, esses pacientes podem apresentar dor abdominal e icterícia associadas com as lesões pustulares, além de alterações nas dosagens das enzimas hepáticas, gamaglutamiltransferase (GGT), fosfatase alcalina e bilirrubinas.[168] Essas alterações seguem a evolução das lesões cutâneas e tendem a recidivar quando ocorre nova crise de PPG.[168] As alterações do sistema hepatobiliar não estão associadas aos tratamentos instituídos para PPG, apesar da necessidade de atenção às alterações hepáticas causadas especialmente pelo uso de acitretin e metotrexato, não parece haver necessidade de retirada dessas medicações, o que poderia ocasionar nova piora das alterações cutâneas e extracutâneas.[169]

A mortalidade, demonstrada em diferentes séries de casos, variou de 2% a 16%.

Na maioria dos pacientes, identificam-se fatores precipitantes. O principal fator associado é o uso de corticosteroides sistêmicos, especialmente nos pacientes com história prévia de psoríase. Existe evidência de que mesmo o uso tópico de corticosteroide pode desencadear PPG.[158,169] Em virtude desse risco, alguns autores defendem a não utilização de corticosteroides sistêmicos nestes pacientes.[158,160]

Entre outros fatores precipitantes, estão: gestação; infecções (trato respiratório superior, doença virais, infecção de feridas operatórias); uso de medicações (anti-inflamatórios não esteroides, metotrexato, adalimumab, ustekimumabe, betabloqueadores); estresse; e fototerapia.[157] Em pacientes que não tinham história prévia de psoríase, o fator precipitante mais importante são as infecções.[157]

Diagnóstico diferencial[163]

- **Doenças infecciosas:** bacteride pustular aguda generalizada, impetigo e abscessos múltiplos de glândulas sudoríparas em crianças.[163]
- **Outras dermatoses pustulares:** outras formas de psoríase pustular, dermatose pustular subcórnea, pênfigo IgA, pustulose exantemática aguda generalizada (PEAG).[163]

O primeiro episódio de psoríase pustular generalizada pode ser de difícil diferenciação da PEAG. Uma história detalhada sobre uso de medicações recentes pode ajudar nessa diferenciação. O prognóstico da PEAG é melhor em relação à PPG, os pacientes apresentam rápida evolução após a suspensão do fator desencadeante.[163]

Tratamento

O tratamento da PPG na grande maioria dos casos necessita de medicações sistêmicas, além de intervenção imediata, muitas vezes com hospitalização.[166] Não existem agentes terapêuticos específicos aprovados para tratamento da PPG. A raridade de casos de PPG e a sua característica clínica de remissão-recidiva dificultam a realização de estudos clínicos randomizados para investigação da eficácia e segurança das medicações disponíveis.[170] O tratamento para PPG segue as recomendações dos guias já existentes para a psoríase em placa, entretanto com o acréscimo das terapias biológicas-alvo com base na ação da IL-36 na patogênese da PPG.[170] O uso da terapia sistêmica se faz necessário para reduzir o tempo de lesões pustulares e o risco de complicações como infecções e falência cardíaca, além de aumentar o tempo de remissão e melhorar a qualidade de vida destes pacientes.[129,130,167]

O acitretin é a 1ª escolha de muitos autores, outras opções seriam metotrexato e ciclosporina.[157,158,169]

O uso de retinoides está associado com a redução da mortalidade em série de casos na França, embora a morbidade da PPG tenha se mantido elevada. As três opções de tratamento apresentam taxas de eficácia superiores a 80% em pacientes com PPG.[163] Entre as possíveis causas para a falha terapêutica da PPG, está o uso de corticosteroide de alta potência como 1ª linha de tratamento e o não uso de retinoides como 1ª opção.[158]

Outra possibilidade de tratamento seria a utilização dos antagonistas de TNF-α (infliximab ou etarnecept). A escolha se basearia na necessidade de resposta rápida, comorbidades e infecções concomitantes. Provavelmente em combinação com acitretin ou metotrexato para aumentar sua eficácia e tolerabilidade e diminuir a dose necessária de uma medicação em especial.[160]

Outras medicações biológicas-alvo já relatadas ou em estudo na literatura mundial como possivelmente opções terapêuticas na PPG são:[170]

1. **Anti-IL1/IL-36:** anakinra, canakinumab, gevokizumab.
2. **Anti-IL17:** secukinumab, brodalumab.
3. **Anti-IL 23:** guselkumab, ustekinumab.

Nos casos refratários, a combinação de terapias biológicas e não biológicas pode ser uma das opções terapêuticas.[170] Tratamentos tópicos (corticosteroide, calcipotrieno, tacrolimus) podem ser utilizados como adjuvantes à terapia sistêmica ou em lesões localizadas. A fototerapia não está indicada nas crises agudas, mas pode ser útil nos períodos de remissão.[166]

Entre tantas opções terapêuticas, considera-se a 1ª escolha o uso de acitretin, ciclosporina, metotrexato ou infliximab. Outras medicações, incluindo os biológicos, devem ser consideradas em pacientes com contraindicações ou refratários àquelas medicações.[171]

Uma vez desencadeada a primeira crise de PPG, o quadro clínico de psoríase permanece instável e é frequente a recidiva de novas crises de PPG frente aos fatores desencadeantes conhecidos ou mesmo apenas com a retirada/diminuição das medicações instituídas para controle.[157]

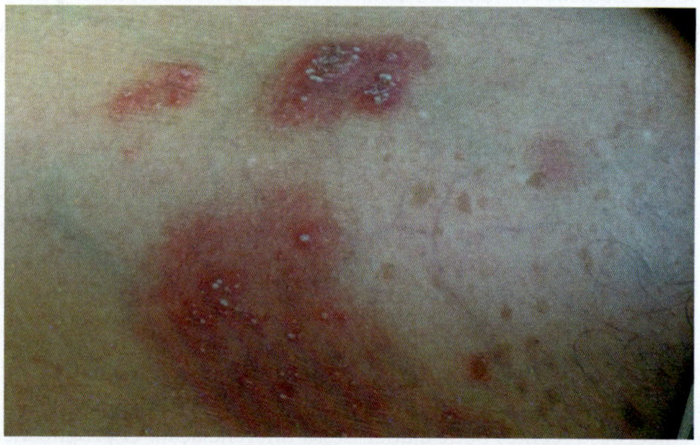

■ **Figura 24.4** Psoríase pustulosa generalizada.

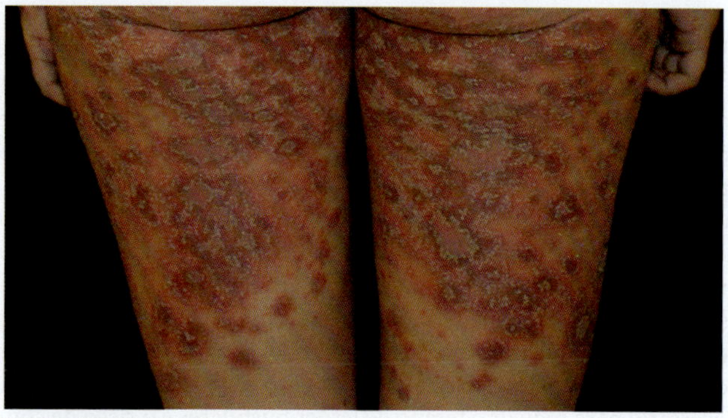

■ **Figura 24.5** Psoríase pustulosa generalizada.

■ PÊNFIGO IgA

Os pênfigos são doenças bolhosas autoimunes com risco de morte divididas em quatro grupos: pênfigo vulgar; pênfigo foliáceo; pênfigo paraneoplásico; e pênfigo IgA.

O pênfigo IgA é uma dermatose rara, que acomete ambos os sexos, havendo leve predominância nas mulheres (razão feminino/masculino 1,1) e pode ocorrer em qualquer faixa etária, com média de idade de 45 a 51 anos.[172] Caracteriza-se pela presença de anticorpos IgA circulantes e ligados a tecidos cujo alvo são as moléculas de adesão epidérmicas.

Esta dermatose apresenta-se, na maioria das vezes, com bolhas e pústulas, juntamente com lesões eritematosas. Pode haver também erosões e lesões vegetantes. Quanto à localização, as lesões predominam no tronco, principalmente no dorso, extremidades e áreas intertriginosas (região inguinal e axilas).[173,174,175]

Existe relato de lesões generalizadas (10%), de acometimento de região palmoplantar (3%) e mucosas (13,2%). Quando ocorre acometimento mucoso, o predomínio é na mucosa oral e, nessa revisão sistemática, não houve acometimento mucoso isolado.[172]

Caracteriza-se pela presença de anticorpos IgA circulantes e ligados a tecidos cujo alvo são as moléculas de adesão epidérmicas.

No exame histopatológico, identifica-se bolha ou pústula intraepidérmica com leve acantólise e infiltração neutrofílica. A presença de pústulas neutrofílicas intraepidérmicas é característica do pênfigo IgA.[174,175]

As bolhas e pústulas intraepidérmicas podem estar localizadas em posição mais superior na epiderme, ocupar toda a sua extensão ou situar-se em posição mais inferior. Identifica-se infiltrado intraepidérmico composto por neutrófilos, eosinófilos e/ou linfócitos.[173]

As imunofluorescências direta e indiretas costumam identificar IgA na superfície celular de queratinócitos, novamente em diferentes localizações da epiderme (superior, metade inferior ou toda a extensão).[173]

Com base nos aspectos histológicos e imunológicos, o pênfigo IgA é subdividido em:

- **Tipo dermatose pustular subcórnea:** presença de pústulas subcórneas na histopatologia semelhantes à doença de Sneddon-Wilkinson. Identifica-se na imunofluorescência direta, anticorpo IgA dirigido contra o antígeno desmocolina 1 (localizado na camada superior da epiderme).[174]
- **Tipo dermatose IgA neutrofílica intraepidérmica:** histopatologia demonstra pústulas suprabasais envolvendo porção média da epiderme. Os antígenos-alvo permanecem desconhecidos, provavelmente sejam proteínas de superfície celular não desmossômicas. Esse subtipo apresenta maior heterogeneidade clínica, histológica e imunológica.[174,175]

Em função da identificação de anticorpos IgA dirigidos a outros antígenos como desmogleína 1 e desmogleína 3, os autores sugerem a presença de outros subtipos de pênfigo IgA como o tipo pênfigo foliáceo, tipo pênfigo vulgar e tipo pênfigo vegetante.[173,174]

Entretanto, diversos casos relatados na literatura não podem ser classificados em nenhum desses subtipos de pênfigo IgA, pois não apresentam concordância entre a apresentação/clínica, a histopatologia e a imunofluorescência direta/indireta ou não se identificam os antígenos na epiderme. Em função disso, tem sido proposta a nomenclatura "dermatose IgA intercelular" (IAD), que englobaria todos os tipos de pênfigos IgA, com os seus itens para critérios e seus subtipos:[173]

1. O diagnóstico de IAD é feito com a demonstração de imunorreatividade exclusivamente de IgA com as superfície celular dos queratinócitos na imunofluorescência direta/indireta ou ELISA, sem a presença de IgG (embora, em alguns casos de IAD, possa haver mínima reatividade de IgG em alguns testes).
2. O diagnóstico dos subtipos de IAD é feito de acordo com os aspectos clinicopatológicos e o perfil dos antígenos (Quadro 24.7).[173]

Quadro 24.7 Dermatose IgA intercelular (IAD).

Subtipo IAD	Aspectos clínicos	Histopatologia	Perfil de antígenos
Dermatose pustular subcórnea	Pústulas superficias, particularmente intertriginosas	Pústulas subcórneas neutrofílicas	Desmocolina 1
Dermatose IgA neutrofílica intraepidérmica	Lesões pustulares mais profundas, atípicas em configuração tipo girassol	Pústulas neutrofílicas na média epiderme	Desconhecido (raros casos desmocolina 3)
Tipo pênfigo vulgar	Variável	Variável	Desmogleína 3
Tipo pênfigo foliáceo	Variável	Variável	Desmogleína 1
Tipo pênfigo vegetante	Bolhas, pústulas, eritema e lesões vegetantes	Variável	Desconhecido (raros casos desmocolina 2)

Comorbidades

A presença de comorbidades é relatada em 18,2% dos pacientes.[172] Entre as comorbidades relatadas, destacam-se a gamopatia IgA monoclonal, linfoma, mieloma múltiplo. Além destas, existem relatos de associação com doenças autoimunes (colite ulcerativa, síndrome de Sjogren, doença de Crohn, miastenia grave e artrite reumatoide) e infecção pelo HIV.[172]

Tratamento

A 1ª linha de tratamento é composta por corticosteroide em doses altas associadas à dapsona (como uma medicação antineutrofílica).[176] Se após 2 meses, não ocorrer controle dos sintomas, sugere-se o aumento da dose do corticosteroide, mantendo-se a dapsona, e associam-se outras medicações como rituximabe, colchicina, micofenolato mofetil, retinoide ou adalimumabe.[176]

■ ACROPUSTULOSE INFANTIL

Definição

A acropustulose infantil (API), descrita pela primeira vez em 1979, simultaneamente, por Kahn e Rowling e por Jarret e Ramsdell, é uma erupção vesuicopustular recorrente e pruriginosa que compromete as palmas e as plantas.[177,179]

Etiopatogênese

A etiopatogênese é desconhecida, mas alguns casos de acropustulose infantil ocorrem no curso ou após o tratamento da escabiose, o que pode sugerir uma reação de hipersensibilidade não específica ao *Sarcoptes scabiei*.[180]

Alguns estudos identificam uma associação com dermatite atópica em até 50% dos casos.[181]

Epidemiologia e quadro clínico

As publicações iniciais demonstravam uma predominância em crianças negras do sexo masculino. Séries de casos maiores têm demonstrado igual distribuição em todas as raças e em ambos os sexos.[177,182,183]

A doença tipicamente inicia-se nos primeiros meses de vida, embora haja casos descritos em recém-nascidos e em crianças de até 9 anos de idade. Desaparece de forma espontânea nos primeiros anos de vida.[177,180]

As lesões iniciais são pápulas intensamente pruriginosas que, após 24 a 48 horas, se transformam em lesões vesicopustulares de 1 a 4 mm. Localizam-se sobretudo em palmas e plantas (Figura 24.6). Outras regiões menos frequentes incluem dorso das mãos e dos pés, laterais dos dedos, face, couro cabeludo e o tronco. A duração das lesões é de 7 a 14 dias com reaparecimento a cada 2 a 4 semanas.[177,181,184,185]

Os primeiros episódios apresentam maior número de lesões, diminuindo nos surtos subsequentes até a resolução completa ao fim dos 2º ou 3º anos de vida. Apesar de ser uma doença limitada à pele, pode ocasionar distúrbios do sono, irritabilidade e inapetência.[177,178,185]

Histopatologia e avaliação complementar

O hemograma pode apresentar eosinofilia. O exame citológico da pústula demonstra uma grande quantidade de neutrófilos e alguns eosinófilos.[178]

A histopatologia caracteriza-se por pústula unilocular subcórnea ou intraepidérmica, contendo neutrófilos ou eosinófilos. Na derme papilar, há edema e leve infiltrado inflamatório perivascular linfo-histiocitário.[182,185]

Chaves para o diagnóstico

- Erupção pruriginosa palmoplantar no 1º ano de vida.
- Pode estar associada ao *Sarcoptes scabiei*.
- Eosinofilia periférica.
- Histopatológico com pústula subcórnea ou intraepidérmica contendo eosinófilos.
- Desaparece nos 2º ou 3º anos de vida.

Diagnóstico diferencial

No período neonatal deve ser diferenciada de outras erupções pustulosas como o eritema tóxico, melanose pustulosa transitória, candidíase cutânea congênita e pustulose estafilocóccica. O eritema tóxico e a melanose pustulosa transitória neonatal são doenças assintomáticas de curta duração. O esfregaço negativo com solução de hidróxido de potássio e exame cultural negativo para bactérias auxilia no diagnóstico diferencial entre a candidíase cutânea congênita e a pustulose estafilocóccica, respectivamente.[178,182,185]

Em lactentes e crianças, o principal diagnóstico diferencial é a escabiose, pois esta é intensamente pruriginosa, geralmente acomete palmas e plantas e rapidamente torna-se pustular nesta faixa etária.[182,186]

É importante a realização do exame direto das lesões para descartar infestação ativa.[178]

O impetigo apresenta pústulas maiores e a cultura bacteriana identifica o agente causador. A disidrose não apresenta pústula subcórnea à histopatologia, é limitada a mãos e pés e ocorre com maior frequência em adultos e crianças maiores.[178]

A psoríase pustulosa tem uma apresentação mais tardia, evolução mais prolongada e apresenta eritema ao redor da pústula.

Em síntese, o diagnóstico diferencial da acropustulose infantil (Quadro 24.8).

Quadro 24.8 Diagnóstico diferencial da API.

Neonatos	Lactentes e crianças
Eritema tóxico neonatal	Escabiose
Melanose pustulosa transitória	Impetigo
Candidíase cutânea congênita	Disidrose
Pustulose estafilocócica	Psoríase pustulosa

Terapêutica e evolução

Os corticosteroides tópicos de alta a média potência mostram benefício no controle da doença e os anti-histamínicos podem aliviar o prurido quando administrados em altas doses.[142,140]

Há relato de sucesso de tratamento com maxacalcitol tópico 0,0025%.

Antibióticos macrolídeos (eritromicina 40 mg/kg/dia) podem ser utilizados em virtude de seus efeitos anti-inflamatórios.[177,186]

A dapsona (1 a 2 mg/kg/dia) tem sido considerada um dos agentes mais efetivos, com melhora dos sintomas em 24 a 72 horas. Entretanto, o seu uso deve ser reservado para casos graves e recalcitrantes em razão de seus efeitos adversos.[177,182]

A evolução é benigna e autolimitada, com remissão espontânea entre 2 e 3 anos de idade.[185]

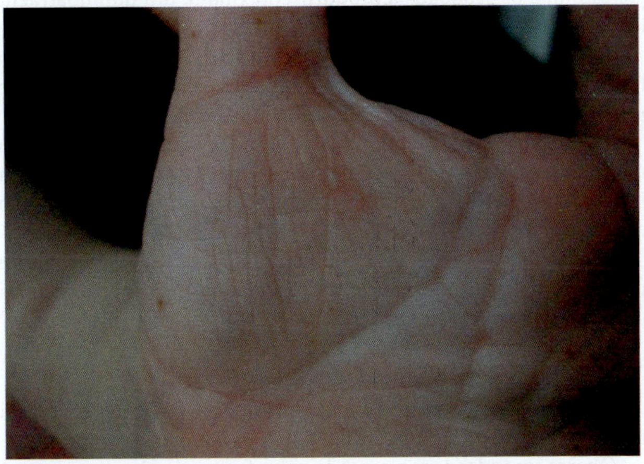

■ **Figura 24.6** Pústulas palmares.

■ FOLICULITE PUSTULOSA EOSINOFÍLICA

Definição

A foliculite pustulosa eosinofílica (FPE), ou doença de Ofuji é uma erupção cutânea pruriginosa, caracterizada por pápulas ou pústulas foliculares, predominantemente localizadas em couro cabeludo, face, pescoço e tórax. Há três variantes: foliculite pustulosa eosinofílica clássica (originalmente descrita por Ofuji); associada à imunossupressão; e a variante infantil.[188,190]

Aspectos históricos

Em 1965, Ise e Ofuji e colaboradores descreveram um caso de uma mulher japonesa que supostamente apresentava uma variante folicular da dermatose subcórnea.[191]

O quadro clínico era composto por pústulas foliculares em face, dorso e braços, além de moderada leucocitose com eosinofilia.[190]

Em 1970, Ofujiet e colaboradores publicaram mais três casos, propondo o termo "foliculite pustulosa eosinofílica",[189,190] cujos primeiros casos em crianças foram descritos por Lucky em 1984.[192] Dois anos após, Soeprono e Schinella relataram três casos de FPE em pacientes com HIV.[188]

Etiopatogênese

Embora a etiologia e a patogênese exata da FPE permaneçam desconhecidas, evidências apontam mecanismos imunológicos como causadores da doença.[193]

Fatores que parecem induzir a FPE incluem reações de hipersensibilidade a drogas (alopurinol, carbamazepina ou minociclina), infecções (*Demodex folliculorum*, *Pseudomonas aeruginosa* e larva *migrans*) alteração da função de eosinófilos ou linfócitos T, disfunção imune provocada pelo vírus da imunodeficiência adquirida humana (HIV) e a reconstituição da função imunológica em pacientes HIV-tratados.[188]

Na infecção avançada pelo HIV, como parte da alteração imune, há uma mudança a favor das células auxiliares tipo 2 (T_H2).[193]

Supõe-se que a exotaxina-1 (quimiocina altamente eosinófilo-específica sintetizada por uma variedade de tipos celulares) e as citocinas T_H2 (IL-13, 4 e 5) desempenham um papel crucial no recrutamento de eosinófilos, inflamação e dano tecidual encontrados na FPE. Essa coexpressão coincidiria com a resposta T_H2 anormal a um antígeno desconhecido ou a um agente precipitante da FPE. A produção autócrina da exotaxina-1 poderia explicar a cronicidade dessa doença.[190]

A glândula sebácea ou os seus produtos lipídicos de superfície cutânea podem ser fontes de disfunção autoimune estimulada por antígenos ou fatores quimiotáticos de eosinófilos, ocasionando o surgimento da FPE.[190]

Segundo um estudo recente, a infiltração eosinofílica que ocorre em torno da unidade pilossebácea pode estar relacionada ao receptor ativado por proliferadores de peroxissoma gamaprostaglandina D2/J2 que estimula os sebócitos a produzir eotaxina-3, um quimioatraente de eosinófilos.[194]

Anticorpo antiqueratinócito basal, anticorpo pênfigo-*like* e produção de óxido nítrico pelos eosinófilos têm sido identificados em pacientes com FPE e parecem ser patogenicamente relevantes.[193]

Além disso, estudos imunohistoquímicos têm demonstrado aumento da expressão das moléculas de adesão intercelular no queratinócitos foliculares, induzindo a migração de eosinófilos e linfócitos folículos-específicos.[190]

Recentemente, demonstrou-se acúmulo não apenas de eosinófilos, mas também de basófilos nos folículos afetados, sugerindo que múltiplas células do sistema imune possam estar relacionadas à patogênese.[195]

Epidemiologia e quadro clínico

A maioria dos casos de FPE é identificada em pacientes HIV-positivos, a forma clássica e a infantil são menos comuns.[190]

Ocorre em todas as raças, sendo que a forma clássica é encontrada principalmente no Japão.[188]

O pico de incidência na forma clássica é entre as 3ª e 4ª décadas de vida e em HIV-positivos mais tardiamente.[183,196]

A maioria dos casos da variante infantil ocorre em crianças com menos de 1 ano de idade.[192]

Acomete mais homens do que mulheres em todas as variantes clínicas. Na variante clássica, estudos anteriores demonstraram predominância masculina. Um recente estudo demonstrou não haver diferença de sexo na forma clássica de FPE.[190,197]

Essa tendência foi confirmada por um estudo epidemiológico realizado no Japão entre 2010 e 2011.[198]

Forma clássica

Caracterizada por papulopústulas estéreis, entre 1 e 2 mm de diâmetro, foliculares, pruriginosas, crônicas e recorrentes com extensão centrífuga e clareamento central (Figura 24.7). Apresentam duração de 7 a 10 dias, com recidiva a cada 3 a 4 semanas. Acometem principalmente a face (85%) e o tronco (59%). Com frequência menor, pode comprometer as extremidades, palmas e plantas. As mucosas são afetadas raramente, com poucos casos descritos.[190,199]

Recentemente, foi descrito um caso com apresentação clínica de placas induradas com aparência granulomatosa.[200]

Ocorre resolução sem cicatriz, mas com hiperpigmentação pós-inflamatória. Não há envolvimento sistêmico, embora a leucocitose com eosinofilia ocorra em mais de 35% dos casos.[188-190,193]

Associada à imunossupressão

Relacionada, na maioria dos casos, à infecção pelo HIV. Com a terapia antirretroviral altamente ativa, a foliculite pustulosa eosinofílica associada ao HIV tem se tornado menos frequente.[201]

Ocorre em indivíduos com infecção em estágio tardio e/ou com contagem de linfócitos CD4 abaixo de 300 células/mm^3 e elevada carga viral.[202]

A FPE associada ao HIV também pode ocorrer como parte da reconstituição imune inflamatória, quando os casos parecem piorar em 3 a 6 meses do início da terapia viral altamente efetiva (HAART) e após restauração imune quando as células CD4 estão acima de 200 células/mm^3.[203]

A linfopenia com eosinofilia é identificada em 25% a 30% dos pacientes. Fatores de risco para desenvolvimento de FPE em pacientes HIV incluem: gênero masculino; contagem de células CD4 baixa; intervalo curto entre início do tratamento de uma infecção e início da HARRT; rápida queda carga viral após início HAART; e alta carga viral de base durante tratamento com HAART.[188,190,204,205]

Essa forma apresenta algumas diferenças em relação à variante clássica. Lesões papulosas, eritematosas, urticariformes de maior diâmetro (20 a 50 mm) e com prurido intenso. Localiza-se no tronco (100%), na região da cabeça e pescoço (85%) e nas extremidades proximais (62%).[188,190]

Outras formas de imunossupressão associadas incluem disfunção imunológica, linfomas, leucemia, doenças hematológicas e transplante de medula óssea.

A erupção cutânea em pacientes com FPE associada à doença hematológica é semelhante à relacionada ao transplante de medula óssea. Entretanto, a que ocorre após o transplante localiza-se em face e em tronco de homens e mulheres jovens, enquanto a relacionada à neoplasia hematológica ocorre principalmente na face de homens de idade avançada.[206,207]

É importante diferenciar a FPE pós-transplante de medula da doença enxerto contra hospedeiro.[208]

Forma infantil

A foliculite pustulosa eosinofílica da infância corresponde a 10% de todos os casos de FPE. Inicia-se nos primeiros meses de vida e 70% casos ocorrem antes dos 6 meses, desaparece próximo aos 3 anos.[209]

É mais frequente em meninos e, clinicamente, apresenta lesões papulopustulosas semelhantes às encontradas na forma clássica. São localizadas no couro cabeludo sem o padrão anular característico e 65% dos casos também apresentam lesões no tronco e extremidades.[190,196,210-212]

É uma doença recorrente, com surtos a cada 1 a 12 semanas, com duração de 1 a 4 semanas.[209]

O diagnóstico diferencial da FPE inclui outras dermatoses pustulosas transitórias neonatal: acropustulose infantil; dermatofitose; escabiose; histiocitose de células de Langerhans; e eritema tóxico neonatal.[213]

Mais de uma doença tem sido descrita com termo FPE infantil. Há questionamentos se essa forma de foliculite pode ser qualificada como uma doença cutânea inflamatória distinta.

Outras formas

Recentemente, uma nova forma foi proposta, a dermatose eosinofílica episódica da face (DEEF). A DEEF não apresenta os achados clássicos da FPE, como pústulas e extensão periférica das lesões, mas apresenta, na histologia, infiltrado eosinofílico e responde ao tratamento com indometacina oral.[214]

Durante a pandemia por covid-19, foi descrita a associação entre uso de vestimenta de proteção e surgimento de foliculite eosinofílica. A fisiopatogenia parece estar associada à oclusão pelas roupas, que podem comprometer a ventilação, ocasionando acúmulo de suor, detritos e bactérias. Além disso, o aumento da umidade da pele pode ocasionar um desequilíbrio entre Demodex e a condição imunológica da FE.[215]

Segue uma síntese das características principais das três formas da FPE (Quadro 24.9).

Doenças associadas

Outras formas de imunodeficiência além do HIV relacionadas à FPE incluem transplante de medula óssea, leucemia linfocítica crônica, leucemia mieloide aguda, linfoma de células T, policitemia vera e transplantados receptores de órgãos sólidos em uso de imunossupressor. Há relatos de associação com o preenchimento tecidual com silicone, exacerbação durante a gestação e com o uso de medicações (carbamazepina, minociclina, alopurinol, timepidinio de bromidia).[188,193,216-218]

Há relato recente de FPE associada a herpes-zóster, indicando que este e a FPE estão relacionados à resposta imune T helper tipo 2.[219]

Outras infecções descritas incluem vírus da hepatite C, dermatofitose, Pityrosporum e pseudomonas.[220]

Histopatologia e avaliação complementar

A biópsia deve ser realizada em uma papulopústula recente e não escoriada. Como a FPE é uma doença foliculicêntrica, pode ser preciso realizar cortes seriados para se atingir o folículo inflamado. Cortes transversais podem ser necessários para a definição do diagnóstico.[221]

O exame histopatológico é caracterizado por um infiltrado inflamatório agudo e crônico de eosinófilos e linfócitos no istmo folicular. Raramente ocorre uma destruição completa do folículo. Pode haver infiltrado eosinofílico acompanhado de células mononucleares e de neutrófilos na unidade pilossebácea.[190]

Estudos imunofenotípicos em pacientes com FPE relacionada à infecção pelo HIV demonstram predominância de linfócitos T CD8+. Nessa população, abscessos eosinofílicos são infrequentes e, em alguns casos, pode ocorrer lise da glândula sebácea.[190,221]

Na forma infantil, as lesões do couro cabeludo podem apresentar infiltrado dérmico eosinofílico e "figuras em chama".[190]

A mucinose folicular pode estar presente na FPE, podendo representar um fenômeno secundário ou reacional. Caracteriza-se por degeneração mucinosa das glândulas sebáceas e da bainha externa do folículo.[190,193]

Na avaliação laboratorial, pode haver leucocitose leve a moderada na forma clássica. Em indivíduos soropositivos ao HIV, ocorre linfopenia e a contagem de células CD4 geralmente está abaixo de 300 células/mm^3. Em ambas as formas, pode haver eosinofilia relativa ou absoluta, além de elevação da imunoglobulina E sérica.[190,193,221]

Chaves para o diagnóstico

- Papulopústulas foliculares em áreas seborreicas.
- Três variantes: a clássica, a associada à imunossupressão e a infantil.
- Eosinofilia periférica e elevação Ig E no soro.
- Infiltrado eosinofílico folicular e perifolicular na histopatologia.

Terapêutica e evolução

A incerteza da etiopatogenia da FPE é demonstrada pelos diferentes tratamentos propostos. Um grande número de opções tem sido utilizado com resultados variáveis. Não há ensaios clínicos controlados de tratamento dessa doença e a eficácia de determinadas terapias depende da variante da FPE.[190,193,216,222]

O uso de corticosteroides tópicos costuma ser o tratamento de 1ª escolha nas formas associadas ao HIV, imunossupressão não HIV e na forma infantil, com eficácia de 47%, 73% e 82%, respectivamente.[190,223]

Os corticosteroides orais podem ser utilizados, sendo a sua dosagem variável; a prednisolona 1 mg/kg/dia costuma ser a posologia inicial. Na decisão do uso dessa medicação, devem-se levar em conta os efeitos adversos do seu uso prolongado.

A fototerapia banda estreita, além da fototerapia banda larga com UVB, tem se mostrado eficaz em algumas séries e relatos de casos, principalmente na forma associada à infecção pelo HIV. A PUVA (psoralênico+UVA) tem sido menos utilizada, pois apresenta mais efeitos adversos do que a fototerapia com UVB.[188]

A indometacina (50 a 75 mg/dia) tende a ser o tratamento oral de escolha na forma clássica da FPE, com eficácia de 84%.[188,193,223]

Parece haver diferença da efetividade em relação ao sexo, as pacientes femininas apresentam maior probabilidade de resposta completa.[224]

A indometacina tópica também tem sido considerada tratamento de 1ª linha, demonstrando alta eficácia em um estudo com 33 pacientes (resposta completa/resposta parcial, 21% e 76%).[225]

Uma das características da indometacina é que, diferentemente de outras drogas anti-inflamatórias, ela é agonista potente do receptor quimioatrativo da molécula homóloga expressa em célula Th2 (CRTH2), um receptor de prostaglandina (PG) D2.[226]

O seu efeito terapêutico parece estar relacionado à redução da expressão de CRTH2 e à inibição da síntese de PGD2.[227]

A combinação de baixas doses de indometacina (25 mg) associada ao uso de tacrolimus tópico é uma opção promissora para pacientes com a forma clássica.[228]

O naproxeno é outro anti-inflamatório que também tem sido utilizado nesta doença.[229,230]

A dapsona tem demonstrado sucesso variável no tratamento da FPE, sendo utilizada nas doses entre 50 e 100 mg, 1 a 2 vezes/dia.[188]

Alguns pacientes com FPE associada à infecção pelo HIV podem responder ao tratamento com metronidazol (250 mg, 3 vezes/dia).[217]

Outros antibacterianos descritos no tratamento da FPE incluem minociclina, doxiciclina, sulfametoxazol/trimetropim e macrolídeos.[188]

Em um estudo aberto, 28 pacientes com FPE soropositivos ao HIV foram tratados com itraconazol entre 100 e 400 mg/dia. Houve resposta completa em 61% dos pacientes e parcial em 14%. Ocorreu recidiva das lesões em pacientes que trocaram de itraconazol para fluconazol, sugerindo que outra propriedade do itraconazol, como ação anti-inflamatória, possa ser mais importante do que o efeito antifúngico.[188,217]

A permetrina tópica a 5% mostrou-se efetiva em seis pacientes soropositivos ao HIV, com número elevado de ácaros de *Demodex folliculorum* à biópsia de pele. Entretanto, todos os pacientes tiveram recidivas das lesões após a suspensão do tratamento.[188,217]

Quadro 24.9 Características gerais da FPE.

	Clássica	Imunossupressão	Infantil
Sexo	Igualmente	Mais comum masculino	Mais comum masculino
Idade	3ª e 4ª décadas	3ª a 7ª décadas	Primeiro ano de vida
Raça	Asiáticos	Qualquer	Branca
Clínica	Papulopústulas foliculares estéreis, com crescimento centrífugo e clareamento central	Lesões papulosas, eritematosas, urticariformes de maior diâmetro e com prurido intenso	Papulopustulosas sem o padrão anular
Localização principal	Face (85%) e tronco (59%)	Tronco (100%), cabeça e pescoço (85%)	Couro cabeludo
Diagnóstico diferencial	Foliculite fúngica e bacteriana, psoríase pustulosa, farmacodermia, dermatofitose	Acne, foliculite, infecções oportunistas, urticária, farmacodermia, doença do enxerto contra hospedeiro	Eritema tóxico neonatal, melanose pustulosa transitória, acne neonatal, acropustulose

Os anti-histamínicos podem ser utilizados para controle do prurido, principalmente na variante relacionada ao HIV. A cipro-heptadina e a cetirizina parecem mais efetivas, sendo esta última preferida em razão de sua propriedade antieosinofílica, com supressão das lesões inclusive em crianças.[188,190,217,231]

A isotretinoína oral tem demonstrado benefício em relatos e séries de casos de pacientes com variante clássica e com a variante associada ao HIV. O benefício dessa medicação parece estar relacionado à inibição de fatores quimiotáticos de eosinófilos presentes nos lipídeos da glândula sebácea e no estrado córneo de pacientes com FPE.[188,217]

Há poucos estudos demonstrando os efeitos da terapia antirretroviral na FPE associada ao HIV.[222]

Alguns relatam o surgimento desta doença de 2 a 6 meses após o início da terapia antirretroviral.[193]

Paradoxalmente, outras publicações têm sugerido que o uso dos antiretrovirais pode melhorar a FPE em consequência da restauração da resposta imune T_H1.[190,193,205]

O tacrolimo e o pimecrolimo tópicos têm demonstrado benefício no tratamento das formas clássica e infantil.[193,222,229]

Em casos recalcitrantes, IFN-γ e ciclosporina são opções terapêuticas.[190,230,232]

Outros tratamentos descritos incluem colchicina, clofazemina, infliximab, radiação ionizante e adesivos de nicotina.[188,190,233]

O curso da FPE apresenta tendência à recorrência e à cronicidade, embora possa ocorrer remissão em alguns casos.[193]

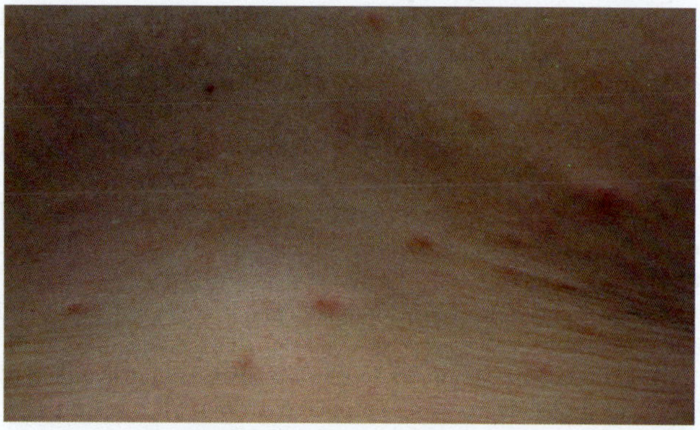

■ **Figura 24.7** Foliculite eosinofílica: lesões eritematopapulosas, foliculares, no tronco de paciente sororreagente ao HIV.

■ GRUPO 2 – SÍNDROME DE SWEET

Definição

A síndrome de Sweet (SS), também denominada "dermatose neutrofílica aguda febril", é caracterizada por uma variedade de sintomas, achados clínicos e histológicos que incluem febre, neutrofilia, lesões cutâneas eritematosas e dolorosas, infiltrado neutrofílico difuso na derme, e resposta rápida à terapia com corticosteroides.[234,235]

Originalmente descrita pelo Dr. Robert Douglas Sweet como uma "dermatose neutrofílica aguda febril", em 1964. O autor apresentou os aspectos principais de uma "doença distinta e grave", identificada em oito mulheres no período de 1949 a 1964.[235,236]

Os critérios diagnósticos foram inicialmente propostos por Su e Liu, em 1896, e, em 1994, revisados e modificados por Von den Driesch.[237]

Walker e Cohen, 2 anos após, sugeriram critérios diagnósticos para SS induzida por drogas.[234]

Etiopatogênese

A patogênese desta síndrome permanece desconhecida. A associação com infecções, doenças autoimunes, neoplasias e medicações sugere uma reação de hipersensibilidade. Os autoanticorpos circulantes, citocinas, dentrócitos dérmicos, sorotipos do HLA, complexos imunes e mecanismos leucotáticos têm sido sugeridos como fatores que contribuem para patogênese da SS.[236]

As citocinas, direta ou indiretamente, parecem ter um papel etiológico importante, entre elas: fator estimulador da colônia de granulócitos; fator estimulador da colônia de macrófagos; IFN-γ; IL-1; IL-3; e IL-8.[236]

Determinados tumores associados à produção de fator estimulador da colônia de granulócitos podem estar envolvidos no desenvolvimento dessa síndrome, em pacientes com a dermatose relacionada à neoplasia.[234,236]

A avaliação imunohistoquímica da epiderme das lesões propõe a importância das interleucinas como um potencial mediador de citocinas na SS. Níveis elevados de citocinas-padrão T_H1 (IL-1 e IFN-γ) e níveis normais de citocinas T_H2 (IL-4) são observados em estudos do soro destes pacientes.[236,237]

Metaloproteinases de matrizes 3 e 9, fator de crescimento vascular endotelial, IL-7, IL-8 e TNF mostram-se elevados na biópsia de pele lesional em pacientes com SS.[238]

Alteração no gene que codifica a proteína tirosina fosfatase não receptora tipo 6, originalmente identificada em um rato com características clínicas e histopatológicas semelhantes a SS, parece estar envolvida na patogênese de alguns tipos de dermatoses neutrofílicas, incluindo a SS.[239]

Outras doenças autoinflamatórias como a febre familial do Mediterrâneo e a síndrome periódica associada à criopirina foram identificadas em pacientes com SS, o que pode também indicar uma fisiopatologia autoinflamatória nesta síndrome.[240,242]

A fotossensibilidade pode desempenhar papel na patogênese, embora o mecanismo seja desconhecido. Uma teoria sugere reação isomórfica de Koebner, outra propõe mecanismos associados à radiação ultravioleta-B com ativação de neutrófilos e produção epidérmica de TNF-α e IL-8.[243]

Epidemiologia e quadro clínico

A variante clássica ou idiopática afeta mais mulheres (2-3:1), e o episódio inicial ocorre entre os 30 e 50 anos de idade. Quando associada à malignidade, afeta igualmente homens e mulheres.[234,236]

A predisposição genética parece determinar variações geográficas na incidência, pois metade dos casos relatados ocorreu no Japão (prevalência aumentada de HLA-BW 54 nesta população).[237]

O paciente pode evoluir com comprometimento do estado geral. A febre, geralmente acima de 38 °C, é o sintoma mais comum e costuma preceder as lesões cutâneas (em dias a semanas) ou ocorrer simultaneamente. Em alguns casos, pode estar ausente. Outros sintomas associados incluem mialgia, artralgia, astenia e cefaleia.[234,236]

Apresentação clínica clássica

Lesões papulonodulares, dolorosas, com coloração eritematosa e/ou violácea (Figura 24.8). Podem ter aparência pseudovesiculosa (secundária ao edema pronunciado na derme superior) (Figura 24.9). As pápulas iniciais podem coalescer formando placas de padrão anular em dias a semanas. Lesões bolhosas ou ulceradas são mais comuns na forma associada à malignidade.[236,244]

Localizam-se principalmente nas extremidades superiores, face e pescoço, de maneira assimétrica. Em alguns casos, as lesões podem ser fotodistribuídas ou ocorrerem em locais de reação fototóxica prévia e podem ser induzidas tanto por UVA como por UVB.[245]

Não há formação de cicatriz após a resolução das lesões. O fenômeno de patergia está descrito eventualmente.[234,235]

O comprometimento da mucosa oral, manifestando-se como lesões ulceradas, é mais frequente nos casos associados às doenças hematológicas. As manifestações oculares (conjuntivite, episclerite e iridociclite) podem ser a apresentação inicial da SS. A incidência do envolvimento ocular é variável na forma clássica, mas incomum nas formas associadas à malignidade e a drogas.[234]

Artralgia ou artrite ocorre em 33% a 62% dos casos, geralmente com envolvimento assimétrico oligo ou poliarticular das extremidades superiores ou inferiores. O quadro articular pode ocorrer antes, durante ou após o surgimento das lesões cutâneas.[244,246]

Manifestações extracutâneas mais raras incluem comprometimento pulmonar, neurológico, cardíaco, hepático, renal, ósseo e pancreático.[234,244]

Os principais sintomas de envolvimento pulmonar são dispneia e tosse seca, associados à piora do estado geral e à febre. As manifestações respiratórias, em geral, ocorrem simultaneamente com as lesões de pele, mas em alguns casos o quadro cutâneo pode ocorrer meses ou anos antes do envolvimento pulmonar. Além disso, o comprometimento pulmonar parece estar mais frequentemente associado às discrasias hematológicas.[246]

Convulsões, cefaleia e distúrbios da consciência são os sintomas neurológicos mais comuns.[247]

Outras apresentações clínicas

Dermatose neutrofílica das mãos (DNM)

Caracterizam-se por início abrupto de febre, leucocitose, placas eritematosas infiltradas e rápida resposta ao tratamento com corticosteroides.[248,250]

Na DNM, podem ocorrer também lesões bolhosas e ulceradas em contraste com a SS, na qual as bolhas são infrequentes, especialmente na fase inicial. A apresentação clínica da DNM também inclui placas ulceradas com bordas violáceas mal delimitadas; lesões hemorrágicas e lesões necróticas semelhantes às do pioderma gangrenoso. A diferença principal entre as lesões da DNM e as da SS é a localização: na DNM, localizam-se no dorso e na palma das mãos.[251]

Recentemente, houve casos descritos com envolvimento também da região plantar.[252]

Subcutânea

A forma subcutânea da SS apresenta nódulos subcutâneos, dolorosos, eritematosos localizados nas extremidades, semelhantes aos do eritema nodoso.[236]

Esta forma clínica já foi descrita associada à síndrome de Behçet e pode representar um marcador de atividade dessa doença. Na maioria dos casos relatados, a forma subcutânea da SS surge na fase aguda ou antes da exacerbação da doença de base.[253]

Associada ao linfedema

A dermatose neutrofílica associada ao linfedema é uma condição rara, considerada uma variante menos grave da SS.

Há poucos casos descritos na literatura, a grande maioria após mastectomia por câncer de mama e poucos por linfedema dos membros inferiores associado ao tratamento de neoplasias. O intervalo entre o tratamento da neoplasia e o surgimento das lesões varia de poucos meses a anos.[254]

Comparadas às lesões da síndrome clássica, as lesões associadas ao linfedema são restritas ao local do deste, os sintomas sistêmicos são leves e a leucocitose neutrofílica, menos comum. Essa variante apresenta boa resposta ao antibióticos orais, anti-inflamatórios e corticosteroides tópicos.[255]

Celulite-*like* ou subcutânea

Recentemente, foi descrita uma nova forma caracterizada por placas eritematobolhosas, disseminadas, semelhante à celulite.[256] Há relato também desta rara variante acometendo gestantes.[257]

Necrosante

A SS necrosante é outro subtipo, caracterizada pelo início agudo de lesões cutâneas eritematoedematosas com infiltração neutrofílica tecidual profunda e necrose de partes moles, na ausência de agente infeccioso.[258]

Quadro clínico, com lesão única de edema unilateral cervical, também já foi descrito relacionado a esta variante da SS.[259]

Formas clínicas

A SS tem três formas clínicas: idiopática ou clássica; associada à malignidade; induzida por drogas. Quando relacionada a neoplasias, o aparecimento dessa síndrome pode preceder, ocorrer simultaneamente ou após o diagnóstico da malignidade. Diversas medicações têm sido implicadas no surgimento da SS e o fator estimulador da colônia de granulócitos é a mais comum (Quadro 24.10). Recentemente, houve diversos relatos de SS após imunização com vacinas contra covid-19.[234,236,260,281]

Quadro 24.10 Síndrome de Sweet: formas clínicas de apresentação.

Clássica ou idiopática	▪ Infecção do trato respiratório superior
	▪ Infecção do trato gastrointestinal
	▪ Doença inflamatória intestinal
	▪ Gestação
Associada à malignidade	Relação temporal: surgimento com diagnóstico de uma neoplasia inesperada ou com a recorrência do tumor
Induzida por drogas	Antibióticos ▪ nitrofurantoína ▪ sulfametoxazol/trimetoprim ▪ minociclina ▪ ofloxacina/norfloxacino ▪ quinopristina/dalfopristina ▪ clindamicina ▪ piperacilina/tazobactam
	Anti-hipertensivos ▪ hidralazina ▪ furosemida
	Antivirais ▪ abacavir ▪ aciclovir
	Psicotrópicos ▪ amoxapina ▪ clozapina ▪ diazepam ▪ lometazepam ▪ lamotrigina
	Citocinas ▪ fator estimulador de colônia de granulócitos ▪ fator estimulador de colônia de macrófagos ▪ pegfilgrastim
	Anticoncepcionais ▪ estradiol/levonorgestrel ▪ levonorgestrel – sistema liberação uterina
	Anti-inflamatórios ▪ diclofenaco ▪ celebicox ▪ vacinas ▪ covid-19 (Moderna/Pfizer/BioNTech/Ofxord AstraZenica)
	Outros ▪ ácido transretinoico ▪ azacitidina ▪ azatioprina ▪ bertezomib ▪ carbamazepina ▪ cloroquina ▪ clopidogrel ▪ dapagliflozin ▪ fluconazol ▪ inibidor da aromatase ▪ inibidor da tirosina quinase ▪ ixazomibe ▪ isotretinoína ▪ lenalidomida ▪ propiltiuracil ▪ palbociclibe ▪ risankizumabe

Doenças associadas

Diversas condições têm sido associadas à SS. Aproximadamente 10% a 40% dos casos estão relacionados a neoplasias.[282-284]

As malignidades hematológicas correspondem a mais de 85% dos casos, sendo a leucemia mieloide aguda (LMA) a mais frequente. A SS ocorre em aproximadamente 1% dos pacientes LMA e, nestes pacientes, são frequentes o cariótipo –5/del(5q) e a mutação em tirosinaquinase 3 semelhante a FMS.[285]

Outros distúrbios hematológicos incluem as síndromes mielodisplásicas e as doenças mieloproliferativas.[286,287]

Os tumores sólidos mais comuns são os carcinomas do trato geniturinário, da mama e do trato gastrointestinal.[234,237]

Recentemente, estudos mostram uma possível associação de idade avançada, leucopenia, anemia, trombocitopenia, VHS elevada, ausência de atralgia e histopatologia do tipo histioide ou subcutânea com SS relacionada à malignidade.[283,284,288,289]

Os principais quadros infecciosos associados a esta síndrome são do trato respiratório superior (estreptocóccica) e do gastrointestinal (salmonelose e yersiniose). Outros agentes infecciosos menos frequentes inclue: estafilococos; micobactérias; citomegalovírus; histoplasmose; esporotricose; HIV; vírus das hepatites A, B e C; *Treponema pallidum*; e vacinação.[290-291]

Após surgimento do coronavírus (SARS-CoV-2), o agente infeccioso da pandemia por covid-19, foram relatados casos de SS algumas semanas após esta infecção viral.[244,292-294]

Também são relacionados à SS: doença inflamatória intestinal (Crohn e retocolite ulcerativa); doença de Behçet; eritema nodoso; artrite reumatoide; sarcoidose; policondrite recalcitrante; doença de Graves; tireoidite de Hashimoto e poliangeite microscópica; imunodeficiências primárias; após transplante de pulmão; e SS induzida após radioterapia para tratamento câncer de mama.[234,259,295-298]

Poucos casos têm sido observados durante a gestação.[244]

Em pacientes HIV-positivos, a SS pode estar associada a medicações, quadros infecciosos e a síndrome inflamatória da reconstituição imune.[299]

Quadro 24.11 Síndrome de Sweet e condições associadas.

Provavelmente associadas		Possivelmente associadas
Neoplasias	Hematológicas Tumores sólidos	Doença de Behçet Eritema nodoso
Infecções	Trato respiratório superior Trato gastrointestinal	Artrite reumatoide Sarcoidose
Doença inflamatória intestinal	Doença de Crohn e retocolite ulcerativa	Policondrite recalcitrante Doença da tireoide: doença de Graves e tireoidite de Hashimoto
Medicações		
Gestação		

Histopatologia e avaliação complementar

O estudo de Rochael e colaboradores incluindo 73 casos de SS demonstrou que os principais achados microscópicos foram: neutrófilos com leucocitoclasia (98,6%); degeneração do colágeno (87,7%); edema (74%); e pseudovesiculação (38,4%). Os eosinófilos estavam presentes (41,1%) de raros a abundantes e, em geral, não associado ao uso de drogas. O infiltrado inflamatório atinge a derme profunda em 47,9% das vezes e a paniculite foi identificada em 80% dos casos nos quais a hipoderme estava representada.[300]

Embora os critérios originais para o diagnóstico da SS incluam a ausência de vasculite na histopatologia, Ratzinger e colaboradores propõem que a presença desta não deva excluir o diagnóstico da síndrome.[301]

A histopatologia da SS é caracterizada por infiltrado neutrofílico dérmico intenso e difuso. Linfócitos podem estar presentes nas lesões recentes e histiócitos, nas antigas; e eosinófilos podem ser identificados eventualmente. O infiltrado inflamatório pode ser perivascular com leucocitoclasia e fragmentação nuclear neutrofílica, mas não há vasculite verdadeira. Há casos com migração de neutrófilos para epiderme com formação de pústulas subcórneas, e outros com infiltração da hipoderme.[234]

Espongiose pode ocorrer, e vesículas subepidérmicas também, quando o edema é intenso. Em pacientes com doença hematológica (leucemias) e SS, neutrófilos imaturos podem estar presentes na mesma lesão cutânea.[236]

A SS histiocitoide representa uma variante histopatológica caracterizada por infiltrado inflamatório dérmico composto por granulócitos imaturos, podendo incorretamente ser interpretados como histiócitos. Essa variante parece ser resultado da liberação de células mieloides imaturas pela medula óssea nos estágios iniciais da SS, que posteriormente são substituídas por neutrófilos maduros.[302,303]

Um estudo recente sugere que as lesões de SS histiocitoide apresentam um infiltrado com predomínio do fenótipo similar aos macrófagos M2.[304]

A SS histiocitoide não parece ser mais associada à malignidade hematológica quando comparada à SS clássica.[305]

"Síndrome de Sweet criptococoide" é um termo descrito recentemente, por Wilson, para uma variante rara que apresenta achados histológicos indistinguíveis pela coloração da hematoxilina e eosina com a criptococose. O diagnóstico dessa variante é confirmado pelos seguintes achados: positividade para mieloperoxidase; e coloração para fungos negativa. A causa para esse fenômeno pode estar associada à autofagia de morte celular programada, que ocasiona uma extensa vacuolização citoplasmática. Outra possibilidade seria esse achado histopatológico estar relacionado a artefatos de laboratório.[306]

Achados laboratoriais sugestivos incluem leucocitose periférica com neutrofilia e elevação da velocidade de sedimentação eritrocitária ou da proteína C-reativa. Particularmente nos casos em que a SS está associada à malignidade, têm sido relatadas leucopenia, anemia e trombocitopenia.[244]

Alterações renais ocorrem em aproximadamente 50% dos casos e incluem elevação da creatinina, proteinúria e hematúria.[244]

Aumento sérico das transaminases pode estar presente em pacientes com envolvimento hepático.[236]

A radiografia de tórax pode demonstrar infiltrado intersticial unilateral ou bilateral, assim como únicas ou múltiplas opacidades pulmonares.[246]

O exame do líquido cefalorraquidiano pode apresentar pleocitose e aumento das proteínas.[247]

Os critérios diagnósticos da SS clássica estão apresentados no Quadro 24.12. Para o diagnóstico da síndrome induzida por drogas, os critérios do Quadro 24.13 são essenciais.

Quadro 24.12 Síndrome de Sweet clássica.

Critérios maiores
1. Início abrupto de placas ou nódulos eritematosos dolorosos
2. Achados histopatológicos de infiltrado neutrofílico denso sem evidência de vasculite leucocitoclástica
Critérios menores
3. Febre > 38 °C
4. Associação com malignidade visceral ou hematológica, doença inflamatória ou gestação, OU precedida de infecção do trato respiratório superior, infecção gastrointestinal ou vacinação
5. Excelente resposta ao tratamento com corticosteroides sistêmicos ou iodeto de potássio
6. Anormalidades de exames laboratoriais na apresentação (três de quatro): velocidade de sedimentação eritrocitária > 20 mm/Hr; proteína C-reativa positiva; leucócitos > 8.000; > 70% neutrófilos

A presença de ambos os critérios maiores (1 e 2) e dois dos critérios menores (3, 4, 5 e 6) é necessária para se estabelecer o diagnóstico de SS clássica.

Quadro 24.13 Síndrome de Sweet induzida por drogas.

- Início abrupto de placas ou nódulos eritematosos dolorosos
- Achados histopatológicos de infiltrado neutrofílico denso sem evidência de vasculite leucocitoclástica
- Febre > 38 °C
- Relação temporal entre o uso da medicação e a apresentação clínica OU recorrência com a readministração
- Desaparecimento das lesões após a suspensão da droga ou tratamento com corticosteroides sistêmicos

Observação: todos os cinco critérios são necessários para o diagnóstico de síndrome de Sweet induzida por drogas.

Chaves para o diagnóstico

- Pápulas e placas eritematosas, dolorosas de surgimento abrupto.
- Febre e leucocitose.
- Infiltrado neutrofílico denso e difuso na derme.
- Formas: idiopática/clássica, associada à malignidade ou induzida por drogas.
- Rápida resposta ao uso de corticosteroides.

Diagnóstico diferencial

- **Doenças inflamatórias e infecciosas:** sepse bacteriana, celulite, erisipela, infecção herpes simples, hanseníase, linfangite, paniculite, pioderma gangrenoso, esporotricose, sífilis, tromboflebite, tuberculose, infecção vírus varicela-zóster e exantema viral.
- **Neoplasias:** cloroma, leucemia cútis, linfoma, tumor metastático.
- **Eritemas reativos:** eritema multiforme, eritema nodoso e urticária, vasculite, eritema *elevatum diutinum*, vasculite leucocitoclástica e poliarterite nodosa.
- **Outras doenças dermatológicas:** acne, eritema acral, farmacodermia, xantomas eruptivos, granuloma facial e halogenoderma.
- **Outras doenças sistêmicas:** doença de Behçet, síndrome *bypass* intestinal, dermatomiosite, lúpus eritematoso, erupção pustular da colite ulcerativa, febre familial do Mediterrâneo e erupção vesicular associada à doença hepatobiliar.[234,236]

Terapêutica e evolução

Sem intervenção terapêutica, as lesões da SS podem persistir por semanas ou meses. A resolução espontânea dos sinais e sintomas tem sido descrita em alguns pacientes com SS clássica. Melhora das lesões em pacientes com a síndrome associada à neoplasia ou a drogas pode ocorrer após tratamento da neoplasia relacionada à dermatose ou após a suspensão da droga causadora.[235]

Recentemente, foram descritos dois casos SS crônica idiopática em que ambos os pacientes apresentaram lesões cutâneas características de SS por um período superior a 4 meses e sem associação com malignidade ou com medicações.[307]

Em lesões localizadas, podem-se utilizar corticosteroides tópicos de alta potência (dipropionato de clobetasol 0,05%) ou corticosteroide intralesional (acetonido de triancinolona 3 a 10 mg/mL).[235,236]

Corticosteroides sistêmicos são o tratamento de escolha para a maioria dos casos de SS. Manifestações cutâneas e extracutâneas tendem a melhorar nas primeiras 72 horas do início da terapia.[244]

Prednisona pode ser utilizada na dosagem inicial entre 30 e 60 mg/dia (ou 0,5 a 1,5 mg/kg), com posterior redução gradual. Terapia com "pulso" de corticosteroides pode ser necessária naqueles pacientes com dermatose não responsiva a outros tratamentos. A dapsona por ser associada como poupador de corticosteroide para tratamento desta síndrome.[236,308]

Terapias sistêmicas de 2ª linha incluem: iodeto de potássio em comprimidos (900 mg/dia) ou em solução saturada; colchicina (1,5 mg/dia); indometacina (50 a 150 mg/dia); dapsona (100 a 200 mg/dia); e ciclosporina (2 a 4 mg/kg/dia).[234,236,244,309,310]

Outras medicações descritas em relatos de casos incluem o uso de doxiciclina, metronidazol, etretinato, clorambucil, clofazemina, ciclofosfamida, metotrexato e talidomida.[234,309]

Agentes biológicos que têm como alvo a IL-1 e o TNF-α, bloqueando a cascata inflamatória em diferentes níveis, são utilizados em casos refratários ao tratamento convencional. Há estudos com o uso de etanercept, infliximabe e antagonista do receptor IL-1 (anakinra), adalimumabe.[234,236,311]

Pode haver recorrência da síndrome e a duração do período de remissão é variável. Ressurgimento das lesões em casos associados à malignidade pode indicar recidiva da neoplasia.[234,236,286]

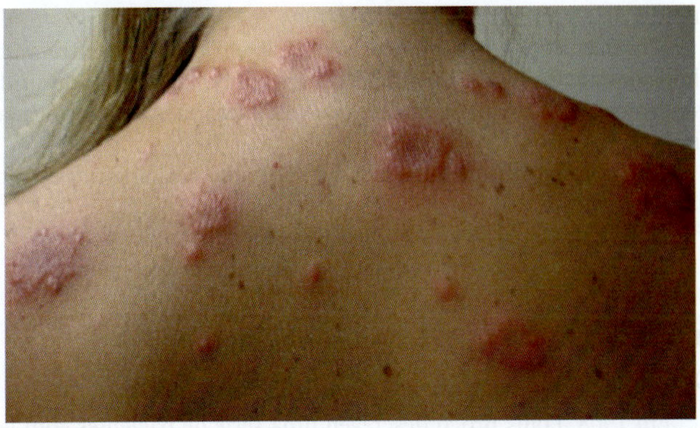

Figura 24.8 Lesões papulosas e em placas disseminadas no dorso.

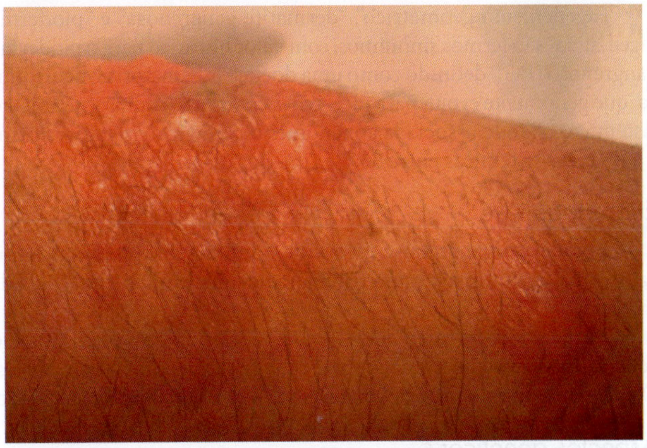

Figura 24.9 Placas eritematopapulosas, com importante edema e formação de pseudovesículas.

Síndrome de Sweet em crianças

Os casos pediátricos representam aproximadamente 5% a 8% de todos os casos. Segundo os estudos de Halpen, em crianças com SS acima de 3 anos é mais provável a associação com neoplasia hematológica e não há predileção por sexo; enquanto crianças com menos de 3 anos com SS são a grande maioria do sexo masculino e não há malignidade associada.[312,313]

Em uma recente revisão de 20 casos de dermatose neutrofílica nos primeiros 6 meses de vida, seis casos estavam relacionados à etiologia viral; quatro, à imunodeficiência primária; três, a lúpus neonatal; um com envolvimento gastrointestinal; um, ao HIV; e cinco casos associados a alterações genéticas. Três desses cinco casos, posteriormente, foram diagnosticados como dermatose neutrofílica atípica crônica com lipodistrofia e temperatura elevada ou Nakajo-Nishimura, definida atualmente como uma doença autoinflamatória.[314]

A síndrome de Sweet caracteriza-se por febre, lesões cutâneas, manifestações inflamatórias multissistêmicas e pela maioria dos pacientes apresentar mutação do gene PSMB.[315]

Em outra revisão de 64 casos de SS em crianças e adolescentes, 42% apresentavam a forma idiopática/clássica. Destes, 21% não tinham doença associada e 21% apresentavam doença transitória prévia, principalmente infecção do trato respiratório.[313]

A causa secundária foi identificada em 58% dos pacientes; destes, 33% foram categorizados como SS parainflamatória e 25%, paramaligna. As doenças parainflamatórias incluíram osteomielite multifocal recorrente, vasculite com aortite, infecções recorrentes consequentemente à imunodeficiência, artrite e lupus eritematoso sistêmico (LES). Leucemia, anemia aplástica e anemia de Fanconi foram as doenças paramalignas associadas.[313]

Na população pediátrica, a apresentação clínica da SS é mais variável quando comparada ao quadro clínico dos adultos, com lesões atípicas ou maiores.[316]

Manifestações extracutâneas são raras em crianças; entretanto, alterações cutâneas pós-inflamatórias, incluindo cútis laxa adquirida (síndrome de Marshall) e cicatriz pós-inflamatória, são identificadas em 30% dos casos.[313]

A manifestação com cútis laxa é importante pela associação com doença cardíaca.[317]

O tratamento da SS em crianças é semelhante ao dos adultos.[318]

Em geral o prognóstico é bom, mas pode haver recorrências.[319]

■ GRUPO 3 – PIODERMA GANGRENOSO

Definição

Em 1908, Louis Brocq descreveu uma série de pacientes com lesões cutâneas que seriam denominadas posteriormente "pioderma gangrenoso".[320]

"Fagedenismo geométrico", "dermatite gangrenosa" e "pioderma fagedênico" são termos sinônimos, com valor histórico para o pioderma gangrenoso (PG), definido como uma doença inflamatória e neutrofílica, que geralmente evolui para ulcerações cutâneas e comprometimento sistêmico, estando associada ao fenômeno patérgico em muitos casos e a doenças sistêmicas entre 30% e 70% dos casos.[320-323]

Etiopatogênese

O pioderma gangrenoso é considerado uma discrasia neutrofílica, na qual ocorrem acúmulo patólogico de neutrófilos e ausência de infecção.[324-326]

O tripé etiopatogênico do PG está estabelecido pela predisposição genética, disfunção neutrofílica e atividade de mediadores inflamatórios. O exato mecanismo fisiopatogênico ainda não foi totalmente elucidado.

Aspectos genéticos

Ao se realizar uma análise da relação do PG com as doenças autoinflamatórias, é possível melhor compreender a contribuição da predisposição genética para a patogênese da doença. Além das condições autoinflamatórias (PAPA, PASH, PASS, PAPASH, PsAPASH), mais bem descritas no grupo 4 da Dermatoses Neutrofílicas, deste capítulo, o PG compartilha a presença dos *loci* IL-8RA (um mediador de migração neutrofílica), PR proteína 1 *domain-containing* e o inibidor tecidual da metaloproteinase 3 com a doença intestinal inflamatória. Com eritema nodoso e doença intestinal inflamatória simultâneamente, o PG compartilha *loci* da proteína 2 TRAF-*intercating*; com a psoríase compartilha ACT1 (responsável pela mediação da IL-17 e receptor de TNF).[327]

Polimorfismos da enzima metileno tetra-hidrofolatorredutase (ação na transformação da homocisteína em metionina) relacionam-se com PG (o acúmulo de homocisteína pode ocasionar hipercoagulabilidade, trombose e ulceração).

Há descrição de membros da mesma família com PG (sem outras comorbidades ou fatores de risco compartilhados). Porém, não há gene específico determinado para uma modalidade de herança exata.[327]

Ortega-Loayza e colaboradores estudaram recentemente a expressão genica por meio do sequenciamento de RNA da região perilesional do PG, identificando um total de 5.762 genes com expressão significativa na região quando comparados a tecido de controles saudáveis.[328]

Eles identificaram um aumento da expressão de genes envolvidos na degranulação de neutrófilos, moléculas da cascata do complemento, células de adesão moleculares e interação complemento-receptor. Foi identificado um aumento da expressão de genes associados às células dendríticas, sugerindo papel também destas na patogênese da doença.[328]

Disfunção neutrofílica

Inicialmente, seguindo um contexto que provoque uma reação no sistema imunológico (de origem diversa) que resulte na liberação da IL-1β por células linfocitárias, ocorre uma expansão clonal de linfócitos T. A essa expansão celular, segue-se outra, de células neutrofílicas, mediadas pelo fator estimulador CE colônias de granulócitos (G-CSF), o qual proporciona a adesão, a proliferação e o aporte de neutrófilos aos tecidos.[329]

Esses aportes de neutrófilos ocorrem na derme, acometendo áreas extensas da região afetada. As lesões pustulosas verificadas no início dos casos de pioderma gangrenoso correspondem ao acúmulo de neutrófilos.[330]

A disfunção neutrofílica, portanto, ocorre em um contexto de elevada quimiotaxia, inconsistente fagocitose e defeitos na habilidade bactericida. Os neutrófilos apresentam fluxos irregulares e metabolismo caótico e estão associados a outras doenças que têm achados semelhantes no que diz respeito à aberração neutrocitária, como doença intestina inflamatória, artrite reumatoide e doenças hematológicas.

Existe alta concentração de neutrófilos na lesão patérgica do PG (que ocorre em até 30% dos pacientes).

Embora a disfunção neutrofílica seja reconhecida como fundamental para o desenvolvimento da grande maioria dos casos de PG, outros mecanismos não dependentes de neutrófilos são citados como raramente importantes, como deficiência da adesão leucocitária tipo 1 (em doença autossômica recessiva) e mesmo situações de neutropenia.[327]

Atividade de mediadores inflamatórios

Altos níveis de mediadores inflamatórios são encontrados no PG.

Apesar da aparência madura e regular dos neutrófilos dérmicos, a função destes está desregulada, observando-se, *a priori*, aumento da exporessão da integrina ou desregulação do sinalizador da integrina.[331]

O conjunto de células inflamatórias, em atividade anormal, ocasiona a liberação de quantidades elevadas de metaloproteinases das matrizes –9 e –10, além do TNF. Esses mediadores ocasionam a ulceração inicial e são responsáveis pelo progressivo aumento desta.[332]

Nas bordas das lesões do PG, são encontradas expressões elevadas de linfócitos T CD3+ e macrófagos CD163+ e, no leito da lesão, a IL-8 está elevada (com alto poder fator quimiotático). A desregulação linfocitária também eleva a IL-17, que contribui para ampliação do processo inflamatório.[331]

Por outro lado, verificam-se quantidades modestas de metaloproteinases das matrizes –1 e –26 nas bordas das lesões, o que desfavorece o processo de cicatrização.[333]

Outros mediadores inflamatórios descritos como prováveis contribuintes no desenvolvimento das lesões de PG são: IL1β; IL-8; Fas; FasL; CD20; DCD40L; CXCL 1/2/3; CXCL 16; RANTES (*regulated upon activation normal T-cell expressed and secreted*); IL-23.[331]

A IL-23 regula a IL-17 e a neutrofilia, sendo elevada na doença intestinal inflamatória, psoríase e PG recalcitrante.[331-333]

A IL-17 e seu receptor têm a expressão aumentada nas lesões de PG, induzindo a produção de múltiplas citocinas pró-inflamatórias, entre elas o IFN-γ.[334-336]

Há descrição do PG em associação com a mutação janusquinase 2 (JAK2V617F), apontando para uma possível relação do PG com a ativação do mecanismo JAK-STAT (sinalizador e ativador de transcrição) que envolve citocinas como IL-1e IL-31, interferons (alfa, beta e gama), TNF-α, fatores estimuladores de colônia, em particular o G-CSF.[333]

Recente atenção tem sido dada ao papel do complemento na gênese da doença, demonstrando-se uma hiperativacão do C5a, agindo como potente ativador de neutrófilos e outras células inflamatórias.[334,337]

Outra recente hipótese envolve o papel da unidade pilosebácea como potencial autoantígeno servindo de alvo da resposta imune adaptativa envolvida na patogênese do PG.[334,338]

Biópsias de lesões muito recentes revelaram um infiltrado de células T centrado ou próximo a folículos pilosos.[338]

Além disso, a ausência de estruturas anexiais em cicatrizes de lesões de PG prévias explicaria o motivo da incomum recorrência de lesões nos mesmos sítios, bem como a ausência de lesões em sítios sem estruturas anexiais como a região palmoplantar e aréola mamária.[334,338]

Epidemiologia e quadro clínico

O PG é uma doença infrequente. A taxa de incidência estimada no Reino Unido é de 0,63 casos novos/ano para cada 100 mil habitantes.[339]

A incidência mundial estimada é de 3 a 10 casos por milhão de habitantes/ano.[340]

No Brasil, a prevalência geral do PG não é reconhecida, apenas estatísticas relacionadas a determinados centros de referência em Dermatologia (no Rio de Janeiro, há uma estimativa de 0,38 casos para cada 10 mil atendimentos dermatológicos).[341-343]

De acordo com algumas séries, há certo predomínio feminino, com pico de incidência entre 20 e 50 anos, podendo ocorrer em idosos e e em crianças (em 4% dos casos), apresentando-se como idiopática entre 25% e 50% dos casos.[341-347]

O quadro clínico, na maioria das vezes, pode ser assim descrito: lesão papulopustulosa, com conteúdo hemorrágico eventual e rápida progressão para ulceração, com níveis variáveis de extensão de profundidade, podendo acometer tendões e/ou músculos. As bordas são elevadas, bem delimitadas, eritematovioláceas e subminadas (derivadas do processo inflamatório necrosante).[332,342,348]

Há ampla variabilidade clínica, porém, morfologicamente, a classificação do PG é a seguinte: a) pustuloso (Figura 24.10); b) ulcerado (Figuras 24.11, 24.12 e 24.13); c) vesicobolhoso (Figura 24.14); d) vegetanteverrucoso (Figura 24.15). Em geral, há o predomínio de uma das formas clínicas que podem coexistir no mesmo paciente. A forma ulcerativa pode ser relacionada principalmente com doenças intestinais inflamatórias, artrite, gamopatia monoclonal e malignidades, a forma bolhosa está mais associada às doenças hematológicas e a forma pustulosa generalizada, às doenças intestinais inflamatórias. A forma vegetante, a mais rara e também conhecida como "superficial granulomatosa", dificilmente tem relação com doenças sistêmicas (excetuando um risco para uma associação com doença renal crônica) e seu manejo terapêutico é reconhecido como o menos complexo.[322,343,348]

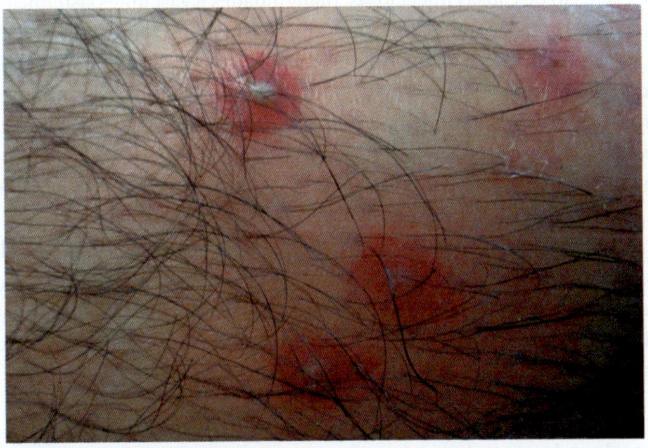

■ **Figura 24.10** PG: pústula.

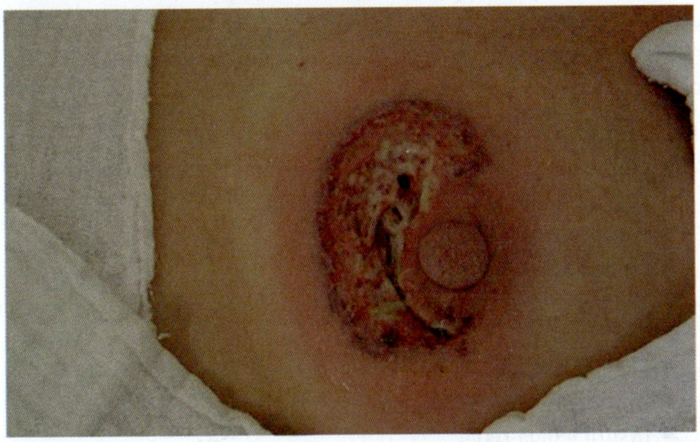

■ **Figura 24.11** PG ulcerado. Lesão mamária ulcerada, com bordas violáceas e subminadas, poupando mamilo (pioderma gangrenoso pós-cirúrgico).

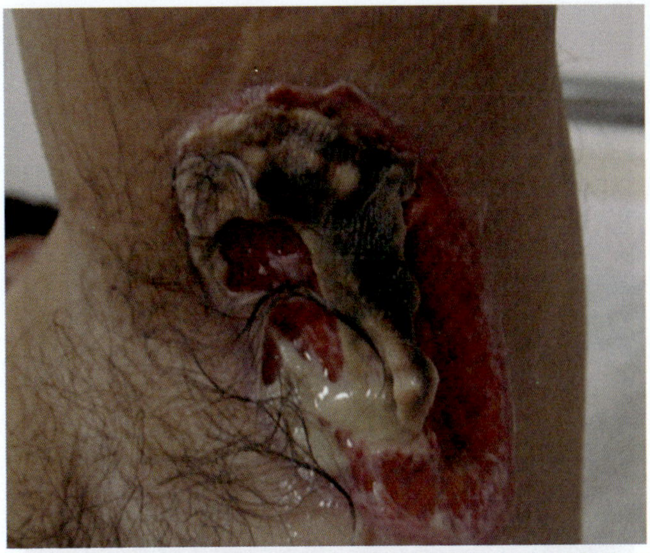

■ **Figura 24.12** PG ulcerado. Lesão ulcerada na região axilar.

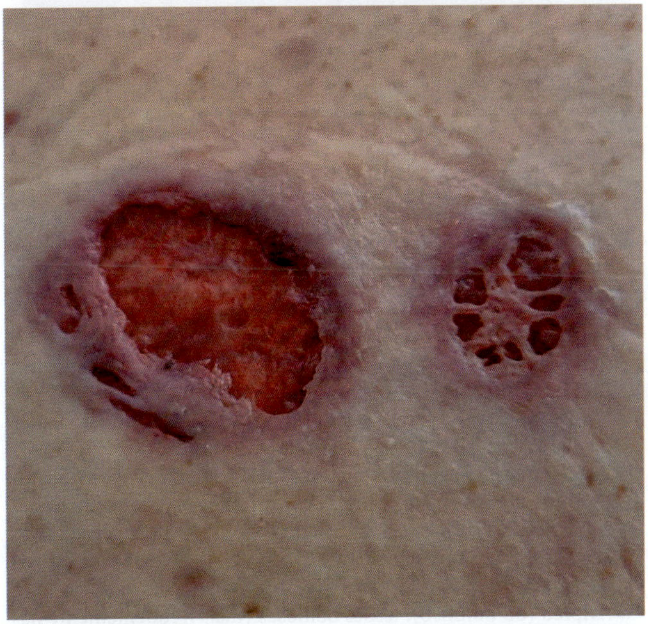

■ **Figura 24.13** Lesões ulceradas com aspecto cribiforme.

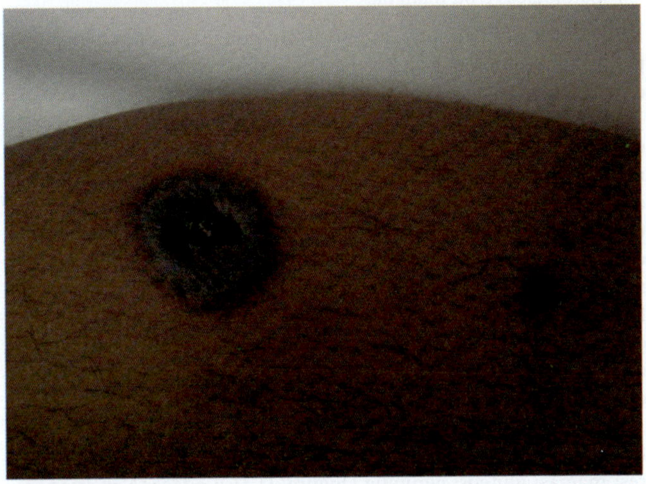

■ **Figura 24.14** Lesão bolhosa, com crosta necrótica central e halo violáceo.

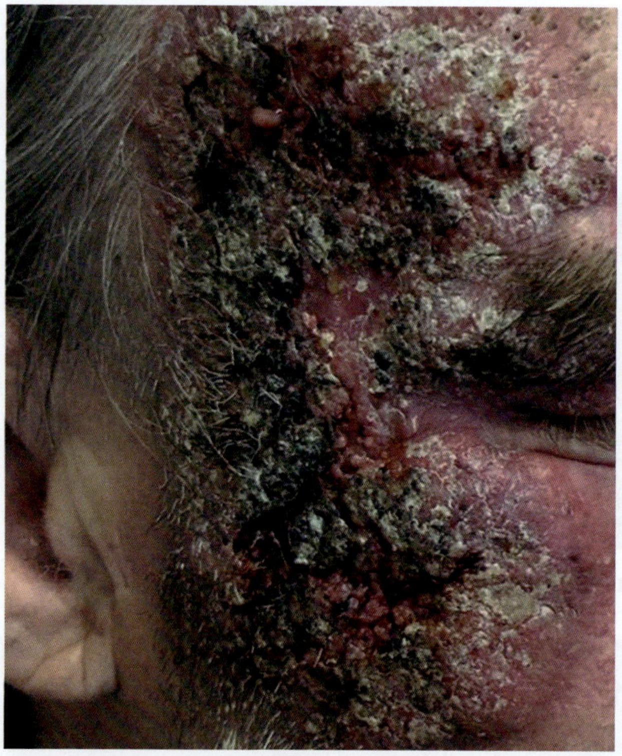

■ **Figura 24.15** PG verrucoso.

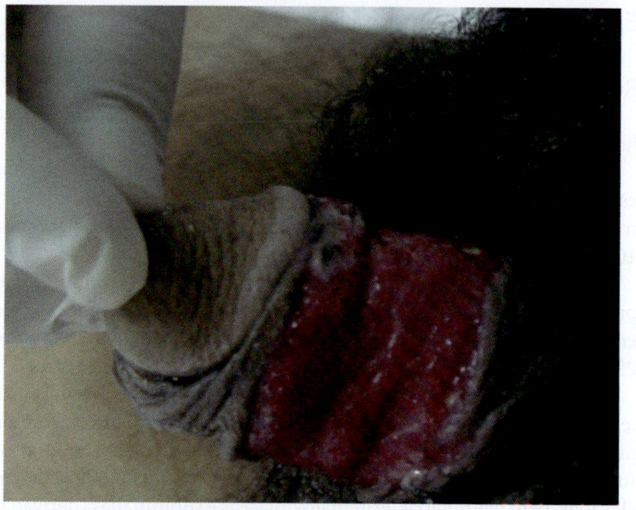

■ **Figura 24.16** Lesão ulcerada no pênis.

Além da variabilidade clínica resultar na classificação mencionada, o PG tem como descrição espectral alternativa o quadro clássico (lesão papulopustulosa inicial que ulcera e forma as bordas subminadas) e as variantes periostomal, pioestomatite vegetante e o PG atípico:[348-353]

- **Periostomal:** ocorre após a formação de uma ostomia (em menos de 1% dos osteomizados). Em geral, o PG está associado à doença intestinal inflamatória (doença de Crohn e retocolite ulcerativa). São fatores de risco para PG periostomal: sexo feminino, alto índice de massa corporal e presença de autoimunidade.[348-353]
- **Pioestomatite vegetante:** quadro que apresenta erupção pustulosa que afeta a mucosa oral, com múltiplas e pequenas lesões superficiais, friáveis, sendo algumas consideradas verdadeiros abscessos. É reconhecidamente associada às doenças intestinais inflamatórias.[354,355]
- **Atípico (ou bolhoso):** lesões bolhosas (mais frequentemente nas extremidades inferiores) e sintomas constitucionais são as características desta variante, a qual está relacionada com doenças hematológicas e/ou malignas.[356]

Em 30% dos pacientes, as lesões são múltiplas e a dor é o principal sintoma, ainda que alguns pacientes não refiram sintomatologia específica.[357,358]

A patergia é um fenômeno que ocorre em aproximadamente 30% dos pacientes com PG. Caracteriza-se pelo surgimento de lesão cutânea idêntica clínica e histopatologicamente à doença original, sendo eritematopapulosa, por vezes pustular e com formação de pequena úlcera, após traumatismo dérmico, o qual pode ser de pequena monta, como a inserção de agulha fina para punção venosa, por exemplo, ou mesmo após cirurgias de qualquer porte, como lesões surgindo de feridas operatórias. Também é consequente ao fenômeno patérgico a ocorrência de exuberantes agravamentos de lesões preexistentes. Isso é comum quando são realizados desbridamentos de lesões interpretadas como de origem bacteriana.[323,326]

A localização das lesões é variável, havendo uma topografia preferencial: extremidades inferiores; abdome; extremidades superiores; mamas; glúteos; genitália (Figura 24.16); e face. Nas crianças, as localizações mais verificadas são a região de cabeça e pescoço e o períneo.[341-345]

As manifestações clínicas extracutâneas mais comuns estão localizadas nos pulmões, articulações e trato digestivo e resultam do processo inflamatório generalizado.[359]

O envolvimento pulmonar é considerado a manifestação extracutânea mais comum da doença, sendo o diagnóstico subestimado pela presença de sintomas pulmonares iniciais inespecíficos como tosse e dispneia, e pela presença de achados discretos nos exames de imagem.[360]

São descritos casos com derrame pleural, nódulos, cavitações, pneumonite bronquiolar e abscesso.[361,362]

O acometimento pulmonar requer ampla investigação com objetivo de exclusão de causas infecciosas, malignidades e vasculites sistêmicas, com apresentações clínicas e em exames de imagem semelhantes.[360,363]

Outros sítios de acometimento incluem os olhos (órbita, anexos oculares, como o saco lacrimal), podendo ocorrer escleroceratite necrosante,[364,365] o fígado (hepatites, granulomas), o rim (hematúria, leucocitúria asséptica, oligúria, proteinúria), o baço, os ossos (osteomielite asséptica) e a medula óssea (alterações de hemáceas, leucócitos e plaquetas).[341-345,363,366-368]

O desfecho para o óbito pode ocorrer, ainda que seja raro. Em geral, ocorre em pacientes com doenças graves associadas. Além da própria doença de base, as infecções secundárias nas ulcerações e a sepse constituem-se na principal causa de óbitos, mas a insuficiência respiratória e as morbidades pela terapêutica também são importantes.[357,358,366]

Doenças associadas, PG pós-cirúrgico e induzido por drogas

Mais de metade dos pacientes com PG se apresenta com comorbidades relevantes associadas.[369]

As principais doenças e/ou contextos clínicos descritos relacionados ao PG são:

- **Doença intestinal inflamatória:**[341-345,353,354,370-373]
  - Colite ulcerativa, doença de Crohn, colite colagenosa.
  - Artrite reumatoide; espondiloartropatia.[341-345,374]
  - Paraproteinemias.[320]
  - Granulomatose de Wegener.[359,361]
  - Infecções pelo vírus das hepatites C e B; e pelo Helicobacter spp.[374,375]
  - Disfibrinogenemia.[376]
  - Gamopatia.[377]
  - Insuficiência renal.[357]
  - Endocrinopatias (diabetes *mellitus*, obesidade, doença de Graves).[357,378]

- Arterite de Takayasu.[379]
- Doenças linfoproliferativas e mieloproliferativas.[320,380,381]
- Leucemias, linfomas, síndromes mielodisplásicas, policitemia vera, mieloma, gestação.

Descreve-se um predomínio de associações de comorbidades relacionadas à idade do paciente, sendo, nos pacientes com menos de 65 anos, predominante a ocorrência de doença inflamatória intestinal e, naqueles com mais de 65 anos, maiores taxas de ocorrência de neoplasias sólidas, neoplasias hematológicas e artrite.[382]

A associação com neoplasias sólidas permanece controversa, com uma metanálise evidenciando presença de neoplasia sólida em 7,4% dos pacientes com PG, sem identificar nenhum subtipo de tumor predominante.[369]

Por outro lado, Kridin e colaboradores, em recente estudo de caso-controle multricêntrico, demonstraram tanto ausência de associação de neoplasias sólidas no desencadeamento do pioderma gangrenoso como ausência de aumento do risco de desenvolvimento de neoplasias sólidas em pacientes com PG.[379,380]

É reconhecido como um subtipo específico de pioderma gangrenoso, o PG pós-cirúrgico (PGPC), o qual tem o imprescindível fenômeno da patergia. No PGPC, após um período de aparência habitual (entre 4 dias e 6 semanas), a ferida operatória apresenta muitas pequenas deiscências, as quais geralmente coalescem para grandes áreas de ulceração em processo que vai além da ferida operatória. O tecido de granulação é praticamente inexistente e a dor é inconstante. Pode afetar qualquer sítio anatômico; se na mama, o mamilo é poupado. O tratamento local e o uso de antibióticos não resultam em melhora e a dramática resposta ao imunomodulador é a regra.[379,380]

PG induzido por fármacos tem sido mais recentemente descrito na literatura e os principais medicamentos implicados são fator estimulador de colônias de granulócitos, levamisol, azacittinide, hidroxicarbamida, propiltiouracil, retinoides, adalimumabe, infliximabe, rituximabe, gefinitib, sunitinibe e imatinibe, interferon, ribavirina.[331,375]

Uma recente revisão dos casos paradoxais de PG em pacientes em uso de imunobiológicos identificou o rituximabe como o agente mais implicado (71,9%), seguido pelos anti-TNF (21,1%), inibidores de IL-17 (5,3%) e anticorpos anti-CTLA-4 (1,8%).[384]

Mais estudos são necessários para estabelecer se há uma real causalidade entre o uso destas drogas ou se a doença teria somente associação com as comorbidades inflamatórias apresentadas pelos pacientes.[384]

Descreve-se, mais recentemente, também o PG induzido pelo uso de cocaína contaminada com levamisol.[385-389]

O PG induzido pelo levamisol mais comumente se assemelha ao pioderma clássico, porém com leões ulceradas maiores e mais disseminadas.[386]

O acometimento da cabeça e pescoço é muito mais comum (75% dos casos *versus* 5% dos casos clássicos). As recorrências da doença se associam à nova exposição à droga.[386]

Exames complementares.

Os exames complementares mais importantes para avaliação do paciente com PG são: hemograma; plaquetas; VHS; provas de função renal/hepática; provas de coagulação; eletroforese de proteínas; fator antinuclear; fator reumatoide; anticorpos citoplasmáticos antineutrofílicos (pANCA e cANCA); radiografia do tórax (Figura 24.17) e ecografia abdominal; exames direto e culturais para bactérias; micobactérias e fungos (preferencialmente de material de biópsia cutânea). O anticorpo antipeptídeo 2 cíclico citrulinado foi descrito como fortemente positivo no pioderma gangrenoso.[381]

Se a avaliação complementar não evidenciar alterações, exames adicionais podem ser importantes, entre os principais estão: hemocultura; crioglobulinas criaglutininas; criofibrinogênio; sorologias para hepatites e HIV; sorologia para sífilis; anticorpos anticardiolipinas e estudos tomográficos; estudos vasculares; e aspirado/biópsia de medula óssea.

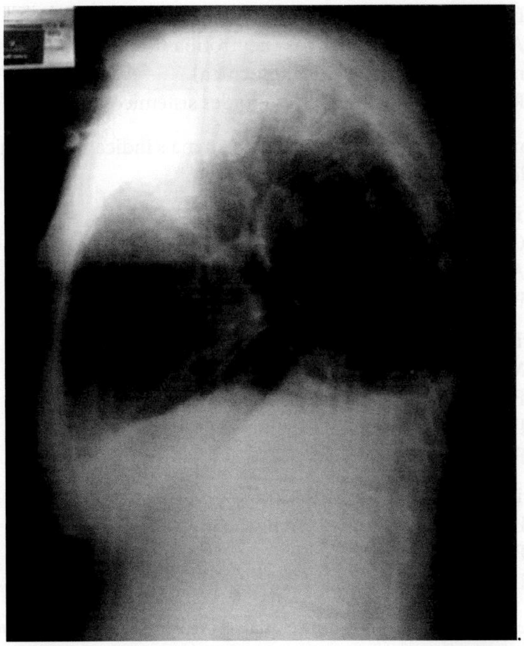

Figura 24.17 Derrame pleural no curso do pioderma gangrenoso.

Histopatologia

A biópsia ideal é realizada em elipse, com amostra tecidual profunda.

Os achados histopatológicos não são específicos, mas podem ser importantes na definição de determinados casos. No início, há uma infiltração neutrofílica (com ou sem participação linfocitária), que frequentemente ocorre de forma difusa na derme e envolve estruturas foliculares. Há graus variados de dano vascular, mas, em geral, sem necrose fibrinoide. Vasculites focais são observadas em lesões completamente desenvolvidas; ao que parece, um fenômeno secundário. O infiltrado tende a se localizar em níveis dérmicos profundos. Uma inflamação mista e áreas de necrose são observadas em lesões completamente desenvolvidas. Na derme reticular e no tecido adiposo subcutâneo, podem ocorrer infiltrado mononuclear e reações granulomatosas. A imunofluorescência direta pode ser positiva para vários marcadores (não ocorrendo especificidades), principalmente na adjacência de vasos.[390,391]

Chaves para o diagnóstico

- A lesão clássica apresenta-se com ulceração e bordas violáceas e subminadas.
- A histopatologia deve confirmar uma dermatose neutrofílica.
- A patergia positiva é relevante; mas, se negativa, não descarta a hipótese.
- Ausência de achados etiológicos alternativos.
- Resposta importante aos corticosteroides ou imunossupressores.

Classicamente, o PG é reconhecido como um diagnóstico de exclusão, porém há critérios diagnósticos atuais propostos por diferentes grupos para auxílio diagnóstico.[392-394]

Critérios diagnósticos para pioderma gangrenoso

Presença de dois critérios maiores e dois critérios menores (Su WP et al. (2004)).[392]

- **Critérios maiores:**
  - Progressão rápida de úlcera cutânea necrótica dolorosa com borda irregular, violácea e solapada.
  - Outras causas de ulceração cutânea foram excluídas.
- **Critérios menores:**
  - História sugestiva de patergia ou achado clínico de cicatriz cribriforme.

- Doenças sistêmicas associadas ao PG.
- Achados histopatológicos (neutrofilia dérmica estéril, ± inflamação mista, ± vasculite linfocítica).
- Resposta ao tratamento (esteroides sistêmicos).

Uma pontuação total de 10 pontos ou mais indica uma alta probabilidade de PG (Jockenhöfer F et al., 2019).[393]

- **Critérios maiores (3 pontos):**
  - Curso progressivo da doença.
  - Ausência de diagnósticos diferenciais relevantes.
  - Bordas eritematovioláceas.
- **Critérios menores (2 pontos):**
  - Melhora com uso de imunossupressor.
  - Forma de úlcera caracteristicamente bizarra.
  - Dor intensa > 4 (escala analógica visual).
  - Patergia.
- **Critérios adicionais (1 ponto):**
  - Inflamação supurativa em histopatologia.
  - Bordas subminadas.
  - Doença sistêmica.

Presença do critério maior e quatro critérios menores (Maverakis E et al., 2018).[394]

- **Critério maior:**
  - Biópsia da borda da úlcera demonstrando infiltrado neutrofílico.
- **Critérios menores:**
  - Exclusão de infecção.
  - Patergia.
  - História de doença inflamatória intestinal ou artrite inflamatória.
  - História de pápula, pústula ou vesícula ulcerando em 4 dias após o aparecimento.
  - Eritema periférico, borda subminada e sensibilidade no local da ulceração.
  - Múltiplas ulcerações, pelo menos uma na parte anterior da perna.
  - Cicatriz(es) cribriforme(s) ou em papel enrugado nos locais das úlceras cicatrizadas.
  - Diminuição do tamanho da úlcera em 1 mês após o início do(s) medicamento(s) imunossupressor(es).

Diagnóstico diferencial[395,396]

- Infecções cutâneas (foliculite, furunculose, carbúnculo, ectima, celulite gangrenosa, fascíte necrosante) por bactérias.
- Sífilis, donovanose, cancroide.
- Micobacterioses.
- Acidentes com animais e picadas de inseto.
- Leishmaniose.
- Micoses profundas (em particular, esporotricose, cripotococose, paracocidioidomicose, cromomicose, mucormicose, histoplasmose, infecção por Rhyzopus e aspergilose).
- Amebíase.
- Herpes simples.
- Vasculites de pequenos vasos.
- Crioglobulinemia.
- Lúpus.
- Granulomatose de Wegener.
- Poliaterterite nodosa.
- Eritema multiforme.
- Psoríase pustulosa.
- Pustuloses farmacodérmicas.
- Doenças bolhosas autoimunes.
- Úlceras venosas.
- Úlceras arteriais.
- Úlcera de Martorell.
- Síndrome antifosfolípide.
- Trombopatias específicas.
- Síndrome de Sweet.
- Doença de Behçet.
- Calcifilaxia.
- Úlceras relacionadas às psicodermatoses.
- Neoplasias cutâneas primárias e metastáticas.
- Doença factícia.
- Picadas de insetos.

Manejo terapêutico e evolução

Medidas gerais

São importantes aspectos a serem sempre lembrados no manejo do paciente com PG:

1. Evitar debridamentos cirúrgicos agressivos para se evitar que o fenômeno patérgico agrave a doença, ainda que alguns estudos com enxertia relatem sucesso.
2. Tratar a causa subjacente.
3. Não subestimar a queixa de dor.
4. Controle de infeção secundária.
5. Minimizar edema (com compressão, se necessário).
6. Otimização da nutrição.
7. Abandono de tabagismo e controle da glicemia.
8. Avaliar aspectos psicológicos, pois há evidências de que 14% dos pacientes tenham depressão associadamente.[323,324,331]

Manejo local

Avaliar profundidade, diâmetro e aspecto da base e bordas das lesões a cada visita do paciente (fotografias seriadas podem ser muito úteis para o acompanhamento). Cuidados locais para evitar infecções secundárias são importantes. Desta forma, as lesões ulceradas extensas devem ser cobertas e é incentivada a utilização judiciosa de produtos que formem barreira, facilitem debridamento fibrinolítico e estimulem a angiogênese. Em particular, em quadros complexos e muito dolorosos, há casos com boa evolução que utilizaram curativos locais com pressão negativa.[397,398]

O uso de curativos antimicrobianos, curativos hiperabsorventes (hidrofibra e alginato) e curativos compressivos, utilizados para diminuir o edema local, é descrito.[399]

Para o tratamento medicamentoso mais específico, há uma ampla gama de possibilidades, porém não são numerosos os ensaios clínicos.

Manejo com medicamentos tópicos[331,400-408]

- Tacrolimus 0,1% em uso tópico.
- Corticosteroide de alta potência.
- Corticosteroide de uso intralesional.
- Outras opções de terapias com uso tópico/localizado: pimecrolimus, cromoglicato de sódio, dapsona, nicotina, ácido 5 aminosalicílico, ciclosporina intralesional, transplantes de queratinócitos, oxigenioterapia hiperbárica.

Manejo com medicamentos sistêmicos[331,409-438]

Com base em evidências e na experiência clínica, historicamente, os corticosteroides sistêmicos (prednisona e prednisolona) entre 0,5 e 2 mg/kg/dia via oral e a ciclosporina entre 2,5 e 5 mg/kg/dia via oral são os principais medicamentos no manejo do PG. Mais recentemente, os medicamentos imunobiológicos têm destaque na literatura e constituem-se em importante opção, em particular para casos graves e/ou refratários. Outras medicações apresentam graus variados de recomendação, mas podem ser úteis em determinados momentos.

Enquanto os grandes ensaios clínicos ainda estejam por definir uma sequência racional para instituição da terapêutica, a lógica da plausibilidade patogênica permite inferir que a terapia com imunobiológicos seja o futuro, incluindo combinação de terapias. As novas modalidades de tratamento para o PG devem considerar a redução da secreção de IL-1 de inflamossomos (com antagonistas de receptores de IL-1), o bloqueio da ativação de procitocinas (com inibidores da caspase-1), o bloqueio dos efeitos das citocinas já secretadas (com inibidores de TNF) e o bloqueio de ações das citocinas sobre moléculas-alvo intracelulares (com inibidores de quinase).

Principais opções terapêuticas sistêmicas

- Azatioprina (100 a 150 mg/dia).
- Prednisona/prednisolona oral (0,1 a 1 mg/kg/dia).
- Metilprednisolona pulsoterapia.
- Ciclosporina oral (2,5 a 5 mg/kg/dia).
- Metotrexato (2,5 a 25 mg/semana).
- Clofazimina (100 a 300 mg/dia).
- Dapsona (100 a 300 mg/dia).
- Colchicina (1 mg/dia).
- Tacrolimus (0,1 a 0,2/mg/kg/dia).
- Talidomida (100 a 400 mg/dia).
- Iodeto de potássio.
- Clorambucil (2 a 4 mg/dia).
- Micofenolato mofetil (1 a 2,5 g/dia).
- Minociclina (100 a 200 mg/dia).
- Sulfassalazina (1 g a 4 g/dia).
- Ciclofosfamida (50 a 100 mg/dia ou 500 mg m^2, 5 a 7 pulsos entre 1 a 4 meses).
- Anticoagulantes.
- Aférese de granulócitos.
- Mostarda nitrogenada (20 mg/100 mL).
- Fator de crescimento plaquetário.
- Fator estimulador de colônias de granulócitos.
- Imunoglobulina intravenosa (2 a 3 g/kg).
- Plasmaférese.

Medicamentos imunobiológicos

O anti-TNF infliximab endovenoso (5 mg/kg) é o mais estudado e que apresenta as melhores evidências. Outros importantes já estudados ou reportados como benéficos são o etarnacept intramuscular (IM) (25 a 50 mg) e o adalimumab (40 a 80 mg). Comparando-se a eficácia dos agentes anti-TNF no tratamento do PG, não há diferença nas taxas de resposta entre as principais drogas dessa classe.[439]

Os anti-interleucina 1 (anakinra, canakinumabe e gevokizumabe), os anti-interleucinas 12/23 (ustequinumabe) e o anti-interleucina 23 (guselcumabe) também são utilizados.[440]

O'Connor e colaboradores e Westerdahl e colaboradores, respectivamente, demonstraram que o anakinra e o ustequinumabe são opções adjuvantes promissoras naqueles casos refratários a múltiplas terapias sistêmicas prévias.[441,442]

O alefacept, um inibidor de células T, é outro medicamento recentemente estudado para uso no PG, em dose de 15 mg IM por 20 semanas.

Paradoxalemente, alguns medicamentos imunobiológicos poderiam estar associados ao surgimento de PG.[443,444]

Começam também a surgir relatos de sucesso terapêutico com o uso de inibidores da JAK (tofacitinibe, baricitinibe).[445,446]

Detalhes do manejo e da evolução

É importante frisar que o uso de politerapia é habitual e necessário no controle de determinados casos de PG. Desta forma, esquemas utilizando, por exemplo, corticosteroides sistêmicos e drogas antineutrofílicas são frequentemente prescritos, assim como há possibilidade de associação entre biológicos e drogas tradicionais, como sulfassalazina, ciclosporina e azatioprina.

O uso extensivo e com altas doses de esteroides sistêmicos e medicamentos imunossupressores pode ocasionar efeitos adversos significativos. O momento de reduzir doses das medicações é um ponto-chave do equilíbrio entre o controle da doença e a prevenção dos efeitos deletérios da terapia. É reconhecido que quando as bordas das lesões tornarem-se aplainadas e menos eritematosas, uma gradual redução dos medicamentos sistêmicos pode ser realizada. O sinal de Gulliver pode ser utilizado para decisão de redução gradual de doses medicamentosas.[329]

Sinal de Gulliver

Landis e colaboradores descreveram como o momento em que "as bordas se tornam mais uniformes em relação à pele circundante. Há o surgimento de focos de epitélio cicatrizado em cordões que aproximam a borda e a pele normal adjacente ao leito da úlcera[447] (Figura 24.18).

Apesar de a maioria dos casos responder adequadamente à terapia instituída, há determinados casos que não evoluem adequadamente. São pacientes que apresentam formas resistentes à terapia. Em geral, são homens, têm idade avançada e doenças subjacentes graves. A forma bolhosa é de prognóstico pior. Recentemente, um possível fator de pior prognóstico foi descrito como a presença da mutação do gene da janusquinase 2 (JAK2V617F), em caso associado à mielofibrose.[448]

No Reino Unido, o risco anual de mortalidade entre os pacientes com PG é três vezes maior do que o da população sem PG. Em uma coorte retrospectiva britânica em 8 anos, 16% dos pacientes foram ao óbito.[449]

Dados mais recentes de uma coorte dinamarquesa confirmam um aumento independente de três vezes na mortalidade em pacientes com PG.[450]

A mortalidade nestes pacientes também se correlaciona positivamente com a dose de corticosteroideterapia sistêmica utilizada.[451]

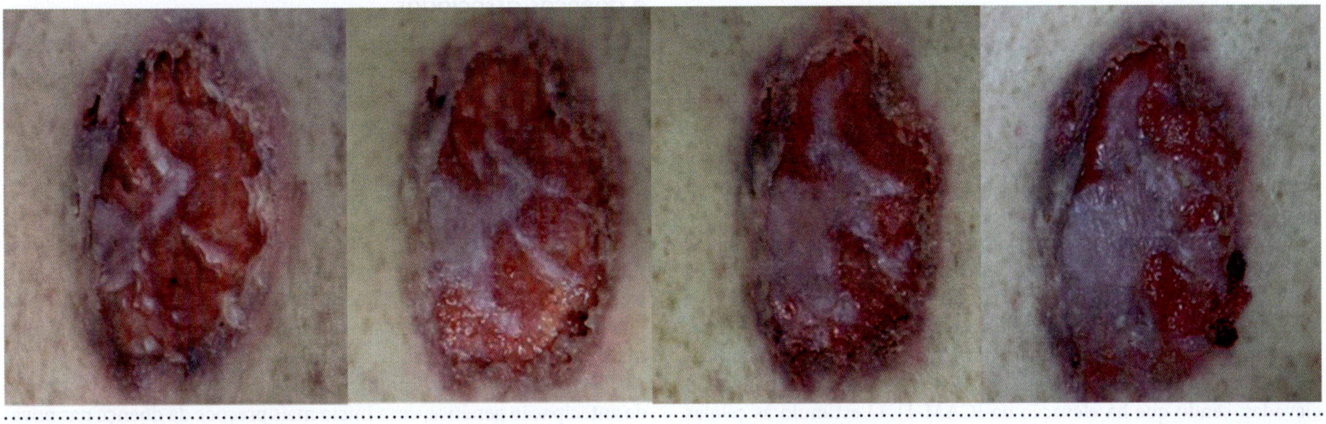

Figura 24.18 Sinal de Gulliver.

DOENÇA DE BEHÇET

Definição

A doença de Behçet (DB ou síndrome de Behçet), também denominada "adamantiades-Behçet", é uma entidade multiorgânica relacionada a aspectos genéticos, à desregulação imune de linfócitos T e B e à hiperatividade neutrofílica. Tem caráter inflamatório e sistêmico e apresenta comportamento recidivante e crônico. Histopatogenicamente, é caracterizada por infiltrado neutrocitário, vasculite e trombos vasculares.[452,453]

A primeira descrição foi, provavelmente, realizada por Hipócrates, mas foi em 1937 que o médico e professor de Dermatologia turco, Hulusi Behçet, a ressaltou como uma síndrome de etiologia desconhecida que se constituía de úlceras orais recorrentes, úlceras genitais e uveíte.[378,379]

Nas décadas seguintes à descrição original, foram citadas como manifestações da doença alterações articulares, vasculares, gastrointestinais, cardiopulmonares, neurológicas e psiquiátricas.

Etiopatogênese

A maior frequência da doença entre populações estabelecidas na faixa do Japão aos países do Mediterrâneo e o reconhecido risco elevado entre os portadores de HLA-B51, conferem à doença uma particularidade genética-geográfica. Nesta faixa ("Rota da Seda"), o HLA-B51 ocorre em até 80% (a depender de estudos), enquanto na população geral situa-se em até 25%. São observados específicos polimorfismos genéticos em determinadas populações, por exemplo: na China – polimorfismo no gene TNFAIP3 (lócus STAT4) e polimorfismo no gene do fator inibidor da migração de macrófagos; na Itália – polimorfismo no gene CCR5Δ32; na Turquia – no gene ROCK2; no Marrocos – polimorfismo genético para fator de necrose tumoral.[455-460]

Recentes polimorfismos dos genes ERAP1 foram descritos, responsáveis por alterações no peptidoma secundárias a modificações da atividade da aminopeptidase 1 do retículo endoplasmático (ERAP1) em pacientes HLA-B51 positivos.[461-463]

Anormalidades imunológicas inata são encontradas em pacientes com DB, como a presença de complexos imunes. Porém, o conjunto de todas as alterações encontradas na doença não é explicado pela presença desses imunocomplexos. Há descrição de diminuição de células CD3 e elevação das células tipo *natural-killer* (NK), mas a sua atividade está reduzida, possivelmente por influência dos níveis elevados de PGE2. Não há elevação do número de células B, mas é possível que haja uma hiperfunção das mesmas.[464,465]

Mais recentemente, em pacientes com doença pulmonar, há a demonstração de que as células NK estão realmente com sua atividade diminuída, por conta de um defeito de expressão do sistema granzime e perforina. Essas anormalidades contribuiriam para a alteração imune sistêmica dos pacientes.[466]

Sem comprovação definitiva, também houve proposição quanto a um possível mecanismo patogênico da DB envolvendo estímulos antigênicos bacterianos (em particular *Streptoccocus sangius*) e/ou virais (em particular do *Herpesvirus simplex*) em paciente predisposto.[464,465]

Avaliando uma possível influência da infecção por *Helicobacter pylori*, uma metanálise recente indicou que pacientes com DB têm maiores taxas de infecção pelo patógeno e demonstram melhora dos sintomas clínicos de úlceras orais, úlceras genitais e lesões cutâneas após erradicação do mesmo.[467]

Estudos recentes também apontam para um microbioma intestinal e oral distinto nos pacientes do DB, que poderia ter um papel relevante na patogênese da doença.[468-472]

De fato, realmente, há produção de proteínas de choque quente (elevação de anticorpos IgA contra proteínas de choque quente de 65 Kda) e quimiotaxia neutrofílica a partir de hiperfunção linfocítica. Moléculas de adesão leucocitária (L-selectina, Mac-1 e CD44) são expressas nos leucócitos periféricos e podem participar das ações quimiotáticas leucocitárias e das adesões (as adesões neutrofílicas ao endotélio estão elevadas, sendo que há elevação da ICAM-1). O estímulo às células mononucleares induz a liberação de TNF e IL-1, -6 e -8.[464,465]

Pacientes com manifestações neurológicas apresentam elevação da IL-6 e a elevação acentuada da IL-2 está presente nos pacientes com uveorretinite. Níveis de IL-10 correlacionam-se com o grau de atividade da doença.[464,465]

A atividade da doença ocular associa-se com o aumento da expressão de receptores *toll-like* em monócitos, os quais estão relacionados à elevação de IL-1β e espécies oxidativorreagentes, produzidos pela via peptideoglicano-lipopolissacarídeos.[473]

Outras citocinas elevadas estão associadas à doença ocular do DB, como IL-27, IL17 e IFN-γ.[474]

As lesões da DB têm seu potencial fibrinolítico diminuído, atestado pela diminuição dos níveis circulantes de do fator XII e pelo prolongamento do tempo de lise da euglobina.[464,465]

Anticorpos anticélulas endoteliais estão presentes nos pacientes com DB, exercendo um papel importante na patogênese. O dano endotelial ocasiona alterações oxidativas e liberação de radicais livres. Autoanticorpos contra lipoproteínas de baixa densidade podem ser cofator para dano endotelial. A diminuição da síntese da prostaciclina e a elevação do tromboxane B2 e prostaglandinas podem contribuir para a formação de trombose no curso da DB. Alterações esporádicas da proteína S e da fibrinólise estão relacionadas com as manifestações trombóticas da doença. Elevação plasmática da endotelina-1 (ET-1) encontrada nos pacientes com DB em atividade pode ser resultante da síntese aumentada pelo endotélio danificado. A trombomodulina (TM), uma glicoproteína de superfície celular do endotélio, tem níveis muito elevados em todos os pacientes com DB e está relacionada com a patogênese da vasculopatia. É especulado que as aterogênicas lipoproteínas poderiam contribuir para o processo de trombogênese da DB.[464,465]

Alterações do sistema renina-agiotensina (papel na função endotelial e processos inflamatórios), por intermédio da regulação da enzima conversora da angiotensina, podem contribuir para a patogênese da DB (foi identifcado, em amostra populaciona na Turquia, um polimorfismo para o gene da ACE).[475]

As metaloproetinases da matriz (MMP) podem contribuir conflituosamente no desenvolvimento de DB: enquanto a expressão da MMP-2 parece ser protetiva, a expressão acentuada da MMP-9 favorece o processo inflamatório da doença.[476]

Estudos recentes demonstram que os neutrófilos circulantes dos pacientes com DB são mais propensos a liberar redes extracelulares (NET – *neutrophil extracellular traps*), e que estas se localizam predominante nas proximidades de vasos em pacientes com vasculite associada. O excesso de NET promoveria a diminuição da proliferação e aumento da apoptose das células endoteliais, a ativação de macrófagos e a diferenciação das células T-CD4.[477,478]

Tem sido especulado que a DB seja mais uma das entidades relacionadas às denominadas MHC-I-patias, pois haveria uma conexão entre doenças relacionadas com alelos da classe I do MHC (B51, C0602, B27, ERAP-1), como psoríase e espondiloatrites.[479]

Epidemiologia e quadro clínico e doenças associadas

A DB é endêmica no leste do Mediterrâneo e nos países do Leste e Oriente Médio. A prevalência mais elevada é encontrada na Turquia (80 a 370 casos/100.000 indivíduos), com ocorrências familiares.[349]

Outros dados disponíveis quanto às prevalências: 13,5 a 20/100.000 indivíduos no Japão; Coreia do Sul; China; Irã; Iraque; e Arábia Saudita. A prevalência é significativamente menor em países do norte europeu e nos Estados Unidos.[464,465]

Ocorre mais comumente em homens (1,5:1-5:1), em que as manifestações são mais graves, mas nos países do norte europeu é mais frequente em mulheres. A faixa etária com predomínio para o início da doença está entre os 20 e 40 anos, sendo rara na infância. Suas formas mais agressivas são percebidas em adultos jovens.[481,482]

São descritos casos familiares, nos quais se observa o fenômeno de antecipação genética, com início mais precoce da doença nas novas gerações.[483]

O tabagismo ativo não parece ser fator de risco para o desenvolvimento da doença, tendo sido inclusive encontrada uma relação negativa, com diminuição da incidência da doença em fumantes.[484,485]

A DB é reconhecida doença neutrofílica multissistêmica complexa, que se apresenta com sintomatologia derivada de aporte inflamatório e vasculopatia.[486-489]

São descritas, a seguir, as manifestações clínicas da DB. Os critérios diagnósticos estabelecidos pelo ISGDB (International Study Group of Behçet's Disease) são apresentados em "Chaves para o diagnóstico".

Tegumento cutaneomucosot[487-493]

Lesões ulceradas aftoides orais (mucosa jugal, língua, gengivas, palatos – lesões orais estão presente na grande maioria dos casos, são a principal forma de apresentação inicial da doença, podendo preceder em até 8 anos as demais manifestações),[460] as quais podem ser denominadas "major", "minor" ou "herpetiforme" (Figura 24.19); lesões ulceradas aftoides genitais (grandes lábios/vulva, vagina, colo uterino, prepúcio, escroto, glande, epidídimo) com tendência a serem mais profundas do que as orais – em ambas localizações são muito dolorosas; lesões do tipo eritema nodoso (com histopatológico com vasculite) ocorrem em aproximadamente 30% dos pacientes e sobretudo acomete membros inferiores (além de membros superiores, face, região cervical) (Figura 24.20); erupções papulopustulares, denominadas "pseudofoliculites", as quais são mais comuns em portadores de patergia e com acometimento articular, predominando em extremidades (Figura 24.21); reação patérgica (lesão surgida após pequeno trauma dérmico, 24 a 72 horas após, ocorre em aproximadamente 40% dos pacientes). Menos frequentemente: lesões símiles às verificadas em eritema multiforme, outras dermatoses neutrofílicas, lesões purpúricas, bolhas hemorrágicas e infartos subungueais. As ulcerações extragenitais (úlceras cutâneas) ocorrem em até 3% dos pacientes, mas provavelmente constituem-se na mais específica manifestação da DB (Figura 24.22). As lesões se localizam em topografia diversa e proporcionalmente acometem mais crianças (faixa etária infantil apresenta mais lesões perianais, artralgia e uveite).[460]

Região ocular[493-499]

Em até 85% dos pacientes, podendo ocorrer diminuição parcial ou abolição completa da acuidade visual. A principal manifestação, e uma das mais temidas, é a uveíte, sendo a uveíte posterior hipopiônica a mais frequente. Depósitos vítreos, coroidite e retinite também podem ocorrer. Em algumas regiões, a DB é a principal causa de uveíte. Geralmente, surge depois das manifestações orogenitais.

Articulações[500,501]

Artrite soronegativa. Sinovite monoarticular (joelho é a mais acometida). Descritos 10% de espondilite anquilosante e 34% de sacroileíte entre os portadores de DB.

Vasculopatias e cardiopatias[502-510]

Tromboflebite superficial e profunda são as mais comuns e são marcadoras de de outros envolvimentos vasculares. Os eventos trombóticos podem ocorrer em qualquer topografia. Pericardite, miocardite, aneurismas, fibrose endomiocárdica, alterações de condução (em particular, dispersão do intervalo QT). Vasculites de coronárias podem ocasionar infartos e aneurismas. Rupturas arteriais, com maior risco para as artérias pulmonares. Pacientes com doença cardíaca são os de pior prognóstico entre os portadores de DB.[460]

Não parece haver associação entre a DB e o maior risco de doença isquêmica cardíaca.[511]

Pneumopatias[512-514]

Menos frequentes, clinicamente relevantes. Derrame pleural, alterações parenquimatosss e fibrose pulmonar.

Renais[515]

Infrequentes. Glomeruolonefrite, amiloidose renal.

Gastrointestinais[377,380]

Lesões ulceradas aftoides em qualquer segmento do tubo digestivo, principalmente no intestino grosso (ceco e íleo) (Figura 24.23).

Manifestações neurológicas e psquiátricas[516-521]

Doença neurológica ocorre em mais de 1% dos portadores de DB. Meningoencefalite, vasculite de nervos periféricos, parailisias de nervos cranianos, hemiplegias e paralisias, tromboses e aneurismas cerebrais, vestibulopatias, enxaqueca, fibromialgia, ansiedade, depressão e outros transtornos psicológicos ocorrem em 50% dos pacientes ao longo da evolução da doença. Eventos estressores podem servir de gatilho para desencadeamento da doença.

Outras manifestações clínicas[522-528]

Distúrbios auditivos (incluindo perda da audição), dermografismo, epididimite, disfunção erétil, amiloidose, sintomas do trato urinário inferior (urgência, nocturia, incontinência).

Estudos populacionais recentes sugerem um aumento de risco de desenvolvimento de câncer nos pacientes com DB.[529-531]

Observou-se também um aumento do risco de desenvolvimento de neoplasias hematológicas em pacientes com DB intestinal.[532]

Em metanálise, Hatemi G e colaboradores encontraram que o comprometimento ocular, as lesões papulopustulares e a trombose venosa são mais encontradas em homens e a as úlceras genitais e artropatias em mulheres.[533]

Histopatologia e avaliação complementar

Em comum, os tecidos acometidos pela DB apresentam vasculite e trombose. Há infiltrado linfomononuclear perivascular e reação vascular neutrofílica. Lesões patérgicas revelam vasculite leucocitoclástica ou reação vascular neutrofílica. O aspecto histopatológico nas lesões precoces é de reação neutrofílica vasculopática, enquanto nas lesões tardias predominam com infiltrado linfocítico perivascular.[534]

Atualmente, não há testes laboratoriais específicos ou que possam ser definitivos quanto à suspeição diagnóstica. Experimentalmente, mensuração de proteínas séricas como biomarcadores avaliadas por espectrometria de massa (MALDI-TOF) parece um promissor instrumento diagnóstico para DB (sensibilidade de 83% e especificidade de 89%).[535]

Em situações de atividade da doença, a resposta de fase aguda é comprovada por elevação da VHS, proteínca C-reativa, componentes do complento (C3, C4, C9), IL-8 e de imunoglobulinas (IgA, IgM) e α-2-globulina. Por suas atividades de quimioatração e ativação neutrocitária, níveis séricos de GRO-α (oncogene alfa relacionado ao crescimento) podem ser utilizados como marcadores de atividade da doença, igualmente.[535]

Outras medidas mais recentemente sugeridas como de potencial utilidade em evidenciar a atividade da doença incluem a razão neutrófilos-linfócitos, razão plaquetas-linfócitos, razão volume plaquetário médio-plaquetas, razão monócitos-linfócitos e o índice de imuno-inflamação sistêmica (neutrófilos × plaquetas/linfócitos).[536-539]

A cintilografia evidencia artrite em aproximadammente 50% dos pacientes. A ressonância magnética pode demonstrar alterações atróficas cerebrais, o eletroencefalograma detecta ondas alfa difusas e alterações angiográficas podem ser visualizadas.[535]

O aumento da espessura da parede da veia femoral comum por meio do exame ultrassonográfico foi encontrado em pacientes com DB quando comparado a controles (excluindo-se pacientes com síndrome do anticorpo antifosfolipídeo), sendo sugerida a realização desse exame como método prático, rápido e acessível para auxílio diagnóstico. Valores de espessura $\geq$ 0,5 mm demonstram sensibilidade > 90% e especificidade > 80%, e valores > 0,75 mm indicam uma alta probabilidade de DB.[540]

Os testes patérgicos positivos são observados entre 30% e 40% dos pacientes, porém, em países da Ásia e do Oriente Médio, a maioria dos pacientes tem esta reação presente. O teste deve ser realizado no antebraço, região flexora, com uma agulha fina intradermicamente, em angulação de 45°. A leitura deve ser realzada em 48 horas, considerando-se positivo se surgir uma pápula > 2 mm. A dermatoscopia e a histopatologia da lesão patérgica podem auxiliar no diagnóstico. Os pacientes que apresentarem tempo menor do que 5 anos de doença, que estejam sem tratamento e que apresentem HLA-B51 são os que têm maiores taxas de positividade ao teste.[452,455,460,534]

O teste de patergia positivo não parece associar-se com a gravidade da doença.[541]

Chaves para o diagnóstico

Para o diagnóstico, o International Study Group of Behçet's Disease estabeleceu os seguintes critérios, sendo 1 critério maior (imprescindível) e mais 4 critérios menores (são necessários no mínimo mais 2 menores para completar o diagnóstico):[542,543]

- **Critério maior:**
  - **Lesões orais recorrentes:** ulcerações aftosas minor ou major ou herpetiforme observadas pelo médico ou paciente, com recorrência mínima de 3 vezes/ano.
- **Critérios menores:**
  - **Ulceração genital recorrente:** ulceração aftosa ou cicatriz observada pelo médico ou paciente.
  - **Lesões oculares:** uveíte anterior, posterior ou células no vítreo sob exame de slit-lâmpada ou vasculite retiniana observada por oftalmologista.
  - **Lesões cutâneas:** eritema nodoso observado pelo médico ou paciente, pseudofoliculite ou lesões papulopustulares ou nódulos acneiformes observadas pelo médico em pacientes pós-adolescentes na ausência de tratamento com corticosteroides.
  - **Teste de patergia positivo:** pápula de 2 mm ou maior, após 24 a 48 horas de inserção de agulha com 3 a 5 mm, intradermicamente, em oblíquo (45°) na região do antebraço (este teste é menos comumente positivo nos pacientes norte-americanos e de países do Norte da Europa).

Outros critérios diagnósticos (International Criteria for Behçet's Disease - ICBD) foram revisados em 2014.

- Um escore ≥ 4 indica diagnóstico de DB.
- Lesões oculares (uveíte anterior, uveíte posterior, vasculite retiniana): 2 pontos.
- Aftas genitais: 2 pontos.
- Aftas orais: 2 pontos.
- Lesões cutâneas (pseudofoliculite, aftas cutâneas, eritrema nodoso): 1 ponto.
- Manifestações neurológicas: 1 ponto.
- Manifestações vasculares (trombose arterial, trombose venosa, flebite): 1 ponto.
- Teste de patergia positivo: 1 ponto.

Alternativamente, também, na tentativa de melhorar a sensibilidade e a especificidade dos critérios clássicos, o Behçet Disease Research Committee of Japan propôs a existência de sintomas principais - úlceras aftosas orais recorrentes, lesões cutâneas (eritema nodoso, tromboflebite superficial, pápulas tipo hipersensibilidade), lesões oculares (iridociclite ou sequela, uveíte posterior ou sequela) e úlceras genitais. Como sintomas adicionais haveria artrite sem deformidade ou esclerose, epididimite, ulcerações gastrointestinais (ileocecais), lesões vasculares, lesões do sistema nervoso central (SNC). A nova sistematização diagnóstica, considerando estes sintomas, seria:[545]

- **Tipos completos:** 4 sintomas principais.
- **Tipos incompletos:** 3 sintomas principais ou 2 principais e dois adicionais ou lesões oculares típicas e um sintoma principal ou 2 adicionais.
- **Doença suspeita:** sintomas principais típicos sem preencher critérios para uma forma incompleta.
- **Leões especiais:** determinadas lesões gastrointestinais, vasculares e do SNC.

Segundo este Comitê, os dados laboratoriais que podem contribuir para o diagnóstico são: testes da patergia; *prick test* para vacinação por estreptococo; exames que demonstrem resposta inflamatória; positividade do HLA-B51; achados histopatológicos.

Diagnóstico diferencial

As doenças importantes para o diagnóstico diferencial são:[546]

- Aftas e EAR (estomatite afosa recorrente).
- Úlceras por neutropenias cíclicas.
- Infecções virais.
- Infecção por herpes simples.
- Infecção por citomegalovírus.
- Sífilis e outras doenças sexualmente transmissíveis.
- Lúpus eritematoso sistêmico.
- Artrite reumatoide juvenil.
- Espondilite anquilosante.
- Psoríase artropática.
- Esclerose múltipla.
- Sarcoidose.
- Síndrome de Sweet.
- Doenças bolhosas autoimunes.
- Líquen plano.
- Tuberculose.
- Yersiniose.
- Síndrome de Reiter.
- Síndrome de Vogt-Koyanagi-Harada.
- Síndrome MAGIC (úlceras de boca e genitais com inlamação de cartilagem), farmacodermias.
- Eritema multiforme.
- Síndrome de Stevens-Johnson/Necrólise epidérmica tóxica.
- Erupções acneiformes.
- Pioderma gangrenoso, vasculites.
- Doenças intestinais inflamatórias.
- Uveítes de outras etiologias.
- Neoplasias.

Terapêutica e evolução

A doença de Behçet pode ser tratada com medicamentos variados, dependendo da sua apresentação clínica, sendo o principal objetivo a indução da remissão e a sua manutenção a longo prazo, além da melhora da qualidade de vida, comprovadamente afetada pela doença.[547,548,549]

Os diferentes tratamentos para DB têm como base científica relatos de caso, série de casos e poucos enasios clínicos.

Recomendações não farmacológicas importantes são evitar dietas muito salgadas, condimentadas e apimentadas, evitar a ingestão de bebidas alcoólicas e agentes de limpeza dentária ou de higienização oral que possam ser irritantes.[547,548]

No manejo das lesões orais, podem ser prescritos anti-inflamatórios e antissépticos: soluções para bochechos com camomila, clorexidine 1% a 2%, triclosano 0,1%, tetraciclina 250 mg/5 mL e diclofenaco 3% (em ácido hialurônico 2,5%). Anestésicos em géis como a lidocaína 2% a 5% e a mepivacaína 1,5% e o uso do amLexanox em pasta e ácido 5-aminosalicílico 5% em creme podem aliviar transitoriamente a dor. A triancinolona, a dexametasona e a betametasona nos locais, em pasta ou unguento, podem ser úteis, além da triancinolona intralesional supensão 40 mg/mL (0,1 a 0,5 mL em cada lesão ou 5 mg/mL). A ciclosporina em solução (100 mg/mL, 5 mL, 3 vezes/dia) para bochechos, o tacrolimus 0,1% em pomada e a suspensão de sulcralfate são opções ao uso dos corticosteroides tópicos.

Para pacientes com doença extensa, com nível de morbidade clínica maior, envolvimento sistêmico e lesões resistentes ao tratamento tópico, o uso de drogas sistêmicas torna-se fundamental, muitas vezes em associação com o tratamento tópico.[547,548]

As seguintes alternativas têm relevante embasamento científico para recomendação terapêutica: prednisona e prednisolona (preferível para gestantes) 1 mg/dia; metilprednisolona 40 mg IM/semana (3 semanas);

colchicina 1 a 2 mg/dia; dapsona 100 a 200 mg/dia; talidomida 100 a 300 mg/dia; ciclosporina 5 a 10 mg/kg/dia; azatioprina 2 a 2,5 mg/kg/dia; IFN-α 6 × 10^6, IU 3 dias/semana via subcutânea (SC); etanercept 25 mg IM, 2 dias/semana; rebamipide 300 mg/dia via oral (VO).[547,548]

Com níveis de evidência inferiores aos anteriores, mas citados como úteis, estão a sulfassalazina, o micofenolato mofetil, metotrexato, penicilina, minociclina, indometacina, etretinato, ciclofosfamida, pentxifilina, antimaláricos, clorambucil, plasmaférese, prostaglandina E1, imunoglobulina humana intravenosa, agentes anti-TNF-α, levamisole, peptídeo ligado à toxina da cólera, aférese de granulócitos e monócitos, plasmaférese e anticorpo anti-CD52. Frequentemente, há necessidade da combinação entre duas drogas, na busca do melhor controle da doença. É relatado o efeito sinérgico entre o corticosteroide sistêmico e a ciclosporina para casos de envolvimento ocular.[547,548]

IFN-α e os medicamentos imunobiológicos (alemtuzumab, infliximab, golimumab, tocilizumab, adalimumab, etanercept, rituximabe) têm sido descritos em estudos como úteis para o manejo do DB.[550-554]

As drogas anti-TNF têm demonstrado resultados promissores em praticamente todos os acometimentos orgânicos da doença.[555,556]

Uma recente metanálise confirmou a eficácia do uso da terapia anti-TNF para tratamento da uveíte refratária associada à DB, reduzindo o número de crises inflamatórias oculares.[557]

Pelo potencial de melhora de sobrevida e prognóstico, deve-se aventar o uso dos agentes anti-TNF principalmente em pacientes masculinos, jovens e com acometimento orgânico adicional ao mucocutâneo.[555]

O uso do ustequinumabe se mostra como opção promissora nos casos de úlceras orais refratárias ao tratamento com colchicina, e recente estudo prospectivo demonstrando cicatrização completa das lesões aftoides após 24 semanas de uso da droga em 88,9% dos pacientes.[558]

O uso do secuquinumabe também se mostrou eficaz em controlar as manifestações mucocutâneas e articulares em um pequeno número de pacientes com manifestações refratárias.[559,560]

Inibidores da IL-1 (anakinra, canaquinumabe) também já foram estudados e demonstraram maior benefício naqueles pacientes com acometimento ocular.[561]

Apremilast, um inibidor da fosfodiesterase-4, é uma droga que demonstrou eficácia em reduzir o número de lesões orais e os escores gerais de atividade da doença.[562-564]

Também surgem relatos com resposta positiva ao uso de inibidores da JAK (tofacitinibe).[565]

A suplementação com vitamina D para pacientes com DB e deficiência dessa vitamina parece melhorar a função endotelial.[566]

A suplementação com gluconato de zinco (30 mg/dia por 3 meses) foi descrita como terapia adjuvante útil em diminuir a inflamação e melhorar as lesões genitais.[567]

Pacientes com úlceras aftoides recorrentes graves, particularmente os que têm história familiar de DB, devem ser monitorados a longo prazo para a possibilidade do surgimento de outros sinais e sintomas da doença. Remissões espontâneas de sintomas podem ocorrer.

As principais complicações que podem ocasionar os piores desfechos estão localizadas nos sistemas nervoso central, pulmonar e gastrointestinal e nas grandes artérias. Além disto, a cegueira não deve ser esquecida como uma possível complicação importante.

O desfecho letal ocorre em até 6% dos pacientes, dependendo da intensidade do envolvimento sistêmico. É reconhecido que as mulheres desenvolvem quadros mais brandos.[568]

Particularmente, os homens que têm HLA-B51 positivo, doença grave e/ou com manifestações clínicas precoces na vida devem ser monitorados com muito cuidado, pois são de prognóstico mais reservado. Uma alta frequência de ulcerações orais no início da doença em homens parece predizer um acometimento multissistêmico grave.[569]

Não se encontraram diferenças quanto à infecção por covid-19 relacionadas à frequência de infecção, duração de hospitalização, envolvimento pulmonar e mortalidade em comparação a pacientes com DB e controles.[570-571]

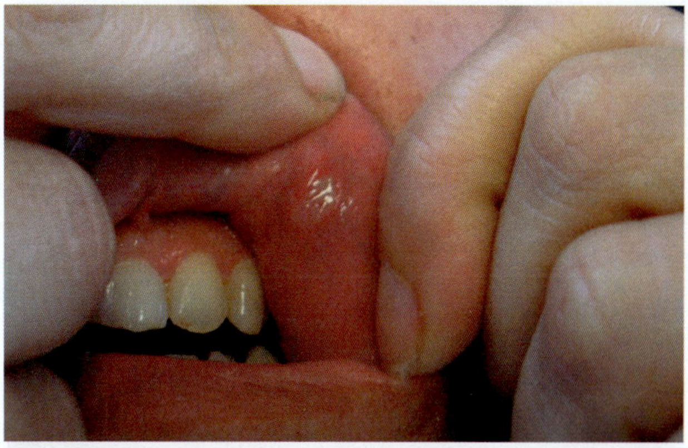

Figura 24.19 Lesão aftoide na mucosa labial.

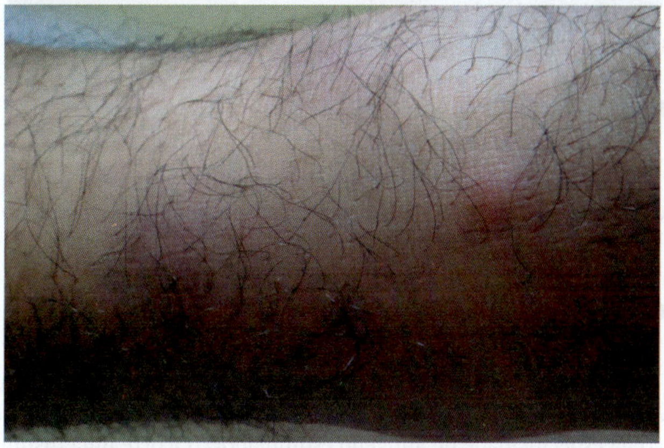

Figura 24.20 Eritema nodoso na doença de Behçet.

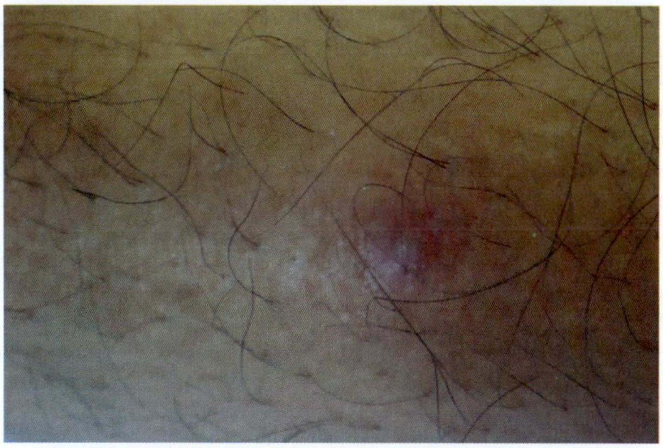

Figura 24.21 Lesão cutânea tipo "pseudofoliculite".

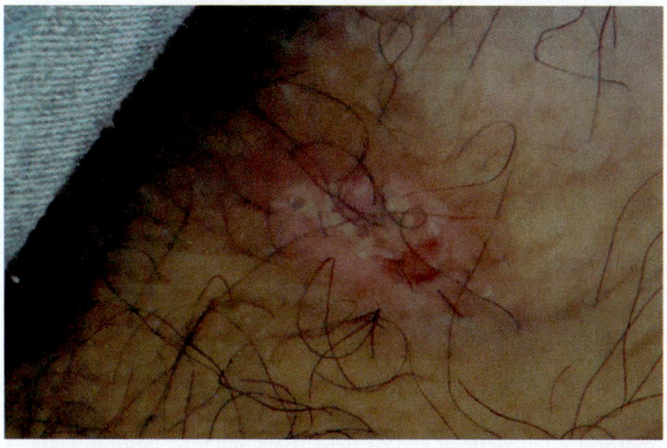

Figura 24.22 Lesão ulcerada no tegumento cutâneo.

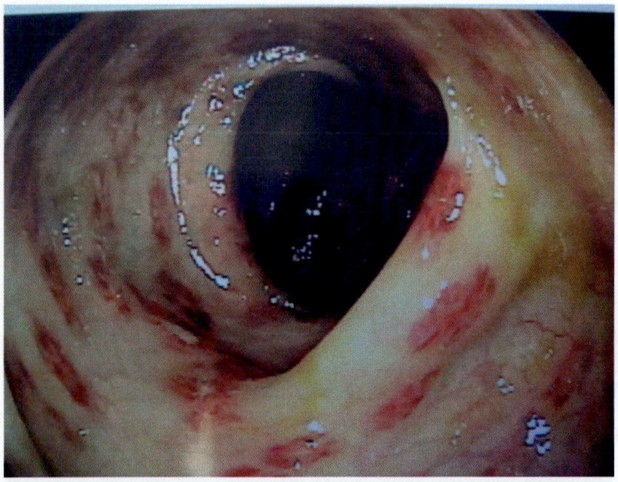

■ **Figura 24.23** Lesões erosivas no cólon na doença de Behçet.

■ OUTRAS DERMATOSES NEUTROFÍLICAS DO GRUPO 3

Podem ser incluídas a hidrosadenite supurativa, a hidradenite écrina supurativa, a hidradenite écrina palmoplantar, a paniculite neutrofílica e a síndrome do abscesso asséptico.[1]

■ GRUPO 4 – SÍNDROMES AUTOINFLAMATÓRIAS COM PIODERMA GANGRENOSO

As síndromes autoinflamatórias são desordens imunes inatas, mas não autoimunes (não há altos títulos ou presença de autoanticorpos e não há especificidade de antígeno estimulador). Ocorre uma disfunção primária do sistema imunitário inato e, na origem, há alterações genéticas e proteicas.[1]

Entre as principais síndromes, estão PAPA, PASH, PAPASH. Em comum, há uma superprodução de citocinas e inflamação rica em neutrófilos nos tecidos afetados, sem presença microbiana. Muitas mutações têm sido identificadas como predisponentes para a hipersecreção de citocinas por inflamossomas, em particular a secreção das IL-1, IL-18, IL-36. Além das interleucinas, as metaloproteinases da matriz (MMP) estão aumentadas a partir dos estímulos das citocinas IL-1, IL-17 e TNF-α.[1]

O desequilíbrio entre a formação e a degradação das redes extracelulares de neutrófilos (NET – neutrophil extracellular traps) parece ter importância na patogênese, promovendo maior inflamação.[572]

Todas essas síndromes são associadas ao aumento da expressão de IL-1, TNF-α e IL-17, sendo as drogas biológicas, especificamente direcionadas a essas citocinas, os tratamentos mais indicados atualmente.[573]

PAPA

PAPA ou artrite piogênica + pioderma gangrenso + acne, é uma síndrome genética rara, autossômica dominante. Caracteriza-se por importante processo inflamatório neutrofílico amicrobiano nas articulações (com localização preferencial em joelhos, cotovelos e quadril), em geral com monoartrite recorrente e dor. O quadro usualmente se inicia na infância e provoca erosão e destruição articulares, embora, com o passar dos anos, os sintomas articulares sejam atenuados e a sintomatologia cutânea se acentue.

No tegumento cutâneo, pode haver patergia, com formação de papulopústula e ulceração após mínimo trauma. O PG e a acne nodulocística geralmente se iniciam na adolescência e evoluem para a idade adulta. Uma porção significativa de pacientes não apresenta o espectro completo da tríade clássica.[574]

Pacientes com PAPA parecem mais predispostos a desenvolver, também, psoríase e rosácea. Marcadores elevados de atividade inflamatória e leucocitose são os principais achados laboratoriais. As alterações genéticas da síndrome PAPA ocorrem no cromossomo 15, gene CD2BP1/PSTPIP1 (prolina-serina-treonina, fosfatase proteína interativa 1), com a presença da mutação E250Q.[329,330]

PAPASH

Acrescentanda à tríade clássica da PAPA, a hidrosadenite supurativa, surgiu a denominação PAPASH, descrita como uma nova síndrome autoinflamatória associada a uma nova mutação do gene PSTPIP1.[332]

PASH

PASH é uma síndrome autoinflamatória com três manifestações cutâneas (portanto, sem a artrite piogênica): pioderma gangrenoso + acne + hidrosadenite supurativa.[1]

Esta síndrome tem sido descrita em adultos jovens, mas com a acne de surgimento precoce. Apesar da ausência da artrite estéril, outras manifestações reumatológicas e doença intestinal inflamatória já foram descritas na evolução destes pacientes.[1]

PsAPASH

A PsAPASH é uma nova síndrome autoinflamatória, com a inclusão da psoríase artropática na conjunção de PG, acne e hidrosadenite supurativa[1]

SAPHO

A SAPHO (sinovite + acne + pustulose + hiperostose + osteíte) é uma infrequente síndrome (estima-se prevalência anual de 1/10.000 em caucasianos, mas raríssima em japoneses). Reconhece-se que pode afetar qualquer idade, incluindo crianças, mas há predomínio na faixa entre 30 e 50 anos. A etiologia é multifatorial, sendo uma combinação de aspectos genéticos, imunológicos e de "gatilhos" (principalmente, infecções).[575]

O HLA-39 e o -61 são descritos como associados à síndrome e os genes predisponentes estão localizados no cromossoma 18: LPIN2 e NOD2.[576]

Diferentes patógenos já foram aventados como possíveis desencadeadores do quadro de disfunção imunológica em pacientes predispostos, entre eles: *Propionibacterium acne* (o mais importante); *Staphylococcus aureus*; *Haemophilus parainfluenzae*; Actinomyces; Veillonella; *Treponema pallidum;* e Eikenella.[577-579]

A disfunção do sistema imunológico é humoral e celular, com hiper e hipoatividades. Há, em geral, elevaçao de níveis de TNF-α, IL-8 e IL-18, liberados por monócitos, queratinócito e células dendríticas, além de sebócitos. Não há autoanticorpos reagentes.[580]

O aumento da adesão e da migração neutrocitária também foi identificado como possível fator contribuinte na fisiopatologia da doença.[581]

Existem critérios diagnósticos, porém sem validação e o diagnóstico envolve aspectos clínicos, radiológicos e cintilográficos. Outras doenças devem ser afastadas na elaboração do raciocínio clínico, como artrite psoriática, osteomielite, metástases, doença de Paget, histiocitose, sarcoma de Ewing, entre outras.[575]

Importante ressaltar que as manifestações clínicas da SAPHO podem acontecer não simultaneamente e que a síndrome tem curso crônico, com episódios de diminuição da sintomatologia intercalados com sua exacerbação.

Os tratamentos descritos incluem uso de AINES, tetraciclinas, metotrexato, retinoides e drogas anti-TNF. Mais recentemente, há relatos de sucesso terapêutico também com uso apremilast, tofacitinibe e inibidores das interleucinas 1, 23 e 17.[582-588]

Outras dermatoses neutrofílicas do grupo 4

São citadas as formas de sobreposição das doenças anteriores e a síndrome do *bypass* intestinal.[1]

Dermatoses neutrofílicas em crianças

Doença de Sneddon-Wilkinson

A dermatose pustular subcórnea é uma doença benigna rara mais comum em mulheres na idade madura, mas que raramente se desenvolve na infância e adolescência.[589]

Na comparação entre os casos de adultos e crianças, parece não haver diferença quanto aos achados clínicos, curso de doença e achados histológicos.[589,590]

As crianças apresentam-se com história de erupção pustular estéril, assimétricas em axilas e regiões inguinal, inframamária e flexoras de membros. Geralmente, poupa a face, palmas e plantas e membranas mucosas. As pústulas coalescem e formam lesões serpiginosas ou anulares; além disso, em função da superfície flácida, as pútulas rompem-se com facilidade e resultam em lesões escamocrostosas. A cicatrização das lesões ocorre a partir do centro e novas lesões vão surgindo na periferia. Ocorre hiperpigmentação após cicatrização.[589,591]

Na histopatologia, há acúmulo de neutrófilos subcórneos com a ausência de espongiose ou acantólise, mas estudos imunohistoquímicos diretos e indiretos não demonstram deposição de imunoglobulinas ou complemento.[589,591]

É importante a investigação com hemograma completo, bioquímica e proteinograma para excluir a associação com outras doenças como a gamopatia monoclonal.[589]

Existem diversas opções de tratamento. A dapsona é a medicação de escolha, embora sua segurança seja questionável e seu uso resultará em necessidade de seguimento. A dose utilizada é de 1 a 3 mg/kg/dia. Após o controle das lesões, a medicação é gradualmente reduzida.[589-591]

Outros tratamentos relatados são corticosteroides tópicos e sistêmicos, fototerapia (UVB)[592] e acitretin.[593]

Pustulose exantemática aguda generalizada

A PEAG é uma erupção cutânea rara em crianças, com poucos casos descritos.[594,595]

Os aspectos clínicos e laboratoriais assemelham-se ao quadro encontrado em adultos (eritema generalizado, seguido pelo surgimento de múltiplas e disseminadas micropústulas não foliculares e febre). A febre e os sintomas prodrômicos (letargia, anorexia) antecedem a erupção cutânea em 2 a 5 dias.[596]

Nos exames laboratoriais, ocorre o encontro de hemograma com leucocitose e neutrofilia, os exames bacteriológicos da secreção purulenta das pústulas é negativo.[595,597,598]

Em crianças, as medicações não parecem ser o principal fator desencadeante; entretanto; vale salientar os diversos relatos da associação do paracetamol com PEAG nesta população.[595,598]

Além deste medicamento em especial, nesta faixa etária, as infecções virais e as vacinas parecem ser mais prevalentes como desencadeadores da dermatose.[596,597]

Da mesma forma que em adultos, trata-se de quadro com bom prognóstico, autolimitado, necessitando de tratamento sintomático quando necessário.[595,596]

Acrodermatite contínua de Hallopeau

A ACH, embora rara, também pode ser uma das apresentações de psoríase em pacientes pediátricos. Em uma grande série de casos com 1.262 pacientes de 0 a 14 anos, 4,7% dos casos de psoríase apresentaram-se na forma de acropustulose e 68% desses pacientes eram menores de 5 anos.[599]

A apresentação clínica não difere dos casos em pacientes adultos: observam-se eritema, edema, pústulas e descamação periungueais. A lâmina ungueal apresenta-se espessada e com coloração amarelada. Uma característica destacada é o acometimento de mais de uma falange distal, o que é menos comum na população adulta.[599-601]

Em decorrência da raridade, da falta de grandes experiências com a doença nesta faixa etária e da gravidade potencial dos efeitos adversos com os tratamentos tradicionais, o respectivo manejo consiste em um desafio. Algumas terapêuticas efetivas relatadas na literatura para este grupo incluem o uso de fototerapia UVB associada à talidomida, UVB *narrow band*, adalimumab, etanercept.[600-603]

Psoríase pustulosa generalizada

A psoríase pustular ou pustulosa em crianças é uma manifestação infrequente de psoríase neste grupo etário. Em uma série de casos com 1.262 pacientes menores de 14 anos, apenas 0,6% apresentavam esta forma clínica.[604]

A idade de início dos sintomas costuma variar de 1 a 2 meses de vida até 10 a 13 anos. A média de idade de início dos sintomas é próximo aos 6 anos.[605,606] Não há diferença entre os sexos.

Os episódios costumam ser precipitados sobretudo por quadros infecciosos.[606]

A apresentação clínica e laboratorial é semelhante à encontrada nos adultos – eritema generalizado, múltiplas pústulas não foliculares e coalescentes, toxemia, febre e leucocitose.

Uma característica peculiar da psoríase pustular em crianças é que a variante psoríase pustular anular costuma ser mais frequente: 60% dos casos apresentam-se com essas lesões isoladas ou em conjunto com outras apresentações da psoríase pustular.[607]

Também são características da psoríase pustular em crianças as placas eritematodescamativas de aspecto cíclico ou anular e a presença de pústulas nas margens das lesões. São lesões com caráter subagudo; os episódios são recorrentes e menos graves do que os da PPG. Pode haver resolução espontânea das lesões e longos períodos de remissão.[607]

Não há ensaios clínicos randomizados para avaliar o tratamento da psoríase pustular em crianças. As medicações utilizadas em 1ª linha são acitretin, ciclosporina e metrotrexato; as três apresentam respostas clínicas equivalentes nos 3 primeiros meses.[608]

É descrito também em crianças o uso com respostas satisfatórias de infliximabe, etanercept, adalimumabe e secuquinumabe.[609-612]

SAPHO

O acrônimo SAPHO corresponde a uma rara inflamação crônica com envolvimento ósseo e cutâneo composta por: sinovite, acne, pustulose, hiperostosis e osteíte. Pode ocorrer em qualquer idade, mas predomina em crianças e adultos jovens.[613]

Os principais achados cutâneos são formas graves de acne, pustulose palmoplantar e hidradenite supurativa. Entretanto, em uma parcela importante das crianças, não são observadas manifestações cutâneas. Quando estas estão presentes, podem estar associadas.[614]

O tratamento em crianças é similar ao tratamento de pacientes adultos, mas permanece um grande desafio em função da diversidade de apresentações da síndrome.[615]

Deficiência do antagonista do receptor da interleucina-1 (DIRA)

A DIRA (*deficiency of the interleukin-1 receptor antagonist*) é causada pela presença de mutação no gene IL1RN, em homozigose. Esse gene codifica o antagonista do receptor da (IL-1; assim, essa mutação ocasiona a sinalização sem antagonismo da IL-1 e resulta em inflamação sistêmica com risco de morte.[616]

Foi descrita originalmente em 2009 e, desde então, alguns outros poucos casos foram descritos.[617]

Caracteriza-se pelo surgimento de lesões pustulares disseminadas no período neonatal ou nos primeiros meses de vida. Os pacientes apresentam baixo ganho de peso, lesões articulares, trombose e febre.[616]

Associadas ao quadro cutâneo, encontram-se as alterações ósseas características: elevação periosteal de ossos longos; lesões osteolíticas multifocais; alargamento anterior do espaço intercostal; e abaulamento epífise de ossos longos.[616-618]

Nos exames laboratoriais, encontram-se leucocitose e alterações de provas inflamatórias. A histopatologia apresenta-se com acantose epidérmica e hiperceratose, infiltração extensiva de epiderme e derme por neutrófilos e formação de pústulas.[617]

O diagnóstico é confirmado pelo sequenciamento genético e o tratamento de escolha e efetivo é o uso de anakinra, um antagonista de receptor IL-1.[617,618]

Pioderma gangrenoso

Cerca de 4% dos casos de pioderma gangrenoso ocorrem em crianças e adolescentes e a média de idade dos pacientes é de 9,5 anos.[615,619,620]

Entre as formas clínicas de PG, a ulcerativa é a mais frequente. Lesões disseminadas são encontradas em quase metade dos casos. Quando localizadas, a principal topografia são os membros inferiores, mas há um destaque para outras topografias, como região perianal, genital e em face.[619,620]

A maioria dos casos é considerada idiopática, não sendo encontrada alguma associação nosológica. As doenças mais associadas com PG na infância são as doenças inflamatórias intestinais, seguidas por hematopatias, vasculites, deficiências imunológicas e as síndromes autoinflamatórias (PAPA, PAPASH e PASH).[619,620]

Em uma revisão sistemática, PG idiopático e PG associado à leucemia e ao linfoma ocorreram em pacientes com média de idade de 7 anos. Já o PG associado com doenças inflamatórias intestinais e PAPA afetaram crianças com média de idade de 13 anos.[620]

O tratamento do PG na infância se inicia com a identificação de doenças associadas e tratamento agressivo das mesmas. A principal droga para tratamento na infância é o corticosteroide, associado ou não às terapias poupadoras de corticosteroides, como dapsona, ciclosporina, adalimumab e infliximab (estes dois últimos são utilizados particularmente quando há doença inflamatória intestinal associada).[620]

Doença de Behçet juvenil

A doença de Behçet juvenil (DBJ) é definida pelo início dos sintomas até os 16 anos, sendo a média de idade do início dos sintomas ao redor dos 12 anos. Parece não haver predomínio de sexo e a história familiar positiva é comum nos casos juvenis.[621]

Dados sobre a gravidade das manifestações clínicas da doença são controversos nas diferentes séries estudadas, fato que pode ser resultado da heterogeneidade genética da mesma.[621-623]

A manifestação inicial mais comum na DBJ é a ulceração oral, assim como na doença de Behçet do adulto (DBA). As úlceras genitais são mais comuns como manifestação inicial na DBA.

Entre as manifestações cutâneas, as mais frequentes na DBJ são o eritema nodoso e as paseudofoliculites. A frequência das outras manifestações não difere significativamente entre os grupos, exceto as manifestações neurológicas e gastrointestinais, que parecem ser mais frequentes na DBJ.[621,624]

Foram propostos critérios diagnósticos para a DBJ, sendo necessária a presença de três dos seguintes para diagnóstico da doença:[625]

- Aftas orais recorrentes (mínimo de três episódios/ano).
- Aftas e úlceras genitais (tipicamente com cicatriz).
- Envolvimento cutâneo (foliculite necrótica, lesões acneiformes, eritema nodoso).
- Envolvimento ocular (uveíte anterior, uveíte posterior, vasculite retiniana).
- Achados neurológicos (exceto cefaleia isolada).
- Achados vasculares (trombose venosa, trombose arterial, aneurisma arterial).

O tratamento da DBJ não difere do tratamento da doença em adultos e inclui o uso isolado ou em conjunto de medicações como corticosteroides, ciclofosfamida, metotrexato, colchicina, azatioprina, ciclosporina e IFN-α, agentes anti-TNF.[624,626]

Hidradenite écrina neutrofílica

A hidradenite écrina neutrofílica (HEN) é uma dermatose rara, frequentemente descrita em associação com leucemia mielogênica aguda e outras neoplasias hematológicas durante quimioterapia. Além disso, também foi descrita associada a processos infecciosos, inclusive infecção pelo HIV. Entretanto, existem diversos relatos de HEN generalizada idiopática que acomete pacientes pediátricos hígidos.[615,627,628]

Clinicamente, apresenta-se como pápulas ou placas eritematosas (tipo urticária em alguns casos), de diversos tamanhos, sensíveis ou assintomáticas. Os casos idiopáticos descritos costumam ocorrer em pacientes menores de 2 anos, muitas vezes incapazes de expressar algum sintoma.

Pode haver lesões purpúricas e pústulas. As lesões localizam-se comumente em tronco, mas podem acometer membros e face.[615,627,628]

A histopatologia demonstra infiltrado neutrofílico ao redor glândula écrina e vasos dérmicos, sem vasculite. Não há outras alterações em exames laboratoriais, como hemograma e provas inflamatórias. Alguns autores sugerem a pesquisa de neoplasias e infecções ocultas, enquanto outros acreditam haver duas entidades distintas: a HEN idiopática distinta da HEN associada a outras doenças.[627,628]

Parece haver sazonalidade, com lesões surgindo preferencialmente no verão ou após sudorese excessiva.[627,628]

Dessa forma, a HEN idiopática em crianças saudáveis pode ser atribuída ao dano causado pelo calor nas glândulas écrinas imaturas, resultando em processo inflamatório ao redor destas.[628]

Assim como as outras formas de HEN, a forma generalizada em crianças parece ser um processo autolimitado, resolvendo-se espontaneamente em poucas semanas. O uso de corticosteroides tópicos pode ser útil no alívio dos sintomas ou aceleração do processo de resolução.[628]

Hidradenite écrina palmoplantar

Caracteriza-se pelo surgimento abrupto de pápulas e nódulos eritematosos e dolorosos, variando de 0,5 a 3 cm de diâmetro, na região palmar e plantar em crianças saudáveis (Figura 24.24).

Raramente ocorre febre associada, bem como leucocitose no hemograma e elevação de provas inflamatórias.[615,629]

Predomina no sexo feminino e entre 1,5 a 15 anos.

Parece ocorrer mais na primavera e outono e estar associada com hiperidrose e umidade excessiva.[630]

O achado característico à histopatologia é um infiltrado dérmico profundo, misto com neutrófilos em abundância ao redor das glândulas écrinas.[630]

Assim como a HEN generalizada (e alguns autores a consideram a forma localizada da HEN generalizada, idiopática), habitualmente apresenta curso autolimitado, não necessitando de tratamento específico. Se ocorrer febre ou dor importante, podem-se utilizar medicações anti-inflamatórias não esteroides.[628,629]

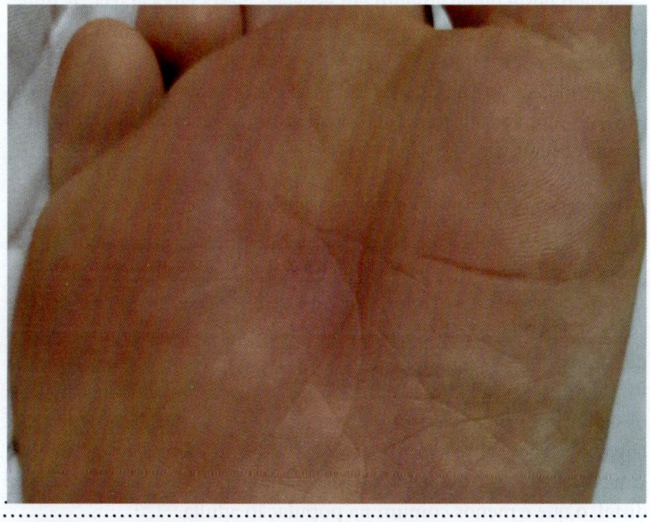

Figura 24.24 Hidradenite écrina palmoplantar.

Síndrome de Sweet

Os principais aspectos da SS na infância são abordados, também separadamente, no texto geral sobre a doença ao longo do capítulo (ver Grupo 2).

1. Marzano AV, Borghia A, Wallach D, Cugno M. A Comprehensive Review of Neutrophilic Diseases. Clin Rev Allergy Immunol. 2017 Jul 7.
2. Sneddon IB, Wilkinson DS. Subcorneal pustular dermatosis. Br J Dermatol 1956; 68: 385-94.
3. Cheng S, Edmonds E, Ben-Gashir M, Yu RC. Subcorneal pustular dermatosis: 50 years on. Clin Exp Dermatol. 2008 May;33:229-33. Epub 2008 Mar 18.
4. Reed J, Wilkinson J. Subcorneal pustular dermatosis. Clinics in Dermatology, 2000;18:301-313.
5. Grob JJ, Mege JL, Capo C, Jancovicci E, Fournerie JR, Bongrand P et al. Role of tumor necrosis factor-alpha in Sneddon-Wilkinson subcorneal pustular dermatosis. A model of neutrophil priming in vivo. J Am Acad Dermatol 1991; 25: 944-7.
6. Tagami H, Iwatsuki K, Iwase Y, Yamada M. Subcorneal pustular dermatosis with vesiculo-bullous eruption. Demonstration of subcorneal IgA deposits and a leukocyte chemotactic factor. Br J Dermatol 1983;109:581-7.
7. Takematsu H, Tagami H. Quantification of chemotactic peptides (C5a anaphylatoxin and IL-8) in psoriatic lesional skin. Arch Dermatol 1993; 129: 74-80.
8. Ono S, Otsuka A, Miyachi Y, Kabashima K. Subcorneal Pustular Dermatosis Exhibiting a High Serum TARC/CCL17 Level. Case Rep Dermatol 2013;5:38-42.
9. Lutz ME, Daoud MS, McEvoy MT, Gibson LE. Subcorneal pustular dermatosis: A clinical study of ten patients. Cutis 1998;61:203-8.
10. Takata M, Inaoki M, Shodo M, Hirone T, Kaya H Subcorneal pustular dermatosis associated with IgA myeloma and intraepidermal IgA deposits. Dermatology 1994;189(Suppl1):111-4.
11. Kasha EE, Epinette WW. Subcorneal pustular dermatosis in association with a monoclonal IgA gammopathy. A report and review of the literature. J Am Acad Dermatol 1988; 19:854-8.
12. Butt A, Burge SM. Sneddon-Wilkinson disease in association with rheumatoid arthritis. Br J Dermatol 1995; 132:313-5.
13. Taniguchi S, Tsuruta D, Kutsuna H, Hamada T. Subcorneal pustular dermatosis in a patient with hyperthyroidism. Dermatology 1995; 190: 64-6.
14. Tsuruta D, Matsumura-Oura A, Ishii ML. Subcorneal pustular dermatosis and Sjogren's syndrome. Int J Dermatol 2005; 44: 55-7.
15. Delaport E, Colombel JF, Nguyen-Malifer C et al. Subcorneal pustular dermatosis in a patient with Crohn's disease. Acta Derm Venerol (Stockh) 1992; 72: 301-2.
16. Kohler LD, Mohrenschlager M, Worret WI, Ring J. Subcorneal pustular dermatosis (Sneddon-Wilkinson disease) in a patient with multiple sclerosis. Dermatology 1999; 199:69-70.
17. Scarpa R, Lubrano E, Cozzi R et al. Subcorneal pustular dermatosis (Sneddon--Wilkinson disease). Another cutaneous manifestation of SAPHO syndrome? Br J Rheum 1997;36: 602-3.
18. Atukorala DN, Joshi RK, Abanmi A, Jeha MT. Subcorneal pustular dermatosis and IgA myeloma. Dermatology 1993;187: 124-6.
19. Brown SJ, Barrett PD, Hendrick A, Langtry JAA. Subcorneal pustular dermatosis in association with chronic lymphocytic leukaemia. Acta Derm Venereol 2003; 83: 306-7.
20. Agarwal A, Shivaswamy KN, Barani R, Thappa DM, Verma SK. Subcorneal pustular dermatosis and thymoma: an association or a coincidence? Indian J Dermatol 2006; 51: 272-4.
21. Villey MC, Ehrsam E, Marrakchi S, COLOMBEL JF, THOMAS P. Apudoma and subcorneal pustular dermatosis (Sneddon-Wilkinson disease). Dermatology 1992; 185: 269-71.
22. Buchet S, Humbert P, Blanc D, Derancourt C, Beckerich D, Ranfaing E, Agache P. et al. Subcorneal pustular dermatosis associated with epidermoid carcinoma of the lung. Ann Dermatol Venereol 1991; 118: 125-8.
23. Voigtlander C, Lu ftl M, Schuler G, Hertl M. Infliximab (antitumornecrosis factor alpha antibody). A novel, highly effective treatment of recalcitrant subcorneal pustular dermatosis (Sneddon-Wilkinson disease). Arch Dermatol 2001; 137: 1571-4.
24. Bonifati C, Trento E, Cordiali Fei P, Muscardin L†, Amantea A, Carducci M. Early but not lasting improvement of recalcitrant subcorneal pustular dermatosis (Sneddon--Wilkinson disease) after infliximab therapy: relationships with variations in cytokine levels in suction blister fluids. Clin Exp Dermatol 2005; 30: 662-5.
25. Debarbieux S, Depaepe L, Poulalhon N, Dalle S, Balme B, Thomas L. Reflectance confocal microscopy characteristics of eight cases of pustular eruptions and histopathological correlations. Skin Res Technol. 2013;19(1):e444-52.
26. Stalder R, Brembilla N, Conrad C, Yawalkar N, Navarini A, Boehncke WH, Kaya G. Interleukin-17E, inducible nitric oxide synthase and arginase1 as new biomarkers in the identification of neutrophilic dermatoses. Clin Exp Dermatol. 2021 Oct 20. doi: 10.1111/ced.14988. Epub ahead of print.
27. Korbi M, Amri F, Njima M, H Belhadjali, Youssef M, Zili J. Successful treatment of Sneddon-Wilkinson disease with doxycycline. Clin Exp Dermatol. 2021 Dec;46(8):1568-1569. doi: 10.1111/ced.14756. Epub 2021 Jun 17. PMID: 34018225.
28. Berk DR, Hurt MA, Mann C, Sheinbein D. Sneddon-Wilkinson disease treated with etanercept: report of two cases. Clin Exp Dermatol. 2009 Apr;34(3):347-51.
29. Magdaleno-Tapial J, Valenzuela-Oñate C, Alonso-Carpio M, García Legaz M, Alegre-de Miquel V, Zaragoza-Ninet MG, Zaragoza-Ninet V. Improvement of recalcitrant Sneddon-Wilkinson disease with apremilast. Australas J Dermatol. 2020 May;61(2):185-186. doi: 10.1111/ajd.13253. Epub 2020 Feb 11.
30. Schissler C, Velter C, Lipsker D. Amicrobial pustulosis of the folds: Where have we gone 25years after its original description? Ann Dermatol Venereol. 2017 Mar;144(3):169-175.
31. Marzano AV, Tavecchio S, Berti E, MD, Gelmetti C, Cugno M. Cytokine and Chemokine Profile in Amicrobial Pustulosis of the Folds Evidence for Autoinflammation. Medicine 94(50):e2301
32. Marzano AV, Ramoni S, Caputo R. Amicrobial pustulosis of the folds. Report of 6 cases and a literature review. Dermatology 2008;216:305-11.
33. Wang MZ, Camilleri MJ, Guo R, Wieland CN. Amicrobial pustulosis of the folds: Report of 4 cases. J Cutan Pathol. 2017;44:367-372.
34. Gambichler T, Boms S, Hochdorfer B, Altmeyer P, Kreuter A. Immunohistology of amicrobial pustulosis of the folds. Clinical and Experimental Dermatology, 32, 155-158.
35. Sidoroff A, Halevy S, Bavinck JNB, Vaillant L, Roujeau J-C. Acute generalized exanthematous pustulosis (AGEP) – A clinical reaction pattern. J Cutan Pathol 2001; 28: 113-119. C Munksgaard 2001.
36. Beylot C, Bioulac P, Doutre MS. Acute generalized exanthematic pustuloses (four cases). Ann Dermatol Venereol. 1980 Jan-Feb;107 (1-2):37-48.
37. Roujeau JC, Bioulac-Sage P, Bourseau C, Guillaume JC, Bernard P, Lok C et al. Acute generalized exanthematous pustulosis. Analysis of 63 cases. Arch Dermatol. 1991 Sep;127 (9):1333-8.
38. Sidoroff A, Dunant A, Viboud C, S. Halevy, Bouwes Bavinck JN, Naldi L et al. Risk factors for acute generalized exanthematous pustulosis (AGEP)-results of a multinational case-control study (EuroSCAR). Br J Dermatol 2007; 157:989-96.
39. Beylot C, Doutre MS, Beylot-Barry M. Acute Generalized Exanthematous Pustulosis. Seminars in Cuta neous Medicine and Surgery 1996 Dec 15 (4), 244-249.
40. Birni E A.J., Litlewood S.M. Acute generalized exanthematous pustulosis does not always have a drug-related cause. Br J Dermatol. 2008 May 22. [Epub ahead of print].
41. Wolkenstein P, Chosidow O, Fléchet ML, Robbiola O, Paul M, Dumé L et al. Patch testing in severe cutaneous adverse drug reactions, including Stevens-Johnson syndrome and toxic epidermal necrolysis. Contact Dermatitis. 1996 Oct;35(4):234-6.
42. Sussman M, Napodano A, Huang S, Are A, Hsu S, Motaparthi K. Pustular Psoriasis and Acute Generalized Exanthematous Pustulosis. Medicina (Kaunas). 2021 Sep 23;57(10):1004. doi: 10.3390/medicina57101004. PMID: 34684041; PMCID: PMC8538083.
43. Isom J, Braswell DS, Siroy A, Auerbach J, Motaparthi K. Clinical and histopathologic features differentiating acute generalized exanthematous pustulosis and pustular psoriasis: A retrospective series. J Am Acad Dermatol. 2020 Jul;83(1):265-267. doi: 10.1016/j.jaad.2020.03.015. Epub 2020 Mar 12. PMID: 32173359.
44. Pippirs U, Mehlhorn H, Antal AS, Schulte KW, Homey B. Acute generalized exanthematous pustulosis following a Loxosceles spider bite in Great Britain. Br J Dermatol. 2009 Jul;161(1):208-9.
45. Ordoñez NA, Sepulveda VG, Vargas LP, Moreno JM. covid-19 presenting as acute generalized exanthematous pustulosis associated with multiorgan dysfunction in a 44-year-old female patient. Rev Inst Med Trop Sao Paulo. 2021 May 24;63:e42. doi:10.1590/S1678-9946202163042. PMID: 34037158; PMCID: PMC8149101.
46. Lee EY, Koh MJA. Acute generalized exanthematous pustulosis in children and adolescents in Singapore: A ten-year retrospective review. Pediatr Dermatol. 2021 Mar;38(2):424-430. doi: 10.1111/pde.14482. Epub 2020 Dec 18. PMID: 33336363.
47. Pezzarossa E, Ungari M, Caresana G, Sagradi F, Cimardi L, Pan A, Testa S, Aguggini S, Varotti E, Tanzi G, Manotti L, Ferrero G, Gusolfino MD, Trombatore M; CreSCO Study Group. Acute Generalized Exanthematous Pustulosis (AGEP) in 12 Patients Treated for SARS-CoV-2 Positive Pneumonia. Am J Dermatopathol. 2021 May 1;43(5):342-348. doi: 10.1097/DAD.0000000000001819. PMID: 33405402.
48. Costa DAM, Seque CA, Enokihara MMSS, Porro AM. Acute generalized exanthematous pustulosis: a case series of 13 patients in Brazil. J Eur Acad Dermatol Venereol. 2019 Feb;33(2):e52-e55. doi: 10.1111/jdv.15175. Epub 2018 Jul 31. PMID: 29992639.
49. Creadore A, Desai S, Alloo A, Dewan AK, Bakhtiar M, Cruz-Diaz C, Femia A, Fox L, Katz KL, Micheletti R, Nelson CA, Ortega-Loayza AG, Patrinely JR Jr, Plovanich M, Rosenbach M, Shaigany S, Shields BE, Saleh JZ, Sharif-Sidi Z, Shinkai K, Smith J, Su C, Wanat KA, Wieser JK, Wright S, Noe MH, Mostaghimi A. Clinical Characteristics, Disease Course, and Outcomes of Patients With Acute Generalized Exanthematous Pustulosis in the US. JAMA Dermatol. 2022 Jan 5:e215390. doi: 10.1001/jamadermatol.2021.5390. Epub ahead of print. PMID: 34985493; PMCID: PMC8733866.
50. Ermertcan AT, Demirer O, Inanir I, Bilaç C, Temiz P. Acute generalized exanthematous pustulosis with lymphangitis triggered by a spider bite. Cutan Ocul Toxicol. 2010 Mar;29(1):67-9.
51. Britschgi M, Pichler WJ. Acute generalized exanthematous pustulosis, a clue to neutrophil mediated inflammatory processes orchestrated by T cells. Curr Opin Allergy Clin Immunol 2002, 2:325-331.
52. Schmid S, Kuechler PC, Britschgi M, Steiner UC, Yawalkar N, Limat A et al. Acute Generalized Exanthematous Pustulosis: Role of Cytotoxic T Cells in Pustule Formation. American Journal of Pathology, 2002, 161 (6): 2079-2086.
53. Nakamizo S, Kobayashi S, Usui T, Miyachi Y, Kabashima K. Clopidogrel-induced acute generalized exanthematous pustulosis with elevated Th17 cytokine levels as determined by a drug lymphocyte stimulation test. Br J Dermatol. 2010 Jun;162(6):1402-3.
54. Kabashima R, Sugita K, Sawada Y, Hino R, Nakamura M, Tokura Y. Increased circulating Th17 frequencies and serum IL-22 levels in patients with acute generalized exanthematous pustulosis. J Eur Acad Dermatol Venereol. 2011 Apr;25(4):485-8.
55. Song HS, Kim SJ, Park TI, Jang YH, Lee ES. Immunohistochemical Comparison of IL-36 and the IL-23/Th17 Axis of Generalized Pustular Psoriasis and Acute Generalized ExanthematousPustulosis. Ann Dermatol. 2016 Aug;28(4):451-6.

56. Farooq M, Nakai H, Fujimoto A, Fujikawa H, Matsuyama A, Kariya N, Aizawa A, Fujiwara H, Ito M, Shimomura Y. Mutation analysis of the IL36RN gene in 14 Japanese patients with generalized pustular psoriasis. Hum Mutat. 2013 Jan;34(1):176-83.
57. Marrakchi S, Guigue P, Renshaw BR, Puel A, Pei XY, Fraitag S, Zribi J, Bal E, Cluzeau C, Chrabieh M, Towne JE, Douangpanya J, Pons C, Mansour S, Serre V, Makni H, Mahfoudh N, Fakhfakh F, Bodemer C, Feingold J, Hadj-Rabia S, Favre M, Genin E, Sahbatou M, Munnich A, Casanova JL, Sims JE, Turki H, Bachelez H, Smahi A. Interleukin-36-receptor antagonist deficiency and generalized pustular psoriasis. N Engl J Med. 2011 Aug 18;365(7):620-8.
58. Navarini AA, Valeyrie-Allanore L, Setta-Kaffetzi N, Barker JN, Capon F, Creamer D, Roujeau JC, Sekula P, Simpson MA, Trembath RC, Mockenhaupt M, Smith CH. Rare variations in IL36RN in severe adverse drug reactions manifesting as acute generalized exanthematous pustulosis. J Invest Dermatol. 2013 Jul;133(7):1904-7.
59. Turk BG, Gunaydin A, Ertam I, Ozturk G. Adverse cutaneous drug reactions among hospitalized patients: five year surveillance. Cutan Ocul Toxicol. 2013 Mar;32(1):41-5.
60. Prange, A. Marini, A. Kalke, N. Hodzic-Avdagic, T. Ruzicka, and U. R. Hengge, "Acute localized exanthematous pustulosis (ALEP)," Journal of the German Society of Dermatology, vol. 3, no. 3, pp. 210-212, 2005.
61. Hadavand MA, Kaffenberger B, Cartron AM, Trinidad JCL. Clinical presentation and management of atypical and recalcitrant acute generalized exanthematous pustulosis. J Am Acad Dermatol. 2020 Sep 11:S0190-9622(20)32609-8. doi: 10.1016/j.jaad.2020.09.024. Epub ahead of print. PMID: 32926975.
62. Copaescu AM, Bouffard D, Masse MS. Acute generalized exanthematous pustulosis simulating toxic epidermal necrolysis: case presentation and literature review. Allergy Asthma Clin Immunol. 2020 Feb 4;16:9. doi: 10.1186/s13223-020-0407-5. PMID: 32042284; PMCID: PMC7001236.
63. Thienvibul C, Vachiramon V, Chanprapaph K. Five-Year Retrospective Review of Acute Generalized Exanthematous Pustulosis. Dermatol Res Pract. 2015;2015:260928. doi: 10.1155/2015/260928. Epub 2015 Dec 10. PMID: 26783390; PMCID: PMC4689982.
64. Dema T. Alniemi, David A. Wetter, Alina G. Bridges, Rokea A. el-Azhary, Mark D. P. Davis, Michael J. Camilleri, Marian T. McEvoy. Acute generalized exanthematous pustulosis: clinical characteristics, etiologic associations, treatments, and outcomes in a series of 28 patients at Mayo Clinic, 1996-2013.
65. Kardaun SH, Kuiper H, Fidler V, Jonkman MF. The histopathological spectrum of acute generalized exanthematous pustulosis (AGEP) and its differentiation from generalized pustular psoriasis. J Cutan Pathol. 2010 Dec;37(12):1220-9.
66. Barbaud A, Collet E, Milpied B, Assier H, Staumont D, Avenel-Audran M, Grange A, Amarger S, Girardin P, Guinnepain MT, Truchetet F, Lasek A, Waton J. A multicentre study to determine the value and safety of drug patch tests for the three main classes of severe cutaneous adverse drug reactions. Br J Dermatol. 2013 Mar;168(3):555-62.
67. Pichler WJ, Tilch J. The lymphocyte transformation test in the diagnosis of drug hypersensitivity. Allergy 2004;59:809-20.
68. Kiyohara T, Sawai T, Ido H, Kumakiri M. Toxic Epidermal Necrolysis with Some Features of Acute Generalized Exanthematous Pustulosis. Acta Derm Venereol. 2013 Mar 27;93(2):212-214.
69. Moling O, Perino F, Piccin A. Acute generalized exanthematous pustulosis with overlap features of toxic epidermal necrolysis/Stevens-Johnson syndrome. Int J Dermatol. 2013 Mar 3. [Epub ahead of print].
70. Jesse Szatkowski, Robert A. Schwartz. Acute generalized exanthematous pustulosis (AGEP): A review and update. J Am Acad Dermatol, 2015 Nov 73, 843-48.
71. Sadighha A. Etanercept in the treatment of a patient with acute generalized exanthematous pustulosis/toxic epidermal necrolysis: definition of a new model based on translational research.. Int J Dermatol. 2009 Aug;48(8):913-4.
72. Gencoglan G, Tosun M, Aktepe F. The molecular mechanism of etanercept, an anti--tumour necrosis factor-alpha receptor-fusion protein, in the treatment of acute generalized exanthematous pustulosis. J Dermatolog Treat. 2009;20(4):241-5.
73. Navarini AA, Burden AD, Capon F, Mrowietz U, Puig L, Koks S, Kingo K, Smith, Barker JN. European consensus statement on phenotypes of pustular psoriasis. JEADV 2017, 31, 1792-1799.
74. Sugiura K. The genetic background of generalized pustular psoriasis: IL36RN mutations and CARD14 gain-of-function variants. Journal of Dermatological Science 74 (2014) 187-192.
75. Marrakchi S, Guigue P, Renshaw BR et al. Interleukin-36-receptor antagonist deficiency and generalized pustular psoriasis. N Engl J Med. 2011 Aug 18; 365(7):620-628.
76. Mutation in IL36RN impairs the processing and regulatory function of the interleukin-36-receptor antagonist and is associated with DITRA syndrome.
77. Setta-Kaffetzi N, Navarini AA, Patel VM et al. Rare pathogenic variants in IL36RN underlie a spectrum of psoriasis-associated pustular phenotypes. J Invest Dermatol 2013; 133: 1366-1369.
78. Wang TS, Chiu HY, Hong JB, Chan CC, Lin SJ, Tsai TF. Correlation of IL36RN mutation with different clinical features of pustular psoriasis in Chinese patients. Arch Dermatol Res 2016; 308: 55-63.
79. Mössner R, Wilsmann-Theis D, Oji V, Gkogkolou P, Löhr S et al. The genetic basis for most patients with pustular skin disease remains elusive. Br J Dermatol. 2017 Aug 5.
80. Sugiura K, Takemoto A, Yamaguchi M, Takahashi H, Shoda Y, Mitsuma T et al. The majority of generalized pustular psoriasis without psoriasis vulgaris is caused by deficiency of interleukin-36 receptor antagonist. J Invest Dermatol 2013;133:2514-21.
81. Griffiths CEM, Christophers E, Barker JNWN, Chalmers RJG, Chimenti S, Krueger GG, Leonardi C et al. A classification of psoriasis vulgaris according to phenotype. British Journal of Dermatology 2007 156, 258-262.
82. Yerushalmi J, Grunwald MH; Dafna Hallel-Halevy D, Avinoach I, Halevy S. Chronic Pustular Eruption of the Thumbs. Arch Dermatol, 2000. 136, 925-930.
83. Nikkels AF, Nikkels-Tassoudji N, Piérard GE. Breaking the relentless course of Hallopeau's acrodermatitis by dapsone. Eur J Dermatol. 1999, 9(2), 126-8.
84. Brill TJ, Schmidt TE, Valesky EM, Kaufmann R, Thaçi D. Successful Treatment of Acrodermatitis Continua of Hallopeau with Sequential Combination of Calcipotriol and Tacrolimus Ointments. Dermatology 2005;211:351-355.
85. Smith MP, Ly K, Thibodeaux Q, Bhutani T, Liao W, Beck KM. Acrodermatitis continua of Hallopeau: clinical perspectives. Psoriasis (Auckl). 2019 Aug 9;9:65-72. doi: 10.2147/PTT.S180608. PMID: 31497529; PMCID: PMC6691962.
86. Piraccini BM, Fanti PA, Morelli R, Tosti A. Hallopeau's acrodermatitis continua of the nail apparatus: a clinical and pathological study of 20 patients. Acta Derm Venereol. 1994 Jan;74(1):65-7.
87. Marin, M. A; Pachecp, E. S; Castellanos Posse, M. F; Rodriguez, M. N. Acrodermatitis continua de Hallopean/Continued acrodermatitis of Allopean. Rev. argent. dermatol;74(3):97-104, jul.-set. 1993.
88. Piraccini BM, Tosti A, Lorizzo Misciali C. Pustular psoriasis of the nails: treatment and long-term follow-up of 46 patients. Br J Dermatol 2001; 144: 1000-1005.
89. Maliyar K, Crowley EL, Rodriguez-Bolanos F, O'Toole A, Gooderham MJ. The Use of Biologic Therapy in the Treatment of Acrodermatitis Continua of Hallopeau: A Review. J Cutan Med Surg. 2019 Jul/Aug;23(4):428-435. doi: 10.1177/1203475419836435. Epub 2019 Apr 2. PMID: 30938189.
90. Errichetti E, Stinco G. Dermoscopy in facilitating the recognition of acrodermatitis continua of Hallopeau. J Dermatol. 2017 Nov;44(11):e286-e287. doi: 10.1111/1346-8138.13978. Epub 2017 Jul 22. PMID: 28734002.
91. Cinotti E, Santi F, Perrot JL, Habougit C, Tognetti L, Rubegni P. Squamous cell carcinoma arising on acrodermatitis continua of Hallopeau: clinical and noninvasive skin imaging features. Int J Dermatol. 2021 Jun;60(6):763-765. doi: 10.1111/ijd.15297. Epub 2020 Nov 25. PMID: 33241565.
92. Tosti A, Fanti PA, Morelli R, Bardazzi F. Psoriasiform acral dermatitis. Report of three cases. Acta Derm Venereol. 1992;72:206-7.
93. Thielen AM, Barde C, Marazza G, Saurat JH. Long-Term Control with Etanercept (Enbrel) of a Severe Acrodermatitis Continua of Hallopeau Refractory to Infliximab (Remicade). Dermatology 2008;217:137-139.
94. Kromer C, Loewe E, Schaarschmidt ML, Pinter A, Gerdes S, Celis D, Poortinga S, Wilsmann-Theis D, Mössner R. Treatment of acrodermatitis continua of Hallopeau: A case series of 39 patients. J Dermatol. 2020 Sep;47(9):989-997. doi: 10.1111/1346-8138.15466. Epub 2020 Jul 6. PMID: 32632983.
95. Hellgren L, Mobacken H: Pustulosis palmaris et plantaris. Prevalence, clinical observations and prognosis. Acta DermVenereol 1971, 51:284-288.
96. Eriksson MO, Hagforsen E, Lundin IP, Michaelsson G: Palmoplantar pustulosis: A clinical and immunohistological study. Br J Dermatol 1998 138:390-398.
97. Akiyama T, Seishima M, Watanabe H, Nakatani A, Mori S, Kitajima Y. The relationships of onset and exacerbation of pustulosis palmaris et plantaris to smoking and focal infections. J Dermatol. 1995 Dec;22(12):930-4.
98. Burden AD, Kemmett D. The spectrum of nail involvement in palmoplantar pustulosis. Br J Dermatol: 134: 1079-1082.
99. Brunasso AMG, Massone C. Recent advances in palmoplantar pustulosis. Fac Rev. 2021 Jul 27;10:62. doi: 10.12703/r/10-62. PMID: 34409425; PMCID: PMC8361749.
100. Hagforsen E, Edvinsson M, Nordlind K, Michaelsson G. Expression of nicotinic receptors in the skin of patients with palmoplantar pustulosis. Br J Dermatol, 2002; 146: 383-391.
101. Murakami M, Ohtake T, Horibe Y, Ishida-Yamamoto A, Morhenn VB, Gallo RL, Iizuka H. Acrosyringium is the main site of the vesicle/pustule formation in palmoplantar pustulosis. J Invest Dermatol. 2010 Aug;130(8):2010-6.
102. Yoon SY, Park HS, Yoon HS, Chung JH, Cho S. Utility of epithelial membrane antigen immunostaining in the differentiation between palmoplantar pustulosis and pompholyx. J Eur Acad Dermatol Venereol. 2012 Sep 18. [Epub ahead of print].
103. Hagforsen E, Hedstrand H, Nyberg F, Michaëlsson G. Novel findings of Langerhans cells and interleukin-17 expression in relation to the acrosyringium and pustule in palmoplantar pustulosis. Br J Dermatol. 2010 Sep;163(3):572-9.
104. Murakami M, Hagforsen E, Morhenn V, Ishida-Yamamoto A, Iizuka H. Patients with palmoplantar pustulosis have increased IL-17 and IL-22 levels both in the lesion and serum. Exp Dermatol. 2011 Oct;20(10):845-7.
105. Miot HA, Miot LD, Lopes PS, Haddad GR, Marques SA. Association between palmoplantar pustulosis and cigarette smoking in Brazil: a case-control study. J Eur Acad Dermatol Venereol. 2009 Oct;23(10):1173-7.
106. Hagforsen E, Einarsson A, Aronsson F, Nordlind K, Michaeèlsson G. The distribution of choline acetyltransferase-and acetylcholinesterase-like immunoreactivity in the palmar skin of patients with palmoplantar pustulosis. Br J Dermatol 2000; 142: 234-242.
107. Kobayashi K, Kamekura R, Kato J, Kamiya S, Kamiya T, Takano K, Ichimiya S, Uhara H. Cigarette Smoke Underlies the Pathogenesis of Palmoplantar Pustulosis via an IL-17A-Induced Production of IL-36γ in Tonsillar Epithelial Cells. J Invest Dermatol. 2021 Jun;141(6):1533-1541.e4. doi: 10.1016/j.jid.2020.09.028. Epub 2020 Nov 12. PMID: 33188781.
108. Yiannias JA, Winkelmann RK, Connolly SM. Contact sensitivities in palmar plantar pustulosis (acropustulosis). Contact Dermatitis, 1998, 39, 108-111.
109. Ishihara K, Ando T, Kosugi M, Kato T, Morimoto M, Yamane G et al. Relationships between the onset of pustulosis palmaris et plantaris, periodontitis and bacterial heat shock proteins. Oral Microbiol Immunol 2000: 15: 232-237.

110. Brunasso Vernetti AMG, Puntoni M, Massone C. Palmoplantar Pustulosis and Allergies: A Systematic Review. Dermatol Pract Concept. 2019 Apr 30;9(2):105-110. doi: 10.5826/dpc.0902a05. PMID: 31106012; PMCID: PMC6502300.
111. Enomoto T, Takiguchi H, Hayashi Y, Tabata T. Pustulosis palmaris et plantaris with reference to cross-reactivity between tonsillar epithelium antigen and skin antigen. Acta Otolaryngol (Stockh) 1983: 401: 36-42.
112. Sakiyama H, Kobayashi S, Dianzani U, Ogiuchi H, Kawashima M, Uchiyama T, Yagi J. Possible involvement of T cell co-stimulation in pustulosis palmaris et plantaris via the induction of inducible co-stimulator in chronic focal. Infect J Dermatol Sci 2008 50, 197-207.
113. Nozawa H, Kishibe K, Takahara M, Harabuchi Y. Expression of cutaneous lymphocyte--associated antigen (CLA) in tonsillar T-cells and its induction by in vitro stimulation with alpha-streptococci in patients with pustulosis palmaris et plantaris (PPP). Clinical Immunology 116 (2005) 42-53.
114. Tsubota H, Kataura A, Kukuminato Y, Hamamoto M, Ohguro S, Shido F et al. Efficacy of tonsillectomy for improving skin lesions of Pustulosis palmaris et plantaris---evaluation of 289 cases at the Department of Otolaryngology of Sapporo Medical University. Nippon Jibiinkoka Gakkai Kaiho. 1994 Sep;97(9):1621-30.
115. Saez-Rodrıguez M, Noda-Cabrera A, Garcıa-Bustınduy M, Guimera-Martın-Neda F, Dorta-Alom S, Escoda-García M et al. Palmoplantar pustulosis associated with gastric Helicobacter pylori infection. Clinical and Experimental Dermatology, 2002, 27, 714-722.
116. Kikuchi N, Yamamoto T. Dental Infection as a Triggering Factor in Palmoplantar Pustulosis. Acta Derm Venereol. 2013 Mar 5 [Epub ahead of print].
117. Murakata H, Harabuchi Y, Kataura A. Increased interleukin-6, interferon-gamma and tumour necrosis factor-alpha production by tonsillar mononuclear cells stimulated with alpha-streptococci in patients with pustulosis palmaris et plantaris: Acta Otolaryngol. 1999;119(3):384-91.
118. Masuda-Kuroki K, Murakami M, Tokunaga N, Kishibe M, Mori H, Utsunomiya R et al. The microbiome of the "sterile" pustules in palmoplantar pustulosis. Exp Dermatol. 2018;27(12):1372-7.
119. Kouno M, Akiyama Y, Minabe M, Iguchi N, Nomura T, Ishihara K et al. Dysbiosis of oral microbiota in palmoplantar pustulosis patients. J Dermatol Sci. 2019;93(1):67-9.
120. Ward JM, Barnes RMR. HLA antigens in persistent palmoplantar pustulosis and its relationship to psoriasis. Br J Dermatol, 1978, 99: 477-483.
121. Torii H, Nakagawa H, Ishibashi Y, Tokunaga K, Juji T. Genetic polymorphisms in HLA-A, -B, -C and -DR antigens in Japanese patients with palmoplamtar pustulosis. Dermatol 1994: 188: 290-2.
122. Hashigucci K, Yokoyama M, Niizeki H, Yamasaki Y, Akiya K, Tojo T et al. Polymorphism in the tumor necrosis B gene is associated with Palmoplantar pustulosis. Tissue Antigens 1999: 54: 288-90.
123. H. Niizeki H, Naruse T, Hashigucci K, Yokoyama M, Yamasaki Y, Akiya K et al. Polymorphisms in the TNFA promoter region is not associated with palmoplantar pustulosis. Tissue Antigens 2000: 56: 162-165.
124. Kingo K, Mossner R, Koks S, Ratsep R, Kru¨ger U, Vasar E et al. Association analysis of IL19, IL20 and IL24 genes in palmoplantar pustulosis. Br J Dermatol 2007, 156: 646-652.
125. Twelves S, Mostafa A, Dand N, Burri E, Farkas K, Wilson R et al. Clinical and genetic differences between pustular psoriasis subtypes. J Allergy Clin Immunol. 2019;143(3):1021-6.
126. Mengesha YM, Bennett ML. Pustular Skin Disorders: Diagnosis and Treatment. Am J Clin Dermatol 2002; 3 (6): 389-400.
127. Misiak-Galazka M, Wolska H, Rudnicka L. What do we know about palmoplantar pustulosis? J Eur Acad Dermatol Venereol. 2017 Jan;31(1):38-44.
128. Sáez-Rodríguez M, Noda-Cabrera A, Alvarez-Tejera S, Guimerá-Martín-Neda F, Dorta-Alom S, Escoda-García M et al. The role of psychological factors in palmoplantar pustulosis. J Eur Acad Dermatol Venereol. 2002 Jul;16(4):325-7.
129. Sonozaki H, Kawashima M, Hongo U, Yaoita H, Ikeno M, Matsuura M et al. Incidence Of Arthro-Osteitis In Patients With Pustulosis Palmaris Et Plantaris. Ans Rhem Dis, 1981, 40, 554-557.
130. Chamot A, Benhamou CL, Kahn MF, Beraneck G et al. Le syndrome acne pustulose hyperostose osteite (SAPHO). Rev Rhum1987; 54:187-196.
131. Earwaker JWS, Cotton A. SAPHO: syndrome or concept? Imaging findings. Skeletal Radiol (2003) 32:311-327.
132. Mejjad O, Daragon A, Louvel JP, Da Silva LF, Thomine E, Lauret P et al. Osteoarticular manifestations of pustulosis palmaris et plantaris and of psoriasis: two distinct entities. An Rheum Dis 1996; 55: 177-180.
133. Nymann P, Kollerup G, Jemec GB, Grossmann E. Decreased bone mineral density in patients with pustulosis palmaris et plantaris. Dermatology. 1996;192(4):307-11.
134. Agner T, Sindrup Jh, Hoier-Madsen M, L. Hegedus. Thyroid Disease In Pustulosis Palmoplantaris. Br J Dermatol, Volume 121: 487-491.
135. Michaelsson G, Kristjansson G, Pihl Lundin I et al. Palmoplantar pustulosis and gluten sensitivity: a study of serum antibodies against gliadin and tissue transglutaminase, the duodenal mucosa and effects of glutenfree diet. Br J Dermatol 2007; 156: 659-666.
136. Hagforsen E, Michaëlsson K, Lundgren E, Olofsson H, Petersson A, Lagumdzija A, Hedstrand H, Michaëlsson G. Women with palmoplantar pustulosis have disturbed calcium homeostasis and a high prevalence of diabetes mellitus and psychiatric disorders: a case-control study. Acta Derm Venereol. 2005;85(3):225-32. doi: 10.1080/00015550510026587. PMID: 16040407.
137. Shmidt E, Wetter DA, Ferguson SB, Pittelkow MR. Psoriasis and palmoplantar pustulosis associated with tumor necrosis factor-α inhibitors: the Mayo Clinic experience, 1998 to 2010. J Am Acad Dermatol. 2012 Nov;67(5):e179-85.
138. Wilsmann-Theis D, Jacobi A, Frambach Y, Philipp S, Weyergraf A, Schill T, Steinz K, Gerdes S, Mössner R. Palmoplantar pustulosis -a cross-sectional analysis in Germany. Dermatol Online J. 2017 Apr 15;23(4).
139. Misiak-Galazka M, Wolska H, Galazka A, Kwiek B, Rudnicka L. General Characteristics and Comorbidities in Patients with Palmoplantar Pustulosis. Acta Dermatovenerol Croat. 2018 Jun;26(2):109-118. PMID: 29989866.
140. Becher G, Jamieson L, Leman J. Palmoplantar pustulosis--a retrospective review of comorbid conditions. J Eur Acad Dermatol Venereol. 2015 Sep;29(9):1854-6. doi: 10.1111/jdv.12545. Epub 2014 May 12. PMID: 24813766.
141. Masuda-Kuroki K, Murakami M, Kishibe M, Kobayashi S, Okubo Y, Yamamoto T, Terui T, Sayama K. Diagnostic histopathological features distinguishing palmoplantar pustulosis from pompholyx. J Dermatol. 2019 May;46(5):399-408. doi: 10.1111/1346-8138.14850. Epub 2019 Mar 28. PMID: 30919463.
142. Kouno M, Nishiyama A, Minabe M, Iguchi N, Ukichi K, Nomura T, Katakura A, Takahashi S. Retrospective analysis of the clinical response of palmoplantar pustulosis after dental infection control and dental metal removal. J Dermatol. 2017 Jun;44(6):695-698.
143. Adişen E, Gurer MA. Therapeutic options for palmoplantar pustulosis. Clin Exp Dermatol. 2010 Apr;35(3):219-22.
144. Marsland AM, Chalmers RJG, Hollis S, Leonardi-Bee J, Griffiths CEM. Interventions for chronic palmoplantar pustulosis (Cochrane Review). In: The Cochrane Library, Issue 2, 2008. Oxford: Update Software.
145. Misiak-Galazka M, Zozula J, Rudnicka L. Palmoplantar Pustulosis: Recent Advances in Etiopathogenesis and Emerging Treatments. Am J Clin Dermatol. 2020 Jun;21(3):355-370. doi: 10.1007/s40257-020-00503-5. PMID: 32008176; PMCID: PMC7275027.
146. Freitas E, Rodrigues MA, Torres T. Diagnosis, Screening and Treatment of Patients with Palmoplantar Pustulosis (PPP): A Review of Current Practices and Recommendations. Clin Cosmet Investig Dermatol. 2020 Aug 14;13:561-578. doi: 10.2147/CCID.S240607. PMID: 32884319; PMCID: PMC7439281.
147. Michaelsson G, Gustafsson K, Hagforsen E. The Psoriasis Variant Palmoplantar Pustulosis Can Be Improved After Cessation Of Smoking. J Am Acad Dermatol, 2006. 54: 737-738.
148. Freitas E, Rodrigues MA, Torres T. Diagnosis, Screening and Treatment of Patients with Palmoplantar Pustulosis (PPP): A Review of Current Practices and Recommendations. Clin Cosmet Investig Dermatol. 2020 Aug 14;13:561-578. doi: 10.2147/CCID.S240607. PMID: 32884319; PMCID:PMC7439281.
149. V'lckova-Laskoska MT, Caca-Biljanovska NG, Laskoski DS, Kamberova SJ. Palmoplantar pustulosis treated with itraconazole: a single, active-arm pilot study. Dermatol Ther. 2009 Jan-Feb;22(1):85-9.
150. Melwani PM, Peñate Y, Guillermo N, Soler E, Hernández-Machín B, Borrego L. Leflunomide in the treatment of palmoplantar pustulosis. Arch Dermatol. 2009 Nov;145(11):1224-6.
151. Otsuka A, Miyachi Y, Kabashima K. Narrowband ultraviolet B phototherapy decreased CCR4+ CD8+ T cells in a patient with palmoplantarpustulosis.. J Eur Acad Dermatol Venereol. 2011 Apr;25(4):495-6.
152. Furuhashi T, Torii K, Kato H, Nishida E, Saito C, Morita A. Efficacy of excimer light therapy (308 nm) for palmoplantar pustulosis with the induction of circulating regulatory T cells. Exp Dermatol. 2011 Sep;20(9):768-70.
153. Raposo I, Torres T. Palmoplantar psoriasis and palmoplantar pustulosis: current treatment and future prospects. Am J Clin Dermatol. 2016;17(4):349-358. doi:10.1007/s40257-016-0191-7.
154. Mrowietz U, Bachelez H, Burden AD, Rissler M, Sieder C, Ors-enigo R et al. Secukinumab for moderate-to-severe palmoplantar pustular psoriasis: results of the 2PRECISE study. J Am Acad Dermatol. 2019;80(5):1344-52.
155. Sevrain M, Richard MA, Barnetche T et al. Treatment for palmoplantar pustular psoriasis: systematic literature review, evidence-based recommendations and expert opinion. J Eur Acad Dermatol Venereol 2014; 28 (Suppl 5): 13-16.
156. von Zumbusch LR. Psoriasis and pustuloses exanthem. Arch Derm Syph 1910; 99: 335-346.
157. Choon ES, Lai NM, Mohammad NA, Nanu NM, Tey KE, Chew SF. Clinical profile, morbidity, and outcome of adult-onset generalized pustular psoriasis: analysis of 102 cases seen in a tertiary hospital in Johor, Malaysia. International Journal of Dermatology 2014, 53, 676-684.
158. Augey F, Renaudier P, Nicolas JF Generalized pustular psoriasis (Zumbusch): a French epidemiological survey. Eur J Dermatol 2006; 16 (6): 669-73.
159. Takahashi H, Nakamura K, Kaneko F, Nakagawa H, Iizuka H. Analysis of psoriasis patients registered with the Japanese Society for Psoriasis Research from 2002-2008. J Dermatol. 2011;38:1125-9.
160. Brenner M, Molin S, Ruebsam K, Weisenseel P, Ruzicka T, Prinz JC. Generalized pustular psoriasis induced by systemic glucocorticosteroids: four cases and recommendations for treatment. Br J Dermatol. 2009 Oct;161(4):964-6.
161. Zheng M, Jullien D, Eyerich K. The Prevalence and Disease Characteristics of Generalized Pustular Psoriasis. Am J Clin Dermatol. 2022 Jan;23(Suppl 1):5-12. doi: 10.1007/s40257-021-00664-x. Epub 2022 Jan 21. PMID: 35061224; PMCID: PMC8801400.
162. Marrakchi S, Guigue P, Renshaw BR, Puel A, Pei XY, Fraitag S et al. Interleukin-36--receptor antagonist deficiency and general-ized pustular psoriasis. N Engl J Med. 2011;365(7):620-8.
163. Takeichi T, Akiyama M. Generalized Pustular Psoriasis: Clinical Management and Update on Autoinflammatory Aspects. Am J Clin Dermatol. 2020 Apr;21(2):227-236. doi: 10.1007/s40257-019-00492-0. PMID: 31813117.

164. Hussain S, Berki DM, Choon SE, Burden AD, Allen MH, Arostegui JI et al. IL36RN mutations define a severe autoinflam-matory phenotype of generalized pustular psoriasis. J Allergy Clin Immunol. 2015;135(4):1067-70.
165. Vergnano M, Mockenhaupt M, Benzian-Olsson N, Paulmann M, Grys K, Mahil SK et al. Loss-of-function myeloperoxidase muta-tions are associated with increased neutrophil counts and pustular skin disease. Am J Hum Genet. 2020;107(3):539-43.
166. Romiti R, Hirayama ALDS, Arnone M, Magalhães RF. Generalized pustular psoriasis (von Zumbusch). An Bras Dermatol. 2022 Jan-Feb;97(1):63-74. doi: 10.1016/j.abd.2021.05.011. Epub 2021 Nov 24. PMID: 34838431; PMCID: PMC8799844.
167. Umezawa Y, Ozawa A, Kawasima T, Shimizu H, Terui T, Tagami H, Ikeda S, Ogawa H, Kawada A, Tezuka T, Igarashi A, Harada S. Therapeutic guidelines for the treatment of generalized pustular psoriasis (GPP) based on a proposed classification of disease severity. Arch Dermatol Res (2003) 295: S43-S54.
168. Viguier M, Allez M, Zagdanski AM, Bertheau P, de Kerviler E, Rybojad M, Morel P, Dubertret L, Lémann M, Bachelez H. High frequency of cholestasis in generalized pustular psoriasis: Evidence for neutrophilic involvement of the biliary tract. Hepatology. 2004 Aug;40(2):452-8.
169. Borges-Costa J, Silva R, Gonçalves L, Filipe P, Almeida LS, Gomes MM. Clinical and Laboratory Features in Acute Generalized Pustular Psoriasis A Retrospective Study of 34 Patients. Am J Clin Dermatol 2011; 12 (4): 271-276.
170. Gooderham MJ, Van Voorhees AS, Lebwohl MG. An update on generalized pustular psoriasis. Expert Rev Clin Immunol. 2019 Sep;15(9):907-919. doi: 10.1080/1744666X.2019.1648209. Epub 2019 Sep 5. PMID: 31486687.
171. Kearns DG, Chat VS, Zang PD, Han G, Wu JJ. Review of treatments for generalized pustular psoriasis. J Dermatolog Treat. 2021 Aug;32(5):492-494. doi: 10.1080/09546634.2019.1682502. Epub 2020 Jan 15. PMID: 31697211.
172. Kridin K, Patel PM, Jones VA, Cordova A, Amber KT. IgA pemphigus: A systematic review. J Am Acad Dermatol. 2020 Jun;82(6):1386-1392. doi: 10.1016/j.jaad.2019.11.059. Epub 2019 Dec 5. PMID: 31812619.
173. Hashimoto T, Teye K, Ishii N. A Clinical and immunological studies of 49 cases of various types of intercellular IgA dermatosis and 13 cases of classical subcorneal pustular dermatosis examined at Kurume University. Br J Dermatol. 2017 Jan;176(1):168-175.
174. Geller S, Gat A, Zeeli T et al. The expanding spectrum of IgA pemphigus: a case report and review of the literature. Br J Dermatol 2014; 171:650-6.
175. Tsuruta D, Ishii N, Hamada T, Ohyama B, Fukuda S, Koga H, Imamura K, Kobayashi H, Karashima T, Nakama T, Dainichi T, Hashimoto T. IgA pemphigus. Clin Dermatol. 2011 Jul-Aug; 29(4): 437-42.
176. Malik AM, Tupchong S, Huang S, Are A, Hsu S, Motaparthi K. An Updated Review of Pemphigus Diseases. Medicina (Kaunas). 2021 Oct 9;57(10):1080. doi: 10.3390/medicina57101080. PMID: 34684117; PMCID: PMC8540565.
177. Kikushima I, Cáceres H, Ballona R, Castro IR, Torres R, Velásquez F et al. Acropustulosis infantil en el Instituto Especilizado de Salud del Niño. Dermatol Pediatr Lat 2005;3(3):216-19.
178. de Araújo T, Svhachmer L. Erupções vesicopustulosas benignas no neonato. An Bras Dermatol 2006;81:359-66.
179. Braun-Falco M, Stachowitz S, Schbopp C, Ring J, Abeck D. Infantile acropustulosis successfully controled with topical cortocosteroids under damp tubular retention bandages. Acta Derm Venereol 2001;81:140-1.
180. Hautier-Mazereeuw J. Infantile acropustulosis. Presse Med 2004;33:1352-4.
181. Cazón CA, Muñoz LC, Morales MG, Taboada AC, Bran EL. (2018). Acropustulosis infantil: a propósito de un caso. Acta Pediatrica Espanola, 76(1/2), 18-19.
182. Troung AL, Esterly NB. Atypical acropustulosis in infancy. Int J Dermatol 1997;36:677-99.
183. Dromy R, Raz A, Metzker A. Infantile acropustulosis. Pediatr Dermatol 1991;8(4):284-7.
184. Humeau S, Bureau B, Litoux P, Stalder JF. Infantile acropustulosis in six immigrant children. Pediatr Dermatol 1995;12(3):211-4.
185. Bulo Concellón MP, Rodriguez Ruíz IM, Mohamed Ahmed M, Rico de Cos S, Casanova Bellido. Acropustulosis infantil: Una entidad poco frecuente. Vox Pediatr 2000;8:59-61.
186. Mancini AJ, Frieden IJ, Paller AS. Infantile acropustulosis revisited: history of scabies and response to topical corticosteroids. Pediatr Dermatol 1998;15(5):337-41.
187. Kimura M, Higushi T, Yoshida M. Infantile Acropustulosis Treated Successfully with Topical Maxacolcitol. Acta Derm Venerol 2011:91(3);363-4.
188. Ellis E, Scheinfeld. Eosinophilic pustular folliculitis. A comprehensive review of treatment options. Am J Dermatol 2004;5(3):189-97.
189. Adelia R, d`Almeida G, Nobre de Lira H, Corredor G, Alves MFGS, Azulay RD. Foliculite pustulosa eosinofílica. An Bras Dermatol 1993;68(3):163-66.
190. Nervi JS, Schwartz RA, Dmochowski M. Eosinophilic pustular folliculitis: A 40 year retrospect. J Am Acad Dermatol 2006;55:285-9.
191. Ise S, Ofuji S. Subcornael pustular dermatosis. A follicular variant? Arch Dermatol 1965;62:169-71.
192. Larralde M, Morales S, Muñoz AS, Lamas F, Schroh R, Corbella C. Eosinophilic pustular in infancy: Report of two new cases. Pediatr Dermatol 1999;16(2):118-20.
193. Sufyan W, Tan Kb, Wong ST, Lee YS. Eosinophilic pustular folliculitis. Arch Pathol Lab Med 2007;131:1598-1601.
194. Nakahigashi K, Doi nH, Otsuka A et al. PGD2 induces eotaxin-3 via PPARgamma form sebocytes: a possible pathogenesis of eosinophilic pustular folliculitis. J Allergy Clin Immunol 2012; 129:536-543.
195. Otsuka A, Miyagawa-Hayshino A, Walls AF, Miyachi Y, Kabashima K. Comparation of basophil infiltration into the skin between eosinophilic pustular folliculitis and neutrophilic folliculitis. J Eur Acad Dermatol Venerol 2012; 26:527-529.
196. Hayes BB, Hille RC, Goldberg LJ. Eosinophilic folliculitis in 2 HIV-positive women. Arch Dermtol 2004;140:463-65.
197. Nomura T, Katoh M, Yamoto Y, Kabashima K, Miachi Y. Eosiniphilic pustular folliculitis: the trasition in sex differences and interracial characteristics between 1965 and 2013. J Dermatol 2015;42(4);343-52.
198. Yamamoto Y, Nomura T, Kabashima K, Miyachi Y. Clinical epidemiology of eosinophilic pustular folliculitis: results from a nationwide survey in Japan. Dermatology 2015;230:87-92.
199. Sepaskhah, M, Pour, NA, Godarzi, H, Aslani, FS, & Jowkar, F (2018). Eosinophilic pustular folliculitis with labial and oral involvement: report of a rare presentation. Dermatology Online Journal, 24(10).
200. Kinoshita, Y, Kono, T, Ansai, SI, & Saeki, H (2019). An aggressive case of granulomatous eosinophilic pustular folliculitis on the face. JAAD Case Reports, 5(3), 237-239.
201. Kanaki T, Hadaschik E, Esser S, Sammet S. Eosinophilic pustular folliculitis (EPF) in a patient with HIV infection. Infection. 2021;49(4):799-801.
202. Ngbea, JA, Vhriterhire, PER., Gyenger, DT., Agwa, MN, Ervihi, UL, Igbudu, TJ, & Mandong, OJB. A Clinicopathologic Review of HIV/AIDS Associated Eosinophilic Folliculitis in JOS, North Central Nigeria 2018;2(2) 17-19.
203. Nervi SJ, Schwartz RA, Dmochowski M. Eosinophilic pustular folliculitis: a 40 year retrospect. J Am Acad Dermatol. 2006;55(2):285-289.
204. Goldsmith LA, Katz SI, Glichrest BA, Paller AS, Leffel DJ and Wolff K, eds. Fitzpatrick´s Dermatology in General Medicine. 8th ed. New York, NY: McGraw--Hill Companies, Inc; 20082443.
205. Rajendran PM, Dolev JC, Heaphy MR, Maurer T. Eosinophilic folliculitis before and after introduction of antiretroviral therapy. Arch Dermatol 2005; 141:1227-31.
206. Takamura S, Teraki Y. Eosinophilic pustular folliculitis associated with hematological disorders: A report of two cases and review of Japanese literature. J Dermatol 2016;43(3):432-5.
207. Owen RL, Shah KK, Sosis AC, Purcell SM. Eosinophilic pustular folliculitis with underlying mantle cell lymphoma. Cutis. 2018;101(6):454-457.
208. Theiler M, Oza VS, Mathes EF, Dvorak CC, McCalmont TH, I Yeh at al. Eosinophilic Pustular Folliculitis in Children after Stem Cell Transplantation: An Eruption Distinct from Grafts-Versus-Host Disease. Pediatr Dermatol 2017;34(3):326-330.
209. Sbouts LN, Weber EH, Veenstra M, Binkhorst M. Eosinophilic Pustular Folliculitis of Infancy. Ann Clin Case Rep. 2017; 2: 1483.
210. Ishiguro N, Shishido E, Okamoto R, Igarashi Y, Yamada M, Kawashima M. Ofuji`s disease: A report on 20 patients with clinical and histopathologic analysis. J Am Acad Dermatol 2002;46:827-33.
211. Hernández-Martín A, Nuno-González A, Colmenero I, Torrelo A. Eosinophlic pustular folliculitis of infancy: A series of 15 cases and review of the literature. J Am Acad Dematol 2013;68:150-55.
212. Frølunde AS, Olesen AB, Riber-Hansen R, Pallesen KAU. Eosinophilic pustular folliculitis of infancy: A rare diagnosis in children. Clin Case Rep. 2021;9(5):e04167. Published 2021 May 11.
213. Saylam Kurtipek G, Zekey E, Tuncez Akyurek F, Demirbas A, Harmankaya İ. Infantile Eosinophilic Pustular Folliculitis: A Case Report. J Cosmet Dermatol. 2022;21(3):1143-1146.
214. Matsumura Y, Miyachi Y. Atypical clinical appearance of eosinophilic pustular folliculitis of seborrheic areas of the face. Eur J Dermatol 2012;22(5):658-62.
215. Chuh A. Eosinophilic folliculitis due to wearing protective gear in citizens volunteering for sanitation services during the covid-19 pandemic -an original epidemiological, clinical, dermoscopic, and laboratory-based study. Int J Dermatol. 2020;59(12):1468-1474.
216. Brazzelli V, Barbagallo T, Prestinari F, Ciocca O, Vassallo C, Borroni G. HIV seronegative eosinophilic pustular folliculitis successfully treated with doxycycline. Eur J Acad Dermatol Venerol 2004;18:467-70.
217. Fearfield LA, Rowe A, Francis N, Bunker CB, Staughton RCD. Itchy folliculitis and human immunodeficiency virus infection: clinicopathological and [immunological features, pathogenesis and treatment. Br J Dermatol 1999;141:3-11.
218. Kim Bw, Lee Jh, Won HC, Chang SE, Lee MW, Choi Jh, Moon KC. Eosinophilic Pustular Folliculitis: Association with Long-Term Immunosuppressant Use in a Solid Organ Transplant Recipient. Ann Dermatol 2014;26(4):520-521.
219. Lee JH, Lee SK, Kim JH, Kim HY, Kim MS, Lee UH. A Case of Eosinophilic Pustular Folliculitis Associated With Herpes Zoster. Am J Dermatopathol. 2021;43(4):298-299.
220. Oanta A, Fekete G, TebeJca T, Vlas I, Ilisescu V, Tarean S. Eosinophilic Pustular Folliculitis -Case Report. Dermatol Venerol. 2020;65(4):15-20.
221. Majamaa H, Vaalasti A, Vaajahti P, Reunala T. Eosinophilic pustular folliculitis. Eur J Acad Dermatol Venerol 2002;16:522-25.
222. Hara D, Kuroda k, Mieno H, Tajima S. Treatment of folliculitis eosinophilic with tracolimus ointment. J Am Acad Dermatol 2004;51:43-5.
223. Nomura T, Katoh M, Yamamoto Y, Miyachi Y, Kabashima K. Eosinophilic pustular folliculitis: A proposal of diagnostic and therapeutic algorithms. J Dermatol 2016;43(11):1301-1036.
224. Yamamoto Y, Nomura T, Kabashima K, Miyachi Y. Clinical epidemiology of eosinophilic pustular folliculitis: results from a nationwide survey in Japan. Dermatology 2015;230(1):87-92.
225. Nomura T, Katoh M, Yamamoto Y, Kabashima K. Eosinophilic pustular folliculitis: A pulished work-based comprehensive analysis of therapeutic responsiveness. Dermatol 2016;43(8):919-27.

226. Kataoka N, Satoh T, Hirai A, Saeki K, Yokozeki H. Indomethacin inhibits eosinophil migration to prostaglandin D2: therapeutic potential of CRTH2 desensitization for eosinophilic pustular folliculitis. Immunology 2013 April 13 [Epub ahead of print].
227. Satoh T, Shimura C, Miyagishi C, Yokozeki H. Indometacin-induced reduction in CRTH2 in eosinophilic pustular folliculitis (Ofuji´s Disease): A proposed mechanism of action. Acta Dermatol Venerol 2010; 90(1):18-22.
228. Marasca C, Ruggiero A, Fabbrocini G, Megna M. A Case of Ofuji Disease Successfully Treated with the Combination of Low-Dose Indomethacin and Topical Tacrolimus. Case Rep Dermatol. 2020;12(2):155-158. Published 2020 Aug 18.
229. Patel NP, Laguda B, Roberts NM, Francis ND, Agnew K. Treatment of eosinophilic pustulosis of infancy with topical tacrolimus. Br J Dermatol 2012;167(5):1189-91.
230. Otsuka A, Doi H, Miyachi Y, Kabashima K. Treatment of eosinophilic pustular folliculitis with ciclosporin: suppression of RNAm expression of IL-4 and IL-13. J Eur Acad Dermatol Venerol 2010; 24(12):1489-93.
231. Odyakmaz Demirsoy E, Demirsoy U, Ozod U, Kiran R. Eosinophilic pustular folliculitis of infancy suppressed with cetirizine. Pediatr Dermatol. 2019;36(3):395-396.
232. Fufamachi S, Kabashima K, Sugita K, Kobayashi M, Tokura Y. Therapeutic effectiveness of various treatments for eosinophilic pustular folliculitis. Acta DermL Venereol 2010; 89:155-59.
233. Hasegaaw A, Kobayashi N, Fukumoto T, Asada H. A case of eosinophilic pustular folliculitis with response to infliximab. J Am Acad Dermatol 2012;67:136-137.
234. Cohen PR, Kurzrock R. Sweet's syndrome revisited: a review of disease concepts. Int J Dermatol 2003;42:761-78.
235. Cohen PR, Kurzrock R. Sweet's syndrome. A review of current treatment options. Am J Clin Dermatol 2002;3:117-31.
236. Cohen PR. Sweet's syndrome -a comprehensive review of an acute febrile neutrophilic dermatosis. Orph J R Dis 2007;2:2-34.
237. Parsapour K, Reep MD, Gohar K, Shah V, Church A, Shwayder TA. Familial Sweet's syndrome in 2 brothers, both seen in the first 2 weeks of life. J Am Acad Dermatol 2003;49:132-8.
238. Marzano AV, Cugno M, Trevisan V et al. Role of inflammatory cells, cytokines and matrix metalloproteinases in neutrophil-mediated skin diseases. Clin Exp Immunol 2010;222:123-127.
239. Nesterovitch AB, Gyorfy Z, Hoffman MD et al. Alteration in the gene encoding protein tyrosine phosphatase nonreceptor type 6 (PTPN6/SHP1) may contribute to neutrophilic dermatoses. Am J Pathol 2011;178:1434-41.
240. Marzano AV, Ishak RS, Saibeni S et al. Autoinflammmatory skin disorders in inflammatory bowel diseases, pyoderma gangrenosum and Sweet's syndrome: a comprehensive review and disease classification criteria. Clin Rev Allergy Immunol 2013;45(2):202-10.
241. Kolivras A, Theunis A, Fester A at al. Cryopyrin-associated periodic syndrome: an autoinflammatory disease manifested as neutrophilic urticarial dermatosis with additional perieccrine involvement. J Cut Pathol 2011;38:202-208.
242. Oskay T, Anadolu R. Sweet's syndrome in familial Mediterranean fever: possible continuum of the neutrophilic reaction as a new cutaneous feature of FMF. J Cutan Pathol 2009;36:901-905.
243. Requena L, Kutzner H, Palmedo G, Pascual M, Fernández-Herrera J, Fraga J, García--Díez A, Yus ES. Histiocytoid Sweet syndrome: a dermal infiltration of immature neutrophilic granulocytes. Arch Dermatol 2005;141(7):834-42.
244. Saavedra AP, Kovacs SC, Moschella SL. Neutrophilic dermatoses. Clin Dermatol 2006;24:470-81.
245. Endo M, Yamamoto M, Ohtsuka M, Yamamoto T. Bullous Sweet syndrome with a unique photodistributed pattern [published online ahead of print, 2022 Feb 7]. An Bras Dermatol. 2022;S0365-0596(21)00298-1.
246. Astudillo L, Sailler L, Launay F, Josse AG, Lamant L, Couret B, Arlet-Suau E. Pulmonary involvement in Sweet's syndrome: a case report and review of literature. Int J Dermatol 2006;45:677-80.
247. Nobeymasa Y, Kamide R. Sweet's syndrome with neurologic manifestation: case report and literature review. Int J Dermatol 2003;42:438-43.
248. Larsen HK, Danielsen AG, Weismann K. Neutrophilic dermatosis of dorsal hands. Eur J Acad Dermatol Venerol 2005;19:634-37.
249. Walling HW, Snipes CJ, Gerami P, Piette WW. The relationship between neutrophilic dermatosis of the dorsal hands and Sweet syndrome. Arch Dermatol 2006;142:57-63.
250. Malik M, Perkins W, Leach I. Anti-neutrophil cytoplasmic antibody-positive neutrophilic dermatosis of the dorsal hands. Clin Exp Dermatol 2012;37(8):869-70.
251. Wolf R, Tuzun Y. Acral manifestations of Sweet syndrome (neutrophilic dermatosis of the hands). Clin Dermatol 2017:35(1):81-84.
252. Lim JH, Sim WY, Lew BL. Sweet's Syndrome Limited on the Palms and Soles: A Case Report. Ann Dermatol. 2021;33(5):459-462.
253. Vargas-Mora P, Valenzuela F, Kaplan V, Carreño L. Subcutaneous Sweet's syndrome associated with the onset of Behcet's disease. An Bras Dermatol. 2021;96(5):644-645.
254. Chu CH, Cheng YP, Kao HL, Liang CW, Chan JY, yu Y. Lymphedema-associated neutrophilic dermatosis: Two cases of localized sweet syndrome on the lymphedematous lower limbs. J Dermatol 2016;43(9):1062-6.
255. Gutierréz-Paredes E, Gaonzález-Rodriguez A, Gallardo-Molina I, Jordá-Cuevas E. Neutrophilic dermatosis on postmastectomy lymphedema. Actas Dermosifiliogr. 2012; 103(7):649-51.
256. Surovy AM, Pelivani N, Hegyi I, Buettiker U, Beltraminelli H, Barrodori L. Gigant cellulitis-like Sweet Syndrome, a new variant of neutrophilic dermastosis. JAMA 2013;149(1):79-83.
257. Turner M, Chauhan K. Subcutaneous Sweet Syndrome Presenting as Cellulitis in a Pregnant Female. Cureus. 2021;13(9):e17999. Published 2021 Sep 15.
258. Kroshinsky D, Allo A, Rothschild R, Cummins J, Tan J, Montecino et al. Necrotizing Sweet syndrome: a new variant of neutrophilic dermatosis mimicking necrotizing fasciitis. J Am Acad Dernatol 2012;67(5):945-54.
259. Husted A, Udholm S, Udholm N. Necrotising Sweet's syndrome: a rare presentation of Sweet's syndrome with unilateral painful swelling of the neck. BMJ Case Rep. 2021;14(10):e244179. Published 2021 Oct 1.
260. Kandula S, Burke WS, Goldfarb JN. Clindamycin-induced Sweet syndrome. J Am Acad Dermatol 2010;62(5):898-900.
261. Thompson DF, Montarella KE. Drug-induced Sweet´s syndrome. Ann Pharmacother 2007;41:802-11.
262. Tintle S, Patel V, Ruskin A, Halaz C. Azacittidine: A new medication associated with Sweet syndrome. J Am Acad Dermatol 2011;64(5):e77-79.
263. Kim MJ, Jang KT, Choe YH. Azathioprine hypersensitivity presenting as Sweet Syndrome in a child with ulcerative colitis. Indian Pediatric 2011;48(17):969-971.
264. Moutaoui L, Zouhair K, Benchikhi H. Sweet syndrome induced by chloroquine. Ann Dermatol Venerol 2009;136:56-7.
265. Cholongitas E, Pipili C, Dasennaki M, Kaklamanis L. Piperacillin/tazobactam-induced Sweet syndrome in a patient with chronic lymphocytic leukemia and immune Cholangitis. A J Dermapathol 2008;30:203-206.
266. Sweet's Syndrome with subcutaneous involvement associated with pegfilgrastim treatment: first report case. J Cutan Pathol 2013;40(1)46-9.
267. Cardoso D, Coelho A, Fernandes L et al. Sweet's Syndrome Induced by Aromatase Inhibitor in the Treatment of Early Breast Cancer. Eur J Case Rep Intern Med. 2020;7(3):001435. Published 2020 Feb 7.
268. Mattis DM, Limova M, Mully T. Dapagliflozin-induced sweet syndrome. Cutis. 2019;104(2):E22-E24.
269. Yavaşoğlu İ, Bolaman Z. Sweet Syndrome Associated with Ixazomib. Turk J Haematol. 2021 Aug 25;38(3):234-235. doi: 10.4274/tjh.galenos.2021.2021.0210. Epub 2021 Jun 11. PMID: 34114780; PMCID: PMC8386307.
270. Yang JJ, Maloney NJ, Nguyen KA, Worswick S, Smogorzewski J, Bach DQ. Sweet syndrome as an adverse reaction to tyrosine kinase inhibitors: A review. Dermatol Ther. 2021 Jan;34(1):e14461.
271. Khanna S, Tarafdar S. Minocycline-induced Sweet's syndrome. Oxf Med Case Reports. 2020;2020(6):omaa037. Published 2020 Jun 13.
272. Ahmed F, Masur S, Ben Khadra S, Baig M. Sweet's syndrome in the setting of newly initiated risankizumab therapy for pre-existing psoriasis. BMJ Case Rep. 2022;15(2):e246774.
273. Walterscheid B, Nguyen J, Tarbox M, Eshak N. Clopidogrel-induced sweet syndrome: severe dermatological complication after percutaneous coronary intervention. Eur Heart J. 2021;42(26):2610.
274. Neely G, Fajre X, Cabrera R, Castro A. Lamotrigine-induced Sweet syndrome: Possible new drug association. JAAD Case Rep. 2020;6(10):1009-1011. Published 2020 Aug 3.
275. Adler NR, Lin MJ, Cameron R, Gin D. Fluconazole-induced Sweet's syndrome: A novel association. Australas J Dermatol. 2018;59(2):e160-e161.
276. Fustà-Novell X, Morgado-Carrasco D, García-Herrera A, Bosch-Amate X, Martí--Martí I, Carrera C. Palbociclib-induced histiocytoid Sweet syndrome. Clin Exp Dermatol. 2021;46(2):348-350.
277. Hoshina D, Orita A. Sweet syndrome after severe acute respiratory syndrome coronavirus 2 mRNA vaccine: A case report and literature review [published online ahead of print, 2022 Jan 17]. J Dermatol. 2022;10.1111/1346-8138.16309.
278. Torrealba-Acosta G, Martin JC, Huttenbach Y, Garcia CR, Sohail MR, Agarwal SK, Wasko C, Bershad EM, Hirzallah MI. Acute encephalitis, myoclonus and Sweet syndrome after mRNA-1273 vaccine. BMJ Case Rep. 2021 Jul 26;14(7):e243173.
279. Baffa ME, Maglie R, Giovannozzi N, Montefusco F, Senatore S, Massi D, Antiga E. Sweet Syndrome Following SARS-CoV2 Vaccination. Vaccines (Basel). 2021 Oct 20;9(11):1212.
280. Žagar T, Hlača N, Brajac I, Prpić-Massari L, Peternel S, Kaštelan M. Bullous Sweet syndrome following SARS-CoV-2 Oxford AstraZeneca vaccine [published online ahead of print, 2021 Nov 24]. Br J Dermatol. 2021;10.1111/bjd.20876.
281. Darrigade AS, Théophile H, Sanchez-Pena P et al. Sweet syndrome induced by SARS-CoV-2 Pfizer-BioNTech mRNA vaccine. Allergy. 2021;76(10):3194-3196.
282. Gille J, Spieth K, Kaufmann R. Sweet's syndrome as initial presentation of diffuse large B-cell lymphoma. J Am Acad Dermatol 2002;46:11-13.
283. Casarin Costa JR, Virgens AR, de Oliveira Mestre L, Dias NF, Samorano LP, et. Al. Sweet syndrome: Clinical Features, Histopathology, and Associations of 83 Cases. J Cutan Med Surg 2017;21(3):211-216.
284. Nelson Ca, Noe MH, McMahon CM, Gowda A, Wu B et al. Sweet syndrome in patients from a tertiary academic referral center. J Am Acad Dermatol 2017; doi10.1016 [epub ahead of print].
285. Kazmi SM, Pemmaraju N, Patel KP, Cohen PR, Daver N, Tran KM et al. Characteristics of Sweet Syndrome in patients with acute myeloid leukemia. Clin Lymphoma Myeloma Leuk 2015;15(6):358-363.
286. Buck T, Gonzáles LM, Lambert WC, Schwartz RA. Sweet's syndrome with hematologic disorders: a review and reppraisal. Int J Dermatol 2008;47:775-82.
287. Farhi D, Wallach D, Avril MF. Pyoderma gangrosum is 100 years old: from Luois Brocq to the biologics era. Rev Prat. 2008; 58;457-461.
288. Marcoval J, Martin-Callizo, Valenti-Medina F, Bonfill-Orti M, Msartinez-Molina L. Sweet syndrome: long-term follow-up of 138 patients. Clin Exp Dermatol 2016;41(7):741-6.

289. Ghoufi L, Ortonne N, Ingen-Housz-Oro S, Barhoumi W, Begon E et al. Histiocytoid Sweet Syndrome Is More frequently associated With Myelodysplastic Syndromes Than The Classical Neutrophilic Variant: A Comparative Series of 62 Patients. Medicine 2016:95(15):e3033.
290. Escanilla C, Goldman Y, Bobadilla F, Segovia L. Sweet syndrome associated with secondary nodular syphilis in an immunocompetent patient. An Bras Dermatol. 2021;96(3):319-323.
291. Yan G, Tan KB, Chandran NS et al. Histoplasmosis presenting with Sweet's syndrome. Clin Microbiol Infect. 2020;26(6):795-796.
292. Berro S, Calas A, Sohier P, Darbord D, Dupin N. Sweet's Syndrome Three Weeks after a Severe covid-19 Infection: A Case Report. Acta Derm Venereol. 2021;101(6):adv00486.
293. Agharbi FZ, Oqbani K, Allaoui A, Chikhaoui I, Chiheb S. Sweet syndrome in post--covid-19 infection: A case report. Travel Med Infect Dis. 2021;44:102188.
294. Taşkın B, Vural S, Altuğ E et al. Coronavirus 19 presenting with atypical Sweet's syndrome. J Eur Acad Dermatol Venereol. 2020;34(10):e534-e535.
295. Saussine A, Gueguen A, Menthon M, Maisonobe T, Battistella M, Serrato T, Bagot M, Lebbé C, Mahr A, Viguier M. Sweet syndrome revealing microscopic polyangiitis. Rhematol 2012;51:1916-17.
296. Cook QS, Zdanski CJ, Burkhart CN, Googe PB, Thompson P, Wu EY. Idiopathic, Refractory Sweet's Syndrome Associated with Common Variable Immunodeficiency: a Case Report and Literature Review. Curr Allergy Asthma Rep. 2019;19(6):32.
297. Ramsey AL, Wallace WD, Abtin F et al. Sweet's Syndrome: A First in Human Lung Transplantation. Chest. 2021;160(2):e173-e176.
298. Ollivier L, Renaud E, Gouders D, Plantin P. Sweet syndrome induced by radiations during breast cancer treatment. BMJ Case Rep. 2019;12(4):e223938.
299. Haddw Lj, Lehloenya R, Mosam A, Lalaka S, Moosa MY. Sweet syndrome: adverse drug reaction or novel manifestation of HIV-associated immune reconstitution inflammatory syndrome? J Am Acad Dermatol 2011;65(1):e23-5.
300. Rochael MC, Vilar EG, Spada EQ, Rodrigues KS, Pantaleão L, Zacaron LH, Xavier MH. Síndrome de Sweet: estudo de 73 casos, com ênfase nos achados histológicos. An Bras Dermatol 2011;86(2):278-83.
301. Ratzinger G, Walter B, Bettina GZ, Bernhard Z. Acute febrile neutrophilic dermatosis: A histopathological study of 31 cases with review of literature. Am J Dermatology 2007;29(2):125-133.
302. Requena L, Kutzner H, Palmedo G, Pascual M, Fernández-Herrera J, Fraga J, García--Díez A, Yus ES. Histiocytoid Sweet syndrome: a dermal infiltration of immature neutrophilic granulocytes. Arch Dermatol 2005;141(7):834-42.
303. Apalla Z, Kanatli L, Sotiriou E, Manousari A, Papagarifallou I, Calonje E. Histiocytoid Sweet syndrome. Clin Exp Dermatol 2011;36:562-563.
304. Peroni A, Colato C, Schena D, Rongioletti F, Girolomoni G. Histiocytoid Sweet syndrome is infiltrated predominantly by M2-like macrophages. J Am Acad Dermatol 2015:72(1):131-9.
305. Alegría-Landa V, Rodríguez-Pinilla SM, Santos-Briz A et al. Clinicopathologic, Immunohistochemical, and Molecular Features of Histiocytoid Sweet Syndrome. JAMA Dermatol. 2017;153(7):651-659.
306. Mazzei ME, Guerra A, Dufrechou L, Vola M. Cryptococcoid Sweet Syndrome: A Clinical and Histologic Imitator of Cryptococcosis. Síndrome de Sweet criptococoide: simulador de criptococosis tanto clínica como histológicamente. Actas Dermosifiliogr (Engl Ed). 2021;112(1):79-80.
307. Gowda A, Rosenbach MA, Micheletti RG, James WD. Chronic idiopathic Sweet syndrome: A report of 2 cases. J Am Acad Dermatol 2016;2(3):227-229.
308. Hrin ML, Feldman SR, Huang WW. Dapsone as corticosteroid-sparing therapy for Sweet syndrome [published online ahead of print, 2021 Mar 2]. J Am Acad Dermatol. 2021;S0190-9622(21)00462-X.
309. Courtney RS, Callen JP. Management of neutrophilic dermatoses. Dermatol Ther 2012;25:158-72.
310. Dong, Rong-Jing et al. "Thalidomide in the treatment of Sweet's syndrome and eosinophilic folliculitis associated with immune reconstitution inflammatory syndrome." Frontiers in medicine 6 (2020): 343.
311. Calabrese L, Caldarola G, Peris K, De Simone C. Recalcitrant Sweet Syndrome successfully treated with adalimumab. J Dtsch Dermatol Ges. 2021 Jan;19(1):122-124.
312. Uihlein LC, Brandling-Bennett HA, Lio PA, Liang MG. Sweet syndrome in children. Pediatr Dermatol 2012;29(1):38-44.
313. Hospach T, Von den Driesch P, Dannecker E. Acute febrile neutrophilic dermatosis (Sweet's syndrome) in childhood and adolescence: two new patients and review the literature on associated diseases. Eur J Pediatr 2009;168:1-9.
314. Gray PEA, Bock V, Ziegler DS, Wargon O. Neonatal Sweet Syndrome: A Potencial Marker of serious Systemic Illness. Pediatrics 2012;129:1353-9.
315. Tufekçi Ö, Bengoa S, Karapinar TH, Ataseven EB, Irken G, Oren H. CANDLE syndrome: a recently described autoinflammatory syndrome. J Pediatr Hematol Oncol 2015;73(4):296-9.
316. Stepien AL, Perniciaro C, Kwong P, Rosario-Collazo J, Krishnamurthy K. Infantile histiocytoid Sweet syndrome without an underlying systemic association. JAAD Case Rep. 2021;17:96-99.
317. Webb K, Hlela C, Jordaan HF, Suliman S, Scriba T, Lipsker D, Scott C. A Review and Proposed Approach to the neutrophilic Dermatoses of Childhood. Ped Dermatol 2015;32(4):437-446.
318. Lee LG, Chen AY. Neutrophilic dermatoses: Kids are not just little people. Clin Dermatol 2017;35:541-554.
319. Gracia-Romero MT, Ho N. Pediatric Sweet syndrome. A retrospective study. Int J Dermatol 2015;54:518-22.
320. Farhi D, Wallach D, Avril MF. Pyoderma gangrenosum is 100 years ols: from Louis Brocq to the biologics era. Rev Prat 2008;58:655-80.
321. Brunsting LA, Goeckerman WH, O'Leary PA. Pyoderma (ecthyma) gangrenosum. Clinical and experimental observations in five cases occuring in adults. Arch Derm Syphilol 1930; 22:655-680.
322. Hasselmann DO, Bens G, Tilgen W, Reichrath J. Pyoderma gangrenosum: clinical presentation and outcome in 18 cases and review of the literature. J Dtsch Dermatol Ges 2007; 5:560-564.
323. Miller J, Yentzer BA, Clark A, Jorizzo JL, Feldman SR. Pyoderma gangrenosum: a review and update on new therapies. J Am Acad Dermatol 2009; 62:646-654.
324. Wolina U, Haroske G. Pyoderma Gangrenosum. Curr O Rheumatol 2011;23:50-56.
325. Brooklyn TN, Willians AM, Dunnill MG, Probert CS. T-cell receptor repertoire in pyoderma gangrenosum; evidence for clonal expansions and traffickin. Br J Dermatol 2007;157:960-6.
326. Bister V, Mäkitalo L, jeskanen L, Saarialho-Kere U. Expression of MMP-9, MMP-10, and lack of epithelial MMP-1 and MMP-26 characterize pyoderma gangrenosum. J Cutan Pathol; 34:889-98, 2007.
327. Braswell SF, Kostopoulos TC, Ortega-Loayza AG. Pathophysiology of pyoderma gangrenosum (PG): an updated review. J Am Acad Dermatol. 2015 Oct;73(4):691-8.
328. Ortega-Loayza, AG, Friedman MA, Reese AM, Liu Y, Greiling TM, Cassidy et al. Molecular and cellular characterization of pyoderma gangrenosum: implications for the use of gene expression. J Invest Dermatol. 2022;142(4):1217-1220.e14.
329. Farasat S, Aksentijevich I, Toro JR. Autoinflammatory diseases: clinical and geneitic advances. Arch Dermatol 2008; 144:392-402.
330. Kanazawa N, Furukawa F. Autoinflammatory syndromes with a dermatological perspective. J Dermatol 2007; 34:601-18.
331. Alavi A, Freench LE, Davis MD, Brassard A, Kirsner RS. Pyoderma Gangrenosum: an Update on Pathophysiology, Diagnosis and Treatment. Am J Dermatol 2017;18(3):355-372.
332. Marzano AV, Revisan V, Gattorno M, Ceccherini I, DE Simone C, Crosti C. Pyogenic Arthritis, Pyoderma Gangrenosum, Acne, and Hidradenitis Suppurativa (PAPASH): A New Autoinflammatory Syndrome Associated With a Novel Mutation of the PSTPIP1 Gene. JAMA Dermatol 2013; Apr 9:1-2.
333. Hideki M, Tetsurou T, Sakae F, Kensei K, Makoto O, Toshinobu K. Idiopathic myelofibrosis and pyoderma gangrenosum involving a mutation of Janus kinase 2 (JAK2V617F), showing poor prognosis. Eur J Dermatol. 2013 Apr 4.
334. J Flora A, Kozera E, Frew JW. Pyoderma gangrenosum: A systematic review of the molecular characteristics of disease. Exp Dermatol. 2022;31(4):498-515.
335. Marzano AV, Damiani G, Ceccherini I, Berti E, Gattorno M, Cugno M. Autoinflammation in pyoderma gangrenosum and its syndromic form (pyoderma gangrenosum, acne and suppurative hidradenitis). Br J Dermatol. 2017;176(6):1588-1598.
336. Murugaiyan G, Beynon V, Pires Da Cunha A, Joller N, Weiner HL. IFN-γ limits Th9--mediated autoimmune inflammation through dendritic cell modulation of IL-27. J Immunol. 2012;189(11):5277-5283.
337. Lu JD, Milakovic M, Ortega-Loayza AG, Marzano AV, Alavi A. Pyoderma gangrenosum: proposed pathogenesis and current use of biologics with an emphasis on complement C5a inhibitor IFX-1. Expert Opin Investig Drugs. 2020;29(11):1179-1185.
338. Wang EA, Steel A, Luxardi G, Mitra A, Patel F, Cheng MY et al. Classic Ulcerative Pyoderma Gangrenosum Is a T Cell-Mediated Disease Targeting Follicular Adnexal Structures: A Hypothesis Based on Molecular and Clinicopathologic Studies. Front Immunol. 2018;8:1980.
339. Craig FF, Thomas KS, Mitchell EJ, Williams HC, Norrie J, Mason JM, Ormerod AD; UK Dermatology Clinical Trials Network's STOP GAP Trial Team. UK Dermatology Clinical Trials Network's STOP GAP trial (a multicentre trial of prednisolone versus ciclosporin for pyoderma gangrenosum): protocol for a randomised controlled trial. Trials. 2012 Apr 28;13:51.
340. Ruocco E, Sangiuliano S, Gravina A, Miranda A, Nicoletti G. Pyoderma gangrenosum: an updated review. J Eur Acad Dermatol. Venereol. 2009;23(9):1008-1017.
341. Pessato S, Bonamigo RR, Leite CM, Brodt C, Sperhacke C, Bakos L. Rev Amrigs 1996; 40: 49-51.197.
342. Roselino AMF. Pioderma gangrenoso: casuística e revisão de aspectos clínico-laboratoriais e terapêuticos. An bras Dermatol 1999; 74: 465-472.
343. Barbato MT, Bakos L, Masiero NCMS, Bolson P. Perfil clinicopatológico dos pacientes com pioderma gangrenoso do Hospital de Clínicas de porto Alegre (RS). An bras Dermatol 2008;83:431-436.
344. McAleer MA, Powell FC, Devaney D, O'Donnell BF. Infantile pyoderma gangrenosum. J Am Acad Dermatol 2008; 58: S23-8.
345. Sandhu K, Handa S, Kanwar AJ. Idiopathic pyoderma gangrenosum in a child. Ped Dermatol 2004; 21:276-277.
346. Al Ghazal P, Herberger K, Strölin A et al. Associated factors and comorbidities in patients with pyoderma gangrenosum in Germany: a retrospective multicentric analysis in 259 patients. Orphanet Journal of Rare Diseases 2013; 8:136.
347. Jockenhöfer F, Klode J, Kröger K et al. Patients with pyoderma gangrenosum -analyses of the German GRG data from 2012. Int Wound J 2016; 13: 951-6.
348. Marzano AV, Tourlaki A, Alessi E, Caputo R. Widespread idiopathic pyoderma gangrenosum evolved from ulcerative to vegetative type: a 10-year history with a recent response to infliximab. C Exp Dermatol 2008; 33:156-9.
349. Keltz M, Lebwohl M, Bishop S. Peristomal pyoderma gangrenosum. J Am Acad Dermatol 1992; 27: 360.
350. Lyon CC, Smith AJ, Beck MH et al. Parastomal pyoderma gangrenosum: clinical features and management. J Am Acad Dermatol 2000; 42: 992.

351. Sheldon DG, Sawchuk LL, Kozarek RA, Thirlby RC. Twenty cases of perostomal pyoderma gangrenosum; diagnostic implications and management. Arch surg 2000; 135:564.
352. Hughes AP, Jackson JM, Callen JP. Clinical features and treament of peristomal pyoderma gangrenosum. JAMA 2000; 284:1546.
353. Wu XR, Mukewar S, Kiran RP, Remzi FH, Hammel J, Shen B. Risk factors for peristomal pyoderma gangrenosum complicating inflammatory bowel disease. J Crohns Colitis. 2013 Jun 1;7(5):e171-7.
354. Binus AM, Qureshi AA, Li VW, Winterfield LS. Pyoderma gangrenosum: a retrospective review of patient characteristics, comorbidities and therapy in 103 patients. Br J Dermatol. 2011 Dec;165(6):1244-50.
355. Ballo FS, amisa C, Allen CM. Pyostomatitis vegetans. Report of a case and review of the literature. J Am Acad Dermatol 1989; 21: 81.
356. Bennett ML, Jackson JM, Jorizzo JL et al. Pyoderma gangrenosum. A comparison of typical and atypical forms with an emphasis on time to remission. Case review of 86 patients from 2 institutions. Medicine (Baltimore) 2000; 79: 37.
357. Callen JP. P gangrenosum and related disorders. Med North Am 1989; 73:1247.
358. Hickman JG. Pyoderma gangrenosum. Clin Dermatol 1983; 1:102.
359. Al Ghazal P, Körber A, Klode J, Dissemond J. Lin Z, Hegarty JP, Lin T, Ostrov B, Wang Y, Yu W, Kelly AA, Poritz LS, Koltun WA. Investigation of new co-factors in 49 patients with pyoderma gangrenosum. Multidiscip Respir Med. 2013 Apr 4;8(1):29.
360. Xing F, Chiu KH, Yang J, Ye H, Zhang L, Liu C et al. Pyoderma gangrenosum with pulmonary involvement: a pulmonary special report and literature review. Expert Rev Respir Med. 2022;16(2):149-159.
361. Chahine B, Chenivesse C, Tillie-Leblond I, Delaponte E, Scherpereel A, Grignet JP, Tonnel AB. Pulmonary manifestations of Pyoderma gangrenosum. Presse Med 36:1395-8, 2007.
362. Mirkamali A, Martha B, Dutronc Y, Ponnelle T, Pana L, favrolt N, Chavanet P, Bernard A, Piroth L. Abcès pulmonaire et Pyoderma gangrenosum. Med Mal Infect 2007; 37: 835-839.
363. Borda LJ, Wong LL, Marzano AV, Ortega-Loayza AG. Extracutaneous involvement of pyoderma gangrenosum. Arch Dermatol Res. 2019;311(6):425-434.
364. Fournié P, malecaze F, Coullet J, Arné JL. Pyoderma gangrenosum with necrotizing sclerokeratitis after cataract surgery. J Cataract Refract Surg 33:1987-90, 2007.
365. Cordero-Coma M, Pérez-Moreiras JV, Toribio A, Alonso-Orcajo N, Calleja S, Franco M, Ruiz de Morales JG. Refractory pyoderma gangrenosum of the orbit and the lacrimal sac. Orbit. 2012 Aug;31(4):249-51.
366. Powell FC, Schroeter AL, Su WP, Perry HO. Pyoderma gangrenosum: a review of 86 patients. Q J Med 1985; 55:173.
367. Vadillo M, Jucgla A, Podzamczer D, Rufi G, Domingo A. Pyoderma gangrenosum with liver, spleen and boné involvement in a patient with chrnic myelomonocytic. Br J Dermatol 141: 541-43, 1999.
368. Piqué-Duran E, Morera Molina J, Limeres-González MÁ, Espejo-Gil AM. Cranial aseptic osteomyelitis associated with pyoderma gangrenosum. Neurocirugia (Astur: Engl Ed). 2022;33(1):46-50.
369. Kridin K, Cohen AD, Amber KT. Underlying Systemic Diseases in Pyoderma Gangrenosum: A Systematic Review and Meta-Analysis. Am J Clin Dermatol. 2018;19(4):479-487.
370. Das SK, Banerjee N, Khaskil S, Mukherjee SS. Pyoderma Gangrenosum and High Titer Serum Aanti-CCP2 Antibodies. JNMA J Nepal Med Assoc. 2012 Jan--Mar;52(185):36-9.
371. Cave DR, Burakoff R. Pyoderma gangrenosum associated with ulcerative colitis: treatment with disodium cromoglycate. Am J Gastroenterol 1987; 82:802.
372. Galun E, Flugelman MY, Rachmilewitz D. Pyoderma gangrenosum. A complicating ulcerative colitis: successful with methylprednisole pulse therapy and dapsone. Am J Gastroenterol 1986; 81:988.
373. Roé E, Dalmau J, Garcia Navarro X, Corella F, Monfort D, Busquets D, Ribé A, Delgado E, Alomar A. A case of vulvar pyoderma gangrenosum associated with collagenous colitis. Dermatology 2006; 213:234-5.
374. Rossi M, Hänninen ML. Helicobacter spp. other than H. pylori. Helicobacter. 2012 Sep;17 Suppl 1:56-61.
375. Yurci A, Guven K, Torun E, Gursoy S, Baskol M, Akgun H, Ozbakir O, Yucesoy M. Pyoderma gangrenosum and exacerbation of psoriasis resulting from pegylated interferon alpha and ribavirin tratment of chronic hepatitis C. Eur J gastroenterol Hepatol 19:811-5, 2007.
376. Sandhu K, Handa S, Kanwar AJ. Anticoagulant-responsive pyoderma gangrenosum associated with an underlying prothrombotic dysfibrinogenemia. Br J Dermatol 153:1067-92, 2005.
377. Puechguiral-Renaud I, Carpentier O, Piette F, Delaporte E. Subcorneal pustulosis and pyoderma gangrenosum associated with biclonal gammopathy. Eur J Dermatol 2006;16: 687-90.
378. Livideanu C, Lipsker D, Paul C, Juilard J, Schubert B. Pyoderma gangrenosum as initial manifestation of Grave's disease. Clin Exp Dermatol 31:659-61, 2006.
379. Ouazzani A, Berthe JV, de Fontaine S. post-surgical pyoderma gangrenosum: a clinical entity. Acta Chir Belg 107:424-8, 2007.
380. Bonamigo RR, Behar P, Beller C, Bonfá R. Pyoderma gangrenosum after silicone prosthesis implant in the breasts and facial plastic surgery. Int J Dermatol 47:289-91, 2008.
381. Das SK, Banerjee N, Khaskil S, Mukherjee SS. Pyoderma gangrenosum and high titer serum aanti-CCP2 antibodies. JNMA J Nepal Med Assoc. 2012 Jan-Mar;52(185):36-9.
382. Ashchyan HJ, Butler DC, Nelson CA et al. The Association of Age With Clinical Presentation and Comorbidities of Pyoderma Gangrenosum [published correction appears in JAMA Dermatol. 2018 May 1;154(5):630]. JAMA Dermatol. 2018;154(4):409-413.
383. Kridin K, Laufer Britva R, Tzur Bitan D, Damiani G, Cohen AD. Is pyoderma gangrenosum associated with solid malignancies? Insights from a population-based cohort study. Australas J Dermatol. 2021;62(3):336-341.
384. Lytvyn Y, Mufti A, Maliyar K, Sachdeva M, Yeung J. Onset of Pyoderma Gangrenosum in Patients on Biologic Therapies: A Systematic Review [published online ahead of print, 2022 Mar 14]. Adv Skin Wound Care. 2022;10.1097/01.ASW.0000820252.96869.8e.
385. Jeong HS, Layher H, Cao L, Vandergriff T, Dominguez AR. Pyoderma gangrenosum (PG) associated with levamisole-adulterated cocaine: Clinical, serologic, and histopathologic findings in a cohort of patients. J Am Acad Dermatol. 2016;74(5):892-898.
386. Lemieux A, Ran Cai Z, Belisle A, Chartier S, Bolduc C. Multifocal cocaine-induced pyoderma gangrenosum: A report of two cases and review of literature. SAGE Open Med Case Rep. 2020;8:2050313X20935736.
387. Maia CB, Felix F, Paes V, Azevedo JÁ, Grangeiro ERN, Riccio JLN et al. Nasal septum perforation in patient with pyoderma gangrenosum. Int Arch Otorhinolaryngol. 2012;16(2):278-281.
388. Gadarowski MB, Agnihothri R, Scott G, Plovanich M. Pyoderma gangrenosum associated with levamisole-adulterated cocaine in a c-ANCA positive patient. Dermatol Online J. 2021;27(1):13030/qt3dm8p6s5.
389. Martínez-Gómez M, Ramírez-Ospina JA, Ruiz-Restrepo JD, Velásquez-Lopera MM. Pyoderma gangrenosum associated to the use of cocaine/levamisole. Series of three cases and literature review. An Bras Dermatol. 2021;96(2):188-195.
390. Su WP, Schroeter AL, Perry HO, Powell FC. Histopathologic and immunopathologic study of pyoderma gangrenosum. J cut pathol 1986; 13:323.
391. Elder DE, Elenitsas R, Johnson Jr BL, Ioffredda MD, Miller J, Miller III OF. Nodular inflammatory infiltrates of the reticular dermis -granulomas, abscesses, and ulcers. In: Lever´s Histopathology of the skin Elder DE, Elenitsas R, Johnson Jr BL, Ioffredda MD, Miller J, Miller III OF, eds. 2ed., 2007, 2007, Philadelphia: USA.
392. Su WP, Davis MD, Weenig RH, Powell FC, Perry HO. Pyoderma gangrenosum: clinicopathologic correlation and proposed diagnostic criteria. Int J Dermatol. 2004;43(11):790-800.
393. Jockenhöfer F, Wollina U, Salva KA, Benson S, Dissemond J. The PARACELSUS score: a novel diagnostic tool for pyoderma gangrenosum. Br J Dermatol. 2019;180(3):615-620.
394. Maverakis E, Ma C, Shinkai K, Fiorentino D, Callen JP, Wollina U et al. Diagnostic Criteria of Ulcerative Pyoderma Gangrenosum: A Delphi Consensus of International Experts. JAMA Dermatol. 2018;154(4):461-466.
395. Weenig RH, Davis MD, dahl PR, Su WP. Skin ulcers misdiagnosed as pyoderma gangrenosum. N Engl J Med 2002; 347:1412.
396. Peachey RDG. Pyoderma gangrenosum of the scalp. Br J Dermatol 1974; 90:106.
397. Soncini JA, Grassi Salles A, Frizzo Neto JA, Gemperli R. Successful Treatment of Pyoderma Gangrenosum after Augmentation Mastopexy Using Vacuum Therapy. Plastic and Reconstructive Surgery Global Open. 2016;4(11):e1072.
398. Lee FG, Song E, Wallace SJ, Shaughnessy TJ, Raj M, Teixeira R et al. Non-surgical Management of Complex Refractory Pyoderma Gangrenosum With Negative Pressure Wound Therapy With Instillation. Cureus. 2021;13(10):e18951.
399. Strunck JL, Cutler B, Latour E, Seminario-Vidal L, Ortega-Loayza AG. Wound care dressings for pyoderma gangrenosum. J Am Acad Dermatol. 2022;86(2):458-460.
400. Gardner LW, Acker DW. Triancinolone and pyoderma gangrenosum. Arch Dermatol 1972; 106: 599-600.
401. Cecchi R, Pavesi M, Bartoli L, Brunetti L. Successful treatment of localized pyoderma gangrenosum with topical pimecrolimus. J Cutan Med Surg. 2012 Sep--Oct;16(5):295-7.
402. De Cock KM, Thorne MG. The treatment of pyoderma gangrenosum with sodium cromoglycate. Br J Dermatol 1980; 102:231-231.
403. Ghislain P-D, De Decker I, Marot L, Lachapelle JM. Efficacy and systemic absorption of topical tacrolimus used in pyoderma gangrenosum. Br J Dermatol 150:1028-54, 2004.
404. Reich K, Vente C, Neumann C. Topical tacrolimus for pyoderma gangrenosum. Br J Dermatol 1998; 139:755-7.
405. Lyon CC, Stapleton M, Smith AJ et al. Topical tacrolimus in the management of peristomal pyoderma gangrenosum. J Dermatol Treat 2001; 12;13-17.
406. Mrowietz U, Christophers E. Clearing of pyoderma gangrenosum by intralesional cyclosporin A. Br J Dermatol 1991; 125;498-9.
407. Wolinna U, Karamfilov T. Treatment of recalcitrant ulcers in pyoderma gangrenosum with mycophenolate mofetil and autologous keratinocyte transplantation on a hyaluronic acid matrix. J Eur Acad Dermatol Venereol 14:187-190, 2000.
408. Tutrone WD, Green K, Weinberg JM, Caglar S, Clarke D. Pyoderma gangrenosum: dermatologic application of hiperbaric oxygen therapy. J Drugs Dermatol 6:1214-9, 2007.
409. Johnson RB, Lazarus GS. Pulse therapy. Therapeutic fficacy in the treatment of pyoderma gangrenosum. Arch Dermatol 1982; 118:76-84.
410. Elgart G, Stover P, Larson K et al. Treatment of pyoderma gangrenosum with cyclosporine: results in seven patients. J Am Acad Dermatol 1991; 24;83-86.
411. Teitel AD. Treatment of pyoderma gangrenosum with methotrexate. Cutis 1996; 57:326-328.
412. Michaelsson G, Molin L, Ohman S et al. Clofazimine. A new agent fos treatment of pyoderma gangrenosum. Arch Dermatol 1976; 112:344-349.
413. Thomsen K, Rothenborg HW. Clofazimine in the treatment of pyoderma gangrenosum. Arch Dermatol 1979; 115:851-852.
414. Lorincz AL, Pearson RW. Sulfapyridine and sulphone-type drugs in dermatology. Arch Dermatol 1962; 85: 42-56.

415. Rampal P, Benzaken S, Scneider S, Hebuterne X. Colchicine in pyoderma gangrenosum. Lancet 1998; 351:1134-1135.
416. Munro CS, Cox NH. Pyoderma gangrenosum associated with Behçet syndrome -response thalidomide. Clin Exp dermatol 1988;13:408-410.
417. Eur J Dermatol. 2012 May-Jun;22(3):426-7. doi: 10.1684/ejd.2012.1695. Refractory disseminated pyoderma gangrenosum, with dependence on corticosteroids, responding to potassium iodide.
418. Buruss JB, Farmer ER, Callen JP. Chlorambucil is an effective corticosteroid-sparing agent for recalcitrant pyoderma gangrenosum. J Am Acad Dermatol 1996; 35: 720-724.
419. Lee MR, Cooper AJ. Mycophenolate mofetil in pyoderma gangrenosum. J Dermatol Treat 2004;15:303-307.
420. Berth-Jones J, Tan SV, Graham-Brown RAC, Pembroke AC. The successful use of minocycline in pyoderma gangrenosum -areport of seven cases and review of the literature. J Dermatol Treat 1989; 1:23-25.
421. Zonana-Nacach A, Jimenez-Balderas FJ, Martinez-Osuna P, Mintz G. Intravenous cyclophosphamide pulses in the treatment of pyoderma gangrenosum associated with rheumatoid arthritis: report of 2 cases and review of the literature. J Rheumatol 1994; 21:1352-1356.
422. Okuma K, Mitsuuishi K, Hasegawa T, Tsuchihashi H, Ogawa H, Ikeda S. A case report of steroid and immunosuppressant-resistant pyoderma gangrenosum successfully by granulocytapheresis. Ther Apher Dial 11:387-90, 2007.
423. Tsele E, Yu RCH, Chu AC. Pyoderma gangrenosum -response to topical nitrogen mustard. Clin Exp Dermatol 1992; 17:437-40.
424. Cliff S. Split skin grafts in the treatment of pyoderma gangrenosum: a report of four cases. Dermatol Surg 1999; 25:299-302.
425. Braun-Falco M, Stock K, Ring J, Hein R. Topical platelet-derived growth factor accelerates healing healing of myelodiysplastic syndrome-associated pyoderma gangrenosum. Br J Dermatolo 2002; 147:829-831.
426. Shapiro D, Gilat D, Fisher-Feld et al. Pyoderma gangrenosum successfully treated with perilesional granulocyte-macrophage colony stimulating factor. Br J Dermatol 1998; 138:368-369.
427. Dobson CM, Parlew RA, Evans S. Superficial granulomatous pyoderma treated with intravenous immunoglobulin. J Am Acad Dermatol 2003; 48:456-460.
428. Park J, Choi MJ, Goo B, Cho SB. Refractory Pyoderma gangrenosum effectively treated using a 10,600-nm carbon dioxide fractional laser. Dermatol Surg. 2013 Mar;39(3 Pt 1):477-9.
429. Sapienza MS, Cohen S, Dimarino AJ. Treatment of pyoderma gangrenosum with infliximab in Crohn disease. Dig Dis Sci 2004; 49: 1454-1457.
430. Del Giacco SR, Firinu D, Lorrai MM, Serusi L, Meleddu R, Barca MP, Peralta M, Manconi PE. Idiopathic pyoderma gangrenosum: successful resolution with infliximab therapy and pro-inflammatory cytokines assessment Acta Derm Venereol.2012 Jul;92(4):439-40.
431. Ueda M, Katoh M, Tanizaki H, Tanioka M, Matsumura Y, Miyachi Y. Refractory pyoderma gangrenosum associated with ulcerative colitis successfully treated with infliximab.Dermatol Online J. 2012 Jan 15;18(1):12.
432. Charles CA, Leon A, Banta MR, Kirsner RS. Etarnercept for the treatment of refractory pyoderma gangrenosum: a brief series. Int J Dermatol 46:1095-9, 2007.
433. Heffernan MP, Anadkat MD, Smith DI. Adalimumab treatment for pyoderma gangrenosum. Arch Dermatol 2007; 143:306-308.
434. Geusau A, Mothes-Luksch N, Nahavandi H, Pickl WF, Wise CA, Pourpak Z, Ponweiser E, Eckhart L, Sunder-Plassmann R. Identification of a homozygous PSTPIP1 mutation in a patient with a PAPA-like syndrome responding to canakinumab treatment. JAMA Dermatol. 2013 Feb;149(2):209-15.
435. Severely recalcitrant pyoderma gangrenosum successfully treated with ustekinumab. J Am Acad Dermatol. 2012 Nov;67(5):e237-8.
436. Kluger N. Ustekinumab for pyoderma gangrenosum.Arch Dermatol. 2012 May;148(5):655.
437. Fahmy M, Ramamoorthy S, Hata T, Sandborn WJ. Ustekinumab for peristomal pyoderma gangrenosum. Am J Gastroenterol. 2012 May;107(5):794-5.
438. Bruzzese V. Pyoderma gangrenosum, acne conglobata, suppurative hidradenitis, and axial spondyloarthritis: efficacy of anti-tumor necrosis factor α therapy. J Clin Rheumatol. 2012 Dec;18(8):413-5.
439. Ben Abdallah H, Fogh K, Bech R. Pyoderma gangrenosum and tumour necrosis factor alpha inhibitors: A semi-systematic review. Int Wound J. 2019;16(2):511-521.
440. Reese AM, Erickson K, Reed KB, Ortega-Loayza AG. Modified dose of guselkumab for treatment of pyoderma gangrenosum. JAAD Case Rep. 2022;21:38-42.
441. Westerdahl JS, Nusbaum KB, Chung CG, Kaffenberger BH, Ortega-Loayza AG. Ustekinumab as adjuvant treatment for all pyoderma gangrenosum subtypes [published online ahead of print, 2021 Jun 14]. J Dermatolog Treat. 2021;1-5.
442. O'Connor C, Gallagher C, Hollywood A, Paul L, O'Connell M. Anakinra for recalcitrant pyoderma gangrenosum. Clin Exp Dermatol. 2021;46(8):1558-1560.
443. Ueharaguchi Y, Kabashima K, Sasahashi M, Matsuda A, Matubara K, Matsui M. A case of pyoderma gangrenosum possibly associated with sunitinib treatment. Int J Dermatol. 2013 May;52(5):634-6.
444. Kikuchi N, Hiraiwa T, Ohashi T, Hanami Y, Satoh M, Takenoshita H, Yamamoto T. Pyoderma gangrenosum possibly triggered by adalimumab. Eur J Dermatol. 2012 Nov-Dec;22(6):804-5.
445. Orfaly VE, Kovalenko I, Tolkachjov SN, Ortega-Loayza AG, Nunley JR. Tofacitinib for the treatment of refractory pyoderma gangrenosum. Clin Exp Dermatol. 2021 Aug;46(6):1082-1085.
446. Scheinberg M, Machado LAM, Castro LG, Ferreira SB, Michalany N. Successful treatment of ulcerated pyoderma gangrenosum with baricitinib, a novel JAK inhibitor. J Transl Autoimmun. 2021;4:100099.
447. Landis ET, Taheri A, Jorizzo JL. Gulliver's sign: A recognizable transition from inflammatory to healing stages of pyoderma gangrenosum. J Dermatolog Treat. 2015 Apr;26(2):171-2.
448. Palanivel JA, Macbeth AE, Levell NJ. Pyoderma gangrenosum in association with Janus kinase 2 (JAK2V617F) mutation. Clin Exp Dermatol 2012; 38:44-46.
449. Langan SM, Groves RW, Card TR, Gulliford MC. Incidence, mortality, and disease associations of pyoderma gangrenosum in the United Kingdom: a retrospective cohort study. J Invest Dermatol. 2012 Sep;132(9):2166-70.
450. Ben Abdallah H, Bech R, Fogh K, Olesen AB, Vestergaard C. Comorbidities, mortality and survival in patients with pyoderma gangrenosum: a Danish nationwide registry--nested case-control study. Br J Dermatol. 2021;185(6):1169-1175.
451. Schøsler L, Fogh K, Bech R. Pyoderma Gangrenosum: A Retrospective Study of Clinical Charac-teristics, Comorbidities, Response to Treatment and Mortality Related to Prednisone Dose. Acta Derm Venereol. 2021;101(4):adv00431.
452. Sakane, T, Takeno, M, Suzuki, N, Inaba, G. Behcet's disease. N Engl J Med 1999; 341:1284.
453. Feigenbaum, A. Description of Behcet's syndrome in the Hippocratic third book of endemic diseases. Br J Ophthalmol 1956; 40:355.
454. Mutlu, S, Scully, C. The person behind the eponym: Hulusi Behcet (1889-1948). J Oral Pathol Med 1994; 23:289.
455. Yurdakul, S, Hamuryudan, V, Yazici, H. Behet syndrome. Curr Opin Rheumatol 2004; 16:38.
456. Li H, Liu Q, Hou S, Du L, Zhou Q, Zhou Y, Kijlstra A, Li Z, Yang P Hum. TNFAIP3 gene polymorphisms confer risk for Behcet's disease in a Chinese Han population. Genet. 2013 Mar;132(3):293-300.
457. Hou S, Yang Z, Du L, Jiang Z, Shu Q, Chen Y, Li F, Zhou Q, Ohno S, Chen R, Kijlstra A, Rosenbaum JT, Yang P. Identification of a susceptibility locus in STAT4 for Behçet's disease in Han Chinese in a genome-wide association study. Arthritis Rheum. 2012 Dec;64(12):4104-13.
458. Atzeni F, Boiardi L, Casali B, Farnetti E, Nicoli D, Sarzi-Puttini P, Pipitone N, Olivieri I, Cantini F, Salvi F, La Corte R, Triolo G, Filippini D, Paolazzi G, Salvarani C. CC chemokine receptor 5 polymorphism in Italian patients with Behcet's disease. Rheumatology (Oxford). 2012 Dec;51(12):2141-5.
459. Radouane A, Oudghiri M, Chakib A, Bennani S, Touitou I, Barat-Houari M. SNPs in the TNF-α gene promoter associated with Behcet's disease in Moroccan patients. Rheumatology (Oxford). 2012 Sep;51(9):1595-9.
460. Sherrer MAR, Rocha VB, Campos LG. Doena de Behçet: revisão com ênfase nos aspectos dermatológicos. An Bras Dermatol 2017;92:452-64.
461. Padula MC, Leccese P, Lascaro N, Carbone T, Gilio M, Padula AA et al. Genotyping of Italian patients with Behçet syndrome identified two novel ERAP1 polymorphisms using sequencing-based approach. Hum Immunol. 2019;80(5):335-338.
462. Padula MC, Leccese P, Lascaro N, Carbone T, Limongi AR, Radice RP et al. From structure to function for the characterization of ERAP1 active site in Behçet syndrome. A novel polymorphism associated with known gene variations. Mol Immunol. 2020;117:155-159.
463. Guasp P, Lorente E, Martín-Esteban A, Barnea E, Romania P, Fruci D et al. Redundancy and Complementarity between ERAP1 and ERAP2 Revealed by their Effects on the Behcet's Disease-associated HLA-B*51 Peptidome. Mol Cell Proteomics. 2019;18(8):1491-1510.
464. Alpsoy E, Uzun S, Akman A, Acar MA, Memisoglu HR, Basarant E. Histological and immunofluorescence findings of non-follicular papulopustular lesions in patients with Behçet's disease. J Eur Acad Dermatol Venereol 2003; 17:521-524.
465. Önder M, Gurer MA. The multiples faces of Behçet's disease and its aetiological factors. J Eur Acad Dermatol 2001; 15:126-136.
466. Hamzaoui K, Berraies A, Kaabachi W, Ammar J, Hamzaoui A. Pulmonary manifestations in Behcet disease: impaired natural killer cells activity. Multidiscip Respir Med. 2013 Apr 4;8(1):29.
467. Yu Y, Yao X, Liang J, Lu C, Yan T, Lin J. Is Helicobacter pylori associated with Behçet's syndrome? A meta-analysis. Helicobacter. 2019;24(6):e12663.
468. Ye Z, Zhang N, Wu C, Zhang X, Wang Q, Huang X et al. A metagenomic study of the gut microbiome in Behcet's disease. Microbiome. 2018;6(1):135.
469. Wang Q, Yi S, Su G, Du Z, Pan S, Huang X et al. Changes in the Gut Microbiome Contribute to the Development of Behcet's Disease via Adjuvant Effects. Front Cell Dev Biol. 2021;9:716760.
470. Kim JC, Park MJ, Park S, Lee ES. Alteration of the Fecal but Not Salivary Microbiome in Patients with Behçet's Disease According to Disease Activity Shift. Microorganisms. 2021;9(7):1449.
471. Mumcu G, Fortune F. Oral Health and Its Aetiological Role in Behçet's Disease. Front Med (Lausanne). 2021;8:613419.
472. Mehmood N, Low L, Wallace GR. Behçet's Disease-Do Microbiomes and Genetics Collaborate in Pathogenesis? Front Immunol. 2021;12:648341.
473. Liang L, Tan X, Zhou Q, Zhu Y, Tian Y, Yu H, Kijlstra A, Yang P. IL-1β triggered by peptidoglycan and lipopolysaccharide through TLR2/4 and ROS-NLRP3 inflammasome-dependent pathways is involved in ocular Behçet's disease. Invest Ophthalmol Vis Sci. 2013 Jan 14;54(1):402-14.
474. Shen H, Xia LP, Lu J. Elevated levels of interleukin-27 and effect on production of interferon-γ and interleukin-17 in patients with Behçet's disease. Scand J Rheumatol. 2013;42(1):48-51.

475. Yigit S, Tural S, Rustemoglu A, Inanir A, Gul U, Kalkan G, Akkanet S, Karakuş N, Ateş O. DD genotype of ACE gene I/D polymorphism is associated with Behcet disease in a Turkish population. Mol Biol Rep. 2013 Jan;40(1):365-8.
476. Park KS, Min Y, Park SR, Kim EH, Lee DJ, Bang D, Lee ES. Matrix metalloproteinase-2, -9, -12, and tissue inhibitor of metalloproteinase 2 gene polymorphisms and cutaneous expressions in patients with Behçet's disease. Tissue Antigens. 2012 May;79(5):333-9.
477. Safi R, Kallas R, Bardawil T, Mehanna CJ, Abbas O, Hamam R et al. Neutrophils contribute to vasculitis by increased release of neutrophil extracellular traps in Behçet's disease. J Dermatol Sci. 2018;92(2):143-150.
478. Li L, Yu X, Liu J, Wang Z, Li C, Shi J et al. Neutrophil Extracellular Traps Promote Aberrant Macrophages Activation in Behçet's Disease. Front Immunol. 2021;11:590622.
479. Hatemi G, Karatemitz G, Yazici H. Behçet disease: an MHC-I-oppathy? Clin Exp Rheumatol 2017; 35-5.
480. Tuzun Y, Yurdakal S, Mat C et al. Epidemiology of Behçet's syndrome in Turkey. Int J Dermatol 1996;35:618-620.
481. Yazici, H, Tuzun, Y, Pazarli, H et al. Influence of age of onset and patient's sex on the prevalence and severity of manifestations of Behcet's syndrome. Ann Rheum Dis 1984; 43:783.
482. Park, KD, Bang, D, Lee, ES et al. Clinical study on death in Behcet's disease. J Korean Med Sci 1993; 8:241.
483. Gulbay B, Acican T, Erçen Diken Ö, Pinar Önen Z. Familial Behçet's disease of adult age: a report of 4 cases from a Behçet family. Intern Med. 2012;51(12):1609-1611.
484. Malek Mahdavi A, Khabbazi A, Yaaghoobian B, Ghojazadeh M, Agamohammadi R, Kheyrollahivan A et al. Cigarette smoking and risk of Behcet's disease: a propensity score matching analysis. Mod Rheumatol. 2019;29(4):633-639.
485. Lee YB, Lee JH, Lee SY, Lee JH, Yu DS, Han KD et al. Association between smoking and Behçet's disease: a nationwide population-based study in Korea. J Eur Acad Dermatol Venereol. 2019;33(11):2114-2122.
486. O'Duffy, JD. Behcet's disease. Curr Opin Rheumatol 1994; 6:39.
487. Borlu, M, Uksal, U, Ferahbas, A, Evereklioglu, C. Clinical features of Behcet's disease in children. Int J Dermatol 2006; 45:713.
488. Zouboulis, CC, Vaiopoulos, G, Marcomichelakis, N et al. Onset signs, clinical course, prognosis, treatment and outcome of adult patients with Adamantiades-Behcet's disease in Greece. Clin Exp Rheumatol 2003; 21:S19.
489. Zeidan MJ, Saadoun D, Garrido M, Klatzmann D, Six A, Cacoub P. Behçet disease physiopathology: a contemporary review. Auto Immun Highlights 2016; 7:4.
490. Demirkesen, C, Tuzuner, N, Mat C et al. Clinicopathologic evaluation of nodular cutaneous lesions of Behcet syndrome. Am J Clin Pathol 2001; 116:341.
491. Diri, E, Mat, C, Hamuryudan, V et al. Papulopustular skin lesions are seen more frequently in patients with Behcet's syndrome who have arthritis: a controlled and masked study. Ann Rheum Dis 2001; 60:1074.
492. Tunc, R, Keyman, E, Melikoglu, M et al. Target organ associations in Turkish patients with Behcet's disease: a cross sectional study by exploratory factor analysis. J Rheumatol 2002; 29:2393.
493. Seyahi, E, Melikoglu, M, Yazici, H. Clinical features and diagnosis of Behcet's syndrome. Int J Adv Rheumatol 2007; 5:8.
494. Matsuo, T, Itami, M, Nakagawa, H, Nagayama, M. The incidence and pathology of conjunctival ulceration in Behcet's syndrome. Br J Ophthalmol 2002; 86:140.
495. Zamir, E, Bodaghi, B, Tugal-Tutkun, I et al. Conjunctival ulcers in Behcet's disease. Ophthalmology 2003; 110:1137.
496. Tugal-Tutkun, I, Onal, S, Altan-Yaycioglu, R et al. Neovascularization of the optic disc in Behcet's disease. Jpn J Ophthalmol 2006; 50:256.
497. Tugal-Tutkun, I, Onal, S, Altan-Yaycioglu, R et al. Uveitis in Behcet disease: an analysis of 880 patients. Am J Ophthalmol 2004; 138:373.
498. Nizamuddin SH, Bawazeer AM. Causes of uveitis in a tertiary center in Western Saudi Arabia. Saudi Med J. 2013 Apr;34(4):379-87.
499. Pleyer U, Hazirolan D, Winterhalter S, Stubiger N. Behcet's disease -ophthalmological and general aspects: Part 2: Therapy. Ophthalmologe. 2013 Mar;110(3):273-84.
500. Kim, HA, Choi, KW, Song, YW et al. Arthropathy in Behcet's disease. Scand J Rheumatol 1997; 26:125.
501. Maghraoui, AE, Tabache, F, Bezza, A et al. A controlled study of sacroiliitis in Behcet's disease. Clin Rheumatol 2001; 20:189.
502. Koc, Y, Gullu, I, Akpek, G et al. Vascular involvement in Behcet's disease. J Rheumatol 1992; 19:402.
503. Calamia, KT, Schirmer, M, Melikoglu, M. Major vessel involvement in Behcet's disease. Curr Opin Rheumatol 2005; 17:1.
504. Ames, PR, Steuer, A, Pap, A, Denman, AM. Thrombosis in Behcet's disease: a retrospective survey from a single UK centre. Rheumatology (Oxford) 2001; 40:652.
505. Sarica-Kucukoglu, R, Akdag-Kose, A, KayabalI, M et al. Vascular involvement in Behcet's disease: a retrospective analysis of 2319 cases. Int J Dermatol 2006; 45:919.
506. Le Thi Huong D, Wechsler B, Papo T et al. Arterial lesions in Behcet's disease. A study in 25 patients. J Rheumatol 1995; 22:2103.
507. O'Duffy, JD. Vasculitis in Behcet's disease. Rheum Dis Clin 1990; 16:423.
508. Goldeli, O, Ural, D, Komsuoglu, B et al. Abnormal QT dispersion in Behcet's disease. Int J Cardiol 1997; 61:55.
509. Huong, DL, Wechsler, B, Papo, T et al. Endomyocardial fibrosis in Behcet's disease. Ann Rheum Dis 1997; 56:205.
510. Gurgun, C, Ercan, E, Ceyhan, C et al. Cardiovascular involvement in Behcet's disease. JPN Heart J 2002; 43:389.
511. Lin CY, Chen HA, Wu CH, Su YJ, Hsu TC, Hsu CY. Is Behçet's syndrome associated with an increased risk of ischemic heart disease? A real-world evidence in Taiwan. Arthritis Res Ther. 2021;23(1):161.
512. Uzun, O, Akpolat, T, Erkan, L. Pulmonary vasculitis in Behcet disease: a cumulative analysis. Chest 2005; 127:2243.
513. Hamuryudan, V, Oz, B, Tuzun, H, Yazici, H. The menacing pulmonary artery aneurysms of Behcet's syndrome. Clin Exp Rheumatol 2004; 22:S1.
514. Erkan, F, Gul, A, Tasali, E. Pulmonary manifestations of Behcet's disease. Thorax 2001; 56:572.
515. Akpolat, T, Akkoyunlu, M, Akpolat, I et al. Renal Behcet's disease: a cumulative analysis. Semin Arthritis Rheum 2002; 31:317.
516. Serdaroglu, P. Behcet's disease and the nervous sytem. J Neurol 1998; 245:197.
517. Atasoy, HT, Tunc, TO, Unal, AE et al. Peripheral nervous system involvement in patients with Behcet disease. Neurologist 2007; 13:225.
518. Benamour, S, Naji, T, Alaoui, FZ et al. [Neurological involvement in Behcet's disease. 191. Cases from a cohort of 925 patients and review of the literature]. Rev Neurol (Paris) 2006; 162:1084.
519. Farah, S, Al-Shubaili, A, Hussein, JM et al. Behcet's syndrome: A report of 41 patients with an emphasis on neurologic manifestations. J Neurol Neurosurg Psychiatry 1998; 64:382.
520. Lee S, Yoon H, Chang, H et al. Fibromyalgia in Behcet's disease is associated with anxiety and depression, but not with disease activity. Clin Exp Rheumatol 2005; 23: S15.
521. Karlidag R, Unal S, Evereklioglu C, Sipahi B, Er H, Yologlu S. Stressful life events, anxiety, depression and coping mechanisms in patient with Behçet disease. J Eur Acad Dermatol Venereol 2003; 17:670-675.
522. Kemal O, Anadolu Y, Boyvat A, Tatarağası A. Behçet disease as a cause of hearing loss: A prospective, placebo-controlled study of 29 patients. Ear Nose Throat J. 2013 Mar;92(3):112-20.
523. Choung Y, Cho, M, Park K et al. Audio-vestibular disturbance with Behcet's disease. Laryngoscope 2006; 117:385.
524. Cho YH, Jung J, Lee KH et al. Clinical features of patients with Behcet's disease and epididymitis. J Urol 2003; 170:1231.
525. Kaklamani VG, Vaiopoulos G, Markomichelekis N, Kaklamanis P et al. Recurrent epididymo-orchitis in patients with Behcet's disease. J Urol 2000; 163:487.
526. Erdogru T, Kocak T, Serdaroglu P et al. Evaluation and therapeutic approaches of voiding and erectile dysfunction in neurological Behcet's syndrome. J Urol 1999; 162:147.
527. Melikoglu, M, Altiparmak, MR, Fresko, I et al. A reappraisal of amyloidosis in Behcet's syndrome. Rheumatology (Oxford) 2001; 40:212.
528. Baser A, Zumrutbas AE, Ozlulerden Y, Alkis O, Oztekin A, Celen S et al. Is There a Correlation Between Behçet Disease and Lower Urinary Tract Symptoms? Int Neurourol J. 2020;24(2):150-155.
529. Na SJ, Kang MJ, Yu DS, Han K, Lee JH, Park YG et al. Cancer risk in patients with Behçet disease: A nationwide population-based dynamic cohort study from Korea. J Am Acad Dermatol. 2018;78(3):464-470.
530. Guven DC, Bolek EC, Altintop SE, Celikten B, Aktas BY, Kiraz S et al. Cancer incidence in Behçet's disease. Ir J Med Sci. 2020;189(4):1209-1214.
531. Wang X, Peng Y, Gao J, Han S, Li Y. Risk of malignancy in Behcet disease: A meta--analysis with systematic review. Medicine (Baltimore). 2019;98(44):e17735.
532. Han M, Jung YS, Kim WH, Cheon JH, Park S. Cancer Risk in Patients with Intestinal Behçet's Disease: A Nationwide Population-Based Study. Gut Liver. 2018;12(4):433-439.
533. Hatemi G, Seyahi E, Fresko I, Talarico R, Hamuryudan. Behçet syndrome: acritical digest of the 2014-2015 literaturwe. Clin Exp Rheumatol 2015;33:S3-14.
534. Akmaz Ö, Erel A, Gurer MA. Comparison of histopathologic and clinical evaluations of pathergy test in Behçet's disease. Int J Dermatol 2000; 39:121-125.
535. Kato Y, Yamamoto T. Serum levels of GRO-α are elevated in association with disease activity in patients with Behçet's disease.Int J Dermatol. 2012 Mar;51(3):286-9.
536. Djaballah-Ider F, Touil-Boukoffa C. Effect of combined colchicine-corticosteroid treatment on neutrophil/lymphocyte ratio: a predictive marker in Behçet disease activity. Inflammopharmacology. 2020;28(4):819-829.
537. Tezcan D, Körez MK, Gulcemal S, Hakbilen S, Akdağ T, Yılmaz S. Evaluation of diagnostic performance of haematological parameters in Behçet's disease. Int J Clin Pract. 2021;75(10):e14638.
538. Shadmanfar S, Masoumi M, Davatchi F, Shahram F, Akhlaghi M, Faezi ST et al. Correlation of clinical signs and symptoms of Behçet's disease with platelet-to--lymphocyte ratio (PLR) and neutrophil-to-lymphocyte ratio (NLR). Immunol Res. 2021;69(4):363-371.
539. Tanacan E, Dincer D, Erdogan FG, Gurler A. A cutoff value for the Systemic Immune--Inflammation Index in determining activity of Behçet disease. Clin Exp Dermatol. 2021;46(2):286-291
540. Alibaz-Oner F, Ergelen R, Yıldız Y, Aldag M, Yazici A, Cefle A et al. Femoral vein wall thickness measurement: A new diagnostic tool for Behçet's disease. Rheumatology (Oxford). 2021;60(1):288-296.
541. Assar S, Sadeghi B, Davatchi F, Ghodsi SZ, Naddji A, Shahram F et al. The association of pathergy reaction and active clinical presentations of Behçet's disease. Reumatologia. 2017;55(2):79-83.
542. Criteria for diagnosis of Behcet's disease. International Study Group for Behcet's Disease. Lancet 1990; 335:1078.
543. Zouboulis CC et al. Evaluation and revision of the International Criteria for Behçet Disease. Abstract of the 21. World Congress of Dermatology, Buenos Aires, Argentina, 2007.

544. International Team for the Revision of the International Criteria for Behçet's Disease (ITR-ICBD). The International Criteria for Behçet's Disease (ICBD): a collaborative study of 27 countries on the sensitivity and specificity of the new criteria. J Eur Acad Dermatol Venereol. 2014;28(3):338-347.
545. Suzuki Kurokawa M, Suzuki N. Behçet's disease. Clin Exp Med 2004; 4:10.
546. Zouboulius CC. Adamantiades-Behçet Disease. In: Fitzpatrick's Dermatology in General Medicine. Wolff K, Goldsmith LA, Katz S, Gilchrest BA, Paller AS, Leffel DJ, eds. 7ed, 2008, 1620-1626. McGraw-Hill: New York, USA.
547. Alpsoy, E. Behcet's disease: Treatment of mucocutaneous lesions. Clin Exp Rheumatol 2005; 23:532.
548. Ravitskiy L, Green JJ, Goldenberg G, Jorizzo JL. Behçet's disease. In: Treatament of Skin Disease -comprehensive therapeutic strategies, Lebwohl MG, Heymann WR, Berth-Jopnes J, Coulson I, eds. 2ed, 2006, 82-85. Philadelphia: USA. In: Treatament of Skin Disease -comprehensive therapeutic strategies, Lebwohl MG, Heymann WR, Berth-Jopnes J, Coulson I, eds. 2ed, 2006, 82-85. Philadelphia: USA.
549. Khabbazi A, Ebrahimzadeh Attari V, Asghari Jafarabadi M, Malek Mahdavi A. Quality of Life in Patients With Behçet Disease and Its Relation With Clinical Symptoms and Disease Activity. Reumatol Clin (Engl Ed). 2021;17(1):1-6.
550. Yalçindağ FN, Uzun A. Results of interferon alpha-2a therapy in patients with Behcet's disease. J Ocul Pharmacol Ther. 2012 Aug;28(4):439-43.
551. Sakai T, Watanabe H, Kuroyanagi K, Akiyama G, Okano K, Kohno H, Tsuneoka H. Health-and vision-related quality of life in patients receiving infliximab therapy for Behcet uveitis. Br J Ophthalmol. 2013 Mar;97(3):338-42.
552. Perra D, Alba MA, Callejas JL, Mesquida M, Ríos-Fernández R, Adán A, Ortego N, Cervera R, Espinosa G. Adalimumab for the treatment of Behçet's disease: experience in 19 patients. Rheumatology (Oxford). 2012 Oct;51(10):1825-31.
553. Mesquida M, Victoria Hernández M, Llorenç V, Pelegrín L, Espinosa G, Dick AD, Adán A. Behçet Disease-associated Uveitis Successfully Treated with Golimumab. Ocul Immunol Inflamm. 2012 Dec 19. [Epub ahead of print].
554. Perez-Pampin E, Campos-Franco J, Blanco J, Mera A. Remission induction in a case of refractory Behçet disease with alemtuzumab.J Clin Rheumatol. 2013 Mar;19(2):101-3.
555. Alpsoy E, Bozca BC, Bilgic A. Behçet Disease: An Update for Dermatologists. Am J Clin Dermatol. 2021;22(4):477-502.
556. Alibaz-Oner F, Direskeneli H. Advances in the Treatment of Behcet's Disease. Curr Rheumatol Rep. 2021;23(6):47.
557. Abolhasani S, Khabbazi A, Hosseini F, Gholizadeh-Ghaleh Aziz S, Alipour S. Effects of anti-TNF biologic drugs on uveitis severity in Behçet patients: systematic review and Meta-analysis. Int J Ophthalmol. 2022;15(5):813-819.
558. Mirouse A, Barete S, Desbois AC, Comarmond C, Sene D, Domont F et al. Long--Term Outcome of Ustekinumab Therapy for Behçet's Disease. Arthritis Rheumatol. 2019;71(10):1727-1732.
559. Di Scala G, Bettiol A, Cojan RD, Finocchi M, Silvestri E, Emmi G. Efficacy of the anti-IL 17 secukinumab in refractory Behçet's syndrome: A preliminary study. J Autoimmun. 2019;97:108-113.
560. Fagni F, Bettiol A, Talarico R, Lopalco G, Silvestri E, Urban ML et al. Long-term effectiveness and safety of secukinumab for treatment of refractory mucosal and articular Behçet's phenotype: a multicentre study. Ann Rheum Dis. 2020;79(8):1098-1104.
561. Fabiani C, Vitale A, Rigante D, Emmi G, Lopalco G, Scala G et al. The Presence of Uveitis Is Associated with a Sustained Response to the Interleukin (IL)-1 Inhibitors Anakinra and Canakinumab in Behçet's Disease. Ocul Immunol Inflamm. 2020;28(2):298-304.
562. Takeno M, Dobashi H, Tanaka Y, Kono H, Sugii S, Kishimoto M et al. Apremilast in a Japanese subgroup with Behçet's syndrome: Results from a Phase 3, randomised, double-blind, placebo-controlled study. Mod Rheumatol. 2022;32(2):413-421.
563. Hatemi G, Mahr A, Ishigatsubo Y, Song Y, Takeno M, Kim D et al. Trial of Apremilast for Oral Ulcers in Behçet's Syndrome. N Engl J Med. 2019;381(20):1918-1928.
564. De Luca G, Cariddi A, Campochiaro C, Vanni D, Boffini N, Tomelleri A et al. Efficacy and safety of apremilast for Behçet's syndrome: a real-life single-centre Italian experience. Rheumatology (Oxford). 2020;59(1):171-175.
565. Wang CR, Wong TW, Hsu SM. Extended-release tofacitinib for refractory Behçet disease: A case report. Medicine (Baltimore). 2022;101(15):e29189.
566. Can M, Gunes M, Haliloglu OA, Haklar G, Inanç N, Yavuz DG, Direskeneli H. Effect of vitamin D deficiency and replacement on endothelial functions in Behçet's disease. Clin Exp Rheumatol. 2012 May-Jun;30(3 Suppl 72):S57-61.
567. Faghfouri AH, Baradaran B, Khabbazi A, Shadbad MA, Papi S, Faghfuri E et al. Regulation of NLRP3 inflammasome by zinc supplementation in Behçet's disease patients: A double-blind, randomized placebo-controlled clinical trial. Int Immunopharmacol. 2022;109:108825.
568. Hamzaoui A, Klii R, Harzallah O, Attig C, Mahjoub S. [Behçet's disease in women]. Rev Med Interne. 2012 Oct;33(10):552-5.
569. Hamuryudan V, Hatemi G, Sut N, Ugurlu S, Yurdakul S, Yazici H. Frequent oral ulceration during early disease may predict a severe disease course in males with Behçet'ssyndrome. Clin Exp Rheumatol. 2012 May-Jun;30(3 Suppl 72):S32-4.
570. Enginar AU, Gundogdu M. The course of covid-19 in patients with Behçet's disease. Reumatologia. 2021;59(6):356-361.
571. Pakhchanian H, Raiker R, Kardeş S. covid-19 among patients with Behçet syndrome in the United States. Clin Rheumatol. 2022;41(1):317-319.
572. Mistry P, Carmona-Rivera C, Ombrello AK et al. Dysregulated neutrophil responses and neutrophil extracellular trap formation and degradation in PAPA syndrome. Ann Rheum Dis. 2018;77(12):1825-1833.
573. Cugno M, Borghi A, Marzano AV. PAPA, PASH and PAPASH syndromes: pathophysiology, presentation and treatment. Am J Clin Dermatol. (2017) 18:555-62.
574. Wang Y, Wu N, Yu K, Shen M. Case Report: Pyogenic Arthritis, Pyoderma Gangrenosum, and Acne: A Single-Center Experience and Literature Review. Front Immunol. 2021;12:735851.
575. Rukavina I. SAPHO syndrome: a review. J Child Orthop 2015; 9:19-27.
576. Khanna L, El-Khoury GY. SAPHO syndrome -a pictorial assay. Iowa Orthop J 2012; 32: 189-195.
577. Assmann G, Simon P. The SAPHO syndrome -are microbed involved? Best Pract Res Clin Rheumathol 2011; 25:423-434.
578. Rozin AP, Nahir AM, Is SAPHO syndrome a target for antibiotic therapy? Clin Rhematol 26:817-820.
579. Arnson Y, Rubinow A, Amital H. Secondary syphilis presenting as SAPHO syndrome features. Clin Exp Rheumatol 2008; 26:1119-1121.
580. Hurtado-Nedelec M, Chollet-Martin S, Nicaise-Roland P et al. Characterization of the immune response in the synovitis, acne, pustulosis, osteomyelitis (SAPHO) syndrome. Rheumatology 2008; 47:1160-67.
581. Sun Y, Li C, Zhu M, Zhang S, Cao Y, Yang Q et al. Enhanced migration and adhesion of peripheral blood neutrophils from SAPHO patients revealed by RNA-Seq. Orphanet J Rare Dis. 2019;14(1):192.
582. Daoussis D, Konstantopoulou G, Kraniotis P, Sakkas L, Liossis SN. Biologics in SAPHO syndrome: A systematic review. Semin Arthritis Rheum. 2019;48(4):618-625.
583. Adamo S, Nilsson J, Krebs A, Steiner U, Cozzio A, French LE et al. Successful treatment of SAPHO syndrome with apremilast. Br J Dermatol. 2018;179(4):959-962.
584. Wang L, Sun B, Li C. Clinical and Radiological Remission of Osteoarticular and Cutaneous Lesions in SAPHO Patients Treated With Secukinumab: A Case Series. J Rheumatol. 2021;48(6):953-955.
585. Li C, Li Z, Cao Y, Li L, Li F, Li Yet al. Tofacitinib for the Treatment of Nail Lesions and Palmoplantar Pustulosis in Synovitis, Acne, Pustulosis, Hyperostosis, and Osteitis Syndrome. JAMA Dermatol. 2021;157(1):74-78.
586. Li Y, Huo J, Cao Y, Yu M, Zhang Y, Li Z et al. Efficacy of tofacitinib in synovitis, acne, pustulosis, hyperostosis and osteitis syndrome: a pilot study with clinical and MRI evaluation. Ann Rheum Dis. 2020;79(9):1255-1257.
587. Li B, Li GW, Xue L, Chen YY. Rapid remission of refractory synovitis, acne, pustulosis, hyperostosis, and osteitis syndrome in response to the Janus kinase inhibitor tofacitinib: A case report. World J Clin Cases. 2020;8(19):4527-4534.
588. Wendling D, Aubin F, Verhoeven F, Prati C. IL-23/Th17 targeted therapies in SAPHO syndrome. A case series. Joint Bone Spine. 2017;84(6):733-735.
589. Scalvenzi M, Palmisano F, Annunziata MC, Mezza E, Cozzolino I, Costa C. Subcorneal Pustular Dermatosis in Childhood: A Case Report and Review of the Literature. Case Reports in Dermatological Medicine Volume 2013, Article ID 424797.
590. Johnson SAM, Cripps DJ. Subcorneal Pustular Dermatosis in Children. Archives of Dermatology, vol. 109, no. 1, pp. 73-77, 1974.
591. Koc M, Birol A, Erkek E, Bozdogan O, Atasoy P. Juvenile Subcorneal Pustular Dermatosis: A Case Report. Pediatric Dermatology Vol. 20 No. 1 57-59, 2003.
592. Park YK, Park HY, Bang DS, Cho CK. "Subcorneal pustular dermatosis treated with phototherapy," International Journal of Dermatology, vol. 25, no. 2, pp. 124-126, 1986.
593. Yayli S, Bahadir S, Alpay K, Cimşit G, Reis A. "A case of juvenile subcorneal pustular dermatosis successfully treated with acitretin," International Journal of Dermatology, vol. 45, no. 9, pp. 1131-1133, 2006.
594. Meadows KP, Egan CA, Vanderhooft S. Acute generalized exanthematous pustulosis (AGEP), an uncommon condition in children: case report and review of the literature. Pediatr Dermatol 2000;17:399-402.
595. Sezer E, Sezer T, Koseoglu D, Filiz NO. Acute generalized exanthematous pustulosis in a child. Pediatr Dermatol 2007;24:93-95.
596. Lee EY, Koh MJA. Acute generalized exanthematous pustulosis in children and adolescents in Singapore: A ten-year retrospective review. Pediatr Dermatol. 2021;38(2):424-430.
597. Erso SY Paller AS, Mancin AJ. Acute Generalized Exanthematous Pustulosis in Children. Arch Dermatol 2004; 140: 1172-1173.
598. Boccaletti V, Cortelazzi C, Fantini C, Tognetti E, Fabrizi G et al. Acute generalized exanthematous pustulosis following paracetamol ingestion in a child. Pediatric Allergy and Immunology 26 (2015) 383-392.
599. Morris A, Rogers M, Fischer G et al. Childhood psoriasis: a clinical review of 1262 cases. Pediatr Dermatol 2001;18:188-198.
600. Dini V, Barbanera S, Romanelli M. Efficacy of Adalimumab for the Treatment of Refractory Paediatric Acrodermatitis Continua of Hallopeau. Acta Derm Venereol 2013; 93: 588-589.
601. Kiszewski AE, De Villa D, Scheibel I, Ricachnevsky N. An infant with acrodermatitis continua of Hallopeau: successful treatment with thalidomide and UVB therapy. Pediatr Dermatol. 2009 Jan-Feb;26(1):105-6.
602. Wang Z, Xiang X, Chen Y, Zhao X, Liu Y, Xu Z et al. Treating paediatric acrodermatitis continua of Hallopeau with adalimumab: a case series. Clin Exp Dermatol. 2022;47(1):195-196.
603. Ruggiero A, Patruno C, Napolitano M, Megna M, Gisonni P, Cirillo T et al. Etanercept for pediatric acrodermatitis continua of Hallopeau: A case report and literature review. Dermatol Ther. 2020;33(6):e14046.
604. Morris A, Rogers M, Fischer G, Williams K. Childhood psoriasis: a clinical review of 1262 cases. Pediatr Dermatol. 2001 May-Jun;18(3):188-98.
605. de Oliveira ST, Maragno L, Arnone M, Fonseca Takahashi MD, Romiti R. Generalized pustular psoriasis in childhood. Pediatr Dermatol. 2010 Jul-Aug;27(4):349-54.

606. Qian Wang, Wei Liu, and Lixia Zhang. Clinical features of von Zumbusch type of generalized pustular psoriasis in children: a retrospective study of 26 patients in southwestern China. An Bras Dermatol. 2017 May-Jun; 92(3): 319-322.
607. Liao PB, Rubinson R, Howard R et al. Annular pustular psoriasis-most common form of pustular psoriasis in children: report of three cases and review of the literature. Pediatr Dermatol 2002;19:19-25.
608. Posso-De Los Rios CJ, Pope E, Lara-Corrales I. A Systematic Review of Systemic Medications for Pustular Psoriasis in Pediatrics. Pediatric Dermatology Vol. 31 No. 4 430-439, 2014.
609. Sachdeva M, Rankin BD, Mufti A, Jensen Y, Vender R, Luca NJ et al. Management of pediatric generalized pustular psoriasis using biologics: An evidence-based review [published online ahead of print, 2021 Oct 22]. J Am Acad Dermatol. 2021;S0190-9622(21)02683-9.
610. Tsang V, Dvorakova V, Enright F, Murphy M, Gleeson C. Successful use of infliximab as first line treatment for severe childhood generalized pustular psoriasis. J Eur Acad Dermatol Venereol. 2016;30(11):e117-e119.
611. Hansel K, Marietti R, Tramontana M, Bianchi L, Romita P, Giuffrida R et al. Childhood generalized pustular psoriasis: Successful long-term treatment with adalimumab. Dermatol Ther. 2020;33(3):e13294.
612. Albela H, Begum S, Leong KF. Successful treatment of paediatric generalized pustular psoriasis with secukinumab: a case series [published online ahead of print, 2021 Mar 11]. J Dermatolog Treat. 2021;1-5.
613. Hayem G. Valuable lessons from SAPHO syndrome. Joint Bone Spine. 2007;74:123-126.
614. Nguyen MT, Borchers A, Selmi C et al. The SAPHO syndrome. Semin. Arthritis Rheum. 2012; 42:254-265.
615. Lee GL, Chen AY. Neutrophilic dermatoses: Kids are not Just little people. Clinics in Dermatology (2017) 35, 541-554.
616. Naik HB, Cowen EW. Autoinflammatory pustular neutrophilic diseases. Dermatol Clin. 2013 July; 31(3): 405-425.
617. Aksentijevich I, Masters SL, Ferguson PJ et al. An autoinflammatory disease with deficiency of the interleukin-1-receptor antagonist. N Engl J Med. 2009 Jun 4; 360(23):2426-2437.
618. Minkis K, Aksentijevich I, Goldbach-Mansky R, Magro C, Scott R, Davis JG et al. Interleukin 1 Receptor Antagonist Deficiency Presenting as Infantile Pustulosis Mimicking Infantile Pustular Psoriasis. Arch Dermatol. 2012;148(6):747-752.
619. Graham JA, Hansen KK, Rabinowitz LG, Esterly NB. Pyoderma Gaegrenosum in Infants and Children. Pediatric Detmatology 1994 Vol. 11 No. 1 10-17.
620. Kechichian E, Haber R, Mourad N et al. Pediatric pyoderma gangrenosum: A systematic review and update. Int J Dermatol. 2017;56:486-495.
621. Karincaoglu Y, Borlu M, Toker SC, Akman A, Onder M et al. Demographic and clinical properties of juvenile-onset Behçet's disease: A controlled multicenter study. J Am Acad Dermatol 2008;58:579-84.
622. Ozen S, Eroglu FK. Pediatric-onset Behçet disease. Curr Opin Rheumatol 2013, 25:636-642.
623. Sota J, Rigante D, Lopalco G, Emmi G, Gentileschi S, Gaggiano C et al. Clinical profile and evolution of patients with juvenile-onset Behçet's syndrome over a 25-year period: insights from the AIDA network. Intern Emerg Med. 2021;16(8):2163-2171.
624. Vaiopoulos AG, Kanakis MA, Kapsimali V, Vaiopoulos G, Kaklamanis FG, Zouboulis CC. Juvenile Adamantiades-Behçet Disease. Dermatology 2016;232:129-136.
625. Kone-Paut I, Shahram F, Darce-Bello M, Cantarini L, Cimaz R, Gattorno M et al. Consensus classification criteria for paediatric Behcet's disease from a prospective observational cohort: PEDBD. Ann Rheum Dis. 2016;75 (6):958-964.
626. Costagliola G, Cappelli S, Consolini R. Behçet's Disease in Children: Diagnostic and Management Challenges. Ther Clin Risk Manag. 2020;16:495-507.
627. Shih IH, Huang YH, Yang CH, Yang LC, Hong HS. Childhood neutrophilic eccrine hidradenitis: a clinicopathologic and immunohistochemical study of 10 patients. J Am Acad Dermatol. 2005 Jun;52(6):963-6.
628. Lee WJ, Kim CH, Chang SU, Lee MW, Choi JH et al. Generalized idiopathic neutrophilic eccrine hidradenitis in childhood. International Journal of Dermatology 2010, 49, 75-78.
629. Simon M, Cremer H, von den Driesch P. Idiopathic recurrent palmoplantar hidradenitis in children. Report of 22 cases. Arch Dermatol 1998;134:76-79.
630. Rubinson R, Larralde M, Santos-Muñoz A, Parra V, Parra NP. Palmoplantar Eccrine Hidradenitis: Seven New Cases. Pediatric Dermatology 2004; 21: 466-68.

25 capítulo

Paulo Ricardo Criado • Roberta Fachini Jardim Criado

Dermatoses Eosinofílicas

INTRODUÇÃO

Este capítulo tem por objetivo abordar o papel dos eosinófilos na saúde e na doença humanas, desde sua ação fisiológica no compartimento hematológico, alcançando condições em que seus valores estão elevados na circulação periférica e também, em especial, as desordens dermatológicas nas quais se expressam de forma acentuada na pele e/ou mucosas ou, ainda, constituem o elemento celular protagonista da afecção tegumentar.

Não nos propomos a esgotar o tema, já que algumas entidades na literatura, como o padrão tecidual eosinofílico, por vezes constituem relatos de poucos casos e, assim, entidades nosológicas ainda não bem definidas, ou outras bem estabelecidas, as quais são objeto de descrições minuciosas em outros capítulos.

EOSINÓFILOS

Os eosinófilos são potentes células efetoras envolvidas nas respostas alérgicas e a infecções por helmintos.[1] Contêm grânulos citotóxicos constituídos pela proteína básica principal (*major protein basic* - MBP), proteína catiônica eosinofílica (ECP), peroxidase eosinofílica (EPO) e neurotoxina derivada de eosinófilos (EDN).[1] Os eosinófilos respondem a vários estímulos como alérgenos, infecções parasitárias (helmintos, fungos), ou dano tecidual liberando suas proteínas citotóxicas derivadas dos seus grânulos, de forma que se envolvem em processos inflamatórios e até tumorais.[1]

Os eosinófilos se desenvolvem da hematopoiese na medula óssea e migram para o sangue, onde representam de 1% a 6% dos leucócitos circulantes no sangue periférico.[2] Esses granulócitos especiais foram inicialmente observados por Wharton Jones, em 1846, e nomeados por Paul Erlich em 1879, em decorrência aos seus abundantes grânulos intracelulares, os quais exibiam propriedades tintoriais marcantes corando-se pelo corante acidofílico eosina.[2] Desta forma, os eosinófilos podem ser facilmente distinguidos dos outros granulócitos como os neutrófilos e basófilos; pela morfologia, uma vez que adquirem um aspecto de cor de tijolos sob a coloração histoquímica da hematoxilina-eosina (HE) (Figura 25.1A e B); e a microscopia eletrônica de transmissão pode revelar grânulos intracitoplasmáticos de dois tipos alguns grânulos elétron densos homogeneamente arredondados e muitos outros grânulos alongados, redondos ou ovoides de conteúdo cristaloide (Figura 25.2).

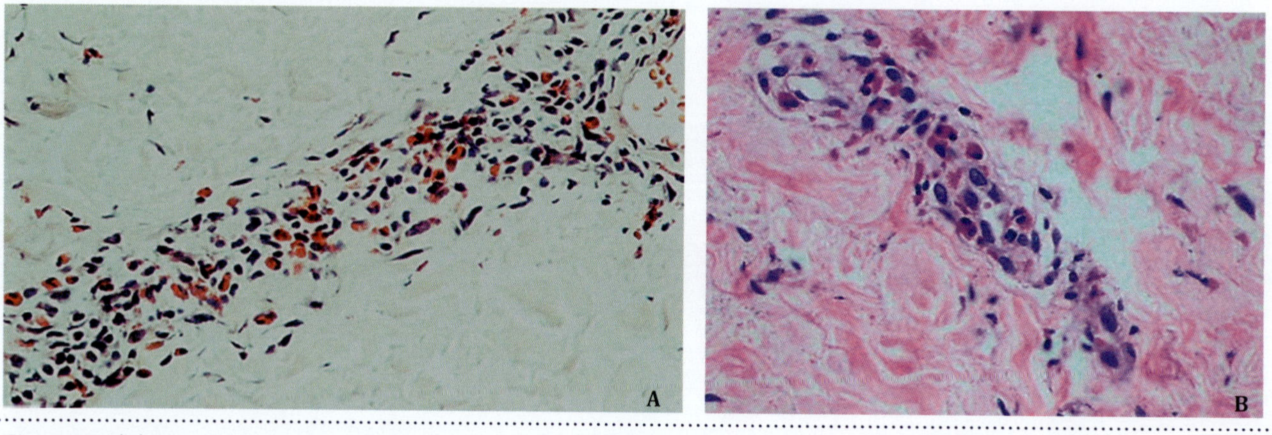

Figura 25.1 (A) Inúmeros eosinófilos corados pela técnica da hematoxilina-eosina, apresentando citoplasma avermelhado, corado pela eosina, em disposição perivascular em paciente com urticária crônica espontânea (aumento de 400x, na microscopia óptica). **(B)** Inúmeros eosinófilos corados pela técnica da hematoxilina-eosina, apresentando citoplasma avermelhado, corado pela eosina, em disposição perivascular em paciente com urticária crônica espontânea (aumento de 400x, na microscopia óptica).

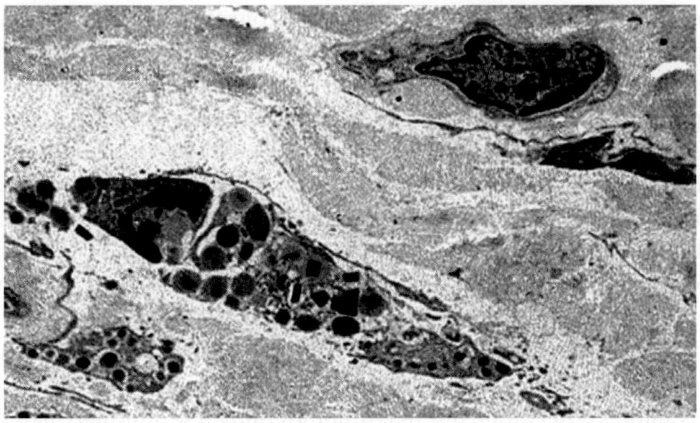

■ **Figura 25.2** Eosinófilo na pele de paciente com urticária aguda por medicamento, com grânulos elétron densos arredondados e outros ovalados e cristaloides, alguns estruídos na derme (aumento original na microscopia eletrônica de transmissão de 40 mil vezes).

Além do seu papel histórico, de participar como célula imune importante em dois eventos, combater parasitas multicelulares ou helmintos e também participar da resposta alérgica ou de hipersensibilidade, os eosinófilos, quando degranulados, podem causar dano tecidual sob sinais que desencadeiam a inflamação.[2] Adicionalmente, nas décadas recentes, muitas novas funções foram atribuídas aos eosinófilos em diferentes processos patológicos contra outros micro-organismos, como certos tipos de fungos, bactérias e vírus, além também da rejeição de enxertos alográficos, na imunidade antitumoral, bem como em um número elevado de doenças eosinofílicas idiopáticas.[2]

Em concordância com o presente conhecimento, além dos efeitos pró-inflamatórios e destrutivos, como células do estágio final da imunidade inata, os eosinófilos também estão envolvidos na reparação tecidual, na fibrose e no remodelamento, bem como na modulação da resposta imune adaptativa.[2] Particularmente, os eosinófilos podem promover respostas imunes do tipo T-*helper* 2 (TH2), em decorrência da produção de uma variedade de moléculas e citocinas imunorreguladoras, além de atuar como célula apresentadora de antígeno (APC).[2] A seguir, resumimos em grupos distintos de moléculas relevantes as funções dos eosinófilos.

Conteúdo funcional dos grânulos pré-formados e degranulação dos eosinófilos

Os grânulos citoplasmáticos secretores intracelulares dos eosinófilos estocam a maioria das proteínas catiônicas granulares e uma variedade de citocinas, quimiocinas e fatores de crescimento.[2] Comparados aos linfócitos T que necessitam de horas ou dias para gerar e secretar citocinas após ativação, os eosinófilos podem liberar o conteúdo dos seus grânulos pré-formados por degranulação imediata, quando desencadeada por certos estímulos ou sinais mediados por moléculas de superfície celular.[2] Entre as substâncias presentes nos grânulos, encontra-se a MBP, proteína catiônica eosinofílica (*eosinophil cationic protein* – ECP), peroxidase eosinofílica (*eosinophil peroxidase* – EPO) e neurotoxina derivada de eosinófilos (*eosinophil-derived neurotoxin* – EDN).[1,2] Com uma natureza de pH altamente básico, essas proteínas catiônica são muito tóxicas aos parasitas helmintos e ao epitélio das vias aéreas humanas, uma vez que danificam as células ligando-se às suas membranas carregadas negativamente e, assim, desordenando o arranjo bilamelar lipídico das membranas celulares, ou por afetarem a atividade de enzimas dentro dos tecidos.[2]

Particularmente a proteína catiônica eosinofílica (eosinophil cationic protein – ECP) tem como principais propriedades:[3] (i) peso molecular heterogêneo variando entre 16 e 22 kDa, homologia com proteínas da família RNase e pode ser mensurada nos fluidos corporais como um marcador de ativação eosinofílica; (ii) tem atividade biológica citotóxica e imunomoduladora, regula a atividade dos fibroblastos, induz a secreção mucosa nas vias aéreas e interage com o sistema da coagulação e sistema complemento. A ECP pode interagir com componentes da cascata da coagulação propiciando sua aceleração, de forma que esses efeitos possam ser atuantes na síndrome hipereosinofílica (HES), na qual, entre outras características, observam-se elevados níveis de ECP no plasma e graves fenômenos tromboembólicos.[3]

A grande variedade de produtos estocados nos grânulos pode ser classificada assim:[2] (i) as eosinofilopoietinas, a interleucina (IL) 5 e o fator estimulador de colônia de granulócitos e macrófagos (GM-CSF) e a eotaxina (CCL11), a qual é um quimioatrativo agindo nos próprios eosinófilos como uma regulação autócrina, exercendo funções críticas na quimiotaxia dos eosinófilos e sua sobrevivência nos tecidos humanos; (ii) citocinas imunorreguladoras como IL-4, IL-13, e IL-25, as quais promovem ou exacerbam a imunidade TH2, participando na patogênese das reações alérgicas e respostas imunes antiparasitárias; (iii) citocinas pró-inflamatórias, como a IL-6 e o fator de necrose tumoral alfa (TNF-α), os quais participam da amplificação da resposta inflamatória e podem causar dano tecidual, indicando um envolvimento nas reações imediatas pelos eosinófilos na imunidade inata; e (iv) fator de crescimento e transformação beta (TGF-β), o qual aumenta a proliferação e a síntese do colágeno pelos fibroblastos e exerce uma função crucial no remodelamento tecidual e na fibrose, a qual, por sua vez, está implicada nos processos patológicos crônicos de várias doenças inflamatórias associadas a eosinófilos, incluindo a asma e a esofagite eosinofílica, além de dermatoses crônicas com eosinofilia tecidual, como a celulite eosinofílica.

Os eosinófilos também são a fonte principal de mediadores lipídicos como os leucotrienos, prostaglandinas e ácido 5-hidroxiecoisatetraenoico (5-HETE), bem como do fator ativador de plaquetas (PAF), os quais têm ampla ação inflamatória.[2] Além disso, um variado número de proteinases, em geral, metaloproteinase da matriz 9 (MMP-9), e outras enzimas pró-inflamatórias foram identificadas nos eosinófilos, muitas das quais são implicadas nas respostas imunes imediatas, incluindo a cicatrização e o remodelamento tecidual.[2] Mediadores lipídicos como os cisteinil-leucotrienos aumentam a contração da musculatura lisa das vias aéreas, a produção de muco e a permeabilidade vascular, além de promover a secreção autócrina de IL-4 pelos eosinófilos.[2]

Receptores dos eosinófilos e marcadores de superfície celular

De acordo com suas distintas funções imunobiológicas, estes receptores de superfície e marcadores moleculares dos eosinófilos podem ser agrupados em diferentes categorias.[2]

(i) **Receptores de padrão de reconhecimento (PPR):** moléculas que auxiliam os eosinófilos a identificar patógenos e/ou sinais danosos derivados do hospedeiro. Os PPR podem tanto reconhecer diretamente padrões moleculares associados a patógenos (PAMPS), as quais são assinaturas moleculares específicas de micróbios, por certos patógenos, como reconhecer padrões moleculares associados a dano (DAMPs), que são sinais liberados por células danificadas ou necróticas. A ativação desses PPR pode ativar uma cascata de sinais intracelulares que resultam na liberação de citocinas pró-inflamatórias e interferons (IFN) do tipo I.

(ii) **Receptores de citocinas, quimiocinas, moléculas de adesão e receptores para imunoglobulinas, complemento, proteases e mediadores lipídicos:** estão implicados em processos como (sem estar limitados a eles): desenvolvimento dos eosinófilos; adesão e transmigração dos tecidos; quimiotaxia; e ativação e respostas inflamatórias.

(iii) **Receptores envolvidos na imunidade TH2:** o principal complexo de histocompatibilidade (MHC) de classe II e os receptores coestimuladores CD80, CD86 e CD40 são moléculas-chaves para os eosinófilos apresentarem antígenos às células T e estimular a proliferação de células T específicas, iniciando respostas de padrão TH2. No entanto, os eosinófilos pertencem à categoria de APC não profissionais na inflamação alérgica e nas respostas imunes antiparasitárias. Os eosinófilos em repouso, não ativados, não expressam constitucionalmente as moléculas MHC de classe II ou moléculas coestimuladoras (em geral, CD80/CD86/, CD40) na superfície celular são incapazes, nesse estado, de apresentar antígenos às células T. No entanto, as moléculas de classe II podem ser expressas nos eosinófilos sob estímulo de citocinas GM-CSF, IL-4, IFN-γ e IL-5, mas a apresentação antigênica dos eosinófilos às células T ativadas é muito menos eficiente do que a executada por macrófagos. A molécula coestimuladora CD86 (conhecida também como B7.2) foi identificada na superfície de eosinófilos humanos estimulados pela IL-3.

(iv) **Receptores indutores ou inibidores da apoptose:** receptores expressos nos eosinófilos, em geral, lectina 8 imunoglobulina-símile ligante do ácido siálico (siglec-8), servem como mecanismo de extinção da inflamação por induzir a apoptose dos eosinófilos. A ligação do siglec-8 com anticorpos ligantes pode rapidamente gerar atividade caspase 3-símile e induzir uma pronunciada apoptose dos eosinófilos.

Eosinófilos como células efetoras da imunidade inata e seus efeitos pró-inflamatórios, citotóxicos e fibrogênicos

A infiltração tecidual eosinofílica é uma característica comum aos processos patológicos de doenças inflamatórias alérgicas, nas quais os eosinófilos interagem com linfócitos TH2. Por exemplo, a eosinofilia tecidual está presente e intimamente associada com a inflamação das vias aéreas na asma, na rinossinusite, na esofagite eosinofílica, gastroenterite eosinofilia e nas lesões cutâneas como a dermatite atópica,[2] bem como penfigoide bolhoso e certos tipos de urticária e vasculites. No entanto, os mecanismos pelos quais a degranulação eosinofílica é desencadeada têm sido objeto de debate. A linfopoietina do estroma tímico (TSLP) derivada de células epiteliais e a IL-33 derivada do tecido estromal exercem papel crucial na modulação da infiltração e da degranulação eosinofílica nos mecanismos de reações alérgicas.[2]

Quando as alarminas ou DAMP são liberados por células necróticas, os PPR expressos nos eosinófilos reconhecem esses sinais de dano endógeno e, posteriormente, ativam os eosinófilos e aumentam sua sobrevida.[4] Entretanto, um "efeito colateral" da resposta eosinofílica é o efeito fibrogênico que pode resultar em um remodelamento tecidual.[2] De fato, em algumas doenças inflamatórias eosinofílicas, incluindo a asma, a esofagite eosinofílica e certas dermatoses eosinofílicas como o granuloma facial, um efeito pró-inflamatório dos eosinófilos frequentemente predomina nas fases iniciais ou agudas da afecção, enquanto o processo fibrogênico gradualmente caracteriza a fase crônica do processo patológico.[2]

No contexto inflamatório crônico eosinofílico, um amplo espectro de mediadores derivados de eosinófilos, incluindo TGF-β, citocinas TH2 (em geral, IL-13, IL-14), MMP e grânulos com proteínas MBP e EDN, atua de forma crucial na promoção de hiperplasia epitelial e/ou de células de músculo liso, diferenciação miofibroblástica, reorganização da matriz extracelular e fibrose tecidual.[2] Esses eventos contribuem para uma ampla variedade de condições inflamatórias crônicas associadas à eosinofilia, incluindo não apenas o remodelamento das vias aéreas na asma grave, ms também fibrose do estroma na rinossinusite crônica com polipose nasal, fibrose subepitelial esofágica na esofagite eosinofílica e fibrose endomiocárdica na síndrome hipereosinofílica (HES).[2]

Ando e colaboradores[5] demonstraram que pacientes com esclerose sistêmica apresentam maior contagem de eosinófilos no sangue periférico, em relação a outros pacientes com as principais doenças do tecido conectivo, além de que os pacientes com esclerodermia sistêmica apresentam uma correlação positiva entre a contagem de eosinófilos no sangue periférico e a gravidade da esclerodermia sistêmica, de forma que a inflamação eosinofílica pode ser um alvo terapêutico na doença. Gustafsson e colaboradores[6] examinaram a pele biopsiada pela técnica de imunohistoquímica com amostras de pele aparentemente normal (de pacientes-controle sadios) para a verificação da presença ocasional de eosinófilos. Nos pacientes estudados por esses autores, no grupo de portadores de esclerose sistêmica, as biópsias de pele aparentemente não acometida pela esclerose revelaram infiltração de eosinófilos e depósitos extracelulares de ECP na derme, enquanto o número de eosinófilos não se encontrava aumentado na pele acometida pela esclerose. Os autores observaram que os eosinófilos tinham se infiltrado mais na pele aparentemente normal dos pacientes com esclerose sistêmica do que nas lesões fibróticas desses mesmos pacientes. Eles concluíram que essa menor quantidade de eosinófilos nas áreas já fibróticas poderia refletir a possibilidade de os eosinófilos, assim como outras células inflamatórias, desaparecerem da pele afetada pela fibrose quando o processo patológico da esclerodermia transpunha a fase aguda inflamatória da doença. Frente a isso, a infiltração de eosinófilos ativados e os depósitos da ECP na derme da pele ainda não fibrótica dos pacientes refletiam uma fase evolutiva aguda precoce de evolução da doença cutânea crônica fibrótica.[6]

■ EOSINÓFILOS E TUMORES

A eosinofilia tecidual associada a tumores (TATE) e/ou a presença de degranulação eosinofílica já foi observada há longa data em vários tumores, incluindo tanto tumores sólidos como malignidades hematológicas.[2] Enquanto alguns estudos sugerem um prognóstico favorável em diferentes tumores sólidos com presença de eosinofilia tecidual, um prognóstico pior foi relacionado a linfomas Hodgkin com TATE,[2] além do carcinoma espinocelular oral e da cérvix do útero. Por um lado, os eosinófilos parecem exercer sua atividade antitumoral tanto pela citotoxicidade direta como por funções imunomoduladoras em respostas TH2, especialmente na resposta imune antitumoral mediada pela IL-4.[2] Por outro lado, há indícios que sugerem a ação dos eosinófilos em promover tumores, em geral, por aumentar a angiogênese tumoral e promover a formação de tecido conjuntivo adjacente ao tumor.[2,7] Vários fatores pró-angiogênicos, como o fator de crescimento do endotélio vascular (VEGF), fator de crescimento fibroblástico básico (bFGF) e angiogenina, são também liberados por eosinófilos, os quais contribuem para o processo patológico de inflamação eosinofílica.[2] A presença de TATE está relacionada a bom prognóstico nos cânceres de próstata, colorretal, cabeça e pescoço e bexiga.

Efeitos imunomoduladores dos eosinófilos contribuidores para imunidade TH2

Há evidências de que, em resposta a alérgenos ou patógenos que estimulam a via imune TH2, o recrutamento dos eosinófilos ocorre antes da infiltração por células TH2, isto é, independentemente da imunidade adaptativa.[2] Nesse estágio inicial da resposta, os eosinófilos são uma fonte dominante de citocinas polarizadas TH2, IL-4 e IL-13, uma vez que essas citocinas são pré-formadas e estocadas nos grânulos dos eosinófilos e podem ser rapidamente liberadas, sob estímulo.[2] Além disso, a proteína EDN dos grânulos dos eosinófilos serve como uma alarmina para células dendríticas imaturas, de forma que isso induz ao recrutamento e diferenciação das células dendríticas (DCs) em um fenótipo TH2, o mesmo tendo sido demonstrado *in vitro* com a liberação da enzima EPO.[2]

Os eosinófilos parecem contribuir para homeostase do tecido adiposo normal, em não obesos.[1] Os eosinófilos são a principal população de células que expressam IL-4 no tecido adiposo, a qual auxilia os macrófagos residentes no tecido adiposo a manter um fenótipo M2, uma vez que a ativação de macrófagos anti-inflamatórios M2 necessita de citocina TH2, como as IL-4 e IL-13.[1,8] Nos estados de obesidade, um grande número de monócitos migra para o tecido adiposo e diferencia-se em macrófagos M1, que expressam TNF-α e sintetase induzível do ácido nítrico, os quais desencadeiam inflamação e resulta em doença metabólica.[1,9,10] Dieta rica em gordura que induz a obesidade reduz significativamente o número de eosinófilos no tecido adiposo.[8]

Por sua vez, a indoleamina 2,4-dioxigenase (IDO), uma enzima constitucionalmente expressa em eosinófilos, catalisa a conversão de triptofano a quinureninas (kynurenines), as quais induzem a apoptose de células T produtoras de interferon gama (células Th1), mas não células TH2.[2] Assim, todos estes efeitos reguladores favorecem a polarização da imunidade Th2 no estágio inicial da resposta imune a alérgenos ou infecções parasitárias.[2] Além disso, os eosinófilos liberam IL-25, o que aumenta a expansão e a produção de citocinas de células TH2 específicas de memória, o que tem papel crucial na resposta imune TH2 desencadeada pela reexposição de alérgenos ou reinfecção por parasitas.[2]

Evidências recentes também apontam que a IL-33 regula a resposta alérgica inflamatória e ativa eosinófilos humanos *in vitro*.[2] Quando a IL-33 se liga ao seu receptor na membrana dos eosinófilos, as vias NF-κB e a proteína quinase ativada por mitógeno (MAPK) são ativadas, promovendo a expressão na superfície celular da β2-integrina CD11b e da molécula de adesão intercelular-1 (ICAM-1) e produção de citocinas pró-inflamatórias IL-13, IL-6 e IL-8.[2] Além disso, a IL-33 também estimula diretamente a diferenciação de eosinófilos a partir de células progenitoras hematopoiéticas CD117+, de maneira independente da IL-5.[2]

Fator tecidual nos eosinófilos

O fator tecidual (*tissue factor*, TF) é uma proteína integral transmembrana localizada predominantemente nas células adventícias da parede vascular, onde está isolada do lúmen vascular.[11] Assim, o TF serve como um envelope hemostático (Figura 25.3) em torno do leito vascular, e a ruptura da sua integridade pode desencadear o processo de coagulação.[11]

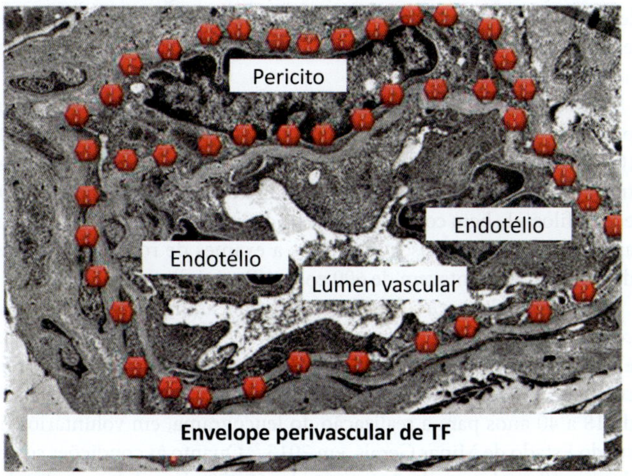

■ **Figura 25.3** Envelope hemostático de fator tecidual ao redor dos vasos da derme humana.

Moosbauer e colaboradores[12] demonstraram a expressão de antígeno do TF bem como sua atividade em eosinófilos isolados e estimulados. Desta forma, eosinófilos maduros foram observados demonstrando expressar quantidades consideráveis de TF, o qual, em eosinófilos em repouso, está localizado preferencialmente em grânulos específicos.[12] O fator ativador de plaquetas (PAF) e mais efetivamente a combinação de GM-CSF e PAF provocam a translocação do TF pré-formado para a membrana dos eosinófilos.[11,12] Os eosinófilos ativados exibem cerca de um terço da atividade pró-coagulante encontrada em monócitos estimulados pelos lipopolissacárides (LPS).[11]

Marzano e colaboradores[13] e Azero e colaboradores[14] demonstraram, respectivamente, que, no microambiente cutâneo do penfigoide cutâneo e da urticária crônica, os eosinófilos expressam o TF, o qual pode ativar a cascata da coagulação via extrínseca, com a geração do fator VIIa, fator Xa da coagulação ativados e trombina, que, por sua vez, determinam aumento da permeabilidade vascular. De forma interessante, esses eventos não foram encontrados em outras doenças inflamatórias cutâneas como a psoríase e a dermatite atópica, nas quais não houve expressão do TF na pele. A mensuração dessa expressão do TF nessas duas dermatoses, penfigoide bolhoso e urticária, pode ser indiretamente aferida, com a demonstração da elevação dos fragmentos 1 + 2 da protrombina no sangue e d-dímeros, em uma expressiva proporção de doentes com doença ativa.[12,15,16] Cugno e colaboradores,[17] em face das evidências de forte ativação sistêmica da coagulação nos pacientes com penfigoide bolhoso, sugerem que a ativação eosinofílica pode contribuir para o aumento do risco trombótico nestes pacientes.

Milani-Nejad e colaboradores,[18] em uma revisão sistemática da literatura em língua inglesa indexada entre 1984 e junho de 2015, concluíram que pacientes com penfigoide bolhoso têm um risco maior para acidente vascular cerebral (AVC) (*odds ratio*: 4,43 [intervalo de confiança de: 1,95 a 4,77]; $p < 0,001$) e outras desordens neurológicas como demência, doença de Parkinson e epilepsia ou crises convulsivas, as quais podem aumentar a mortalidade desses pacientes. Em outro estudo de base populacional, Shen e colaboradores[19] demonstram que, entre 12.607 pacientes com o primeiro AVC, 38 (0,3%) desenvolveram penfigoide bolhoso em 3,5 anos em média. Nos pacientes-controle, apenas 8 (0,06%) desenvolveram PB em uma média de 3,7 anos, de forma que o risco global (*crude hazard ratio*, HR) de desenvolver penfigoide bolhoso nos pacientes após o primeiro episódio de AVC foi 4,83 (95% CI 1,94-9,08, $p < 0.001$) maior quando comparado ao do grupo-controle, depois de ajustes para idade, gênero, hipertensão arterial, diabetes *mellitus*, demência, epilepsia, doença de Parkinson, uso de furosemida e neurolépticos nos pacientes com AVC.

Interações bidirecionais entre eosinófilos e mastócitos

Os mastócitos (MC) e os eosinófilos (Eos) têm diferentes progenitores mieloides e diferem morfológica, ultraestrutural e imunologicamente, assim como em ações bioquímicas e farmacológicas.[20] No entanto, mastócitos e eosinófilos exercem uma função essencial em várias desordens alérgicas.[20] Também estão envolvidos em doenças autoimunes, cardiovasculares e no câncer. Os mastócitos se distribuem em todos tecidos humanos normais, como, pele, brônquios, amígdalas, mucosa nasal e intestinal, conjuntiva, linfonodos e parênquima mamário, enquanto os eosinófilos estão presentes somente no trato gastrointestinal, tecidos linfoides secundários, e tecido adiposo, timo, glândula mamária e útero, em condições normais.[20]

Nas doenças "alérgicas", os mastócitos e os eosinófilos podem formar a "unidade efetora alérgica" (Figura 25.4).[20] Além disso, em vários tumores, mastócitos e os eosinófilos frequentemente são observados em íntima proximidade.[20] Atualmente, acredita-se que os mastócitos possam modular as funções dos eosinófilos e vice-versa.[20] Por exemplo, a IL-5, o *steam cell factor* (SCF), a histamina, o PAF, a prostaglandina D2 (PGD2), os cisteinil leucotrienos e os fatores de crescimento do endotélio vascular (VEGs), produzidos por mastócitos ativados, podem modular as funções dos eosinófilos, por meio de sua ligação com receptores específicos (Figura 25.5). Em oposição, as proteínas catiônicas dos eosinófilos, como a ECP e a MBO, o fator de crescimento neural e os VEGF liberados por eosinófilos ativados podem também modular as funções dos mastócitos. Assim, essas interações bidirecionais entre esses dois elementos celulares podem ser relevantes não apenas em doenças alérgicas, mas também em várias condições inflamatórias e neoplásicas.[20]

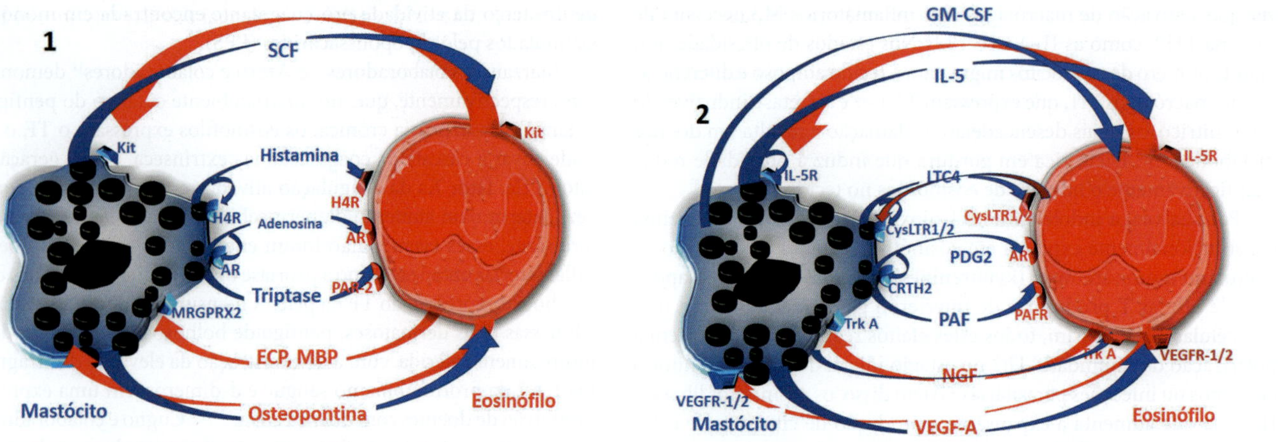

■ **Figura 25.4** Interações bidirecionais entre mastócitos e eosinófilos mediadas por mediadores solúveis e via modulação autócrina destas células.[20]

(1) Vários mediadores pré-formados, como o *stem cell factor* (SCF), histamina, adenosina (função autócrina e parácrina via ligação a quatro receptores acoplados à proteína G: A_1, A_{2a}, A_{2b}, e A_3, e que se relaciona à hiperreatividade das vias aéreas na asma) e triptase, liberados por mastócitos ativados podem exercer funções parácrinas e/ou autócrina mediante sua ligação, respectivamente, a receptores *kit* (CD117), de histamina tipo H4R, receptores de adenosina e receptores de protease ativada 2 (PAR-2). Por sua vez, a proteína catiônica eosinofílica (ECP) e a proteína básica principal (MBP) liberadas por eosinófilos ativados modulam as funções dos mastócitos por meio de sua ligação com receptores MRGPRX2 na sua superfície. A osteopondina liberada tanto por mastócitos como por eosinófilos ativados exerce ações autócrina e parácrinas. **(2)** Vários mediadores neoformados (sintetizados *de novo*) como a IL-5, o GM-CSF, LCT4, PFD2, PAF, fator de crescimento neural (NGF) e VEGF-A, liberados pelos mastócitos, podem modular as funções dos eosinófilos via ativação de receptores da IL-5R, CysLLTE1/2, receptor do PAF (PAFR), TrkA e VEGF-R1/2, respectivamente, na sua superfície. A IL-5, GM-CSF, LYC4, PGD2, NGF e VEGF-A podem também atuar com efeitos autócrinos ou parácrinos.

Fonte: Adaptada de Kovalski et al.

O penfigoide bolhoso (PB) é a dermatose bolhosa autoimune mais frequente, caracterizada pela presença de autoanticorpos direcionados contra as proteínas da junção dermoepidérmica, BP180/BP230, a qual causa tipicamente uma erupção bolhosa pruriginosa.[20] A resposta imune que resulta na formação das vesículas e bolhas no PB envolve diferentes células inflamatórias e moléculas, incluindo células T CD4, células B, fatores do complemento, neutrófilos, bem como os mastócitos e eosinófilos.[20] Os níveis séricos da proteína catiônica eosinofílica (ECP) estão elevados entre os pacientes com PB em atividade, quando comparados a pacientes-controle sadios.[20] Além disso, os níveis séricos da triptase dos mastócitos estão associados com os níveis circulantes de anticorpos anti-BP180 e diminuem com a remissão clínica da doença.[20] Em modelo murinho de PB, a formação de bolhas foi dependente da interação do C5a-C5aR em mastócitos, os quais ocasionaram a ativação da via p38 MAPK nos mastócitos e sua degranulação.[20] Além disso, eosinófilos derivados do sangue, pele e do fluido das bolhas estavam ativos nos pacientes com PB, quando comparados aos controles.[20] Os eosinófilos ativados produzem CCL26, IL-6, IL-8, e IL-1α na pele e no fluido das bolhas e apresentam características de apoptose.[20] A IL-5 dos eosinófilos ativados induz a separação dermoepidérmica, a qual foi dependente da adesão dos eosinófilos, ativação dos receptores de gamaglobulina FcγR, produção de espécies oxigênio reativas (ROS), degranulação e formação extracelular de *traps* eosinofílicos.[20]

Na psoríase, ocorre uma perda da regulação entre fatores ambientais, células epiteliais e o sistema imunológico.[20] Os mastócitos infiltram lesões cutâneas na psoríase e são produtores consideráveis de IL-17A e IL-22, ambas citocinas envolvidas na patogênese da doença.[20] Os mastócitos e queratinócitos também induzem a angiogênese pela produção da IL-8 e VEGF-A.[20] Em contraste, os eosinófilos não estão em número mais expressivo na pele e no sangue periférico dos pacientes com psoríase.[20]

Na dermatite atópica (DA), a histamina derivada de mastócitos bem como a triptase, a quimase e outros mediadores inflamatórios contribuem para o prurido e para a inflamação na DA.[20] Entretanto, os mastócitos não são necessários ao desenvolvimento da DA em modelos murinos.[20] A DA é caracterizada por um aumento no número de eosinófilos circulantes e nos infiltrados dérmicos e epidérmicos de eosinófilos.[20] A eosinofilia tecidual e sanguínea e o aumento dos níveis circulantes da ECP, MBP e neurotoxina têm sido correlacionados com a atividade da doença.[20] Os níveis séricos da IL-5 estavam aumentados nos pacientes com DA e se correlacionavam com a atividade da doença.[5] No entanto, embora os eosinófilos possam ter funções importantes na patogênese da DA, seu mecanismo exato ainda não é totalmente compreendido.[20]

■ EOSINOFILIA NO SANGUE PERIFÉRICO

A contagem absoluta no sangue periférico de eosinófilos excedendo 450 a 550 células/μL, dependendo dos padrões laboratoriais, é consideradaa elevada e, assim, se denomina "eosinofilia sanguínea".[21] Porcentagens geralmente acima de 5% da contagem diferencial dos leucócitos totais são consideradas elevadas na maioria dos laboratórios, embora a contagem absoluta deva se basear naquela antes de se afirmar a presença de eosinofilia.[21]

Há dados limitados acerca da prevalência de eosinofilia no sangue periférico nas populações ocidentais.[22] Na Columbia Britânica, 225 (0,12%) de 195 mil pacientes atendidos ambulatorialmente demonstraram contagem de eosinófilos no sangue periférico superior a 700 eosinófilos/μL, bem como no sudoeste da França, entre 532 indivíduos aparentemente normais, submetidos a exames de rotina, 13 (2,44%) demonstraram contagem de 600 eosinófilos/μL.[22]

No Brasil, Santos e colaboradores[23] publicaram um estudo que teve como objetivo realizar a contagem global e diferencial de leucócitos e verificar a incidência de alterações celulares leucocitárias. Foram coletadas 150 amostras de sangue periférico de adultos na faixa etária de 18 a 40 anos para a realização do leucograma, em voluntários no sul do Estado de Minas Gerais, em 2015.[23] Quanto às condições sociodemográficas da população em estudo, 65,33% dos adultos analisados eram mulheres e 34,66%, homens; entre estes, 150 voluntários (2%) se consideravam negros e os demais, brancos.[23] Durante entrevista com esses voluntários, os autores verificaram que 82,66% não tinham nenhum doença anteriormente ou sintoma presente, e outros referiram as seguintes doenças ou condições durante a entrevista: 4% enxaqueca; 2% sinusite; 1,33% hipotireoidismo; 1,33% asma; e 0,66% para cada uma das seguintes condições: toxoplasmose, vitiligo, psoríase, má circulação, ovário micropolicístico, hérnia de hiato, hipertensão arterial, diabetes *mellitus*, colesterol alterado, bronquite crônica, psoríase, vitiligo.[23] Eosinofilia esteve presente em 1,5% dos voluntários.[23] As infecções por parasitos helmintos está associada com o quadro de eosinofilia, infecções estas que apresentam elevada prevalência nos países em desenvolvimento, particularmente entre crianças e adolescentes, comprometendo os níveis nutricionais de ferro. Em um estudo realizado por Visser e colaboradores[24] (2011), em uma população total de 4.271, na comunidade de Vitória Régia/zona norte de Manaus, verificou-se que 44,2% apresentavam uma parasitose intestinal.[24]

Eosinofilia no sangue periférico é leve diante da presença permanente de um número > 550 eosinófilos/μL e < 1.500 eosinófilos/μL e ocorre frequentemente em pessoas com doenças alérgicas, enquanto se define como "síndromes hipereosinofílicas" na presença de valores mantidos > 1.500 eosinófilos/μL.[21] Eosinofilia periférica leve (< 1.500 eosinófilos/μL) é encontrada frequentemente em pessoas com doenças alérgicas, como asma e rinite. A dermatite atópica pode apresentar significativa eosinofilia periférica se uma grande extensão de superfície corporal é acometida pela doença. A esofagite eosinofílica e outras doenças gastrointestinais eosinofílicas podem cursar com eosinofilia leve.[21] Em 2017, a Organização Mundial de Saúde (OMS) atualizou definições, critérios diagnósticos e manejo de desordens eosinofílicas.[25] Segundo as definições de 2017 da OMS, o limite superior na faixa de normalidade de eosinófilos no sangue periférico é 3% a 5%, com uma correspondente contagem absoluta de eosinófilos (CAE) de 350 a 500 mm^3.[25] A gravidade da eosinofilia foi arbitrariamente definida como leve (CAE do limite superior do normal até 1.500 mm^3), moderada (CAE entre 1.500 e 5.000 mm^3) e grave (CAE > 5.000 mm^3).[25]

A prevalência geral de eosinofilia periférica primária é desconhecida, embora uma estimativa global da incidência de síndrome hipereosinofílica nos Estados Unidos seja de 0,0035 a 0,0036 para cada 100 mil indivíduos.[22,25]

Classicamente, a maioria dos pacientes ambulatoriais que são referidos a um especialista em Hematologia ou Medicina interna em decorrência de eosinofilia no sangue periférico tem como causa secundária da eosinofilia uma condição alérgica.[22] Frequentemente, alergia e doença atópica são as causas mais relatadas de eosinofilia periférica de causa secundária, nos países industrializados ocidentais; e as helmintíases, nos países em desenvolvimento.[22] Com os fluxos migratórios e popularização das viagens aos países industrializados e de maior renda *per capita* nas últimas décadas, tem surgido nesses países uma taxa maior de prevalência de helmintíases, como Anisakiase, estrongiloidíase ou toxocaríase.[22]

Em 2012, um grupo de trabalho internacional propôs uma classificação para a eosinofilia no sangue periférico,[26] a qual foi adaptada por Magnaval e colaboradores[22] em 2017, segundo o Quadro 25.1.

Quadro 25.1 Classificação da eosinofilia sanguínea.

Classificação	Definição
Eosinofilia reativa secundária	▪ Doença ou condição subjacente na qual os eosinófilos são considerados células não clonais; a eosinofilia é atribuída ao estímulo de citocinas na maioria dos casos
Eosinofilia reativa primária	▪ Célula germinativa oculta, ou neoplasia eosinofílica, como classificada pela Organização Mundial da Saúde (OMS); os eosinófilos são considerados neoplásicos
Eosinofilia hereditária	▪ Patogênese desconhecida; agregação familiar, sem sinais ou sintomas de imunodeficiência, e sem evidências de uma condição reativa ou neoplásica ou eosinofilia por doença subjacente
Hipereosinofilia de significado indeterminado	▪ Causa indeterminada da eosinofilia, ausência de história familiar, ausência de evidência de condição reativa ou neoplásica ou desordem eosinofílica subjacente e ausência de dano tecidual em um órgão atribuível à eosinofilia

A sinusite crônica, especialmente a variedade polipoide observada em doença respiratória (asma) exacerbada pelo ácido acetilsalicílico (síndrome de Samter ou tríade de Samter), produz uma resposta eosinofílica mais robusta, que pode se posicionar entre a faixa leve a moderada.[21] A asperiglose broncopulmonar alérgica relacionada tanto ao fungo *Aspergillus* como à sensibilização em um paciente alérgico/asmático pode também produzir graus variados e, às vezes, significativamente elevados de eosinofilia e também da imunoglobulina E (IgE) total.[21]

As alergias medicamentosas podem ocasionar graus variados de eosinofilia de leve a moderada e frequentemente esses valores flutuam em um padrão lento, de forma que a eosinofilia por medicamentos pode demorar meses para se normalizar.[21] Geralmente, a eosinofilia medicamentosa se associa, embora nem sempre, a exantemas difusos maculopapulosos.[21] No entanto, os pacientes podem ser assintomáticos e desenvolver eosinofilia por medicamentos, especialmente penicilinas, cefalosporinas ou quinolonas.[21] Infiltrados pulmonares e eosinofilia periférica podem estar associados com uma ampla variedade de fármacos, incluindo anti-inflamatórios não esteroides, drogas derivadas de sulfa e nitrofurantoína.[21] O Quadro 25.2 relaciona as causas de eosinofilia periférica relacionadas à alergia.

Quadro 25.2 Eosinofilia periférica relacionada a processos alérgicos.

Grau leve de eosinofilia	▪ Rinite alérgica ▪ Asma ▪ Dermatite atópica ▪ Esofagite eosinofílica ▪ Alergia medicamentosa
Graus moderados a intensos de eosinofilia	▪ Sinusite crônica (especialmente polipoide e com doença respiratória associada ao uso de ácido acetilsalicílico) ▪ Aspergilose alérgica broncopulmonar ▪ Pneumonia eosinofílica ▪ Alergia medicamentosa (particularmente na síndrome DRESS – *drug rash with eosinofilia and systemic symptoms*)

Com relação às parasitoses, a eosinofilia, em geral, é moderada. A infecção por Strongyloides é a causa mais comum, enquanto a Giárdia, um parasita do lúmen intestinal, via de regra, não causa eosinofilia. Ao se avaliar um paciente com possível eosinofilia relacionada a helmintos, a busca por Strongyloides deve ser executada uma vez que, de forma singular entre os helmintos, esse agente pode permanecer infestando o paciente de forma latente por décadas depois da infecção inicial.[21] A estrongiloidíase pode ser assintomática ou causar urticas evanescentes, dermografismo, angioedema e/ou dor abdominal.[21] Se o paciente com estrongiloidíase recebe corticosteroides sistêmicos em altas doses, pode ocorrer estrongiloíase disseminada, às vezes associada à sepse por bactérias entéricas e pode ser fatal.[21] O enzimaimunoensaio (do tipo ELISA) é sensível para infestação por Strongyloides e o exame protoparasitológico de fezes para análise de larvas é pouco sensível.[21] Evidência sorológica ou outra de infestação por Strongyloides deve requerer o tratamento com ivermectina, especialmente em um paciente com eosinofilia, no qual se pretende instituir tratamento com corticosteroides.[20] Diferentes agentes helmínticos, parasitários, virais e fúngicos podem causar eosinofilia no sangue periférico e estão listados no Quadro 25.3.[21]

Alguns hábitos pessoais são fatores de risco à aquisição de hemintíases:[22] (i) contato ocupacional com lama ou solo úmido; (ii) residência em área rural (fasciolíase, toxocaríase, triquinelose); (iii) horta de vegetais não protegida e/ou presença de cães ou gatos; (iv) hábito de caçar (toxocaríase, triquinelose); (v) convívio com animais domésticos como cães e gatos não tratados regularmente para parasitoses; (vi) preferência por alimentos crus ou mal cozidos (carne: teníase causada pela *Taenia saginata*; peixes do mar: Anisakiase ou peixes de água doce: Diphyllobothrium sp., Gnathostoma sp.; carne de bezerro ou cordeiro: toxocaríase; carne de cavalo: triquinelose; carne suína: *Taenia solium* e triquinelose; carne de javali: triquinelose; saladas verdes de hortas de propriedade de um amigo, vizinho ou parente: toxocaríase; saladas verdes de áreas rurais, por exemplo, dente-de-leão ou agrião:fasciolíase e toxocaríase).

No âmbito das infestações parasitárias como causa de eosinofilia periférica, recomenda-se a investigação dessas infestações por meio dos testes laboratoriais relacionados no Quadro 25.4.

Quadro 25.3 Infestações e infecções que podem cursar com eosinofilia periférica.

Categoria	Agentes/doença	
Helmintos	Nemátodos	▪ *Angiostrongyliasis costaricensis* ▪ Ascaridíase ▪ Larva migrans cutânea (Ancylostoma spp., *Gnathostoma spinigerum, Bunostomum phlebotomum, U. stenocephala*) ou visceral (*Toxocara canis, Toxocara cati, Capillaria hepatica, Baylisascaris procyonis, Gnathostoma spinigerum*, e algumas espécies de Ancylostoma) ▪ *Strongyloides stercoralis* ▪ Triquinelose (*Trichinella spiralis*) ▪ Gnatostomíase (Gnathostoma sp.) ▪ Cisticercose ▪ Equinococose
	Filárias	▪ Eosinofilia pulmonar tropical ▪ Loíase (*Loa loa*) ▪ Oncocercose (*Onchocerca volvulus*)
	Outros	▪ Esquistossomose ▪ Fasciolíase (*Fasciola hepatica, Fasciola gigantica*) ▪ Clonorquíase (*Clonorchis sinensis*) ▪ Paragonimíase (trematódeo *Paragonimus westermani*) ▪ Fasciolopsíase (trematódeo *Fasciolopsis buski*)
Protozoários	▪ *Isospora belli* ▪ *Dientamoeba fragilis* ▪ *Sarcocystis*	
Fungos	▪ Coccidioidomicose (tanto a forma aguda como a crônica) ▪ Criptococose (especialmente com infecções no sistema nervoso central) ▪ Histoplasmose	
Vírus	▪ HTLV-1 ▪ HIV (eosinofilia secundária à alergia a medicamentos ou a outros fenômenos como a foliculite eosinofílica)	

Quadro 25.4 Testes laboratoriais para investigação de eosinofilia relacionada a infestações parasitárias.

Testes não específicos	▪ Leucograma total e contagem diferencial dos leucócitos ▪ VHS e proteína C-reativa (PCR): geralmente apresentam valores normais em eosinofilias secundárias alérgicas. No entanto, na fase invasiva da fasciolíase, na infestação pelo *Schistossoma japonicum* ou *Schistossoma mansoni*, na filariose linfática, triquinelose, estrongiloidíase disseminada e larva migrans visceral podem ter valores elevados pela síndrome inflamatória pronunciada	
Exames especializados	Alergias	▪ Dosagem da IgE total (elevação da IgE total é relatada na maioria das helmintíases, e resultados que excedem 1.000 kI/L, ou seja, bem acima do limite superior da faixa de normalidade sãoo especialmente um excelente indicador de infecção aguda ou crônica por helmintos) ▪ Testes gerais para IgE específica (ImmunoCAP) para alimento ou alérgenos inalantes: particularmente útil nas rinite e asma alérgicas, além de nas alergias alimentares ▪ Ensaio IgE anti-Aspergillus (para pacientes asmáticos ou com sibilância, relevante ao diagnóstico de aspergilose alérgica broncopulmonar)
	Parasitologia e micologia (exame microscópico)	▪ Exame protoparasitológico incluindo o método de Baermann (4,5 vezes mais eficiente do que o método convencional para detecção de larvas de Strongyloides) ▪ Exame de sangue para microfilariose ▪ Exame cutâneo para microfilariose ▪ Exame de escarro para pesquisa de ovos de Paragonimus sp. (infestação em áreas tropicais e úmidas das quais o paciente é oriundo e que se apresenta com tosse crônica e/ou anormalidade na radiologia de tórax consistentes com tuberculose) ▪ Escarificação (raspado) da pele para pesquisa de ácaros da escabiose ou fungos, quando o prurido estiver presente ▪ Exame de urina para pesquisa de ovos de *Schistossoma haematobium*
	Parasitologia e micologia (exame imunodiagnóstico)	▪ Anisakiase ▪ Equinococose cística ▪ Fasciolíase ▪ Filariose (com detecção do antígeno Og4C3) ▪ Esquistossomose ▪ Estrongiloidíase ▪ Toxocaríase ▪ Triquinelose ▪ Anticorpos IgG anti-*Aspergillus fumigatus*

A eosinofilia no sangue periférico é uma resposta comum à invasão tecidual por parasitas, e dano vascular ou oclusões vasculares não são incomuns durante a manifestação parasitária.[27] Os nematódos, em particular, podem transitar e ocluir os vasos sanguíneos, como parte de seu ciclo de vida em hospedeiros obrigatórios ou acidentais (humanos);[27] porém, em algumas circunstâncias, a oclusão vascular ocorre em áreas anatômicas distantes das áreas parasitadas.[27] Níveis elevados de produtos de degradação do fibrinogênio/fibrina têm sido descritos em pacientes com hipereosinofilia por várias causas, incluindo-se parasitoses.[26] Os eosinófilos, nessas situações, podem contribuir por intermédio de vários mecanismos, como:[27] (i) a liberação da MBP e ECP que estimulam as plaquetas a liberar o fator plaquetário IV (PF4) que, por sua vez, neutraliza ao heparansulfato e a heparina exógena; (ii) a liberação da MBP e ECP bloqueia a ativação da trombomodulina mediada pela ativação da proteína C, com a perda da ação inibidora da PC ativada sobre os fatores V e VII da coagulação; (iii) a EPO estimula as células endoteliais a exporem o TF que ativa o fator X, via ativação do ator VII (via extrínseca); e (iv) os eosinófilos estocam e liberam o TF quando ativados.

Doenças autoimunes, listadas no Quadro 25.5, podem cursar com eosinofilia periférica; bem como as malignidades (Quadro 25.6), ou eosinofilia decorrente de medicamentos (Quadro 25.7).[21]

Quadro 25.5 Eosinofilia periférica relacionada com doenças do tecido conectivo, reumatológicas e autoimunes.

- Fasciíte eosinofílica
- Granulomatose eosinofílica com poliangeíte (síndrome de Churg-Strauss)
- Dermatomiosite
- Artrite reumatoide grave
- Esclerose sistêmica progressiva
- Síndrome de Sjögren
- Tromboangeíte obliterante com eosinofilia de artérias temporais
- Granulomatose com poliangeíte (granulomatose de Wegener)
- Lúpus eritematoso sistêmico
- Doença de Behçet
- Doença relacionada à IgG4
- Doença inflamatória intestinal
- Sarcoidose
- Penfigoide bolhoso
- Dermatite herpetiforme (doença celíaca)

Quadro 25.6 Eosinofilia periférica associada à malignidade.

Neoplasias hematológicas	Leucemia eosinofílica aguda ou crônica
	Linfoma (de células T e Hodgkin)
	Leucemia mielomonocítica crônica
Neoplasias associadas a órgãos sólidos	Adenocarcinomas do trato gastrointestinal (gástrico, colorretal)
	Carcinoma pulmonar
	Carcinomas espinocelulares (colo uterino, vagina, pênis, pele, nasofaringe, bexiga)
	Câncer da tireoide

Quadro 25.7 Eosinofilia secundária a medicamentos.

Medicamento	Tipo de reação (órgãos acometidos)	Intensidade da eosinofilia
Antimaláricos (em geral, a pirimetamina) e dapsona	Pulmonar	Pode ser grave
Penicilinas	Várias reações cutâneas e renais	Geralmente leve e autolimitada
Glicopeptídeos	Reações cutâneas e renais	Desconhecido
Cefalosporinas	Cardíacas, pulmonares, cutâneas	Geralmente leve e autolimitada
Sulfonamidas	Cardíacas e pulmonares	Geralmente não grave
Tetraciclinas, particularmente a minociclina	Reações pulmonares	Geralmente não grave
Nitrofurantoína	Reações pulmonares	Pode gerar sintomas crônicos
Drogas antituberculosas	Cutâneas, pulmonares e intestinais	Desconhecida
Inibidores da enzima conversora da angiotensina	Cutâneas e pulmonares	Geralmente não grave
Triptofano	Acometimento multiorgânico Problemas cutâneos e musculoesqueléticos	Possivelmente grave
Anticonvulsivantes aromáticos	Acometimento multiorgânico, cutâneo, cardíaco, renal, hepático, pulmonar	Reações graves
Anti-inflamatórios não hormonais	Pulmonares	Geralmente não grave
Sais de ouro	Cutâneos	Geralmente leve e autolimitado
Antagonistas dos receptores H2	Complicações pulmonares	Desconhecida
Inibidores da bomba de prótons	Complicações renais e musculoesqueléticas	Geralmente não grave
Aminosalicilatos	Complicações pulmonares	Desconhecida
Clorpropamida (sulfonilureia)	Complicações pulmonares	Geralmente não grave, mas pode ser severa

Fonte: Adaptado de Ian Maidment (Clinical Pharmacist, Hellesdon Hospital) & Caroline Williams (Clinical Pharmacist, Royal Hampshire County Hospital). Drug-induced eosinophilia. *The Pharmaceutical Journal*, January 2000, online | URI: 20000049. Disponível em: https://www.pharmaceutical-journal.com/learning/learning-article/drug-inducedeosinophilia/20000049.article.

Eosinofilia primária no sangue periférico

As síndromes hipereosinofílicas (idiopática e variantes mieloproliferativa e linfocítica) são um grupo de desordens nas quais a eosinofilia está presente e pode ser de moderada a grave.[21] A causa subjacente pode ter uma etiologia definida ou ser completamente idiopática.[21] Os órgãos acometidos podem incluir pele, pulmões, coração, vasos sanguíneos, seios paranasais, rins e cérebro.[21] Os pacientes com doença idiopática podem se apresentar assintomáticos ou com quadro clínico de fadiga, mialgias, fraqueza e mal-estar geral.[21] A investigação pode ser infrutífera, exceto pelo encontro da eosinofilia, a qual pode ser recalcitrante mesmo com o uso de terapia sistêmica com corticosteroides.[21]

Apresentações clínicas variadas ocorrem nas eosinofilias primárias/síndromes hipereosinofílicas (HES).[25] Os sintomas e sinais de apresentação mais comuns são fraqueza e fadiga (26%), tosse (12%), dispneia (16%), mialgias e angioedema (14%), erupção cutânea ou febre (12%) e rinite (10%).[25] Na HES, a leucocitose (20.000 a 30.000 leucócitos mm^3) e a eosinofilia periférica entre 30% e 70% constituem achados comuns.[25] Outras anormalidades hematológicas incluem neutrofilia no sangue periférico ou na medula óssea, basofilia, imaturidade mieloide, eosinófilos maduros e imaturos com variado grau de displasia.[25] Essencialmente, todos os órgãos são suscetíveis aos efeitos da eosinofilia sustentada, de forma que, durante o seguimento desses pacientes, o acometimento dermatológico constitui a manifestação mais comum (69%), seguido do pulmonar (44%) e gastrointestinal (38%), além do cardíaco (6% a 20%).[25] A insuficiência cardíaca progressiva é o protótipo do exemplo de dano orgânico mediado por eosinófilos.[25] O dano endocárdico, com resultante trombo plaquetário, pode causar trombo mural e aumento do risco embólico.[25] No estágio final fibrótico, espessamento fibroso do endocárdio resulta em cardiomiopatia restritiva, por vezes com insuficiência valvular dos folhetos mitral e tricúspide.[25]

Frequentemente, os pacientes com a variante linfocítica apresentam manifestações cutâneas difusas (prurido, eritema que se expande e erupções outras).[21] Esses pacientes, geralmente, têm uma população de células T $CD3^-$ $CD4^+$ e/ou clonalidade do receptor das células T anormal,[21] apresentam risco de desenvolver linfomas de células T[21] e podem ser pacientes de difícil manejo, com a necessidade contínua de monitorizar o desenvolvimento de neoplasias e de uso recorrente de corticosteroides orais (com resposta a eles) e de outras drogas modificadoras da doença.[21]

Os pacientes com a variante mieloproliferativa frequentemente apresentam doença cardíaca ou trombótica (inflamação endomiocárdica e acidente vascular cerebral), esplenomegalia, níveis elevados da triptase sérica, desidrogenase láctica (DHL) elevada e aumento dos níveis séricos da vitamina B12.[21] Esses pacientes podem ser portadores de mutação FIP1L1-PDGFRA e de outras mutações cromossômicas e são, geralmente, tratáveis com o imatinib.[21] O imatinib pode ser muito útil em alguns pacientes sem a mutação FIP1L1-PDGFRA, caso tenham características mieloproliferativas.[21]

O angioedema episódico associado com eosinofilia (síndrome de Gleich) está relacionado com episódios de marcante eosinofilia, angioedema, urticária, prurido, febre, ganho de peso e, frequentemente, elevação dos níveis séricos da IgM.[21] Esses pacientes apresentam uma discrasia imune subjacente, que direciona sua apresentação, com a elevação dos eosinófilos associada a aumento precedente dos níveis da IL-5.[21] Muitos desses pacientes também têm uma população de células T $CD3^-$ $CD4^+$ e clonalidade do receptor das células T anormal.[21]

Em 25% dos pacientes com mastocitose, podemos observar eosinofilia associada, geralmente em níveis leves a moderados.[21] Acredita-se que haja uma interpelação significativa entre eosinófilos e mastócitos, como já discorrido no tópico "unidade alérgica efetora". Muitos desses pacientes têm uma mutação (D816V) não gene c-KIT.[21] Pacientes com mastocitose sistêmica com mutações D816VKIT têm apresentado concomitantemente mutações FIP1L1-PDGFRA e leucemia crônica eosinofílica, embora isso seja um evento raro.[21] A biópsia de medula óssea na mastocitose e na leucemia crônica eosinofílica exibe algumas características patológicas comuns, como expressão do CD25 nos mastócitos e mastócitos com morfologia fusiforme.[21] O Quadro 25.8 sintetiza as entidades clínicas associadas com a eosinofilia primária e doenças relacionadas com sua provável patogênese.[21]

Quadro 25.8 Eosinofilia periférica primária.

Síndrome hipereosinofílica idiopática: eosinofilia periférica mantida em valores superiores a 1.500 mm^3 com associado dano em órgão terminal
Síndrome hipereosinofílica linfoproliferativa: eosinofilia periférica mantida em valores superiores a 1.500 mm^3, frequentemente associada à erupção cutânea; de perfil imunofenotípico aberrante de células T; quase sempre responsiva ao uso de corticosteroides sistêmicos. Em geral, denominada "síndrome hipereosinofílica linfocítica" (LHES)
Síndrome hipereosinofílica mieloproliferativa: eosinofilia periférica mantida em valores superiores a 1.500 mm^3, frequentemente associada com esplenomegalia, complicações cardíacas e trombose. Pode se associar à mutação FIP1L1-PDGFRA e a outras mutações (síndrome hipereosinofílica mieloide – MHES). Frequentemente, é resistente ao tratamento com corticosteroides
Angioedema episódico associado com eosinofilia (síndrome G – síndrome de Gleich): febre cíclica, edemas subcutâneos, urticas, prurido, eosinofilia pronunciada e elevação da IgM. Frequentemente associado com fenótipos aberrantes de células T

Em 2016, a OMS revisou a classificação das neoplasias mieloides[25] (Quadro 25.9), na qual se encontram as neoplasias eosinofílicas, e a "leucemia eosinofílica crônica não especificada" (em inglês, *chronic eosinophilic leukemia-not otherwise specified*, abreviada como CEL-NOS) constitui uma das sete doenças do grupo de neoplasias mieloproliferativas (NMP).[25] A CEL-NOS é definida pela ausência do cromossomo Philadelphia ou pela presença de um rearranjo envolvendo PDGFRA/B e FGFR1 e pela exclusão de outras neoplasia aguda ou crônica associada com eosinofilia, como a leucemia mieloide aguda (LMA), síndrome mielodisplásica (SMD), mastocitose sistêmica (MS) e as neoplasias mieloproliferativas (NMP) clássicas (leucemia mieloide crônica, policitemia vera, trombocitemia essencial e mielofibrose primária), além de desordens de sobreposição SMD/NMP (em geral, leucemia mielomonocítica crônica, CMML) (Quadro 25.10).[25]

Na Figura 25.5, podemos visualizar o algoritmo de diagnóstico e tratamento das desordens eosinofílicas sanguíneas com base na revisão da OMS de 2016.[25]

Quadro 25.9 Classificação das neoplasias mieloides revisada em 2016 pela Organização Mundial da Saúde.

Leucemia mieloide aguda e neoplasias relacionadas	
Neoplasias mieloloprolifetativas (NMP)	▪ Leucemia mieloide crônica, BCR-ABL1 positiva ▪ Leucemia neutrofílica crônica ▪ Policitemia vera ▪ Mielofibrose primária (MFP): (i) MFP, estágio inicial pré-fibrótico; (ii) MFP, estágio fibrótico ▪ Trombocitemia essencial ▪ Leucemia eosinofílica crônica não especificada (CEL-NOS) ▪ Neoplasias mieloproliferativas inclassificáveis
Síndromes mielodisplásicas (SMD)	▪ SMD com displasia de linhagem única ▪ SMD com sideroblastos em anel (MDS *with ring sideroblasts*, MDS-RS): (i) MDS-RS com displasia de linhagem única; (ii) MDS-RS com displasia de linhagem múltipla ▪ SMD com displasia de linhagem múltipla ▪ SMD com excesso de blastos ▪ SMD com del(5q) isolada ▪ SMD, não classificada: (i) entidade provisória: citopenia refratária da infância ▪ Neoplasias mieloides com predisposição a linha germinativa
SMD/NMP (síndrome mielodisplásica/neoplasias mieloloproliferativas)	▪ Leucemia mielomonocítica crônica ▪ Leucemia mieloide crônica atípica, BCR-ABL1 negativa ▪ Leucemia mielomonocítica juvenil ▪ SMD/NMP com sideroblastos em anel e trombocitose (SMD/NMP-RS-T) ▪ SMD/NMP, não classificável
Mastocitose	
Neoplasias mieloides/linfoides associadas à eosinofilia e ao rearranjo do PDGFRA, PDGFRB, ou FGFR1, ou com PCM1-JAK2	▪ Neoplasias mieloides/linfoides com rearranjo PDGFRA ▪ Neoplasias mieloides com rearranjo PDGFRB ▪ Neoplasias mieloides/linfoides com anormalidades FGFR1 ▪ Entidade provisória: neoplasias mieloides/linfoides com PCM1-JAK2

Quadro 25.10 Classificação das neoplasias eosinofílicas revisada em 2016 pela Organização Mundial da Saúde. Neoplasias mieloides/linfoides com eosinofilia e rearranjo PDGFRA, PDGFRB, ou FGFR1, ou com PCM1-JAK2.

Critério diagnóstico para NMP[a] com eosinofilia associada com FIP1L1-PDGFRA	▪ Uma neoplasia mieloide ou linfoide, geralmente com eosinofilia proeminente, **mais**,
	▪ Presença de um gene de fusão FIP1L1-PDGFRA ou uma variante de gene de fusão com rearranjo de PDGFRA-[a]
Critério diagnóstico para neoplasias mieloides/linfoides associadas com gene de fusão ETV6-PDGDRB ou rearranjo PDGFRB[c]	▪ Uma neoplasia mieloide ou linfoide, geralmente com eosinofilia proeminente e, às vezes, com neutrofilia ou monocitose, **mais**,
	▪ Presença de t(8;12)(q31~q33:p12) ou variante de translocação[d] ou demonstração de um gene de fusão ETV6-PDGDRB
Critério diagnóstico para NMP ou leucemia aguda associada com rearranjo FGFR1	▪ Uma neoplasia mieloproliferativa ou mieloproliferativa/mielodisplásica com eosinofilia proeminente e, às vezes, com neutrofilia ou monocitose, **ou**
	▪ Leucemia mieloide aguda ou precursor de linfoma/leucemia de célula T ou linfoma/leucemia de célula linfoblástica ou fenótipo misto ou leucemia aguda (geralmente associada com eosinofilia no sangue periférico ou na medula óssea) **e**
	▪ Presença de t(8;13)(q11;q12) ou variante de translocação ocasionando o rearranjo de FGFR1 demonstrado em células mieloides, em lintoblastos ou em ambos
Critério diagnóstico para neoplasias mieloides/linfoides com PCM1-JAK2	▪ Uma neoplasia mieloide ou linfoide, frequentemente com proeminente eosinofilia **e**
	▪ Presença de t(8;9)(p22;p24.1) ou variante de translocação ocasionando o rearranjo da JAK2[e]
CEL, NOS	▪ Presença de eosinofilia (> 1.500 mm^3)
	▪ Não preenche os critérios da OMS para leucemia mieloide crônica BCR-ABL-1 positiva, PV, ET, PMF, CNL, CMML, ou CML atípica

(Continua)

Quadro 25.10 Classificação das neoplasias eosinofílicas revisada em 2016 pela Organização Mundial da Saúde. Neoplasias mieloides/linfoides com eosinofilia e rearranjo PDGFRA, PDGFRB, ou FGFR1, ou com PCM1-JAK2. (Continuação)		
CEL, NOS	• Presença de eosinofilia (> 1.500 mm³)	
	• Não preenche os critérios da OMS para leucemia mieloide crônica BCR-ABL-1 positiva, PV, ET, PMF, CNL, CMML, ou CML atípica	
	• Ausência de rearranjo PDGFRA, PDGFRB, ou FGFR1, ou PCM1-JAK2, ou gene de fusão BCR-JAK2	
	• A contagem de células blásticas no sangue periférico e na medula óssea é menor do que 20%, e inv(16) (p13.1q22) e outras características diagnósticas da AML estão ausentes	
	• Há uma anormalidade citogenética clonal ou molecular, ou células blásticas ≥ 2% no sangue periférico ou > 5% na medula óssea	
Síndrome hipereosinofílica (HES) idiopática	**Exclusão dos seguintes itens:**	• Eosinofilia reacional
		• Síndrome hipereosinofílica variante linfocítica (LHES) (população de células T imunofenotipicamente aberrante produtora de citocinas)
		• CEL, NOS
		• Malignidades mieloides definidas pela OMS associadas à eosinofilia (em geral, SMD, NMP, SMD/NMP, ou LMA)
		• Eosinofilia associada com NMP ou LMA/LLA com rearranjo de PDGFRA, PDGFRB, ou FGFR1, ou PCM1-JAK2
		• A contagem absoluta de eosinófilos > 1.500 mm³ deve persistir por pelo menos 6 meses, e deve haver dano tecidual presente. Se não houver dano tecidual, o diagnóstico de HES idiopático é a classificação diagnóstica preferida

[a] Pacientes apresentando-se com neoplasia mieloproliferativa, leucemia mieloide aguda, ou linfoma/leucemia linfoblástica com eosinofilia e um gene de fusão FIP1L1-PDGFRA também se incluem nesta categoria.
[b] Se a análise molecular apropriada não é disponível, este diagnóstico deve ser suspeito se há uma neoplasia mieloproliferativa cromossomo Philadelphia negativa com características hematológicas de leucemia eosinofílica crônica associada à esplenomegalia; uma elevação marcante da vitamina B_{12} sérica; elevação da triptase sérica; e aumento de mastócitos na medula óssea.
[c] Casos com fusão de genes tipicamente associados com leucemia linfocítica aguda de linhagem B BCR-ABL1-*like* são especificamente excluídos.
[d] Uma vez que t(5;12)(q31~q33;p12) nem sempre determina uma fusão gênica ETV6-PDGFRB, a confirmação molecular é altamente recomendada. Se a análise molecular não é disponível, este diagnóstico deve ser suspeito se uma neoplasia mieloproliferativa cromossomo Philadelphia negativa associada à eosinofilia e com uma translocação com um *breakpoint* 5q31~33.
[e] Outras variantes dando origem à fusão gênica entre JAK2 e um padrão alternativo incluindo ETV6-JAK2 [t(9;12)(p24.1;p13.2)] ou BCR-JAK2 [t(9;22)(p24.1;q11.2)].

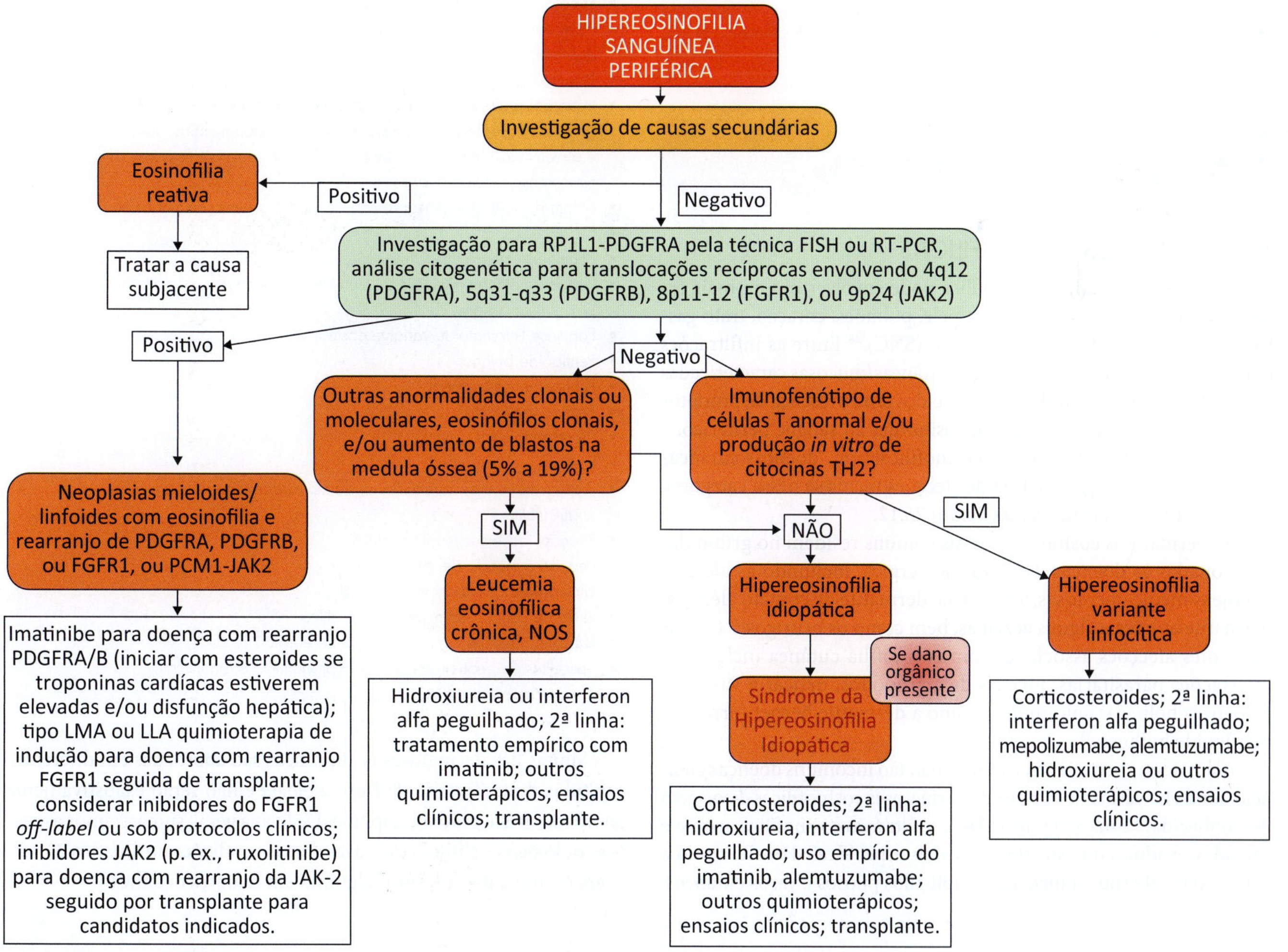

■ **Figura 25.5** Algoritmo de diagnóstico e tratamento da eosinofilia no sangue periférico moderada a grave, proposto pela Organização Mundial de Saúde em 2016.

Imunodeficiência relacionada à eosinofilia

A síndrome hiper-IgE autossômica dominante (síndrome de Job), com abscessos recorrentes, infecções pulmonares e eczema grave, associa-se com eosinofilia.[21] A síndrome de Wiskott-Aldrich, com eczema simulando atopia, porém com pontilhado hemorrágico decorrente da plaquetopenia e infecções recorrentes, decorre de herança ligada ao X e também causa eosinofilia periférica e tecidual.[21] A deficiência grave de adenosinadeaminase combinada com imunodeficiência tem associação com eosinofilia, sendo a atopia uma característica comum dessa entidade, além da grave imunodeficiência que causa infecções recorrentes que se iniciam na infância.[21] A síndrome de Omenn provoca grave eosinofilia periférica, elevação da IgE e elevação anormal das células T, bem como autoimunidade e eritrodermia, sendo geralmente os pacientes diagnosticados no rastreamento neonatal e submetidos a transplante de medula.[21]

Entidades variadas associadas com eosinofilia

Rejeição de órgãos sólidos transplantados, incluindo fígado, pâncreas, rins e coração, está associada com eosinofilia periférica e específica no órgão.[21] A doença enxerto *versus* hospedeiro após transplante de células germinativas hematopoiéticas também causa eosinofilia.[21] O Quadro 25.11 lista as diferentes condições que podem cursar com eosinofilia periférica não abordadas em subitens específicos.[21]

Quadro 25.11 Diferentes condições ou entidades que podem cursar com eosinofilia no sangue periférico.

- Rejeição a transplantes de órgãos sólidos
- Doença enxerto *versus* hospedeiro após transplante de células germinativas hematopoiéticas
- Doença de Kimura
- Síndrome do óleo tóxico eosinofilia-mialgia
- Insuficiência adrenal
- Irritação de superfícies serosas (p. ex., diálise peritoneal)
- Embolia por colesterol (ateroembolia)

DERMATOSES EOSINOFÍLICAS

A infiltração tecidual eosinofílica pode envolver um ou mais órgãos, como já exposto, incluindo a pele, pulmões, coração, trato gastrointestinal e sistema nervoso central (SNC).[28] Entre as infiltrações eosinofílicas teciduais, há as doenças cutâneas/mucosas caracterizadas por infiltração de eosinófilos nesses tecidos e/ou presença de produtos de sua degranulação, com ou sem eosinofilia no sangue periférico, o que denominamos "dermatoses eosinofílicas" ou "doenças cutâneas eosinofílica".[28] Uma grande lista de afecções inclui-se nessa categoria, estando parte delas listadas no Quadro 25.12.

As dermatoses eosinofílicas mais comuns residem no grupo das relacionadas às doenças de natureza alérgica, incluindo as alergias cutâneas medicamentosas, a urticária, dermatite de contato alérgica, dermatite atópica e alguns eczemas, bem como os prurigos.[28] Outras diferentes afecções associadas com eosinofilia cutânea incluem as infestações parasitárias, picadas de artrópodos, urticária vasculite e doenças bolhosas autoimunes, como a dermatite herpetiforme e o penfigoide bolhoso.[28]

Além dessas bem caracterizadas e não tão incomuns doenças cutâneas, ainda há vários tipos raros de dermatoses eosinofílicas de origem desconhecida.[28] Em cada uma delas, a infiltração eosinofílica acomete camadas teciduais ou estruturas anexiais específicas da pele, como a derme, o tecido subcutâneo, fáscia, folículos pilosos e vasos cutâneos, de forma que são considerados os eosinófilos como os componentes centrais implicados nos mecanismos patogênicos.[28] Alguns exemplos típicos que podemos listar são a celulite eosinofílica, o granuloma facial, a foliculite pustulosa eosinofílica, a vasculite cutânea eosinofílica recorrente e a fasciíte eosinofílica.[28]

Quadro 25.12 Dermatoses que podem apresentar eosinofilia tecidual (dermatoses eosinofílicas).

- Celulite eosinofílica (síndrome de Wells)
- Dermatite atópica
- Dermatite eosinofílica paquidermatosa
- Dermatite urticada (*urticarial dermatitis*/reação de hipersensibilidade dérmica)
- Dermatite herpetiforme (lesões tardias)
- Doença de Kimura
- Doença de Oid-Oid (discoide exsudativo e dermatose liquenoide crônica de Sulzberger e Garbe)
- Eczema de contato alérgico
- Eczema numular
- Eritema anular infantil
- Eritema anular eosinofílico
- Erupção papulosa e pruriginosa do HIV
- Erupção pruriginosa polimórfica e eosinofílica associada à radioterapia
- Eritema tóxico neonatal
- Fasciíte eosinofílica (síndrome de Shulman)
- Foliculite pustulosa eosinofílica da infância
- Foliculite eosinofílica
- Granulomatose eosinofílica com poliangeíte (síndrome de Churg-Strauss)
- Granuloma facial
- Hiperplasia angiolinfoide com eosinofilia
- Histiocitose de células de Langerhans (em especial, o granuloma eosinofílico)
- Incontinência pigmentar (síndrome de Bloch-Sulzberger)
- Infecções e infestações parasitárias (coccidioidomicose, escabiose, gnatostomíase, larva migrans, toxocaríase, estrongiloidíase forma localizada e disseminada, tungíase, miíase, esquistossomose, oncocercose, difilariose, cisticercose, *alternaria alternata*)
- Linfomas (particularmente doença de Hodgkin e micose fungoide)
- Mastocitose
- Papuloeritrodermia de Ofuji
- Pápulas e placas pruriginosas e urticariformes da gravidez (PUPPP) (erupção polimórfica da gravidez)
- Papulose linfomatoide variante eosinofílica
- Penfigoide bolhoso
- Penfigoide gestacional
- Pênfigo vegetante
- Pseudolinfoma
- Prurigo
- Prurido do traje de banho (larva da *Edwardsiell lineata* e *Linucche unguiculata*)
- Reações adversas medicamentosas
- Reação à picada de artrópodos
- Úlcera eosinofílica da mucosa oral
- Urticária com predomínio de eosinófilos
- Urticária vasculite com predomínio de eosinófilos
- Vasculites de pequenos vasos com predomínio eosinofílico
- Xantogranuloma juvenil

Muitas das dermatoses eosinofílicas são abordadas em diferentes capítulos deste *Tratado de Dermatologia* e não serão exaustivamente abordadas neste presente capítulo. De forma geral, sumarizamos aspectos etiológicos e clínicos de várias dessas condições no Quadro 25.13[28] e, em seguida, descrevemos algumas em maiores detalhes.

Quadro 25.13 Lista de categorias de dermatoses eosinofílicas incluindo doenças sistêmicas com eosinofilia cutânea.

Categorias	Doenças/afecções	Características clínicas e patológicas
Doenças alérgicas ou hipersensibilidade	Reação medicamentosa alérgica	▪ Pode se manifestar com diferentes padrões de lesões cutâneas, que são classificadas de acordo com suas manifestações clínicas, como urticária, exantemas maculopapulosos, erupções liquenoides, erupção fixa medicamentosa, entre outras
	Urticária espontânea	▪ Urticas que se evanescem em 24 a 48 horas, associadas, em muitos pacientes, com angioedema
	Dermatite de contato alérgica	▪ Geralmente eczematosa, com sensação de prurido ou queimação causado pela sensibilização prévia a um alérgeno
	Eczema numular	▪ Lesões eczematosas isoladas, geralmente múltiplas, de forma redonda, pruriginosas; localizadas primariamente nos membros, bem como no tronco, até pescoço e face
	Urticária papulosa (prurigo estrófulo)	▪ Pápulas isoladas crônicas ou recorrentes sobre base urticada, frequentemente com uma proeminência central ou vesícula; geralmente causadas por picadas de artrópodos
Parasitoses	Escabiose	▪ Infestação pelo *Sarcoptes scabei*, classicamente ocupando áreas intertriginosas e pregas cutâneas, pube, genitais e, em crianças pequenas, palmas e plantas
	Prurido do traje de banho (*seabather's eruption*)[29]	▪ Intensamente pruriginosa, ocorre em áreas do corpo cobertas por trajes de banho e áreas de dobras cutâneas após exposição à água do mar. A pequena água-viva *Linuche unguiculata* tem presença marcante nas águas dos mares do Caribe (Belize, México e Cuba), no Golfo do México e regiões tropicais do Atlântico Norte Ocidental (Flórida, Cuba e Bahamas) e no Brasil. O quadro ocorre por proliferação intensa e aprisionamento de larvas plânulas de *Linuche unguiculata* sob os trajes dos banhistas, que, sem poder escapar, disparam seus nematocistos (células urticantes de defesa), provocando uma erupção papuloeritemato-pruriginosa, na qual o papel de uma reação de hipersensibilidade é suspeitado, mas não ainda comprovado. As lesões se assemelham a picadas de inseto e aparecem no momento do banho de mar, com aumento progressivo da intensidade do prurido, especialmente em áreas cobertas por trajes de banho. Ocasionalmente, podem ser observados sintomas sistêmicos como febre, calafrios, náuseas, vômitos, cefaleia, dor abdominal e diarreia, principalmente em crianças. O exame histopatológico revela um infiltrado intersticial e perivascular superficial e profundo, constituído por linfócitos, neutrófilos e eosinófilos[29]
	Dermatite cercariana	▪ Também conhecida como "prurido dos nadadores ou banhistas", frequentemente visto em indivíduos que nadam em água doce, especialmente lagoas. É causada pela infestação cutânea ativa de larvas de cercaria do agente da esquistossomose; apresenta-se como erupção cutânea papuloeritemato-pruriginosa que ocorre em poucas horas após a imersão do corpo ou das pernas na água infestada
	Outras infestações helmínticas	▪ Exemplos: estrongiloidíase, filariose, toxocaríase cutânea e visceral
Infeções fúngicas	Coccidioidomicose cutânea	▪ Placas papulosas granulomatosas solitárias ou múltiplas, nódulos ou lesões pustulosas com eosinofilia tecidual
Neoplasias ou desordens hiperplásicas	Linfomas	▪ Linfoma Hodgkin ou linfoma cutâneo de células T, especialmente a micose fungoide (MF)
	Granuloma eosinofílico	▪ Forma mais frequente e menos grave de variante de histiocitose de células de Langerhans (HCL), a qual é histologicamente caracterizada pela proliferação de células de Langerhans, geralmente se manifestando como uma lesão crônica, localizada, nos ossos ou pulmões, e acometendo mais frequentemente crianças
	Mastocitose cutânea	▪ Constitui a forma mais frequente de mastocitose, decorrente do acúmulo de mastócitos proliferados em um ou mais órgãos; em geral, surge na infância e na adolescência, mas, por vezes, em adultos; a forma mais comum é a denominada "urticária pigmentosa"
	Dermatoses eosinofílicas de malignidades hematológicas	▪ Erupção papulosa e pruriginosa, ocasionalmente vesiculosa, com grande número de eosinófilos na histopatologia da pele, associada com malignidades como a leucemia linfocítica crônica, leucemia monocítica aguda, leucemia linfoblástica, linfoma de células do manto, linfoma de grandes células e mielofibrose
	Pseudolinfoma cutâneo	▪ Grupo heterogêneo de processos linfoproliferativos de células B ou células T reativos e benignos com diversas causas; entre elas, picadas de artrópodos, trauma, medicamentos e vacinas; geralmente se apresenta como placas, pápulas ou nódulos de aspecto linfomatoso únicos ou múltiplos
Erupções associadas à infeção pelo HIV	Erupção papulosa e pruriginosa do HIV	▪ Constituída por pápulas e pústulas estéreis e de evolução crônica, especialmente distribuídas na face extensora dos membros, dorso das mãos, tronco e face, poupando plantas e palmas; geralmente ocorre em estágio avançado de imunossupressão; a biópsia da pele revela espongiose, paraqueratose com infiltrado celular mononuclear perivascular, por vezes com infiltrado eosinofílico
	Foliculite pustulosa eosinofílica	▪ Pode ocorrer em pacientes HIV-positivos e também em pacientes não portadores do HIV
Vasculites cutâneas	Urticária vasculite	▪ A histopatologia revela vasculite leucocitoclástica, porém, apesar de geralmente haver predomínio neutrofílico no infiltrado dérmico, às vezes são observados numerosos eosinófilos
	Vasculite cutânea eosinofílica recorrente	▪ Vasculite eosinofílica caracterizada pelo infiltrado predominante de eosinófilos, que envolve um grupo heterogêneo de doenças com acometimento cutâneo semelhante. Neste grupo, observam-se pápulas pruriginosas, eritematosas ou purpúricas com eosinofilia no sangue periférico e hipocomplementenemia, geralmente refletindo o acometimento cutâneo de outras doenças como artrite reumatoide e síndrome hipereosinofílica ▪ A denominada "vasculite cutânea eosinofílica recorrente" (VCER), geralmente, apresenta-se com lesões cutâneas de caráter episódico e recorrente, sem envolvimento sistêmico e sem achados sorológicos imunes específicos. Acomete os pequenos vasos da derme, com infiltrado quase exclusivo de eosinófilos e com mínima ou sem leucocitoclasia

(Continua)

Quadro 25.13 Lista de categorias de dermatoses eosinofílicas incluindo doenças sistêmicas com eosinofilia cutânea. (Continuação)

Categorias	Doenças/afecções	Características clínicas e patológicas
Doenças bolhosas autoimunes	Dermatite herpetiforme	▪ Doença papulovesiculosa autoimune associada à doença celíaca e à sensibilidade ao glúten; intensamente pruriginosa, com depósitos de IgA granulares nas papilas dérmicas. Pode haver eosinofilia no sangue periférico. Um infiltrado neutrofílico entremeado com eosinófilos é encontrado na derme papilar (Figura 25.6), havendo a expressão de eotaxina dos eosinófilos na pele lesada e níveis séricos elevados da ECP sugerindo uma função dos eosinófilos na patogênese da doença[31]
	Pênfigo herpetiforme	▪ Variante do pênfigo cujas manifestações clínicas lembram as da dermatite herpetiforme e apresenta características imunopatológicas do pênfigo, com bolhas intraepidérmicas com espongiose eosinofílica e depósitos de IgG na superfície dos queratinócitos
	Penfigoide bolhoso	▪ Doença bolhosa subepidérmica com prurido frequente, a qual acomete mais idosos, eventualmente crianças, e cujo infiltrado é de predomínio eosinofílico, com depósitos lineares de IgG e C3 na junção dermoepidérmica
Doenças sistêmicas	Granulomatose eosinofílica com poliangeíte (EGPA) (Síndrome de Churg-Strauss)	▪ Vasculite necrosante com infiltração eosinofílica em pequenos e médios vasos, associada, ao longo da evolução, com asma e marcante eosinofilia periférica; a gravidade da doença varia em cada paciente e correlaciona-se com anticorpos pANCA
	Doença relacionada à IgG4	▪ Condição caracterizada por pápulas infiltradas, placas e nódulos inicialmente descritos em etnia asiática; múltiplos órgãos são acometidos; as biópsias de pele demonstram um infiltrado inflamatório dérmico misto, denso, contendo linfócitos, plasmócitos e eosinófilos, conjuntamente com fibrose tecidual; a técnica da imunohistoquímica no tecido demonstra células positivas para IgG4
	Síndrome hipereosinofílica (HES)	▪ Grupo heterogêneo de desordens raras, já exposto anteriormente neste capítulo, com persistente hipereosinofilia no sangue associada ao acometimento de múltiplos órgãos e disfunção orgânica, frequentemente envolvendo a pele, sob a forma de eczemas ou eritrodermia
Doenças pediátricas	Eritema anular da infância	▪ Eritema figurado em padrão anular, oval ou policíclico, sem sintomas gerais, que se inicia precocemente na infância; a biópsia cutânea demonstra infiltrado linfocitário perivascular e intersticial com numerosos eosinófilos; ausência de eosinofilia periférica. Parece ser uma entidade inicialmente descrita em crianças e, depois, em adultos, em que foi denominado "eritema anular eosinofílico"
	Eritema tóxico neonatal	▪ Eritema, urticas, pápulas e pústulas transitórios, que frequentemente ocorrem nas primeiras 48 horas de vida e regridem espontaneamente sem sequelas em 1 semana do pós-parto; a biópsia cutânea demonstra abundância de eosinófilos
	Xantogranuloma juvenil	▪ Rara desordem histiocitária normolipêmica de típico acometimento de crianças ou, eventualmente, adultos de todas as idades; pápulas ou nódulos amarelo-acastanhados, únicos ou múltiplos, com tamanho de vários milímetros, localizam-se especialmente na face e no pescoço; a possibilidade de haver acometimento de órgãos internos e desenvolvimento de leucemia é ocasional
	Incontinência pigmentar (doença de Bloch-Sulzberger)	▪ Doença multissistêmica ligada ao cromossoma com anormalidades cutâneas, oculares, no sistema nervoso central e dentes, causada por uma mutação do IKBKG; no primeiro estágio, surgem vesículas e pápulas eritematosas agrupadas sobre base eritematosa e dispostas em redemoinhos, ao longo das linhas de Blaschko, nas primeiras semanas após o nascimento; a histopatologia demonstra vesículas espongióticas contendo eosinófilos; no segundo estágio, as placas papulosas se espessam adquirindo aspecto verrucoso com eosinófilos na epiderme e derme
Doenças relacionadas à gravidez	Pápulas e placas urticadas e pruriginosas da gravidez (erupção polimorfa da gravidez)	▪ Erupção constituída por pápulas e placas papulosas ou urticadas e eritematosas, pruriginosas dispostas especialmente no abdome e na porção proximal das coxas, geralmente com início no 3º trimestre da gestação e que regridem geralmente em 6 semanas após o parto
	Penfigoide gestacional	▪ Erupção difusa subepidérmica bolhosa pruriginosa que se inicia na região periumbilical e dissemina-se por todo o corpo, durante a gravidez e o puerpério. Há depósitos lineares de C3 ao longo da zona de membrana basal da epiderme
Doenças não agrupadas	Celulite eosinofílica (síndrome de Wells)	▪ É mais frequente em adultos, porém eventualmente acomete crianças. Caracterizada pelo início abrupto de lesões eritematoedematosas únicas ou múltiplas, bem delimitadas, que podem ter configuração anular, geralmente pruriginosas ou dolorosas, que evoluem para placas eritematosas enduradas que persistem por semanas ou anos e tendem a recorrer episodicamente sem deixar cicatriz. Eosinofilia periférica transitória é comum. A histopatologia é caracterizada pelo edema dérmico, com acentuado infiltrado eosinofílico na derme e "figuras em chama", decorrentes do material degranulado dos eosinófilos e aderido ao colágeno
	Eritema anular eosinofílico[30]	▪ Descrita inicialmente em crianças (eritema anular da infância) e, depois, em adultos. É uma condição benigna com lesões papulosas anulares e eritematosas em círculo ou arcos ou mesmo circinada, intensamente pruriginosa, cuja histopatologia revela infiltrado inflamatório perivascular, superficial e profundo composto por linfócitos e eosinófilos abundantes. Tem curso crônico por meses ou anos. Difere da celulite eosinofílica por apresentar o infiltrado predominantemente perivascular, e não difuso, e não exibir "figuras em chama"
	Granuloma facial	▪ Doença inflamatória crônica benigna de origem desconhecida, caracterizada por pápula ou placa solitária eritemato-violácea, porém o acometimento extrafacial pode ocorrer. Geralmente assintomática, com superfície lisa e com telangiectasias e proeminência dos óstios foliculares, às vezes assumindo aspecto de *peau d'orange*. Raramente pode ser acompanhada da fibrose eosinofílica concêntrica (EAF), a qual constitui uma condição benigna, rara e fibrosante, que pode acometer os seios paranasais e o trato respiratório superior, e, segundo alguns autores, constitui o equivalente mucoso do granuloma facial

(Continua)

Quadro 25.13 Lista de categorias de dermatoses eosinofílicas incluindo doenças sistêmicas com eosinofilia cutânea. (Continuação)

Categorias	Doenças/afecções	Características clínicas e patológicas
	Fasciíte eosinofílica (doença de Shulman)	▪ Doença incomum do tecido conectivo, caracterizada pelo acometimento simétrico edematoso e doloroso da pele com uma evolução progressiva de endurecimento e espessamento cutâneo e dos tecidos moles subjacentes nas extremidades distais, com etiologia incerta. Há eosinofilia periférica, níveis elevados da proteína C-reativa e velocidade de hemossedimentação (VHS), hipergamaglobulinemia e baixos títulos de anticorpos antinucleares
	Papuloeritrodermia de Ofuji	▪ Pápulas eritematosas pruriginosas e extenso eritema, os quais poupam os sulcos da pele (sinal da cadeira de praia – *deck-chair sign*), especialmente em pacientes idosos. Ocorrem frequentemente eosinofilia periférica, linfopenia e aumento da IgE sérica; em geral, associa-se com linfoma cutâneo de células T ou malignidade visceral
	Angioedema episódico com eosinofilia (síndrome de Gleich)	▪ Episódios de angioedema, urticas pruriginosas, rápido ganho de peso, níveis séricos elevados de IgM, febre recorrente, eosinofilia periférica exuberante e infiltrado eosinofílico na derme
	Linfofoliculose eosinofílica da pele (doença de Kimura)	▪ Constituído por massas subcutâneas que acometem primariamente a cabeça e o pescoço; com frequência acompanhadas de linfadenopatia e acometimento de glândulas salivares; relatado especialmente na etnia asiática; a histopatologia da pele demonstra proliferação linfoide com infiltração de eosinófilos; há uma marcada eosinofilia no sangue periférico e níveis elevados da IgE sérica
	Hemangioma epitelioide (hiperplasia angiolinfoide com eosinofilia)	▪ Pápulas e nódulos solitários ou múltiplos de 0,5 a 3 cm de diâmetro, vermelhos a acastanhados, os quais ocorrem na região da cabeça e do pescoço, com predileção pela região periauricular; geralmente surgem na juventude ou na vida adulta
	Úlcera da mucosa oral eosinofílica recorrente	▪ Desordem rara e benigna, também conhecida como "granuloma ulcerativo traumático com eosinofilia estromal" (TUGSE) ou "doença de Riga-Fade" (termo aplicado mais a crianças). Constitui úlcera solitária na mucosa oral com borda elevada e endurecida, constituída de base central amarela fibrinosa, geralmente ocorrendo na língua, tanto em adultos como em crianças; curso crônico e autolimitado, com histopatologia demonstrando infiltrado inflamatório difuso, rico em eosinófilos

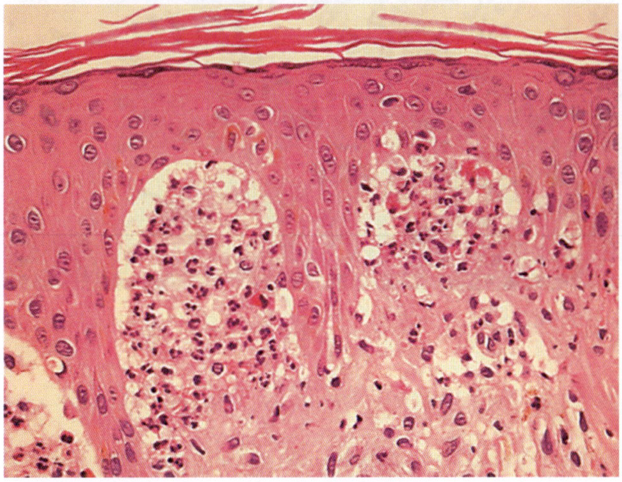

■ **Figura 25.6** Histopatologia de lesão de dermatite herpetiforme demonstrando a presença de infiltrado neutrofílico predominante na papila dérmica, porém com eosinófilos também presentes (hematoxilina-eosina, 400x).

■ CELULITE EOSINOFÍLICA (SÍNDROME DE WELLS)

Descrita por Wells, em 1971, sob a denominação de "dermatite granulomatosa recorrente com eosinofilia", acabou recebendo a denominação atualmente empregada de "celulite eosinofílica" por Wells e Smith em 1979.[28]

A etiologia da síndrome de Wells (SW) é incerta.[28] Alguns casos parecem ser idiopáticos, enquanto outros sugerem um evento desencadeante ou uma associação com uma condição subjacente; entre os quais, os listados a seguir:

(i) Fatores desencadeantes incluem picadas de artrópodos, infecções virais e bacterianas, medicamentos e vacinas.[28] Mordeduras ou picadas de artrópodos como mosquitos, moscas, abelhas, carrapatos, aranhas e centopeias.[28] Infecções virais como parvovírus B19, vírus do herpes simples, vírus da varicela-zóster, vírus da caxumba e infeções parasitárias incluindo ascaridíase e toxocaríase.[28] Entre as causas medicamentosas, a WS é atribuída a antibióticos (eritromicina, tetraciclina, minociclina, lincomicina, clindamicina, amoxicilina, ampicilina),[32] agentes anticolinérgicos, anestésicos (lidocaína, carbocaína, tiopental),[32] anti-inflamatórios não hormonais (diclofenaco, tenoxicam),[32] medicações para tireoide (L-tiroxina),[32] agentes quimioterápicos (bleomicina, clorambucil, 2-Chlorodeoxyadenosine),[32] diuréticos tiazídicos, vacinas contendo timerosal (hepatite B, vacina tríplice, antitetânica)[32] e agentes anti-TNF-α (infliximabe, adalimumabe e etanercepte).[32]

(ii) Casos associados a condições subjacentes: malignidades hematológicas, como leucemia mieloide crônica, linfoma linfocítico não Hodgkin, bem como malignidades não hematológicas como carcinoma de células renais, carcinoma do cólon e carcinoma da nasofaringe.[28] Também há casos relacionados à colite ulcerativa, granulomatose eosinofílica com poliangeíte (síndrome de Churg-Strauss), bem como à síndrome hipereosinofílica (HES), sugerindo a hipótese de que essas 2 doenças pertençam a um mesmo espectro nosológico.[28]

A patogênese da celulite eosinofílica ainda é quase desconhecida. Ainda se debate sua posição como uma entidade nosológica ou uma reação de hipersensibilidade não específica em resposta a estímulos exógenos e/ou endógenos como mecanismo central.[28] Um distúrbio na regulação do infiltrado eosinofílico tecidual parece ser uma característica central do processo patogênico.[28] Células T CD4+CD7 circulantes podem ser implicadas na produção excessiva de IL-5 e essa citocina, em quantidades elevadas, pode influenciar o acúmulo dos eosinófilos na pele.[28] Os eosinófilos, por sua vez, expressam CD25 que, sob estímulo da IL-2, propicia uma maior degranulação eosinofílica e subsequente dano tecidual.[28]

A SW acomete pessoas de todas as raças sem uma significativa predileção por gênero. Ocorre mais em adultos, porém pode surgir na infância.[28] Tipicamente, surge como lesões eritematoedematosas de instalação abrupta, solitária ou múltiplas, bem delimitadas, com eritema edematoso, o qual pode assumir configuração anular (Figura 25.7A e B), sendo geralmente pruriginoso e/ou doloroso.[28]

As lesões eritematosas geralmente progridem para formar placas eritematosas infiltradas que podem durar semanas a anos e tendem a recorrer sem deixar cicatrizes.[28] Alguns pacientes referem prurido ou queimação precedendo o início de novas lesões cutâneas.[28] Os membros (Figura 25.7C) são as áreas de predileção, embora ocorram lesões no tronco, couro cabeludo e mesmo na face.[28]

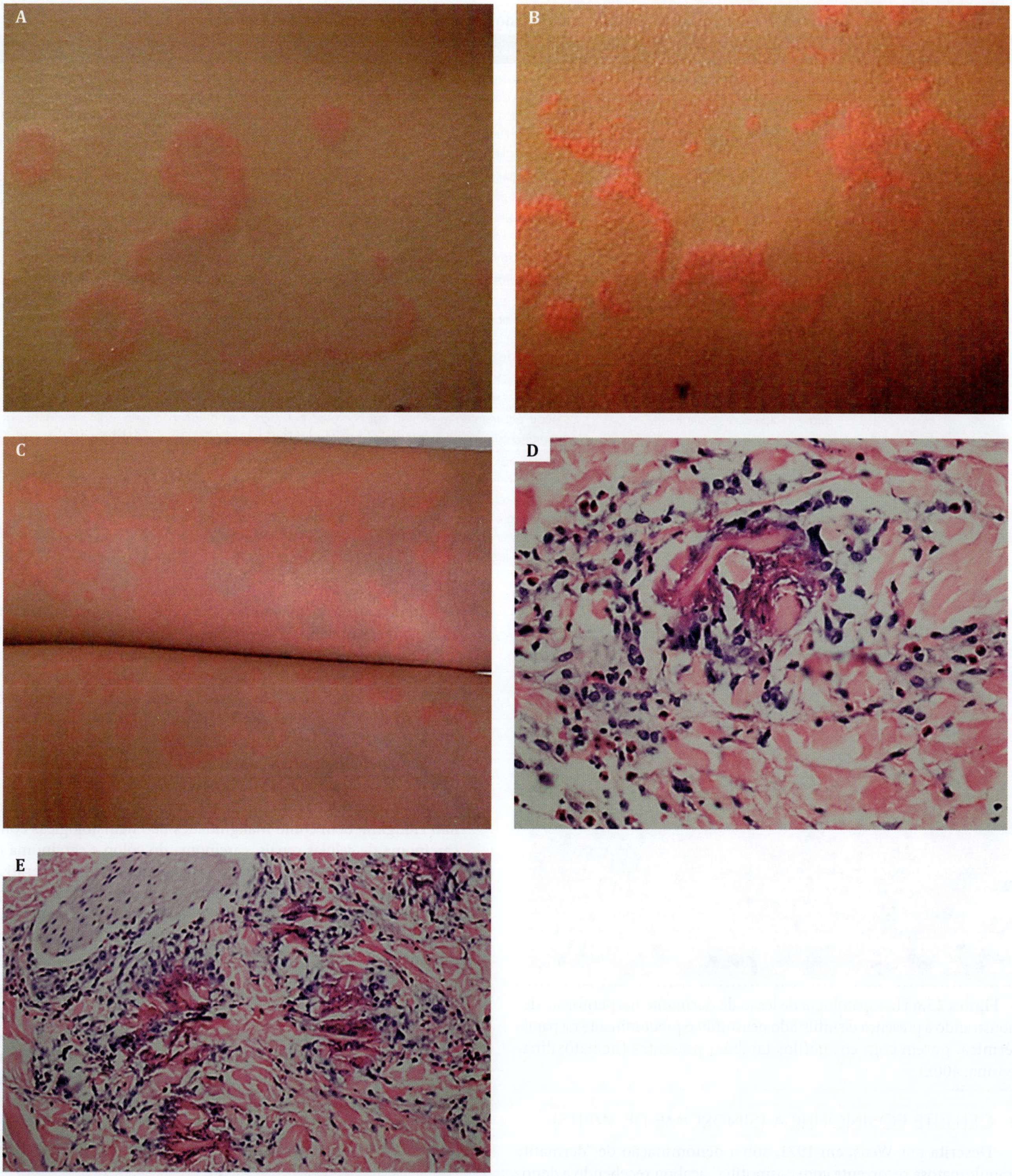

■ **Figura 25.7** (**A**) Lesões anulares da celulite eosinofílica. (**B**) Lesões anulares e circinadas da celulite eosinofílica. (**C**) Celulite eosinofílica no membro superior de aspecto muito similar ao do eritema anular eosinofílico. (**D**) Figuras "em chama" ou "em labareda". Observar a presença de múltiplos eosinófilos ao redor, com citoplasma avermelhado e as figuras "em chama" entre as fibras do colágeno da derme. (**E**) Imagem em menor aumento das "figuras em chama ou em labareda". Presença de cinco figuras em chama ou em labareda.

Fonte: Imagem cedida pelo professor Nilceo Michalany.

O quadro clínico da SW lembra outras dermatoses como a urticária, celulite infecciosa e dermatite de contato.[28] Podem surgir sintomas sistêmicos como artralgia e febre em alguns pacientes, com eosinofilia periférica transitória.[28,32] Manifestações atípicas[32] podem ser observadas como formas bolhosas, nodulares ou papulonodular, embora raras. Formas bolhosas foram descritas tanto nos casos idiopáticos como em pacientes com doenças subjacentes como linfoma Hodgkin ou síndrome de Churg-Strauss.[28]

Após esse primeiro estágio da doença, em que o edema e o eritema prevalecem, em alguns pacientes há um segundo estágio, caracterizado pela involução das lesões, o que acontece entre 2 e 8 semanas, o que pode resultar em uma pele atrófica residual similar ao que ocorre na morfeia e na hiperpigmentação.[33] A história natural da SW é de episódios de recorrência com uma média de curso da afecção entre 11 ± 8 meses.[33]

Heelan e colaboradores,[32] em 2013, propuseram critérios para o diagnóstico da celulite eosinofílica, como expostos no Quadro 25.14.

Quadro 25.14 Critérios diagnósticos para celulite eosinofílica.

Critérios maiores (necessários ao menos 2 de 4)	Quadro clínico diverso que deve incluir alguma das variantes previamente relatadas: ▪ Tipo placa ▪ Granuloma anular símile ▪ Urticária símile ▪ Papulovesiculosa ▪ Bolhosa ▪ Papulonodular ▪ Erupção fixa símile
	Curso recorrente e remissão intermitente
	Ausência de evidência de doença sistêmica
	Histopatologia: infiltrado eosinofílico, sem vasculite
Critérios menores (pelo menos 1 é necessário)	Figuras em chama
	Histopatologia: alterações granulomatosas
	Eosinofilia periférica não persistente e não maior que 1.500 eosinófilos mm^3
	Fator desencadeante (em geral, medicamentos)

Os achados histopatológicos variam de acordo com o momento em que a biópsia cutânea tenha sido obtida.[33] Esses achados se dividem em três estágios cronológicos:[33] (i) primeiro, estágio agudo, com acentuado edema da derme e infiltrado de granulócitos, predominantemente eosinófilos; (ii) no estágio subagudo, há formação de uma paliçada de eosinófilos e histiócitos circundando um centro de colágeno, que contém grânulos eosinofílicos livres e debris celulares, que formam o que se denomina "figuras em chama" (Figura 25.7D e E); (iii) No estágio final resolutivo, há o desaparecimento gradual dos eosinófilos, deixando histiócitos e células gigantes circundando as figuras em chama e formando granulomas. A presença de vasculite não é uma característica da SW.[33] As "figuras em chama", apesar de sugestivas, não constituem um achado patognomônico da SW, podendo ser encontradas na síndrome de Churg-Strauss (granulomatose eosinofílica com poliangeíte), nas infestações parasitárias, na mucinose folicular, no herpes gestacional e nas picadas de aranha.[33]

Assim, para o diagnóstico correto da celulite eosinofílica (SW), a correlação clinicapatológica é necessária, além da exclusão de outras causas possíveis.[28,33] A presença de lesões eritematosas e edematosas recorrentes, que lembram celulite, sem uma causa clara de infecção e a ausência de resposta ao tratamento com antibióticos devem fazer lembrar o diagnóstico de SW.[28]

O tratamento da doença tem como 1ª linha o uso de corticosteroides sistêmicos, os quais são os mais efetivos no tratamento da SW.[28] A prednisona oral em dose de 20 a 30 mg/dia, geralmente, alcança boa resposta terapêutica, resultando no clareamento das lesões em semanas.[28] Em casos com lesões persistentes e recorrência frequentes, baixas doses de prednisona de 5 mg em dias alternados podem ter eficácia como manutenção ao tratamento.[28] No entanto, há casos de SW resistentes aos corticosteroides, ou intolerantes ao uso por longos períodos, sendo, nesses casos, proposta a combinação com outras drogas ou a troca das que estiverem em uso.[28] Anti-histamínicos são inefetivos.[33] Agentes terapêuticos alternativos incluem a dapsona, o tacrolimo e a ciclosporina.[28] Há um relato de tratamento da SW com adalimumabe, sugerindo que a via do TNF-α exerce uma função na produção de IgE-específica e no recrutamento dos eosinófilos, porém é paradoxal a presença de relatos de casos de SW desencadeados pelo uso de agentes anti-TNF-α.[28,34]

▪ FOLICULITE PUSTULOSA EOSINOFÍLICA

A foliculite pustulosa eosinofílica (FPE), também conhecida como "foliculite eosinofílica", constitui uma dermatose rara, não infecciosa, que se caracteriza pela ocorrência de episódios recorrentes de pápulas e pústulas (Figura 25.8A e B) foliculares pruriginosas, com a histopatologia demonstrando uma infiltração eosinofílica foliculotrópica (Figura 25.8C, D e E).[28] A doença foi inicialmente descrita por Ofuji e colaboradores[35] em 1970.

A etiologia ainda é incerta.[28] Um fator frequentemente discutido é a sua associação com a infecção pelo HIV, malignidades hematológicas e outras malignidades em alguns casos de FPE, os quais são referidos como FPE do tipo associadoàa imunossupressão.[28] Todavia, alguns pacientes desenvolvem FPE quando iniciam a terapia antirretroviral para o HIV, de forma que a FPE parece ocorrer como consequência da reconstituição imune e, mesmo entre pacientes com malignidades, como linfoma e leucemia, o início da FPE pode ocorrer depois do transplante de medula óssea, inclusive nos casos em que o transplante ocasionou a remissão bem-sucedida da malignidade hematológica.[28]

A forma clássica da FPE e o tipo infantil ocorrem raramente com a presença de um fator causal evidente.[28] Desses pacientes, apenas alguns têm relação com possíveis infestações parasitárias, como escabiose, larva migrans cutânea e giardíase.[28] Outros fatores esporádicos relatados incluem atopia (geralmente com doença respiratória), medicamentos (quimioterápicos, alopurinol, carbamazepina), gravidez e infecção pelo vírus da hepatite C.[28]

A patogênese da FPE parece envolver a expressão de moléculas de adesão intercelular 1 (ICAM-1) pelos queratinócitos no epitélio folicular, porém não na epiderme, e a expressão da molécula de adesão do endotélio vascular-1 (VCAM-1) é mais frequentemente observada ao redor dos folículos pilosos. A expressão do antígeno 1 associado à função linfocitária (LFA-1), o qual modula a migração de linfócitos e de eosinófilos, está também limitada ao epitélio folicular.[28] Desta forma, possivelmente essas moléculas que são implicadas na migração seletiva de eosinófilos e linfócitos estão envolvidas na patogênese da FPE.[28] A prostaglandina D2 (PGD2) tem função central nos mecanismos de infiltração e de ativação eosinofílica nas unidades pilossebáceas na pele de pacientes com FPE.[28] Estes achados ocasionaram estudos que se basearam na observação de que há uma boa resposta terapêutica na FPE com o uso da indometacina, um anti-inflamatório não hormonal, o qual não só é um inibidor da ciclooxigenase (COX), mas também um potente inibidor da expressão do receptor da PGD2 (CRTH2) e da eotaxina-3 (CCR3) nos eosinófilos e basófilos, também presentes no infiltrado das lesões de FPE.[36] Também é possível que a PGD2 tenha a capacidade de induzir os sebócitos da unidade pilossebácea a produzirem eotaxina-3 em excesso e via sua interação com o receptor gama ativado por proliferador de peroxissoma (PPAR-γ), uma molécula expressa nos adipócitos.[37]

A quimiocina do timo regulada por ativação (TARC), também conhecido por CCL17, está elevada no soro de pacientes com FPE e correlaciona-se com a eosinofilia sanguínea.[28,37] Também seus altos níveis séricos são detectáveis em pacientes com FPE associada ao HIV, em conjunto com níveis séricos elevados de eotaxina-e e CCL27, uma molécula que direciona a intermediação de linfócitos a áreas da pele e à inflamação mediada por células T.[28]

Com base nas características do surgimento das lesões da FPE, sua distribuição, idade de início, seu curso clínico e sua associação ou fatores causais, a doença pode ser classificada em três tipos: (i) tipo clássico (conhecida como doença de Ofuji); (ii) tipo infantil; e (iii) tipo associado com imunossupressão. No Quadro 25.15, podemos consultar os três diferentes tipos de FPE e suas características.[28]

Nas formas de FPE de Ofusi (clássica), as lesões cutâneas tipicamente epersistem por mais de 1 a 2 semans, involuem e reaparecem com intervalo médio de 3 a 4 semanas.[28] As lesões iniciais tendem a ocorrer mais frequentemente sob as regiões malares, onde elas se arranjam em padrão arciforme ou anular, porém podem acometer as exremidades e o couro cabeludo.[28] Na forma de FPE infantil, cerca de 70% dos pacientes são afetados nos primeiros 6 meses de vida, as lesões são intensamente pruriginosas com predileção pelo couro cabeludo e podendo haver extensão a outras áreas do corpo, tendo a doença curso benigno, especulando-se sua associação com dátese atópica, e resolve-se espontaneamente por volta dos 3 anos de vida em cerca de 80% dos casos.[28] Na forma de FPE associada à imunossuopressão, não há de predileção pela face e a distribuição mais comum é pelas áreas extrafaciais como o tronco superior, membros superiores, cabeça e pescoço, com prurido intenso. Na FPE associada ao HIV no gênero feminino, ocorre predileção facial e as lesões mimetizam o quadro de "acne excoriée".[28]

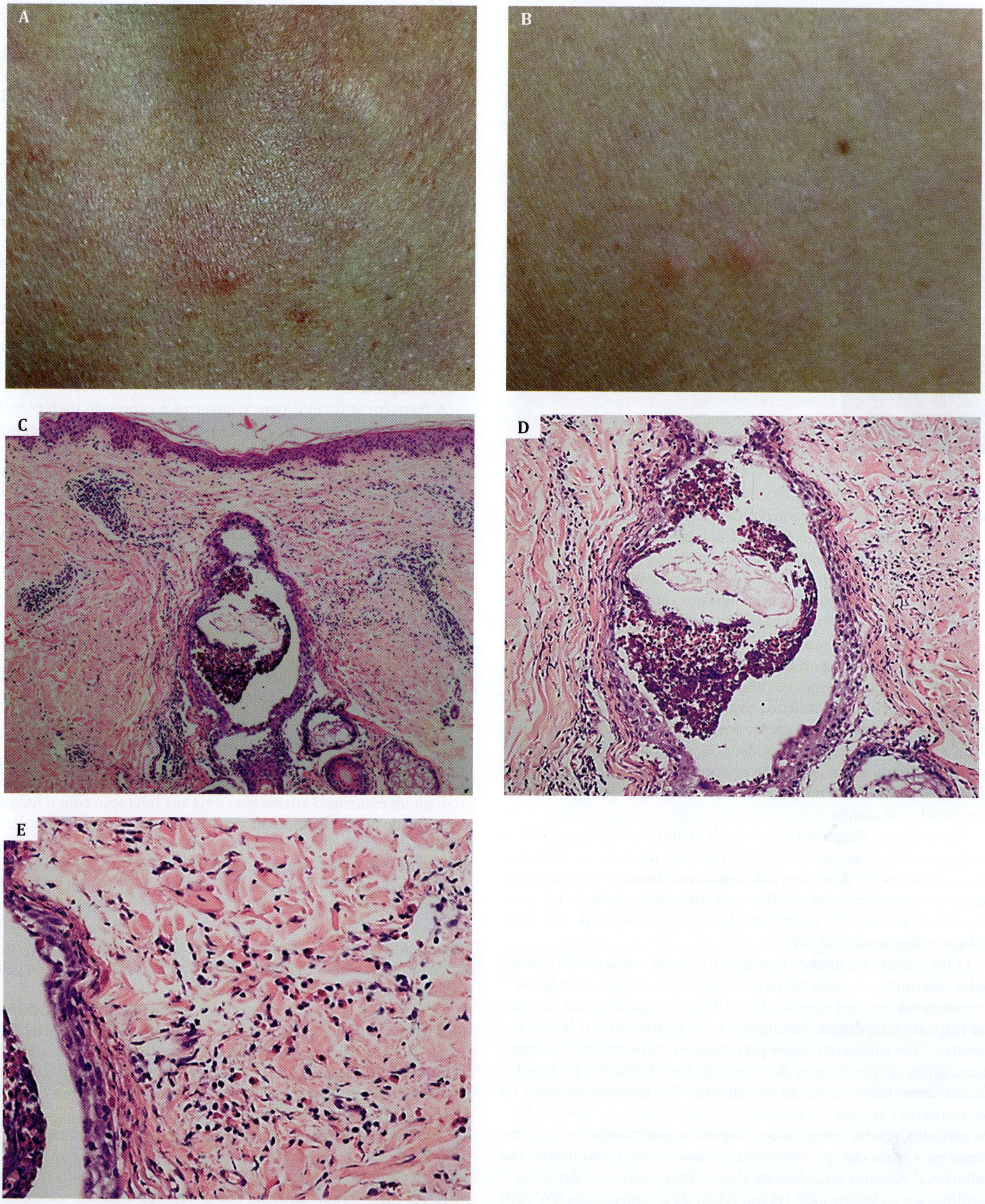

■ **Figura 25.8** **(A)** Lesões eritematoedematosas em placas confluentes no abdome. **(B)** Pápulas eritematosas agrupadas no tronco. **(C)** Histopatologia de uma papulopústula da pele de paciente com foliculite pustulosa eosinofílica (FPE) (coloração hematoxilina-eosina, aumento 200x). Infiltrado inflamatório perivascular e peri e intrafolicular. **(D)** Histopatologia de uma papulopústula da pele de paciente com foliculite pustulosa eosinofílica (FPE) (coloração hematoxilina-eosina, aumento 400x). Detalhe do infiltrado inflamatório peri e intrafolicular eosinofílico. **(E)** Histopatologia de uma papulopústula da pele de paciente com foliculite pustulosa eosinofílica (FPE) (coloração hematoxilina-eosina, aumento 400x). Detalhe do infiltrado inflamatório perivascular, peri e intrafolicular rico em eosinófilos.

Quadro 25.15 Diferentes parâmetros clínicos entre as três variantes clínicas de foliculite pustulosa eosinofílica (FPE).

Características epidemiológicas, demográficas, clínicas e laboratoriais	Foliculite pustulosa eosinofílica clássica (Doença de Ofuji)	Foliculite pustulosa eosinofílica variante infantil	Foliculite pustulosa eosinofílica associada à imunossupressão
Condições associadas	Raras	Raras	Infecção pelo HIV ou malignidades
Idade de início	35 a 40 anos em média	Menos que 1 ano de idade, principalmente nos 6 primeiros meses de vida	Idade variada, 16 a 73 anos, com média de 44,2 anos
Predisposição étnica	Principalmente asiáticos	Raramente asiáticos	Principalmente asiáticos
Lesões cutâneas típicas	Agrupamento de pápulas e pústulas foliculares	Papulopústulas crostosas	Pápulas eritematosas e pústulas foliculares
Configuração das lesões	Arranjo anular ou arqueado com clareamento central e extensão centrífuga	Isoladas ou agrupadas	Menos frequentemente, coalescem em placas ou estão arranjadas em uma configuração anular
Áreas de predileção	Face, tronco, extremidades e couro cabeludo; ocasionalmente palmas e plantas	Couro cabeludo; às vezes, palmas e plantas, ou disseminadas	Tronco superior, membros superiores, cabeça e pescoço (nos homens); face (nas mulheres)
Sintomas sistêmicos	Nenhum	Nenhum	Dependente da condição associada
Elevação dos níveis séricos da IgE	Variável	Incomum	Variável
Histopatologia das lesões	Infiltração eosinofílica com espongiose no infundíbulo folicular, com envolvimento perifolicular	Tanto infiltração eosinofílica folicular, como perifolicular, interfolicular e/ou acometimento perianexial	Infiltração perifolicular de eosinófilos e mastócitos, com predominância de linfócitos CD8+ no infiltrado
Tratamento de 1ª linha	Anti-inflamatórios não hormonais, especialmente a indometacina	Esteroides tópicos ou observação	Indometacina, esteroides tópicos, fototerapia com UVB

O diagnóstico da FPE deve se basear na correlação entre manifestações clínicas e achados histopatológicos.[28] De forma geral, deve ser diferenciada, na sua forma clássica, da tinha da face, demodecidose, lúpus miliar disseminado da face, acne, rosácea, dermatite seborreica, granuloma facial, eritema anular e foliculite desencadeada pelo uso de drogas antirreceptor do fator de crescimento epidérmico (EGFR).[28] Na forma infantil, devem-se afastar outras erupções pustulosas da criança, como o eritema tóxico neonatal, acropustulose infantil, melanose pustulosa transitória neonatal, síndrome de hiper-IgE, fistiocitose de células de langerhnas, infecções bacterianas/virais/fúngicas, escabiose e picadas de artrópodos.[28] Deve ser enfatizado que a mucinose folicular e os linfomas cutâneos de células T, os quais têm infiltrado de eosinófilos aos redor dos folículos pilosos, ou na derme superficial, são os diagnósticos diferenciais mais importantes da FPE, tanto do ponto de vista clínico como do histopatológico.[28]

A abordagem terapêutica da PFE no adulto tem como principal medida o uso da indometacina via oral por 2 a 4 semans, porém, às vezes, há recidivas com sua suspensão. Em casos intratáveis com anti-inflamatórios não hormonais, podemos considerar o uso de esteroides tópicos, tacrolimo, fototerapia com UVB, PUVA, bem como o de corticosteroides orais, ciclosporina, cetirizina, dapsona, minociclina, colchicina, retinoides e mesmo intérferon alfa (IFN-α) 2b ou gama (IFN-γ).[28]

DERMATITE URTICADA (*URTICARIAL DERMATITIS*)

Sob esta condição dermatológica, vários autores têm utilizado termos descritores os mais variados, que incluem "urticarial dermatitis", "urticarial papulosis",[39] "hipersensibilidade dérmica", "hipersensibilidade cutânea generalizada", "itchy red bump disease", "erupção papulosa dos homens negros" e "prurigo subagudo".[40] Sob o termo "urticarial papulosis", Fung e colaboradores[39] descreveram um caso de dermatite de contato ao níquel que produziu uma placa urticariforme solitária com evidências histopatológicas de uma reação de hipersensibilidade dérmica.

O termo "urticarial dermatitis", traduzido como "dermatite urticada" para a língua portuguesa, foi definido por Kossard, em 2006,[41] a fim de categorizar manifestações cutâneas constituídas por pápulas e placas eritematosas, que lembram urticária, porém persistem por mais do que 24 horas no mesmo local e, às vezes, são acompanhadas por lesões eczematosas (Figura 25.9A, B e C).

Kossard e colaboradores[41] reconheceram que Fung e colaboradores[39] haviam descrito a mesma dermatose em seu artigo. Rietschel[42] descreveu ter avaliado mais de 20 pacientes com sintomas de prurido, os quais ele encaminhou para teste de contato de leitura tardia (*patch test*), no qual acabou por encontrar positividade relevante de um alérgeno de contato, porém a histopatologia dos seus pacientes era mais consistente com a descrição prévia de Fung e colaboradores,[39] com virtual ausência de acometimento epidérmico e sem neutrófilos no infiltrado dérmico, o qual era linfo-histiocitário na derme superficial e média, acompanhado por eosinófilos.[42] Alguns dos pacientes de Rietschel[42] apresentaram contagens de eosinófilos no sangue periférico anormalmente elevadas e preenchiam, à época, critérios de uma síndrome hipereosinofílica (> 1.500 eosinófilos mm^3 no sangue periférico, por mais de 6 meses consecutivos, sem outra etiologia identificada) e o autor classificou esses seus pacientes como portadores de uma forma cutânea de síndrome hipereosinofílica (HES) e, quando a erupção não se acompanhava de eosinofilia periférica, denominou seus casos como "prurigo subagudo".

O próprio Rietschel[42] acabou por aceitar o termo "urticarial dermatitis" por entender como um termo mais descritivo, sob o qual poderia agrupar seus pacientes descritos. Entretanto há que se registrar que esse mesmo tipo de dermatose também pode ter sido anteriormente descrito, não só pela sinonímia previamente listada por Kossard e colaboradores,[41] mas também como "agrupamento de prurigo, em inglês *grouping prurigo*" por Ofuji & Ogino,[43] em 1988, e "dermatose papulosa coalescente e recorrente de pacientes idosos, precursora ou forma abortiva de papuloeritrodermia de Ofuji" por Fuji e colaboradores,[44] em 2003.

As características morfológicas deste subtipo de "reação de hipersensibilidade dérmica" podem ser variáveis, no mesmo paciente, às vezes gerando um quadro de dermatite eczematosa-símile e, em outras ocasiões, demonstrando-se como uma forma urticariforme.[43] A histopatologia desta afecção tipicamente demonstra uma camada córnea normal, espongiose mínima e infiltrado dérmico perivascular linfocitário com eosinófilos (com ou sem neutrófilos), sem vesiculação epidérmica ou paraqueratose (Figura 25.9D e E).[41,45]

Assim, utilizando esses parâmetros estritos, Kossard e colaboradores[41] distinguiram sua nova entidade descrita, "a verdadeira *urticarial dermatitis*", de outros padrões reacionais, frequentemente incluídos no amplo diagnóstico diferencial da dermatite urticada (em geral, urticária comum, urticária vasculite, forma prodrômica do penfigoide bolhoso e urticária papular decorrente de picadas de insetos), e o termo "reação de hipersensibilidade dérmica" tem sido utilizado por patologistas para descrever a dermatite urticada.[41,45] As características clínicas dessa

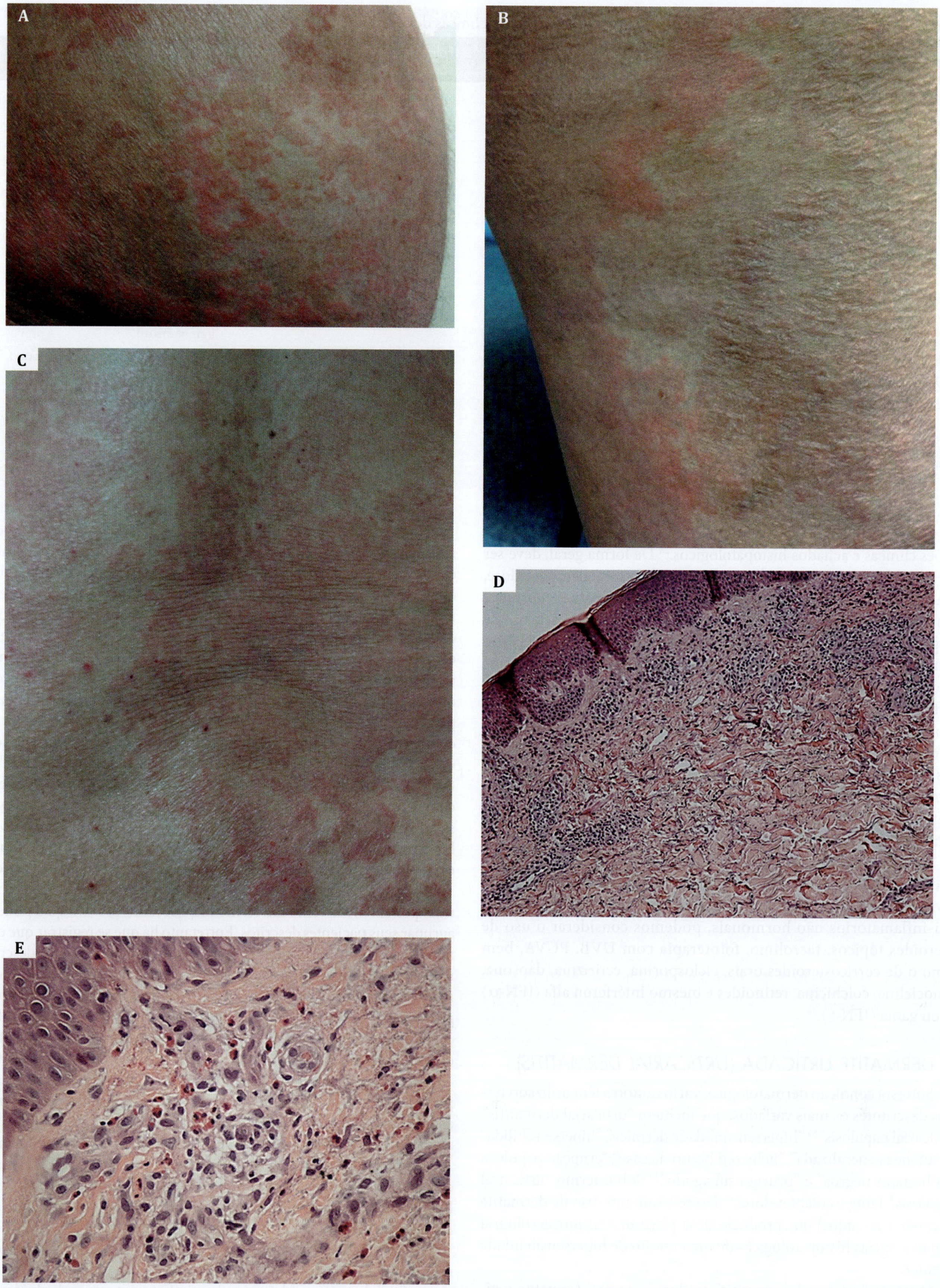

■ **Figura 25.9 (A)** Lesões eritematoedematosas em placas confluentes no abdome. **(B)** Lesões eritematoedematosas em placas confluentes na coxa, algo similares a um eczema. **(C)** Lesões eritematoedematosas em placas confluentes no dorso e área lombossacra com pápulas escoriadas. **(D)** Histopatologia da *urticarial dermatitis* (dermatite urticada), na qual observa-se infiltrado inflamatório na derme superficial perivascular (HE, 100x). **(E)** Histopatologia da *urticarial dermatitis* (dermatite urticada), na qual observam-se infiltrado inflamatório na derme superficial perivascular linfomononuclear com vários eosinófilos e ausência ou mínima espongiose na epiderme (HE, 400x).

entidade são constituir-se de placas urticadas que persistem por dias ou semanas na mesma área acompanhadas por pápulas eritematosas, as quais são escoriadas, criando um quadro símile a uma dermatite eczematosa, às vezes; e, em outras ocasiões, mais urticariforme com escoriações.[41,42] O tronco frequentemente é acometido de forma simétrica, como também a região sacra e a porção proximal das extremidades.[42] O prurido, geralmente intenso, não é aliviado com o uso de anti-histamínicos orais e de corticosteroides tópicos.[42] Seja qual for a denominação empregada para essa condição, ela é pouco compreendida, porém parece não ser tão rara.[42]

Segundo Kossard e colaboradores,[41] a dermatite urticada, como um padrão de reação de hipersensibilidade dérmica, ainda representa um estado reacional e abrange uma variedade de possíveis cenários clínicos, particularmente de reações eczematosas, mas pode, em seu curso final, representar hipersensibilidade medicamentosa (antibióticos, analgésico e anti-inflamatórios),[39] infestações parasitárias (em geral, escabiose) ou exantemas virais (porém, nessa condição, apesar da histopatologia sugerir características de dermatite urticada ou reação de hipersensibilidade dérmica, não há prurido intenso, em geral, e o curso da doença é autolimitado a poucos dias ou semanas). Há também um grupo de pacientes que apresenta um padrão de reação morfológico clinicamente compatível com a "dermatite urticada", eminentemente constituído por placas urticadas persistentes e recorrentes, que não pode ser mais bem classificado em outras condições dermatológicas, exceto no espectro da "dermatite urticada".[41]

Kim e colaboradores[46] avaliaram prospectivamente 50 pacientes (> 18 anos de idade), entre 2012 e 2013, na Coreia do Sul, com dermatite urticada, confirmada por critérios histopatológicos definidos por Kossard e colaboradores[41] e aplicaram, aos pacientes, um questionário estruturado sobre os sintomas e trataram-nos com ciclosporina em doses de 1 a 3 mg/kg/dia, por pelo menos 2 semanas. Entre os 50 pacientes, 40 (80%) descreviam o prurido com intensidade moderada a grave, e 46 pacientes (92%) referiam que a sensação de prurido era frequente ou constante. A maioria dos pacientes apresentou piora do prurido no entardecer (74%), com as extremidades (superioras, 86%; inferiores 94%) sendo as áreas mais frequentemente envolvidas. Mais da metade dos pacientes teve redução no convívio social, na qualidade de vida e nas atividades diárias em decorrência do prurido.[46] Dificuldade em alcançar o sono e sonolência frequente foram observadas.[46] No entanto, os pacientes com dermatite urticada raramente necessitavam de medicação para dormir ou tiveram perda do apetite.[46] Ao fim do seguimento, 48 dos 50 pacientes permaneceram livres da doença por pelo menos 8 semanas após a retirada da ciclosporina (média de duração do tratamento de 4,3 ± 2,7 semanas).[46]

Hannon e colaboradores[45] relataram, entre os 146 pacientes estudados na Mayo Clinic, que as regiõess mais acometidas pela dermatite urticada foram o tronco (91%) e as extremidades inferiores (73%). Hannon e colaboradores[45] incluíram retrospectivamente 146 pacientes no seu estudo, com critério histopatológico e características clínicas (lesões cutâneas descritas em prontuário por dermatologistas, constituídas tanto por elementos eczematosos como por urticados durando mais de 24 horas) de dermatite urticada, em que a idade média foi de 60 anos, sendo 60% (88) dos pacientes do gênero feminino. A média da duração da doença ao diagnóstico foi de 13 meses, e a média de tempo de seguimento foi de 8 meses.[45] Em torno de 10% dos pacientes necessitaram de internação hospitalar no curso do respectivo tratamento.[45] Biópsias cutâneas foram obtidas em 118 pacientes (81%), imunofluorescência direta (IFD) em 99 pacientes (68%), sendo que a IFD foi negativa ou não diagnóstica em 94 pacientes (95%), em 3 (3%) foram consistentes com penfigoide bolhoso, em 1 de cada um dos restantes (1% cada), tanto sugestivas de vasculite como de lúpus eritematoso.[45] A imunofluorescência indireta (IFI) foi negativa em 43 pacientes (entre os 50 pacientes submetidos a esse exame) e 3 (6%) apresentaram positividade na zona de membrana basal.

Dos 146 pacientes avaliados por Hannon e colaboradores,[45] 34 (23%) foram submetidos ao teste de contato de leitura tardia (*patch testing*) e somente um deles recebeu o diagnóstico de dermatite de contato alérgica. Dez pacientes foram submetidos à pesquisa de ácaros na pele e apenas um resultou positivo.[45] Como diagnóstico final, os 146 pacientes inicialmente com características de dermatite urticada (no período inicial de apresentação), 70 deles (48%) permaneceram com diagnóstico final de dermatite urticada (com base ou não em biópsia) por um dermatologista. Outros diagnósticos finais dos pacientes foram: dermatites variadas (24 de 146 pacientes, 16%); urticária (aguda ou crônica) (14 de 146 pacientes, 10%); reações medicamentosas (9 de 146 pacientes, 6%); dermatite atópica (4 de 146 pacientes, 3%); penfigoide bolhoso (6 de 146 pacientes, 4%); pápulas e placas urticadas e pruriginosas da gravidez (3 de 146 pacientes, 2%); escabiose confirmada (2 de 146 pacientes, 1%); e outros diagnósticos (9 de 146 pacientes, 6%, que incluíram linfoma cutâneo de células T em 2 pacientes, dois pacientes com resposta ao tratamento empírico para escabiose e, respectivamente, um caso de cada uma das seguintes doença:, síndrome de Schnitzler, doença enxerto *versus* hospedeiro, hipereosinofilia e dermatite asteatósica).[45] Entre 40 pacientes com dermatite urticada caracterizada em bases clínicas e histopatológicas, foi estabelecido o diagnóstico de malignidade nos 4 meses do início da dermatite urticada (síndrome mielodisplásica em um paciente com histórico prévio de câncer da próstata e carcinoma de células renais, adenoma tubular do cólon em um paciente, câncer de próstata em um paciente e câncer vulvar estágio IV em outra paciente; dois outros pacientes tinham diagnóstico prévio de câncer da mama, um metastático BRCA-2 positivo e outro ductal infiltrativo).[45] Sete (18%) desses 40 pacientes com dermatite urticada caracterizada em bases clínicas e histopatológicas receberam diagnóstico de uma condição autoimune (artrite reumatoide em dois, e um caso de cada uma destas doenças: colangite esclerosante primária, doença de Crohn, esclerose múltipla e vitiligo).[45]

Cotes & Swerlick[40] acreditam que uma porção substancial de pacientes referidos com prurido crônico na prática clínica preenche os critérios clínicos e histopatológicos de "dermatite urticada". Esses pacientes geralmente são em sua quase totalidade respondedores ao uso de corticosteroides sistêmicos, apesar de as respostas serem transitórias e seus sintomas recidivarem quando a corticosteroideterapia é suspensa.[40]

As características fisiopatológicas da dermatite urticada ainda não foram pesquisadas.[47] De forma similar à dermatite atópica, a fisiopatogenia pode envolver uma reação imune T-*helper* 2, a qual é frequentemente transitória, precedendo um perfil de citocinas de células T-*helper* 1.[47] As citocinas produzidas, IL-4, IL-5 e IL-10, podem induzir a eosinofilia e as reações urticariformes.[47] Nos pacientes com dermatite urticada, pode haver eosinofilia periférica e/ou elevação sérica da IgE total.[45]

Diferentes estudos apontam para a ocorrência com distintas proporções entre mulheres:homens acometidos, variando entre 0,21:1 a 2,4:1.[48,49]

A dermatite urticada tem curso frequentemente crônico e seu tratamento é difícil.[47] Em geral, a doença é resistente à corticosteroideterapia tópica e a anti-histamínicos orais.[47] Corticosteroides sistêmicos em doses baixas (7,5 mg/dia ou menos de prednisona)[42] e fototerapia de banda estreita podem ser úteis, porém recidivas não são incomuns.[47] Dapsona (50 a 100 mg/dia) e hidroxiureia (500 a 1.000 mg/dia) têm sido relatadas para o tratamento,[42,47] bem como a ciclosporina (1 a 3 mg/kg/dia),[46] o micofenolato mofetila (2 g/dia, via oral),[47] o metotrexato (10 a 20 mg/semana) e a azatioprina.[47,50]

ERITEMA ANULAR EOSINOFÍLICO

O eritema anular eosinofílico (EAE) constitui uma afecção rara que inicialmente foi descrita na infância por Peterson & Jarrat,[51] em 1981, e denominado então "eritema anular da infância" (EAI). O eritema anular da infância (EAI) diferencia-se da denominada urticária multiforme (UM) (também denominada "urticária anular aguda"), uma vez que, apesar de acometer faixas etárias similares e ambos apresentarem lesões eritematoedematosas anulares, arciformes ou circinadas, a UM tem o centro de aspecto equimótico e ocasiona edema das extremidades, o que geralmente não ocorre no EAI.

Vários casos foram descritos como EAI em crianças.[52-55] Quando ocorre em adultos, é denomina-se "eritema anular eosinofílico".[56,57]

O EAE é uma condição benigna não associada a nenhum outro sintoma subjacente e que tende a ter curso crônico, desaparecendo espontaneamente ao longo de meses ou anos.[56] Constitui uma dermatose eritematosa figurada crônica e recorrente de etiologia desconhecida.[57] Há relatos dessa entidade na literatura indexada limitados relativamente a poucas dezenas de casos.[57-77] A descrição em adultos do EAE é creditada a Kahofer e colaboradores,[58] em 2000, em uma mulher de 62 anos e os autores cunharam o termo "eritema anula eosinofílico". Estes autores encontraram similaridades com o EAI descrito previamente, em 1987, em crianças.

As lesões cutâneas do EAE são constituídas por lesões levemente elevadas eritematoedematosas, anulares, recorrentes e pruriginosas com um padrão de crescimento centrífugo (Figura 25.10A e B).

Histologicamente, a maioria dos autores descreve os achados do EAE e EAI como semelhantes, com a presença de infiltrado perivascular dérmico com componente eosinofílico proeminente (Figura 25.10C e D), sem alterações epidérmicas e, segundo alguns autores, sem figuras em chama encontradas na síndrome de Wells (celulite eosinofílica).[77]

El-Khalawany e colaboradores[68] revisaram dez casos de EAE, 7 em mulheres e 3 em homens, com faixa etária entre 31 e 54 anos de idade. A duração média da doença variou de 3 a 28 meses. Todos os pacientes tinham lesões distribuídas no tronco e nas extremidades.[68] Os autores classificaram a doença como compreendendo três estágios distintos: (i) lesões iniciais que aparecem em tamanho pequeno (menos de 5 cm de diâmetro), levemente elevadas e eritematoedematosas; (ii) lesões bem desenvolvidas, geralmente presentes em 6 a 32 semanas de evolução, com diâmetro maior (mais de 5 cm), em arranjo anular ou figurado, com bordas elevadas com eritema vivo e centro claro ou levemente eritematoso; e (iii) lesões de evolução longa, que geralmente perduram por mais de 14 meses, de diâmetro em geral maior do que 10 cm, mais anulares, exibindo um centro pigmentado (hipercrômico) e levemente atrófico e bordas bem definidas.[68]

Seguindo a observação desses três estágios, El-Khalawany e colaboradores[68] analisaram os aspectos histopatológicos dessas diferentes fases de lesões. Nas lesões iniciais do EAE, havia infiltrado inflamatório na derme, disposto de forma superficial e profunda, perivascular e intersticial, constituído em especial por eosinófilos além de linfócitos e alguns histiócitos e raramente plasmócitos.[68] A degranulação eosinofílica é pronunciada, porém sem a presença de figuras em chama.[68] O infiltrado não se estendia dentro do subcutâneo e a deposição de mucina, quando existente, era mínima e em finas faixas.[68] Nas lesões do EAE bem desenvolvidas, o infiltrado dérmico se estendeu até o subcutâneo e com distribuição intersticial mais proeminente.[68] Nesses casos, as figuras em chama podiam ser observadas. Em alguns pacientes, havia edema dérmico proeminente na derme papilar e mucina.[68] Nas lesões de longa duração do EAE, o infiltrado é mais difuso na derme, com predomínio de histiócitos e eosinófilos, além da presença de numerosas células gigantes multinucleadas. As figuras em chama são frequentes e vistas intimamente relacionadas com as células gigantes multinucleadas.[68] O acometimento do subcutâneo pelo infiltrado eosinofílico é mais acentuado entre os adipócitos.

Raramente pode haver eosinofilia no sangue periférico, menos pronunciada nas fases iniciais do EAE e mais evidente nos estágios mais avançados.[68]

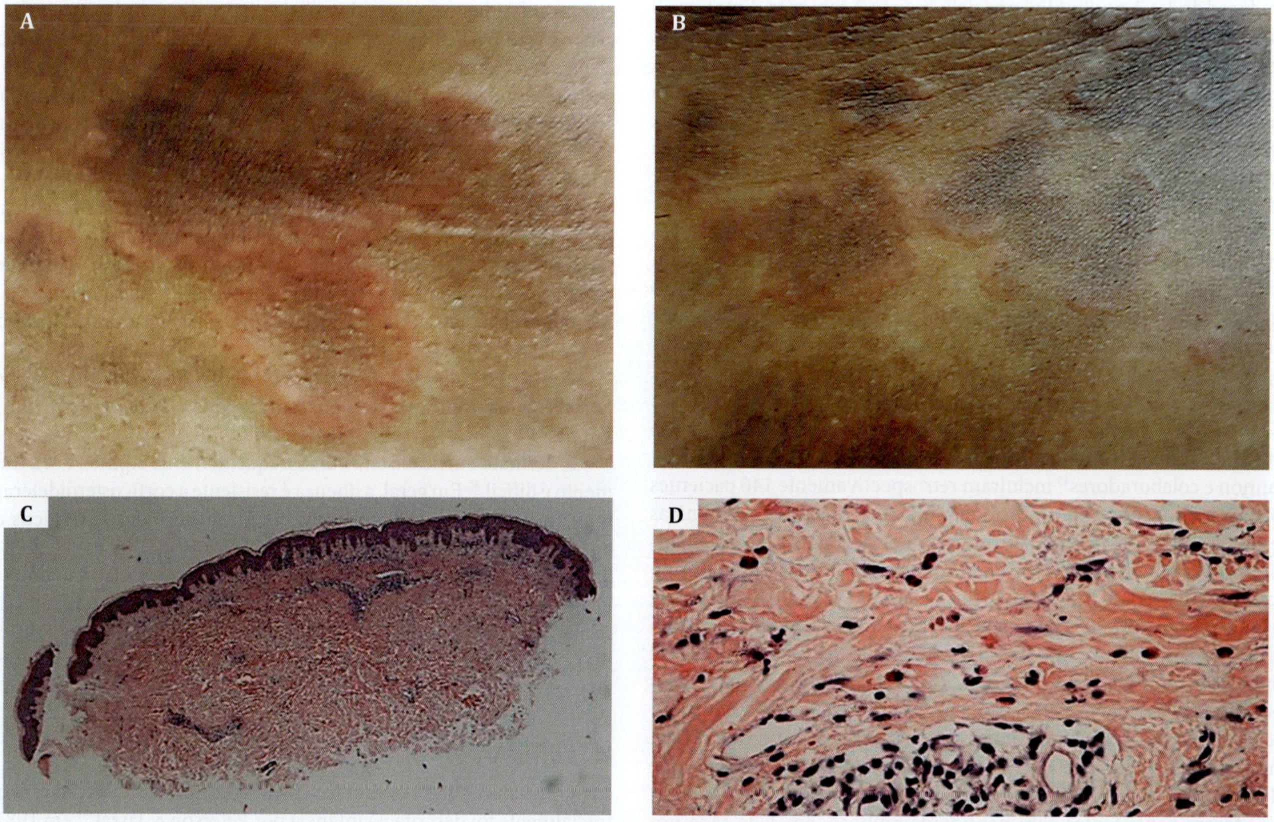

■ **Figura 25.10** **(A)** Eritema anular eosinofílico. Observar as lesões eritematoedematosas urticadas, arciforme, que, em decorrência da evolução centrífuga e crônica, deixam hipercromia residual. **(B)** Eritema anular eosinofílico. Observar as lesões eritematoedematosas urticadas, ora anulares, ora circinadas por confluência, que, em decorrência da evolução centrífuga e crônica, deixam hipercromia residual e até liquenificação pela intensidade do prurido. **(C)** Histopatologia da borda de lesão do eritema anular eosinofílico. Coloração hematoxilina-eosina (HE, 40x). Epiderme sem alterações, discreto edema da derme papilar e infiltrado celular perivascular particularmente na derme superficial e derme média. **(D)** Histopatologia da borda de lesão do eritema anular eosinofílico. Coloração hematoxilina-eosina (HE, 400x). Infiltrado inflamatório perivascular particularmente com linfomonucleares e diversos eosinófilos. Ausência de figuras em "chama ou labareda".

A posição nosológica do EAE ainda é debate. Alguns autores, como Rongioletti e colaboradores,[62] propõem que o EAE seja uma variante clínica da síndrome de Wells (celulite eosinofílica). Esse conceito advém da observação desses autores segundo a qual entre os quatro pacientes masculinos que eles acompanharam com EAE, com lesões anulares, policíclicas e figuradas, pruriginosas no tronco e extremidades, durante o seguimento em novas biópsias, dois pacientes os autores observaram figuras em chama circundadas por infiltrado granulomatoso.[62] No contexto dessa controvérsia, Howes e colaboradores[60] sugerem a possibilidade de dois ou mesmo mais grupos de pacientes com EAE: um grupo constituído por típica degranulação eosinofílica, figuras em chama e uma reação granulomatosa, que é considerado um subtipo de celulite eosinofílica (síndrome de Wells – SW); enquanto um segundo grupo seria representado como uma entidade nosológica distinta, sem características histopatológicas típicas de SW, mas exibindo outras, como alteração vacuolar da camada basal e depósito de mucina na derme.[60] Esses achados podem dar origem a um novo conceito segundo o qual a SW constitui um espectro de reações inflamatórias eosinofílicas, com uma apresentação clínica peculiar anular, que seria o EAE ou SW anular.

No grupo de dez pacientes estudados por El-Khalawany e colaboradores,[68] foi observada associação do EAE com desordens sistêmicas em sete: gastrite crônica com *H. pylori* em dois pacientes; diabetes *mellitus* em dois; infecção crônica pelo vírus C da hepatite em dois pacientes; e doença renal crônica em um paciente. Em um dos casos que acompanhamos em nossa prática dermatológica, constatamos a presença de títulos sorológicos elevados para Toxocara spp., porém sem regressão da doença com tratamento específico. No entanto, há relato de dois pacientes com SW com infestação por *Toxocara canis*, cujas lesões cutâneas desapareceram após tratamento adequado com albendazol.[78] A literatura tem demonstrado associação do EAE com doença autoimune da tireoide, borreliose crônica e carcinoma renal.[61]

O tratamento do EAE é desafiador. Enquanto na SW o uso de esteroides sistêmicos é considerado a opção mais efetiva, no EAE os antimaláricos (cloroquina e hidroxicloroquina) são frequentemente indicados.[68] No entanto, a incapacidade de se alcançar uma boa resposta terapêutica ou a presença de recidivas rápidas das lesões após a retirada destas drogas são frequentemente relatadas em ambas as doenças.[68] São ainda relatados, como agentes utilizados em casos de EAE, a indometacina, a ciclosporina e a prednisona. Na SW refratária, esquemas alternativos na terapia incluem minociclina,[79] baixas doses de ciclosporina,[80] ou a associação de anti-histamínicos com doses baixas de dapsona.[81]

DERMATOSE EOSINOFÍLICA ASSOCIADA À MALIGNIDADE HEMATOLÓGICA

A dermatose eosinofílica associada à malignidade (DEMH) foi inicialmente relatada, em 1965, como uma reação à picada de insetos-símile em pacientes com leucemia linfocítica crônica (LLC).[82] Primariamente, foi relacionada a reações latentes de hipersensibilidade em locais de picadas de insetos no passado do indivíduo, especialmente pernilongos, embora a maioria dos pacientes que se apresentam com este tipo de dermatose frequentemente não tem recidivas da reação quando sofrem novas picadas de insetos, de forma que o termo "picada de inseto-símile" tem sido questionado.[82]

Em 2002, Byrd e colaboradores[83] propuseram critérios definidos e seletivos para o diagnóstico da denominada dermatose eosinofílica associada à doença mieloproliferativa, como demonstrado no Quadro 25.16.

Quadro 25.16 Critérios diagnósticos propostos por Byrd para o diagnóstico da dermatose eosinofílica associada à doença mieloproliferativa.

Critérios:
a) Pápulas pruriginosas, nódulos e/ou erupção vesicobolhosa refratária ao tratamento habitual
b) Histopatologia revelando infiltrado dérmico superficial e profundo linfo-histiocitário rico em eosinófilos
c) Exclusão de outras causas de eosinofilia tecidual
d) Diagnóstico de malignidade hematológica

A DEMH constitui uma manifestação cutânea rara.[82] As erupções cutâneas iniciais aparecem, em geral, ao mesmo tempo ou meses a anos após a malignidade hematológica ser diagnosticada, com raros casos em que erupção cutânea precede o diagnóstico da malignidade hematológica. A faixa etária típica do surgimento da DEMH em pacientes com a leucemia linfocítica crônica se situa entre os 50 e 60 anos de idade.[82]

O quadro clínico da DEMH é constituído por pápulas eritematosas pruriginosas (Figura 25.11A), vesículas, nódulos (Figura 25.11B) ou placas urticadas.[84] As extremidades são mais frequentemente acometidas, mas lesões também podem ser frequentes nas áreas cobertas pela roupa.[84] O exame histopatológico dessas lesões demonstra um infiltrado inflamatório predominante de células T (CD3+, CD43+, CD45RO+), predominantemente linfo-histiocitário na derme superficial e profunda com eosinófilos numerosos e edema subepidérmico significativo, muito similar aos achados na histopatologia de picadas de insetos e de outras dermatoses eosinofílicas.[84,85] Se existem linfócitos B no infiltrado celular, eles ocorrem como agregados policlonais, em geral.[85]

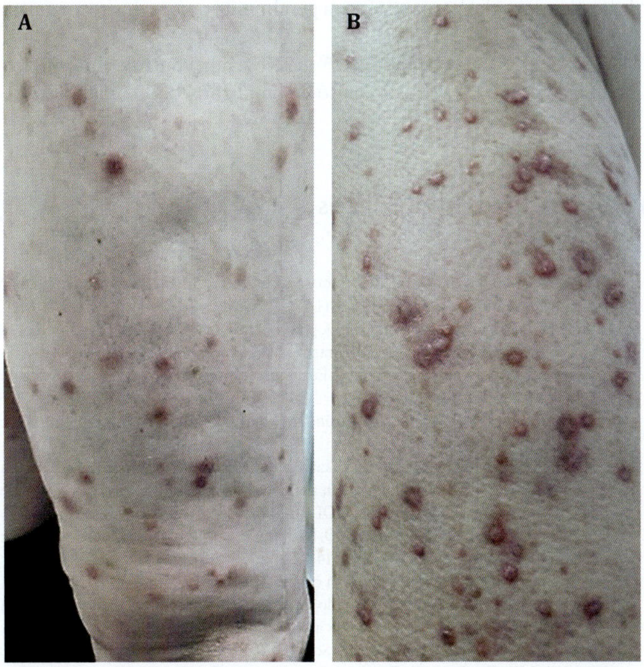

Figura 25.11 (A) Pápulas eritematosas escoriadas cujo histopatológico foi compatível com DEMH, em decorrência de prurido intenso, em paciente com leucemia linfocítica crônica. **(B)** Pápulas eritematosas e nódulos cujo histopatológico foi compatível com DEMH, em decorrência de prurido intenso, em paciente com leucemia linfocítica crônica.

Há pouco mais de 200 casos da DEMH na literatura internacional[5] e, embora a DEMH seja predominantemente associada com a LLC (77% dos pacientes), ela tem sido relatada em pacientes com linfomas (17%), incluindo linfoma folicular, outros tipos de leucemia (2,5%) e outras doenças hematológicas (2,5% dos casos), assim como em outras malignidades derivadas de células B (linfomas de células do manto, leucemia linfoblástica aguda, linfoma de grandes células, mieloma múltiplo), além da leucemia monocítica aguda ou da agamaglobulinemia congênita.[85,86]

O diagnóstico diferencial clínico da DEMH pode ser realizado por meio da exclusão das doenças autoimunes bolhosas (p. ex., penfigoide bolhoso e a dermatite herpetiforme) e por exames histopatológicos, de imunofluorescência direta e imunohistoquímicos das lesões cutâneas suspeitas.[82] Outros diagnósticos diferenciais que devem ser avaliados incluem a foliculite eosinofílica, escabiose, a síndrome de Wells, fase urticariforme do penfigoide bolhosos, infecção pelo vírus do herpes-zóster de distribuição não restrita a dermátomo ou disseminada.[82,86]

A patogênese da doença ainda não foi elucidada e alguns autores sugerem que as células leucêmicas ocasionam um desequilíbrio de citocinas, resultando em abundância das IL-4 e 5, que promovem a proliferação excessiva de células neoplásicas B, provocando a erupção pruriginosa.[82]

Essa hipótese é reforçada pelo papel da IL-5 como proeminente citocina que recruta eosinófilos.[82] Hipóteses alternativas que envolvem suposições de que o aumento da expressão da IL-5 seja impulsionado pela presença de estímulo imune assim como um vírus, medicamentos ou picada de insetos, juntamente com a imunodeficiência subjacente do paciente.[82]

As opções terapêuticas atuais para DEMH incluem antibióticos, anti-histamínicos, imunoglobulina intravenosa, IFN-α, fototerapia e quimioterapia.[82] Embora alguns pacientes tenham obtido benefício, a maioria apresenta apenas melhora breve ou parcial com essas medidas terapêuticas.[82]

Apesar de a DEMH ser uma condição refratária ao tratamento, corticosteroides orais nas doses de 0,5 a 1 mg/kg/dia equivalentes à prednisona têm sido empregados; no entanto, com a redução da dose da corticosteroideterapia sistêmica geralmente ocorre dos recorrência dos sintomas.[82]

Em 2020, Lor e colaboradores[87] descreveram controle sintomático em paciente com DEMH com o uso do omalizumabe. O omalizumabe é um anticorpo monoclonal aprovado para tratamento da asma, da conjuntivite alérgica e da urticária crônica, e foi empregado no tratamento da DEMH após fototerapia e redução progressiva da corticosteroideterapia.[87]

Jin e colaboradores[88] relataram controle da DEMH em um paciente com leucemia linfocítica crônica, o qual foi tratado com dupilumabe e obteve resolução completa da dermatose eosinofílica. Também são relatados o uso da dapsona,[89] da combinação da doxiciclina 10 mg a cada 12 horas com ou sem nicotinamida, do IFN-α e/ou da fototerapia com UVA1.[86,90]

■ CONCLUSÃO

As eosinofilias teciduais constituem um componente marcante de diferentes doenças dermatológicas, especialmente alérgicas e reações de hipersensibilidade. Os eosinófilos têm uma função efetora significativa em muitas doenças da pele, como o penfigoide bolhoso, as infestações parasitárias, as picadas de artrópodes e vasculite cutânea. A unidade efetora mastócito-eosinófilo com certeza merece ser mais bem explorada em muitas dessas condições patológicas da pele ainda com fisiopatogenia pouco esclarecida.

Referências bibliográficas

1. Yang B-G, Seoh J-Y, Jang MH. Regulatory eosinophils in inflammation and metabolic disorders. Immune Network. 2017;17(1):41-7.
2. Long H, Liao W, Wang L, Qianjin L. A player and coordinator: the versatile roles of eosinophils in the immune system. Transf Med Hemother. 2016;43:96-108.
3. Venge P, Byström J. Molecules in focus Eosinophil cation protein (ECP). Int J Biochem Cell Biol. 1998;30:433-7.
4. Shamri R, Xenakis JJ, Spencer LA: Eosinophils in innate immunity: an evolving story. Cell Tissue Res. 2011;343:57-83.
5. Ando K, Nakashita T, Kaneko N, Takahashi K, Motojima S. Associations between peripheral blood eosinophil counts in patients with systemic sclerosis and disease severity. SpringerPlus. 206;5:1401. DOI 10.1186/s40064-016-3106-4.
6. Gustafsson R, Fredens K, Nettelbladt O, Hällgren R. Eosinophil activation in systemic sclerosis. Arthritis Rheum. 1991;34:414-22.
7. Samoszuk M. Eosinophils and human cancer. Histol Histopathol. 1997;12:807-12.
8. Wu D, Molofsky AB, Liang H-E, Ricardo-Gonzalez RR, Jouihan HÁ, Bando JK Chawla A, Locksley RM. Eosinophils sustain adipose alternatively activated macrophages associated with glucose homeostasis. Science. 2011;332:243-7.
9. Donath MY, Shoelson SE. Type 2 diabetes as an inflammatory disease. Nat. Rev. Immunol. 2011;11:98-107.
10. Lackey DE, Olefsky JM. Regulation of metabolism by the innate immune system. Nat. Rev. Endocrinol. 2016;12: 15-28.
11. Bjarne Østerud. Tissue factor/TFPI and blood cells. Thrombosis Res 2012;129:274-8.
12. Moosbauer C, Morgenstern E, Cuvelier SL, Manukyan D, Bidzhekov K, Albrecht S et al. Eosinophils are a major intravascular location for tissue factor storage and exposure. Blood 2007;109:995-1002.
13. Marzano AV, Tedeschi A, Fanoni D, Bonanni E, Venegoni L, Berti E, Cugno M. Activation of Blood coagulation in bullous pemphigoid: role of eosinophils, and local and systemic implications. Br J Dermatol 2009;160:266-72.
14. Asero R, Tedeschi A, Coppola R et al. Activation of the tissue factor pathway of blood coagulation in patients with chronic urticaria. J Allergy Clin Immunol 2007; 119:705–10.
15. Criado PR, Antinori LC, Maruta CW, Reis VM. Evaluation of D-dimer serum levels among patients with chronic urticaria, psoriasis and urticarial vasculitis. An Bras Dermatol. 2013;88(3):355-60.
16. Martins CF, Morais KL, Figueroa P, Dias NF, Valente NS, Maruta CW, Criado PR. Histopathological and clinical evaluation of chronic spontaneous urticaria patients with neutrophilic and non-neutrophilic cutaneous infiltrate. Allergol Int. 2017 Jul 25. pii: S1323-8930(17)30097-7. doi: 10.1016/j.alit.2017.06.012.
17. Cugno M, Tedeschi A, Borghi A, Bucciarelli P, Asero R, Venegoni L et al. Activation of Blood Coagulation in Two Prototypic Autoimmune Skin Diseases: A Possible Link with Thrombotic Risk. PLoS One. 2015 Jun 9;10(6):e0129456. doi: 10.1371/journal.pone.0129456. eCollection 2015.
18. Milani-Nejad N, Zhang M, Kaffenberger J. The association between bullous pemphigoid and neurological disorders: a systematic review. Eur J Dermatol. 2017;27(5):472-81.
19. Shen AL, Lin HL, Lin HC, Tseng YF, Hsu CY, Chou CY. Increased Risk of Bullous Pemphigoid after First-Ever Stroke: A Population-Based Study. Neurodegener Dis. 2017;17(4-5):166-70.
20. Galdiero MR, Varrichi G, Seaf M, Marone G, Levi-Schaffer F, Marone G. Bidirectional mast cell-eosinophil interactions in inflammatory disorders and cancer. Front. Med. 2017;4:103. doi: 10.3389/fmed.2017.00103.
21. Kovalski A, Weller PF. Eosinophilia. Prim Care Clin Office Pract. 2016;43:607-17.
22. Magnaval J-F, Laurent G, Gaudré N, Fillaux J, Berry A. A diagnostic protocol designed for determining alllergic causes in patients with Blood eosinofilia. Military Med Res. 2017;4:15 DOI 10.1186/s40779-017-0124-7.
23. Santos LA, Silvério ASD, Orfão LH. Perfil leucocitário de uma população do sul de Minas Gerais. Rev Univ Vale do Rio Verde. 2015;13(1):506-13.
24. Visser S, Giatti LL, de Carvalho RAC, Guerreiro JCH. Estudo da associação entre fatores socioambientais e prevalência de parasitose intestinal em área periférica da cidade de Manaus (AM, Brasil). Ciênc. Saúde coletiva. 2011;16(8):3481-92.
25. Gotlib J. World Health organization-defined eosinophilic disorders: 2017 update on diagnosis, risk stratification, and management. Am J Hematol. 2017;92:1243-59.
26. Valent P, Klion AD, Horny HP, Roufosse F, Gotlib J, Weller PF et al. Contemporary consensus proposal on criteria and classification of eosinophilic disorders and related syndromes. J Allergy Clin Immunol. 2012;130:607-12.
27. Ames ARJ, Aloj G, Gentile F. Eosinofilia and thrombosis in parasitic diseases: an overview. Clin Applied Thromb/Hemostasis. 2011;17(1):33-8.
28. Long H, Zhang G, Wang L, Lu Q. Eosinophilic skin diseases: a comprehensive review. Clin Rev Alllerg Immunol. 2016;50:189-213.
29. Rosseto AL, Mora JM, Correa PR, Resgala Junior C, Proença LAO, da Silveira FL, Haddad Juniro V. Rev Soc Bras Med Trop. 2007;40(1):78-81.
30. LópezPestaña A, Tuneu A, Lobo C, Zubizarreta J, Eguino P. Eritema anular eosinofílico. Actas Dermosifiliogr. 2004;95(5):302-4.
31. Amerio P, Verdolini R, Giangiacomi M, Proietto G, Feliciani C, Offidani A et al. Expression of eotaxin, interleukin 13 and tumour necrosis factor-alpha in dermatitis herpetiformis. Br J Dermatol. 2000;143:974-8.
32. Heelan K, Ryan JF, Shear NH, Egan CA. Wells syndrome (eosinophilic cellulitis): Proposed diagnostic criteria and a literature review of the drug-induced variant. J Dermatol Case Rep. 2013;7(4):113-20.
33. Sinno H, Lacroix JP, Lee J, Izadpanah A, Borsuk R, Watters K, Gilardino M. Diagnosis and management of eosinophilic cellulitis (Wells' syndrome): A case series and literature review. Can J Plast Surg. 2012 Summer;20(2):91-7.
34. Sarin KY, Fiorentino D. Treatment of recalcitrant eosinophilic cellulitis with adalimumab. Arch Dermatol. 2012;148:990-2.
35. Ofuji S, Ogino A, Horio T, Oseko T, Uehara M. Eosinophilic pustular folliculitis. Acta Derm Venereol. 1970;50:195-203.
36. Kataoka N, Satoh T, Hirai A, Saeki K, Yokozeki H. Indomethacin inhibits eosinophil migration to prostaglandin D2: therapeutic potential of CRTH2 desensitization for eosinophilic pustular folliculitis. Immunology. 2013;140(1):78-86.
37. Nakahigashi K, Doi H, Otsuka A, Hirabayashi T, Murakami M, Urade Y et al. PGD2 induces eotaxin-3 via PPARγ from sebocytes: a possible pathogenesis of eosinophilic pustular folliculitis. J Allergy Clin Immunol. 2012;129(2):536-43.
38. Murayama T, Nakamura K, Tsuchida T. Eosinophilic pustular folliculitis with extensive distribution: correlation of serum TARC levels and peripheral blood eosinophil numbers. Int J Dermatol. 2015;54(9):1071-4.

39. Fung MA. The clinical and histologic spectrum of "dermal hypersensitivity reactions": a nonspecific histologic diagnosis that is not very useful in clinical practice, and the concept of a "dermal hypersensitivity reaction pattern." J Am Acad Dermatol. 2002;47:898-907.
40. Cotes MED, Swerlick RA. Practical guidelines for the use of steroid-sparing agents in the treatment of chronic pruritus. Dermatol Ther. 2013;26:120-134.
41. Kossard S, Hamann I, Wilkinson B. Defining urticarial dermatitis: a subset of dermal hypersensitivity reaction pattern. Arch Dermatol. 2006;142:29-34.
42. Rietschel RL. A clinician´s view of urticarial dermatitis. Arch Dermatol. 2006;142:932.
43. Ofuji S, Ogino A. Grouping prurigo. J Dermatol. 1988;15:60-4.
44. Fujii K, Kanno Y, Konishi K, Ohgou N. Relapsing coalescent papular dermatosis of elderly patients: a precursor or an abortive lesion of Ofuji papuloerythroderma. Eur J Dermatol. 2003;13:272-5.
45. Hannon GR, Wetter DA, Gibson LE. Urticarial dermatitis: clinical features, diagnostic evaluation, and etiologic associations in a series of 146 patients at Mayo Clinic (2006-2012). J Am Acad Dermatol. 2014;70:263-8.
46. Kim JM, Lim KM, Kim HS, Ko HC, Kim MB, Kim BS. Urticarial Dermatitis: Clinical Characteristics of Itch and Therapeutic Response to Cyclosporine. Ann Dermatol. 2017;29(2):143-8.
47. Chaptini C, Sidhu S. Mycophenolate mofetil as a treatment for urticarial dermatitis. Austral J Dermatol. 2014;55:275-8.
48. Choi MS, Yun SJ, Lee JB et al. A clinical study of urticarial dermatitis. Korean J. Dermatol. 2010;48:474-81.
49. Flugman SL. Long-term control of papular dermatitis ('dermal hypersensitivity reaction') with mycophenolate mofetil. Arch. Dermatol. 2006;142:1512-3.
50. Banan P, Butler G, Wu J. Retrospective chart review in a cohort of patients with urticarial dermatitis. Austral J Dermatol. 2014;55:137-139.
51. Peterson A, Jarratt M. Annular Erythema of Infancy. Arch Dermatol. 1981;117(3):145-8.
52. Toonstra J, De Wit FE. Persistent annular erythema of infancy. Arch Dermatol. 1984;120(8):1069-72.
53. Hebert AA, Esterly NB. Annular erythema of infancy. J Am Acad Dermatol. 1986;14(2 Pt 2):339-43.
54. Helm TN, Bass J, Chang LW, Bergfeld WF. Persistent annular erythema of infancy. Pediatr Dermatol. 1993;10(1):468.
55. Abarzúa A, Giesen L, Silva S, González S. Eosinophilic annular erythema in childhood – Case report. An Bras Dermatol. 2016;91(4):503-5.
56. Sempau L, Larralde M, Luna PC, Casa J, Staiger H. Eosinophilic annular erythema. Dermatol Online J. 2012 Mar 15;18(3):8.
57. Karataş Toğral AK, Seçkin D. Eosinophilic annular erythema: a late but complete response to hydroxychloroquine. Austral J Dermatol. 2017;58(3):228-30.
58. Kahofer P, Grabmaier E, Aberer E. Treatment of eosinophilic annular erythema with chloroquine. Acta Derm Venereol. 2000;80: 70-1.
59. Dereure O, Guilhou JJ. Eosinophilic-like erythema: a clinical subset of Wells' eosinophilic cellulitis responding to antimalarial drugs? Ann Dermatol Venereol. 2002;129:720-3.
60. Howes R, Girgis L, Kossard S. Eosinophilic annular erythema: a subset of Wells' syndrome or a distinct entity? Australas J Dermatol. 2008;49:159-63.
61. Mebazaa A, Kenani N, Ghariani N, Denguezli M, Sriha B, Belajouza C, Nouira R. Eosinophilic annular erythema responsive to chloroquin. Eur J Dermatol. 2009;19:84-5.
62. Rongioletti F, Fausti V, Kempf W, Rebora A, Parodi A. Eosinophilic annular erythema: an expression of the clinical and pathological polymorphism of Wells syndrome. J Am Acad Dermatol. 2011;65:e135-7.
63. Prajapati V, Cheung-Lee M, Schloss E, Salopek TG. Spontaneously resolving eosinophilic annular erythema. J Am Acad Dermatol. 2012; 67: e75-7.
64. Gonzalez-Lopez MA, Lopez-Escobar M, Fernandez-Llaca H, González-Vela MC, López-Brea M. Eosinophilic annular erythema in a patient with metastatic prostate adenocarcinoma. Int J Dermatol. 2015;54: e80-2.
65. Iga N, Otsuka A, Kaku Y, Miyachi Y, Kabashima K. Eosinophilic annular erythema limited on the palms and the soles and possibly associated with thymoma. J Eur Acad Dermatol Venereol. 2016;30(7):1213-4.
66. Thomas L, Fatah S, Nagarajan S, Natarajan S. Eosinophilic annular erythema: successful response to ultraviolet B therapy. Clin Exp Dermatol. 2015;40(8):883-6.
67. Manriquez J, Berroeta-Mauriziano D, Andino-Navarrete R Vera-Kellet C. Eosinophilic annular erythema: complete clinical response with dapsone. Int J Dermatol. 2015;54(4):e96-8.
68. El-Khalawany M, Al-Mutairi N, Sultan M, Shaaban D. Eosinophilic annular erythema is a peculiar subtype in the spectrum of Wells syndrome: a multicenter long-term follow-up study. J Eur Acad Dermatol Venereol. 2013;27:973-9.
69. Heymann WR. Eosinophilic annular erythema: attention must be paid. Skinmed. 2014;12(6):376-8.
70. Kato K, Namiki T, Tokoro S, Takayama K, Yokozeki H. Bullous eosinophilic annular erythema. J Dermatol. 2017 Mar;44(3):e42-e43. doi: 10.1111/1346-8138.13535.
71. Ogawa K, Fukumoto T, Yoshida M, Matsumoto Y, Shobatake C, Asada H. Eosinophilic annular erythema in a patient with autoimmune pancreatitis: Nicotinamide therapy may be beneficial for achieving remission. J Dermatol. 2016;43(11):1380-1.
72. Lee HS, Yang JY, Kim YC. Eosinophilic Annular Erythema Localized to the Palms and the Soles. Ann Dermatol. 2016;28(6):769-71.
73. Nakazato S, Fujita Y, Shinkuma S, Nomura T, Shimizu H. Eosinophilic annular erythema is clinically characterized by central pigmentation reflecting basal melanosis: a clinicopathological study of 10 cases. J Eur Acad Dermatol Venereol. 2017;31(11):1916-23.
74. Hioki T, Takama H, Makita S, Shibata A, Akiyama M, Watanabe D. Eosinophilic annular erythema localized on the neck. Eur J Dermatol. 2017 Nov 22. doi: 10.1684/ejd.2017.3145.
75. Kim YS, Song YM, Seo HM, Bang CH, Lee JH, Lee JY et al. Eosinophilic Annular Erythema Associated with Churg-Strauss Syndrome. Ann Dermatol. 2017 Dec;29(6):813-814. doi: 10.5021/ad.2017.29.6.813.
76. Wallis L, Gilson RC, Gilson RT. Dapsone for Recalcitrant Eosinophilic Annular Erythema: A Case Report and Literature Review. Dermatol Ther (Heidelb). 2017 Dec 8. doi: 10.1007/s13555-017-0214-1.
77. Heras MO, Muñoz NP, Sancho MI, Millet PU. Eosinophilic annular erythema in adults: report of two cases and review of the literature. An Bras Dermatol. 2017;92(5 Suppl 1):65-8.
78. Hurni MA, Gerbig AW, Braathen LR, Hunziker T. Toxocariasis and Wells' syndrome: a causal relationship? Dermatology. 1997;195: 325-8.
79. Stam-Westerveld EB, Daenen S, Van der Meer JB, Jonkman MF. Eosinophilic cellulitis (Wells' syndrome): treatment with minocycline. Acta Derm Venereol. 1998;78:157.
80. Herr H, Koh JK. Eosinophilic cellulitis (Wells' syndrome) successfully treated with low-dose cyclosporine. J Korean Med Sci. 2001;16: 664-8.
81. Chaudhary A, Aswani V, Malkani R. Wells' syndrome. Indian J Dermatol Venereol Leprol. 1997;63:117-9.
82. Gardikioti A, Venou TA, Mainou M, Nikolaidou C, Klonizakis P, Vetsiou E et al. Eosinophilic dermatosis in a patient with chronic lymphocytic leucemia: a rare case report. Acta DermatoVereologica Alpina, Pannonica et Adriatica. 2021;30:161-4.
83. Byrd JA, Scherschun L, Chaffins ML, Fivenson DP. Eosinophilic dermatosis of myeloproliferative disease: characterization of a unique eruption in patients with hematologic disorders. Arch Dermatol. 2001;137:1378-80.
84. Fried LJ, Criscito MC, Stenvenson ML, Pomeranz MK. Chronic lymphocytic leukemia and the skin: implications for the dermatologist. Int J Dermatol. 2021 May 5. doi: 10.1111/ijd.15629. Epub ahead of print. PMID: 33951189.
85. Lucas-Truyols S, Rodrigo-Nicolás B, Lloret-Ruiz C, Quecedo-Estébanez E. Eosinophilic Dermatosis of Hematologic Malignancy. Actas Dermosifiliogr. 2017 Jul-Aug;108(6):e39-e44. English, Spanish. doi: 10.1016/j.ad.2016.10.021.
86. Mieczkowska K, Rzepecki AK, Jacob J, Amin B, Jacobson M, McLellan BN. Long-term maintenance of eosinophilic dermatosis of hematologic malignancy with doxycycline. JAAD Case Rep. 2021 Aug 19;16:110-112. doi: 10.1016/j.jdcr.2021.08.003.
87. Lor M, Gates G, Yu Y. Eosinophilic dermatosis of hematologic malignancy effectively controlled with omalizumab maintenance therapy. Dermatol Ther. 2020;33:e14206.
88. Jin A, Pousti BT, Savage KT et al. Eosinophilic dermatosis of hematologic malignancy responding to dupilumab in a patient with chronic lymphocytic leukemia. JAAD Case Rep. 2019;5:815-7.
89. Ulmer A, Metzler G, Schanz S et al. Dapsone in the management of "insect bite-like reaction" in a patient with chronic lymphocytic leukaemia. Br J Dermatol. 2007;156: 172-4.
90. Meiss F, Technau-Hafsi K, Kern JS et al. Eosinophilic dermatosis of hematologic malignancy: Correlation of molecular characteristics of skin lesions and extracutaneous manifestations of hematologic malignancy. J Cutan Pathol. 2019;46:175-81.

Vitor Manoel Silva dos Reis

Distúrbios Atróficos e Escleróticos

▪ ATROFODERMIA DE PIERINI-PASINI

É considerada uma forma atrófica de esclerodermia cutânea em que podem ocorrer uma ou várias placas.

Em 1923, Pasini descreveu o primeiro caso e, em 1935, Pierini descreveu o segundo, que foi revisto em conjunto com Vivoli em 1936.[1] Até hoje se discute a possibilidade de tratar-se de resultado da evolução de esclerodermia cutânea em placas.

Sua etiologia é desconhecida. Podem ocorrer casos familiares, mas não há evidências de transmissão genética. Já foram descritos casos de esclerodermia em placas e atrofodermia de Pierini-Pasini (APP) em fenilcetonúricos. Alguns autores têm sugerido o papel da infecção por *Borrelia burgdorferi*.[2]

Clinicamente, caracteriza-se por lesão única ou múltipla, com cerca de 2 cm de diâmetro ou mais. Em geral, as lesões estão localizadas no dorso de mulheres jovens, mas podem se localizar também no tórax anterior ou no abdome e até mesmo nos membros, particularmente nos inferiores.[3] Sua cor é variável, quase sempre com tonalidade azulada ou acastanhada e deprimida em relação à pele normal que as rodeiam. As placas geralmente não apresentam esclerose, e podem ocorrer no mesmo paciente lesões típicas de esclerodermia cutânea (Figura 26.1).

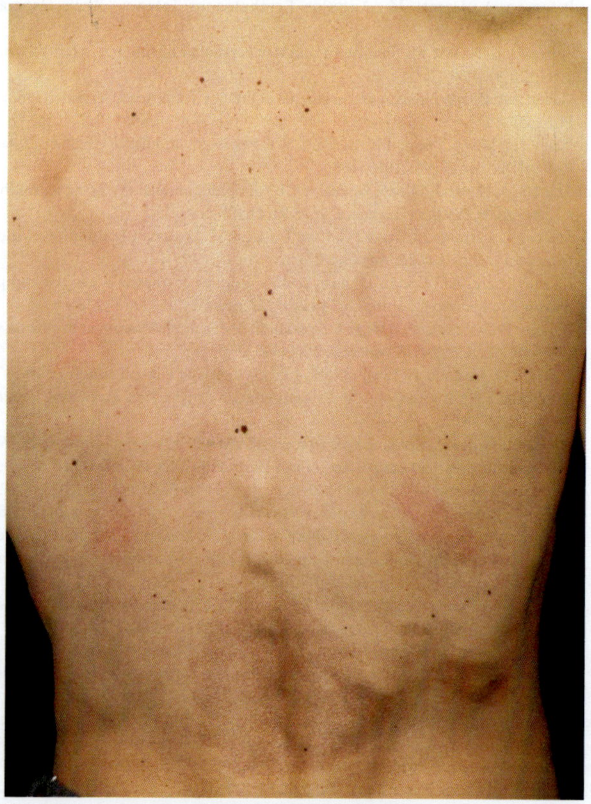

▪ **Figura 26.1** Atrofodermia de Pierini-Pasini.

Histologicamente, apresenta-se discreto infiltrado inflamatório crônico, com espessamento das fibras colágenas e diminuição das fibras elásticas.[3]

A sorologia para borrélias costuma ser negativa. Seu principal diagnóstico diferencial deve ser feito com esclerodermia cutânea e anetodermia.

Trata-se de doença de difícil tratamento, sendo que a combinação de psoraleno com a fototerapia de raios ultravioleta A (PUVA) pode ser útil em alguns casos, havendo ainda relatos de melhora clínica com hidroxicloroquina.[4]

Em relato de tratamento com metotrexato de APP com psoríase concomitante, houve boa resposta terapêutica.[5]

▪ LÍQUEN ESCLEROSO E ATRÓFICO

Doença rara e de causa desconhecida que acomete comumente a região vulvar e peniana, quando recebe o nome de "craurose vulvar" e "balanite xerótica e obliterante", respectivamente. Tem forte associação com carcinoma espinocelular.[6]

O líquen escleroso e atrófico foi descrito inicialmente por Hallopeau em 1887; e Darier relatou as alterações histológicas em 1892.[7] A doença tem sido relatada como *White spot disease*, sendo considerada por alguns autores uma variante de esclerodermia cutânea, em gotas. Suas características histopatológicas, porém, permitem que seja vista como uma entidade nosológica individualizada.

Também é de etiologia desconhecida, sendo discutível sua associação com doenças autoimunes. Existem relatos da possibilidade de envolvimento genético, da presença da borrélia, assim como história de infecções e traumas físicos locais.[8]

Clinicamente, a doença é caracterizada por lesões brancas, brilhantes, marfínicas e pequenas, que revelam pequenos orifícios com rolhas na superfície. Podem ocorrer lesões vesicobolhosas e teleangiectasias. Essas lesões podem coalescer, formando placas de tamanhos variados. Podem surgir não apenas nas regiões genitais, mas também no tronco superior, no pescoço, nas axilas e nas áreas de flexão, sendo marcante sua presença nas áreas sob pressão constante de sutiãs, cintos e braceletes (Figura 26.2).

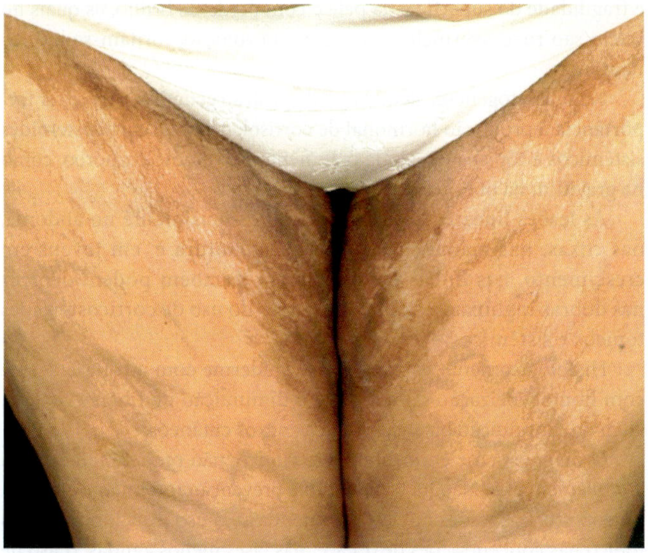

■ **Figura 26.2** Líquen escleroso e atrófico.

A patologia do líquen escleroso e atrófico revela hialinização do colágeno dérmico logo abaixo da epiderme, que se mostra espessada, com hiperqueratose e presença de rolhas foliculares. Lesões mais antigas podem evidenciar atrofia epidérmica e infiltrado esparso e focal em faixa abaixo da área hialinizada.

Laboratorialmente, devem ser pesquisados desde autoanticorpos tireoidianos a anticélulas parietais, os quais têm sido encontrados em 75% das mulheres e cerca de 40% dos homens.

Seus principais diagnósticos diferenciais devem ser feitos com esclerodermia cutânea, líquen plano atrófico e, em lesões genitais, com líquen plano, carcinoma espinocelular e penfigoide bolhoso. Por sua coloração branca nesses locais, deve-se diferenciá-lo de vitiligo e candidíase.

Não existe tratamento efetivo. É recomendado o uso de clobetasol a 0,05%, com bons resultados, ou cremes de testosterona ou de estrógenos, além de tacrolimus e pimecrolimus, metotrexato[9] e PUVA.

Excepcionalmente, deve-se recorrer a cirurgias, especialmente em casos de balanite xerótica obliterante.[10]

■ ACRODERMATITE CRÔNICA E ATRÓFICA

Considerada fase tardia da doença de Lyme,[11] consiste em quadro com placas e nódulos dolorosos nas extremidades, inicialmente nos membros inferiores, os quais evoluem centrifugamente, deixando áreas de atrofia central.

Clinicamente, tem início com lesões eritematoedematosas violáceas, que evoluem em surtos para fibrose e nódulos subcutâneos, que por sua vez, após longa evolução, resultam em adelgaçamento da pele, permitindo a visualização dos vasos sanguíneos por transparência (Figuras 26.3 e 26.4).

Histologicamente, na fase inflamatória inicial, apresenta-se infiltrado inflamatório composto de linfócitos e plasmócitos na derme e na hipoderme, com dilatação vascular e edema. Na fase mais tardia, a epiderme é atrófica e há perda de anexos e, na derme, há degeneração das fibras colágenas e elásticas, com infiltrado em faixa justa epidérmico, composto de linfócitos, histiócitos e plasmócitos.[12]

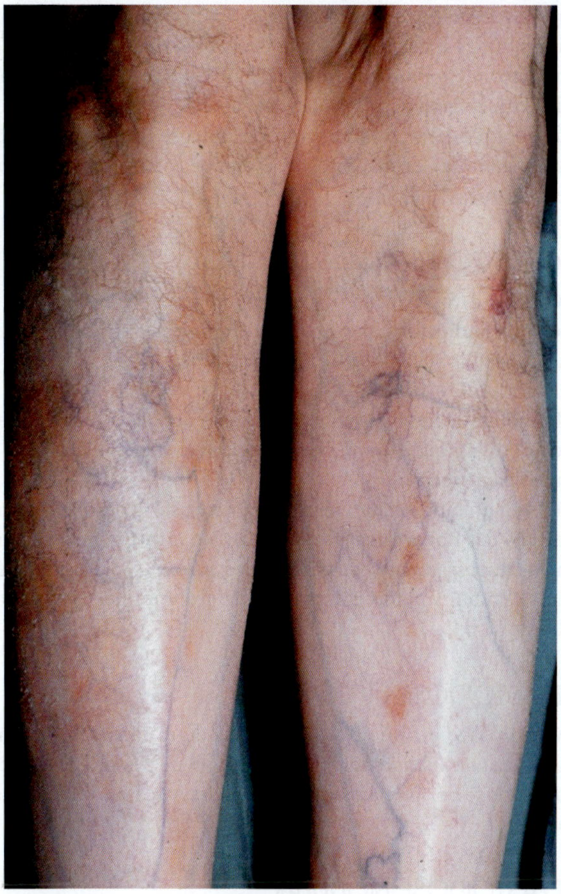

■ **Figura 26.3** Acrodermatite crônica e atrófica.

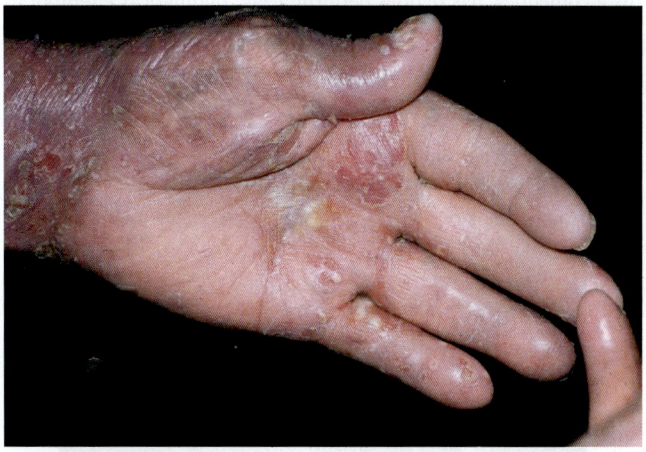

■ **Figura 26.4** Acrodermatite crônica e atrófica.

■ POIQUILODERMIA

Termo utilizado para descrever quadro clínico que envolve atrofia, pigmentação reticulada e teleangiectasias. Pode ocorrer em algumas doenças congênitas, entre elas: poiquilodermia congênita de Rothmund-Thomson, disqueratose congênita, doença de Mendes da Costa, síndrome de Weary-Kindler, progéria, progéria do adulto, síndrome de Cockayne e, menos frequentemente, síndrome de Bloom e xeroderma pigmentoso.

Pode ser adquirido em resposta a agressões cutâneas por frio, calor ou radiações ionizantes. A poiquilodermia de Civatte foi descrita em 1923 e ocorre predominantemente em mulheres de pele clara, após a quarta década da vida, nas faces laterais do pescoço. É geralmente assintomática, podendo eventualmente causar queimação e prurido; é relacionada a exposição crônica ao sol, contato crônico com perfumes e cosméticos fotossensibilizantes, alterações hormonais por menopausa e diminuição de estrógenos; e parece haver predisposição genética.

A poiquilodermia pode surgir em micose fungoide e em colagenoses, como a dermatomiosite, e menos comumente em lúpus e esclerodermia.

CUTIS ROMBOIDALIS DA NUCA

Quadro caracterizado por espessamento e cor amarelada, com sulcos profundos formando figuras losângicas particularmente na nuca, causadas pela exposição crônica ao sol, em indivíduos de pele clara.

Era muito mais comum no nosso meio quando havia grande número de pessoas que expunham essa região constantemente ao sol pelo trabalho na agricultura.

Histopatologicamente, revela-se uma elastose dérmica, com degeneração das fibras elásticas da derme. No início, há leve infiltrado crônico e espessamento das paredes dos vasos. O colágeno nas fases iniciais está aumentado e depois tende a diminuir em quantidade na derme.

ELASTOIDOSE DIFUSA

Quadro de perda da elasticidade em outras áreas fora da nuca, em geral na face intensamente exposta ao sol de pessoas de pele clara. Caracteriza-se por pele amarelada, grosseira, rugosa e com formação de sulcos.

ELASTOIDOSE NODULAR

Quadro semelhante à elastoidose difusa, com formação de cistos e comedões, nas regiões periorbitárias, zigomáticas e temporais (Figura 26.5).

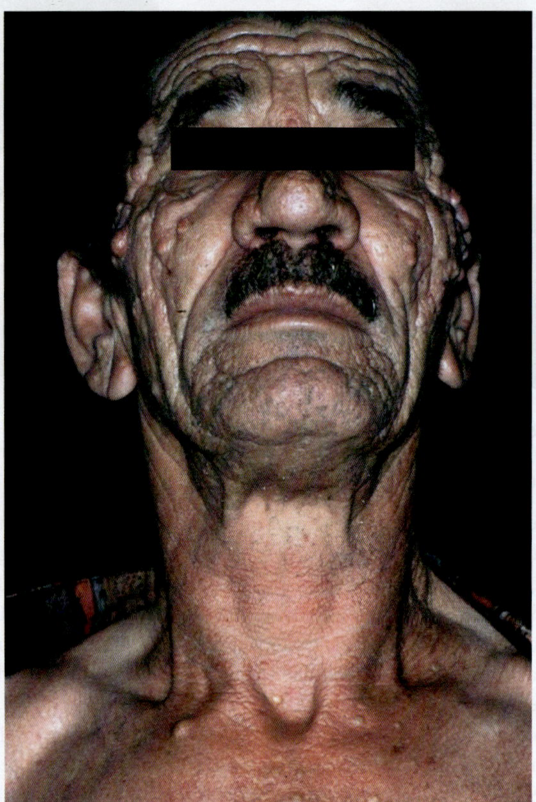

Figura 26.5 Elastoidose nodular.

NÓDULOS ELASTÓTICOS DA ORELHA

Pápulas amareladas na borda das orelhas, com superfície distendida e consistência fibrótica,[13] apresentando eventualmente dor ou desconforto local.

ESTRIAS ATRÓFICAS

Caracterizadas pela presença de áreas lineares da pele, com atrofia e fragilidade da superfície da pele e com perda de brilho, as quais no início são roxo-avermelhadas e, com a evolução, tornam-se branco nacaradas.

Na sua patogênese, além da predisposição genética, parece ter importância a produção hormonal de cortisol, o uso de corticosteroides sistêmicos e tópicos, ou ainda o aumento de volume corpóreo, como na gravidez, na obesidade e no crescimento.

As lesões lineares localizam-se preferencialmente no abdome, nas coxas, nas mamas, nos glúteos, na cintura e, em jovens em crescimento, nas linhas paravertebrais. Também podem ocorrer nas dobras inguinais e axilares em razão do uso de corticosteroides tópicos e sistêmicos.

Histologicamente, encontram-se epiderme com atrofia e derme com homogeneização do colágeno e diminuição de fibras elásticas, além da diminuição ou ausência dos anexos cutâneos.

O diagnóstico é eminentemente clínico, não requerendo exames complementares. Não há tratamento e prevenção totalmente efetivos; no entanto, nas lesões iniciais recomenda-se o uso de ácido retinoico tópico nas concentrações de 0,1% e, nas fases menos agudas, o uso de luz intensa pulsada ou *laser*.

AINHUM

Doença descrita na África em homens adultos de pés descalços, caracterizada por banda constritora nos dedos ou membros que pode afetar a pele ou aprofundar-se até a fáscia ou osso, o que pode resultar em amputações. Não se conhece a causa, mas acredita-se que infecções, traumas, hiperqueratoses e diminuição da vascularização local possam provocar o desenvolvimento dessa fibrose. Pode ser unilateral, mas quase sempre é bilateral nos pés.

Ocorre geralmente no quinto pododáctilo, provocando dor e resultando em amputação espontânea.[14] Sua evolução é lenta (Figura 26.6).

Pseudoainhum tem quadro clínico semelhante,[15] mas ocorre associado a ceratodermias, doenças vasculares, hanseníase, traumas diretos sobre a base dos dedos e até mesmo por defeito congênito.[16]

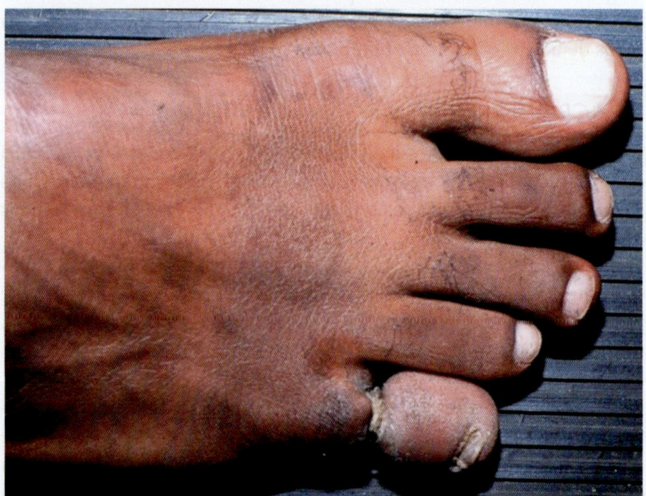

Figura 26.6 Ainhum.

Referências bibliográficas

1. Souza e Souza I, Mendonça AMN, Neves RG. Atrofodermia de Pasini-Pierini: revisão. An Bras Dermatol. 1999 jul/ago;74(4):397-404.
2. Lee Y, Oh Y, Ahn S et al. A case of atrophoderma of Pasini Pierini associated with Borrelia burgdoferi infection: successfully treated with oral doxicicline. Annals Dermatol. 2011;23(3):352-6.
3. Saleh Z, Abbas O, Dahdah MJ, Kibbi AG, Zaynoun S, Ghosn S. Atrophoderma of Pasini and Pierini: a clinical and histopathological study. J Cutan Pathol. 2008; 35(12):1108-14.
4. Carter JD, Valeriano J, Vasey FB. Hydroxychloroquine as a treatment for atrophoderma of Pasini and Pierini. Int J Dermatol. 2006;45(10):1255-6.
5. Eichhoff G. Atrophoderma of Pasini and Pierini in a patient with concomoitant psoriasis: response to methotrexate. JAAD. 2019;5:277-9.
6. Philipou P, Shabir M, Ralph DJ. Genital lichen sclerosus/balanite xerótica obliterans in men with penile carcinoma. A critical analysis. BJU International. 2013;111(6):970-6.
7. Pugliesi JM, Morey AF, Peterson AC. Lichen sclerosus: review of the literature and current recommendations for management. J Urol. 2007;178(6):2268-76.
8. Fistarol SK, Ithin PH. Diagnosis and treatment of lichen sclerosus: an update. Am J Clin Dermatol. 2013;14(1):27-47.
9. Nayeemuddin F, Yates VM. Lichen sclerosus et atrophicus responding to methotrexate. Clin Exp Dermatol. 2008;33(5):651-2.
10. Fergus KB, Lee AW et al. Pathophysiology, clinical manifestations and treatment of lichen sclerosus: a systematic review. Urology. 2020;135:11-9.
11. Lipsker D. Dermatological aspects of Lyme borreliosis. Med Mal Infect. 2007; 37(7-8):540-7.
12. Smetanik MT, Zellis SL, Ermolovich T. Acrodermatitis chronica atrophica. A case report and review of literature. Cutis. 2010;85(5):247-52.
13. Weedon D. Elastotic nodules of the ear. J Cut Pathol. 1981;8(6):429-33.
14. Prabhu R, Kannan S, Vinoth S, Praveen CB. Ainhum: a rare case report. J Clin Diagn Res. 2016;10(4):17-8.
15. Rashid RM, Cowan E, Abbasi SA. Destructive deformation of the digits with auto-amputation: a review of pseudo-ainhum. Eur Ac Dermatol Venereol. 2007;21(6):732-7.
16. Burgdorf WHC. In: Freedberg IM et al. Fitzpatrick's dermatology in general medicine. 6. ed. USA: McGraw Hill; 2003. p.1030.

Walter Belda Junior

Policondrite Recidivante

INTRODUÇÃO

A policondrite recidivante (PR) é uma doença inflamatória autoimune multissistêmica, rara, de etiologia desconhecida.[1] Caracteriza-se por inflamação recorrente e destruição dos tecidos cartilaginosos resultante de lesão inflamatória da cartilagem, que gera a formação de tecido de granulação e fibrose.[2] Acomete também estruturas ricas em proteoglicanos como olhos, coração, vasos sanguíneos e ouvido interno. Em torno de um terço dos casos apresenta associação com outras doenças, como vasculites sistêmicas, doenças do tecido conjuntivo ou síndrome mielodisplásica. O primeiro caso foi descrito em 1923 por Jaksch-Wartenhorst, onde relatou o curso de um paciente que sofreu 18 meses de degeneração progressiva das articulações periféricas, orelhas externas, septo nasal, conduto auditivo externo, ouvido interno e epiglote e considerou a doença uma condição degenerativa da cartilagem e a denominou policondropatia.[3] Em 1960, Pearson e colaboradores revisaram 12 casos da doença e ampliaram o espectro clínico da PR, ao incluir a inflamação ocasional de olhos, cartilagens costais, traqueia e brônquios, sugerindo, então, adicionar o termo "recidivante" devido ao fato de que a doença ocorria em surtos, passando a denominar policondrite recidivante.[4] Ocorre inflamação do pavilhão auricular, septo nasal, articulações periféricas e laringe, com acometimento ocasional dos ouvidos interno e médio, olhos, cartilagens costais, coluna, traqueia, brônquios e epiglote. Após alguns episódios de inflamação, a cartilagem é substituída por tecido conectivo fibroso.

EPIDEMIOLOGIA

Estima-se que a incidência seja de 3,5 casos/milhão de habitantes. A maior incidência de início da doença ocorre entre os 20 e 60 anos, com pico de incidência aos 40 anos, porém há casos descritos em crianças e idosos.[5-6] A PR ocorre com frequência semelhante em homens e mulheres, sem clara predisposição genética e com forte associação com HLA-DR4.[7-8] Cerca de 30% dos casos apresentam doença autoimune ou hematológica associada. A expectativa de vida de pacientes com policondrite recidivante é reduzida, com sobrevida em 5 anos de cerca de 74%, sendo a mortalidade relacionada principalmente ao comprometimento respiratório e cardíaco.[9] Não há evidência de fatores geográficos implicados e não foi relatada ocorrência familiar.

ETIOPATOGENIA

A etiologia da PR não é totalmente conhecida. Os mecanismos envolvidos no desencadeamento da reação inflamatória que atinge as cartilagens nasais, pavilhão auricular, laringe e traqueia ainda são desconhecidos. Ao que tudo indica, alterações estruturais da matriz cartilaginosa desencadeariam uma resposta imunológica de hipersensibilidade, embora a classificação desta reação de hipersensibilidade e a identificação dos fatores que dariam uma eventual capacidade antigênica aos componentes cartilaginosos ainda não foram possíveis. Evidências acumuladas sugerem que o sistema imunológico apresenta alguma alteração relevante: há frequente associação a outras doenças autoimunes; linfócitos CD4+, plasmócitos imunoglobulinas e complemento são detectáveis nos tecidos; presença de autoanticorpos contra colágenos tipo II, IX e XI, outras proteínas do colágeno, incluindo matrilina-1 e proteína oligomérica da matriz da cartilagem (COMP); resposta imunológica celular detectável aos constituintes da cartilagem; associação com HLA classe II DR4; e animais geneticamente modificados ou imunizados com antígenos desenvolvem sintomas semelhantes à policondrite humana.[1] Mais de 30% dos pacientes com PR apresentam alguma doença associada de origem autoimune, reumatológica, hematológica ou, com menor frequência, de outra origem[10-11] (Quadro 27.1).

Achados histopatológicos, embora não patognomônicos de PR, também suportam a hipótese de que mecanismos autoimunes estão envolvidos na patogênese. Nos exames de tecidos lesados, são observados a presença de depósitos granulosos de imunoglobulinas e do componente C3 do complemento, assim como linfócitos CD4 e plasmócitos.[12-13]

Tecido de granulação não específico é a alteração mais comum; entretanto, se forem observadas amostras de tecido pericondral inflamado, os achados são mais característicos.[14] Há perda da coloração basofílica na matriz cartilaginosa, acompanhada de inflamação pericondral na interface entre a cartilagem e o tecido conjuntivo, proliferação celular endotelial capilar e fibrocística, bem como infiltrado celular perivascular mononuclear e polimorfonuclear. Os condrócitos vacuolados e necróticos podem ser eventualmente substituídos por tecido fibroso.[14]

Quadro 27.1 Condições associadas à policondrite recidivante.

Doenças reumáticas autoimunes	Artrite reumatoide Artrite idiopática juvenil Lúpus eritematoso sistêmico Esclerose sistêmica progressiva Síndrome de Sjögren Doença mista do tecido conjuntivo
Vasculites	Leucocitoclástica Granulomatose de Wegener Poliarterite nodosa Poliangeíte microscópica Síndrome de Churg-Strauss Doença de Behçet e síndrome MAGIC Crioglobulinemia mista
Artropatias soronegativas	Espondilite anquilosante Artrite psoriática Síndrome de Reiter
Doenças hematológicas	Síndromes mielodisplásicas Doença de Hodgkin Linfoma tipo MALT Linfoma não Hodgkin Leucemia linfoblástica aguda Anemia perniciosa
Doenças endócrinas	Diabetes *mellitus* tipo 1 Tireoidite de Hashimoto Doença de Graves Hipotireoidismo
Doenças gastrointestinais	Doença de Crohn Colite ulcerativa Cirrose biliar primária Fibrose retroperitoneal
Outras condições	Miastenia *gravis* Pioderma gangrenoso Psoríase vulgar Condrossarcoma

Evidências de alterações mediadas por células também foram encontradas nos pacientes, incluindo resposta celular anormal aos proteoglicanos da cartilagem e desbalanço dos linfócitos T.[15] Células T com atividade contra o colágeno II foram demonstradas em um paciente com PR.[16] Clones de células T isoladas foram demonstradas como sendo específicas para um peptídeo correspondente aos resíduos 261-273 da molécula de colágeno tipo II e foram restritas aos alelos DRB1*0101 ou DRB1*0401.[16] Respostas das células T ao colágeno IX e XI também foram relatadas em um paciente com PR e traquemalácia grave.[17]

Genes do HLA classe I não apresentam relação com a PR, e não há evidência de que genes não MHC estão envolvidos na determinação genética da doença.[18] Por outro lado, moléculas de HLA classe II parecem estar associadas à PR. Um aumento de aproximadamente duas vezes na frequência do antígeno DR4 foi encontrado nos pacientes com PR quando comparados com controles sadios, mas o genótipo dos pacientes e controles DR4+ não demonstraram predominância de nenhum subtipo DR4.[11]

Além da presença de imunocomplexos depositados nos tecidos afetados, autoanticorpos circulantes também foram encontrados no soro dos pacientes com PR. Os anticorpos encontrados foram contra colágeno tipo II nativo e desnaturado, bem como contra colágeno tipo IX e XI.[19] A presença de autoanticorpos contra estes colágenos, que formam o esqueleto cartilaginoso fibrilar e auxiliam na interação entre fibrilas de colágeno e proteoglicanos, sugerindo que autoanticorpos contra colágeno da cartilagem podem ter um papel crucial na patogênese da PR. Autoimunidade ao colágeno tipo II, um possível autoantígeno presente em outras condições reumatológicas, é também detectado na artrite reumatoide (AR), lúpus eritematoso sistêmico (LES) ou osteoartrite. Soros dos pacientes com AR e PR são diferentes na sua reatividade com peptídeos derivados do colágeno tipo II.[19] A resposta dos autoanticorpos na artrite reumatoide, ao contrário da PR, é direcionada a uma estrutura evolucionária conservada do colágeno tipo II que também é alvo de respostas autoimunes patogênicas em modelos murinos de artrite. Os epítopos finos dos diferentes tipos de colágeno e suas possíveis reações cruzadas com outros antígenos na PR ainda não foram determinados.[20]

Enquanto inflamação recorrente ou persistente ocasiona destruição da cartilagem extra-auricular nas orelhas ou nariz, a artrite envolvendo a cartilagem no interior das articulações diartrodiais não se torna erosiva ou deformante, ou só o faz raramente. Portanto, componentes extra-articulares da cartilagem poderiam ser alvos potenciais na PR. A matrilina-1, uma proteína não colágena de 148 kDa, detectável na cartilagem traqueal e em menor extensão na cartilagem nasal e auricular, não é encontrada na cartilagem articular.[21] Títulos aumentados de anticorpos anti-matrilina-1 foram descritos no soro de 13 de 97 pacientes com PR, e títulos positivos se correlacionaram a sintomas respiratórios em 69% dos casos.[22] Uma resposta imunológica celular a matrilina-1 também foi demonstrada em um paciente com PR e sintomas respiratórios.[23]

MANIFESTAÇÕES CLÍNICAS

O início da doença geralmente é súbito, com sinais clínicos característicos. Sintomas iniciais não específicos como febre, perda de peso, fadiga ou letargia também podem estar presentes, ocasionando atrasos no diagnóstico se os sinais clínicos característicos não estiverem presentes.[1]

Condrite auricular está presente em quase todos os pacientes, envolvendo a porção cartilaginosa do pavilhão auricular e poupando o lóbulo não cartilaginoso (Figura 27.1). Dor, coloração eritematosa ou violácea, edema e sensibilidade aumentada podem envolver uma ou ambas as orelhas. Episódios inflamatórios geralmente duram poucos dias ou semanas e podem desaparecer espontaneamente ou após tratamento; posteriormente, inflamação recorrente (Figura 27.2) ou persistente (Figura 27.3) resulta em destruição auricular. O pavilhão auricular perde sua firmeza e torna-se amolecido e dobrável, ou apresenta aspecto de couve-flor. Fechamento do meato acústico externo, otite média serosa e obstrução da tuba de Eustáquio podem levar à perda auditiva. A inflamação no ouvido médio e estruturas audiovestibulares e/ou vasculite da artéria auditiva interna pode causar perda auditiva sensorial e disfunção vestibular com tontura, ataxia, náuseas e vômitos.

Dor articular é uma característica comum. Grandes e pequenas articulações no esqueleto periférico ou axial podem ser acometidas; mais comumente as articulações metacarpofalangianas, articulações interfalangianas proximais, punhos e joelhos são envolvidos com ou sem sinovite. Mono ou oligoartrite das grandes articulações periféricas também podem ocorrer, além de quadros de artrite de articulações esternoclaviculares, costocondral e esternomanubrial. A presença de artrite periférica é associada à doença disseminada e um prognóstico desfavorável.[24] Artrite na PR é geralmente assimétrica, migratória, soronegativa e não erosiva, mas alguns sintomas articulares simétricos podem simular a AR. A PR também pode estar associada a AR; nestes casos, deformidades podem se desenvolver.

Sintomas respiratórios também ocorrem frequentemente e representam as manifestações mais sérias, podendo levar ao óbito. No início da doença, aproximadamente um quarto dos pacientes apresentam sintomas respiratórios. Entretanto, nos estágios tardios esta proporção aumenta para 50%.[25] Precocemente, na doença, apresentam hiperestesia sobre a cartilagem tireoidea e traqueia. A laringe e a traqueia são afetadas com maior frequência. Inflamações das cartilagens laríngea, traqueal e bronquial resultam em queixas de rouquidão, tosse não produtiva e persistente, dispneia, sibilos e estridor respiratório. Danos à cartilagem laríngea e epiglótica podem levar a colapso das vias aéreas superiores, que requer pronto reconhecimento e traqueostomia. Constrições surgem na região subglótica, e a função mucociliar prejudicada predispõe a infecções recorrentes do trato respiratório inferior. Mortalidade por complicações respiratórias, principalmente infecções e colapso traqueal, já foi relatada em 10% a 50% dos casos.[14,25-26] Condrite nasal é observada em aproximadamente 50% dos pacientes. Ocorre dor no nariz, eritema e edema, obstrução nasal, rinorreia e algumas vezes

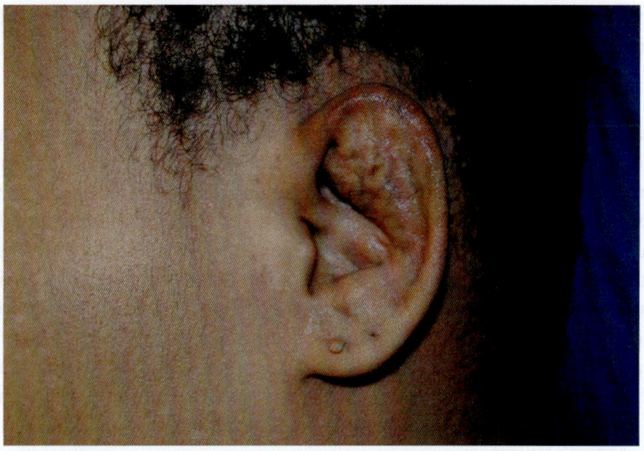

■ **Figura 27.1** Aumento de volume do pavilhão auricular, acometendo a porção cartilaginosa e poupando o lóbulo não cartilaginoso. Policondrite recidivante.

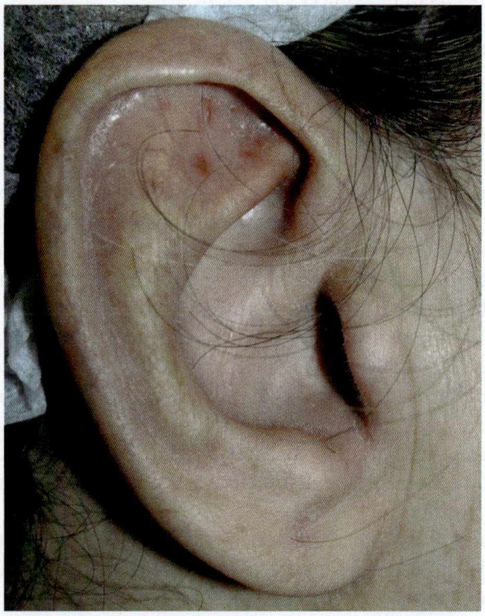

■ **Figura 27.2** Inflamação recorrente do pavilhão auricular.

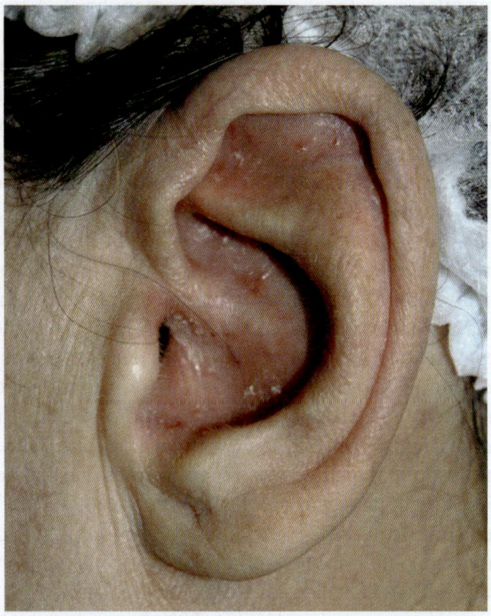

■ **Figura 27.3** Inflamação persistente do pavilhão auricular.

epistaxe. Os ataques repetidos resultam em destruição e colapso da ponte nasal, surgindo a característica deformidade do nariz em sela[27-28] (Figura 27.4).

Os olhos também podem ser acometidos. Eventualmente, metade dos pacientes tem sintomas oculares, que são episclerite recorrente ou esclerite, conjuntivite, queratite ou uveíte[29] (Figura 27.4). Manifestações oculares adicionais incluem catarata, ceratite, proptose, edema periorbital, tarsite e paralisia da musculatura extraocular. Raramente, perfuração da córnea, vasculite da retina e neurite óptica podem ocorrer, levando à cegueira.

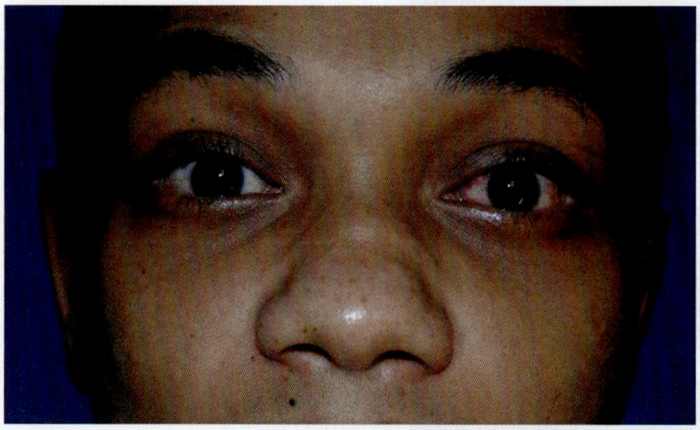

■ **Figura 27.4** Aspecto de nariz em sela e conjuntivite.

Envolvimento cardiovascular, embora incomum, é a segunda causa mais frequente de óbito em pacientes com PR. Bloqueio cardíaco completo, ruptura de válvula aórtica e insuficiência aórtica aguda têm sido reportados como complicações cardiovasculares fatais. Regurgitação aórtica e mitral, atribuível à progressiva dilatação da raiz da aorta ascendente, mais do que a inflamação do folheto valvular, ocorre em aproximadamente 2% a 6% dos pacientes.[26,30] Raramente, regurgitação mitral e tricúspide pode surgir como resultado da dilatação do ânulo de ambas as válvulas, mitral e tricúspide. Outras manifestações incluem aneurismas torácicos e abdominais, miocardite, pericardite, taquicardia atrial paroxística, bloqueio cardíaco de primeiro grau, e vasculite de pequenos, médios e grandes vasos.[31-33]

Envolvimento renal é raro, geralmente menor do que 10% na PR, mas sua presença indica um pior prognóstico.[32,34] Biópsia renal pode evidenciar leve expansão mesangial e proliferação celular glomerular, bem como glomerulonefrite necrosante segmentar com crescentes. Outras alterações incluem esclerose vascular e glomerular, perda tubular, infiltrado linfocítico perivascular, glomeruloesclerose, nefropatia por IgA e nefrite tubulointersticial. Depósitos mesangiais de C3, IgG, ou IgM foram detectados por estudos de imunofluorescência. Sinais laboratoriais de envolvimento renal podem estar presentes: 26% dos pacientes têm exame de urina alterado, enquanto 10% possuem níveis elevados de creatinina.[34] Doença renal pura causada por PR, entretanto, provavelmente ocorre raramente, e alterações renais são geralmente devido a doenças como LES ou vasculite sistêmica.

Há poucos relatos de envolvimento neurológico na PR, incluindo paralisia dos nervos cranianos, hemiplegia com acidente vascular cerebral, aneurismas cerebrais e meningite asséptica.[35]

■ MANIFESTAÇÕES CUTÂNEAS

Manifestações dermatológicas ocorrem frequentemente nos pacientes com PR, especialmente em associação com mielodisplasia.[36] Aproximadamente 35% dos pacientes com PR apresentam manifestações cutâneo-mucosas, sendo a primeira manifestação em 12% dos casos. As manifestações não são específicas e algumas vezes lembram alterações observadas na doença de Behçet ou doença inflamatória intestinal. Afta oral é a manifestação cutâneo-mucosa mais comum, sendo nódulos nos membros a lesão cutânea mais comum, frequentemente descritas como eritema nodoso-símile, porém com histopatologia de paniculite septal, trombose de vasos dérmicos, vasculite ou infiltrado neutrofílico profundo. Lesões na pele incluem púrpura, pápulas, máculas, vesículas, bolhas, dermatite crônica, nódulos nos membros, pústulas estéreis, flebite superficial, livedo reticular, ulceração nos membros e necrose distal. Achados histopatológicos incluem vasculite leucocitoclástica e linfocítica, infiltrado neutrofílico, trombose dos vasos da pele e paniculite septal. A síndrome MAGIC (*Mouth and Genital Ulcers with Inflamed Cartilage*) representa uma sobreposição entre PR e doença de Behçet.[37-38]

A frequência de manifestações dermatológicas pode chegar a 91% nos pacientes com mielodisplasia associada a PR. Nestes casos, há maior acometimento do gênero masculino e idade de aparecimento da primeira condrite mais tardia, geralmente na 6ª e 7ª décadas.[36]

A presença de achados dermatológicos nos pacientes com idade mais avançada necessita de hemogramas repetidos para detecção precoce de mielodisplasia.

■ DIAGNÓSTICO E INVESTIGAÇÃO

O diagnóstico da PR é com base nas manifestações clínicas características. Critérios diagnósticos empíricos, originalmente propostos por McAdam,[30] foram posteriormente modificados por Michet[26] e Damiani[39] e incluem a presença de três ou mais das seguintes características: a) presença de condrite auricular bilateral; b) poliartrite inflamatória não erosiva soronegativa; c) condrite nasal; d) inflamação ocular; e) condrite respiratória (acometimento das cartilagens laríngeas/traqueais); f) disfunção coclear e/ou vestibular (perda auditiva neurosensorial, *tinnitus* e vertigem) (Quadro 27.2); g) confirmação histológica após biópsia de cartilagem. Os pacientes podem ter o diagnóstico atrasado após o início do quadro se os sintomas não forem específicos. Além disso, muitas condições podem mimetizar as características iniciais, ou uma doença associada pode modificar o padrão clínico.

Achados laboratoriais na PR não são específicos. Os exames geralmente demonstram alterações consistentes com inflamação aguda ou crônica, como velocidade de hemossedimentação (VHS) e proteína C-reativa (PCR) elevados, anemia normocítica e normocrômica, leucocitose, trombocitose e hipergamaglobulinemia policlonal. Análise da urina geralmente é normal, entretanto proteinúria e/ou sedimentos celulares podem ser observados nos pacientes com envolvimento renal. Exames avaliando fator reumatoide, anticorpos antinucleares ou anticorpos anticitoplasma de neutrófilos são negativos, a menos que coexista uma doença autoimune, como AR, LES ou vasculite.[7,38]

Embora não disponíveis de rotina, autoanticorpos contra o colágeno tipo II, IX, XI e matrilina-1 podem ser encontrados nos pacientes com PR.[17,23] O título dos anticorpos anticolágeno tipo II podem refletir atividade da doença.[22] O nível de glicosaminoglicanos urinários pode ser elevado.[40] A mensuração de neoepítopos de colágeno urinário tipo II, uma forma específica resultante do catabolismo da cartilagem hialina contendo colágeno tipo II, pode ser uma ferramenta útil na avaliação da gravidade da condrite e resposta à terapia.[41]

Quadro 27.2 Critérios diagnósticos para policondrite recidivante.

1. Condrite recidivante de ambos os pavilhões auriculares
2. Poliartrite inflamatória soronegativa não erosiva
3. Condrite nasal
4. Inflamação de estruturas oculares (conjuntivite, queratite, esclerite, episclerite, uveíte)
5. Condrite do trato respiratório envolvendo as cartilagens laríngea e/ou traqueal
6. Lesão coclear e/ou vestibular causando perda auditiva neurossensorial, *tinnitus* e/ou vertigem

Para estabelecer o diagnóstico de policondrite recidivante, os pacientes devem apresentar um dos seguintes:

- Pelo menos três dos critérios clínicos acima
- Um ou mais dos critérios clínicos acima e confirmação com biópsia de cartilagem
- Condrite de duas ou mais localizações anatômicas separadas com resposta a corticosteroides ou dapsona

A radiografia convencional evidencia alterações na laringe, traqueia e partes moles adjacentes, assim como os brônquios pulmonares maiores. A tomografia computadorizada pode identificar lesões laringotraqueais discretas e alterações nos brônquios lobulares e segmentares e deve ser solicitada no início do quadro em todo paciente com PR, permitindo uma avaliação do espessamento da parede bronquial e laringotraqueal, do estreitamento luminal e de calcificações cartilaginosas. Ressonância magnética em espiral ou tridimensional, embora de maior custo, pode mostrar melhor resolução.[42-43] A investigação do trato respiratório pode ser complementada por laringoscopia. Ultrassom endobrônquico pode revelar alterações, como fragmentação e edema na cartilagem traqueobrônquica nos pacientes com PR, facilitando o diagnóstico e tratamento.[44]

Captação elevada na cintilografia óssea utilizando metileno difosfonato de tecnécio 99 m nas regiões cartilaginosas acometidas está presente e pode determinar a localização da biópsia se necessário.[45] Cintilografia com gálio também pode ser útil para avaliar atividade inflamatória.[46]

Testes de função pulmonar, incluindo curvas de fluxo e volume inspiratórias e expiratórias, são úteis na avaliação do impacto funcional nas vias aéreas, bem como monitoração das alterações ao longo do tempo. Ecocardiografia pode ser necessária para avaliação valvular. Biópsia da cartilagem auricular ou outra área inflamada confirma o diagnóstico. A biópsia não é patognomônica e é desnecessária se as manifestações clínicas características estiverem presentes. Além disso, a biópsia do pavilhão auricular pode contribuir para a deformidade causada pela inflamação constante.

■ DIAGNÓSTICO DIFERENCIAL

Outros tipos de condrite e pericondrite devem ser afastados. Doenças infecciosas, incluindo infecção estreptocócica aguda ou infecção fúngica, hanseníase, sífilis e leishmaniose, também podem levar à pericondrite. Na presença de acometimento do trato respiratório, devem ser afastadas doenças como tuberculose, granulomatose de Wegener ou granuloma letal da linha média, amiloidose, sarcoidose, traqueobronquiopatia osteocondroplástica e rinoescleroma, que podem causar dano nasal, também uma característica da PR.[33,47] Envolvimento auricular deve ser diferenciado das condições traumáticas e químicas, como congelamento e picada de insetos. Condrite auricular unilateral isolada pode ser causada por otite externa bacteriana, celulite ou pericondrite. Entubação endotraqueal prolongada pode causar injúria traqueal, que pode ser diagnosticada erroneamente como PR. Se os olhos estão envolvidos na PR sem sinais óbvios de condrite, pode ser difícil a diferenciação com queratite e esclerite, que podem ocorrer nas doenças associadas com PR, incluindo artrite reumatoide, granulomatose de Wegener, poliarterite nodosa e doença de Behçet, assim a realização de exames como pesquisa de fator antinuclear (FAN) e anticorpos anticitoplasma de neutrófilos (ANCA), podem auxiliar no diagnóstico diferencial, inclusive com dermatopolimiosite, lúpus eritematoso sistêmico e síndrome de Cogan.[33,38,48] A PR é associada a doenças autoimunes em aproximadamente um terço dos pacientes, mais frequentemente a doenças do tecido conectivo e vasculites. Assim, na presença de lesões vasculares, pode haver o acometimento de artérias e veias de todos os calibres, e o diagnóstico diferencial com síndrome de Cogan, doença de Behçet, arterite de Takayasu, síndrome de Ehlers-Danlos, sífilis e necrose cística medial torna-se imperativo.[47,49-50] Outras doenças raras autoimunes e hematológicas, assim como doenças de outras origens, também podem estar presentes em associação com PR. Se poliartrite estiver presente, com mínimo envolvimento auricular e traqueal ou nasal, outras artrites inflamatórias não são fáceis de serem excluídas. Nestes casos, as doenças reumáticas autoimunes, bem como as artropatias soronegativas, devem ser levadas em consideração.[1]

■ TRATAMENTO

O tratamento primário na PR é sintomático. Medicamentos anti-inflamatórios não hormonais isolados são adequados para pacientes com condrite auricular ou nasal leve e artralgia em alguns pacientes.

Manifestações mais graves, incluindo policondrite aguda, sintomas laringotraqueais ou oculares, ou vasculites sistêmicas, requerem corticosteroides, prednisona ou equivalente em doses de 0,5 a 1 mg/kg/dia. Altas doses de corticosteroides orais ou mesmo terapia com pulsos intravenosos de metilprednisolona nas doses de 1 g/dia podem ser necessários nos casos graves com obstrução aguda das vias aéreas, vasculite sistêmica ou glomerulonefrite.[14,36,51-52] Os corticosteroides devem ser retirados após os ataques agudos, embora o controle dos sintomas seja variável. Em muitos casos, terapia de longa data é requerida para diminuir a gravidade e a frequência dos episódios inflamatórios, apesar dos efeitos colaterais inerentes. A efetividade de colchicina e indometacina oral na fase de manutenção foram descritas em poucos casos.[53] Diaminodifenilsulfona (dapsona) nas doses de 50 a 200 mg/dia foi eficaz nos pacientes sem envolvimento cardiopulmonar.[32,38]

Os pacientes que não respondem ou são intolerantes aos corticosteroides, ou naqueles em que altas doses de corticosteroides devem ser evitadas, drogas imunossupressoras podem ser utilizadas. Muitos tipos de imunossupressores têm sido relatados como benéficos na PR, incluindo azatioprina, ciclofosfamida, clorambucil, ciclosporina A, metotrexato e plasmaferese. Terapia combinada pode ser utilizada com respostas variáveis. Metotrexato em doses médias de 17,5 mg/semana apresenta bons resultados. Há relatos anedóticos com uso de minociclina,[54] cotrimoxazol[55] e leflunomida com resultados variáveis, mas com poucos dados avaliando eficácia e segurança.[56]

Anticorpo monoclonal anti-CD4, um dos primeiros agentes biológicos utilizados no tratamento da PR, foi relatado como sendo eficaz, embora com resultados não sustentados na prática clínica.[57] Desde então, avanços no entendimento das bases patológicas das doenças autoimunes têm levado ao desenvolvimento de novas terapias biológicas. A descoberta do papel central do fator de necrose tumoral alfa (TNF-α) nas doenças imunomediadas, como artrite reumatoide, e a subsequente introdução de agentes anti-TNF-α como infliximab e etanercept na prática clínica diária têm transformado o tratamento das doenças autoimunes refratárias.

Estes agentes têm sido utilizados na PR com sucesso. Existe relato de tratamento com infliximab resultando em rápida e completa resposta na PR com envolvimento das vias aéreas refratária à imunossupressão convencional[58] e resposta sustentada após uso de infliximab em dois pacientes com PR.[59-61] Tratamento com etanercept também resultou em melhora clínica e diminuição dos marcadores de degradação do colágeno em um caso.[62] Embora os agentes inibidores do TNF-α pareçam ser agentes terapêuticos, há poucos casos documentados na literatura; estes poucos casos não são suficientes para assegurar a eficácia e toxicidade destes agentes na PR.[63] Foi observado, em paciente com PR e síndrome de Sweet, quadro infeccioso grave após uso de infliximab.[64] Outros agentes imunobiológicos têm sido utilizados no tratamento da PR com relativo sucesso, entre eles o adalimumab[65-66] e o tocilizumab.[67-68] Imunoablação *in vivo* combinada com transplante autólogo de células-tronco resultou em completa remissão em um paciente com PR refratária.[69] Terapias biológicas estão demonstrando um papel crescente no tratamento e controle da PR.

O tratamento é monitorado pela resposta clínica, VHS, PCR e outros exames laboratoriais que mensuram a atividade inflamatória. Marcadores urinários de destruição do colágeno, especialmente o neoepítopo de colágeno tipo II, se disponível, também pode ser útil.

Obstrução aguda das vias aéreas refratária à terapia medicamentosa pode requerer traqueostomia, e pacientes com colapso traqueal são manejados com *stents*. Intervenção cirúrgica é indicada nos pacientes com envolvimento valvular cardíaco grave ou aneurismas de grandes vasos. Complicações do trato respiratório, doenças autoimunes associadas e terapia imunossupressora tornam o paciente com PR mais suscetível a infecções, necessitando antibióticos de amplo espectro. Infecções pulmonares recorrentes podem necessitar fisioterapia respiratória.

Não há um tratamento padrão para PR, sendo necessária a abordagem individual. Medicamentos anti-inflamatórios, corticosteroides orais, metotrexato, ciclofosfamida na dose de 1 a 2 mg/kg,[70-71] e ciclosporina A são os mais utilizados.

PROGNÓSTICO

A PR geralmente apresenta curso intermitente, porém progressivo. Locais de acometimento, gravidade da inflamação, manifestações em órgãos internos e resposta à terapêutica são imprevisíveis. Eventualmente, muitos pacientes desenvolvem algum grau de dificuldade que pode incluir perda visual ou auditiva, dificuldade de fonação ou problemas cardiorrespiratórios. Complicações musculoesqueléticas na PR, se não associadas a AR, são raras. A expectativa de vida nos pacientes com PR é reduzida: estudos iniciais indicavam taxas de sobrevida entre 70% em 4 anos e 55% em 10 anos.[26] Taxas recentes de 94% em oito anos podem indicar melhora no tratamento.[14] Causas comuns de óbito são complicações respiratórias ou cardiovasculares, infecções secundárias, insuficiência renal ou vasculite sistêmica. Fatalidades têm sido relatadas a PR em 48% a 94% dos casos.[26,30] Os pacientes apresentam risco elevado de desenvolver síndromes mielodisplásicas, que, se presentes, podem ser a causa de óbito mais do que a PR em si. Outras malignidades raramente são causas de óbito. Anemia e acometimento renal são fatores de prognóstico ruim em qualquer idade.[26] Nos pacientes com menos de 51 anos de vida, os fatores preditores de sobrevida diminuída incluem deformidade nasal em sela, artrite, constrições traqueolaríngeas, vasculite e microhematúria.[26]

O prognóstico materno e fetal na gestante com PR é variável, com surtos da doença ocorrendo em 29,1% das gestações. O curso das gestações sem intercorrências é de 58,3%. Complicações incluem nidação ectópica, aborto espontâneo, prematuridade e ruptura prematura das membranas. Embora a gravidez provavelmente não modifique o curso da PR, e gestação a termo sem intercorrências pode ocorrer. Especial atenção deve ser dada às gestantes com PR.[72]

Referências bibliográficas

1. Gergely P Jr, Poór G. Relapsing polychondritis. Best Pract Res Clin Rheumatol 2004;18:723-38.
2. Rampelberg O, Gerard JM, Namias B, Gerard M. Ent manifestations of relapsing polychondritis. Act Otorhinolaryngol Belg 1997;51(2):737.
3. Jaksch-Wartenhorst R. Polychondropatia. Wien Arch Fur Inn Med.1923;6:93-100.
4. Pearson CM, Kline HM, Newcomer VD. Relapsing polychondritis. N Engl J Med. 1960;14:51-58.
5. Cavalcanti A, Barbosa CMPL, Len CA et al. Policondrite recidivante na infância: relato de caso e revisão da literatura. Rev Bras Reumatol 2007;47(3):223-7.
6. Knipp S, Bier H, Horneff G et al. Relapsing polychondritis in childhood – Case report and short review. Rheumatol Int. 2000;19(6):231-4.
7. Molina JF, Espinoza LR. Relapsing polychondritis. Pract Res Clin Rheumatol 2000;14(1):97-109.
8. Gunaydin I, Daikeler T, Jacki S et al. Articular involvement in patients with relapsing polychondritis. Rheumatol Int 1998;18(3):93-96.
9. Luthra HS. Relapsing polychondritis. In: Klippel JH, Dieppe PA. Rheumatology. 2a. ed. 1999;5:27.1-27.4.
10. Yang CL, Brinckmann J, Rui HF et al. Autoantibodies to cartilage collagens in relapsing polychondritis. Arch Dermatol Res. 1993;285(5):245-249.
11. Lang B, Rothenfusser A, Lanchbury JS et al. Susceptibility to relapsing polychondritis is associated with HLA-DR4. Arthritis Rheum. 1993;36(5):660-664.
12. Valenzuela R, Cooperider PA, Gogate P et al. Relapsing polychondritis. Immunomicroscopic findings in cartilage of ear biopsy specimens. Hum Pathol 1980;11:19-22.
13. Kindbloom LG, Dalen P, Edmar G et al. Relapsing polychondritis. A clinical, pathologic-anatomic and histochemical study of 2 cases. Acta Pathologica et Microbiologica Scandinavica.1977;85:656-664.
14. Trentham DE, Le CH. Relapsing polychondritis. Annals of Internal Medicine. 1988;129(2):114-122.
15. Rajapakse DA, Bywaters EG. Cell-mediated immunity to cartilage proteoglycan in relapsing polychondritis. Clinical and Experimental Immunology. 1974;16:497-502.

16. Buckner JH, Van Landeghen M, Kwok WW et al. Identification of type II collagen peptide 261-273-specific T cell clones in a patient with relapsing polychondritis. Arthritis and Rheumatism.2002;46:238-244.
17. Alsalameh S, Mollenhauer J, Scheuplein F et al. Preferential cellular and humoral immune reactivities to native and denatured collagen types IX and XI in a patient with fatal relapsing polychondritis. J Rheumatol. 1993;20:1419-1424.
18. Luthra HS, McKenna CH, Terasaki PI. Lack of association of HLA-A and B locus antigens with relapsing polychondritis. Tissue Antigens.1981;17:442-443.
19. Terato K, Shimozuru Y, Katayama K, Takemitsu Y et al. Specificity of antibodies to type II collagen in rheumatoid arthritis. Arthritis Rheum.1990;33:1493-500.
20. Burkhardt H, Koller T, Engstrom A, Nandakumar KS et al. Epitope-specific recognition of type II collagen by rheumatoid arthritis antibodies is shared with recognition by antibodies that are arthritogenic in collagen-induced arthritis in the mouse. Arthritis and Rheumatism.2002; 46: 2339–2348.
21. Paulsson M, Piecha D, Segat D et al. The matrilins: a growing family of A-domain-containing proteins. Biochem Soc Trans.1999; 27: 824-6.
22. Hansson AS, Heinegard D, Piette JC et al. The occurrence of autoantibodies to matrilin 1 reflects a tissue-specific response to cartilage of the respiratory tract in patients with relapsing polychondritis. Arthritis Rheum.2001; 44: 2402-12.
23. Buckner JH, Wu JJ, Reife Ra et al. Autoreactivity against matrilin-1 in a patient with relapsing polychondritis. Arthritis Rheum.2000; 43: 939-43.
24. Balsa A, Expinosa A, Cuesta M et al. Joint symptoms in relapsing polychondritis. Clin Exp Rheumatol.1995; 13:425-30.
25. Luthra HS. Relapsing polychondritis. In: Silman AJ, Smolen J, Hochberg MC. Rheumatology. 3th ed. Philadelphia: Mosby, 2003. p. 1747-1751.
26. Michet Jr CJ, McKenna CH, Luthra HS et al. Relapsing polychondritis. Survival and predictive role of early disease manifestations. Annals of Internal Medicine.1986;104:74-78.
27. Tillie-leblond I, Wallaert B, Leblond D et al. Respiratory involvement in relapsing polychondritis. Medicine. 1998;77(3):168-176.
28. Kothare SV, Chu CC, Van Landingham K et al. Migratory leptomeningeal inflammation with relapsing polychondritis. Neurology. 1998;51(2):614-617.
29. Issak BL, Liesegang TJ, Michet C. Ocular and systemic findings in relapsing polychondritis. Ophthalmology 1986;93:681-689.
30. McAdam CM, O'Hanlan MA, Bluestone R et al. Relapsing polychondritis: prospective study of 23 patients and a review of the literature. Medicine Baltimore.1976;55:193-215.
31. Kent PD, Michet CJ, Luthra HS. Relapsing polychondritis. Curr Opin Rheumatol 2004;16(1):56-61.
32. Letko E, Zafirakis P, Baltatzis S et al. Relapsing polychondritis: a clinical review. Semin Arthritis Rheum. 2002;31(6):384-395.
33. Pereira DB, Amaral JLA, Szajubok JCM et al. Manifestações otorrinolaringológicas nas doenças reumáticas auto-imunes. Rev Bras Reumatol. 2006;46(2):118-125.
34. Chang-Miller A, Okamura M, Torres VE et al. Renal involvement in relapsing polychondritis. Medicine Baltimore. 1987;66:202-217.
35. Se N. Neurologic manifestations of connective tissue disease. Neurologic Clinics.2002;20:151-178.
36. Frances C, El Rassi R, Laporte JL et al. Dermatologic manifestations of relapsing polychondritis. A study of 200 cases at a single center. Medicine Baltimore. 2001;80(3):173-9.
37. Mathian A, Miyara M, Cohen-Aubert F et al. Relapsing polychondritis: A 2016 update on clinical features, diagnostic tools, treatment and biological drug use. Best Pract Res Clin Rheumatol. 2016;30(2):316-333.
38. Vitale A, Sota J, Rigante D et al. Relapsing polychondritis: na update oh pathogenesis, clinical features, diagnostic tools, and therapeutic perspectives. Curr Rheumatol Rep 2016;18(1)3.
39. Damiani JM, Levine HL. Relapsing polychondritis-report of ten cases. Laryngoscope.1979;89:929-944.
40. Passos CO, Onofre GR, Martins RC et al. Composition of urinary glycosaminoglycans in a patient with relapsing polychondritis. Clin Biochem. 2002;35:377-81.
41. Kraus VB, Stabler T, Le ET et al. Urinary type II collagen neoepitope as an outcome measure for relapsing polychondritis. Arthritis Rheum. 2003;48:2942-8.
42. Lee KS, Ernst A, Trentham DE et al. Relapsing polychondritis: prevalence of expiratory CT airway abnormalities. Radiology. 2006;240(2):565-573.
43. Kao CH, Wang SJ, Yeh SH. Radionuclide imaging of relapsing polychondritis. Clin Nucl Med.1992;17(5):397-398.
44. Miyazu Y, Mitogawa Y, Kurimoto M et al. Endobronchial ultrasonography in the diagnosis and treatment of relapsing polychondritis with tracheobronchial malacia. Chest. 2003;124:2393-5.
45. Imanishi Y, Mitogawa Y, Takizawa M et al. Relapsing polychondritis diagnosed by Tc-99m MDP bone scintigraphy. Clin Nucl Med.1999;24:511-3.
46. Okuyama C, Ushijima Y, Sugihara H et al. Increased subglottic gallium uptake in relapsing polychondritis. J Nucl Med. 1998;39:1977-9.
47. Jeffrey B, Choi YW, Thomas H et al. Relapsing polychondritis affecting the lower respiratory tract. Am J Roentgenol. 2002;178(1):173-177.
48. Schmidt L, Burkiewicz CJS, Silva MB et al. Esclerite como manifestação inicial de granulomatose de Wegener: descrição de caso. Rev Bras Reumatol. 2007;47(2):145-147.
49. Laura F, Barton F. Uncommon CT findings in relapsing polychondritis. Am J Neuroradiol. 2005;26(8):2134-2136.
50. Karen L, Armim E, David T et al. Relapsing polychondritis: prevalence of expiratory CT airway abnormalities. Radiology. 2006;240(2):565-573.
51. Rodrigues EM, Silveira RCN, Leite N et al. Policondrite recidivante: relato de caso. Rev Bras Otorrinolaringol. 2003;69(1):128-130.
52. Cutolo M, Seriolo B, Pizzorni C et al. Use of glucocorticoids and risk of infections. Autoimmun Rev. 2008;8(2):153-155.
53. Mark KA, Franks Jr AG. Colchicine and indomethacin for the treatment of relapsing polychondritis. J Am Acad Dermatol 2002;46:S22-4.
54. Trentham DE, Dynesius-Trentham RA. Antibiotic therapy for rheumatoid arthritis. Scientific and anecdotal appraisals. Rheum Dis Clin North Am. 1995;21:817-34.
55. Rozin AP, Schapira D, Bergman R. Alopecia areata and relapsing polychondritis or mosaic autoimmunity? The first experience of co-trimoxazole treatment. Ann Rheum Dis. 2003; 62:778-80.
56. Kong KO, Vasoo S, Tay NS & Chng HH. Relapsing polychondritis – an oriental case series. Singapore Medical Journal. 2003;44:197-200.
57. van der Lubbe PA, Miltenburg AM, Breedveld FC. Anti-CD4 monoclonal antibody for relapsing polychondritis. Lancet 1991;337:1349.
58. Mpofu S, Estrach C, Curtis J, Mods RJ. Treatment of respiratory complications in recalcitrant relapsing polychondritis with infliximab. Rheumatology (Oxford). 2003;42,1117-1118.
59. Saadoun D, Deslandre CJ, Allanore Y, Pham XV, Kahan A. Sustained response to infliximab in 2 patients with refractory relapsing polychondritis. J Rheumatol. 2003;30:1394-5.
60. Barros APS, Nakamura NA, Santana TFB et al. Uso de infliximabe na policondrite recidivante. Rev Bras Reumatol. 2010;50(2):211-216.
61. Bell D, Wright D, Witt PD. Durability of nasal reconstruction in an adolescent with relapsing polychondritis treated with infliximab. Plast Reconstr Surg. 2007;120(4):1087-1088.
62. Subrahmanyam P, Balakrishnan C, Dasgupta B. Sustained response to etanercept after failling infliximabe, in a patient with relapsing polychondritis with tracheomalacia. Scand J Rheumatol. 2008;37(3):239-240.
63. Carter JD. Treatment of relapsing polychondritis with a tnf antagonist. J Rheumatol. 2005;32(7): 413.
64. Matzkies FG, Manger B, Schmitt-Haendle M, Nagel T, Kraetsch HG, Kalden JR, Schulze-Koops H. Severe septicaemia in a patient with polychondritis and Sweet's syndrome after initiation of treatment with infliximab. Ann Rheum Dis. 2003;62:81-2.
65. Matsuo H, Asahina A, Fukuda T et al. Relapsing polychondritis associated with psoriasis vulgaris successfully treated with adalimumab: A case report with published work review. J Dermatol. 2017;44(7):826-829.
66. Seymor MW, Home DM, Williams RO et al. Prolonged response to anti-tumour necrosis factor, treatment with adalimumab (humira) in relapsing polychondritis complicated by aortitis. Rheumatology. 2007;46(11):1738-1739.
67. Elourimi G, Soussan M, Warzocha U et al. Efficacy of tocilizumab highlighted by FDG-PET/CT in a patient with relapsing polychondritis-associated aortitis. Rheumatol. 2017; doi:10.1007/s00296-017-3832-0.
68. Kawai M, Hagihara K, Hirano T et al. Sustained response to tocilizumab, anti-interleukin-6 receptor antibody in two patients with refractory relapsing polychondritis. Rheumatology. 2009;48(3):318-319.
69. Rosen O, Thiel A, Massenkeil G, Hiepe F, Häupl T, Radtke H, Burmester GR, Gromnica-Ihle E, Radbruch A, Arnold R. Autologous stem-cell transplantation in refractory autoimmune diseases after in vivo immunoablation and ex vivo depletion of mononuclear cells. Arthritis Res. 2000;2:327-36.
70. Stewart KA, Mazanec DJ. Pulse intravenous cyclophosphamide for kidney disease in relapsing polychondritis. J Rheumatol. 1992;19(3):498-500.
71. Almackenzie M, Alharbi A, Alhassan S et al. Successful treatment of central nervous system vasculitis associated with relapsing polychondritis with cyclophosphamide. Am J Sci. 2017;353(5):495-497.
72. Papo T, Wechsler B, Bletry O, Piette AM, Godeau P, Piette JC. Pregnancy in relapsing polychondritis: twenty-five pregnancies in eleven patients. Arthritis Rheum. 1997;40:1245-1249.

28 capítulo

Walter Belda Junior • Izelda Maria Carvalho Costa

Lipoidoproteinose

INTRODUÇÃO

A lipoidoproteinose (LP), também denominada doença de Urbach-Wiethe, hialinose cutaneomucosa (devido à aparência hialina da derme acometida), lipoidose cutânea e mucosa, lipoproteinose, lipoglicoproteinose, foi descrita inicialmente por Seibenmann,[1] em 1908. Em 1929, fundamentados nos achados histopatológicos, foi definida como entidade distinta por dois médicos vienenses, Erich Urbach, dermatologista, e Camillo Wiethe, otorrinolaringologista.[2,3] A LP é uma doença de herança autossômica recessiva, rara, caracterizada pela deposição progressiva de substância hialina na pele, membranas mucosas e órgãos internos. Existem relatos de consanguinidade entre os pais em torno de 20% dos casos.[4,5] A apresentação é na infância, por meio de rouquidão e cicatrizes varioliformes, evoluindo com infiltração e espessamento da pele e membranas mucosas. A denominação dada por Urbach, LP cutânea e mucosa, foi atribuída devido aos achados histológicos de deposição lipídica e protéica em vários tecidos.

EPIDEMIOLOGIA

A LP apresenta frequência elevada na África do Sul[6,7] e em países europeus de descendência alemã e holandesa.[8] Isso de deve, provavelmente, à introdução de nova mutação proveniente da colonização europeia no século XVII. Até a presente data, todos os pacientes descritos na África do Sul apresentam a mesma mutação (Q276X), originada de um colonizador germânico que se estabeleceu em 1652.[9]

PATOGÊNESE

As alterações observadas na LP são decorrentes de uma mutação no gene que codifica a proteína 1 da matriz extracelular (*extracellular matrix protein 1* – ECM1)[10] A ECM1 é uma glicoproteína de 85 kDa descrita inicialmente em 1994, em estudos da biologia da matriz óssea em ratos, sendo seu homólogo humano identificado em 1997.[11,12] Os estudos iniciais foram direcionados a outros órgãos, demonstrando o envolvimento da ECM1 no desenvolvimento dos ossos e cartilagem, vasos sanguíneos e neoplasias. A ECM1 tem ação regulatória negativa na formação óssea endocondral, inibindo a atividade da fosfatase alcalina e mineralização.[13,14] A ECM1 também é capaz de estimular a proliferação de células endoteliais nos vasos sanguíneos e promover angiogênese.[15] A presença da ECM1 foi demonstrada no estroma de duas linhagens celulares de câncer de mama, MDA-45 e LCC15.[15] Expressão aumentada de EMC1 também foi evidenciada na formação de cartilagem, diferenciação e maturação de células dendríticas, e em glioblastoma multiforme graus I, II e IV.[16,17]

O gene que codifica a proteína ECM1 foi mapeado no cromossomo 1q21,[18] próximo da banda do complexo de diferenciação epidérmica, sendo conhecidas três variantes: ECM1a, ECM1b e ECM1c, embora evidências de uma quarta variante tenham sido publicadas recentemente.[12,19] A ECM1a é codificada pelo gene completo, a ECM1b com perda do exon 7 e a ECM1c com um adicional exon 5. A ECM1a é a variante mais expressada, encontrada na pele, fígado, intestino delgado, pulmão, ovário, próstata, testículo, musculoesquelético, pâncreas e rim, sendo a expressão gênica maior na placenta e no coração.[12] A ECM1b tem um padrão de expressão muito mais restrito, sendo detectada apenas nas tonsilas e queratinócitos. A expressão da ECM1c ainda não foi totalmente quantificada, sendo responsável por aproximadamente 15% do RNA da ECM1 total na pele. O padrão de expressão da quarta variante não é conhecido. A ECM1 pode ter papel na diferenciação dos queratinócitos, sugerido por estudos que demonstram expressão de ECM1a nos queratinócitos basais e ECM1b nas células suprabasais.[20]

A ECM1 interage com outras proteínas, especialmente o perlecan, uma proteoglicana heparan sulfato presente nas membranas basais.[21] O perlecan também apresenta ligação com fibronectina, laminina, colágeno tipo IV, fibulina 2, distroglicana, fator de crescimento derivado de plaquetas 7 e proteína ligadora do fator de crescimento dos fibroblastos.[22] O perlecan tem papel importante na condrogênese e no desenvolvimento do esqueleto, bem como atividades pró- e antiangiogênicas. Portanto, uma interação fisiológica com o ECM1 pode também ocorrer durante o desenvolvimento de estados patológicos, incluindo remodelação de tecidos e progressão tumoral. Quando a expressão de perlecan na epiderme é alterada, observam-se distúrbios na estratificação epidérmica.[23] A ECM1 tem outras interações importantes, como com segmentos de fibulina 1C e 1D e componentes da matriz extracelular envolvidos em vários processos de desenvolvimento e processos patológicos.[24] A ECM1 e a fibulina 1 foram demonstradas, sendo coexpressadas no tecido acometido pela LP e, possivelmente, a interação ECM1/fibulina contribui para a patologia dérmica observada. A ECM1 inibe a atividade da metaloproteinase da matriz 9 (MMP-9) por meio de interação proteína-proteína de alta afinidade.[25] A atividade aumentada da MMP-9 nos indivíduos com LP pode contribuir para as alterações hialinas na derme e talvez para as alterações neuropsiquiátricas e epilepsia.[26,27] Entretanto, mais estudos são necessários para confirmação se interações proteicas observadas *in vitro* podem apresentar relevância na pele *in vivo*. Também deve ser determinada se a bioatividade dessas proteínas encontra-se alterada na presença da ECM1 mutante ou na sua ausência, bem como a evidência de colocalização na pele entre a ECM1 e essas outras proteínas.[18]

Anticorpos anti-ECM1 foram detectados nos pacientes com líquen escleroso e atrófico, sugerindo que essa doença possa representar uma forma adquirida causada pela perda da ECM1 mediada por anticorpos.[28]

■ FUNÇÃO DA ECM1 NA PELE

Embora a função precisa da ECM1 na pele não seja totalmente conhecida, demonstração de mutações no gene que codifica essa proteína nos pacientes com LP forneceram algumas informações importantes. O gene da ECM1 é localizado no cromossomo 1q21 e contém 10 segmentos de DNA.[12] Na maioria dos pacientes, são encontradas mutações nos fragmentos de DNA 6 e 7, porém mutações em todos os 10 segmentos já foram descritas.[29] Histologicamente, as maiores alterações na pele dos pacientes com LP são encontradas na derme e subcutâneo, com espessamento na zona da membrana basal na junção dermoepidérmica, em torno dos vasos sanguíneos e epitélio anexial, além de deposição de material hialino na derme.[30] Embora a patofisiologia responsável pelas alterações na zona de membrana basal não seja clara, uma possível explicação reside no fato de que a ausência de ECM1a resulta em defeitos na ligação proteica, provavelmente proteínas da membrana basal ou macromoléculas associadas como os glicosaminoglicanos.[31] É conhecido que a ECM1 apresenta um padrão de repetição de cisteínas similar às alças de ligação presentes na albumina sérica e, portanto, se a ECM1 normalmente se liga ao colágeno tipo IV, a ausência dessa regulação potencial ou estabilização da interação proteína-proteína na LP podem resultar na expressão do colágeno tipo IV e nas alterações histopatológicas típicas.[32] A falha na ligação de outras proteínas não colágenas poderia ser responsável pela deposição de material hialino na pele e outros tecidos. O exon 7 da ECM1 também contém um domínio ligador de cálcio e sua ausência pode ajudar a explicar as calcificações intracranianas observadas em alguns pacientes com LP.[32] A ECM1 é a primeira proteína a ser implicada com alterações hialinas na derme.[21]

■ MANIFESTAÇÕES CLÍNICAS

Na maioria dos casos de LP, os primeiros sinais clínicos são o choro ou voz rouca, causados por infiltração nas cordas vocais.[31] Pode ocorrer logo após o nascimento ou no primeiro ano de vida, mas ocasionalmente pode não ser aparente por alguns anos.

As lesões cutâneas geralmente surgem nos primeiros anos de vida. O sinal clássico e mais facilmente reconhecido são pápulas perláceas palpebrais cor da pele, algumas infiltradas (Figuras 28.1, 28.2 e 28.3), que surgem nas margens palpebrais em arranjo linear (blefarose moniliforme), sinal esse patognomônico da doença.[30,33,34] Essas lesões podem agrupar-se em placas, de coloração amarelada, localizadas principalmente na face, pescoço e em áreas sujeitas a atrito, como cotovelos e joelhos. Outras alterações cutâneas são pápulas e nódulos amarelados com espessamento cutâneo generalizado (Figuras 28.4 e 28.5). Placas hiperqueratósicas e às vezes hiperpigmentadas podem ocorrer nas regiões submetidas à fricção mecânica, como mãos, cotovelos, joelhos, região glútea e axilas, podendo ser verrucosas[35,36] (Figuras 28.6 a 28.11). Verruga vulgar já foi descrita sobre lesões queratósicas.[37] Durante a infância, a pele pode ser facilmente traumatizada por pequenos traumas ou fricção, resultando em bolhas e formação de cicatrizes extensas (Figura 28.12). Cicatrizes varioliformes ou acneiformes são particularmente evidentes na face e extremidades, assim como fotoenvelhecimento e elastose solar nas áreas expostas à luz solar (Figura 28.13). Envolvimento do couro cabeludo pode ocasionar alopecia, apesar de não ser significativa na maioria dos casos. Embora a maioria dos casos de LP apresente alterações generalizadas, acometimento cutâneo localizado tem sido descrito.[38] Os sinais cutâneos podem não ser evidentes até 10 anos de idade. Nos pacientes com LP, infiltração cutânea e cicatrizes são observadas nas áreas submetidas à trauma; cicatrizes decorrentes de procedimento cirúrgico não causam tais cicatrizes, cicatrização prolongada, queloides ou cicatrizes hipertróficas. Outras características são fotossensibilidade e prurido. O comprometimento ungueal, mais importante nas mãos, é caracterizado por infiltrações periungueais e onocosquizia,[4,39] além de crescimento ungueal lento. As lesões cutâneas podem ser divididas em duas fases: a primeira, na infância, apresenta bolhas e erosões. O quadro pode ser extenso, similar à epidermólise bolhosa. As vesículas e bolhas são tipicamente não inflamatórias e com cicatrização lenta, com crosta hemorrágica e cicatrizes. As cicatrizes podem ser lineares e são semelhantes à pseudoporfiria na face. Em alguns pacientes, o quadro de bolhas e erosões apresenta piora com temperaturas mais altas. Fragilidade cutânea e feridas que surgem ao menor trauma ou fricção são observadas. Desenvolvimento de lesões pustulosas extrafaciais espontâneas pode ocorrer, assim como separação dos folhetos da pele devido ao fluxo sanguíneo local. Na segunda fase, são observadas pápulas cor da pele ao longo da borda palpebral (blefarose moniliforme), consideradas um achado clínico clássico, que pode ter intensidade variável e surgir subitamente. Outro achado cutâneo característico é o espessamento cutâneo difuso, com aparência cérea ou amarelada, bem como áreas com pápulas e nódulos. As cicatrizes iniciam-se na infância e são mais evidentes na face (Figura 28.14). Pode haver liquenificação nas flexuras, muitas vezes sendo diagnóstico diferencial de dermatite atópica.[40]

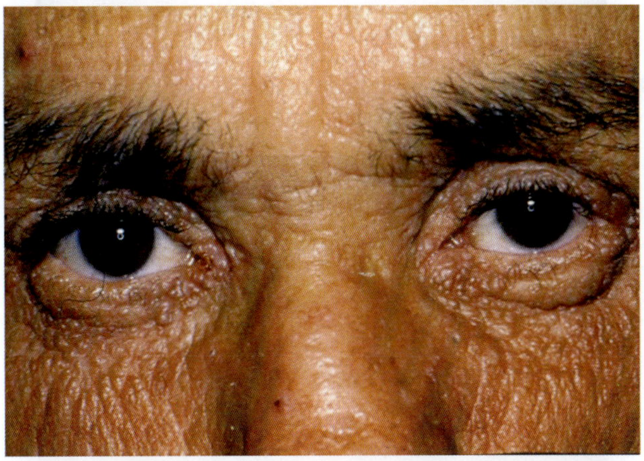

■ **Figura 28.1** Pápulas infiltradas cor da pele e amareladas ao longo da borda palpebral e região periocular com alopecia de cílios inferiores.

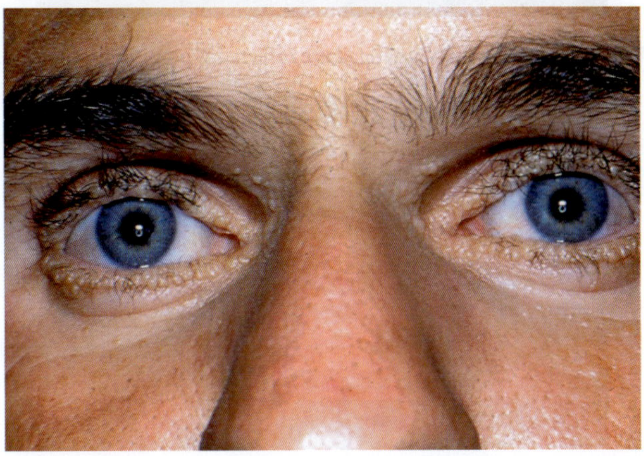

■ **Figura 28.2** Pápulas infiltradas cor da pele e amareladas ao longo da borda palpebral e região periocular e presença de alopecia dos cílios, principalmente dos cílios inferiores.

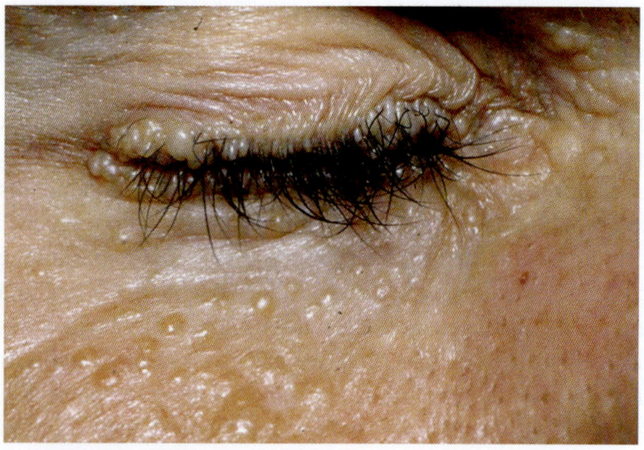

■ **Figura 28.3** Pápulas infiltradas cor da pele e amareladas ao longo da borda palpebral.

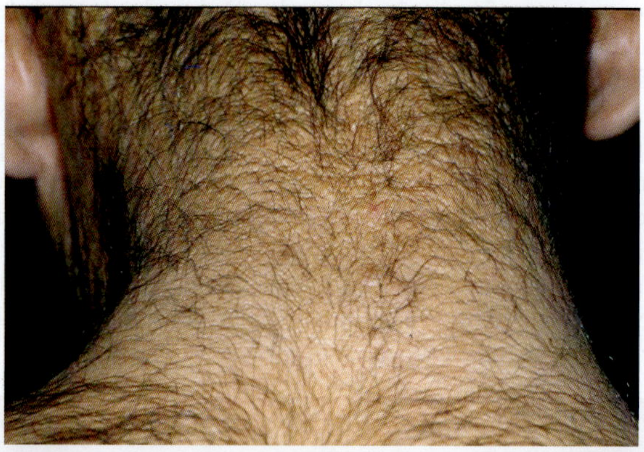

■ **Figura 28.4** Pápulas agrupadas cor da pele e amareladas na região cervical associadas a espessamento cutâneo.

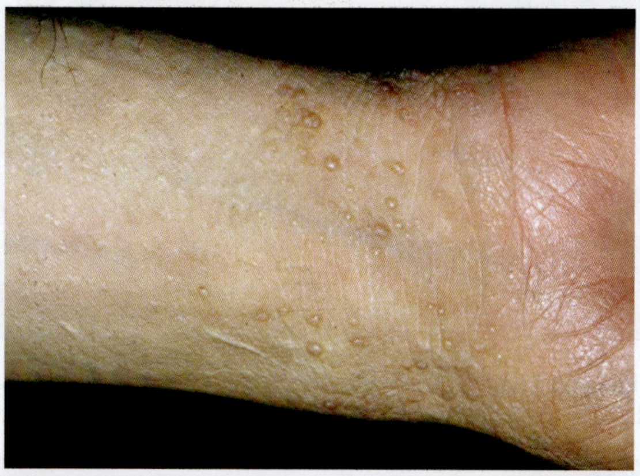

■ **Figura 28.5** Pápulas amareladas e infiltradas no punho esquerdo.

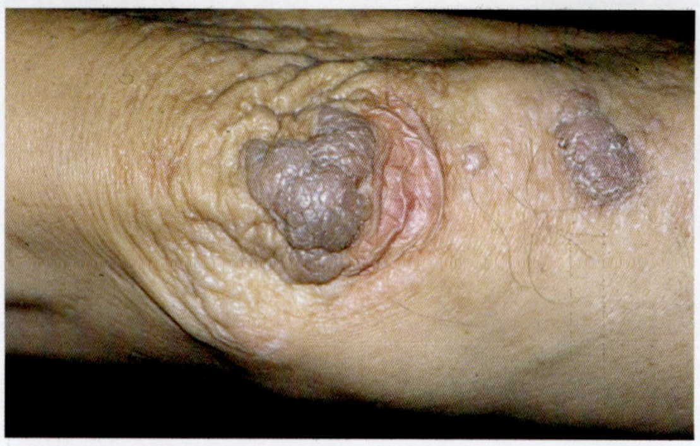

■ **Figura 28.6** Pápulas agrupadas formando placa e nódulo na área extensora do membro superior esquerdo. Área cicatricial na região cubital (trauma).

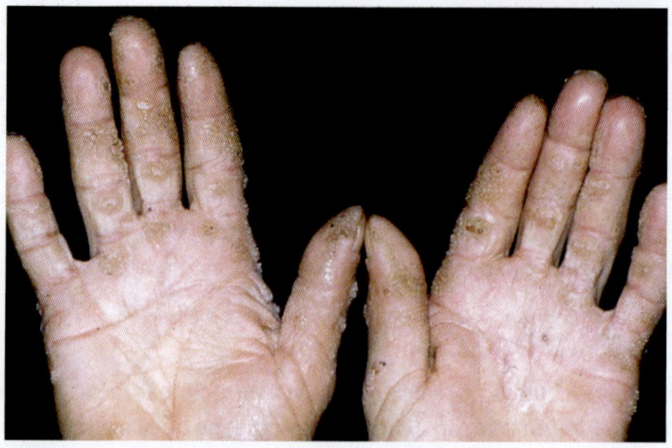

■ **Figura 28.7** Múltiplas pápulas queratósicas nas mãos. As lesões são mais exuberantes nas áreas de trauma e fricção.

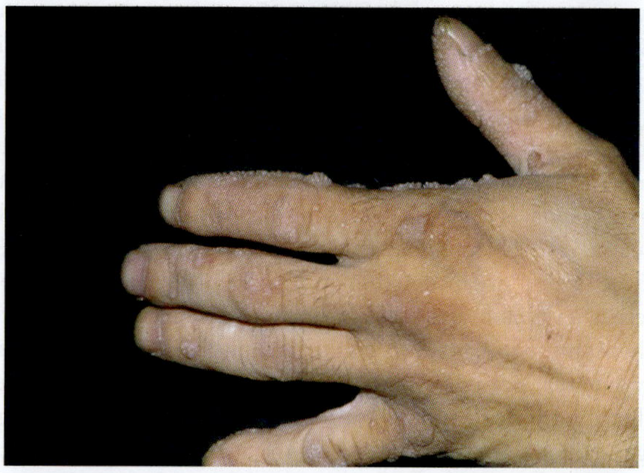

■ **Figura 28.8** Lesões queratósicas no dorso da mão e lateral dos dedos.

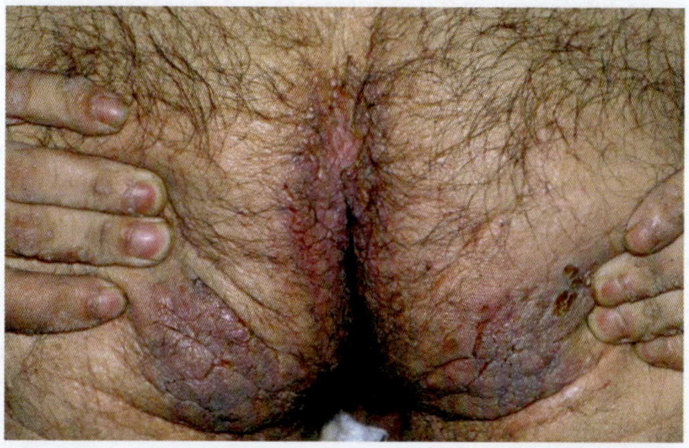

■ **Figura 28.9** Pápulas agrupadas em placas queratósicas, algumas liquenificadas, na região glútea e sulco interglúteo. Pápulas queratósicas no dorso das mãos e dedos.

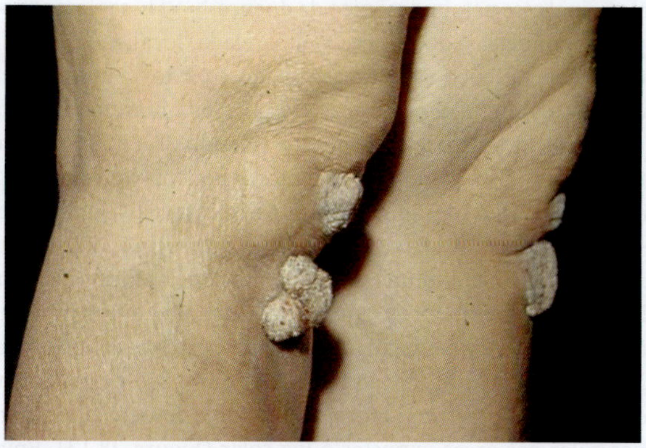

■ **Figura 28.10** Nódulos verrucosos na face extensora dos membros inferiores.

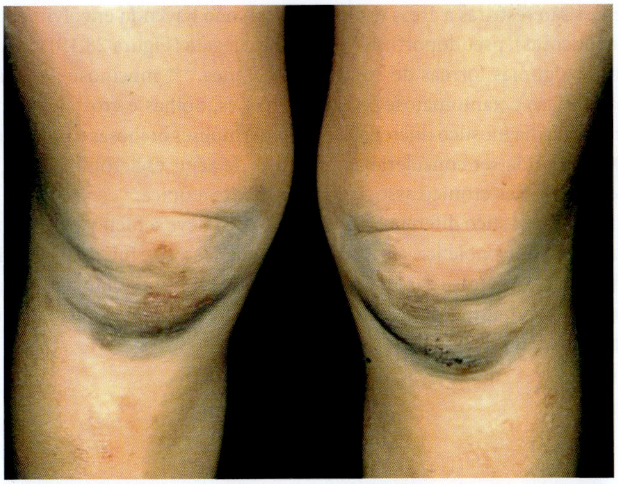

■ **Figura 28.11** Hiperqueratose dos joelhos.

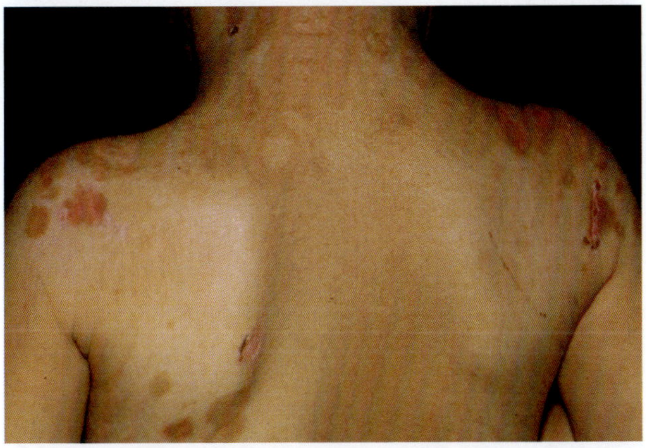

■ **Figura 28.12** Múltiplas erosões e cicatrizes em vários estágios de evolução no dorso, acentuadas nas áreas propensas à trauma.

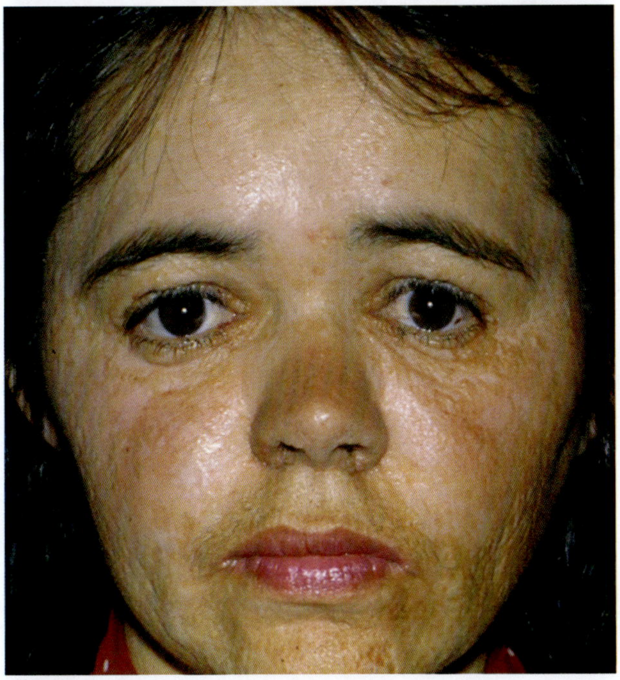

■ **Figura 28.13** Cicatrizes varioliformes na face associadas à pápulas amareladas nas pálpebras e região periocular. Hiperpigmentação nas áreas mais expostas ao sol.

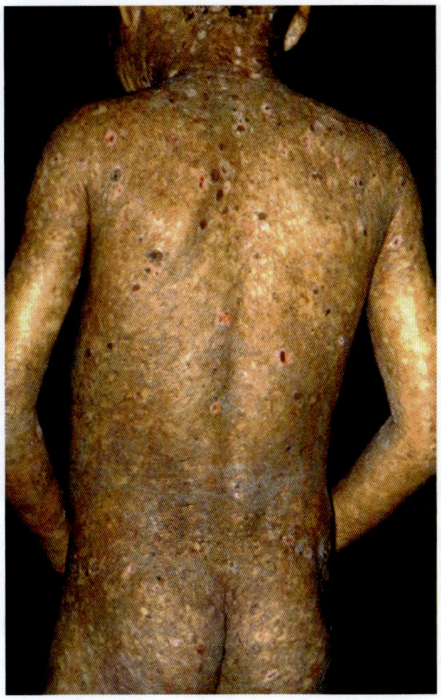

■ **Figura 28.14** Múltiplas erosões, algumas com crosta hemática, associadas a múltiplas cicatrizes discrômicas no tronco. Lesões queratósicas nas áreas submetidas a atrito. Espessamento cutâneo difuso.

Alopecia das pálpebras e das sobrancelhas também podem ser observadas e eventualmente hipoidrose.[34,41]

A mucosa da faringe, língua, palato mole, tonsilas e lábios também são infiltrados (Figura 28.15) e as lesões parecem aumentar com a idade. Alterações como hipoplasia dentária, dilaceração radicular, hiperplasia gengival e substituição do ligamento periodontal por material hialino também podem estar presentes.[34] Outras manifestações clínicas devidas a infiltrados hialinos são rouquidão, macroglossia, língua espessada com limitação à protusão, frênulo sublingual espessado e estreitamento da faringe e da laringe[36] (Figura 28.16). O quadro pode evoluir para insuficiência respiratória, especialmente quando associado a infecções do trato respiratório superior, por vezes necessitando traqueostomia. Disfagia pode ocorrer devido ao acometimento do trato digestivo superior e esôfago. Episódios recorrentes de inflamação nas glândulas parótida e submandibulares podem ocorrer.

Do ponto de vista oftalmológico, a alteração mais característica é a blefarose moniliforme nas pálpebras superiores. Podem ocorrer erosões e ulceras de córnea decorrentes da infiltração palpebral e posição alterada da pálpebra, além de quadros de uveíte, depósitos hialinos na conjuntiva e na retina. Opacidade córnea ou glaucoma secundário, devido à infiltração da trabécula, podem surgir com o tempo.[39,42,43]

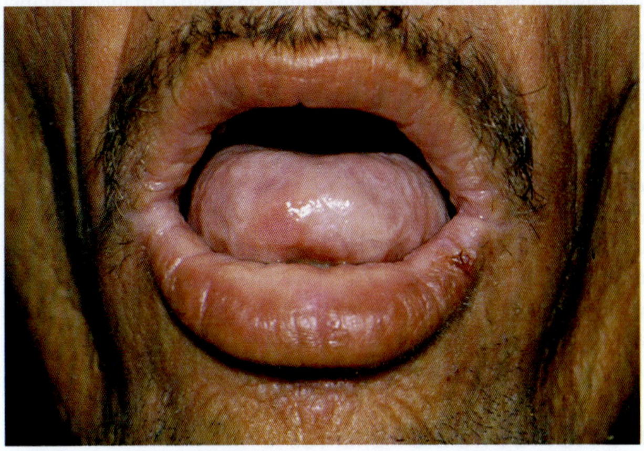

■ **Figura 28.15** Língua infiltrada com restrição da mobilidade por infiltração do frênulo. Mucosas labiais infiltradas e descoradas.

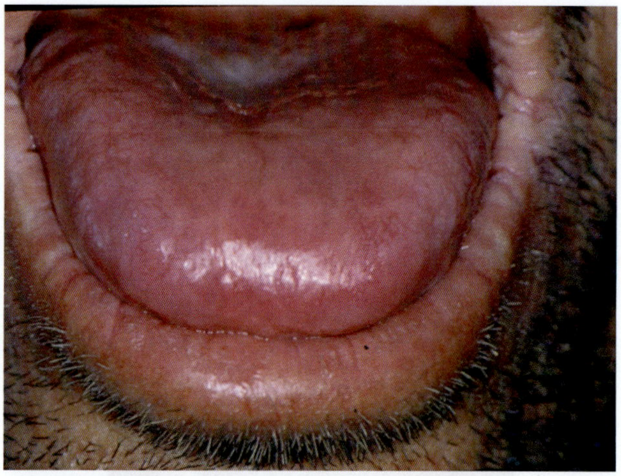

■ **Figura 28.16** Língua e lábios infiltrados e pouca mobilidade na extrusão da língua.

O sistema nervoso central também pode ser acometido, sendo que calcificações intracerebrais bilaterais, simétricas, na região temporal ou no complexo amigdala-hipocampo,[31] são frequentemente encontradas, responsáveis por distúrbios cognitivos, comportamentais, de memória e aprendizado, quadros de depressão, psicose, ansiedade, diminuição da capacidade de identificar expressões emocionais e compreender pensamentos abstratos,[38] crises convulsivas tipo epilepsia e de enxaqueca, vertigens, ataxia e retardo psicomotor também já foram descritos.[41,44-53]

Envolvimento visceral generalizado tem sido relatado, porém, como é assintomático, é usualmente encontrado em necropsia.[46]

■ HISTOPATOLOGIA

Histopatologicamente, a LP é caracterizada por espessamento da membrana basal na junção dermoepidérmica, ao redor dos vasos sanguíneos e epitélio anexial, corado pelo ácido periódico de Schiff (PAS), sendo diastase resistente. Há deposição ou acúmulo de material hialino na derme,[31] ao redor de capilares, glândulas sudoríparas, folículos pilosos e músculos eretores do pelo (Figuras 28.17 e 28.18). Anormalidades na adesão intraepidérmica podem estar presentes.[54] A imunofluorescência direta utilizando anticorpos anticolágeno tipo IV evidencia áreas espessadas na junção dermoepidérmica e perivascular, consistentes com o espessamento da zona de membrana basal. Exame ultraestrutural revela anéis concêntricos de membrana basal em excesso em torno dos vasos sanguíneos e reduplicação irregular da lâmina densa na junção dermoepidérmica.[55] Nas áreas de hialinose, a morfologia não apresenta características específicas: algumas fibrilas ocasionais e poucas estruturas distintivas são observadas. Defeitos nos vasos linfáticos cutâneos e alterações na microvasculatura também foram demonstrados.[56-58] Os fibroblastos dérmicos apresentam formação de vacúolos citoplasmáticos característicos. Lisossomos anormais de contornos tubulares apresentando curvatura nas glândulas écrinas dérmicas e histiócitos, semelhante ao que ocorre na doença de Farber, provavelmente são reflexo da via de degradação alterada dos glicolipídeos ou esfingolipídeos.[59,60] Nas culturas de fibroblastos de pacientes com LP, foram observadas quantidades aumentadas de ácido hexurônico, quantidades diminuídas de RNAm para procolágeno tipo I e quantidades aumentadas de RNAm para o polipeptídeo alfa do colágeno tipo IV.[61-63] A associação desses fatores parece levar à subprodução das fibras colágenas como compensação à superprodução de colágenos da membrana basal.

■ DIAGNÓSTICO DIFERENCIAL

As características clinicopatológicas da LP podem ser observadas em certos tipos de porfirias, como a protoporfiria eritropoiética (cujas lesões são restritas a áreas expostas ao sol, não havendo envolvimento de mucosas), pseudoporfiria e porfiria variegata (Figura 28.19), assim como algumas formas de amiloidose cutânea,[64-66] mucinose papular, hanseníase e xantomatose cutânea. Erosões, bolhas e crostas devem entrar no diagnóstico diferencial das epidermólises bolhosas e impetigo. Devem ainda ser consideradas cicatrizes de acne, escleromixedema e líquen simples crônico associado à dermatite atópica.[40]

O diagnóstico diferencial histopatológico deve ser feito com a protoporfiria eritropoiética, amiloidose, líquen escleroso e microangiopatia diabética.[40] Algumas das alterações ultraestruturais presentes em torno dos vasos sanguíneos são semelhantes às alterações presentes na microangiopatia diabética.

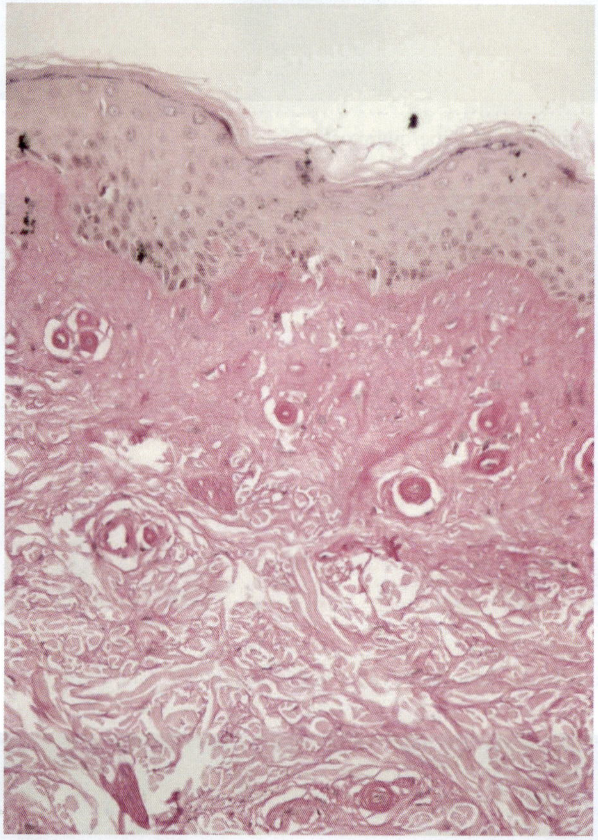

■ **Figura 28.17** Deposição de substância hialina PAS positiva nos capilares da derme superficial.

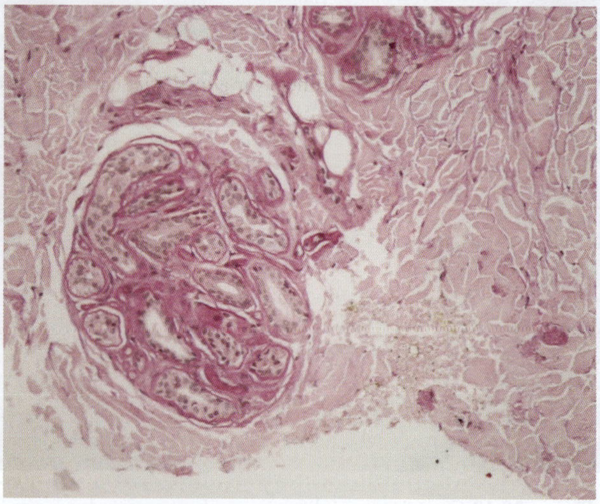

■ **Figura 28.18** Deposição de substância hialina PAS positiva ao redor das glândulas sudoríparas.

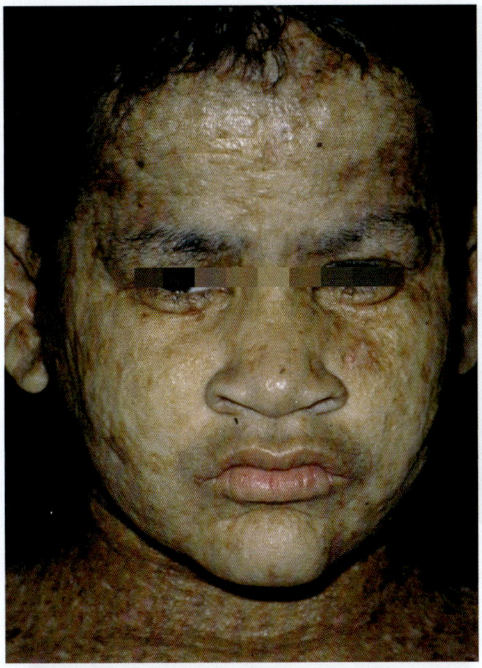

■ **Figura 28.19** Múltiplas cicatrizes varioliformes na face e hiperpigmentação nas áreas fotoexpostas. O diagnóstico diferencial deve ser feito com quadros de porfiria.

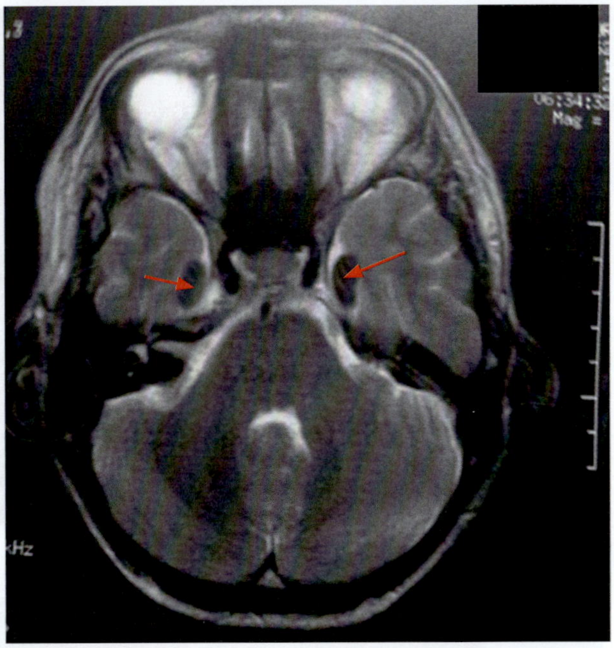

■ **Figura 28.20** Ressonância magnética de uma paciente de 36 anos de idade com quadro de convulsões, apresentando calcificações nos lobos temporais.

■ DIAGNÓSTICO E EXAMES COMPLEMENTARES

A demonstração da mutação patogênica no gene que codifica a proteína ECM1 permite a diagnose de LP por meio da análise genética molecular. Os pacientes devem ser submetidos a exames de imagem como tomografia computadorizada ou ressonância nuclear magnética de crânio (Figura 28.20), podendo ser observadas calcificações nos lobos temporais e amígdala; alterações são observadas em 50% a 75% dos pacientes. Biópsia de pele com exame histopatológico, microscopia eletrônica e imunohistoquímica para ECM1 devem ser realizadas. Avaliação oftalmológica deve ser realizada em todos os pacientes, assim como acompanhamento pela psiquiatria e neurologia, devido aos problemas comportamentais e neurológicos.

■ PROGNÓSTICO E CURSO CLÍNICO

O curso da doença é geralmente benigno e crônico, sendo o prognóstico dos pacientes com LP variável. Geralmente há uma piora progressiva das manifestações cutâneas, com diminuição das lesões bolhosas na infância e desenvolvimento progressivo das lesões infiltradas. A rouquidão e as lesões mucosas apresentam progressão. Embora alguns pacientes apresentem complicações respiratórias por infiltração do trato respiratório superior, que pode levar à insuficiência respiratória e óbito, a maioria dos pacientes apresenta expectativas de vida semelhantes à população normal. É importante destacar o impacto da LP na qualidade de vida dos pacientes. A natureza desfigurante das lesões de pele associada a alterações na voz tem impacto significativo na vida pessoal e profissional dos pacientes com LP.

■ TRATAMENTO

Vários tratamentos foram propostos para LP, como corticosteroides orais, dimetilsulfóxido (DMSO) oral e heparina intralesional, com poucos resultados sustentados.[67] Outras drogas têm sido utilizadas com resultados ainda incipientes, mas promissores, como o etretinato.[68-70] Cirurgias utilizando laser de dióxido de carbono nas cordas vocais espessadas e nas lesões papulosas das pálpebras apresentaram resultados favoráveis em alguns estudos.[71] Devido à possibilidade de fotossensibilidade, parece razoável indicar fotoproteção, embora não existam estudos que comprovem a eficácia dessa medida. A identificação da mutação no gene ECM1 pode servir de base para o tratamento de forma mais racional, incluindo uso de ECM1 recombinante e desenvolvimento de terapia gênica na pele e nas mucosas respiratórias. Outra tentativa de tratamento das lesões inestéticas faciais é a utilização da combinação de métodos cirúrgicos que tendem a apresentar resultados satisfatórios e duradouros[72] (Figura 28.21). Nesse caso em específico, tratava-se de adolescente com 15 anos de idade que apresentava quadro cutâneo, histopatológico e de imagem, como a ressonância magnética (Figura 28.17), com alterações clássicas de proteinose lipoídica. As lesões faciais apresentavam-se inestéticas, com cicatrizes atróficas e irregularidades na superfície cutânea, e sofriam frequentemente infecções bacterianas secundárias. Inicialmente, realizou-se um teste de dermoabrasão em uma pequena área da região frontal. Houve melhora da superfície na área tratada, e então a paciente foi submetida à abrasão com uma lixa rugosa diamantada conectada a um motor de 15 mil rotações por minuto, em região frontal, regiões malares e periorais e mento. Com esse procedimento, houve intensa melhora das lesões atróficas cicatriciais, mas havia discreta pigmentação acastanhada e irregular na face.

Foi realizada esfoliação química de média profundidade em toda a face, com a aplicação de solução de Jessner, seguida de ácido tricloacético 35%. Houve importante melhora das lesões faciais, especialmente com relação a cicatrizes deprimidas e irregulares da pele; com a remoção de tecidos, a paciente deixou de apresentar infecções secundárias locais.

Após um mês, a paciente foi submetida à blefaroplastia superior e inferior para remoção do excesso de pele. Finalmente, realizou-se transplante bilateral de supercílios, utilizando-se a região pubiana como área doadora. Houve repilação satisfatória na área transplantada.

Os resultados obtidos com essas combinações de técnicas cirúrgicas foram sustentados e gratificantes, com importante aumento da autoestima da paciente observado de maneira incontestável.

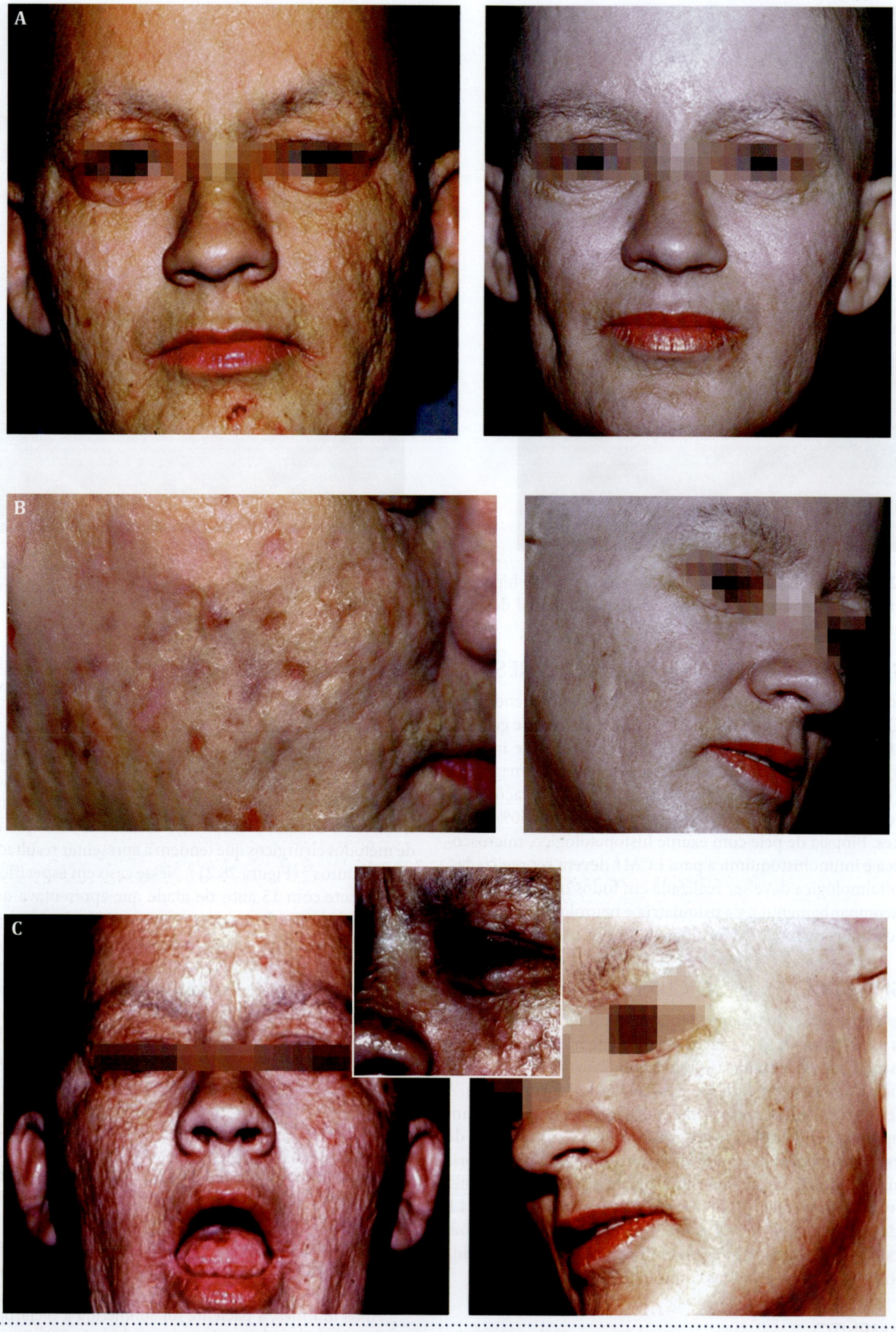

■ **Figura 28.21** Proteinose lipoídica. Antes e após dermoabrasão com motor de alta rotação acoplado à lixa diamantada com esfoliação química média e transplante em sobrancelhas. Resultados muito satisfatórios.

1. Siebenmann F. Uber Mitbeteiligung der Schleimhaut bei allgemeiner Hyperkeratose der Haut. Arch Laryng Rhin. 1908;20:101-109.
2. Franke I, Gollnick H. Deposition Diseases. In: Jorizzo JL, Rapini RP, Bolognia JL (eds). Dermatology. 2nd ed. s.l. Mosby, 2008. p. 633-640.
3. Urbach E, Wiethe C. Lipoidosis cutis et mucosae. Virchows Arch A Pathol Anat.1929;273:285-319.
4. Pacheco AP, Ramos AMO, Guedes ACM. Doença de Urbach-Wiethe-lipoidoproteinose. An Bras Dermatol. 1996;71:133-138.
5. Yadava U, Khurana N, Mehta S. Lipoid proteinosis: a case report. Pathol. 2006;38: 600-602.
6. Heyl T. Genealogical study of lipoid proteinosis in South Africa. Br J Dermatol. 1970;83:338-340.
7. Gordon H, Gordon W, Botha V. Lipoid proteinosis in an inbred Namaqualand community. Lancet. 1969;1:1032-1035.
8. Nanda A, Alsaleh QA, Al-Sabah H et al. Lipoid proteinosis: report of four siblings and brief review of the literature. Pediatr Dermatol. 2001;18:21-26.
9. Van Hougenhouck-Tulleken W, Chan I, Hamada T, Thornton H, Jenkins T, McLean WH, McGrath JA, Ramsay M. Clinical and molecular characterization of lipoid proteinosis in Namaqualand, South Africa. Br J Dermatol. 2004;151:413-23.
10. Hamada T, McLean WH, Ramsay M et al. Lipoid proteinosis maps to 1q21 and is caused by mutations in the extracellular matrix protein 1 gena (ECM1). Hum Mol Genet. 2002;11:833-840.
11. Mathieu E, Meheus L, Raymackers J, Merregaert J. Characterization of the stromal osteogenic cell line MN7: identification of secreted MN7 proteins using two-dimensional polyacrylamide gel electrophoresis, western blotting and microsequencing. J Bone Miner Res.1994;9:903-913.
12. Smits P, Ni J, Feng P, Wauters J, Van Hul W, Boutaibi ME, Dillon PJ, Merregaert J. The human extracellular matrix gene 1 (ECM1): genomic structure, cDNA cloning, expression pattern, and chromosomal localization. Genomics. 1997;45: 487-95.
13. Deckers MM, Smits P, Karperien M, Ni J, Tylzanowski P, Feng P, Parmelee D, Zhang J, Bouffard E, Gentz R, Löwik CW, Merregaert J. Recombinant human extracellular matrix protein 1 inhibits alkaline phosphatase activity and mineralization of mouse embryonic metatarsals in vitro. Bone. 2001;28:14-20.
14. Sekiya I, Vuoristo J, Larson B, Prockop DJ. In vitro cartilage formation by human adult stem cells from bone marrow defines the sequence of cellular and molecular events during chondrogenesis. Proc Natl Acad Sci USA. 2002;99:4397-4402.
15. Han Z, Ni J, Smits P, Underhill CB, Xie B, Chen Y, Liu N, Tylzanowski P, Parmelee D, Feng P, Ding I, Gao F, Gentz R, Huylebroeck D, Merregaert J, Zhang L. Extracellular matrix protein 1 (ECM1) has angiogenic properties and is expressed by breast tumor cells. FASEB J. 2001;15:988-94.
16. Le Naour F, Hohenkirk L, Grolleau A, Misek DE, Lescure P, Geiger JD, Hanash S, Beretta L. Profiling changes in gene expression during differentiation and maturation of monocyte-derived dendritic cells using both oligonucleotide microarrays and proteomics. J Biol Chem. 2001;276:17920-31.
17. Rickman DS, Bobek MP, Misek DE, Kuick R, Blaivas M, Kurnit DM, Taylor J, Hanash SM. Distinctive molecular profiles of high-grade and low-grade gliomas based on oligonucleotide microarray analysis. Cancer Res. 2001;61:6885-91.
18. Chan I, Liu L, Hamada T et al. The molecular basis of lipoid proteinosis: mutations in extracellular matrix protein 1. Exp Dermatol. 2007;16:881-890.
19. Horev L, Potikha T, Ayalon S, Molho-Pessach V, Ingber A, Gany MA, Edin BS, Glaser B, Zlotogorski A. A novel splice-site mutation in ECM-1 gene in a consanguineous family with lipoid proteinosis. Exp Dermatol. 2005;14:891-897.
20. Smits P, Poumay Y, Karperien M, Tylzanowski P, Wauters J, Huylebroeck D, Ponec M, Merregaert J. Differentiation-dependent alternative splicing and expression of the extracellular matrix protein 1 gene in human keratinocytes. J Invest Dermatol. 2000; 114:718-24.
21. Mongiat M, Fu J, Oldershaw R, Greenhalgh R, Gown AM, Iozzo RV. Perlecan protein core interacts with extracellular matrix protein 1 (ECM1), a glycoprotein involved in bone formation and angiogenesis. J Biol Chem. 2003;278:17491-9.
22. Dunlevy JR, Hassell JR. Heparan sulphate proteoglycans in basement membranes: perlecans, agrin and collagen XVIII. In: Iozzo RV. Proteoglycans; Structure, Biology and Molecular Interactions. New York: Marcel Dekker Inc, 2000. p.275-336.
23. Sher I, Zisman-Rozen S, Eliahu L, Whitelock JM, Maas-Szabowski N, Yamada Y, Breitkreutz D, Fusenig NE, Arikawa-Hirasawa E, Iozzo RV, Bergman R, Ron D. Targeting perlecan in human keratinocytes reveals novel roles for perlecan in epidermal formation. J Biol Chem. 2006;281:5178-87.
24. Fujimoto N, Terlizzi J, Brittingham R, Fertala A, McGrath JA, Uitto J. Extracellular matrix protein 1 interacts with the domain III of fibulin-1C and 1D variants through its central tandem repeat 2. Biochem Biophys Res Commun. 2005;333:1327-1333.
25. Fujimoto N, Terlizzi J, Aho S, Brittingham R, Fertala A, Oyama N, McGrath JA, Uitto J. Extracellular matrix protein 1 inhibits the activity of matrix metalloproteinase 9 through high-affinity protein/protein interactions. Exp Dermatol. 2006;15:300-7.
26. Sung HJ, Johnson CE, Lessner SM, Magid R, Drury DN, Galis ZS. Matrix metalloproteinase 9 facilitates collagen remodeling and angiogenesis for vascular constructs. Tissue Eng. 2005;11:267-276.
27. Nagy V, Bozdagi O, Matynia A, Balcerzyk M, Okulski P, Dzwonek J, Costa RM, Silva AJ, Kaczmarek L, Huntley GW. Matrix metalloproteinase-9 is required for hippocampal late-phase long-term potentiation and memory. J Neurosci. 2006;26:1923-34.
28. Oyama N. Autoantibodies to extracelluar matrix protein 1 in lichen sclerosus. Lancet. 2003;362:118.
29. Nasir M, Latif A, Ajmal M et al. Molecular analysis of lipoid proteinosis: identification of a novel nonsense mutation in the ECM1 gene in a Pakistani family. Diagn Pathol. 2011;26:69.
30. Muda AO, Paradisi M, Angelo C et al. Lipoid proteinosis: clinical, histologic, and ultrastructural investigations. Cutis. 1995;56:220-4.
31. Hamada T. Lipoid proteinosis. Clin Exp Dermatol. 2002;27:624-629.
32. Bhalerao J, Tylzanowski P, Filie JD et al. Molecular cloning, characterization and genetic mapping of the cDNA coding for a novel secretory protein of mouse. Demonstration of alternative splicing in skin and cartilage. J Biol Chem. 1995;270: 16385-94.
33. Bohme M, Wahgren CF. Lipoid proteinisis in three children. Acta Paediatr. 1996;85:1003-1005.
34. Piérard GE, Cauwenberge DV, Budo J et al. A clinicopathologic study of six cases of lipoid proteinosis. Am J Dermatopathol. 1988;10(4):300-305.
35. Newton JA, Rasbridge S, Temple A et al. Lipoid proteinosis: new immunopathological observations. Clin Exp Dermatol. 1991;16:350-354.
36. Ramsey ML, Tschen JA, Wolf JE. Lipoid proteinosis. Int J Dermatol. 1985;24:230-232.
37. Pariak AH, Koybasi S, Boran C, Ibrahimbas Y. Lipoid proteinosis: an unusual presentation with verruca vulgaris. J Dermatol. 2005;32:751-755.
38. Hu S, Kuo TT, Hong HS. Lipoid proteinosis: report of a possible localised form on both hands and wrists. Int J Dermatol. 2005;44:408-410.
39. Di Giandomenico S, Masi R, Cassandrini D et al. Lipoid proteinosis: case report and review of the literature. Acta Otorhinolaryngol Ital. 2006;26(3):162-167.
40. Belda Jr W, Costa IMC. Lipoidoproteinose. In: Belda Jr W, Di Chiacchio N, Criado PR. Tratado de Dermatologia. 2ª ed. São Paulo: Atheneu, 2014. p.475.
41. Farolan MJ, Ronan SG, Solomon LM et al. Lipoid proteinosis: case report. Pediatr Dermatol. 1992;9(3):264-267.
42. Kamath SJ, Marthala HB, Manapragada BM. Ocular manifestations in lipoid proteinosis: A rare clinical entity. Indian J Ophthalmol. 2015;63(10):793-795.
43. Sellami D, Masmoudi A, Turki H, Mseddi M, Kammoun B, Elleuch N, Chaabouni F, Ben Zina Z, Feki J, Zahaf A. Ophthalmic manifestations of lipoid proteinosis. Presse Med. 2006;35:796-8.
44. Singh G, Misra D. Lipoid proteinosis. Int J Dermatol. 1988;27(5):344-345.
45. Cinaz P, Gúvenir T, Gólúnsen G. Lipoid proteinosis: Urbach-Wiethe disease. Acta Paediatr. 1993;82(10):892-893.
46. Claeys KG, Claes LR, Van Goethem JW et al. Epilepsy and migraine in a patient with Urbach´Wiethe disease. Seizure. 2007;16:465-468.
47. Thornton HB, Nel D, Thornton D et al. The neuropsychiatry and neuropsychology of lipoid proteinosis. J Neuropsychiatry clin neurosci. 2008;20(1):86-92.
48. Gonçalves FG, Melo MB, Matos VL et al. Amygdalae and striatum calcification in lipoid proteinosis. Am J Neuroradiol 2010;31(1):88-90.
49. Appenzeller S, Chaloult E, Velho P, de Souza EM, Araújo VZ, Cendes F, Li LM. Amygdalae calcifications associated with disease duration in lipoid proteinosis. J Neuroimaging. 2006;16:154-6.
50. Teive HA, Pereira ER, Zavala JA, Lange MC, de Paola L, Raskin S, Werneck LC, Hamada T, McGrath JA. Generalized dystonia and striatal calcifications with lipoid proteinosis. Neurology. 2004;63:2168-9.
51. Wiest G, Lehner-Baumgartner E, Baumgartner C. Panic attacks in an individual with bilateral selective lesions of the amygdala. Arch Neurol. 2006;63:1798-801.
52. Hurlemann R, Wagner M, Hawellek B, Reich H, Pieperhoff P, Amunts K, Oros-Peusquens AM, Shah NJ, Maier W, Dolan RJ. Amygdala control of emotion-induced forgetting and remembering: evidence from Urbach-Wiethe disease. Neuropsychologia. 2007;45:877-84.
53. Siebert M, Markowitsch HJ, Bartel P. Amygdala, affect and cognition: evidence from 10 patients with Urbach-Wiethe disease. Brain. 2003;126:2627-37.
54. Dyer JA, Yu QC, Paller AS. "Free-floating" desmosomes in lipoid proteinosis: an inherent defect in keratinocyte adhesion? Pediatr Dermatol. 2006;23:1-6.
55. Kowalewski C, Kozlowska A, Chan I et al. Three-dimensional imaging reveals major changes in skin microvasculature in lipoid proteinosis and lichen sclerosus. J Dermatol Sci. 2005;38:215-224.
56. Uchida T, Hayashi H, Inaoki M, Miyamoto T, Fujimoto W. A failure of mucocutaneous lymphangiogenesis may underlie the clinical features of lipoid proteinosis. Br J Dermatol. 2007;156:152-157.
57. Mirancea N, Hausser I, Beck R, Metze D, Fusenig NE, Breitkreutz D. Vascular anomalies in lipoid proteinosis (hyalinosis cutis et mucosae): basement membrane components and ultrastructure. J Dermatol Sci. 2006;42:231-239.
58. Mirancea N, Hausser I, Metze D, Stark HJ, Boukamp P, Breitkreutz D. Junctional basement membrane anomalies of skin and mucosa in lipoid proteinosis (hyalinosis cutis et mucosae). J Dermatol Sci. 2007;45:175-185.
59. Moy LS, Moy RL, Matsuoka LY, Ohta A, Uitto J. Lipoid proteinosis: ultrastructural and biochemical studies. J Am Acad Dermatol. 1987;16:1193-1201.
60. Gjersvik PJ, Thorsrud AK, Jellum E. Lipoid proteinosis: high-resolution two-dimensional protein electrophoresis of affected and nonaffected skin. Acta Derm Venereol. 2000;80:230-231.
61. Bauer EA, Santa-Cruz D, Eisen AZ. Lipoid proteinosis: in vivo and in vitro evidence for a lysosomal storage disease. J Invest Dermatol. 1981;76:119-125.

62. Olsen DR, Chu ML, Uitto J. Expression of basement membrane zone genes coding for type IV procollagen and laminin by human skin fibroblasts in vitro: elevated a 1 (IV) collagen mRNA levels in lipoid proteinosis. J Invest Dermatol. 1988;90: 734-738.
63. Fleischmajer R, Krieg T, Dziadek M, Altchek D, Timpl R. Ultrastructure and composition of connective tissue in hyalinosis cutis et mucosae skin. J Invest Dermatol. 1984;82:252-258.
64. Hofer P. Urbach-Wiethe disease (lipoglycoproteinosis; lipoid proteinosis; hyalinosis cutis et mucosae). A review. Acta Derm Venereol Suppl (Stockh). 1973; 53:1-52.
65. Touart DM, Sau P. Cutaneous deposition diseases. Part I. J Am Acad Dermatol. 1998; 39:149-71.
66. Parker JM. Erythropoietic protoporphyria. Cutis. 1980;26:247-50.
67. Wong CK, Lin CS. Remarkable response of lipoid proteinosis to oral dimethyl sulphoxide. Br J Dermatol. 1988;119:541-4.
68. Gruber F, Manestar D, Stasic A et al. Treatment of lipoid proteinase with etretinate. Acta Derm Venereol. 1996;76(2):154-155.
69. Luo XY, Li Q, Tan Q et al. Treatment of lipoid proteinosis with acitretin in two patients from two unrelated Chinese families with novel nonsense mutations of the ECM1 gene. J Dermatol. 2016;43(7):804-807.
70. Bakry OA, Samaka RM, Houla NS et al. Two Egyptian cases of lipoid proteinosis successfully treated with acitretin. J Dermatol Case Rep. 2014;8(1):29-34.
71. Rosenthal G, Lifshitz T, Monos T. Carbon dioxide laser treatment for lipoid proteinosis (Urbach-Wiethe syndrome) involving the eyelids. Br J Ophthalmol. 1987;81:252-4.
72. Costa IMC. Lipoidoproteinose: tratamento cirúrgico das lesões faciais. An Bras Dermatol. 1996;71(2):127-129.

capítulo 29

Silvania Pinheiro Rosa • Elemir Macedo de Souza

Afecções Granulomatosas Não Infecciosas

INTRODUÇÃO

As afecções granulomatosas não infecciosas que ocorrem na pele são decorrentes de uma resposta desenvolvida pelas células epitelioides macrofágicas e outras células inflamatórias com capacidade imune contra antígenos que não são demonstrados, diferentemente das infecciosas, cujo agente etiológico (antígeno) ou seus produtos são demonstrados com facilidade. De modo geral, as reações são circundadas por linfócitos e evoluem com necrose e fibrose, mas não há demonstração dos agentes desencadeantes, que podem ser agentes vivos ou mortos e substâncias químicas, como as drogas. A resposta granulomatosa pode ser decorrente de uma resposta inata do organismo contra antígenos tumorais, de *vasculitis* ou de colagenoses.

Aceitam-se as mícides (e outras ides) como uma manifestação-resposta sem a presença do agente etiológico, mas que estão habitando outro local do organismo. O *erythema gyratum repens* é aceito como uma resposta peculiar na pele, decorrente da liberação de substâncias vasoativas tumorais. Da mesma maneira, as respostas granulomatosas ditas não infecciosas poderiam ser uma resposta imune semelhante. Pode ser uma resposta a um agente etiológico em que a infecção é muito lenta, ou resultar de uma resposta tardia pós-infecciosa, por exemplo aquela que ocorre na área onde se instalou o herpes-zoster (resposta ou fenômeno isotópico). É importante que essa visão, mesmo que sobre ela paire controvérsias, permaneça em estado de atenção. Os tópicos controvertidos foram discutidos em cada doença e serão realçados em negrito para que sejam lembrados.

GRANULOMA ANULAR

Sinonímia

Erupção circinada crônica da mão de Dubreuilh, líquen anular de Galloway.[1]

Histórico

Essa doença foi descrita pela primeira vez por T. Colcott Fox em 1895, com o nome "erupção anular dos dedos" (Figura 29.1 A e B) (*ringed eruption of the fingers*).[2] No mesmo ano, Dubreuilh descreveu quadro semelhante como "erupção circinada crônica da mão" (Figura 29.2). Galloway (1899) a denominou "líquen anular",[3] porém foi Radcliffe Crocker quem lhe deu, em 1902, o nome "granuloma anular" (GA).[4] Desde as primeiras descrições, é realçada a característica clínica marcante da doença, com quadro histopatológico que pode ajudar na diagnose quando muito típico (Figura 29.3 A, B e C). Nessa figura, diferenciamos e definimos os nossos conceitos das lesões elementares "pápula", "papulonodular" e "nódulo".

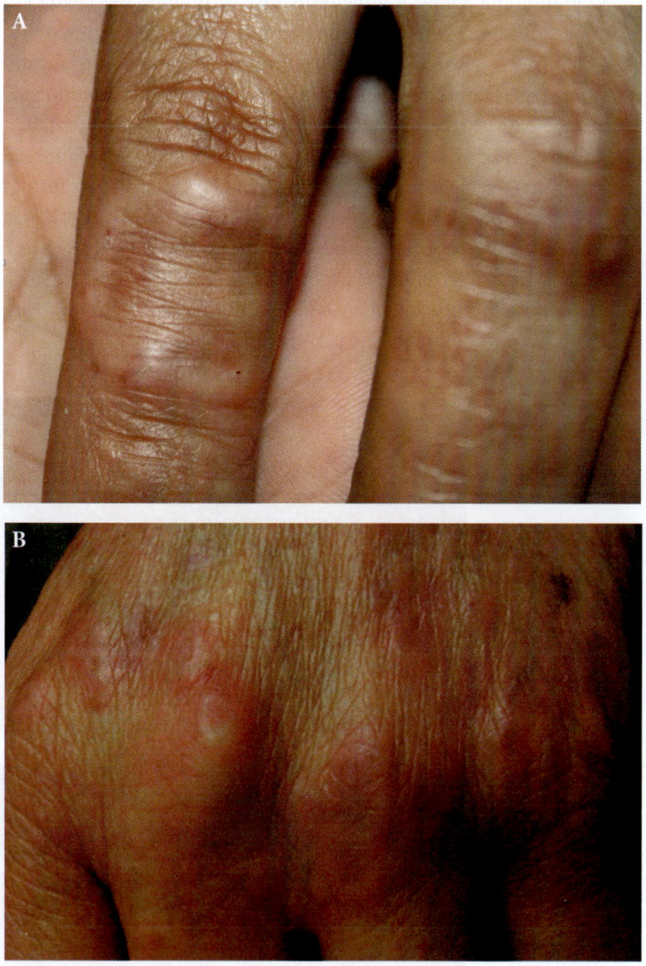

Figura 29.1 (**A** e **B**) Lesão papulosa anular que sugeriu o nome "erupção anular dos dedos" (*ringed eruption of the fingers*) por Colcott Fox em 1895.

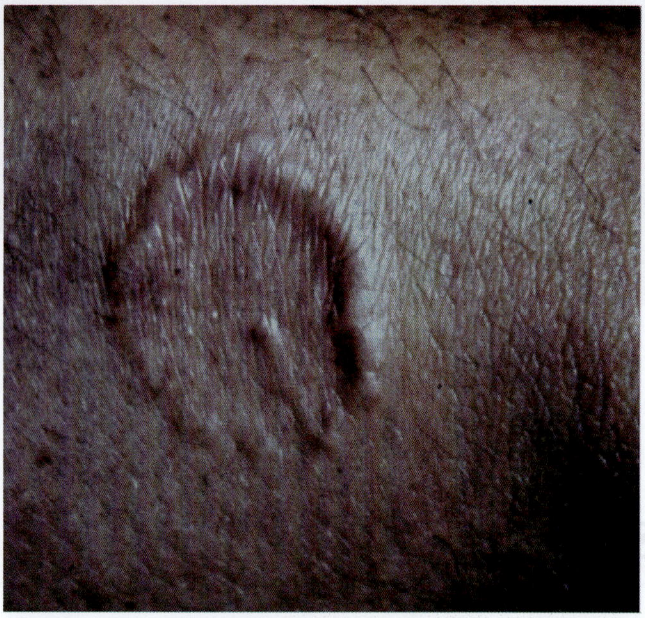

■ **Figura 29.2** Lesão anular isolada. Na parte central, observa-se atrofia.

Epidemiologia

O granuloma anular é uma dermatose incomum, assinalada em todos os países, mas a frequência na população mundial é desconhecida. Dentre os vários subtipos clínicos, o granuloma anular localizado (GAL) é o mais comum, acometendo crianças e adultos menores de 30 anos. De 9% a 15% de todos os pacientes com GA apresentam a forma disseminada (GAD), com uma curva de acometimento bimodal (crianças menores de 10 anos e adultos entre os 30 e 60 anos). As formas subcutâneas e perfurantes predominam nas crianças. A prevalência do granuloma anular perfurante é de cerca de 5%. No Havaí, não é incomum a descrição da forma perfurante ou umbilicada.[5,6] A doença é observada, sobretudo em adultos jovens, mas também em crianças, com discreta predominância no sexo feminino (2:1).

Fisiopatologia

Os mecanismos patogênicos propostos não são claramente consistentes em todos os pacientes. Relacionam-se a vasculites por imunocomplexos e a imunidade celular do tipo IV decorrente de uma reação inflamatória Th1. Linfócitos Th1 interferon-gama+ (IFN-γ+) despertariam uma reação de hipersensibilidade do tipo tardio, na qual os macrófagos seriam diferenciados para células efetoras agressivas para aquelas células que expressam o fator de necrose tumoral alfa (TNF-α) e metaloproteinase da matriz. Concomitantemente, haveria ativação do mecanismo de apoptose nos linfócitos e macrófagos, regulando a intensidade da ação destrutiva.[7] No entanto, há investigações demonstrando a participação de linfócitos Th2. Min e colaboradores relataram a regulação de ambas as vias T *helper* Th1 e Th2 em lesões de granuloma anular comparativamente com a pele sadia. Há aumento da expressão de RNA mensageiro (mRNA) de citoquinas de ambas as células T, ou seja, TNF-α, interleucina-1β (IL-1β), IFN-γ e IL-12/23p4 (decorrente da ativação do braço da via Th1) e IL-4 e IL-31 (decorrente da ativação da via Th2). Os eixos Th17 e Th22 e o transdutor de sinal da Janus-Quinase (JK) ativador da via de transcrição (JAK-STAT) também foram regulados.[7a] Wang e colaboradores assinalaram a regulação da polarização da resposta do macrófago "M1" e a polarização do macrófago "M2".[7b] Essa polarização seria decorrente de um mecanismo bifásico ocorrendo na patogênese do granuloma anular. Os macrófagos M1 seriam responsáveis pela degradação do colágeno; e os macrófagos M2 fariam, a seguir, a remodelação do colágeno lesado e consequente deposição de mucina.

Esses mecanismos seriam desencadeados por diferentes agentes: picada de insetos, irradiação ultravioleta, PUVAterapia, traumas e/ou resposta isotópica,[8,9] hipersensibilidade aos antígenos do *Mycobacterium hominis*, inclusive após o teste intradérmico tuberculínico e vacinas,[10,11] infecções virais,[12] borreliose,[13,14] bartonelose[15] e neoplasias.[16-18]

Dabski e Winkelmann observaram o desenvolvimento de neoplasias em cerca de 12% dos pacientes com GA de padrão anular diferente e em 18% com padrão não anular menos característico.[19] Tivemos a oportunidade de acompanhar um paciente com granuloma anular generalizado que precedeu um quadro hematológico mielodisplásico com plaquetose para a qual foi administrada hidroxiureia (Hydrea®), que induziu ao desaparecimento das lesões cutâneas. Essa doença hematológica precedeu o quadro cutâneo (Figura 29.4 A, B, C e D)

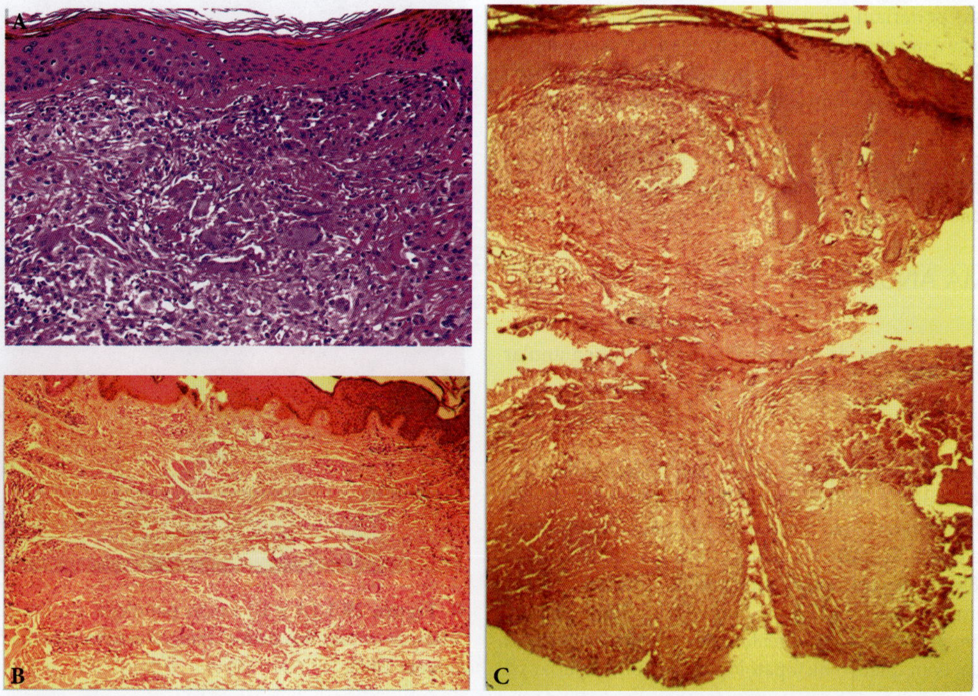

■ **Figura 29.3 (A, B e C) (A)** pápula; **(B)** nódulo; e **(C)** papulonodular. Exame anatomopatológico corado por hematoxilina e eosina (HE).

com substrato histológico de granuloma anular (Figura 29.5 A, B, C e D) em cerca de 5 anos e foi a responsável pela morte do paciente. O granuloma anular pode estar associado a doenças sistêmicas (diabetes *mellitus*, tiroideopatias, sarcoidose, dislipidemias e lúpus eritematoso sistêmico). Na nossa experiência, em 50 anos de exercício na Dermatologia, não observamos paciente com granuloma anular portador de lúpus eritematoso sistêmico. Observamos uma mulher com lesões concomitantes de granuloma anular e líquen plano.

Relatos de pacientes cujas manifestações clínicas são caracterizadas por lesões anulares ou semelhantes ao granuloma anular, inclusive histologicamente, e associadas a manifestações sistêmicas graves têm sido apontados.[20-22]

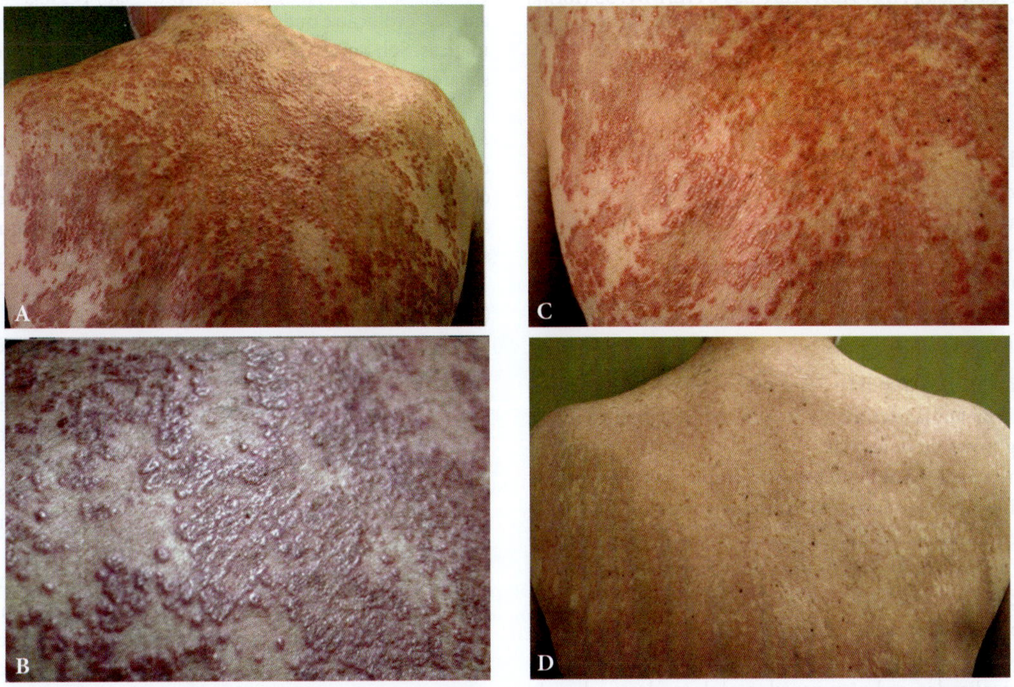

■ **Figura 29.4** (**A**, **B**, **C** e **D**) Granuloma anular disseminado: pápulas isoladas sofrem uma depressão central e se agrupam para formar figuras anulares (**A**, **B** e **C**). Em (**D**), temos a regressão total das lesões após o tratamento da plaquetose subjacente com hidroxiureia. O exame histológico revelou áreas típicas de granuloma anular e áreas francamente sarcoídeas.

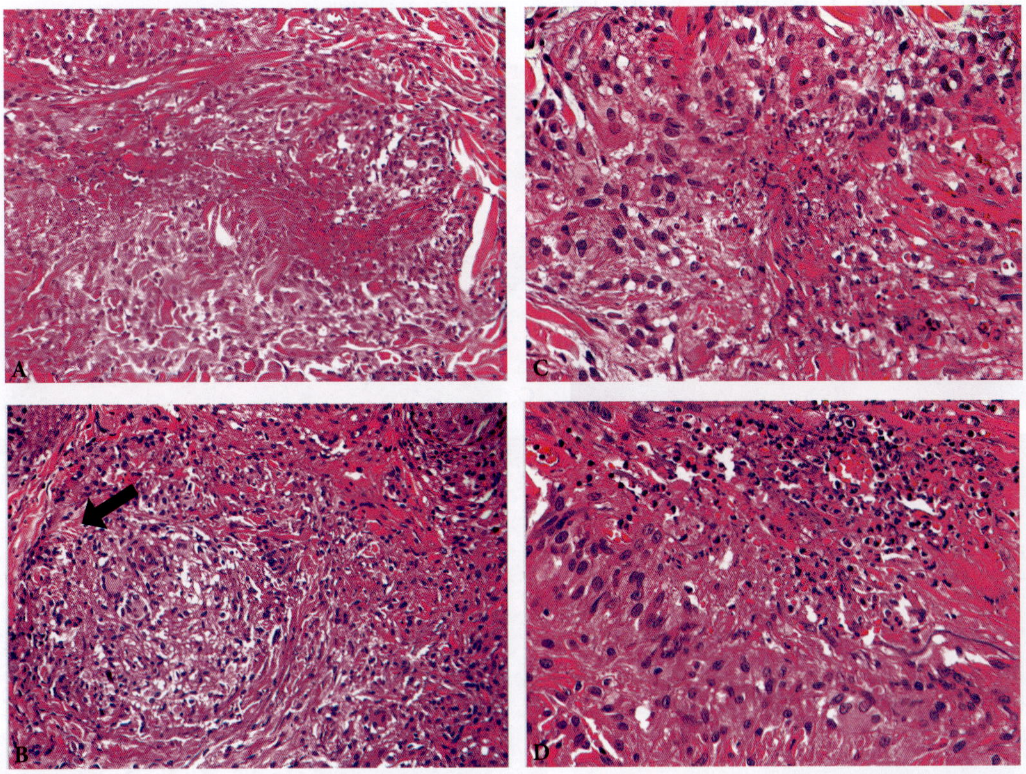

■ **Figura 29.5** (**A**, **B**, **C** e **D**) Exame anatomopatológico do paciente da Figura 29.4, revelando áreas necrobióticas fibrinoides (**A**), reação sarcoídea (**B**) e restos inflamatórios e paliçada histiocitária (setas) (**C** e **D**), coloração pela hematoxilina e eosina (HE).

Fonte: Exames anatomopatológicos cedidos pela Profa. Dra. Maria Letícia Cintra, do Departamento de Anatomia Patológica da Unicamp.

No entanto, são entidades que merecem ser conhecidas, mesmo com fisiopatologia desconhecida.

A pesquisa de neoplasias em adultos com granuloma anular deve ser investigada.[23,24]

A ocorrência familiar é respaldada pelo acometimento de gêmeos univitelinos, em irmãos por várias gerações e associados ao fenótipo HLA-B8 (forma localizada), HLA-A29, HLA-B31 e HLA-BW35 (forma generalizada).[25,26]

Manifestação clínica

As seguintes variantes clínicas são descritas:

- GA localizado;
- GA generalizado;
- GA disseminado;
- GA subcutâneo;
- GA perfurante e/ou umbilicado;
- GA macular ou em placa;
- eritema arciforme dérmico.

Há formas não habituais com lesões somente nas áreas expostas à luz solar (granuloma anular actínico) ou com lesões palmares. Estas podem ser pruriginosas ou dolorosas.

A lesão elementar do granuloma anular é uma pápula, um nódulo ou a combinação de ambas: papulonodular. Isso é fácil de ser compreendido se nos reportarmos à definição de pápula e de nódulo, considerando-se a localização do substrato patológico da doença. Na grande maioria das vezes, a alteração ocorre na derme reticular (nódulo), podendo estar na derme papilar ou justaepidérmica (pápula) ou na derme profunda (nódulo) como assinalado na Figura 29.3 A, B e C.

Nas formas localizadas, as lesões papulonodulares de cor da pele ou levemente eritematosas têm de 1 a 3 mm de diâmetro, agrupam-se e configuram anéis no dorso das mãos, dedos, pés e superfície extensora das pernas e antebraços. Nos anéis (desde 1 até muitos cm de diâmetro), é possível distinguir a individualidade de cada elemento. À palpação, percebe-se consistência firme e fixa. A parte central do anel é deprimida com aspecto normal, atrófico ou hiperpigmentado.

A lesão inicial é muitas vezes única, isolada, e se estende perifericamente ao mesmo tempo que o centro se deprime e se hiperpigmenta. Podem surgir diversas lesões que se justapõem ou mesmo coalescem, constituindo um cordão, por vezes desenhando extensa figura. Sempre há separação entre os elementos que se agrupam ao formar os arcos ou anéis. A evolução é muito lenta, de meses ou anos, sendo as lesões assintomáticas. Sob a ação de medicamentos ou espontaneamente, as lesões desaparecem, podendo permanecer área pigmentada com discreta atrofia.

Nas formas disseminadas, as lesões papulonodulares medem de 1 a 3 ou 4 mm de diâmetro, sendo de tonalidade eritematosa e encontradas dispersas pelo corpo (Figura 29.4 A, B e C), com quadro histológico característico (Figura 29.5 A, B, C e D). Apresentações anulares ou arciformes são assinaladas. O acometimento costuma ser bilateral e simétrico, revelando a possível manifestação de uma doença sistêmica. Tanto na clínica como na histologia pode haver a expressão sarcoídea (Figura 29.6 A, B, C e D).

O acometimento das palmas, plantas, cabeça, pênis e mucosas é muito raro.

Ainda que com raridade, observa-se o granuloma anular generalizado, quase sempre de modo simétrico no pescoço, antebraços e coxas em indivíduos com mais de 50 anos, sobretudo no sexo feminino. São centenas de pápulas de 1, 2 ou mais cm de diâmetro, as quais coalescem e estão dispersas pelo corpo (Figura 29.7 A, B, C e D; na Figura 29.7 D, pode-se observar a atrofia cutânea).

As lesões subcutâneas usualmente são solitárias e acometem o terço inferior da perna e o dorso dos pés. À palpação, são endurecidas, assintomáticas e recobertas por pele de aparência normal ou discretamente eritemato-amarelada (Figura 29.8). Os nódulos são móveis e não aderentes aos planos profundos, exceto em raras lesões no couro cabeludo. Lesões palpebrais devem ser conhecidas, pois não têm a manifestação clássica, mas a de pequenos nódulos assintomáticos. (Figura 29.9 A, B e C). Ocorrem mais em crianças e adolescentes, com prevalência no sexo feminino.[26a,b]

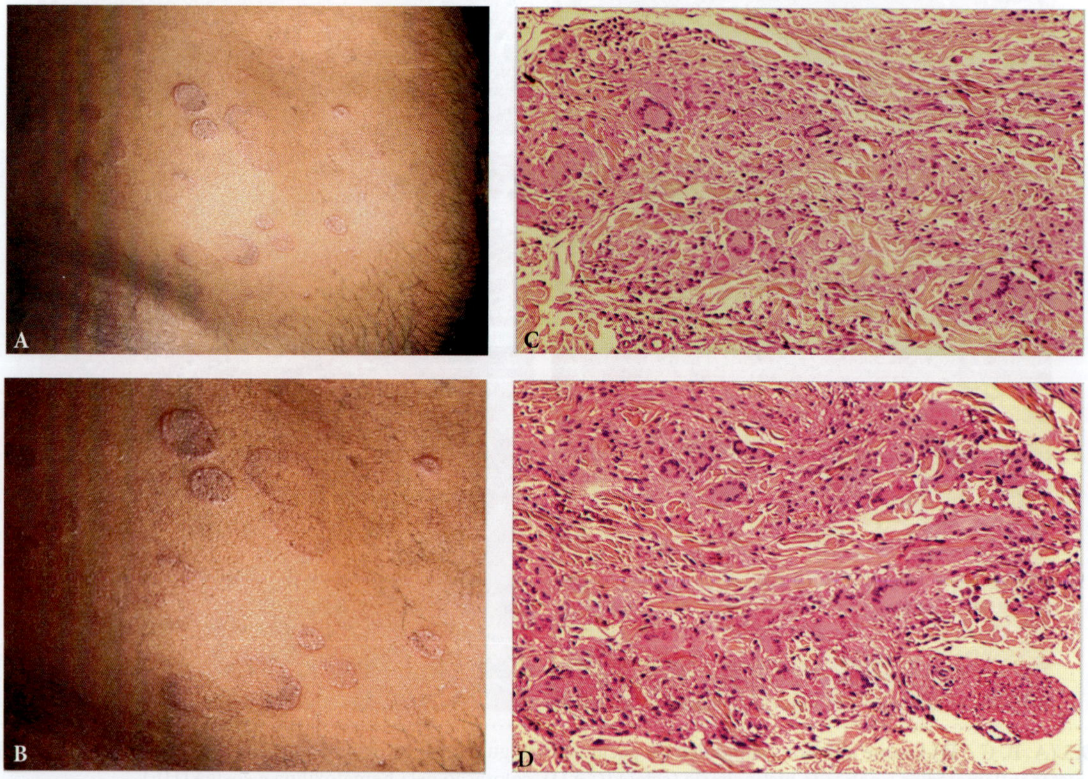

Figura 29.6 (**A**, **B**, **C** e **D**) Manifestação clinicopatológica lembrando sarcoidose.

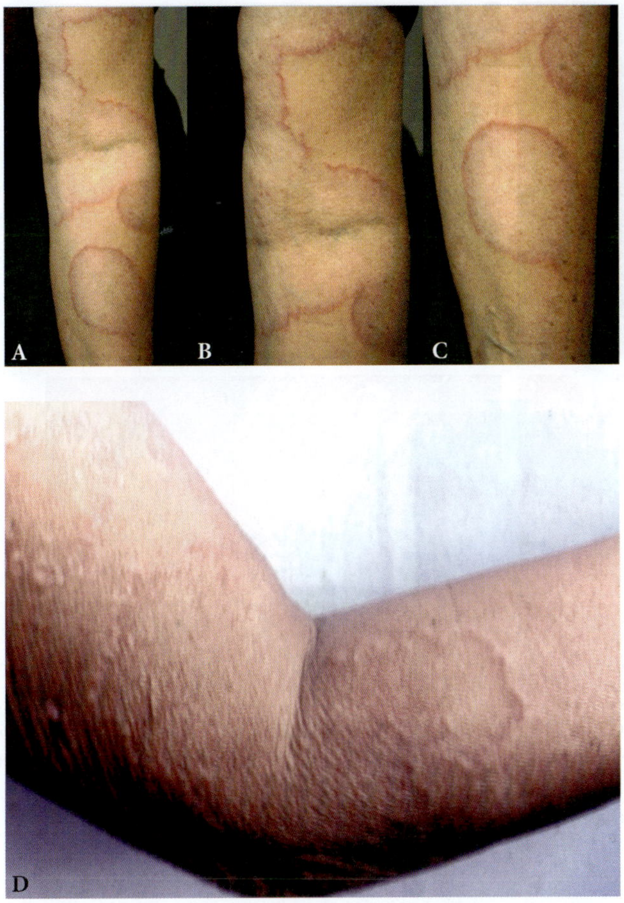

■ **Figura 29.7** (**A**, **B**, **C** e **D**) Granuloma anular generalizado. Observe a coalescência dos anéis em (**A**, **B**, **C** e **D**). Na imagem (**D**), observa-se atrofia deixada na parte interna dos anéis.

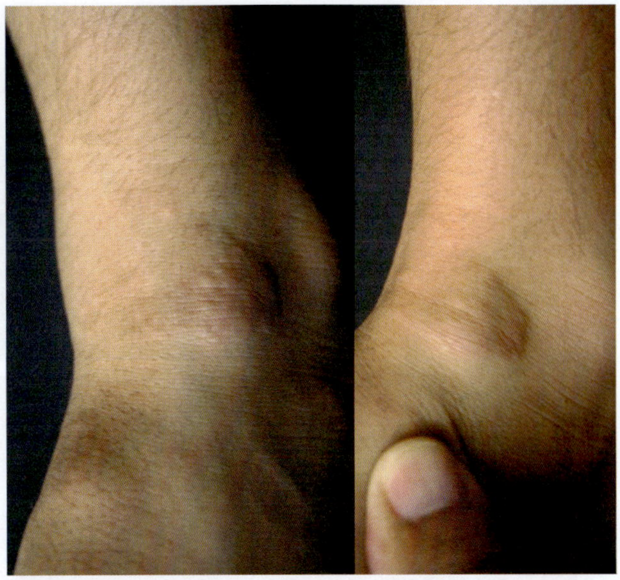

■ **Figura 29.8** Granuloma anular subcutâneo numa das localizações clássicas: tibiotársica.

O granuloma anular perfurante e ulcerado (raro) com poucas lesões (Figura 29.10 A, B, C e D e Figura 29.11 A, B e C), descrito por Calnan em 1954,[27,28] e o papuloso ulcerado e perfurante, também denominado "umbilicado",[27] são caracterizados por centenas de pápulas eritematosas isoladas de 1 a 5 mm de diâmetro, que se agrupam nas áreas expostas, principalmente no dorso das mãos, na superfície de extensão dos antebraços e no dorso dos pés de crianças (Figura 29.12 A, B, C e D). As pápulas evoluem com depressão na parte central, onde se observa uma escamocrosta que, ao ser removida, deixa fluir líquido claro que rapidamente seca. A aparência final é semelhante à de um molusco contagioso, ligeiramente achatado.

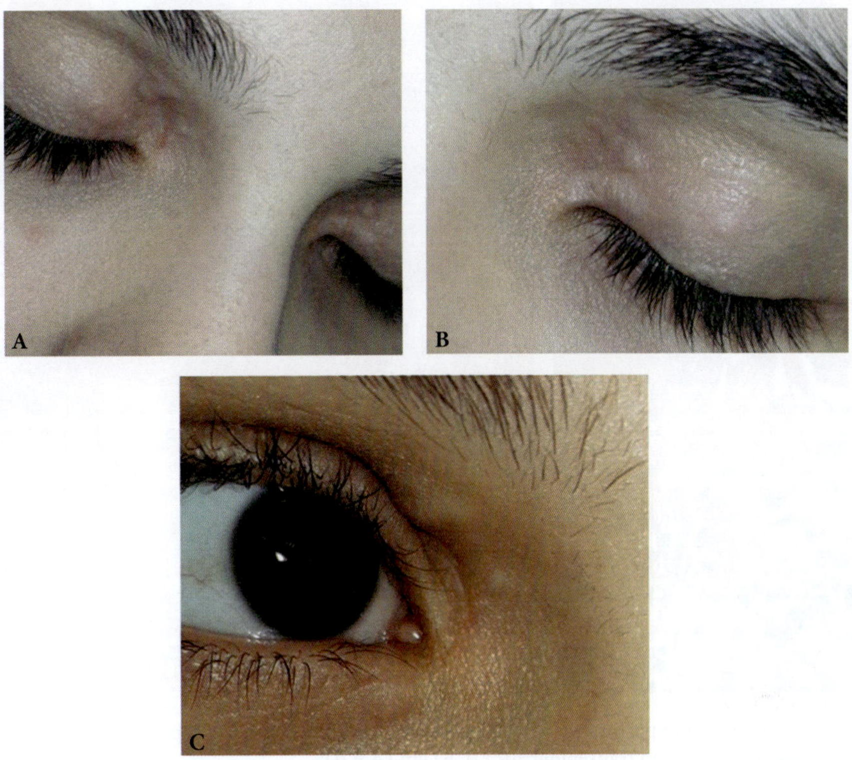

■ **Figura 29.9** (**A**, **B** e **C**) Lesões palpebrais.

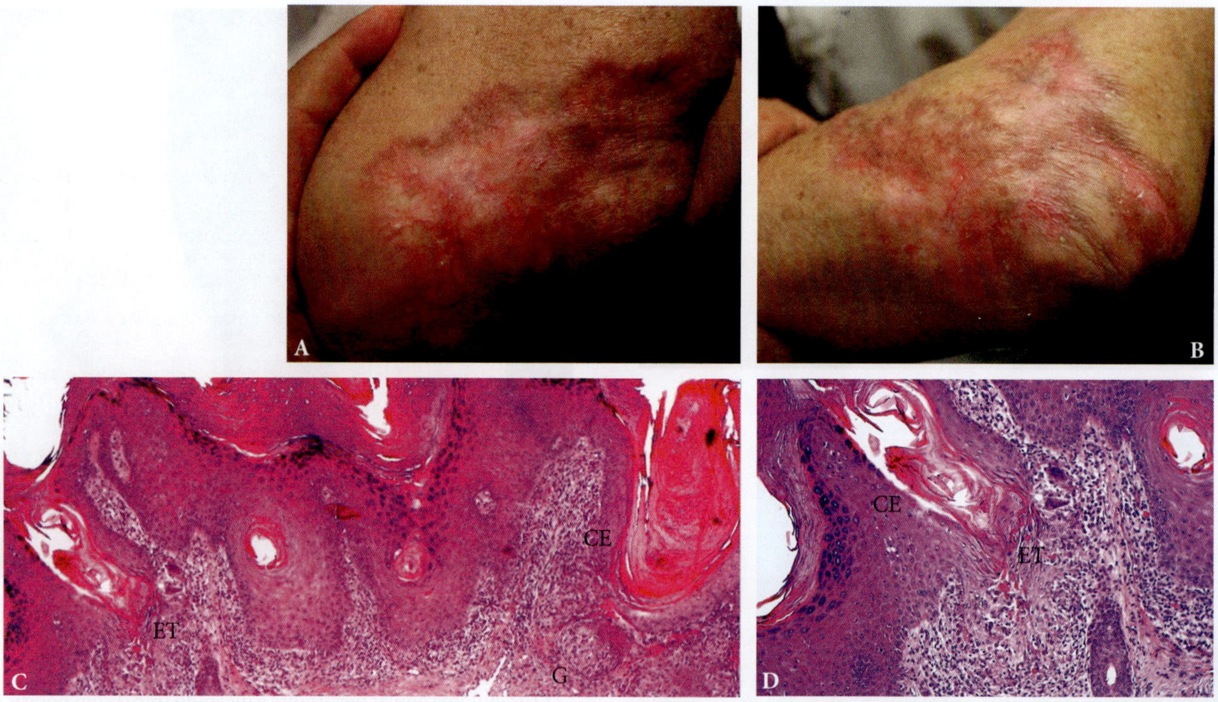

■ **Figura 29.10** (**A**, **B**, **C** e **D**) Em (**A** e **B**), granuloma anular perfurante (Calnan). Lesões atrofocicatriciais no centro e o típico anel papuloso na periferia. Em (**C** e **D**), notam-se os granulomas (G) e o canal (CE) de eliminação transepidérmica (ET). Exame anatomopatológico corado por hematoxilina e eosina (HE).

Fonte: Exames anatomopatológicos cedidos pela Profa. Dra. Maria Letícia Cintra, do Departamento de Anatomia Patológica da Unicamp.

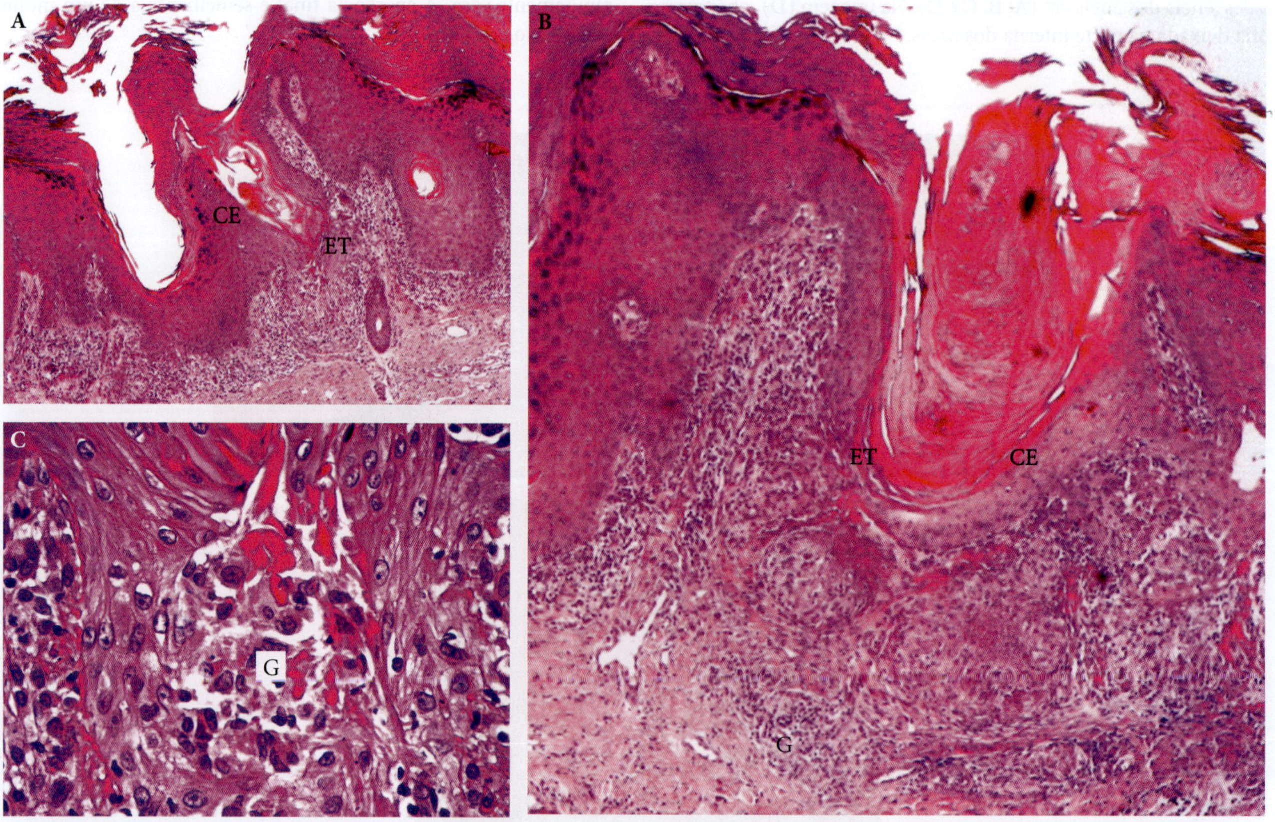

■ **Figura 29.11** (**A**, **B** e **C**) Granuloma anular perfurante: observam-se a nítida eliminação transepidérmica (ET) nas imagens (**A** e **B**); os granulomas (G) em (**B** e **C**); e o canal de eliminação transepidérmica (CE) em (**A** e **B**).

Fonte: Exames anatomopatológicos cedidos pela Profa. Dra. Maria Letícia Cintra, do Departamento de Anatomia Patológica da Unicamp.

Um canal transepidérmico, como nas doenças por eliminação transepidérmica, nem sempre é observado, sendo necessária a realização de cortes seriados para a sua demonstração. A sua ausência gerou a denominação "estática", apropriada de umbilicada. O canal de eliminação transepidérmica, caracterizando a dinâmica perfurante, só é observado nas lesões bem constituídas. Muitas vezes, o exame histológico revela processo granulomatoso com necrobiose central que comprime a epiderme suprajacente, induzindo sua atrofia e seu desaparecimento, bem como consequente exposição na superfície epidérmica do granuloma necrobiótico dérmico (Figura 29.12 D). A presença de um granuloma sarcoídeo justaepidérmico deve ser elemento a considerar na diagnose do granuloma anular perfurante ou umbilicado. Nos adultos acometidos pela forma generalizada, pode ocorrer a coalescência das lesões papulonodulares cujo centro desenvolve umbilicação, por onde se elimina material de colágeno necrobiótico, formando placa anular com áreas de pustulização e ulceração, como descreveu Civatte em 1952.[28] Essa forma parece estar mais relacionada ao diabetes *mellitus*. As lesões ocorrem nos antebraços e pernas. Com a evolução, pode haver sequelas discrômicas e atrofia.

Em 1979, foi descrita pela médica dermatologista Eng uma manifestação do granuloma anular eritematoso,[29] observada em pessoas idosas, formada por pápulas avermelhadas que confluem e discretamente originam anéis hipercrômicos, com evolução centrífuga, deixando o centro hipocrômico (Figura 29.13).

Manifestações clínicas localizadas exclusivamente em áreas expostas à luz solar têm sido referidas como granuloma anular actínico (Figura 29.14), motivo de controvérsia com relação ao granuloma actínico. Lesões nodulares no dorso das mãos e nos dedos são muitas vezes confundidas com nódulos reumatoides tanto clinicamente como histologicamente (Figuras 29.15 A e B e 29.16 A, B e C).

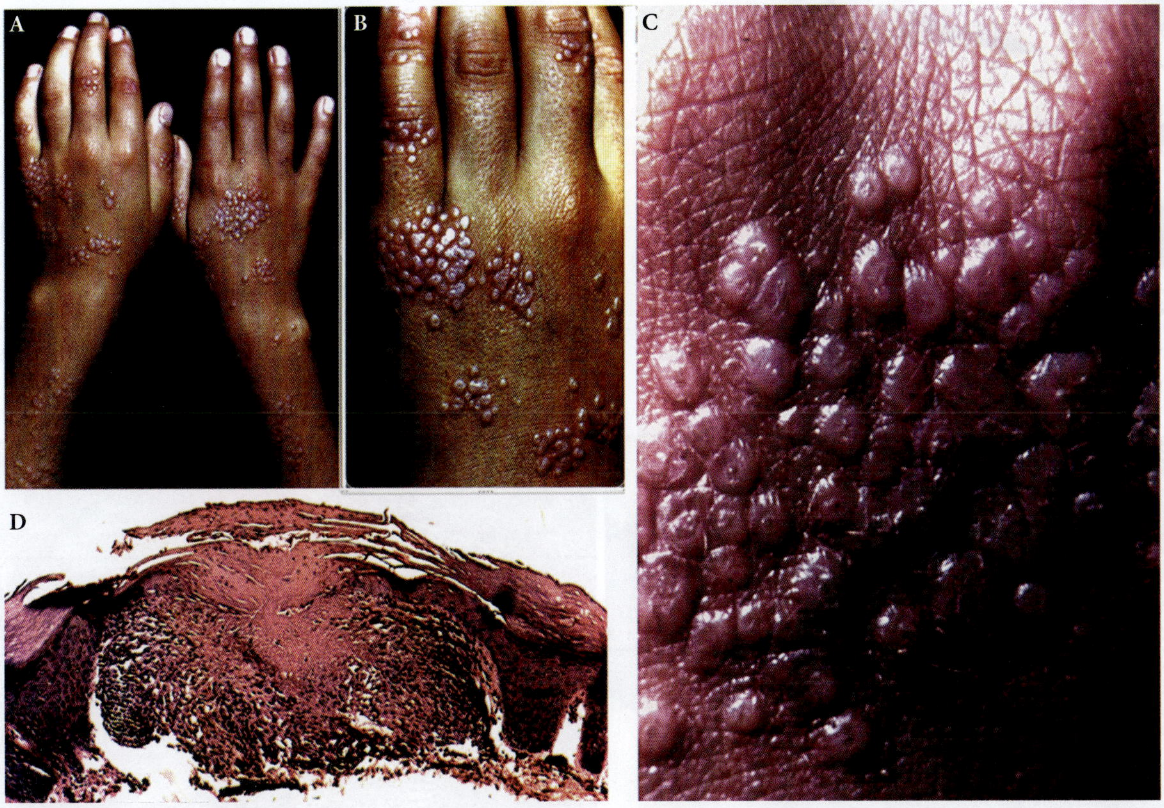

■ **Figura 29.12** (**A**, **B**, **C** e **D**) Granuloma anular umbilicado.

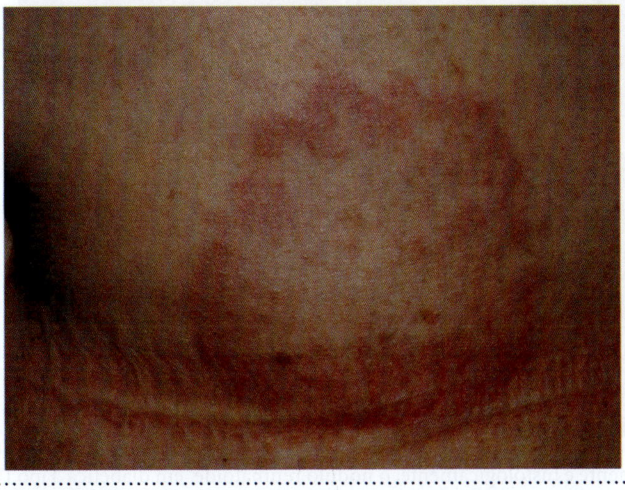

■ **Figura 29.13** Granuloma anular eritematoso de Eng.

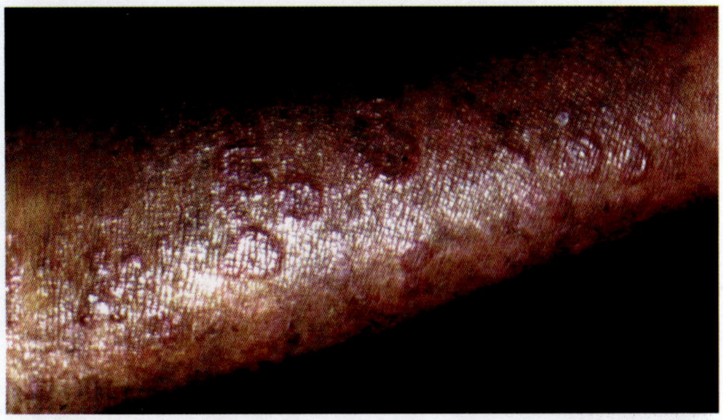

■ **Figura 29.14** Granuloma anular actínico: os anéis se formam de pequenas pápulas. Merece diferenciação com sarcoidose e líquen plano anular actínico.

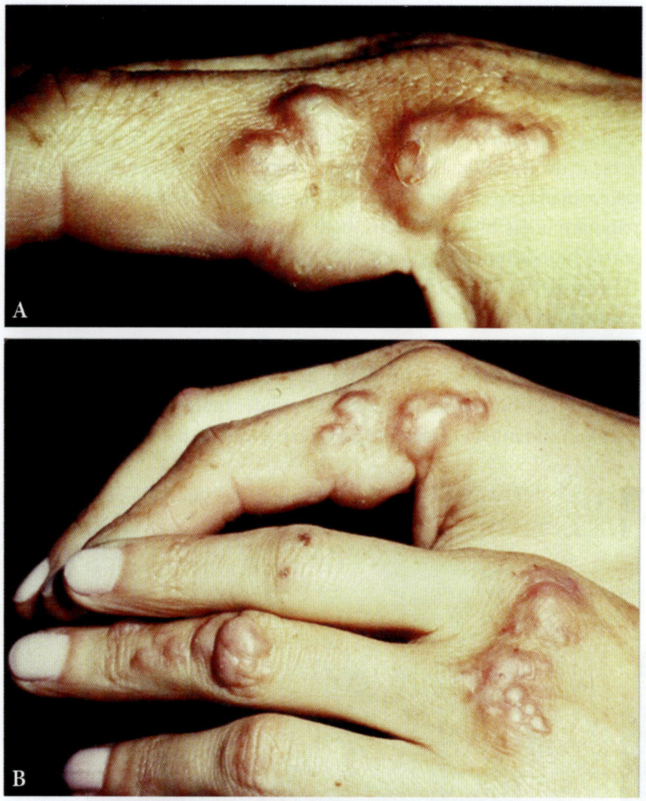

■ **Figura 29.15 (A e B)** Granuloma anular nodular semelhante ao nódulo reumatoide.

A hipótese diagnóstica clínica deve ser confirmada pelo exame anatomopatológico. O ato da biópsia pode induzir a regressão da lesão, por mecanismo desconhecido. A biópsia é o ato cirúrgico que permite obter material para o estudo anatomopatológico; nas lesões nodulares e atípicas, em crianças, pode, eventualmente, ser substituída pelo exame ultrassonográfico, embora menos preciso.

Há uma variante clínica pouco descrita, caracterizada por pápulas discretamente infiltradas e de difícil visualização. A incidência da luz em 45° facilita a sua observação. A denominação adequada para ela é "granuloma anular papuloso" (Figura 29.17 A, B, C e D).

Histopatologia

O substrato anatomopatológico pode ter três padrões principais: intersticial ou incompleto (Figura 29.18 A e B); granulomatoso necrobiótico (Figura 29.5 A, B, C e D); ou granulomatoso sarcoídeo ou tuberculoide (Figura 29.6 A, B, C e D).[30]

Nas formas intersticiais, os histiócitos epitelioides são encontrados entre os feixes de colágeno separados pelo depósito de mucina e linfócitos em torno dos vasos das áreas dérmicas superficial e profunda. A mucina, na coloração por hematoxilina e eosina, expressa-se como material basófilo tênue e fibrilar. A sua natureza hialurônica ácida é confirmada pelo ferro coloidal ou por coloração pelo azul de Alcian num pH 2,5.

Nas lesões desenvolvidas, observa-se uma dermatite granulomatosa com histiócitos epitelioides numa disposição em paliçada em torno de áreas de colágeno necrobiótico (feixes de colágeno finos com pequena capacidade tintorial) e grande quantidade de mucina e fibrina. Restos de neutrófilos podem ser encontrados no centro dessas áreas (Figura 29.5 A, B, C e D).[31]

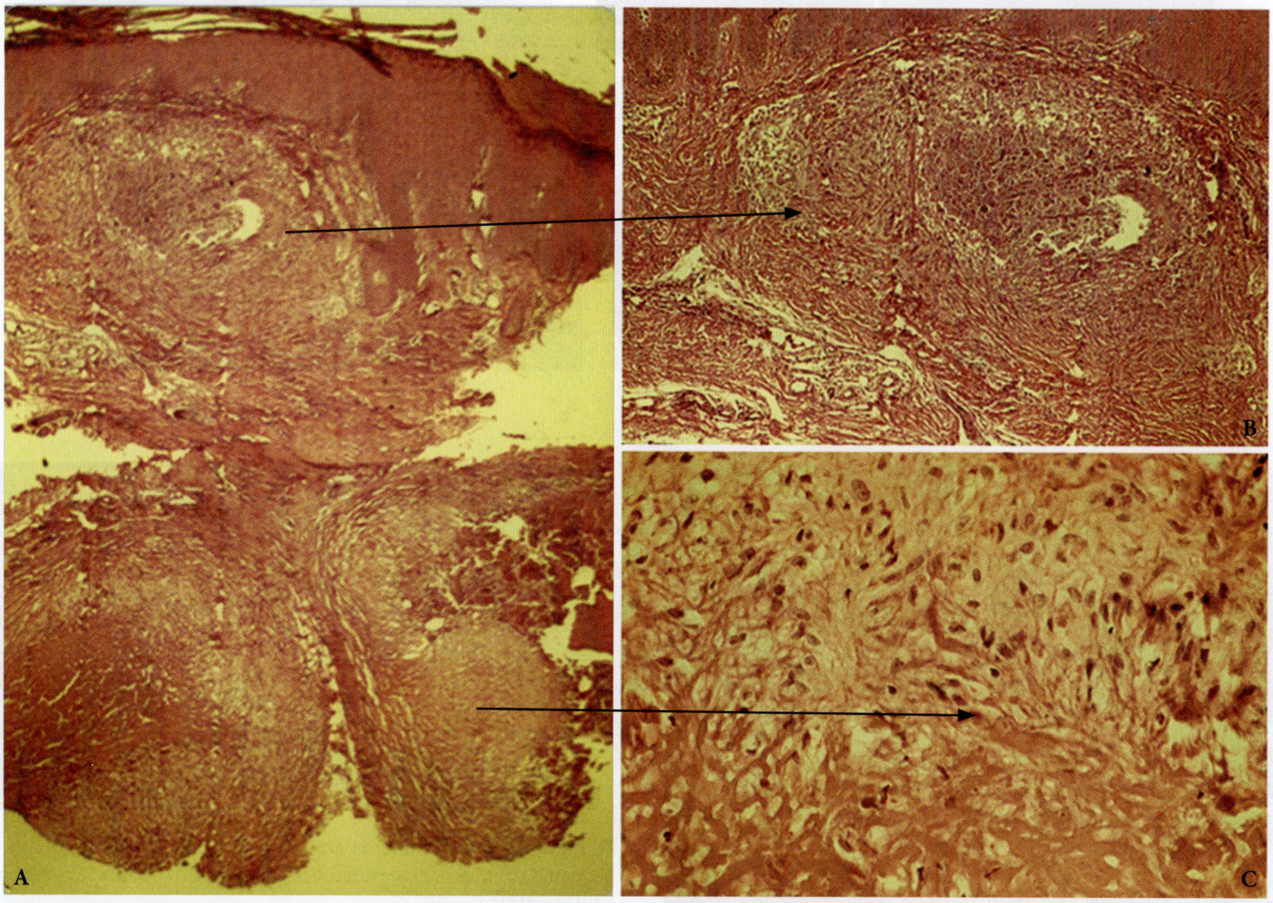

■ **Figura 29.16 (A, B e C)** Granuloma anular nodular simulando, clinicamente e histologicamente, o nódulo reumatoide, em diabética Tipo II. Observe a intensa necrobiose na profundidade. Exame anatomopatológico da lesão cutânea da paciente da Figura 29.15.

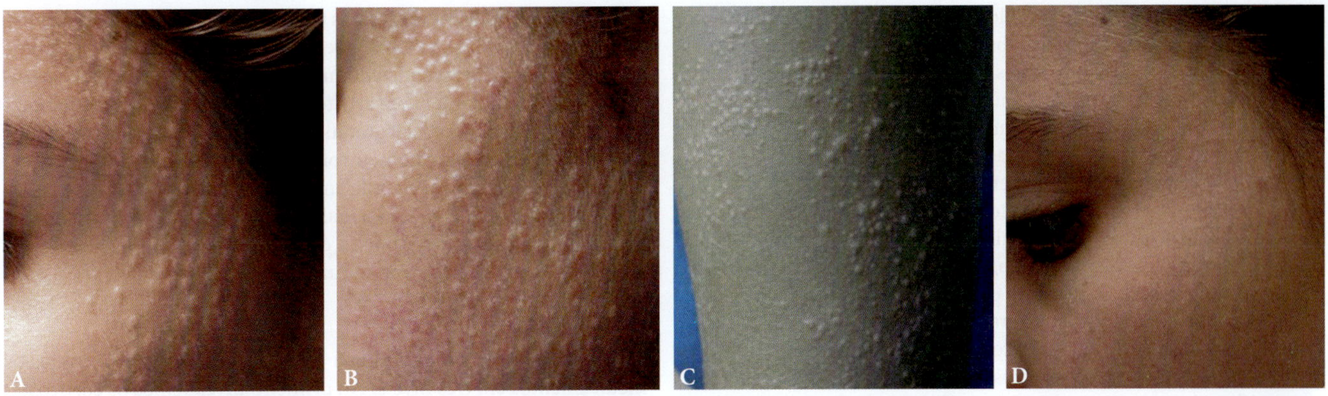

■ **Figura 29.17 (A, B, C e D)** Granuloma anular que tinha áreas papulosas de difícil observação e áreas com umbilicação. Em **(D)**, apresenta-se o resultado do tratamento com iodeto de potássio (cura).

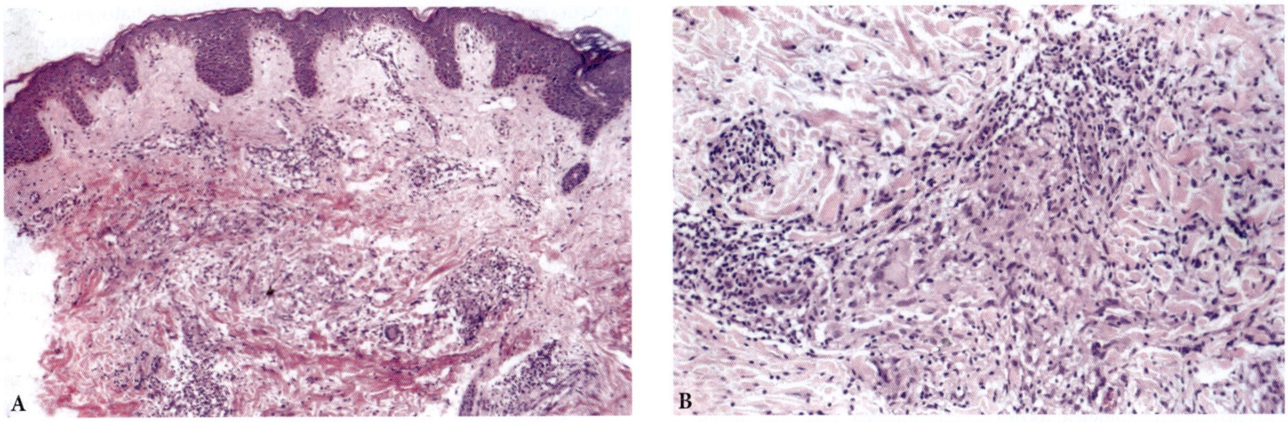

■ **Figura 29.18 (A e B)** O exame histológico (HE) da lesão da paciente da Figura 29.17 revela áreas mistas, intersticiais e granulomatosas **(A)** e granulomatosas **(B)**.

Fonte: Exames anatomopatológicos cedidos pela Profa. Dra. Maria Letícia Cintra, do Departamento de Anatomia Patológica da Unicamp.

Com frequência, observam-se eosinófilos (acima de 60% das biopsias), mas com maior frequência nas manifestações do tipo profundo.[30] Plasmócitos são raros no granuloma anular e podem favorecer a diagnose de necrobiose lipoídica. O colágeno entre os granulomas e na sua periferia é relativamente normal, sem fibrose. As fibras elásticas podem estar normais, diminuídas, fagocitadas por macrófagos ou desaparecer nas áreas acometidas.[19,23,25] Isso tem levado autores a descrever doenças diferentes quando a elastólise está presente em quantidades variadas (granuloma anular elastolítico *versus* granuloma anular de células gigantes elastolítico) (Figura 29.18 A e B).

A terceira variante está caracterizada por processo inflamatório francamente sarcoídeo, com muitas células epitelioides, células de Langhans, células de corpo estranho e discreta quantidade de linfócitos. O padrão tuberculoide também pode ser observado. O infiltrado inflamatório intersticial tende a ser mais pronunciado na derme superficial e focal. A presença da mucina e eosinófilos ajuda na diferenciação da sarcoidose.[32]

No GA subcutâneo e mesmo em algumas lesões da derme profunda, o centro dos granulomas está constituído por colágeno degenerado homogêneo intensamente eosinófilo (Figura 29.3 A, B e C). Necrose de pequenos vasos envoltos por poeira nuclear no centro das paliçadas pode ser demonstrada, juntamente com fibrina. Esta é bem evidenciada pela hematoxilina fosfotúngstica e por imunofluorescência direta.[33]

No interior dos gigantócitos, são observadas fibras elastóticas. A elastofagocitose é mais proeminente no granuloma actínico, assim como é pequena ou nula a quantidade de mucina nessa entidade. Aliás, não há unanimidade na existência do granuloma actínico como entidade (Figura 29.19).

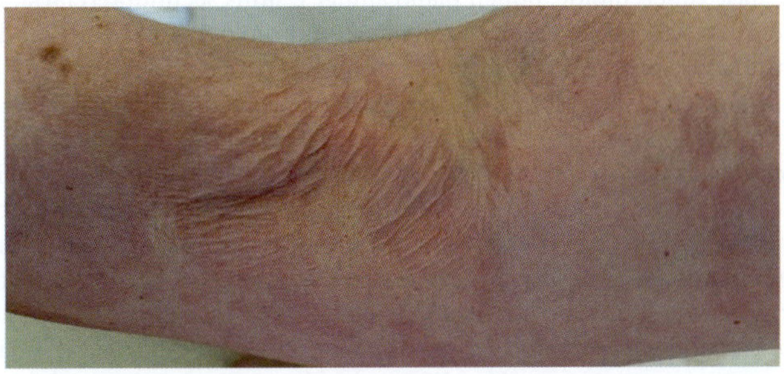

■ **Figura 29.19** Elastólise exuberante na evolução de um granuloma anular de células gigantes. Semelhante ao descrito na elastólise da derme média. A evolução dessa doença será mostrada adiante.

A epiderme de modo geral não é afetada, mas pode estar perfurada, com bordas hiperplásicas reativas por onde o material necrobiótico é eliminado.[27] Essa eliminação pode ser percebida em cortes seriados e por vezes isso ocorre através do folículo piloso. A epiderme é atrófica e mesmo ulcerada, quando se expressa como pápulas umbilicadas, decorrentes da compressão do granuloma sarcoídeo subjacente. Nessa situação, é importante diferenciá-lo do líquen nítido. Neste, é evidente o engolfamento do granuloma pela hiperplasia epidérmica, sem perfuração, mas que também pode ocorrer nessa entidade.[34]

Reações à droga podem apresentar um quadro granulomatoso intersticial com padrão histológico de uma dermatite granulomatosa intersticial. Há um grupo de manifestações intersticiais na derme em que são incluídos o granuloma anular intersticial e a dermatite intersticial granulomatosa com artrite.[35,36]

A dermatite intersticial granulomatosa com artrite tinha, como dois sinais característicos, lesões cordonais no tronco ou nas porções proximais dos membros superiores e artrite. No entanto, foram descritos casos com grandes placas anulares nas dobras, sem os cordões e inclusive sem artrite,[37] sendo então também chamada "dermatite granulomatosa intersticial em placas".[38]

A dermatite granulomatosa intersticial por drogas foi descrita com placas anulares nas dobras, cuja histologia lembrava as fases iniciais do granuloma anular padrão intersticial difuso, caracterizado por ausência de necrobiose completa do colágeno, dermatite de interface e atipia linfoide em grau variado. Esse quadro pode ser diferenciado da dermatite granulomatosa intersticial do tipo granuloma anular, sem a atipia linfoide e sem a dermatite de interface, considerando-se: 1) intenso e denso processo inflamatório nos dois terços inferiores da derme; 2) eosinófilos e neutrófilos de permeio aos histiócitos; 3) discretos focos de colágeno espesso degenerado envolto por grande quantidade de neutrófilos, eosinófilos e restos nucleares basófilos de permeio lembrando um minigranuloma de Churg-Strauss, ou em forma de "chamas" (*flames figures*), dependendo do predomínio de neutrófilos ou eosinófilos, envoltos por histiócitos; e 4) mucina ausente ou em quantidade muito discreta.

Histologicamente, apresenta o padrão das lesões iniciais intersticiais do granuloma anular, mas sem necrobiose completa do colágeno, com dermatite da interface e variável atipia linfocitária e sem vasculite. Há neutrófilos e eosinófilos entre o infiltrado.[37]

Magro e colaboradores[39] descreveram um quadro clínico desencadeado por drogas, caracterizado por placas anulares acometendo as dobras axilares e inguinais, com quadro histológico muito semelhante ao da dermatite granulomatosa intersticial com placas.

Diagnóstico diferencial

Grande número de dermatoses é caracterizado histologicamente por infiltrados granulomatosos não infecciosos que merecem cuidadosa avaliação clinicopatológica. As doenças granulomatosas não infecciosas não estão totalmente esclarecidas. Os dermatologistas e os patologistas têm enormes dificuldades em classificá-las e diagnosticá-las.

O granuloma anular localizado não oferece dificuldades clínicas para o diagnóstico, embora possa ser confundido com sarcoidose, hanseníase tuberculoide, líquen plano anular e sífilis secundoterciária. A pesquisa da sensibilidade e o exame anatomopatológico serão de grande utilidade, assim como as reações sorológicas para sífilis.

A diferenciação com a *Tinea corporis* com base na forma anular não procede, pois na micose superficial a lesão elementar que forma o anel é vesícula. Na *Tinea corporis* de longa duração e sob ação de corticosteroides sistêmicos, a borda da lesão pode ser papuloedematosa, mas na parte interna da lesão nota-se descamação. Os eritemas figurados e o lúpus eritematoso subagudo (LESA) devem ser lembrados, mas é importante frisar que as lesões são inflamatórias e dinâmicas, com um componente descamativo deixado a montante da pápula eritematoinfiltrada edematosa que cresce a jusante. No LESA, as bordas circinadas são recobertas por escamocrostas. As duas doenças citadas, no entanto, merecem ser diferenciadas da forma arciforme e eritematosa do granuloma anular.

As lesões das mãos, dos cotovelos e do dorso dos pés podem simular o eritema elevado e persistente (*erythema elevatum et diutinum*) e os nódulos reumatoides. O granuloma anular elastolítico de células gigantes, o granuloma actínico de O'Brien e o granuloma multiforme[40,41] são muitas vezes indistinguíveis do granuloma anular das áreas expostas, recebendo também a denominação "granuloma anular actínico" (Figura 29.14). Também merecem consideração o granuloma disciforme de Miescher (*granulomatosis disciformis chronica et progressiva*) (ver adiante) e a necrobiose lipoídica. Com exceção da posição nosológica da necrobiose lipoídica, as demais dermatoses citadas são extremamente controvertidas. Mehregan e Altman consideraram haver um espectro de manifestações anulares figuradas com histopatológico granulomatoso não infeccioso, citando granuloma actínico, granuloma multiforme, necrobiose lipoídica da face e do couro cabeludo (Dowling e Wilson Jones; Wilson Jones), granuloma da face (de Miescher) (ver adiante, sob o título "Doenças granulomatosas não infecciosas com posição nosológica incerta e com existência controvertida").[42-44]

Algumas entidades mais raras têm sido citadas como semelhantes ao granuloma anular, ora clinicamente ora histologicamente: síndrome de Blau (doença autossômica dominante com superposição de sarcoidose e granuloma anular com artrite, irite e lesões cutâneas granulomatosas), dermatite intersticial granulomatosa, reação a droga intersticial granulomatosa, dermatite neutrofílica em paliçada granulomatosa, *nodulosis reumatoide* acelerada induzida por metotrexato (MTX).[45] Esta última entidade já foi assinalada com etarnecepte, infliximabe e azatioprina, merecendo, pois, a denominação *nodulosis reumatoide* acelerada medicamentosa ou induzida por medicamento.[46-48]

Tratamento

No tratamento do granuloma anular, devem ser considerados os medicamentos em três níveis. No primeiro nível, temos os corticosteroides tópicos ou intralesionais, geralmente para formas clínicas localizadas. No segundo nível para lesões mais disseminadas e recalcitrantes, há uma série de medicamentos cujo uso muitas vezes tem respostas incertas e mesmo no sentido contrário ao efeito etiopatogênico.

As infiltrações intralesionais com triancinolona, curativos oclusivos com clobetasol e a criocauterização com neve carbônica ou nitrogênio líquido são tratamentos indicados. Alguns pacientes são curados logo após a realização da biópsia, sem qualquer terapêutica.

O tacrolimus e pimecrolimus foram citados como eficazes,[49-51] assim como o imiquimod.[52,53]

No terceiro nível doses baixas de clorambucil (2 mg, 3 vezes ao dia, por via oral) ou outros alquilantes podem ser usados, apontando-se excelentes resultados, sobretudo no granuloma anular disseminado. Essa medicação foi sugerida ao admitir-se um mecanismo de hipersensibilidade no granuloma anular.

O granuloma anular generalizado ou disseminado, sendo mais resistente e imprevisível, tem sido tratado com uma vasta quantidade de medicamentos: iodeto de potássio Figura 29.17 D,[54] dapsona,[55] ácido aminolevulínico (terapia fotodinâmica),[56] antimaláricos (Figuras 29.20-1 A, B, C, D, E; 29.20-2 e 29.20-3),[57] pentoxifilina,[58] ciclosporina,[59] nicotinamida,[60] ácido fumárico[61] e TNF-α.[62] Curiosamente, há comunicados de bom e mau resultado com o uso do receptor de necrose tumoral no tratamento do granuloma anular;[63,64] isotretinoína;[65] fototerapia com UVA1 induziu bons resultados em apenas 50% dos pacientes e tão logo foi suspensa houve recidiva das lesões;[66] crioterapia.[67] A paciente da Figura 29.20-1 A, B e C teve boa resposta com o uso de hidroxicloroquina (Figura 29.20-1 D e E e Figura 29.20-2). No entanto, houve o aparecimento de novas lesões no dorso, refratárias ao antimalárico (Figura 29.20-3). Há muitos relatos de casos isolados sobre a eficácia de antimicrobianos. O importante é discutir a variabilidade dos resultados positivos e negativos obtidos com o mesmo medicamento. "Havendo múltiplos medicamentos para uma doença, deve-se salientar que provavelmente não constituem uma unanimidade". Para a sífilis, por exemplo, basta um: penicilina. Antes da descoberta do *Treponema pallidum*, o desconhecimento da origem da doença demandava inúmeras tentativas terapêuticas. Já com relação ao granuloma anular, como citado anteriormente, há inúmeros tratamentos.

No entanto, estudos retrospectivos mais abrangentes colocam em dúvida ou abalam a sua eficácia. Casos isolados com bons resultados tratados com doxiciclina, amoxicilina clavulanato e rifampicina não resistiram a um estudo retrospectivo mais amplo. Com relação ao ROM (600 mg de rifampicina, 100 mg de minociclina e 400 mg de ofloxacina), a resposta terapêutica foi muito baixa numa grande série de pacientes com granuloma anular.

Com relação ao uso de 100 mg/dia de dapsona, em pacientes com granuloma anular disseminado, houve uma resposta positiva em 50%, mas com uma recidiva em igual percentual. No uso desse fármaco, deve-se ter em mente os seus efeitos colaterais hepáticos e hematológicos.[67a]

O uso sistêmico e tópico dos inibidores da JAK-STAT (tofacitinibe) é assinalado com resultados promissores, mas em poucos casos.[67b] Na Figura 29.20-2 A, observa-se a cura das lesões após 9 meses de uso da hidroxicloroquina. No entanto, observa-se na Figura 29.20-3 A e B o aparecimento de novas lesões no dorso, mesmo em uso desse medicamento.

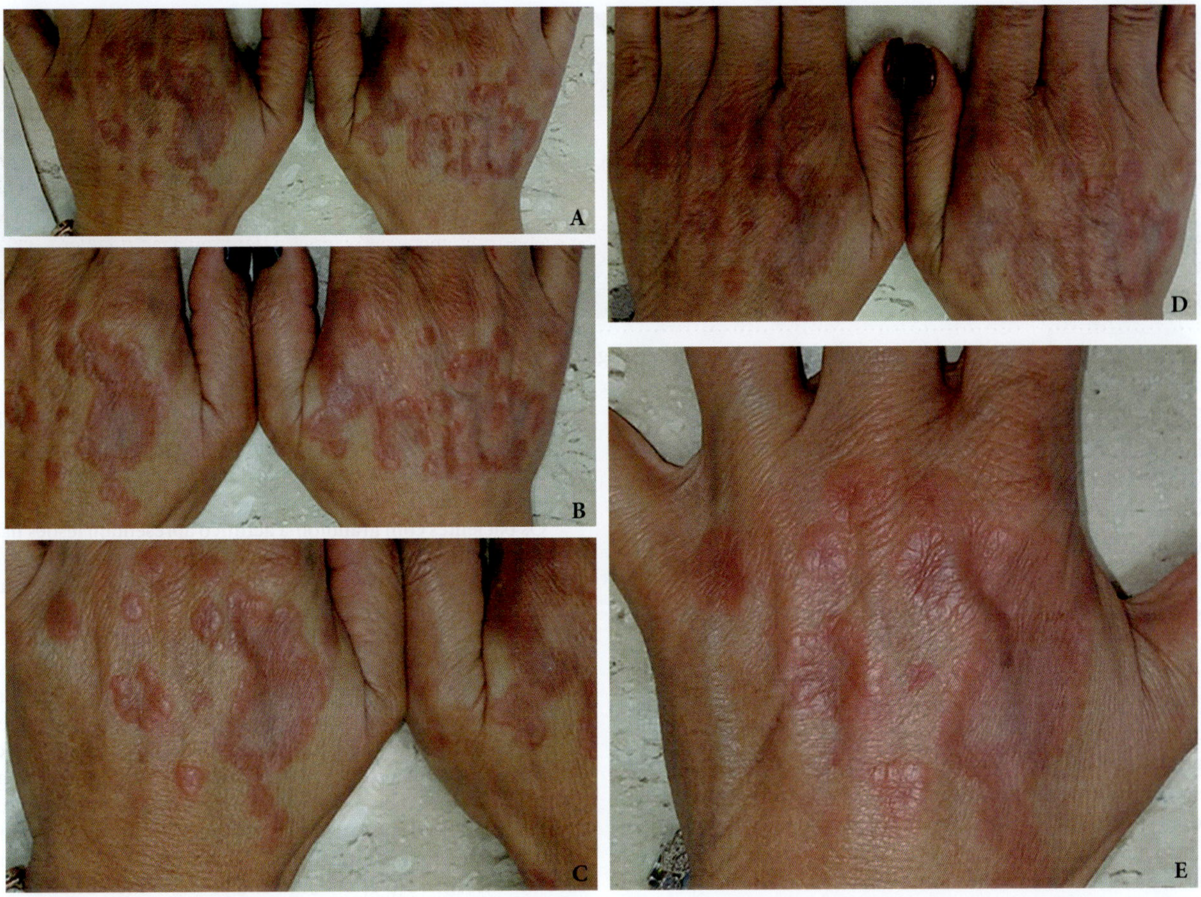

■ **Figura 29.20-1 (A, B, C, D e E)** Boa resposta ao tratamento do granuloma anular (**A, B** e **C**), obtida em 2 semanas com hidroxicloroquina 400 mg/dia (**D** e **E**).

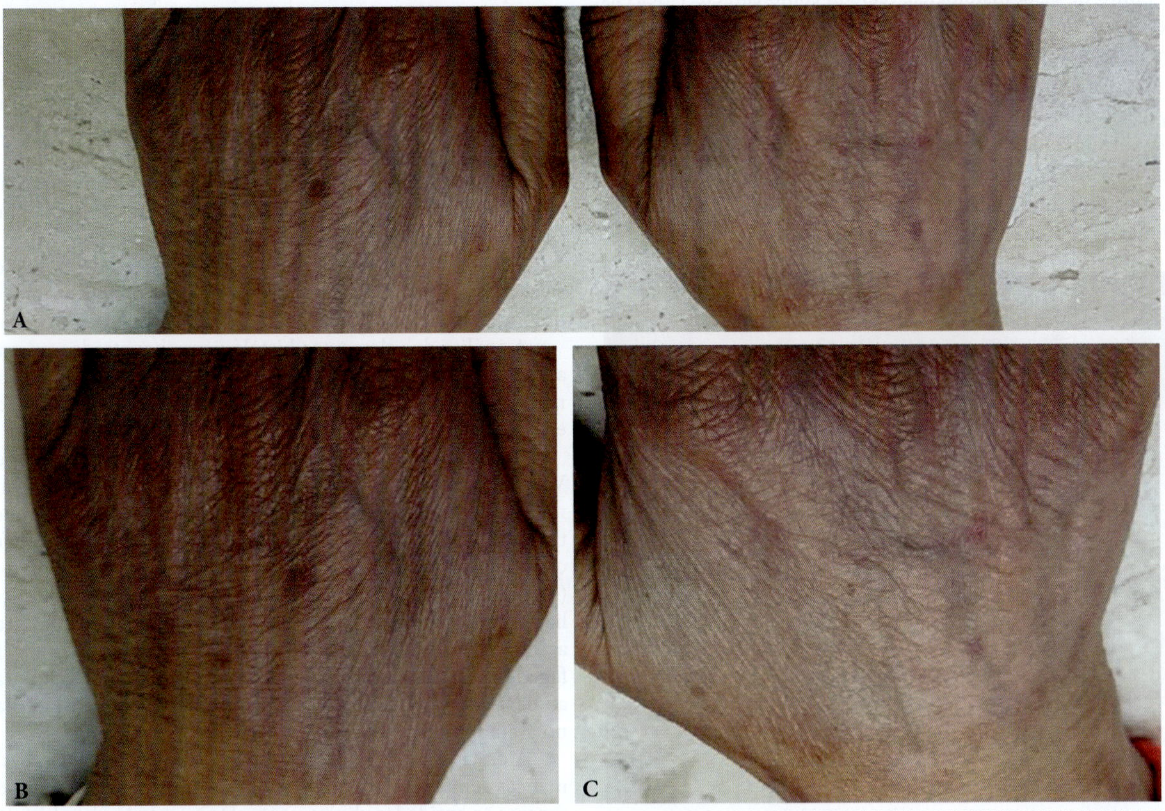

■ **Figura 29.20-2 (A, B** e **C)** Após 9 meses de hidroxicloroquina, as lesões das mãos (**A, B** e **C**) desapareceram; no entanto, surgiram lesões no tronco (Figura 29.20-3).

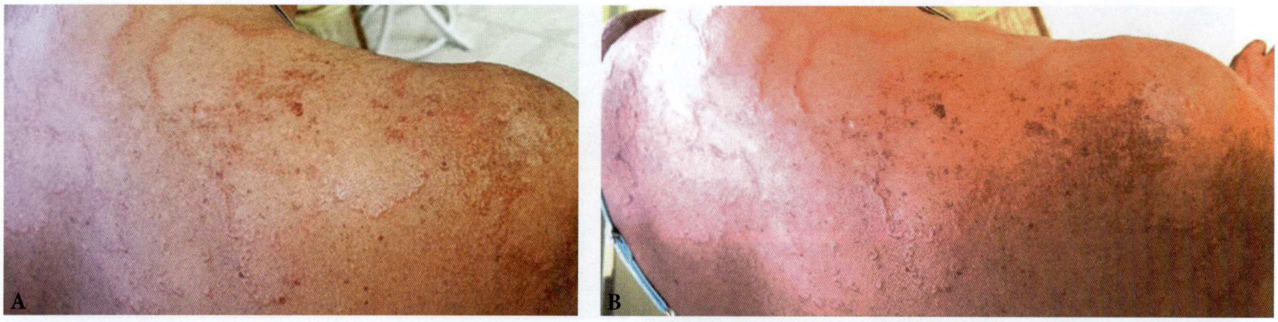

■ **Figura 29.20-3 (A** e **B)** Com a suspensão da hidroxicloroquina, surgiram novas lesões no tronco não responsivas a essa medicação.

■ DOENÇAS GRANULOMATOSAS NÃO INFECCIOSAS COM POSIÇÃO NOSOLÓGICA INCERTA E COM EXISTÊNCIA CONTROVERTIDA

Granuloma actínico, granuloma anular elastolítico de células gigantes e granuloma multiforme

O granuloma actínico foi descrito como uma entidade em abril de 1975, pelo patologista australiano John P. O'Brien (Figura 29.21).[68] Suas primeiras descrições clínicas foram de Georgouras (1964) e de Allen (1966);[69,70] contudo, o destaque do trabalho de O'Brien rendeu-lhe o epônimo. Caracteriza-se por lesões assintomáticas semelhantes às do granuloma anular e acomete as áreas expostas à luz solar ou lesadas pelo calor, preferencialmente pescoço, face, braços e região superiores do tronco. As pápulas são isoladas ou agrupadas, com a cor da pele normal, ou eritematosas e evoluem para lesões anulares em placas, de bordas bem definidas. A lesão cresce centrifugamente de modo lento, com tendência a se normalizar no centro ou apresentar discreta atrofia. O'Brien estudou 19 casos considerados típicos, separados de 41 pacientes com lesões anulares de origem desconhecida. Do ponto de vista histológico, realçou como características as alterações encontradas na pele elastótica fora do anel, reação inflamatória com células gigantes do tipo corpo estranho fagocitando fibras elastóticas na área da borda anular e, na parte central, o colágeno com disposição horizontal, compacto e com propriedades tintoriais dentro da normalidade. Em estudo posterior, O'Brien relatou variações no quadro histológico: predomínio de células gigantes, alterações necrobióticas (vascular), histiocítica e granulomatosa sarcoídea ou tuberculoide. A gênese estaria relacionada à elastólise.[71]

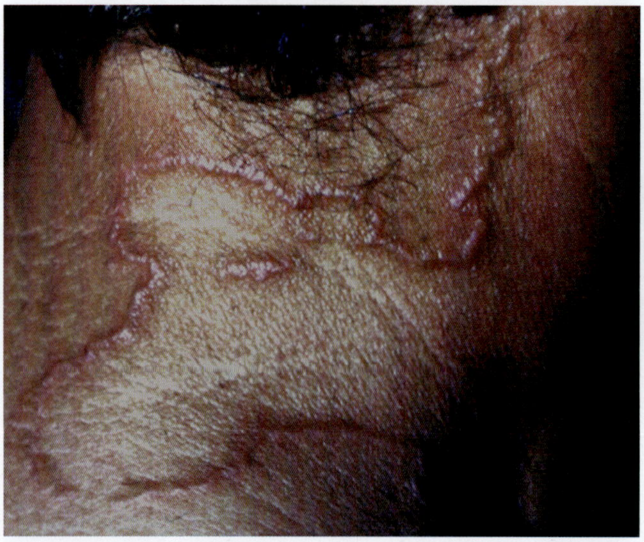

■ **Figura 29.21** Granuloma actiníco de O'Brien (região cervical lateroposterior).

Ragaz e Ackerman argumentaram que as alterações histológicas do granuloma actínico podem ser observadas no granuloma anular acometendo a pele exposta cronicamente ao sol (granuloma anular da pele elastótica).[72]

Os pacientes com granuloma actínico apresentam lesões nas áreas expostas ou lesadas pelo calor, sendo rara a existência de lesões típicas de granuloma anular nas áreas cobertas, mas lesões do granuloma actínico podem ocorrer em áreas cobertas.

Hanke e colaboradores (1979) descreveram o granuloma anular elastolítico de células gigantes, cujas lesões clínicas anulares são semelhantes às descritas por O'Brien, acometendo áreas expostas à luz, mas também áreas cobertas, não expostas à luz solar.[73] Como relatado anteriormente, Mehregan e Altman consideram haver um espectro de manifestações anulares figuradas com histopatológico granulomatoso não infeccioso, citando o granuloma actínico, granuloma multiforme, e alguns autores relacionaram à necrobiose lipoídica da face e do couro cabeludo (Dowling-Wilson Jones; Wilson Jones)[42,43] o granuloma da face de Miescher. No granuloma anular elastolítico de células gigantes, as lesões acometem preferencialmente a face (frontal e malar), o pescoço (Figura 29.22), mas também áreas cobertas (Figura 29.23).

Dentro desse tema controvertido, apresentamos duas pacientes com quadro exuberante: uma com lesões predominantes na face e nas áreas cobertas (Figuras 29.22 e 29.24 a 29.30); e outra com lesões somente em áreas cobertas (Figuras 29.31 a 29.37). A evolução foi muito diferente. Na paciente cujas lesões predominaram na face, houve até certo "rejuvenescimento", com excelente resposta ao tratamento com betametasona, iniciando com 2 mg e lentamente desmamando com a melhora clínica. Na outra paciente, houve um comportamento semelhante ao que ocorre na elastólise da derme média, com discreta resposta à betametasona. O referido "rejuvenescimento" poderia ser decorrente da neoformação de colágeno.

As descrições histológicas são repetitivas em todos os relatos, inclusive sendo assinaladas as características do granuloma actínico e do granuloma anular elastolítico de células gigantes no mesmo preparado.[72-75]

A análise dos elementos histológicos encontrados no granuloma actínico e no granuloma anular, desenvolvida quantitativamente e submetida à análise estatística, permitiria sustentar a hipótese de serem entidades separadas.[76]

Nos cortes histológicos preparados com hematoxilina e eosina, Verhoeff van Gieson e Alcian Blue (pH 2,5), foram usados como parâmetros as células gigantes multinucleadas (presentes em grande quantidade no granuloma actínico), a mucina (ausente ou em pequeníssima quantidade no granuloma actínico), padrão do granuloma e paliçada (granuloma sarcoídeo e sem paliçada no granuloma actínico), localização do granuloma (superficial, na zona elastótica no granuloma actínico, sendo superficial e profunda no granuloma anular), elastofagocitose (presente no granuloma actínico e ausente no granuloma anular) e desaparecimento das fibras elásticas na parte interna do anel no granuloma actínico.

A descrição clínica do granuloma actínico relata: "lesões assintomáticas semelhantes às do granuloma anular", sendo, pois, difícil de separar as entidades clinicamente. Do ponto de vista histológico, os diferentes aspectos e as superposições das alterações analisadas avivam as discussões.[65-72]

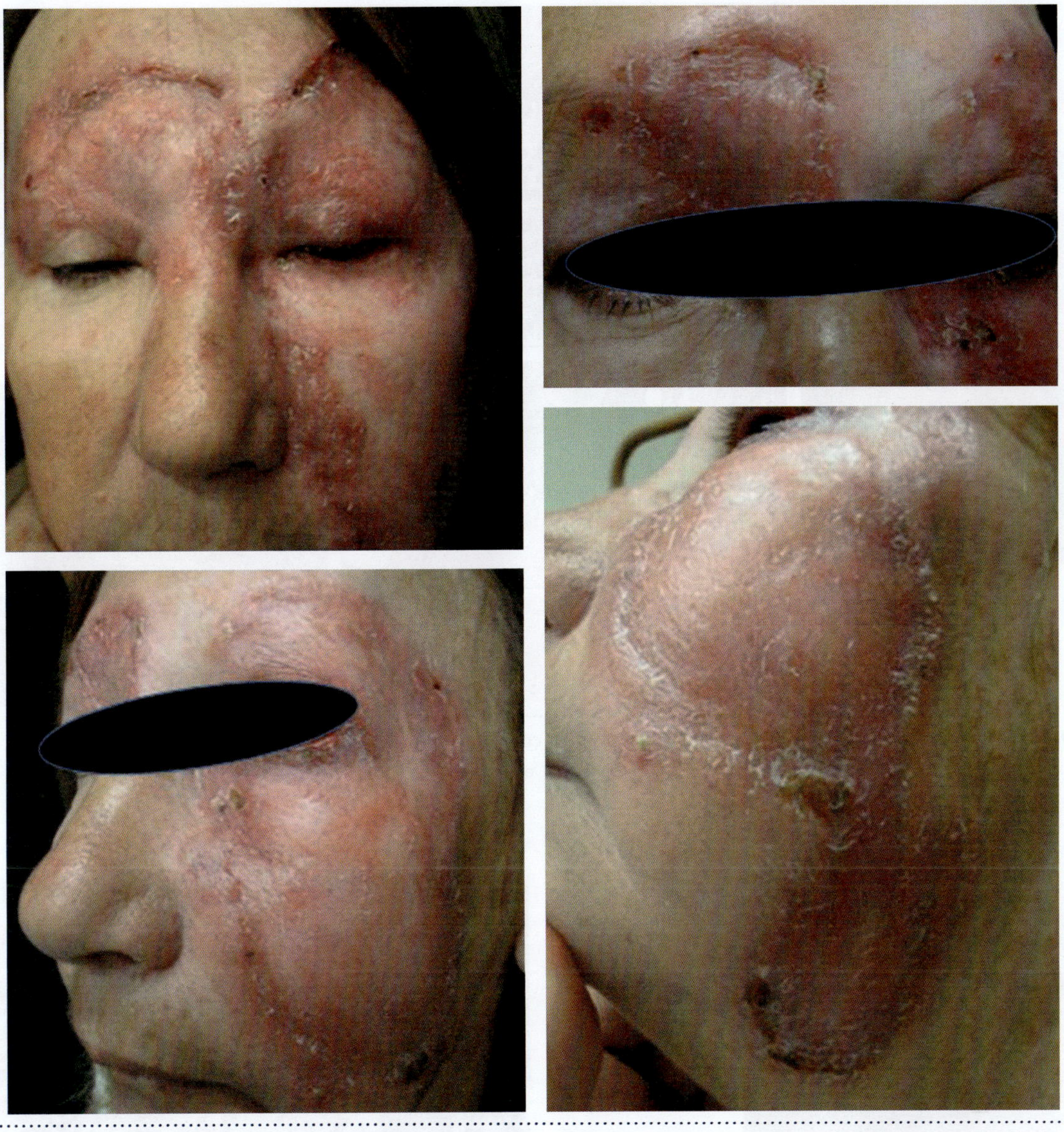

■ **Figura 29.22** Manifestação de granuloma anular elastolítico de células gigantes. Mulher com 59 anos de idade, tendo a doença iniciado aos 56 anos. Foram realizadas biopsias em três locais, como assinalado nas Figuras 29.24 a 29.30.

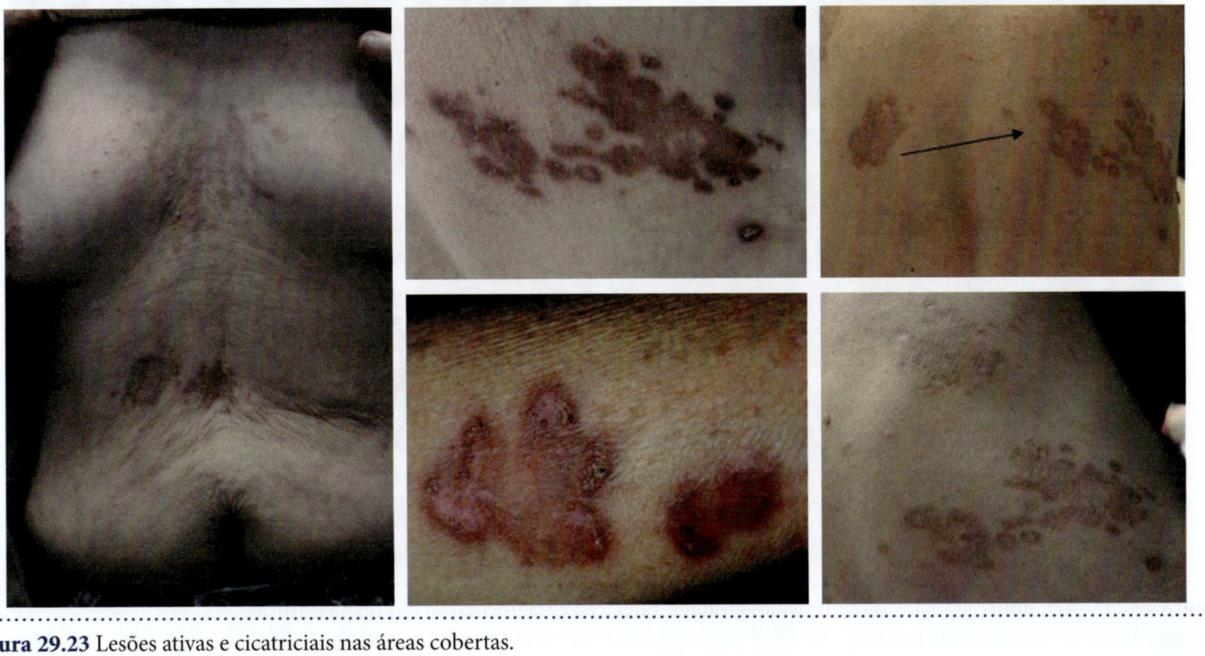

■ **Figura 29.23** Lesões ativas e cicatriciais nas áreas cobertas.

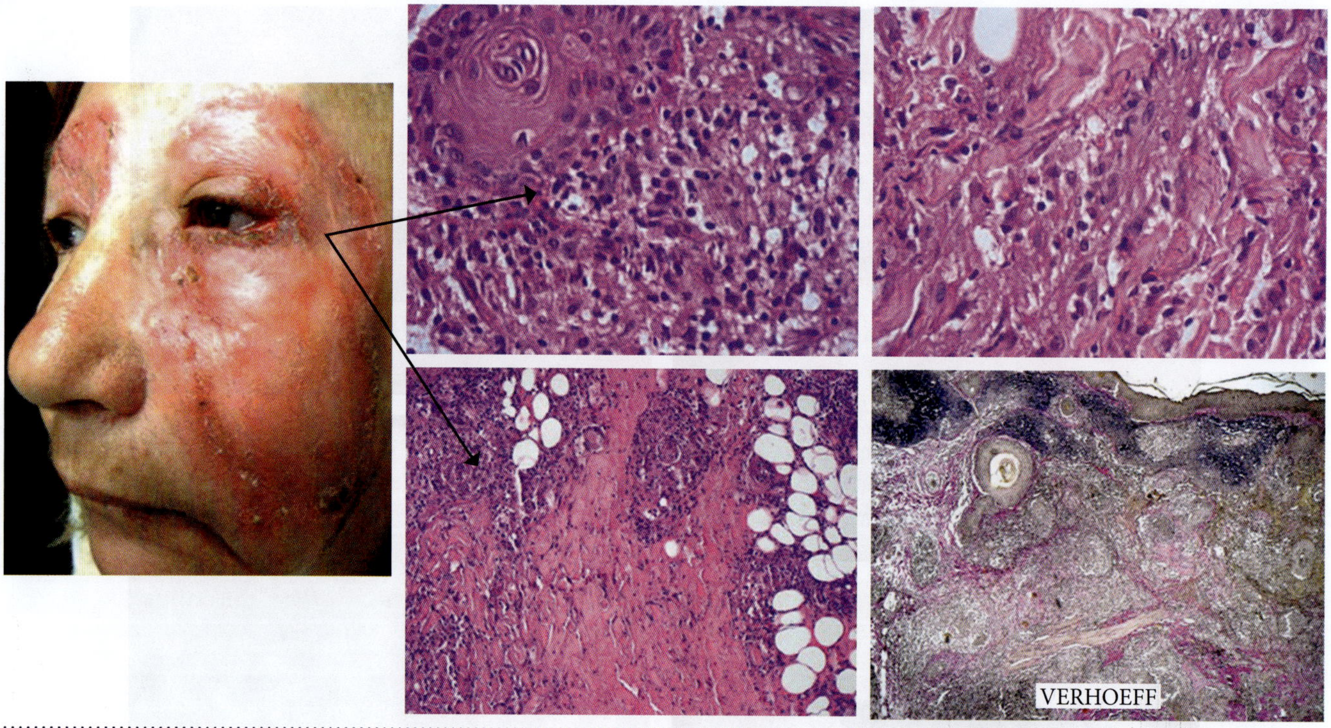

■ **Figura 29.24** Biópsia na região malar com preparados histológicos corados por hematoxilina e eosina e Verhoeff.

Fonte: Exames anatomopatológicos cedidos pela Profa. Dra. Maria Letícia Cintra, do Departamento de Anatomia Patológica da Unicamp.

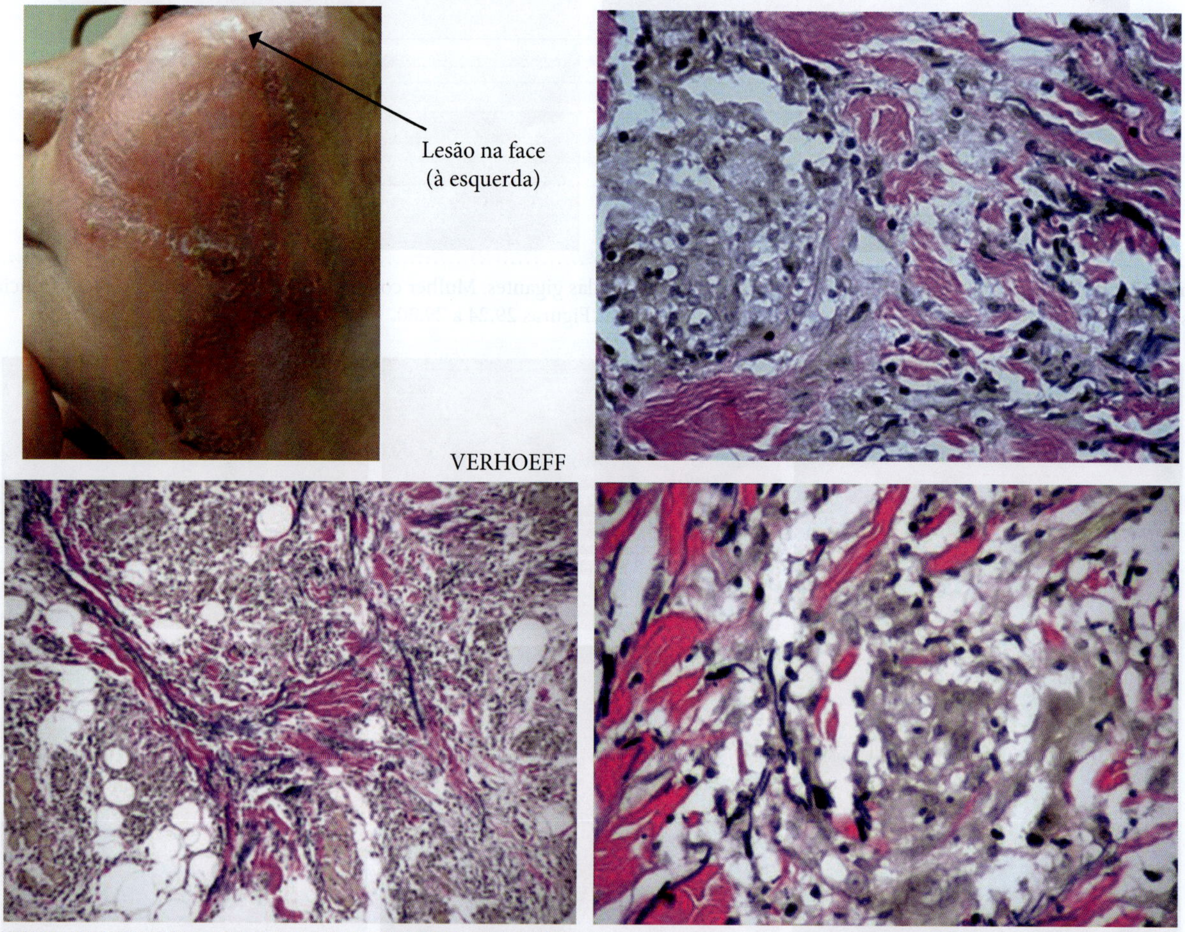

■ **Figura 29.25** Observam-se granulomas com células gigantes, rarefação e fragmentação das fibras elásticas.

Fonte: Exames anatomopatológicos cedidos pela Profa. Dra. Maria Letícia Cintra, do Departamento de Anatomia Patológica da Unicamp.

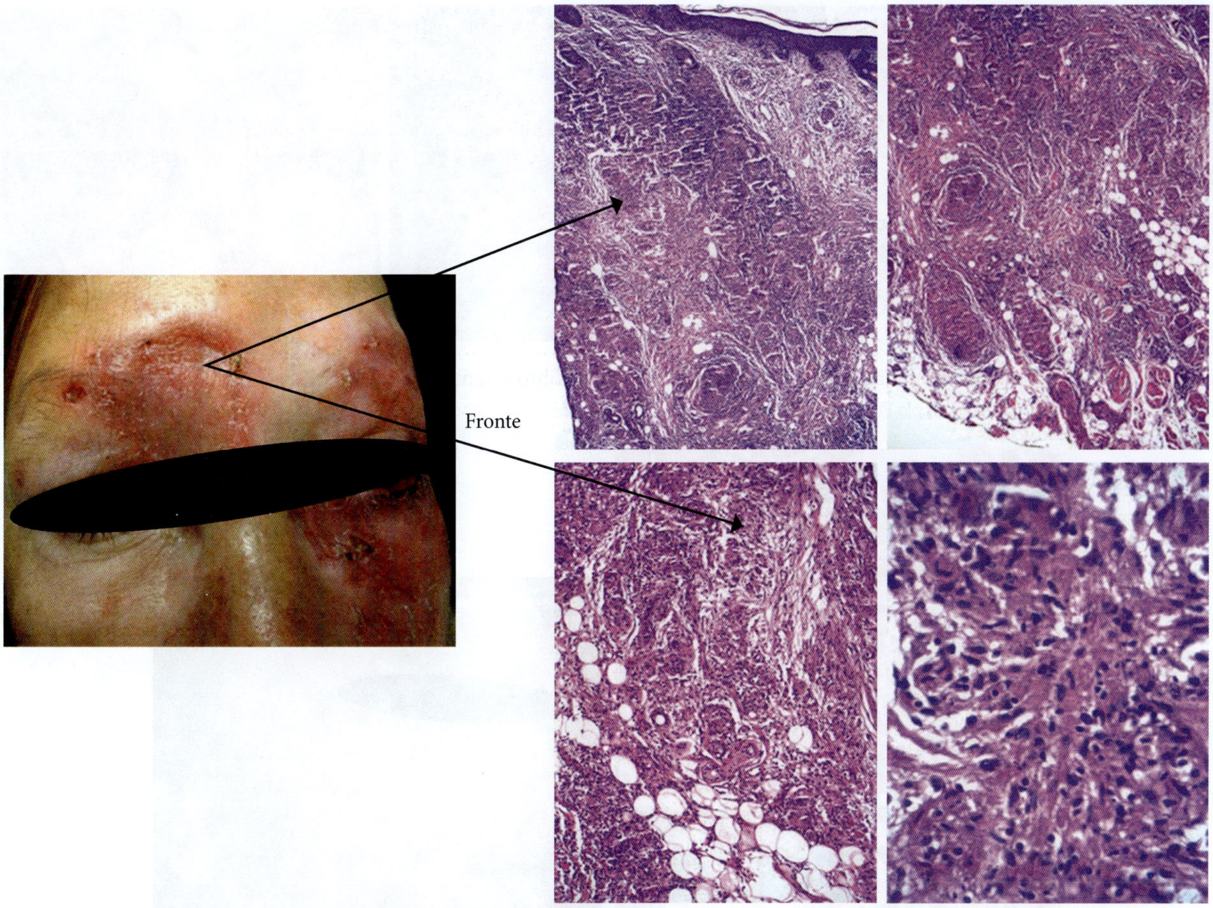

■ **Figura 29.26** Na área apontada, o substrato patológico é predominantemente granulomatoso.

Fonte: Exames anatomopatológicos cedidos pela Profa. Dra. Maria Letícia Cintra, do Departamento de Anatomia Patológica da Unicamp.

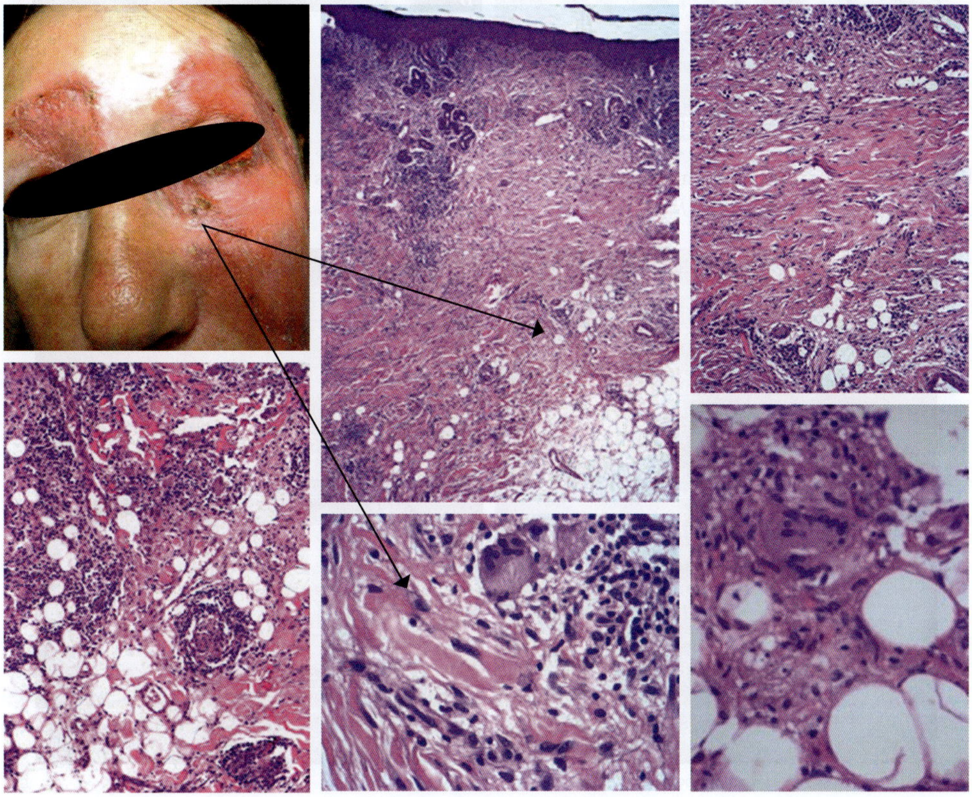

■ **Figura 29.27** Processo granulomatoso com células gigantes e fibrose. O tecido colágeno é de reparação, substituindo a elastose solar da área exposta.

Fonte: Exames anatomopatológicos cedidos pela Profa. Dra. Maria Letícia Cintra, do Departamento de Anatomia Patológica da Unicamp.

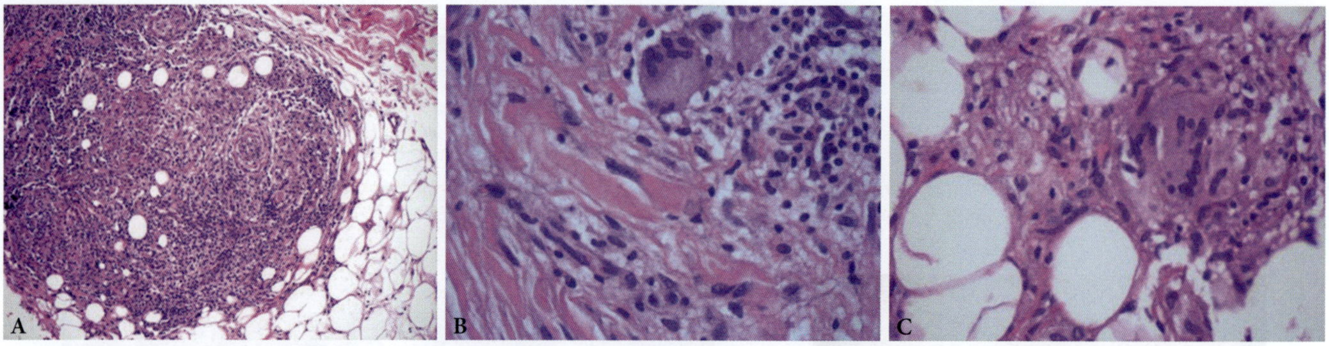

■ **Figura 29.28** (**A**, **B** e **C**) Na profundidade (**A**), o padrão é sarcoídeo e há fibrose sem fibras elásticas e células gigantes (**B** e **C**).

Fonte: Exames anatomopatológicos cedidos pela Profa. Dra. Maria Letícia Cintra, do Departamento de Anatomia Patológica da Unicamp.

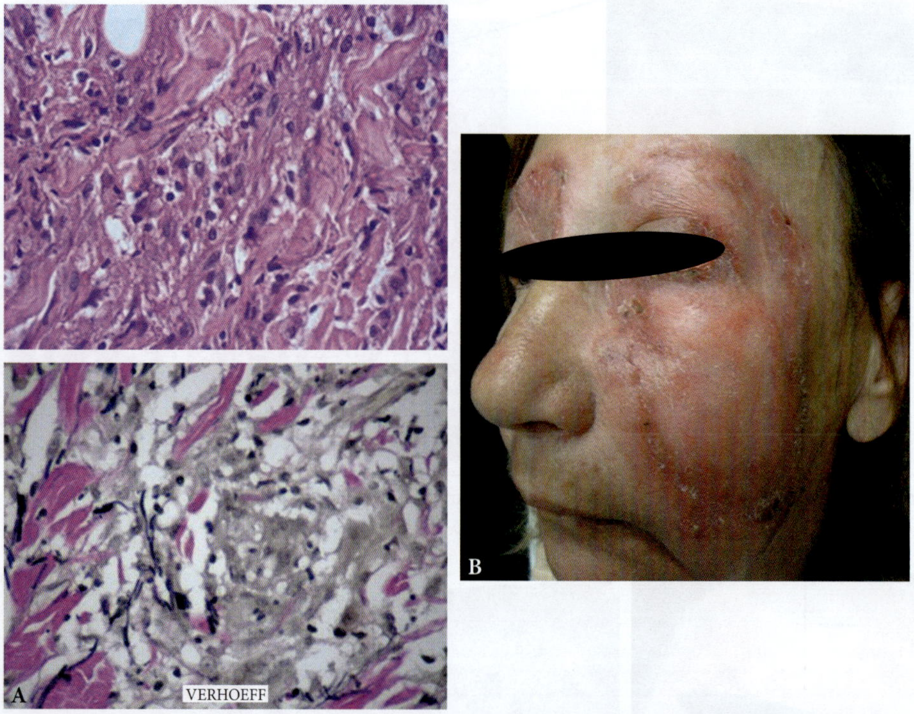

■ **Figura 29.29** Observa-se área granulomatosa menos expressiva e intensa rarefação das fibras elásticas em (**A**).

Fonte: Exames anatomopatológicos cedidos pela Profa. Dra. Maria Letícia Cintra, do Departamento de Anatomia Patológica da Unicamp.

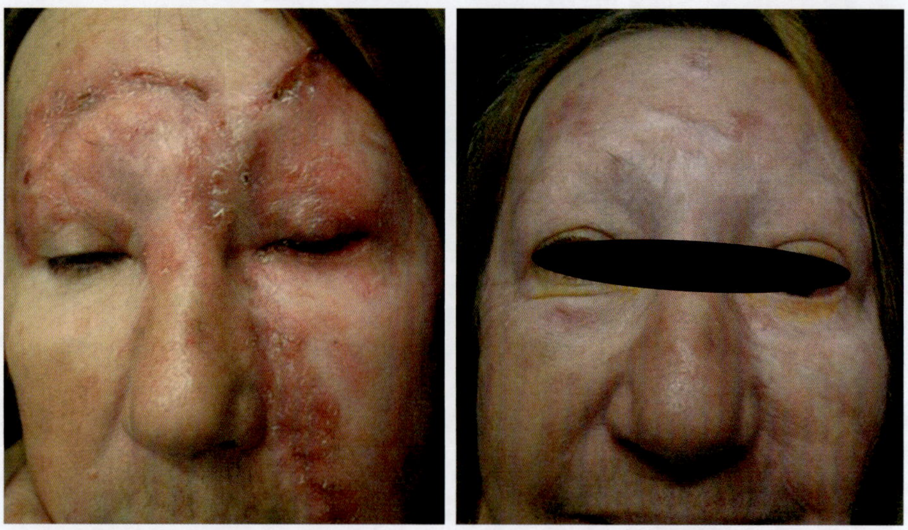

05-08-2009 11-07-2011

■ **Figura 29.30** A paciente foi tratada com betametasona por VO, com ótimo resultado (antes e após a betametasona). O amarelo nas pálpebras é corante para exame oftalmológico.

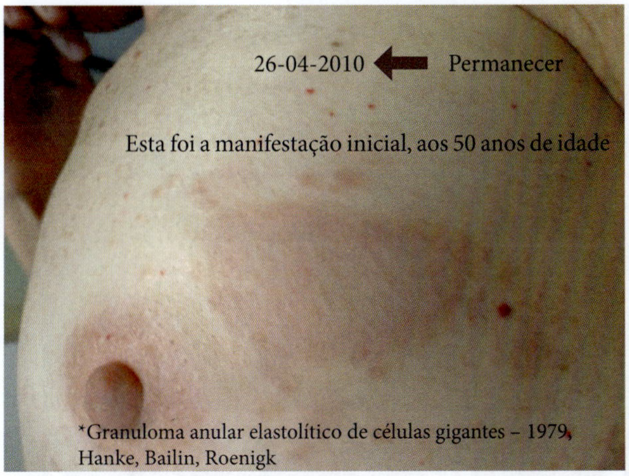

■ **Figura 29.31** Mulher de 50 anos tinha essa lesão em placa papulosa sarcoídea com poucos meses de evolução.

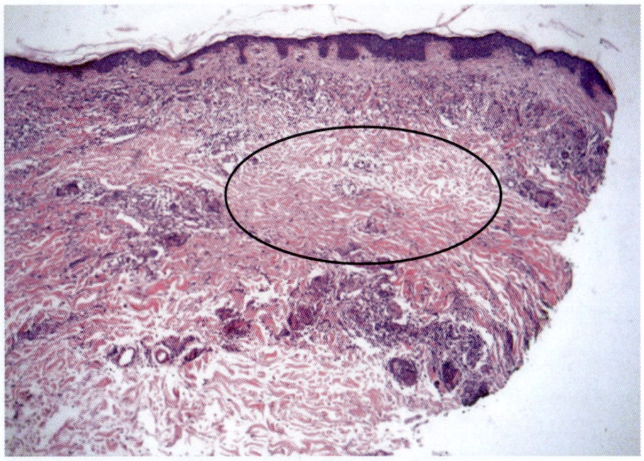

■ **Figura 29.32** O exame histológico revelou elementos do granuloma anular com elastólise e reação granulomatosa. Área delimitada revela diminuição do colágeno com elastólise.

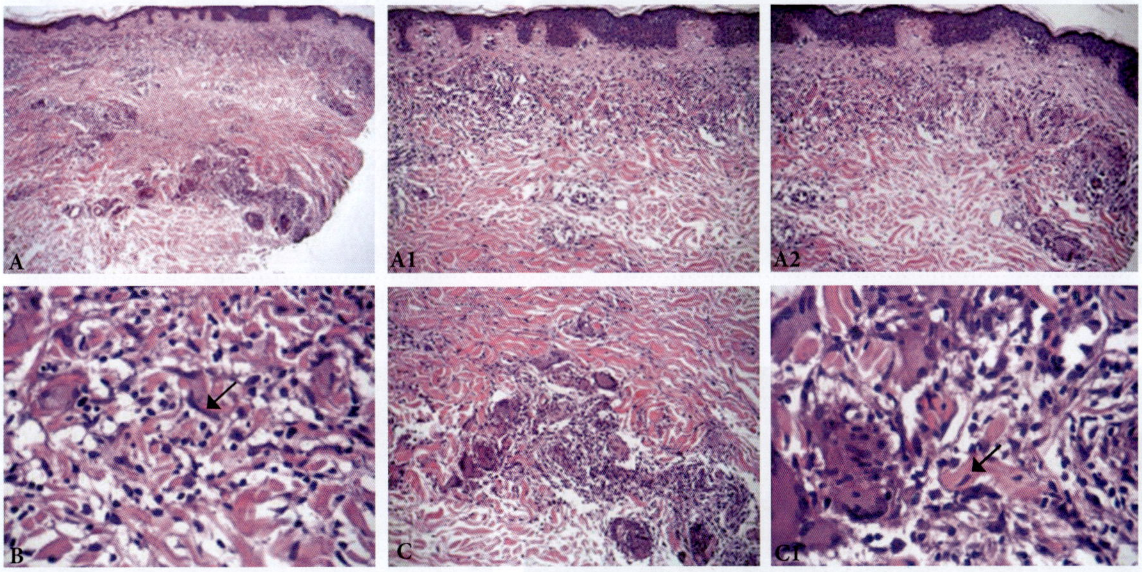

■ **Figura 29.33** (**A**, **B** e **C**) Em (**A**), observa-se a diminuição da capacidade tintorial do tecido; em torno (**B**), infiltração intersticial linfocitária; e em (**C**), uma intensa reação granulomatosa com gigantócitos de corpo estranho e elastofagocitose (seta).

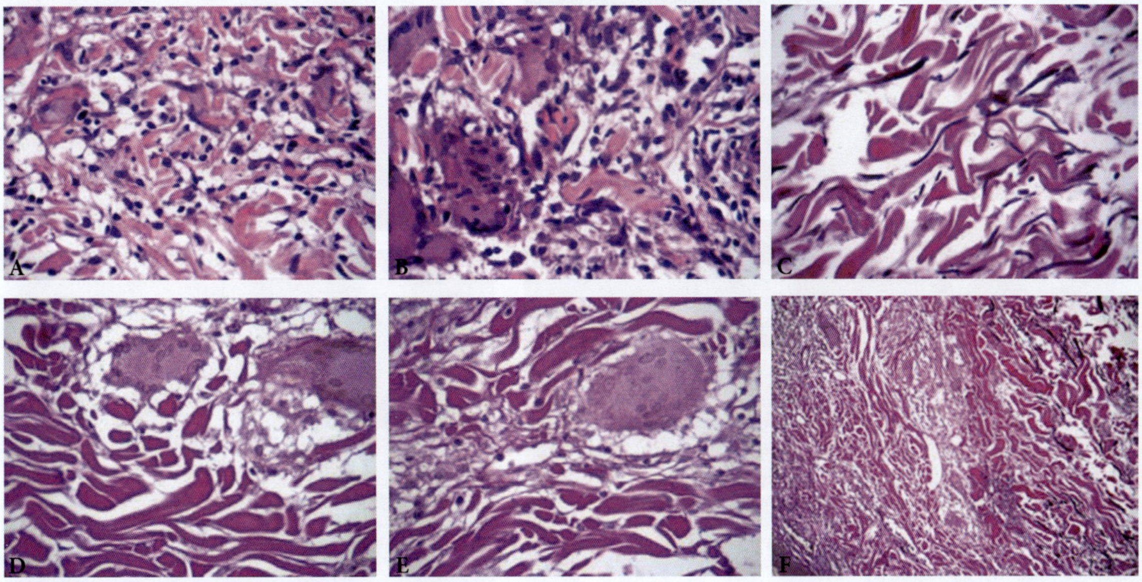

■ **Figura 29.34** (**A**, **B**, **C**, **D**, **E** e **F**) Em (**A** e **B**), nota-se infiltrado inflamatório intersticial (H&E) e, nos demais, diminuição e ausência de fibras elásticas (Verhoeff).

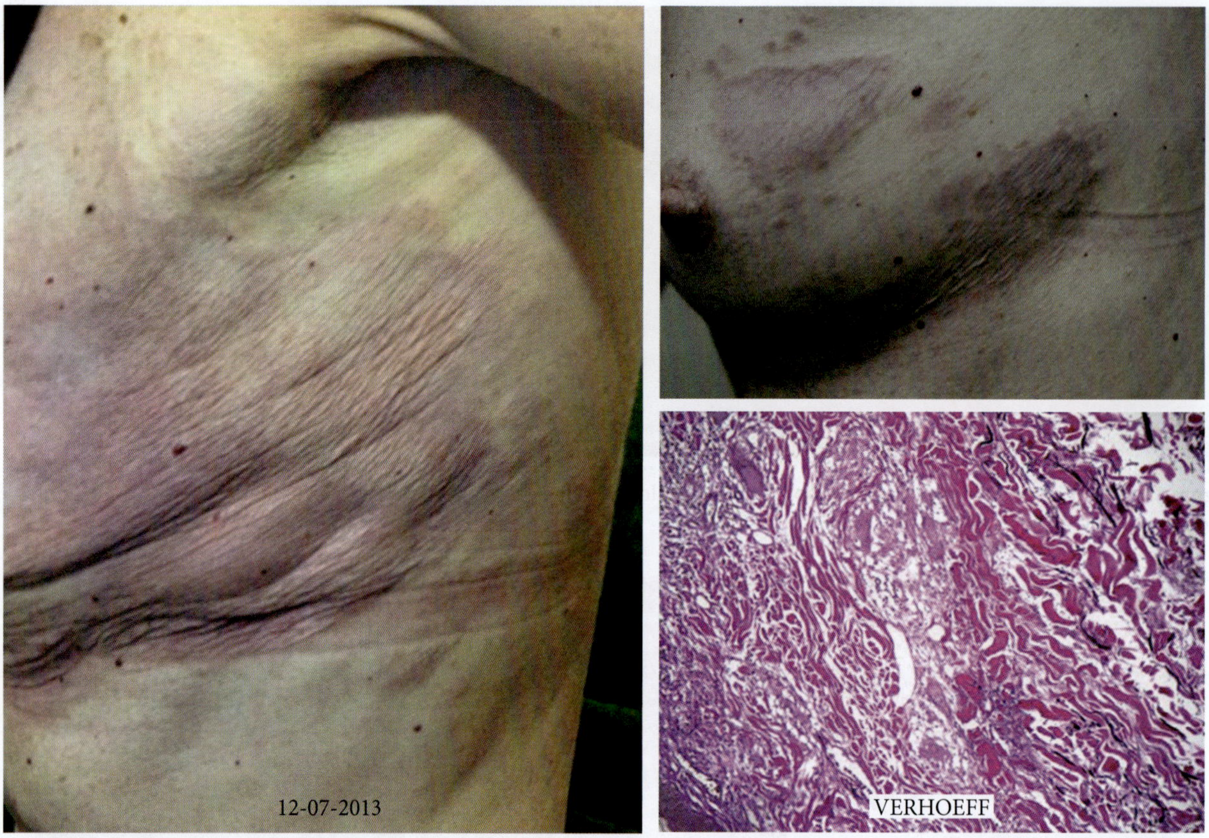

■ **Figura 29.35** Observa-se clinicamente a lassidão cutânea e histologicamente restos de fibras elásticas coradas pelo Verhoeff e neoformação de colágeno.

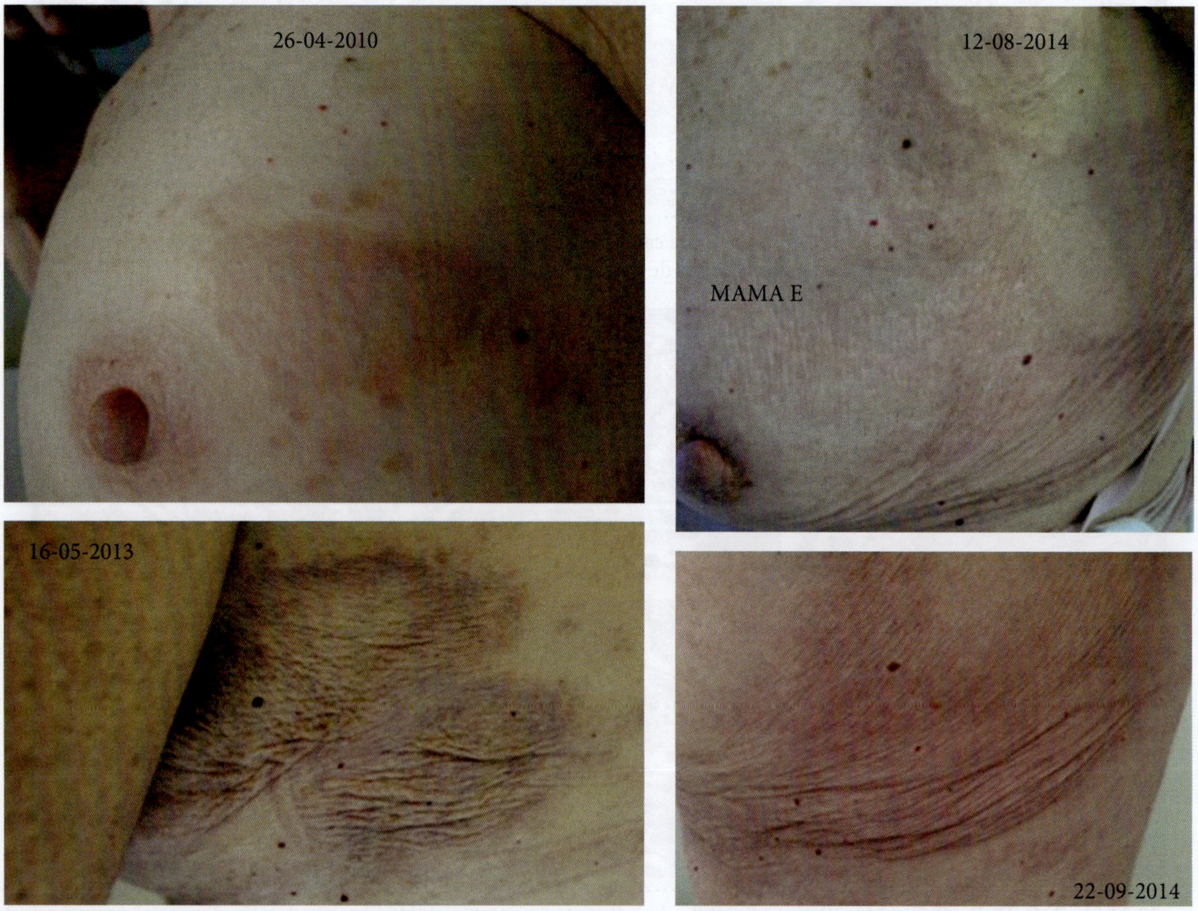

■ **Figura 29.36** Evolução após 4 anos e 5 meses, com pouquíssima resposta aos corticosteroides, antimaláricos, iodeto de potássio.

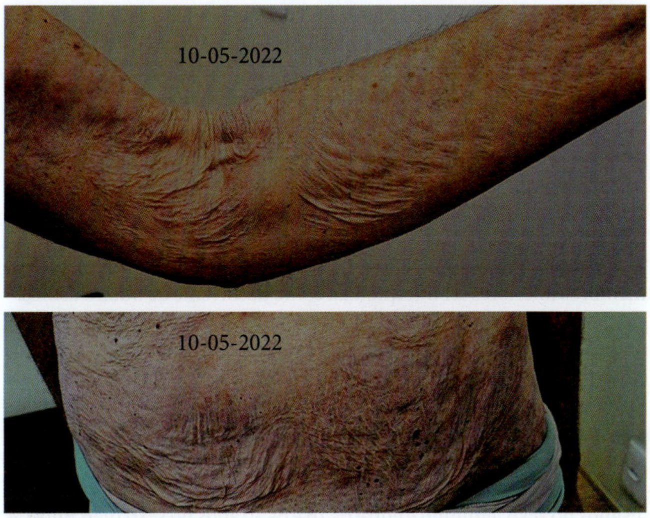

■ **Figura 29.37** A elastólise progrediu em grandes áreas da pele não exposta à luz solar.

■ GRANULOMA MULTIFORME

A denominação "granuloma multiforme" foi proposta por Leiker e colaboradores em 1964, em pacientes africanos que apresentavam quadro dermatológico peculiar, granulomatoso e muito parecido com hanseníase tuberculoide, porém sem as alterações clássicas dessa micobacteriose. Também é chamada "doença de Nkanu", "doença de Mkar", além de "granuloma multiforme", sendo uma nova doença com aparência de lepra, na Nigéria.[40]Trata-se de uma dermatose de posição nosológica discutida e considerada como alteração cutânea reativa, cuja etiologia permanece desconhecida.

O quadro clínico é caracterizado por lesões anulares confluentes, com substrato anatomopatológico representado por necrobiose do colágeno e granulomas histiocíticos, o que permite sua inclusão no grupo das dermatoses necrobióticas. Acomete mais indivíduos acima dos 40 anos, predominando no sexo feminino, principalmente nas áreas expostas à luz solar (pescoço, região superior do tórax e braços). Pequenas pápulas crescem perifericamente, constituindo lesões anulares ou, por confluência, placas papulosas circinadas ou policíclicas, com tendência a cura central deixando hipocromia. As sensibilidades tátil, térmica e dolorosa, assim como a sudorese, estão normais. Inicialmente pruriginosas, tornam-se assintomáticas quando desenvolvidas.[41,77-81]

A doença foi notificada em 1940 por Gosset e coube a Leiker separá-la da hanseníase tuberculoide. É conhecida na África como Unono enyl, que significa "tinha elefante".[82] A manifestação clínica é muito semelhante à do granuloma actínico descrito por O'Brien. A localização nas áreas expostas à luz solar geraria elastose colágena, responsável pela resposta granulomatosa, comportando-se como uma fotodermatose.[83]

Outros granulomas elastolíticos

Dentre as diferentes apresentações dos granulomas que se acompanham de elastólise ou são por ela desencadeados, assinalam-se manifestações sistêmicas, por vezes severas e semelhantes à sarcoidose.[84]

Há lesões dermatológicas que acompanham doenças sistêmicas cujo substrato histológico é representado por dermatite granulomatosa e neutrofílica em paliçada.[85]

Pequenas variações clínicas, histológicas ou etiológicas são motivos alinhados por diferentes autores para patentear uma nova doença[35-39] (veja granuloma anular).

■ NECROBIOSE LIPOÍDICA

Sinonímia

Necrobiosis lipoidica diabeticorum, dermite atrofiante lipoídica diabética, dermite lipoídica diabética, dermite lipoídica atrófica diabética, dislipoidose de Oppenheim-Urbach, doença de Oppenheim-Urbach.[1]

Doença inicialmente descrita por Oppenheim, em 1929, e denominada *necrobiosis lipoidica diabeticorum* por Urbach em 1932, ligando-a ao diabete. Em 1935, Goldsmith relatou o primeiro paciente não diabético com necrobiose lipoídica (NL).[1]

Etiologia

Inicialmente interpretada como uma manifestação do diabete, a sua relação com essa doença permanece obscura, embora a associação não suscite dúvida. A causa mais aceita para a sua origem repousa em alterações vasculares. É considerada uma doença com espessamento da parede dos vasos e degeneração do colágeno que suscitam uma variável resposta granulomatosa e deposição de gordura.

A relação com diabete se baseia no fato de as alterações nos vasos (microangiopatia diabética) dos rins e da retina serem similares às alterações vasculares encontradas na necrobiose lipoídica. A glicoproteína responsável pela microangiopatia diabética seria também encontrada nos vasos da necrobiose lipoídica.

A deposição de imunoglobulinas, C3 e fibrinogênio poderia, por meio de uma vasculite mediada por anticorpos, ser o evento inicial do dano vascular e consequente necrobiose do colágeno.

Alterações nas fibrilas colágenas têm sido responsabilizadas pelos danos que ocorrem no diabete. Haveria um aumento na ligação cruzada das fibrilas de colágeno, em decorrência do aumento dos níveis de lisil oxidase, explicando o espessamento da membrana basal na necrobiose lipoídica.[86]

Há estudo que evidencia fatos contra o mecanismo obstrutivo vascular, resultando em isquemia na necrobiose lipoídica, o que a caracteriza mais como doença inflamatória.[87]

Quadro clínico

As lesões ocorrem preferencialmente nas regiões pré-tibiais, podendo ser unilaterais ou bilaterais. Iniciam-se por pápulas lenticulares eritematosas ou nódulos consistentes e pouco salientes, os quais lentamente crescem centrifugamente. O centro das lesões deprime-se e surgem pequenas áreas de coloração amarelo-enxofre, separadas por finos cordões escleróticos e teleangiectasias. A pele torna-se fina e lisa, mas pode ser recoberta por descamação discreta (Figuras 29.38 a 29.41).

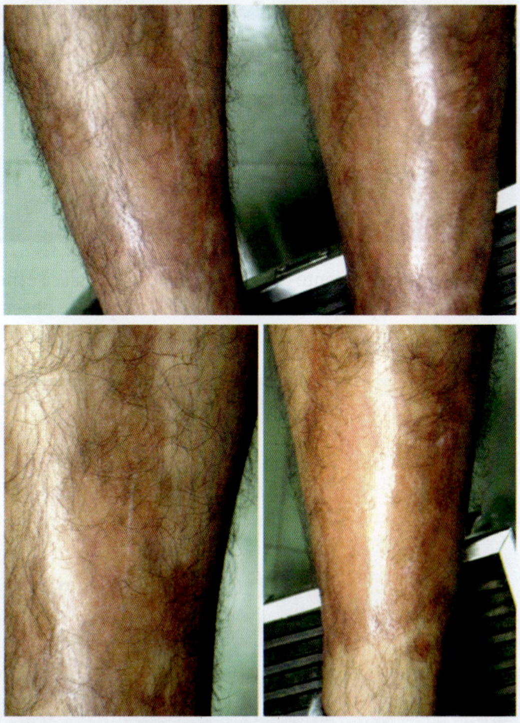

■ **Figura 29.38** Necrobiose lipoídica: através da pele atrófica, percebem-se os vasos sanguíneos teleangiectásicos. Há áreas eritematosas, amareladas e ferruginosas. Paciente adulto, com diabete tipo I desde a infância.

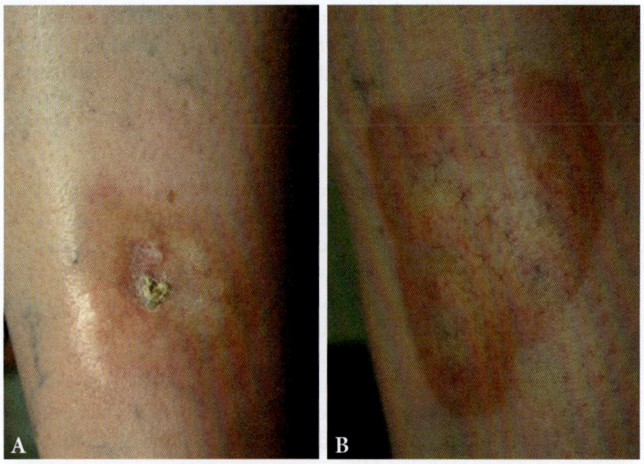

■ **Figura 29.39** (**A** e **B**) Áreas atróficas eritemato-amareladas percorridas por teleangiectasias. Em (**A**), há área queratótica que se desenvolveu após reparação da úlcera.

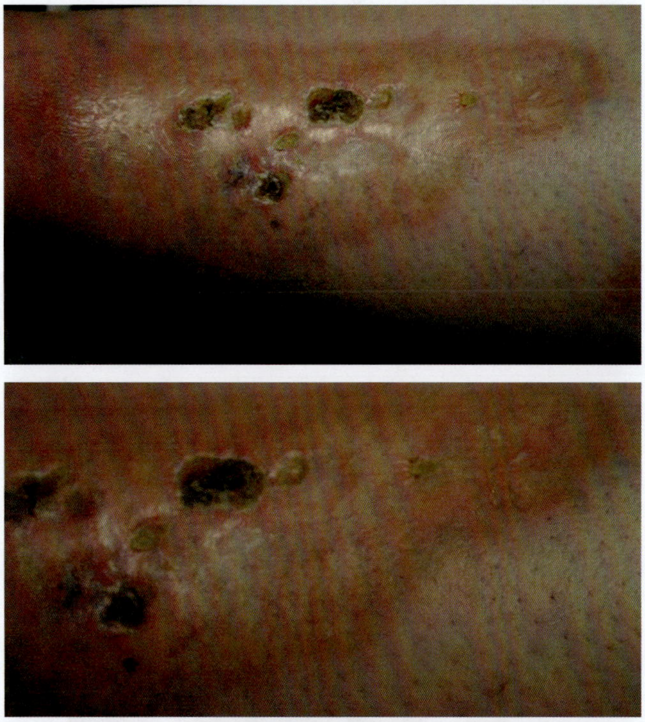

■ **Figura 29.40** Acometimento da região pré-tibial por placa eritemato--amarelada recoberta por pele atrófica, através da qual se observavam teleangiectasias. Crostas sero-hemorrágicas recobrem áreas ulceradas.

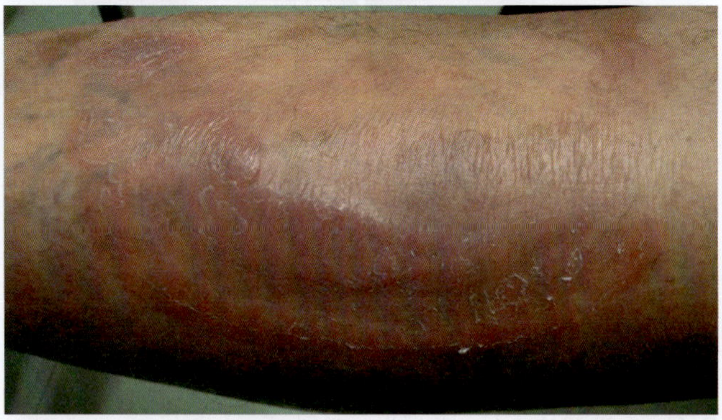

■ **Figura 29.41** Atividade periférica caracterizada por eritema e descamação. Na parte central, a pele está atrófica.

A coalescência de várias lesões dá origem a áreas maiores, cuja extensão pode atingir superfície superior a 10 cm. Os contornos são irregulares, formando figuras diversas. A área central das lesões pode sofrer necrose, constituindo úlceras com evolução arrastada, as quais se curam muito lentamente. A doença pode iniciar-se por manchas eritematosas ou acastanhadas que, ao se infiltrarem, adquirem caráter elevado, com superfície lisa e brilhante, envoltas por área eritematoviolácea. Com a evolução, o centro pode deprimir-se por destruição dos tecidos da derme, gerando cicatriz atrófica.[1] O fenômeno de Koebner é um fato característico na necrobiose lipoídica, justificando a hipótese de a predileção pelos membros inferiores ser interpretada como decorrente de traumatismos.[88]

Embora acometam preferencialmente as superfícies anteriores das pernas, pode haver manifestações na face, no couro cabeludo, no tronco e nos membros superiores, especialmente nos antebraços. A necrobiose lipoídica pode acometer membros não diabéticos de uma mesma família[89] e gêmeos univitelinos.[90] O sexo feminino (3:1) é mais afetado; e nos indivíduos com diabete insulino-dependente (diabete tipo I), o início é mais precoce. De modo geral, o aparecimento da doença ocorre entre os 20 e os 45 anos no sexo feminino e entre os 16 e os 30 anos no sexo masculino. A ocorrência da NL em pacientes diabéticos é muito baixa e pode preceder o diabete em 15% dos indivíduos. Cerca de 60% dos pacientes têm o diagnóstico de diabete antes da necrobiose lipoídica e cerca de 25% têm início da dermatose com o início do diabete. A evolução da necrobiose lipoídica não tem relação com o comportamento clínico do diabete.

A ausência de diabete no momento do diagnóstico da dermatose não deve afastar a possibilidade de o indivíduo desenvolver a alteração metabólica do açúcar, principalmente se houver história familiar dessa doença.[1]

A evolução da dermatose é arrastada, de difícil tratamento sobre as lesões muito antigas, principalmente as ulceradas, e pode desenvolver o carcinoma epidermoide.[91,92]

Histopatologia

Nas lesões recentes, observa-se infiltrado inflamatório perivascular superficial e profundo, constituído por linfócitos e neutrófilos. Os neutrófilos são vistos, ainda, entre os feixes de colágeno na derme e nos septos da hipoderme. Eosinófilos podem estar presentes. Os vasos da derme reticular (média e profunda) têm as paredes espessadas, endotélio tumefeito e proeminente e podem estar trombosados, sendo responsáveis por necrose de anexos e processo inflamatório próximo a eles (Figura 29.42 A). Com a evolução, o infiltrado inflamatório perivascular superficial e profundo torna-se linfoplasmocitário, estendendo-se como cordões ao longo dos plexos vasculares e dos septos espessados da hipoderme. Histiócitos podem ser vistos em torno dos vasos, nas paredes dos vasos de médio calibre e formando paliçadas em torno do colágeno necrobiótico degenerado da derme reticular e septos da hipoderme. As áreas necrobióticas (Figura 29.42 D) ficam desprovidas de fibras elásticas, e células gigantes de Langhans ou de corpo estranho podem estar presentes. Essas alterações são recobertas por epiderme atrófica e com as cristas interpapilares retificadas. Nódulos linfoides, mesmo com centro germinativo, podem ser vistos na derme reticular profunda e na hipoderme. O colágeno está alternadamente espessado, principalmente na derme reticular profunda e hipoderme (aspecto de "bolo de noiva"); na derme reticular superficial, o colágeno infiltra-se de lipídios ou substâncias lipoídicas. Essa gordura também se infiltra nas áreas profundas em que o colágeno está necrobiótico. Teleangiectasias são numerosas na derme papilar e reticular superficial[93-95] (Figura 29.42).

Diagnóstico diferencial

A manifestação clínica da necrobiose lipoídica não oferece dificuldade para o diagnóstico. Na fase inicial, pode ser necessário considerar algumas manifestações atípicas. Lesões anulares podem simular o granuloma anular, a hanseníase tuberculoide, sarcoidose e sífilis. Lesões anulares muito amareladas necessitam diferencial com xantomas e xantogranuloma necrobiótico (este, de modo geral, ocorre na região periocular). Manifestações atípicas outras:

- **Necrobiose lipoídica angiodermítica:** simulando a angiodermite purpúrica das pernas.

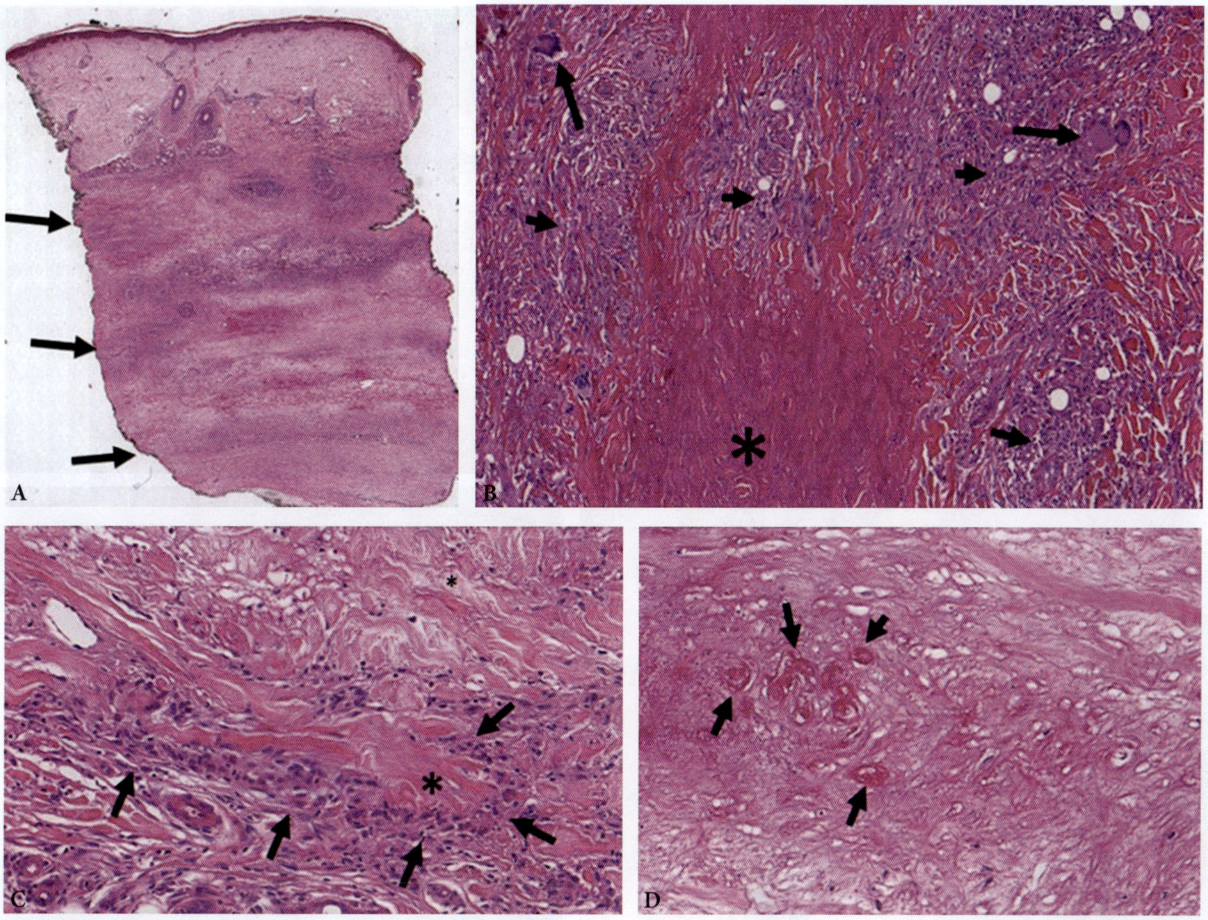

■ **Figura 29.42** (**A**, **B**, **C** e **D**) Necrobiose lipoídica – lesão madura: em (**A**), à visão panorâmica, observam-se significantes alterações da textura da derme, porções média e profunda, e da hipoderme, em camadas (setas) – aspecto de "bolo de noiva"; em (**B**), em maior aumento, o colágeno alterado (*) é mais homogêneo, compacto, acidófilo e anucleado, com granulomas intersticiais (cabeças de seta) na periferia, por vezes com gigantócitos (setas) ou, em (**C**), em paliçada (setas); em (**D**), a imagem dos pequenos vasos necróticos (setas) nas áreas necrobióticas ainda pode ser identificada. Hematoxilina e eosina. Aumento original x 2 (**A**), x 100 (**B**) e x 200 (**C** e **D**).

Fonte: Exames anatomopatológicos cedidos pela Profa. Dra. Maria Letícia Cintra, do Departamento de Anatomia Patológica da Unicamp.

- **Necrobiose lipoídica esclerodermiforme:** com aspecto de dermite esclerodermiforme atrofiante e esclerodermia em placas.
- **Necrobiose lipoídica nodular:** semelhante ao eritema endurado e outras hipodermites nodulares.
- **Necrobiose lipoídica ulcerada:** simulando diversas ulcerações tórpidas e doenças com eliminação transepidérmicas.[1]

Tratamento

Corticosteroides potentes (clobetasol) sob oclusivo plástico[96] ou infiltração intralesional de triancinolona podem agir de modo satisfatório. A infiltração perilesional é útil para impedir a progressão da doença.[97] Corticosteroides por via oral podem ser uma opção, não se esquecendo de que alguns pacientes têm níveis glicêmicos elevados.[98] A atrofia estabelecida na parte central não regride. A lista de medicamentos usados para o tratamento da necrobiose lipoídica é grande, revelando que o emprego de muitos fármacos para uma mesma doença sinaliza para o efeito curativo incerto de todos eles. Agentes fibrinolíticos foram empregados com base na suposição de distúrbio circulatório,[99] ácido acetilsalicílico (300 mg/dia) associado ao dipiridamol (150 mg/dia), pentoxifilina (800 mg/dia),[100,101] nicotinamida 1.500 mg/dia por 1 mês.[102] Lesões ulceradas de evolução tórpida que não responderem ao peróxido de benzoíla a 5%[1] podem ser submetidas a exérese cirúrgica e enxertia.[103] Há relatos de melhoria com o emprego de câmara hiperbárica, PUVAterapia e vários outros métodos: *laser*, cloroquina, clofazimina, estanozolol, talidomida, ciclosporina, pioglitazone (thiazolidinedione). Este último fármaco é empregado principalmente para indivíduos com diabete tipo II, pois aumenta a sensibilidade à insulina, mas não deve ser usado naqueles com diabete tipo I. Pode ser usado isoladamente ou associado a metformina.

Granulomatosis disciformis chronica et progressiva de Miescher e Leder

Trata-se de uma reação específica da necrobiose lipoídica influenciada por prováveis fatores genéticos.[104] Alguns autores consideram a doença como uma variante característica dentro do espectro das doenças granulomatosas não infecciosas, podendo ser situada entre o granuloma anular generalizado e a necrobiose lipoídica.[44,105] São lesões discoides, salientes, de superfície plana, cor vermelho-amarelada, as quais tendem a aumentar pela periferia, aparecendo sobretudo no dorso das mãos, nos antebraços, nas pernas, no dorso dos pés e no segmento cervicocefálico (Figura 29.43).

Histopatologia

A doença é caracterizada por um infiltrado polimorfo com predomínio de fibroblastos e histiócitos, por vezes com células epitelioides, linfócitos e células gigantes em volta dos vasos sanguíneos, assumindo expressão tuberculoide. Há casos com predomínio da reação granulomatosa; e outros, da necrobiose. Para os primeiros, usa-se a denominação "granulomatose disciforme". A este conjunto pode acrescentar-se a presença de gordura entre os feixes do colágeno.

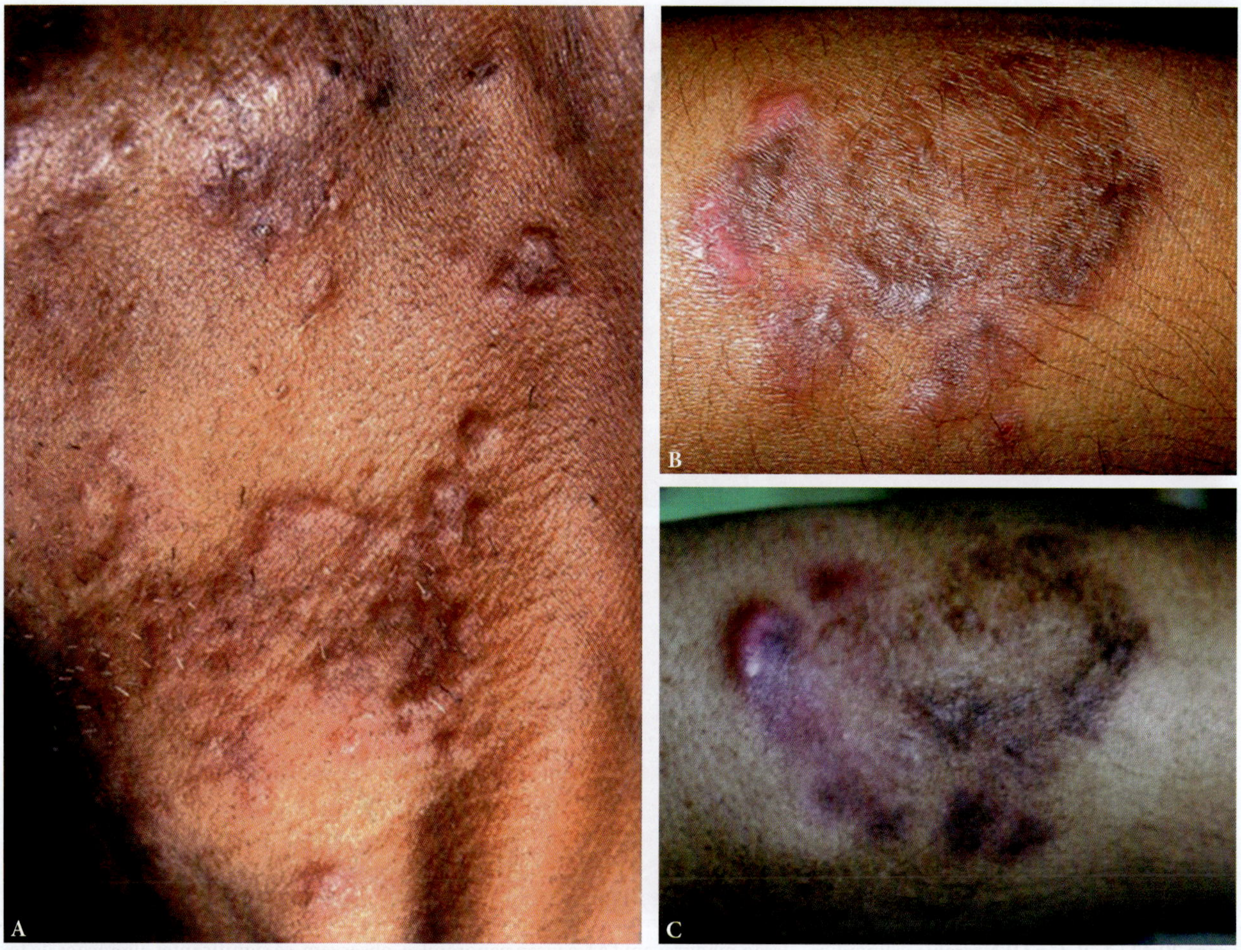

■ **Figura 29.43 (A, B e C)** *Granulomatosis disciformis chronica et progressiva* de Miescher.

Tratamento

Em ambas as doenças, o tratamento é difícil, pois não bastará a normalização da taxa glicêmica nos pacientes com diabete. As mesmas condutas terapêuticas usadas para a necrobiose lipoídica podem ser utilizadas para essa entidade.

■ SARCOIDOSE

Sinonímia

Doença de Besnier-Boeck-Schaumann, granulomatose benigna de Sundelin-Dressler, granulomatose epitelioide crônica de Leitner, linfogranulomatose benigna de Besnier-Boeck-Schaumann, linfogranuloma pérnio de Kreibich, linfogranuloma benigno de Schaumann, reticulose granulomatosa de Besnier-Boeck-Schaumann, sarcoide benigno múltiplo da pele, lupoide miliar benigno, doença de Mabey, doença de Mortimer, lúpus pérnio, angiolupoide.

Histórico

A grande sinonímia que a doença apresenta atesta a confusão que se estabeleceu no século XIX, quando a tuberculose era o foco essencial da maioria das doenças. Denominações como "lúpus vulgar" e "lúpus eritematoso padrão *chilblain*" foram usadas com diferentes significados. Talvez o primeiro caso de sarcoidose tenha sido publicado por Hutchinson, sob a designação *livid papillary psoriasis*, entre 1877 e 1878. Hutchinson acompanhou, de 1865 a 1875, uma jovem que apresentava orelhas túmidas, irite, dedos escuros (arroxeados) e artrite destrutiva. O autor publicou o caso sob o título *Relapsing iritis of inherited gout* e doença de Mabey. Em 1895, Hutchinson descreveu uma forma mista de doença cutânea lupoide. Em 1898, descreveu dois outros pacientes com lesões cutâneas de provável origem sarcoide que podiam ser diferenciadas e separadas do lúpus vulgar. Propôs o nome *lupus vulgaris multiplex non-ulcerans*, mas a denominação "doença de Mortimer" (o nome de um dos pacientes) poderia ser usada até melhor definição. A confusão é grande, inclusive sendo citado 1869 como o ano da descrição.[1]

Besnier (1889) e Tenneson (1892) descreveram sob o nome "lúpus pérnio" determinada doença cutânea, muito semelhante ao *chilblain lupus* de Hutchinson. Tenneson apresentou o quadro histológico caracterizado por grande quantidade de células epitelioides e pequena quantidade de células gigantes, o qual, embora enquadrado no grupo lúpus, apresentava características especiais que permitiam denominá-lo como um lúpus mixomatoso e edematoso. Besnier, no entanto, interpretou-o como uma doença vascular tuberculosa. Em 1899, na Noruega, Caesar Boeck relatou, sob a denominação *multiple benign sarkoid of the skin*, uma rica correlação clinicopatológica. Descrevia linfoadenopatia e lesões cutâneas nodulares simétricas, de tamanho variado, cuja coloração variava de eritematosa viva no início para eritematosa mais escura e, finalmente, para amarela ou marrom. Notava-se crescimento periférico das lesões com depressão central, acometendo a cabeça, o tronco e as extremidades. Na superfície interna das coxas, foram observadas pápulas liquenoides. Na face, as lesões adquiriam coloração violácea no centro e amarelada nas bordas. Em sua descrição, Boeck chamava a atenção para o surgimento de lesões em cicatrizes antigas. Do ponto de vista histológico, observou formações constituídas de células epitelioides nitidamente circunscritas. Havia células gigantes multinucleadas e algumas raras células gigantes mononucleares. Na sua interpretação, eram do tipo sarcomatoso, induzindo-o a pensar em processo neoplásico. No entanto, em razão da evolução benigna, Boeck chamou a doença de "sarcoide" (daí o nome *multiple benign sarkoid of the skin*). Ziegler (1909) demonstrou a identidade do lúpus pérnio e dos sarcoides de Boeck. O acometimento sistêmico na sarcoidose cutânea, caracterizado por uveoparotidite febril, foi descrito pelo oftalmologista Heerfordt em 1909. Em 1919, o cirurgião Jüngling descreveu a *ostitis multiplex cystoides*; e outro cirurgião, Mikulicz, descreveu a síndrome glandular conjuntival. Schaumann (1914) relacionou as doenças apontadas com manifestações ganglionares, ósseas e viscerais, usando, para a associação, a denominação "linfogranulomatose benigna". Em 1970, Kalkoff descreveu a sarcoidose em órgãos isolados. Em 1941, o patologista Kveim introduziu um teste intradérmico.[106,107] Pautrier reafirmou a unidade histológica de todas as lesões e propôs o nome de "doença de Besnier-Boeck-Schaumann". Esse epônimo e "sarcoidose" são usados para denominar a doença.[1]

Definição

Trata-se de uma doença sistêmica de causa desconhecida, com sintomatologia variada, mas com o mesmo substrato anatomopatológico, o granuloma epitelioide não caseoso, em todos os órgãos acometidos.

Epidemiologia

A doença tem sido descrita em todas as raças e em ambos os sexos. As lesões cutâneas da sarcoidose são de 2 a 8 vezes mais comuns em mulheres do que em homens. A distribuição etária segue um padrão bimodal, com picos entre 25 e 35 anos e entre 45 e 65 anos. Nas crianças na faixa etária entre os 8 e os 15 anos, as lesões específicas da sarcoidose ocorrem entre 16% e 36%.[108] A frequência da sarcoidose no Brasil foi estimada, mas não realmente conhecida, em 10 por 100 mil habitantes em 1965.[109] Nos Estados Unidos da América, a prevalência é de 1 a 40 casos por 100 mil habitantes e a incidência de 10 a 14 pacientes por 100 mil habitantes. Nas mulheres afro-americanas entre 30 e 39 anos de idade, a incidência é maior, de 35,5 a 64 pacientes por 100 mil habitantes.[110-112] Na Europa, os indivíduos da raça branca são mais acometidos que aqueles de outra etnia, sendo os europeus do oeste mais acometidos que os do leste, e a maior incidência é assinalada na Escandinávia (64 casos por 100 mil habitantes). Entre os esquimós e canadenses, a doença é mais rara. O acometimento de gêmeos homozigóticos reforça fator genético na sarcoidose.[113]

Fisiopatologia

Muito embora a doença tenha sido relata em 1869 por Hutchinson, a sua etiologia permanece desconhecida. A constatação de inúmeros fenômenos imunológicos ocorrendo na doença sugere a sua participação na patogênese.

O braço imunológico regulado pelos linfócitos B, expressando a sua hiper-reatividade com hipergamaglobulinemia policlonal, foi constatado em cerca de 50% dos pacientes, e há formação de imunocomplexos inespecíficos circulantes na forma aguda da doença, acompanhada de eritema nodoso.

Grupos familiares acometidos sugerem uma suscetibilidade hereditária para sarcoidose, pelo menos em determinado contingente de indivíduos. A predisposição genética teria o efeito de vários genes, de modo que o indivíduo respondesse sarcoidicamente.[112-114] Dados genéticos são mais comumente demonstrados entre os afro-americanos, embora os genes envolvidos sejam muito heterogêneos. Entre os pacientes europeus, há associação com HLA-1, B8 e DR3. Quando a doença é limitada aos pulmões, associa-se ao B27. O início mais precoce da doença parece estar relacionado ao HLA B13 e B35.[111] Alguns alelos, HLA DR1 e DR4 e talvez HLA DQ*0202 desempenham um papel protetor, enquanto os HLA DR11, 12, 14, 15 e 17 seriam os responsáveis pela suscetibilidade à sarcoidose.[111] Na sarcoidose, há uma intensa proliferação de células T *helper* (Th1) hiperativas, com produção de linfocinas,[115] com desenvolvimento de uma resposta granulomatosa epitelioide não caseosa (Figura 29.44). Essas linfocinas (principalmente a IL-2) e IFN-γ são responsáveis pelo estímulo das células B, resultando na hipergamaglobulinemia. As células T *helper* ativadas produzem fator quimiotático para monócitos responsáveis por atraírem monócitos da circulação para os tecidos. Isso, em parte, explica a linfopenia e a diminuição da reação de hipersensibilidade aos antígenos mais comuns assinaladas na sarcoidose.[115]

Deve-se salientar que a diminuição dessa resposta celular é mais pronunciada nas fases agudas da doença. Do mesmo modo, torna-se difícil de sensibilizar o indivíduo a substâncias como o dinitroclorobenzeno (DNCB).

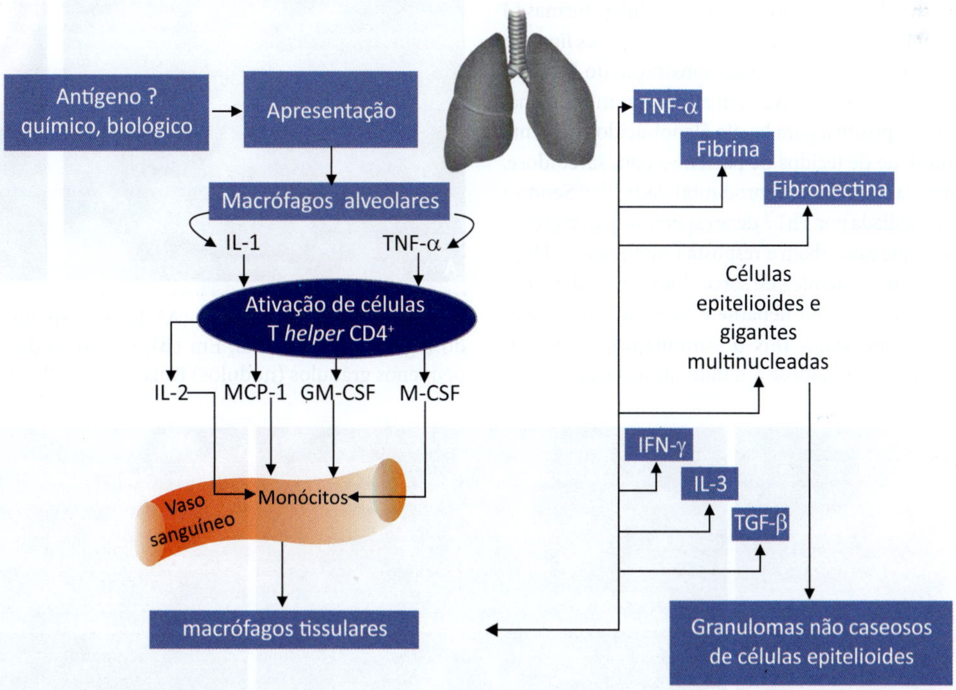

■ **Figura 29.44** Imunopatogênese da sarcoidose.

GM-CSF: granulócito macrofágico – fator estimulante de colônia; IFN: interferon; IL: interleucina; MCP: proteína da quimiotaxia de monócito; M-CSF: fator estimulante de colônia macrofágico; TGF: fator estimulante do crescimento; TNF: fator de necrose tumoral.

Qual seria o agente etiológico que desencadearia essa peculiar resposta imunológica nos indivíduos geneticamente predispostos? Essa pergunta não tem uma resposta definitiva, sendo vários os agentes citados como promotores da doença. Os antígenos por ela responsáveis são categorizados como infecciosos, ambientais e autoantígenos. Dentre os agentes infecciosos, são referidos: *Mycobacterium tuberculosis, Propionibacterium acnes, Borrelia burgdorferi,* Corynebacterium spp., micobactérias atípicas, Mycoplasma spp., espiroquetas, vários vírus (herpes simples, vírus da hepatite C, *Epstein-Barr virus*, citomegalovírus, vírus coxsackie, vírus da rubéola) e fungos agentes da histoplasmose, criptococose, coccidioidomicose e esporotricose.[112] Os antígenos ambientais são agentes etiológicos prováveis quando relacionados à exposição e ao aparecimento da doença. Há citações de metais (zircônio, alumínio, berílio e titânio), pós inorgânicos (talco, argila) e pós orgânicos (pólen, pinho).[112] No entanto, não há uma prova definitiva do papel desses antígenos na etiologia e na patogenia da sarcoidose. A hipótese infecciosa é suportada pelo desenvolvimento de sarcoidose em indivíduos que receberam transplantes de órgãos de doadores com sarcoidose, mas torna-se pouco sustentável quando se avaliam pacientes com sarcoidose recebendo medicações imunossupressoras sem o desenvolvimento de infecções graves pelos "agentes causadores da doença propriamente dita".

Nos países com alta incidência de tuberculose, há baixa de sarcoidose, ou seja, nos locais em que a tuberculose tinha uma elevada ocorrência, a sarcoidose era rara e, quando a tuberculose era controlada, a sarcoidose tornava-se mais frequente.[116] Relatam-se pacientes ingleses nos quais a tuberculose precedeu a sarcoidose. A sarcoidose se manifestava após a cura da tuberculose, mas desaparecia a partir do momento que ocorria a reativação da tuberculose.[117] A relação tuberculose-sarcoidose esteve sempre presente entre as hipóteses etiopatogênicas. No entanto, são conflitantes os resultados dos estudos sobre o papel da micobactéria: o DNA do *Mycobacterium tuberculosis, Mycobacterium avium* e outras micobactérias atípicas, estudado pela técnica do PCR, foi detectado e não detectado em pacientes com sarcoidose.[118-122] Numa pesquisa, o DNA da microbactéria foi detectado em 38% dos pacientes com sarcoidose, mas em 44% dos controles.[122] De 20 pacientes com sarcoidose, bactérias com deficiência ácida da parede celular (formas L) foram cultivadas do sangue de 19 pacientes.[123] As proposições ligando as micobactérias à sarcoidose, com base na demonstração do DNA da micobactéria na lesão, coloração positiva com anticorpo monoclonal antimicobactéria e cultura positiva para bacilo álcool-ácido resistente em determinada quantidade de tecidos de pacientes com sarcoidose, esbarram na inconsistência e na falta de reprodutibilidade.[111,112] Sendo a sarcoidose uma doença mediada por Th1 é de se esperar o aparecimento da doença em condições que exacerbam a resposta imunológica (Th1). Tanto a forma cutânea com a sistêmica de sarcoidose foram descritas após o tratamento de pacientes com hepatite C com interferon-alfa (IFN-α) e ribavirin.[124,125] Sabe-se que IFN-α estimula respostas Th1, podendo, pois, desencadear a sarcoidose em indivíduos suscetíveis.[124]

Manifestações clínicas

As manifestações clínicas são muito polimorfas, seja no aspecto dermatológico, seja nos diversos órgãos atingidos. Podem ser específicas e inespecíficas. Específicas são as manifestações que têm como substrato o granuloma sarcoídeo.

Manifestações cutâneas

Observadas em 30 a 60 de 100 pacientes, são, às vezes, as únicas manifestações clínicas da enfermidade.[1] As lesões cutâneas da sarcoidose são conhecidas como sarcoides. As mais características se expressam como pequenas eflorescências papulonodulares (embora do ponto de vista histológico sejam nódulos), com grandes nódulos e sarcoides difusos.

Sarcoides de pequenos nódulos são lesões hemisféricas bem delimitadas, de 3 a 10 mm, incrustadas na pele, de cor rósea inicialmente, tornando-se vermelho-acastanhada, com superfície lisa ou discretamente descamativa, consistentes e indolores. A vitropressão diminui o eritema e evidencia o infiltrado de aparência lupoide amarelado (aspecto de geleia de maçã). São poucas ou podem atingir centenas, distribuídas na face (Figura 29.45), na área superior do tórax e nas superfícies de extensão dos membros, na região posterior do pescoço; e na região posterior do tórax e nas pálpebras podem simular siringomas. Embora raramente, as lesões sarcoídeas podem surgir com outros aspectos: forma liquenoide (sarcoidose cutânea liquenoide – Figura 29.46 A, B e C), que simula o líquen plano, mas sem estrias de Wickham; e uma forma serpiginosa e anular (sarcoidose cutânea anular – Figura 29.47 A, B e C), resultante da evolução em volta de uma zona central curada, podendo ser confundida com o granuloma anular ou hanseníase tuberculoide (Figura 29.47 D), principalmente na superfície de extensão dos antebraços, nas pernas e na superfície anterior do tórax.[1] A doença aparece por surtos sem perturbações gerais e pode manter-se sem modificação por meses ou anos, ou então vão surgindo novos surtos. Com o tempo, algumas lesões podem sucessivamente atenuar-se e desaparecer, deixando manchas pigmentadas ou acromias com teleangiectasias.

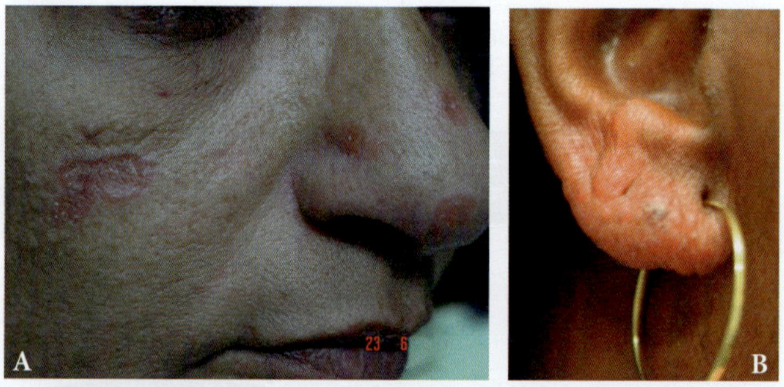

■ **Figura 29.45 (A e B)** Em **(A)**, lesões papulonodulares acometendo regiões malar e nasal. Em **(B)**, no lóbulo da orelha, observam-se pequenos grânulos (nódulos) isolados e confluentes.

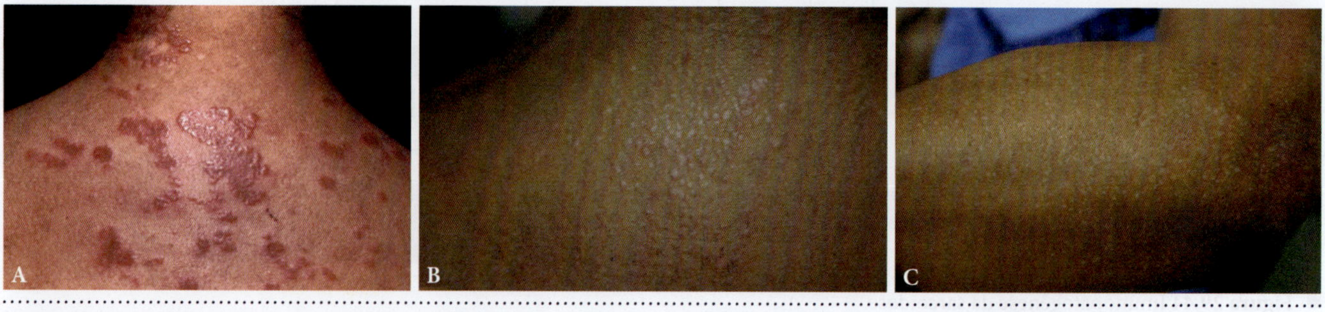

■ **Figura 29.46 (A, B e C)** Sarcoides de pequenos nódulos. Algumas pápulas presentes são francamente liquenoides **(A, B e C)**. Observe o fenômeno de Koebner (k) em sarcoidose liquenoide na figura B.

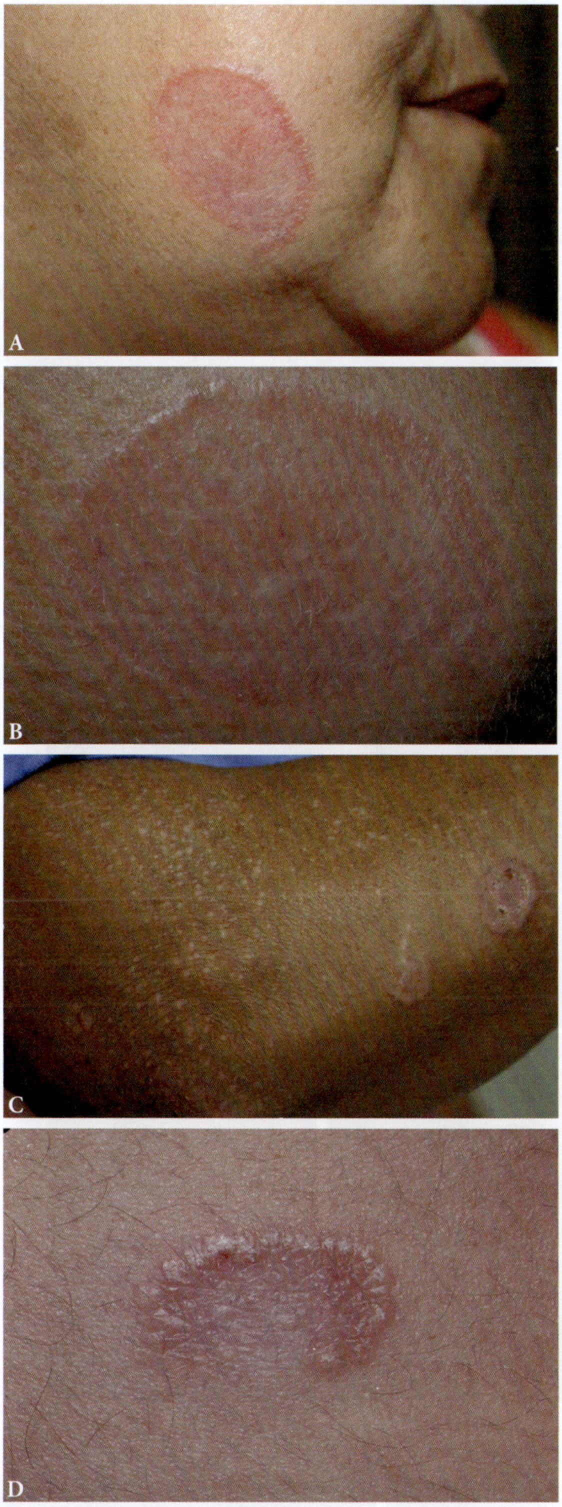

■ **Figura 29.47** (**A**, **B**, **C** e **D**) Sarcoidose anular (**A**, **B** e **C**). Em (**C**), há as formas liquenoide e anular; e em (**D**), lesão de hanseníase tuberculoide simulando granuloma anular e sarcoidose.

Uma forma rara é a chamada "sarcoidose rosaceiforme", a qual simula a rosácea granulomatosa, dela diferindo pela infiltração difusa e profunda. No adulto, essas manifestações têm merecido discussões dirigidas para rosácea lupoide, rosácea granulomatosa, lúpus miliar disseminado da face (Figura 29.48); e na criança, especialmente da raça negra, mas também afetando crianças brancas e adolescentes, discute-se a denominada "dermatite granulomatosa periorificial da infância". Essa entidade, de causa desconhecida, tem manifestações clínicas rosaceiformes com substrato anatomopatológico representado por granulomas sarcoídeos. Foi descrita por Gianotti e colaboradores, em 1970, sendo denominada "dermatite perioral tipo Gianotti",[126] "dermatite granulomatosa sarcoide-símile", "erupção facial afro-caribenha da infância" (FACE), "dermatite perioral granulomatosa" e "dermatite granulomatosa periorificial" (DGP).[127-129]

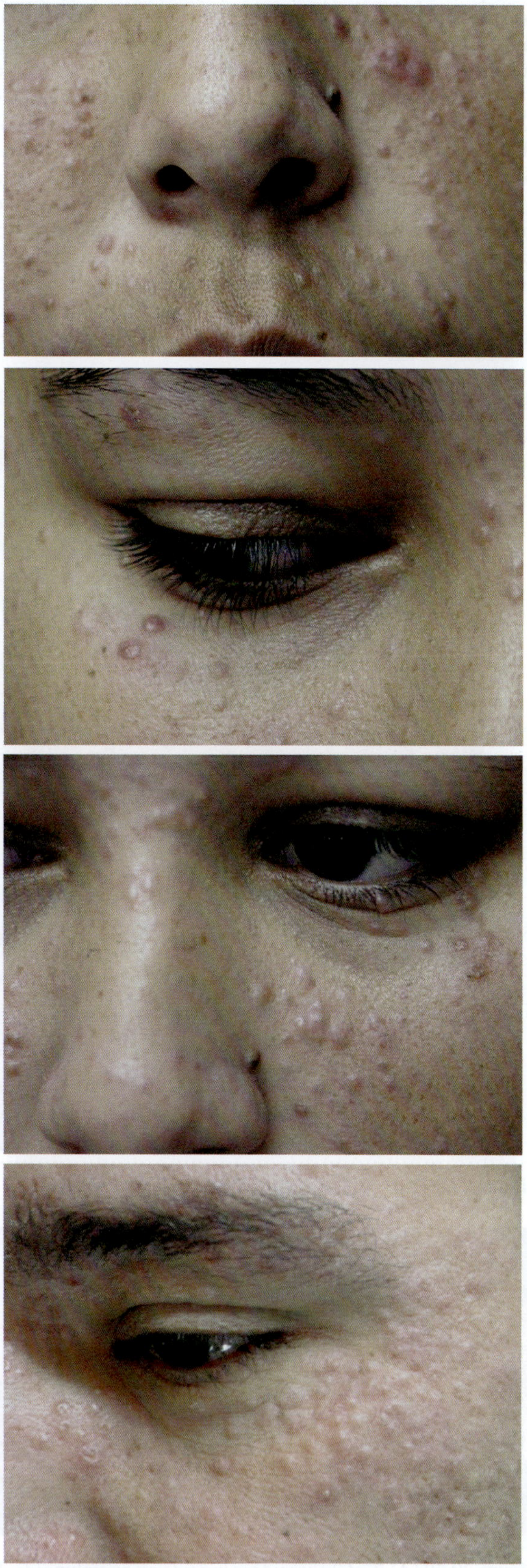

■ **Figura 29.48** *Lupus miliar disseminatus faciei.*

Os sarcoides de grandes nódulos são os mais frequentemente observados. Em número reduzido, por vezes apenas um ou dois elementos, mas podem ser múltiplos, sobretudo na face, mas também no tronco (Figura 29.49). São lesões salientes, podendo ultrapassar 1 cm de diâmetro, de coloração eritematovinosa, de superfície lisa, com teleangiectasias, consistentes, indolores, e podem ser numerosos.

Brocq e Pautrier, em 1910, descreveram uma manifestação quase exclusiva da mulher, mas que pode também acometer homens, denominada "angiolupoide", caracterizada por placa eritematoinfiltrada ovalada na região nasopalpebral ou na vertente nasal, de cor violácea, bem delimitada e de consistência de borracha (Figura 29.50 A, B e C).

Os sarcoides difusos, cujo tipo é o *lupus pernio*, acometem o ápice nasal, os lobos das orelhas, a região frontal, o dorso das mãos e os dedos. São infiltrados mal definidos, de epiderme luzidia e violácea, com numerosas teleangiectasias. Como as outras lesões citadas, esses sarcoides tendem também a persistir, podendo desaparecer com cicatriz atrófica. Lesões semelhantes, às vezes pouco perceptíveis, são observadas no couro cabeludo. Tornam-se mais expressivas com a evolução, quando o infiltrado granulomatoso agride o folículo pilossebáceo, determinando a sua queda temporária no início, com progressão para alopecia cicatricial.[1] A manifestação hipodérmica da sarcoidose, correspondendo aos sarcoides subcutâneos de Darier-Roussy (1904), está representada por nódulos hipodérmicos bem circunscritos, aflegmásicos, recobertos de pele de cor normal ou levemente rósea, aderente, com aspecto de casca de laranja.

Há uma forma ulcerada, observada nos membros inferiores, sobretudo nos indivíduos da raça negra, por vezes ulcerogangrenosa, bem como uma forma eritrodérmica, esfoliativa e pruriginosa, evidenciando zonas infiltradas mais ou menos extensas e adenopatias. Finalmente, aponta-se uma forma clínica pseudonecrobiótica, acometendo as pernas, lembrando a necrobiose lipoídica, além de uma forma elefantiática, observada também nos membros inferiores. Lesões localizadas no couro cabeludo são raras, mas responsáveis por alopecia, com aspecto cicatricial, simulando o lúpus eritematoso. Também nas mucosas nasal e bucal podem aparecer lesões sarcoídeas, traduzidas por pequeníssimos nódulos duros, amarelados, por vezes com halo avermelhado. A macroqueilite granulomatosa de Miescher (ver adiante) tem sido considerada, por alguns autores, manifestação sarcoídea. Deve ter-se presente que o eritema nodoso é, muitas vezes (manifestação inespecífica), sinal inicial da doença de Besnier-Boeck-Schaumann.

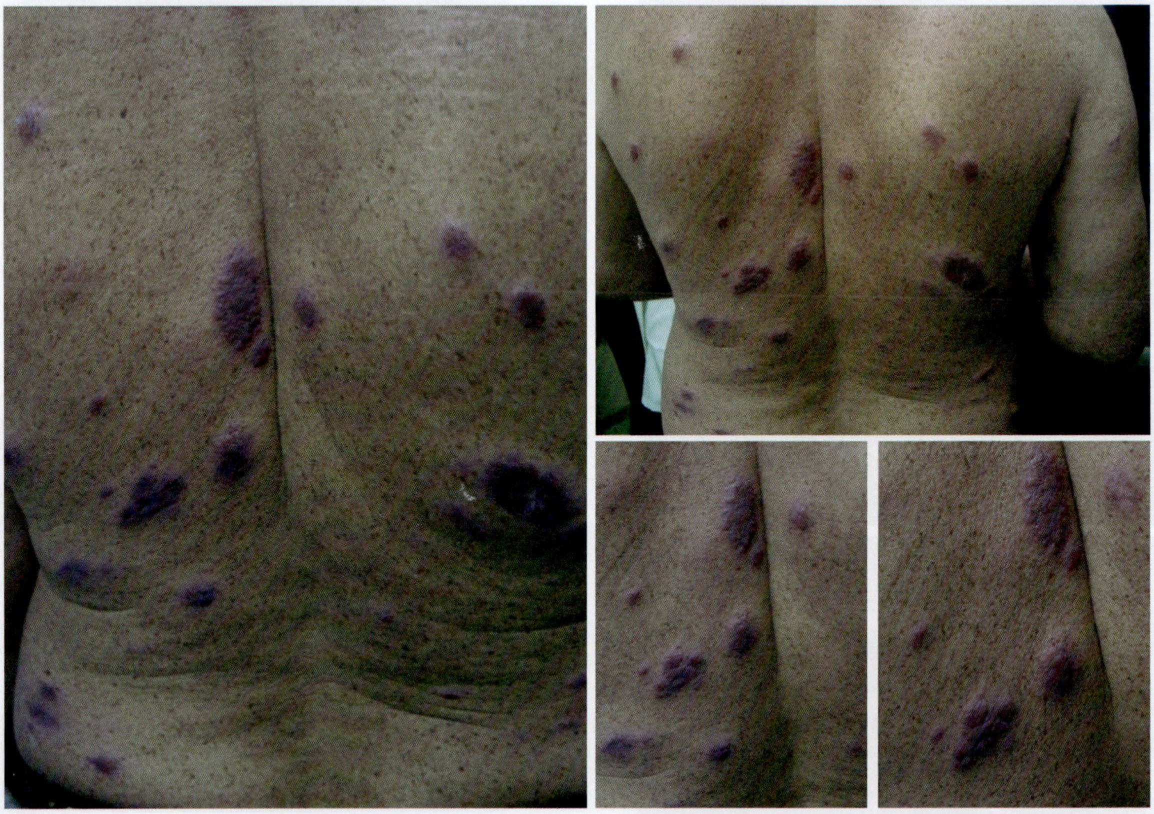

■ **Figura 29.49** Sarcoidose: pequenos e grandes sarcoides.

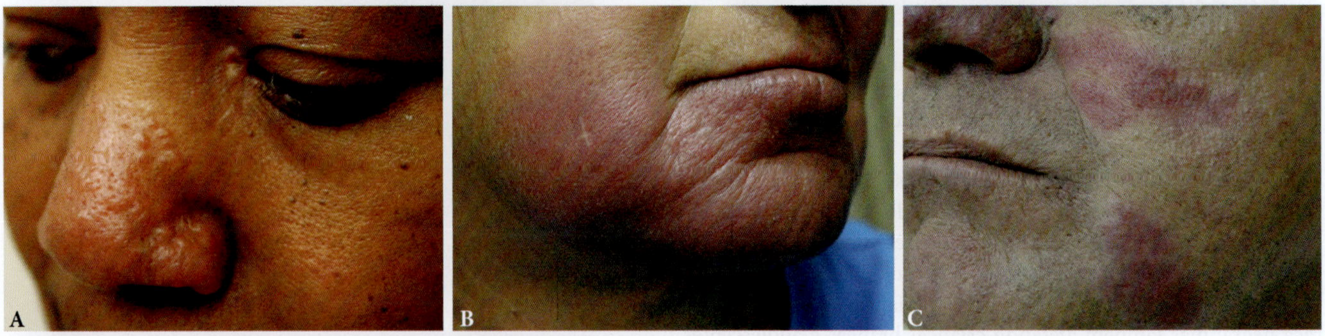

■ **Figura 29.50** (**A**, **B** e **C**) Sarcoidose lupoide ou angiolupoide. Em (**A** e **B**), houve resposta aos corticosteroides por via oral. Em (**C**), manifestação rara em homem. A paciente da imagem (**B**), após a melhora com corticosteroide oral, curou-se com tetraciclina.

■ FENÔMENOS ISOMÓRFICO, ISOTÓPICO E CICATRIZ SARCOÍDEA

O termo "resposta ou fenômeno isotópico" foi sugerido, por Wolf e colaboradores e por Wolf e Wolf,[130,131] para descrever um fenômeno dermatológico caracterizado pela manifestação de uma nova doença (doença isotópica) no local de uma prévia doença curada e em nada a ela relacionada. Esse acontecimento já tinha sido mencionado em 1955 por Wyburn-Mason.[132] A doença isotópica pode ser granulomatosa ou neoplásica.[130-134] Muitos autores não aceitam esse conceito, relacionando-o ao fenômeno de Köbner.[135] O fenômeno isomórfico de Köbner é uma reação diferente e refere-se à reprodução da doença existente numa área da pele aparentemente normal, induzida por trauma físico, químico ou biológico. O reaparecimento da mesma doença num local onde já ocorreu a cura, como ocorre na sarcoidose, é uma resposta que denomino "fenômeno isopático". Esse acontecimento já tinha sido descrito por Boeck na sarcoidose. Qual será o significado do desenvolvimento de granulomas sarcoides nas áreas de traumas, tatuagens, inoculações e cicatrizes pós-traumas ou de doença prévia (fenômeno isotópico)? Só alguns indivíduos apresentam essa resposta peculiar. Devemos estabelecer o diagnóstico de sarcoidose, mesmo que o indivíduo não desenvolva a manifestação sistêmica ou cutânea? Seria mais lógico admitir que haja um programa ou predisposição para a reação sarcoide. O indivíduo programado para a doença sarcoidose pode desenvolvê-la em qualquer fase da sua vida. Isso explicaria o aparecimento de granulomas sarcoídeos em áreas de cicatrizes decorrentes de traumas ou em cicatrizes de doenças como o herpes-zoster (fenômeno isotópico) em tempos variáveis, posteriores ao seu acontecimento. Alguns indivíduos reproduziriam apenas a lesão sarcoide na área traumatizada. Testemunhamos dois casos interessantes: uma paciente negra e com mais de 40 anos desenvolveu um sarcoide na área de trauma no lábio superior e 5 anos depois manifestou sarcoidose ganglionar e pulmonar (estádio II) com evolução tormentosa (Figura 29.51 A e B); outra paciente desenvolveu, após 3 semanas, no local da inoculação do antígeno de Mitsuda, uma reação positiva em placa de cerca de 8 cm de diâmetro, persistindo por 25 anos e com substrato anatomopatológico granulomatoso sarcoídeo, sem quaisquer outras manifestações da sarcoidose (Figura 29.52 A, B e C). A lesão foi tratada com infiltração de corticosteroide, com remissão completa. Há reações granulomatosas sarcoídeas que se desenvolvem em paciente com sarcoidose após o eritema nodoso, ou na cicatriz da biópsia feita para o seu diagnóstico; ou sobre as cicatrizes da sarcoidose numa fase de exacerbação da sua doença (fenômeno isopático – Figura 29.53 A, B e C), cujo substrato histológico é demonstrado na (Figura 29.54).

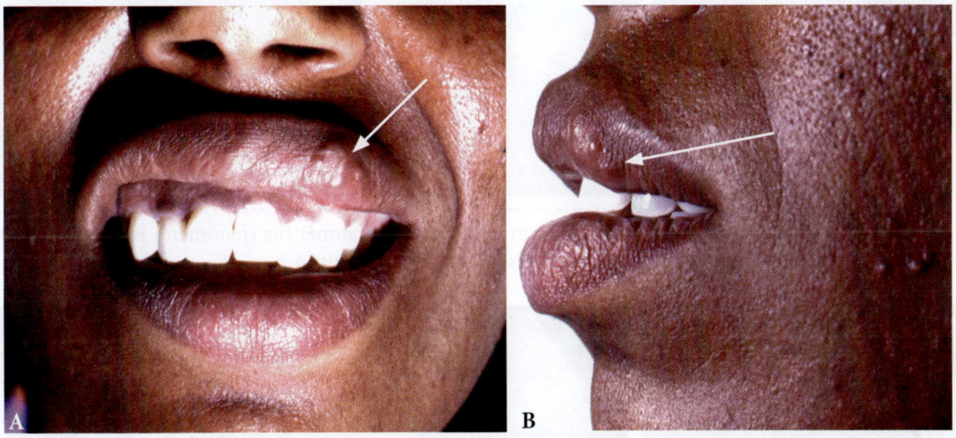

■ **Figura 29.51 (A e B)** Lesão sarcoídea que se desenvolveu após trauma com substrato patológico sarcoídeo. Posteriormente, a paciente evoluiu para sarcoidose sistêmica.

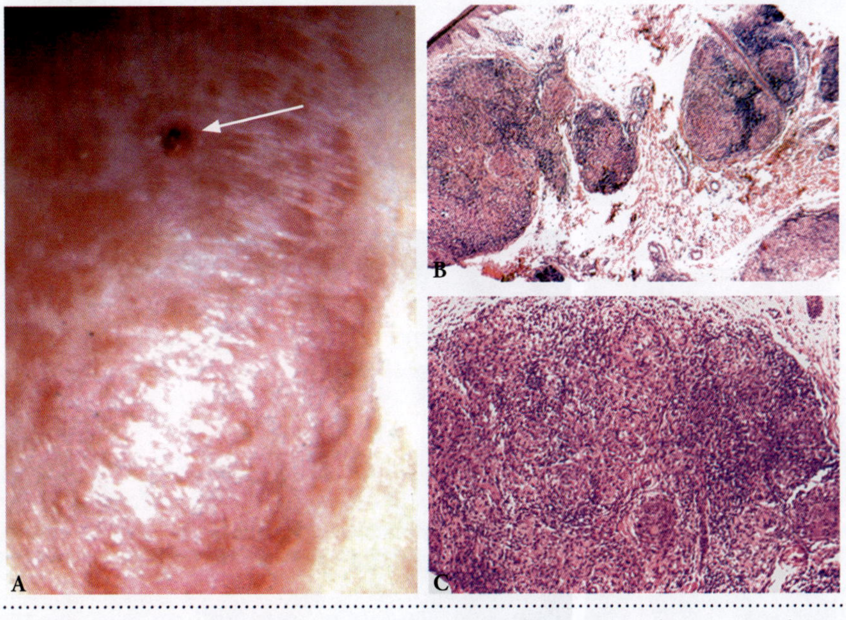

■ **Figura 29.52 (A, B e C)** Mulher de 50 anos de idade tem a lesão da figura **(A)** há 25 anos, a qual surgiu cerca de 1 mês após a inoculação intradérmica do antígeno de Mitsuda. A lesão era localizada, mas rapidamente atingiu 8 cm de diâmetro, permanecendo então inalterada. Era contactante de hanseníase, não sabendo a forma de seu marido. Foi solicitada uma biópsia (seta), que revelou o substrato histológico apresentado **(B e C)**.

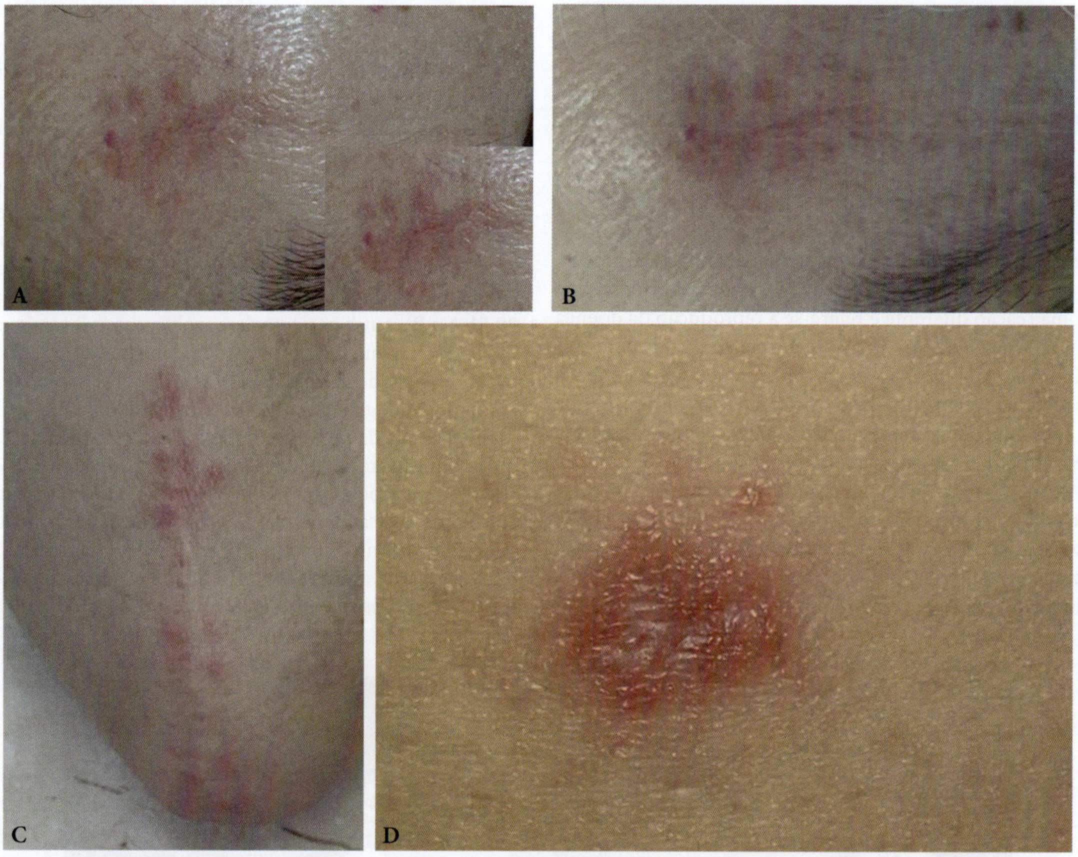

■ **Figura 29.53** (**A**, **B**, **C** e **D**) Em (**A**, **B** e **C**), lesões que surgiram em áreas pós-traumáticas (fenômeno isotópico); e (**D**) representa a lesão original da sarcoidose da paciente, cujo substrato histológico é apresentado na Figura 29.54.

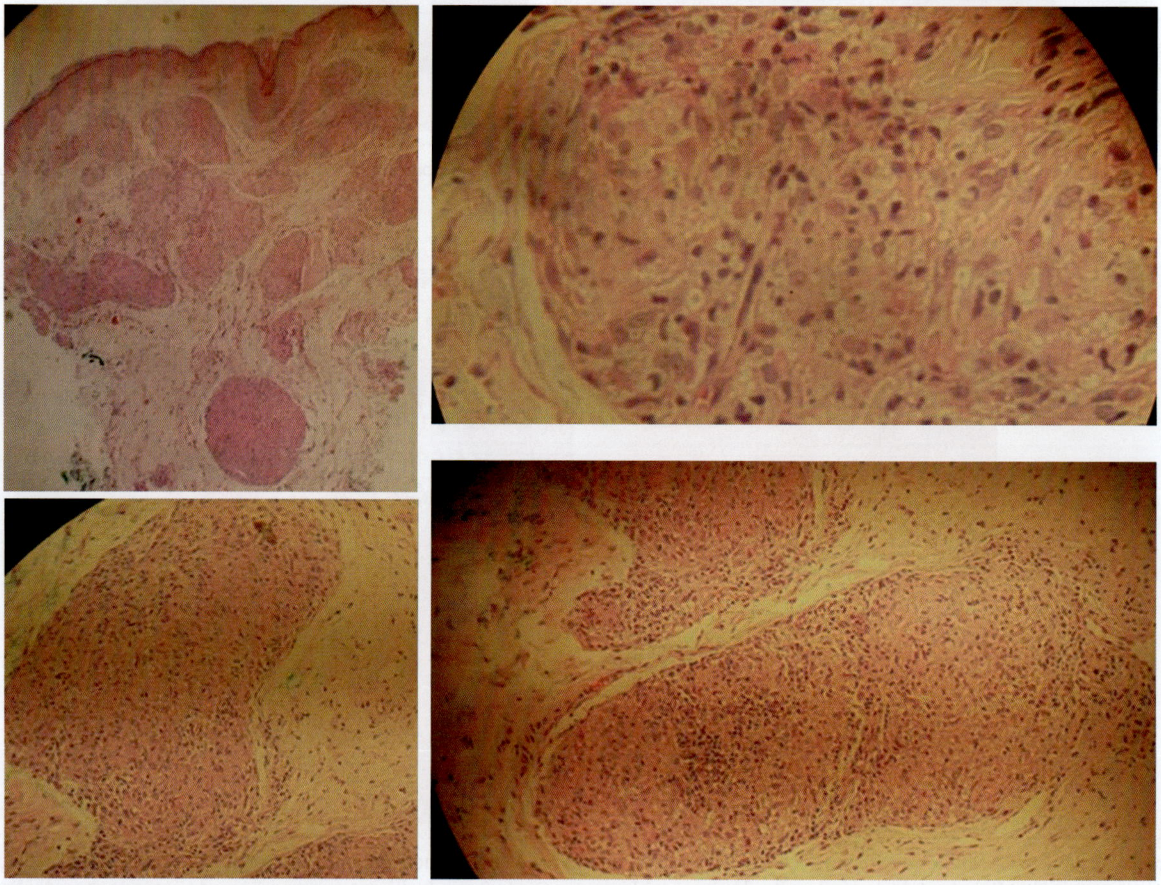

■ **Figura 29.54** Substrato patológico de lesão da sarcoidose.

Manifestações sistêmicas

A sarcoidose pode ficar restrita à pele, embora possa ser apenas uma fase silenciosa ou larvária, capaz de durar muitos anos até que surjam as manifestações sistêmicas. Cerca de 90% dos pacientes com sarcoidose têm manifestações pulmonares, discriminadas no seguinte estadiamento:

- **Estádio 0:** pacientes com sarcoidose não têm manifestações pulmonares, sendo o radiograma torácico normal.
- **Estádio I:** linfadenopatia hilar bilateral sem acometimento pulmonar.
- **Estádio II:** linfadenopatia hilar bilateral com comprometimento pulmonar.
- **Estádio III:** infiltração pulmonar sem linfadenopatia.
- **Estádio IV:** infiltração pulmonar com fibrose, insuficiência respiratória, cistos e enfisema.

No início do quadro, aproximadamente 5% a 10% dos pacientes se encontram no Estádio 0; 50%, no Estádio I (Figura 29.55 A); 25% a 30%, no Estádio II; e 15%, no Estádio III. Embora a grande maioria dos pacientes tenha regressão espontânea ou permaneçam estáveis, 10% a 15% evoluem para fibrose pulmonar.[133] O eritema nodoso é uma manifestação inespecífica da sarcoidose e no início da doença pode ser a única manifestação, acompanhado de reação tuberculínica negativa. Quando o eritema nodoso se associa aos sinais radiológicos da linfadenopatia hilar bilateral, por vezes com sintomas articulares e febre, constitui-se a sarcoidose aguda benigna ou síndrome de Löfgren.[1]

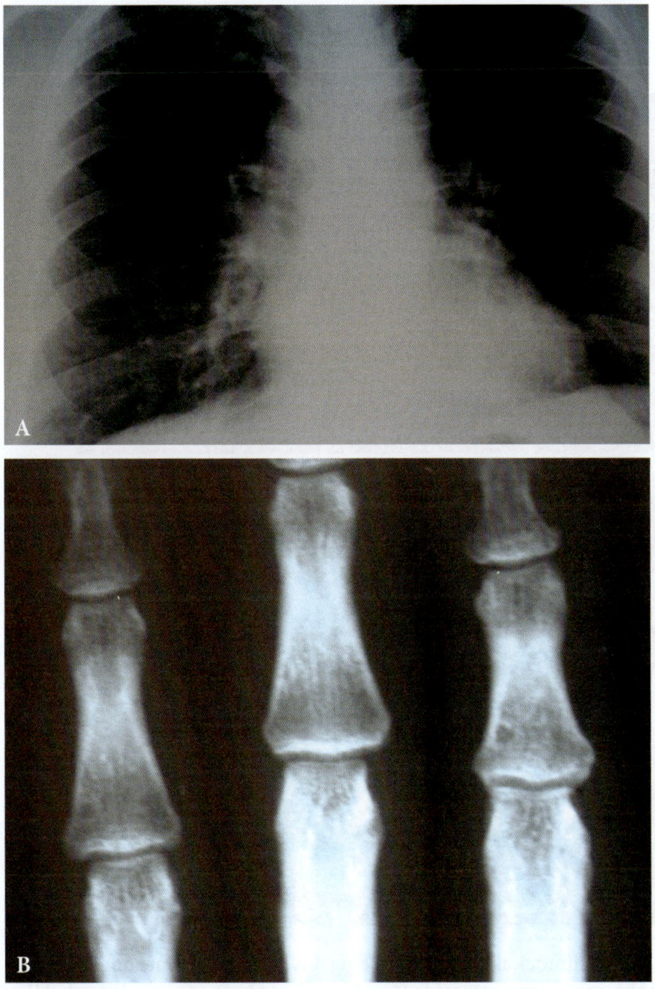

■ **Figura 29.55** Em **(A)**, Estádio I: linfadenopatia hilar bilateral sem acometimento pulmonar. Em **(B)**, alteração lítica do osso.

Manifestações osteoarticulares

De 10% a 30% dos pacientes com sarcoidose apresentam manifestações osteoarticulares predominantemente nos dedos das mãos e dos pés e mais frequentemente acompanhando lesões cutâneas. As manifestações articulares são mais frequentes do que as ósseas. Nas falanges, há tumefações dolorosas, com repercussão nas distais, alterando as lâminas ungueais, que se tornam espessas e estriadas. A radiografia evidencia cistos arredondados (Figura 29.55 B), bem delimitados, sem reação do periósteo e sem esclerose periférica (doença de Jüngling ou osteíte múltipla cistoide).[133]

Manifestações oculares

De 15% a 20% dos pacientes têm manifestações oculares numa fase da doença. Pode ocorrer uveíte anterior aguda, cujas complicações são o glaucoma, a catarata e a cegueira. A uveíte parece predominar no sexo feminino. Há também conjuntivite, periflebite retiniana, depósitos de sais de cálcio na córnea e acometimento da glândula lacrimal.

Outras manifestações

Pode haver hepatoesplenomegalia, taquicardia ventricular, bloqueio atrioventricular, insuficiência cardíaca congestiva, derrame pericárdico e infarto do miocárdio. Os granulomas da sarcoidose têm preferência pelo sistema cardíaco de condução.

Quadro de infiltração sarcoídea da glândula parótida, com iridociclite bilateral e/ou uveíte, febre e paralisia facial, constitui a chamada "síndrome de Heerfordt", observada principalmente em mulheres jovens; ao comprometimento também das glândulas salivares, denomina-se "síndrome de Mikulicz".[1]

Do ponto de vista neurológico, pode haver comprometimento dos nervos cranianos (paralisia facial); e pode ocorrer cegueira quando o nervo ótico é acometido. Manifestações do tipo Guillain-Barré são descritas.

Linfadenopatia periférica é observada em cerca de 30% dos pacientes com sarcoidose, mas o exame anatomopatológico desses gânglios só revela granuloma sarcoídeo em 75%.

A negatividade à tuberculina é mais evidente na fase aguda das manifestações sistêmicas. No entanto, a não reatividade cutânea à injeção intradérmica de tuberculina é observada em 70% a 80% dos pacientes, sobretudo nos estados antigos e nas formas cutâneas. Trata-se mais de uma hipoergia do que de verdadeira anergia, pois a percentagem de não reatividade diminui quando se aumenta a concentração da tuberculina.

A prova de Kveim (Kveim-Siltzbach), feita com macerado de gânglios ou baço sarcoídeos, consiste na injeção intradérmica de 0,15 mL do antígeno tissular. Decorridas de 4 a 6 semanas, pode aparecer no local da injeção um nódulo saliente, ou apenas palpável, o qual pode ulcerar. O local inoculado (com ou sem resposta clínica nodular) deverá ser submetido à biópsia e será considerada reação positiva se for demonstrado um substrato anatomopatológico granulomatoso sarcoídeo. Essa prova de Kveim é reativa em 70% a 80% dos pacientes com doença de Besnier-Boeck-Schaumann, sendo mais acentuada quando há manifestações cutâneas; no entanto, deixou de ser usada na clínica.[1,133]

Laboratório

Alterações no metabolismo do cálcio ocorrem por aumento anormal da produção da vitamina D (calcitriol – 1,25-hidroxivitamina D), pelos macrófagos no interior dos granulomas, o que resulta em maior absorção intestinal e consequente hipercalciúria, com ou sem hipercalcemia. A hipercalcemia ocorre em menos de 10% dos pacientes. Essa alteração metabólica é responsável por nefrolitíase e insuficiência renal por nefrocalcinose. Há aumento sérico da enzima angiotensina convertase (enzima conversora da angiotensina), considerado inespecífico, pois essa enzima pode ter níveis elevados no plasma de pacientes hansênicos, diabéticos e alcoólatras. Acredita-se que o aumento ocorre por produção da enzima pelas células epitelioides e macrófagos nos granulomas. Os níveis da angiotensina convertase podem auxiliar na avaliação da atividade da doença sob a corticoterapia, mas sem valor prognóstico na sua evolução.[133]

História natural e prognóstico

Há pacientes em que as lesões regridem espontaneamente, mas em outros a doença evolui com mais gravidade e recorre após uma aparente regressão. Não há sinais definidos que possam predizer a evolução da sarcoidose. Contudo, de acordo com a apresentação inicial da doença, pode-se avaliar sua evolução. No estádio I, quando há adenopatia hilar sem acometimento pulmonar, a evolução pode ser tomada como boa, pois 60% a 80% dos pacientes evoluem favoravelmente, com remissão da doença. No estádio II, em que há adenopatia hilar e infiltrado pulmonar, a remissão ocorre em 50% a 60%. No estádio III, sem adenopatia, mas com infiltração pulmonar, o percentual de remissão cai para 30%.[133] Os pacientes com a síndrome de Löfgren têm o melhor prognóstico. A raça negra, o início da doença após os 40 anos com sintomas evoluindo em tempo maior que 6 meses, sem eritema nodoso, estádio pulmonar III e acometimento de mais de três órgãos e esplenomegalia são parâmetros para o pior prognóstico.

Patologia

O substrato anatomopatológico da sarcoidose está representado pelo granuloma epitelioide não caseoso sem linfócitos (granuloma nu) no órgão acometido: pele e vísceras (Figura 29.56 A, B, C e D).

Observam-se histiócitos epitelioides na derme, podendo infiltrar-se entre os lóbulos do tecido gorduroso subcutâneo. Essas formações granulomatosas são bem definidas, mas podem ocupar toda a derme por confluência. Discretos focos de necrose fibrinoide podem ser observados no centro dos granulomas histiocitários epitelioides. Células epitelioides multinucleadas podem ser encontradas nos granulomas. Essas células gigantes são do tipo Langhans, mas há também células gigantes de corpo estranho com grande quantidade de núcleos (Figura 29.57 A e B). Os histiócitos epitelioides têm amplo citoplasma eosinófilo, núcleo vesiculoso ovalado ou torcido e pequeno nucléolo no centro.

No interior de histiócitos, três tipos de inclusões podem, às vezes, ser observadas:

- **Corpos asteroides:** estruturas estreladas eosinofílicas (Figura 29.57 A e B).
- **Corpos de Schaumann:** estruturas basófilas enroladas em lâminas concêntricas. A sua basofilia é decorrente do depósito de cálcio (Figura 29.57 C e D).
- **Cristais fusiformes semelhantes a grãos de arroz:** bem evidenciados pela luz polarizada.

Essas inclusões não são patognomônicas da sarcoidose, pois podem ser vistas em outros granulomas sarcoídeos ou tuberculoides.

Em torno da proliferação histiocitária não há linfócitos (granuloma nu). Quando presentes, são em pequeno número. No entanto, há situações em que a quantidade de linfócitos em torno dos granulomas é expressiva, principalmente nos granulomas do subcutâneo (Figura 29.56 C). A coloração para reticulina demonstra uma rica produção (Figura 29.56 D).

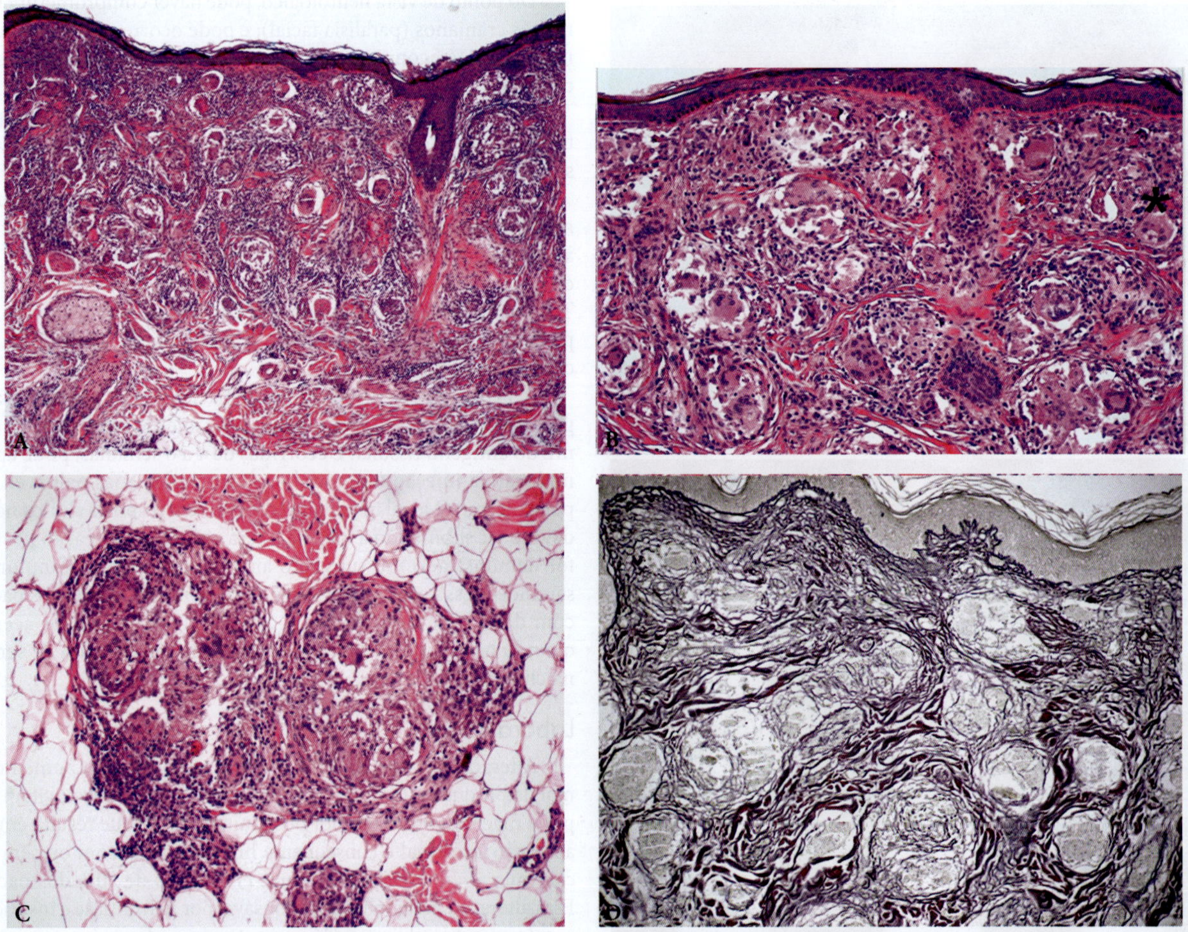

■ **Figura 29.56** (**A**, **B**, **C** e **D**) Processo inflamatório granulomatoso sem a coroa linfocitária expressiva em (**A** e **B**), mas presente em (**C**) (lesão na hipoderme) com grande quantidade de células gigantes de corpo estranho com corpo asteroide (*) e Langhans (**A**, **B** e **C** coradas pela HE). Em (**D**), observa-se a grande produção de reticulina.

Fonte: Imagens cedidas pela Profa. Dra. Maria Letícia Cintra, do Departamento de Anatomia Patológica da Faculdade de Ciências Médicas da Unicamp.

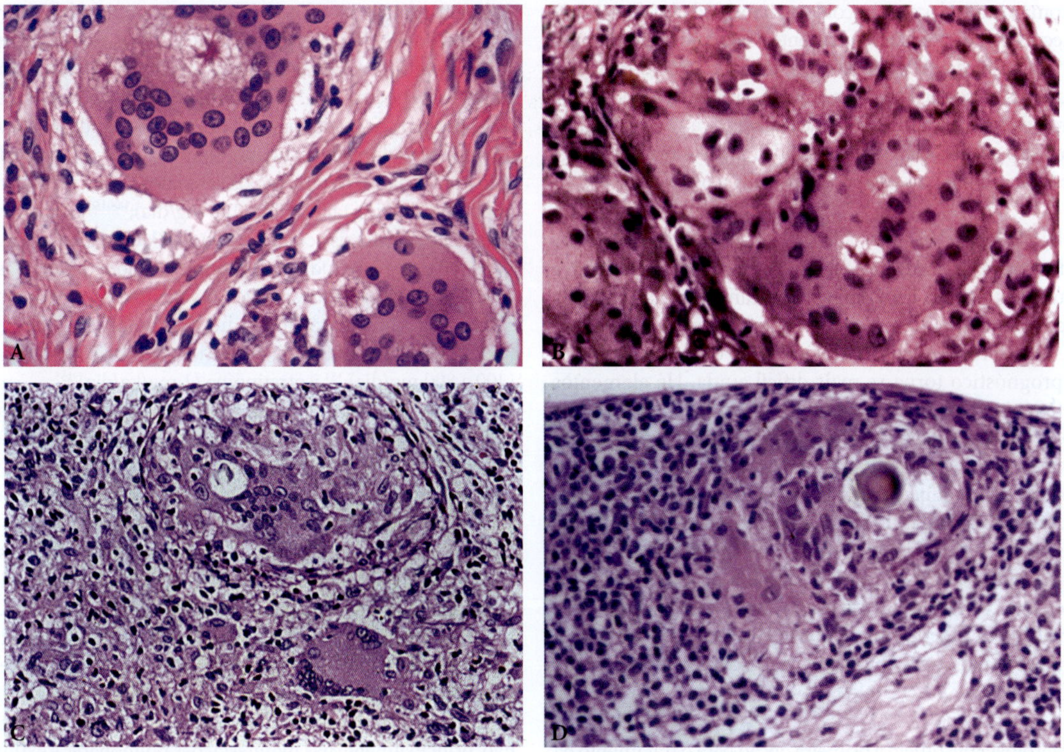

■ **Figura 29.57 (A, B, C e D)** Corpos asteroides em **(A e B)**; corpúsculo de Schaumann em **(C e D)**. Coloração HE.

Fonte: Imagens cedidas pela Profa. Dra. Maria Letícia Cintra, do Departamento de Anatomia Patológica da Faculdade de Ciências Médicas da Unicamp.

Os granulomas induzidos por zircônio e berilo são indistinguíveis dos da sarcoidose. A sílica induz a um granuloma muito semelhante ao da sarcoidose, mas que pode dele ser diferenciado quando são encontrados cristais fusiformes semelhantes a grãos de arroz (observados na luz polarizada), mas saliente-se que ele também pode estar presente na sarcoidose. No líquen nítido, os granulomas sarcoide-símiles localizam-se na derme papilar, sendo envoltos por projeções epidérmicas – são do ponto de vista clínico uma pápula. Na sarcoidose, o granuloma está na derme reticular, portanto representa clinicamente um nódulo. A presença de um processo inflamatório nodular localizado na derme reticular, recoberto por epiderme de aspecto normal, constituído de histiócitos epitelioides sem a coroa linfocitária e sem os corpos de inclusão, representa um granuloma sarcoide, mas pode ser uma dermatite granulomatosa sarcoídea, e não sarcoidose. Entretanto, os granulomas nus constituem o substrato característico e sensível, estando presentes, em um estudo, em 25 biopsias (89%) de 28 pacientes com sarcoidose sistêmica. Os corpúsculos asteroides e/ou corpúsculo de Schaumann foram encontrados em 54% da mesma investigação, mas são marcadores menos sensíveis para o diagnóstico de sarcoidose.[136] Sem a informação clínica, o substrato histológico representado por um granuloma nu não deveria ser referendado como doença sarcoidose. Quando há uma manifestação clínica fazendo parte da informação, o granuloma nu atesta a manifestação da sarcoidose na pele.[136]

Há alguns outros achados histológicos não clássicos encontrados na sarcoidose e, se não forem cotejados com a clínica, o diagnóstico histológico poderá sugerir outra doença que não sarcoidose.

Material estranho birrefringente é encontrado, entre 22% e 77%, em fragmento proveniente de sarcoidose cutânea e deve ser diferenciado dos corpúsculos de inclusão.[137-139] Os dados revelam que material estranho frequentemente está associado a granulomas cutâneos na sarcoidose e seria um foco gerador de granulomas.

Embora os granulomas ao longo de filetes nervosos sejam um achado marcante da hanseníase tuberculoide, podem estar presentes na sarcoidose em cerca de 25% dos fragmentos. Esse achado é responsável por muitos diagnósticos errados, com grande prejuízo para o paciente, reforçando a necessidade de dados clínicos ao se examinar os granulomas nus.[136]

A presença da necrose seria elemento a afastar o diagnóstico de sarcoidose. No entanto, a necrose fibrinoide é assinalada em cerca de 30% dos granulomas da sarcoidose.[136] Em alguns casos, torna-se importante considerar o granuloma anular e a necrobiose lipoídica, mas outros elementos dessas duas entidades poderão afastar a sarcoidose.[140]

Outro achado controvertido é a elastofagocitose pelos histiócitos, valorizada como critério para o diagnóstico de granuloma actínico.[68,76,141] Poderia ser um marcador inespecífico da reação granulomatosa na pele cronicamente exposta ao sol, independentemente da elastose solar,[42] mas pode ser interpretada como um elemento indutor da reação granulomatosa.[43]

Dermatologistas e patologistas devem ter em mente que granulomas associados a material estranho birrefringente, necrose focal, processo inflamatório associado e granuloma perineural são alterações histológicas encontradas em fragmentos de sarcoidose e não devem abalar um diagnóstico clínico dessa doença.

Frente a um granuloma sarcoide (granuloma nu), é importante a realização de colorações específicas para evidenciar possíveis presenças de fungos (PAS, Gridley), Gomori, Grocott (impregnação argêntica) e bactérias álcool-ácido resistentes (Ziehl-Neelsen, Fite-Faraco). A coloração para demonstrar reticulina que, embora não específica, pode ser útil para o diagnóstico de sarcoidose.

Diagnóstico diferencial

Ao longo da descrição clínica e da histopatologia, foram citadas várias doenças que têm manifestações que podem ser encontradas na sarcoidose. Merecem estudo minucioso a hanseníase tuberculoide e reações de corpo estranho com sílica, berílio e zircônio. No Brasil, não é incomum a apresentação sarcoídea de micoses profundas – paracoccidioidomicose, esporotricose – da hanseníase tuberculoide e da leishmaniose, que merecem consideração.

Doenças associadas

A associação da sarcoidose com outras doenças é descrita, mas a inter-relação entre as doenças ainda é motivo de controvérsia. Brincker, em 1986, sugeriu a existência da síndrome sarcoidose-linfoma após estudar 17 pacientes e analisar 29 outros similares relatados. O linfoma foi

5,5 vezes mais comum naqueles com sarcoidose na meia-idade (41 anos). O linfoma seria decorrente da atividade persistente da doença com anergia e linfopenia.[142-144] A revisão de 131 pacientes apresentando sarcoidose e neoplasia indicou que essa associação não era casual e que câncer de pulmão e doenças linfoproliferativas tinham uma incidência significativa mais alta do que se esperaria. Os pacientes com sarcoidose ativa eram os mais afetados. Nas associações com linfomas, a sarcoidose precedia a neoplasia.[142-144]

Evolução e prognóstico

Há pacientes com sarcoidose que evoluem espontaneamente para a cura. Lesões cutâneas podem regredir espontaneamente, mas os grandes sarcoides com tendência desfigurante e o lúpus pérnio necessitam de tratamento. Fazer prognóstico em Medicina não é assunto fácil. Em sarcoidose, o prognóstico torna-se mais difícil ainda. Há elementos agrupados na tentativa de se prever o comportamento da doença, mas sempre sujeitos a falhas: as mulheres teriam melhor prognóstico, assim como os pacientes com doença pulmonar leve, sem comprometimento da imunidade (teste tuberculínico positivo e globulinas séricas normais). Os pacientes com HLA-B8 teriam uma maior tendência à resolução espontânea. As intensas manifestações sistêmicas (pulmonares, renais, hematológicas, cardíacas, neurológicas, oftálmicas e laboratoriais – a enzima angiotensina convertase [enzima conversora da angiotensina]), hemossedimentação e nível sérico de cálcio elevados são mais preocupantes. O eritema nodoso não deve ser usado como padrão de prognóstico.

Tratamento

Os corticosteroides constituem a primeira opção para o tratamento da sarcoidose, principalmente se as manifestações sistêmicas são evidentes: sintomatologia geral com febre, perda de peso, fraqueza muscular e dores ósseas, acometimento pulmonar, ocular, alterações hepatoesplênicas, neurológicas, hematológicas, hipercalcemia persistente, linfadenopatia e acometimento cutâneo intenso e extenso. Inicia-se o tratamento com prednisona, na dose de 1 mg/kg/dia, e aos poucos a dose é diminuída. Em pacientes com sintomatologia muito intensa, recomenda-se pulsoterapia com metilprednisolona, 1 g, IV, semanalmente, até a regressão dos sintomas. A associação de metotrexato (MTX) na dose de 5 a 15 mg/semana é bastante útil para garantir os efeitos do corticosteroide e permitir a diminuição das suas doses. Com a melhoria dos sintomas, a dose de 5 mg/semana de MTX assegura uma boa resposta e a manutenção de doses baixas de corticosteroide por via oral.[45,146] Outros citostáticos (clorambucil, azatioprina, ciclosporina) são usados na falha do corticosteroide ou como coadjuvantes e como poupadores de corticosteroide.[147] Muitos outros medicamentos têm sido usados para o tratamento da sarcoidose, principalmente cutânea, mas também sistêmica: talidomida (100 mg/dia);[148-150] antimaláricos (avaliar os seus efeitos colaterais oculares) (250 a 500 mg/dia se difosfato de cloroquina e 400 mg/dia se hidroxicloroquina); [151] iodeto de potássio (iniciando com 2 gotas de solução saturada 3 vezes/dia e aumentando até 20 gotas 3 vezes/dia, sempre avaliando a função tiroideana e TSH);[152] tetraciclinas (oxitetraciclina, 1 a 1,5 g/dia; minociclina, 100 a 200 mg/dia);[153] alopurinol (400 a 800 mg/dia);[154] isotretinoína (1 mg/kg/dia).[155]

O uso dessas substâncias deve ser bem avaliado, sendo o paciente orientado e muito bem-informado quanto a indicação *off label* e a duração do tratamento dependente da resposta obtida. Estudos com maior número de pacientes devem ser conduzidos, pois há muitos relatos anedóticos ou com grupos pequenos.[156]

Manifestações cutâneas localizadas podem ser tratadas com corticosteroide de alta potência sob curativos oclusivos (clobetasol), intralesional (triancinolona), crioterapia e laserterapia (lúpus pérnio). O tacrolimus foi usado com remissão das lesões. Acometimento mais extenso pode ser tratado com PUVAterapia. Antagonistas do TNF-α merecem avaliação mais cuidadosa no tratamento da sarcoidose, pois resultados obtidos, embora estatisticamente apontem para eficácia, os sintomas clínicos não, principalmente nas manifestações pulmonares e extrapulmonares.[157]

■ SÍNDROME DE MELKERSSON-ROSENTHAL

Histórico

Essa síndrome, estudada por Melkersson em 1928[158] e por Rosenthal em 1931,[159] é constituída pela tríade: paralisia ou paresia facial, edema duro e persistente dos lábios e língua sulcada (Figuras 29.58 a 29.60). A manifestação exclusiva no lábio com substrato granulomatoso foi denominada "queilite granulomatosa", por Miescher em 1945.[160]

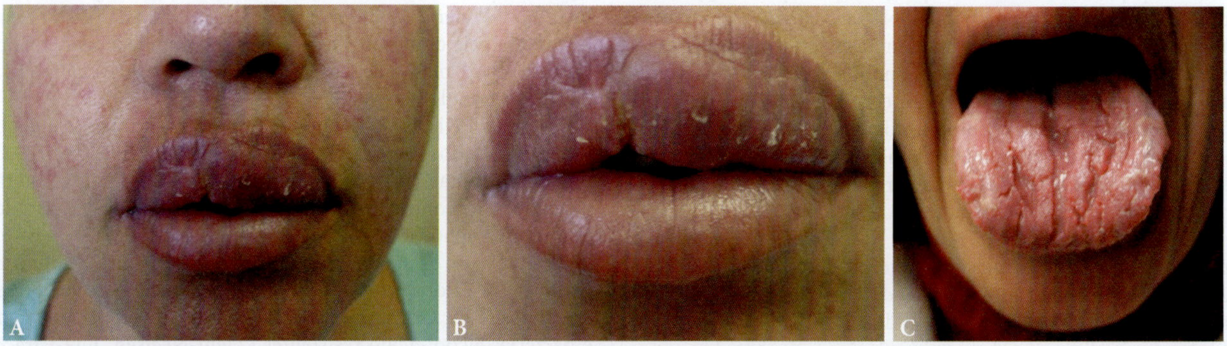

■ **Figura 29.58** (**A**, **B** e **C**) Síndrome de Melkersson-Rosenthal: edema e infiltração persistentes do lábio (**A** e **B**) e língua sulcada ou escrotal (**C**).

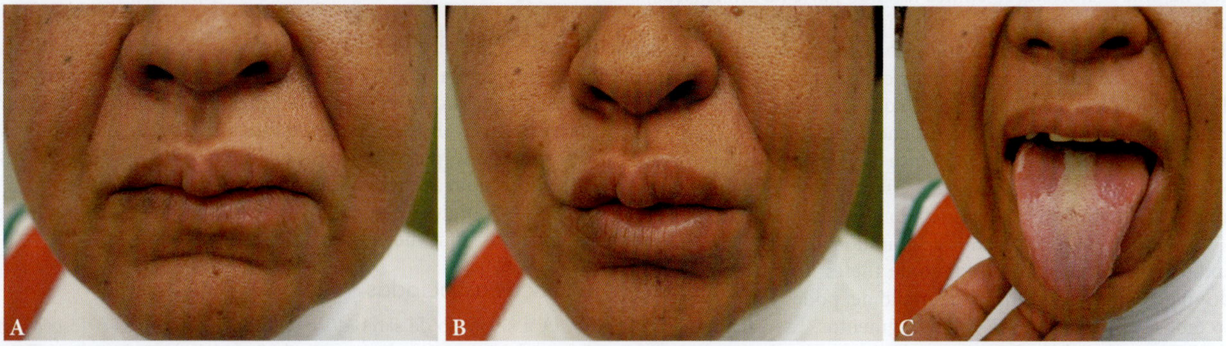

■ **Figura 29.59** Síndrome de Melkersson-Rosenthal: edema e infiltração persistentes do lábio, mucosa jugal e paralisia facial (**A** e **B**); a língua, neste caso, não é sulcada, mas despapilada (**C**).

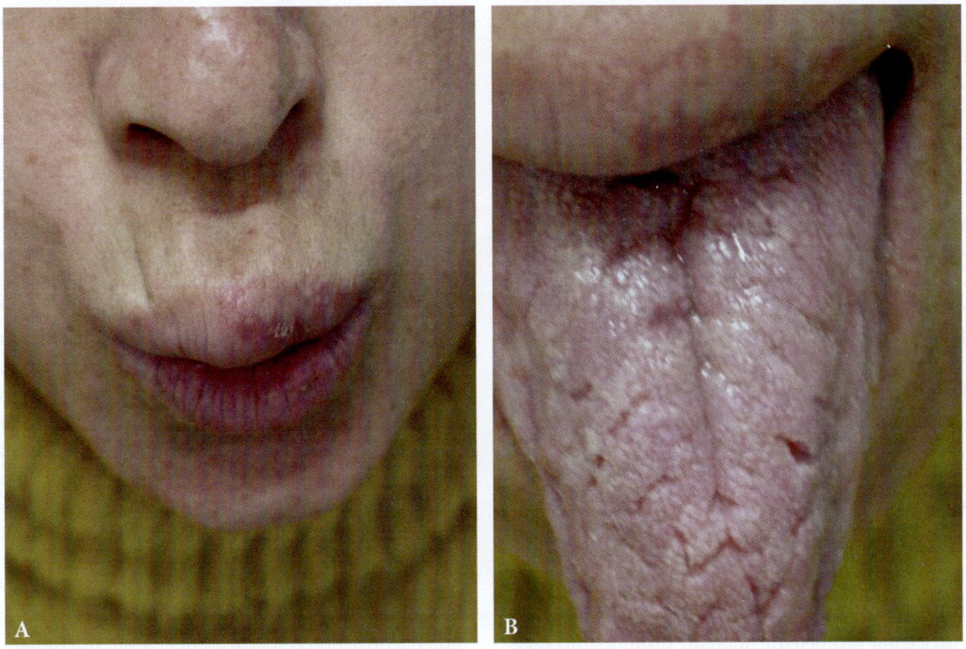

■ **Figura 29.60** Síndrome de Melkersson-Rosenthal: edema e infiltração persistentes do lábio, paralisia facial (**A**) e língua sulcada (**B**).

Etiologia

Não se conhece a causa dessa afecção com tendência familiar, tampouco os mecanismos atuantes no estabelecimento do edema ou infiltração. Infecções bacterianas, virais, quadros alérgicos, alimentos e conservantes de alimentos agiriam sobre indivíduos com fatores genéticos atuantes na anatomia e na fisiologia da região.

Quadro clínico

As manifestações citadas podem apresentar-se como quadro monossintomático, dissintomático ou completo (trissintomático). O edema labial é mais comum no lábio superior, mas ambos podem ser acometidos. De modo geral, é assimétrico e não raramente acompanhado de edema e infiltração da mucosa jugal. Embora se fale em edema, o mais correto seria usar o termo "infiltração", principalmente se considerado o substrato anatomopatológico. Não há dúvida quanto à existência do edema recidivante, que é ora mais, ora menos expressivo; mas, iniciado o quadro, é muito difícil que ocorra *restitutio ad integrum* do lábio. A manifestação ocorre na adolescência e as mulheres são mais acometidas que os homens. A evolução crônica acarreta macroqueilia, duplicação do lábio como na síndrome de Ascher e manifestação semelhante à da pioestomatite vegetante.[1]

A paralisia do sétimo par craniano é unilateral, raramente bilateral, surge após o edema ou o precede e, de modo geral, é transitória, mas pudemos constatar quadros de paraparesia permanente. O acometimento de mais de um par craniano pode ocorrer.[161]

A alteração lingual é caracterizada por intensos sulcos e fissuras, em diferentes direções, conferindo aspecto escrotal ao órgão, também denominada "língua sulcada, fissurada ou plicada" (plicaturata).

A síndrome é familiar e, num ou noutro membro, pode-se constatar um dos sintomas, de modo geral a língua sulcada. A manifestação lingual não desaparece com os tratamentos que eventualmente atuem nos sintomas labial e neurológico. De modo geral, não há, no curso da doença, sintomatologia sistêmica, facilitando a sua diferenciação com quadros infecciosos do tipo erisipela da face, mas na instalação pode haver febre baixa e adenopatia cervical discreta. Manifestações mais raras incluem edema de outras áreas da cavidade oral e infiltrações faciais (frontal, mento, malar, nasal e palpebral).[162,163]

Anatomopatologia

Observam-se edema com vasos sanguíneos e linfáticos dilatados e infiltrado infamatório linfocitário contendo plasmócitos e histiócitos. Às vezes, o infiltrado é intensamente nodular e constituído por linfócitos. Não raro, encontram-se focos francamente granulomatosos tuberculoides ou sarcoídeos. As colorações para fungos e bacilo álcool-ácido resistente são negativas.

Diagnóstico e diferencial

A manifestação clínica bastante típica e a correlação clinicopatológica selarão o diagnóstico. Todos os quadros edematosos, persistentes e recidivantes da face devem ser aventados no diagnóstico diferencial: angioedema e linfedema pós-infecciosos. Quando as manifestações são extraorais, deve-se ter em mente a síndrome de Morbihan ou edema duro persistente da face. As lesões orais e labiais francamente granulomatosas devem ser diferenciadas da sarcoidose, da doença de Crohn e da granulomatose orofacial (controvertida), que será descrita a seguir. É importante investigar a sua associação com doença de Crohn e sarcoidose.[164-168] O acometimento só dos lábios, de modo geral simétrico, com substrato granulomatoso, tem sido referido como queilite de Miescher, justificando a denominação "síndrome de Miescher-Melkersson-Rosenthal".

Tratamento

Não há um tratamento específico e efetivo. Corticosteroides por via oral por curtos períodos ou por infiltração podem ser úteis, mas com resultados incertos.[169]

Sulfona em dose de 100 a 150 mg/dia oferece boa resposta. Citam-se, anedoticamente, ácido acetilsalicílico, pentoxifilina, tetraciclina, minociclina, cloroquina,[170] metronidazol,[171] clofazimina,[171-173] talidomida e excepcionalmente imunossupressores – azatioprina e metotrexato.[174] Quando ocorre macroqueilia com eversão do lábio ou a formação do lábio duplo, indica-se o tratamento cirúrgico.[175,176]

■ GRANULOMATOSE OROFACIAL

A existência de granulomas nos tecidos da cavidade oral é assunto controvertido entre clínicos e patologistas. Seria apenas a manifestação de uma doença sistêmica ou uma doença própria da região? Em 1985, Wiesenfeld e colaboradores propuseram o termo "granulomatose orofacial" para uma entidade com similaridade com a doença de Crohn, mas sem as manifestações intestinais dessa afecção.[177] A controvérsia persiste, e o referido termo é usado para englobar as diferentes entidades granulomatosas restritas à região orofacial.[178]

Etiologia

As suspeitas recaem sobre vários agentes microbianos, materiais dentários, alimentos e aditivos incorporados nos alimentos, mas com mecanismo patogenético desconhecido. A hipersensibilidade retardada pode estar envolvida, variando os antígenos desencadeantes de indivíduo para indivíduo, com mecanismos semelhantes aos da doença de Crohn. O acometimento da mucosa oral na doença de Crohn é conhecido desde 1969, valorizando a investigação sobre as possíveis relações da manifestação intestinal com a oral.[179] A presença da língua escrotal nesses pacientes reforçaria a hipótese de a queilite granulomatosa, a síndrome de Melkersson-Rosenthal e a granulomatose orofacial fazerem parte de uma mesma entidade, com caráter espectral. Há casos de doença de Crohn que desenvolvem, na evolução, manifestações orais e de pacientes com manifestações orais granulomatosas que desenvolverão doença intestinal, sendo importante, pois, a investigação.[180]

■ GRANULOMA GLÚTEO INFANTIL

Sinonímia

Sifiloide pós-erosivo de Jacquet-Sevestre, *granuloma gluteale infantum* de Tappeiner e Pfleger, *granuloma glutearum infantum/adultorum*, dermatite vegetante tóxica por brometo de potássio, bromidismo vegetante, *granuloma gluteale adultorum* ou granuloma da área das fraldas dos idosos e pápulas pseudoverrucosas.[181-183]

Histórico e considerações sobre dermatoses similares

A afecção foi descrita pela primeira vez por Tappeiner e Pfleger, em 1971, com a denominação "granuloma *gluteale infantum*".[181] Afecção semelhante, no entanto, foi descrita em 1891 e em 1962 como "bromidismo vegetante", em pacientes que usavam pomadas de bromo. "Pápulas e nódulos pseudoverrucosos" foi a denominação usada para uma afecção rara, semelhante ao granuloma glúteo, primeiramente relatada nos locais de urostomia.[182-187] As lesões podem ser encontradas como dermatites irritativas no períneo e na região perianal, decorrentes de incontinência urinária e encoprese, sob a denominação "dermatite pós-erodida de Jacquet-Sevestre ou Sevestre-Jacquet" (Figura 29.61).[188,189] A histopatologia tem sido usada para separar essas afecções do granuloma glúteo. Pápulas e nódulos pseudoverrucosos têm hiperplasia da epiderme e intenso infiltrado inflamatório superficial e profundo, bem como proliferação de vasos dilatados. No granuloma glúteo, observa-se dermatite psoriasiforme e espongiótica sem infiltrado dérmico, fato não atestado pelos diferentes relatos. A dermatite erodida de Jacquet-Sevestre é colocada como parte do espectro dessas afecções com achados histológicos inespecíficos.[188-190] Avaliações comparativas dos dados relatados por diferentes autores sobre essa peculiar afecção que acomete a região genitocrural apresentam mais elementos convergentes do que divergentes para catalogá-la como espectral.[190] Ocorrerão peculiaridades clínicas e histológicas independentemente do grupo etário. Algumas vezes, o acometimento é mais infantil e outras em grupos etários mais velhos ou em pacientes com condições cirúrgicas que propiciam o seu estabelecimento (Figura 29.61 D).

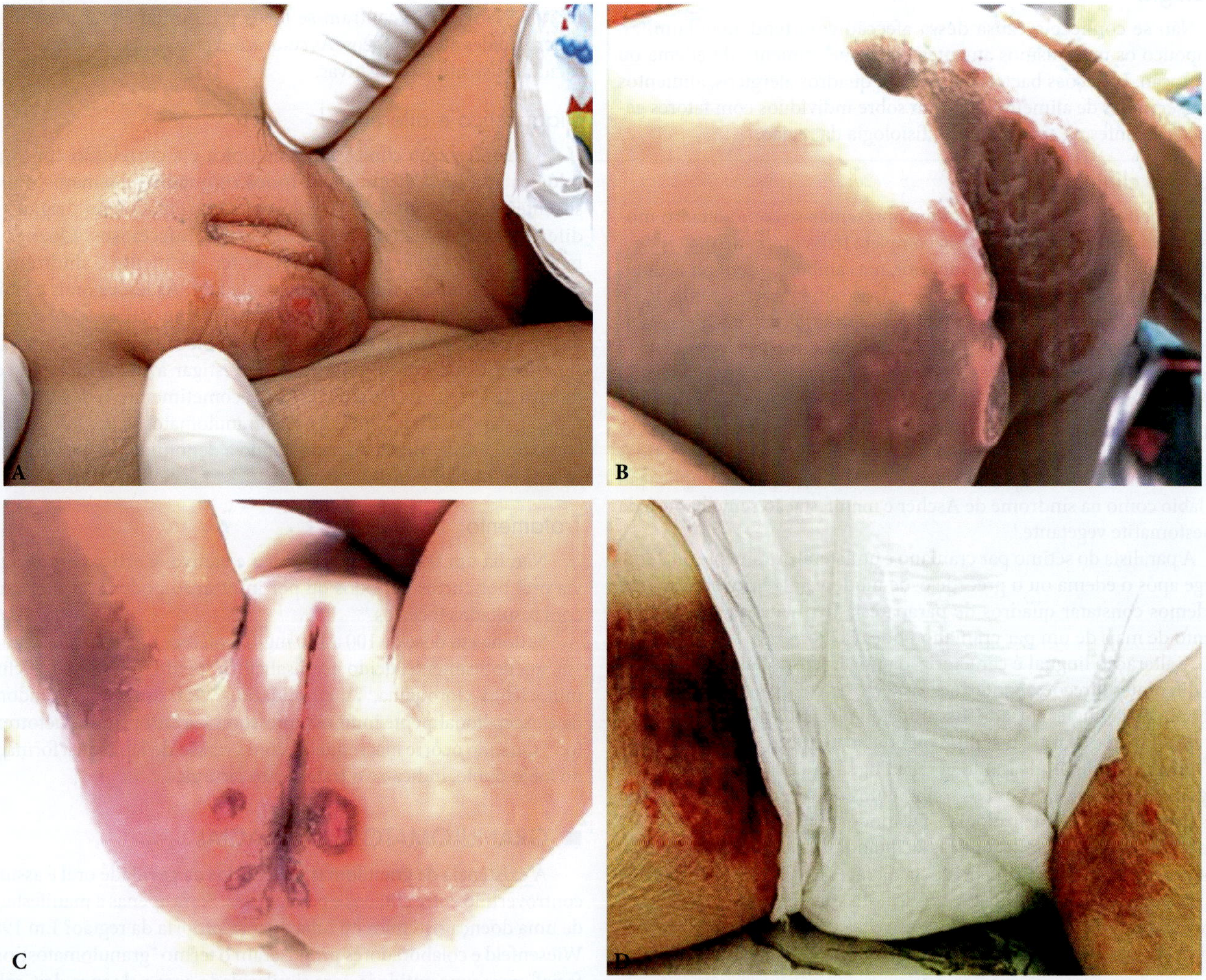

■ **Figura 29.61** **(A, B, C e D)** Dermatite irritativa ou sifiloide pós-erodido de Jacquet-Sevestre: lesão ulcerada com base infiltrada simulando cancro duro (sifiloide) em **(A e B)**. Em **(C)**, observa-se a cicatrização das lesões após cuidados higiênicos. **(D)** Trata-se de uma dermatite irritativa que se tornou comum em adultos que necessitam usar fraldas, mas não se mantendo cuidados locais.

Definição

Granuloma glúteo infantil é uma rara afecção da pele, com etiologia controvertida, acometendo as áreas intertriginosas genitais.

Patogenia

A patogênese dessa afecção não está estabelecida, sendo aventadas como possíveis causas dermatite seborreica, dermatite por irritante primário, oclusão, fezes, urina, pós-ação dos plásticos das fraldas descartáveis, ação colateral dos corticosteroides halogenados tópicos, benzocaína, resorcinol e infecção por Candida sp.[191-194]

De modo geral, as áreas intertriginosas estão "irritadas" (dermatite de fraldas) e sobre elas, nas áreas convexas inguinocrurais, surgem as lesões. A aplicação de um agente terapêutico para resolver a irritação induziria a uma resposta anômala e não esperada da pele, surgindo as lesões "granulomatosas". Um dos agentes terapêuticos desencadeantes seria o corticosteroide fluorado. Considerando o granuloma glúteo uma nova face do sifiloide pós-erosivo de Jacquet, a qual foi descrita antes da era dos corticosteroides fluorados, abre-se um leque para a etiologia multifatorial. Quadros relativamente distintos, como pápulas e nódulos pseudoverrucosos, dermatite erodida da área da fralda de Jacquet, podem coexistir no granuloma glúteo infantil, direcionando para uma doença espectral e com etiologia multifatorial. Deve ser lembrada a inexistência de fraldas plastificadas quando Jacquet fez a sua descrição. A permanência da urina e das fezes por muito tempo na pele seria o gatilho. Na atualidade, as fraldas plastificadas potencializam a ação da urina e das fezes e, quando são deixadas por muito tempo sem troca, o efeito irritativo é muito maior.

Quadro clínico

As lesões que acometem as áreas intertriginosas, superfícies convexas (mas não as dobras) e glúteas das crianças, em ambos os sexos, entre os 2 e os 9 meses de idade, são pápulas hipertróficas eritematosas com superfície erodida e/ou nódulos ovalados intensamente eritematosos ou eritematopurpúricos, com tendência ao escurecimento acastanhado, lisos ou liquenificados, tendo o seu eixo maior a disposição paralela às linhas das dobras perineais. As pápulas são pequenas, com até 1 cm de diâmetro, mas os nódulos podem atingir de 5 a 6 cm. A lesão pode ser única ou múltipla. Na infância, outras áreas intertriginosas – axilas, abdome, raramente pescoço e excepcionalmente face – podem ser acometidas. No granuloma glúteo do adulto, as lesões acometem somente as regiões inguinocrurais, chamando a atenção o não acometimento das dobras inguinais e o sulco interglúteo, locais não atingidos pelas fraldas.[181,191]

Diagnóstico diferencial

No diagnóstico diferencial, devem ser incluídas as seguintes dermatoses: mastocitoma, histiocitose de células de Langerhans, sarcoma de Kaposi, xantogranuloma juvenil e escabiose nodular, mais bem denominada "nódulos persistentes pós-escabiose". As manifestações dessas doenças podem ser esclarecidas com o exame anatomopatológico e história clínica. A confusão com pápulas e nódulos pseudoverrucosos e dermatite pós-erodida de Jacquet-Sevestre continuará até que haja um consenso sobre essas afecções.

Histologia

O quadro histopatológico demonstra a impropriedade da denominação "granuloma". Os primeiros autores se exprimiram com base no aspecto clínico ao usar essa denominação, pois não há evidências histopatológicas de reação granulomatosa. Observa-se na derme um denso infiltrado inflamatório constituído por neutrófilos, linfócitos, plasmócitos e eosinófilos. Esses elementos histológicos seriam suficientes para separar as diferentes entidades consideradas como parte de uma doença espectral. Raramente há pseudo-hifas na camada córnea, embora Candida sp. possa se desenvolver nos meios de cultura. Essa descrição não é uniforme e há autores salientando ausência de infiltrado dérmico e a caracterização do granuloma glúteo seria de uma dermatite psoriasiforme e espongiótica com pouca reação inflamatória.[190] A proliferação vascular e a vasodilatação justificam o aspecto angiomatoso encontrado.

Tratamento

Visa a tratar as condições que propiciaram o estabelecimento do quadro, ou seja, a dermatite irritativa. Podem ser aplicadas compressas úmidas com soro fisiológico e antimicótico quando a Candida sp. está presente. Cremes de hidrocortisona podem ser usados sobre as lesões, mas os corticosteroides fluorados são proscritos.

■ NÓDULO REUMATOIDE

Definição

Nódulo reumatoide (NR) é a manifestação extra-articular mais comum da artrite reumatoide, sendo representado por nódulo localizado profundamente na hipoderme/fáscia, caracterizado por reação histiocitária em paliçada em torno de material fibroide amorfo.[195,196] Embora o paciente, na grande maioria das vezes, esteja sob os cuidados de um reumatologista, é importante que o dermatologista tenha o conhecimento dessa manifestação, muitas vezes confundida com o granuloma anular subcutâneo ou profundo, do qual às vezes é impossível de ser diferenciado mesmo histopatologicamente. A manifestação profunda do granuloma anular que acomete mais crianças, mas também ocorre em adultos, tem recebido a denominação "pseudonódulo reumatoide".[197]

Manifestações clínicas

O NR, de modo geral, acomete indivíduos geneticamente predispostos, com artrite soropositiva severa. Há altos títulos de fator reumatoide e erosões articulares. Esses pacientes são prones a desenvolver vasculite reumatoide.[198] Os NRs acometem de 20% a 30% dos indivíduos com artrite reumatoide. São encontrados na superfície extensora dos antebraços (superfície ulnar), cotovelos (principalmente o olécrano), joelhos, pés, articulações dos dedos das mãos, couro cabeludo, glúteos e dorso. O tamanho é variado, podendo atingir mais de 3 cm. Duros à palpação, localizam-se profundamente, muito próximos ao osso, podendo erodi-lo. Nas áreas sob pressão, podem ulcerar. Lesões indistinguíveis histologicamente do NR são assinaladas na laringe, cápsula tiroidiana, pulmão, pleura, cápsula esplênica, coração, nariz, tendão calcâneo, tuberosidade isquiática e parede abdominal. As áreas submetidas à pressão ou traumas são mais prones ao desenvolvimento do NR. Outras doenças do colágeno podem apresentar os NRs: lúpus eritematoso sistêmico (5% a 7%) e espondilite anquilosante soronegativa.[199,200] Nódulos encontrados nos dedos (mãos e pés) com pouca ou nenhuma sintomatologia articular ou reumatismo palindrômico têm sido denominados "nodulose reumatoide".[199-203] Denominação semelhante, "nodulose cutânea", tem sido conferida a pequenos e múltiplos nódulos que surgem em diferentes locais em pacientes com artrite reumatoide submetidos ao tratamento com metotrexato. Essa manifestação também é denominada "nodulose cutânea acelerada".[204] Há fortes evidências da associação entre fumantes e nodulose reumatoide na fase recente da artrite reumatoide soropositiva.[205]

Etiopatogenia

Há indicações de o nódulo reumatoide ser a resposta a um processo inflamatório mediado por complexos imunes, com a participação de IgG e IgM, demonstrados na parede dos vasos adjacentes ao NR.[206] Nos nódulos, foram demonstradas as mesmas citoquinas pró-inflamatórias e moléculas de adesão celular (TNF-α, IL-1β, IL-Ra Rna e selectina E) presentes na membrana sinovial, sugerindo que um processo patológico semelhante seja o responsável pelo processo inflamatório e pela ação deletéria nos tecidos.[207]

Histopatologia

Área isolada ou, menos frequentemente, áreas irregulares de necrobiose homogênea e bastante eosinofílica são observadas na derme profunda ou no subcutâneo. Em torno, há uma paliçada bem desenvolvida de histiócitos com raros linfócitos, neutrófilos, mastócitos e eventuais células gigantes de corpo estranho. Com a evolução, desenvolve-se intensa fibrose com fendas e, havendo degeneração do foco necrobiótico, formam-se áreas pseudocísticas. Em torno do granuloma necrobiótico em paliçada, há infiltrado inflamatório linfoplasmocitário com eventuais eosinófilos. Em alguns casos, observa-se vasculite nos vasos dos tecidos circunjacentes que apresentam necrose, neutrófilos e fragmentação nuclear. O nódulo pode eventualmente ulcerar. No centro das áreas necrobióticas, há fibrina. No granuloma anular profundo, a necrobiose é pálida e a mucina é evidentemente basófila. A ausência de mucina ou a sua presença em mínima quantidade num granuloma necrobiótico em paliçada profundo ou subcutâneo favorece o diagnóstico de nódulo reumatoide.[30,208] A demonstração de imunoglobulinas e complemento na parede dos vasos comprometidos não tem sido unanimidade.[30] O fator reumatoide IgM e complexos terminais do complemento (C5b-9) foram observados na superfície luminal de células endoteliais lesadas.[209]

Diagnóstico diferencial

O diagnóstico diferencial mais importante a ser considerado é o granuloma anular profundo, principalmente em crianças. As manifestações papulosas, mais raras, devem ser diferenciadas da reticulo-histiocitose, da histiocitose X e dos denominados “nódulos sifilíticos justa-articulares”. Lesões maiores, nodulares ou tumorais, devem ser distinguidas dos nódulos de Heberden, tofo gotoso, calcinose e xantomas.

Tratamento

Como as manifestações são dependentes da atividade da doença de base ou do seu tratamento (nodulose pelo metotrexato - MTX), a conduta deve visar esses tópicos. As lesões nodulares podem ser infiltradas com triancinolona ou submetidas à exérese cirúrgica.

■ GRANULOMA DE CORPO ESTRANHO

Definição

É a reação tecidual que se desenvolve em razão da existência de um material do próprio organismo que se comporta como estranho por estar fora do seu *habitat* normal (queratina) ou de um material realmente estranho ao organismo, introduzido propositalmente ou de modo patológico. Podem ser acometidos indivíduos de ambos os sexos e em qualquer idade da vida.

Quadro clínico

As lesões são pápulas, nódulos, tumores ou fístulas com tecido de granulação “em capitone” no orifício de abertura (Figura 29.62). A resposta inflamatória persiste enquanto não houver a retirada do corpo estranho demonstrado (Figuras 29.63, 29.64 [radiologia], 29.65 e 29.66 [retirada do cateter]).

As lesões são localizadas no sítio onde se encontra o corpo estranho e apresentam evolução arrastada. A ruptura de cistos pilares, com liberação de colesterol e vários tipos de queratina, desencadeia reação de corpo estranho. Na pseudofoliculite e nos cistos de pelo lanugo, a haste do pelo age como corpo estranho, quando livre na derme. Os materiais introduzidos na pele são de natureza diversa: colágeno bovino, parafina (Figura 29.67), ácido hialurônico, metacrilatos, vários preenchedores, material corante para tatuagens, plástico, madeira, vidro, espícula do ouriço-do-mar, fios de sutura e pelos humanos, constituindo nas mãos o sínus pilonidal profissional ou dos barbeiros.[210]

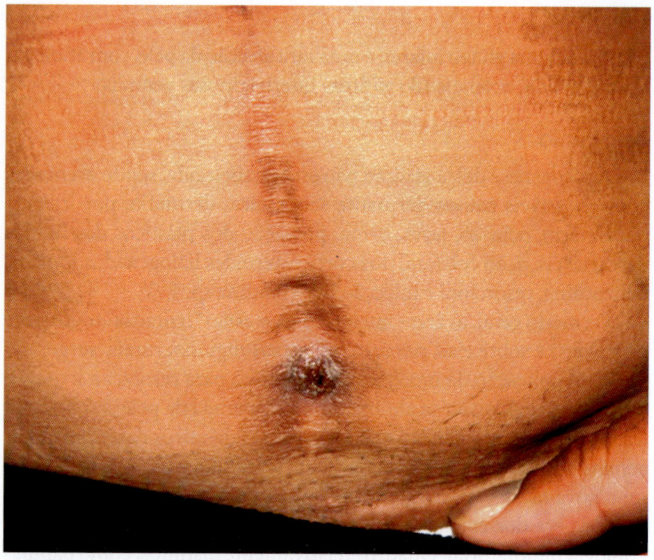

■ **Figura 29.62** Granuloma de corpo estranho por fio de sutura.

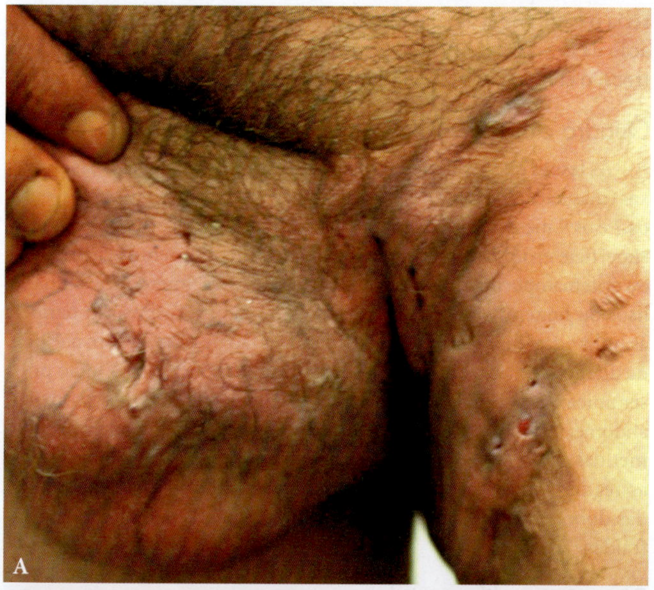

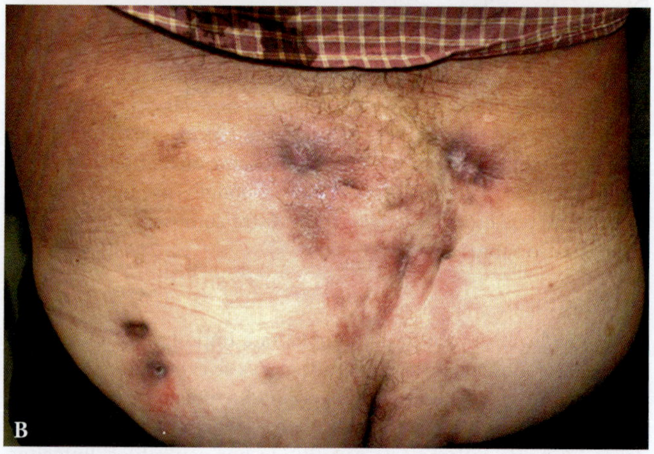

■ **Figura 29.63** As fístulas e as infiltrações crônicas eram decorrentes de um cateter usado como dreno que foi “engolido” pelo processo supurativo, permanecendo por 8 anos no organismo. O cateter foi retirado: veja Figuras 29.65 e 29.66.

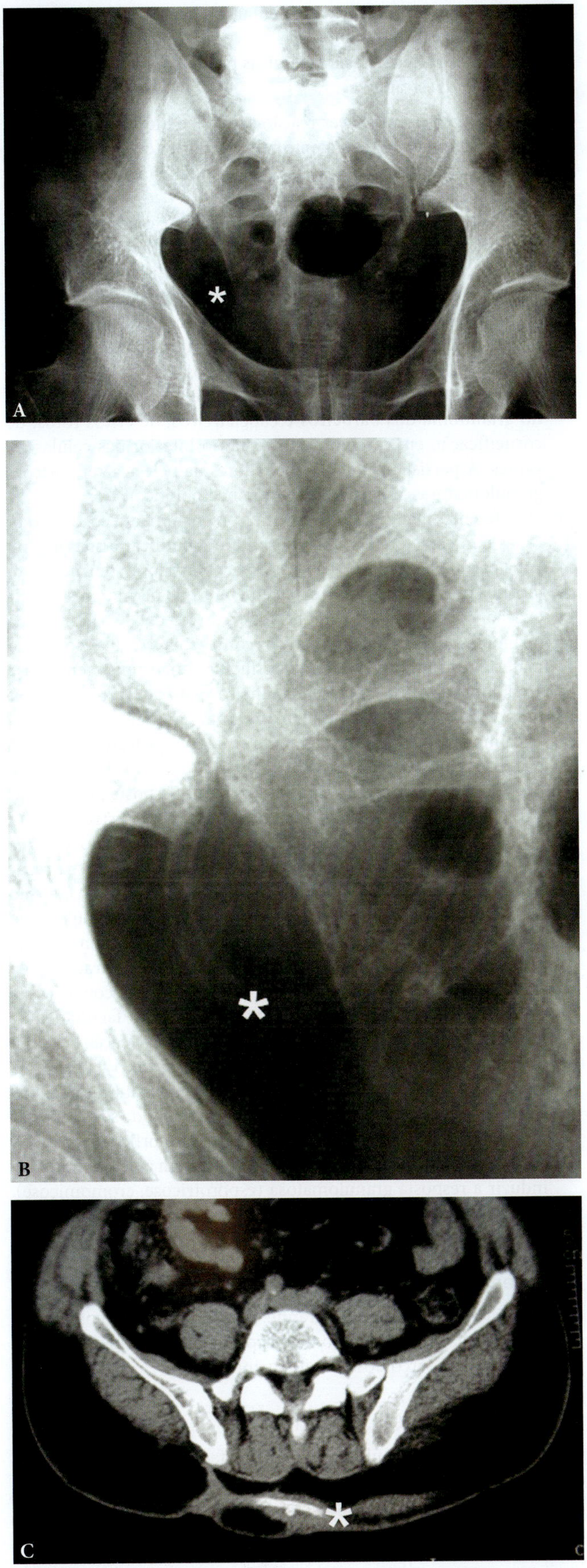

■ **Figura 29.64** (**A**, **B** e **C**) A suspeita de corpo estranho (*) foi confirmada. A radiografia simples (**A** e **B**) e a tomografia (**C**) revelaram o corpo estranho.

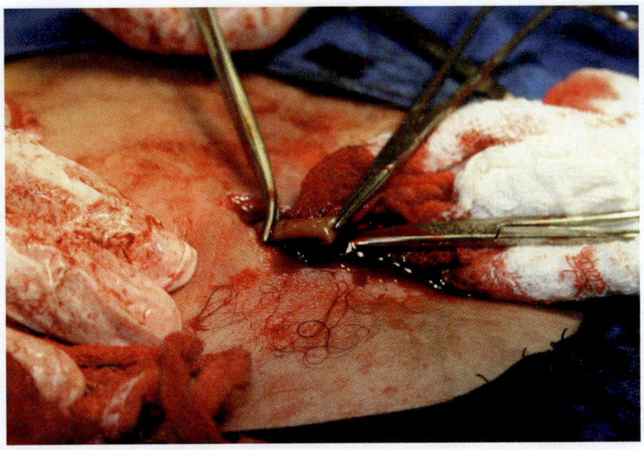

■ **Figura 29.65** Momento da retirada do cateter que foi "engolido" pelo processo supurativo, permanecendo no organismo por 8 anos.

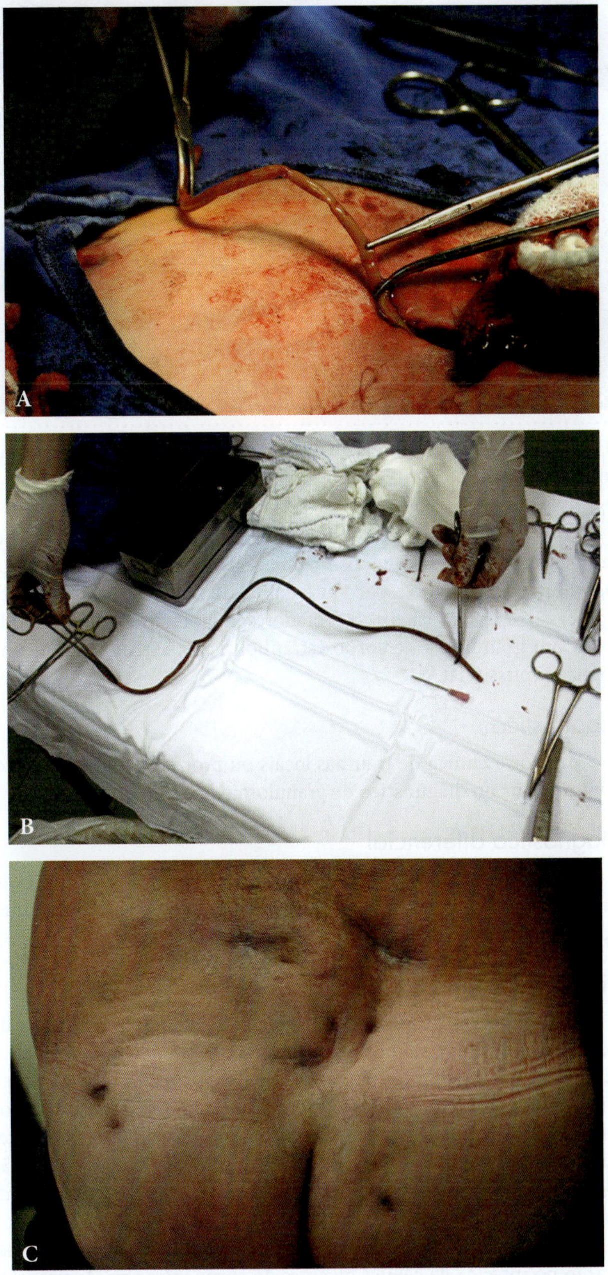

■ **Figura 29.66** (**A**, **B** e **C**) Retirada do cateter que foi "engolido" pelo processo supurativo, permanecendo no organismo por 8 anos. Em (**C**), cicatrização das fístulas após a retirada do cateter.

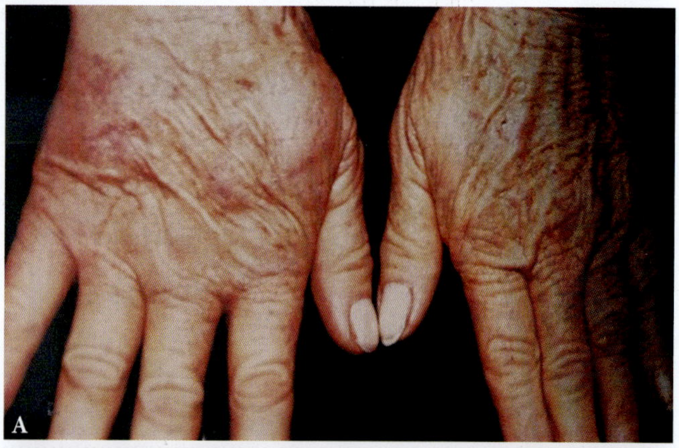

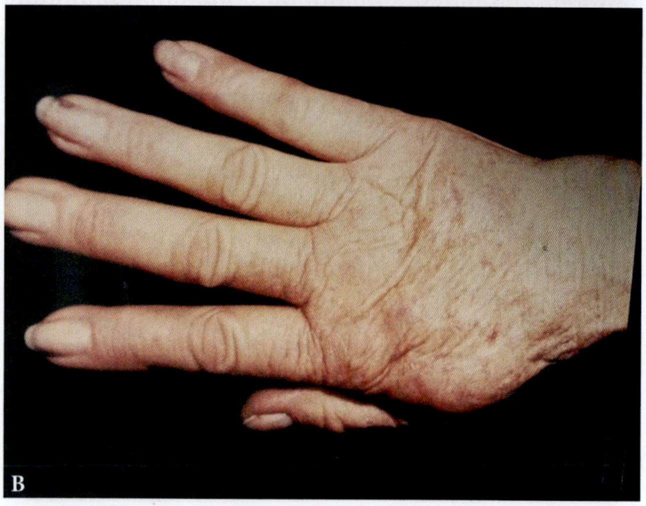

■ **Figura 29.67 (A e B)** Reação de corpo estranho por parafina usada no passado para corrigir a amiotrofia da hanseníase.

No sínus pilonidal profissional ou dos barbeiros, descrito por Templeton em 1942, pequenos fragmentos ou cotos de pelos de outro indivíduo penetram no espaço interdigital ou na pele glabra, causando o processo reativo.[211] Patel e colaboradores interpretam o sínus pilonidal como um granuloma de corpo estranho piloso, caracterizando uma doença profissional.[212]

Diagnóstico

A história clínica de traumas locais ou procedimentos cirúrgicos pode auxiliar no diagnóstico de granuloma de corpo estranho.

Diagnóstico diferencial

A manifestação clínica de uma reação de corpo estranho pode simular tumores, processos fistulosos (actinomicose, osteomielite), cicatrizes, queloide e dermatofibroma.

Histopatologia

Na fase inicial, observa-se um processo supurativo em torno do material estranho. À medida que o processo evolui, há uma tendência a diminuir a resposta supurativa, mas sempre presente, e surgir a reação granulomatosa de padrão sarcoídeo, tuberculoide, em paliçada ou totalmente bizarro e anárquico. O material é observado e há histiócitos multinucleados em torno. Nas fases tardias, a supuração e a reação histiocitária são substituídas por fibrose. Num mesmo fragmento pode haver as diferentes fases evolutivas do granuloma de corpo estranho. Dependendo do tamanho e da natureza do material, há a sua visualização no interior de células gigantes de corpo estranho. Às vezes, as células conseguem fagocitar e destruir o material estranho, por exemplo a secreção sebácea, células queratinizadas, ácaros (*Demodex folliculorum*), insetos e fungos. Outros materiais inorgânicos permanecem nos tecidos, como o mercúrio elementar, a sílica e o plástico (cateter – Figuras 29.65 e 29.66).

Algumas características histológicas permitem identificar a natureza do material estranho:

- Nas tatuagens, pode haver reação sarcoídea induzida pelas substâncias corantes, especialmente pelo mercúrio (que é vermelho), o crômio (verde), o cádmio (amarelo), o cobalto (azul) e o carbono (preto).
- Também geram reações sarcoídeas o zircônio, o berílio e a sílica. Esta última, sob a forma de vidro, é vista na luz polarizada. O amido sob a luz polarizada apresenta-se de modo semelhante à esfingomielina, ou seja, em forma de cruz de malta. Os fios de sutura têm diversas formas e cores, mas de modo geral são amarelos-claros ou esverdeados e, sob a luz polarizada, são multicoloridos. Vegetais têm o padrão da celulose; e insetos apresentam a camada externa quitinosa. A queratina proveniente de outra pessoa, como no granuloma dos barbeiros e cabeleireiros, de cistos rotos, de corneificação em carcinomas, é vista no interior das células gigantes. A persistência de preenchedores na pele acarreta reações granulomatosas, inclusive de padrão necrobiótico.[213-215]
- Os diferentes materiais usados para o preenchimento corretivo em rugas têm características que permitem identificar a sua origem. Uma particular configuração dos espaços císticos e a forma característica do corpo estranho são elementos que permitem a identificação, por exemplo, do bioplastique e do artecoll. No granuloma do bioplastique, há espaços císticos com forma irregular contendo material estranho denteado, translúcido e não refringente. Já o granuloma do artecoll apresenta numerosos espaços arredondados, praticamente idênticos na forma e no tamanho e com material estranho arredondado nitidamente circunscrito, translúcido, não birrefringente no seu interior.[216]
- Nem sempre o corpo estranho induz a uma resposta granulomatosa com células gigantes de Langhans ou de corpo estranho, com ou sem esboço epitelioide. O corpo estranho pode induzir a uma resposta inflamatória aguda e crônica de caráter supurativo e reparador. Essa foi a noção passada por Virchow, que cunhou o termo "granuloma" como uma massa semelhante a um tumor ou nódulo de tecido de granulação e, de acordo com Strutton, seria uma reação inflamatória crônica predominantemente dérmica, caracterizada por um conjunto de histiócitos ou células epitelioides com discreta organização numa reação inflamatória e presença facultativa de vários tipos de células gigantes multinucleadas.[216] A reação de corpo estranho é decorrente dos pelos rotos do próprio organismo na foliculite subnévica ou cisto subnévico de Duperrat (Figura 29.68 A, B e C). Deve-se considerar que a sarcoidose pode se manifestar numa área de trauma (fenômeno isotópico, isomórfico e isopático), assim como doenças fúngicas podem surgir em áreas de trauma e induzir a resposta granulomatosa (esporotricose, cromomicose). O agente etiológico normalmente é demonstrado e não apresenta refringência à luz polarizada.

Tratamento

Se possível, retirar o corpo estranho. Granulomas de corpo estranho por material de preenchimento dérmico podem responder satisfatoriamente, como a sarcoidose, ao alopurinol.[154]

■ CONSIDERAÇÕES FINAIS

As dermatoses granulomatosas não infecciosas, principalmente as doenças granulomatosas intersticiais, representam manifestações espectrais que se tornam um desafio ao dermatologista, pois dentro desse espectro são envolvidas por apresentações proteiformes acompanhadas de manifestações sistêmicas.[23] Dia a dia aumenta a lista dessas doenças, tornando-se uma tarefa árdua atualizá-las dentro de um tratado, por mais abrangente que seja. O seu estudo torna-se especial e singular, valorizando o mesmo substrato patológico numa plêiade de manifestações sistêmicas em diferentes pacientes.

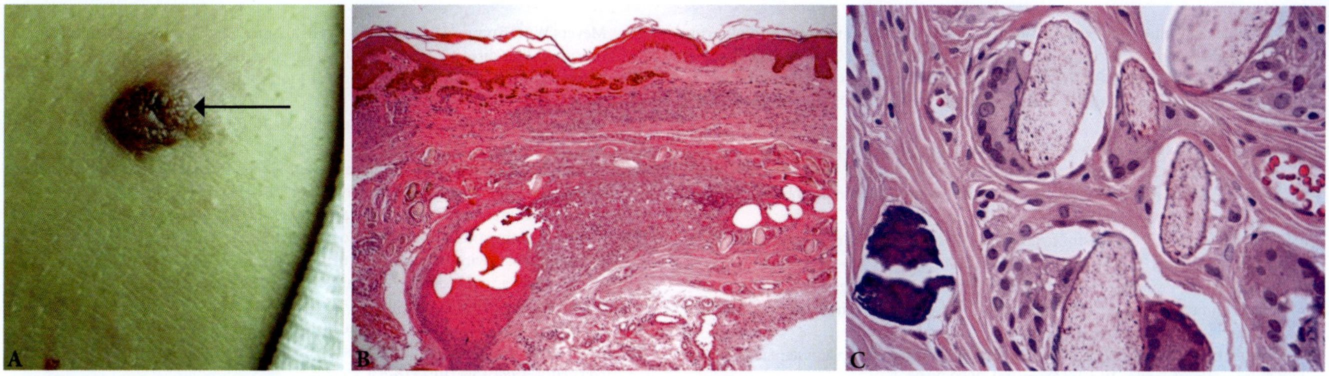

■ **Figura 29.68 (A, B e C)** Em **(A)**, nevo melanocítico intradérmico com área eritematoinfiltrada sob e perinevo (seta), que pode ser tomada como malignização. O exame histológico **(B e C)** revelou foliculite rota e as hastes dos pelos são fagocitados por células gigantes.

Referências bibliográficas

1. Fonseca A, Souza EM. Dermatologia clínica. 1.ed. Rio de Janeiro: Guanabara-Koogan; 1984.
2. Colcott-Fox T. Ringed eruption of the fingers. Br J Dermatol. 1895;7:91-9.
3. Galloway J. Lichen annularis: a "ringed eruption" of the extremities. Br J Dermatol. 1899;11:221.
4. Radcliffe-Crocker H. Granuloma annulare. Br J Dermatol.1902;14:1-9.
5. Izumi AK. Generalized perforating granuloma annulare. Arch Dermatol. 1973;108:708-9.
6. Penas PF, Jones-Caballero M, Fraga J et al. Perforating granuloma annulare. Int J Dermatol. 1997;36:340-8.
7. Fayyaz A, Schweyer S, Eichmeyer B et al. Expression of IFN gamma, coexpression of TNF alpha and matrix metalloproteinases and apoptosis of T lymphocytes and macrophages in granuloma annulare. Arch Dermatol Res. 2000;292:384-90.

7a. Min MS, Wu J, He H, Sanz-Cabanillas JL, Del Duca E, Zhang N et al. Granuloma annulare skin profile shows activation of T-helper cell type 1, T-helper cell type 2, and Janus kinase pathways. J Am Acad Dermatol. 2020;83:63-70.

7b. Wang A, Rahman N-T, McGeary MK, Murphy M, McHenry A, Peterson D et al. Treatment of granuloma annulare and suppression of proinflammatory cytokine activity with tofacitinib. J Allergy Clin Immunol. 2021;147:1795-809.

8. Wolf R, Brenner S, Ruocco V, Filioli FG. Isotopic response. Int J Dermatol. 1995;34:341-8.
9. Friedman SJ, Fox BJ, Albert HL. Granuloma annulare arising in herpes zoster scars. Report of two cases and review of the literature. J Am Acad Dermatol. 1986;14(5 Pt 1):764-70.
10. Houcke-Bruge C, Delaporte E, Catteau B, Martin De Lassalle E, Piette F. Granuloma annulare following BCG vaccination. Ann Dermatol Venereol. 2001;128:541-4.
11. Criado PR, de Oliveira Ramos R, Vasconcellos C, Jardim Criado RF, Valente NY. Two case reports of cutaneous adverse reactions following hepatitis B vaccine: lichen planus and granuloma annulare. Eur Acad Dermatol Venereol. 2004;18:603-6.
12. Ma HJ, Zhu WY, Yue XZ. Generalized granuloma annulare associated with chronic hepatitis B virus infection. J Eur Acad Dermatol Venereol. 2006;20:186-9.
13. Ziemer M, Grabner T, Eisendle K, Baltaci M, Zelger B. Granuloma annulare: a manifestation of infection with Borrelia? J Cutan Pathol. 2008;35:1050-7.
14. Gualco F, Zaccaria E, Drago F, Rebora A. Interstitial granuloma annulare and borreliosis: a new case. J Eur Acad Dermatol Venereol. 2007;21:1117-8.
15. Smoller BR, Madhusudhan KT, Scott MA, Horn TD. Granuloma annulare: another manifestation of Bartonella infection? Am J Dermatopathol. 2001;23:510-3.
16. Hinckley MR, Walsh SN, Molnár I, Sheehan DJ, Sangueza OP, Yosipovitch G. Generalized granuloma annulare as an initial manifestation of chronic myelomonocytic leukemia: a report of 2 cases. Am J Dermatopathol. 2008,30:274-7.
17. Chiu ML, Tang MB. Generalized granuloma annulare associated with gastrointestinal stromal tumour: case report and review of clinical features and management. Int J Dermatol. 1995;34:341-8.
18. Li A, Hogan DJ, Sanusi ID, Smoller BR. Granuloma annulare and malignant neoplasms. Am J Dermatopathol. 2003;25:113-6.
19. Dabski K, Winkelmann RK. Generalized granuloma annulare: clinical and laboratory findings in 100 patients. J Am Acad Dermatol. 1989;20:39-47.
20. Chronic interstitial granulomatous dermatitis in coccidioidomycosis. Mangold AR, DiCaudo DJ, Blair JE, Sekulic A. Br J Dermatol. 2016 Apr;174(4):881-4.
21. Fisk WA, Millsop JW, Johnson MA, Konia TH, Fung MA, Sharon VR. Sporotrichoid granuloma annulare-like dermatitis associated with systemic B-cell lymphoma. Dermatol Online J. 2015 Sep 17;21(9):13030/qt5tp738q9.
22. Agarwal I, Thomas A, Agarwal M, Cibull T. Interstitial granulomatous dermatitis with granuloma annulare-like pattern following liposuction. Arch Plast Surg. 2017 Sep;44(5):470-1.
23. Hawryluk EH, Izikson L, English III JC. Non-infectious granulomatous diseases of the skin and their associated systemic diseases: an evidence-based update to important clinical questions. Am J Clin Dermatol. 2010;11(3):171-81.
24. Balin SJ, Wetter DA, Paul J, Kurtin PJ, Letendre L, Mark R et al. Myelodysplastic syndrome presenting as generalized granulomatous dermatitis arch dermatol. 2011;147(3):331-5.
25. Friedman SJ, Winkelmann RK. Familial granuloma annulare. Report of two cases and review of the literature. J Am Acad Dermatol. 1987;16(3 Pt 1):600-5.
26. Friedman-Birnbaum R, Gideoni O, Bergman R, Pollack S. A study of HLA antigen association in localized and generalized granuloma annulare. Br J Dermatol. 1986;115:329-33.

26a. Pajot C, Maillard H, Pajot O, Catala S, Prophette B, Célerier P. Granuloma annulare of the eyelid in a child: an atypical localization. Ann Dermatol Venereol. 2007 Apr;134(4 Pt 1):381-3.

26b. Hrin ML, Bashyam AM, Feldman SR, Huang WW. Oral dapsone for the treatment of generalized granuloma annulare: a retrospective case series. J Am Acad Dermatol. 2022 Apr;86(4):911-4.

27. Lucky AW, Prose NS, Bove K, White WL, Jorizzo JL. Papular umbilicated granuloma annulare. A report of four pediatric cases. Arch Dermatol. 1992;128:1375-8.
28. Civatte A. Les forms tuberculo-gommeuses du granuloma annulare. Ann Dermatol Syphiligr. 1952;79:387-97.
29. Eng AM. Erythematous generalized granuloma annulare. Arch Dermatol. 1979;115(10):1210-1.
30. Weedon D. Skin pathology. 2nd ed. London: Churchil Livingstone; 2002.
31. Bergman R, Pam Z, Lichtig C et al. Localized granuloma annulare: histopathlogical and direct immunofluorescence study of early lesions, and adjacent normal-looking skin of actively spreading lesions. Am J Dermatopathol. 1993;15:544-8.
32. Silverman RA, Rabinowitz AD. Eosinophils in the celular infiltrate of granuloma annulare. Am J Pathol. 1985;12:13-7.
33. Umbert P, Winkelmann RK. Granuloma annulare: direct immunofluorescence study. Br J Dermatol. 1977;97:481-6.
34. Bardach H. Perforating lichen nitidus. J Cutan Pathol. 2006;8:111-6.
35. Ackerman AB, Guo Y, Vitale P et al. Clues to diagnosis in dermatopathology. Chicago: ASCP Press; 1993. v. 3, p.309-12.
36. Ackerman AB, Chongchitnant N, Sanchez J et al. Granuloma annulare. In: Ackerman AB et al. Histologic diagnosis of inflammatory skin diseases: an algorithmic method based on pattern analysis. Baltimore: Williams & Wilkins; 1997. p.412.
37. Perrin C, Lacour JP, Castanet J, Michiels JF. Interstitial granulomatous drug reaction with a histological pattern of interstitial granulomatous dermatitis. Am J Dermatopathol. 2001;23(4):295-8.
38. Aloi P, Tomasini C, Pippione M. Interstitial granulomatous dermatitis with plaques. Am J Dermatopathol. 1999;21:320-3.
39. Magro CM, Crowson AN, Schapiro Bl. The interstitial granulomatous drug reaction: a distinctive clinical and pathological entity. J Cutan Pathol. 1998;25:72-8.
40. Leiker DL, Kok SH, Spaas JAI. Granuloma multiforme: a new disease resembling leprosy. Int J Lepr. 1964;32:368-70.
41. Marshall J, Weber H, Kok SH. Granuloma multiforme (Leiker). Dermatológica. 1967;134:193-207.
42. Dowling GB, Wilson Jones E. Atypical (annular) necrobiosis lipoidica of the face and scalp: report of the clinical and histological features of 7 cases. Dermatológica. 1967;135:11-26.
43. Wilson Jones E. Necrobiosis lipoidica presenting on the face and scalp: an account of 29 patients and a detailed consideration of recent histochemical findings. Trans St John's Hosp Dermatol Soc. 1971;57:202-20.
44. Mehregan AH, Altman J. Miescher's granuloma of the face. A variant of the necrobiosis lipoidica-granuloma annulare spectrum. Arch Dermatol. 1973;107:62-4.
45. Goerttler E, Kutzner H, Peter HH, Requena L. Methotrexate-induced papular eruption in patients with rheumatic diseases: a distinctive adverse cutaneous reaction produced by methotrexate in patients with collagen vascular diseases. J Am Acad Dermatol. 1999;40(5 Pt 1):702-7.

46. Cunnane G, Wamock M, Fye KH et al. Accelerated nodulosis and vasculitis following etanercept therapy for rheumatoid arthritis. Arthritis Rheum. 2002 Aug;47(4):445-9.
47. Mackley CL, Ostrov BE, Ioffreda MD. Accelerated cutaneous nodulosis during infliximab therapy in a patient with rheumatoid arthritis. J Clin Rheumatol. 2004 Dec;10(6):336-8.
48. Langevitz P, Maguire L, Urowitz M. Accelerated nodulosis during azathioprine therapy. Arthritis Rheum. 1991 Jan;34(1):123-4.
49. Harth W, Linse R. Topical tacrolimus in granuloma annulare and necrobiosis lipoidica. Br J Dermatol. 2004;150:792-4.
50. Jain S, Stephens CJ. Successful treatment of disseminated granuloma annulare with topical tacrolimus. Br J Dermatol. 2004;150:1042-3.
51. Rigopoulos D, Prantsidis A, Christofidou E, Ioannides D, Gregoriou S, Katsambas A. Pimecrolimus 1% cream in the treatment of disseminated granuloma annulare. Br J Dermatol. 2005;152:1364-5.
52. Kuwahara RT, Naylor MF, Skinner RB. Treatment of granuloma annulare with topical 5% imiquimod cream. Pediatr Dermatol. 2003;20:90.
53. Badavanis G, Monastirli A, Pasmatzi E, Tsambaos D. Successful treatment of granuloma annulare with imiquimod cream 5%: a report of four cases. Acta Derm Venereol. 2005;85:547-8.
54. Smith JB, Hansen CD, Zone JJ. Potassium iodide in the treatment of disseminated granuloma annulare. J Am Acad Dermatol. 1994;30:791-2.
55. Saied N, Schwartz RA, Estes SA. Treatment of generalized granuloma annulare with dapsone. Arch Dermatol. 1980;116:345-6.
56. Weisenseel P, Kuznetsov AV, Molin S, Ruzicka T, Berking C, Prinz JC. Photodynamic therapy for granuloma annulare: more than a shot in the dark. Dermatology. 2008;217:329-32.
57. Carlin MC, Ratz JL. A case of generalized granuloma annulare responding to hydroxychloroquine. Cleve Clin J Med. 1987;54:229-32.
58. Littler CM, Tschen EH. Pentoxifylline for necrobiosis lipoidica diabeticorum. J Am Acad Dermatol. 1987;17:314-16.
59. Spadino S, Altomare A, Cainelli C et al. Disseminated granuloma annulare: efficacy of cyclosporine therapy. Int J Immunopathol Pharmacol. 2006;19:433-8.
60. Ma A, Medenica M. Response of generalized granuloma annulare to high-dose niacinamide. Arch Dermatol. 1983;119:836-9.
61. Eberlein-Konig B et al. Disseminated granuloma annulare-treatment with fumaric acid esters. Dermatology. 2005;210:223-26.
62. Hertl MS, Haendle I, Schuler G, Hertl M. Rapid improvement of recalcitrant disseminated granuloma annulare upon treatment with the tumour necrosis factor-alpha inhibitor, infliximab. Br J Dermatol. 2005;152:552-5.
63. Shupack J, Siu K. Resolving granuloma annulare with etanercept. Arch Dermatol. 2006;142:394-5.
64. Kreuter A, Altmeyer P, Gambichler T. Failure of etanercept therapy in disseminated granuloma annulare. Arch Dermatol. 2006;142:1236-7.
65. Looney M, Smith KM. Isotretinoin in the treatment of granuloma annulare. Ann Pharmacother. 2004;38:494-7.
66. Schnopp C, Tzaneva S, Mempel M, Schulmeister K, Abeck D, Tanew A. UVA1 phototherapy for disseminated granuloma annulare. Photodermatol Photoimmunol Photomed. 2005;21:68-71.
67. Blume-Peytavi U, Zouboulis CC, Jacobi H, Scholz A, Bisson S, Orfanos CE. Successful outcome of cryosurgery in patients with granuloma annulare. Br J Dermatol. 1994 Apr;130(4):494-7.
67a. Tolkki L, Hokynar K, Meri S, Panelius J, Puolakkainen M, Ranki A. Granuloma annulare and morphea: correlation with borrelia burgdorferi infections and chlamydia--related bacteria. Acta Derm Venereol. 2018;98:355-60.
67b. Joshi, TP, Madeleine Duvic M. Granuloma annulare: an updated review of epidemiology, pathogenesis, and treatment options. Am J Clin Dermatol. 2021 Sep 8:1-14.
68. O'Brien JP. Actinic granuloma: an annular connective tissue disorder affecting sun- and heat-damaged (elastotic) skin. Arch Dermatol. 1975;111:460-6.
69. Georgouras K. Case for diagnosis. Aust J Dermatol. 1964;7:239-41.
70. Allen T. Granuloma annulare-like reaction to sunlight. Aust J Dermatol. 1966;8:252-6.
71. O'Brien JP. Actinic granuloma: the expanding significance: an analysis of its origin in elastotic (aging) skin and a definition of necrobiotic (vascular), histocytic and sarcoid variants. Int I Dermatol. 1985;24:473-90.
72. Ragaz A, Ackerman AB. Is actinic granuloma a specific condition? Am J Dermatopathol. 1979;1:43-50.
73. Hanke CW, Bailin PL, Roenigk HM. Annular elastolytic giant cell granuloma. J Am Acad Dermatol. 1979;1:413-21.
73a. Lai JHC, Murray SJ, Walsh NM. Evolution of granuloma annulare to mid-dermal elastolysis: report of a case and review of the literature. J Cutan Pathol. 2014 May;41(5):462-8.
74. Steffen C. Actinic granuloma (O'Brien). J Cutan Pathol. 1988;15:66-74.
75. Revenga F, Rovira I, Pimentel J, Alejo M. Annular elastolytic giant cell granuloma--actinic granuloma? Clin Exp Dermatol. 1996;21:51-3.
76. Al-Hoqail IA, Al-Ghamdi AM, Martinka M, Crawford RI. Actinic granuloma is a unique and distinct entity: a comparative study with granuloma annulare. Am J Dermatopathol. 2002;24(3):209-12.
77. Leiker DL, Ziedses des Plantes M. Granuloma multiforme in Kenya. East Afr Med J. 1967;44:429-36.
78. Browne SG. Granuloma multiforme in Eastern Nigeria. Int J Lepr Other Mycobact Dis. 1966;34:27-9.
79. Meyers WM, Connor DH, Shannon R. Histologic characteristics of granuloma multiforme (Mkar disease). Int J Lepr Other Mycobact Dis. 1970;38:241-9.
80. Huskinson RA. Observations on granuloma multiforme in Uganda. Lepr Rev. 1988;59:270-1.
81. Sandhu K, Saraswat A, Gupta S, Rajeev Shukla R, Handa S. Granuloma multiforme. Int J Dermatol. 2004;43:441-3.
82. Gossett AS. Granuloma multiforme (called Nkanu disease in the 1940s and Mkar disease in 1964). Int J Lepr Other Mycobact Dis. 1999;67:172-4.
83. Cherian S. Is granuloma multiforme a photodermatosis? Int J Dermatol. 1994;33:21-2.
84. Kurose N, Nakagawa H, Iozumi K, Nogita T, Furue M, Ishibashi Y. Systemic elastolytic granulomatosis with cutaneous, ocular, lymph nodal, and intestinal involvement. Spectrum of annular elastolytic giant cell granuloma and sarcoidosis. J Am Acad Dermatol. 1992;26(2 Pt 2):359-63.
85. Chu P, Connolly MK, LeBoit PE. The histopathologic spectrum of palisaded neutrophilic and granulomatous dermatitis in patients with collagen vascular disease. Arch Dermatol. 1994;130(10):1278-83.
86. Hamlin CR, Kohn RR, Luschin JH. Apparent accelerated aging of human collagen in diabetes mellitus. Diabetes. 1975;24:902-4.
87. Ngo B, Wigington G, Hayes K, Huerter C, Hillman B, Adler M et al. Skin blood flow in necrobiosis lipoidica diabeticorum. Int J Dermatol. 2008;47(4):354-8.
88. Miller RA. The Koebner phenomenon. Int J Dermatol. 1982;21(4):192-7.
89. Roche-Gamón E, Vilata-Corell JJ, Velasco-Pastor M. Familial necrobiosis lipoidica not associated with diabetes. Dermatol Online J. 2007;13(3):26.
90. Shimanovich I, Erdmann H, Grabbe J, Zillikens D, Rose C. Necrobiosis lipoidica in monozygotic twins. Arch Dermatol. 2008;144(1):119-20.
91. Clement M, Guy R, Pembroke AC. Squamous cell carcinoma arising in long-standing necrobiosis lipoidica. Arch Dermatol. 1985;121:24-5.
92. Lim C, Tschuchnigg M, Lim J. Squamous cell carcinoma arising in an area of long--standing necrobiosis lipoidica. J Cutan Pathol. 2006;33:581-3.
93. Muller SA, Winkelmann RK. Necrobiosis lipoidica diabeticorum. A clinical and pathological investigation of 171 cases. Arch Dermatol. 1966;93:272-81.
94. Muller SA, Winkelmann RK. Necrobiosis lipoidica diabeticorum histopathologic study of 98 cases. Arch Dermatol. 1966;94:1-10.
95. Alegre VA, Winkelmann RK. A new histopathologic feature of necrobiosis lipoidica diabeticorum: lymphoid nodules. J Cutan Pathol. 1988;15:75-7.
96. Goette DK. Resolution of necrobiosis lipoidica with exclusive clobetasol propionate treatment. J Am Acad Dermatol. 1990;22:855-6.
97. Boulton AJM, Cutfield MB, Abougamen Det al. Necrobiosis lipoidica diabeticorum: a clinicopathological study. J Am Acad Dermatol. 1988;18:530-7.
98. Petzelbauer P, Wolff K, Tappeiner G. Necrobiosis lipoidica: treatment with systemic corticosteroids. Brit J Dermatol. 1992;126:542-5.
99. Rhodes EL. Fibrinolytic agents in the treatment of Necrobiosis Lipoidica Brit J Dermato. 1976;95:673-4.
100. Litter CM, Tschen EH. Pentoxifylline for necrobiosis lipoidica diabeticorum. J Am Acad Dermatol. 1987;17:314-6.
101. Heng MC, Song MK, Heng MK. Healing of necrobiotic ulcers with anti-platelet therapy: correlation with plasma thromboxane levels. Int J Dermatol. 1989;28:195-7.
102. Handfield-Jones S, Jones S, Peachey R. High dose nicotinamide in the treatment of necrobiosis lipoidica. Br J Dermatol. 1988;118:693-6.
103. Dubin BJ, Kaplan EN. The surgical treatment of necrobiosis lipoidica diabeticorum: Plast 30 3. In: Ackerman AB, Guo Y, Vitale P et al. Clues to diagnosis in dermatopathology. Chicago: ASCP Press; 1993. v. 3, p.309-12.
104. Götz H. Necrobiosis lipoidica (diabeticorum) and its association to Miescher's granulomatosis disciformis chronica et progressiva Hautarzt. 1983;34:322-5.
105. Almond-Roesler B, Ramaker J, Dippel E et al. Granulomatosis disciformis Miescher. Hautarzt. 1998;49:228-30.
106. Tchernev G. Cutaneous sarcoidosis: the 'great imitator' etiopathogenesis, morphology, differential diagnosis, and clinical management. Am J Clin Dermatol. 2006;7:375-82.
107. Braun-Falco O, Plewig G, Wolf HH. Granulomatöse Erkrankungen unbekannter Ursache. In: Smolle J, Kerl H. Dermatologie und venerologie. 4th ed. Berlin: Walter de Gruyter; 1997. p.1231-8.
108. Braverman I. Skin signs of systemic disease. 3rd ed. Philadelphia: WB Saunders; 1998. p.373.
109. Bethlem EP. Sarcoidose no Brasil (editorial). J Bras Pneumol. 2005;31:2-3.
110. Rybicki BA, Major M, Popovich J Jr, Maliarik MJ, Iannuzzi MC. Racial differences in sarcoidosis incidence: a 5-year study in a health maintenance organization. Am J Epidemiol. 1997;145:234-41.
111. English JC, Patel PJ, Greer KE. Sarcoidosis. J Am Acad Dermatol. 2001;44:725-43.
112. Baughman RP, Lower EE, du Bois RM. Sarcoidosis. Lancet. 2003;361:1111-8.
113. Swale VJ, Spector TD, Bataille VA. Sarcoidosis in monozygotic twins. Br J Dermatol. 1998;139:350-2.
114. Rybicki BA, Maliarik MJ, Major M, Popovich J Jr, Iannuzzi MC. Genetics of sarcoidosis. Clin Chest Med. 1997;18:707-17.
115. Kataria YP, Holter JF. Immunology of sarcoidosis. Clin Cest Med. 1997;18:115-21.
116. James DG. Sarcoidosis around the world. Post Grad Med. 1988;64:177-9.
117. Scadding JG. Mycobacterium tuberculosis in the etiology of sarcoidosis. Br Med J. 1960;2:1617-23.
118. Li N, Bajoghli A, Kubba A, Bhawan J. Identification of mycobacterial DNA in cutaneous lesions of sarcoidosis. J Cutan Pathol. 1999;26:271-8.
119. Popper HH, Klemen H, Hoefler SB, Winter E. Presence of mycobacterial DNA in sarcoidosis. Hum Pathol. 1997;28:796-800.

120. Popper HH, Winter E, Höfler G. DNA of mycobacterium tuberculosis in formalin fixed and paraffin embedded tissue in tuberculosis and sarcoidosis detected by PCR. Am J Clin Pathol. 1994;101:738-41.
121. Fidler HM, Rook GA, Johnson NM, McFadden J. Mycobacterium tuberculosis DNA in tissue affected by sarcoidosis. BAJ. 1993;306:546.
122. Bocart D, Lecossier D, De Lassence A, Valeyre D, Battesti J-P, Hance AJ. A search for mycobacterial DNA in granulomatous tissues from patients with sarcoidosis using the polymerase chain reaction. Am Rev Respir Dis. 1992;145:1142-8.
123. Almenoff PL, Johnson A, Lesser M, Mattman LH. Growth of acid last L forms front the blood of patients with sarcoidosis. Thorax. 1996;51:530.
124. Hurst EA, Mauro T. Sarcoidosis associated with pegylated interferon alfa and ribavirin treatment for chronic hepatitis C: a case report and review of the literature. Arch Dermatol. 2005;141:865-8.
125. Ramos-Casals M, Mana J, Nardi N et al.; Hispamec Study Group. Sarcoidosis in patients with chronic hepatitis C virus infection: analysis of 68 cases. Medicine (Baltimore). 2005;84:69-80.
126. Gianotti F, Ermacora E, Bennelli MG, Caputo R. Particuliere dermatite peri-orale infantile: observations sur cinq cas. Bull Soc Fr Dermatol Syph. 1970;77:341.
127. Georgouras K, Koscard E. Micropapular sarcoidal facial eruption in a child: Gianotti--type perioral dermatitis. Acta Derm Venereol. 1978;58:433-6.
128. Cribier B, Lieber-Mbomeyo A, Lipsker D. Clinical and histological study of a case of facial Afro-Caribbean childhood eruption (FACE). Ann Dermatol Venereol. 2008;135:663-7.
129. Misago N, Nakafusa J, Narisawa Y. Childhood granulomatous periorificial dermatitis: lupus miliaris disseminatus faciei in children? J Eur Acad Dermatol Venereol. 2005;19:470-3.
130. Wolf R, Brenner S, Ruocco V et al. Isotopic response. Int J Dermatol. 1995;34:341-8.
131. Wolf R, Wolf D. Wolf's isotopic response: the originators speak their mind and set the record straight. Clinics in Dermatology. 2017;35(4):416-8.
132. Wyburn-Mason R. Malignant change arising in tissues affected by herpes. Br Med J. 1955;2:1106-9.
133. Bisaccia E, Scarborough DA, Carr R. Cutaneous sarcoid granuloma formation in herpes zoster scars. Arch Dermatol. 1983;119:788-9.
134. Weinberger SE. Sarcoidosis. In: Goldman L, Ausiello D (editors). Cecil medicine. 23rd ed. EUA: Saunders, Elsevier; 2003. p.667-71.
135. Happle R, Kluger N. Koebner's sheep in Wolf's clothing: does the isotopic response exist as a distinct phenomenon? J Eur Acad Dermatol Venereol. 2018 Apr;32(4):542-3.
136. Ball NJ, Kho GT, Martinka M. The histologic spectrum of cutaneous sarcoidosis: a study of twenty-eight cases. J Cutan Pathol. 2004;31:160-8.
137. Kim YC, Triffet MK, Gibson LE. Foreign bodies in sarcoidosis. Am J Dermatopathol. 2000;22:408-12.
138. Marcoval J, Mana J, Moreno A, Gallego I, Fortuno Y, Peyri J. Foreign bodies in granulomatous cutaneous lesions of patients with systemic sarcoidosis. Arch Dermatol. 2001;137:427.
139. Marcoval J, Moreno A, Mana J. Papular sarcoidosis of the knees: a clue for the diagnosis of erythema nodosum-associated sarcoidosis. J Am Acad Dermatol. 2003;49:75.
140. Magro CM, Crowson AN, Regauer S. Granuloma annulare and necrobiosis lipoidica tissue reactions as a manifestation of systemic disease. Hum Pathol. 1996;27:50.
141. O'Brien JP. Is actinic granuloma a specific condition? Another view: perhaps the concept should be extended. Am J Dermatopathol. 1979;1:51.
142. Brincker H. The sarcoidosis-lymphoma syndrome. Br J Cancer. 1986;54:467-73.
143. Brincker H. Coexistence of sarcoidosis and malignant disease: causality or coincidence? Sarcoidosis. 1989;6:31-43.
144. Oliwiecki S, Kotecha B, Kingston T, Rothera MP. Sarcoidosis-lymphoma syndrome. R Soc Med. 1992;85:176-7.
145. Lower EE, Baughman RP. Prolonged use of methotrexate for sarcoidosis. Arch Intern Med. 1995;155:846-51.
146. Webster GF, Razsi LK, Sanchez M, Shupack JL. Weekly low-dose methotrexate therapy for cutaneous sarcoidosis. J Am Acad Dermatol. 1991;24:451-4.
147. Kataria YP. Chlorambucil in sarcoidosis. Chest. 1980 Jul;78:36-43.
148. Carlesimo M, Giustini S, Rossi A, Bonaccorsi P, Calvieri S. Treatment of cutaneous and pulmonary sarcoidosis with thalidomide. J Am Acad Dermatol. 1995;32(5 Pt 2):866-9.
149. Lee JB, Koblenzer PS. Disfiguring cutaneous manifestation of sarcoidosis treated with thalidomide: a case report. J Am Acad Dermatol. 1998;39(5 Pt 2):835-8.
150. Rousseau L, Beylot-Barry M, Doutre MS, Beylot C. Cutaneous sarcoidosis successfully treated with low doses of thalidomide. Arch Dermatol. 1998;134:1045-6.
151. Jones E, Callen JP. Hydroxychloroquine is effective therapy for control of cutaneous sarcoidal granulomas. J Am Acad Dermatol. 1990;23(3 Pt 1):487-9.
152. Graham N, Hogan DB, Simpson D. Potassium iodide in the treatment of sarcoidosis. Can Med Assoc J. 1981 Jan 15;124(2):124-7.
153. Bachelez H, Senet P, Cadranel J, Kaoukhov A, Dubertret L. The use of tetracyclines for the treatment of sarcoidosis. Arch Dermatol. 2001;137:69-73.
154. Brechtel B, Haas N, Henz BM, Kolde G. Allopurinol: a therapeutic alternative for disseminated cutaneous sarcoidosis. Br J Dermatol. 1996;135:307-9.
155. Waldinger TP, Ellis CN, Quint K, Voorhees JJ. Treatment of cutaneous sarcoidosis with isotretinoin. Arch Dermatol. 1983;119:1003-5.
156. Badgwell C, Rosen T. Cutaneous sarcoidosis therapy updated. J Am Acad Dermatol. 2007;56:69-83.
157. White ES. Infliximab in sarcoidosis: more answers or more questions? Am J Respir and Crit Care Med. 2006;174:732-3.
158. Melkersson E. Case of recurrent facial paralysis with angioneurotic oedema. Hugiea. 1928;90:737.
159. Rosenthal C. Klinisch-erbbiologischer Beitrag zur Konstitutions-Patologie: Gemeinsames Auftreten von (rezidivierender familiarer) Fazialislahmung, angineurotischem Gesichtsödem und Lingua plicata in Arthrismusfamilien. Ztschr Neurol Psych. 1931;131:475.
160. Miescher G. Uber essentielle granulomatose Makrocheilie (chelitis granulomatosa). Dermatologica. 1945;91:57-85.
161. Khandpur S, Malhotra AK, Khanna N. Melkersson-Rosenthal syndrome with diffuse facial swelling and multiple cranial nerve palsies. J Dermatol. 2006;33:411-4.
162. Shapiro M, Peters S, Spinelli HM. Melkersson-Rosenthal syndrome in the periocular area: a review of the literature and case report. Ann Plast Surg. 2003;50:644-8.
163. Zimmer WM, Rogers RS 3rd, Reeve CM, Sheridan PJ. Orofacial manifestations of Melkersson-Rosenthal syndrome: a study of 42 patients and review of 220 cases from the literature. Oral Surg Oral Med Oral Pathol. 1992;74:610-9.
164. Ficarra G, Cicchi P, Amorosi A, Piluso S. Oral Crohn's disease and pyostomatitis vegetans: an unusual association. Oral Surg Oral Med Oral Pathol. 1993;75:220-4.
165. Khouri JM, Bohane TD, Day AS. Is orofacial granulomatosis in children a feature of Crohn's disease? Acta Paediatr. 2005;94:501-4.
166. Narbutt P, Dziki A. Re: Melkersson-Rosenthal syndrome as an early manifestation of Crohn's disease. Colorectal Dis. 2005;7:420-1.
167. Scully C, Cochran KM, Russell RI, Ferguson MM, Ghouri MA, Lee FD et al. Crohn's disease of the mouth: an indicator of intestinal involvement. Gut. 1982;23:198-201.
168. Williams AJ, Wray D, Ferguson A. The clinical entity of orofacial Crohn's disease. Q J Med. 1991;79:451-8.
169. Allen CM, Camisa C, Hamzch S, Stephens L. Cheilite granulomatosa: report of six cases and review of the literature. J Am Acad Dermat. 1990;23:444-50.
170. Ochonisky S, Bonvalet D, Caron C et al. Cheilite granulomateuse avec extension cutanée au cours d'une maladie de Crohn: regression sous hydroxychloroquine. Ann Dermatol Venereol. 1992;119:844-6.
171. Kano Y, Shiohara T, Yagita A, Nagashima M. Treatment of recalcitrant cheilitis granulomatosa with metronidazole. J Am Acad Dermatol. 1992;27:629-30.
172. Neuhofer J, Fritsch P. Cheilitis granulomatosa (Melkersson-Rosenthal Syndrom): Behandlung mit Clofazimin. Hautarzt. 1984;35:459-63.
173. Fdez-Freire LR, Serrano Gotarredona A, Bernabeu Wittel J, Pulpillo Ruiz A, Cabrera R, Navarrete Ortega M et al. Clofazimine as elective treatment for granulomatous cheilitis. J Drugs Dermatol. 2005;4:374-7.
174. Tonkovic-Capin V, Galbraith SS, Rogers RS 3rd, Binion DG, Yancey KB. Cutaneous Crohn's disease mimicking Melkersson-Rosenthal syndrome: treatment with methotrexate. J Eur Acad Dermatol Venereol. 2006;20:449-52.
175. Golcman B. Tratamento cirurgico das queilites cronicas vermelionectomia [tese de doutorado]. São Paulo: Faculdade de Medicina da Universidade de São Paulo (FM/USP); 1972.
176. Kruse-Lösler B, Presser D, Metze D, Joos U. Surgical treatment of persistent macrocheilia in patients with Melkersson-Rosenthal syndrome and cheilitis granulomatosa. Arch Dermatol. 2005;141:1085-91.
177. Wiesenfeld D, Ferguson MM, Mitchel DN et al. Oro-facial granulomatosis: a clinical and pathological analysis. Q J Med. 1985;54:101-13.
178. Challacombe S. Oro-facial granulomatosis and oral Crohn's disease: are they specific diseases and do they predict systemic Crohn's disease? Oral Dis. 1997;3:127-9.
179. Dudeney TP. Crohn's disease of the mouth. Proc R Soc Med. 1969;62:1237.
180. Tilakaratne WM, Freysdottir J, Fortune FJ. Orofacial granulomatosis: review on aetiology and pathogenesis. Oral Pathol Med. 2008;37:91-195.
181. Tappeiner J; Pfleger L. Granuloma gluteale infantum Hautarzt. 1971;22:383-8.
182. Fujita M, Ohno S, Danno K, Miyachi Y. Two cases of diaper area granuloma of the adult. J Dermatol. 1991;18:67-5.
183. Maekawa Y, Sakazaki Y, Hayashibara T. Diaper area granuloma of the aged. Arch Dermatol. 1978;114:382-3.
184. Borglund E, Nordstrom G, Nyman CR. Classification of peristomal skin changes in patients with urostomy. J Am Acad Dermatol. 1988;19:623-8.
185. Bergman B, Knutson F, Lincoln K, Lowhagen GB, Mobacken H, Wahlen P. Chronic papillomatous dermatitis as a peristomal complication in conduit urinary diversion. Scand J Urol Nephrol. 1979;13:201-4.
186. Goldberg NS, Esterly NB, Rothman KF, Fallon JD, Cropley TG, Szaniawski W et al. Perianal pseudoverrucous papules and nodules in children. Arch Dermatol. 1992;128:240-2.
187. Rodriguez Cano L, Garcia-Patos Briones V, Pedragosa Jove R, Castells Rodellas A. Perianal pseudoverrucous papules and nodules after surgery for Hirschsprung disease. J Pediatr. 1994;125:914-6.
188. Hara M, Watanabe M, Tagami H. Jacquet erosive diaper dermatitis in a young girl with urinary incontinence. Pediatr Dermatol. 1991;8:160-1.
189. Virgili A, Corazza M, Califano A. Diaper dermatitis in an adult: a case of erythema papuloerosive of Sevestre and Jacquet. J Reprod Med. 1998;43:949-51.
190. Robson KJ, Maughan JA, SD Purcell, Petersen MJ, Haefner HK, Lowe L. Erosive papulonodular dermatosis associated with topical benzocaine: a report of two cases and evidence that granuloma gluteale, pseudoverrucous papules, and Jacquet's erosive dermatitis are a disease spectrum. J Am Acad Dermatol. 2006;55:74-80.
191. Bonifazi E, Garofalo L, Lospalluti M, Scardigno A, Coviello C, Meneghini CL. Granuloma gluteale infantum with atrophic scars: clinical and histological observations in eleven cases. Clin Exp Dermatol. 1981;6:23-9.

192. Sweidan NA, Salman SM, Kibbi AG, Zaynoun ST. Skin nodules over the diaper area: granuloma gluteale infantum. Arch Dermatol. 1989;125:1703-7.
193. Wilkinson S, Goldman L. Granuloma gluteale infantum. Cutis. 1981;28:644-8.
194. Maekawa Y, Kiyoi K, Kunitake Y. Hemilateral distribution of papular lesions on the buttock histologically resembling granuloma gluteale infantum. J Dermatol. 2001;28:231-3.
195. García-Patos V. Rheumatoid nodule. Semin Cutan Med Surg. 2007;26:100-7.
196. Yamamoto T, Ohkubo H, Nishioka K. Skin manifestations associated with rheumatoid arthritis. J Dermatol. 1995;22:324-9.
197. Barzilai A, Huszar M, Shpiro D, Nass D, Trau H. Pseudorheumatoid nodules in adults: a juxta-articular form of nodular granuloma annulare. Am J Dermatopathol. 2005;27:1-5.
198. Smith ML, Jorizzo JL, Semble E, Arrington JH, White WL. Rheumatoid papules: lesions showing features of vasculitis and palisading granuloma. J Am Acad Dermatol. 1989;20:348.
199. Schofield JK, Cerio R, Grice K. Systemic lupus erythematosus presenting with 'rheumatoid nodules'. Clin Exp Dermatol. 1992;17:53-55.
200. Hahn BH, Yardley JH, Stevens MB. "Rheumatoid" nodules in systemic lupus erythematosus. Ann Intern Med. 1970;72:49-58.
201. Ginsberg MH, Genant HK, Yü TF, McCarty DJ. Rheumatoid nodulosis: an unusual variant of rheumatoid disease. Arthritis Rheum. 1975;18:49-58.
202. Couret M, Combe B, Chuong VT, Leroux JL, Blotman F, Sany J. Rheumatoid nodulosis: report of two new cases and discussion of diagnostic criteria. J Rheumatol. 1988;15:1427-30.
203. Lagier R, Gerster JC. Palmar rheumatoid nodulosis of the fingers. Clin Rheumatol. 1995;14:592-3.
204. Williams FM, Cohen PR, Arnett FC. Accelerated cutaneous nodulosis during methotrexate therapy in a patient with rheumatoid arthritis. Dermatol. 1998;39(2 Pt 2):359-62.
205. Nyhäll-Wåhlin BM, Jacobsson LT, Petersson IF, Turesson C; BARFOT study group. Smoking is a strong risk factor for rheumatoid nodules in early rheumatoid arthritis. Ann Rheum Dis. 2006;65:601-6.
206. Moore CP, Willkens RF. The subcutaneous nodule: its significance in the diagnosis of rheumatic disease. Semin Arthritis Rheum. 1977;7:63-79.
207. Wikaningrum R, Highton J, Parker A et al. Pathogenic mechanisms in the rheumatoid nodule: comparison of proinflammatory cytokine production and cell adhesion molecule expression in rheumatoid nodules and synovial membranes from the same patient. Arthritis Rheum. 1998;41:1783-97.
208. McKee PH, Calonje E, Granter SR. Pathology of the skin with clinical correlations. 3rd ed. Philadelphia: Elsevier Mosby; 2005.
209. Kato H, Yamakawa M, Ogino T. Complement mediated vascular endothelial injury in rheumatoid nodules: a histopathological and immunohistochemical study. J Rheumatol. 2000;27:1839-47.
210. Uysal AC, Alagöz MS, Ünlü RE, Şensöz O. Hair dresser's syndrome: a case report of an interdigital pilonidal sinus and review of the literature. Dermatol Surg. 2003;29:288-90.
211. Templeton HJ. Foreign body granuloma or interdigital cysts with hair formation. Arch Dermatol Suyph. 1942;46:157-8.
212. Patel MR, Bassini L, Nashad R, Anselmo MT. Barber's interdigital pilonidal sinus of the hand: foreign body hair granuloma. J Hand Surg. 1990;15:652-5.
213. Barr RJ, King DF, McDonald RM, Bartlow GA. Necrobiotic granulomas associated with bovine collagen test site injections. J Am Acad Dermatol. 1982;6:867-69.
214. Overholt MA, Tschen JA, Font RL. Granulomatous reaction to collagen implant: light and electron microscopic observations. Cutis. 1993;51:95-8.
215. Lemperle G, Morhenn V, Charrier U. Human histology and persistence of various injectable filler substances for soft tissue augmentation. Aesthetic Plast Surg. 2003;27:354-66.
216. Rudolph CM, Soyer HP, Schuller-Petrovic S, Kerl H. Foreign body granulomas due to injectable aesthetic microimplants. Am J Surg Pathol, 1999;23:113-7.

Lucia Helena Favaro de Arruda • Ana Carolina Bazan Arruda • Renan Lage • Marina Macellaro • Mariana Lopes Ferrari • Thais Feres Moreira Lima

Processos Inflamatórios Não Infecciosos

DOENÇA DE BEHÇET

Introdução

A enfermidade foi originalmente descrita em 1937 pelo dermatologista de origem turca, Hulust Behçet, como uma tríade constituída por aftas orais e genitais recorrentes, associadas à uveíte anterior.[1] É caracterizada por uma forma rara de vasculite sistêmica, que acomete pequenos e grandes vasos, com exacerbações e remissões.[2] Sendo assim, pode acometer outros órgãos, além da pele, como: articulações; sistema nervoso central (SNC); respiratório; gastrointestinal; cardiovascular e urogenital, caracterizando a doença de Behçet como multissistêmica.[1,2] Os acometimentos oculares e neurológicos são fatores prognósticos, enquanto os comprometimentos cardiovascular, pulmonar e do trato gastrointestinal são as maiores causa de mortalidade.[1,3,4]

Epidemiologia

Embora a doença de Behçet tenha distribuição mundial, a incidência é maior nos países do leste do Mediterrâneo, do Oriente Médio e da Ásia Oriental (China, Japão, Coreia do Sul e Indochina),[5,6] que se designava como rota da seda. A Turquia tem a maior prevalência mundial, sendo rara no ocidente (0,64/100.000 no Reino Unido e 0,12-0,33/100.000 nos Estados Unidos). Há uma correlação entre a prevalência e a distribuição geográfica do HLA-B51 (antígeno leucocitário humano). Apresenta pequena predileção pelo sexo masculino, na proporção de 3:2, com pico de incidência na 3ª década de vida.[1,6,7] No Japão e na Coreia do Sul, as mulheres são mais acometidas.[8] Os homens apresentam doença mais grave em razão de maior acometimento sistêmico em relação às mulheres.[1] Inicia-se geralmente entre 20 e 30 anos.[6] Sabe-se que a doença é muito rara entre as crianças, tendo pior prognóstico, com maior número de órgãos afetados.

Etiologia e imunologia

A etiologia é desconhecida, porém discute-se a participação de fatores infecciosos, ambientais, imunológicos e genéticos no processo patogênico.[9]

Genética

A associação da doença de Behçet com HLA-B51 nas populações mediterrâneas e asiáticas é bem conhecida.[10] Essa associação não é relatada nos países causasianos, como os Estados Unidos.[8]

Infecção

Antígenos estreptocócicos já foram relatados como fatores desencadeantes de doença, com suspeitas de que o *Streptococcus sanguinis* poderia ser um importante fator extrínseco.[11]

O herpes simples tipo 1 foi encontrado por hibridização *in situ* nos leucócitos dos pacientes com a doença de Behçet em associação a anticorpos circulantes anti-HSV-1.[6,12]

Imunologia

Alterações na imunidade inata e adaptativa, associadas a fatores ambientais, em indivíduos geneticamente predispostos, já foram descritas na doença de Behçet.

Alguns dos fenômenos imunológicos que ocorrem são descritos a seguir:

- Proteínas de choque térmico: moléculas produzidas pelas células eucarióticas em resposta ao estresse já foram isoladas em pacientes com a doença. Assim, uma proteína do choque térmico de 65 KD, que é responsável pela proliferação dos linfócitos T$\gamma\delta$ e correlaciona a atividade da doença ao aumento desses linfócitos, já foi descrita.[8]
- Aumento da quimiotaxia dos neutrófilos nas lesões cutâneas dos pacientes, provavelmente em virtude do aumento de interleucina (IL) 8, um potente quimiotático.
- Aumento da expressão das moléculas de adesão dos neutrófilos nas células endoteliais como ICAM-1 e CD11-CD18.[6]
- Também os monócitos parecem estar ativados, produzindo citocinas pró-inflamatórias que colaboram para estimular a adesão dos neutrófilos às células endoteliais, induzindo um estado inflamatório.[13]
- As citocinas do padrão Th1 (IL-1, IL-2, IL-8, IL-10 e fator de necrose tumoral alfa (TNF-α)) estão aumentadas e são responsáveis pelo desencadeamento do processo inflamatório.[13] Parece haver ainda superexpressão de citocinas Th17. O aumento de IL-6 no líquido cefalorraquidiano (LCR) correlaciona-se com o acometimento neurológico observado na doença.[6]
- Diminuição do número de linfócitos T-CD4 auxiliadores/indutores e aumento da função dos linfócitos B.[5] As células *natural-killer* encontram-se aumentadas em número, porém sua função está diminuída pelo efeito supressor da prostaglandina E2, que se encontra aumentada.[8]

Endotélio e coagulação

Anticorpos anticélulas endoteliais foram identificados, sendo que o dano à célula endotelial provoca um estado oxidativo, produzindo radicais livres.[13-15] Demonstrou-se o aumento das prostaglandinas e tromboxano B2, em detrimento da síntese da prostaciclina na parede dos vasos, que acarreta um estado trombótico.[16,17]

Constatou-se também que os pacientes com doença de Behçet apresentam alterações no processo fibrinolitico, que pode induzir um estado de hipercoagulabilidade. A elevação do fibrinopeptideo A e o achado de deficiência da proteína S em alguns casos corroboram a hipótese de que há um estado trombótico na doença de Behçet. Entretanto, os anticorpos anticardiolipinas não parecem participar na patogênese.[6]

A hipótese de que existe um dano ao endotélio se justifica pelos achados de aumento de trombomodulina e da endotelina plasmática-1, que se elevam em casos de injúria endotelial.[8,18,19]

Todos esses dados sustentam a hipótese de que, em indivíduos geneticamente suscetíveis, as células endoteliais são o alvo de um estado pró-inflamatório anormal, direcionado a um antígeno ainda desconhecido, talvez de natureza infecciosa.

Essa tese corresponderia ao achado histopatológico de vasculite leucocitoclástica de pequenos vasos e também ao achado de trombose encontrado em muitos pacientes.

Manifestações clínicas

O Grupo Internacional de Estudo para doença de Behçet estabeleceu os critérios diagnósticos em 1990, que está sumarizado no Quadro 30.1.[3]

Quadro 30.1 Critérios diagnósticos para a doença de Behçet.[3]

Aftose oral	Aftas menores, aftas maiores ou ulceração herpetiforme, que ocorrem ao menos três vezes ao ano, observadas pelo médico ou pelo paciente
Mais dois dos seguintes critérios	
Aftose genital recorrente	Ulceração genital ou cicatriz observada pelo médico ou pelo paciente
Lesões oculares	Uveíte anterior, uveíte posterior ou células no vítreo, ao exame de lâmpada de fenda ou lesões retinianas observadas pelo oftalmologista
Lesões cutâneas	Eritema nodoso, observado pelo médico ou pelo paciente, pseudofoliculite ou lesões papulopustulosas, ou lesões acneiformes, observadas pelo médico em paciente pós-adolescência, e sem vigência de corticosteroideterapia
Teste de patergia positivo	Leitura pelo médico entre 24 e 48 horas

Fonte: International Study Group for Behçet's disease. Lancet. 1990;335:1078-80.

Em 2012, o mesmo grupo, composto por 27 países, atualizou os critérios, com o objetivo de aumentar a sensibilidade diagnóstica. Pontuação maior ou igual a 4 pontos é necessária para o diagnóstico.

As aftas orais estão presentes em praticamente todos os casos, podendo ser manifestação inicial em até 80% dos pacientes, ocorrendo em surtos (em média 9,8 vezes/ano) (Figura 30.1). São ulcerações dolorosas com base eritematoedematosa encobertas por indulto fibrinoso. Elas podem se desenvolver como úlceras maiores ou menores ou com características herpetiformes e em qualquer local da cavidade oral (mucosa bucal, língua, gengiva, palato mole), faringe ou até mesmo laringe (Figura 30.2). As aftas menores são superficiais, tem diâmetro de 2 a 6 mm e aparecem como lesões múltiplas, desenvolvendo-se entre 1 e 2 dias. Curam em 7 a 10 dias sem deixar cicatriz e têm alta frequência de recorrência. As aftas maiores são mais profundas e dolorosas e deixam cicatriz após a cura. As lesões herpetiformes são ulcerações pequenas e numerosas e estão agrupadas.[19] Alguns dados favorecem o diagnóstico e diferenciam-nas da aftose oral recorrente: o número de úlceras (> 6); a ocorrência simultânea de mais de uma variante clínica; a presença de enantema difuso; e a localização no palato mole e na orofaringe.

As aftas genitais apresentam menor recorrência; no entanto, maior tendência à formação de cicatrizes. São mais comuns na região escrotal dos pacientes do sexo masculino, e na região dos grandes lábios no sexo feminino (que apresenta lesões maiores, mais profundas, e podem provocar fistulizações).[6] As lesões genitais ocorrem entre 60% e 90% dos pacientes (Figuras 30.3, 30.4, 30.5).[2]

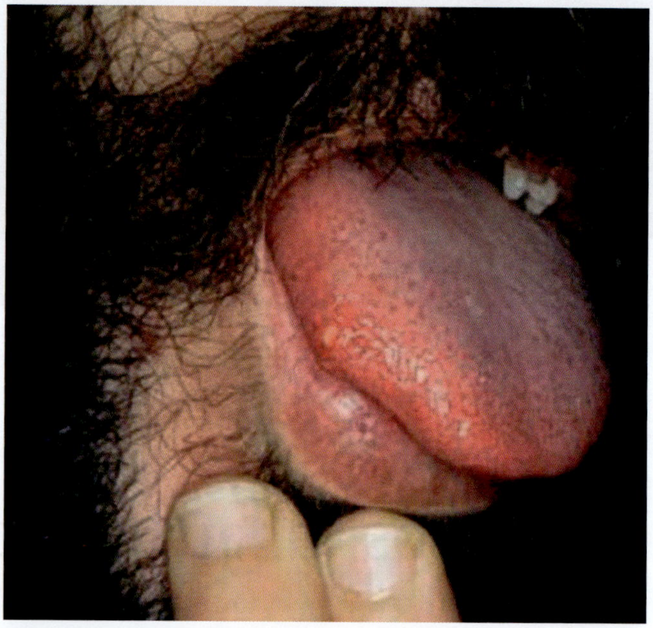

■ **Figura 30.1** Ulceração aftoide na língua.

Fonte: Scherrer MAR, Rocha VB, Campos LG. Doença de Behçet: revisão com ênfase nos aspectos dermatológicos. An Bras Dermatol. 2017;92(4):452-64.

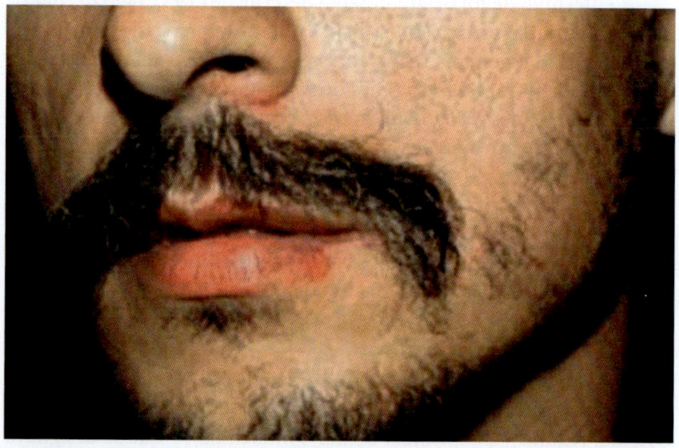

■ **Figura 30.2** Úlcera no lábio inferior.

Fonte: Scherrer MAR, Rocha VB, Campos LG. Doença de Behçet: revisão com ênfase nos aspectos dermatológicos. An Bras Dermatol. 2017;92(4):452-64.

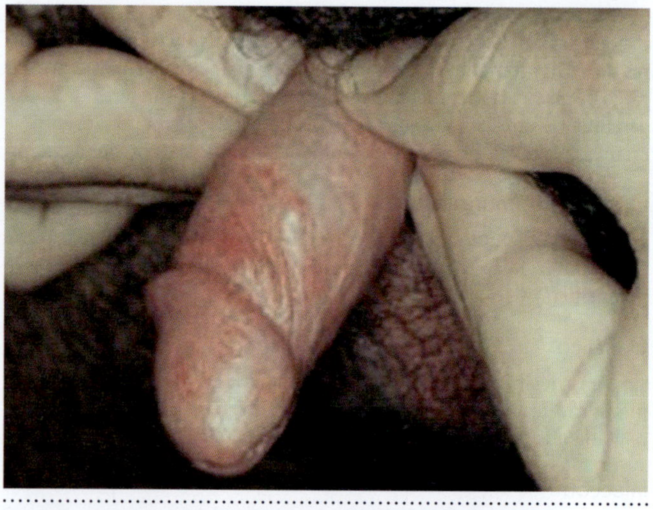

■ **Figura 30.3** Pequenas erosões agrupadas na região peniana.

Fonte: Scherrer MAR, Rocha VB, Campos LG. Doença de Behçet: revisão com ênfase nos aspectos dermatológicos. An Bras Dermatol. 2017;92(4):452-64.

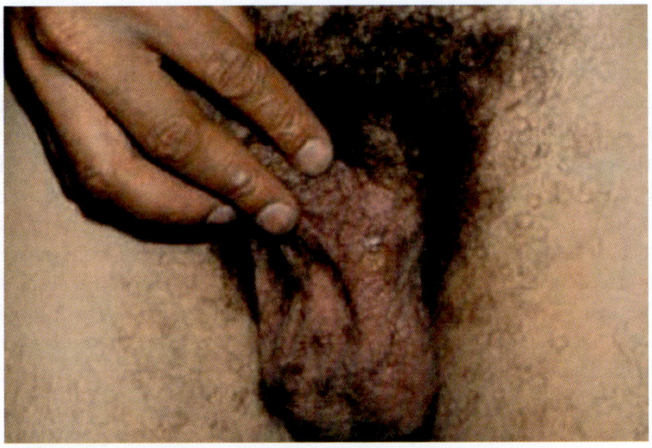

■ **Figura 30.4** Úlcera na região escrotal.

Fonte: Scherrer MAR, Rocha VB, Campos LG. Doença de Behçet: revisão com ênfase nos aspectos dermatológicos. An Bras Dermatol. 2017;92(4):452-64.

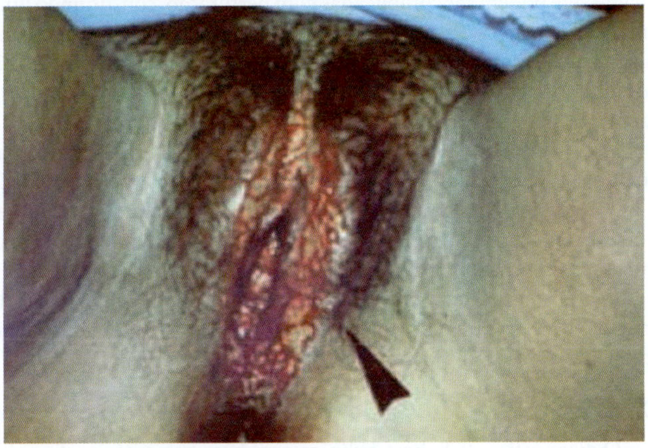

■ **Figura 30.5** Úlceras nos grandes lábios.

Fonte: Scherrer MAR, Rocha VB, Campos LG. Doença de Behçet: revisão com ênfase nos aspectos dermatológicos. An Bras Dermatol. 2017;92(4):452-64.

Apesar de inespecíficas, as manifestações cutâneas são muito comuns, afetando 48% a 88% dos pacientes. São representadas pelo eritema nodoso, lesões papulopustulosas, tromboflebite, úlceras cutâneas e patergia. Lesões iniciais apresentam vasculite leucocitoclástia ou agressões neutrofílicas aos vasos e, posteriormente, são caracterizadas por vasculite linfocítica.

O eritema nodoso, com lesões nodulares, quentes e eritematosas, se desenvolve frequentemente na região anterior das pernas e tem autorresolução em algumas semanas. Outros locais menos comuns incluem glúteos, membros superiores, face e região cervical.[6] Acomete entre 23% e 55% dos casos da doença de Beçet.[1] Pode ser diferenciado do eritema nodoso clássico pela presença de vasculite no estudo histopatológico.

As lesões papulopustulosas são mais comuns nos membros inferiores e ocorrem entre 34% e 70% dos pacientes, sendo mais comuns naqueles com teste de patergia positivo ou com acometimento articular.[21] A ausência de comedões e o acometimento das extremidades auxiliam na diferenciação com a acne vulgar. Os pacientes podem também desenvolver pápulas acneiformes, furúnculos, piodermas e tromboflebites (Figuras 30.6 e 30.7).[2]

A tromboflebite superficial apresenta-se como nódulos quentes, dolorosos, dispostos em cordão nos membros inferiores, com uma frequência entre 2,2% e 20% dos casos.[1] A tromboflebite é marcador de outros envolvimentos articulares (Figura 30.8).

As úlceras cutâneas, consideradas por alguns autores manifestação mais específica da doença de Behçet, podem acometer até 3% dos pacientes (Figura 30.9). São recorrentes, deixam cicatrizes e localizam-se nas pernas, axilas, mamas, regiões interdigitais e inguinais. Além dessas lesões, os pacientes podem também desenvolver lesões do padrão da síndrome de Sweet, pioderma gangrenoso e eritema multiforme.[1,2]

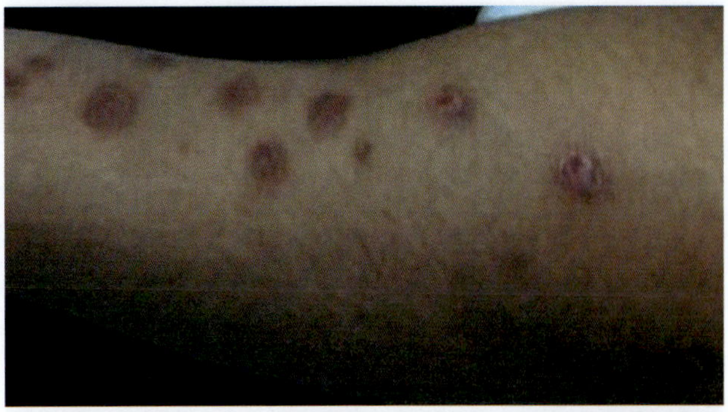

■ **Figura 30.6** Lesões do tipo foliculite, escoriadas e residuais, no membro superior.

Fonte: Scherrer MAR, Rocha VB, Campos LG. Doença de Behçet: revisão com ênfase nos aspectos dermatológicos. An Bras Dermatol. 2017;92(4):452-64.

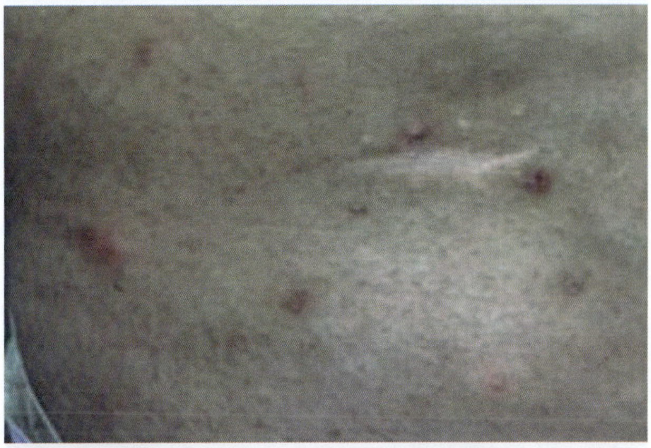

■ **Figura 30.7** Lesões do tipo foliculite no abdome.

Fonte: Scherrer MAR, Rocha VB, Campos LG. Doença de Behçet: revisão com ênfase nos aspectos dermatológicos. An Bras Dermatol. 2017;92(4):452-64.

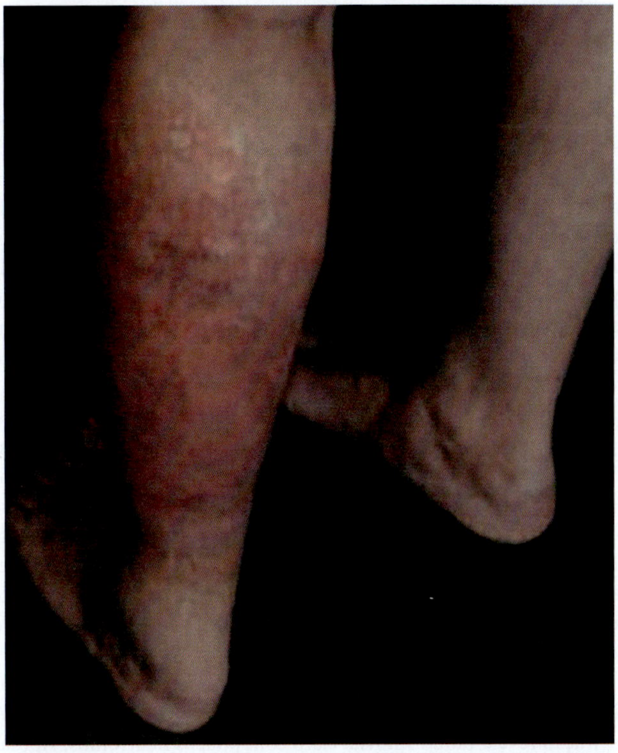

■ **Figura 30.8** Lesão do tipo tromboflebite no membro inferior.

Fonte: Scherrer MAR, Rocha VB, Campos LG. Doença de Behçet: revisão com ênfase nos aspectos dermatológicos. An Bras Dermatol. 2017;92(4):452-64.

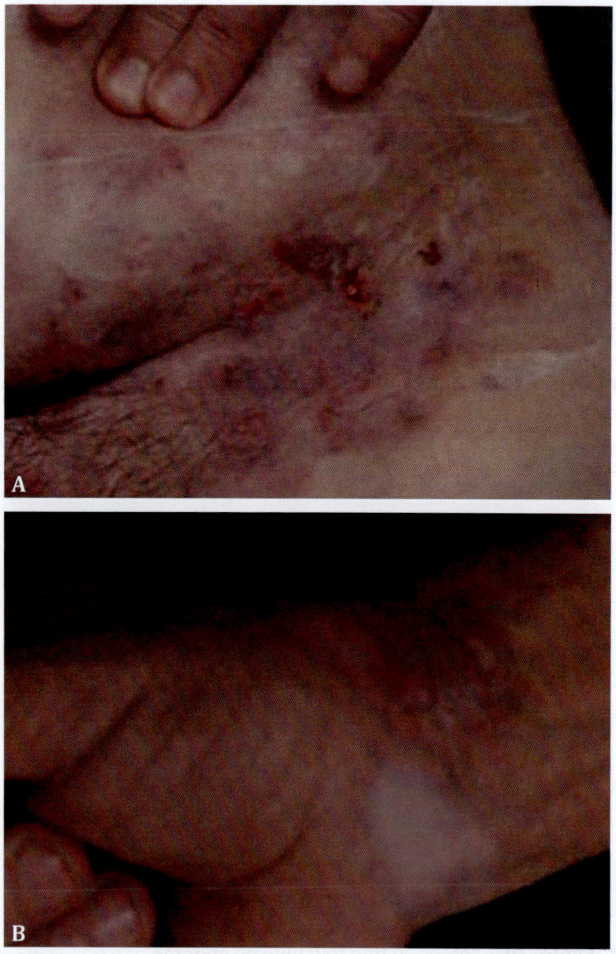

A

B

■ **Figura 30.9 (A e B)** Ulcerações no abdome e no punho.

Fonte: Scherrer MAR, Rocha VB, Campos LG. Doença de Behçet: revisão com ênfase nos aspectos dermatológicos. An Bras Dermatol. 2017;92(4):452-64.

O desenvolvimento de papúlas eritematosas, que podem ser encimadas por pústulas (> 2 mm) nos locais de mínimo trauma, como os locais de venopuntura, é denominado "patergia". Reflete uma resposta exacerbada do sistema imunológico inato e é típico da doença de Behçet,[22] estando presente em 40% a 98% dos casos, detectado com maior frequência em portadores do HLA-B51.[1] O teste de patergia pode ser realizado com uma agulha de 20-26 G para puncturas intradérmicas, em ângulo de 45°, na porção flexora do antebraço. A leitura é realizada após 48 horas do procedimento. Apesar da elevada especificidade, o teste de patergia tem reprodutibilidade variável, o que limita sua utilização e sua sensibilidade. Sendo assim, tornou-se opcional na atualização dos critérios diagnósticos.[20]

As lesões oculares são importantes porque, se não forem tratadas, poderão cursar com redução da acuidade visual e evolução para catarata e cegueira.[21] Ocorrem entre 35% e 80% dos casos.[1] Quase todos os locais do aparelho ocular podem ser acometidos, caracterizando-se principalmente por inflamação bilateral do segmento anterior (uveíte anterior), uveíte posterior com hipópio ou ambos.[19] Conjuntivite, ulceração da córnea, coroidite e inflamação dos vasos da retina (vasculite venosa e arterial) também podem ser observadas.[19] O acometimento ocular é mais comum nos homens.[6]

O acometimento das articulações ocorre entre 30% e 70% dos pacientes, comprometendo joelhos, tornozelos, cotovelos e punhos. A aspiração revela fluido sinovial claro com poucos neutrófilos. Apesar de a artrite evoluir por longos períodos, o desenvolvimento de deformidades das articulações não ocorre.[19,21] A pseudofoliculite foi associada ao seu desenvolvimento.

A doença vascular ocorre como trombose venosa profunda, oclusão arterial, aneurismas arteriais e é uma importante causa de morbidade e mortalidade.[6] A frequência de acometimento situa-se entre 7,4% e 33% dos casos, sendo mais comuns entre os homens.[1] A obstrução da veia cava superior e inferior não são complicações incomuns. Qualquer artéria pode desenvolver vasculite e evoluir com aneurisma, que pode ter evolução fatal em caso de ruptura.[1,5,19,21] As anormalidades cardíacas nesses pacientes incluem pericardite, miocardite, endocardite, trombose intracardíaca, fibrose endomiocardial, arterite coronária com ou sem infarto do miocárdio e aneurisma das artérias coronárias ou sinus de Valsalva. O envolvimento cardiovascular é, em geral, leve e assintomático e, excepcionalmente, existem complicações graves, quando se tem preconizado usar o termo "cardioBehçet". Esse acometimento parece ocorrer em menos de 10% dos casos.[22-24]

As lesões do trato respiratório se traduzem como dispneia, tosse, dor torácica pleural e hemoptise.[1,19] Esta última pode ser consequência da fístula pulmonar arteriobronquial e é uma importante causa de morte. O pulmão está acometido entre 0,7% e 7% dos pacientes.[1]

A doença intestinal afeta particularmente a região ileocecal, com úlceras que podem ser complicadas com perfuração, constituindo uma emergência médica e necessitando de intervenção cirúrgica. O principal diagnóstico diferencial deve ser feito com doença de Crohn. É mais comum nos pacientes do Japão e da Coreia do Sul (15% a 45%), sendo menos comum na Turquia e em Israel (0% a 5%).[1]

O acometimento neurológico ocorre entre 3,2% e 17% dos pacientes e está associado ao pior prognóstico, com maiores morbidade e mortalidade.[1] Os homens parecem ser mais acometidos. As lesões podem comprometer qualquer parte do SNC e periférico e, portanto, qualquer sintoma ou sinal neurológico pode ser observado, incluindo perdas sensoriais, acidentes vasculares cerebrais (AVC) e lesões de medula, nervos cranianos e periféricos.[19] O sintoma neurológico mais frequente é a cefaleia e ocorre em 70% dos pacientes.[1]

Diagnóstico

O diagnóstico de Behçet é clínico com base nos critérios diagnósticos descritos (Quadros 30.1 e 30.2), pois uma vez que não há exame laboratorial patognomônico que o faça. É importante a exclusão de outras patologias, e podem ser observados achados inespecíficos, como aumento na velocidade de hemossedimentação (VHS), proteína C-reativa e complemento.

Quadro 30.2 Novos critérios diagnósticos da doença de Behçet.

Sinais/sintomas	Pontos
Aftose oral	2
Aftose genital	2
Lesões oculares (uveíte anterior, uveíte posterior, vasculite retiniana)	2
Lesões cutâneas (pseudofoliculite, eritema nodoso, aftose cutânea)	1
Manifestações neurológicas	1
Manifestações vasculares (trombose arterial, de grandes veias, flebite)	1
Teste de patergia positivo	1*

*O teste de patergia tornou-se opcional na atualização dos critérios diagnósticos em razão de sua reprodutibilidade variável, o que limita sua utilização e sensibilidade.

Fonte: The International Criteria for Behçet's Disease (ICBD). J Eur Acad Dermatol Venereol. 2014.

O espectro histopatológico das lesões inflamatórias mucocutâneas, dependendo do tempo de evolução e da atividade da lesão, inclui reações vasculares neutrofílica, linfocítica e granulomatosa (quando não há características morfológicas suficientes para serem designados como vasculite, observando-se apenas infiltrado perivascular).[22]

Os espécimes das lesões iniciais mostram reação vascular neutrofílica e, por isso, a doença de Behçet é, algumas vezes, classificada como dermatose neutrofílica/reação vascular neutrofílica. Contudo, vasculite leucocitoclástica necrosante clássica, vasculite pustulosa ou vasculite linfocítica podem ocorrer. A ocorrência de vasculite cutânea e em outros órgãos faria da doença de Behçet uma vasculite sistêmica, como é sugerido por alguns autores.[25,26]

Diagnóstico diferencial

Assim como a doença de Behçet produz inúmeros achados clínicos, também são inúmeros os diagnósticos diferenciais. Para as lesões orais e genitais, a aftose bipolar recorrente e as infecções herpéticas são diagnósticos diferenciais mais importantes. Também a sífilis, o cancroide, o pênfigo vulgar e o eritema multiforme devem ser lembrados.[8] Para as lesões cutâneas, o diagnóstico diferencial inclui foliculite, eritema nodoso, doenças do tecido conjuntivo, vasculites neutrofílicas e linfocíticas e dermatoses neutrofílicas como a síndrome de Sweet e o pioderma gangrenoso.[21]

Tratamento

O principal objetivo visa reduzir os surtos das manifestações, manter a remissão e melhorar a qualidade de vida dos pacientes.

O tratamento depende das manifestações clínicas, variando conforme a gravidade dos quadros e, em geral, requer uma equipe multidisciplinar. A doença mucocutânea deve ser tratada com medicamentos tópicos no início do quadro. As drogas sistêmicas devem ser usadas quando a medicação tópica não se mostrar efetiva. O quadro ocular deve ser tratado precocemente em razão do risco de cegueira. As manifestações sistêmicas necessitam de medicação imunossupressora para a remissão.

Entre os tratamentos tópicos, para a aftose oral, são usados corticosteroides tópicos ou intralesionais (triancinolona). Os anestésicos tópicos (lidocaína 2% a 5%) podem ser considerados para o alívio da dor. Na prática, a orientação de higiene com antimicrobianos enxaguantes orais é válida (clorexidina, tetraciclina, triclosan); além de evitar alimentos muito ácidos, salgados, picantes ou condimentados em excesso.[2] Mais recentemente, tem-se prescrito o tacrolimus assim como a solução de sucralfato.[8]

A dapsona 100 mg/dia e a colchicina 0,5 mg/dia, 3 vezes ao dia, podem ser utilizadas na aftose oral e são consideradas drogas de 1ª linha.[6,8,21] Ambas atuam inibindo a quimiotaxia de neutrófilos.

A talidomida 100 mg/dia também pode ser utilizada, considerando-se o risco de teratogenicidade e de neuropatia periférica. No entanto, lesões do tipo eritema nodoso pioram durante o tratamento.

A rebmipida (300 mg/dia), droga protetora da mucosa gástrica, foi empregada com sucesso.[27,28]

Em formas mais resistentes da doença mucocutânea, devem-se considerar os imunossupressores, que também são empregados na doença sistêmica.

Na uveíte anterior, são usados agentes cicloplégicos e midriáticos, assim como corticosteroides tópicos. Os corticosteroides orais, colchicina e metotrexato podem ser usados em casos resistentes. Triancinolona intravítrea associada a corticosteroides tópicos são utilizados em processos oculares progressivos. Corticosteroide intravenoso é uma alternativa na exacerbação aguda da doença em casos de uveíte anterior e doença neurológica.[8]

A ciclosporina A pode ser utilizada para pacientes com comprometimento ocular, porém alguns autores recomendam que não seja utilizada naqueles que apresentam acometimento concomitante do SNC em virtude do risco de neurotoxicidade.

O tacrolimus tem sido empregado com sucesso na uveíte posterior refratária. A azatioprina, 100 mg/dia, reduz a incidência, a gravidade e a frequência da doença ocular e tem efeito favorável na artrite e nas úlceras orais e genitais.

Na doença sistêmica, estão indicados os imunossupressores. Pulsoterapia com metilprednisolona (1 g/dia a cada 3 dias em fases agudas) e prednisolona oral 1 a 2 mg/kg/dia são consideradas de 1ª linha, principalmente para casos médios a severos.[29,30] Outros agentes usados são a azatioprina, o clorambucil, a ciclosporina, o tacrolimus, a ciclofosfamida e o metotrexato.

O uso das drogas anti-TNF-α tem como principal indicação o acometimento ocular refratário, mas o número de relatos que demonstram benefício nas manifestações extraoculares tem crescido. O infliximabe e o adalimumabe mostraram resultados favoráveis e o etanecerpt é o único inibidor que demonstrou eficácia na supressão de manifestações mucocutâneas e articulares em estudo clínico controlado e randomizado.

Os inibidores da IL-1 (anti-IL1), como o gevokizumabe, canakinumabe e o anakinra também demonstraram benefício.[8,9] Existem evidências do uso de interferon-alfa (IFN-α) para as manifestações sistêmicas, incluindo articulares, oculares, neurológicas e mucocutâneas.[31,32] O metotrexato semanal é usado no controle de sintomas neurológicos, a sulfassalazina na doença gastrointestinal, e os anticorpos anti-CD52 têm sido utilizados na doença de Behçet ativa.[8,33]

Os agentes fibrinolíticos são usados na trombose venosa profunda e no embolismo pulmonar.[6] O prognóstico da oclusão arterial é melhor do que o do aneurisma arterial, que frequentemente é complicado com a ruptura fatal. Essa complicação é a maior causa de morte na doença de Behçet.[6,34,35]

ARTRITE REATIVA

Introdução

Anteriormente conhecida como "síndrome de Reiter", a artrite reativa é classicamente descrita como uma artrite asséptica precedida por uma infecção gastrointestinal ou genitourinária em um indivíduo geneticamente predisposto.[36] Mais recentemente, ela tem sido considerada uma artrite imunomediada que ocorre após qualquer infecção; tendo, inclusive, sido descrita após infecções pelo vírus da covid-19 e após imunoterapia intravesical com a vacina BCG (bacilo de Calmette-Guérin) para tratamento de neoplasia de bexiga.[37]

A artrite reativa faz parte do grupo das espondiloartropatias soronegativas, isto é, com fator reumatoide negativo e, como as demais (Quadro 30.3), pode apresentar sacroileíte, entesite, artrite periférica e manifestações extra-articulares cutâneas, oculares e gastrointestinais. As espondiloartrites soronegativas têm um marcador genético semelhante, o HLA-B27.[38]

Quadro 30.3 Espondiloartropatias soronegativas.[38]
1. Espondilite arquilosante
2. Artrite psoriática
3. Artrite enteropática
4. Artrite reativa
5. Espondilite arquilosante juvenil
6. Espondiloartropatia indiferenciada

Epidemiologia

A artrite reativa é uma doença relativamente rara com incidência anual estimada em 0,6 a 27 casos a cada 100 mil pessoas.[39] Acomete ambos os sexos, sendo mais prevalente no sexo masculino na faixa etária dos 20 aos 30 anos de idade. Relatos de casos em crianças são raros e acontecem, em sua maioria, após infecção entérica.[40]

Etiopatogenia

A artrite reativa é uma doença imunomediada que ocorre após uma infecção recente. O agente infeccioso atua como um gatilho em um indivíduo geneticamente predisposto. O mecanismo exato de instalação da doença não é conhecido. O envolvimento de receptores do tipo Toll, especialmente do 4 e do 2, tem sido descrito, ativando o sistema imune inato nos indivíduos doentes. A diminuição da resposta Th1, dificultando a eliminação de patógenos, também contribui para o desenvolvimento da doença.[41]

O HLA-B27 está presente em cerca de 30% a 50% dos casos de artrite reativa e parece estar relacionado a casos mais graves e crônicos.[42]

Seu papel nas espondiloartropatias não é bem compreendido. Existem algumas hipóteses que tentam explicar o processo patológico:

- **Teoria do peptídeo artritogênico:** o HLA-B27 se ligaria a peptídeos microbianos e apresentaria aos linfócitos T-CD8.
- **Mimetismo molecular:** anticorpos anti-antígenos infecciosos teriam reação cruzada com o HLA-B27.
- **Estrutura do HLA-B27:** o trânsito aberrante das cadeias pesadas do HLA-B27 resultaria em aumento da expressão da superfície celular produzindo a ativação de vários mecanismos pró-inflamatórios.
- **Autoexposição:** a interação do HLA-B27 com a beta 2-microglobulina produz a apresentação de alguns domínios do HLA-B27 que desencadearia o processo inflamatório.

A artrite reativa tem incidência de 2% a 4% após infecções urogenitais e de 1% a 15% após infecções gastrointestinais. Diversos agentes infecciosos se relacionam à doença (Quadro 30.4), sendo a *Chlamydia trachomatis* o principal patógeno da artrite reativa pós infecção geniturinária e a Salmonella, a Shigella, a Yersinia, o Campylobacter e o *Clostridium difficile* os principais patógenos da doença pós-infecção gastrointestinal.[36-40]

Quadro 30.4 Agentes infecciosos associados à artrite reativa.[36-40]

Entéricos	Urogenitais
Prováveis	Provável
Shigella flexneri tipo 2a e 1b	*Chlamydia trachomatis (D-K)*
Salmonella typhimurium	Possíveis
Salmonella enteretidis	*Neisseria gonorrhoeae*
Yersinia enterocolitica	*Ureaplasma uealyticum*
Yersinia pseudotuberculosis	*Mycoplasma fermentans*
Campylobacter jejuni	*Mycoplasma genitalium*
Possíveis	Trato respiratório
Escherichia coli	Possíveis
Cryptosporidium	*Streptococcus pyogenes*
Entamoeba histolytica	*Chamydia pneumoniae*
Giardia lamblia	*Chamydia psittaci*
Brucella abortus	
Clostridium difficile	

Manifestações clínicas

A artrite reativa é, na maioria das vezes, uma doença de instalação aguda que ocorre de 1 a 4 semanas após uma infecção prévia. A tríade clássica – uretrite, artrite e conjuntivite – está presente em menos de 30% dos pacientes. Nessa apresentação, a uretrite e a conjuntivite precedem a artrite. Na etiologia entérica, a diarreia autolimitada é o sintoma mais comum. Na geniturinária podem estar presentes disúria, dor testicular e dor pélvica. Usualmente, esses sintomas não estão mais presentes ao desenvolvimento da artrite reativa.

Entre as manifestações muscoloesqueléticas, destacam-se a artrite, a entesite e a dactilite. A artrite é oligoarticular e assimétrica, mais comum nos membros inferiores e nas grandes articulações. Derrame articular é um achado comum. A entesite é a inflamação nos locais de inserção dos tendões e ligamentos e ocorre frequentemente na inserção do tendão de aquiles e da fáscia plantar.[36] Sacroileíte também é descrita e manifesta-se por dor lombar. Dactilite é o edema difuso dos dedos, conferindo a estes o aspecto de "formato de salsicha". As alterações radiológicas incluem osteoporose, erosões e perda do espaço articular, com múltiplas articulações usualmente acometidas.[43]

São descritas manifestações extra-articulares oculares, cardiovasculares e dermatológicas.[44] A conjuntivite mucopurulenta bilateral é encontrada em cerca de 35% dos pacientes; uveíte anterior, irite, iridociclite ceratite também são observadas.[45] As manifestações cardiovasculares são raras, representadas principalmente pela doença valvar (insuficiência aórtica) e pela pericardite.[46]

As manifestações cutâneas não são específicas da artrite reativa. A balanite circinada é a forma mais comum de acometimento cutâneo, presente em mais de 50% dos casos e caracterizada por lesões exulceradas de 2 a 4 mm que acometem a glande e o meato uretral e podem se estender para o corpo do pênis e região escrotal.[37,38] O queratoderma blenorrágico (Figura 30.10) está presente em aproximadamente 10% dos casos e manifesta-se por lesões pustulosas palmoplantares sobre base eritematosa que evoluem com hiperqueratose.[47] Eritema nodoso pode estar presente em uma minoria dos casos. Distrofia ungueal, anoníquia e hiperqueratose subungueal podem ocorrer em cerca de 30% dos casos. Acometimento de mucosa oral não é incomum. Úlceras orais dolorosas, erosões palatinas e glossite podem ser encontrados.[48]

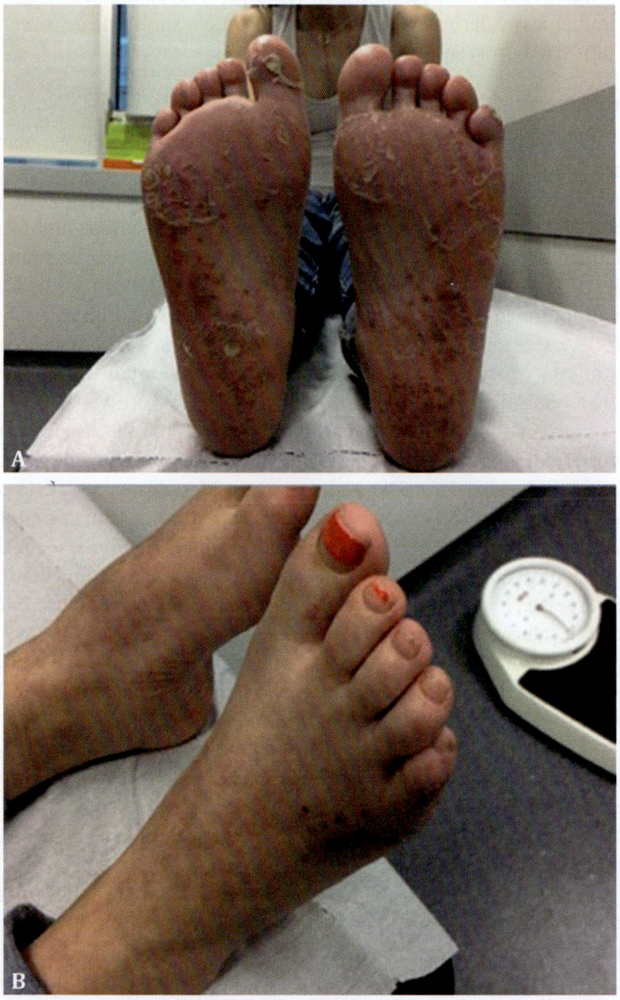

■ **Figura 30.10 (A e B)** Queratoderma blenorrágico.
Fonte: Coelho I et al. Keratoderma blennorrhagica. BMJ Case Reports; 2017.

O curso da doença é variável. Em cerca de metade dos indivíduos, a doença se resolve em até 6 meses. Nos demais, ocorre remissão completa ou mínima atividade de doença em até 1 ano. Cerca de 20% dos casos evoluem de forma crônica recorrente que pode resultar em perda da função articular.[39]

Diagnóstico

O diagnóstico da artrite reativa é clínico e de exclusão. História de infecção prévia, especialmente entérica e geniturinária contribuem para o mesmo. Se associada com quadro articular típico, isto é, artrite mono ou oligoarticular de grandes articulações e assimétrica, a artrite reativa deve ser uma hipótese diagnóstica. Não existem exames laboratoriais patognomônicos. O fator reumatoide é negativo. Provas inflamatórias como a proteína C-reativa e a VHS estão elevadas. Urocultura e coprocultura podem mostrar os agentes infecciosos associados à doença, quando realizadas no início do quadro. A dosagem do HLA-B27 contribui para o diagnóstico, porém não é indispensável, apresentando maior valor prognóstico do que diagnóstico.[48] Pesquisa do vírus da imunodeficiência humana (HIV) deve ser realizada em todos os pacientes. Critérios diagnósticos foram propostos em 1999 e podem ser observados no Quadro 30.5, nos quais os critérios maiores são obrigatórios.

Quadro 30.5 Critérios diagnósticos da artrite reativa pelo Colégio Americano de Reumatologia, 1999.

Maiores
▪ Oligo ou monoartrite assimétrica envolvendo os membros inferiores
▪ Sintomas de uretrite ou enterite precedendo o quadro de artrite em 3 dias a 6 semanas
Menores
▪ Presença de uma infecção gatilho evidenciada por uma cultura positiva
▪ Envolvimento sinovial persistente
▪ A combinação entre sintomas geniturinários, envolvimento de metatarsofalangeanas, proteína C-reativa elevada e HLA-B27 positivo

O exame histopatológico da pele demonstra uma dermatite psoriasiforme, com epiderme acantótica, alongamento e hipertrofia das cristas epidérmicas e paraqueratose. A epiderme suprapapilar está afilada e os neutrófilos permeiam a epiderme, formando pústulas espongiformes e microabscessos. Na derme subjacente há predomínio mononuclear. A histologia é praticamente idêntica à da psoríase pustulosa e é necessária a correlação clínico-histopatológica para o diagnóstico.[42]

Diagnóstico diferencial

Doenças que cursam com monoartrite como a gota, artrite séptica, artrite secundária à trauma e à doença de Lyme devem ser consideradas. Doenças que cursam com quadro gastrointestinal e articular também devem ser excluídas, como a doença inflamatória intestinal e doença de Behçet. Outras doenças que devem ser consideradas são a espondilite anquilosante e a artrite psoriásica.[39,41]

Tratamento

Antibioticoterapia por 3 a 6 meses é recomendada se identificado o agente infeccioso, pois encurta o tempo de doença. Pacientes sem doença infecciosa concomitante não se beneficiam do uso de antibióticos.[49]

O tratamento da artrite reativa aguda é sintomático, pois a doença é autolimitada na maior parte dos casos. Os anti-inflamatórios não esteroidais (AINE) são a 1ª linha de tratamento.[42,43] Corticosteroides intra-articulares e sistêmicos podem ser empregados nos casos refratários ao uso de AINE. Nos quadros crônicos e recidivantes, a sulfassalazina e o metotrexato são boas opções terapêuticas.[39] Em casos refratários, pode-se tentar terapia com imunobiológicos com medicações anti-TNF.[48] Nos pacientes com HIV, deve-se evitar uso de drogas imunossupressoras.

As manifestações cutâneas inespecíficas não precisam de tratamento direcionado. Corticosteroides tópicos, queratolíticos e medicações sistêmicas como o metotrexato, a acitretina e o micofenolato podem ser utilizados. Fototerapia com UVA em associação com psoraleno também é uma opção terapêutica. O queratoderma blenorrágico pode se beneficiar do uso de corticosteroides tópicos e de inibidores da calcinerina. Em casos mais graves, pode-se considerar o uso de metotrexato e de anti-TNF.[47]

▪ ERITEMA ANULAR CENTRÍFUGO

Introdução

O termo *Erythema Annulare Centrifugum* (EAC) foi originalmente usado por Darier, em 1916, e aplicava-se aos eritemas que não pertenciam a nenhuma categoria específica até então descrita, sendo, portanto, um diagnóstico de exclusão. Foi caracterizado histologicamente por uma epiderme normal e um infiltrado inflamatório linfocitário perivascular e profundo.[50]

Atualmente, o termo é aplicado a uma dermatose caracterizada por lesões anulares, de crescimento centrífugo, curso crônico e intermitente e de origem multifatorial.[50-52]

Epidemiologia

Por se tratar de uma doença pouco comum, ainda existe controvérsia quanto à epidemiologia do EAC. Segundo alguns autores, ocorre na mesma proporção entre homens e mulheres e acomete qualquer faixa etária, tendo um pico de incidência na 6ª década de vida.[53] Outros autores sugerem que é mais comum em jovens e adultos de meia-idade, com predominância no sexo feminino.[52,54]

Uma forma rara de EAC de herança autossômica dominante, denominada "eritema anular familiar", também foi descrita.

Etiologia

Embora tenha sido descrito desde o início do século XX, o EAC ainda tem causa desconhecida. Há relatos de associação com infecções bacterianas, como as estreptocócicas, meningite e tuberculose; fúngicas como candidose, dermatofitoses; e por fungos encontrados em alimentos como nos queijos; infecções virais pelo vírus Epstein-Barr e herpesvírus, e infecções parasitárias como a ascaridíase.[53-61,84-86]

Alterações hormonais como as que ocorrem durante o ciclo menstrual e a gravidez, o hipertireoidismo e a tireoidite de Hashimoto são também citadas como possíveis causas desencadeantes.[62,63]

A dermatite autoimune à progesterona, doença rara e muitas vezes subdiagnosticada, também foi relatada como possível causa de EAC.

O EAC pode estar associado a neoplasias, sendo as mais comuns as da mama, do pulmão, pâncreas, ovário, fígado, tumor carcinoide, estômago e intestino, podendo desaparecer após cirurgia ou cura da malignidade.[64-66]

Há também relatos de EAC associado à micose fungoide e paraneoplasias, sendo as mais comuns as neoplasias linfoproliferativas.[67,68]

Algumas drogas como salicilatos, cloroquina, aldactone, amitriptilina, ampicilina, cimetidina, ouro, hidroclorotiazida, piroxicam, vitamina K, penicilina e proteínas alimentares também já foram associadas a manifestações do EAC.[53-58,69]

Foram relatados casos de EAC desencadeados pelo azacitidine durante o tratamento da mielodisplasia, rituximabe para anemia hemolítica autoimune e ustequinumabe utilizado no tratamento da artrite psoriática.[70-72]

Patogênese

Alguns autores referem que, no EAC, existe a interação entre antígenos difundidos através da pele com células inflamatórias T e seus mediadores. Apesar disso, o mecanismo exato da ativação desses linfócitos T e liberação das citocinas inflamatórias não está estabelecido.

Com relação à evolução centrífuga das lesões, preconiza-se que algumas substâncias liberadas nos locais da inflamação, denominadas CTAP (*connective tissuea active peptides*), promoveriam o aumento da viscosidade de substâncias intercelulares e a proliferação de fibroblastos. Essa reação seria uma proteção natural do indivíduo à disseminação de infecções e de tumores.

Entretanto, a liberação dos CTPAP em indivíduos com resposta imunológica exacerbada poderia promover o aumento da reação de hiperviscosidade e hipercelularidade que, uma vez descontrolada, causaria um processo inflamatório maior, que progrediria centrifugamente. Esse fenômeno poderia ocorrer em qualquer órgão, mas é mais expressivo na pele.[73,74,87,88]

Manifestações clínicas

As lesões iniciam-se como pápulas eritematosas, infiltradas, evoluindo para placas eritematosas que se estendem em forma de anel com bordas edematosas e progressão centrífuga (Figura 30.11). Podem ser anulares, arciformes ou policíclicas.

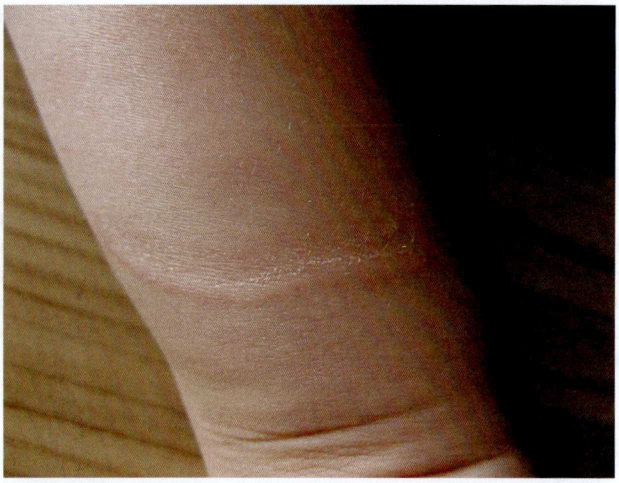

■ **Figura 30.11** Face anterior do punho esquerdo: eritema anular centrífugo.
Fonte: Imagem cedida pela Dra. Ana Carolina Belini Bazan Arruda.

A propagação da lesão é variável, de 2 a 3 mm ao dia, até 6 a 8 cm em 2 semanas. Podem ser únicas ou múltiplas, migratórias e/ou confluentes.

Conforme progridem, a porção central regride formando áreas descamativas na região interna da borda edematosa.[52]

Acometem mais frequentemente o tronco, a parte proximal dos membros e a região glútea, e raramente a face.[52]

Após a involução das lesões, não há formação de cicatriz residual, mas pode ocorrer hiperpigmentação pós-inflamatória ou púrpura.

Os EAC eram classificados em dois subtipos, com base na clínica e na histologia. O subtipo superficial apresenta borda não delimitada, sem infiltração, com predomínio da descamação e prurido de intensidade leve. Já o subtipo profundo é caracterizado por uma borda intensamente infiltrada, sem descamação e sem prurido.[53]

No entanto, essa classificação foi revista por Ackerman que, em 1997, concluiu que a forma superficial (a qual denominou EAC ou eritema figurado superficial) não estava relacionada com a profunda (a qual preferiu chamar de *Erythema figuratum*).[75,76]

Em 2003 Wyers e colaboradores publicaram uma série de 73 casos concluindo, a partir das características clínicas e histológicas, que o EAC superficial e profundo são entidades diferentes. Esses autores sugerem que o EAC profundo pode ser considerado principalmente uma variante anular do lúpus eritematoso túmido, mas também se devem considerar no diagnóstico diferencial doenças como erupção polimorfa à luz, lúpus eritematoso, hanseníase, eritema crônico migratório (doença de Lyme). No entanto, se não existirem achados clínicos que corroborem o diagnóstico de lúpus eritematoso, esses autores sugerem usar o termo descritivo "EAC profundo".[77] Como não há consenso na literatura sobre essa classificação, muitos autores ainda classificam os EAC em superficiais e profundos.

Nas Figuras 30.12 a 30.16, podemos observar o caso de duas irmãs que apresentaram manifestações do EAC (provável herança autossômica dominante – eritema anular familiar). A primeira desenvolveu as lesões na adolescência, com padrão intermitente de melhora e recrudescência, e referia piora durante a gestação (fotos tiradas no puerpério de 4 meses – Figuras 30.12, 30.13, 30.14 e 30.15). As lesoes são compatíveis com o padrão de EAC superficial e estavam distribuídas por toda a região do quadril, coxas e tronco, com relatos de prurido leve. A outra irmã desenvolveu as lesões na idade adulta, nos pés, mãos e coxas e, nos últimos surtos, manteve as lesões restritas às axilas (Figura 30.16), com prurido moderado e aspecto compatível com EAC profundo. Referia associação das lesões com quadro de infecção herpética labial e candidíase vaginal. Com relação aos outros achados, referiam consanguinidade na família (pais eram primos distantes).

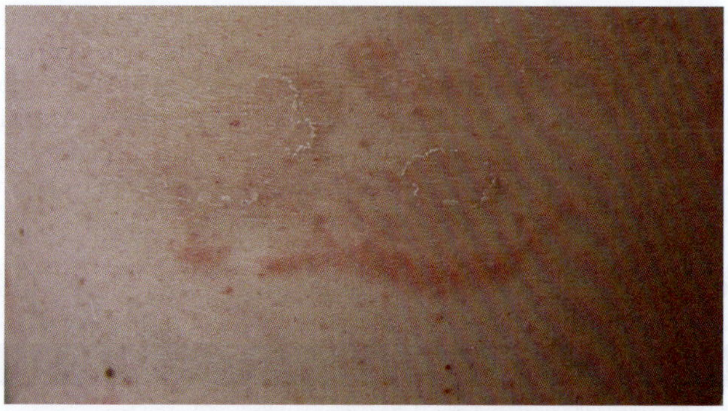

■ **Figura 30.12** Região posterior de coxa: eritema anular centrífugo.
Fonte: Imagem cedida pela Dra. Ana Carolina Belini Bazan Arruda.

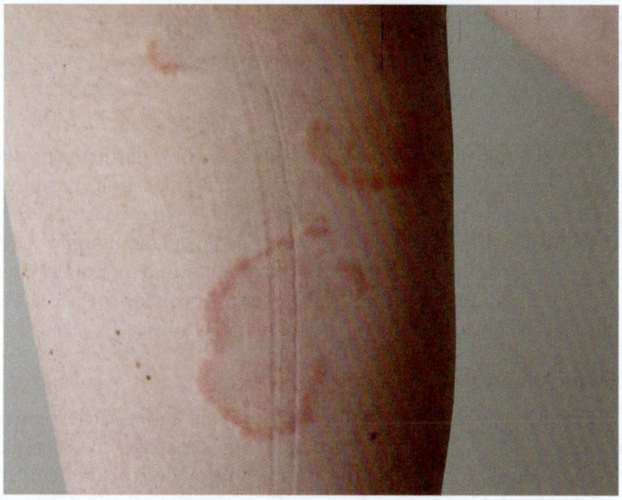

■ **Figura 30.13** Coxa direita: eritema anular centrífugo.
Fonte: Imagem cedida pela Dra. Ana Carolina Belini Bazan Arruda.

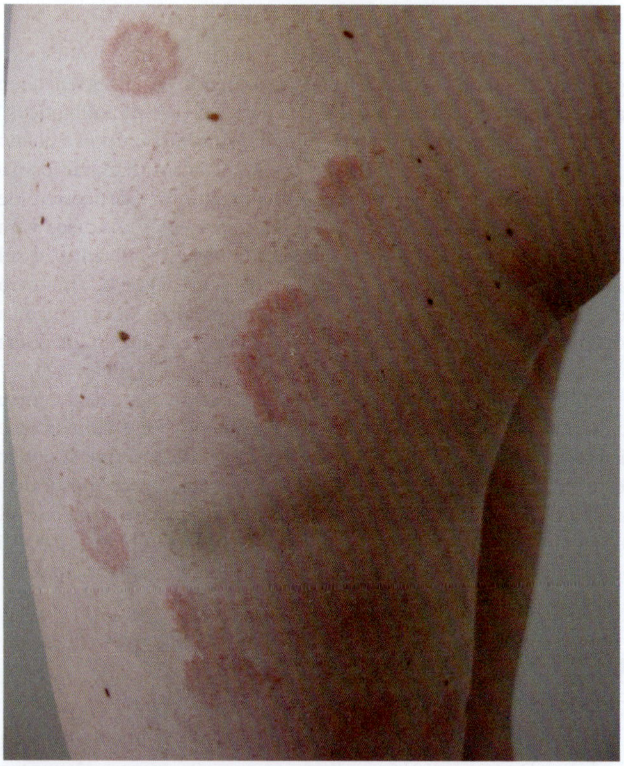

■ **Figura 30.14** Glúteo e coxa esquerda: eritema anular centrífugo.
Fonte: Imagem cedida pela Dra. Ana Carolina Belini Bazan Arruda.

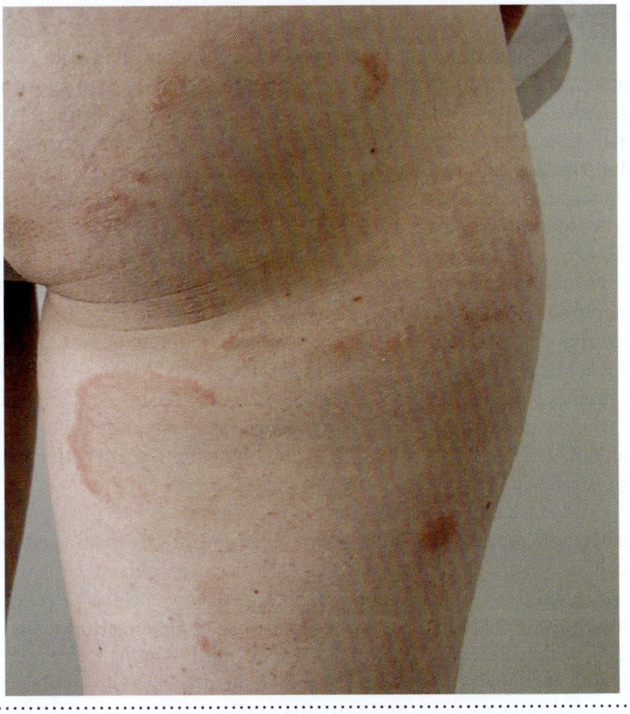

■ **Figura 30.15** Glúteo e coxa direita: eritema anular centrífugo.

Fonte: Imagem cedida pela Dra. Ana Carolina Belini Bazan Arruda.

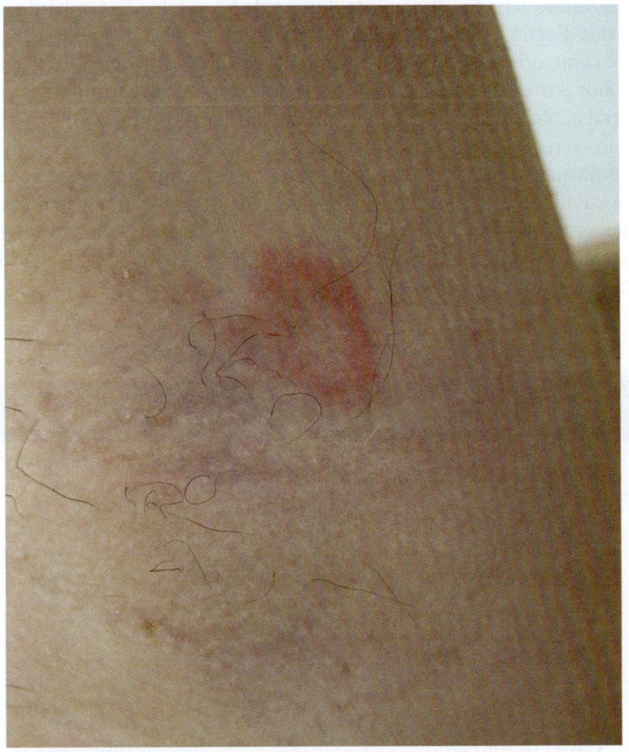

■ **Figura 30.16** Axila direita: eritema anular centrífugo.

Fonte: Imagem cedida pela Dra. Ana Carolina Belini Bazan Arruda.

Exames complementares

A histopatologia, em geral, é inespecífica. Os vasos da derme encontram-se envolvidos por manguitos de células inflamatórias, predominando linfócitos e histiócitos e, ocasionalmente, eosinófilos.

No EAC superficial, um infiltrado de histiócitos, linfócitos e, raramente, de eosinófilos está presente ao redor do plexo vascular superficial. Usualmente, o infiltrado é bem demarcado, com agregado ao redor dos vasos distribuído em "manguito".

No EAC profundo, um infiltrado de células mononucleares está presente principalmente na derme média e inferior. Em geral, o acometimento da epiderme não é notável (Quadro 30.6).[78]

Não há testes laboratoriais para diagnóstico de EAC.

Diagnóstico diferencial

O diagnóstico diferencial deve ser feito com outras desordens de apresentação anular, em especial as dermatofitoses. Alguns autores sugerem a realização do micológico direto antes da confirmação de EAC.

Outros diagnósticos diferenciais devem ser considerados, como eritema migratório, urticária anular, lúpus eritematoso, psoríase anular, eritema multiforme, doenças granulomatosas, vasculite leucocitoclástica, *Erythema marginatum*, *Erythema Gyratum repens*, eritemas anulares da infância, deficiência hereditária da subunidade M da lactasedesidrogenase.

Quadroa 30.6 Lesões figuradas com infiltrado linfocitário. Diagnóstico diferencial.

Entidade	Diagnóstico diferencial	Achados histológicos
EAC superficial	Dermatites espongióticas	Padrão de espongiose
	Dermatite de contato alérgica	Espongiose difusa
	Eczema numular	Espongiose difusa
	Pitiríase rósea	Infiltrado linfocitário difuso
EAC profundo	Erupção polimorfa à luz	Edema dérmico
	Lúpus túmido	Mucinas dérmicas
	Lúpus eritematoso subagudo	Atrofia epidérmica Inflamação perianexial Mucinas
	Eritema crônico migratório	Eosinófilos e plasmócitos
	Hanseníase indeterminada	Inflamação neural

Fonte: Adaptado de Rios-Martin JJ, Ferrandiz Pulido L, Moreno Ramirez D. Aproximacion al diagnostico dermatopatológico de las lesiones figuradas. Actas Dermosifilograf. 2011;102(5):316-324.

Tratamento

Inicialmente, o tratamento diferencia os pacientes com possíveis gatilhos desencadeantes do EAC, por meio de histórico medicamentoso, sintomas sistêmicos associados, exame físico e rastreio neoplásico. Caso algum fator seja evidenciado, o tratamento é direcionado ao gatilho.

Nos pacientes em que não há fator desencadeante suspeito, ou nos que não responderam ao tratamento do possível gatilho, orienta-se a abordagem dos sintomas cutâneos. Não há dados precisos acerca da indicação do início do tratamento ou da terapêutica efetiva padrão.

Orienta-se, inicialmente, uso de corticosteroides tópicos (média/alta potência), 2 vezes ao dia, por 2 semanas. Em caso de não resposta, o corticosteroide intralesional (triancinolona) ou oral podem ser utilizados.

O tratamento dos sintomas associados, como prurido, pode ser manejado com anti-histamínicos orais e loções contendo mentol.[78]

O uso de análogos tópicos da vitamina D (calcipotriol), isolado ou associado à exposição UVA, pode induzir regressão das lesões e é feito em casos resistentes ao tratamento.[80,81]

O tratamento empírico com antimicrobianos (antifúngicos, antibacterianos ou antivirais) também é preconizado como opção, na tentativa de debelar um foco de infecção assintomático.[82-84] As medicações mais relatadas foram azitromicina, eritromicina, fluconazol e metronidazol.

Um relato de caso publicado em 2006, por Minni e Sarro, mostrou resposta com clareamento completo das lesões em uma paciente em uso de etanercept, o que sugeriria que o EAC seria um processo associado ao TNF-α. No entanto, não há, até o momento, dados experimentais com estudos controlados que suportem essa hipótese.[83,85]

■ ERITEMA ANULAR FAMILIAR

Em 1966, Beare descreveu uma manifestação rara, de uma doença de herança autossômica dominante, em uma família irlandesa, na qual os quatro membros foram acometidos em três gerações.[89,90] Desde a sua descrição, poucos casos foram relatados. No início, a lesão é uma pápula eritematosa, urticariforme, que progride centrifugamente deixando o centro com uma pigmentação acastanhada transitória, que desaparece em 3 a 4 dias. O prurido, extremamente intenso, é a característica primordial da doença e diferencia-o do eritema anular centrífugo. Além desse sintoma, pode ocorrer também dermografismo, mas vesiculações e descamação não estão presentes. As lesões não sofrem influência de fatores sazonais, físicos e/ou psíquicos e, em geral, têm caráter transitório, mas a recorrência pode persistir por anos. Inicia-se em idade precoce, podendo se manifestar logo após o nascimento e acompanhar anomalias congênitas como retardo do desenvolvimento neuropsicomotor, blefarite crônica e nistagmo.[91,92] O diagnóstico diferencial deve ser feito com lúpus eritematoso neonatal, visto que as manifestações clínicas podem ser semelhantes no início, e com eritema anular centrífugo[91-94] (Quadro 30.7). O tratamento é apenas sintomático, com anti-histamínico ou corticosteroides sistêmicos, embora não ocorra mudança no curso da doença.[95]

■ DOENÇA DE KAWASAKI

Introdução

A doença de Kawasaki é uma vasculite multissistêmica aguda, autolimitada, descrita por Tomisaku Kawasaki, em 1967, no Japão. O autor observou um conjunto de achados clínicos que ocorriam predominantemente em crianças e adultos jovens e, a partir dessa primeira descrição, outros casos semelhantes foram reconhecidos em vários grupos étnicos na Europa e nos Estados Unidos. O diagnóstico precoce é determinante no curso da doença e na prevenção das complicações.[97-99]

Epidemiologia

A doença de Kawasaki é mais comum em crianças, sendo que mais de 80% dos casos ocorrem em menores de 5 anos de idade. O pico de incidência é em torno dos 2 anos de idade. É incomum antes dos 6 meses de vida e rara em adultos.[100] Atinge mais crianças do sexo masculino, em uma proporção de 1,5:1.[101] A incidência da doença é maior nos países do Leste Asiático ou em indivíduos com ancestralidade asiática vivendo em outras localidades. Alguns países têm distribuição sazonal da doença, com maior número de casos no inverno e na primavera.[102]

Etiologia

A etiologia da doença de Kawasaki não é completamente compreendida. Considera-se que a doença é resultado de predisposição genética, gatilhos infecciosos e resposta imunológica alterada.[103] A maior incidência em indivíduos de origem asiática é bem conhecida. Diversos estudos foram realizados na tentativa de identificar as alterações gênicas relacionadas à doença. Atualmente, sabe-se que os genes Inositol-Trifosfato-3-KinaseC (ITPKC), caspase-3 (CASP3), BLK, CD40 e HLA podem estar associados à doença de Kawasaki.[100]

Consequentemente a características como sazonalidade, acometimento sobretudo de crianças pequenas, caráter agudo e autolimitado, e surtos em determinadas áreas geográficas, a hipótese mais amplamente difundida é a de que a ativação imunológica seria secundária à presença de algum agente infeccioso. Existem relatos de doença de Kawasaki após infecção por *Mycoplasma pneumoniae*, citomegalovírus, adenovírus, rinovírus, entre outros; porém nenhum agente etiológico foi consistentemente associado à doença.[100]

A doença de Kawasaki acomete diversos órgãos e tecidos, porém existe uma predileção pelo acometimento de vasos de médio calibre, incluindo as artérias coronárias. O motivo desse tropismo não é conhecido. Estudos demonstraram a presença de diversas células na parede dos vasos doentes em especial de neutrófilos, linfócitos (linfócitos T CD8, principalmente), macrófagos e monócitos.[103] Alguns autores acreditam que as alterações gênicas dos indivíduos doentes são responsáveis por uma hiper-reatividade do sistema imune.

Manifestações clínicas

Vários achados clínicos da doença de Kawasaki são também critérios diagnósticos da doença. A febre significa inflamação sistêmica e é caracteristicamente alta, com temperatura acima de 38,5 °C. Na maior parte dos casos, ela não melhora com uso de antipiréticos e é persistente, durando mais de 5 dias. Congestão conjuntival bilateral sem secreção purulenta ocorre em mais de 80% dos casos. Fotofobia é uma queixa comum e uveíte anterior pode estar presente. Alterações na cavidade oral como lábios edemaciados e fissurados, enantema das mucosas oral e faringeana e língua com aspecto em morango, isto é, com eritema intenso e proeminência das papilas são achados característicos.

Quadro 30.7 Diagnósticos diferenciais do eritema anular familiar.

Nome da entidade	Idade de início	Morfologia	Distribuição	Histologia	Etiologia	Outras características
Eritema anular familiar	• Nos primeiros dias de vida	• Pápulas urticariformes pruriginosas com crescimento centrífugo e clareamento central que deixa hiperpigmentação	• Qualquer parte do corpo	• Similares aos achados do eritema anular centrífugo	• Não determinada	• Variante autossômica dominante do EAC • Lesões individuais, duram poucos dias, mas o curso da doença é prolongado
Eritema anular centrífugo	• Mais frequente em adultos, mas pode ocorrer em crianças e neonatos • Duas variantes: superficial e profunda	• Pápula eritematosa que migra lentamente, com clareamento central e formação de um anel superficial: • descamação na borda, pruriginosa • Profundo: bordas elevadas	• Qualquer parte do corpo, mas principalmente tronco e porção proximal dos membros	• Superficial: paraqueratose focal, espongiose e infiltrado linfo-histiocitário perivascular superficial • Profundo: infiltrado mononuclear superficial e profundo, vacuolização e queratinócitos necróticos	• Não determinado	• Associado com infecções, drogas, neoplasias, doenças autoimunes, mas a maioria dos casos é idiopática
Lúpus neonatal	• De 0 a 6 meses, mais comum aos 3	• Placas eritematosas anulares persistentes • Resolução em 6 a 12 meses • Na resolução pode deixar atrofia, telangiectasia ou cicatriz	• Face e couro cabeludo	• Atrofia epidérmica, hiperqueratose, plugues foliculares, degeneração vacuolar e queratinócitos necróticos	• Transmissão placentária dos anticorpos anti-RO/SSa, anti-LA/SSb, antiU1-RNP	• Bloqueio cardíaco congênito em 20% a 50% das crianças afetadas

Fonte: Toledo-Alberoba F, Betlloch-Mas I. Annular erythema of infancy. Actas Dermosifiliográficas. 2010;101(6):473-84.

Ocorre também alterações nas extremidades: eritema e/ou edema palmoplantar e descamação periungueal que evolui para as polpas digitais, podendo disseminar para palmas e plantas. Podem surgir linhas de Beau nas unhas.[104] Rash cutâneo é frequente e é polimórfico, podendo ser do tipo morbiliforme, maculopapuloso, escarlatiniforme, urticariforme, eritema polimorfo-símile, entre outros. Podem durar de 1 dia a semanas e acometem o tronco e as extremidades. Linfonodomegalia não supurativa, com linfonodos maiores que 1,5 cm, dolorosos, uni ou bilaterais, pode ocorrer. A cadeia cervical anterior é a mais acometida.

Os achados cardiovasculares não fazem parte dos critérios diagnósticos, mas são mais específicos da doença de Kawasaki, ajudando no diagnóstico diferencial. Taquicardia e alterações na ausculta cardiovascular são os primeiros sinais encontrados no exame físico e devem servir de alerta,[105] pois o paciente pode evoluir com miocardite, formação de aneurismas, pericardite, alteração valvar e arritmias cardíacas. Ecodopplercardiograma é indicado em todos os pacientes com doença de Kawasaki. Outras manifestações descritas em menor prevalência são a artrite oligoarticular de grandes articulações, alterações do sistema gastrointestinal, tosse e rinorreia.[103]

Diagnóstico

Existem duas escalas diagnósticas bem estabelecidas para a doença de Kawasaki que levam em consideração as manifestações clínicas da doença (Quadro 30.8). A principal diferença entre eles é que, no *guideline* americano, a febre é um critério obrigatório para o diagnóstico.

Quadro 30.8 Critérios para o diagnóstico de doença de Kawasaki.

Guideline japonês para o diagnóstico de doença de Kawasaki (2002)	*Guideline* americano para o diagnóstico de doença de Kawasaki (2004)
Necessário 5 dos 6 critérios para o diagnóstico: 1. Febre persistente por 5 ou mais dias 2. Congestão conjuntival bilateral 3. Alterações orais 4. Exantema polimórfico 5. Alterações nas extremidades 6. Linfadenopatia cervical não supurativa aguda	Critério obrigatório: ▪ Febre persistente por 5 ou mais dias ▪ Mais a presença de 4 dos 5 critérios seguintes: 1. Alterações nas extremidades 2. Exantema polimórfico 3. Congestão conjuntival bilateral não supurativa 4. Alterações orais 5. Linfadenopatia cervical > 1,5 cm, usualmente unilateral

Classificação

A doença de Kawasaki é classificada de acordo com as suas características clínicas em três fases. A fase aguda tem duração de 1 a 2 semanas e caracteriza-se principalmente pela presença de febre e dos outros achados diagnósticos. A fase subaguda ocorre nas 3ª e 4ª semanas da doença. Observa-se uma melhora dos sintomas iniciais com o surgimento de achados inespecíficos. A fase de convalescença se inicia quando os sinais clínicos desaparecem, usualmente de 5 a 6 semanas após o início do quadro febril.[106]

Diagnóstico diferencial

O diagnóstico diferencial deve ser feito com síndrome de Stevens Johnson ou síndrome da pele escaldada nos casos mais exuberantes com acometimento labial importante; eritema multiforme, farmacodermia, escarlatina e síndrome do choque tóxico.

Manejo terapêutico

A doença de Kawasaki é geralmente autolimitada, com resolução espontânea em até 4 semanas. No entanto, ela pode evoluir com acometimento do sistema cardiovascular acarretando morbidade e mortalidade. O tratamento com imunoglobulina intravenosa (IVGG) é imperativo, visto reduzir significativamente o risco de desenvolvimento de aneurismas coronários – principal complicação cardiovascular da doença.

A dose de imunoglobulina varia na literatura. Atualmente, preconiza-se uma dose única de IVGG de 2 g/kg durante 10 a 12 horas, devendo ser administrada, preferencialmente, nos primeiros 10 dias da doença.

O ácido acetilsalicílico (AAS) também é indicado para todos os pacientes sem contraindicações ao uso da droga. Tem como benefício modificar o estado inflamatório e prevenir tromboses nestes pacientes. Doses de 30 a 100 mg/kg/dia estão descritas na literatura. Entretanto, parece não alterar o desenvolvimento de desfechos cardiovasculares.[107] Nos casos de alterações coronarianas, o AAS deverá ser mantido por tempo indefinido.[108]

Aproximadamente 10% dos casos de doença de Kawasaki se tornam refratários, não respondendo à terapêutica inicial com IVGG e AAS. Nestes pacientes, recomenda-se uma segunda dose de IVGG. Outras terapêuticas também podem ser utilizadas como glicocorticosteroides, antagonistas do TNF-α, metotrexato e ciclofosfamida.[109,110]

Prognóstico

Diagnóstico e manejo tardios são os principais determinantes para o mau prognóstico dos pacientes com doença de Kawasaki. Mortalidade é rara e está relacionada principalmente à miocardite e às arritmias. Pacientes que evoluem com formação de aneurismas coronarianos menores que 8 mm têm bom prognóstico, pois estes costumam se resolver após a fase de convalescência. Pacientes com aneurismas coronarianos maiores que 8 mm necessitam de acompanhamento cardiológico e de intervenções.

▪ ERITEMA NECROLÍTICO MIGRATÓRIO

Introdução

O eritema necrolítico migratório (ENM) é um rash cutâneo característico, raro, classicamente associado ao glucagonoma, um tumor de células alfa pancreáticas, fazendo parte de sua tríade: ENM; diabetes *mellitus*; e perda ponderal. Na maior parte dos casos, o ENM é a primeira manifestação da doença. Por isso, o diagnóstico precoce dessa condição tem importante valor prognóstico. Nesse contexto, o ENM é considerado uma manifestação paraneoplásica e faz parte da síndrome de glucagonoma. Mais raramente, o ENM também pode estar presente em outras condições como cirrose hepática, doenças disabsortivas intestinais, doenças inflamatórias intestinais, pancreatite crônica e pode ser secundária a outras neoplasias (especialmente, neoplasia de pequenas células pulmonares). Quando as lesões características ocorrem na ausência de malignidade pancreática, a manifestação é referida como síndrome do pseudoglucagonoma.[111]

Epidemiologia

A incidência estimada do ENM associado ao glucagonoma é de um caso a cada 20 milhões de pessoas/ano. É mais frequente na 5ª década de vida e não há predileção por sexo. Mais de metade dos glucagonomas são metastáticos ao diagnóstico.[112] Dados referentes ao ENM associado a outras doenças são escassos na literatura.

Patogênese

A patogênese do ENM não é completamente compreendida. No ENM paraneoplásico, os efeitos metabólicos do excesso do glucagon são os principais responsáveis pelas alterações cutâneas. O glucagon é um dos hormônios responsáveis pela homeostase da glicose. Em situações de hipoglicemia, ele age de modo a que haja quebra dos reservatórios de glicose do fígado e dos músculos e também estimula a produção de glicose pelo fígado.[113]

O estado catabólico induzido pela hiperglucagonemia resulta em um desarranjo de uma via metabólica comum envolvendo zinco, proteínas, aminoácidos e ácidos graxos essenciais. Por isso, o ENM pode também ser considerado uma dermatose carencial. A hipoaminoacidemia resulta em aumento dos níveis séricos de ácido aracdônico, que estimula a cascata de mediadores inflamatórios epidérmicos. A hipoalbuminemia também gera tendência à inflamação da epiderme e, mediante trauma, observa-se uma resposta inflamatória exagerada. Isso explica a distribuição clínica do ENM, mais comum em áreas de pressão e fricção, como o períneo e extremidades.[111]

No ENM secundário à cirrose hepática, a hipoproteinemia e a hipoaminoacidemia são os principais fatores patogênicos. Em alguns pacientes, a disfunção hepática pode gerar hiperglucagonemia, provocando um estado catabólico semelhante ao encontrado no contexto paraneoplásico. Quando secundário a causas disabsortivas intestinais, o mecanismo é carencial.

Manifestações clínicas

O ENM se caracteriza por placas eritematosas com crescimento centrífugo que podem ser encimadas por vesículas ou bolhas que, ao se romperem, formam crostas e erosões (Figura 30.17).[114] O clareamento central das placas pode lhes dar um aspecto anular. É mais comum em áreas intertriginosas, períneo e extremidades. Distribuição periorifical também é possível. Prurido e/ou dor estão comumente associados. Algumas placas, após se resolverem, deixam hiperpigmentação pós-inflamatória. As lesões do ENM são cíclicas e duram em torno de 10 dias. Por isso, é frequente se observarem lesões em vários estágios de evolução. Em um terço dos casos, há acometimento mucoso que pode ser estomatite, glossite ou queilite angular.[115] As unhas podem ser atróficas, com onicosquizia e onicólise, e pode haver afinamento dos cabelos. Fenômeno de Koebner pode estar presente.

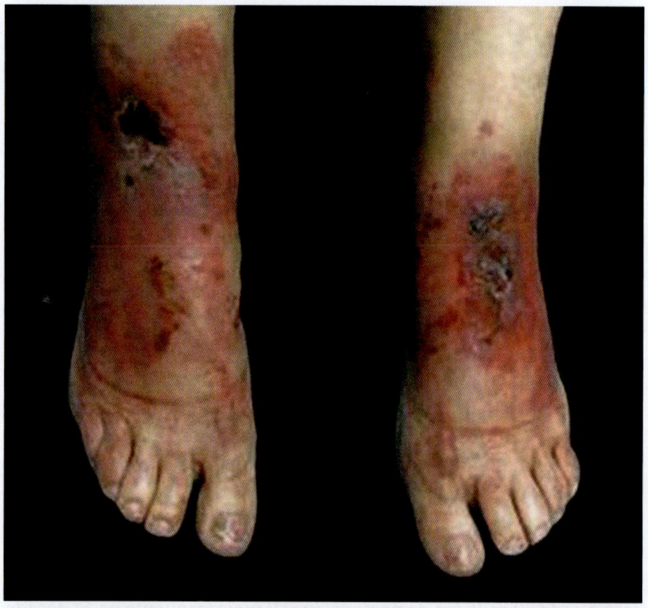

■ **Figura 30.17** Placas eritematosas recobertas por crostas e erosões no dorso dos pés.

Fonte: Gracia-Darder I, Ramos D, Boix-Vilanova J, Bauza-Alonso AF. Necrolytic migratory erythema assoated with painful plantar keratoderma. A new diagnostic clue for this paraneoplastic syndrome? Anais Brasileiros de Dermatologia, 2020.

Quando secundário ao glucagonoma, o ENM é a primeira manifestação da síndrome em mais de 70% dos casos e está acompanhado de outras manifestações sistêmicas. Perda ponderal e diabetes *mellitus* fazem parte da tríade clássica. Alteração do estado mental, variando desde sintomas depressivos até alteração da função cognitiva, diarreia, anorexia, dor abdominal, fadiga e eventos tromboembólicos, também podem estar presentes.[115]

Histologia

Não existem achados histológicos patognomônicos do ENM. As alterações observadas são, em sua maioria, epidérmicas. Há atrofia da epiderme e espongiose moderada, com palidez acentuada em razão da presença de degeneração vacuolar dos queratinócitos na camada espinhosa (Figura 30.18). Pode haver paraqueratose e acantose irregular. Pode-se observar necrose superficial focal ou confluente da epiderme e pode haver perda da camada granulosa.[114]

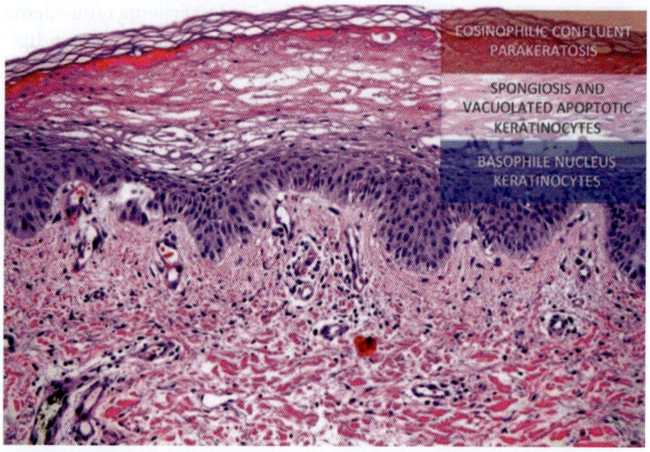

■ **Figura 30.18** Espongiose moderada e área central com palidez acentuada em virtude da presença de ceratinócitos apoptóticos de aparência vacuolada na epiderme. Hiperqueratose e paraqueratose.

Fonte: Gracia-Darder I, Ramos D, Boix-Vilanova J, Bauza-Alonso AF. Necrolytic migratory erythema assoated with painful plantar keratoderma. A new diagnostic clue for this paraneoplastic syndrome? Anais Brasileiros de Dermatologia, 2020.

Diagnóstico

O diagnóstico é clínico-histopatológico, sendo que, na maioria dos casos, múltiplas biópsias cutâneas são necessárias.[116] As biópsias devem ser realizadas preferencialmente nas bordas das lesões por causa do padrão centrífugo destas.

Exames laboratoriais são recomendados. A dosagem de glucagon nos pacientes com ENM paraneoplásico está frequentemente cinco vezes acima do valor de referência. A dosagem de glicemia (glicemia em jejum, hemoglobina glicada e/ou teste de tolerância oral à glicose) é importante para fazer diagnóstico de diabetes *mellitus*. Anemia normocítica normocrômica é um achado comum nesses pacientes. Deficiência de zinco, aminoácidos e ácidos graxos pode ser encontrada. Dosagem de cromogranina A contribui para o diagnóstico do glucagonoma. Exames de imagem são necessários para definir a localização do tumor, que frequentemente se encontra na cauda do pâncreas, e para estadiamento.[115]

Diagnóstico diferencial

Manifestações cutâneas similares ao ENM incluem a acrodermatite enteropática, deficiência de zinco, Kwashiorkor, pelagra, necrólise epidérmica tóxica, pênfigo foliáceo, psoríase pustulosa, eczemas, candidíase e efeitos colaterais de quimioterápicos.[117,118]

Tratamento

O tratamento do ENM da síndrome do glucagonoma pode ser curativo se o tumor estiver localizado. Nesse caso, a respectiva excisão ocasiona a regressão do ENM em até 1 semana. Após a cirurgia, os pacientes são monitorados regularmente com exames de imagem e dosagem de glucagon, a fim de identificar possível recidiva. Se doença metastática ao diagnóstico, o tratamento é paliativo medicamentoso. Alguns autores defendem que a abordagem cirúrgica do tumor primário aumenta a sobrevida dos pacientes e melhora o ENM e, por isso, deve ser considerada. As principais medicações usadas no tratamento da doença metastática são os análogos da somatostatina, como o octreotide e a lanreotide, visto que cerca de 80% dos glucagonomas apresentam receptores de somatostatina. Eles antagonizam os efeitos do glucagon, melhorando os sintomas decorrentes dos seus altos níveis e aumentando a sobrevida. O glucagonoma não responde bem às quimioterapias, embora tratamento com fluorouracil e estreptozotocina estejam descritos. IFN-α também pode ser utilizado.[115]

O tratamento do ENM carencial pode ser feito com a reposição de nutrientes, especialmente de zinco, aminoácidos e ácidos graxos. No entanto, os relatos são limitados.[111] O tratamento do ENM secundário a outras causas é voltado à abordagem da doença de base.

■ ERITEMA ANULAR REUMÁTICO (*ERYTHEMA MARGINATUM*)

Introdução

O *Erythema marginatum,* também denominado "eritema anular reumático" (EAR), é uma manifestação cutânea da febre reumática aguda (FRA), doença inflamatória pós-infecciosa, que pode acometer, além da pele e do tecido subcutâneo, o coração, as articulações e o SNC.[119,120]

Epidemiologia

A FRA decorre da resposta imunológica tardia a uma faringotonsilite causada pelo estreptococo beta-hemolítico do grupo A (*Streptococcus pyogenes*). O *Erythema marginatum* ocorre em 6% a 25% dos casos de febre reumática aguda. [121,124]

Não há predomínio de cor, ocorre mais comumente em crianças de 5 a 15 anos e afeta ambos os sexos por igual, ainda que o prognóstico seja pior nas mulheres.[125]

Etiologia

Supõe-se que seja uma manifestação exacerbada do sistema imunológico de indivíduos suscetíveis a determinadas cepas do estreptococo beta-hemolítico do grupo A.

Está relacionada a um mimetismo molecular, ocorrendo reação cruzada de anticorpos produzidos originalmente contra produtos e estruturas dos estreptococos.[126]

Esses anticorpos passam a reconhecer também as células do hospedeiro, que se tornam alvos dos anticorpos produzidos contra o antígeno infeccioso.[127]

O processo inflamatório cardíaco está associado a uma reação cruzada entre a proteína M do *Streptococcus pyogenes* e as proteínas miosina, queratina e outras proteínas do tecido cardíaco humano, causando uma reação inflamatória no miocárdio e no endotélio da valva cardíaca, facilitando a infiltração de células T.[127]

A lesão articular decorre da semelhança do ácido hialurônico do estreptococo com o ácido dos tecidos humanos, ocorrendo a formação de anticorpos que atuam contra a cartilagem das articulações.[127]

Os anticorpos contra a membrana dos estreptococos supracitados também reagem de forma cruzada com o citoplasma de neurônios localizados nos núcleos caudados e subtalâmico do cérebro, resultando na coreia de Sydenham.

Existem casos descritos de EAR que se relacionam à psitacose, também conhecida por "ornitose", uma infecção causada pela *Chlamydia psittaci*, em geral após contato com aves que hospedam a bactéria.[121]

Manifestações clínicas

O *Erythema marginatum* é a manifestação mais clássica da FRA, embora seja rara. A erupção se inicia como uma pápula ou mácula eritematosa, que evolui para lesão anular ou policíclica com esmaecimento central.

As bordas são edematosas, elevadas, eritematosas, não enduradas e não desaparecem à pressão. As lesões se esvaecem em horas ou, no máximo, em 2 a 3 dias e tendem a ser mais proeminentes durante o período vespertino.[128-130]

A lesões costumam ser assintomáticas, ocorrendo principalmente no tronco e no abdome, sendo menos frequentes nos membros e na face.

Nódulos subcutâneos representam uma manifestação rara e são muito associados à cardite grave.[130] Em geral, são indolores e localizados nas saliências ósseas e tendões, em especial no couro cabeludo e na coluna. Essas lesões tendem a regredir espontaneamente após semanas.[121]

Eritema multiforme, petéquias, urticária e livedo reticular são outras manifestações dermatológicas que podem ocorrer na FRA, além das lesões do *Erythema marginatum.* [129,130]

A artrite ocorre em 75% dos casos de FRA, seguida da cardite em 40% a 50%. A coreia ocorre em 15% e os nódulos subcutâneos, em menos de 10%. Nas crianças, a cardite reumática é mais comum e, nos adultos, predomina a artrite.[127]

A cardiopatia reumática é a manifestação mais grave e a única que pode deixar sequelas e culminar no óbito. Seu aparecimento é precoce, em geral nas 3 primeiras semanas da fase aguda, durando por até 2 meses e manifesta-se clinicamente por insuficiência das valvas mitral e aórtica.[131]

A artrite apresenta acometimento assimétrico e migratório sobretudo de grandes articulações periféricas, como joelho (76%), tornozelo (50%), ombros, punhos e cotovelos, com um curso autolimitado sem deixar sequelas, podendo se resolver em 2 a 5 dias.[132] A coreia de Sydenham é caracterizada por movimentos rápidos, involuntários e incoordenados dos membros e na face, além de distúrbios da conduta e da fala, os quais desaparecem durante o sono e que se agravam com estresse. Ocorre predominantemente em crianças e adolescentes do sexo feminino. O aparecimento costuma ser tardio, surgindo meses após infecção estreptocócica e o surto dura, em média, de 2 a 3 meses, podendo chegar até a 1 ano.[132]

Diagnóstico

O diagnóstico da FRA segue os critérios de Jones (Quadro 30.9), sendo dois critérios maiores ou um critério maior e dois menores.

O diagnóstico diferencial deve ser feito com os demais eritemas figurados, como eritema anular centrífugo, eritema familiar, eritema necrolítico migratório e doença de Kawasaki, além do lúpus eritematoso, urticária anular e eritema multiforme.[121]

Quadro 30.9 Critérios de Jones para diagnóstico de febre reumática.

Critérios maiores
▪ Cardite ▪ Poliartrite ▪ Coreia de Sydenham ▪ Nódulos subcutâneos ▪ Eritema anular reumático
Critérios menores
▪ Manifestações clínicas ▪ Febre ▪ Artralgia
Achados laboratoriais
▪ VHS elevada ▪ PCR elevada ▪ Evidência de infecção estreptocócica prévia ▪ Elevados títulos de ASLO ▪ Cultura faríngea positiva ou detecção de antígeno estreptocócico ▪ Intervalo PR prolongado no eletrocardiograma

VHS: velocidade de hemossedimentação; PCR: proteína C-reativa.

Na fase aguda da doença, encontram-se elevadas a VHS, a proteína C-reativa (PCR) e a alfa-1 glicoproteína ácida.

Entre os exames complementares, devem-se solicitar radiografia de tórax, eletrocardiograma e ecocardiograma.[132]

À histopatologia do *Erythema marginatum*, observa-se infiltrado polimorfonuclear perivascular superficial esparso, sem vasculite.[130]

Tratamento

Como a manifestação cutânea é fugaz, assintomática e autolimitada, nenhum tratamento é proposto para essa condição.[126] O tratamento da febre reumática subjacente não altera o curso clínico das lesões cutâneas. Já a conduta direcionada à FRA visa a erradicação do estreptococo. Sendo assim, a penicilina é o antibiótico de escolha.[121]

Para pacientes alérgicos à penicilina, podem ser adotados esquemas alternativos com cefalosporinas ou macrolídeos.

A dose da penicilina G benzatina varia conforme o peso. Nos pacientes menores de 20 kg, recomendam-se 600.000 UI via intramuscular (IM) e, nos maiores de 20 kg, deve-se realizar a dose de 1.200.000 UI IM.

Para as manifestações inflamatórias, podem-se utilizar os salicilatos e os AINE.

O tratamento da artrite é realizado com o uso dos AINE por 4 a 8 semanas. O AAS (80 a 100 mg/kg/dia, máximo 3 g/dia) se mantém como 1ª opção. A resposta aos salicilatos é dramática, ocorrendo melhora importante após 48 horas. O naproxeno (10 a 20 mg/kg/dia) é uma boa alternativa ao AAS, com a mesma eficácia, maior facilidade posológica e melhor tolerância.[133]

O tratamento com corticosteroides tem sido indicado para os casos de miocardite, não estando indicados nos casos de artrite isolada. Recomenda-se prednisona (1 a 2 mg/kg/dia), por via oral, sendo a dose máxima de 80 mg/dia.

O tratamento da coreia consiste em repouso e permanência em ambiente calmo, evitando-se estímulos externos. O tratamento específico está indicado apenas nas suas formas graves, podendo ser utilizados haloperidol, ácido valproico e carbamazepina.

Referências bibliográficas

1. Tursen U, Gurler A, Boyvat A. Evalution of clinical findings according to sex in 2313 Turkish patients with Behçet's Disease. Int J Dermatol. 2003;42:346-51.
2. Scherrer MAR, Rocha VB, Campos LG. Doença de Behçet: revisão com ênfase nos aspectos dermatológicos. An Bras Dermatol. 2017;92(4):452-64.
3. International Study Group for Behçet's disease. Criteria for diagnosis of Behçet's disease. Lancet. 1990;335:1078-80.
4. Jorizzo JL, Rogers RS. Behçet disease: an update based on the International Conference held in Rochester, Minnesota, September 14th and 15 th 1989. J Am Acad Dermatol. 1990:23:738-41.
5. Cocco G, Jerie P. A review Cardiac Pathology and modern therapeutic approach in Behçet Disease. Cardiol J. 2013 May 15.
6. Onder M, Gurer MA. The multiples faces of Behçet disease and its aetiological factors. Jeadv. 2001;15:126-36.
7. Scherrer MAR, Rocha VB, Garcia LC. Behçet's disease: review with emphasis on dermatological aspects. An. Bras. Dermatol. 2017 Aug; 92(4): 452-464.
8. Tuzun Y, Yurdakul S, Mat C et al. Epidemiology of Behçet's disease in Turkey. Int J Dermatol 1996: 36: 618-20.
9. Yesudin PD, Edirisinghe DN, O'Mahony C. Behçet disease Int J STD AIDS 2007; 18:221-7.
10. Kalayciyam A, Zoubolis CC. An updated on Behçet's disease JEADV 2007; 21:1-10.
11. Azizlerli G. Aksungur VI. Sarica R et al. The association of HLA-B4 antigen with specific manifestations of Behçet's disease. Dermatol 1994;188:293-5.
12. Mizushima Y, Matsuda T. Hoshi K et al. Induction of Behçet's disease symptoms after dental treatment and streptococcal antigen skin test. J Rheumatol. 1988;15:1029-30.
13. Alpsoy E. Behçet's disease: A comprehensive review with a focus on epidemiology, etiology and clinical features, and management of mucocutaneous lesions. J Dermatol. 2016 Jun;43(6):620-632.
14. Studd M. McCauce DJ, Lehner T. Detection of HSV1 DNA in patients with Behçet's syndrome in patients with recurrent oral ulcers by polymerase chain reaction. J Med Microbiol. 1991;34:39-43.
15. Sahin S. Lawrence R. Dereskeneli et al. Monocyte activity in Behçet's disease. Br J Rheumatol. 1996;35:424-9.
16. Oztas MO. Onder M. Gurer MA, Bukan N, Sancak B. Serum interleukin 18 and tumour necrosis factor-alpha levels are increased in Behçet's disease. Clin Exp Dermatol. 2005;30:61-3.
17. Aydintung AO, Tokgoz G, Cruz DP et al. Antibodies to endothelial cells in patients with Behçet's disease. Clin Immunopathol. 1993;63:157-62.
18. Pronal L. Ichi Kawa H. Nakazawa H, Aniemeri S. Enhanced superoxide generation and decreased superoxide scavening activity of peripherical blood leukocytes in Behçet's disease. Clin Exp Immunol. 1991;9:227-33.
19. Bozkurt M, Guere MA, Gulekon A et al. Arachidonic acid metabolite in Behçet's disease. Int J Dermatol. 1989;28:141-2.
20. The International Criteria for Behçet's Disease (ICBD): a collaborative study of 27 countries on the sensitivity and specificity of the new criteria. J Eur Acad Dermatol Venereol. 2014.
21. Harman E. Sayarlioglu M, Harman M et al. The evaluation of coagulation paramenters and vessel involvement in behcet's disease. A clinical experience of behcet´s disease: study of 152 cases. Acta Med Iran. 2013:51(4):215-23.
22. Haznedaroglu IC. Ozdemir O, Ozceve O, Dundar SV, Kirazli S. Circulating thrombomodulin as a clue of endothelial damage in Behçet's disease. Thromb Haemost. 1996;75:974-5.
23. Ghate J. Jorizzo JL. Behçet's disease and complex aphtosis. J Am Acad Dermatol. 1999:40:1-18.
24. Mckee PH, Calonje E. Granter SR. Pathology of the skin with clinical correlations. 3rd ed. Elsevier-Mosby; 2005. p. 743-7.
25. Zeidan MJ, Saadoun D, Garrido M, Klatzmann D, Six A, Cacoub P. Behçet's disease physiopathology: a contemporary review. Auto-Immunity Highlights. 2016;7(1):4.
26. Akmaz O, Erel A, Gurer MA. Comparison of histopathologic and clinical evaluations of pathergy test in Behçet's disease. Int J Dermatol. 2000;39:121-5.
27. Scherrer MAR, Porto LCF, Barreto VR, Pacheco L. Dermatoscopia no teste cutâneo da patergia: série de casos de pacientes com suspeita de Doença de Behçet. Rev. Bras. Reumatol. 2014 Dec;54(6):494-498.
28. Fernández-Bello I, López-Longo FJ, Arias-Salgado EG et al. Behçet's disease: new insight into the relationship between procoagulant state, endothelial activation/damage and disease activity. Orphanet J. Rare Dis. 2013 May 27;8(1):81.
29. Geri G. Wechsler B, Thi Huong du L et al. Spectrum of cardiac lesion in Behçet disease: a series of 52 patients and review of the literature. Medicine (Baltimore). 2012:91(1):25-34.
30. Saadoun D. Asli B, Wechsler B, Houman H et al. Long-term outcome of arterial lesions in Behçet disease: a series of 101 patients. Medicine (Baltomore). 2012;91(1):18-24.
31. Barnhill RL, Crowson NA. Textbook of dermatopathology. 2nd ed. McCraw Hill; 2004. p. 204-5.
32. Mazzoccoli G, Matarangolo A, Rubino R, Inglese M, De Cata A. Behçet syndrome: from pathogenesis to novel therapies. Clin Exp Med. 2016 Feb;16(1):1-12.
33. Vitale A, Emmi G, Lopalco G, Gentileschi S, Silvestri E, Fabiani C, Urban ML, Frediani B, Galeazzi M, Iannone F, Rigante D, Cantarini L. Adalimumab effectiveness in Behçet's disease: short and long-term data from a multicenter retrospective observational study. Clin Rheumatol. 2017 Feb;36(2):451-455.
34. Cantarini L, Vitale A, Scalini P, Dinarello CA, Rigante D, Franceschini R, Simonini G, Borsari G, Caso F, Lucherini OM, Frediani B, Bertoldi I, Punzi L, Galeazzi M, Cimaz R. Anakinra treatment in drug-resistant Behcet's disease: a case series. Clin Rheumatol. 2015 Jul;34(7):1293-301.
35. Emmi G, Talarico R, Lopalco G, Cimaz R, Cantini F, Viapiana O, Olivieri I, Goldoni M, Vitale A, Silvestri E, Prisco D, Lapadula G, Galeazzi M, Iannone F, Cantarini L. Efficacy and safety profile of anti-interleukin-1 treatment in Behçet's disease: a multicenter retrospective study. Clin Rheumatol. 2016 May;35(5):1281-6.
36. Panush RS, Wallace DJ, Dorff REN. Retraction of the suggestion to use the term "Reiter's syndrome" sixty five years later: the legacy of Reiter, a war criminal, should not be eponymic honor but rather condemnation. Arthritis Rheum. 2007;56:693-700.
37. Bekaryssova D et al. Reactive arthites before and after the onset of the COVIS-19 pandemic. Clinical Reumatology, 2022. Kim PS, Klausmeier TL, Orr DP. Reactive arthritis: a review. J Adolesc Health. 2009 Apr;44(4):309-15.
38. Tayal SC, Watson P Musculoskeletal disorders: genitourinary medicine perspective. Int J STD AIDS. 1996; 7:396-9.
39. Cheeti A, Chakraborty RK, Ramphul K. Reactive Arthritis. 2022 Apr 22. In: StatPearls [Internet]. Treasure Island (FL): StatPearls Publishing; 2022 Jan. PMID: 29763006.
40. Hamdulay SS, Glynne SJ, Keat A. When is arthritis reactive? Postgrad Med. J 2006;82:446-53.
41. Garcia-Kutzbach A et al. Reactive arthritis: update 2018. Clinical Reumatology. 2018.
42. Cheeti A, Chakraborty RK, Ramphul K. Reactive Arthritis. 2022 Apr 22. In: StatPearls [Internet]. Treasure Island (FL): StatPearls Publishing; 2022 Jan. PMID: 29763006.
43. Zeidler H, Hudson AP. Coinfection of Chlamydiae and other Bacteria in Reactive Arthritis and Spondyloarthritis: Need for Future Research. Microorganisms. 2016 Aug 24;4(3).
44. Selmi C, Gershwin ME. Diagnosis and classification of reactive arthritis. Autoimmun Rev. 2014 Apr-May;13(4-5):546-9.
45. Tuompo R, Hannu T, Huovinen E, Sihvonen L, Siitonen A, Leirisalo-Repo M. Yersinia enterocolitica biotype 1A: a possible new trigger of reactive arthritis. Rheumatol Int. 2017 Nov;37(11):1863-1869.
46. Brown LE, Forfia P, Flynn JA. Aortic insufficiency in a patient with reactive arthritis: case report and review of the literature. HSS J. 2011 Jul;7(2):187-9.
47. Coelho I et al. Keratoderma blennorrhagica. BMJ Case Reports. 2017.
48. Yu DT et al. Reactive arthitis. UpToDate. 2021.
49. Bojović J, Strelić N, Pavlica L. Reiter's syndrome – disease of young men – analysis of 312 patients. Med Pregl. 2014 Jul-Aug;67(7-8):222-30.
50. Darier J. De l´erytheme annulaire centrifuge. Ann Dermatol Syphilol. 1916;6:57-76.
51. Wolff K, Goldsmith LA, Katz SI, Gilchrest BA. Paller AS. Leffell DJ. Fitzpatrick's Dermatology in General Medicine. 7th ed. United States of America, McGraw Hill; 2007. p. 366-68.
52. Burns T, Breathnach S, Cox N, Griffiths C. Rook's Textbook of Dermatology. 7th ed. Massachusetts, USA: 2004:59. 59.73.
53. Sampaio SAP, Rivitti EA. Dermatologia. 3 ed. São Paulo; 2007. p. 867-8.
54. Kim KJ, Chang SE, Choi JH et al. Clinicopathologic analysis of 66 cases of erythema annulare centrifugum. J Dermatol. 2002;29(2):61-7.
55. Harrison PV. The annular erythemas. Int J Dermatol. 1979;18(4):282-90.
56. Litoux P, Essai sur la physiopathology des érythèmes annulaires centrifuge. Ann Dermatol Syphiligr. 1987;114:709-15.
57. Tyring SK. Reactive eythemas: erythema annulare centrifugum and erythema giratum repens. Clin Dermatol. 1993;11(1):135-9.

58. Mahood JM. Erythema annulare centrifugum: a review of 24 cases with some reference to its association with underlying disease. Clin Exp Dermatol. 1983;8(4):383-7.
59. Borbujo J. de Miguel C, Lopez A, de Lucas R, Casado M. Erythema annulare centrifugum and Escherichia coli urinary infection. Lancet. 1996;347(9005):897-8.
60. Schmid MH, Wollenberg A, Sander CA, Bieber T. Erythema annulare centrifugum and intestinal Candida albicans infection - coincidence or connection? Acta Derm Venereol. 1997;77(1):93-4.
61. Shelley WB, Erythema annulare centrifugum due to Candida albicans. Br J Dermatol. 1965;77:383-4.
62. Shelley WB. Erythema annulare centrifugum. A case due to hypersensitivity to blue cheese penicillium. Arch Dermatol. 1964;90:54-8.
63. Lauany P, Blanc D, Paris B, Quencez E, Drobacheff C, Zultak M. Erithema annulare centrifugum disclosing hiperthyroism. Ann Dermatol Venereol. 1988;115(6-7):721-3.
64. You HR, Yun SJ, Kim SJ, Lee SC, Won YH, Lee JB. Three Cases of Autoimmune Progesterone Dermatitis. Ann Dermatol. 2017;29(4):479-482.
65. Ural AU, Ozcan A, Avcu F, Kaptan K, Tastan B et al. Erythema annulare centrifugum as the presenting sign of CD 30 positive anaplastic large cell lymphoma-association with disease activity. Haematologia (Budap). 2001;31(1):81-74.
66. Reichel M, Wheeland RG. Inflammatory carcinoma masquerading as erythema annulare centrifugum. Acta Derm Venerol. 1993;73(2):138-40.
67. Ceyhan AM, Akkaya VB, Chen W, Bircan S. Erythema annulare centrifugum-like mycosis fungoides. Australasian Journal of Dermatology. 2011;52:e11-e13.
68. Chodkiewicz HM, Cohen PR. Paraneoplastic Erythema Annulare Centrifugum Eruption: PEACE. Am J Clin Dermatol. 2012;13(4):239-246.
69. Garcia-Doval I, Peteiro C, Toribio J. Amitriptyline-induced erythema annulare centrifugum. Cutis. 1999;63(1):35-6.
70. Eerkey ET, Beşışık SK. An Unexpected Innocent Complication Associated with Azacitidine Treatment of Myelodysplastic Syndrome: Erythema Annulare Centrifugum. Turk J Hematol. 2016;33:71-83.
71. Mendes-Bastos P, Coelho-Macias V, Moraes-Fontes MF, Milheiro A, Rodrigues AM, Cardoso J. Erythema annulare centrifugum during rituximab treatment for autoimmune haemolytic anaemia. J Eur Acad Dermatol Venereol. 2014 Aug;28(8):1125-7.
72. Chou WT, Tsai TF. Recurrent erythema annulare centrifugum during ustekinumab treatment in a psoriatic patient. Acta Derm Venereol. 2013 Mar 27;93(2):208-9.
73. Stone OJ. A mechanism of peripheral spread or localization of inflammatory reactions - role of the localized ground substance adaptive phenomenon. Med Hypotheses. 1989;29(3):167-9.
74. Lobitz WC Jr, White CR Jr, Cooper KD. The anergy of annularity. J Dermatol. 1984;11(5):425-32.
75. Ackerman AB. Histologic diagnosis of inflammatory skin disease. 1st ed. Philadelphia: Lea and Febiger; 1978.
76. Ackerman AB, Chongchitnant N, Sanchez J, Guo Y, Bennin B, Reichel M et al. Histologic diagnosis of inflammatory skin diseases. 2nd ed. Baltimore: Williams and Wilkins; 1997.
77. Weyers W, Diaz-Cascajo C, Weyers I. Erythema annulare centrifugum: results of a clinicopathologic stud of 73 patients. Am J Dermatopathol. 2003;25(6):451-62.
78. McDaniel B, Cook C. Erythema Annulare Centrifugum, Updated. 2021.
79. Rios-Martin JJ, Ferrandiz-Pulido L, Moreno-Ramirez D. Aproximacion al diagnostico dermatopatológico de las lesiones Figuradas. Actas Dermosifilograf. 2011;102(5):316-324.
80. Gniadecki R. Calcipotriol for erythema annulare centrifugum. Br J Dermatol. 2002;146(2):317-9.
81. Reuter J, Braun-Falco M, Termeer C, Bruckner-Tuderman L. Erythema annualre centrifugum Darier: Successful therapy with topical calcitriol and 311 nm-ultraviolet B narrow band phototherapy. Hautarzt. 2007;58(2):146-8.
82. De Aloe G, Rubegni P, Risulo M, Sbano P, Poggiali S et al. Erythema annulare centrifugum succesfully trated with metronidazole. Clin Exp Dermatol. 2005;30(5):583-4.
83. Minni J, Sarro R. A novel therapeutic approach to erythema annulare centrifugum. J Am Acad Dermatol. 2006;54(3 suppl 2): S134-5.
84. Kruse LL, Kenner-Bell BM, Mancini AJ. Pediatric Erythema Annulare Centrifugum Treated with Oral Fluconazole: A Retrospective Series. Pediatr Dermatol. 2016 Sep;33(5):501-6.
85. Mir A, Terushkin V, Fisher M, Meehan S. Erythema annulare centrifugum, Dermatology online journal. 2012 Dec; 18:(12):1-4.
86. Ziemer M, Eisendle K, Zelger B. New concepts on Erythema annulare centrifugum: a clinical reaction pattern that does not represena specifc clinicopathological entity. British Journal of Dermatology. 2009;160:119-126.
87. Muret MPG, Pujol RM, Gimenez- Arnau AM, Barranco C, Gallardo F, Alomar A. Annually recurring erythema annulare centrifugum: A distinct entity? J Am Acad Dermatol. 2006;54(6):1091-95.
88. Katayama I, Kotobuki Y, Kiyohara E, Murota Hiroyuki. Annular erythema associated with Sjogren's Syndrome: review of the literature on the management and clinical analysis of skin lesions. Mod Rheumatol. 2010;20:123-29.
89. Beare JM. Froggatt P, Jones JH, Neill DW. Familial annular erythema. Br J Dermatol. 1966;78(2):59-68.
90. Watsky KL, Hansen T. Annular erythema in identical twins. Cutis. 1989;44(2):139-140.
91. Sampaio SAP, Rivitti EA. Dermatologia. 3. ed. São Paulo; 2007. p. 868.
92. Peterson AO, Jarratt M. Annular erythema of infancy. Arch Dermatol. 1981;117:145-8.
93. Burns T, Breathnach S, Cox N, Griffiths C. Rook's Textbook of Dermatology. 7th ed. Massachussetts; 2004. v. III. 59.73.
94. Toledo-Alberola F, Betlloch-Mas I. Annular erythema infancy. Actas Dermosifiliográficas. 2010;101(6):473-84.
95. Williams C, Merchant WJ, Clark SM. Familial annular erythema - a rare dermatology diagnosis. Pediatr Dermatol. 2011 Jan-Feb; 28(1):56-8.
96. Toledo-Alberoba F, Betlloch-Mas I. Annular erythema of infancy. Actas Dermosifiliográficas. 2010;101(6):473-84.
97. Council on Cardiovascular Disease in the Young: Committee on Rheumatic Fever, Endocarditis, and Kawasaki Disease; American Heart Association. Diagnostic guidelines for Kawasaki disease. Circulation. 2001;103(2):335-6.
98. Kawasaki T. Acute febrile mucocutaneous syndrome with lymphoid involvement with specific desquamation of the fingers and toes in children. Arerugi. 1967:16(3):178-222.
99. Ayusawa M, Sonobe T, Uemura S, Ogawa S, Nakamura Y et al. Revision of diagnostic guidelines for Kawasaki disease [the 5th revised edition]. Pediatr Int. 2005;47(2):232-4.
100. Agarwal S, Agrawal DK. Kawasaki Disease: etiopathogenesis and novel treatment strategies. Expert Rev Clin Immunol. 2017.
101. Burns JC. Kawasaki disease. Adv Pediatr. 2001;48:157-77.
102. Burns JC et al. Seasonality and temporal clustering of Kawasaki syndrome. Epidemiology. 2005;16:220.
103. Sundel R. Kawasaki disease: epidemiology and etiology. UpToDate. 2020.
104. Sampaio SAP, Rivitti EA. Dermatologia. 3. ed. São Paulo; 2007. p. 870.
105. McCrindle BW; et al. Diagnosis, treatment and long-term management of Kawasaki disease: a scientific statement for health professionals from the American Heart Association. Circulation. 2017.
106. Marchesi A; et al. Kawasaki disease: guidelines of the Italian Society of Pediatrics, part I – definition, epidemiology, etiopathogenesis, clinical expression. And management of the acute phase. Italian Journal of Pediatrics. 2018.
107. Terai M, Shulman ST. Prevalence of coronary artery abnormalities in Kawasaki disease is highly dependent on gamma globulin dose but independent of salicylate dose. J Pediatr. 1997;131(6):888-893.
108. Baumer JH, Love SJ, Gupta A, Haines LC, Maconochie I, Dua JS. Salicylate for the treatment of Kawasaki disease in children. Cochrane Database Syst Rev. 2006;(4):CD004175.
109. Miura M. Role of glucocorticoids in Kawasaki disease. Int J Rheum Dis. 2017 Nov 3.
110. Mori M, Imagawa T, Hara R et al. Efficacy and limitation of infliximab treatment for children with Kawasaki disease intractable to intravenous immunoglobulin therapy: report of an open-label case series. J Rheumatol. 2012;39(4):864-867.
111. Foss MG, Ferrer-Bruker SJ. Necrolytic Migratory Erythema. NCBI Bookshelf. 2021.
112. Tremblay C, Marcil I. Necrolytic mygratory erythema: a forgotten paraneoplastic condition. Journal of Cutaneous Medicine and Surgery. 2017.
113. Tierney EP, Badger J. Etiology and pathogenesis of necrolytic migratory erythema: review of literature. Medscape General Medicine. 2004.
114. Gracia-Darder I, Ramos D, Boix-Vilanova J, Bauza-Alonso AF. Necrolytic migratory erythema assoated with painful plantar keratoderma. A new diagnostic clue for this paraneoplastic syndrome? Anais Brasileiros de Dermatologia. 2020.
115. Bergsland E. Glucagonoma and the glucagonoma syndrome. UpToDate. 2021.
116. Jusko N, Klosowicz A, Kaleta K et al. Acute onset of necrolytic migratory erythema mimicking na erythema multiforme. Advances in Dermatology and Allergology. 2020.
117. Fang S, Li S, Cai T. Glucagonoma syndrome: a case report with focus on skin disorders. Onco Targets Ther. 2014;7:1449-1453.
118. John AM, Schwartz RA. Glucagonoma syndrome: a review and update on treatment. J Eur Acad Dermatol Venereol. 2016 Dec;30(12):2016-2022.
119. Burns T, Breathnach S, Cox N, Griffiths C. Rook's Textbook of Dermatology. 7th ed. Massachusetts; 2004: v. III 59.70-59.71.
120. Sampaio SAP, Rivitti EA. Dermatologia. 3. ed. São Paulo 2007. p. 868-69.
121. Majmundar VD, Nagalli S. Erythema Marginatum, Uptodate. 2022.
122. Abt AF. Erithema annulare rheumaticum. Am J Med Sci. 1935;190:824-33.
123. Keil H. The rheumatic erythemas: a critical survey. Ann Intern Med. 1937-38;11:2223-72.
124. Rullan E, Sigal LH. Reumatic fever. Curr Rheumatol Rep. 2001;3(5):445-52.
125. Peixoto A, Linhares L, Scherr P, Xavier R, Siqueira SL, Pacheco TJ, Venturinelli G. Febre reumática: revisão sistemática. Rev Bras Clin Med. 2011 mai-jun;9(3):234-8.
126. Carvalho SM, Dalben I, Corrente JE, Magalhães CS. Rev. Bras. Reumatol. 2012;52(2):241-46.
127. Peixoto A, Linhares L, Scherr P, Xavier R, Siqueira SL, Pacheco TJ, Venturinelli G. Febre reumática: revisão sistemática. Rev Bras Clin Med. 2011 mai-jun;9(3):234-8.
128. Wolff K, Goldsmith LA, Katz SI, Gilchrest BA, Patler AS, Leffell DJ. Fitzpatrick's Dermatology in General Medicine. 7th ed. McGraw Hill, 2007. p. 1573-74.
129. Harber H. Zur Atiologie der Livedo racemosa. Arch Dermatol Syphilol. 1931;163:1-5.
130. Troyer C, Grossman ME, Silvers DN. Erythema marginatum in rheumatic fever: early diagnosis by skin biopsy. J Am Acad Dermatol. 1983;8(5):724-8.
131. Barbosa PJB, Müller RE, Latado AL et al. Diretrizes Brasileiras para Diagnóstico, Tratamento e Prevenção da Febre Reumática da Sociedade Brasileira de Cardiologia, da Sociedade Brasileira de Pediatria e da Sociedade Brasileira de Reumatologia. Arq Bras Cardiol. 2009;93(3 Supp 4):1-18.
132. Costa LP, Domiciano DS, Pereira RMR. Características demográficas, clínicas, laboratoriais e radiológicas da febre reumática no Brasil: revisão sistemática. Rev Bras Reumatol. 2009;49(5):606-10.
133. Madden S, Kelly L. Update on acute rheumatic fever. it still exists in remote communities. Can Fam Physician. 2009;55(5):475-8.

31 capítulo

Paulo Ricardo Criado • Roberta Fachini Jardim Criado • Cidia Vasconcellos

Reações Adversas a Drogas e Farmacodermias

INTRODUÇÃO

Uma droga ou medicamento podem ser definidos como qualquer substância química ou combinação de substâncias químicas que sejam ingeridas, injetadas, inaladas, inseridas, instiladas ou topicamente aplicadas na pele ou mucosas.

Pela Organização Mundial da Saúde, reação adversa a droga inclui toda a consequência não terapêutica do uso da mesma à exceção de abuso, envenenamento, e falência terapêutica. Constitui uma consequência inevitável da terapêutica medicamentosa nos dias de hoje.

Reação "cutânea e/ou mucocutânea" adversa à droga ou farmacodermia é um quadro particular das reações adversas às drogas e pode ser entendida como qualquer efeito indesejável na estrutura ou função da pele, anexos cutâneos ou mucosas. É a forma mais frequente de reação adversa às drogas.

As reações adversas as drogas (RAD) têm sido descritas desde 1800, porém havia muita dificuldade de classificação devido ao grande número de nomes diferentes e epônimos contidos nas descrições.

Podem ser dose-dependentes, relacionadas à ação farmacológica da droga conhecidas de antemão e ocorrer em qualquer pessoa (são as reações tóxicas, os efeitos colaterais, os efeitos secundários e as interações medicamentosas) ou podem ser independentes da dose, em geral não associadas ao efeito farmacológico da droga e ocorrem em pessoas suscetíveis (são as reações de intolerância, idiossincrasia, alérgicas e pseudoalérgicas).[1]

- **Tipo A:** doses-dependentes e previsíveis. Constituem 85% a 90% das reações adversas às drogas.
- **Tipo B:** doses-independentes e imprevisíveis. Concorrem para 10% a 15% das reações adversas às drogas.

Recentemente adotou-se uma classificação expandida destas reações que pode ser observada no Quadro 31.1.[1]

Alguns aspectos das reações adversas às drogas ajudam a enquadrá-las dentro de um mecanismo alérgico ou não alérgico: as reações adversas alérgicas às drogas, em geral, são precedidas por período de sensibilização, ocorrem em uma pequena parcela da população, são restritas a um número limitado de síndromes com base imunopatológica conhecida ou presumida, podem ser deflagradas por quantidades da droga abaixo da dose terapêutica e são temporalmente relacionadas à exposição, geralmente remitindo com o término da exposição.[1] O comitê de Revisão de nomenclatura da Organização Mundial da Saúde estabeleceu que reações alérgicas a drogas se referem a formas de reações de hipersensibilidade a drogas, as quais são definidas quando se demonstra a participação de mecanismos imunes, quer mediados pela IgE ou mediados por células T2. As reações adversas a drogas que clinicamente lembram alergia, mas não se comprova um processo imune envolvido devem ser classificadas como não imunes.[2]

Reações com a primeira dose indicam que o paciente foi previamente sensibilizado, ocorreu reação cruzada ou a reação é não imune.[2]

Quadro 31.1 Tipos de efeitos adversos com o uso de drogas.

Tipo A	Reações tóxicas; doses-dependentes. Exemplos: xerose com o uso de retinoides; hipoglicemia com o uso de agente antidiabético	
Tipo B	Reações idiossincrásicas, que não mostram uma relação dose-dependente e apresentam variação individual	B1 – Reações alérgicas imediatas, tardias e retardadas. Por exemplo, urticária, anafilaxia, exantemas
		B2 – Reações de fotossensibilidade
		B3 – Doenças autoimunes
		B4 – Reações pseudoalérgicas
Tipo C	Manifestações tardias decorrentes de uma resposta farmacológica alterada resultante de uma exposição mantida a droga e/ou progressão da doença. Por exemplo, síndrome de Cushing com o uso de corticosteroides; hepatoxicidade como uso de paracetamol	
Tipo D	Efeitos tardios como carcinogênese ou teratogenicidade. Por exemplo, teratogenicidade pelos retinoides e talidomida; tumores epiteliais pelo uso de ciclosporina	
Tipo E	Sobrecarga da droga por superdosagem ou acúmulo excessivo da droga ou seu metabólito. Por exemplo, insuficiência adrenal após o uso do corticosteroide; epilepsia após a descontinuação de anticonvulsivante	
Tipo F	Falência terapêutica inesperada. Por exemplo, falha de anticoncepcional	

Fonte: Adaptado de Edwards IR, Aronson JK. Adverse drug reactions: definitions, diagnosis, and management. Lancet. 2000;356(9237):1255-9.

As RADs podem ser classificadas também de acordo com o quadro clínico (Quadro 31.2).

Quadro 31.2 Classificação clínica das reações adversas às drogas.

Tipos de reações		
	Sistêmicas	Anafilaxia, vasculite, doença do soro, doença autoimune, febre
	Hematológicas	Eosinofilia, anemia, neutropenia, trombocitopenia
	Pulmonares	Pneumonite alveolar ou intersticial, edema pulmonar, fibrose pulmonar
	Renais	Nefrite intersticial, glomerulonefrite, síndrome nefrótica
	Cutâneas	Urticária e angioedema, exantema maculopapular, erupção fixa, vasculite, necrólise epidérmica tóxica, síndrome de Stevens-Johnson, eritema multiforme, dermatite esfoliativa, eritrodermia, dermatite de contato, reação fotoalérgica, erupções liquenoides, erupções acneiformes, erupção fixa medicamentosa, eritema nodoso, entre outras

EPIDEMIOLOGIA

Informações confiáveis sobre reações adversas às drogas não são obtidas com facilidade, principalmente porque a relação causa/efeito dificilmente é estabelecida. Mesmo assim, considera-se que as erupções cutâneas sejam as mais frequentes dentre as reações adversas às drogas, acometendo cerca de 2% da população geral adulta e 4% da população pediátrica, atingindo, porém 10% a 20% dos pacientes hospitalizados. Calcula-se que o risco de uma reação adversa seja de 1% a 3% na população geral e de 6% a 30% nos pacientes hospitalizados, com incidência de 0,3% de êxitos letais. Estima-se que de 0,2% a 29% de todas as admissões hospitalares sejam devidas às reações adversas a drogas. A incidência de alergia a múltiplas drogas é baixa.

Estima-se que nos Estados Unidos em torno de 8 milhões de pessoas ao ano seriam expostas ao meio de contraste radiológico, com reações ocorrendo em 4% a 12% destas. Fatores associados, tais como asma, uso de betabloqueadores, doença cardiovascular e atopia seriam fatores de risco para esta reação, assim como a história de reações prévias ao contraste, o que aumentaria em 20% a 30% a possibilidade de ocorrer reação adversa.

A atopia aumenta a probabilidade de ocorrência e a gravidade da reação anafilática, mas não aumenta a frequência ou a intensidade de reações mediadas por anticorpo da classe IgE. Por outro lado, as pessoas atópicas têm maior risco de reações pseudoalérgicas, tal como reação ao contraste iodado.

Diversos outros fatores concernentes ao indivíduo também aumentam o risco: história familiar ou individual de alergia a drogas (que podem aumentar o risco de 10 a 15 vezes), portadores polimorfismos genéticos de enzimas do metabolismo das drogas ("acetiladores lentos"), portadores de determinadas doenças (hepatopatias, nefropatias, Aids, mononucleose infecciosa, infecção pelo citomegalovírus, leucemia llinfocítica aguda e linfoma) e provavelmente os portadores de alguns fenótipos do complexo HLA. Provavelmente, a reação adversa associada à leucemia e a doenças infecciosas não tem mediação imunológica, exceto no caso da Aids.

Alguns outros fatores relacionados às drogas e/ou esquemas terapêuticos que aumentariam o risco são: alto peso molecular, capacidade de ligação covalente com proteínas carregadoras e o padrão de exposição (pulsos terapêuticos frequentes e curtos aumentam o risco de sensibilização).

Algumas drogas têm maior probabilidade de causar lesões cutâneas tais como:[3] antibióticos β-lactâmicos e sulfamídicos, ácido acetilsalicílico (AAS) e anti-inflamatórios não hormonais, anticonvulsivantes, betabloqueadores, contraceptivos orais, diuréticos, medicações antirretrovirais, antilipídeos e o alopurinol; outras; pelo contrário, têm pouquíssima chance de causar reação cutânea (p. ex., digoxina, antiácidos, prometazina, espironolactona, nitroglicerina, meperidina, aminofilina e prednisolona).

Entretanto, mesmo nas pessoas sem fatores de risco reconhecidos, a ingestão do AAS ou anti-inflamatórios não hormonais pode eventualmente induzir ao choque anafilático ou à urticária aguda, através de mecanismos de reconhecimento imunológico do hapteno ou via não imune.

FATORES DE RISCO PARA REAÇÕES DE HIPERSENSIBILIDADE A DROGA

Alguns fatores de risco têm sido identificados como importantes na etiopatogenia das hipersensibilidades a droga: fatores relacionados ao medicamento, fatores relacionados ao esquema terapêutico e fatores relacionados ao paciente (tais como, a idade, o gênero, doenças concomitantes e reações prévias a compostos relacionados).[3]

Aspectos relacionados às drogas

Uma ampla variedade de drogas é utilizada na prática médica atualmente. As que são relacionadas com reações alérgicas felizmente constituem um grupo pequeno. Um composto para ser imunogênico ou um antígeno completo, deve ter um peso molecular suficiente (> 1.000 daltons);[3] desta forma a maioria das drogas são haptenos e necessitam se ligar a proteínas carreadoras para induzir uma resposta imune específica.[3]

Os antibióticos β-lactâmicos são intrinsicamente reativos (fortalecendo o "conceito de hapteno" na fisiopatogenia da alergia à droga), enquanto outras drogas como o sulfametoxazol, necessitam conversão prévia a um intermediário reativo ("conceito de pró-hapteno").[3] A citotoxicidade relacionada à droga pode também ser importante em amplificar as respostas imunes ("conceito de sinal de perigo"). Embora intrinsecamente não reativas, outras drogas podem ainda se tornar imunogênicas através de ligações diretas e não covalentes com os receptores imunes, principalmente os receptores das células T (não haptenos, "conceito P-i, *pharmacological interaction with immune receptors*").[3] Para detalhamento dos conceitos de hapteno, pró-hapteno e não hapteno consultar a Figura 31.1.

Tradicionalmente as reações aos β-lactâmicos eram pertinentes principalmente à penicilina G, no entanto, mais recentemente reações amoxicilina e as cefalosporinas têm aumentado e sua prevalência parece divergir entre populações distintas e/ou países (em geral a anafilaxia relacionada aos β-lactâmicos parece ser rara na Europa Central e comum no sul da Europa).[3]

Aspectos relativos ao esquema terapêutico

A dose da droga e o modo de administração influenciam a frequência de reações adversas. Parece que o uso intermitente e repetitivo pode ser mais sensibilizante que um tratamento contínuo, sem interrupção.[4]

Com relação à via de administração, a via parenteral é considerada mais imunogênica, embora dados consistentes demonstrem que a via parenteral seja mais imunogênica, em relação a via oral sejam inexistentes. A aplicação tópica na pele (e não na mucosa) é uma via de sensibilização importante.[5,6]

Fatores relacionados ao hospedeiro

Estes interferem diretamente na forma com que a droga é processada. A maioria dos estudos demonstra que as mulheres são mais acometidas por reações adversas às drogas em relação aos homens (65% a 70% *versus* 30% a 35%).[7-9]

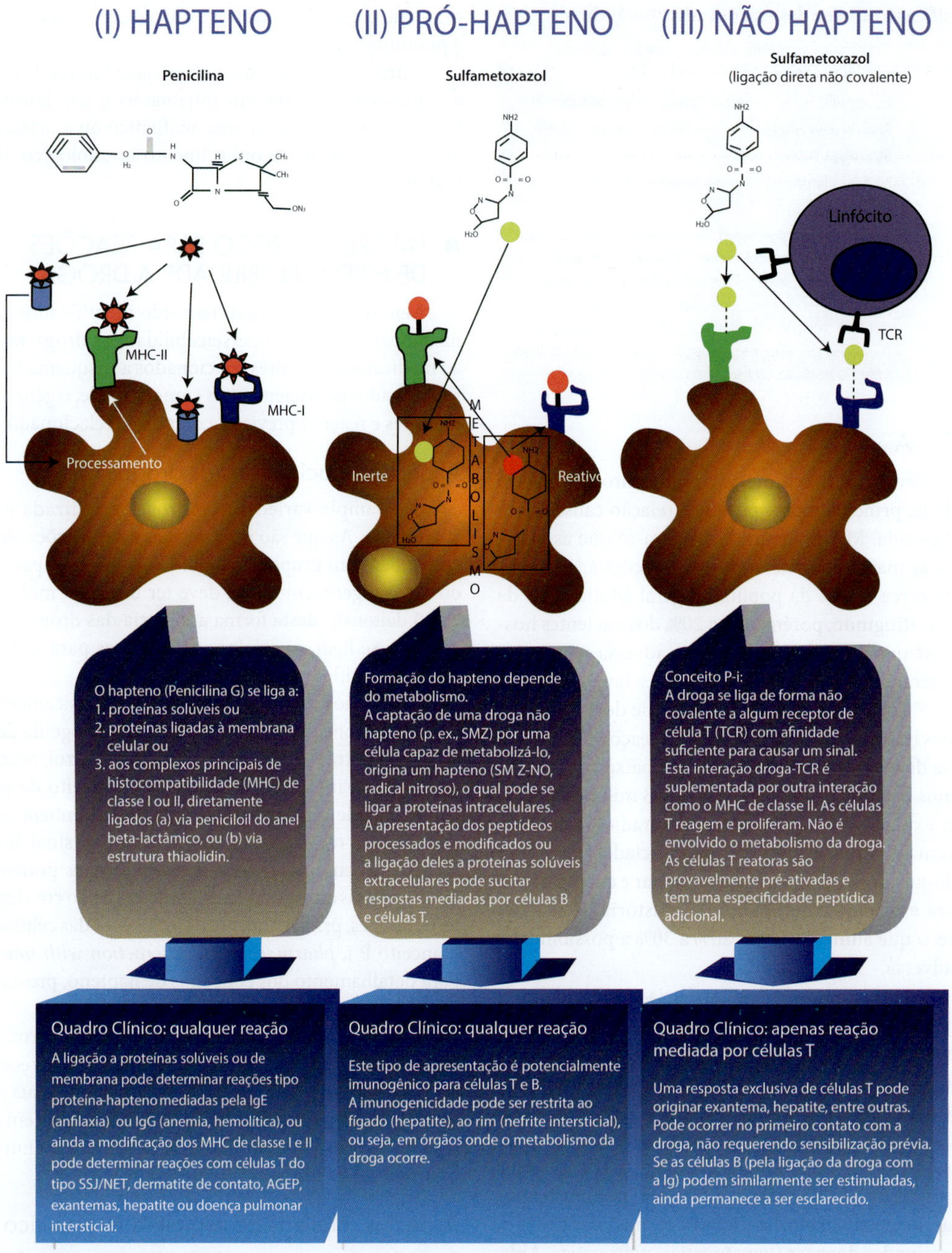

■ **Figura 31.1** Conceito de hapteno e não hapteno e apresentação não covalente da droga ao linfócito T. (I) Droga como hapteno: as drogas são haptenos se elas podem se ligar covalentemente a moléculas, estarem solúveis ou ligadas à célula (em geral, penicilina G). Elas podem até mesmo se ligar diretamente a um complexo MHC-peptídeo imunogênico nas células apresentadoras de antígeno (APC), ou a um peptídeo solúvel ou a molécula do MHC. (II) Droga como pró-hapteno: são drogas que necessitam de metabolização para se tornarem haptenos (= quimicamente reativos). O metabolismo leva a formação de um composto quimicamente reativo (p. ex., transformação do sulfametoxazol em forma nitrosa, SMZ-NO, quimicamente reativa). O produto resultante pode levar a modificação de proteínas ligadas à célula ou proteínas solúveis. (III) Conceito P-i (interação farmacológica com receptores imunes): as drogas são frequentemente elaboradas com a finalidade de se ligarem a proteínas ou enzimas e bloquearem sua função. Algumas drogas podem iniciar uma ligação também com alguns receptores disponíveis nas células T. Sob certas condições, esta interação droga-TCR pode levar ao estímulo de células T. Uma vez que a droga é inerte, para completa estimulação do linfócito T, uma interação do TCR com o MHC se faz necessária. Este tipo de estimulação por droga resulta em estímulo exclusivo às células T.

Fonte: Adaptada de Pichler WJ. Drug hypersensitivity reactions: classification and relationship to T-cell activation. In: Pichler WJ (ed.). Drug hypersensitivity. Basel: Karger, 2007. p. 168-89.

O envolvimento da atopia nas reações adversas a drogas ainda é tema de debate, porém não parece constituir um fator de risco principal.[8,9]

Alguns grupos étnicos e bases genéticas parecem facilitar certos tipos de reações adversas às drogas (Quadro 31.3).[3]

As reações adversas a drogas parecem ser mais frequentes na vigência de certas doenças. Por exemplo, a hipersensibilidade aos anti-inflamatórios não hormonais é mais comum entre os asmáticos. Os pacientes HIV positivos têm 10 a 100 vezes mais reações cutâneas adversas às drogas, especialmente ao cotrimoxazol. A frequência de hipersensibilidade a droga nesta população varia entre 3% e 20%.[10]

Os exantemas induzidos pela amino penicilinas na vigência de infecção pela mononucleose infecciosa parecem resultar de uma sensibilização específica à droga, embora a função exata do vírus Epstein-Barr ainda permaneça desconhecida.[11]

Na verdade, muitos fatores podem se combinar e desencadear uma reação adversa à droga: drogas, infecção, exercício e alergia alimentar podem interagir mutuamente e induzir uma reação de hipersensibilidade ou agravá-la.[12,13]

FISIOPATOLOGIA

Mecanismos metabólicos

A conversão das drogas a produtos quimicamente reativos é um pré-requisito para muitas das RAD idiossincrásicas.[14] O processo de metabolismo de uma droga, em geral, é constituído por mecanismos de "detoxificação", os quais facilitam a excreção da droga pelo organismo, convertendo-a de compostos lipossolúveis, não polares, a formas mais hidrossolúveis, polares (Figura 31.2).[14]

Este metabolismo é realizado em duas fases:[14]

- Reações de fase I (oxidação, redução ou hidrólise).
- Reações de fase II (conjugação).

As reações de oxidação ocorrem sob a ação de várias enzimas tais como o citocromo P450, a prostaglandina sintetase e as peroxidases teciduais. Nas reações de fase II as enzimas envolvidas são a epóxi hidrolase, a glutatione S-transferase (GST) e N-acetil-transferase (NAT), como podem ser observadas na Figura 31.2A e B.[14]

Quadro 31.3 Fatores genéticos de risco para reações adversas às drogas.

População	Predisposição genética	Tipo de reação
Moçambicanos	Mais comum em negros (18%) do que nos não negros (3,2%)	Relato espontâneo de alergia à cloroquina
Australianos	HLA-B*5701, HLA-DR7 e HLA-DQ3	Hipersensibilidade ao abacavir
Australianos	HLA-B*5701 e polimorfismo haplotípico de alelos Hsp70-Hom M493T dentro da região do promoter do TNF (TNF-α-238º)	Hipersensibilidade ao abacavir
Americanos	HLA-B*5701	Hipersensibilidade ao abacavir
Ingleses	Variantes do gene da HSP70	SSJ-NET induzida pela carbamazepina
Chineses	HLA* 1502	SSJ-NET induzida pela carbamazepina
Japoneses	Polimorfismo *promoter* – 1993T>C no gene TBX21, codificador do T-bet	Asma induzida pelo AAS
Coreanos	Alelos HLA DRB1* e DQB1* 0609, polimorfismo no *promoter* do ALOX5 (-1708º>G), CysLTR1 (-634C>T) e no FcεRIα (-1344C>T, -95T>C)	Urticária/angioedema induzidos pelo AAS
Europeus*	Alelos HLA-B*5801	SSJ/NET por alopurinol
Chineses**	HLA-B*1502	SSJ/NET por carbamazepina, fenitoína e lamotrigina

AAS, ácido acetilsalicílico; CysLTR1, receptor 1 do cisteinil leucotrieno; FcεRIα, receptor de alta afinidade da IgE cadeia alfa; SST/NET, síndrome de Stevens-Johnson/necrólise epidérmica tóxica. *Lonjou C, Borot N, Sekula P, Ledger N, Thomas L, Halevy S et al.; RegiSCAR Study Group. A European study of HLA-B in Stevens-Johnson syndrome and toxic epidermal necrolysis related to five high-risk drugs. Pharmacogenet Genomics. 2008;18(2):99-107; **Man CB, Kwan P, Baum L, Yu E, Lau KM, Cheng AS et al. Association between HLA-B*1502 allele and antiepileptic drug-induced cutaneous reactions in Han Chinese. Epilepsia. 2007;48(5):1015-8.

Fonte: Adaptado de Pichler WJ (ed.). Drug hypersensitivity. Basel: Karger, 2007. p. 2-17.

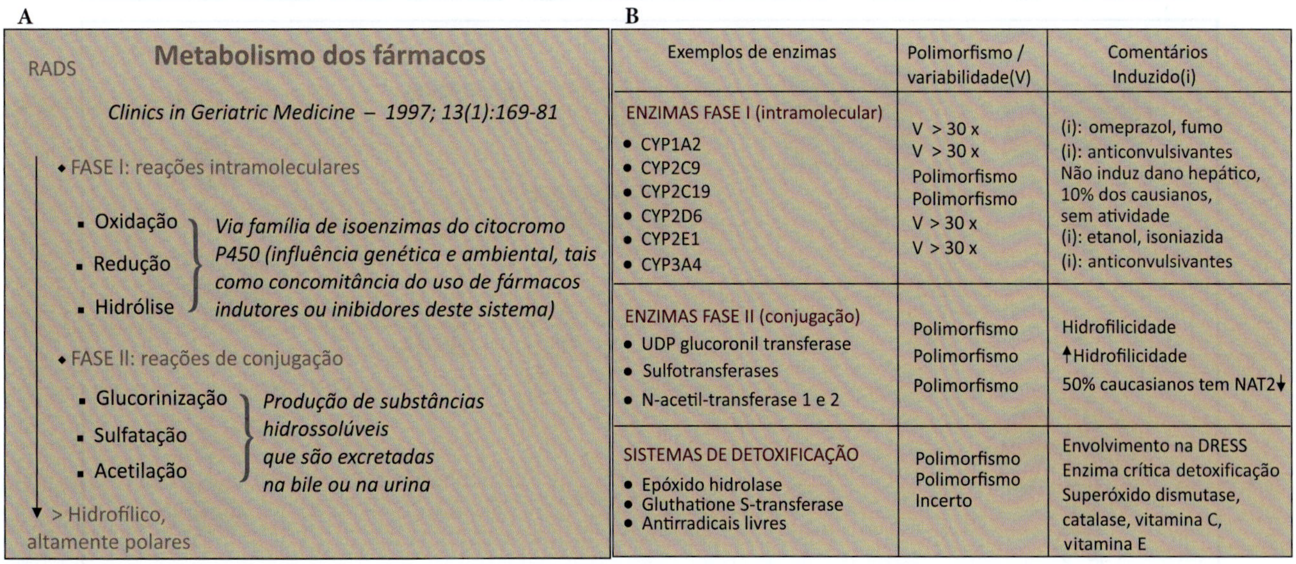

Figura 31.2 **(A)** Reações de fase I e fase II do metabolismo dos fármacos (drogas). **(B)** Enzimas envolvidas nas reações de fases I e II, polimorfismo genético relatado e enzimas dos sistemas de detoxificação.

A maioria das drogas não é reativa e não se conjuga diretamente a proteínas, porém o seu metabolismo pode determinar a formação de metabólitos reativos quimicamente instáveis.[14] Havendo um desequilíbrio entre a taxa de formação destes metabólitos e a capacidade das enzimas em detoxificá-los, estes compostos têm a capacidade de estabelecer uma ligação covalente com macromoléculas das células, o que pode conduzir a três consequências:[14]

1. Morte celular.
2. Mutações por interações com ácidos nucleicos.
3. Agir como haptenos e desencadear uma resposta imunológica.

Este conceito encontra-se diagramado na Figura 31.3.

Como exemplos, podemos citar: agranulocitose, anemia aplástica, carcinogênese, hipersensibilidade à droga e o lúpus induzido por droga, entre outros.

Por outro lado, algumas drogas são capazes de ligar-se a proteínas do plasma, como por exemplo, as penicilinas e compostos sulfidril, tais como a D-penicilamina e o captopril, formando um conjugado que pode ser reconhecido como um antígeno convencional pelas células apresentadoras de antígeno (APC), levando a ativação das células T e/ou B, ocasionado fenômenos imunológicos específicos.[14,15]

De outra forma, a droga ou seus metabólitos podem se ligar a moléculas importantes ao reconhecimento imune, como exemplo a conjugação de uma droga ao receptor da célula T (TCR), ao MHC de classe I ou II, ou aos receptores das células NK, podem levar a um reconhecimento imunológico alterado, o que determina uma resposta ao "próprio", conduzindo a uma ruptura da tolerância imunológica.[14,15]

Nas reações alérgicas a droga há um conjunto de evidências que demonstram a participação do citocromo P450 originando metabólitos, que na verdade, constituem os verdadeiros responsáveis por estas reações, quando a droga atua como pró-hapteno (Figura 31.4).[14,15]

Estes aumentos de sensibilidade a metabólitos reativos parecem ser herdados. Por exemplo, a reação de hipersensibilidade a sulfa ocorre em 1 caso para cada 10 mil indivíduos da população geral expostos a esta droga. Os irmãos destes pacientes teriam um risco aumentado, passando para 1 para 4.[14,15]

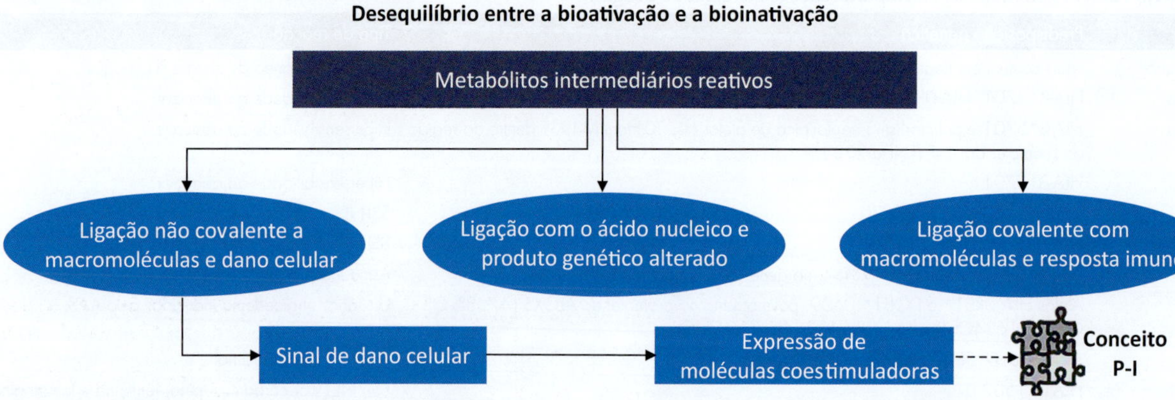

■ **Figura 31.3** Possibilidades de eventos após exposição a drogas.

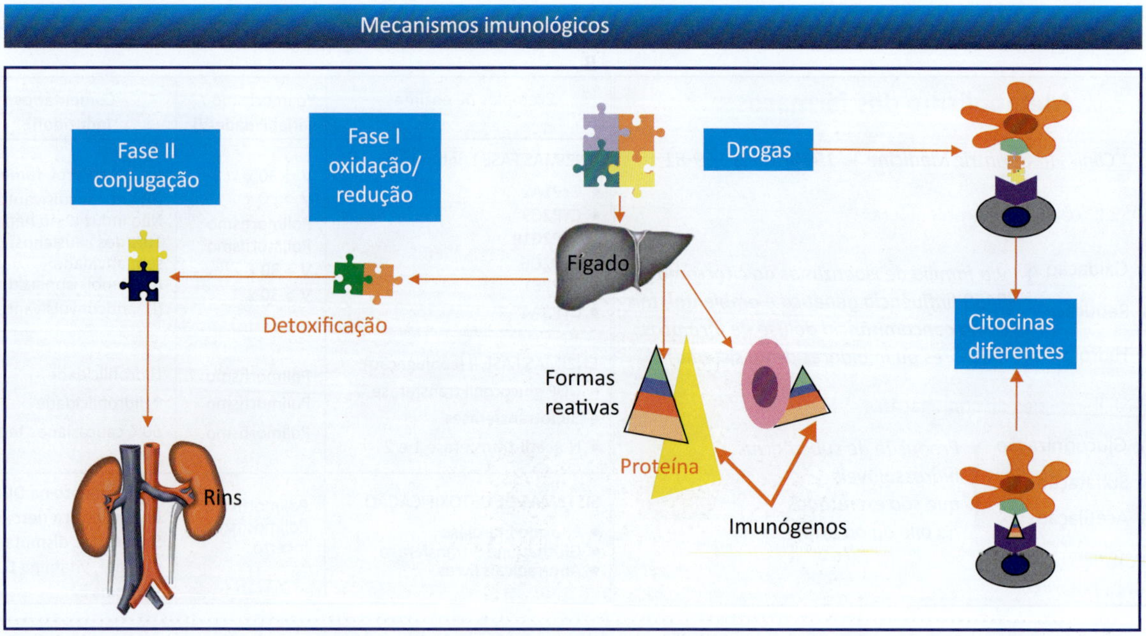

■ **Figura 31.4** Droga, seu metabolismo e possíveis interações com o sistema imunológico.

Atualmente demonstrou-se a existência de indivíduos na população que expressam um polimorfismo genético da N-acetil-transferase (NAT). Isto propicia a um padrão de acetiladores lentos, o que conduz a certas reações bolhosas graves, quando expostos as certas drogas. Além disso, demonstrou-se também um polimorfismo genético nas isoenzimas do citocromo P450 e na glutatione S-transferase (GST), as quais estão sujeitas as influências externas como variações hormonais e doenças (infecções).[14,15]

Dados da literatura sugerem que o genótipo de acetilador lento é um fator de risco para o desenvolvimento da necrólise epidérmica tóxica (NET) e síndrome de Stevens-Johnson (SSJ), quando expostos a sulfonamidas.[14,15]

Contudo a presença de um genótipo de acetilador lento não constitui um fator de risco único para a suscetibilidade a uma RAD. Este fato é evidenciado pela observação de que metade da população norte americana e europeia é composta por acetiladores lentos. Desta forma um genótipo de acetilador lento conjugado com distúrbios das isoenzimas do citocromo P450, parece conduzir a uma suscetibilidade as RAD.[14]

Entre os pacientes HIV positivos, observam-se uma alta frequência de reações adversas as sulfonamidas (57% a 83%).[14] Constatou-se um aumento de acetiladores lentos entre estes indivíduos. Além disso, a atividade das vias oxidativas encontra-se também alterada (citocromo P450) (Figura 31.5). Esta atividade oxidativa alterada pode ser consequência do aumento do interferon, que sabidamente inibe a síntese do citocromo P450, ou ainda, o uso concomitante de outras drogas nestes pacientes, que constituem substratos da NAT2, e podem alterar o metabolismo da droga por competição.[14]

Somando-se a estes fatos, os pacientes infectados pelo HIV apresentam concentrações reduzidas da glutationa, que pode comprometer a detoxificação primária dos metabólitos.[14]

A pele é o maior órgão do corpo e a interface primária entre o organismo e o meio ambiente. Constitui um órgão metabolicamente ativo contendo enzimas da fase I e II do metabolismo das drogas. É também um órgão imune contendo células de Langerhans, linfócitos T e outras células dendríticas. Esta combinação de atividade metabólica e imunológica pode explicar parcialmente o fato de a pele ser o órgão mais frequentemente afetado pelas RAD.

Pode haver um maior metabolismo das drogas na pele do que se presume e isto pode constituir um fator de contribuição importante na formação de metabólitos reativos.[14]

Mecanismos imunes

As reações adversas às drogas podem ser divididas em 7 tipos (Quadro 31.1).

As reações idiossincrásicas (tipo B) constituem a maior complicação da terapia com medicamentos, pois estão relacionadas tanto a fatores individuais, como a droga, e por esta razão não são previsíveis, podendo ser fatais mesmo com doses mínimas da droga.

Das reações idiossincrásicas 25% a 30% são reações alérgicas. Outras reações são as autoimunes, as reações de fotossensibilidade e as reações pseudoalérgicas (Quadro 31.2).

Para que existam as manifestações clínicas das RAD(s) é necessário que ocorram duas situações distintas:

a) A droga deve funcionar como um antígeno, sendo então reconhecida pelo sistema imune.
b) A droga interfere com mecanismos metabólicos no indivíduo, desencadeando reações semelhantes as reações imunológicas, sem que o sistema imune participe. São as denominadas reações pseudoalérgicas.

Resposta imune

Ao contrário dos alérgenos clássicos, as drogas são estruturas de baixo peso molecular, necessitando de associação com uma proteína ou peptídeo para que seja reconhecida como um antígeno e possa interagir com o sistema imune.[15] Como visto anteriormente, dependendo do metabolismo da droga que é extremamente polimorfo poderemos ter vários tipos de metabólitos formados, que podem interagir ou não com o sistema imune.[15]

A droga precisa então ser processada pelas células apresentadoras de antígeno (APC), como por exemplo, as células de Langerhans (CL).[15] Após o processamento antigênico será então apresentada ao linfócito T (Figura 31.1). Uma vez que ocorra o reconhecimento antigênico irá ser desencadeada a resposta imunológica, semelhante a outros antígenos processados (Figura 31.1) podendo se desencadear um mecanismo de tolerância ou hipersensibilidade.

Os linfócitos T estão envolvidos diretamente na patogênese das RADs. Isto pode ser visto experimentalmente por testes de proliferação linfócitos *in vitro* com drogas.[15,16] Assim, por exemplo, reações bolhosas mostram predominantemente um padrão TH1 de citocinas (IL-2, IFN-γ), enquanto as reações exantematosas mostram um padrão TH2 de citocinas (IL-4, IL-5, IL-13).[16] A produção de IL-5 por células T específicas leva também a infiltrados eosinofílicos. Imunologicamente podemos observar alguns tipos de reações a drogas.

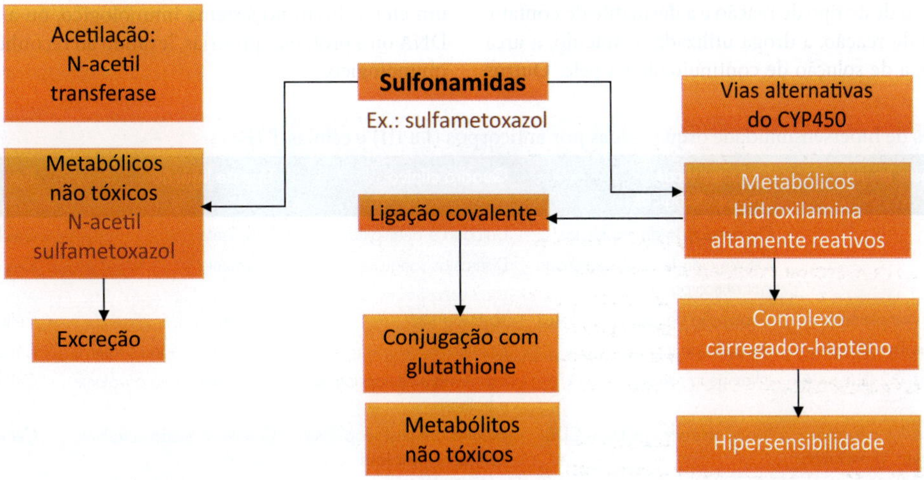

■ **Figura 31.5** Hipersensibilidade às sulfonamidas.

Fonte: Adaptada de Ann Allergy Asthma Immunol. 1996;77:394-400.

Tipos de reações cutâneas

As RADs podem ser classificadas do ponto de vista das reações de Gell & Coombs, recentemente ampliado (Quadro 31.4).[16]

Hoje em dia sabe-se, porém que as drogas podem exercer mais de um mecanismo descrito nestas reações.[16] Assim do ponto de vista imunológico, as RADs podem ser divididas em subgrupos, a saber:

Reações imediatas mediadas pela IgE

Fase imediata

As manifestações clínicas deste tipo de reação são as anafilaxias, a urticária, o angioedema, a asma e a rinoconjuntivite.[16]

Os mastócitos principalmente bem como os basófilos desempenham um papel central na patogênese deste tipo de reação, pois possuem receptores de alta afinidade para IgE (FCRεI).[16] A droga ou seus metabólitos se ligam a 2 moléculas de IgE ligadas ao mastócito, desencadeando a liberação de grânulos ricos em enzimas, histamina, mediadores quimiotáxicos para neutrófilos e eosinófilos além de mediadores derivados do ácido araquidônico. As drogas mais comuns que desencadeiam este mecanismo são: β-lactâmicos, as pirazolonas, as sulfonamidas, e as proteínas heterólogas como a protamina.

Fase tardia

Estas reações geralmente ocorrem várias horas ou até vários dias após o uso da droga.[16] São exemplos de manifestações deste tipo de reação as vasculites, as púrpuras pigmentosas, o eritema multiforme, o eritema nodoso e a doença do soro.[16] A patogênese deste tipo de reação é a formação de imunocomplexos levando a ativação do complemento ou ocasionando a ligação de anticorpos às células que contenham o antígeno (droga), desencadeando por sua vez eventos citotóxicos.[16]

Neste grupo estão também os eventos tardios mediados pela IgE, chamados de "reação tardia mediada pela IgE" que tem um interesse particular, já que são caracterizadas por sintomas semelhantes à reação imediata (urticária, angioedema, choque anafilático), porém ocorrem tardiamente. Este tipo de reação é causado principalmente por basófilos, pois todos os mediadores da reação imediata são encontrados, à exceção da prostaglandina D2, que é um produto de mastócitos.

Os agentes causais deste tipo de desordem somente são confirmados em cerca de 10% dos casos, porém podem ser observadas estas reações com as penicilinas, sulfonamidas, pirazolonas e contraceptivos.

Reações retardadas

O protótipo clássico deste tipo de reação é a dermatite de contato. Interferem neste tipo de reação, a droga utilizada, o veículo, a área acometida, e a presença de solução de continuidade na pele. Outros tipos desta forma de reação são os exantemas morbiliformes e o eritema multiforme.

Nestas reações há a presença de linfócitos TCD8+ no local, com secreção de citocinas de padrão TH1, havendo então a ativação de macrófagos e de linfócitos T citotóxicos.[16] Nos exantemas pode-se observar a presença de ICAM 1 nos queratinócitos e células endoteliais nas lesões.

As drogas que mais frequentemente levam a este tipo de reação são os antibióticos β-lactâmicos.

Erupções bolhosas

As RADs bolhosas constituem as mais perigosas reações para os pacientes e somente se equivalem ao choque anafilático. Os exemplos clínicos deste tipo de reação são as erupções fixas medicamentosas (lesão única ou disseminada), como também a necrólise epidérmica tóxica (NET, síndrome de Lyell), a síndrome de Stevens-Johnson e as sobreposições destas entidades.

A patogênese destas síndromes ainda não está totalmente estabelecida. A análise histoquímica demonstra a presença de LTH1 e Linfócitos T citotóxicos, direcionados contra queratinócitos, levando à apoptose.[16]

As drogas que mais frequente mente levam a este tipo de reação são a dipirona, os anticonvulsivantes, sulfonamidas, anti-inflamatórios não hormonais, alopurinol e antibióticos β-lactâmicos.

Reações de fotossensibilidade

São causadas pela interação da droga ou metabólito particular com a luz, podendo exercer efeitos tóxicos (fototoxicidade) ou com a participação do sistema imunológico, sendo uma reação típica de hipersensibilidade retardada (fotoalergia). Para maiores detalhes ver capítulo Dermatoses Fotossensíveis e também o capítulo de Fotoproteção tópica e sistêmica.

Autoimunidade induzida por drogas

As drogas podem induzir doenças autoimunes como os pênfigos, penfigoides ou lúpus. Os Pênfigos-símile podem ser induzidos por drogas que contenham um grupo sulfidril e reações lúpus-símile podem ser induzidas por drogas como a isoniazida, hidralazina e procaína, além da D-penicilamina e captopril.

Anticorpos das classes IgG e IgM anti-histona são observados em pacientes com Lúpus induzido por drogas.

Existem hipóteses para explicar a patogênese das doenças autoimunes induzidas por drogas, que demonstram uma grande variedade de manifestações cutâneas: a droga ou seus metabólitos pode exercer um efeito direto no sistema imunológico, ou a droga pode se ligar à DNA ou a proteínas próprias, levando ao reconhecimento pelo sistema imunológico.

Quadro 31.4 Reações de hipersensibilidade orquestradas por anticorpos (I a III) e células T (IV).

Gell & Coombs modificada	Resposta imune	Características imunopatológicas	Quadro clínico	Tipo de ligação	Tipo celular
Tipo I	IgE	Degranulação de mastócitos	Urticária e anafilaxia	Covalente	Células B e imunoglobulinas
Tipo II	IgG	Citotoxicidade celular mediada por anticorpos (ADCC)	Discrasias sanguíneas	Covalente	Células B e imunoglobulinas
Tipo III	IgG e complemento	Deposição de imunocomplexos	Vasculite	Covalente	Células B e imunoglobulinas
Tipo IVa	Células Th1 (IFN-γ)	Ativação de monócitos	Eczema	Covalente e não covalente	Células T
Tipo IVb	Células Th2 (IL-5 e IL-4)	Inflamação eosinofílica	Exantema maculopapuloso e bolhoso	Covalente e não covalente	Células T
Tipo IVc	Células T e apoptose (perforina, granulosina e granzima)	Morte celular por CD4 e CD8	Exantema maculopapuloso, bolhoso e pustuloso	Covalente e não covalente	Células T
Tipo IVd	Células T (IL-8)	Ativação e recrutamento de neutrófilos	Pustulose exantemática generalizada aguda	Covalente e não covalente	Células T

Reações pseudoalérgicas

Causam sintomas semelhantes às reações alérgicas, porém são baseadas na liberação de mediadores de mastócitos e basófilos, sem que haja a participação do sistema imune. A reação pseudoalérgicas mais conhecida é a mediada por anti-inflamatórios não hormonais. Os pacientes têm reações semelhantes às reações mediadas pela IgE, porém como visto na asma pelo AAS, são causadas por um aumento da formação de leucotrienos, intensificando-se com o uso dos anti-inflamatórios não hormonais. Outros exemplos de reações pseudoalérgicas seriam os inibidores da angiotensina, que causam angioedema pela sua ação na bradicinina e substância P, e os derivados opiáceos que agem como libertadores diretos de mediadores dos mastócitos.

A importância destas reações é que como não são imunologicamente mediadas, a substituição por drogas do mesmo grupo leva a sintomas semelhantes.

Reações cruzadas às drogas

As reações cruzadas às drogas podem ocorrer por diversos mecanismos sendo que um paciente que apresente, por exemplo, uma dermatite de contato a um determinado composto pode ter uma reação a uma droga ingerida por ter esta droga um componente químico semelhante ao que causa a dermatite de contato. Um exemplo comum deste evento seria a sensibilidade cruzada entre a parafenilenodiamina e compostos relacionados como as sulfas e alguns anestésicos locais derivados do grupo éster. Outros exemplos seriam a sensibilidade cruzada entre a etilenodiamina e anti-histamínicos que contém este radical, além da aminofilina e a sensibilidade cruzada entre o timerosal e o piroxicam.

Outro tipo de reação cruzada descrita é a sensibilidade cruzada entre as penicilinas e cefalosporinas que ocorre pelo anel β-lactâmico. Alguns trabalhos estimam que esta reação cruzada ocorra em cerca de 10% dos pacientes, porém o que se observa na prática é uma percentagem muito menor de reações cruzadas principalmente entre as cefalosporinas de última geração.

ERUPÇÕES MEDICAMENTOSAS CLÁSSICAS

As principais alterações da cútis e da mucosa que ocorrem nas reações adversas às drogas estão listadas abaixo, seguidas pelas drogas que usualmente as causam. Convém lembrar que, potencialmente, qualquer droga pode causar qualquer tipo de lesão. Além disso, outras entidades nosológicas que não reações cutâneas adversas a drogas podem causar quadros dermatológicos semelhantes aos aqui apresentados.

Formas clínicas de menor gravidade

Prurido

Pede ser a manifestação isolada nos casos de reações ao ouro, sulfonamidas, contraceptivos orais, opiáceos, AAS e niacina.[17] O prurido costuma acompanhar a maioria dos outros tipos de reações cutâneas. O vício pela heroína causa prurido generalizado, muitas vezes confundido com escabiose e pediculose.

Clinicamente o paciente geralmente não apresenta lesão cutânea podendo apenas apresentar escoriações e às vezes pápulas eritematosas podendo ser confundidas com escabiose.

O tratamento consiste na retirada da droga e o uso de anti-histamínicos por inibirem não só o prurido mediado pela histamina como também por outros mediadores, especialmente os de segunda geração. Deve se observar que o prurido pode persistir até por 2 semanas após a retirada da droga.

Exantemas

Dentre as reações adversas às drogas que se manifestam na pele, são as mais frequentes, concorrendo para 31% a 95% das erupções cutâneas medicamentosas, dependendo da série avaliada.[18,19] Praticamente qualquer droga pode deflagrar este tipo de reação, sendo relativamente comuns nas pessoas recebendo β-lactâmicos, sulfonamidas, alopurinol, anticonvulsivantes, quinolonas e anti-inflamatórios não hormonais.[20,21] Nos pacientes de HIV positivos, a causa principal são as sulfonamidas e o abacavir.[22]

Vários cofatores os quais estão relacionados com doenças concomitantes, hospedeiro, e esquemas terapêuticos empregados podem ter importante envolvimento nos exantemas.[18,19] Os exantemas são incluídos no tipo B de reações adversas a drogas, as quais são consideradas imprevisíveis e ocorrem em indivíduos suscetíveis.

Os sintomas costumam ser generalizados, simétricos, geralmente poupando as palmas e plantas.[22] Iniciam-se no tronco, áreas de pressão ou de trauma, entre o 4º e 14º dias (pico médio de 9 a 10 dias) após o início do uso de uma nova droga, mas pode iniciar mais tardiamente ou mesmo após alguns dias da droga ter sido suspensa.[15,22] Nos indivíduos previamente sensibilizados, quando reexpostos à droga, as lesões cutâneas desenvolvem-se entre 1 e 3 dias.

Em geral, os exantemas leves desaparecem espontaneamente em alguns dias, até 1 a 2 semanas após a retirada da droga, porém pode progredir para uma dermatite esfoliativa generalizada, se não ocorrer à retirada da mesma.[22]

As lesões são pleomórficas, mostrando-se confluentes nas áreas intertriginosas, edematosas na face e maculopapulares no tronco de cor rósea ou eritematosa (Figuras 31.6).[22] O quadro clínico pode ser de exantema morbiliforme ou escarlatiniforme, lembrando exantemas virais ou bacterianos.[22] O aspecto polimorfo inclui lesões de formato anular ou policíclico, urticariforme, bem como purpúrico (especialmente nos membros pendentes).[22] Outros sintomas eventualmente associados são o prurido, a febre e linfadenopatia transitória. Nem sempre ocorre recorrência após uma nova exposição, embora a reexposição possa levar ao quadro de eritrodermia ou representar o início de um quadro clínico mais grave como a DRESS, a síndrome de Stevens-Johnson (SSJ) ou a necrólise epidérmica tóxica (NET).[22]

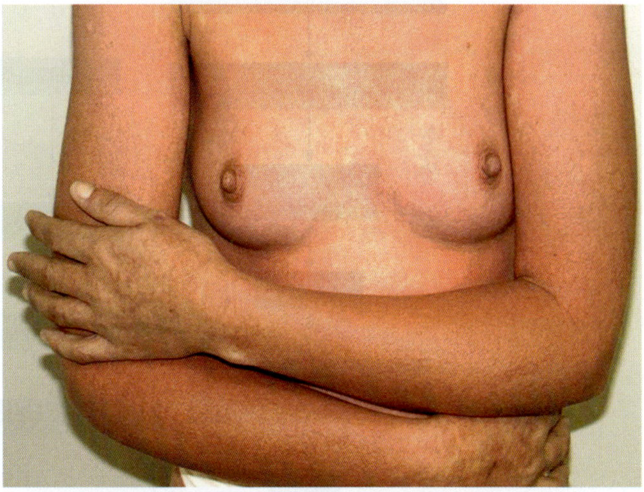

Figura 31.6 Exantema morbiliforme devido à dapsona. Observar áreas de pele aparentemente sã em permeio ao eritema difuso.

O diagnóstico diferencial são os exantemas virais que podem ser indistinguíveis dos exantemas por drogas.[22] A histopatologia nestes casos se mostra de grande valor, pois as erupções morbiliformes a droga demonstra uma dermatite de interface vacuolar com linfócitos dirigidos à junção dermoepidérmica onde queratinócitos disqueratóticos (apoptóticos) são observados.[22] Um inflamatório linfocitário perivascular superficial está presente acompanhado em alguns casos por edema da derme papilar e eosinofilia tecidual. O exantema de origem viral em contrapartida demonstra pequenos focos de hemorragia e ausência de eosinofilia tecidual.[22] O exantema da sífilis em geral demonstra um infiltrado dérmico rico em plasmócitos.[22] A presença de doença autoimune do tecido conectivo é favorecida quando se observa atrofia epidérmica, paraqueratose focal e mucinose dérmica acompanhada de dermatite de interface.[22] Além disso, material fibrinoide pode estar depositado na derme e ao redor dos capilares sanguíneos, no colágeno e no interstício, concorrendo para o espessamento da zona de membrana basal.[22] Na doença aguda enxerto *versus* hospedeiro estão presentes a atrofia epidérmica, a paraqueratose focal ou confluente e a hipergranulose, com queratinócitos necróticos sendo encontrados no influndíbulo.[22]

Recentemente, Stur e colaboradores[23] demonstraram que os pacientes com exantemas induzidos por droga apresentavam caracteristicamente nível elevados de expressão do FasL solúvel (sFasL) em relação aos pacientes com exantemas de etiologia viral e pacientes-controle, o que pode vir a ser útil no futuro na discriminação etiológica do exantema.

Tratamento: a droga responsável deve ser interrompida, embora ocasionalmente ocorra remissão espontânea ou diminuição dos sintomas na vigência do uso da droga. Uma vez retirada, os anti-histamínicos podem ser utilizados para alívio do prurido que pode ocorrer. Os corticosteroides tópicos e orais podem ser instituídos se houver a certeza de que não se trata de exantema viral.

Infelizmente uma erupção morbiliforme é a manifestação inicial também de reações graves a drogas tais como a necrólise epidérmica tóxica, síndrome de hipersensibilidade a droga e doença do soro, dificultando por vezes o reconhecimento inicial.[22,23] Devemos então observar alguns critérios que serão descritos na seção das reações graves a droga.

Eritrodermias

A disseminação de um quadro maculopapular causado por drogas pode levar ao surgimento da síndrome eritrodérmica, sendo considerado que os diversos tipos de reações cutâneas causadas por drogas (incluindo dermatite de contato, fotossensibilização e reações maculopapulares) seriam responsáveis por 7,3% dos casos de eritrodermia.[30] As drogas frequentemente implicadas no aparecimento de eritrodermias seriam o ácido acetil salicílico, a sulfasalazina, as tetraciclinas, a gentamicina, o cetoconazol, as sulfas, o captopril, os anticonvulsivantes, alopurinol e menos frequentemente o timolol, o minoxidil, o metotrexato e o etretinato.[30]

Uma a quatro semanas após o início do uso da droga surge o prurido associado ao eritema difuso envolvendo 90% da superfície corpórea e linfadenopatia.[30] Segue-se descamação que quando subaguda esfolia lamelas grandes de epiderme e quando crônica a esfoliação produz pequenos elementos.[30]

A eritrodermia pode originar distúrbios sistêmicos significativos, como os observados na Figura 31.7 .

O diagnóstico diferencial deve ser realizado com outros tipos de eritrodermias secundárias a doenças cutâneas tais como a psoríase e a dermatite seborreica, e doenças sistêmicas como as leucemias, o linfoma cutâneo de células T e o linfoma de Hodgkin, além de estados eritrodérmicos secundários a um câncer interno.[30]

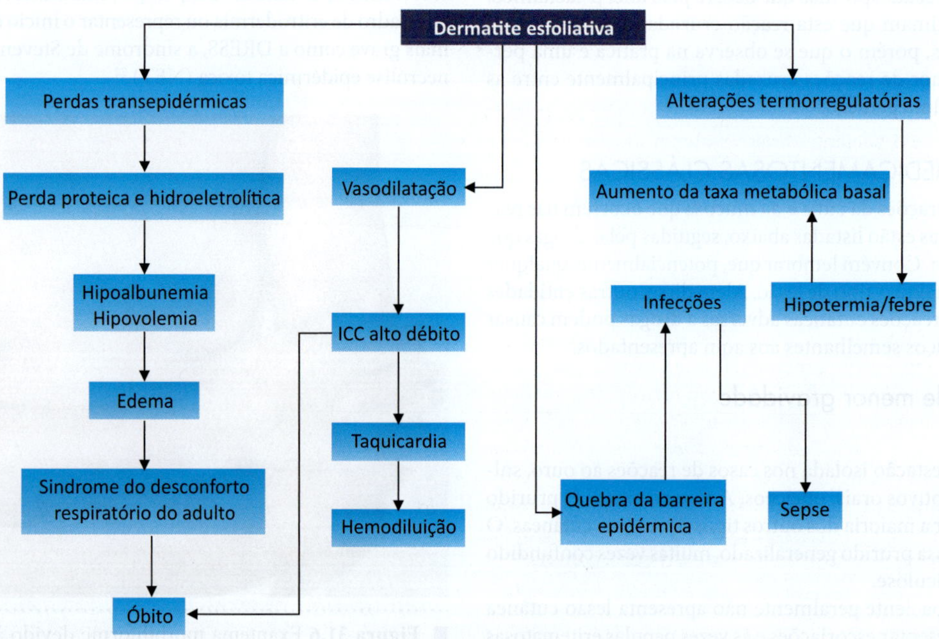

■ **Figura 31.7** Complicações da eritrodermia.

Fonte: Adaptada de Criado PR, Criado RFJ, Vasconcellos C, Ramos RO, Gonçalves AC. Reações cutâneas graves adversas a drogas – aspectos relevantes ao diagnóstico e ao tratamento – Pa. I – anafilaxia e reações anafilactoides, eritrodermias e o espectro clínico da síndrome de Stevens-Johnson & necrólise epidérmica tóxica (Doença de Lyell). An Bras Dermatol, Rio de Janeiro, 79(4):471-488, jul./ago. 2004.

Síndrome do homem vermelho

É um estado de eritrodermia instalada em dias ou semanas por diversas etiologias dentre as quais reações adversas a drogas, entre as quais se destaca a vancomicina. Esta denominação ocorre pelo fato do eritema que se inicia na área genital, tronco ou cabeça progressivamente generalizar-se. O eritema é brilhante no início e posteriormente cede lugar a um processo descamativo.

Urticária

Está entre as mais frequentes reações indesejáveis às drogas, podendo ser causada por praticamente qualquer droga e sendo frequentemente acompanhada pelo "angioedema". A urticária e o angioedema podem resultar de reações de Gell & Coombs do tipo I (IgE-mediadas) ou do tipo III (causada por imunocomplexos), além de reações não relacionadas a anticorpos, também chamadas de pseudoalérgicas, como por exemplo a intolerância ao ácido acetilsalicílico (AAS).[24] As urticárias e angioedemas são causados principalmente pelos anti-inflamatórios não hormonais, penicilina, penicilinas semissintéticas, cefalosporinas e amoxicilina. Os meios de contraste radiológico podem induzir urticária por liberação de histamina levando também a prurido ou eritema generalizados. Este tipo de urticária se inicia de 10 a 15 minutos após a injeção do contraste e começa a involuir em torno de 45 minutos depois.

A histamina é o principal mediador das urticárias;[24] ela desencadeia o prurido e aumenta a permeabilidade capilar.[24] No angioedema, a bradicinina pode ter função relevante.[25]

Os opiáceos induzem diretamente a degranulação dos mastócitos da pele (porém, não os das mucosas) causando aumento dos níveis plasmáticos de histamina. Outras drogas que liberam mediadores químicos diretamente dos mastócitos são a tiamina, relaxantes musculares a base de amônio quaternário, ciprofloxacina e à vancomicina. A ciprofloxacina causa reação sistêmica em cerca de 50% das vezes em que é utilizada e já houve casos de êxito letal.

Clinicamente o paciente desenvolve a reação de urticária de 15 minutos a 24 horas após a ingestão da droga dependendo do mecanismo de liberação da histamina. As placas urticadas são via de regra, generalizadas, o prurido é uma constante e ocorre a formação de angioedema em até 60% dos casos de olhos, lábios, língua e mãos e pés sendo o de gravidade maior o angioedema de glote que pode levar a morte (Figuras 31.8A e B e Figura 31.9). A involução se dá entre 2 e 24 horas, concomitantemente ao surgimento de novas placas. O angioedema pode perdurar até 72 horas.

Deve se observar que em pacientes com urticária crônica o uso de drogas como os anti-inflamatórios não hormonais leva à agudização da urticária em 30% dos pacientes.

Recentemente, Quiralte e colaboradores[26] propuseram um sistema de classificação das reações aos anti-inflamatórios não hormonais (AINH) que nos parece bastante lógico e está sumarizado no Quadro 31.5.

Tratamento: além da suspensão imediata da droga, os anti-histamínicos devem ser iniciados imediatamente e não devem ser suspensos por um período mínimo de 14 dias. O angioedema deve ser tratado com corticosteroides e o paciente deve ser observado em ambiente hospitalar. A anafilaxia constitui o maior risco nestes casos e será vista separadamente no Capítulo 22 – Anafilaxia e Reações Anafilactoides deste Tratado.

Eritema multiforme ou eritema polimorfo

O eritema multiforme (EM) é uma entidade nosológica que apresenta causas variadas, dentre elas as RADs. Na verdade, especula-se que na atualidade o EM seja eventualmente relacionado a drogas, sendo mais comum entre pacientes jovens que sofrem de infecções de repetição pelo herpes vírus simplex, em cerca de 50% dos casos.[24,27] Em crianças se correlacionam com infecções pelo *Micoplasma pneumoniae* e fungos.[27] As drogas associadas a este tipo de erupção são as pirazolonas, as penicilinas e ampicilinas, as tetraciclinas, as sulfas de excreção lenta, os salicilatos, os barbitúricos, os anticonvulsivantes (fenobarbital, hidantoínas e a carbamazepina) prometazina e a d-penicilamina.[28]

Além disso, têm-se relatado a associação do eritema multiforme com vacinas (difteria, tétano, hepatite B, varicela), infecções por outros vírus (varicela-zoster, hepatite C, citomegalovírus, HIV) e algumas novas medicações (candesarten cilexetil, rofecoxib, metformina, adalimimab, bupropiona e ciprofloxacina).[27]

Ocorrem lesões de caráter polimorfo, tais como máculas, pápulas, vesículas e bolhas simetricamente distribuídas pelo tegumento persistem por semanas e pode se tornar uma ameaça à vida.[27] É característica a lesão em alvo (ou íris, "herpes íris de Batemam"): mácula eritematosa cujo centro apresenta vesícula, a qual é circundada por discreto halo edematoso e circundada por vesículas menores concêntricas, a qual alguns autores denominam de "alvo típico" (Figura 31.10), múltiplos e localizados principalmente nas superfícies extensoras.[27] Nem sempre se observam "alvos típicos", sendo vistas muitas vezes lesões de eritema lenticular centrados por vesícula ou bolha (Figura 31.11).[27] Com a evolução do quadro pode-se observar o teto das lesões vesicobolhosas enegrecendo por necrose da epiderme, e dando origem à descamação.[28]

Cerca de um quarto dos pacientes apresenta acometimento das mucosas e adenopatia e, embora possa ter uma etiologia infecciosa, considera-se que 10% a 20% destes casos sejam devidos à exposição às drogas.

Atualmente considera-se o eritema polimorfo uma doença espectral.[29] A maioria dos pacientes desenvolve a forma *minor*, caracterizada pelas lesões anteriormente descritas e erupção vesicobolhosa limitada no máximo à uma superfície mucosa.[29] Cerca de 20% evoluem para a forma *major* ou síndrome de Stevens-Johnson, que cursa com alto grau de mortalidade.[29] Entre o eritema polimorfo e a necrólise epidérmica tóxica há uma possibilidade extensa de acometimento cutâneo mucoso, a qual será abordada adiante[29] (Figura 31.12).

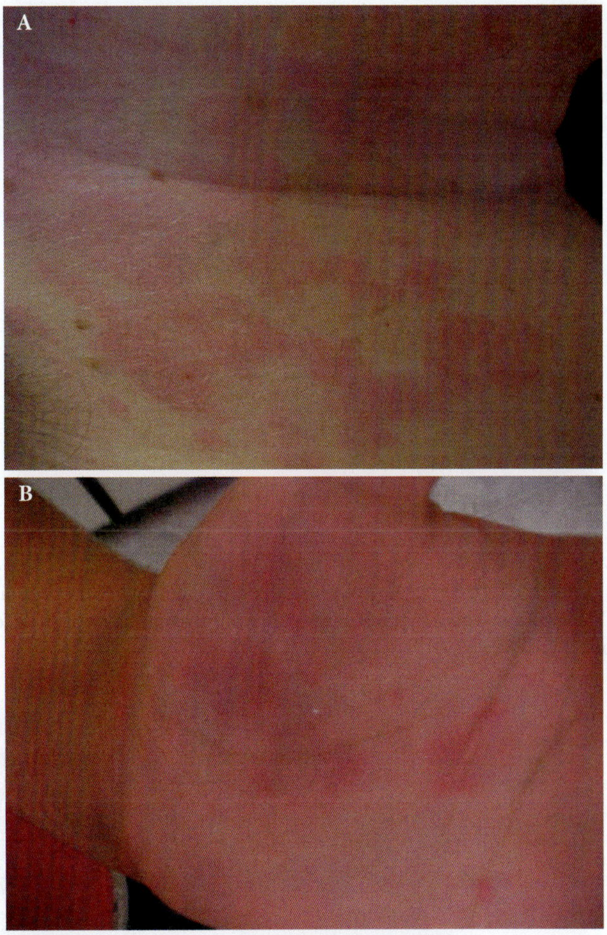

■ **Figura 31.8 (A)** Urticária medicamentosa. Lesões no tronco. **(B)** Urticária medicamentosa. Lesões na palma da mão.

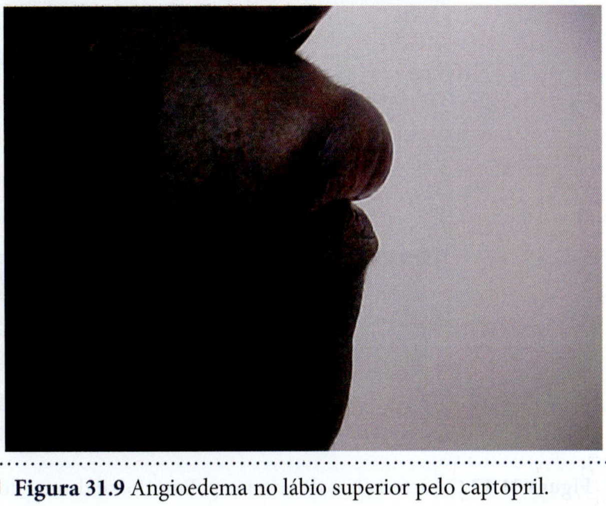

■ **Figura 31.9** Angioedema no lábio superior pelo captopril.

Quadro 31.5 Padrões de reações aos anti-inflamatórios não hormonais.

Padrão de reatividade aos AINH	Forma clínica	Condições subjacentes associadas
Síndromes de reatividade cruzada	Tipo 1: (reação nasocular e/ou asmática). Também conhecida como asma aspirina sensível	Tipo 1: rinite e/ou asma brônquica com ou sem polipose nasosinusal. A maioria dos pacientes tem reatividade cruzada com outros AINH
	Tipo 2: (urticária e/ou angioedema)	Tipo 2: urticária/angioedema agudos quando expostos aos AINH ou agravo da urticária e/ou angioedema crônico
	Tipo 3: angioedema periorbitário isolado, uni ou bilateral	Tipo 3: doença atópica (rinite ou asma brônquica e sensibilização aos ácaros da poeira). Reatividade cruzada frequentemente entre os AINH. Comum entre crianças
Síndromes seletivas	Tipo 4: anafilaxia e urticária (Reatores seletivos sem doença atópica associada)	Tipo 4: nenhuma particularidade. Reação mais comum com pirazolonas e derivados do ácido acético
Síndromes "miscelânea"	Reação de superposição: reação seletiva (síndrome da alergia oral-símile, urticária e asma) em pacientes atópicos (rinite ou asma brônquica)	
	Reações não urticadas: exantemas maculosos e/ou papulosos	
	Reações sistêmicas: reação cruzada anafilática-símile em alguns casos de pacientes do tipo 1 e tipo 2 durante provocação com potentes inibidores COX1/COX2	

AINH, anti-inflamatórios não hormonais; COX, ciclo-oxigenase.
Fonte: Adapatado de Quiralte J et al. Challenge-based clinical patterns of 223 Spanish patients with nonsteroidal antiinflammatory-drug-induced-reactions. J Investig Allergol Clin Immunol. 2007;17(3):182-8.

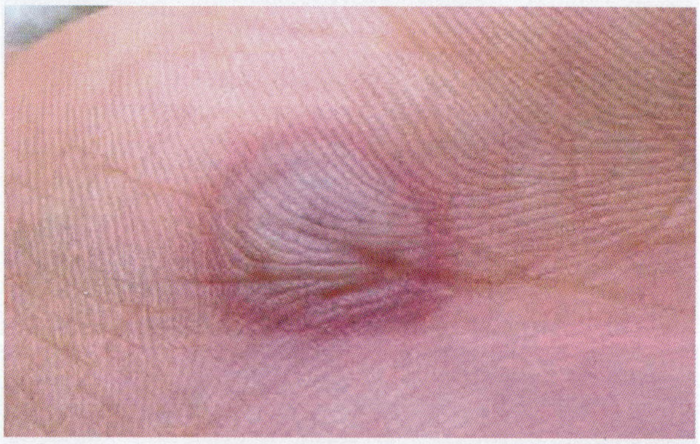

■ **Figura 31.10** Eritema polimorfo. Alvo típico na palma da mão. (Observar que o alvo típico tem vesícula central e dois halos periféricos concêntricos.)

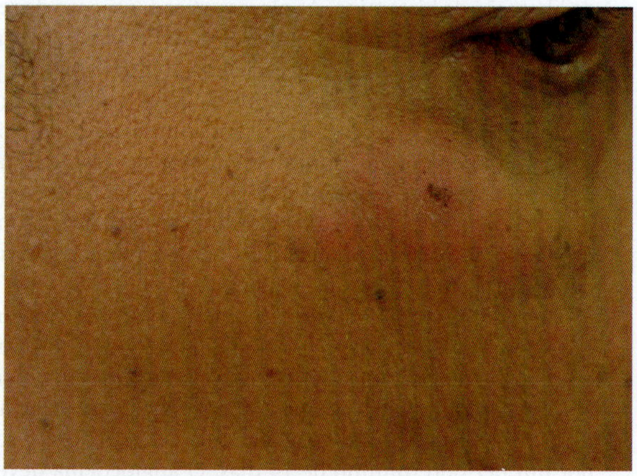

■ **Figura 31.11** Eritema polimorfo. Alvo atípico na face.

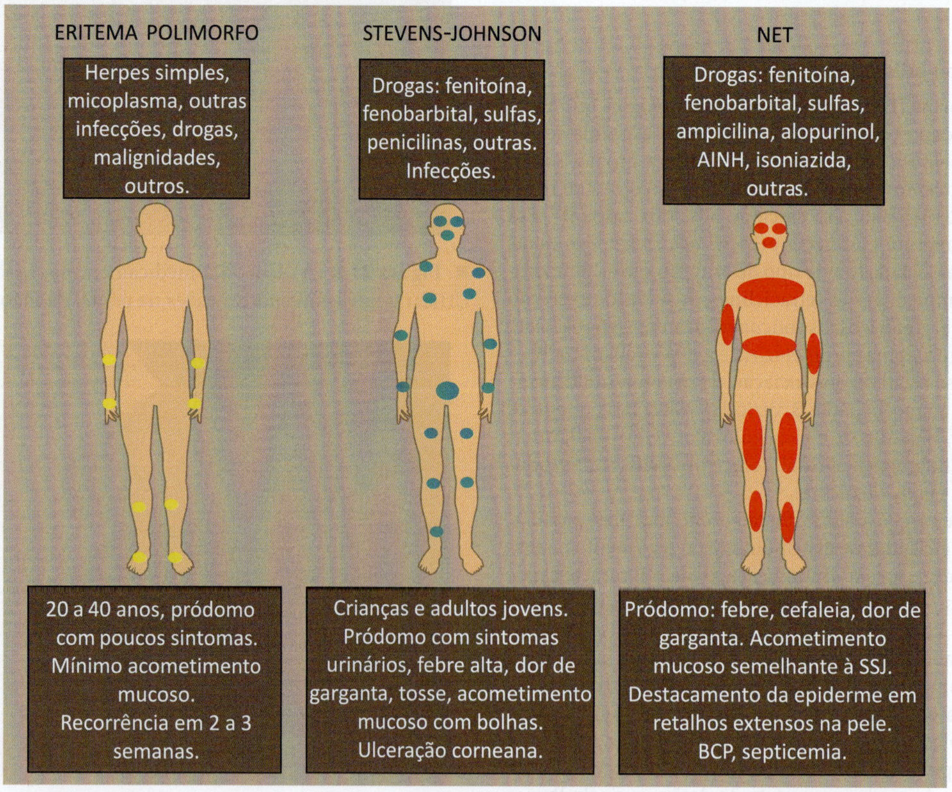

■ **Figura 31.12** Características do eritema polimorfo, síndrome de Stevens-Johnson e necrólise epidérmica tóxica.

O diagnóstico diferencial deve ser feito com as colagenoses (lúpus eritematoso sistêmico e dermatomiosite) e nas formas bolhosas com as doenças bolhosas autoimunes, como os Pênfigos.

O tratamento deve ser feito com anti-histamínico, corticosteroideterapia tópica se não extensa e sistêmica se mais extenso, além da retirada da droga.

Erupções eczematosas

A ingestão, inalação ou aplicação de um composto ao qual um paciente tenha sido previamente sensibilizado por sensibilização de contato pode levar a formação de uma reação eczematosa. Lesões eczematosas decorrentes de administração de drogas sistêmicas são relativamente raras podendo ocorrer com os anti-histamínicos ou aminofilina que contêm etilenodiamina, além de hipoglicemiantes orais e diuréticos por reação cruzada com a p-fenilenodiamina. Podem ocorrer reações sistêmicas pelos sais de ouro, bleomicina e dilantina.

Geralmente os sintomas se iniciam dentro de 2 a 24 horas após a ingestão da droga podendo ocorrer após até 3 semanas da ingestão. Quando ocorrem por reação cruzada geralmente os sítios da lesão correspondem aos da dermatite de contato primária. Porém, podem se disseminar para todo o tegumento, chegando a deflagrar quadro de eritrodermia.[30]

As reações às drogas de uso tópico determinam reação eczematosa no local da aplicação, como por exemplo na dermatite de contato à neomicina. A principal droga de uso tópico responsável pela resposta alérgica é a neomicina, porém os corticosteroides tópicos também podem determinar reações de dermatite de contato, como também os discos de estrógeno e os discos de nitroglicerina, que geralmente irritam ou sensibilizam através do veículo (lanolina e parabenos) ou do adesivo (acrilato). Quando não ocorre a melhora esperada pelo tratamento com determinada droga utilizada localmente, ou mesmo piora da lesão inicial, deve-se suspeitar de dermatite de contato pelo princípio ativo ou pelo veículo.

Diagnóstico diferencial: as lesões eczematosas causadas por drogas podem ser semelhantes a outros eczemas como a dermatite de contato, dermatite seborreica, dermatite atópica, eczema numular, dermatite de estase, disidrose, líquen simples crônico, reação tipo "ide". Cabe lembrar outros diagnósticos diferenciais tais como as dermatofitoses, a pelagra, doença de Wiskott-Aldrich, doença de Hartnup e síndrome de hipereosinofilia.

O tratamento é instituído com a retirada da droga suspeita, além de corticosteroideterapia tópica e com o uso de anti-histamínicos, para alívio do prurido.

Fotodermatoses induzidas por drogas

As erupções por fotossensibilidade correspondem a cerca de 8% das RADs. As alterações cutâneas ocorrem predominantemente nas áreas da pele expostas à luz solar (Figura 31.13). Habitualmente as regiões submentoniana, retroauricular e as pálpebras superiores estão poupadas. Estas reações podem ser de natureza fototóxica ou fotoalérgica, sendo quase sempre indistintas clinicamente. O quadro sindrômico mais habitual é o da reação fototóxica, que se assemelha à queimadura solar, surgindo de 5 a 20 horas após a exposição ao Sol e ingestão ou contato com a droga envolvida (Figura 31.14).

Já a reação fotoalérgica é bem mais rara e é deflagrada através de reação imunológica do tipo tardio induzida pela radiação UVB, após período de latência de 24 a 48 horas no qual ocorre a sensibilização. Na administração subsequente da mesma droga, 5 a 10 dias após o início, surgem o prurido e as reações inflamatórias que, em geral, acabam por ultrapassar as áreas de pele fotoexpostas, ocorrendo uma disseminação simétrica. Com a suspensão da droga, os sintomas desaparecem em alguns dias ou semanas. Maiores detalhes sobre as diferenças entre os dois tipos de reações podem ser vistos no Capítulo 86 – Fotodermatoses.

As drogas relacionadas a este tipo de erupção e o tipo de lesão podem ser consultadas no Quadro 31.6.

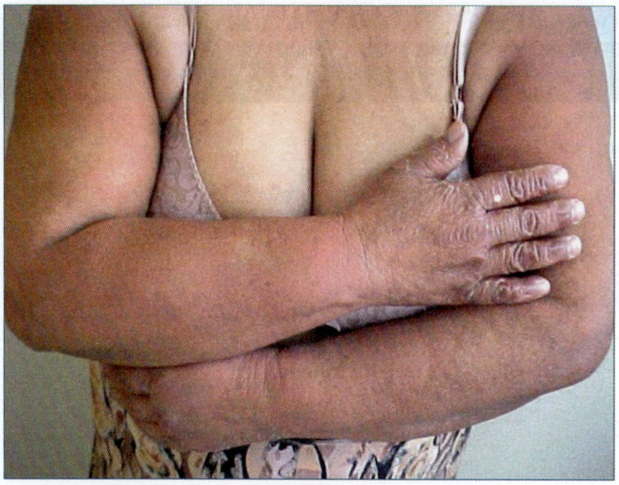

■ **Figura 31.13** Dermatite de fotossensibilidade nas áreas fotoexpostas dos membros superiores e área do decote.

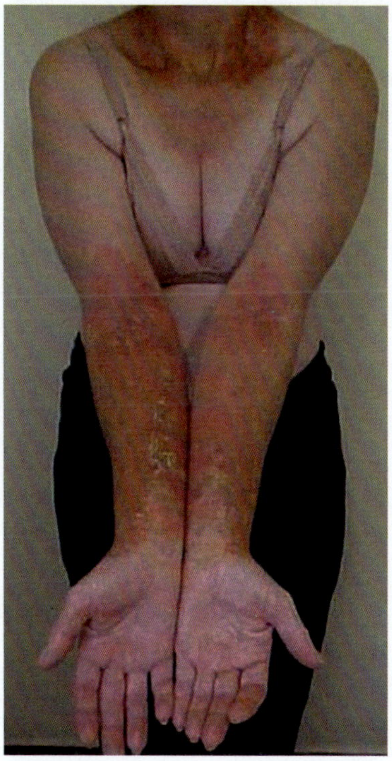

■ **Figura 31.14** Fototoxicidade pelo uso de psoraleno tópico no tratamento do vitiligo.

Erupções liquenoides

As lesões em tudo semelhantes às do líquen plano, por serem uma erupção papular violácea com ou sem envolvimento oral. A erupção embora extensa envolve a extremidade e o tronco (Figuras 31.15 e 31.16) podendo se desenvolver semanas ou meses após o uso da droga indicando hipersensibilidade retardada. Tendem a deixar cicatriz hipercrômica ao regredir. As drogas que podem causar este tipo de reação são os antimaláricos, furosemida, ouro, captopril, metildopa, diuréticos tiazídicos, agentes hipoglicemiantes orais, carbamazepina, fenitoína, lítio e betabloqueadores. Recentemente tem se atribuído aos anti-H2 e diuréticos tiazídicos a possibilidade de causar uma erupção liquenoide principalmente em áreas fotoexpostas e que lembra o lúpus eritematoso discoide. No Quadro 31.7 podemos observar as diferentes drogas responsáveis por erupções liquenoides.[32]

Quadro 31.6 Medicamentos fotossensibilizantes.[31]

Classe	Medicamento	Reação fototóxica	Reação fotoalérgica
Antibióticos	Fluoroquinolonas (ciprofloxacina, ofloxacina, levofloxacina)	+	–
	Sulfonamidas	+	–
	Tetraciclinas (doxiciclina, tetraciclina)	+	–
Anti-histamínicos	Prometazina	+	+
	Ciproheptadina	+	+
	Difenidramina	+	+
	Hidroxizina	+	–
Antifúngicos	Intraconazol	+	+
	Voriconazol	+	–
Agentes cardiovasculares	Amiodarona	+	–
	Diltiazem	+	–
	Quinidina	+	+
Diuréticos	Furosemida	+	–
	Hidroclorotiazida	+	+
Hipoglicemiantes orais	Sulfonilureias (glipizida, gliburida)	–	+
Neurolépticos	Fenotiazinas (clorpromazina, fernazina, thioridazina, flufenazina)	+	+
	Thioxantenos (chlorprothixene, thiothixene)	+	=
Anti-inflamatórios não hormonais	Celocoxibe	–	+
	Ibuprofeno	+	–
	Cetoprofeno	+	+
	Naproxeno	+	–
Retinoides	Acitretina	+	–
	Isotretinoína	+	–
Filtros solares	Benzofenonas	–	+
	Cinamatos	–	
	Ácido paraminobenzoico (PABA)	+	+
	Salicilatos	–	+
Fragrâncias	*Musk ambrette*	–	+
	6-Methylcoumarin	–	+

Fonte: Adaptado de Dubakiene R, Kupriene M. Scientific problems of photosensitivity. Medicina (Kaunas). 2006;42(8):619-24.

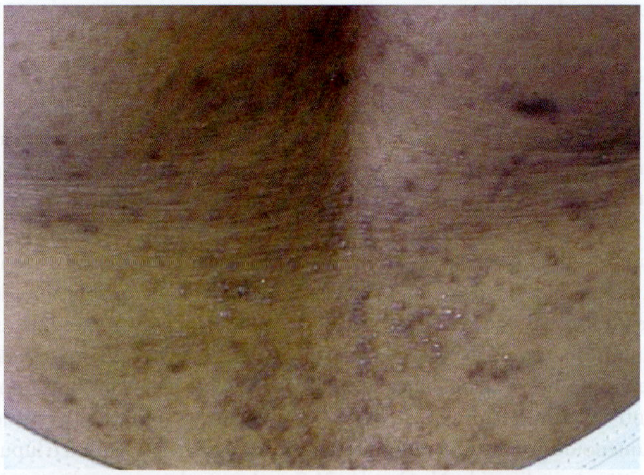

Figura 31.15 Erupção liquenoide por atenolol. Lesões na área lombar.

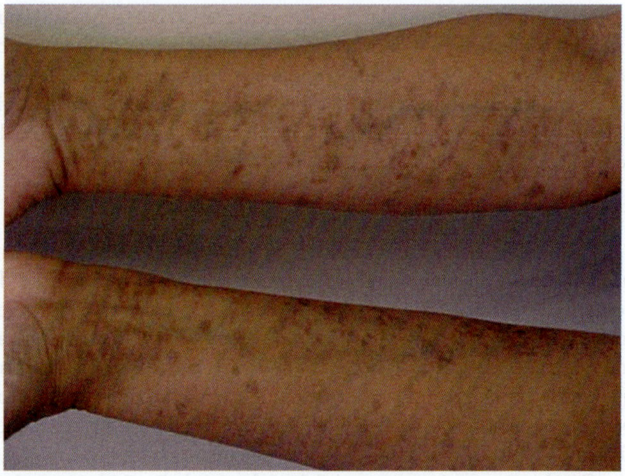

Figura 31.16 Erupção liquenoide por atenolol. Lesões nos antebraços.

Quadro 31.7 Algumas drogas relatadas como causadoras de erupções liquenoides.

Classe medicamentosa	Exemplos
Anti-hipertensivos	Captopril, enalapril, atenolol, labetalol, propanolol, nifedipina
Diuréticos	Hidroclorotiazida, furosemida, espironolactona
Anti-inflamatórios não hormonais	Ibuprofeno, indometacina, naproxeno, sundilac
Derivados fenotiazínicos	Clorpromazina, levomepromazina, metopromazina
Anticonvulsivantes	Carbamazepina, fenitoína
Antifúngicos	Cetoconazol
Agentes quimioterápicos	Hidroxiureia, 5-fluoracil
Antimaláricos	Cloroquina, quinina, quinidina, pirimetamina
Agentes hipoglicemiantes orais	Clorpropamida, tolazamida
Metais	Ouro, arsênico, bismuto, mercúrio
Drogas antituberculosas	Etambutol, isoniazida, estreptomicina, cicloserina
Miscelânea	Alopurinol, dapsona, iodetos e radiocontrastes iodados, interferon-α, mesalazina, omeprazol, penicilamina, sulfassalazina, tetraciclina, pravastatina

Fonte: Adaptado de Pua VS, Scolyer RA, Barnetson RS. Pravastatin-induced lichenoid drug eruption. Australas J Dermatol. 2006;47(1):57-9.

Na histopatologia observa-se um infiltrado inflamatório em faixa em íntima aposição com a epiderme, a qual demonstra graus variados de atrofia e/ou hiperplasia com alterações epiteliais degenerativas que incluem vacuolização, disqueratose, e queratinócitos apoptóticos acumulados na derme papilar (corpos coloides). Pode haver a extensão de um infiltrado com predomínio de linfócitos, com eosinófilos de permeio, plasmócitos e histiócitos agrupados de forma perivascular na derme média.

Erupção fixa medicamentosa

É caracterizada pelo surgimento de uma ou várias lesões, acastanhadas (pigmentares) ou eritematosas (não pigmentares), eventualmente com bolha central, circunscrita (Figuras 31.17, 31.18 e 31.19), de recorrência no mesmo local a cada administração da droga causadora.[33] A presença de erupção fixa medicamentosa, como o próprio nome refere, é virtualmente patognomônica de reação à droga.[33] Pode haver associação de prurido, queimação ou dor. Os locais de predileção são as regiões periorificiais da face, genitais e região acral. Além da forma clássica pode ocorrer apenas eritema, lesão urticada, hipermelanose periorbital ou generalizada, ou eventualmente erupção fixa bolhosa, como relatado com drogas antitumorais, tais como o paclitaxel. As lesões surgem 30 minutos a 8 horas após a administração da droga e persistem por dias ou semanas.

A erupção fixa à droga parece ser decorrente de uma expressão exacerbada do ICAM-1 pelos queratinócitos e expressão endotelial da E-selectina e moléculas de adesão vascular. Os medicamentos mais envolvidos são a fenoftaleína, tetraciclinas, sulfonamidas, penicilinas, amoxicilina, clindamicina, trimetropina, antifúngicos, dapsona, ácido para aminosalicílico, antimaláricos, rifampicina, nifedipina, atenolol, melatonina, levamisol, ticlopidina, lidocaína, metronidazol, opiáceos, anticonvulsivantes, benzodiazepínicos, dipirona, AAS, indometacina, paracetamol, ibuprofeno, fenilbutazona, naproxeno, ácido mefenâmico, piroxicam, paclitaxel, alopurinol e barbitúricos. São relatadas reações cruzadas por semelhança molecular, como entre tetraciclinas e doxiciclina.[33] A pseudoefedrina caracteristicamente causa uma erupção fixa à droga não pigmentada.

As erupções fixas pela oxifenbutazona causam mais acometimento mucoso, as tetraciclinas envolvimento genital frequente e o sulfametoxazol-trimetropim acometimento labial.[33]

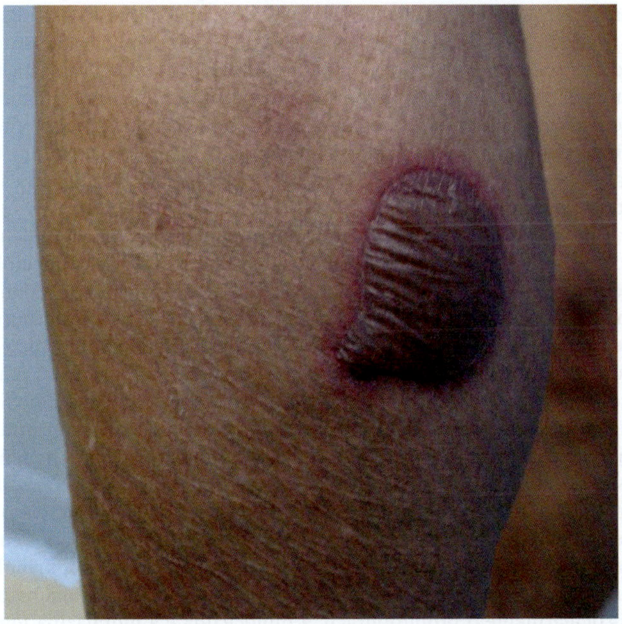

■ **Figura 31.17** Erupção fixa medicamentosa. Apresentação eritematobolhosa.

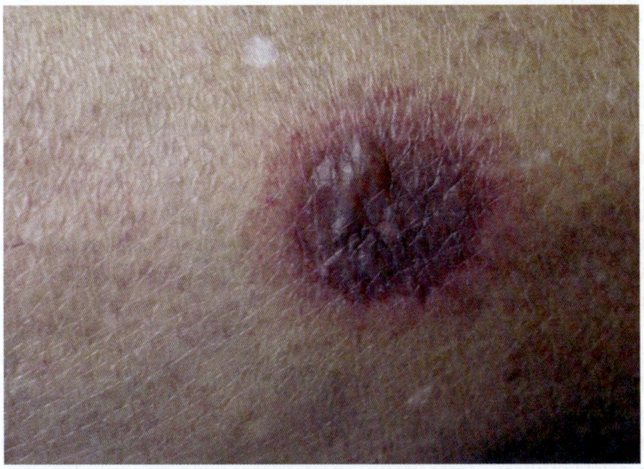

■ **Figura 31.18** Erupção fixa medicamentosa. Apresentação eritematovesiculosa.

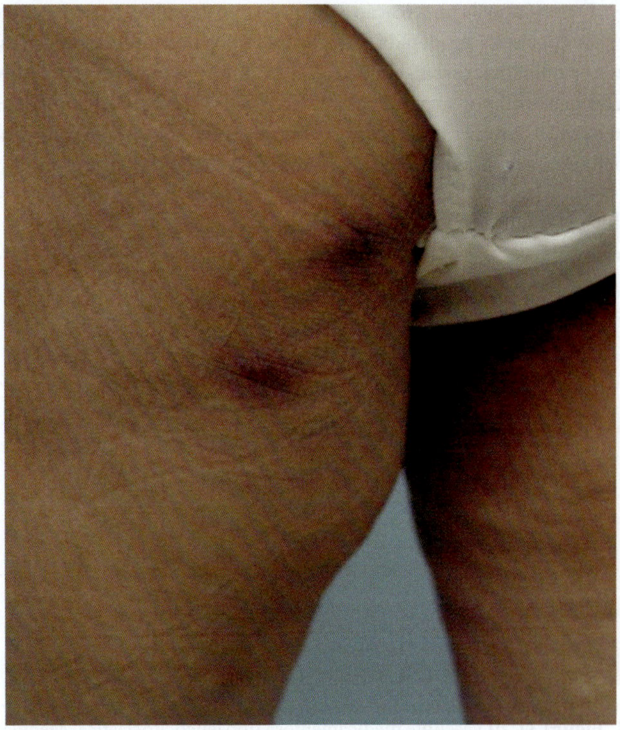

■ **Figura 31.19** Erupção fixa medicamentosa. Apresentação de lesões múltiplas.

Pode haver distribuição linear das lesões ao longo de estruturas anatômicas como vasos sanguíneos ou linfáticos e nervos, bem como fenômeno de Koebner ou disposição ao longo das linhas de Blaschko.[33]

Púrpura

A púrpura induzida por drogas geralmente acompanha outras reações cutâneas às drogas, tais como eritema multiforme, vasculite necrotizante, eritema nodoso e erupção fixa a drogas. Decorre de vasculite ou de trombocitopenia, que por sua vez podem ter gênese alérgica ou não alérgica. No mecanismo alérgico, a droga se liga aos trombócitos e forma um complexo trombócito + droga + IgE, causando a lise plaquetária, que se traduz clinicamente pelo surgimento de petéquias na pele e de hemorragias nas mucosas, principalmente nas crianças.

A púrpura não trombocitopênica é uma coagulopatia. A dose exagerada de anticoagulante inicia as hemorragias cutâneas (petéquias) que progridem para hemorragia difusa (equimoses) ou a corticosteroideterapia sistêmica prolongada acaba por levar a uma fragilidade dos vasos, que tendem à ruptura e hemorragia subcutânea. São muitas as medicações que podem causar púrpura trombocitopênica: AAS, anti-inflamatórios não hormonais, rifampicina, quinino, fenilbutazona, isoniazida e sulfas. As púrpuras não trombocitopênicas são causadas pelos corticosteroides, heparina e cumarínicos.

Vasculite cutânea

Vasculite é um termo histológico que inclui inúmeros quadros clínicos. A vasculite pode ser deflagrada, entre outras causas, por drogas através de mecanismos imunes ainda não esclarecidos, sendo chamada de vasculite por hipersensibilidade ou vasculite leucocitoclástica. O quadro cutâneo mais encontrado é o da púrpura palpável das extremidades. Porém, na dependência da profundidade em que se dá a alteração vascular, outros aspectos podem surgir, tais como máculas eritematosas, erupção purpúrica maculopapulosa (Figura 31.20), pápula urticada, púrpura, petéquia, pústulas, bolhas (Figura 31.21), necrose cutânea (Figura 31.22) e ulceração (Figura 31.23). Algumas vezes as vísceras também estão comprometidas. Virtualmente qualquer droga pode provocar vasculite em um paciente predisposto.

O protótipo de uma reação a droga do tipo vasculite é uma vasculite leucocitoclástica moderada, caracterizada por um infiltrado perivascular e intersticial esparso, neutrofílico, com neutrófilos degenerados, acompanhado por suave deposição de fibrina nos vasos e hemorragia na derme. Outras características podem incluir um componente linfocitário proeminente, e discreta eosinofilia tecidual.

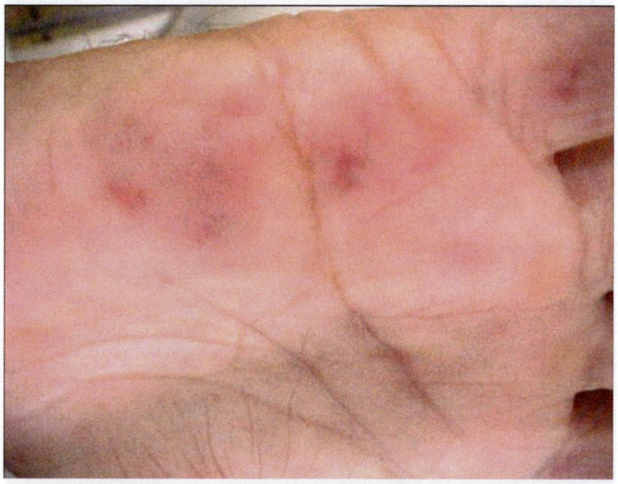

■ **Figura 31.20** Vasculite medicamentosa tipo leucocitoclástica. Máculas purpúricas na palma da mão. Droga causal: diclofenaco.

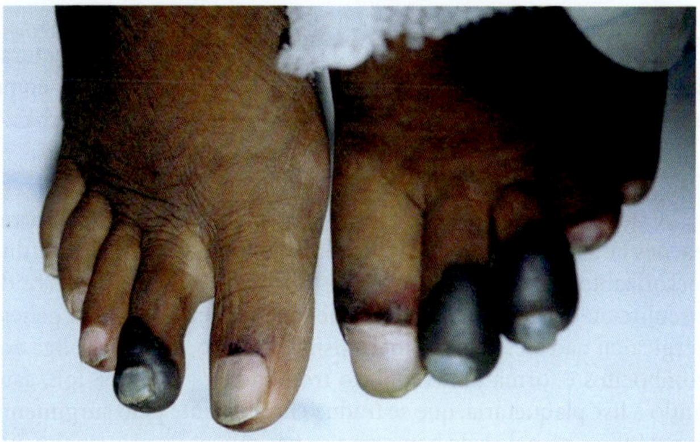

■ **Figura 31.21** Vasculite medicamentosa tipo leucocitoclástica. Bolhas hemorrágicas nos dedos dos pés. Droga causal: propiltiouracil.

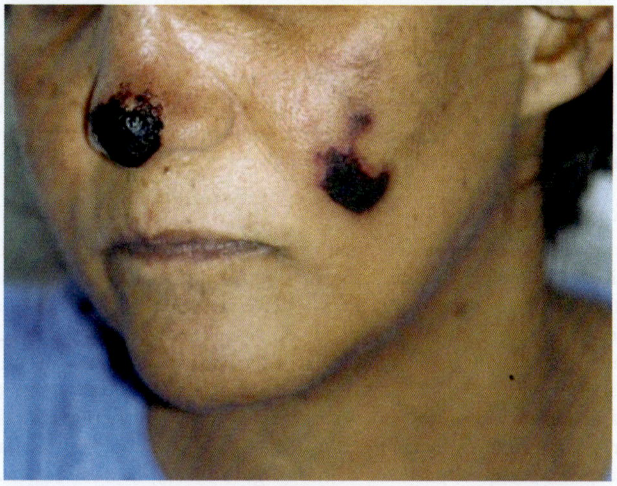

■ **Figura 31.22** Vasculite medicamentosa tipo leucocitoclástica. Necrose cutânea em ponta nasal e área malar. Droga causal: propiltiouracil.

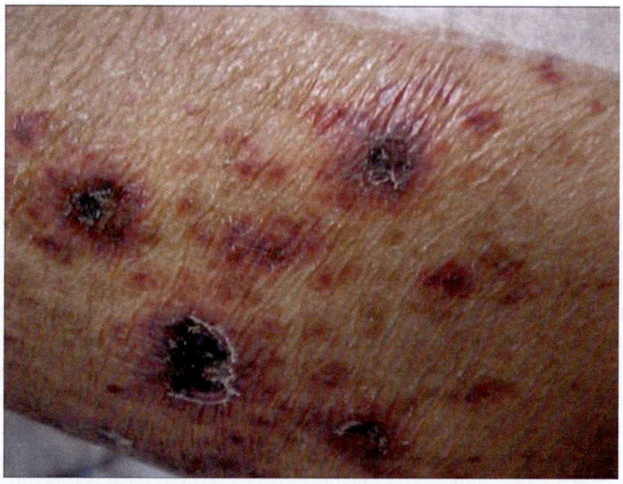

■ **Figura 31.23** Vasculite medicamentosa tipo leucocitoclástica. Lesões eritematoulceronecróticas na perna. Droga causal: diclofenaco.

A púrpura de Henoch-Schönlein é a forma aguda da vasculite leucocitoclástica, apresentando hemorragia cutânea, bolhas e necrose pronunciada, podendo cursar com febre, artralgia e mal-estar geral. As drogas frequentemente envolvidas são as penicilinas, pirazolonas, sulfas e tiouracil. O uso recente de GMC-SF e de G-CSF para o tratamento da neutropenia de pacientes portadores do HIV, da anemia aplástica, mielodisplasia ou neutropenia congênita tem levado ao surgimento de reações cutâneas do tipo das dermatoses neutrofílicas, tais como pioderma gangrenoso, síndrome de Sweet, foliculite neutrofílica e vasculite. Eventualmente, estas reações podem ser do tipo de pápulas anulares disseminadas.

Entre as drogas que são descritas como causadoras de vasculite leucocitoclástica destacam-se a fenilbutazona, indometacina, alopurinol, penicilinas, eritromicina, sulfonamidas, diuréticos tiazídicos e a hidantoína. Na literatura descrevem-se casos com aspecto clínico da púrpura de Henoch-Schönlein causados pelo ácido acetilsalicílico, penicilinas, quinina, propiltiouracil e ouro. Formas de vasculites pustulosas têm sido relatadas com o uso de naproxeno, penicilinas, ampicilina, amoxicilina, furosemida, diltiazem, carbamazepina e mercúrio. As púrpuras pigmentosas crônicas, onde ocorre uma vasculite linfocitária, podem estar relacionadas à exposição ao bromhexine, carbromal, itraconazol, anti-inflamatórios não hormonais, antibióticos e bromisoval. Casos de vasculite simulando a poliarterite nodosa têm sido observados em paciente sob uso do ácido acetilsalicílico, sulfasalazina, alopurinol, sulfonamidas, sulfametoxazol, quinidina, fenitoína e meprobamato. Particularmente o propiltiouracil, a minociclina e a hidralazina têm causado uma grave síndrome vasculítica de hipersensibilidade, com um espectro extenso de manifestações lúpus-símile, onde ocorre por vezes a síndrome pulmonar renal, com hemorragias pulmonares e glomerulonefrite necrotizante em crescente e positividade dos anticorpos anticitoplasma de neutrófilos (p-ANCA e c-ANCA).

As formas histopatológicas com vasculite leucocitoclástica grave, com acometimento de toda a derme, típicas de síndromes com vasculites sistêmicas, não são observadas, em geral, nas vasculites induzidas por drogas. O padrão de vasculite granulomatosa por droga é incomum. Uma reação vascular linfocitária com hemorragia pode ser observada dentro do espectro das vasculites induzidas por droga, contudo em geral há eosinofilia tecidual, sendo a trombose da luz vascular geralmente não relatada, o que é por sua vez típica nas vasculites linfocíticas das doenças autoimunes do tecido conectivo.

Relataram-se casos de púrpuras pigmentosas atípicas associadas ao uso de medicamentos, nas quais se encontra uma vasculopatia linfocitária com atipia linfoide e epiteliotropismo mimetizando uma forma de micose fungoide púrpura pigmentosa-símile, constituindo um pseudolinfoma. Cerca de 20% destes casos apresentaram rearranjo clonal do infiltrado linfocitário, e nestes casos nenhum se resolveu com a retirada da droga suspeita.

Erupções acneiformes

Decorre da hiperplasia do folículo pilo-sebáceo pela ação das seguintes drogas: andrógenos, ACTH, contraceptivos orais, corticosteroideterapia sistêmica prolongada, tuberculostáticos, anticonvulsivantes, lítio e derivados halogenados. As reações acneiformes apresentam como características a raridade de comedões e a presença de lesões monomorfas inflamatórias (Figura 31.24), que permitem diferenciá-las da acne vulgar. O surgimento é súbito, atinge áreas não habitualmente atingidas pela acne e a idade do paciente não se restringe à da acne.

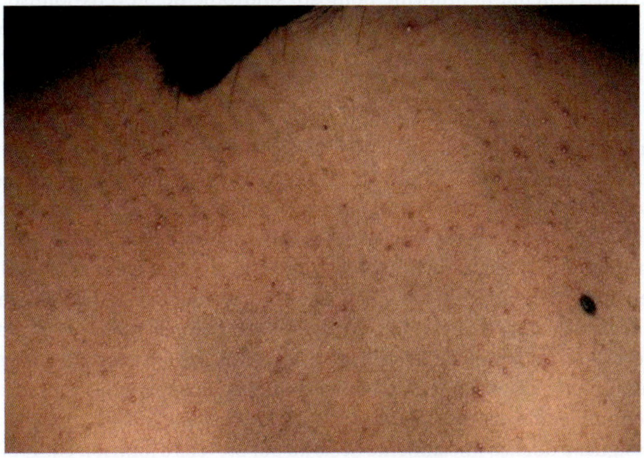

■ **Figura 31.24** Erupção acneiforme medicamentosa.

Recentemente um grupo de drogas anti-EGFR (*Epidermal Growth Factor Receptor*/Receptor do Fator de Crescimento Epidérmico) tem se destacado como causador de erupções acneiformes e serão abordados junto às reações mucocutâneas adversas aos quimioterápicos.

Exantema flexural e intertriginoso simétrico relacionado à droga (SDRIFE – *symmetrical drug-related intertriginous and flexural exanthema*) ou síndrome do babuíno (*baboon syndrome*)

Em 1984 o termo "síndrome do babuíno" foi introduzido para se descrever uma forma especial de dermatite de contato sistêmica que ocorreu após a administração ou absorção de um alérgeno de contato em pessoas previamente sensibilizadas pela exposição tópica ao mesmo agente.[34]

Não se dispõe de dados epidemiológicos sobre a sua incidência, no entanto alguns autores estimam que esta entidade possa corresponder à cerca de 10% de todas as dermatites de contato.[35]

O quadro clínico é caracterizado pelo eritema que ocorre na área das nádegas e porção superior interna das coxas que lembra as nádegas avermelhadas de macacos babuínos. Em 2004 o grupo suíço de Bircher e colaboradores[36] sugeriu o acrônimo SDRIFE. A amoxicilina é a principal droga causadora desta erupção, seguida pelas cefalosporinas e a mitomicina C.[37] Além destes agentes, a síndrome do babuíno pode ocorrer como consequência da quebra de termômetros e exposição ao mercúrio (Figuras 31.25A e B) e tem sido descrita com outros agentes como: níquel, roxitromicina, salicilatos, ampicilina, aminofilina, heparina, pseudoefedrina, terbinafina, imunoglobulinas, cetuximab, contrastes iodados e corticosteroides tópicos.[38,39]

O antígeno pode alcançar o sistema imune por ingestão, inalação, via tópica ou por injeção. A sensibilização prévia do paciente ao mercúrio, por exemplo, pode ocorrer pelos derivados tópicos do mercúrio, como o mercúrio cromo, o thimerosal e produtos de uso odontológico (amálgama).

Os critérios propostos para o diagnóstico da síndrome do babuíno ou SDRIFE estão no Quadro 31.8.

Quadro 31.8 Critérios diagnósticos para a síndrome do babuíno (SDRIFE).[37]

1. Exposição a uma droga sistemicamente administrada (já na primeira dose ou não), excluindo-se a dermatite de contato alérgica clássica
2. Eritema bem delimitado da área perianal e glútea e/ou eritema em forma de V, com a base na área perigenital ou inguinal
3. Envolvimento de pelo menos um outro sulco intertriginoso ou flexural
4. Simetria das áreas acometidas
5. Ausência de sintomas ou sinais sistêmicos

Fonte: Adaptado de Arnold AW, Hausermnn P, Bircher AJ. Recurrent flexural exanthema (SDRIFE or Baboon Syndrome) after administration of two different iodinated radio contrast média. Dermatology 2007;214:89-93.

Nem sempre há uma dermatite de contato prévia com a substância causal. Em geral a erupção é pruriginosa se desenvolvendo dentro de horas ou dias após a exposição à substância ou droga. A maior intensidade da erupção se dá entre o segundo e o quinto dia após a exposição ao agente e desaparece espontaneamente após cerca de duas semanas com descamação residual.[39]

O diagnóstico diferencial mais frequente se faz com os exantemas virais da Infância, dermatite atópica, dermatite seborreica e dermatites de contato não sistêmica.[38] A simetria das áreas acometidas pelo eritema e a ausência de sinais e sintomas sistêmicos são muito importantes para se distinguir a síndrome do babuíno (SDRIFE) de outras erupções cutâneas a drogas tais como a Pustulose exantemática generalizada aguda, a necrólise epidérmica tóxica, e a DRESS.[38]

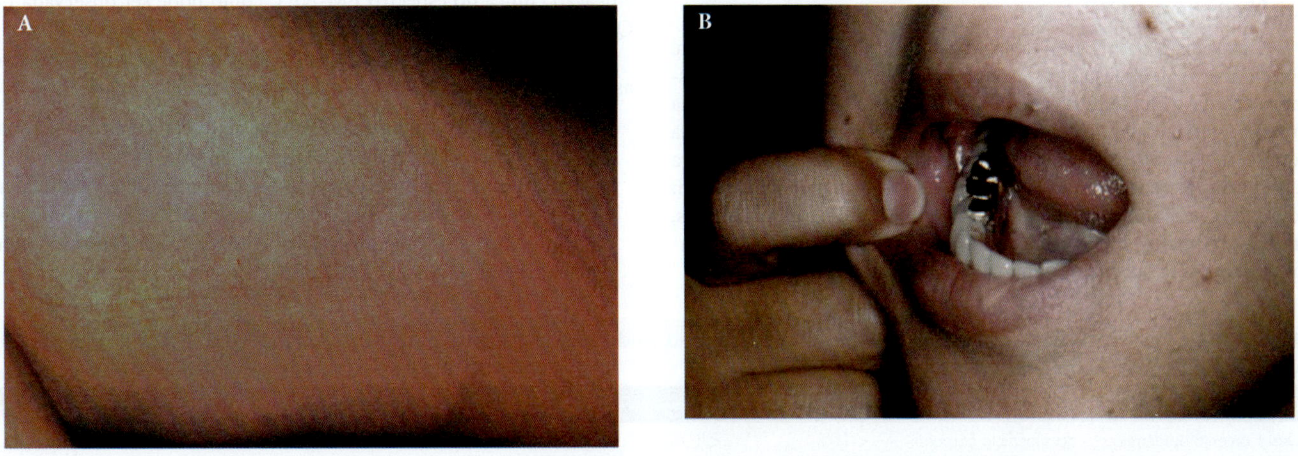

■ **Figura 31.25** **(A)** Exantema por mercúrio acometendo a face interna das coxas em paciente que 48 horas antes se submeteu à restauração dentária por amálgama (50% do peso composto por mercúrio). **(B)** Restauração dentária por amálgama (50% do peso composto por mercúrio) na paciente da Figura 31.25A.

Os achados histopatológicos não são característicos da erupção, se observando sinais inespecíficos de eczema com espongiose leve, acompanhado de exocitose de mononucleares ou alguns neutrófilos e edema da derme superficial com infiltrado perivascular formado por eosinófilos, linfócitos e histiócitos.[38]

É fundamental afastar-se todo contactante alergênico ou fármaco desencadeante. Não existe tratamento específico para a síndrome do babuíno, devendo-se empregar medidas sintomáticas e em alguns casos corticosteroides sistêmicos, como a prednisona na dose 0,5 a 1 mg/kg/dia durante 10 a 15 dias, com posterior regressão progressiva da dose.[38]

Formas clínicas graves

São aquelas que geralmente necessitam de internação hospitalar, por vezes em unidade de terapia intensiva, com observação minuciosa dos sinais vitais e da função de órgãos internos. Fazem parte deste grupo a anafilaxia, a síndrome de Stevens-Johnson, necrólise epidérmica tóxica e dependendo do envolvimento sistêmico a síndrome de hipersensibilidade à droga (DRESS), as eritrodermias e a pustulose exantemática aguda generalizada.[40]

Critérios de gravidade

Algumas características clínicas e laboratoriais permitem a suspeita que a reação à droga possa evoluir para uma reação grave como as listadas no Quadro 31.9.[40]

Quadro 31.9 Características clínicas e laboratoriais de alerta a RAD grave.

Clínicas	Cutâneas	• Eritema confluente • Dor cutânea • Edema facial ou acometimento centrofacial • Necrose cutânea • Púrpura palpável • Bolhas ou destacamento epidérmico • Edema da língua ou úvula • Urticária • Sinal de Nikolsky positivo • Erosões nas membranas mucosas
	Gerais	• Febre alta (> 40 °C) • Adenomegalia • Artralgia ou artrite • Taquipneia e/ou sibilos • Hipotensão
Laboratoriais		• Eosinofilia > 1.000 mm³ • Linfocitose com linfócitos atípicos • Anormalidades nas provas de função hepática

Fonte: Adaptado de Roujeau J-C, Stern RS. Severe adverse cutaneous reaction to drugs. N Engl J Med 1994;10:1272-85.

Anafilaxia

A anafilaxia ocorre pelas mesmas drogas que causam urticária, porém ocorre além desta, alterações respiratórias como broncoespasmo, sintomas rinoconjuntivais angioedema de glote e diminuição da pressão arterial podendo ocorrer então choque anafilático. A anafilaxia geralmente ocorre nos primeiros 30 minutos após a ingestão da droga sendo raras as reações mais tardias. Exige tratamento imediato com adrenalina subcutânea, manutenção da permeabilidade de vias aéreas, anti-histamínicos e corticosteroides por via parenteral. Maiores detalhes podem ser vistos no Capítulo de Anafilaxia.

Espectro clínico – eritema polimorfo (multiforme), síndrome de Stevens-Johnson e necrólise epidérmica tóxica

Em concordância com as opiniões de vários grupos que estudam as RADs acreditamos, que na verdade, há um espectro contínuo de manifestações dermatológicas que se apresenta desde o eritema multiforme até a necrólise epidérmica tóxica.

Entre as formas polares constituídas pelo eritema polimorfo *minor* e a necrólise epidérmica tóxica, ocorrem formas de transição, para as quais Roujeau e colaboradores propuseram uma classificação sob os termos: eritema multiforme bolhoso, síndrome de Stevens-Johnson, sobreposição síndrome de Stevens-Johnson/Necrólise Epidérmica Tóxica, necrólise epidérmica tóxica com máculas e necrólise epidérmica tóxica sem máculas.

Com a finalidade de compreensão didática abordaremos as descrições originais do EM e da SSJ. Inicialmente o eritema multiforme foi descrito por Ferdinand von Hebra, em 1866, sob a denominação de *erythema exudativum multiforme*, como uma doença aguda, autolimitada, caracterizada por lesões simetricamente distribuídas, com predomínio acral, tendência à recorrência e com aspecto típico de lesões concêntricas em alvo. Foi então proposta uma classificação em EM *minor*, correspondendo a uma síndrome cutânea mais moderada, fiel à descrição original de von Hebra, separada das formas mais graves, geralmente febris, com envolvimento de várias superfícies mucosas, denominada então de EM *major*. O EM *major*, por sua vez, passou a designar a doença inicialmente descrita por Stevens e Johnson em 1922, sob a descrição de *a new eruptive fever with stomatitis and ophtalmia*, a partir da observação clínica duas crianças do sexo masculino, que manifestaram uma doença aguda febril, constituída por lesões semelhantes ao EM, além da presença de estomatite, conjuntivite purulenta e dano visual permanente.

Contudo segundo Bastuji-Garin e colaboradores[41] parece ser possível separar os pacientes com EM *major*, dos com verdadeira SSJ, com base nos sintomas clínicos e na origem da doença. Estes autores definiram o EM *major* como constituído por erosões mucosas e lesões cutâneas características em seu padrão (alvos típicos, com ou sem bolhas), distribuição simétrica e preferencialmente acral.[41] A SSJ seria representada por erosões mucosas e máculas purpúricas cutâneas disseminadas, frequentemente confluentes, com o sinal de Nikolsky positivo e destacamento epidérmico limitado a menos de 10% da superfície corporal.[41] O EM compreenderia a casos recorrentes, pós-infecciosos, ou eventualmente relacionados com exposição a fármacos, com baixa morbidade e sem letalidade, enquanto a SSJ constitui uma reação adversa à droga grave com alta morbidade e prognóstico reservado em muitos casos.[41]

Em 1993 Bastuji-Garin e colaboradores[41] propuseram uma classificação clínica do espectro EM-NET, como pode ser observada no Quadro 31.10.

Para melhor compreensão desta classificação definimos abaixo as características das lesões dermatológicas citadas no Quadro 31.10.

- **Descolamento epidérmico:** refere-se à perda da epiderme, a qual se faz por vezes em retalhos (Figura 31.26A).
- **Alvos típicos:** constituídos por lesões com menos de 3 cm de diâmetro, em disco, bordas bem definidas, e exibindo pelo menos três zonas distintas, a saber, dois halos concêntricos em torno de um disco central (Figura 31.26B).

Quadro 31.10 Espectro clínico do eritema multiforme (EM) bolhoso, síndrome Stevens-Johnson (SSJ), sobreposição SSJ-necrólise epidérmica tóxica (NET), NET com e sem máculas.

Classificação/características	EM bolhoso	SSJ	Sobreposição SSJ-NET	NET com máculas	NET sem máculas
Destacamento epidérmico (% da superfície corporal)	< 10%	< 10%	10% a 30%	> 30%	> 10%
Alvos típicos	sim	–	–	–	–
Alvos atípicos	elevado	plano	plano	plano	–
Máculas	–	sim	sim	sim	–

- **Alvos atípicos planos:** lesões sem relevo, redondas ou em disco, com duas zonas e/ou bordos não bem definidos (Figura 31.26C).
- **Alvos atípicos elevados:** lesões redondas ou em disco, palpáveis ou elevadas, porém sem as duas zonas e/ou bordas bem definidas (Figura 31.26D).
- **Máculas:** máculas eritematosas ou purpúricas, formas irregulares e confluentes, com ou sem bolhas (Figura 31.26E).

Desta forma como a extensão da necrólise da epiderme constitui um dos principais fatores de prognóstico, tornou-se consenso em classificar o espectro da seguinte forma:[40,41] SSJ como os casos com erosões mucosas e máculas purpúricas disseminadas e destacamento da epiderme abaixo de 10%; sobreposição ou transição SSJ-NET como os casos com destacamento epidérmico entre 10% e 30% da superfície corporal e como NET aos casos com máculas purpúricas disseminadas e destacamento epidérmico acima de 30% ou aos casos raros com necrólise disseminada (mais que 10% de destacamento) sem qualquer das lesões descritas acima.

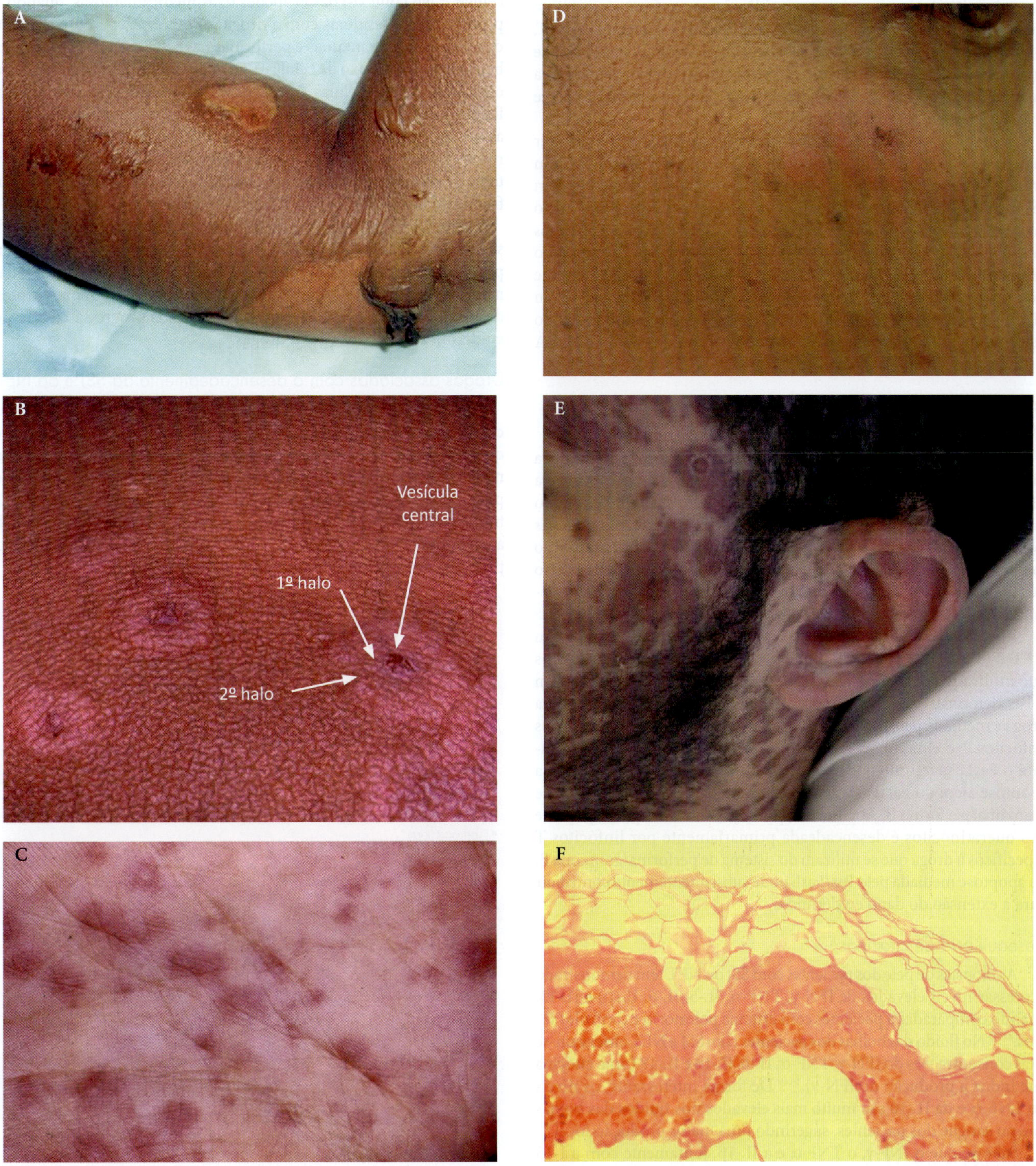

■ **Figura 31.26** **(A)** Descolamento epidérmico. Paciente com necrólise epidérmica tóxica. **(B)** Alvo típico com as três zonas, a vesícula central e dois halos concêntricos. **(C)** Alvo atípico plano. **(D)** Alvo atípico elevado. **(E)** Máculas purpúricas. **(F)** Histopatologia da necrólise epidérmica tóxica, demonstrando a epiderme desolada e apoptose dos queratinócitos em toda a sua espessura (Hematoxilina-eosina, OM 400x).

Imunopatologia da SSJ e NET

A SSJ/NET envolve uma resposta imune específica a uma ou mais drogas, constituindo uma forma de reação de hipersensibilidade mediada por células T.[40,41] Em casos raros onde pacientes que tiveram SSJ ou NET são reexpostos a droga ofensora, os sintomas se desenvolvem muito mais rapidamente do que na exposição original, sugerindo que tenha havido um processo prévio de sensibilização.

O infiltrado inflamatório na SSJ e particularmente na NET, frequentemente é escasso na derme, e a discrepância entre a extensão do dano epidérmico e a reação inflamatória aparentemente leve tem sugerido que as células T não são essenciais no desencadeamento da apoptose dos queratinócitos.[42] No entanto, outras evidências se confrontam com esta visão. Primeiramente, em um número substancial de pacientes de NET, o infiltrado é moderado ou mesmo extenso.[42] Além disso, a intensidade do infiltrado demonstra uma relação linear com a porcentagem da área de superfície corpórea com destacamento epidérmico e também parece correlacionar-se com a mortalidade.[43]

Além disso, enquanto o infiltrado inflamatório epidérmico pode ser paucicelular, o fluido das bolhas dos pacientes com NET contém um grande número de linfócitos.[44] Nas biópsias da pele de pacientes com SSJ ou NET os linfócitos T predominam sobre os macrófagos no início do curso da reação, porém com o tempo a taxa linfócitos/macrófagos diminui.[44] A proporção de linfócitos $CD8^+$ excede a de $CD4^+$, estando altamente ativados (expressão elevada do HLA-DR) e frequentemente expressão o receptor do antígeno leucocitário cutâneo (CLA).[44] Além disso, os linfócitos T $CD8^+$ do fluido das bolhas são quase todos do fenótipo de memória, como demonstrado pela ausência do CD45RA e pela expressão do CD29.

Participação do mecanismo Fas/Fas ligante e granzima/perforina B, granulosina na SSJ e NET

A marca histopatológica destas doenças é a "necrose epidérmica disseminada", devido à morte dos queratinócitos por apoptose (Figura 31.26F). Há duas vias que conduzem à apoptose celular, a ligação do Fas (CD95) com o seu ligante FasL (CD95L) e a liberação da via das perforinas, granulosinas e da granzima B. O Faz representa uma função importante na homeostase cutânea e é constitucionalmente expresso nos queratinócitos normais, com a expressão restrita à camada de células basais e as porções inferiores da camada espinhosa.

A expressão de Fas nas biópsias de pele de pacientes com SSJ ou NET é idêntica à pele normal na população-controle. Os linfócitos que infiltram a derme perivascular e a epiderme também expressam o Fas demonstrando que a apoptose dos queratinócitos na reação a droga é mediada pela ligação do Fas dos queratinócitos com o FasL dos linfócitos. No entanto, os linfócitos do fluido das bolhas não expressam o FasL, sugerindo que outro mecanismo deva estar envolvido na apoptose além do Fas-FasL. Este mecanismo é o sistema de apoptose granzima/perforina B. Atualmente, portanto, se aceita que a apoptose dos queratinócitos é desencadeada primariamente por linfócitos T específicos à droga que se utilizam do sistema de perforina/granzima B, e a apoptose mediada pelo Fas/FasL pode subsequentemente contribuir para a extensão do dano epidérmico.

Desequilíbrio de citocinas

As biópsias de pele dos pacientes com SSJ ou NET têm demonstrado expressar níveis elevados de IFN-γ, TNF-α, IL-5, IL-6, IL-10 e IL-13, quando comparadas a pacientes com eritema polimorfo e controles sadios.[45-47] No fluido das bolhas dos pacientes com SSJ e NET observam-se altas concentrações do IFN-γ, TNF-α, IL-6, IL-13 e IL-18 (uma citocina que induz a produção do IFN-γ).[48,49] De forma interessante, os níveis do TNF-α e da IL-10 são muito mais elevados nos fluidos das bolhas que no sangue dos pacientes, sugerindo uma maior produção local.[49]

Sabe-se que o INF-γ, o TNF-α e a IL-1β, juntamente com a I-15 podem aumentar a expressão do FasL nos queratinócitos humanos.[50] Da mesma forma, o INF-γ indução ativação dos queratinócitos, um processo que é importante como um pré-requisito para indução da apoptose droga-específica dos queratinócitos via sistema perforina/granzima B.[51]

Desta forma, a elaboração de um perfil de citocinas tipo TH1 (particularmente o INF-γ e o TNF-α) é indicativa de que o mecanismo de citotoxicidade celular seja o principal desencadeador da apoptose dos queratinócitos na SSJ e na NET. No entanto, se a participação de citocinas de perfil TH2, tais como a IL-5 e a IL-13, tem alguma função na patogênese da doença, ainda permanece a ser esclarecido. A IL-10 por sua vez se constitui em uma citocina reguladora, a qual pode estar sendo sintetizada nestas reações com a finalidade de limitar o dano imune.[42]

A erupção fixa medicamentosa atualmente é entendida representar uma reação bolhosa droga-induzida que constitui um modelo localizado para indução de apoptose de queratinócitos via citotoxicidade celular.[42] No contexto das erupções fixas medicamentosas, quando se provoca lesões residuais com a droga causal observa-se um aumento da expressão de granzimas e perforinas nas células T CD8 epidérmica, bem como um influxo de células T CD4 na epiderme.[52,53] Muitas destas células são capazes células T são capazes de produzir e demonstram um fenótipo de células T reguladoras Foxp3+. Este perfil imune sugere que as células T reguladoras produtoras de IL-10 podem ter uma função na resolução da reação imune na erupção fixa medicamentosa, podendo também estar implicadas na incapacidade destas reações não evoluírem frequentemente para SSJ e NET.

Já no contexto da SSJ e da NET ainda permanece ser estabelecido se as células T reguladoras estão presentes nas lesões e se as mesmas poderiam contribuir para a produção elevada da IL-10 na pele lesada e no fluido das bolhas dos pacientes com SSJ ou NET, e por que a síntese desta citocina é insuficiente para evitar a rápida progressão das lesões epidérmicas nestas reações a drogas.[42]

Drogas associadas com o desencadeamento da SSJ e da NET

Mais de 100 medicamentos de várias classes têm sido associados com a SSJ e a NET (Quadro 31.11). No entanto a maioria das mais frequentemente implicadas pertence ao grupo das sulfonamidas, especialmente o sulfametoxazol, os anticonvulsivantes (incluindo a carbamazepina, lamotrigina, fenobarbital e fenitoína), os anti-inflamatórios não hormonais (AINH, especialmente os derivados oxicans), o alopurinol e a nevirapina.[42] Nos países onde a dipirona é comercializada, esta droga parece se correlacionar frequentemente a estas reações.[54]

Quadro 31.11 Drogas frequentemente desencadeadoras da SSJ e da NET.

Anti-infecciosos: ▪ Aminopenicilinas ▪ Antimaláricos ▪ Antifúngicos imidazólicos ▪ Cefalosporinas ▪ Macrolídeos ▪ Quinolonas ▪ Sulfonamidas ▪ Tetraciclinas
Analgésicos: ▪ Dipirona (metinazol)
Anti-inflamatórios não hormonais: ▪ Especialmente os derivados oxicans
Anti-convulsivantes: ▪ Carbamazepina ▪ Lamotrigina ▪ Fenobarbital ▪ Fenitoína ▪ Ácido valproico
Miscelânea: ▪ Alopurinol ▪ Nevirapina

Para a maioria dos fármacos desencadeantes destas reações um intervalo variando entre 4 e 28 dias entre o início do uso da droga e o surgimento dos sintomas e sinais é necessário. O maior risco de desenvolvimento da SSJ ou da NET entre as drogas de risco que são utilizadas em regime de uso contínuo é o período compreendido entre os dois meses iniciais de tratamento.[55]

Em um estudo recente caso-controle multicêntrico internacional, entre seis países na Europa e Israel, denominado EuroSCAR (*European Severe Cutaneous Adverse Reactions*), o alopurinol foi a causa mais comum de SSJ e NET, particularmente quando prescrito em doses maiores ou iguais a 200 mg/dia [*odds ratio* (OR) ajustada de 18]. Outras drogas de risco elevado foram a carbamazepina (OR ajustada de 72), cotrimoxazol, nevirapina e fenobarbital (OR ajustada de 16), fenitoína (OR ajustada de 17) e lamotrigina.[55] Riscos menores se relacionaram com os anti-inflamatórios não hormonais derivados do ácido acético, incluindo o diclofenaco e os antibióticos não sulfamídicos.[55]

La Grenade e colaboradores[56] em um estudo de casos de SSJ e NET entre 1969 e 2004 concluíram que há um risco significativo de desenvolver ambas as reações a drogas com inibidores seletivos da COX-2 derivados sulfamídicos, especialmente o valdecoxib, com menor risco, porém significativamente estatístico, outros inibidores da COX-2 como o celecoxib e o rofecoxib também se relacionaram com estas reações adversas.[56]

Síndrome de Stevens-Johnson (SSJ)

A incidência da SSJ é estimada ser entre 1 e 6 casos por milhão de habitantes ao ano, sendo, porém, mais elevada entre os pacientes HIV positivos.[42] É uma entidade caracterizada pela presença de lesões semelhantes ao eritema polimorfo, porém com máculas purpúricas e bolhas amplamente distribuídas ou mesmo lesões em alvos atípicos dispostas sobre o dorso das mãos, palmas, plantas dos pés região extensora das extremidades, pescoço, face, orelhas e períneo, sendo proeminente o envolvimento do tronco e da face (Figuras 31.27A, B, C, D). Pode ser precedida por uma erupção maculopapular discreta semelhante a um exantema morbiliforme.

As bolhas que podem se formar geralmente não determina um destacamento epidérmico maior que 10% da superfície corpórea. O envolvimento mucoso ocorre em duas superfícies mucosas distintas e pode preceder ou suceder o envolvimento cutâneo. Inicia-se com enantema e edema que originam erosões e formações pseudomembranosas, nos olhos, boca, genitais, faringe e vias aéreas superiores. Cerca de 10% a 30% dos casos ocorrem com febre, lesões no trato gastrointestinal e respiratório. A taxa de mortalidade geralmente é inferior a 5% sendo a sepse a principal causa de morte. O prognóstico parece não ser afetado pelo tipo e dose da droga responsável ou por infecção pelo HIV.

O tratamento deve ser realizado com a suspensão de qualquer droga não essencial a vida, com o início de reposição de fluídos, via endovenosa, principalmente se houver lesão de mucosa oral que impede a ingestão de líquidos. O paciente deverá ser isolado, e alimentação via sonda nasogástrica instituída, pois o paciente apresenta perda calórica e proteica. Os corticosteroides só deverão ser iniciados nas primeiras 48 horas do início do quadro não se mostrando benéficos após este período. A observação dos sinais vitais e das perdas hídricas deverá ser rigorosa. Os antibióticos deverão ser iniciados apenas se houverem sinais de infecção. Maiores detalhes do tratamento são abordados conjuntamente ao tratamento da necrólise epidérmica tóxica.

Necrólise epidérmica tóxica (NET) ou síndrome de Lyell

É uma entidade caracterizada por um extenso destacamento da epiderme por necrose (necrólise da epiderme). O termo “necrólise epidérmica tóxica” foi introduzido por Lyell, em 1956. Constitui felizmente uma reação adversa à droga rara, estimando-se na Europa sua incidência como um caso para cada 1,3 milhão de habitantes ao ano. Contudo entre os pacientes com SIDA o risco desta reação é maior, sendo estimado em cerca de um caso para cada 1.000 pacientes por ano. De forma geral há uma nítida predominância entre as mulheres (1,5 a 2:1), com a ocorrência entre os pacientes com SIDA contribuindo para equilibrar a taxa de incidência entre os sexos.

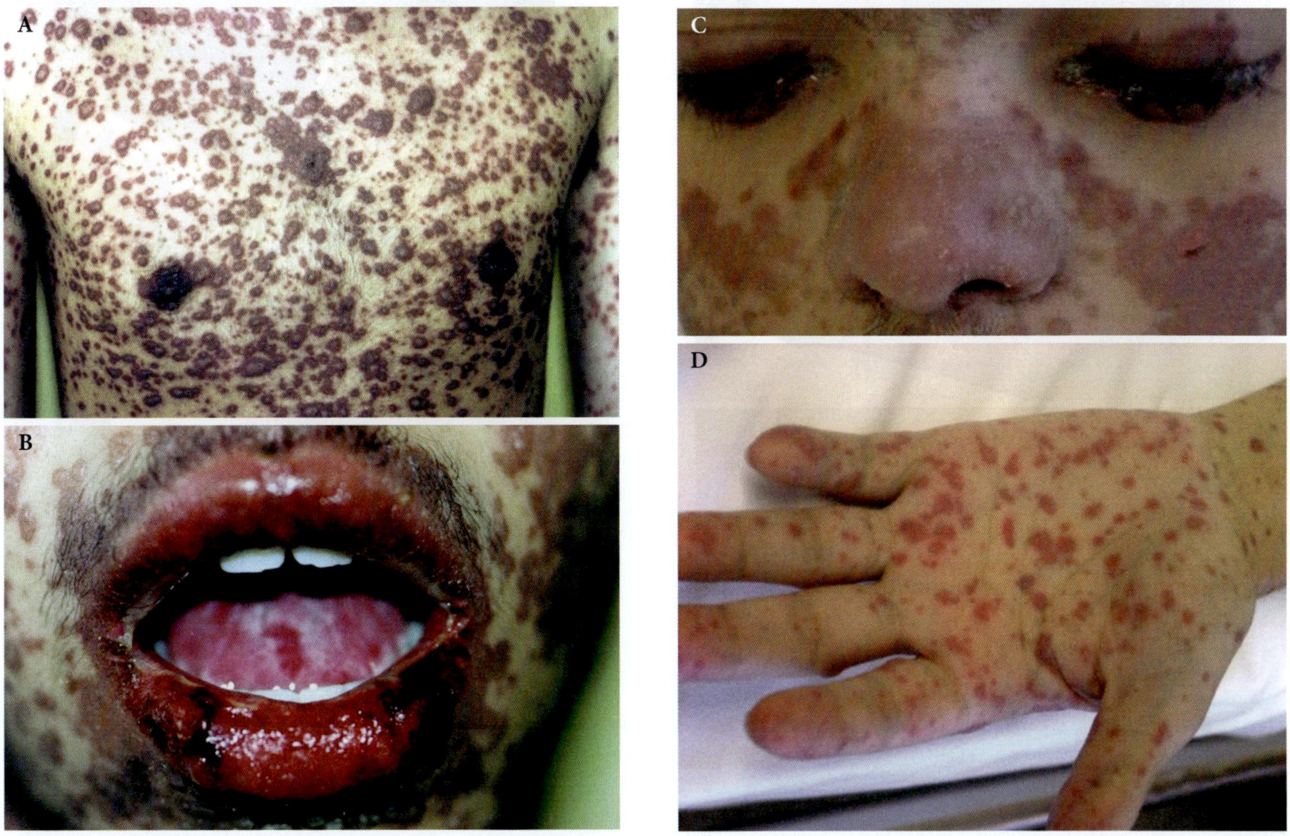

■ **Figura 31.27** **(A)** Síndrome de Stevens-Johnson. Observar diferentemente do eritema polimorfo *minor* o acometimento do tronco e as máculas purpúricas. **(B)** Síndrome de Stevens-Johnson. Acometimento da mucosa oral. **(C)** Síndrome de Stevens-Johnson. Máculas purpúricas. **(D)** Síndrome de Stevens-Johnson. Alvos planos atípicos e elevados atípicos na palma da mão.

A NET tem como características iniciais sintomas inespecíficos, tais como febre, dor de garganta, tosse e queimação ocular, considerados como manifestações prodrômicas. Após um a três dias ocorre o acometimento cutaneomucoso. Uma erupção eritematosa surge simetricamente na face e na parte superior do tronco, com extensão craniocaudal, provocando sintomas de queimação ou dolorimento da pele.

As lesões cutâneas individuais são em sua maioria, caracterizadas por máculas eritematosas, de contorno mal definido, com centro purpúreo. Progressivamente elas envolvem o tórax anterior e o dorso (Figuras 31.28A, B, C e D). Em alguns casos, de forma menos comum, a erupção inicial pode ser constituída por um exantema escarlatiniforme extenso. Em cerca de 2 a 5 dias, ou por vezes em questão de horas ou mais raramente em cerca de uma semana, ocorre o estabelecimento completo da extensão do quadro cutâneo. No início, em alguns casos as lesões podem prevalecer nas áreas fotoexpostas da pele. O ápice do processo é constituído pela característica desnudação da epiderme necrótica, a qual é destacada em verdadeiras lamelas ou retalhos, dentro das áreas acometidas pelo eritema de base.

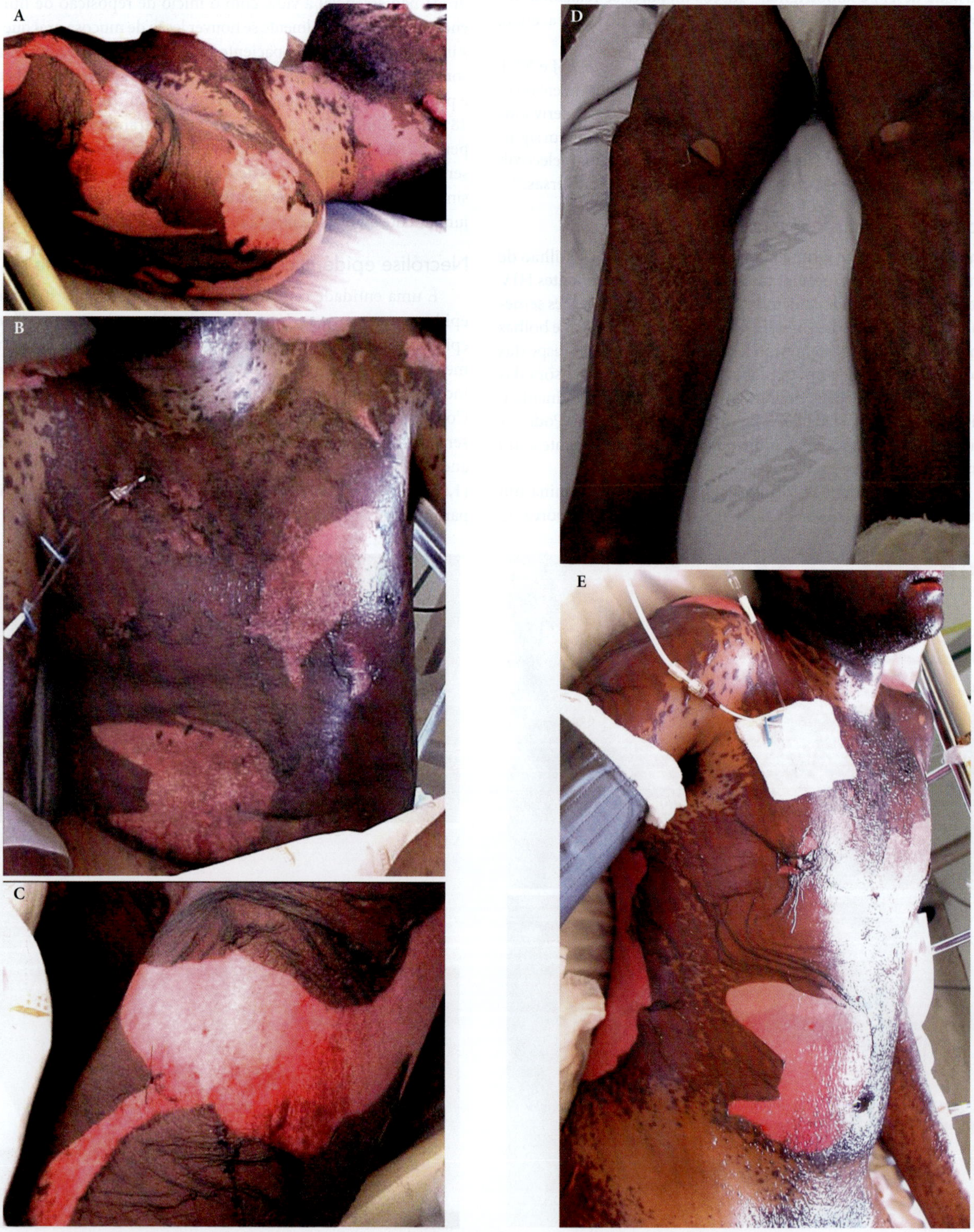

■ **Figura 31.28** **(A, B e C)** Necrólise epidérmica tóxica. Extenso descolamento epidérmico e derme desnuda e sangrante. **(D)** Necrólise epidérmica tóxica. Extenso descolamento epidérmico nas pernas em fase inicial. Após 48 horas o paciente teve mais de 60% de área de superfície corpórea descolada e evoluiu à óbito. **(E)** Extensa necrólise epidérmica tóxica com desnudamento da derme.

A epiderme é elevada pelo conteúdo seroso de bolhas flácidas, as quais progressivamente confluem e provocam sua ruptura e descolamento (Figura 31.28E), ocasionando um aspecto ao paciente de um grande queimado, com a derme desnuda, sangrante, eritemato-purpúrica e com contínua eliminação de serosidade, contribuindo para o desequilíbrio hidroeletrolítico e acentuada perda proteica. O sinal de Nikolsky torna-se positivo sobre grandes áreas da pele. As áreas da pele submetidas à pressão, como os ombros posteriores, dorso e nádegas são as primeiras a liberarem os retalhos de epiderme. Em áreas menos sujeitas ao trauma, a epiderme necrótica permanece recobrindo a derme, porém adquire cor pálida ou acinzentada e um aspecto enrugado.

Pode haver virtualmente acometimento de cerca de 100% da superfície cutânea, sendo excepcional o acometimento do couro cabeludo. Em torno de 85% a 95% dos pacientes têm acometimento das membranas mucosas, sendo comum isto preceder o envolvimento da pele por cerca de um ou dois dias. Em ordem de frequência acomete orofaringe, olhos, genitália e ânus. Erosões extensas e dolorosas determinam crostas labiais, salivação, impedimento da alimentação, fotofobia, micção e evacuação dolorosas. Graves sequelas oculares com a formação de sinéquias entre as pálpebras e a conjuntiva, por erosões conjuntivais pseudomembranosas e cegueira podem ocorrer. Ceratite, erosões da córnea têm sido relatadas, bem como síndrome *sicca* secundária.

Febre alta ou hipotermia podem ocorrer por desequilíbrio termorregulatório, até a cicatrização completa, mesmo na ausência de infecção concomitante. A queda abrupta da temperatura é mais indicativa de sepse do que a própria febre. Agitação psicomotora e confusão mental não são incomuns, geralmente indicativas de complicações hemodinâmicas e sepse. Muitos órgãos internos são acometidos pelo mesmo processo patológico que envolve a pele, determinando um espectro de manifestações sistêmicas.

O comprometimento sistêmico ocorre determinando no trato gastrointestinal, erosões no esôfago, as quais podem evoluir para constrição esofágica, elevação das transaminases em 50% dos casos, colite pseudomembranosa e pancreatite. No trato respiratório podem ocorrer erosões traqueobrônquicas e edema intersticial pulmonar, secundário ou não a correção da hipovolemia. Pode-se observar de forma constante anemia, leucopenia em até 90% dos pacientes. A neutropenia quando presente indica pior prognóstico. Na Figura 31.29 podemos observar o acometimento sistêmico da NET frente à insuficiência cutânea aguda que se instala.

O diagnóstico diferencial da SSJ e da NET é amplo, e inclui uma variedade extensa de reações cutâneas, tais como: o eritema multiforme major, o eritema polimorfo associado ao herpes simplex, queimaduras, erupção fixa medicamentosa generalizada, Pustulose exantemática generalizada aguda, erupção fixa medicamentosa, síndrome da pele escaldada estafilocócica, eritrodermia edematosa, penfigoide bolhoso, dermatose por IGA linear, pênfigo paraneoplásico, doença enxerto *versus* hospedeiro, lúpus eritematoso sistêmico com lesões cutâneas agudas tipo NET.[42] O diagnóstico da SSJ e da NET são primariamente clínicos, geralmente aventados com uma história clínica detalhada e com o exame físico, incluindo o sinal de Nikolsky positivo. No entanto, o diagnóstico pode ser confirmado pela biópsia, cujo exame histopatológico demonstra necrose de toda espessura da epiderme por apoptose de queratinócitos e descolamento da epiderme, enquanto a derme exibe mínimas alterações.[42]

O tratamento da SSJ e da NET é fundamentado em três medidas: (i) retirada da droga ofensora, especialmente as medicações conhecidamente de alto risco, (ii) medidas de suporte e (iii) intervenções ativas. A abordagem sempre é multidisciplinar e a internação hospitalar no âmbito de unidade de queimados ou unidade de tratamento intensivo.

Retirada da droga ofensora

Desde que as medicações são a causa mais comum de NET, e mais provável da SSJ, torna-se imperativo uma história clínica detalhada para determinar e descontinuar todas as medicações potencialmente relacionadas. A retirada imediata da droga causal está relacionada com a diminuição do risco de óbito, embora resultados imediatos não sejam notados.

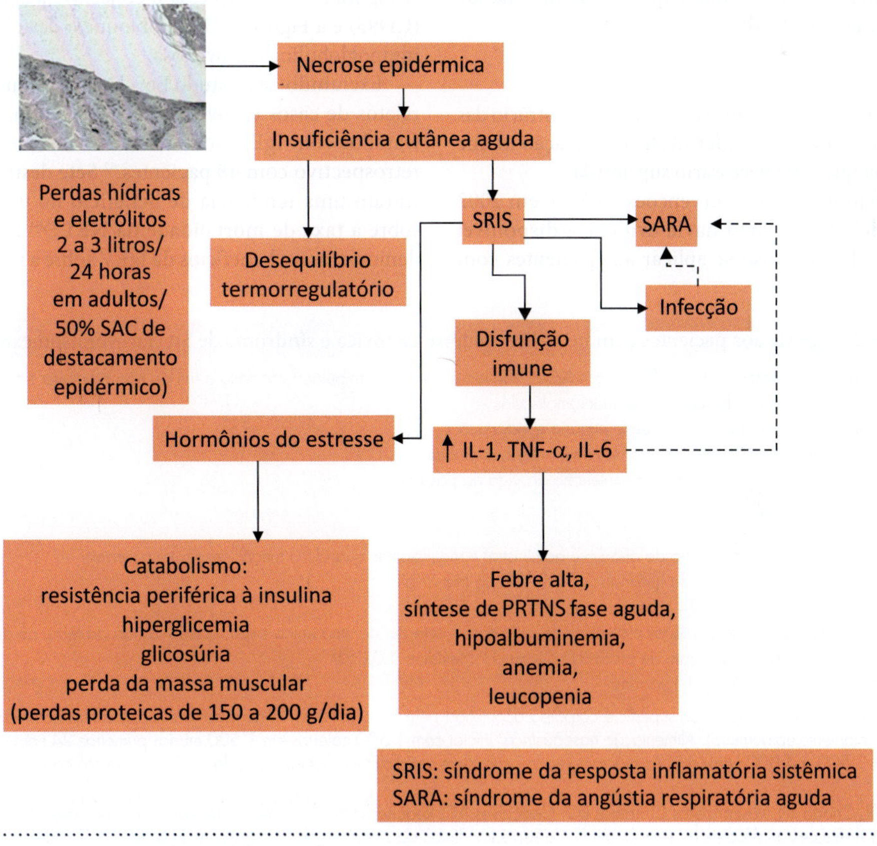

Figura 31.29 Repercussões sistêmicas da necrólise epidérmica tóxica.

Medidas de suporte

O tratamento dos pacientes com NET é similar ao tratamento dos pacientes com queimaduras extensas, com raras exceções. Todos os pacientes devem ser submetidos à biópsia cutânea para confirmação diagnóstica. O paciente deve ser observado em UTI e isolamento e ambiente aquecido, evitando-se ao máximo o trauma cutâneo. Retirar todas as drogas possíveis. Um acesso venoso deve ser obtido e a hidratação deve ser iniciada sendo composta de macromoléculas (1 mL/kg/% de superfície corpórea acometida pelo descolamento, sob a forma de albumina humana em concentração de 40 g/L em solução isotônica ou ainda coloide proteico como Dextran®) e solução salina isotônica, de acordo com a porcentagem de área corporal acometida (0,7 mL/kg/% superfície corporal acometida pelo descolamento epidérmico). O gasto energético do paciente com NET está aumentado, elevando o consumo metabólico basal em 2 vezes, 50% deste destinado a pele. As perdas proteicas atingem 150 a 200 g por dia. O paciente deve ser alimentado via sonda nasogástrica, com ingestão calórica de 1.500 kcal nas primeiras horas e posteriormente aumentada em 500 kcal por dia, alcançando até 3.500 a 4.000 kcal por dia.

A antibioticoterapia deverá ser iniciada nos casos em que ocorra diminuição bruaca da temperatura, queda do estado geral ou aumento das bactérias cultivadas na pele com predomínio de uma única cepa. Deve-se salientar que nos primeiros dias as infecções mais comuns são pelo *Staphylococcus aureus* e posteriormente por Gram-negativos (*Pseudomonas aeruginosa*) ou a *Candida albicans*.

Outro cuidado seria o suporte psicológico com o paciente, tranquilizando-o sobre a natureza transitória da doença, instituindo terapêutica com tranquilizante caso a função pulmonar permita. Cuidados oftalmológicos intensivos são necessários para evitar sequelas posteriores, tais como instilação de lágrima artificial e a retirada das pseudomembranas pela equipe de oftalmologia. Aplicação na pele de antissépticos líquidos tais como solução de nitrato de prata a 0,5% ou chlorhexidine a 0,05%. Estas soluções são preferidas a sulfadiazina de prata, pois as sulfas estão muito relacionadas ao desencadeamento da NET. Utilizar heparina profilática e antiácidos orais. Uma sinopse destas medidas de suporte pode ser visualizada no Quadro 31.12.

Intervenções ativas

Com relação à SSJ e à NET tem-se propagado que, ao contrário das queimaduras, além do dano inicial à epiderme, há uma reação imune em andamento, de forma que seria necessário suprimi-la.

Uma revisão da Cochrane sobre intervenções na NET em 2002 desapontadamente concluiu que "não havia evidência disponível sob qual tratamento medicamentoso se aplicar aos pacientes com NET".[57] Desde então, embora vários estudos tenham sido publicados, a literatura ainda é dominada por estudos não controlados, estudos retrospectivos e relatos ou séries de casos.[58] Recentemente o grupo europeu publicou os resultados do estudo retrospectivo EuroSCAR no tratamento da SSJ e da NET.[59] Os autores concluíram que nem o uso da imunoglobulina endovenosa, nem dos corticosteroides mostraram qualquer efeito benéfico sobre a mortalidade em comparação apenas com as medidas de suporte.

Corticosteroides sistêmicos

O uso dos corticosteroides no manejo da NET ainda é controverso. O uso dos corticosteroides como agentes anti-inflamatórios deve ser ponderado frente ao maior risco de complicações sépticas neste grupo de pacientes.[58] Os dados atualmente disponíveis não recomendam os corticosteroides como tratamento da NET, especialmente se a maior perda epidérmica já tenha ocorrido.[58] Doses altas de corticosteroides, entretanto, tem sido empregadas no início da NET, durante a fase de exantema, antes da perda epidérmica ter se estabelecido. Clinicamente muitas vezes isto se torna inexequível, face a dificuldade de se prever a evolução do exantema para a SSJ ou NET. No entanto, frente a drogas causais altamente suspeitas o uso dos corticosteroides pode ser iniciado (opinião dos autores), porém deveriam ser limitadas as primeiras 48 horas para se evitar complicações clínicas relevantes.[58]

Ao contrário da NET, o potencial benéfico dos corticosteroides é menos controverso em relação à SSJ.[58] Em análise prospectiva de 67 pacientes com SSJ tratados com corticosteroides concluiu que o tratamento precoce com os corticosteroides sistêmicos reduziu a morbidade e melhorou o prognóstico dos pacientes.[60]

Imunoglobulina endovenosa

Em um artigo divisor de águas publicado pelo grupo de Viard e colaboradores em 1998, relatou-se que as preparações comerciais de imunoglobulina endovenosa (IgEV) continham anticorpos naturais anti-Fas (anti-CD95) que bloqueavam a ligação do Fas ao FasL.[61] A Figura 31.30A expressa o conceito da apoptose mediada pelo Fas (CD95) e a Figura 31.30B o bloqueio deste sistema de apoptose pela imunoglobulina endovenosa.

Excluindo-se o estudo EuroScar até o início de 2008 havia muitos relatos de casos e nove estudos com 10 ou mais pacientes de NET tratados com IgEV, sendo o maior deles um estudo multicêntrico retrospectivo com 48 pacientes.[62] Sete destes nove estudos demonstraram uma tendência de benefício no uso da IgEV em alta dose sobre a taxa de mortalidade na NET.[63,64] Dos três estudos que não demonstraram benefícios da IgEV sobre a mortalidade,[65-67] dois eram

Quadro 31.12 Medidas de suporte aos pacientes com necrólise epidérmica tóxica e síndrome de Stevens-Johnson extensa.

- Manipular o paciente em ambiente aquecido (30 a 32 °C), condições estáveis e evitar a manipulação no leito a fim de não promover trauma cutâneo e mucoso
- Obter linha venosa periférica para injeção de soluções de macromoléculas
- Avaliar o estado geral: peso, frequência respiratória, débito urinário e hidratação
- Calcular o descolamento epidérmico com base na "regra dos nove" dos queimados
- Retirar todas as drogas suspeitas e as não essenciais à manutenção da vida do paciente
- Biópsia cutânea e fotografias para o seguimento
- Cuidados oftalmológicos
- Acalmar o paciente, ressaltando o caráter transitório do quadro e administrar tranquilizantes quando a função respiratória permitir
- Transferir o paciente para unidade de tratamento de queimados ou de terapia intensiva
- Uso de fluidos e aporte calórico necessário nas 24 horas iniciais*
- Antibióticos, caso se verifique: a presença de bactérias cultivadas da pele com a seleção de uma única copa, queda rápida da febre ou deterioração do estado geral
- Aplicação de antissépticos líquidos a base de nitrato de prata a 0,5% ou chlorhexidine a 0,05%
- Administrar antiácidos orais e anticoagulação com heparina

*Infusão endovenosa: macromoléculas (1 mL/kg/% de superfície corpórea acometida pelo descolamento epidérmico) e solução salina isotônica (0,7 mL/kg/% de superfície corpórea acometida pelo descolamento epidérmico). Alimentação nasogástrica: iniciar com 1.500 calorias em 1.500 mL nas primeiras 24 horas e aumentar a ingesta em 500 calorias ao dia, até se atingir 3.500 a 4.000 kcal/dia. As macromoléculas consistem em albumina humana diluída a 40 g/L em solução isotônica ou coloide não proteico, como o Dextran®.

Fonte: Adaptado de Criado PR, Criado RFJ, Vasconcellos C, Ramos RO, Gonçalves AC. Reações cutâneas graves adversas a drogas – aspectos relevantes ao diagnóstico e ao tratamento – Pa. I – anafilaxia e reações anafilactoides, eritrodermias e o espectro clínico da síndrome de Stevens-Johnson & necrólise epidérmica tóxica (Doença de Lyell). An bras Dermatol, Rio de Janeiro, 79(4):471-488, jul./ago. 2004.

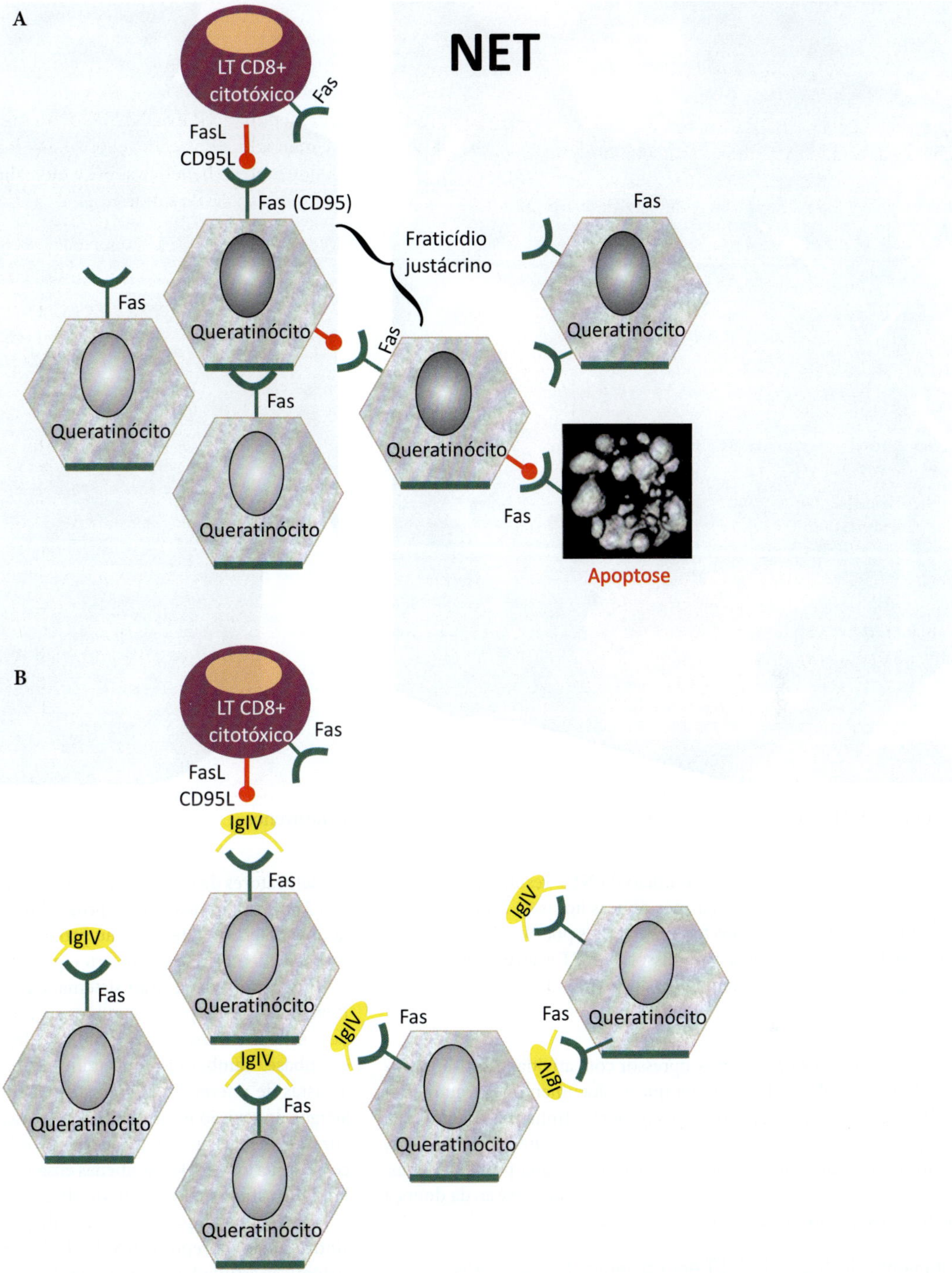

■ **Figura 31.30** **(A)** Mecanismo de apoptose dos queratinócitos na necrólise epidérmica tóxica mediada pelo sistema Fas (CD95)/FasL (CD95L). **(B)** Bloqueio da apoptose mediada pelo sistema Fas (CD95)/FasL (CD95L) com o uso da imunoglobulina endovenosa (IgIV).

retrospectivos e somente um deles era prospectivo não comparativo do uso da IgEV na dose de 2 g/kg em 34 pacientes com SSJ e NET em um único centro.[68] Os pacientes que recebem a IgEV dentro dos primeiros 4 dias do início da reação adversa parecem ter um tempo mais curto em relação a parada da progressão da reação e na reepitelização completa comparados aos que receberam a IgEV depois.[58] As Figuras 31.31A e B demonstram as imagens de um paciente que recebeu a IgEV na dose aproximada de 750 mg/kg/dia, durante 3 dias.

O uso da IgEV em crianças também se tem mostrado favorável.[69] No entanto, a NET na Infância tem demonstrado um melhor prognóstico espontâneo em relação aos adultos, com uma reepitelização mais rápida e menor mortalidade.[70]

Agentes antifator de necrose tumoral

No passado, a talidomida foi testada em ensaio duplo-cego placebo controlado fundamentado no efeito anti-TNF-α desta droga e na produção desta citocina na NET. O estudo, no entanto, foi interrompido devido a um aumento inesperado na taxa de mortalidade no grupo tratado com talidomida.[71] O aumento na taxa de mortalidade poderia ser atribuído a um aumento paradoxal no TNF-α uma vez que, pelo menos *in vitro*, a talidomida também pode atuar como um coestimulador de células T citotóxicas CD8+.[58]

O uso de anticorpos monoclonais anti-TNF no tratamento da NET foi descrito inicialmente na Alemanha em uma mulher de 56 anos com NET pelo Cotrimoxazol.[72] Uma dose de 5 mg/kg de infliximab

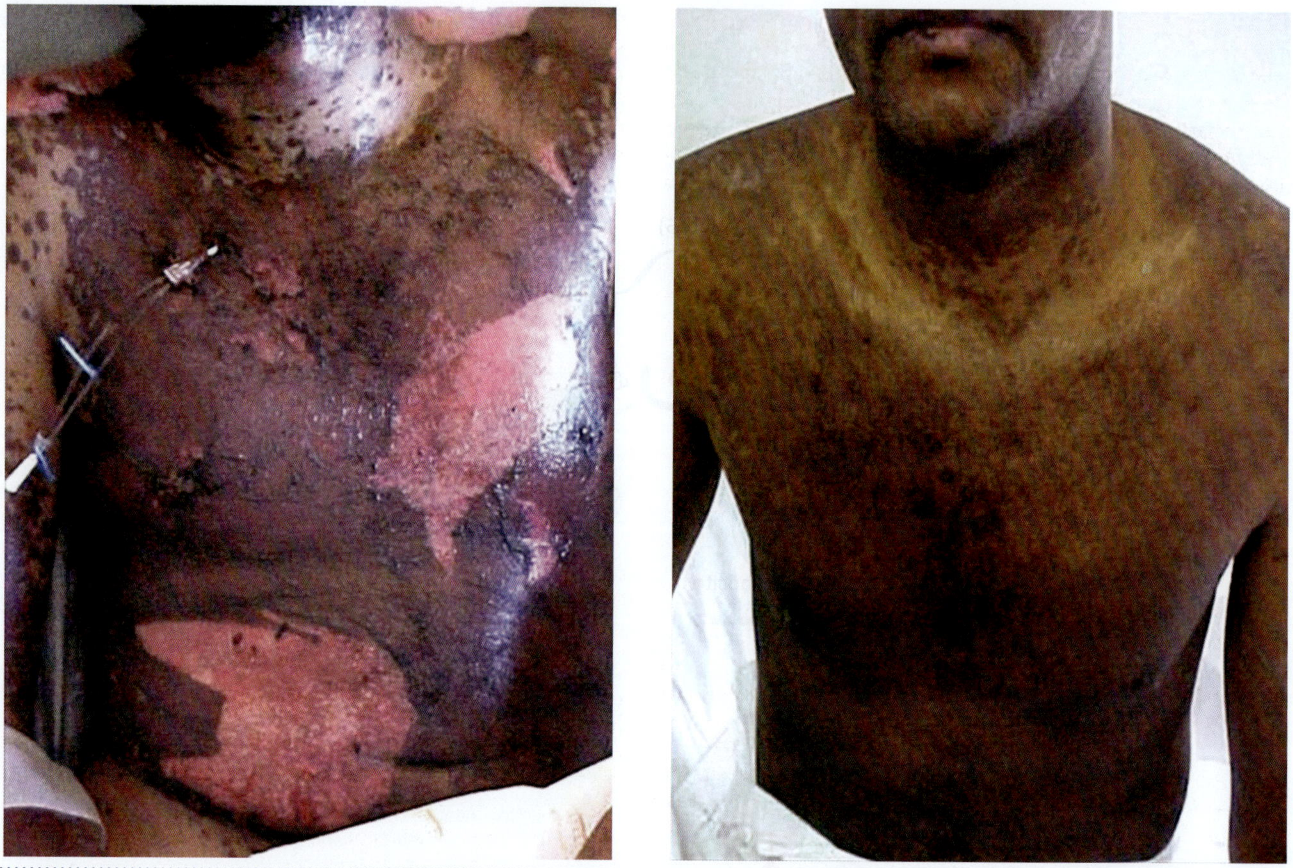

■ **Figura 31.31** Necrólise epidérmica tóxica tratada com imunoglobulina endovenosa.

foi administrada no quarto dia do início da NET resultando em uma parada da progressão da doença após poucas horas da infusão. Posteriormente outros quatro casos foram relatados por outros autores.[73,74] Este novo tratamento pode ser promissor na NET e deverá ser avaliado em um grupo maior de pacientes nos anos vindouros.

Ciclosporina

A ciclosporina é um imunossupressor com atividade anti-apoptótica. Há vários relatos de casos em que se documentou o tratamento da NET com ciclosporina.[75] Todos os pacientes tinham NET grave e a ciclosporina foi utilizada na dose de 3 a 5 mg/kg/dia até a reepitelização, exceto na série de casos em que ela foi administrada por 4 semanas. Parece ter havido um menor tempo na parada da progressão da doença e sem riscos maiores de complicações sépticas.

Tratamento da SSJ e da NET em pacientes HIV positivos ou com Aids

O evento do HIV e da Aids trouxe uma ampla exposição medicamentosa aos pacientes incluindo drogas antituberculosas, a terapia antirretroviral (em especial a nevirapina e o abacavir) e as sulfonamidas (sulfametozaxol-trimetropim e sulfona). O estado de portador do HIV por si só já é um fator de risco elevado para reações cutâneas adversas aos agentes antituberculosos, com uma OR de 3,8.[76]

O prognóstico entre a SSJ e a NET é variável. A Mortalidade na SSJ é geralmente em torno de 5%, enquanto ela é estimada entre 30% e 50% na fase aguda da NET.[58] As taxas de mortalidade costumam serem maiores entre pacientes de maior faixa etária e menor em crianças. A causa mais comum de óbito é a sepse e a falência de múltiplos órgãos. Outras causas incluem: embolia pulmonar, síndrome do desconforto respiratório do adulto (ARDS), insuficiência cardíaca e renal. A gravidade da NET é representada pelo escore denominado SCORTEN, o qual foi desenvolvido por Bastuji-Garin e colaboradores em 2000,[77] o qual pode ser usado para predizer o risco de mortalidade baseando-se em sete fatores de risco independentes, os quais se encontram no Quadro 31.13. Além dos fatores prognósticos do SCORTEN também são fatores determinantes de mau prognóstico, a retirada tardia da droga causal e a demora para transferir o paciente para unidade de queimados.

Em estudo de revisão sistemática da Cochrane Database System Review os autores pesquisaram os seguintes bancos de dados até março de 2021: Cochrane Skin Specialized Register, CENTRAL, MEDLINE e Embase. Também pesquisaram cinco registros de ensaios clínicos, as listas de referência de todos os estudos incluídos e dos principais artigos de revisão e vários sites de fabricantes de medicamentos. Procuraram erratas ou retratações dos estudos incluídos. Foram utilizados como critérios de seleção: apenas ensaios clínicos randomizados (ECRs/RTCs) e estudos comparativos observacionais prospectivos com participantes de qualquer idade com diagnóstico clínico de SSJ, NET ou síndrome de sobreposição SSJ/NET. Forma incluídas todas as terapias sistêmicas estudadas até o momento e permitiu-se comparações entre cada terapia, bem como entre terapia e placebo. Para a coleta e análise de dados foram utilizados procedimentos metodológicos padronizados, conforme especificado pela Cochrane. Os desfechos primários foram mortalidade específica da SSJ/NET e efeitos adversos que levaram à descontinuação da terapia para a SSJ/NET. Os desfechos secundários incluíram tempo para completar a reepitelização, tempo de permanência na unidade de terapia intensiva, tempo total de internação hospitalar, sequelas da doença e outros efeitos adversos atribuídos à terapia sistêmica. Classificou-se a certeza da evidência para cada resultado usando o sistema GRADE.

Os principais resultados foram a inclusão de nove estudos com um total de 308 participantes (131 homens e 155 mulheres) de sete países. Foram incluídos dois estudos na metanálise quantitativa. Incluíram três ensaios clínicos randomizados e seis estudos observacionais prospectivos e controlados. Os tamanhos das amostras variaram de 10 a 91 pacientes. A maioria dos estudos não relatou a duração do estudo ou o tempo de acompanhamento. Dois estudos relataram um escore médio de necrose epidérmica tóxica (SCORTEN) de 3 e 1,9. Sete estudos não relataram SCORTEN, embora quatro desses estudos relataram média ou intervalos de área de superfície corporal (ASC) (médias variando de 44% a 51%). Dois estudos foram realizados em unidades de queimados, dois em enfermarias de dermatologia, um em unidade de terapia intensiva, um em enfermaria pediátrica e três em unidades de internação não especificadas. Sete estudos relataram uma média de idade, que variou de 29 a 56 anos. Dois estudos incluíram participantes pediátricos (23 crianças). Avaliou-se os resultados de um dos três ECRs como baixo risco de viés em todos os domínios, um como alto e um como algumas preocupações. Julgou-se que os resultados de todos os seis estudos comparativos observacionais prospectivos apresentam alto risco de viés. Rebaixou-se a certeza da evidência devido ao sério risco de preocupações com viés e imprecisão devido ao pequeno número de participantes.

As intervenções avaliadas incluíram corticosteroides sistêmicos, inibidores do fator de necrose tumoral alfa (TNF-α), ciclosporina, talidomida, N-acetilcisteína, IGIV e cuidados de suporte. Não havia dados disponíveis para as principais comparações de interesse especificadas no protocolo de revisão: etanercept *versus* ciclosporina, etanercept *versus* IGIV, IGIV *versus* cuidados de suporte, IGIV *versus* ciclosporina e ciclosporina *versus* corticosteroides.

- **Corticosteroides *versus* não corticosteroides:** é incerto se há alguma diferença entre corticosteroides (metilprednisolona 4 mg/kg/dia por mais dois dias após a febre ter diminuído e nenhuma nova lesão ter se desenvolvido) e nenhum corticosteroide na mortalidade específica da doença (razão de risco, RR) 2,55, intervalo de confiança de 95% (IC) 0,72 a 9,03; 2 estudos; 56 participantes; evidência de qualidade muito baixa. O tempo para completar a reepitelização, o tempo de internação hospitalar e os efeitos adversos que levaram à descontinuação da terapia não foram relatados.
- **IVIG *versus* nenhuma IVIG:** é incerto se há alguma diferença entre o uso da IVIG (0,2 a 0,5 g/kg de dose cumulativa durante três dias) e nenhum uso da IVIG, quanto ao risco de mortalidade específica da doença (RR 0,33, IC 95% 0,04 a 2,91); tempo para completar a reepitelização (diferença média (MD) -2,93 dias, IC 95% -4,4 a -1,46); ou tempo de internação (MD -2 dias, IC 95% -5,81 a 1,81). Todos os resultados nesta comparação foram com base em um estudo com 36 participantes e evidências de qualidade muito baixa. Efeitos adversos que levaram à descontinuação da terapia não foram relatados.
- **Etanercept (inibidor do TNF-α) *versus* corticosteroides:** etanercept (25 mg (50 mg se peso > 65 kg), 2 vezes por semana "até a cicatrização das lesões cutâneas") pode reduzir a mortalidade específica da doença em comparação com os corticosteroides (prednisolona intravenosa 1 a 1,5 mg/kg/dia "até a cicatrização das lesões cutâneas") (RR 0,51, IC 95% 0,16 a 1,63; 1 estudo; 91 participantes; evidência de baixa certeza); no entanto, os ICs foram consistentes com possíveis benefícios e possíveis danos. Eventos adversos graves, como sepse e insuficiência respiratória, foram relatados em 5 de 48 participantes com etanercept e 9 de 43 participantes com corticosteroides, mas não ficou claro se levaram à descontinuação da terapia. O tempo para completar a reepitelização e o tempo de internação não foram relatados.
- **Ciclosporina *versus* IGIV:** é incerto se há alguma diferença entre a ciclosporina (3 mg/kg/dia ou 1 mg/kg/dia por via intravenosa até a reepitelização completa), depois reduzida (redução de 10 mg/dia a cada 48 horas) e IGIV (infusão contínua 0,75 g/kg/dia por 4 dias (dose total de 3 g/kg), em participantes com função renal normal, em risco de mortalidade específica da doença (RR 0,13, IC 95% 0,02 a 0,98, 1 estudo; 22 participantes; muito baixo – prova de certeza). O tempo para completar a reepitelização, o tempo de internação hospitalar e os efeitos adversos que levaram à descontinuação da terapia não foram relatados.

Nenhum estudo registrou o tempo de permanência na unidade de terapia intensiva. Os autores por fim concluem que quando comparado aos corticosteroides, o etanercept pode resultar em redução da mortalidade. A certeza da evidência de mortalidade específica da doença é muito baixa, para as seguintes comparações: corticosteroides *versus* não corticosteroides, IGIV *versus* não IGIV e ciclosporina *versus* IGIV. Há necessidade de estudos mais multicêntricos, focados nas comparações clínicas mais importantes, para fornecer respostas confiáveis sobre os melhores tratamentos para o complexo de reações adversas do grupo SSJ/NET.

Quadro 31.13 Fatores prognósticos de risco de morte independentes na NET (SCORTEN).

Fatores prognósticos	Parâmetros
Idade	≥ 40 anos
Frequência cardíaca	≥ 120 batimentos/minuto
Presença de malignidade	
% da área de superfície corpórea destacada	> 10%
Ureia nitrogenada sérica	> 10 mmol/L (ou 28 mg/dL)
Bicarbonato sérico	< 20 mmol/L
Glicemia	> 14 mmol/L (ou > 252 mg/dL)

Atribui-se um ponto para a presença de cada um dos parâmetros acima descritos. Quando a somatória é menor que 2 o risco de óbito é em torno de 3%; quando a somatória é ≥ 4 o risco de óbito é pelo menos de 60%.

Síndrome de hipersensibilidade à droga (DRESS)

Em 1959 Saltztein a partir da observação clínica de sete casos usou o termo "pseudolinfoma" para definir uma síndrome que incluía linfadenopatia, febre, exantema, e com menor frequência hepatoesplenomegalia, com um padrão histopatológico nos linfonodos mimetizando um linfoma, contudo estes casos apresentavam resolução dos sinais após a parada do uso da droga incriminada.

Hoje em dia a denominação de pseudolinfoma induzido por drogas é utilizada sem critério para descrever dois tipos distintos de RAD: uma constitui uma reação adversa a droga que histologicamente mimetiza um linfoma cutâneo, a qual hoje denominamos de "pseudolinfoma induzido por droga" e a outra constitui uma entidade onde há febre associada, erupção cutânea, linfadenoapatia, eosinofilia e hepatoesplenomegalia, para qual hoje utilizamos a denominação de "síndrome de hipersensibilidade a droga".[79]

Em 1996 Bocquet, Bagot & Roujeau[80] em oposição à descrição inicial baseada no padrão histológico dos linfonodos tipo linfoma-símile, propuseram uma distinção entre as duas entidades baseando-se na apresentação clínica, mesmo se em ambas as entidades o padrão histopatológico fosse similar. Para afastar a ambiguidade do termo "síndrome de hipersensibilidade", estes autores propuseram a adoção do termo descritivo DRESS (*Drug Rash with Eosinofilia and Systemic Symptons*).

Síndrome de hipersensibilidade (DRESS – reação à droga com eosinofilia e sintomas sistêmicos)

Embora a maioria das reações à droga seja considerada reações de hipersensibilidade, o termo síndrome de hipersensibilidade é utilizado para designar uma grave reação específica idiossincrásica. Clinicamente, em sua forma completa, está síndrome inclui uma erupção grave tipo exantemática, febre, linfadenopatia, hepatite, anormalidades hematológicas com eosinofilia e linfócitos atípicos, e pode envolver outros órgãos. Este envolvimento multivisceral diferencia a síndrome de hipersensibilidade de outras reações cutâneas comuns à droga. O reconhecimento desta síndrome é de suma importância, uma vez que, a taxa de mortalidade é de cerca de 10% a 20% a uma terapia específica pode ser necessária.

Este tipo de reação é mais comumente observada com o uso de agentes antiepilépticos aromáticos (fenitoína, carbamazepina e fenobarbital) (Figura 31.32) e sulfonamidas, porém foram relatados casos com alopurinol, sais de ouro, dapsona, sulfasalazina, talidomida, terbinafina, bloqueadores dos canais de cálcio, ranitidina, mexiletine, sorbinil, nevirapina, minociclina, zonisamide, lamotrigina, salazosulfapiridina, abacavir e dipirona. Com os anticonvulsivantes aromáticos estima-se sua ocorrência em 1 caso para cada 5 mil pessoas expostas à droga, sendo especialmente mais comum entre pacientes da raça negra. A reatividade cruzada entre as várias drogas anticonvulsivantes aromáticas é bem documentada, tornando difícil a escolha de uma terapia alternativa, no entanto para pacientes que tiveram DRESS pelos anticonvulsivantes aromáticos (carbamazepina, fenitoína e fenobarbital) o uso do ácido valproico e da gabapentina parecem ser seguros.

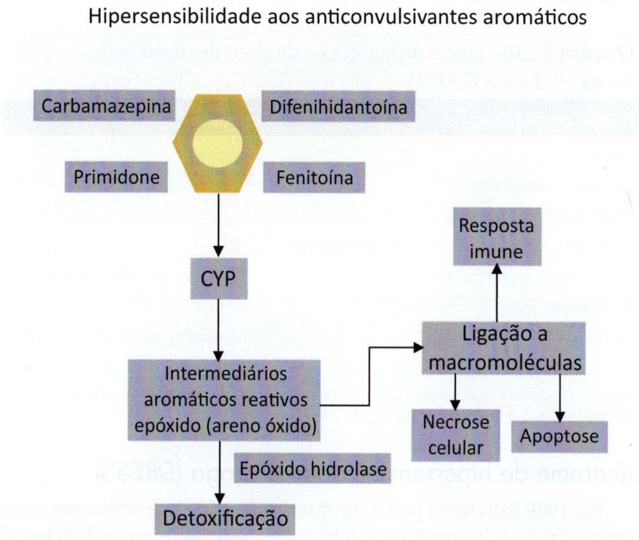

■ **Figura 31.32** Deficiência na epóxido-hidrolase acumula metabólitos reativos areno-óxidos que podem desencadear uma reação imune.

Embora haja uma visão conflitante sobre a patogênese da DRESS em diferentes partes do mundo, estudos recentes têm sugerido uma relação íntima entre o herpesvírus humano 6 (HHV-6) e o desenvolvimento da DRESS.[81-85]

Uma ampla variedade de vírus tem sido implicada como possíveis agentes desencadeantes de DRESS devido às similaridades clínicas entre a DRESS e a mononucleose infecciosa. Relatos esporádicos têm demonstrado que não apenas o HHV-6, porém também outros herpesvírus, tais como o HHV-7, vírus Epstein-Barr (EBV) e citomegalovírus (CMV) podem ser reativados durante o curso da DRESS.[86,87]

Resultados com análise pela reação em cadeia da polimerase demonstraram que vários herpesvírus sequencialmente reativam-se durante o curso da DRESS na maioria dos pacientes: a cascata de reativação viral inicia-se pelo EBV ou HHV-6 e estende-se após um período para o HHV-7 e eventualmente ao CMV.[88] Em alguns pacientes, as manifestações clínicas desta síndrome persistem apesar da descontinuação da droga implicada, de forma coincidente com as reativações dos herpesvírus, conforme a Figura 31.33.

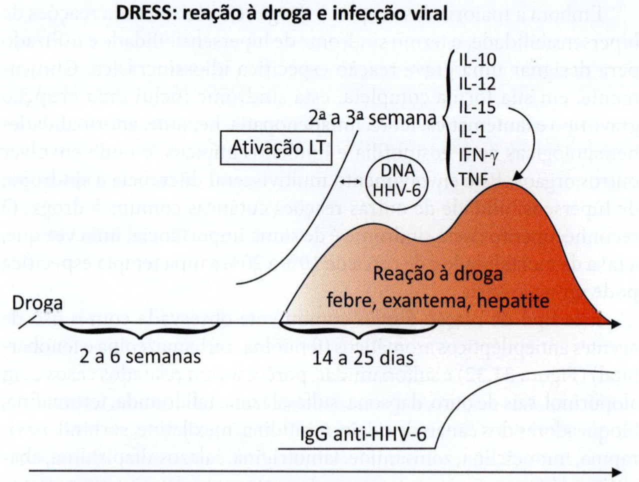

■ **Figura 31.33** DRESS: eventos sucessivos desde a exposição à droga causal, início dos sintomas e replicação viral.

A reativação de vários herpesvírus é um evento frequente na DRESS e pode contribuir para a perpetuação e mesmo o agravo de sintomas após a retirada da droga envolvida na gênese da reação. O que permanece ainda não esclarecido é o papel dos herpesvírus no início da DRESS: há duas possibilidades:

1. A DRESS se inicia como uma reação "alérgica" imune a uma determinada droga, a qual parece possuir uma habilidade inata em estimular as células T.[89,90] No contexto da ativação das células T ocorre uma ativação maciça dos herpesvírus albergados nestas células, uma vez que o estímulo das células T pela droga pode reativar o genoma viral dentro da célula. Desta forma ocorre por sua vez uma ativação da resposta imune humoral e celular específica aos herpesvírus. Isto poderia explicar por que diferentes herpesvírus são ativados e porque em outro processo imune intenso, a denominada reação enxerto *versus* hospedeiro (GVHD), uma reativação similar pode ser observada.
2. Um ponto de vista alternativo a interpretação da interação droga-hospedeiro-herpesvírus exposta anteriormente seria uma atribuição não secundária e mais causal a participação dos herpesvírus. A reativação viral pode ocorrer, porém inicialmente é clinicamente inaparente. No entanto, os linfócitos T estimulados pelos vírus apresentam um substancial reatividade cruzada com determinadas drogas, e a exposição a estes medicamentos leva a uma expansão dos linfócitos T específicos à droga (e ao vírus), a qual persiste mesmo após a retirada da droga, decorrente da persistência dos antígenos virais. O aparecimento simultâneo de múltiplas reativações virais concomitantes poderia ser explicado pela capacidade do HHV-6 e HHV-7 em reativar vírus homólogos.[91] Assim se os sintomas da DRESS forem mediados tanto por produtos gênicos dos vários herpesvírus ou por respostas imunes à replicação viral, então a frequente deterioração ou as várias exacerbações que ocorrem apesar da retirada da droga causal poderiam ser decorrentes, pelo menos em parte, da ativação sequencial destes herpesvírus.

A síndrome desenvolve-se dentro de dois meses do início do uso da droga, com maior frequência em 2 a 6 semanas do uso inicial, ou de forma breve se constitui uma readministração. A febre e a erupção cutânea são os primeiros sinais, principalmente quando relacionada às drogas antiepilépticas (87% dos casos). A erupção é constituída por um exantema morbiliforme, a qual é indistinguível dos exantemas de outras reações menos graves (Figuras 31.34A, B, C, D). A face, o tronco superior e as extremidades superiores são inicialmente acometidas, com posterior progressão para as extremidades inferiores. Pode instalar-se um quadro eritrodérmico. A erupção maculopapulosa posteriormente torna-se infiltrada e com certa induração, com acentuação folicular edematosa. O edema da face, com acentuação periorbitária, constitui um alerta ao diagnóstico, e pode ser tão intenso que torna o paciente desfigurado. Podem surgir vesículas e finas bolhas pelo edema da derme. Não há necrose da epiderme como na NET. Podem surgir pequenas pústulas perifoliculares estéreis, bem como pústulas não foliculares, as quais se diferenciam da pustulose exantemática aguda generalizada, por não predominarem sobre os principais sulcos da pele. Muitas vezes podem surgir alvos atípicos. Com o tempo a erupção torna-se purpúrica, acentuadamente nos membros inferiores e com a resolução ocorre descamação. Outra forma de apresentação é um quadro de dermatite esfoliativa, o qual pode estar associado com acometimento mucoso, tal como queilite, erosões, faringe enantematosa e aumento das amídalas.

O exame histopatológico da pele demonstra um infiltrado linfocitário denso e difuso ou superficial e perivascular. Eosinófilos ou edema na derme pode ou não estar presentes. Em algumas ocasiões há um infiltrado em faixa de linfócitos atípicos com epidermotropismo simulando a micose fungoide.

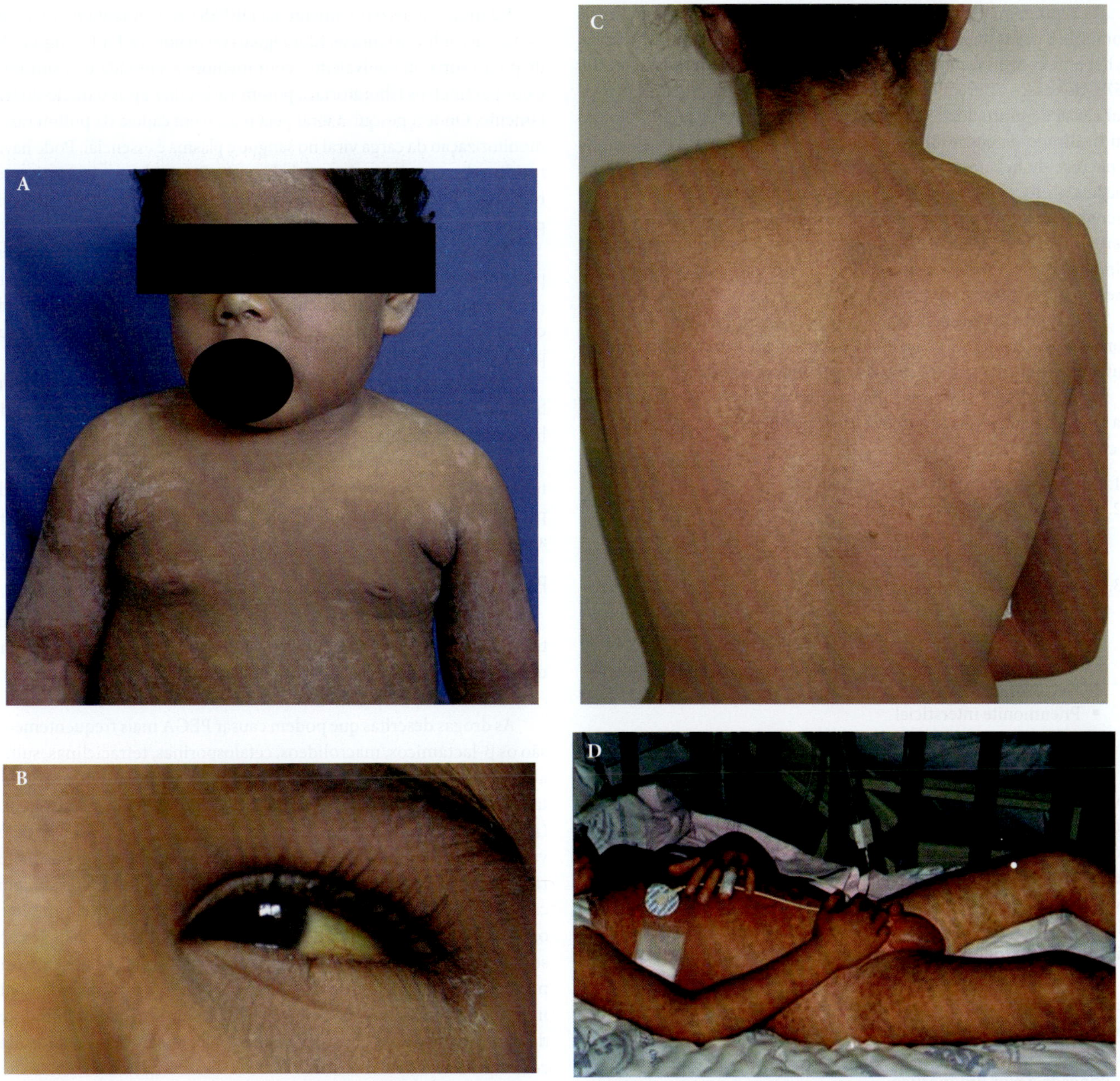

■ **Figura 31.34** **(A)** Síndrome de hipersensibilidade à droga (DRESS). Criança de dois anos com reação devido a anticonvulsivantes aromáticos. **(B)** Síndrome de hipersensibilidade à droga (DRESS). Observar a mucosa ocular ictérica. **(C)** Síndrome de hipersensibilidade à droga (DRESS). Decorrente de tratamento com Dapsona. **(D)** Síndrome de hipersensibilidade à droga (DRESS). Decorrente de anticonvulsionantes.

A linfadenopatia é comum (75% dos casos), geralmente generalizada e dolorosa, melhorando gradualmente com a retirada da droga. Os linfonodos podem revelar dois tipos de acometimento distintos: um padrão de hiperplasia linfoide benigna com manutenção da arquitetura normal do linfonodo, e outro padrão de aspecto pseudolinfomatoso, com obliteração da arquitetura normal por um infiltrado polimorfo, constituído por células atípicas, plasmócitos, histiócitos, e eosinófilos, com áreas de necrose, edema e figuras de mitose, porém sem células de Reed-Sternberg ou invasão capsular. Este padrão histopatológico pode simular um linfoma maligno.

São observadas várias anormalidades hematológicas, as quais são constituídas por leucocitose acentuada, eosinofilia (30% dos casos) e linfócitos atípicos similares a mononucleose. Estes achados guiam o diagnóstico em direção a DRESS, contudo, às vezes, pode ser difícil de distinguir de infecções virais, tais como a infecção pelo vírus de Epstein-Barr ou doenças hematológicas. A leucocitose pode ser elevada, acima até de 50.000 leucócitos/mm^3, e a eosinofilia alcançar valores superiores a 20.000/mm^3. A eosinofilia acentuada pode determinar envolvimento de órgãos internos com infiltrados pulmonares, miocardite, pericardite, nefrite intersticial (11% dos casos) ou acometimento cerebral e da tireoide. Este acometimento visceral é potencialmente fatal. Observamos uma paciente que desenvolveu pancreatite aguda e evoluiu para êxito letal.

Outra característica da DRESS inclui uma queda dramática nos níveis séricos da IgG, IgA e IgM: o decréscimo destas imunoglobulinas é observado no início e os níveis mais baixos são geralmente detectados vários dias ou uma semana após a retirada da droga causal.[82,84] Após o nadir de queda dos níveis das imunoglobulinas, uma elevação dos seus níveis pode ser observada dentro de 1 a 2 semanas do início da reação e seus níveis retornam ao normal quando da recuperação da reação a droga.

Há relatos de choque e síndrome do desconforto respiratório com hipotensão, pirexia, hepatite e insuficiência renal relacionados à hidantoína.

Artrite ou artralgias podem ocorrer no contexto desta RAD, inclusive miosite.

O acometimento hepático constitui a manifestação visceral mais comum. A hepatomegalia pode constituir um achado do exame físico. A hepatite com elevação isolada das transaminases hepáticas é comum (51% dos casos), porém insuficiência hepática concorre para a principal causa de mortalidade. A biópsia hepática demonstra granulomas ou infiltrado de eosinófilos. A reação é acompanhada por colestase e necrose de hepatócitos. Em casos mais graves pode haver necrose maciça ou focal disseminada explicando a insuficiência hepática. O reconhecimento rápido da síndrome e a pronta retirada da droga podem limitar o dano hepático, contudo este pode eventualmente ainda piorar por várias semanas, mesmo com a retirada da droga, e demorar meses para se resolver.[79]

O diagnóstico torna-se difícil uma vez que há quadros clínicos incompletos ou menos característicos, por exemplo, hepatite sem erupção cutânea, ou apenas infiltrado pulmonar com eosinofilia.

Bocquet, Bagot e Roujeau[80] propuseram critérios para o diagnóstico da DRESS, sendo o diagnóstico estabelecido se houverem pelo menos 3 critérios presentes:

1. Erupção cutânea a droga
2. Anormalidades hematológicas:
   a. Eosinofilia > 1.500/mm^3
   b. Presença de linfócitos atípicos
3. Envolvimento sistêmico:
   - Adenopatias (> 2 cm de diâmetro)
   - Hepatite (elevação das transaminases em pelo menos duas vezes os valores normais)
   - Nefrite intersticial
   - Pneumonite intersticial
   - Cardite

Recentemente o grupo japonês que estuda o envolvimento da família herpesvírus na DRESS propôs novos critérios diagnósticos (Quadro 31.14).[82] No entanto, a adoção universal destes critérios pode ser prejudicada, pois para o diagnóstico de certeza desta reação adversa deve-se comprovar a replicação viral durante o curso da infecção. Os exames subsidiários, aferição dos títulos de IgG anti-HHV-6 (herpesvírus humano tipo 6), para tanto, não se encontram ainda amplamente disponíveis em todos os centros hospitalares ou laboratórios de rotina.

Em geral o prognóstico da DRESS é pior em idosos enquanto a recuperação geralmente é mais rápida e geralmente completa nas crianças. Geralmente a reativação do citomegalovírus (CMV) no transcurso da DRESS sugere um quadro clínico mais grave, com recuperação prolongada e pior prognóstico.

Quadro 31.14 Critérios diagnósticos para a DRESS estabelecidos pelo grupo de consenso japonês.[82]
1. Erupção maculopapulosa que se inicia após 3 semanas do início do uso de um grupo conhecido de drogas
2. Sintomas clínicos prolongados após a retirada da droga causal
3. Febre > 38 °C
4. Anormalidades hepáticas (TGP > 100 U/L)§
5. Anormalidades leucocitárias (pelo menos um presente): a. Leucocitose (> 11.000/mm^3) e/ou b. Linfocitose atípica (> 5%) c. Eosinofilia (> 1.500/mm^3)
6. Linfadenopatia
7. Reativação do Herpesvírus 6 (HHV-6)†

O diagnóstico é confirmado pela presença dos sete critérios explicitados acima (DRESS ou DIHS típica) ou cinco critérios (de 1 a 5) dos sete critérios (DRESS ou DIHS atípica).
§Esta alteração pode ser substituída por outro envolvimento orgânico, tal como envolvimento renal.
† A reativação é detectada da segunda à terceira semana após o início dos sintomas, através da elevação dos títulos da IgG anti-HHV-6.
Fonte: Adaptado de Shiohara T, Inaoka M,Kano Y. Drug-induced hyoersensitivity syndrome (DIHS): a reaction induced by a complex interplay among herpesviruses and antidrug immune responses. Allergol Int. 2006;55:1-8.

Há muitos anos o tratamento da DRESS é fundamentado no uso de corticosteroides sistêmicos (dose iguais ou maiores a 1 a 1,5 mg/kg/dia de prednisona ou equivalente) com melhora acentuada dos sintomas e dos parâmetros laboratoriais, porém vários dias após o início do tratamento. Onde a pesquisa viral pela reação em cadeia da polimerase a monitorização da carga viral no sangue e plasma é essencial. Pode haver recidiva da erupção cutânea e da hepatite à medida que os corticosteroides são diminuídos, por vezes necessitando de corticosteroideterapia prolongada por várias semanas.

Atenção especial deve ser dada a possível reativação do CMV, especialmente frente a pacientes com quadros graves de DRESS. Deve-se também atentar a um adequado balanço entre as necessidades de corticosteroides para obter alívio clínico dos sintomas e sinais e a sua possível interferência negativa sobre a carga viral.

Hipotireoidismo transitório pode ocorrer, bem como encefalite límbica, insuficiência renal, síndrome de secreção inapropriada do hormônio antidiurético.

Caso haja deterioração do quadro clínico apesar da corticosteroideterapia sistêmica, outra opção usada em pequenas séries de pacientes é o uso da imunoglobulina endovenosa e plasmaférese, ou a combinação destes.

Pustulose exantemática generalizada aguda

A pustulose exantemática aguda generalizada (PEGA) é uma entidade clínica que se inicia em áreas intertriginosas ou na face, como um eritema difuso de instalação aguda, que em mais de 90% dos casos é atribuída a um medicamento.[92]

As drogas descritas que podem causar PEGA mais frequentemente são os β-lactâmicos, macrolídeos, cefalosporinas, tetraciclinas, sulfas, alopurinol, carbamazepina, paracetamol, terbinafina, mercúrio e a talidomida.[92,93] Em um estudo multinacional recente, o EuroSCAR (*European Severe Cutaneous Adverse Reactions*), avaliando 97 casos validados de PEGA e 1.009 controles concluiu que as drogas de maior risco para o desenvolvimento desta reação adversa foram a pristinamicina, a ampicilina e amoxicilina, as quinolonas, a hidroxi(cloroquina), os antibióticos sulfamídicos, a terbinafina e o diltiazem. Não foi observado risco significativo de associação com infecções ou história pessoal ou familiar de psoríase. Drogas que são reconhecidamente indutoras de psoríase, tais como os betabloqueadores e os inibidores da enzima conversora da angiotensina são fortemente correlacionados com a PEGA.

A literatura relata uma série de fármacos como responsáveis pela PEGA, os quais podem ser consultados no Quadro 31.15.

Após o uso de uma determinada droga o início da PEGA pode demorar entre 1 e 3 semanas, provavelmente como resultado de uma sensibilização primária. No entanto há um subgrupo de pacientes onde o intervalo entre o início do uso da droga e os sintomas cutâneo é curto, de poucas horas a 2 a 3 dias, especialmente, em relação aos antimicrobianos.

Os pacientes podem descrever uma sensação de prurido ou ardência no local. Após este quadro o eritema dá lugar a centenas de pequenas pústulas não foliculares estéreis (menores que 5 mm de diâmetro) (Figuras 31.35A, B, C e D).[92] Algumas vezes estas pústulas podem confluir e mimetizar um sinal de Nikolsky, ocasionando confusão com a NET. Outros sinais desta doença são o intenso edema da face e lesões purpúricas principalmente nas pernas.[92,93] O envolvimento mucoso pode ocorrer em cerca de 20% dos pacientes, porém é usualmente leve e autolimitado, geralmente ocorrendo em apenas uma localização. Os sintomas cutâneos são quase sempre acompanhados de febre que geralmente está acima dos 38 °C. Com frequência há leucocitose no hemograma podendo ocorrer também eosinofilia em um terço dos pacientes.[92,93]

Quadro 31.15 Drogas relacionadas na literatura com a PEGA.

Agentes anti-infecciosos	Agentes não anti-infecciosos
Antibióticos beta-lactâmicos: ▪ Macrolídeos ▪ Cefalosporinas ▪ Quinolonas ▪ Tetraciclinas **Outros antibióticos:** ▪ Cloranfenicol ▪ Gentamicina ▪ Imipenen ▪ Isoniazida ▪ Metronidazol ▪ SMZ-TMP ▪ Vancomicina **Agentes antifúngicos:** ▪ Griseofulvina ▪ Itraconazol ▪ Nistatina ▪ Terbinafina **Outros agentes:** ▪ Hidroxicloroquina ▪ Dapsona ▪ Nifuroxazida ▪ Inibidores de protease	▪ Ácido acetilsalicílico ▪ Alopurinol ▪ Amoxapina ▪ Bamifilina ▪ Bufenina ▪ Bufexamac ▪ Bloqueadores dos canais de cálcio ▪ Carbamazepina ▪ Carbutamida ▪ Cimetidina ▪ Clemastina ▪ Clobazam ▪ Clozapina ▪ Dexametasona ▪ Disulfiram ▪ Enalapril ▪ Eprazinon ▪ Fenoterol ▪ Furosemida ▪ Lansoprazol ▪ Nadoxolol ▪ Nifedipina ▪ Mercúrio ▪ Paracetamol ▪ Prostaglandina E1 ▪ PUVA ▪ Quinidina ▪ Sulbutiamina ▪ Sulfasalazina ▪ Talidomida ▪ Agentes tópicos

Fonte: Adaptado de Sidoroff A, Halevy S, Bavinck JN, Vaillant L, Roujeau JC. Acute generalized exanthematous pustulosis (AGEP)-a clinical reaction pattern. J Cutan Pathol.2001;28(3):113-9.

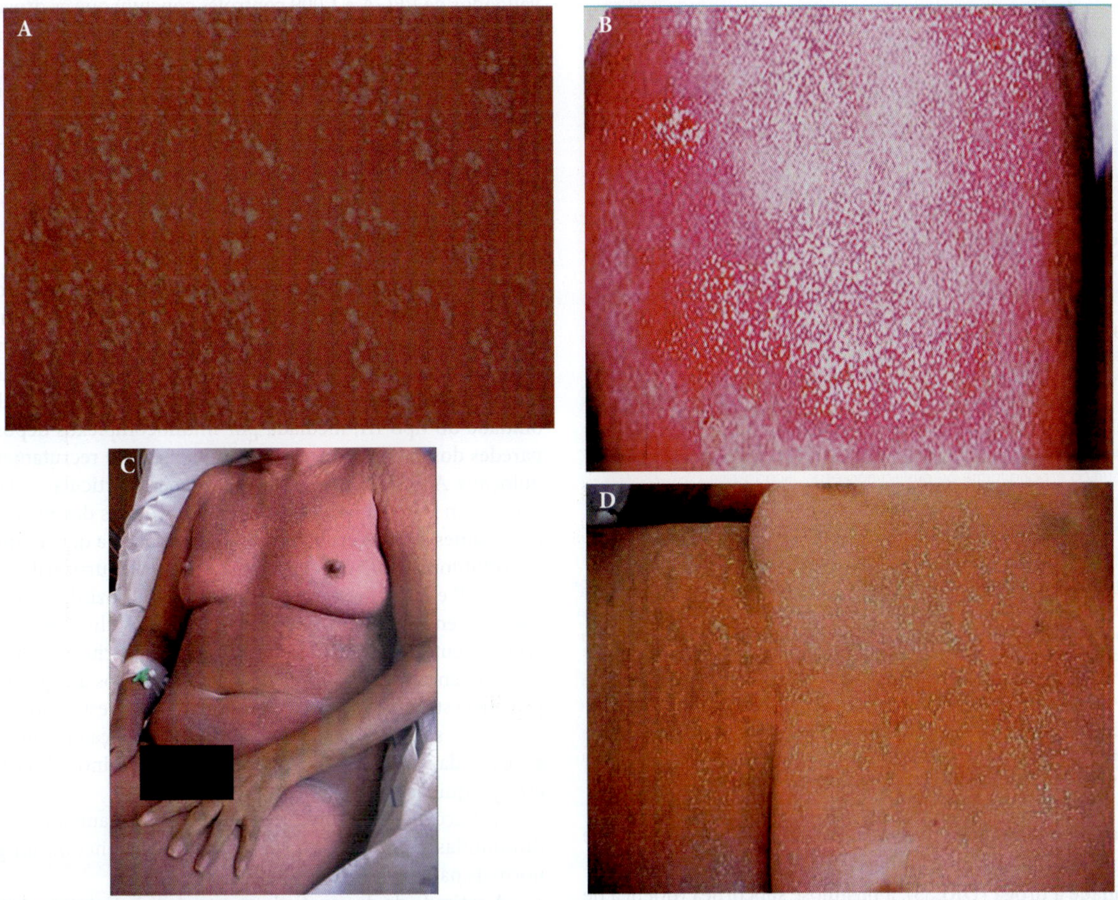

■ **Figura 31.35** **(A)** Pustulose exantemática generalizada aguda. Pústulas não foliculares diminutas. **(B)** Pustulose exantemática generalizada aguda. Droga causal: Bamifilina. **(C)** Pustulose exantemática generalizada aguda. Observar a extensão do eritema de base e das pústulas, com acentuação nas dobras cutâneas. **(D)** Pustulose exantemática generalizada aguda. Droga causal: Vancomicina.

Geralmente esta erupção se resolve após 4 a 10 dias da retirada da droga e nos casos típicos se resolvem com uma descamação puntiforme.[92,93] O prognóstico desta afecção piora quando há hipertermia, infecção das lesões, idosos. O paciente deverá ser internado e observado.[92,93]

O estudo multinacional EuroSCAR elaborou um escore de validação dos casos de PEGA, que pode ser consultado no Quadro 31.16.

Quadro 31.16 Escore de validação dos casos de PEGA.

Morfologia	Escore
Pústulas	
▪ Típicas*	+2
▪ Compatível**	+1
▪ Insuficiente***	0
Eritema	
▪ Típico	+2
▪ Compatível	+1
▪ Insuficiente	0
Padrão/distribuição	
▪ Típico	+2
▪ Compatível	+1
▪ Insuficiente	0
Descamação pós-pustulização	
▪ Sim	+1
▪ Não/insuficiente	0
Curso da erupção	
▪ Envolvimento mucoso	
▪ Sim	−2
▪ Não	0
Início agudo (súbito, ≤ 10 dias)	
▪ Sim	0
▪ Não	−2
Resolução (≤ 15 dias)	
▪ Sim	0
▪ Não	−2
Febre (≥ 38 °C)	
▪ Sim	+1
▪ Não	0
Polimorfonucleares (≥ 7.000 mm³)	
▪ Sim	+1
▪ Não	0
Histopatologia	
▪ Outra doença	−10
▪ Não representativa ou sem histopatologia disponível	0
▪ Exocitose de polimorfonucleares	+1
▪ Pústula subcórnea e/ou intraepidérmica não espongiforme ou não especificada com edema papilar e/ou pústula intraepidérmica espongiforme ou pústula não especificada sem edema da derme papilar	+2
▪ Pústula espongiforme subcórnea e/ou intraepidérmica com edema papilar	+3

*Típicas: morfologia típica como descrita no texto; **Compatível: não típica, porém não fortemente sugestiva de outra doença; ***Insuficiente: as lesões não podem ser avaliadas (principalmente devido ao estágio tardio durante a avaliação da doença ou a qualidade ruim de fotografias). Interpretação: *escore* ≤ 0, ausência da PEGA; *escore* 1-4, PEGA possível; *escore* 5-7, PEGA provável e *escore* 8-12, PEGA com diagnóstico de certeza.

Fonte: Adaptado de Sidoroff A, Halevy S, Bavinck JN, Vaillant L, Roujeau JC. Acute generalized exanthematous pustulosis (AGEP)-a clinical reaction pattern. J Cutan Pathol.2001;28(3):113-9.

O diagnóstico diferencial mais relacionado à PEGA é a psoríase pustulosa generalizada (Von Zumbusch), além da síndrome de hipersensibilidade à droga (DRESS), a pustulose subcórnea (doença de Sneddon-Wilkinson) e a necrólise epidérmica de apresentação atípica. As características mais relevantes da PEGA e da psoríase pustulosa estão no Quadro 31.17.

Quadro 31.17 Características PEGA e psoríase pustulosa.

Características	PEGA	Psoríase pustulosa
História de psoríase (pessoal ou familiar)	Incomum	Frequente
Padrão de distribuição	Predomínio nos sulcos cutâneos (dobras)	Mais generalizada
Duração das pústulas	Curta	Longa
Duração da febre	Curta	Longa
História de reação à droga	Frequente	Incomum
Administração recente de droga	Muito comum	Menos frequente
Artrite	Rara	Cerca de 30% dos pacientes
Histopatologia	Pústulas espongiformes subcórneas ou intraepidérmicas, edema da derme papilar, exocitose de eosinófilos, apoptose de queratinócitos	Pústulas subcórneas e/ou intraepidérmicas, papilomatose e acantose

Fonte: Adaptado de Sidoroff A, Halevy S, Bavinck JN, Vaillant L, Roujeau JC. Acute generalized exanthematous pustulosis (AGEP)-a clinical reaction pattern. J Cutan Pathol.2001;28(3):113-9.

As drogas descritas que podem causar PEGA mais frequentemente são os β-lactâmicos, macrolídeos, cefalosporinas, tetraciclinas, sulfas, alopurinol, carbamazepina, paracetamol, terbinafina, mercúrio e a talidomida.[92,93] Em um estudo multinacional recente, o EuroSCAR (European Severe Cutaneous Adverse Reactions), avaliando 97 casos validados de PEGA e 1.009 controles concluiu que as drogas de maior risco para o desenvolvimento desta reação adversa foram a pristinamicina, a ampicilina e amoxicilina, as quinolonas, a hidroxi(cloroquina), os antibióticos sulfamídicos, a terbinafina e o diltiazem. Não foi observado risco significativo de associação com infecções ou história pessoal ou familiar de psoríase. Drogas que são reconhecidamente indutoras de psoríase, tais como os betabloqueadores e os inibidores da enzima conversora da angiotensina são fortemente correlacionados com a PEGA.

Doença do soro

Em 1905, von Piquet e Shick descreveram a doença do soro em crianças tratadas com soro de cavalo contendo antitoxina diftérica. Mais recentemente a doença do soro tem sido observada em pacientes tratados com globulinas antitimócitos de cavalo ou vacinas de coelho anticélulas diploides humanas. Constitui uma reação de hipersensibilidade do tipo III, mediada por imunocomplexos depositados nas paredes dos vasos, ativação do complemento e recrutamento de granulócitos. Apresenta manifestações cutâneas particulares. Tipicamente, ocorre um eritema na porção lateral dos dedos das mãos e pés e nas mãos, antes de uma erupção mais disseminada a qual frequentemente é morbiliforme (2/3 dos pacientes) e por vezes urticariforme (Figuras 31.36A, B e C). A urticária é raramente vista sozinha. Em metade dos casos há envolvimento visceral. São achados clínicos comuns: febre, erupção cutânea, sintomas constitucionais, artrite e artralgias.

A doença se inicia cerca de 8 a 14 dias após a exposição inicial à proteína estranha. As drogas relacionadas com este tipo de manifestação são os soros heterólogos e vacinas. A doença do soro símile pode ser causada pelas penicilinas, cefalosporinas, minociclina, propanolol, estreptoquinase.[79]

As frações C3 e C4 do complemento encontram-se acentuadamente diminuídas na doença do soro enquanto se encontram geralmente normais na doença do soro símile.[79]

A retirada da droga aliada ao uso dos corticosteroides sistêmicos constitui o tratamento da doença, além de anti-histamínicos para alívio sintomático do prurido se presente. Observação cuidadosa da evolução do acometimento sistêmico do paciente é imperiosa.[79]

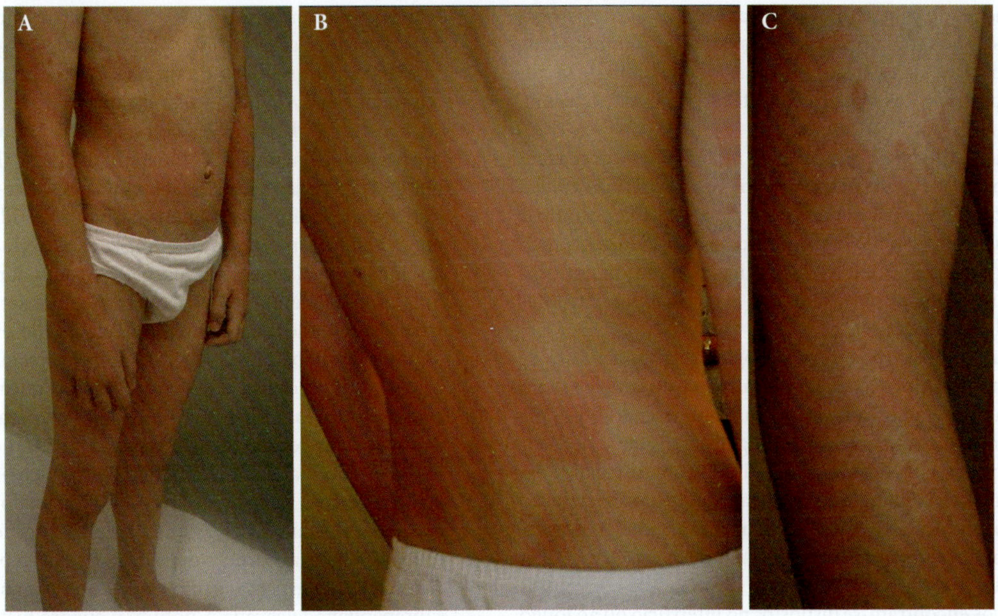

■ **Figura 31.36 (A, B e C)** Doença do soro-símile por amoxicilina.

Outras reações a drogas

Pseudolinfoma induzido por droga

Menos comum em relação a DRESS, o pseudolinfoma induzido por droga constitui uma doença mais insidiosa, a qual simula o linfoma em aspectos clínicos e histopatológicos. Pode surgir meses ou anos após a introdução da droga, porém em alguns casos o período é curto. Têm sido relacionados ao uso de fenobarbital, D-penicilamina, amilorida, carbamazepina, hidroclorotiazida, amitriptilina, alopurinol, a inibidores da enzima de conversão da angiotensina, atenolol (inclusive com observação pessoal), fluoxetina e ciclosporina. A maioria dos casos tem sido relacionada com o uso da hidantoína, o que acabou determinado um aumento em cerca de 4 a 10 vezes na incidência de linfomas entre os pacientes recebendo hidantoína por períodos prolongados.

A erupção cutânea e/ou a linfadenopatia levam o paciente a procurar assistência médica. As lesões cutâneas podem ser solitárias ou mesmo numerosas, localizada ou disseminada, sob a forma de pápulas eritematosas, placas papulosas ou nódulos, ou mesmo eritrodermia simulando a micose fungoide. No exame histopatológico pode observar-se dois padrões: pseudolinfoma de células T ou pseudolinfoma de células B.

Os pseudolinfomas de células T em geral apresentam um infiltrado linfocitário em faixa, em um padrão que simula a micose fungoide. Em contraste um padrão nodular é mais observado nos pseudolinfomas de células B. alguns casos demonstram quadros histopatológicos distintos como componente histiocítico em uma proliferação de células T ou um infiltrado misto em um padrão de proliferação de células B, o que sugere o diagnóstico de pseudolinfoma.

As manifestações cutâneas podem ou não se associarem com linfadenopatia, a qual pode ser um achado isolado. O estudo histopatológico dos linfonodos pode demonstrar um padrão de hiperplasia linfoide benigna ou pseudolinfomatoso. Geralmente não há acometimento visceral, contudo, o fígado pode ser acometido com um padrão pseudotumoral. Os exames como hemograma e bioquímica são geralmente normais, contudo em alguns poucos casos pode haver eosinofilia ou a presença de células de Sézary.

A melhora ocorre dentro de semanas da suspensão da droga. Há relatos de surgimento de linfoma após períodos de quiescência assintomática, ao que se denominou de pseudolinfoma por Gams e colaboradores em 1968.

- **Hipocromia:** pode surgir com o uso prolongado da minociclina sistêmica ou da hidroquinona tópica, especialmente o monobenzil éter da hidroquinona.
- **Alopecia:** alopecia difusa limitada ao couro cabeludo pode ocorrer pelo uso de drogas citostáticas, anticoagulantes, captopril e D-penicilamina, assim como pela ingestão de altas doses de Vitamina A (mais do que 50.000 UI ao dia durante alguns meses). Neste último caso, também os supercílios, pelos axilares e pubianos estão comprometidos.
- **Hirsutismo:** raramente induzido por drogas androgênicas, causando nas mulheres um padrão masculino de distribuição de pelos. As drogas suspeitas são os anabolizantes, corticosteroideterapia sistêmica prolongada, ACTH, ciclosporina A e progesterona (da classe da 19-nortestosterona). Este efeito é ainda causado pelo minoxidil e pelo finasterida, que atualmente vêm sendo utilizados para o tratamento da calvície.
- ***Flushing*:** reação dependente da dose, associado principalmente à ingestão de niacina. A atropina e hioscinamina causam *flush* de longa duração. Nestes casos, não há ainda explicação fisiopatogênica aceitável.
- **Livedo reticular:** descoloração vermelho-azulada ou lesões semelhantes a rede azulada causada pela dilatação das veias da pele, principalmente das extremidades inferiores. Ocorre em 50% a 90% dos pacientes que se tratam com amantadina.
- **Fenômeno de Raynaud:** espasmo arterial induzido pelo frio, causado descoloração e posterior cianose das extremidades que é raramente causado por drogas. A bleomicina, quando associada com a vimblastina e na dependência da dose, pode levar ao seu surgimento. Outras drogas possíveis são: betabloqueadores, azatioprina, norepinefrina, espironolactona e contraceptivos orais.
- **Reações teciduais esclerodermiformes:** as drogas que induzem alterações esclerodermiformes teciduais podem ser divididas em dois grupos, as que provocam distúrbios de fibrose sistêmica e as que provocam reações confinadas à pele. De forma geral, a fibrose sistêmica tem sido relacionada com drogas que incluem a serotonina, metisergida, outros derivados alcaloides do Ergot, practolol e a hidralazina, enquanto a fibrose confinada à pele com a bromocriptina, lítio, valproato, hidantoína e L-triptofano. Alterações esclerodermiformes localizados nos locais de injeção têm sido observadas com o uso de esteroides, heparina, vitamina K, pentazocina e radioterapia.

- **Outras alterações do colágeno e das fibras elásticas:** certas drogas podem provocar quadros símiles a cútis laxa/pseudoxantoma elástico (penicilina, isoniazida, L-triptofano, D-penicilamina), anetodermia (penicilamina), elastose perfurante serpiginosa (tiopronin, D-penicilamina).
- **Dermatoses ictiosiformes:** certas drogas podem provocar reações teciduais ictiosiformes, cuja histopatologia sugere a ictiose vulgar, com hiperortoqueratose laminada com uma camada granulosa diminuída ou ausente, tendo em alguns casos a presença de eosinófilos. Estas drogas incluem a clofazimina, o alopurinol, hidroclorotiazida, ácido nicotínico, dirazina, ergocalciferol e agentes redutores de lípides.
- **Reação granulomatosa intersticial à droga:** relataram-se casos de erupções compostas por placas papulosas não pruriginosas, com arranjo anular, eritematosas ou violáceas, acometendo a porção interna dos braços, coxas e áreas intertriginosas, as quais se associavam a um padrão histopatológico definido com infiltrado histiocitário e linfocitário intersticial acompanhado pela degeneração das fibras colágenas e elásticas, mimetizando lesões iniciais do granuloma anular. Geralmente há uma dermatite de interface vacuolar. Eventualmente linfócitos transformados com núcleos convolutos hipercromáticos encóntram-se dispostos no interstício ou ao longo da junção dermoepidérmica. Clinicamente as lesões mimetizam o linfoma cutâneo de células T, eritema anular centrífugo, granuloma anular e lúpus eritematoso. As drogas implicadas na origem destes quadros incluem os bloqueadores dos canais de cálcio, inibidores da ECA, betabloqueadores, redutores de lípides, anti-histamínicos, anticonvulsivantes e antidepressivos. Frequentemente o paciente utiliza duas ou mais das drogas referidas anteriormente. A retirada das drogas promove resolução do quadro.
- **Reações locais:** a injeção de INF-β-1b, bem como a injeção de outros agentes biológicos para o tratamento da esclerose múltipla, psoríase, micose fungoide e outras condições pode causar no local o surgimento de placas esclerodermiformes ou eritematosas, nódulos ou úlceras cutâneas.
- **Toxicidade com uso local:** a absorção sistêmica de medicamentos de uso local varia com a integridade da pele, a idade da pessoa, o tempo de contato, o grau de oclusão, a área da pele em contato com a droga e outros fatores relacionados à droga e/ou veículo. As reações adversas irão igualmente variar com estes fatores, levando a reações locais ou sistêmicas.

Nestes casos, as crianças serão, via de regra, as mais afetadas: a assepsia de prematuros com etanol ou metanol pode causar necrose da pele; crianças podem apresentar altos níveis séricos de etanol ou metanol, ou mesmo intoxicação sistêmica, pelo uso de compressas embebidas nestas drogas ou após preparo da pele para procedimentos cirúrgicos; o uso de ácido bórico nos neonatos pode levar à intoxicação e o de benzocaína tópica na pele lesada pode causar meta-hemoglobinemia; sinais cushingoides são evidentes com o uso de hidrocortisona tópica nos neonatos; o uso de lindano pode levar ao aparecimento de convulsões e outros sintomas de origem central, assim como o uso de hexaclorofeno e antissépticos à base de iodo podem causar hipotireoidismo. Mesmo colírios ou gotas nasais podem causar reações nas crianças, tais como os colírios com ciclopentolato (que causa íleo paralítico ou intoxicação semelhante à da atropina no sistema nervoso central), felinefrina (que causa alterações pulmonares nos neonatos sensíveis) e a atropina (levando a alterações de comportamento). Já se relatou casos de erupção fixa a droga pelo uso de gotas nasais com hidrocloreto de pseudoefedrina.

EXACERBAÇÃO OU DESENCADEAMENTO DE DOENÇAS MUCOCUTÂNEAS

Várias dermatoses podem ser deflagradas ou pioradas pela ação de drogas, muitas vezes administradas para o tratamento de outras condições nosológicas.

- **Psoríase:** embora a psoríase seja geneticamente determinada e a sua evolução seja por surtos, considera-se que algumas drogas possam deflagrar, exacerbar ou mesmo tornar o surto mais resistente ao tratamento. Algumas vezes decorrem de 4 a 12 meses entre a administração da droga e a deflagração ou agravo da doença. As drogas que deflagram são a fluoxetina, lítio e INF-β-1b. As drogas que exacerbam são o lítio, betabloqueadores, anti-inflamatórios não hormonais, antimaláricos, terbinafina, cimetidina, amiodarona, ouro, iodetos, interferon, methoxsalen, etretinato, ciclosporina, arsênico, penicilamina, mofina, codeína, inibidores da ECA, quinidina, AAS e iodeto de potássio. O lítio e a fluoxetina tornam a psoríase resistente ao tratamento. O INF-α-2 pode levar ao surgimento de hiperplasia psoriasiforme. As biópsias cutâneas demonstram nestes casos hiperplasia epidérmica psoriasiforme, diminuição da camada granulosa e focos de neutrófilos na paraqueratose, acompanhados por dermatite de interface, alterações epiteliais eczematosas, eosinofilia, disqueratose focal e particularmente nos casos associados com betabloqueadores um infiltrado liquenoide. Estes casos diferenciam-se da psoríase pela ausência de uma verdadeira diátese psoriasiforme, identificada pelos capilares das papilas dérmicas com aspecto tortuoso em aposição com uma epiderme suprapapilar adelgaçada. Contudo o quadro histopatológico pode ser indistinguível da psoríase.
- **Líquen plano:** o INF-α-2 assim como as vacinas para hepatite B têm capacidade para iniciar ou exacerbar lesões de líquen plano.
- **Lúpus eritematoso:** o lúpus eritematoso induzido por drogas tem quadro clínico e histológico em tudo semelhante ao do sistêmico e eventualmente apresenta lesões cutâneas. É comum a positividade dos anticorpos anti-DNA histona. As drogas envolvidas são a procainamida, hidralazina, isoniazida, lítio, betabloqueadores, sulfametoxazol, ibuprofeno, griseofulvina, andrógenos, contraceptivos orais e difenilhidantoína. Há de se ressaltar os vários casos descritos do lúpus eritematoso subagudo desencadeado por drogas com potencial fotossensibilizante, em especial os diuréticos tiazídicos, bloqueadores de canal de cálcio (diltiazem, verapamil, a mLodipina), além da procainamida, griseofulvina, sais de ouro, piroxicam e terbinafina. Há presença de anticorpos anti-Ro em grande parte destes casos.
- **Pênfigo e penfigoide induzido por drogas:** os neurolépticos e diuréticos particularmente os antagonistas da aldosterona estão associados ao desenvolvimento do penfigoide bolhoso. Além destas as drogas de grupo químico *thiol*, as sulfas particularmente a furosemida, o tratamento com o PUVA, podem também induzir a esta doença. As manifestações clínicas são similares a da forma idiopática, porém formas papulosas ou nodulares tem sido descritas. As drogas de grupo químico *thiol*, como a penicilamina e o captopril são as causas mais comuns de pênfigo induzido pôr droga. A forma clínica pode ser idêntica à forma idiopática, já havendo também sido descritas manifestações incomuns sob a forma de descamação, crostas ou pequenas vesículas. Em ambas as doenças induzidas por drogas a imunofluorescência direta e indireta podem ser positivas. Alguns casos persistem de forma crônica mesmo com a retirada da droga.
- **Doenças virais:** terapêuticas prolongadas com corticosteroides ou imunossupressores provocam ou exacerbam doenças cutâneas virais, tais como herpes simplex, herpes zoster, verruga vulgar e o molusco contagioso.
- **Porfiria cutânea tarda:** pode ser induzida pela ingestão de álcool ou pela administração de contraceptivos orais no tratamento da menopausa e, mais raramente, por andrógenos, metotrexato, griseofulvina, quinidina e colchicina.
- **Seborreia:** a administração sistêmica de andrógenos, particularmente nas mulheres e nas pessoas idosas, pode deflagrar ou piorar a dermatite seborreica.
- **Hiperhidrose:** pode ser causada por antidepressivos tricíclicos e tetracíclicos, xantinas, drogas colinérgicas e simpatomiméticas.

- **Xerose:** frequentemente observada nos pacientes que usam a isotretinoína para o tratamento da acne, é dependente da dose e reversível com a suspensão. Outras drogas envolvidas são os betabloqueadores, o lítio, a niacina, o tamoxifeno, a cimetidina, a ranitidina, a clofazimina e as drogas antilipêmicas.

OUTRAS RADS

Síndrome de alergia a múltiplas drogas

Propensão a reagir a múltiplas drogas principalmente antibióticos não relacionados quimicamente.

Esta reação poderia ser mediada imunologicamente o que hoje em dia acredita-se ser pouco provável ou ocorrer devido a um metabolismo alterado das drogas ou ainda via mecanismos inespecíficos comuns que levariam a liberação direta de mediadores. As mulheres são mais propensas a esta síndrome.

Síndrome de intolerância a múltiplas drogas

Esta síndrome acomete geralmente mulheres entre 30 e 50 anos, sem história verdadeira de alergia pessoal ou familiar. Os sintomas cutâneos são incaracterísticos sempre acompanhados por uma variedade de manifestações clínicas tais como: lipotimia, fadiga, dispneia sem broncoespasmo, palpitações, taquicardia, tremores, tonturas, irritabilidade, ansiedade, cefaleia, distúrbios visuais entre outros. As drogas envolvidas são os anti-inflamatórios não hormonais e quimioantibióticos, sendo que estes pacientes se consideram "alérgicos" a todas estas drogas, em geral os médicos acabam concordando com o paciente. Muitas vezes os médicos tornam-se ansiosos e recusam-se a prescrever remédios para estes pacientes. A abordagem deve ser multidisciplinar, incluindo testes alérgicos que geralmente são negativos, e investigação psicodiagnóstica que geralmente leva ao diagnóstico de depressão.

Síndrome da resposta inflamatória sistêmica induzida por droga

A síndrome da Resposta inflamatória Sistêmica (SIRS) é definida pela presença de dois ou mais dos seguintes critérios: febre (> 38,5 °C), taquipneia (> 20 respirações/minuto), taquicardia (> 90 batimentos/minuto) e leucocitose (12.000 leucócitos/mm^3 ou > 10% de formas imaturas). Há casos descritos na literatura de síndrome da Resposta Inflamatória Sistêmica Induzida por Droga (Azatioprina). Dentro de horas ou semanas após a introdução da azatioprina ocorre o surgimento de febre com ou sem sintomas gastrointestinais. Por vezes o quadro clínico é confundido com uma infecção, devido à instalação da febre, hipotensão, náuseas e vômitos, artralgias e leucocitose tornando tardia a retirada da droga. Caso a azatioprina seja reintroduzida o quadro torna-se mais grave. Têm sido relatadas hepatite, nefrite e erupções cutâneas (em geral, eritema generalizado).

REPERCUSSÕES MUCOCUTÂNEAS PROVOCADAS POR INTERAÇÕES MEDICAMENTOSAS

As interações medicamentosas dependem de vários fatores como idade, estado de saúde e fatores genéticos determinados pelo metabolismo hepático. Todas as interações medicamentosas envolvem a farmacocinética e farmacodinâmica das drogas. Nas interações farmacocinéticas a drogas interagem na absorção, distribuição, metabolismo hepático, excreção. As interações farmacodinâmicas ocorrem quando uma droga influencia uma outra sem alteração no nível plasmático da primeira. Geralmente ocorre um efeito aditivo entre elas.

A grande maioria das interações medicamentosas em dermatologia são as farmacocinéticas geralmente decorrentes de alterações do metabolismo hepático, envolvendo principalmente o sistema enzimático do citocromo P450. Algumas destas interações ameaçam a integridade da pessoa, outras causam apenas sintomas discretos. Algumas interações importantes para o dermatologista, pela frequência e/ou gravidade serão lembradas a seguir.

A ingestão de álcool concomitante à de algumas drogas provocam reação de *flush*. As principais drogas são: disulfiram, griseofulvina, metronidazol, cefalosporina, hipoglicemiantes orais. As cefalosporinas por sua vez interagem com os aminoglicosídeos aumentando sua nefrotoxicidade.

Dentre as interações medicamentosas que inibem o metabolismo da droga, com consequente aumento de seu nível plasmático e efeito farmacológico, destacam-se: azatioprina e alopurinol (levando à pancitopenia), eritromicina e varfarina (causando hemorragia), eritromicina ou claritromicina e astemizol ou terfenadina (com cardiotoxicidade), eritromicina ou claritromicina e cisaprida (cardiotoxicidade), eritromicina ou claritromicina e teofilina (convulsões), cetoconazol ou itraconazol e astemizol ou terfinadina (cardiotoxicidade), cetoconazol ou itraconazol e cisaprida (cardiotoxicidade).

Algumas interações decorrem do aumento da absorção de uma droga causado pela outra, tal como o aumento da absorção de digoxina, levando à cardiotoxicidade, quando administrado em conjunto com tetraciclina, minociclina ou doxiciclina. Uma droga pode competir pelos sítios de ligação com outra, assim como as sulfonas competem com o metrotrexato, aumentando os seus níveis plasmáticos e levando à toxicidade do paciente. A administração concomitante de ciproheptadina e fluoxetina diminuem o efeito antidepressivo do último.

As tetraciclinas podem interagir com a digoxina, aumentando sua cardiotoxicidade; com as penicilinas, diminuindo seu efeito terapêutico; com os sais de alumínio, sais de bismuto, sais de cálcio, sais de magnésio, sais de zinco, barbituratos, rifampicina, carbamazepina, hidantoínas, alcalinizantes da urina e alimentos, com diminuição dos níveis plasmáticos das tetraciclinas.

Os macrolídeos podem interagir com a carbamazepina, cisaprida, digoxina, alcaloides do ergot, anti-histamínicos, vinblastina, varfarina, benzodiazepínicos, bromocriptidina, ciclosporina, metilprednisolona e teofilina levando, através de diferentes mecanismos, ao aumento dos níveis plasmáticos destas drogas ou de seus metabólitos.

As penicilinas orais podem interagir com as tetraciclinas ou alimentos, com diminuição do efeito terapêutico das penicilinas; com atenolol, varfarina e amoxicilina, com diminuição dos efeitos terapêuticos destas drogas e com o alopurinol causando erupção cutânea.

DIAGNÓSTICO

O elemento fundamental para o estabelecimento do diagnóstico da reação cutânea adversa às drogas é o reconhecimento das lesões dermatológicas elementares e dados da história do paciente. Perguntar sobre exposição prévia à droga, uso e dose de drogas no momento da reação, sintomas e relação temporal do início do uso da droga com o início dos sinais e sintomas, além de inquerir sobre a existência de doenças renais ou hepáticas são de fundamental importância. Lembrar que estas reações podem acometer qualquer outro órgão ou sistema, assim é imperativo que se faça exame físico completo.

Alguns passos podem ajudar a identificar uma reação a droga como definitiva, provável ou improvável: conhecer a epidemiologia da reação a uma determinada droga em uma determinada população; observar a sequência dos eventos; afastar outras causas; medir os níveis da droga, se possível; suspender a droga e observar a reação do paciente e, quando possível, fazer o teste de reexposição. Algumas informações importantes a serem colhidas durante a história e o exame físico do paciente são: identificar todo tipo de medicamento em uso, verificar história pessoal e familiar de prévias reações a drogas e observar se há envolvimento de mucosas, o que geralmente implica em maior gravidade do quadro.

A princípio, qualquer alteração da pele, seus anexos ou mucosas, que apareça nas duas semanas seguintes ao início de qualquer medicação, deve incluir reação cutânea adversa à droga como diagnóstico diferencial. Entretanto, o início da reação pode ser dos tipos imediato (ocorre na primeira hora após a exposição), acelerado (ocorrendo de 1 a 72 horas após a exposição) e tardio (surge 72 horas após a exposição).

Exames subsidiários

Os exames subsidiários têm limitações de emprego na elucidação diagnóstica das reações cutâneas adversas às drogas, tanto por motivos de ordem prática quanto éticos, uma vez que alguns exames são capazes de exacerbar o quadro ou deflagrar graves reações anafiláticas. A Figura 31.37 sumariza os métodos de investigação das reações adversas às drogas, em particular as reações tipo B mediadas via imune.

Testes *in vivo*

- **Testes cutâneo de leitura imediata:** apesar da grande utilização dos testes cutâneos de leitura imediata (punctura e intradérmico) para o diagnóstico nas alergias respiratórias e reações alérgicas a insetos, nas alergias a drogas seu uso ainda não se encontra totalmente padronizado.

Os testes cutâneos estão indicados apenas nas reações induzidas pela IgE, tendo um papel estabelecido na alergia à penicilina mediada pela IgE, sendo também utilizado na alergia a relaxantes musculares, barbitúricos, estreptoquinase, insulina e látex entre outros. Este é o melhor teste para se verificar alergia à droga: em torno de 98% dos pacientes com teste negativo irá tolerar o tratamento com penicilina sem o risco de reação imediata; por outro lado, se o teste for positivo, mais de 50% irão apresentar reação imediata. Embora possa ocorrer reação cruzada com as cefalosporinas de primeira geração, poucos pacientes com teste positivo (aproximadamente 5%) irão reagir à sua administração. O teste negativo não afasta alergia clinicamente significativa.

Para a realização dos testes cutâneos existem protocolos específicos a cada droga, os quais devem ser consultados previamente. Por segurança o teste de punctura deve ser realizado antes do intradérmico. De preferência o teste cutâneo deve ser realizado após 4 a 6 semanas da reação à droga.

A disponibilidade de testes para respostas imunes a drogas específicas é dificultosa devido ao fato que raramente se conhece o comportamento imunoquímico da droga. Uma vez que a maioria das drogas tem moléculas de pequeno peso molecular, constituem haptenos e deve primeiro se combinar com moléculas carregadoras maiores para estimular uma resposta imune, e subsequentemente uma reação alérgica.

No caso das penicilinas sabemos que o anel beta-lactâmico abre-se sob condições fisiológicas e forma uma ligação amida covalente com grupos épsilon amino dos resíduos de lisina no soro e possivelmente de proteínas ligadas às membranas. A configuração resultante é antigênica, sendo conhecida como determinante peniciloil, o qual induz a uma resposta imune dominante em pacientes recebendo a penicilina com finalidade terapêutica. O grupo peniciloil tem sido designado como "determinante maior (*major*)", uma vez que 95% das moléculas de penicilina que irreversivelmente combina-se com as proteínas formam moléculas peniciloil. Esta reação ocorre com o protótipo benzilpenicilina e com virtualmente todas as penicilinas semissintéticas. Múltiplos determinantes peniciloil têm sido sinteticamente unidos à uma molécula carregadora fracamente imunogênica formando a peniciloil-polilisina (PPL). Acoplando múltiplas moléculas peniciloil a um carregador polilisina aumenta-se a sensibilidade de detecção de anticorpos IgE para este determinante antigênico em 4 a 5 vezes. A penicilina também pode ser degradada por outras vias metabólicas e formar outros determinantes antigênicos, os quais são formados em pequena quantidade e estimulam uma resposta imune variável, sendo denominados de "determinantes menores (*minor*)".

O reagente PPL encontra-se disponível comercialmente. Os determinantes menores, de forma oposta, são disponíveis em alguns países, sendo denominados de mistura de determinantes menores (MDM). Importante ressaltar que é totalmente contraindicada a realização do teste intradérmico com a penicilina benzatina, conforme realizado há tempos atrás por alguns profissionais da área da saúde. Já o teste cutâneo realizado com os reagentes PPL e MDM são considerados relativamente seguros e os valores preditivos negativo e positivo são altos, ou seja, quando o teste é negativo as reações à penicilina mediadas pela IgE são improváveis e geralmente quando ocorrem são leves e autolimitadas. Quando o paciente apresenta um teste cutâneo positivo a estes reagentes, o risco de uma reação anafilática ou reação alérgica acelerada aumenta em 50% a 70%.

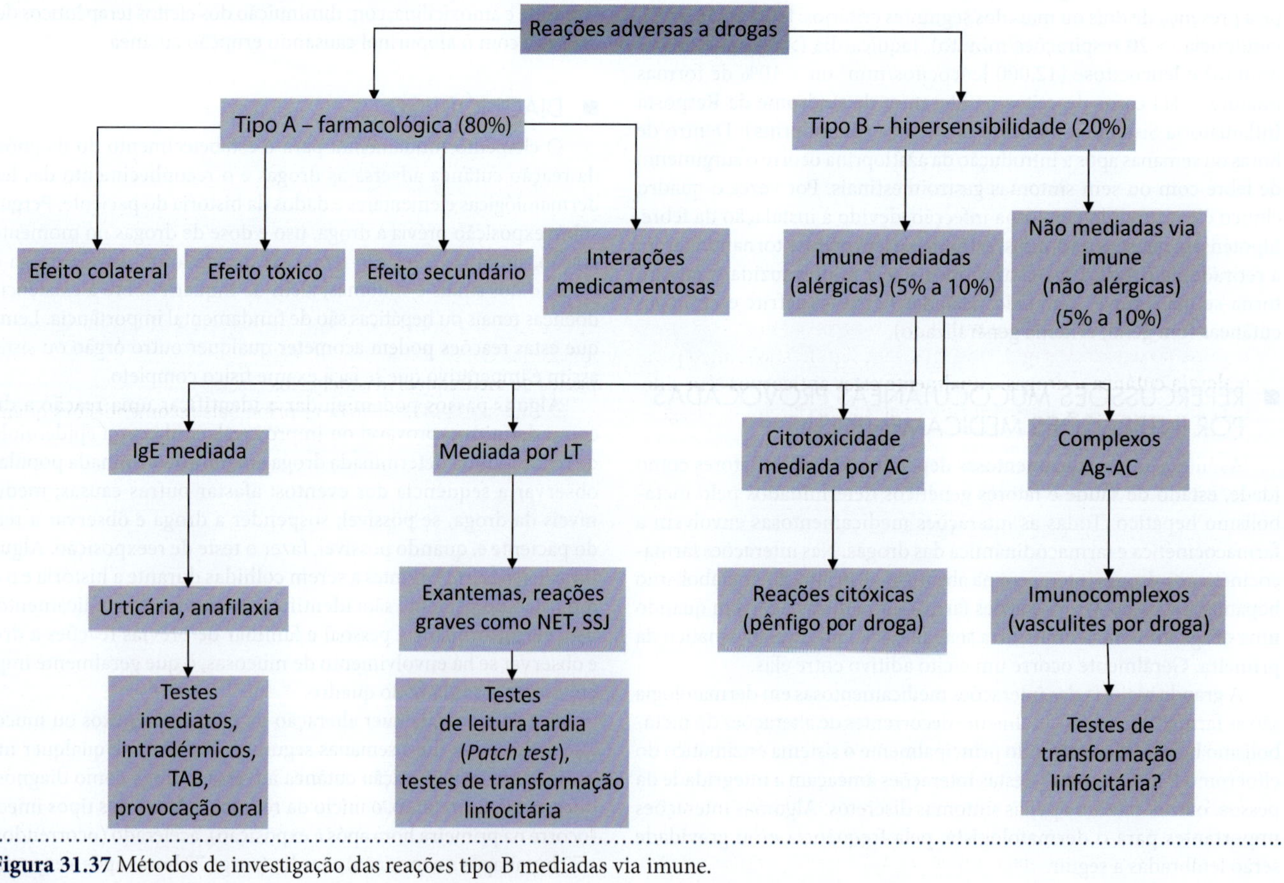

■ **Figura 31.37** Métodos de investigação das reações tipo B mediadas via imune.

- **Testes de provocação:** se houver indicações de que uma dada reação a droga não seja mediada pela IgE, ou se ela não constituir uma reação grave à droga, este teste pode ser considerado. Pode auxiliar o diagnóstico das erupções liquenoides, da urticária sem anafilaxia pelo ácido acetilsalicílico ou anti-inflamatórios não hormonais. Não deve ser usado para o diagnóstico das erupções maculopapulosa pelo risco potencial de generalização do quadro cutâneo. Caso este método seja eleito na investigação, apesar das suas restrições, ele deve ser realizado com dose inicial de 0,01% a 10% da dose habitual da droga, dependendo do tipo de reação adversa que o paciente apresentou e motivou o teste.
- **Teste de contato de leitura tardia:** o teste de contato é usado rotineiramente para o diagnóstico etiológico das dermatites de contato alérgicas. Atualmente também tem sido utilizado experimentalmente na investigação de reações a drogas administradas sistemicamente, que desencadeiam reações tardias do tipo exantemas, erupção fixa à droga, reações de fotossensibilidade, assim como as reações graves a drogas não mediadas pela IgE. Alguns autores têm empregado este teste na investigação de determinadas drogas, tais como as penicilinas e outros β-lactâmicos, pirazolonas, anticonvulsivantes, além de alguns estudos com diclofenaco e diltiazem. Segundo Romano e colaboradores (1999) há uma boa correlação na investigação dos exantemas maculopapulares induzidos por penicilinas, entre os testes de provocação oral, intradérmicos e os testes de contato de leitura tardia. A vantagem reside no fato de que os testes de contato demonstraram um menor risco de reações graves durante a sua execução. Contudo ainda se encontram sob investigação não devendo ser utilizados na prática clínica diária.

Testes *in vitro*

- ***Radioallergosorbent test*** **(RAST):** o RAST constitui a fase sólida do radioimunoensaio desenvolvido em 1967. Este mede os anticorpos IgE específicos circulantes. A droga na fase sólida é incubada com o soro do paciente por um período de tempo específico e numa segunda etapa, após lavagem é realizada uma segunda incubação com anticorpos anti-IgE radio-marcados. Segundo Weiss e Adkinson Jr., quando realizado sob condições técnicas ideais o RAST correlaciona-se bem com os testes cutâneos e os testes de provocação. A aplicação do RAST para o diagnóstico das reações alérgicas a droga tem sido limitada pelo conhecimento ainda restrito da estrutura conformacional da droga ou seu metabólito que agem como antígeno ou hapteno. O RAST tem sido pesquisado para mensurar anticorpos IgE para determinantes maiores da penicilina, insulina, quimopapaína, relaxantes musculares, tiopental, protamina, látex e outros. Podem ocorrer falsos negativos e falsos positivos, limitando ainda a segurança do teste.
- **Pesquisa de anticorpos IgM/IgG específicos a drogas:** as drogas podem determinar eventualmente a produção de anticorpos no organismo das classes IgM e/ou IgG, sem significado clínico para a alergia cutânea a drogas. Atualmente estes anticorpos têm sido relacionados a casos de trombocitopênia, anemia hemolítica e agranulocitose. A técnica utilizada para detectá-los é o ELISA (*enzyme linked immunosorbent assay*).
- **Teste da transformação blástica de linfócitos:** embora ainda não seja de uso corrente, pode-se medir a transformação linfoblástica que ocorre em resposta a uma determinada droga. Sabe-se que as sulfonamidas, o paracetamol e os anticonvulsivantes aromáticos podem induzir a proliferação de linfócitos T específicos, porém o significado clínico deste evento ainda não está claro. Esta técnica é limitada a estudos científicos, ainda sem aplicabilidade clínica.
- **Liberação de histamina pelos basófilos:** esta técnica é usada para medir a liberação da histamina dos basófilos, após a exposição das células ao antígeno *in vitro*. O teste é bastante complexo de realizar e está limitado a poucos centros de pesquisa.
- **Anatomopatológico:** considerando-se o polimorfismo clínico das reações adversas às drogas, é de se esperar que os padrões histológicos da resposta tecidual também sejam variados. Porém, a sua utilidade está em categorizar uma dada reação adversa como urticariforme, dermatite perivascular, vasculite leucocitoclástica, entre outras, e em fazer o diagnóstico diferencial com outras dermatoses. As erupções tipo exantema maculopapulares mostram ao exame histopatológico dermatite de interface vacuolar com esparsos queratinócitos apoptóticos na junção dermoepidérmica, edema da derme e infiltrado linfocitário perivascular na derme superficial com a presença de células mononucleares e de eosinófilos ao redor dos pequenos vasos, não havendo depósitos fibrinoides nos vasos ou espongiose epidérmica; neste caso, o grande valor do exame anátomo patológico está em afastar outras doenças. A vasculite necrotizante apresentará necrose fibrinoide da parede vascular, infiltrado perivascular neutrofílico ou linfocítico e trombose dos vasos. A necrólise epidérmica tóxica, além da pancitopenia, apresentará ao exame histopatológico descolamento maciço da epiderme e necrose de queratinócitos, com imunofluorescência direta negativa. O eritema multiforme tem como principal elemento diagnóstico à histopatologia a presença de necrose de queratinócitos isolados. A erupção fixa medicamentosa aparentemente se constitui em uma variante do eritema multiforme, com quadro histológico semelhante a ele, juntamente com degeneração hidrópica da camada basal e incontinência pigmentar. A reação fotoalérgica exibirá alterações semelhantes às da dermatite de contato alérgica, ou seja, espongiose na epiderme e infiltrado linfocitário perivascular. A reação fototóxica terá aspecto de infiltrado inflamatório dérmico inespecífico com depósito de melanina. A eritrodermia poderá exibir tanto um quadro inflamatório também inespecífico, quanto o quadro característico da doença associada que deflagrou a eritrodermia; neste caso, afastará reação adversa a droga. A reação causada pelo IFN-β1-b é de fibrose dérmica vasculopatia trombótica dérmica extensa e pauci-inflamatória.

Nos Quadros 31.18 e 31.19 podemos observar os principais tipos de padrões de resposta tecidual nas reações adversas a drogas no tegumento.

- **Dosagens sanguíneas ou plasmáticas:** algumas reações adversas se acompanham de eosinofilia, proteinúria, alterações da função hepática ou da presença de anticorpos antinucleares, que habitualmente regridem após o término de uso da droga.

A determinação de níveis séricos das drogas tem valor se a reação adversa estiver associada com superdose nos pacientes em coma ou com deficiência de comunicação.

A mensuração do nível sérico da triptase é útil para a avaliação de pacientes com suspeita de reação adversa a droga mediada por mastócitos. A triptase é uma protease liberada quando ocorre a anafilaxia, sendo a sua meia vida no soro e a sua estabilidade maior do que as da histamina. Os seus níveis séricos permanecem aumentados durante horas nas reações graves, mas podem não se elevar nas reações moderadas, assim, o resultado negativo não afasta reação anafilática induzida por drogas O resultado positivo deste teste é indicativo de liberação maciça de mediadores mastocitários.

O Quadro 31.20 sumariza as principais recomendações quanto à investigação das reações adversas a drogas do tipo B, especialmente àquelas mediadas via imune.

Mensagens para se levar...

- **Reações imediatas** (urticária, angioedema, anafilaxia) requerem testes:
  - *In vivo*, como o *prick test*, testes intradérmicos com leitura em 20 a 30 minutos e eventualmente a provocação.
  - *In vitro*, RAST (ImuniCap) e testes de ativação basofílica.
- **Reações tardias** (exantemas, SDRIFE, erupção fixa, PEGA/AGEP, DRESS) requerem testes:
  - *In vivo*, de contato de leitura tradia e excepcionalmente testes intradérmicos de leitura em 24 a 48 horas.
  - *In vitro*, como teste de transformação linfocitária.
- **Nunca executar provação em reações graves** (anafilaxia, SSJ, NET, DRESS, vasculites).

Quadro 31.18 Padrão de resposta tecidual tipo predomínio de dermatite perivascular nas reações adversas a drogas tegumentares.

Exame anatomopatológico (I)	
Predomínio de dermatite perivascular (I)	**Predomínio de dermatite perivascular (II)**
Dermatite perivascular superficial: ▪ Dermatoses purpúricas pigmentadas **Infiltrado misto:** ▪ Reações urticariformes **Reações espongióticas:** ▪ Reações pitiríase rósea-símile ▪ Reações de fotossensibilidade **Reações psoriasiformes**	**Reação de interface por droga:** Reação de interface vacuolar: ▪ EP, SSJ, NET ▪ Quimioterápicos ▪ Erupção fixa ▪ Reações exantematosas ▪ Reações LE-símile Reação de interface liquenoide

Quadro 31.19 Outros padrões de resposta tecidual frente às reações adversas a drogas tegumentares.

Exame anatomopatológico (II)	
Dermatite predominantemente nodular e difusa: ▪ Reações pseudolinfomatosas ▪ Reação a droga granulomatosa intersticial ▪ Reação tipo síndrome de Sweet	**Reações predominantemente pustulosas:** ▪ Pustulose exantemática generalizada aguda ▪ Halogenoderma
Reações predominantemente vesicobolhosas: ▪ Dermatose por IgA-linear símile ▪ Pênfigo induzido por droga ▪ Penfigoide bolhoso por droga ▪ Pseudoporfiria cutânea tardia	**Reações predominantemente vasculíticas** **Reações predominantemente foliculares/perifoliculares:** ▪ Reações acneiformes ▪ Foliculite eosinofílica-símile
Reações predominantemente paniculíticas	**Reações predominantemente esclerodermiformes**

Quadro 31.20 Padrão clinicoimunopatológico de reações adversas medicamentosas do tipo B e exames ou testes diagnósticos mais adequados.

Manifestação morfológica	Provável patogênese	Testes diagnósticos mais adequados
Urticária/angioderma	Pseudoalergia, IgE mediada	*Prick test*, testes intradérmicos, IgE específica, testes de ativação basofílica
Anafilaxia	Pseudoalergia, IgE mediada, raramente ativação do complemento (C3a, C5a)	*Prick test*, testes intradérmicos, IgE específica, testes de ativação basofílica
Exantemas	Mediado por linfócitos T (IVb e IVc)	Teste de contato, testes intradérmicos (leitura 24/48 horas), proliferação linfocitária
Erupções vesicobolhosas	Mediado por linfócitos T citotóxicos (IVc), células NK, célular NK-T	Nenhum, testes de ativação basofílica
Erupção pustulosa	Mediado por linfócitos T (IVd e IVc)	Teste de contato, testes intradérmicos (leitura 24/48 horas), proliferação linfocitária
Erupção fixa medicamentosa	Mediado por linfócitos T (IVc)	Teste de contato no local da pele afetada

TRATAMENTO

O primeiro passo no tratamento de pacientes com reação adversa a droga é retirar a droga suspeita e, em seguida, recomendar ao paciente que não use outra vez esta droga ou outras correlatas. Embora esta abordagem seja a mais segura, nem sempre isto é possível ou recomendável.

Alguns problemas podem advir desta conduta: a pessoa pode ser privada desnecessariamente de terapêuticas importantes ou o paciente será erroneamente rotulado como tendo múltiplas alergias a drogas. Além disso, mesmo após a suspensão da droga ainda existe a possibilidade de que as lesões cutâneas não regridam ou mesmo evoluam para quadros graves, como a síndrome de Stevens Johnson ou a necrólise epidérmica tóxica.

Outras condutas clínicas existem. Com base na história clínica, no exame físico e no conhecimento das propriedades farmacológicas das drogas, pode-se analisar as reações para determinar se foram de fato induzidas por droga e, em sendo, se era uma reação previsível (toxicidade, efeitos colaterais, efeitos secundários ou interação entre drogas) ou não (intolerância, idiossincrasia ou alergia) e se a reação foi grave. No caso da intolerância, pode-se simplesmente ajustar a dose. No caso de interação, todo o cuidado será o de não administrar as drogas suspeitas concomitantemente. Quanto à gravidade, o zumbido causado pela aspirina pode ser considerado de média gravidade e não será uma contraindicação absoluta do uso da droga, porém, a necrose de pele causada pela administração de varfarina nos pacientes com deficiência de proteína C traz risco de vida e a droga deve ser totalmente contraindicada. Se uma droga causou qualquer reação alérgica, o estado de alergia do paciente deve ser avaliado no momento de sua readministração.

Após estas considerações, algumas abordagens são possíveis: caso necessário, administrar uma droga alternativa, que não apresente reação cruzada com a suspeita (no caso de pacientes com hipersensibilidade ao ácido acetilsalicílico ou a anti-inflamatórios não hormonais aos quais se recomenda o uso de acetaminofeno, de ácido disalicílico ou de trisalicilato de magnésio), o paciente pode ser pré-medicado com anti-histamínicos ou corticosteroides antes da administração da droga suspeita (tais como os opiáceos ou relaxantes musculares) ou com 10 a 25 mg de doxepina de 1 a 2 horas antes da administração do contraste radiológico, o paciente pode passar pela reexposição gradual ou pode-se proceder à dessensibilização (nos casos de mediação por IgE).

Nos indivíduos com alergia a droga não mediada por IgE, pode-se proceder ao protocolo de reexposição gradual, administrando-se ao início pequenas quantidades da droga, com aumentos progressivos até à dose terapêutica em um período de horas.

Alguns casos particulares serão considerados a seguir.

Na púrpura trombocitopênica nunca se deve considerar a reexposição. A administração de corticosteroide sistêmico pode ajudar no tratamento.

Na púrpura causada por corticosteroide, o tratamento é a suspensão da droga, que levará a um lento processo de recuperação. Não há terapêutica tópica ou sistêmica eficaz.

Nos casos de fotossensibilização, é essencial suspender a droga e/ou a radiação UV. Após isto, compressas frias, corticosteroides locais ou sistêmicos, analgésicos sistêmicos e, eventualmente, sedação.

No lúpus induzido por droga o quadro clínico geralmente remite com a suspensão da droga, enquanto os sinais sorológicos persistem por mais tempo. Em alguns casos é necessário o uso de imunossupressores.

Nas erupções acneiformes, a suspensão a droga suspeita faz com que os sintomas desapareçam, porém se a suspensão não for possível, trata-se topicamente com peróxido de benzoíla ou com antibióticos tópicos ao longo do uso da droga.

Na alopecia o quadro costuma se reverter com a suspensão da droga. Já o hirsutismo deverá ser tratado com métodos de depilação definitiva após a suspensão da droga.

O tratamento do prurido desencadeado por droga exige a sua suspensão, porém o prurido, o *flush* ou a urticária causada pela infusão de morfina podem ser atenuados pela pré-medicação com anti-histamínicos.

A aplicação precoce de corticosteroides de média ou alta potência pode encurtar a fase inflamatória e diminuir a hipercromia residual da erupção fixa a drogas.

A vancomicina pode ser administrada com segurança aos pacientes com a síndrome do homem vermelho, desde que a sua infusão endovenosa seja lenta, o que minimiza ou elimina a reação.

A xerose induzida por drogas é bem tolerada com o uso de sabonetes delicados e de cremes lubrificantes à base de ureia ou ácido láctico, juntamente com a diminuição do número de banhos.

Nas erupções liquenoides as lesões não regridem mesmo após a suspensão da droga suspeita. O uso de corticosteroides tópicos potentes ou de sistêmico e a terapêutica com PUVA podem ajudar.

O *flush* causado pela clorpropamida pode ser inibido pela naloxona e o causado pela niacina pode ser quelado pela indometacina.

Na doença do soro induzida por drogas a plasmaférese tem sido indicada.

A urticária devida à ingestão de ácido acetilsalicílico ou de anti-inflamatórios não hormonais é de difícil tratamento. Não se beneficia da dessensibilização (a qual não é recomendada) e os anti-histamínicos surtem pouco efeito. Há trabalhos relatando sucesso com os antileucotrienos, tal como o Montelucaste na dose de 10 mg.

A urticária devida aos antibióticos pode ser suprimida com anti-histamínicos apenas ou em combinação com corticosteroide sistêmico em baixas doses, se não for possível usar outro antibiótico. Entretanto, a decisão de se manter a droga suspeita deve ser acompanhada de um cuidado redobrado ao paciente, observando-se cuidadosamente se ocorre aumento das urticas. Neste caso, o antibiótico implicado deve ser imediatamente suspenso pelo risco de progressão para eritema multiforme, síndrome de Stevens-Johnson, necrólise epidérmica tóxica ou eritrodermia.

O tratamento do eritema multiforme *minor* causado por droga é a retirada da droga e sintomáticos, como analgésicos e compressas frias. Esta doença usualmente regride totalmente em 2 a 3 semanas, sem deixar sequelas.

O tratamento do eritema multiforme major causado por drogas depende da gravidade e da extensão do acometimento cutâneo: se grande parte do tegumento estiver acometida, o tratamento será basicamente de suporte, sob internação, semelhante ao da necrólise epidêmica tóxica. O uso de corticosteroides é controverso, podendo ser benéfico bem no início da doença, em altas doses (80 a 180 mg de prednisona ao dia durante três dias). O desbridamento da pele necrótica não deve ser feito antes que a doença tenha cessado sua atividade. A droga suspeita deve ser suspensa, pode-se usar cremes com corticosteroide, os anti-histamínicos têm pouco efeito.

A eritrodermia deve ser tratada sob internação na enfermaria ou unidade de terapia intensiva, seja qual for a causa. Trata-se de quadro que leva ao êxito letal com relativa frequência, seja pela falência geral da pele, seja por insuficiência cardíaca de alto débito ou por complicações renais. A droga envolvida deve ser suspensa e o paciente deve receber tratamento de suporte à vida intensivo, com monitoração constante. Está indicado o uso de corticosteroideterapia sistêmica.

O choque anafilático é outra situação de ameaça à vida e deve ser imediatamente reconhecido e tratado com epinefrina. A seguir, manter as vias aéreas livres e monitorar o sistema circulatório.

Finalmente, algumas considerações sobre a dessensibilização. A dessensibilização pode ser definida como a conversão de um paciente de um estado de alta sensibilização à droga para outro no qual a droga é tolerada. Está indicada para aqueles pacientes com reação adversa a drogas que sabidamente ou presumidamente tenham anticorpos IgE contra uma determinada droga e para o qual não haja drogas alternativas. Atualmente alguns casos não mediados por IgE são também passíveis de benefício com esta técnica, que consiste na administração cautelosa de doses crescentes da droga no período de horas a dias, sob internação em unidade de terapia intensiva. A dose inicial é determinada por teste intradérmico com a droga ao natural e a presença de broncoespasmo ou hipotensão levam ao abortamento do procedimento. Pacientes com alergia à penicilina, betalactonas, cefalosporinas, sulfonamidas, vancomicina, pentamidina, clindamicina e tuberculostáticos podem passar ficar tolerantes após este procedimento.

■ REAÇÕES MUCOCUTÂNEAS AOS AGENTES QUIMIOTERÁPICOS

A quimioterapia é um componente essencial na abordagem multidisciplinar da maioria dos cânceres.[94] Os agentes quimioterápicos podem induzir tanto toxicidade local como sistêmica. As principais reações mucocutâneas observadas encontram-se na Figura 31.38.

Outros efeitos adversos podem ser confundidos com reações aos quimioterápicos e incluem infecções decorrentes da imunossupressão, síndromes paraneoplásicas, doença enxerto *versus* hospedeiro (GVHD), deficiências nutricionais, surgimento de malignidades cutâneas e metástases do tumor primitivo, além de outras.

Alopecia

A alopecia constitui a manifestação adversa cutânea mais comum do tratamento quimioterápico.[94] Há dois tipos de alopecias induzidas por medicamentos: o eflúvio anágeno e o eflúvio telógeno.[94] No eflúvio anágeno a perda capilar é ocasionada pela interrupção abrupta da atividade mitótica da matriz capilar, ocasionando falta de produção do cabelo ou seu estreitamento (constrições de Pohl-Pinkus). O enfraquecimento da haste capilar neste contexto predispõe a fraturas e perda capilar durante o ato de pentear. No eflúvio telógeno os pelos movem-se prematuramente a uma fase de repouso com subsequente queda dos cabelos e pelos normais.

Os agentes antineoplásicos mais frequentemente ocasionam eflúvio anágeno, que determina queda capilar difusa, de início abrupto, geralmente cerca de 7 a 10 dias do início da quimioterapia. A perda dos cabelos se torna mais pronunciada em torno de 1 a 2 meses após o início do tratamento quimioterápico. Embora a perda capilar seja intensa, cerca de 10% dos folículos pilosos geralmente se encontram em fase de repouso à época da administração do medicamento e isto determina perda incompleta dos cabelos. Com ciclos repetidos de tratamento pode haver alopecia total. Este tipo de eflúvio geralmente é reversível com a parada do tratamento, e eventualmente permanente com o uso de ciclofosfamida e bussulfan. O cabelo cresce em torno de 1 cm ao mês, podendo no recrescimento apresentar nova textura ou tonalidade. Outras áreas pilosas do corpo podem ser acometidas, tais como sobrancelhas, axilas, barba e região púbica.

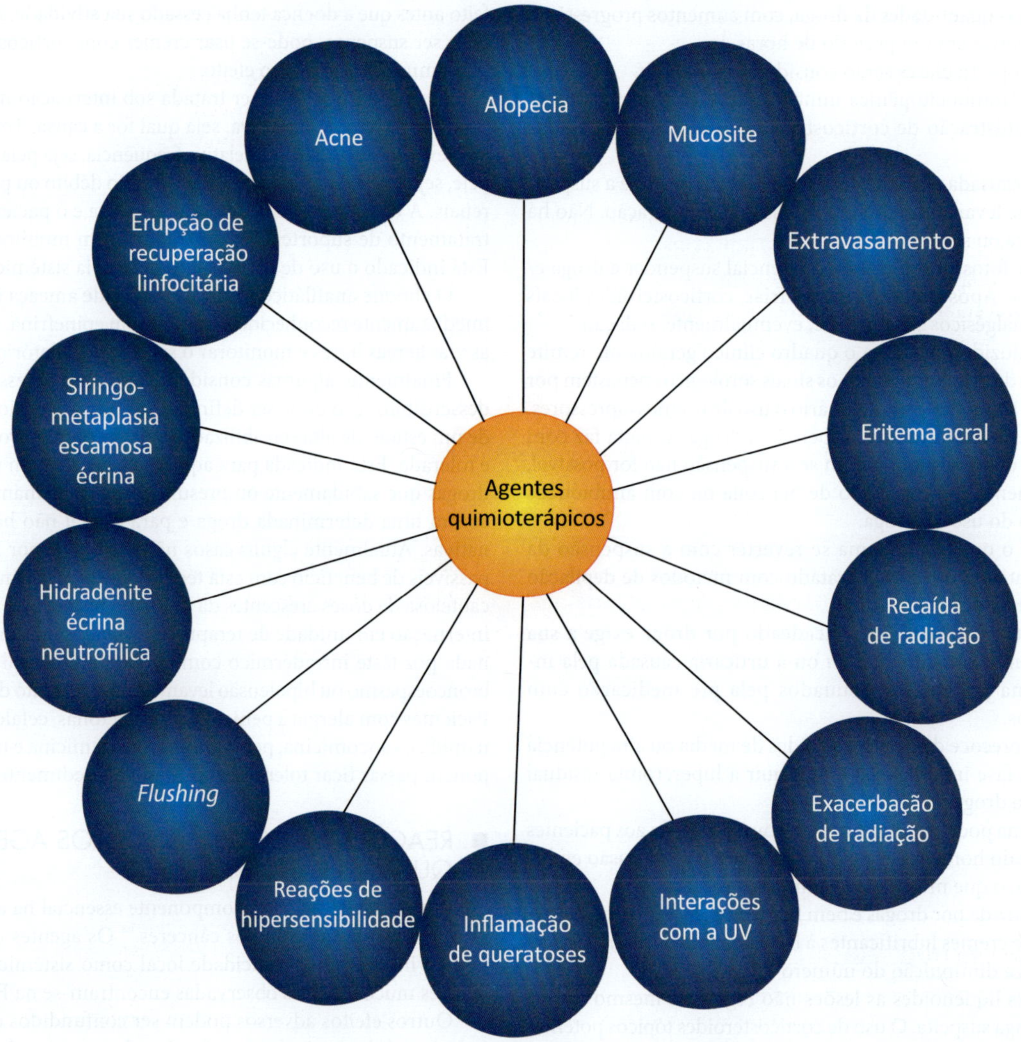

■ **Figura 31.38** Principais efeitos adversos mucocutâneos dos quimioterápicos.

Medidas preventivas para limitar a perda capilar têm tido sucesso limitado. A hipotermia do couro cabeludo ou torniquetes aplicados nesta região podem diminuir a perfusão da droga nos folículos pilosos e retardar o início ou minimizar a queda capilar. Este procedimento é contraindicado em pacientes com malignidades hematológicas e em pacientes com risco de metástase capilar. O minoxidil tópico a 2% parece ser inefetivo na prevenção da alopecia induzida por quimioterápicos, contudo, pode diminuir a duração da alopecia (Quadro 31.21).

Quadro 31.21 Agentes quimioterápicos que causam alopecia.

▪ Aminocamptothecin	▪ Dactinomicina
▪ Ifosfamida	▪ Teniposide
▪ Amsacrina	▪ Daunorubicina
▪ Irinotecan	▪ Thiotepa
▪ Bleomicina	▪ Doxorubicina
▪ Mecloretamina	▪ Topotecan
▪ Carmustina	▪ Epirubicina
▪ Melphalan	▪ Vinblastina
▪ Clorambucil	▪ Etoposídeo
▪ Metotrexato	▪ Vincristina
▪ Ciclofosfamida	▪ Fluorouracil
▪ Mitomicina	▪ Vindesina
▪ Citarabina	▪ Hidroxiureia
▪ Mitoxantrone	▪ Vinorelbina
▪ Dacarbazina	▪ Idarubicina
▪ Paclitaxel	

Estomatite

A mucosite oral é a principal causa de limitação de dose do uso dos medicamentos quimioterápicos no tratamento do câncer. Cerca de 40% dos pacientes em tratamento quimioterápicos experimentam algum tipo de complicação oral. Embora a estomatite ocorra com vários medicamentos, os principais causadores são os antimetabólicos e os antibióticos antitumorais. As drogas mais relacionadas à estomatite incluem a bleomicina, dactinomicina, fluorouracil, metotrexato e topotecan. O principal mecanismo é a toxicidade direta da droga, porém secundariamente pode resultar de efeitos indiretos da droga na medula óssea.

Uma vez que as células do epitélio oral têm alto índice mitótico (com renovação a cada 7 a 14 dias) tornam-se suscetíveis aos efeitos tóxicos das drogas quimioterápicas. Além disso, ocorre atrofia da mucosa oral, determinando odinofagia, queimação, xerostomia e ulcerações mucosas. As ulcerações no início podem ser focais e depois difusas e confluentes, com vesículas e bolhas ocasionais. Estas alterações são mais comuns na mucosa não queratinizada e surgem cerca de 4 a 7 dias após o uso da droga. As lesões podem curar após a parada do tratamento em 3 a 4 semanas.

Hemorragia espontânea ou induzida, especialmente gengival, pode ocorrer especialmente quando a contagem das plaquetas estiver baixo de 10.000/mm^3.

Os pacientes com maior risco de estomatite são aqueles com malignidades hematológicas, pacientes menores que 20 anos (alta atividade mitótica do epitélio), pacientes com doença oral preexistente e higiene oral precária.

Medidas preventivas incluem manutenção adequada da higiene oral por meio de lavagens com água, solução salina, bicarbonato de sódio ou peróxido de hidrogênio. O uso de água fria para prevenir a mucosite induzida pelo fluorouracil e melphalan em altas doses parecem ser útil. Outros procedimentos clínicos alternativos, porém, ainda totalmente não comprovados, consistem no uso de glucoronato de chlorhexidine, betacaroteno, sulcrafato ou hidroxicloreto de benzidamida.

O tratamento é essencialmente de suporte com cuidados orais meticulosos, aplicando-se agentes como o hidróxido de magnésio e alumínio e vitamina E. Além disso, medicamentos para alívio da dor oral como paracetamol, propoxifeno e codeína podem ser necessários quando o uso de anestésicos tópicos como a benzocaína e a lidocaína foram inefetivos. Complicações adicionais ocorrem devido a infecções secundárias bacterianas, virais ou fúngicas, que podem ser tornar sistêmicas.

Extravasamento de medicação

É definido como "o escape de um medicamento quimioterápico do leito vascular aos tecidos circunjacentes, tanto por ruptura vascular ou por infiltração direta". A frequência deste evento em adultos é estimada entre 0,1% e 6,5%,[95] sendo maior entre crianças. Sequelas graves são incomuns. A gravidade do dano tecidual é relacionada ao tipo de agente quimioterápico empregado, bem como a quantidade e a concentração da droga administrada.

Os agentes citotóxicos são classificados como irritantes ou vesicantes, dado o seu potencial de toxicidade local. Um agente irritante é definido como àquele que causa uma reação inflamatória, pinicação, dor ou flebite no local da punção ou ao longo do trajeto da veia. Os sinais clínicos incluem esclerose e hipercromia ao longo da veia, bem como queimação, aumento da temperatura local, desconforto, eritema e dolorimento na região do extravasamento. A necrose não ocorre nesta condição. Os sintomas em geral têm curta duração e não deixam sequelas. As drogas mais relacionadas com esta complicação são listadas no Quadro 31.22.

Quadro 31.22 Agentes irritantes.

• Amsacrina	• Paclitaxel
• Fluorouracil	• Dactinomicina
• Bisantrene	• Plicamicina
• Idarubicina	• Daunorubicina
• Bleomicina	• Streptozocin
• Ifosfamida	• Docetaxel
• Carboplatina	• Teniposide
• Mecloretamina	• Doxorubicina
• Carmustina	• Thiotepa
• Menogaril	• Epirubicina
• Cisplatina	• Vinblastina
• Mitomicina	• Esorubicina
• Ciclofosfamida	• Vinorelbina
• Mitoxantrona	• Etoposídeo
• Dacarbazina	

Os agentes vesicantes (Quadro 31.23) têm o potencial de causar dano tecidual mais grave e duradouro incluindo necrose da região acometida. As manifestações iniciais frequentemente são subclínicas e podem aparecer imediatamente após o extravasamento ou após vários dias ou semanas. Os sinais iniciais incluem queimação local ou pinicação no local da infusão, eritema leve, prurido e edema. Uma mudança na velocidade de infusão ou a ausência de retorno venoso na aspiração podem indicar a ocorrência do extravasamento. Após 2 a 3 dias ocorre aumento do eritema, dor, descoloração acastanhada, enduração, descamação seca ou aparecimento de bolhas. Caso a quantidade de extravasamento seja pequena, os sinais e sintomas podem desaparecer nas semanas subsequentes. Caso tenha ocorrido extravasamento significativo, pode aparecer nas semanas seguintes, necrose, formação de escara e ulceração de bordas elevadas, dolorosas e eritematosas com base amarelada necrótica. Estas ulcerações geralmente não apresentam tecido de granulação. Pode curar lentamente ou persistir indolentemente com gradual expansão. O envolvimento dos tendões, nervos e vasos podem ocorrer se a úlcera não é adequadamente tratada, determinando sequelas graves com síndromes de compressão nervosa, diminuição da motilidade articular, contraturas, déficits neurais e distrofia simpática reflexa. Celulite ou formação de abscessos são eventos raros.

Como medida preventiva, caso se suspeite de extravasamento a infusão deve ser interrompida imediatamente e o cateter intravenoso aspirado para retirar o resíduo da droga. Procede-se à elevação do membro acometido e aplicação local de calor (leva à vasodilatação e diluição da droga) ou frio (vasoconstrição venosa e maior degradação de os metabólitos tóxicos, além de aliviar a dor e a inflamação). A aplicação de compressas frias é indicada a todos os agentes vesicantes, com exceção dos alcaloides da vinca (vimblastina, vincristina, vindesine e vinolrebine), onde de forma oposta aplicam-se compressas de calor. O uso de corticosteroide intralesional e bicarbonato de sódio deve ser evitado. Úlceras que não cicatrizam podem requerer desbridamento e enxertia. Em caso de edema e eritema persistente e dor sem ulceração, os quais persistem apesar da terapia conservadora ou na presença de áreas extensas de tecido necrótico ou ulceração cutânea, a cirurgia pode ser indicada.

Quadro 31.23 Agentes vesicantes.

• Amsacrina	• Dactinomicina
• Idarubicina	• Pyrazofurin
• Bisantrena	• Daunorubicina
• Melphalan	• Streptozocin
• Bleomicina	• Doxorubicina
• Mecloretamina	• Teniposídeo
• Carmustina	• Epirubicina
• Mitomicina	• Vinblastina
• Chlorozotocin	• Esorubicina
• Mitoxantrone	• Vincristina
• Cisplatina	• Etoposídeo
• Paclitaxel	• Vindesina
• Dacarbazina	• Fluorouracil
• Plicamycin	• Vinorelbina

Hiperpigmentação

É um efeito adverso comum dos quimioterápicos.[94] A pele, cabelo, unhas e membranas mucosas podem ser acometidos. O envolvimento pode ser localizado ou difuso. A pigmentação pode apresentar um padrão específico, que se correlaciona com a distribuição anatômica, com o tipo de droga, ou ainda pode corresponder ao local de contato com materiais externos como curativos oclusivos ou adesivos de eletrocardiograma.

A hiperpigmentação na pele pode ser secundária ao aumento da quantidade da melanina, do caroteno ou da hemoglobina. No caso da hiperpigmentação induzida por quimioterápicos os mecanismos ainda são desconhecidos. A fisiopatologia exata provavelmente varia dependendo da droga em questão. Nos Quadros 31.24 e 31.25 podemos observar as drogas evolvidas e o curso da reação adversa.

Um padrão de hiperpigmentação característico é aquele visto com a bleomicina, denominado de "Dermatite Flagelada", onde áreas lineares ou faixas transversas de hiperpigmentação cutânea são geralmente dispostas no tronco.[96] A dermatite flagelada tem sido relatada inclusive após a aplicação intralesional de bleomicina em verrugas plantares.[97] As biópsias cutâneas geralmente demonstram hiperpigmentação pós-inflamatória.[96]

Quadro 31.24 Agentes quimioterápicos e hiperpigmentação cutânea.

Droga	Descrição/localização	Curso
Agentes alquilantes		
Busulfan	Pigmentação castanha difusa, bronzeada ou pulverulenta na face, pescoço, tórax, antebraços, sulcos palmares e abdome	Pode persistir ou regredir com a retirada da droga
Mecloretamina tópica (mostarda nitrogenada)	Geralmente localizada nas áreas tratadas	Pigmentação diminui após 6 a 8 semanas, mesmo com persistência do tratamento
Ciclofosfamida	Envolvimento regional das áreas palmar, plantar, unhas ou dentes, ou pigmentação generalizada	Surge após 4 ou mais semanas de tratamento e desaparece em 6 a 12 meses após a parada do uso
Ifosfamida	Áreas flexurais, superfície dorsal e plantar dos pés e mãos, superfície extensora dos dedos, escroto e tronco	Início variado. Precoce ou até após 10 meses do início do tratamento
Carmustina tópica (BCNU)	Hiperpigmentação da pele sob curativos oclusivos	Após 8 dias de tratamento e clareamento gradual
Cisplatina	Em cerca de 70% dos pacientes pigmentação localizada ou em manchas incluindo a superfície dorsal das extremidades, unhas, cotovelos, joelhos e locais de trauma e pressão	Ocorre após o 2º ou 3º curso de tratamento
Thiotepa	Hiperpigmentação circunscrita em forma exata do contato com curativos. Pode haver leucodermia	Não há eritema precedente e surge em torno do 4º dia de tratamento
Antimetabólicos		
Fluorouracil	Padrões variados: (a) bronzeamento difuso em áreas expostas ao sol; (b) hiperpigmentação linear serpiginosa supravenosa, da mão ao ombro; (c) pigmentação reticulada disseminada; (d) máculas lineares acastanhadas serpiginosas no dorso e nádegas; (e) padrões localizados: faixas transversas sobre pequenas articulações, hipercromia palmar difusa, máculas pigmentadas nas palmas, plantas e tronco	Reações variadas: (a) reação imediata 30 minutos após exposição solar ou tardias após semanas ou meses; (b) em torno da 18ª semana do tratamento; (c) um dia após o tratamento; (d) após 48 horas do tratamento
Fluorouracil intralesional	Hiperpigmentação no local da injeção	Ocorre após 1 ou 2 doses
Tegafur	Em cerca de um terço dos pacientes: limitada a palma, planta, unha e glande, sob a forma de máculas não confluentes de 2 a 5 mm	Entre o 2º e 6º mês de tratamento
Metotrexato	(a) Corpo: pigmentação acastanhada; (b) anexos pilosos: linhas hiperpigmentadas horizontais alternando com a cor normal do cabelo, sobrancelha e cílios do paciente, conhecido como "sinal da bandeira" da quimioterapia	(a) É raro; (b) corresponde aos ciclos semanais de uso do metotrexato
Agentes antibióticos		
Bleomicina	(a) Pigmentação em máculas nas áreas de pressão; (b) pigmentação linear em faixas, conhecida como dermatite flagelada, distribuída em locais de trauma do tronco e porção proximal das extremidades; (c) localizada ou próxima a estrias	(a) Reversível com a descontinuidade da droga; (b) ocorre em cerca de 8% a 20% dos pacientes que recebem doses cumulativas de 100 mg, ou mesmo menos. Inicia cerca de um mês após o início do tratamento
Dactinomicina	Melanose difusa	
Doxorubicina	(a) Hiperpigmentação generalizada, inclusive sulcos palmares e plantares; (b) pigmentação azul-acinzentada na face, pescoço e ombros	Regride espontaneamente após a parada da droga
Daunorubicina	(a) Pigmentação generalizada nas áreas fotoexpostas; (b) pigmentação policíclica no couro cabeludo	
Mitoxantrone	Pigmentação na face, dorso das mãos e unhas	Início após um mês de tratamento
Miscelânea		
Hidroxiureia	Hiperpigmentação generalizada da face, pescoço, braços com acentuação nas áreas de pressão	Após terapia prolongada
Docetaxel	Eritema e posterior pigmentação na área da aplicação de adesivo de marca-passo	

Quadro 31.25 Agentes quimioterápicos envolvidos com pigmentação das mucosas.

Droga	Descrição
Busulfan	Deposição linear de pigmento na gengiva
Fluorouracil	Acometimento da conjuntiva e da língua com manchas acastanhadas
Tegafur	Máculas pigmentadas no lábio inferior e glande
Doxorubicina	Pigmentação enegrecida na língua e máculas pigmentadas na mucosa oral
Hidroxiureia	Máculas pigmentadas na língua e mucosa bucal
Cisplatina	Hiperpigmentação oral
Ciclofosfamida	Faixas pigmentares na margem gengival

ERITEMA ACRAL OU SÍNDROME ERITRODISESTÉSICA PALMOPLANTAR (SEPP)

Descrita em 1974, é conhecida sob várias sinonímias: síndrome de Burgdorf, eritema palmoplantar, síndrome mão-pé e eritema tóxico das palmas e plantas.[94]

Ocorre mais frequentemente em pacientes tratados com citarabina, doxorubicina, fluorouracil e docetaxel, embora várias outras podem determiná-la (Quadro 31.26). Depois da alopecia e da mucosite, é a reação cutânea adversa a quimioterápico mais comum. Esta reação é dose-dependente e pode limitar o emprego do quimioterápico.

Quadro 31.26 Agentes associados com a síndrome eritrodisestésica palmoplantar.

Frequentemente associadas
• Citarabina • Docetaxel • Doxorubicina e doxorubicina lipossoma-encapsulada • Fluorouracil
Menos frequentemente associadas
• Capecitabina • Cisplatina • Ciclofosfamida • Daunorubicina • Doxifluridina • Etoposídeo • Floxuridina • Hidroxiureia • Mercaptopurina • Metotrexato • Mitotane • Paclitaxel • Tegafur • Vinorelbina

Estima-se que esta reação adversa ocorra entre 6% e 64% dos pacientes tratados com diferentes esquemas quimioterápicos.

A maioria dos pacientes apresenta um pródromo de disestesia, com a sensação de pinicação ou formigamento nas palmas e plantas. Em poucos dias, a reação progride para uma sensação de dor em queimação em conjunção com edema bem delimitado e eritema. O eritema é simétrico e por vezes mais pronunciado sobre as partes moles das falanges distais. As mãos são geralmente mais acometidas dos que os pés, e podem ser a única área de acometimento. Alguns pacientes apresentam uma fina descamação com ou sem eritema. Tem sido descrita uma variante bolhosa (Figura 31.39A, B e C) representando uma forma mais grave da reação, especificamente associada à citarabina ou ao metotrexato. As lesões tendem a se agravar se o tratamento não é interrompido e o dolorimento e o edema associado pode causar restrição dos movimentos dos dedos. A dor pode ser tão intensa que os movimentos de atividades habituais diárias são limitados. Quando a droga é suspensa, a reação progressivamente melhora em torno de duas semanas. Em alguns pacientes, quando o tratamento é continuado apesar da síndrome eritrodisestésica se instalar pode ocorrer queratodermia palmoplantar. A reação surge mais rapidamente e com maior gravidade nos pacientes que recebem terapia em bolos (entre 24 horas e 2 ou 3 semanas) do que em infusões contínuas em baixas doses (entre 2 e 10 meses).

Há diferentes classificações para graduar a gravidade da SEPP, porém as duas mais utilizadas são as da Organização Mundial da Saúde (OMS) e do National Cancer Institute (Estados Unidos) (Quadro 31.27).

Quadro 31.27 Graduação da síndrome eritrodisestésica palmoplantar segundo a OMS e o NIC (Estados Unidos).

Critérios da OMS		Critérios do NIC	
Grau	Definição	Grau	Definição
1	Disestesia/parestesia, pinicação	1	Alterações cutâneas ou dermatite sem dor
2	Desconforto em segurar objetos e deambular, eritema ou edema	2	Alterações cutâneas com dor, sem interferir com a função
3	Eritema com dor e edema das palmas e plantas, eritema periungueal e edema	3	Alterações cutâneas com dor interferindo com as funções
4	Descamação, ulceração, bolha e dor intensa		

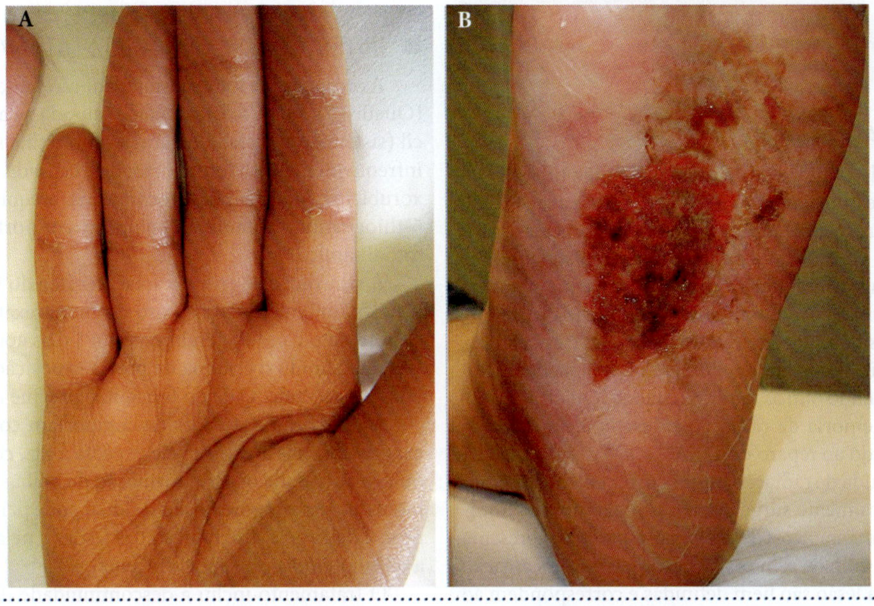

Figura 31.39 **(A)** Sindrome eritrodisestésica palmoplantar ou eritema acral. **(B)** Variante bolhosa que originou ulceracao plantar.

A diagnose diferencial mais relevante é com a doença enxerto *versus* hospedeiro aguda (AGVHD). A diferença fundamental é que a AGVHD ocorre em pacientes que receberam transplante de medula óssea, além do envolvimento extracutâneo, com alterações gastrointestinais (dor abdominal e diarreia, elevação das enzimas hepáticas). Nos casos de AGVHD sem manifestações extracutâneas a distinção pode ser difícil. Contudo a AGVHD apresenta eritema difuso e pode formar pápulas, enquanto a SEP. tem eritema bem definido e edema. Não há diferenças histopatológicas relevantes entre elas, além do fenômeno de necrose de célula satélite em todos os níveis da epiderme (queratinócitos apoptóticos adjacentes a linfócitos) na AGVHD e por vezes presença de siringometaplasia escamosa na SEPP. A distinção entre estas duas entidades é fundamental, pois o uso da ciclosporina é essencial na AGVHD, enquanto na SEP. a ciclosporina piora a dor do paciente.

Além da redução da dose do agente, aumento do intervalo entre os ciclos da quimioterapia e em última circunstância a retirada da droga, não há terapêutica específica para a SEPP, que tenha se provado efetiva em grandes séries de casos. Alguns tratamentos têm sido propostos em pequenas séries de pacientes ou em relatos de casos (Quadro 31.28). Alívio sintomático pode ser obtido com os cuidados da lesão para prevenção da infecção e elevação do membro para redução do edema. Esfriamento das mãos e dos pés durante o tratamento diminui o aporte sanguíneo nestas áreas e pode atenuar a gravidade da reação. Corticosteroides tópicos potentes têm sido empregados com sucesso variado, quando associados a emolientes. Os corticosteroides sistêmicos são úteis em algumas situações. A piridoxina (Vitamina B_6) em doses de 200 a 300 mg/dia pode ser útil parar tratamento e prevenção desta reação, exceto quando for utilizada a citarabina ou a vincristina. Dimetilsulfóxido (DMSO) tópico a 99% aplicado 4 vezes ao dia durante 14 dias tem obtido cura em alguns casos de SEP. induzida pela doxorubicina peguilada lipossomal. Este tratamento tem demonstrado forte atividade em pacientes com reações de extravasamento durante a infusão de doxorubicina.

Quadro 31.28 Recomendações ao tratamento da síndrome eritrodisestésica palmoplantar.

Medidas gerais	Tratamento específico
• Redução da dose, retirada da droga ou aumento do intervalo entre os ciclos de quimioterapia • Curativos • Elevação da extremidade • Compressas frias • Medicação analgésica • Emolientes	• Piridoxina nos casos onde se usou o fluorouracil, doxorubicina lipossomal, doxorubicina, docetaxel e etoposídeo • Resfriamento das mãos (docetaxel) • Corticosteroides orais (doxorubicina, fluorouracil) • Corticosteroide tópico potente (doxorubicina lipossomal, cisplatina e fluorouracil) • DMSO a 99% tópico (doxorubicina lipossomal)

■ MEMÓRIA DE RADIAÇÃO

É um fenômeno onde o agente quimioterápico induz uma reação inflamatória em uma área previamente irradiada.[98] Estas reações são de natura predominantemente cutânea, porém pode acometer órgãos internos como pulmões, coração, mucosa da bexiga, esôfago, mucosa oral e do intestino e laringe supraglótica. Ocorre mais frequentemente com o uso da doxorubicina e dactinomicina, sendo menos frequente com a bleomicina, etoposideo, hidroxiureia, metotrexato, trimetrexato, vinblastina, 5-fluorouracil, lomustine, daunorubicina, melphalan, ciclofosfamida, e citarabina, sendo outros também citados (Quadro 31.29).

O mecanismo da memória de radiação é desconhecido, porém provavelmente relacionado ao reparo do DNA.

A dermatite por recaída de radiação pode ocorrer entre 8 e 15 dias após a radioterapia e geralmente surge em horas a dias após a administração do agente quimioterápico. Clinicamente o paciente apresenta eritema doloroso ou não, com ou sem vesiculação, edema, descamação e prurido. As margens da lesão são bem definidas e correspondem ao local exato da radiação aplicada. Nos casos graves pode haver necrose e ulceração. A gravidade parece refletir diretamente a brevidade entre a radiação e a quimioterapia, bem como as doses tanto da radiação como do quimioterápico. Pode haver envolvimento visceral.[94] A reação melhora espontaneamente dentro de horas ou semanas após a parada do quimioterápico, sendo o tratamento sintomático.

O uso de corticosteroide sistêmico em adição a descontinuação do quimioterápico determina excepcional melhora e pode permitir a reintrodução do tratamento.

Quadro 31.29 Agentes relacionados à memória de radiação.

• Bleomicina	• Hidroxiureia
• Ciclofosfamida	• Idarubicina
• Citarabina	• Lomustine
• Dactinomicina	• Melphalan
• Daunorubicina	• Metotrexato
• Doxorubicina	• Paclitaxel
• Docetaxel	• Tamoxifeno
• Edatrexato	• Trimetrexato
• Etoposídeo (VP-16)	• Vinblastina
• Fluorouracil	

■ EXACERBAÇÃO DE RADIAÇÃO

Ocorre quando um agente quimioterápico aumenta a toxicidade da radioterapia. Por definição está duas modalidades de tratamento devem ser administradas concomitantemente ou com intervalo máximo de 7 dias, além de juntas produzir maior toxicidade do que se utilizadas isoladamente. Este fenômeno é bem documentado ocorrer virtualmente em todos os órgãos incluindo a pele, mucosas, esôfago, pulmões, coração, trato digestivo, rins, fígado, cérebro, bexiga e olhos. Os agentes que mais frequentemente a causam são a bleomicina, dactinomicina, doxorubicina, fluorouracil, hidroxiureia, 6-mercaptopurina e metotrexato.

Cinicamente a reação se apresenta como um remanescente da dermatite aguda por radiação com eritema, edema, vesiculação, bolhas ou erosões. Areação geralmente é no local da radiação, porém pode se estender. Quando a mucosa é envolvida ocorre grave mucosite. A reação é relacionada à dose, o tipo de droga usada e a sequência de tempo, entre a radiação e o uso do quimioterápico. A toxicidade pode ser aditiva ou supra-aditiva (sinérgica). Na toxicidade supra-aditiva a reação é maior que a soma de cada um dos tipos de tratamento.

O tratamento é sintomático e incluem a aplicação de compressas frias, cuidados locais para prevenção da infecção, evitar trauma, calor e luz ultravioleta. Pode haver sequelas como fibrose, atrofia cutânea e alterações telangiectásicas.

■ INTERAÇÃO COM A LUZ ULTRAVIOLETA

As erupções de fotossensibilidade são causadas por variados agentes (Quadro 31.30). A fototoxicidade causada pela decarbazina, fluorouracil (sistêmico e tópico), tegafur e vinblastina são bem documentadas. infrequentemente a fototoxicidade é causada pela dactinomicina, doxorubicina, hidroxiureia, procarbazina, brequinar *sodium*, mitomicina, 6-thioguanina, flutamida e compostos de porfirinas usados na terapia fotodinâmica.

A reativação de eritema solar (recaída do UV) é um efeito adverso bem documentado com o uso do metotrexato. Ele ocorre quando o metotrexato é usado geralmente 1 a 3 dias após a radiação com ultravioleta, quando o eritema da prévia exposição à radiação ultravioleta está esmaecendo. O ácido fólico não previne esta reação.

As reações fototóxicas de comportam com queimaduras solares exageradas, nas áreas da pele exposta a luz, com eritema, edema, dor ou prurido. Pode ocorrer formação de bolhas e descamação em casos intensos. Hiperpigmentação residual pode persistir por meses. A diagnose é dada pela distribuição das lesões e pela relação temporal entre a quimioterapia e a exposição à luz.

O tratamento inclui a descontinuidade do agente e proteção solar por pelo menos duas semanas. Os filtros solares físicos são mais indicados. Compressas frias, anti-histamínicos sistêmicos e corticosteroides tópicos ou orais aliviam o quadro.

Quadro 31.30 Interação entre quimioterápicos e ultravioleta.

Fototoxicidade
▪ Brequinar sódico ▪ Dacarbazina ▪ Dactinomicina ▪ Doxorubicina ▪ Fluorouracil ▪ Hidroxiureia ▪ Metotrexato ▪ Mitomicina C ▪ Porfirinas ▪ Procarbazine ▪ Tegafur ▪ Thioguanina ▪ Vinblastina
Fotoalergia
▪ Flutamida ▪ Tegafur
Foto-onicólise
▪ Mercaptopurina
Recaída de UV
▪ Etoposídeo/ciclofosfamida ▪ Metotrexato ▪ Metotrexato/ciclofosfamida/fluorouracil ▪ Suramin

INFLAMAÇÃO DE QUERATOSES PRÉ-EXISTENTES

A inflamação seletiva de queratoses actínicas e queratoses seborreicas, mesmo que de existência subclínica ou inaparente pode ocorrer com o uso de determinados agentes quimioterápicos.[94] A droga mais frequentemente implicada na inflamação de queratoses actínicas é o fluorouracil sistêmico, porém tem sido observada também com a cisplatina, citarabina, dacarbazina, dactinomicina, docetaxel, doxorubicina, pentostatin, 6-tioguanina e vincristina (Quadro 31.31).

O mecanismo fisiopatogênico é desconhecido, porém se especula a possibilidade do aumento da síntese de DNA anômalo dentro e em torno da queratose actínica. Outra possibilidade é que represente uma reação do tipo recaída por radiação.

A inflamação de queratoses seborreicas pode ocorrer após a administração da citarabina e o surgimento de lesões de carcinoma espinocelular após o uso de fludaradina.

Clinicamente as lesões de queratose actínica e seborreica tornam-se inflamadas, eritematosas e pruriginosas. A reação sempre ocorre nas áreas fotoexpostas da pele, geralmente uma semana após a quimioterapia. Ocorre regressão da inflamação entre 1 e 4 semanas após a retirada da droga.

Alívio sintomático pode ser obtido com o uso de corticosteroides tópicos de baixa a moderada potência. Descontinuação da quimioterapia não é indicada, uma vez que a reação pode ser autolimitada e ter até efeito terapêutico benéfico.

Quadro 31.31 Drogas associadas com inflamação de lesões.

Queratoses actínicas
▪ Docetaxel ▪ Doxorubicina ▪ Fluorouracil ▪ Pentostatina ▪ Dactinomicina, vincristina e dacarbazina ▪ Doxorubicina, citarabina e 6-thioguanina ▪ Doxorubicina e vincristina ▪ Fluorouracil e cisplatina
Queratoses seborreicas
▪ Citarabina

REAÇÕES DE HIPERSENSIBILIDADE

Em teoria todos os quimioterápicos podem originar erupções de hipersensibilidade. Certos agentes como a L-asparaginase, paclitaxel e mitomicina-C demonstram alta incidência de reações de hipersensibilidade que pela gravidade resultam em limitação do seu uso.

Do ponto de vista da classificação de Gel & Coombs, a maioria das reações adversas de hipersensibilidade são do tipo I, ou seja, IgE mediadas. Apresentam-se sob a forma de urticária, prurido, angioedema e anafilaxia. Ocorrem em geral dentro da primeira hora que se segue ao uso da droga, mas pode ocorrer tardiamente até cerca de 24 horas após o uso da droga.

Reações do tipo III de Gel & Coombs decorrem da formação de imunocomplexos circulantes e determinam erupções tipo eritema polimorfo e vasculite. No entanto, a L-asparaginase e a procarbazina determinam reações urticariformes via mecanismos do tipo III.

Dermatite alérgica de contato, reação tipo IV, pode ocorrer particularmente pela mostarda nitrogenada (Mecloretamina) tópica.

Outras reações graves podem ocorrer como a síndrome de Stevens-Johnson (SSJ) e a necrólise epidérmica tóxica (NET), além de erupções exantemáticas, todos atualmente imputados como reações do tipo IV de Gel & Coombs expandida, a saber, respectivamente, SSJ e NET (Tipo IVc, mediada pelo Fas, granzimas e perforinas) e erupções exantemáticas (Tipo IVb, mediadas por células T com produção de IL-5, com quimiotaxia de eosinófilos). As diferentes erupções de hipersensibilidade e os agentes mais implicados podem ser consultados no Quadro 31.32.

Quadro 31.32 Reações de hipersensibilidade e agentes quimioterápicos.

Reação	Drogas
Urticária, prurido e angioedema	Amsacrina, L-asparaginase, bleomicina, busulfan, carboplatina, chlorambucil, cisplatina, ciclofosfamida, citarabina, daunorubicina, diaziquone, didemnin B, diethylstilbestrol, docetaxel, doxorubicina, epirubicin, etoposídeo, 5-fluorouracil, meclorethamina, melphalan, metotrexato, mitomicina C, mitotane, mitoxantrone, paclitaxel, pentostatin, procarbazina, teniposídeo, thiotepa, trimetrexato, vincristina e zinostatin
Urticária localizada (reações de exacerbação)	Doxorubicina, epirubicina, idarubicina
Eritema polimorfo	Busulfan, bleomicina/cisplatina, bleomicina/cisplatina/vinblastina, chlorambucil, ciclofosfamida, dietilelstilbestrol, etoposídeo, hidroxiureia, meclorethamina EV, meclorethamina tópica, metotrexato, mitomicina C, mitotane, paclitaxel e suramin
Necrólise epidérmica tóxica	Asparaginase, bleomicina, chlorambucil, cladribine, citarabina, doxorubicina, 5-fluorouracil, metotrexato, plicamicina, procarbazina e suramin
Vasculite	Busulfan, ciclofosfamida, citarabina, hexamethylene, bisacetamide (HMBA) hidroxiureia, levamisol, 6-mercaptopurina, metotrexato, mitoxantrona, tamoxifeno
Dermatite de contato alérgica	Meclorethamina tópica, cisplatina tópica, daunorubicina tópica, doxorubicina tópica, 5-fluorouracil tópico, 5-fluorouracil EV, mitomicina C intravesical
Exantema	Bleomicina, carboplatina, cis-dichloro-trans-dihydroxy-bis-isopropylamine platinum, clorambucil, citarabina em alta dose, docetaxel, diethylstilbestrol, doxorubicina intravesical, etoposídeo, 5-fluorouracil, hidroxiureia em alta dose, metotrexato, mitomicina C, mitotane, mitoxantrone, paclitaxel, pentostatina, procarbazina, suramin, thiotepa em alta dose

FLUSHING

Consiste no eritema temporário da face, pescoço, tórax superior, orelhas ou epigástrio. O mecanismo determinante do *flushing* reside na vasodilatação transitória mediada pelo sistema nervosa autônomo ou pela ação direta de substâncias circulantes que atuam na musculatura da parede vascular. Os nervos do sistema nervoso autônomo controlam também as glândulas sudoríparas, de forma que o *flushing* mediado pelos nervos é conhecido com *flushing* "úmido", enquanto àqueles onde a substância atua diretamente no músculo do vaso é dito *flushing* "seco" (Quadro 31.33).

Quadro 31.33 Agentes que podem produzir *flushing*.

▪ Asparaginase	▪ Dacarbazina
▪ Fluorouracil (EV/tópico)	▪ Procarbazine
▪ Bleomicina	▪ Didemnin B
▪ Flutamida	▪ Suramin
▪ Carboplatin	▪ Dietilstilbestrol
▪ Leuprolide	▪ Tamoxifeno
▪ Carmustina	▪ Docetaxel
▪ Lomustina	▪ Teniposídeo
▪ Cisplatin	▪ Doxorubicina
▪ Paclitaxel	▪ Trimetrexato
▪ Ciclofosfamida	▪ Etoposídeo
▪ Plicamicina	

HIDRADENITE ÉCRINA NEUTROFÍLICA (HEN)

Ocorre em geral quando se utiliza quimioterápicos combinados, o que torna às vezes difícil julgar quais drogas foram responsáveis.[94] A citarabina é a droga mais referida, contudo outras estão implicadas (Quadro 31.34). Alguns autores defendem a existência da HEN como expressão de fenômeno paraneoplásico, uma vez que foi encontrada em caso inicial de leucemia mieloide aguda, ainda não tratado.

O mecanismo é desconhecido, porém pode ser decorrente da excreção do quimioterápico pelas glândulas écrinas e seu efeito tóxico direto sobre o epitélio écrino.[94]

O quadro clínico pode ser precedido de febre e os sinais clínicos são inespecíficos. A erupção cutânea distribui-se na cabeça, pescoço, tronco e extremidades, com lesões que variam desde o eritema violáceo, a pápulas, nódulos, pústulas e placas papulosas.[94] As lesões podem ser purpúricas ou hipercrômicas, únicas ou múltiplas. Tende a surgir entre 2 dias e 3 semanas do início do tratamento, regredindo espontaneamente sem cicatriz ou sequelas após 1 a 4 semanas da retirada da droga.

A diagnose diferencial é ampla e inclui desde sepse e embolia séptica em paciente neutropênico pós-quimioterapia, vasculite, leucemia cútis, reação de hipersensibilidade, urticária, eritema polimorfo e dermatoses neutrofílicas como síndrome de Sweet, pioderma gangrenoso bolhoso e pioderma gangrenoso atípico. Pelo fato da apresentação clínica inespecífica e a amplitude de diagnose diferencial alguns sugerem que a HEN deva ser incluída na plêiade de diagnose de qualquer erupção que ocorra em pacientes sob quimioterapia, sendo seu diagnóstico final firmado pela histopatologia.

Desta forma, a histopatologia é essencial a diagnose definitiva. É constituída por denso infiltrado neutrofílico, dentro e ao redor das glândulas écrinas, com necrose das células do epitélio écrino. O acometimento das glândulas apócrinas tem sido relatado. Ocasionalmente pode haver siringometaplasia escamosa, hemorragia e edema na derme, espongiose e/ou vacuolização da camada basal da epiderme, necrose de queratinócitos e depósito de mucina nas glândulas écrinas e em torno delas podem ser observados. Em pacientes com grave neutropenia, o infiltrado neutrofílico pode estar ausente, porém a necrose do epitélio écrino é característica.

AHEN é uma reação adversa autolimitada. A maioria dos casos não necessita de tratamento. Em outros ciclos de quimioterapia, 60% dos pacientes podem ter recorrência do quadro. A eficácia do uso de corticosteroides sistêmicos ou anti-inflamatórios não hormonais de forma profilática ou terapêutica ainda é questionável.

Quadro 31.34 Drogas relacionadas com hidradenite écrina neutrofílica.

▪ Bleomicina	▪ Doxorubicina
▪ Clorambucil	▪ Lomustine
▪ Ciclofosfamida	▪ Mitoxantrona
▪ Citarabina	

SIRINGOMETAPLASIA ESCAMOSA ÉCRINA (SMEE)

A SMEE constitui uma reação adversa incomum aos quimioterápicos. Ela pode ser também encontrada em associação com ulcerações crônicas, tumores cutâneos, exposição a agentes tóxicos e diversos processos inflamatórios. Desta forma não é reação histopatológica exclusiva ao uso de quimioterápicos.

Tal como a HEN, o mecanismo é desconhecido, porém pode ser decorrente da excreção do quimioterápico pelas glândulas écrinas e seu efeito tóxico direto sobre o epitélio écrino. Na verdade, postula-se que a SMEE represente o final não inflamatório do espectro das reações adversas aos quimioterápicos nas glândulas écrinas.

Tal como a HEN, a SMEE tem apresentação clínica similar e inespecífica, constituída por máculas eritematosas, pápulas e placas papulosas ou vesículas, localizada ou generalizada. O aparecimento das lesões ocorre entre 2 e 39 dias após o início da quimioterapia e melhora espontaneamente após 4 semanas.

A marca diagnóstica é a histopatologia, caracterizada pela presença de metaplasia escamosa das glândulas écrinas na derme papilar. Pode ainda haver necrose mínima e focal do epitélio da glândula écrina, proliferação fibroblástica e edema do estroma periductal. Em oposição à HEN o infiltrado neutrofílico é mínimo ou ausente.

A SMEE não demonstra estar relacionada a um agente quimioterápico específico ou a própria malignidade. Numerosas drogas têm sido relacionadas como a citarabina, mitoxantrona, daunorubicina, cisplatina, 5-fluorouracil, doxorubicina, ciclofosfamida, etoposideo, metotrexato, busulfan, melphalan, carmustina, thiotepa e suramin. A SMEE tem sido observada em associação com a síndrome eritrodisestésica palmoplantar, reações de memória por radiação e em pacientes sob transplante de medula óssea que receberam altas doses de quimioterápicos.

ERUPÇÃO CUTÂNEA DE RECUPERAÇÃO LINFOCITÁRIA (ECRL)

Tem sido observada em pacientes com leucemia que receberam terapia ablativa da medula óssea.

Em geral aparece entre o sexto e o 21º dia após o início da quimioterapia. Este ponto corresponde ao início da recuperação dos linfócitos periféricos subsequente ao nadir de contagem leucocitária induzido pelo quimioterápico. Embora o mecanismo exato não tenha sido elucidado, acredita-se que a erupção seja causada pelo retorno de linfócitos imunocompetentes à circulação periférica com citotoxicidade cutânea subsequente. São encontrados linfócitos T e células de Langerhans nas biópsias destas reações.

O quadro clínico consiste em máculas eritematosas pruriginosas, pápulas ou placas papulosas que se tornam confluentes e pode ocorrer eritrodermia. Além disso, a erupção tem correlação estreita com a elevação da temperatura corporal conjuntamente ao aparecimento da erupção. A febre cede em torno de 2 a 3 dias e a erupção tende a ceder após vários dias com descamação e leve hipercromia residual.

As drogas mais associadas a estas reações são a citarabina, aunorubicina, amsacrina, etoposideo, ciclofosfamide e vincristina, porém não é específica a nenhum agente.

A diagnose diferencial deve ser feita com sepse, exantemas virais, reação tipo enxerto *versus* hospedeiro, leucemia ou linfoma cútis e hipersensibilidade ou toxicidade medicamentosa.

A histopatologia é inespecífica. Achados mais característicos incluem o infiltrado mononuclear perivascular superficial, alterações epidérmicas leves como espongiose, alteração vacuolar da camada basal e dismaturação de queratinócitos secundária ao quimioterápico. Há raros queratinócitos disqueratóticos e não são observados eosinófilos. Em ocasiões em que o paciente foi tratado com fator de crescimento de granulócitos e macrófagos e interleucina-3 ocorreu a presença na histopatologia das lesões de linfócitos atípicos, com grandes núcleos pleomorfos e hipercromáticos. Em certas ocasiões torna-se difícil distinguir a ECRL da doença enxerto *versus* hospedeiro.

OUTRAS REAÇÕES ADVERSAS CUTÂNEAS OBSERVADAS COM QUIMIOTERÁPICOS

Vários padrões de erupções têm sido relatados com associação a determinadas drogas, os quais podem ser consultados no Quadro 31.35.

Quadro 31.35 Outras reações adversas cutâneas aos quimioterápicos.

Reação adversa	Drogas associadas
Acne	Agentes antirreceptores do fator de crescimento epidérmico, dactinomicina, fluoxymesterone, medroxiprogesterona, vinblastina
Acantose nigricante	Dietilstilbestrol
Eritrodermia	Clorambucil/busulfan, cisplatina, metotrexato, mitomicina C intravesical
Erupção fixa a droga	Dacarbazina, hidroxiureia, paclitaxel, procarbazina
Erupção líquen plano atrófico símile	Hidróxiureia
Erupção liquenoide	Hidroxiureia, tegafur
Erupção tipo dermatomiosite	Hidroxiureia, tamoxifen, tegafur
Eritema nodoso	Busulfan, diethylstilbestrol
Exacerbação de dernatite herpetiforme	Ciclofosfamida/doxorubicina/vincristina
Foliculite	Dactinomicina, daunorubicina liposomal, fluorouracil, metotrexato
Fenômeno de Raynaud	Bleomicina, bleomicina/vinblastina, bleomicina/vinblastina/cisplatina, bleomicina/etoposideo/cisplatina, bleomicina/cisplatina/velban bleomicina/vincristina, bleomicina/vincristina/cisplatina, bleomicina/vincristina/doxorubicina, bleomicina/doxorubicina/dacarbazina/vinblastina, mostarda nitrogenada/vincristina/procarbazina/prednisona, vincristina
Lúpus induzido por droga	Aminoglutethimide, dietilstilbestrol hidroxiureia, leuprolide, tegafur
Hirsutismo	Dietilstilbestrol, fluoxymesterone, tamoxifeno
Penfigoide bolhoso	Dactinomicina/metotrexato
Porfiria cutânea tardia	Busulfan, ciclofosfamida, dietilstilbestrol, metotrexato
Pseudolinfoma cutâneo	Tamoxifeno
Psoríase pustulosa	Aminoglutethimide
Reação esclerodermia-símile	Bleomicina, docetaxel
Telangiectasia	Carmustina, hidroxiureia
Úlceras da perna	Hidroxiureia, metotrexato

NOVOS AGENTES QUIMIOTERÁPICOS

Nas últimas duas décadas, novos agentes quimioterápicos foram introduzidos no armamentário anticanceroso com manifestações mucocutâneas até então não descritas ou peculiares.[99] Estes agentes podem ser classificados de acordo com o seu mecanismo de ação (Quadro 31.36).[99]

Quadro 31.36 Classificação dos novos agentes quimioterápicos.

Categoria	Agente quimioterápico
Inibidores dos sinais de transdução	▪ Antagonistas do receptor do fator de crescimento epidérmico: geftinibe, erlotinibe, cetuximabe e panitumumabe ▪ Inibidores multiquinase: imatinibe, dasatinibe, nilotinibe, sorafenibe e sunitinibe ▪ Inibidores do *checkpoint* imunológico: ipilimumabe, nivolumabe, pembrolizumabe, avelumabe, durvalumabe, atezolizumabe, ipilumumabe + nivolumabe
Inibidores do proteossoma	▪ Bortezomib
Inibidores do fuso	▪ Taxanos: docetaxel e paclitaxel ▪ Alcaloides da vinca: vinorelbina
Antimetabólicos	▪ Análogos da purina: fludarabina e cladribina ▪ Análogos pirimidínicos: capecitabina, tegafur, gemcitabina e permetrexed
Agentes genotóxicos	▪ Agentes alquilantes: carboplatina e oxiplatina ▪ Antraciclinas: doxorubicina lipossomal, daunorubicina lipossomal e idarubicina ▪ Inibidores da topoisomease I: topotecan e irinotecan

Fonte: Adaptado de Heidary N, Naik H, Burgin S. Chemotherapeutic agents and the skin: an update. J Am Acad Dermatol. 2008;58:545-70.

INIBIDORES DO SINAL DE TRANSDUÇÃO

Há duas categorias de fármacos que se enquadram nessa ação: pequenas moléculas e anticorpos monoclonais que inibem o receptor do fator de crescimento epidérmico (EGFR) e os inibidores multiquinase.[99]

Drogas antirreceptoras do fator de crescimento epidérmico

O receptor do fator de crescimento epidérmico (EGFR – *epidermal growth factor receptor*) é um membro da família dos receptores ERBBB da tirosina quinase, a qual também inclui o Erb2 (Her2/neu), Erb3 (HER3) e Erb4 (HER4). Constituem glicoproteínas transmembrana que desempenham papel relevante em numerosos cânceres, sendo expressos também, nas células da pele. Incluindo queratinócitos, células do folículo piloso, glândulas écrinas e sebáceas.[99]

Após a ligação do EGFR com o seu ligante, o EGFR se dimeriza e subsequentemente ativa a tirosina quinase, a qual por sua vez fosforiliza um certo número de moléculas que ativam as vias intracelulares (Figura 31.40).[100] Estas vias determinam uma rede de efeitos na indução da proliferação celular e migração das células epiteliais, bem como sobre a angiogênese.[99]

Os agentes que inibem o EGFR têm sido seletivamente empregados nos estágios avançados de malignidades que expressam intensamente o receptor do EGF, incluindo o carcinoma espinocelular (CEC) da cabeça e pescoço, cânceres pancreáticos, câncer de pulmão não de pequenas células (CPNPC), câncer colorretal e câncer da mama.[99]

A inibição seletiva da via de sinalização do EGFR pode ser obtida utilizando-se anticorpos humanizados que se ligam ao domínio extracelular do EGFR (panitumumab, cetuximab) ou através de pequenas moléculas que inibidoras da tirosina quinase, que competem com o trifosfato de adenosina pela ligação com o domínio tirosina quinase do receptor (erlotinib e gefitinib) (Figura 31.40). Devido à aberrante maior expressão do EGFR nas células neoplásicas, estes receptores têm uma função importante na carcinogênese de certos tumores.[99]

Os agentes antirreceptores do fator de crescimento epidérmico (anti-EGFR) são representados atualmente pelo panitumumab, cetuximub, erlotinib (OSI-774) e gefitinib (ZD1839). Estes agentes podem inibir o crescimento tumoral sem a toxicidade sistêmica das drogas quimioterápicas convencionais. Uma vez que o EGFR é também expresso pelos queratinócitos basais, sebócitos, bainha externa do pelo e algumas células endoteliais, os agentes que inibem o EGFR estão associados a diversos efeitos adversos dermatológicos (Quadros 31.37 e 31.38).[99] A maioria dos pacientes experimenta erupções leves a moderadas e não necessitam a retirada do tratamento.[99]

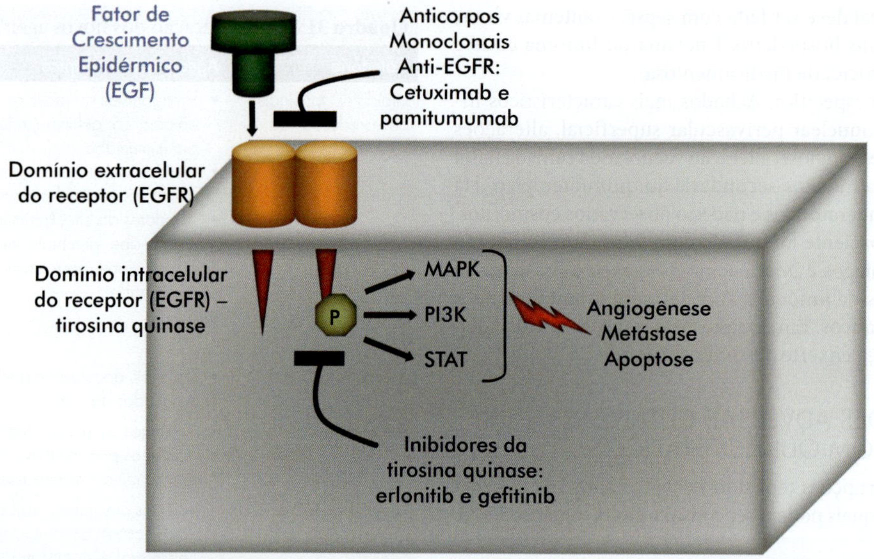

■ **Figura 31.40** O domínio extracelular do receptor do fator de crescimento epidérmico é inibido pelos anticorpos monoclonais ou pela inibição intracelular da fosforilação (P) da tirosina quinase, que resulta na interrupção da sinalização dos passos subsequentes, incluindo a proteína quinase ativada por mitógeno (MAPK), fosfatidilinositol 3-quinase (PI3K) e sinal transdutor e ativador da transcrição (STAT), que consequentemente impede a angiogênese e a geração de metástases.

Quadro 31.37 Efeitos adversos cutâneos mais frequentes com os agentes inibidores do EGFR.

- Crescimento anormal dos pelos do couro cabeludo, da face e/ou sobrancelhas
- Reação anafilática na infusão (cetuximab)
- Erupção pápulo-pustulosa (acneiforme)
- Paroníquia com ou sem granulomas piogênicos
- Telangiectasias
- Xerose

Fonte: Adaptado de Heidary N, Naik H, Burgin S. Chemotherapeutic agents and the skin: an update. J Am Acad Dermatol. 2008;58:545-70.

Quadro 31.38 Efeitos adversos cutâneos esporádicos com os inibidores do EGFR.

Reação adversa relatada como relato de caso	Agente anti-EGRF envolvido
Doença de Grover (dermatose acantolítica transitória)	Cetuximab
Eritema necrolítico migratório	Gefitinib
Exacerbação da psoríase pré-existente	Gefitinib
Expansão da área irradiada	Gefitinib e erlonitib
Vasculite	Gefitinib

Fonte: Adaptado de Heidary N, Naik H, Burgin S. Chemotherapeutic agents and the skin: an update. J Am Acad Dermatol. 2008;58:545-70.

A toxicidade cutânea dos anti-EGFR é na verdade mais um efeito farmacológico do que uma reação de hipersensibilidade, sendo na verdade um marcador clínico da ação inibidora efetiva destas drogas, com a gravidade da erupção correspondendo a resposta do tumor.[99]

Os efeitos cutâneos observados com os anti-EGFR são as alterações do crescimento capilar e da textura do cabelo, a paroníquia com ou sem infecção secundária ou formação do granuloma piogênico (Figura 31.41A, B, C e D), xerose difusa e descamação cutânea. A manifestação mais característica e intensa é a erupção pápulo-pustulosa folicular não comedoniana (erupção acneiforme), que ocorre na cabeça, pescoço, porção central do tórax e dorso, a qual progride para acometimento difuso (Figura 31.41E, F e G).[99] O prurido pode estar presente o que diferencia esta reação das erupções acneiformes por corticosteroides, antiepilépticos, vitaminas B_6 e B_{12}. Erupções acneiformes ocorrem em mais que 50% dos pacientes em uso de cetuximab, podendo chegar a 75% a 100%. Geralmente estas manifestações ocorrem nas primeiras semanas (2 dias até 6 semanas) do início uso de anticorpos monoclonais anti-EGFR (cetuximab e panitumumab). A erupção é dose-dependente, porém a duração não se correlaciona com a extensão temporal do tratamento. As erupções acneiformes com anticorpos monoclonais são mais graves e extensas do que as com inibidores da tirosina quinase. No Quadro 31.39 podemos observar a classificação destas erupções de acordo com o National Cancer Institute/*Common Toxicity Chriteria for Adverse Events Version* 3.0 (NCI CTCAE v3.0).

O estudo histopatológico das lesões pápulo-pustulosas não demonstra aumento da atividade das glândulas sebáceas, lesões comedonianas ou ruptura folicular que explique a inflamação, diferenciando-a da acne vulgar. Os folículos encontram-se alargados e as vezes obstruídos por excesso de queratinócitos. Na derme pode ser observado infiltrado neutrofílico, particularmente envolvendo o influndíbulo folicular. Pode haver acantólise intraepidérmica em associação com os dutos de glândulas écrinas. Nas lesões de pacientes em uso de gefitinib há expressivo afinamento da camada córnea e perda do arranjo em cesta de basquete.

Paroníquia ocorre em torno de 10% a 15% dos pacientes em uso de cetuximab e gefitinib. Frequentemente surge entre 4 e 8 semanas de tratamento ou por vezes após 6 meses. Acomete múltiplos dedos das mãos e primeiros dedos dos pés. Pode ser muito dolorosa nos casos em que granuloma piogênico se desenvolve.[101] Pode ser contornada com esteroide tópico potente como triancinolona a 0,1%. Em caso de onicocriptose parada rápida do anti-EGFR e cirurgia de cantotomia pode ser executada.

A xerose cutânea ocorre entre 12% e 35% dos pacientes, particularmente em uso de gefinitib.[102] Tem predileção pelas áreas de acometimento prévio ou simultâneo pela erupção acneiforme. Alguns pacientes têm xerose do períneo e da vagina com desconforto para micção. A xerose pode progredir para eczema asteatósico crônico com infecção secundária pelo estafilococo ou herpes vírus simples tipo 1. Alguns investigadores têm relatado concomitantemente o surgimento de escamas e ressecamento nos sulcos nasogenianos que lembram a dermatite seborreica.[103]

A epiderme é afinada e compacta com paraqueratose variável. A inibição *in vitro* do EGFR causa parada do crescimento dos queratinócitos e inicia a diferenciação terminal dos mesmos, eventos que podem levar aos sinais e sintomas clínicos observados.[104] Deve-se utilizar emoliente e corticosteroides tópicos de baixa potência no eczema. Fissuras podem ser tratadas com propilenoglicol a 50% em solução sob oclusão ou curativo hidrocoloide.

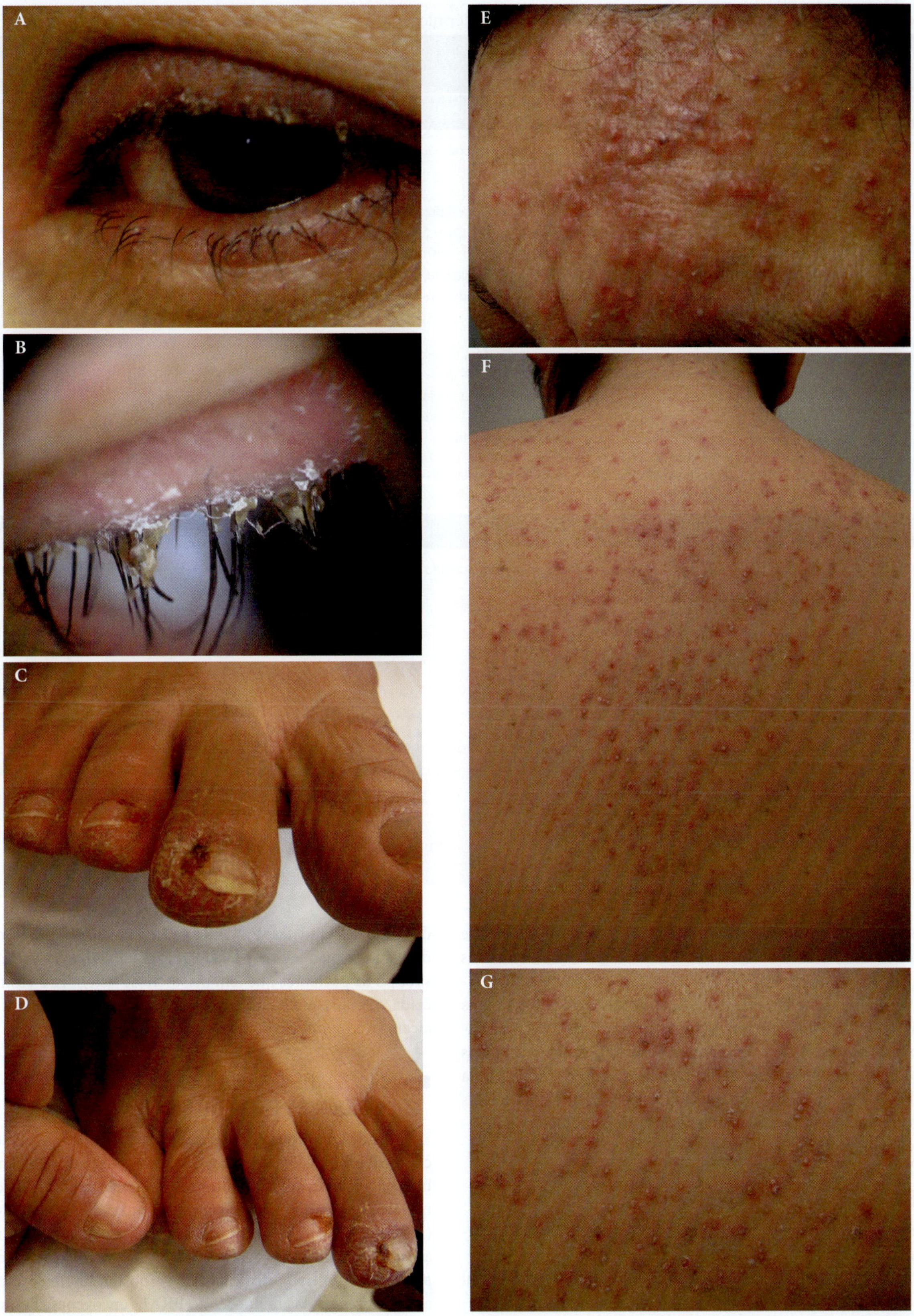

■ **Figura 31.41** (**A** e **B**) Reação adversa a drogas antirreceptoras do fator de crescimento epidérmico. Blefarite intensa. (**C** e **D**) Reação adversa a drogas antirreceptoras do fator de crescimento epidérmico. Paroníquia e granuloma piogênico. (**E**) Reação adversa a drogas antirreceptoras do fator de crescimento epidérmico. Erupção acneiforme intensa. Notar a ausência de comedões. (**F**) Reação adversa a drogas antirreceptoras do fator de crescimento epidérmico. Erupção acneiforme intensa. (**G**) Reação adversa a drogas antirreceptoras do fator de crescimento epidérmico. Erupção acneiforme intensa. Notar a ausência de comedões.

Quadro 31.39 Agentes antirreceptores do fator de crescimento epidérmico, classificação das reações e tratamento.

Toxicidade cutânea	NCI CTC v2.0	NCI CTC v3.0	Tratamento
Descamação			
Grau I	Erupção maculosa ou papulosa assintomática	Erupção maculosa ou papulosa assintomática	Sem intervenção recomendada
Grau II	Erupção maculosa ou papulosa sintomática, acometendo menos que 50% da área de superfície corpórea; descamação localizada acometendo menos que 50% da área de superfície corpórea	Erupção maculosa ou papulosa sintomática, acometendo menos que 50% da área de superfície corpórea; descamação ou outra lesão cutânea localizada acometendo menos que 50% da área de superfície corpórea	Sem intervenção recomendada
Grau IIII	Erupção maculosa, papulosa ou vesiculosa sintomática, ≥ 50% da área de superfície corpórea; descamação localizada acometendo ≥ 50% da área de superfície corpórea; eritrodermia	Erupção maculosa, papulosa ou vesiculosa sintomática, ≥ 50% da área de superfície corpórea; descamação localizada acometendo ≥ 50% da área de superfície corpórea; eritrodermia	Sem intervenção recomendada
Grau IV	Esfoliação generalizada ou dermatite ulcerativa	Esfoliação generalizada, dermatite ulcerativa ou bolhosa	Sem intervenção recomendada
Erupção acneiforme			
Grau I	Não disponível	Intervenção não indicada	Intervenção não indicada
Grau II	Não disponível	Intervenção indicada	Tópicos: peróxido de benzoíla, metronidazol, eritromicina, clindamicina ± retinoides tópicos; tetraciclina oral ± retinoides tópicos, não usar tetraciclina oral se houver paroníquia, pois pode exacerbar a condição; anti-histamínico oral se houver prurido; modificar a dose ou o esquema terapêutico com anti-EGFR
Grau III	Não disponível	Lesões associadas a dor, desfiguração, descamação ou ulceração	Alta dose de tetraciclina oral para reduzir a inflamação aguda; isotretinoína oral pode agravar a paroníquia, não usar concomitante a tetraciclina; espaçar o tratamento com anti-EGFR
Grau IV	Não disponível	–	Descontinuação do tratamento com anti-EGFR Possível manejo em unidade de queimados

Ressecamento da mucosa vaginal e prurido, secura perineal e "irritação ocular", incluindo blefarite têm sido relatados com estes agentes.[105]

São também relatadas anormalidades nos cabelos e pelos com os anti-EGFR.[99] Os cabelos tornam-se finos, quebradiços e encaracolados. Nas extremidades também ocorrem estas alterações. Os pelos da barba apresentam um crescimento menor, com diminuição da necessidade de se barbear sendo relatada pelos pacientes. Há relatos de casos com alopecia cicatricial e alopecia em placa tipo areata relatados com o gefitinib.[106]

■ INIBIDORES DA MULTIQUINASE

Os efeitos adversos mais relatados com estes agentes estão sumarizados nos Quadros 31.40 e 31.41.

O Imatinib (*imatinib mesylate*, STI571) é uma droga de uso oral aprovada nos Estados Unidos como agente de primeira linha no tratamento da leucemia mieloide crônica (LMC) e para outros tumores raros do estroma gastrointestinal. Também tem demonstrado eficácia no dermatofibrossarcoma protuberans metastático, na síndrome hipereosinofílica e outras desordens mieloproliferativas, além do Sarcoma de Kaposi relacionado à AIDS[99]. O imatinib atua inibindo uma série de tirosina quinases, como: c-*kit*, receptor alfa do fator de crescimento derivado de plaquetas (PDGFRα), receptor alfa do fator de crescimento derivado de plaquetas Fip1-*like* 1(Fip1L1-PDGFRα), entre outros. Um subtipo de pacientes que têm mastocitose sistêmica e eosinofilia associada, os quais têm o oncogene FIP1L1-PDGFRα também respondem alcançando remissão completa com o gefitinib.[107]

■ INIBIDORES DA VIA DO RAS-RAF-MEK-ERK (INIBIDORES DO BRAF)

Nos últimos anos cresceu o desenvolvimento de agentes que tem como alvo as vias oncogênicas de forma integrada relacionadas à proliferação celular, crescimento tumoral e metástases.[109] A detecção de mutações na via de sinalização intracelular do RAS-RAF-MEK-ERK (Figura 31.42), também conhecida via da proteína quinase intracelular ativada por mitógeno (via do MAPK, *intracelular mitogen-activated protein kinase*) em vários cânceres gerou alto interesse, especialmente em decorrência das mutações do BRAF (oncogênese homólogo B1 do sarcoma viral murinho v-RAF, v-RAF *murine sarcoma viral oncogen homolog B1*) nos melanomas.[109]

Várias alterações somáticas como mutações de proteínas e receptores, amplificação gênica, quebra dos elementos de retroalimentação e/ou sinalização autócrina ou parácrina podem influenciar estas vias e determinar um estímulo anormal e eventualmente neoplasia.[109]

Quadro 31.40 Efeitos cutâneos adversos dos inibidores multiquinase.

Efeito adverso	Imatinib	Dasatinib	Nilotinib	Sorafenib	Sunitinib
Acne		•			
Alopecia		•	•	•	
Dermatose bolhosa					•
Despigmentação dos cabelos					•
Edema	•			•	•
Eritema acral		•		•	•
Erupção eritematosa na face				•	
Erupção liquenoide	•				
Estomatite		•		•	•
Eritrodermia	•				
Exantema morbiliforme	•	•	•		
Flushing				•	
Fotossensibilidade	•	•			
Hemorragias subungueais em estilhaço				•	•
Hiper-hidrose		•			
Hipopigmentação cutânea localizada ou generalizada	•				
Prurido	•	•	•		
Repigmentação dos cabelos acinzentados	•				
Síndrome de Stevens-Johnson	•				
Toxicidade ocular	•				
Xerose	•	•	•		

Fonte: Adaptado de Heidary N, Naik H, Burgin S. Chemotherapeutic agents and the skin: an update. J Am Acad Dermatol. 2008;58:545-70; Burgin S. New drugs, new rashes: update on cutaneous drug reactions. Adv Dermatol. 2005;21:279-302.

Quadro 31.41 Relatos de casos com efeitos adversos aos inibidores multiquinase.

Efeitos cutâneos adversos	Imatinib	Desatinib	Sorafenib
Desordem linfoproliferativa de células B	•		
Distrofia ungueal	•		
Eritema nodoso	•		
Erupção tipo micose fungoide	•		
Erupção tipo pitiríase rósea	•		
Estomatite	•		
Exacerbação de porfiria cutânea tardia	•		
Hiperpigmentação	•		
Hiperpigmentação ungueal	•		
Hiperqueratose acral psoriasiforme	•		
Inflamação de queratoses actínicas			•
Mucinose folicular	•		
Paniculite		•	
Papuloeritroderma de Ofuji	•		
Pustulose exantemática generalizada aguda	•		
Regressão de psoríase	•		
Síndrome de Sweet	•		
Siringometaplasia escamosa écrina	•		
Vasculite	•		•

Fonte: Adaptado de Heidary N, Naik H, Burgin S. Chemotherapeutic agents and the skin: an update. J Am Acad Dermatol. 2008;58:545-70; Burgin S. New drugs, new rashes: update on cutaneous drug reactions. Adv Dermatol. 2005;21:279-302.

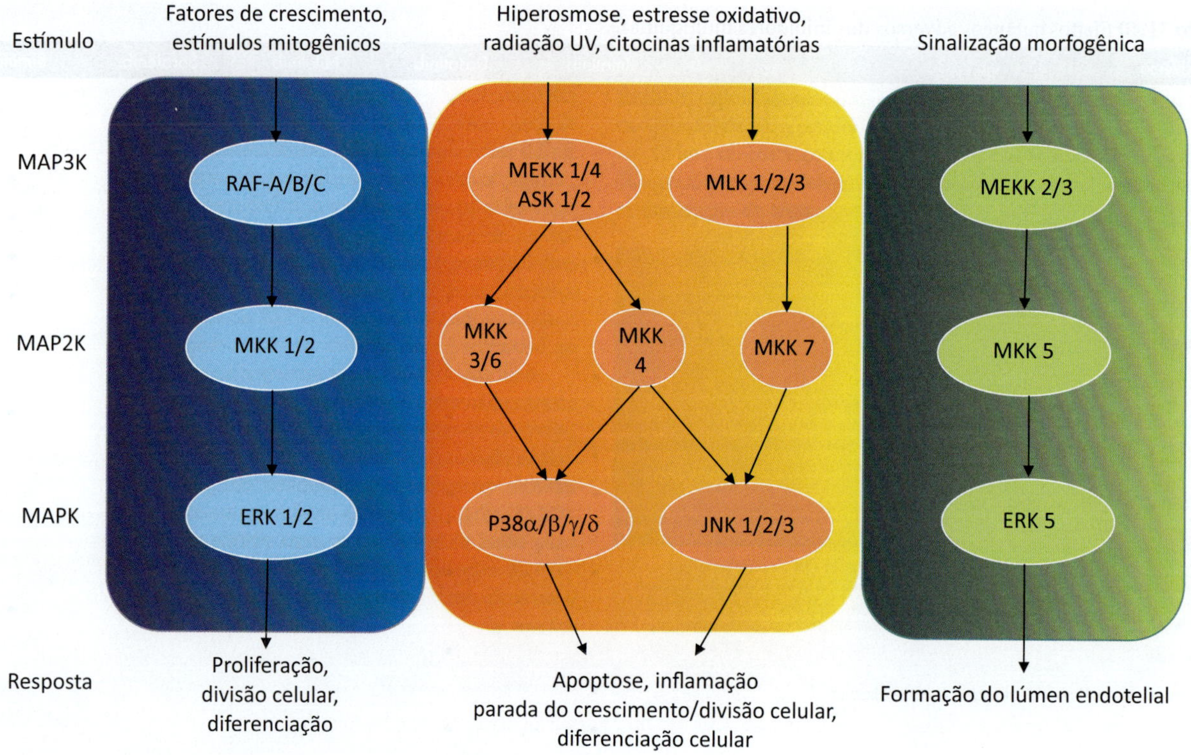

■ **Figura 31.42** Visão simplificada da via da cascata MAPK nos mamíferos.

A via do MAPK, também conhecida como via "RAS-RAF-MEK-ERK" constitui-se em uma cascata enzimática sequencial do RAS, RAF e MEK e ERK quinases. O acoplamento do receptor tirosina quinase (RTK) resulta em ativação da RAS-GTPase. A regulação pelas proteínas GTPase [RAS (K-RAS, N-RAS e H-RAS)], as quais ativam subsequencialmente outras quinase (RAF/MEK/ERK) conduzem primariamente a eventos de fosforilização nuclear e em menor extensão citossólicos. O resultado desta multiplicidade de eventos inclui a promoção da proliferação celular, diferenciação, migração, sobrevivência celular e apoptose, as quais são baseadas em vias clássicas de retroalimentação por sinais de estímulo e inibição.[109]

A via BRAF é altamente expressa nos melanócitos, e suas mutações têm sido relatadas em torno de 60% a 70% dos melanomas.[109] Algo em torno de mais de 80% são mutações no ponto ^{V600E}BRAF.[109] Outros tumores como carcinomas espinocelulares (CECs) da cabeça e pescoço também apresentam mutações da via BRAF, porém menos frequentemente e em menor número.[109]

Experimentos laboratoriais pré-clínicos demonstraram em modelos tumorais xenográficos que a droga vemurafenib interferiu com a via do MAPK em células com mutação do BRAF em um padrão muito seletivo.[109] Tem-se relatado que os melanomas malignos da pele sem dano solar crônico frequentemente demonstram mutações no BRAF, assim os tornam mais suscetíveis a intervenções farmacológicas que têm como alvo a via do MAPK.[109] Por outro lado, os melanomas acrais e de mucosas parecem demonstrar esta característica muito raramente. Assim surgiram tratamentos específicos com base em peculiaridades tumorais topográficas, com drogas que atuam na via do MAPK, as quais tem como alvo as mutações ativadas do oncogene BRAF com drogas "seletivas", chamadas de Classe I (verumafenib, dabrafenib) e "não seletivas", chamadas de Classe II (sorafenib) inibidoras do BRAF.[109]

Os de Classe I exercem sua ação nas formas ativadas das quinases do BRAF, enquanto as de Classe II inibem a fase de conformação de repouso das enzimas com mínima ação contra tumores com ponto de mutação no ^{V600E}BRAF.[109] Apesar do vemurafenib ter uma ação clínica muito favorável na inibição de tumores com mutação BRAF, tal inibição paradoxalmente ativa a via wt-BRAF em células normais.[109] Desta forma o verumafenib, dabrafenib e o sorafenib paradoxalmente ativam a via do MAPK em queratinócitos normais via hetero-dimerização dose-dependente do BRAF/CRAF e por ativação do CRAF, promovendo proliferação de queratinócitos na pele normal.[109] Este efeito no tecido previamente sadio pode explicar alguns dos mecanismos envolvidos no surgimento de várias neoplasias com o uso de inibidores do BRAF, e junto com a inibição direta de receptores na pele, estas ações farmacológicas destes medicamentos podem contribuir para o amplo espectro de eventos dermatológicos adversos significativos frequentemente vistos com o uso destes agentes anticâncer.[109]

■ TOXICIDADE CUTÂNEA DOS AGENTES ANTI-BRAF

O espectro clínico da toxicidade dos inibidores do BRAF parece ser proporcional a dose e tempo de exposição ao fármaco, podendo variar desde exantemas (maculopapular, papuloso, folicular), à pele seca (xerose), prurido, reações de fotossensibilidade, síndrome eritrodisestésica palmoplantar (ou síndrome pé-mão, comum com o sorafenib), lesões benignas a lesões pré-malignas a malignas, como lesões escamo-proliferativas e proliferações melanocíticas.[109] Outros eventos adversos menos comuns incluem a formação de mílio, disqueratose acantolítica, lesões paniculite-símile e reações eritema tóxico-símile.[109] No Quadro 31.42 estas reações adversas aos inibidores do BRAF e seu manejo estão sumarizadas.[109]

A tretinoína (ATRA, Vesanoid®) é um agente sistêmico utilizado no tratamento da leucemia mielocítica aguda que se liga a oncoproteína P ML-RARα (proteína de fusão do oncogene receptor alfa do ácido retinoico da leucemia promielocítica) bloqueando a atividade fibrinolítica no tumor e assim causando hemorragia. Pode produzir como efeito adverso a "síndrome do ácido retinóico" que causa dispneia, febre, edema periférico e ganho de peso. Além disso, a tretinoína pode causar síndrome do escape capilar, eritema, xerose, fotossensibilidade, prurido e risco maior de queimadura solar.

■ REAÇÕES ADVERSAS AOS INIBIDORES DOS PONTOS DE CHECAGEM IMUNES (*IMMUNE CHECKPOINT INHIBITORS*)

A terapia bloqueadora dos *checkpoints* imunológicos remove os sinais inibitórios da ativação de células T, que possibilitam as células tumorais superarem os mecanismos reguladores do sistema imune. Estes mecanismos reguladores mantêm as respostas imunes dentro de um nível fisiológico desejável e protegem o hospedeiro de autoimunidade. A tolerância imunológica é alcançada através de múltiplos e distintos

Quadro 31.42 Toxicidade cutânea comum com os agentes inibidores do BRAF e seu manejo.

Efeitos adversos	Aspectos gerais	Manejo
Lesões escamosas proliferativas benignas (papilomas, queratoses verrucosas, verrugas e queratoses seborreicas)	**Papilomas cutâneos:** observados em 18% a 30% dos pacientes em protocolos de fase II/III com vemurafenib. **Queratoses verrucosas:** clinicamente lembram verrugas virais, porém a histopatologia revela papilomatose, acantose, hiperqueratose e leve atipia, com ausência de grânulos de querato-hialina, colocitose ou crescimento invasivo, sendo mais comuns na face e com o uso de dabrafenib. **Verrugas virais:** ocorrem em torno de 30% dos pacientes em uso de vemurafenib e dabrafenib, porém o papel do HPV no seu desenvolvimento ainda é desconhecido. **Queratoses seborreicas:** relatadas entre 6% e 14% dos pacientes em uso do vemurafenib e em 345 dos com dabrafenib. Foi relatada inflamação de queratoses seborreicas com sorafenib. **Hiperqueratose plantar:** geralmente em pontos de fricção em 22% a 42% pacientes com dabrafenib e 19% a 28% com vemurafenib	1. Terapia física: crioterapia N_2 líquido, eletrofulguração, *laser* de CO_2 2. Cirúrgico: excisão ou shaving (lesões maiores)
Lesões escamosas proliferativas malignas (tumores queratinizados cutâneos, carcinoma espinocelular e queratoses actínicas)	**Tumores queratinizados cutâneos:** constituem uma das mais intrigantes reações adversas dos inibidores do BRAF. Os pacientes podem desenvolver lesões solitárias ou múltiplas, de maneira gradual ou eruptiva, com várias combinações de queratoses actínicas, queratoacantomas, carcinomas espinocelulares e mesmo carcinomas basocelulares. As **queratoses actínicas** lembram lesões hipertróficas, e ocorrem entre 6% e 16% dos em uso de vemurafenib e 5% e 10% dos em uso de dabrafenib. A taxa de evolução das queratoses actínicas para CEC ainda nestes casos é desconhecida. Lesões de **carcinoma espinocelular e queratoacantoma-símile:** ocorrem em 4% a 31% dos recebendo vemurafenib, < 11% com dabrafenib e em 6% a 7% com sorafenib	1. Lesões isoladas: cirurgia excisional ou *shaving* 2. Lesões pequenas: terapia física com crioterapia N_2 líquido, eletrofulguração 3. Lesões múltiplas: cremes tópicos como imiquimod 2,5%, fluoruracil 5%, terapia fotodinâmica. Oral: acitretina. Cirúrgica: excisional ou *shaving* 4. Vigilância clínica: exame de corpo total a cada 4 a 8 semanas
Exantemas (maculopapular, papular, folicular, dermatite seborreica-símile)	**Exantema maculopapular:** em 8% a 20% dos pacientes em uso de vemurafenib. Geralmente surge cerca de 2 semanas do início do uso do agente e pode ou não ser pruriginoso. Alguns lembram queratose pilar. Erupções acneiformes são incomuns. Mesmo em casos de exantemas de grau 3 com o uso dos inibidores do BRAF a reexposição ao fármaco não resulta em piora ou precipitação de reações graves	1. Grau 1 – tópico: compressas geladas, umectantes, corticosteroides (hidrocortisona 2,5% na face e triamcinolona 0,1% no corpo). Oral: anti-histamínicos 2. Grau 2 – corticosteroides orais, dose baixa de acitretina, modificação da dose ou interrupção do tratamento com anti-BRAF
Prurido	Ocorre em 22% a 30% dos que usam vemurafenib e 8% a 19% dos com sorafenib, sendo geralmente de intensidade leve	1. Grau 1 – tópico: compressas geladas, umectantes, cremes antipruriginosos (pramoxine 1%, doxepina 5%, mentol 0,5%), corticosteroides tópicos 2. Grau 2 – adicionar anti-histamínicos orais, agonistas do GABA (gabapentina, pregabalina) 3. Grau 3 – considerar corticosteroides orais
Fotossensibilidade	Relatada em 30% a 52% dos pacientes usando vemurafenib	1. Grau 1 – tópico: corticosteroides (hidrocortisona 2,5% na face e Triancinolona 0,1% no corpo) e umectantes 2. Grau 2/3 – tópico: esteroide (hidrocortisona 2,5% na face e Triancinolona 0,1% no corpo) e umectantes. Oral: anti-histamínicos ou corticosteroides. Controle da dor com narcóticos ou anti-inflamatórios não hormonais Barreira: roupa com cobertura, chapéu de abas largas, filtro solar UVB (FPS > 30) e UVA, evitar exposição solar
Alopecia	Ocorre em 36% dos pacientes recebendo vemurafenib, 20% dos com dabrafenib e 27% a 53% dos com sorafenib. Pode haver afinamento generalizado do cabelo e pelos corporais e pelos encaracolados. Pode se resolver espontaneamente com a parada do tratamento	1. Grau 1 – penteado diferente para cobrir as áreas de alopecia. Minoxidil tópico 2% a 5%, 2 vezes ao dia 2. Grau 2 – cobertura cosmética. Minoxidil tópico 2% a 5%, 2 vezes ao dia
Síndrome eritrodisestésica palmoplantar ou síndrome mão-pé	Acometimento palmoplantar mais comum com sorafenib e queratoses plantares com vemurafenib e dabarfenib	1. Grau 1 – tópico: cremes umectantes queratolíticos (ureia 20% a 40%, ácido salicílico 6%, lactato de amônio 12%, 3 vezes ao dia) 2. Grau 2 – tópico: cremes umectantes queratolíticos (ureia 20% a 40%, ácido salicílico 6%, lactato de amônio 12%, 3 vezes ao dia) e esteroides tópicos de alta potência Oral: analgésicos, anti-inflamatórios, agonistas do GABA, opioides 3. Grau 3 – considerar redução da dose ou descontinuação temporária ou permanente do tratamento Precauções: evitar fricção, atividade traumática, sapatos apertados, uso de luvas e meias de algodão, repouso e elevação dos pés
Proliferações melanocíticas (nevos, melanomas secundários)	Podem ocorrer ativação de nevos, regressão, segundo melanoma primário e proliferações melanocíticas atípicas. Escurecimento de nevos pré-existente, nevos eruptivos e lentigos	Avaliação por dermatologista Vigilância clínica: exame de corpo total
Reações incomuns	Erupções variadas como síndrome de Stevens-Johnson (vemurafenib), lesões paniculite-símile com artralgias, carcinomas basocelulares, mílio eruptivo, disqueratose acantolítica tipo doença de Darier-símile ou doença de Grover-símile, disqueratoma verrucoso, granuloma piogênico, formação de abscesso, líquen simples crônico, angiofibroma, vitiligo, angioma, dermatofibroma, porém sem comprovação causal	Avaliação por dermatologista

mecanismos, e que podem ser definidos como centrais e periféricos. A tolerância central é mediada por deleção clonal de clones altamente reativos durante a seleção negativa pelo timo. A tolerância periférica é exercida através de uma variedade de mecanismos, incluindo células T reguladoras (Treg), anergia das células T, sinais tolerogênicos extrínsecos às células e deleção clonal periférica. O sistema imune exerce uma forte pressão seletiva contra a progressão do tumor, que inclui resposta imune inata e adaptativa. Através destas respostas, diversas células efetoras, tais como as células *natural killer* e citocinas das células T são ativadas contra as células tumorais.

Existe também a produção de IL-12 e interferon-gama que eliminam as células tumorais via mecanismo citotóxico, tais como através das perfurinas, apoptose induzida pelo TNF e por espécies reativas de oxigênio. Por outro lado, existem os sinais inibitórios da ativação de células T, e vamos aqui discutir primariamente o que se sabe sobre estes mecanismos reguladores inibitórios CTL-4, PD-1 e PDL-1 e as implicações terapêuticas dos anticorpos monoclonais dirigidos para estes sinais inibitórios.

Em condições normais, os *checkpoints* imunológicos funcionam como sinais negativos para regular respostas inflamatórias que se seguem à ativação das células T. O *checkpoint* imunológico CTLA-4 foi pela primeira vez caracterizado em 1980. Em seguida foi demonstrado que o CTLA-4 na célula T competitivamente se liga ao B7 (CD80) das células apresentadoras de antígenos, interferido nas interações com o CD28, desta maneira interferindo na coestimulação da fase inicial da ativação das células T. Subsequentemente, o bloqueio do CTLA-4 com anticorpos demonstrou rejeição do tumor, e emergiu como prova de conceito da inibição dos *checkpoints* imunológicos. Outro *checkpoint* imunológico, o PD-1, foi clonado em 1992, com a subsequente caracterização do seu ligante, o PDL-1. Este ligante PDL-1 está expresso na superfície de múltiplos tecidos tumorais, incluindo rins e pulmões, sendo importantes na função normal do sistema imune. Inibidores do PD-1 impedem o acoplamento deste ligante com o seu receptor, permitindo que o sistema imune reconheça as células tumorais.

Muitos tumores atualmente são conhecidos por utilizar este mecanismo para evitar o ataque das células T e sua morte celular, e anticorpos inibidores dirigidos contra a interação do PD-1 e seus ligantes demostraram resposta antitumoral.

Assim os agentes utilizados no tratamento de neoplasias avançadas, são representados pelos agentes CTLA-4 (antígeno associado ao linfócito citotóxico, como o ipilimumab e tremelimumab), os agentes anti-PD1 (receptor de morte programada-1, classe composta pelo pembrolizumab, nivolumab e pidilizumab) e os agentes PDL1L (ligante do receptor de morte programada-, onde se incluem o avelumab, atezolizumab e durvalumab).[110] Estas novas drogas tem efeitos adversos frequentes.

No Quadro 31.43 podemos observas as drogas inibidoras do *checkpoint* imunológico aprovadas pela ANVISA, em uso no Brasil e também aprovados pelo Food and Drug Administration (FDA) dos Estados Unidos.

O uso dos inibidores dos *checkpoints* imunológicos na prática clínica traz um espectro de novas toxicidades. Em adição às reações que possam ocorrer com a infusão, pode haver reação adversa imunológica que pode afetar muitos órgãos. Isto inclui pneumonites, hepatites, nefrites, colites e endocrinopatias. O desafio para os profissionais da saúde é reconhecer estas toxicidades mais prontamente possível, e agir rapidamente. Em geral, estas reações relacionadas ao sistema imune ocorrem entre 2 semanas e 3 meses do início da terapia. No entanto, estas reações podem ocorrer até um ano após a descontinuação da terapia. As reações tóxicas mais comuns são letargia, erupção cutânea com prurido, intoxicação hepática, diarreia, colite, hipofisite. Exames bioquímicos e radiológicos devem ser realizados na hipótese destas reações. Embora não exista um protocolo de rotina para investigar estas reações, parece bastante razoável que os pacientes utilizando terapia de antagonistas dos *checkpoints* devam realizar hemograma, provas de função renal e hepática, bem como as tiroidianas a cada 2 ou 4 semanas.

Quadro 31.43 Inibidores de *checkpoint* imunológico e suas indicações clínicas.

Tipo de câncer	Agente inibidor do *checkpoint* imunológico	Ano de aprovação
Melanoma	Ipilimumabe	2011
	Nivolumabe	2014
	Pembrolizumabe	2014
Câncer pulmonar de células não pequenas	Nivolumabe	2015
	Pembrolizumabe	2015
	Atezolizumabe	2016
	Durvalumabe	2018
Melanoma (BRAF tipo selvagem)	Ipilimumabe + nivolumabe	2015
Melanoma (adjuvante)	Ipilimumabe	2015
Carcinoma renal	Nivolumabe	2015
Linfoma de Hodgkin	Nivolumabe	2016
	Pembrolizumabe	2017
Carcinoma de cabeça e pescoço	Nivolumabe	2016
	Pembrolizumabe	2016
Melanoma (qualquer tipo BRAF)	Ipilimumabe + nivolumabe	2016
Carcinoma de células de Merckel	Avelumabe	2017
Carcinoma de vias urinárias	Atezolizumabe	2016
	Avelumabe	2017
	Durvalumabe	2017
	Nivolumabe	2017
	Pembrolizumabe	2017
Carcinoma metastático colorretal, MSI-alta (instabilidade microssatélite) ou MMR (reparo de incompatibilidade de DNA) deficiente	Nivolumabe	2017
Tumores sólidos ou de qualquer histologia MSI-alta (instabilidade microssatélite) ou MMR (reparo de incompatibilidade de DNA) deficiente	Pembrolizumabe	2017
Melanoma infantil	Ipilimumab	2017
Carcinoma hepatocelular	Nivolumabe	2017
Carcinoma gástrico e gastroesofágico	Pembrolizumabe	2017
Carcinoma renal	Ipilimumabe + nivolumabe	2018

Na incidência destas toxicidades, está indicado a redução ou cessação da terapia. Se os sintomas são brandos ou moderados, o tratamento pode ser suspenso temporariamente, até que os sintomas sejam resolvidos. Adicionalmente, um curso rápido de prednisona oral (0,5 mg/kg/dia) pode ser administrado, geralmente por uma semana. Em casos de intoxicação grave a imunoterapia deve ser descontinuada, e deve ser utilizada a metilprednisolona IV (1 a 2 mg/kg/dia). Uma vez debelada a toxicidade, deve-se gradualmente retirar o corticosteroide. Em casos raros, quando a prednisona não resolve, pode se usar imunoglobulina intravenosa, infliximabe ou plasmaférese.

O prurido e a erupção cutânea estão entre os 5 eventos adversos imunes mais relatados nos ensaios clínicos com estas drogas.[110] A incidência de reações adversas cutâneas varia entre 25% e 50% dos pacientes sob tratamento. Com o ipilimumab observou-se eventos adversos cutâneos em 43,5% dos pacientes.[110] Em termos gerais as toxicidades cutâneas têm sido relacionadas a melhores respostas terapêuticas e de forma paradoxal, se bem conduzidas, podem ser um indicador de bom prognóstico.[110]

As reações tegumentares a este grupo de medicamentos incluem desde exantemas maculopapulosos, geralmente assintomáticos, e ocasionalmente pruriginosos até lesões do espectro do eritema polimorfo e síndrome de Stevens-Johnson/Necrólise Epidérmica Tóxica.[110] Urticária também tem sido descrita com seu início após alguns dias da introdução da medicação antineoplásica.[110] Comparando-se os agentes (anticorpos) anti-CTLA4, com os anticorpos anti-PD1 a incidência de erupções cutâneas é menor no segundo grupo de medicamentos, porém as reações cutâneas graves (graus 3 e 4) têm incidência semelhante (2,4% a 2,6%, respectivamente).[110] também descreve-se o surgimento de erupções eczematosas (acometendo mais o tronco e extremidades, do que a face), prurido na pele sem lesões cutâneas primárias, desencadeamento ou agravo de psoríase e vitiligo (2% dos pacientes), em ambas as classes dos inibidores dos pontos de checagem imune.[110]

Em torno de 25% a 50% dos pacientes recebendo ipilimumab apresentam erupção cutânea e um quarto a um terço experimentam prurido.[110] O tipo de erupção varia do leve eczema a necrólise epidérmica tóxica.[110] A maioria dos pacientes apresenta erupção tipo exantema morbiliforme ou erupção eczematosa dermatite atópica-símile, em média entre 3 semanas do início do tratamento e geralmente desaparece em dois meses e meio, embora em muitos casos desapareça apenas com a retirada da medicação.[110] Há relatos também de erupção acneiforme e dermatite granulomatosa.[110] Também foram descritas dermatites liquenoides com esta classe de medicamentos com erupções eritemato-violáceas descamativas de distribuição localizada ou generalizada, especialmente no tronco e nas extremidades, raramente as mucosas são envolvidas. As dermatites liquenoides com os inibidores do *checkpoint* imunológico no exame histopatológico tendem a demonstrar hiperceratose, hipergranulose, padrão de crista em dente de serra na epiderme, infiltrados linfocitários em faixa em padrão de dermatite de interface, alterações vacuolares basais, paraqueratose, espongiose e necrose epidérmica, e podem apresentar eosinófilos na derme.

Com os agentes anti-PD1 já foram descritas reações adversas cutâneas como psoríase ou erupção psoriasiforme (pior geralmente nas extremidades e no couro cabeludo) e penfigoide bolhoso, além das já descritas anteriormente com o ipilimumab.[110] No Quadro 31.44 podemos consultar a graduação das reações adversas aos agentes inibidores dos pontos de checagem imunes.[110]

Inibidores do proteassoma

Bortezomib

Foi o primeiro inibidor do proteassoma a entrar no mercado em 2003, tendo sido aprovado no tratamento do mieloma múltiplo avançado.[99]

O proteassoma é um complexo de proteínas que reside no citoplasma e no núcleo de todas as células e é responsável pela degradação das proteínas celulares, incluindo proteínas envolvidas no ciclo vital celular.[99] Os inibidores do proteassoma constituem uma classe importante de novas drogas para o tratamento do mieloma múltiplo e linfoma de células do manto. Os inibidores do proteassoma também funcionam como imunossupressores e inibem a reabsorção óssea. Foram aprovados o bortezomib em 2003 pelo FDA, seguido pelo carfizomib em 2012 e ixazomib em 2015. Em estudos clínicos se encontram o marizomib, oprozomib e delanzomib para o tratamento do mieloma múltiplo.

O bortezomib seletivamente e reversivelmente inibe o proteassoma, resultando em aumento da apoptose nas células malignas.[108] Os efeitos adversos do bortezomib são geralmente leves, em sua maioria no trato gastrointestinal (náusea, diarreia, obstipação e vômito), além de citopenias, fadiga e neuropatia periférica.[99] Reações cutâneas adversas ao bortezomib têm sido relatadas: nódulos, placas, exantema morbiliforme febril, ulcerações no tronco, vasculite e síndrome de Sweet.[99]

Inibidores do fuso

Os taxanos (docetaxel e paclitaxel) atuam como agentes estabilizadores dos microtúbulos a formação da tubulina e prevenindo a despolimerização dos polímeros formados.[99] Os feixes de microtúbulos de acumulam, sendo a divisão celular interrompida e propiciando a morte das células em divisão.[99]

Os efeitos cutâneos adversos relacionados aos taxanos encontram-se sumarizados no Quadro 31.45.

Os alcaloides da vinca (vincristina, vimblastina e vinorelbine) são efetivos em uma ampla variedade de malignidades linfoproliferativas e tumores sólidos.[99] Com o vinorelbine, o qual é um novo alcaloide da vinca semissintético, estruturalmente similar à vimblastina tem-se observado os seguintes efeitos adversos: leucopenia, neuropatia periférica leve a moderada, flebite, náusea, obstipação, alopecia severa (80% dos pacientes tratados), eritema acral, reação de extravasamento devido à ação irritante e vesicante.[99]

ANTIMETABÓLICOS

São drogas que interferem com enzimas necessárias ao processo de síntese do DNA.[99] Os efeitos cutâneos adversos dos antimetabólicos estão sumarizados no Quadro 31.46.

AGENTES GENOTÓXICOS

Agentes alquilantes

Incluem os agentes platinum, como a carboplatina e a oxaplatina, os quais são agentes de primeira linha no tratamento do carcinoma de ovário recorrente.[99]

Os efeitos adversos observados com a carboplatina incluem a alopecia (mais comum), eritrodermia, edema facial, prurido palmoplantar, *flushing* facial.[99] Com a oxaplatina pode-se observar prurido, anafilaxia e reações de extravasamento pelas propriedades vesicantes e irritantes.[99]

Quadro 31.44 Eventos adversos e toxicidade dos agentes anti-CTLA-4, anti-PD-1 e anti-PDL-1.

Efeitos adversos/Graus	1	2	3	4	5
Erupção cutânea	Erupção maculosa ou papulosa acometendo < 10% da área de superfície corpórea com ou sem sintomas (em geral, prurido, queimação, pinicação)	Erupção maculosa ou papulosa acometendo entre 10% e 30% da área de superfície corpórea com ou sem sintomas (em geral, prurido, queimação, pinicação) e limitação das atividades diárias	Erupção maculosa ou papulosa acometendo > 30% da área de superfície corpórea e limitação das atividades diárias de cuidados pessoais	Dermatite esfoliativa, ulcerativa ou bolhosa	Óbito
Alopecia	Perda de cabelos acima de 50% do normal para aquele indivíduo, que não parece óbvio à distância, mas apenas à inspeção próxima; padrão de crescimento de cabelos diferente	Perda de cabelos acima de 50% do normal para aquele indivíduo, que se torna rapidamente aparente aos outros; necessário uso de cobertura no cabelo para camuflar, ou se isto causa dano psicológico			
Hipopigmentação	Hipopigmentação ou despigmentação cobrindo < 10% da área de superfície corporal, sem impacto psicológico	Hipopigmentação ou despigmentação cobrindo > 10% da área de superfície corporal, sem impacto psicológico			
Prurido	Leve ou localizado, alivia espontaneamente ou com medidas locais	Intenso ou disseminado, alivia espontaneamente ou por medidas sistêmicas	Intenso ou disseminado, e pobre controle apesar de tratamento adequado		

Quadro 31.45 Efeitos tegumentares adversos dos taxanos.

Docetaxel	▪ Alopecia ▪ Mucosite ▪ Eritema ▪ Prurido ▪ Urticária ▪ Exantema ▪ Eritema acral ▪ Placa de eritrodisestésica fixa ▪ Memória de radiação ▪ Dermatite psoriasiforme/fotodistribuída ▪ Pseudoesclerodermia ▪ Lúpus eritematoso cutâneo subagudo ▪ Anormalidades ungueais: onicólise, linhas de Beau, onicomadese, eritema subungueal, hemorragia subungueal e hiperpigmentação
Paclitaxel	▪ Alopecia ▪ Mucosite ▪ Reações de hipersensibilidade ▪ Anormalidades ungueais: onicólise ▪ Relatos de casos: eritema acral, pustulose exantemática generalizada aguda, erupção fixa medicamentosa, pseudoesclerodermia e lúpus eritematoso cutâneo subagudo

Fonte: Adaptado de Heidary N, Naik H, Burgin S. Chemotherapeutic agents and the skin: an update. J Am Acad Dermatol. 2008;58:545-70.

Antraciclinas

São agentes diretamente tóxicos sobre o DNA e RNA e também inibem a topoisomerase II, usados para malignidades hematológicas e tumores sólidos.[99] Os efeitos cutâneos adversos mais comuns são listados no Quadro 31.47.

Inibidores da topoisomerase I

A topoisomerase I transitoriamente rompe a fita única do DNA durante a replicação, prevenindo assim a formação exagerada da espiral do DNA.[99] O topotecan causa especialmente alopecia (77%) e exantema maculopapular em 6% dos pacientes.[99] O irinotecan determina alopecia (50% dos pacientes) e mucosite grave em 5% a 10% dos indivíduos tratados com este agente.[99]

▪ REAÇÕES ADVERSAS AOS AGENTES BIOLÓGICOS

Nas duas últimas décadas, vários agentes terapêuticos de efeito imunomodulador se tornaram disponíveis no mercado e seus ativos terapêuticos podem ser agrupados em 3 categorias principais, as quais incluem proteínas como citocinas, anticorpos monoclonais e proteínas de fusão (receptores solubilizados).

As citocinas são normalmente constituídas por proteínas secretadas com funções de ativação, crescimento e diferenciação, e como

Quadro 31.46 Efeitos cutâneos adversos dos antimetabólicos.

Efeitos adversos	Fludarabina	Cladribina	Capecitabina	Tegafur	Gemcitabina	Permetrexed
Eritema acral			•		•	
Alopecia					•	
Erupção erisipela-símile					•	
Exantema		•			•	•
Queratodermia palmoplantar				•		
Pênfigo paraneoplásico	•					
Fotossensibilização				• (Erupção fotoalérgica e fotoliquenoide)		
Dermatite por memória de radiação					•	•
Estomatite			•		•	
Hiperpigmentação acral				• (Incluindo melanoníquia)		
Inflamação de queratoses actínicas			•			
Urticária vasculite						•
Necrólise epidérmica tóxica		?				

Fonte: Adaptado de Heidary N, Naik H, Burgin S. Chemotherapeutic agents and the skin: an update. J Am Acad Dermatol. 2008;58:545-70.

Quadro 31.47 Efeitos cutâneos adversos das antraciclinas.

Efeitos adversos	Doxorubicina lipossomal	Daunorubicina lipossomal	Idarubicina
Alopecia	•	•	•
Eritema acral	•	•	•
Hidradenite écrina neutrofílica	•		
Memória de radiação	•		•
Estomatite	•	•	•
Hiperpigmentação cutânea	•		
Pigmentação transversa em faixa das unhas			•
Reações de infusão		•	
Reações de extravasamento			•

exemplos de citocinas utilizadas como agentes biológicos encontram-se o interferon-alfa (IFN-α), IFN-β e a interleucina-2 (IL-2). Quando desenvolvidas como agentes biológicos, as citocinas são frequentemente modificadas a fim de se prolongar sua meia-vida *in vivo*. Os agentes biológicos na forma de anticorpos monoclonais têm sido desenvolvidos sob a forma de proteínas solúveis similares as citocinas, como moléculas de superfície celular, com alvo na imunoglobulina E (anti-IgE) e com alvo contra antígenos tumorais. Com o avanço das técnicas em biologia molecular, a síntese de anticorpos tem sido alterada do uso de anticorpos monoclonais derivados de camundongos para anticorpos quiméricos, humanizados ou completamente humanizados. Finalmente, as proteínas de fusão são essencialmente formas solúveis de receptores naturais ou seus ligantes que têm alta afinidade pelos seus ligantes respectivos ou anticorpos. Elas são desenhadas pela fusão da porção Fc de imunoglobulina (IgG1).

Exemplos de cada uma destas categorias podem ser consultados no Quadro 31.48.

Quadro 31.48 Tipos de agentes biológicos e exemplos.

Tipos de agentes biológicos	Exemplos
Citocinas	▪ Citocinas similares a proteínas solúveis: anti-TNF-α (infliximab, adalimumab, certoluizumab, golimumab), anti-IL-2 (daclizumab), anti-IL-5 (mepolizumab, reslizumab)
Anticorpos direcionados a	▪ Moléculas de superfície celular: anti-CD20 (rituximabe); antirreceptor da IL-2 (basiliximab); anti-LFA-1 (efalizumab)
	▪ IgE (omalizumab, ligelizumab)
	▪ Antígenos tumorais (em geral, EGFR, cetuximab, anti-HER2- trastuzumab)
	▪ Receptores (em geral, IL-5Rα, benralizumab; subunidade α do IL-4R, dupilumab)
Proteínas de fusão (receptores solúveis de citocinas ou ligantes celulares solúveis)	▪ TNF-αRII (etanercept), CTLA4-Ig (abatacept), antagonistas dos receptores da IL-1 (anakinra, o qual não é uma proteína de fusão mas tem um mecanismo de ação similar)

Estas drogas são estruturalmente similares as proteínas autólogas, são digeridas e processadas, porém não metabolizada, necessitam aplicação parenteral e os efeitos imunes são inerentes à sua atividade, porém as hipersensibilidades são raras e principalmente relacionadas as imunoglobulinas (IgE e IgG). Os diferentes anticorpos monoclonais estão representados na Figura 31.43.

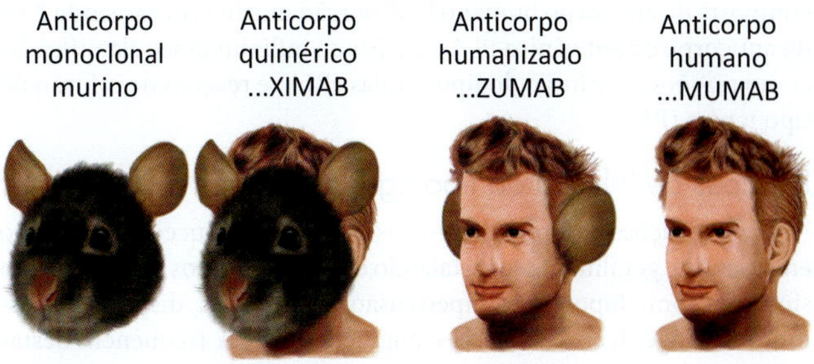

■ **Figura 31.43** Diferentes tipos de anticorpos monoclonais.
Os anticorpos monoclonais são comumente produzidos em camundongos e causam substancial reposta imune anticamundongo. Os monoclonais quiméricos (...ximab) têm a fração FAB da imunoglobulina (25% a 32% de origem em camundongos); os humanizados (...zumab) têm 5% a 10% de origem animal e os humanos (...mumab) não são em tese imunogênicos.[111]

Os efeitos adversos da terapia com agentes biológicos são clinicamente muito heterogêneos. As reações adversas aos agentes biológicos foram classificadas por Pichler e Campi em 5 tipos[110] (Quadro 31.49).

Até 2007, o FDA (Food and Drug Administration) americano aprovou uma gama extensa de agentes biológicas: abciximab, aldesleukin, alteplase, anakinra, basiliximab, cetuximab, denileukin diftox, drotrecogin α, efalizumab, epoetin, darbepoetin, filgrastim, pegfilgastim, sargramostim, molgramostin, ibrituxomomab tiuxetan, interferon α2b, interferon α-N3, interferon-β-1a, interferon-β-1b, interferon alfacon-1, peginterferon α-2a, peginterferon α-2b, muromonab-CD3, laronidase, natalizumab, omalizumab, oprelvekin, rasburicase, rituximab e trastuzumab.[111]

A seguir abordamos os agentes principais e seus potenciais efeitos adversos.

Quadro 31.49 Classificação dos efeitos adversos dos agentes biológicos.

Tipo de reação	Característica	Mecanismos envolvidos
Tipo α	Elevação de citocinas e síndrome de liberação de citocinas (especialmente com o uso do anti-CD3)	Febre, mialgia, cefaleia por ação do interferon-α ou artralgia e síndrome do escape capilar pelo uso da interleucina 2 (IL-2). Síndrome da tempestade de citocinas (síndrome de liberação de citocinas) com o uso de muromunab, TGN1412
Tipo β	Hipersensibilidade	**Imediata:** 1. IgE: urticária no local da injeção, urticária e anafilaxia (pós-uso de cetuximab, muromunab, omalizumab) 2. Não mediada pela IgE: reações de infusão (em geral pelo infliximab) ▪ Tardia (após 6 horas, em decorrência da IgG+ complemento e/ou células T, como reação tardia à infusão do medicamento): mialgias, artralgias, febre, exantema, prurido, disfagia, angioedema, urticária, plaquetopenia
Tipo γ	Síndromes de desequilíbrio imune ou de citocinas	**Função imune bloqueada (imunodeficiência com tendência a infecção) ou síndromes de desequilíbrio imune ou de citocinas:** 1. Autoimunidade (lúpus eritematoso sistêmico/FAN positivo em uso de anti-TNF) 2. Alergia/atopia (surgimento do eczema atópico em pacientes sob uso de anti-TNF) 3. Doença granulomatosa (sarcoidose durante o uso de interferon-α)
Tipo δ	Reatividade cruzada	Erupção acneiforme com o uso de inibidores do EGFR
Tipo ε	Efeitos colaterais não imunes	Efeitos colaterais neuropsiquiátricos incluindo confusão ou depressão (interferon-α)

Ig; imunoglobulina.
Fonte: Adaptado de Campi P, Benucci M, Manfredi M, Demoly P. Hypersensitivity reactions to biological agents with special emphasis on tumor necrosis factor-α antagonists. Curr Opin Allergy Immunol. 2007;7:393-403; Treudler R. New therapies and their effect on the skin. JDDG, 2009;7:623-36; Patel SV, Khan DA. Adverse reactions to biologic Therapy. Immunol Allergy Clin N Am. 2017. doi: 10.1016/j.iac.2017.01.012.

INFLIXIMAB

Aprovado inicialmente para doença de Crohn e empregado também na atualidade para o tratamento da artrite reumatoide (AR), artrite psoríatica (AP) e psoríase. É constituído por uma imunoglobulina quimérica de 149kDa do tipo IgG1 anti-TNF-α contendo uma região ligadora do antígeno (região variável da imunoglobulina) composta por parte de anticorpo de camundongo (murino) e a região constante composta de anticorpo humano.[111] A porção murina compreende 25% do anticorpo e é antigênica.[111] As reações ao infliximab são classificadas como reações de infusão do tipo agudas (RIA) e reações de infusão do tipo tardio (RIT).

Reações de infusão do tipo agudas

Estas reações ocorrem dentro das 24 horas que sucedem a infusão endovenosa, geralmente se instalando entre 10 minutos e 4 horas, com sintomas como hipotensão/hipertensão, dor torácica, dispneia, espasmo de laringe, febre, urticária e angioedema.[111] A frequência destas reações é elevada (entre 3% e 35%) dos pacientes.[111] Crianças de pouca idade parecem ser mais predispostas a reações agudas de infusão mais graves do que crianças mais velhas e adultos.[111] A fisiopatogenia destas reações permanece ainda indeterminada, porém há argumentos que falam contra o envolvimento de reações IgE mediadas: (i) as reações agudas ocorrem frequentemente na primeira infusão; (ii) após a reação de infusão aguda, a maioria dos pacientes continua a receber novas infusões com redução na taxa de infusão ou podem se retratados com o uso de pré-medicação.[112]

A maioria das reações de infusão do tipo agudo é leve ou moderada e não necessita que seja suspenso o tratamento.[113,114] Muitos autores consideram as reações agudas de infusão similares as que ocorrem pela infusão com a vancomicina (síndrome do homem vermelho) ou reações similares a niacinas descritas com a vitamina P.[111] Reações agudas de infusão de caráter grave que ocorrem com sintomas respiratórios ou cardiovasculares, devem ser manejados cuidadosamente, pois são mais prováveis em reaparecer durante re-infusões.[111] Nestes casos tem sido proposto um protocolo de dessenssibilização.[112-121]

Tem-se observado que a administração concomitante de uma droga imunomoduladora, especialmente o metotrexato, reduz a taxa de anticorpos contra o infliximabe possivelmente a frequência das reações de infusão.[111]

Reações de infusão do tipo tardio

São as que ocorrem após 24 horas a 14 dias da infusão, geralmente se instalando após 5 a 7 dias, com sintomas como artralgia, febre, mal-estar, urticária, mialgias, angioedema, linfadenopatia e prurido.[112] Esta constelação de sintomas pode ser considerada como uma "reação doença do soro-símile" e representa uma reação leve do tipo III de Gel & Coombs (doença de imunocomplexos).[111,118]

A reação do tipo doença do soro tem seu diagnóstico fundamentado em bases clínicas e não há exames laboratoriais específicos para o seu diagnóstico no contexto da doença aguda.[111] A incidência deste tipo de reação é menor do que as reações agudas de infusão (variando entre 1,8% e 25% dos pacientes).[111] O prognóstico geralmente é excelente, com eventos adversos graves em longo prazo geralmente ausentes, mesmo nos casos graves, quando ocorre uma síndrome do desconforto respiratório do adulto.[119] No entanto, quando ocorrem reações graves do tipo doença do soro pode haver contraindicação de futuras infusões.[120]

Anticorpos anti-infliximab também denominados de anticorpos antiquiméricos são produzidos por um número substancial de pacientes que recebem a droga.[111] A maioria dos estudos mostrou uma correlação estatística positiva entre a presença destes anticorpos e reações de infusão tanto agudas como tardias, bem como uma redução na eficácia no tratamento e um maior *clearence* do infliximab na circulação.[121] No entanto, nem todos os pacientes com anticorpos antiquiméricos sofrem reações de infusão, assim outros fatores devem ser corresponsáveis por estas reações.[111] A troca por outro antagonista do TNF-α parece ser seguro.[111,122]

A formação de autoanticorpos, incluindo anticorpos antinucleares (ANA) e anticorpos anti-DNA dupla hélice (DNA nativo) é comumente os pacientes que utilizam drogas anti-TNF-α.[123] No Quadro 31.50 podemos observar a frequência de formação de anticorpos antinucleares com o uso dos anti-TNF-α.[123]

Quadro 31.50 Formação de autoanticorpos entre pacientes com artrite reumatoide que usam drogas anti-TNF-α.

Agentes anti-TNF-α	% de ANA (*versus* placebo)	% de anticorpos anti-DNA dupla hélice (*versus* placebo)
Etanercept	11 (5)	15 (4)
Infliximab	62 (27)	13 (0)
Adalimumab	12 (7)	0 (0)

Fonte: Adaptado de Burgin S. New drugs, new rashes: update on cutaneous drug reactions. Adv Dermatol. 2005;21:279-302.

No entanto, o lúpus induzido por droga clinicamente aparente é bem menos comum, com uma prevalência menor que 1%.[123]

ETANERCEPT

Etanercept é uma proteína de fusão com o receptor do TNF-α solúvel de 150 kDa composto por dois dímeros, cada qual com uma porção extracelular ligante de alta afinidade do tipo 2 com o receptor (p75) do TNF-α ligado com a fração Fc da IgG1 humana.[111] O etanercept é aprovado para o uso subcutâneo no tratamento da AR, espondilite anquilosante, AR juvenil, artrite psoriática e psoríase.[111] Com esta droga costuma-se observar dois efeitos adversos: reações no local da aplicação e formação de anticorpos contra o etanercept.

Reações no local de aplicação

No local da aplicação subcutânea da droga pode ser observado eritema, edema e prurido geralmente dentro das primeiras 24 a 48 horas, com pico nas 48 horas e durando cerca de 3 a 5 dias.[111] A maioria destas reações de injeção melhora espontaneamente.[111] Geralmente elas ocorrem no primeiro ao segundo mês de tratamento e regridem ao longo do tempo.[111] A incidência varia em relação ao tipo de uso que dele se faz, com taxas de 20% a 49%. Raramente estas reações levam a parada do tratamento.[111]

Cerca de 40% dos pacientes desenvolvem reações do tipo memória (*recall*), as quais se constituem de reações locais nas áreas de aplicação prévia da droga.[111] Este fenômeno exclui etiologia irritativa.[111]

A formação de anticorpos antietanercept é muito menor em frequência do que o observado com o uso do infliximabe parece não estar correlacionada com as reações no local de injeção, nem a redução na atividade da droga.[124]

ADALIMUMAB

É um anticorpo monoclonal humano recombinante de 148kDa de alta afinidade, IgG1, contra o TNF-α, o qual evita a ligação desta citocina com o seu receptor e ainda tem efeito de lisar as células que expressam o TNF-α na sua superfície.[111] Tem seu uso aprovado para a artrite reumatoide, espondilite anquilosante, artrite psoriática e doença de Crohn.[111]

As reações no local de injeção ao adalimumab são mais raras em relação ao etanercept.[111] Reações como urticária são raramente descritas.[111]

OUTRAS REAÇÕES ADVERSAS DERMATOLÓGICAS COM OS ANTI-TNF-α[125,126]

Elas incluem exacerbação de vasculite leucocitoclástica ou seu desencadeamento, eritema polimorfo, erupções liquenoides e granuloma anular desencadeado pelo infliximab.[125,126] Relatos de desenvolvimento rápido de carcinomas espinocelulares e queratoacantoma em pacientes em uso de etanercept e infliximab pontuam a literatura.[111]

Infecções cutâneas

O TNF-α desempenha um papel importante em numerosas vias complexas da sinalização imune, incluindo proliferação celular, diferenciação, apoptose, ativação de macrófagos e morfogênese do tecido linfoide. Não é surpreendentemente, que a inibição desta citocina leva ao aumento do risco de infecção cutânea. Os fatores de risco para o aumento de infecções cutâneas durante a terapia com inibidores de TNF-α incluem terapia imunossupressora adicional, desnutrição, idade e comorbidades, como doença pulmonar crônica, alcoolismo, doença cerebral orgânica e diabetes *mellitus*.[126]

Um estudo de coorte retrospectivo de centro único com 583 pacientes com doença inflamatória intestinal tratados com inibidores do TNF-α (principalmente infliximabe) descobriu que as infecções cutâneas são a complicação dermatológica mais comum da terapia.[126] A incidência cumulativa de infecção cutânea foi de 1,1% em um ano de terapia, 6,4% em 5 anos e 17,6% em 10 anos; o tempo médio de início foi de 3 anos.[126] As infecções bacterianas (em grande maioria estafilocócica) foram as mais comuns e se manifestaram como foliculite, erisipela, celulite e formação de abscessos. A infecção cutânea levou à descontinuação da terapia em 2,9% dos pacientes afetados. As infecções cutâneas fúngicas, particularmente com espécies de Candida spp., são mais comuns quando um corticosteroide é combinado com um inibidor de TNF-α, mas a incidência exata não é conhecida.[126]

Outro grande estudo de coorte de pacientes tratados com inibidores de TNF-α também encontrou uma incidência aumentada de infecções bacterianas da pele, bem como uma alta incidência de infecções cutâneas por vírus do herpes.[126] Este estudo de base populacional da Espanha encontrou infecções bacterianas cutâneas com incidência de 10,4 por 1.000 pacientes/ano e infecções por zoster com incidência de 7,2 por 1.000 pacientes/ano.[126] infecções pelo herpes zoster vírus foram encontradas com mais frequência naqueles que receberam infliximabe adalimumabe.[126] Além disso, a terapia imunossupressora em conjunto com um inibidor de TNF-α aumentou o risco de disseminação e complicações do zoster, incluindo superinfecção bacteriana e neuralgia pós-herpética.[126] As infecções cutâneas durante a terapia com anti-TNF-α raramente são graves, e o manejo deve incluir exames frequentes da pele e início de terapia tópica ou oral antibacteriana ou antifúngica apropriada.[126] Por exemplo, aciclovir, valaciclovir e famciclovir podem ser usados para infecção aguda pelo vírus varicela zoster.[126]

Dadas as diretrizes atuais e a incidência de herpes zoster em pacientes que recebem inibidores de TNF-α, os médicos devem considerar fortemente a vacinação antes de iniciar a terapia.[126] O uso seguro e a eficácia da vacina recombinante nesses indivíduos não são totalmente claros.[126] Atualmente, não há contraindicações para a vacina recombinante em pacientes em terapia imunossupressora de dose moderada a alta.[126] No entanto, os dados sobre eficácia e segurança ainda não são suficientes para recomendar a administração rotineira da vacina recombinante a pacientes tratados ativamente com inibidores de TNF-α.[126]

As infecções por papilomavírus humano (HPV) podem causar verrugas anogenitais e displasia cervical e podem ter uma incidência aumentada em pacientes em uso de inibidores do TNF-α.[126] Um estudo de mulheres com doença inflamatória intestinal descobriu que aquelas que receberam um inibidor de TNF-α eram mais propensas a ter esfregaços de Papanicolau anormais do que os controles (*odds ratio* [OR] 4,5) e aquelas com doença inflamatória intestinal que não usavam inibidores de TNF-α (OR 1,9).[126]

No entanto, outro estudo de 222 pacientes em uso de inibidores de TNF-α descobriu que, mesmo após uma média de 31,4 meses de medicação, não houve aumento na infecção ou doença anogenital do papilomavírus humano detectável.[126] Dados os achados mistos, os esquemas padrão de vacinação e triagem devem ser seguidos nessa população.[126]

Numerosas reações cutâneas inflamatórias e autoimunes foram relatadas durante a terapia anti-TNF-α; estas reações incluem psoríase, eczema, lúpus eritematoso, vasculite e outros.[126]

Os termos "dermatite psoriasiforme" e psoríase às vezes são usados de forma intercambiável ao descrever lesões semelhantes à psoríase no contexto de agentes anti-TNF-α.[126] Mantivemos, portanto, a terminologia consistente com a utilizada pelos maioria dos autores.

No tocante às lesões psoriasiformes, um estudo de caso-controle envolvendo 521 pacientes com doença inflamatória intestinal tratados com inibidores do TNF-α examinou aqueles da coorte que desenvolveram lesões cutâneas psoriasiformes.[126] Lesões psoriasiformes foram relatadas em 3,5% dos pacientes e acometeram mais comumente as palmas das mãos, plantas dos pés e couro cabeludo.[126] Outras áreas que podem ser acometidas são a pele intertriginosa e genital.[126] Na biópsia, as lesões psoriasiformes têm características histológicas semelhantes às da psoríase e, além disso, podem se assemelhar a dermatite alérgica de contato, dermatite seborreica, dermatite atópica, pitiríase rubra e líquen simples crônico.[126]

Um estudo encontrou incidência cumulativa de dermatite psoriasiforme de 1,1% em 1 ano, 6,75% em 5 anos e 28,9% em 10 anos em uma coorte de pacientes com doença inflamatória intestinal tratados com inibidores do TNF-α.[126] Naqueles que desenvolveram dermatite psoriasiforme, foi necessária terapia tópica em 78% a terapia sistêmica (metotrexato ou fototerapia) em 15,2%.[126] A remissão ocorreu em 20,3% a 18,6% dos pacientes precisaram descontinuar a terapia com inibidor de TNF-α.[126]

Outro estudo que examinou 102 pacientes com psoríase induzida por inibidor de TNF-α encontrou as formas mais comuns como tipo placa (49,5%) e couro cabeludo (47,5%).[126] Pustulose palmoplantar (cujo diagnóstico diferencial pode incluir eczema disidrótico, dermatite de contato, pitiríase rubra pilar, queratodermia palmoplantar adquirida, *tinea pedis* e *tinea manuum*) também foi encontrada em 41% desses pacientes.[126] Medicamentos tópicos em monoterapia melhoraram a erupção em 63,5% dos pacientes, com o uso da ciclosporina e metotrexato frequentemente sendo bem-sucedidos, quando os tratamentos tópicos sozinhos falharam.[126] A descontinuação do inibidor de TNF-α foi necessária em 10,6% daqueles que desenvolveram lesões.[126]

Notavelmente, no entanto, as lesões geralmente recidivam se um inibidor de TNF-α, da mesma molécula ou um diferente, for reiniciado após a descontinuação.[126] Em um estudo de pacientes com doença inflamatória intestinal tratados com inibidores do TNF-α, 9 pacientes tiveram que interromper a medicação por causa de lesões psoriasiformes. Três deles foram retratados com um segundo inibidor de TNF-α, e todos tiveram recorrência das lesões.[126] A experiência atual descobriu que há alto risco de recorrência com o uso do mesmo agente de TNF-α e uma taxa de recorrência de cerca de 50% se usando outro medicamento da mesma classe.[126]

Foi proposto um algoritmo para o tratamento de erupções psoriasiformes com inibidores de TNF-α, com base na gravidade da erupção cutânea e no controle da doença subjacente:[126]

- Se a erupção cutânea for leve e a doença subjacente estiver controlada, continue o inibidor de TNF-α e trate a erupção topicamente.
- Se a erupção cutânea for leve, mas a doença subjacente não for controlada, é razoável alternar dentro da mesma classe.
- Se a erupção cutânea for moderada a grave e a doença subjacente estiver controlada, é razoável alternar dentro da mesma classe.
- Se a erupção cutânea for moderada a grave e a doença não estiver bem controlada, justifica-se a descontinuação total dos inibidores de TNF-α.

Outras formas de dermatoses relatadas em associação com inibidores do TNF-α tendem a ocorrer com menos frequência do que as erupções psoriasiformes e incluem eczema, vasculite leucocitoclástica, lúpus eritematoso e dermatite granulomatosa.[126] A dermatite eczematosa, por exemplo, tem incidência que varia de 2,2% a 23,5% em pacientes submetidos à terapia anti-TNF-α.[126] Dependendo da gravidade, recomenda-se cuidados suaves com a pele, uso liberal de emolientes, esteroides tópicos, biópsia e avaliação especializada.[126]

Os inibidores do TNF-α podem gerar autoimunidade.[126] Pacientes em uso de inibidores de TNF-α podem desenvolver condições autoimunes que incluem alopecia (tanto autoimune, quanto cicatricial), dermatomiosite, sarcoidose e síndrome antifosfolípide. Especificamente, a vasculite leucocitoclástica e a síndrome do tipo lúpus induzida por inibidor de TNF-α (TAILS) serão discutidas a seguir.[126]

A vasculite leucocitoclástica associada a inibidores de TNF-α geralmente se manifesta como uma vasculite cutânea de pequenos vasos.[126] A descontinuação da terapia é necessária em 94% a 100% dos pacientes com vasculite leucocitoclástica induzida por inibidor de TNF-α, e às vezes é necessário ou recomendado o início de prednisona sistêmica ou outro medicamento imunossupressor ou ambos.[126]

O TAILS, TNF-α *Inhibitor Induced Lupus-Like Syndrome* uma forma de lúpus induzido por drogas, é raro (incidência < 1%), afeta mais comumente mulheres de meia-idade e se apresenta semanas a anos após o início do inibidor de TNF-α, particularmente infliximabe e etanercept.[126] O exantema maculopapular, eritema malar, fotossensibilidade e alopecia são manifestações cutâneas comuns no TAILS, observadas em 72% dos pacientes.[126] As manifestações não cutâneas incluem artrite, serosite, miosite, anemia, leucopenia, distúrbios renais e neurológicos.[126] Se houver suspeita de "TAILS", os pacientes podem ser rastreados quanto a achados laboratoriais observados no lúpus.[126] Os resultados positivos para anticorpos ocorrem da seguinte forma: anticorpo antinuclear 91%, anti-dsDNA 64% a anticorpo antifosfolípide 11% a 50%. A anti-histona também é encontrada com frequência.[126] Em um estudo de 53 pacientes com artrite reumatoide recebendo infliximabe, a prevalência de anticorpos antinucleares em uma diluição maior que 1:100 aumentou de 24% no início do estudo para 77% em 30 semanas e 69% em 54 semanas.[126] Outros estudos em pacientes com artrite reumatoide mostraram indução de anticorpo antinuclear e anti-dsDNA após o uso de infliximabe etanercept.[126] É importante notar que, em algumas condições, como artrite reumatoide, os pacientes já podem ter características de lúpus subjacentes.[126] No entanto, os inibidores do TNF-α podem desencadear características adicionais do lúpus, levando ao diagnóstico do TAILS.[126] A retirada do inibidor de TNF-α e o encaminhamento para Dermatologia ou Reumatologia são recomendados nesses casos.[126] O tratamento para o TAILS geralmente inclui esteroides tópicos, antimaláricos e possivelmente a mudança para outro inibidor de TNF-α.[126]

Quanto ao risco de malignidades com o uso dos agentes anti-TNF-α, os dados são conflitantes quanto ao aumento no risco de câncer de pele não melanoma.[126] Em uma metanálise de 4 estudos observacionais com 28 mil pacientes, o risco de câncer de pele não melanoma foi significativamente maior entre os pacientes expostos a esses medicamentos.[126] No entanto, os dados são enviesados pelo uso anterior ou concomitante de fototerapia ou outros agentes imunossupressores.[126] Há algumas evidências que sugerem que os pacientes que recebem metotrexato, comumente usado na artrite reumatoide, apresentam risco aumentado de câncer de pele não melanoma, possivelmente devido à natureza fotossensibilizante do metotrexato.[126] Um estudo em particular examinou a taxa de desenvolvimento de um segundo câncer de pele não melanoma, em 9.460 pacientes com artrite reumatoide ou doença inflamatória intestinal.[126] Descobriu-se que o uso de anti-TNF-α pode aumentar o risco de câncer de pele não melanoma, quando usado em combinação com metotrexato.[126] No entanto, mais estudos são necessários para eliminar os fatores de confusão.[126]

A ligação entre o melanoma e os inibidores do TNF-α também não é direta.[126] Em um estudo de coorte sueco, houve maior risco de um primeiro melanoma invasivo em pacientes com artrite reumatoide recebendo inibidores do TNF-α do que naqueles não tratados com eles.[126] Outro estudo, no entanto, examinou 130.315 pacientes com artrite reumatoide e encontrou 287 melanomas "de novo".[126] O risco foi ligeiramente maior do que na população geral, em toda a coorte e naqueles que receberam inibidores de TNF-α, mas as diferenças não foram estatisticamente significativas e a incidência absoluta geral foi bastante baixa.[126]

Em decorrência a estes dados, portanto, parece razoável que todos os pacientes tratados com um inibidor do TNF-α sejam submetidos à vigilância do câncer de pele para melanoma e câncer de pele não melanoma, que também usem protetores solares de amplo espectro e pratiquem evitar o sol e o autoexame da pele.[126] Se for encontrado melanoma maligno, é razoável interromper o uso do inibidor do TNF-α.[126]

■ OUTROS AGENTES BIOLÓGICOS[125,126]

Ao longo das últimas duas décadas, os agentes biológicos revolucionaram o tratamento da psoríase em placas moderada a grave, devido à sua eficácia e perfis de segurança aceitáveis.[125] Estas novas medicações atuam em um ou mais alvos moleculares e assim modificar ou inibir as vias de transdução de sinal no processo fisiopatológico da doença.[125] O primeiro grupo de agentes imunobiológicos no mercado para o tratamento da psoríase eram os inibidores do fator de necrose tumoral-α (TNF-α), introduzidos em 2004.[125]

Com o advento de novas drogas biológicas, que visam atuar na via dos mediadores envolvidos na fisiopatológico da psoríase com precisão crescente, o objetivo definido de melhorar o Índice de área e gravidade da psoríase (PASI) aumentou de PASI 50 para PASI 100, ou completa remissão das leões cutâneas.[125] Dados detalhados sobre nomes de marcas, alvos, tipos de anticorpos e indicações de produtos biológicos individuais aprovados pela Agência Europeia de Medicamentos (EMA) para o tratamento da psoríase em placas moderada a grave até 31 de julho, 2021 são apresentados no Quadro 31.51.[125]

O tratamento com biológicos pode estar associado a efeitos adversos heterogêneos que dependem de seus alvos e efeitos biológicos.[125]

Os efeitos adversos ou reações cutâneas adversas aos imunobiológicos para o tratamento da psoríase são constituídos assim pelas reações classificadas especialmente aos imunobiológicos como as reações tipo α, tipo β, tipo γ, tipo δ e tipo ε.

Reações tipo α

O subtipo reação tipo irritativa no local da injeção é categorizada aqui.

Reações tipo β

O mecanismo patológico das reações à infusão (RIs) ainda é debatido; no entanto, forma propostos mecanismos como a imunogenicidade dos biológicos com a formação de anticorpos antidrogas (AADs), a liberação de altas concentrações de citocinas pró-inflamatórias ou histamina, e a ativação de células por receptores Fc-IgG ou complemento.[125] Entre os biológicos para tratar a psoríase, apenas o infliximabe é administrado por infusão.[125] A ocorrência das RIs foi detectada em 18% dos pacientes tratados em comparação com 5% no grupo placebo.[125] As RIs podem ser agudas ou tardias, ocorrendo dentro de 24 horas e entre 24 horas e 14 dias (tipicamente 5 a 7 dias), respectivamente.[125] As RIs agudas são mais comumente reações não imunomediadas, e menos frequentemente podem ocorrer manifestações como urticária ou anafilaxia, através de mecanismos de hipersensibilidade tipo I mediados por IgE. As RIs tardias ou semelhantes à doença do soro, geralmente são reações de hipersensibilidade do tipo III, que se manifestam com artralgia, artrite, mialgia, cefaleia, fadiga, febre, dor de garganta, edema dos lábios, face ou mãos e erupção cutânea.[125]

As manifestações cutâneas ocorrem em 21,1% das RIs agudas (ou seja, prurido, rubor, urticária ou erupção cutânea) e 24,4% das RIs tardias (ou seja, erupção cutânea, urticária ou prurido).[125] A incidência das RIs é elevada devido ao número elevado dos AADs contra o infliximabe reduzidas através de tratamento imunossupressor concomitante e esquema de dosagem, enquanto a pré-medicação com paracetamol, anti-histamínicos e/ou os corticosteroides não a interferem.[125] A maioria das RIs são leves a moderadas e, nesses pacientes, aplicações adicionais de infliximabe podem ser continuadas com cautela.[125]

Reações de hipersensibilidade tipo I: urticária, angioedema e reações anafiláticas foram relatados de forma incomum ou raramente em pacientes em terapia com inibidores do TNF-α, Ustequinumabe, inibidores da IL-17 e o guselkumab.[125] As exceções são adalimumabe e infliximabe, com os quais a urticária ocorre comumente.[125]

Quadro 31.51 Diferentes medicamentos imunobiológicos registrados na European Medicines Agency (EMA) até 31 de julho de 2021 para o tratamento da psoríase de grau moderado a grave.[125]

Alvo	Droga biológica/nome comercial	Tipo de anticorpo	Propriedades farmacocinéticas	Indicações aprovadas pela EMA
TNF-α	Adalimumabe (Humira®)	Anticorpo IgG1 monoclonal humano	Liga-se especificamente ao TNF e bloqueia a interação desta citocina com os seus receptores de superfície celular p55 e p75 do TNF	P (≥ 4 anos), APs, HS (> 12 anos), AIJ, DC (≥ 6 anos), RCU (≥ 6 anos), uveíte (> 2 anos), AR, ESAAx
	Etanercept (Enbrel®)	Proteína de fusão p75 Fc humana entre a proteína receptora do TNF e a porção do fragmento cristalizado da IgG1	Liga-se com o TNF solúvel, não ligado à membrana celular e assim previne a ligação do TNF ao seu receptor na membrana das células	P (≥ 6 anos), APs (≥ 12 anos), AR, AIJ, ESAAx
	Infliximabe (Remicade®)	Anticorpo murino quimérico monoclonal IgG1	Liga-se tanto a forma transmembrana e forma solúvel do TNF e assim inibe sua atividade	PP, AR, DC (≥ 6 anos), RCU (≥ 6 anos), espondilite anquilosante e APs
	Certolizumabe pegol (Cimzia®)	Fragmento Fab do anticorpo humanizado	Liga-se e consequentemente neutraliza o TNF solúvel e o ligado à membrana celular	PP, APs, ESAAx, AR
IL-12/IL-23	Ustequinumabe (Stelara®)	Anticorpo monoclonal humano IgGk	Liga-se a subunidade p40 e assim previne a ligação da p40 ao receptor IL-12β1 nas células imunes, inibindo então a atividade biológica da IL-12 e IL-23	P (≥ 6 anos), APs, DC, RCU
IL-17A	Secuquinumabe (Cosentyx®)	Anticorpo monoclonal humano IgG1/k	Liga-se a IL-17A e assim previne a ligação ao seu receptor na membrana celular	P (≥ 6 anos), APs, ESAAx
	Ixequizumabe (Taltz®)	Anticorpo monoclonal humanizado IgG4	Liga-se a IL-17A e assim a neutraliza	P (≥ 6 anos), APs, ESAAx
	Brodalumabe (Kyntheum®)	Anticorpo monoclonal humanizado IgG2	Liga-se ao receptor da IL-17 (IL-17-RA), uma proteína que é componente do complexo de múltiplas citocinas da família IL-17, consequentemente bloqueando a via inflamatória da IL-17	PP
IL-23	Guselcumabe (Tremfya®)	Anticorpo monoclonal humano IgG1λ	Inibe a subunidade p19 da IL-23 e assim reduz a cascata da via IL-23/TH17	PP, APs
	Risanquizumabe (Skyrize®)	Anticorpo monoclonal humanizado IgG1	Inibe a subunidade p19 da IL-23 e assim reduz a cascata da via TH17	PP
	Tidrakizumabe (Ilumetri®)	Anticorpo monoclonal humanizado IgG1/k	Inibe a subunidade p19 da IL-23 e assim previne sua ligação com seu receptor	PP

AR: artrite reumatoide; AIJ: artrite idiopática juvenil; APs: artrite psoriática; DC: doença de Chron; ESAAx: espondiloartropatias axiais; HS: hidradenite supurativa; IL: interleucina; PP: psoríase em placas; RCU: retocolite ulcerativa: TNF: fator de necrose tumoral.

Reações tardias que não sejam reações relacionadas agudamente à infusão: o eritema multiforme, a necrólise epidérmica tóxica, a síndrome de Stevens-Johnson e a Pustulose exantemática generalizada aguda são relatadas com o uso dos inibidores do TNF-α, mas são reações adversas muito raras.[125]

A erupção medicamentosa liquenoide é também rara durante a terapia com inibidor do TNF-α.[125] Um caso de exantema intertriginoso e flexural simétrico relacionado a drogas (SDRIFE ou síndrome do babuíno) foi relatado com infliximabe.[125] As vasculites cutâneas também podem ser categorizadas neste grupo de efeitos adversos na pele, pois possivelmente se desenvolve devido a imunocomplexos como uma reação de hipersensibilidade tipo III.[125] É incomum ou raramente relatada em pacientes em terapia com inibidores do TNF-α ou secuquinumabe, mais comumente como vasculite leucocitoclástica cutânea não especificada.[125] A recorrência é possível em 33% dos pacientes se o tratamento for trocado por outro agente do mesmo grupo de biológicos e também possível se trocado por outra classe.[125] Além das manifestações cutâneas da vasculite, as vasculites extracutâneas e sistêmicas são possíveis, e autoanticorpos podem ser detectados.[125]

Reações no local da injeção (Ris): são reações a drogas biológicas locais e geralmente leves que pode se manifestar como eritema, edema, prurido, hematoma e/ou dor ao redor do local da injeção.[125] Eles podem ser divididos em irritativos (imediatas) e alérgicos (imunomediados).[125] As RIs podem se imediatas ou tardias. As RIs irritativas são as mais comuns e são causadas pelas ações pró-inflamatórias das substâncias medicamentosas.[125] Essas RIs não são imunológicos e dependem das técnicas de injeção, as características químicas e físicas da droga injetada e seu veículo, entre outras.[125] De acordo com o mecanismo descrito, este subtipo deve ser categorizado em reações do tipo α de produtos biológicos.[125] Acredita-se que apareçam após a primeira aplicação do medicamento, desapareçam espontaneamente ao longo do tempo e não requerem a descontinuação do tratamento.[125] O segundo grupo das RIs são as RIs imunomediadas, que podem ser divididas em imediatas e tardias – o que, de acordo com a classificação de Gell & Coombs são reações de hipersensibilidade categorizadas como tipos I-III e tipo IV, respectivamente.[125] As RIs imunomediadas se desenvolvem por causa dos AADs, cujo isotipo determina o subtipo dessas RIs. Em contraste com RIs irritativas, as Ris imunomediadas aparecem ao longo do tempo e se repetem com todos as aplicações subsequentes da droga, com a possibilidade de desenvolver tolerância imunológica.[125] Reações de *recall* também podem ocorrer nas RIs imunomediadas com desenvolvimento das RIs nos locais mais recentes de injeções juntamente com RIs nos locais de injeção anteriores.[125]

As RIs geralmente desaparecem em 3 a 5 dias.[125] Geralmente, as RIs são leves, não requerem a descontinuação da terapia biológica e são autolimitadas. As porcentagens declaradas de ocorrência da RIs para diferentes produtos biológicos são as seguintes: adalimumabe 12,9% *versus* 7,2% em placebo (todas indicações), etanercept 13,6% *versus* 3,4% em placebo (pacientes com psoríase), e Certolizumabe pegol 5,8% *versus* 4,8% em uso do placebo (pacientes com artrite reumatoide).[125] As RIs com Ustequinumabe ocorreram em taxas semelhantes ou inferiores às do placebo.[125] Nos pacientes com psoríase tratados com Ixequizumabe, as RIs foram o terceiro evento adverso mais comum e foram mais comuns em pacientes com peso < 60 kg, em comparação com aqueles com peso ≥ 60 kg. Em pacientes com artrite psoriática (APs), no entanto, essa diferença foi observada naqueles com peso < 100 kg em comparação com pacientes mais pesados.[125] As RIs foram também comuns nos pacientes tratados com brodalumabe.[125] Em um estudo, 0,7% a 0,5% dos pacientes psoriáticos tratados com Guselcumabe relataram RIs até a semana 48 e a semana 156, respectivamente.[125]

As porcentagens exatas das RIs durante o tratamento com Secuquinumabe, Risanquizumabe e Tildraquizumabe não foram relatadas; no entanto elas eram comuns com o tratamento com risanquizumabe.[125]

Reações tipo γ

Infecções cutâneas

O TNF-α é uma citocina pró-inflamatória de fase aguda liberada por muitas células inflamatórias, inclusive em resposta a vários micro-organismos. É essencial para uma resposta imune contra infecções granulomatosas.[125] O risco de infecções fúngicas invasivas durante o tratamento com inibidores de TNF-α aumenta com neutropenia, linfopenia, doenças associadas e comorbidades como diabetes *mellitus* e alcoolismo e tratamento concomitante com outros imunomoduladores. IL-17, outra citocina importante na via inflamatória da psoríase, também é importante na defesa mucocutânea contra infecções fúngicas, mais proeminentemente *Candida albicans*, mas também outros fungos como dermatófitos, Malassezia spp., e outros. Previne a disbiose microbiana através de vários mecanismos.[125] Além disso, a IL-23 também regula defesa contra infecções fúngicas mucocutâneas, provavelmente através de mecanismos dependentes e independentes de IL-17.[125] Em suma, bloquear essas vias de citocinas teoricamente aumenta o risco de certas infecções.

As infecções de pele e tecidos moles (abscesso, paroníquia, impetigo, celulite, fasciíte necrosante, herpes zoster ou herpes simples) e infecções fúngicas são comuns a muito comuns durante a terapia com anti-TNF-α ou inibidores da IL-17 e são incomuns durante a terapia com Ustequinumabe ou anti-IL23, com exceção do Risanquizumabe, durante a terapia com a qual as infecções por tinha ocorrem comumente.[125] A ocorrência do molusco contagioso durante a terapia com infliximabe para psoríase é mencionada em relatos de casos. Sobre a maior incidência de infecções por papilomavírus humano em pacientes tratados com anti-TNF-α, os estudos são contraditórios.[125] As infecções oportunistas, incluindo àquelas pela Candida spp., pneumocistose, Coccidioidomicose, histoplasmose e aspergilose, são incomuns ou raras durante o tratamento com inibidores de TNF-α ou ustequinumabe.[125] Curiosamente, a rara incidência de infecções pela Candida spp. também foram relatadas em pacientes recebendo tratamento anti-IL-17, mas foi maior em comparação com placebo: 1,4% a 0,6% dos pacientes tratados com Ixequizumabe 80 mg a cada 2 semanas ou a cada 4 semanas *versus* 0,5% em um grupo placebo, e 3,55 por 100 pacientes/ano (PYs/pacientes/ano) *versus* 1 por 100 PYs em pacientes psoriáticos em terapia com secuquinumabe 300 mg ou placebo, respectivamente.[125] Além disso, a candidíase oral foi o efeito adverso mais comum do Secuquinumabe em pacientes japoneses com psoríase e artrite psoriática.[125]

Finalmente, há um aumento de 1,6 a 25,1 vezes do risco de tuberculose com o uso de agentes biológicos inibdores do TNF-α, especialmente adalimumabe e infliximabe.[125] Não é especificado na literatura qual o percentual de casos de tuberculose que constituem infecções micobacterianas cutâneas.[125] Reativação de infecções por micobacterias atípicas durante tratamento com inibidores do TNF-α também foi relatado na literatura.[125]

Câncer relacionado ao uso de biológicos

Numerosos dados sugerem um aumento da incidência de câncer de pele em pacientes com psoríase, em comparação com a população geral devido ao tratamento prévio ou concomitante com psoraleno e UVA (PUVA), UVB de banda larga, imunossupressores sistêmicos (ou seja, ciclosporina ou metotrexato) ou aos próprios produtos biológicos.[125] No entanto, o impacto isolado destes agentes imunobiológicos é difícil de se determinar.[125] No que diz respeito aos inibidores do TNF-α, estudos observacionais de fase IV não demonstraram aumento do risco de câncer de pele, em pacientes dermatológicos, mas outros estudos populacionais encontraram uma maior incidência de carcinoma basocelular e carcinoma espinocelular.[125]

Com ustequinumab, IL-12 e IL-23 provavelmente têm efeitos opostos na carcinogênese. Ao bloquear esses alvos, seria de esperar que o câncer de pele não ocorresse com maior frequência, e isso é confirmado por uma série de estudos controlados por placebo e pós-comercialização.[125] Os agentes inibidores do TNF-α e o ustequinumab foram avaliados juntos em uma metanálise recente de pacientes com psoríase ou artrite psoriática, na qual foi calculada uma incidência de câncer de linhagem queratinocítica de 124,5 por 10 mil pessoas/ano e melanoma de 6,1 por 10 mil pessoas/ano. Isso é muito maior do que a incidência mundial padronizada por idade pela Organização Mundial da Saúde (OMS) de câncer de pele melanoma e não melanoma, que são 3,4 e 11 por 100 mil pessoas/ano, respectivamente.[125] Em estudos de fase III de ixequizumabe não houve diferenças estatisticamente significativas na incidência de câncer de pele não melanoma, entre os grupos tratados com ixequizumabe e com placebo em um período de 60 semanas período de estudo.[125] Por fim, não há estudos observacionais para monitorar a incidência de câncer de pele em pacientes tratados com outros inibidores da IL-17 ou inibidores de IL-23.[125] Dadas as descobertas conflitantes, pacientes em terapia biológica devem realizar exames de rotina da pele, antes e durante a terapia com biológicos, especialmente pacientes tratados com os inibidores do TNF-α e com histórico de tratamento imunossupressor ou PUVA.[125]

No tocante à taxa de linfomas cutâneos (linfomas cutâneos primários e linfomas com envolvimento cutâneo) parece ser maior naqueles tratados com os inibidores do TNF-α, em comparação com a população em geral.[125] Isso destaca o papel fisiológico da TNF-α na imunidade inata e imunovigilância anticâncer.[125] No entanto, o papel real dos inibidores do TNF-α, no desenvolvimento de linfomas cutâneos é novamente difícil de avaliar, porque, a inflamação crônica e a terapia imunossupressora prévia, também aumentam o risco de doenças linfoproliferativas.[125] Isso destaca a necessidade de biópsia de todas as lesões suspeitas em pacientes com histórico de tratamento com os inibidores do TNF-α.[125]

Distúrbios autoimunes e autoinflamatórios

A inibição de moléculas-alvo na cascata inflamatória da psoríase pode levar ao desenvolvimento de várias doenças autoimunes e doenças autoinflamatórias, cuja fisiopatologia não se encontra ainda totalmente elucidada.[125] No entanto, o papel do desequilíbrio de citocinas é esperado, e o mais comumente mencionado é o aumento nas concentrações do interferon-α, após o bloqueio do TNF-α.[125] Os biológicos podem suprimir a resposta imune Th1, e assim as doenças causadas por células Th2 podem prevalecer.[125] Distúrbios autoimunes e autoinflamatórios também podem ser resultado de uma mudança no padrão de resposta da imunidade cutânea, com a mudança, em especial, das células imunes ativadas direcionadas à pele, ou um desequilíbrio ou disfunção das células T reguladoras.[125]

Com relação aos inibidores de IL-17A, uma possível explicação para seus efeitos paradoxais adversos é o bloqueio seletivo da IL-17A, levando à superexpressão de outras isoformas da IL-17.[125] Em princípio, as síndromes de desequilíbrio imune são raras e, portanto, é mais provável que a predisposição dos pacientes ou suas doenças associadas também contribuam para o sua ocorrência.[125] Esta categoria é dividida em: (i) efeitos adversos cutâneos paradoxais e outras (ii) doenças autoimunes e autoinflamatórias.

Efeitos adversos paradoxais na pele

Muitos dos chamados efeitos adversos paradoxais de produtos biológicos na pele têm sido descritos na literatura, incluindo erupções psoriasiformes, dermatites eczematosas, erupções liquenoides, reações granulomatosas, dermatoses neutrofílicas na pele e hidradenite supurativa.[125] Elas representam o aparecimento dessas doenças na pele, que podem ser tratadas de outra forma com o mesmo agente biológico.[125] Elas quase certamente recidivam, se o mesmo medicamento for reiniciado novamente, e elas recorrem em 50% dos pacientes, se outro medicamento da mesma classe de biológicos for introduzido.[125] Um novo aparecimento de psoríase, um agravamento da mesma ou um aparecimento de uma morfologia diferente da psoríase, em comparação com o anterior foi descrito com todos os biológicos para psoríase, exceto os inibidores da IL-23.[125] Parecem ser mais comuns com os inibidores do TNF-α e podem ocorrer a qualquer momento, mas em média elas recorrem após 14 meses de tratamento.[125] Os subtipos mais comuns são placas de psoríase vulgar e a psoríase pustulosa palmoplantar.[125]

Outro efeito adverso paradoxal é eczema ou dermatite; que pode ocorrer com aspecto de dermatite atópica, eczema disidrótico, eczema numular e dermatite de contato.[125] Ocorrem infrequentemente ou raramente durante tratamento com o certolizumabe pegol, ustequinumabe, secuquinumabe, e ixequizumabe, enquanto estas dermatoses são comuns durante o uso do adalimumabe e terapia com infliximabe.[125]

As reações granulomatosas são as próximas na série de efeitos adversos paradoxais, dado o papel fundamental do TNF-α na formação dos granulomas.[125] A sarcoidose cutânea com ou sem envolvimento sistêmico foi infrequente ou raramente relatada durante o tratamento com inibidores do TNF-α.[125] Pode desenvolver dentro de mês a 4 anos após o início do tratamento.[125] Vários casos de dermatite granulomatosa neutrofílica em paliçada e granuloma anular foram relatados com inibidores do TNF-α, prescritos para tratamento da artrite reumatoide ou APs.[125] Um caso de rosácea granulomatosa instalada 4 semanas após o início da terapia com etanercept para psoríase em placas e APs também foi publicado.[125] As reações tipo lesões granulomatosas melhoraram após a retirada dos agentes biológicos desencadeantes.[125] Casos isolados de erupções liquenoides envolvendo pele, boca, mucosa genital, unhas e/ou folículos pilosos foram mencionados durante a terapia com os inibidores do TNF-α.[125]

O pioderma gangrenoso pode ser paradoxalmente desencadeado por inibidores do TNF-α e também foi relatado em um paciente durante terapia com secuquinumabe.[125] Além disso, relatos de casos de "pustulose amicrobiana das dobras", em pacientes com doença inflamatória intestinal em terapia com adalimumabe ou infliximabe foram descritas.[125] Finalmente, a síndrome de Sweet foi relacionada ao uso do adalimumabe.[125] A ocorrência de hidradenite supurativa tem sido descrita em pacientes com artrite reumatoide, doença de Crohn ou espondiloartropatias durante o tratamento com os inibidores do TNF-α.[125]

Outros distúrbios autoimunes e autoinflamatórios

Com títulos de anticorpos negativos na fase pré-tratamento com os imunobiológicos, os anticorpos antinucleares (ANA) passam a ser detectados em até 11%, 12%, 50% a 68% a 71% dos pacientes tratados com etanercepte, adalimumabe, infliximabe e Certolizumabe pegol, respectivamente.[125] Esses dados foram obtidos principalmente de pacientes com artrite reumatoide.[125] Entre os pacientes tratados, respectivamente, com etanercepte, infliximabe e Certolizumabe pegol, 3 a 15%, 17% a 2% desenvolveram novos anticorpos anti-DNA dupla hélice em comparação com 0 a 3%, 0 a 1% dos que receberam o placebo.[125] Outros autoanticorpos raramente são relatados.[125] Uma possível explicação para a formação de autoanticorpos é o aumento da concentração de antígenos devido à fagocitose reduzida e ausência de supressão das células B e T autorreativas.[125] No entanto, o lúpus induzido por drogas e a síndrome semelhante ao lúpus (TAILS) desenvolve-se de forma incomum a raramente durante o uso de bloqueadores do TNF-α.[125] Mais precisamente, apenas 2 de 3.441 pacientes tratados com adalimumabe e apenas 0,18% de 11 mil pacientes tratados com infliximab ou etanercept para doenças reumáticas.

Desenvolveram este quadro. Há também relatos de indução de síndrome semelhante ao lúpus por Ustequinumabe e secukinumab.[125] O lúpus induzido por drogas pode se manifestar como lúpus eritematoso sistêmico, cutâneo subagudo ou discoide com início em média 14 a 16 meses, após a introdução do imunobiológico.[125] No entanto, se os sintomas sugestivos de síndrome semelhante ao lúpus e anticorpos contra o DNA dupla hélice são positivos, a descontinuação da terapia é necessária.[125] Após a retirada do imunobiológico, os pacientes melhoram.[125] Além do lúpus eritematoso cutâneo, há a possibilidade de desencadear dermatomiosite e morfeia pelo uso dos inibidores do TNF-α, o que também tem sido descrito na literatura.[125]

Reações tipo δ

Nenhum dos efeitos adversos cutâneos provocados pelos agentes biológicos prescritos para pacientes com psoríase são classificados nesta categoria.

Reações tipo ε ou efeitos adversos não imunológicos

Este subgrupo lista vários efeitos colaterais na pele que não podem ser classificados em nenhum dos grupos acima. Os mecanismos de sua ocorrência não são explicados em detalhes. O prurido está comumente presente durante a terapia com inibidores do TNF-α, ustequinumabe e Risankizumabe.[125] Púrpuras e equimoses são incomuns durante a terapia com certolizumabe pegol, mas comuns durante terapia com adalimumabe ou infliximabe.[125] A "tromboflebite" é incomum durante a terapia com certolizumabe pegol e infliximab.[125] "Livedo reticular e telangiectasia" são raros durante terapia com certolizumabe pegol.[125] O "fenômeno de Raynaud" pode ser induzido por certolizumabe pegol e secukinumab.[125] "Onicoclasia e cicatrização prejudicada" são comuns durante terapia com adalimumabe.[125] Além disso, a "hiperidrose" era comum durante o tratamento com adalimumabe ou infliximabe, e a "xerose" é comumente relatada durante o tratamento com infliximabe.[125] No entanto, muitos efeitos adversos cutâneos foram mencionados raramente na literatura; por exemplo, "sudorese noturna e cicatrizes" com adalimumabe; "seborreia, hiperqueratose e pigmentação anormal da pele" com infliximabe; "úlceras, fotossensibilidade, acne, descoloração da pele, distúrbios de ressecamento da pele, unhas e textura do cabelo" com Certolizumabe pegol; "embolia cútis medicamentosa, doença de Grover" e "estrias" com etanercepte; e, por último, mas não menos importante, eritema anular "centrífugo" com ustequinumabe.[125] A celulite eosinofílica (síndrome de Wells) foi relatada em pacientes tratados com adalimumabe e etanercept.[125]

As dermatoses bolhosas ocorrem infrequentemente ou raramente com os agentes imunobiológicos anti-TNF-α.[125] Há relatos de casos de penfigoide bolhoso associado ao adalimumabe, dermatose bolhosa IgA ao infliximabe e ustequinumabe, e pênfigo foliáceo associado ao infliximab.[125] Alopecia, histologicamente semelhante à alopecia por psoríase idiopática, alopecia areata, ou ambas, é incomum durante a terapia com Certolizumabe pegol, enquanto ocorre comumente durante a terapia com adalimumab ou infliximab.[125] A alopecia é geralmente não cicatricial. Em uma pequena série de casos, houve recrescimento quase completo do cabelo entre um e 10 meses após a descontinuação dos inibidores do TNF-α introduzidos para tratar artrite inflamatória.[125] A doença de Behçet foi relatada muito raramente em pacientes tratados com secuquinumabe.[125]

Outros anticorpos monoclonais comumente usados na Dermatologia incluem o anakinra, tocilizumab e as anti-interleucinas.[126] O anakinra é um antagonista do receptor de interleucina-1 humana recombinante usado para tratar artrite reumatoide, artrite idiopática juvenil sistêmica, doença de Still do adulto e, em pacientes selecionados, pericardite recorrente. Relatos de casos observam psoríase de início recente com este medicamento, bem como reações no local da injeção.[126] O tocilizumab é um anticorpo antirreceptor da interleucina-6 humana usado para artrite reumatoide e arterite de células gigantes. Raramente apresenta erupção cutânea, mas é mais notável por reações de hipersensibilidade após a infusão.[126] O ipilimumab é um anticorpo monoclonal dirigido contra o antígeno citotóxico de linfócitos T 4 usado para tratar pacientes com melanoma avançado.[126] Em 41 pacientes tratados com ipilimumab, 34,1% desenvolveram eventos adversos cutâneos que incluíram erupção cutânea (7,3%), foliculite (7,3%), mucosite (2,4%), rosácea (2,4%), eczema (2,4%), erupção acneiforme (2,4%), siringometaplasia mucinosa (2,4%;), síndrome de Stevens-Johnson (2,4%) e vitiligo (4,9%).[126] Aproximadamente 5% dos pacientes queixaram-se de xerose grave e 10% de prurido.[126] O tratamento dessas manifestações cutâneas é semelhante ao descrito nas seções anteriores.[126]

Vários agentes biológicos foram introduzidos no mercado e têm suscitado variadas reações adversas (Quadro 31.52).

Quadro 31.52 Agentes biológicos diversos e efeitos adversos.

Droga	Indicação terapêutica	Sintomas	Início da reação
Abciximab	Infarto do miocárdio, pós-ACTP	Tombocitopenia	3 a 6 dias após a descontinuação
Anakinra (antagonista do receptor da IL-1)	Artrite reumatoide, síndrome CINCA/NOMID	Reação no local de injeção, dispneia, dor abdominal, eritema abdominal e prurido	Depois de um mês; geralmente tardia (3 horas após injeção)
Alemtuzumab	Anti-CD52; leucemia linfocítica crônica (LLC-B)		
Alteplase (ativador do plasminogênio tecidual)	AVC fase aguda, IAM, TVP	Choque, urticária, edema da glote, edema facial, dispneia e dor abdominal	Na primeira dose; reação imediata
Basiliximab (anti-CD25 – receptor da cadeia α da IL-2)	Transplante renal	Choque, angioedema, dispneia, broncoespasmo	Segunda dose; reação imediata
Benralizumab (anticorpo monoclonal humanizado contra a cadeia alfa do receptor da IL-5)	Ainda não aprovado pelo FDA, em 2017; ainda em ensaios clínicos	Cefaleia, nasofaringite, náusea e reações no local da aplicação	
Bevacizumab	Anti-VEGF (fator de crescimento do endotélio vascular); tumores metastáticos do cólon; tumor de pequenas células do pulmão metastático		
Certolizumab pegol	Anti-TNF-α; doença de Crohn		
Denileukin difitox (toxina diftérica e IL-2)	Linfoma	Necrólise epidérmica tóxica fatal	Primeira dose; reação tardia
Eculizumab	Anti-CD25 (IL2Rα); hemoglobinúria paroxística noturna		
Ibritumomab-tiuxetan	Anti-CD20; linfoma não Hodgkin		
Muromonab – CD3 (anti-CD3 murino)	Transplante renal	Reação anafilática, urticária, angioedema, doença do soro	Na primeira ou segunda dose; reações imediatas e tardias
Mepolizumab (anticorpo monoclonal humanizado, anti-IL-5)	Asma eosinofílica, córtico-dependente	Cefaleia, reação local no local da injeção (8%), dor nas costas, fadiga, nasofaringite, erupção cutânea e prurido. Eventualmente herpes-zoster	
Natalizumab (anti-integrina α4 humanizada)	Esclerose múltipla	Eritema, prurido, edema palpebral, urticária, choque, sibilância	Segunda dose; reação imediata
Omalizumab (anti-IgE humana, apenas 5% de polipeptídeos murinos)	Asma	Urticária, choque e anafilaxia (0,095%, entre a primeira e a terceira dose, em geral)	Primeira dose ou dentro das 3 primeiras doses
Panitumumab	Anti-EGFR; câncer do cólon		
Reslizumab (anticorpo monoclonal anti-IL-5)	Asma eosinofílica grave persistente	Anafilaxia em 0,3% dos pacientes influndidos. Reação mais comum é dor orofaríngea. Aumento da taxa de malignidades dentro dos primeiros 6 meses da exposição ao reslizumab (0,6%, em comparação a 0,3% dos usuários do placebo). Aumento na CPK, mialgias e outros sintomas musculoesqueléticos	Anafilaxia em geral na segunda dose e tanto durante a infusão, como também dentro de 20 minutos ao se acabar a infusão
Rituximabe (anticorpo quimérico, anti-CD20)	Polineuropatia autoimune, trombocitopenia autoimune, crioglobulinemia mista, linfomas B	Reações na infusão endovenosa em 77% dos pacientes na primeira dose (80% das reações fatais ocorreram na primeira dose). Doença do soro (reação tardia após 7 dias da infusão), vasculite leucocitoclástica, pneumonia intersticial fatal, urticária sobre lesões de linfoma, síndrome de Stevens-Johnson, anemia hemolítica autoimune. Febre (79%), artralgia (73%) e erupção cutânea (70%)	Primeira dose ou nas doses subsequentes; reações imediatas e tardias
Trastuzumab (anticorpo humanizado anti-EGFR)	Câncer da mama	Angioedema, náusea, vômito, prurido, choque e exantema	Primeira dose ou nas doses subsequentes

Fonte: Adaptado de Campi P, Benucci M, Manfredi M, Demoly P. Hypersensitivity reactions to biological agents with special emphasis on tumor necrosis factor-α antagonists. Curr Opin Allergy Immunol 2007;7:393-403. Patel SV, Khan DA. Adverse reactions to biologic Therapy. Immunol Allergy Clin N Am 2017;doi: 10.1016/j.iac.2017.01.012

Em 2011, o FDA, agência reguladora Norte-Americana, para medicamentos, passou a admitir três vias para o desenvolvimento de medicamentos, conforme o Quadro 31.53.

Quadro 31.53 Vias de desenvolvimento de novos medicamentos.

Vias de desenvolvimento	Orientação descritiva e relevante do FDA
Designação de Tratamento de Ruptura (*Breakthrough Therapy Designation* ou BTD)	Processo definido para permitir o desenvolvimento ou a revisão de drogas que sejam direcionadas a tratar condições médicas graves e cuja evidência clínica preliminar indicou que a droga pode demonstrar melhora significativa em comparação a outros tratamentos disponíveis com resultados desejados clinicamente significantes
Designação para doença órfã (condição médica rara)	Condição ou doença rara que comete 200 mil pessoas ou menos por ano nos Estados Unidos
Biossimilares	Via de aprovação abreviada para produtos biológicos que demonstram ser intercambiáveis ou "biosemelhantes" com um produto já licenciado pelo FDA. Ou ainda um produto biológico pode ser caracterizado como "biossimilar" se há dados demonstrando que, entre outras coisas, o produto é altamente semelhante a um produto biológico já aprovado pelo FDA

Fonte: Adaptado de Daniel Lagassé HA, Alexaki A, Simhadri VL, Katagiri NH, Jankowski W, Sauna ZE, Kimchi-Sarfaty C. Recent advances (therapeutic protein) Drug development [version 1; referees:2 approved]. F1000Research 2017, 6(F1000 Faculty Rev):113 Last updated: 07 FEB 2017.

Desta forma, em número cada vez mais crescente, desde 2011 a 2016, o FDA e suas agências (Center for Drug Evaluation and Review - CDER e Center for Biologics Evaluation and Review - CBER) de forma combinada aprovaram 62 proteínas recombinantes, das quais se espera efeitos adversos além dos já relatados em ensaios clínicos, outros, que surjam com a exposição um maior número de pacientes. Destas 62 medicações, quase a metade se refere a agentes biológicos, do tipo anticorpos monoclonais (48%), incluindo-se a conjugação de anticorpos-droga e fragmentos de antígenos ligados a anticorpos. O restante destas 62 medicações foi composto por fatores de coagulação (19%), enzimas de reposição (11%) e os 22% restantes se referiram a proteínas de fusão, hormônios, fatores de crescimento e proteínas plasmáticas. Em torno de metade das proteínas aprovadas com finalidade terapêutica tiveram objetivo o tratamento oncológico (26%) e hematológico (29%), enquanto os 45% restantes tiveram como indicação primária o uso em doenças cardiovasculares (5%), dermatológicas (3%), endocrinológicas (6%), gastrointestinais (2%), doenças genéticas (2%), imunologia (6%), doenças infecciosas (3%), musculoesqueléticas (8%), nefrológicas (2%), oftalmológicas (3%), doenças respiratórias ou pulmonares (3%) e reumatológicas (2%). Das 16 drogas oncológicas, 6 das aprovadas foram destinadas às malignidades hematológicas, enquanto as outras, Dermatologia (3), Gastroenterologia (2), Ginecologia/Obstetrícia (2), Pediatria (1), doenças pulmonares/respiratórias (1) e Urologia (1) (Quadro 31.54).

Quadro 31.54 Agentes biológicos, peptídeos, proteínas de fusão, quimioterápicos combinados com proteínas de fusão ou anticorpos, aprovados pelo FDA norte-americano entre 2011 e 2016.

Data de aprovação pelo FDA	Droga (nome comercial, fabricante)	Classe (descrição)	Área terapêutica (indicação geral)
09/03/2011	**Belimumab** [Benlysta; Human Genome Sciences]	mAb (anticorpo monoclonal) [*human anti-B-cell activating factor* (BAFF)]	Imunologia (autoimunidade, lúpus sistêmico)
25/03/2011	**Ipilimumab** [Yervoy; Bristol Myers Squibb]	mAb [*human* anti-CTLA-4]	Dermatologia/oncologia (melanoma metastático)
15/06/2011	**Belatacept** [Nulojix; Bristol Myers Squibb]	Proteína de fusão (Fc) [CTLA-4 Fc-*fusion*]	Imunologia/nefrologia (rejeição a transplante renal)
19/08/2011	**Brentuximab vedotin** [Adcetris; Seattle Genetics]	Conjugado anticorpo-droga (anti-CD30 quimérico humano-murino)	Hematologia/oncologia (linfoma)
18/11/2011	**Asparaginase erwinia chrysanthemi** [Erwinaze; Jazz Pharmaceuticals]	Enzima	Hematologia/oncologia (leucemia)
17/01/2012	**Glucarpidase** [Voraxaze; BTG International]	Enzima	Nefrologia (insuficiência renal)
01/05/2012	**Taliglucerase alfa** [Elelyso; Pfizer]	Enzima (beta-glucocerebrosidase)	Endocrinologia/gastroenterologia (doença de Gaucher)
08/06/2012	**Pertuzumab** [Perjeta; Genentech]	Anticorpo monoclonal humanizado contra o fator de crescimento epidérmico 2 (HER2)	Obstetrícia/oncologia (câncer da mama)
03/08/2012	**Ziv-afilbercept** [Zaltrap; Sanofi-Aventis U.S.]	Proteína de fusão (fusão VEGF-Fc)	Gastroenterologia/oncologia (câncer colorretal)
29/08/2012	**Tbo-filgrastim** [Granix; Cephalon]	Fator de crescimento (G-CSF)	Hematologia/oncologia (neutropenia)
17/10/2012	**Ocriplasmin** [Jetrea; ThromboGenics]	Enzima	Oftalmologia (adesão vítreo-macular sintomática)
14/12/2012	**Raxibacumab** [Raxibacumab; Human Genome Sciences]	Conjugado anticorpo-droga (antígeno preventivo anti-anthrax humano)	Doenças infecciosas (inalação do Anthrax)
22/01/2013	**Ado-trastuzumab emtansine** [Kadcyla; Genentech]	Conjugado anticorpo-droga (humanizado anti-HER2/neu com emtansine)	Obstetrícia/oncologia (câncer da mama)
18/07/2013	**Golimumab intravenoso**	Anticorpo monoclonal humanizado (anti-TNF-α)	Doença reumatológica (artrite reumatoide)
21/10/2013	**Tocilizumab** [Actemra; Genentech]	Anticorpo monoclonal humanizado (antirreceptor da IL-6)	Doença reumatológica (artrite reumatoide, artrite juvenil idiopática)
01/11/2013	**Obinutuzumab** [Gazyva; Genentech]	Anticorpo monoclonal humanizado (anti-CD20)	Hematologia/oncologia (leucemia)

(Continua)

Quadro 31.54 Agentes biológicos, peptídeos, proteínas de fusão, quimioterápicos combinados com proteínas de fusão ou anticorpos, aprovados pelo FDA norte-americano entre 2011 e 2016. (Continuação)

Data de aprovação pelo FDA	Droga (nome comercial, fabricante)	Classe (descrição)	Área terapêutica (indicação geral)
14/02/2014	**Elosulfase alfa** [Vimizim; BioMarin Pharmaceutical]	Enzima	Doença musculoesquelética (doença de Morquio A)
24/02/2014	**Metreleptin** [Myalept; Amylin Pharmaceuticals]	Hormônio	Imunologia (lipodistrofia)
15/04/2014	**Albiglutide** [Tanzeum; GlaxoSmithKline]	Fusão hormônio/albumina (dímero de fusão do peptídeo 1 glucagon-*like* com albumina)	Endocrinologia (diabete *mellitus* tipo 2)
21/04/2014	**Vedolizumab** [Entyvio; Takeda Pharmaceuticals America]	Anticorpo monoclonal humanizado 9 anti-integrina ab7 (molécula de adesão de linfócito da placa de Peyer; LPAM-1)	Gastrenterologia (doença de Crohn/ colite ulcerativa)
15/08/2014	**Peginterferon beta-1a** [Plegridy; Biogen Idec]	Citocina (IFN-β-1b peguilhado)	Doença musculoesquelética/ imunologia (esclerose múltipla)
04/09/2014	**Pembrolizumab** [Keytruda; Merck Sharp & Dohme]	Anticorpo monoclonal (anti-PD-1 humano)	Dermatologia/oncologia (melanoma metastático)
18/09/2014	**Dulaglutide** [Trulicity; Eli Lilly and Company]	Fusão Fc com o agonista do peptídeo 1 glucagon-*like*	Endocrinologia (diabete *mellitus* tipo 2)
03/12/2014	**Blintumomab** [Blincyto; Amgen]	Anticorpo monoclonal de camundongo (bi-específico anti-CD19/anti-CD3)	Hematologia/oncologia (leucemia)
22/12/2014	**Nivolumab** [Opdivo; Bristol Myers Squibb]	Anticorpo monoclonal (anti-PD-1 humano)	Dermatologia/oncologia (melanoma metastático)
21/01/2015	**Secukinumab** [Cosentyx; Novartis Pharmaceuticals]	Anticorpo monoclonal (anti-IL-17A humano)	Dermatologia (psoríase em placas)
23/01/2015	**Hormônio paratireoide** [Natpara; NPS Pharmaceuticals]	Hormônio PTH	Endocrinologia/hematologia (hipoparatireoidismo)
06/03/2015	**Filgrastim-sndz** [Zarxio; Sandoz]	Fator de crescimento (G-SCF)	Hematologia/oncologia (neutropenia)
10/03/2015	**Dinutuximab** [Unituxin; United Therapeutics]	Anticorpo monoclonal quimérico (humano/ camundongo anti-GD2)	Pediatria/oncologia/neonatologia (neuroblastoma)
24/01/2015	**Alirocumab** [Praluent; Sanofi-Aventis U.S.]	Anticorpo monoclonal (anti-pró-proteína humana substillisin/kexin convertase tipo 9)	Doenças cardiovasculares (colesterol elevado)
27/06/2015	**Evolocumab** [Repatha; Amgen]	Anticorpo monoclonal (anti-pró-proteína humana substillisin/kexin convertase tipo 9)	Doenças cardiovasculares (colesterol elevado em pessoas com mutação do receptor do LDL heterozigotos e homozigotos)
16/10/2015	**Asfotase-alfa** [Strensiq; Alexion Pharmaceuticals]	Fusão enzima/Fc (fosfatase alcalina tecidual não específica/fusão Fc/peptídeo D10 deca-aspartate)	Pediatria/genética/neonatologia (hipofosfatemia genética)
04/11/2015	**Mepolizumab** [Nucala; GlaxoSmithKline]	Anticorpo monoclonal (anti-IL-5)	Doença respiratória (asma grave)
16/11/2015	**Daratumumab** [Darzalex; Janssen Biotech]	Anticorpo monoclonal (anti-CD38)	Hematologia/oncologia (mieloma múltiplo)
24/11/2015	**Necitumumab** [Portrazza; Eli Lilly and Company]	Anticorpo monoclonal (antirreceptor do fator de crescimento epidérmico -EGFR)	Oncologia (câncer pulmonar)
30/11/2015	**Elotuzumab** [Empliciti; Bristol Myers Squibb]	Anticorpo monoclonal humanizado (anti-CD319) (SLAMF7)	Hematologia/oncologia (mieloma múltiplo)
08/12/2015	**Sebelipase alfa** [Kanuma; Alexion Pharmaceuticals]	Enzima (lipase ácida lisossomal)	Cardiologia/genética (deficiência lipase ácida lisossomal)
19/03/2016	**Obiltoxaximab** [Anthim; Elusys Therapeutics]	Anticorpo monoclonal quimérico (humano/ camundongo anti-*Bacillus anthracis*	Infectologia (inalação do anthrax)
22/03/2016	**Ixekizumab** [Taltz; Eli Lilly and Company]	Anticorpo monoclonal humanizado (anti-IL-17A humana)	Dermatologia (psoríase em placas)
23/03/2016	**Reslizumab** [Cinqair; Teva Respiratory]	Anticorpo monoclonal humanizado (anti-IL-5)	Doença respiratória (asma grave)
05/04/2016	**Infliximab -dyyb** [inflectra; Celltrion]	Anticorpo monoclonal quimérico (humano/ camundongo anti-TNF-α)	Multidisciplinar (colite ulcerativa/doença de Crohn, artrite reumatoide, espondilite anquilosante, artrite psoriática, psoríase em placas)
18/05/2016	**Atezolizumab** [Tecentriq; Genentech]	Anticorpo monoclonal (anti-PD-1 humano)	Urologia/oncologia (câncer da bexiga)
27/05/2016	**Daclizumab** [Zinbryta; Biogen]	Anticorpo monoclonal humanizado anti-CD25	Doença musculoesquelética (esclerose múltipla)
30/08/2016	**Etanercept-szzs** [Erelzi; Sandoz]	Fusão Fc (receptor do TNF-Fc)	Doença reumatológica (artrite reumatoide, artrite juvenil idiopática, artrite psoriática, espondilite anquilosante/psoríase em placas)

(Continua)

Quadro 31.54 Agentes biológicos, peptídeos, proteínas de fusão, quimioterápicos combinados com proteínas de fusão ou anticorpos, aprovados pelo FDA norte-americano entre 2011 e 2016. (Continuação)

Data de aprovação pelo FDA	Droga (nome comercial, fabricante)	Classe (descrição)	Área terapêutica (indicação geral)
Proteínas aprovadas para distúrbios da coagulação			
26/06/2013	*Coagulation factor IX recombinant human* [Rixubis; Baxter Healthcare]	Fator de coagulação recombinante IX	Hemofilia B
15/10/2013	*Antihemophilic factor (recombinant)* [Novoeight; Novo Nordisk]	Fator de coagulação recombinante VIII	Hemofilia A
23/12/2013	*Coagulation factor XIII A-subunit (recombinant)* [Tretten; Novo Nordisk]	Fator de coagulação recombinante XIIIa	Deficiência congênita do fator XIIIa
28/03/2014	*Coagulation factor IX (recombinant), Fc fusion protein* [Alprolix; Biogen]	Fusão Fc/fator de coagulação IX	Hemofilia B
16/07/2014	C1 *esterase inhibitor recombinant* [Ruconest; Salix Pharmaceuticals]	Inibidor da C1 esterase recombinante	Angioedema hereditário
08/12/2015	von Willebrand *factor (recombinant)* [Vonvendi; Baxalta US]	Fator de von Willebrand recombinante	Deonça de von Willebrand
25/05/2016	*Antihemophilic factor (recombinant)* [Afstyla; CSL Behring]	Fator de coagulação recombinante VIII	Hemofilia A

Fonte: Adaptado de Lagassé HAD, Alexaki A, Simhadri VL et al. Recent advances in (therapeutic protein) drug development. F1000Res. 2017 Feb 7;6:113. doi: 10.12688/f1000research.9970.1.

REAÇÕES ADVERSAS EM PACIENTES HIV SOROPOSITIVOS E NA AIDS

Desde o início do estudo da patogenia do HIV tornou-se claro que a quebra da regulação do sistema imune por este vírus, implica em uma maior incidência de doenças cutâneas, bem como reações adversas a drogas.[127] Inicialmente isto foi demonstrado com as drogas utilizadas para tratar infecções oportunistas e outras complicações associadas ao HIV, tais como a dapsona, sulfametozaxol-trimetropim e drogas antituberculosas.[127] Com a evolução de combinações mais potentes de regimes antirretrovirais bem como pelo aumento no número de novos agentes antirretrovirais, muitas das complicações associadas ao HIV tornaram-se menos comuns e pelo menos no mundo desenvolvido, as reações de hipersensibilidade a droga, são atualmente mais relacionadas com o tratamento antirretroviral (TAR), por si só.[128]

Atualmente o TAR é efetuado pela combinação de três ou mais drogas.[129] O armamentário de drogas antirretrovirais disponível em 2008 e aprovado pelo FDA dos Estados Unidos encontra-se sumarizado no Quadro 31.55.

Após a introdução da terapia antirretroviral altamente ativa (HAART, *Highly Active Antiretroviral Therapy*) a morbidade e a mortalidade pelo HIV diminuíram consideravelmente. A incidência de infecções oportunistas que causavam doença dermatológica também diminuiu. Na atualidade, um significativo número de pacientes ainda apresenta manifestações dermatológicas, as quais agora, em sua maioria, são direta ou indiretamente atribuídas à terapia antirretroviral.

Os efeitos adversos do tratamento dos pacientes HIV-positivos podem ser classificados em quatro categorias: (i) reações cutâneas relacionadas a drogas usadas no tratamento das infecções associadas

Quadro 31.55 Agentes antirretrovirais utilizados.

Inibidores de transcriptase reversa nucleosídeos/nucleotídeos	Inibidores da transcriptase reversa não nucleosídeos/nucleotídeos	Inibidores de protease	Inibidores de fusão	Inibidores CCR5	Inibidores da integrase
Abacavir (Ziagen®) Didanosideo (Videx®) Emtricitabina (Emtriva®) Lamivudina (Epivir®) Estavudina (Zerit®) Tenofovir (Viread®)	Delavirdine (Rescriptor®) Efavirenz (Sustiva®) Nevirapina (Viramune®) Etravirine (Intelence®)	Amprenavir (Agenerase®) Atazanavir (Reyataz®) Darunavir (Prezista®) Fosamprenavir (Lexiva®) Indinavir (Crixivan®) Lopinavir/ritonavir (Kaletra®) Nelfinavir (Viracept®) Ritonavir (Norvir®) Saquinavir (Invirase®) Tipranavir (Aptivus®)	Enfuvirtide (T-20) (Fuzeon®)	Maraviroc (Selzentry®)	Raltegravir (Isentress®)
Combinações em doses fixas					
Dose única diária: Atripla® (emtricitabina + tenofovir + efavirens) Kivexa® e Epizicom® (abacavir + lamivudine) Truvada® (emtricitabina + tenofovir)			Duas vezes ao dia: Combivir® (lamivudina + zidovudina) Trizivir® (abacavir + lamivudina + zidovudina)		

Fonte: Adaptado de Phillips E, Mallal S. hypersensitivity in HIV. Curr Opin Allergy Clin Immunol. 2007;7:324-30. Disponível em: http://www.fda.gov/oashi/aids/virals.html.

ao HIV; (ii) reações cutâneas específicas à terapia antirretroviral; (iii) síndrome da lipodistrofia e (iv) síndrome inflamatória da reconstituição imune.

A fisiopatogenia da hipersensibilidade à droga no portador do HIV e multifatorial e relacionada ao número de fatores metabólicos, imunes e fatores ligados ao hospedeiro e ao vírus.[127] As erupções de hipersensibilidade a drogas têm sido descritas ocorrer cerca de 100 vezes mais entre os portadores do HIV em relação a população geral.[127] Muitas destas reações de hipersensibilidade no contexto do indivíduo infectado pelo HIV são clinicamente similares àquelas nos pacientes HIV negativos, sendo geralmente constituídas de febre, exantema e envolvimento de órgãos internos dentro de 6 semanas do início da droga (DRESS).[127] A exposição à droga é necessária, porém não suficiente para causar a RAD, demonstrando que vários pacientes têm fatores específicos relacionados, tais como a infecção viral concomitante ou infecções oportunistas, desequilíbrio do sistema imune e aumento na suscetibilidade ao estresse oxidativo entre os pacientes infectados pelo HIV.[127]

Hipersensibilidade associada a drogas usadas no tratamento de infecções associadas ao HIV

Durante muito tempo o sulfametoxazol-trimetoprim tem sido a pedra angular no tratamento e na profilaxia da pneumonia pelo *Pneumocystis jirovecii* (formalmente conhecido como *P. carini*). Reações de hipersensibilidade ao SMZ-TMP são esperadas ocorrer em cerca de 5% dos pacientes HIV-negativos, comparando-se aos mais de 60% de pacientes com reações, entre os indivíduos HIV-positivos, em algum momento do tratamento.[127] Além disso, reações graves de hipersensibilidade relacionadas ao SMZ-TMP que em geral ocorrem em menos de um caso para cada 10 mil pessoas entre a população geral, têm sido descritas com uma incidência de cerca de 4% entre os pacientes HIV-positivos.[127]

Múltiplas teorias existem para se explicar a alta taxa de hipersensibilidade ao SMZ-TMP entre os indivíduos HIV-positivos: fatores relacionados ao hospedeiro e fatores adquiridos, como a acetilação lenta, o estresse oxidativo e a depleção de thiols e cisteína.[127] Evidências sugerem pelo menos *in vitro*, que células humanas INF-ectadas pelo HIV podem ser mais suscetíveis a injúria celular direta e morte celular provocadas pelos metabólitos intermediários reativos do SMZ e estas células necróticas podem propiciar um "sinal de perigo" aos linfócitos T sensibilizados ocasionado uma cascata de eventos imunes e liberação de citocinas que culminam com a reação de hipersensibilidade a droga.[130]

A deficiência da glutationa na doença pelo HIV tem sido proposta como um mecanismo predisponente as reações pelo SMZ-TMP e outras hipersensibilidades a drogas, por determinar um aumento nos metabólitos reativos e tóxicos. No caso do SMZ-TMP a glutationa parece proteger as células dos metabólitos tóxicos intermediários, por impedir a transformação do intermediário hidroxilamina do SMZ-TMP ao metabólito ainda mais tóxico denominado nitroso.[127]

A reintrodução do SMZ-TMP em pacientes que tenham tido reação prévia de grau leve a moderado a este composto (sem envolvimento interno ou acometimento cutâneo grave) tem sido bem-sucedida, com a literatura suportando que a dessensibilização ou o aumento progressivo das doses tem obtido sucesso com poucos eventos adversos, em relação à reintrodução direta em doses terapêuticas habituais.[131]

Pouca informação é disponível acerca da reatividade cruzada entre o SMZ-TMP e outros antimicrobianos sulfamídicos.[127] A dapsona uti lizada no tratamento e na profilaxia da pneumonia pelo *Pneumocystis jirovecii* tem sido frequentemente associada com hipersensibilidade à droga e exantema no portador do HIV, havendo alguma evidência que suporta a existência de 22% de reatividade cruzada em pacientes que experimentaram reações prévias ao SMZ-TMP, embora a patogenia ainda não seja completamente compreendida.[132]

Outras drogas usadas no tratamento de primeira linha da infecção pelo *Mycobacterium tuberculosis* entre os pacientes de Aids, tais como a isoniazida, a rifampicina e a pirazinamida têm sido associadas com taxas significativamente maiores de hipersensibilidade à droga em relação aos pacientes HIV-negativos.[133]

■ HIPERSENSIBILIDADE ASSOCIADA A DROGAS ANTIRRETROVIRAIS

O número de medicamentos antirretrovirais vem crescendo ano a ano, de forma que até maio de 2008 o FDA aprovou um total de cerca de 30 marcas comerciais para o tratamento da Aids, entre eles seis inibidores da transcriptase reversa nucleosideos/nucleotídeos, quatro inibidores da transcriptase reversam não nucleosídeos/nucleotídeos, dez inibidores de protease, um inibidor da CCR5, um inibidor da integrase e um inibidor de fusão. Várias reações adversas a estes agentes têm sido descritas e estão sumarizadas no Quadro 31.56.

O abacavir é conhecidamente um agente inibidor da transcriptase reversa nucleosídeo/nucleotídeo o qual induz reações de hipersensibilidade que podem incluir exantemas maculopapulosos e não pruriginosos além de febre, sintomas gastrointestinais e respiratórios.[134] A reação de hipersensibilidade, a qual ocorre entre 5% e 8% dos pacientes, frequentemente surge dentro das 6 primeiras semanas de tratamento.[134] Fatores de risco incluem sexo feminino, etnia não africana, e o haplótipo genético HLA-B5701, o qual confere um risco relativo de 6,9 de reação de hipersensibilidade ao abacavir.[134] Outros investigadores relatam que a presença de HLA-B5701, HLA-DR7 e HLA-DQ3 tem um valor preditivo de 100% para síndrome de hipersensibilidade.[134] Em oposição, a ausência dos alelos anteriormente relacionados tem valor preditivo de 97% para a reação de hipersensibilidade ao abacavir.[134] A hipersensibilidade ao abacavir é definida pela presença de pelo menos dois sintomas, entre os quais fere, exantema, náusea, vômitos, cefaleia, sintomas respiratórios e gastrointestinais, letargia, mialgia ou artralgia ocorrendo em menos de 6 semanas de início do uso do abacavir e melhorando após 72 horas da sua retirada. O teste epicutâneo (teste de contato de leitura tardia) com a aplicação do abacavir em concentrações de 1% a 10% em vaselina sólida provou ser útil como método para se confirmar a suspeita de hipersensibilidade ao abacavir.[134] A hipersensibilidade ao abacavir é caracterizada pela ausência de eosinofilia (< 10%) e alterações hepáticas em menos de 20% dos pacientes, bem como início dos sintomas logo após a introdução da droga (média de 7 a 10 dias).

A nevirapina ocasiona erupção cutânea em 8,9% dos pacientes, sendo que a frequência se eleva como aumento nas doses usadas.[134] O sexo feminino, maiores concentrações plasmáticas da droga (> 5,3 m g/L) e ausência de tratamento prévio antes do uso da nevirapina são fatores de risco adicionais.[134] O risco de erupção pela nevirapina é maior em pacientes com níveis basais de CD4 maiores. O risco de erupção pela nevirapina é maior dentro das primeiras 6 semanas de tratamento, com a maioria das reações ocorrendo entre 3 e 4 semanas de tratamento.[134] Pacientes que usam nevirapina devem ser monitorados em relação a reações cutâneas dentro das primeiras 18 semanas de tratamento, com particular atenção nas primeiras 6 semanas.[133] A função hepática deve ser cuidadosamente monitorada nos pacientes que desenvolvem a erupção, uma vez que metade dos pacientes que experimenta hepatite sintomática tem também exantema.[133] Uma vez que a nevirapina dispõe de meia-vida longa, reforça-se a necessidade de retirada imediata da droga em pacientes com suspeita de DRESS ou síndrome de Stevens-Johnson.[134] Com a finalidade de se reduzir a incidência de exantema pela nevirapina, a droga deveria ser inicialmente administrada em dose de 200 mg uma vez ao dia nas duas primeiras semanas e posteriormente 200 mg, 2 vezes ao dia.[134] Caso o exantema se desenvolva nas primeiras duas semanas do seu uso, o aumento de dose até a dose plena deve ser suspenso até que o exantema tenha regredido.[134]

Quadro 31.56 Reações cutâneas adversas aos antirretrovirais.

Classe medicamentosa	Droga	Reações adversas
Inibidores de protease	Inibidores da protease (em geral)	▪ Lipodistrofia ▪ Reação de hipersensibilidade ▪ Pustulose exantemática generalizada aguda
	Indinavir	▪ Porfiria aguda ▪ Síndrome de Stevens-Johnson ▪ Exantema ▪ Alopecia ▪ Ginecomastia ▪ Paroníquia com formação de granuloma piogênico
	Ritonavir	▪ Reação de hipersensibilidade mediada pela IGA ▪ Exantema
	Nelfinavir	▪ Exantema morbiliforme ▪ Urticária
	Saquinavir	▪ Ginecomastia ▪ Erupção fixa medicamentosa ▪ Síndrome de Stevens-Johnson ▪ Síndrome de hipersensibilidade à droga (DRESS)
	Fosamprenavir	▪ Exantema em 19% dos pacientes
	Darunavir	▪ Exantema em 7% dos pacientes
	Amprenavir	▪ Exantema morbiliforme em 21% dos pacientes ▪ Reações graves incluindo síndrome de Stevens-Johnson em 1% dos pacientes
	Tipranavir	▪ Erupções em cerca de 10% a 14% dos pacientes
	Lopinavir/ritonavir	▪ Erupções em cerca de < 5% dos pacientes
Inibidores da transcriptase reversa nucleosídeos/nucleotídeos	Zidovudina	▪ Melanoníquia ▪ Hiperpigmentação mucocutânea ▪ Hipertricose de cílios ▪ Síndrome de hipersensibilidade à droga ▪ Vasculite leucocitoclástica ▪ Reação exagerada à picada de inseto ▪ Paroníquia com formação de granuloma piogênico
	Lamivudina	▪ Dermatite de contato alérgica ▪ Paroníquia com formação de granuloma piogênico
	Abacavir	▪ Exantema morbiliforme ▪ Síndrome de hipersensibilidade à droga (DRESS) em 5% dos pacientes
	Estavudina	▪ Erupções em cerca de 5% dos pacientes
	Tenofovir	▪ Erupções em cerca de 1% a 6% dos pacientes
	Zalcitabina	▪ Erupções em cerca de < 5% dos pacientes: exantema morbiliforme e síndrome de hipersensibilidade à droga
	Emtricitabina	▪ Hiperpigmentação do leito ungueal em 3% dos pacientes
	Didanosideo	▪ Vasculite leucocitoclástica ▪ Síndrome de Stevens-Johnson ▪ Alopecia ▪ Papuloeritroderma de Ofuji
Inibidores da transcriptase reversa não nucleosídeos/nucleotídeos	Nevirapina	▪ Exantema morbiliforme em 9% dos pacientes ▪ Síndrome de hipersensibilidade à droga (DRESS) em 5% dos pacientes ▪ Síndrome de Stevens-Johnson/necrólise epidérmica tóxica
	Efavirenz	▪ Exantema em 10% a 27% dos pacientes ▪ Síndrome de hipersensibilidade à droga (DRESS) ▪ Síndrome de Stevens-Johnson em 0,1% dos pacientes
	Etravirine	▪ Exantema morbiliforme em 12% dos pacientes
	Delavirdine	▪ Exantema morbiliforme em 14% dos pacientes
Inibidor de fusão	Enfuvirtide (injetável via subcutânea)	▪ Reação de injeção local, com eritema, placas, nódulos ou cistos ▪ Síndrome de hipersensibilidade à droga (DRESS) em < 1% dos pacientes
Inibidores CCR5	Maraviroc	▪ Exantema morbiliforme em 5/100 pacientes/ano

Fonte: Adaptado de Ward HA, Russo GG, Shrum J. Cutaneous manifestations of antiretroviral therapy. J Am Acad Dermatol. 2002;46(2):284-93; Luther J, Glesby MJ. Dermatologic adverse effects of antiretroviral therapy: recognition and management. Am J Clin Dermatol.2007;8(4):221-33.

Atualmente, encontram-se em estudos clínicos dois agentes com meia-vida de longa ação: o cabotegravir (inibidor da fita de transferência da integrase, com uso oral e meia vida de 40 horas e uso injetável, com meia-vida entre 21 e 50 dias) e o rilpivirine (uso oral, meia-vida de 50 horas e injetável entre 33 e 35 dias).

SÍNDROME DA LIPODISTROFIA

A síndrome da lipodistrofia associada ao HIV refere-se a uma constelação de achados clínicos associada com o uso da terapia antirretroviral. A síndrome é caracterizada pela distribuição anômala da gordura corporal, a qual frequentemente é acompanhada por anormalidades metabólicas tais como resistência à insulina e dislipidemia.[134] A distribuição anormal do tecido adiposo pode ocasionar lipoatrofia, lipohipertrofia ou ambas.[134]

Os estudos iniciais foram direcionados para caracterizar a incidência da síndrome da lipodistrofia com resultados amplamente conflitantes devido à ausência de critérios diagnósticos amplamente aceitos. Dados recentes demonstram que a lipoatrofia é mais comum entre os pacientes HIV-infectados, em relação aos controles HIV-negativos, enquanto a lipohipertrofia não é mais prevalente.[135]

A lipoatrofia associada à TAR envolve o tecido subcutâneo, sendo mais evidente na face, nas extremidades ou nádegas.[136] A lipoatrofia facial é caracterizada pela perda da gordura na face levando a perda de volume temporal e alterações no contorno das áreas malares e órbitas.[137] O acúmulo de gordura ocorre no abdome, onde a gordura se deposita especialmente de forma visceral, no pescoço, região dorso-cervical (giba), mamas e/ou tronco.[138] A lipomatose associada ao tratamento HAART tem sido descrita como parte da síndrome da Lipodistrofia.[139] Os pacientes com lipodistrofia têm maior risco de desenvolver aterosclerose e diabetes *mellitus*.[134]

A lipoatrofia é definida como a perda patológica de tecido adiposo devido tanto a uma menor diferenciação ou maturação dos adipócitos, aumento da perda dos adipócitos ou diminuição funcional dos mesmos.[134] Nos pacientes estáveis, a perda adiposa não resulta de balanço energético negativo. A hipótese de toxicidade mitocondrial é a teoria dominante para explicar a lipoatrofia associada aos antirretrovirais.[134] De acordo com esta teoria, os inibidores da transcriptase reversa nucleosídeos (ITRN) inibem a polimerase γ do DNA mitocondrial.[134] Com este efeito, estas drogas depletam o DNA mitocondrial dentro dos adipócitos, diminuindo o potencial energético, levando à disfunção celular e eventual apoptose.[134] Fatores de risco para o desenvolvimento da lipoatrofia incluem a idade avançada, baixo índice de massa corpórea antes do tratamento, duração longa da infecção pelo HIV, hipertrigliceridemia, contagem baixa de CD4 e polimorfismos do TNF-α.[134] O uso dos análogos da timidina como a estavudina e a zidovudina também aumenta o risco de lipoatrofia, sendo a estavudina a mais fortemente associada.[134]

SÍNDROME INFLAMATÓRIA DA RECONSTITUIÇÃO IMUNE

A incidência de infecções oportunistas nos pacientes HIV-positivos tem diminuído consideravelmente após o advento da HAART.[134] De forma surpreendente, apesar da restauração do sistema imune, em alguns pacientes que recebem a HAART, instala-se uma reação patogênica intensa, resultante em uma ampla variedade de apresentações com o agravo de infecções oportunistas previamente diagnosticadas, ao desenvolvimento de infecções oportunistas anteriormente não reconhecidas.[134] Esta resposta inflamatória paradoxal é denominada de síndrome inflamatória da reconstituição imune (IRIS), que também tem sido documentada entre pacientes HIV-negativos tratados para tuberculose ou hanseníase.[140] A elevação na contagem de células T após o início da TAR é constituída especialmente por células CD4$^+$ de memória. Assim a possibilidade de surgimento da IRIS como resultado do renascimento do sistema imune com atividade contra antígenos específicos deve ser considerada. Além disso, a produção exagerada de citocinas pró-inflamatórias ou a ausência de uma regulação imune secundária devido a uma falta de citocinas reguladoras na fase inicial da recuperação imune são também responsáveis pela IRIS.

Estima-se que em torno 25% dos pacientes que iniciam a HAART experimentam o desenvolvimento da IRIS, sendo em sua maioria manifestações cutâneas, notadamente o herpes genital e verrugas virais.[134]

Especificamente, a sustentação do diagnóstico da IRIS necessita dos seguintes achados: histórico de introdução de um medicamento antirretroviral em paciente HIV-positivo; queda significativa nos níveis do RNA do HIV e/ou aumento na contagem de LTCD4$^+$; sintomas consistentes com uma condição infecciosa/inflamatória temporalmente relacionada com a HAART, e exclusão de outras causas tais como novas infecções ou toxicidade medicamentosa.

Os pacientes com alto risco de desenvolver a IRIS são os que apresentam uma contagem de LT CD4$^+$< 200 células/µL no início do tratamento antirretroviral, os que têm resposta imune rápida à HAART, os com AIDES em estágio final ou a presença de infecções oportunistas clínicas ou subclínicas no início da HAART.[134] Particularmente os pacientes coinfectados pelo *Mycobacterium tuberculosis, M. avium complex*, ou *Cryptococcus neofromans* têm maior risco de IRIS.[134]

A incidência de herpes zoster é maior dentro dos primeiros 4 meses do início da HAART e está associada com a magnitude do aumento na contagem de LTCD8$^+$.[134] O herpes zoster nesta situação é geralmente confinado a um dermátomo e não complicado.[134] Além disso, a IRIS associa-se a infecções pelo papilomavírus humano (HPV) as quais apresentam progressão rápida de uma lesão de HPV perianal pré-existente.[134]

Adicionalmente, a leishmaniose, histoplasmose, a criptococose, o molusco contagioso, o herpesvírus humano 8 e a hanseníase têm estado associados com manifestações dermatológicas relacionadas à IRIS.[134]

Quando se avalia indivíduos HIV-positivos que estejam recebendo terapia antirretroviral e demonstram lesões cutâneas, o médico deve levar em consideração a contagem de células T CD4$^+$ como marcador do grau de imunodeficiência, os agentes antirretrovirais empregados e o tempo decorrido entre o início da terapia antirretroviral e o surgimento das lesões, a fim de se formular um diagnóstico diferencial racional.[134]

O prognóstico da IRIS é geralmente relativamente bom. A maioria apresenta melhora dos sintomas dermatológicos com o uso de anti--inflamatórios não hormonais e a manutenção da terapia antirretroviral é suficiente.[134]

REAÇÕES ADVERSAS EM PACIENTES EM TRATAMENTO DE HEPATITES VIRAIS

As doenças hepáticas constituem um importante problema de saúde pública no Brasil e de acordo com o Global Burden of disease Study 2010 (GBD 2010) a cirrose hepática constituiu a 17ª causa de morte no mundo, sendo responsável por cerca de um milhão de óbitos por ano.[141] No GBD 2013 a cirrose já foi a 13ª causa de perdas de anos de vida mundialmente.[141] A cirrose representa o estágio final a doença hepática crônica e se caracteriza por uma fase assintomática ou compensada e um fase progressiva e descompensada.[141] O desenvolvimento de ascite, sangramento gastrointestinal e peritonite bacteriana espontânea marca o início da fase descompensada da doença, cuja sobrevida do paciente é em torno de 2 anos comparada à média de sobrevida de mais de 12 anos em pacientes com cirrose compensada.[141] As hepatites crônicas virais constituem causa importante de cirrose.[141]

No Brasil ocorreram 853.571 internações hospitalares atribuídas à doença hepática entre 2001 e 2010, o que correspondeu a 0,72% de todas as admissões hospitalares no país neste mesmo período.[141] em 2001, a Sociedade Brasileira de Hepatologia estimou que 37% dos casos de cirrose no Brasil ocorreram em decorrência de infecção pelo vírus da hepatite C e 11% pelo vírus da hepatite B. Assim, 48% foram relacionadas à causa viral e os 52% restantes decorrentes do uso de bebidas alcoólicas ou outras causas de cirrose (cirroses não virais).[141] Cerca de 2% dos pacientes com infecção pelo vírus da hepatite B têm manifestações cutâneas, com predomínio no gênero masculino (72,3%).[142]

Há várias manifestações cutâneas relacionadas à infecção crônica pelo vírus da hepatite B: púrpura de Henoch-Schönlein (vasculite por IgA), vasculites variadas, epidermodisplasia verruciforme, erupções maculopapulosas e erupções purpúricas, crioglobulinemia mista essencial (tipo II e tipo III) síndrome de Gianotti-Crosti.[142] A infecção aguda pelo vírus da hepatite B pode causar vasculite com polineuropatia, urticária e edema periorbitário, erupções cutâneas exantemáticas e erupção liquenoide.[142] A imunização com vacinas contra a hepatite B pode estar relacionada com o aparecimento de: líquen plano, reação liquenoide, granuloma anular, poliangeíte microscópica e poliarterite nodosa ou livedo reticular nas extremidades e abdome sem nódulos, o qual pode ser a única manifestação da poliarterite nodosa.[142]

Há alguns relatos de manifestações adversas cutâneas com o uso do interferon peguilado alfa-2b, no tratamento da infecção pelo vírus da hepatite B, tais como lesões de lúpus eritematoso cutâneo, lesões lúpus-símile e penfigoide bolhoso.[142]

A infecção pelo vírus da hepatite C resulta em várias manifestações clínicas, além da inflamação e fibrose no fígado.[143] Entre as manifestações orgânicas mais comuns estão as dermatológicas e sistêmicas que acometem a pele.[143] Como exemplos das ações do vírus da hepatite C na pele, encontram-se as vasculites de pequenos vasos, como parte da crioglobulinemia mista.[143] O Quadro 31.57 sintetiza as principais manifestações dermatológicas associadas com a infecção pelo vírus da hepatite C.[143] Em alguns casos, os sintomas e sinais cutâneos podem constituir o primeiro e único indicador da existência da infecção subjacente pelo vírus da hepatite C.[143] O tratamento das manifestações dermatológicas do infecção pelo vírus da hepatite C pode ser alcançado através da erradicação do vírus, em algumas circunstâncias.[143] No entanto, os tratamentos antivirais existentes também estão associados a eventos dermatológicos adversos.[143]

Quadro 31.57 Doenças cutâneas associadas com a infecção pelo vírus da hepatite C.

Crioglobulinemia mista	40% a 84% dos indivíduos infectados pelo vírus da hepatite C produzem crioglobulinas; 15% desenvolverão vasculite crioglobulinêmica. A vasculite por ser apenas cutânea, porém muitas vezes sistêmica com mononeurites e doença renal
Porfiria cutânea tarda	A hepatite C é a infecção viral mais associada à porfiria cutânea tarda. A prevalência varia geograficamente
Líquen plano	Fortemente associado à infecção pelo vírus da hepatite C em metanálises
Condições relatadas associadas a infecção pelo vírus da hepatite C, porém sem forte correlação específica	Prurido, poliarterite nodosa cutânea, urticária, eritema multiforme e psoríase

Eventos adversos dermatológicos constituem mais de 10% de todas as reações adversas ao uso do interferon peguilado alfa-2a ou alfa-2b associado à rivabirina.[143] As manifestações adversas dermatológicas à monoterapia com interferon podem ser classificadas como reações localizadas e reações generalizadas (Quadro 31.58).[143]

Quadro 31.58 Reações cutâneas adversas ao uso do interferon.

Reações localizadas	▪ Dermatite eritematosa ou eczematosa e psoríase ▪ Alopecia localizada associada com reações cutâneas locais ao interferon ▪ Ulceração cutânea e necrose ▪ Infecções locais e reações alérgicas locais no local de aplicação
Reações generalizadas	▪ Alopecia/anormalidades de crescimento dos pelos ▪ Doença inflamatória crônica da pele, tal como líquen plano, psoríase, os quais podem ser induzidos ou exacerbados pelo interferon ▪ Xerose cutânea, dermatite e prurido (prurido generalizado e xerose, com lesões eczematosas acentuadas por pápulas e diminutas vesículas, frequentemente escoriadas e dispostas predominantemente nas extremidades e nos locais do tronco expostos à fricção) ▪ Doenças autoimunes e doença inflamatória mediada imunologicamente (em geral, psoríase e sarcoidose)

Os agentes antivirais para hepatite C denominados antivirais de ação direta (AAD) Boceprevir e Telaprevir, frequentemente são parte da tríplice combinação com o regime pré-existente de interferon peguilado/ribavirina e deram início a uma nova era no tratamento da infecção pelo vírus da hepatite C.[143] Estabeleceu-se uma graduação para a gravidade dos eventos adversos associados ao uso do telaprevir em ensaios de fase III (Quadro 31.59).[143]

Outros agentes antivirais utilizados no tratamento da infecção pelo vírus da hepatite C de genótipo tipo 1 são o faldaprevir e o daleobuvir.[144] eventos adversos foram relatados em 94% dos pacientes nos estudos clínicos com estas duas drogas, sendo que 9% deles foram eventos adversos graves.[144] Os eventos adversos gastrointestinais foram os mais comuns, e nos primeiros dias de tratamento (náuseas, diarreia, vômitos, icterícia), além de desidratação, astenia e fadiga. Os eventos dermatológicos foram frequentes com reações de fotossensibilidade, erupções cutâneas e prurido.[144-146]

Quadro 31.59 Graduação da gravidade de erupção associada ao telaprevir.

Graduação	Descrição	Manejo
Grau 1 (leve)	▪ Erupção cutânea localizada e/ou erupção cutânea com distribuição limitada, com ou sem prurido associado	A interrupção do uso do telaprevir não é geralmente necessária
Grau 2 (moderado)	▪ Erupção cutânea difusa acometendo cerca de 50% da área de superfície corporal com ou sem descamação superficial, prurido ou acometimento de membrana mucosa, sem ulceração	A interrupção do telaprevir em geral não é necessária: ▪ No caso de progressão da erupção, o telaprevir deve ser o primeiro a ser descontinuado ▪ Considerar a interrupção da ribavirina e/ou interferon peguilado se não houver melhora da erupção dentro de 7 dias da retirada do telaprevir, ou mais cedo se a erupção piorar
Grau 3 (grave)	Erupção generalizada acometendo mais de 50% da área de superfície corporal ou erupção se apresentando com qualquer uma das seguintes características: ▪ Vesículas ou bolhas ▪ Ulceração superficial de membranas mucosas ▪ Destacamento epidérmico ▪ Lesões em alvo típicas ou atípicas ▪ Púrpura palpável ou eritema não esmaecente a digitopressão	Telaprevir deve ser suspenso imediatamente: ▪ Interromper a ribavirina e/ou interferon peguilado se não houver melhora na erupção cutânea ou mucosa dentro de 7 dias da retirada do telaprevir, ou mais cedo se a erupção piorar
Condição com risco de óbito ou reações sistêmicas	▪ Síndrome de Stevens-Johnson, necrólise epidérmica tóxica, síndrome DRESS, eritema multiforme com possível evolução para SSJ ou NET, pustulose exantemática generalizada aguda, erupções que necessitam de corticosteroideterapia sistêmica	Retirada permanente de todo tratamento se faz necessária

O tratamento da hepatite C está sofrendo uma revolução.[146] Historicamente a única terapia disponível em quase 25 anos tinha sido o uso do interferon em combinação com a ribavirina, a qual demonstrou resultados variavelmente inconsistentes e desencadeou vários eventos adversos, muitas vezes graves.[146] A descoberta e subsequente desenvolvimento dos antivirais de ação direta (AVAD) melhorou a taxa de resposta viral mantida, bem como a qualidade de vida.[146] Os novos AVAD tem sido utilizados de forma aditiva ao interferon peguilhado e ribavirina, ou mais recentemente como regime completamente de tratamento via oral, de forma que o interferon tem sido eliminado do armamentário terapêutico da hepatite C.[146] Em contraste com a natureza não específica do tratamento com interferon, os agentes AVAD atuam diretamente em várias proteínas envolvidas na replicação do HVC (vírus da hepatite C) no hospedeiro.[146] As principais classes dos AVAD são os inibidores de protease NS3/4A (telaprevir e boceprevir, já obsoletos; simeprevir, paritaprevir, grazoprevir e asunaprevir), os inibidores NS5A (ledipasvir, ombitasvir e daclatavir, já aprovados pelo FDA Norte-americano e o elbasvir e velpatasvir, ainda em estudos de fase II e III) e os inibidores NS5B (subdivididos em nucleosídeos, representados pelo sofosbuvir e não nucleosídeos, como o dasabuvir e beclabuvir).[146] Os principais efeitos adversos dos novos AVDA podem ser consultados no Quadro 31.60.[146]

Quadro 31.60 Eventos adversos principais relacionados aos novos agentes antivirais de ação direta no vírus da hepatite C.

Inibidores de protease	Simeprevir	• Hiperbilirrubinemia • Fotossensibilidade • Contraindicado em cirrose classe B ou C de Child-Pugh
	Paritaprevir	• Hiperbilirrubinemia • Elevação da ALT (interação medicamentosa com o ritonavir) • Contraindicado em cirrose classe B ou C de Child-Pugh
	Asunaprevir	• Elevação das transaminases e infrequentemente dos níveis das bilirrubinas
	Grazoprevir	• Bem tolerado
Inibidores NS5A	Lepipasvir	• Baixa barreira à resistência viral, bem tolerado (interação medicamentosa com antiácidos)
	Ombitasvir	• Baixa barreira à resistência viral, bem tolerado
	Daclatasvir	• Baixa barreira à resistência viral, bem tolerado
	Elbasvir	• Baixa barreira à resistência viral, bem tolerado
Inibidores NS5B	Sofosbuvir	• Não há dose estabelecida recomendada para pacientes com alteração renal grave (GRF menor que 30 mL/minuto)
	Dasabuvir	• Sem efeitos adversos específicos, assim bem tolerado
	Beclabuvir	• Sem efeitos adversos específicos, assim bem tolerado

■ REAÇÕES ADVERSAS EM PACIENTES UTILIZANDO INIBIDORES DA DDP-4 (DIPEPTIDYL PEPTIDASE-4) OU GLIPTINAS[147]

Até o momento, mais de 60 drogas foram relatadas como indutoras de penfigoide bolhoso (PB), incluindo certos antibióticos, diuréticos e outras drogas anti-hipertensivas, drogas anti-TNF-α e vacinas. De todas as classes de medicamentos, evidências robustas sugerem que o uso prévio de inibidores da dipeptidileptidase-4 (DPP-4i ou gliptinas) apresenta o maior risco de desenvolver PB. Atualmente, há um volume de publicações em rápido crescimento sobre a PB associado ao DPP-4i.

Além disso, inibidores do *checkpoint* imunológico contra os receptores de morte programada-1 (anti-PD-1) e ligante de morte programada 1 (anti-PD-L1) foram recentemente adicionados à lista de medicamentos associados ao desencadeamento do BP. Os medicamentos anti-PD-1 e PD-L1 são usados para tratar o melanoma metastático e outras malignidades avançadas. Até 20% dos pacientes tratados com os inibidores do *checkpoint* imunológico desenvolvem eventos adversos dermatológicos, predominantemente erupções cutâneas inespecíficas e prurido. Desde 2015, houve pelo menos 29 relatos de casos de associação entre tratamento com medicação anti-PD-1/PD-L1 e o PB. Um estudo retrospectivo recente de 853 pacientes encontrou PA em 0,8% dos pacientes tratados com inibidores de PD-1 ou PD-L1.

A proteína DPP-4 é um membro da superfamília prolil-oligopeptidase, que entre si cliva uma ampla gama de peptídeos bioativos.[61] DPP-4 (também conhecido como CD26) é ubiquamente expresso em vários tipos de células, incluindo linfócitos T. A expressão da proteína DPP-4/CD26 está aumentada em várias doenças de pele, incluindo linfomas de células T, psoríase, líquen plano e dermatite atópica. A expressão cutânea de DPP-4/CD26 mostrou-se recentemente regulada positivamente em pacientes com o penfigoide bolhoso (PB), mas independentemente do tratamento prévio com gliptina.

Inibidores de DPP-4: constituem uma classe de medicamentos amplamente utilizada para o tratamento do diabetes tipo I. Entre outros substratos, o DPP-4 degrada as incretinas, um grupo de hormônios metabólicos, dois dos quais são o peptídeo-1 semelhante ao glucagon (GLP-1) e o polipeptídeo insulinotrópico dependente de glicose (GIP). A inibição da atividade enzimática da DPP-4 prolonga a secreção de insulina dependente do GLP-1/GIP pelas células beta pancreáticas, que é induzida pelo aumento dos níveis séricos de glicose. Portanto, inibidores da DPP-4 (DDP-4is) tem efeitos benéficos sobre os níveis de glicose no sangue, mas seu uso não traz um risco relevante de hipoglicemia. Além de seus efeitos no GLP-1 e GIP, o DPP-4 também está envolvido na clivagem do dipeptídeo N-terminal de várias moléculas, incluindo eotaxina (CCL11), regulada na ativação, células T normais expressas e secretadas (RANTES), CCL5, CXCL9, CXCL10 e CXCL11. Assim, DPP4-is podem ter outras funções além de seus efeitos anti-hiperglicêmicos. Também foi relatado que os DPP-4is podem promover a regeneração após lesão endotelial e miocárdico, e pode inibir o desenvolvimento da aterosclerose. Além disso, os DPP-4is podem ter como alvo outras proteínas da família DPP, incluindo DPP-8 e DPP-9, cujas funções biológicas ainda não foram totalmente elucidadas. Desde 2006, quando a sitagliptina se tornou a primeira DPP-4i a ser licenciada, mais de 10 outras DPP-4is foram aprovadas para uso clínico, tais como: vildaglitina, linagliptina, teneligliptina e saxagliptina.

Há um conjunto impressionante de evidências epidemiológicas que mostram a associação entre o uso da medicação DPP-4i e o PB. Relatórios de bancos de dados de farmacovigilância europeus e franceses foram os primeiros estudos epidemiológicos a mostrar uma incidência desproporcionalmente alta do PB em pacientes tratados com os DPP-4is. Um estudo usando relatórios arquivados no banco de dados de farmacovigilância EudraVigilance descobriu que o PB estava associado ao tratamento com vildagliptina, linagliptina, saxagliptina e sitagliptina. A vildagliptina foi a DPP-4i mais comumente relatada como indutora do PB. Uma desproporcionalidade semelhante também foi observada em um estudo de banco de dados de farmacovigilância japonês, particularmente entre pacientes tratados com vildagliptina, linagliptina e teneligliptina.

A latência relatada entre o início da medicação DPP-4i e o diagnóstico do PB é geralmente de vários meses, mas pode ser superior a 1 ano. A longa latência entre o início de uma gliptina e o início do PB sugere que, em vez de ser simplesmente uma reação adversa ao tratamento, o PB associado à gliptina, deve de fato ser visto, como uma doença agravada por drogas. Apenas alguns estudos descreveram o curso clínico do PB associado à DPP-4i. Em um estudo com um período de seguimento de 3 a 30 meses, 95% dos pacientes cuja terapia com DPP-4i foi descontinuada obtiveram remissão parcial ou completa do PB, enquanto, apenas 55% daqueles que continuaram a terapia com os DPP-4i tiveram remissão do PB. A população de um estudo francês recente compreendeu 108 pacientes com PB, 45,3% dos quais o tratamento com DPP4-i foi interrompido, com o tratamento continuado nos 54,7% restantes. O estudo não encontrou diferenças entre os grupos, no tempo médio para alcançar o controle da doença, o tempo para a primeira recaída, a taxa de recaída ou a dose inicial média de creme de propionato de clobetasol para o tratamento do PB. Em geral, os achados contraditórios permanecem em relação ao efeito da descontinuação de DPP-4i no curso da doença de BP, e mais estudos são necessários.

Alguns estudos sugeriram que DPP-4i-BP ocorre mais comumente em homens e em indivíduos com mais de 80 anos, mas nem todos os estudos encontraram diferenças de gênero ou idade. Um estudo de coorte de Israel relatou que o envolvimento da membrana mucosa é mais provável no PB associado aos DPP-4is, do que em pacientes sem exposição prévia aos DPP-4is. Embora algumas características clínicas distintas tenham sido relatadas nos casos de PB associada à gliptina, a maioria dos estudos europeus concluiu que não há grandes diferenças clínicas e imunológicas entre o PB induzido pelo DPP-4is e os não induzidos pelas gliptinas.

Curiosamente, certos pacientes japoneses com PB associado à DPP-4is têm características clínicas e imunológicas distintas. Em primeiro lugar, o PB associado aos DPP-4is em pacientes japoneses tende a apresentar um fenótipo não inflamatório, com menos eritema do que o observado no PB típico e clássico. O baixo nível de inflamação está associado ao baixo número de eosinófilos infiltrados nas lesões. Em segundo lugar, cerca de 40% a 70% dos pacientes japoneses com PB associado aos DPP-4is têm um título negativo ou baixo para autoanticorpos anti-BP180 NC16A. Este é um nítido contraste com os 80% a 90% dos casos de PB não associados aos DPP-4is, que são positivos para autoanticorpos anti-BP180 NC16A. Nos casos japoneses com PB associado aos DPP-4is, os autoanticorpos visam principalmente a porção média do domínio extracelular não NC16A do BP180. Portanto, é impossível detectar esses autoanticorpos usando um *kit* comercialmente disponível. Da mesma forma que em algumas coortes europeias, os homens idosos aparecem com destaque entre a população japonesa com PB associado aos DPP-4is, mas qualquer probabilidade elevada de envolvimento da membrana mucosa ainda é incerta. No entanto, deve-se notar que nem todos os pacientes japoneses com PB associados aos DPP-4is apresentam características tão distintas, e um estudo de coorte da Universidade de Kurume relatou que uma investigação de pacientes com PB que testaram negativo para autoanticorpos anti-BP180 NC16A, não revelou associação com o uso de DPP-4is. Estudos futuros podem revelar por que características clínicas e imunológicas distintas são observadas em alguns casos japoneses com PB associado aos DPP-4is.

Referências bibliográficas

1. Edwards IR, Aronson JK. Adverse drug reactions: definitions, diagnosis, and management. Lancet. 2000;356(9237):1255-9.
2. Johansson SG, Bieber T, Dahl R, Friedmann PS, Lanier BQ, Lockey RF et al.Revised nomenclature for allergy for global use: Report of the Nomenclature Review Committee of the World Allergy Organization, October 2003. J Allergy Clin Immunol. 2004;113(5):832-6.
3. Demoly P, Viola M, Gomes ER, Romano A. Epidemiology and causes of drug hypersensitivity. In Pichler WJ (ed): Drug hypersensitivity. Basel, Karger, 2007, p. 2-17.
4. Seidel-Guyenot W, Perschon S, Dechant N, Alt R, Knop J, Steinbrink K. Low zone tolerance induced by systemic application of allergens inhibits Tc1-mediated skin inflammation. J Allergy Clin Immunol. 2006;117(5):1170-7).
5. Juan WH, Yang LC, Hong HS. Acute generalized exanthematous pustulosis induced by topical lindane. Dermatology. 2004;209(3):239-40.
6. McIlwain M, Primosch R, Bimstein E. Allergic reaction to intranasal midazolam HCl: a case report. Pediatr Dent. 2004;26(4):359-61.
7. Barranco P, López-Serrano MC. General and epidemiological aspects of allergic drug reactions. Clin Exp Allergy. 1998;28 Suppl 4:61-2.
8. Haddi E, Charpin D, Tafforeau M, Kulling G, Lanteaume A, Kleisbauer JP et al. Atopy and systemic reactions to drugs. Allergy. 1990;45(3):236-9.
9. Asero R. Detection of patients with multiple drug allergy syndrome by elective tolerance tests.Ann Allergy Asthma Immunol. 1998;80(2):185-8.
10. Coopman SA, Johnson RA, Platt R, Stern RS. Cutaneous disease and drug reactions in HIV INF-ection. N Engl J Med.1993;328(23):1670-4.
11. Renn CN, Straff W, Dorfmüller A, Al-Masaoudi T, Merk HF, Sachs B. Amoxicillin--induced exanthema in young adults with INF-ectious mononucleosis: demonstration of drug-specific lymphocyte reactivity. Br J Dermatol. 2002;147(6):1166-70.
12. Mizukawa Y, Shiohara T. Vírus-induced immune dysregulation as a triggering factor for the development of drug rashes and autoimmune diseases: with emphasis on EB vírus, human herpesvírus 6 and hepatitis C vírus. J Dermatol Sci. 2000;22(3):169-80.
13. Moneret-Vautrin DA, Morisset M. Adult food allergy. Curr Allergy Asthma Rep. 2005;5(1):80-5.
14. Shapiro LE, ShearNH. Mecanisms of drug reaction the metabolic track. Sem Cutan Med Surg 1996; 15 :217-27.
15. Gruchalla R. Advances in allergic diseases: An update for the new millennium. Understanding drug allergies. J Allergy Clin Immunol 2000; 105:s637-44.
16. Posadas SJ, Pichler WJ. Delayed drug hypersensitivity reactions – new concepts. Clin Exp Allergy. 2007;37(7):989-99.
17. Lynde CB, Kraft JN, Lynde CW. Novel agents for intractable itch. Skin Therapy Lett. 2008;13(1):6-9.
18. Apaydin R, Bilen N, Dokmeci S, Bayramguler D, Yildirim G. Drug eruptions: a study including all inpatients and outpatients at a dermatology clinic of a university hospital. J Eur Acad Dermatol 2000;14:518-20.
19. Bigby M. Rates of cutaneous reactions to drugs. Arch Dermatol 2001;137:765-70.
20. Gomes ER, Demoly P. Epidemiology of hypersensitivity drug reations. Curr Opin Allergy Clin Immunol 2005;5:309-16.
21. Wolkenstein P, Charue D, Laurent P, Revuz J, Roujeau JC, Bagot M. Metabolic predisposition to cutaneous adverse drug reactions. Role in toxic epidermal necrolysis caused by sulfonamides and anticonvulsants. Arch Dermatol 1995;131:544–51.
22. Brönnimann M, Yawalkar N. Histopathology of drug-induced exanthems: is there a role in diagnosis of drug allergy? Curr Opin Allergy Clin Immunol. 2005;5(4):317-21.
23. Stur K, Karlhofer FM, Stingl G. Soluble FAS ligand: a discriminating feature between drug-induced skin eruptions and viral exanthemas. J Invest Dermatol. 2007;127(4):802-7.
24. Bircher AJ. Approach to the patient with a drug hypersensitivity reaction- clinical perspectives. In Pichler W (ed): Drug Hypersensitivity. Basel, Karger, 2007, pp.352-65.
25. Bircher AJ. Drug-induced urticaria and angioedema. Eur J Dermatol 1999;9:657-63.
26. Quiralte J, Blanco C, Delgado J, Ortega N, Alcntára M, Castillo R, Challenge-based clinical patterns of 223 Spanish patients with nonsteroidal antiinflammatory-drug--induced-reactions. J Investig Allergol Clin Immunol. 2007;17(3):182-8.
27. Lamoreux MR, Sternbach MR, Hsu WT. Erythema multiforme. Am Fam Physician. 2006;74(11):1883-8.
28. Volcheck GW. Clinical evaluation and management of drug hypersensitivity. Immunol Allergy Clin North Am 2004;24:357-71.
29. Auquier-Dunant A, Mockenhaupt M, Naldi L, Correia O, Schroder W, Roujeau JC, for the SCAR Study Group. Severe cutaneous adverse reactions. Correlations between clinical patterns and causes of erythema multiforme majus, Stevens-Johnson syndrome, and toxic epidermal necrolysis: results of an international prospective study. Arch Dermatol 2002;138:1019-24.
30. Vasconcellos C, Domingues PP, Aoki V, Miyake RK, Savaia N, Martins JEC. Erythroderma: analysis of 247 cases. Rev Saúde Pública 1995; 29: 177-82.
31. Dubakiene R, Kupriene M. Scientific problems of photosensitivity. Medicina (Kaunas). 2006;42(8):619-24.
32. Pua VS, Scolyer RA, Barnetson RS. Pravastatin-induced lichenoid drug eruption. Australas J Dermatol. 2006;47(1):57-9.
33. Lee AY. Fixed drug eruptions. Incidence, recognition, and avoidance. Am J Clin Dermatol. 2000;1(5):277-85.
34. Anderson KE, Hjorth N, Menné T. The baboon syndrome: systemically induced allergic contact dermatitis. Contact Dermatitis 1984;10:97-100.
35. Armario JC, Fernandez JM. Síndrome de Baboon. Piel 2003;18:422-5.
36. Hausermann P, Harr T, Bircher AJ. Baboon syndrome resulting from systemic drugs: is there strife between SDRIFE and allergic contact syndrome? Contact Dermatitis 2004;51:297-310.
37. Arnold AW, Hausermnn P, Bircher AJ. Recurrent flexural exanthema (SDRIFE or Baboon Syndrome) after administration of two different iodinated radio contrast media. Dermatology 2007;214:89-93.
38. Morales Hernández J, Fleta Zaragozano J, Ayerza Casas A, de Diego Pericas V, Quevedo Sánchez E, Yécora Navarro MD et al.[Baboon syndrome]. An Pediatr (Barc). 2008;68(5):486-9.
39. Sans V, Jouary T, Hubiche T, Smith D, Milpied B, Taieb A.Baboon syndrome induced by cetuximab. Arch Dermatol. 2008;144(2):272-4.

40. Roujeau J-C, Stern RS. Severe adverse cutaneous reaction to drugs. N Engl J Med1994;10:1272-85.
41. Bastuji-Garin S, Rzany B, Stern RS, Shear NH, Naldi L, Roujeau J-C. Clinical classification of cases of toxic epidermal necrolysis, Stevens-Johnson syndrome and erythema multiforme. Arch Dermatol 1993; 129: 92-6.
42. Borches AT, Lee JL, Naguwa SM, Cheema GS, Gershwin E. Stevens-Johnson syndrome and toxic epidermal necrolysis. Autoimmun Rev 2008, doi 10,1016/j.autrev.2008.06.004.
43. Quinn AM, Brown K, Bonish BK, Curry J, Gordon KB, Sinacore J et al. Uncovering histologic criteria with prognostic significance in toxic epidermal necrolysis. Arch Dermatol 2005;141;683-7.
44. Le Cleach L, Delaire S, Boumsell L, Bagot M, Bourgault-Villada I, Bensussan A et al. Blister fluid T lymphocytes during toxic epidermal necrolysis are functional cytotoxic cella which express human natural killer (NK) inhibitory receptors. Clin Exp Immunol 2000;119:225-30.
45. Paquet P, Paquet F, Al Saleh W, Reper P, Vanderkelen A, Piérard GE. Immunoregulatory effector cells in drug-induced toxic epidermal necrolysis. Am J Dermatopathol.2000;22(5):413-7.
46. Caproni M, Torchia D, Schincaglia E, Volpi W, Frezzolini A, Schena D et al. Expression of cytokines and chemokine receptors in the cutaneous lesions of erythema multiforme and Stevens-Johnson syndrome/toxic epidermal necrolysis. Br J Dermatol.2006;155(4):722-8.
47. Paquet P, Piérard GE. Erythema multiforme and toxic epidermal necrolysis: a comparative study. Am J Dermatopathol. 1997;19(2):127-32).
48. Nassif A, Moslehi H, Le Gouvello S, Bagot M, Lyonnet L, Michel L et al. Evaluation of the potential role of cytokines in toxic epidermal necrolysis. J Invest Dermatol. 2004;123(5):850-5.
49. Correia O, Delgado L, Barbosa IL, Campilho F, Fleming-Torrinha J. Increased interleukin 10, tumor necrosis factor alpha, and interleukin 6 levels in blister fluid of toxic epidermal necrolysis. J Am Acad Dermatol. 2002;47(1):58-62.
50. Arnold R, Seifert M, Asadullah K, Volk HD. Crosstalk between keratinocytes and T lymphocytes via Fas/Fas ligand interaction: modulation by cytokines. J Immunol. 1999;162(12):7140-7.
51. Nassif A, Bensussan A, Boumsell L, Deniaud A, Moslehi H, Wolkenstein P et al. Toxic epidermal necrolysis: effector cells are drug-specific cytotoxic T cells. J Allergy Clin Immunol.2004;114(5):1209-15.
52. Mizukawa Y, Yamazaki Y, Shiohara T. In vivo dynamics of intraepidermal CD8+ T cells and CD4+ T cells during the evolution of fixed drug eruption. Br J Dermatol. 2008;158(6):1230-8.
53. Teraki Y, Kokaji T, Shiohara T. Expansion of IL-10-producing CD4+ and CD8+ T cells in fixed drug eruption. Dermatology. 2006;213(2):83-7.
54. Montesinos P, Catacora Cama, JG; García Pow-Sang Z; Cavero Guardamino, JA, García, John; Manrique Silva, Daniel; Yataco Tasayco, Rosa Bertha; Ruiz, Raquel. Síndrome de Stevens-Johnson y necrólisis epidérmica tóxica: experiencia clínica en el Hospital Nacional Guillermo Almenara Irigoyen, Lima – Perú/Stevens-Johnson Syndrome and toxic epidermal necrolysis: clinical experience at the Hospital Nacional Guillermo Almenara Irigoyen, Lima-Peru. Folia dermatol. Peru; 2006;17(3):119-125.
55. Mockenhaupt M, Viboud C, Dunant A, Naldi L, Halevy S, Bouwes Bavinck JN et al. Stevens-Johnson syndrome and toxic epidermal necrolysis: assessment of medication risks with emphasis on recently marketed drugs. The EuroSCAR-study. J Invest Dermatol.2008;128(1):35-44.
56. La Grenade L, Lee L, Weaver J, Bonnel R, Karwoski C, Governale L et al. Comparison of reporting of Stevens-Johnson syndrome and toxic epidermal necrolysis in association with selective COX-2 inhibitors. Drug Saf. 2005;28(10):917-24.
57. Majumdar S, Mockenhaupt M, Roujeau J, Townshend A. Interventions for toxic epidermal necrolysis. Cochrane Database Syst Rev.2002;(4):CD001435.
58. Chia FL, Leong KP. Severe cutaneous adverse reactions to drugs. Curr Opin Allergy Clin Immunol. 2007;7(4):304-9.
59. Schneck J, Fagot JP, Sekula P, Sassolas B, Roujeau JC, Mockenhaupt M. Effects of treatments on the mortality of Stevens-Johnson syndrome and toxic epidermal necrolysis: A retrospective study on patients included in the prospective EuroSCAR Study. J Am Acad Dermatol. 2008;58(1):33-40.
60. Tripathi A, Ditto AM, Grammer LC, Greenberger PA, McGrath KG, Zeiss CR et al. Corticosteroid therapy in an additional 13 cases of Stevens-Johnson syndrome: a total series of 67 cases. Allergy Asthma Proc.2000;21(2):101-5.
61. Viard I, Wehrli P, Bullani R, Schneider P, Holler N, Salomon D et al. Inhibition of toxic epidermal necrolysis by blockade of CD95 with human intravenous immunoglobulin. Science.1998;282(5388):490-3.
62. Prins C, Kerdel FA, Padilla RS, Hunziker T, Chimenti S, Viard I et al.;TEN-IVIG Study Group. Toxic epidermal necrolysis-intravenous immunoglobulin. Treatment of toxic epidermal necrolysis with high-dose intravenous immunoglobulins: multicenter retrospective analysis of 48 consecutive cases. Arch Dermatol. 2003,139(1):26-32.
63. French LE. Toxic epidermal necrolysis and Stevens Johnson syndrome: our current understanding. Allergol Int. 2006;55(1):9-16.
64. Khalili B, Bahna SL. Pathogenesis and recent therapeutic trends in Stevens-Johnson syndrome and toxic epidermal necrolysis. Ann Allergy Asthma Immunol. 2006;97(3):272-80.
65. Bachot N, Revuz J, Roujeau JC. Intravenous immunoglobulin treatment for Stevens-Johnson syndrome and toxic epidermal necrolysis: a prospective noncomparative study showing no benefit on mortality or progression. Arch Dermatol.2003;139(1):33-6.
66. Shortt R, Gomez M, Mittman N, Cartotto R. Intravenous immunoglobulin does not improve outcome in toxic epidermal necrolysis. J Burn Care Rehabil. 2004;25(3):246-55.
67. Brown KM, Silver GM, Halerz M, Walaszek P, Sandroni A, Gamelli RL. Toxic epidermal necrolysis: does immunoglobulin make a difference? J Burn Care Rehabil. 2004;25(1):81-8.
68. Bachot N, Revuz J, Roujeau JC. Intravenous immunoglobulin treatment for Stevens-Johnson syndrome and toxic epidermal necrolysis: a prospective noncomparative study showing no benefit on mortality or progression. Arch Dermatol. 2003;139(1):33-6.
69. Metry DW, Jung P, Levy ML. Use of intravenous immunoglobulin in children with stevens-johnson syndrome and toxic epidermal necrolysis: seven cases and review of the literature. Pediatrics. 2003;112(6 Pt 1):1430-6.
70. Tristani-Firouzi P, Petersen MJ, Saffle JR, Morris SE, Zone JJ. Treatment of toxic epidermal necrolysis with intravenous immunoglobulin in children. J Am Acad Dermatol. 2002;47(4):548-52.
71. Wolkenstein P, Latarjet J, Roujeau JC, Duguet C, Boudeau S, Vaillant L et al. Randomised comparison of thalidomide versus placebo in toxic epidermal necrolysis. Lancet. 1998;352(9140):1586-9.
72. Fischer M, Fiedler E, Marsch WC, Wohlrab J. Antitumour necrosis factor-alpha antibodies (infliximab) in the treatment of a patient with toxic epidermal necrolysis. Br J Dermatol. 2002;146(4):707-9.
73. Hunger RE, Hunziker T, Buettiker U, Braathen LR, Yawalkar N. Rapid resolution of toxic epidermal necrolysis with anti-TNF-alpha treatment. J Allergy Clin Immunol. 2005;116(4):923-4.
74. Meiss F, Helmbold P, Meykadeh N, Gaber G, Marsch WCh, Fischer M. Overlap of acute generalized exanthematous pustulosis and toxic epidermal necrolysis: response to antitumour necrosis factor-alpha antibody infliximab : report of three cases. J Eur Acad Dermatol Venereol. 2007;21(5):717-9.
75. Jacobsen A, Olabi B, Langley A, Beecker J, Mutter E, Shelley A, Worley B, Ramsay T, Saavedra A, Parker R, Stewart F, Pardo J. Systemic interventions for treatment of Stevens-Johnson syndrome (SJS), toxic epidermal necrolysis (TEN), and SJS/TEN overlap syndrome. Cochrane Database Syst Rev. 2022 Mar 11;3(3):CD013130. doi: 10.1002/14651858.CD013130.pub2.
76. Yee D, Valiquette C, Pelletier M, Parisien I, Rocher I, Menzies D. Incidence of serious side effects from first-line antituberculosis drugs among patients treated for active tuberculosis. Am J Respir Crit Care Med. 2003;167(11):1472-7.
77. Bastuji-Garin S, Fouchard N, Bertocchi M, Roujeau JC, Revuz J, Wolkenstein P. SCORTEN: a severity-of-illness score for toxic epidermal necrolysis. J Invest Dermatol. 2000;115(2):149-53.
78. Mukasa Y, Craven N. Management of toxic epidermal necrolysis and related syndromes. Postgrad Med J. 2008;84(988):60-5.
79. Criado PR, Criado RFJ, Vasconcellos C, Ramos RO, Gonçalves AC. Reações cutâneas graves adversas a drogas – Aspectos relevantes ao diagnóstico e ao tratamento – Parte II An bras Dermatol 2004; 79(5):587-601.
80. Bocquet H, Bagot M, Roujeau JC. Drug-induced pseudolymphoma and drug hypersensitivity syndrome (Drug Rash with Eosinophilia and Systemic Symptoms: DRESS). Semin Cutan Med Surg. 1996;15(4):250-7.
81. Shear NH, Spielberg SP. Anticonvulsant hypersensitivity syndrome. In vitro assesment of risk. J Clin Invest 1988;82:1826-32.
82. Shiohara T, Inaoka M,Kano Y. Drug-induced hyoersensitivity syndrome (DIHS): a reaction induced by a complex interplay among herpesvíruses and antidrug immune responses. Allergol Int. 2006;55:1-8.
83. Tohyama H, Yahata Y, Yamanishi K, Hashimoto K. Severe hypersensitivity syndrome due to sulfasalazine associated with reactivation of human herpesvírus 6. Arch Dermatol 1998; 134:1113-7.
84. Kano Y, Inaoka M, Shiohara T. Association between anticonvulsant hypersensitivity syndrome and human herpesvírus 6 reactivation and hypogammaglobulinemia. Arch Dermatol 2004;140:183-8.
85. Criado PR, Criado RF, Vasconcellos C, Pegas JR, Cera PC.Drug-induced hypersensitivity syndrome due to anticonvulsants in a two-year-old boy. J Dermatol. 2004;31(12):1009-13.
86. Oskay T, Karademir A, Ertürk OI. Association of anticonvulsant hypersensitivity syndrome with Herpesvírus 6, 7. Epilepsy Res. 2006l;70(1):27-40.
87. Seishima M, Yamanaka S, Fujisawa T, Tohyama M, Hashimoto K. Reactivation of human herpesvírus (HHV) family members other than HHV-6 in drug-induced hypersensitivity syndrome. Br J Dermatol. 2006;155(2):344-9.
88. Kano Y, Hiraharas K, Sakuma K, Shiohara T. Several herpesvíruses can reactivate in a severe drug-induced multiorgan reaction in the same sequential order as in graft--versus-host disease. Br J Dermatol. 2006;155(2):301-6.).
89. Wu Y, Sanderson JP, Farrel J, Drumong NS, Hanson A, Bowkett E et al. Activation of T cells by carbamazepine na carbamazepine metabolites. J Allergy Clin Immunol 2006;118:233-41.
90. Naisbitt DJ, Farrel J, Wong G, Depta JP, Dodd CC, Hopkins JE. Characterization of drug-specific T cells in lamotrigine hypersensitivity. J Allergy Clin Immunol 2003;111:1393-403.
91. Katsafanas GC, Schirmer EC, Wyatt LS, Frenkel N. In vitro activation of human herpesvírus 6 and 7 from latency. Proc Natl Acad Sci USA 1996;93:9788-92.
92. Galvão C, Criado RF, Criado PR, Valente NY, de Mello JF, Fernandes MF. Acute generalized exanthematous pustulosis induced by ingestion of bamifylline J Eur Acad Dermatol Venereol.2002;16(6):634-7.

93. Sidoroff A, Halevy S, Bavinck JNB, Vailant L, Roujeau JC. Acute generalized exanthematous pustulosis (AGEP)-a clinical reaction pattern. JCutan Pathol 2001; 28:113-19.
94. Wyatt AJ, Leonard GD, Sachs DL. Cutaneous reactions to chemotherapy and their management. Am J Clin Dermatol 2006;7(1):45-63.
95. Ener RA, Meglathery SB, Styler M. Extravasation of systemic hemato-oncological. therapies. Ann Oncol 2004; 15: 858-62.
96. Miori L, Vignini M, Rabbiosi G. Flagellate dermatitis after bleomycin: a histological and immunohistochemical study. Am J Dermatopathol 1990; 12: 598-602.
97. Abess A, Keel DM, Graham BS. Flagellate hyperpigmentation following intralesional bleomycin treatment of verruca plantaris. Arch Dermatol 2003; 139:337-9.
98. Piroth MD, Krempien R, Wannenmacher M et al. Radiation recall dermatitis from docetaxel. Onkologie 2002; 25: 438-40.
99. Heidary N, Naik H, Burgin S. Chemotherapeutic agents and the skin: an update. J Am Acad Dermatol 2008;58:545-70.
100. Tiseo M, Loprevite M, Ardizzoni A. Epidermal growth factor receptor inhibitors: a new prospective in the treatment of lung cancer. Curr Med Chem Anticancer Agents. 2004;4(2):139-48.
101. Chang GC, Yang TY, Chen KC, Yin MC, Wang RC, Lin YC. Complications of therapy in cancer patients: Case.1 Paronychia and skin hyperpigmentation induced by gefitinib in advanced non-small-cell lung cancer. J Clin Oncol. 2004 Nov 15;22(22):4646-8.
102. Pérez-Soler R. Can rash associated with HER1/EGFR inhibition be used as a marker of treatment outcome? Oncology (Williston Park). 2003;17(11 Suppl 12):23-8.
103. Segaert S, Van Cutsem E. Clinical signs, pathophysiology and management of skin toxicity during therapy with epidermal growth factor receptor inhibitors. Ann Oncol. 2005;16(9):1425-33.
104. Van Doorn R, Kirtschig G, Scheffer E, Stoof TJ, Giaccone G. Follicular and epidermal alterations in patients treated with ZD1839 (Iressa), an inhibitor of the epidermal growth factor receptor. Br J Dermatol. 2002;147(3):598-601.
105. Herbst RS, LoRusso PM, Purdom M, Ward D. Dermatologic side effects associated with gefinitib therapy: linical experience and management. Clin Lung Cancer 2003;4:366-9.
106. Graves JE, Jones BF, Lind AC, Hefferman MP. Nonscarring inflammatory alopecia associated with the epidermal growth factor receptor inhibitor geftinib. J Am Acad Dermatol 2006;55:349-53.
107. Pardani A. Systemic mastocytosis: boné marrow pathology, classification, and curret therapies. Acta Hematol 2005;114:41-51.
108. Wu, Heule F, Lam K, Sonneveld P. Pleomorphic presentation of cutaneous lesions associated with the proteasome inhibitor bortezomib in patients with multiple mieloma. J Am Acad Dermatol 2006;55:897-900.
109. Belum VR, Fischer A, Choi JN, Lacouture ME. Dermatological adverse events from BRAF inhibitors: a growing problem. Curr Oncol Rep 2013;15:249-59.
110. Patel AB, Pacha O. Skin Reactions to immune checkpoint inhibitors (Chapter 9). In: Naing A, Hajjar J (eds). Immunotherapy. Advances in Experimental Medicine and Biology 2017;175-184. 995. DOI:10.1007/978-3-53156-4_9.
111. Campi P, Benucci M, Manfredi M, Demoly P. Hypersensitivity reations to biological agents with special emphasis on tumor necrosis factor-α antagonists. Curr Opin Allergy Immunol 2007;7:393-403.
112. Cheifetz A, Smedley M, Martin S, Reiter M, Leone G, Mayer L et al. The incidence and management of infusion reactions to infliximab : a large center experience. Am J Gastroenterol. 2003;98(6):1315-24.
113. Lequerré T, Vittecoq O, Klemmer N, Goëb V, Pouplin S, Menard JF et al. Management of infusion reactions to infliximab in patients with rheumatoid arthritis or spondyloarthritis: experience from an immunotherapy unit of rheumatology. J Rheumatol. 2006;33(7):1307-14.
114. Cheifetz A, Mayer L. Monoclonal antibodies, immunogenicity, and associated infusion reactions. Mt Sinai J Med. 2005;72(4):250-6.
115. Puchner TC, Kugathasan S, Kelly KJ, Binion DG. Successful desensitization and therapeutic use of infliximab in adult and pediatric Crohn's disease patients with prior anaphylactic reaction. inflamm Bowel Dis. 2001;7(1):34-7.
116. Lelong J, Duburque C, Fournier C, Colombel JF, Desreumaux P, Tonnel AB et al.[Desensitisation to infliximab in patients with Crohn's disease]. Rev Mal Respir. 2005;22(2 Pt 1):239-46.
117. Duburque C, Lelong J, Iacob R, Seddik M, Desreumaux P, Fournier C et al. Successful induction of tolerance to infliximab in patients with Crohn's disease and prior severe infusion reactions. Aliment Pharmacol Ther. 2006;24(5):851-8.
118. Criado PR, Criado RFJ, Vasconcellos C et al. Severe cutaneous adverse drug reactions: relevant aspects to diagnosis and treatment – Part II. An. Bras. Dermatol. [online]. 2004, vol. 79, no. 5 [cited 2008-07-13], pp. 587-601. Available from:<http://www.scielo.br/scielo.php?script=sci_arttext&pid=S0365-05962004000500010&lng=en&nrm=iso>. ISSN 0365-0596. doi: 10.1590/S0365-05962004000500010.
119. Riegert-Johnson DL, Godfrey JA, Myers JL, Hubmayr RD, Sandborn WJ, Loftus EV Jr. Delayed hypersensitivity reaction and acute respiratory distress syndrome following infliximab infusion. inflamm Bowel Dis. 2002;8(3):186-91.
120. Sandborn WJ, Hanauer SB. infliximab in the treatment of Crohn's disease: a user's guide for clinicians. Am J Gastroenterol. 2002;97(12):2962-72.
121. Wolbink GJ, Vis M, Lems W, Voskuyl AE, de Groot E, Nurmohamed MT et al. Development of antiinfliximab antibodies and relationship to clinical response in patients with rheumatoid arthritis. Arthritis Rheum. 2006;54(3):711-5.
122. Ang HT, Helfgott S. Do the clinical responses and complications following etanercept or infliximab therapy predict similar outcomes with the other tumor necrosis factor-alpha antagonists in patients with rheumatoid arthritis? J Rheumatol. 2003;30(11):2315-8.
123. Burgin S. New Drugs, New Rashes: update on cutaneous drug reactions. Adv Dermatol 2005;21:279-302.
124. Dore RK, Mathews S, Schechtman J, Surbeck W, Mandel D, Patel A et al. The immunogenicity, safety, and efficacy of etanercept liquid administered once weekly in patients with rheumatoid arthritis. Clin Exp Rheumatol. 2007;25(1):40-6.
125. Šuler Baglama Š, Trčko K. Cutaneous adverse effects of biologic drugs in psoriasis: a literature review. Acta Dermatovenerol Alp Pannonica Adriat. 2021;30(4):149-156.
126. Pasadyn SR, Knabel D, Fernandez AP, Warren CB. Cutaneous adverse effects of biologic medications. Cleve Clin J Med. 2020;87(5):288-299.
127. Phillips E, Mallal S. Drug Hypersensitivity in HIV. Curr Opin Allergy Clin Immunol 2007;7:324-30.
128. Carr A, Cooper DA. Adverse effects of antiretroviral therapy. Lancet.2000;356(9239):1423-30.
129. Hammer SM, Saag MS, Schechter M, Montaner JS, Schooley RT, Jacobsen DM et al. International AIDS Society-USA panel. Treatment for adult HIV INF-ection: 2006 recommendations of the International AIDS Society-USA panel. JAMA. 2006;296(7):827-43.
130. Naisbitt DJ, Farrell J, Gordon SF, Maggs JL, Burkhart C, Pichler WJ et al. Covalent binding of the nitroso metabolite of sulfamethoxazole leads to toxicity and major histocompatibility complex-restricted antigen presentation. Mol Pharmacol.2002;62(3):628-37.
131. Lin D, Li WK, Rieder MJ. Cotrimoxazole for prophylaxis or treatment of opportunistic INF-ections of HIV/AIDS in patients with previous history of hypersensitivity to cotrimoxazole. Cochrane Database Syst Rev.2007;(2):CD005646.
132. Holtzer CD, Flaherty JF Jr, Coleman RL. Cross-reactivity in HIV-INF-ected patients switched from trimethoprim-sulfamethoxazole to dapsone. Pharmacotherapy.1998;18(4):831-5.
133. Yee D, Valiquette C, Pelletier M, Parisien I, Rocher I, Menzies D. Incidence of serious side effects from first-line antituberculosis drugs among patients treated for active tuberculosis. Am J Respir Crit Care Med. 2003;167(11):1472-7.
134. Luther J, Glesby MJ. Dermatologic adverse effects of antiretroviral therapy: recognition and management. Am J Clin Dermatol. 2007;8(4):221-33.
135. Bacchetti P, Gripshover B, Grunfeld C, Heymsfield S, McCreath H, Osmond D et al. Study of Fat Redistribution and Metabolic Change in HIV INF-ection (FRAM). Fat distribution in men with HIV INF-ection. J Acquir Immune Defic Syndr.2005;40(2):121-31.
136. Wohl DA, McComsey G, Tebas P, Brown TT, Glesby MJ, Reeds D et al. Current concepts in the diagnosis and management of metabolic complications of HIV INF--ection and its therapy. Clin INF-ect Dis.2006;43(5):645-53.
137. Engelhard P. Correction options for lipoatrophy in HIV-INF-ected patients. AIDS Patient Care STDS. 2006;20(3):151-60.
138. Koutkia P, Grinspoon S. HIV-associated lipodystrophy: pathogenesis, prognosis, treatment, and controversies. Annu Rev Med.2004;55:303-17.
139. Schürmann D, Rademaker J, Trottenberg T, Bergmann F, Wesselmann H, Suttorp N. Spinal epidural lipomatosis: a manifestation of HAART-associated lipodystrophy. AIDS.2005;19(17):2052-4.
140. Crum-Cianflone NF. Immune reconstitution inflammatory syndromes: what's new? AIDS Read. 2006;16(4):199-206, 213, 216-217; discussion 214-7.
141. De Carvalho JR, Villela CA, Perez RM, Portugal FB, Flor LS, Campos MR, Schramamm JMA. Burden of Chronic Viral Hepatitis and Liver Cirrhosis in Brazil – the Brazilian Global Burden of Disease Study. Ann Hepatol 2017;16:893-900.
142. Grigorescu I, Dumitrascu DL. Spontaneous and antiviral-induced cutaneous lesions in chronic hepatitis B vírus INF-ection. World J Gastroenterol 2014;20(42):15860-15866.
143. Cacoub P, Boulière M, Lubbe J, Dupin N, Buggisch P, Dusheiko G et al. Dermatological side effects of hepatitis C and its treatment: patient management in the era of direct-acting antivirals. J Hepatol 2012;56:455-463.
144. Zeuzem S, Soriano V, Asselah T, Bronowicki JP, Lohse AW, Müllhaupt B et al. Faldaprevir and deleobuvir for HCV genotype 1 INF-ection. N Engl J Med. 2013;369(7):630-9.
145. Zeuzem S, Soriano V, Asselah T, Gane EJ, Bronowicki JP, Angus P et al. Faldaprevir (BI 201335), deleobuvir (BI 207127) and ribavirin oral therapy for treatment-naive HCV genotype 1: SOUND-C1 final results. Antivir Ther. 2013;18(8):1015-9.
146. Banerjee D, Reddy KR. Review article: safety and tolerability of direct-acting anti-viral agents in the new era of hepatitis C therapy. Aliment Pharmacol Ther 2016;43:674-696.
147. Tasanen K, Varpuluoma O, Nishie W. Dipeptidyl Peptidase-4 Inhibitor-Associated Bullous Pemphigoid. Front Immunol. 2019;10:1238. Published 2019 Jun 4. doi:10.3389/fimmu.2019.01238.

32 capítulo

Ediléia Bagatin • Marco Alexandre Dias da Rocha

Acne e Erupções Acneiformes

■ ACNE VULGAR

Introdução

Acne é doença multifatorial, inflamatória, imunomediada e crônica que afeta a unidade pilossebácea, composta por uma glândula sebácea bem desenvolvida, com um grande ducto e um pelo rudimentar.[1]

Surge geralmente na adolescência, podendo corresponder ao início da puberdade, quando se inicia a produção dos hormônios sexuais. Pode se iniciar na pré-adolescência e na idade adulta e persistir até a idade adulta.[2] Os andrógenos são os responsáveis pela ativação e controle das glândulas sebáceas, mas também influenciam ativamente no processo de queratinização do óstio infundibular. Sabemos que com relação a colonização e influência bacteriana, não existe um aumento no número de bactérias quando controles são comparados com acneicos; na realidade, os pacientes apresentam uma redução na diversidade de cepas de *Cutibacterium acnes*. Essa redução leva ao predomínio de cepas que ativam o sistema imunológico, inicialmente via receptores transmembrânicos do tipo *Toll*, especialmente 2 e 4 e via inflamassoma. Com o progredir do processo imunoinflamatório, a imunidade adaptativa também é ativada, com predomínio das respostas Th1 e Th17 (Sardana, 2017).

O quadro clínico é muito polimorfo, com aumento da oleosidade, de intensidade variável, da pele da face e região central do tórax e dorso, lesões não inflamatórias e inflamatórias e eventuais cicatrizes, como discromias, lesões atróficas, hipertróficas e queloides. As cicatrizes mais frequentes relacionadas a acne são as atróficas, com estudos apontando para uma taxa de 50% de pacientes acometidos por essa sequela (Tan, 2022). Pode ocorrer regressão espontânea, mas, em geral, a evolução é lenta e insidiosa, com períodos de melhora e de exacerbação, relacionada a múltiplos fatores, o que, pela Organização Mundial da Saúde, caracteriza a doença como crônica.[1]

Existe influência genética, e a história familiar constitui fator prognóstico importante. Familiares de indivíduos com acne após 25 anos de idade terão 25% mais chance de desenvolver acne na vida adulta. Os fatores genéticos também influenciam no processo de formação das cicatrizes, assim como a duração da doença, sua gravidade e o hábito de manipulação das lesões[3] (Tan, 2017).

Sua importância se concentra na alta prevalência e no impacto negativo na qualidade de vida dos pacientes. É uma das dermatoses mais frequentes e ocorre numa fase da vida na qual existem muitas transformações físicas e psíquicas.

Epidemiologia

A acne atinge aproximadamente 80% dos indivíduos de todas as etnias, com pico de prevalência entre 11 e 24 anos, podendo estender-se até 35 anos em 5% dos casos e 35 e 44 anos em 3%. Inicia-se, em geral, entre 11 e 13 anos para as meninas e 13 e 14 anos para os meninos; a fase de maior gravidade costuma ocorrer por volta dos 17 ou 18 anos no sexo feminino e dos 19 a 21 anos no sexo masculino.[2]

A resolução espontânea pode ocorrer durante a adolescência ou por volta dos 20 anos.[1,2] Atualmente é cada vez maior a prevalência da acne em adultos, tanto na forma persistente como na apresentação de início tardio. Alguns estudos sugerem que a incidência da acne persistente ou tardia seja maior entre mulheres, caucasianos e grupos populacionais ocidentalizados.[3,4]

Estima-se que, no Brasil, a acne atinja cerca de 11 milhões de pessoas e no mundo, os números chegam a 750 milhões de acometidos (Moradi, 2015). Apesar de ser uma dermatose que caracteriza a adolescência, indivíduos de ambos os sexos e todas as idades podem apresentar algum grau de acne, até mesmo recém-nascidos (acne neonatal), crianças (acne infantil ou pré-puberal)[5,6] e adultos (principalmente mulheres jovens).[7]

Impacto psicossocial e qualidade de vida

Aspecto relevante, e que tem sido muito destacado na literatura, é o impacto psicossocial em todas as faixas etárias e que pode ou não ser diferente entre os gêneros. Por afetar a aparência, a doença influencia de forma significativa nas relações pessoais e profissionais, levando à baixa autoestima, frustração, raiva, vergonha, prejuízo na autoimagem, sentimentos de inutilidade, baixa satisfação com o corpo, ansiedade, depressão e até maior taxa de desemprego.[8-10] Estudo qualitativo mostrou que os efeitos psicológicos são complexos, consideráveis e podem afetar negativamente a personalidade de forma permanente se não reconhecidos e tratados precocemente. A morbidade psicológica, na maioria dos pacientes entrevistados, não correspondia a qualquer critério padrão de doença psiquiátrica.[11] Estudo semelhante mostrou que ter pele perfeita, o ideal social e a influência da mídia foram apontados por mulheres com acne, psoríase e eczema, mas não pelos homens.[12] Estudo conduzido no Reino Unido mostrou que a gravidade da acne associou-se significativamente com pior autocrítica, no âmbito social, em mulheres e não em homens. A presença de acne no dorso foi significativamente associada a pior autocrítica sexual e quanto à aparência do corpo em homens e mulheres. Pacientes com mais de 20 anos apresentaram maior preocupação com a aparência do que os mais novos e a etnia também influiu nessa questão.[13] Em contrapartida, um estudo de coorte, com duração de 12 meses, numa escola da Austrália, não demonstrou associação entre presença e gravidade da acne e qualquer morbidade psicológica ou psiquiátrica. Os autores comentaram que esses resultados, contrários aos de outros estudos populacionais, poderiam ser devidos às diferenças entre as populações, traços de personalidade e tratamentos eficazes.[14]

A avaliação do impacto na qualidade de vida tem constituído parâmetro muito valorizado na análise da eficácia dos tratamentos para acne. Vários instrumentos específicos, validados em diversos idiomas, são disponíveis, mas os genéricos também podem ser úteis. Um dos mais usados é o Qualidade de Vida em Acne ou Acne Qol, já validado para o português do Brasil.[15] Estudos sobre qualidade de vida apresentam resultados surpreendentes e interessantes que variam entre os gêneros, em diferentes países e culturas. A utilização de questionários de saúde gerais e específicos para Dermatologia, em unidade dermatológica na África do Sul, mostrou que a gravidade da acne não estava associada à percepção do paciente e danos psicológicos. Porém, a presença da acne associou-se significativamente a prejuízo nos sentimentos, atividades sociais, desempenho no trabalho e na escola, atividades da vida diária e saúde mental geral, afetando a qualidade de vida dos pacientes.[16] A aplicação do *Cardiff Acne Disability Index* (CADI), em 112 estudantes universitárias na Arábia Saudita, não mostrou correlação entre idade, gravidade e duração da acne com prejuízo na qualidade de vida.[17] Aspecto importante é que a percepção da gravidade da acne pelo paciente pode ser diferente da do médico, e isso influi no impacto na qualidade de vida e na adesão ao tratamento.[18] Estudo realizado no Reino Unido mostrou relação inversa entre aderência ao tratamento e escores do *Dermatology Life Quality Index* (DLQI). Esse fato reflete a interação entre fatores clínicos e psicológicos e falhas no tratamento.[19]

Etiopatogenia

A acne apresenta patogênese multifatorial. O quadro clínico depende, fundamentalmente, das respostas imunológicas inata e adquirida que têm caráter individual e que desencadeiam a reação inflamatória.[20]

Os fatores implicados na patogênese da acne e inter-relacionados são:[21] 1) hiperqueratinização folicular; 2) aumento da produção e alterações qualitativas de sebo estimuladas pelos hormônios sexuais andrógenos; 3) colonização microbiana do folículo, com redução da diversidade de cepas, particularmente do *Cutibacterium acnes* ou *C. acnes*[22] (Dessinioti, 2020); 4) ativação da imunidade inata pelo *C. acnes*, com produção de citocinas pró-inflamatórias;[23] 5) desregulação do microambiente hormonal; e 6) interação com neuropeptídios e outros fatores que têm receptores nas glândulas sebáceas.[24]

Hiperqueratinização folicular

As glândulas sebáceas estão presentes em toda extensão da pele, exceto palmas e plantas. Sua porção excretora é formada por alvéolos que terminam num ducto curto que desemboca na porção terminal dos folículos pilosos. O canal, ou ducto folicular, é composto de duas porções: acroinfundíbulo, intraepidérmico, e infrainfundíbulo, ou seja, a região delimitada pela desembocadura do ducto da glândula sebácea e o acroinfundíbulo.

A acne afeta, preferencialmente, as unidades pilossebáceas constituídas por glândula sebácea grande, multilobulada, com pelo rudimentar e fraco, que se localizam principalmente na face, tórax e dorso.

A comedogênese é o processo de formação dos microcomedões, lesões subclínicas. Parece haver correlação direta entre a gravidade da acne e a quantidade dos microcomedões, que podem evoluir para comedões fechados ou abertos. A formação dos comedões resulta da hiperproliferação e descamação reduzida dos queratinócitos ductais devido à maior coesão entre eles pelos desmossomos. Porém, parece não haver diferenças nos componentes dos desmossomos entre folículos de pele com acne e controles normais. O aumento da proliferação e diferenciação dos queratinócitos já foi comprovado por estudos de imunohistoquímica, mas não se sabe o seu mecanismo exato. Acredita-se que a hiperqueratinização possa ser estimulada também pelos andrógenos.[21] O papel do *C. acnes*, de integrinas, citocinas pró-inflamatórias, como a interleucina (IL)-1α, e até o estímulo hormonal, foram apontados como possíveis fatores envolvidos nas alterações hiperproliferativas da acne.[22] Outra hipótese é que o *C. acnes* e outras agentes da microbiota da pele podem constituir um biofilme que adere à região interna e superior do óstio folicular aumentando a coesão entre os queratinócitos.[23] O acúmulo de sebo e queratinócitos forma um *plug* córneo no ducto folicular e desenvolvimento do comedão. No entanto, ainda é discutível a sequência dos eventos etiopatogênicos na acne, ou seja, se a hiperproliferação folicular sempre antecede os eventos inflamatórios ou não. A acne, atualmente, é considerada uma doença fundamentalmente inflamatória imunomediada mais do que hiperproliferativa.[20,21]

Hipersecreção sebácea

As glândulas sebáceas são ativadas pela ação dos andrógenos de origem ovariana ou testicular, adrenal e produzido localmente a partir do sulfato de dehidroepiandrosterona (S-DHEA) de origem adrenal. Os sebócitos do infrainfundíbulo apresentam receptores para os andrógenos. As enzimas 5α-redutase tipo I e 17-β hidroxi-desidrogenase responsáveis pela metabolização local dos andrógenos, identificadas por técnicas de imunohistoquímica, são mais ativas nos queratinócitos do infundíbulo do que nos da epiderme. Contraditoriamente, estudos demonstram não haver diferença significante dos níveis enzimáticos entre indivíduos portadores e não portadores de acne.[24]

Altas taxas de secreção sebácea ou seborreia podem relacionar-se com a gravidade da acne. Em contrapartida, nem todos os indivíduos com seborreia têm acne.

O aumento da secreção sebácea por ação hormonal pode ocorrer por: aumento na produção de andrógenos pelos ovários, testículos ou adrenais; aumento da disponibilidade de andrógenos livres por diminuição da globulina carreadora dos hormônios sexuais (SHBG) produzida no fígado; aumento da resposta da glândula sebácea por maior atividade da enzima 5α-redutase com maior produção da dihidrotestosterona (DHT) a partir da testosterona; aumento da capacidade do receptor intracelular do sebócito de se ligar ao andrógeno ou aumento da produção local da DHT a partir do S-DHEA.[25] Outros fatores que regulam a função biológica das glândulas sebáceas são os ligantes dos receptores expressos nos sebócitos, tais como: fatores de crescimento, receptores da ativação e proliferação dos peroxissomos ou *peroxisome proliferator-activator receptors* (PPAR), neuropeptídios [hormônio liberador da corticotrofina (ACTH)], melanocortinas, β-endorfinas, substância P, entre outros), histaminas, retinoides e vitamina D. Pela ativação desses receptores, passa a existir alteração em processos de proliferação e diferenciação celular na glândula sebácea, lipogênese, metabolismo androgênico e liberação de citocinas pró-inflamatórias.[20,24]

O sebo é uma mistura de lipídeos, principalmente colesterol, esqualeno, cera, ésteres esteroides e triglicerídeos. O papel de cada um desses lipídeos na patogênese da acne não é totalmente conhecido. Estudos mostram que, além do aumento da taxa de secreção sebácea, existem alterações na sua composição, tais como: níveis baixos de ácido linoleico, aumento e oxidação do esqualeno e alterações nas concentrações de ácidos palmítico, oleico, sapiênico e láurico. Esses têm atividade antimicrobiana até mesmo contra o *C. acnes*. O *C. acnes* e os lipopolissacárides aumentam significativamente a expressão de citocinas pró-inflamatórias em cultura de sebócitos.[23]

Colonização bacteriana do folículo

Os três principais micro-organismos isolados da superfície da pele e dos ductos das glândulas sebáceas de indivíduos com acne são: *Cutibacterium acnes* (o mais importante), *Staphylococcus epidermidis* e Malassezia spp.[22] Com o início da adolescência e surgimento da seborreia, observa-se aumento significante na quantidade de *C. acnes*. Porém, não há relação entre o número de bactérias encontradas na superfície da pele e nos ductos das glândulas sebáceas e a gravidade da acne. Do mesmo modo, existem lesões de acne sem a presença do *C. acnes*. Fatores como tensão de oxigênio, pH e aporte nutricional afetam seu crescimento. O *C. acnes* ativa o sistema do fator de crescimento de insulina 1 e seu receptor, ou *insulin-growth factor* (IGF-1/IGF-1R), que induz a proliferação de queratinócitos[26] e também tem papel na produção de citocinas pró-inflamatórias.[23]

Imunidade inata e adquirida e inflamação

Entre os receptores *Toll-like* (TLR) responsáveis pela ativação da imunidade inata nos seres humanos, os TLR-1, 2, 4, 5, 6 e 10 encontram-se na superfície celular, enquanto os TLR-3, 7, 8 e 9 são expressos em membranas de compartimentos intracelulares. Esses receptores estão presentes em células do sistema imunológico, epiteliais e endoteliais.[27-29]

Os TLRs pertencem à família dos receptores transmembrânicos tipo I e são formados por duas porções, sendo a externa capaz de reconhecer e se ligar a padrões moleculares relacionados a patógenos, induzindo a resposta imunológica inata que ativa vias de sinalização nucleares, como a NF-κB com produção de várias citocinas pró-inflamatórias, principalmente IL-12 e IL-8 e a via AP-1, responsável pela liberação de metaloproteinases que degradam a matriz extracelular dérmica.[20,30] Novas descobertas na etiopatogenia da acne aumentaram o conhecimento sobre a atuação do *C. acnes* no desencadeamento do processo inflamatório glandular, como sua participação na imunidade inata por ser reconhecido pelos TLR.[23,31] Estudos *in vivo* e *in vitro* demonstraram que o *C. acnes* é capaz de levar ao aumento da expressão do TLR-2 que se expressa nos monócitos periféricos, queratinócitos e macrófagos presentes na pele, demonstrando uma importante ligação entre o reconhecimento do agente infeccioso e o desencadeamento da resposta inflamatória.[32,33]

A IL-8 atrai neutrófilos cujas enzimas lisossomais liberadas levam à ruptura do folículo, contribuindo para a inflamação, e também produzem MMPs, particularmente a MMP-8, que causa degradação da matriz extracelular. Os queratinócitos produzem IL-1α que amplia a resposta imunológica via ativação das células T. Esses mecanismos estão envolvidos no desenvolvimento das lesões não inflamatórias e inflamatórias da acne.[21,30]

O *C. acnes* produz substâncias ativas como proteases, lipases e hialuronidases. As lipases são capazes de hidrolisar os triglicerídeos do sebo, originando ácidos graxos livres que são comedogênicos e agridem o revestimento folicular, levando também à ruptura do folículo com liberação do seu conteúdo na derme. Além de enzimas, o *C. acnes* produz fatores quimiotáticos para neutrófilos e linfócitos e, por meio de fragmentos de sua parede celular, estimula os macrófagos a produzir IL-8, IL-1β e fator de necrose tumoral alfa nos folículos pilossebáceos.[21-23]

A reação imunológica é do tipo IV e, nas lesões inflamatórias iniciais, as primeiras células observadas são os linfócitos T auxiliares. Com a evolução da acne para formas mais severas, pode ocorrer até reação do tipo corpo estranho, com presença de macrófagos e células gigantes.[21]

Existe resposta humoral com anticorpos anti-*C. acnes*, proporcional à gravidade da doença. Há ativação do complemento pelas vias clássica e alternativa e não se detectam imunocomplexos circulantes.[21]

O real significado desses achados ainda não é totalmente conhecido, mas uma possível explicação para a grande variabilidade do quadro clínico, gravidade e tendência para cicatrizes, entre os indivíduos e até no mesmo indivíduo, pode estar na intensidade das respostas imunológica e inflamatória de cada unidade pilossebácea.

A Figura 32.1 resume os principais eventos envolvidos na etiopatogenia da acne.

Dieta

De modo geral, a alimentação não tem influência sobre a atividade sebácea, exceto nos casos de total privação calórica, quando a secreção sebácea pode diminuir substancialmente. Em contrapartida, recentemente, algumas questões relativas à dieta têm sido discutidas.[34,35] O leite pode contribuir para o agravamento da acne por conter esteroides precursores da 5α-DHT, hormônio do crescimento e outros fatores de crescimento.[35] Dieta rica em carboidratos de alta carga glicêmica eleva rapidamente os níveis de insulina, do fator de crescimento insulina-*like* 1 (IGF-1) e seu receptor (IGF-1R), e todos esses fatores contribuem para o aumento da produção de andrógenos (DHT), com consequente hipersecreção sebácea, assim como para a hiperqueratinização.[36,37] Esses aspectos estão representados na Figura 32.2, que também mostra o papel do *C. acnes* nesse mecanismo. Estudo coreano mostrou que dieta irregular ou com alto índice/carga glicêmico(a), muita gordura e presença de iodo causavam exacerbação da acne.[38] Nos indivíduos com resistência periférica à insulina e hiperinsulinemia, a dieta com baixo teor de açúcar pode melhorar a acne.[39] No entanto, a falta de estudos controlados e randomizados limita conclusões sobre a influência da dieta na acne.[40] Não estão comprovados os benefícios da ingestão de ácidos graxos ômega-3, antioxidantes, zinco, vitamina A e fibras.[40]

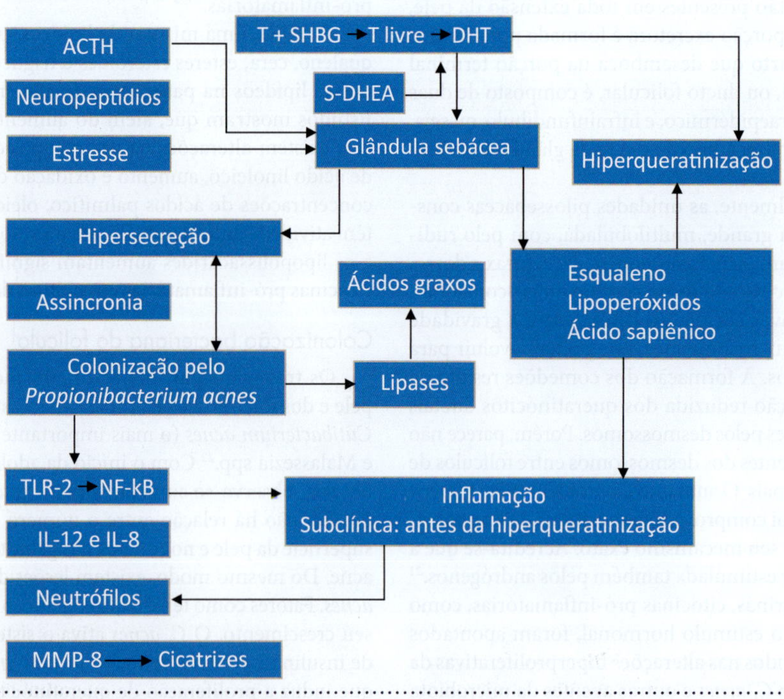

■ **Figura 32.1** Esquema representativo dos principais mecanismos da etiopatogenia da acne.

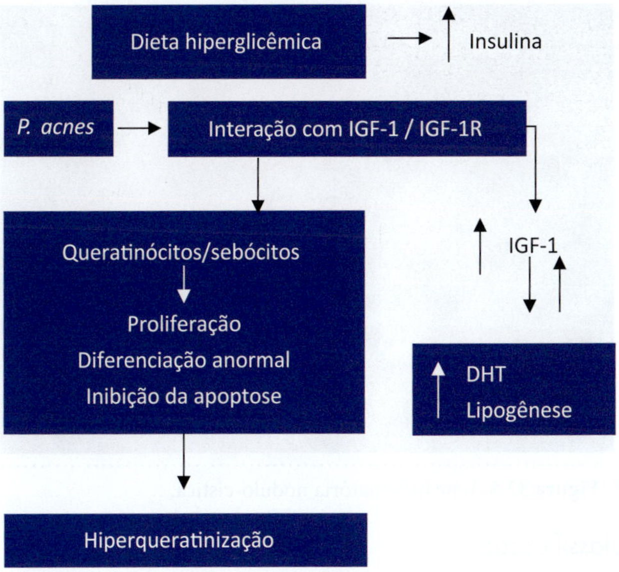

■ **Figura 32.2** Esquema representativo da influência da dieta hiperglicêmica na etiopatogenia da acne.

Mitos[1]

- **Sudorese:** sudorese e secreção sebácea são funções independentes; apenas a visualização da oleosidade aumenta quando a pele está molhada pelo suor.
- **Temperatura:** alterações na temperatura da pele influenciam pouco no nível da secreção sebácea, portanto, a variação sazonal é mínima, com discreta piora no verão.
- **Radiação ultravioleta (UV):** a exposição exagerada ao sol, particularmente nas pessoas de pele clara, acelera o processo de queratinização, como mecanismo de defesa, que pode aumentar o número de microcomedões e comedões.

Quadro clínico

O quadro clínico da acne é composto por uma variedade de lesões. A resposta aos fatores etiopatogênicos da acne é individual, portanto, o número, a gravidade e os tipos de lesões apresentadas são variados entre os indivíduos e no mesmo indivíduo. Parece que cada unidade pilossebácea atua como um foco independente. Não há acne sem seborreia, ou seja, aumento do fluxo do sebo na pele.[41] No entanto, pode haver seborreia sem acne, como, por exemplo, nas doenças neurológicas, em particular, a doença de Parkinson.[2] A face é a localização preferencial. As regiões anterior e posterior do tórax, pavilhão auricular, região cervical e terço superior dos braços também podem ser acometidos. A fronte e a porção central da face são as áreas de maior oleosidade, devido à maior concentração das unidades pilossebáceas. Quando o tronco é acometido, o quadro costuma ser mais agressivo, com resposta terapêutica mais lenta.

As lesões clínicas podem ser divididas em não inflamatórias com comedões fechados e abertos e inflamatórias, com pápulas, pústulas e nódulos.[1,2]

Lesões não inflamatórias

Microcomedões são lesões não visualizadas a olho nu e, quanto mais numerosos, mais grave será o quadro clínico.

Comedões fechados (Figura 32.3) são pápulas brancas, menores que 0,5 cm de diâmetro, melhor identificadas pelo estiramento da pele e mais frequentes na face.

Comedões abertos (Figura 32.4) são pontos pretos relacionados à dilatação do óstio folicular, com saída de queratina e lipídeos. A cor escura se deve à pigmentação do material localizado no ápice pela melanina.

Lesões inflamatórias

As pápulas são lesões eritematosas, de consistência firme, com até 5 mm de tamanho (Figura 32.5). As pústulas são lesões inflamatórias puntiformes, com secreção amarelada no centro, oriundas da perda do epitélio no cume da pápula pela formação de microabscesso folicular (Figura 32.6). Os nódulos são lesões eritematosas, maiores que 5 mm de diâmetro, de consistência fibroelástica e indicam maior gravidade. Resultam do rompimento de um agrupamento de comedões, com intenso infiltrado inflamatório localizado na derme profunda, chegando até o tecido celular subcutâneo, podendo evoluir para abscessos (Figura 32.7). As lesões nódulo-císticas surgem quando ocorrem sucessivas rupturas do epitélio folicular desses nódulos, com formação de pseudocistos com queratina, pelo tipo velus e secreção purulenta (Figura 32.8).

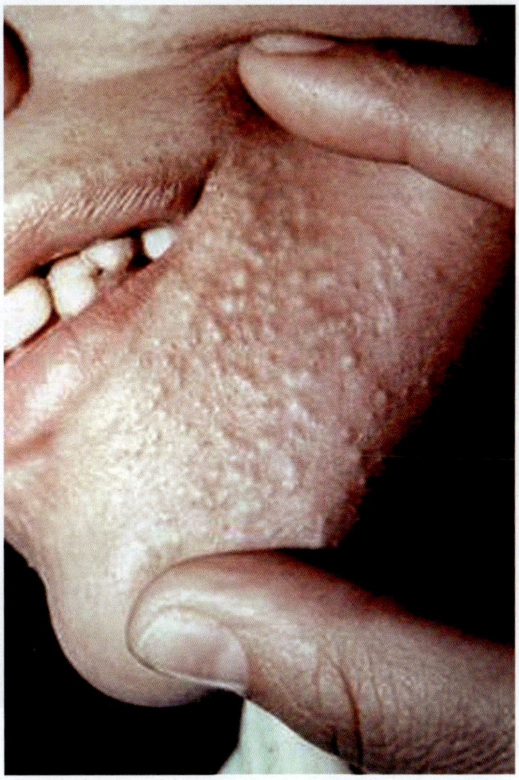

■ **Figura 32.3** Acne comedoniana – comedões fechados, melhor visíveis com o estiramento da pele.

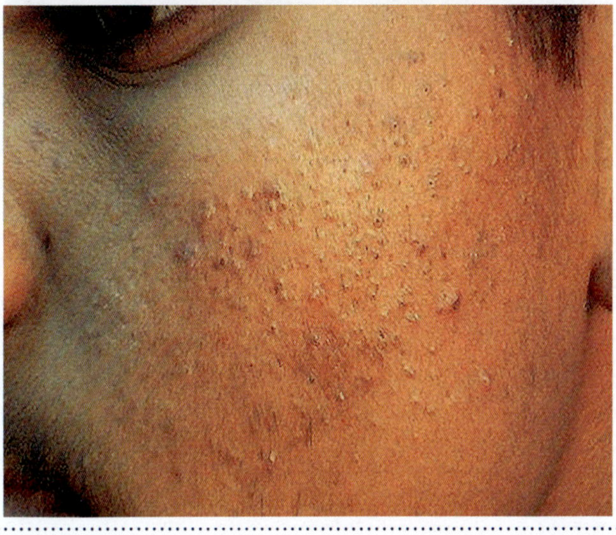

■ **Figura 32.4** Acne comedoniana – comedões abertos.

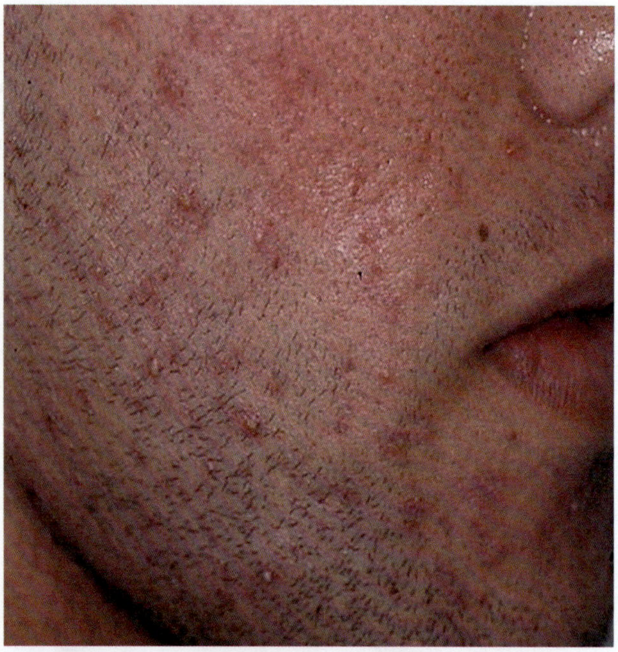

■ **Figura 32.5** Acne inflamatória com predomínio de pápulas.

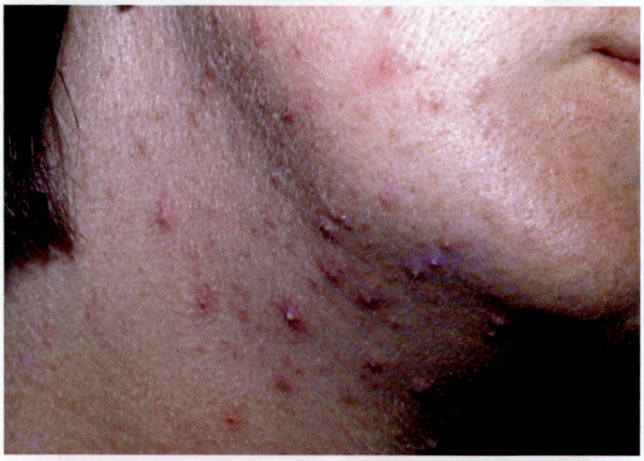

■ **Figura 32.6** Acne inflamatória com presença de pústulas.

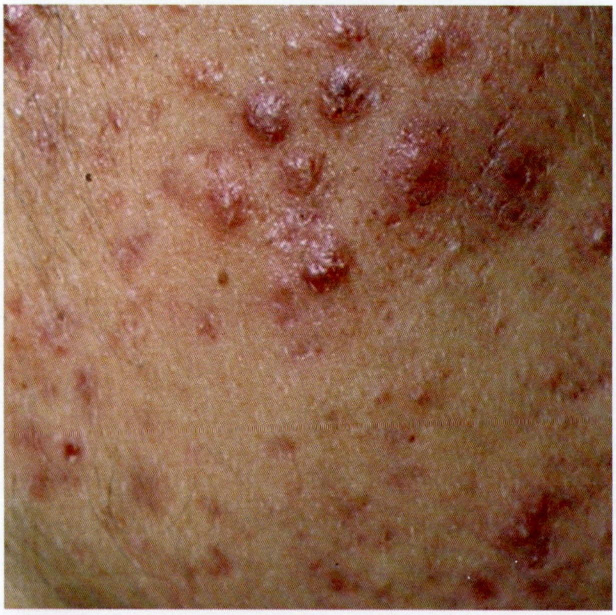

■ **Figura 32.7** Acne inflamatória com nódulos.

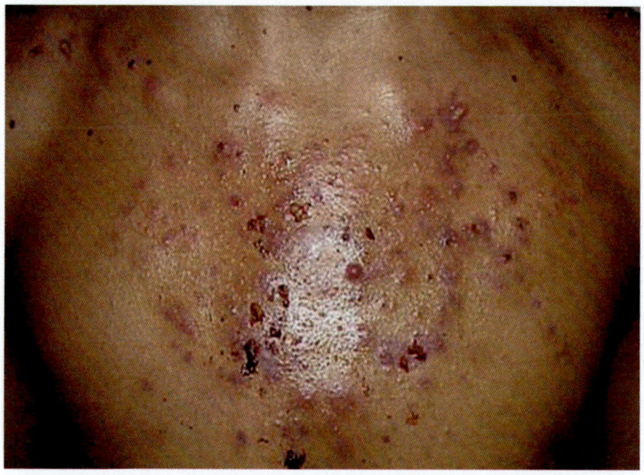

■ **Figura 32.8** Acne inflamatória nódulo-cística.

Classificação

Por ser um quadro polimorfo e de etiologia multifatorial, não há consenso quanto à padronização de um sistema de graduação da acne. As lesões são evolutivas e a predominância de algumas direciona a classificação. Várias classificações já foram propostas e nenhuma é perfeita. Há uma, mais recente e simplificada, apresentada pelo Grupo Latino-Americano de Estudos da Acne, que compreende:[1]

Acne comedoniana ou não inflamatória

As lesões dominantes são os comedões abertos e fechados. Algumas pápulas e/ou pústulas podem estar presentes. Costuma iniciar-se pelo nariz, seguida da fronte e mento.

Acne inflamatória

- **Papulopustulosa:** predominam as lesões inflamatórias papulopustulosas, pode haver comedões. A face é a localização preferencial.
- **Nódulo-cística:** quando há nódulos e pseudocistos, além de comedões, pápulas e pústulas na face e no tronco.

A acne inflamatória é graduada em leve, moderada ou grave, conforme o número de lesões, sendo: leve, com menos de 20; moderada, entre 20 e 50; e grave, com mais de 50 lesões.

Formas especiais

- **Acne conglobata:** é uma forma grave em que existem lesões muito inflamatórias, exuberantes, com drenagem de material seropurulento ou hemático, formando abscessos e evoluindo, por vezes, para lesões cicatriciais importantes (Figura 32.9).
- **Acne fulminante:** é uma forma muito grave, quase exclusiva de homens jovens, com quadro leve a moderado que, subitamente, torna-se grave com eritema intenso, lesões úlcero-hemorrágicas e/ou necrose, envolvendo, preferencialmente, o tórax, mas também a face. Não há comedões múltiplos e cistos não inflamatórios como na acne conglobata. É acompanhada de poliartrite das grandes articulações, astenia, emagrecimento, febre, leucocitose velocidade de hemossedimentação e proteína C reativa elevadas. Pode haver comprometimento renal, hepático, ósseo e eritema nodoso. Portanto, é doença sistêmica de patogênese desconhecida.[1]

De acordo com a idade, a acne é classificada em:

- **Neonatal:** 0 a 30 dias.
- **Infantil:** 1 a 24 meses.
  - **Acne neonatal e infantil:** caracterizam-se pela presença de comedões nas regiões malares e representam um risco aumentado de acne grave na adolescência (Figura 32.10).[5,6]
- **Pré-adolescente:** 8 a 11 anos.
- **Do adolescente ou vulgar:** 12 a 24 anos.
- **Do adulto:** acima de 25 anos, dividindo-se em persistente ou tardia.

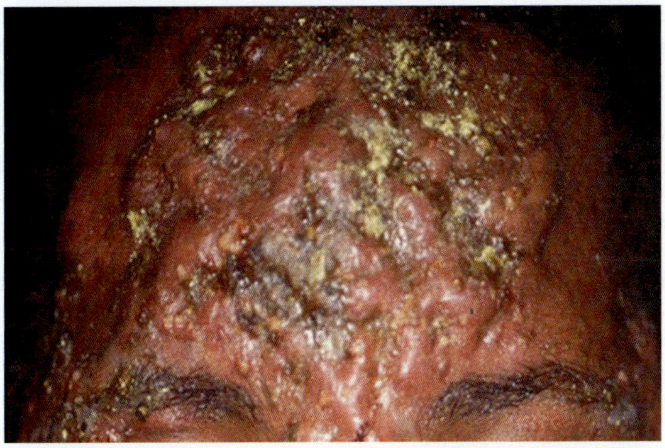

■ **Figura 32.9** Acne conglobata.

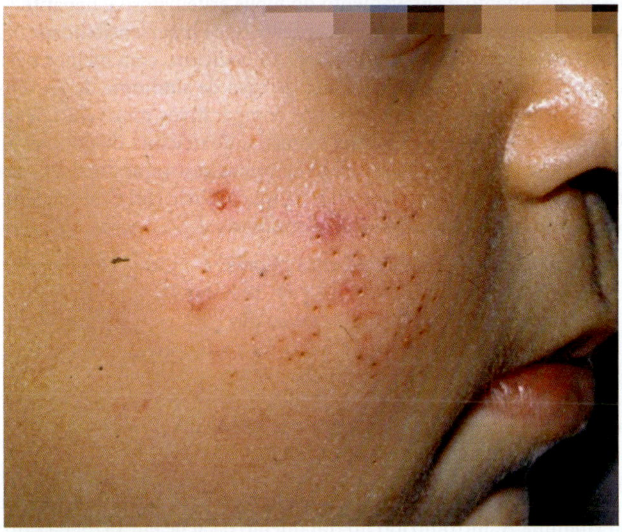

■ **Figura 32.10** Acne infantil.

Diagnóstico diferencial e laboratorial

O diagnóstico é clínico, não são necessários exames laboratoriais, exceto na suspeita de hiperandrogenismo na acne da mulher adulta (AMA) ou quando são necessários controles devido ao tratamento escolhido.

O diagnóstico diferencial é com as erupções acneiformes, lembrando que, nessas, não estão presentes os comedões.

Tratamento

O objetivo primário é sempre tratar a acne, independentemente da idade e da gravidade, o mais precocemente possível, para evitar as cicatrizes e os distúrbios psicossociais que podem trazer consequências permanentes.

Os princípios do tratamento baseiam-se em: correção do defeito da queratinização folicular, diminuição da atividade das glândulas sebáceas, diminuição da população de *C. acnes* no folículo e diminuição do processo inflamatório.

Há vários recursos terapêuticos que controlam a doença e apenas um que permite remissão prolongada ou cura. O tratamento é sempre prolongado e requer adesão do paciente, que depende de um bom relacionamento com o médico.[1,42]

Orientações gerais

Entender o que é a doença e as opções de tratamento; não manipular as lesões; não realizar limpeza de pele sem recomendação médica; evitar uso de medicamentos tópicos ou sistêmicos, particularmente corticosteroides tópicos ou sistêmicos, hormônios e vitamina B12 não indicados pelo médico.

Tratamento tópico

- **Agentes de limpeza:** para remoção do sebo; uso discutível quanto ao aumento de oleosidade da pele; pode ser controlado com tratamentos tópicos. Para remover o excesso de sebo da superfície da pele, há grande variedade de solventes de lipídeos e surfactantes (sabonetes em barra ou líquidos), bem como loções, soluções e espumas. A higiene das áreas seborreicas não deve ser exagerada, pois poderá ser exacerbada por cuidados intempestivos. Essa limpeza deve ser com desengordurantes leves e não alcoólicos e com água preferencialmente fria ou morna. Recentemente surgiram produtos à base de copolímeros de metacrilato, micropartículas esféricas que têm a capacidade de se ligar fortemente à gordura e aumentar em até 20 vezes seu volume. Esses produtos conseguem diminuir a oleosidade da pele por até 8 horas. São úteis os agentes de limpeza com peróxido de benzoíla, que podem ser suficientes para o controle da acne leve com seborreia, particularmente para o tronco.[43]
- **Retinoides:** são muito utilizados por atuar em vários fatores etiopatogênicos: inibem a formação e reduzem o número de microcomedões; normalizam a descamação do epitélio folicular do infrainfundíbulo e melhoram a penetração de outras drogas. São considerados drogas de primeira linha em qualquer regime terapêutico, úteis em qualquer forma de acne.[44] Têm atividade anti-inflamatória leve, via redução da expressão do receptor *Toll-like*-2 e da IL-10 e aumento da expressão da proteína CD1d.[45] Podem ser utilizados como monoterapia, porém a associação com peróxido de benzoíla ou antibióticos (tópicos ou sistêmicos) produz melhores resultados.[46-48] Os efeitos indesejáveis, como eritema, descamação, sensação de ardor e prurido, são inevitáveis no início do tratamento e devem ser controlados com a associação com hidratantes adequados, higienizadores leves e aplicações em noites alternadas.[43] Após minimizar o componente inflamatório e o número de comedões, seu uso deve ser continuado durante a fase de manutenção, com objetivo de evitar recorrência.
  Os retinoides tópicos disponíveis incluem: tretinoína, adapaleno, isotretinoína, tazaroteno, trifaroteno (Cosio, 2021) e retinaldeído. Apesar de apresentarem estruturas químicas distintas, todos agem na lesão precursora da acne, o microcomedão, mas têm tolerabilidade diferente.

- **Ácido retinoico (tretinoína):** foi o primeiro retinoide a ser introduzido. Estudos demonstram redução de 33% a 81% das lesões não inflamatórias e 17% a 71% das lesões inflamatórias após 12 semanas de uso. É apresentado em cremes nas concentrações de 0,025%, 0,05% e 0,1%, géis a 0,01% e 0,025% e formulações micronizadas em gel a 0,1% e 0,4%, com menor potencial irritativo.
- **Adapaleno:** é a terceira geração de retinoides. Costuma ser mais bem tolerado que o ácido retinoico por apresentar menor potencial irritativo, no entanto os resultados são mais lentos. É uma droga útil nos tratamentos de manutenção após a cura ou controle da doença. Está disponível em formulações em gel e creme a 0,1% e em combinações com peróxido de benzoíla ou com clindamicina.
- **Peróxido de benzoíla:** é um agente antimicrobiano que diminui a população do *C. acnes* nos folículos por sua ação bacteriostática e reduz a formação dos comedões e demonstra atividade anti-inflamatória. Quando associado aos antibióticos tópicos em um único produto, clindamicina ou eritromicina e ao adapaleno, é mais eficaz que usado isoladamente.[46,48,49] O peróxido de benzoíla pode ser incorporado a diversos veículos, tais como, géis, loções, cremes e sabões líquidos em concentrações que variam de 1% a 10%. As vantagens dessa substância são o baixo custo, a ausência de relatos de resistência bacteriana e sua utilidade na prevenção da resistência bacteriana relacionada ao mau uso dos antibióticos tópicos ou sistêmicos.[50] Quando presentes, os efeitos adversos se restringem à eritema, ardor, prurido e descamação que costumam desaparecer à medida que se mantém o seu uso. A queixa mais comum é o clareamento de roupas e cabelos quando entram em contato com o produto.[49]
- **Antibióticos tópicos:** os mais populares são eritromicina a 2% e 4% e a clindamicina a 1% e 2%, ambas em solução e gel. Agem nas lesões

inflamatórias, mas são menos eficazes que os antibióticos sistêmicos. O tratamento monoterápico não deve ser realizado devido à demora no efeito e o potencial de desenvolvimento da resistência bacteriana, principalmente pelo uso por tempo incorreto ou quando aplicado apenas sobre as lesões inflamatórias.[51] A duração recomendada é, em média, 6 a 8 semanas. Os efeitos adversos são mínimos. A colite pseudomembranosa pela clindamicina já foi descrita, porém é rara. Nas últimas décadas, a ocorrência crescente e preocupante da resistência bacteriana do *C. acnes* tornou obrigatória a necessidade de otimizar os esquemas terapêuticos, dando-se preferência ao uso combinado com peróxido de benzoíla ou retinoides e jamais utilizando antibióticos tópicos e sistêmicos ao mesmo tempo, assim como antibióticos tópicos no tratamento de manutenção a longo prazo.[46,48,49]

- **Ácido azelaico:** está indicado em casos de acne papulopustulosa leve a moderada. Estudos sugerem que seu uso leva a redução da população bacteriana, apresenta atividade comedolítica e também modula a expressão dos receptores *Toll-like*-2 (Rocha, 2017). Seu mecanismo de ação ainda não está completamente elucidado, mas estudos sugerem que produz redução discreta da população bacteriana e tem atividade comedolítica. Está disponível em gel a 15% e creme a 20% e deve ser usado 2 vezes ao dia. São úteis quando existem lesões hiperpigmentadas porque têm ação clareadora e nos tratamentos de manutenção.[52]
- **Ácido salicílico:** tem leve ação comedolítica. É encontrado em concentrações variáveis em produtos chamados cosmecêuticos em geral, indicados como agentes de limpeza e hidratantes ou no tratamento da acne comedoniana muito leve.[43]
- **Novas drogas tópicas:** a dapsona 5% e 7,5% e a clastoterona 1% (inibidor androgênico tópico), foram aprovadas pelo FDA e recentemente lançadas no mercado norte americano. Não há previsão de chegada ao Brasil (Kosmadaki, 2017; Han, 2021).

Tratamento sistêmico

Antibióticos orais

A indicação clássica concentra-se nos casos de acne inflamatória de moderada a grave. Os mais usados são as tetraciclinas e seus derivados ou ciclinas de 2ª geração (minociclina, doxiciclina e limeciclina). A eritromicina, outros macrolídeos, principalmente a azitromicina e sulfametoxazol-trimetropim, constituem opções alternativas.[53,54] Os antibióticos sistêmicos diminuem a população de *C. acnes* e *Staphylococcus epidermidis* na pele, mas atuam muito mais como inflamatórios por inibir a quimiotaxia de neutrófilos, a produção de citocinas e a atividade dos macrófagos.

As tetraciclinas têm longa história de eficácia e perfil de segurança que a colocam como primeira opção para o tratamento da acne, com exceção dos períodos da gestação, lactação e infância, nos quais é indicada a eritromicina. As ciclinas de segunda geração também são muito eficazes. O tratamento deve ser feito por 8 a 12 semanas.[55] Se não houver controle da acne, o antibiótico deve ser suspenso, nunca mantido por períodos prolongados e outras alternativas consideradas. Se, em contrapartida, houver controle, também deve ser suspenso e mantido o tratamento com tópicos, exceto antibióticos; se houver recaída, o mesmo antibiótico oral que foi eficaz deve ser reintroduzido.[56]

A associação dos antibióticos orais com tratamento tópico, exceto com antibióticos, é necessária, ou seja, antibióticos nunca devem ser usados em monoterapia, pelo aumento do risco de resistência bacteriana.[51,53,57] Já foi descrita a ocorrência de infecções do trato respiratório alto por bactérias resistentes aos antibióticos usuais pelo seu uso incorreto no tratamento da acne.[58]

Uma revisão sistemática que incluiu sete estudos clínicos randomizados mostrou que não há evidências suficientes que suporte diferenças de eficácia entre a tetraciclina e seus derivados. Do mesmo modo, concluíram que o aumento crescente da resistência bacteriana e novas dosagens não tiveram impacto na eficácia.[56]

É preciso lembrar que, com relação aos antibióticos, diversos fatores influem na sua eficácia e segurança, tais como: solubilidade, permeabilidade gastrointestinal, absorção sistêmica (com ou sem as refeições ou outros ingestantes), distribuição e penetração no tecido alvo. As tetraciclinas são mais bem absorvidas se administradas longe das refeições. Assim, por exemplo, sabe-se que os medicamentos mais solúveis e permeáveis são mais bem absorvidos e distribuídos. Aqueles mais lipofílicos penetram melhor nas glândulas sebáceas ricas em lipídeos. A dieta e o peso do paciente podem também alterar a absorção e a distribuição. É necessário que o médico esteja atento para as recomendações de uso baseadas na farmacocinética e na farmacodinâmica desses medicamentos.[59]

Os efeitos adversos, em geral, são bem tolerados e se resumem a sintomas gastrointestinais. As tetraciclinas são contraindicadas durante a gestação, a lactação e a infância, pois inibem o crescimento ósseo e podem gerar coloração amarelada nos dentes de crianças menores de 10 anos. Estudo de coorte retrospectivo conduzido no Reino Unido mostrou potencial associação entre as ciclinas orais, particularmente a doxiciclina, e a doença inflamatória intestinal.[60] A minociclina, mais do que as outras ciclinas, pode causar reações de fotossensibilidade, pigmentação de cicatrizes e de áreas fotoexpostas e, mais raramente, desencadeamento e agravamento do lúpus eritematoso e hepatite.[61,62] A doxiciclina também pode causar reações de hipersensibilidade.[63] A limeciclina tem eficácia comparável à minociclina, com melhor perfil de segurança, embora exista relato de caso de síndrome de Stevens-Johnson por limeciclina.[64] Estudos comparativos mostram eficácia semelhante entre os antibióticos orais; a doxiciclina disponível em cápsulas revestidas provoca menos sintomas gastrointestinais;[65] a azitromicina mostrou a mesma eficácia que a doxiciclina em pacientes com menos de 18 anos.[66] As doses usuais são:

- Tetraciclina: 500 mg, de 12 em 12 horas.
- Doxiciclina: 50 a 100 mg, de 12 em 12 horas.
- Limeciclina: 150 a 300 mg, 1 vez ao dia.
- Minociclina: 50 a 100 mg, 1 a 2 vezes ao dia.
- Eritromicina: 500 mg, 2 vezes ao dia.

Tratamento hormonal – descrito em AMA

Retinoide oral

A isotretinoína oral é o 13-cis ácido retinoico, derivado do retinol ou vitamina A, introduzido no tratamento da acne em 1975, na Europa,[67,68] 1980, nos Estados Unidos,[69] e oficialmente no Brasil, em 1993, embora já viesse sendo utilizada desde 1982 por Sampaio.[70] Sabe-se que seu principal mecanismo de ação ocorre na glândula sebácea, por meio da ligação a receptores para retinoides, reduzindo sua atividade, seu tamanho e a quantidade de sebo produzida em 75% após 4 semanas de tratamento. Representa o avanço mais significativo no tratamento de acne, pois pode curar a doença (Figuras 32.11 e 32.12 A e B).[71,72] Atua em todos os mecanismos etiopatogênicos da acne: diminui o tamanho e a secreção das glândulas sebáceas em 90%, levando à redução do fluxo de sebo; normaliza a queratinização folicular, evitando a formação de microcomedões; inibe o crescimento do *C. acnes*; e tem atividade anti-inflamatória por controlar a expressão do receptor *Toll-like*-2, reduzir a produção da IL-10 e aumentar a expressão da proteína CD1d.[73]

As doses utilizadas variam entre 0,5 e 1 mg/kg de peso, com dose total de 100 a 150 mg/kg, média de 120 mg/kg de peso. O tempo de tratamento varia em torno de 6 a 8 meses.[72,73] Porém, em casos refratários, como adolescentes masculinos com acne grave e acometimento intenso do tronco, pode ser necessário período maior de tratamento e dose total de 150 mg/kg de peso. Existe possibilidade de recaída alguns meses após o final do tratamento e outros ciclos são necessários.[74]

Os efeitos colaterais mais comuns e facilmente controláveis com medidas precocemente adotadas são: secura labial ou queilite; ressecamento da mucosa nasal, podendo causar epitaxes; xeroftalmia, com risco de conjuntivite se não controlada, principalmente nas pessoas que usam lentes de contato; secura da pele com descamação e prurido que pode ser mais intensa nos indivíduos atópicos; aumento da sensibilidade ao sol; e discreta alopecia.[75-77] O paciente deve ser alertado e orientado precocemente com relação às medidas para minimizá-las, tais como: uso de emolientes labiais, hidratantes, filtros solares, colírios e solução salina nasal. A elevação do colesterol e do triglicerídeos e alterações na função hepática, com elevação das transaminases, podem ocorrer e necessitam de monitoramento. Outras reações adversas já descritas, mas raramente observadas, são: cefaleia, artralgias, dores musculares, principalmente em atletas, nervosismo e insônia. Alguns eventos adversos relatados e ainda mais raros são: pseudotumor cerebral pelo uso concomitante das tetraciclinas, leucopenia, diminuição da visão noturna, opacidade da córnea e hiperostose. Considera-se que os eventos adversos mais raros possam ser idiossincrásicos e dependentes de predisposição individual. De qualquer modo, é imprescindível a avaliação laboratorial antes do início do tratamento, incluindo: hemograma completo, função hepática, colesterol e frações, triglicerídeos, glicemia de jejum e, para mulheres em idade fértil, gonadotrofina coriônica sérica.[78-80] Os níveis de transaminases, de colesterol e de triglicerídeos, quando se elevam durante o tratamento, retornam aos valores normais após redução da dose ou, eventualmente, suspensão do tratamento. Os exames devem ser repetidos após um a dois meses e, posteriormente, de acordo com a evolução e a critério médico.[79]

A contraindicação absoluta para a prescrição da isotretinoína oral é a presença ou possibilidade de gravidez, já que o maior problema relacionado a essa droga é a teratogenicidade.[81,82] O efeito teratogênico ocorre durante a embriogênese e, consequentemente, podem ocorrer malformações fetais. Portanto, a gravidez sempre deve ser excluída antes de iniciar o tratamento. É obrigatória a contracepção para mulheres em idade fértil, com dois métodos iniciados um mês antes do início do tratamento, mantidos durante todo tratamento e até um mês após o término, quando a droga estará completamente metabolizada e eliminada. É importante aguardar a menstruação para iniciar o tratamento e enfatizar que não existem riscos para gestações futuras.

Estudo sobre gestação durante o tratamento com isotretinoína oral, nos Estados Unidos, em 2002, demonstraram que ocorreram quatro gestações para cada mil pacientes tratadas. Dessas, 26% ocorreram antes do início do tratamento, 14% já estavam grávidas na consulta inicial, 12% não esperaram a menstruação para iniciar o tratamento, como é recomendado, e em 64% das mulheres a gravidez aconteceu durante o tratamento, em geral por não adesão às orientações sobre anticoncepção.[82] No Brasil, em 2002 e 2007, estimou-se que ocorreram ao redor de 0,4 e 1 a 2 gestações para cada mil pacientes tratadas, respectivamente.[42]

Quando a gravidez ocorre durante o tratamento, pode ter evolução normal em 65% a 85% dos casos ou os desfechos incluem: aborto espontâneo, em 18% a 20% dos casos; desenvolvimento de embriopatias graves, em 18% a 28% dos casos, tais como anomalias craniofaciais, do timo, do sistema nervoso central e cardiovasculares.[82]

Um aspecto muito controverso, e que atualmente parece estar resolvido, é o risco de depressão, de ideação suicida e de suicídio associados ao uso da isotretinoína. É sabido que, nos Estados Unidos, a incidência de depressão na população geral é de 11,4 para cada 100 mil habitantes e, entre os indivíduos usando a isotretinoína oral, é de 1,8. No Brasil, a incidência de depressão na população geral é estimada em 3% a 10% e, entre pacientes em tratamento com a isotretinoína, é de 0,06%. Desde 1982, milhões de indivíduos no mundo todo foram tratados com isotretinoína. Muitos estudos comparativos demonstram que os distúrbios psiquiátricos relatados são provavelmente relacionados a outros fatores.[83-86] Todos os estudos, principalmente populacionais, realizados até o momento não comprovaram associação da isotretinoína com esse evento adverso grave e não há, até o momento, qualquer evidência farmacológica, epidemiológica ou clínica que possa explicar essa ocorrência.[87-91] Ao contrário, vários estudos demonstram o impacto positivo na qualidade de vida dos indivíduos com acne grave após o tratamento com a droga.[92,93] Em contrapartida, um grande estudo populacional recente, conduzido na Suécia, demonstrou a associação entre acne dos adolescentes e ideias suicidas, problemas emocionais e comprometimento da vida social. Os autores concluíram que a acne é uma doença que pode causar dano grave, talvez prolongado ou persistente, nas funções emocionais e, por isso, sempre deve ser tratada eficaz e precocemente.[94]

Outra controvérsia se refere à possibilidade de desencadeamento da doença inflamatória intestinal, particularmente colite ulcerativa, pela isotretinoína oral. No entanto, estudos populacionais, caso-controle, não confirmaram essa suposição.[95,96] Além disso, a associação da doença de Chron com o uso de antibióticos da classe das tetraciclinas, particularmente a doxiciclina, já foi relatada.[60] Assim, os casos relatados não podem ser interpretados como uma complicação absoluta da droga.

Em raros casos, ao redor do 1º e 3º mês após o início do tratamento, pode haver exacerbação das lesões, que regridem com o uso de corticosteroides orais e, às vezes, antibióticos orais, além da redução da dose da isotretinoína.[73]

Nos últimos anos, alguns estudos têm proposto esquemas de tratamento com dose diária mais baixa e duração mais prolongada, para reduzir os efeitos colaterais cutaneomucosos e melhorar a adesão do paciente. Os resultados demonstram boa eficácia e melhor tolerabilidade.[97,98] Do mesmo modo, estudo recente mostrou eficácia, sem recaída, em dois anos de seguimento com esquema de dose cumulativa mais baixa, ou seja, pacientes com acne leve ou moderada foram tratados até a remissão completa da acne e por mais um a dois meses, independentemente da dose total.[99]

A maioria dos pacientes fica curado com apenas um ciclo de tratamento. Porém, podem ocorrer recaídas em aproximadamente 20% dos casos, com necessidade de dois ou mais ciclos de tratamento. Em geral, são indivíduos do sexo masculino, com história familiar positiva, quadro de acne grave, de início precoce e com predomínio de lesões no tronco.[74,100,101]

Após a suspensão da isotretinoína oral, é importante o tratamento de manutenção no período de 6 meses a 1 ano, para evitar recaídas com produtos tópicos, retinoides, peróxido de benzoíla, ácido azelaico ou combinações fixas, mas nunca com antibióticos.[102]

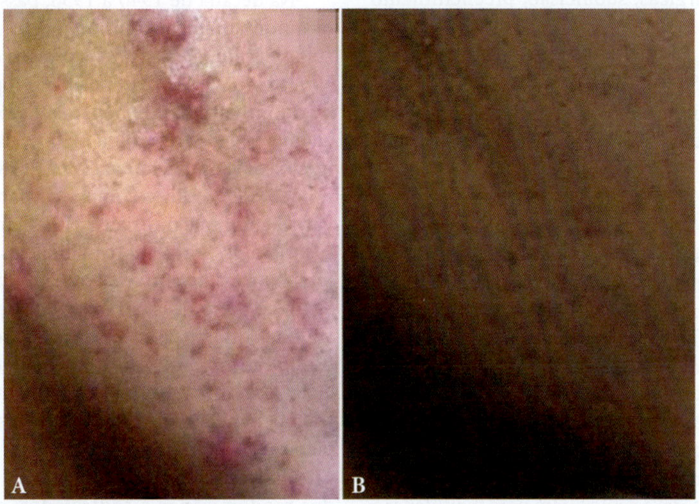

■ **Figura 32.11** Acne inflamatória moderada. **(A)** Antes do tratamento com isotretinoína oral e **(B)** após o tratamento.

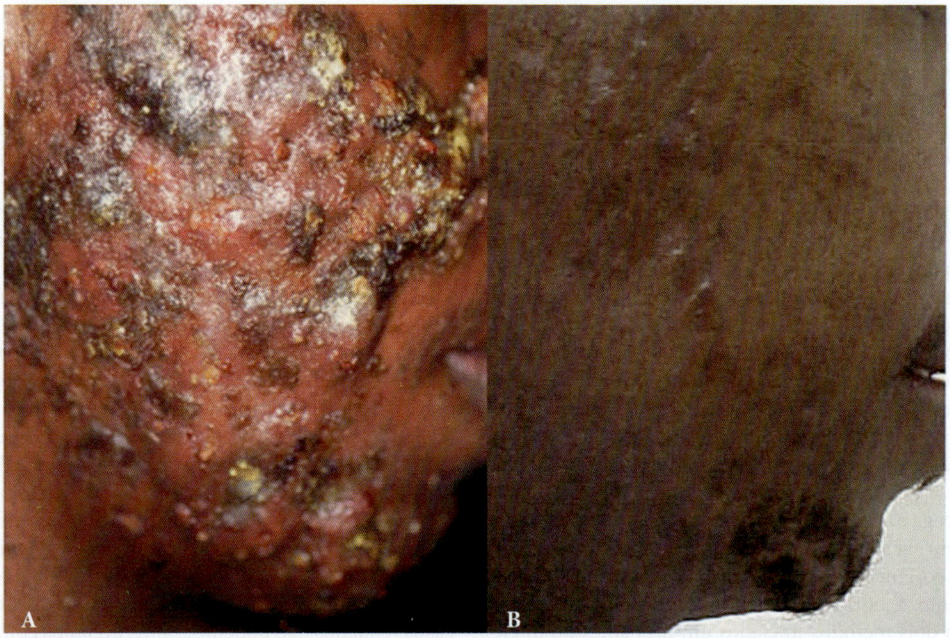

■ **Figura 32.12** Acne inflamatória nódulo-cística grave. (**A**) Antes do tratamento com isotretinoína oral e (**B**) após o tratamento.

Tratamento da acne fulminante

É feito com corticosteroide sistêmico, de 0,5 a 1 mg/kg/dia, isolado por 1 ou 2 semanas e depois associado à isotretinoína oral; a associação é mantida por 2 ou 3 semanas e a isotretinoína isolada por 3 a 5 meses, até a regressão da inflamação e cicatrização das úlceras. Os antibióticos, cefalosporinas ou macrolídeos, podem ser usados por 1 semana, no início do tratamento. O uso tópico de corticosteroides potentes 2 vezes ao dia, por 7 a 10 dias, pode ser útil. O prognóstico é bom, apesar das sequelas cicatriciais.[103,104]

Tratamentos complementares

Extração de comedões; punção ou drenagem de pústulas, nódulos e pseudocistos; infiltração intralesional com corticosteroides em nódulos, pseudocistos e cicatrizes hipertróficas, *peelings* químicos superficiais na acne em atividade com ácido salicílico 30%, ácido salicílico 30% associado ao ácido mandélico 10%, solução de Jessner, ácido glicólico 70%.[105]

Tratamento das cicatrizes

É sempre muito difícil. As deprimidas exigem combinação de técnicas para sua correção, tais como: *peelings* químicos médio ou profundo, dermabrasão, *laser*, excisões cirúrgicas, subincisão, preenchimento cutâneo, entre outras.[1,106]

Tratamento das hipercromias pós-inflamatórias

Clareadores à base de hidroquinona a 4%, ácido kójico a 1%, ácido azelaico a 15% ou 20% e *peelings* químicos superficiais, principalmente com a solução de Jessner.[1,106]

Cosméticos e cosmecêuticos

O grande desenvolvimento da indústria cosmética, com a disponibilidade de produtos de alta qualidade, permite incentivar as mulheres, adolescentes e adultas, com acne a usar, durante o tratamento, maquiagem adequada para camuflar as lesões cicatriciais e mesmo as ativas, com objetivo de melhorar a autoestima, diminuir a manipulação e contribuir para a proteção solar, evitando sequelas pigmentadas. O uso dos cosmecêuticos, particularmente os protetores solares de amplo espectro e os hidratantes, desde que em veículos adequados, devem ser recomendados como adjuvantes no tratamento da acne porque evitam a pigmentação pós-inflamatória e contribuem para manutenção da barreira cutânea, o que contribui para o controle da inflamação.[43]

Novos tratamentos

Métodos físicos, como radiofrequência, fototerapia com luzes especiais (400 a 420 nm),[107,108] luz pulsada,[109] *laser*[110-112] e terapia fotodinâmica[113,114] vêm sendo empregados, mais recentemente, no tratamento da acne inflamatória, para casos selecionados, devido ao alto custo. Não devem ser considerados primeira escolha, mas podem ser opção na impossibilidade de tratamento medicamentoso, particularmente em pacientes com pele sensível, intolerante a produtos tópicos e com contraindicação para uso da isotretinoína oral. Podem também ser associados aos tratamentos clínicos para reduzir mais rapidamente a resposta inflamatória e melhorar a adesão.[56,115]

Conclusão

As finalidades do tratamento da acne são: normalização da queratinização do epitélio infundibular, diminuição da secreção de sebo, redução do número de *C. acnes* e controle do processo inflamatório.

Antes de 1940, não havia tratamento; aguardava-se a cura espontânea ou prescreviam-se as poucas opções que existiam, tais como tópicos de baixa eficácia, como enxofre, resorcina e ácido salicílico e tratamentos sistêmicos ineficazes, como cálcio, auto-hemoterapia, arsênico e radioterapia.

Na década de 1940 a 1950, passaram-se a usar, por via sistêmica, os quimioterápicos e antibióticos, como as tetraciclinas, eritromicina, sulfas e sulfona; os corticosteroides e os antiandrógenos.

Entre 1960 e 1990, produtos tópicos eficazes foram sendo introduzidos: peróxido de benzoíla (1965), retinoides, representados inicialmente pela tretinoína (1969), antibióticos, eritromicina e clindamicina (1983) e ácido azelaico (1985). Atualmente existe um grande número de produtos comerciais para o tratamento da acne, incluindo várias combinações fixas. No entanto, os estudos comparativos são insuficientes para gerar evidências consistentes.[115] Todas as opções terapêuticas disponíveis têm sido discutidas, ao longo do tempo, em reuniões periódicas de consenso que produzem guias de conduta, com algumas diferenças, pois baseiam-se, fundamentalmente, na opinião de *experts*, muitos com conflitos de interesse declarados.[116-119] Bons artigos científicos de revisão, buscando as melhores evidências para o tratamento efetivo da acne, estão disponíveis e devem ser consultados pelos dermatologistas.[41,56,120,121]

Os resultados de três revisões sistemáticas, incluindo 62 estudos randomizados e controlados, concluíram que: dieta com baixo teor glicêmico pode reduzir a gravidade da acne, embora ainda não comprovado; a utilização de folhetos explicativos sobre a doença não substitui a conversa com o médico; novas combinações tópicas não mostraram vantagens convincentes em relação à clindamicina mais peróxido de benzoíla; combinações tópicas ainda não mostraram evidências de superioridade com relação às monoterapias; produtos botânicos não apresentam evidências de qualquer benefício; as tetraciclinas orais têm eficácia similar, mas a minociclina tem maior custo; tratamentos com *laser* e luzes não são recomendados universalmente enquanto não fiquem comprovados os benefícios a longo prazo e a ausência de risco de pigmentação pós-inflamatória; tratamentos sem antibióticos são preferíveis para minimizar os riscos de resistência bacteriana; a eficácia dos contraceptivos orais para acne na mulher foi confirmada; pacientes com acne grave e história de depressão ou tentativa de suicídio não devem ser automaticamente excluídos da possibilidade de tratamento com isotretinoína oral; o uso de doses baixas de isotretinoína pode proporcionar resultado melhor e prolongado, com efeitos colaterais mínimos; estudos futuros devem incluir a opinião do paciente e a avaliação da qualidade de vida, assim como devem ser registrados em *sites* públicos de bancos de dados.[56,121]

Não há dúvidas de que a acne sempre deve ser tratada, o mais precocemente possível, independentemente da sua gravidade e da idade do paciente, para evitar a evolução para cicatrizes e desencadear repercussões psicossociais sérias, com impacto negativo na qualidade de vida. As causas, a gravidade e a evolução da doença, assim como as opções terapêuticas disponíveis, devem ser discutidas com o paciente e uma boa relação com o médico precisa ser estabelecida.[18,19,42] É fundamental que, após o controle ou a cura, seja feito tratamento de manutenção com produtos tópicos, exceto antibióticos, pelo período de 6 a 12 meses.[99,102]

O melhor conhecimento da etiopatogenia da doença, com suas bases moleculares, celulares e genéticas, tem norteado o desenvolvimento de novos tratamentos. Existem perspectivas de novos tratamentos, como inibidores da 5α-redutase tipo I e de novos mediadores da inflamação identificados por estudos genéticos.[122] Novos fármacos serão úteis para os casos de contraindicação à isotretinoína oral, que permanece como droga de escolha para acne grave após 38 anos da sua introdução na Europa e 33 anos nos Estados Unidos.[121] No entanto, até o momento, só existe um protocolo de revisão sistemática, de autores brasileiros, sobre a isotretinoína oral no tratamento da acne vulgar.[123]

A acne é uma doença crônica multifatorial, pleomórfica da unidade pilossebácea, de base genética, hormonal, imunológica e inflamatória, com lesões diversas. É considerada doença curável, não mais apenas controlável e, no futuro, espera-se que não exista mais a necessidade de tratar as suas cicatrizes.

ACNE DA MULHER ADULTA (AMA)

Estudos recentes demonstram aumento da prevalência da AMA. Esses levantamentos analisaram, embora sem consenso absoluto, mulheres de 26 a 44 anos.[124-126] Ainda não está claro se existe aumento real da incidência nessa faixa etária ou se a melhoria no acesso à informação sobre a doença e/ou tratamento fazem com que esse grupo procure mais o atendimento médico especializado.[124]

De maneira convencional, as pacientes com AMA são subdivididas em dois grupos: acne persistente, o mais frequente, que agrega casos iniciados na adolescência que apresentam continuidade na idade adulta, e acne de início tardio ou tardia, composto por mulheres em que o aparecimento de lesões ocorre após os 25 anos. O grupo de acne tardia é subdividido em dois subgrupos: acne da região mentoniana, com lesões concentradas na região perioral, de aparecimento e piora pré-menstrual, e acne esporádica, com doença de início súbito sem causa aparente,[127] de apresentação típica dos adolescentes. Nas mulheres adultas, as lesões são predominantemente inflamatórias, em geral de intensidade leve ou moderada, e tendem a se localizar no terço inferior da face (linha mandibular, região perioral e face lateral do pescoço), distribuição ainda não completamente compreendida.[128-130] A pele é mais sensível, existe maior frequência de eritema pós-inflamatório, hiper e/ou hipopigmentação e cicatrizes, todas alterações cosmeticamente desfigurantes e que causam grande impacto psicológico, afetando significativamente a qualidade de vida.[131]

As Figuras 32.13 e 32.14 mostram quadros clínicos típicos da AMA.

Estudo que analisou a qualidade de vida em mulheres com acne na fase adulta concluiu que mesmo quadros leves ou moderados causam danos semelhantes aos encontrados em pacientes com vitiligo e psoríase, com aumento de sintomas de raiva e depressão. Outra característica reside no fato de a intensidade na acne não se correlacionar diretamente com o impacto na qualidade de vida.[131]

Os fatores etiopatogênicos envolvidos na persistência da acne na idade adulta não estão completamente elucidados.

Fatores externos, como medicamentos, tabagismo e anormalidades endocrinológicas, devem ser sempre investigados pela história clínica, porém exames subsidiários são solicitados apenas se existirem outros fatores associados ao hiperandrogenismo.[10]

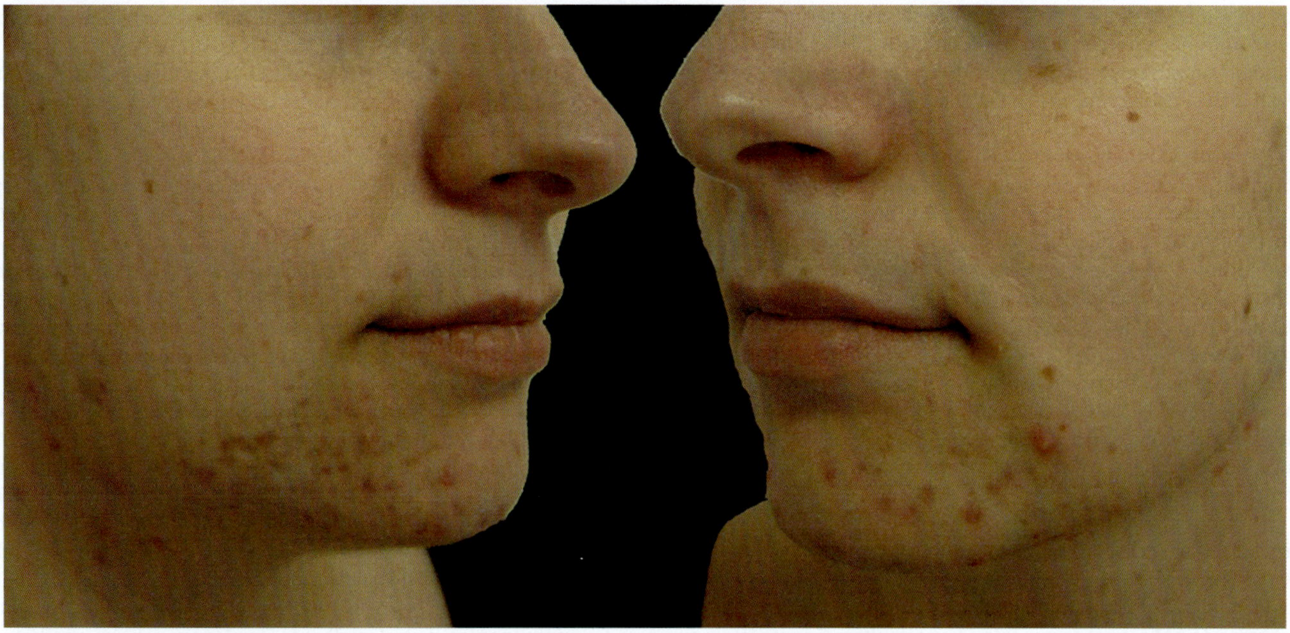

Figura 32.13 Acne da mulher adulta com lesões inflamatórias nas regiões mandibulares e pescoço.

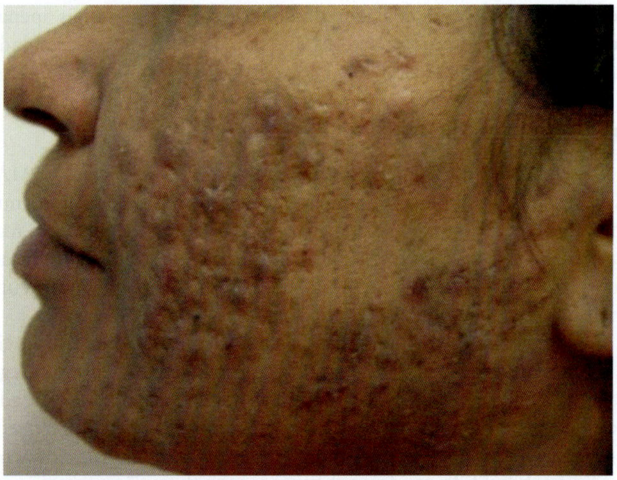

■ **Figura 32.14** Acne da mulher adulta com lesões hiperpigmentadas e cicatrizes.

Quando estão presentes, essas pacientes podem apresentar outras alterações clínicas, tais como: hirsutismo, alopecia, alteração na voz, irregularidade no ciclo menstrual e infertilidade. Nesses casos, devem ser solicitadas dosagens de: testosterona livre e total, S-DHEA, hormônio luteinizante (LH) e hormônio folículo-estimulante (FSH), sempre pela manhã e nos primeiros dias da fase folicular, e a ultrassonografia transvaginal de ovários. Após essa investigação, a causa mais frequentemente diagnosticada é a síndrome dos ovários policísticos.[132-137]

Entretanto, na maioria das pacientes com AMA, não há sinais de hiperandrogenismo, ou seja, são normoandrogênicas. O quadro de acne é justificado pela maior atividade das glândulas sebáceas por diferentes mecanismos: especula-se que os andrógenos circulantes, em níveis normais, atuariam de forma exagerada nas glândulas sebáceas, por meio da maior atividade da enzima 5α-redutase 1. Outros estudos constataram hipersensibilidade dos receptores hormonais nos sebócitos e queratinócitos.[138-140] Recentemente, trabalho realizado por Rocha e colaboradores (2017) comprovou a hiperexpressão do receptor *Toll-like*-2 (componente da imunidade inata), tanto nas lesões como na região de pele sem lesões, caracterizando uma hiperatividade do sistema imunológico no que tange ao reconhecimento de antígenos relacionados ao *C. acnes*, o que leva à maior resposta inflamatória.[141]

A produção androgênica deriva do colesterol e ocorre nas gônadas, nas glândulas adrenais e nos tecidos periféricos (incluindo a pele). Nesses últimos, a síntese inicia-se a partir do S-DHEA produzido pela glândula suprarrenal que é convertido em testosterona e depois em DHT. A DHT é o andrógeno mais potente e sua produção, nas glândulas sebáceas, deve-se à presença da enzima 5α-redutase 1.[140]

No processo de metabolização, enzimas responsáveis pela glucoronização tornam os metabólitos androgênicos solúveis em água, facilitando sua excreção por via renal. Os principais metabólitos são: glucoronato de 3-α androstanediol e glucoronato de androsterona. Esse último corresponde a cerca de 93% do total dos metabólitos. Suas dosagens sorológicas são utilizadas para quantificar a atividade androgênica total, refletindo, de certa forma, a ação da enzima 5α-redutase.[142-144]

Embora não exista consenso no uso dessas substâncias como marcadores para AMA, estudos demonstraram aumento significativo dos níveis de glucoronato de androsterona em 75% das mulheres com acne, normoandrogênicas, e sua posterior redução após tratamento com contraceptivo oral.[143]

Uma das hipóteses do desenvolvimento da AMA, ainda não confirmada, estaria relacionada à atividade alterada de uma ou mais moléculas envolvidas na imunidade inata, induzindo inflamação crônica nas glândulas sebáceas. A presença de casos familiares em mais de 50% dos casos de AMA é um argumento a favor de alterações genéticas que levariam a anormalidades da imunidade inata.[145]

Para o tratamento da AMA, múltiplas opções podem ser utilizadas do mesmo modo que para os adolescentes.[146-148] Em casos mais leves, considerando que a pele da mulher adulta é mais sensível, estão indicados o peróxido de benzoíla, a tretinopina em microesferas e os retinoides tópicos de última geração, como o adapaleno, que podem ser utilizados isoladamente ou em associação aos antibióticos tópicos.[149] Outra opção eficaz é o ácido azelaico, ácido dicarboxílico capaz de normalizar a hiperqueratinização e reduzir a proliferação do *C. acnes*, melhorando o processo inflamatório.[150]

Antibióticos orais, principalmente os derivados das ciclinas, ajudam nas formas mais inflamatórias, porém apresentam elevada taxa de recidiva após sua suspensão.[147]

A isotretinoína também é utilizada, mas existem trabalhos recentes demonstrando um índice de falha terapêutica de 15% a 30%, mesmo seguindo os protocolos de uso, que levam em consideração a dose total de medicamento proporcional ao peso do paciente. Há maior incidência de sintomas irritativos devido à maior sensibilidade mucocutânea nessa faixa etária. A utilização de esquemas de dose diária mais baixa para melhorar a tolerabilidade já foi relatada para AMA.[151]

Com relação ao tratamento hormonal, os contraceptivos orais combinados (COCs) constituem uma opção adicional comumente utilizada para acne nas mulheres, mesmo adolescentes.[152,153] A indicação reside no fato de a acne ser doença androgênio-dependente.

Os COCs sofreram duas evoluções importantes que os tornaram mais seguros e efetivos como tratamento isolado ou associado aos demais. Esses medicamentos são compostos por duas substâncias, estrógeno e progestina (uma progesterona sintética). O estrógeno foi inicialmente utilizado na dose de 100 µg. Nessa dose, ele era capaz de inibir diretamente a produção sebácea. Por motivos de segurança, com a finalidade de reduzir a chance de eventos tromboembólicos e garantir a anticoncepção, houve redução na dose de estrógeno nos anticoncepcionais atuais, que passaram então a ter de 20 a 35 µg de etinilestradiol.[154] Com essa mudança, a ação direta sobre a secreção sebácea foi reduzida, mas duas outras importantes características foram mantidas. A primeira corresponde ao bloqueio do eixo hipotálamo-hipofisário por *feedback* negativo, impedindo a produção de androgênios pelos ovários. A segunda refere-se ao aumento da síntese hepática da proteína transportadora de androgênio (SHBG), reduzindo a quantidade livre da testosterona, que é a forma que chega nas glândulas sebáceas.[155,156]

Outro avanço importante nos COCs reside no tipo de progestina. Os de primeira geração tinham atividade androgênica, útil para doenças dos cabelos e pelos, mas podiam desencadear acne.[157] Os de terceira e quarta gerações são mais seletivos aos receptores progestagênicos ou têm atividade antiandrogênica e antimineralocorticosteroide, como no caso da drospirenona.[158,159]

A drospirenona é um derivado da 17-α espironolactona presente em algumas composições associadas ao etinilestradiol na dose de 3 mg, o que para alguns pesquisadores corresponderia a 25 mg de espironolactona.[160-162] Recentemente, em 2022, foi lançado no Brasil, um contraceptivo oral contendo apenas drospirenona, na dose de 4 mg/cp. Estudos iniciais revelaram resultados promissores para o tratamento da acne (Archer, 2015).

A espironolactona é utilizada há mais de 20 anos no tratamento do hirsutismo, atua também como anti-hipertensivo poupador de potássio e apresenta eficácia, mesmo de maneira isolada, no tratamento da acne em mulheres por bloquear o receptor androgênico e reduzir a efetividade da enzima 5α-redutase 1.[163]

As evoluções nos anticoncepcionais os tornaram muito úteis no tratamento da acne. Em revisão sistemática, com metodologia Cochrane, os autores concluíram que a associação do etinilestradiol com diferentes progestógenos (levonogestrel, acetato de noretisterona, norgestimato e drospirenona), quando comparados com o placebo, foi mais efetiva em reduzir as lesões inflamatórias e não inflamatórias da acne. Estudos comparativos realizados nos últimos 10 anos possibilitaram a seguinte conclusão: as combinações contendo etinilestradiol e drospirenona têm efeito semelhante àquelas que contêm etinilestradiol e ciproterona, com resultados na melhora da acne discretamente superiores às combinações com desogestrel e gestodeno. No entanto, ainda são necessários mais estudos para verificar se as combinações com progestinas antiandrogênicas, como a drospirenona, apresentam vantagem adicional.[164]

Na AMA, com ou sem hiperandrogenismo clínico e laboratorial, o uso dos COCs é efetivo, melhora a oleosidade e reduz o número de lesões.[159] A Figura 32.15 ilustra uma paciente tratada apenas com COC.

Os COCs podem ser introduzidos de diversas formas, sendo a mais comum o início do no primeiro dia do ciclo menstrual, garantindo o não uso em caso de gravidez desconhecida.

Nos casos em que as pacientes mantêm lesões ativas ou seborreia mesmo após 3 meses de uso do contraceptivo, pode-se associar a espironolactona de 25 a 100 mg ao dia a fim de alcançar um bloqueio ainda mais intenso na atividade da glândula sebácea. Mesmo com o uso de contraceptivos contendo drospirenona associados ao uso de espironolactona, o risco de hiperpotassemia é bastante raro e a combinação pode ser utilizada de modo seguro em pacientes sem nefropatias ou cardiopatias.[158,161]

Revisões recentes confirmaram que mulheres em uso dos COCs apresentam risco maior de eventos vasculares tromboembólicos (trombose, acidente vascular cerebral e infarto agudo do miocárdio) quando comparadas às que não os utilizam. Esse risco é maior no primeiro ano de uso do medicamento.[165]

Para aumentar a segurança dos COCs, é necessária a realização de uma boa anamnese que exclua pacientes com contraindicações, tais como: gravidez, idade acima de 35 anos, tabagismo, hipertensão, diabetes com comprometimento da microvascularização (nefropatia, retinopatia e neuropatia), histórico pessoal de doenças tromboembólicas (trombose venosa profunda, acidente vascular cerebral, doença cardíaca), câncer de mama, cefaleias do tipo enxaqueca com aura, cirrose e/ou tumor hepático e histórico pessoal ou familiar de trombofilias.[166]

Estudo recente, prospectivo, multinacional e controlado sobre a segurança da drospirenona e outros progestógenos concluiu que os riscos de eventos trombóticos foram semelhantes entre as substâncias analisadas.[167]

Evidências recentes confirmam que a dose de etinilestradiol nas novas combinações de COCs é suficiente para garantir a densidade óssea em mulheres na adolescência e/ou na maturidade. A quantidade de estrógeno nessas preparações é comparável à fase folicular do ciclo menstrual.[168]

Uma revisão sistemática não encontrou evidências que associem o uso de COC ao ganho de peso.[169] Mudanças no humor não foram comprovadas em diversos estudos.[170]

Os efeitos colaterais mais frequentes dos COCs são: sangramento disfuncional, náuseas, dor mamária e cefaleia. O sangramento disfuncional é a alteração que mais deixa em alerta os médicos não ginecologistas. Na maioria dos casos, é regularizado com a continuidade do uso da medicação, sem necessidade de troca do hormônio. Caso o sangramento persista por mais de 4 meses ou quando ele se inicia após vários meses do uso do contraceptivo, deve ser realizada investigação com exames de imagem.[170]

Quanto à associação de COCs, antibióticos orais e falha na anticoncepção, estudos atuais confirmam que o risco existe apenas no uso concomitante com a rifampicina. Nos demais casos, a falha na anticoncepção foi semelhante ao uso isolado dos COCs. Estudos revelaram, ainda, que pacientes em uso de doxiciclina e tetraciclina têm a dosagem sorológica de estrógeno inalterada.[171]

Durante as consultas de acompanhamento, as pacientes devem ter sua pressão arterial monitorada e o uso do filtro solar de amplo espectro reforçado, esse último com a finalidade de reduzir os riscos do aparecimento ou agravamento do melasma. No uso de combinações contendo drospirenona, deve ser realizada a dosagem periódica do potássio se há presença de nefropatias e/ou uso de medicações que podem aumentar o seu nível, como anti-inflamatórios não hormonais, inibidores da enzima de conversão de angiotensinogênio, antagonistas dos receptores de angiotensina II, antagonistas da aldosterona, heparina e espironolactona.[170]

Mulheres que usam COCs apresentam outros benefícios, como a proteção contra o câncer ovariano e endometrial iniciada após o primeiro ano de uso e mantida por 15 a 20 anos após sua suspensão e regulação do ciclo menstrual.[166]

Portanto, os COCs são bastante efetivos para o tratamento da acne em mulheres que não apresentem contraindicações. As novas combinações são ainda mais seguras por conterem menor quantidade de etinilestradiol e progestinas com atividade antiandrogênica. Mulheres que não respondem às terapêuticas de primeira linha, como produtos de uso tópico e antibióticos orais, são candidatas a esse tratamento quando desejam a anticoncepção. Mulheres com acne na idade adulta, aquelas que apresentam início abrupto da doença, piora pré-menstrual ou associação com doenças que aumentam os níveis dos andrógenos, como a síndrome dos ovários policísticos, também se beneficiam desse tratamento. Por fim, pacientes tratadas com isotretinoína oral e que desejam manter a anticoncepção têm como opção o uso continuado como tratamento de manutenção, reduzindo as chances de recorrência de doença.[152,155,159]

Existem dois outros bloqueadores androgênicos. O acetato de ciproterona, um derivado de 17-hidroxiprogesterona que pode ser utilizado em formas já combinadas ao etinilestradiol ou associado a outros COCs ou a espironolactona. Quando indicado de forma isolada, deve ser prescrito do 1º ao 10º dia do ciclo menstrual.[158,168] A flutamida usada no tratamento de alguns tipos de câncer não deve ser empregada no tratamento da AMA devido aos riscos de toxidade hepática.[172]

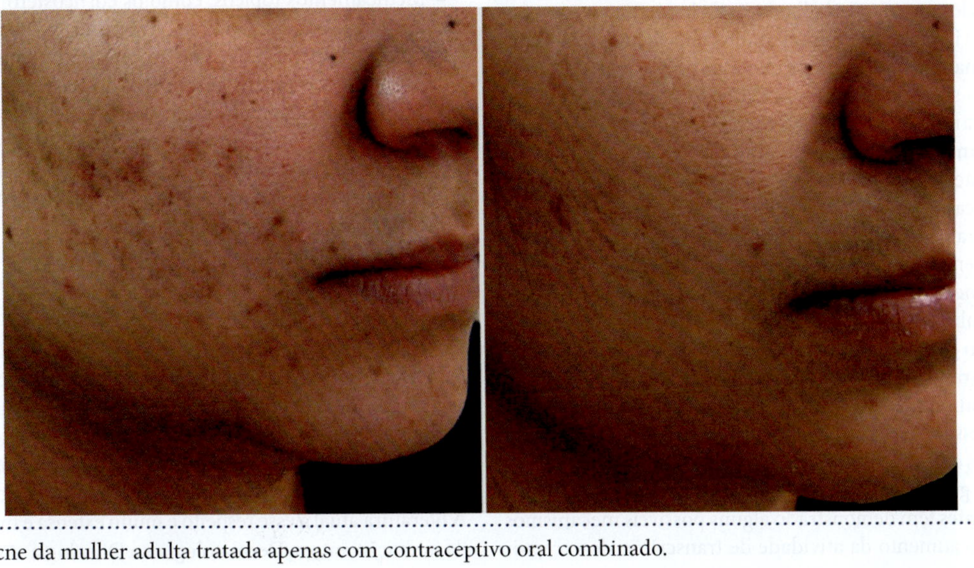

■ **Figura 32.15** Acne da mulher adulta tratada apenas com contraceptivo oral combinado.

ERUPÇÕES ACNEIFORMES

Introdução

As erupções acneiformes são dermatoses que acometem a unidade pilossebácea, com lesões foliculares que lembram a acne, ou seja, pápulas eritematosas e pústulas, com ausência de comedões. São causadas por substâncias em contato com a pele ou por drogas sistêmicas ou inalantes, como agrotóxicos e pesticidas.[173]

As diferenças com relação à acne são: início súbito, ocorre em qualquer idade, o quadro é monomorfo e disseminado, a evolução é aguda ou subaguda, regride com o afastamento da causa, pode haver sinais de toxicidade sistêmica e as lesões, além de atingirem as áreas características da acne, como face e regiões anterior e posterior do tórax, podem comprometer outros locais, como braços, região glútea e coxas.[173]

Etiopatogenia

Diferente da acne não há hiperqueratinização folicular e sim processo inflamatório no folículo pilossebáceo. Em geral, a erupção acneiforme é iatrogênica, ou seja, representa efeito colateral de medicamentos sistêmicos que, mais comumente, são os glicocorticosteroides, inclusive usados por via inalatória e drogas usadas no tratamento de câncer. Não é uma reação alérgica; a patogenia nem sempre é conhecida. Alguns medicamentos são excretados pelas glândulas sebáceas, a alta concentração intrafolicular pode ser citotóxica e provocar reação inflamatória. Em geral, os medicamentos que causam erupções acneiformes podem também desencadear ou agravar a acne.[173,174]

A utilização dos anticorpos monoclonais antirreceptor do fator de crescimento epidérmico (EGFR) como monoterapia no tratamento dos carcinomas metastáticos da cabeça, pescoço e colorretal ou associado a outros agentes citotóxicos para carcinoma metastático colorretal, câncer de pulmão de células não pequenas, do pâncreas e esôfago, tem, como um dos mais importantes efeitos colaterais, o *rash* acneiforme grave. O mecanismo é atribuído à inibição direta do EGFR expresso em queratinócitos em proliferação e indiferenciados na epiderme e camadas externas do folículo piloso. A consequência é a diferenciação prematura, o aumento da adesão e a redução do crescimento e migração, comprometendo a formação da barreira epidérmica. Segue-se resposta inflamatória com produção de citocinas e recrutamento de células inflamatórias contribuindo para o *rash* característico.[175-179] Pode haver infecção secundária com impetiginização extensa.[180]

Outra droga nova que apresenta reação acneiforme é o trametinibe. Esse fármaco é um inibidor de MAPK (proteína quinase ativada por mitógeno) com atividade anticancerígena. Essa droga apresentou bons resultados para o melanoma metastático para portador da mutação BRAF e V600E em um ensaio clínico de fase III.[181]

A exposição da pele a compostos químicos halogenados leva ao quadro chamado cloracne, em trabalhadores da indústria ou expostos aos pesticidas, cuja incidência diminuiu muito após os anos 1960, com a substituição do naftaleno e produtos clorados por resinas sintéticas. No entanto, novos surtos dessa doença têm sido relatados em trabalhadores da indústria química, agricultores, além de contaminação ambiental e de alimentos. O contaminante responsável é a dioxina, altamente resistente à degradação química e biológica. Os primeiros sintomas da intoxicação por dioxina é a cloracne, que necessita de doses muito menores para se desenvolver do que a necessária para toxicidade sistêmica, com alterações metabólicas, hematológicas, neurológicas e hepáticas.[182,183] O mecanismo envolvido na pele é a hiperplasia dos queratinócitos da bainha externa dos folículos pilosos e ductos sebáceos, causando dilatação da porção proximal do infundíbulo. As glândulas sebáceas sofrem grande redução no tamanho e podem desaparecer. Os folículos se rompem e seu conteúdo atinge a derme, levando à formação de abscessos. Acredita-se que a ação direta da dioxina sobre receptores celulares é fator determinante da hiperqueratinização atípica, e a involução das glândulas sebáceas é secundária à oclusão folicular.[184] Estudos recentes têm demonstrado alguns possíveis mecanismos moleculares, como aumento da atividade de transcrição do receptor para aril-hidrocarbonetos (AhR), e ativação de vias que aumentam a expressão de marcadores de proliferação celular, como CK17 e TGK. O quadro cutâneo recebeu a denominação *metabolizing acquired dioxin-induced skin hamatomas* (MADISH), uma vez que, do ponto de vista histopatológico, o aspecto é de múltiplos hamartomas.[185]

Além dos corticosteroides, outros fármacos que podem estar envolvidos são:

- Halogenados: iodetos (algas marinhas, sal e contrastes radiológicos, quando injetados por via endovenosa a reação é aguda e pode comprometer a função renal, e por via oral é insidiosa); brometos (broncodilatadores, podem também causar lesões verrucosas e placas ulceradas nas extremidades); cloretos (medicamentos como cloreto de potássio para hipocalemia ou indústria de alimentos e fertilizantes); e flúor (Tasker, 2019; Didona, 2020).
- Lítio: os efeitos colaterais cutâneos ocorrem em 3% a 34% dos pacientes; são conhecidos desde os anos de 1990 e mais frequente nos homens; as lesões acneiformes podem ocorrer em antebraços e pernas[184] (Gupta, 1995).
- Hormônios: corticotrofina (ACTH), andrógenos naturais ou sintéticos (danazol), anticoncepcionais.
- Vitaminas do complexo B.
- Anticonvulsivantes: fenobarbitúricos, hidantoína.
- Antidepressivos inibidores da recaptação de serotonina.[185]
- Ciclosporina, azatioprina.
- Agentes antituberculose: isoniazida, rifampicina, etionamida.
- Quinina.
- Tiouracil, tioureia.
- Fenotiazinas, diazepan.
- Antiarrítmicos.
- 8-metoxipsoraleno.
- Sirolimus, imunossupressor usado na prevenção da rejeição após transplante renal.[186]
- Quimioterápicos biológicos do tipo anticorpos monoclonais ou pequenas moléculas, ambos inibidores do receptor do fator de crescimento epidérmico ou *epidermal growth factor receptor* (EGFR) e das quinases – Janus kinases (JAKs).

As formas em que a causa é externa,[187-191] ou seja, atua por contato com a pele, são relacionadas a:

- Cosméticos, como cremes faciais gordurosos que acometem principalmente mulheres adultas e desencadeiam lesões nodulares que demoram para regredir e podem deixar pigmentação residual.
- Higiene excessiva com produtos que contêm ácidos graxos ou hexaclorofeno.
- Fricção provocada por cosméticos esfoliantes, faixas, chapéus e bonés.
- Medicamentos tópicos, como os corticosteroides ou aqueles com veículos a base de lanolina ou vaselina.
- Calor, exposição excessiva ao sol, uso de fotoprotetores e outros produtos cosméticos gordurosos no verão.
- Fatores ocupacionais: óleos ou graxas (elaioconiose).
- Uso de máscaras durante a pandemia covid-19 pode ter causado, para alguns indivíduos, alterações fisiológicas na pele da face, provocando dermatite irritativa, prurido, infecções (foliculite), exacerbação de acne pré-existente ou erupção acneiforme; estudo recente mostrou que a maior parte dos casos foram mulheres, que usavam a N95 ou máscara cirúrgica, durante muitas horas, todos os dias (Kaul, 2021).

A partir dos anos 2000, iniciou-se a crescente introdução das drogas-alvo e das imunoterapias para tratamento de diversos tipos de câncer. Os inibidores EGFR e das JAKs são as drogas que mais apresentam, entre seus eventos adversos, manifestações dermatológicas, sendo que a mais comum é o *rash* acneiforme, que é dose-dependente e ocorre em 25% a 90% dos pacientes de qualquer idade, sendo grave em 10% a 20%. A literatura atual a esse respeito é muito extensa e mostra a importância da interação entre a Dermatologia e a Oncologia. As drogas que inibem o EGFR são anticorpos monoclonais (cetuximabe, panitumumabe, necitumumabe, peruzumabe) ou as *small-molecule inhibitors* (Nibs), pequenas moléculas de uso oral (erlotinibe, gefitinibe, lapatinibe, dacomitinibe, osimertinibe, neratinibe, mobocertinibe) (Lacouture, 2018; Strumia, 2022; Celik, 2021; Seervai, 2022). Essas drogas são usadas, em monoterapia ou associações, para tratamento de câncer avançado ou metastático, tais como: câncer de pulmão de células não pequenas (afatinibe, erlotinibe, gefitinibe, osimertinibe, mobocertinibe, necitumumabe); câncer pancreático (erlotinibe); câncer de mama (lapatinibe, neratinibe); câncer de cólon (cetuximabe, panitumumabe); e câncer de cabeça e pescoço (cetuximabe). O mecanismo da erupção acneiforme é atribuído à inibição direta do EGFR expresso nos queratinócitos em proliferação e indiferenciados na epiderme, camadas externas do folículo piloso e glândulas sebáceas e à indução da resposta inflamatória. O EGFR exerce papel central na homeostase epidérmica, regulando a proliferação, diferenciação, migração e sobrevivência dos queratinócitos. Sua inibição provoca redução da proliferação dos queratinócitos basais, diferenciação prematura e acelerada, diminuição da migração e apoptose. A exposição das células epiteliais aos anti-EGFR induz aumento da expressão de interleucina 1 (IL-1) e fator de necrose tumoral alfa (TNF-α) e da síntese de outras citocinas e quimiocinas. Essas citocinas atraem linfócitos T, macrófagos, mastócitos e granulócitos[174-178] (Lacouture, 2006). Não há influência de micro-organismos, mas colonização secundária por *Staphylococcus aureus* pode ocorrer, com impetiginização.[179] Outras manifestações dermatológicas associadas a essas drogas são: alterações nos cabelos, paroníquia com ou sem granuloma piogênico, xerose, prurido e telangiectasias (Tischer, 2017). Os fatores de risco para esses eventos adversos são: homens, peso elevado, fototipos I e II, exposição à radiação ultravioleta que induz apoptose de queratinócitos (lesões em áreas expostas, mas uso de filtros solares parece não evitar a erupção), fumo e combinação com outros tratamentos (quimioterapia citotóxica convencional, radioterapia) (Takahashi, 2021). As lesões aparecem nas primeiras 2 semanas e acometem áreas ricas em glândulas sebáceas – couro cabeludo, face, tronco superior (região V do pescoço e colo), com dor, ardor e prurido. Como sequelas, podem ocorrer hiperpigmentação pós-inflamatória e telangiectasias. O diagnóstico diferencial deve ser feito com: acne induzida por droga, foliculites pitirospórica e eosinofílica, tinha da barba (De Noronha e Menezes, 2009). Há um impacto negativo na qualidade de vida (Joshi, 2010). Pode haver resolução parcial ou completa mesmo com a manutenção da droga; com a suspensão do tratamento as lesões se resolvem, em até 4 semanas. Vários estudos e metanálises demonstraram associações entre a erupção acneiforme, boa resposta aos inibidores do EGFR e maior sobrevida. Entretanto, a estratégia de escalonamento da dose com base no grau do *rash* requer mais estudos, mas a erupção acneiforme não é contraindicação para a continuidade do tratamento (Fiala, 2013; Stintzing, 2013; Holch, 2020).

A imunoterapia do câncer, com os chamados *immune checkpoint inhibitors* (ICPIs), tais como os anti-PD1/PD-L1, transformaram o tratamento do câncer de pulmão nos últimos anos. Os eventos adversos cutâneos são os mais prevalentes, em geral autolimitados. Porém, podem causar impacto na qualidade de vida e levar à interrupção do tratamento, sendo importante o diagnóstico e intervenção precoces (Celik,2021; Keiser, 2021).

Quadro clínico

Caracteriza-se por pápulas eritematosas, eventualmente pústulas e nódulos inflamatórios, localizadas na face, tronco, braços, regiões glúteas ou coxas (Figuras 32.16 e 32.17).

Diagnóstico diferencial

O diagnóstico é clínico; as erupções acneiformes devem ser diferenciadas da acne vulgar, rosácea e foliculites.[173]

Tratamento[192,193]

O manejo terapêutico deve ser individualizado de acordo com o tipo de lesão, gravidade e localização. As principais medidas incluem:

- Suspensão ou afastamento do agente responsável.
- Cuidados gerais, úteis também para a prevenção: evitar banhos frequentes e água quente, sabonetes antibacterianos e perfumados, irritantes (cosméticos, detergentes, produtos antiacne), exposição excessiva ao sol; usar regularmente filtro solar de amplo espectro e hidratantes em creme (Gorji, 2022).
- Tópico: peróxido de benzoíla por 8 semanas (Tsutsui, 2021), retinoides isolados ou combinados com antibióticos orais. Os antibióticos tópicos não devem ser combinados com os orais.
- Sistêmico: o mais recomendado é o uso de antibióticos da classe das ciclinas (tetraciclina, doxiciclina, minociclina, limeciclina). Podem ser usados eritromicina e macrolídeos (azitromicina, roxitromicina) e, em casos resistentes, pode ser empregada a isotretinoína oral em dose baixa, 20 mg/dia, podendo ser associada a antibiótico, exceto ciclinas e corticosteroide tópico.[194] (Caruana, 2020; Andrews, 2020). Revisão sistemática de 2022 demonstrou melhora em 77% dos pacientes tratados com retinoide oral (Bierbrier, 2022). Outra opção para casos mais graves no início do tratamento é um curso rápido, de 7 dias, com corticosteroide oral 0,5 mg/kg/dia. O tratamento do prurido é feito com anti-histamínicos e, se mais grave, outras opções são citadas: aprepitante, gabapentina, pregabalina (Porzio, 2006; Lacouture, 2011; Potthoff, 2011; Mir, 2012).

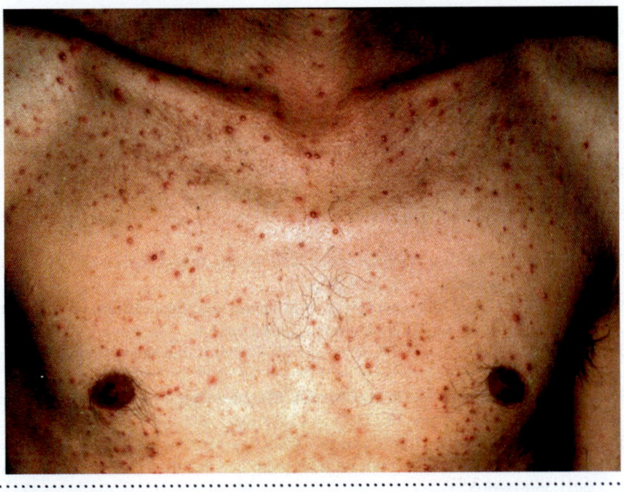

Figura 32.16 Erupção acneiforme com lesões papulosas, monomorfas.

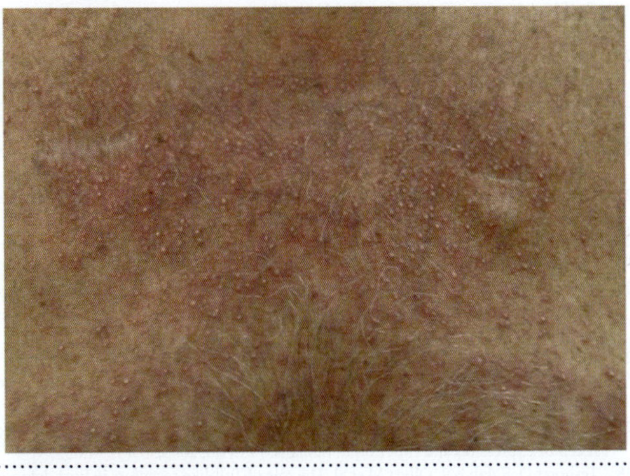

Figura 32.17 Erupção acneiforme causada por inibidor do EGFR por cetuximabe.

- *Rash* acneiforme induzido pelos inibidores da EGFR e JAK: muitos autores sugerem o uso profilático de antibióticos, de preferência ciclinas e corticosteroides tópicos, de baixa potência, iniciado no mesmo dia do início do tratamento e mantido por 6 semanas. Os antibióticos mais citados são: doxiciclina, 100 mg, 2 vezes ao dia, minociclina 10 mg/dia ou oxitetraciclina, 500 mg, 2 vezes ao dia (Takahashi, 2021). Outras alternativas são: cefalosporinas (cefadroxil, 500 mg, 2 vezes ao dia) ou sulfametoxazol-trimetoprim (800/160 mg, 2 vezes ao dia) (Bachel, 2012; Petrelli, 2016, Antonetti, 2022). Outras opções de tratamentos tópicos isolados ou associados aos antibióticos são: tazaroteno 0,05% em creme, dapsona 5% gel, doxiciclina 4% em espuma (todos não disponíveis no Brasil) e eritromicina 2% em pomada. O tratamento tópico não foi eficaz em estudos randomizados e controlados (Scope, 2007; Belum, 2017; Shacham, 2019; Kripp, 2017). Tratamentos experimentais incluem o uso de EGF em pomada (nepidermin) e inibidor do BRAF tópico (Kim, 2020; Lacouture, 2021). Revisão sistemática e metanálise de 2022 confirmaram a maior eficácia do tratamento com antibióticos orais, da classe das ciclinas, associados aos cuidados gerais (Gorji, 2022).

Referências bibliográficas

1. Kaminsky A, Flórez-White M. Acné. Un enfoque global. 2 ed. Buenos Aires, Alfaomega: Colegio Ibero Latinoamericano de Dermatologia, 2012. 368p.
2. White GM. Recent finding in the epidemiologic evidence, classification, and subtypes of acne vulgaris. J Am Acad Dermatol 1998;39:S34-7.
3. Goulden V, Stables GI, Cunliffe WJ. The prevalence of facial acne in adults. J Am Acad Dermatol 1999;41:577-80.
4. Knaggs HE, Wood EJ. Post adolescent acne. Int J Cosmet Sci 2004, 26:129-38.
5. Herane MI, Ando I. Acne in infancy and acne genetics. Dermatology 2003, 206(1): 322-5.
6. Cunliffe WJ, Baron SE, Coulson IH. A clinical and therapeutic study of 29 patients with infantile acne. Br J Dermatol 2001;145:463-6.
7. Shaw JC, White LE. Persistent acne in adult women. Arch Dermatol 2001;137:1252-3.
8. Yazici K, Baz K, Yazici AE et al. Disease-specific quality of life is associated with anxiety and depression in patients with acne. J Eur Acad Dermatol Venereol 2004;18:435-9.
9. Murray CD, Rhodes K. "Nobody likes damaged goods": the experience of adult visible acne. Br J Health Psychol 2005;10(Pt2):183-202.
10. Dalgard F, Gieler U, Holm JO et al. Self-esteem and body satisfaction among late adolescents with acne: results from a population survey. J Am Acad Dermatol 2008;59(5):746-51.
11. Magin P, Adams J, Heading G et al. Psychological sequelae of acne vulgaris. Results of a qualitative study. Can Fam Physician 2006;52:978-84.
12. Magin P, Adams J, Heading G, Pond D. "Perfect skin", the media and patients with skin disease: a qualitative study of patients with acne, psoriasis and atopic eczema. Aut J Prim Health 20117(2):181-5.
13. Hassan J, Grogan S, Clark-Carter D et al. The individual health burden of acne: appearance-related distress in male and female adolescents and adults with back, chest and facial acne. J Health Psychol 2009;14(8):1105-18.
14. Magin P, Pond D, Smith WT, Goode SM. Acne´s relationship with psychiatric and psychological morbidity: results of a school-based cohort study of adolescents. J Eur Acad Dermato Venereol 2010;24(1):58-64.
15. Kamamoto CSL, Hassun KM, Bagatin E, Tomimori J. Questionário de qualidade de vida específico para acne (Acne-QoL): tradução, adaptação cultural e validação para a língua portuguesa (Brasil). An Bras Dermatol (no prelo).
16. Mosam A, Vawda NB, Gordhan AH et al. Quality of life issues for South Africans with acne vulgaris. Clin Exp Dermatol 2005;30(1):6-9.
17. Kokandi A. Evaluation of acne quality of life and clinical severity in acne female adults. Dermatol Res Pract 2010.
18. Demircay Z, Seckin D, Senol A, Demir F. Patient's perspective: an important issue not to be overlooked in assessing acne severity. Eur J Dermatol 2008;18:181-4.
19. Zaghloul SS, Cunliffe WJ, Goodfield MJ. Objective assessment of compliance with treatments in acne. Br J Dermatol 2005;152(5):1015-21.
20. Kim J, Ochoa MT, Krutzic SR et al. Activation of Toll-like receptor 2 in acne triggers inflammatory cytokine response. J Immunol 2002;169(3):1535-41.
21. Kurokawa I, Danby FW, Ju Q et al. New developments in our understanding of acne pathogenesis and treatment. Exp Dermatol 2009;18:821-32.
22. Shaheen B, Gonzalez M. A microbial a etiology of acne: what is the evidence? Br J Dermatol 2011;165:474-85.
23. Dessinioti C, Katsambas AD. The role of Propionibacterium acnes in acne pathogenesis: facts and controversies. Clin Dermatol 2010;28(1):2-7.
24. Makrantonaki E, Ganceviciene R, Zouboulis C. An update on the role of the sebaceous gland in the pathogenesis of acne. Dermato-Endocrinol 2011;3(1):41-9.
25. Thiboutot D, Harris G, Cimia G, Gillilang K. Activity of the type 1 5-alfa-redutase exhibits regional differences in isolated sebaceous gland and whole skin. J Invest Dermatol 1995;94:279-83.
26. Isard O, Knol AC, Ariès MF et al. Propionibacterium acnes activates the IGF-1/IGF-1R system in the epidermis and induces keratinocyte proliferation. J Invest Dermatol 2011;131:59-66.
27. Lancaster IG, Khan Q, Drysdale P et al. The physiological regulation of Toll-like receptor expression and function in humans. J Physiol 2005;563(3):945-55.
28. Terhorst D, Kalali BN, Ollert M et al. The role of Toll-like receptors in host defenses and their relevance to dermatologic diseases. Am J Clin Dermatol 2011;11(1):1-10.
29. McInturff JE, Modlin RL, Kim J. The role of Toll-like receptors in the pathogenesis and treatment of dermatological disease. J Invest Dermatol 2005;125(1):1-8.
30. Kim J. Review of the innate immune response in acne vulgaris: activation of Toll-like receptor 2 in acne triggers inflammatory cytokine responses. Dermatology 2005;211:193-8.
31. Jugeau S, Tenaud I, Knol AC et al. Induction of Toll-like receptor by Propionibacterium acnes. Br J Dermatol 2005;153:1105-13.
32. Fathy A, Mohamed RW, Ismael NA, El-Akhras MA. Expression of Toll-like receptors on peripheral monocytes of patients with inflammatory and noninflammatoy acne vulgaris. Egypt J Immunol 2009;16(1):127-34.
33. Pivarcsi A, Koreck A, Bodai L et al. Differentiation-regulated expression of Toll-like receptors 2 and 4 in HaCaT keratinocytes. Arch Dermatol Res 2004;296:120-24.
34. Cordain, L. Implications for the role of diet in acne. Semin Cutan Med Surg 2005;24:84-1.
35. Danby FW. Nutrition and acne. Clin Dermatol 2010;28(6):598-604.
36. Melnik BC, Schmitz G. Role of insulin, insulin-like growth factor-1, hyperglycaemic food and milk consumption in the pathogenesis of acne vulgaris. Exp Dermatol 2009;18(10):833-41.
37. Bowe WP, Joshi SS, Shalita AR. Diet and acne. J Am Acad Dermatol 2010;63(1): 124-41.
38. Jung JY, Yoon MY, Min SU et al. The influence of dietary patterns on acne vulgaris in Koreans. Eur J Dermatol 2010;20(6):768-72.
39. Smith RN, Mann NJ, Braue A et al. A low-glycemic-load diet improves symptoms in acne vulgaris patients: a randomized controlled trial. Am J Clin Nutr 2007;86: 107-15.
40. Davidovici BB, Wolf R. The role of diet in acne: facts and controversies. Clin Dermatol 2010;28(1):12-6.
41. Williams HC, Dellavalle RP, Garner S. Acne vulgaris. Lancet 2012;379(9813):361-72.
42. Sampaio SAP, Bagatin E. Experiência de 65 anos no tratamento da acne e de 26 anos com isotretinoína oral. An Bras Dermatol 2008;83:247-59.
43. Bowe WP, Shalita AR. Effective over-the-counter acne treatments. Semin Cutan Med Surg 2008;27:170-6.
44. Hsu P, Litman GI, Brodell RT. Overview of the treatment of acne vulgaris with topical retinoids. Postgrad Med 2011;123(3):153-61.
45. Tenaud I, Khammari A, Dreno B. In vitro modulation of TLR-2, CD1d and IL-10 by adapalene on normal human skin and acne inflammatory lesions. Exp Dermatol 2007;16:500-6.
46. Gold LS, Tan J, Cruz-Santana A et al. A North American study of adapalene-benzoyl peroxide combination gel in the treatment of acne. Cutis 2009;84(2):110-6.
47. Wolf Jr JE, Kaplan D, Karuss SJ et al. Efficacy and tolerability of combined topical treatment of acne vulgaris with adapalene and clindamycin: a multicenter, randomized, investigator-blinded study. J Am Acad Dermatol 2003;49:S211-7.
48. Draelos ZD, Potts A, Alió Saenz AB. Randomized tolerability analysis of clindamycin phosphate 1.2%-tretinoin 0.025% gel used with benzoyl peroxide wash 4% for acne vulgaris. Cutis 2010;86(6):310-8.
49. Taylor GA, Shalita AR. Benzoyl peroxide-based combination therapies for acne vulgaris. A comparative review. Am J Clin Dermatol 2004;5:261-5.
50. Leyden JJ, Wortzman M, Baldwin EK. Antibiotic-resistant Propionibacterium acnes suppressed by a benzoyl peroxide cleanser 6%. Cutis 2008;82(6):417-21.
51. Leyden JJ. Antibiotic resistance in topical treatment of acne vulgaris. Cutis 2004;73 (6 suppl.):6-10.
52. Del Rosso JQ. The use of topical azelaic acid for common skin disorders other than inflammatory rosacea. Cutis 2006;77:22-4.
53. Dréno B, Bettoli V, Ochsendorf F et al. European recommendations on the use of oral antibiotics for acne. Eur J Dermatol 2004;14:391-9.
54. Amin K, Riddle CC, Aires DJ, Schweiger ES. Common and alternate oral antibiotic therapies for acne vulgaris: a review. J Drugs Dermatol 2007;6(9):873-80.
55. Simonart T, Dramaix M, De Maertelaer V. Efficacy of tetracyclines in the treatment of acne vulgaris: a review. Br J Dermatol 2008;158(2):208-16.
56. Simpson RC, Grindlay DJ, Williams HC. What´s new in acne. An analysis of systematic reviews and clinically significant trials published in 2010-11. Clin Exp Dermatol 2011;36(8):840-3.

57. Cunliffe WJ, Meynadier J, Alirezai M et al. Is combined oral and topical therapy better than oral therapy alone in patients with moderate to moderately severe acne vulgaris? A comparison of the efficacy and safety of lymecycline plus adapalene gel 0.1%, versus lymecycline plus gel vehicle. J Am Acad Dermatol 2003;49:S218-26.
58. Margolis DJ. Antibiotics, acne, and upper respiratory tract infections. LDI Issue Brief 2006;11(4):1-4.
59. Leyden JJ, Del Rosso JQ. Oral antibiotic therapy for acne vulgaris: pharmacokinetic and pharmacodynamic perspectives. J Clin Aesthet Dermatol 2011;4(2):40-7.
60. Margolis DJ, Fanelli M, Hoffstad O, Lewis JD. Potential association between the oral tetracycline class of antimicrobials used to treat acne and inflammatory bowel disease. Am J Gastroenterol 2010;105(12):2610-6.
61. Tsuruta D, Someda Y, Sowa J et al. Drug hypersensitivity syndrome caused by minocycline. J Cutan Med Surg 2006;10(3):131-5.
62. Ford TJ, Dillon JF. Minocycline hepatitis. Eur J Gastroenterol Hepatol 2008;2098: 796-9.
63. Rables DT, Leonard JL, Compton N et al. Severe drug hypersensitivity reaction in a young woman treated with doxycycline. Dermatology 2008;217(1):23-6.
64. Lehembre S, Modeste AB, Joly P. Stevens-Johnson syndrome due to lymecycline. Ann Dermatol Venereol 2007;134(5 Pt1):461-3.
65. Kircik LH. Doxycycline and minocycline for the management of acne: a review of efficacy and safety with emphasis on clinical implications. J Drugs Dermatol 2010;9(11):1407-11.
66. Babaeinejad S, KHodaeiani E, Fouladi RF. Comparison of therapeutic effects of oral doxycycline and azithromycin in patients with moderate acne vulgaris: what is the role of age? J Dermatolog Treat 2011;22(4):206-10.
67. Peck GL, Olsen TG, Yoder FW et al. Prolonged remission of cystic acne and conglobate acne with 13 cis retinoic acid. N Engl J Med 1979;300:329-33.
68. Jones H, Blanc D, Cunliffe WJ. 13-cis retinoic acid and acne. Lancet 1980;2:1048-9.
69. Peck GL, Olsen TG, Butkus D et al. Isotretinoin versus placebo in the treatment of cystic acne. A randomized double-blind study. J Am Acad Dermatol 1982;6(Pt 2 Suppl): 735-45.
70. Sampaio SAP, Pimentel ERA. Isotretinoína no tratamento da acne vulgar. An Bras Dermatol 1985;60:349-52.
71. Layton AM, Knaggs H, Taylor J, Cunliffe WJ. Isotretinoin for acne vulgaris – 10 years later: a safe and successful treatment. Br J Dermatol 1993;129:292-6.
72. Cunliffe WJ, van de Kerkhof PCM, Caputo R et al. Roaccutane treatment guidelines: results of an international survey. Dermatology 1997;194:351-7.
73. Bagatin E. Isotretinoína. In: Kaminsky A, Flórez-White M. Acné. Un enfoque global. 2 ed. Buenos Aires, Alfaomega: Colegio Ibero Latinoamericano de Dermatologia, 2012. p.192-213.
74. Zouboulis CC. The truth behind this undeniable efficacy – recurrence rates and relapse risk factors of acne treatment with oral isotretinoin. Dermatology 2006;212(2):99-100.
75. McLane J. Analysis of common side effects of isotretinoin. J Am Acad Dermatol 2001;45:S188-94.
76. Ellis CN, Krach KJ. Uses and complications of isotretinoin therapy. J Am Acad Dermatol 2001;45:S150-7.
77. Herane MIH. Isotretinoína oral: efectos adversos. Rev Chil Dermatol 2002;18:71-6.
78. Altman RS, Altman LJ, Altman JS. A proposed set of new guidelines for routine blood tests during isotretinoin therapy for acne vulgaris. Dermatology 2002;204:232-5.
79. Barth JH, MacDonald-Hull SP, Mark J et al. Isotretinoin therapy for acne vulgaris: a re-evaluation of the need for measurements of plasma lipids and liver function tests. Br J Dermatol 1993;129:704-7.
80. Lestringant GG, Frossard PM, Agarwal M, Galadari IH. Variations in lipid and lipoprotein levels during isotretinoin treatment for acne vulgaris with special emphasis on HDL-cholesterol. Int J Dermatol 1997;36:859-62.
81. Wiegand UW, Chou RC. Pharmacokinetics of oral isotretinoin. J Am Acad Dermatol 1998;39(Pt 3):S8-12.
82. Nau H. Teratogenicity of isotretinoin revisited: species variation and the role of all--trans-retinoic acid. J Am Acad Dermatol 2001;45:S183-7.
83. Jick SS, Kermers M, Vasilakis-Scamarazza C. Isotretinoin use and risk of depression, psychotic symptoms, suicide and attempted suicide. Arch Dermatol 2000;136:1231-6.
84. Wysowski DK, Pitts M, Beitz J. An analysis of reports of depression and suicide in patients treated with isotretinoin. J Am Acad Dermatol 2001;45:515-9.
85. Jacobs DG, Deutsch NL, Brewer M. Suicide, depression, and isotretinoin: is there a causal link? J Am Acad Dermatol 2001;45:S168-75.
86. Strahan JE, Raimer S. Isotretinoin and the controversy of psychiatric adverse effects. Int J Dermatol 2006;45:789-99.
87. Cohen J, Adams S, Patten S. No association found between patients receiving isotretinoin for acne and the development of depression in a Canadian prospective cohort. Can J Clin Pharmacol 2007;14:227-33.
88. Ng CH, Tam MM, Celi E et al. Prospective study of depressive symptoms and quality of life in acne vulgaris patients treated with isotretinoin compared to antibiotic and topical therapy. Austr J Dermatol 2002;43:262-8.
89. Hersom K, Neary MP, Levaux HP et al. Isotretinoin and antidepressant pharmacotherapy: a prescription sequence symmetry analysis. J Am Acad Dermatol 2003;49:424-32.
90. Chia CY, Lane W, Chibnall J et al. Isotretinoin therapy and mood changes in adolescents with moderate to severe acne: a cohort study. Arch Dermatol 2005;141:557-60.
91. Halvorsen JA, Stern RS, Dalgard F et al. Suicidal ideation, mental health problems and social impairment are increased in adolescents with acne: a population-based study. J Invest Dermatol 2010;131:363-70.
92. Kellett SC, Gawkrodger DJ. The psychological and emotional impact of acne and the effect of treatment with isotretinoin. Br J Dermatol 1999;140:273-82.
93. Kaymak Y, Taner E, Taner Y. Comparison of depression, anxiety and life quality in acne vulgaris patients who were treated with either isotretinoin or topical agents. Int J Dermatol 2009;48(1):41-6.
94. Sundström A, Alfredsson L, Sjölin-Forsberg G et al. Association of suicide attempts with acne and treatment with isotretinoin: retrospective Swedish cohort study. Br Med J 2010;341:c5812.
95. Crockett SD, Gulati A, Sandler RS, Kappelman MD. A causal association between isotretinoin and inflammatory bowel disease has yet to be established. Am J Gastroenterol 2009;104(10):2387-93.
96. Crockett SD, Porte CQ, Martin CF et al. Isotretinoin use and the risk of inflammatory bowel disease: a case-control study. Am J Gastroenterol 2010;105(9):1986-93.
97. Amichai B, Shemer A, Grunwald MH. Low-dose isotretinoin in the treatment of acne vulgaris. J Am Acad Dermatol 2006;54:644-6.
98. Mandekou-Lefaki, Delli F, Teknetzis A et al. Low-dose schema of isotretinoin in acne vulgaris. Int J Clin Pharmacol Res 2003;23:41-6.
99. Borghi A, Mantovani L, Minghetti S et al. Low-cumulative dose isotretinoin treatment in mild-to-moderate acne: efficacy in achieving stable remission. J Eur Acad Dermatol Venereol 2011;25(9):1094-8.
100. Lehucher-Ceyrac D, de La Salmonière P, Chastang Cl, Morel P. Predictive factors for failure of isotretinoin treatment in acne patients: results from a cohort of 237 patients. Dermatology 1999;198:278-83.
101. Quéreux G, Volteau C, N'Guyen JM, Dréno B. Prospective study of risk factors of relapse after treatment of acne with oral isotretinoin. Dermatology 2006;212 (2): 168-76.
102. Poulin Y, Sanchez NP, Bucko A et al. A 6-month maintenance therapy with adapalene--benzoyl peroxide gel prevents relapse and continuously improves efficacy among patients with severe acne vulgaris: results of a randomized controlled trial. Br J Dermatol 2011;164(6):1376-82.
103. Seukeran DC, Cunliffe WJ. The treatment of acne fulminans: a review of 25 cases. Br J Dermatol 1999;141:307-9.
104. Romiti R, Jansen T, Plewig G. Acne fulminante. An Bras Dermatol 2000;75:611-7.
105. Kaminsky A. Less common methods to treat acne. Dermatology 2003;206:68-73.
106. Kim RH, Armstrong AW. Current state of acne treatment: highlighting lasers, photodynamic therapy and chemical peels. Dermatol Online J 2011;17(3):2.
107. Katsambas A, Dessinioti C. New and emerging treatments in Dermatology: Acne. Dermatol Ther 2008;21:86-95.
108. Elman M, Lebzelter J. Light therapy in the treatment of acne vulgaris. Dermatol Surg 2004;30:139-46.
109. Chang SE, Ahn SJ, Rhee DY et al. Treatment of facial acne papules and pustules in Korean patients using an intense pulsed light device equipped with a 530- to 750-nm filter. Dermatol Surg 2007;33:676-9.
110. Bogle MA, Dover JS, Arndt KA, Mordon S. Evaluation of the 1540-nm Erbium: Glass laser in the treatment of inflammatory facial acne. Dermatol Surg 2007;33:810-7.
111. Orringer J, Kang S, Maier L et al. A randomized, controlled, split-face clinical trial of 1320-nm Nd:YAG laser therapy in the treatment of acne vulgaris. J Am Acad Dermatol 2007;56:432-8.
112. Karsai S, Schmitt L, Raulin C. The pulsed-dye laser as an adjuvant treatment modality in acne vulgaris: a randomized controlled single-blinded trial. Br J Dermatol 2010;163(2):395-401.
113. Sakamoto FH, Lopes JD, Anderson RR. Photodynamic therapy for acne vulgaris: a critical review from basis to clinical practice. Part I. Acne vulgaris: when and why consider photodynamic therapy. J Am Acad Dermatol 2010;63:183-93.
114. Sakamoto FH, Torezan L, Anderson RR. Photodynamic therapy for acne vulgaris: a critical review from basis to clinical practice. Part II. Understanding parameters for acne treatment with photodynamic therapy. J Am Acad Dermatol 2010;63:195-211.
115. Costa CS, Bagatin E. Evidence on acne therapy. Evidências sobre o tratamento da acne. São Paulo: Med J 2013;131(3):193-7.
116. Katsambas AD, Stefanaki C, Cunliffe WJ. Guidelines for treating acne. Clin Dermatol 2004;22:439-44.
117. Strauss JS, Krowchuk DP, Leyden JJ et al. Guidelines of care for acne vulgaris management. J Am Acad Dermatol 2007;56:651-63.
118. Thiboutot D, Gollnick H, Bettoli V et al. New insights into the management of acne: an update from the Global Alliance to Improve Outcomes in Acne Group. J Am Acad Dermatol 2009;60(5 Suppl):S1-50.
119. Leyden JJ. A review of the use of combination therapies for the treatment of acne vulgaris. J Am Acad Dermatol 2003;49:S200-10.
120. Bagatin E, Florez-White M, Arias-Gomez MI, Kaminsky A. Algorithm for acne treatment – Iberian-Latin American Consensus. An Bras Dermatol 2017;92(5):543-5.
121. Ingram JR, Grindlay DJ, Williams HC. Management of acne vulgaris: an evidence--based update. Clin Exp Dermatol 2010;35(4):351-4.
122. Weiss JS. Messages from molecules: deciphering the code. J Drugs Dermatol 2013;12 (suppl 6):570-2.
123. Costa CS, Bagatin E, Silva EMK et al. Oral isotretinoin for acne (Protocol for a Cochrane Review). In: The Cochrane Library, Issue 11;2011. DOI: 10.1002/14651858. CD009435.
124. Addor FA, Schalka S. Acne da mulher adulta: aspectos epidemiológicos, diagnósticos e terapêuticos. An Bras Dermatol 2010;85(6):789-95.
125. Collier CN, Harper JC, Cafardi JA et al. The prevalence of acne in adults 20 years and older. J Am Acad Dermatol 2008;58(1):56-9.

126. Poli F, Dreno B, Verschoore M. An Epidemiological study of acne in female adults: results of a survey conducted in France. J Eur Acad Dermatol Venereol 2001;15:541-5.
127. Willians C, Layton AM. Persistent acne in women. Am J Clin Dermatol 2006;7(5): 281-90.
128. Preneau S, Dreno B. Female acne – a different subtype of teenager acne. Eur J Dermatol 2012;26:277-282.
129. Schimitt JV, Masuda PY, Miot HA. Padrões clínicos da acne em mulheres de diferentes faixas etárias. An Bras Dermatol 2009;84(4):349-54.
130. Goulden V, Clark SM, Cunliffe WJ. Post-adolescent acne: a review of clinical features. Br J Dermatol 1997;136:66-70.
131. Gupta MA, Gupta AK. The psycological comorbidity in acne. Clin Dermatol 2001;19:360-3.
132. Lucky AW, McGuire J, Rossenfield RL, Lucky PA. Plasma androgens in women with acne vulgaris. J Invest Dermatol 1983;81:70-4.
133. Seirafi H, Farnaghi F, Vasheghani-Farahani A et al. Assessment of androgens in women with adult-onset acne. Int J Dermatol 2007;46(11):1188-91.
134. Derman RJ. Androgen excess in women. Int J Fertil Menopausal Stud 1996;41(2):172-6.
135. Yarak S, Bagatin E, Hassun KM et al. Hiperandrogenismo e Pele: Síndrome do Ovário Policístico e Resistência Periférica à Insulina. Hyperandrogenism and skin: polycystic ovary syndrome and peripheral insulin resistence. An Bras Dermatol 2005;80: 395-410.
136. Rosenfield RL. What every physician should know about polycystic ovary syndrome. Dermatol Ther 2008;21:354-61.
137. Ozdemir S, Ozdemir M, Görkemi H et al. Specific dermatologic features of the polycystic ovary syndrome and its association with biochemical markers of the metabolic syndrome and hyperandrogenism. Acta Obstet Gynecol Scand 2010;89(2): 199-204.
138. Lookingbill DP Horton R, Demers RM. Tissue production of androgens in women with acne. J Am Acad Dermatol 1985;12:481-7.
139. Thiboutot D, Gilliland K, Light J. Androgen metabolism in sebaceous glands from subjects with and without acne. Arch Dermatol 1999;135:1041-5.
140. Chen W, Thiboutot D, Zouboulis CC. Cutaneous androgen metabolis: basic research and clinical perspectives. J Invest Dermatol 2002;119(5):992-1007.
141. Rocha M, Guadanhim L, Sanudo A, Bagatin E. Modulation of Toll Like Receptor-2 on sebaceous gland by the treatment of adult female acne. Dermato-Endocrinology 2017, e1361570.
142. Carmina E, Godwin AJ, Stanczyc FZ et al. The association of serum androsterone glucuronide with inflammatory lesions in women with adult acne. J Endocrinol Invest 2002;25(9):765-8.
143. Carmina E, Lobo RA. Evidence for increase androsterone metabolism in some normoandrogenic women with acne. J Clin Endocrinol Metab 1993;76(5):1111-4.
144. Carmina E, Stanczyc FZ, Matteri RK, Lobo RA. Serum androsterone conjugates differentiate between acne and hirsutism in hyperandrogenic women. Fertil Steril 1991;55(5):872-6.
145. Tenaud I, Khammari A, Dreno B. In vitro modulation of TLR-2, CD1d and IL-10 by adapalene on normal human skin and acne inflammatory lesions. Exp Dermatol 2007;16:500-6.
146. Haider A, Shaw JC. Treatment of acne vulgaris. JAMA 2004;292:726-35.
147. Dréno B, Harper JC, Bagatin E et al. Adult female acne: a new paradigm. J Eur Acad Dermatol Venereol. Article first published online: 10 JAN 2013. DOI:10.1111/ jdv.12061.
148. Marks R. Acne and its management beyond the age of 35 years. Am J Clin Dermatol 2004;5(6):459-62.
149. Berger R, Barba A, Fleischer A et al. A double-blinded, randomized, vehicle-controlled, multicenter, parallel-group study to assess the safety and efficacy of tretinoin gel microsphere 0.04% in the treatment of acne vulgaris in adults. Cutis 2007;80(2):152-7.
150. Thiboutot D. Versatility of azelaic acid 15% gel in treatment of inflammatory acne vulgaris. J Drugs Dermatol 2008;7(1):13-6.
151. Seukeran DC, Cunliffe WJ. Acne vulgaris in the elderly: the response to low dose isotretinoin. Br J Dermatol 1998;139:99-101.
152. Ebede TL, Emily LA, Berson D. Hormonal treatment of acne in women. J Clin Aesthetic Dermatol 2009;2(12):16-22.
153. Agostino H, DiMeglio G. Low-dose oral contraceptives in adolescents: how low can you go? J Pediatr Adolesc Gynecol 2010;23:195-201.
154. Loose-Mitchell, DS, Stancel GM. Estrogen and progestins. In: Hardman, JG, Limbird, Gilman AG (Eds). Goodman & Gilman's the pharmacological basis of therapeutics. 10 ed. New York: McGraw-Hill, 2001. p.1597-634.
155. Thiboutot D. Acne: hormonal concepts and therapy. Clin Dermatol 2004;22(5):419-28.
156. Salvaggio HL, Zaenglein AL. Examining the use of oral contraceptives in the management of acne. Int J Women Health 2010;2:69-76.
157. Harper JC. Antiandrogen therapy for skin and hair disease. Dermatol Clin. 2006;24(2):137-43.
158. Van Vloten WA, Sigurdsson V. Selecting an oral contraceptive agent for the treatment of acne in women. Am J Clin Dermatol 2004;5(6):435-441.
159. Katsambas AD, Dessinioti C. Hormonal therapy for acne: why not as first line therapy? Facts and controversies. Clin Dermatol 2010;28(1):17-23.
160. Thorneycroft I. Evolution of progestins. Focus on the novel progestin drospirenone. J Reprod Med 2002;47(suppl 11):975-80.
161. Kruni A, Ciurea A, Scheman A. Efficacy and tolerance of acne treatment using both spironolactone and a combined contraceptive containing drospirenone. J AM Acad Dermatol 2008;58(1):60-2.
162. Koltun W, Lucky AW, Thiboutot D et al. Efficacy and safety of 3 mg drospirenone/20 mcg ethinylestradiol oral contraceptive in 24/4 regimen in the treatment of acne vulgaris: a randomized, double-blind, placebo-controlled trial. Contraception 2008;77(4):249-56.
163. Kim GK, Del Rosso JQ. Oral spironolactone in post-teenage female patients with acne vulgaris. Practical considerations for the clinician based on current data and clinical experience. J Clin Aesthet Dermatol. 2012;6(3):37-50.
164. Arowojolu AO, Gallo MF, Lopez LM et al. Combined oral contraceptives pill for treatment acne. Cochrane Database Syst Rev 2009, (3)CD003283.
165. Shapiro S. Oral contraceptives, hormone therapy and cardiovascular risk. Climateric 2008;11:355-63.
166. Frangos JE, Alavian CN, Kimball AB. Acne and oral contraceptives: update on women's health screening guidelines. J Am Acad Dermatol 2008;58:781-6.
167. Dinger J. Heineman L, Kuhl-Habish D. The safety of a drospirenone-containing oral contraceptive: final results from the European Active Surveillance study on oral contraceptives based on 142475 women-years of observation. Contraception 2007;75:344-54.
168. Moreau C, Trussel J, Gilbert F et al. Oral contraceptive tolerance: does the type of pill matter? Obstet Gynecol 2007;109(6):1277-85.
169. Gallo MF, Grimes DA, Schulz KF, Helmerhorst FM. Combination estrogen-progestin contraceptives and body weight. Cochrane Database Syst Rev. 2008, (4):CD003987.
170. Barr NG. Managing adverse effects of hormonal contraceptives. Am Fam Physician 2010;82(12):1499-506.
171. Archer J, Arch2er D. Oral contraceptive efficacy and antibiotic interation: a myth debunked. J Am Acad Dermatol 2002;6:917-23.
172. Bruni V, Peruzzi E, Dei M et al. Hepatotoxicity with low- and ultra-low-dose flutamide: a surveillance study on 203 hyperandrogenic young females. Fertil Steril 2012;98(4):1047-52.
173. Momin SB, Peterson A, Del Rosso JQ. A status report on drug-associated acne and acneiform eruptions. J Drugs Dermatol 2010;9(6):627-36.
174. Du-Thanh A, Kluger N, Bensalleh H, Guillot B. Drug-induced acneiform eruption. Am J Clin Dermatol 2011;12(4):233-45.
175. Warthan MM, Jumper CA, Smith JL. Acneiform eruption induced by Iressa (gefitinib) tablets used to treat non-small cell lung cancer. J Drugs Dermatol 2004, 3:569-70.
176. Martínez de Lagrán Z, Ratón JA, Lasa O et al. Acneiform eruption from epidermal growth factor receptor inhibitors. Actas Dermosifiliogr 2005;96:450-4.
177. Hu JC, Sadeghi P, Pinter-Brown LC, Yashar S, Chiu MW. Cutaneous side effects of epidermal growth factor receptor inhibitors: clinical presentation, pathogenesis, and management. J Am Acad Dermatol 2007;56:317-26.
178. Dewitt CA, Siroy AE, Stone SP. Acneiform eruptions associated with epidermal growth factor receptor-targeted chemotherapy. J Am Acad Dermatol 2007;56:500-5.
179. Balagula Y, Wu S, Su X, Lacouture ME. The effect of cytotoxic chemotherapy on the risk of high-grade acneiform rash to cetuximab in cancer patients: a meta-analysis. Ann Oncol 2011;22:2366-74.
180. Kardaun SH, van Duinen KF. Erlotinib-induced florid acneiform rash complicated by extensive impetiginization. Clin Exp Dermatol 2008, 33:46-9.
181. Anforth R, Liu M, Nguyen B, Uribe P et al. Acneiform eruptions: a common cutaneous toxicity of the MEK inhibitor trametinib. Australas J Dermatol. 2014 Nov;55(4):250-4.
182. Passarini B, Infusino SD, Kasapi E. Chloracne: still cause of concern. Dermatology 2010;221:63-70.
183. Gawkrodger DJ, Harris G, Bojar RA. Chloracne in seven organic chemists exposed to novel polycyclic halogenated chemical compounds (triazoloquinoxalines). Br J Dermatol 2010;161(4):939-43.
184. Panteleyev AA, Bickers DR. Dioxin-induced chloracne – reconstructing the cellular and molecular mechanisms of a classic environmental disease. Exp Dermatol 2006;15:705-30.
185. Liu J, Zhang CM, Coenraads PJ et al. Abnormal expression of MAPK, EGFR, CK17 and TGκ in the skin lesions of chloracne patients exposed to dioxins. Toxicol Lett 2011;201(3):230-4.
186. Paquet P, Claessens N, Piérard-Franchimont C, Piérard GE. Cutaneous adverse effects of lithium. Rev Med Liege 2005;60:885-7.
187. Krasowska D, Szymanek M, Schwartz RA, Wojciech Myslinski. Cutaneous effects of the most commonly used antidepressant medication, the selective serotonin reuptake inhibitors. J Am Acad Dermatol 2007;56:848-53.
188. Kunzle N, Venetz JP, Pascual M et al. Sirolimus-induced acneiform eruption. Dermatology 2005;211:366-9.
189. Khanna N, Gupta SD. Acneiform eruptions after facial beauty treatment. Int J Dermatol 1999;38:196-9.
190. Seneschal J, Kubica E, Boursault L et al. Exogenous inflammatory acne due to combined application of cosmetic and facial rubbing. Dermatology 2012;224:221-3.
191. Cheung MJ, Taher M, Lauzon GJ. Acneiform facial eruptions: a problem for young women. Can Fam Physician 2005;51:527-33.
192. Galimont-Collen AFS, Vos LE, Lavrijsen APM et al. Classification and management of skin, hair, nail and mucosal side-effects of epidermal growth factor receptor (EGFR) inhibitors. Eur J Cancer 2007;43:845-51.
193. Scope A, Agero AL, Dusza SW et al. Randomized double-blind trial of prophylactic oral minocycline and topical tazarotene for cetuximab-associated acne-like eruption. J Clin Oncol 2007;25(34):5390-6.
194. Wollenberg A, Moosmann N, Kroth J et al. Therapy of severe cetuximab-induced acneiform eruptions with oral retinoid, topical antibiotic and topical corticosteroid. Hautarzt 2007;58:615-8.

195. Archer DF, Ahrendt HJ, Drouin D. Drospirenone-only oral contraceptive: results from a multicenter noncomparative trial of efficacy, safety and tolerability. Contraception. 2015; 92(5):439-44.
196. Cosio T, Di Prete M, Gaziano R, Lanna C, Orlandi A, Di Francesco P, Bianchi L, Campione E. Trifarotene: a current review and perspectives in Dermatology. Biomedicines. 2021;9 (3):237.
197. Dessinioti C, Dreno B. Acne treatments: future trajectories. Clin Exp Dermatol. 2020; 45(8):955-61.
198. Han JJ, Faletsky A, Barbieri JS, Mostaghimi A. New acne therapies and updates on use of spironolactone and isotretinoin: a narrative review. Dermatol Ther (Heidelb). 2021; 11(1):79-91.
199. Kosmadaki M, Katsambas A. Topical treatments for acne. Clin Dermatol. 2017; 35(2):173-8.
200. Moradi Tuchayi S, Makrantonaki E, Ganceviciene R et al. Acne vulgaris. Nat Rev Dis Primers. 2015; 1:15029.
201. Rocha MAD, Guadanhim LRS, Sanudo A, Bagatin E. Modulation of Toll Like Receptor-2 on sebaceous gland by the treatment of adult female acne. Dermatoendocrinol. 2017; 9(1):e1361570.
202. Sardana K, Verma G. Propionibacterium acnes and the Th1/Th17 axis, implications in acne pathogenesis and treatment. Indian J Dermatol. 2017;62(4):392-4.
203. Tan J, Beissert S, Cook-Bolden F et al. Evaluation of psychological well-being and social impact of atrophic acne scarring: A multinational, mixed-methods study. J Am Acad Dermatol Int. 2022; 6:43-50.
204. Tan J, Thiboutot D, Gollnik H et al. Development of an atrophic acne scar risk assessment tool. J Eur Acad Dermatol Venereol. 2017; 31(9):1547-54.
205. Andrews ED, Garg N, Patel AB. A retrospective chart review on oral retinoids as a treatment for epidermal growth factor receptor inhibitor- and mitogen-activated protein kinase kinase inhibitor-induced acneiform eruptions. J Am Acad Dermatol 2020; 82(4):998-1000.
206. Antonetti P, Fargnoli MC, Porzio G et al. A multicenter study of skin toxicity management in patients with left-sided, RAS/BRAF wild-type metastatic colorectal cancer treated with first-line anti-EGFR-based doublet regimen: is there room for improvement? Support Care Cancer 2022; 30:2455-65.
207. Bachet JB, Peuvrel L, Bachmeyer C et al. Folliculitis induced by EGFR inhibitors, preventive and curative efficacy of tetracyclines in the management and incidence rates according to the type of EGFR inhibitor administered: a systematic literature review. Oncologist 2012; 17(4):555-68.
208. Belum VR, Marchetti MA, Dusza SW et al. A prospective, randomized, double-blinded, split-face/chest study of prophylactic topical dapsone 5% gel versus moisturizer for the prevention of cetuximab-induced acneiform rash. J Am Acad Dermatol 2017; 77(3):577-9.
209. Bierbrier R, Lam M, Pehr K. A systematic review of oral retinoids for treatment of acneiform eruptions induced by epidermal growth factor receptor inhibitors Dermatol Ther. 2022 Feb 27;e15412. doi: 10.1111/dth.15412.
210. Caruana M, Hatami A, Marcoux D et al. Isotretinoin for the treatment of severe acneiform eruptions associated with the MEK inhibitor trametinib. JAAD Case Rep 2020; 6(10):1056-8.
211. Celik U, Aydemir EH, Engin B et al. Dermatological side effects of immunotherapy drugs and targeted cancer therapies: Importance of dermatology and oncology collaboration J Oncol Pharm Pract. 2021; 27(8):1853-60.
212. De Noronha e Menezes NM, Lima R, Moreira A et al. Description and management of cutaneous side effects during erlotinib and cetuximab treatment in lung and colorectal cancer patients: a prospective and descriptive study of 19 patients. Eur J Dermatol 2009; 19(3):248-51.
213. Didona D, Solimani F, Mühlenbein S et al. Diffuse vegetating bromoderma. J Eur Acad Dermatol Venereol 2020; 34(2):e53-e55.
214. Fiala O, Pesek M, Finek J et al. Skin rash as useful marker of erlotinib efficacy in NSCLC and its impact on clinical practice. Neoplasma 2013; 60(1):26-32.
215. Gorji M, Joseph J, Pavlakis N, Smith, SD. Prevention and management of acneiform rash associated with EGFR inhibitor therapy: A systematic review and meta-analysis Asia Pac J Clin Oncol. 2022 Mar 29. doi: 10.1111/ajco.13740. Online ahead of print.
216. Gupta AK, Knowles SR, Gupta MA et al. Lithium therapy associated with hidradenitis suppurativa: case report and a review of the dermatologic side effects of lithium. J Am Acad Dermatol 1995; 32(2 Pt 2):382-6.
217. Holch JW, Held S, Stintzing S et al. Relation of cetuximab-induced skin toxicity and early tumor shrinkage in metastatic colorectal cancer patients: results of the randomized phase 3 trial FIRE-3 (AIO KRK0306). Ann Oncol 2020; 31(1):72-8.
218. Joshi SS, Ortiz S, Witherspoon JN et al. Effects of epidermal growth factor receptor inhibitor-induced dermatologic toxicities on quality of life. Cancer 2010; 116(16):3916-23.
219. Kaul S, Kaur I, Jakhar D. Facial Mask-related Acne and Acneiform Eruption J Clin Aesthet Dermatol. 2021;14(10):32-34.
220. Keiser MF, Patel AB, Altan M. Cutaneous Toxicities in Lung Cancer Patients on Immune Checkpoint Inhibitor Therapy. Clin Lung Cancer, 2021 May; 22(3):195-200. e1.doi: 10.1016/j.cllc.2021.01.006.
221. Kim YS, Ji JH, Oh SY et al. A Randomized Controlled Trial of Epidermal Growth Factor Ointment for Treating Epidermal Growth Factor Receptor Inhibitor-Induced Skin Toxicities. Oncologist 2020; 25(1):e186-e193.
222. Kripp M, Prasnikar N, Vehling-Kaiser U et al. AIO LQ-0110: a randomized phase II trial comparing oral doxycycline versus local administration of erythromycin as preemptive treatment strategies of panitumumab-mediated skin toxicity in patients with metastatic colorectal cancer. Oncotarget 2017; 8(62):105061-71.
223. Lacouture M, Sibaud V. Toxic side effects of targeted therapies and immunotherapies affecting the skin, oral mucosa, hair, and nails. Am J Clin Dermatol 2018; 19(Suppl 1):31-9.
224. Lacouture ME, Anadkat MJ, Bensadoun RJ et al. Clinical practice guidelines for the prevention and treatment of EGFR inhibitor-associated dermatologic toxicities. Support Care Cancer 2011; 19(8):1079-95.
225. Lacouture ME, Wainberg ZA, Patel AB et al. Reducing Skin Toxicities from EGFR Inhibitors with Topical BRAF Inhibitor Therapy. Cancer Discov 2021; 11(9):2158-67.
226. Lacouture ME. Mechanisms of cutaneous toxicities to EGFR inhibitors. Nat Rev Cancer 2006; 6(10):803-12.
227. Mir O, Coriat R. Aprepitant for pruritus: drug-drug interactions matter. Lancet Oncol 2012; 13(10):964-5.
228. Petrelli F, Borgonovo K, Cabiddu M et al. Antibiotic prophylaxis for skin toxicity induced by antiepidermal growth factor receptor agents: a systematic review and meta-analysis. Br J Dermatol 2016; 175(6):1166-74.
229. Porzio G, Aielli F, Verna L et al. Efficacy of pregabalin in the management of cetuximab-related itch. J Pain Symptom Manage 2006; 32(5):397-8.
230. Potthoff K, Hofheinz R, Hassel JC et al. Interdisciplinary management of EGFR--inhibitor-induced skin reactions: a German expert opinion. Ann Oncol 2011; 22(3):524-35.
231. Scope A, Agero AL, Dusza SW et al. Randomized double-blind trial of prophylactic oral minocycline and topical tazarotene for cetuximab-associated acne-like eruption. J Clin Oncol 2007; 25(34):5390-6.
232. Seervai RNH, Cho WC, Chu EY et al. Diverse landscape of dermatologic toxicities from small-molecule inhibitor cancer therapy J Cutan Pathol. 2022; 49(1):61-81.
233. Shacham Shmueli E, Geva R, Yarom N et al. Topical doxycycline foam 4% for prophylactic management of epidermal growth factor receptor inhibitor skin toxicity: an exploratory phase 2, randomized, double-blind clinical study. Support Care Cancer 2019; 27(8):3027-33.
234. Stintzing S, Kapaun C, Laubender RP et al. Prognostic value of cetuximab-related skin toxicity in metastatic colorectal cancer patients and its correlation with parameters of the epidermal growth factor receptor signal transduction pathway: results from a randomized trial of the GERMAN AIO CRC Study Group. Int J Cancer 2013; 132(1):236-45.
235. Strumia M, Perrin ML, Compaigno EP et al. Dermatological adverse drug reactions of anticancer drugs: International data of pharmacovigilance: VigiBase®. Therapie. 2022; 77(2):219-27.
236. Takahashi H, Asaka J, Tairabune T et al. Analysis of risk factors for skin disorders caused by anti-epidermal growth factor receptor antibody drugs and examination of methods for their avoidance. J Clin Pharm Ther 2021; 46(5):1404-11.
237. Tasker F, Fleming H, McNeill G et al. Contrast media and cutaneous reactions. Part 1. Immediate hypersensitivity reactions to contrast media and gadolinium deposition. Clin Exp Dermatol 2019; 44(8):839-43.
238. Tasker F, Fleming H, McNeill G et al. Contrast media and cutaneous reactions. Part 2: Delayed hypersensitivity reactions to iodinated contrast media. Clin Exp Dermatol 2019; 44(8):844-60.
239. Tischer B, Huber R, Kraemer M, Lacouture ME. Dermatologic events from EGFR inhibitors: the issue of the missing patient voice. Support Care Cancer 2017; 25(2):651-60.
240. Tsutsui K, Kikuchi K, Nozawa K et al. Efficacy and safety of topical benzoyl peroxide for prolonged acneiform eruptions induced by cetuximab and panitumumab: A multicenter, phase II trial. Dermatol. 2021; 48(7):1077-80.

35 capítulo

Ediléia Bagatin • Marco Alexandre Dias da Rocha • Fabíola Rosa Picosse

Rosácea e Rinofima

INTRODUÇÃO

A rosácea é uma dermatose inflamatória crônica que acomete a região central da face (nariz, regiões malares, mento e fronte), caracterizada por períodos intermitentes de exacerbação e remissão. Raramente áreas extrafaciais podem ser afetadas. A etiopatogenia não é completamente conhecida, mas envolve múltiplos fatores.

São considerados fatores desencadeantes/agravantes: luz solar, climas quentes ou frios, vento, alimentos apimentados e condimentados, alimentos contendo cinamaldeídos (tomate, frutas cítricas, chocolate), bebidas quentes, abuso de álcool, exercício físico e estresse emocional.

Caracteriza-se por *flushing* (eritema transitório), eritema persistente, telangiectasias e surtos de inflamação com aparecimento de pápulas e pústulas. O acometimento ocular é comum. Pode comprometer muito a aparência, causando impacto negativo na qualidade de vida dos pacientes.[1-3]

EPIDEMIOLOGIA

A rosácea é dermatose comum, com prevalência de menos de 1% a mais de 20% da população, dependendo do estudo.[4] Afeta preferencialmente indivíduos de pele clara, mais as mulheres do que os homens (3:1), na faixa etária de 30 a 60 anos. Acredita-se que 50% dos pacientes portadores de rosácea cutânea apresentem comprometimento ocular associado, porém muitas vezes a queixa e a forma ocular da doença são subestimadas e não diagnosticadas.[4,5,6,7]

ETIOPATOGENIA

Ainda que não completamente elucidada, a etiopatogenia da rosácea teve grandes avanços recentemente, sendo considerada doença multifatorial.[8-11] Os principais fatores envolvidos são:

Componente genético

Estudos epidemiológicos indicam um componente genético, já que a história familiar positiva é fator de risco para desenvolvimento da rosácea, porém o gene envolvido ainda não foi identificado.

Desregulação da imunidade inata

O aspecto mais discutido na literatura recente é a participação da imunidade inata, com a expressão aumentada de receptores *Toll-Like* 2 ou *Toll-Like Receptor* 2 (TLR 2) nas lesões de rosácea.[12] Além disso, ocorre a presença na pele de altos níveis de um peptídeo antimicrobiano ou *anti-microbial peptide* (AMP) da família das catelicidinas, o *37-amino-acid peptide* (LL-37) e da enzima que o ativa, uma serina-protease da família das calicreínas (calicreína 5).[13] O LL-37 estimula a produção de diversas citocinas pró-inflamatórias e células endoteliais, possuindo atividade vasoativa, angiogênica e inflamatória.

A produção exacerbada de LL-37 na pele está implicada em diversas outras doenças inflamatórias cutâneas como psoríase e dermatite atópica.[10,11]

Micro-organismos

A imunidade inata também é ativada por agentes da microflora normal da pele que estão aumentados nas lesões papulopustulosas, mesmo na ausência de infecção clássica, assim como pela produção alterada dos peptídeos antimicrobianos por esses agentes e pelos queratinócitos.[14] A hiperproliferação do *Demodex folliculorum*, que é extremamente comum na pele, dentro dos folículos, assim como o *Bacillus oleronius* associado a esse ácaro, poderia ocorrer em consequência de defeito da resposta imunológica específica, danos à barreira cutânea por fatores ambientais, idade ou alterações nos ácidos graxos do sebo. O *Staphylococcus epidermidis* já foi isolado das pápulas e pústulas e também poderia ser transportado pelo ácaro.[15] A sequência de eventos hipotéticos incluiria, numa primeira fase, a hiperproliferação do *Demodex* pelo defeito imune e, numa segunda fase, sua penetração na derme desencadearia uma resposta imunológica exagerada, com inflamação.[16]

Foi sugerida também a possível influência da infecção da mucosa gástrica pelo *Helicobacter pylori*, porém essa associação permanece ainda controversa. De fato, a soropositividade a esta bactéria é aumentada na rosácea, mas restam dúvidas se a erradicação do *H. pylori* realmente melhora o quadro clínico ou se essa melhora é apenas uma consequência da antibioticoterapia administrada para eliminar a bactéria.[2,17-18]

Existem evidências de que a vitamina D tem atividade antimicrobiana, potencializando o papel da imunidade inata através da modulação da produção dos peptídeos antimicrobianos e das citocinas pró-inflamatórias, podendo contribuir para o controle da dermatite atópica, psoríase, vitiligo e rosácea, como coadjuvante no tratamento.[19]

Radiação ultravioleta

Foram descritas alterações degenerativas dos tecidos elástico e colágeno vascular e perivascular dérmico, causadas pela radiação solar devido à produção das espécies reativas de oxigênio ou *Reactive Oxygen Species* (ROS). As ROS estimulam o TLR 2 e a cascata calicreína 5 – catelicidina, contribuindo para inflamação e aumento da vascularização.

Desregulação neurovascular

A hiper-reatividade vascular e o papel dos neuropeptídeos para os quais existem receptores na pele (receptores de potencial transitório ou *Transient Receptor Potential* – TRP) também são considerados.[8,9]

Esses receptores são ativados por certos estímulos como calor, inflamação, pimenta, canela, entre outros, contribuindo para sintomas como *flushing* e queimação. Mediadores sugeridos como marcadores desse mecanismo incluem o fator de crescimento vascular endotelial ou *vascular endothelial growth factor* (VEGF) e o CD 31.[17]

Função anormal da barreira cutânea

Portadores de rosácea têm maior perda de água transepidérmica e menor hidratação epidérmica. Essas alterações podem estar relacionadas ao aumento de serinoproteases presentes na rosácea. O tratamento melhora a função de barreira.[18]

DIAGNÓSTICO E QUADRO CLÍNICO (SUBTIPOS E VARIANTES)

O diagnóstico da rosácea é essencialmente clínico, não sendo necessários exames laboratoriais. A biópsia cutânea é inespecífica e indicada apenas para exclusão de outros diagnósticos diferenciais, como: dermatite atópica, dermatite perioral, acne inflamatória, dermatomiosite amiopática e doenças que cursam com fotossensibilidade (farmacodermias, erupção polimorfa à luz e lúpus eritematoso).[1,2,6,18]

Em 2002 a National Rosacea Society Expert Committee (NRS) estabeleceu uma classificação para sugestão do diagnóstico da rosácea. Para isso agrupou os sinais e sintomas em critérios primários e secundários. Classificou a rosácea em quatro subtipos clínicos, que são quatro padrões de sinais e sintomas reconhecidos, e não necessariamente estágios evolutivos da doença. São eles: subtipo I: rosácea eritematotelangiectásica; subtipo II: rosácea papulopustulosa; subtipo III: rosácea fimatosa; subtipo IV: rosácea ocular. Além dos subtipos, classificaram três variantes na rosácea: granulomatosa, conglobata e fulminante.[20,1,2,17,18,21]

Porém, deficiências nesses critérios e classificação foram sendo evidenciados, sendo necessária nova abordagem para a doença.

Em 2016, um grupo formado por 20 médicos (17 dermatologistas e 3 oftalmologistas) da África, Ásia, Europa, América do Norte e América do Sul publicaram um painel global de consenso sobre diagnóstico, classificação e manejo da rosácea, o ROSacea COnsensus (ROSCO panel), com o objetivo de estabelecer um consenso internacional visando melhorar os resultados obtidos para os pacientes portadores de rosácea.[22]

A proposta diagnóstica e terapêutica é através da realização de uma abordagem individualizada e baseada no fenótipo da doença, uma vez que nenhuma medida terapêutica isolada pode controlar as várias características da doença.

Segundo este consenso, **duas características são isoladamente diagnósticas da rosácea**:

1. **Alterações fimatosas**
   Caracterizada por espessamento cutâneo com superfície nodulosa e irregular, devido à hiperplasia das glândulas sebáceas. Rinofima ou fima nasal é a forma mais frequente, iniciando-se por eritema, edema, dilatação das aberturas foliculares, seguidos pelo aparecimento de tecido fibroso (Figura 33.1). O processo fimatoso pode se manifestar em outras áreas, como mento, fronte, bochechas e orelhas. Este fenótipo é mais comum no sexo masculino.
2. **Eritema centro facial persistente, associado com piora periódica após fatores desencadeantes** (Figura 33.2)
   Se nenhuma dessas duas características estiverem presentes, o diagnóstico pode ser realizado na presença de dois ou mais **critérios *major***:

- ***Flushing***
  - **Telangiectasias:** distribuição centro facial, exceto telangiectasias perinasais (frequentes nos adultos saudáveis). Excluir telangiectasias decorrentes do uso crônico de corticosteroides tópicos e aquelas causadas por fotodano.
  - **Lesões inflamatórias (pápulas e pústulas):** excluir lesões inflamatórias decorrentes do uso de drogas e imunossupressão. Geralmente sem a presença de comedões, apesar de ser possível a coexistência de acne com rosácea (Figura 33.3).

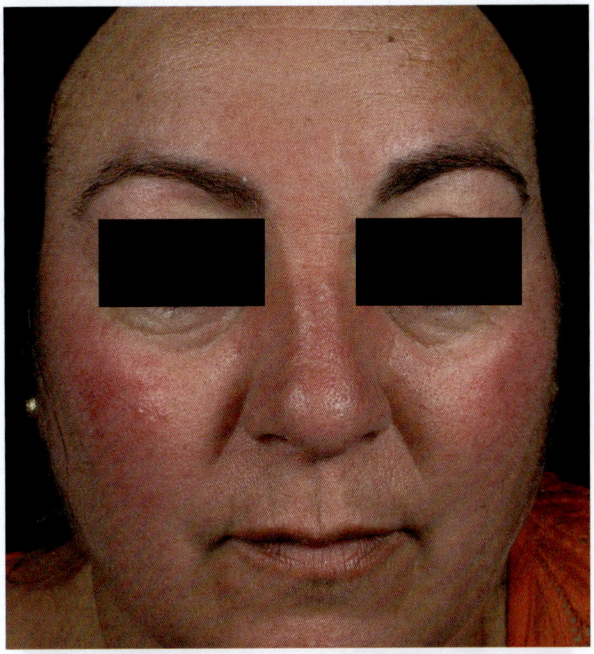

Figura 33.1 Alterações fimatosas.

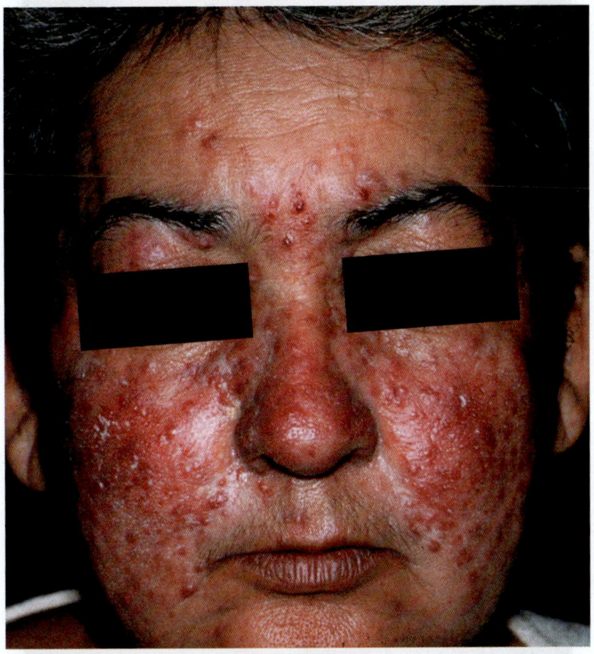

Figura 33.2 Eritema centro facial persistente.

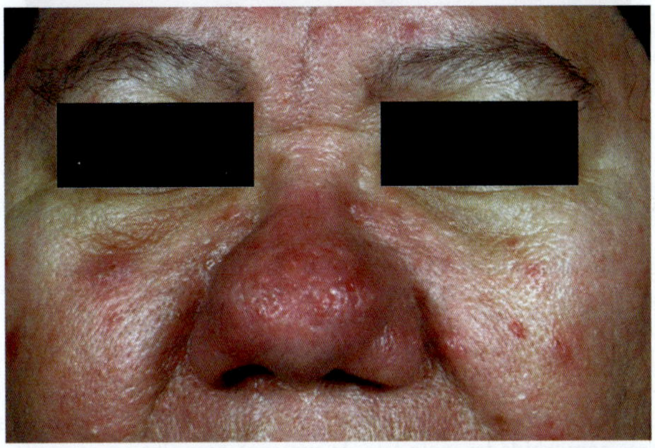

Figura 33.3 Lesões inflamatórias: pápulas e pústulas.

- **Manifestações oculares:** presença de telangiectasia na margem palpebral, blefarite, ceratite/conjuntivite/escleroceratite. A gravidade da rosácea ocular não é proporcional à doença cutânea e pode ocorrer na ausência do envolvimento da pele.[23,24]

Critérios *minor* podem ou não estarem presentes: sensação de queimação e pinicação na pele, edema, aparência de pele seca.

Em 2018 a NRS publicou atualização da versão de 2002, concordando com as sugestões preconizadas pelo painel ROSCO.[25]

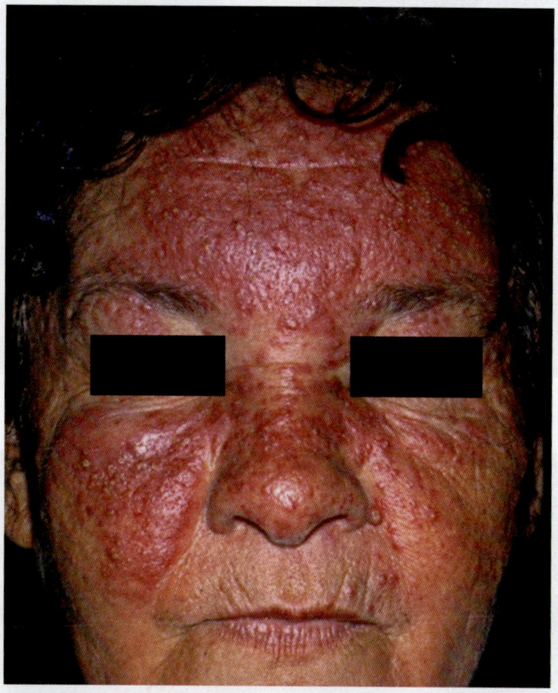

Figura 33.4 Lesões inflamatórias e papulosas.

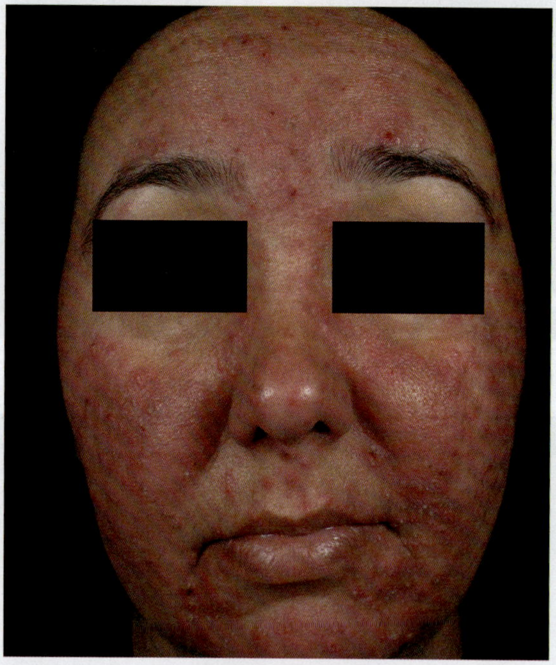

Figura 33.5 Lesões eritematopapulopustulosas.

COMORBIDADES ASSOCIADAS

Estudos recentes apontam a associação da rosácea com diversas outras comorbidades, pelo fato de apresentarem alterações genéticas e fatores etiopatogênicos semelhantes, além da exposição ambiental a fatores de risco comuns. As mais frequentemente descritas são desordens neurológicas (enxaqueca, Parkinson, demência, depressão, esclerose múltipla), gastrointestinais (doença inflamatória intestinal, doença celíaca), endocrinometabólicas (DM tipo 1), cardiovasculares, entre outras. Existe relato também da associação com carcinoma basocelular e alopecia frontal fibrosante.[26,27]

TRATAMENTO[18,28-32]

Orientações gerais

O paciente deve ser esclarecido que não há cura para a rosácea, e que os cuidados e regimes terapêuticos disponíveis visam controlar a reação inflamatória e, sempre que possível, destruir as telangiectasias. É necessário orientá-lo que a pele é muito sensível a agentes químicos e, por isso, é importante evitar contato com irritantes como sabonetes, cosméticos à base de álcool, abrasivos, adstringentes. Deve ser evitada a exposição a fatores físicos que atuam como desencadeantes ou agravantes, tais como: qualquer tipo de calor (alimentos e bebidas quentes, sol, banhos quentes, sauna etc.), alimentos condimentados, álcool e exercícios físicos em ambientes mal ventilados.[21,33]

Cosmecêuticos e cosméticos

É muito importante estabelecer uma rotina de cuidado com a pele, com limpeza suave, hidratação e proteção solar. A nicotinamida ou vitamina B3, presente em cosmecêuticos, atua como coadjuvante pelo seu efeito anti-inflamatório; agentes de limpeza e hidratantes não alcalinos, contendo poli-hidroxiácidos, ceramidas em emulsões multivesiculares melhoram os sintomas subjetivos e diminuem o risco de ressecamento e irritação frequentes pela maior sensibilidade da pele com rosácea;[3] os cosméticos, tipo maquiagem e camuflagem, são muito úteis para as mulheres, com melhora no impacto emocional e na qualidade de vida, além de contribuírem para proteção solar.[3]

Fotoprotetores

São sempre recomendados, devendo-se preferir os de amplo espectro, com FPS igual ou maior que 30.[33,36]

Terapia farmacológica[18,33,36]

Tópicos aprovados pelo Food and Drug Administration (FDA) – agência regulatória dos Estados Unidos

- **Sulfacetamida sódica 10% associada ao enxofre (súlfur) 5%:** possui efeito anti-inflamatório. Posologia: 2 vezes ao dia. Efeitos colaterais: ressecamento, eritema e irritação cutânea. Especialmente indicado para pacientes que possuem dermatite seborreica associada com o quadro de rosácea.[18]
- **Metronidazol 0,75% ou 1% em gel aquoso ou creme:** o mecanismo de ação pode estar relacionado à sua ação anti-inflamatória ou imunossupressora, reduzindo as espécies reativas de oxigênio. Aplicado 1 a 2 vezes ao dia, é seguro e eficaz na rosácea papulopustulosa moderada a grave. Não altera as telangiectasias ou *flushing*.[18,36,38]
- **Ácido azelaico creme 20% ou gel 15%:** atua reduzindo a expressão de calicreína 5 e catelicidinas. Aplicado 2 vezes ao dia. É eficaz na rosácea papulopustulosa, diminuindo as lesões inflamatórias e o eritema. Comparado ao metronidazol, parece ter eficácia semelhante.[18,32,39]
- **Agonista receptor alfa adrenérgico:** tartarato de brimonidina 0,5% e cloridrato de oximetazolina 1%. Reduz o eritema facial persistente pela ação vasoconstritora. Posologia: uma vez ao dia. Como efeito colateral pode surgir rebote ou retorno repentino eritema.[18]
- **Ivermectina creme 1%:** atualmente considerada a primeira opção de tratamento tópico para rosácea papulopustulosa, com eficácia superior ao placebo e ao metronidazol 0,75%, e com menor incidência de eventos adversos a longo prazo, em comparação com o ácido azelaico. Possui ação antiparasitária e anti-inflamatória. Posologia: uma vez ao dia.[32,40-42]

Tópicos não aprovados pelo FDA[18]

- **Antagonistas da calcineurina – *tacrolimus* e *pimecrolimus*:** atuam inibindo a ativação do fator nuclear das células T ativadas, mecanismo presente em várias doenças inflamatórias com disfunção imune. Resultados controversos.
- **Retinoides:** remodelação do tecido conectivo fotodanificado e modulação do TLR2. O mais usado é o adapaleno, uma vez ao dia. Efeitos colaterais: irritação e ressecamento cutâneo.
- **Permetrina creme 5%:** atua como antiparasitário, tratando a demodecidose. Posologia: uma vez ao dia.
- **Peróxido de benzoíla:** mecanismo de ação desconhecido. Pode trazer benefícios no tratamento da rosácea. Usado uma vez ao dia.
- **Veículos dos medicamentos tópicos:** este é um aspecto muito importante na rosácea, uma vez que a pele é mais sensível; o veículo ideal deve facilitar a penetração do ativo, melhorar a barreira cutânea e ser bem tolerado; esses fatores são essenciais para a adesão ao tratamento, que pode ser prolongado.[43]

Sistêmicos aprovados pelo FDA

- **Antibióticos:** as ciclinas são usadas há mais de 50 anos na rosácea. Possuem efeito anti-inflamatório. A primeira a ser usada foi a tetraciclina, na dose de 250 a 500 mg, 2 vezes ao dia.[44] Posteriormente a doxiciclina tornou-se a ciclina sintética mais estudada e utilizada, na dose de 100 a 200 mg/dia, sendo considerada terapêutica de escolha por muitos anos. Em decorrência do desenvolvimento de resistência bacteriana e por causar alterações na microflora comensal do organismo, esta prática passou a ser revista. Estudos *in vitro* e *in vivo* sustentam que a doxiciclina seja capaz de modular a expressão de mediadores inflamatórios. Acredita-se que a doxiciclina em dose subantimicrobiana (40 mg, com liberação modificada ou *modified release* – MR) mantenha os efeitos anti-inflamatórios da droga, porém sem os efeitos antimicrobianos, poupando o impacto na microbiota bacteriana da cavidade oral, trato gastrointestinal e pele. Porém, como no Brasil essa posologia não está disponível, a dose utilizada é 100 mg por dia, com eficácia semelhante, apenas com maior número de eventos adversos. Outros antibióticos utilizados são a minociclina, limeciclina e azitromicina[45-50] (Figura 33.6).

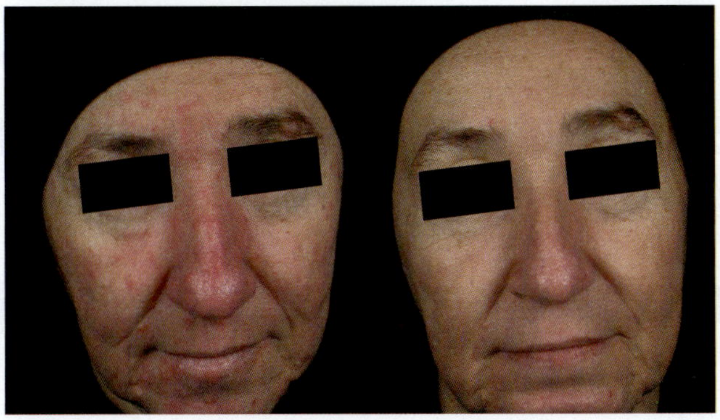

Figura 33.6 Pré e pós-tratamento com doxiciclina por 16 semanas.

Sistêmicos não aprovados pelo FDA

- **Metronidazol:** pode ser efetivo, na dose de 500 mg, 3 vezes ao dia, porém pode causar neuropatia periférica se usado por mais de 3 meses; existe interação com álcool, varfarina e fenitoína.[51]
- **Betabloqueadores:** atuam por vasoconstrição dos vasos sanguíneos dérmicos, reduzindo o eritema e *flushing*. Propranolol 30 a 120 mg/dia ou Carvedilol 6,25 mg, 2 vezes ao dia por uma semana, aumentando para 3 vezes ao dia por 2 semanas. Efeitos colaterais importantes: hipotensão e bradicardia. Baixo nível de evidência (apenas relatos de casos).
- **Isotretinoína:** embora seu uso na rosácea seja *off label*, é uma excelente alternativa para os casos moderados a graves, resistentes, refratários, recidivantes, rosáceas fulminantes, granulomatosa e fimatosa, neste caso contribuindo para o atraso na progressão do fima. Possui ação anti-inflamatória devido à modulação do TLR2, além da supressão da glândula sebácea. É a única capaz de atuar em todos os subtipos da doença. Estudos recentes definiram como dose ideal a de 0,25 a 0,3 mg/kg/dia, por 12 a 16 semanas.[51,52,53,54,55] Pode ser usada inclusive nos casos com acometimento ocular, desde que seja realizado seguimento conjunto com oftalmologista e lubrificação ocular, para não acentuar o ressecamento da mucosa conjuntival.[56] Pela teratogenicidade, cuidados com o risco de gravidez devem ser tomados quando usada em mulheres férteis[57] (Figura 33.7).

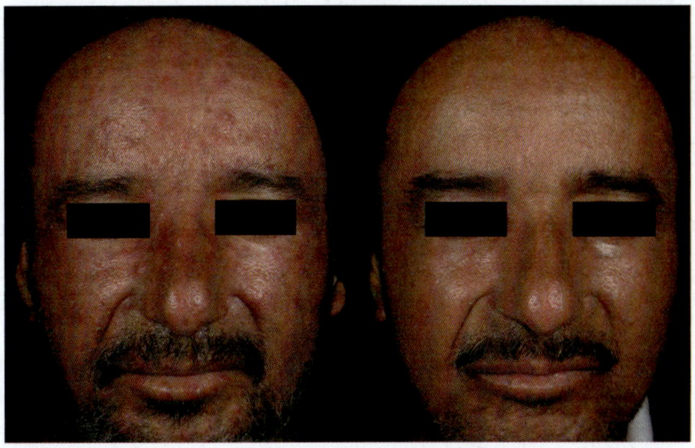

Figura 33.7 Pré e pós-tratamento com isotretinoína.

Tecnologias

Bastante úteis no controle das manifestações vasculares, como o eritema persistente e as telangiectasias.[58] O mecanismo de ação é o da fototermólise seletiva, onde o cromóforo-alvo é a hemoglobina presente nos vasos sanguíneos. As tecnologias mais utilizadas são a luz intensa pulsada e os *lasers*: *Dye laser* – *laser* de corante pulsado e/ou Nd:YAG 1.064 nm, este último especialmente útil para o tratamento das telangiectasias.

Combinações

Produtos tópico e sistêmico podem ser utilizados simultaneamente para otimizar os resultados. Uma combinação frequentemente usada é o ácido azelaico ou metronidazol tópico e a doxiciclina oral, pois parece haver um efeito sinérgico. Como complemento, deve ser realizada a destruição das telangiectasias com *laser* ou luzes.[52]

Casos especiais

- **Rosácea fulminante:** é uma forma grave que progride em poucos dias. Ocorre predominantemente em mulheres. A etiologia é desconhecida; tem sido sugeridos fatores imunológicos, vasculares e hormonais. As lesões são eritema cianótico e nódulos purpúricos em toda a face. Abrem-se orifícios confluentes que eliminam material seroso, seropurulento. Em geral, há seborreia associada. Não há sintomas sistêmicos como na acne fulminante. Curiosamente, não há envolvimento ocular e nem recorrência.[59] Neste caso, curtos períodos de corticosteroides por vias oral ou tópica são recomendados em associação com a isotretinoína oral.[2,33]
  Altas doses de antibiótico oral também podem ser usadas.[60]
- **Rosácea granulomatosa:** alguns pacientes desenvolvem um quadro de pápulas eritemato-acastanhadas ou pequenos nódulos na pele difusamente eritematosa e espessada. Histologicamente evidencia-se a presença de granulomas epitelioides. O curso é crônico e não recidivante. Os diagnósticos diferenciais são: dermatite perioral, sarcoidose nodular e lúpus miliar disseminado da face.[61] O tratamento é semelhante ao quadro convencional. A isotretinoína é boa opção terapêutica para casos refratários ou resistentes.[62]

- **Tratamento cirúrgico do rinofima:** o tratamento da rosácea pode inibir o desenvolvimento do rinofima, mas, uma vez instalado, nenhum tratamento tópico ou sistêmico é eficaz, com exceção da isotretinoína oral, que pode reduzi-lo. Dessa maneira, o tratamento dos fimas é cirúrgico, podendo ser feito com dermoabrasão, criocirurgia, eletrocirurgia e *laser* ablativo.[33] Um dos métodos preferidos é a excisão por *shaving*.[63] A combinação da aplicação prévia do ácido tricloroacético a 45% seguida pela dermoabrasão para reduzir o sangramento foi relatada.[64]

Tratamento de manutenção

Por ser doença crônica, o tratamento de manutenção é mandatório para obtenção de períodos de remissão mais prolongados. É recomendado o uso de tópicos como metronidazol, ácido azelaico ou ivermectina. É descrito também o uso da isotretinoína no esquema de microdoses (20 mg/semana) com o devido acompanhamento laboratorial e controle rigoroso do risco gestacional.[65,32]

Conclusões sobre o tratamento da rosácea

Revisão sistemática Cochrane,[32] incluindo 152 estudos, somando 20.944 participantes das pesquisas com rosácea moderada a grave, concluiu:

- Brimonidina tópica (alto grau de evidência) e oximetazolina tópica (moderado grau) contribuem para redução temporária do eritema persistente.
- *Laser* e luz intensa pulsada (baixo a moderado grau de evidência) contribuem para redução do eritema e principalmente das telangiectasias.
- Para o tratamento de pápulas e pústulas:
  - Ácido azelaico tópico e ivermectina tópica (alto grau de evidência).
  - Doxiciclina 40 mg MR e isotretinoína oral (moderado a alto grau de evidência).
  - Isotretinoína 0,25 mg/kg/dia alto grau de evidência *versus* placebo.
  - Metronidazol tópico (moderado grau de evidência).
  - Minociclina tópica ou oral é igualmente eficaz à doxiciclina 40 mg MR.
  - Tetraciclina e doses baixas de minociclina oral possuem baixo grau de recomendação
- Para rosácea ocular:
  - Ômega 3 (moderado grau de evidência) melhora sintomas de olho seco e melhora a função da glândula lacrimal.
  - Ciclosporina emulsão oftalmológica e doxiciclina (baixo grau de evidência) para tratamento da rosácea ocular.

O Quadro 33.1 apresenta um guia de tratamento da rosácea publicado em 2016 pelo Grupo Ibero Latino-Americano de Estudos da Rosácea (GILER) que utilizou a classificação da NRS por ser mais didática.[28] O Quadro 33.2 mostra o guia de tratamento com base pelo fenótipo da doença, segundo o Global ROSacea COnsensus (ROSCO panel).[29] Este guia considerou os tratamentos de primeira linha para quadros clínicos com critérios maiores: *flushing*, eritema persistente, lesões inflamatórias, telangiectasias e fima. Guia individualizado foi feito para rosácea ocular. Este consenso considerou a melhor evidência científica baseada na revisão Cochrane 2015 e também a experiência clínica dos dermatologistas envolvidos. Concluiu que é grande a probabilidade de múltiplos tratamentos simultâneos serem necessários para atender às necessidades da variedade clínica do fenótipo individual de cada paciente, assim como a necessidade de combinação de tratamentos para casos moderados a graves.

Quadro 33.1 Guia de tratamento da rosácea.

Rosácea eritematotelangiectásica	Rosácea papulopustulosa	Rosácea glandular hiperplásica/fimatosa	Rosácea ocular
Tratamento tópico	Tratamento tópico	Tratamento tópico	Tratamento tópico
▪ Ivermectina ▪ Metronidazol ▪ Ácido azelaico ▪ Sulfacetamida sódica ▪ Brimonidina ▪ Oximetazolina	▪ Ivermectina ▪ Metronidazol ▪ Ácido azelaico ▪ Sulfacetamida sódica ▪ Peróxido de benzoíla + clindamicina ▪ Brimonidina, oximetazolina ▪ *Tacrolimus, pimecrolimus* ▪ Permetrina ▪ Retinoides	▪ Ivermectina ▪ Metronidazol ▪ Retinoides	▪ Ciclosporina emulsão oftálmica
	Tratamento sistêmico	Tratamento sistêmico	Tratamento sistêmico
	▪ Antibióticos: doxiciclina, minociclina, limeciclina, azitromicina, eritromicina ▪ Isotretinoína doses baixas ▪ (0,3 mg/kg/dia)	▪ Antibiótico: doxiciclina ▪ Isotretinoína	▪ Antibióticos: doxiciclina, minociclina, limeciclina, azitromicina, eritromicina
Tratamento complementar		Tratamento complementar	Encaminhar para oftalmologista
▪ Cauterização de telangiectasias ▪ *Dye laser* ▪ Luz intensa pulsada ▪ Nd:YAG *laser*		▪ CE intralesional ▪ Luz intensa pulsada ▪ *Laser* não ablativo	
		Tratamento cirúrgico	
		▪ *Laser* ablativo CO_2 ▪ Dermoabrasão ▪ Cirurgia	

Fonte: Adaptado do Grupo Ibero Latino-Americano de Estudos da Rosácea (GILER).[28]

Quadro 33.2 Guia de tratamento da rosácea.

Eritema	
Transitório	Persistente
▪ Agonistas alfa-adrenérgicos tópicos ▪ Betabloqueadores orais	▪ Agonistas alfa-adrenérgicos tópicos ▪ Luz intensa pulsada ▪ *Dye laser*

(Continua)

Quadro 33.2 Guia de tratamento da rosácea. (Continuação)

Lesões inflamatórias pápulas e pústulas		
Leve	Moderado	Grave
▪ Ácido azelaico ▪ Ivermectina tópica ▪ Metronidazol tópico ▪ Doxiciclina oral	▪ Ácido azelaico ▪ Ivermectina tópica ▪ Metronidazol tópico ▪ Doxiciclina oral	▪ Ivermectina tópica ▪ Doxiciclina oral ▪ Isotretinoína oral
Telangiectasias		
▪ Eletrocauterização ▪ Luz intensa pulsada ▪ *Laser*		
Fima		
Inflamado	Não inflamado	
▪ Doxiciclina oral ▪ Isotretinoína oral	▪ Tratamentos cirúrgicos	

Fonte: Adaptado do ROSacea COnsensus (ROSCO panel).[29]

Referências bibliográficas

1. Berth-Jones I. Rosacea. In: Burns T, Breathnach S, Cox N, Griffiths C. Rook, Wilkinson, Ebling: Textbook of Dermatology. 7. ed. Malden: Blackwell Science; 2004. p. 441-19.
2. Webster G F. Rosacea and related disorders. In: Bolognia JL, Jorizzo JL, Rapini RP. Dermatology. 2. ed. Espanha: Mosby; 2008. vol. I, p. 509-16.
3. Searle T, Ali FR, Carolides S, Al-Niaimi F. Rosacea and Diet: What is New in 2021? J Clin Aesthet Dermatol. 2021;14(12):49-54.
4. Tan J, Berg M. Rosacea: current state of epidemiology. J Am Acad Dermatol. 2013;69(6 Suppl 1):S27-35. doi: 10.1016/j.jaad.2013.04.043. Review.
5. Kyriakis KP. Epidemiologic aspects of rosacea. J Am Acad Dermatol. 2005;53:918-9.
6. Blount BW, Pelletier AL. Rosacea: a common, yet commonly overlooked, condition. Am Fam Physician. 2002;63:435-40.
7. Webster G, Schaller M. Ocular rosacea: a dermatologic perspective. J Am Acad Dermatol. 2013;69(6 Suppl 1):S42-3.
8. Mc Aleer MA, Lacey N, Powell FC. The pathophysiology of rosacea. G Ital Dermatol Venereol. 2009;144(6):663-71.
9. Steinhoff M, Buddenkotte J, Aubert J et al. Clinical, cellular, and molecular aspects in the pathophysiology of rosácea. J Investig Dermatol Symp Proc. 2011;15(1):2-11.
10. Reinholz M, Ruzicka T, Schauber J. Cathelicidin LL-37: an antimicrobial peptide with a role in inflammatory skin disease. Ann Dermatol. 2012;24(2):126-35.
11. Meyer-Hoffert U, Schröder JM. Epidermal proteases in the pathogenesis of rosacea. J Investig Dermatol Symp Proc. 2011;15(1):16-23.
12. Yamasaki K, Kanada K, Macleod DT et al. TLR2 expression is increased in rosacea and stimulates enhanced serine protease production by keratinocytesJ Invest Dermatol. 2011;131(3):688-97.
13. Yamasaki K, Di Nardo A, Bardan A et al. Increased serine protease activity and cathelicidin promotes skin inflammation in rosacea. Nat Med. 2007;13(8):975-80.
14. Nakatsuji T, Gallo RL. Antimicrobial peptides: old molecules with new ideas. J Invest Dermatol. 2012;132(3 Pt 2):887-95.
15. Jarmuda S, O'Reilly N, Zaba R et al. Potential role of Demodex mites and bacteria in the induction of rosacea. J Med Microbiol. 2012;61(Pt 11):1504-10.
16. Forton FM. Papulopustular rosacea, skin immunity and Demodex: pityriasis folliculorum as a missing link. J Eur Acad Dermatol Venereol. 2012; 6(1):19-28.
17. Crawford GH, Pelle MT, James WD. Rosacea: I. Etiology, pathogenesis, and subtype. J Am Acad Dermatol. 2004;51:499-512.
18. Two AM, Wu W, Gallo RL, Hata TR. Rosacea: part I. Introduction, categorization, histology, pathogenesis, and risk factors. J Am Acad Dermatol. 2015;72(5):749-58.
Two AM, Wu W, Gallo RL, Hata TR. Rosacea: part II. Topical and systemic therapies in the treatment of rosacea. J Am Acad Dermatol. 2015; 72(5):761-70.
19. Youssef DA, Miller CW, El-Abbassi AM. Antimicrobial implications of vitamin D. Dermatoendocrinol. 2011; 3(4):220-9.
20. Wilkin J, Dahl M, Detmar M et al. Standard classification of rosacea: Report of the National Rosacea Society Expert Committee on the Classification and Staging of Rosacea. J Am Acad Dermatol. 2002;46(4):584-7.
21. Lehmann P. Rosacea. Clinical features, pathogenesis and therapy. Hautarzl. 2005;56:871-85.
22. Tan J, Almeida LMC, Bewley A et al. Updating the diagnosis, classification and assessment of rosacea: recommendations from the global ROSacea COnsensus (ROSCO) panel. Br J Dermatol. 2017;176(2): 431-8.
23. Tanzi EL, Weinberg JM. The ocular manifestations of rosacea. Cutis. 2001;68:112-4.
24. Vieira AC, Höfling-Lima AL, Mannis MJ. Ocular rosacea – a review. Arq Bras Oftalmol. 2012;75(5):363-9.
25. Gallo RL, Granstein RD, Kang S et al. Standard classification and pathophysiology of rosacea: the 2017 update by the National Rosacea Society Expert Committee. J Am Acad Dermatol. 2018;78:148-55.
26. Pindado-Ortega C, Saceda-Corralo D. Frontal fibrosing alopecia and cutaneous comorbidities: A potential relationship with rosacea. J Am Acad Dermatol. 2018;78(3):596-7.e1.
27. Holmes AD, Spoendlin J, Chien AL et al. Evidence-based update on rosacea comorbidities and their common physiologic pathways. J Am Acad Dermatol. 2018;78(1):156-166.
28. Grupo Ibero-Latinoamericano de Estudio de la Rosácea (GILER) – CILAD. Kaminsky A, Flórez White M, Piquero Martín J, Herane MI, Medina JCD, Raimondo N, Bagatin E, Steiner D, Zegpi E, Rivera M, Madrigal F, Guerra A, delOjo D, Adame G, Arias I, Ferro L, Gómez M, Moreno J, Cantilo L, Maciel R, Sandoval B, del Sola M, Giansante E, Pérez Alfonzo R. Informe de Consenso Ibero-Latinoamericano 2016 sobre la clasificación clínica y terapéutica de la rosácea. Report of the 2016 Ibero-Latin-American Consensus about clinical and therapeutic classification of rosacea. Med CutanIber Lat Am. 2016;44(1):6-10.
29. Schaller M, Almeida LMC, Bewley A et al. Rosacea treatment update: recommendations from the global ROSacea COnsensus (ROSCO) panel. Br J Dermatol. 2017;176:465-71.
30. Oliveira CMM, Almeida LM, Bonamigo RR et al. Consensus on the therapeutic management of rosacea - Brazilian Society of Dermatology. An. Bras. Dermatol. 2020;95(Suppl 1):53-69.
31. Thiboutot D, Anderson R, Cook-Bolden F et al. Standard management options for rosacea: The 2019 update by the National Rosacea Society Expert Committee. J Am Acad Dermatol. 2020;82(6):1501-10.
32. van Zuuren EJ, Fedorowicz Z. Interventions for rosacea based on the phenotype approach: an updated systematic review including GRADE assessments. Br J Dermatol. 2019;181(1):65-79.
33. Gupta AK, Chaudhry MM. Rosacea and its management: an overview. J Eur Acad Dermatol Venereol. 2005;19:273-85.
34. Levin J, Miller R. A guide to the ingredients and potential benefits of over-the-counter cleansers and moisturizers for rosacea patients. J Clin Aesthet Dermatol. 2011;4(8):31-49.
35. Levy LL, Emer JJ. Emotional benefit of cosmetic camouflage in the treatment of facial skin conditions: personal experience and review. Clin Cosmet Investig Dermatol. 2012;5:173-82.
36. Nally JB, Berson DS. Topical therapies for rosacea. J Drugs Dermatol. 2006;5:23-6.
37. Wolf Jr JE, Kerrouche N, Arsonnaud S. Efficacy and safety of once-daily metronidazole 1% gel compared with twice-daily azelaic acid 15% gel in the treatment of rosacea. Cutis. 2006;77(4 Suppl):3-11.
38. Dow G, Basu S. A novel aqueous metronidazole 1% gel with hydrosolubilizing agents (HAS-3). Cutis. 2006;77(4 Suppl):18-26.
39. Liu RH, Smith MK, Basta SA et al. Azelaic acid in the treatment of papulopustular rosácea: a systematic review of randomized controlled trials. Arch Dermatol. 2006;142:1047-52.
40. Stein L, Kircik L, Fowler J et al. Efficacy and safety of ivermectin 1% cream in treatment of papulopustular rosacea: results of two randomized, double-blind, vehicle-controlled pivotal studies. J Drugs Dermatol. 2014; 13:316-23.
41. Taieb A, Ortonne JP, Ruzicka T et al. Superiority of ivermectin 1% cream over metronidazole 0.75% cream in treating inflammatory lesions of rosacea: a randomized, investigator-blinded trial. Br J Dermatol. 2015;172:1103-10.
42. Gold LS, Kircik L, Fowler J et al. Long-term safety of ivermectin 1% cream vs azelaic acid 15% gel in treating inflammatory lesions of rosacea: results of two 40-week controlled, investigator-blinded trials. J Drugs Dermatol. 2014;13(11):1380-6.

43. Jackson JM, Pelle M. Topical rosacea therapy: the importance of vehicles for efficacy, tolerability and compliance. J Drugs Dermatol. 2011;10(6):627-33,
44. Sneddon IB. A clinical trial of tetracycline in rosacea. Br J Dermatol. 1966;78:649-52.
45. Husein-ElAhmed H, Steinhoff M. Evaluation of the efficacy of subantimicrobial dose doxycycline in rosacea: a systematic review of clinical trials and meta-analysis. J Dtsch Dermatol Ges. 2021;19(1):7-17.
46. Di Nardo A, Holmes AD, Muto Y et al. Improved clinical outcome and biomarkers in adults with papulopustular rosacea treated with doxycycline modified-release capsules in a randomized trial. J Am Acad Dermatol. 2016;74:1086-92.
47. Del Rosso JQ, Webster GF, Jackson M et al. Two randomized phase III clinical trials evaluating anti-inflammatory dose doxycycline (40-mg doxycycline, USP capsules) administered once daily for treatment of rosacea. J Am Acad of Dermatol. 2007;56:791-802.
48. Del Rosso JQ, Schlessinger J, Werschler P. Comparison of antiinflammatory dose doxycycline versus doxycycline 100 mg in the treatment of rosacea. J Drugs Dermatol. 2008;7:573-6.
49. van der Linden MM, van Ratingen AR, van Rappard DC et al. DOMINO, doxycycline 40 mg vs. minocycline 100 mg in the treatment of rosacea: a randomized, single-blinded, noninferiority trial, comparing efficacy and safety. Br J Dermatol, 2017;176:1465-74.
50. Akhyani M, Ehsani AH, Ghiasi M et al. Comparison of efficacy of azithromycin vs. doxycycline in the treatment of rosacea: a randomized open clinical trial. Int J Dermatol. 2008;47:284-8.
51. Martinez V, Caumes E. Metronidazole. Ann Dermatol Venereol. 2001;128:903-9.
52. Kennedy Carney C, Cantrell W, Elewski BE. Rosacea: a review of current topical, systemic and light-based therapies. G Ital Dermatol Venereol. 2009;144(6):673-88.
53. Ertl GA, Levine N, Kligman AM. A comparison of the efficacy of topical tretinoína and low-dose oral isotretinoin in rosacea. Arch Dermatol. 1994;130:319-24.
54. Gollnick H, Blume-Peytavi U, Szabó EL et al. Systemic isotretinoin in the treatment of rosacea – doxycycline- and placebo-controlled, randomized clinical study. J Dtsch Dermatol Ges. 2010;8(7):505-15.
55. Sbidian E, Vicaut É, Chidiack H et al. A randomized-controlled trial of oral low-dose isotretinoin for difficult-to-treat papulopustular rosacea. J Invest Dermatol. 2016;136(6):1124-9.
56. Andrade FMX, Picosse FR, Cunha LP et al. Ocular surface changes in the treatment of rosacea: comparison between low-dose oral isotretinoin and doxycycline. Arq Bras Oftalmol. 2020;83(2):109-12.
57. Tkachenko E, Singer S, Sharma P et al. US Food and Drug Administration reports of pregnancy and pregnancy-related adverse events associated with isotretinoin. JAMA Dermatol. 2019;155:1175-9.
58. Butterwick KJ, Butterwick LS, Han AJ. Laser and light therapies for acne rosacea. Drugs Dermatol. 2006;5:35-9.
59. Ferahbas A, Uta S, Mistik S, Uksal U, Peker D. Rosácea fulminans in pregnancy: case report and review of the literature. Am J Clin Dermatol. 2006;7:141-4.
60. Jarrett R, Gonsalves R, Anstey AV. Differing obstetric outcomes of rosacea fulminans in pregnancy: report of three cases with review of pathogenesis and management. Clin Exp Dermatol . 2010;35(8):888-91.
61. Khokhar O, Khachemoune A. A case of granulomatous rosacea: sorting granulomatous rosacea from other granulomatous diseases that affect the face. Dermatol Online. 2004;10:6.
62. Rallis E, Korfitis C. Isotretinoin for the treatment of granulomatous rosacea: case report and review of the literature. J Cutan Med Surg. 2012;16(6):438-4.
63. Little SC, Stucker FJ, Compton A, Park SS. Nuances in the management of rhinophyma. Facial Plast Surg. 2012;28(2):231-7.
64. Firat C, Erbatur S, Elmas O, Aytekin AH. An alternative micrographic method for decreasing bleeding and recurrence in the treatment of rhinophyma. Eur Rev Med Pharmacol Sci. 2012;16(3):418-21.
65. Bagatin E, Costa CS, Rocha MADD et al. Brazilian Society of Dermatology consensus on the use of oral isotretinoin in dermatology. An Bras Dermatol. 2020 Oct 3:S0365-0596(20)30233-6.

capítulo 34

Marco Alexandre Dias da Rocha • Ediléia Bagatin

Dermatite Perioral

INTRODUÇÃO

A dermatite perioral (DP) clássica foi descrita em 1957, mas essa denominação foi introduzida em 1964.[1] Apesar do nome sugerir uma condição eczematosa, o quadro clínico lembra uma erupção acneiforme ou rosácea-*like*. Trata-se de doença inflamatória caracterizada pela presença de eritema, pápulas e pústulas, geralmente ao redor da boca[2,3] (Wilkinson, 1979). Por ser frequente a presença de lesões em outras áreas da face, como periocular e perinasal, foi sugerido que a melhor denominação é dermatite periorificial (DP).[5]

EPIDEMIOLOGIA

Ocorre em todo o mundo e em indivíduos de todas as etnias e de todos os gêneros. É mais frequente em mulheres, na faixa etária de 16 a 45 anos, mas pode ocorrer em qualquer idade.[5,6] Estudo retrospectivo mostrou que 46 de 79 (58%) crianças eram meninas.[5] Pode afetar crianças de baixa idade, até com 3 meses de vida. Um estudo retrospectivo com 222 crianças com DP detectou média de idades de 6,6 anos.[7] As meninas são mais acometidas que os meninos.

ETIOPATOGENIA

A causa predominante é o uso crônico de corticosteroides tópicos, particularmente os fluorados,[10] mas há relato de caso causado por budesonida.[8,9] Em geral, o fármaco é usado para o tratamento de dermatite de contato, dermatite seborreica, entre outras, com melhora inicial; recidiva e repetição do uso agravam progressivamente a dermatite.[3] Secundariamente, ocorre aumento na densidade do ácaro *Demodex folliculorum*, que agrava a doença e causa prurido.[11,12] Relato de dois casos mostrou DP pelo uso sistêmico de corticosteroides.[13]

Outros desencadeantes são os cosméticos gordurosos, como as bases para maquiagem e os hidratantes, por causarem obstrução folicular.[14,15] Foram relatados casos relacionados a produtos para higiene dentária com flúor e *sprays* inalatórios contendo corticosteroide.[16,17] A limpeza excessiva e o uso de abrasivos são agravantes. Fatores intrínsecos podem desencadear a DP, como atopia e barreira epidérmica comprometida por irritação subclínica repetida.[18] Já foi considerada a hipótese de que o dano à barreira epidérmica induzida pelo corticosteroide contribua para a ocorrência da DP.[6]

A DP não é doença infecciosa, mas já houve relato de três casos causados por fusobactéria, com regressão após tratamento com antibiótico.[18]

Recente série de três casos de DP, com lesões nas regiões malares concomitantes ao uso de aparelhos tipo pressão de ar positiva contínua ou *continuous positive airway pressure* (CPAP), foi descrita. Em todos os casos, o aparelho era utilizado uma hora após a higienização com ozônio. Resíduos do O_3 reagem com óleos da pele e causam a DP. O uso da máscara após 4 horas da higienização proporcionou a regressão da dermatite.[19]

Revisão sistemática recente demonstrou forte evidência de que o mau uso dos corticosteroides tópicos é o principal fator causal.[20]

QUADRO CLÍNICO

- **DP clássica:** presença de eritema no início da doença e, depois, de múltiplas pápulas eritematosas, pápulo-vesículas e pápulo-pústulas com ou sem descamação. Pode haver um componente eczematoso. As lesões predominam na região perioral e nos sulcos nasogenianos. Às vezes acometem as regiões perinasal e periocular; as regiões malares e os lábios são poupados[2,3] (Figura 34.1). Estudo retrospectivo com 79 crianças e adolescentes evidenciou lesões periorais, perinasais e perioculares em 70%, 43% e 25% dos pacientes, respectivamente.[5] Não existem comedões e a presença de um halo claro ao redor do vermelhão dos lábios, onde há poucos folículos, é patognomônico. A doença é crônica, assintomática ou com leve ardor e regride sem deixar cicatriz.[6] Fatores agravantes são: escoriações, higiene excessiva e exposição ao sol.
- **DP granulomatosa:** variante que tipicamente ocorre em crianças no período pré-puberal, usualmente causada por corticosteroides tópicos.[21,22] Parece acometer mais crianças da raça negra e se caracteriza por múltiplas pápulas acastanhadas.[2,3]

A DP é uma dermatose benigna e autolimitada que se resolve em poucos meses sem tratamento, mas pode persistir por vários anos.[5]

DIAGNÓSTICO DIFERENCIAL E LABORATORIAL

O diagnóstico é feito pela anamnese e por quadro clínico. A biópsia de pele raramente é necessária. Em casos mais difíceis, o exame histopatológico é inespecífico, com espongiose e infiltrado inflamatório linfo-histiocítico nas lesões recentes. Em quadros crônicos, pode haver hiperplasia dos folículos sebáceos e, ocasionalmente, granulomas não caseosos perifoliculares.[3,5,6]

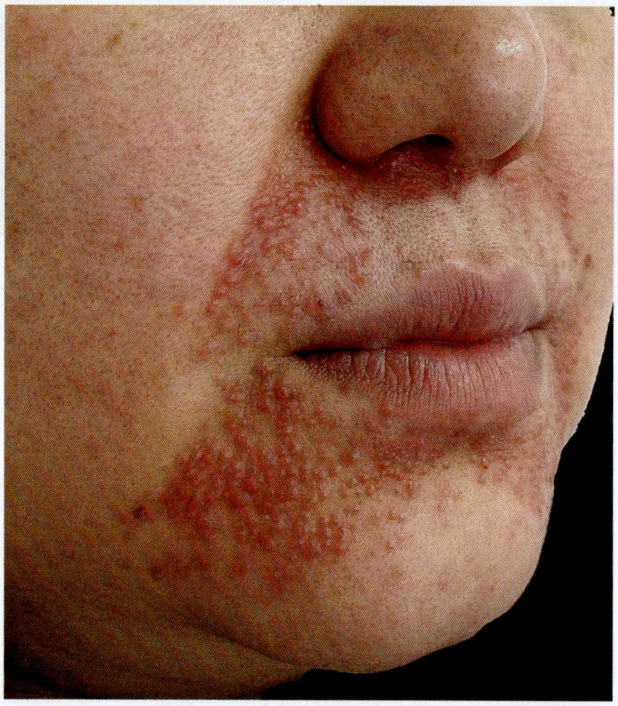

■ **Figura 34.1** Dermatite perioral.

O diagnóstico diferencial deve ser feito com várias dermatoses: acne vulgar (comedões, cicatrizes); rosácea (lesões no centro da face, telangiectasias); dermatite seborreica (eritema e descamação perinasal, couro cabeludo, pálpebras, tórax); dermatite de contato irritativa ou alérgica (prurido, localizações específicas de acordo com o irritante ou alérgeno); dermatite atópica; impetigo (erosões, vesículas, crostas melicéricas); dermatofiotose (assimétrica); candidíase; demodecidose; lúpus miliar (variante da rosácea); sarcoidose; foliculite por Gram-negativos; foliculite eosinofílica; siringomas.[3,5]

■ TRATAMENTO

Em casos mais leves, a suspensão imediata do corticosteroide tópico, outros desencadeantes ou agravantes, a limitação no uso de cosméticos, a utilização de produtos suaves para higiene e compressas com água boricada podem levar à regressão do quadro, sem necessidade de nenhum tratamento.[23] Esta estratégia é baseada na observação de que o uso de placebo ou veículos, em estudos clínicos randomizados, mostra-se eficaz em 2 a 3 meses.[24,25] Entretanto, o impacto negativo pela aparência da pele e a evolução imprevisível podem indicar a necessidade de intervenção terapêutica, de acordo com a gravidade da doença.

A retirada do corticosteroide pode causar piora acentuada do quadro. Alguns autores sugerem a redução da frequência de aplicação até a suspensão ou a transição para corticosteroide de baixa potência, como a hidrocortisona. O benefício desta estratégia não foi comprovado.[2,3,26]

Após a remissão do quadro, os produtos cosméticos podem ser reiniciados, um por semana, com atenção na resposta da pele e retirada definitiva se houve recorrência.[5]

O tratamento tópico é o preferido. São citados: ácido azelaico 15% em gel ou 20% em creme, 2 vezes ao dia, numa série de 10 crianças de 3 a 12 anos, com regressão das lesões;[27] metronidazol 0,75% a 1% em loção, gel ou creme, uma vez ao dia, por 8 semanas,[28] antibióticos (eritromicina, 2% em gel), inibidores da calcineurina (pimecrolimus 1% em creme, 2 vezes ao dia e tacrolimus 0,03% ou 0,1% em pomada, com melhora em 30 dias),[29,30] ivermectina 1% em creme.[31]

Revisão mais antiga,[32] assim como outra recente e sistemática, com metanálise, seguindo o guia PRISMA ou síntese narrativa,[9] concluíram que as possibilidades terapêuticas são muito limitadas e de eficácia incerta.

A revisão de 2022 incluiu 11 estudos e 733 pacientes. Entre os **tratamentos tópicos,** destacou-se o pimecrolimus 1% em creme, com melhora em 4 semanas e eventos adversos, como: eritema, ardor, prurido e herpes simples.[24,25] Para os outros tópicos, a evidência foi incerta.

O pimecrolimus 1% em creme foi comparado ao veículo em estudo randomizado, inclusive 40 adultos, com início de melhora em uma semana e maior em 4 semanas. Entretanto, após 4 semanas, houve piora das lesões.[24] Um estudo maior, randomizado, com 124 adultos, mostrou os mesmos resultados.[25] Não há estudos randomizados em crianças. Um estudo retrospectivo, que incluiu 72 crianças e adolescentes, de 0 a 17 anos, relatou benefícios do uso de tacrolimus 0,03% ou 0,1%, ou pimecrolimus 1%, em 14 dias. Os autores reportaram também benefícios das combinações de inibidores da calcineurina com metronidazol tópico e/ou antibiótico oral.[30]

Para o **tratamento sistêmico,** os fármacos citados são: tetraciclina 500 mg, 2 vezes ao dia, por 10 dias e, depois, 250 mg, 2 vezes ao dia por mais 10 dias;[32] eritromicina, particularmente para crianças, na dose de 40 mg/kg, em 3 doses;[33] doxiciclina, 100 a 200 mg/dia, metronidazol.[34] Em geral, os antibióticos são administrados por 8 semanas; em casos mais resistentes, pode ser usada a isotretinoína, na dose de 10 mg/dia, por 2 a 3 meses.[35] A ivermectina oral, 200 a 250 ug/kg, em dose única ou tópica a 1% em creme, uma vez ao dia, foi igualmente eficaz em série de 15 casos.[31]

■ PROGNÓSTICO

Os dados são limitados. Em um estudo retrospectivo com 222 crianças tratadas por via tópica ou oral, das 131 que retornaram para seguimento, 94% tiveram resolução completa das lesões em 3,8 meses. O risco de recorrências é desconhecido.

■ CONCLUSÕES

A DP é uma condição inflamatória na face, mais frequente em mulheres jovens; a patogênese não é bem conhecida, mas a associação mais relatada é o uso tópico de corticosteroides; as lesões são pápulas, pápulo-vesículas e pápulo-pústulas, e descamação ao redor da boca, olhos e nariz que poupam a borda dos lábios; há uma variante granulomatosa na idade pré-puberal; o tratamento deve ser iniciado com suspensão do corticosteroide tópico e outros irritantes, e uso de produtos tópicos ou sistêmicos, se necessário.

Referências bibliográficas

1. Mihan R, Ayres S Jr. Perioral Dermatitis. Arch Dermatol. 1964,89.803.
2. Hafeez ZH. Perioral dermatitis: an update. Int J Dermatol. 2003;42(7):514-7.
3. Lipozencic J, Ljubojevic S. Perioral dermatitis. Clin Dermatol. 2011;29(2):157-61.
4. Wilkinson, HP. The Plant Surface (Mainly Leaf). In: Metcalfe, CR and Chalk, L., Eds., Anatomy of the Dicotyledons, (1979) 2 ed., Clarendon Press, Oxford, 97-167.
5. Nguyen V, Eichenfield LF. Periorificial dermatitis in children and adolescents. J Am Acad Dermatol. 2006;55(5):781-5.
6. Wollenberg A, Bieber T, Dirschka T et al. Perioral dermatitis. J Dtsch Dermatol Ges. 2011;9(5):422-7.
7. Goel NS, Burkhart CN, Morrell DS. Pediatric periorificial dermatitis: clinical course and treatment outcomes in 222 patients. Pediatr Dermatol. 2015;32(3):333-6.
8. Henningsen E, Bygum A. Budesonide-induced periorificial dermatitis presenting as chalazion and blepharitis. Pediatr Dermatol. 2011;28(5):596-7.
9. Gray NA, Tod B, Rohwer A et al. Pharmacological interventions for periorificial (perioral) dermatitis in children and adults: a systematic review. J Eur Acad Dermatol Venereol. 2022;6(3):380-90.
10. Hengge UR, Ruzicka T, Schwartz RA, Cork MJ. Adverse effects of topical glucocorticosteroids. J Am Acad Dermatol. 2006;54:1-15.

11. Karincaoglu Y, Bayram N, Aycan O, Esrefoglu M. The clinical importance of Demodex folliculorum presenting with nonspecific facial signs and symptoms. J Dermatol. 2004;31:618-26.
12. Dolenc-Voljc M, Pohar M, Lunder T. Density of Demodex folliculorum in perioral dermatitis. Acta Derm Venereol. 2005;85:211-5.
13. Clementson B, Smidt AC. Periorificial dermatitis due to systemic corticosteroids in children: report of two cases. Pediatr Dermatol. 2012;29(3):331-2.
14. Dirschka T, Weber K, Tronnier H. Topical cosmetics and perioral dermatitis. J Dtsch Dermatol Ges. 2004;2:194-9.
15. Malik R, Quirk CJ. Topical applications and perioral dermatitis. Australas J Dermatol. 2000;41:34-8.
16. Shiri J, Amichai B. Perioral dermatitis induced by inhaled corticosteroids. J Dermatol Treatment. 1998;9:259-60.
17. Peralta L, Morais P. Perioral dermatitis – the role of nasal steroids. Cutan Ocul Toxicol. 2012;31(2):160-3.
18. Roberts N, Maeda A, Suzuki K et al. Three cases of perioral dermatitis related to fusobacteria treated with β-lactam antibiotics. J Dermatolog Treat. 2014;25(6):507-9.
19. Roberts M, Roy DB, Goodman M, Grewal G. Case series of perioral dermatitis caused by improper use of activated oxygen. J Clin Aesthet Dermatol. 2021;14(11):38-40.
20. Searle T, Ali FR, Al-Niaimi F. Perioral dermatitis: Diagnosis, proposed etiologies, and management. J Cosmet Dermatol. 2021;20(12):3839-48.
21. Misago N, Nakafusa J, Narisawa Y. Childhood granulomatous periorificial dermatitis: lupus miliaris disseminatus faciei in children? J Eur Acad Dermatol Venereol. 2005;19(4):470-3.
22. Kim YJ, Shin JW, Lee JS et al. Childhood granulomatous periorificial dermatitis. Ann Dermatol. 2011;23(3):386-8.
23. Weber K, Thurmayr R. Critical appraisal of reports on the treatment of perioral dermatitis. Dermatology. 2005;210:300-7.
24. Oppel T, Pavicic T, Kamann S et al. Pimecrolimus cream (1%) efficacy in perioral dermatitis – results of a randomized, double-blind, vehicle-controlled study in 40 patients. J Eur Acad Dermatol Venereol. 2007;21(9):1175-80.
25. Schwarz T, Kreiselmaier I, Biebet T et al. A randomized, double-blind, vehicle-controlled study of 1% pimecrolimus cream in adult patients with perioral dermatitis. J Am Acad Dermatol. 2008;59(1):34-40.
26. Kihiczak GG, Cruz MA, Schwartz RA. Periorificial dermatitis in children: an update and description of a child with striking features. Int J Dermatol. 2009;48:304-6.
27. Jansen T, Melnik BC, Schadendorf D. Steroid-induced periorificial dermatitis in children--clinical features and response to azelaic acid. Pediatr Dermatol. 2010;27(2):137-42.
28. Zip CM. Innovative use of topical metronidazole. Dermatol Clin. 2010;28(3):525-34.
29. Berger TG, Duvic M, Van Voorhees AS et al. The use of topical calcineurin inhibitors in dermatology: safety concerns. Report of the American Academy of Dermatology Association Task Force. J Am Acad Dermatol. 2006;54(5):818-23.
30. Ollech A, Yousif R, Kruse L et al. Topical calcineurin inhibitors for pediatric periorificial dermatitis. J Am Acad Dermatol. 2020;82(6):1409-14.
31. Noguera-Morel L, Gerlero P, Torrelo A, Hernández-Martín Á. Ivermectin therapy for papulopustular rosacea and periorificial dermatitis in children: A series of 15 cases. J Am Acad Dermatol. 2017;76(3):567-70.
32. Macdonald A, Feiwel M. Perioral dermatitis: aetiology and treatment with tetracycline. Br J Dermatol. 1972;87(4):315-9.
33. Hall CS, Reichenberg J. Evidence based review of perioral dermatitis therapy. G Ital Dermatol Venereol. 2010;145(4):433-44.
34. Choi YL, Lee KJ, Cho HJ et al. Case of childhood granulomatous periorificial dermatitis in a Korean boy treated by oral erythromycin. J Dermatol. 2006;33(11):806-8.
35. Rodriguez-Caruncho C, Bielsa I, Fernandez-Figueras MT, Ferrándiz C. Childhood granulomatous periorificial dermatitis with a good response to oral metronidazole. Pediatr Dermatol. 2013;30(5):e98-e99.
36. Rodriguez-Garijo N, Querol-Cisneros E, Tomas-Velazquez A et al. Recalcitrant granulomatous periorificial dermatitis with good response to low-dose oral isotretinoin. Pediatr Dermatol. 2019;36(6):980-1.
37. Dirschka T, Tronnier H, Fölster-Holst R. Epithelial barrier function and atopic diathesis in rosacea and perioral dermatitis. Br J Dermatol. 2004;150:1136-41.

capítulo

Carlos D'Apparecida Santos Machado Filho

Discromias Congênitas, Hereditárias e Adquiridas – Leucodermias

■ LEUCODERMIAS

Congênitas e hereditárias

Albinismo

Albinismo é uma condição genética rara, autossômica recessiva associada a um fenótipo variável de hipopigmentação que afeta apenas os olhos (Albinismo ocular ou AO) ou afeta os olhos e a pele (Albinismo oculocutâneo ou AOC) com incidência variando entre 1:10.000 e 1:20.000. Até o momento existem descritos quatro tipos de AOC e um de AO associado ao *locus* TYR (OCA1), *locus* OCA2 (OCA2), *locus* TYRP1 (OCA3), *locus* SLC45A2 (OCA4) e *locus* GPR143 (OA1). Ainda são descritas formas mais raras de albinismo que afetam a função de outros órgãos: síndrome de Hermansky-Pudlak (HPS1-9) e Chediak-Higashi (CHS1). Em resumo, um total de 19 genes estão associados a vários tipos de albinismo[1] (Quadro 35.1).

O albinismo é determinado por alterações genéticas na síntese de melanina, porém mantendo melanócitos em número e estrutura normais.[2] A conceituação de albinismo inclui alterações oculares que são essenciais para o diagnóstico. Dessa maneira, pode ser dividido classicamente em: albinismo oculocutâneo e albinismo ocular. Portanto, a despigmentação de pele e anexos sem comprometimento ocular não recebe a denominação de albinismo, mas sim de simples despigmentação cutânea.

O AOC é devido a deficiência na síntese de melanina e a falta é responsável pelo aumento da sensibilidade às radiações ultravioletas e predisposição a câncer de pele. As anomalias oftálmicas associadas não são apenas consequência da falta de melanina, mas também da falta de L-DOPA, um intermediário na síntese de melanina que é essencial ao desenvolvimento da retina.

Quadro 35.1 Genes associados aos tipos de albinismo.

TYR	11q14-q21	OCA1A	AR	Ausência de pigmentação em pele e pelos
OCA1BAR				Albinismo parcial, pelos escurecem com idade
OCA2	15q11.2-q12	OCA2	AR	Prevalente em negros, com idade os pelos amarelos, vermelhos ou marrons
OCA3	9p23	TYRP1	AR	Albinismo de Rufus em pele negra
OCA4	5p13.3	SLC45A2	AR	Similar OCA!, Japão
OCA5	desconhecido	AR	1 família, Paquistão	
OCA6	SLC24A5/NCKX5	AR	1 família China, 5 Europa	
OCA7	C10orf11	AR	Albinismo de Faroe	
OA1	Xp22.3	GPR143	RLX	Albinismo ocular
LYST	1q42.1-q42.2	CHS1/LYST	AR	Chediak-Higashi
HPS1	10q23.1-q23.3	HPS1	AR	Hermansky-Pudlak
HPS2	5q14.1	AP3B1	AR	Hermansky-Pudlak
HPS3	3q24	HPS3	AR	Hermansky-Pudlak
HPS4	22cen-q12.3	HPS4	AR	Hermansky-Pudlak
HPS5	11p14	HPS5	AR	Hermansky-Pudlak
HPS6	10q24.32	HPS6	AR	Hermansky-Pudlak
HPS7	6p22.3	DTNBP1	AR	Hermansky-Pudlak
HPS8	19q13.32	BLOC1S3	AR	Hermansky-Pudlak
HPS9	15q21.1	BLOC1S6	AR	Hermansky-Pudlak

A prevalência dos vários tipos de AOC varia de um continente a outro, mas o AOC1 é o mais frequente. O AOC2 é o mais frequente entre os africanos com prevalência de 1/1.000 em algumas populações do oeste africano.

As alterações oculares mais comuns encontradas são: nistagmo, intensa fotofobia, visão noturna pobre, hipopigmentação da retina, hipoplasia de fóvea, redução de acuidade visual, redução da pigmentação da íris, estrabismo.

A classificação pode ser visualizada no Quadro 35.2.

Quadro 35.2 Classificação, subtipos e características clínicas do albinismo oculocutâneo.

Tipo	Subtipo	Clínica
Albinismo oculocutâneo 1	Albinismo oculocutâneo 1A	Tirosinase negativo
	Albinismo oculocutâneo 1B	Pigmentação mínima Platina Amarelo Sensível a temperatura Albinismo ocular autossômico recessivo
Albinismo oculocutâneo 2		Tirosinase positivo Marrom Albinismo ocular autossômico recessivo Síndrome de Prader-Willi Síndrome de Angelman
Albinismo oculocutâneo 3		Vermelho Marrom
Albinismo oculocutâneo 4		Síndrome Hermansky-Pudlak 1 Síndrome Hermansky-Pudlak 2 Síndrome Hermansky-Pudlak 3 Síndrome Hermansky-Pudlak 4 Síndrome Hermansky-Pudlak 5 Síndrome Hermansky-Pudlak 6 Síndrome Hermansky-Pudlak 7 Síndrome Hermansky-Pudlak 8 Síndrome Hermansky-Pudlak 9
Síndrome Chediak-Higashi		

- **Albinismo oculocutâneo tipo 1:** um dos tipos mais comuns de albinismo, causado pela perda de função da tirosinase resultante da mutação do gene TYR.[3] Existe uma grande gama de mutações que levam a um grau de despigmentação que pode variar da ausência total de pigmentos na pele, cabelos e olhos até a pigmentação quase normal. Uma mutação completa do gene da tirosinase associada à perda total de pigmentação encontra-se no Albinismo oculocutâneo tipo 1 A. O tipo 1 B associa-se a uma perda parcial de atividade da tirosinase, associando-se, portanto, desde a pouca pigmentação até a pigmentação total de pele e cabelos. O quadro clássico recebe o nome de "Albinismo amarelo", devido ao tom dos cabelos afetados (feomelanina). Nesses indivíduos é frequente o desenvolvimento de efélides, nevus e lentigos. É descrita uma forma inusual de albinismo sensível a temperatura onde a tirosinase deixa de funcionar acima de 35 °C; a pele pigmenta-se nas áreas mais frias do corpo.[4]
- **Albinismo oculocutâneo tipo 2:** indivíduos portadores de albinismo com cabelos e olhos pigmentados, também chamado de albinismo parcial ou incompleto, apresentam mutações no gene P do cromossomo 15. Essa proteína P tem importância na síntese de proteínas estruturais melanossômicas e é importante para manter o pH ácido dentro dos melanossomas. Esses indivíduos nascem com cabelos amarelos e podem pigmentar-se discretamente com o tempo, o mesmo podendo ocorrer com a pele, que pode pigmentar-se parcialmente; em áreas expostas desenvolvem-se efélides, lentigos e nevus e por vezes torna-se difícil distinguir-se do albinismo oculocutâneo do tipo 1B.[5] Em algumas formas denominadas albinismo marrom descritas em africanos, a eumelanina está diminuída mas não ausente, conferindo cor marrom claro à pele, cabelos e olhos, a pele não se queima e se bronzeia. Se reconhece a condição de albino mais pelas alterações oculares, a íris apresenta transparências radiais, diminuição da acuidade visual, diminuição da pigmentação retiniana. A associação de hipotonia neonatal, obesidade, hipogonadismo, mãos e pés pequenos, retardo mental, associado à deleção do cromossomo 15 e quadro cutâneo de albinismo oculocutâneo 2 recebe a denominação síndrome de Prader-Willi. A síndrome de Angelman associa-se a severo retardo mental, microcefalia, hipotonia neonatal, movimentos atáxicos, com deleções do cromossomo 15 materno, pele e cabelos claros, nistagmo, estrabismo e despigmentação retineana.
- **Albinismo oculocutâneo tipo 3:** quadro relacionado com mutação do gene TYRP 1 (proteína tirosinase relacionada), que cataliza a oxidação do dihidroxi-indol-2-ácido carboxílico (DHICA) em eumelanina e serve para estabilizar a tirosinase. A sua falta desvia a síntese para feomelanina, o que determina fenótipo muito semelhante ao albinismo marrom com indivíduos de cabelos marrons ou ruivos, olhos cinzas ou castanhos. Nem sempre as alterações oculares estão presentes, a pele e os bulbos capilares contêm melanócitos que sintetizam parcialmente a eumelanina, portanto apresentam hipocromia de pele que pode bronzear parcialmente, constituindo-se em casos de difícil diagnóstico.
- **Albinismo oculocutâneo tipo 4:** descrito em um paciente da Turquia que apresentava hipopigmentação generalizada com sinais oculares semelhantes aos do albinismo tipo 2, porém neste paciente detectaram-se mutações diferentes não mais no gene P, mas sim no gene *SLC45A2*, que determina síntese de proteína chamada de MATP (proteína transportadora associada a membrana), que é descrita em cobaias e peixes despigmentados, revelando um novo complexo gênico associado ao metabolismo do melanossoma.[6]
Um novo conceito de organelas intracelulares diz respeito a estruturas lisossomas símiles com propriedades secretoras, como os melanossomas e corpúsculos plaquetários. Alterações na biologia dessas organelas incluem algumas patologias que cursam com despigmentação e aqui foram incluídas a síndrome de Chediak-Higashi, a síndrome de Hermansky-Pudlak e a síndrome de Griscelli.
- **Síndrome de Hermansky-Pudlak:** trata-se de uma doença complexa caracterizada pela associação de albinismo oculocutâneo com alterações hemorrágicas devido a alterações dos lisossomas plaquetários e depósito de lipofucsina em lisossomas de vários locais do sistema reticuloendotelial, podendo cursar com fibrose intersticial pulmonar. Transmite-se por herança autossômica recessiva.[7] Ocorre mutação no gene da proteína Rab27A, responsável pelo transporte de melanossomas e lisossomas plaquetários no esqueleto celular.
- **Síndrome Chediak-Higashi:** doença autossômica recessiva, caracterizada por hipopigmentação, defeitos imunológicos, diastase hemorrágica, disfunção neurológica e neutrófilos periféricos com grânulos lisossomais peroxidase positivos. A pele é mais clara do que a dos outros membros da família, porém faltam comemorativos de albinismo, e nistagmo e fotofobia podem estar presentes. Suscetibilidade a infecções graves associa-se à presença dos grânulos intracitoplasmáticos grandes em neutrófilos circulantes. Crises de hemofagocitose e infiltração tecidual por linfócitos T associam-se a neuropatias progressivas.[8]

- **Síndrome de Griscelli:** foi descrita pela primeira vez em 1978 e, desde então, pouco mais de 60 casos foram descritos na literatura, sendo a maioria lactantes e escolares. Representa uma alteração no transporte de melanossomos (corpúsculos intracelulares que armazenam melanina) com a presença de grandes grupos de grânulos de pigmento na haste capilar, resultando em uma cor cinza prateada, simultaneamente com graus variáveis de imunodeficiência e alta mortalidade. A síndrome de Griscelli foi classificada em três subtipos:
  - **Tipo 1:** manifesta-se com hipomelanose e déficit neurológico primário. Provocada por mutação no gene MYO5A, caracteriza-se por cabelos grisalhos, atraso psicomotor grave e sério comprometimento neurológico primário, como desenvolvimento tardio e retardo mental.
  - **Tipo 2:** provocada por mutação no gene RAB27A, manifestada com hipomelanose e deterioração imunológica grave, provocando suscetibilidade para infecções repetidas que resulta em uma condição de alta mortalidade, conhecida como síndrome hemofagocítica.
  - **Tipo 3:** apresenta apenas manifestações cutâneas, limitada a defeitos de hipopigmentação. O diagnóstico é realizado por meio dos sinais clínicos, achados microscópicos e evidências laboratoriais, como neutropenia, trombocitopenia, anemia recorrente ao aumento dos níveis de triglicerídeos e hipogamaglobulinemia. Além disso, a camada córnea contém pouca melanina, sugerindo um defeito de transporte da melanina para os queratinócitos. Possui um prognóstico severo e o tratamento varia de acordo com o tipo da condição, que é determinante na evolução do paciente.
- **Albinismo ocular:** caracteriza-se por hipopigmentação primária da região ocular. Alterações clínicas de pele e anexos não são visualizadas, podendo ser detectadas ultraestruturalmente. Nistagmo, hipopigmentação retineana, hipoplasia de fóvea, erros de refração e por vezes perda da visão de cores, diminuição da acuidade visual de 20/60 a 20/400 poderão estar presentes.[9]

Existem descritos cerca de 400 genes associados à pigmentação em mamíferos, portanto é de se esperar que mutações de novos genes venham a se juntar aos 19 já descritos no albinismo. Tentativas experimentais de tratamento com algum êxito em ratos têm sido efetuadas com L-DOPA.[10]

O uso de vetores virais para liberação de genes corrigidos em retina de ratos albinos com OCA1 e OCA2 tem sido realizado com sucesso.[11]

Uma terceira opção terapêutica surge com a droga nitisinone, sugerida pelo grupo de *Brooks* do *National Institutes of Health de Bethesda*, USA, que conseguiram êxito no tratamento de ratos albinos tipo OCA1 e OCA2.[12]

- **Cuidados com o albinismo:** todo indivíduo portador desta patologia deve ser acompanhado pelo Oftalmologista e se submeter frequentemente a correções de refração; deve também ser acompanhado por Dermatologista para prevenção dos cânceres de pele como um indivíduo de pele tipo I, fazendo uso regular de filtros solares, chapéu e roupas adequadas. Os carcinomas espinocelulares são frequentes, porém os melanomas são raros.

Piebaldismo

Doença autossômica dominante que acomete a população com incidência de 1:20000, afetando igualmente ambos os sexos e caracteriza-se por mecha de cabelos brancos (poliose) no couro cabeludo e despigmentação cutânea vitiligoide estável. O desenvolvimento melanocítico é orquestrado por uma rede complexa de genes interconectados com interação sinergética. O piebaldismo é uma neurocristopatia que emerge de mutações de genes desta malha, responsáveis pela correta migração de melanoblastos e modulação da formação do arcabouço ósseo muscular da face, bem como da inervação motora intestinal.

Quadro clínico

Acromia triangular da região frontal (Figura 35.1) associada a despigmentação da região torácica, abdominal e de membros, em geral poupando face medial de braços, pernas, mãos, pés, região dorsal e região periorificial (diagnóstico diferencial com vitiligo), as bordas das lesões são irregulares e nota-se a presença de máculas hipercrômicas tanto na pele despigmentada como na pele normal.

São descritas na literatura repigmentações espontâneas parciais, bem como despigmentações totais. Ocasionalmente poderá associar-se à surdez e heterocromia de íris (síndrome de Woolf) e tem caráter recessivo. Na histologia nota-se ausência de melanina e melanócito, sendo, portanto, indistinguível anatomopatologicamente do vitiligo. Parece ser ocasionado por migração e sobrevivência defeituosa dos melanoblastos devida à mutação heterozigota de genes KIT proto-oncogênicos no cromossomo 4q12, que codificam o receptor de tirosinase kinase (KIT), levando a acoplamento defeituoso de tirosinase quinase ligante (KITLIG) com KIT, o que determina ausência de melanócitos e melanina na pele acrômica. O piebaldismo pode também ser causado por mutação heterozigota em gene que codifica a transcrição do fator SNAI2 (Figura 35.2).

O principal diagnóstico diferencial se faz com o vitiligo, diferenciando-se pelo caráter autossômico dominante, congênito, estável, presença da hipocromia triangular frontal, presença de máculas hiperpigmentadas, bordas irregulares, poupando regiões periorificiais e face medial dos membros.[14] A associação de hipocromia frontal tipo piebaldismo com heterocromia de íris, hipertelorismo, ectopia cantal medial das pálpebras associada à surdez neurosensorial caracteriza a Síndrome de Waardenburg. A distribuicão das máculas no piebaldismo é na porção central do corpo, o que difere do vitiligo (Figura 35.3).

Pacientes portadores de piebaldismo podem desenvolver manchas café com leite (mais de seis e efélides axilares); isso pode levar a diagnósticos errôneos de associação com neurofibromatose tipo I. Associações verdadeiras só se confirmam na presença de neurofibromas e/ou comprovação de mutações da neurofibromatose I.[15,16]

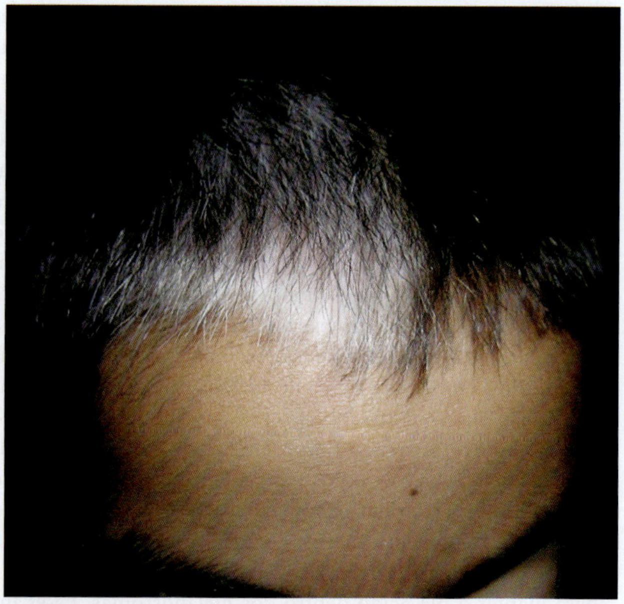

Figura 35.1 Acromia triangular na região frontal.

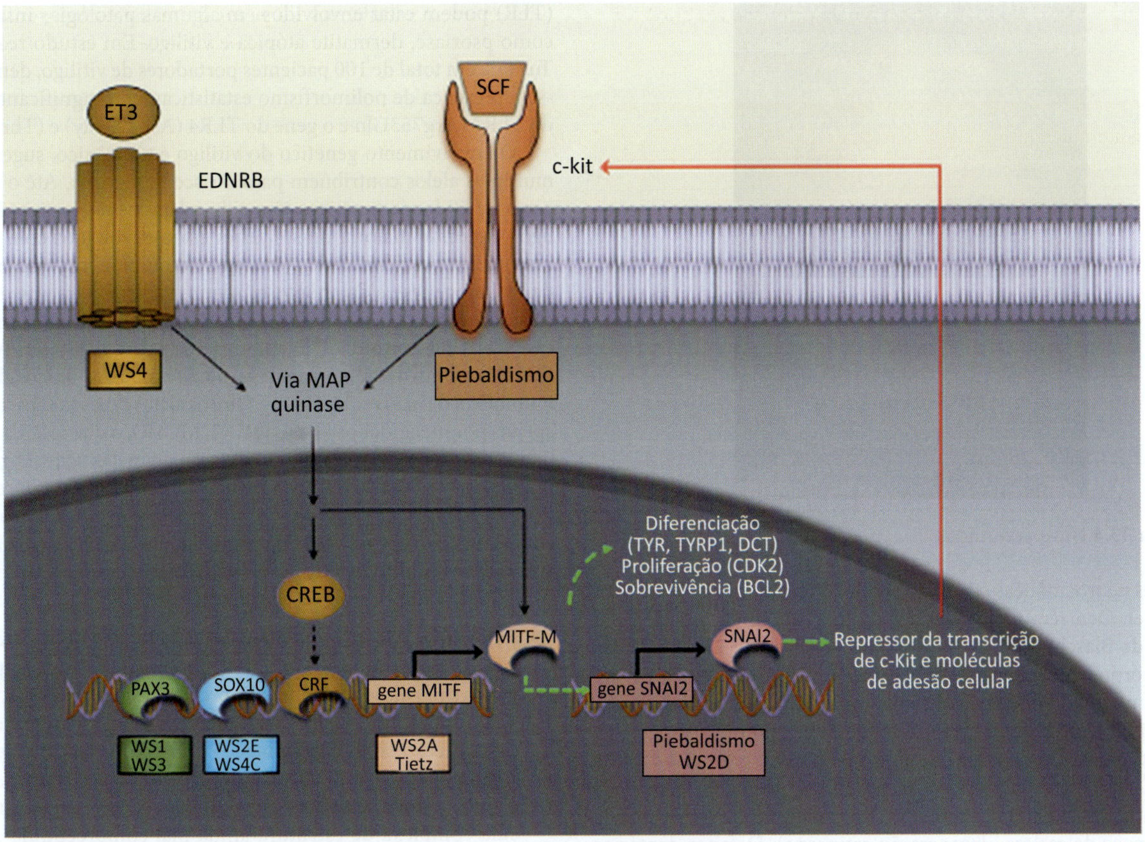

■ **Figura 35.2** Esquema da mutação de genes (KIT, MITF, SOX10, EDNRB, KITLG, LEF, CREB).

Fonte: Adaptada de Biology of human melanocyte development, Piebaldism and Waardenburg syndrome. Mohammed D. Saleem. Pediatric Dermatology, 2019;36:72-84. doi: 10.1111/pde.13713.

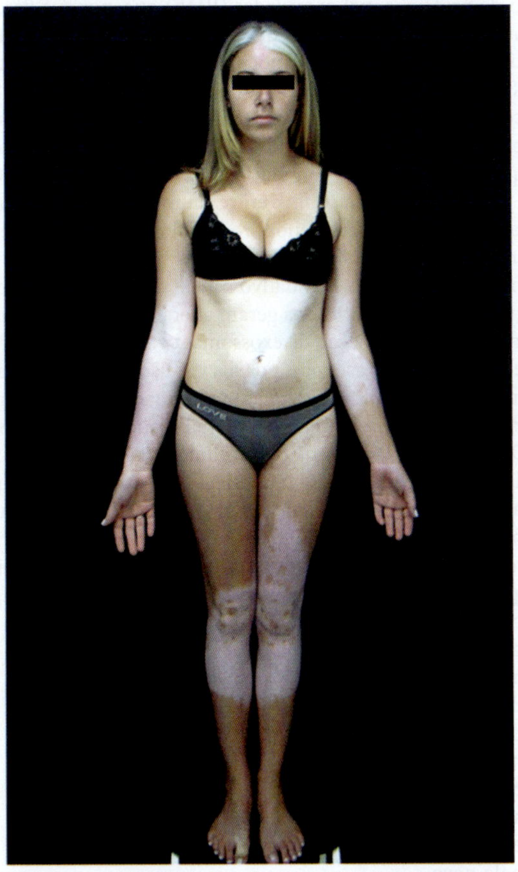

■ **Figura 35.3** Piebaldismo.

Tratamento

Microenxertos com ou sem expansão em cultura ou despigmentação com monobenzil-ester de hidroquinona.

Poliose

Definida como perda de pigmento de um grupo localizado de pelos, é um sinal que pode associar-se a várias doenças como: piebaldismo (visto anteriormente), Síndrome de Vogt-Koyanage a ser descrita ou como sintoma de halo-nevus de área pilosa (também a ser descrito).

Nevo acrômico ou despigmentoso

Também chamado de "nevo despigmentoso", é controverso tratar-se de mosaicismo ou uma entidade autônoma. Afeta igualmente homens e mulheres e ocorre em qualquer raça. De caráter isolado e de formato geométrico, circular, retangular, triangular ou linear de bordas serrilhadas. As máculas hipocrômicas mantêm-se estáveis por toda a vida e não cruzam a linha média. Ocorrem mais frequentemente no tronco e extremidades proximais, geralmente não cruzam a linha média e podem seguir as linhas de Blaschko. Geralmente congênitas são consideradas distúrbios de desenvolvimento embrionário e podem aparecer até os três anos de idade. A histologia mostra presença de melanócitos em número normal e redução do número de melanossomas em estágios I e II que se transferem muito mal para os queratinócitos, portanto, trata-se de uma patologia disfuncional hipomelanótica e não hipomelanocítica. O único tratamento efetivo é o transplante autólogo de melanócitos[17] (Figura 35.4).

"Hipomelanose de Ito" – mosaicismo de Ito

Também chamada de incontinência pigmentar acromiante ou mosaicismo pigmentar de Ito, uma vez que se associa com uma imensa variedade de anormalidades carióticas diferentes pós-zigótica, sendo portanto um marcador cutâneo de múltiplos mosaicismos genéticos de

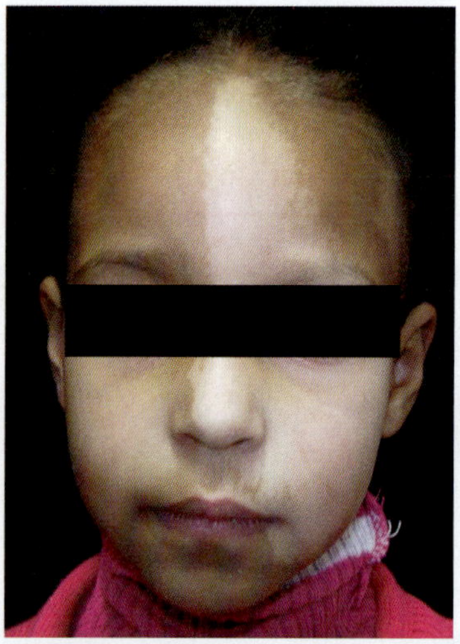

■ **Figura 35.4** Nevo acrômico.

síndromes neurocutâneas não relacionadas com a síndrome de Bloch--Sulzberger. Ocorrem formações de acromias em ondas que seguem as linhas de Blaschko uni ou bilateralmente (Figura 35.5). Qualquer parte do corpo pode ser envolvida e no dorso assume aspecto de árvore de natal invertida. Pode vir associada a manifestações extracutâneas (75%), tais como: desmaios, retardo mental ou motor, microcefalia, hipotonia, ataxia, hipercinesia ou surdez. Anomalias oftálmicas (ptose palpebral, simbléfaro, dacrioestenose, estrabismo, nistagmo, opacidade de córnea, catarata, miopia, ambliopia, microftalmia, heterocromia de íris, melanose de esclera, degeneração retineana). Defeitos dentários e esqueléticos (baixa estatura, peito escavado, escoliose, sindactilia, polidactilia, clinodactilia, assimetria dos membros e assimetria facial). A hipomelanose de Ito é considerada manifestação cutânea de diferentes formas de mosaicismo. Anormalidades de cariótipo de diferentes cromossomas são descritos em linfócitos e fibroblastos.[18]

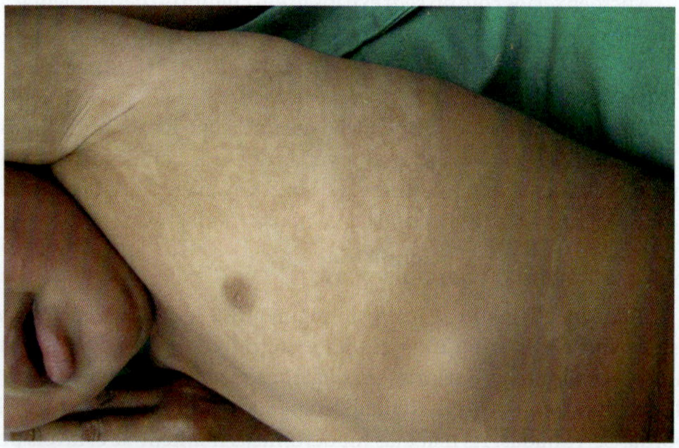

■ **Figura 35.5** Hipomelanose de Ito.

■ ADQUIRIDAS

Vitiligo

Afeta todos os tipos étnicos e tipos de pele e acredita-se que compromete cerca de 1% em média da população mundial. Extensas revisões da prevalência em mais de 50 estudos mundiais demonstraram variação de 0,06% a 2,28%.[19] A frequência é a mesma em ambos os sexos, apesar de relatos isolados com predominância em mulheres.20 Por volta de 20% dos pacientes possui história familiar.[19] O vitiligo não segmentar desenvolve-se em todas as idades, porém usualmente ocorre em pessoas jovens em cerca de 80% das vezes antes dos 30 anos. Um fator genético está envolvido na gênese da doença. A herança provavelmente é poligênica ou autossômica dominante de penetração variável e tem sido relatada em gêmeos monozigóticos. Os receptores *toll-like* (TLR) podem estar envolvidos em algumas patologias inflamatórias como psoríase, dermatite atópica e vitiligo. Em estudo realizado na Turquia em total de 100 pacientes portadores de vitiligo, demonstrou--se a presença de polimorfismo estatisticamente significante do gene do TLR2 (Arg753Gln e o gene do TLR4 (Asp299Gly) e (Thr399ILe).[21]

O envolvimento genético do vitiligo é poligênico, sugerindo que múltiplos alelos contribuem para o risco da doença. Até o momento cerca de 50 locos genéticos têm sido relatados na propensão ao vitiligo. A grande maioria desses genes estão envolvidos com o sistema imunológico confirmando a etiologia autoimune, mas também genes da melanogenese e da apoptose. Alguns são sabidamente envolvidos com a imunidade nata (IFIH1, CASP7, NLRP1, TICAM1), outros são essenciais na imunidade adaptativa (CTLA4, CD80, HLA, GZMB, FOXP3), confirmando a participação de ambos os braços do sistema imunológico (nato e adaptativo). Outros alelos de risco são expressados apenas por melanócitos (TYR, OCA2, MC1R), o que reforça a possibilidade de que os eventos iniciais ocorram no melanócito. O gene XBP1 implicado nas vias de "estresse oxidativo" celular tem sido relatado. O gene NALP1 no cromossomo 17p13 que codifica uma proteína rica em leucina é um regulador da imunidade inata e se associa a doenças autoimunes múltiplas que associam vitiligo, doenças tireoidianas e síndromes autoinflamatórias e autoimunes.

- **Patogênese:** doença multifatorial caracterizada por perda de melanócitos funcionais. Múltiplos mecanismos têm sido propostos para a destruição melanocítica: predisposições genéticas, respostas autoimunes, estresse oxidativo, geração de mediadores inflamatórios e mecanismos de eliminação transepidérmica de melanócitos (melanocitorragia). Envolve defeitos intrínsecos do melanócito e autoimunidade contra estas células. A melanina é uma molécula complexa de estrutura ainda mal compreendida composta por um núcleo dihidroxi-indol-acético (DHIA) ligado à proteína extremamente reativa que reage com vários radicais químicos tóxicos, inativando-os e eliminando-os via queratinócitos através do *turnover* celular epidérmico. Essa estimulação pode gerar a formação de proteínas mal enoveladas (PME) que, por sua vez, geram *stress* oxidativo intracelular que ativa via JAK1/2 e STAT1, e que estimula a síntese por melanócitos e queratinócitos de citoquina CXCL10, que se liga a receptores CXCR3 de linfócitos CD8+, que reconhecem melanócitos destruindo-os. Por outro lado, esses linfócitos ativados produzem IFN gama que atuando em melanócitos e queratinócitos ativam a via JAK1/2 fechando o ciclo. Células de Langerhans fazem o *link* entre imunidade nata e imunidade adaptativa, levando antígenos processados para gânglios regionais e ativando linfócitos T CD8+.[51]
  Em resumo, o estresse oxidativo celular atuando em melanócitos geneticamente modificados geram alterações em proteínas mitocondriais com formação de exossomas constituídos por proteínas melanocíticas e RNases que, por sua vez, são excretados e captados por células dendríticas dérmicas (apresentadoras de antígeno) que geram linfócitos *natural killer* da imunidade nata ou linfócitos T CD8+ da imunidade adaptativa produtores de interferon gama que se ligam ao complexo JAK1 ou 2/STAT1 dos queratinócitos que, por sua vez, geram a formação de CXCL9, CXCL10 e CXCR3 que reestimulam os linfócitos T CD8+ fechando o ciclo. Várias teorias têm sido postuladas para etiologia do vitiligo isolada ou em conjunção:
- **Hipótese autoimune:** baseada na associação clínica de vitiligo com várias patologias consideradas autoimunes:
  - doenças de tireoide;
  - anemia perniciosa;
  - doença de Addison;
  - diabetes *mellitus*;
  - hipoparatiroidismo;
  - miastenia *gravis*;
  - alopécia areata;
  - esclerodermia e líquen escleroso;
  - halo nevo;
  - melanoma.

Autoanticorpos órgão específicos contra mucosa gástrica, tireoide e tecido adrenal são encontrados no soro de pacientes com vitiligo em maior concentração do que a população geral.[22] Anticorpos fixadores de complemento contra melanócitos têm sido encontrados no soro de pacientes com vitiligo e alopécia areata, candidíase mucocutânea e alterações endócrinas múltiplas.[22] Anticorpos contra melanócitos detectados por imunoprecipitação com ação citolítica têm sido descritos.

Estudo de 48 pacientes portadores de lesões hipocrômicas (25 vitiligos, 14 micoses fungoides hipocromiantes, 9 pitiríases versicolor) demonstra através de PCR quantitativa níveis teciduais da pele afetada pelas três patologias, aumento de TNF-α (Fator de Necrose Tumoral alfa) e diminuição de bFGF (Fator de Crescimento Fibroblástico básico). Estas alterações no microambiente tecidual parecem favorecer a perda de pigmentação e poderão ser alvos terapêuticos no futuro.[23]

Diminuição de células Th e valorização maior da imunidade celular ocorreram nos últimos anos.[24] A imunidade nata no vitiligo faz o elo entre a imunidade adaptativa e o estresse oxidativo sob a influência de alterações genéticas no NALP1, um regulador da imunidade nata.[57]

- **Hipótese neurogênica:** esta teoria sugere a hipótese de que as terminações nervosas periféricas na pele liberem substâncias que inibiriam os melanócitos ou mesmo causariam danos por efeito citotóxico. Em suporte a esta teoria estaria a apresentação por vezes em dermátomo aparentemente seguindo um trajeto nervoso e a constatação de lesões nervosas periféricas através de microscopia eletrônica em pele portadora de vitiligo, porém ainda são poucas as evidências na literatura que endossam esta hipótese.[25]
- **Hipótese autotóxica:** ocorreria autodestruição dos melanócitos por falha em mecanismos de autodepuração de metabólitos derivados da melanina que teriam efeitos tóxicos. Essa hipótese nasce da constatação clínica de lesões indistinguíveis do vitiligo desencadeadas por produtos químicos de comprovada ação melanotóxica.[26] Nesta teoria participaria ativamente o queratinócito onde os níveis baixos de catalase na epiderme estaria associada a síntese defeituosa de tetrahidrobiopterina e catecolaminas.[27]

Segundo *Guidelines* publicado por um Consenso Europeu em 2012, os exames a serem solicitados de rotina em casos diagnosticados como vitiligo seriam: anti-TPO (peroxidase tiroideana), TSH (hormônio tireoestimulante), anticorpos adicionais apenas se a história e quadro clínico indicá-los. Se não houver certeza do diagnóstico de vitiligo pode-se lançar mão de biópsia, micológico, biologia molecular para linfomas.[28]

Histopatologia

Caracteriza-se por uma progressiva perda de melanócitos na epiderme. Estudos imunohistoquímicos demonstram uma progressiva perda de melanócitos dopa-positivos na camada basal. Estudos realizados empregando vários anticorpos mostram a presença de melanócitos esparsos na pele lesada e parecem ser substituídos por células de Langerhans.[29] Na epiderme ao redor da lesão observa-se degeneração de queratinócitos e melanócitos.[30] Aumento de infiltrado linfo-histiocitário na derme e ocasionalmente pode-se encontrar corpos amiloides.[31]

Quadro clínico

As máculas hipocrômicas são usualmente percebidas em áreas expostas ao sol, principalmente face e dorso das mãos (Figuras 35.6, 35.7, 35.8).

Aparece em qualquer idade, porém frequentemente antes dos 21 anos, e instala-se rapidamente em alguns meses de maneira progressiva e então permanece inativo por vários anos. Reproduções lineares das lesões podem ser observadas (fenômeno de Koebner) desencadeadas por trauma.

Observam-se mais lesões em áreas ricas em melanócitos e sujeitas a atrito: face, axilas, regiões inguinais, genitais, dorso das mãos, aréolas, pés, cotovelos, joelhos e tornozelos. A distribuição normalmente é simétrica ou por vezes segue um dermátomo, recebendo a denominação segmentar, forma que alguns autores descrevem como isenta de fenômenos autoimunes. A perda de pigmentos pode ser parcial ou completa ou pode ocorrer de forma tricolor[30] (Figura 35.9).

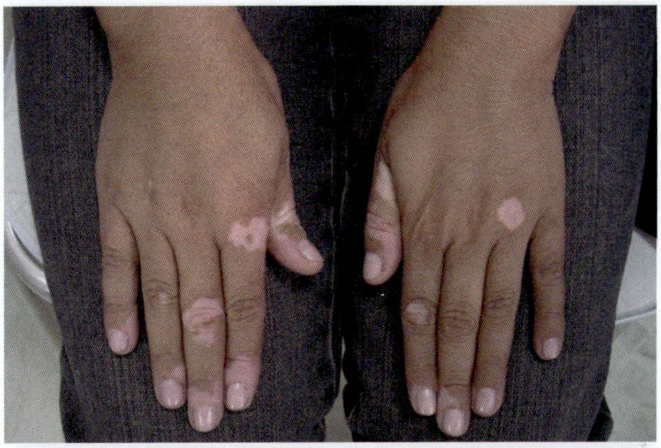

Figura 35.6 Lesões de vitiligo no dorso das mãos.

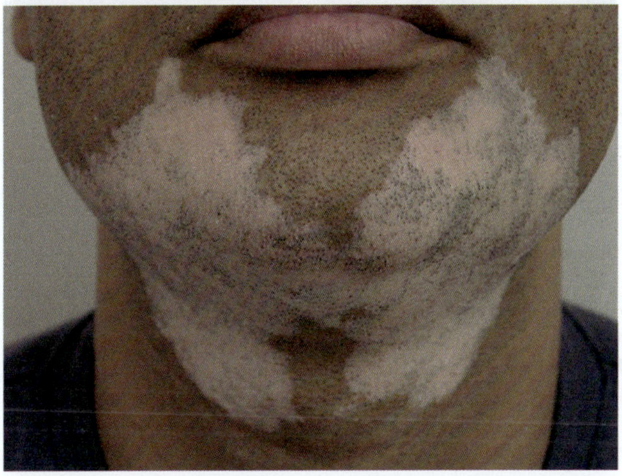

Figura 35.7 Lesões de vitiligo na face e pescoço.

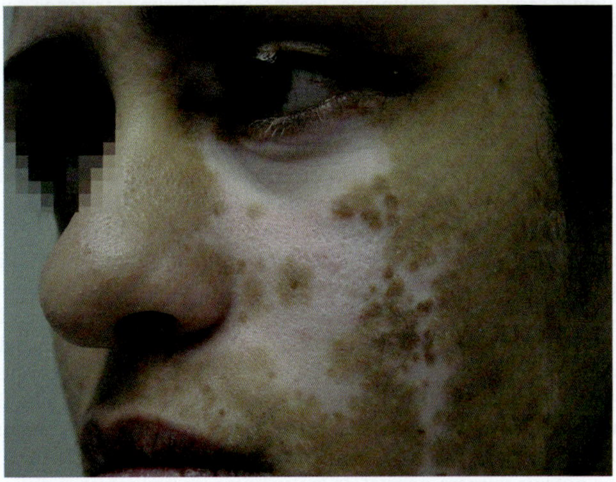

Figura 35.8 Lesões de vitiligo na face e periocular.

Os pelos nas áreas afetadas permanecem pigmentados e despigmentam-se com a evolução da doença, e as margens das lesões podem apresentar hiperpigmentação. Repigmentação ocorre em 10% a 20% dos pacientes, particularmente nos mais jovens em áreas perifoliculares. Uveíte e cabelos brancos prematuros podem ocorrer.[32]

A classificação sugerida pelo Consenso Europeu de 2012 é: vitiligo não segmentar (focal, mucosa, acrofacial, generalizado, universal); vitiligo segmentar (focal, mucosa, uni, bi ou multi-segmentar); vitiligo misto (segmentar e não segmentar).[33,28]

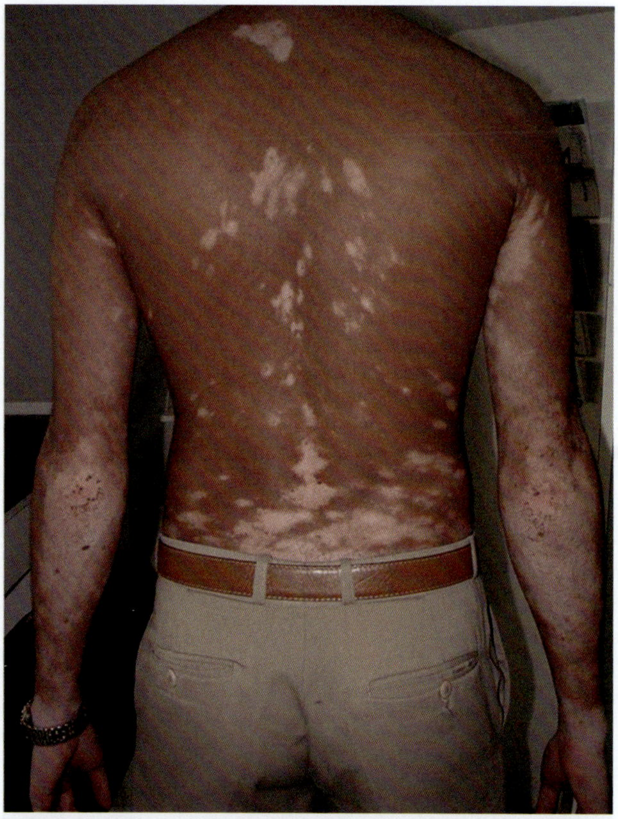

■ **Figura 35.9** Lesões extensas de vitiligo no dorso e face posterior dos braços.

Alguns autores descrevem incidência aumentada de surdez.

Análise prospectiva de 1.307 portadores de vitiligo demonstra incidência estatisticamente significante três vezes menor de melanoma e câncer não melanoma, mesmo em subgrupos tratados com ultravioleta.[33]

Diagnóstico diferencial

O piebaldismo pode se diferenciar por ser congênito, acometer face, tronco e região lateral dos membros (poupando face medial) e região dorsal, margens irregulares sem hiperpigmentação com presença de máculas hipercrômicas dentro da acromia e poliose. O líquen escleroso pode se diferenciar por exame da textura da pele. A pitiríase alba é mais frequente na face e membros superiores de crianças com hipocromia associada à descamação fina e componente folicular. A hipocromia simétrica progressiva dorsal pode se diferenciar pelos comemorativos de pitiríase alba no adulto. A pitiríase versicolor pela fluorescência amarela sob a lâmpada de Wood e descamação característica com micológico positivo. O mal de Hansen indeterminado pela anestesia ou falta de sudorese. O nevus anemicus pela diascopia (vitropressão) das bordas. O nevus despigmentoso pela ausência ou diminuição de melanina e por possuir número normal de melanócitos na imunohistoquímica. A leucodermia associada a melanoma pela presença de melanócitos positivos para MART1 na imunohistoquímica.

Tratamento

Permanece uma condição de difícil tratamento com melhores resultados no início do processo e em crianças. Os psoralênicos permanecem como principal tratamento na forma de trimetilpsoralen ou 5 ou 8-metoxipsoralen, combinado com a exposição solar ou fontes de ultravioleta do tipo A (ondas longas de 320 a 340 nm), tipo B ou tipo B narrow band (311 nm) e permancem ainda como o tratamento padrão com bons resultados.[34] Também utilizam-se fontes de *laser* ou luz intensa pulsada em comprimentos de onda na faixa do UVB (308 nm). Os psoralênicos como o 8-metoxipsoralen são prescritos na dose de 0,6 mg a 0,8 mg/kg, o 5-metoxipsoralen na dose de 1,2 a 1,8 mg/kg e o trimetilpsoralen na dose de 0,6 mg/kg, 2 horas antes da exposição a UVA. O tratamento usualmente perdura por anos e a repigmentação obtida é duradoura. Psoralênicos tópicos podem ser utilizados, porém com frequência ocasionam queimaduras. Khellin (furanocromo extraído da planta *Amni visnaga*, 5,8-dimetoxi-2 metil-4,5 furo-6,7 cromo), na dose de 100 mg 2 horas antes da fototerapia, tem sido empregado associado à UVA.[35]

Narrow-band UVB fototerapia isoladamente tem se demonstrado um tratamento efetivo com resultados superiores e com menos efeitos colaterais que a UVA.[36]

Em alguns pacientes em forma ativa da doença a corticosteroideterapia sistêmica com prednisona ou dexametasona em doses regressivas é supressiva; pode-se empregar a dexametasona em minipulsos orais de 2,5 mg a 5 mg, 2 vezes por semana por 3 a 6 meses. Os imunossupresserores (ciclofosfamida, ciclosporina e inibidores de TNF-alfa) não possuem evidências suficientes que justifiquem seu uso levando em conta seus efeitos colaterais (existem relatos de infliximab desencadeando vitiligo).[37] Um estudo randomizado, comparativo, que incluiu 52 pacientes, mostrou que o metotrexato é igualmente eficaz comparado a minipulsos com betametasona e dexametasona.[53]

Os corticosteroides tópicos fluorados como valerato de betametasona 0,1% ou clobetazol 0,05% são efetivos, porém podem causar atrofia. Devem ser empregados extrafacialmente 1 vez ao dia por 3 meses ou 1 vez ao dia por 15 dias seguido por 15 dias de descanso por 6 meses.[38] O furoato de mometasona, corticosteroide classe III, possui poucos efeitos colaterais tópicos e absorção transcutânea desprezível. Os inibidores da calcineurina tópico também são hoje empregados amplamente, bem como imunomoduladores como o tacrolimus e o pimecrolimus, estes como os inibidores de calcineurina agem inibindo a produção de citoquinas, particularmente a TNF-α, além de estimularem a migração e maturação de melanócitos.[39]

Níveis séricos de vitamina D (25(OH)D) estão significantemente diminuídos em pacientes portadores de vitiligo associados ou não com doenças autoimunes, portanto podem se beneficiar de reposição adequada.[40]

Pacientes portadores de áreas extensas de despigmentação (acima de 50% de superfície corpórea) podem se beneficiar de despigmentação da pele normal com monobenzil-eter de hidroquinona a 20%, Q-switched ruby *laser* ou metoxifenol tópico.[41]

Em pacientes com vitiligo localizado, vitiligo segmentar ou vitiligo estável, apresentando áreas resistentes à repigmentação, utilizam-se técnicas de enxertia de pele visando adicionar os melanócitos destruídos.[42]

Suplementação com agentes orais antioxidantes podem ser utilizados (vitamina E, vitamina C, *Polypodium leucotomos, Ginkgo biloba* etc.) durante a fase ativa do vitiligo, porém possuem limitada evidência de eficácia.[43]

O hormônio afamelanotide derivado do hormônio estimulante de melanócitos alfa (MSH-α) empregado por implantes de microcápsulas subcutâneas encontram-se em protocolos fase III nos USA e Europa para doenças fotossensíveis como: vitiligo, porfiria eritropoiética, queratoses actínicas em transplantados com resultados animadores.[44]

Síndrome de Vogt-Koyanagi

Síndrome de etiologia desconhecida caracterizada por processo inflamatório sistêmico mediado por resposta autoimune contra melanócitos, afetando mais indivíduos acima de 30 anos (raros casos descritos em crianças) de pele pigmentada. A abundância de melanócitos nas meninges, coroide, ouvido interno e pele explicam o quadro clínico da doença.

A histopatologia demonstra ausência de melanócitos confirmada pela microscopia eletrônica, que são substituídos por células de Langerhans e apresentam na derme infiltrado linfo-histiocitário.[45]

Quadro clínico

Quadro gripal, febril associado a sintomas de encefalite ou meningite e linfocitose no líquor encéfalo-raquidiano seguido após algumas semanas de uveíte bilateral, coroidite e neurite óptica. Surdez e tinnitus de origem labiríntica podem ocorrer em 50% dos casos. Alguns meses após o início do quadro pode instalar-se vitiligo (60%), poliose de sobrancelhas e cílios (80%) e alopécia. Halo nevo pode se desenvolver.[46] Alopécia areata se desenvolve em 50% dos casos em geral de padrão difuso. A uveíte pode levar à cegueira.[47]

Preconizam-se doses elevadas de corticosteroides sistêmicos de maneira precoce para minimizar defeitos visuais permanentes; em casos resistentes existem relatos de bons resultados com emprego de infliximab.[48]

Nevo halo

Também denominado nevo de Sutton ou leucodermia adquirida centrífuga. Caracteriza-se pelo aparecimento de acromia ao redor de neoplasia que se desenvolve centrifugamente em forma de um halo acrômico. A neoplasia central poderá ser um nevo pigmentar, nevo azul, neurofibroma, nevo rubi ou melanoma.[49]

Pode ocorrer como manifestação de vitiligo ou concomitante com melanoma. Pacientes portadores de halo nevo apresentam anticorpos anticitoplasma de células do melanoma no sangue periférico.[50]

A maioria dos halo nevos são nevos compostos que na histopatologia apresentam infiltração por células linfocitárias que levam a alterações citotóxicas e destruição melanocítica nevoide. Na área acrômica observa-se ausência de melanócitos, substituídos por células de Langerhans.

Quadro clínico

Áreas de acromia em forma de halo se desenvolvem ao redor de nevo melanocítico, particularmente no tronco, raramente na cabeça ou membros, único ou em vários nevos ao mesmo tempo. Quadro mais frequente em adultos jovens. O nevo clareia, aplana-se e tende a desaparecer. Em geral a despigmentação é permanente, podendo pigmentar-se com o tempo (Figura 35.10).

Normalmente nenhuma conduta esta indicada, devendo ressaltar-se que melanoma com halo nevo é quadro raro e exérese só esta indicada na suspeita de neoplasia maligna.

Existe halo descrito ao redor de nevo de caráter eczematoso (nevo de Meyerson).

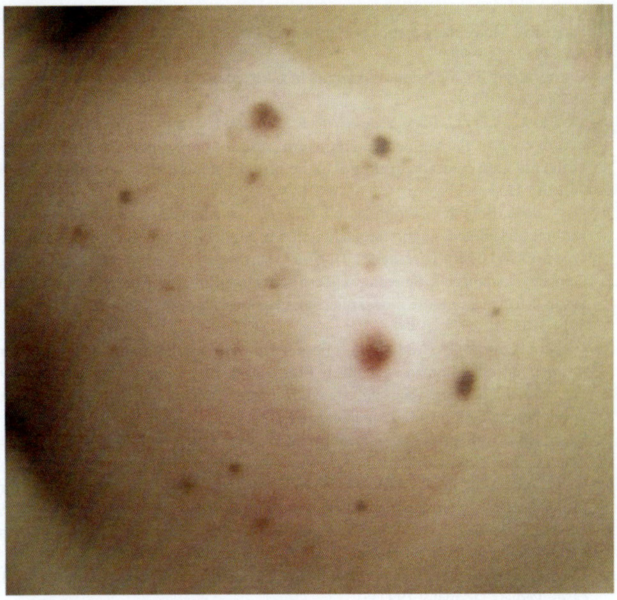

■ **Figura 35.10** Nevo halo na face.

Tratamento

Nitrogênio líquido em *spray*, porém se excessivo pode provocar aumento das lesões. Microdermoabrasão superficial é efetivo, proposto por Doris Hexsel em 1999.[53] O uso de pimecrolimus 0,1%, 2 vezes ao dia, por 5 meses, parece associar-se a repigmentação.[59]

Leucodermia puntata solar

Sinonímia

Hipomelanose gutata idiopática, Leucopatia simétrica progressiva das extremidades.

Quadro clínico

Máculas hipocrômicas que variam entre 0,2 a 0,6 mm de diâmetro. Mais frequentes em áreas expostas como face anterior das pernas e braços. O número aumenta com a idade e não tendem a confluir, não apresentando atrofia. Algumas vezes iniciam-se com escamas aderentes.[52] Alguns trabalhos mostram associação com microtraumas locais.[58]

Histopatologia

Epiderme normal ou atrófica com aumento da camada córnea. Presença reduzida de melanócitos.

Hipomelanose progressiva macular dorsal

Descrita em 1988 por Guillet[54] na França e Martinica. Em 1987, Borelli da Venezuela publica casos idênticos com o nome de *Cutis Trunci Variata*.[55]

- **Sinonímia:** hipomelanose progressiva macular do tronco, hipomelanose numular e confluente do tronco.

Quadro clínico

Acomete uma proporção de 1 homem para 4 mulheres, é mais frequente em mestiços de negros ou orientais, porém pode acometer caucasoides. São máculas hipocrômicas numulares de 1 a 3 cm, simétricas no tronco que confluem na região dorsal formando áreas hipocrômicas de 5 a 20 cm. Não são pruriginosas nem descamativas e podem afetar a face, região cervical e extremidades superiores, acentuando-se com a lâmpada de Wood e apresentam fluorescência folicular. Tendem a desaparecer em 3 a 5 anos.

- **Patogênese:** Westerhof, em 2004, descreve fluorescência folicular vermelha restrita às áreas hipocrômicas e presença de P. acnes em cultura.[56]

Tratamento

Peróxido de benzoíla 5% e loção de clindamicina a 1% tópicos associado à puvaterapia ou narrowband terapia.

Referências bibliográficas

1. Mónica MG, Luis M. Albinism in Europe. Dermatology 2013;40(5):319-24.
2. King RA et al. Albinism. In: The Metabolic and Molecular Bases of inherited Disease. 7th ed. Scriver CR, Beaudet AL, Sly WS, Valle D. New York: McGraw-Hill, 1995. p.4353.
3. Witkop CJ Jr. Inherited disorders of pigmentation. Clin Dermatol 1985;3:70.
4. King RA et al. Temperature-sensitive tyrosinase associated with peripheral pigmentation in oculocutaneous albinism. J Clin Invest 1991;87:1046.
5. Rinchik EM et al. A gene for the mouse pink-eyed dilution locus and for human type II oculocutaneous albinism. Nature 1993;361:72.
6. Fukamachi et al. Mutations in the gene encoding B, a novel transporter protein, reduces melanin content in medaka. Nature Genet 2001;28:381.
7. Spritz RA. Hermansky-Pudlak syndrome and pale-ear: Melanossome making for the millennium. Pigment Cell Res 2000;13:15.

8. Spritz RA. Molecular genetics of Hermansky-Pudlak and Chediak-Higashi syndromes. Platelets 1998;9:21.
9. Garner A, Jay BS. Macromelanossomes in x-linked ocular albinism. Histopathology 1980;4:243.
10. Lavado A, Jeffery G, Tovar V, de la Villa P, Montoliu L. Ectopic expression of tyrosine hydroxylase in the pigmented epithelium rescues the retinal abnormalities and visual function common in albinos in the absence of melanin. J Neurochem 2006a; 96:1201-1211.
11. Gargiulo A, Bonetti C, Montefusco S et al. AAV-mediated tyrosinase gene transfer restores melanogenesis and retinal function in a model of oculo-cutaneous albinism type I (OCA1). Mol Ther 2009;17:1347-1354).
12. Onojafe IF, Adams DR, Simeonov DR et al. Nitisinone improves eye and skin pigmentation defects in a mouse model of oculocutaneous albinism. J Clin Invest 2011;121: 3914-3923.
13. Giebel LB, Spritz RA. Mutation of the KIT (mast⁄stem cell growth factor receptor) protooncogene in human piebaldism. Proc Natl Acad Sci USA 1991;88:8696-8699.
14. Spritz RA. Piebaldism, waardenburg syndrome, and related disorders of melanocyte development. Semin Cutan Med Surg 1997;16:15.
15. Spritz RA. Misdiagnosis of "neurofibromatosis" in patients with piebal-dism. Dermatol Online J 2011;17:13.
16. Giebel L.B, Spritz RA. Mutation of the KIT (mast/stem cell growth factor receptor) protooncogene in human piebaldism. Proc Natl Acad Sci USA 1991;88:8696-8699.
17. Lee HS, Chun YS, Hann SK. Nevus depigmentosus: clinical features and histopathologic characteristics in 67 patients. J Am Acad Dermatol 1999;40:21-6.
18. Ruiz Maldonado R et al. Hypomelanosis of Ito: Diagnostic criteria and report of 41 cases. Pediatr Dermatol 1992;9:1.
19. Kruger C, Schallreuter KU. A review of the worldwide prevalence of vitiligo in children/adolescents and adults. Int J Dermatol.2012, Oct;51(10):1206-12.
20. Howitz J, Brodthagen H, Schwartz M et al. Prevalence of vitiligo. Arch Dermatol 1977;113:47-52.
21. Karaca N et al. TLR2 and TLR4 gene polymorphisms in Turkish vitiligo patients. J Eur Acad Dermatol Venereol 2013;27(1):e85-90.
22. Betterle C, Peserico A, Bersani G. Vitiligo and autoimmune polyendocrine deficiencies with autoantibodies to melanin-producing cells. Arch Dermatol 1979;115:364.
23. Taleb A et al. Basic fibroblast growth factor and tumour necrosis factor alpha in vitiligo and other hypopigmented disorders: suggestive possible therapeutic targets. J Eur Acad Dermatol Venereol 2013;27(1):103-8.
24. Ghoneum M, Grimes E, Gill G et al. Natural cell-mediated cytotoxicity in vitiligo. J Am Acad Dermatol 1987;17:600-5.
25. Al-Abadie MSK, Senior HJ, Bleehen SS, Gawkrodger DJ. Neuropeptide and neuronal marker studies in vitiligo. Br J Dermatol 1994;131:160-5.
26. Bleehen SS, Pathak MA, Hori Y, Fitzpatrick TB. Depigmentation of skin with 4-isopropylcatechol, mercaptoamines, and other compounds. J Invest Dermatol 1968;50:103-17.
27. Schallreuter KU, Wood JM, Berger J. Low catalase levels in epidermis of patients with vitiligo. J Invest Dermatol 1991;97:1081-5.
28. Taleb A et al. Guidelines for the management of vitiligo: the European Dermatology Forum consensus. Br J Dermatol 2013;168(1):5-19.
29. Birbeck M. An electron microscope study of basal melanocytes and high level clear (langerhans cells) in vitiligo. J Invest Dermatol 1961;37:51-64.
30. Dawber RPR. Clinical associations of vitiligo. Postgrad Med J 1970;46:276-7.
31. Bleehen SS. Histology of vitiligo. In: Klaus SN, ed. Pigment Cell. v.5. Basel: Karger, 1979. p.54-61.
32. Nordlund JJ, Todes Taylor N, Albert DM et al. The presence of vitiligo and poliosis in patients with uveitis. J Am Acad Dermatol 1981;4:528-36.
33. Hann SK et al. Decreased risk of melanoma and nonmelanoma skin cancer in patients with vitiligo: a survey among 1307 patients and their partners. Br J Dermatol 2013;-168(1):162-71.
34. Bleehen SS. Treatment of vitiligo with oral 4,5',8-trimethylpsoralen. Br J Dermatol 1972;86:54-60.
35. Ortel B, Tanew A, Hönigsmann H. Treatment of vitiligo with khellin and ultraviolet A. J Am Acad Dermatol 1988;18:693-701.
36. Scherschum L, Kim JJ, Lim HW. Narrow-band ultraviolet B is a useful and well--tolerated treatment for vitiligo. J Am Acad Dermatol 2001;44:999-1003.
37. Ramırez-Hernandez M, Marras C, Martınez-Escribano JA. Infliximab-induced vitiligo. Dermatology 2005;210:79-80.
38. Kandil E. Treatment of vitiligo with 0,1% betamethasone 17-valerate in isopropyl alcohol: double-blind trial. Br J Dermatol 1974;91:457-60.
39. Lan CCE, Wu CS, Chen GS, Yu HS. FK506 (tacrolimus) and endothelin combined treatment induces mobility of melanoblasts: new insights into folicular vitiligo repigmentation induced by topical tacrolimus on sun-exposed skin. Br J Dermatol 2011;164:490-6.
40. Albert DM et al. Evaluation of serum 25-hydroxyvitamin D levels in vitiligo patients with and without autoimmune diseases. Photodermatology Photoimmunology & Photomedicine 2013;29(1):34-40.
41. Mosher DB, Parrish JA, Fitzpatrick TB. Monobenzylether of hydroquinone. Br J Dermatol 1977;97:669-79.
42. Boersma Br, Westerhof W, Bos JD. Repigmentation in vitiligo vulgaris by autologous minigrafting: results in nineteen patients. J Am Acad Dermatol 1995;33:990-5.
43. Sanclemente G, Garcia JJ, Zuleta JJ et al. A double-blind, randomized trial of 0.05% betamethasone vs topical catalase / dismutase superox- ide in vitiligo. J Eur Acad Dermatol Venereol 2008;22:1359-64.
44. Fabrikant J, Toulei K, Brown S. A Review and Update on Melanocyte Stimulating Hormone Therapy: Afamelanotide. J Drugs Dermatol. 2013;12(7):775-779.
45. Kumakiri M, Kimura T, Miura Y et al. Vitiligo with an inflammatory erythema in Vogt-Koyanagi-Harada disease. J Cutan Pathol 1982;9:258.
46. Nordlund JJ, Albert D, Forget B, Lerner AB. Halo nevi and the Vogt-Koyanagi-Harada syndrome. Arch Dermatol 1980;116:690-2.
47. Rabsmen PE, Gass DM. Vogt-Koyanagi-Harada syndrome: clinical course, therapy and long-term visual outcome. Arch Ophthalmol 1991;10:682-7.
48. Zmuda M, Tiev KP et al. Successful Use of Infliximab Therapy in Sight-threatening Corticosteroid-resistant Vogt-Koyanagi-Harada Disease. Ocular Immunology & Inflammation, 2013;21(4):310-316.
49. Kopf AW, Morrill SD, Silberberg I. Broad spectrum of leukoderma acquisitum centrifugum. Arch Dermatol 1965;92:14-35.
50. Copeman PWM, Lewis MG, Phillips TM, Elliot PG. Immunological associations of the halo naevus with cutaneous malignant melanoma. Br J Dermatol 1973;88: 127-37.
51. Spritz RA, Andersen GH. Genetics of vitiligo. Dermatol Clin 2017;35:245-255.
52. Cummings K et al. Idiopatic guttate hypomelanosis. Arch Dermatol. 1966;93:184-186.
53. Hexsel DM. Treatment of idiopathic guttate hypomelanosis by localized superficial dermabrasion. Dermatol Surg. 1999,25:917-918.
53a Singh H, Kumaran MS, Bains A, Parsad D.: A randomized comparative study of oral corticosteroid minipulse and low-dose oral methotrexate in the treatment of unstable vitiligo. Dermatology. 2015;231(3):286-90.
54. Guillet G et al. Progressive macular hypomelanosis of the trunk: primary acquired hypopigmentation. J. Cutan. Pathol. 1988;15:286-289.
55. Borelli, D. Cutis trunci variata: Nueva genodermatosis. Med. Cutanea Ibero-Lat-Am 1987;15:317-319.
56. Westerhof W et al. Propionibacterium acnes and the pathogenesis of progressive macular hypomelanosis. Arch Dermatol. 2004;140:210-214.
57. Jin Y, Mailloux CM, Gowan K, Riccardi SL, LaBerge G, Bennett DC et al. NALP1 in vitiligo-associated multiple autoimmune disease. N Engl J Med. 2007 Mar; 356(12):1216-25.
58. Mazioti M. Idiopathic guttate hypomelanosis: a mini review. Pigmentary disorders. 2015;2:212.
59. Rerknimitr P, Disphanurat W, Achariyakul M. Topical tacrolimus significantly promotes repigmentation in idiopathic guttate hypomelanosis: a double-blind, randomized, placebo-controlled study. J Eur Acad Dermatol Venereol. 2013;27:460-64. Doi: 1111/j.1468-3083.2012.04462.

Ana Paula Gomes Meski • Beni Moreinas Grinblat • Alessandra Ribeiro Romiti

Discromias Congênitas, Hereditárias e Adquiridas – Hipercromias

MELANODERMIAS

As melanodermias ocorrem por aumento da pigmentação da pele. Podem ser congênitas e adquiridas.

Congênitas e hereditárias

Efélides

As efélides, também conhecidas como "sardas", são mais comuns em indivíduos de pele clara, com fototipos baixos e cabelos ruivos ou loiros. As efélides surgem após exposição solar e, em épocas de inverno, é comum que regridam. Essa característica de regressão em períodos sem exposição solar ajuda na diferenciação das efélides com os lentigos.

As efélides são hereditárias e o gene envolvido na sua gênese é o gene receptor da melanocortina 1 (MC1R).[1] O padrão de herança é autossômica dominante.[2] É frequente na população caucasiana, mas 4% dos casos ocorrem entre os chineses.[3]

Quadro clínico

São máculas acastanhadas, menores que 5 mm de diâmetro, localizadas em áreas fotoexpostas (face, antebraços, ombros e tórax superior), múltiplas e tendem a ser simétricas (Figura 36.1). Surgem entre os 6 e 18 anos de idade e, como dito anteriormente, tendem a desaparecer em períodos sem exposição ao sol.

Diagnóstico diferencial

Lesões isoladas de efélides devem ser diferenciadas da *tinea nigra*. Já lesões disseminadas devem ser diferenciadas da neurofibromatose.

Histopatologia

Nas efélides, nota-se um aumento da melanina na camada basal, sem aumento do número de melanócitos.

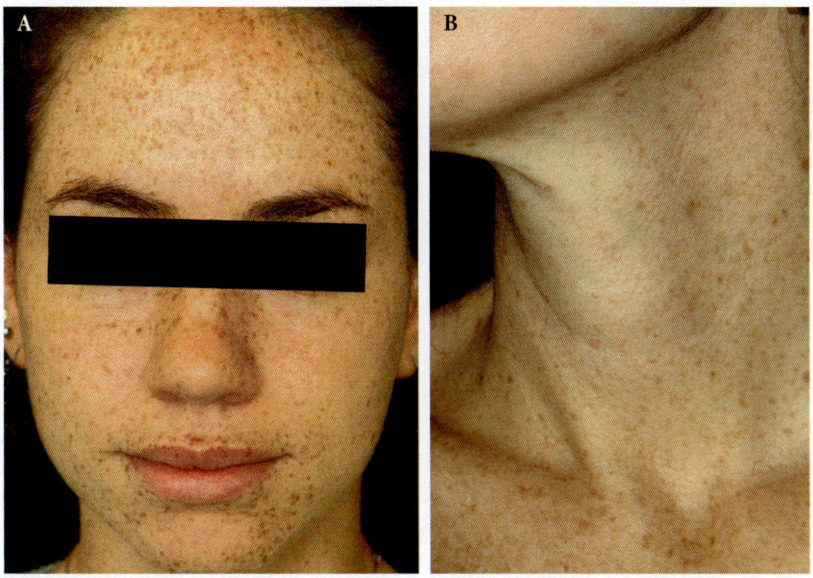

Figura 36.1 (**A** e **B**) Efélides.

Tratamento

As efélides são lesões benignas e não precisam de tratamento, mas podem ser tratadas com aplicações de ácidos como fenol e tricloroacético, crioterapia, *laser* ou luz intensa pulsada. O uso de fotoprotetores deve ser sempre estimulado.

Entre os *lasers*, estão indicados tanto os aparelhos seletivos para melanina (Q-Switched de rubi, alexandrita e Nd-YAG) como também os que promovem abrasão epidérmica ($C0_2$, erbium).

Os *lasers* de picossegundos também podem ser utilizados.

Tanto os *lasers* Q-Switched (QS) quanto os de pulso longo foram usados com sucesso no passado para tratar a faixa de nanossegundos e, portanto, podem atingir com segurança os melanossomos na camada basal epidérmica.

Com a introdução dos *lasers* de picossegundos que foram inicialmente desenvolvidos para remoção de pigmentos de tatuagem dérmica, a abordagem das efélides ganha nova arma terapêutica. Os *lasers* de picossegundos fornecem energia térmica mais focada com duração do pulso muito menor do que o relaxamento térmico do melanossoma, atingindo uma temperatura de pico mais alta sem lesão térmica distribuída aos tecidos circundantes.[4]

A eficácia e segurança do *laser* de picossegundo de 785 nm para o tratamento de efélides na pele asiática foram demonstradas por Chung e colaboradores.[5]

Nevo de Ota

O nevo de Ota também é denominado melanocitose oculodermal ou *nevus fusco-caeruleus-ophtalmo-maxillaris*, não é hereditário e geralmente está presente ao nascimento, podendo, no entanto, surgir no início da infância ou até mesmo na puberdade. Acomete, principalmente, asiáticos, sendo mais frequente no sexo feminino (Figura 36.2).

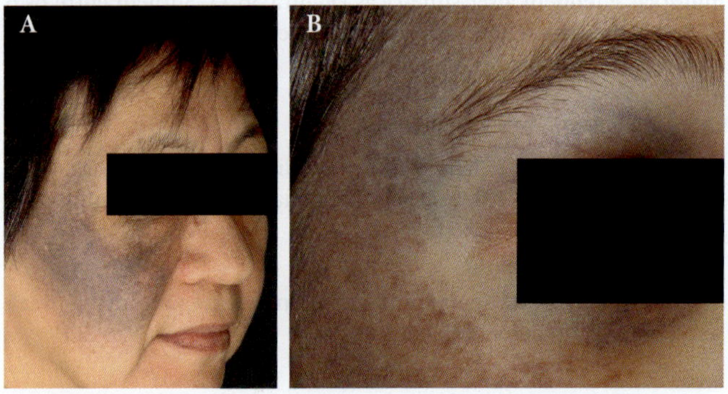

■ **Figura 36.2 (A e B)** Nevo de Ota.

Quadro clínico

Caracteriza-se por mancha azulada, com alguns pontos acastanhados, que acomete a área inervada pelos primeiro e segundo ramos do nervo trigêmeo. A esclera ipsilateral também apresenta pigmentação, e pode haver pigmentação também da conjuntiva, da região malar, da fronte, do couro cabeludo, da mucosa nasal, da faringe e da membrana timpânica. Na grande maioria dos casos, o nevo de Ota é unilateral.[6]

Histopatologia

O nevo de Ota apresenta melanócitos dérmicos, dispersos entre as fibras de colágeno. Não há alterações de fibras elásticas ou colágenas e também não são vistos melanófagos.

Evolução

A transformação maligna do nevo de Ota é bastante rara. A associação com glaucoma foi descrita em 10% dos pacientes.[7]

Tratamento

Não é necessário tratamento, mas excelentes resultados são obtidos com o Q-Switched rubi *laser*. Outros *lasers* Q-Switched (Nd-YAG, alexandrita e os *lasers* de picossegundos) também podem ser utilizados.

Nevo de Ito

Também denominado *naevus fusco-caeruleus-acromio-deltoideus*, é mais frequente em japoneses (Figura 36.3). A lesão dermatológica é semelhante à do nevo de Ota (mancha castanho-azulada), porém acomete os ombros, região supraclavicular e pescoço (região inervada pelos nervos supraclavicular lateral e braquial lateral). Pode coexistir com o nevo de Ota em um mesmo paciente.[6]

A histopatologia é semelhante à do nevo de Ota.

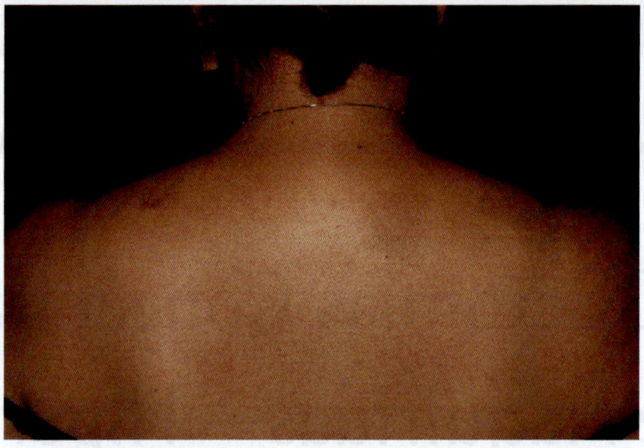

■ **Figura 36.3** Nevo de Ito.

Displasia fibrosa poliostótica (doença de Albright)

A maioria dos casos é esporádica e se deve a uma alteração de mosaicismo resultante de mutações no gene GNAS1. Caracteriza-se pela seguinte tríade: lesões ósseas (displasia fibrosa poliostótica), alterações endócrinas e lesões cutâneas, sendo que as lesões cutâneas e ósseas costumam acometer as mesmas regiões. As alterações endocrinológicas mais frequentes são puberdade precoce (apenas nas mulheres) e hipertireoidismo. As lesões ósseas levam a deformidades e podem provocar fraturas.

Quadro clínico

As lesões dermatológicas caracterizam-se por grandes manchas pigmentadas, com bordas irregulares, coloração castanho-clara e que podem estar presentes ao nascimento, mas geralmente surgem na primeira infância. Localizam-se, preferencialmente, na cabeça, tronco, nádegas e região sacral e são sempre unilaterais, não ultrapassando a linha média (Figura 36.4).

Síndrome de Peutz-Jeghers

É uma doença multissistêmica, autossômica dominante com alta penetrância, caracterizada por manchas pigmentadas nos lábios, mucosa oral, face e dedos, associadas a pólipos intestinais (Figura 36.5). É causada por alterações no gene que codifica a serina-treonina quinase, localizado no cromossomo 19p13.3,[8] sendo que 40% dos casos não apresentam história familiar e são descritos como mutações. Acomete ambos os sexos e todas as raças.

Quadro clínico

As manifestações, de forma geral, são bem variáveis. Existem indivíduos carreadores genéticos ou monossintomáticos.

Quadro dermatológico

Caracteriza-se por máculas pigmentadas que geralmente surgem na infância, mas que podem estar presentes ao nascimento ou ainda aparecerem numa fase mais avançada da vida. O acometimento da mucosa oral é quase sempre presente e caracteriza-se por máculas acastanhadas ou enegrecidas, ovaladas ou irregulares, de 1 a 5 mm de diâmetro, distribuídas irregularmente na mucosa oral, gengivas, palato duro e lábios (especialmente o lábio inferior). Também são frequentes na face, onde são menores e mais escuras e localizam-se ao redor da

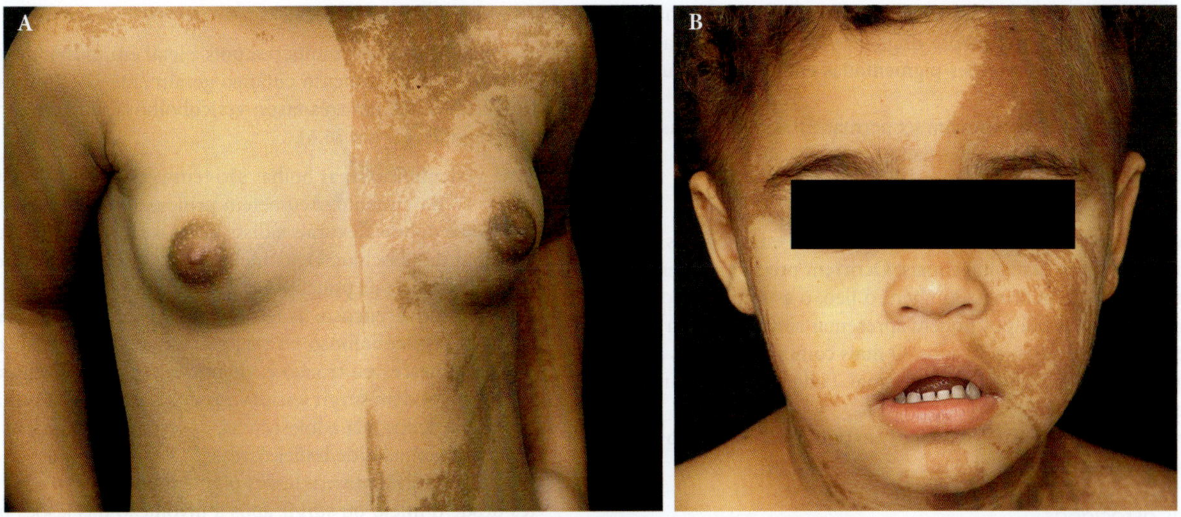

■ **Figura 36.4** (A e B) Displasia fibrosa poliostótica (doença de Albright).

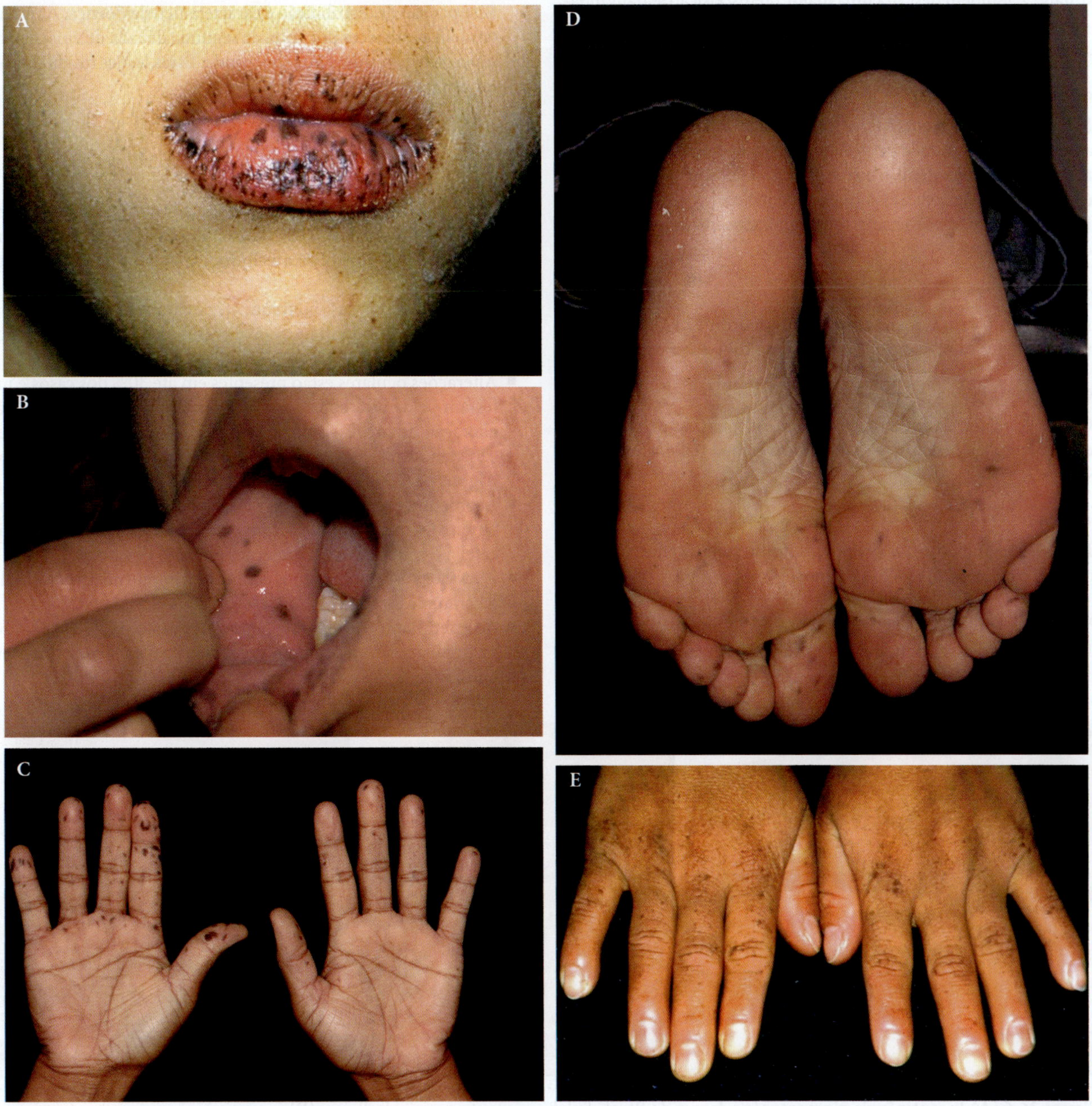

■ **Figura 36.5** (A, B, C, D e E) Síndrome de Peutz-Jeghers.

boca e do nariz. Pode haver lesões maculosas pigmentadas maiores nas mãos e pés. O acometimento ungueal é raro e em um caso foi descrito o surgimento de lesões pigmentadas em áreas previamente acometidas de psoríase.[9]

As máculas mucosas costumam ser permanentes enquanto as cutâneas podem desaparecer na puberdade.

Manifestações sistêmicas

O acometimento sistêmico na síndrome de Peutz-Jeghers se dá por meio de pólipos gastrointestinais. Ocorrem predominantemente no jejuno, mas podem atingir também o íleo, o estômago, o colo, o duodeno e o reto. Os pólipos podem apresentar sintomatologia e isso geralmente se dá entre 10 e 30 anos. O mais comum são dores abdominais provocadas por obstrução intestinal. Pode haver sangramento retal, hematêmese e anemia.

Raramente são encontrados pólipos em outros órgãos, como brônquios, rins, bexiga e ureter.[10]

Doenças associadas

São descritas associações com puberdade precoce e hemangiomas intestinais.[1] É também descrita uma maior predisposição a malignidades, como tumor de ovário (em 10% das mulheres acometidas), esôfago, pâncreas, mama, testículo, pulmão, estômago, intestino e vias biliares.

Histopatologia

- **Máculas hiperpigmentadas:** as lesões pigmentadas apresentam um aumento na quantidade de melanina na camada basal. Não há aumento dos melanócitos e, o que se observa à microscopia eletrônica, é um acúmulo de melanossomas nos dentritos dos melanócitos.
- **Pólipos intestinais:** são hamartomas benignos com baixo potencial de malignização.[11]

Diagnóstico diferencial

Deve ser feito com a doença de Adison, síndrome LEOPARD, síndrome de Laugier-Hunziker e síndrome Cronkhite-Canada.

Tratamento

Os pólipos são tratados cirurgicamente. As manchas pigmentadas podem ser tratadas com *lasers* do tipo Q-Switched (rubi, alexandrita ou Nd-YAG).[12]

Seguimento

Indica-se seguimento dos pólipos gastrointestinais com exames de endoscopia e colonoscopia a cada 2 anos.

Incontinência pigmentar (síndrome de Bloch-Sulzberger)

Doença hereditária dominante ligada ao X decorre de alteração no cromossomo Xq28.

Quadro clínico

Acomete apenas em mulheres, pois é letal em indivíduos do sexo masculino. O acometimento cutâneo geralmente já está presente ao nascimento e se dá em três fases: vesicobolhosa, papuloverrucosa e hiperpigmentar (Figura 36.6).

- **Fase vesicobolhosa:** as bolhas são tensas e geralmente estão presentes ao nascimento. Acometem principalmente o tronco (faces laterais) e dobras flexurais e distribuem-se linearmente, seguindo as linhas de Blaschko. O acometimento facial é raro.[13] A duração das bolhas varia de poucos dias a dois meses.
- **Fase papuloverrucosa:** as lesões surgem algumas semanas após o quadro vesicobolhoso e caracterizam-se por pápulas, nódulos e placas lineares no tronco e membros. As lesões eventualmente ulceram e podem surgir lesões verrucosas no dorso das mãos, dos pés e dos dedos. Na adolescência, as lesões periungueais podem ser acompanhadas de lesões ósseas.[14]
- **Fase hiperpigmentar:** as lesões pigmentadas podem estar presentes desde o início ou surgir após a involução das lesões bolhosas e papuloverrucosas. São manchas azul-acastanhadas, reticuladas e mosqueadas e distribuídas de forma bizarra, em redemoinhos. Esse padrão de distribuição é característico da doença. As manchas tendem a esmaecer por volta da segunda década de vida, deixando hipercromia residual ou hipocromia. Essas lesões residuais podem ter atrofia e anidrose.

Outras manifestações

- Alopecia cicatricial no vértex do couro cabeludo.
- Acometimento ungueal: onicodistrofia.
- Alterações hematológicas: eosinofilia durante os quadros de lesões cutâneas inflamatórias. Deficiência imunológica com disfunção leucocitária (neutrofílica e linfocítica) foi descrita em alguns pacientes.[15]
- Alterações dentárias são frequentes e caracterizam-se por retardo de dentição, anodontia parcial e presença de dentes "em cone" ou em forma de pino.
- Alterações oculares estão presentes em até 30% dos casos e manifestam-se de diferentes maneiras: nistagmo, estrabismo, ceratite, alteração da córnea, hipoplasia de íris, uveíte, catarata, pigmentação conjuntiva, microftalmia, atrofia do nervo ótico e retinopatia. Alguns pacientes apresentam cegueira.
- Acometimento do sistema nervoso como retardo mental, atraso no desenvolvimento motor, tetraplegia espástica, hemiplegia, microcefalia e epilepsia estão presentes em 25% dos casos.
- Alterações ósseas são menos comuns e compreendem deformidades de crânio e espinha bífida.
- Acometimento cardiovascular como tetralogia de Fallot, fibrose ventricular endomiocárdica, insuficiência tricúspide e hipertensão pulmonar.

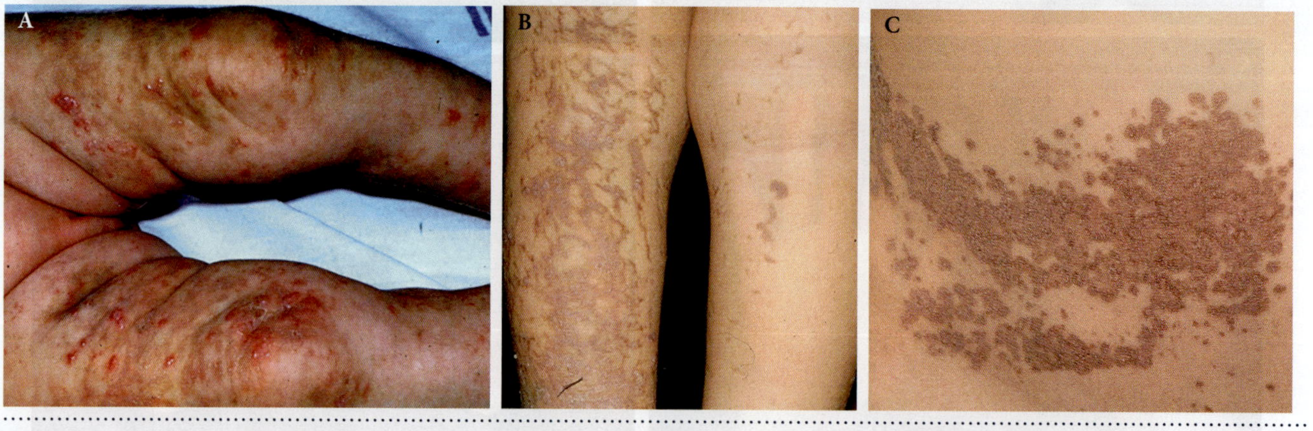

Figura 36.6 (**A**) Incontinência pigmentar (síndrome de Bloch-Sulzberger) – fase vesicobolhosa, (**B**) incontinência pigmentar (síndrome de Bloch-Sulzberger) – fase papuloverrucosa, (**C**) incontinência pigmentar (síndrome de Bloch-Sulzberger) – fase hiperpigmentar.

Histopatologia

- **Fase vesicobolhosa:** apresenta espongiose e vesículas intraepidérmicas com eosinófilos. Na derme, há infiltrado inflamatório inespecífico que se estende até a epiderme.
- **Fase verrucosa:** há hiperqueratose, acantose e nota-se a presença de células disqueratósicas.
- **Fase pigmentar:** incontinência pigmentar, melanófagos na derme.
- **Fase involutiva:** afinamento epidérmico e ausência de anexos cutâneos.

Diagnóstico diferencial

A incontinência pigmentar deve ser diferenciada durante a fase vesiculosa, do penfigoide infantil e epidermólise bolhosa. Também devem ser afastadas as hipóteses de acropustulose infantil, miliária e as infecções como candidíase e herpes. As lesões verrucosas devem ser diferenciadas das encontradas nos nevos verrucosos. Já na fase hiperpigmentar, o diagnóstico diferencial deve ser feito com hiperpigmentação pós-inflamatória e com outras doenças genéticas que cursam com hiperpigmentação.

Tratamento

Recomendam-se cuidados para evitar infecção secundária das lesões cutâneas e avaliação odontológica. Deve-se também realizar acompanhamento oftalmológico e neurológico.

Nevo de Becker

É uma hipermelanose benigna, adquirida e mais frequente em indivíduos do sexo masculino. Geralmente inicia-se na puberdade.

Sua patogênese ainda é desconhecida, mas é considerado um hamartoma organoide de tecidos derivados do ectoderma e do mesoderma.

Quadro clínico

Caracteriza-se por uma placa hiperpigmentada e pilosa, irregular. É unilateral, geralmente único, e acomete principalmente a porção superior do tronco, os ombros ou o dorso. A coloração da placa é acastanhada e não regride. No centro da lesão a placa costuma ser mais espessa. Os pelos sobre a mancha acastanhada são mais escuros que no restante do corpo (Figura 36.7).

Raramente o nevo de Becker é acompanhado de hipoplasia dos tecidos adjacentes, com encurtamento de membros ou da mama. A associação com espinha bífida também é descrita, mas é bastante rara.

Histopatologia

O nevo de Becker apresenta maior atividade dos melanócitos epidérmicos e, na histologia, não são encontradas células névicas. Há acantose, papilomatose e espessamento da haste do pelo.

Tratamento

Não há necessidade de tratamento, mas pode ser tentado com *laser*. Os *lasers* que têm a melanina como cromóforo podem ser utilizados tanto no tratamento da mancha acastanhada como dos pelos, mas nem sempre os resultados são favoráveis e há chance de recorrências.[16,17]

Alguns autores relatam o uso de *lasers* ablativos (CO_2 e erbium), isoladamente ou em associação com *lasers* Q-Switched.

Manchas *café au lait*

Denominadas também manchas melânicas. São frequentes ao nascimento ou na primeira infância, particularmente nas crianças com fototipos mais altos; a incidência é maior que 25%.[18]

Quadro clínico

As manchas *café au lait* caracterizam-se por serem máculas bem delimitadas, de 2 a 20 mm de diâmetro, de cor castanho-claro uniforme, com bordas serrilhadas ou regulares (Figura 36.8). Seu aparecimento pode ser ao nascimento ou logo após, com tendência a acompanhar proporcionalmente o crescimento do corpo nos primeiros anos, e se estabiliza no adulto.

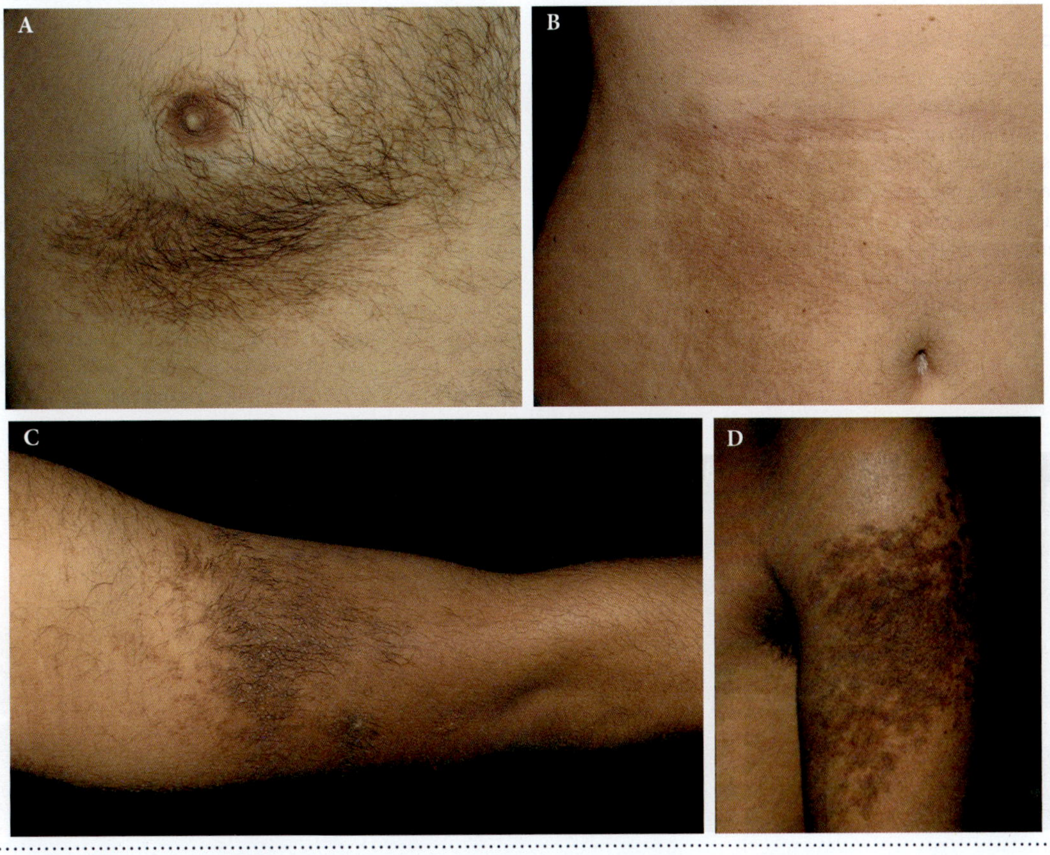

Figura 36.7 (A, B, C e D) Nevo de Becker.

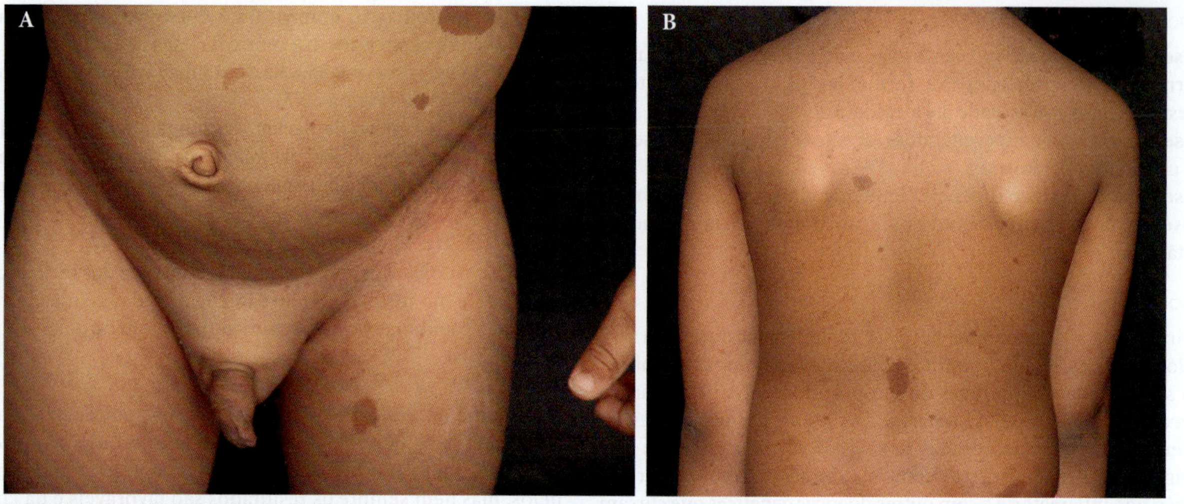

■ **Figura 36.8** (A e B) Manchas *café au lait.*

Histopatologia

Há aumento da melanina na epiderme, sem aumento do número dos melanócitos.

Em pacientes com neurofibromatose, podem ser vistos grânulos com pigmentos gigantes (macromelanossomas).[19]

A maioria das crianças com máculas *café au lait* não apresenta outras anormalidades concomitantes, mas podem ser marcadores de doenças sistêmicas, principalmente se as lesões forem múltiplas. Nos adultos jovens com máculas *café au lait*, 98% apresentam menos de três lesões. A presença de seis ou mais máculas pode ocorrer em várias síndromes, como neurofibromatose, síndrome de Albright, síndrome de Silver-Russell, síndrome de Watson, síndrome de Westerhof, síndrome de Bloom e síndrome gastrocutânea. A observação de seis ou mais máculas *café au lait* maiores que 5 mm em crianças, ou maiores que 15 mm após puberdade, é um dos critérios diagnósticos para neurofibromatose tipo 1.[20]

Acropigmentação reticulada de Kitamura

Desordem pigmentar autossômica dominante, inicialmente descrita em 1963, no Japão, por Kitamura e Akamatsu.[21] Dois terços dos casos relatados são do Japão. O quadro clínico geralmente inicia-se na infância ou nas primeiras décadas de vida (Figura 36.9).

Caracteriza-se por máculas hiperpigmentadas, com padrão reticulado, que se iniciam no dorso de mãos e pés. Com o passar do tempo, as lesões tendem a se espalhar pelo corpo e ficam com coloração mais escura. As máculas acastanhadas apresentam-se levemente deprimidas e podem estar associadas a *pits* palmares.[22]

Os achados histológicos incluem atrofia epidérmica, aumento do número de melanócitos epidérmicos e atividade melanocítica aumentada.

Podem ser obtidos resultados promissores no tratamento das lesões pigmentadas com *laser* Q-Switched alexandrita (755 nm).[23]

Síndromes lentiginosas múltiplas

Há três síndromes de lentiginoses múltiplas associadas a anormalidades em outros órgãos: síndrome de Moynahan ou LEOPARD, síndrome NAME e síndrome LAMB.

Síndrome LEOPARD

Síndrome descrita por Moynahan, em 1962, em jovem masculino saudável com múltiplos lentigos, da cabeça aos pés, hipoplasia genital e retardo psicossocial e de crescimento. Moynahan notou, posteriormente, um caso de paciente com estenose mitral congênita associada ao quadro da síndrome[24] (Figura 36.10).

Síndrome rara, autossômica dominante, conhecia também pelo acrônimo de LEOPARD: Lentigos, alterações de Eletrocardiograma, hipertelorismo Ocular, estenose Pulmonar, genitália Anormal, Retardo de crescimento e surdez (*Deafness*).[9]

Quadro clínico

O quadro cutâneo é caracterizado por múltiplos lentigos no tronco superior, face e pescoço. As lesões iniciam-se na infância e ficam mais numerosas na vida adulta. Apresentam-se como máculas de 2 ou 3 mm de diâmetro (embora lesões maiores que 15 mm de diâmetro possam ser observadas), redondas ou ovais, de coloração castanha ou preta. Não há acometimento de mucosas. Embora presentes em mais de 90% dos pacientes, sua ausência não exclui o diagnóstico.[25] Manchas *café au lait* podem ser observadas em 70% a 80% dos casos, geralmente precedendo o aparecimento dos lentigos.[26]

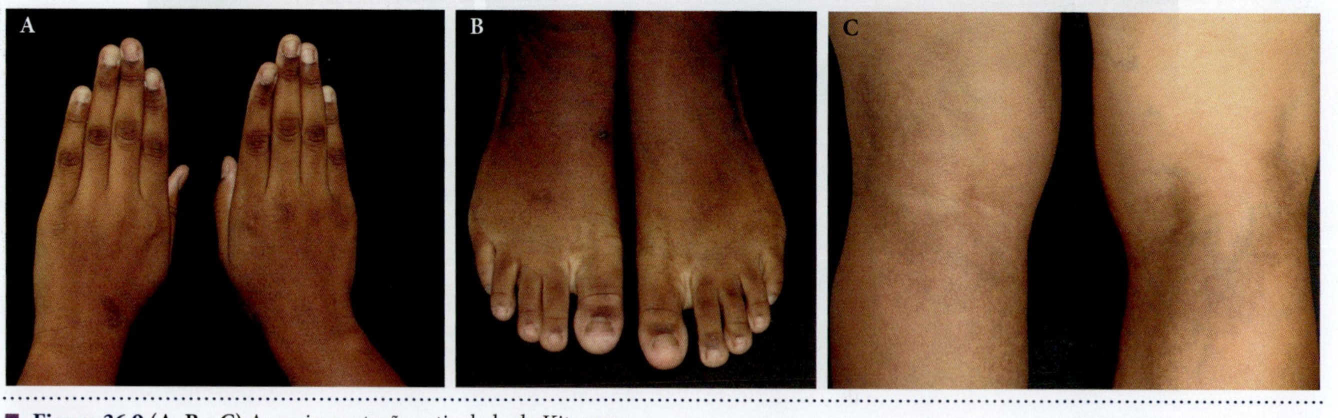

■ **Figura 36.9** (A, B e C) Acropigmentação reticulada de Kitamura.

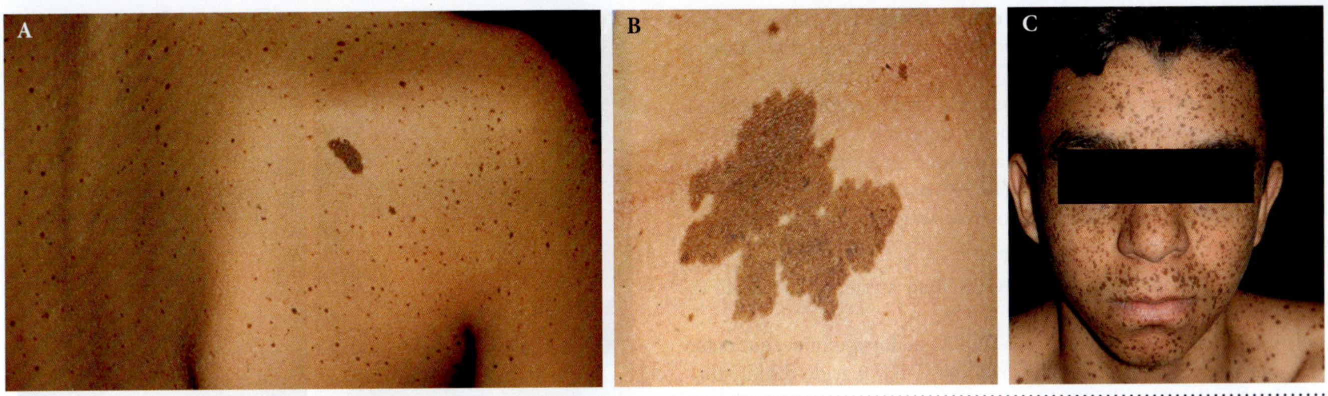

■ **Figura 36.10** (**A**, **B** e **C**) Síndrome LEOPARD.

Histopatologia

Achados histológicos mostram hiperplasia melanocítica, aumento da melanina nos melanócitos e alongamento dos cones epidérmicos. A microscopia eletrônica mostra acúmulos de melanossomas (autofagossomos) nos melanócitos.

É comum a expressão variável e compreende o que é chamado de variações da síndrome. Lentigos generalizados foram associados a alterações eletrocardiográficas isoladas em três membros de duas gerações de uma família, e associados a sopro sistólico grau 4.

Síndrome NAME

Caracteriza-se pela presença de (N) nevos, (A) mixoma atrial, (M) neurofibromas mixoides e (E) efélides. Apresenta herança autossômica dominante.[19]

Síndrome LAMB

A síndrome consiste em lentigos, mixomas atriais, mixomas mucocutâneos e nevo azul (***L****entigines,* ***A****trial myxomas,* ***M****ucocutaneous myxomas,* ***B****lue nevi*).

O padrão de ocorrência dessa síndrome em diversas famílias sugere uma herança autossômica dominante.

As máculas castanhas ou pretas consistem em proliferações lentiginosas de melanócitos intensamente dopa-reativos.

Fibroadenomas mixoides mamários, pigmentação neurocutânea localizada, doença adrenocortical pigmentar nodular primária, tumores testiculares, tumores pituitários secretantes de hormônio de crescimento e schwanoma melanocítico são considerados parte da síndrome.[19]

Adquiridas

Melasma/cloasma

Melasma ou cloasma é um termo derivado do grego *melas*, que significa preto. É uma hipermelanose adquirida, crônica e recorrente que resulta em áreas simétricas de hiperpigmentação cutânea, nas áreas expostas ao sol, causando grande impacto na aparência, com consequente redução na qualidade de vida. A causa precisa do melasma ainda não é conhecida, no entanto vários fatores desencadeantes são descritos como gravidez, terapias hormonais, anticoncepcionais orais, predisposição genética e exposição solar.[27]

Afeta negativamente a qualidade de vida do paciente e muitas vezes responde mal aos tratamentos. Embora anteriormente classificado como epidérmico e dérmico, o melasma é considerado uma interação complexa entre melanócitos epidérmicos, queratinócitos, fibroblastos dérmicos, mastócitos e células endoteliais vasculares. Fatores que influenciam o melasma podem incluir inflamação, espécies de reativas de oxigênio, radiação ultravioleta, fatores genéticos e hormônios.

Epidemiologia

O melasma caracteriza-se pelo aparecimento de placas hiperpigmentadas, irregulares, que ocorrem mais comumente na face e em mulheres jovens com fototipos de IV a VI.[28] A doença afeta todos os grupos raciais, mas é predominante entre hispânicos, ocorre em 8,8% das mulheres latinas e na população asiática afeta 40% das mulheres e 20% dos homens. Nos Estados Unidos, atualmente, estima-se que existam mais de 5 milhões de mulheres acometidas, sendo mais frequente nas áreas com maior índice de radiação ultravioleta.[28] O melasma é o terceiro maior grupo de doenças (8,8%) atendidas nos consultórios dermatológicos, conforme censo realizado no Brasil, e a segunda maior queixa das mulheres (11,6%).[29]

Os homens são responsáveis por 10% dos casos e apresentam as mesmas características clínicas e histológicas das mulheres. Nos homens, as principais causas de melasma são exposição solar e genética; o fator hormonal não tem importância.[30]

No Brasil, um estudo com 302 pacientes com melasma demonstrou que 38,4% apresentam fototipo IV e 34,4% fototipo III, o intervalo de idade variou de 27,5 ± 7,8 anos, 56,3% dos casos eram familiares, 38,1% usavam anticoncepcionais hormonais e 52,6% tinham grande exposição solar.[31]

Patogenia

A causa exata do melasma não é conhecida. Existem dois fatores fundamentais implicados na sua etiologia: exposição solar e predisposição genética. A exacerbação do melasma é quase inevitável após a exposição solar e seu esmaecimento pode ocorrer após a interrupção desse estímulo. Muitas vezes as lesões desaparecem durante o inverno. Após a exposição solar, acredita-se que ocorra estímulo de melanócitos que se transformam em hiperfuncionantes, capazes de produzir maior quantidade de melanina.[32]

A melanina (eumelanina e feomelanina) é o pigmento que determina a coloração da pele. É produzida nos melanócitos e armazenada nos melanossomas situados nos queratinócitos. Os melanossomas contêm tirosinase, enzima cobre dependente, que catalisa a conversão enzimática do aminoácido L-tirosina para L-dopa e L-dopa para L-dopaquinona. A L-tirosina é proveniente da sua captação ativa pela proteína transportadora de aminoácido para o interior do melanossoma.[33] O aminoácido L-fenilalanina é o segundo precursor para a formação da melanina. Após ser transportada de forma semelhante para o citosol do melanócito por uma proteína transportadora, a L-fenilalanina é convertida para L-tirosina pelo controle da enzima fenilalanina hidroxilase por meio de uma reação cálcio dependente.[34] O melanossoma com a melanina é transferido do melanócito para o queratinócito por meio de um complexo mecanismo ainda não totalmente esclarecido.[35] A adesão do melanócito ao queratinócito é mediada pela E-caderina, uma glicoproteína de transmembrana cálcio dependente.

A exposição à radiação ultravioleta libera o hormônio estimulante de melanócito (α-MSH) pelos queratinócitos. O α-MSH liga-se ao receptor melanocortina 1 (MC1R) na superfície dos melanócitos e modula a síntese de melanina pela ativação de uma enzima quinase AMPc dependente.[36] Os fatores genéticos também estão envolvidos, observando-se maior ocorrência entre algumas famílias.[37] Estudos apontam incidência familiar de até 50%, principalmente nos fototipos mais altos.[28]

Os melanócitos que residem na pele produzem melanina que é então transferida para os queratinócitos adjacentes. A melanina é sintetizada dentro dos melanossomas através de uma série de etapas catalisadas por tirosinase, TYRP1 e TYRP2. A produção dessas enzimas é controlada pelo fator de transcrição associado à microftalmia (MITF). As etapas deste caminho são:

- Conversão de tirosina em DOPA; isso aumenta atividade da tirosinase.
- A tirosinase então transforma o DOPA em dopaquinona, que então sofre conversão em 5,6 dihidroxiindol (DHI) e ácido dihidroxiindol-2-carboxílico (DHICA).
- Ambos DHI e DHICA são então convertidos para eumelanina. A ativação do TYRP-2 leva à formação de DHICA-eumelanina associada a um fenótipo de pele mais clara.
- A dopaquinona também pode formar feomelanina na presença de cisteína. A feomelanina contribui para um fenótipo de pele mais escura, e TYRP1 e TYRP2 foram encontrados para aumentar a pigmentação.[38-42]

A melanogênese é regulada pelo receptor da tirosina quinase (KIT), seu ligante SCF (fator de células-tronco), bem como MITF e receptor de melanocortina-1 (MC1R). A ativação do MC1R induz uma mudança da produção de feomelanina para eumelanina. A tirosina quinase do receptor SCF-KIT ativa o MITF e regula a produção de melanina através da indução de tirosinase.[43]

Os tratamentos com hormônios como estrógeno e progesterona, anticoncepcionais orais, disfunção da tireoide, cosméticos e drogas anticonvulsivantes são fatores agravantes do melasma.[37]

Anticoncepcionais orais e gravidez são classicamente descritos como fatores desencadeantes, mas muitas vezes, após sua interrupção, não ocorre desaparecimento do melasma. Os efeitos da progesterona e do estrógeno na melanogênese no melasma foram descritos em vários estudos.[44,45]

Estudos populacionais apontam prevalência do melasma variável entre as mulheres grávidas, de 10% a 70%, sugerindo que etnia e exposição solar também estão envolvidas no seu desenvolvimento.[46]

Pesquisas demonstraram a possibilidade de existir um componente neural no melasma. As colorações para o receptor de crescimento neural (NGFR) revelaram maior expressão nos queratinócitos e fibras nervosas hipertróficas na derme superficial.[47]

Existe um componente vascular no melasma. O fator de crescimento vascular endotelial (VEGF) tem maior expressão nos queratinócitos comparado com a pele sã perilesional.[48]

Assim, acredita-se que o melasma ocorre por uma complexa interação entre melanócitos, queratinócitos, fibroblastos dérmicos e células endoteliais, com fatores hormonais e genéticos e exposição à RUV contribuindo para a variabilidade, dinamicidade e a natureza inflexível deste processo.[49]

O estresse também já foi relacionado como agente envolvido na patogenia do melasma, graças à sua capacidade de estimular o α-MSH.[50]

Quadro clínico

O melasma caracteriza-se como placas acastanhadas claras ou escuras, simétricas, com bordas irregulares, e são mais frequentes na face. O número de placas varia de uma única lesão até múltiplas, localizadas simetricamente na face ou áreas extensoras dos antebraços, pescoço e colo.[51]

Existem algumas classificações clínicas de acordo com a distribuição das lesões na face: o padrão centrofacial é o mais comum e envolve a fronte, arco zigomático, lábio superior, nariz e mento (Figura 36.11). O padrão malar acomete a região malar e nariz. O padrão mandibular envolve o ramo da mandíbula. Alguns autores preferem classificações mais objetivas como central, periférico, misto e extrafacial.[52]

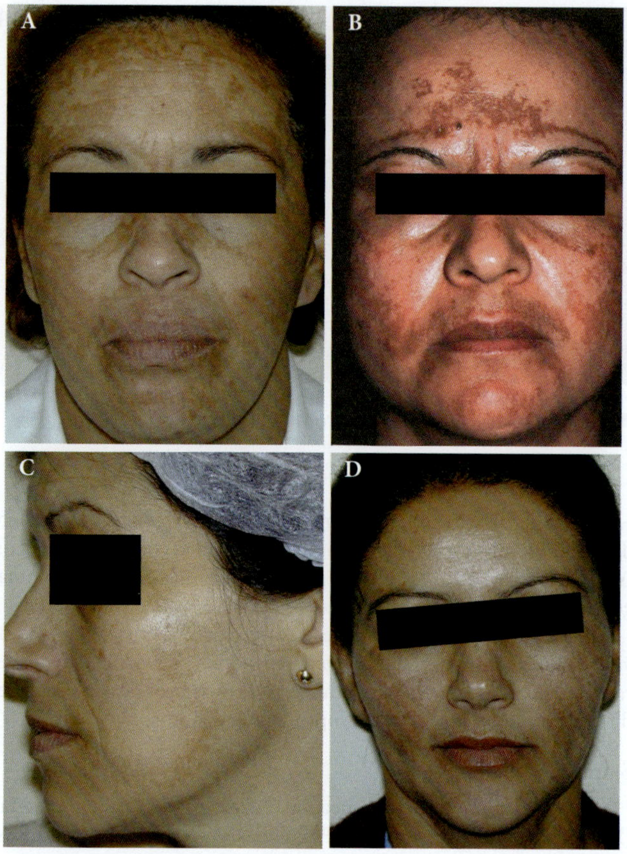

Figura 36.11 (A, B, C e D) Melasma.

O exame com a luz de Wood teoricamente seria capaz de diferenciar quatro tipos histológicos de melasma:[53]

1. **Tipo epidérmico:** a pigmentação das lesões é mais acentuada com a luz. É o tipo mais comum. A quantidade de melanina é maior nas camadas epidérmicas, existem alguns melanófagos na derme papilar.
2. **Tipo dérmico:** a pigmentação não aumenta com a luz. Existem melanófagos em toda derme.
3. **Tipo misto:** em alguns pontos a pigmentação fica mais acentuada e em outros menos evidentes. A melanina está aumentada na epiderme e existem melanófagos na derme.
4. **Tipo indeterminado:** não é possível a visualização do melasma com a luz de Wood, ocorre em pacientes com pele fototipo VI.

Alguns estudos evidenciaram que a luz de Wood não determina com certeza a profundidade do pigmento na pele.[54]

No entanto, a microscopia confocal *in vivo* revelou que a distribuição dos melanófagos é heterogênea, sugerindo que todo melasma é "misturado" com a derme, muitas vezes apresentando elastose solar e aumento da vascularização.[55]

Diagnóstico diferencial

Algumas desordens podem ser confundidas com melasma, como a hiperpigmentação pós-inflamatória, lentigos solares, pigmentação induzida por drogas, líquen plano actínico, acantose facial nigricante, melanose friccional, nevo de Ota e nevo de Hori (nevo de Ota símile bilateral adquirido).

Índice de severidade e área do melasma (MASI)

O índice MASI foi criado por Kimbrough-Green e colaboradores para avaliar o grau de melhora do melasma, de forma menos subjetiva, após diferentes tratamentos.[56] É calculado dividindo-se a face em quatro áreas: fronte, região malar direita, região malar esquerda e mento. Cada área recebe porcentagens de acometimento: 30% para fronte, região malar direita e esquerda e 10% para o mento. É dada uma nota para o grau de escurecimento e homogeneidade da pele comparada a pele normal. O valor numérico de envolvimento da área varia de 1 (< 10% de área envolvida) até 6 (90% a 100% de área envolvida). O total é calculado da seguinte forma:

MAIS = 0,3 A(D+H) + 0,3 A(D+H) + 0,3 A(D+H) + 0,1 A (D+H)
(fronte) (malar direita) (malar esquerda) (mento)

O total de pontos será de 0 a 48.

Estudos de qualidade de vida: medindo o impacto do melasma

Existem questionários validados para medir o impacto psicológico e a qualidade de vida dos pacientes com melasma, chamado MelasQol. O efeito do melasma na qualidade de vida não é diretamente proporcional à extensão da lesão; muitas vezes lesões pequenas ocasionam grandes alterações psicológicas.[57]

Devido à ampla utilização da escala MELASQoL surgiram problemas como dificuldade na interpretação semântica, sem análise qualitativa prévia da percepção da doença e baixa representação de sentimentos e de autoestima.[58] Para resolver esses problemas, em 2018, uma ferramenta multidimensional foi desenvolvida e verificada. Comparando a escala MELASQoL com esta nova ferramenta multidimensional pode-se fornecer uma compreensão mais profunda do impacto do melasma na qualidade de vida dos pacientes.[59]

Histopatologia

Poucos estudos histopatológicos foram realizados envolvendo o melasma. Os achados microscópicos demonstram a presença de depósitos de melanina na epiderme, derme ou em ambas quando comparado com a pele normal adjacente e infiltrado linfo-histiocitário perivascular.[60] Os melanócitos são maiores e têm dendritos alargados, e na derme há aumento de melanófagos. Existem mais fibras elásticas fragmentadas do que na pele normal. Um estudo realizado com 56 pacientes não identificou nenhum caso de melasma com aumento de pigmento somente na derme. Os autores concluíram que não existe melasma puramente dérmico. Os exames imunohistoquímicos mostram que o número de melanócitos epidérmicos pode estar aumentado ou igual ao da pele perilesional.[61] A microscopia eletrônica mostra que existem mais melanossomas dentro dos melanócitos e queratinócitos. Os melanócitos apresentam mais dendritos, mitocôndrias, complexo de Golgi e retículo endoplasmático, sugerindo que são mais ativos biologicamente na pele com melasma do que na normal.

Embora o melasma seja caracterizado por pigmentação epidérmica, na matriz extracelular dérmica anormalidades são comumente observadas, grau moderado a intenso de elastose solar foi relatado em 93% dos pacientes com melasma.[62]

Um grau significativamente maior de elastose solar foi observado na pele do melasma lesional em comparação com a pele perilesional (83% *vs.* 29%, $p < 0,05$).[63]

Estudos recentes demonstram que no melasma ocorre maior expressão do VEGF, além de aumento dos vasos dérmicos, tanto em número como no tamanho.[64]

Os achados histológicos heterogêneos do melasma fornecem pistas sobre a patogênese da doença.

A anormalidade da matriz extracelular dérmica, especialmente a elastose solar, revelou que o fotoenvelhecimento desempenha um papel crucial no desenvolvimento do melasma via citocinas melanogênicas e via de sinalização WIF-1 (*Wnt inhibitory factor-1*).

A ruptura da membrana basal causada por níveis elevados de MMP-2 e MMP-9 facilita a descida dos melanócitos para a derme, o que torna o tratamento do melasma desafiador. Aumento da vascularização no melasma é consequência da exposição crônica aos raios UV, o que exige ação antienvelhecimento e tratamento antiangiogênico. Finalmente, um número aumentado de mastócitos desempenha um papel fundamental no desenvolvimento de melasma e está associado à elastose solar, ruptura da membrana basal e dilatação vascular.[65]

Diagnóstico

O diagnóstico do melasma é clínico.

Tratamento

O melasma tradicionalmente é tratado pela combinação de fotoproteção, evitar os fatores desencadeantes e uso de substâncias tópicas despigmentantes. Os tratamentos de primeira escolha consistem na aplicação de tópicos que reduzem a síntese de melanina, filtros solares de amplo espectro e camuflagem. *Peelings* químicos são associados com tratamentos de segunda escolha. *Laser* e terapias com luz têm potencial promissor para pacientes refratários a outros tratamentos, mas têm um risco importante de piorar a doença. Os melhores resultados terapêuticos em geral ocorrem no melasma com depósitos de pigmento mais superficiais, mas de forma geral as respostas aos tratamentos são bem variáveis.[66]

A melhor compreensão da patogênese do melasma e a percepção de que direcionar os tratamentos apenas para corrigir a síntese de melanina não é muito eficaz, tratamentos com foco em outros fatores foram desenvolvidos. Isso inclui agentes que segmentam melanócitos hiperativos, transferência melanossomal para queratinócitos, barreira cutânea defeituosa, mastócitos, vascular e receptores de estrogênio, bem como drogas com atividade anti-inflamatória e antioxidante. Vários desses novos agentes são botânicos com mecanismos de ação multimodais que oferecem maior segurança quando comparados com os tratamentos convencionais. Houve também um foco em agentes orais, como ácido tranexâmico, flutamida e ácido ascórbico. Tem sido sugerido que a "terapia tripla do futuro" pode ser uma combinação de hidroquinona, um antiestrogênio e um inibidor do fator de crescimento endotelial vascular, como o agente de clareamento da pele "ideal".[67]

Camuflagem cosmética

As lesões podem ser mascaradas com maquiagens específicas durante o tratamento.[68]

Filtros solares

O uso regular de filtros solares de amplo espectro é eficaz para a prevenção do melasma e aumento da eficácia dos tratamentos.[69] A luz proveniente da radiação ultravioleta e do espectro visível pode induzir a mudanças na pigmentação. Dados de literatura confirmam que o mais adequado é a utilização de filtro solar com amplo espectro para UVA e UVB, mínimo fator 30, associado a protetores físicos, como dióxido de titânio e óxido de zinco, reaplicado várias vezes.[70]

A luz visível pode induzir hiperpigmentação na pele através de mecanismos semelhantes aos da radiação UV, incluindo a geração de espécies reativas de oxigênio.[71]

Portanto, agentes que atuam como bloqueadores físicos podem aumentar a eficácia dos filtros solares de amplo espectro. Este conceito foi comprovado por Castanedo-Cazares e colaboradores, comparando UV e protetor solar de proteção de luz visível com protetor solar somente UV em indivíduos que aplicam rotineiramente 4% de hidroquinona em creme.[72]

Depois de 8 semanas, o grupo com a combinação mostrou uma melhora maior no escore MASI, colorimetria e histopatologia.

Tratamento farmacológico

O principal tratamento do melasma é o uso tópico de substâncias que alteram os processos enzimáticos da produção de pigmento. A tirosinase é uma enzima que tem taxa limitada, assim sua inibição é o objetivo de vários tratamentos.

O uso de agentes despigmentantes deve ser mantido por alguns meses para que se obtenha resultado. Essas substâncias têm diferentes mecanismos de ação, como inibição da atividade da tirosinase, inibição da síntese de DNA nos melanócitos com hiperatividade e redução da quantidade de melanina.

Possíveis mecanismos farmacológicos para tratamento do melasma:

- Redução da quantidade de l-tirosina no melanócito e melanossoma pela inibição da sua captação.
- Inibição da formação de l-tirosina a partir da l-fenilalanina.

- Redução da biossíntese de melanina pela inibição da atividade e formação da tirosinase.
- Redução do transporte de melanina do melanócito para o queratinócito pela inibição da transferência do melanossoma.
- Inibição do estímulo induzido pelo sol para formação de melanina.
- Estímulo para remoção de melanina dos queratinócitos e aumento da taxa de esfoliação e do *turn-over* epidérmico.

Hidroquinona

O uso tópico da hidroquinona é considerado o principal tratamento de melasma. É um composto hidroxifenólico que diminui a conversão de DOPA em melanina pela inibição da tirosinase, inibe a síntese de DNA e RNA, degrada melanossomas e destrói os melanócitos.[73]

As concentrações usuais variam de 2% a 5%. Os estudos que compararam as concentrações de 3%, 4% e 6% mostraram que não há diferença nos resultados finais obtidos.[74]

Os resultados de clareamento do melasma com a hidroquinona tornam-se evidentes a partir de 5 a 7 semanas de tratamento; algumas vezes pode ser precedido por eritema e leve descamação.[75]

Os seus efeitos adversos estão relacionados à dose e tempo de utilização, incluem eritema, pinicamento, dermatite de contato alérgica e irritativa, descoloração das unhas, formação de mílios e hiperpigmentação pós-inflamatória.[76]

A leucodermia em confete ou hipomelanose gutata pode ocorrer após uso prolongado de hidroquinona em concentrações maiores que 2%.[77]

A ocronose é um efeito colateral temido que ocorre principalmente em indivíduos negros que utilizam a hidroquinona por longos períodos, mas também já foi descrita em brancos após longo ou curto período de uso com 2% de concentração.[78] A hidroquinona teve seu uso proibido em cosméticos na Europa, Estados Unidos e Japão, graças a esses efeitos colaterais.

N-acetil-4S-cisteaminofenol

Assim como a hidroquinona, também é um composto fenólico e tem sido considerado o mais potente clareador para o melasma. Um estudo com 12 pacientes mostrou 74% de melhora após 2 a 4 semanas de uso, com baixa irritação, graças à sua ação específica nos melanócitos funcionantes e no número de melanossomas transferidos aos queratinócitos. Não está disponível no nosso meio.[78]

Interfere com o sistema tiol diminuindo glutationa intracelular e favorece a síntese de feomelanina. NCAP a 4% produziu melhora significativa em 66% de 12 pacientes com melasma e resolução completa em 8%.[79,80]

Compostos não fenólicos

Tretinoína

O ácido retinoico usado em concentrações de 0,05% a 1% é capaz de inibir a transcrição da tirosinase e reduzir o espessamento da camada granulosa, mas não altera o número de melanócitos. A tretinoína é capaz de clarear a pele pela sua habilidade em dispersar o pigmento contido nos queratinócitos, interferir na transferência do pigmento e acelerar o *turn-over* epidérmico. Existem evidências de que poderia inibir a indução da tirosinase, fator de conversão DOPAcromo e a melanogênese.[81] Os efeitos colaterais são eritema, descamação, queimação e pinicamento.[82]

Estudos mostram boa resposta do tratamento do melasma com ácido retinoico como monoterapia usado por períodos maiores que 24 meses, mas resultados melhores e mais rápidos são obtidos com a combinação com outros compostos.[83]

Os retinoides podem ser usados isoladamente ou em conjunto com a hidroquinona para aumentar sua absorção.

Ácido kójico

O ácido kójico é uma molécula produzida pelo *Aspergilline oryzae* e Penicillium spp.[84] A ação clareadora do ácido kójico ocorre pela inibição da tirosinase, atuando como inibidor de cobre no sítio de ação da enzima. A concentração de uso varia de 1% a 2%, sendo demonstrado, em alguns estudos, que concentrações maiores que 1% não oferecem respostas melhores.[85] O uso de ácido kójico em cosméticos é proibido na Suíça, Coreia e Japão, por ser um potencial irritante para a pele.

Ácido azelaico

O ácido azelaico é um ácido dicarboxílico, derivado do *Pityrosporum ovale*, com ação seletiva sobre os melanócitos hiperfuncionantes, atuando como inibidor competitivo da tirosinase. As concentrações de uso variam de 10%, 15%, 20% e 35%, sendo mais utilizada a de 20%. A aplicação deve ser feita 2 vezes ao dia, por mais de 8 meses. O processo de clareamento inicia-se somente após 1 a 2 meses.[86]

Ácido ascórbico

A vitamina C diminui o pigmento por interagir com o cobre no local de ação da tirosinase. Essa molécula é rapidamente oxidada, é instável e não tem qualquer tipo de ação isolada no melasma.[87]

Ácido ascórbico (tópico)

O ácido ascórbico diminui a oxidação da dopaquinona e DHICA. Além disso, diminui a atividade da tirosinase, reduz os danos dérmicos, promove a síntese de colágeno e possui ação antioxidante e fotoprotetora, reduzindo a hiperpigmentação.[88]

Flavonoides tópicos

Os flavonoides são derivados de benzopireno. Eles tem propriedades anti-inflamatórias e antioxidantes e são inibidores competitivos da tirosinase. A hesperidina é um flavonoide que protege contra os radicais livres induzidos pela RUV.[89]

Arbutin

O arbutin é um beta-D-glucopiranosídeo derivado da hidroquinona extraída da *Uva ursi*. Atua por inibição da tirosinase. No Japão é usado até 3%, pois concentrações maiores podem causar hiperpigmentação paradoxal.[90]

Em um estudo de 8 semanas com 54 pacientes com melasma 2,51% de arbutina foi significativamente mais eficaz que o placebo na melhora do melasma.[91]

Extrato de alcaçuz (*Liquorice*) tópico

Extrato de alcaçuz derivado da raiz de *Glycyrrhiza glabra* inibe a síntese de melanina, causa dispersão de melanina e diminui a produção de ROS. Também possui ação anti-inflamatória e pode diminuir a hiperpigmentação induzida por UVB em cobaias quando usado topicamente por 3 semanas.[92]

Niacinamida

A niacinamida ou vitamina B3, a amida ativa da niacina, interfere na transferência do melanossoma para os queratinócitos circundantes, inibindo o PAR-2.[93]

Ácido linoleico (tópico)

O ácido linoleico atinge seletivamente a tirosinase em pacientes com melanócitos hiperativos e diminui a pigmentação induzida por UVB.[94]

Em um ensaio clínico randomizado controlado (RCT) duplo-cego de 6 semanas, uma combinação ácido linoleico com lincomicina e valerato de betametasona mostrou melhora maior do que a combinação dos dois últimos ou o veículo sozinho.[95]

Corticosteroides

Corticosteroides tópicos de baixa potência, como hidrocortisona a 1%, têm baixos resultados no tratamento do melasma; os de alta potência, como o propionato de clobetasol 0,05%, tem excelentes resultados.[96] Os corticosteroides afetam diretamente a síntese de melanina, alterando a função do melanócito pela inibição da produção de prostaglandinas.[97] As pigmentações recentes podem ser clareadas com o uso de corticosteroides graças à sua ação de supressão de secreção dos produtos metabólicos dos melanócitos. Os efeitos colaterais, como atrofia, acne e telangiectasias, contraindicam seu uso por longos períodos.

Tratamentos combinados

Os tratamentos combinados sempre são excelentes alternativas para o melasma, por já ter sido comprovado que ocorrem aumento da eficácia e redução dos efeitos colaterais das substâncias quando usadas em conjunto. A associação mais utilizada é a fórmula de Kligman, que consiste na combinação de hidroquinona 5%, ácido retinoico 0,1% e dexametasona 0,1%, descrita em 1975.[98] Os autores testaram diferentes combinações e concentrações dessa formulação até atingir a fórmula ideal e verificaram que a hidroquinona a 10% é mais eficaz, mas causa muita irritação, e a tretinoína a 0,2% não é mais eficaz e aumenta muito a chance de irritação. Atualmente são mais utilizadas combinações com ácido retinoico 0,05%, hidroquinona 4% e corticosteroides tópicos com bons resultados.[90]

O creme de combinação tripla com hidroquinona, retinoide e um corticosteroide fluorado é um tratamento seguro e eficaz para o melasma. Um grande estudo multicêntrico, randomizado e controlado realizado por Taylor e colaboradores mostrou que o tratamento tríplice combinado é mais eficaz.[99]

O microagulhamento foi recentemente introduzido no arsenal terapêutico para o melasma em associação ao uso da fórmula tríplice (0,05% de tretinoína + 4% de hidroquinona + 1% de acetoneto de fluocinolona) após 24 horas, à noite e protetor solar. Mas a técnica do microagulhamento sem a adição de qualquer medicação ativa pode causar piora das manchas cutâneas em pacientes com melasma recalcitrante. Embora algumas teorias tenham sido propostas, o exato mecanismo de ação não está bem estabelecido.[100] Novas pesquisas são necessárias para que o microagulhamento seja opção terapêutica segura para o tratamento do melasma.[101]

Ácido tranexâmico

Nos componentes vasculares a síntese aumentada de fatores pró-angiogênicos, como fator de crescimento endotelial (VEGF) resulta na proliferação dos vasos dérmicos. VEGF pode aumentar a síntese de melanina através de receptores de VEGF localizados nos melanócitos.[102]

Liberação de plasminogênio induzida por RUV dos vasos dérmicos também pode aumentar a melanogênese.[103]

A única droga atualmente conhecida por prevenir a indução de danos na pele pela exposição à radiação UV e pelo estímulo hormonal é o ácido tranexâmico, um inibidor de plasmina usado na prevenção de fibrinólise anormal para reduzir a perda de sangue por meio do bloqueio dos locais de ligação da lisina nas moléculas do plasminogênio, inibindo o fator de ativação do plasminogênio e, consequentemente, a conversão de plasminogênio em plasmina.[104]

A exposição ao sol, gravidez e pílulas anticoncepcionais induzem a produção do fator de ativação do plasminogênio nos queratinócitos, o responsável pela conversão de plasminogênio (presente nas células basais epidérmicas) em plasmina.

A plasmina induz a secreção de fosfolipase A2, prostaglandina E2 e leucotrienos, que então estimulam a melanogênese e liberam fator de crescimento do fibroblasto, potente fator de crescimento para os melanócitos.[105,106]

Como agente de clareamento da pele, ácido tranexâmico pode ser usado tópico, microinjeção intralesional e como agente sistêmico. Estudos clínicos com amostras maiores ainda não foram realizados para se comprovar a eficácia do ácido tranexâmico tópico no tratamento do melasma. Não existe consenso da sua utilização; as formulações utilizadas são: emulsão a 2%, creme a 3% e solução a 5%. Alguns estudos clínicos comprovam os bons resultados após 4 semanas de uso.[107]

Estudos mostraram diminuição significativa no teor de melanina na epiderme, redução do número de vasos positivos para CD31 e da expressão do fator de crescimento endotelial vascular. Estudos comparativos entre o uso de ácido tranexâmico 2% e de hidroquinona 2% mostraram eficácia semelhante e demonstraram que o ácido tranexâmico é bem tolerado, sem relatos de efeitos colaterais graves.[108]

Terapias hipopigmentantes sistêmicas estão se tornando mais populares, e é importante que os dermatologistas fiquem cientes de sua existência, mecanismo de ação e efeitos adversos.[109]

Tratamento oral

Os carotenoides são à base de plantas e animais, e pigmentos lipofílicos são conhecidos por suas propriedades antioxidantes e anti-inflamatórias. Esses pigmentos podem ser convertidos em vitamina A no corpo humano (pró-vitamina) ou não pode ser convertido (não pró-vitamina). Luteína e zeaxantina são dois compostos pertencentes à subclasse das xantofilas de carotenoides não pró-vitamina A e diferem de outros carotenoides devido aos seus grupos hidroxila livres permitindo que eles interajam com proteínas e lipídeos celulares, especificamente a membrana celular, protegendo estruturas como a retina e a epiderme do fotodano. Em altas doses, os carotenoides se concentram na pele e exibem qualidades fotoprotetoras absorvendo a radiação UVA e UVB, bem como extinguem os radicais livres induzidos por UV e diminuem produção de melanina.[110]

Ensaios clínicos atuais de carotenoides para condições pigmentares são limitados. Um estudo clínico randomizado de 44 pacientes com melasma demonstraram que 800 mg de carotenoides diariamente em combinação com um creme clareador comercialmente disponível por 84 dias foi capaz de melhorar o índice de área e gravidade do melasma modificado (mMASI) maior do que placebo oral; no entanto, as diferenças observadas não foram significativas.[111]

Um estudo suplementou 50 indivíduos saudáveis com 10 mg de luteína e 2 mg de zeaxantina ou placebo diariamente por 12 semanas. Os pesquisadores observaram que o tratamento demonstrou uma melhora significativa no tom e luminosidade da pele, enquanto aumentava a dose mínima eritematosa, demonstrando assim que os carotenoides têm o potencial de clarear a pele.[112]

Ácido tranexâmico é um derivado sintético do aminoácido lisina utilizado como agente hemostático para tratar e prevenir sangramentos excessivos. Seu uso no tratamento do melasma foi primeiramente relatado em 1979.[113]

O efeito clareador é possivelmente relacionado à sua atividade antiplasmina. O aumento dos níveis de plasmina nos queratinócitos induz a síntese de ácido araquidônico e aumenta os níveis de hormônio alfamelanócito- estimulante (α-MSH) e do fator de crescimento vaso-endotelial (V-EGF).[114] Por inibição competitiva, a ativação do ativador de plasminogênio por meio de interações reversíveis com seus locais de ligação à lisina, a síntese de melanina é inibida.[115] Um estudo comparou a eficácia terapêutica e segurança, combinando ácido tranexâmico oral (250 mg três vezes por dia) e hidroquinona 4% creme *vs.* hidroquinona 4% tópica isolada. Após 6 meses, a média geral do escore MASI no grupo com ácido tranexâmico oral foi 1,8 menor do que no uso isolado de hidroquinona, mas a taxa de recidiva não foi significativamente diferente. A ocorrência do efeito secundário também foi semelhante, mas a satisfação ao tratamento foi maior no grupo de tratamento oral.[116]

Vários estudos mostraram que o ácido tranexâmico oral sozinho resulta em melhora significativa no tom da pele já 1 mês após o início do tratamento. O tratamento com 250 mg, 2 vezes ao dia pode resultar em 89,7% a 98,5% dos pacientes demonstrando resposta em 6 meses, e com 500 mg três vezes ao dia, 100% dos pacientes melhoram em 16 semanas.[117]

O ácido tranexâmico é uma opção relativamente nova de tratamento para melasma, e não há consenso quanto ao seu uso. As doses variam de 500 a 1.500 mg divididas em 2 a 3 tomadas diárias. A duração do tratamento varia de 1 a 6 meses. Os efeitos secundários relatados mais frequentemente são hipomenorreia, desconforto abdominal leve e irritação transitória da pele. Mas como é um agente antifibrinolítico, pode ter potenciais efeitos colaterais, como trombose venosa profunda, embolia pulmonar e infarto agudo do miocárdio.[118] No entanto, é prudente não administrar essa droga para uma indicação cosmética aos pacientes com comorbidades trombofílicas, incluindo diabetes, acidente vascular cerebral, doença cardíaca isquêmica e coagulopatia. Pacientes que não têm antecedentes de eventos trombóticos ou hipercoagulabilidade são considerados risco baixo, mas devem ser informados da relação risco-benefício antes de iniciar o tratamento. O tratamento deve ser limitado à duração definida e instituído em conjunto com fotoproteção criteriosa tópica terapia a fim de minimizar as recidivas após descontinuação.[119]

Pycnogenol é um extrato derivado do pinheiro *Pinus pinaster*. Contém compostos fenólicos monoméricos e flavonoides condensados com atividade antioxidante e anti-inflamatória. A utilização de Pycnogenol 25 mg via oral, administrada 3 vezes ao dia, por 30 dias, reduziu a intensidade de pigmentação e a área do melasma. Não são descritos efeitos colaterais e apresenta boa tolerabilidade.[120]

A procianidina é um flavonoide, fitoquímico polifenol originário da casca do *Pinus pinaster*, com propriedades antioxidantes e anti-inflamatórias. Este composto tem sido utilizado com sucesso na Ásia para o tratamento do melasma. A formulação sistêmica é bem tolerada com efeitos colaterais menores, como fadiga, dor de cabeça, tontura e desconforto gastrointestinal. Os estudos iniciais usaram doses de 75 a 80 mg diariamente por 1 mês, resultando em melhora significativa (até 80%) na intensidade do pigmento e área de melasma em comparação com placebo. Os pesquisadores não notaram alterações nos valores laboratoriais durante o período de tratamento.[121]

A utilização de procianidina oral 24 mg, 6 mg de betacaroteno, 60 mg de ácido ascórbico e 15 UI de acetato de D-alfa-tocoferol por dia, durante 2 meses, demonstrou eficácia no tratamento do melasma em 56 pacientes com melasma epidérmico.[122]

Extrato de *Polypodium leucotomos* foi usado como suplemento dietético em uma variedade de condições de pele, como psoríase, dermatite atópica e erupção polimorfa à luz. Embora o mecanismo de ação não seja inteiramente compreendido, propôs-se que aumenta a expressão de metaloproteinases, inibindo a síntese de colágeno, trabalhando para manter a integridade estrutural da matriz extracelular tipicamente afetada pelo dano ultravioleta.[123] A segurança e a tolerabilidade foram estudadas em doses de 480 a 1.200 mg diariamente, e não foram relatados efeitos adversos significativos.[124]

Após irradiação UVB na pele Fitzpatrick tipos I a III, administração sistêmica de 480 mg demonstrou diminuir o eritema e a pigmentação pós-irradiação, medidos por colorímetro, bem como marcadores diminuídos de danos UV, como Cox-2, ciclina D1, dímeros de pirimidina de ciclobuteno, Ki67 e proliferação do antígeno nuclear celular na análise imunohistológica.[125]

Tratamento não farmacológico

Peelings químicos

Peelings químicos são realizados para aumentar a resposta de clareamento da pele, principalmente para os casos de melasma que não respondem satisfatoriamente ao tratamento farmacológico isolado. Apesar de melhorarem as desordens de hiperpigmentação por removerem o excesso de melanina, podem causar irritação, originando hiperpigmentação pós-inflamatória, principalmente nos pacientes com peles mais escuras.

Os *peelings* químicos superficiais associados aos agentes despigmentantes tópicos, utilizados nos 30 dias anteriores ao tratamento, são a melhor opção de tratamento para o melasma.[126]

Os *peelings* químicos superficiais oferecem resultados mais previsíveis e menores chances de hiperpigmentação pós-inflamatória.[127] Os *peelings* com alfa-hidroxi-ácidos são os que têm maior número de publicações, por serem os mais realizados nos Estados Unidos. Um trabalho de revisão mostrou que os *peelings* com ácido glicólico a 70% são os únicos que têm, na literatura, boa evidência científica.[128] O cuidado maior deve ser ao se associar esse *peeling* ao uso de hidroquinona, mesmo em baixas concentrações, pelo maior risco de ocorrer ocronose.[129]

Os *peelings* com ácido lático mostraram algum benefício no tratamento de pacientes com melasma epidérmico, mas a resposta foi semelhante à obtida com a realização de *peelings* com solução de Jessner.[130]

No nosso meio, o *peeling* superficial mais utilizado é realizado com ácido retinoico em concentrações progressivas de 1% a 5%, feitos com intervalos de 3 a 15 dias, dependendo da sensibilidade da pele do paciente.[131,132]

Os *peelings* de ácido glicólico têm sido usados em vários estudos, mas a maioria não demonstrou eficácia superior aos agentes tópicos. É importante observar que o risco de efeitos adversos, notadamente hiperpigmentaçao pós-inflamatória, é mais pronunciada quando os *peelings* de ácido glicólico são incluídos no tratamento.[133]

Laser e luz intensa pulsada

Diversas fontes de luz já foram descritas para o tratamento do melasma,[135,136] mas não devem ser a primeira linha terapêutica. Seu uso deve ser sempre cauteloso, para se evitar piora do quadro ou desencadeamento de pigmentação pós-inflamatória. Por isso, utilizam-se sempre fluências baixas, mesmo em pacientes com fototipos I e II.

O tratamento do melasma com *laser* deve ser precedido pelo uso tópico de clareadores ou da combinação de clareador com corticosteroide. E o uso do fotoprotetor é obrigatório.

As diferentes fontes de luz utilizadas no tratamento do melasma podem atuar de duas maneiras:

- **Fototermólise seletiva:** alguns tipos de *laser* (Q-Switched rubi 694 nm, Q-Switched alexandrita 755 nm, Q-Switched Nd:YAG 1.064 nm) e aparelhos de luz intensa pulsada emitem luz com comprimentos de onda com afinidade pela melanina.
- **Fototermólise fracionada:** *laser* de erbium fracionado e de CO_2 fracionado produzem microcolunas na pele pelas quais são eliminados debris necróticos juntamente com a melanina.

Q-Switched *lasers*

Sabe-se que o tempo de relaxamento térmico dos melanossomos é curto, de 50 a 500 nanossegundos[136] e, portanto, seria indicado o uso dos Q-Switched *lasers*.

O primeiro Q-Switched *laser* descrito no tratamento do melasma foi o Q-Switched rubi (694 nm), mas houve casos de piora do melasma com esse tratamento e, por isso, essa técnica foi abandonada. Já o Q-Switched alexandrita (755 nm) mostrou menos risco de hiperpigmentação, mas também é pouco utilizado.

Mais recentemente, tem-se usado o Q-Switched Nd:YAG (1.064 nm), com bons resultados, embora alguns autores considerem tal resposta apenas temporária, com recidiva do melasma após alguns meses. São realizadas aplicações semanais ou quinzenais, sempre com fluências baixas. Mesmo assim, há casos descritos de hipo e de hiperpigmentação pós-tratamento.[137,138]

Luz intensa pulsada

Emite luz entre 515 nm e 1.200 nm e utilizam-se filtros de corte para se restringir o espectro de luz emitida. Há diferentes aparelhos disponíveis, com diferentes filtros, mas de maneira geral são usados filtros em torno de 540 a 600 nm. Os aparelhos de luz intensa pulsada emitem pulsos com duração de milissegundos, ou seja, mais longos que os Q-Switched *lasers*.

São necessárias várias sessões, com intervalos de 3 a 4 semanas, e os autores relatam respostas variáveis. De maneira geral, quando há melhora do melasma, essa é discreta. Assim como nos *lasers*, há risco de hiperpigmentação pós-inflamatória.[139]

Lasers fracionados

Os diferentes *lasers* fracionados, ablativos ou não, produzem microcolunas na pele, por meio das quais o pigmento melânico pode ser eliminado. O *laser* fracionado mais citado na literatura para o tratamento de melasma é o de 1.550 nm não ablativo. Os resultados são diversos; alguns autores revelam boas respostas enquanto outros consideram o resultado pobre.[140,141]

Recentemente, foram descritos casos de melasma tratados com *laser* Thulium (1.927 nm), acoplado ao *laser* fracionado 1.550 nm. Por ter maior afinidade pela água que o erbium, o thulium é bastante eficaz no tratamento de lesões epidérmicas e os casos relatados de melasma tratados com essa tecnologia tiveram boa resposta.[142]

Poucos estudos comparativos usando diferentes modalidades de *lasers* foram relatados. Jalaly e colaboradores realizaram um estudo de face dividida usando *laser* QS-Nd:YAG de baixa fluência *versus* fracionado de baixa potência *laser* CO_2 contralateral. Apesar de uma resposta inicial superior no lado tratado com *laser* de CO_2, ambos os grupos tiveram melhora significativa em geral.[143]

Vachiramon e colaboradores apresentaram melhora significativa com sessões de luz intensa pulsada associadas ao *laser* QS-Nd:YAG de baixa fluência. Uma redução de 55% no MASI foi relatada no grupo de combinação, *versus* 37% no lado somente a *laser*, o que também foi confirmado por avaliação espectrofotômetro. Note-se que os efeitos adversos e recorrência foram maiores no grupo de combinação dos tratamentos.[144]

Vachiramon e colaboradores posteriormente não apresentaram melhora com a adição de *peelings* de ácido glicólico 30% aos tratamentos convencionais de QS-Nd:YAG de baixa fluência.[145]

Mesmo com múltiplas modalidades de tratamento, não há tratamento tópico, tratamento de monoterapia oral ou à base de luz que garante melhora do melasma. A falta de estudos placebo-controlados dificulta a comparação de tratamentos para avaliar a significância estatística.

Melanodermia tóxica

A exposição a óleos minerais e derivados do petróleo pode produzir hiperpigmentações cutâneas em áreas expostas ao sol (Figura 36.12). Pode ter um caráter ocupacional ou ser decorrente do uso de cosméticos. No início, observa-se eritema e descamação, com posterior hipercromia reticulada e telangiectasias. Ocorre melhora do quadro depois da retirada do agente causal, mas, se houver grande extravasamento de melanina na derme, a hiperpigmentação pode ser permanente.

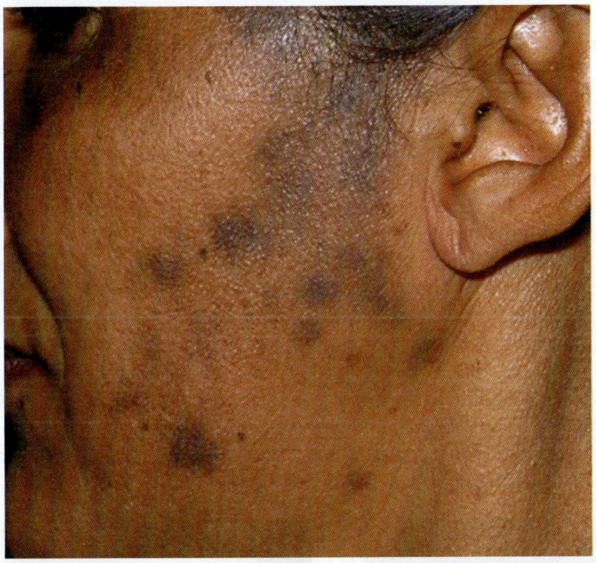

Figura 36.12 Melanodermia tóxica.

Notalgia parestésica

Distúrbio neurocutâneo crônico que tem como principal manifestação clínica a presença de prurido e mácula pigmentada no dorso, geralmente unilateral, e com localização sub ou interescapular (Figura 36.13). Também podem ser observados outros sintomas, como dor, queimação e parestesia. A fisiopatologia não é totalmente conhecida, mas considera-se que há neuropatia sensorial causada por danos aos nervos espinhais.[146] Pode haver compressão de ramos dorsais dos nervos torácicos T2 a T6 pelos músculos paraespinhais.[147]

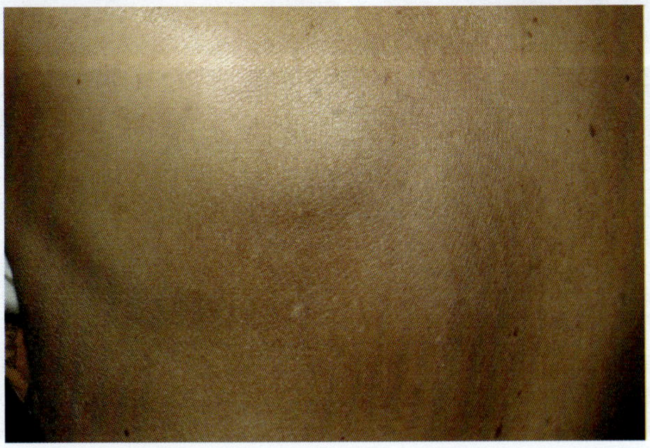

Figura 36.13 Notalgia parestésica.

A histopatologia da lesão cutânea é inespecífica, evidenciando hiperpigmentação pós-inflamatória.[148]

Não há tratamento efetivo para a notalgia parestésica e os pacientes podem intercalar períodos de remissão e exacerbação do quadro clínico. Para que sejam obtidos melhores resultados, o tratamento deve ser multidisciplinar, incluindo dermatologista, ortopedista, neurologista e fisioterapeuta. Várias alternativas terapêuticas são descritas com a finalidade de atenuar os sintomas: capsaicina tópica, gabapentina, amitriptilina, toxina botulínica tipo A, UVB *narrow band*, fisioterapia e tratamentos cirúrgicos para descompressão neural.[149]

Fitofotodermatose

A dermatite em berloque foi inicialmente descrita em 1916, por Freund, como placas pigmentadas em formato de gota ou berloque, na região cervical lateral e região retroauricular de mulheres, causadas pelos furocumarínicos, como óleo de bergamota, presentes em loções e perfumes (Figura 36.14).

Atualmente, caracteriza dermatose causada por plantas que contêm derivados furocumarínicos (psoralênicos, 8-metoxipsoralênico e 5-metoxipsoralênico). A maioria dos casos ocorre após contato com limão taiti,[150] mas existem outros vegetais que têm psoralênicos: família das rutáceas (limão, tangerina, lima da Pérsia e mamica da cadela), família das moráceas (figo), família das umbelíferas (aipo, alcarávia, angélica, coentro, cenoura, erva-doce, pastinaca e salsa) e família das crucíferas (mostardeira e nabo).[151]

Quando há contato dessas substâncias com a pele, seguido de exposição solar, ocorre fototoxicidade. A sensibilidade da pele à radiação ultravioleta tem seu pico 30 a 120 minutos após o contato com os furocumarínicos.[152] Após 24 horas (com pico após 72 horas), observam-se eritema com configuração bizarra na área de contato da pele seguido de edema e formação de vesículas que podem se tornar coalescentes, formando bolhas. Essa reação é dolorosa e não pruriginosa. Após a involução do processo ocorre hiperpigmentação pós-inflamatória que persiste por semanas ou meses.

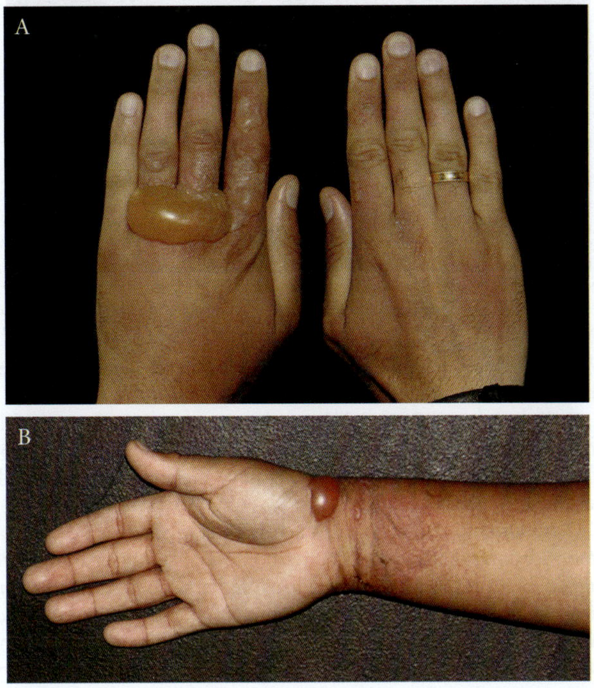

Figura 36.14 (**A** e **B**) Fitofotodermatose.

Não é reação imunológica, portanto não é necessária a sensibilização prévia para que o quadro se desenvolva.

Geralmente ocorre desaparecimento da hipercromia apenas com medidas de fotoproteção, mas alguns casos mais intensos, e em indivíduos com fototipo alto, podem necessitar de agentes clareadores.

Melanose actínica

A melanose actínica também é chamada de lentigo senil, lentigo solar ou efélide senil. As lesões ocorrem em resposta à exposição crônica à radiação ultravioleta. Geralmente se iniciam após a 3ª ou 4ª décadas, podendo ser observadas em 90% dos indivíduos caucasianos com mais de 60 anos (Figura 36.15). A incidência é maior com o avanço da idade.[153]

Clinicamente, apresentam-se como máculas arredondadas ou ovais, bem circunscritas, com coloração variando de acastanhada a enegrecida. As mais claras são homogêneas e as mais escuras têm aspecto moteado. Geralmente são múltiplas, com tamanho podendo variar de 3 mm a 2 cm de diâmetro, e com tendência à confluência. Localizam-se, preferencialmente, nas áreas expostas ao sol, como dorso das mãos e antebraços, face, colo e região dorsal superior.

O exame com lentes de aumento evidencia lesões com bordas irregulares e pigmentação reticulada. Também podem ser visualizadas com a lâmpada de Wood, mesmo quando ainda não são aparentes na luz normal.

Na dermatoscopia, observa-se pigmentação acastanhada clara difusa, com bordas bem demarcadas e padrão reticular com linhas finas. Existe uma variante chamada melanose solar hipermelanótica que se caracteriza por ter uma coloração fortemente enegrecida e arranjo estrelar.

A melanose actínica pode desaparecer gradualmente com a interrupção da exposição solar, mas as lesões podem ser definitivas.

O exame anatomopatológico mostra hiperplasia epidérmica com alongamento e fusão de cones epiteliais, conferindo aspecto reticular. Há aumento da pigmentação da camada basal e, em alguns casos, aumento do número de melanócitos que apresentam processos dendríticos mais alongados e espessos do que na pele normal. A derme superficial tem melanófagos de permeio a infiltrado inflamatório de linfócitos. Estudos com microscopia eletrônica evidenciaram a presença de melanossomas abundantes nos queratinócitos que estão com maior tamanho que na pele normal adjacente.[154]

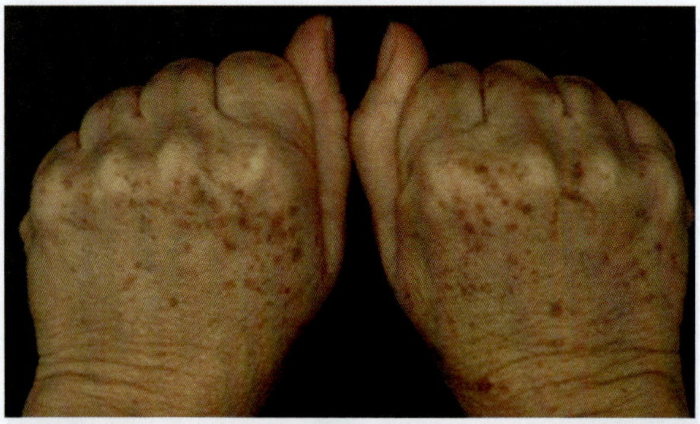

Figura 36.15 Melanose actínica.

As melanoses originadas após PUVA devem ser monitoradas pelo risco de desenvolver melanoma.[155]

O diagnóstico diferencial das melanoses actínicas deve ser feito com efélides, queratose seborreica plana, lentigo simples, queratose actínica pigmentada, lentigo maligno, nevo melanocítico juncional e acantoma de grandes células.

O tratamento das melanoses actínicas com medicações tópicas, como hidroquinona e derivados retinoides, costuma ser muito prolongado e tem resultados moderados. Também são descritos *peelings* químicos com ATA 30% a 35%. A crioterapia é método muito utilizado devido aos baixos custos e resultados satisfatórios, mas é importante avaliar o fototipo dos pacientes, porque são descritos casos de hiperpigmentação pós-inflamatória e hipopigmentação, principalmente em pacientes com fototipos acima de III de Fitzpatrick.[156]

Alguns estudos mostram maior eficácia, com menos efeitos colaterais, quando são utilizados métodos de terapia com luz para tratamento das melanoses actínicas. Vários aparelhos, com diferentes comprimentos de ondas, podem ser indicados: *pulsed dye laser* (595 nm), KTP (532 nm), *Q-Switched ruby* (694 nm), *Q-Switched e long-pulse alexandrite* (755 nm), *Q-Switched* Nd-YAG (1.064 nm) e luz intensa pulsada.

O ideal é que, junto com os métodos de tratamento, sejam utilizadas medidas de prevenção, como o uso de fotoprotetores e menor exposição solar, diminuindo o risco de recidivas ou aparecimento de novas lesões.

Melanose de Riehl

A melanose de Riehl, descrita pela primeira vez em 1917, foi descrita como lesões cutâneas hiperpigmentadas na face e pescoço que aparecem principalmente após um episódio de dermatite de contato.

Caracteriza-se por hiperpigmentação facial marrom-acinzentada mais pronunciada nas regiões frontal, zigomática, temporal e pescoço.[157,158] A causa é a exposição à luz solar após a utilização de cremes ou perfumes que têm sensibilizantes químicos (Figura 36.16).

O consenso global sugeriu a substituição do nome melanose de Riehl por "dermatite de contato pigmentada".[159]

O quadro inicial caracteriza-se por eritema, prurido e hiperpigmentação progressiva castanho-acinzentada da face, principalmente regiões temporal e frontal. Após atingir uma determinada área, estabiliza-se.[160] As placas têm padrão reticular com coloração negro-azulada. É mais frequente em mulheres, no Japão, e evolui lentamente durante meses.[161]

Um estudo investigou e comparou a histopatologia características da pele normal lesional e perilesional de pacientes com melanose de Riehl. Observou-se aumento do número e atividade dos melanócitos na epiderme, aumento da melanina na derme, incontinência pigmentar, liquefação das células basais, vasos dilatados, espongiose epidérmica, e corpos coloides foram encontrados na pele lesional, bem como na pele normal perilesional em menor grau.[162]

A histopatologia evidencia degeneração da camada basal na derme, infiltrado inflamatório linfo-histiocítico e aumento do número de melanófagos.[163] Não existe um tratamento eficaz e eventualmente a pigmentação desaparece espontaneamente.

O tratamento da melanose de Riehl é altamente desafiador. Luz intensa pulsada (LIP) e *laser* Q-Switched Nd:YAG (QS-Nd:YAG) 1.064 nm são relatados como tendo alguma eficácia.

O *laser* de túlio fracionado não ablativo de 1.927nm foi demonstrado em um estudo como alternativa eficaz e segura para o tratamento.[164]

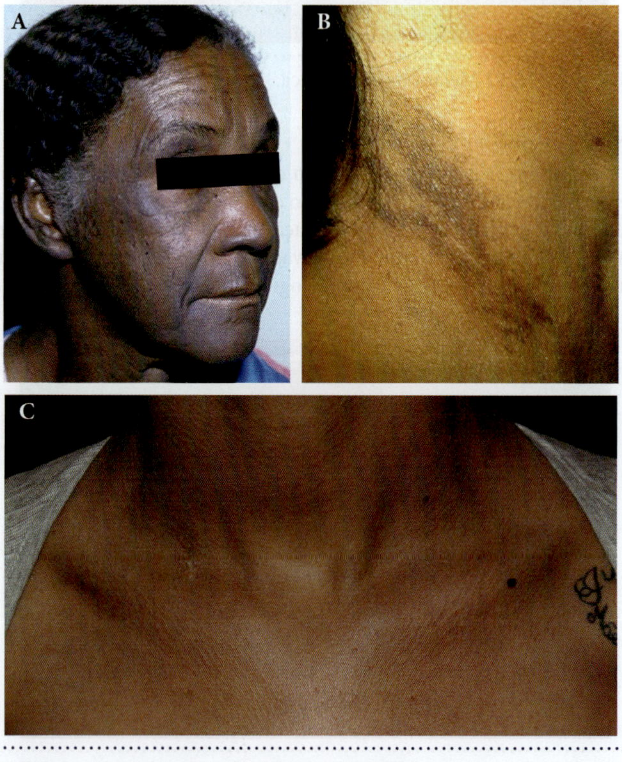

Figura 36.16 (**A, B** e **C**) Melanose de Riehl.

1. Bastiaens MT, Huurne J, Gruis N et al. The melanocortin-1-receptor gene is the major freckle gene. Hum Mol Genet. 2001;10(16):1701-8.
2. Bastiaens MT, Westendorp RG, Vermeer BJ et al. Ephelides are more related to pigmentary constitutional host factors than solar lentiges. Pigment Cell Res. 1999;12(5):316-22.
3. Zhang XJ, Yang S, Gao M. Pigmentary disorders in China. Dermatol Clin. 2007;25: 439-47.
4. Ge Y, Yang Y, Guo L. Comparison of a picosecond alexandrite laser versus a Q-switched alexandrite laser for the treatment of nevus of Ota: a randomized, split-lesion, controlled trial. J Am Acad Dermatol. 2020 Aug;83(2):397-403. doi: 10.1016/j.jaad.2019.03.016 [Epub 2019 Mar 16].
5. Chung HJ, McGee JS, Lee SJ. Successful treatment of ephelides in Asian skin using the picosecond 785-nm laser. J Cosmet Dermatol. 2019;00:1-3. https://doi.org/10.1111/jocd.13260.
6. Burns T, Breathnach S, Cox N et al. Disorders of the cutaneous melanocyte. In: Burns T, Breathnach S, Cox N et al. (ed.). Rook's textbook of dermatology. 7th ed. Oxford (UK): Blackwell, 2004.
7. Teekhasaenee C, Ritch R, Rutnin U, Leelawongs N. Ocular findings in oculodermal melanocytosis. Arch Ophthalmol. 1990;108:1114-20.
8. Jeanne DE, Reimann H, Nezu J et al. Peutz-Jeghers syndrome is caused by mutations in a novel serine threonine kinase. Nat Genet. 1998;18:38-43.
9. Banse-Kupin LA, Douglass MC. Localization of Peutz-Jeghers macules to psoriasis plaque. Arch Dermatol. 1986;122:679-83.
10. Sampaio SA, Rivitti EA. Dermatologia. São Paulo: Artes Médicas, 2007.
11. Bandler M. Haemangimas of the small intestine associated with mucocutaneous pigmentation. Gastroenterology. 1960;38:641-5.
12. Freedberg IM, Eisen AZ, Wolff K et al. Fitzpatrick's dermatology in general medicine. 6th ed. McGraw-Hill, 2003.
13. Bolognia JL, Jorizzo JL, Schaffer JV. Dermatologia. 3. ed. Rio de Janeiro: Elsevier, 2015.
14. Simmons DA, Kegel MF, Scher RK. Subungueal tumors in incontinentia pigmenti. Arch Dermatol. 1986;122:1431-4.
15. Menni S, Piccinno R, Biolchini A, Plebani A. Immunologic investigations in eight patients with incontinentia pigmenti. Pediatr Dermatol. 1990;7:275-7.
16. Nanni C, Alster T. Treatment of a Becker's nevus using a 694 nm long pulsed ruby laser. Dermatol Surg. 1998;24:1032.
17. Zhong Y, Yang B, Huang L et al. Lasers for Becker's nevus. Lasers Med Sci. 2019 Aug;34(6):1071-9.
18. Alper J, Holmes LB, Mihm Jr MC. Birthmarks withserious medical significance: nevocellular nevi, sebaceous nevi and multiple café-au-lait spots. J Pediatr. 1979;95: 696-700.
19. Taieb A, Boralevi F. Hypermelanoses of the newborn and of the infant. Dermatol Clin. 2007;25:327-36.
20. Crowe FW, Schull WJ, Neel JV. A clinical, pathological and genetic study of multiple neurofibromatosis. Springfield (IL): Charles C. Thomas, 1956.
21. Kitamura K, Akamatsu S. Rinsho no hifu hitsunyo. 1943;8:201-4.
22. Tang JC, Escandon J, Shiman M, Berman B. Presentation of reticulate acropigmentation of Kitamura and Dowling-Degos disease overlap. J Clin Aesthet Dermatol. 2012;5(5):41-3.
23. Fahad AS, Al-Shahwan H, Dayel SB. Treatment of reticulated acropigmentation of Kitamura with Q-switched alexandrite laser. Int J Dermatol. 2011 Sep;50(9):1150-2.
24. Gorlin RJ, Anderson RC, Blaw M. Multiple lentigines syndrome. Am J Dis Child. 1969;17:652-62.
25. Martinez-Quintana E, Rodriguez-Gonzales F. LEOPARD syndrome: clinical features and genes mutations. Mol Syndromol. 2012;3(4):145-57.
26. Digilio MC, Sarkozy A, Zorzi A, Pacileo G et al. LEOPARD syndrome: clinical diagnosis in the first year of life. Am J Med Genet A. 2006;140:740-6.
27. Katsambas AD, Stratigos AJ, Lotti TM. Melasma. In: Katsambas AD, Lotti TM (ed.). European handbook of dermatologiacal treatments. 2nd ed. Berlin: Springer, 2003. p. 336.
28. Ortonne JP, Arellano I, Berneburg M et al. A global survey of the role of ultravioleta radiation and hormonal influences in the development of melasma. J Eur Acad Dermatol Venereol. 2009;23:1254-62.
29. Brasil. Sociedade Brasileira de Dermatologia (SBD). Perfil nosológico das consultas dermatológicas no Brasil. An Bras Dermatol. 2006;81:89.
30. Vasquez M, Maldonado H, Benaman C et al. Melasma in men: a clinical and histologic study. Int J Dermatol. 1988;27(1):25-7.
31. Tamega AA, Miot LDB, Bonfietti C, Gige TC, Marques MEA, Miot HA. Clinical patterns and epidemiological characteristics of facial melasma in Brazilian women. J Eur Acad Dermatol Venereol. 2013;27:151-6.
32. Grimes PE, Yamada N, Bhawan J. Light microscopic, immunohistochemical and ultrastructural alterations in patients with melasma. Am J Dermatopathol. 2005;27:96-101.
33. Potterf SB, Muller J, Bernardini I et al. Characterization of a melanossomal transport system in murine melanocytes mediating entry of the melanogenic substrate tyrosine. J Biol Chem. 1996;271:4002-8.
34. Schallreuter KU, Wood JM. The importance of L-phenylalanine transport and its autocrine turnover to L-tyrosine for melanogenesis in human epidermal melanocytes. Biochem Biophys Res Commum. 1999;262:423-8.
35. Van Den Bossche K, Naeyaert JM, Lambert J. The quest for the mechanism of melanin transfer. Traffic. 2006;7:769-78.
36. Rouzaud F, Kadekaro AL, Abdel-Malek ZA et al. MC1R and the response of melanocytes to ultraviolet radiation. Mutat Res. 2005;571:133-52.
37. Grimes PE. Melasma: etiologic and therapeutic considerations. Arch Dermatol. 1995;131:1453-7.
38. Taieb A, Cario-Andre M, Brigand S, Picardo M. Inhibitors and enhancers of melanogenesis. In: Riley PA, Borovansky J (ed.). Melanins and melanosomes: biosynthesis, biogenesis, physiological and pathological functions. Weinheim (GER): Wiley Blackwell, 2011. p. 117-54.
39. Palumbo A, Solano F, Misuraca G, Aroca P, Garcia-Borron JC, Lozano JA et al. Comparative action of dopachrome tautomerase and metal ions on the rearrangement of dopachrome. Biochim Biophys Acta. 1991;1115:1-5.
40. Gupta S. Skin colour: no hiding in the dark. Nature. 2014;515:S121-3.
41. Wu S, Han J, Laden F, Qureshi AA. Long-term ultraviolet flux, other potential risk factors and skin cancer risk: a cohort study. Cancer Epidemiol Biomarkers Prev. 2014;23:1080-9.
42. Videira IF, Moura DF, Magina S. Mechanisms regulating melanogenesis. An Bras Dermatol. 2013;88:76-83.
43. Hou L, Panthier JJ, Arnheiter H. Signaling and transcriptional regulation in the neural crest-derived melanocyte lineage: interactions between KIT and MITF. Development. 2000;127:5379-89.
44. Johnston GA, Sviland L, McLelland J. Melasma of the arms associated with hormone replacement therapy. Br J Dermatol. 1998;139:932.
45. Maeda K, Nganuma M, Fukuda M, Matsunaga J, Tomita Y. Effect of pituitary and ovarian hormones on human melanocytes in vitro. Pigment Cell Res. 1996;9:204-12.
46. Hexsel D, Rodrigues TC, Dal'Forno T, Zechmeister-Prado D, Lima MM. Melasma and pregnancy in southern Brazil. J Eur Dermatol Venereol. 2009;23:367-8.
47. Bak H, Lee HJ, Chang SE, Choi JH, Kim MN, Kim BJ. Increased expression of nerve growth factor receptor and neural endopeptidase in the lesional skin of melasma. Dermatol Surg. 2009;35:1244-50.
48. Kim EH, Kim YC, Lee ES, Kang HY. The vascular characteristics of melasma. J Derm Sci. 2007;46:111-6.
49. Kwon SH, Hwang YJ, Lee SK, Park KC. Heterogeneous pathology of melasma and its clinical implications. Int J Mol Sci. 2016;17.
50. Wolf R, Wolf D, Tamir A, Politi Y. Melasma: a mask of stress. Br J Dermatol. 1991;125:192-3.
51. Pandya AG, Guevara IL. Disorders of hyperpigmentation. Dermatol Clin. 2000;18: 91-8.
52. Nicolaidou E, Antoniou C, Katsambas AD. Origin, clinical presentation and diagnosis of facial hypermelanosis. Dermatol Clin. 2007;25:321-6.
53. Katsambas AD, Antoniou C. Melasma: classification and treatment. J Eur Acad Dermatol Venereol. 1995;4:217-23.
54. Pandya A, Berneburg M, Ortonne JP, Picardo M. Guidelines for clinical trials on melasma. Br J Dermatol. 2007;156(Suppl 1):21-8.
55. Kang HY, Ortonne JP. What should be considered in treatment of melasma. Ann Dermatol. 2010;22:373-8.
56. Kimbrough-Green CK, Griffiths CEM, Finkel LI, Hamilton TA, Bulengo-Ransby SM, Ellis CN et al. Topical retinoic acid for melasma in Black patients. Arch Dermatol. 1994;130:727-33.
57. Blakirishnan R, McMichael AJ, Camacho FT, Saltzberg F, Housman TS, Grummer S et al. Development and validation of a health-related quality of life instrument for women with melasma. Br J Dermatol. 2003;149:572-7.
58. Pollo CF, Miot LDB, Meneguin S, Miot HA. Development and validation of a multidimensional questionnaire for evaluating quality of life in melasma (HRQ-melasma). Anais Brasileiros de Dermatologia. 2018;93(3):391-6.
59. Zhu Y, Zeng X, Ying J, Cai Y, Qiu Y, Xiang W. Evaluating the quality of life among melasma patients using the MELASQoL scale: a systematic review and meta-analysis. PLoS ONE. 2022;17(1):e0262833.
60. Kang WH, Yoon KH, Lee ES, Kim J, Lee KB, Yim H et al. Melasma: histopathological characteristics in 56 Korean patients. Br J Dermatol. 2005;146:228-37.
61. Sanches NP, Pathak MA, Sato S et al. Melasma: a clinical, light microscopic, ultraestrutural and immunofluorescence study. J Am Acad Dermatol. 1981;4:698-710.
62. Kang WH, Yoon KH, Lee ES, Kim J, Lee KB, Yim H, Sohn S, Im S. Melasma: histopathological characteristics in 56 Korean patients. Br J Dermatol. 2002;146:228-37.
63. Torres-Alvarez B, Mesa-Garza IG, Castanedo-Cazares JP, Fuentes-Humada C, Oros-Ovalle C, Navarrete-Solis J, Moncada B. Histochemical and immunohistochemical study in melasma: evidence of damage in the basal membrane. Am J Dermatopathol. 2011;33:291-5.
64. Kang HY, Kim EH, Kim YC et al. The vascular characteristics of melasma. Pigment Cell Res. 2007;20(3):247.
65. Kwon SH, Hwang YJ, Lee SK, Park KC. Heterogeneous pathology of melasma and its clinical implications. Int J Mol Sci. 2016;17:824.
66. Shankar K, Godse K, Aurangabadkar S, Lahiri K, Mysore V, Ganjoo A, Motlekar A. Evidence-based treatment for melasma: expert opinion and a review. Dermatol Ther (Heidelb). 2014;4:165-86.
67. Sarkar R, Bansal A, Ailawadi P. Future therapies in melasma: what lies ahead? Indian J Dermatol Venereol Leprol. 2020;86:8-17.

68. Draelos ZK. Cosmetic camouflaging techniques. Cutis. 1993;52:362-4.
69. Gupta AK, Gover MD, Nouri K et al. The treatment of melasma: a review of clinical trials. J Am Acad Dermatol. 2006;55:1048-65.
70. Sheth VM, Pandya AG. Melasma: a comprehensive update. J Am Acad Dermatol. 2011;65:699-714.
71. Liebel F, Kaur S, Ruvolo E, Kollias N, Southall MD. Irradiation of skin with visible light induces reactive oxygen species and matrix-degrading enzymes. J Investig Dermatol. 2012;132:1901-7.
72. Castanedo-Cazares JP, Hernandez-Blanco D, Carlos-Ortega B, Fuentes-Ahumada C, Torres-Álvarez B. Near-visible light and UV photoprotection in the treatment of melasma: a double-blind randomized trial. Photodermatol Photoimmunol Photomed. 2014;30(1):35-42.
73. Palumbo A, D'Ischia M, Misuraca G et al. Mechanism of inhibition of melanogenesis by hydroquinone. Biochim Biophys Acta. 1991;90:1073-85.
74. Rendom M, Berneburg M, Arellano I et al. Treatment of melasma. J Am Acad Dermatol. 2006;54:S2272-81.
75. Prignano F, Ortonne JP, Buggiani G et al. Therapeutical approuches in melasma. Dermatol Clin. 2007;25:337-42.
76. Barrientos N, Ortiz-Frutos J, Gomez E et al. Allergic contact dermatitis from a bleaching cream. Am J Contatct Dermat. 2001;12:33-4.
77. Colomb D. Depigmentation en confettis après application de leucodinine B sur un cloasma. Ann Dermatol Venereol. 1982;109:899-900.
78. Jimbow K. N-acetyl-4S-cysteaminylphenol as a new type of depigmenting agent for the melanoderma of patients with melasma. Arch Dermatol. 1991;127:1528-34.
79. Sarkar R, Arora P, Garg KV. Cosmeceuticals for hyperpigmentation: what is available? J Cutan Aesthet Surg. 2013;6:4-11.
80. Picardo M, Carrera M. New and experimental treatments of cloasma and other hypermelanoses. Dermatol Clin. 2007;25:353-62.
81. Nordlund JJ, Boissy RE, Hearing VJ, King RA, Ortonne JP. The pigmentary system physioloy and pathophysiology. New York: Oxford University Press, 1998.
82. Romero C, Aberdam E, Larnier C et al. Retinoic acid as modulator of UVB-induced melanocyte differentiation. J Cell Sci. 1994;107:1095-103.
83. Torok HM. A comprehensive review of the long-term treatment of melasma with a triple combination cream. Am J Clin Dermatol. 2006;7:223-30.
84. Kim YL, Uyama H. Tyrosinase inhibitors from natural and synthetic souces: structure, inhibition mechanism and perspective for the future. Cell Mol Life Sci. 2005;62: 1707-23.
85. Cabanes J, Chazarra S, Garcia-Carmona F. Kojic acid, a cosmetic skin whitening agent, is a slow-binding inhibitor of cathecolase activity of tyrosinase. J Pharm Pharmacol. 1994;46:982-5.
86. Filton A, Goal KL. Azelaic acid: a review of its pharmacological of properties and therapeutic efficacy in acne and hyperpigmentary skin disorders. Drugs. 1991;41: 780-98.
87. Choi YK, Rho YK, Yoo KH, Lim YY, Li K, Kim BJ et al. Effects of vitamin C vs. multivitamin in melanogenesis: comparative study in vitro and in vivo. Int J Dermatol. 2010;49:218-26.
88. Espinal-Perez LE, Moncada B, Castanedo-Cazares JP. A double-blind randomized trial of 5% ascorbic acid vs. 4% hydroquinone in melasma. Int J Dermatol. 2004;43:604-7.
89. Sarkar R, Chugh S, Garg VK. Newer and upcoming therapies for melasma. Indian J Dermatol Venereol Leprol. 2012;78:417-28.
90. Draelos ZD. Skin ligthening preparations and the hydroquinone controversy. Dermatol Ther. 2007;20:308-13.
91. Morag M, Nawrot J, Siatkowski I, Adamski Z, Fedorowicz T, Dawid-Pac R et al. A double-blind, placebo-controlled randomized trial of serratulae quinquefoliae folium, a new source of β-arbutin, in selected skin hyperpigmentations. J Cosmet Dermatol. 2015;14:185-90.
92. Yokota T, Nishio H, Kubota Y, Mizoguchi M. The inhibitory effect of glabridin from licorice extracts on melanogenesis and inflammation. Pigment Cell Res. 1998;11:355-61.
93. Babior BM. Phagocytes and oxidative stress. Am J Med. 2000;109:33-44.
94. Ando H, Ryu A, Hashimoto A, Oka M, Ichihashi M. Linoleic acid and alpha-linolenic acid lightens ultraviolet-induced hyperpigmentation of the skin. Arch Dermatol Res. 1998;290:375-81.
95. Lee MH, Kim HJ, Ha DJ, Paik JH, Kim HY. Therapeutic effect of topical application of linoleic acid and lincomycin in combination with betamethasone valerate in melasma patients. J Korean Med Sci. 2002;17:518-23.
96. Griffiths CE, Finkel LJ, Ditre CM, Hamilton TA, Ellis CN, Voorhees JJ. Topical retinoic acid improves melasma. Br J Dermatol. 1993;129:415-21.
97. Kanwar AJ, Dhar S, Kaur S. Treatment of melasma with potent topical corticosteroids. Dermatology. 1994;188:170.
98. Kligman AM, Willis I. A new formula for depigmenting human skin. Arch Dermatol. 1975;111:40-8.
99. Taylor SC, Torok H, Jones T, Lowe N, Rich P, Tschen E, Menter A, Baumann L, Wieder JJ, Jarratt MM, Pariser D, Martin D, Weiss J, Shavin J, Ramirez N. Efficacy and safety of a new triplecombination agent for the treatment of facial melasma. Cutis. 2003;72(1):67-72.
100. Lima EA. Microneedling in facial recalcitrant melasma: report of a series of 22 cases. An Bras Dermatol. 2015;90(6):919-21.
101. Ramaut L, Hoeksema H, Pirayesh A, Stillaert F, Monstrey S. Microneedling: where do we stand now? A systematic review of the literature. J Plast Reconstr Aesth Surg. 2018;71:1-14.
102. Kim EJ, Park HY, Yaar M, Gilchrest BA. Modulation of vascular endothelial growth factor receptors in melanocytes. Exp Dermatol. 2005;14:625-33.
103. Morelli JG, Norris DA. Influence of inflammatory mediators and cytokines on human melanocyte function. J Invest Dermatol. 1993;100:S191-5.
104. Tse TW, Hui E. Tranexamic acid: an important adjuvant in the treatment of melasma. J Cosmet Dermatol. 2013 Mar;12:57-66.
105. Tomita Y, Iwamoto M, Masuda T et al. Stimulatory effect of prostaglandin E2 on the configuration of normal human melanocytes in vitro. J Invest Dermatol. 1987;89: 299-301.
106. Tomita Y, Maeda K, Tagami H. Leukotrienes and thromboxane B2 stimulate normal human melanocytes in vitro: possible inducers of post-inflammatory pigmentation. Tohoku J Exp Med. 1988;156:303-4.
107. Taraz M, Niknam S, Ehsani AH. Tranexamic acid in treatment of melasma: a comprehensive review of clinical studies. Dermatologic Therapy. 2017;30:e12465.
108. Kim SJ, Park JY, Shibata T, Fujiwara R, Kang HY. Efficacy and possible mechanisms of topical tranexamic acid in melasma. Clin Exp Dermatol. 2016;41:480-5.
109. Juhasz MLW, Levin MK. The role of systemic treatments for skin lightening. J Cosmet Dermatol. 2018;00:1-14.
110. Stahl W, Sies H. Photoprotection by dietary carotenoids: concept, mechanisms, evidence and future development. Mol Nutr Food Res. 2012;56:287-95.
111. Gan W. Double blind placebo controlled trial to evaluate the effectiveness of a dietary supplement rich in carotenoids as adjunct to topical lightening cream for the treatment of melasma: a pilot study. J Pigment Disord. 2015;2:164.
112. Juturu V, Bowman JP, Deshpande J. Overall skin tone and skin-lightening-improving effects with oral supplementation of lutein and zeaxanthin isomers: a double blind placebo controlled clinical trial. Clin Cosmet Investig Dermatol. 2016;9:325-32.
113. Nijor T. Treatment of melasma with tranexamic acid. Clin Res. 1979;13:3129-31.
114. Maeda K, Tomita Y. Mechanism of the inhibitory effect of tranexamic acid on melanogenesis in cultured human melanocytes in the presence of keratinocyte-conditioned medium. J Health Sci. 2007;53:389-96.
115. Karn D, Kc S, Amatya A et al. Oral tranexamic acid for the treatment of melasma. Kathmandu Univ Med J. 2012;10:40-3.
116. Lajevardi V, Ghayoumi A, Abedini A. Comparison of the therapeutic efficacy and safety of combined oral tranexamic acid and topical hydroquinone 4% treatment vs. topical hydroquinone 4% alone in melasma: a parallel-group, assessor and analyst-blinded, randomized controlled trial with a short-term follow-up. J Cosmet Dermatol. 2016;16:235-42.
117. Lee HC, Thng TG, Goh CL. Oral tranexamic acid in the treatment of melasma: a retrospective analysis. J Am Acad Dermatol. 2016;75:385-92.
118. Tan AWM, Sen P, Chua SH et al. Oral tranexamic acid lightens refractory melasma. Australas J Dermatol. 2017 Aug;58(3):e105-8. doi: 10.1111/ajd.12474 [Epub 2016 May 13].
119. Tan AWM, Sen P, Chua SH et al. Oral tranexamic acid lightens refractory melasma. Australas J Dermatol. 2017 Aug;58(3):e105-8. doi: 10.1111/ajd.12474 [Epub 2016 May 13].
120. Ni Z, Um Y, Gulati O. Treatment of melasma with pycnogenol. Phytother Res. 2002;16:567-71.
121. Bosch R, Philips N, Suárez-Pérez JA et al. Mechanisms of photoaging and cutaneous photocarcinogenesis and photoprotective strategies with phytochemicals. Antioxidants (Basel). 2015;4(2):248-68.
122. Handog EB, Galang DAV et al. A randomized, double blind, placebo-controlled trial of oral procyanidin with vitamins A,C,E for melasma among Filipino women. Int J Dermatol. 2009;48:896-901.
123. Nestor M, Bucay V, Callender V et al. Polypodium leucotomos as an adjunct treatment of pigmentary disorders. J Clin Aesthet Dermatol. 2014;7:13.
124. Ahmed AM, Lopez I, Perese F et al. A randomized, double blinded, placebo controlled trial of oral Polypodium leucotomos extract as an adjunct to sunscreen in the treatment of melasma. JAMA Dermatol. 2013;149:981-3.
125. Kohli I, Shafi R, Isedeh P et al. The impact of oral Polypodium leucotomos extract on ultraviolet B response: a human clinical study. J Am Acad Dermatol. 2017;77(1):33-41.
126. Perez-Bernal A, Munoz-Perez MA, Camacho F. Management of facial hyperpigmentation. Am J Dermatol. 2000;1(5):261-8.
127. Lee GY, Kim H, Whang KK. The effect of combination treatment of the recalcitrant pigmentary disorders with pigmented laser and chemical peeling. Dermatol Surg. 2002;28:1120-3.
128. Alam M, Kenneth A, Dover J et al. A quality rating scale for aesthetic surgical procedures. JAAD. 2006 May;54:272-81.
129. Erbil H, Sezer E, Tastan B et al. Efficacy and safety of serial glycolic acid peels and a topical regimen in the treatment of recalcitrant melasma. J Dermatol. 2007;34:25-30.
130. Sharquie KE, Al-Tikreety MM, Al-Mashhadani AS. Lactic acid as a new therapeutic peeling agent in melasma. Dermatol Surg. 2005;31:149-54.
131. Cucé LC, Bertino MC, Scattone L et al. Tretinoin peeling. Dermatol Surg. 2001;27: 12-4.
132. Cucé LC, Bertino MC. Re: regarding tretinoin peeling. Dermatol Surg. 2002;28:1097.
133. McKesey J, Tovar-Garzaz A, Pandya AG. Melasma treatment: an evidence-based review. Am J Clin Dermatol. 2020 Apr;21(2):173-225. doi: 10.1007/s40257-019-00488-w.
134. Stratigos A, Dover JS, Arndt KA. Laser treatment of pigmented lesions – 2000: how far have we gone? Arch Dermatol. 2000;136(7):915-21.
135. Polder KD, Landau JM, Vergilis-Kalner IJ, Goldberg LH, Friedman PM, Bruce S. Laser eradication of pigmented lesions: a review. Dermatol Surg. 2011 May;37(5):572-95.

136. Ball-Arefiev KL, Hantash BM. Advances in the treatment of melasma: a review of the recent literature. Dermatol Surg. 2012 Jul;38(7 Pt 1):971-84.
137. Na SY, Cho S, Lee JH. Intense pulsed light and low-fluence Q-switched Nd:YAG laser treatment in melasma patients. Ann Dermatol. 2012 Aug;24(3):267-73.
138. Wattanakrai P, Mornchan R, Eimpunth S. Low-fluence Q-switched neodymium-doped yttrium aluminum garnet (1,064 nm) laser for the treatment of facial melasma in Asians. Dermatol Surg. 2010;36(1):76-87.
139. Goldman MP, Gold MH, Palm MD, Colón LE, Preston N, Johnson LA, Gottschalk RW. Sequential treatment with triple combination cream and intense pulsed light is more efficacious than sequential treatment with an inactive (control) cream and intense pulsed light in patients with moderate to severe melasma. Dermatol Surg. 2011 Feb;37(2):224-33.
140. Sherling M, Friedman PM, Adrian R, Burns AJ, Conn H, Fitzpatrick R, Gregory R, Kilmer S, Lask G, Narurkar V, Katz TM, Avram M. Consensus recommendations on the use of an erbium-doped 1,550 nm fractionated laser and its applications in dermatologic laser surgery. Dermatol Surg. 2010 Apr;36(4):461-9.
141. Karsai S, Fischer T, Pohl L, Schmitt L, Buhck H, Jünger M, Raulin C. Is non-ablative 1,550 nm fractional photothermolysis an effective modality to treat melasma? Results from a prospective controlled single-blinded trial in 51 patients. J Eur Acad Dermatol Venereol. 2012 Apr;26(4):470-6.
142. Polder KD, Bruce S. Treatment of melasma using a novel 1,927 nm fractional thulium fiber laser: a pilot study. Dermatol Surg. 2012 Feb;38(2):199-206.
143. Jalaly NY, Valizadeh N, Barikbin B, Yousefi M. Low-power fractional CO2 laser versus low-fluence Q-switech 1,064 nm Nd:YAG laser for treatment of melasma: a randomized, controlled, splitface study. Am J Clin Dermatol. 2014;15(4):357-63.
144. Vachiramon V, Sirithanabadeekul P, Sahawatwong S. Low-fluence Q-switched Nd:YAG 1064 nm laser and intense pulsed light for the treatment of melasma. J Euro Acad Dermatol Venereol. 2015;29(7):1339-46.
145. Vachiramon V, Sahawatwong S, Sirithanabadeekul P. Treatment of melasma in men with low-fluence Q-switched neodymiumdoped yttrium – aluminum – garnet laser versus combined laser and glycolic acid peeling. Dermatol Surg. 2015;41(4):457-65.
146. Pérez-Pérez LC. General features and treatment of notalgia paresthetica. Skinmed. 2001;6:353-8.
147. Williams EH, Rosson GD, Elsamanoudi I, Dellon AL. Surgical decompression for notalgia paresthetica: a case report. Microsurgery. 2010;30(1):70-2.
148. Savk E, Dikicioglu E, Culhaci N, Karaman G, Sendur N. Immunohistochemical findings in notalgia paresthetica. Dermatology. 2002;204(2):88-93.
149. Pérez-Pérez L, Allegue F, Fabeiro JM, Caeiro JL, Zulaica A. Notalgia paresthesica successfully treated with narrow-band UVB: report of five cases. JEADV. 2010;24:730-2.
150. Pathak MA. Phytophotodermatitis. Clin Dermatol. 1986;4:102-21.
151. Goskowicz MO, Friedlander SF, Eichenfield LF. Endemic "lime" disease: phytophotodermatitis in San Diego County. Pediatrics. 1994;93:828-30.
152. Zaynoun ST, Aftimos BG, Abi-Ali L, Tenekajian KK, Khalidi U, Kurban AK. Ficus carica: isolation and quantification of the photoactive components. Contact Dermatol. 1984;11:21-5.
153. Rhodes AR, Harrist TJ, Montaz TK. The PUVA-induced macule: a lentiginous proliferation of large, sometimes cytologically atypical melanocytes. J Am Acad Dermatol. 1983;9:47-58.
154. Todd MM, Rallis TM, Gerwels JW, Itata TR. A comparison of three lasers and liquid nitrogen in the treatment of solar lentigines. Arch Dermatol. 2000;136:841-6.
155. Abel EA et al. PUVA-induced melanocytic atypia. J Am Acad Dermatol. 1985; 13:761.
156. Seirafi H, Fateh S, Farnaghi F et al. Efficacy and safety of long-pulse pulsed dye laser delivered with compression versus cryotherapy for treatment of solar lentigines. Indian J Dermatol. 2011;56:48-51
157. Rorsman H. Riehl's melanosis. Int J Dermatol. 1982;21:75.
158. Riehl G. Ube reine eigenartige melanose. Wien Klin Wochensschr. 1917;30:280-1.
159. Kumarasinghe SPW, Pandya A, Chandran V et al. A global consensus statement on ashy dermatosis, erythema dyschromicum perstans, lichen planus pigmentosus, idiopathic eruptive macular pigmentation and Riehl's melanosis. Int J Dermatol. 2019;58:263-72.
160. Kozuka T et al. Brilliant Lake Red R: a cause of pigmented dermatitis. Contact Dermatitis. 1979;5:297.
161. Sugai T et al. Pigmented cosmetic dermatitis and coal tar dyes. Contact Dermatitis. 1977;3:249.
162. Kim SM, Lee ES, Sohn S, Kim YC. Histopathological features of Riehl melanosis. Am J Dermatopathol. 2020 Feb;42(2):117-21. doi: 10.1097/DAD.0000000000001515. PMID: 31990700.
163. Serrano G, Pujol C, Cuandra J et al. Riehl's melanosis: pigmented contact dermatitis caused by fragrantes. J Am Acad Dermatol. 1989;21(5 Pt 2):1057-60.
164. Kim SM, Hwang S, Almurayshid A, Park MY, Oh SH. Non-ablative 1927 nm fractional thulium fiber laser: new, promising treatment modality for Riehl's melanosis. Lasers Surg Med. 2021 Jul;53(5):640-6. doi: 10.1002/lsm.23341 [Epub 2020 Dec 1]. PMID: 33259661.

capítulo

Ana Claudia Esposito Lemos • Hélio Amante Miot

Melasma

O melasma é uma hipermelanose crônica adquirida decorrente de um processo complexo que envolve alterações histológicas e funcionais nas unidades epidermo-melânicas, zona da membrana basal (ZMB) e derme superior, que resultam em hiperfunção dos melanócitos e hipermelanogênese epidérmica.[1,2]

A palavra melasma provém do grego *melas*, que significa preto, fazendo referência à coloração acastanhada das lesões dermatológicas.[3,4]

EPIDEMIOLOGIA E FATORES DE RISCO

Segundo o censo da Sociedade Brasileira de Dermatologia realizado em 2018, o melasma configura o sétimo diagnóstico mais comum nos atendimentos dos consultórios dermatológicos brasileiros, representando a queixa de 4,8% dos pacientes em atendimento privado, e 2% no atendimento público.[5]

A incidência populacional do melasma não é conhecida de forma precisa;[3] além disso, varia conforme a composição étnica da população estudada e com a incidência solar local, sendo mais prevalente nas regiões tropicais e em indivíduos de maior fototipo de Fitzpatrick.[6-8] Há predominância entre as populações do Leste da Ásia, Oriente Médio, Índia, África Mediterrânea, entre hispano-americanos e brasileiros.[7,9,10] No Brasil, estima-se que acometa 15% a 35% das mulheres adultas.[11]

Melasma é mais frequente em mulheres, sendo que a relação entre os sexos varia conforme a população estudada. Em Porto Rico, o sexo masculino representa 10% dos indivíduos com melasma.[12] Já na Índia, 20% a 25% dos indivíduos do sexo masculino que foram estudados tinham melasma.[13,14] No Brasil, Hexsel e colaboradores avaliaram 953 indivíduos com melasma, e apenas 2,5% deles eram homens.[15]

Em geral, o melasma tem início durante o menacme, entre a segunda e quarta décadas de vida, o que sugere uma possível influência hormonal em seu desencadeamento.[8,13] No Brasil, mais de 50% das pacientes desenvolvem as lesões entre 20 e 35 anos (menacme).[16,17]

Os fototipos mais acometidos são os de III a V de Fitzpatrick, correspondendo até 88% dos casos.[6,8,15] Indivíduos de fototipos extremos (I e VI) raramente desenvolvem as lesões. Para alguns autores, isso decorre da estabilidade pigmentar desses grupos, e explicaria a pequena quantidade de casos entre a população europeia de pele clara e entre os negroides subsaarianos.[3]

História familiar é comum no melasma. No Brasil, 40% a 60% dos pacientes têm antecedente familiar positivo.[3,18] Já na Índia, Achar e colaboradores identificaram percentual de 33,3%.[13] Em um estudo envolvendo 687 indivíduos de 67 famílias brasileiras com melasma, identificou-se que a dermatose segue uma herança de padrão autossômica dominante.[19]

Finalmente, em uma população com elevada miscigenação – como a brasileira – o componente genético da ancestralidade africana mostrou-se fator de risco independente para o desenvolvimento do melasma facial.[20]

Estudos sugerem que a idade de início do melasma se correlaciona com o fototipo e a presença de história familiar positiva. Pacientes com fototipos II e III e história familiar de melasma têm início mais precoce das lesões cutâneas quando comparados com os fototipos IV, V e VI, bem como quando comparados a pacientes sem história familiar de melasma.[8,15]

Apesar de sua etiologia não ser conhecida, muitos são os desencadeantes já estudados.[13,21] O surgimento das lesões e a manutenção das mesmas dependem da interação entre fatores ambientais, hormonais e suscetibilidade genética.[6]

A exposição à radiação ultravioleta (RUV) é o principal fator desencadeante, o que justifica o curso natural da doença, com piora durante os meses de verão e certa melhora espontânea durante os meses menos ensolarados.[22,23] Guinot e colaboradores, ao estudarem 197 tunisianos com melasma, identificaram que a fotoexposição foi o desencadeante em 51% das mulheres, e fator agravante em 84%.[24] Tanto a radiação ultravioleta do tipo A (UVA) quanto a do tipo B (UVB) estimulam diretamente os melanócitos da camada basal da epiderme, mas também induzem pigmentação ao promover liberação indireta de fatores melanogênicos pelos fibroblastos, endotélio e queratinócitos. A luz visível também promove pigmentação melânica nas peles mais pigmentadas, além de induzir maior proeminência nos dendritos dos melanócitos; entretanto, seu papel exclusivo no melasma ainda não é completamente definido.

OPN3 é um fotorreceptor acoplado à proteína G e promove melanogênese induzida pela luz azul (420 a 490 nm), que é parte do espectro da luz visível. Não há expressão diferencial do OPN3 ao se comparar a pele com melasma em relação à pele adjacente sã. Caso a LV apresente um papel na sua patogênese, este não decorre da expressão de OPN3. Tal achado é corroborado por estudos evidenciando que pacientes com melasma facial não apresentaram piora das lesões após exposição à tela de computador (8 horas/dia, 5 dias consecutivos), a uma distância de 20 cm.[25-28]

Os hormônios sexuais femininos também são fatores de risco para o desenvolvimento do melasma, o que inclui gestação, uso de contraceptivo oral, ocorrência de tumores ovarianos e a terapia de reposição hormonal.[29] Lesões que tiveram início durante gestação estão associadas a início mais precoce da doença; são mais comuns em pacientes com múltiplas gestações, porém não se relacionam a nenhum padrão clínico específico.[7] Dois terços das pacientes que desenvolvem melasma durante a gestação apresentam desaparecimento das lesões, já aquelas cujo melasma foi desencadeado pelo uso de contraceptivo oral não tendem a desaparecer após suspensão da medicação.[8,30-32]

Mulheres com melasma apresentam menor nível educacional do que mulheres sem melasma, o que pode se relacionar à falta de informação sobre fotoproteção, dificuldades financeiras em comprar fotoprotetores e maior exposição laboral à radiação ultravioleta em trabalhos que exigem menores níveis de instrução acadêmica.[33]

Com relação a possíveis alterações tireoidianas relacionadas, os estudos são controversos e não há dados concretos, até o momento, que apoiem a hipótese de que essas alterações façam parte da fisiopatologia da doença.

Tamega e colaboradores identificaram alteração na dosagem sérica de TSH (hormônio tireoestimulante) em 25,3% das 302 mulheres com melasma avaliadas, bem como alteração em 9,6% das mulheres quanto ao cortisol. Entretanto, esses achados não diferem da prevalência habitual para mulheres na faixa etária avaliada.[8,34]

Com o advento de novas drogas e com a ampliação do uso de outras já preexistentes, a literatura tem acumulado relatos de melasma desencadeados por novos medicamentos. Agentes fototóxicos, fenotiazinas e anticonvulsivantes podem ser desencadeantes da doença.[35] A fisiopatologia do melasma induzido por droga pode envolver diferentes mecanismos, como aumento da síntese e deposição de melanina, inflamação cutânea e dano vascular dérmico.[36]

Cerca de 10% dos pacientes que fazem uso de fenitoína desenvolvem melasma, devido a efeito direto da droga no melanócito, gerando dispersão dos grânulos de melanina e induzindo pigmentação da camada basal; sendo que as lesões em geral desaparecem após suspensão da droga.[32] Ghunawat, Sarkar e Garga relataram cinco casos de lesões melasma-*like* desencadeados pelo uso de imatinib (inibidor da tirosina quinase que tem como alvo a região BCR-ABL) em pacientes em tratamento para leucemia mieloide e tumor estromal gastrointestinal.[37] Em revisão da literatura, os autores identificaram apenas 18 casos semelhantes.[37] Clomipramina, um antidepressivo tricíclico, também foi relatado em dois casos como desencadeante de lesões de melasma.[38,39]

Tamoxifeno é um modulador seletivo do receptor de estrógeno de primeira geração. Há relatos de melasma facial em mulheres pós-menopausa que fizeram uso da medicação durante o tratamento do câncer de mama.[40]

Os cosméticos também são desencadeantes possíveis.[41] Em um estudo indiano que envolveu 67 indivíduos com melasma de ambos os sexos, 29 (43,2%) apresentaram teste de contato positivo para componentes químicos dos cosméticos.[35] Para os autores, evitar os cosméticos que desencadeiam dermatite de contato pigmentada pode ser um passo importante no tratamento de pacientes com melasma.[35]

A exposição a estressores oxidativos (como a RUV, poluição do ar e privação do sono), promove aumento das espécies reativas de oxigênio na pele. O desbalanço entre agentes oxidativos e as vias antioxidantes parece estar diretamente envolvido na patogênese da dermatose.[42,43]

Tamega e colaboradores identificaram o estresse emocional como desencadeante em 6,6% do grupo estudado.[8] Uma possível via decorre dos hormônios ACTH e MSH (hormônio estimulador de melanócito), que são liberados nas situações de estresse e podem ativar os receptores de melanocortina dos melanócitos, induzindo melanogênese.[44]

Em homens, o melasma também apresenta uma influência genética.[45,46] Vazquez e colaboradores relataram que 70,4% dos homens com melasma estudados tinham história familiar de melasma em parentes de primeiro ou segundo graus.[47] A fotoexposição também é desencadeante importante no gênero masculino.[47,48] Sarkar e colaboradores evidenciaram maior fotoexposição entre o grupo de homens indianos com melasma.[37] Alguns autores acreditam que haja uma resistência hormonal testicular sutil permeando a patogênese do melasma em homens, tendo em vista níveis significativamente maiores de hormônios luteinizantes e níveis significativamente menores de testosterona em quinze indianos do sexo masculino com melasma, em comparação com onze controles do sexo masculino pareados por idade e sem melasma.[49]

■ LESÕES CLÍNICAS

Clinicamente, as lesões são máculas acastanhadas a enegrecidas, de distribuição simétrica, formato irregular e limites nítidos.[15]

As lesões acometem apenas áreas fotoexpostas.[48] A face é a localização mais prevalente (melasma facial), mas podem ocorrer lesões extrafaciais (tórax anterior, braços e antebraços).[4] Os autores, em geral, subdividem o melasma facial quanto à região de acometimento em: a) centrofacial (lesões frontais, nasais, mentonianas e zigoma); b) periférico e c) combinado (lesões centrofaciais e periféricas). Tamega e colaboradores demonstraram ser o padrão combinado (Figura 37.1) o mais comum entre as mulheres com melasma facial, seguido pelo padrão centrofacial.[8]

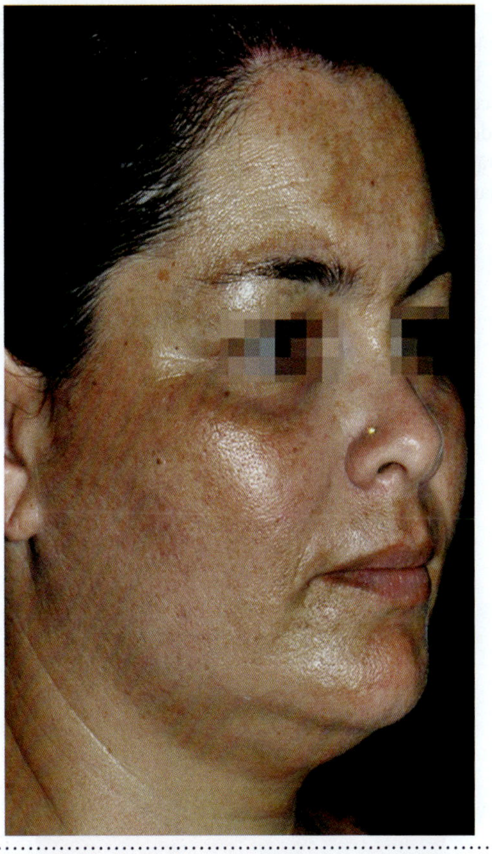

■ **Figura 37.1** Melasma facial combinado.

No estudo de Hexsel e colaboradores, as regiões da face mais acometidas pelo melasma foram: malar (90,1% dos pacientes em estudo), fronte (53,3%) e supralabial (52,2%).[15] Nesse mesmo estudo, as mulheres pós-menopausa apresentavam maior ocorrência de lesões extrafaciais (membros superiores) associadas à lesão facial em comparação com mulheres não menopausadas (14,2% *versus* 3,5%); entretanto, o estudo foi transversal, não se podendo inferir sobre mudanças no padrão de distribuição das lesões no período pós-menopausa.[15]

Classicamente, o melasma era dividido entre epidérmico, dérmico e misto, quanto à profundidade de seu pigmento por meio da avaliação sob a lâmpada de Wood. O melasma epidérmico corresponderia àquele no qual o pigmento se encontra na camada basal ou suprabasal; o dérmico teria pigmento em meio a melanófagos da derme superficial e média; e o misto seria a combinação dos dois tipos anteriores. Entretanto, essa classificação está em desuso, tendo em vista não ser um método de alta acurácia ao comparar com a real profundidade do pigmento ao exame histopatológico, tampouco porque a diferença da quantidade de melanina dérmica entre pele lesada e pele sã adjacente não mostra diferença na maior parte dos estudos.[48] A lâmpada de Wood pode, porém, predizer a resposta terapêutica do melasma, mais favorável aos casos avaliados como "epidérmicos".[50] Já que as lesões se tornam mais perceptíveis quando analisadas sob exposição à luz ultravioleta (lâmpada de Wood), tal avaliação permite o diagnóstico de lesões ainda subclínicas, incipientes ou uma melhor avaliação da extensão das manchas.[51]

Apesar do diagnóstico de melasma não imputar, em geral, dificuldade ao dermatologista, a dermatoscopia e microscopia confocal de reflectância também podem ser ferramentas de auxílio, assim como a lâmpada de Wood. À dermatoscopia (Figura 37.2), os principais achados são: pseudorrede pigmentar difusa, coloração de fundo marrom-claro a escuro, múltiplos pontos marrons, glóbulos, estruturas arciformes perifoliculares, hipocromia ao redor dos folículos, áreas vermelhas homogêneas e telangiectasias.[52] Já à microscopia confocal, pode-se quantificar a melanina epidérmica; visualizar um aumento no padrão de "pedra de calçamento" nas camadas granular, espinhosa e basal. Na camada espinhosa, também estão presentes numerosas células contendo melanina com ramificação simples correlacionada com os dendritos dos melanócitos e, por fim, na derme superior podem ocorrer agregados de células redondas a triangulares, correspondendo aos melanófagos.[53]

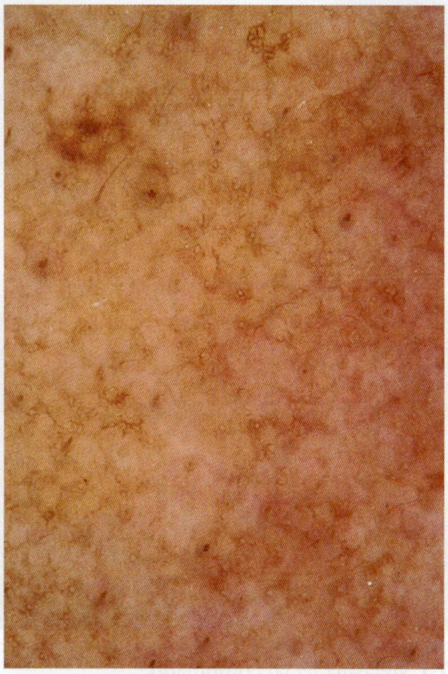

Figura 37.2 Dermatoscopia do melasma (contato). Pseudorrede pigmentar difusa, múltiplos pontos marrons, glóbulos, estruturas arciformes perifoliculares, hipocromia ao redor dos folículos, e áreas vermelhas homogêneas.

Os principais diagnósticos diferenciais clínicos do melasma são efélides, lentigo solar, hipercromia pós-inflamatória, ocronose, melanose de Riehl, nevo de Ota, mancha café-com-leite, poiquilodermia de Civatte.[3,54]

AVALIAÇÃO CLÍNICA E IMPACTO NA QUALIDADE DE VIDA

O escore MASI (*Melasma Area and Severity Index*) foi proposto em 1994 por Kimbrough-Green e colaboradores, para avaliar a gravidade do melasma facial. São avaliadas: área afetada, hiperpigmentação e homogeneidade da pigmentação, sendo a face dividida em quatro regiões para a avaliação (frontal, malar direita e esquerda, mento). O cálculo é feito por meio da inspeção visual e seu valor final decorre da soma dos escores da intensidade e homogeneidade da pigmentação, multiplicado pelo escore de área e um fator multiplicador para cada região.[3,55] O MASI é a medida de avaliação de desfecho mais utilizada em estudos de melasma.[56]

Após 20 anos de sua descrição, o MASI foi submetido a um processo de validação, tendo sido eliminado o critério de homogeneidade como parte do escore, o que resultou em um MASI modificado (mMASI).[55,56] Para o cálculo de mMASI, utilizam-se a avaliação de pigmentação e a área de envolvimento das quatro regiões da face. O mMASI (Quadro 37.1) é mais fácil de calcular em comparação ao MASI; há um excelente grau de concordância entre os dois escores, sendo o mMASI confiável, válido e responsivo a mudanças na gravidade do melasma.[57]

Qualidade de Vida Relacionada à Saúde descreve o bem-estar de um indivíduo relacionado às esferas físicas, sociais e psicológicas e avalia a interferência da doença no dia a dia.[58,59] Instrumentos genéricos como *Dermatology Life Quality Index* (DLQI) e Skindex-16 foram desenvolvidos para avaliar especificamente o impacto das doenças cutâneas.[59-61] Ambos os índices ponderam igualmente o sofrimento físico e psicológico decorrentes da condição dermatológica, o que não é adequado na avaliação do melasma, por exemplo, que tem maior interferência psicossocial do que física na vida do paciente.[59]

MELASQoL (*Melasma Quality of Life Scale*) foi um instrumento desenvolvido por Balkrishnan e colaboradores, no ano de 2003, especialmente para avaliação dos pacientes com melasma.[59] Esse índice é composto por questões mais específicas ao melasma e tem ênfase nos aspectos emocionais e psicossociais do paciente.[62] MELASQoL tem alta consistência interna, validade e poder discriminatório quando comparado ao DLQI e Skindex.[59] Tal índice consiste em 10 itens, pontuados de um a sete, sendo que escores mais altos indicam menor qualidade de vida.

No melasma, a gravidade clínica das lesões dermatológicas (avaliada pelo MASI) não apresenta alta correlação com as medidas psicométricas de sofrimento psíquico (como o MELASQoL), o que reitera o caráter subjetivo da percepção da doença.[62,63]

Apesar de as lesões serem assintomáticas, o acometimento de áreas visíveis, em mulheres em idade reprodutiva e economicamente ativa, associado às recidivas frequentes e dificuldade em tratamento gera significativo impacto na qualidade de vida das pacientes.[3,8,63] A percepção do comprometimento da qualidade de vida é influenciada por diversos fatores, sendo a baixa escolaridade, baixa renda familiar, não estar casado, além da própria gravidade clínica, os preponderantes.[64]

Do ponto de vista psicológico, melasma inflige grande prejuízo à autoestima. Em paralelo, mulheres brasileiras com melasma apresentam índices elevados de ansiedade e depressão.[65]

Quadro 37.1 mMASI. Esquema de cálculo do índice de gravidade do melasma simplificado. O escore total varia de 0 a 23.[55-57]

	Intensidade de pigmentação*		Área afetada**		Fator de multiplicação	Valor
Frontal	( )	X		X	0,3	
Malar direita	( )	X		X	0,3	
Malar esquerda	( )	X		X	0,3	
Mento	( )	X		X	0,1	
MASI					Soma total	

*Categorias: 0 nenhuma, 1 leve, 2 média, 3 marcante e 4 máxima.
**Categorias: 0 pele normal; 1= < 10%; 2 =10% a 29%; 3 = 30% a 49%; 4 = 50% a 69%; 5 = 70% a 89%; 6 = 90% a 100%.

■ FISIOPATOLOGIA

A fisiopatologia do melasma é complexa, e está bem estabelecido que ela não se deve exclusivamente à hipertrofia dos melanócitos, mas é, na verdade, decorrente de alterações morfológicas e funcionais na epiderme, zona da membrana basal e derme superior.[66]

A pele com melasma apresenta melanócitos hipertrofiados e hiperfuncionantes, com dendritos mais proeminentes e melanossomas maiores e mais maduros, bem como aumento da melanina em todas as camadas da epiderme, em comparação com a área perilesional.[67] Não há aumento no número de melanócitos na pele com melasma em comparação com a pele adjacente sã.

A camada córnea apresenta-se compactada (desordem estrutural) em até 90% dos pacientes e com alteração em sua composição lipídica (desordem funcional), o que promove o dano à função de barreira cutânea.[68-71]

Melanócitos em pêndulo são melanócitos da camada basal que se projetam em direção à derme superior. São característicos da dermatose, estando em maior número na pele com lesão do que na pele sã, entretanto seu significado clínico ainda não é conhecido.[72,73]

Na ZMB, há maior número de rupturas e lacunas, além de perda estrutural da *lamina densa* e de fibrilas de ancoragem da *lamina lucida*, o que facilita o tráfego de citocinas dérmicas aos melanócitos.[73,74]

Na derme superior, a elastose solar é pronunciada, sendo moderada a grave em 88% dos casos. Há aumento no número e no calibre das estruturas vasculares, sendo estas alterações precoces na fisiopatologia do melasma. Os mastócitos também estão em maior número e se concentram preferencialmente ao redor dos vasos. Ao liberarem histamina e triptase, participam ativamente da fisiopatologia da dermatose, já que a histamina é uma indutora direta da melanogênese ao se ligar ao receptor H2 e ativar a tirosinase. Já a triptase ativa precursores de metaloproteinases que, quando ativas, degradam o colágeno tipo IV e contribuem para o dano à ZMB, além de induzir síntese de elastina pelos fibroblastos e participar da gênese da elastose solar.[75-77] Diversos fatores autócrinos, parácrinos e mecanismos de adesão celular estão envolvidos na determinação da pigmentação cutânea, e, quando desregulados, participam das desordens pigmentares.[78] Um estudo proteômico identificou 29 proteínas com expressão diferencial na pele com melasma, envolvidas no metabolismo energético, transporte celular, controle da melanogênese, homeostase, reparo celular e resposta ao estresse oxidativo.[79] Apesar de a melanogênese do melasma ainda não ser completamente entendida, sabe-se que tem padrão fisiopatológico diferente do que ocorre nas efélides, lentigos solares e no bronzeamento.[33]

A radiação ultravioleta (RUV) é o principal fator ambiental que interfere na pigmentação do melasma. Ela induz à melanogênese tanto de forma indireta, por meio do estímulo à liberação de fatores melanogênicos pelos queratinócitos e células da derme superior, quanto por estímulo direto aos melanócitos.[80]

Os fatores estimuladores da melanogênese derivados dos queratinócitos incluem: fator de crescimento de fibroblastos, fator de crescimento de nervo, endotelina-1 e peptídeos derivados da clivagem da proopiomelanocortina (POMC), como o hormônio estimulador de melanócito alfa (α-MSH) e o hormônio adrenocorticotrófico (ACTH).[80]

O α-MSH é o mais potente indutor da eumelanogênese e a RUV induz seu *upregulation*. Trata-se de um tridecapeptídeo com sequência idêntica ao ACTH nos primeiros 13 aminoácidos.[81] Seus efeitos são mediados pela ligação ao receptor de melanocortina 1 (MC1-R), que está expresso na superfície dos melanócitos, bem como monócitos, neutrófilos, células da glia, astrócitos, macrófagos, fibroblastos, células endoteliais e queratinócitos.[44] Quando ocorre a ligação do α-MSH ao seu receptor, há estímulo à síntese da tirosinase, deflagrando produção de eumelanina (Figura 37.3).[82] Outra ação da RUV é promover também o *upregulation* do MC1-R.

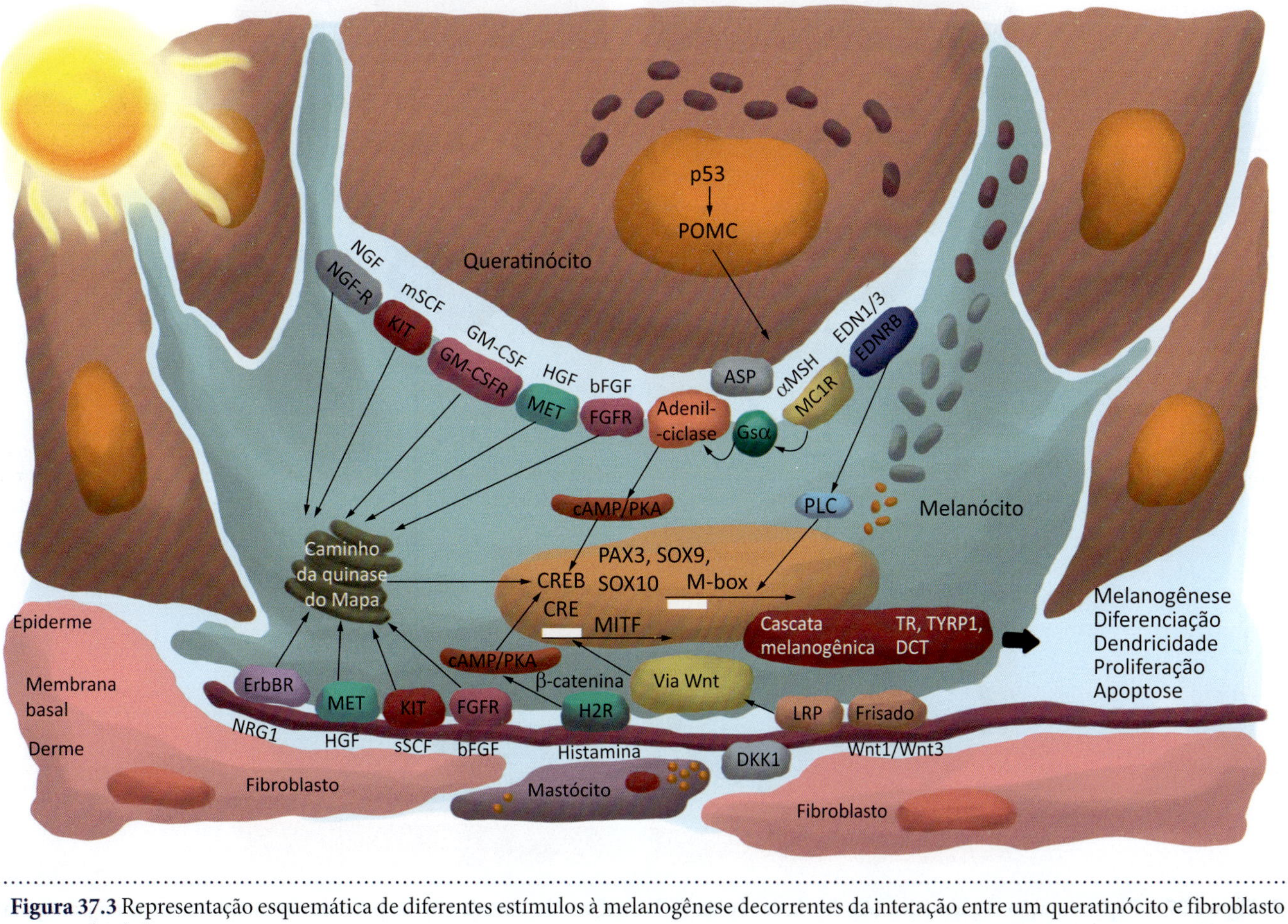

■ **Figura 37.3** Representação esquemática de diferentes estímulos à melanogênese decorrentes da interação entre um queratinócito e fibroblasto com um melanócito.
Fonte: Kondo et al., 2011.

A RUV, ao atuar de forma direta sobre os melanócitos, aumenta o seu tamanho, intensifica o número de melanossomas em estágio IV que são transferidos aos queratinócitos e estimula a atividade da tirosinase.[44]

In vitro, a proliferação de melanócitos é estimulada por fatores de crescimento de fibroblasto, fator de crescimento de hepatócito, mastócito/*stem cell factor*, endotelina-1 e MSH.[83]

O receptor de β-estrógeno é expresso na epiderme e em outros tecidos.[84] 17-β-estrógeno aumenta os níveis de RNA mensageiro do MC1-R, o que pode sugerir seu papel na pigmentação do melasma.[85] A pele com melasma apresenta aumento dos receptores de estrógeno β (epiderme e derme) e progesterona nos núcleos dos queratinócitos, o que corrobora a maior prevalência da doença em mulheres em idade reprodutiva e a relação entre o desencadeamento e uso de contraceptivo, gestação e terapia de reposição hormonal.[86]

Kim e colaboradores, no ano de 2010, identificaram *downregulation* na expressão do RNA H19, na análise de *microarray* da pele com melasma, em comparação com a pele sã de mulheres com melasma. Essa menor expressão estimularia melanogênese e transferência de melanossoma.[87]

Fibroblastos dérmicos também sofrem influência direta tanto da RUV A quanto da B, e também participam da atividade melanogênica no melasma.[67,78,88,89] Na derme da pele com melasma, os fibroblastos são mais senescentes, sendo menos fusiformes e com menor taxa mitótica. Além disso, apresentam um padrão de secreção polarizado para citocinas pró-inflamatórias e pró-melanogênicas, como fator de crescimento de hepatócito, fator de crescimento de fibroblasto e fator de células-tronco.[90-94] Fibroblastos da pele com melasma e da área perilesional secretam mais fator de crescimento de nervo (NGF)-β do que a pele glútea, sendo capazes de aumentar a melanogênese nos melanócitos epidérmicos humanos em cultura e na pele artificial.[95]

Mastócitos estão aumentados na derme superior do melasma, em comparação com a pele adjacente, e degranulam sob estímulos térmicos, físicos ou inflamatórios. O aumento do fator de células-tronco parece ser o principal ativador dessas células no melasma. E a secreção de produtos bioativos pode interferir na melanogênese, desestruturação da derme superior, e elastose solar.[96,97]

A membrana basal da pele com melasma apresenta mais fragmentação e presença de melanócitos que se projetam da camada basal em direção à derme, sendo chamados de melanócitos em pêndulo.[98] Os danos da zona de membrana basal parecem decorrer do aumento de expressão de metaloproteinase 2, que ocorre frente a fotoexposição crônica.[78] O melasma também apresenta um componente vascular, que se relaciona ao aumento no número de vasos sanguíneos e *upregulation* de fator de crescimento do endotélio vascular.[99]

O fator de transcrição microftalmia (MITF) é um importante regulador da melanogênese, que é capaz de estimular a produção de melanina. Quando α-MSH se liga ao seu receptor, MC1-R, há aumento de AMP cíclico, o que, em via final, aumenta produção de MITF.[78]

Muitas vias ainda são pobremente estudadas, como a via Wnt/β-catenina. Wnt é uma proteína fundamental no desenvolvimento dos melanócitos epidérmicos, ao participar da diferenciação das *stem cell* em melanócitos funcionais.[100] Tem atuação tanto pela via canônica quanto não canônica.[101,102] Na primeira, representada na Figura 37.4, há participação de β-cateninas, que atuam estimulando a transcrição de genes-alvo.[103-105] A via não canônica está relacionada a diversos sinais de transdução, como fluxo de cálcio (via Wnt/cálcio) ou kinase N-terminal c-Jun (JNK).[106] WIF-1 é uma das duas classes de antagonistas extracelulares da via do Wnt, ligando-se diretamente ao Wnt no espaço extracelular.

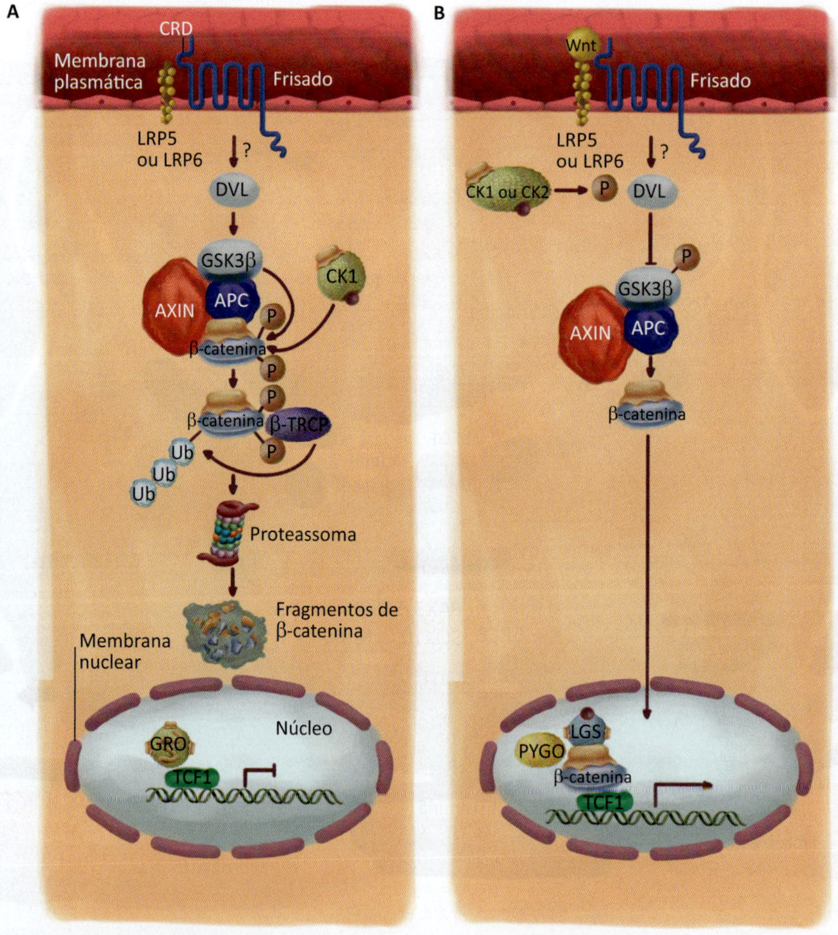

■ **Figura 37.4** Representação esquemática (**A**) da via canônica de Wnt. Quando ativada (**B**), as β-cateninas citoplasmáticas migram para o núcleo celular e atuam estimulando a transcrição de genes-alvo.
Fonte: Miller et al., 1999.

A literatura ainda é divergente sobre as vias Wnt e WIF-1 no melasma. Estudos recentes indicam que Wnt1 é proeminente na epiderme do melasma, mas não na derme, sugerindo sua participação no processo de reparo tecidual que pode sustentar a melanogênese epidérmica e a transferência de melanossomas.[107]

A melanogênese pode ser também entendida como um mecanismo de defesa da célula contra o dano oxidativo e lesão de organelas. A proteína *kinase* p38, que responde a múltiplos estímulos de estresse, como RUV, citocinas inflamatórias, alterações osmóticas e de temperatura, está aumentada na derme superior do melasma e não se expressa na epiderme, sugerindo um microambiente inflamatório na derme superior.[108-110]

Autofagia é um processo catabólico de degradação de proteínas anormais e macromoléculas danificadas em decorrência de hipóxia, estresse oxidativo e exposição à RUV. Uma das evidências de que a autofagia participe da pigmentação da pele é que os queratinócitos dos caucasianos têm maior atividade autofágica do que dos afro-americanos. Em cultura celular, os melanócitos com comprometimento da autofagia retém melanossomas maduros e liberam citocinas ligantes associadas à indução da pigmentação e expressão de metaloproteinase 3 e 13. A proteína LC3 participa de todas as fases da autofagia e, nos melanócitos da camada basal da pele com melasma, há menor expressão de LC3B, o que sugere um déficit no processo autofágico.[111-113]

A fisiopatologia do melasma não envolve apenas uma disfunção na unidade epidermo-melânica, mas um padrão alterado de interação dermoepidérmica, que envolve, inclusive, alteração no padrão de liberação de citocinas melanogênicas.[78,89,114]

Ainda não são conhecidas as razões que levam a alterações fenotípicas (pele comprometida *versus* pele adjacente sã) bem demarcadas em áreas tão próximas e suscetíveis aos mesmos fatores ambientais e endógenos.

TRATAMENTO

Até o momento, não existe tratamento curativo para o melasma, que tende a desaparecer gradualmente após a menopausa. As opções disponíveis visam à redução da produção de melanina em detrimento do rearranjo dérmico e dos fatores que desencadeiam o melasma.

A primeira linha de tratamento consiste na combinação entre fotoproteção de amplo espectro, camuflagem e compostos que inibam a síntese de melanina.[115] A segunda linha de tratamento envolve os *peelings* químicos. *Lasers* e terapias com luz são indicados em pacientes refratários a tratamentos tópicos, mas há o risco de agravamento das lesões.[115]

Adiante, uma síntese da terapêutica do melasma.

Agentes tópicos

- **Fotoprotetores:** sua utilização é fundamental durante o tratamento com despigmentantes e pós-tratamento, para prevenir recidiva.[116,117] Os filtros solares indicados são aqueles com fator de proteção solar maior de 30, com amplo espectro de proteção UVA e UVB e com bloqueio físico (como óxido de zinco).[116,117] Se possível, deve-se dar preferência aos fotoprotetores com cor, porque garantem cobertura mais homogênea e apresentam íons de ferro com ação antioxidante.[117]

Orientações fundamentais são aquelas relativas à quantidade adequada de aplicação e necessidade de reaplicação.

Outras medidas que envolvem fotoproteção são: uso de guarda-sol, blusas de mangas longas, chapéus, filme opaco veicular, óculos de sol e roupas com proteção à RUV.[117]

Despigmentantes

- **Hidroquinona:** estruturalmente semelhante aos precursores da melanina.[116] É o despigmentante mais estudado no tratamento do melasma e atua inibindo a tirosinase,[118] evitando a conversão de DOPA em melanina e inibindo a formação, melanização e degradação dos melanossomas.[116]

Ennes e colaboradores desenvolveram um estudo duplo-cego com 48 pacientes escolhidos randomicamente; 24 destes utilizaram hidroquinona a 4% e os demais utilizaram placebo por um período de 12 semanas. Todos foram instruídos a fazer uso adicional de fotoprotetor. A diferença entre os grupos foi estatisticamente significativa. No grupo que fez uso de hidroquinona, 40% dos pacientes apresentaram completo desaparecimento das lesões ao fim das 12 semanas. No grupo placebo, apenas 10% relataram desaparecimento das lesões, e 20% dos pacientes apresentaram falha de tratamento.[119] Concentrações de 2% a 4% são as habitualmente utilizadas. Eventos adversos comuns são eritema e irritação facial; eventos mais raros são ocronose e despigmentação em confete, proporcionais ao tempo de uso.[116]

- **Ácido azelaico:** molécula complexa; ácido carboxílico sintetizado pela *Malassezia furfur*. Além de sua ação na melanogênese, tem ação antibactericida contra *Propionibacterium acnes*, ação anti-inflamatória, ao reduzir a produção de fatores pró-inflamatórios, e também inibe a queratinização folicular. Especificamente na melanogênese, atua por mecanismo antiproliferativo e com citotoxidade seletiva contra melanócitos hiperativos, inibindo tirosinase e enzimas da oxirredutase mitocondrial.[120] Seu uso na gestação é seguro (droga categoria B), e também parece ser seguro durante amamentação.[121] A concentração habitual de uso está entre 15% e 20%, 2 vezes ao dia.
- **Ácido ascórbico (vitamina C):** acredita-se que a sua propriedade despigmentante decorra da capacidade de quelar o cobre, que é um íon utilizado em passos enzimáticos celulares necessários para pigmentação.[118] Espinal-Perez, Moncada e Castanedo-Cazares estudaram 16 mulheres com melasma. Em uma hemiface, utilizaram creme de ácido ascórbico a 5% e, em outra hemiface, hidroquinona 4% à noite por 16 semanas. Fizeram uso de fotoprotetor tópico durante o dia. Ao fim do estudo, 93% das pacientes apresentaram resultados bons ou excelentes na hemiface tratada com hidroquinona, e 62,5% apresentaram esse mesmo tipo de resultado na hemiface tratada com ácido ascórbico. Entretanto, as medidas colorimétricas não apresentaram diferença estatística significativa. Onze pacientes apresentaram efeito adverso à hidroquinona e apenas um ao ácido ascórbico. Para os autores, o ácido ascórbico pode auxiliar no tratamento do melasma, em uso isolado ou em terapias combinadas.[122] Pode ser utilizado em concentrações até 20%.
- **Rucinol (4-*n*-*butylresorcinol*):** enzima capaz de inibir a atividade da tirosinase e da TRP-1 (proteína relacionada à tirosinase 1). Estudo duplo-cego, randomizado e controlado, realizado com mulheres com melasma facial diagnosticado, evidenciou que o sérum de resorcinol a 0,3%, associado a fotoprotetor, é mais eficaz em melhorar o melasma após 12 semanas de tratamento, ao ser comparado apenas com veículo e fotoprotetor tópico.[123]
- **Tretinoína:** inibidor da transcrição da tirosinase, acelera o *turnover* epidérmico e é capaz de remover grânulos de pigmento dos queratinócitos.

Um estudo controlado comparando tretinoína 0,1% *versus* creme apenas com veículo (aplicação diária por 40 semanas) evidenciou que 68% dos pacientes apresentaram melhora ou muita melhora com uso da tretinoína, comparado com apenas 5% no grupo-controle. Melhora significativa ocorreu após 24 semanas do uso de tretinoína, o que é uma melhora lenta. Quanto à histologia, a pigmentação epidérmica reduziu 36% com uso da tretinoína, comparada com aumento em 50% da pigmentação com uso do veículo.[124]

- **Ácido kójico:** pode ser usado como substituto à hidroquinona nos pacientes intolerantes. Inibe tirosinase ao atuar como quelante de cobre no sítio ativo da enzima. Disponível nas concentrações 1% a 4%.[89]
- **Corticosteroides:** são anti-inflamatórios e têm efeito antimetabólico nos melanócitos, o que faz diminuir o *turnover* epidérmico e pode levar a uma leve diminuição da pigmentação.[125] Em geral, eles são utilizados em meio à tríplice combinação (ver a seguir); porém, foi descrito o uso do clobetasol como clareador individual.

Sarkar e colaboradores, em 2002, publicaram os resultados de um estudo comparativo, randomizado, cego, com 40 pacientes indianos que utilizaram em um lado da face creme com propionato de clobetasol 0,05% por 8 semanas, seguido de ácido azelaico 20% por 16 semanas; já na outra hemiface utilizaram apenas ácido azelaico 20% por 24 semanas, 2 vezes ao dia. Os tratamentos foram associados ao uso de fotoprotetor tópico. Até a 16ª semana, o clareamento foi mais evidente na terapia sequencial. Entretanto, com 24 semanas, apesar da diferença ainda estatisticamente significativa, os dois lados obtiveram boa resposta com clareamento: 86% *versus* 50%.[126,127]

- **Ácido tranexâmico tópico:** derivado sintético do aminoácido lisina; habitualmente utilizado como hemostático e no tratamento de sangramento.[128] Seu efeito no tratamento do melasma parece decorrer da sua atividade antiplasmina, já que níveis elevados de plasmina nos queratinócitos induzem a síntese de ácido aracdônio e o aumento de α-MSH.[129]

Banihashemi e colaboradores desenvolveram um estudo com pacientes com melasma, no qual aplicavam ácido tranexâmico lipossomal tópico 5% em uma hemiface e hidroquinona 4% na outra, ambos 2 vezes ao dia, associados ao uso de fotoprotetor pela manhã. Vinte e três pacientes completaram o estudo. Após 12 semanas de tratamento, não houve diferença estatística significativa na redução do MASI. A via de administração tópica do ácido tranexâmico não parece ser promissora. Os melhores resultados terapêuticos são com administração oral (ver adiante).

- **Cisteamina:** componente amiotiol com propriedades antioxidantes e despigmentantes. Seu mecanismo exato de ação não é conhecido, mas promove aumento da glutationa intracelular, o que migra a síntese de eumelanina para feomelanina. Tem odor forte característico e seu uso está indicado em terapia de curto contato (prescrição de uso noturno, iniciando com 30 minutos, até 2 horas, se tolerável).

Estudo quase-randomizado, envolvendo 40 mulheres com melasma facial comparou aplicação noturna de cisteamina 5% por tempo máximo de 2 horas *versus* hidroquinona 4%. Após 120 dias, os dois grupos apresentaram clareamento, entretanto sem diferença estatística significativa entre eles ($P > 0,160$). Eritema e queimação foram os efeitos adversos locais mais comuns no grupo cisteamina, mas sua frequência não diferiu do grupo hidroquinona ($P > 0,170$).[130]

- **Thiamidol:** novo derivado do resolcinol desenvolvido especificamente para inibir a tirosinase humada. *In vitro*, sua ação inibitória da tirosinase é melhor do que da hidroquinona, ácido kójico e arbutin. No melasma facial, tem eficácia superior à hidroquinona 2%. Estudo randomizado, avaliador cego, controlado, envolvendo 55 mulheres com melasma facial, comparou a utilização de Thiamidol 0,2%, 2 camadas, 2 vezes ao dia com uso de hidroquinona 4% à noite, por 90 dias, associado ao uso de filtro solar. A melhora na pigmentação do melasma não diferiu entre os dois grupos. Logo, o Thiamidol pode ser considerado uma boa opção em pacientes que não toleram ou que tiveram falha do tratamento com hidroquinona.[131]
- ***Alfa-arbutin***: inibidor da tirosinase, derivado da hidroquinona (mas menos irritativo que ela) e mais potente que o ácido kójico. Em geral, utilizado nas concentrações de 1% a 6%. A literatura carece de estudos com esse composto. Ertam e colaboradores avaliaram a efetividade de uma fórmula em geral contendo arbutin e ácido elágico sintético (um antioxidante), em comparação com uma fórmula de extrato de plantas. Segundo os autores, ambas formulações foram efetivas no tratamento do melasma.[132]
- **Combinações tópicas:** a tripla combinação composta por hidroquinona 4%, retinoide (tretinoína 0,05%) e corticosteroide fluorado (fluocinolona 0,01%) é considerada o tratamento mais efetivo e seguro para o melasma.[118] Tretinoína previne a oxidação da hidroquinona e aumenta a penetração epidérmica; o corticosteroide diminui a irritação dos demais componentes, além de suprimir a função biossintética e secretória dos melanócitos, promovendo uma resposta mais rápida ao tratamento.[116]

Ferreira Cestari e colaboradores, em 2007, publicaram os resultados de um estudo com 120 pacientes, no qual a tríplice combinação foi significativamente mais efetiva que o creme de hidroquinona, em 4 semanas de uso, em pacientes com melasma facial moderado a grave.[133]

Tratamento oral

- **Ácido tranexâmico:** derivado sintético do aminoácido lisina; habitualmente utilizado como hemostático e no tratamento de sangramento.[128] O mecanismo de ação no clareamento da pele ainda não é completamente entendido. Estudos *in vitro* sugerem que o bloqueio da conversão do plasminogênio pode diminuir a interação entre queratinócitos e melanócitos. Além disso, a diminuição da plasmina inibe a produção de ácido aracdônio e prostaglandinas pelos queratinócitos, que são substâncias pró-melanogênicas. Também evita a ação da plasmina induzida pela RUV, diminui a atividade dos mastócitos, inibe o fator de crescimento de fibroblastos e, consequentemente, diminui a vascularização e o número de mastócitos na derme. Diminui indiretamente a circulação do α-MSH. Tem estrutura similar à tirosina e, por essa razão, pode competir com a enzima, inibindo sua atividade.

A dose usual é de 500 mg ao dia, divididos em duas tomadas, por 8 a 12 semanas. Estudo comparativo com diferentes doses de AT concluiu que doses mais altas não melhoram os desfechos clínicos. Dose mais baixa (250 mg/dia) apresentou pior desempenho.

Os efeitos adversos mais relatados foram epigastralgia, dismenorreia e cefaleia. Evento tromboembólico foi relatado apenas em um estudo retrospectivo coreano, no qual uma paciente apresentou trombose venosa profunda 6 semanas após o início da medicação. No entanto, quando melhor investigada, essa paciente apresentava história de aborto espontâneo e dois irmãos com história de tromboembolismo, o que depois foi diagnosticado como deficiência da proteína S. Dessa maneira, é fundamental identificar na anamnese do paciente antecedente pessoal e familiar de tromboembolismo e outros fatores de risco, como gestação, uso de contraceptivo ou terapia de reposição hormonal, tabagismo e viagens de longa distância antes da prescrição da medicação.[134-136]

- **Extrato de *polypodium leucotomus*:** derivado da samambaia de nome *Polypodium leucotomus*, seu uso já foi descrito como suplemento no tratamento de psoríase, dermatite atópica e erupção polimorfa a luz.[128] Seu mecanismo de ação não é totalmente conhecido; trata-se de um potente antioxidante, e parece atuar mantendo a integridade estrutural da matriz extracelular, que geralmente é afetada pela radiação ultravioleta.[137]

A dose habitualmente prescrita para o melasma é de 250 a 500 mg, 2 vezes ao dia, por 2 a 4 meses. Ahmed e colaboradores estudaram 40 mulheres hispânicas com melasma moderado a grave, sendo que 33 destas completaram o estudo. Um grupo fez uso de 720 mg diários de extrato de *Polypodium leucotomus*, enquanto o outro grupo fez uso de placebo, ambos durante 12 semanas e associados ao uso de fotoprotetor. Os dois grupos apresentaram melhora significativa no índice de melanina e MASI ao fim do estudo, mas sem diferença estatística significativa entre eles.[138] Talvez, *polypodium* seja importante na prevenção da recidiva após os tratamentos.

- **Picnogenol:** é o extrato da casca do pinheiro marítimo francês (*Pinus pinaster*). Tem ação antioxidante, sendo que estudos *in vitro* já demonstraram que ele é mais potente que as vitaminas E e C. Além disso, é capaz de reciclar a vitamina C, regenerar a vitamina E e estimular o sistema enzimático de antioxidantes endógenos. Também confere proteção contra a RUV.[139]

A dose habitualmente prescrita é de 75 a 100 mg ao dia, divididos em 2 a 3 tomadas, por 2 a 4 meses. O uso do picnogenol, por via oral, tem maiores evidências como adjuvante no clareamento do melasma do que o *Polypodium leucotomus*.

Um estudo randomizado, duplo-cego, paralelo, placebo controlado envolvendo 44 mulheres com melasma avaliou a ingestão de 75 mg de picnogenol 2 vezes ao dia ou placebo 2 vezes ao dia por 60 dias. Os dois grupos receberam filtro solar com cor durante o dia e fórmula tripla à noite.

Não houve qualquer efeito adverso relacionado ao tratamento oral. A redução no escore de gravidade foi maior no grupo que fez uso de picnogenol, indicando que a medicação aumenta a efetividade do filtro solar de amplo espectro e da tripla combinação no tratamento do melasma facial em mulheres.[140]

Peelings químicos

Causam exfoliação controlada, seguida por regeneração da epiderme e derme.[121] A utilização de série de *peelings* químicos superficiais de ácido glicólico, ácido salicílico ou ácido tricloroacético no tratamento do melasma tem evidências de eficácia moderada.[116,141]

São considerados terceira linha no tratamento, devendo ser indicados apenas em casos bem selecionados e específicos, tendo em vista clareamento discreto e risco mais elevado de complicações (inclusive piora da pigmentação).

O *peeling* de ácido glicólico parece ser o mais eficaz e seguro, conforme os estudos da literatura.[141] O *peeling* de ácido salicílico também foi avaliado; Ejaz e colaboradores compararam o *peeling* de Jessner (14% ácido salicílico, 14% ácido láctico e 14% resorcinol em álcool) com *peeling* de ácido salicílio a 30%. Os autores não encontraram diferença entre os grupos, ao comparar o mais, após 12 ou 24 semanas (redução em relação ao basal em ambos os grupos).[142]

Outro estudo comparou *peeling* de Jessner *versus peeling* de ácido tricloroacético 20% *versus* hidroquinona 2% combinada com ácido kójico, por 16 semanas. Nesse estudo, o grupo submetido aos *peelings* de ácido tricloroacético apresentou maior redução no mais, em comparação aos outros dois grupos. Entretanto os pacientes submetidos aos *peelings* apresentaram maiores índices de hiperpigmentação pós-inflamatória, especialmente os que realizaram *peeling* de ácido tricloroacético.[143]

Microagulhamento

Técnica que consiste na perfuração da pele com centenas de agulhas de aço inoxidável, alinhadas e estéreis, presas a um rolo de polietileno. A técnica envolve a realização de movimentos de ida e volta, até obtenção de petéquias na pele.[144]

Lima descreveu os resultados do seu estudo em 22 pacientes com melasma recidivante (sem resposta a tratamento com fotoprotetor e cremes). Os pacientes foram submetidos a microagulhamento sem aplicação de qualquer ativo tópico durante o procedimento. Utilizou-se anestésico tópico antes do procedimento. Foram utilizadas agulhas de 1,5 mm, tendo sido realizados movimentos de ida e volta, aproximadamente 10 vezes e em 4 direções, e sobreposição de quatro fileiras, até atingir eritema e sangramento discreto. O procedimento foi repetido após 30 dias. Os pacientes utilizaram fotoprotetor e creme combinado de tretinoína 0,05%, hidroquinona 4% e fluocinolona 1% a partir de 24 horas pós-procedimento.

Todos os pacientes ficaram satisfeitos com o resultado após 2 meses. O autor manteve seguimento de 11 deles por 24 meses; todos mantiveram o clareamento observado.[144] O microagulhamento mantém a epiderme parcialmente intacta, o que diminui as chances de infecção e cicatrizes. Além disso, diferente do *laser* e luz intensa pulsada, o microagulhamento não apresenta efeito fototérmico, o que previne discromias, particularmente prejudiciais nas doenças fotossensíveis como o melasma. O microagulhamento diminuiu a densidade de melanina na epiderme, reestrutura a membrana basal e melhora a elastose solar na derme superior de pacientes com melasma.[145,146]

Dermabrasão

Técnica que envolve abrasão mecânica da pele danificada, objetivando a reepitelização.[147] Dermabrasão é capaz de remover toda a epiderme e adentrar na derme papilar e, até mesmo, derme reticular.[147]

Kunachak e colaboradores avaliaram 533 pacientes com melasma tratados com dermabrasão utilizando lixa de diamante rotatória; 410 pacientes foram seguidos a longo prazo (média de 5 anos), sendo que 398 destes (97%) apresentaram clareamento persistente do melasma. Efeitos adversos temporários foram eritema pós-operatório, hiperpigmentação, prurido, mília. Dois pacientes apresentaram cicatrizes hipertróficas, e um paciente teve hipopigmentação permamente na fronte.[148]

Lasers e terapias com luz

Apresentam maiores índices de efeitos adversos devido ao dano direto à pele, podendo gerar uma hiperpigmentação paradoxal. São especialmente de risco os pacientes de maior fototipo, ou que não seguem fotoproteção rigorosa.[118]

- **Luz intensa pulsada (LIP):** seu mecanismo envolve utilização de lâmpada de cloreto de xenônio que emite luz não coerente, não colimada e que tem amplo espectro (500 a 1.200 nm). Seus parâmetros – comprimento de onda, fluência, número de pulsos, duração dos pulsos – podem ser ajustados, o que configura uma vantagem.[149]

Goldman e colaboradores estudaram a eficácia e segurança de creme tríplice combinação (hidroquinona 4%, tretinoína 0,05%, fluocinolona 0,01%) associado a LIP em pacientes com melasma moderado a grave. O estudo teve duração de 10 semanas, com participação de 56 pacientes. Em uma hemiface, utilizaram a tríplice combinação; na outra hemiface, creme inativo. Nas semanas 2 e 6 foi realizado LIP. O MASI foi significativamente menor na hemiface que fez o tratamento combinado (tríplice combinação + LIP) na semana 6 e 10.[150]

- ***Neodymium-Doped Yttrium Aluminum Garnet* (QS-Nd:YAG) *Laser*:** é o *laser* mais utilizado no tratamento do melasma. Em geral, é utilizado fluência de 5 J/cm^2, *spot* de 6 mm e frequência de 10 Hz. O número de sessões varia de 5 a 10, com intervalo de 1 mês.[149] O comprimento de onda de 1.064 nm é bem absorvido pela melanina e causa mínimos danos na epiderme, além de não ser absorvido pela hemoglobina. A penetração profunda auxilia a atingir o alvo, que é a melanina.[149]

Vinte e sete pacientes foram submetidos a tratamento do melasma utilizando modo fracionado Pixel QS-Nd:YAG (1.064 nm), com 8 sessões, a intervalos de 2 a 3 semanas, e foram mantidas em seguimento clínico por 12 semanas após as sessões. As lesões apresentaram clareamento moderado, e 70% dos indivíduos caracterizaram a melhora como boa ou notável; 40% dos pacientes tiveram recidiva parcial no seguimento de 12 semanas. Nenhum evento adverso grave ocorreu e o tratamento foi bem tolerado.[151]

Já 34 pacientes com melasma foram tratadas com *laser* 1.064 nm QS-Nd:YAG, *spot* 6 mm e fluência de 2,5 J/cm^2 com múltiplas passadas em 6 a 10 sessões (intervalo de 2 semanas entre elas). Ao fim do tratamento, vinte pacientes relataram melhora pelo menos em 50% da gravidade de suas lesões. Um ano após a suspensão do tratamento, 58,8% apresentaram recidiva.[152]

- ***Q-Switched Ruby Laser*:** tem comprimento de onda de 694 nm e é mais seletivo para melanina do que o QS-Nd:YAG. Entretanto os resultados das pesquisas que o utilizaram para tratamento do melasma são bastante controversos, por isso são necessários novos estudos para estabelecer sua eficácia e segurança real no tratamento desta discromia.[149]
- ***Erbium*: YAG *Laser*:** tem comprimento de onda de 2.940 nm e é altamente absorvido pela água. Faz ablação da pele com mínimo dano térmico. Manaloto e Aster submeteram 10 mulheres com melasma refratário a *peeling* químico e cremes de uso domiciliar a um *resurfacing* com *Erbium*: YAG *laser* 5,1 a 7,6 J/cm^2 de energia. As pacientes apresentaram melhora no melasma imediatamente após o *laser*; entretanto todas apresentaram hiperpigmentação pós--inflamatória entre 3 a 6 semanas após o procedimento.[153]
- ***Pulsed Dye Laser* (PDL):** utilizado principalmente para tratamento de lesões vasculares. Sua utilização no melasma é baseada nas alterações vasculares que permeiam a fisiopatologia da dermatose, tendo como alvo o componente vascular.[149]

Passeron e colaboradores realizaram um estudo em 17 mulheres caucasianas com diagnóstico de melasma. Eles compararam o tratamento da tríplice combinação tópica associada ao PDL (iniciado após um mês de uso dos tópicos) com apenas uso da tríplice combinação. Os pacientes foram submetidos a 3 sessões com intervalo de 3 semanas, com os seguintes parâmetros de aplicação: fluência 7 a 10 J/cm^2, duração de pulso de 1,5 ms. O tratamento combinado apresentou resultado mais satisfatório nos pacientes de fototipo II e III, e três pacientes apresentaram hiperpigmentação pós-inflamatória (todas fototipo IV de Fitzpatrick).[154]

- ***Laser* fracionado não ablativo:** o *laser* fracionado não ablativo com comprimento de onda de 1.550 nm atinge principalmente a água. Por ser fracionado, formam-se diversas zonas pequenas de coagulação separadas por tecido são, que permitem o transporte e a extrusão de *debris* necróticos, inclusive melanina. Em geral, não há lesão epidérmica visível, e o extrato córneo apresenta-se intacto em 24 horas.[149,155]

Um estudo envolvendo 20 mulheres com melasma moderado a grave e de fototipos II a V de Fitzpatrick foram randomizadas em dois grupos e tratadas com combinação tripla tópica (hidroquinona 5%, tretinoína 0,05%, triancinolona 0,1%) uma vez ao dia por 8 semanas ou com *laser* fracionado não ablativo 1.550 nm, 2 vezes na semana por 2 semanas. Não houve diferença significativa entre os dois grupos quanto ao MASI, índice de melanina e recidiva em 6 meses.[118,155]

- ***Laser* de picossegundos:** recente classe que gera um disparo em picossegundos, resultando em uma fragmentação do pigmento mais por ação fotoacústica do que fototérmica. Portanto, é mais eficiente na remoção do pigmento, sem induzir danos térmicos ao tecido são. Apesar de muito promissor no tratamento do melasma, ainda faltam os resultados de ensaios clínicos bem desenhados.[156]

De forma geral, estratégias terapêuticas que gerem inflamação ou dano epidérmico oferecem grande risco de hiperpigmentação pós-inflamatória e recidiva do melasma.

Enquanto as vias que deflagram a melanogênese do melasma não forem amplamente conhecidas, as estratégias terapêuticas não serão completamente efetivas, e as recidivas serão frequentes.

Referências bibliográficas

1. Kwon SH, Hwang YJ, Lee SK, Park KC. Heterogeneous pathology of melasma and its clinical implications. Int J Mol Sci. 2016;17(6):824.
2. Brianezi G, Handel AC, Schmitt JV, Miot LDB, Miot HA. Changes in nuclear morphology and chromatin texture of basal keratinocytes in melasma. J Eur Acad Dermatol Venereol. 2015;29(4):809-12.
3. Handel AC, Miot LDB, Miot HA. Melasma: a clinical and epidemiological review. An Bras Dermatol. 2014;89(5):771-82.
4. Cestari TF, Peruzzo J, Giongo N. Definition, incidence and etiology of melasma in brown skin. In: Handog EB, Enriquez-Macarayo MJ. Melasma and vitiligo in brown skin. India: Springer, 2017. p. 13-9.
5. Miot HA, Penna GO, Ramos AMC, Penna MLF, Schmidt SM, Luz FB et al. Profile of dermatological consultations in Brazil. An Bras Dermatol. 2018;93(6):916-28.
6. Handel AC, Lima PB, Tonolli VM, Miot LDB, Miot HA. Risk factors for facial melasma in women: a case-control study. Br J Dermatol. 2014;171(3):588-94.
7. Sheth VM, Pandya AG. Melasma: a comprehensive update – Part I. J Am Acad Dermatol. 2011;65(4):689-97.
8. Tamega AA, Miot LDB, Bonfietti C, Gige TC, Marques MEA, Miot HA. Clinical patterns and epidemiological characteristics of facial melasma in Brazilian women. J Eur Acad Dermatol Venereol. 2013;27(2):151-6.
9. Taylor SC. Epidemiology of skin diseases in ethnic populations. Dermatol Clin. 2003;21(4):601-7.
10. Perez M, Luke J, Rossi A. Melasma in Latin Americans. J Drugs Dermatol. 2011;10(5):517-23.
11. Ishiy PS, Silva LRE, Penha MÁ, Handel AC, Miot HA. Skin diseases reported by workers from UNESP campus at Rubião Jr, Botucatu-SP (Brazil). An Bras Dermatol. 2014;89(3):529-31.
12. Grimes PE. Melasma: etiologic and therapeutic considerations. Arch Dermatol. 1995;131(12):1453-7.
13. Achar A, Rathi SK. Melasma: a clinico-epidemiological study of 312 cases. Indian J Dermatol. 2011;56(4):380-2.
14. Sarkar R, Jain RK, Puri P. Melasma in Indian males. Dermatol Surg. 2003;29(2):204.
15. Hexsel D, Lacerda DA, Cavalcante AS, Machado Filho CAS, Kalil CLPV, Ayres EL et al. Epidemiology of melasma in Brazilian patients: a multicenter study. Int J Dermatol. 2014;53(4):440-4.
16. Ishiy PS, Silva LRE, Penha MÁ, Handel AC, Miot HA. Skin diseases reported by workers from UNESP campus at Rubião Jr, Botucatu-SP (Brazil). An Bras Dermatol. 2014;89(3):529-31.
17. Hexsel D, Lacerda DA, Cavalcante AS, Machado Filho CAS, Kalil CLPV, Ayres EL et al. Epidemiology of melasma in Brazilian patients: a multicenter study. Int J Dermatol. 2014;53(4):440-4.
18. Tamega AA, Miot HA, Moço NP, Silva MG, Marques MEA, Miot LDB. Gene and protein expression of estrogen-β and progesterone receptors in facial melasma and adjacent healthy skin in women. Int J Cosmet Sci. 2015;37(2):222-8.
19. Holmo NF, Ramos GB, Salomão H et al. Complex segregation analysis of facial melasma in Brazil: evidence for a genetic susceptibility with a dominant pattern of segregation. Arch Dermatol Res. 2018;310:827-31.
20. D'Elia MPB, Brandão MC, Ramos BRA, Silva MG, Miot LDB, Santos SEB et al. African ancestry is associated with facial melasma in women: a cross-sectional study. BMC Med Genet. 2017;18(1):17.
21. Çakmak SK, Özcan N, Kiliç A, Koparal S, Artüz F, Çakmak A et al. Etiopathogenetic factors, thyroid functions and thyroid autoimmunity in melasma patients. Adv Dermatol Allergol. 2015;32(5):327-30.
22. Handel AC, Miot LDB, Miot HA. Melasma: a clinical and epidemiological review. An Bras Dermatol. 2014;89(5):771-82.
23. Victor FC, Gelber J, Rao B. Melasma: a review. J Cutan Med Surg. 2004;8(2):97-102.
24. Guinot C, Cheffai S, Latreille J, Dhaoui MA, Youssef S, Jaber K et al. Aggravating factors for melasma: a prospective study in 197 Tunisian patients. J Eur Acad Dermatol Venereol. 2010;24(9):1060-9.
25. Brenner M, Hearing VJ. Modifying skin pigmentation: approaches through intrinsic biochemistry and exogenous agents. Drug Discov Today Dis Mech. 2008;5(2):e189-99.
26. Alcantara GP, Espósito ACC, Olivatti TOF, Yoshida MM, Miot HA. Evaluation of ex vivo melanogenic response to UVB, UVA and visible light in facial melasma and unaffected adjacent skin. An Bras Dermatol. 2020;95(60):684-90.
27. Espósito ACC, Souza NP, Miot LDB, Miot HA. Expression of OPN3 in fibroblasts, melanocytes and keratinocytes of skin with facial melasma in comparison with unaffected adjacent skin. An Bras Dermatol. 2021;96(3):367-9.
28. Duteil L, Queille-Roussel C, Lacour JP, Montaudié H, Passeron T. Short-term exposure to blue light emitted by electronic devices does not worsen melasma. J Am Acad Dermatol. 2020;83:913-4.
29. Resnik SS. Melasma and other skin manifestations or oral contraceptives. Trans N Engl Obstet Gynecol Soc. 1967;21:101-7.
30. Scheinfeld NS. Melasma. Skinmed. 2007;6(1):35-7.
31. Ortonne JP, Arellano I, Berneburg M, Cestari T, Chan H, Grimes P et al. A global survey of the role of ultraviolet radiation and hormonal influences in the development of melasma. J Eur Acad Dermatol Venereol. 2009;23(11):1254-62.
32. Pichardo R, Vallejos Q, Feldman SR, Schulz MR, Verma A, Quandt SA et al. The prevalence of melasma and its association with quality of life in adult male Latino migrant workers. Int J Dermatol. 2009;48(1):22-6.
33. D'Elia MPB, Brandão MC, Ramos BRA, Silva MG, Miot LDB, Santos SEB et al. African ancestry is associated with facial melasma in women: a cross-sectional study. BMC Med Genet. 2017;18(1):17.
34. Wilson GR, Curry RW. Subclinical thyroid disease. Am Fam Physician. 2005;72(8):1517-24.
35. Prabha N, Mahajan VK, Mehta KS, Chauhan PS, Gupta M. Cosmetic contact sensitivity in patients with melasma: results of a pilot study. Dermatol Res Pract. 2014;2014:316219.
36. Dereure O. Drug-induced skin pigmentation: epidemiology, diagnosis and treatment. Am J Clin Dermatol. 2001;2(4):253-62.
37. Ghunawat S, Sarkar R, Garg VK. Imatinib induced melasma-like pigmentation: report of five cases and review of literature. Indian J Dermatol Venereol Leprol. 2016;82(4):409.
38. Kar SK. Melasma: a rare adverse effect of clomipramine. Indian J Pharmacol. 2016;48(4):453-4.
39. Tunca Z, Tunca MI, Dilsiz A, Bayol U, Hancioglu M. Clomipramine-induced pseudocyanotic pigmentation. Am J Psychiatry. 1989;146(4):552-3.
40. Kim SW, Yoon HS. Tamoxifen-induced melasma in a postmenopausal woman. J Eur Acad Dermatol Venereol. 2009;23:1199-200.
41. Duarte I, Lage ACC. Frequency of dermatoses associated with cosmetics. Contact Dermatitis. 2007 Apr;56(4):211-3. doi: 10.1111/j.1600-0536.2006.01051.x.
42. Espósito ACC, Cassiano DP, Bagatin E et al. Regarding the alterations in oxidative stress status induced by melasma treatments. Arch Dermatol Res. 2021;313:705-6.
43. Zhang X, Rosenstein BS, Wang Y et al. Identification of possible reactive oxygen species involved in ultraviolet radiation-induced oxidative DNA damage. Free Radic Biol Med. 1997;23:980-5.
44. Miot LDB, Miot HA, Silva MG, Marques MEA. Physiopathology of melasma. An Bras Dermatol. 2009;84(6):623-35.
45. Sarkar R, Puri P, Jain RK, Singh A, Desai A. Melasma in men: a clinical, aetiological and histological study. J Eur Acad Dermatol Venereol. 2010;24(7):768-72.
46. Keeling J, Cardona L, Benitez A, Epstein R, Rendon M. Mequinol 2%/tretinoin 0.01% topical solution for the treatment of melasma in men: a case series and review of the literature. Cutis. 2008;81(2):179-83.
47. Vázquez M, Maldonado H, Benmamán C, Sánchez JL. Melasma in men: a clinical and histologic study. Int J Dermatol. 1988;27(1):25-7.
48. Sarkar R, Arora P, Garg VK, Sonthalia S, Gokhale N. Melasma update. Indian Dermatol Online J. 2014;5(4):426-35.

49. Sialy R, Hassan I, Kaur I, Dash RJ. Melasma in men: a hormonal profile. J Dermatol. 2000;27(1):64-5.
50. Sanchez NP, Pathak MA, Sato S, Fitzpatrick TB, Sanchez JL, Mihm MC. Melasma: a clinical, light microscopic, ultrastructural and immunofluorescence study. J Am Acad Dermatol. 1981;4(6):698-710.
51. Wirya SA, Maymone MBC, Widjajahakim R, Vashi NA. Subclinical melasma: determining disease extent. J Am Acad Dermatol. 2017;77(2):e41-2.
52. Sonthalia S, Jha AK, Langar S. Dermoscopy of melasma. Indian Dermatol Online J. 2017;8(6):525-6.
53. Zeng X, Qiu Y, Xiang W. In vivo reflectance confocal microscopy for evaluating common facial hyperpigmentation. Skin Res Technol. 2020;26(2):215-9.
54. Pandya AG, Guevara IL. Disorders of hyperpigmentation. Dermatol Clin. 2000;18(1):91-8.
55. Pandya AG, Hynan LS, Bhore R, Riley FC, Guevara IL, Grimes P et al. Reliability assessment and validation of the melasma area and severity index (MASI) and a new modified MASI scoring method. J Am Acad Dermatol. 2011;64(1):78-83.
56. Rodrigues M, Ayala-Cortés AS, Rodríguez-Arámbula A, Hynan LS, Pandya AG. Interpretability of the modified melasma area and severity index (mMASI). JAMA Dermatol. 2016;152(9):1051-2.
57. Abou-Taleb DAE, Ibrahim AK, Youssef EMK, Moubasher AEA. Reliability, validity and sensitivity to change overtime of the modified melasma area and severity index score. Dermatol Surg Off Publ Am Soc Dermatol Surg Al. 2017;43(2):210-7.
58. Anderson RT, Rajagopalan R. Development and validation of a quality of life instrument for cutaneous diseases. J Am Acad Dermatol. 1997;37(1):41-50.
59. Balkrishnan R, McMichael AJ, Camacho FT, Saltzberg F, Housman TS, Grummer S et al. Development and validation of a health-related quality of life instrument for women with melasma. Br J Dermatol. 2003;149(3):572-7.
60. Chren MM, Lasek RJ, Sahay AP, Sands LP. Measurement properties of Skindex-16: a brief quality of life measure for patients with skin diseases. J Cutan Med Surg. 2001;5(2):105-10.
61. Finlay AY, Khan GK. Dermatology life quality index (DLQI): a simple practical measure for routine clinical use. Clin Exp Dermatol. 1994;19(3):210-6.
62. Harumi O, Goh CL. The effect of melasma on the quality of life in a sample of women living in Singapore. J Clin Aesthetic Dermatol. 2016;9(1):21-4.
63. Maranzatto CFP, Miot HA, Miot LDB, Meneguin S. Psychometrican analysis and dimensional structure of the Brazilian version of melasma quality of life scale (MELASQoL-BP). An Bras Dermatol. 2016;91(4):422-8.
64. Pollo CF, Miot LDB, Meneguin S, Miot HA. Factors associated with quality of life in facial melasma: a cross-sectional study. Int J Cosmet Sci. 2018;40(3):313-6.
65. Espósito MCC, Espósito ACC, Jorge MFS, D'Elia MPB, Miot HA. Depression, anxiety and self-esteem in women with facial melasma: an internet-based survey in Brazil. Int J Dermatol. 2021 Sep;60(9):e346-7.
66. Kwon SH, Hwang YJ, Lee SK, Park KC. Heterogeneous pathology of melasma and its clinical implications. Int J Mol Sci. 2016;17(6):824.
67. Miot LDB, Miot HA, Silva MG, Marques MEA. Morphological and functional comparative study of melanocytes in melasma lesions. An Bras Dermatol. 2007;82(6):529-34.
68. Lee DJ, Lee J, Ha J, Park KC, Ortonne JP, Kang HY. Defective barrier function in melasma skin. J Eur Acad Dermatol Venereol. 2012;26(12):1533-7.
69. Sarkar R, Arora P, Garg VK, Sonthalia S, Gokhale N. Melasma update. Indian Dermatol Online J. 2014;5(4):426-35.
70. Gautam M, Patil S, Nadkarni N, Sandhu M, Godse K, Setia M. Histopathological comparison of lesional and perilesional skin in melasma: a cross-sectional analysis. Indian J Dermatol Venereol Leprol. 2019;85(4):367-73.
71. Espósito ACC, Brianezi G, Souza NP, Miot DB, Miot HA. Exploratory study of epidermis, basement membrane zone, upper dermis alterations and Wnt pathway activation in melasma compared to adjacent and retroauricular skin. Ann Dermatol. 2020 Apr;32(2):101-8.
72. Gautam M, Patil S, Nadkarni N, Sandhu M, Godse K, Setia M. Histopathological comparison of lesional and perilesional skin in melasma: a cross-sectional analysis. Indian J Dermatol Venereol Leprol. 2019;85(4):367-73.
73. Espósito ACC, Brianezi G, Souza NP, Santos DC, Miot LDB, Miot HA. Ultrastructural characterization of damage in the basement membrane of facial melasma. Arch Dermtol Res. 2020;312(3):223-7.
74. Inomata S, Matsunaga Y, Amano S, Takada K, Kobayashi K, Tsunenaga M et al. Possible involvement of gelatinases in basement membrane damage and wrinkle formation in chronically ultraviolet B-exposed hairless mouse. J Invest Dermatol. 2003;120(1):128-34.
75. Kwon SH, Hwang YJ, Lee SK, Park KC. Heterogeneous pathology of melasma and its clinical implications. Int J Mol Sci. 2016;17(6):824.
76. Yoshida M, Takahashi Y, Inoue S. Histamine induces melanogenesis and morphologic changes by protein kinase A activation via H2 receptors in human normal melanocytes. J Invest Dermatol. 2000;114(2):334-42.
77. Rajanala S, Maymone MBC, Vashi NA. Melasma pathogenesis: a review of the latest research, pathological findings and investigational therapies. Dermatol Online J. 2019;25(10):13030/qt47b7r28c.
78. Bastonini E, Kovacs D, Picardo M. Skin pigmentation and pigmentary disorders: focus on epidermal/dermal cross-talk. Ann Dermatol. 2016;28(3):279-89.
79. Schaefer L, Pontes LG, Cavassan NRV et al. Proteomic study of facial melasma. An Bras Dermatol. 2022 Nov-Dec;97(6):808-14. doi: 10.1016/j.abd.2021.06.010 [Epub 2022 Sep 10].
80. Lee AY. Recent progress in melasma pathogenesis. Pigment Cell Melanoma Res. 2015;28(6):648-60.
81. Thody AJ, Graham A. Does alpha-MSH have a role in regulating skin pigmentation in humans? Pigment Cell Res. 1998;11(5):265-74.
82. Kondo T, Hearing VJ. Update on the regulation of mammalian melanocyte function and skin pigmentation. Expert Rev Dermatol. 2011;6(1):97-108.
83. Halaban R. The regulation of normal melanocyte proliferation. Pigment Cell Res. 2000;13(1):4-14.
84. Jang YH, Lee JY, Kang HY, Lee ES, Kim YC. Oestrogen and progesterone receptor expression in melasma: an immunohistochemical analysis. J Eur Acad Dermatol Venereol. 2010;24(11):1312-6.
85. Im S, Lee ES, Kim W, On W, Kim J, Lee M et al. Donor specific response of estrogen and progesterone on cultured human melanocytes. J Korean Med Sci. 2002;17(1):58-64.
86. Tamega AA, Miot HA, Moço NP, Silva MG, Marques MEA, Miot LDB. Gene and protein expression of estrogen-β and progesterone receptors in facial melasma and adjacent healthy skin in women. Int J Cosmet Sci. 2015;37(2):222-8.
87. Kim NH, Lee CH, Lee AY. H19 RNA downregulation stimulated melanogenesis in melasma. Pigment Cell Melanoma Res. 2010;23(1):84-92.
88. Shin J, Kim JH, Kim EK. Repeated exposure of human fibroblasts to UVR induces secretion of stem cell factor and senescence. J Eur Acad Dermatol Venereol. 2012;26:1577-80.
89. Torres-Álvarez B, Mesa-Garza IG, Castanedo-Cázares JP, Fuentes-Ahumada C, Oros-Ovalle C, Navarrete-Solis J et al. Histochemical and immunohistochemical study in melasma: evidence of damage in the basal membrane. Am J Dermatopathol. 2011;33(3):291-5.
90. Byun JW, Park IS, Choi GS, Shin J. Role of fibroblast-derived factors in the pathogenesis of melasma. Clin Exp Dermatol. 2016;41(6):601-9.
91. Salducci M, Andre N, Guere C et al. Factors secreted by irradiated aged fibroblasts induce solar lentigo in pigmented reconstructed epidermis. Pigment Cell Melanoma Res. 2014;27:502-4.
92. Shin J, Kim JH, Kim EK. Repeated exposure of human fibroblasts to UVR induces secretion of stem cell factor and senescence. J Eur Acad Dermatol Venereol. 2012;26:1577-80.
93. Wang Y, Viennet C, Robin S et al. Precise role of dermal fibroblasts on melanocyte pigmentation. J Dermatol Sci. 2017;88:159-66.
94. Yoon JE, Kim Y, Kwon S et al. Senescent fibroblasts drive ageing pigmentation: a potential therapeutic target for senile lentigo. Theranostics. 2018;8:4620-32.
95. Byun JW, Park IS, Choi GS, Shin J. Role of fibroblast-derived factors in the pathogenesis of melasma. Clin Exp Dermatol. 2016;41(6):601-9.
96. Espósito ACC, Brianezi G, Souza NP, Miot DB, Miot HA. Exploratory study of epidermis, basement membrane zone, upper dermis alterations and Wnt pathway activation in melasma compared to adjacent and retroauricular skin. Ann Dermatol. 2020 Apr;32(2):101-8.
97. Dias JAF, Lima PB, Cassiano DP, Espósito ACC, Bagatin E, Miot LDB, Miot HA. Oral ketotifen associated with famotidine for the treatment of facial melasma: a randomized, double-blind, placebo-controlled trial. J Eur Acad Dermatol Venereol. 2021 Sep 23. doi: 10.1111/jdv.17692 [Epub ahead of print].
98. Lee DJ, Park KC, Ortonne J, Kang H. Pendulous melanocytes: a characteristic feature of melasma and how it may occur. Br J Dermatol. 2012;166(3):684-6.
99. Kim EH, Kim YC, Lee ES, Kang HY. The vascular characteristics of melasma. J Dermatol Sci. 2007;46(2):111-6.
100. Fang D, Leishear K, Nguyen TK, Finko R, Cai K, Fukunaga M et al. Defining the conditions for the generation of melanocytes from human embryonic stem cells. Stem Cells Dayt Ohio. 2006;24(7):1668-77.
101. Yamaguchi Y, Passeron T, Hoashi T, Watabe H, Rouzaud F, Yasumoto K et al. Dickkopf 1 (DKK1) regulates skin pigmentation and thickness by affecting Wnt/beta-catenin signaling in keratinocytes. J Off Publ Fed Am Soc Exp Biol. 2008;22(4):1009-20.
102. Kim JH, Sohn KC, Choi TY, Kim MY, Ando H, Choi SJ et al. Beta-catenin regulates melanocyte dendricity through the modulation of PKCzeta and PKCdelta. Pigment Cell Melanoma Res. 2010;23(3):385-93.
103. Yost C, Torres M, Miller JR, Huang E, Kimelman D, Moon RT. The axis-inducing activity, stability and subcellular distribution of beta-catenin is regulated in xenopus embrys by glycogen synthase kinase 3. Genes Dev. 1996;10(12):1443-54.
104. Miller JR, Hocking AM, Brown JD, Moon RT. Mechanism and function of signal transduction by the Wnt/beta-catenin and Wnt/Ca2+ pathways. Oncogene. 1999;18(55):7860-72.
105. Schepsky A, Bruser K, Gunnarsson GJ, Goodall J, Hallsson JH, Goding CR et al. The microphthalmia-associated transcription factor Mitf interacts with beta-catenin to determine target gene expression. Mol Cell Biol. 2006;26(23):8914-27.
106. Sheldahl LC, Park M, Malbon CC, Moon RT. Protein kinase C is differentially stimulated by Wnt and frizzled homologs in a G-protein-dependent manner. Curr Biol. 1999;9(13):695-8.
107. Espósito ACC, Brianezi G, Souza NP, Miot LDB, Marques MEA, Miot HA. Exploring pathways for sustained melanogenesis in facial melasma: an immunofluorescence study. Int J Cosmet Sci. 2018;40(4):420-4.
108. Espósito ACC, Brianezi G, Souza NP, Miot LDB, Marques MEA, Miot HA. Exploring pathways for sustained melanogenesis in facial melasma: an immunofluorescence study. Int J Cosmet Sci. 2018;40(4):420-4.
109. Kim ES, Jo YK, Park SJ, Chang H, Shin JH, Choi ES et al. ARP101 inhibits α-MSH-stimulated melanogenesis by regulation of autophagy in melanocytes. FEBS Lett. 2013;587(24):3955-60.

110. Qiang L, Wu C, Ming M, Viollet B, He YY. Autophagy controls p38 activation to promote cell survival under genotoxic stress. J Biol Chem. 2013;288(3):1603-11.
111. Nakamura S, Yoshimori T. Autophagy and longevity. Mol Cells. 2018;41:65-72.
112. Ni C, Narzt MS, Nagelreiter IM et al. Autophagy deficient melanocytes display a senescence associated secretory phenotype that includes oxidized lipid mediators. Int J Biochem Cell Biol. 2016;81:375-82.
113. Espósito ACC, Souza NP, Miot LDB et al. Deficit in autophagy: a possible mechanism involved in melanocyte hyperfunction in melasma. Indian J Dermatol Venereol Leprol. 2021:1-3.
114. Miot LD, Miot HA, Polettini J, Silva MG, Marques ME. Morphologic changes and the expression of alpha-melanocyte stimulating hormone and melanocortin-1 receptor in melasma lesions: a comparative study. Am J Dermatopathol. 2010;32(7):676-82.
115. Taraz M, Niknam S, Ehsani AH. Tranexamic acid in treatment of melasma: a comprehensive review of clinical studies. Dermatol Ther. 2017;30(3):e12465.
116. Shankar K, Godse K, Aurangabadkar S, Lahiri K, Mysore V, Ganjoo A et al. Evidence-based treatment for melasma: expert opinion and a review. Dermatol Ther. 2014;4(2):165-86.
117. Schalka S, Steiner D, Ravelli FN, Steiner T, Terena AC, Marçon CR et al. Brazilian consensus on photoprotection. An Bras Dermatol. 2014;89(6 Suppl 1):1-74.
118. Rivas S, Pandya AG. Treatment of melasma with topical agents, peels and lasers: an evidence-based review. Am J Clin Dermatol. 2013;14(5):359-76.
119. Ennes SBP, Paschoalick RC, Avelar AMM. A double-blind, comparative, placebo-controlled study of the efficacy and tolerability of 4% hydroquinone as a depigmenting agent in melasma. J Dermatol Treat. 2000;11:173-9.
120. Nazzaro-Porro M. Azelaic acid. J Am Acad Dermatol. 1987;17(6):1033-41.
121. Schulte BC, Wu W, Rosen T. Azelaic acid: evidence-based update on mechanism of action and clinical application. J Drugs Dermatol. 2015;14(9):964-8.
122. Espinal-Perez LE, Moncada B, Castanedo-Cazares JP. A double-blind randomized trial of 5% ascorbic acid vs. 4% hydroquinone in melasma. Int J Dermatol. 2004; 43(8):604-7.
123. Khemis A, Kaiafa A, Queille-Roussel C, Duteil L, Ortonne JP. Evaluation of efficacy and safety of rucinol serum in patients with melasma: a randomized controlled trial. Br J Dermatol. 2007;156(5):997-1004.
124. Griffiths CE, Finkel LJ, Ditre CM, Hamilton TA, Ellis CN, Voorhees JJ. Topical tretinoin (retinoic acid) improves melasma: a vehicle-controlled, clinical trial. Br J Dermatol. 1993;129(4):415-21.
125. Lynde CB, Kraft JN, Lynde CW. Topical treatments for melasma and post inflammatory hyperpigmentation. Skin Ther Lett. 2006;11(9):1-6.
126. Sarkar R, Bhalla M, Kanwar AJ. A comparative study of 20% azelaic acid cream monotherapy versus a sequential therapy in the treatment of melasma in dark-skinned patients. Dermatol Basel Switz. 2002;205(3):249-54.
127. Steiner D, Feola C, Biakeski N, Morais FA, Antiori ACP, Addor FASA et al. Estudo de avaliação da eficácia do ácido tranexâmico tópico e injetável no tratamento do melasma. Surg Cosmet Dermato. 2009;1(4):174-7.
128. Zhou LL, Baibergenova A. Melasma: systematic review of the systemic treatments. Int J Dermatol. 2017 Sep;56(9):902-8. doi: 10.1111/ijd.13578 [Epub 2017 Feb 27].
129. Maeda K, Tomita Y. Mechanism of the inhibitory effect of tranexamic acid on melanogenesis in cultured human melanocytes in the presence of keratinocyte-conditioned medium. J Health Science. 2007;53(4):389-96.
130. Lima PB, Dias JAF, Cassiano DP, Espósito ACC, Bagatin E, Miot LDB, Miot HA. A comparative study of topical 5% cysteamine versus 4% hydroquinone in the treatment of facial melasma in women. International Journal of Dermatology. 2020 Dec;59(12):1531-6.
131. Lima PB, Dias JAF, Cassiano DP, Espósito ACC, Miot LDB, Bagatin E, Miot HA. Efficacy and safety of topical isobutylamido thiazolyl resorcinol (Thiamidol) vs. 4% hydroquinone cream for facial melasma: an evaluator-blinded, randomized controlled trial. Journal of the European Academy of Dermatology and Venereology. 2021;35(9):1881-7. doi:10.1111/jdv.17344.
132. Ertam I, Mutlu B, Unal I, Alper S, Kivçak B, Ozer O. Efficiency of ellagic acid and arbutin in melasma: a randomized, prospective, open-label study. J Dermatol. 2008;35(9):570-4.
133. Cestari TF, Hassun K, Sittart A et al. A comparison of triple combination cream and hydroquinone 4% cream for the treatment of moderate to severe facial melasma. J Cosmet Dermatol. 2007;6(1):36-9.
134. Chowdhary B, Mahajan VK, Mehta KS, Chauhan PS, Sharma V, Sharma A et al. Therapeutic efficacy and safety of oral tranexamic acid 250 mg once a day versus 500 mg twice a day: a comparative study. Arch Dermatol Res. 2021;313(2):109-17.
135. Del Rosario E, Florez-Pollack S, Zapata L, Hernandez K, Tovar-Garza A, Rodrigues M et al. Randomized, placebo-controlled, double-blind study of oral tranexamic acid in the treatment of moderate to severe melasma. J Am Acad Dermatol. 2018;78(2):363-9.
136. Lee HC, Thng TGS, Goh CL. Oral tranexamic acid (TA) in the treatment of melasma: a retrospective analysis. J Am Acad Dermatol. 2016;75(2):385-92.
137. Nestor M, Bucay V, Callender V, Cohen JL, Sadick N, Waldorf H. Polypodium leucotomos as an adjunct treatment of pigmentary disorders. J Clin Aesthetic Dermatol. 2014;7(3):13-7.
138. Ahmed AM, Lopez I, Perese F, Vasquez R, Hynan LS, Chong B et al. A randomized, double-blinded, placebo-controlled trial of oral Polypodium leucotomos extract as an adjunct to sunscreen in the treatment of melasma. JAMA Dermatol. 2013;149(8): 981-3.
139. Ni Z, Mu Y, Gulati O. Treatment of melasma with pycnogenol. Phytother Res. 2002; 16(6):567-71.
140. Lima PB, Dias JAF, Espósito ACC, Miot LDB, Miot HA. French maritime pine bark extract (pycnogenol) in association with triple combination cream for the treatment of facial melasma in women: a double-blind, randomized, placebo-controlled trial. Journal of the European Academy of Dermatology and Venereology. 2021 Feb;35(2):502-8. doi: 10.1111/jdv.16896 [Epub 2020 Sep 28].
141. Sarkar R, Bansal S, Garg VK. Chemical peels for melasma in dark-skinned patients. J Cutan Aesthetic Surg. 2012;5(4):247-53.
142. Ejaz A, Raza N, Iftikhar N, Muzzafar F. Comparison of 30% salicylic acid with Jessner's solution for superficial chemical peeling in epidermal melasma. J Coll Physicians Surg. 2008;18(4):205-8.
143. Azzam OA, Leheta TM, Nagui NA, Shaarawy E, Hay RMA, Hilal RF. Different therapeutic modalities for treatment of melasma. J Cosmet Dermatol. 2009;8(4):275-81.
144. Lima EVA. Microneedling in facial recalcitrant melasma: report of a series of 22 cases. An Bras Dermatol. 2015;90(6):919-21.
145. Cohen BE, Elbuluk N. Microneedling in skin of color: a review of uses and efficacy. J Am Acad Dermatol. 2016;74(2):348-55.
146. Lima EVA, Lima MMDA, Paixão MP, Miot HA. Assessment of the effects of skin microneedling as adjuvant therapy for facial melasma: a pilot study. BMC Dermatol. 2017;17(1):14.
147. Fabbrocini G, Annunziata MC, D'Arco V, De Vita V, Lodi G, Mauriello MC et al. Acne scars: pathogenesis, classification and treatment. Dermatol Res Pract. 2010;2010:893080.
148. Kunachak S, Leelaudomlipi P, Wongwaisayawan S. Dermabrasion: a curative treatment for melasma. Aesthetic Plast Surg. 2001;25(2):114-7.
149. Arora P, Sarkar R, Garg VK, Arya L. Lasers for treatment of melasma and post--inflammatory hyperpigmentation. J Cutan Aesthetic Surg. 2012;5(2):93-103.
150. Goldman MP, Gold MH, Palm MD, Colón LE, Preston N, Johnson LA et al. Sequential treatment with triple combination cream and intense pulsed light is more efficacious than sequential treatment with an inactive (control) cream and intense pulsed light in patients with moderate to severe melasma. Dermatol Surg. 2011;37(2):224-33.
151. Yue B, Yang Q, Xu J, Lu Z. Efficacy and safety of fractional Q-switched 1064-nm neodymium-doped yttrium aluminum garnet laser in the treatment of melasma in Chinese patients. Lasers Med Sci. 2016 Nov;31(8):1657-63.
152. Gokalp H, Akkaya AD, Oram Y. Long-term results in low-fluence 1064-nm Q-Switched Nd:YAG laser for melasma: is it effective? J Cosmet Dermatol. 2016;15(4):420-6.
153. Manaloto RM, Alster T. Erbium:YAG laser resurfacing for refractory melasma. Dermatol Surg. 1999;25(2):121-3.
154. Passeron T, Fontas E, Kang HY, Bahadoran P, Lacour JP, Ortonne JP. Melasma treatment with pulsed-dye laser and triple combination cream: a prospective, randomized, single-blind, split-face study. Arch Dermatol. 2011;147(9):1106-8.
155. Kroon MW, Wind BS, Beek JF, Van der Veen JPSW, Nieuweboer-Krobotová L, Bos JD et al. Non ablative 1550-nm fractional laser therapy versus triple topical therapy for the treatment of melasma: a randomized controlled pilot study. J Am Acad Dermatol. 2011;64(3):516-23.
156. Trivedi MK, Yang FC, Cho BK. A review of laser and light therapy in melasma. Int J Womens Dermatol. 2017;3(1):11-20.

capítulo 38

Artur Antonio Duarte

Lúpus Eritematoso

O lúpus eritematoso é uma doença multissistêmica que encontra na pele, rim e articulações seus órgãos de choque principais. A pele é a responsável em mais de 85% pelo início da doença e o acometimento renal é o determinante, na grande maioria das vezes, do prognóstico e da evolução da doença, que acomete preferencialmente mulheres, independentemente do grupo racial. Porém, parece mais grave em negros. Apesar de manifestar-se em qualquer faixa etária, em recém-nascidos, crianças e idosos, é muito mais comum entre 18 e 40 anos. Em crianças, a preferência pelo sexo feminino não parece tão evidente e as lesões discoides são mais raras.

■ HISTÓRIA

As primeiras descrições de lesões supostamente de lúpus eritematoso datam de 600 a.C. O termo lúpus começou a ser utilizado por volta do século X, na biografia de St. Martin, que viveu no século IV.

A primeira descrição acadêmica do lúpus foi feita por Hebra, em 1845, e Cazenave, em 1851, introduziu o termo *Lúpus erythemateux*, descrevendo o aspecto centrífugo da lesão. O termo discoide foi introduzido por Kaposi, em 1871, quando também sugeriu a possibilidade de a lesão estar relacionada a alguma alteração sistêmica.

Em 1872, Osler descreveu e reforçou a possibilidade de as lesões de lúpus descritas por Kaposi também terem manifestações extracutâneas.

No Brasil, as primeiras descrições do lúpus foram feitas por Rabelo e Aguiar Pupo, em 1930 (apud Sampaio) e, sem dúvida, o primeiro estudo brasileiro mais detalhado foi feito por Sampaio.

■ ETIOLOGIA E PATOGENIA

A real etiologia do lúpus eritematoso é parcialmente conhecida, o que permite afirmar que há muitos fatores envolvidos na gênese da doença, o que confere seu aspecto multifatorial.

A herança genética é nítida, com inúmeros casos familiares da doença: a associação da deficiência congênita de alguns fatores do complemento, em especial da fração C2, com o lúpus eritematoso no paciente e em familiares; maior incidência de autoanticorpos, em especial, fator antinuclear (FAN) em familiares sadios de pacientes portadores da doença.

Os antígenos de histocompatibilidade com HLA-B8, nos portadores da doença e nos familiares e nas outras doenças do grupo das colagenoses. O HLA-B8, na verdade, é a expressão do equilíbrio entre as frações dos antígenos HLA-Dr2 e DQ3 e, por isso, esses últimos são também citados como envolvidos na gênese das colagenoses, em especial para o lúpus eritematoso.

O envolvimento hormonal, ainda não devidamente comprovado, mas deve exercer alguma influência importante. Algumas evidências permitem essa afirmação, como a alta incidência no sexo feminino – mesmo com níveis hormonais normais; a evolução benigna, quando acomete o sexo masculino, supondo que a testosterona atue como elemento protetor da doença – essa suposição suporta-se por experimentos laboratoriais que mostram que camundongos com lúpus eritematoso induzido evoluem muito bem quando submetidos à terapia com testosterona e seus derivados. Outro fator é a maior probabilidade de agravamento da doença durante gestação, quando os níveis estrogênicos se elevam.

Esses fatores intrínsecos sofrem influências externas, principalmente da radiação ultravioleta A (UVA), além do *stress*, traumas físicos, drogas, infecções virais, ambientais, desencadeando, ou não, a doença, de acordo com a predisposição de cada um.

Entre esses elementos, a radiação UVA é a mais notável e está envolvida, diretamente, nos mecanismos de exposição de autoantígenos na superfície de queratinócitos, desencadeando a formação de autoanticorpos nos pacientes predispostos. A radiação UVA, incidindo sobre os queratinócitos, naturalmente, faz com que ocorra um dano ao DNA, que deveria ser automaticamente reparado pela ação das proteínas p53 e p51. No entanto, em pacientes predispostos, há um aumento da proteína p53, deslocando o mecanismo de mitose reparadora, perpetuando o erro do DNA, o que leva à apoptose dos queratinócitos. Durante o mecanismo de apoptose, o aumento da permeabilidade da membrana celular expõe os elementos nucleares e citoplasmáticos para células apresentadoras de antígenos circulantes. Esses "antígenos específicos" intranucleares e intracitoplasmáticos expostos são reconhecidos e processados pelos macrófagos, com a produção de interleucina 1 (IL-1) e fator de necrose tumoral (TNF). A primeira, por si só, é capaz de estimular a produção de linfócitos B a partir do estímulo de linfócitos Th1 e iniciar o processo de formação de autoanticorpos e o segundo (TNF), é responsável pelos estados febris inespecíficos – pródromos, em geral. Essas estruturas intracelulares processadas seguem ainda uma segunda via: são apresentadas para os linfócitos T *helper* (Th), que reconhecem sua antigenicidade, aumentam a subpopulação de linfócitos Th1 e Th2, estimulam a síntese de IL 2, principalmente, e interferon gama, capazes de estimular a imunidade humoral, levando à formação de autoanticorpos específicos, sendo essa a via mais competente na formação de autoanticorpos. Esses complexos antígeno-anticorpos formados tornam-se circulantes e/ou depositam-se nos diferentes tecidos e causam as consequentes lesões do lúpus eritematoso.

■ OS AUTOANTICORPOS

Para que os autoanticorpos formados estabeleçam uma condição patológica, é necessário que alguns fatores, tanto endógenos como exógenos, interajam: assim, uma sequência lógica de acontecimentos, como a predisposição genética (HLA) interagindo com agentes externos (drogas, UVA, vírus, bactérias e fatores desconhecidos), desencadeia a apoptose e a consequente exposição dos autoantígenos que, em seguida, são apresentados para os linfócitos T e B que podem eliminar diretamente os antígenos – quando não ocorre a doença – ou terem a resposta imunológica persistente – persistência imunológica; a partir daí, é necessário que a tolerância imunológica do paciente em reconhecer o antígeno seja quebrada e mediada por receptores Ig na célula B e receptores Tcr das células T. A interação desses dois sistemas resulta na quebra, ou não, da tolerância imunológica e, sendo quebrada, tem-se o caráter patológico estabelecido. Essas respostas imunes são clonadas e expandidas em células de memória T e B e dirigidas contra "*self* antígenos".

Assim, a partir desses mecanismos complexos e na dependência do *self* antígeno exposto, será formado o respectivo autoanticorpo, levando às consequentes disfunções. A disfunção estabelecida estará na dependência da qualidade do complexo antígeno-anticorpo formado, levando a consequências e autoanticorpos diferentes, por exemplo:

- **Anticorpo anti-Ds-DNA:** grande probabilidade de acometimento renal.
- **Anticorpo anti-Ro-ssA:** lúpus eritematoso cutâneo subagudo/lúpus neonatal/fotossensibilidade.
- **Anticorpo anti-Sm:** marcador específico de lúpus eritematoso sistêmico, provável doença benigna.
- **Anticorpo anti-MA:** maior probabilidade de lesão neurológica.
- **Anti-ss-DNA:** maior probabilidade de a colagenose tornar-se sistêmica.
- **Anticorpos antinucleossomais:** marcador precoce de doença sistêmica.
- **Anticorpos anti-P ribossomal:** marcador de doença sistêmica com probabilidade de doença neurológica.

Com relação ao meio ambiente, nos dias de hoje, começam a ganhar importância as substâncias de alto peso molecular, como os vinis, epóxi, resinas e óleos pesados, no contato com os indivíduos, desencadeando o lúpus eritematoso *like* (correlação mais bem observada no desencadeamento da esclerodermia ocupacional) ou piorando uma doença preexistente; do mesmo modo, alimentos transgênicos começam a ser citados como potencialmente capazes de desencadear algum tipo de reação autoimune, por meio do estímulo à apoptose, porém ainda nada definitivamente comprovado. Outros fatores, como uso de implantes cutâneos dérmicos ou subcutâneos com finalidade estética para correção de sulcos e rugas, como os derivados do ácido hialurônico e silicones, estão formalmente contraindicados para pacientes portadores de lúpus eritematoso, dada a possibilidade de vir a estimular produção de autoanticorpos, devido à antigenicidade dessas substâncias, hoje relacionadas como potenciais desencadeadoras da doença. Do mesmo modo, estão contraindicados em portadores de esclerodermia, síndrome de Sjögren, artrite reumatoide, dermatomiosite e qualquer outra doença autoimune.

■ MANIFESTAÇÕES CLÍNICAS

Quanto às manifestações cutâneas, as lesões podem ser divididas em específicas e inespecíficas.

As lesões específicas são as manifestações clínicas e histológicas típicas do lúpus eritematoso cutâneo e são classificadas em:

- Lúpus eritematoso cutâneo crônico (LECC).
- Lúpus eritematoso cutâneo subagudo (LECSA).
- Lúpus eritematoso cutâneo agudo (LECA).

Qualquer uma dessas formas pode representar a doença sistêmica e, quando ocorrer, a melhor denominação será lúpus eritematoso sistêmico com lesão cutânea tipo crônico, subaguda ou aguda. A forma cutâneo-crônica representaria o polo benigno da doença com menor probabilidade de evolução para doença sistêmica. A forma subaguda, intermediária, com aproximadamente 50% de possível sistematização da doença e culminando com o subtipo cutâneo agudo, é considerada, sempre, uma doença sistêmica.

As expressões cutâneas iniciais, via de regra, mantêm-se durante todo o curso da doença, isto é, se a manifestação cutânea inicial foi de lesão discoide (LECC), ela tende a recidivar sempre com o mesmo padrão de lesão cutânea, da mesma forma com a lesão cutânea subaguda e aguda; porém, há possibilidade de outras manifestações cutâneas compatíveis e concomitantes com o lúpus eritematoso, por exemplo: lesão discoide e vasculite, lesão discoide e paniculite, lesão discoide e púrpuras etc.

As alternâncias de padrões de lesão cutânea (cutâneo-crônico, subagudo, agudo) durante a evolução da doença não são a regra e acontecem, principalmente, quando o lúpus eritematoso manifesta-se em adultos jovens.

■ LÚPUS ERITEMATOSO CUTÂNEO CRÔNICO – LECC

Representado pela lesão discoide, que se caracteriza por eritema, infiltração, escamas aderidas e, às vezes, com espículas córneas que penetram os folículos pilossebáceos e evoluem, deixando área atrófica cicatricial e telangiectasias. As lesões tendem a evoluir de maneira centrífuga, com lesão residual atrófica hipo ou hipercrômica central e persistência de atividade nas bordas, isto é, eritema e infiltração. Por vezes as bordas são hipercrômicas (Figuras 38.1 e 38.2).

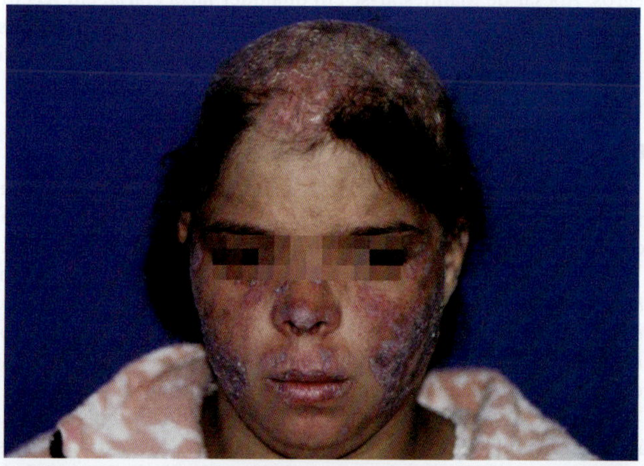

■ **Figura 38.1** Lúpus eritematoso cutâneo crônico.

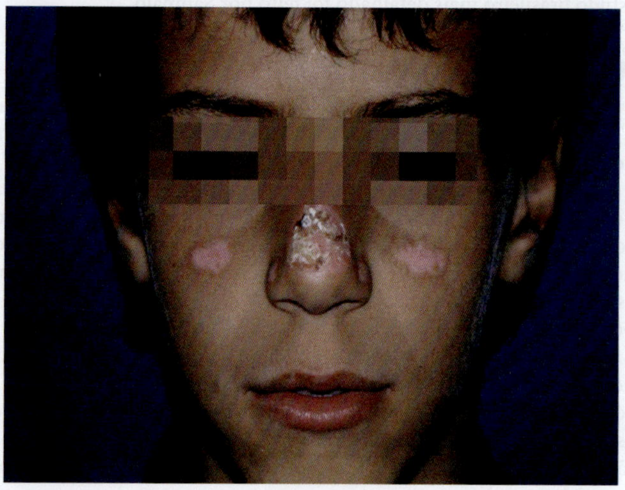

■ **Figura 38.2** Lúpus eritematoso cutâneo crônico.

As lesões iniciam-se por pápula ou placa eritematosa de tamanho variável e infiltrada que vai assumindo o aspecto discoide, progressivamente, a partir do seu centro. Acometem principalmente área fotoexposta:

- Têm predileção pelo pavilhão auricular, considerado uma localização muito sugestiva da doença.
- Na face, a região malar bilateral, caracterizando a disposição em asa de borboleta.
- Em áreas pilosas, como couro cabeludo, pode deixar uma alopecia cicatricial.
- Palmas das mãos e plantas dos pés.
- Com certa frequência, a semimucosa labial, nasal e tarsal.

Na mucosa oral têm sido descritas algumas lesões circulares eritematosas, com centro esbranquiçado e deprimido no palato duro ou púrpura palatina, como característica dessa forma cutânea do lúpus (Figura 38.3), porém prefere-se considerar lesões do palato duro como sinal de probabilidade de doença sistêmica. A mucosa tarsal, quando acometida, mostra um eritema vivo quase sangrante e a atrofia é demonstrada por depressão da superfície e perda de cílios. A semimucosa labial e a nasal também podem apresentar eritema vivo, descamação esbranquiçada superficial e atrofia.

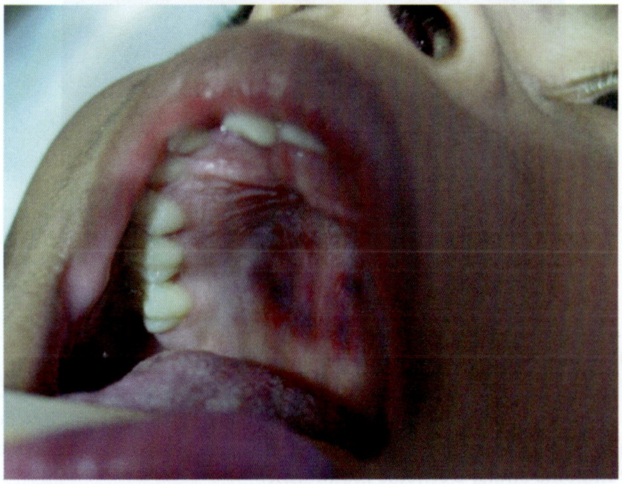

Figura 38.3 Lesão mucosa em lúpus eritematoso cutâneo crônico.

Essa forma clínica do LECC também atinge áreas cobertas e, às vezes, inicia-se no tecido subcutâneo, quando passamos a denominar LECC profundo, termo preferível à paniculite lúpica, que representa melhor a forma sistêmica da doença. Na cicatrização do tecido subcutâneo, a calcinose é possível.

O LECC apresenta algumas variantes, como a forma hipertrófica ou verrucosa, na qual a infiltração na base da lesão é exuberante e as escamas tornam-se muito grosseiras; essa forma atinge, com mais frequência, uma faixa etária mais elevada, acima de 40 anos, quando a possibilidade de doença sistêmica é menor. Costuma ser mais comum em áreas de extensão, como os antebraços e o dorso do nariz. A variante túmida – lúpus túmido – caracteriza-se por lesão, com aspecto urticariforme, porém mais consistente e edematosa, formando uma placa em área de fotoexposição. Outra variante são os pequenos nódulos eritematosos, *Chilblain lúpus*, que surgem após trauma ou exposição ao frio, sobre protuberâncias ósseas, em especial dedos das mãos e pés e, na sua evolução, tendem a apresentar-se como lesão discoide, causando grande desconforto para o paciente. Em geral, as lesões do LECC são assintomáticas, porém alguns pacientes referem prurido e mesmo dor.

O LECC é caracterizado como localizado quando acomete apenas o segmento cefálico e, como disseminado, quando acomete o segmento cefálico e além dele, independentemente do número de lesões. As formas disseminadas cursam com alguma sintomatologia geral, como artralgias discretas, mal-estar, indisposição e, mais raramente, estado febril, quando as lesões são muito extensas e quando o paciente se expõe ao sol de maneira prolongada. Não existe correlação exata entre a extensão da lesão cutânea e a maior probabilidade de representar doença sistêmica. Porém, as formas disseminadas parecem ter maior chance de representá-la.

O LECC é a forma clínica que menos representa a doença sistêmica, variando de 5% a 20%, de acordo com diferentes grupos populacionais estudados.

Os sinais que mostram maior probabilidade de doença sistêmica nesse grupo são: doença familiar, consumo de complemento em algum momento da evolução da doença, deficiência congênita da fração C2 do complemento, anticorpo anti-ss-DNA (anti-DNA de hélice simples), alteração hematológica, como leucopenia e anemia, além de febre constante demonstrável e lesão mucosa. Existe a possibilidade da lesão discoide surgir a qualquer momento, também durante a evolução de uma doença sabidamente sistêmica.

Essa forma cutânea do lúpus eritematoso tem como diagnóstico diferencial: morfeia, devido a áreas atróficas cicatriciais, pseudopelada de Brocq e líquen plano pilar no couro cabeludo, líquen plano actínico, líquen plano hipertrófico e também algumas formas exuberantes de rosácea.

LÚPUS ERITEMATOSO CUTÂNEO SUBAGUDO – LECSA

Essa forma do lúpus eritematoso tem, como uma das principais características, a fotossensibilidade – mais de 80% das lesões são em áreas de fotoexposição e do tipo:

- **Papuloescamoso ou psoriasiforme:** eritema e infiltração associados à descamação que lembram a escama da psoríase, porém mais aderida e em pequenas placas, não mostrando atrofia quando a escama é removida.
- **Anulares policíclicas:** bordas eritematoinfiltradas, com centro esmaecido – aspecto que lembra eritema polimorfo.

As lesões subagudas expressam-se, ainda, de maneira predominantemente telangiectásica ou papuloinfiltrada, com telangiectasias. Essas pápulas, quando coalescem, formam placas, preferencialmente em áreas de fotoexposição. Característica marcante da forma subaguda é a exuberância do aspecto infiltrativo e a ausência de atrofia. Em geral, essas lesões, quando involuem, não deixam cicatrizes definitivas, exceto hipocromias reversíveis. Raramente acometem o couro cabeludo e as telangiectasias periungueais são frequentes, significando maior probabilidade de doença sistêmica (Figuras 38.4 e 38.5A e B).

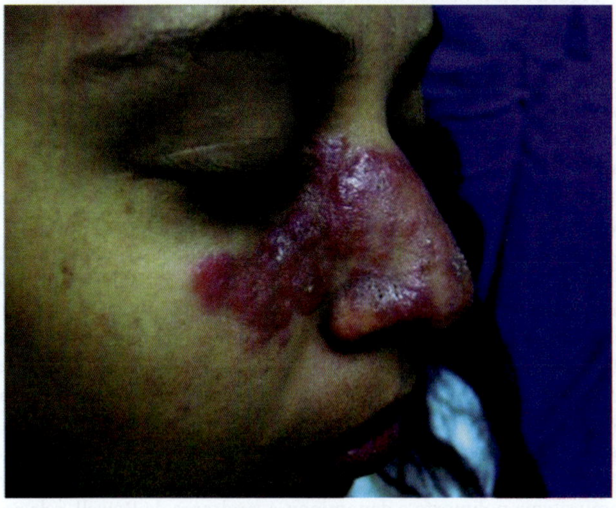

Figura 38.4 Lúpus eritematoso cutâneo subagudo.

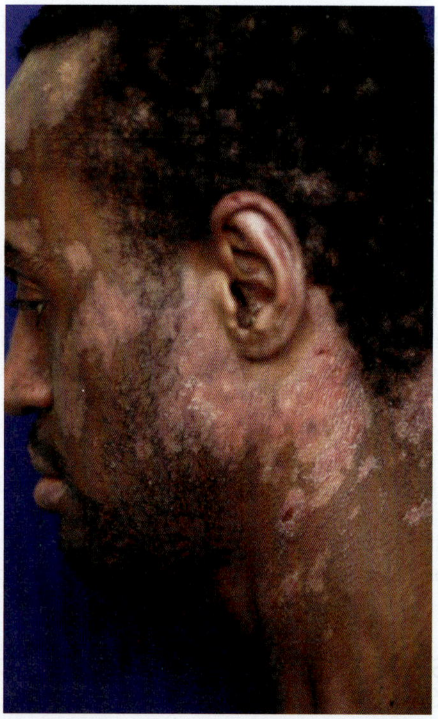

■ **Figura 38.5A** Lesões psoriasiformes em lúpus eritematoso cutâneo subagudo.

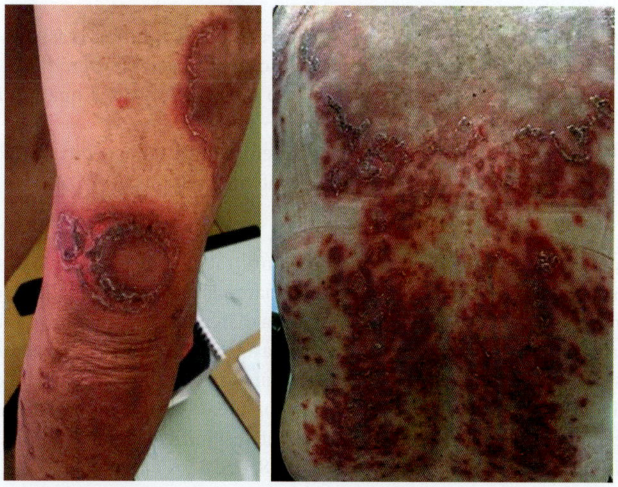

■ **Figura 38.5B** Lesões anulares policíclicas.

A probabilidade dessa forma cutânea do lúpus eritematoso representar a doença sistêmica ou vir a representar é de cerca de 50% dos pacientes, de acordo com diferentes autores (Figura 38.6). Essa é a forma clínica que mais atinge as crianças e é a expressão cutânea que caracteriza o lúpus eritematoso neonatal. Pode vir acompanhada de sintomatologia sistêmica, como artralgias, mal-estar, indisposição aos moldes do LECC e estado febril mais frequente.

Essa forma clínica está mais associada à deficiência congênita da fração C2 do complemento. A associação de doença familiar também é mais frequente e classicamente é caracterizada pelo anticorpo anti-RO-ssA e LA-ssB, além do antígeno de histocompatibilidade HLA-Dr3 e DQ2. Tais características marcam a maior possibilidade de essa forma cutânea do lúpus representar ou vir a representar doença sistêmica, assim como também alterações hematológicas, principalmente leucopenia e anemia persistente.

Em 1963, Rowel descreveu uma associação de lúpus eritematoso com eritema polimorfo e denominou-a síndrome de Rowell, relacionando-a aos anticorpos anti-Ro e anti-La, além de fator reumatoide. Provavelmente Rowell estava descrevendo esse subtipo de lúpus eritematoso – LECSA, com lesões anulares e policíclicas, com presença dos seus marcadores imunológicos (Ro-ssA e LA-ssB). Essas lesões eritematosas, infiltradas e policíclicas ocorrem em surtos de agudização e mantêm-se durante as primeiras 6 semanas com imunofluorescência direta negativa, peculiar nas lesões recentes de lúpus eritematoso e que deve ter contribuído para a descrição da então síndrome de Rowell, hoje apenas citada como fato histórico.

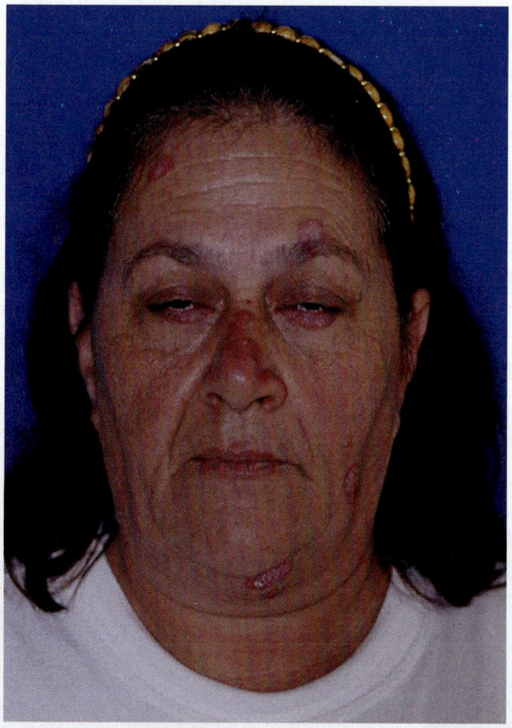

■ **Figura 38.6** Lesão discoide em lúpus eritematoso sistêmico.

Como diagnóstico diferencial, incluem-se as rosáceas, infiltração linfocitária de Jessner-Kannof, linfocitoma cútis, sarcoidose, psoríase, granuloma anular e eritema multiforme.

Além dos autoanticorpos anti-RO-ssA e LA-ssB, que caracterizam a forma subaguda do lúpus eritematoso, outros autoanticorpos eventualmente estão presentes sem que tenham significado de doença sistêmica, como FAN, com padrões de depósitos diferentes do periférico e homogêneo (em geral pontilhado) e com altos títulos, acima de 1/180 por exemplo, além da possibilidade de positividade de anticorpos anti-ss-DNA (hélice simples) e anti-U1-Rnp. A ocorrência de mais de uma classe de autoanticorpo concomitantemente, ou em momentos diferentes no mesmo ano de observação, aponta para a alta probabilidade de doença sistêmica.

A possibilidade de o LECSA vir a representar uma doença sistêmica gira em torno de 50% dos pacientes, ocorrendo em qualquer momento da evolução da doença.

■ LÚPUS ERITEMATOSO CUTÂNEO AGUDO – LECA

Essa forma cutânea do lúpus eritematoso representa sempre doença sistêmica que, inicialmente, pode não estar instalada, mas invariavelmente evolui para sistematização. Na maioria das vezes, as lesões iniciam-se depois de prolongada exposição solar e, mais raramente, após a ingestão de drogas, como procainamida, hidralazida ou isoniazida, quando o paciente passa a apresentar eritema vivo pouco infiltrativo em áreas de fotoexposição, principalmente região malar bilateral, apresentando a típica lesão em asa de borboleta, e na porção superior do tronco (Figura 38.7). Essas lesões raramente apresentam descamação e, quando ocorre, é fina e discreta.

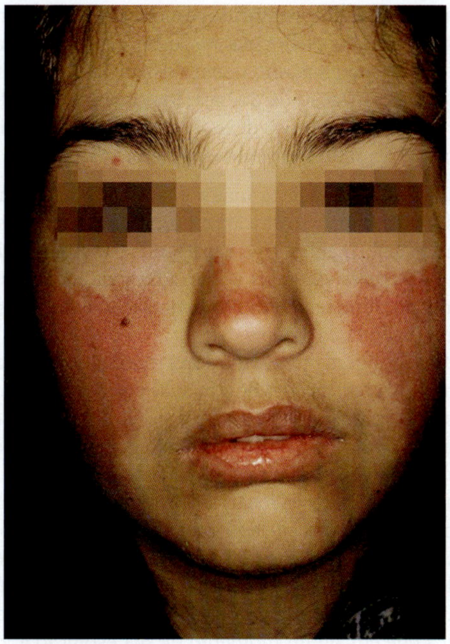

■ **Figura 38.7** Lúpus eritematoso cutâneo agudo.

Outras manifestações do LECA

- Queda constante de cabelos, mostrando alopecia difusa sem sinais inflamatórios.
- Telangiectasias periungueais, frequentemente.
- Lesões morbiliformes ou pequenas lesões infiltradas isoladas em áreas de fotoexposição.
- Pequenas ulcerações, petéquias e púrpuras no palato duro.
- Lesões líquen-*like* na mucosa julgal.
- Edema de pálpebras e hiperemia conjuntival e labial. Essas lesões, em geral, vêm sempre acompanhadas de sintomatologia sistêmica, como febre, mal-estar geral, indisposição e artralgias.
- Variante bolhosa, quando surgem pequenas bolhas que coalescem, formando uma bolha maior e tensa, em geral numa pele aparentemente íntegra.

O diagnóstico diferencial desse subtipo de lúpus cutâneo deve incluir as dermatoses virais febris, dermatomiosite, infiltração linfocitária de Jessner, penfigoide bolhoso (na variante bolhosa do lúpus eritematoso cutâneo agudo) e até algumas formas reacionais de hanseníase.

Em geral, já existem, nesses pacientes, alterações laboratoriais significativas que permitem o diagnóstico de doença sistêmica.

Ainda dentre as manifestações cutâneas específicas, devemos considerar as possibilidades da presença de paniculite lúpica ou lúpus eritematoso profundo, além de manifestações cutâneas inespecíficas, porém muito frequentes.

■ PANICULITE LÚPICA/LÚPUS ERITEMATOSO PROFUNDO

O acometimento do tecido adiposo no lúpus eritematoso ocorre tanto na doença sistêmica, paniculite lúpica propriamente dita, como na doença cutânea, mais bem denominada lúpus eritematoso cutâneo profundo. Não obstante, os dois termos têm sido utilizados para demonstrar a doença no tecido adiposo, independentemente da sua forma, se cutânea ou sistêmica.

As lesões caracterizam-se por nódulos palpáveis, na maioria das vezes assintomáticos e de tamanhos variáveis, com ou sem lesão cutânea adjacente, típica de lúpus eritematoso. A pele que recobre os nódulos pode mostrar leve retração. A paniculite pode preceder, por anos, o aparecimento de lesões cutâneas típicas do lúpus eritematoso ou outros sintomas característicos. As regiões mais envolvidas são face, braços e coxas. Os nódulos subcutâneos, isolados tornam bastante difícil o diagnóstico de paniculite lúpica, pois o aspecto clínico se sobrepõe às paniculites em geral. Essas lesões evoluem com frequência para calcinoses, principalmente quando se localizam próximo às articulações e passam a ser dolorosas, raramente ulcerando-se.

A paniculite lúpica e o lúpus eritematoso cutâneo profundo diferenciam-se do eritema nodoso (quadro reacional eventualmente presente nos pacientes com lúpus eritematoso sistêmico) por serem persistentes, não evoluírem em surtos, mais bem delimitados à palpação, pouco doloridos, com a pele sobrejacente levemente retraída e terem, como localização preferencial, face, braços e coxas, além da possibilidade de calcificarem-se.

O diagnóstico histopatológico impõe-se na suspeita clínica dessa variante do lúpus eritematoso, sendo muitas vezes difícil para o patologista decidir entre o diagnóstico de eritema nodoso e paniculite lúpica ou lúpus eritematoso profundo, principalmente se a lesão ocorrer no terço inferior da perna. Quando se surpreende uma paniculite septal típica, o diagnóstico de lúpus eritematoso pode ser estabelecido, porém nem sempre conseguimos a biópsia no momento adequado, pois, na maioria das vezes, a inflamação já não está mais restrita aos septos lobulares.

■ MANIFESTAÇÕES CUTÂNEAS INESPECÍFICAS

Muitas manifestações cutâneas não são caracterizadas histologicamente como lúpus eritematoso e podem fazer parte do quadro clínico da doença, principalmente na sua expressão sistêmica, mas também podem acompanhar outras doenças não lúpus.

As manifestações clínicas cutâneas inespecíficas mais frequentes são:

- Vasculites.
- Púrpuras palpáveis e urticária vasculite.
- Livedo reticular, fenômeno de Raynauld, eritromelalgia.
- Eritema nodoso recorrente.
- Alopecia difusa, eflúvio telógeno.
- Esclerodactilia.
- Calcinose cutânea.
- Lesões bolhosas.
- Telangiectasias periungueais.
- Tromboflebites.

As vasculites são mais características quando se iniciam pelas extremidades dos dedos das mãos e artelhos, mostrando-se inicialmente como pontos eritematopurpúricos, dolorosos principalmente no inverno, e evoluem para um ponto de necrose central e atrofia subsequente. Em geral, há telangiectasias periungueais evidentes e, via de regra, são manifestações de sistematização da doença.

As púrpuras palpáveis, expressão clínica mais comum da vasculite leucocitoclástica, têm no lúpus eritematoso uma das suas prováveis etiologias e não é raro que sejam as primeiras manifestações do lúpus eritematoso sistêmico. Presentes em pacientes com lesão de lúpus eritematoso cutâneo, é sinal clínico inequívoco de sistematização da doença. Dentre 50% dos pacientes com vasculite leucocitoclástica cujo diagnóstico etiológico é determinado, 28% desses casos definem-se como lúpus eritematoso sistêmico.

O aparecimento de lesões purpúricas em todo o tegumento, mais frequentes nos membros superiores e inferiores, assintomáticas, não se relacionando com a fotoexposição, de aparecimento progressivo e concomitante com quadros de tromboflebites, em geral, estão relacionadas aos anticorpos antifosfolípides – associação muito frequente e provável nos portadores de lúpus eritematoso sistêmico.

As lesões de urticária vasculite caracterizam-se por pequenas e numerosas urticas, pouco pruriginosas, duradouras, persistentes por até mais de 72 horas, que assumem, ou não, característica purpúrica. Sintomas como artralgias, sensação febril e astenia eventualmente acompanham o quadro e reforçam a possibilidade de sistematização da doença.

O fenômeno de Raynauld é sinal de mau prognóstico, podendo preceder, em muito tempo, o aparecimento de outras manifestações que levam ao diagnóstico de doença sistêmica, assim como a eritromelalgia.

O livedo reticular é um marcador de maior possibilidade de o paciente vir a desenvolver uma colagenose – em especial o lúpus eritematoso e a esclerodermia sistêmica, além da síndrome dos anticorpos antifosfolípides –, mas não significa diagnóstico de lúpus eritematoso ou mesmo de outras doenças correlatas. É observado em familiares sadios de pacientes portadores de lúpus eritematoso e esclerodermia sistêmica, mais evidente no inverno, às vezes persistente e considerado um sinal precoce ou de eminência de colagenose, principalmente na mulher jovem.

As alopecias difusas, causadas por um eflúvio telógeno acentuado, associadas a um cabelo mais fino e quebradiço, são um dos sinais que podem marcar atividade da doença sistêmica. Observadas, em geral, em fases de atividade da doença, principalmente nas mulheres.

A esclerodactilia marca, em geral, as associações de colagenoses, principalmente esclerodermia e lúpus eritematoso ou esclerodermia e artrite reumatoide. Pode ser a única manifestação clínica da esclerodermia associada a outras lesões ou sintomas que levam ao diagnóstico de lúpus e/ou artrite reumatoide. Geralmente marcadora de doença sistêmica, são comuns, também, as vasculites de extremidades associadas, principalmente no inverno, ou quando há exposição a temperaturas frias.

As lesões calcificadas – calcinoses cutâneas – são decorrentes das lesões da derme profunda e hipoderme, portanto das paniculites lúpicas e/ou do lúpus eritematoso profundo. Inespecíficas, representam tanto a evolução de diferentes tipos de paniculites (inclusive as não relacionadas a colagenoses) como o lúpus eritematoso cutâneo e o lúpus eritematoso sistêmico. As calcinoses primárias idiopáticas sinalizam um lúpus eritematoso sistêmico precoce ou outras colagenoses, cursando sem paniculite prévia ou agressão local. Independentemente das formas iniciais das calcinoses, partículas calcificadas superficializam-se e são expelidas pela pele, ou a lesão sofre uma infecção secundária, levando à saída de material purulento. Essas lesões primárias ocorrem em qualquer área do tegumento.

Lesões bolhosas devem ser avaliadas com cautela. Quando surgem sobre ou próximas de lesão discoide típica, denominamos lúpus eritematoso cutâneo com bolha, cujo substrato anatomopatológico é representado por uma exuberante degeneração vacuolar da zona da membrana basal, mais observada na variante cutânea subaguda.

Quando surgem sobre pele aparentemente normal, em geral em áreas fotoexpostas e sem aspecto inflamatório ao seu redor, acompanhadas de mal-estar vago, febre e dores articulares, são caracterizadas como doença cutânea aguda – LECA – que sempre representa doença sistêmica e tem substrato anatomopatológico típico, isto é, bolha subepidérmica repleta de neutrófilos, caracterizando o lúpus eritematoso bolhoso.

As telangiectasias periungueais são sinais importantes, principalmente quanto ao prognóstico do lúpus eritematoso. O aumento do número de capilares periungueais marca maior predisposição do paciente desenvolver colagenose e/ou maior probabilidade de evoluir para doença sistêmica. São também notadas em familiares sadios de pacientes portadores de colagenoses. Hoje, a avaliação da telangiectasia é feita apenas observando-a em toda extensão matricial periungueal e a descrição dos seus aspectos morfológicos é desnecessária. Exceto nos pacientes portadores de diabetes insulinodependentes, não foram verificados números significativos de capilares periungueais em outras doenças, portanto considerados sinal muito sugestivo de colagenoses, em especial de lúpus eritematoso, esclerodermia e artrite reumatoide.

MANIFESTAÇÕES SISTÊMICAS

Entre as manifestações sistêmicas do lúpus eritematoso, as mais comuns são a febre, a artralgia e a artrite, com acometimento de 90% dos pacientes. A pele vem logo a seguir, com 85%, e o envolvimento renal é de aproximadamente 60%. A linfoadenopatia tem acometimento de 50%, principalmente em jovens e pré-puberes. O sistema cardiorrespiratório e o sistema nervoso central são acometidos em 25%, o gastrointestinal em menos de 20%, seguido de 15% de hepatomegalia e 10% de esplenomegalia.

As manifestações inespecíficas, como fraquezas, astenias, dores musculares, sonolências e febrículas vespertinas, decorrem da anemia e, em grande parte, acompanham a doença sistêmica e representam sinais precoces de sistematização da doença. Maior atenção ao diagnóstico de lúpus eritematoso sistêmico deve ser dada à mulher em idade fértil que apresente esses sintomas sem outra causa aparente.

1. **Articulações:** a frequência maior é o comprometimento das pequenas articulações, não descartando, porém, as grandes. As lesões podem ser deformantes, tipo artrite, ou apenas artralgias, que na maioria das vezes são mais acentuadas pela manhã e tendem a melhorar no decorrer do dia. A articulação temporomandibular também é acometida.
2. **Miopatias:** fraqueza muscular e dores musculares acometem quase 30% dos pacientes nas fases de atividade da doença, principalmente os grupos de músculos proximais, o que faz diagnóstico diferencial com dermatomiosite. As miosites são frequentes, manifestando-se com dores nos grupos de músculos afetados.
3. **Renais:** as manifestações renais são as lesões que norteiam o prognóstico da maioria dos pacientes com lúpus eritematoso sistêmico. As alterações histológicas do tecido renal são evidentes, mesmo antes do aparecimento de proteinúria ou alterações do *clearance* de creatinina ou ureia. Supõe-se que 100% dos pacientes com doença sistêmica que em algum momento da sua evolução apresentaram consumo de complemento total e/ou de suas frações já sejam portadores de lesões histológicas mínimas do tecido renal, quando avaliados pela microscopia eletrônica. Porém, a tendência atual é realizar a biópsia sempre que houver suspeita de lesão renal, mesmo que mínima, ou quando houver proteinúria e/ou alterações significativas do *clearance* de creatinina/ureia associados, ou não, aos anticorpos anti-Ds-DNA, além do consumo de complemento (total ou frações). A doença renal geralmente acontece nos primeiros 3 anos de evolução e tende ser mais grave quanto mais jovem for o paciente. Em alguns grupos estudados, a raça negra parece cursar com maior gravidade. A forma mais comum da nefrite lúpica é a glomerulonefrite difusa proliferativa – classe IV da classificação da Organização Mundial da Saúde (OMS) e a de pior prognóstico; a glomerulonefrite lúpica membranosa é o tipo de nefrite de melhor prognóstico e também comum nos pacientes com lúpus eritematoso sistêmico, embora alguns possam desenvolver síndrome nefrótica. A persistência de albuminúria e hematúria pode ocorrer por muito tempo, mesmo após a remissão do quadro renal. A nefrite lúpica silenciosa (agressão renal sem exteriorização clínica ou laboratorial indireta, como proteinúria, aumento da ureia e creatinina ou sedimento urinário) nos pacientes com doença sistêmica instala-se rápida e insidiosamente de maneira bastante grave – daí a importância de monitorizar muito bem os pacientes com evidência de doença sistêmica e a qualquer sinal indireto de compromisso renal, como consumo de complemento, positividade de anticorpo anti-Ds-DNA, aumento de densidade urinária etc.; devem ser submetidos à biópsia renal para diagnóstico precoce e tratamento imediato.
4. **Hematopoiético:** as alterações mais encontradas são leucopenia e anemia persistente que não respondem aos antianêmicos convencionais e, na ausência de sangramentos macro ou microscópicos em mulheres jovens, a possibilidade de lúpus eritematoso impõe-se. Esse padrão de anemia eventualmente precede, em muito tempo, ao aparecimento clássico do lúpus eritematoso sistêmico ou pode caracterizar-se como uma das únicas formas de atividade da doença. É possível que a leucopenia persistente preceda, em tempo variável, ao surgimento da doença sistêmica e, em mulheres jovens, é um alerta para a probabilidade de sistematização. Em algumas situações, é o único sinal de atividade da doença; assim como quanto à trombocitopenia e à plaquetopenia.
5. **Cardiopulmonares:** a pericardite é a manifestação mais frequente e leva ao tamponamento cardíaco, necessitando de aspiração de alívio. A clássica endocardite de Libman-Sacks não tem incidência conhecida, já que seu diagnóstico é raramente feito por meio do exame clínico – a lesão verrucosa típica dessa endocardite localiza-se

próxima à válvula tricúspide. As alterações valvares tanto à direita como à esquerda não são comuns, assim como as de condução e do ritmo cardíaco. As avaliações eletrocardiográfica e ecocardiográfica sempre se impõem para um exato diagnóstico. Com relação ao pulmão, a pleurite é frequente e, em dois terços dos casos, desenvolve um derrame muitas vezes hemorrágico. Radiograficamente, a pleura mostra-se espessada e o envolvimento do parênquima pulmonar-pneumonite lúpica é um acontecimento raro.

6. **Sistema nervoso central:** a cefaleia constante e diária é a alteração neurológica mais comum nos pacientes com lúpus eritematoso sistêmico que já acordam, muitas vezes, com a dor que tende a piorar no decorrer do dia. Além disso, as alterações cognitivas estão presentes, como dificuldade de manipular números e de lembranças recentes. As alterações da consciência ocorrem em níveis variáveis desde sonolência, torpor e coma. As alterações do comportamento, como psicoses, compulsão, confusão mental e desordens da afetividade são de difícil avaliação quando o paciente está sob regime de altas doses de corticosteroides, pois podem ser por esses induzidos. A meningite asséptica, o enfarto hemorrágico, as neurites ópticas, a neuropatia periférica e o pseudotumor cerebral verificam-se também nas fases de atividade da doença. Como manifestações oftalmológicas específicas, além da neurite do nervo óptico, as vasculites retinianas são notadas, além da xeroftalmia, que se associa, com frequência, ao lúpus eritematoso sistêmico, denotando uma síndrome de Sjögren associada ou denominada secundária.
7. **Gastrointestinais:** anorexia, náuseas e vômitos são as queixas mais comuns, além das consequências da diminuição da motilidade esofagiana e intestinal, que leva a episódios de diarreia alternados com obstipação.
8. **Vasculares:** tais alterações parecem estar mais relacionadas com o fenômeno de Raynauld, além dos quadros de vasculites de extremidades. Fenômenos tromboembólicos nos grandes vasos, principalmente no plexo mesentérico, no início da doença, em paciente acima de 60 anos, devem ser considerados, da mesma forma quando a doença é reagudizada nessa faixa etária, depois de um longo período de estabilidade, independentemente de ser portador de anticorpos antifosfolípides ou não. Outros grandes plexos arteriovenosos também podem ser acometidos.

■ DIAGNÓSTICO

São três os critérios diagnósticos para o lúpus eritematoso: clínico, anatomopatológico e sorológico.

Após a suspeita clínica, é imperioso o diagnóstico laboratorial do lúpus eritematoso, por todas suas implicações na abordagem terapêutica e evolutiva. Por mais típica que seja a lesão clínica, é recomendável sua confirmação por meio do exame anatomopatológico que vai comprovar o diagnóstico "sindrômico" de lúpus eritematoso. O seu envolvimento sistêmico deve ser pesquisado sempre por meio das provas sorológicas específicas e correlacionado com as manifestações clínicas. Para o diagnóstico de sistematização da doença, pode ser útil como roteiro a adoção dos critérios propostos pela American College of Rheumathology, que se baseia na presença de pelo menos quatro critérios dos 11 apresentados:

1. Eritema malar persistente infiltrada ou não.
2. Lesão discoide típica.
3. Fotossensibilidade.
4. Úlceras/exsulcerações mucosas orais ou nasofaríngeas.
5. Artrite não erosiva envolvendo mais de duas articulações.
6. Serosite: pleuris, pericardite ou derrame pleural/pericárdico.
7. Proteinúria persistente ou cilindrúria.
8. Leucopenia ou anemia hemolítica ou linfopenia ou plaquetopenia em duas ou mais ocasiões sem outras causas aparentes.
9. Convulsões ou psicoses na ausência de outras causas.
10. Presença de autoanticorpos anti-DNA nativo ou anti-Sm e/ou presença de anticorpos antifosfolipídeos por mais de 6 meses.
11. Presença de anticorpos antinucleares (FAN) em qualquer época na ausência de drogas FAN indutoras.

Os critérios apresentados são apenas um roteiro de orientação, pois é possível estabelecer diagnóstico de doença sistêmica com apenas dois ou três dos critérios listados como, por exemplo, presença de Sm- ou anti-Ds-DNA associado à proteinúria persistente e leucopenia persistente com lesão discoide e presença de FAN positivo, por exemplo.

Novos critérios para o diagnóstico da doença sistêmica vêm sendo estabelecidos e colocam as manifestações cutâneas cada vez mais em evidência e relevância para o diagnóstico da sistematização do lúpus, conforme os critérios do Sistemic Lupus International Colaborations Clinics (SLICC).

SLICC considera sinais de doença sistêmica a presença de quatro critérios – não necessariamente simultâneos – e destes quatro critérios pelo menos um clínico e um laboratorial. Ainda é possível diagnóstico de doença sistêmica apenas com biópsia renal que comprove nefrite com anti-DNA/FAN positivos. Os critérios estabelecidos são:

- **Clínicos:**

1. Lúpus cutâneo agudo, subagudo ou crônico.
2. Úlceras orais ou nasais.
3. Alopecia não cicatricial.
4. Artrite.
5. Serosites.
6. Disfunção renal.
7. Disfunção neurológica.
8. Anemia hemolítica.
9. Leucopenia.
10. Trombocitopenia.

- **Laboratoriais:**

1. FAN positivo.
2. Anti-DNA.
3. Anti-Sm.
4. Antifosfolípides em duas amostras com intervalos superiores a 4 semanas.
5. Consumo de complemento (C3, C4 e CH50).
6. Coombs direto positivo.

Todos estes critérios de diagnósticos para doença sistêmica são importantes roteiros para padronizar diagnóstico; cabe ressaltar que em muitas situações o diagnóstico de doença sistêmica é possível ser estabelecido com apenas dois ou três destes critérios, como por exemplo: presença de Sm + lúpus cutâneo crônico + anemia ou leucopenia, e muitas outras combinações de sinais e sintomas possíveis.

Desta forma, a suspeita clínica apoiada por achados laboratoriais é soberana e quanto mais precoce estabelecermos o diagnóstico e iniciarmos a terapêutica, melhoramos muito o prognóstico. A espera do aparecimento dos critérios clássicos para determinar a doença sistêmica pode ser tardio.

Anatomopatológico

O exame anatomopatológico é muito específico para o diagnóstico da doença e raras são as vezes que necessitamos da imunofluorescência direta no tecido para sua confirmação. Em 92% das vezes, o exame anatomopatológico é suficiente para a confirmação da doença, numa primeira biópsia. Entre os 8% restantes, a imunofluorescência conseguiu defini-lo em 5% dos pacientes; quando se obtém uma segunda amostra da lesão – seja em momentos diferentes ou de uma outra lesão –, a precisão do diagnóstico anatomopatológico chega a 97%. Assim, a análise do fragmento de biópsia pela imunofluorescência justifica-se em raras situações.

O exame anatomopatológico do lúpus eritematoso, assim como a clínica, é bastante polimorfo. A correlação anatomopatológica com o tipo de lesão cutânea do lúpus eritematoso nem sempre é estabelecida, porém possível.

No LECC, em geral, há a hiperqueratose com rolhas córneas foliculares eventualmente ausentes e acantose irregular exuberante associada à degeneração vacuolar da zona da membrana basal. A derme mostra-se edemaciada, apresentando conjuntivo com degeneração basofílica.

O infiltrado inflamatório, predominantemente linfo-histiocitário perivascular e perianexial é presente tanto na derme superficial como na profunda, podendo poupar as glândulas sudoríparas, aspecto histológico bastante sugestivo. Ao utilizarmos a coloração pelo PAS, observa-se espessamento da membrana basal contínuo ou focal.

No LECSA, há evidência de ortoqueratose e a epiderme pode apresentar-se acantótica. A degeneração vacuolar da zona da membrana basal é exuberante e tende a ser contínua. A derme está edemaciada com infiltrado inflamatório linfo-histiocitário perivascular intenso, chegando, às vezes, a agredir o endotélio vascular, tanto na derme superior como na profunda. O espessamento da membrana basal é observado quando coramos o fragmento ao PAS, principalmente nas lesões mais antigas – acima de 6 semanas –, o que não ocorre nas mais recentes.

No LECA, em geral, a epiderme está retificada e atrófica; há degeneração vacuolar da zona da membrana basal, muitas vezes intensa. A derme mostra-se edemaciada com infiltrado inflamatório predominantemente perivascular intenso, tanto na derme superior como na profunda, com o endotélio vascular tumefeito e, por vezes, agredido pelo infiltrado inflamatório; o espessamento da membrana basal é principalmente focal, nas lesões com mais de 6 semanas de evolução, e pode definir o diagnóstico. O infiltrado neutrofílico é possível quando a lesão de lúpus eritematoso se associa à vasculite leucocitoclástica ou nas formas de lúpus eritematoso bolhoso.

Em resumo, as alterações histológicas fundamentais para o diagnóstico de lúpus eritematoso são:

- **Na epiderme:** presença de rolhas córneas foliculares e hiperqueratose exuberante a até ortoqueratose com epiderme atrófica e retificada ou com acantose irregular exuberante, porém sempre acompanhadas de degeneração vacuolar da zona da membrana basal, aspecto histológico obrigatório.
- **Na membrana basal:** seu espessamento, evento precoce e extremamente útil para o diagnóstico histológico de lúpus eritematoso, é contínuo ou focal e precede ao aparecimento dos depósitos de imunocomplexos – evento tardio, daí sua vantagem em relação ao exame com imunofluorescência direta. São raros – em torno de 5% – os espécimes de pele que não apresentam espessamento. Portanto, a evidência do espessamento da membrana basal pelo PAS é, de longe, mais significativa do que a presença dos depósitos de imunocomplexos.
- **Na derme:** edema, derrame de pigmento e infiltrado inflamatório perivascular e perianexial superficial e profundo que tende a poupar glândulas sudoríparas.

No lúpus eritematoso bolhoso – LECA –, a clivagem dermoepidérmica apresenta-se repleta de neutrófilos, além do infiltrado inflamatório linfo-histiocitário perivascular e/ou ainda vasculite leucocitoclástica, tanto na derme superior como na profunda. Esse quadro é de difícil diferenciação com a dermatite herpetiforme de Duhring, ou mesmo com o penfigoide bolhoso, necessitando auxílio da imunofluorescência, que vai mostrar depósito de IgG, IgM, IgA e complemento na membrana basal para o lúpus eritematoso. Esses imunocomplexos localizam-se na sublâmina densa e, portanto, no lado dérmico – o que se evidencia com a técnica do *splits* de pele. O lúpus eritematoso bolhoso, considerado variante do LECA, precisa ser diferenciado do lúpus eritematoso com bolha, originado de uma intensa degeneração vacuolar da zona da membrana basal, simulando uma clivagem dermoepidérmica, e representando tanto uma variante do LECC quanto do LECSA.

Na paniculite lúpica – lúpus eritematoso profundo –, os achados histológicos apresentam uma paniculite inespecífica com infiltrado inflamatório composto por linfócitos, plasmócitos e histiócitos, com formação de folículos linfoides em algumas circunstâncias associados a depósito fibroide característico. A hialinização ocorre precocemente nos septos lobulares e tardiamente nos lóbulos que se separam por um colágeno eosinofílico, subdividindo-os. Portanto, a paniculite lúpica, numa primeira instância, é septal e progride para uma paniculite lobular, posteriormente. O infiltrado inflamatório tende a dispor-se também ao redor dos vasos e, por vezes, pode agredi-los (vasculite). Via de regra, os vasos mostram um endotélio tumefeito.

Todas as alterações histológicas descritas podem vir acompanhadas de vasculite leucocitoclástica, que já significa doença sistêmica.

Imunofluorescência direta

A imunofluorescência direta da pele lesada, principalmente não fotoexposta, está indicada em, aproximadamente, 8% dos casos suspeitos de lúpus eritematoso, quando o exame anatomopatológico não consegue estabelecer o diagnóstico. Deve demonstrar, pelo menos, depósito de IgG e IgM na zona da membrana basal e, para ser completa e diagnóstica, deve ter tanto IgG e IgM como IgA e complemento, mostrando, assim, a chamada banda lúpica completa.

A imunofluorescência direta na pele sã, hoje praticamente em desuso, é questionável e foi empregada com o objetivo de evidenciar o provável envolvimento sistêmico da doença. O fragmento de pele sã a ser submetido a esse exame não deve ter sido exposto ao sol – o que diminui as áreas passíveis desse exame, num país tropical como o Brasil. As localizações ideais para retirada do fragmento de pele são o sulco interglúteo, vaginal ou pênis, região submamária e, eventualmente, a axila. Os depósitos de IgG, IgM, IgA e complemento numa pele sã, não fotoexposta, podem significar doença sistêmica, ou pelo menos maior probabilidade de doença sistêmica.

Diagnóstico sorológico

Historicamente, a pesquisa de células lúpus eritematoso (células LE) era o exame indicado para diagnóstico de doença sistêmica. Porém, devido a dificuldades técnicas para sua avaliação, grande número de falsas células lúpus eritematoso, menor especificidade (pois são encontradas também em outras doenças crônicas e até na ausência de doenças), dificuldade de avaliá-las quantitativamente e por ser um evento tardio na evolução da doença, tal pesquisa é hoje substituída, com vantagens, pela de anticorpos antinucleares, devido à sua maior especificidade e facilidade técnica. Portanto, as células lúpus eritematoso têm hoje uma importância apenas histórica no diagnóstico do lúpus eritematoso.

O FAN, ainda denominado anticorpos antinucleares (AAN), é uma medida da intensidade e qualidade de produção de autoanticorpos contra os diversos componentes nucleares que estão sendo expostos e passam a comportar-se como antígenos. Hoje, a denominação FAN/AAN está mais abrangente e sua denominação talvez deva ser modificada, pois hoje consideramos a presença de autoanticorpos citoplasmáticos, nucleolares e centroméricos com FAN/AAN positivos, portanto sua positividade, hoje, não se relaciona apenas aos componentes nucleares, e isso se deve à maior eficácia dos substratos atualmente utilizados nas técnicas de imunofluorescência indireta com células humanas Hep 2. O FAN, de certa forma, é uma medida inespecífica da atividade imunológica do indivíduo, significando, ou não, um estado patológico ou maior probabilidade de os seus portadores virem a desenvolver uma doença reumática – colagenose em geral, com maior frequência que a população FAN negativa. Porém, quando bem realizado e interpretado adequadamente, é um sinal suficiente para se estabelecer diagnóstico quando associado a uma clínica pertinente, e mesmo suficiente para sugerir um prognóstico da doença. É medido pelas técnicas de imunofluorescência e titulado. É possível o FAN ser positivo em familiares sadios de portadores de alguma colagenose, seja artrite reumatoide, lúpus eritematoso, síndrome de Sjögren etc. Portanto, sua positividade não significa necessariamente doença.

O FAN ainda é interpretado de acordo com seu padrão de depósito no núcleo, nucléolo, centrômero, citoplasma e placa metafásica. Existe uma multiplicidade de diferentes padrões de depósitos, a maioria sem um significado específico. Hoje consideram-se, como padrão fidedigno e de alta sensibilidade, apenas os padrões nucleares homogêneos e periféricos, os demais precisam ser interpretados com cautela, independentemente de seus possíveis altos títulos, pois não significam necessariamente doença. A multiplicidade de padrões de depósitos do FAN – pontilhado fino, denso e grosseiro, reticulado, homogêneo, nucleolar, salpicado e salpicado fino – é explicada por aspectos técnicos variáveis e nem sempre representa a especificidade do antígeno intranuclear contra o qual é dirigido, sendo apenas sugestivo. Aproximadamente

5% a 10% da população em geral é portadora de algum autoanticorpo antinuclear inespecífico em baixos títulos, assim como nas pessoas sadias acima de 60 anos; portanto, uma simples positividade do FAN/AAN não significa necessariamente doença. A identificação do FAN é mais fidedigna quando se utilizam, como substrato para sua evidência, células humanas de câncer de laringe, denominadas Hep 2, cuja sensibilidade chega próximo dos 100%. Outro substrato utilizado são células de fígado de rato, cuja sensibilidade cai para 85% e ainda se tornam incapazes de detectar algumas proteínas nucleares antigênicas, como, por exemplo, a nucleoproteína responsável pelo denominado antígeno Ro-ssA, ou simplesmente, ssA ou Ro. Há que se ressaltar que, quando o FAN é identificado por meio desse substrato, raramente estará representando um falso-positivo.

Um FAN positivo, principalmente de padrão não homogêneo ou periférico, leva à necessidade de avaliarmos sua especificidade, de acordo com a suspeita clínica. Então passa a ser estudado de maneira qualitativa, definindo exatamente contra qual estrutura intranuclear a reatividade imunológica está atuando, e se essa reatividade imunológica é específica de determinada colagenose. Assim, o FAN ou AAN é capaz de representar a formação de autoanticorpos contra diferentes elementos ou proteínas nucleares específicas, como Ro-ssA/La-ssB/Sm/Ds-DNA/ss-DNA/U1-Rnp, anti-P, que têm uma interpretação muito bem definida no lúpus eritematoso, além de outros denominados MA, Ku, Mi, com interesse, ainda, apenas para pesquisa.

Ainda, de acordo com o tipo de depósito fluorescente observado ao redor do núcleo, o FAN demonstra a antigenicidade do Ds-DNA (com o padrão periférico e/ou homogêneo), do Ro-ssA (pontilhado), do La-ssB (pontilhado), do Sm (periférico), do U1-Rnp (salpicado, pontilhado), do ss-DNA (nucleolar, pontilhado), do DNA histona (homogêneo) – padrões esses, com exceção do periférico/homogêneo, nem sempre fidedignos e que devem ter seu significado respaldado pela manifestação clínica específica ou suspeita. Eventualmente, esses padrões de depósitos são variáveis num mesmo paciente, significando, nessas situações, expressões de mais de um autoantígeno e, consequentemente, a formação de múltiplos autoanticorpos. Em tais ocasiões, a multiplicidade de padrões de depósitos – depósitos mistos de FAN (AAN) –, a possibilidade de lúpus eritematoso impõe-se, pois é raro encontrar essa característica em outras doenças que não o lúpus eritematoso sistêmico. O padrão de depósito tipo homogêneo, excluindo a possibilidade de estar representando um anti-DNA histona induzido por drogas, é também muito sugestivo de doença sistêmica, pois pode representar antigenicidade contra o DNA nativo ou de dupla hélice.

Assim, o FAN positivo é avaliado sempre à luz da associação clínica e, na dependência de sua positividade e padrão de depósito, é capaz de estabelecer o diagnóstico de doença sistêmica, principalmente se o padrão de depósito nuclear for periférico ou homogêneo. Quando não conseguimos uma correlação clínica específica, e/ou quando os padrões de depósitos são diferentes do periférico e homogêneo, a especificação desse FAN (Ds-DNA, Sm, RO-ssA, LA-ssB, U1-Rnp etc.) faz-se necessária para avaliarmos seu real significado.

Em algumas situações especiais, o FAN pode ser negativo, mesmo na doença sistêmica. Isso é possível em duas situações: quando o único aspecto sorológico do paciente é caracterizado pelo autoanticorpo anti-RO-ssA e, mais raramente, pelo La-ssB, quando representados apenas no citoplasma das células estudadas, ou quando o substrato laboratorial empregado foi o fígado de camundongo e, como o anti-Ro-ssA/La-ssB não se expressam em hepatócitos, não serão evidenciados com essa técnica. Assim, o lúpus eritematoso sistêmico soro negativo (FAN negativo) será avaliado à luz dessas situações. Com novo conceito de FAN/AAN – abrangendo tanto os componentes nucleares como os extranucleares –, essa possibilidade de doença sistêmica soro negativa pela positividade de antígenos citoplasmáticos passam a não ser consideradas.

- **Anticorpo anti-Ds-DNA:** presente em 90% ou mais dos pacientes com doença sistêmica, em algum momento da evolução. Marca grande possibilidade de doença renal e, em geral, está associada à hipocomplementenemia, isto é, lesão visceral, em especial renal. Utilizado como controle de atividade da doença, mostra títulos decrescentes progressivos nas fases de remissão ou durante terapêutica eficiente. Não é específico para lúpus eritematoso sistêmico, mas é observado raramente em outras situações, por exemplo, na artrite reumatoide grave, hepatite crônica ativa, esclerodermia e dermatomiosite. Recentemente foi descrito na hanseníase virchoviana. Não é específico para a doença sistêmica, porém muito frequente.
- **Anticorpo anti-Sm:** é considerado o autoanticorpo mais específico para doença sistêmica, porém é positivo em não mais que 20% dos portadores de lúpus eritematoso sistêmico. Até hoje, ainda não foi descrito em outras colagenoses. Parece que confere uma proteção renal, mesmo concomitante ao autoanticorpo anti-Ds-DNA, portanto indica uma doença sistêmica de bom prognóstico. Ocorrendo a doença renal, essa será mínima. Em geral, os pacientes com anticorpos anti-Sm respondem a baixas doses de corticosteroides. Sua exata atuação, protegendo o rim, ainda não está totalmente esclarecida e sugere-se que atue nos mesmos receptores antigênicos do Ds-Dna, competindo de maneira mais eficaz, atenuando os efeitos deletérios para o rim.
- **Anticorpo anti-U1-Rnp:** juntamente com o Sm, eram denominados anticorpos de extração nuclear (anti-ENA). Hoje, prefere-se descrevê-los separadamente. O U1-Rnp é considerado, por muitos, um marcador da suposta "síndrome mista", mas não encontro subsídios suficientes nem caracterização clínica tão marcantes e específicas que me permitam ratificar essa afirmação. É encontrado na doença sistêmica, mas também nas formas cutâneas do lúpus eritematoso, síndrome de Sjögren, artrite reumatoide, esclerodermia e dermatomiosite. Atravessa a barreira placentária e pode ser encontrado em neonatos portadores de lúpus eritematoso, marcando os recém-nascidos com lesão cutânea mais exuberante.
- **Anticorpo anti-Ro-ssA:** é um autoantígeno representado por uma proteína nuclear e eventualmente citoplasmática (aproximadamente em 15% dos pacientes), porém é mais caracterizado como um autoantígeno nuclear. Foi primeiro extraído de pacientes portadores de síndrome de Sjögren, daí sua denominação inicial de ss (síndrome de Sjögren e letra A, indicando o primeiro paciente). Concomitantemente, foi descrito como Ro em pacientes de lúpus eritematoso com fotossensibilidade. Mais tarde, soube-se ser antígeno com os mesmos determinantes antigênicos e passou-se a denominá-los Ro-ssA. É conhecido também apenas como Ro ou ssA. Caracteriza a forma cutânea subaguda, cuja fotossensibilidade é uma das características. Foi relacionado aos pacientes com lúpus eritematoso sistêmico soro negativo (FAN negativo), principalmente quando expresso no citoplasma ou quando o substrato utilizado para sua determinação é feito em células de fígado de camundongo, incapazes de demonstrar essa proteína. Atravessa a barreira placentária e é considerado o antígeno marcador do lúpus eritematoso neonatal, seguido do La-ssB e U1-Rnp. Sua presença em outras colagenoses que não lúpus eritematoso e síndrome de Sjögren é incomum e, quando presente, deve-se ter em consideração a possibilidade de sobreposição de colagenoses (*overlap*).
- **Anticorpo anti-La-ssB:** representado por uma proteína nuclear, podendo ser encontrada no citoplasma aos moldes do anti-RossA. Foi descrito, juntamente com o antígeno Ro-ssA, como antígenos citoplasmáticos – hoje, de longe, mais frequentes no núcleo celular. Também descrito inicialmente na síndrome de Sjögren e praticamente ao mesmo tempo que o Ro-ssA. Relaciona-se com os subtipos clínicos subagudos, porém menos frequente que Ro-ssA. Está presente no lúpus eritematoso cutâneo, lúpus eritematoso sistêmico, síndrome de Sjögren, esclerodermia, síndrome mista e, mais raramente, na dermatomiosite e artrite reumatoide. Nos pacientes portadores de doença sistêmica, parece conferir uma benignidade quanto à evolução, atuando como protetor renal (aos moldes do autoantígeno Sm), isto é, melhorando a evolução da doença. Atravessa a barreira placentária e pode estar presente no

lúpus eritematoso neonatal. Juntamente com Ro-ssA e U1-Rnp, forma a tríade dos autoantígenos marcadores do lúpus eritematoso neonatal.

- **Anticorpos antinucleossomais:** a pesquisa de anticorpos antinucleossomais – proteína de ligação entre as histonas que compõem a cromatina – vem se mostrando específica para o diagnóstico de doença sistêmica, tal qual a positividade do anticorpo anti-Ds-DNA, e já vem se incorporando na rotina diagnóstica. Essa proteína tem sido demonstrada precocemente em células apoptóticas e talvez seja um evento mais precoce e específico que a antigenicidade do DNA. Sua positividade é sinalizadora de doença sistêmica.
- **Anticorpos antiproteína do centrômero:** essas proteínas antigênicas se expressam nas células em proliferação e são denominadas antígeno nuclear de células em proliferação (PCNA). O anticorpo anti-PCNA é considerado também marcador específico de lúpus eritematoso sistêmico. Em geral sua fluorescência está representada pelo padrão nuclear pontilhado pleomórfico.
- **Anticorpo anti-KU:** é um autoanticorpo representado por padrões mistos de depósitos fluorescente, nucleolar homogêneo e nuclear pontilhado grosso, é marcador de superposição de colagenoses como lúpus eritematoso sistêmico e esclerodermia/polimiosite e esclerodermia sistêmica.
- **Anticorpo anti-P ribossomal:** representado por FAN nucleolar ou citoplasmático, com doença sistêmica associada a depressão/psicose. Pode ocorrer em até 10% dos pacientes com LES e pode ser considerado específico, quando com clínica pertinente.
- **Sistema complemento:** o envolvimento do sistema complemento na patogênese do lúpus eritematoso é evidente, tanto por meio da via clássica como da via alternativa (properdinas). A síntese de imunocomplexos formados a partir dos antígenos expostos é um dos fatores que desencadeiam a cascata de complemento e a consequente inflamação dos órgãos/tecidos. É muito útil no auxílio diagnóstico e prognóstico dos pacientes portadores de lúpus eritematoso. Os autoanticorpos formados no lúpus eritematoso, quando se fixam num tecido/órgão, consomem complemento e, portanto, o consumo do complemento hemolítico total (CH50) e/ou de suas frações é um sinal muito importante de lesão sistêmica, principalmente renal. Quando há lesões cutâneas maciças ou disseminadas, o consumo de complemento também é possível.

Quando a ativação se dá por meio da via clássica, as primeiras frações consumidas são C1q e C4 e, por meio da via alternativa, é a fração C3. Assim, essas são as frações do complemento mais significativas nas avaliações diagnóstica e prognóstica dos pacientes portadores de lúpus eritematoso.

A fração C2 está mais relacionada à deficiência congênita do complemento e predispõe ao aparecimento da doença.

Assim, durante a avaliação laboratorial do paciente com lúpus eritematoso, é fundamental a dosagem do complemento total e de suas frações (C1q, C3, C4) e C2 nos casos familiares ou com persistência de diminuição do complemento total, na ausência de atividade evidente de doença. A deficiência de C3 está diretamente ligada à lesão renal. A lesão neurológica do sistema nervoso central no lúpus eritematoso permite ser avaliada pelo consumo de C4 no líquor.

O lúpus desencadeado por drogas, via de regra, não consome complemento, exceto o desencadeado pela isoniazida e hidralazida, que eventualmente consomem a fração C4.

Autoanticorpos associados ao consumo de complemento podem significar lesão visceral e, nessas situações, uma averiguação específica e minuciosa do órgão impõe-se.

Alterações laboratoriais inespecíficas

Ainda dentre os diagnósticos laboratoriais para o lúpus eritematoso, existem sinais inespecíficos que auxiliam, em muito, o diagnóstico. Observam-se, com frequência, na doença sistêmica: anemia persistente, leucopenia e trombocitopenia, eventualmente as únicas evidências de doença sistêmica e muitas vezes usadas como parâmetros de atividade, principalmente quando há atividade sorológica inespecífica, como FAN em baixos títulos, ausência de anti-Ds-DNA, Sm etc. Nos casos de lesão cutânea extensa, transitoriamente a leucopenia e a trombocitopenia moderada estão presentes.

Hipergamaglobulinemia nas formas sistêmicas e associada à hipocomplementenemia é um sinal inequívoco de doença. A positividade de autoanticorpos implica em aumento de imunoglobulinas que se depositam em tecidos, provocando o consumo de complemento, daí o diagnóstico presuntivo de doença sistêmica, em especial lesão renal.

Na lesão clínica que sugere fenômenos tromboembólicos, a pesquisa dos anticorpos antifosfolípides é fundamental. Esses autoanticorpos são divididos em duas frações: anticorpos anticardiolipinas (responsáveis pelas reações cruzadas com VDRL – VDRL falso-positivo na doença sistêmica) e anticorpos anticoagulantes lúpicos – uma dessas frações já é um forte indício de doença sistêmica. Há possibilidade de os anticorpos antifosfolípides serem encontrados em outras situações, como na sífilis, nos portadores de vírus HIV, na malária, na doença enxerto *versus* hospedeiro, nos pacientes portadores de timomas, alguns tipos de carcinomas, linfomas e leucemia e desencadeados por algumas drogas como fenotiazidas, procainamida, contraceptivos orais, quinino e hidralazina. Os anticorpos antifosfolípides ainda se apresentam de forma independente, isto é, sem associar-se a nenhuma dessas condições – síndrome dos anticorpos antifosfolípides primária. Os anticorpos antifosfolípides, quando evidenciados por diferentes métodos IgG e IgM concomitantes, são considerados diagnóstico para doença sistêmica.

A avaliação órgão-específica realizar-se-á na dependência das suspeitas clínicas, porém a da função renal sempre se impõe, por ser o órgão mais acometido, e, por vezes, determina o prognóstico da doença. Assim a pesquisa simples, com exame de urina tipo I, é regra numa primeira abordagem do paciente, com ênfase na observação do sedimento urinário acompanhado da dosagem de creatinina e ureia. Na dependência de algum resultado suspeito ou clínica associada, exames mais detalhados são solicitados, como proteinúria de 24 horas, biópsia renal etc.

A velocidade de hemossedimentação (VHS) é um sinal indireto de atividade da doença e, em determinadas situações, quando não for possível a realização de exames mais específicos, poderá ser usado para monitorar a atividade da doença na vigência de tratamento.

Em resumo, a sequência diagnóstica sugerida para um paciente com lúpus eritematoso é:

1. Suspeita clínica.
2. Biópsia – anatomopatológico.
3. IFD – se necessário.
4. Sorologia: FAN com complemento associado.
5. Especificidades do FAN – quando o FAN for duvidoso ou inespecífico.
6. Outros exames: hemograma/urina I/ureia e creatinina.
7. Outros exames: VHS/eletroforese de proteínas.
8. Outros exames órgão-específicos na dependência da suspeita clínica.

Índices de atividade da doença sistêmica

A atividade da doença sistêmica pode ser medida pela ferramenta *Safety of Estrogens in Lupus Erythematosus* (SELENA)-*Systemic Lupus Erythematosus Diseases* (SLEDAI). Esta ferramenta pontua a atividade da doença conforme descrito no Quadro 38.1.

Quadro 38.1 Atividade da doença sistêmica segundo a ferramenta SELENA-SLEDAI.

Pontuação	Atividade da doença
0	Sem atividade
1 a 5	Atividade leve
6 a 10	Atividade moderada
11 a 19	Alta atividade
acima de 20	Muito alta

Esses índices são com base em 24 descritores clínicos e laboratoriais como indicado no Quadro 38.2.

Quadro 38.2 Descritores clínicos e laboratoriais

Descrição	Pontos
Acidente vascular cerebral	8
Alopecia	2
Artrite	4
Cefaleia persistente	8
Convulsões	8
Alterações de nervos cranianos	8
Distúrbios visuais	8
Febre	1
Miosite	4
Pericardite	2
Pleurisia	2
Psicose	8
Rash malar	2
Úlceras mucosas	2
Vasculites	8
Síndrome cerebral orgânica	8
Cilindrúria	4
Anti-Ds-DNA	2
Hematúria	4
Hipocomplementenemia	2
Leucopenia	1
Piúria	4
Proteinúria	4
Trombocitopenia	1

Desta forma, faz-se a somatória dos sinais e sintomas pré-terapêutica e durante o acompanhamento do paciente – estabelecendo uma métrica para sua evolução.

■ TRATAMENTO

Terapêutica – lúpus eritematoso cutâneo

A fotoproteção é um ponto comum a todas as formas de lúpus eritematoso e deve ser feita nos pacientes que expressem lesões cutâneas fotoexpostas, em áreas cobertas ou mesmo sem lesão cutânea, com roupas, mudanças de hábito e fotoprotetores químicos com FPS-15 ou maiores e protetores anti-UVA – cuidado que se mantém mesmo com o paciente fora de atividade.

Indicado em todas as formas do lúpus eritematoso, como segundo ponto, é o uso dos antimaláricos (cloroquinas e seus derivados), introduzidos no tratamento do lúpus eritematoso, em 1894, por Payne, em um provável paciente portador dessa forma de lúpus. Seu emprego, em larga escala no lúpus eritematoso, deu-se a partir de 1951, na Inglaterra, com Page, que usou a droga também na artrite reumatoide, referindo melhora intensa, fato que posteriormente foi comprovado por diferentes autores. Hoje se conhecem quatro grupos de antimaláricos que têm em comum os radicais ativos 4-aminoquinolina: quinacrina/difosfato de cloroquina/amodiaquim e a hidroxicloroquina. Todos são solúveis em água e rapidamente absorvidos pelo trato gastrointestinal. Os níveis plasmáticos são cumulativos e progressivos, alcançando o pico máximo em torno da 4ª semana de administração da droga. Os antimaláricos são armazenados sob depósito primeiramente no fígado, baço, pulmão e adrenal, onde a concentração chega a ser 20 vezes maior que os níveis plasmáticos. A concentração na epiderme chega a ser de 5 a 15 vezes maior que a concentração plasmática e tende a acumular-se onde há melanina, daí sua impregnação na retina. Os antimaláricos destacam-se no tratamento do lúpus eritematoso devido às suas múltiplas ações como fotoprotetores, quando confere maior estabilidade ao DNA irradiado, aumentando a dose eritematosa mínima e dificultando transformações epidérmicas. Dissociam complexo antígeno-anticorpo formados. Têm ação anti-inflamatória devido à diminuição da permeabilidade vascular e ação antiprostaglandina, o que interfere a produção das interleucinas pró-inflamatórias. Estabilizam membranas lisossomais, o que dificulta a ação de enzimas lisossomais nos mecanismos de apoptose. Estimulam diretamente a adrenal, aumentando a síntese de ACTH. Ação antiagregante plaquetária potente, interferindo nos fenômenos tromboembólicos relacionados. Inibição da replicação do DNA devido à estabilização das membranas lisossomais. Essa inibição na síntese da replicação do DNA no epitélio pigmentado da retina é um dos fatores que gera a toxicidade da droga. *In vitro*, diminuem a replicação blástica de linfócitos. Todos esses mecanismos de ação justificam seu amplo emprego no tratamento das colagenoses, principalmente no lúpus eritematoso e artrite reumatoide.

As doses preconizadas equivalentes são: cloroquina/difosfato de cloroquina 4 mg/kg/peso/dia, como dose mínima eficiente, não devendo ultrapassar 500 mg/dia – dose média eficiente de 250 mg/dia. Hidroxicloroquina 4 a 5 mg/kg/peso/dia, com dose diária não ultrapassando 600 mg/dia – dose média eficiente de 400 mg/dia. Os outros derivados, como a quinacrina e o amodiaquim, não estão disponíveis no Brasil, mas têm doses máximas equivalentes de 100 e 200 mg/dia, respectivamente.

A retinopatia é o efeito colateral mais grave, por sorte muito raro, quando usamos as doses preconizadas. Um exame de fundo de olho prévio é aconselhável, principalmente para diagnosticarmos uma possível retinopatia já existente, por exemplo, a lesão retiniana vascular secundária à atividade do lúpus eritematoso sistêmico ou retinopatia de outras etiologias, contraindicação formal ao uso do antimalárico. As alterações oculares devido ao uso da droga são principalmente visão de escotomas, cegueira noturna, dificuldade de acomodação visual e alteração da visão colorida – efeitos esses reversíveis com a retirada da droga. Ao exame de fundo de olho, observa-se pigmentação da mácula, perda dos reflexos corneais e pigmentação da retina, também reversíveis com a suspensão da droga. Quando se observa a constrição segmentar das arteríolas da retina, esse efeito é considerado irreversível e leva à cegueira.

As porcentagens de acometimento retiniano pelo uso da droga são bastante variáveis – 3% a 30%, de acordo com diferentes autores.

As contraindicações formais dos antimaláricos são: retinopatia prévia, crianças menores de 7 anos e pacientes acima de 60 anos, quando a atrofia senil da mácula é observada, portanto, obrigatório o exame prévio de fundo de olho. Quanto às gestantes, sua contraindicação é relativa, não mostrando, ainda, evidências de malformação fetal.

O benefício da administração do antimalárico será avaliado entre 4 a 6 semanas de uso regular da droga, com a dose mínima adequada e após 8 semanas, caso o paciente seja fumante – o fumo dificulta a absorção do antimalárico, retardando seu benefício. É possível que um paciente responda ao difosfato de cloroquina e não responda à hidroxicloroquina, ou vice-versa, portanto a troca de antimalárico é recomendada após esse primeiro período de avaliação. Caso não se tenha obtido efeito desejado com o primeiro derivado utilizado, nova avaliação deverá ser feita após o período de 4 a 6 semanas. Há possibilidade, ainda, de associação de antimaláricos – um derivado retinotóxico com um não retinotóxico (quinacrina, não disponível no Brasil) –, indicada quando o uso isolado dos antimaláricos não levou ao benefício desejado, e assim nova avaliação faz-se necessária após o período de 4 a 6 semanas.

Em geral, o antimalárico é mantido por um período mínimo de 3 meses após a remissão clínica e/ou sorológica do paciente, reintroduzido aos primeiros sinais de recidivas. Nos pacientes que tenham dificuldades em fazer a fotoproteção adequada, nas recidivas frequentes no verão ou quando a exposição solar for mais frequente, o uso do antimalárico impõe-se, mesmo na ausência de atividade da doença.

O terceiro aspecto terapêutico essencial é o emprego de corticosteroides tópicos, intralesionais e sistêmicos.

Nas lesões de LECC localizadas, ou com pequeno número de lesão, os corticosteroides tópicos de escolha são os potentes, mesmo que sejam para aplicação na face, e substituídos por corticosteroides menos potentes à medida que a lesão involui. A mesma prática, quando se empregam corticosteroides oclusivos ou intralesionais: à medida que a melhora da lesão é observada, substituem-se por corticosteroides tópicos em pomadas ou cremes, começando pelos potentes e gradativamente até as hidrocortisonas.

Nas outras formas cutâneas do lúpus, quando se emprega também uma alternativa terapêutica sistêmica, não há necessidade do emprego de corticosteroides tópicos muito potentes, porém a experiência mostra que as hidrocortisonas não funcionam muito bem como droga inicial para o tratamento, mas em fases de regressão ou para manutenção. Optando-se pela aplicação de corticosteroides 2 vezes ao dia, o filtro solar será aplicado em seguida.

A associação dos antimaláricos com os corticosteroides sistêmicos está indicada nos pacientes com lesões de lúpus eritematoso cutâneo disseminado, no LECSA e agudo, ou na possibilidade de doença sistêmica e na doença sistêmica propriamente dita – salvo quando houver contraindicação formal. O corticosteroide de eleição é a prednisona, principalmente nas fases agudas e iniciais da doença, muito superior a outros derivados. Quando houver indicação de substituição – depósitos gordurosos irregulares, fácies cushingoide, osteoporose, hiperglicemia e hipertensão de difícil controle, por exemplo – o deflazacort pode ser a indicação em doses equivalentes, principalmente nas fases de manutenção do paciente.

Medidas terapêuticas alternativas

- **Clofazimina:** pode ser introduzida quando houver contraindicação formal ao uso de antimalárico, com resultados terapêuticos controversos. Parece atuar apenas como fotoprotetor e anti-inflamatório leve.
- **Diaminodifenilsulfona (DDS):** droga de eleição para controle das lesões bolhosas. Não interfere na produção de imunocomplexos, portanto, administrada em concomitância com a terapêutica de eleição.
- **Talidomida:** variantes hipertróficas e verrucosas. Não interfere na produção e depósito de imunocomplexos, portanto usada com cautela nos pacientes com sorologia positiva, pois a melhora das lesões cutâneas não traduz, obrigatoriamente, uma melhora sorológica ou de atividade sistêmica.
- **Retinoides:** no LECC, usados como medida de exceção; uso é controverso na literatura e tem indicação em algumas formas cutâneas subagudas e verrucosas resistentes aos tratamentos convencionais. Praticamente em desuso.
- **Metotrexato:** introduzido no tratamento do lúpus eritematoso há aproximadamente 10 anos. Doses convencionais de 15 a 25 mg/semana em tomadas por via oral fracionadas ou intramuscular. Melhor resposta na forma de LECC. Não interfere na formação e depósito dos imunocomplexos e, portanto, sem indicação nas formas sistêmicas como tratamento exclusivo. É indicado quando a resposta à terapêutica habitual é pobre, com as devidas precauções, quanto às lesões hepáticas. Suas melhores indicações: mulheres na idade fértil com lesão cutânea exuberante – tipo discoide ou hipertrófica/verrucosa, na qual há contraindicação formal da talidomida e/ou quando houver intolerância à talidomida; lesão cutânea que não responde a antimalárico ou na contraindicação ao uso dos antimaláricos. Sua indicação precisa é na associação de lúpus eritematoso com psoríase, associação não tão rara.
- **Micofenolato de mofetil e tracrolimus:** ainda com experiência restrita para o lúpus eritematoso e mostram resultados pouco promissores.

Terapêutica – lúpus eritematoso sistêmico

Na doença sistêmica, independentemente do tipo cutâneo clínico da lesão, a droga de eleição é a prednisona, em doses iniciais de 0,5 a 1,0 mg/kg/dia, até melhora clínica e sorológica do paciente. A associação com os antimaláricos é imprescindível nas doses adequadas e mantida pelo menos por 6 meses após considerarmos o paciente fora de atividade clínica e sorológica, conforme exposto anteriormente. A associação com as outras drogas já preconizadas também é possível, lembrando que, apesar da melhora das lesões cutâneas, a talidomida, a DDS e a clofazimina não interferem na produção de imunocomplexos.

- **Ciclofosfamida (50 a 100 mg/dia) e azatioprina (50 mg/dia):** são os quimioterápicos de eleição, respectivamente seguidos do clorambucil (2 a 4 mg/dia), associados ao corticosteroide quando o paciente já não responde a altas doses de prednisona, acima de 1,0 mg/kg/dia, e na evidência de vasculites de extremidades e lesão renal, ou quando houver contraindicação formal ao uso deles. Deve-se considerar a possibilidade de a ciclofosfamida levar à esterilidade da mulher em idade fértil após uso prolongado.
- **Anti-inflamatórios não hormonais:** nas dores articulares e musculares, preferencialmente usar indometacina nas doses de 50 a 100 mg/dia.
- **Vasodilatadores:** são importantes adjuvantes da terapêutica de base quando ocorrem vasculites de extremidades e/ou outros fenômenos isquêmicos, como cianoses, livedos reticulares e fenômenos de Raynauld. A preferência é pela nifedipina (20 a 60 mg/dia) ou pentoxifilina (400 mg/dia).
- **Pulsoterapia de corticosteroide:** medida utilizada nos pacientes com lúpus eritematoso sistêmico que entram em agudização, mesmo na vigência de corticosteroideterapia com doses 1,0 a 1,5 mg/kg/dia – devem ser internados e monitorizados. Os derivados da hidrocortisona são os corticosteroides de eleição, administrados em doses variáveis de 5 a 10 mg/kg, a cada 4 horas. O tempo de administração da pulsoterapia varia de acordo com a resposta clínica e laboratorial do paciente. É uma boa alternativa para substituir a ciclofosfamida – que pode levar à esterilidade nas mulheres jovens – quando ocorre o acometimento do sistema nervoso central e renal.
- **Plasmaferese:** a retirada diária de sangue total, de até 200 a 500 mL/dia, por 3 dias consecutivos e semanalmente, é uma medida que, associada à pulsoterapia, leva a uma diminuição importante de imunocomplexos circulantes.
- **Belimumabe:** anticorpo monoclonal antirreceptor de membrana de linfócitos B (Blys). É considerado, ainda, o imunobiológico específico para o tratamento do lúpus eritematoso sistêmico (FAN/anti-DNA positivos). Indicado para pacientes não responsivos ou com contraindicações às terapêuticas convencionais ou que necessitam altas doses de corticosteroides sistêmicos para se manterem sem atividade. Administração endovenosa – 10 mg/kg/por infusão: semanas 0, 14, 28 e após a cada 30 dias. Apesar da sua indicação recair apenas para a doença sistêmica, a experiência pessoal vem demonstrando alta *perfomance* nas lesões de pele, em especial nos pacientes com doença subaguda que cursam com FAN positivo. Excelente poupador de corticosteroides.

Anticorpos monoclonais (rituximabe, antilinfócito B) e outros, como anti-interleucinas, 12, 23, são certamente drogas promissoras no tratamento da doença sistêmica, porém ainda com custos exageradamente altos e precisam ser mais bem estudadas para esse fim.

Controle do paciente com lúpus eritematoso

No acompanhamento dos pacientes com lúpus eritematoso é imperioso lembrar, sempre, que esse diagnóstico é um evento dinâmico, isto é, num primeiro momento podendo ter apenas manifestação cutânea e, em seguida, a sistematização da doença. Portanto, a despeito da intensidade ou tipo de lesão cutânea de lúpus eritematoso, a rotina do diagnóstico é imprescindível, com o intuito de surpreendermos precocemente qualquer sinal de sistematização da doença.

- **LECC:** depois de estabelecido o diagnóstico, acompanha-se o paciente clinicamente a cada 4 ou 5 semanas, período para avaliar o benefício dos antimaláricos. Nos pacientes tabagistas, essa avaliação deve ser feita após a 8ª semana e, se já tenha sido introduzida prednisona, é também o momento de avaliarmos sua eficácia, a dose administrada, e a redução na melhora evidente. O paciente retornará mensalmente nos primeiros 6 meses e, a partir daí, a cada 3 meses, durante os 2 anos seguintes, com exames anuais, salvo ocorrência de recidivas e/ou outras sintomatologias que possam sugerir sistematização. A partir do segundo ano sem intercorrências, as visitas passam a ser anuais. O antimalárico deve ser mantido por pelo menos 3 a 6 meses após considerado fora de atividade.

- **LECSA:** os mesmos cuidados iniciais, com acompanhamento dos autoanticorpos (se positivos), a cada mês, até melhora clínica e sorológica (negativação ou diminuição dos títulos e normalização dos níveis do complemento). A dosagem de prednisona deve ser diminuída até a menor necessária, ou mesmo suspensa, de acordo com a clínica e a sorologia. Acompanha-se mensalmente o paciente, até a melhora total. A partir daí, a cada 3 meses, durante 2 anos. Em seguida, anualmente. O antimalárico deve ser mantido nos moldes do LECC e, devido a maior possibilidade de a fotossensibilidade desencadear a doença, não aconselho que seja suspenso no verão.
- **LECA/lúpus eritematoso sistêmico:** cuidados mensais, com exames gerais (hemograma/ureia, creatinina, proteinúria de 24 horas, eletroforese de proteínas, FAN e dosagem do complemento) pelo menos até melhora clínica e sorológica. A partir da negativação dos exames e melhora clínica, os cuidados passam a cada 3 meses, durante os 2 anos seguintes. As doses de prednisona são gradualmente diminuídas, até a menor dose ou suspensão. A manutenção do antimalárico é fundamental até 6 meses sem nenhuma atividade, e também não aconselho sua suspensão durante o verão.

Em geral, em todas as situações, após considerarmos o paciente fora da atividade clínica e sorológica, o antimalárico deverá ser mantido, pelo menos, por mais 6 meses, desde que não haja recaídas durante esse período. A manutenção dos pacientes com uso de antimalárico dificulta sobremaneira os surtos de agudização e/ou aparecimento de novas lesões.

LÚPUS ERITEMATOSO NA INFÂNCIA

O lúpus eritematoso ocorre em qualquer período da infância, apenas não se tem confirmado o início da doença entre o 6º mês e 1 ano de vida. Nas demais faixas etárias da infância, já foi bem documentado. Pode ser considerado raro o lúpus eritematoso iniciar antes do início da puberdade. Via de regra, não existem características clinicolaboratoriais específicas para a doença na infância, mas algumas características mais frequentes nessa faixa etária.

As lesões tipo discoide, ao contrário do adulto, são as menos frequentes e surgem principalmente na faixa etária próxima à puberdade. Na infância, de modo geral, as lesões mais comuns são do tipo cutâneo subaguda, com lesões psoriasiformes e anulares policíclicas, geralmente em pequeno número, assintomáticas e preferencialmente em áreas fotoexpostas.

As manifestações clínicas mais comuns são as relacionadas à doença sistêmica. São frequentes rarefação dos cabelos, fios afilados e quebradiços, eritemas fotossensíveis, principalmente na disposição em vespertílio, cianose de extremidades (mais bem observada no inverno), fenômeno de Raynauld, artralgias e febre vespertina. São comuns nas crianças com sintomatologia sistêmica, anemia persistente, leucopenia e trombocitopenia isoladas ou associadas que podem ser, por muito tempo, as únicas alterações laboratoriais e que, associadas à fotossensibilidade e/ou a outras lesões cutâneas compatíveis com lúpus eritematoso, são consideradas marcadoras de doença sistêmica e tratadas como tal.

Linfadenopatia generalizada e hepatoesplenomegalia são relativamente comuns na infância e também se correlacionam com a doença sistêmica. As transaminases estão, ou não, aumentadas. A encefalite e a meningite lúpica são um pouco mais incidentes em crianças do que nos adultos, numa fase mais precoce da doença. A dosagem do complemento e suas frações e a pesquisa de anticorpos antinucleares no líquor estão indicados nas crianças quando a cefaleia é queixa frequente.

Assim como nos adultos, os rins são os órgãos mais acometidos e será tanto mais grave quanto mais precocemente a doença se iniciar. A avaliação precoce da atividade renal tem que ser considerada.

A pesquisa para diagnóstico de atividade sistêmica segue a mesma rotina para o diagnóstico da doença no adulto.

Quanto à terapêutica, apesar de não existir contraindicação formal ao uso de cloroquina e seus derivados, recomenda-se que não sejam administrados para crianças menores de 7 anos (supõe-se que poderia interferir na formação da mácula e retina). Prednisona é o corticosteroide de escolha, a principal droga para o tratamento do lúpus na infância e deve ser indicado em lesões cutâneas discoides disseminadas, lesões cutâneas subagudas e agudas e na evidência de doença sistêmica. As dosagens recomendadas são de 0,5 a 1,0 mg/kg/peso. A substituição, quando necessário, pelo deflazacort em doses equivalentes pode ser considerada. Os corticosteroides tópicos, oclusivos, infiltração intralesional de corticosteroide podem e devem ser usados principalmente nas lesões localizadas de formas puramente cutâneas e como adjuvantes em outras situações. O uso da talidomida para controle das lesões cutâneas está autorizado a partir dos 5 anos de vida e os quimioterápicos (azatioprina e ciclofosfamida) na ocorrência de lesão renal.

O prognóstico e a evolução dessas crianças são incertos. O quadro clínico pode ser muito grave, sendo necessárias altas doses de manutenção com corticosteroides, podendo até evoluir para óbito. Em contrapartida, a remissão quase total com recidiva na idade adulta ou mesmo o desaparecimento da doença após a puberdade é possível. A doença pode ainda evoluir aos moldes da doença do adulto. O prognóstico da criança com lúpus eritematoso será tanto pior na dependência da precocidade e do tipo das lesões renais e de quão tardios foram o diagnóstico e a instituição da terapêutica adequada.

LÚPUS ERITEMATOSO E GESTAÇÃO

O lúpus eritematoso, por si só, não é contraindicação absoluta de gestação. Existem, sim, alguns cuidados especiais de pré-natal, seguidos sempre na tentativa de surpreender, precocemente, uma atividade da doença que, se preexistente, poderá piorar com a gestação ou sistematizar o que sempre foi cutâneo e mesmo precipitar o aparecimento de uma doença latente. O pré-natal dirigido e específico é capaz de diagnosticar precocemente essas atividades, além de prever a possibilidade do lúpus eritematoso neonatal.

A atividade do lúpus eritematoso na gestação é medida precocemente pela dosagem mensal das frações C3 e C4 do complemento e avaliação mensal do FAN. A pesquisa de anti-Sm e Ds-DNA deve acontecer no início da gestação, assim como a pesquisa dos autoanticorpos anti-Ro-ssA, do anti-La-ssB e do anti-U1-Rnp que atravessam a barreira placentária e são responsáveis pelo lúpus eritematoso neonatal.

Na doença sistêmica preexistente, recomenda-se que a paciente esteja há pelo menos 1 ano sem atividade clínica e laboratorial e sem drogas imunossupressoras (corticosteroides em doses próximas de 0,5 a 1,0 mg/kg/dia ou qualquer outro quimioterápico) para que inicie uma gestação.

Para a doença cutânea, recomenda-se que a paciente não tenha lesões em atividade disseminadas. Porém, se sempre cursou com negatividade de qualquer autoanticorpo (anti-Ro, anti-La, anti-U1-Rnp, anti-ss-DNA) durante sua evolução, não há motivo para contraindicação e seu pré-natal seguirá o específico para mulher lúpica.

Para as pacientes com doença cutânea e que cursam sempre com positividade para autoanticorpos que atravessam a barreira placentária (anti-Ro, La, U1-Rnp) ou outro AAN, recomenda-se que se espere a negativação desses e que permaneçam negativos por um período mínimo de 6 meses para que se inicie a gestação.

Deverá ser sempre contraindicação de gestação a evidência de doença sistêmica em atividade ou o período de uso de drogas imunossupressoras.

A possibilidade de a gestação agravar ou precipitar uma doença sistêmica é muito grande, principalmente se essa paciente engravidar durante o período de atividade ou com menos de 6 meses de remissão da doença.

Os anticorpos antifosfolípides devem ser pesquisados no início, meio e final da gestação ou em outras ocasiões quando houver suspeita de fenômenos tromboembólicos, ameaças de aborto, vasculites e sinais neurológicos evidentes. A presença desses autoanticorpos – anticoagulante lúpico e/ou anticardiolipinas – implica num maior risco de falência renal durante a gestação, devido às microangiopatias trombóticas que levam à pré-eclâmpsia e eclâmpsia, com abortos frequentes e perdas fetais. As pacientes, lúpicas ou não, portadoras de anticorpos antifosfolípides são sempre gestantes de alto risco – a incidência de aborto nas gestantes lúpicas é de 37% nas portadoras de anticorpos antifosfolípides e 18% nas gestantes com esses autoanticorpos negativos.

Manejo das pacientes durante a gestação

Para as pacientes com lúpus eritematoso sistêmico sem atividade há pelo menos 1 ano, recomenda-se uma pequena dose de prednisona – 10 mg/dia, durante toda a gestação. Na atividade clínica, sorológica ou consumo de complemento (C3 e C4) essa dose é aumentada, de imediato, para níveis imunossupressores monitorados até o momento do parto.

Nas pacientes com doença cutânea que já mostraram positividade para algum autoanticorpo, em especial Ro, La, U1-Rnp, a introdução de 10 mg de prednisona também se impõe. Essa dosagem é mantida e aumentada para 0,5 mg/kg/peso no pré- e pós-parto.

Nas formas cutâneas que nunca mostraram positividade para qualquer autoanticorpo, deve ser feito o seguimento mensal do pré-natal, como já proposto.

O corticosteroide de eleição para tratar a mãe e prevenir a passagem de autoanticorpos através da placenta, com efeitos deletérios mínimos para o feto, é sempre a prednisona, inativada em grandes proporções por enzimas placentárias.

Na presença de anticorpos antifosfolípides, anticoagulantes heparinóides são necessários com as devidas precauções. Recomenda-se enoxiparina P 20 mg/dia como dosagem profilática e 80 mg/dia como dosagem terapêutica.

Outras drogas durante a gestação da mulher lúpica:

- **Antimalárico:** apesar de não haver relatos de interação com o feto ou problemas durante a gestação, recomenda-se a suspensão durante esse período; a prednisona o substitui com vantagens nesse período.
- **MTX, ciclofosfamida, azatioprina:** formalmente contraindicados, assim como outros quimioterápicos.
- **AINH:** também substituído com vantagens pela prednisona; a indometacina e o AAS precipitam o fechamento da calota craniana e, portanto, podem ser usados quando precisamos acelerar o momento do parto – favorecem a maturação fetal.

■ LÚPUS ERITEMATOSO NEONATAL

O lúpus eritematoso neonatal acontece em situações diversas e sempre na presença de autoanticorpos IgG específicos maternos, como Ro-ssA (principal marcador), La-ssB e U1-Rnp, capazes de atravessar a barreira placentária, de provocar as lesões no neonato; são encontrados em mães portadoras desses autoanticorpos.

O autoanticorpo RO-ssA é considerado o marcador clássico do lúpus eritematoso neonatal e o mais frequentemente observado no neonato. Provavelmente é o responsável pela cardiopatia característica da lesão neonatal, por inibir os receptores 5HT4 serotoninérgicos nos feixes atrioventricular.

O La-ssB é o segundo autoanticorpo mais encontrado no lúpus eritematoso neonatal e, juntamente com RO-ssA, parecem também responsáveis pela lesão cardíaca.

O autoanticorpo U1-RNP é menos evidente, porém sua positividade parece estar relacionada com lesão cutânea mais exuberante e menor frequência ou gravidade da lesão cardíaca típica.

As manifestações clínicas cutâneas do lúpus eritematoso neonatal são polimorfas e as mais características são: rubor facial persistente, eritema vivo periocular, lesões eritematosas anulares levemente descamativas ou não, principalmente em áreas de fotoexposição. Iniciam-se logo após o nascimento ou após o recém-nascido ter sido exposto a banhos de ultravioleta, o que as torna mais evidentes. As lesões poiquilodérmicas e as telangiectasias perivaginais e perianais têm sido consideradas um achado clínico muito sugestivo da doença. As lesões tendem a desaparecer após o 3º mês de vida sem deixar sequelas. Há relatos de lesões bolhosas em áreas de fotoexposição e lesão discoide facial, porém não são comuns no neonato. As que persistem além do 3º mês tendem a evoluir para lesão eritematodescamativa com escamas finas, quase farináceas, que persistem até o 6º mês.

As manifestações sistêmicas são as mais graves e determinam a evolução e o prognóstico da doença. O acometimento cardíaco é a característica principal do lúpus eritematoso neonatal e caracteriza-se por bloqueio do ramo atrioventricular, que pode ser parcial, de leve a moderado, até grave, com bloqueio total. Os bloqueios atrioventriculares leves eventualmente regridem espontaneamente após o 6º mês ou mais tardiamente.

Outras manifestações sistêmicas são observadas no lúpus eritematoso neonatal, como os distúrbios hepatobiliares, que vão desde insuficiência hepática grave até lesões transitórias evidenciadas por aumento de transaminases e bilirrubinas e que persistem até o 3º mês de vida.

As lesões hepatobiliares são poucas vezes relatadas e também de difícil diagnóstico quando isoladas. Habitualmente são concomitantes às lesões cutâneas e cardíacas. Ainda que raramente, a trombocitopenia vem sendo relacionada ao anticorpo anti-U1-Rnp.

Sorologicamente, esses neonatos caracterizam-se pelos anticorpos anti-Ro-ssA em, praticamente, 100% dos casos que cursam com lesão cardíaca de qualquer nível, associada ou não à lesão cutânea. Os anticorpos anti-La-ssB são notados em 20% dos neonatos e os autoanticorpos anti-U1-Rnp em menos de 5% desses pacientes. Os anticorpos anti-La-ssB e U1-Rnp isolados, como marcadores de lúpus eritematoso neonatal, são relatos raros na literatura e referem-se, exclusivamente, à lesão cutânea sem envolvimento cardíaco.

Tais autoanticorpos no neonato são transitórios, pois herdados da passagem transplacentária persistem até o 6º mês de vida e desaparecem em qualquer momento desse período, quando coincide com a melhora e com o desaparecimento das lesões cutâneas e cardíacas, quando o bloqueio atrioventricular for parcial ou mínimo. Portanto, é uma doença, na maioria das vezes, transitória, cujas sequelas e prognóstico dependem da intensidade do bloqueio atrioventricular.

■ LÚPUS ERITEMATOSO E DROGAS

Nos anos de 1950, descreveram-se os primeiros pacientes com lesões de lúpus eritematoso sistêmico-símile que provavelmente tinha sido desencadeado pelo uso da hidralazina para tratamento de hipertensão. A segunda droga relacionada ao aparecimento de lúpus-símile foi a procainamida, introduzida em 1962 para tratamento das arritmias cardíacas. A partir dessas duas drogas relacionadas, as suspeitas de que outras drogas pudessem desencadear o lúpus eritematoso começaram a ser levantadas e, muitas delas, confirmadas, como a isoniazida, a difenilhidantoína, a tetraciclina e a sulfometoxipiridazina, consideradas, hoje, drogas potencialmente capazes de provocar o lúpus eritematoso sistêmico-símile em pacientes predispostos ou em familiares sadios de pacientes portadores de lúpus eritematoso sistêmico. Essas mesmas drogas devem ser evitadas em pacientes sabidamente portadores de lúpus eritematoso, inclusive cutâneo, pelo risco de uma doença sistêmica ou mesmo agravamento da doença preexistente.

Após 2000, a introdução de drogas imunobiológicas – anticorpos monoclonais anti-TNF e proteínas de fusão para TNF – usadas para tratamento de artrite reumatoide, doença inflamatória intestinal, psoríase e outras, observou-se a elevação da positividade de FAN em até 30% dos pacientes em uso dessas drogas, porém a presença de lúpus desencadeado após o uso dessas drogas, apesar de possível, é extremamente raro.

As drogas potencialmente capazes de desencadear o lúpus-símile dividem-se em drogas de alto, moderado e baixo potencial, sempre relacionadas à predisposição do paciente. Assim, indicam-se as drogas de risco:

- **Alto potencial:** hidralazida, procainamida, psoralênicos.
- **Moderado potencial:** quinidina, clorpromazina, isoniazida, metildopa, propiltiulracil, captopril, carbamazepina, difenilhidantoína, penicilamina.
- **Baixo potencial:** sulfasalazina, sulfametoxipiridazina, primidona, tetraciclinas, minoxidil sistêmico (uso tópico ainda não determinado), prazosin, nitrofurantoína, clortalidona, hidroclorotiazida.

- **Controversos:** pílulas anticoncepcionais.
- **Proibitivos:** toxina botulínica, preenchedores intradérmicos e subcutâneos, como silicones, ácidos hialurônicos e correlatos que ainda necessitam de estudo.

No lúpus eritematoso desencadeado por drogas, o aparecimento dos sintomas/sinais estabelece-se após administração das drogas de risco, numa primeira administração, superior a 10 meses de tratamento contínuo – exceto quanto à quinidina, cujos sintomas aparecem já após a 3ª semana de administração. Porém, quando o paciente é exposto pela segunda vez à droga desencadeante, os sintomas aparecem quase de imediato, variando de horas a no máximo 4 dias.

O desaparecimento dos sinais e sintomas é bastante variável após a suspensão da droga: desde 1 semana, quando desencadeados pela quinidina, até 18 meses, se pela D-penicilamina.

O antígeno de histocompatibilidade HLA-DR4 é mais frequente nos pacientes que tiveram lúpus eritematoso-símile desencadeado principalmente pela hidralazina e, juntamente com o HLA-Dw44, HLA-DQw7 e HLA-H2B, são considerados fatores de risco, assim como:

- **O sistema do complemento:** a insuficiência da fração C4 do complemento, principalmente para a procainamida.
- **Acetiladores lentos:** a deficiência da enzima acetiltransferase hepática está diretamente ligada ao lúpus induzido por droga, principalmente relacionada à procainamida e hidralazina quando as drogas persistem na circulação, em sua forma ativa, por mais tempo.
- Familiares portadores de lúpus eritematoso sistêmico.

Manifestações clínicas do lúpus eritematoso droga-induzido

As manifestações clínicas do lúpus eritematoso droga-induzido devem ser diferenciadas das exacerbações de lesões de lúpus eritematoso preexistentes quando houver administração de diferentes drogas não relacionadas como drogas lúpus indutoras, como as sulfas, alguns grupos de antibióticos e outras drogas fotossensíveis, por exemplo.

Os sintomas mais frequentes do lúpus eritematoso induzido por drogas são artralgias e artrites que acompanham os quadros clínicos em mais de 80%, independentemente da droga desencadeadora; a seguir, vêm a febre e a perda de peso com porcentagens variáveis de 10% a 25% dos pacientes e, finalmente, as lesões cutâneas em geral, eritemas súbitos em áreas de fotoexposição ou não, possibilitando a configuração de lesões eritematosas e policíclicas, com descamação muito tênue, simulando quadro de LECSA. As lesões cutâneas raramente são isoladas, pois, em geral, são acompanhadas de artralgias/artrites e febre e, ainda, configuram-se como lesões urticariformes persistentes. Mialgias, hepatoesplenomegalia e pericardite também acompanham os quadros em porcentagens variáveis.

Laboratorialmente, os anticorpos antinucleares (AAN/FAN) são positivos, representando anticorpos anti-DNA histonas – FAN padrão homogêneo – ou anti-DNA de hélice simples (anti-ss-DNA) e células lúpus eritematoso; anticorpos antifosfolípides (em especial anticardiolipinas), fator reumatoide, hipergamaglobulinemia e leucopenia eventualmente são demonstrados, assim como anemia e teste de Coombs positivo.

Os anticorpos anti-histonas são invariavelmente observados em pacientes com lúpus induzido por procainamida e também por outras drogas, como hidralazina, clorpromazina e isoniazida.

Apesar de os anticorpos anti-histonas não serem encontrados em todos os pacientes com lúpus induzido por droga, o autoanticorpo é considerado o marcador dessa condição.

As histonas existem nas células como um grupamento complexo de macromoléculas compostas por partículas denominadas H3, H4, H2A, H2B (H3-H4-H2A-H2B)2, isoladamente antigênicas ao extremo, liberadas sob a ação de algumas drogas que fragmentam a macromolécula.

Os anticorpos anti-ss-DNA são positivos em aproximadamente 50% dos pacientes com lúpus eritematoso droga-induzido e liberados a partir da toxicidade de linfócitos desencadeados pela droga-alvo.

Diagnóstico do lúpus induzido por drogas

O lúpus induzido por drogas tem um diagnóstico difícil, pois simula um lúpus propriamente dito e manifesta um quadro clínico-laboratorial polimorfo. Para facilitar o diagnóstico, estabeleço algumas regras básicas para a suspeita do diagnóstico:

1. Relacionar as drogas de uso contínuo pelo paciente por mais de 30 dias. O lúpus eritematoso droga-induzido é dependente de longo tempo de administração da droga.
2. Sintomas: eritemas súbitos e persistentes acompanhados de artrite/artralgias, febre, perda de peso e mialgias.
3. Anticorpos anti-histona positivos, principalmente IgG e/ou células lúpus eritematoso presentes.
4. Leucopenia, trombocitopenia e anemia podem estar presentes.
5. Dosagem de complemento normal/ausência de positividade para Sm, Ds-DNA, U1-Rnp, Ro-ssA e La-ssB.
6. Desaparecimento das lesões e sintomas após, pelo menos, 2 semanas da suspensão da droga.

A presença dos itens 1, 2 e 3 pode estabelecer o diagnóstico de lúpus eritematoso induzido por droga e corroborado pelos demais itens relacionados.

Estabelecido o diagnóstico, o tratamento consiste na suspensão da droga suspeita e na administração de anti-inflamatórios não hormonais e mesmo corticosteroides, dependendo da gravidade do paciente. Nas suspeitas de pericardites, poliatrites e comprometimento renal, os corticosteroides impõem-se.

Referências bibliográficas

1. Abdel-Aziz K, Goodfield M. Evaluation of the cutaneous lupus activity and severity score in the assessment of lupus erythematosus skin diseases. Br J Dermatol. 2008;158(1):181-2.
2. Abdulwahab SAF, Hussein MM, Hassab-El N, Dvorak R. How reliable is the basement membrane phenomenon in the diagnosis of systemic lupus erythematosus? Int J Dermatol. 1995;34(5):330-2.
3. Ad Hoc Committee Response Criteria for Cutaneous SLE. Response criteria for cutaneous SLE in clinical trial. Clin Exp Rheumatol. 2007;25(5):666-71.
4. Alarcon-Segovia D, Worthington JW, Ward E, Wakim KG. Lupus diathesis and the hydralazine syndrome. N Engl J Med. 1965;272:462-6.
5. Alcocer-Varela J, Alarcon-Segovia D. Longitudinal study on the production of an cellular response to interleukin 2 in patients with systemic lupus erythematosus. Rheumatol Int. 1995;15:57-63.
6. Allegue F, Martin-Gonzalez M, Alonso ML et al. Síndrome antifosfolipidos en un paciente con linfoma cutáneo de células T. Med Cutan Ibero Lat Am. 1989;17:49-51.
7. Amadio PJ, Cummings DM, Dashow L. Procainamide, quinidine and lupus erythematosus. Ann Intern Med. 1985;102:419.
8. Amoura Z, Piette JC. Rôle du nucleosome dans la physiopathologie du lupus systémique. Ann Intern Med. 2003;154(1):25-32.
9. Ascherson RA, Morgan SH, Harris EN, Gharavi AE, Hughes GRV, Millar AB. Pulmonary hypertension and chronic cutaneous lupus erythematosus: association with the lupus anticoagulant [Letter]. Arthritis Rheum. 1985;28:118.
10. Ascherson RA, Khamashta MA, Ordi-Rios J, Vilardel-Torres MD, Hughes GRV. The primary antiphospholipid syndrome: major clinical and serological features. Medicine. 1989;68:366-74.
11. Benucci M, Gobbi FL, Del Rosso A et al. Diseases activity and antinucleosome antibodies in systemic lupus erythematosus. Scand J Rheumatol. 2003;32 (1): 42-5.
12. Biazar C et al. Cutaneous lupus erythematosus: first multicenter database analysis of 1002 patients from European Society of Cutaneous Lupus Erythematosus. Autoimmun Rev. 2013;12:444-54.
13. Blank M, Mendlovic S, Fricke H, Mozes E, Talal N, Shoenfeld Y. Sex hormone involvement in the induction of experimental systemic lupus erythematosus by a pathogenic anti DNA idiotype in naive mice. J Rheumatol. 1990;17:311-7.

14. Blomgren SE, Condemi JJ, Bignall MC. Antinuclear antibody induced by procainamide. N Enlg J Med. 1969;218:64-6.
15. Blum C, Zillikens D, Tony HP, Hartmann AA, Burg G. Soluble interleukin 2 receptor as activity parameter in serum of systemic and discoid lupus erythematosus. Hautarzt. 1993;44:290-5.
16. Bottomley WW, Goodfield M. Methotrexate for the treatment of severe mucocutaneous lupus erythematosus. Br J Dermatol. 1995;133:311-4.
17. Brucato A, Ferraro G, Gasparini M. Congenital heart block and maternal SLE. Lancet. 1991;338(5):892.
18. Burch PR, Rowell NR. The sex and age: distributions of chronic discoid lupus erythematosus in four countries. Acta Derm-Vem. 1968;48:33-46.
19. Burge SM, Frith PA, Juniper RP, Wojnarowska F. Mucosal involvement in systemic and chronic cutaneous lupus erythematosus. Br J Dermatol. 1989;121:727-41.
20. Burrows NP, Walport MJ, Hammond AH, Davey N, Jones RR. Lupus erythematosus profundus with partial C4 deficiency responding to thalidomide. Br J Dermatol. 1991;125:62-7.
21. Buyon JP, Winchester R. Congenital complete heart block. Arthr Rheumatism. 1990;33(5):609-14.
22. Callen JP, Fowler JF, Kulick KB. Serologic and clinical features of patients with discoid lupus eruthematosus: relationship of antibodies to single-stranded deoxyribonucleic acid and other antinuclear antibody subset to clinical manifestation. J Am Acad Dermatol. 1985;13:748-55.
23. Callen JP, Kulick KB, Stelzer G, Fowler JF. Subacute cutaneous lupus erythematosus: clinical, serologic and immunogenetic studies of 49 patients seen in a non-referral setting. J Am Acad Dermatol. 1986;15:1227-37.
24. Callen JP. Chronic cutaneous lupus erythematosus: clinical, laboratory, therapeutic and prognostic examination of 62 patients. Arch Dermatol. 1982;118:412-6.
25. Callen JP. Drug-induced cutaneous lupus erythematosus, a distinct syndrome that is frequently unrecognized. J Am Acad Dermatol. 2001;45(2):315-6.
26. Callen JP. New and emerging therapies for collagen-vascular diseases. Dermatol Clin. 2000;18(1):139-46.
27. Callen JP. Treatment of cutaneous lesions in patients with lupus erythematosus. Dermatol Clin. 1994;12:201-6.
28. Carreno L, Lopez FJ, Monteagudo I, Rodriguez MM, Bascones M, Gonzalez CM, Cyr CS, Lapointe N. Immunological and clinical differences between juvenile and adult onset of systemic lupus erythematosus. Lupus. 1999;8(4):287-92.
29. Carreras LO, Forastieiro RR, Martinuzzo ME. Which are the best biological markers of the antiphospholipid syndrome? J Autoimmun. 2000 Sep;15(2):163-72.
30. Cervera R, Khamashta MA, Font J, Sebastiani GD, Gil A, Lavilla P, Domenech I, Aydintug AO, Jedryka-Goral A, De Ramon E, Galeazzi M, Haga H, Mathieu A, Houssain F, Ingelmo M, Hughes GRV; European Working Party on Systemic Lupus Erythematosus. Systemic lupus erythematosus: clinical and immunologic patterns of disease expression in a cohort of 1000 patients. Medicine. 1993;72:113-24.
31. Charles PJ, Venrooij WJ, Maini RN; Consensus Finding Group for Autobodies. The consensus work-shops for the detection of autoantibodies to intracellular antigens in rheumatic diseases: 1989-1992. Clin Exp Rheumatol. 1992;10:507-11.
32. David KM, Thornton JC, Davis B, Sontheimer RD, Gillian JN. Morbidity and mortality in patients with subacute cutaneous lupus eruthematosus [Abstract]. J Invest Dermatol. 1984;82:408.
33. De Jong EMGJ, Erp PEJ, Ruiter DJ, Kerkhof PCM. Immunohistochemical detection of proliferation and differentiation in discoid lupus erythematosus. J Am Acad Dermatol. 1991;25:1032-8.
34. De Vlam K, De Keyser F, Verbruggen G et al. Detection and identification of antinuclear autoantibodies in the serum of normal blood donors. Clin Exp Rheum. 1993;11:393-7.
35. Dellavance A, Gabriel Jr A, Cintra FU et al. 2º Consenso brasileiro de fator antinúcleo em células Hep-2. Rev Bras Reumatol. 2003;43(3):129-40.
36. Donnely AM, Halbert AR, Rohr JB. Discoid lupus erythematosus. Australas J Dermatol. 1995;36:3-10.
37. Doutre MS, Beylot C, Beylot J, Pompougnac E, Royer P. Chilblain lupus erythematosus: report of 15 cases. Dermatology. 1992;184:26-8.
38. Duarte AA. Colagenoses e a dermatologia. São Paulo, 2004. ISBN: 85-904736-1-9.
39. Duarte AA. Estudo anatomopatológico da síndrome de Sjögren – Enfoque: glândulas salivares menores [Dissertação de Mestrado]. São Paulo: Universidade de São Paulo (USP), 1989.
40. Duarte AA. Lupus eritematoso cutâneo (cutaneous lupus erythematosus). An Bras Dermatol. 2001;76(5):505-7.
41. Dubois EL, Tuffanelli DL. Clinical manifestation of systemic lupus erythematosus. JAMA. 1964;190:104-11.
42. Dubois EL. Procainamide induction of a systemic lupus erythematosus-like syndrome. Medicine. 1969;48:217-28.
43. Eblling FM, Hahn BH. Pathogenic subset on antibodies to DNA. Int Ver Immunol. 1989;5:79-95.
44. Elder D, Elenitsas R, Jaworsky C, Bernett J. Lever's histopathology of the skin. 8th ed. Lippincott-Raven Publishers, 1997.
45. Fabbri P, Bernacchi E, Neri R. Subacute cutaneous lupus erythematosus. Review of the literature and immunological studies of 11 patients. G Ital Dermatol Venereol. 1990;125:329-36.
46. Field M, Williams DG, Charles P. Specifity of anti-Sm antibodies by ELISA for systemic lupus erythematosus: increased sensitivity of detection using purified peptide antigens. Ann Rheum Dis. 1988;47:820-4.
47. Filipowicz W, Kiss T. Structure and function of nucleolar snRNPs. Mol Biol Rep. 1993;18:149-56.
48. Fischer GF, Pickl WF, Faé I, Anegg B, Milota S, Volc-Platzer B. Association between chronic cutaneous lupus erythematosus and HLA class II alleles. Hum Immunol. 1994;41:280-4.
49. Fonseca E, Alvarez R, Gonzalez MR, Pascual D. Prevalence of cardiolipin antibodies in subacute cutaneous lupus eruthematosus. Lupus. 1992;1:265-8.
50. Furukawa F, Sawami MK, Lyons MB, Norris DA. A/Ro and SS-B/La is induced on the surface of human keratinocytes by ultraviolet light (UVL): implications for the pathogenesis of photosensitive cutaneous lupus. J Invest Dermatol. 1990;94:77-85.
51. George B, Kurian S, Jacob M, Kurian T. Diagnostic evaluation of the lupus band test in discoid and systemic lupus erythematosus. Int J Dermatol. 1995;34(5):171-3.
52. Gillian JN, Sontheimer RD. Distinctive cutaneous subsets in the spectrum of lupus erythematosus. J Am Acad Dermatol. 1981;4:471-5.
53. Gimovsky M, Montoro M. Systemic lupus erythematosus and other connective tissue diseases in pregnancy. Clin Obst and Gynecol. 1991;34(1):35-50.
54. Golan TD, Elkon KB, Gharavi AE, Krueger JG. Enhanced membrane binding of autoantibodies to cultured keratinocytes of SLE patient after UVA/UVB irradiation. J Clin Invest. 1992;90:1067-76.
55. Goldman RR, Hom D, Deng JS, Ziegler GC, Kahal LE, Steen VD, La Porte RE, Medsger TA. Anti SSA antibodies and fetal outcome in maternal systemic lupus erythematosus. Arthr Rheumatism. 1986;29(10):1269-73.
56. Golsdsteim E, Carey W. Discoid lupus erythematosus: successful treatment with oral methotrexate. Arch Dermatol. 1994;130:938-9.
57. Goyal S, Nousari HC. Treatment of resistant discoid lupus erythematousus of the palm and soles with mycophenolate mofetil. J Am Acad Dermatol. 2001;45(1): 140-1.
58. Halmi BH. Classification of lupus erythematosus. Int Dermatol. 1993;32:643-4.
59. Hetten BM, Takada MH, Velludo MASL, Foss NT. Neonatal lupus erythematosus. Int J Dermatol. 1996;35(1);42-4.
60. Hochberg MC, Boyd RE, Ahearn JM, Arnett FC, Bias WB, Provost TT, Stevens MB. System lupus erythematosus: a review of clinico-laboratory features and immunogenetic markers in 150 patients with emphasis on demographic subsets. Medicine. 1985;64:285-95.
61. Hodge SJ, Freeman RG. The basal lamina in skin disease. Int J Dermatol. 1978;17:261-79.
62. Holm AL, Bowers KE, McMeekin L. Chronic cutaneous lupus erythematosus treated with thalidomide. Arch Dermatol. 1993;129:1548-50.
63. Hurley CK, Gregersen PK, Gorsky J, Steinger N, Robbins FM, Hartzman R, Johnson AH, Silver J. The DR3 (w18), DQw4 haplotype differs from DR3 (w17), DQw2 haplotypes at multiple class II loci. Hum Immunol. 1989;25:37-50.
64. Izumi AK, Takiguchi P. Lupus erythematosus panniculitis. Arch Dermatol. 1983;119:61-4.
65. Jones JV, Jones E, Forsyth SJ, Skanes VM, Reichlin M, MacSween JM, Eastwood S, Carr RI. Familial systemic lupus erythematosus: evidence for separade loci controlling C4 deficiency and formation of antibodies to DNA, nRnp, RO and La. J Rheumatol. 1987;14:263-7.
66. Kaneoka H, Hsu KC, Takeda Y, Sharp GC, Hoffman RW. Molecular genetic analysis of HLA-DR and HLA DQ genes among anti U1-70 kd autoantibody positive connective tissue diseases patients. Arthritis Rheum. 1992;35:83-94.
67. Kaposi M. Neue beitrage zur kenntnis des lupus erythematosus. Arch of Dermat and Syph. 1872;4:36-78.
68. Katayama I, Teramoto N, Arai H, Nishioka K, Nishima S. Annular erythema: a comaparative study of Sjögren's syndrome with subacute cutaneous lupus erythematosus. Int J Dermatol. 1991;30:635-9.
69. Kephart DC, Hood A, Provost T. Neonatal lupus erythematosus: new serologic findings. J Invest Dermatol. 1981;77:331-3.
70. Kind P, Goertz G. Klinik und differential diagnose des cutanen lupus erythematodes. Z Hautkr. 1987;62:1337-47.
71. Kind P, Lipsky PE, Sontheimer RD. Circulating T and B cell abnormalities in cutaneous lupus erythematosus. J Invest Dermatol. 1986;86:235-9.
72. Klemperer P, Gueft B, Lee SL, Leuchtenberger C, Pollister AW. Cytochemical changes of acute lupus erythematosus. Arch Pathol. 1950;49:503-16.
73. Klinge F. Der rheumatismus: pathologisch-anatomische und experimentiell-pathologische – Tatsachen und ihre auswertung für das ärztliche rheumaproblem. Ergeb d Allg Path u Path Anat. 1933;27:1-355.
74. Knop J, Matz AR. Thalidomide in the treatment of sixty cases of chronic discoid lupus erythematosus. Br J Dermatol. 1983;108:461-6.
75. Kolble K, Reid KB. Genetic deficiencies of the complement system and association with diseases: early components. Int Ver Immunol. 1993;10:17-36.
76. Kuhn A, Richter HD, Oslislo C, Ruzicka T, Megahed M, Lehmann P. Lupus erythematosus tumidus: a neglected subset of cutaneous lupus erythematosus – Report of 40 cases. Arch Dermatol. 2000 Aug;136(8):1033-41. doi: 10.1001/archderm.136.8.1033.
77. Kuhn A, Sonntag M, Richter-Hintz D, Oslislo C, Megahed M, Ruzicka T, Lehmann P. Phototesting in lupus eruthematosus: a 15 year experience. J Am Acad Dermatol. 2001;45(1):86-95.
78. Kulick K, Provost TT, Reichlin M. Antibodies to single stranded DNA in patients with discoid lupus erythematosus. Arthritis Rheumatol. 1982;25:639-46.
79. Kulthanan K, Jiamton S, Omcharoen V, Linpiyawan R, Ruangpeerakul J, Ivayathorn A. Autoimmune and rheumatic manifestation and antinuclear antibody study in HIV-infected Thai patients. Int J Dermatol. 2002;41:417-22.

80. Lee LA, Bias WB, Arnett Jr F, Huff C, Norris DA, Harmon C, Provost TT, Weston WL. Immunogenetics of the neonatal lupus syndrome. Ann Int Medicine. 1983;99:592-6.
81. Lee LA, David KM. Cutaneous lupus erythematosus. Curr Probl Dermatol. 989;1:161-200.
82. Lee LA, Gaither KK, Coulter SN, Norris DA, Harley JB. Pattern of cutaneous immunoglobulin G deposition in subacute cutaneous lupus erythematosus is reproduced by infusing purified anti-Ro(SSA) auoantibodies into human skin grafted mice. J Clin Invest. 1989;83:1556-62.
83. Lee LA, Lillis PJ, Fritz KA, Huff JC, Norris DA, Weston WL. Neonatal lupus syndrome in successive pregnancies. J Am Acad Dermatol. 1983;9(3):401-6.
84. Lee LA, Sokol RJ, Buyon JP. Hepatobiliary disease in neonatal lupus: prevalence and clinical characteristic in cases enrolled in a national registry. Pediatrics. 2002;109(1):e11.
85. Lee LA, Weston WL. New findings in neonatal lupus syndrome. AJDC. 1984;38:233-6.
86. Lee LA. Neonatal lupus: clinical features, therapy and patogénesis. Curr Rheumatol. 2001;3(5):391-5.
87. Lehmann P, Holzle E, Kind P, Goerz G, Plewig G. Experimental reproduction of skin lesion in lupus erythematosus by UVA and UVB radiation. J Am Acad Dermatol. 1990;22:181-7.
88. Lehmeir T, Foulaki K, Lühemann R. Evidence for three autoantibodies, in the cores of the major snRNPs U1, U2, U4/U6 and U5. Nucleic Acids Res. 1990;18:6475-84.
89. Lin JH, Dutz JP, Sontheimer RD, Werth VP. Pathophysiology of cutaneous lupus erythematosus. Clin Rev Allergy Immunol. 2007;33(1-2):85-106.
90. Lock RJ, Unsworth DJ. Antibodies to extractable nuclear antigens: has technological drift affected clinical interpretation? J Clin Pathol. 2001Mar;54(3):187-90.
91. Lorenz HM, Herrmann M, Winkler T, Gaipl U, Kalden JR. Role of apoptosis n autoimmunity. Apoptosis. 2000;5(5):443-9.
92. Mackey JP, Barnes J. Cloafazimine in the treatment of discoid lupus erythematous. Br J Dermatol. 1974;91:93-6.
93. Maddison RJ, Provost TT, Reichliln M. Serological findings with ANA-negative systemic lupus erythematosus. Medicine. 1981;60:87-94.
94. Markey AC, Allen MH, Pitzalis C, MacDonald DM. T-cell inducer populations in cutaneous inflammations: a predominance of T helper – Inducer lymphocytes (Th1) in the infiltrate of inflammatory dermatoses. Br J Dermatol. 1990;122:325-32.
95. Marzano AV, Berti E, Gasparini G, Caputo R. Lupus erythematosus with antiphospholipid syndrome and erythema multiforme lesions. British J Dermatol. 1999;141:720-4.
96. Masamoto H, Toma T, Sakumoto K, Kanazawa K. Clearence of antiphospholipid antibodies in pregnancies treated with heparin. Obstet Gynecol. 2001 Mar;97(3):394-8.
97. McCain GA, Bell DA, Chodirker WB et al. Antibody to extractable nuclear antigen in the rheumatic diseases. J Rheumatol. 1978;5:399-406.
98. Meiusi RS, Cameron JD, Holland EJ, Summers CG. Discoid lupus erythematosus of the eyelid complicated by wound dehiscence. Am J Ophthalmol. 1991;111:108-9.
99. Millard LG, Rowell NR. Chilblain lupus erythematosus (Hutchinson): a clinical and laboratory study of 17 patients. Br J Dermatol. 1978;98:497-506.
100. Miyagawa S, Kitamura W, Yoshioka J, Sakamoto K. Placental transfer of anticytoplasmic antibodies in annular erythema of newborns. Arch Dermatol. 1981;117:569-72.
101. Monash S. Oral lesions of lupus erythematosus. Dental Cosmos. 1931;73:511-3.
102. Mond CB, Peterson MG, Rothfield NF. Correlation of anti-Ro antibody with photosensitivity rash in systemic lupus erythematosus patients. Arthritis Rheum. 1989;32:202-4.
103. Munn DH, Beall AC, Song D, Wrenn RW, Throckmorton DC. Activation induced apoptosis in human macrophages: developmental regulation of a novel cell death pathway by macrophage colony stimulation factor and interferon. J Exp Med. 1995;181:127-36.
104. Murakawa Y, Takada S, Ueda Y, Suzuki N, Hoshino T, Sakane T. Characterization of T lynphocyte subpopulations responsible for deficient interleukin 2 activity in patients with systemic lupus erythematosus. J Immunol. 1985;134:187-95.
105. Mutasim DF, Adams BB. A practical guide for serologic evaluation of autoimmune connective tissue diseases. J Am Acad Dermatol. 2000;42(2):159-70.
106. Newton RC, Jorizzo JL, Solomon AR, Sanchez RL, Daniels JC, Bell JD, Cavallo T. Mechanism-oriented assessment of isotretinoin in chronic or subacute lupus erythematosus. Arch Dermatol. 1986;122:170-6.
107. Nicklin JL. Systemic lupus erythematosus and pregnancy at the Royal Women' Hospital, Brisbane 1979-1989. Aust NZ J Obstet Gynaecol. 1991;31(2):128-33.
108. O'Laughlin S, Schroeter AL, Jordon RE. A study of lupus erythematosus with particular reference to generalized discoid lupus. Br J Dermatol. 1978;99:1-11.
109. Orteu CH, Sontheimer RD, Dutz JP. The pathophysiology of photosensitivity in lupus erythematosus. Photodermatol Photoimmunol Photome. 2001;17(3):95-113.
110. Osler W. On the visceral complication of erythema exudativum multiforme. Am J Med Sci. 1895;110:629-46.
111. Parodi A, Drosera M, Barbieri L, Rebora A. Counterimmunoelecttrophoresis, ELISA and immunoboltting detection of anti-Ro/SSA antibodies in subacute cutaneous lupus erythematosus: a comparative study. Br J Dermatol. 1998;138:114-7.
112. Pei-Lin P, Tan SH, Tan T. Lupus erythematosus panniculitis: a clinicopathologic study. Int J Dermatol. 2002;41:488-90.
113. Petri M et al. Derivation and validation of the Systemic Lupus International Collaborating Clinics classification criteria for systemic lupus erythematosus. Arthritis Rheumatism. 2012;64(8):2677-86.
114. Phelps RG, Shoji T. Update on panniculitis. Mt Sinai J Med. 2001;68(4):262-7.
115. Pinkus MD. Lichenoid tissue reactions: a speculative review of the clinical spectrum of epidermal basal cell damage with special reference to erythema dyschromicum perstans. Arch Dermatol. 1973;107:840-4.
116. Pistiner M, Wallace DJ, Nessim S, Metzger AL, Kllinenberg JR. lupus erythematosus in the 1980s: a survey of 570 patients. Semim Arthritis Rheum. 1991;21:55-64.
117. Portanova JP, Rubin RL, Joslin FG, Agnello VD, Tan EM. Reactivity of anti-histone antibodies induced by procainamid; 2:237-242.e and hydralazine. Clin Immunol Immunopathol. 1982;25:67-79.
118. Provost T, Talal N, Harley JB, Reichlin M, Alexander E. The relationship between anti Ro-ssA antibody positive Sjögren syndrome and anti Ro-ssA antibody positive lupus erythematosus. Arch Dermatol. 1988;124:63-71.
119. Provost T, Watson RM, Gammon WR, Radowsky M, Harley J, Reichlin M. The neonatal lupus syndrome associated with U1RNP (nRNP) antibodies. N England J Med. 1987;316:1135-8.
120. Prystowsky SD, Herdon JH, Gillian JN. Chronic cutaneous lupus erythematosus (DLE): a clinical and laboratory investigation of 80 patients. Medicine. 1976;55: 183-91.
121. Prystowsky SD, Gillian JN. Discoid lupus erythematosus as a part of a larger diseases spectrum: correlation of clinical features with laboratory findings in lupus erythematosus. Arch Dermatol. 1975;11:1448-52.
122. Raizman NB, Baum J. Discoid lupus keratitis. Arch Ophthalmol. 1989;107:545-7.
123. Rao BK, Coldiron BM, Freeman RF, Sontheimer RD. Subacute cutaneous lupus erythematosus lesions progressing to morphea. J Am Acad Dermatol. 1990;23: 1019-22.
124. Rauch J, Subang R, Dágnillo P, Koh JS, Levine JS. Apoptosis and the antiphospholipid syndrome. J Autoimmun. 2000 Sep;15(2):231-5.
125. Reichlin M. ANAs and antibodies to DNA: their use in clinical diagnosis (review). Bull Rheum Dis. 1993;42:3-5.
126. Requera L, Sánchez-Yus E. Panniculitis – Part I: mostly septal panniculitis. J Am Acad Dermatol. 2001;45(2):163-81.
127. Rothfield NF, March C, Miescher P, McEwen C. Chronic discoid lupus erythematosus: a study of 65 patients and 65 controls. N Engl J Med. 1963;269:1155-61.
128. Rosenthal M. "Mixed connective tissue disease" or "sharp syndrome". Arthritis Rheum. 1977 Apr;20(3):905-6. doi: 10.1002/art.1780200327.
129. Rothfield NF. Nasal septum perfuration in systemic lupus erythematosus. N Engl J Med. 1974;291:51.
130. Russel JH, Masakowski V, Rucinsky T, Philips G. Mechanism of immune lysis III: characterization of the nature and kinetic of the cytotoxic T lymphocyte induced nuclear lesion in the target. J Immunol. 1982;128:2087-94.
131. Ruzicka T, Goerz G. Dapsone in the treatment of lupus erythematosus. Br J Dermatol. 1981;104:53-6.
132. Salama S, Rosenthal D. Cutaneous collagenous vasculopathy with generalized telangectasia: an immunohistochemical and ultrastructural study. J Cutan Pathol. 2000;27:40-8.
133. Sampaio SAP. Lupus eritematoso disseminado [Tese de Livre-Docência]. São Paulo: Universidade de São Paulo (USP), 1950.
134. Sanchez-Guerrero J, Lew RA, Fossel AH et al. Utility of anti-Sm, anti-RNP, anti-Ro/SS-A and anti La/SS-B (extractable nuclear antigens) detected by enzyme linked immunosorbent assay for the diagnosis of systemic lupus erythematosus. Arthritis Rheum. 1996;39:1055-61.
135. Sato EL, Bonfa ED, Costallat LT et al. Consenso brasileiro para o tratamento do lúpus eritematoso sistêmico (LES). Rev Bras Reumatol. 2002;42(6):362-70.
136. Shornick JK, Formica N, Parke AL. Isotretinoin for refractary lupus erythematosus. J Am Acad Dermatol. 1991;24:49-52.
137. Silva LC. Afinal, qual é o sal da cloroquina? (After all, what is the salt of chloroquine?). Rev Bras Reumatol. 1999;39(2):107-11.
138. Simmon JA, Cabiedes J, Ortiz E et al. Anti-nucleosome antibodies in patients it systemic lupus erythematosus of recent onset: potential utility as a diagnostic tool and diseases activity marker. Rheumatology (Oxford). 2004;43(2):220-4.
139. Simmons-O'Brien E, Chen S, Watson R, Antoni C, Petri M, Hochberg M, Tevens MB, Provost TT. 100 anti Ro (SS-A) antibody positive patients: a 10 year follow-up. Medicine. 1995;74:109-30.
140. Smith CD, Marino C, Rothfield NF. The clinical utility of the lupus band test. Arthritis Rheum. 1984;27:382-7.
141. Sontheimer RD, Provost TT. Cutaneous manifestation of lupus erythematosus. In: Duboi's lupus erythematosus. 5th ed. Williams & Wilkins, 1997. p. 569-615.
142. Sontheimer RD, Stastny P, Gillian JN. Human leukocyte antigens in subacute cutaneous lupus erythematosus. J Clin Invest. 1981;67(Jan):312.
143. Sontheimer RD, Thomas JR, Gillian JN. Subacute cutaneous lupus erythematosus: a cutaneous marker for a distinct lupus erythematosus subset. Arch Dermatol. 1979;115:1409-15.
144. Sontheimer RD. Clinical significance of subacute cutaneous lupus erythematosus skin lesions. J Dermatol. 1985;12:205-12.
145. Sontheimer RD. Subacute cutaneous lupus erythematosus. Clin Dermatol. 1985;3:58-68.
146. Sontheimer RD. Subacute cutaneous lupus erythematosus: a decade's perspective. Med Clin North Am. 1989;73:1073-90.
147. Spann CR, Callen JP, Klein JB, Kulick KB. Clinical serological and immunogenetic studies in patients with chronic cutaneous (discoid) lupus erythematosus who have verrucous and/or hypertrophic skin lesions. J Rheumatol. 1988;15:256-61.
148. Steisson K, McLean RH, Merrow M, Rothfielld NF, Winstein A. Selective complete C1q deficiency associated with systemic lupus erythematosus. J Rheumatol. 1983;10(Aug):590.
149. Su CT, Huang CB, Chung MY. Neonatal lupus erythematosus in association with anti-RNP antibody: a case report. Am J Perinatol. 2001;1898:421-6.

150. Swaak AJG, Groenwold J, Aarden LA, Eps LWS, Feltcamp TEW. Prognostic value of anti ds-DNA in SLE. Ann Rheum Dis. 1982;41(Aug):388.
151. Swaak T, Smeenk R. Detection of anti ds-DNA as a diagnostic tool: a prospective study in 441 non systemic lupus erythematosus patients with anti ds-DNA antibody (anti ds-DNA). Ann Rheum Dis. 1985;44(Apr):245.
152. Synkowsky DR, Provost TT. Characterization of the inflammatory infiltrate in lupus erythematosus lesions. J Rheumatol. 1983;10:920-4.
153. Talal M. Sex steroid hormones and systemic lupus erythematosus. Arthritis Rhemu. 1981;24(Aug):1054.
154. Tan EM, Cohen AS, Fries JF, Masi AT, McShane DJ, Rothfield NF, Schaller JG, Talal N, Winchester RJ. The 1982 revised criteria for the classification of systemic lupus erythematosus. Arthritis Rheum. 1982;25:1271-7.
155. Tan EM, Fritzler MJ, McDouglas JS, McDuffi FC, Nakamura RM, Reichlin M, Reimer CB, Sharp GC, Schur PH, Wilson MR, Winchester RJ. Reference sera for antinuclear antibodies – I: Antibodies to native DNA, Sm, Nuclear Rnp and SS-B/La. Arthritis Rheum. 1982;25(Aug):1003.
156. Tenenbaum L, Tuffanellli D. Antimalarial agents. Arch Dermatol. 1980;116(May): 587.
157. Ten-Veen JH, Lucas CJ. Induction of antinuclear antibodies by ultraviolet radiation. Ann Rheum Dis. 1970;29(Sep):556.
158. Smith CD, Cyr M. The history of lupus erythematosus from Hippocrates to Osler. Rheum Dis Clin North Am. 1988 Apr;14(1):1-14.
159. Triplett DA. Antiphospholipid antibodies: laboratory detection and clinical relevance. Thromb Res. 1995;78:1-31.
160. Trüeb RM. Skin and collagen vascular diseases. Praxis. 2007;96(49):1933-49.
161. Urman JD, Lowenstein MB, Abeles M, Weinstein A. Oral mucosal ulceration in systemic lupus erythematosus. Arthritits Rheum. 1978;21:58-62.
162. Vachtenheim J, Grossman J. Perforation of nasal septum in systemic lupus erythematosus. Br Med J. 1969;2:98.
163. Velthuis PJ, Kater L, Tweel I, De La Faille HB, Vloten WA. Immuofluorescence microscopy of healthy skin from patients with systemic erythematosus: more than just the lupus band. Ann Rheum Dis. 1992;51:720-5.
164. Venables PJW, Charles PJ, Buchanan RR. Quantitation and detection of isotypes of anti SS-B antibodies by ELISA and Farr assays using purified antigen. Arthritis Rheum. 1983;26:46-55.
165. Venrooij WJ, Charles P, Main RN. The consensus workshops for the detection of autoantibodies to intracellular antigens in rheumatic diseases. J Immunol Methods. 1991;140:181-9.
166. Vlachoyiannopoulos PG, Karassa FB, Karakostas KX, Drosos AA, Moutsoupolos HM. Systemic lupus erythematosus in Greece: clinical features, evolution and outcome: a descriptive analysis of 292 patients. Lupus. 1993;2:303-12.
167. Wallace DJ, Hahn BH. Duboi's lupus erythematosus. 5th ed. Williams & Wilkins, 1997. p. 1-1289.
168. Wallace DJ. The relationship between discoid and systemic lupus erythematosus. In: Wallace DJ, Hahn BH (ed.). Duboi's lupus erythematousus. 4th ed. Philadelphia: Lea & Febiger, 1993. p. 310-2.
169. Watanabe T, Tsuchida T. Classification of lupus erythematosus based upon cutaneous manifestation: dermatological, systemic and laboratory findings in 191 patients. Dermatology. 1995;190:277-83.
170. Watson RM, Lane AT, Barnett NK, Bias WB, Arnett FC, Provost TT. Neonatal lupus erythematosus: a clinical, serological and immunogenetic study with review of the literature. Medicine (Baltimore). 1984;63:362-78.
171. Weinberg I, Vasiliev L, Gotsman I. Anti ds-DNA antibodies in sarcoidosis. Semin Arthritis Rheum. 2000;29(5):328-31.

capítulo 59

Artur Antonio Duarte

Esclerodermia

■ ASPECTOS GERAIS

A esclerodermia é uma doença crônica, caracterizada pela esclerose (fibrose) progressiva do tecido conjuntivo, com disfunção importante da microcirculação da pele, pulmão, trato digestivo, rim e coração. Na pele, envolve desde a epiderme, derme, subcutâneo até a fáscia muscular e, por vezes, o próprio músculo. Via de regra, o acometimento sistêmico mais comum e inicial é do trato digestivo e, progressivamente, pulmão, coração e numa etapa final, os rins. Coexistem as formas de acometimento cutâneo puro, sistêmico e a associação de ambas. A evolução das formas inicialmente cutâneas, para sistêmicas é raramente demonstrada; é mais frequente que as lesões cutâneas ocorram já como expressão da doença sistêmica, mesmo que ainda assintomática ou ainda, que a doença se inicie com sintomatologia sistêmica e posteriormente surjam lesões cutâneas. Assim, a esclerodermia deve ser considerada uma doença espectral.

Sua etiologia permanece desconhecida, mas hoje já evidenciamos alguns fatores envolvidos que podem ser endógenos (autoanticorpos, predisposição genética, HLA etc.) e exógenos: fatores ambientais e substâncias como acrílicos, vinis, epóxis, em especial os silicones – industriais e para fins estéticos, os componentes adjuvantes das vacinas em geral, alguns tipos de óleos, além dos contrastes radiográficos com gadolíneo e até agentes infecciosos virais e bacterianos que serão discutidos posteriormente.

A esclerodermia ocorre em qualquer faixa etária, rara em crianças menores de 5 anos e após os 50 anos de idade e tem preferência pelo sexo feminino, quando se inicia após a puberdade, preferência esta que não é observada, quando ocorre na infância. Não há uma predominância racial observável, porém há relatos de sua maior gravidade na raça negra. Estima-se sua incidência em 2,7 casos, para cada 100 mil habitantes.

Não é rara sua associação com outras manifestações de colagenoses como lúpus eritematoso, artrite reumatoide, dermatomiosite e síndrome de Sjögren – quando se estabelece o diagnóstico de síndrome de sobreposição de colagenoses ou *overlap*.

Quanto às diferentes denominações que encontramos na literatura, o termo morfeia é o mais utilizado (apesar de inadequado e passo a não adotar nesta publicação), para designar a doença que acomete exclusivamente a pele e o termo escleroderma reservado, preferencialmente, quando ocorre lesão visceral, porém, as denominações esclerodermia cutânea e esclerodermia sistêmica são amplamente utilizadas e aceitas universalmente. A esclerodermia sistêmica pode ser também denominada esclerose sistêmica progressiva, a despeito de algumas controvérsias, que preferem considerá-la uma entidade cuja evolução é progressiva, multissistêmica e mais rápida que a esclerodermia sistêmica, não encontro subsídios fisiopatogênicos que suportem serem patologias diferentes, assim, considero ambas as denominações como parte do espectro da doença "esclerodermia".

Algumas lesões correlatas à esclerodermia foram descritas como entidades autônomas, como em 1903 Johnston e Shwerwell, descreveram *white spots diseases* e Darier e Hallopeau descreveram o líquen escleroso e atrófico – hoje, agrupadas dentro das variantes da esclerodermia, como Civatte já sugeria em 1945.

Novas classificações de esclerodermia são propostas, incluindo entidades que, às vezes, são descritas como autônomas e modificadas pelo autor:

Classificação da esclerodermia

I. Esclerodermia exclusivamente cutânea

Subtipos clínicos:

- Esclerodermia superficial: líquen escleroso e atrófico atrofodermia de Pasini e Pierini.
- Esclerodermia em placa.
- Esclerodermia em gotas/gotada.
- Esclerodermia nodular ou queloidiana.
- Esclerodermia cutânea generalizada.
- Esclerodermia cutânea bolhosa.
- Esclerodermia linear: esclerodermia em golpe de sabre/atrofia hemifacial progressiva e esclerodermia cutânea profunda: paniculite, fasciíte eosinofílica.

II. Esclerodermia sistêmica com lesão cutânea
III. Escleroderma/esclerodermia sistêmica sem lesão cutânea

Também pode ser classificada, de maneira mais simplista em:

- **Esclerodermia superficial:** quando se evidencia um acometimento do tecido adiposo discreto ou até ausente.
  - Líquen escleroso e atrófico.
  - Escleodermia em placa.
  - Esclerodermia em gotas.
  - Atrofodermia de Pasini e Pierini.
  - Variante nodular e bolhosa.
- **Esclerodermia média:** quando o acometimento do tecido adiposo é evidente e associado à homogeneização do colágeno.
  - Esclerodermia linear.
  - Esclerodermia em golpe de sabre/hemiatrofia facial progressiva.
- **Esclerodermia profunda:** quando ocorre quase exclusivamente o acometimento do tecido adiposo.

- Esclerodermia profunda (paniculite).
- Fasciíte eosinofílica.

- **Esclerodermia sistêmica:** quando se evidencia um acometimento visceral e ou marcadores sorológicos específicos, associados ou não a lesão cutânea.

ETIOPATOGENIA

Hoje podemos considerar que a etiopatogenia da esclerodermia é parcialmente conhecida. Suposições levam a crer que o início dos mecanismos patogênicos se dê a partir de alterações no endotélio vascular de pequenos vasos. Um estímulo desconhecido (viral, bacteriano, UVA, drogas, tóxicos sintéticos, sílicas, e outros) influenciado por uma predisposição genética e pelos antígenos de histocompatibilidade -HLA-Dq e Dr- levariam à apoptose de células endoteliais, expondo estruturas endoteliais específicas, que seriam antigênicas, iniciando uma alteração na permeabilidade dos vasos, onde os capilares passam a apresentar uma luz diminuída e paredes mais espessadas, demonstradas pela presença de anticorpos anticolágeno tipo IV e laminina. Pequenas artérias mostram espessamento da camada média e degeneração fibrinoide, espessamento da íntima e depósito de colágeno na subíntima, levando à diminuição do lúmen vascular e isquemia com necrose. Estas alterações vasculares levam à adesão de células inflamatórias, principalmente linfócitos, plasmócitos e fibroblastos-histiócitos, ao redor dos vasos, glândulas sudoríparas écrinas e tecido subcutâneo. A autoantigenicidade, que ocorre, provavelmente, a partir da apoptose de células do endotélio vascular, estimula linfócitos Th1 e Th2, com síntese de interleucina 2 (IL-2), estimulando, ainda mais, a produção de autoanticorpos específicos e inespecíficos, perpetuando o estímulo que desencadeia a doença. Esta fase inflamatória é demonstrada em 50% dos pacientes portadores de doença sistêmica e em 85% dos portadores de esclerodermia cutânea. Estas altas incidências e severidade destes infiltrados sugerem que representem um estágio que precede ao desenvolvimento da fibrose.

A presença de microquimerismo – persistência de células fetais circulantes – tem sido aventado como um dos substratos antigênicos para o início da doença.

A análise do substrato anatomopatológico, a presença de fibrose, devido à formação de um colágeno novo envolvendo a derme e o subcutâneo parece ser decorrente de aumento da população de fibroblastos – estudos mostram que os fibroblastos da derme inferior (mais profunda) e os localizados ao redor dos vasos são os mais ativos, sugerindo uma seleção clonal, e ativam uma síntese intensa do colágeno até sua completa homogeneização, onde há depósito de glicosaminoglicans e glicoproteína, que pode ser demonstrado por colorações especiais, como *alcian blue* e PAS. O colágeno que mais se deposita nesta fibrose é o tipo III e tem sido demonstrado, também, o aumento da fibronectina – subtipo de colágeno mais reparador e pouco imunogênico; ao contrário do colágeno tipo V mais imunogênico, que quando depositado é fator de perpetuação da doença.

Além da formação de um colágeno homogeneizado característico nos órgãos afetados, ocorre também a presença de autoanticorpos circulantes, mas seu exato envolvimento, na gênese da doença, ainda permanece obscuro, embora haja uma correlação direta entre a presença destes autoanticorpos e a gravidade da doença.

Os autoanticorpos são demonstrados em até 90% dos pacientes com doença sistêmica e podem ser usados como indicadores prognósticos, principalmente quando a doença se inicia através da manifestação cutânea. O mais comum é encontrarmos anticorpos antinucleares (AAN/FAN) de padrão pontilhado sem que nenhuma especificidade seja identificada, aos moldes do que pode ser encontrado na população em geral, o que, portanto, não tem significado diagnóstico e nem prognóstico. Cinco padrões de anticorpos antinucleares (FAN) estão mais relacionados com a possibilidade da presença de doença sistêmica ou pelo menos maior risco da sua ocorrência. Entre estes autoanticorpos os identificados e relacionados diretamente com a esclerodermia são: antiescleroderma –70 (anti-Scl-70), anticentrômero, antinucleolares, anti-Fc gama e antimitocondrial, com significados clínicos específicos como se seguem:

- **Anticorpos antimitocondrial (anti-Mi2):** associação com cirrose biliar primária e podem ocorrer em outras doenças autoimunes como tireoidite de Hashimoto, lúpus eritematoso e artrite reumatoide. Não tem valor diagnóstico para a esclerodermia, mas quando presente pode sinalizar doença sistêmica ou associação com outras doenças autoimunes.
- **Anticorpos antiescleroderma 70 (anti-Scl-70):** observado, em geral, nas formas difusas da doença, seu antígeno é uma enzima nuclear do DNA topoisomerase, que organiza o cromossomo, durante o ciclo celular. É demonstrado, na imunofluorescência, com padrão de depósito pontilhado para anticorpos antinucleares e também demonstrado em padrões mistos, observado em 20% dos pacientes com doença sistêmica, principalmente quando ocorre um acometimento difuso da pele. Pode ser observado em pacientes com fenômeno de Raynauld idiopático e na síndrome Crest. Sua presença pode significar pior prognóstico para os pacientes com lesões cutâneas, além de maior possibilidade da lesão cutânea já estar representando a doença sistêmica. Assim, sua positividade impõe um tratamento sistêmico imunomodulador.
- **Anticorpos anticentrômero:** pode ser sinal de bom prognóstico para a esclerodermia, pois raramente se associa à doença sistêmica, exceto na síndrome Crest – que pode ser considerada uma manifestação sistêmica da doença, porém de muito boa evolução. Este autoanticorpo está presente nos pacientes portadores de esclerodactilia, sem envolvimento facial, nas formas difusas da esclerodermia associada à síndrome de Sjögren. Sua presença, quando ocorre fenômeno de Raynauld associado, minimiza a gravidade deste fenômeno, que via de regra é sinal de mal prognóstico para os pacientes com esclerodermia. Assim, a presença do anticorpo anticentrômero tem valor prognóstico favorável.
- **Anticorpos antinucleolar:** ocorre em aproximadamente 50% dos pacientes com doença sistêmica. Existem 3 grandes classes destes anticorpos que são U3-RNP, Th/To e PM-Scl. O U3-RNP (antifibrilarina) estão relacionados com doença sistêmica severa, com acometimento cutâneo difuso e intensas telangectasias. O antígeno PM-Scl é um complexo de 11 a 16 proteínas, com função desconhecida dentro dos nucléolos e, frequentemente encontrado na polimiosite e na dermatomiosite associadas com esclerodermia, porém identificado, também, nas formas isoladas da doença. Na esclerodermia ocorre nas formas cutâneas que respondem, favoravelmente, à terapêutica, porém está presente apenas em 2% a 4% dos pacientes. Anti-Th/To: é um complexo de 6 proteínas associadas ao RNA, idêntico aos componentes da mitocôndria. É marcador de esclerodermia, com acometimento exclusivamente cutâneo e associado, ou não, a fenômeno de Raynauld. Está presente em apenas 2% a 4% dos pacientes.
- **Antirreceptores Fc gama:** a presença deste autoanticorpo para os receptores Fc gama não é exclusiva da esclerodermia, mas observada no lúpus eritematoso e na síndrome de Sjögren, além de outras doenças autoimunes. Este receptor é uma IgG específica, envolvida em todos os processos autoimunes circulantes e, portanto, significa atividade da doença. Está presente em 66% dos pacientes portadores de esclerodermia sistêmica e 32% nas esclerodermias cutâneas. Provavelmente, está envolvido na patogênese da doença.

Ainda que se possa identificar todos estes autoanticorpos na esclerodermia, não sabemos seu exato significado na fisiopatogenia das suas lesões. Supõe-se que sejam o ponto final de um processo complexo, que se inicie através de uma modificação da permeabilidade do endotélio vascular da microcirculação, através de estímulos das moléculas de adesão (selectinas e integrinas). Tais moléculas permitiriam o contato das proteínas intravasculares – antígenos *like* – com o meio extracelular e estimulariam os linfócitos T *helper* (Th1/Th2) a processar estes antígenos e a levar a produção de interleucinas (IL-1, IL-2, IL-4, IL-6 e IL-8), como também TGF, TNF e interferon gama, que estimulariam os linfócitos B à produção de autoanticorpos específicos (Scl-70, antinucléolo etc.), cujo real significado ainda precisa ser melhor esclarecido. O processo inflamatório onde ocorre o estímulo dos fatores de crescimento e citocinas seria um dos estímulos aos fibroblastos à produção de um neocolágeno e consequente fibrose, característica da doença. A identificação destas interleucinas envolvidas nos processos inflamatórios da doença, em especial a IL-6 (estimula síntese de colágeno)é um alvo terapêutico importante e vem sendo usado com sucesso nos pacientes com doenças sistêmicas e cutâneas generalizadas.

MANIFESTAÇÕES CLÍNICAS

As lesões cutâneas da esclerodermia, na grande maioria das vezes, iniciam-se sem nenhum fator desencadeante observável, porém, em algumas situações, são mencionados traumas prévios, das mais variadas naturezas (picadas de insetos, radioterapia, injeções etc.).

A lesão cutânea clássica - placa - inicia-se com uma placa eritematosa, assintomática, de evolução centrífuga, deixando o centro da lesão com uma coloração branco-marfínica brilhante e iniciando uma atrofia rígida central, isto é, a pele torna-se distendida, dificultando seu pregueamento, circundada por um halo eritematoso e às vezes violáceo - anel inflamatório/anel lilás - caracterizando a fase inflamatória da doença (Figura 39.1), que é autolimitada e substituída, progressivamente, pelo aspecto branco marfínico atrófico - o que caracteriza a fase de estado da doença. O tempo de duração da fase inflamatória é incerto, pois, assintomática, dificilmente é perceptível ao paciente, assim a maioria dos diagnósticos é feita já na atrofia rígida ou lesão escleroatrófica. Estas lesões podem ser únicas ou múltiplas, de tamanhos variáveis, acometer qualquer área do tegumento e, em áreas pilosas, podem levar à alopecia definitiva e à diminuição acentuada da sudorese no local acometido. Grandes extensões do tegumento podem estar acometidas devido à coalescência de múltiplas placas ou a esclerodermia já se iniciar de maneira generalizada - esclerodermia generalizada. Estas placas evoluem deixando uma área deprimida, fazendo um degrau no limite com a pele normal, devido à fibrose do tecido adiposo, com hiperpigmentação residual, ou não. Nesta fase de estado tardia, a pele que recobre estas placas pode perder sua rigidez - quando passo a considerar esclerodermia residual, isto é, fora de atividade.

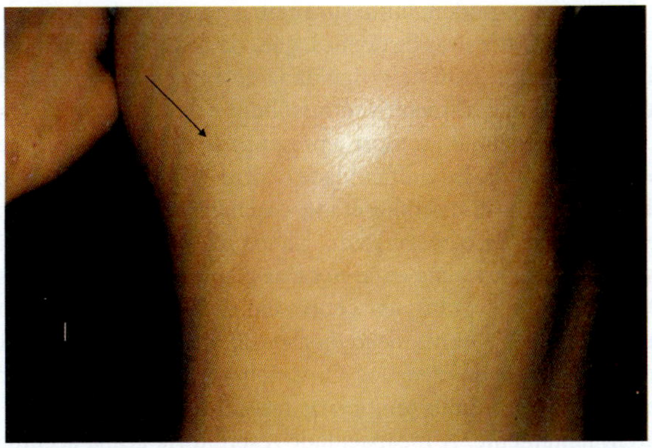

Figura 39.1 Esclerodermia - fase inflamatória.

Algumas variantes clínicas são observadas na esclerodermia, como a forma em gotas ou gotada, quando as lesões tendem a ser múltiplas, menores de 5 cm de diâmetro; a fase eritematosa tende a ser curta e substituída, rapidamente, por uma hipocromia marfínica, com atrofia com leve depressão, pois aqui o acometimento do tecido adiposo é superficial. Forma clínica confundida antigamente com a atrofodermia de Pasini e Pierini.

A localização preferencial da forma em gotas é no tronco. Esta forma de esclerodermia faz diagnóstico diferencial com o líquen escleroso e atrófico, hoje descrito como uma variante da esclerodermia.

Na forma clínica, denominada líquen escleroso e atrófico, é a variante que acomete as mucosas, principalmente a glande do pênis e a vulva, além da pele em geral. Esta variante caracteriza-se por ter uma fase inflamatória histologicamente mais exuberante, porém clinicamente o que é mais observável são máculas hipercrômicas ou acrômicas de 0,5 a 1,0 cm de diâmetro que podem coalescer-se, entretanto nunca formam uma grande placa, mas sim pequenas e múltiplas placas. Acometem qual quer área, exceto face.

A atrofodermia de Pierini e Pasini, é uma outra variante superficial da esclerodermia, assintomática, e inicia-se com leve eritema que, após 3 a 5 semanas, evoluem para pequenas placas atróficas hiperpigmentadas - sempre mostram uma depressão central. Acometem também preferencialmente o tronco. Também confundida com a forma em gotas da esclerodermia.

A forma linear acomete, preferencialmente, as crianças na face, nos membros superiores e inferiores, caracteriza-se por ser unilateral. Raramente observa-se a fase inflamatória deste subtipo clínico. Quando acomete a região frontal ou fronto - parietal, é chamada de esclerodermia em golpe de sabre, forma que pode ser progressiva, acometendo toda a hemiface, iniciando-se no couro cabeludo, levando à alopecia cicatricial, estendendo-se ao nariz, ao lábio e, inclusive à língua. Quando sua agressão ao tecido adiposo é mais profunda, chegando até a fáscia muscular, leva a um quadro progressivo de hemiatrofia lateral da face - síndrome de Parry-Romberg - com deformidade grave da face. Quando acomete os membros superiores e inferiores, pode levar a deformidades articulares, com contraturas graves e imobilidade do membro.

Na esclerodermia profunda a pele apresenta-se com uma atrofia rígida exuberante, depressão evidente e adesão aos planos profundos, devido ao comprometimento de toda a profundidade do tecido adiposo, da fáscia muscular e até mesmo dos músculos justapostos, não apresentando a coloração marfínica típica da morfeia; a fase inflamatória não é observada no tecido adiposo e sim, apenas, uma hialinização do colágeno, infiltrando toda a derme profunda e o tecido adiposo. Este acometimento profundo exuberante leva à formação de calcificações secundárias mais frequentes, do tipo *osteoma cutis*.

Outras variantes clínicas mais raras como a forma clínica queloidiana e bolhosa podem ser observadas. A forma queloidiana está sempre sobre uma placa de esclerodermia típica, caracteriza-se por lesão nodular da cor da pele, ou levemente hipercrômica queloide-símile e ocorre devido à proliferação exuberante da fibrose, por um estímulo desconhecido e aleatório, acontecendo, pois, em algumas placas e não em outras, num mesmo paciente. A variante bolhosa caracteriza-se por apresentar vesículas ou vesicobolhas sobre placa de esclerodermia, principalmente no subtipo líquen escleroso e atrófico, e deve-se ao intenso edema observado na interfase dermoepidérmica e, portanto, é uma bolha subepidérmica, clinicamente tensa e de conteúdo citrino.

Formas generalizadas ocorrem e, em geral, iniciam-se com espessamento e rigidez da pele, de maneira difusa, isto é, sem uma lesão delimitada, têm uma leve predileção por iniciar-se na face com a diminuição da abertura da rima bucal, e é uma das primeiras manifestações. Há acentuação das rugas periorais e afilamento do nariz (Figura 39.2) e, progressivamente, acomete o tronco e, por último, os membros; não ocorre alteração de cor da pele, apenas torna-se levemente brilhante. Nas áreas pilosas, acontece a perda dos pelos. Em criança, abaixo dos 14 anos de idade, têm um comportamento mais agressivo, levando ao acometimento muscular e consequentes distúrbios na mobilidade, sem que ocorra o acometimento visceral - pan esclerose - morfeia da criança.

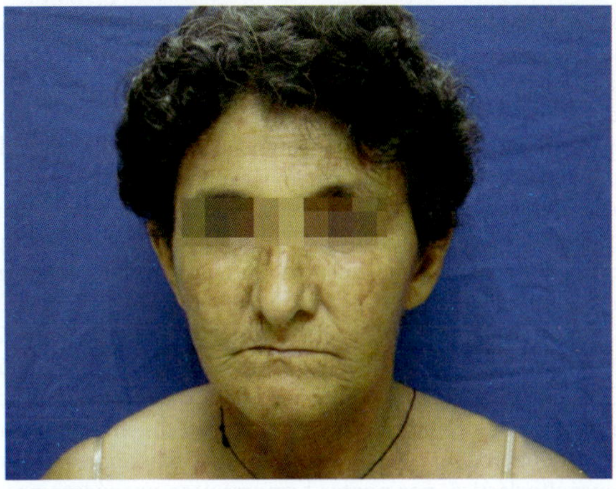

Figura 39.2 Esclerodermia - afilamento dos lábios.

A esclerodermia ainda pode iniciar-se pelas extremidades e até ser a única manifestação cutânea da doença – esclerodactilia – que se caracteriza pela atrofia rígida (fibrose intensa) da pele que recobre os dedos das mãos e artelhos (Figura 39.3), levando ao afilamento das extremidades e progressiva deformidade (Figura 39.4) e imobilidade; pode ainda formar um anel constritor nas falanges, articulações e extremidades (pseudoanhum) levando à necrose e à autoamputação da extremidade; ainda, devido ao intenso comprometimento vascular, com diminuição do lúmen das arteríolas devido a alterações endoteliais, pode ocorrer vasculite, levando a pontos de necrose de extremidades. Esta forma de esclerodermia está muito associada à doença sistêmica e a sua presença deve reforçar a pesquisa de provável envolvimento visceral. Pode já ser considerada forma mínima de esclerodermia sistêmica.

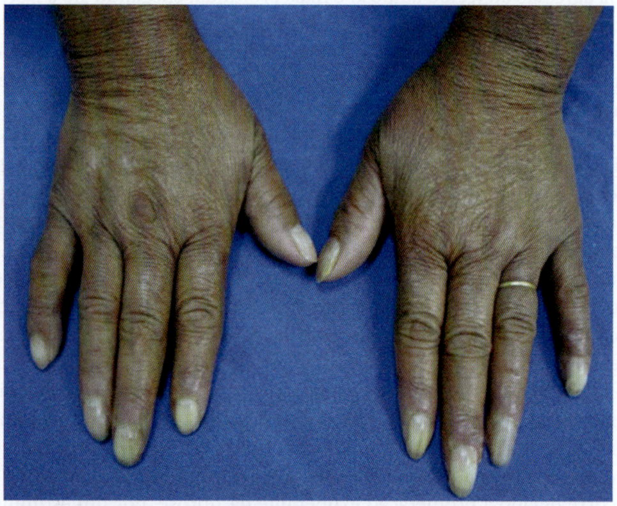

■ **Figura 39.3** Esclerodactilia.

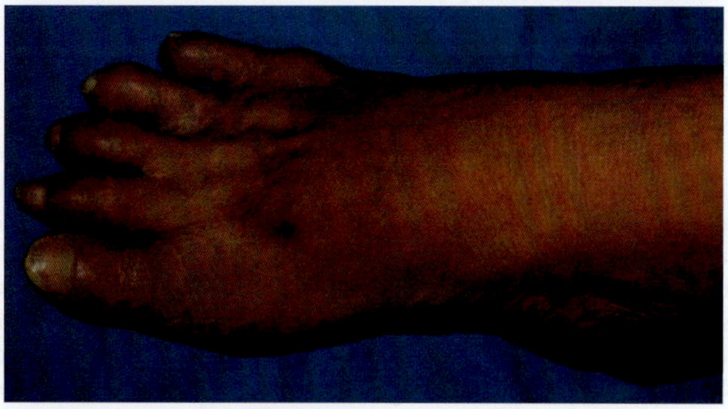

■ **Figura 39.4** Esclerodactilia no pé.

A síndrome denominada **Crest**, cujas iniciais representam: **c**alcinose cutânea, fenômeno de **R**aynauld, **e**sofagopatia, e**s**clerodactilia (do inglês *sclerodactilia*) e **t**elangectasias é considerada a forma benigna da esclerodermia sistêmica. Esta síndrome pode iniciar-se por qualquer uma das manifestações clínicas listadas, mas o mais habitual é o aparecimento prodrômico do fenômeno de Raynauld, seguido de esclerodactilia e telangectasias, porém não obrigatoriamente nesta sequência. Ocorrem também situações em que os distúrbios esofágicos são os primeiros a manifestar-se. O anticorpo anticentrômero pode estar presente na síndrome, positivo em outras formas cutâneas da doença, entretanto não pode ser considerado um marcador diagnóstico do Crest. Sua positividade é baixa (estimativas variáveis entre 2% a 15%) tanto no Crest como em outras formas de esclerodermia cutânea.

Como manifestações cutâneas inespecíficas que, em geral, acompanham a doença sistêmica, é possível o aparecimento de púrpuras palpáveis, que podem ser traduzidas, histologicamente, por vasculite leucocitoclástica, por pontos hemorrágicos-purpúreos nas palmas (Figura 39.5) e plantas dos pés, por fotossensibilidade que deixa intensas telangectasias residuais e até poiquilodermias. Telangectasias periungueais, demonstráveis facilmente com uma lente de aumento ou dermatoscópio, podem ser um sinal de provável acometimento sistêmico da doença, ou mesmo uma esclerodermia cutânea com um comportamento mais agressivo.

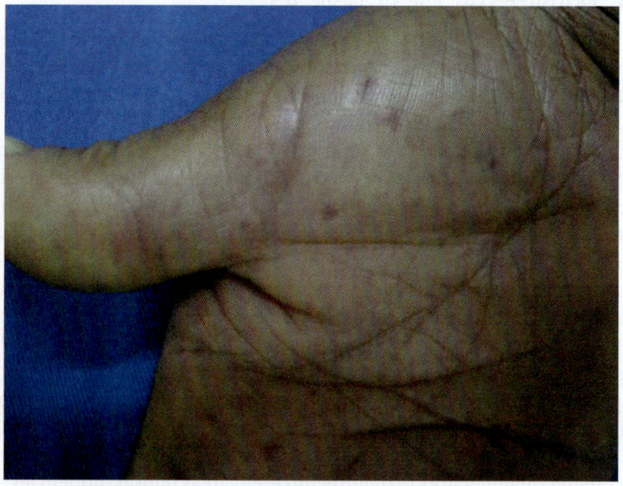

■ **Figura 39.5** *Pits* hemorrágicos da esclerodermia sistêmica.

Na esclerodermia com acometimento sistêmico, qualquer das formas cutâneas podem associar-se à sintomatologia sistêmica. A manifestação cutânea mais frequente e considerada um sinal de alta possibilidade de associação com doença sistêmica é o fenômeno de Raynauld e telangectasias periungueais, porém, a presença de lesões simétricas, acometimento difuso do tronco, esclerodactilia, diminuição da rima bucal e telangectasias difusas também devem ser consideradas. As lesões cutâneas podem tanto surgirem concomitantes, preceder ou após as queixas sistêmicas da doença, que, via de regra, iniciam-se com distúrbio esofágico, como a dificuldade de engolir alimentos sólidos e, progressivamente, alimentos semissólidos e pastosos, com engasgos frequentes, necessitando sempre a presença de líquido para conseguir engolir os alimentos. Esta dificuldade ocorre devido à diminuição dos movimentos peristálticos do esôfago, o que pode ser evidenciado por um exame radiológico contrastado. Na sequência, ocorre distúrbio de digestão com epigastralgia e sensação de plenitude gástrica persistente. O acometimento pulmonar ocorre em seguida, com dispneia aos pequenos esforços e diminuição da capacidade respiratória, devido à esclerose na parede dos alvéolos. Os sintomas gástricos e respiratórios podem surgir ao mesmo tempo nas fases iniciais da doença e progredirem lentamente. A incapacidade respiratória acaba acentuando a insuficiência cardíaca restritiva devido à fibrose do pericárdio; o acometimento cardíaco é um evento tardio, após anos de evolução dos sintomas iniciais, assim como a esclerose renal, considerada fase final da doença e, raramente observada, pois em geral os pacientes vão a óbito, devido à insuficiência respiratória, antes que a esclerose renal possa levar a uma falência total do órgão.

As primeiras descrições de esclerodermia adquirida foram baseadas principalmente nos quadros que surgiram em pacientes tralhadores das minas de sílica, indústria de derivados do petróleo, submetidos a enxertos heterólogos e ou que haviam sido expostos ao gadolíneo, com número de pacientes bastante limitado. Hoje, o espectro da esclerodermia adquirida tornou-se muito diferente, podendo ser caracterizada por um acometimento cutâneo extenso, de instalação rapidamente progressiva; tem um tempo de progressão incerto, mas o que se observa é que, depois de um tempo variável, a doença parece estabilizar-se; raramente se observam as fases inflamatórias da doença. Não se observa a involução espontânea, que pode ocorrer na esclerodermia clássica – o quadro nesta forma de esclerodermia permanece escleroatrófico, por tempo indefinido ou definitivo. Hoje, admite-se o acometimento sistêmico da doença adquirida, em especial a doença pulmonar.

Esta forma adquirida de esclerodermia pode ser classificada em ocupacional quando os agentes desencadeantes possíveis são os derivados do vinil, solventes orgânicos, pesticidas, epóxi e sílica. As lesões de esclerodermia surgem após um contato prolongado, de anos, com os agentes desencadeantes. Esta forma, esclerodermia ocupacional, vem sendo uma nova evidência, cada dia mais descrita, principalmente quando iniciadas na idade adulta e no sexo masculino.

E, ainda dentro da esclerodermia adquirida, a esclerodermia iatrogênica que pode ser desencadeada pelo uso de bleomicina, cocaína, silicone, óleos tóxicos, contrastes radiográficos a base de gadolíneo e partazocine. Neste grupo ressalta a esclerodermia em placas que surgem em mulheres adultas jovens e que vem sendo relacionadas a prótese mamária de silicone. Nestas suspeitas, as placas de esclerodermia surgem após 3 a 6 anos após o contato com a prótese. As lesões podem se estabilizar com os tratamentos convencionais ou quando não estabilizam e há o aparecimento progressivo de novas placas, a alternativa terapêutica é a retirada da prótese.

Este espectro da esclerodermia desencadeada após implantes mamário de silicone, denominada siliconose – pode ser um quadro isolado, isto é, surgimento apenas das placas cutâneas de esclerodermia, ou fazer parte da síndrome ASIA (*autoimmune inflamatory syndrome by adjuvantes*) – conjunto de manifestações clínicas desencadeadas por substâncias adjuvantes e discutidas a seguir.

Estas situações de doenças adquiridas, colagenoses em geral, foram sendo estudadas e agrupadas, o que acabou demonstrando situações comuns a todas estas "novas doenças adquiridas" – o uso de substâncias adjuvantes – grandes moléculas que podem sensibilizar o sistema imune – e são abundantemente usadas em vacinas, o próprio silicone e derivados se comportam como adjuvantes, virose, infecções bacterianas, escalenos, hidróxido de alumínio e outros derivados usados em preenchedores para fins estéticos. Foi da observação de esquemas vacinais intensos em soldados americanos (síndrome da Guerra do Golfo) que desencadeou a descrição de uma síndrome especial – síndrome dos adjuvantes (*Shoenfeld's syndrome* ou síndrome ASIA).

A síndrome ASIA é descrita como presença de sinais maiores: exposição aos adjuvantes, mialgias, fraqueza muscular, artrite/artralgias, fadiga crônica, distúrbios do sono, febre e boca seca, miosite macrofágica e perda de memória, além do desaparecimento dos sintomas após a remoção da prótese de silicone; e os sinais menores: doença típica do *tec* conectivo, cólon irritável, FAN positivo. São considerados diagnósticos a presença de dois sinais maiores ou um critério maior e dois menores.

Desta forma, a síndrome ASIA se associa agora como uma "colagenose adquirida" bem caracterizada.

■ DIAGNÓSTICO

O diagnóstico da esclerodermia cutânea é eminentemente clínico, devendo ser confirmado pelo exame anatomopatológico da lesão cutânea.

O exame clínico dermatológico minucioso evidenciando a pele com a esclerose rígida típica e ou outros sinais característicos e muito frequentes, já descritos, raramente deixa dúvida quanto ao diagnóstico de esclerodermia cutânea. A seguir, prossegue-se toda a investigação de possível comprometimento sistêmico da doença, com um interrogatório dirigido quanto à presença, ou não, de fenômenos vasculares de extremidades, que são, às vezes, notados pelo paciente durante o inverno, ou quando da manipulação com a água fria, por tempo prolongado; sintomatologia esofágica, respiratória, gástrica, cardíaca e renal que deve ser investigada à medida que exista uma queixa objetiva.

Placas esclerodermiformes podem ser observadas em pacientes portadores, por longo tempo, de porfiria cutânea tarda e, mesmo no exame anatomopatológico, podemos evidenciar a hialinização do colágeno típico da esclerodermia, associada ao espessamento da parede vascular, portanto a porfiria cutânea tarda de longa evolução é um dos diagnósticos diferenciais importantes, tanto clínico como histológico. A observação de telangectasias periungueais pode ser um sinalizador importante, tanto para auxílio no diagnóstico como prognóstico. A presença de capilares sequenciais periungueais só é observado em algumas colagenoses com manifestações sistêmicas, e dentre elas a esclerodermia. Desta forma, a avaliação clínica da presença da telangectasias confirmadas pela dermatoscopia em pacientes de esclerodermia pode significar pior prognóstico e ou doença sistêmica propriamente dita. A presença de capilares alternados com áreas de ausência de capilares (deleção) é uma importante disposição dos capilares marcando a esclerodermia. Os formatos das telangectasias, hoje, já não são considerados marcadores específicos diagnósticos.

A capilaroscopia pode ser substituída com vantagens, pela facilidade de visualização pelo dermatoscópio.

Anatomopatológico

Duas fases distintas podem ser observadas histologicamente, nas placas suspeitas de esclerodermia. Nas lesões precoces, ou que ainda apresentam clinicamente um componente eritematoso – fase inflamatória – não característica da esclerodermia quando diagnóstico definitivo da esclerodermia é difícil de ser firmado, porém já se pode notar o inicio da homogeneização do colágeno e a agressão inflamatória perianexial. Nas lesões mais tardias, com escleroatrofia instalada e sem evidência clínica de inflamação – fase de estado – caracterizada por fibrose intensa da derme, fibrose esta que agride panículo adiposo, quando o diagnóstico histológico definitivo é possível.

Em ambas as fases histológicas a epiderme pode mostrar-se atrófica e retificada com ortoqueratose. Na fase inflamatória, já é possível observar um colágeno mais denso, homogeneizado, um pouco mais eosinofílico, principalmente ao redor de anexos e vasos. O infiltrado inflamatório linfo-histiocitário com fibroblastos é perianexial e perivascular com o desaparecimento ou diminuição do coxim gorduroso perianexial. Os cordões de colágeno neoformado já podem ser observados invadindo o tecido adiposo como pseudópodes, podendo estar acompanhados de infiltrado inflamatório linfo-histiocitário com fibroblastos. Os vasos, tanto da derme, como da hipoderme, podem mostrar um endotélio tumefeito com diminuição do lúmen.

Na fase de estado, o tecido conjuntivo já deve estar substituído por um colágeno eosinofílico, homogeneizado e denso e o infiltrado inflamatório está ausente, ou restrito, de maneira discreta, ao redor de anexos que já se mostram atróficos; a tendência dos anexos, com a evolução da doença, é ser substituída pelo conjuntivo fibrosado. Nesta fase, o conjuntivo já invade o tecido adiposo, substituindo-o em grande extensão. Os vasos da hipoderme mostram-se com a parede espessada e o lúmen significativamente diminuído. A substituição do tecido adiposo por conjuntivo eosinofílico é mais bem avaliada, quando se compara com um fragmento de pele contralateral, clinicamente preservado – biópsia comparativa. A destruição do tecido adiposo expressa-se, clinicamente, pela depressão da superfície cutânea.

Autoanticorpos

A investigação quanto à presença de autoanticorpos é útil, principalmente, no que diz respeito ao prognóstico da doença, já que o diagnóstico é estabelecido por critérios clínicos e histológicos. Assim, os autoanticorpos (FAN) devem ser solicitados numa primeira abordagem e com especial atenção a alguns padrões distintos como se segue:

1. **Anti-Scl-70 e anti-PM-Scl:** padrões que podem ser nuclear homogêneo e ou mistos (em especial PM-Scl).
2. **PM-Scl-70:** FAN padrão misto. Presente nas doenças difusas, pode ser considerado um marcador de doença sistêmica, não significando, obrigatoriamente, sistematização, porém maior probabilidade de doença sistêmica, cuja investigação deve ser minuciosa e persistente, ao longo da evolução do paciente.
3. **Anticorpo anticentrômero:** FAN padrão centromérico. Marca doença cutânea ou Crest e formas mais brandas da doença sistêmica.
4. **Anticorpo antinucléolo:** FAN padrão nucleolar caracteriza doença sistêmica, está presente em 50% dos pacientes acometidos de esclerodermia sistêmica.

5. Outros autoanticorpos como Th/To, anti-Fc gama e antimitocondrial ainda não fazem parte da rotina investigativa para a doença, tendo apenas um interesse acadêmico e precisam ser melhores avaliados.
6. Outros autoanticorpos inespecíficos podem ser evidenciados nos portadores de esclerodermia cutânea ou sistêmica, como anti-ss-DNA, anti-Ro-ssA, anti-La-ssB e anti-U1-Rnp, porém não são ocorrências comuns e quando positivos, nas formas cutâneas, significam maior chance de doença sistêmica ou associação com outra manifestação clínica, pertinente às colagenoses – síndromes de sobreposição/*overlap*.

Assim, o diagnóstico sorológico tem um valor prognóstico e de atenção para com os pacientes, quando houver algum autoanticorpo positivo. Quando negativo, não significa ausência de doença sistêmica, portanto a sintomatologia clínica e as alterações laboratoriais órgãos-específicas devem ser consideradas em primeiro plano.

Exames gerais

Na evidência clínica e ou sorológica de acometimento sistêmico, os diversos aparelhos devem ser investigados. Um exame simples e nem sempre lembrado é o raio X da arcada dentária, que mostra a perda da membrana periodontal, na doença sistêmica instalada ou provável.

Classicamente, o sistema digestivo é o primeiro a ser acometido, iniciando-se por uma hipomotilidade do esôfago, seguida pela diminuição do seu lúmen, o que deve ser investigado por um raio X contrastado em tempos distintos, para observar a capacidade do seu esvaziamento. A mucosa gástrica pode mostrar atrofia, evidenciada por uma endoscopia seguida de biópsia. Os intestinos são acometidos, numa etapa tardia, devido à perda dos movimentos peristálticos, o que leva a queixas de obstipação alternando com diarreia. A avaliação do trânsito intestinal impõe-se, quando ocorrem estes sintomas.

A avaliação pulmonar deve ser realizada, pelo menos, com um exame radiográfico do tórax, mas o padrão-ouro para o diagnóstico deve ser a tomografia, que poderá mostrar um parênquima pulmonar comprometido e capacidade respiratória diminuída, numa prova funcional. Os pulmões, após o trato digestivo, são os órgãos mais acometidos e, eventualmente, podem representar o primeiro órgão acometido na doença sistêmica. Pela facilidade da sua avaliação preliminar, sugiro sempre uma radiografia torácica, numa primeira abordagem do paciente.

O acometimento do sistema cardiovascular é sempre tardio, surge após o comprometimento dos pulmões e manifesta-se, em geral, como uma insuficiência cardíaca restritiva e já representando uma fase evolutiva final e fatal da doença, assim como o acometimento renal.

■ TRATAMENTO

A esclerodermia cutânea, por ser uma doença autolimitada, é de difícil avaliação terapêutica e apesar de controvérsias ainda existentes, algumas modalidades terapêuticas já ganham consenso mundial como o emprego de metotrexato além de outras modalidades discutidas a seguir. Não é raro que encontremos, na literatura, diversos autores com sucessos terapêuticos com diferentes drogas, porém sem avaliações baseadas em evidências científicas controladas, que permitam comparar as drogas empregadas e suas reais eficácias. Assim, é possível encontrarmos na literatura relatos de diferentes experiências de sucessos e insucessos.

Neste capítulo, abordaremos as terapêuticas mais consensuais e a minha experiência, com o meu grupo de estudo.

Como medidas gerais para a esclerodermia cutânea, ressalto a importância de evitar traumas repetitivos nas lesões, cuidados com variações e exposições extremas de temperatura, principalmente com o frio, de evitar contatos com substâncias já relacionadas com o desencadeamento da esclerodermia adquirida como os vinis, epóxis, e óleos de corte, por exemplo, A exposição solar excessiva deve ser evitada e preconizado o uso de fotoprotetores. Há que se pesar o emprego da radiação ultravioleta-A (PUVA terapia) como uma das alternativas terapêuticas para a doença. As massagens regulares parecem acelerar a evolução espontânea da doença.

- **Vitamina E:** insistentemente empregada por alguns colegas, porém sem nenhuma evidência que mude o curso da doença – particularmente já não uso há décadas. Tradicional para o tratamento das diferentes formas da esclerodermia. É empregada nas doses habituais de 400 a 800 UI/dia por tempo indeterminado, empiricamente e de resultados incertos. Não deve ser usada como única opção terapêutica principalmente nos pacientes com múltiplas lesões ou acometimento de áreas extensas.
- **Corticosteroides:** salvo as contraindicações habituais, devem ser usados, pois diminuem o tempo da fase inflamatória da esclerodermia e, consequentemente, minimizam a fase de estado com a lesão escleroatrófica tendendo a ser mais discreta. Podem ser usados com aplicação tópica e sistêmica. Os tópicos de média e alta potência devem ser empregados na lesão única ou pouco numerosas (menos do que 3 lesões), 2 vezes ao dia, até que ocorra o amolecimento (atrofia flácida) da lesão; a infiltração intralesional – em lesões espessas com muita rigidez – pode ser uma alternativa com o emprego da triamcinolona (40 mg/1 mL) ou acetato de metil prednisolona (40 mg/1 mL), diluídas em 1 para 2 de soro fisiológico e aplicadas a intervalos regulares, a cada 3 cm de diâmetro até que se atinja toda a lesão, não aplicando mais do que 0,05 mL, por ponto de inoculação e repetidas a cada 3 semanas de intervalo; quando se necessita mais de 1 mL para cobrir toda lesão, a medicação por via sistêmica deve ser considerada. A prednisona, por via oral, em doses anti-inflamatórias de no máximo 0,5 mg/kg/peso/dia deve ser usada em pacientes com múltiplas placas, lesões faciais, ou quando a lesão acomete uma extensa superfície, como por exemplo um membro ou parte dele. Não existe uma padronização quanto ao tempo de administração da prednisona. Em geral, inicio com 0,5 mg/kg/peso/dia e mantenho até que se perceba a melhora do componente inflamatório ou um maior amolecimento da lesão, o que costuma acontecer a partir de 30 dias em média e, a partir daí, faço uma redução de 20% da dose inicial a cada 3 semanas, até um período de 3 meses. Após este período, caso ocorram novas lesões, a prednisona deve ser reintroduzida. A prednisona sistêmica não deve ser empregada como monoterapia – quando da sua suspensão, o paciente já deveria estar fazendo uso de outra terapêutica de suporte para as fases crônicas, como o metotrexato, por exemplo.
- **Metotrexato:** hoje considerada droga de primeira linha para o tratamento de todas as formas de esclerodermia incluindo os pacientes pediátricos com lesões extensas e justarticulares, pois parece favorecer a evolução, dificultando o aparecimento de calcinoses, o que é comum quando a doença acomete a infância. Está indicada em pacientes que apresentam placas múltiplas, lesões em áreas especiais como face, genitais, extremidades, mamas etc.; nas formas extensas, e quando há qualquer suspeita de possibilidade de envolvimento sistêmico. A princípio devem ser utilizadas por no mínimo 8 a 12 semanas para se observar o início de resposta e mantida conforme evolução clínica (tempo mínimo em geral de 6 meses). As doses preconizadas não devem exceder 0,2 a 0,4 mg/kg/peso/semana em tomada única ou sequencial a cada 8 horas. Pode ser iniciada em associação com a prednisona. Não deve ser utilizado em crianças e em adultos, com antecedentes de hepatopatias prévias.
- **Ciclofosfamida:** a precursora das terapêuticas sistêmicas; amplamente utilizada nas formas sistêmicas, principalmente as de acometimento pulmonar. Para as lesões cutâneas, hoje a segunda opção terapêutica, após insucesso ou contraindicação do metotrexato, é a ciclofosfamida. Também pode ser iniciada em associação com a prednisona, principalmente nos primeiros 3 meses, nas mesmas indicações para terapia sistêmica já referidas. Nestas condições, em pacientes acima de 10 anos de idade, com peso superior a 30 quilos, desde que não haja contraindicações pertinentes, como anemia persistente, discrasias sanguíneas, leucopenia e disfunções urinárias.

Prefiro seu uso por via oral, nas formas cutâneas e nas sistêmicas tem-se preferido a pulsoterapia, em doses habituais de 0,5 a 1 mg/kg/peso/dia, com um limite de 100 mg/dia. Como controle, deve ser realizado, a cada 3 semanas, um hemograma para contagem dos leucócitos e pesquisa de anemia e exame de Urina tipo I, para surpreender precocemente a cistite hemorrágica assintomática, que é um dos efeitos colaterais mais comuns do uso da ciclofosfamida. Ante qualquer suspeita de efeitos colaterais, a droga deve ser suspensa imediatamente.

- **Fototerapia (UVB ou UVA):** muitos relatos da literatura apontam para uma evolução favorável com o uso desta modalidade terapêutica, principalmente nas formas cutâneas extensas e até sistêmicas. A melhora das lesões cutâneas é observada rapidamente em um número considerável de pacientes, porém não deve ser a única terapêutica quando temos evidências de acometimentos sistêmicos possíveis. Pode ser usada como monoterapia nas formas exclusivamente cutâneas e que não mostrem nenhum sinal clínico ou sorológico de possibilidade de doença sistêmica. Há referências na literatura que a fototerapia com UVA1 seria a mais indicada, mas não há subsídios de evidência para esta afirmação. Observamos muito boas respostas com UVB *narrow band*.
- **Micofenolato de mofetil:** na doença sistêmica, já disputa a primazia de ser uma das primeiras opções terapêuticas, e a prática tem demonstrado alta eficácia nas lesões cutâneas, e nas formas extensas é uma opção a ser considerada nas contraindicações ou não resposta ao metotrexato. Dose preconizada de 2,0 g/dia até a melhora total das lesões ou sintomas e partir daí em doses decrescentes até sua suspensão nas doenças cutâneas e ou manutenção contínua nas doenças sistêmicas. Na esclerodermia, não há experiências significativas para seu uso no grupo pediátrico. Mostra também boas respostas para a doença sistêmica com acometimento do trato digestivo. Não há evidência de respostas para os quadros pulmonares.
- **Xilocaína:** usada empiricamente por via endovenosa, lentamente, diluída em soro fisiológico (20 a 30 mL em 500 mL de solução fisiológica). Pode ser usada para amenizar sintomas respiratórios e digestivos de pacientes com esclerodermia sistêmica avançada, conseguindo um sucesso imediato, porém não duradouro, portanto é uma medicação que, eventualmente, pode ser empregada como medida para prolongar, de imediato, a qualidade de vida do paciente – seu uso contínuo mostra que o paciente deixa de responder a droga após 3 a 4 sessões. A tentativa de seu uso intralesional mostra efeito imediato, razoável e posterior recidiva da lesão esclerótica, após 10 a 15 dias da infiltração.
- **Penicilamina** (1.000 mg a 1.500 mg/dia): praticamente em desuso para a forma cutânea da doença. Seu emprego nas formas sistêmicas pode ser ainda considerado, a despeito da superioridade, já demonstrada, dos quimioterápicos, como ciclofosfamida, metotrexato e do micofenolato de mofetil.
- **Azatioprina** (100 mg) é utilizado exclusivamente para formas sistêmicas da doença e não há evidência de eficácia em monoterapia. Associa-se as com as terapêuticas de primeira linha (MTX e micofenolato) na tentativa de uma melhor resposta.
- **Pentoxifilina** (400 mg/dia) sistêmica é mais uma possibilidade terapêutica, devido a sua suposta ação inibindo IL-2, e devido a sua ação vasodilatadora e antiagregante plaquetária, melhor indicada quando ocorre esclerodactilia intensa, vasculites de extremidades e livedo reticular. É uma droga adjuvante, minimizando as complicações decorrentes de fenômenos de oclusão vascular. Sempre utilizada em associação com os corticosteroides, ciclofosfamida, metotrexato e ou micofenolato de mofetil etc.
- **Vasodilatadores:** nifedipinas e Sildenafil e derivados. Sempre indicados quando há fenômenos vasoativos associados, esclerodactilias e vasculites de extremidades. Associam-se a terapêuticas específicas. Entre os vasodilatadores, a preferência hoje recai sobre o Sildenafil, Tadalofil e Vardenafil.
- Com relação a terapêutica tópica, além dos corticosteroides potentes, o uso de tacrolimus e pimecrolimus devem ser considerados principalmente em crianças e quando ocorrem lesões superficiais em genitais e face. O imiquimode começa a ser relatado como eficaz em placas iniciais e ainda relatos do uso de Calcipotriol tópico. A relatos ainda do uso de colchicina tópica e azatiacozide, que na minha experiência não mostram eficácia.
- **Terapias inovadoras:** apesar de não haver estudos duplos-cegos placebos controlados para os imunobiológicos e micromoléculas, a experiência clínica vem demonstrando alta eficácia de drogas como: rituximabe, nos pacientes com doença cutânea generalizada muito grave e ou sistêmica grave não responsiva a terapêuticas convencionais. Não há protocolos específicos padronizados, mas a experiência clínica demonstra que 1.000 mg/infusão nos dias 0, 15, 45 e após a cada 3 a 6 meses controla de maneira satisfatória estes pacientes. Ainda não é possível prever se haverá manutenção de repostas ao longo do tempo. Outra droga muito promissora – tocililzumabe – tanto para as doenças sistêmicas como nas cutâneas graves e também não responsivas as terapêuticas convencionais. A posologia usada é semelhante a administrada para artrite reumatoide, de 8 mg/kg/peso a cada 30 dias. O apremilast vem sendo referido também para o tratamento da esclerodermia, porém, sem experiência do autor.
- **Lipoescultura:** método muito eficiente para restaurar sequelas com depressão intensa, principalmente as que ocorrem em decorrência da esclerodermia linear, em golpe de sabre da face. Pode ser empregada após, pelo menos, 6 meses de remissão da doença e sem medicação.

Há que se considerar o efeito fugaz da lipoenxertia; desta forma, o emprego de preenchedores sintéticos começa a ser estudado, e sua contraindicação absoluta para estes pacientes começa a ser revista.

Ainda existem poucos estudos dos efeitos imunomoduladores destas tecnologias, mas já é possível alguma luz na escolha do produto. Lembrar que, regra geral, os preenchedores podem atuar com adjuvantes imunológicos, exceção feita ao polimetilmetacrilato, e devendo, os adjuvantes, serem evitados. Outra forma de escolhermos os "preenchedores", seria evitar os estimuladores de colágeno tipo V, mas para isto, é necessário mais estudos para caracterizar cada uma das tecnologias possíveis.

A experiência na Ortopedia e Odontologia, de décadas com emprego de hidroxiapatita de cálcio confere a esta substância uma possível segurança para procedimentos nos pacientes com esclerodermia, assim como polimetilmetacrilato. De qualquer forma, as experiências são pequenas e ainda necessitam estudos para avaliar a imunogenicidade destes produtos.

De qualquer maneira, o ideal para a indicação de uma tecnologia corretiva, seria nos pacientes sem atividade de doença há pelo menos um ano e sem medicação de manutenção; há que se discutir os possíveis (talvez raros) riscos: reativação da doença!

PROGNÓSTICO E EVOLUÇÃO

Ainda que ocorra em muitas situações a possibilidade de resolução espontânea na esclerodermia cutânea, há que se considerar que, muitas vezes, esta resolução espontânea deixa sequelas incapacitantes, além de inestéticas, comprometendo, em muito, a qualidade de vida do paciente. Assim, mais do que justificável, o tratamento precoce, independente da extensão da área acometida, na tentativa de amenizar, pelo menos, as sequelas e encurtar o tempo de doença ativa, o que se tem conseguido com relativo sucesso. As formas cutâneas generalizadas, em geral, têm um pior prognóstico e, apesar de discutível, maior possibilidade de vir a ter manifestação sistêmica, o que pode ser melhor monitorado pelos estudos dos autoanticorpos. Ainda é contraditório se a intervenção terapêutica com quimioterápico, na presença de autoanticorpos marcadores de doença sistêmica, possa evitar ou amenizar o acometimento visceral da doença. Não há estudos suficientes que permitam uma afirmação neste sentido.

As formas sistêmicas da doença têm um prognóstico reservado, se bem que com a intervenção terapêutica precoce, consegue-se uma sobrevida com satisfatória qualidade de vida para o paciente.

As formas cutâneas podem evoluir em surtos, com intervalos variáveis, porém o mais comum é a evolução progressiva, durante o primeiro ano da doença. A impressão atual é que a intervenção terapêutica precoce previna surtos futuros da doença – é a minha experiência, acompanhando um grupo de 78 pacientes por 8 anos – que permanecem em remissão total.

São sempre sinais de mal prognóstico, seja em relação a evolução para doença sistêmica ou para reativações frequentes: lesões cutâneas simétricas, acometimento da face (principalmente com diminuição da rima bucal), acometimento difuso do tronco, lesão mucosa periodontal, fenômenos vasoativos mesmo que eventuais.

■ LESÕES ESCLERODERMIFORMES

Lesões muito semelhantes à esclerodermia podem ser desencadeadas por outras doenças de base – e denominadas esclerodermiformes – como escleredema pós-infeccioso, principalmente pós-borreliose; gamopatia monoclonal, diabetes tipo III, porfirias, amiloidose primária, fibrose sistêmica nefrogênica, progéria, fenilcetonúria, carcinoma em couraça – para citar, apesar de raras, algumas para doenças esclerodermiformes.

Estas lesões podem ser diferenciadas pelo anatomopatológico, onde não se observam a substituição do tecido adiposo pela formação de fibrose, por exemplo; além de não cursarem com fenômenos vasoativos, e nem positivam autoanticorpos específicos da esclerodermia.

A avaliação da eficácia terapêutica pode ser difícil devido a subjetividade da observação e palpação da enduração das placas, e para amenizar estas dificuldades, a comparação ultrassonográfica antes e depois com medida da espessura da derme e hipoderme pode ser muito útil. Esta avaliação deve ser feita com ultrassom de no mínimo 15 MHz.

Referências bibliográficas

1. Al-Adhadh RN, Al-Sayed TA. Clinical features of systemic sclerosis. Saudi Med J. 2001;22(4):333-6.
2. Allarcon-Segovia D, Ibanez K, Ramos NF. Long-term evaluation of colchicine in the treatment of scleroderma. J Rheumatol. 1979;6:705-12.
3. Aryal BK, Khuder SA, Schaub EA. Meta analysis of systemic sclerosis and exposure to solvents. Am J Ind Med. 2001;40(3):271-4.
4. Barnett AJ, Miller MH, Littlejohn GO. A survival study of patients with scleroderma diagnosed over 30 year: the value of a simple cutaneous classification in the early stages of the diseases. J Rheumatol. 1978;15:276-83.
5. Bechelli LM, Curban GV. Compêndio de dermatologia. 5. ed. Rio de Janeiro: Atheneu, 1978.
6. Bergen BH, Dooren-Greebe J, Fiselier TJ. D-penicillamine in treatment of scleroderma "en coup de sabre". Hautarzt. 1997;48:42-4.
7. Bettoni L. Sclerosi sistemica: qual terapie? Minerva Med. 2001;92(2):121-7.
8. Blaszczyk M, Jablonska S. Linear scleroderma en coup de sabre: relationship with progressive facial hemiatrophy (PM). Adv Exp Med Biol. 1999;455:101-4.
9. Brasington RD, Thorpe-Swenson AJ. Systemic sclerosis associated with cutaneous exposure to solvent: case report and review of the literature. Arthritis Rheum. 1991;34:631-3.
10. Chibowska M, Krasowska D, Weglarz J. Pentoxyfi line treatment does not influence the plasma levels of IL-2 and sIL-2R in limited scleroderma patients. Med Sci Monit. 2001;7(2):282-8.
11. Cruz-Dominguez M, Jara LJ, Shoenfeld Y et al. Autoimmune/inflammatory syndrome induced by adjuvants (Shoenfeld's syndrome): clinical and immunological spectrum. Experts Rev Clin Immunol. 2013;9(4):361-73.
12. Cunningham BB, Landells ID, Langman C. Topical calcipotriene for morphea/linear scleroderma. J Am Acad Dermatol. 1998;39:211-5.
13. Czuwara LJ, Makiela B, Smith EA, Trojanowska M, Rudnicka L. The inhibitory effects of camptothecin, a topoisomerase I inhibitor, on collagen synthesis in fibroblasts from patients with systemic sclerosis. Arthritis Res. 2001;3(5):311-8.
14. Darier J, Civatte A. A précis de dermatologie. 5th ed. Paris: Masson et Cie., 1947.
15. Desruelles F, Castanet J, Botcazou V, Lacour JP, Ortonne JP. Phénomène de Koebner et morfées multiples. Ann Dermatol Venérelo. 1998;125:604.
16. Diaz-Perez JL, Conoly SM, Winkelmann RK. Disabling pansclerotic morphea of children. Arch Dermatol. 1980;116:169-73.
17. Finch WR, Rodnan GP, Buckinghan RB et al. Bleomycin-induced scleroderma. J Rheumatol. 1980;7:651-9.
18. Fleming JN, McLeiod DO, Fiorentino DF, Shulman HM et al. Capillary regeneration in scleroderma stem cell therapy reverses phenotype? PloS One. 2008;3(1):1452.
19. Franceschetti A, Koeng H. Morphea. J Genet Hum. 1952;1:27.
20. Frank PJ. Scleroderma. Dermatology Online Journal. 2001;7(1):16.
21. French LE, Lessin SR, Addya K, Denardo B, Margolis DJ, Leonard DGB, Rook AH. Identification of clonal T cells in the blood of patients with systemic sclerosis: positive correlation with response to photooheresis. Arch of Dermatol. 2001;137(10):6-10.
22. Furst DE, Clements PH, Hillis S et al. Immunosuppressive with chlorambucil, versus placebo, for scleroderma: results of a three year, parallel, ramdomized, double-bllind study. Arthritis Rheum. 1989;32:584-93.
23. Giacomelli R, Cipriani P, Fulminis A, Baratelli G, Matucci CM, D'Aló S, Cifone G, Tonietti G. Circulating gamma/delta T Lynphocytes from systemic sclerosis (SSc) patients display a T helper (th) 1 polarization. Clin Exp Immunol. 2001;125(2):310-5.
24. Gimovsky M, Montoro M. Systemic lupus erythematosus and other connective tissue diseases in pregnancy. Clin Obst and Gynecol. 1991;34(1):35-50.
25. Gintrac M. Note sur la sclerodermie. Rev Med Chir (Paris). 1847;2:263-81.
26. Granel B, Serrattrice J, Gaudy C, Weiler MC, Bonerandi JJ, Lepidi H, Weiller PJ. Localized morphea after silicone-gel-filled breast implant. Dermatology. 2001;202(2):143-4.
27. Grassegger A et al. Interferon-gamma in the treatment of systemic sclerosis: a randomized controlled multicentric trial. Br J Dermatol. 1998;39:639-48.
28. Grassi W, Medico PD, Cervini C. Microvascular involvement in systemic sclerosis: capillaroscopic findings. Sem Arthritis Rheum. 2001;30(6):397-402.
29. Hasset G, Harnett P, Manolios N. Scleroderma in association with the use of docetaxel (taxotere) for breast cancer. Clin Exp Rheumatol. 2001;19(2):197-200.
30. Hulshof MM, Pavel S, Breedved FC. Oral calcitriol as new therapeutic modality for generalized morphea. Arch Dermatol. 1994;130:1290-3.
31. Jablonska S, Blaszczyk M. Scleroderma overlap syndromes. Adv Exp Med Biol. 1999;455:85-92.
32. Jackson JM, Callen JP. Scarring alopecia and sclerodermatous changes of the scalp in a patients with hepatic infection. J Am Acad Dermatol. 1998;39(5/2):824-5.
33. Jansen GT, Barraza DF, Ballard JL et al. Generalized scleroderma: treatment with an immunosuppressive agent. Arch Dermatol. 1968;97:690-8.
34. Kahari V, Sandberg M, Kalimo H et al. Identification of fibroblasts responsible for increased collagen production in localized scleroderma by in situ hybridization. J Invest Dermatol. 1988;90:664-70.
35. Kerscher M, Dirschka T, Volkenandt M. Treatment of localized scleroderma by UVA phototherapy. Lancet. 1995;345:1166.
36. Kerscher M, Meurer M, Sander C. PUVA bath photochemotherapy for localized scleroderma: evaluation of 17 consecutive patients. Arch Dermatol. 1996;132:1280-2.
37. Kerscher M, Volkernandt M, Gruss C. Low-dose UVA phototherapy for treatment of localized scleroderma. J Am Acad Dermatol. 1998;38:21-6.
38. Krafchik BR. Localized morphea in children. Adv Exp Med Biol. 1999;455:49-54.
39. Krajnc I, Vizjak A, Hvala A. The significance of histologic analysis of skin lesions in porphyria cutanea tarda. Wien Klin Wochensch. 1998;110(18):651-4.
40. Kreuter A, Gambichler T, Avermaete A, Jansen T, Hoffmann M, Hoffmann K, Altmeyer P, Kobyletzki G, Bacharach BM. Combined treatment with calciportriol ointment and low-dose ultraviolet A1 phototherapy in childhood morphea. Pediatr Dermatol. 2001;18(3):241-5.
41. Maricq HR, Harper FE, Khan MM et al. Microvascular abnormalities as possible predictors of disease subsets in Raynauld's phenomenon and early connective tissue disease. Clin Exp Rheumatol. 1983;1:195-205.
42. Matsuura K, Umebayashi Y, Otsuka E. Computed tomography reveals thickened subcutaneous tissue in scleroedema. Br J Dermatol. 1997;137:1011-31.
43. Mould TL, Roberts TPJ. Pathogenesis of telangectasia in scleroderma. Asian Pac J Allergy Immunol. 2000;18(4):195-200.
44. Muryoi T, Kasuri KN, Kafina MJ et al. Antiopoisomerase I monoclonal autoantibodies from scleroderma patients and tight skin mouse interact with similar epitopes. J Exp Med. 1992;175:1103-9.
45. Nakahara M, Harii K, Yamada A. Repair of "coup de sabre" with tissue expander. Br J Plast Surg. 1991;44:575-8.
46. Owens GR, Medsger Jr TA. Systemic sclerosis secondary to occupational exposure. Am J Med. 1988;85:114-6.
47. Perez MI, Kohn SR. Systemic sclerosis. Journal of the American Academy of Dermatology. 1993;28(4):525-47. doi: 10.1016/0190-9622(93)70072-2.
48. Petterson LS, Nelson AM, Su WP. Classification of morphea (localized scleroderma). Mayo Clin Proc. 1995;70:1068-76.
49. Phelps RG, Fleishmajer R. Clinical, pathologic and immunopathologic manifestation of the toxic oil syndrome. J Am Acad Dermatol. 1988;18:313-24.
50. Rencic A, Goyal S, Mofi M, Wigley F, Nousari HC. Bullous lesions in scleroderma. Int J Dermatol. 2002;41:335-9.

51. Roberts TPJ, Jones N, Hakendorf P, Kencana DAA, Walker JG, MacFarlane JG, Smith MD, Ahern MJ. Scleroderma in South Australia: epidemiological observations of possible pathogenic significance. Inter Med J. 2001;31(4):220-9.
52. Robson KJ, Peette W. Cutaneous manifestation of systemic diseases. Med Clin North Am. 1999;82(6):1359-79.
53. Rosenbaum JR, Pottinger BE, Woo P et al. Measurement and characterization of circulating anti-endothelial cell IgG in connective tissue disease. Clin Exp Immunol. 1988;72:450-6.
54. Rush PJ, Chaiton A. Scleroderma, renal failure and death associated with exposure to urea formaldehyde foam insulation. J Rhematol. 1986;13:475.
55. Sapadin A, Esser AC, Fleischmajer R. Immunopathogenesis of scleroderma: envolving concepts. Mt Sinai J Med. 2001;68(4-5):233-42.
56. Sato S, Hasegawa M, Takehara K. Serum levels of interleukin 10 correlate with total skin thickness score in patients with systemic sclerosis. J Dermatol Sci. 2001;27(2): 140-6.
57. Scharffetter KK, Goldermann R, LechmannP. PUVA therapy in disabling pansclerotic morphoea of children. Br J Dermatol. 1995;132:830-1.
58. Seghal VN, Srivastav G, Aggarwal AK, Behl P, Choudhary M, Bajaj P. Localized scleroderma/morphea. Int J Dermatol. 2002;41:467-75.
59. Silmam AJ. Epidemiology of scleroderma. Ann Rheum Dis. 1991;50:846-53.
60. Soma Y, Fujimoto M. Frontoparietal scleroderma (en coup de sabre) following Blaschko's lines. J Am Acad Dermatol. 1998;38:366-8.
61. Steen VD, Powell DL, Medser Jr T. Clinical correlation and prognosis based on serum autoantibodies in patients with systemic sclerosis. Arthritis Rheum. 1988; 31:196-203.
62. Subcommittee for Scleroderma Criteria of the American Rheumatism Association Diagnostic and Therapeutic Criteria Committee. Preliminary criteria for the classification of systemic sclerosis (scleroderma). Arthritis Rheum. 1980;23:581-90.
63. Tervaert JWC, Amital H, Shoenfeld Y et al. The autoimmune/inflammatory syndrome induced by adjuvants (ASIA)/Shoenfeld's syndrome: descriptive analysis of 300 patients from the international ASIA syndrome registry. Clin Rheumatol. 2018 Feb;37(2):483-93. doi: 10.1007/s10067-017-3748-9.
64. Trozak DJ, Gould NM. Cocaine abuse and connective tissue disease [Letter]. J Am Acad Dermatol. 1984;10:525.
65. Tuffanelli DL. Localized scleroderma. Semin Cutan Med Surg. 1998;17:27-33.
66. Valenta LJ, Elias AN. Familial scleoderma in a kindred with high incidence of autoimmune disease: correlation with HLA-A1/B8 haplotype. Arch Dermatol. 1987;123:1438-40.
67. Wand WA, Moore A. Management of finger ulcers in scleroderma. J Hand Surg (Am). 1995;20(5):868-72.
68. White B. Clinical approach to scleroderma. Sem Cutan Med Surg. 1998;17(3):213-8.
69. Whittaker SJ, Smith NP, Jones RR. Solitary morphoea profunda. Br J Dermatol. 1989;120:431-40.
70. Wilson AG, Kirby JA. Successful pregnancy in a woman with systemic sclerosis white taking nifedipine. Ann Rheum. 1990;49(1):51-2.
71. Yamakage A, Ishikawa H, Saito Y et al. Occupational scleroderma-like disorder occurring in men engaged in the GP, polymerization of epoxy resins. Dermatologica. 1980;161:33-44.
72. Yamane K, Ihn H, Kubo N, Asano Y, Yazawa N, Tamaki K. Antibodies to Th/To ribonucleoprotein in patients with localized scleroderma. Rheumatology. 2001;40: 683-6.
73. Zamick P, Weiss RM. Repair of coup de sabre, a linear form of scleroderma: case report. Plast Reconstr Surg. 1972;50:520-2.
74. Zaninotto G, Peserico A, Costanini M et al. Oesophageal motility and lower oesophageal sphincter competence in progressive systemic sclerosis and localized scleroderma. Scand J Gastroenterol. 1989;32:209-11.

Pablo Cirino • Luciena Cegato Martins Ortigosa • Ricardo Romiti • Artur Antonio Duarte

Dermatomiosite

INTRODUÇÃO

A dermatomiosite (DM) é uma doença rara autoimune classificada dentro do espectro das miopatias inflamatórias idiopáticas. Acomete o tecido conjuntivo podendo cursar com acometimento de musculatura esquelética proximal e simétrica, manifestações cutâneas típicas e envolvimento de órgãos internos. A etiologia da DM permanece desconhecida, sendo considerada doença idiopática.[1-2] A sua etiopatogenia relaciona-se a autoimunidade, infecções, exposição solar, deficiência de vitamina D, fatores genéticos, antígenos de histocompatibilidade e via de sinalização anormal do interferon. A lesão cutânea é resultante de reações apoptóticas e a lesão muscular é mediada por processo inflamatório predominantemente linfocitário.[3]

O quadro clínico expressa-se através de alterações cutâneas em áreas fotoexpostas, fraqueza muscular proximal e simétrica, disfonia e disfagia e, menos comumente, alterações em musculatura respiratória, alterações visuais e dores abdominais.[2]

HISTÓRICO

A DM foi originalmente descrita por Ernst Lebericht Wagner, em 1887, relatando o caso de uma jovem de 34 anos com manifestações cutâneas e sistêmicas sugestivas de dermatomiosite, e que veio a falecer 35 dias após a internação em decorrência da enfermidade (*Deutsch. Arch. für Klin. Med.*, 40:241, 1887).

No início do século XX, a doença foi associada à reação do sistema reticuloendotelial, esclerodermia, infecções virais e bacterianas, lúpus eritematoso sistêmico, poliarterite nodosa, tireotoxicose, miastenia grave e doenças vasculares. Na época, o índice de mortalidade era de 50% a 60%.[3-4]

A associação de DM com neoplasia gástrica foi publicada pela primeira vez por Stertz, em 1916. No mesmo ano, Kankeleit descreveu quadro de DM associado à neoplasia pulmonar.[5-6]

A primeira classificação da DM se deve a Bohan e Peter em 1975,[7] que classificaram a doença como DM clássica (hoje denominada DM primária idiopática), DM juvenil, DM associada a neoplasia e DM associada a outra doença do tecido conjuntivo. Essa classificação foi revista, em 1996, por Drake e colaboradores[8] que acrescentaram ao grupo a DM sem acometimento muscular (DM amiopática ou DM sem miosite).

DEFINIÇÃO E CRITÉRIOS

As miopatias inflamatórias idiopáticas são doenças que têm como característica histopatológica a presença de processo inflamatório em músculos estriados. Esse grupo de doenças pode ser dividido em seis classes:[9]

1. Dermatomiosite (juvenil e do adulto).
2. Polimiosite (mediada por linfócitos T, eosinofílica e granulomatosa).
3. Síndrome de *overlap* ou de superposição (polimiosite, DM ou miosite por corpos de inclusão associada a outra doença do tecido conjuntivo).
4. Miosite associada a neoplasia.
5. Miosite por corpo de inclusão.
6. Outras formas de miopatias raras como variantes focais (miosite orbital, miosite nodular localizada e pseudotumor inflamatório) e variantes difusas (miofascite macrofágica e miopatia necrosante com canais capilares).

Alterações cutâneas são encontradas tanto na DM como na miosite por corpos de inclusão. Na polimiosite eosinofílica, podem ocorrer lesões no tecido celular subcutâneo semelhantes à celulite e também urticária e angioedema. Na miosite orbital, a alteração característica é o edema periorbital.[10]

A DM é considerada uma doença do tecido conjuntivo de etiologia desconhecida, apresentando sinais clínicos e laboratoriais de miopatia inflamatória em músculos extensores proximais, poiquilodermia violácea em áreas fotoexpostas, principalmente no couro cabeludo, região periocular e áreas extensoras, além de telangiectasias periungueais.[11,13] Em aproximadamente 10% dos pacientes, as manifestações cutâneas permanecem por muitos anos sem alterações clínicas ou enzimáticas dos músculos.[12]

A classificação da DM/PM divide a doença em PM clássica, DM clássica ou DM primária idiopática, DM/PM juvenil, DM/PM associada a neoplasia, DM/PM associada a outra doença do tecido conjuntivo e DM amiopática. Os critérios para seu diagnóstico são:

1. Perda da força muscular simétrica e proximal com ou sem disfagia ou alteração da musculatura respiratória.
2. Elevação das enzimas musculares séricas, especialmente da creatinoquinase (CK), mas também das transaminases, da desidrogenase lática (DHL) e da aldolase.
3. Eletroneuromiografia com: a) unidades de potenciais motores polifásicos de pequena amplitude e curta duração; b) fibrilações, ondas pontiagudas positivas, aumento de irritabilidade após inserção de agulha; e c) descargas espontâneas, bizarras e de alta frequência.
4. Exame anatomopatológico da biópsia muscular apresentando anormalidades como degeneração, regeneração, necrose, fagocitose e infiltrado mononuclear intersticial.
5. Alterações cutâneas típicas: heliotropo, pápulas de Gottron, eritema violáceo descamativo simétrico em ombros, joelhos, maléolos, ou dorso e tronco.

A doença é considerada "possível" quando existem dois dos cinco critérios, "provável" com três e "definida" com a presença de quatro critérios. Esses critérios auxiliam na definição de pacientes que realmente apresentam a doença e, também, validam resultados e conclusões de estudos realizados, com sensibilidade para o diagnóstico da doença.[4,9]

EPIDEMIOLOGIA

A DM é uma doença relativamente rara, de ocorrência mundial e estudada por várias especialidades médicas. É de grande importância para a Dermatologia, já que as alterações cutâneas são marcadoras da doença e geralmente precedem os sinais sistêmicos e as neoplasias associadas.[8,12-13]

Tem incidência de dois a sete casos novos por milhão de habitantes/ano[3,14] e prevalência de 10 a 60 casos por milhão de habitantes/ano dependendo da população estudada.[4] Apresenta dois picos de incidência: um na infância, entre 5 e 14 anos,[2] e outro no adulto, entre 45 e 65 anos.[11,15] A idade do diagnóstico é, em média, de 40 anos e, quando associada à malignidade, 55 anos. Na DM juvenil a incidência é de um a três casos novos por milhão de crianças/ano.[2,4] É excepcionalmente encontrada no recém-nascido.[4,15]

DM é mais comum em mulheres, 2:1, com aumento dessas proporções em DM/PM associada à doença do conjuntivo,[12,14-15] afetando, nesse caso, mulheres mais jovens e afro-americanos.[4] Já, na DM/PM associada a malignidade e na DM juvenil, essa relação é a mesma.[3] O Quadro 40.1 mostra os achados epidemiológicos encontrados em estudo retrospectivo com 109 pacientes de DM, realizado no Departamento de Dermatologia do Hospital das Clínicas da USP, São Paulo.[16]

Quadro 40.1 Achados epidemiológicos em 109 pacientes avaliados no Departamento de Dermatologia do Hospital das Clínicas da USP.

Achados epidemiológicos em série com 109 pacientes		
	DM adulto	DM juvenil
Casos diagnosticados	86 (79%)	23 (21%)
Média de idade	36 anos	10 anos
Neoplasias	7	–
DMDC	14	–
DM amiopática	2	4
Sexo (F:M)	3,5:1	3,6:1

A DM amiopática ocorre em 10% dos casos e é mais comum em adultos.[8] As lesões cutâneas nas miosites inflamatórias ocorrem em 30% a 40% dos pacientes adultos e em 95% das crianças.[4] Esses números são estimados, pois a incidência e prevalência da DM são de difícil validação devido à raridade da doença.

ETIOLOGIA

A DM está relacionada a uma resposta autoimune alterada devido a predisposição genética, com a presença de antígenos de histocompatibilidade (HLA) como: HLA-B8, HLA-B14, HLA-DR3, HLA-DRw52 e HLA-DQA1. Quando induzida por drogas, está associada a HLA-B18, HLA-B35 e HLA-DR4[11] e na DM juvenil é classicamente associada a HLA-B8,[3,17] HLA-DR3 e, mais recentemente, também ao HLA-DQA1*0501.[15] Pacientes que apresentam anticorpos anti-Jo-1 têm mais frequentemente a associação com HLA-DR53 e aqueles com anticorpos anti Mi2 se associam à HLA-DR7 e HLA-DRw53. Adultos com síndrome de *overlap* à HLA-B14, HLA-B40,[3] HLA-B7 e HLA-DRB1*0101.[17] A associação da doença com o HLA é tão importante que Medsger e Odds propõem uma subclassificação da DM, dividindo-a entre os dois maiores subgrupos imunogenéticos: indivíduos com HLA-DRw52 (miosite mais grave e de pior prognóstico) e indivíduos com HLA-DRw53 (miosite menos grave e com melhor prognóstico).[18] A DM familiar é rara, ocorrendo eventuais relatos, principalmente na DM juvenil.[19]

Infeções virais são importantes fatores precipitantes da DM, incluindo-se o vírus da hepatite B, influenza A, de Coxsackie e o picornavírus.[4] Algumas evidências da etiologia viral incluem a variação sazonal da doença, provavelmente devido ao envolvimento de infecções intercorrentes, à exposição à radiação ultravioleta e aos fatores virais iniciando ou reativando a doença.[9] Outras evidências são: o picornavírus podendo atuar como substrato para a aminoacil-tRNA sintetase; a *Escherichia coli*, as proteínas musculares e as proteínas da cápside do picornavírus, que são capazes de induzir miosite em ratos; e, por fim, o fato de todas essas proteínas apresentarem homologia nas sequências de aminoácidos com o Jo-1. A miosite pode ocorrer também em pacientes após infecção por ECHOvírus, vírus de Coxsachie tipo 9, HIV e HTLV.[3,20] Apesar de todas estas citações, estudo realizado por Pachman e colaboradores[21] não conseguiu demonstrar a presença de RNA viral ou DNA bacteriano no tecido muscular de 20 crianças com DM recente, ativa e sem tratamento. Há, ainda, associação com protozoários, como na toxoplasmose e toxocaríase.[4]

As lesões cutâneas e musculares podem ser desencadeadas ou agravadas pelo sol.[22] Fototestes, entretanto, não reproduzem as lesões cutâneas, sendo desconhecido o espectro de luz que causa as manifestações clínicas.[23] Segundo Hengstman e colaboradores,[24] uma das prováveis causas da DM é a radiação ultravioleta (RUV) B. Sabe-se que a RUV altera a produção das citocinas, promove maior expressão das moléculas de adesão e diminui a resistência a infecções. Além disso, estimula o aumento da resposta imunológica, elevando os níveis de autoantígenos DM-específicos Mi-2. A RUV induz uma cascata de eventos envolvendo o interferon (IFN) tipo I, que culmina em alterações nas proteínas de estresse, interleucina (IL)-1, IL-6, fator de necrose tumoral alfa (TNF-α), fator nuclear (NF) kappa B (NF-κB) e adesão molecular.[25] Evidências sugerem que a exposição a RUV pode ser um importante fator-κ de risco para a doença. Os queratinócitos sensibilizados com RUV respondem com rápido aumento nos níveis de proteínas Mi-2.[26]

Algumas drogas podem ser precipitantes da doença, como a D-penicilamina, hidroxiureia, anti-inflamatórios não hormonais, colchicina, terapias antilipídicas (estatinas e zetimibe), drogas anti-HIV (particularmente zidovudina), terapias antivirais (interferon), antimaláricos (hidroxicloroquina), agentes imunossupressores (glicocorticosteroides, neflunomida), antifúngicos (voriconazol), fenitoína e triptofano.[3,27-28] Mais recentemente foi relatada também a associação de DM com várias drogas inibidoras do TNF.[29] Há, ainda, a suspeita de o implante de silicone ser precipitante da DM.[30-31] A associação com outras doenças autoimunes, como a dermatite herpetifome, o vitiligo, o lúpus eritematoso sistêmico, a tireoidite de Hashimoto, o diabetes *mellitus* tipo I, a doença de Graves, a cirrose biliar primária e a miastenia grave, reforça a essência da origem autoimune da doença.[3]

PATOGENIA

A DM envolve microvasculopatia mediada por complemento, apresentando depósitos de complexos C5b-9 de ataque às membranas na junção dermoepidérmica, vasos da derme e músculos. Na DM juvenil, ocorre processo inflamatório e trombose nos vasos com maior intensidade em relação à DM do adulto, sendo a isquemia a maior causa da lesão muscular.[4,32]

O mecanismo humoral da DM é a base da microangiopatia muscular, com a participação de células CD4+, células B, depósitos de imunoglobulinas e complemento, diferindo da polimiosite (PM), em que há atividade de células CD8 contra antígeno muscular específico não identificado.[12,33] Fatores associados à imunidade humoral são importantes na patogênese das miosites inflamatórias idiopáticas, como os autoanticorpos dirigidos contra mioglobinas e miosinas da musculatura esquelética,[4] além de anticorpos miosite-específicos contra tRNA sintetase, não sintetase, antígenos citoplasmáticos e antígenos nucleares. Existe, então, um ataque aos vasos de músculos, pele, e eventualmente outros órgãos, como pulmão e aparelho digestivo. A presença de complexos C5b9 nas arteríolas é a causa dos microtrombos com infartos a distância. Tais observações sugerem que as anormalidades na microvasculatura muscular são realmente mediadas por complemento e que a via do complemento é ativada por anticorpos patogênicos, dirigidos contra antígenos vasculares ou contra depósitos de imunocomplexos circulantes. Sendo assim, as alterações capilares precedem outras alterações das fibras musculares, estando o endotélio capilar no centro inicial da resposta autoimune. Há a ativação das células endoteliais pelas citocinas pró-inflamatórias, que transformam o potencial antitrombótico em pró-trombótico.[15]

A imunidade celular também é ativada, principalmente, por meio da apoptose. Comprovando o mecanismo de ação da imunidade celular na patogênese da doença, encontramos linfócitos CD8 na pele e músculos, miosite experimental em ratos causada por linfócitos, aumento da expressão de Ki-67 e p53 nos queratinócitos após irradiação por UVB, aumento da expressão de CD40 nas células musculares, diminuição de linfócitos CD54 positivos circulantes e presença de FAS-ligantes nas células T e FAS receptoras nas células musculares.[3-4]

No infiltrado inflamatório dos músculos, há expressão aumentada de citocinas derivadas de células T, com predomínio de monocinas, como a IL-1, IL-1β e TNF-α. A IL-1apresente nas células endoteliais dos capilares indica a lesão vascular primária como patogênese da doença.[34] Nyberg e colaboradores[35] demonstraram forte expressão de IL-1α nos capilares e de MHC-1 nas fibras musculares. A ativação de células endoteliais evidencia-se pela presença de moléculas de adesão, como a molécula de adesão intercelular 1 (ICAM-1) e a molécula de adesão de células vasculares 1 (VCAM-1).[15,34] Há uma relação entre decréscimo da função muscular com aumento da expressão de IL-1α e moléculas de adesão nas células endoteliais e, também, uma relação entre decréscimo de função muscular com aumento da expressão de MHC-1 nas fibras musculares.[34] A IL-6 e a IL-18 também são elevadas nos pacientes com DM e estão associadas à atividade da doença e presença de doença pulmonar intersticial.[36-37]

As células dendríticas plasmocitoides e os mastócitos estão envolvidos na gênese da doença. Vários estudos mostram acúmulo dessas células no infiltrado inflamatório das miofibrilas perifasciculares, nos infiltrados perivasculares e na junção dermoepidérmica.[38]

A radiação ultravioleta induz apoptose e translocação de autoantígenos com formação de bolhas nas membranas plasmáticas e exposição de corpos apoptóticos ao sistema imunológico, causando respostas mediadas por células T e anticorpos. O mediador de tal processo é o TNF-α.[39] O polimorfismo provocado pelo alelo TNF-α-308 A, que é uma variante do TNF-α, está associado ao aumento da produção do TNF-α por células mononucleares do sangue periférico e também a calcinose, ulcerações cutâneas e curso crônico na DMJ, sendo considerado fator de risco para DM.[40-41] Werth e colaboradores[42] demonstraram a interação da IL-1 com a radiação UVB resultando no aumento da transcrição do TNF-α 308-A em pacientes com LESA. A presença do alelo TNF-α-308A associado a osteopontina promove um polimorfismo e a associação com maior atividade do INF-γ em pacientes com DM não tratados.[41]

As tirosinoquinases (TK) são enzimas responsáveis pelas vias de sinalização que orientam uma série de respostas celulares incluindo proliferação, diferenciação, migração e até morte celular. TKs específicas foram recentemente identificadas como participantes na patogênese de várias doenças autoimunes e inflamatórias. Três TKs estão envolvidas na patogênese da DM. A TyK2, uma TK não receptora-membro da família JAK, é essencial para a sinalização do INF tipo I. A MxA também é uma proteína indutora de INF tipo I que tem sua expressão aumentada em fibras musculares, pele e capilares dos pacientes. A SyK (TK esplênica) é importante para a sinalização dos receptores de células T, B e Fc, e está aumentada nos linfócitos de pacientes com LES, podendo também participar da patogênese da DM.[43]

MANIFESTAÇÕES CLÍNICAS

Dermatomiosite primária idiopática (DMPI) ou dermatomiosite clássica

As lesões cutâneas da DM precedem a fraqueza muscular característica da doença em 56% dos casos; a fraqueza muscular precede as lesões cutâneas em 16% dos casos; e os dois sinais aparecem simultaneamente em 28% dos pacientes.[3,11,44]

O quadro cutâneo distingue clinicamente a DM da PM, e as alterações podem ser divididas em lesões patognomônicas, características e compatíveis,[12] conforme Quadro 40.2. A forma cutânea clássica é uma mácula eritemato-violácea com distribuição simétrica, que pode se tornar poiquilodérmica e endurecida devido a depósito secundário de mucina.

As lesões cutâneas patognomônicas ocorrem em 70% dos casos e são as pápulas de Gottron (Figura 40.1), caracterizadas por pápulas violáceas sobre as articulações interfalangianas ou metacarpofalangianas, cotovelos ou joelhos e o sinal de Gottron (Figura 40.2), que consiste em eritema violáceo sobre mácula ou placa atrófica nas mesmas distribuições aqui citadas.[2,12,44] Lesões cutâneas características incluem: 1) a mácula ou placa eritemato-vinhosa e edematosa na região periorbital, conhecida como heliotropo (Figura 40.3), pela semelhança com a coloração violácea da flor heliotropo;[3] 2) as telangiectasias periungueais e as distrofias cuticulares (Figura 40.4); 3) a poiquilodermia distribuída ao longo dos ombros, braços, V do decote e dorso, conhecida como "sinal do xale"; e 4) as "mãos de mecânico", caracterizadas por descamação, fissuras, ceratose e hiperpigmentação simétrica e não pruriginosa das mãos, que pode estar relacionada ao anticorpo anti-Jo-1 e síndrome antissintetase.[12,27,45]

Quadro 40.2 Alterações cutâneas da dermatomiosite.

Patognomônicas	▪ Pápulas de Gottron
	▪ Sinal de Gottron
Características	▪ Telangiectasias periungueais
	▪ Heliotropo
	▪ "Sinal do xale"
	▪ "Mãos de mecânico"
Compatíveis	▪ Poiquilodermia vascular atrofiante
	▪ Calcinoses

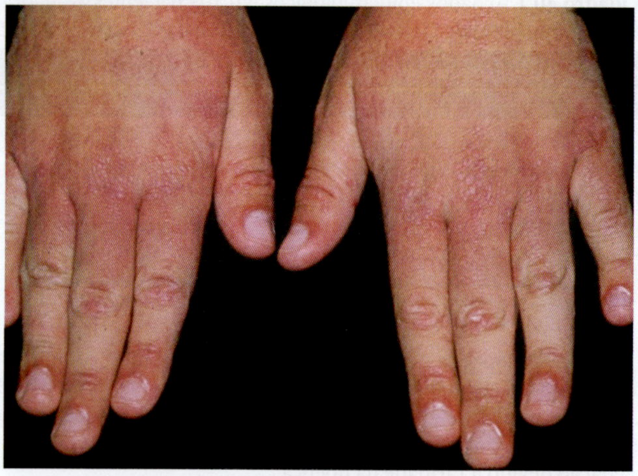

Figura 40.1 Pápulas de Gottron.

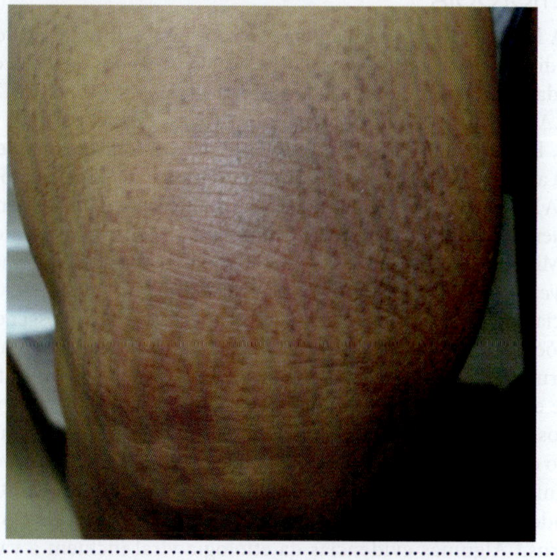

Figura 40.2 Sinal de Gottron acometendo joelho.

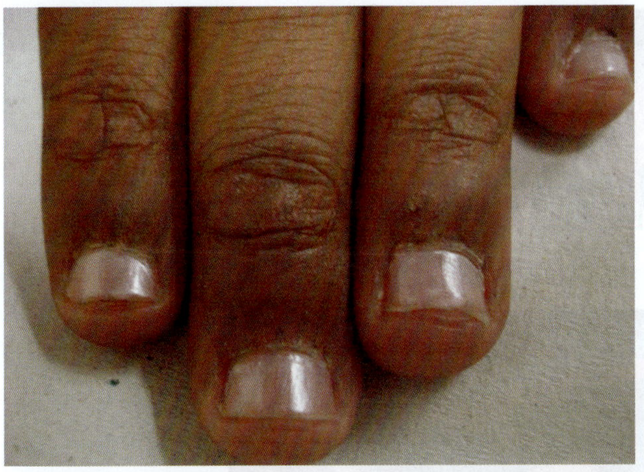

■ **Figura 40.3** Telangiectasias periungueais e distrofia cuticular na dermatomiosite.

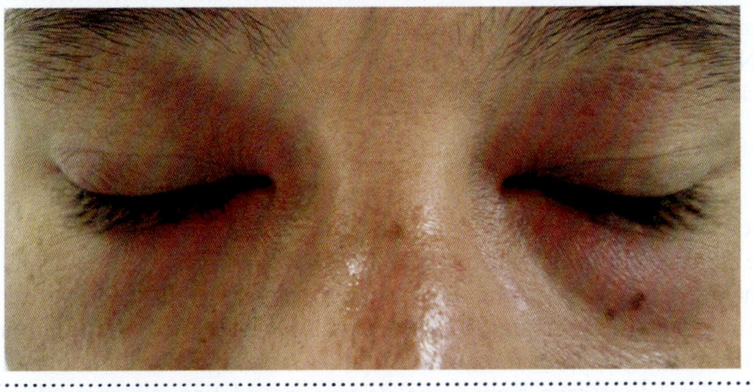

■ **Figura 40.4** Heliotropo simétrico na região palpebral.

Heliotropo ocorre em 30% a 60% dos pacientes, podendo envolver apenas a região das pálpebras superiores e, em afro-americanos, apresentar-se apenas como edema periorbitário.[2,4] O eritema periungueal, também denominado sinal de Keinig,[15] e as telangiectasias periungueais não são específicos, podendo ocorrer em outras colagenoses e nos pacientes com diabetes *mellitus*.[46] Fator diagnóstico importante na erupção cutânea é a poiquilodermia, caracterizada por coloração violácea associada a telangiectasias, hipo/hiperpigmentação e atrofia superficial, ocorrendo mais frequentemente em áreas fotoexpostas, e também denominada é poiquilodermatomiosite[12] (Figura 40.5).

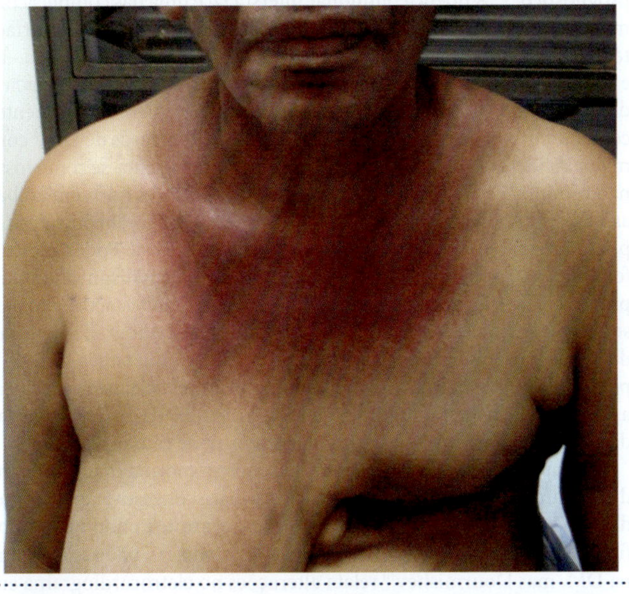

■ **Figura 40.5** Poiquilodermia cervical na dermatomiosite paraneoplásica associada a câncer de mama recidivo.

Fotossensibilidade é vista em um terço a 50% dos casos,[4,47] e ulcerações da pele podem ocorrer devido a vasculites com infartos locais.[27] O envolvimento do couro cabeludo é frequente e bastante pruriginoso. Ocorre em 82% dos pacientes[10] e pode ser confundido com dermatite seborreica e psoríase. Em alguns casos, ocorre alopecia[8,12,14] (Figura 40.6).

Outros quadros associados à DM incluem o edema facial, a ictiose adquirida, a vasculite, a paniculite, a perfuração de septo nasal, a eritrodermia, o líquen plano, a doença de Degos, as formações vesicobolhosas em áreas eritematosas que recobrem os músculos acometidos, o livedo reticular,[4,46] a erupção pustulosa dos cotovelos e joelhos, as telangiectasias gengivais,[3] o eritema centrífugo flagelado (que são lesões raras com eritema linear na pele semelhante a listras de zebra),[48] a dermatite herpetiforme, o penfigoide bolhoso[10] e a urticária.[23] No adulto, as calcinoses cutâneas são raras.

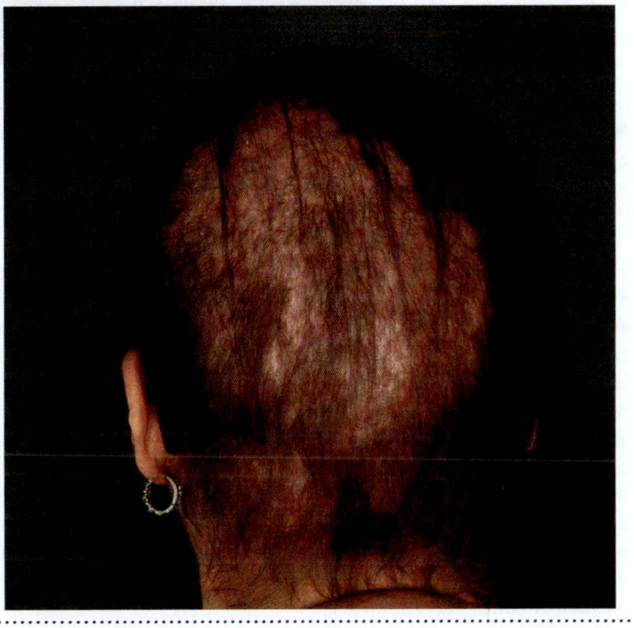

■ **Figura 40.6** Alopecia na dermatomiosite.

Em recente estudo realizado no Departamento de Dermatologia do Hospital das Clínicas da USP em colaboração com a Universidade de Minnesota, EUA, no período de 2017 a 2019, demonstrou-se pela microscopia confocal e imunofluorescência direta, que 15 pacientes de DM e prurido em couro cabeludo de difícil controle apresentavam diminuição importante da densidade das fibras nervosas epidérmicas, caracterizando um prurido neuropático decorrente de uma neuropatia periférica de pequenas fibras, semelhante ao que ocorre no diabetes (Figura 40.7).

A variante de Wong da DM é rara e caracteriza-se por hiperceratose folicular simulando pitiríase rubra pilar. Essa apresenta, ao exame anatomopatológico, destruição folicular e miosite de músculos eretores do pelo.[10,49] A malacoplaquia, a mucinose papular,[4] além de outras formas de mucinoses,[50] a lipodistrofia, a esclerodermia cutânea localizada[51] e o envolvimento vulvar ou escrotal[2] também são considerados associações raras. Prurido é um sintoma comum, muitas vezes relatado com queimação ou sensação de dor, causando grande impacto na qualidade de vida dos pacientes, semelhante à dermatite atópica e psoríase. Devido ao prurido, pode ocorrer hipo ou hipercromia pós-inflamatória.[4,10,12,27] O grau de envolvimento cutâneo não reflete a gravidade ou doença muscular concomitante, podendo até progredir enquanto as lesões musculares já estiverem controladas.[3-4]

Em estudo realizado no Departamento de Dermatologia do Hospital das Clínicas da USP com 109 pacientes de DM, no período de 1990 a 2001, observou-se que as mais frequentes manifestações cutâneas foram o heliotropo e as pápulas de Gottron, conforme Quadro 40.3.[16]

O envolvimento muscular inclui a perda de força proximal, principalmente em tríceps e quadríceps, ocorrendo de forma simétrica e

A
B

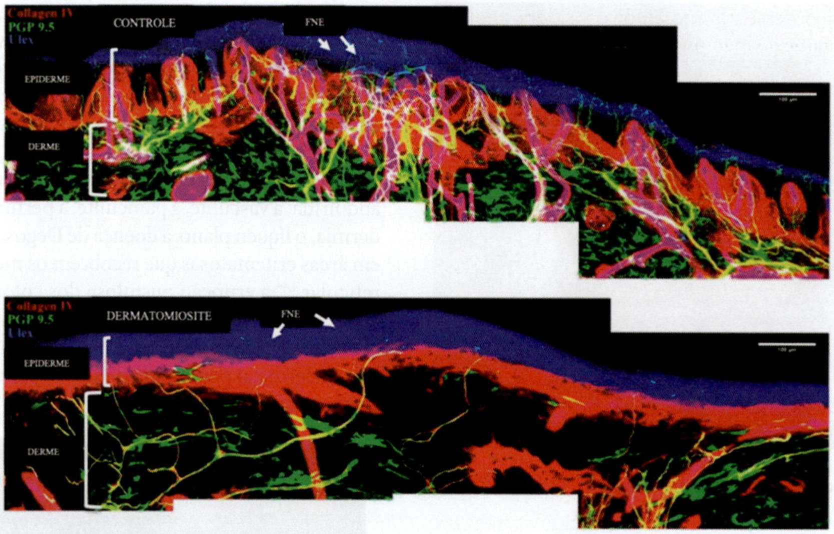

■ **Figura 40.7** Microscopia confocal e IF direta. Comparativo entre as densidades das FNE entre o controle **(A)** com FNE em quantidade normal e um paciente com DM e prurido de couro cabeludo **(B)**, mostrando as FNE quase ausentes na epiderme. Aumento 20x.
Fonte: Adaptada de Cirino PV, Hordinsky M, McAdam B, Romiti R. Small fiber neuropathy and intractable scalp pruritus in dermatomyositis patients. Skin Health Dis. 2022;e173. https://doi.org/10.1002/ski2.173.

acentuando-se progressivamente em semanas a meses. Geralmente a miopatia tem caráter subagudo, podendo ocorrer a forma aguda em alguns casos. O paciente se queixa de fraqueza para pentear os cabelos e manter os braços estendidos quando há lesão da musculatura da cintura escapular. Ocorre dificuldade para subir escadas e manter as pernas estendidas quando a cintura pélvica é acometida, além da dor e empastamento à palpação de tais músculos. Disfagia, disfonia e fadiga são sintomas comuns secundários ao envolvimento dos músculos faríngeo e flexor da nuca.[2,4] Mialgias ocorrem em mais da metade dos pacientes, principalmente nas fases agudas da doença; palpitações e atrofias musculares são mais comuns na PM. A minoria dos pacientes relata artralgia e as artrites são geralmente não erosivas, não deformantes e sem sinovite.[3-4]

Quadro 40.3 Distribuição das alterações cutâneas por faixa etária segundo dados do Departamento de Dermatologia do Hospital das Clínicas da USP.

	Faixa etária		
Alterações cutâneas	DM juvenil	DM adulto	Total (%)
Heliotropo	15	59	74 (68)
Gottron	15	58	73 (67)
Poiquilodermia	12	46	58 (53)
Fotossensibilidade	10	49	59 (54)
Fenômeno de Raynaud	0	15	15 (14)
Rush malar	4	14	18 (16,5)
Vasculite de polpas digitais	2	11	13 (12)
Telangiectasias periungueais	8	29	37 (34)
Rarefação capilar	4	28	32 (29)
Livedo reticular	2	4	6 (5,5)
Eritrodermia	1	5	6 (5,5)
Úlceras cutâneas	2	13	15 (14)
Aftas orais	1	9	10 (9)
Púrpura	0	3	3 (3)
Xerose cutânea	1	8	9 (8)
Edema de mãos	0	4	4 (4)
Paniculite	0	3	3 (3)
Descamação capilar	3	4	7 (6)
Calcificações cutâneas	6	3	9 (8)
Hipertricose	1	0	1 (0,9)

Os reflexos tendíneos não se modificam e a atrofia muscular e a lordose podem ocorrer nas fases tardias da doença. Os músculos faciais e bulbares são geralmente poupados,[15] poderão estar acometidos quando há associação da DM com neoplasia ou miastenia.[11] A disfagia ocorre em 15% a 50% dos pacientes, podendo ser distal ou proximal. Na proximal, há envolvimento dos músculos estriados da faringe ou da musculatura proximal do esôfago, o que é sinal de mau prognóstico com curso rápido e progressivo da doença,[12] e pode estar associado a pneumopatia intersticial.[23] A disfagia distal ocorre quando há envolvimento de músculos não estriados, sendo mais comum em síndromes de superposição.[3,23]

Manifestações do sistema respiratório podem ser complicações diretas da doença muscular como a pneumonia por aspiração (secundária a hipomotilidade esofágica e refluxo gastrointestinal) e a hipoventilação.[23] Apresentam-se, ainda, como doença pulmonar intersticial[10] e podem ser secundárias ao tratamento (reações a drogas como a pneumonite por hipersensibilidade ao metotrexato e infecções oportunistas).[23,52] Podem ocorrer derrames pleurais, hipertensão pulmonar, pneumotórax espontâneo, proteinose alveolar pulmonar[4] e fibrose.[11] Alterações pulmonares são vistas em 15% a 30% dos casos e são consideradas fatores de mau prognóstico.[3,23] A doença pulmonar intersticial é uma das complicações mais graves da DM, sendo o nível aumentado de proteína D do surfactante (SP-D) na corrente sanguínea o marcador da doença.[53] A IL-18 e a ferritina sérica estão elevadas nos pacientes com DM associada a doença pulmonar intersticial.[36] Ela ocorre principalmente em pacientes com anticorpos antissintetase, entre 40% e 60% dos casos de DM,[4] com maior incidência em japoneses.[27] Clinicamente, apresenta-se como tosse não produtiva e dispneia acompanhadas de estertores finos em ambas as bases pulmonares. Na prova de função pulmonar, encontramos o padrão restritivo com redução da capacidade funcional. Pode ocorrer a forma aguda, que é considerada urgência médica com dispneia súbita e progressiva, e a forma crônica, muitas vezes sem manifestações clínicas, sendo diagnosticada apenas pela radiografia ou tomografia de tórax de rotina. Foram descritos vários tipos de doença intersticial difusa: a pneumonia intersticial clássica, a pneumonia intersticial não específica, a bronquiolite obliterante com pneumonia organizada e a lesão alveolar difusa. Lesão em músculos laringofaríngeos pode causar dislalia.[27]

No aparelho cardiovascular, podem existir anormalidades da condução cardíaca, arritmias, insuficiência cardíaca congestiva, pericardite, derrame, tamponamento pericárdico,[4,52] miocardite e endomiocardiofibrose.[11] Segundo Jorizzo,[3] manifestações cardíacas não são comuns na DM, mas Dourmishev[10] relata alterações no eletrocardiograma em 40% dos casos, enquanto Callen[23] descreve envolvimento cardíaco em 50% dos pacientes, porém com pequena proporção dos pacientes apresentando sinais clínicos; esse mesmo autor considera também a alteração cardíaca como fator de mau prognóstico.

No sistema gastrointestinal, são comuns o refluxo esofágico, disfagia com dificuldade de deglutir alimentos sólidos e, posteriormente, pastosos e líquidos, dismotilidade esofágica, alterações no peristaltismo, com períodos de obstipação intestinal alternados com diarreia e incontinência retal.[4,46] Complicações incluem perfuração, hemorragia, pseudo-obstrução, pneumatose cística intestinal e doença celíaca.[54]

Manifestações oculares incluem edema conjuntival, nistagmo, alterações nos músculos extraoculares, irite, episclerite, conjuntivite, uveíte, glaucoma, atrofia do nervo óptico e pseudopolipose conjuntival. A retinopatia é rara e pode ser vista em DM juvenil devido à vasculite.[4,52,55]

Os pacientes com DM apresentam algumas condições que os predispõem a um maior risco de infecções. Elas incluem envolvimento esofágico, miosite de musculatura torácica, calcinose cutânea e uso de agentes imunossupressores. As infecções podem ser causadas por agentes bacterianos, virais e fúngicos, proporcionando grande porcentagem de óbitos.[56]

A avaliação de exames subsidiários dos pacientes com DM referente aos vários sistemas deve ser direcionada dependendo dos sintomas, e pode incluir exames como radiografia contrastada de esôfago, estômago e duodeno, estudo da motilidade esofágica, radiografia de tórax, estudo da função pulmonar e eletrocardiograma, entre outros.

Dermatomiosite juvenil (DMJ)

DMJ é, por definição, a variante da DM que ocorre em indivíduos com menos de 18 anos de idade e é três vezes mais comum em meninas, sendo de 7 anos a média de idade inicial da doença.[41] É a forma mais comum de miopatia inflamatória nessa faixa etária.[57-60] A forma juvenil da doença difere da forma adulta devido a fatores clínicos, histopatológicos e prognósticos.

Os alelos suscetíveis e de proteção para a doença estão associados ao HLA, porém, mais recentemente, também foram incluídos os genes das citocinas pró-inflamatórias e os genes da sinalização de linfócitos. Conferem risco para a DMJ os haplótipos HLA-B*08, o DR-B1*0301 e DQ-A1*0501. Fatores genéticos foram associados a manifestações específicas, suscetibilidade e gravidade da doença.[41]

As manifestações cutâneas são sobreponíveis à forma do adulto, porém na DMJ há aumento da incidência de calcinose cutânea, presente entre 30% e 70% das crianças, dependendo da duração e atividade da doença, e em menos de 10% nos adultos.[2,4,14,61] A calcinose pode estar associada à resistência a corticosteroides e, além da calcinose cutânea, é possível ocorrer acúmulo de cálcio em fáscias e músculos com fistulização para a pele. Ela ocorre principalmente em áreas de trauma e é relatada como nódulos branco-amarelados e firmes, localizados principalmente sobre proeminências ósseas[3] (Figura 40.8).

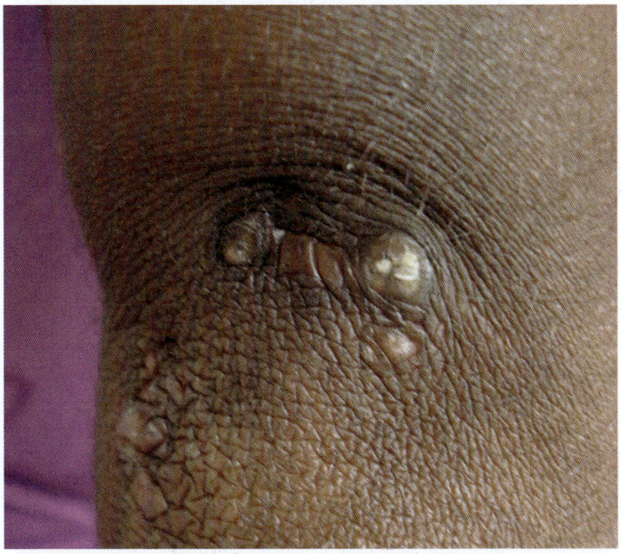

■ **Figura 40.8** Calcinose na dermatomiosite juvenil.

Vasculites também são mais frequentes na infância, ocorrendo inflamação e necrose cutâneo-muscular com consequentes calcificações, além de outras alterações secundárias à isquemia[8,12,59] (Figura 40.9). Vasculites sistêmicas cerebrais podem levar a quadros de encefalopatia isquêmica por hipoperfusão.[62]

Hipertricose e lipoatrofia, incomuns no adulto, podem ser observadas na DMJ[4] (Figura 40.10 A e B), além de telangiectasias gengivais.[63] Febre e artrite simétrica de grandes e pequenas articulações são sintomas frequentes, ocorrendo até contraturas devido a processo inflamatório persistente no membro afetado.[4]

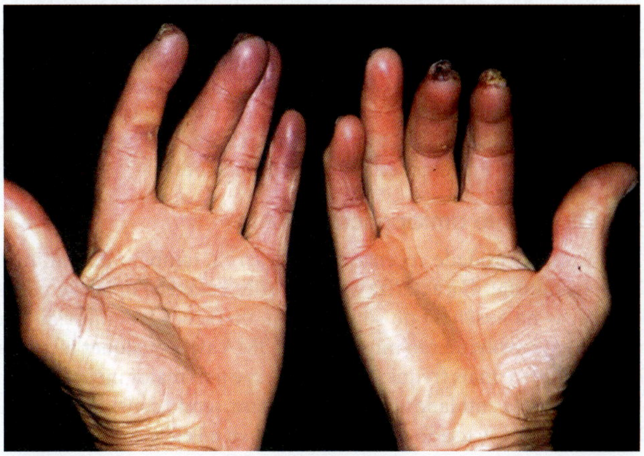

■ **Figura 40.9** Vasculite e gangrena acral na dermatomiosite juvenil.

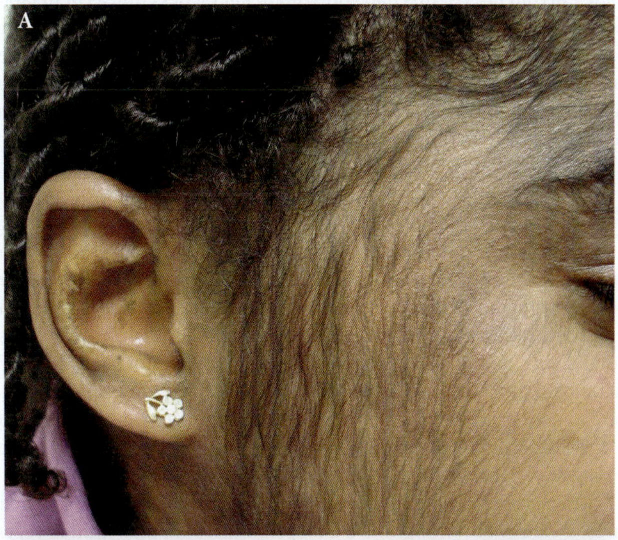

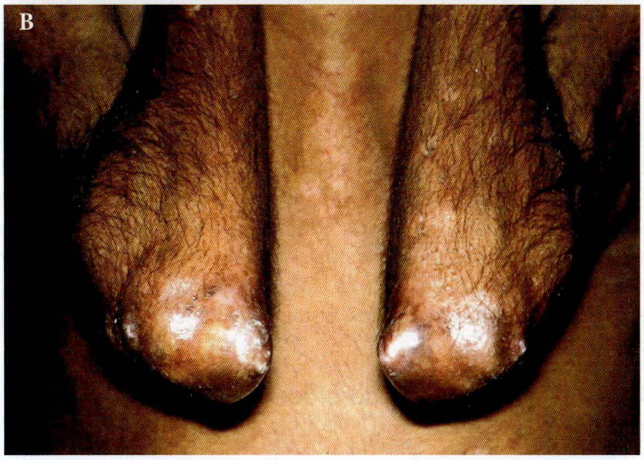

■ **Figura 40.10** **(A)** Hipertricose e atrofia de pavilhão auricular na dermatomiosite juvenil. **(B)** Lipoatrofia, hipertricose e calcinose na dermatomiosite juvenil.

Manifestações gastrointestinais incluem má absorção, alteração na motilidade esofágica, infarto, úlcera, perfuração, hemorragias intestinais e colestase.[4,64]

Alterações no eletrocardiograma são vistas em metade dos pacientes, e insuficiência ventilatória subclínica na maioria dos casos. No tocante a alterações neurológicas, pode surgir o sinal de Gower (perda da força nos músculos do tronco que forçam as crianças a usar os braços para se colocar na posição de pronação) e os reflexos do tronco mostrar-se débeis.[4]

A relação entre a DMJ e malignidade é pequena.[10] Não se conhece exatamente qual a prevalência de DM amiopática em pacientes pediátricos, sendo necessária a dosagem das enzimas musculares com frequência e, se alteradas, realiza-se RNM com posterior biópsia do músculo afetado. Se a RNM mostrar-se normal, deve-se avaliar o paciente clinicamente e com mensuração das enzimas a cada três meses para que haja diagnóstico precoce com tratamento rápido e eficaz, evitando, assim, a calcinose e outras complicações.[65]

Dermatomiosite amiopática (DMA)

Constitui entidade recentemente descrita, também denominada DM sem miosite. Caracteriza-se por lesões cutâneas típicas e patognomônicas na ausência de sintomas ou alterações laboratoriais que evidenciem envolvimento muscular.[2] A DMA afeta qualquer faixa etária, entretanto é mais frequente em adultos e tem maior incidência em mulheres.[12] Essa entidade ainda é controversa, sendo considerada como DM improvável se usado o critério de Bohan e Peter.[7] Essa condição é encontrada em 2% a 11% dos casos de DM.[61]

Os pacientes queixam-se de letargia, fadiga, prurido, fotossensibilidade e artralgias. Alguns não apresentam alterações clínicas nem laboratoriais, outros apresentam alterações clínicas sem comprometimento de exames laboratoriais, e outros, ainda, podem apresentar alterações laboratoriais sutis sem sintomas clínicos.[4] Manifestações sistêmicas são incomuns, porém a DMA pode ser complicada por pneumonite intersticial e pneumomediastino, sendo possível a associação com neoplasias.[10] A incidência de neoplasia associada à DMA parece ser a mesma da DMPI.[13]

Mais de um terço dos pacientes com DMPI têm como quadro inicial a lesão cutânea[13] que pode preceder, em anos, as alterações sistêmicas da doença. Existindo sua suspeita, a introdução de corticosteroides poderá impedir a miosite subsequente.[4] Quando as lesões cutâneas precedem a miosite, o intervalo para o aparecimento do quadro muscular é, em média, de 3 a 6 meses, porém pode demorar até 4 anos.[12] Acompanhamento do paciente por longo período de tempo, no mínimo de 2 anos, é necessário para confirmar o diagnóstico. Entretanto, após 6 meses do início dos sintomas sem quadro muscular, já se pode fazer o diagnóstico provisório de DMA.[12-13,44]

Os exames necessários para avaliação incluem as enzimas musculares, a eletroneuromiografia e a biópsia muscular, que, muitas vezes, apresentam algum tipo de alteração, mas sem correlação clínica com a doença.[61] Há casos nos quais os exames aqui relacionados são completamente normais, mas apresentam alterações musculares na ressonância nuclear magnética (RNM) e na espectroscopia por RNM, exames esses utilizados para diagnóstico de lesões musculares mínimas. Esses casos são considerados forma de DM hipomiopática.[10,27] A ultrassonografia de músculos pode demonstrar hiperecogenicidade e a RNM revelar aumento de sinais na sequência T2 em pacientes com biópsia muscular prévia normal, além de sinais inflamatórios em musculatura paraespinal lombar.[66] No caso da DMA, o diagnóstico repousa sobre aspectos clínicos característicos, histologia cutânea e, eventualmente, capilaroscopia.[20]

Dermatomiosite associada à doença do tecido conjuntivo (DMDC)

A associação da DM com outras doenças do tecido conjuntivo é também chamada de síndrome de *overlap* ou de superposição. É a alteração mais frequente em mulheres, com variação em torno de 9:1 segundo Kovacs e Kovacs,[4] e 3:1 segundo Dourmishev e colaboradores.[10]

A síndrome de *overlap* ocorre quando o paciente apresenta critérios diagnósticos para DM e também para outra doença do tecido conjuntivo, como a artrite reumatoide, a esclerodermia, o lúpus eritematoso sistêmico, a síndrome de Sjögren, a poliarterite nodosa e a doença mista do tecido conjuntivo. De 11% a 40% dos pacientes com DM apresentam, no decorrer dos anos, associação com outra doença do tecido conjuntivo.[2,61] Os pacientes que estiverem nessa categoria devem preencher critérios diagnósticos para as duas doenças separadamente.[4,7] A maioria dos pacientes que apresenta síndrome de *overlap* tem esclerodermia sobre DM.[12]

Queixas como mialgias e fraqueza muscular são comuns na maioria das doenças do tecido conjuntivo e não devem ser confundidas com a miopatia inflamatória da DM/PM. Para que se faça esse diagnóstico, são necessários os exames com alterações características de miosite.[4]

O exame anatomopatológico de biópsia muscular dos pacientes com síndrome de superposição é indistinguível do mesmo exame de pacientes com PM/DM, mas poderão ser notadas mínimas alterações, como o aumento do tecido conjuntivo intersticial, agrupamento focal de linfócitos, formações de microcistos, degenerações sarcoplasmáticas e atrofia perifascicular.[4]

Pacientes com PM/DM têm como sintomas principais mialgias e déficit de força muscular. Todavia, casos com associação de outras doenças do tecido conjuntivo apresentam artrite, fenômeno de Raynaud, esclerodactilia, síndrome de Sicca e, posteriormente, sintomas de miosite. Esses pacientes são mais propensos a apresentar positividade de anticorpos não associados a miosite como fator reumatoide, FAN (três quartos dos pacientes com títulos superiores a 1:640), anticorpo DNA dupla hélice, anticorpo SCL-70 ou anticorpo contra antígeno nuclear (sendo a maioria com anticorpo RNP e a minoria com anticorpo SS-A ou SS-B)[4]. Vários autoanticorpos como os complexos de proteínas antinucleares (antiPM-Scl), antiU-1-RNP, antiU-2-RNP e anti-Ku são descritos associados à síndrome.[10]

Na doença mista do tecido conjuntivo, a miosite geralmente é leve, porém sintomas mais graves podem ocorrer. Estudos realizados mostraram que pacientes com síndrome de *overlap* respondem melhor aos corticosteroides do que aqueles com miosite inflamatória clássica.[2] Uma forma separada de DMDC é a escleromiosite, associação entre DM e esclerose sistêmica com curso crônico, quadro relativamente benigno na presença de anticorpos anti-PM-Scl. Todos esses pacientes apresentam HLA-DQAI*050I e, 94% deles, HLA-DRBI*030I.[12]

Dermatomiosite associada à neoplasia (DMN)

A DMN tem início agudo com manifestações cutâneas precoces e intensas e, às vezes, presença de necroses e úlceras.[5,20] As alterações musculares podem ser retardadas, porém com gravidade rapidamente progressiva e resistência a corticosteroides. Eritema maligno, caracterizado por intenso eritema resistente ao tratamento acometendo áreas fotoexpostas, tem sido associado a casos de DMN (Figura 40.11). Os cânceres mais relacionados à doença são os de ovário, gástrico e linfomas.[1-2,61,67]

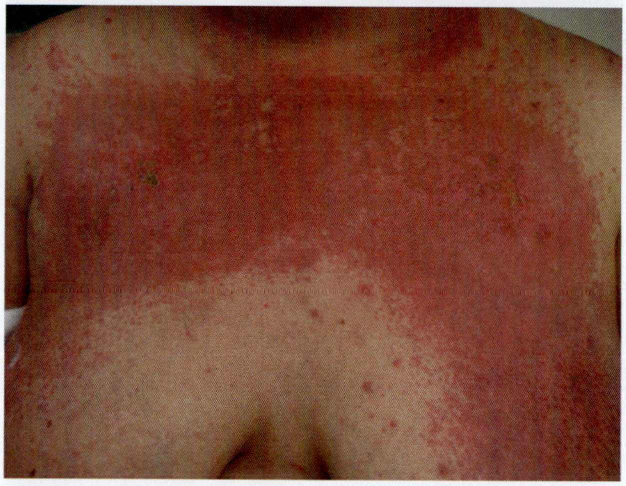

■ **Figura 40.11** Eritema maligno na dermatomiosite paraneoplásica.

Alguns autores consideram a DMN entidade separada devido às diferentes manifestações clínicas, idade, frequência de autoanticorpos e prognóstico da doença.[9] A relação com neoplasia é mais comum na DM (15%) que na PM (9%),[12,67-68] e mais frequente em adultos.[69] Apesar do risco de malignidade em idosos independer da presença de miosite, há grande chance de pacientes com DM/PM acima de 45 anos de idade apresentarem algum tipo de neoplasia,[4,61,70] porém ela é mais frequente em adultos acima dos 60 anos de idade.[14]

A DMA parece ter risco aumentado para associação com carcinomas[3] e a gravidade da miopatia inflamatória não está associada à ocorrência de malignidade.[9] Entre as neoplasias mais frequentemente relacionadas à DM estão o câncer de ovário nas mulheres,[4,67,71-73] o de estômago e linfoma nos homens,[4] além de outros como o de mama e pulmão,[3] neoplasias esofágicas,[74] pancreáticas, colorretais, linfoma não Hodgkin[9], câncer de testículo, próstata,[23,75] pênis,[76] melanoma, timoma, neoplasias uterinas, sarcoma de Kaposi, meningioma, leucemia, neoplasias renais e do trato geniturinário,[11,77-80] mieloma[81] além de peculiaridades regionais, como o carcinoma de nasofaringe em Singapura.[12,82] Carcinomas são mais frequentes que sarcomas e malignidades linfoproliferativas.[12]

O diagnóstico da neoplasia pode anteceder a DM (40%), ser subsequente a ela (34%) ou as duas doenças podem ser diagnosticadas simultaneamente (26%).[4,9,11,23] A miosite pode melhorar com o tratamento da neoplasia (curso paraneoplásico) ou pode seguir curso próprio, independentemente do tratamento da malignidade.[23]

Alguns autores acreditam na possibilidade do uso de imunossupressores aumentarem o risco de câncer. Entretanto, alguns trabalhos mostram que não existe aumento na prevalência de malignidade nesses pacientes.[67,70] O mecanismo de associação entre a DM e o câncer ainda é desconhecido e, possivelmente, seja desencadeado por presença de fatores virais, servindo como carcinógenos e indutores de processos inflamatórios.[83]

O risco de malignidade diminui com o passar dos anos após o diagnóstico, e a DMN é menos responsiva ao uso de corticosteroides sistêmicos.[12] O prognóstico da DM é, em parte, afetado pela associação com neoplasia, pois essa aumenta a mortalidade[84] e a morbidade da doença.[85]

Estudos amplos apresentam a incidência da DM associada à neoplasia entre 6% e 60% dos casos, com média em torno de 15% e 30%.[3,72,83,86] Essa associação não é admitida por todos os autores. No geral, qualquer estudo que intente analisar a relação entre DM e neoplasia enfrenta o problema da baixa frequência da DM, o que faz com que a maioria das revisões tome por base estudos retrospectivos, com as limitações que isso implica e, nas séries prospectivas, não há casos suficientes para resultados estatisticamente significativos.

Existem fatores conflitantes nessa classificação, tais como a associação de DM com malignidade ser mais frequente após os 60 anos de idade, o uso de imunossupressores para tratamento da doença de base induzindo tumores malignos, e a realização de maior número de exames destinados a descartar a doença nos pacientes dessa faixa etária. Devemos ter em mente como e quando considerar a busca por neoplasias, tanto do ponto de vista clínico como econômico. Provavelmente, um interrogatório dos diversos aparelhos nos permita dirigir a investigação, iniciando com exame físico completo e exames subsidiários básicos para posteriormente, se necessário, proceder à realização de exames mais complexos, dolorosos para o paciente e onerosos para o Estado.

Amplo estudo realizado na Europa evidenciou forte associação de DM com risco aumentado de câncer. O autor encontrou 618 pacientes com DM, dos quais 198 desenvolveram neoplasia após o diagnóstico da doença.[86] Na Austrália, estudando-se a incidência de malignidade em miopatias inflamatórias, a DM foi delas a que apresentou a maior associação.[87] A relação entre DM e neoplasia encontrada em estudo do Departamento de Dermatologia do Hospital das Clínicas da USP[16] foi pequena (6,42%), se comparada a outros estudos publicados.[6,84,88-101] Evidenciou-se maior incidência de DMN após os 60 anos de idade, em que foram diagnosticados cinco dos sete casos relatados (71,4%), corroborando o trabalho de Wong,[97] Marie e colaboradores[98] e Pautas e colaboradores,[99] entre outros, que ressaltam a maior incidência de neoplasias na DM do idoso. Trabalho realizado no Brasil por Scola e colaboradores[96] mostrou apenas quatro casos de neoplasias em 59 pacientes com DM (6,8%).

Todo paciente adulto com DM deve ser devidamente investigado, apesar de a associação entre DM e neoplasia ser ainda uma questão controversa.[4,72] Adultos com DM devem ser sempre avaliados para pesquisa de neoplasias, selecionando-se os exames a ser executados de acordo com o sexo e idade do paciente, repetindo-se os exames a cada novo sintoma ou anualmente, nos primeiros três anos após o diagnóstico.[23] Nos jovens, neoplasia deverá ser suspeitada apenas na presença de algum sinal ou sintoma sugestivo.

■ EXAMES SUBSIDIÁRIOS

Em pacientes com suspeita de DM, são importantes as avaliações da história clínica, exame físico e exames laboratoriais, além de eletroneuromiografia e biópsia muscular. Todas as enzimas musculares (AST, ALT, CK, DHL e aldolase) devem ser solicitadas, pois há casos em que apenas uma enzima se encontra alterada,[4] sendo mais frequente o aumento da CK e da aldolase.[3]

Enzimas musculares

Essas enzimas estão elevadas quando ocorre lesão nas células musculares, e são elas creatinoquinase (CK), alaninoaminotransferase (ALT), aspartatoaminotransferase (AST), desidrogenase lática (DHL) e aldolase. A enzima CK é a mais sensível para o diagnóstico de DM, indica atividade da doença,[7,11,47] e é encontrada em vários órgãos, sendo a CK-MM o subtipo mais específico da musculatura esquelética. A CK-MB, frequentemente aumentada após dano na musculatura cardíaca, também pode estar aumentada em 20% dos pacientes quando existe lesão crônica e regeneração de músculos esqueléticos.[11] A CK pode elevar-se após exercícios físicos ou qualquer tipo de trauma muscular, em outras miopatias (infecciosas, metabólicas e induzidas por drogas) ou neuropatias; por isso, apesar de ser considerada marcadora de atividade da doença, nem sempre é confiável.[102] Assim, não pode ser considerada enzima específica para avaliação da DM. Apesar disso, é a enzima mais frequentemente usada para monitoração do curso clínico da doença, pois seus valores se alteram dependendo do grau de lesão muscular. Ela pode estar normal no início da doença ou após grandes atrofias musculares, permanecendo sem alteração em alguns pacientes durante todo o curso da DM.[4,9] Quando se apresenta com níveis mais elevados na fase inicial da DM, pode estar relacionada a um curso mais rapidamente progressivo da doença.[102] Em 95% dos casos há aumento dos níveis de CK em alguma fase da doença e, em casos de CK normal, a creatina urinária pode estar elevada. Outra proteína associada à lesão muscular é a mioglobina, e sua presença na urina pode ser causa de insuficiência renal aguda (mioglobinúria).[3]

A aldolase é uma enzima que participa da glicólise, é menos sensível que a CPK para detecção da atividade da doença, porém, pode estar elevada na presença de CPK normal, principalmente em DMJ. As aminotransferases ALT e AST não são sensíveis para a avaliação da miosite ou para analisar a resposta ao tratamento, mas seus níveis podem estar elevados em casos nos quais a CK, DHL e aldolase se apresentem normais. Durante o uso do metotrexato, pode ocorrer elevação das transaminase devido à toxicidade hepática da droga, e nesse caso devem-se solicitar as bilirrubinas e a fosfatase alcalina para auxiliar o diagnóstico, já que na DM geralmente elas se apresentam normais.[46] A isoenzima anidrase carbônica III é encontrada nos músculos esqueléticos e não existe no miocárdio, sendo mais específica para avaliação de miosite que o DHL e as transaminases, porém seu uso não é amplamente difundido.[4,44]

A elevação das enzimas sarcoplasmáticas (CK, aldolase, transaminases e DHL) é importante tanto para diagnóstico como para acompanhamento da atividade da DM.[7] Estão mais elevadas em homens em relação às mulheres e em negros em relação a caucasianos, provavelmente devido a maior grupo muscular nesses indivíduos.[103] Doenças neurônio-motores, distrofia muscular de Duchenne e outras distrofias, desordens metabólicas, endocrinopatias, toxinas e infecções podem associar-se ao aumento dessas enzimas.

Novos biomarcadores da DM têm sido usados para monitorar a atividade da doença. Reed e colaboradores[104] dosaram o IFN-I, a IL-6, a IL8 e o TNF-α no sangue periférico de 51 pacientes e mostraram que eles diminuem após o tratamento adequado, correlacionando-se, assim, com a atividade da DM.

Autoanticorpos

Testes sorológicos são rotineiramente solicitados na DM, porém sua aplicação clínica ainda é controversa, em alguns casos podem avaliar o prognóstico da doença. Eles podem estar intimamente associados a características clínicas da doença e trazem informações úteis para o diagnóstico, classificação, sinais preditivos e sintomas da miosite, e resposta ao tratamento e quanto ao prognóstico da doença.

A produção de autoanticorpos é desencadeada por antígenos e influenciada pelos genes HLA. Entretanto, é necessário um fator iniciador, possivelmente uma infecção viral ou a RUV.[26,32] A causa da produção de autoanticorpos continua desconhecida e sabe-se que a clivagem de antígenos durante a apoptose celular, principalmente por proteases apoptóticas como a granzima B, produz fragmentos únicos de antígenos com potencial para a formação de autoanticorpos.[105]

Os autoanticorpos para DM/PM podem ser classificados em específicos e não específicos para miosite. Dentre os não específicos, o FAN é positivo na maioria dos pacientes,[4,8] em 95% dos pacientes com DM,[13] sendo seus títulos mais altos nos casos de DM associada a outras doenças do tecido conjuntivo (> 1:160).[4] Segundo Bohan e Peter,[7] esse exame era caracteristicamente negativo na DM, exceto quando associado à síndrome de *overlap*. Isso ocorreu porque em 1975 o FAN era realizado através da técnica com fígado de camundongo, e mais recentemente a técnica com células HEp-2, que apresenta maior sensibilidade, tem sido utilizada.

Anticorpos anti-RNP, anti-PM-Scl e anti-Ku estão associados à miosite nas síndromes de *overlap*. O anti-RNP está presente na doença mista do tecido conjuntivo e no LES quando relacionado à DM/PM. O anticorpo anti-PM-Scl apresenta-se positivo quando a esclerodermia está associada com DM/PM. Nesses casos, a esclerodermia geralmente está limitada a face e mãos, apresentando também fenômeno de Raynaud, artrite não erosiva e não deformante, envolvimento esofágico e pulmonar com fator reumatoide positivo. Anticorpos anti-Ku podem acompanhar síndromes de *overlap* com miosite associada a esclerodermia ou LES.[4,8]

Anticorpos miosite-específicos (MSAs) são encontrados em aproximadamente um terço dos casos de DM/PM,[4] ocorrendo, com maior frequência, nos casos não associados à malignidade. Esses anticorpos são direcionados a proteínas citoplasmáticas e a RNAs envolvidos no processo de síntese proteica. É raro uma pessoa expressar mais que um tipo de MSA[32] e eles geralmente precedem o aparecimento da miosite, podendo correlacionar-se com a atividade da doença, geralmente, desaparecendo após a sua remissão.[4] Há quatro grupos principais de MSAs:

1. O primeiro grupo se constitui de anticorpos contra RNAt e são chamados antiaminoacilsintetases, sendo eles: anti-Jo-I ou anti-histidil-tRNA sintetase, anti-PL-7 ou anti-treonil-tRNA sintetase, anti-PL-12 ou anti-alanil-tRNA-sintetase, anti-OJ ou anti-isoleucil-tRNA sintetase, anti-EJ ou anti-glicil-tRNA sintetase, anti-KS ou anti-asparaginil-tRNA-sintetase,[105] anti-Zo ou anti-fenilalanil-tRNA-sintetase, e anti-Ra ou anti-tirosil-tRNA sintetase.[106]
2. O segundo grupo apresenta anticorpos contra proteínas da partícula de reconhecimento de sinais, que são moléculas sintetizadoras de proteínas do retículo endoplasmático (anticorpos anti-SRP). Os anticorpos desse grupo são considerados específicos para PM,[4] ocorrem em poucos pacientes e indicam doença grave com lesão muscular extensa, mialgias e alterações no músculo cardíaco.[28,32]
3. O terceiro grupo é formado por anticorpos direcionados contra o complexo de proteínas nucleares chamado Mi-2, altamente específicos para DM, porém pouco sensíveis, ocorrendo em aproximadamente 25% dos pacientes.[23] Estão associados a DMPI sem doença pulmonar intersticial ou malignidade.[107] Ocasionalmente estão presentes na DMJ e, raramente, na DM associada à malignidade.[108] É exame pouco sensível, devido à pequena parcela de pacientes que apresenta o anti-Mi-2 positivo e, como agravante, tem sido de valor clínico questionável.[8]
4. Ainda há um quarto grupo menos comum, formado por anticorpos sem associação clara com doenças reumatológicas.[10]

A associação de PM/DM com artrite simétrica não erosiva, pneumopatia intersticial, fenômeno de Raynaud, "mãos de mecânico", febre de origem indeterminada e anticorpos antissintetase é chamada de síndrome antissintetase. Esses pacientes apresentam miosite aguda e grave principalmente na primavera, com frequente associação com HLA-DR3, HLA-DRw52, e HLA-DQAr*050I.[10] Anticorpos anti-Jo-1, EJ e PL-7 são preditivos de miosite, porém raramente são vistos na DM, sendo mais frequentes na PM[8,23,106] e correlacionam-se com doença ativa. Todos os anticorpos antissintetase descritos têm, geralmente, associação clínica similar, incluindo a já bem conhecida e estabelecida associação de miosite com doença pulmonar intersticial.[105]

Na DMJ, os títulos de FAN acima de 1:160 ocorrem na minoria dos casos e não se correlacionam com atividade da doença. Geralmente, seus títulos voltam ao normal após o tratamento e estão relacionados à presença de imunocomplexos. O autoanticorpo anti-MJ, descoberto recentemente, foi associado a DMJ, e o anticorpo anti-Zo, comum em crianças, foi relacionado à malignidade quando presente nos adultos.[109] O anticorpo anti-p155/140 confere maior risco de doença cutânea e curso prolongado da DMJ, já o anti-p-140 confere maior risco de calcinose; na DM do adulto esses autoanticorpos estão relacionados a neoplasias.[41] Na DM clinicamente amiopática, há aumento na prevalência de anticorpos anti-EJ e PL-12 e o anticorpo anti-KS está associado a doença pulmonar sem evidência clínica de miosite.[106]

Recentemente descobriu-se a associação da DM com o autoanticorpo contra a proteína 5 associada a diferenciação do melanoma (MDA5). Esses pacientes geralmente apresentam poliartrite simétrica semelhante a artrite reumatoide, com características clínicas da síndrome antissintetase porém, os autoanticorpos antissintetases estão ausentes e a doença pulmonar associada é menos grave, sendo responsiva ao tratamento com imunossupressores.[110]

Os testes para autoanticorpos devem ser solicitados de acordo com a clínica do paciente; por exemplo, quando há a suspeita da síndrome de *overlap*, solicita-se FAN e antígenos extraídos do núcleo (SS-A, SS-B, RNP, Sm). Os anticorpos miosite-específicos trazem informações adicionais sobre classificação e prognóstico da doença.[23]

Eletroneuromiografia (ENMG)

O exame é importante para a diferenciação de processos de origem neural ou muscular. Em músculos comprometidos pela DM, há formação de unidades motoras polifásicas de pequena amplitude, potenciais polifásicos de curta duração, descargas repetitivas e bizarras de alta frequência, além de fibrilações musculares e ondas positivas pontiagudas.[4]

Alguns pacientes com DM apresentam alterações compatíveis com neuropatia à ENMG e, quando isso ocorre no início da doença, sugere-se associação com neoplasias. Entretanto, quando essa alteração ocorre em fases mais tardias da doença, pode refletir hipertrofia de fibras musculares remanescentes, regeneração muscular ou reinervação de fibras.[7,11]

A ENMG é teste sensível, porém não específico para DM, sendo que 90% dos pacientes apresentam algum tipo de alteração nesse exame.[3] A ENMG pode ser usada para indicar o músculo afetado e guiar a biópsia muscular.[7]

Biópsia muscular

É realizada em músculos clinicamente afetados, geralmente na musculatura proximal como bíceps ou quadríceps,[4] sempre dando preferência para o músculo tríceps, pois o deltoide é afetado mais tardiamente.[3] A localização dos feixes musculares para realização da biópsia pode ser dirigida pela palpação, onde se encontra edema, consistência pastosa e dor, pela ENMG ou pela RNM. Nos músculos acometidos, a histopatologia demonstra alterações características, que são as combinações de atrofia de fibras musculares, principalmente do tipo II, e atrofia perifascicular, além de necrose (microinfartos), regeneração e hipertrofia das células musculares.[15,111]

A lesão muscular ocorre devido ao aumento do MHC da classe I, produzindo estresse com maior expressão das citocinas pró-inflamatórias e consequente dano muscular. As citocinas e quimiocinas incluem a IL-1, ICAM-I, VCAM-I e a CXCL10.[41] O infiltrado inflamatório perivascular é constituído principalmente por macrófagos, linfócitos B e linfócitos T CD4+. No interior dos vasos, há lesão das células endoteliais com depósito de IgG, IgM, C3 e complexos C5b-9, com ataque de imunocomplexos à membrana vascular e inclusões tubulorreticulares nas células endoteliais. As fibras musculares expressam MHC-I e podem comportar-se como células apresentadoras de antígenos aos linfócitos T CD8, estimulando a imunidade inata mediada por IFN tipo I e TNF-α.[37] A proteína-1-quimioatrativa para monócitos (CCL2) recruta células inflamatórias que se acumulam nas áreas perimisiais. Os linfócitos organizam-se em compartimentos funcionais e produzem linfocinas (LTs), TNF-α e CD40L, que recrutam mais células inflamatórias. As células dendríticas produzem IFN, o que estimula as fibras musculares a secretarem o fator de ativação de células B (BAAF), fazendo com que as células B produzam autoanticorpos. O TNF é produzido principalmente por células Thelper e provocam a atrofia das fibras musculares, estimulam o MHC-I e a expressão de moléculas de adesão.[33] Outras alterações podem ser vistas, tais como: vacuolização, variação no tamanho das fibras musculares, infiltrado inflamatório mononuclear mais proeminente em regiões perivasculares, aumento de tecido conjuntivo no endomísio e, posteriormente, também no perimísio.[4,9,20,33,44]

Notou-se a diminuição do número de linfócitos em algumas biopsias musculares de pacientes com DM. A linfopenia tem origem desconhecida e pode associar-se ao aumento da prevalência de neoplasias nesses pacientes.[112]

A DMJ pode mostrar três características diferentes no exame anatomopatológico: um quadro caracterizado por infiltrado inflamatório difuso; outro por estruturas tendendo a agrupamentos formando agregados de linfócitos; e outra forma, mais agressiva, formando estruturas semelhantes a folículos linfoides. Nesse último caso, há expressão de CXCL13 e linfotoxinas em grande quantidade. Existe também a presença das células *naïves* CD45RA+, das células B e das células dendríticas plasmocitoides no infiltrado. Esses casos são mais resistentes ao tratamento.[113]

Na DM juvenil, encontra-se ainda vasculite necrosante e, quando a doença é acompanhada de neoplasia, o exame anatomopatológico mostra maior processo inflamatório e fagocitose devido à necrose muscular agressiva.[7]

A eletromicroscopia do músculo inclui anormalidades, como degeneração focal das miofibrilas, formação de massas citoplasmáticas, desorganização dos sarcômeros, ruptura das linhas Z, desorganização nos filamentos de actina-miosina, aumento da formação de vacúolos autofagocíticos, anormalidades mitocondriais, entre outras anormalidades não específicas.[7]

A biópsia muscular é considerada o exame mais importante para o diagnóstico de DM e para a exclusão de outras miopatias inflamatórias, como a miosite por corpos de inclusão, as infecções parasitárias, a toxoplasmose e a sarcoidose,[3,11] podendo apresentar-se normal em 10% e 15% dos casos.[7]

Ressonância nuclear magnética (RNM)

Hoje a RNM é o melhor exame para guiar a biópsia muscular, e também pode ser usada para diagnosticar a doença em casos nos quais as enzimas musculares são normais.[28]

As alterações das miopatias inflamatórias incluem edema do subcutâneo, aumento do conteúdo de água nos músculos secundários a inflamação, depósito de cálcio intramuscular, infiltração gordurosa e atrofia dos músculos acometidos.[4] Existe um tipo de imagem altamente sensível e específica que é o aumento dos sinais nos cortes realizados em T2 na RNM, cortes onde se permite uma avaliação das estruturas musculares mais profundas, como os grupos musculares paraespinais.[12]

Em casos nos quais se suspeita de DMA, solicita-se a RNM para confirmação diagnóstica[4] e, também, em busca de calcinoses nos tecidos moles.[3] Pode-se realizar, no lugar da RNM, a ultrassonografia muscular, porém há poucos estudos comparando os dois métodos.[3] A espectroscopia por RNM tem-se mostrado mais sensível para detecção do envolvimento da musculatura esquelética na DM.[11] Park e colaboradores[114] realizaram espectroscopia com P-31 por RNM em pacientes com DMA e demonstraram deficiências metabólicas nesses casos apenas após exercícios físicos, diferentemente dos casos de DMPI, que apresentam as mesmas alterações já em repouso.

Biópsia cutânea

O exame histopatológico das lesões cutâneas é semelhante ao do lúpus eritematoso evidenciando hiperqueratose, acantose e atrofia epidérmica, dermatite de interface (vacuolização de queratinócitos basais, incontinência pigmentar), infiltrado perivascular de linfócitos, edema dérmico e depósito de mucina, constituídos principalmente por condroitina 4 sultato (C4S) e osteopontina.[115] Se inflamação intensa ocorrer, pode-se encontrar depósito fibrinoide subepidérmico.[3,8,11,13,111] A imunohistoquímica do infiltrado inflamatório apresenta aumento da proporção de linfócitos CD4+ e macrófagos HLA-DR+.[4] Porém, na imunofluorescência direta, depósitos de anticorpos na junção dermoepidérmica, como são vistos no lúpus eritematoso, não ocorrem com frequência na DM.[32]

Pápulas de Gottron mostram acantose e atrofia epidérmica, sendo diagnóstico diferencial da neurodermite.[3] A análise imunohistoquímica das pápulas mostra na derme não apenas C4S, como nas outras lesões da DM, mas um acúmulo da variante 7 CD44 (CD44V7) e de sua ligante, a osteopontina. O que se percebe clinicamente é que as pápulas de Gottron são mais resistentes, permanecendo apesar dos tratamentos utilizados, enquanto as outras lesões já esmaeceram.[115]

Hunger e colaboradores[116] sugerem que a vasculite leucocitoclástica observada nos exames anatomopatológicos de biopsias de pele pode apontar para uma neoplasia associada.

Recentemente, aspectos histopatológicos característicos de "mãos de mecânico", como a hiperceratose, a paraqueratose focal, a acantose psoriasiforme e os corpos coloides presentes na epiderme, além do processo inflamatório mononuclear ao redor dos vasos e a deposição de mucina, mostram-se importantes para diferenciar esse quadro dos eczemas de contato, pois clinicamente as lesões são muito semelhantes e englobam ceratose nas porções palmares e laterais dos dedos das mãos, principalmente dos polegares. O exame anatomopatológico dessas lesões é considerado específico da DM e pode estar associado a doença pulmonar intersticial.[117]

A histopatologia das lesões cutâneas da DM ainda é considerada exame não específico pela maioria dos autores, sendo útil em casos nos quais essa pode se confundir com outras doenças, como a dermatite de contato fotoalérgica, os linfomas cutâneos e a erupção polimorfa a luz.[8,44]

Outros exames

A avaliação sistêmica deve ser realizada em todos os pacientes no momento do diagnóstico e inclui radiografia de tórax, avaliação da motilidade esofágica, teste de função pulmonar e eletrocardiograma.[14]

DIAGNÓSTICO DIFERENCIAL

Os diagnósticos diferenciais da DM incluem doenças com alterações cutâneas como a erupção polimorfa à luz, o lúpus eritematoso sistêmico (LES), o líquen plano, o linfoma cutâneo,[3] a dermatite de contato, a dermatite seborreica, a psoríase, a dermatite atópica, a rosácea[23] e a dermatite de estase.[118] O *rash* do LES é mais avermelhado em contraste com o violáceo da DM e atinge mais áreas malares que periorbitais. As alterações cutâneas dos dedos no LES são interarticulares, diferentes das da DM, que são as pápulas de Gottron sobre as articulações. A miosite no LES não é tão grave como na DM.[4]

Triquinose pode causar eritema, edema periorbital e mialgias; infecção por HIV pode mimetizar DM; a doença de Lyme (infecção por *Borrelia burgdorferi*) também pode ser confundida com ela.[12]

Algumas drogas, como já dito anteriormente, podem causar DM, tais como a penicilamina, anti-inflamatórios não esteroides (ácido niflúmico, diclofenaco e fenilbutazona), practolol, hidroxiureia,[4] corticosteroides, álcool, zidovudina,[3] clofibrato, ipeca, antimaláricos,[12] antimicrobianos, vacinas, drogas hipolipidêmicas[10] e triptofano.[11] Nesses casos, a DM inicia-se em poucos meses após a introdução do medicamento, exceto no tocante à penicilamina, quando pode ocorrer após 5 a 11 anos de tratamento. A doença sempre responde bem a corticosteroides e a remoção da droga causadora pode não motivar a reversão dos sintomas. Existe descrição de alergia a cloreto de benzalcônio, encontrado como conservante de colírio, simulando o heliotropo da DM.[119]

Outras doenças podem ser semelhantes a DM, como infecções e infestações (esquistossomose, tripanossomíase, toxoplasmose, estafilococcia),[7] alterações endócrinas (hipotiroidismo, hipertiroidismo e doença de Cushing), doenças neurológicas (miastenia grave, esclerose lateral amiotrófica e síndrome de Guillain-Barre), doenças metabólicas (hipocalemia e hipofosfatemia),[4] além de miosite após infecção por influenza ou rubéola, pós-vacinação antirrubéola, retículo-histiocitose multicêntrica, microêmbolo ateromatoso e tromboembolização por carcinomas com necrose muscular.[7]

TRATAMENTO

Para o tratamento inicial da dermatomiosite, ver o Fluxograma 40.1.

Corticosteroides

Corticosteroides são a droga de primeira linha para o tratamento da DM, seu uso se justifica pelo provável mecanismo de citotoxicidade da doença e pela presença de complexos imunes e complemento.[4] Após a descoberta dos corticosteroides, houve queda da mortalidade em 50% dos pacientes com DM e remissão após 24 a 48 meses de tratamento.[3] Quanto antes se introduzir a terapia com corticosteroide, melhor o prognóstico da doença, principalmente se iniciado até o segundo mês após o diagnóstico.[12] Antes do início da terapia, deve-se lembrar o paciente sobre a atualização da carteira de vacinação.[28]

Prednisona oral, na dose de 0,5 a 1,5 mg/kg para adultos e 1 a 2 mg/kg para crianças em dose única diária, é administrada ao paciente até a melhora clínica confirmada efetivamente através do exame clínico específico para força muscular e normalização dos níveis de CK, e, após isso, a droga é diminuída lentamente no período de um ano. Kovacs e Kovacs[4] sugerem a remoção de um quarto da dose a cada 3 a 4 semanas; já Trüeb[12] sugere a redução de 10% da dose a cada 2 semanas e, caso ocorra recaída, aumentar a dose e tentar uma retirada mais gradual do medicamento. Alguns autores preconizam a diminuição de 50% da dose inicial em 6 meses, e término do tratamento apenas após 2 a 3 anos para diminuir o risco de recaídas.[3] Melhora na fraqueza muscular deve ser notada até o terceiro mês de tratamento.

Dermatomiosite clássica/Dermatomiosite amiopática

↓

Prednisona oral
0,5 a 1,5 mg/kg/dia
(adultos)
1 a 2 mg/kg/dia
(crianças)

\+

Metotrexato
Iniciar com 7,5 a 10 mg/semana
Aumentar 2,5 mg/semana
até atingir dose de
15 a 20 mg/semana

↓

Falha terapêutica ou intolerância após 2 a 3 meses

↓

- **Rituximabe:** 100 a 375 mg/m^2/semana (4 semanas)
- **Imunoglobulina endovenosa:** 2 mg/kg/mês (3 a 6 meses)
- **Tofacitinibe:** 5 a 10 mg/dia

Fluxograma 40.1 Tratamento inicial da dermatomiosite.

Após longo tempo do uso de prednisona, o paciente pode desenvolver miopatia causada por esteroides, relatando fraqueza muscular progressiva com valores de CK normais ou sem aumento da CK preexistente. Ocorre, nesses casos, atrofia seletiva das fibras musculares tipo II. Esse quadro mimetiza DM, e ambas as entidades podem coexistir num mesmo paciente, entretanto é um quadro infrequente. Prurido pode persistir após a resolução da doença muscular, apesar do tratamento adequado.[8]

Outro recurso utilizado são pulsos intravenosos de metilprednisolona na dose de 30 mg/kg/dia, por 3 a 5 dias consecutivos/mês, durante 3 meses, principalmente nas crianças que não respondem ao uso da prednisona, devido ao envolvimento vascular do intestino proximal, com redução da absorção e bioatividade dos corticosteroides.[41] É usado também nos pacientes com disfagia,[8,12] nos casos em que a doença muscular é considerada grave e quando há associação com doença pulmonar intersticial ou miocardite.[120]

Depois de certo período de tratamento com corticosteroides, pode-se notar os seus efeitos adversos, o que ocorre em aproximadamente 25% a 50% dos casos.[23,28,121] A fim de minimizar o risco de osteoporose, sugere-se a profilaxia com suplemento de vitamina D3 (500 U) e cálcio (1 g/dia).[12]

Se não houver resposta ao uso de corticosteroides após 2 a 3 meses de tratamento (o que ocorre em 25% dos casos), se o paciente for intolerante a droga ou se ele, após 3 meses de tratamento, permanecer com doses altas da medicação, outros imunossupressores devem ser introduzidos.[12] A escolha do agente imunossupressor associado dependerá da experiência do prescritor e, principalmente, do quadro clínico e laboratorial apresentado pelo paciente que necessitará da droga. Esse procedimento deve ser sempre individualizado para melhores efeitos terapêuticos. As medicações mais utilizadas são o metotrexato (MTX) e a azatioprina (AZA).[102]

Agentes imunossupressores

- **Metotrexato (MTX):** o MTX é a droga de primeira escolha como coadjuvante no tratamento da DM resistente a corticosteroides. Foi utilizado pela primeira vez na DM em 1971.[4] A dosagem inicial é de 7,5 a 10 mg por semana, aumentando-se 2,5 mg semanalmente até 15 a 20 mg/semana. A dose total semanal não deve ultrapassar 25 a 50 mg. A melhora pode ser notada após 48 semanas de tratamento.[12,28] Efeitos colaterais incluem estomatite, fibrose e cirrose hepática, náusea, dor abdominal, neutropenia, prurido, febre e pneumonite.[4] O MTX também é usado com sucesso em crianças.[12] Deve-se evitar a aplicação intramuscular da droga devido a um possível aumento das enzimas musculares, dificultando a avaliação da miosite associada, preferindo-se sempre a administração subcutânea, pois existe uma provável menor absorção gastrointestinal da droga caso exista vasculite intestinal, própria da doença.[103]
  Estudo com 22 pacientes com DM refratária mostrou que o MTX reduziu a dose de corticosteroide diária necessária para a manutenção do tratamento em um período de 6 meses.[122] O MTX foi superior a AZA em uma coorte com 113 pacientes quando avaliada a resposta clínica completa ou parcial dos pacientes.[102,123] Apesar de a AZA ser considerada droga de primeira linha quando existe comprometimento pulmonar na DM, devido ao risco potencial de lesão pulmonar provocado pelo MTX, isso não pode ser confirmado em estudos retrospectivos.[102]
- **Micomofetilfenolato (MMF):** a forma ativa do MMF é o ácido micofenólico, que inibe de forma seletiva o metabolismo das purinas, através da ligação reversível à desidrogenase monofosfato inosina, causando a depleção dos nucleosídeos guanosina e deoxiguanosina no linfócitos T e B. Assim, inibe a proliferação dessas células, a produção de anticorpos e evita a ligação dos leucócitos às células endoteliais, diminuindo a diapedese e o processo inflamatório.[124] Inibe também a fibrose por supressão direta da função dos fibroblastos, sendo altamente eficaz em casos de doença pulmonar associada a DM.[125]

A dose é em média 3 g/dia, dividido em 2 tomadas e a melhor resposta se dá após 8 a 12 semanas de tratamento. Os efeitos colaterais principais são gastrointestinais, hipertensão arterial, tremores e leucopenia, porém tem menor supressão da medula óssea e menor efeito gastrointestinal quando comparado a outros imunossupressores.[28,121]

- **Azatioprina:** pode ser associada à prednisona na dosagem de 2 a 3 mg/kg/dia, num total de 100 a 200 mg/dia para pacientes adultos. Quando a prednisona estiver abaixo de 15 mg/dia, a dose de azatioprina é diminuída progressivamente, mantendo-se em média a 50 mg/dia. Seus efeitos colaterais incluem náusea, vômito, hepatotoxicidade, ulcerações orais, leucopenia por supressão da medula óssea e aumento do risco de linfoma.[4,28,98]
- **Ciclofosfamida:** seu lugar no tratamento da DM se dá em casos refratários, quando a ciclofosfamida pode ser associada a outras medicações, como prednisona e MTX, pois, sozinha, não trata adequadamente a miosite.[4] Também é utilizada quando há associação com doença intersticial pulmonar,[12,120] ulcerações cutâneas, alterações musculares graves e em DMJ.[11] Sua dose usual é de 1 a 3 mg/kg/dia ou por administração endovenosa de 2 a 4 mg/kg/dia.[4] Pode ocorrer aumento do risco de malignidades, como linfoma, leucemia e carcinoma espinocelular, além de leucopenia, cistite hemorrágica, anorexia, náusea, vômito, alopecia e estomatite.[4]
- **Ciclosporina:** foi utilizada em meados de 1980 para miosite de difícil controle. Pode ser associada à prednisona ou utilizada como tratamento único, havendo melhora rápida da miosite, às vezes, após uma semana de tratamento. A dose utilizada está entre 2,5 e 10 mg/kg/dia, geralmente ficando entre 5 mg/kg/dia e mantendo nível sanguíneo entre 200 e 300 ng/mL. Efeitos colaterais incluem nefrotoxicidade, hipertensão, linfomas, hipertricose, hiperplasia gengival, hepatotoxicidade, parestesias, hiperestesias, fadiga e depressão.[4,44]

Outros agentes

- **Antimaláricos:** usados como coadjuvantes no tratamento da DM, causando melhora dos sinais cutâneos como o eritema e a fotossensibilidade. A dose de hidroxicloroquina utilizada é de 200 a 400 mg/dia em adultos e 2 a 5 mg/kg/dia em crianças. Quando não há melhora dos sintomas, adicionam-se 100 a 200 mg/dia de quinacrina ou substitui-se a hidroxicloroquina pelo difosfato de cloroquina na dose de 250 mg/dia. A cloroquina pode causar miopatia indistinguível das miopatias inflamatórias à ENMG, porém com alterações histológicas diferentes (lesões vacuolares). A avaliação oftalmológica deve ser realizada periodicamente (6 a 12 meses) devido ao risco de retinopatia.[8] Estudo realizado na Pensilvânia mostrou que os efeitos adversos cutâneos da hidroxicloroquina são mais frequentes nos pacientes com DM que nos com lúpus eritematoso.[126] Tabagistas são menos responsivos a cloroquina.[27]
- **Dapsona (diaminodifenilssulfona):** é um antibiótico da família das sulfas usado no tratamento da hanseníase, porém, devido a seus efeitos anti-inflamatórios, principalmente inibindo a função de polimorfonucleares leucócitos, ela tem sido utilizada para tratamento de outras doenças dermatológicas. Na DM pode ser recurso opcional para melhora das manifestações cutâneas da doença, quando o corticosteroide e antimaláricos não tiverem bons resultados.[127]
- **Imunoglobulina endovenosa:** administrada em altas doses, nos adultos utilizam-se geralmente 2 mg/kg infundidos entre 2 e 5 dias consecutivos, 1 vez por mês, por 3 a 6 meses, e em crianças a dose é de 1 a 2 mg/kg/dia, 2 vezes ao mês, por 9 meses. A droga minimiza o depósito de complemento através do bloqueio de receptores Fc nos vasos, diminui a síntese de complexos que atacam as membranas devido à ativação de C4b e C3b, inibe a liberação de linfocinas e citocinas pelas células T, regula a produção de imunoglobulinas e compete com os autoanticorpos existentes na circulação sanguínea. O uso das imunoglobulinas é limitado em virtude do alto custo da droga.[4,120-121] É usada em DM grave, rapidamente progressiva ou refratária ao tratamento convencional. A imunoglobulina é eficaz nas alterações pulmonares e esofágicas da doença e diminui a dose de corticosteroide necessária para a manutenção do tratamento.[4,120,128]
- **Agentes imunobiológicos:** devido à recente associação do TNF-α na patogênese da doença, alguns autores têm utilizado os inibidores do TNF-α em casos resistentes, tanto para manifestações musculares como para cutâneas; todavia ainda existem controvérsias sobre seu uso.[27] Vários estudos sugerem que os inibidores do TNF-α podem exacerbar a doença. Um dos mecanismos propostos seria o desequilíbrio entre as citocinas Th1 e Th2 provocado pela inibição do TNF-α, causando aumento da expressão do INF tipo I, e a outra possibilidade seria a de que o bloqueio do TNF-α interferisse na apoptose, permitindo o aumento da formação de anticorpos.[29]
  O infliximabe, anticorpo monoclonal quimérico humano-murino anti-TNF-α, apresentou-se eficaz em alguns relatos, tendo indicação inclusive em crianças, usando-se 3 mg/kg/dose. No adulto, recomenda-se de 5 a 10 mg/kg/dose intravenosos nas semanas zero, dois e seis, e repetindo-se a cada oito semanas, alterando-se a dose ou os períodos entre as infusões conforme avaliação clínica e laboratorial.[129]
  O etanercept, um receptor solúvel recombinante do TNF-α, foi usado na dose de 25 mg via subcutânea, 2 vezes por semana, apresentando resposta inconclusiva.[37]
  Adalimumabe é um anticorpo monoclonal humanizado anti-TNF-α usado em várias doenças reumatológicas, entretanto podendo causar miopatias inflamatórias semelhantes a DM; dessa forma, não é usado como arsenal terapêutico em tal doença.[37]
  O abatacept é uma proteína de fusão recombinante humana. Ela contém o domínio extracelular do CTLA-4, que faz a ligação com o receptor CD 80/86 da célula apresentadora de antígeno, bloqueando a ativação do CD 28 na célula T, o que causa uma diminuição da função dessas células. A dosagem é de 10 mg/kg nas semanas zero, dois, quatro, e depois mensalmente.[130]
  Tocilizumabe é um anticorpo monoclonal humanizado anti IL-6 que foi usado em dois pacientes com PM na dose de 8 mg/kg, mensalmente com resposta satisfatória.[37]
  O rituximabe, um anticorpo contra o antígeno CD20 que se encontra na superfície das células B, é hoje a droga imunobiológica com melhores resultados quando relacionada ao tratamento da DM. É um anticorpo monoclonal quimérico, humano-murino, diretamente contra os linfócitos B CD-20, ese antígeno é expresso apenas nas células pré-B (hematopoiéticas) e nas células B maduras (periféricas). Ocorre rápida depleção dos linfócitos B. que se mantêm por 6 a 12 meses. Sua ação se dá através de três mecanismos: citotoxicidade complemento-dependente, citocixidade celular anticorpo-dependente e indução de apoptose. Pode ser usado na dose 100 a 375 mg/m²/infusão, semanalmente, por 4 semanas. É bem tolerado e com poucos relatos de efeitos colaterais graves, porém a monitorização é obrigatória, já que podem ocorrer reações infusionais, infecções e citopenias. O grande problema é que a droga não mantém remissão sustentada, já que após a recuperação das células B pode ocorrer a recidiva da doença.[3]
  O efalizumabe também apresenta relatos na terapêutica da DM.[27]
- **Irradiação corpórea total:** foi utilizada em casos isolados e graves, na dose de 15 rads, 2 vezes por semana, por 5 semanas, num total de 150 rads. Podem ocorrer pancitopenia, linfoma e morte.[4,44]
- **Miscelâneas:** a plasmaferese é realizada em alguns casos e reduz citocinas e anticorpos circulantes. Timectomia também tem pouca utilização no tratamento da doença.[4] Alguns medicamentos, como a fludarabina, o tacrolimo, o clorambucil, são utilizados para tratamento da DM que não responde a outros recursos.[120]
  No prurido de origem neuropática o uso da gabapentina oral 300 mg, 3 vezes ao dia, associada ao uso de lidocaína tópica sugerem um alívio por reduzirem a atividade nervosa do prurido e dor neuropática nesses pacientes.[131]

O uso de filtro solar de amplo espectro e com alto fator de proteção solar é recomendado, pois lesões cutâneas e musculares podem ser exacerbadas pela luz do sol.[8] Tacrolimo e corticosteroides tópicos são indicados em casos de lesões cutâneas refratárias e prurido intenso, além de hidratantes e anti-histamínicos orais. Nutrição adequada, rica em proteínas, deve ser indicada para reparos musculares, principalmente em crianças. A fisioterapia é importante para a manutenção da mobilidade articular em áreas com perda de força muscular, caso contrário, podem ocorrer contraturas permanentes.[8]

No tratamento da calcinose, apesar da pouca eficácia de todos os medicamentos, tenta-se a utilização da metilprednisolona endovenosa, baixas doses de varfarina, hidróxido de alumínio oral, diltiazem,[23] difosfonados, colchicina, probenecide e remoção cirúrgica ou litotripsia dos depósitos de cálcio em casos não responsivos aos tratamentos.[8] Houve relato recente de bons resultados com o uso de tiossulfato de sódio, um potente antioxidante, vasodilatador e quelante de cálcio, causando rápido alívio da dor e diminuição das calcinoses na DMJ. Pode ser realizada infusão endovenosa de 10 a 15 mg, 3 vezes por semana, por 3 meses, e uso tópico na concentração de 3% a 10%.[130]

Com o início da terapêutica oral, os níveis das enzimas musculares tendem a se normalizar, então outros exames marcadores da atividade da doença são utilizados, como o antígeno do fator de Von Willebrand, as células B CD 19 e os níveis séricos da KL-6.[27]

Os fatores que podem levar a uma resposta inadequada ao tratamento são o diagnóstico incorreto ou tardio da DM e outras possibilidades que estão relacionadas a iatrogenias, como a utilização de doses iniciais inadequadas das drogas, a diminuição rápida da dose da medicação utilizada ou a terapia por curto período de tempo e o desenvolvimento precoce de efeitos colaterais evitáveis, sendo necessária a interrupção precoce da droga, principalmente dos corticosteroides.[121]

PROGNÓSTICO

Antes do tratamento com prednisona, a mortalidade da DM era, em média, de 50% dos casos. Após o início do uso dessa droga e dos imunossupressores, o índice de mortalidade tem caído significativamente.[3] Apesar disso, a morbimortalidade continua considerável e está relacionada não apenas à doença, mas também aos efeitos colaterais relacionados a seu tratamento. A sobrevida estimada em 5 anos varia de 60% a 80% dos casos.[102]

Indicadores de mau prognóstico incluem doença recalcitrante, demora no diagnóstico e início do tratamento, idade avançada, associação com malignidade, febre, astenia, anorexia, alterações cardíacas, doença pulmonar intersticial, disfagia, leucocitose e presença de anticorpos miosite-específicos (principalmente a associação entre anticorpo anti-RO 52 e anti-Jo-1, anticorpo antipartículas de reconhecimento de sinais, anticorpo anti-155/40 e anticorpo anti-CADM-140). A DM associada a outras doenças do tecido conjuntivo tem melhor prognóstico quando comparada a outros tipos de miosite inflamatória. A determinação dos autoanticorpos miosite-específicos pode avaliar também o prognóstico relacionado à resposta a corticosteroides, tendo os pacientes com anti-SRP má resposta, os com antissintetase, resposta moderada e os com anti-Mi-2, melhor resposta ao tratamento.[84-85,91]

Na DMJ, consideram-se indicadores para mau prognóstico o tratamento inicial com baixas doses de corticosteroide, a demora no início do tratamento, a presença de pápulas de Gottron e as anormalidades periungueais nas fases iniciais da DM, a doença recalcitrante e o envolvimento de músculos faríngeos.[3]

Em três quartos dos pacientes com DM, diferentemente dos casos de lúpus eritematoso, pode ocorrer remissão da doença sem necessidade de terapia após período de 24 a 48 meses do início do uso de corticosteroides sistêmicos em doses adequadas.[13]

O índice de gravidade da DM, procurando avaliar a doença através de formulários englobando aspectos gerais da doença sistêmica, alterações específicas da pele (úlceras, poiquilodermia e prurido) e qualidade de vida dos pacientes, pode auxiliar na avaliação do tratamento e no prognóstico da DM de forma individualizada e padronizada. O CDASI (índice de gravidade e área da doença cutânea em DM) é considerado hoje o melhor instrumento para avaliação clínica da doença. A medida é realizada separadamente para as duas características principais: a atividade da doença e os seus danos, apresentando dois escores para cada indivíduo. No final, faz-se a soma dos dois escores para o resultado final. O CDASI descreve o estado da doença relacionando a sua gravidade de envolvimento, entretanto não avalia a porcentagem corpórea acometida ou o número de lesões existentes. Com relação à atividade da doença, esse escore avalia quatro características: eritema, escala, escoriações e ulcerações e apensa dois danos (poiquilodermia e calcinose), mensurados em 15 localizações anatômicas distintas. O total da pontuação varia entre 0 e 148, sendo que o dano subtotal varia entre 0 e 32, e a atividade da doença entre 0 e 116. A pontuação mais alta indica doença mais grave.

Essa medida também avalia especificamente o envolvimento de três áreas: mãos (Gottron), região periungueal e couro cabeludo (alopecia), com medidas que diferem das outras localizações anatômicas.[13]

Referências bibliográficas

1. Kimball AB, Summer RM, Turner M, Dugan EM, Hicks J, Miller FW et al. Magnetic Resonance imaging detection of occult skin and subcutaneous abnormalities in juvenile dermatomyositis. Arthritis Rheum. 2000;43:1866-73.
2. Koler RA, Montemarano A. Dermatomyositis. Am Fam Physician. 2001;64:1565-72.
3. Jorizzo JL, Carrol CL, Sangueza OP. Dermatomyositis. In: Bologna J, Jorizzo JL, Rapini RP editors. Dermatology. Second Edition. London: Mosby; 2008. v.1, p.575-83.
4. Kovacs SO, Kovacs SC. Dermatomyositis. J Am Acad Dermatol. 1998;39:899-920.
5. Garcia Vázquez E, Gutiérrez Guisado J, Blanco García A. Presentación de ocho casos de dermatomiositis: existe asociación de esta entidad con neoplasia? Rev Clin Esp. 1998;198:217-20.
6. Dourmishev LA. Dermatomyositis associated with malignancy. 12 case reports. Rheuma Derm. 1999;28:193-9.
7. Boham A, Peter JB. Polymyositis and dermatomyositis. N Engl J Med. 1975;292:344-7, 403-7.
8. Drake LA, Dinehart CSM, Farmer ER, Goltez RW, Graham GF, Hordinsky MK, Lewis CW, Pariser DM, Skouge JW, Webster SB, Whitaker DC, Butler B, Lowery B. Guidelines of care for dermatomyositis. J Am Acad Dermatol. 1996;34:824-9.
9. Mastaglia FL, Philips BA. Idiopathic inflammatory myopathies: epidemiology, classification, and diagnostic criteria. Rheum Dis Clin N Am. 2002;28:723-41.
10. Dourmishev LA, Dourmishev AL, Schwartz RA. Dermatomyosistis: cutaneous manifestations of its variants. Int J Dermatol. 2002;41:625-30.
11. Adams-Gandhi LB, Boyd A, King LE Jr. Diagnosis and management of dermatomyositis. Compreh Therapy. 1996;22(3):156-64.
12. Trüeb RM. Dermatomyositis. Dermatol Therapy. 2001;14:70-80.
13. Jorizzo JL. Dermatomyositis. Practical Aspects. Arch Dermatol. 2002;138:114-7.
14. Callen JP. Collagen vascular diseases. J Am Acad Dermatol. 2004;51:427-39.
15. Pellissier JF, Civatte M, Fernandez C, Bartoli C, Chetaille B, Schleinitz N, Figarela-Branger DF. La dermatomyosite et la polymyosite. Rev Neurol (Paris). 2002;158(10):934-47.
16. Ortigosa LCO. Dermatomiosite: estudo de 109 doentes avaliados no HCFMUSP(Dissertação). São Paulo(SP): Universidade de São Paulo; 2005.
17. Shamim EA, Rider LG, Miller FW. Update on the genetics of the idiopathic inflammatory myopathies. Curr Opin Rheumatol. 2000;12:482-91.
18. Medsger JAJr, Oddis CV. Classification and diagnostic criteria for polymyositis and dermatomyositis. J Rheumatol. 1995;22:581-5.
19. Davies MG, Hickling P. Familial adult dermatomyositis. Br J Dermatol. 2001;144: 415-6.
20. Cherin P, Chosidow O, Herson S. Polymyosites et dermatomyosites. Actualites. Ann Dermatol Venereol. 1995;122:447-54.
21. Pachman LM, Litt DL, Rowley AH, Hayford JR, Caliendo J, Heller S, Ticho BS, Christensen M, Patterson B, Ytterberg SR, Pallansch M. Lack of enteroviral RNA or bacterial DNA in magnetic resonance imaging-directed muscle biopsies from twenty children with active untreated juvenile dermatomyositis. Arthritis Rheum. 1995;38:1513-8.
22. Okada S, Weatherhead E, Targoff IN, Wesley R, Miller FW. Global surface ultraviolet radiation intensity may modulate the clinical and immunologic expression of autoimmune muscle disease. Arthritis Rheum. 2003;48:2285-93.
23. Callen JP. Dermatomyositis. Lancet. 2000;355:53-7.

24. Hengstman GJD, Van Venrooij WJ, Vencovsky J, Moutsopoulos HM, Van Engelen BGM. The relative prevelance of dermatomyositis and polymyositis in Europe exhibits a latitudinal. Ann Rheum Dis. 2000;59:141-2.
25. Love LA, Weinberg CR, McConnaughey DR, Oddis CV, Medsger TAJ, Reveille JD, Arnett FC, Targoff IN, Miller FW. Ultraviolet radiation intensity predicts the relative distribution of dermatomyositis and Anti-Mi-2 autoantibodies in women. Arthritis Rheum. 2009;60(8):2499-2504.
26. Burd CJ, Kinyamu HK, Miller FW, Archer TK. UV radiation regulates Mi-2 through protein translation and stability. J Biol Chem. 2008;283(50):34976-34982.
27. Sontheimer RD, Costner IC. Dermatomyositis. In: Freedberg IM, Eisen AZ, Wolff K, Austen FK. Fitzpatrick's dermatology in general medicine.7th ed. New York: McGraw-Hill; 2008. p.1536-53.
28. Castro C, Gourley M. Diagnosis and treatment of inflammatory myopathy: issues and management. Ther Adv Musculosket Dis. 2012;4(2):111-120.
29. Klein RS, Rosenbach M, Kim EJ, Kim B, Werth VP, Dunham MD. Tumor necrosis factor-inhibitor associated dermatomyositis. Arch Dermatol. 2010;146(7):780-784.
30. Houpt KR, Sontheimer RD. Autoimmune connective tissue disease and connective tissue disease-like illnesses after silicone gel augmentation mammoplasty. J Am Acad Dermatol. 1994;31:626-42.
31. Hanke CW, Thomas JA, Lee EW, Jolivette DM, Rosenberg MJ. Risk assessment of polymyositis/dermatomyositis after treatment with injectable bovine collagen implants. J Am Acad Dermatol. 1996;34:450-4.
32. Targoff IN. Humoral immunity in polymmyositis/dermatomyositis. J Invest Dermatol. 1993;100(1 Suppl):116-23.
33. de Paepe B, Creus KK, De Bleecker JL. The tumor necrosis factor superfamily of cytokines in the inflammatory myopathies: Potential targets for therapy. Clinical Developmental Immunology. 2012;369432:1-10.
34. Englund P, Nennesmo I, Klareskog L, Lundberg IE. Interleukin-1alfa expression in capillaries and major histocompatibility complex class I expression in type II muscle fibers from polymyositis and dermatomyositis patients. Important pathogenic features independent of inflammatory cell clusters in muscle tissue. Arthritis Rheum. 2002;46(4):1044-55.
35. Nyberg P, Wikman AL, Nennesmo I, Lundberg I. Increased expression of interleukin 1 alpha and MHC class I in muscle tissue of patients with chronic, inactive polymyositis and dermatomyositis. J Rheumatol. 2000;27:940-8.
36. Gono T, Kawaguchi Y, Sugiura T, Ichida H, Takagi K, Katsumata Y, Hanaoka M, Okamoto Y, Ota Y, Yamanaka H. Interleukin-18 is a key mediator in dermatomyositis: potential contribution to development of interstitial lung disease. Rheumatology (Oxford). 2010;49(10):1878-81.
37. Sinjo SK, Souza FHC, Moraes JCB. Dermatomiosite e polimiosite: da imunopatologia à imunoterapia (imunobiológicos). Rev Bras Reumatol. 2013;53(1):101-110.
38. Rider LG, Miller FWM. Mast cells and type I interferon responses in the skin of juvenile dermatomyositis: are current therapies just scratching the surface? Arthritis Rheum. 2010;62 (9):2619-2622.
39. Werth VP, Callen JP, Ang G, Sulllivan KE. Associations of tumor necrosis factor and HLA polymorphisms with adult dermatomyositis: implications for a unique pathogenesis. J Invest Dermatol. 2002;119:617-20.
40. Mamyrova G, O'Hanlon TP, Sillers L, Malley K, James-Newton L, Parks CG, Cooper GS, Pandey JP, Miller FW, Rider LG. Cytokine Gene Polymorphisms as risk and severe factors for juvenile dermatomyositis. Arthritis Rheum. 2008;58(12):3941-3950.
41. Martin N, Li CK, Wedderburn LR. Juvenile dermatomyositis: a new insights and new treatment strategies. Ther Adv Musculosket Dis. 2012;4 (1):41-50.
42. Werth VP, Zhang W, Dortzbach K, Sullivan K. Association of a promoter polymorphism of tumor necrosis factor-alpha with subacute cutaneous lupus erythematosus and distinct photoregulation of transcription. J Invest Dermatol. 2000;115(4):726-73.
43. Paniagua RT, Florentino D, Chung L, Robinson WH. Tyrosine kinases in inflammatory dermatologic diseases. J Am Acad Dermatol. 2011;65(2):389-403.
44. Ortigosa LCM, Reis VMS. Dermatomiosite. An Bras Dermatol.2008;83(3):247-59.
45. Watanabe C, Okubo Y, Oh-i T, Koga M, Abe H, Tawara K, Tsuboi N, Hayashi T. A case of dermatomyositis associated with mechanic's hand. J Dermatol. 2000; 27:711-6.
46. Duarte AA. Colagenoses e a dermatologia. São Paulo: Ed. do autor; 2004. p.67-87.
47. Caro I. Dermatomyositis as a systemic disease. Med Clin N Am. 1989;73(5):1181-92.
48. Nousari HC, Ha VT, Laman SD, Provost TT, Tausk FA. "Centripetal flagellate erythema": a cutaneous manifestation associated with dermatomyositis. J Rheumatol. 1999;26:692-5.
49. Lupton JR, Figueroa P, Berberian BJ, Sulica VI. An unusual presentation of dermatomyositis: the type Wong variant revisited. J Am Acad Dermatol. 2000;43:908-12.
50. Del Pozo J, Almagro M, Martínez W, Yebra-Pimentel MT, Garcia-Silva J, Peña-Penabad C, Fonseca E. Dermatomyositis and mucionosis. Int J Dermatol. 2001;40:120-4.
51. Park JH, Woo Lee C. Concurrent development of dermatomyositis and morphoea profunda. Clin Exp Dermatol. 2002;27:324-7.
52. Aguiar FCAJr, Gonzaga HFS, Almeida OP, Spolidório LC, Jorge MA. Dermatomiosite: revisão de literatura. J Bras Med. 2002:83(1):30-4.
53. Ihn H, Asano Y, Kubo M, Yamane k, Jinnin M, Yazawa N, Fujimoto M, Tamaki k. Clinical significance of serum surfactant protein D (SP-D) in patients with polymyositis/dermatomyositis: correlation with interstitial lung disease. Rheumatology. 2002;41:1268-72.
54. Marie I, Lecom F, Hachulla E, Antonietti M, François A, Levesque H, Courtois H. An uncommon associaton: celiac disease and dermatomyositis in adults. Clin Exp Rheumatol. 2001;19:201-3.
55. Backhouse O, Griffiths B, Henderson T, Emery P. Ophthalmic manifestations of dermatomyositis. Ann Rheum Dis. 1998;57:447-9.
56. Juarez M, Misischia R, Alarcón GS. Infections in systemic connective tissue diseases: systemic lupus erythematosus, scleroderma, and polymyositis/dermatomyositis. Rheum Dis Clin N Am. 2003;29:163-84.
57. Huber AM, Hicks JE, Lachenbruch PA, Perez MD, Zemel LS, Rennebohm RM, Wallace CA, Lindsley CB, Passo MH, Ballinger SH, Bowyer SL, Reed AM, White PH, Katona IM, Miller FW, Rider LG, Feldman BM. Validation of the childhood health assessment questionnaire in the juvenile idiopathic myopathies. J Rheumatol. 2001;28:1106-11.
58. Jäger C, Sirvent N, Rabasse N, Soler C, Sebag F, Boutte P, Lacour JP. Dermatomyosite juvénile dans la région niçoise. Etude rétrospective 1991-2001. Ann Dermatol Venereol. 2002;129:1120-4.
59. Pachman LM. Juvenile dermatomyositis: immunogenetics, pathophysiology, and disease expression. Rheum Dis Clin N Am. 2002;28:579-602.
60. Wedderburn LR, Rider LG. Juvenile dermatomyositis: New developments in pathogenesis, assessment and treatment. Best Pract Res Clin Rheumatol. 2009;23(5):665-678.
61. Callen JP. Dermatomyositis: diagnosis, evaluation and management. Minerva Med. 2002;93:157-67.
62. Ramanan AV, Sawhney S, Murray KJ. Central nervous system complications in two cases of juvenile onset dermatomyositis. Rheumatology. 2001;40:1293-8.
63. Ghali FE, Stein LD, Fine J-D, Burkes J, McCauliffe DP. Gingival telangiectases: An underappreciated physical sign of dermatomyositis. Arch Dermatol. 1999;135:1370-4.
64. Russo RAG, Katsicas MM, Dávila M, Ciocca M, Zelazko M. Cholestasis in juvenile dermatomyositis. Report of three cases. Arthritis Rheum. 2001;44:1135-42.
65. Plamondon S, Dent PB. Juvenile amyopathic dermatomyositis: results of a case finding descriptive survey. J Rheumatol. 2000;27:2031-4.
66. Stonecipher MR, Jorizzo JL, Monu J, Walker F, Sutej PG. Dermatomyositis with normal muscle enzyme concentrations. Arch Dermatol. 1994;130:1294-9.
67. Callen JP. When and how should the patient with dermatomyositis or amyopatic dermatomyositis be assessed for possible cancer? Arch Dermatol. 2002b;138:969-71.
68. Airio A, Pukkala E, Isomakih. Elevated câncer incidence in patients with dermatomijositis: a population based study. J Rheumatol. 1995;22:1300-3.
69. Azulay RD, Azulay DR, Abulafia LA. Sinais malignos na pele versus síndromes paraneoplásicas cutâneas: revisão. An Bras Dermatol. 2000;75:621-30.
70. Leandro MJ, Isenberg DA. Rheumatic and malignancy -is there an association? Scand J Rheumatol. 2001;30:185-8.
71. Nakanishi K, Cualing H, Husseinzadeh N. Dermatomyositis as a presenting symptom of ovarian cancer. Obstet Gynecol. 1999;94(5):836-8.
72. Yazici Y, Kagen LJ. The association of malignancy with myositis. Curr Opin Rheumatol. 2000;12:498-500.
73. Hagman JH, Bianchi L, Capione E, Vidolin AP, Chimenti S. Dermatomyositis associated with ovarian transitional cell carcinoma. J Am Acad Dermatol. 2001;45:642-3.
74. Tanabe S, Mitomi H, Sada M, Yamazaki I, Akaboshi T, Okaiasu I, Kameya T, Saigenji K. Parathyroid hormone-related protein production by adenocarcinoma in Barrett`s esophagus patient with dermatomyositis. Digest Dis Sciences. 2001;46:1584-7.
75. Josheph JV, Turner KJ, Bramwell SP. Dermatomyositis: a rare initial presentation of adernocacinoma of the prostate. J Urol. 2002,168:637.
76. Lalla SC, Aldridge RD, Tidman MJ. Carcinoma of the penis presenting with dermatomyositis. Clin Exp Dermatol. 2001;26:556-8.
77. Mallon E, Osborne G, Dinneen M, Lane RJM, Glaser M, Bunker CB. Dermatomysitis in association with transitional cell carcinoma of the bladder. Clin Dermatol. 1999;24:94-6.
78. Talanin NY, Bushore D, Rasberry R, Rudolph T, Tuli M, Friedman-Musicante R. Dermatomysitis with the features of inclusion body myositis associated with carcinoma of the bladder. Br J Dermatol. 1999;141:926-30.
79. Federman DG, Radonich M, Kirsner RS. Fatal bladder cancer and dermatomyositis. South Med J. 2000;93(5):492-3.
80. Rankin WR, Herman JR. Rapidly progressive transitional cell carcinoma associated with dermatomyositis. J Urol. 2002;167:639-40.
81. Borgia F, Vaccaró M, Guarnieri F, Cannavó SP, Guarnieri B. Dermatomyositis associated with IgG myeloma. Br Jr Dermatol 2001;144:186-221.
82. Wei-han H, De-lin C, Hua-qing M. Study of 45 cases of nasopharyngeal carcinoma with dermatomyositis. Am J Clin Oncol(CCT). 1996;19(1):35-8.
83. Naschitz JE, Rosner I, Rozenbaum M, Zuckerman E, Yeshurun D. Rheumatic syndromes: clues to occult neoplasia. Semin Arthritis Rheum. 1999;29:43-55.
84. Gallais V, Crickx B, Belaich S. Facteur pronostiques et signes prédictifs de câncer au cours de la dermatomyosite de l'adulte. Ann Dermatol Venereol. 1996;123:722-6.
85. Basset-Seguin N, Rougeau JC, Gherardi R, Guillaume JC, Revuz J, Touraine, R. Prognostic factors and predictive signs of malignancy in adult dermatomyositis. Arch Dermatol. 1990;126:633:7.
86. Hill CL, Zhang Y, Sigurgeirsson B, Pukkala E, Mellemkjaer L, Airio A, Evans SR, Felson DT. Frequency of specific cancer types in dermatomyositis and polymyositis: a population-based study. Lancet. 2001;357:96-100.
87. Buchbinder R, Forbes A, Hall S, Dennett X, Giles G. Incidence of malignant disease in biopsy-proven inflammatory myopathy. A population-based cohort study. An Intern Med. 2001;134:1087-95.
88. Benbassat J, Gefel D, Larholt K, Sukenik S, Morgenstern V, Zlotnick A. Prognostic factors in polymyositis/dermatomyositis. A computer-assisted analysis of ninety-two cases. Arthritis Rheum. 1985;28:249-55.

89. Pollak DF. Estudo da evolução e prognóstico na dermatopolimiosite. Rev Bras Reumatol. 1986;26:44-60.
90. Maoz CR, Langevitz P, Livneh A Blumstein Z, Sadeh M, Bank I, Gur H, Ehrefeld M. High incidence of malignancies in patients with dermatomyositis and polyomyositis: An 11-year analysis. Semin Arthritis Rheum. 1998;27:319-24.
91. Chen YJ, Wu CY, Shen JL. Predicting factors of malignancy in dermatomyositis and polymyosistis: a case-control study. Br J Dermatol. 2001;825-31.
92. Stockton D, Doherty VR, Brewster DH. Risk of cancer in patients with dermatomyositis or polymyositis, and follow-up implications: a Scottish population-based cohort study. Br J Cancer. 2001;85(1):41-5.
93. Sparza A, Liozon E, Herrmann F, Kim L, Lebrun V, Soria P, Loustaudi-Ratti V, Bouyssou-Gauthier ML, Boulinguez S, Bédane C, Jauberteau MO, Vidal E, Bonnetblanc JM. Routine vs extensive malignancy search for adult dermatomyosistis and polymiosistis. A study of 40 patients. Arch Dermatol. 2002;138:885-90.
94. Pinto LF, Angel AM, Bohorquez R, Lopez CM. Caracterizacion de los doentes con polimiositis y dermatomiositis del Servicio de Reumatologia de Instituto de Seguros Sociales de Medellín, Colombia, 1992-2000. Rev Colomb Reumatol. 2003;10:9-18.
95. Mebazâa A, Boussen H, Nouira R, Rokbani L, Osman-Dhahri A B, Bouaouina N, Laouani-Kechrid C, Louzir B, Zahaf A, Kamoun R. Dermatomyositis and malignancy in Tunisia: A multicenter national retrospective study of 20 cases. J Am Acad Dermatol. 2003;48:530-4.
96. Scola RH, Werneck LC, Preved DMS, Toderke EL, Iwamoto FM. Diagnosis of dermatomyositis and polyomyositis. A study of 102 cases. Arq Neuropsiquiatr. 2000;58(3):789-99.
97. Wong KO. Dermatomyositis: a clinical investigation of twenty-three cases in Hong-Kong. Br J Dermatol. 1969;81:544-7.
98. Marie I, Hatron PY, Levesque H, Hachulla E, Hellot M F, Michon-Pasturel U, Courtois H, Devulder B. Influence of age on characteristics of polymyositis and dermatomyositis in adults. Medicine. 1999;78:139-46.
99. Pautas E, Chérin P, Piette JC, Pelletier S, Wechsler B, Cabane J, Herson S. Features of polymyositis and dermatomyositis in the elderly: a case-control study. Clin Exp Rheumatol. 2000;241-4.
100. Leow YH, Goh CL. Malignancy in adult dermatomyositis. Int J Dermatol. 1997;36:904-7.
101. Chan HL. Dermatomyositis and cancer: East and weast. J Am Acad Dermatol. 2000;42:699-700.
102. Schiopu E, Phillips K, Mac Donald PM, Crofford LJ, Somers EC. Predictors of survival in a cohort of patients with polymyositis and dermatomyositis: effect of corticosteroids, methotrexate and azathioprine. Arthritis Res Ther. 2012;14 (1):R22.
103. Volochayev R, Csako G, Wesley R, Rider LG, Miller FW. Laboratory tst abnormalities are common in polymyositis and dermatomyositis and differ among clinical and demographic groups. The Open Rheumatology Journal. 2012;6:54-63.
104. Reed AM, Peterson E, Bilgic H, Ytterberg SR, Amin S, Hein MS, Crowson CS, Ernste F, Gillespie EB. Changes in novel biomarkers of disease activity in juvenile and adult dermatomyositis are sensitive biomarkers of disease course. Arthritis Rheum. 2012;64 (12):4078-86.
105. Targoff IN. Update on myositis-specifis and myositis-associated autoantibodies. Curr Opin Rheumatol.2000,12:475-81.
106. Hamaguchi Y, Fujimoto M, Matsushita T, Kaji K, Komura K, Hasegawa M et al. Common and Distinct clinical features in adult patients with anti-aminoacyl-tRNA synthetase antibodies: heterogeneity within the syndrome. PLOS ONE. 2013;8(4):e60442.
107. Hamaguchi Y, Kuwana M, Hoshino K, Hasegawa M, Kaji K, Matsushita T et al. Clinical correlations with dermatomyositis-specific autoantibodies in adult Japanese patients with dermatomyositis: a multicenter cross-sectional study. Arch Dermatol. 2011;147(4):391-8.
108. Hausmanowa-Petrusewicz I, Kowalska-Oledzka E, Miller FW, Jarzabek-Chorzelska M, Targoff IN, Blaszczyk-Kostanecka M, Jablonska S. Clinical, serologic, and immunugenetic features in polish patients with idiopathic inflamatory myophathies. Arthritis Rheum 1997;40:1257-66.
109. Targoff IN. Autoantibodies and their significance in myositis. Cur Rheumatol Rep. 2008,10(4):333-40.
110. Hall JC, Casciola-Rosen L, Samedy LA, Werner J, Owoyemi K, Danoff SK, Christopher-Stine L. Anti-MDA5-associated dermatomyositis: Expanding the clinical spectru. Arthritis Care Res (Hoboken). 2013;65(8):1307-15.
111. Krathen MS, Fiorentino D, Werth VP. Drematomyositis. Curr Dir Autoimmun. 2008;10:313-32.
112. Iannone F, Cauli A, Yanni G, Kingsley GH, Isenberg DA, Corrigall V, Panayi GS.T-lymphocyte immunophenotyping in polymyositis and dermatomyositis. British J Rhematol. 1996;35:839-45.
113. López De Padilla CM, Vallejo AN, Lacomis D, McNallan K, Reed AM. Extranodal lymphoid microstructures in inflamed muscle and disease severity of new-onset juvenile dermatomyositis. Arthritis Rheum. 2009;60(4):1160-72.
114. Park JH, Olsen NJ, King LJr, Vital T, Buse R, Kari S, Hernanz-Schulman M, Price RR. Use of magnetic resonance imaging and P-31 magnetic resonance spectroscopy to detect and quantify muscle dysfunction in the amyopathic and myopathic variants of dermatomyositis. Arthritis Rheum. 1995;38:68-77.
115. Kim JS, Bashir MM, Werth VP. Gottron's papules exhibit dermal accumulation of CD44 variant 7 (CD44V7) and its binding partner osteopontin: a unique molecular signature. J Invest Dermatol. 2012;132(7):1825-1832.
116. Hunger RE, Dürr C, Brand CU. Cutaneous leukocytoclastic vasculitis in dermatomyostis suggestts malignancy. Dermatology. 2001;202:123-6.
117. Mii S, Kobayashi R, Nakano T, Harada H, Okada M, Matsui Y, Fujii T, Eto H. A histopathologic study of mechanic's hands associated with dermatomyositis: a report of five cases. Int J Dermatol. 2009;48(11):1177-1182.
118. Seidler AM, Wasserman DI, González-Serva A, Konnikov N. Amyopathic dermatomyositis resembling stasis dermatitis. J Am Acad Dermatol. 2008;59(9):515-8.
119. Cox NH. Allergy to benzalkonium chloride simulating dermatomyositis. Contact Dermatitis. 1994;31:50-1.
120. Oddis CY. Current approach to the treatmment of polymyositis and dermatomyositis. Curr Opin Rheumatol. 2000;12:492-7.
121. Dalaskas MC. Therapeutic advances and future prospects in immune-mediated inflammatory myopathies. Ther Adv Neurol Disord. 2008;1(3):157-66.
122. Metzger AL, Bohan A, Goldberg LS, Bluestone R, Pearson CM. Polymiositis and dermatomyositis: combined methotrexate and corticosteroid therapy. Ann Intern Med. 1974, 81:182-189.
123. Joffe MM, Love LA, Leff RL, Fraser D, Targoff IN, Hicks JE, Plotz PH, Miller FW. Drug therapy of the idiopathic inflammatory myophathies: predctors of response to prednisone, azathioprine, and methotrexate and a comparison of their efficacy. Am J Med. 1993, 94:379-387.
124. Rouster-Stevens KA, Morgan GA, Wang D, Pachman LM. Mycophenolate Mofetil, a possible therapeutic agent for children with juvenile dermatomyositis. Arthritis Care Res. 2010;62(10):1446-1451.
125. Morganroth PA, Kreider ME, Werth VP. Mycophenolate mofetil for interstitial lung disease in dermatomyositis. Arthritis Care Res. 2010;62(10):1496-1501.
126. Pelle MT, Callen PJ. Adverse cutaneous reactions to hydroxychloroquine are more common in patients with cutaneous lupus erythematosus. Arch Dermatol. 2002;138:1231-3.
127. Cohen JB. Cutaneous involvement of dermatomyositis can respond to dapssone therapy. Int J Dermatol. 2002;41:182-4.
128. Wang DX, Shu XM, Tian XL, Chen F, Zu N, Ma L, Wang GC. Intravenous immunoglobulin therapy in adult patients with polymyositis/dermatomyositis: a systematic literature review. Clin Rheumatol. 2012;31(5):801-6.
129. Riley P, McCann LJ, Maillard SM, Woo P, Murray KJ, Pilkington CA. Effectiveness of infliximab in the treatment of refractory juvenile dermatomyositis with calcinosis. Rheumatology (Oxford). 2008;47(6):877-80.
130. Arabshahi B, Silverman RA, Jones OY, Rider LG. Abatacept and sodium thiosulfate for treatment of recalcitrant juvenile dermatomyositis complicated by ulceration and calcinosis. J Pediatr. 2012;160(3):520-522.
131. Gwathmey KG. Sensory polyneuropathies. Continuum (Minneap Minn). 2017; 23(5):1411-36.

Ricardo Romiti • Elisa Raquel Martins Costa Marques

Doença Mista do Tecido Conectivo

INTRODUÇÃO

A combinação de sinais e sintomas de esclerodermia sistêmica (ES), lúpus eritematoso sistêmico (LES), dermatomiosite (DM)/polimiosite (PM) e artrite reumatoide (AR) associada a altos títulos de anticorpos contra um antígeno nuclear, a ribonucleoproteína (U1-RNP) é denominada doença mista do tecido conectivo (DMTC), ou síndrome de Sharp. Descrita originalmente em 1972 por Sharp e colaboradores[1-2] fora considerada inicialmente uma doença de boa evolução responsiva a baixas doses de corticosteroides, mostrou-se, no entanto, doença com amplo espectro de manifestações sistêmicas, incluindo acometimento pulmonar, renal, cardiovascular, gastrointestinal e do sistema nervoso central.

A caracterização da DMTC como entidade clínica distinta é bastante discutida, pois seu espectro clínico e sua sorologia não são específicos da doença. Muitos dos indivíduos diagnosticados inicialmente com DMTC desenvolvem manifestações mais consistentes de LES ou ES ao longo dos anos.[1-4]

Entretanto, recentes estudos têm dado suporte ao conceito da DMTC como entidade bem definida.[5-6]

EPIDEMIOLOGIA

A DMTC é provavelmente a manifestação menos frequente entre as doenças do tecido conectivo. Mais prevalente em mulheres na terceira década de vida (80% a 90%), pode ocorrer também em crianças.[6] Não há predomínio racial. A sua incidência exata é desconhecida, pois muitos pacientes são pouco diagnosticados ou classificados com outras colagenoses. Estudos isolados demonstram incidência e prevalência baixas (3,8% em 100 mil adultos na Noruega).[7] A taxa de mortalidade varia de 16% a 28%.[3-4,8]

ETIOPATOGENIA

A etiologia e a patogênese da DMTC possivelmente se relacionam com uma resposta imunológica ao U1-RNP.[3-4]

O U-RNP é formado por um pequeno RNA nuclear associado a um complexo de combinações de diversas proteínas (A, B'B, C, D e 70K) formando as ribonucleoproteínas. Os mais comumente descritos são U1, U2, U3, U4/6 e U5. O U1-RNP é uma macromolécula nuclear composta de um RNA nuclear (U1-RNA), três proteínas especificas (U1-A, U1-C e U1-70KD) e uma série de proteínas não específicas, comuns aos múltiplos U-RNP, entre elas o Sm (Smith) (SmB/B', SmD1, SmD2, SmD3, SmE, SmF e SmG) e uma série de fatores ricos em serina e arginina (proteínas SR). O U1-RNP exerce papel importante na passagem do pré-RNA mensageiro para RNA-mensageiro.[10-11]

O antígeno encontrado na DMTC é a fração RNP (ribonucleoproteína), termolábil e sensível a digestão com ribonuclease, ao contrário do que ocorre com a fração Sm, que é termoestável e ribonuclease resistente.[10]

Os anticorpos contra a proteína Sm são encontrados predominantemente no LES e podem precipitar todas as ribonucleoproteínas nucleares. Já os anticorpos anti-U1-RNP precipitam exclusivamente o U1-RNP originário dos extratos nucleares, agindo diretamente contra as proteínas A, C e 70K e, em alguns casos, contra U1-RNA. Acredita-se que tais anticorpos são marcadores da DMTC.[10-11]

Os autoanticorpos contra U1-RNP agem através de dois mecanismos de ação. O primeiro é a sua habilidade em se ligar a células endoteliais, determinando sua ativação e dano. Este mecanismo está envolvido diretamente na patogênese da doença vascular, induzindo o fenômeno de Raynaud, edema de mãos, esclerodactilia, hipertensão pulmonar e possivelmente a doença pulmonar intersticial e a dismotilidade esofágica. O segundo mecanismo de ação é determinado pela formação de imunocomplexos, que podem ativar complemento, podendo induzir miosite, artrite não erosiva e provavelmente colaborando na formação da doença pulmonar intersticial.[12-13]

Diversos estudos tentam relacionar os autoanticorpos com as manifestações clínicas da DMTC e diferenciá-la das demais colagenoses. Em recente revisão, Zandman-Goddart e colaboradores relataram presença de anticorpos IgG para 70KDa e proteína A e anticorpos IgM para os peptídeos B'B do sistema Sm nos pacientes de DMTC.[14] Ainda neste estudo o mapeamento de epítopos (para determinar a especificidade dos anticorpos contra U1-RNP) mostrou reatividade de anticorpos contra a proteína A em 94% dos pacientes com DMTC contra 19% dos pacientes com LES.[14]

Em um estudo de seguimento longitudinal, os autores dividiram 202 pacientes de DMTC em 3 subgrupos de acordo com a predominância de suas características clínicas. O grupo com manifestações mais sintomáticas de hipertensão pulmonar e fenômenos tromboembólicos foram positivos para anticorpos anti-U1-RNP, anticardiolipina e anticélulas endoteliais. O grupo com predominância de miosite e dismotilidade esofágica apresentou maior consumo de complementos e aquele com artrite erosiva apresentou maior frequência de anticorpos antipeptídeo citrulinado cíclico (anti-CCP).[15]

Em outros estudos o anticorpo anticélulas endoteliais foi mais frequente na DMTC em comparação a outras colagenoses. Embora seu papel patogênico na DMTC permaneça incerto, pode constituir marcador útil na ativação endotelial e atividade da doença.[16-18]

Recentemente, alguns estudos demonstraram que a vitamina D encontra-se diminuída nos pacientes de DMTC[19-20] e relacionaram este padrão juntamente com anormalidades lipídicas ao aumento da incidência de eventos cardiovasculares nestes pacientes.[20]

Certas infecções virais podem também induzir a produção de anticorpos que dão reação cruzada com componentes do U1-RNP, notadamente, o vírus Epstein-Barr no caso do antígeno Sm-B e o citomegalovírus no caso do U1-70KD.[10]

A DMTC está associada à HLA-DR4, DR1, e menos frequentemente a DR2.[3-4,6,8-9,14] Pode estar relacionada à exposição de vinil.[3-4,9] Relata-se também a associação com linfopenia, diminuição de células T e aumento de células B.[4]

ASPECTOS CLÍNICOS

A DMTC pode se iniciar com qualquer das manifestações clínicas de ES, LES, DM/PM ou AR, já no momento do diagnóstico ou desenvolvê-las durante o curso da doença. Em geral, apresenta quadro proeminente caracterizado por fenômeno de Raynaud (FR), edema de mãos, dedos em forma de salsicha ou charuto, artralgias e fraqueza muscular[3,9] que estão presentes em 90% dos pacientes e desenvolvem-se insidiosamente. Astenia, febre baixa e mialgias também podem ocorrer. Os pacientes podem ainda cursar com poliartrite, esclerodactilia e dismotilidade esofágica (manifestações comuns) e menos frequentemente com alopecia, *rush* malar e acometimento renal.[6,9]

O fenômeno de Raynaud é manifestação das mais importantes. Aparece precocemente, ocorrendo na maioria dos pacientes (75% a 90%), sendo observado principalmente nos dedos das mãos e pés, podendo preceder outras manifestações clínicas em meses ou anos.[6,21] O infarto digital em *ice pick* ou eventualmente gangrena digital podem ocorrer.[3,8,21]

As mãos, em geral, apresentam-se edemaciadas na presença de telangectasias periungueais. À medida que o edema e o depósito de colágeno dérmico aumentam, as mãos tornam-se escleroedematosas e espessadas[8] (Figura 41.1).

Outras manifestações cutâneas são representadas pela esclerodactilia, calcinose, fotossensibilidade, livedo reticular, *rash* malar e do tronco e ulcerações orais.[9,22]

As alterações musculoesqueléticas são comuns. A maioria dos pacientes apresenta poliartralgia (fenômeno precoce e frequente) ou artrite franca, podendo evoluir para artrite erosiva, e eventualmente, para artrite mutilante. O fator reumatoide é positivo em 50% a 70% destes pacientes.[8-9,22]

A mialgia está presente em 80% a 90% dos pacientes com DMTC, podendo variar de moderada a severa. Pode apresentar-se de forma aguda ou mais insidiosa e persistente associada à febre. A musculatura proximal é a mais afetada, podendo apresentar elevação da creatinoquinase (CK). É indistinguível histologicamente da miosite da polimiosite. Depósitos de imunoglobulinas são observados na maioria dos casos.[6,8,23]

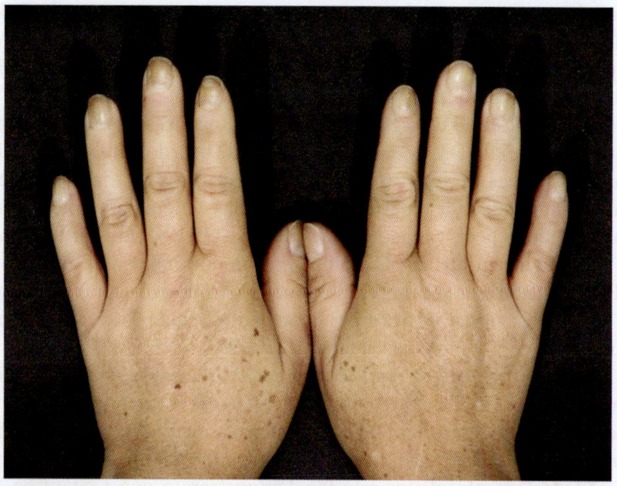

Figura 41.1 Dedos em salsicha na doença mista do tecido conectivo.

As manifestações pulmonares são encontradas em 85% dos pacientes e são caracterizadas por hipertensão pulmonar, doença pleural, hemorragia alveolar e doença pulmonar intersticial, sendo esta última, em geral, moderada.[12,24]

A hipertensão pulmonar é a manifestação de maior importância clínica, pois está associada à pior prognóstico e alta morbidade, podendo ser uma complicação fatal.[9,24-25] Inicia-se em geral de forma insidiosa, com dispneia e fadiga aos esforços. O diagnóstico em geral é tardio, pois outras causas são primeiramente consideradas. Visando um melhor prognóstico através da introdução precoce do tratamento, o diagnóstico pode ser realizado através do ecocardiograma mesmo em pacientes assintomáticos.[25] As manifestações tardias da hipertensão pulmonar incluem achados consistentes com disfunção ventricular direita, como ascite e edema de extremidades.[24]

A prevalência e incidência da doença pulmonar intersticial são pouco documentadas. Pacientes em geral apresentam dispneia e tosse não produtiva. Porém, casos assintomáticos podem apresentar alterações em testes de função pulmonar e raio X de tórax. Cerca de um terço dos pacientes com DMTC apresentam alterações em raio X de tórax, frequentemente demonstrando alterações intersticiais na base pulmonar. Na tomografia computadorizada observam-se alterações características da DMTC como opacidades lineares não septais e em vidro fosco.[24]

As manifestações pleurais caracterizam-se por efusão pleural (50%), espessamento pleural e pleurite dolorosa.[24]

A frequência do envolvimento cardíaco em pacientes com DMTC varia de 11% a 85%. As manifestações mais frequentes são pericardite em 29% e prolapso da válvula mitral em 26%. Podem ser observados ainda miocardite e distúrbio de condução.[12,26]

Alterações do sistema gastrointestinal são bastante observados em pacientes de DMTC (66% a 74%).[6] As manifestações mais frequentes são hipomotilidade esofágica, doença de refluxo,[8,12] azia (48%), disfagia (38%) e, mais raramente, síndrome de má-absorção e perfuração intestinal resultantes de vasculites.[9,22] As manifestações gastrointestinais parecem estar relacionadas mais com o tempo do curso da doença e não com sua expressão clínica.[6]

O acometimento renal ocorre em 25% dos pacientes, cursando em geral de forma assintomática.[6] As manifestações severas representam as principais complicações, mas são incomuns. Quando presentes, apresentam-se como glomerulonefrite membranosa (a mais comum), glomerulonefrite mesangial, amiloidose e, raramente, vasculopatia renal característica da esclerodermia que pode levar à hipertensão maligna.

Em crianças com DMTC, a biópsia renal pode ser necessária devido à alta incidência de nefrite assintomática.[6]

As manifestações hematológicas caracterizam-se por leucopenia, anemia relacionada à doença crônica, anemia hemolítica, hipergamaglobulinemia e menos frequentemente aplasia de glóbulos vermelhos e trombocitopenia.

Embora não sejam específicas da DMTC, anemia e leucopenia parecem ter correlação com a atividade da doença, melhorando com a introdução do tratamento.[6]

O envolvimento do sistema nervoso é menos frequente. Entretanto, um crescente número de estudos sugere que sua prevalência é maior que a relatada anteriormente.

A manifestação mais comum do sistema nervoso periférico é a neuralgia trigeminal (25% dos casos), que pode preceder o diagnóstico de DMTC. Cefaleia e nevralgias periféricas são também relatadas.[6,8-9,12,22]

Quanto às manifestações do sistema nervoso central alguns pacientes desenvolvem meningite asséptica, com aumento da concentração de interferon gama, interleucina 6 e altos títulos do anticorpo anti-U1-RNP no fluido cerebroespinhal com relação ao soro. A presença de anticorpo anti-U1-RNP no fluido cerebroespinhal pode estar relacionada com a atividade da doença e, segundo estudo de Sato e colaboradores, é indicativa de manifestações neuropsiquiátricas.[27]

A síndrome de Sjögren ocorre em 50% dos pacientes com DMTC, porém com sintomatologia moderada. Presença de olhos secos, boca seca e inflamação das glândulas salivares e lacrimais são relativamente comuns.[9,22]

ASSOCIAÇÃO COM OUTRAS CONDIÇÕES AUTOIMUNES

Alguns pacientes com DMTC apresentam também diabetes *mellitus*, tiroidite autoimune e vitiligo. Há descrição de casos associados à miastenia *gravis*.[22]

DMTC NA INFÂNCIA

A DMTC com início na infância é rara, ocorrendo somente em 23% dos casos.[28] Múltiplos estudos relatam uma frequência de 0,1% a 0,5%, sem predisposição étnica, com predominância do sexo feminino (6:1), e idade média de início por volta dos 11 anos (faixa de 2 aos 16 anos)[28] (Berard, 2016).

Seu quadro clínico assemelha se à forma do adulto, principalmente na sua fase inicial, com a presença de artralgia, artrite, FR, fadiga e edema de mãos e esclerodactilia.[22] No entanto, apresenta mialgia e fraqueza muscular com maior frequência e menor intensidade. Há elevação das enzimas musculares, porém mínima ou moderada.[28] Alterações no sistema gastrointestinal também são comuns, com predomínio do refluxo gastroesofágico e dos distúrbios de motilidade.[28]

A hipertensão pulmonar é rara na infância.[28] No entanto, o envolvimento renal é mais frequente e mais severo que no adulto.

O envolvimento cutâneo como a fotossensibilidade, *rash* malar, telangectasias, e hiperpigmentações podem ocorrer em um terço dos casos.[28]

As manifestações hematológicas como a anemia, leucopenia e principalmente trombocitopenia são muito comuns na infância. Estudos retrospectivos mostraram que os quadros iniciais mais frequentes foram o FR e a poliartrite; que os pacientes com a doença ativa persistente eram mais propensos a ser FR positivo no momento do diagnóstico, juntamente com o título anti-U1-RNP (≥ 240) e que durante o seguimento alterações como esclerodactilia, doença esofágica e doença vascular foram persistentes e muitas vezes resistentes a terapia, sugerindo nesta população serem fatores de mau prognóstico.[27-28]

Embora a remissão seja incomum, sua evolução é mais favorável e sua mortalidade é menor que a do adulto.[22,29-31]

DMTC E GESTAÇÃO

A gestação representa risco moderado para a mãe. Perda fetal, prematuridade e lúpus neonatal são incomuns. Em alguns estudos a condrodisplasia puntata, grupo heterogêneo de desordens que resultam no desenvolvimento anormal do esqueleto fetal, é descrita em filhos de mãe com DMTC.[32-33]

Embora o prognóstico gestacional na DMTC pareça ser favorável, necessário se faz acompanhamento de equipe multiprofissional especializada.[34]

DIAGNÓSTICO

Critérios diagnósticos

Devido ao amplo espectro de achados clínicos da DMTC o diagnóstico muitas vezes se torna difícil. Desde que Sharp e colaboradores[35] em 1987 definiram os critérios para o diagnóstico da DMTC, outras formas de classificação têm sido propostas como as de Alarcón-Segovia (1987)[36] Kasukawa (1987),[37] e Kahn (1991).[6]

Com a finalidade de identificar corretamente a DMTC, diversos estudos tem testado a precisão destes critérios.[5,38] Em uma comparação entre as três classificações mais utilizadas (Kasukawa, Alarcón-Segovia e Sharp), Capelli e colaboradores demonstraram que os critérios de Kasukawa apresentam maior sensibilidade diagnóstica (75%) quando comparados ao de Alarcón-Segovia (73%) e Sharp (42%).[5]

No entanto, a associação entre achados sorológicos e clínicos junto com um seguimento cuidadoso é ainda a melhor estratégia para se aproximar do diagnóstico preciso da DMTC.

Segundo Sharp[35] os critérios diagnósticos são:

- **Critérios maiores:** 1) miosite severa; 2) envolvimento pulmonar: a) capacidade de difusão menor que 70% do valor normal; b) hipertensão pulmonar; c) lesão vascular proliferativa na biópsia pulmonar; 3) fenômeno de Raynaud ou hipomotilidade esofágica; 4) edema de mãos ou esclerodactilia; 5) anti-ENA >= 1:10.000 e anti-U1-snRNP positivo e anti-Sm negativo.
- **Critérios menores:** 1) alopecia; 2) leucopenia; 3) anemia; 4) pleurite; 5) pericardite; 6) artrite; 7) neuropatia trigeminal; 8) *rash* malar; 9) trombocitopenia; 10) miosite moderada; 11) história de edema de mãos.

São necessários para o diagnóstico pelo menos 4 critérios maiores e anti-U1-snRNP positivo (> 1:4.000) e anti-Sm negativo ou 2 critérios maiores (entre os critérios 1, 2 e 3) e 2 critérios menores e anti-U1--snRNP positivo (> 1: 1.000).

Segundo Alarcón-Segovia e colaboradores[36,38] os critérios diagnósticos para DMTC são:

1. **Sorológicos:** altos títulos de anti-RNP (> 1:1.600, por hemaglutinação ou método similar).
2. **Clínicos:** edema de mãos; sinovite; miosite (confirmado por biópsia ou CPK elevada); fenômeno de Raynaud; acroesclerose.

Para o diagnóstico de DMTC é necessária a presença de sorologia positiva associada a 3 ou + dos critérios clínicos incluindo sinovite ou miosite.

De acordo com Kasukawa e colaboradores[37] são considerados critérios:

1. **Sintomas comuns:** fenômeno de Raynaud; edema de mãos ou dedos.
2. Anticorpo anti-U1-snRNP positivo.
3. **Sintomas mistos:** a) achados semelhantes a LES (poliartrite; linfadenopatia; eritema facial; pericardite ou pleurite; leucopenia (< 4.000/mm^3) ou trombocitopenia (< 100.000/mm^3); b) achados semelhantes a ES (esclerodactilia; fibrose pulmonar, alterações restritivas do pulmão – VC < 80% ou capacidade de difusão reduzida – DLCO < 70%; hipomotilidade ou dilatação do esôfago); c) achados semelhantes a polimiosite (fraqueza muscular; títulos séricos elevados de enzimas musculares – CPK; padrões miogênicos na eletromiografia).

São necessários para o diagnóstico pelo menos 1 de 2 sintomas comuns mais positividade para anti-U1-snRNP e 1 ou mais sintomas mistos em pelo menos 2 das 3 categorias de doenças.

Os critérios segundo Kahn[5] são:

1. **Critérios sorológicos:** altos títulos anti-RNP correspondente ao ANA padrão salpicado > 1:2.000.
2. **Critérios clínicos:** fenômeno de Raynaud; sinovite; miosite; edema de dedos.

Para o diagnóstico são necessários o critério sorológico mais fenômeno de Raynaud e pelo menos 2 dos 3 seguintes sinais: sinovite; miosite; edema de dedos.

Aspectos laboratoriais e de imagem

Os exames laboratoriais revelam alto título de anticorpos antinucleares (~ 1:1.000) e altos títulos de anticorpos anti-U1-RNP (> 1:1.600).

A presença de sinal para U1- 70K pode ser detectado pela técnica de "Immunoblotting".[9,12] Embora os anticorpos anti-U1-RNP façam parte da classificação diagnóstica da DMTC, estes anticorpos não são específicos para DMTC, podendo ser encontrados no LES e na esclerodermia.[10]

A presença de anti-ds-DNA, anti-topoisomerase I e anti-Sm é rara.[10] Segundo Sharp e colaboradores, quando presentes, estes autoanticorpos representam critério de exclusão para o diagnóstico de DMTC.[33] O fator reumatoide pode ser encontrado nos casos de DMTC, estando elevado em 70% dos casos.[9] A concentração de complemento apresenta-se normal ou até mesmo elevada, diferentemente do LES.[9,12]

Alterações hematológicas semelhantes às evidenciadas no LES, como trombocitopenia, anemia e leucopenia podem ocorrer. Hipergamaglobulinemia e elevação da sedimentação de eritrócitos são comumente encontrados.[9,12]

A hipertensão pulmonar deve ser diagnosticada precocemente, para uma rápida abordagem terapêutica. São realizados exames radiológicos (raio X de tórax), testes de função pulmonar, ecocardiograma e tomografia computadorizada. Se houver evidência de deterioração do quadro, pode se solicitar biópsia e pesquisa de lavado brônquico.[6,9]

HISTOPATOLOGIA

Nos estágios iniciais da doença ocorre vasculopatia proliferativa de pequenos e médios vasos. Com a progressão do quadro, as alterações de vasculopatia são substituídas por uma combinação de dermatite de interface e fibrose dérmica, indistinguíveis da observada no LES ou dermatomiosite.[3]

DIAGNÓSTICO DIFERENCIAL

Deve ser feito com LES, esclerodermia sistêmica, dermatomiosite/polimiosite e síndrome *overlap*. A ausência de doença sistêmica severa, como glomerulonefrite difusa proliferativa, psicose e convulsões, ajuda a distinguir a DMTC do LES e ES. No entanto, todas podem cursar com hipertensão pulmonar severa. Pacientes com componente de DMTC e *overlap* de esclerodermia ou polimiosite como apresentação clínica predominante podem ter anti-PM/Scl positivo. Porém a sensibilidade deste exame nestes pacientes é de apenas 24%.[3,9]

O diagnóstico diferencial ainda deve ser feito com síndrome POEMS e porfiria cutânea tarda. A presença de telangectasias periungueais e fenômeno de Raynaud auxiliam na exclusão destas patologias.[3] O edema de mãos pode estar presente na esclerodermia inicial, fasciite eosinofílica e nas síndromes *overlap* associadas ao anticorpo anti-RNA sintetase.[9]

TRATAMENTO

Não há evidências para uma estratégia de tratamento específico para a DMTC. Manifestações discretas podem ser controladas com anti-inflamatórios não hormonais. Baixas doses de corticosteroides são efetivas para o controle do edema cutâneo, artrite e pleurite. Altas doses estão indicadas para doença sistêmica severa como vasculite, miosite ou alveolite fibrosante. A miosite é uma complicação particularmente importante, requerendo o correto uso dos corticosteroides.

Doses altas de prednisona ou prednisolona devem ser dadas por ao menos 6 semanas, antes de se iniciar redução gradual até a dose de manutenção.[9] No entanto, altas doses de corticosteroides podem induzir alterações como as crises renais da esclerodermia.[3,39]

Drogas imunossupressoras podem ser utilizadas para induzir remissão ou para poupar o uso de corticosteroides.[9,39]

Nas remissões de quadros de alveolite fibrosante, nefrites, miocardites ou vasculites sistêmicas, utilizam-se imunossupressores associados a corticosteroides em altas doses. Nestes casos a droga de escolha é a ciclofosfamida em infusões endovenosas isoladas de 500 mg a 1 g, espaçadas em intervalos de 2 a 4 semanas, ou em pulsos orais semanais de 300 mg. Em ambos os regimes utiliza-se a dose total de 3 a 6 g.[9]

A azatioprina pode ser utilizada na dose de 2 mg/kg/dia como droga poupadora de corticosteroide ou para manutenção do tratamento após a indução da resposta pela ciclofosfamida.[9]

O metotrexato pode ser indicado no tratamento das miosites e poliartrites intensas[40] e embora possa levar a fibrose pulmonar, seu uso pode ser efetivo no tratamento da alveolite fibrosante em pacientes com anticorpos anti-Jo1.[9] Outras terapêuticas, como ciclosporina e micofenolato de mofetil, podem ser utilizadas.[3]

Os antimaláricos, como a hidroxicloroquina, podem ser utilizados na artrite e nas manifestações de LES.[9]

Antagonista do fator de necrose tumoral alfa não são recomendados para o controle da artrite e se necessários os pacientes devem ser acompanhados cuidadosamente devido à possibilidade de desenvolvimento da síndrome lúpus-*like*.[6,41]

Há relato do uso de plasmaférese, transplante autólogo de células-tronco sanguíneas periféricas e fator de crescimento de colônia de macrófagos granulócitos (este último para áreas necróticas de infartos digitais), porém faltam estudos prospectivos em maior escala para avaliar a eficácia destes tratamentos.[3,12]

As manifestações vasculares como fenômeno de Raynaud e isquemias digitais são tratadas com medidas preventivas (aquecimento, proteção dos dedos e evitar o tabagismo) juntamente com vasodilatadores como os bloqueadores de canal de cálcio. A pentoxifilina também é utilizada, mas mostra resultados mais modestos. Nos casos mais intensos, podem ser utilizados os análogos das prostaglandinas[12] e mais recentemente os antagonistas dos receptores de endotelina (bosentan).[6] Há relato do uso de biológicos como rituximabe (anti-CD20) associado a corticosteroides e imunossupressores em um caso refratário.[6] O fenômeno de Raynaud relacionado a DMTC mostra-se classicamente não responsivo a corticosteroides.[9]

Para o tratamento de ulcerações cutâneas decorrentes da vasculite necrosante há relato do tratamento com Iodeto de potássio.[42]

Nos casos de envolvimento pulmonar, a hipertensão pulmonar leve pode ser tratada com os bloqueadores de canal de cálcio e inibidores da enzima conversora da angiotensina.[6] Nos casos de falha terapêutica, os análogos da prostaciclina (teprostinil) ou sua combinação com antagonistas dos receptores de endotelina (bosentan) oral mostram ser uma ferramenta útil com melhora clínica importante.[6,43]

O tratamento das manifestações gastrointestinais da DMTC é semelhante à terapia da ES. São utilizados inibidores da bomba de prótons, antagonistas dos receptores H2 juntamente com modificações do estilo de vida. Porém em contraste com a ES, as disfunções esofágicas do paciente com DMTC apresentam melhora com a terapia com corticosteroides.[6]

PROGNÓSTICO E SEGUIMENTO

A DMTC é uma entidade bem definida, com um amplo espectro de manifestações clínicas. Estudos prospectivos e a longo prazo indicam tratar-se de uma doença de curso menos agressivo e prognóstico favorável, principalmente quando comparada ao lúpus sistêmico e esclerose sistêmica. No entanto, remissões prolongadas são raras. A hipertensão pulmonar tende a ser a principal responsável pelos casos fatais.[44-45]

Todos os pacientes de DMTC requerem um longo e cuidadoso seguimento. A cada visita, deve ser feita avaliação clínica e laboratorial (hemograma, pesquisa de enzimas musculares, proteinúria). A atividade e a progressão da doença devem ser monitorizadas clinicamente e, principalmente, pelo aumento dos títulos de anti-U1-RNP e em alguns casos, através da presença de leucopenia (particularmente linfopenia), elevação da velocidade de hemossedimentação e das imunoglobulinas.[9]

Referências bibliográficas

1. Sharp GC, Irvin WS, Tan EM et al. Mixed connective tissue disease–an apparently distinct rheumatic disease syndrome associated with a specific antibody to an extractable nuclear antigen (ENA). Am J Medicine 1972;52:148-59.
2. Sharp GC. The origin of mixed connective tissue disease: a stimulus for autoimmune disease research. Lupus 2009;18:1031-1032.
3. Gunnarsson R, Hetlevik SO, Lilleby V, Molberg O. Mixed connective tissue disease. B Pra Res Clin Rheumatol 2016;30:95-111.
4. Mackee PH, Calonge E, Granter SR. Pathology of the skin with clinical correlations. v.1. 3ª ed. Mosby Elsevier; 2005. p.832-833.
5. Cappelli S, Randone SB, Martinovic´D et al. "To Be or Not To Be," Ten Years After: Evidence for Mixed Connective Tissue Disease as a Distinct Entity. Semin Arthritis Rheum 2012;41(4):589-98.
6. Fairley JL, Hansen D, Proudman S et al. Clinical features of systemic sclerosis-mixed connective tissue disease and systemic sclerosis overlap syndromes. Arthritis Care Res (Hoboken). 2021 May;73(5):732-741.
7. Gunnarsson R, Molberg O, Gilboe Gran JT. The prevalence and incidence of mixed connective tissue disease: a national multicentre survey of Norwegian patients Ann Rheum Dis 2011;70:1047-1051.

8. Ungprasert P, Crowson CS, Chowdhary VR et al. Epidemiology of Mixed Connective Tissue 1985-2014: A Population Based Study. Arthritis Care Res (Hoboken) 2016;68(12):1843-1848.
9. Venables PJW. Mixed connective tissue disease. Lupus 2006;15:132-137.
10. Greidinger EL, Hoffman RW. Autoantibodies in the pathogenesis of mixed connective tissue disease. Rheum Dis Clin N Am. 2005;31:437-450.
11. Swanton J, Isenberg D. Mixed connective tissue disease: still crazy after all these years. Rheum Dis Clin N Am. 2005;31:421-436.
12. Aringer M, Smolen JS. Mixed connective tissue disease: what is behind the curtain? B Pra Res Clin Rheumatol. 2007;21(6):1037-1049.
13. Hoffman RW, Maldonado ME. Immune pathogenesis of Mixed Connective Tissue Disease: A short analytical review. Clin Immunol 2008;128:8-17.
14. Zandman-Goddart G, Solomon M, Rosman Z et al. Environment and Lupus-related diseases. Lupus 2012;21:241-250.
15. Szodoray P, Hajas A, Kardos L et al. Distinct phenotypes in mixed connective tissue disease: subgroups and survival. Lupus 2012;21:1412-1422.
16. Lage LV, Carvalho JF, Caleiro MTC et al. Fluctuation of Anti-Endothelial Cell Antibody Titers in Mixed Connective Tissue Disease. IMAJ 2012;14(2):84-87.
17. Soltesz P, Bereczki D, Szodoray P et al. Endothelial cell markers reflecting cell dysfunction in patients with mixed connective tissue disease. Arthritis Res Ther 2010;12:R78-89.
18. Youinou P, Jamin C. The Miscellany of Anti-Endothelial Cell Autoantibodies. IMAJ 2012;14:119-120.
19. Cutolo M. Vitamin D or hormone D deficiency in autoimmune rheumatic diseases, including undifferentiated connective tissue disease. Arthritis Res Ther 2008;10:123-124.
20. Hajas A, Sandor J, Csathy L. Vitamin D insufficiency in a large. MCTD population. Autoimmun Rev 2011;10:317-324.
21. Grader-Beck T, Wigley FM. Raynauds phenomenon in mixed connective tissue disease. Rheum Dis Clin N Am 2005;31:465-481.
22. Pope JE. Other manifestations of mixed connective tissue disease. Rheum Dis Clin N Am 2005;31:519-533.
23. Hall S, Hanrahan P. Muscle Involvement in mixed connective tissue disease. Rheum Dis Clin N Am 2005;31:509-517.
24. Bull TM, Fagan,KA, Badesch DB. Pulmonary vascular manifestations of mixed connective tissue disease. Rheum Dis Clin N Am 2005;31:451-464.
25. Yoshida S. Pulmonary Arterial Hypertension in Connective Tissue Diseases. Allergology International. 2011;60:405-409.
26. Lundberg IE. Cardiac involvement in autoimmune myositis and mixed connective tissue disease. Lupus 2005;14:708-712.
27. Sato T, Fujii T, Yokoyama T et al. Anti-U1 RNP Antibodies in Cerebrospinal Fluid Are Associated With Central Neuropsychiatric Manifestations in Systemic Lupus Erythematosus and Mixed Connective Tissue Disease. Arthritis Rheum 2010;62(12):3730-3740.
28. Berard RA, Laxer RM. Pediatric Mixed Connective Tissue Disease. Curr Rheumatol Rep 2016;18:28.
29. Hetlevik S, Flato B, Rygg M et al. Long-term outcome in juvenile-onset mixed connective tissue disease: a nationwide Norwegian study. Ann Rheum Dis 2017;76:159-165.
30. Tsai Y, Yang Y, Yu H. Fifteen-year experience of pediatric-onset mixed connective tissue disease. Clin Rheumatol 2010;29:53-58.
31. Swart J, Wulffraat N. Diagnostic Workup for Mixed Connective Tissue Disease in Childhood. IMAJ 2008;10:650-652.
32. Chitayat D, Keating S, Zand D et al. Chondrodysplasia Punctata Associated With Maternal Autoimmune Diseases: Expanding the Spectrum From Systemic Lupus Erythematosus (SLE) to Mixed Connective Tissue Disease (MCTD) and Scleroderma Report of Eight Cases American Journal of Medical Genetics Part A. 2008;146A: 3038-3053.
33. Steffan W, Schulz SW, Bober M et al. Maternal Mixed Connective Tissue Disease and Offspring with Chondrodysplasia Punctata. Semin Arthritis Rheum 2010;39(5): 410-416.
34. Kitridou RC. Pregnancy in mixed connective tissue disease. Rheum Dis Clin N Am. 2005;31:497-508.
35. Sharp GC, Irwin WS, May CM et al. Association of antibodies to ribonucleoprotein and Sm antigens with mixed connective tissue disease, systemic lupus erythematosus and other rheumatic diseases. N Engl J Med 1976;29:1149-1154.
36. Alarcon-Segovia D, Villareal M. Classification and diagnostic criteria for mixed connective tissue diseases. In: Kasukawa R, Sharp GC, editors. Mixed connective tissue diseases and anti-nuclear antibodies. Amsterdam: Elsevier; 1897. p.33-40.
37. Kasukawa R, Tojo T; Miyawaki S et al. Preliminary diagnostic criteria for classification of mixed connective tissue disease. In: Kasukawa R, Sharp GC, editors. Mixed connective tissue diseases and anti-nuclear antibodies. Amsterdam: Elsevier; 1987. p.41-7.
38. Alarcon-Segovia D, Cardiel MH. Comparison between 3 diagnostic criteria for mixed connective tissue disease. Study of 593 patients. J Rheumatol 1989;16(3):328-34.
39. Kim P, Gossman J. Treatment of mixed connective tissue disease. Rheum Dis N Am.2005;31:549-565.
40. Kowal-Bielecka O, Distler O. Use of methotrexate in patients with scleroderma and mixed connective tissue disease. Clin Exp Rheumatol 2010;28(Suppl. 61):S160-S163.
41. Christopher-Stine L, Wigley F. Tumor necrosis factor-alpha antagonist induce lupus-like syndrome in patients with scleroderma overlap/mixed connective tissue disease. The J Rheumatol 2003;30:2725-2727.
42. Rozenbaum M, Slobodin G, Boulman N et al. Therapeutic Vignette: Old and New Drugs in Mixed Connective Tissue Disease. IMAJ 2008;10:831-832.
43. Naclerio C, D'Angelo S, Baldi S et al. Efficacy of bosentan in the treatment of a patient with mixed connective tissue disease complicated by pulmonary arterial hypertension. Clin Rheumatol 2010;29:687-690.
44. Burdt MA, Hoffman RW, Deustscher SL et al. Long-term outcome in mixed connective tissue disease: longitudinal clinical and serologic findings. Arthritis Rheum 1999;42: 899-909.
45. Reiseter S, Gunnarsson R, Corander J et al. Disease evolution in mixed connective tissue disease: results from a long-term nationwide prospective cohort study. Arthritis Res Ther 2017;19(1):284-293.

Jesus Rodriguez Santamaria • Maira Mitsue Mukai Neguishi

Síndrome do Anticorpo Antifosfolípide

INTRODUÇÃO

A síndrome antifosfolípide é uma desordem sistêmica, autoimune, caracterizada por trombose arterial e/ou venosa, morte fetal e abortos espontâneos recorrentes, e trombocitopenia, acompanhada de títulos elevados de anticorpos antifosfolípides (anticoagulante lúpico e/ou anticardiolipina). A síndrome antifosfolípide foi descrita originariamente em pacientes com lúpus eritematoso sistêmico e tem sido descrito envolvimento de muitos órgãos. Manifestações cutâneas são frequentes e em 41% dos pacientes podem representar a primeira manifestação da síndrome.[1] O livedo reticular e as ulcerações cutâneas são as manifestações dermatológicas de maior prevalência. O tratamento é com base em medicamentos antiagregantes plaquetários e anticoagulantes.[2]

HISTÓRICO

O primeiro anticorpo antifosfolípide, que reage com antígenos de coração bovino, foi detectado em pacientes com sífilis em 1906.[3] Foi identificado posteriormente como cardiolipina, um fosfolípide mitocondrial.[4]

Em 1952, Conley e Hartmann foram os primeiros a descrever a presença de anticoagulante circulante em pacientes com lúpus eritematoso sistêmico.[5]

Em 1963 Bowie e colaboradores[6] chamaram a atenção para a relação entre anticoagulantes sistêmicos em pacientes com lúpus eritematoso sistêmico e eventos tromboembólicos.

Feinstein & Rapaport em 1972[7] sugeriram para este anticoagulante circulante o nome de "anticoagulante lúpico". Nilsson e colaboradores[8] em 1975 o associaram com abortos espontâneos recorrentes.

Em 1983 Hughes[9] descreveu a associação entre anticorpos antifosfolípides e trombose arterial e venosa.

Em 1987 Harris e colaboradores[10] propuseram o nome de síndrome antifosfolípide.

No início dos anos 1990, dois grupos descobriram que alguns anticorpos anticardiolipina requeriam a presença uma proteína ligada a fosfolípide do plasma (anti-β2-glicoproteína I) para ligar-se à cardiolipina.[10-12]

EPIDEMIOLOGIA

Frequência

A frequência na população em geral é desconhecida. Anticorpos antifosfolípides podem ser encontrados em 50% dos pacientes com lúpus eritematoso sistêmico e em 1% a 5% da população saudável, tendendo a ocorrer mais frequentemente em indivíduos idosos. Estudos recentes sugerem que a ocorrência da síndrome antifosfolípide em pacientes com lúpus eritematoso sistêmico é de 34% a 42%.[13] Em um estudo de 100 pacientes com trombose venosa sem história de lúpus eritematoso sistêmico, 24% tinham anticorpo anticardiolipina e 4% anticoagulante lúpico.[14] A ocorrência em crianças gira em torno de 2% segundo algumas publicações.[15]

Mortalidade/morbidade

A síndrome antifosfolípide pode contribuir para um aumento na frequência de acidentes cerebrovasculares, especialmente em indivíduos jovens.[16] Também contribui para um aumento da frequência de infarto do miocárdio. Doença cardíaca valvular pode ser mais agressiva requerendo troca da válvula.[17] Embolia ou trombose pulmonar recorrente pode levar à hipertensão pulmonar.[16]

A síndrome antifosfolípide catastrófica é uma manifestação séria e comumente fatal (índice de mortalidade de aproximadamente 50%), caracterizada por infartos em vários órgãos num período de dias a semanas.[18-19]

Perda fetal espontânea ocorre tardiamente (segundo ou terceiro trimestre), entretanto pode ocorrer em qualquer época durante a gestação.[20]

Raça

Não há predominância de raça na síndrome antifosfolípide.[21]

Sexo

Predominância no sexo feminino principalmente na síndrome antifosfolípide secundária. Segue a associação de síndrome antifosfolípide com lúpus eritematoso sistêmico e outras doenças do tecido conjuntivo onde há predominância do sexo feminino.[21]

Idade

A síndrome antifosfolípide ocorre comumente em indivíduos jovens e adultos de meia idade, entretanto pode manifestar-se em crianças e idosos. Há relato em crianças menores de 8 meses.[21] Os idosos apresentam muitos anticorpos que aumentam com a idade, e estudos apontam maior prevalência de anticorpos antifosfolípides nesta população do que em adultos jovens.[22]

ETIOPATOGENIA

Causas

A síndrome antifosfolípide é uma desordem autoimune de causa desconhecida. Associação de anticorpos antifosfolípides com doenças autoimunes ou reumáticas, malignidades, doenças hematológicas, infecções, doenças neurológicas e drogas têm sido relatadas (Quadro 42.1).[23]

Predisposição genética

- **Associação familial:** anticorpos antifosfolípides são mais frequentemente encontrados em parentes de indivíduos com síndrome antifosfolípide. Um estudo mostrou incidência de 33%.[24]
- **Associação com HLA:** recentes estudos revelaram uma associação entre anticorpos antifosfolípides e grupos de indivíduos portadores de determinados genes HLA, incluindo DRw53, DR7 (principalmente indivíduos de origem hispânica) e DR4 (mais em indivíduos brancos).[25-26]

Quadro 42.1 Condições associadas à síndrome antifosfolípide.[23]

Doenças imunológicas	Lúpus eritematoso sistêmico (25% a 50%), púrpura trombocitopênica idiopática (30%), artrite reumatoide (33%), artrite psoriásica (28%), síndrome de Sjögren (42%), arterite de células gigantes/polimialgia reumática (20%), doença mista do tecido conjuntivo (22%), esclerose sistêmica (25%), doença de Behçet (20%), poliarterite nodosa, dermatomiosite/polimiosite, anemia hemolítica autoimune, hepatite crônica ativa Obs.: As percentagens entre parênteses representam pacientes com AAF e não necessariamente a presença de manifestações clínicas da SAF
Malignidade	Tumores sólidos, leucemia, desordens linfoproliferativas/doença de Hodgkin, mieloma múltiplo, micose fungoide
Doenças hematológicas	Mielofibrose, doença de von Willebrand, paraproteinemias
Doenças infecciosas	Sífilis, hanseníase, tuberculose, micoplasma, doença de Lyme, malária, infecção pelo HIV, hepatite A, hepatite C, HTLV-1, mononucleose, adenovirose, parvovirose, sarampo, varicela, caxumba, infecções bacterianas (endocardite e sepse)
Doenças neurológicas	Síndrome de Sneddon, miastenia *gravis*, esclerose múltipla, enxaqueca (*migraine*)
Medicações	Clorpromazina, fenitoína, hidralazina, procainamida, quinidina, clozapina, estreptomicina, fenotiazinas, adalimumabe

Fisiopatologia

Ocorre uma alteração na regulação da homeostasia da coagulação sanguínea. O mecanismo ou mecanismos pelos quais os anticorpos antifosfolípides interagem com a cascata da coagulação produzindo eventos clínicos são especulativos e ainda não foram elucidados claramente. A presença de lesão vascular endotelial associada à presença de um anticorpo antifosfolípide são requisitos para uma complicação trombótica.

Possíveis mecanismos pelos quais anticorpos antifosfolípides induzem eventos trombóticos incluem:[27-29]

1. Anticorpos antifosfolípides podem ligar-se com fosfolípides de membrana das plaquetas resultando em um aumento na sua adesão e agregação.[30]
2. Anticorpos antifosfolípides podem combinar-se com fosfolípides da membrana das células endoteliais junto com anti-β2- glicoproteína I (β2-GP I) e induzir à ativação da célula endotelial, levando a alteração na expressão das moléculas de adesão, secreção de citocinas e metabolismo das prostaciclinas, aumentando a adesão e agregação das plaquetas.[31]
3. Lesão da célula endotelial também pode causar uma diminuição da produção de fator relaxante derivado do endotélio e consequentemente aumentar o vasoespasmo e isquemia.
4. Na síndrome antifosfolípide secundária, a lesão vascular endotelial já ocorreu, aumentando a oclusão/espasmo, isquemia/infarto vascular e alteração na reperfusão.
5. Anticorpos antifosfolípides podem interferir na interação da proteína C e proteína S da coagulação e consequentemente afetar a formação do complexo de controle da coagulação (proteína C ativada, proteína S e fator V).

Possíveis mecanismos pelos quais anticorpos antifosfolípides podem ser produzidos incluem:[32-35]

1. Autoimunidade.
2. Anticorpos antifosfolípides representam uma resposta à antígenos da membrana interna (p. ex., fosfoserina) que são expostos por células não eliminadas da circulação em decorrência de uma sobrecarga ou um defeito no sistema de limpeza.
3. Anticorpos antifosfolípides podem também ser anticorpos de reação cruzada induzidos por antígenos exógenos de micro-organismos infecciosos (p. ex., virais ou bacterianos).

MANIFESTAÇÕES CLÍNICAS

Critérios de classificação e diagnóstico

O diagnóstico é dependente de uma alta suspeição clínica e confirmação por meio de achados laboratoriais. Quando tromboses arteriais ou venosas ocorrem em pacientes que não possuem fatores de risco óbvios para trombose ou quando eventos trombóticos são recorrentes, deve-se considerar síndrome antifosfolípide.[36] Entretanto o diagnóstico pode ser difícil em razão da grande variedade de manifestações clínicas e dificuldades laboratoriais referentes a técnicas de detecção e padronização de resultados. Além disso os níveis de anticorpos antifosfolípides podem aumentar, diminuir ou eventualmente desaparecer no decurso da doença.[37]

Critérios de classificação para síndrome antifosfolípide foram formulados em 1999 e revisado em 2006 em Sydney (Quadro 42.2).[36] Neste consenso, o diagnóstico definitivo da síndrome antifosfolípide requer a presença de pelo menos um critério clínico e um laboratorial, não havendo limites de intervalo entre o evento clínico e o achado laboratorial. Em decorrência da falta de um consenso mundial padronizado para diferenciar níveis baixos de anticorpos anticardiolipina de moderados a altos, são aceitas três definições: a) 15 ou 20 unidades fosfolipídicas separam níveis de anticorpos anticardiolipina baixos de moderados; b) 2 ou 2,5 vezes o nível médio de anticorpos anticardiolipina; c) o nonagésimo nono percentil de níveis de anticardiolipina da população normal.[36]

Os critérios revisados e publicados em 2006 trouxeram um novo consenso nos critérios diagnósticos e estão descritos no Quadro 42.3.[38]

A síndrome antifosfolípide pode ser classificada em primária ou secundária. A primária ocorre na ausência de doenças associadas ou de base, sendo mais comum do que a secundária.[2] Esta caracteriza-se pela associação com largo espectro de doenças[23] ou medicamentos.[39]

Quadro 42.2 Consenso internacional de critérios preliminares para a classificação de síndrome antifosfolípide.[36]

A. Critérios clínicos
1. **Trombose vascular** Um ou mais episódios clínicos de trombose arterial, venosa ou de pequenos vasos, ocorrendo em qualquer tecido ou órgão confirmada por Doppler ou exame histopatológico. A histopatologia deve excluir vasculite
2. **Morbidade gestacional** a) Uma ou mais mortes de feto morfologicamente normal com mais de 10 semanas de idade gestacional
b) Um ou mais nascimentos prematuros de feto morfologicamente normal com 34 semanas ou menos em virtude de pré-eclâmpsia, eclâmpsia ou retardo do crescimento uterino
c) Três ou mais abortamentos espontâneos antes de 10 semanas de idade gestacional, excluídas causas cromossomiais ou maternas
B. Critérios laboratoriais
1. **Anticorpo anticardiolipina:** anticorpo anticardiolipina IgG ou IgM em títulos moderados a altos (> 20 unidades) em duas ou mais ocasiões com intervalo de no mínimo 6 semanas. O teste deve ser Elisa padronizado
2. **Anticorpo anticoagulante lúpico:** anticoagulante lúpico presente no plasma, detectado de acordo com as recomendações da Sociedade Internacional de Trombose e Hemostasia

Quadro 42.3 Critérios revisados para a classificação de síndrome antifosfolípide.[36,38]

Síndrome do anticorpo antifosfolípide está presente se no mínimo um dos critérios clínicos e um dos critérios laboratoriais descritos a seguir estiverem presentes

A. Critérios clínicos

1. Trombose vascular: um ou mais episódios clínicos de trombose arterial, venoso ou de pequenos vasos em qualquer tecido ou órgão. Para confirmação histopatológica, a trombose deve estar presente sem evidências de inflamação de parede vascular
2. Morbidade na gestação: a) uma ou mais mortes inexplicadas de fetos morfologicamente normais até a décima semana de gestação, com morfologia fetal normal documentada por ultrassom ou exame direto do feto; ou b) um ou mais nascimentos prematuros de neonato morfologicamente normal antes de 34 semanas de gestação em decorrência de: (i) eclâmpsia ou pré-eclâmpsia grave definido por definições padrão, ou (ii) achados de insuficiência placentária; ou c) três ou mais abortos consecutivos espontâneos sem explicação antes das 10 semanas de gestação, com anormalidades anatômicas ou hormonais maternas e causas cromossômicas paternas e maternas forem excluídas

B. Critérios laboratoriais

1. Anticoagulante lúpico presente no plasma, em duas ou mais ocasiões com pelo menos 12 semanas entre as coletas, detectada de acordo com o *guidelines* da International Society on Thrombosis and Haemostasis
2. Anticorpo anticardiolipina IgG ou IgM no soro ou plasma, presente de titulações médias ou altas (> 40 GPL ou MPL ou > 99 percentil), em duas ou mais coletas, com intervalo de no mínimo 12 semanas, mensurado pelo método Elisa
3. Anticorpo anti-β2-glicoproteína I IgG e/ou IgM no soro ou plasma (títulos > 90 percentil), presente em duas ou mais ocasiões, com intervalo mínimo de 12 semanas, mensurado por método Elisa

Classificação não é recomendada se menos de 12 semanas ou mais de 5 anos entre anticorpo antifosfolípide positivo e as manifestações clínicas.

No lúpus eritematoso sistêmico os anticorpos antifosfolípides estão presentes em mais de um terço dos pacientes, porém nem todos apresentam a síndrome clínica.[2] As características clínicas e os anticorpos específicos são similares na síndrome antifosfolípide primária e secundária, e o curso clínico da síndrome secundária é independente da atividade ou gravidade do lúpus eritematoso sistêmico.[40]

Manifestações clínicas

A manifestação clínica mais comum da síndrome antifosfolípide é a trombose, podendo afetar vasos arteriais e venosos de qualquer órgão. A trombose venosa, particularmente em membros inferiores, ocorre em mais de 55% dos pacientes com síndrome antifosfolípide[41] e esta é, provavelmente, uma das causas mais comuns de trombose venosa.[28] Outros locais acometidos incluem as veias renais, retinianas e hepáticas.[28] A trombose arterial envolve o cérebro em mais de 50% dos casos, causando acidentes isquêmicos transitórios e acidentes vasculares cerebrais.[42] Aproximadamente 90% dos pacientes abaixo de 50 anos com AIT apresentam anticorpos antifosfolípides positivos.[43] Outros locais de trombose arterial incluem o coração, olhos, rins e artérias periféricas.[41] Na síndrome antifosfolípide os episódios de trombose podem ocorrer em leitos vasculares infrequentemente afetados por outros estados pró-trombóticos.

Várias complicações obstétricas podem estar associadas à síndrome antifosfolípide, incluindo aborto (principalmente no final do primeiro trimestre), morte fetal (no segundo e terceiro trimestres de gestação), pré-eclâmpsia, retardo do crescimento intrauterino e síndrome HELLP.[23] A perda fetal após 10 semanas de gestação é característica da síndrome antifosfolípide contrastando com a população geral, em que os abortos são mais frequentes durante as 9 primeiras semanas de gestação[41] e associados a diversas causas.[43]

O espectro de manifestações clínicas da síndrome antifosfolípide é grande, podendo acometer vários órgãos, caracterizando-se por predomínio de microangiopatia trombótica ou isquemia secundária à eventos tromboembólicos (Quadro 42.4).[44]

Quadro 42.4 Manifestações clínicas da síndrome antifosfolípide.[44]

Sistema orgânico	Processo patogênico primário*	
	Tromboembolismo de grandes vasos†	Microangiopatia trombótica
Arterial	Trombose de aorta ou artérias carótida, axilar, hepática, ileofemoral, mesentérica, pancreática, poplítea, esplênica ou subclávia	
Cardíaco	Angina, infarto do miocárdio, vegetações de válvulas cardíacas, anormalidades valvulares, trombo intracardíaco, endocardite trombótica não bacteriana (Libman-Sacks), embolização periférica ou aterosclerose	Infarto do miocárdio, miocardite ou anormalidades valvulares
Cutâneo	Tromboflebite superficial, hemorragias em estilhaço (*splinter*), úlceras de perna, isquemia cutânea distal, infartos da pele, síndrome do dedo azul ou acrocianose	Livedo reticular, gangrena superficial, púrpura, equimoses ou nódulos subcutâneos
Endócrino ou reprodutivo	Infarto ou falência adrenal, infarto testicular, infarto da próstata, necrose ou falência da glândula pituitária	
Gastrointestinal	Síndrome de Budd-Chiari, infarto hepático, intestinal ou esplênico, perfuração esofágica, colite isquêmica, infarto da vesícula biliar não atribuído a cálculos, pancreatite ou ascite	Infarto ou gangrena do intestino, fígado, pâncreas ou baço
Hematológico	Trombocitopenia, anemia hemolítica, síndrome hemolítico-urêmica ou púrpura trombocitopênica trombótica	Coagulação intravascular disseminada
Neurológico	Ataque isquêmico transitório, acidente cerebrovascular (trombótico ou embólico), coreia, convulsões, demência por múltiplos infartos, mielite transversa, encefalopatias, enxaqueca, pseudotumor cerebral, trombose venosa cerebral, amaurose fugaz ou mononeurite múltipla	Microtrombos ou microinfartos
Obstétrico	Aborto ou morte fetal, crescimento intrauterino retardado, síndrome HELLP, oligodrâmnio, pré-eclâmpsia ou insuficiência uteroplacentária	
Oftalmológico	Trombose da artéria ou veia retiniana, ou amaurose fugaz	Retinite
Pulmonar	Embolia pulmonar, hipertensão pulmonar, hemorragia alveolar ou trombose arterial pulmonar	Hemorragia alveolar ou síndrome da angústia respiratória aguda
Renal	Trombose da artéria ou veia renal, infarto renal, hipertensão, insuficiência renal aguda ou crônica, proteinúria, hematúria ou síndrome nefrótica	Insuficiência renal aguda, microangiopatia trombótica ou hipertensão
Venoso	Trombose venosa profunda, trombose de veias adrenal, hepática, mesentérica, porta, esplênica ou cava inferior	
Miscelânea	Perfuração do septo nasal ou necrose avascular de ossos	

*Muitas manifestações clínicas da síndrome antifosfolípide podem resultar de tromboembolismo de grandes vasos, microangiopatia trombótica ou de ambos. Por conveniência, apenas manifestações resultantes exclusivamente de microangiopatia trombótica ou que esta constitua a característica principal são listadas na coluna microangiopatia trombótica.
† Manifestações da síndrome antifosfolípide cuja patogenia é incerta (p. ex., trombocitopenia) são listadas na coluna de tromboembolismo de grandes vasos.

Manifestações cutâneas

As manifestações cutâneas em geral, são explicadas pela oclusão vascular e representam uma marca para o diagnóstico e para a necessidade de extensa investigação sistêmica, pois em 41% dos pacientes com síndrome antifosfolípide são o primeiro sinal de doença.[2,45]

O livedo reticular (Figura 42.1) e as úlceras cutâneas (Figura 42.2) são as lesões dermatológicas, respectivamente, mais frequentes.[37,46] O livedo reticular é caracterizado por lesões vasculares purpúricas e mosqueadas, com localização, extensão, infiltração e regularidade de padrões diferentes, podendo ser fisiológico ou associado a várias condições, tais como lúpus eritematoso sistêmico e outras condições imunológicas, doenças infecciosas e embolização de colesterol.[2] A associação entre síndrome antifosfolípide e livedo reticular moderado a grave é significativa[2] e usualmente as lesões são disseminadas, infiltradas e com padrão irregular.[37]

A síndrome de Sneddon, caracterizada por livedo reticular extenso e acidentes cerebrovasculares,[37,47-48] pode associar-se à síndrome antifosfolípide e o estado de hipercoagulabilidade justifica suas características,[37] entretanto ausência de anticorpos antifosfolípides tem sido descritos.[2] A síndrome antifosfolípide deve ser considerada nos pacientes com livedo reticular e acidente vascular cerebral, atrofia branca, vasculite livedoide, papulose atrófica maligna ou anetodermia.[22]

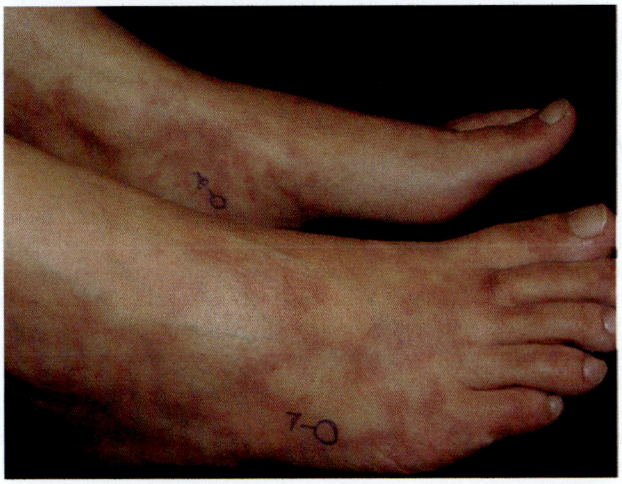

Figura 42.1 Livedo reticular. Um dos sinais cutâneos mais comumente associado à síndrome antifosfolípide.

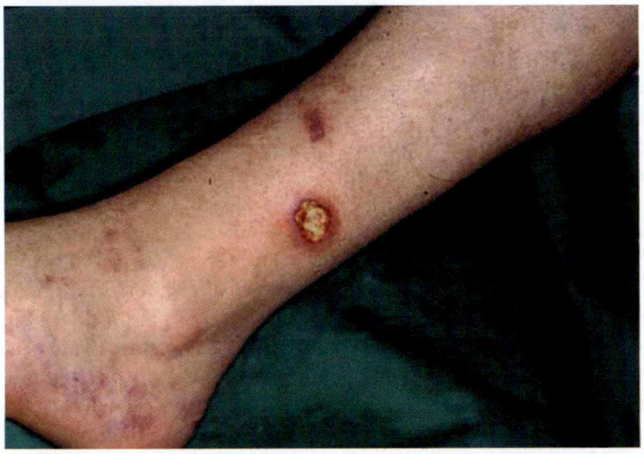

Figura 42.2 Úlcera pioderma gangrenoso-símile na perna esquerda.

As úlceras cutâneas normalmente aparecem nas extremidades, embora possam ocorrer em outras áreas e deixam cicatrizes atróficas.[37] Distinguem-se quatro tipos de úlceras: 1 – pequenas úlceras dolorosas na perna, de vasculite livedoide; 2 – úlceras grandes semelhantes ao pioderma gangrenoso; 3 – úlceras do tipo Degos; 4 – úlceras periungueais.[49]

Outras manifestações cutâneas da síndrome antifosfolípide são tromboflebites, mais comuns em pacientes com síndrome primária quando comparados aos controles,[21] hemorragias subungueais em estilhaço (múltiplas lesões em diferentes dedos alertam para ocorrência de eventos trombóticos) e uma variedade de lesões lembrando vasculite, incluindo púrpuras, equimoses, nódulos dolorosos e máculas eritematosas.[37] Gangrena cutânea foi reportada em 19% dos pacientes com síndrome anifosfolípide[2] e necrose cutânea superficial disseminada ocorre em 3% dos pacientes, sendo caracterizada por lesões purpúricas dolorosas, de início agudo, nos membros, cabeça e nádegas.[37]

Discute-se a associação entre doença de Degos (papulose atrófica maligna), anetodermia, esclerose sistêmica progressiva, lúpus eritematoso discoide e linfoma de células T com a síndrome antifosfolípide. Especula-se que pacientes com aparente doença de Degos e anticorpos antifosfolípides positivos tenham síndrome antifosfolípide com lesões de vasculite livedoide, lembrando papulose atrófica maligna. A anetodermia poderia desenvolver-se em decorrência da isquemia dérmica e consequente degeneração de fibras elásticas. Na esclerose sistêmica progressiva, títulos elevados de anticorpo anticardiolipina são encontrados em 33% dos pacientes. Propõe-se que estes anticorpos modulem a função plaquetária, resultando em fibrose tecidual e injúria vascular. Raramente, à síndrome antifosfolípide podem se associar lesões de lúpus eritematoso discoide, sem evidência clínica e laboratorial de lúpus eritematoso sistêmico. No linfoma de células T, sugere-se que os clones neoplásicos poderiam induzir a proliferação de linfócitos B com produção de anticorpos antifosfolípides.[2]

A síndrome do anticorpo antifosfolípide catastrófica é uma variante rara (1% dos pacientes) com alta mortalidade. Caracteriza-se por trombose de pequenos vasos, achados laboratoriais de anemia hemolítica microangiopática, e envolvimento de múltiplos órgãos em um curto período de tempo.[50]

DIAGNÓSTICO LABORATORIAL

Anticorpos antifosfolípide

Anticorpos antifosfolípides são uma família de autoanticorpos que exibem uma extensa gama de alvos específicos, todos reconhecendo várias combinações de fosfolípides, proteínas plasmáticas ligadas a fosfolípides, ou ambos.[44] Podem ser do tipo IgG, e/ou IgM, ou menos frequentemente IgA.[51] Embora os anticorpos não tenham sido conclusivamente evidenciados como a causa das tromboses e abortos, eles são úteis marcadores laboratoriais na síndrome antifosfolípide.[52] Os subgrupos mais comuns de anticorpos antifosfolípides são o anticorpo anticoagulante lúpico, anticorpo anticardiolipina e o anticorpo anti-β2-glicoproteína I.[53-54] Trabalhos recentes trazem novos anticorpos como o antiprotrombina, porém há necessidade de mais estudos para o estabelecimento de sua relevância clínica.[55]

Anticorpos anticardiolipina são detectados atualmente por teste padronizado do tipo Elisa que mensura a reatividade imunológica à fosfolípides ou a proteína ligada a fosfolípides β2-glicoproteína.[56] Os resultados são expressos quantitativamente.[43]

a) Fracamente positivos se IgG variar entre 5 e 15 GPL (fosfolípide IgG) e se IgM for menor do que 6 MPL (fosfolípide IgM).
b) Moderadamente positivos se IgG variar entre 15 e 80 GPL e IgM entre 6 e 50 MPL.
c) Fortemente positivos se IgG estiver acima de 80 GPL e IgM acima de 50 MPL.

Parece que altos níveis de IgG são mais relevantes clinicamente em prever a ocorrência de tromboses, trombocitopenia e abortos recorrentes. Muitos casos de títulos baixos ou moderados de anticorpo anticardiolipina têm se mostrado transitórios, podendo resultar de infecções intercorrentes. Por isso a importância de se repetir o teste dentro de 6 a 8 semanas depois de um resultado positivo inicial. A persistência do anticorpo anticardiolipina no soro é critério necessário para estabelecimento de síndrome antifosfolípide.[2]

Anticorpos anti-β2-glicoproteína também são detectados por técnica de imunoensaio (Elisa).[57-58] A presença de IgG anti-β2-glicoproteína tem alta especificidade para síndrome antifosfolípide, porém baixa sensibilidade, devendo sua detecção ser associada a anticorpos anticardiolipina.[34] Apesar de sua positividade não ser atualmente incluída nos critérios para síndrome antifosfolípide, anticorpos anti-β2-glicoproteína são associados a tromboses e outras manifestações de síndrome antifosfolípide.[44]

Anticorpos anticoagulante lúpico são direcionados contra proteínas ligadas a fosfolípides como a β2-glicoproteína I ou a protrombina e são detectados por testes que mensuram a coagulação dependente de fosfolípides.[59] Em razão de sua natureza heterogênea faz-se necessária a realização de mais de um ensaio para correto diagnóstico. Há diferentes métodos para detecção do prolongamento da coagulação.[44] Os mais utilizados são o PTTa (tempo de tromboplastina parcial ativada), o TCK (tempo de coagulação de caolim) e o dRVVT (*dilute Russel's Viper Venom Time*). O PTTa previamente era usado como teste de *screening* para o anticorpo anticoagulante lúpico,[2] porém sua sensibilidade em pacientes com síndrome antifosfolípide é de aproximadamente 30% a 40%. Assim muitos pacientes com síndrome antifosfolípide tem um PTTa normal. O TCK é um bom teste de *screening* para anticoagulante lúpico, entretanto é de difícil técnica e com fatores que dificultam a realização. O dRVVT (à base de veneno de cobra), é o teste mais sensível,[36] sendo então o método de preferência para a detecção da presença do anticorpo anticoagulante lúpico. Para uma triagem mais completa é necessário uma combinação desses testes.[2]

Apesar da frequente concordância entre anticorpo anticoagulante lúpico e anticardiolipina ou anti-β2-glicoproteína, estes anticorpos não são idênticos. Alguns anticorpos anticoagulante lúpico reagem com outros fosfolípides que cardiolipina ou outras proteínas que não a β2-glicoproteína I, enquanto algumas anticardiolipinas e anticorpo anti-β2-glicoproteína não têm atividade de anticoagulante lúpico.[44] A concordância entre a presença de ambos anticorpos anticardiolipina e coagulante lúpico num mesmo paciente varia entre 50% a 75%.[21] Para o diagnóstico laboratorial de síndrome antifosfolípide vários testes de anticorpos antifosfolípides deveriam ser usados, já que o paciente pode ser negativo de acordo com um teste e positivo de acordo com outro.[44]

Em geral anticorpos anticoagulante lúpico são mais específicos para síndrome antifosfolípide, entretanto anticorpos anticardiolipina são mais sensíveis. A especificidade do anticorpo anticardiolipina para síndrome antifosfolípide aumenta com a elevação dos títulos e é maior para IgG do que para o isótipo IgM.[44]

Em estudos que associaram a presença de anticorpos antifosfolípides ao risco de trombose concluiu-se que o anticoagulante lúpico é um claro fator de risco para trombose, independente do local ou tipo de trombose, da presença de lúpus eritematoso sistêmico ou dos métodos usados para detectá-lo. Em contraste, anticorpo anticardiolipina e anticorpo anti-β2-glicoproteína são possíveis fatores de risco de trombose em algumas situações selecionadas. Já a mensuração de anticorpos antiprotrombina, até o presente, não ajuda a definir o risco de trombose em razão da falta de dados que comprovem sua associação clínica com síndrome antifosfolípide.[51]

Mais recentemente, novos biomarcadores foram descritos de modo a auxiliar no diagnóstico e no manejo da doença (p. ex., *non-consensus anti-phosphatidylserine/prothrombin* (aPS/PT), anticorpos IgA anti-*domain* 1 e anti-β2-*glycoprotein* I (aβ2GPI).[60]

Histopatologia

Biópsia de pele usualmente é necessária para o diagnóstico diferencial. Ausência de vasculite e o achado de trombose não inflamatória de pequenas artérias e veias da derme e hipoderme são caraterísticas das lesões cutâneas na síndrome antifosfolípide.[44]

DIAGNÓSTICO DIFERENCIAL

O diagnóstico diferencial da síndrome antifosfolipídica deve ser realizado com pacientes que apresentem distúrbios tromboembólicos, infecções, vasculite e KPTT (tempo de tromboplastina parcial caolim) alargado.[36]

Distúrbio tromboembólico

A síndrome antifosfolípide é uma das muitas condições que cursam com um estado de hipercoagulabilidade, em que os fenômenos tromboembólicos podem ocorrer tanto em território venoso quanto arterial.[61] O diagnóstico diferencial deve ser feito com doenças e fatores predisponentes de risco para tromboembolismo como defeitos nos fatores de coagulação, na lise do coágulo, defeitos metabólicos, alterações plaquetárias, estase (imobilização, cirurgia), hiperviscosidade, defeito na parede dos vasos, uso de contraceptivos orais, terapia com estrógeno, gravidez, puerpério, neoplasia, diabetes, hipertensão, tabagismo, hiperlipidemia.[44]

Ao contrário das outras doenças predisponentes poderem ser identificadas por meio de exames laboratoriais, a síndrome antifosfolípide pode mostrar como única alteração a presença dos anticorpos antifosfolípides. O diagnóstico pode não ser suspeitado em pacientes que apresentem sintomatologia de maneira gradual e lenta, podendo resultar em uma isquemia indolente e perda progressiva da função do órgão.[44]

Infecções

Quando forem detectados níveis elevados de anticorpos antifosfolípides a possibilidade de uma causa infecciosa deve ser considerada. Estes anticorpos são frequentemente vistos em pacientes com sífilis, doença de Lyme, HIV-1, infecções por *Micoplasma,* malária e infecções virais, como hepatite C, infecções por adenovírus, rubéola, varicela, Epstein-Barr e caxumba.[36,62] Casos relacionados à infecção pela covid também foram relatados.[63] O diagnóstico será esclarecido com a realização de testes específicos para a infecção suspeita.

Vasculite

A maioria dos pacientes com síndrome antifosfolípide tem testes de rastreamento para coagulação alterados, trombose arterial ou venosa e abortos de repetição. Quando a oclusão vascular acontecer na presença de uma doença autoimune conhecida, como o lúpus eritematoso sistêmico, a possibilidade de vasculite deve ser considerada.[64] Especialmente em pacientes com síndrome antifosfolípide catastrófica, a oclusão vascular multissistêmica pode ser vista e pode simular uma vasculite disseminada, como uma púrpura trombocitopênica trombótica (PTT) e coagulação intravascular disseminada (CIVD).[65] Na PTT, é comum encontrar uma anemia hemolítica microangiopática (esquizócitos) associado a febre, alterações neurológicas e renais mas com testes de coagulação normais. Já na CIVD, o paciente costuma apresentar uma doença de base que evolui com uma coagulopatia complexa e com a formação dos produtos de degradação da fibrina e um KPTT alargado.

KPTT alargado

O KPTT aumentado como único achado laboratorial pode ser encontrado nas deficiências adquiridas ou hereditárias dos fatores de coagulação VIII, IX, XI e XII. Também pode ocorrer pela presença de um fator inibidor, o qual pode ser fator específico (p. ex., um anticorpo contra fator VIII) ou não específico (p. ex., heparina ou anticoagulante lúpico). Por esta razão KPTT é considerado um bom teste de *screening* para pesquisa de inibidores como o anticoagulante lúpico.[66] Para diferenciar a deficiência de um fator ou a presença de um inibidor, é necessário a utilização de plasma normal. Na síndrome antifosfolípide, existe uma falha na correção do KPTT mesmo após a infusão de plasma normal. O achado de anticorpos antifosfolípides ajudam a confirmar o diagnóstico. Na presença de inibidores de fatores específicos, como o anticorpo antifator VIII, o KPTT encontra-se alargado em decorrência da redução nos níveis do fator de coagulação. Após uma mistura 1:1 com plasma normal, ocorre uma correção imediata dos seus valores, porém o KPTT tornar-se-á prolongado novamente dentro de 1 a 2 horas numa temperatura de 37 °C.[36] Os efeitos inibitórios dos produtos de degradação da fibrina na CIVD também podem prolongar o KPTT. Além disso, dependendo do sistema de reagente usado, os efeitos da heparina (terapêutico ou contaminação) também pode ser detectado por meio de um prolongamento no KPTT, mesmo em concentrações consideradas baixas como 0,05 U/mL.[36]

Livedo reticular

Uma alteração da coloração da pele muito frequente em pacientes com síndrome antifosfolípide, também pode ser encontrado de maneira fisiológica (cútis marmorata), idiopática, congênita e fazendo parte de doenças do colágeno (poliarterite nodosa, dermatomiosite, lúpus eritematoso sistêmico, infecções crônicas (sífilis, tuberculose), obstrução intravascular (embolia, trombocitemia, crioglobulinemia), doença da parede dos vasos (arteriosclerose), linfomas e por drogas (amantadina, quinina).

Úlceras cutâneas

Entre as manifestações dermatológicas comuns da síndrome antifosfolípide, as úlceras cutâneas devem ser diferenciadas das úlceras de etiologia vascular (arterial, venosa, vasculite de pequeno, médio e grande calibre e linfáticas), de origem neuropática (diabetes, hanseníase, *tabes dorsalis* e siringomielia), origem metabólica (gota, doença de Gaucher), origem hematológica (anemia falciforme, esferocitose, talassemia, leucemia), traumáticas (pressão), frio, radiodermite, queimaduras, factícia, origem neoplásica (carcinoma basocelular, carcinoma espinocelular, sarcomas, linfomas e metástase), infecciosas (bacterianas, fúngicas e por protozoários), paniculites e o pioderma gangrenoso.

Na gangrena e necrose cutânea que ocorre na síndrome antifosfolípide, os anticorpos antifosfolípides podem estar associados a outros fatores circulantes patogênicos, como crioglobulinas, anticorpos de hepatite ou anticorpos antiendoteliais.[2]

Pacientes com lúpus eritematoso sistêmico e anticorpos antilúpicos podem apresentar-se com úlceras que ao involuírem deixam cicatrizes com centro atrófico porcelânico mimetizando a doença de Degos. Esta síndrome é uma entidade rara com êxito letal em 50% dos casos e os anticorpos antifosfolipídeos são negativos.[2]

ESCORE DE GRAVIDADE

Para determinar objetivamente o acometimento em órgãos-alvo ocasionado pela doença, foi desenvolvido o índice de dano para pacientes com síndrome do anticorpo antifosfolípide – *Damage Index for Patients with APS* (DIAPS).[67] Esse escore conta com 38 itens que se acredita refletir os danos teciduais trombóticos e não trombóticos específicos da doença. Embora haja algumas limitações para o seu emprego, estudos demonstram boa correlação com a gravidade da doença.

TRATAMENTO

No tratamento da síndrome antifosfolípide, devemos considerar: profilaxia primária, prevenção de tromboses de repetição, tratamento da trombose aguda e manejo durante a gravidez.

Profilaxia

Os pacientes que apresentam anticorpos positivos e ausência de história de trombose não têm indicação de tratamento medicamentoso profilático.[2] No entanto, os fatores de risco associados com trombose, como hipertensão, tabagismo, hipercolesterolemia, uso de contraceptivos e imobilização prolongada, devem ser eliminados.[68]

O uso profilático de aspirina em baixas doses, é útil na prevenção de tromboses em mulheres com abortos de repetição, mas não previne trombose venosa profunda em homens com síndrome antifosfolípide.[36,44,68] No lúpus eritematoso sistêmico e síndrome antifosfolípide secundária, a hidroxicloroquina tem efeito protetor comprovado contra tromboses, além de redução do colesterol e da glicemia.[36,44,64]

Pacientes que são submetidos a cirurgias e necessitam de imobilização prolongada, requerem uso de heparinização profilática, e na síndrome antifosfolípide, algumas vezes, as doses devem ser maiores que as habituais, de 25.000 a 40.000 U/dia, em razão da resistência aos efeitos do anticoagulante.[2]

Nos casos de síndrome do anticorpo antifosfolípide com trombocitopenia grave, o rituximabe parece aumentar o número das plaquetas e diminuir a chance de trombose por supressão dos autoanticorpos.[69-70]

Outros tratamentos incluem novos anticoagulantes, inibidores do fator Xa, vitamina D, estatinas, inibidores das células B, abciximabe e inibidores mTOR.[71-73]

Tratamento das complicações obstétricas

A presença de anticorpos antifosfolípides aumenta o risco de aborto no período fetal (10 ou mais semanas de gestação) e de parto prematuro em razão da insuficiência útero-placentária.[2,44,74] O tratamento tem evoluído e diminuído o número dessas complicações (Quadro 42.5).[75]

O uso de prednisona, na dose de 40 mg/dia, mostrou diminuir a incidência de abortos, porém aumentou o número de partos pré-termo e a morbidade materna,[41,75-76] incluindo diabetes, hipertensão e sepse.[41] Embora imunoglobulinas endovenosas sejam usadas para o tratamento de algumas doenças autoimunes na gravidez, estudos randomizados não mostraram benefícios quando comparado ao tratamento com heparina na síndrome antifosfolípide.[44,75-76] Estudo em fase IV multicêntrico com hidroxicloroquina em mulheres com anticorpos antifosfolípide foi recentemente publicado.[77]

Muitos estudos prospectivos têm mostrado que o tratamento com heparina associada com baixas doses de aspirina é mais efetivo em prevenir abortos em pacientes com síndrome antifosfolípide do que a aspirina isoladamente[2,36,41,44,52,75-76] e este tratamento deve ser iniciado tão logo a gravidez seja confirmada.[44,52] A dose de aspirina deve ser 81 mg/dia, porém a dosagem da heparina é assunto controverso.[2,36,41,44,75-76] Alguns autores recomendam doses de 5.000 U SC de 12/12 horas, na ausência de história prévia de tromboses,[41,76] outros recomendam doses variadas conforme a fase da gravidez e história prévia de trombose.[41,75]

Quadro 42.5 Tratamento obstétrico da SAF com heparina subcutânea.[75]
Abortos no período embrionário e pré-eclâmpsia recorrentes sem história de eventos trombóticos: A. Heparina não fracionada 5.000 a 7.500 U 12/12 horas no primeiro trimestre; 5.000 a 10.000 U 12/12 horas no segundo e terceiro trimestres B. Heparina de baixo peso molecular: 1) enoxaparina 40 mg/dia ou dalteparina 5.000 U/dia ou 2) enoxaparina 30 mg 12/12 horas ou dalteparina 5.000 U 12/12 horas
Óbito fetal ou pré-eclâmpsia precoce ou insuficiência placentária grave: A. Heparina não fracionada 7.500 a 10.000 U 12/12 horas no primeiro trimestre; 10.000 U 12/12 horas no segundo e terceiro trimestres B. Heparina de baixo peso molecular: 1) enoxaparina 40 mg/dia diária ou dalteparina 5.000 U/dia, ou 2) enoxaparina 30 mg 12/12 horas ou dalteparina 5.000 U 12/12 horas
Anticoagulação em mulheres com eventos trombóticos prévios: A. Heparina não fracionada 7.500 U cada 8 a 12 horas B. Heparina de baixo peso molecular: 1) ajustada ao peso (enoxaparina 1 mg/kg 12/12 horas ou dalteparina 200 U/kg 12/12 horas) ou 2) doses intermediárias (enoxaparina 40 mg/dia ou dalteparina 5.000 U/dia nas primeiras 16 semanas de gestação e a cada 12 horas a partir da 16ª semana)

A heparina não fracionada pode ser substituída pela heparina de baixo peso molecular, com a vantagem de administração diária, de reduzir os riscos de plaquetopenia e de osteoporose induzidas pela heparina não fracionada.[36,41,44,52] As heparinas de baixo peso molecular usadas na gravidez são enoxaparina 40 mg/dia e dalteparina 5.000 U/dia.[36]

A descoberta acidental de anticorpos antifosfolípides durante a gravidez, sem história clínica de suas complicações previamente, não requer tratamento.[36]

Pacientes que usam varfarina por tromboses anteriores, devem ter seu tratamento substituído por heparina durante a gravidez, em razão dos seus efeitos teratogênicos.[2,41]

SÍNDROME ANTIFOSFOLÍPIDE CATASTRÓFICA

Esta manifestação rara (cerca de 1% dos pacientes) da síndrome antifosfolípide, caracterizada por oclusão vascular generalizada, com frequência resultando em morte, pode não responder à terapia anticoagulante isolada.[78] O diagnóstico é feito quando há presença de trombose em vários órgãos ou sistemas e tem anticorpos antifosfolípides positivo em duas medições com 6 semanas de intervalo e oclusão de pequenos vasos na histologia.[79] O tratamento é realizado com uma combinação de anticoagulação, esteroides e plasmaférese ou imunoglobulina endovenosa.[2,36,41,44,68] O uso de agentes fibrinolíticos não têm benefício comprovado. Rituximabe e eculizumabe foram utilizados em alguns casos.[50,63,80]

Tratamento após o evento trombótico primário

Não há nenhuma evidência de que o tratamento agudo da trombose secundária à síndrome antifosfolípide deva ser diferente do tratamento da trombose aguda por outra causa.[21,81] A terapia inicial é com heparina não fracionada ou heparina de baixo peso molecular, seguida por varfarina.[41,75] Como os pacientes com síndrome antifosfolípide e trombose são de alto risco para episódios recorrentes de tromboembolismo, terapia anticoagulante oral prolongada, talvez por toda a vida, é a garantia de prevenção de novos episódios.[36] O anticoagulante oral mais usado é o varfarina. Os estudos ainda mostram resultados variados quanto à intensidade do tratamento anticoagulante.[41,52,68,75] Alguns indicam que há menor risco de novos episódios de trombose com tratamento intensivo com varfarina, mantendo um RNI > 3,[2,36,82-83] enquanto outros estudos, inclusive um prospectivo,[84] mostram que no controle o RNI pode ser mantido entre 2 e 3, com índices de recorrência semelhantes aos dos pacientes com RNI > 3, porém com menor risco de sangramento.[44,84-85] Alguns estudos discutem a possível descontinuação do tratamento com anticoagulantes em pacientes cujos autoanticorpos não sejam mais detectados, porém mais publicações são necessárias para dar suporte a essa decisão terapêutica.[86]

A profilaxia deve ser individualizada e tratamentos adjuvantes como hidroxicloroquina, vitamina D, estatinas e novos anticoagulantes podem ser úteis em alguns casos.[87]

As manifestações cutâneas, em geral, respondem ao tratamento da doença de base. Há estudos que relatam cura de úlceras crônicas por vasculite livedoide após uso de agentes fibrinolíticos.[2]

■ EVOLUÇÃO

Complicações

As manifestações clínicas da síndrome antifosfolípide são bastante heterogêneas, o que determina uma evolução bastante variável.[88-89]

Embora a associação das manifestações clínicas com a presença do anticorpo antifosfolípide seja mais evidente na síndrome antifosfolípide primária, não existe diferença na evolução quanto as formas primária e secundária.[44]

Existem poucos dados consistentes na literatura sobre o prognóstico e a evolução clínica dos pacientes. Alguns estudos recentes sugerem três formas de evolução:[90]

1. Manifestação clínica isolada ou associada num único episódio (p. ex., livedo reticular isolado e livedo reticular + isquemia cerebral).
2. Episódios recorrentes: a síndrome antifosfolípide se apresenta frequentemente com recorrência de suas manifestações clínicas, sobretudo eventos trombóticos.[88,91-92] O risco de fenômenos trombóticos é alto mesmo em uso de tratamento anticoagulante.[93] Títulos de anticorpos anticardiolipina maiores que 40 associados à episódio prévio de trombose são fatores de risco independentes, para um novo episódio de trombose. Pacientes com lúpus eritematoso sistêmico e anticorpos anticardiolipina positivo também têm maior predisposição para eventos trombóticos de repetição. O tempo médio entre o primeiro episódio e o segundo evento é de 3 anos. A gravidade da manifestação clínica inicial e a presença de anticorpo anti-β2-GPI no primeiro episódio da doença sugerem um pior prognóstico, já que o tempo médio para o segundo evento se reduz para menos de 12 meses.[88,94]
3. Síndrome antifosfolípide catastrófica – Síndrome de Asherson: é uma variante incomum da síndrome antifosfolípide caracterizada predominantemente por doença obstrutiva de pequenos vasos afetando pelo menos três diferentes órgãos num período de dias a semanas. Clinicamente manifesta-se sob três formas distintas:[65]
   a) Evento inicial da síndrome antifosfolípide.
   b) Evolução da síndrome antifosfolípide primária: forma mais comum.
   c) Evolução da síndrome antifosfolípide secundária (associada comumente ao lúpus eritematoso sistêmico).

É ainda desconhecido porque alguns pacientes desenvolvem eventos tromboembólicos em grandes vasos (síndrome antifosfolípide) e outros em pequenos vasos (síndrome antifosfolípide catastrófica). Apesar de mais de 45% dos pacientes não apresentarem fator desencadeante bem definido, postula-se que infecções, trauma, coagulopatias, uso de medicamentos, neoplasias, gestação, agudização do lúpus eritematoso sistêmico podem estar envolvidos como desencadeadores desta síndrome.[65]

O rim é o órgão mais acometido, seguido do pulmão, sistema nervoso central, coração e pele (55% a 66%). As manifestações dermatológicas mais comuns são livedo reticular, necrose da pele e púrpura.[44]

A mortalidade é de 50% e é devida a disfunção de múltiplos órgãos.[44,65,90]

Prognóstico

O prognóstico dos pacientes com síndrome antifosfolípide é bastante variável e depende de vários fatores:[95]

1. **Gravidade da manifestação clínica inicial:** o tipo de manifestação clínica inicial afeta tanto a taxa como o tipo de evento subsequente. Se clínica associada a altos títulos de anticorpo anticardiolipina (maior que 40); se duas manifestações clínicas associadas (p. ex., livedo reticular e trombose venosa) ou anemia hemolítica como manifestação inicial, o prognóstico é pior.[88,90]
2. **História mórbida pregressa:** episódio anterior de trombose aumenta a chance de novo evento.[91]
3. **Altos níveis de anticorpos:** presença de anti-β2-GPI no quadro inicial aumenta a chance de complicações em mais de 50%.
4. **Terapia adequada:** o uso de anticoagulantes diminui a chance de eventos sérios em cerca de 78% a 91%.[44,88,91]
5. **Neoplasias:** a prevalência de neoplasias durante a evolução da síndrome antifosfolípide é de 17% a 20%.[91]

■ SÍNDROME DO ANTICORPO ANTIFOSFOLÍPIDE E COVID

A covid-19 é associada a uma alta taxa de trombose, com prolongamento do tempo de ativação parcial da tromboplastina (kPTT), sendo proposta uma associação com a presença de anticorpos antifosfolípides.[96] Essa suposição foi descrita em pacientes acometidos pela doença,[97-98] porém a maior associação com fenômenos trombóticos é controverso.[97-98] Novos estudos são necessários para melhor compreensão dos mecanismos que envolvem essas duas doenças.

Referências bibliográficas

1. Marai I, Zandman-Goddard G, Shoenfeld Y. The systemic nature of the antiphospholipid syndrome. Scand J Rheumatol. 2004;33(6):365-72.
2. Gibson GE, Su WP, Pittelkow MR. Antiphospholipid syndrome and the skin. J Am Acad Dermatol. 1997;36(6 Pt 1):970-82.
3. Wassermann A, Neisser A, Bruck C. Eine serodiagnostiche reaktion bey syphilis. Deutsche Méd Wochenschr. 1906;32:745-2.
4. Pangborn M. A new serologically active phospholipid from beef heart. Proc Soc Exp Biol Méd1941. p. 484-6.

5. Conley C. A hemorrhagic disorder caused by circulating anticoagulant in patients with disseminated lupus erythematosus. In: Hartmann R, editor. J Clin Invest1952. p. 621-2.
6. Bowie E, Thompson J, Pascuzzi C, CA O. Thrombosis in systemic lupus erythematosus despite circulating antibodies. J Lab Clin Med. 1963;62:416-30.
7. Feinstein DI, Rapaport SI. Acquired inhibitors of blood coagulation. Prog Hemost Thromb. 1972;1:75-95.
8. Nilsson IM, Astedt B, Hedner U, Berezin D. Intrauterine death and circulating anticoagulant ("antithromboplastin"). Acta Med Scand. 1975;197(3):153-9.
9. Hughes GR. The anticardiolipin syndrome. Clin Exp Rheumatol. 1985;3(4):285-6.
10. Harris EN, Hughes GR, Gharavi AE. Antiphospholipid antibodies: an elderly statesman Dons new garments. J Rheumatol Suppl. 1987;14 Suppl 13:208-13.
11. Galli M, Comfurius P, Maassen C, Hemker HC, de Baets MH, van Breda-Vriesman PJ et al. Anticardiolipin antibodies (ACA) directed not to cardiolipin but to a plasma protein cofactor. Lancet. 1990;335(8705):1544-7.
12. McNeil HP, Simpson RJ, Chesterman CN, Krilis SA. Anti-phospholipid antibodies are directed against a complex antigen that includes a lipid-binding inhibitor of coagulation: beta 2-glycoprotein I (apolipoprotein H). Proc Natl Acad Sci U S A. 1990;87(11):4120-4.
13. Galli M, Luciani D, Bertolini G, Barbui T. Lupus anticoagulants are stronger risk factors for thrombosis than anticardiolipin antibodies in the antiphospholipid syndrome: a systematic review of the literature. Blood. 2003;101(5):1827-32.
14. Fessler BJ. Thrombotic syndromes and autoimmune diseases. Rheum Dis Clin North Am. 1997;23(2):461-79.
15. Micheletti E, Blanco L, Cechinni A, Acerenza M, Canda P. [Antiphospholipid syndrome in Pediatrics: a case report]. Arch Argent Pediatr. 2017;115(6):e412-e5.
16. Zanon E, Saggiorato G, Ramon R, Girolami A, Pagnan A, Prandoni P. Anti-prothrombin antibodies as a potential risk factor of recurrent venous thromboembolism. Thromb Haemost. 2004;91(2):255-8.
17. Hojnik M, George J, Ziporen L, Shoenfeld Y. Heart valve involvement (Libman-Sacks endocarditis) in the antiphospholipid syndrome. Circulation. 1996;93(8):1579-87.
18. Ruiz-Irastorza G, Egurbide MV, Ugalde J, Aguirre C. High impact of antiphospholipid syndrome on irreversible organ damage and survival of patients with systemic lupus erythematosus. Arch Intern Med. 2004;164(1):77-82.
19. Asherson RA, Cervera R, Piette JC, Shoenfeld Y, Espinosa G, Petri MA et al. Catastrophic antiphospholipid syndrome: clues to the pathogenesis from a series of 80 patients. Medicine (Baltimore). 2001;80(6):355-77.
20. Derksen RH, Khamashta MA, Branch DW. Management of the obstetric antiphospholipid syndrome. Arthritis Rheum. 2004;50(4):1028-39.
21. Cervera R, Piette JC, Font J, Khamashta MA, Shoenfeld Y, Camps MT et al. Antiphospholipid syndrome: clinical and immunologic manifestations and patterns of disease expression in a cohort of 1,000 patients. Arthritis Rheum. 2002;46(4):1019-27.
22. Rai R, Sekar CS, Kumaresan M. Antiphospholipid syndrome in dermatology: an update. Indian J Dermatol Venereol Leprol. 2010;76(2):116-24.
23. Nahass GT. Antiphospholipid antibodies and the antiphospholipid antibody syndrome. J Am Acad Dermatol. 1997;36(2 Pt 1):149-68; quiz 69-72.
24. Goldberg SN, Conti-Kelly AM, Greco TP. A family study of anticardiolipin antibodies and associated clinical conditions. Am J Med. 1995;99(5):473-9.
25. Sebastiani GD, Galeazzi M, Morozzi G, Marcolongo R. The immunogenetics of the antiphospholipid syndrome, anticardiolipin antibodies, and lupus anticoagulant. Semin Arthritis Rheum. 1996;25(6):414-20.
26. Sebastiani GD, Iuliano A, Cantarini L, Galeazzi M. Genetic aspects of the antiphospholipid syndrome: An update. Autoimmun Rev. 2016;15(5):433-9.
27. McNeil HP, Chesterman CN, Krilis SA. Immunology and clinical importance of antiphospholipid antibodies. Adv Immunol. 1991;49:193-280.
28. Petri M. Pathogenesis and treatment of the antiphospholipid antibody syndrome. Med Clin North Am. 1997;81(1):151-77.
29. Engel B, Müller G, Roch B, Schröder HE, Aringer M, Bornstein SR et al. Serum of patients with antiphospholipid syndrome induces adhesion molecules in endothelial cells. Atheroscler Suppl. 2017;30:141-8.
30. Chaturvedi S, McCrae KR. Recent advances in the antiphospholipid antibody syndrome. Curr Opin Hematol. 2014;21(5):371-9.
31. Chighizola CB, Raschi E, Borghi MO, Meroni PL. Update on the pathogenesis and treatment of the antiphospholipid syndrome. Curr Opin Rheumatol. 2015;27(5):476-82.
32. Salmon JE, Girardi G. The role of complement in the antiphospholipid syndrome. Curr Dir Autoimmun. 2004;7:133-48.
33. Simantov R, LaSala JM, Lo SK, Gharavi AE, Sammaritano LR, Salmon JE et al. Activation of cultured vascular endothelial cells by antiphospholipid antibodies. J Clin Invest. 1995;96(5):2211-9.
34. Carmo-Pereira S, Bertolaccini ML, Escudero-Contreras A, Khamashta MA, Hughes GR. Value of IgA anticardiolipin and anti-beta2-glycoprotein I antibody testing in patients with pregnancy morbidity. Ann Rheum Dis. 2003;62(6):540-3.
35. Müller-Calleja N, Hollerbach A, Häuser F, Canisius A, Orning C, Lackner KJ. Antiphospholipid antibody-induced cellular responses depend on epitope specificity: implications for treatment of antiphospholipid syndrome. J Thromb Haemost. 2017.
36. Gezer S. Antiphospholipid syndrome. Dis Mon. 2003;49(12):696-741.
37. Cuadrado MJ, Hughes GR. Hughes (antiphospholipid) syndrome. Clinical features. Rheum Dis Clin North Am. 2001;27(3):507-24, v.
38. Miyakis S, Lockshin MD, Atsumi T, Branch DW, Brey RL, Cervera R et al. International consensus statement on an update of the classification criteria for definite antiphospholipid syndrome (APS). J Thromb Haemost. 2006;4(2):295-306.
39. Risse J, Vieira M, Beuret F, Petitpain N, Zuily S, Wahl D. Reversible drug-induced antiphospholipid syndrome. Lupus. 2017:961203317712463.
40. Amigo MC, Khamashta MA. Antiphospholipid (Hughes) syndrome in systemic lupus erythematosus. Rheum Dis Clin North Am. 2000;26(2):331-48.
41. Hanly JG. Antiphospholipid syndrome: an overview. CMAJ. 2003;168(13):1675-82.
42. Graf J. Central Nervous System Manifestations of Antiphospholipid Syndrome. Rheum Dis Clin North Am. 2017;43(4):547-60.
43. Mulinari-Brenner F, Pizzol A, Manfrinato L, Santamaria J, Gemelli J. Síndrome dos anticorpos antifosfolipídios: revisão bibliográfica. Na Bras Dermatol. 2000;75(2): 219-24.
44. Levine JS, Branch DW, Rauch J. The antiphospholipid syndrome. N Engl J Med. 2002;346(10):752-63.
45. Diógenes MJ, Diógenes PC, de Morais Carneiro RM, Neto CC, Duarte FB, Holanda RR. Cutaneous manifestations associated with antiphospholipid antibodies. Int J Dermatol. 2004;43(9):632-7.
46. Caporuscio S, Sorgi ML, Nisticò S, Pranteda G, Bottoni U, Carboni I et al. Cutaneous manifestations in antiphospholipid syndrome. Int J Immunopathol Pharmacol. 2015;28(2):270-3.
47. Alegre VA, Winkelmann RK, Gastineau DA. Cutaneous thrombosis, cerebrovascular thrombosis, and lupus anticoagulant-the Sneddon syndrome. Report of 10 cases. Int J Dermatol. 1990;29(1):45-9.
48. Levine SR, Langer SL, Albers JW, Welch KM. Sneddon's syndrome: an antiphospholipid antibody syndrome? Neurology. 1988;38(5):798-800.
49. Gantcheva M. Dermatologic aspects of antiphospholipid syndrome. Int J Dermatol. 1998;37(3):173-80.
50. Espinosa G, Rodríguez-Pintó I, Cervera R. Catastrophic antiphospholipid syndrome: an update. Panminerva Med. 2017;59(3):254-68.
51. Galli M. Antiphospholipid syndrome: association between laboratory tests and clinical practice. Pathophysiol Haemost Thromb. 2003;33(5-6):249-55.
52. Greaves M. Antiphospholipid antibodies and thrombosis. Lancet. 1999;354(9183):1031.
53. Roggenbuck D, Egerer K, Feist E, Burmester GR, Dörner T. Antiphospholipid antibody profiling: association with the clinical phenotype of antiphospholipid syndrome? Comment on the article by Otomo et al. Arthritis Rheum. 2012;64(8):2807-8; author reply 8-9.
54. Pengo V, Ruffatti A. Laboratory diagnosis of antiphospholipid syndrome. Reumatismo. 2007;59(3):187-91.
55. Amengual O, Atsumi T, Koike T. Antiprothombin antibodies and the diagnosis of antiphospholipid syndrome. Clin Immunol. 2004;112(2):144-9.
56. Myers B, Gould J. The place of beta 2 glycoprotein 1 in the assessment of antiphospholipid syndrome. Blood Coagul Fibrinolysis. 2003;14(1):1-2.
57. Reddel SW, Krilis SA. Testing for and clinical significance of anticardiolipin antibodies. Clin Diagn Lab Immunol. 1999;6(6):775-82.
58. Obermoser G, Bitterlich W, Kunz F, Sepp NT. Clinical significance of anticardiolipin and anti-beta2-glycoprotein I antibodies. Int Arch Allergy Immunol. 2004;135(2): 148-53.
59. Alving BM. Diagnosis and management of patients with the antiphospholipid syndrome. J Thromb Thrombolysis. 2001;12(1):89-93.
60. Serrano A, Cervera R, Gris JC. Editorial: Primary Antiphospholipid Syndrome. Front Immunol. 2020;11:1993.
61. Rodgers G. Thrombosis and antithrombotic therapy. In: Lee G, Foersten J, Kukens J et al. (ed.). Eds Wintrobe Clinical Hematology. Baltimore: Williams & Wilkins; 1999. p. 1781-820.
62. Abdel-Wahab N, Talathi S, Lopez-Olivo MA, Suarez-Almazor ME. Risk of developing antiphospholipid antibodies following viral infection: a systematic review and meta-analysis. Lupus. 2017:961203317731532.
63. Chidharla A, Syed SB, Chatterjee T, Tarantino MD. A Case Report of COVID-Associated Catastrophic Antiphospholipid Syndrome Successfully Treated with Eculizumab. J Blood Med. 2021;12:929-33.
64. Golan TD. Lupus vasculitis: differential diagnosis with antiphospholipid syndrome. Curr Rheumatol Rep. 2002;4(1):18-24.
65. Asherson RA. The catastrophic antiphospholipid (Asherson's) syndrome in 2004--a review. Autoimmun Rev. 2005;4(1):48-54.
66. Alving BM, Barr CF, Tang DB. Correlation between lupus anticoagulants and anticardiolipin antibodies in patients with prolonged activated partial thromboplastin times. Am J Med. 1990;88(2):112-6.
67. Amigo MC, Goycochea-Robles MV, Espinosa-Cuervo G, Medina G, Barragán-Garfias JA, Vargas A et al. Development and initial validation of a damage index (DIAPS) in patients with thrombotic antiphospholipid syndrome (APS). Lupus. 2015;24(9): 927-34.
68. Lockshin MD, Erkan D. Treatment of the antiphospholipid syndrome. N Engl J Med. 2003;349(12):1177-9.
69. Gamoudi D, Cutajar M, Gamoudi N, Camilleri DJ, Gatt A. Achieving a satisfactory clinical and biochemical response in antiphospholipid syndrome and severe thrombocytopenia with rituximab: two case reports. Clin Case Rep. 2017;5(6):845-8.
70. Wang CR, Liu MF. Rituximab usage in systemic lupus erythematosus-associated antiphospholipid syndrome: A single-center experience. Semin Arthritis Rheum. 2016.
71. Andrade D, Tektonidou M. Emerging Therapies in Antiphospholipid Syndrome. Curr Rheumatol Rep. 2016;18(4):22.
72. Chighizola CB, Ubiali T, Meroni PL. Treatment of Thrombotic Antiphospholipid Syndrome: The Rationale of Current Management-An Insight into Future Approaches. J Immunol Res. 2015;2015:951424.

73. Petri M. Antiphospholipid syndrome. Transl Res. 2020;225:70-81.
74. Schreiber K, Radin M, Sciascia S. Current insights in obstetric antiphospholipid syndrome. Curr Opin Obstet Gynecol. 2017.
75. Luzzana C, Gerosa M, Riboldi P, Meroni PL. Up-date on the antiphospholipid syndrome. J Nephrol. 2002;15(4):342-8.
76. Lassere M, Empson M. Treatment of antiphospholipid syndrome in pregnancy-a systematic review of randomized therapeutic trials. Thromb Res. 2004;114(5-6): 419-26.
77. Schreiber K, Breen K, Cohen H, Jacobsen S, Middeldorp S, Pavord S et al. HYdroxychloroquine to Improve Pregnancy Outcome in Women with AnTIphospholipid Antibodies (HYPATIA) Protocol: A Multinational Randomized Controlled Trial of Hydroxychloroquine versus Placebo in Addition to Standard Treatment in Pregnant Women with Antiphospholipid Syndrome or Antibodies. Semin Thromb Hemost. 2017;43(6):562-71.
78. Kazzaz NM, McCune WJ, Knight JS. Treatment of catastrophic antiphospholipid syndrome. Curr Opin Rheumatol. 2016;28(3):218-27.
79. Hoayek JG, Moussa HN, Rehman HA, Nasab SH, Blackwell SC, Sibai BM. Catastrophic antiphospholipid syndrome in pregnancy, a diagnosis that should not be missed. J Matern Fetal Neonatal Med. 2016;29(24):3950-5.
80. Orantes LDC, Martínez CCA, Casas EB. Catastrophic antiphospholipid syndrome. Case report and literature review. Gac Med Mex. 2017;153(4):531-6.
81. Bala MM, Celinska-Lowenhoff M, Szot W, Padjas A, Kaczmarczyk M, Swierz MJ et al. Antiplatelet and anticoagulant agents for secondary prevention of stroke and other thromboembolic events in people with antiphospholipid syndrome. Cochrane Database Syst Rev. 2017;10:CD012169.
82. Goldhaber SZ. Pulmonary embolism. Lancet. 2004;363(9417):1295-305.
83. Khamashta MA, Cuadrado MJ, Mujic F, Taub NA, Hunt BJ, Hughes GR. The management of thrombosis in the antiphospholipid-antibody syndrome. N Engl J Med. 1995;332(15):993-7.
84. Crowther MA, Ginsberg JS, Julian J, Denburg J, Hirsh J, Douketis J et al. A comparison of two intensities of warfarin for the prevention of recurrent thrombosis in patients with the antiphospholipid antibody syndrome. N Engl J Med. 2003;349(12):1133-8.
85. Crowther MA, Wisloff F. Evidence based treatment of the antiphospholipid syndrome II. Optimal anticoagulant therapy for thrombosis. Thromb Res. 2005;115(1-2):3-8.
86. Sciascia S, Coloma-Bazán E, Radin M, Bertolaccini ML, López-Pedrera C, Espinosa G et al. Can we withdraw anticoagulation in patients with antiphospholipid syndrome after seroconvertion? Autoimmun Rev. 2017;16(11):1109-14.
87. Legault KJ, Ugarte A, Crowther MA, Ruiz-Irastorza G. Prevention of Recurrent Thrombosis in Antiphospholipid Syndrome: Different from the General Population? Curr Rheumatol Rep. 2016;18(5):26.
88. Tektonidou MG, Ioannidis JP, Boki KA, Vlachoyiannopoulos PG, Moutsopoulos HM. Prognostic factors and clustering of serious clinical outcomes in antiphospholipid syndrome. QJM. 2000;93(8):523-30.
89. Bühler-Singer S, von Hintzenstern J, Fartasch M, Hornstein OP. [Anticardiolipin syndrome with only skin involvement]. Hautarzt. 1994;45(6):394-7.
90. Piette WW. Antiphospholipid antibody syndrome: the problems and the promise. Br J Dermatol. 2000;142(6):1080-3.
91. Finazzi G, Brancaccio V, Moia M, Ciaverella N, Mazzucconi MG, Schinco PC et al. Natural history and risk factors for thrombosis in 360 patients with antiphospholipid antibodies: a four-year prospective study from the Italian Registry. Am J Med. 1996;100(5):530-6.
92. Rosove MH, Brewer PM. Antiphospholipid thrombosis: clinical course after the first thrombotic event in 70 patients. Ann Intern Med. 1992;117(4):303-8.
93. Radin M, Schreiber K, Cecchi I, Roccatello D, Cuadrado MJ, Sciascia S. The risk of ischaemic stroke in primary APS patients: a prospective study. Eur J Neurol. 2017.
94. Camps García MT, Gutiérrez Rueda A, Guil García M, Perelló-González Moreno I, García Portales R, Belmonte López A et al. [Clinical and analytical manifestations of primary antiphospholipid antibody syndrome]. An Med Interna. 1993;10(12):576-82.
95. Santamaria J, Badziak D, Branco M, Mandelli F, Cavalin L, Sato M. Síndrome antifosfolípide. Na Bras Dermatol 2005;80(3):225-39.
96. Borghi MO, Beltagy A, Garrafa E, Curreli D, Cecchini G, Bodio C et al. Anti-Phospholipid Antibodies in COVID-19 Are Different From Those Detectable in the Anti-Phospholipid Syndrome. Front Immunol. 2020;11:584241.
97. Devreese KMJ, Linskens EA, Benoit D, Peperstraete H. Antiphospholipid antibodies in patients with COVID-19: A relevant observation? J Thromb Haemost. 2020;18(9):2191-201.
98. Gatto M, Perricone C, Tonello M, Bistoni O, Cattelan AM, Bursi R et al. Frequency and clinical correlates of antiphospholipid antibodies arising in patients with SARS-CoV-2 infection: findings from a multicentre study on 122 cases. Clin Exp Rheumatol. 2020;38(4):754-9.

Jesus Rodriguez Santamaria • Maira Mitsue Mukai Neguishi

Fasciite Eosinofílica

INTRODUÇÃO

A fasciite eosinofílica ou síndrome de Shulman é uma doença rara, de causa desconhecida, A apresentação é aguda, com dor, edema das extremidades evoluindo com fibrose cutânea incapacitante. Contraturas articulares, artrite, neuropatia e miosite podem estar associadas. Alguns autores a classificam dentro das síndromes esclerodermiformes e a consideram uma variante da morfeia, enquanto outros acreditam que seja uma entidade à parte.[1]

HISTÓRICO

Fasciite eosinofílica foi descrita por Lawrence E. Shulman em 1974 em pacientes com fasciite difusa, eosinofilia e hipergamaglobulinemia.[2] O nome síndrome de Shulman foi introduzido por Rodnan em 1975.[3]

EPIDEMIOLOGIA

A frequência é rara, afetando mais a raça branca. Ocorre igualmente no sexo masculino quanto no feminino. A maior parte dos pacientes tem de 30 a 60 anos. Casos em crianças podem eventualmente ocorrer.[4]

O estado final de fibrose pode levar a morbidade importante devido à esclerose da pele e contraturas das articulações. Artrite, neuropatias e miosite podem estar presentes. Dez por cento dos casos podem evoluir com mielodisplasia e anemia aplástica. Resolução espontânea é possível e o tratamento com corticosteroides usualmente resulta em melhora, entretanto esclerose da pele e contraturas articulares podem persistir.[5]

ETIOPATOGÊNESE

A etiologia é desconhecida, mas resposta imunológica aberrante pode ter um papel importante, porque hipergamaglobulinemia e anticorpos antinucleares estão associados. Têm sido também implicados exposição a tóxicos, resina epóxi,[6] meio ambiente, trauma, exercício físico extenuante, picada de insetos, borreliose, vacinação e uso de estatinas[7-11] e biológicos.[12-15] Casos de fasciite eosinofílica após transplante alogênico também foram relatados na literatura.[16-17] Associação com neoplasias podem ocorrer.[18-20]

Autores propõem uma resposta imunológica aberrante como mecanismo na patogênese da doença, visto os achados de hipergamaglobulinemia no sangue periférico e depósito de IgG e C3 na fáscia de alguns pacientes.[21] *In vitro*, fibroblastos da fáscia comprometida produzem níveis aumentados de mRNA para colágenos tipo I, III e IV comparado com fibroblastos da derme adjacente. Fibroblastos da fáscia expressam fator-beta I e fator de crescimento de tecido conjuntivo mRNA podem ter um papel na fibrose clínica. Degranulação de eosinófilos pode ativar fibroblastos.[22]

Trabalhos têm demonstrado níveis elevados do fator-beta de crescimento e interleucina 5,[21] que normalizam com o uso de corticosteroides. O infiltrado inflamatório da fáscia é predominantemente composto por linfócitos T CD8+, macrófagos e menos eosinófilos, sugerindo uma possível reação imune citotóxica em resposta a agentes infecciosos ou ambientais.[23] Estudos demonstraram níveis séricos elevados de dismutase superóxido manganês e inibidor tecidual de metaloproteinase (TIMP-1). TIMP-1 sérico pode servir de marcador de intensidade da doença.[21,24]

MANIFESTAÇÕES CLÍNICAS

A doença é caracterizada por início súbito com dor, edema, e eritema nas extremidades. Progride rapidamente dentro de semanas a meses. Os pacientes desenvolvem rigidez e induração esclerodermiforme, levando a contraturas em flexão características, com dificuldade para movimentar-se. Antebraços, braços, pernas, coxas e tronco podem estar envolvidos (em ordem decrescente de frequência). Poupa a face, mãos e pés.[25] Mais de 50% dos pacientes referem história de um episódio de exercício físico extenuante precedendo o início da doença. Mal-estar, fraqueza e febre estão frequentemente presentes.[26]

A apresentação clínica ocorre em 3 estágios. Vários estágios podem ocorrer simultaneamente em diferentes áreas do corpo. O primeiro estágio apresenta-se com eritema, infiltração e sensibilidade simétrica das extremidades, seguido por uma fase de edema em que a pele apresenta aspecto de "casca de laranja". Na fase final há hipopigmentação, induração e espessamento da pele. Nas áreas intensamente afetadas a pele e o tecido subcutâneo formam massa de consistência lenhosa, aderida aos músculos subjacentes. Com a elevação da extremidade envolvida, pode-se observar sulcos no trajeto das veias superficiais, chamado de "sinal do sulco".[27-28] Apesar das extremidades estarem envolvidas em 88% dos casos, o tronco também pode ser afetado e este é um fator de risco para fibrose pulmonar.[21] Mãos, pés e face geralmente estão livres de acometimento.[29]

Contraturas articulares dos cotovelos, punhos, joelhos, tornozelos e ombros são encontrados em 55% a 75% dos pacientes. Artrite inflamatória está presente em 40% dos pacientes.[7] Síndrome do túnel carpeano está presente em 20% dos pacientes.[30] A presença concomitante de lesões localizadas tipo morfeia podem estar presentes em 25% dos pacientes.[21]

O fenômeno de Raynaud raramente é observado. O envolvimento visceral é raro, com poucos relatos de comprometimento dos pulmões, esôfago, miocárdio, neuropatia periférica, tireoidite autoimune e linfadenopatia.[31] Comprometimento hematológico é incomum. Anemia aplástica, anemia hemolítica, trombocitopenia, linfoma,[32] leucemia linfocítica de células B[33] e hemoglobinúria paroxística noturna foram descritas.[34]

Formas atípicas como granulomatose sarcoídico-*like*,[35] edema com depressões cupuliformes,[36-37] líquen escleroso[38] e síndrome compartimental[39] foram descritas na literatura. A ausência de sinais cutâneos também foi descrita na literatura.[40]

PATOLOGIA

As alterações mais profundas ocorrem na fáscia superficial, que está marcadamente espessada, fibrosada e esclerótica. Nos estágios iniciais necrose fibrinoide ou degeneração mixoide podem estar presentes. A fibrose estende-se para o septo do tecido subcutâneo. O processo fibrótico também se estende para a derme profunda e a musculatura subjacente. O músculo pode mostrar necrose focal, degeneração e regeneração.[41]

O infiltrado inflamatório é usualmente leve a moderado e consiste de linfócitos, histiócitos, células plasmáticas e número variável de eosinófilos. Eosinofilia não é requerida para fazer o diagnóstico de fasciite eosinofílica. O termo fasciite eosinofílica refere-se à eosinofilia periférica e não a tecidual. O infiltrado inflamatório inclui folículos linfoides envolvendo a derme profunda, septo, fáscia e o músculo. A epiderme, a derme papilar e os anexos estão usualmente livres. Na imunofluorescência direta, imunoglobulina M é encontrada na junção dermoepidérmica e imunoglobulina G e C3 ao redor dos vasos sanguíneos na derme profunda, fáscia e musculoesquelético.[34]

DIAGNÓSTICO

Os critérios diagnósticos incluem: 1) esclerose e fibrose de partes moles, iniciando nas extremidades, poupando mãos e pés; 2) ausência de fenômeno de Raynaud e envolvimento renal; 3) infiltração linfoplasmocitária da fáscia com número variável de eosinófilos, sem lesões necróticas vasculares.[42]

Pinal-Fernandez e colaboradores, em 2014, propuseram critérios diagnósticos (Quadro 43.1) para os pacientes com suspeita da doença.[21]

Quadro 43.1 Critérios para o diagnóstico de fasciite eosinofílica. A presença de dois critérios maiores ou um critério maior e dois critérios menores estabelece o diagnóstico de fasciite eosinofílica.

Critérios maiores
1. Edema, enduração, e espessamento da pele e tecido subcutâneo simétrico ou não simétrico, difuso (extremidades, tronco e abdome) ou localizado (extremidades)
2. Espessamento da fáscia com acúmulo de linfócitos e macrófagos com ou sem infiltração eosinofílica (determinado por biópsia profunda da pele clinicamente afetada)
Critérios menores
1. Eosinofilia > 0,5 x 10^9/L
2. Hipergamaglobulinemia > 1,5 g/L
3. Fraqueza muscular e/ou níveis elevados de aldolase
4. Sinal do sulco e/ou pele em casca de laranja
5. Fáscia com aumento da intensidade nas imagens por ressonância magnética ponderada em T2

Fonte: Adaptado de Pinal-Fernandez et al.

Em 2018, foi publicado um *guideline* para diagnóstico e determinação do grau de gravidade[43] e da conduta. Os novos critérios diagnósticos estão listados na Quadro 43.2.

Quadro 43.2 Critérios para o diagnóstico de fasciite eosinofílica. A presença do critério maior e um dos critérios menores 1 ou o critério maior e dois critérios menores 2 estabelece o diagnóstico de fasciite eosinofílica.

Critério maior
1. Lesões escleróticas simétricas estão presentes nos quatro membros. Todavia, esta condição não apresenta fenômeno de Raynaud, e esclerose sistêmica pode ser excluída
Critérios menores 1
1. A histologia da biópsia da pele que engloba a fáscia mostra fibrose do tecido conectivo subcutâneo, com espessamento da fáscia e infiltração de eosinófilos e monócitos
Critérios menores 2
2. Espessamento da fáscia é vista em exames de imagem, como ressonância magnética

Fonte: Adaptado de Jinnin et al.

Grau de gravidade

O mesmo *guideline* traz uma proposta de avaliação do grau de gravidade da doença (Quadro 43.3).[43]

Quadro 43.3 Classificação da gravidade para a fasciite eosinofílica.

Contratura da junta (membros superiores)	1 ponto
Contratura da junta (membros inferiores)	1 ponto
Limitação do movimento (membros superiores)	1 ponto
Limitação do movimento (membros inferiores)	1 ponto
Expansão e piora do *rash* cutâneo (progressão dos sintomas)	1 ponto
Um total de 2 ou mais pontos é classificado como doença grave	

Fonte: Adaptado de Jinnin et al.

Laboratório

Biópsia incisional incluindo pele, subcutâneo e fáscia é necessária para confirmar o diagnóstico de fasciite eosinofílica.

O hemograma mostra eosinofilia (10% a 40%) em 80% a 90% dos pacientes. Pancitopenia, anemia ou trombocitopenia podem ser encontrados. Nestes casos deve ser feita punção de medula. Velocidade de Hemossedimentação (VHS) está elevado em 60% a 80% dos pacientes. Hipergamaglobulinemia, usualmente policlonal, por IgG também pode ser encontrado.[2] Os níveis de enzimas musculares por vezes estão elevadas, especialmente aldolase,[44] sendo esta um indicador de atividade da doença. Fator reumatoide e FAN podem ocasionalmente ser positivos.[45]

Imagens

Ressonância magnética pode ser útil para detectar espessamento anormal da fáscia, colaborando para o diagnóstico e para guiar a localização da biópsia bem como monitorar a resposta terapêutica.[46-48] O 18 FDG PET/CT é uma técnica também descrita no diagnóstico da doença, em que a tomografia por emissão de pósitrons (PET) é combinada com a tomografia computadorizada convencional (CT), aumentando a precisão dos achados com o uso de 18-fluordexogilicose (FDG), sendo o radiofármaco mais utilizado nesta técnica.[49] A ultrassonografia também pode ser de auxílio diagnóstico,[50-52] principalmente com o avanço dos aparelhos e das técnicas nos últimos anos.[53]

Outros testes

Se clinicamente indicada, a eletromiografia pode mostrar miosite. Testes de função pulmonar podem mostrar características restritivas.[1]

DIAGNÓSTICO DIFERENCIAL

O diagnóstico diferencial de fasciite eosinofílica deve ser feito com lesões esclerodermiformes no curso de diabetes, paraproteinemia (mieloma múltiplo), escleromixedema, porfiria tarda, desordens genéticas esclerodermiformes.[1]

A dificuldade maior é o diagnóstico com esclerodermia tipo morfeia, esclerodermia difusa sistêmica e esclerodermia linear. Autores discutem numa possível relação entre esclerodermia e fasciite eosinofílica como um espectro da mesma doença.[54-55] Clinicamente, alterações nos capilares periungueais e fenômeno de Raynaud são presentes na esclerodermia. A presença de sinal do sulco, ausência de esclerodactilia, pseudocelulite ou pele em casca de laranja e eosinofilia periférica corroboram o diagnóstico de fasciite eosinofílica.[56] A biópsia de músculo determina o diagnóstico.[1]

TRATAMENTO

Muitos casos respondem à corticosteroideterapia (88%), sendo que 25% obtêm regressão completa. Involução espontânea é possível. Recuperação completa pode levar de 1 a 3 anos. Não existe consenso no tratamento da fasciite eosinofílica, entretanto muitos estudos indicam que a melhor resposta ocorre com doses médias a altas de corticosteroide (0,5 a 1 mg/kg/dia), especialmente se iniciado precocemente.[2,56]

Quando não há resposta adequada aos corticosteroides, podem ser associadas medicações adjuvantes como: hidroxicloroquina, colchicina, cimetidina, ciclosporina, azatioprina,[57] D-pencilinamina,[58] sirolimus,[59] micofenolato de mofetil[60] e metotrexato.[61-62] Estudo refere bons resultados associando fototerapia,[63] fotoquimioterapia extracorpórea a corticosteroide em baixas doses.[42] Biológicos como infliximabe,[64] rituximabe[64-65] isolado ou com imunoglobulina endovenosa,[66] eculizumabe,[67] reslizumabe,[68] tocilizumabe[69] e, mais recentemente, baracitinibe e imatinibe foram usados isoladamente em pacientes com a doença.[70-72]

Descompressão na síndrome do túnel carpeano pode ser requerida. Fisioterapia é muito útil nas contraturas.

EVOLUÇÃO

Complicações

Anemia aplástica e outras formas de miolodisplasia podem ocorrer em 10% dos pacientes. Recentes relatos reportam associação de fasciite eosinofílica com mieloma múltiplo, policitemia vera, linfoma de células T, nefropatia por imunoglobulina A e hipercalcemia idiopática.[73-74]

Prognóstico

Muitos pacientes apresentam recuperação completa ou parcial dos sintomas, cujo grau corresponde à gravidade da doença.[75] Um estudo com 119 pacientes portadores de fasciite eosinofílica sugeriu que o envolvimento do tronco e o aspecto de pele em "casca de laranja" seriam fatores prognósticos de doença mais grave e refratária ao tratamento, provavelmente em função da esclerose mais profunda e densa nesses pacientes.[76]

Referências bibliográficas

1. Bobrowska-Snarska D, Ostanek L, Brzosko M. [Fasciitis eosinophilica: personal observations and a review of the literature]. Pol Arch Med Wewn. 2007;117(4):64-71.
2. Shulman LE. Diffuse fasciitis with eosinophilia: a new syndrome? Trans Assoc Am Physicians. 1975;88:70-86.
3. Rodnan GP, DiBartolomeo A, Medsger TA. Proceedings: Eosinophilic fasciitis. Report of six cases of a newly recognized scleroderma-like syndrome. Arthritis Rheum. 1975;18(5):525.
4. Antic M, Lautenschlager S, Itin PH. Eosinophilic fasciitis 30 years after – what do we really know? Report of 11 patients and review of the literature. Dermatology. 2006;213(2):93-101.
5. Mosconi S, Streit M, Brönimann M, Braathen L. Eosinophilic fasciitis (Shulman syndrome). Dermatology. 2002;205(2):204-6.
6. Chan WH, Lewis DJ, Kim EJ, Aung PP, Duvic M. Generalized morphea/eosinophilic fasciitis overlap after epoxy exposure. JAAD Case Rep. 2018;4(2):175-8.
7. Lakhanpal S, Ginsburg WW, Michet CJ, Doyle JA, Moore SB. Eosinophilic fasciitis: clinical spectrum and therapeutic response in 52 cases. Semin Arthritis Rheum. 1988;17(4):221-31.
8. Choquet-Kastylevsky G, Kanitakis J, Dumas V, Descotes J, Faure M, Claudy A. Eosinophilic fasciitis and simvastatin. Arch Intern Med. 2001;161(11):1456-7.
9. DeGiovanni C, Chard M, Woollons A. Eosinophilic fasciitis secondary to treatment with atorvastatin. Clin Exp Dermatol. 2006;31(1):131-2.
10. Oliveira M, Patinha F, Marinho A. Eosinophilic fasciitis after parasite infection. Reumatologia. 2016;54(1):38-41.
11. Sugiura K, Matsumoto T, Muro Y, Akiyama M. Unilaterally dominant eosinophilic fasciitis after influenza vaccination. J Am Acad Dermatol. 2013;69(5):e269-70.
12. Bujold J, Boivin C, Amin M, Bouchard JP, Soucy J. Eosinophilic fasciitis occurring under treatment with natalizumab for multiple sclerosis. J Cutan Med Surg. 2014;18(1):69-71.
13. Khoja L, Maurice C, Chappell M, MacMillan L, Al-Habeeb AS, Al-Faraidy N et al. Eosinophilic Fasciitis and Acute Encephalopathy Toxicity from Pembrolizumab Treatment of a Patient with Metastatic Melanoma. Cancer Immunol Res. 2016;4(3):175-8.
14. Hariman R, Patel P, Strouse J, Collins MP, Rosenthal A. Development of Eosinophilic Fasciitis during Infliximab Therapy for Psoriatic Arthritis. Case Rep Rheumatol. 2016;2016:7906013.
15. Lacombe M, Bedane C, Delaumenie S, Bernard P. Nivolumab-induced multiple morphea associated with eosinophilic fasciitis. Eur J Dermatol. 2021.
16. Chu GY, Lin HL, Chen GS, Wu CY. Eosinophilic fasciitis following allogeneic bone marrow transplantation in a patient with acute myeloid leukaemia. Acta Derm Venereol. 2014;94(2):221-2.
17. Ganta CC, Chatterjee S, Pohlman B, Hojjati M. Chronic graft-versus-host disease presenting as eosinophilic fasciitis: therapeutic challenges and an additional case. J Clin Rheumatol. 2015;21(2):86-94.
18. Hanami Y, Ohtsuka M, Yamamoto T. Paraneoplastic eosinophilic fasciitis with generalized morphea and vitiligo in a patient working with organic solvents. J Dermatol. 2016;43(1):67-8.
19. Haddad H, Sundaram S, Magro C, Gergis U. Eosinophilic fasciitis as a paraneoplastic syndrome, a case report and review of the literature. Hematol Oncol Stem Cell Ther. 2014;7(2):90-2.
20. Rea A, Anderson A, Moshiri A, Paulson K, Thompson JA, Kalus A. Eosinophilic fasciitis as a paraneoplastic syndrome in melanoma. JAAD Case Rep. 2021;17:49-51.
21. Pinal-Fernandez I, Selva-O' Callaghan A, Grau JM. Diagnosis and classification of eosinophilic fasciitis. Autoimmun Rev. 2014;13(4-5):379-82.
22. Jinnin M, Ihn H, Yazawa N, Asano Y, Yamane K, Tamaki K. Elevated serum levels of manganese superoxide dismutase in patients with eosinophilic fasciitis. Clin Rheumatol. 2003;22(6):505.
23. Dziadzio L, Kelly EA, Panzer SE, Jarjour N, Huttenlocher A. Cytokine abnormalities in a patient with eosinophilic fasciitis. Ann Allergy Asthma Immunol. 2003;90(4):452-5.
24. Jinnin M, Ihn H, Yamane K, Asano Y, Yazawa N, Tamaki K. Serum levels of tissue inhibitor of metalloproteinase-1 and 2 in patients with eosinophilic fasciitis. Br J Dermatol. 2004;151(2):407-12.
25. Lamback EB, Resende FS, Lenzi TC. Eosinophilic fasciitis. An Bras Dermatol. 2016;91(5 suppl 1):57-9.
26. Kaufman LD, Seidman RJ, Gruber BL. L-tryptophan-associated eosinophilic perimyositis, neuritis, and fasciitis. A clinicopathologic and laboratory study of 25 patients. Medicine (Baltimore). 1990;69(4):187-99.
27. Pinal-Fernandez I, Callejas-Moraga EL, Roade-Tato ML, Simeon-Aznar CP. Groove sign in eosinophilic fasciitis. Lancet. 2014;384(9956):1774.
28. Fruchter R, Mazori DR, Femia AN. Groove Sign of Eosinophilic Fasciitis. J Clin Rheumatol. 2017;23(3):169.
29. Varga J, Heiman-Patterson TD, Emery DL, Griffin R, Lally EV, Uitto JJ et al. Clinical spectrum of the systemic manifestations of the eosinophilia-myalgia syndrome. Semin Arthritis Rheum. 1990;19(6):313-28.
30. Doyle JA. Eosinophilic fasciitis: extracutaneous manifestations and associations. Cutis. 1984;34(3):259-61.
31. Caspi D, Fishel R, Varon M, Yona E, Baratz M, Yaron M. Multisystem presentation of eosinophilic fasciitis. Rheumatol Rehabil. 1982;21(4):218-21.
32. Castellanos-González M, Velasco Rodriguez D, Blanco Echevarría A, Postigo C, Ortiz Romero P, Díaz RA et al. Eosinophilic fasciitis as a manifestation of a cutaneous T-cell lymphoma not otherwise specified. Am J Dermatopathol. 2013;35(6):666-70.
33. de Boysson H, Chèze S, Chapon F, Le Mauff B, Auzary C, Geffray L. Eosinophilic fasciitis with paroxysmal nocturnal hemoglobinuria. Joint Bone Spine. 2013;80(2):208-10.
34. Bachmeyer C, Monge M, Dhôte R, Sanguina M, Aractingi S, Mougeot-Martin M. Eosinophilic fasciitis following idiopathic thrombocytopenic purpura, autoimmune hemolytic anemia and Hashimoto's disease. Dermatology. 1999;199(3):282.
35. Zuelgaray E, Sallé de Chou C, Vignon-Pennamen MD, Battistella M, Leonard-Louis S, Hefez L et al. [Sarcoid-like granulomatosis associated with eosinophilic fasciitis]. Ann Dermatol Venereol. 2017.
36. Chang CW, Lau MS. Atypical Presentation of Eosinophilic Fasciitis with Pitting Edema. Hawaii J Med Public Health. 2015;74(9 Suppl 2):36-8.
37. Lee HS, Chang SJ, Kang MS, Yoon CS, Kim KW, Sohn MH et al. A case of eosinophilic fasciitis presenting as pitting edema of the lower extremities. Allergy Asthma Immunol Res. 2014;6(2):179-82.
38. Ergun T, Seckin D, Salman A, Ocak ES, Yucelten AD, Direskeneli H et al. Atypical presentations of eosinophilic fasciitis. Indian J Dermatol Venereol Leprol. 2016;82(1):47-52.

39. Alolabi B, Lesieur M, Smilovici B, Koo K, El Bahtimi R, Jenkinson RJ. Forearm compartment syndrome as a result of eosinophilic fasciitis: case report. J Hand Surg Am. 2015;40(4):707-10.
40. Asaoka K, Watanabe Y, Itoh K, Hosono N, Hirota T, Ikawa M et al. A case of eosinophilic fasciitis without skin manifestations: a case report in a patient with lupus and literature review. Clin Rheumatol. 2021;40(6):2477-83.
41. Antón E. Failure to demonstrate Borrelia burgdorferi-specific DNA in lesions of eosinophilic fasciitis. Histopathology. 2006;49(1):88-90.
42. Martin RW, Duffy J, Lie JT. Eosinophilic fasciitis associated with use of L-tryptophan: a case-control study and comparison of clinical and histopathologic features. Mayo Clin Proc. 1991;66(9):892-8.
43. Jinnin M, Yamamoto T, Asano Y, Ishikawa O, Sato S, Takehara K et al. Diagnostic criteria, severity classification and guidelines of eosinophilic fasciitis. J Dermatol. 2018;45(8):881-90.
44. Nashel J, Steen V. The use of an elevated aldolase in diagnosing and managing eosinophilic fasciitis. Clin Rheumatol. 2015;34(8):1481-4.
45. Bischoff L, Derk CT. Eosinophilic fasciitis: demographics, disease pattern and response to treatment: report of 12 cases and review of the literature. Int J Dermatol. 2008;47(1):29-35.
46. Baumann F, Bruhlmann P, Andreisek G, Michel BA, Marincek B, Weishaupt D. MRI for diagnosis and monitoring of patients with eosinophilic fasciitis. AJR Am J Roentgenol. 2005;184(1):169-74.
47. Daniel A, Eugénio G, Serra S, Malcata A, Salvador MJ. Diagnostic utility of Magnetic Ressonance Imaging in Eosinophilic Fasciitis. Acta Reumatol Port. 2017;42(3):271-2.
48. Kirchgesner T, Dallaudière B, Omoumi P, Malghem J, Vande Berg B, Lecouvet F et al. Eosinophilic fasciitis: typical abnormalities, variants and differential diagnosis of fasciae abnormalities using MR imaging. Diagn Interv Imaging. 2015;96(4): 341-8.
49. Barlet J, Virone A, Gomez L, Adam C, Mariette X, Durand E et al. F-FDG PET/CT and MRI findings of Shulman syndrome also known as eosinophilic fasciitis. Eur J Nucl Med Mol Imaging. 2021;48(6):2049-50.
50. Kissin EY, Garg A, Grayson PC, Dubreuil M, Vradii D, York M et al. Ultrasound assessment of subcutaneous compressibility: a potential adjunctive diagnostic tool in eosinophilic fasciitis. J Clin Rheumatol. 2013;19(7):382-5.
51. Mondal S, Goswami RP, Sinha D, Ghosh A. Ultrasound is a useful adjunct in diagnosis of eosinophilic fasciitis. Rheumatology (Oxford). 2015;54(11):2041.
52. Au Eong DTM, Cronin O, Biswas A, McKay ND. Ultrasound in the diagnosis and monitoring of eosinophilic fasciitis. Rheumatology (Oxford). 2021;60(3):e107-e8.
53. Narula NG, Abril A, Calamia KT, Berianu F. Musculoskeletal ultrasound as a diagnostic tool for eosinophilic fasciitis and correlation with magnetic resonance imaging findings. Int J Rheum Dis. 2021;24(5):721-3.
54. Fernandez-Flores A, Gatica-Torres M, Ruelas-Villavicencio AL, Saeb-Lima M. Morphological clues in the diagnosis of sclerodermiform dermatitis. Am J Dermatopathol. 2014;36(6):449-64.
55. Odhav A, Hoeltzel MF, Canty K. Pansclerotic morphea with features of eosinophilic fasciitis: distinct entities or part of a continuum? Pediatr Dermatol. 2014;31(2):e42-7.
56. Wright NA, Mazori DR, Patel M, Merola JF, Femia AN, Vleugels RA. Epidemiology and Treatment of Eosinophilic Fasciitis: An Analysis of 63 Patients From 3 Tertiary Care Centers. JAMA Dermatol. 2016;152(1):97-9.
57. Alonso-Castro L, de las Heras E, Moreno C, Fleta-Asín B, Muñoz-Zato E, Carrillo R et al. Eosinophilic fasciitis/generalized morphea overlap successfully treated with azathioprine. Int J Dermatol. 2014;53(11):1386-8.
58. Mendoza FA, Bai R, Kebede AG, Jimenez SA. Severe eosinophilic fasciitis: comparison of treatment with D-penicillamine plus corticosteroids vs. corticosteroids alone. Scand J Rheumatol. 2016;45(2):129-34.
59. Oza VS, Walsh R, North J, Berger TG, Murase JE. Treatment of Eosinophilic Fasciitis With Sirolimus. JAMA Dermatol. 2016;152(4):488-90.
60. Moreno-Arquieta IA, Cardenas-de la Garza JA, Esquivel-Valerio JA, Riega-Torres J, Cuellar-Barboza A, Herz-Ruelas ME et al. Mycophenolate mofetil and mycophenolic acid for the treatment of eosinophilic fasciitis: report of two cases and literature review. J Dermatolog Treat. 2021:1-4.
61. Mertens JS, Zweers MC, Kievit W, Knaapen HK, Gerritsen M, Radstake TR et al. High-Dose Intravenous Pulse Methotrexate in Patients With Eosinophilic Fasciitis. JAMA Dermatol. 2016;152(11):1262-5.
62. Berianu F, Cohen MD, Abril A, Ginsburg WW. Eosinophilic fasciitis: clinical characteristics and response to methotrexate. Int J Rheum Dis. 2015;18(1):91-8.
63. Tognetti L, Marrocco C, Carraro A, Conticini E, Habougit C, Mariotti G et al. UVA-1 phototherapy as adjuvant treatment for eosinophilic fasciitis: in vitro and in vivo functional characterization. Int J Dermatol. 2021.
64. Sène D. [Eosinophilic fasciitis (Shulman's disease): Diagnostic and therapeutic review]. Rev Med Interne. 2015;36(11):738-45.
65. Kromer C, Matzke SS, Bleckmann A, Overbeck T, Lippert U, Schön MP et al. Response of eosinophilic fasciitis associated with Waldenström macroglobulinemia to rituximab. Dermatol Online J. 2021;27(8).
66. Erez D, Shoenfeld Y, Natour A, Dovrish Z, Tayer-Shifman OE, Levy Y. Clinical experience with biologic treatment in resistant eosinophilic fasciitis: Case reports and review of the literature. Medicine (Baltimore). 2021;100(13):e25359.
67. Frumholtz L, Sebert M, de Masson A, Attias P, Ades L, Roux J et al. Efficacy of eculizumab against Eosinophilic Fasciitis associated with Paroxysmal Nocturnal Haemoglobinuria. J Eur Acad Dermatol Venereol. 2017;31(2):e101-e2.
68. Mortezavi M, Barrett M, Edrissian M. Successful treatment of refractory eosinophilic fasciitis with reslizumab. JAAD Case Rep. 2020;6(9):951-3.
69. Espinoza F, Jorgensen C, Pers YM. Efficacy of Tocilizumab in the treatment of Eosinophilic fasciitis: Report of one case. Joint Bone Spine. 2015;82(6):460-1.
70. Wang G, Zhuo N, Li J. Baricitinib for Refractory Eosinophilic Fasciitis: Myth or Reality? J Rheumatol. 2021.
71. Mufti A, Kashetsky N, Abduelmula A, Lytvyn Y, Sachdeva M, Yeung J. Biologic treatment outcomes in refractory eosinophilic fasciitis: A systematic review of published reports. J Am Acad Dermatol. 2021.
72. Wu TT, Goodarzi H, Wang J, Novoa R, Teng JMC. Imatinib as a potentially effective therapeutic alternative in corticosteroid-resistant eosinophilic fasciitis. Pediatr Dermatol. 2020;37(6):1171-2.
73. Bonnotte B, Chauffert B, Caillot D, Martin F, Lorcerie B. Successful treatment with antithymocyte globulin and cyclosporin A of a severe aplastic anaemia associated with an eosinophilic fasciitis. Br J Rheumatol. 1998;37(12):1358-9.
74. Boin F, Hummers LK. Scleroderma-like fibrosing disorders. Rheum Dis Clin North Am. 2008;34(1):199-220; ix.
75. Mertens JS, Thurlings RM, Kievit W, Seyger MMB, Radstake TRD, de Jong EMGJ. Long-term outcome of eosinophilic fasciitis: A cross-sectional evaluation of 35 patients. J Am Acad Dermatol. 2017;77(3):512-7.e5.
76. Zuelgaray E, Chevret S, Jachiet M, Cacoub P, Kahn JE, Groh M et al. Trunk involvement and peau d'orange aspect are poor prognostic factors in eosinophilic fasciitis (Shulman's disease): a multicenter retrospective study of 119 patients. J Am Acad Dermatol. 2020.

Jesus Rodriguez Santamaria • Maira Mitsue Mukai Neguishi

Síndrome de Sjögren

INTRODUÇÃO

A síndrome de Sjögren, síndrome *sicca* ou síndrome de Gougerot-Houwer-Sjögren é desordem autoimune, sistêmica, crônica, caracterizada por olhos secos (ceratoconjuntivite seca) e boca seca (xerostomia), resultante de processo inflamatório linfocítico das glândulas lacrimais e salivares. Além destes, glândulas sudoríparas, mamárias e genitais, glândulas do sistema digestivo (pâncreas, fígado, vesícula biliar, intestino) também são afetados.[1] Quando ocorre sem associação com outra doença autoimune é classificada como síndrome de Sjögren primária. Frequentemente está associada a doenças autoimunes como artrite reumatoide, lúpus eritematoso sistêmico, esclerose sistêmica progressiva, dermatomiosite e cirrose biliar primária, sendo então denominada síndrome de Sjögren secundária.[2-3]

HISTÓRICO

A primeira descrição da síndrome de Sjögren é creditada à Johann Mikulicz, que em 1892 descreveu uma paciente com 42 anos de idade, que apresentava aumento bilateral das parótidas e glândulas lacrimais, associada à infiltrado de células pequenas, redondas.[4]

Em 1933 um oftalmologista sueco, Henrik Sjögren, descreveu alterações clínicas e histológicas em 19 mulheres, 13 das quais com provável artrite reumatoide, com olhos e boca secos. Introduziu o termo ceratoconjuntivite *sicca* para distinguir dos olhos secos causados pela deficiência de vitamina A (xeroftalmia).[5] A denominação síndrome de Sjögren para esta condição, originariamente conhecida como doença de Mikulicz, é a partir dos relatos de Morgan e Castleman em 1953.[6]

EPIDEMIOLOGIA

A síndrome de Sjögren é frequentemente subdiagnosticada. Aproximadamente 1% a 3% da população em geral está afetada. Nos Estados Unidos a prevalência é de 4 casos por 100 mil habitantes. Um estudo em 2008 estimou que a síndrome de Sjögren afeta 0,4 a 3,1 milhões de americanos adultos. Mulheres são mais afetadas que os homens, em uma proporção de 9:1.[7] Os homens podem apresentar uma forma mais grave da doença quando comparada às mulheres.[8] A faixa etária mais comum é de 30 a 50 anos, podendo ocorrer em qualquer idade. Raramente acomete crianças e não há predileção por raça.[9] O prognóstico é geralmente melhor que em outras doenças autoimunes. A morte pode ocorrer na síndrome de Sjögren secundária e em casos com mielopatia.[10]

ETIOPATOGENIA

Ainda permanece obscura. Parece ser multifatorial, sendo que fatores ambientais iniciariam o processo inflamatório em indivíduo geneticamente predisposto.[11] A prevalência de pacientes com parentes portadores da doença é 12 vezes maior que a população normal.[11]

Na forma primária, há uma desregulação da imunidade inata e adaptativa.[12] Um modelo patogênico proposto inclui os seguintes níveis: a) uma agressão inicial (viral ou não viral) à glândula que leva à necrose celular ou apoptose com subsequente expressão da proteína SS-A na superfície das células glandulares; b) produção de citocinas pelas células agredidas que regulam moléculas de adesão e quimiocinas no endotélio promovendo migração de linfócitos e células dendríticas para a glândula; c) produção de anticorpos contra antígeno SS-A por linfócitos B sob influência de linfócitos T helper, sendo importante o papel de células apresentadoras de antígeno HLA-DR positivas; d) formação de complexos imunes contendo antiSS-A e ribonucleoproteínas que ligam-se a células dendríticas na glândula; e) produção de interferons tipo 1 pelas células dendríticas que perpetuam o processo de ativação do linfócito e metaloproteinase e apoptose das células glandulares.[1,13]

Alguns antígenos HLA aumentam o risco para síndrome de Sjögren: DRB1, DRB3, DR5, DRw11, DR52, DRw53, DQA1*0501, DQB1*0201 e DQB1*0301.[1] Uma forte associação com HLA-DR3 é observada. A frequência de HLA-DR52 em pacientes com síndrome de Sjögren primária é estimada em 87%, mas também está significantemente aumentada na forma secundária que ocorre com artrite reumatoide e lúpus eritematoso sistêmico. Anticorpos antiRo/SS-A e antiLa/SS-B estão fortemente associados a HLA-DR2 e HLA-DR3, este correlacionado com intensidade da doença.[14]

Infecção viral pode estar envolvida na indução de síndrome de Sjögren. Epstein-Barr vírus (EBV), vírus humano T-linfotrópico (HTLV-1), herpes vírus humano 6 (HHV-6), vírus da hepatite C (HCV) e citomegalovírus (CMV) podem ter um papel no seu desencadeamento.[15]

Anticorpos antimuscarínicos (IgG) na síndrome de Sjögren primária inibem a secreção de glândulas salivares. Autoanticorpos se ligam a receptores muscarínicos (M(3)R) que regulam a secreção das glândulas salivares. Estão associadas com síndrome de Sjögren.[16]

Hiper-reatividade policlonal do linfócito B é um importante fenômeno imunológico. Resulta em hipergamaglobulinemia e a presença de complexos imunes e vários anticorpos: antiRo/SS-A, antiLa/SS-B (95%), fator reumatoide, autoanticorpos antitireoglobulina (25%), anticorpos antimicrossomiais, ani-histona (ocasional), anticorpos específicos anti-U4/U6snRNP, autoanticorpos antiplaquetas, anti-dsDNA, crioglobulinas, ANCA e anticorpos precipitantes à extratos de glândulas lacrimais e salivares.[17] O fator ativador de células B sérica (*serum B-cell activating fator* – BAFF) está elevado e *upregulated* nas glândulas salivares das pessoas afetadas pela doença, promovendo a sobrevivência das células autorreativas.[18]

Infiltração intensa de linfócitos B (20% a 25%) e células T CD4+ (70% a 80%), localizada nas glândulas salivares levam a destruição das células epiteliais. A participação de várias citocinas, como fator de necrose tumoral alfa, também é considerada na síndrome de Sjögren. Alta expressão de células de moléculas de adesão intercelular 1 (ICAM-1) no epitélio de glândulas salivares sugerem que estas células participem na patogênese da doença.[19]

A participação dos hormônios sexuais (estrógenos e andrógenos) na patogênese da síndrome de Sjögren primária ainda permanece desconhecida. A prevalência de marcadores sorológicos, tendem a ser menores em pacientes do sexo masculino do que no feminino, na síndrome de Sjögren primária.[20]

Títulos de anticorpos antiRo e antiLa estão correlacionados com a intensidade da doença e a presença de manifestações extraglandulares. Estes anticorpos estão frequentemente presentes em outras doenças, especialmente lúpus eritematoso subagudo. Anticorpos antiRo estão particularmente associados à vasculite, púrpura, linfadenopatia e anormalidades hematológicas (trombocitopenia, anemia, linfopenia).[21]

Níveis baixos de vitamina D foram associados a neuropatia e linfoma entre os pacientes com síndrome de Sjögren.[22]

■ MANIFESTAÇÕES CLÍNICAS

Entre 1965 e 2012, doze classificações diferentes foram publicadas porém não uniformemente empregadas.[5] Nos Quadros 44.1, 44.2 e 44.3 estão três critérios descritos. A classificação publicada em 2016 reuniu um painel de estudiosos do Colégio Americano de Reumatologia (American College of Rheumatology – ACR) e a Liga Europeia contra o Reumatismo (European League Against Rheumatism – EULAR) e possui um alto grau de sensibilidade (96%) e especificidade (95%).[23]

O diagnóstico de síndrome de Sjögren primária requer pelo menos 4 dos 6 critérios, incluindo biópsia positiva de glândula salivar menor ou anticorpos antiRo/SS-A e antiLa/SS-B ou presença de 3 de 4 critérios objetivos (C, D, E, F).

Diagnóstico de síndrome de Sjögren secundária requer uma doença do tecido conjuntivo e 1 sintoma *sicca* ou 2 testes objetivos para olhos secos e boca seca.

Exclusões incluem irradiação prévia de linfomas da cabeça e pescoço, sarcoidose, infecção por hepatite C, Aids, doença enxerto contra hospedeiro e medicações que causam secura.

A apresentação clínica da síndrome de Sjögren pode variar. O início é insidioso. Em geral, inicia-se em mulheres entre 40 e 60 anos, mas pode afetar homens e crianças. Os primeiros sintomas da síndrome de Sjögren primária são facilmente desapercebidos e mal interpretados e o diagnóstico retardado por vários anos.

Xeroftalmia e xerostomia são as principais apresentações nos adultos. Aumento bilateral da parótida é o sinal inicial mais comum na infância.

Quadro 44.1 Síndrome de Sjögren.[24]

I. Síndrome de Sjögren primária
A. Sintomas oculares (presença de no mínimo 1)
1. Queixa de olhos secos, diariamente, persistente por mais de 3 meses
2. Sensação recorrente de areia nos olhos
3. Uso de substitutos da lágrima mais de 3 vezes ao dia
B. Sintomas orais (presença de no mínimo 1)
1. Sensação de boca seca, diariamente por no mínimo 3 meses
2. Sensação recorrente de aumento de volume das glândulas salivares
3. Necessidade de beber líquidos para ajudar a engolir alimentos secos
C. Sinais objetivos de olhos secos (presença de no mínimo 1)
1. Teste de Schirmer (< 5 mm em 5 minutos)
2. Rosa Bengala (> 4 de acordo com sistema de escores de Bijsterveld)
D. Histopatologia
Sialoadenite linfocítica focal de glândulas salivares menores, com biópsia obtida de mucosa aparentemente normal, avaliada por patologista experiente, com um escore de foco > 1, definido como número de linfócitos por 4 mm^2 de tecido glandular
E. Sinais objetivos de alteração das glândulas salivares (no mínimo 1)
1. Cintigrafia de glândula salivar
2. Sialografia de glândula parótida
3. Sialometria não estimulada (< 1,5 mL em 15 minutos)
F. Anormalidades laboratoriais (no mínimo 1)
1. Anticorpos antiRo/SS-A, antiLa/SS-B ou ambos
2. Anticorpos antinucleares
3. Fator reumatoide IgM (anti-imunoglobulina G Fc)

Fonte: Critérios diagnósticos. Consenso Internacional.

Quadro 44.2 Classificação a partir de consenso de expertos da American College of Rheumatology.[25]

Definição de caso requer no mínimo 2 dos 3 seguintes:
1. Sorologia positiva para antiSS-A e/ou antiSS-B ou fator reumatoide positivo e ANA > 1:320
2. Coloração ocular com escore > 3
3. Presença de sialoadenite linfocítica focal com focos escore > 1/4 mm^2 na biópsia de glândula salivar

Quadro 44.3 Critérios da ACR e EULAR para o diagnóstico da síndrome de Sjögren primária.[23]

Critério de inclusão: qualquer paciente com pelo menos 1 sintoma ocular ou secura oral, definido como resposta positiva a pelo menos 1 dos seguintes questionamentos:
1. Você teve ressecamento nos olhos diário, persistente, com incômodo por mais de 3 meses?
2. Você tem a sensação recorrente de areia ou cascalho nos olhos?
3. Você usa lágrimas artificiais mais de 3 vezes ao dia?
4. Você teve sintomas diários de boca seca por mais de 3 meses?
5. Você bebe frequentemente líquidos para auxiliar a deglutição de comidas secas?

(Continua)

Quadro 44.3 Critérios da ACR e EULAR para o diagnóstico da síndrome de Sjögren primária.[23] (Continuação)

Critério de exclusão: diagnóstico prévio de quaisquer uma das seguintes condições:
1. História de tratamento de radiação em cabeça e pescoço
2. Infecção hepatite C ativa (confirmado por PCR)
3. SIDA
4. Sarcoidose
5. Amiloidose
6. Doença do enxerto *versus* hospedeiro
7. Doença relacionada a IgG4

A pessoa deve ter o critério de inclusão, não possuir nenhum critério de exclusão e um escore maior ou igual a 4 dos seguintes:

Item	Escore
Glândula salivar labial com sialadenite linfocítica focal e escore focal de ≥ 1 foco/4 mm² segundo protocolo de Daniels e colaboradores[26]	3
AntiSS-A/Ro positivo	3
Escore de coloração ocular ≥ 5 (ou escore de van Bijsterveld ≥ 4) em pelo menos um olho[27-28]	1
Teste de Schirmer ≤ 5 mm/5 minutos em pelo menos um olho	1
Taxa de fluxo salivar sem estímulo ≤ 0,1 mL/minuto, descrito por Navazesh e Kumar[29]	1

A síndrome de Sjögren secundária aparece posteriormente no curso da doença primária. Entretanto em alguns pacientes, síndrome de Sjögren primária pode preceder lúpus eritematoso sistêmico por muitos anos. Síndrome de Sjögren secundária é usualmente leve e os sintomas *sicca* são as principais manifestações. Ao contrário da síndrome de Sjögren primária, os sintomas extraglandulares na forma secundária apresentam menos manifestações sistêmicas. Estas manifestações incluem aumento de volume das glândulas salivares, envolvimento pulmonar, sistema nervoso e renal, fenômeno de Raynaud e desordens linfoproliferativas. Na síndrome de Sjögren secundária predominam os sintomas da doença primária.[2]

Sinais e sintomas da síndrome de Sjögren primária podem ser divididos em glandulares e extraglandulares. As manifestações sistêmicas extraglandulares ocorrem em 10% a 15% dos pacientes.[1]

Glandulares

Ocular

Ceratoconjuntivite seca ou síndrome dos olhos secos, caracterizada por secura crônica da córnea e conjuntiva podendo levar à irritação, dor, eritema, queimação, prurido, sensação de corpo estranho, fotofobia, visão borrada.[24]

Oral

Secura, língua eritematosa, lisa e seca. Cáries intensas e progressivas. Estreitamento do ducto da parótida. Aumento de volume das parótidas, recorrente (22% a 66% dos pacientes), às vezes também glândulas submaxilar e sublingual. Lábios eritematosos, secos e escamativos, fissuras nos cantos da boca, candidíase oral crônica.[30]

Outras membranas mucosas

Alterações atróficas das mucosas do trato respiratório alto levando a ressecamento do nariz, infecções recorrentes, rouquidão e afonia. Rinite atrófica. Alterações atróficas da vulva, vagina resultando em prurido e vaginite. Ressecamento da mucosa anal e retal, levando a prurido e inflamação.[25]

Sintomas extraglandulares

Pele

Secura da pele tem sido associada à infiltração linfocitária das glândulas écrinas.[31] Ocorre em 50% dos pacientes com síndrome de Sjögren.[32] A escamação pode estar presente em até 25% dos casos. Pode haver liquenificação secundária, perda parcial ou completa da sudoração, cabelos secos, esparsos e quebradiços. Alopecia difusa pode envolver o couro cabeludo, membros, axilas e púbis. Eritema anular é descrita em 9% dos pacientes, manifestando-se como pápulas eritematosas, com borda elevada e centro claro que cicatrizam sem atrofia. Tais lesões ocorrem em face (81%) e em outras partes do corpo.[1,33]

Em pacientes japoneses com síndrome de Sjögren o eritema anular é dividido em 3 tipos: a) eritema anular doença de Sweet símile com uma borda elevada; b) eritema com escamas na periferia lúpus eritematoso subcutâneo símile e c) eritema papular.[34]

A vasculite cutânea é a manifestação extraglandular mais importante da síndrome, associada com um curso mais grave da doença, ocorrendo em 5% a 10% dos pacientes.[1] Manifesta-se como púrpura palpável (Figura 44.1) com biópsias mostrando vasculite leucocitoclásica, podendo estar associada a envolvimento do sistema nervoso central e pulmonar.[35-37] Achados vasculares na síndrome de Sjögren incluem púrpura hipergamaglobulinêmica, púrpura de Waldenstron, vasculite leucocitoclásica e vasculite urticária. As lesões acometem frequentemente as pernas.[38] Púrpura hipergamaglobulinêmica é relativamente comum e pode estar associada a neuropatia periférica sensorial.[39] As lesões cutâneas são purpúricas, não palpáveis e estão frequentemente associadas com fator reumatoide. A biópsia de pele mostra lesão vascular com depósito de complemento.[40]

Vasculite cutânea assimétrica pode acompanhar mononeurite *multiplex*.[41]

Urticária vasculite tem sido associada à síndrome de Sjögren. As lesões são urticariformes, dolorosas e duram de 3 a 4 dias.[42]

Há relatos de amiloidose subcutânea,[43] anetoderma,[44] vitiligo,[45] Eritema multiforme-símile, eritema perstans-símile e eritema nodoso-símile.[46] Anticorpos citoplasmáticos antineutrófilos são relativamente incomuns na síndrome de Sjögren primária e quando presentes são usualmente perinucleares.[47] Anticorpos anticardiolipina podem ser encontrados e são geralmente isotipo imunoglobulina A, com pequena incidência de trombose.[48-49]

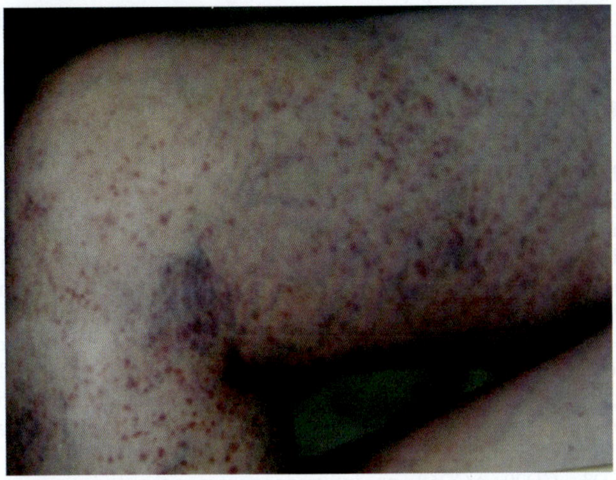

Figura 44.1 Púrpura palpável nas extremidades inferiores.

Mucosas

Síndrome *sicca* é a manifestação mais frequente, com mais de 60% dos pacientes afetados.[1]

Trato gastrointestinal

Sintomas digestivos podem ocorrer devidos à atrofia da mucosa gástrica com acloridria. Anormalidades na motilidade esofagiana, envolvimento pancreático, esplenomegalia e hepatite podem estar presentes em até 13% dos casos.[50]

Pulmões

Fibrose pulmonar, hipertensão pulmonar, infecções torácicas recorrentes, infiltração granulomatosa e alveolite fibrosante, defeito ventilatório restritivo e derrame pleural são descritos.[50-51]

Alterações articulares e musculares

Artrite ocorre em 42% dos pacientes com síndrome de Sjögren.[53] O envolvimento muscular se manifesta como dor e/ou fraqueza muscular.[52] Fadiga crônica pela doença é uma grande comprometedora da qualidade de vida dos pacientes[54] e pode estar associada a fibromialgia.[55]

Trato urinário

Ocorre em 4% a 5% dos pacientes com síndrome de Sjögren primária.[52] Sintomas incluem: bexiga irritada, frequência urinária aumentada e dor suprapúbica. Pacientes com SS primária, comumente são vistos primeiro devido ao envolvimento renal, usualmente disfunção tubular. Um terço dos pacientes com síndrome de Sjögren apresentam acidose tubular renal. Aparentemente existe correlação com hipergamaglobulinemia. Nefrite intersticial é rara. Ocorre em 4% dos casos e está frequentemente acompanhada por crioglobulinemia, diminuição do complemento e a presença de complexos imunes circulantes.[56]

Sistema nervoso

Neuropatia periférica ocorre em 30% a 35% dos pacientes com síndrome de Sjögren primária. Disfunção neural periférica pode ocorrer e pode incluir neuropatia sensorial trigeminal, mononeuropatia *multiplex*, polineuropatia sensório-motora distal ou neuropatia sensorial pura. Parestesias distais dolorosas nos pés podem ser evidentes bem como sudoração anormal. Envolvimento do sistema nervoso central é menos comum (10% a 25%) que outros tipos de envolvimento. Varia de neuropatia, hemiparesia, mielite transversa e distonia à encefalopatia e demência. Mielopatia ocorre raramente e assemelha-se à síndrome de Brown-Sequard, mielite transversa aguda ou mielopatia progressiva. Combinação de lesões e recaídas podem sugerir esclerose múltipla.[57]

Outros sintomas

Pericardite e doença miocárdica pode ocorrer. Disfagia, náusea, dor epigástrica e dispepsia são sintomas gástricos comuns. Gastrite crônica atrófica e pode haver associação com colangite biliar primária e hepatite autoimune.[55]

■ PATOLOGIA

A avaliação histológica é de valor para o diagnóstico de síndrome de Sjögren e para afastar outras doenças como amiloidose, sarcoidose, linfoma, lipoproteinemia com manifestações *sicca*. Características histológicas das glândulas salivares labiais com relação à presença de sialoadenite linfocítica focal em todas ou muitas glândulas no espécime são de grande importância no diagnóstico da síndrome de Sjögren.[58]

Há depósito de mucina, ausência de glândulas sebáceas e um número diminuído de glândulas sudoríparas. Infiltrado celular ao redor de glândulas sudoríparas. Alterações na glândula salivar sublabial menor pode ser considerada como marcador de atividade da doença em pacientes com síndrome de Sjögren primária.[59-60] A presença de células T CD3+, CD20+ e CD68+ nos infiltrados parece se correlacionar com a gravidade da doença.[60]

Em pacientes com provável diagnóstico de síndrome de Sjögren e com sintomas extraglandulares intensos, biópsia de lábio pode estabelecer o diagnóstico.[58]

■ DIAGNÓSTICO

Testes laboratoriais

VHS aumentado, anemia, leucopenia, eosinofilia, hipergamaglobulinemia. Presença de anticorpos antinucleares, especialmente antiRo e antiLa, fator reumatoide, anticorpo antialfa-fodrina (útil no diagnóstico de síndrome de Sjögren juvenil).[57]

A presença de antiRo é o marcador imunológico mais importante para a síndrome de Sjögren, correlacionando com a atividade da doença.[61] Porém, os autoanticorpos podem estar dentro dos valores normais em mais de um terço dos pacientes.[62]

Exames de imagem

Sialografia da parótida,[63] cintilografia[64] e ultrassonografia das glândulas salivares,[65-67] sialografia com ressonância magnética.[68]

Outros testes

Teste de Schirmer para verificar função ocular (positivo quando < 5 mm em 5 minutos). Rosa bengala para envolvimento ocular. Biópsia de glândulas salivares menores (amplamente utilizado). Coleção de saliva da boca. Manometria esofagiana, para verificar a função motora esofagiana. Exame eletrofisiológico para verificar a neuropatia periférica.[2]

Avaliação de gravidade

Para determinar a gravidade da doença foram propostos o ESSDAI (EULAR *Sjögren's syndrome disease activity index*) e ESSPRI (EULAR *Sjögren's syndrome patient reported index*).[69-70]

Ambos os instrumentos de avaliação possuem validação para a língua portuguesa.[71-72]

■ DIAGNÓSTICO DIFERENCIAL

Xeroftalmia, xerostomia e aumento das parótidas podem ocorrer por efeito adverso a algumas drogas e outras doenças. Medicamentos como anti-histamínicos, antagonistas alfa-1, agonistas alfa-2, betabloqueadores, relaxantes musculares, antiparkisonianos, antiarrítmicos, neurolépticos, sedativos, anticolinérgicos e oxibutinina podem ocasionar sintomas *sicca*. Lúpus eritematoso sistêmico deve ser considerado especialmente no início da doença. Disfunção tireoidiana pode estar presente. Infecção por HIV pode resultar em síndrome linfocitose infiltrativa difusa (DILS) que é caracterizada por aumento da parótida, envolvimento renal, pulmonar e gastrointestinal. Doença enxerto contra hospedeiro pode mimetizar sintomas associados à síndrome de Sjögren idiopática.[68]

Alterações histológicas na sarcoidose, doença enxerto contra hospedeiro, infecção pelo HIV, HTLV-1, HCV podem ser semelhantes às da síndrome de Sjögren.

■ TRATAMENTO

Os pacientes devem ser acompanhados por equipe multidisciplinar com a participação de reumatologistas, oftalmologistas, dermatologistas, neurologistas e dentistas.[2]

Não existem agentes curativos. O tratamento da síndrome de Sjögren é essencialmente sintomático. Na síndrome de Sjögren secundária, o tratamento é com base no acompanhamento da doença e suas manifestações clínicas. Síndrome de Sjögren associada a lúpus eritematoso sistêmico apresenta melhor resultado terapêutico do que síndrome de Sjögren primária. Na síndrome de Sjögren associada à polimiosite, pulso mensal de ciclofosfamida é extremamente útil. No eritema anular em pacientes japoneses a prednisona (10 a 20 mg/dia) apresenta resultados muito satisfatórios.

Para os olhos secos pode-se utilizar lágrima artificial (metilcelulose, solução de ácido hialurônico a 1%) aplicados 4 a 6 vezes ao dia. Bromhexine 16 mg, 3 vezes ao dia, ciclosporina A tópica 0,05% a 0,1% também são utilizados.[1,7] Pomadas e veículos gordurosos são contraindicados. Bloqueio do sistema de drenagem lacrimal é indicado nos casos refratários.[54]

Para boca seca, beber água frequentemente e fazer bochechos. Saliva artificial, agentes lubrificantes e estímulo mecânicos para a estimulação da saliva como balas, gomas de mascar são utilizadas.[54] Uso de pastas de dente livres de detergentes e uso tópico de flúor para a prevenção de cáries. Iodeto de potássio e agentes parassimpáticos como pilocarpina e neostigmine também tem apresentado bons resultados. Eletroestimulação intraoral pode aliviar o ressecamento oral.[54] O rituximab é efetivo nas fases iniciais da doença quando utilizado para o alívio do ressecamento oral.[54] Tratamento com células-tronco mesenquimais demonstrou melhora na secreção salivar de alguns pacientes.[73]

Quando há aumento de volume da parótida pode-se utilizar anti-inflamatórios não esteroidais (naproxeno) ou doses baixas de prednisona. Relato do uso de toxina botulínica com melhora parece ser de utilidade nas formas recorrentes de parotidite.[74]

Na artrite são úteis os anti-inflamatórios não esteroidais ou corticosteroides em doses baixas.[75] Alguns autores recomendam cloroquina, metotrexato, leflunomida e hidroxicloroquina.[54,76-77]

Na disfunção neural periférica não há tratamento. Plasmaférese é útil em pacientes com neuropatia secundária. Gabapentina e pregabalina são utilizadas nos casos de neuropatias sensitivas leves.

Nas alterações do sistema nervoso central utiliza-se corticosteroide intravenoso associado a agentes imunossupressores (ciclofosfamida). Plasmaférese pode ser empregada.

Na vasculite podem ser utilizados agentes imunossupressores como corticosteroides sistêmicos, azatioprina, metotrexato e micofenolato de mofetil.[54] No fenômeno de Raynaud pentoxifilina e nifedipina são empregados. No eritema anular é indicado o uso tópico de corticoesteroides.[54]

Em estudos não controlados, rituximab mostrou-se efetivo no controle de manifestações extraglandulares incluindo artrite, vasculite cutânea, particularmente quando associada a crioglobulinas, fadiga e qualidade de vida.[78-79] Etarnecept,[80] infliximabe,[81] anakinra,[82] baminercept[83] foram utilizados sem diferença no final do tratamento da doença,[83] sendo que uma revisão publicado por Carsons e colaboradores não recomenda a utilização de anti-TNF para o tratamento dos sintomas de ressecamento.[82,84] Em pacientes gestantes com a síndrome se recomenda o uso de hidroxicloroquina.[7] Epratuzumabe, belimumabe, abatacept e secukinomabe são biológicos promissores no tratamento da doença.[11,18,85-86]

EVOLUÇÃO

Complicações

A xerostomia é associada com aumento do risco de cáries dentárias, erosões nos dentes, infecções fúngicas como candidíase oral, sialadenite supurativa, alterações da mucosa oral (sensação de queimação, queilite angular) e da língua e halitose.[87] Estes pacientes necessitam de acompanhamento odontológico regular.

Muitas complicações resultam da doença do tecido conjuntivo concomitante com pancreatite.

A ocorrência de linfoma não Hodgkin de células B é a maior complicação no curso da doença em pacientes com síndrome de Sjögren.[88] O risco de linfoma B não Hodgkin é 44 vezes maior em pacientes com síndrome de Sjögren que na população sadia. Afeta cerca de 5% dos pacientes e ocorre preferencialmente nas glândulas salivares e em outros tecidos linfoides ligados à mucosa. Entretanto pode ocorrer nos linfonodos ou medula óssea. Úlcera de córnea é complicação rara na síndrome de Sjögren, ocorrendo usualmente de maneira secundária à artrite reumatoide.

Estudos com gestantes portadoras da doença há aumento do risco de perda fetal. Tais mulheres precisam ser monitorizadas durante esse período.[89-90]

Prognóstico

Síndrome de Sjögren é uma doença crônica que geralmente tem um curso insidioso, mas pode complicar com linfoma de células B, linfoma não Hodgkin ou sintomas sistêmicos intensos (tireoide, cavidade oral, estômago).[91-92] A presença de hipergamaglobulinemia e hipocomplementemia parece ser fatores preditivos para a progressão para síndrome de Sjögren em pacientes com síndrome *sicca* de acordo com Shiboski e colaboradores.[93]

Diagnóstico e tratamentos precoces em pacientes com síndrome de Sjögren primária, junto com seguimento, podem contribuir para uma significante melhoria na qualidade de vida.[5,94]

COVID E SÍNDROME DE SJÖGREN

Com a pandemia da covid, muito se estuda sobre o impacto da doença em pacientes com comorbidades prévias. Até o momento, não há estudos que mostram que portadores da síndrome de Sjögren têm mais predisposição para a infecção por covid.[96] No entanto, já foi relatado na literatura um aumento de casos de síndrome de Sjögren em pacientes pós-covid.[95]

Referências bibliográficas

1. Generali E, Costanzo A, Mainetti C, Selmi C. Cutaneous and Mucosal Manifestations of Sjögren's Syndrome. Clin Rev Allergy Immunol. 2017.
2. Fox R, Liu A. Sjögren´s syndrome in dermatology. Clinics in dermatology. 2006;24:393-413.
3. Alani H, Henty JR, Thompson NL, Jury E, Ciurtin C. Systematic review and meta-analysis of the epidemiology of polyautoimmunity in Sjögren's syndrome (secondary Sjögren's syndrome) focusing on autoimmune rheumatic diseases. Scand J Rheumatol. 2017:1-14.
4. Daniels T, Fox P. Salivary and oral components of Sjögren's syndrome. Rheum Dis Clin North Am. 1992;18(3):571-89.
5. Vivino FB. Sjogren's syndrome: Clinical aspects. Clin Immunol. 2017;182:48-54.
6. Rehman HU. Sjögren's syndrome. Yonsei Med J. 2003;44(6):947-54.
7. Stefanski AL, Tomiak C, Pleyer U, Dietrich T, Burmester GR, Dörner T. The Diagnosis and Treatment of Sjögren's Syndrome. Dtsch Arztebl Int. 2017;114(20):354-61.
8. Ramírez Sepúlveda JI, Kvarnström M, Eriksson P, Mandl T, Norheim KB, Johnsen SJ et al. Long-term follow-up in primary Sjögren's syndrome reveals differences in clinical presentation between female and male patients. Biol Sex Differ. 2017;8(1):25.
9. Means C, Aldape MA, King E. Pediatric primary Sjögren syndrome presenting with bilateral ranulas: A case report and systematic review of the literature. Int J Pediatr Otorhinolaryngol. 2017;101:11-9.
10. Helmick CG, Felson DT, Lawrence RC, Gabriel S, Hirsch R, Kwoh CK et al. Estimates of the prevalence of arthritis and other rheumatic conditions in the United States. Part I. Arthritis & Rheumatism. 2008;51(8):15-25.
11. Brito-Zerón P, Retamozo S, Gheitasi H, Ramos-Casals M. Treating the Underlying Pathophysiology of Primary Sjögren Syndrome: Recent Advances and Future Prospects. Drugs. 2016;76(17):1601-23.
12. Holdgate N, St Clair EW. Recent advances in primary Sjogren's syndrome. F1000Res. 2016;5.
13. Fox RI. Sjögren's syndrome. Lancet. 2005;366(9482):321-31.
14. Bolstad AI, Wassmuth R, Haga HJ, Jonsson R. HLA markers and clinical characteristics in Caucasians with primary Sjögren's syndrome. J Rheumatol. 2001;28(7):1554-62.
15. Newkirk MM, Shiroky JB, Johnson N, Danoff D, Isenberg DA, Shustik C et al. Rheumatic disease patients, prone to Sjögren's syndrome and/or lymphoma, mount an antibody response to BHRF1, the Epstein-Barr viral homologue of BCL-2. Br J Rheumatol. 1996;35(11):1075-81.
16. Dawson LJ, Stanbury J, Venn N, Hasdimir B, Rogers SN, Smith PM. Antimuscarinic antibodies in primary Sjögren's syndrome reversibly inhibit the mechanism of fluid secretion by human submandibular salivary acinar cells. Arthritis Rheum. 2006;54(4):1165-73.
17. Ramos-Casals M, Nardi N, Brito-Zerón P, Aguiló S, Gil V, Delgado G et al. Atypical autoantibodies in patients with primary Sjögren syndrome: clinical characteristics and follow-up of 82 cases. Semin Arthritis Rheum. 2006;35(5):312-21.
18. Thalayasingam N, Baldwin K, Judd C, Ng WF. New developments in Sjogren's syndrome. Rheumatology (Oxford). 2021;60(Supplement_6):vi53-vi61.
19. Pertovaara M, Antonen J, Hurme M. Th2 cytokine genotypes are associated with a milder form of primary Sjogren's syndrome. Ann Rheum Dis. 2006;65(5):666-70.

20. Ishimaru N, Saegusa K, Yanagi K, Haneji N, Saito I, Hayashi Y. Estrogen deficiency accelerates autoimmune exocrinopathy in murine Sjögren's syndrome through fas-mediated apoptosis. Am J Pathol. 1999;155(1):173-81.
21. Hammi AR, Al-Hashimi IH, Nunn ME, Zipp M. Assessment of SS-A and SS-B in parotid saliva of patients with Sjögren's syndrome. J Oral Pathol Med. 2005;34(4): 198-203.
22. Agmon-Levin N, Kivity S, Tzioufas AG, López Hoyos M, Rozman B, Efes I et al. Low levels of vitamin-D are associated with neuropathy and lymphoma among patients with Sjögren's syndrome. J Autoimmun. 2012;39(3):234-9.
23. Shiboski CH, Shiboski SC, Seror R, Criswell LA, Labetoulle M, Lietman TM et al. 2016 American College of Rheumatology/European League Against Rheumatism classification criteria for primary Sjögren's syndrome: A consensus and data-driven methodology involving three international patient cohorts. Ann Rheum Dis. 2017;76(1):9-16.
24. Vitali C. Classification criteria for Sjögren's syndrome. Ann Rheum Dis. 2003;62(1): 94-5; author reply 5.
25. Shiboski SC, Shiboski CH, Criswell L, Baer A, Challacombe S, Lanfranchi H et al. American College of Rheumatology classification criteria for Sjögren's syndrome: a data-driven, expert consensus approach in the Sjögren's International Collaborative Clinical Alliance cohort. Arthritis Care Res (Hoboken). 2012;64(4):475-87.
26. Daniels TE, Cox D, Shiboski CH, Schiødt M, Wu A, Lanfranchi H et al. Associations between salivary gland histopathologic diagnoses and phenotypic features of Sjögren's syndrome among 1,726 registry participants. Arthritis Rheum. 2011;63(7):2021-30.
27. Whitcher JP, Shiboski CH, Shiboski SC, Heidenreich AM, Kitagawa K, Zhang S et al. A simplified quantitative method for assessing keratoconjunctivitis sicca from the Sjögren's Syndrome International Registry. Am J Ophthalmol. 2010;149(3):405-15.
28. van Bijsterveld OP. Diagnostic tests in the Sicca syndrome. Arch Ophthalmol. 1969;82(1):10-4.
29. Navazesh M, Kumar SK, Dentistry UoSCSo. Measuring salivary flow: challenges and opportunities. J Am Dent Assoc. 2008;139 Suppl:35S-40S.
30. Pflugfelder SC. Differential diagnosis of dry eye conditions. Adv Dent Res. 1996;10(1):9-12.
31. Daniels TE. Evaluation, differential diagnosis, and treatment of xerostomia. J Rheumatol Suppl. 2000;61:6-10.
32. Sais G, Admella C, Fantova MJ, Montero JC. Lymphocytic autoimmune hidradenitis, cutaneous leucocytoclastic vasculitis and primary Sjögren's syndrome. Br J Dermatol. 1998;139(6):1073-6.
33. Soy M, Piskin S. Cutaneous findings in patients with primary Sjogren's syndrome. Clin Rheumatol. 2007;26(8):1350-2.
34. Roguedas AM, Youinou P, Lemasson G, Pennec YL, Misery L. Primary Gougerot-Sjögren syndrome: a dermatological approach. J Eur Acad Dermatol Venereol. 2006;20(3):243-7.
35. RI F, DA C, P C, S. F. Characterization of a cross-reactive idiotype in Sjögren´s syndrome. Scand J Rheum. 1986;561:83-8.
36. Alexander EL, Provost TT. Cutaneous manifestations of primary Sjögren's syndrome: a reflection of vasculitis and association with anti-Ro(SSA) antibodies. J Invest Dermatol. 1983;80(5):386-91.
37. Alexander E, Provost TT. Sjögren's syndrome. Association of cutaneous vasculitis with central nervous system disease. Arch Dermatol. 1987;123(6):801-10.
38. Kuhn A, Richter-Hintz D, Schuppe HC, Ruzicka T, Lehmann P. [Annular erythema in Sjögren syndrome. A variant of cutaneous lupus erythematosus?]. Hautarzt. 2000;51(4):270-5.
39. Ramos-Casals M, Anaya JM, García-Carrasco M, Rosas J, Bové A, Claver G et al. Cutaneous vasculitis in primary Sjögren syndrome: classification and clinical significance of 52 patients. Medicine (Baltimore). 2004;83(2):96-106.
40. Gemignani F, Marbini A, Pavesi G, Di Vittorio S, Manganelli P, Cenacchi G et al. Peripheral neuropathy associated with primary Sjögren's syndrome. J Neurol Neurosurg Psychiatry. 1994;57(8):983-6.
41. Konishi M, Ohosone Y, Mitsumura M, Oyamada Y, Yamaguchi K, Kawahara Y. Mixed cryoglobulinemia associated with cutaneous vasculitis and pulmonary sintoms. Inter Med. 1997;36:62-7.
42. Grant I, Hunder G, Hombuerger H, Dyck P. Peripheral neuropathy associated with sicca complex. Neurology. 1997;48:855-62.
43. O'Donnell B, Black AK. Urticarial vasculitis. Int Angiol. 1995;14(2):166-74.
44. Pablos JL, Cogolludo V, Pinedo F, Carreira PE. Subcutaneous nodular amyloidosis in Sjögren's syndrome. Scand J Rheumatol. 1993;22(5):250-1.
45. Ricci RM, Meffert JJ, McCollough ML. Primary anetoderma. Cutis. 1998;62(2):101-3.
46. Roguedas AM, Misery L, Sassolas B, Le Masson G, Pennec YL, Youinou P. Cutaneous manifestations of primary Sjögren's syndrome are underestimated. Clin Exp Rheumatol. 2004;22(5):632-6.
47. Yamamoto T, Katayama I, Nishioka K. Analysis of T cell receptor Vbeta repertoires of annular erythema associated with Sjögren's syndrome. Eur J Dermatol. 1998;8(4): 248-51.
48. Merkel PA, Polisson RP, Chang Y, Skates SJ, Niles JL. Prevalence of antineutrophil cytoplasmic antibodies in a large inception cohort of patients with connective tissue disease. Ann Intern Med. 1997;126(11):866-73.
49. Asherson RA, Fei HM, Staub HL, Khamashta MA, Hughes GR, Fox RI. Antiphospholipid antibodies and HLA associations in primary Sjögren's syndrome. Ann Rheum Dis. 1992;51(4):495-8.
50. Skopouli FN, Barbatis C, Moutsopoulos HM. Liver involvement in primary Sjögren's syndrome. Br J Rheumatol. 1994;33(8):745-8.
51. Crestani B, Schneider S, Adle-Biassette H, Debray MP, Bonay M, Aubier M. [Respiratory manifestations during the course of Sjogren's syndrome]. Rev Mal Respir. 2007;24(4 Pt 1):535-51.
52. Leone MC, Alunno A, Cafaro G, Valentini V, Marcucci E, Bartoloni E et al. The clinical spectrum of primary Sjögren's syndrome: beyond exocrine glands. Reumatismo. 2017;69(3):93-100.
53. Pease CT, Shattles W, Barrett NK, Maini RN. The arthropathy of Sjögren's syndrome. Br J Rheumatol. 1993;32(7):609-13.
54. Saraux A, Pers JO, Devauchelle-Pensec V. Treatment of primary Sjögren syndrome. Nat Rev Rheumatol. 2016;12(8):456-71.
55. Thorne I, Sutcliffe N. Sjögren's syndrome. Br J Hosp Med (Lond). 2017;78(8):438-42.
56. Ren H, Wang WM, Chen XN, Zhang W, Pan XX, Wang XL et al. Renal involvement and followup of 130 patients with primary Sjögren's syndrome. J Rheumatol. 2008;35(2):278-84.
57. Lopate G, Pestronk A, Al-Lozi M, Lynch T, Florence J, Miller T et al. Peripheral neuropathy in an outpatient cohort of patients with Sjögren's syndrome. Muscle Nerve. 2006;33(5):672-6.
58. Langerman AJ, Blair EA, Sweiss NJ, Taxy JB. Utility of lip biopsy in the diagnosis and treatment of Sjogren's syndrome. Laryngoscope. 2007;117(6):1004-8.
59. Witte T, Matthias T, Arnett FC, Peter HH, Hartung K, Sachse C et al. IgA and IgG autoantibodies against alpha-fodrin as markers for Sjögren's syndrome. Systemic lupus erythematosus. J Rheumatol. 2000;27(11):2617-20.
60. Dinescu Ş, ForŢofoiu MC, Bumbea AM, Ciurea PL, Busuioc CJ, Muşetescu AE. Histopathological and immunohistochemical profile in primary Sjögren's syndrome. Rom J Morphol Embryol. 2017;58(2):409-17.
61. Maślińska M, Mańczak M, Wojciechowska B, Kwiatkowska B. The prevalence of ANA antibodies, anticentromere antibodies, and anti-cyclic citrullinated peptide antibodies in patients with primary Sjögren's syndrome compared to patients with dryness symptoms without primary Sjögren's syndrome confirmation. Reumatologia. 2017;55(3):113-9.
62. Liapi A, Horisberger A, François S, Ribi C. [Sjögren's syndrome: when to suspect and how to confirm?]. Rev Med Suisse. 2016;12(513):698-702.
63. Mossel E, Delli K, van Nimwegen JF, Stel AJ, Haacke EA, Kroese FGM et al. The parotid gland connection: ultrasound and biopsies in primary Sjögren's syndrome. Ann Rheum Dis. 2017.
64. Luk WH, Yeung JTH, Fung EPY, Lok CM, Ng YM. Salivary Gland Scintigraphy in Patients with Sjogren's Syndrome: A local Experience with Dual-tracer. Asia Ocean J Nucl Med Biol. 2017;5(1):56-65.
65. Fidelix T, Czapkowski A, Azjen S, Andriolo A, Trevisani VFM. Salivary gland ultrasonography as a predictor of clinical activity in Sjögren's syndrome. PLoS One. 2017;12(8):e0182287.
66. Mossel E, Delli K, van Nimwegen JF, Stel AJ, Kroese FGM, Spijkervet FKL et al. Ultrasonography of major salivary glands compared with parotid and labial gland biopsy and classification criteria in patients with clinically suspected primary Sjögren's syndrome. Ann Rheum Dis. 2017;76(11):1883-9.
67. Qi X, Sun C, Tian Y, Han Y, Peng C, Jin H et al. Comparison of the diagnostic value of four scoring systems in primary sjögren's syndrome patients. Immunol Lett. 2017;188:9-12.
68. Martínez-Lázaro R, Cortés-Blanco A, Velilla J. A pilot study of the salivary scintigraphy diagnostic performance in a Spanish population with Sjögren's syndrome diagnosed by the European criteria. Ann Rheum Dis. 2001;60(3):302-3.
69. Seror R, Bootsma H, Saraux A, Bowman SJ, Theander E, Brun JG et al. Defining disease activity states and clinically meaningful improvement in primary Sjögren's syndrome with EULAR primary Sjögren's syndrome disease activity (ESSDAI) and patient-reported indexes (ESSPRI). Ann Rheum Dis. 2016;75(2):382-9.
70. Seror R, Bowman SJ, Brito-Zeron P, Theander E, Bootsma H, Tzioufas A et al. EULAR Sjögren's syndrome disease activity index (ESSDAI): a user guide. RMD Open. 2015;1(1):e000022.
71. Paganotti MA, Valim V, Serrano É, Miyamoto ST, Giovelli RA, Santos MC. Validation and psychometric properties of the Eular Sjögren's Syndrome Patient Reported Index (ESSPRI) into Brazilian Portuguese. Rev Bras Reumatol. 2015;55(5):439-45.
72. Serrano EV, Valim V, Miyamoto ST, Giovelli RA, Paganotti MA, Cadê NV. Transcultural adaptation of the "EULAR Sjögren's Syndrome Disease Activity Index (ESSDAI)" into Brazilian Portuguese. Rev Bras Reumatol. 2013;53(6):483-93.
73. Chihaby N, Orliaguet M, Le Pottier L, Pers JO, Boisramé S. Treatment of Sjögren's Syndrome with Mesenchymal Stem Cells: A Systematic Review. Int J Mol Sci. 2021;22(19).
74. O'Neil LM, Palme CE, Riffat F, Mahant N. Botulinum Toxin for the Management of Sjögren Syndrome-Associated Recurrent Parotitis. J Oral Maxillofac Surg. 2016;74(12):2428-30.
75. Torres-Ruiz J, Faz-Muñoz D, Hernández-Díaz N, Hernandez-Molina G. Use and withdrawal of immunosuppressors in primary Sjögren's syndrome. Clin Exp Rheumatol. 2017.
76. Demarchi J, Papasidero S, Medina MA, Klajn D, Chaparro Del Moral R, Rillo O et al. Primary Sjögren's syndrome: Extraglandular manifestations and hydroxychloroquine therapy. Clin Rheumatol. 2017;36(11):2455-60.
77. Wang SQ, Zhang LW, Wei P, Hua H. Is hydroxychloroquine effective in treating primary Sjogren's syndrome: a systematic review and meta-analysis. BMC Musculoskelet Disord. 2017;18(1):186.

78. Mekinian A, Ravaud P, Hatron PY, Larroche C, Leone J, Gombert B et al. Efficacy of rituximab in primary Sjogren's syndrome with peripheral nervous system involvement: results from the AIR registry. Ann Rheum Dis. 2012;71(1):84-7.
79. Meiners PM, Arends S, Meijer JM, Moerman RV, Spijkervet FK, Vissink A et al. Efficacy of retreatment with rituximab in patients with primary Sjögren's syndrome. Clin Exp Rheumatol. 2015;33(3):443-4.
80. Sankar V, Brennan MT, Kok MR, Leakan RA, Smith JA, Manny J et al. Etanercept in Sjögren's syndrome: a twelve-week randomized, double-blind, placebo-controlled pilot clinical trial. Arthritis Rheum. 2004;50(7):2240-5.
81. Mariette X, Ravaud P, Steinfeld S, Baron G, Goetz J, Hachulla E et al. Inefficacy of infliximab in primary Sjögren's syndrome: results of the randomized, controlled Trial of Remicade in Primary Sjögren's Syndrome (TRIPSS). Arthritis Rheum. 2004;50(4):1270-6.
82. Norheim KB, Harboe E, Gøransson LG, Omdal R. Interleukin-1 inhibition and fatigue in primary Sjögren's syndrome--a double blind, randomised clinical trial. PLoS One. 2012;7(1):e30123.
83. Nocturne G, Cornec D, Seror R, Mariette X. Use of Biologics in Sjögren's Syndrome. Rheum Dis Clin North Am. 2016;42(3):407-17.
84. Carsons SE, Vivino FB, Parke A, Carteron N, Sankar V, Brasington R et al. Treatment Guidelines for Rheumatologic Manifestations of Sjögren's Syndrome: Use of Biologic Agents, Management of Fatigue, and Inflammatory Musculoskeletal Pain. Arthritis Care Res (Hoboken). 2017;69(4):517-27.
85. Alunno A, Carubbi F, Bistoni O, Bartoloni E, Valentini V, Gerli R. Novel Therapeutic Strategies in Primary Sjögren's Syndrome. Isr Med Assoc J. 2017;19(9):576-80.
86. Ferro F, Elefante E, Luciano N, Talarico R, Todoerti M. One year in review 2017: novelties in the treatment of rheumatoid arthritis. Clin Exp Rheumatol. 2017;35(5):721-34.
87. Aoun G, Nasseh I, Berberi A. Evaluation of the oral component of Sjögren's syndrome: An overview. J Int Soc Prev Community Dent. 2016;6(4):278-84.
88. Gasparotto D, De Vita S, De Re V, Marzotto A, De Marchi G, Scott CA et al. Extrasalivary lymphoma development in Sjögren's syndrome: clonal evolution from parotid gland lymphoproliferation and role of local triggering. Arthritis Rheum. 2003;48(11):3181-6.
89. Upala S, Yong WC, Sanguankeo A. Association between primary Sjögren's syndrome and pregnancy complications: a systematic review and meta-analysis. Clin Rheumatol. 2016;35(8):1949-55.
90. Ballester C, Grobost V, Roblot P, Pourrat O, Pierre F, Laurichesse-Delmas H et al. Pregnancy and primary Sjögren's syndrome: management and outcomes in a multicentre retrospective study of 54 pregnancies. Scand J Rheumatol. 2017;46(1):56-63.
91. Brito-Zerón P, Kostov B, Fraile G, Caravia-Durán D, Maure B, Rascón FJ et al. Characterization and risk estimate of cancer in patients with primary Sjögren syndrome. J Hematol Oncol. 2017;10(1):90.
92. Manzo C, Kechida M. Is primary Sjögren's syndrome a risk factor for malignancies different from lymphomas? What does the literature highlight about it? Reumatologia. 2017;55(3):136-9.
93. Shiboski CH, Baer AN, Shiboski SC, Lam M, Challacombe S, Lanfranchi HE et al. Natural history and Predictors of Progression to Sjögren's Syndrome Among Participants of the SICCA registry. Arthritis Care Res (Hoboken). 2017.
94. Britto-Zerón P, Ramos-Casals M. Prognosis of patients with primary Sjögren´s syndrome. Med Clin (Barc). 2008;130(3):109-15.
95. Chowdhury F, Grigoriadou S, Bombardieri M. Severity of COVID-19 infection in primary Sjögren's syndrome and the emerging evidence of COVID-19-induced xerostomia. Clin Exp Rheumatol. 2021;39 Suppl 133(6):215-22.

45 capítulo

Jesus Rodriguez Santamaria • Maira Mitsue Mukai Neguishi

Artrite Reumatoide

INTRODUÇÃO

A artrite reumatoide é uma doença inflamatória, sistêmica, crônica, com manifestações articulares e extra-articulares. Seu curso clínico é variável desde um desconforto articular leve a uma inflamação multissistêmica extensa. Se não tratada pode causar incapacidades significantes, interferindo na qualidade de vida, resultando em altos custos econômicos e altas taxas de mortalidade.

EPIDEMIOLOGIA

A incidência mundial da artrite reumatoide é de aproximadamente 3 casos por 10 mil habitantes e a prevalência de 0,8%. Afeta todas as populações. Parentes de primeiro grau, de pacientes com artrite reumatoide, têm uma frequência aumentada da doença em 2% a 3%. Ocorre 2 a 3 vezes mais no sexo feminino. A frequência da artrite reumatoide aumenta com a idade e o pico ocorre entre 40 e 60 anos. Entretanto pode ser observada em crianças e idosos.[1]

A artrite reumatoide está associada à significante morbidade, incapacidades e mortalidade. Atividades diárias estão comprometidas em muitos pacientes. Remissão clínica espontânea é incomum (5% a 10%). Após 5 anos de doença aproximadamente 33% dos pacientes não estão trabalhando. Após 10 anos de doença aproximadamente metade apresenta incapacidade funcional importante. Fatores de pobre prognóstico incluem sinovite, doença erosiva precoce, achados extra-articulares (incluindo nódulos reumatoides), fator reumatoide positivo, história familiar de artrite reumatoide, sexo masculino e idade avançada.[1]

A incidência das manifestações extra-articulares da doença varia de acordo com os estudos realizados. Os nódulos reumatoides são os mais comuns, presente em mais de 30% dos pacientes. Muitas destas manifestações são relacionadas a um quadro mais ativo e grave da artrite reumatoide, sendo necessário seu reconhecimento precoce e manejo efetivo.[2]

ETIOPATOGÊNESE

As causas da artrite reumatoide são desconhecidas. Fatores infecciosos, genéticos, imunológicos, ambientais e hormonais podem estar envolvidos.[3]

Existe um significante componente genético, sendo que o HLA-DR4/DR1 está presente em 90% dos pacientes com artrite reumatoide.[4]

Artrite reumatoide está associada a respostas imunológicas. O quanto a resposta imunológica é um evento secundário ou primário ainda é desconhecido. Células que participam do processo inflamatório são linfócitos T CD4+, fagócitos mononucleares, fibroblastos, osteoclastos e neutrófilos, enquanto linfócitos B produzem autoanticorpos, como fator reumatoide. Produção anormal de muitas citocinas, quimiocinas e outros mediadores inflamatórios como fator de necrose tumoral alfa, interleucina-1, interleucina-6, fator beta de crescimento, interleucina-8, fator de crescimento de fibroblasto, fator de crescimento derivado de plaquetas têm sido demonstrados em pacientes com artrite reumatoide. Inflamação e proliferação exuberante da sinovial causam destruição de vários tecidos como cartilagem, ossos, tendões, ligamentos e vasos sanguíneos. Apesar das estruturas articulares serem os sítios primários, outros tecidos também são afetados.[5]

O fator reumatoide é um grupo de autoanticorpos (IgM, IgG e IgA) que reconhecem a porção Fc da IgG. Aumento na produção de fator reumatoide é comumente visto antes do início das manifestações clínicas da artrite reumatoide. Altos níveis de IgM e IgG estão correlacionados com atividade da artrite reumatoide e o aumento de ambas, conjuntamente, tem demonstrado uma forte especificidade e valor preditivo para artrite reumatoide. Fator reumatoide patogênico difere daquele visto em pessoas sadias no isotipo, especificidade, frequência de mutação e a habilidade de ativar o complemento. Existe uma correlação entre fator reumatoide basal e futuras erosões ósseas. Títulos de fator reumatoide estão correlacionados com gravidade da artrite e destruição articular, bem como vasculite.[3]

MANIFESTAÇÕES CLÍNICAS

Critérios diagnósticos do American College of Rheumatology (ARA) desenvolvidos em 1988 (Quadro 45.1), demonstram uma sensibilidade e especificidade de 90%.[6]

Quadro 45.1 Critérios diagnósticos do American College of Rheumatology (ARA) desenvolvidos em 1988.[6]

Dos 7 critérios são necessários pelo menos 4 para o diagnóstico de artrite reumatoide:
1. Rigidez matinal
2. Artrite de 3 ou mais articulações
3. Artrite das articulações das mãos
4. Artrite simétrica
5. Nódulos reumatoides
6. Fator reumatoide sérico positivo
7. Alterações radiográficas, incluindo erosões e descalcificação óssea

Identificar os pacientes que apresentarão curso mais grave da doença é importante para a instituição do início precoce do tratamento. Para isso a American College of Rheumatology (ACR) e a European League Against Rheumatism (EULAR) elaboraram novos critérios de classificação em 2010 – Quadro 45.2.[7]

Quadro 45.2 Classificação da ACR e EULAR 2010.[7,8]

População alvo: paciente com pelo menos uma articulação com sinovite clínica definida (edema). Sinovite que não seja melhor explicada por outra doença	
Soma das pontuações das categorias A-D: pontuação maior ou igual a 6 é necessária para classificação definitiva de um paciente com artrite reumatoide	
A. Envolvimento articular*	
Uma grande articulação (ombros, cotovelos, quadris, joelhos e tornozelos)	0
2 a 10 grandes articulações	1
1 a 3 pequenas articulações** (com ou sem envolvimento de grandes articulações)	2
4 a 10 pequenas articulações (com ou sem envolvimento de grandes articulações)	3
Mais de 10 articulações*** (pelo menos uma pequena articulação)	5
B. Sorologia (pelo menos o resultado de um teste é necessário)	
FR negativo e AAPC negativo****	0
FR positivo em título baixo ou AAPC positivo em título baixo	2
FR positivo em título alto ou AAPC positivo em título alto	3
C. Provas de fase aguda (pelo menos o resultado de um teste)	
PCR normal e VHS normal	0
PCR anormal ou VHS anormal	1
D. Duração dos sintomas	
< 6 semanas	0
≥ 6 semanas	1

*O envolvimento articular se refere a qualquer articulação edemaciada ou dolorosa ao exame físico e pode ser confirmado por evidências de sinovite detectada por um método de imagem. As articulações interfalangeanas distais (IFDs), primeira carpometacarpiana (CMTC) e primeira metatarsofalangeana (MTF) são excluídas da avaliação.

**São consideradas pequenas articulações: punhos, MTCF, IFP, interfalangeana do primeiro quirodáctilo e articulações MTF.

***Pelo menos uma das articulações deve ser uma pequena articulação.

****FR = fator reumatoide; AAPC = anticorpos antiproteína/peptídeo citrulinados.

Fonte: Adaptado de Villeneuve.

Vários órgãos e sistemas podem estar envolvidos como pulmões, coração, rins, trato gastrointestinal, vascular, hematológico, ocular, neurológico. As manifestações dermatológicas na artrite reumatoide como nódulos reumatoides, vasculite reumatoide e fenômeno de Raynaud, são importantes manifestações extra-articulares da doença. Além disto, vários efeitos adversos dermatológicos são desencadeados por terapêuticas antirreumáticas.[9]

■ MANIFESTAÇÕES CUTÂNEAS

Nódulo reumatoide clássico

É a manifestação extra-articular mais frequente variando de 34% a 53%.[10] Na síndrome de Felty é de 75%.[3] Nódulos reumatoides têm sido reportados mais frequentemente em caucasianos, com uma predominância em homens. Aproximadamente 90% dos pacientes com nódulos reumatoides são positivos para fator reumatoide. Nos soronegativos foram reportados em 6% dos pacientes.[11]

A presença de HLA-DR4 tem sido associada ao desenvolvimento de nódulos reumatoides. Pacientes com heterozigose para alelos de HLA-DRB1, especificamente *0401 com B1*0404/8 ou *0101 apresentam um alto risco para doença nodular e pior prognóstico da artrite reumatoide.[3,12]

Os nódulos são mais frequentemente encontrados em áreas de trauma repetitivo como face extensora dos antebraços, dedos, occipício, dorso e tornozelos (Figura 45.1). Outras áreas incluem articulações dos dedos, proeminências sacrais, tendão de Aquiles e orelhas. São indolores, mas aqueles localizados nas plantas e palmas podem ser desconfortáveis.[3] Pacientes acamados e cadeirantes podem desenvolver nódulos nas nádegas e região lombossacra, enquanto em pacientes que usam óculos podem aparecer no dorso do nariz.[13] Nódulos reumatoides geralmente surgem como uma manifestação tardia de doença articular ativa, apesar de alguns nódulos poderem se formar antes da doença articular.[14] São nódulos subcutâneos, cor da pele e variam de consistência elástica, firme, aderida ao periósteo à massa móvel, amorfa, macia. Podem ser solitários ou múltiplos e variam de 4 mm a vários centímetros. Além da pele podem ocorrer na laringe, coração, pulmões, esclera, tendões, sinovial, ossos, peritônio, sistema nervoso central e corpos vertebrais.[3] Apesar de serem benignos, complicações podem ocorrer como infecção, ulceração e mesmo gangrena. Podem requerer excisão. Ocasionalmente nódulos internos na sinovial podem fistulizar. Esta condição é conhecida como reumatismo fistuloso e requer sinovectomia extensa. Podem eliminar lipídios e colesterol na bursa adjacente e drenar material leitoso conhecido como bursite quiliforme reumatoide. Nódulos cutâneos mucinosos têm sido descritos em pacientes com artrite reumatoide grave e com doença ativa. Nódulos reumatoides podem frequentemente sinalizar manifestações extra-articulares sistêmicas mais graves com evolução clínica pobre. Pacientes tem menor possibilidade de alcançar a remissão da doença e maior possibilidade de desenvolver vasculite.[3]

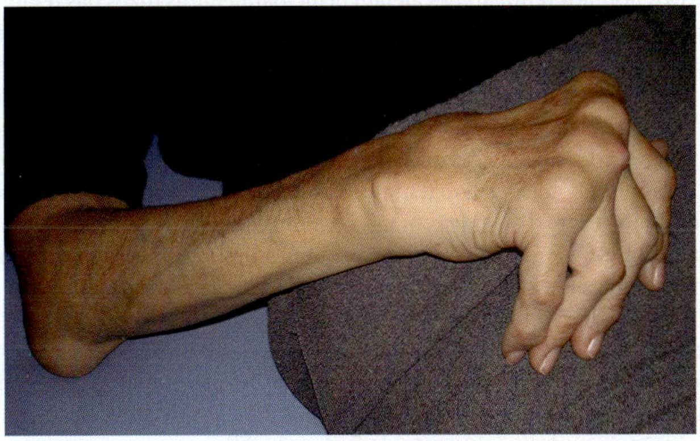

■ **Figura 45.1** Nódulo subcutâneo no cotovelo direito. Deformidades nas mãos.

Fonte: Cedida pelo Dr. Acir Rachid Filho.

Lesões nodulares encontradas em outras condições como tofos gotosos da gota, nódulos da febre reumática, nódulos subcutâneos encontrados no lúpus eritematoso sistêmico, esclerodermia queloideana ou nodular na esclerodermia, nódulos na necrobiose lipoídica e granuloma anular podem mimetizar os nódulos reumatoides clínica e histologicamente.[15]

Diagnóstico clínico diferencial dos nódulos reumatoides inclui calcinose tumoral, fibromas, xantomas, sarcoidose subcutânea, tumores metastáticos, histoplasmose, amiloidose, granuloma de corpo estranho, carcinoma basocelular, cisto epidermoide e cisto sinovial.[16]

Exame histológico do nódulo reumatoide mostra focos densos de necrose fibrinoide com estrias basofílicas e grânulos rodeados por histiócitos arranjados em paliçada. Na derme superior pode ocorrer inflamação perivascular. Perfil de citocinas no nódulo mostra fator de necrose tumoral alfa, interleucina 1-beta, IL-10, IL-15, IL-18 e IL-12. Este perfil de interleucinas e ausência de IL-2 e IL-4 tem sugerido que o nódulo é um granuloma Th-1. Complemento também tem sido implicado na formação dos nódulos, com os estudos imunohistoquímicos mostrando ativação após agregação do fator reumatoide IgM sobre a superfície das células endoteliais de pequenos vasos.[17]

Tratamento dos nódulos reumatoides usualmente não é necessário por serem comumente assintomáticos. Injeção intralesional de corticosteroide pode ser realizada para diminuir o tamanho das lesões.[18] Excisão cirúrgica está indicada quando há compressão do nervo, limitação do movimento da articulação, ulceração extensa ou infecção, por vezes havendo necessidade de enxertia nas lesões muito grandes. Tipicamente os nódulos diminuem com o uso de antirreumáticos modificadores da doença, apesar de ter sido relatado piora com o uso de metotrexato.[1]

Nodulose reumatoide

Foi descrita em 1949 como uma variante de artrite reumatoide com nódulos subcutâneos e associados a lesões ósseas císticas. Critérios diagnósticos para nodulose reumatoide incluem: 1) nódulos reumatoides subcutâneos, múltiplos identificados por biópsia; 2) sintomas articulares recorrentes com mínimo envolvimento clínico e radiológico; 3) curso clínico benigno e 4) nenhuma ou pouca manifestação clínica sistêmica da artrite reumatoide. Geralmente são pacientes do sexo masculino (82%) dos 30 aos 40 anos.[19]

São autolimitados e controlados sintomaticamente com anti-inflamatórios não hormonais. Remissão completa com hidroxicloroquina tem sido relatada.[20]

Nodulose reumatoide acelerada

Foi primeiramente descrita por Kremer e Lee em 1986 durante um estudo de tratamento em longo prazo com metotrexato, no qual três pacientes apresentaram aumento do número dos nódulos durante a terapêutica, apesar da melhora das queixas articulares.[21] Mais comum em homens, pode ocorrer sem o tratamento prévio de nódulo reumatoide. Novos nódulos reumatoides afetam principalmente as mãos nas regiões metacarpofalangeanas e articulações interfalangeanas proximais.[22] Oitenta e oito por cento dos nódulos induzidos por metotrexato ocorrem nas mãos, enquanto apenas 34% dos nódulos não induzidos por metotrexato envolvem as mãos.[12] A duração da terapêutica com metotrexato é variável com uma média de 35,1 meses +ou– 31,1.[12] HLA-DRB1* 0401 e fator reumatoide positivo tem sido associados com nódulos induzidos por metotrexato. Pacientes em uso concomitante de hidroxicloroquina parecem estar protegidos do aparecimento destes nódulos. Na nodulose reumatoide acelerada induzida por metotrexato o desconforto e a morbidade são mínimos em mais de 88% dos casos o que permite continuação do metotrexato para o controle da artrite.[12] Normalmente desaparece com a descontinuação do metotrexato reaparecendo com sua reintrodução.[12] Etanercepte e leflunomida têm sido implicados na indução de nodulose reumatoide acelerada.[18,23]

Vasculite reumatoide

Afeta entre 2% e 5% dos pacientes com artrite reumatoide[24] sendo mais comum em homens e pacientes com doença de longa data e síndrome de Felty.[25-26] Glicocorticosteroides e infecções virais foram sugeridas como possíveis gatilhos, mas faltam evidências que suportem tais teorias. O tabagismo é um fator de risco.[26] Os órgãos mais acometidos são pele (90% dos pacientes), olhos, rins, pulmões, sistema gastrointestinal e sistema nervoso central e periférico.[26] Em 1984, Scott e Bacon[27] definiram critérios para a vasculite reumatoide sistêmica se o paciente portador de artrite reumatoide apresentar um ou mais dos seguintes: a) mononeurite multiplex, b) gangrena periférica, c) biópsia evidenciando arterite aguda necrosante e doença sistêmica (como febre, perda de peso) e d) úlceras cutâneas profundas ou doença extra-articular ativa (exemplo: pleurite, pericardite, esclerite) se associado com infartos digitais típicos ou vasculite evidenciado por biópsia.

Estudos demonstram um aumento da mortalidade em pacientes com vasculite reumatoide ou neuropatia associada.[28] Preditores de mortalidade incluem idade jovem no diagnóstico, diagnóstico tardio, sedimento urinário alterado, hipergamaglobulinemia, altos títulos de fator reumatoide, envolvimento cardíaco, gangrena, mononeurite e infartos intestinais. Existe uma forte associação entre o desenvolvimento de vasculite reumatoide e a presença de altos títulos de fator reumatoide. A classificação de vasculite reumatoide é difícil porque pode afetar um espectro de vasos desde vênulas, capilares e arteríolas até artérias de médio calibre.[25]

Classicamente vasculite cutânea em artrite reumatoide inclui úlceras de perna, púrpura, gangrena periférica e infartos na borda proximal das unhas. Úlceras de perna tem sido descritas em mais de 62,5% dos pacientes com artrite reumatoide, petéquias ou púrpura em mais de 56%, infartos digitais em 41% e gangrena periférica em 37,5%.[29] Outras manifestações cutâneas incluem eritema maculopapular ou nodular, bolhas hemorrágicas, livedo reticular, eritema *elevatum diutinum* e atrofia branca. Infartos no leito ungueal, são pequenas lesões de 0,5 a 1 mm, indolores, acastanhadas a purpúricas.[30]

Associado às clássicas lesões cutâneas, nervos periféricos são frequentemente afetados.[26] Voskuyl e colaboradores[31] encontraram achados cutâneos em 81% dos pacientes com vasculite reumatoide e neuropatia periférica manifestada por mononeurite multiplex ou neuropatia distal simétrica sensorial ou sensório-motora em 45% dos pacientes.

Diagnóstico diferencial de vasculite reumatoide deve ser feito com: lúpus eritematoso sistêmico, granulomatose de Wegener, eritema *elevatum diutinum*, poliarterite nodosa, hepatite C. Lesões ulceradas podem simular pioderma gangrenoso.[32]

Na histopatologia encontra-se infiltrado de células mononucleares, neutrófilos com leucocitoclasia, necrose fibrinoide e extravasamento de eritrócitos.[33]

Combinação de corticosteroides e ciclofosfamida é o tratamento clássico de vasculite reumatoide sistêmica.[27] Tem sido utilizado anti-inflamatórios não hormonais, azatioprina, metotrexato, clorambucil, infliximabe, adalimumabe e rituximabe.[1,26,34]

Os pacientes com vasculite reumatoide devem ser monitorizados para fatores de risco como hipertensão, tabagismo, diabetes, hiperlipidemia e obesidade.[25]

Síndrome de Felty

A tríade: artrite, leucopenia e esplenomegalia foi inicialmente descrita por Felty em 1924. Cerca de 1% dos pacientes com artrite reumatoide desenvolvem a tríade. As alterações cutâneas incluem nódulos reumatoides (76%), hiperpigmentação e úlceras nas pernas (22%).[35] Úlceras são crônicas, profundas, nas regiões tibiais e tornozelos, com extravasamento de hemácias levando a hiperpigmentação. Altos títulos de fator reumatoide, complexos imunes circulantes e positividade para anticorpos antinucleares são encontrados em 80% dos pacientes. Está associada à mortalidade de 25%, com morte decorrente da sepse.[36]

Artrite reumatoide juvenil

Artrite reumatoide juvenil ou doença de Still foi descrita por George Still em 1986. É caracterizada por picos diários de febre alta, artrite, *rash* evanescente, adenomegalia generalizada, hepato ou esplenomegalia e serosite.[1] Etiologia desconhecida, múltiplos gatilhos bacterianos e virais tem sido postulado. Incidência 0,16 por 100 mil com um pico modal de idade dos 15 aos 25 anos e dos 36 aos 46 anos. A erupção cutânea ocorre em 90% dos pacientes como *rash* macular ou maculopapular, de coloração rósea, evanescente, mais comumente no tórax, extremidades proximais, regiões malares, palmas e plantas. A erupção é mais proeminente durante os ataques febris, e dura algumas horas. Não há prurido e exibe fenômeno de Koebner. Biópsia demonstra inflamação perivascular leve na derme superficial, com linfócitos e histiócitos e edema da derme. Imunofluorescência da pele pode mostrar deposição de C3 na parede dos vasos.[1]

Opções de tratamento variam de anti-inflamatórios não esteroides, corticosteroides, aspirina, sais de ouro, hidroxicloroquina, azatioprina, ciclofosfamida, ciclosporina, sulfasalazina, imunoglobulina intravenosa, inibidores de TNF-α, anakinra e inibidor de IL-1.[3]

Pioderma gangrenoso

Existem quatro variantes clínicas: 1) ulcerativa; 2) pustulosa; 3) bolhosa e 4) vegetante. A forma ulcerativa tem sido associada à artrite reumatoide e poliartrite soronegativa.[37] Ocorre mais em mulheres. Aproximadamente 27% dos casos tem um componente de artrite. Lesões de pioderma gangrenoso não tem relação com a intensidade da artrite reumatoide.[38] Uma revisão sistemática apontou que a artrite geralmente precedeu o quadro de pioderma gangrenoso em um grupo de pacientes.[39]

As lesões iniciam-se tipicamente como pápula ou pústula evoluindo para ulceração necrótica, dolorosa, bordas violáceas, subminadas, podendo alcançar 5 a 10 cm em poucas semanas.[40] Lesões agressivas podem afetar a fáscia, músculos e tendões. Pode ocorrer patergia com lesões desenvolvendo-se em áreas de trauma. Úlceras encontram-se tipicamente nas pernas, mas podem surgir no tronco, braços, cabeça, pescoço, periostomal e região vulvar. Mais comum em mulheres, entretanto nos homens quando associado com doença hematológica o prognóstico é pior. Pioderma gangrenoso tem sido associado com doenças de base em 50% dos casos, mais comumente com doença inflamatória intestinal (15% a 20%). Artrite reumatoide seropositiva tem sido associada com pioderma gangrenoso em cerca de 12% dos casos.[3]

Achados histopatológicos mostram infiltrado celular misto com predominância de neutrófilos. Esses achados não são específicos. Múltiplas teorias tem sido sugeridas na patogênese desde disfunção dos neutrófilos até participação de imunocomplexos.[41]

Cerca de 50% dos pacientes necessitam de terapêutica em longo prazo para evitar recidivas. Lesões pequenas podem ser tratadas com infiltração intralesional de acetonido de triamcinolona. Tratamentos locais incluem antibióticos tópicos, compressas úmidas e evitar trauma local. Nos casos mais intensos utiliza-se corticosteroide em altas doses ou pulso de metilprednisolona seguido de doses baixas de corticosteroide. Pode-se associar dapsona, minociclina, azatioprina, ciclofosfamida, clofazimina, clorambucil, tacrolimus, ciclosporina, infliximabe.[3]

Dermatose neutrofílica reumatoide

Doença rara, mais comum em mulheres e usualmente ocorre em pacientes que tem artrite reumatoide grave no mínimo com 5 anos de duração. Geralmente está associado a um quadro mais grave de artrite reumatoide e pode também ser encontrado em pacientes soronegativos.[42]

Clinicamente se apresenta como placas e nódulos eritematosos, simétricos usualmente afetando as regiões extensoras das articulações das mãos e antebraços.[42] As lesões involuem sem deixar cicatrizes, espontaneamente ou com a melhora da artrite reumatoide subjacente.[1] O tipo bolhoso é raro e costuma acometer os membros inferiores.[42]

Histopatologia mostra um denso infiltrado neutrofílico na derme com edema endotelial e leucocitoclasia, sem vasculite.[43]

Sua patogênese é desconhecida, podendo ser ativada por imune complexos, células de adesão e migração e ativação de IL-6 e IL-8 tem sido postulados.[44]

As lesões tentem a se resolver espontaneamente ou com a melhora da artrite reumatoide.[45] Tratamento medicamentoso inclui corticosteroides tópicos, dapsona, hidroxicloroquina e ciclofosfamida.[46]

Dermatite granulomatosa intersticial

Condição rara, mais em mulheres de meia idade com artrite reumatoide intensa e altos títulos de fator reumatoide.[47] A artrite pode ocorrer antes, durante ou após o aparecimento das lesões cutâneas. Clinicamente as lesões são simétricas, formando cordões lineares, eritematovioláceos, preferencialmente nas axilas, tronco e parte interna das coxas, ditas sinais do cordão.[47] Outras formas clínicas podem ser pápulas, placas ou nódulos cor da pele a eritematovioláceos.[47-48]

Na histologia há infiltrado na derme reticular com predominância de histiócitos intersticiais ou em paliçada e algumas áreas de degeneração do colágeno, associado com poucos neutrófilos e eosinófilos.[49]

Seu tratamento pode ser feito com prednisona, anti-inflamatórios não esteroides sistêmicos, tópicos, dapsona, metotrexato e hidroxicloroquina.[3]

Fenômeno de Raynaud

Branqueamento dos dedos das mãos e ou pés, seguido de cianose e eritema em resposta a baixas temperaturas ou estresse emocional. Causado por vasoespasmo reversível das arteríolas e artérias digitais, está associado com várias doenças reumáticas, particularmente lúpus eritematoso sistêmico. A prevalência estimada de fenômeno de Raynaud em artrite reumatoide varia de 2,7% a 17,2%.[50]

Reações cutâneas decorrentes do uso de medicamentos

Várias reações cutâneas têm sido observadas com as diferentes classes de terapias para artrite reumatoide. Erupções maculopapulares são observadas com todos os fármacos modificadores da doença. Estomatite pode ser observada principalmente com metotrexato bem como piora dos nódulos reumatoides.[1]

O tratamento com sais de ouro pode provocar *rashes* cutâneos, alopecia, eritema nodoso, pênfigo, erupção liquenoide e necrólise epidérmica toxina.[42]

Muitas reações cutâneas podem ser observadas durante o uso dos anti-TNF-α. Eritemas, equimoses, urticária e prurido são reações comuns (20% a 40%), que aparecem no local da injeção, podendo ser leves a moderadas e são vistas nas primeiras 2 semanas e incomuns após 2 meses. Usualmente são autolimitadas, durando 3 a 5 dias controladas com anti-histamínicos, corticosteroides tópicos e rotação dos locais de injeção.[51]

Reações pela infusão do infliximabe são observadas em 3,8% a 14% dos pacientes. Comumente são leves e incluem prurido, urticária, *flushing*, cefaleia, febre, tremores, náusea, taquicardia, dispneia e dermatite não específica. Raramente resultam em descontinuação do tratamento. As reações infusionais são mais frequentes se a infusão é feita mais rapidamente. Reações graves ocorrem em 3% dos pacientes e envolvem hipo ou hipertensão significativas, dor no peito, aumento da temperatura e dispneia intensa.

Tratamento com fármacos anti-TNF-α podem induzir a produção de autoanticorpos (11% a 49%).[52] Desenvolvimento de anticorpos anti-DNA dupla hélice, marcadores específicos para lúpus ocorrem em 15% dos pacientes. Interessantemente apesar do desenvolvimento comum de anticorpos lúpus relacionados, raramente pacientes desenvolvem lúpus induzido por medicamentos. A apresentação mais comum é o aparecimento de *rash* cutâneo, serosite, poliartrite aguda ou citopenia.[53] As lesões cutâneas podem ser variadas podendo ocorrer desde um eritema agudo com escamação (semelhante a queimadura solar), penfigoide bolhoso até lesões discoides ou de lúpus cutâneo subagudo, vasculites, urticária ou lesões purpúricas.[54] As lesões melhoram após retirada do anti-TNF-α dentro de 4 a 8 semanas.

Vasculite leucocitoclásica tem sido reportada com o uso de anti-TNF-α. Interessantemente esse fármaco é utilizado para a vasculite reumatoide.[55]

Infecções associadas a medicamentos anti-TNF-α como tuberculose e outras micobactérias, fungos e bactérias estão bem documentadas. Fasciite necrosante grave já foi descrita.[56]

Apesar de serem utilizados em psoríase vulgar, têm sido descritas erupções psoriasiformes em pacientes utilizando inibidores de TNF-α. Em particular lesões pustulosas das palmas e plantas.[57]

Uma revisão sistemática e metanálise sugere um aumento da prevalência de artrite reumatoide em pacientes portadores de pênfigo. Recomenda-se um acompanhamento para detecção precoce desses casos.[58-59]

■ TRATAMENTO

Muitas classes de medicamentos têm sido utilizadas no tratamento de pacientes com artrite reumatoide. Anti-inflamatórios não esteroidais e corticosteroides têm um efeito sintomático e controlam a doença em muitos pacientes. Um grupo de medicações denominado fármacos antirreumáticos modificadores da doença têm sido introduzidos. Estas medicações incluem sais de ouro injetável, metotrexato, sulfasalazina, leflunomide e hidroxicloroquina, podem melhorar os sintomas da artrite reumatoide, mas raramente induzem a remissão e apresentam toxicidade que pode impedir seu uso em longo prazo. O objetivo do tratamento é suprimir a atividade da doença prevenindo as lesões decorrentes da inflamação sinovial crônica.[1]

Agentes biológicos inibidores do TNF-α como infliximabe, etanercepte e adalimumabe e novos biológicos têm demonstrado capacidade de melhorar significativamente os sinais e sintomas da doença, bem como melhorar a qualidade de vida, o estado funcional e atenuar a progressão da lesão articular.[1,60]

■ EVOLUÇÃO

Complicações

A artrite reumatoide não é fatal, mas complicações da doença podem encurtar a sobrevida de alguns pacientes. É progressiva e não há cura. Em alguns indivíduos pode tornar-se gradualmente menos agressiva e os sintomas podem melhorar. Entretanto, caso ocorra destruição óssea e de ligamentos que cause deformidades, os efeitos são permanentes.[34]

Artrite reumatoide é uma doença sistêmica que, além das articulações, pode afetar outros órgãos, causando complicações inerentes ao local comprometido. Assim podem ocorrer síndrome de Sjögren,[61] neuropatia periférica, anemia, esclerite, infecções, transtornos gastrointestinais, osteoporose, doença pulmonar, doença cardíaca, síndrome de Felty, linfomas e outros cânceres, síndrome da ativação macrofágica.[62]

Prognóstico

No curso clínico ocorrem exacerbações e remissões. Aproximadamente 40% dos pacientes podem tornar-se incapacitados após 10 anos. Alguns apresentam doença relativamente autolimitada e em outros evolução crônica e progressiva.[62]

Fatores de mal prognóstico incluem: início insidioso, genótipo HLA-DRB1*0404, altos títulos de fator reumatoide, manifestações extra-articulares,[63] um grande número de articulações comprometidas, idade menor que 30 anos, sexo feminino, sintomas sistêmicos. Doença ativa persistente por mais de 1 ano pode causar deformidades articulares e incapacidade.[64]

Marcadores laboratoriais de prognóstico pobre, além de altos títulos de fator reumatoide incluem evidência precoce de lesão óssea, anemia persistente, títulos elevados de C1q do complemento e presença de anticorpos anti-CCP.[65]

As taxas de mortalidade global em pacientes com artrite reumatoide são 2,5 maiores que na população geral, em grande parte derivadas de infecção, vasculite e nutrição deficiente.[66]

Referências bibliográficas

1. Hata T, Kavanaugh A. Rheumatoid arthritis in dermatology. Clin Dermatol. 2006;24(5):430-7.
2. Young A, Koduri G. Extra-articular manifestations and complications of rheumatoid arthritis. Best Pract Res Clin Rheumatol. 2007;21(5):907-27.
3. Sayah A, English JC. Rheumatoid arthritis: a review of the cutaneous manifestations. J Am Acad Dermatol. 2005;53(2):191-209; quiz 10-2.
4. MacGregor AJ, Snieder H, Rigby AS, Koskenvuo M, Kaprio J, Aho K et al. Characterizing the quantitative genetic contribution to rheumatoid arthritis using data from twins. Arthritis Rheum. 2000;43(1):30-7.
5. Lee DM, Weinblatt ME. Rheumatoid arthritis. Lancet. 2001;358(9285):903-11.
6. Arnett FC, Edworthy SM, Bloch DA, McShane DJ, Fries JF, Cooper NS et al. The American Rheumatism Association 1987 revised criteria for the classification of rheumatoid arthritis. Arthritis Rheum. 1988;31(3):315-24.
7. Aletaha D, Neogi T, Silman AJ, Funovits J, Felson DT, Bingham CO et al. 2010 Rheumatoid arthritis classification criteria: an American College of Rheumatology/ European League Against Rheumatism collaborative initiative. Arthritis Rheum. 2010;62(9):2569-81.
8. Villeneuve E, Nam J, Emery P. 2010 ACR-EULAR classification criteria for rheumatoid arthritis. Rev Bras Reumatol. 2010;50(5):481-3.
9. Turesson C, McClelland RL, Christianson TJ, Matteson EL. No decrease over time in the incidence of vasculitis or other extraarticular manifestations in rheumatoid arthritis: results from a community-based study. Arthritis Rheum. 2004;50(11): 3729-31.
10. Turesson C, Jacobsson LT. Epidemiology of extra-articular manifestations in rheumatoid arthritis. Scand J Rheumatol. 2004;33(2):65-72.
11. Kaye BR, Kaye RL, Bobrove A. Rheumatoid nodules. Review of the spectrum of associated conditions and proposal of a new classification, with a report of four seronegative cases. Am J Med. 1984;76(2):279-92.
12. Ahmed SS, Arnett FC, Smith CA, Ahn C, Reveille JD. The HLA-DRB1*0401 allele and the development of methotrexate-induced accelerated rheumatoid nodulosis: a follow-up study of 79 Caucasian patients with rheumatoid arthritis. Medicine (Baltimore). 2001;80(4):271-8.
13. Ziff M. The rheumatoid nodule. Arthritis Rheum. 1990;33(6):761-7.
14. Lowney ED, Simons HM. "Rheumatoid" nodules of the skin: their significance as an isolated finding. Arch Dermatol. 1963;88:853-8.
15. Tröbs RB, Borte M, Voppmann A, Weidenbach H, Thiele J. Granuloma annulare, nodular type--a subcutaneous pseudorheumatoid lesion in children. Eur J Pediatr Surg. 1997;7(6):349-52.
16. Schumacher HR, Gall EP. Rheumatoid arthritis: an illustrated guide to pathogenesis, diagnosis and management: Gower Medical; 1988.
17. Hessian PA, Highton J, Kean A, Sun CK, Chin M. Cytokine profile of the rheumatoid nodule suggests that it is a Th1 granuloma. Arthritis Rheum. 2003;48(2):334-8.
18. Prete M, Racanelli V, Digiglio L, Vacca A, Dammacco F, Perosa F. Extra-articular manifestations of rheumatoid arthritis: An update. Autoimmun Rev. 2011;11(2):123-31.
19. Couret M, Combe B, Chuong VT, Leroux JL, Blotman F, Sany J. Rheumatoid nodulosis: report of two new cases and discussion of diagnostic criteria. J Rheumatol. 1988;15(9):1427-30.
20. McCarty DJ. Complete reversal of rheumatoid nodulosis. J Rheumatol. 1991;18(5): 736-7.
21. Kremer JM, Lee JK. The safety and efficacy of the use of methotrexate in long-term therapy for rheumatoid arthritis. Arthritis Rheum. 1986;29(7):822-31.
22. Filosa G, Salaffi F, Bugatti L. Accelerated nodulosis during methotrexate therapy for refractory rheumatoid arthritis. A case report. Adv Exp Med Biol. 1999;455:521-4.
23. García-Patos V. Rheumatoid nodule. Semin Cutan Med Surg. 2007;26(2):100-7.
24. Kaye O, Beckers CC, Paquet P, Arrese JE, Piérard GE, Malaise MG. The frequency of cutaneous vasculitis is not increased in patients with rheumatoid arthritis treated with methotrexate. J Rheumatol. 1996;23(2):253-7.
25. Turesson C, Matteson EL. Vasculitis in rheumatoid arthritis. Curr Opin Rheumatol. 2009;21(1):35-40.
26. Kishore S, Maher L, Majithia V. Rheumatoid Vasculitis: A Diminishing Yet Devastating Menace. Curr Rheumatol Rep. 2017;19(7):39.
27. Scott DG, Bacon PA. Intravenous cyclophosphamide plus methylprednisolone in treatment of systemic rheumatoid vasculitis. Am J Med. 1984;76(3):377-84.
28. Turesson C, O'Fallon WM, Crowson CS, Gabriel SE, Matteson EL. Occurrence of extraarticular disease manifestations is associated with excess mortality in a community based cohort of patients with rheumatoid arthritis. J Rheumatol. 2002;29(1):62-7.
29. Geirsson AJ, Sturfelt G, Truedsson L. Clinical and serological features of severe vasculitis in rheumatoid arthritis: prognostic implications. Ann Rheum Dis. 1987;46(10):727-33.
30. Golding JR, Hamilton MG, Gill RS. Arteritis of rheumatoid arthritis. Br J Dermatol. 1965;77:207-10.
31. Voskuyl AE, Hazes JM, Zwinderman AH, Paleolog EM, van der Meer FJ, Daha MR et al. Diagnostic strategy for the assessment of rheumatoid vasculitis. Ann Rheum Dis. 2003;62(5):407-13.
32. Lovy MR, Starkebaum G, Uberoi S. Hepatitis C infection presenting with rheumatic manifestations: a mimic of rheumatoid arthritis. J Rheumatol. 1996;23(6):979-83.
33. Magro CM, Crowson AN. The spectrum of cutaneous lesions in rheumatoid arthritis: a clinical and pathological study of 43 patients. J Cutan Pathol. 2003;30(1):1-10.
34. Turesson C. Extra-articular rheumatoid arthritis. Curr Opin Rheumatol. 2013;25(3):360-6.
35. Goldberg J, Pinals RS. Felty syndrome. Semin Arthritis Rheum. 1980;10(1):52-65.
36. Campion G, Maddison PJ, Goulding N, James I, Ahern MJ, Watt I et al. The Felty syndrome: a case-matched study of clinical manifestations and outcome, serologic features, and immunogenetic associations. Medicine (Baltimore). 1990;69(2):69-80.
37. Powell FC, Su WP, Perry HO. Pyoderma gangrenosum: classification and management. J Am Acad Dermatol. 1996;34(3):395-409; quiz 10-2.
38. von den Driesch P. Pyoderma gangrenosum: a report of 44 cases with follow-up. Br J Dermatol. 1997;137(6):1000-5.
39. Sawka E, Zhou A, Latour E, Friedman M, Ortega-Loayza AG. Inflammatory arthritis-associated pyoderma gangrenosum: a systematic review. Clin Rheumatol. 2021;40(10):3963-9.
40. Lyon CC, Smith AJ, Beck MH, Wong GA, Griffiths CE. Parastomal pyoderma gangrenosum: clinical features and management. J Am Acad Dermatol. 2000;42(6):992-1002.
41. Adachi Y, Kindzelskii AL, Cookingham G, Shaya S, Moore EC, Todd RF et al. Aberrant neutrophil trafficking and metabolic oscillations in severe pyoderma gangrenosum. J Invest Dermatol. 1998;111(2):259-68.
42. Yamamoto T. Cutaneous manifestations associated with rheumatoid arthritis. Rheumatol Int. 2009;29(9):979-88.
43. Lowe L, Kornfeld B, Clayman J, Golitz LE. Rheumatoid neutrophilic dermatitis. J Cutan Pathol. 1992;19(1):48-53.
44. Yamamoto T, Ohkubo H, Nishioka K. Rheumatoid neutrophilic dermatitis. Int J Dermatol. 1994;33(11):798-800.

45. Manriquez J, Giesen L, Puerto CD, Gonzalez S. Rheumatoid arthritis and pseudo-vesicular skin plaques: rheumatoid neutrophilic dermatosis. An Bras Dermatol. 2016;91(4):500-2.
46. Mashek HA, Pham CT, Helm TN, Klaus M. Rheumatoid neutrophilic dermatitis. Arch Dermatol. 1997;133(6):757-60.
47. Peroni A, Colato C, Schena D, Gisondi P, Girolomoni G. Interstitial granulomatous dermatitis: a distinct entity with characteristic histological and clinical pattern. Br J Dermatol. 2012;166(4):775-83.
48. Verneuil L, Dompmartin A, Comoz F, Pasquier CJ, Leroy D. Interstitial granulomatous dermatitis with cutaneous cords and arthritis: a disorder associated with autoantibodies. J Am Acad Dermatol. 2001;45(2):286-91.
49. Veronez IS, Dantas FL, Valente NY, Kakizaki P, Yasuda TH, Cunha ToA. Interstitial granulomatous dermatitis: rare cutaneous manifestation of rheumatoid arthritis. An Bras Dermatol. 2015;90(3):391-3.
50. Saraux A, Allain J, Guedes C, Baron D, Youinou P, Le Goff P. Raynaud's phenomenon in rheumatoid arthritis. Br J Rheumatol. 1996;35(8):752-4.
51. Lee SJ, Kavanaugh A. Adverse reactions to biologic agents: focus on autoimmune disease therapies. J Allergy Clin Immunol. 2005;116(4):900-5.
52. Colombel JF, Loftus EV, Tremaine WJ, Egan LJ, Harmsen WS, Schleck CD et al. The safety profile of infliximab in patients with Crohn's disease: the Mayo clinic experience in 500 patients. Gastroenterology. 2004;126(1):19-31.
53. Cush JJ. Safety overview of new disease-modifying antirheumatic drugs. Rheum Dis Clin North Am. 2004;30(2):237-55, v.
54. Yoshikawa N, Matsubara E, Yamamoto M, Yamazaki H, Uehara M, Kamata M et al. Drug-induced Bullous Pemphigoid and Lupus Erythematosus Occurring under Anti-TNF-α and IL-6 Therapy in a Patient with Rheumatoid Arthritis. Intern Med. 2020;59(20):2611-8.
55. Mohan N, Edwards ET, Cupps TR, Slifman N, Lee JH, Siegel JN et al. Leukocytoclastic vasculitis associated with tumor necrosis factor-alpha blocking agents. J Rheumatol. 2004;31(10):1955-8.
56. Doran MF, Crowson CS, Pond GR, O'Fallon WM, Gabriel SE. Frequency of infection in patients with rheumatoid arthritis compared with controls: a population-based study. Arthritis Rheum. 2002;46(9):2287-93.
57. Beuthien W, Mellinghoff HU, von Kempis J. Skin reaction to adalimumab. Arthritis Rheum. 2004;50(5):1690-2.
58. Mangkorntongsakul V, Phan K, Smith SD. Pemphigus and rheumatoid arthritis: A systematic review and meta-analysis. Dermatol Ther. 2021;34(2):e14845.
59. Kridin K, Jones VA, Patel PM, Zelber-Sagi S, Hammers CM, Damiani G et al. Patients with pemphigus are at an increased risk of developing rheumatoid arthritis: a large-scale cohort study. Immunol Res. 2020;68(6):373-8.
60. Xue Y, Cohen JM, Wright NA, Merola JF. Skin Signs of Rheumatoid Arthritis and its Therapy-Induced Cutaneous Side Effects. Am J Clin Dermatol. 2016;17(2):147-62.
61. Pease CT, Shattles W, Barrett NK, Maini RN. The arthropathy of Sjögren's syndrome. Br J Rheumatol. 1993;32(7):609-13.
62. Sokka T, Kautiainen H, Möttönen T, Hannonen P. Work disability in rheumatoid arthritis 10 years after the diagnosis. J Rheumatol. 1999;26(8):1681-5.
63. Turesson C, Jacobsson L, Bergström U. Extra-articular rheumatoid arthritis: prevalence and mortality. Rheumatology (Oxford). 1999;38(7):668-74.
64. Pincus T, Callahan LF. What is the natural history of rheumatoid arthritis? Rheum Dis Clin North Am. 1993;19(1):123-51.
65. Lee DM, Schur PH. Clinical utility of the anti-CCP assay in patients with rheumatic diseases. Ann Rheum Dis. 2003;62(9):870-4.
66. Wolfe F, Mitchell DM, Sibley JT, Fries JF, Bloch DA, Williams CA et al. The mortality of rheumatoid arthritis. Arthritis Rheum. 1994;37(4):481-94.

Solange Murta Barros • Jozélio Freire de Carvalho

O Laboratório nas Doenças Reumatológicas com Ênfase na Prática Dermatológica

INTRODUÇÃO

As doenças reumatológicas sistêmicas são afecções difusas do tecido conjuntivo, de etiologia desconhecida e, em sua maioria, desencadeadas por mecanismos autoimunes que resultam em processos inflamatórios crônicos, lesivos aos vários órgãos e tecidos do organismo, como pulmões, rins, sistema nervoso central, vasos e também à pele.

Sua natureza imunológica envolve mediadores bioquímicos, tanto da resposta celular quanto humoral e, frequentemente, a ativação de subpopulações de linfócitos tipo B, que passam a produzir autoanticorpos dirigidos aos antígenos constitutivos do próprio organismo, ou seja, que têm como alvos os componentes moleculares normalmente distribuídos por suas células e tecidos e não agentes lesivos externos. Esses autoanticorpos formam imunocomplexos (ligações antígeno-anticorpo), circulantes ou fixos aos tecidos, que quando produzidos em excesso não são metabolizados de forma habitual; ao contrário, tendem a formar depósitos nas paredes endoteliais de pequenos vasos, desencadeando a cascata de eventos inflamatórios que leva ao dano tecidual e às sequelas funcionais.

Muitos sinais e sintomas das doenças reumatológicas são compartilhados por entidades nosológicas distintas, que podem, por sua vez, coexistir em fenômeno de sobreposição ou mesmo manifestar-se em largo espectro fenotípico dentro de grupos de pacientes com o mesmo diagnóstico clínico.

Neste contexto, a análise laboratorial corrobora com o conjunto de dados clínicos, histológicos e de imagem, para o complexo reconhecimento e classificação de diferentes enfermidades reumatológicas. Existem alterações laboratoriais menos específicas que se prestam a triagem quanto à existência de processo inflamatório ativo. Algumas dessas alterações são incluídas como parte de critérios de diagnóstico e mesmo de diversos índices de atividade clínica; e outras, mais específicas, são úteis para orientar a progressão racional da propedêutica, podendo auxiliar o diagnóstico diferencial, ou mesmo alertar sobre o surgimento de complicações durante a sua evolução, especialmente infecciosas, assim como propiciar a monitorização de efetividade e segurança do tratamento instituído.

A princípio, trataremos das características e utilidade clínica do primeiro grupo, inespecífico, com o estudo dos biomarcadores inflamatórios; a seguir, trataremos do segundo grupo, que corresponde ao das provas mais específicas, discorrendo sobre a importância da determinação de autoanticorpos, seja por padrão ou testes específicos disponíveis em nosso meio, considerando a sua aplicação, interpretação e limitações.

É importante destacar que – com a incorporação tecnológica que vem garantindo maior sensibilidade dos métodos de análise, além da redução do custo e ampliação do acesso à realização dos exames e democratização das informações do mundo digital – a solicitação indiscriminada de exames laboratoriais vem criando um grande grupo de pacientes preocupados com "exames reagentes", sem a vigência clínica de qualquer doença autoimune, e que necessitam de atenção e esclarecimentos por parte dos especialistas.

Por fim, este capítulo se propõe a breve revisão de características diagnósticas, clínico-laboratoriais, assim como a de outros métodos úteis ao diagnóstico de doenças do colágeno sistêmicas, que podem apresentar manifestações cutâneas, discorrendo sobre a importância da análise de líquido sinovial na avaliação de artrites, inclusive na artrite reumatoide; do uso da capilaroscopia periungueal tanto no diagnóstico da Esclerose Sistêmica como para a avaliação microvascular de outras doenças fora do seu espectro clínico, e a aplicação da ressonância magnética como método complementar, útil para a avaliação de atividade de doença e impacto de miopatias inflamatórias, tal como na Dermatopolimiosite juvenil e do adulto.

BIOMARCADORES INFLAMATÓRIOS

É possível abranger a análise laboratorial de doenças do tecido conjuntivo que podem apresentar afecção cutânea em dois níveis; um inespecífico, voltado para a avaliação da atividade inflamatória geral, e outro mais específico, com o estudo de autoanticorpos.

O primeiro nível inclui a avaliação por meio de um ou mais métodos de ensaio gerais que podem ser adequados a cada situação clínica. Esse grupo de provas de avaliação inflamatória geral foi desenvolvido a partir da identificação de proteínas de fase aguda, que são aquelas de produção endógena e interpretáveis, como biomarcadores positivos ou negativos do processo inflamatório, na medida em que sua concentração aumenta ou diminui após o estímulo inicial de lesão tecidual. Nenhuma delas é específica para este ou aquele agente agressor, respondendo não só aos processos inflamatórios agudos, como também aos relacionados à autoimunidade, trauma, isquemia, neoplasias, infecções e inflamações crônicas.[1]

Dessa forma, a análise de biomarcadores inflamatórios só faz sentido quando considerada em conjunto com o painel dos demais exames complementares, achados e sintomas clínicos apresentados pelo paciente, atuando apenas como um auxiliar ao diagnóstico e classificação de doenças reumatológicas. Se para o diagnóstico o seu papel é limitado, durante a rotina de acompanhamento, no entanto, essa análise é importante para monitorizar o curso da doença, tanto quanto à extensão de dano quanto aos períodos de atividade inflamatória, assim como para documentar a resposta a intervenções terapêuticas e, até mesmo, diferenciar condições de natureza inflamatória cuja distinção clínica não é simples, apresentando perfis diferentes de alterações. Nessa última categoria encontra-se o auxílio para distinguir entre a atividade de doença autoimune e a infecção intercorrente.[2-3]

Os biomarcadores inflamatórios conhecidos podem ser classificados, de acordo com a sua função, em proteínas de defesa do hospedeiro, inibidoras de proteinases séricas, proteínas de transporte e outras. Alguns são relacionados aos fenômenos de destruição de agentes lesivos, outros como limitadores do dano tecidual colateral ou dedicados a promover a cicatrização e restauração funcional. Apenas alguns, entretanto, estão disponíveis, de forma custo-efetiva, na prática clínica, e cada um desses tem características e aspectos cinéticos próprios, com tempo, magnitude e duração de respostas diversas.[1]

A determinação dos níveis séricos dosagem de proteína C-reativa e da velocidade de hemossedimentação (VHS) são as *provas de proteínas de fase aguda*, as mais utilizadas em reumatologia, hoje, seguidas da avaliação do sistema de complemento e da eletroforese de proteínas séricas (EPS). Existem aquelas que, embora comuns, têm utilidade limitada, como a quantificação da alfa-1-mucoproteína sérica (mucoproteína) e da antiestreptolisina O (ASLO); e outras, menos usuais, embora também úteis, como a dosagem de proteína amiloide sérica, do fibrinogênio e da procalcitonina.

α1-glicoproteína ácida (αGP)

A α1-glicoproteína ácida é uma mucoproteína sintetizada pelo fígado, granulócitos e monócitos, rica em carboidratos que lhe conferem polaridade negativa e alta solubilidade em água. Sua atividade muda de acordo com o padrão de glicolisação em diferentes fases da reação inflamatória, com ações tanto pró-inflamatórias, como na indução da liberação de citocinas por monócitos, como as interleucinas IL-1β, IL-6, IL-12, IL-1Ra, e o fator de necrose tecidual alfa (TNF-α) e seu receptor solúvel, quanto anti-inflamatória, na inibição da resposta quimiotática, da produção de superóxidos por neutrófilos e da agregação plaquetária.[1-4]

A αGP possui um perfil cinético intermediário entre o fibrinogênio e a proteína C-reativa (PCR), com meia-vida, nesse caso, cerca de 24 horas, e apresenta um aumento de 2 a 4 vezes os seus níveis séricos na vigência de um estímulo inflamatório. O exame geralmente é realizado por métodos que medem a difração da luz, tais como nefelometria e imunoturbidimetria; e os resultados são expressos em mg/dL, sendo superior em fidelidade e reprodutibilidade à quantificação das mucoproteínas totais pelo método de Winzler. A faixa de resultados normais é ampla e varia de acordo com o tipo de ensaio, entre 41 e 120 mg/dL, e pode apresentar níveis aumentados em qualquer estado associado à proliferação celular exagerada, como em doenças inflamatórias intestinais e durante a recuperação de infarto do miocárdio, queimaduras, traumas ou mesmo após exercício físico vigoroso. Na coexistência de inflamação e nos estados de desnutrição com perda proteica grave, hepatopatias e gravidez, os valores podem ser baixos ou falsamente normais. Sua dosagem ainda é utilizada como marcador de atividade para cardite, na febre reumática, em crianças e adolescentes, embora venha caindo em desuso no acompanhamento de outras doenças inflamatórias devido à baixa correlação com atividade clínica das doenças.[3-4]

Antiestreptolisina O (ASLO)

Os anticorpos antiestreptolisina O têm pico de produção entre 1 e 3 semanas após faringite, ou ainda de 3 a 6 semanas após a infecção cutânea por estreptococos beta hemolítico do grupo A de Lancefield. Infecções que, quando ocorrem em um hospedeiro suscetível, mais frequentemente na faixa etária de 5 a 15 anos, podem suscitar complicação autoimune e não supurativa, devido à semelhança antigênica e à reatividade cruzada entre os componentes da bactéria e os tecidos humanos. Enquanto a febre reumática (FR), mesmo com manifestações sistêmicas leves e atípicas, relaciona-se à infecção de garganta, a glomerulonefrite aguda pós-estreptocócica é mais relacionada às cepas cutâneas, e ambas podem ocorrer em cerca de metade dos pacientes sequer sem o relato de infecção prévia.[1-3]

Outras doenças autoimunes desencadeadas pelo estreptococo são artrite reativa pós-estreptocócica, coreia de Sydenham, eritema nodoso e, possivelmente, uma entidade pediátrica emergente designada PANDAS (acrônimo para *pediatric autoimune neuropsychiatric disorders associated with streptococcal infection*, ou desordens neuropsiquiátricas da infância associadas à infecção estreptocócica), o que inclui sintomas do espectro de transtorno obsessivo compulsivo e tiques nervosos semelhantes ao da síndrome de Tourette clássica.[5]

A pesquisa de antiestreptolisina O (ASLO), embora incluída em vários painéis de provas inflamatórias na rotina, presta-se com frequência ao papel de fator de confusão, com pouco significado no diagnóstico de doenças inflamatórias sistêmicas. A interpretação ingênua de valores alterados como sinal de doença ou infecção mal curada é oposta à real interpretação de que os níveis elevados significam apenas a formação de anticorpos de defesa do organismo humano ao contato com a bactéria estreptocócica, ação que pode ser assintomática ou causar infecções comuns em orofaringe e pele.[1-5]

Como a memória do contato prévio e da resposta do organismo com estreptocócicos, os níveis elevados de ASLO não são critérios de diagnóstico para nenhuma complicação pós-estreptocócica vigente; isso porque: (1) qualquer quadro infeccioso agudo febril, inclusive causado por estreptococos em paciente não suscetível à febre reumática, pode ser acompanhado de dor articular, sem que haja o diagnóstico de "reumatismo"; (2) devido a uma alta frequência de estreptococos que colonizam as vias aéreas de crianças e adolescentes em nosso meio, assim, títulos persistentemente altos em indivíduos assintomáticos são comuns; (3) não são indicativos de infecção recente, (4) várias cepas de estreptococos comuns encontrados em vias aéreas e lesões cutâneas são capazes de induzir à formação de ASLO, e nem sequer têm perfis cardio ou nefrotrópicos; (5) o mecanismo de reatividade cruzada das patologias pós-estreptocócicas não depende exclusivamente da exposição ao agente infeccioso, mas, especialmente, de marcadores de suscetibilidade individuais, e, nesse sentido, não há indícios de que o anticorpo antiestreptolisina participe do mecanismo de agressão; (6) muitas vezes eles estão elevados em pacientes com passado de cura espontânea e sem sequelas de infecções leves; e (7) os níveis de elevação não importam, pois não significam quadros mais graves, e podem se manter altos por meses após contato.

A dosagem de ASLO deveria ser solicitada apenas para pacientes que já tenham o diagnóstico clínico de febre reumática e que estejam em acompanhamento de tratamento antibioterápico profilático. Mesmo para esses pacientes, a melhor conduta é a princípio verificar se o estreptococo ainda está colonizando a orofaringe; e, nesse caso, quando se for solicitar a dosagem inicial de ASLO, será preciso também obter outras provas mais sensíveis para infecção aguda, tais como PCR e VHS. Depois de algumas semanas devem repetir-se os exames, para verificar se os títulos estão subindo, significando infecção recente. Desse modo, o uso de penicilina benzatina não tem qualquer indicação para abaixar níveis de ASLO, salvo se houver o diagnóstico prévio de Febre Reumática.[1,3,5]

Complementemia

Os fatores do sistema de complemento constituem-se em uma série de proteínas séricas produzidas pelo fígado, como as frações C3, C4, complemento hemolítico parcial (CH 50), ou total (CH 100), que na presença de ligantes produzidos pela atividade inflamatória ou micro-organismos sofrem ativação sequencial que termina com a lise celular. São utilizados, especialmente, como biomarcadores para monitoramento de atividade de doença em pacientes com lúpus eritematoso sistêmico (LES) e na avaliação da deficiência primária de componentes do sistema. O papel imunológico do complemento como um sistema mediador nas doenças imunes e na defesa do hospedeiro é o de atacar e ajudar a destruir células invasoras anormais e/ou macromoléculas. O sistema sérico do complemento é constituído por onze proteínas diferentes que reagem numa sequência específica com complexos antígeno-anticorpo. O resultado é o aumento da permeabilidade vascular, a atração de leucócitos polimorfonucleares e as alterações nas membranas celulares que levam à lise e à morte celular.[2-3]

Enquanto na ativação do sistema do complemento pela via clássica (C1, C4 e C3), todos os componentes são ativados, começando pelo C1, que consiste em três proteínas separadas, C1q, C1r e C1s, seguido de C4, C2, C3, a via alternativa (C3) não inclui na sequência a ativação de C1, C2 e C4, e a cascata de ativação começa pelos fatores A (C3a) e B (C3b), embora ambas resultem na ativação de componentes terminais C5-C9. A proteína C-reativa é um exemplo de ativador da via clássica do complemento.

A análise funcional do sistema de complemento consiste na determinação da sua atividade hemolítica. Os complementos C3 e C4 são melhor avaliados, pois o C3 participa de ambas as vias, e o C4 apenas da via clássica. Por sua vez, na deficiência congênita, é comum a alteração da via clássica do complemento por depleção de C1q. Enquanto na glomerulonefrite lúpica ambas as vias estão comprometidas, em seu diagnóstico diferencial com a glomerulonefrite pós-estreptocócica, por exemplo, a medida de ambos é importante, pois esta cursa apenas com C3 diminuído e C4 em níveis normais. Os resultados são expressos em unidades líticas por mL (UI/mL) ou pode ser efetuada por Elisa, com os resultados expressos em unidades de atividade de complemento por imunoensaio enzimático (UCAE). A dosagem da CH 50, ao seu tempo, é baseada na hemólise em tubo de 50% de hemácias de carneiro sensibilizadas, e a de CH 100, por sua vez, é baseada na imunohemólise das hemácias em placa de agarose. Seu resultado é, então, expresso em percentagem de hemólise. Devido à acentuada termolabilidade de alguns componentes do complemento, para ambos os ensaios, o soro deve ser manuseado e congelado rapidamente por curto período. Ao contrário, a avaliação dos níveis séricos dos componentes C3 e C4 é habitualmente feita pela técnica de imunodifusão radial e não necessita de sangue fresco.[3,6]

São exemplos de doenças que podem cursar com *aumento do complemento sérico* várias condições inflamatórias agudas, leucemia, doença de Hodgkin, sarcoma, doença de Behçet e com a *redução do complemento sérico*, as deficiências hereditárias de um ou mais componentes, síndromes de síntese deprimida, doenças com o aumento de consumo e com a formação de imunocomplexos. Os imunocomplexos formados podem ser fixos em células ou tecidos, como é próprio da glomerulonefrite crônica; da artrite reumatoide; da anemia hemolítica; da rejeição de enxerto; ou podem ser ainda caracterizados como imunocomplexos circulantes, no caso do lúpus eritematoso sistêmico, da crioglobulinemia, glomerulonefrite aguda e endocardite bacteriana subaguda. Além dessas, outras condições podem cursar com atividade hemolítica do complemento reduzida, sem evidência de formação de imunocomplexos, tais como a falência hepática, pancreatite, síndrome hemolítica urêmica e choque séptico.[1,3] No LES, o complemento é um excelente parâmetro para monitoração da atividade de doença e resposta terapêutica, em especial nos pacientes com acometimento renal.[6] Entretanto a atividade hemolítica reduzida pode sugerir também deficiências seletivas de complemento associadas à doença ou síndromes *lupus-like* que costumam se apresentar com FAN negativo.[1-3]

Eletroforese de proteínas séricas (EFPs)

A albumina é a proteína de sintetização hepática mais abundante no plasma humano, e a sua produção é reduzida durante os estados inflamatórios crônicos. Contudo as imunoglobulinas costumam ter a sua produção aumentada nas mesmas condições. Assim, a análise da relação albumina/globulinas por meio da eletroforese de proteínas (EFP) é um bom biomarcador negativo de atividade inflamatória, ou seja, quanto menor o valor, maior o grau de inflamação crônica. A EFP também é capaz de diferenciar o aumento específico das classes alfa 1 e 2, beta ou das gamaglobulinas, e permite a detecção de proteínas monoclonais. Sua dosagem é rotina no acompanhamento de pacientes com síndrome de Sjögren (SS) primária ou secundária, não só para a avaliação do estado inflamatório, como para detectar precocemente qualquer alteração funcional de linfócitos B, a qual esta doença inflamatória possa se associar, como linfomas e doença de Castleman.[1-3]

O aumento policlonal de imunoglobulinas sugere afastar a presença de síndrome de imunodeficiência adquirida (SIDA), enquanto o aumento monoclonal é comum nos estágios de doenças autoimunes severas, em casos de artrite reumatoide, no mieloma múltiplo por IgG; e em certos linfomas, após hiperimunização, e em infecções crônicas, tais como: tuberculose, sífilis e paracoccidiomicose.

A hipogamaglobulinemia na presença de infecções recorrentes pode indicar a necessidade de complementação de investigação, com a eletroforese de imunoglobulinas, e, especialmente em crianças, sugere o quadro de imunodeficiência comum variável, que se associa à deficiência de IgG, IgA e até e mesmo IgM, e é caracterizada pela produção deficiente de anticorpos de células B e algum grau de disfunção do linfócito T presente em até 50% dos pacientes.[2-3]

Os valores normais de imunoglobulinas séricas são demonstrados na Tabela 46.1.

Tabela 46.1 Valores normais de imunoglobulinas e proteínas séricas.

Fração proteica	Percentagem (%)	Faixa de valores normais (g/dL)
Proteínas totais	100	6,40 a 8,20
Albumina sérica (A)	58,8 a 69,6	3,76 a 5,71
Globulinas (G)	41,2 a 30,4	1,47 a 4,00
α1 globulinas	1,8 a 3,8	0,12 a 0,31
α2 globulinas	3,7 a 13,1	0,24 a 1,07
β1 globulinas	8,9 a 13,6	0,57 a 1,12
γ1 globulinas	8,4 a 18,3	0,54 a 1,50
Relação A/G	–	1,43 a 2,29

α (alfa); β (beta); γ (gama); g/dL (grama por decilitro de plasma).

Ferritina

A ferritina é uma macromolécula de elevado peso molecular encontrada em todas as células, especialmente em hepatócitos e células reticuloendoteliais, envolvida na cinética do ferro. Presente em várias formas isoméricas, quando não ligada ao ferro é denominada apoferritina, e no soro está presente em quantidades pequenas que refletem a reserva de ferro, em indivíduos normais, estando reduzida na anemia ferropriva e aumentada na hemossiderose. A concentração de ferritina aumenta em resposta às infecções, traumatismos e inflamações agudas, geralmente nas primeiras horas do dano, com um pico no terceiro dia e que se mantém por algumas semanas. Ela tem sido utilizada como preditora de parto prematuro, de gravidade da síndrome do estresse respiratório agudo, no trauma cranioencefálico e como preditor de doenças cardiovasculares, assim como a PCR. Pode estar elevada em casos de leucemias agudas e crônicas, neuroblastoma, melanoma maligno, tumores de linhagem germinativa, necrose hepática aguda e hemocromatose. Entretanto, nessas condições, raramente seus níveis se encontram acima de 3.000 μg/L.[1-3] A hiperferritinemia é um biomarcador inflamatório positivo e critério de diagnóstico para forma sistêmica de Artrite Reumatoide ou doença de Still, mais frequente na faixa etária pediátrica, estando também presente, em altos níveis, na síndrome de ativação macrofágica, que pode ocorrer como alteração hematológica rara e grave de pacientes com LES e síndrome antifosfolípide (SAF).[7-8]

Fibrinogênio

O fibrinogênio é uma proteína de reparação que induz à agregação plaquetária e proliferação de fibroblastos que, embora utilizado habitualmente na prática clínica para avaliação do risco de trombose, pode ser compreendido também como um biomarcador inflamatório, pois sua síntese hepática aumenta de forma importante após a lesão inflamatória aguda.[1-3] O fibrinogênio pode estar elevado no soro de pacientes com síndrome antifosfolípide (SAF), com trombogênese ativa, assim como naqueles que estão sobre tratamento anticoagulante; nos portadores de disfibrinogenemias congênitas; em hepatopatas crônicos; na presença de deficiência de vitamina K; ou de outras coagulopatias adquiridas. Na ausência desses fatores de confusão há evidências de que a dosagem de fibrinogênio possa ser inclusive superior ao VHS na avaliação da atividade de pacientes com artrite reumatoide (AR).[7-8]

Procalcitonina (PCT)

A procalcitonina (PCT) é um pró-hormônio da calcitonina, produzido no fígado e em monócitos. Após a injúria tecidual apresenta uma rápida elevação (início com 3 a 4 horas), atingindo um platô após 24 horas. Em indivíduos normais, ela é encontrada em níveis baixos (< 0,1 ng/mL). Em infecções virais apresenta pequenas elevações, geralmente em torno de 1,5 ng/mL. No entanto, em infecções bacterianas importantes, ela pode atingir valores até superiores a 1.000 ng/mL. Essa disparidade tem levado alguns autores a considerar esta proteína de fase aguda um "marcador ideal" para sepse bacteriana e de grande utilidade, tanto para distinção entre infecções bacterianas e virais, como para avaliar infecção bacteriana intercorrente, em paciente com atividade sistêmica inflamatória associada à doença do colágeno, sendo utilizada ainda como um marcador de prognóstico em quadros septicêmicos. O que limita o seu uso fora do ambiente de cuidados intensivos em nosso meio ainda é o custo.[9]

Proteína amiloide A sérica (AAS)

A proteína amiloide A sérica (AAS) é uma proteína de fase aguda que apresenta características muito semelhantes às da proteína C-reativa (PCR): baixos níveis basais; meia-vida curta; rápida resposta aos estímulos inflamatórios, com grande elevação em relação aos níveis basais (até 1.000 vezes). Sua sensibilidade pode ser maior do que a da PCR, em algumas situações, como indicador de infecção bacteriana pulmonar; na detecção de infecção oportunista (*Pneumocystis carinii*) em pacientes com Aids; e na detecção de rejeição de transplante; no entanto, o custo elevado de sua dosagem em nosso meio tem restringido a sua utilização.[1-3]

Proteína C-reativa (PCR)

A proteína C-reativa (PCR) é um pentâmero de aminoácidos constituinte normal do plasma de todos os seres humanos, em concentrações inferiores a 1 mg/dL. Ela recebeu essa denominação por reagir com o polissacarídeo "C" da parede do *Streptococcus pneumoniae* (pneumococo). Na vigência de um estímulo inflamatório apresenta uma rápida elevação dos seus níveis, já observados a partir de 6 horas, atingindo um pico após 50 horas, algo que pode chegar até a 1.000 vezes os valores basais. A meia-vida é curta (5 a 7 horas), podendo ser normalizada em até 18 horas, caso o estímulo não seja persistente, o que a faz aproximar-se do conceito de uma prova de fase aguda "ideal".[1-3] Suas funções não são completamente conhecidas, porém apresenta uma importante capacidade de reconhecimento e ativação da defesa imune, e, ao contrário da VHS, que mede uma consequência da resposta de fase aguda, a medida da PCR é uma medida direta de uma das proteínas envolvidas no processo. Além disso, a dosagem da PCR é tecnicamente fácil e de custo baixo. Todos esses fatores contribuem para que a PCR seja um dos marcadores inflamatórios de eleição na prática clínica. Pelo fato de apresentar elevações mais significativas nas infecções bacterianas do que nas infecções virais, atingindo, nas primeiras, valores superiores a 40 mg/dL, esse método tem sido amplamente utilizado na prática clínica, com a finalidade de decidir-se sobre o início de uma antibioticoterapia em um quadro infeccioso, cuja natureza bacteriana ou viral ainda não esteja totalmente esclarecida. A literatura mostra inúmeros estudos da utilização da dosagem da PCR, por métodos quantitativos na distinção de meningite bacteriana *versus* viral, ou de pneumonia bacteriana *versus* virais e artrite séptica *versus* artrite reativa, com resultados que confirmam a sua eficácia. A PCR é considerada também um bom indicador de infecção bacteriana em pacientes de risco, nos quais a avaliação clínica de uma infecção é difícil de ser feita, como em recém-nascidos. No pós-operatório, a persistência de níveis elevados de PCR ou a sua elevação secundária pode ser um indicador de complicações. Na clínica obstétrica, a presença de níveis elevados de PCR; em uma rotura de membrana amniótica sugere infecção incipiente e constitui-se em indicação de antibioticoterapia. Índices leves a moderadamente elevados da PCR também são utilizados na predição de risco cardiovascular.[9-10]

No LES, a elevação da PCR durante a atividade de doença atinge níveis menores, quando comparados aos encontrados durante atividade da artrite reumatoide, por exemplo. Aumentos mais significativos ocorrem durante serosites em evolução e naqueles que sofrem de infecção intercorrente. É possível inferir quase sempre que valores de PCR acima de 60 mg/dL em pacientes lúpicos febris e sem serosite são indicativos de infecção.[3,10] Já atividade da artrite reumatoide é considerada classicamente uma causa de aumentos moderados na PCR, o que torna esta prova inflamatória útil para ser usada no seu seguimento e em escores de atividade da doença. Níveis mais elevados da PCR nesses pacientes estão relacionados não só à destruição articular e à progressão radiológica, como podem sugerir sua sobreposição de infecções bacterianas. Nos índices compostos de atividade de doença, como o escore de atividade de doença em 28 articulações (DAS-28) e os índices completo (CDAI) e simplificado de atividade de doença (SDAI), a substituição do VHS pela PCR tem a mesma sensibilidade, mas facilita a aferição, uma vez que torna o índice uma soma e não um cálculo ponderado. Correlações entre índices e atividade de doença variam de 0,84 a 0,99, com melhor correlação entre SDAI e CDAI, com nível de concordância entre os estratos de atividade, variando de 46,8% a 95,8%, enquanto o DAS-28 com PCR costuma subestimar a atividade de doença em 45,8%, quando comparado com DAS-28 com VHS. Pela facilidade de dosagem e fidedignidade, a proteína C-reativa (PCR) e a velocidade de hemossedimentação (VHS) permanecem sendo os métodos de escolha, não apenas no contexto de uma doença reumatológica, mas de qualquer doença de caráter inflamatório. A automatização da realização dos exames, entretanto, costuma causar menos viés na avaliação da PCR do que no VHS.[1-3,11]

Velocidade de hemossedimentação (VHS)

A velocidade de hemossedimentação consiste na medida de altura de pilhas de eritrócitos decantados em amostra de sangue não coagulado, durante uma hora, e não representa uma substância específica. O teste sofre várias interferências, como pela realização tardia em relação à coleta do sangue, na adição de anticoagulantes, pela presença de proteínas de fase aguda, em particular a do fibrinogênio, que acelera a precipitação, variando em função ao nível de imunoglobulinas e de anemia. O valor normal deve ser tomado em relação à idade, uma vez que aumenta com a longevidade e se altera também durante a gravidez. Por ser uma medida indireta de proteínas de fase aguda, a determinação da VHS apresenta muitos interferentes: outras proteínas e substâncias não relacionadas à inflamação; o tamanho, número e forma das hemácias, por exemplo. Outro problema está nas características das próprias proteínas de fase aguda responsáveis pelo fenômeno, que tem meia-vida relativamente longa (sete dias para o fibrinogênio e maior ainda para as imunoglobulinas), e podem ser consumidas durante o processo patológico, o que torna o método pouco útil para o acompanhamento de enfermidades agudas, como sepse, pneumonia ou meningite bacteriana.[10] Sua simplicidade e o baixo custo ainda garantem uma posição de destaque do método, que aos poucos vem sendo substituído em importância pela PCR. Valores acima de 60 mm/hora levantam a suspeita de atividade inflamatória aguda e podem ser o principal marcador em casos de suspeita clínica de polimialgia reumática associada ou não à arterite temporal. Na artrite reumatoide em atividade, tanto o VHS quanto a PCR estão elevados na maioria dos pacientes; entretanto, em até 40%, o VHS pode estar em valores normais. Um estudo recente demonstrou que 75% dos pacientes com AR de longa data e 50% com diagnóstico recente apresentavam VHS com valor menor que 28 mm/hora.

Em outras doenças inflamatórias subagudas e crônicas, a VHS tem sido amplamente utilizada para a avaliação da atividade da doença ao longo do tempo, em enfermidades como febre reumática e arterite de Takayasu, embora sua validade tenha sido questionada como marcador de atividade de algumas outras doenças autoimunes, como o lúpus eritematoso sistêmico (LES) e nas espondiloartropatias soronegativas.

A VHS ainda é o marcador preferido para a avaliação da resposta terapêutica e como critério de cura no acompanhamento de doenças infecciosas crônicas ou subagudas, como na osteomielite e na tuberculose.[1-2,13]

Outros testes que podem ser interpretados como biomarcadores inflamatórios

Várias outras substâncias vêm sendo testadas como biomarcadores inflamatórios, sem que haja benefício em relação aos já adotados na prática clínica. Uma delas é a dosagem de vitamina D, na forma níveis séricos de 25 hidroxicolecalciferol (25-OH vitamina D), frequentemente solicitada em avaliações nutricionais e osteometabólicas, cuja deficiência em níveis abaixo de 20 mg/dL também vem sendo considerada como um biomarcador negativo presente em estados inflamatórios crônicos. Entretanto há controvérsias em relação ao que chamamos causa-efeito, pois as condições inflamatórias prolongadas são associadas, frequentemente, ao comprometimento funcional dos idosos, que já tem propensão à deficiência de produção cutânea da vitamina D e pode contribuir para redução da atividade ao ar livre, restrição ao leito e redução adicional da exposição solar.

■ PESQUISA DE AUTOANTICORPOS

O resultado simples, preciso e específico do teste das células LE, a despeito de suas limitações metodológicas, deu lugar a uma miríade de associações antigênicas detectáveis, que vem contribuindo na pesquisa básica para a compreensão de aspectos da fisiologia celular, da caracterização de novas proteínas e para a elucidação quanto ao comportamento de várias outras substâncias implicadas no processo imune.

Na prática, entretanto, a solicitação de exames de forma indiscriminada e a complexidade de resultados e laudos – tanto para a pesquisa de anticorpos contra antígenos celulares, algo que é tradicionalmente conhecido pelo nome de fator antinúcleo (FAN), quanto para a análise de autoanticorpos específicos – podem resultar em erros de interpretação. O consenso nacional para pesquisa de autoanticorpos, em suas sucessivas versões, defende a mudança de denominação FAN para pesquisa de anticorpos contra antígenos celulares (PAAC) e vem contribuindo para a melhoria de qualidade da execução do exame, para a padronização dos laudos e fornecendo algoritmos úteis para decisão clínica.

Para facilitar a compreensão e o uso dessa importante ferramenta de auxílio diagnóstico em doenças autoimunes, é preciso retornar à evolução histórica da pesquisa de autoanticorpos, revendo as características intrínsecas de cada método, ou seja, o que ele se propõe aferir, a sua sensibilidade, especificidade e valor preditivo, assim como os aspectos da interpretação dos títulos, padrões de imunofluorescência e aspectos de correlação clínica.

Pesquisa de anticorpos contra antígenos celulares por imunofluorescência indireta em células HEp-2 (PAAC-IFI em HEp-2)

Contexto histórico

O teste das células LE, a partir da documentação da presença de material nuclear fagocitado, presente em leucócitos de pacientes com lúpus eritematoso sistêmico (LES), trata-se de ensaio laboratorial qualitativo. O mesmo foi desenvolvido a partir de 1940 e adotado como parte dos critérios estabelecidos pelo Colégio Americano de Reumatologia (CAR) para a classificação dessa doença por mais de meio século. A despeito de ser um exame de alta especificidade para o LES e de resultado binário de interpretação intuitiva, presença ou ausência de células, ele apresentava como óbice a dificuldade de capacitação técnica para a sua execução, com baixa reprodutibilidade e sensibilidade dos resultados.[14-16]

Em 1997, o CAR substituiu a pesquisa de células LE pelo teste de imunofluorescência indireta (IFI) para pesquisa de anticorpos antinúcleo (FAN); um ensaio laboratorial semiquantitativo, mais simples, reproduzível, de alta sensibilidade e especificidade, o que contribuiu para o diagnóstico precoce de mais pacientes com LES.[17]

Nesse outro tipo de ensaio, o complexo antígeno-anticorpo é revelado por anticorpos contra a gamaglobulina humana marcada com fluorocromo, o que ao microscópio, é traduzido em padrões morfológicos que correspondem à distribuição topográfica dos respectivos autoantígenos. Originalmente, tecidos de rim ou fígado de camundongo eram utilizados como substratos da reação para a pesquisa de anticorpos antinúcleo (ANA), no soro de pacientes, permitindo a identificação de um conjunto mais amplo de autoanticorpos, não apenas ligados ao LES, como também aos autoanticorpos presentes em outras doenças autoimunes, como a esclerose sistêmica e a dermatopolimiosite. O incremento de sensibilidade, no entanto, resultou em perda de especificidade para o diagnóstico de LES e até mesmo para o diagnóstico de doença reumática autoimune, pois a presença de falsos positivos, rara no teste de células LE, passou a ocorrer em cerca de 2% a 4% de indivíduos aparentemente hígidos. Já o FAN negativo ocorria com frequência em algumas doenças reumatológicas clássicas, como síndrome de Sjögren primária, em que autoanticorpos reconhecidos não eram traduzidos pelos substratos utilizados. O desenvolvimento tecnológico, científico, a difusão e a padronização internacional das técnicas de laboratórios são fatores que contribuíram para que os tecidos animais – utilizados em testes de imunofluorescência para a pesquisa de autoanticorpos – fossem substituídos por células tumorais humanas mantidas em culturas.

A partir dos anos 1980, começou-se a utilizar, cada vez mais, como substrato para a realização do teste de FAN-IFI, as células HEp-2 (*American Type Culture Collection CCL-23*), uma linhagem de células tumorais cultivadas e derivadas de carcinoma de laringe humana.[18-20] Se na IFI, utilizando fígado de roedores, era possível distinguir cinco padrões básicos de reconhecimento por autoanticorpos, presentes no soro de pacientes de antígenos do núcleo celular, na atual técnica, em HEp-2, eles podem ser visualizados e interpretados por mais de 20 padrões, não só presentes no núcleo, como também em nucléolo, citoplasma e aparelho mitótico, o que levou a uma proposta de mudança de denominação do teste, em nosso meio, para "pesquisa de anticorpos contra antígenos celulares (PAAC)".[14] A consequência direta dessa mudança de substrato foi o aumento na sensibilidade em relação ao FAN com tecidos animais, com a ampliação não só do conjunto de autoanticorpos rastreáveis, como também dos limiares mínimos de concentração sérica para a sua detecção. Foi possível refletir a expressão de autoantígenos importantes, que eram negativos na técnica FAN-IFI, por exemplo, o complexo SS-A/Ro e a identificação de novos antígenos relevantes, como os Anti-PCNA. No entanto, esse ganho no reconhecimento e descrição de novos padrões não foi pareado sempre com interpretação clínica útil, e houve perda considerável da especificidade do teste em relação à técnica anterior. Achados positivos de PAAC em HEp-2 positivos em indivíduos aparentemente hígidos sofrem ampla variação, de acordo com diferenças de seleção metodológica, étnicas e ambientais, variando em até 30% da população e aumentando com a longevidade; nesse sentido, a discussão atual é se eles devem ser valorizados ou não como estado pré-mórbido.[15,19-21] Famílias com agrupamento de casos de doenças autoimunes têm maior frequência de indivíduos PAAC-HEp-2 positivos que as demais, o que reflete algum grau de suscetibilidade genética e não a complexidade de determinantes individuais e ambientais relacionáveis à deflagração de uma doença reumatológica, pois as mesmas não seguem padrão de herança mendeliano clássico.[15,21]

Resumindo, para uma adequada interpretação da PAAC, é preciso uma reflexão cuidadosa sobre o contexto histórico do exame que partiu do achado de células LE em pacientes lúpicos, de extrema especificidade, tendo migrado para o FAN-IFI, em substrato de origem animal e limitada expressão antigênica, e culminado na PAAC-HEp-2, com riqueza extrema de expressão antigênica, de aspecto microscópico, em relação à expansão de achados para topografias celulares extranucleares, como em macrodimensão, com a expressão frequente em indivíduos normais.

Interpretação dos resultados

Ambos os testes, seja o FAN em tecido de roedores ou o PAAC-HEp-2, são destinados à triagem da presença de autoanticorpos; dessa forma, a identificação dos padrões de IFI tem o objetivo de orientar o clínico quanto à solicitação de testes específicos, que possam discriminar o antígeno-alvo reconhecido por determinado autoanticorpo e alguma associação clínica específica. Seus resultados devem ser interpretados pela análise conjunta de títulos, pelos padrões de imunofluorescência e pela sintomatologia apresentada por paciente com suspeita de doença autoimune. Embora torne pouco provável o diagnóstico, um resultado negativo em PAAC-HEp-2 não é capaz de excluir a suspeita clínica de uma doença, uma vez que pode ocorrer na presença de autoanticorpos em baixos títulos no soro. O resultado reagente de PAAC-HEp-2 não é uma especificidade das doenças reumatológicas, pelo contrário, ele pode ocorrer em doenças de natureza infecciosa, neoplásica, dermatológica, gastroenterológica, endocrinológica; e altos títulos são observados, inclusive, em associação ao tratamento com o uso de determinadas medicações, como hidralazina, procainamida, isoniazida, ribavirina, antifator de necrose tumoral alfa (anti-TNF-α) e interferon.[2-3,20-25]

Devido a sua alta sensibilidade, o resultado positivo não é infrequente em pacientes sem qualquer doença aparente. Estes seriam os "falso-positivos", que refletem, em parte, um certo grau de autoimunidade fisiológica, algo que existe desde o período intrauterino e ao longo de toda vida. Esse nível basal pode variar de forma transitória, de acordo com estímulos externos. Assim, é preciso ter em mente que o fenômeno de autoimunidade não é exclusivo de estados patológicos. Diante da situação conflitante e comum de avaliar um laudo de pesquisa de anticorpos contra antígenos celulares ou mesmo o achado isolado de um autoanticorpo positivo, tendo sido os mesmos confrontados com dados clínicos inconsistentes para o diagnóstico de doença reumatológica, é preciso considerar esse resultado tendo em vista duas interpretações iniciais básicas: (i) a de que se trate apenas de um incidente relacionado aos métodos diagnósticos extremamente sensíveis, tal como acontece, atualmente, de maneira análoga aos exames de imagem ultradetalhistas, que tornam corriqueiros os achados de variações anatômicas sem contrapartida fisiopatológica e valorização clínica; e (ii) que a presença de autoanticorpos pode ser desencadeada, até mesmo de forma transitória, no curso de doenças fora do espectro reumatológico, como nas neoplasias, uso de medicamentos, ou mesmo por infecções, especialmente as virais. Pacientes infectados pelo HIV e outros vírus linfotrópicos, por exemplo, têm alta prevalência de autoanticorpos. Enfim, é preciso considerar que a presença de autoanticorpos pode preceder em anos a eclosão clínica das doenças autoimunes.[26] Cerca de 80% dos pacientes com LES apresentam FAN-HEp-2 positivo, antes do aparecimento dos primeiros sintomas, mas uma minoria de indivíduos hígidos com PAAC-HEp-2 positivo será um paciente lúpico no futuro. A relação é válida para vários autoanticorpos específicos de patologias reumatológicas, cabendo ao médico assistente propor o acompanhamento clínico do paciente com suspeita de doença indiferenciada do tecido conjuntivo, de forma a propiciar o diagnóstico e tratamento precoce quando oportuno.[3,15] Esta conduta precavida é especialmente indicada para os familiares, em primeiro grau, de pacientes com doenças autoimunes que apresentem sintomas insuficientes para permitir um diagnóstico definido. Nesses casos, diante de um achado clinicamente inconsistente de PAAC-HEp-2 positivo, é possível considerá-lo como a simples representação de um traço de autoimunidade hereditária. Para a avaliação de um resultado de PAAC-HEp-2 positivo, em paciente em investigação para uma suspeita de doença de caráter autoimune, é imprescindível proceder à sua análise em relação à titulação e padrões de imunofluorescência. Também é possível a confirmação de positividade pelo substrato HEp-2, em padrões nucleares, pela detecção pelo substrato de fígado de rato; assim, um segundo resultado positivo validaria o seu valor, excluindo a possibilidade de falso-positivo devido apenas à alta sensibilidade do primeiro método.[2,25-28]

Valorização dos títulos

Enquanto um resultado fornecido como reagente ou não reagente é, em geral, qualitativo, o teste de pesquisa de anticorpos anticelulares é semiquantitativo, uma vez que os títulos correspondem à diluição sucessiva, dentro da técnica padronizada, em que a positividade da fluorescência para os autoanticorpos ainda é encontrada até desaparecer. Ou seja, um título de 1/320 corresponde a uma imunofluorescência ainda brilhando, mesmo após diluir 320 vezes a amostra de soro original, e reflete uma alta concentração dos autoanticorpos no paciente em estudo.[2,6] Ainda que o valor do título do PAAC-HEp-2 seja relativo ao contexto clínico de cada caso, em geral, pacientes com doenças autoimunes costumam apresentar títulos moderados a elevados (acima de 1/320), enquanto indivíduos sadios, quando apresentam títulos positivos, têm a tendência a apresentar títulos baixos ou muito baixos, respectivamente, em torno de 1/160 e iguais ou menores que 1/80 (Quadro 46.1). Existem exceções para ambos os casos, e percebe-se que, entre 15% e 30% de pacientes hígidos, com resultado falso-positivo, a percentagem de testes positivos é inversa aos títulos encontrados, variando de 31,7 a 1/40 até 3,3 a 1/320.[15]

Quadro 46.1 Avaliação dos títulos de PAAC em HEp-2.

Títulos	Diluições	Frequência de falsos positivos
Muito baixos	< ou = 1/80	+++
Baixos	1/160	++
Moderados a elevados	= ou > que 1/320	+

Não parece haver correlação entre o título de PAAC-HEp-2 e a atividade clínica do LES, esclerose sistêmica (ES), polimiosite/dermatomiosite (PM/DM), síndrome de Sjögren (SS) e artrite reumatoide (AR). Dessa forma, a detecção seriada dos seus níveis não parece ser determinante no monitoramento da atividade clínica dessas patologias, como também é desprovida de valor prognóstico, quando comparados pacientes reagentes e não reagentes sabidamente portadores de uma patologia.[19-20] A leitura dos critérios morfológicos que se referem aos padrões de depósito dos anticorpos (nuclear, nucleolar, citoplasmático, do aparelho mitótico e na placa metafásica) deve ser feita na última diluição em que o padrão é observado.[14,27]

Relevância dos padrões de laudo

O padrão de imunofluorescência reflete a distribuição espacial dos antígenos reconhecidos pelos autoanticorpos. A possibilidade de reconhecimento de organelas foi refinada na técnica HEp-2, pois a população de células utilizadas, provenientes de câncer de faringe, tem grandes núcleos que favorecem a exposição de seus componentes e permitem identificar com clareza e alto grau de detalhamento alguns componentes proteicos humanos, que não são identificáveis em células de roedores. Permitem ainda avaliar o comportamento de vários autoantígenos ao longo das fases do ciclo celular.[18,28-30]

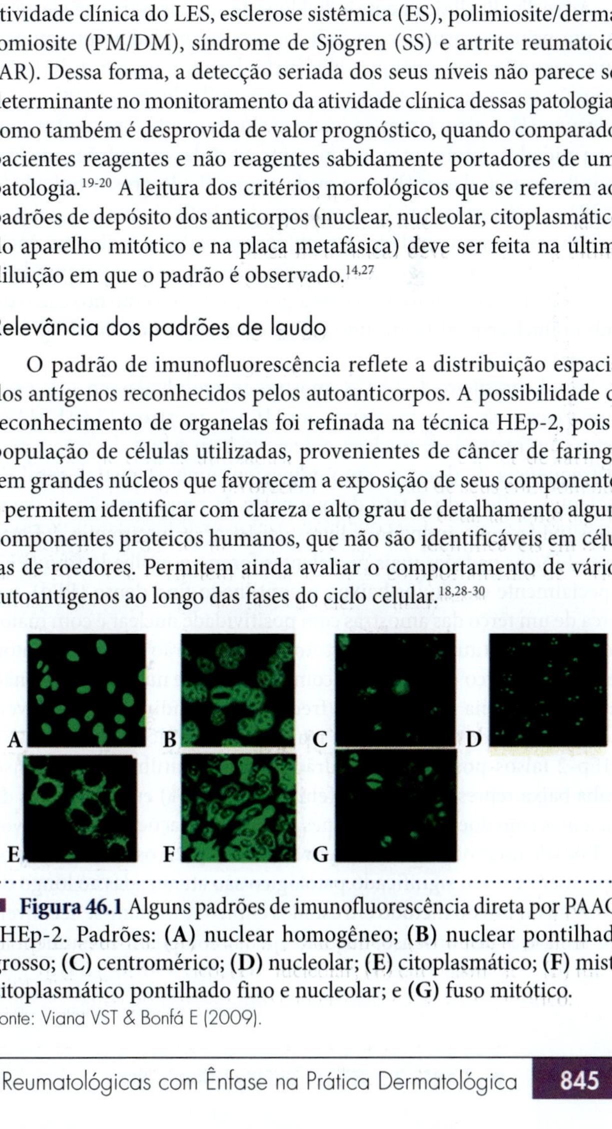

■ **Figura 46.1** Alguns padrões de imunofluorescência direta por PAAC-HEp-2. Padrões: **(A)** nuclear homogêneo; **(B)** nuclear pontilhado grosso; **(C)** centromérico; **(D)** nucleolar; **(E)** citoplasmático; **(F)** misto citoplasmático pontilhado fino e nucleolar; e **(G)** fuso mitótico.
Fonte: Viana VST & Bonfá E (2009).

Estudos de biologia celular e molecular vêm permitindo estabelecer associação de autoantígenos com diversos padrões de fluorescência e domínios celulares. Enquanto alguns autoanticorpos têm associação estrita a antígenos, outros ocorrem indistintamente tanto em doenças imunes como em pessoas saudáveis. Existem padrões estreitamente associados a doenças específicas, enquanto outros ocorrem com mais frequência em enfermidades não imunes ou em indivíduos sadios. Dessa forma, o padrão nuclear pontilhado grosso, por exemplo, representa a distribuição de proteínas envolvidas no processamento do RNA mensageiro, que são as reconhecidas pelos anticorpos anti-Sm e anti-U1-RNP, e, portanto, esse padrão é virtualmente específico para estes. Clinicamente, anticorpos anti-Sm estão fortemente associados ao LES; e anti-RNP são mais frequentemente observados na doença mista do tecido conectivo (DMTC) e no LES. Já o padrão nuclear pontilhado grosso reticulado, embora visualmente semelhante, tem significado imunológico e clínico inteiramente diverso, com frequência associado aos pacientes sem doença autoimune. Entretanto o padrão nuclear homogêneo representa a distribuição da cromatina no núcleo e, portanto, tende a ser ocasionado tanto por anticorpos contra o DNA nativo, como por anti-histonas. Clinicamente, se por um lado os anticorpos anti-DNA nativo são considerados marcadores de LES grave, os anti-histonas, por sua vez, podem ser associados à síndrome "lúpus-símile" ocasionada por drogas. Outros padrões observados no teste ANA-IFI, embora associados especificamente a determinados domínios nucleares e aos seus respectivos antígenos, não são considerados específicos de uma dada doença, pois podem estar relacionados à autoimunidade em geral; por exemplo, o padrão nuclear pontilhado centromérico, considerado marcador de formas limitadas de esclerose sistêmica, tem pouca especificidade, quando encontrado em título baixo.

Ao se dividir clinicamente indivíduos de uma amostragem aleatória em um primeiro grupo, com indícios de enfermidades autoimunes, e um segundo, sem qualquer evidência destas, a pesquisa de FAN-HEp-2 mostra que os padrões nuclear pontilhado grosso (PG) e homogêneo (Ho) associaram-se quase exclusivamente a pacientes com enfermidades autoimunes, e, em contrapartida, os padrões nuclear pontilhado fino denso (PFd) e nuclear pontilhado grosso reticulado (PGR) associaram-se predominantemente a indivíduos sem qualquer evidência de autoimunidade. Ao conjugar os padrões de fluorescência e títulos, observou- se que a associação à ausência de autoimunidade foi real apenas em títulos baixos de alguns padrões, como nos casos do padrão nuclear pontilhado fino (PF) e do nuclear pontilhado grosso reticulado (PGR).[14,22-24]

Estudo brasileiro de 30.728 amostras encaminhadas em dois anos, para triagem de autoanticorpos em HEp-2, mostrou 13.641 (44%) testes com reatividade nuclear, o que está bem acima da expectativa da frequência de doenças autoimunes em uma casuística geral de pacientes, refletindo o fato de que parte da representação se devia à positividade em indivíduos livres de doenças autoimunes.[25] Entre esses 44%, os padrões mais prevalentes foram: pontilhado fino (PF), especialmente em títulos baixos; e pontilhado fino denso (PFd), em cerca de um terço das amostras com positividade nuclear e com maior frequência em títulos mais altos. Ao todo, o padrão PFd representou cerca de um terço das amostras com positividade nuclear. Talvez não seja coincidência que, embora frequente em indivíduos saudáveis (cerca de 11% dos indivíduos e mais da metade dos testes de FAN-HEp-2 falsos-positivos), o padrão nuclear pontilhado fino denso tenha baixa representatividade (em torno de 18%) em casuísticas de pacientes com doenças autoimunes.[15,25] As associações entre os novos padrões de imunofluorescência em PAAC-HEp-2 e os autoanticorpos específicos e o seu significado patológico são atualizadas ao longo da evolução do uso do método em estudos clínicos e tornam-se acessíveis por inciativas de consenso, que não apenas compilam e resumem as últimas informações disponíveis, bem como validam a sua interpretação por meio da discussão entre especialistas, na execução do exame e na sua aplicação prática, assistencial e em pesquisa (Figura 46.1). Desse modo, é ainda mais útil dispor de consenso aplicado às características étnicas e ambientais da população brasileira. Assim, os padrões de imunofluorescência são divididos atualmente, pelo Consenso Brasileiro de pesquisa de anticorpos celulares em HEp-2, em cinco grandes grupos: nucleares, nucleolares, citoplasmático, aparelho mitótico e misto e suas subdivisões e laudos característicos, inclusive, uniformizando conceitos que vinham sendo traduzidos de formas diferentes por cada autor nacional (Figura 46.2).[24]

Existem padrões singulares observáveis e com caracterização descritiva própria, e padrões mistos, em que existe a sobreposição dos achados de dois ou mais padrões distintos. São padrões singulares aqueles relacionados à fluorescência nuclear, nucleolar, citoplasmática e do aparelho mitótico, e podem ser associados à autoanticorpos específicos, com ou sem relevância clínica (Quadro 46.2).[24]

Padrões nucleares

São os padrões mais estudados e frequentemente associados às doenças do colágeno, embora também possam ocorrer em indivíduos sem evidência de qualquer doença autoimune. Correspondem a nove padrões distintos, sendo cinco de laudo obrigatório: padrão nuclear tipo membrana celular, tipo homogêneo, tipo pontilhado (a gradação em *quasi*-homogêneo, fino denso, fino ou grosso é informação adicional útil mas não obrigatória), tipo pontilhado em pontos isolados, pontilhado centromérico e pontilhado pleomórfico.

- **Nuclear tipo membrana nuclear (MN):** seu aspecto é fluorescente em toda a membrana nuclear (pode ser emitida informação adicional de aspecto contínuo ou pontilhado). A célula em divisão, em todos os estágios, apresenta-se não fluorescente e não se observa fluorescência em nucléolos e citoplasma. A designação foi dada para evitar confusão com o antigo padrão periférico observado em fígado de rato, em que o DNA de dupla hélice se encontrava ancorado às proteínas da membrana nuclear, dando aspecto de característica semelhante. É frequente em cirrose biliar primária, raro em doenças reumatológicas, podendo ocorrer em algumas formas de LES, Esclerose Sistêmica (ES) linear e síndrome antifosfolípide (SAF). Em títulos baixos pode ser observado em indivíduos sem evidência aparente de autoimunidade.
- **Nuclear tipo homogêneo (Ho):** apresenta nucleoplasma fluorescente de forma homogênea e regular. Não é possível distinguir a área de nucléolo, e este é considerado não reagente. A placa metafásica cromossômica é intensamente corada, de aspecto hialino, com decoração homogênea dos cromossomos, também positiva na anáfase e telófase. O citoplasma, normalmente, não é fluorescente. É frequente no LES, LES induzido por drogas, que pode ocorrer ainda em Artrite Reumatoide (AR), especialmente na forma juvenil oligoarticular, com uveíte; e na síndrome de Felty (tríade de AR, neutropenia e esplenomegalia); e ainda em hepatite autoimune.
- **Nuclear tipo pontilhado *quasi*-homogêneo (QH):** é um padrão de descrição recente: sua forma se caracteriza por fluorescência nuclear pontilhada extremamente fina, aproximando-se da textura homogênea, com placa metafásica corada da mesma forma. Não se verifica uma especificidade antigênica; pelo contrário, parece existir uma miscelânea de alvos antigênicos, nesse caso, reconhecida como um perfil de autoanticorpos intermediário entre aquele do padrão pontilhado fino denso e o padrão homogêneo.
- **Nuclear pontilhado fino denso (PFd):** neste padrão, o nucleoplasma da célula em interfase apresenta-se como um pontilhado de

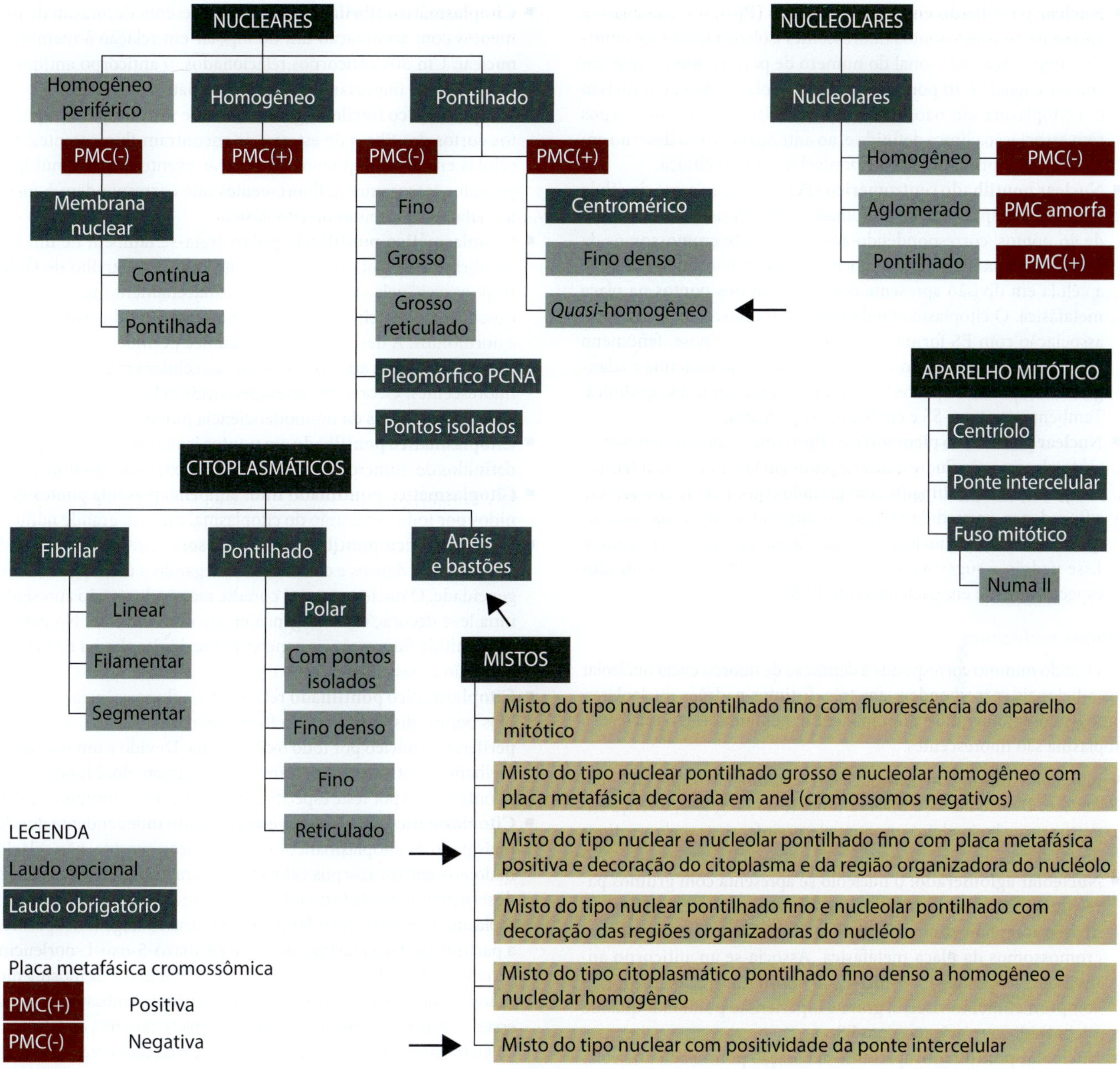

■ **Figura 46.2** Árvore de classificação de padrões de pesquisa de anticorpos celulares (PAAC-HEp-2), 4º Consenso Brasileiro.

Observação: As setas indicam novos padrões reconhecidos.

Fonte: Francescantonio PL et al. (2014).

distribuição heterogênea com nucléolo não fluorescente. A célula em divisão apresenta decoração em pontilhado intenso e grosseiro dos cromossomos, na placa metafásica, e citoplasma não fluorescente. É um dos padrões mais prevalentes na rotina, sem correlação clínica estabelecida, e frequente em indivíduos sem evidência objetiva de doença sistêmica. Relatos ocasionais de positividade em pacientes com cistite intersticial, dermatite atópica, psoríase e asma, são raramente encontrados em processos inflamatórios específicos e inespecíficos.

- **Nuclear tipo pontilhado fino (PF):** o nucleoplasma apresenta granulação fina. O nucléolo, a célula em divisão e o citoplasma são não fluorescentes. Este padrão é associado aos anticorpos anti-Robert (anti-SS-A/Ro) e anti-Lane (SS-B/La), que receberam esta designação em homenagem aos primeiros pacientes em que foram detectados, e são dirigidos aos antígenos A e B da síndrome de Sjögren (SS), respectivamente. Além de associados à SS primária e secundária, ambos podem ser encontrados em LES, lúpus neonatal; e o anti-SS-A/Ro ainda pode ser encontrado em lúpus cutâneo subagudo, esclerose sistêmica (ES), polimiosite (PM) e cirrose biliar primária.
- **Nuclear tipo pontilhado grosso (PG):** o nucleoplasma tem grânulos de aspecto grosseiro, heterogêneos em tamanho e brilho, sendo que nele sobressaem alguns poucos grânulos maiores e mais brilhantes (1 a 6 por núcleo), que correspondem ao corpo de Cajal. O nucléolo, a célula em divisão e o citoplasma são não fluorescentes. Corresponde aos anticorpos anti-Smith (anti-Sm), de alta especificidade para LES; e antiproteínas ribonucleicas (anti-RNP), necessários para o diagnóstico de doença mista do tecido conjuntivo (DMTC) e que também pode estar presente em LES e ES.

- **Nuclear pontilhado em pontos isolados (Ppi):** o nucleoplasma apresenta-se como pontos fluorescentes isolados (pode ser emitida a informação adicional do número de pontos "menor que" ou "maior e igual" a 10 por núcleo). O nucléolo, a célula em divisão e o citoplasma são não fluorescentes. Relacionado a anticorpos sem associação clínica definida e, ao anti-Sp100/95, já descrito em cirrose biliar primária, não disponível na prática clínica.
- **Nuclear pontilhado centromérico (Pc):** o nucleoplasma da célula em interfase apresenta-se pontilhado com um número constante de 46 pontos, correspondendo aos 23 pares de cromossomos da célula humana. O nucléolo, normalmente, é não fluorescente, e a célula em divisão apresenta concentração dos pontos na placa metafásica. O citoplasma também é não fluorescente. Exibe forte associação com ES forma limitada CREST (calcinose, fenômeno de Raynaud, disfunção motora do esôfago, esclerodactilia e telangiectasia), podendo preceder por anos a sua manifestação clínica. Também ocorre em SS e cirrose biliar primária.
- **Nuclear pontilhado pleomórfico (Pp):** o nucleoplasma apresenta-se totalmente não fluorescente na célula em fase inicial da interfase, G1, passando a pontilhado, com grânulos variando de grosso, fino a fino, denso, na medida em que a célula evolui para as fases subsequentes, S e G2. O nucléolo e o citoplasma não são fluorescentes. Esse padrão é sugestivo de anticorpos anti-PCNA, encontrados especificamente em pacientes com LES.

Padrões nucleolares

O laudo mínimo corresponde à definição de fluorescência nucleolar e os adicionais correspondem aos três distintos padrões nucleolares: homogêneo, aglomerado e pontilhado. Em nenhum deles o núcleo e o citoplasma são fluorescentes.

- **Nucleolar homogêneo:** o nucléolo é homogêneo na célula em divisão. Ocorre na SS, e mais raramente no LES, SAF, doença enxerto *versus* hospedeiro, mononucleose infecciosa e alguns tipos de câncer.
- **Nucleolar aglomerado:** o nucléolo se apresenta com grumos parecidos com cachos de uva de intensa fluorescência. A célula em divisão apresenta-se amorfa, com coloração delicada em volta dos cromossomos da placa metafásica. Associa-se ao anticorpo antirribonucleoproteína U3-nRNP, ou antifibrilarina, marcador de comprometimento visceral grave e hipertensão pulmonar quando encontrado em pacientes com ES.
- **Nucleolar pontilhado:** apresenta decoração pontilhada nucleolar e 5 a 10 pontos distintos e brilhantes ao longo da placa metafásica cromossômica. Engloba alguns anticorpos do espectro da SS de significado clínico variado.

Padrões citoplasmáticos

São quatro padrões de descrição obrigatória e outros sete complementares: o *padrão citoplasmático fibrilar* (sendo opcional a descrição do subpadrão linear, filamentar ou segmentar); um único *padrão polar*, o *padrão citoplasmático pontilhado* (com quatro detalhamentos possíveis, tipo pontos isolados, fino, fino denso ou reticulado); e um último padrão, independente dos demais, o *padrão em anéis e bastões*. Nesses padrões, os núcleos e nucléolos não são fluorescentes em nenhum dos padrões de marcação isolada de citoplasma, só em padrões mistos; e, nos padrões citoplasmáticos pontilhados, as células em divisão também não são fluorescentes. São encontrados em doenças sistêmicas gastrointestinais, virais e oncológicas, e apenas os padrões citoplasmático pontilhado fino e fino denso são associados a doenças reumatológicas específicas. Quando em títulos baixos ou moderados podem não ter qualquer relevância clínica definida.

- **Citoplasmático fibrilar linear:** as fibras de estresses que constituem o citoesqueleto são decoradas de forma retilínea, cruzando toda a extensão da célula e não respeitando os limites nucleares.
- **Citoplasmático fibrilar filamentar:** apresenta decoração de filamentos com acentuação uni ou bipolar em relação à membrana nuclear. Um dos anticorpos relacionados, o anticorpo antiqueratina, é o mais importante em doença hepática alcoólica.
- **Citoplasmático fibrilar segmentar:** nesse padrão apenas segmentos curtos das fibras de estresse se encontram fluorescentes. Nas células em divisão, podemos observar eventualmente múltiplos grânulos intensamente fluorescentes que correspondem à forma globular das proteínas do citoplasma.
- **Citoplasmático pontilhado polar:** trata-se também de um laudo obrigatório, pois evidencia as cisternas do aparelho de Golgi, responsáveis pela secreção e pelo armazenamento intracelular e exocitose de proteínas e lipídeos, como enzimas digestivas, muco e hormônios. A decoração citoplasmática perinuclear é agrupada, normalmente, em apenas um polo, e as células em divisão não são fluorescentes. Ocorre em infecções virais pelo vírus Epstein-Barr (EBV) e pelo vírus da imunodeficiência humana (HIV).
- **Citoplasmático pontilhado em pontos isolados:** apresenta pontos definidos de número variável por toda a extensão do citoplasma.
- **Citoplasmático pontilhado fino:** também apresenta pontos definidos por toda a extensão do citoplasma, mas em grande número.
- **Citoplasmático pontilhado fino denso:** existe fluorescência de pontos finos, densos e confluentes, chegando a uma quase homogeneidade. O núcleo não está corado, mas pode ou não apresentar uma leve decoração homogênea na área do nucléolo. No caso de haver nítida fluorescência concomitante de citoplasma e nucléolo, o padrão é classificado como misto.
- **Citoplasmático pontilhado reticulado:** a fluorescência em múltiplos pontos dispostos toma a forma de rede irradiada, a partir da periferia do núcleo por todo o citoplasma. Devido a um padrão semelhante, relativamente comum e não relacionado, é fundamental a confirmação por teste específico para anticorpos antimitocôndria.
- **Citoplasmático tipo bastões e anéis:** laudo independente dos demais padrões citoplasmáticos e de descrição recente, não relacionado aos autoanticorpos celulares. É caracterizado pela indução dose-dependente da formação de estruturas em anéis e bastões citoplasmáticos, em células HEp-2 e em outras linhagens neoplásicas, a partir da inibição farmacológica da 6-diazo-5-oxo-L-norleucina ou citidina trifosfato sintase 1 (CTPS1, Acivicina) e da inosina monofosfato deidrogenase (IMPDH2, Ribavirina). Ambas são enzimas essenciais para as vias de formação, respectivamente, da citidina e da guanosina, aminoácidos que participam da biossíntese de ácidos nucleicos (DNA, RNA) e fosfolipídeos que têm importante função na proliferação celular. Ocorre em pacientes com infecção por HCV em tratamento combinado com ribavirina e interferon-alfa.

Padrões relacionados ao aparelho mitótico

São três: aparelho mitótico tipo centríolo, tipo ponte intercelular e tipo fuso mitótico. Em comum, embora haja relação estabelecida com autoanticorpos específicos presentes em diversas condições imunes, eles carecem de associação clínica bem definida e têm baixa especificidade, principalmente em baixos títulos.

- **Aparelho mitótico tipo centríolo:** apresenta um ponto fluorescente isolado no citoplasma em um polo da célula em repouso (interfase), que se divide em dois e migra ao polo oposto do núcleo à medida que a célula entra em divisão.
- **Aparelho mitótico tipo ponte intercelular:** aparecem marcados os antígenos que formam a união entre células mãe/filha ao final da telófase. Podem ser observados com fluorescência intensa na ponte citoplasmática que sofrera clivagem ao final da divisão celular.
- **Aparelho mitótico tipo fuso mitótico (NuMa-2):** o citoplasma e as células, em interfase, se encontram não fluorescentes em todas as suas estruturas. Há decoração extensa e grosseira nos polos mitóticos das células em metáfase e as pontes intercelulares são positivas na telófase.

Quadro 46.2 Correlação entre os padrões singulares de PAAC-IFI em HEp-2, principais autoanticorpos relacionados e associações clínicas mais frequentes.

Tipos de padrões de imunofluorescência	Autoanticorpos relacionados	Associações clínicas
	NUCLEARES	
Membrana nuclear	Anticorpos contra proteínas do envelope nuclear: anti-gp210; anti-p62 (nucleoporina), antilamin A, antilamin B, antilamin C, anti-LBP	Cirrose biliar primária e hepatites autoimunes, raramente associadas a doenças reumáticas
Homogêneo	(1) Anticorpo anti-DNA nativo; (2) anticorpo anticromatina (DNA/histona/nucleossomo) e (3) anticorpo anti-histona	Os dois primeiros associam-se ao LES, e o terceiro ao LES induzido por drogas, AR e hepatite autoimune
Pontilhado *quasi*-homogêneo	Perfil intermediário entre anticorpos do padrão homogêneo e pontilhado fino denso	Sem associação clínica conhecida, pode estar relacionado a doenças autoimunes
Pontilhado fino denso	Anticorpo antiproteína p75 (cofator de transcrição)	Sem associação com doença reumatológica sistêmica, relatos em pacientes com cistite intersticial, dermatite atópica, psoríase e asma
Pontilhado fino	Anticorpo anti-SS-A/Ro e anticorpo anti-SS-B/La	SS primária e secundária, LES, LES neonatal
Pontilhado grosso	(1) Anticorpo anti-Sm e (2) anticorpo anti-RNP	(1) LES (2) DMTC, LES e ES
Pontilhado em pontos isolados	Anticorpos anti-p80 colina, e anticorpo anti-Sp100/anti-p95	Sem associação com doença reumatológica sistêmica, relato esporádico em cirrose biliar primária
Pontilhado centromérico	Anticorpo anticentrômero (proteínas CENP-A, B e C)	SS forma CREST, SS e cirrose biliar primária
Pontilhado pleomórfico	Anticorpo contra núcleo de células em proliferação (anti-PCNA)	Especificamente em LES
	NUCLEOLARES	
Homogêneo	(1) Anticorpo anti-To/Th; (2) anticorpo antinucleolina; e (3) anticorpo anti-B23 (nucleofosmina)	(1) Ocorre na SS (2) Raro, LES, doença enxerto *versus* hospedeiro e na mononucleose infecciosa (3) SS, SAF, doença enxerto *versus* hospedeiro e alguns tipos de câncer
Aglomerado	Anticorpo antifibrilarina (U3-nRNP)	Ocorre na SS
Pontilhado	(1) Anticorpo anti-NOR 90; (2) anticorpo anti-RNA polimerase I e (3) anticorpo anti-ASE (anti-sense to ERCC-1)	(1) Ocorre na SS e sem relevância clínica definida em outras DTC (2) SS forma difusa com comprometimento visceral mais frequente e grave (3) LES
	CITOPLASMÁTICOS	
Fibrilar linear	Anticorpo antiactina e anticorpo antimiosina	Hepatite autoimune, cirrose, hepatite C, hepatocarcinoma e miastenia *gravis*
Fibrilar filamentar	Anticorpo antivimentina e antiqueratina	Várias doenças inflamatórias e infecciosas
Fibrilar segmentar	Anti-alfa-actinina, antivinculina e antitropomiosina	Miastenia *gravis*, doença de Crohn e colite ulcerativa
Polar	Anticorpo antigolginas	Raro no LES. SS primária e outras DTC Ataxia cerebelar idiopática, degeneração cerebelar paraneoplásica e infecções virais
Pontilhado em pontos isolados	Anticorpo anti-EEA1, antifosfatidilserina e anticorpo anti-GWB	Sem associação clínica definida
Pontilhado fino	Anticorpo anti-histidil tRNA sintetase (Jo1) e outros anticorpos anti-tRNA sintetases	Marcador da PM no adulto, em especial da síndrome antissintetase. Raro na DM
Pontilhado fino denso	(1) Anticorpo anti-PL7/PL12 e (2) anticorpo antiproteína P-ribossomal	(1) PM; (2) LES, neuropsiquiátrico, também frequente em padrões mistos
Pontilhado reticulado	Anticorpo antimitocôndria (anti-Mi)	Cirrose biliar primária, raro em SS
Tipo anéis e bastões	Inibição farmacológica das enzimas citidina trifosfato sintase 1 (CTPS1 ou acivicina) e inosina monofosfato deidrogenase 2 (IMPDH2 ou ribavirina)	Sem significado reumatológico, ocorre em pacientes com infecção por HVC e tratamento combinado com ribavirina e interferon-alfa
	APARELHO MITÓTICO	
Tipo centríolo	Anticorpo anti-alfa-enolase	SS (quando em altos títulos)
Tipo ponte intercelular	Anticorpo antibeta-tubulina e outros anticorpos mal definidos	LES, DMTC
Tipo fuso mitótico	Anticorpo anti-HsEg5/NuMA-2	Sem associação clínica definida

(AR) artrite reumatoide; (CREST) forma de esclerose sistêmica limitada; (DM) dermatomiosite; (DMTC) doença mista do tecido conjuntivo; (DTC) doença do tecido conjuntivo; (ES) esclerose sistêmica; (HVC) hepatite viral C; (LES) lúpus eritematoso sistêmico; (PM) polimiosite; (SAF) síndrome antifosfolípide; (SS) síndrome de Sjögren.
Fonte: Adaptado de Delavance A et al. (2009) e Francescantonio PL et al. (2014).

Os padrões mistos, por sua vez, associam padrões nucleares com padrões do aparelho mitótico, nucleolares e/ou citoplasmáticos (Quadro 46.3). São reconhecidos seis padrões mistos principais:

1. **Misto do tipo nuclear pontilhado fino, com fluorescência do aparelho mitótico ou padrão do anticorpo anti-NuMa-1:** descrito como apresentando o núcleo corado nas células em repouso (interfase), com um pontilhado bem fino, geralmente em alto título. Durante a mitose, as células em metáfase e anáfase apresentam colocação bem definida e delicada da região pericentrossômica e das partes proximais do fuso mitótico. Na telófase já se vê novamente a coloração pontilhada dos núcleos neoformados, e não se vê coloração da ponte intercelular. Quando em títulos baixos ou moderados, pode não estar associado à evidência objetiva de doença inflamatória sistêmica.
2. **Misto do tipo nuclear pontilhado grosso e nucleolar homogêneo, com placa metafásica decorada em anel (cromossomos negativos) ou padrão do anticorpo anti-KU:** na interfase as células apresentam o núcleo corado como pontilhado grosso e o nucléolo corado de forma homogênea. Na metáfase há coloração ao redor da placa metafásica.
3. **Misto do tipo nuclear e nucleolar pontilhado fino, com placa metafásica positiva e decoração do citoplasma e da região organizadora de nucléolo ou padrão do tipo anti-DNA topoisomerase:** a decoração de cinco domínios celulares é algo muito específico, a saber: (i) núcleo corado de forma pontilhada fina nas células em interfase; (ii) nucléolo que se sobressai também com padrão pontilhado fino; (iii) citoplasma corado com padrão pontilhado fino, com (iv) placa metafásica marcada; e ainda decoração da (v) região organizadora de nucléolo.
4. **Misto do tipo nuclear pontilhado fino e nucleolar pontilhado, com decoração da região organizadora de nucléolo ou padrão anticorpos anti-RNA polimerase I e II:** as células em interfase apresentam o núcleo corado de forma pontilhada fina delicada em que sobressai o nucléolo corado com padrão pontilhado (pontos individuais). O citoplasma não é corado. Na metáfase, observam-se de 5 a 10 pontos isolados e brilhantes na placa metafásica, correspondentes às regiões organizadoras de nucléolo (NOR).
5. **Misto do tipo nuclear pontilhado fino denso a homogêneo e nucleolar homogêneo ou padrão anticorpo anti-rRNP (antiproteína P-ribossomal):** nesse padrão, o núcleo é totalmente não corado, e o nucléolo é corado fracamente. O citoplasma apresenta intensa coloração com pontilhado muito fino e muito denso, quase homogêneo. As células mitóticas não são coradas.
6. **Misto do tipo nuclear com positividade da ponte intercelular ou padrão CENP-F:** padrão complexo caracterizado por fluorescência pontilhada fina de intensidade variável na matriz nuclear, nas células em interfase e nucléolos geralmente negativos. O aparelho mitótico apresenta ainda marcação pontual na região central da ponte intercelular nas células em telófase. Observa-se ainda delicada decoração rendilhada dos cinetócoros, predominantemente visível na prófase e na metáfase, e que as figuras em prófase exibem delicada coloração no envelope nuclear. A literatura sugere pesquisa de doenças neoplásicas para pacientes que apresentam este padrão, uma vez que ele identifica os anticorpos contra uma proteína conhecida como CENP-F ou mitosina, que tem função importante na organização do sistema de microtúbulos citoplasmáticos, metilação da histona H3, regulação de alguns fatores de transcrição e na progressão do ciclo celular para mitose.

Diante de um resultado positivo de PAAC-HEp-2 é imprescindível que haja verificação da existência de evidência clínica e investigação complementar para doença autoimune sistêmica. A evidência clínica é propiciada pela anamnese e exame físico criterioso; já a investigação complementar inclui exames básicos, como hemograma e rotina de urina, a análise de biomarcadores inflamatórios menos específicos e a confirmação da presença de autoanticorpos específicos relacionados ao padrão de imunofluorescência aparente. Se por um lado sintomas vagos, como dor difusa e indisposição, e exames laboratoriais gerais normais não são suficientes para suportar um achado laboratorial de PAAC-HEp-2 em título baixo e com padrão de fluorescência pouco específico, por outro lado, sabe-se que algumas vezes as enfermidades autoimunes manifestam-se inicialmente por sintomas vagos e pouco específicos, e o achado de padrão de fluorescência mais específico e em altos títulos pode impor como necessidade a monitoração prospectiva do paciente por algum tempo, a fim de detectar uma possível evolução para a autoimunidade clínica. Em qualquer desses cenários, a pesquisa de autoanticorpos relacionados é fundamental para confirmar (ou não) os achados de um resultado positivo do teste PAAC-HEp-2, pois são frequentes os resultados reagentes em indivíduos saudáveis, e esta caracterização de especificidade se presta tanto a evitar o estigmar desnecessário para falsos-positivos, quanto para uma garantia da instituição precoce de tratamento precoce em doenças reumatológicas porventura diagnosticadas.

Pesquisa de autoanticorpos específicos

Como já foi dito, embora distintos padrões de reatividade à imunofluorescência indireta durante a pesquisa de anticorpos contra antígenos celulares possam sugerir a presença de um ou vários autoanticorpos específicos, nenhum aspecto da imunofluorescência permite, isoladamente, a identificação precisa de qualquer antígeno conhecido, ou mesmo ser vinculado ao diagnóstico inquestionável de uma patologia singular.

Quadro 46.3 Correlação entre os padrões mistos de PAAC-IFI em HEp-2, principais autoanticorpos relacionados e associações clínicas mais frequentes.

Tipos de padrões mistos de imunofluorescência	Autoanticorpos relacionados	Associações clínicas
Nuclear pontilhado fino com aparelho mitótico positivo	Anticorpo anti-NuMa-1	SS
Nuclear pontilhado grosso e nucleolar homogêneo com placa metafásica decorada em anel (cromossomos negativos)	Anticorpo anti-KU	Marcador de sobreposição de PM + ES, pode ocorrer na ES e no LES
Nuclear e nucleolar pontilhado fino com placa metafásica positiva e decoração do citoplasma e da região organizadora de nucléolo	Anticorpo anti-DNA topoisomerase I (anti-Scl-70)	ES forma difusa, mais raro na síndrome CREST ou de sobreposição
Nuclear pontilhado fino e nucleolar pontilhado com decoração da região organizadora de nucléolo	Anticorpos anti-RNA polimerase I e II, geralmente combinados	O primeiro é considerado marcador de ES, o segundo aparece em diversas condições autoimunes
Citoplasmático pontilhado fino denso a homogêneo e nucleolar homogêneo	Anticorpo antiproteína P-ribossomal (anti-rRNP)	LES, relacionado à psicose lúpica, manifestações neuropsiquiátricas e atividade de doença
Nuclear com positividade em ponte intercelular	Anti-CEMP-F ou mitosina	Um tipo que ocorre em diferentes doenças neoplásicas, hepáticas crônicas, doença enxerto-hospedeiro e doença de Crohn

CREST: forma de esclerose sistêmica limitada; ES: esclerose sistêmica; LES: lúpus eritematoso sistêmico; PM: polimiosite; SS: síndrome de Sjögren.
Fonte: Adaptado de Delavance A et al. (2009) e Francescantonio PL et al. (2014).

Para a confirmação da presença de um autoanticorpo característico empregam-se práticas laboratoriais mais específicas e de maior sensibilidade do que a IFI; para tanto, utilizam preparações enriquecidas ou purificadas de antígenos-alvo solúveis, como as técnicas de contraimunoeletroforese, imunodifusão e de hemaglutinação passiva. Os testes de uso mais frequentes para diagnóstico de doenças reumáticas autoimunes são: a imunodifusão dupla de Ouchterlony (IDD), utilizada para identificação de diversos antígenos nucleares (SS-A/Ro, SS-B/La, Sm, U1RNP, Jo-1, Scl-70, PM/Scl); e a imunofluorescência indireta, com substratos específicos, como a de *Crithidia luciliae*, para detecção de anticorpos anti-DNA nativo, por exemplo.

Testes rápidos de enzimaimunoensaio (Elisa) e hemaglutinação vêm sendo desenvolvidos para a detecção comercial de alguns desses autoanticorpos; no entanto sua sensibilidade excessiva e as variações de qualidade de insumos comprometem o seu desempenho e tornam alta a possibilidade de resultados falso-positivos. Métodos quantitativos ainda podem ser utilizados para determinar flutuações dos níveis dos autoanticorpos já caracterizados, pois muitos exibem associação temporal com determinadas manifestações clínicas e estágios das doenças. Finalmente, deve-se ter em mente o caráter espectral das doenças autoimunes. Há formas completas e graves, formas intermediárias e formas leves e incompletas. Existe a possibilidade de que um autoanticorpo isolado represente, como a ponta de um *iceberg*, a mínima manifestação de uma condição autoimune que ainda não se manifestou claramente.[2-3,27,31-32]

DIAGNÓSTICO CLÍNICO E LABORATORIAL DAS PRINCIPAIS DOENÇAS DIFUSAS DO TECIDO CONJUNTIVO

As doenças reumatológicas sistêmicas, por seu fenótipo espectral característico, por serem passíveis de apresentação com sobreposição, de duas ou mais patologias reumatológicas diversas, e por apresentarem sintomas iniciais que são, na maioria das vezes, pouco específicos e que fazem parte também de patologias de outra natureza, ainda são um desafio ao diagnóstico clínico.

Em face desse desafio, as sociedades científicas da especialidade estão estabelecendo e revendo, constantemente, os critérios de diagnóstico e de classificação dessas patologias. As reuniões de consenso internacionais e, por vezes, multidisciplinares, têm ainda maior importância na padronização de pacientes de eleição para estudos multicêntricos, na avaliação de novas drogas e na efetividade dos tratamentos disponíveis.

Testes estatísticos rigorosos são utilizados para avaliação de multicritérios, sua ponderação, significância e validação. No entanto, ainda que esses guias sejam importantes ferramentas para diferenciar pacientes que são portadores de uma doença reumatológica daqueles que não o são, é preciso relembrar a orientação de que, na avaliação de um indivíduo, mesmo que não se preencham os critérios "padrão-ouro", a experiência do médico assistente ainda é soberana.

É preciso diferenciar a terminologia utilizada para nomear, definir, classificar e diagnosticar doenças. Termos diagnósticos, por exemplo, são as nomenclaturas para cada doença específica, e que muitas vezes são causa de confusão por haver vários nomes para uma mesma patologia; já a definição de doença é a descrição de anormalidades em um dado paciente que garantem atribuição de um termo diagnóstico específico.

Critérios de classificação e de diagnóstico podem parecer semelhantes, todavia os primeiros são as observações que demonstram ou predizem de forma confiável a presença de características definidas de certa doença em um paciente, próprios para formação de grupos homogêneos em estudos, por exemplo, ao passo que os segundos são determinados pela análise de um grande número de pacientes com características definidas presentes de forma inequívoca, o que se torna difícil de estabelecer em doenças pleomórficas de incidência mais rara na população. Por isso é comum utilizar em doenças inflamatórias sistêmicas critérios de classificação para o diagnóstico, enquanto critérios de diagnóstico propriamente ditos ainda não estejam disponíveis.[32]

Em apoio aos critérios clínicos, a análise laboratorial inicial das doenças difusas do tecido conjuntivo (DDTC) contribui, em um primeiro momento, mais do que para o diagnóstico específico, para avaliar a intensidade do comprometimento inflamatório e o seu impacto funcional sistêmico e em órgãos-alvo, sendo importante também para o diagnóstico diferencial de condições infecciosas em pacientes imunodeprimidos, que, ao ocorrer em paralelo, necessitam de tratamento precoce e podem ser a melhor explicação para os sintomas do que a própria doença autoimune.[1-3]

A propedêutica laboratorial inclui os exames de caráter geral, como hemograma, urina rotina, bioquímica renal e a avaliação da atividade inflamatória, por biomarcadores inflamatórios, detecção de complemento, entre outros. Essa avaliação é direcionada pela clínica do paciente, e, nesse caso, faz-se necessário valorizar não só sintomas específicos e característicos, como o comprometimento do estado geral, com presença de febre, emagrecimento, mialgia, astenia e artrites de etiologia a estabelecer, e afastar a explicação dos mesmos por doenças de caráter neoplásico, e até mesmo por disfunção endócrina ou metabólica oculta.

A investigação preliminar para parasitoses intestinais (ou o seu tratamento empírico) e para imunodeficiência adquirida pelo vírus HIV é mandatória; além da pesquisa para outras viroses sistêmicas epidemiologicamente prevalentes na população (Epstein-Barr, citomegalovírus, HTLV I e II, hepatites B e C, dengue, Chikungunya vírus), inclusive para a segurança na instituição de terapêutica imunossupressora indicada para um segundo momento.

No nosso meio, é indispensável incluir sempre nessa propedêutica básica uma prova intradérmica para tuberculose (PPD), e, se houver lesão cutânea suspeita e alteração de sensibilidade periférica, incluem-se também os testes para hanseníase (pesquisa do bacilo em tecidos e teste de Mitsuda). Entretanto as culturas de orofaringe, urocultura e mesmo hemoculturas, para bactérias ou fungos, assim como as avaliações microbiológicas de líquor e do líquido sinovial, são solicitadas quando necessárias para afastar complicações infecciosas potencialmente graves, e orientar a antibioticoterapia apropriada.

Como propedêutica adicional, não se pode esquecer a pesquisa de autoanticorpos, seja por um método triagem (PAAC por IFI-HEp2), como por provas confirmatórias de autoanticorpos específicos, que podem contribuir para o diagnóstico nosológico, para a avaliação prognóstica e para orientar melhor o tratamento do paciente.[15,19]

O clínico, atualmente, tem ainda uma gama de exames complementares disponíveis de que também pode lançar mão. A radiografia convencional de tórax é um exame básico, mas há outras abordagens, tais como: inventário radiológico de articulações comprometidas, capilaroscopia, cintilografias, ecocardiograma, eletroneuromiografia, dopllerfluxometria arteriovenosa de membros, ressonância nuclear magnética, tomografia computadorizada, ultrassonografias viscerais e de partes moles. Todos esses métodos e outros mais fazem parte do rol de métodos propedêuticos que podem ser de eleição, caso a caso.

A seguir, discorremos sobre as peculiaridades clínicas, laboratoriais e de propedêutica complementar, próprias das patologias reumatológicas mais comuns e que podem apresentar lesões cutâneas mucosas em seu conjunto de alterações clínicas.

Artrite reumatoide (AR)

Conceito

A artrite reumatoide (AR) é patologia inflamatória crônica, articular progressiva e de comprometimento sistêmico, de etiologia desconhecida e distribuição mundial, envolvendo todos os grupos étnicos, gêneros e faixas etárias. Ela afeta, preferencialmente, a membrana sinovial e, eventualmente, leva à destruição da cartilagem e de superfícies ósseas articulares a osso e ao comprometimento extra-articular, manifesto por alterações relacionadas à vasculite por imunocomplexos. Embora mais comum em mulheres, com incidência 2 a 3 vezes superior aos homens, e possa ocorrer em qualquer idade, inclusive na infância, a AR prefere os indivíduos que estão entre a quarta e a sexta décadas da vida. Estudo multicêntrico com amostras populacionais de várias macrorregiões brasileiras, publicado em 1993, encontrou prevalência em 1% na nossa população adulta.[33]

Quadro clínico, critérios de diagnóstico e de classificação

ARA 1987

Em 1987, a então Associação Reumatológica Americana (American Rheumatism Association, ARA) reviu as antigas classificações de estadiamento funcional, de 1949, e para o diagnóstico de AR, de 1958.[34] Estabeleceu-se que a AR seria definida pela presença de quatro ou mais critérios de sete estabelecidos, sendo que os quatro primeiros deveriam estar presentes por, no mínimo, 6 semanas: (i) rigidez matinal em torno das articulações, com duração de pelo menos uma hora; (ii) edema de tecidos moles periarticulares (artrites) em 3 ou mais articulações e observadas pelo médico; (iii) artrite em interfalangeanas proximais, metacarpofalangeanas ou punho; (iv) artrite simétrica; (v) presença de nódulos reumatoides (em subcutâneo próximo a proeminências ósseas, justa-articulares ou em regiões extensoras observados por médico); (vi) fator reumatoide positivo; (vii) osteopenia periarticular ou erosões radiográficas em mãos e/ou punhos, afastadas as alterações próprias da osteoartrite (Quadro 46.4).

Quadro 46.4 Critérios de classificação para AR, ARA 1987.

Critérios estabelecidos
▪ Rigidez matinal
▪ Artrite ≥ 3 articulações
▪ Artrite em articulações das mãos e punhos
▪ Artrite simétrica
▪ Nódulos reumatoides
▪ Fator reumatoide positivo
▪ Alterações radiográficas

Obs.: AR definida como a presença de quatro critérios ou mais, os quatro primeiros com duração de no mínimo 6 semanas.

Fonte: Arnett et al. (1988).

ACR 2010

Em 2010, o Colégio Americano de Reumatologia (American College of Rheumatology, ACR) reviu os critérios de classificação diagnóstica da AR e estabeleceu como suspeitos novos pacientes com pelo menos uma articulação com sinovite, definida clinicamente por edema, sem que houvesse nenhuma outra explicação melhor, como trauma ou outra patologia em curso.[35] Os critérios propostos são com base em escore algorítmico de quatro categorias pontuáveis, a saber: envolvimento articular, sorologia, biomarcadores inflamatórios de fase aguda e duração dos sintomas. A soma de seis ou mais pontos em dez é necessária para definir pacientes como portadores de AR (Quadro 46.5).

Quadro 46.5 Critérios de classificação para AR (escore), ACR 2010.

Categorias	Achados	Pontuação
A) Envolvimento articular	1 grande articulação; ou	0
	2 a 10 grandes articulações; ou	1
	1 a 3 pequenas articulações*; ou	2
	4 a 10 pequenas articulações*; ou	3
	>10 articulações**	5
B) Sorologia	FR e anti-CCP negativos;	0
	FR ou anti-CCP em baixos títulos; ou FR	2
	ou anti-CCP em altos títulos	3
C) Biomarcadores inflamatórios	PCR e VHS normais; ou	0
	PCR ou VHS elevados	1
D) Duração dos sintomas da sinovite	< 6 semanas; ou	0
	≥ 6 semanas	1

Obs.: *com ou sem envolvimento também de grandes articulações, **com pelo menos uma pequena articulação comprometida; a AR é definida pela soma ≥ 6 pontos.
anti-CCP, antipeptídeo citrulinado cíclico; FR, fator reumatoide; PCR, proteína C-reativa; VHS, velocidade de hemossedimentação. Valores negativos, até o limite superior normal (LSN); baixos títulos < 3 vezes o LSN; altos títulos > 3 LSN.

Fonte: Aletaha et al. (2010).

O envolvimento articular refere-se a qualquer articulação inchada observada no exame, algo que pode ser confirmado por evidência de sinovite por imagem. Os pacientes devem exibir artrite em pelo menos uma articulação, sem qualquer explicação melhor do que a AR. As articulações interfalangeanas distais, as primeiras articulações carpometacarpianas e as primeiras articulações metatarsofalangeanas estão excluídas da avaliação, devido à prevalência de osteoartrite nesses sítios. Pequenas articulações referem-se às articulações metacarpofalangeanas, articulações interfalangeanas proximais, considerando também da segunda à quinta articulação metatarsofalangeana, além das articulações interfalangeanas do polegar e pulsos. Grandes articulações referem-se aos ombros, cotovelos, quadris, joelhos e tornozelos. Outras articulações não especificamente mencionadas podem ser incluídas no total de dez articulações, por exemplo, temporomandibular, acromioclavicular, esternoclavicular etc.

Os títulos dos exames sorológicos são válidos como negativos se inferiores ou iguais ao limite superior do normal; baixo-positivo, quando qualitativo positivo ou quantitativo até 3 vezes acima do limite superior normal (LSN) do exame; e o alto-positivo refere-se aos valores superiores a 3 vezes o LSN, para dado laboratório e ensaio.

Além disso, os pacientes com doença de longa data, com manifestações erosivas típicas e mesmo com doença inativa que tiverem história compatível com o cumprimento prévio dos critérios devem ser classificados como AR.

Diagnóstico laboratorial

O diagnóstico da AR depende essencialmente das manifestações clínicas, já que tem suporte sorológico limitado. A determinação do fator reumatoide (FR) é ainda o teste mais utilizado na rotina. A pesquisa de PAAC-HEp-2 pode ser reagente, e, se a presença de alguns autoanticorpos específicos, como anti-histona, tem pouco significado, achados de anti-SS-A Ro e/ou anti-SS-B La podem significar a sobreposição com síndrome de Sjögren (SS). O teste em Elisa para os anticorpos antipeptídeo citrulinado cíclico (anti-CCP) deve ser solicitado em casos não confirmados com início poliarticular, ou que tenham FR negativo, com valor diagnóstico específico e prognóstico para formas graves. Para monitorar a atividade clínica da doença e a eficiência terapêutica, as provas de atividade inflamatória (PCR e VHS) mostram maior utilidade.[11,36]

Fator reumatoide

O fator reumatoide (FR), um exame disponível desde 1940, é constituído de autoanticorpos específicos para determinantes antigênicos constitutivos da região constante C-terminal da cadeia pesada, porção Fc, da molécula de IgG autóloga, essencial para a fixação de complemento e formação de imunocomplexos. São, em geral, da classe IgM das imunoglobulinas, sendo também identificados anticorpos dos isótipos IgG, IgA ou mesmo IgE e IgD. Vários métodos têm sido utilizados para a determinação de FR no soro: Elisa, radioimunoensaio e os mais utilizados: nefelometria; aglutinação passiva tanto de hemácias sensibilizadas com IgG de coelho (técnica de Waaler-Rose), como de partículas de látex ou bentonita cobertas com IgG humana agregada (técnica de Singer-Plotz ou teste do látex); como antígeno.[1-3]

- **Interpretação e significado clínico:** o FR é muito frequente na AR, com positividade em látex em cerca de 75% a 90% desses pacientes, presente em cerca de 50% nas formas iniciais, até 90% da doença estabelecida nas formas. Todavia ele pode estar presente em títulos elevados em várias outras patologias, tais como na SS, na doença mista do tecido conjuntivo (DMTC) e nas crioglobulinemias, particularmente do tipo misto, e, em títulos baixos, no Lúpus eritematoso sistêmico (LES). Em Waaler-Rose, o teste tem menor sensibilidade e maior especificidade, sendo útil para a exclusão de falsos positivos. Embora ele não seja utilizado para uma monitorização de atividade clínica, existe uma forte correlação entre o título de FR, com maior especificidade para o diagnóstico e a gravidade da AR. Títulos elevados de FR são comuns em pacientes com manifestações extra-articulares da doença, como nódulos subcutâneos, pleuropericardite, episclerite e úlceras por vasculite. Devido a sua baixa especificidade, mesmo que seja um indicativo, o FR positivo não confirma a presença de AR, da mesma forma que o teste negativo não exclui a possibilidade da doença, uma vez que cerca de 20%

dos pacientes com diagnóstico de AR confirmado não apresentam FR no soro. Nesses casos, que recebem o diagnóstico de artrite reumatoide soronegativa (ARSN), é rara a soroconversão para FR positivo e mais frequente a progressão clínica para o diagnóstico de outro tipo de patologia articular inflamatória. A presença de FR em indivíduos normais é comum, especialmente em idosos, e pode ser de caráter transitório após infecções ou imunizações, provavelmente exercendo um papel facilitador na remoção de complexos imunes da circulação. Em alguns pacientes, essa presença pode preceder a uma ocorrência de artrite.[36-39] O FR isolado é um fraco preditor para a mortalidade, a incapacidade laborativa e outras medidas, quando comparado às medidas funcionais e aos questionários.[40]

Anticorpos antipeptídeo citrulinado cíclico (anti-CCP)

Cerca de 30% a 50% dos pacientes com AR podem apresentar PAAC-HEp-2 positivo, em geral, em padrão nuclear homogêneo e baixos títulos. Entre os autoanticorpos específicos relacionados à AR estão os anticorpos anti-histona, de pouco significado clínico e também comum no LES induzido por drogas; os anticorpos anti-SSA/Ro e anti-SS-B/La, comuns na associação de AR e SS; e os anticorpos antipeptídeo citrulinado cíclico (anti-CCP). O anti-CCP reconhece as subunidades da proteína filagrina epidérmica e tem como epítopos os resíduos do aminoácido arginina convertidos em citrulina. Esses anticorpos são detectados por teste de enzima imunoensaio (Elisa) que emprega peptídeos cíclicos citrulinados sintéticos como antígeno.[11]

- **Interpretação e significado clínico:** os estudos que caracterizam a frequência dos anticorpos anti-CCP nas doenças reumáticas, infecciosas e em população normal mostraram que a sua detecção é altamente específica (98%) e moderadamente sensível (78%) para a AR, sendo também detectados na artrite idiopática juvenil (AIJ). Sua alta especificidade faz que não seja encontrado em indivíduos saudáveis. Para o diagnóstico de AR de início recente, os anticorpos anti-CCP têm uma sensibilidade similar à do FR, mas se tornam um marcador melhor ao longo da evolução dos pacientes. Até o momento, esse teste é o de escolha para pacientes com quadro de poliartrite sem diagnóstico estabelecido ou com FR negativo. Cerca de 70% dos pacientes com AR clássica apresentam anti-CCP positivo, que é relacionado ao HLA-DRB1. A determinação dos títulos séricos do anticorpo anti-CCP, isoladamente ou em conjunto com FR, tem grande valor prognóstico, pois altos títulos estão associados à doença mais agressiva com progressão rápida da erosão osteoarticular, o que pode direcionar o tratamento para o uso de imunossupressores em altas doses e para o início precoce de terapia biológica.[36,38-40]

Diagnóstico diferencial

O diagnóstico diferencial da AR é amplo e inclui artrite séptica, artrites relacionadas aos quadros infecciosos sistêmicos, reativas, enteroartropatias inflamatórias, espondiloartropatias soronegativas, osteoendocrinopatias, hematopatias, outras colagenoses, leucoses, artrites de depósito cristalino, como gota e condrocalcinose, e até mesmo a forma inflamatória episódica de osteoartrite. Portadores de artrite psoriásica podem ser confundidos com portadores de artrite reumatoide, especialmente quando apresentam PAAC-HEp-2 reagente, o que ocorre em cerca de metade dos pacientes, com predominância (81,8%) do padrão nuclear homogêneo, e em relação às sequelas tardias estabelecidas, mesmo que a forma periférica em geral poupe as articulações do carpo e tenham comprometimento distal e assimétrico frequente, de forma diversa ao padrão clássico da AR.[41] Assim, é interessante destacar que a terapia biológica com anti-TNF para casos de psoríase independente do uso concomitante de metotrexato para inibir a tolerância por autoanticorpos; pode induzir à positivação de cerca de um terço dos pacientes, com pesquisa de anticorpos antigênicos celulares previamente negativos, sem, entretanto, induzir à positividade de autoanticorpos específicos, como anti-dNA, anti-SM, anti-RO/SSA, anti-LA/SSB ou anti-histona.[42]

A análise do líquido sinovial e mesmo a biópsia sinovial podem ser úteis para afastar alguns desses diagnósticos de confusão, como osteoartrite, artrite por cristais e, especialmente, a artrite séptica, que pode coexistir com AR e mesmo ser consequente a uma contaminação por procedimentos de infiltração articular. A artrite séptica deve ser rapidamente diagnosticada e tratada, de acordo com o perfil microbiológico, com antibiótico e terapia adequada para evitar a destruição articular.[2-3]

Análise do líquido sinovial

A análise do líquido sinovial (LS) compreende a avaliação da sua coloração, grau de limpidez, ph-metria, viscosidade, citologia e presença de elementos anormais; desse modo, através dela podemos dizer se o processo é inflamatório, infeccioso ou traumático. O material deve ser colhido por artrocentese realizada assepticamente por médico qualificado e de forma mais atraumática possível. A amostra de LS é em geral colhida em forma estéril e examinada em até 2 horas da aspiração para bacterioscopia por gram e culturas, em tubo de hemograma ou na presença de cerca de 0,1 mL de heparina sódica para citometria e análise de cristais ao microscópio de luz polarizada. Para essas análises, o uso de EDTA como anticoagulante não é adequado, pois pode precipitar os cristais e comprometer a amostra. Uma terceira parte da amostra é destinada à análise bioquímica, sendo avaliada em paralelo com as dosagens séricas.

Macroscopicamente, enquanto o LS normal é de cor transparente ou amarelo-pálido, com viscosidade semelhante à clara de ovo e encontrado em pequenas quantidades dentro das articulações, o inflamatório é caracteristicamente mais abundante e menos viscoso, o infeccioso é perceptível como túrbido ou purulento, e o traumático é hemorrágico. Enquanto a bioquímica do LS normal, como ultrafiltrado sérico que é, apresenta um teor de glicose semelhante e proteico 30% menor (2 g/dL) do que o do soro, e vista como algo praticamente acelular (< 100 leucócitos/mm^3 e ausência de hemácias) à celulometria, as alterações marcantes na sua composição em relação à celularidade e bioquímica, assim como a demonstração de micro-organismos por cultura ou dos cristais em microscópio de luz polarizada, tornam a sua avaliação de grande valor diagnóstico. Nas efusões inflamatórias não infecciosas da AR, o LS apresenta baixa viscosidade, e podem se apresentar opacificidade e turbidez resultantes da hipercelularidade (12.000 a 50.000 céls./mm^3), assim como a presença de fibrina e hemácias. Predominam células polimorfonucleares, constituindo 50% a 90% dos leucócitos totais. Além disso, há certa correlação aparente entre a gravidade dos sintomas clínicos e a citometria, sendo que os valores superiores a 100.000 células/mm^3 estão associados aos processos infecciosos agudos e determinam o encaminhamento da amostra para bacterioscopia e cultura microbiológica (Quadro 46.6).

Quadro 46.6 Características diferenciais do líquido sinovial (LS) em diversos tipos de doenças articulares.

Características do LS	Não inflamatório	Inflamatório	Infeccioso	Traumático
Coloração	Amarelo citrino	Amarelo	Amarelo	Avermelhado
Aspecto	Límpida em "água de rocha"	Translúcida	Turva, pode ter grumos	Turva
Viscosidade	Elevada	Reduzida	Baixa	
Leucócitos	< 2.000	2.000 a 100.000	> 100.000	NSA
Polimorfonucleares	< 25%	> 50%	> 90%	
Cultura	Negativa	Negativa	Positiva	Variável
Teor de proteína	30% menor que a do soro	Aumentada	Aumentada	Aumentada
Teor de glicose	Semelhante a do soro	Reduzida ou não	Consumida, inferior a 50% dos valores do soro	Variável

NSA, não se aplica.

A celularidade aumentada de forma semelhante a AR pode estar presente na gota, pseudogota e febre reumática, enquanto celularidade moderada (< 5.000 céls./mm^3) por doença articular não infecciosa também pode ser observada no LES e na ES.

A análise de amostra do LS sob a microscopia de luz polarizada permite a pesquisa de cristais que tomam aspecto de agulhas, livres ou intracelulares e com forte birrefringência negativa dos cristais de urato monossódico patognomônicos da gota; em forma definida e pouco birrefringente dos cristais de pirofosfato de cálcio, a análise pode mesmo caracterizar cristais de colesterol, que têm a forma de placas grandes, multicoloridas, com bordas arredondadas e que, ao contrário dos anteriores, não são fagocitados por polimorfonucleares.

Histopatologia

Mesmo que lesão histológica básica da AR seja a sinovite crônica inespecífica, a biópsia não é procedimento de rotina ou faz parte dos critérios diagnósticos, sendo na maior parte das vezes realizada em conjunto com material ósseo ressecado durante procedimentos ortopédicos artroscópicos. Registra-se que existe um espessamento, hiperplasia e hipertrofia da membrana sinovial, de aspecto vilonodular e causado pela inflamação, que forma um tecido inflamatório chamado *pannus*, abundante em células inflamatórias, citocinas e enzimas proteolíticas e que causam agressão aos tendões e formação de cistos subcondrais e erosões.

Em uma primeira fase, verificamos a existência de um aspecto sanguíneo, suculento, francamente inflamatório; já as alterações tardias são compatíveis com a deposição de fibrina, com o espessamento e fibrose.[33-34]

Por sua vez, a vasculite reumatoide tem importância histórica na caracterização da AR como doença sistêmica, e, embora ela possa acometer vasos de qualquer calibre, prefere os de pequeno calibre, como os digitais e os da vasa *nervorum* e vênulas adjacentes. Quando manifesta por lesão cutânea isquêmica, a biópsia de pele é mandatória para propedêutica. Existem três tipos clássicos de lesões encontradas em vasculite ou vasculopatia reumatoide cutânea; nenhuma delas, entretanto, é um padrão exclusivo da AR: (i) o da vasculite necrosante leucocitoclástica, com infiltrado polimorfonuclear, caracteristicamente predominante na adventícia, com necrose fibrinoide da média e edema da camada íntima dos vasos, por vezes associada à trombose intraluminal; (ii) o de vasculopatia sem necrose ou leucocitoclástica, constituída de células linfohistiocitárias que se dispõem em torno dos vasos formando nódulos ou placas perivasculares e associados ao espessamento endotelial, também podendo ser associada a uma eventual trombose; e (iii) o padrão de endoarterite obliterante, semelhante à forma tabágica, em que não existe infiltrado inflamatório, mas sim fibrose e infiltração hialina subendotelial que pode se estender até a média. A imunohistoquímica pode, por sua vez, constatar deposição de imunoglobinas, especialmente IgG, e complemento nas paredes dos vasos, evidenciando a formação de complexos imunes circulantes na sua fisiopatologia. A vasculite reumatoide costuma ser acompanhada de sintomas sistêmicos graves, estando, na maior parte dos casos, relacionada às ulcerações cutâneas isquêmicas e dolorosas em membros inferiores, ou mais raramente aos enfartos digitais; além disso, na metade dos casos, é acompanhada de neuropatia periférica sensitivo-motora. Também pode haver comprometimento cardiovascular, pulmonar e, mais raramente, ocular, renal e gastrointestinal.[33-35]

Síndrome de Sjögren (SS)

Conceito

A síndrome de Sjögren (SS) ou "síndrome seca" é uma epitelite autoimune comum caracterizada pela inflamação de glândulas exócrinas, por sinais clínicos relacionados à xerostomia, à ceratoconjuntivite "sicca" e por sintomas musculoesqueléticos difusos. Seu curso é crônico e progressivo, e, embora a disfunção secretória seja predominante, podem ocorrer manifestações em vários outros sistemas. Seu manejo é multidisciplinar, englobando reumatologistas, oftalmologistas e especialistas em patologia oral, entre outros. O antígeno La foi descoberto em 1974 em pacientes com diagnóstico de LES, sendo que a síndrome de Sjögren foi descrita inicialmente associada a esse anticorpo (SS-B).[43-45]

Quadro clínico e critérios de classificação

A SS pode ocorrer de forma primária, quando excluída a sua concomitância com AR, LES, SS e outras DDTC, ou secundária a outras doenças reumatológicas sistêmicas.

A maioria dos sintomas extraglandulares dos pacientes com anticorpos anti-SSB/La positivo são semelhantes aos do LES, como a artrite, erupções cutâneas, fenômeno de Raynaud, leucopenia e trombocitopenia. A marca característica de pacientes com LES e síndrome de superposição por anti-La é a erupção purpúrica hipergamaglobulinêmica, encontrada em cerca de 30% dos pacientes. Também há maior incidência de acidose tubular renal, em cerca de 30% dos mesmos, embora a associação com nefrite lúpica seja menor, quando comparada aos pacientes lúpicos sem esse autoanticorpo. Alveolite fibrosante com pneumonite linfocítica e miosite ocorrem menos frequentemente na SS do que na DMTC; o mesmo acontece para vasculites sistêmicas que, geralmente, se apresentam sob a forma de mononeurite multiplex. Vários critérios de diagnóstico para a síndrome vinham sendo propostos, desde 1965, e foram criticados por incluir informações subjetivas, testes de baixa especificidade e a inclusão de testes objetivos alternativos, por exemplo, a alternativa do teste de Schirmer ao teste de Rosa Bengala, que não apresentava valor diagnóstico equivalente em sensibilidade e especificidade.[43-44]

AECG 2002

Em 2002, o Grupo de Consenso Americano e Europeu (America European Consensus Group, AECG) publicou a primeira revisão internacional sobre critérios de classificação para SS, a fim de racionalizar as propostas preliminares de vários autores.[45] Os critérios padronizados e validados incluíam dois primeiros domínios clínicos com dados de anamnese, e outros quatro relacionados às alterações objetivas em testes e exames complementares, a saber: (i) sintomas oculares; (ii) sintomas orais; (iii) sinais de disfunção lacrimal (alteração no teste de Schirmer menor ou igual a 5 mm em 5 minutos, ou ao teste de Rosa Bengala pelo método de Van Bijsterveld, com escore maior ou igual a 4); (iv) histopatologia característica de sialoadenite linfocítica focal; (v) evidência de disfunção de glândula salivar (por teste de fluxo salivar total, sem estimulação menor ou igual a 1,5 mL em 15 minutos; sialografia de parótida com sinais de sialectasias difusas, sem evidência de obstrução dos dutos maiores, e cintilografia salivar, mostrando *déficit* de absorção, redução da concentração ou excreção retardada do marcador); e (vi) presença de autoanticorpos específicos Anti-Ro(SSA) e La(SSB), isolados ou em concomitância (Quadro 46.7).

Quadro 46.7 Critérios de classificação para síndrome de Sjögren (SS), AECG 2002.

Critérios estabelecidos
1. Sintomas oculares de xeroftalmia
2. Sintomas orais de xerostomia
3. Sinais de disfunção lacrimal: ▪ Teste de Schirmer ≤ 5 mm/5 min; ou ▪ Teste de Rosa Bengala pelo método de Van Bijsterveld com escore ≥ 4
4. Biópsia glândula salivar labial característica de sialoadenite linfocítica focal
5. Evidência de disfunção de glândula salivar: ▪ Teste de fluxo salivar total sem estimulação ≤ a 1,5 mL/15 min; ▪ Sialografia de parótida com sialectasias difusas sem obstrução dos dutos salivares; ou cintilografia salivar positiva
6. Autoanticorpos específicos: ▪ Anti-SSA/Ro e/ou anti-SSB-La positivos

Fonte: Vitali et al. (2002).

O AECG revisava ainda as regras de classificação em SS primária e secundária. Os primeiros pacientes foram definidos na ausência de outras doenças em potencial e na presença de 4 em 6 itens que incluíssem achados histopatológicos (domínio iv) e sorológicos positivos (domínio vi); ou quando presentes quaisquer três dos critérios obrigatórios dentre os quatro critérios objetivos: nos domínios de sinais oculares (iii), testes de clínicos de função salivar (v), achados histopatológicos positivos (iv) ou na presença de autoanticorpos específicos anti-La e/ou anti-Ro (vi). Os segundos seriam pacientes com doenças associadas em que houvesse a presença de sintomas oculares ou orais (domínios i e ii) e de pelo menos dois critérios positivos em relação à presença de testes oftalmológicos, de função salivar ou de histopatológico característico (domínios iii, iv e v). Nesse sentido, foram estabelecidos como critérios de exclusão de participação em estudos e ensaios terapêuticos, devido à sobreposição de fatores clínicos que poderiam interferir no diagnóstico de certeza de SS, os pacientes que tivessem o histórico de tratamento radioterápico em cabeça e pescoço, infecção por hepatite C, síndrome de imunodeficiência adquirida, sarcoidose, doença enxerto *versus* hospedeiro, linfoma preexistente ou uso de drogas anticolinérgicas; no caso das últimas, exceto se elas estivessem suspensas por período igual ou superior a quatro meias-vidas antes da avaliação.

ACR/SICCA 2012

Dez anos depois, em 2012, o Colégio Americano de Reumatologia (American College of Rheumatology, ACR) ratificou pela primeira vez um critério de classificação para SS, fruto do trabalho da corte de iniciativa internacional Sjögren's International Collaborative Clinical Alliance (SICCA).[46] Diferia da iniciativa precedente em relação à objetividade dos critérios, com exigência de comprovada autoimunidade de sorologia positiva anti-SSA/Ro ou pela presença de sialadenite linfocítica focal (SLF), em uma amostra de biópsia de glândula salivar labial, para classificação de um paciente. O critério SICCA 2012 adotou medidas padronizadas e fáceis de aplicar, mesmo que continuasse a exigir o envolvimento de pelo menos duas especialidades clínicas, baseadas integralmente em testes objetivos considerados de avaliação mais fidedigna, com o mérito de evitar classificações incorretas que possam acarretar em riscos para saúde dos pacientes. Cabe ressaltar que os critérios foram construídos de forma simplificada para serem aplicados em indivíduos já selecionados, com sinais e sintomas sugestivos de SS ou que tivessem positividade em menos duas de três instâncias: (i) laboratorial, com positividade sérica simultânea de fator reumatoide e PAAC-HEp-2 em títulos iguais a superiores a 1:320 ou positividade confirmada para anti-SSA/Ro e/ou anti-SSB-La; (ii) histopatológica, com biópsia de glândula salivar labial, exibindo sialadenite linfocítica focal com escore igual ou superior a 1 foco por 4 mm^2; e (iii) oftalmológico, presença de ceratoconjuntivite sicca, com escore de coloração ocular proposto por Whitcher e colaboradores (2009), igual ou maior que 3, assumindo que não exista uso diário de colírios para glaucoma, cirurgia prévia de córnea ou cosmética com intervalo maior que 5 anos (Quadro 46.8).[46-47]

Quadro 46.8 Critérios de classificação para SS, ACR/SICCA 2012.

Critérios	Achados objetivos
Laboratorial	FR positivo e PAAC-HEp-2 em títulos iguais a superiores a 1:320; ou Anticorpos anti-SSA/Ro e/ou anti-SSB-La positivos
Histopatológico (biópsia de glândula salivar labial)	Sialadenite linfocítica focal com escore ≥ 1 foco/4 mm^2
Oftalmológico	Ceratoconjuntivite sicca com escore de coloração ocular proposto por Whitcher e colaboradores (2009) ≥ 3

Obs.: Para a classificação de SS, é preciso pelo menos 2 critérios em 3.
Fonte: Shiboski et al. (2012).

Mais uma vez, os critérios chamam a nossa atenção para a suspensão de medicação anticolinérgicas em uso por intervalo suficiente (quatro meias-vidas), de forma a permitir a avaliação sem viés em relação aos sinais de hiperfunção salivar ou lacrimal, e para excluir, adicionalmente aos já propostos pelo AECG, pacientes com amiloidose e ou doenças relacionadas a IgG4. Comparativamente, quando aplicados a uma identificação de SS primária em grupos de pacientes, tanto o critério do AECG 2002 quanto o do ACR 2012 apresentaram nível de concordância semelhante, de cerca de 91%; ou seja, *performance* similar a despeito das diferenças. As diferenças eram as de que, enquanto o AECG inclui o teste de Schirmer, teste de índice de fluxo salivar total sem estimulação, sialografia e cintilografia salivar, o ACR 2012 incluía como critério laboratorial alternativo o título de pesquisa de anticorpos anticelulares e a presença de fator reumatoide positivo. Quanto à avaliação da xeroftalmia, também diferiam em relação ao método adotado, o AECG estabelecia em seu critério o uso do escore de van Bijsterveld (VBS), descrito por Bijsterveld, em 1969; e o ACR utiliza o *Ocular Stained Score* (OSS), descrito por Whitcher e colaboradores, em 2009, embora ambos os testes façam a aferição de cobertura lacrimal ocular usando como coloração a lissamina verde para a conjuntiva, e fluorescência para a córnea. Ambos os critérios utilizam o critério histológico descrito por Daniels e colaboradores, em 1975.[43-47]

Devido às similaridades de propósito, semelhante validação e complementaridade evidenciada em estudos posteriores, em 2016, o ACR reuniu ambos os critérios em um único critério de consenso.[48-49]

ACR/EULAR 2016

Esse é o critério vigente, que combinou as características dos critérios SICCA e AECG; e, ainda que careça de verificação na prática médica, tem o mérito de unificar a terminologia a ser utilizada em estudos internacionais multicêntricos, tornando sua aplicação apropriada para a identificação precoce de SS primária.[49]

Como critério de consenso, o ACR/EULAR 2016 incluiu os pacientes que apresentam ao menos um sintoma de secura ocular ou oral, definido pela resposta positiva a qualquer uma das seguintes questões, já propostas pelo AECG: (i) você vem tendo problema persistente e diário de olhos secos ou boca seca por mais de 3 meses?; (ii) você tem a sensação recorrente de presença de areia ou corpo estranho nos olhos?; (iii) você precisa usar substitutos das lágrimas mais de 3 vezes ao dia?; (iv) você toma líquido frequentemente para ajudar a engolir alimentos secos? Exclui-se do domínio laboratorial do consenso os achados de PAAC-HEp-2 e FR, por dizerem respeito ao pequeno número de indivíduos com SS primária e que mostram essa alteração isolada com anti-SSA/SSB negativo; além disso, de forma análoga, reduziu-se o critério à presença de anti-SSA/Ro, pois foi demonstrado que a presença de anticorpo anti-SSB/LA sem anti-SSA/Ro não apresentava associação significante com achados fenotípicos de SS. Já os testes de Schirmer e fluxo salivar total foram acrescentados, assim como a opção de verificação de ceratoconjuntivite sérica pelo VBS, em alternativa ao OSS, quando não houver oftalmologista treinado (Quadro 46.9).[48]

Quadro 46.9 Critérios de classificação para síndrome de Sjögren (SS) primária em 2016 ACR/EULAR.

Critérios	Pontuação
Sialadenite linfocítica focal com escore ≥ que 1 foco/4 mm^2 em biópsia de glândula salivar labial[1]	3
Anticorpo anti-SSA/Ro positivo	3
OSS[2] ≥ 5 ou VBS[3] ≥ 4 em pelo menos um dos olhos	1
Schirmer ≤ 5 mm/5 min em pelo menos um dos olhos	1
Índice de fluxo salivar total sem estimulação[4] ≤ 0,1 mL/min	1

Obs.: Para a classificação é preciso pelo menos 4 ou mais pontos.
[1]Contagem histopatológica de foco pelo protocolo descrito por Daniels e colaboradores (1975); [2] OSS, *Ocular Stained Score* descrito por Whitcher e colaboradores (2009); [3] VBS, *van Bijsterveld* score descrito por van Bijsterveld (1969); [4]Índice de fluxo salivar total pelo método de Navazesh e Kumar.
Fonte: Shiboski et al. (2017).

Diagnóstico laboratorial

Autoanticorpos específicos: anticorpo anti-SS-A/Ro e anticorpo anti-SS-B/La

Os autoanticorpos antiantígeno A da SS ou anti-Ro (anti-SSA/Ro) e antiantígeno B da SS ou anti-La (anti-SSB/La) receberam esses nomes devido aos primeiros pacientes em que foram detectados, respectivamente de sobrenome Roderick e Lane. Eles são caracteristicamente nucleocitoplasmáticos e podem ser determinados por imunodifusão dupla, contraimunoeletroforese e Elisa, empregando extrato de baço ou as proteínas purificadas ou recombinantes. Em PAAC-HEp-2, esses anticorpos exibem padrão nuclear pontilhado fino, e no método de FAN-IFI, em tecido de roedor, costumam ser não reagentes.[3,20,26,30,50]

- **Interpretação e significado clínico:** o anticorpo anti-SSB/La é detectado quase sempre em pacientes que são anti-SS-A/Ro positivos, sendo que o inverso não se mostra verdadeiro. O anti-SSA/Ro faz parte dos critérios para diagnóstico de SS de 2016.

Ambos são autoanticorpos detectados no soro de 60% a 75% de pacientes com SS primária, sendo que 40% apresentam o anticorpo anti-SSB/La, e em 25% a 50% dos pacientes com LES, com anti-SSB/La presente em cerca de 15% dos casos, e, acima de 90%, no soro das parturientes de recém-natos com síndrome do lúpus neonatal; mas, nesses casos, a associação predominante é com anti-SS-A/Ro. Na síndrome do lúpus neonatal, os anticorpos circulantes de origem materna estão associados ao bloqueio cardíaco e/ou a uma manifestação cutânea transitória no bebê. A determinação desses autoanticorpos não é só de interesse por sua alta especificidade no diagnóstico de SS primária e secundária, como também para a avaliação pré-natal de pacientes lúpicas e no diagnóstico clínico do LES, na ausência de outro marcador sorológico mais específico (como anticorpos anti-dsDNA e anti-Sm, por exemplo).[20,22,25]

Outras provas laboratoriais

Como mencionado, a presença FR positivo associada à presença de títulos iguais ou superiores a 1:320, em pesquisa de autoanticorpos, para antígenos celulares (PAAC-HEp-2), já foi considerada um critério de diagnóstico laboratorial alternativo à identificação de um ou ambos autoanticorpos específicos, representando atualmente apenas achados adicionais.[46] A eletroforese de proteína sérica, entretanto, é um exame complementar importante no seguimento de pacientes com SS, em busca de achados como hipoglobulinemia e paraproteinemia monoclonal circulante, uma vez que o risco de doença hematológica maligna, especialmente linfoma não Hodgkin's, é maior nesses pacientes, do que na população em geral. As apresentações mais comuns são a linfoide tecidual associada à mucosa (MALT) e linfoma monocitoide de células B, ambos os subtipos de linfoma de células B de zona marginal. No entanto, apenas cerca de 5% dos pacientes irão desenvolver a complicação hematológica, e outros fatores de risco associados são: aumento de volume das parótidas, esplenomegalia, adenopatias, púrpura, vasculite cutânea, diminuição dos valores de C3, C4 e CH50; crioglobulinemia mista, linfocitopenia, diminuição de linfócitos CD 4 + e β2-microglobulina aumentada.[1-3]

Histopatologia

Postula-se que uma combinação de fatores ambientais e de predisposição genética leva à desregulação do epitélio glandular, à infiltração de células mononucleares e à ativação e proliferação anormal de linfócitos. Na SS, por sua vez, são características respostas autoimunes humorais aberrantes, a hiperatividade das células B e a produção de autoanticorpos.[45-49]

Blocos de tecido de glândula salivar labial são fixados em formalina e incluídos em parafina (FFPE); eles são preparados e corados com hematoxilina-eosina (HE) para exame histopatológico convencional. A determinação da pontuação focal (FS) é baseada no grau de infiltração linfocítica na biópsia completa, e o escore de foco é definido como o grupo de agregados de células inflamatórias, contendo pelo menos 50 células mononucleares por 4 mm^2 de área de tecido. A classificação clássica determina como FS = 0 quando não há infiltração linfocítica; FS = 1: menos de 1 foco linfocítico por 4 mm^2; FS = 2: menos de 2 focos linfocíticos por 4 mm^2; FS = 3: dois ou mais focos linfocíticos por 4 mm^2. Em amostras de biópsia, de pacientes com FS = 2, é possível observar apenas um grau leve ou moderado de infiltração linfocítica periductal; já com FS = 3, as infiltrações são mais extensas e penetram os epitélios ductais com destruição ocasional dos ácinos. Destacamos que é possível desparafinizar e reidratar em diluições crescentes de etano para realizar adicionalmente coloração imunohistoquímica (IHC) pelos métodos tomados como padrão. Marcadores de superfície celular, incluindo CD4, CD5, CD20, CD138, CD84 e PD-1, podem ser encontrados, em diferentes arranjos e densidades, nos pacientes com SS primária. Especialmente os marcadores para células foliculares T *helper*, incluindo CD84, PD-1 e Bcl-6, ocorrem predominantemente em infiltrados de células inflamatórias, mais organizados e com maior pontuação de foco, o que poderia prever, segundo alguns estudos, um pior curso clínico quando no início da doença.[44,51]

Lúpus eritematoso sistêmico (LES)

Conceito

O lúpus eritematoso sistêmico (LES) é uma doença inflamatória crônica, multissistêmica, de causa desconhecida e natureza autoimune, caracterizada pela presença de diversos autoanticorpos e manifestações clínicas diversificadas, e períodos de exacerbações e remissões. O desenvolvimento da doença está ligado a alguns fatores não completamente esclarecidos, como predisposição genética e gatilhos ambientais, como exposição a luz ultravioleta, por exemplo.[16,52]

Quadro clínico e critérios de classificação

O quadro clínico do LES é extremamente pleomórfico; assim, uma coorte de pacientes, com diagnóstico de LES estabelecido, os agrupa com características clínicas distintas, em relação à extensão do comprometimento e da gravidade das lesões orgânicas exibidas e que variam ainda em relação ao estado de atividade da doença ou de remissão. Em geral, quadros que apresentam manifestação renal e neuropsiquiátrica precoce são mais floridos e graves desde o início, enquanto os casos mais leves podem apresentar pobres e lentas evoluções das lesões e, normalmente, são limitados aos componentes de estado geral e cutâneo articular.

ACR 1982/1997

Várias foram as tentativas de organização e classificação dos sintomas do LES, até que, em 1982, foram propostos os primeiros critérios de classificação validados pelo ACR, os mesmos que foram revistos, mas não revalidados, em 1997, com a inclusão da pesquisa de anticorpos antinucleares (Quadro 46.10).[16,17]

Foram observadas algumas falhas desses critérios, como a hipervalorização de alguns sinais cutâneos, bem como a duplicação de sinais observáveis por um mesmo fenômeno (fotossensibilidade e *rash* malar, sintomáticos da presença de anti-La) e a exclusão de outras manifestações cutâneas, a omissão de algumas manifestações neurológicas do LES, dos níveis baixos de complemento e a necessidade de inclusão dos anticorpos antifosfolipídeos.

Quadro 46.10 Critérios de classificação para lúpus eritematoso sistêmico, segundo ACR 1982 revisado.

Critérios	Descrição
1. *Rash* (erupção) malar	Eritema fixo, plano ou elevado, sobre as eminências malares, tendendo a poupar os sulcos nasolabiais
2. *Rash* (lúpus cutâneo eritematoso tipo discoide)	Eritema difuso em forma de discos eritematosos, com descamação queratótica aderente e obstrução folicular. Lesões antigas podem exibir cicatrização atrófica
3. Fotossensibilidade	Erupção cutânea por reação incomum à luz solar, relatada pelo paciente ou observada pelo médico
4. Úlceras orais ou nasofaríngeas	Pequenas lesões ulceradas, em geral indolores, observadas pelo médico
5. Artrite	Artrite não erosiva envolvendo 2 ou mais articulações periféricas, caracterizadas por dor, edema ou eritema

(Continua)

Quadro 46.10 Critérios de classificação para lúpus eritematoso sistêmico, segundo ACR 1982 revisado. (Continuação)

Critérios	Descrição
6. Serosites	a) Pleurite; sintoma de dor pleurítica e crepitação a ausculta ou sinal de derrame pleural observado em exames complementares; ou b) Pericardite, ao ECG, punção ou evidência observada em exames complementares
7. Lesão renal	a) Proteinúria persistente > 0,5 gramas/24 horas ou ≥ 3+; ou b) Figuras celulares a sedimento urinário, com presença de piócitos, hemácias, hemoglobina, cilindros granulares, tubulares, nemáticos ou mesmo telescopado (tudo misturado)
8. Transtorno neuropsiquiátrico	a) Convulsões, na ausência de drogas ofensas ou alterações metabólicas (uremia, cetoacidose ou desequilíbrio eletrolítico); ou b) Psicose, na ausência de drogas ou distúrbios metabólicos conhecidos
9. Alteração hematológica	a) Anemia hemolítica, manifesta por reticulocitose; ou b) Leucopenia < 4.000/mm^3 em 2 ou mais ocasiões; ou c) Linfopenia < 1.500/mm^3 em 2 ou mais ocasiões; ou d) Trombocitopenia < 100.000/mm^3 (não associadas ao uso de medicamentos)
10. Alteração imunológica	a) Células LE positivas; ou b) Anti-DNA nativo positivo; ou c) Anti-Sm positivo; ou d) VDRL falso-positivo e confirmado por teste específico, afastando a presença de sífilis
11. FAN positivo	a) Título anormal de anticorpo antinuclear por imunofluorescência ou um ensaio equivalente (na ausência de fármacos conhecidos, por estarem associados ao lúpus induzido por drogas)

Obs.: Para a classificação de LES é preciso a presença, em série ou simultaneamente, de ≥ 4 critérios em 11, durante qualquer intervalo de observação.
Fonte: Tan et al. (1982), revisado por Hochberg MC (1997).

SLICC 2012

Em 2012, Petri e colaboradores, da iniciativa denominada SLICC (Systemic Lupus International Collaborating Clinics), reviram os critérios de classificação de LES de 1982/1997, acrescentando cinco critérios aos 11 previamente descritos, incluindo a consideração de dados de biópsia renal e atribuindo o mesmo peso para os onze critérios clínicos e os cinco critérios laboratoriais estabelecidos, estes últimos expandidos com a inclusão da pesquisa de anticorpos antifosfolípides, complemento baixo e testes de Coomb direto, este último considerado apenas quando na ausência de anemia hemolítica (Quadro 46.11).[52]

ACR/Eular 2017

Em 2017, durante o encontro anual do ACR, foram apresentados em plenária e em primeira mão, pela Dra. Karen H. Costenbader, os novos critérios ACR/Eular de classificação do LES desenvolvidos pelo subcomitê de desenvolvimento de critérios para LES, e já descritos, ainda em desenvolvimento, por Tadeschi e colaboradores, no mesmo ano.[53-54]

O ACR/Eular 2017 para classificação do LES pode ser definido como uma pontuação multicriterial, validada e avaliável por pesos diferentes atribuídos a cada achado, sugerindo-se o auxílio de calculadoras automáticas disponíveis na internet ou mesmo o uso de aplicativos para a sua memorização e facilidade de cálculo. Nesse novo critério, para suspeita de LES, o paciente deve apresentar a pesquisa de PAAC-HEp-2 positiva, em título igual ou superior a 1:80, como critério de inclusão.

A regra para a classificação de um paciente como lúpico estabelece também a obrigatoriedade de pelo menos um critério clínico e um laboratorial presente, sendo que são descritos apenas sete domínios clínicos – constitucional, cutâneo, artrítico, neurológico, serosite, hematológico ou renal – e três laboratoriais, pertinentes à presença de anticorpos antifosfolípides, outros autoanticorpos específicos e/ou o consumo de complemento. Apenas a característica de maior peso dentro de um domínio deve ser pontuada, ou seja, a pontuação final do escore conta com a avaliação dos dez domínios, e pode variar entre zero a cinquenta e um pontos (Quadro 46.12).

Assim, comparando os critérios normatizados em 2017 pelo ACR/Eular com os anteriores, SLICC 2012 e ACR 1982, revisado em 1997, o primeiro tem maior capacidade de distinguir pacientes lúpicos de não portadores de LES, para identificar mais precocemente inclusive pacientes com envolvimento de apenas um órgão-alvo.[16-17,52-53]

Quadro 46.11 Critérios de classificação para lúpus eritematoso sistêmico, segundo ACR 1982 revisado.

Critérios clínicos	Critérios laboratoriais
1. Lúpus cutâneo agudo ou subagudo	1. FAN positivo
2. Lúpus cutâneo crônico	2. Anti-DNA nativo positivo
3. Úlceras orais ou nasais	3. Anti-Sm positivo
4. Alopecia não cicatricial	4. Antifosfolípide
5. Artrite em 2 ou mais articulações por mais de 30 minutos	5. Teste de Coomb direto positivo (na ausência de anemia hemolítica)
6. Serosites	Complemento baixo (C3, C4, CH50)
7. Lesão renal	
8. Transtorno neuropsiquiátrico	
9. Anemia hemolítica	
10. Leucopenia < 4.000 céls./mm^3 ou linfopenia < 1.000 céls./mm^3	
11. Trombocitopenia < 100.000 céls./mm^3	

Obs.: Requisitos para classificação ≥ 4 critérios (pelo menos um clínico e um laboratorial) ou biópsia renal sugestiva de nefrite lúpica na presença de FAN ou Anti-DNA positivos.
Fonte: Petri et al. (2012).

Quadro 46.12 Critérios de classificação para lúpus eritematoso sistêmico, segundo ACR/Eular 2017.

Domínios clínicos	Critérios clínicos	Pontos	Domínios laboratoriais	Critérios laboratoriais	Pontos
Constitucional	Febre > 38,5 °C	2	Anticorpos antifosfolípides	ACL IgG > 40 GPL UI; 1 > 40 UI; ou anti-β2GP; ou AL +	2
Cutâneo	Alopecia não cicatricial	2	Complemento	C3 ou C4 baixo; ou	3
	Úlceras orais ou nasais	2		C3 e C4 baixos	4
	Lúpus discoide ou subagudo	4	Autoanticorpos específicos	Anti-dsDNA + positivo; ou	6
	Lúpus agudo	6		Anti-Smith +	6
Hematológico	Linfopenia < 4.000/mm³	3			
	Trombocitopenia < 100.000/mm³	4			
	Hemólise autoimune	4			
Neurológico	Delírio	2			
	Psicose	3			
	Convulsões	5			
Serosite	Derrame pleural ou pericárdico; ou	5			
	Pericardite aguda	6			
Artrítico	Artrite ou sensibilidade em 2 ou mais articulações por mais de 30 minutos	6			
Renal	Proteinúria > 0,5 g/24 horas	4			
	Nefrite lúpica classe II ou V	8			
	Nefrite lúpica classe III ou IV	10			

Obs.: Classificação para LES se ≥ 10 pontos, considerando aspecto presente de maior peso por domínio; não é preciso que critérios ocorram simultaneamente.
Fonte: Costenbader KH (2017).

Sintomas cutâneos do LES

Pela avaliação do SLICC, as formas de apresentação cutâneas aguda, subaguda e crônicas foram caracterizadas pelas seguintes observações clínicas: (i) o lúpus cutâneo agudo (LCA), que é definido por *rash* malar localizado ou maculopapular generalizado, com ou sem fotossensibilidade, na ausência de dermatomiosite. Ele inclui as variantes de lúpus bolhoso e necrólise epidérmica tóxica do lúpus; (ii) o lúpus cutâneo subagudo (LECS), definido com lesões policíclicas anulares ou papuloescamosas (psoriforme) não induradas, que poupam o couro cabeludo, usualmente fotodistribuídas, e que podem apresentar, ocasionalmente, despigmentação pós-inflamatória ou telangiectasias; e (iii) o lúpus cutâneo crônico (LEC) ou lupus discoide (LED) é definido por *rash* discoide clássico, localizado abaixo do pescoço ou generalizado, quando envolve tanto acima quanto abaixo do pescoço, forma de lúpus hipertrófico (verrucoso), lúpus *profundus* ou paniculite lúpica, em sobreposição com líquen plano ou com outras formas cutâneas raras de apresentação.[52] As formas LCA, LECS ou LEC/LED devem ser observadas por médico ou evidenciadas por documentação fotográfica de evento prévio. Se forem biopsiados, a histopatologia cutânea deve demonstrar alterações típicas. São excluídas como critério, caso exista causa mais provável que o LES para explicá-las: infecção, neoplasia, rosácea, doença endócrina e outras doenças autoimunes.

As úlceras mucosas, orais ou nasais, incluindo manifestações palatais, da mucosa bucal e linguais, só devem ser valorizadas, por sua vez, na ausência de outras condições que se prestem à confusão, como nas úlceras causadas pelo herpesvírus e outras infecções, vasculites (em especial na doença de Behçet), doença inflamatória intestinal, artrite reativa ou estomatite pelo consumo de alimentos ácidos. A alopecia não cicatricial, por sua vez, é causada por fragilidade capilar difusa, com afilamento e quebras visíveis dos fios; nesse caso, deve ser feito o diagnóstico diferencial entre outras causas de alopecia, como alopecia areata, alopecia androgênica, por drogas ou deficiência de ferro, e mesmo a alopecia neurótica ou tricotilomania.

Definição dos sinais em demais órgãos-alvo

Os critérios do SLICC definem que artrite no LES deve ser observada em pelo menos duas articulações, com duração de ao menos 30 minutos, excluindo-se outras causas mais prováveis, especialmente se a causa de poliartrite em pequenas articulações não é AR erosiva. A artrite clássica é a artropatia de Jaccoud. Trata-se de uma poliartrite crônica, caracterizada pela deformação insidiosa, especialmente nas mãos, resultando em desvio ulnar redutível dos dedos.

Os sinais e sintomas de pleuropericardite devem estar presentes por pelo menos um dia para contarem como critérios positivos, sempre excluindo causas mais prováveis, inclusive as infecciosas. O derrame pleural e o pericárdico podem ser evidenciados em exames de imagem como raio X, tomografia, RNM ou ultrassonografia. A pericardite aguda, por sua vez, pode ser definida completando duas alterações das quatro a seguir: (i) dor torácica profunda, tipicamente pericárdica, que piora a inspiração e melhora com inclinação para frente; (ii) atrito pericárdico; (iii) presença de elevação de segmento ST ou depressão de PR ao ECG; e (iv) derrame pericárdico novo ou piorando em método de imagem.

Como achados renais menores que servem como critério, persiste a proteinúria igual ou superior a 0,5 gramas em 24 horas, que pode ser substituída por *spot* de urina com índice proteína/creatinina equivalente; ou a presença isolada de hematúria. Já a nefrite lúpica é critério maior, pois quando caracterizada por biópsia renal, dispensa a presença de outros critérios clínicos no SLICC 2012. A caracterização do tipo histológico da glomerulonefrite lúpica (GNL), de acordo com as definições da International Society of Nephrology/Renal Pathology Society (ISN/RPS 2003), é necessária para avaliar a pontuação no ACR/Eular 2017. Os resultados são agrupados em dois critérios, com pontuação diferente pelo ACR/Eular 2017, que são: (a) GNL proliferativa mesangial, classe II ou V GNL membranosa, classe V, que somam 8 pontos; ou (b) GNL focal, classe III GNL difusa, classe IV, com peso atribuído de 10 pontos, ou seja, suficientes para diagnóstico de LES com apenas mais um critério laboratorial positivo.

O *delirium* é definido por (i) mudança da consciência ou nível de alerta com redução da capacidade de concentração, (ii) sintoma desenvolvido entre horas até menos de 2 dias; (III) sintoma flutuante ao longo do dia, e também (iva) alteração aguda ou subaguda da cognição ou (ivb) alteração do comportamento, humor e afeto. A psicose lúpica é descrita por percepções delirantes e alucinações, com ou sem visões na ausência de *delirium*. Por fim, as convulsões atribuídas ao LES podem ser primárias generalizadas ou parciais focais, sendo válida, além de uma observação direta por médico, a descrição por testemunho confiável.

Tal como o *delirium*, a psicose e convulsões, outras manifestações neuropsiquiátricas comuns aos pacientes, como o estado confusional, mononeurite multiplex, mielite transversa e neuropatias cranianas ou periféricas só podem ser atribuídas ao LES na ausência de outras causas conhecidas, como infecções, diabetes descompensado ou outra causa endócrina, alterações metabólicas (uremia em especial), uso de drogas e vasculites primárias.

Quanto aos critérios hematológicos, tanto leucopenia ou linfopenia devem estar presentes pelo menos uma vez, afastando-se outros quadros, como o da síndrome de Felty (associada a AR), hipertensão portal e causas medicamentosas (por exemplo, o uso prévio de corticosteroides que pode causar linfopenia); além disso, a trombocitopenia também deve ser considerada após afastar-se, especialmente, a púrpura trombocitopênica trombótica, entre outras causas.

Já os critérios laboratoriais levam em consideração os valores de referência de cada ensaio. A presença de teste de Coomb's direto só é considerada como um critério isolado, pelo SLICC 2012, na ausência de anemia hemolítica. Hemólise autoimune com (i) evidência de hemólise, como reticulocitose, baixa haptoglobina, elevação de bilirrubinas indiretas, LDH alto e (ii) Coomb direto positivo.

A presença de anticorpos antifosfolípides pode ser considerada em uma ou mais das quatro situações seguintes: (i) falso-positivo para reagina plasmática em teste rápido; (ii) teste para anticoagulante lúpico positivo; (iii) títulos altos ou médios para nível de anticardiolipinas (IgG, IgM ou IgA); e/ou (iv) teste positivo para anti-β2-glicoproteína 1 (IgA, IgG ou IgM). Para a titulação de complemento e positividade de autoanticorpos específicos, anti-dsDNA e anti-Sm, é preciso levar em consideração os valores-limite de cada ensaio e laboratório.

Diagnóstico laboratorial

Como mencionado, a análise hematológica, incluindo hemograma completo, função renal, urinálise e complementemia quantitativa são indispensáveis, não só ao diagnóstico como também para o seguimento dos pacientes lúpicos.[3]

Como doença autoimune caracterizada pela produção aberrante de um grupo amplo e heterogêneo de autoanticorpos, no LES, a pesquisa de anticorpos contra antígenos celulares é essencial para o diagnóstico dos pacientes, tendo em vista que a probabilidade de se encontrar PAAC-HEp-2 negativa é extremamente baixa nesses pacientes. Em títulos superiores a de 1:80 utilizando o substrato HEp-2, junto aos sintomas clínicos sugestivos e afastando outras condições que sejam explicação mais provável dos mesmos, suspeita-se do diagnóstico de LES.[3,20,26,30]

A pesquisa de anticorpos, como os ligados à síndrome antifosfolípide secundária, ou aqueles específicos orientados pelo padrão indicativo de PAAC-HEp-2, pode revelar que eles estão relacionados às diversas expressões fenotípicas dos pacientes lúpicos. Os anticorpos antifosfolípides serão tratados na seção sobre síndrome antifosfolípide (SAF) e, aqui, de acordo com a correlação com o padrão em HEp-2, as interpretações e significados clínicos serão apresentados, considerando os autoanticorpos mais frequentes encontrados em lúpus:

(i) **Associados ao padrão nuclear homogêneo:** anticorpo anti-DNA nativo; anticorpo anti-histona e anticorpo anticromatina/nucleossomo.
(ii) **Associados ao padrão nuclear pontilhado grosso:** anti-Sm e anti-RNP.
(iii) **Associados ao padrão nuclear pontilhado fino:** anti-SS-A/Ro e anticorpo anti-SS-B/La.
(iv) **Associados ao padrão nuclear pontilhado pleomórfico:** anti-PCNA.
(v) **Associados ao padrão citoplasmático fino:** anti-P-ribossomal.

Anticorpo anti-DNA nativo

Os autoanticorpos anti-DNA nativo ou de dupla hélice (anti-dsDNA) têm sua presença associada ao padrão nuclear homogêneo no teste do PAAC-HEp-2 e fazem parte dos critérios do ACR para o diagnóstico do LES. Os anti-dsDNA, por sua vez, são achados exclusivos do soro de pacientes com LES, sendo, portanto, úteis por suas especificidades, de até 95% para doença, quando utilizado o teste de IFI, utilizando o hemoflagelado *Crithidia luciliae* como substrato. Outra opção é a técnica de enzimaimunoensaio (Elisa), utilizando preparações purificadas de DNA de células eucarióticas, bactérias ou na forma de plasmídeo circular, útil no acompanhamento das flutuações desse anticorpo.[24,55-56]

- **Interpretação e significado clínico:** estão presentes em 40% a 60% dos pacientes com LES em geral, de 70% a 95% com LES ativo, e em 20% a 30% com LES inativo. A monitoração dos seus níveis séricos deve ser feita no acompanhamento clínico do paciente, sendo que um aumento no seu título pode prever a exacerbação da doença. Apresenta um valor prognóstico, em particular, quando acompanhado da queda concomitante do complemento, e é preditor para uma doença renal e outros comprometimentos graves de órgãos-alvo.

Anticorpo anti-histona

No teste de PAAC-HEp-2, sua presença está associada ao padrão nuclear homogêneo. São detectados por Elisa ou *immunoblot*, utilizando preparações purificadas das diferentes histonas (H1, H2A, H2B, H3 e H4).[24,55]

- **Interpretação e significado clínico:** o resultado positivo associado à ausência de outros anticorpos sugere fortemente o diagnóstico de lúpus induzido por droga. Anticorpos contra os diferentes tipos de histona podem ser identificados no soro de 30% a 70% dos pacientes com LES idiopático e em praticamente todos os pacientes com síndrome do lúpus induzido por drogas, tais como: procainamida, hidralazina, isoniazida, D-penicilamina, entre outras. Não obstante, esses anticorpos também podem estar presentes numa variedade de outras doenças autoimunes ou infecciosas crônicas.

Anticorpo anticromatina (aNucl)

No teste do PAAC-HEp-2, sua presença está associada ao padrão nuclear homogêneo. Nos últimos anos, tem se fortalecido a relevância dos anticorpos antinucleossoma ou anticromatina (DNA/histona), que exibem especificidades para o complexo constituído por um octâmero de histonas, ao redor do qual se dispõe a molécula de dsDNA. O método de escolha para a sua detecção é a técnica de Elisa empregando o antígeno purificado.[24,55-56]

- **Interpretação e significado clínico:** os anticorpos antinucleossoma (aNucl) estão presentes em 75% a 88% dos pacientes com LES. Esses anticorpos mostram uma associação com a atividade clínica e renal da doença, sendo sua pesquisa útil em seu diagnóstico e no monitoramento de atividade, sobretudo nos pacientes que são negativos para os anticorpos anti-dsDNA. Os aNucl são especialmente prevalentes nos pacientes com nefrite lúpica e aparentemente são detectados mais precocemente do que os anticorpos anti-dsDNA.

Anticorpo anti-Sm

Como os autoanticorpos anti-RNP, eles são antígenos extraíveis com solução fisiológica (*extractable nuclear antigens* ou ENA), e no teste do PAAC-HEp-2, a presença dos anticorpos anti-Smith (anti-Sm) está associada ao padrão nuclear pontilhado grosso.[24,55]

- **Interpretação e significado clínico:** são autoanticorpos altamente sugestivos de LES, com cerca de 99% de especificidade para a doença, e prevalência de 15% a 30% nos pacientes lúpicos, fazendo parte dos critérios de diagnóstico. A presença de anticorpos anti-Sm no LES, ao contrário dos anticorpos anti-dsDNA, não parece estar associada a nenhum significado clínico em particular.

Anticorpos antirribonucleoproteínas (anti-RNP)

Os anticorpos antirribonucleoproteínas (anti-RNP) são associados ao padrão nuclear pontilhado grosso ao PAAC-HEp-2 e encontrados em duas formas principais, como anti-U1-RNP/ribonucleoproteínas ricas em uracila e anti-U3-RNP/Fibrilarina. A especificidade desses autoanticorpos é determinada por hemaglutinação passiva, imunodifusão dupla em gel ou contraimunoeletroforese, empregando extratos teciduais (timo ou baço) como fonte de antígenos.[24,55]

- **Interpretação e significado clínico:** Os anticorpos anti-RNP podem estar presentes em um amplo espectro de doenças reumatológicas, nos pacientes com LES que exibem fenômeno de Raynaud, na ES e na SS. Entretanto, quando os anti-U1-RNP estão presentes, isoladamente e em altos títulos, eles fazem parte dos critérios de diagnóstico da doença mista do tecido conjuntivo (DMTC).

Anticorpo anti-SSA/Ro e anticorpo anti-SSB/La

Os anticorpos anti-SSA/Ro e anti-SSB/La têm expressão por padrão nuclear pontilhado fino à imunofluorescência em HEp-2 e muitas vezes negativos ao FAN realizado por imunofluorescência em tecido de roedor.[24,55-56]

- **Interpretação e significado clínico:** o anti-SSA/Ro é marcador de SS primária e lúpus neonatal, e pode ser encontrado ainda em LES, lúpus eritematoso cutâneo subagudo, ES, PM e na cirrose biliar primária. Já o anti-SSB/La é ainda mais frequente em LES e costuma ser associado ao lúpus eritematoso cutâneo agudo, sendo relacionado à erupção malar fotossensível clássica.

Anticorpo contra núcleo de células em proliferação (anti-PCNA)

Os anticorpos antinúcleo de células em proliferação (anti-PCNA) são representados por PAAC-HEp-2 nuclear pontilhado pleomórfico e nucleolar, e sem expressão no FAN, quando utilizado o tecido de roedores.[24,55]

- **Interpretação e significado clínico:** estão presentes em algumas hepatites virais e neoplasias. Embora de prevalência inferior a 10% dos portadores de LES, possui alta especificidade para LES, não tendo ainda sido descritos em outras colagenoses. Parece ser um marcador da gravidade da doença.

Anticorpo antiproteína P-ribossomal (anti-P)

Na IFI em células HEp-2, esse anticorpo apresenta padrão citoplasmático fino e difuso, e sua especificidade pode ser confirmada por *immunoblotting*. Alternativamente, a técnica de Elisa também pode ser utilizada com a vantagem de possibilitar a determinação dos níveis séricos desses anticorpos que se mostram alterados durante o curso do LES.[24,55,57]

- **Interpretação e significado clínico:** apesar de eles serem encontrados também na população normal, a presença de anti-P é altamente específica para o diagnóstico de LES, sendo detectados em cerca de 10% a 20% desses pacientes, com frequência de até 40% naqueles com doença ativa. Há uma forte correlação do anticorpo antiproteína P-ribossomal com distúrbios neuropsiquiátricos do LES, principalmente a psicose e a depressão, podendo preceder as crises iniciais, bem como a glomerulonefrite membranosa no LES e a associação com hepatite crônica ativa, especialmente em LES juvenil. Sua ocorrência isolada é rara e, em geral, está associado ao anticorpo anti-DNAn, anti-Sm e também aos anticorpos antifosfolípides.

Outros anticorpos que podem ser encontrados em pacientes com LES

Outros anticorpos que podem ser encontrados em pacientes com LES podem apresentar padrões de imunofluorescência bem distintos, sem significado clínico conhecido, como os anticorpos antibeta-tubulina, que têm padrão nucleolar tipo ponte intercelular e estão presentes em DMTC, ou podem estar presentes em frequências variáveis em pacientes com LES, levantando a suspeita de sobreposição com outras doenças do colágeno, como é o caso dos anticorpos anti-KU, anti-RNA polimerases, anti-PM, anticentrômero, anti-Scl-70, anti-PM-Scl e antissintetase, que serão descritos de modo mais detalhado em outras sessões deste capítulo.[24,55]

Síndrome antifosfolípide

Conceito

A síndrome antifosfolípide (SAF) é uma doença autoimune adquirida e associada à hipercoagulabilidade e ao mau prognóstico obstétrico, na presença de anticorpo contra complexos proteicos, ligados aos fosfolípides, importantes componentes do sistema de coagulação, e que pode ser classificada como primária, se não for associada à doença do tecido conjuntivo de base, ou, caso contrário, como secundária. Também conhecida por síndrome do anticoagulante lúpico, síndrome do anticorpo anticardiolipina e síndrome de Asherson (síndrome antifosfolípide catastrófica); a SAF foi descrita pela primeira vez por Harris e colaboradores (1983). Desde então, diversos estudos têm demonstrado a presença desses anticorpos em pacientes sem nenhuma doença associada (forma primária), ou em pacientes associados a diversas patologias autoimunes, neoplásicas, infecciosas, ou desencadeadas por drogas (formas secundárias).[58-59]

A SAF secundária pode estar associada a diversas doenças do colágeno, em especial ao lúpus eritematoso sistêmico (LES), além de neoplasias e doenças infecciosas (Quadro 46.13).

Quadro 46.13 Algumas patologias associadas à síndrome antifosfolípide secundária.[4]

Síndrome do anticorpo antifosfolípide secundária
1. **Doenças reumatológicas** ▪ Artrite reumatoide, doença mista do tecido conjuntivo, esclerodermia, febre reumática, LES, lúpus cutâneo, poliarterite nodosa, polimialgia reumática, púrpura de Henoch-Shönlein, síndrome de Sjögren
2. **Neoplasias** ▪ Carcinomas (vários sítios), gamopatias monoclonais, leucemias, linfomas, timoma
3. **Doenças infecciosas** ▪ Citomegalovírus, doença de Lyme, endocardite bacteriana, hanseníase, hepatites virias, HIV, malária, pneumonia por micoplasma, sífilis, tuberculose
4. **Drogas** ▪ Anticoncepcional oral, altas doses de interferon, clorpromazina, betabloqueadores, fenitoína, fenotiazidas, hidralazina, penicilina, procainamida, quinidina
5. **Miscelânea** ▪ Doença inflamatória intestinal, esclerose múltipla, Guillain-Barré, miastenia *gravis*, púrpura trombocitopênica autoimune, sarcoidose, tireoidite autoimune

Quadro clínico e critérios de classificação

Seus critérios de classificação são compostos por dois critérios clínicos e um critério laboratorial, e o diagnóstico requer ao menos um critério de cada. Os dois primeiros são relacionados à: (1) trombose vascular, venosa, arterial ou vasculopatia; e (2) morbidade gestacional, com histórico patológico pregresso de três ou mais abortamentos espontâneos no primeiro trimestre, uma ou mais mortes fetais ou um ou mais episódios de nascimento prematuro associado à insuficiência placentária grave ou pré-eclâmpsia. O critério laboratorial pode ser constatado pela presença como reator moderado ou forte de uma ou mais frações de anticorpos anticardiolipinas (ACL) IgM, IgG ou IgA positivo, positividade do anticoagulante lúpico (LA) ou ainda para os anticorpos anti-β2-glicoproteína 1 (anti-β2-GP1) IgM ou IgG, em pelo menos duas ocasiões, com intervalo de 12 semanas ou mais.[58-59]

Outras alterações clínicas e laboratoriais, embora não façam parte dos critérios de classificação, são frequentes em pacientes com SAF. Trombocitopenia leve a moderada, embora não faça parte de critérios de diagnóstico, pode ser a única manifestação inicial e já indicar necessidade de tratamento; em geral, costuma apresentar plaquetas normofuncionantes com contagem superior a 50 mil e raramente é associada a episódios de sangramento. VDRL falso-positivo, proteinúria ou perda de hemácias relacionadas à vasculopatia renal podem ser frequentemente encontradas nos casos mais graves.

As manifestações clínicas mais frequentes são trombose arterial e/ou venosa (superficial ou profunda), abortos de repetição (perdas fetais recorrentes), trombocitopenia, anemia hemolítica, alterações neurológicas, sem isquemia evidente, e lesões cutâneas variando desde o livedo reticular/livedo racemosa até a necrose cutânea. São possíveis complicações encontradas no SAF tanto sintomas de disfunção cognitiva, cefaleia e transtornos do humor não relacionados à trombose, quanto complicações de manifestações trombóticas, tais como: neurite óptica, embolias e infartos pulmonares, infarto do miocárdio, endocardite asséptica (Libman-Sacks), infartos hepáticos, esplênicos ou do sistema porto-hepático, causando hipertensão portal e hepatoesplenomegalia (síndrome de Budd-Chiari), acidentes vasculares encefálicos, trombose de seio cavernoso, mielite transversa, demência precoce, coreia não reumática e até mesmo insuficiência suprarrenal por hemorragia pós-trombótica da glândula. Podem ocorrer sintomas gestacionais patológicos, além dos elencados como critérios clínicos, como na síndrome HELLP (hemólise, enzimas hepáticas aumentadas e uma baixa contagem de plaquetas), e retardo de crescimento intrauterino. Sinais e sintomas cutâneos como hemorragias lineares subungueais, achados secundários a tromboflebites superficiais e úlceras cutâneas também não são infrequentes. As tromboflebites são mais comuns em SAF primária do que em controles, e podem apresentar hemorragias subungueais em estilhaço (múltiplas lesões em diferentes dedos alertam para ocorrência de eventos trombóticos) e para uma variedade de lesões, lembrando vasculite, incluindo púrpuras, equimoses, nódulos dolorosos e máculas eritematosas. Já as úlceras cutâneas normalmente aparecem nas extremidades, especialmente de membros inferiores, e deixam cicatrizes atróficas. Elas podem ser periungeais, pequenas e dolorosas, grandes e semelhantes à pioderma gangrenoso ou mesmo bolhosas. A gangrena cutânea foi reportada em 19% dos pacientes com SAF, assim como a necrose cutânea superficial disseminada, que ocorre em 3% dos pacientes, sendo caracterizada por lesões purpúricas dolorosas, de início agudo, nos membros, cabeça e nádegas.[58-61]

O livedo reticular, caracterizado por lesões vasculares eritemasosas ou violáceas, em padrão de rede, pode ser fisiológico ou associado à SAF. Com maior frequência, a forma denominada livedo racemosa, em que a trama violácea ou eritematosa reticulada é incompleta, com ramos interrompidos e mosqueados, classicamente descrito como de aspecto marmorizado, é a variante, via de regra, patológica e associada à presença de anticorpos antifosfolípides; não é um sinal específico, pois pode ser inocente e estar presente também na crioglobulinemia, vasculites, lúpus e até mesmo embolia gordurosa. Os casos de SAF apresentam-se, geralmente, com lesões disseminadas, infiltradas, de padrão irregular e costumam localizar-se em membros inferiores e antebraços. A síndrome de Sneddon é caracterizada por livedo reticular extenso fixo ou racemosa e acidentes cerebrovasculares, que podem estar associados a estados de hipercoagulabilidade (trombofilias congênitas ou adquiridas), entre elas à SAF; mas ocorre também na ausência de anticorpos antifosfolípides.

Raramente, à SAF podem associar-se lesões de LED, sem evidência clínica e laboratorial de LES. No linfoma de células T, sugere-se que os clones neoplásicos possam induzir a uma proliferação de linfócitos B, com produção de anticorpos antifosfolípides.[60]

Para confirmar o diagnóstico de síndrome antifosfolípide é necessário que ao menos um critério clínico seja relacionado ao diagnóstico de trombose vascular (excluindo vasculite) ou morbidade gestacional (três ou mais abortamentos de repetição, morte fetal ou prematuridade, excluindo-se outras causas), ou insucessos arteriais ou venosos, plaquetopenia e abortamento de repetição; já o diagnóstico laboratorial de confirmação é feito na presença de um ou mais dos seguintes autoanticorpos antifosfolípides: anticoagulante lúpico (LA), detectado de acordo com as recomendações da Sociedade Internacional de Trombose e Hemostasia (ISTH); anti-β2-glicoproteína 1 (anti-β2-GP1), e anticardiolipinas (aCL) IgG e IgM em títulos moderados (> 40) a altos (> 80), (Quadro 46.14). Em caso de suspeição clínica, os títulos dos anticorpos devem ser confirmados em duas ou mais ocasiões, com intervalo mínimo de 12 semanas, por teste Elisa padronizado.[58-59]

Uma entidade clínica a parte, que pode ser considerada SAF grave, é a forma catastrófica (síndrome de Asherson). Tem como característica o envolvimento simultâneo de mais de um tecido ou órgão, costuma ser conduzida em unidades de tratamento intensivo e é associada à alta morbiletalidade (Quadro 46.15).

Quadro 46.15 Critérios para classificação de síndrome antifosfolípide catastrófica.

Critérios
1. Evidência de envolvimento de três ou mais órgãos ou tecidos
2. Desenvolvimento de manifestações simultaneamente ou em menos de 1 semana
3. Confirmação por histopatologia de oclusão de pequenos vasos em pelo menos um órgão ou tecido
4. Confirmação laboratorial da presença de anticorpos antifosfolípides (AL e/ou aCL)

Obs.: SAF catastrófica definida – todos os quatro critérios.
SAF catastrófica provável – critérios 1, 2, 4 ou 1, 3, 4, ou os quatro parciais, com o envolvimento de apenas dois órgãos/tecidos, ou na ausência de confirmação laboratorial, por não ter sido testado ou por óbito precoce, impedindo a confirmação.
Fonte: Danowski et al. (2013).

Diagnóstico laboratorial

PAAC-HEp-2

Quando comparados pacientes com SAF e PAAC-HEp-2 positivo com aqueles PAAC-HEp-2 negativo, mesmo que agrupados por similaridade clínica, laboratorial e de tratamento utilizado, demonstrou-se que os portadores de SAF PAAC-HEp-2 positivo apresentam frequência maior de trombose venosa profunda e presença estatisticamente maior de anticorpos anticardiolipinas IgG e IgM positivos, assim como maiores medianas dos seus títulos. Evidentemente, o diagnóstico de SAF secundária por sobreposição com LES também pode ser maior nesse grupo de pacientes.[62-64]

Anticorpos antifosfolípides

Os anticorpos contra fosfolípides (aPL) que originam a SAF foram identificados a partir do início dos anos de 1980, e atualmente existem pelo menos dezenove tipos de anticorpos antifosfolípides (aFL) conhecidos, uma família heterogênea de anticorpos contra membranas fosfolípides ou proteínas ligantes a antifosfolípides, vários sem significado patológico. Um deles é, inclusive, a clássica reação de VDRL (Venereal Disease Research Laboratory), utilizada para diagnóstico e estadiamento de sífilis. Trata-se da reação de floculação do anticorpo antidifosfatidilglicerol, um tipo de cardiolipina que não é utilizada para diagnóstico de SAF. Estudos de grupos de pacientes com diagnóstico de lúpus e VDRL positivo e que vinham apresentando tromboses vasculares, abortamentos de repetição e acidentes vasculares cerebrais deram origem aos estudos de SAF. A prevalência destes sintomas havia aumentado com o advento e a popularização da pílula anticoncepcional e foi, inicialmente, atribuída à doença sexualmente transmissível. Hoje sabemos que o envolvimento de doença infecciosa não é o mais comum, mas que é comum a indução hormonal do evento trombótico.[3,62-64]

Quadro 46.14 Interpretação dos resultados para testes de anticorpos para classificação da síndrome antifosfolípide (SAF).

Teste	Valor normal[1]	Reator fraco	Reator moderado[2]	Reator forte
aCL				
IgA	Não reagente	Reagente	Reagente	Reagente
IgG	≤ 15 GPL	15,1 a 39,9 GPL	40,1 a 80 GPL	> 80 GPL
IgM	≤ 12,5 MPL	12,6 a 39,9 MPL	40,1 a 80 MPL	> 80 MPL
LA	Não reagente	Reagente	Reagente	Reagente
anti-β2GP1				
IgG e/ou IgM	< 20 UR/mL		≥ 20 UR/mL	

Obs.: [1]Considerar que '1 GL' reflete a atividade de 1 μ/mL de IgG anticardiolipina; e '1 MPL' corresponde a atividade de 1 μ/mL de IgM anticardiolipina; [2]valores correspondentes ao percentil 99, que podem variar de acordo com fabricante.

Os três autoanticorpos patológicos importantes para o diagnóstico de SAF, atualmente, são: anticorpo anticardiolipina, anticoagulante lúpico (LA) e anticorpos anti-β2-glicoproteína 1 (anti-β2-GP1), e a doença é classificada conforme a combinação de autoanticorpos detectados: tipo I, quando há mais de um tipo de autoanticorpo envolvido; tipo IIa, quando apenas o AL é isolado; tipo IIb, quando apresenta o aCL isolado; e ainda o tipo IIc, quando só o antibeta GIP é isolado.

Anticoagulante lúpico (LA)

O termo anticoagulante lúpico (AL) é utilizado para descrever autoanticorpos que possuem a capacidade de induzir, *in vitro*, o prolongamento de testes de coagulação dependentes de fosfolípides. O AL é considerado o anticorpo antifosfolípide que apresenta melhor correlação, *in vivo*, com as manifestações clínicas da SAF. Seu método de detecção, para ser confiável, deve seguir uma sequência complexa de três etapas: (a) etapa de triagem, dois testes com princípios diferentes que demonstrem ou o tempo de coagulação prolongado em um teste dependente de fosfolípides, utilizando preferencialmente o tempo do veneno de víbora de Russel (TVVR) diluído, ou, em contraposição, alteração de forma semi-independente de fosfolípides, como o tempo de coagulação da sílica (TCS); teste este que tem como princípio o tempo de tromboplastina parcial ativada sensível (TTPa), que é reagente sob baixa concentração de fosfolípides, e que tem a sílica como elemento inorgânico ativador; (b) teste de mistura com plasma normal, que demonstra que o prolongamento é causado por um inibidor específico e não por deficiências de fatores de coagulação; e (c) etapa confirmatória, que corrige o prolongamento do tempo de coagulação com a utilização de um reagente com alta concentração de fosfolípide e que caracteriza a natureza dependente de fosfolípide do inibidor. Segundo recomendações da International Society on Thrombosis and Haemostasis (ISTH), não devem ser utilizados mais os testes de tempo de protrombina diluído, tempo de coagulação do kaolin, tempo de textarin ou ecarin, e teste de neutralização de plaquetas. Além disso, devem ser seguidos cuidados específicos de diluição, em averiguar os resultados em proporção do tempo de coagulação do plasma do paciente comparado ao tempo de coagulação do preparado normatizante; e caso o tempo de sangramento do plasma testado estiver significativamente prolongado, por exemplo, em função de anticoagulação prévia, o teste de anticoagulante lúpico não pode ser determinado conclusivamente. Portanto, embora a correlação clínica da detecção do AL com eventos adversos da SAF seja superior a dos aCLs, problemas técnicos frequentes na comparação de exames realizados em laboratórios diferentes, muitos fora dos padrões requintados de especificação necessários para uma boa confiabilidade são óbices para a sua utilização isolada.

É um anticorpo que interfere com um ou mais testes de coagulação dependente de fosfolípides, e a sua detecção faz parte também dos critérios da SAF. Sua identificação no plasma requer uma análise sequencial que compreende três fases: (a) determinação do prolongamento do TTPA, (b) identificação da presença de inibidor da coagulação pela adição de plasma normal e (c) confirmação da dependência da atividade de coagulação por fosfolípides pela adição de plaquetas ou do fosfolípide isoladamente. A detecção de aCL por Elisa deve ser feita concomitantemente à determinação do LAC, embora a concordância desses dois anticorpos ocorra somente em 60% dos casos.

- **Interpretação e significado clínico:** a atividade do AL é observada persistentemente em doenças autoimunes, síndrome antifosfolípide primária ou secundária, e, especialmente nesses últimos casos, exibe estreita relação com as manifestações clínicas dessas patologias. A presença no plasma do AL, similarmente aos anticorpos aCL, mostra uma associação bastante importante com eventos de trombose, trombocitopenia e abortos espontâneos de repetição observados na SAF. Porém, o anticoagulante lúpico pode estar presente transitoriamente em um grande número de situações clínicas aloimunológicas, doenças infecciosas ou tumorais.[3,62-64]

Anticorpo anticardiolipina (aCL)

Os anticorpos anticardiolipina são testados por método de enzimaimunoensaio (Elisa), que utiliza IgG de cabra anti-IgG ou anti-IgM/anti-IgA humana ligadas à peroxidase, e usa como cromógeno a tetrametilbenzidina.

Os resultados podem ser reagente ou não reagente para IgA e expressos em atividade de ligação de um micrograma por mL da anticardiolipina teste, respectivamente, em 1GPL ou 1MPL, se utilizada IgG anticardiolipina ou IgM anticardiolipina. Os títulos são interpretados de acordo com padronização laboratorial internacional em não reagentes, *borderline* ou reagente fraco, reagente moderado ou forte, de acordo com estabelecido pelos fabricantes. A sensibilidade de aCL IgG varia de 62% a 38% de falsos-negativos em relação a 54% a 46% para aCL IgM, e a de falsos-positivos relacionados à especificidade é baixa em ambos, chegando a próximo de zero para aCL IgG. Embora a positividade do autoanticorpo IgG pareça ser o critério mais preciso, especialmente na SAF secundária associada ao LES com trombocitopenia, trombose arterial, venosa e ou abortos de repetição, outros pacientes com suspeita clínica apresentam frequentemente níveis elevados de aCL IgM e IgA. Assim, é necessário testar os aCL em pelo menos duas ou mais ocasiões, com intervalo de pelo menos 6 semanas. O intervalo estabelecido entre as determinações é fundamental para excluir falsa-positividade decorrente de infecções transitórias (por exemplo, sífilis, Aids), ou, ainda, falsa-negatividade, que pode ser observada na ocorrência do evento de trombose associado à síndrome.

- **Relação com outros anticorpos antifosfolípides:** o fosfolípide cardiolipina (aCL) é um componente natural da membrana celular; já o anticoagulante lúpico (AL) reage com fatores de coagulação; dessa forma, mesmo com resultados de aCL negativos, o anticoagulante lúpico (LA) deve ser pesquisado. A ligação do anticorpo anticardiolipina é mediada pelo cofator β2Glicoproteína (β2GPI). Assim, os aCL são detectados no soro ou plasma por Elisa, empregando o fosfolípide purificado na presença de soro bovino, como fonte de cofator β2GPI e soros referência com diferentes unidades de aCL.
- **Interpretação e significado clínico:** níveis moderados a altos de IgG aCL estão associados com um alto risco de trombose e abortos de repetição. Em alguns casos, como nos de arterite de células gigantes, o monitoramento dos níveis de aCL parece ser útil na detecção de atividade e remissão da doença. Ainda não está comprovada a utilidade do teste no acompanhamento longitudinal desses pacientes, no entanto, já foi demonstrado que os títulos desses anticorpos podem cair na vigência do episódio de trombose. Desse modo, nos casos em que ainda não se tem diagnóstico, o exame deve ser repetido no período estabelecido de 6 semanas e 6 meses após o quadro vascular.[3,62-64]

Anticorpo anti-β2-glicoproteína 1 (anti-β2-GP1)

Com a descoberta de que as moléculas de classe II do antígeno de leucócitos humanos (HLA) transportam proteínas celulares para a superfície celular, formando complexos, inclusive com a β2-GP1, foram analisados pacientes com SAF para a presença de autoanticorpos que reconhecem os complexos β2-GPI associados à molécula HLA classe II na ausência de fosfolipídeos, incluindo aqueles com B2GP1 negativa.[64] Os anticorpos anti-β2-glicoproteína 1 (anti-β2GP1) IgM ou IgG exibem a melhor reprodutibilidade e especificidade clínica, quando comparados aos anticorpos anticardiolipina (aCL) e entre testes de diversos laboratórios. Foram incluídos como um dos critérios laboratoriais para a classificação da síndrome do anticorpo antifosfolípide (SAF), após vários estudos que têm demonstrado evidências de sua associação com trombose e eventos de morbidade gestacional (eclâmpsia, pré-eclâmpsia, insuficiência placentária grave e aborto). Os seus resultados são expressos em unidade de reatividade (UR) e considerados positivos quando reagem em valores superiores a 20 UR/mL para IgG ou IgM.

Todo resultado inicial positivo de anti-β2GP1 deve ser confirmado com a repetição do exame em uma nova amostra, com intervalo de pelo menos 12 semanas, e a correlação entre diferentes kits do exame costuma ser alta. No entanto, sua positividade isolada deve ser interpretada com cautela, uma vez que apresenta reatividade a todos os anticorpos que reagem com β2GP1, incluindo anticorpos não patogênicos, de baixa afinidade e alguns anticorpos fosfolípides independentes.

- **Interpretação e significado clínico:** embora a β2-glicoproteína 1 (β2-GP1) seja reconhecidamente alvo principal para formação de complexos com fosfolípides em SAF, apenas a metade dos pacientes apresenta autoanticorpos contra esses complexos. Eles foram detectados em cerca de 80% dos tecidos placentários de pacientes com SAF, mas não em controles saudáveis. Assim, acredita-se que os autoanticorpos contra complexos β2GPI/HLA classe II relacionam-se com a citotoxicidade dependente do complemento contra células, que os expressam e podem estar envolvidos na patogênese da doença.[3,62-64]

Diagnóstico diferencial

Estima-se que na população em geral exista cerca de 5% de positividade para o anticorpo antifosfolípide circulante, incluindo anticoagulante lúpico, anticorpo anticardiolipina ou o anticorpo anti-β2-glicoproteína. Em pacientes com lúpus eritematoso sistêmico (LES) essa frequência é 10 vezes maior. Em uma primeira avaliação complementar quanto às outras doenças com alto risco de trombose, associadas a uma suspeita de patologia reumatológica, deve ser solicitado um hemograma completo, função renal, glicemia de jejum, lipidograma, urinálise básica, Fator reumatoide, Fator antinuclear (FAN), Anticorpos específicos Anti-DNA, Anti-La, Anti-Ro, e podem ser solicitados ainda os seguintes exames afins: Antitrombina III, eletroforese de hemoglobina e de proteínas séricas, pesquisa de mutação para Fator V de Leiden e do gene protrombina 20210GA, Fatores VIII, IX, XI e XIII da coagulação, homocisteína, proteína C, proteína S, tempo de ativação da protrombina (TAP), tempo de tromboplastina parcial ativado (PTTa), Teste de agregação plaquetária. É preciso, entretanto, relembrar que vários desses exames podem ter resultados falseados, em função do tratamento medicamentoso, sendo salutar coleta de plasma e congelamento para futuros exames, em caso da indicação premente de terapia anticoagulante.[58-60]

Histopatologia

Achados histopatológicos de trombose arterial, venosa ou microvascular, assim como alterações em exames de imagem não invasivos, como dopplerfluxometria segmentar, angiotomografia cerebral, cineangiocoronariografia, entre outros métodos de imagem, são úteis para o diagnóstico de complicações trombóticas, vasculopatia do livedoide e SAF.

A vasculopatia do livedoide é uma doença da pele que acomete os vasos sanguíneos da derme. Tem uma natureza *pauci* ou não inflamatória. Caracteriza-se pela presença de lesões maculares ou papulares e eritematosas-purpúricas, que afetam especialmente os membros inferiores, sobretudo os tornozelos e os pés, podendo ainda acometer os membros superiores. Frequentemente, ela se associa ao livedo racemosa, definido pela presença de trama reticulada interrompida. Cerca de 20% a 75% apresentam veias varicosas, e pode haver púrpura pigmentosa crônica em cerca de 20% dos pacientes, especialmente no início da doença.[65,66]

Durante a sua evolução, observa-se o surgimento de cicatrizes pouco retráteis, inflexíveis, que originam uma fibroesclerose verdadeira, determinando rigidez na pele afetada, assim como úlceras dolorosas, que causam cicatrizes atróficas brancas. A dor é característica frequente e desabilitante nos pacientes, é episódica, de caráter isquêmico, descrita como parestesia ou hiperestesia, e podendo ser caracterizada como mononeurite múltipla, por obstrução da vasa *nervorum* e envolvimento do sistema nervoso periférico. As doenças

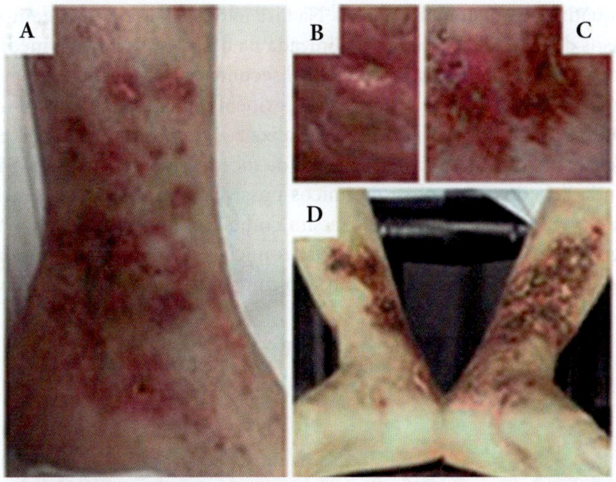

■ **Figura 46.3 (A-D)** Aspecto de lesões cutâneas na vasculite livedoide e SAF. Observa-se lesões de vasculopatia livedoide em diferentes estágios de evolução em pernas, especialmente tornozelos e pés. **(A, B, C e D)** Ulcerações puntiformes e lenticulares coexistem com grandes ulcerações de forma confluente, circundadas por halo eritematoso e purpúrico, algumas vezes coberto por crostas amareladas **(A, B e C)**, e em outras de crostas hemáticas e escaras necróticas **(D)**.
Fonte: Criado PR et al. (2011).

associadas à presença de vasculite livedoide são, de maneira geral, relacionadas aos fatores que predispõem à trombose, como a lesão endotelial, estase venosa e alterações da crase sanguínea, levando à hipercoagulabilidade (Figura 46.3). Esse tipo de atrofia pode ocorrer na presença de hiperhomocisteinemia (por defeito enzimático genético ou adquirido), leucemia mieloide crônica, crioglobulinemia, síndrome antifosfolípide (primária ou secundária), doença de cadeia pesada, trombofilias hereditárias (as deficiências antitrombina, proteína C e proteína S; mutações do gene da protrombina ou do fator V de Leiden) ou adquiridas (alterações dos níveis plasmáticos de fatores de coagulação VIII, IX e XI, deficiências do sistema fibrinolítico). Outras associações relacionadas à etiopatogenia da vasculite livedoide são reconhecíveis tanto na presença de níveis elevados do inibidor tipo 1 do ativador do plasminogênio tecidual (PAI-1), como no aumento nos níveis da lipoproteína a. Independentemente da etiologia envolvida, não há sinais de vasculite verdadeira na forma de infiltrado leucocitário na parede vascular, e as alterações patogênicas ocorrem na derme, em contraste com as hipodermites, nas quais o substrato patogênico situa-se no tecido celular subcutâneo.

Além das condições de hipercoagulabilidade, o diagnóstico diferencial da atrofia branca é feito em relação à vasculite leucocitoclástica, ou seja, vasculite cutânea primária dos pequenos vasos e especialmente quando há quadro de mononeurite múltipla, como na poliarterite nodosa (PAN) cutânea e outras vasculopatias inflamatórias, como LES, dermatomiosites, esclerodermia, doença mista do tecido conectivo, poliarterite nodosa e artrite reumatoide, afastando-se ainda o pioderma gangrenoso, dermatite factícia, pseudossarcoma de Kaposi, doença de Degos, assim como todas as afecções que possam determinar ulcerações reticuladas, em saca-bocado e difíceis de cicatrizar nas pernas, e possam originar cicatrizes esbranquiçadas de aspecto estrelar. Achados histopatológicos iniciais mostram material fibrinoide presente no lúmen (trombo hialino) e na parede vascular, significativos para o diagnóstico, e também em todos os estágios, o que difere do fenômeno secundário análogo ao que ocorre sob quase toda ulceração comum (Figura 46.4). Por isso, prefere-se biopsiar lesões papulosas ou maculosas eritemato-purpúricas ainda não ulceradas. Neutrófilos são, ocasionalmente, encontrados na área da ulceração, aparentemente como fenômeno secundário ao processo ulcerativo necrótico. O extravasamento de hemácias na derme superficial e siderose completa o quadro histopatológico inicial. Na fase intermediária, visualizam-se vasos de parede espessada e hialinizada na derme superficial e média, por vezes com proliferação endotelial secundária. As úlceras de estase sem a vasculite livedoide, por sua vez, exibem capilares dilatados, alongados e retorcidos, e apenas perda localizada e circunscrita de capilares. Nessa situação, os capilares ao redor da úlcera estão proliferados. São ainda achados imunohistoquímicos possíveis à imunofluorescência direta em padrão homogêneo, assim como achados de deposição na parede dos vasos de fibrina, nas fases iniciais, e de imunoglobulinas (IgM > IgA > IgG) e componentes do complemento, nas fases tardias.

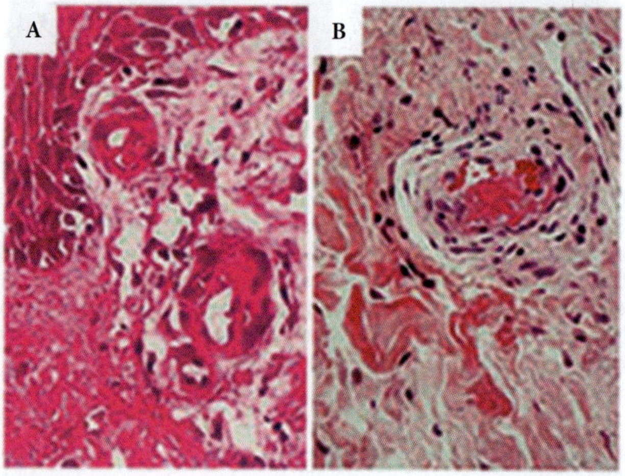

■ **Figura 46.4 (A e B)** Achados histopatológicos na vasculite livedoide. Em **(A)** corada em HE, em aumento de 400 x, pode ser observada a presença de vasos da derme papilar ocluídos por trombos e paredes hialinizadas, junto a edema perivascular; a **(B)**, com coloração e aumento semelhantes, mostra vasos ocluídos com fibrina e células vermelhas nos trombos e discreta infiltração linfomononuclear perivascular.
Fonte: Criado PR et al. (2011).

Esclerodermia sistêmica (ES)

Conceito

A esclerodermia sistêmica (ES) é uma doença autoimune, de etiologia desconhecida, caracterizada por acúmulo de colágeno na derme, devido à ativação de fibroblastos e à produção excessiva de compontentes da matriz extracelular, com espessamento, fibrose e consequente vasculopatia isquêmica. O comprometimento cutâneo pode ser refletido em comprometimento orgânico, desde vasculites e úlceras digitais, até mesmo a graves quadros de comprometimento gastrointestinal, pulmonar e renal. Os portadores de ES são classificados de acordo com a extensão de comprometimento cutâneo em três subgrupos clínicos, com diferentes complicações clínicas e prognósticos: esclerodermia limitada, esclerodermia difusa e a esclerodermia sem escleroderma. Enquanto a ES sem escleroderma é rara, com menos de 5% dos casos, e pode preceder às manifestações cutâneas das outras duas formas, a ES de forma cutânea limitada causa espessamento localizado na pele da face, mãos e antebraços, pernas e pés, por vezes comprometendo a musculatura adjacente, e pode se apresentar na forma de CREST (acrônimo em língua inglesa para condrocalcinose, Raynaud, dismotilidade esofágica, esclerodactilia e telangiectasias); a ES de forma difusa, por sua vez, também se estende às raízes dos membros, ou seja, aos braços e coxas, assim como tronco anterior ou posterior, tendendo ao comprometimento grave e precoce dos órgãos torácicos e abdominais. Todas as formas podem apresentar fenômeno de Raynaud, sendo a mais frequente a fibrose e a hipertensão pulmonar, assim como o rim esclerodérmico na forma difusa. Mesmo na esclerodermia limitada, de menor morbiletalidade, quando comparada às formas de maior comprometimento orgânico, a qualidade de vida do paciente é afetada por causa do aspecto da pele, das contraturas articulares e, raramente, por sérias deformidades da face e das extremidades. A doença ativa, ou seja, com menos de três meses de duração e com sinais clínicos de inflamação, costuma ser mais responsiva ao tratamento, justificando os esforços para diagnósticos precoces.[67-70]

Quadro clínico e critérios de classificação

ACR 1980

Em 1980, o ACR propôs critérios para classificação de ES que consideravam a observação de escleroderma proximal como um critério maior, ou, alternativamente, de dois critérios menores de três - esclerodactilia, isquemia digital e fibrose pulmonar - como suficientes para classificar um paciente suspeito como portador de ES (Quadro 46.16).[69]

Quadro 46.16 Critérios de classificação para esclerose sistêmica, ACR 1980.

Critérios menores	Critério maior
Esclerodactilia: enduração e espessamento da pele dos dedos	Escleroderma proximal, com espessamento, enduração e aderência da pele como dos dedos na pele próxima às metacarpo e metatarsofalangeanas, podendo envolver os membros, face, pescoço e tronco
Isquemia digital: manifesta por escaras puntiformes e atrofia dérmica das pontas dos dedos	
Fibrose pulmonar bibasal: faixas densas reticulares ou reticulonodulares pronunciadas nos pulmões ao raio X ou, mais precocemente, a tomografia. A aparência de "pulmão em favo de mel" ocorre também em outras doenças pulmonares	

Obs.: Pacientes com um critério maior ou dois menores classificados como ES.
Fonte: Masi et al. (1980).

Entretanto, os critérios de classificação para ES propostos pelo ACR, em 1980, falhavam em incluir alguns pacientes com formas de esclerodermia limitada ou síndrome de CREST, uma vez que não valorizavam algumas características de comprometimentos orgânicos importantes da doença, como renal e esofágico; e ainda não incluíam marcadores sorológicos característicos, como os autoanticorpos, que hoje são utilizados também para uma avaliação prognóstica.

ACR/Eular 2013

Em 2013, as sociedades científicas americanas e europeias se reuniram para reavaliar os critérios de classificação para ES, considerando a necessidade de se estabelecer um reduzido agrupamento de itens e um sistema de pesos simplificado. O sistema foi testado, comparando o desempenho em pacientes com esclerodermia e pacientes de controle, tendo sido validado em consenso por um grupo de especialistas, e a sua especificidade avaliada em 92%, e sensibilidade em 91%.[70] O critério exclui pacientes que possam apresentar espessamento da pele, poupando os dedos, ou por doenças que simulam escleroderma e possam melhor explicar estas manifestações, tal como na presença de fibrose esclerosante nefrogênica, morfeia generalizada, fasciite eosinofílica, eritromialgia, porfiria, esclerose por líquen, doença enxerto *versus* hospedeiro, escleromixedema e especialmente nas afecções comuns no diabetes como o escleroderma de Buschke (ou escleroderma *diabeticorum*), necrose lipoídica e quiroartropatia diabética (síndrome da mão diabética).[71] Outras doenças que ao exame físico podem causar confusão com ES são contraturas de Dupuytren, em que o espessamento palmar é decorrente de fibrose nodular da fáscia, e mesmo na contratura isquêmica de Volkmann, em que a redução de mobilidade articular é dada por espessamento e fibrose muscular, e não da pele.

O espessamento da pele dos dedos estendendo-se de forma proximal às articulações metacarpofalangeanas continua sendo suficiente para que um paciente seja classificado como esclerodérmico. Se isso não estiver presente, outros sete itens aditivos são considerados, com pesos ponderados para cada um. Pacientes com pontuação total igual ou superior a nove são classificados como portadores de esclerodermia definida (Quadro 46.17).

Quadro 46.17 Critérios de classificação para esclerose sistêmica, ACR/EULAR 2013.

Critérios	Peso
1. Espessamento da pele dos dedos em ambas as mãos estendido para pele proximal de articulações metacarpofalangeanas (critério suficiente)	9
2. Espessamento de pele restrito aos dedos	
▪ Dedos inchados ("dedos em salsicha")	2
▪ Esclerodactilia distal, as metacarpofalangeanas, e proximal, as interfalangeanas	4
3. Lesões nas pontas dos dedos	
▪ Úlceras digitais	2
▪ Cicatrizes digitais puntiformes atróficas	3
4. Telangiectasias	2
5. Achados anormais à capilaroscopia	2
6. Comprometimento pulmonar*	2
▪ Hipertensão arterial pulmonar e/ou	
▪ Doença intersticial pulmonar	
7. Fenômeno de Raynaud	3
8. Autoanticorpos relacionados à ES**	3
▪ Anticentrômero (anti-ACA); e/ou	
▪ Antitopoisomerase I (anti-Scl-70); e/ou	
▪ Anti-RNA polimerase III	

Obs.: Pacientes com pontuação somada ≥ 9 serão classificados como ES. *Pontuação máxima de 2 pontos; **pontuação máxima de 3 pontos, independentemente do número de achados nesse domínio.

Fonte: Van den Hoogan et al. (2013).

Diagnóstico laboratorial

A presença de autoanticorpos é uma das manifestações mais comuns na SS, sendo observada em mais de 90% dos pacientes, e a presença de autoanticorpos clássicos pode funcionar como um marcador de diagnóstico e de prognóstico. Embora o papel dos autoanticorpos no processo patogênico da esclerodermia, que começa com a inflamação e atinge o seu auge na fibrose, terminando em atrofia, ainda não seja claro, existe clara correlação entre os autoanticorpos presentes e os subgrupos fenotípicos da doença. Os autoanticorpos específicos para a doença são, em geral, mutuamente exclusivos e se correlacionam tanto com a extensão do envolvimento da pele quanto com a incidência de várias manifestações da doença, como a fibrose pulmonar e a propensão à crise renal esclerodérmica. Dessa forma, entre os autoanticorpos específicos mais comuns na esclerodermia, os anticorpos DNA topoisomerase I (ATA ou anti-Scl-70) e anticorpos anticentrômeros (aca ou antiproteínas CENP A e/ou B) são relacionados a subgrupos clínicos distintos da doença, e funcionando como marcadores, repectivamente, da doença da pele, difusa e fibrose pulmonar clinicamente significativa, com um prognóstico desfavorável em curto prazo no caso dos ATA, e para doença cutânea limitada e com bom prognóstico, e à hipertensão pulmonar de início tardio para os ACA.

A incidência de cada autoanticorpo específico da doença varia em diferentes países e etnias e é indício de complexa influência genética. Essa variação é associada aos diferentes efeitos fisiopatológicos que os autoanticorpos podem exercer na SS. São em geral receptores de superfície celular e vias de sinalização alvo, mas podem incluir ainda um mecanismo de ação, agindo como anticorpos contra o receptor, para fator de crescimento derivado de plaquetas (PDGFR) e outros potencialmente envolvidos na fibrose, nesse caso, anticorpos para receptores de acetilcolina, anticorpos para células endoteliais, anticorpos para receptores de angiotensina/endotelina.

Os autoanticorpos contra os receptores de superfície celular para PDGFR, os receptores muscarínicos de acetilcolina de angiotensina II e para endotelina, por exemplo, desempenham papel importante no espessamento da pele e na vasoconstrição e isquemia, relacionada à hipertensão pulmonar, renal e à dismotilidade gastrointestinal. Além disso, os anticorpos contra uma molécula de superfície de linfócitos B inibitória, CD 22, podem permitir o aumento da produção de outros autoanticorpos. Ao contrário do LES, em que os autoanticorpos são quase exclusivamente nucleares, na ES existe uma plêiade de alvos celulares, não só de padrões mistos mais ou menos complexos (anti-Scl-70, anti-RNA polimerase III e anti-KU), como padrões nucleares típicos (anticentrômero), nucleolares (anti-To/Th, anti-U1RNP e anti-U3RNP), e ainda uma gama de anticorpos associados a padrões citoplasmáticos diversos, que podem ou não estar associados às manifestações clínicas da ES e são achados também em outras doenças do espectro esclerodérmico (doença enxerto hospedeiro, cirrose biliar primária, fasciite eosinofílica, entre outras).[72-74]

Anti-Scl-70 ou anti-DNA topoisomerase I

O anticorpo ou anti-DNA topoisomerase I (ATA ou anti-Scl-70) apresenta padrão característico misto nuclear e nucleolar pontilhado fino, com placa metafásica positiva e decoração do citoplasma e da região organizadora de nucléolo perceptível à pesquisa de autoanticorpos celulares em HEp-2. É o autoanticorpo mais prevalente da ES, independente da etnia, com incidência em pacientes confirmados para doença de incidência geral, independente da forma clínica, variando de 20% a 30%. Os métodos de escolha para a determinação desses autoanticorpos são imunodifusão dupla em gel, *immunoblotting* e a técnica de Elisa.

- **Interpretação e significado clínico:** considerado melhor marcador diagnóstico da ES, sendo encontrado em 60% dos pacientes com a forma cutânea difusa da doença. É mais frequente em formas cutâneas de envolvimento difuso do que nas formas limitadas, estando também relacionado à presença de úlceras digitais, doença intersticial e fibrose pulmonar e uma maior prevalência de insuficiência cardíaca direita secundária à doença pulmonar.

Anticorpo anticentrômero (ACA ou antiproteínas CENP-A, B e C)

Os antígenos-alvo dos anticorpos anticentrômero (ACA ou antiproteínas CENP-A, B e C) são proteínas constitucionais centroméricas. No teste por células HEp-2, a sua presença está associada ao padrão nuclear pontilhado centromérico na célula em interfase, e quando em divisão esses pontos se alinham na placa metafásica. Esse é um dos raros casos em que o padrão é determinante, não havendo a necessidade de caracterização subsequente da especificidade do autoanticorpo por outro teste.

O ACA é muito comum em portadores de ES caucasianos americanos (mais do que em outras etnias), estando presente em cerca de 20% deles.

- **Interpretação e significado clínico:** os ACA são específicos de pacientes com a forma limitada de esclerose sistêmica (presentes em 45% a 50% dos pacientes), assim como na síndrome CREST (calcinose, fenômeno de Raynaud, alteração motora do esôfago, esclerodactilia e telangiectasia), em que são detectados numa frequência de 70% dos casos. No entanto eles são encontrados em menor frequência (em torno de 10%) nos pacientes com a forma sistêmica da ES. Além disso, os pacientes com fenômeno de Raynaud primário e ACA positivos podem desenvolver a síndrome de CREST. Relaciona-se à incidência de doença intersticial pulmonar e à hipertensão de artéria pulmonar tardias, mesmo que seja considerada uma proteção relativa para miocardiopatias em SS. Isso ocorre porque é notório que é raro o anti-Scl-70 e o anticentrômero serem observados juntos em um mesmo paciente.

Anticorpo anti-To/Th

O anticorpo anti-To/Th é mais raro, com frequência em torno de 5% nos pacientes com SS. Ele é demonstrado em pacientes com padrão nucleolar homogêneo ao PAAC-HEp-2.

- **Interpretação e significado clínico:** é mais frequente nas formas cutâneas de envolvimento difuso do que limitadas, prognóstica evolução para doença intersticial pulmonar e para a hipertensão arterial pulmonar.

Anticorpos anti-RNA polimerase I e III

Os anti-RNA representam os autoanticorpos direcionados contra frações enzimáticas de polipeptídeos que compõem o RNA, geralmente em padrão de imunofluorescência HEp-2 nucleolar pontilhado, e que se subdividem em três classes: RNA I, II e III. Eles podem estar positivos em até 14% dos portadores de LES e ainda em casos de esclerodermia, AR, DMTC e em síndrome de sobreposição. Enquanto o tipo II é frequente em padrão de fluorescência nucleolar pontilhado, o tipo III é misto, do tipo nuclear pontilhado fino e nucleolar pontilhado, com decoração da região organizadora de nucléolo. O tipo polimerase III é mais frequente em pacientes com ES caucasianos americanos, seguidos pelos japoneses, e raro em africanos americanos (respectivamente, encontrados em frequências de 27%, 15% e 3%).

- **Interpretação e significado clínico:** a polimerase anti-RNA (RNAP) I e III também é um biomarcador importante de formas cutâneas de envolvimento difuso da ES relacionado à crise renal esclerodérmica (risco de 25%), ectasias vasculares do antro gástrico (GAVE) e neoplasias. Uma vez que GAVE é comumente associado às telangiectases cutâneas e à doença de pele rapidamente progressiva, pode-se especular que a predominância de anti-RNAP está de alguma forma associada aos efeitos patológicos desses anticorpos no sistema venoso.

Anticorpo anti-RNP – U1 e U3-RNP antifibrilarina

Os anticorpos anti-RNP têm distribuição semelhante em formas cutâneas de envolvimento difuso e limitadas, sendo o U1RNP mais frequente em japoneses, seguidos de esclerodérmicos de origem africana e mais raros em caucasianos; além disso, registra-se também o U3 RNP com incidência muito maior, quase 10 vezes superior, em africanos do que em caucasianos e japoneses. Enquanto o primeiro tem padrão de imunofluorescência compatível com nuclear pontilhado grosso, o segundo evidencia padrão nucleolar aglomerado.

- **Interpretação e significado clínico:** ambos os tipos são relacionados às miosites inflamatórias, sendo que o U3 RNP é associado à prevalência de hipertensão arterial pulmonar e o U1RNP, em altos títulos, ao diagnóstico de sobreposição na doença mista do tecido conjuntivo (DMTC).

Anticorpo anti-KU

Associado ao padrão de PAAC-HEp-2 nuclear difuso ou nucleolar, o anticorpo anti-KU é direcionado contra uma subunidade proteína-cromatina que está envolvida na replicação e reparação do DNA.

- **Interpretação e significado clínico:** pode estar presente, em proporções variáveis de até 40%, na ES e ainda na poliomiosite, LES e AR.

Outros anticorpos encontrados em ES

Alguns autoanticorpos raros podem ser associados a formas de doença, como anti-Lamin e a esclerodermia linear, mais frequente em crianças e adolescentes. Outros anticorpos como o anti-PM-Scl, o anticorpo antimitocôndria (anti-Mi) e outros anticorpos antissintetases são mais raros em pacientes com ES e são associados às síndromes de sobreposição com polimiosite (PM), doença pulmonar grave caracterizada por fibrose e doença vascular. Já outros, como o anticorpo anti-NuMa1, o anticorpo antigolgina, o anticorpo antialfa-enolase e o anti-NOR ainda não têm significado clínico estabelecido na ES.

Capilaroscopia

A capilaroscopia periungueal é um método não invasivo, simples e de baixo custo, utilizado e desenvolvido desde o início do século XX para avaliar a microcirculação *in vivo*, representando atualmente um dos critérios para diagnóstico de pacientes com ES (Figura 46.5). Três tipos de aparelhos podem ser utilizados para a sua realização: o dermatoscópio/oftalmoscópio, que tem aumento menor e imagens de qualidade inferior, mas que se trata de uma opção útil para as avaliações rápidas à beira do leito e triagem; o estereomicroscópio e o videocapilaroscópio, estes dois últimos com fidedignidade semelhante em profissional treinado.

Enquanto o estereomicroscópio permite uma capilaroscopia panorâmica de baixo custo e registro quali-quantitativo dos parâmetros, com capacidade de aumento de 10 a 50 vezes, o videocapilaroscópio combina um microscópio com maior capacidade de ampliação da imagem, de 200 a 600 vezes, aclopado a uma câmara de vídeo digital que, com o auxílio de *softwares* específicos, permite a mensuração precisa e independente do observador do comprimento, da largura e da densidade capilar, porém examinando apenas uma área da região periungueal a cada momento. Em qualquer dos métodos utilizados, o paciente não deve ter as mãos manicuradas por pelo menos três semanas antes do exame, e deve permanecer em ambiente climatizado, em temperatura em torno de 22 °C, por 15 a 20 minutos. A região periungueal dos dez ou oito dedos (excluindo-se o polegar) das mãos deve ser examinada utilizando uma gota de óleo de imersão sobre a cutícula, a fim de melhorar a visualização dos capilares. Por convenção, um achado capilaroscópico anormal é considerado significativo, caso seja observado em pelo menos dois dedos de um indivíduo.

Embora existam variações da normalidade em indivíduos sadios e mesmo entre os dedos de uma mesma pessoa, o padrão microvascular normal da região periungueal mostra a projeção distal das alças capilares dentro das papilas dérmicas longitudinalmente e em sentido paralelo à superfície cutânea, permitindo a visualização dos segmentos aferente, de transição e eferente. A presença de áreas de desvascularização, de capilares dilatados, enovelados, ramificados como um arbusto e áreas de micro-hemorragias são sugestivos de um padrão anormal (Quadro 46.18).[75-85]

A capilaroscopia é útil para diferenciar a doença de Raynaud, fenômeno de Raynaud primário ou idiopático, em que esse sintoma aparece isoladamente; e o que ocorre é um vasoespasmo reversível sem anormalidades da arquitetura vascular, do fenômeno de Raynaud secundário, com alterações reconhecidas à capilaroscopia em padrões associados à vasculopatia precoce, ativa ou tardia, sempre subjacente ao diagnóstico de outra patologia, em especial na esclerose sistêmica, doença mista do tecido conjuntivo, lúpus eritematoso sistêmico, dermato e polimiosite, artrite reumatoide, síndrome de Sjögren, vasculites, síndrome antifosfolípide, e que ocorre também entre outras de natureza não reumatológica, como na tromboangeíte obliterante (doença de Buerger), endocardite bacteriana, hanseníase e em alterações neurovasculares periféricas do Diabetes *mellitus*.

Quadro 46.18 Parâmetros capilaroscópicos normais e patológicos.

Parâmetros capilaroscópicos	Indivíduos saudáveis	Artefatos	Padrão patológico
Densidade capilar (contagem do número de alças em um milímetro)	7 a 12 capilares/mm (em média 9 capilares/mm)	Variável	< 9 capilares/mm
Aspecto morfológico das alças capilares	Habituais – variações discretas, tais como alças tortuosas ou enoveladas (com entrecruzamentos) e pequeno número de dilatações capilares (ectasias)	Capilares indefinidos ou áreas de hemorragia puntata referente a traumas ou cuticulite	Capilares dilatados (ectasias e/ou megacapilares), micro-hemorragias e neoangiogênese (capilares em arbusto), perda de alças capilares, com consequente redução do número de capilares

(Continua)

Quadro 46.18 Parâmetros capilaroscópicos normais e patológicos. (Continuação)

Parâmetros capilaroscópicos	Indivíduos saudáveis	Artefatos	Padrão patológico
Figuras vasculares comuns	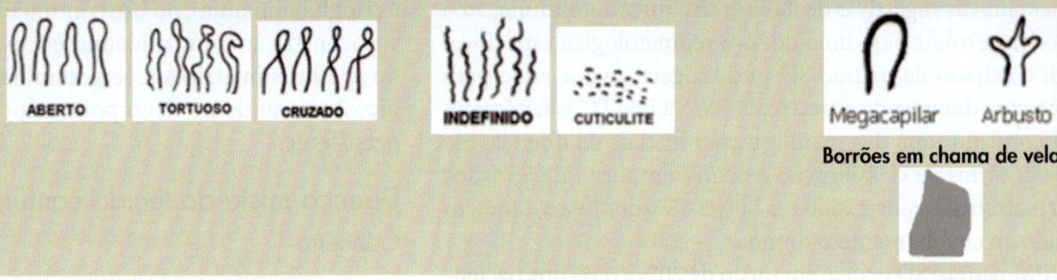		

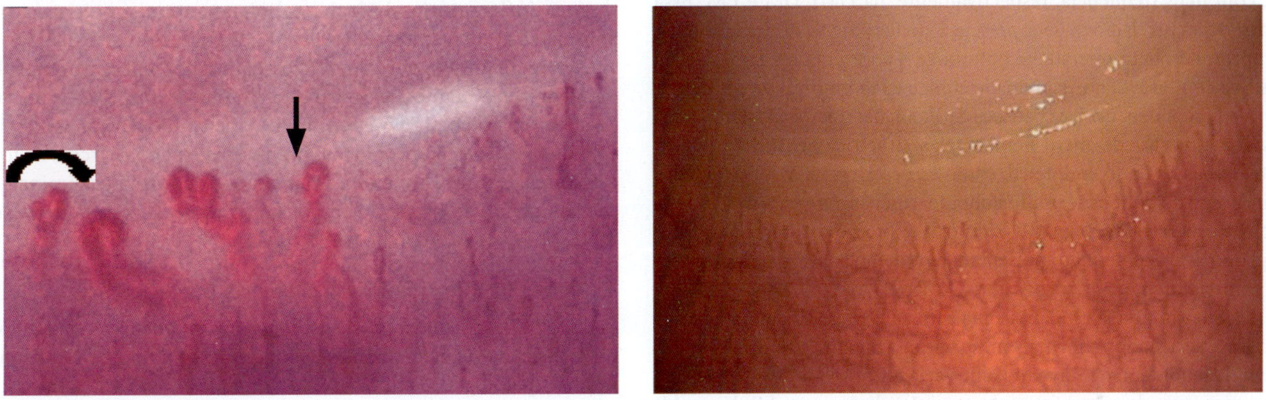

■ **Figura 46.5** Capilaroscopia periungueal: figura à direita, padrão normal; figura à esquerda, padrão SD, com ectasias e megacapilares enovelados (seta curva) e áreas de rarefação capilar (seta).

Fonte: Kayser C et al. (2009).

As principais indicações para realização da capilaroscopia, além da avaliação de pacientes com fenômeno de Raynaud, incluem o diagnóstico precoce e uma avaliação prognóstica da ES, assim como o diagnóstico diferencial entre as condições relacionadas a ela, como a fasciite eosinofílica, a detecção precoce de microangiopatia grave e o monitoramento de tratamento e de atividade de doença na dermatomiosite (DM). As alterações capilaroscópicas encontradas em pacientes com ES são as melhores descritas pela literatura, e na sua ausência seria possível, praticamente, excluir o diagnóstico da doença grave. O conjunto de alterações capilaroscópicas, descrito como padrão SD, inclui a presença de capilares dilatados (ectasias e/ou megacapilares), com tortuosos, enovelados e ramificados tipo arbusto (característicos de neoangiogênese), assim como áreas de micro-hemorragias e a redução do número de capilares, com consequentes áreas avasculares, constituem o padrão esclerodérmico. As anormalidades podem ser estimadas em pontos de acordo com a sua intensidade, o que foi proposto por Cutolo e colaboradores: 0) sem alterações; 1) < 33% de alterações dos capilares; 2) 33% a 66% de alterações dos capilares; 3) > 66% de alterações dos capilares. Os achados espelham dano microvascular e disfunção; eles são marcadores mais precoces para o reconhecimento da esclerose sistêmica e são correlacionados à duração, à gravidade e à progressão das lesões viscerais. A evolução das alterações capilaroscópicas associadas ao padrão SD pode ser dividida ainda em três estágios correlacionadas ao tempo de doença (Quadro 46.19).[75-85]

Além de útil para o diagnóstico precoce e como marcador de gravidade da esclerose sistêmica, a avaliação das alterações morfológicas capilares periungeais se relaciona com o grau de microangiopatia e com o envolvimento cutâneo e pulmonar (fibrose intersticial manifesta como opacificidade, em vidro fosco ao exame tomográfico de tórax, ou por aferição indireta ou direta de hipertensão pulmonar).

A gravidade e a extensão de lesões viscerais, comprometendo sistema vascular periférico, articular, muscular, trato gastrointestinal, cardíaco e renal, assim como a mortalidade geral desses pacientes, também são associadas ao padrão SD tardio.

O surgimento de úlceras digitais – o que ocorre em até 50% dos pacientes com ES ao longo da vida – é uma representação visível de isquemia por vasculopatia periférica crítica, algo que pode ser considerado um marcador para o risco aumentado de envolvimento grave e pior prognóstico da doença. A presença de úlcera digital correlaciona-se à redução da densidade capilar (número de capilares/mm).

Estudo recente descobriu que, embora seja necessário o exame capilaroscópico de pelo menos quatro dedos da mão para o diagnóstico de ES, a avaliação da densidade capilar no terceiro dígito da mão dominante é suficiente para prever o risco de novas úlceras digitais. O padrão SD de alteração capilaroscópica pode ser encontrado com frequência em pacientes com outras doenças do tecido conjuntivo, como DM, LES e mais raramente na SS primária e outras. É sugestivo de sobreposição do quadro com doença do espectro da esclerodermia ou achados relacionados à presença de fenômeno de Raynaud secundário e envolvimento pulmonar.

Quadro 46.19 Correlação entre os estágios do padrão esclerodérmico (SD) e sua interpretação clínica.

Estágio	Recente	Ativo	Tardio
Alterações observadas	Predominância de micro-hemorragias e ectasias (incluindo os megacapilares), com uma distribuição relativamente preservada dos capilares e sem desvascularização significativa	Aumento do número de megacapilares e micro-hemorragias, associado a uma perda moderada de capilares e discreta distorção da arquitetura capilar	Perda acentuada de capilares e extensas áreas avasculares, neoangiogênese e desorganização da arquitetura capilar
Interpretação clínica	Estase, importante para diagnóstico precoce	Dano vascular em curso, possibilidade de reversão terapêutica	Isquemia e fibrose, danos avançados

Na doença indiferenciada do tecido conjuntivo (DITC), termo utilizado quando não existem dados clínicos e/ou laboratoriais suficientes para caracterizar uma entidade clínica específica na vigência de manifestações clínicas sugestivas de doença sistêmica autoimune, 30% dos casos podem evoluir para uma doença reumatológica específica; dessa forma, o achado de padrão SD pode sugerir maior risco para uma evolução para doenças do espectro da ES. Na DMTC, o fenômeno de Raynaud constitui uma das manifestações iniciais da doença. Ele faz parte dos critérios de classificação e ocorre em torno de 85% dos pacientes. O padrão SD é observado em 50% a 65% dos casos, também correlacionado ao envolvimento pulmonar.

Na DM/PM padrão SD ocorre em torno de 20% a 60% dos pacientes, com mais frequência, respectivamente, na DMJ, DM e PM. Essa ocorrência correlaciona-se à presença de fenômeno de Raynaud, ao comprometimento intersticial pulmonar, e apresenta uma associação positiva com gravidade e atividade clínica e laboratorial da doença.

No LES podem ocorrer padrões de alterações microvasculares atípicos, como no caso de micro-hemorragias, simetricamente distribuídas e atribuídas ao dano endotelial, como as descritas na associação com a síndrome do anticorpo antifosfolípide. Apenas em cerca de 2% a 9% pacientes, entretanto, ocorre o padrão SD típico, que é correlacionado ao grupo de pacientes que apresentam fenômeno de Raynaud, vasculite de polpas digitais e anticorpos anti-U1-RNP.

Na SS primária, a capilaroscopia é normal em mais da metade dos pacientes, e achados anormais inespecíficos estão relacionados à presença de fenômeno de Raynaud, que varia entre 13% e 30%. O padrão SD é raro quando não existe sobreposição clínica com ES. Já na AR não há descrição do padrão SD (Quadro 46.20).

Quadro 46.20 Frequência de padrão esclerodérmico (SD) em outras doenças do colágeno.

Doença reumatológica	Frequência do padrão SD	Correlação clinicolaboratorial
DITC	13%	Predição de evolução para doença do espectro da ES
DMTC	50% a 65%	Envolvimento pulmonar
DM/PM	20% a 60% (DMJ>DM>PM)	Fenômeno de Raynaud, comprometimento intersticial pulmonar, gravidade e atividade clínica e laboratorial da doença
LES	2% a 9%	Fenômeno de Raynaud, vasculite de polpas digitais e presença de anticorpos anti-U1-RNP
LES + SAF e SAF primária	Padrão atípico	Micro-hemorragias correlacionadas ao dano endotelelial
AR, síndrome de Sjögren primária	Raro a inexistente	Correlaciona-se a síndrome de sobreposição com doença do espectro da ES

AR, artrite reumatoide; DITC, doença indiferenciada do tecido conjuntivo; DM/PM, dermatomiosite/polimiosite; DMTC, doença mista do tecido conjuntivo; ES, esclerose ou esclerodermia sistêmica; LES, lúpus eritematoso sistêmico; SAF, síndrome antifosfolípide.

A capilaroscopia é a microscopia dos capilares periungueais, útil para diferenciar o fenômeno de Raynaud primário (doença de Raynaud) do secundário, em que podem ser demonstradas alterações microvasculares. O exame do leito capilar das pregas ungueais é feito com gota de imersão na pele da base da unha da mão do paciente, e essa área é examinada com microscópio estereoscópico ou oftalmoscópio ajustado em 10 a 40 dioptrias.

O padrão normal mostra capilares formando alças simétricas sem dilatações, ao passo que capilares distorcidos, dilatados, com interrupções ou ausentes, causados por processo patológico vascular secundário, são frequentes em doenças autoimunes como esclerodermia, lúpus eritematoso sistêmico, síndrome de Sjögren e dermatopolimiosite; associados a doenças endócrinas ou hematológicas (hipotireoidismo, feocromocitoma, síndrome carcinoide e paraproteinemias, policitemia e crioglobulinemia), no uso continuado de algumas drogas que causam vasoconstrição (simpaticomiméticos, descongestionantes, inibidores do apetite, sumatriptano, ergotamina, cafeína, nicotina e quimioterápicos), ou ainda no dano por compressão, vibração ou vasoespasmo persistente.

Doença mista do tecido conjuntivo (DMTC)

Conceito

A doença mista do tecido conjuntivo (DMTC) trata-se de uma doença inflamatória sistêmica, clinicamente caracterizada pela sobreposição de características do LES, Polimiosite (PM) e ES, na presença de anticorpos específicos para ribonucleoproteínas. Foi descrita inicialmente por Sharp e colaboradores em 1972, e por isso também conhecida pelo epônimo de doença de Sharp. Seus critérios de classificação propostos foram revistos por Alarcon-Segovia e Villareal, em 1987, e ainda modificados de forma preliminar, no mesmo ano, pelo próprio Sharp e Kasukawa e, sucessivamente, em 1991, por Kahn e Appelboom.[86-91]

Quadro clínico e critérios de classificação

A DMTC é a síndrome de sobreposição de doenças reumatológicas mais clássica; ela demonstra bem que, com a intercessão de duas ou mais patologias distintas, cria-se uma nova entidade clínica, que não reflete só o somatório das características nosológicas, mas cria um perfil clínico e de prognóstico específico. Em estágios precoces, a DMTC é frequentemente denominada doença indiferenciada do tecido conjuntivo (DITC), uma vez que apresenta sinais e sintomas pouco específicos, como febre baixa, artralgias, mialgias e queda do estado geral, um quadro que sugere a eclosão de doença autoimune sem formar, a princípio, um conjunto robusto de evidências capaz de dar suporte ao diagnóstico de qualquer entidade clínica específica. Ao longo da propedêutica e evolução clínica, o achado de altos títulos de autoanticorpos específicos, associado ao aparecimento de fenômeno de Raynaud, ajuda na sua classificação.

Até 1987, vários critérios simples associavam o anticorpo anti-RNP positivo em altos títulos aos sintomas relacionados à AR, ES e Miosite (Quadro 46.21).[87]

Quadro 46.21 Critérios de diagnóstico de doença mista do tecido conjuntivo (DMTC).

Critérios clínicos	Critério sorológico
1. Edema em mãos	Anti-RNP positivo pela técnica de hemoaglutinação em títulos maiores ou iguais a 1:100
2. Sinovite	
3. Miosite	
4. Fenômeno de Raynaud	
5. Acroesclerose	

Obs.: Para o diagnóstico, deve haver o critério sorológico acompanhado de pelo menos três dos critérios clínicos.
Fonte: Alarcon-Segovia e Villareal (1987).

A partir de então, com o reconhecimento progressivo de manifestações pulmonares graves e importantes dessa doença, o próprio Sharp passa a propor uma extensão dos critérios vigentes, acrescentando o comprometimento visceral (pulmonar, pleuropericárdico e neurológico periférico) e mais provas para a sua avaliação, divididas em critérios menores e maiores.[88] Ele propõe, por exemplo, que, enquanto a miosite moderada e um relato de edema em mãos correspondem a critérios menores, os mesmos sintomas graves e confirmados, ou seja, uma miosite grave e edema em mãos observável, tornam-se critérios maiores (Quadro 46.22).

Quadro 46.22 Critérios de Sharp, revistos em 1987, para diagnóstico de doença mista do tecido conjuntivo (DMTC).

Critérios menores	Critérios maiores
1. Miosite moderada	1. Miosite severa
2. História de edema em mãos	2. Edema de mãos observável ou esclerodactilia
3. Artrite	3. Fenômeno de Raynaud ou hipomotilidade esofágica
4. Alopecia	4. Envolvimento pulmonar
5. *Rash* malar	Capacidade de difusão
6. Pleurite	CO_2 < 70% do normal
7. Pericardite	Hipertensão arterial pulmonar
8. Neuropatia do nervo trigêmeo	Lesões vasculares proliferativas à biópsia pulmonar
9. Anemia ≤ 10 g/dL em ♀ e 12 g/dL em ♂	5. Anti-ENA ≥ 1:10.000 e anti-U1RNP positivo e anti-SM negativo
10. Leucopenia < 4.000 céls./mm^3	
11. Trombocitopenia < 100.000/mm^3	

Obs.: Para o diagnóstico, deve haver o critério sorológico acompanhando de *rash* malar de pelo menos um dos critérios clínicos.
Fonte: Sharp GC in Kusukawa R et al., 1987.

A DMTC pode ser classificada com relação à certeza do diagnóstico em três estágios: (a) definida, quando presentes quatro critérios maiores e anti-U1RNP positivo, com títulos de anti-ENA ≥ que 4.000 e excluindo a presença de anti-Sm; (b) provável, com a presença de três critérios maiores presentes e anti-U1RNP positivo, com títulos de anti-ENA ≥ que 1.000 ou de miosite grave, e mais 3 critérios menores e anti-U1RNP positivo, com títulos de anti-ENA ≥ que 1.000; e (c) doença possível, quando existam 3 critérios maiores sem evidência laboratorial, ou 2 critérios maiores, ou ainda 1 maior e 3 menores com anti- U1RNP positivo, com títulos de anti-ENA ≥ que 100.

Outro autor, contemporâneo aos demais, Kusukawa, já propõe critérios simplificados, considerando como obrigatórios ao diagnóstico a presença de anti-RNP, somada à presença de fenômeno de Raynaud ou edema em dedos/mãos, e de pelo menos um achado em duas de três categorias relacionadas aos sintomas semelhantes ao LES, semelhantes à ES e semelhantes à PM.[89]

Em 1991, com a maior especificidade de testes em *immunoblot* e imunodifusão, mais uma vez há tentativa de organizar o diagnóstico clínico de Kahn e Appelboom, mantendo como critério obrigatório a presença de anti-U1RNP ≥ 1:2.000, na presença, obrigatoriamente, do fenômeno de Raynaud e de pelo menos dois outros critérios, entre eles sinovite, mãos edemaciadas e miosite.[90]

Resumidamente, é notória a importância dada por todos os autores ao fenômeno de Raynaud e miosite, associados aos sintomas articulares e lúpus-símile para o diagnóstico clínico da DMTC; porém o substrato de maior importância para sua confirmação é a presença de autoanticorpo específico, dependendo assim do suporte laboratorial.[87-91]

Diagnóstico laboratorial

Anticorpos antirribonucleoproteínas (anti-RNP)

Os anticorpos antirribonucleoproteínas (RNP) são específicos aos antígenos extraíveis com solução fisiológica (*extractable nuclear antigens,* ou ENA) e, por isso, já foram conhecidos como anti-ENA. No entanto, esse termo antigo englobava ainda o anticorpo anti-Sm, de estrutura semelhante, porém significado oposto, uma vez que é altamente específico para o LES. Ambos autoanticorpos, no teste do PAAC-HEp-2, têm a presença associada ao padrão de imunofluorescência nuclear pontilhado grosso. O anti-RNP pode ser isolado por hemaglutinação passiva, imunodifusão dupla em gel ou contraimunoeletroforese, empregando extratos teciduais de timo ou baço como fonte de antígenos. Existem duas formas principais de anti-RNP com relevância clínica, o anti-U1RNP contra ribonucleoproteínas ricas em uracila; e o anti-U3RNP/fibrilarina, sendo que os anticorpos RNP anti-U1 exibem uma mudança de classe de imunoglobuninas de IgM para IgG, por mutações de região variável, característica que é típica de uma resposta de maturação de células B dependentes de células T.[3,20,24,26,30,86-91].

- **Interpretação e significado clínico:** tanto o anti-U1RNP como o anti-U3RNP podem estar presentes em diversas doenças reumatológicas, como no LES, especialmente em pacientes que exibem o fenômeno de Raynaud, na ES e na SS. Chegam a ocorrer em 30% a 40% dos pacientes lúpicos e uma vez que, por definição, deve estar presente, de forma isolada e em altos títulos, para o diagnóstico da DMTC; o anti-U1RNP está presente em 100% destes últimos pacientes. Embora indispensável à confirmação diagnóstica da DMTC, as determinações seriadas dos títulos de anticorpos anti--RNP não demonstram ser úteis para a monitoração da atividade da doença.

Anticorpos antiendoteliais (AECA)

Os anticorpos antiendoteliais ou anti-IgG-AECA são também mais frequentes em pacientes com DMTC do que nos pacientes com LES ou ES, tendo sido detectado em 77% dos pacientes DMTC, 54% dos pacientes com LES, 36% dos pacientes com ES e 6% de controles normais.[24,92-93]

- **Interpretação e significado clínico:** classificados como autoanticorpos contra células endoteliais, a presença de anti-IgG-AECA está relacionada às alterações micro e macrovasculares que podem preceder aparecimento de vasculites. Seus títulos podem flutuar após o tratamento com drogas imunossupressivas. Na DMTC, o IgG-AECA foi associado às manifestações vasculíticas, linfopenia, atividade imunológica, e também foi um preditor de atividade persistente da doença, enquanto no LES, ele parece ser um dos marcadores em potencial para predizer o envolvimento renal.

Outros anticorpos presentes na DMTC

É necessário lembrar de que a presença de Anti-Sm, de alta especificidade para LES, exclui o diagnóstico de DMTC. No entanto outros anticorpos podem estar presentes nestes pacientes, como os anticorpos anti-Ro (SS-A) e La (SS-B), sugerindo sobreposição com síndrome sicca e o anticorpo antibeta-tubulina, por exemplo, ainda sem significado clínico definido.

Dermatomiosite (DM) e polimiosite (PM)

Conceito

A dermatomiosite (DM) é uma doença do tecido conjuntivo em que coexistem alterações cutâneas inflamatórias típicas e inflamação de fibras musculares de causa indeterminada, enquanto em entidade distinta, a polimiosite (PM), a lesão muscular autoimune é predominante. Ambas podem se manifestar por fraqueza, especialmente dos músculos proximais ao tronco (músculos dos ombros, quadril e coxas). Existe, no entanto, uma forma DM denominada amiopática, em que as lesões de pele ocorrem na ausência de fraqueza proximal e comprometimento muscular. Tanto a DM quanto a PM fazem parte de um grupo maior de distúrbios raros, o de miopatias inflamatórias idiopáticas (Quadro 46.23).[94,95]

Quadro 46.23 Grupo das miopatias inflamatórias idiopáticas (MII).

Miopatias inflamatórias idiopáticas
Polimiosite primária idiopática
Dermatomiosite primária idiopática
Miosite associada a outra DTC
Miosite juvenil
Associação com doença maligna
Miosite por corpo de inclusão
Miosite granulomatosa
Miosite eosinofílica
Miosite vasculítica
Miosite ocular ou orbital
Miosite focal ou nodular
Miosite ossificante

Fonte: Miller FW (2001).

Não se deve esquecer que as miopatias inflamatórias idiopáticas, entre elas a DM e PM, são condições raras, e que fraqueza e dano muscular têm maior probabilidade de ser consequência tanto de condições infecciosas de maior prevalência em nosso meio, quanto de doenças crônicas não transmissíveis, o que ocorre, respectivamente, nas miopatias às patologias virais, como Hepatite B, HIV, ou ainda em arboviroses epidêmicas como a Dengue e a Zika, e naquelas frequentemente associadas ao Diabetes, Hipotireoidismo e outras condições diversas (Quadro 46.24).[95-98]

Quadro 46.24 Diagnóstico diferencial para miopatias inflamatórias idiopáticas.

A. Miopatias inflamatórias específicas
Bacterianas: estafilocócica, estreptocócica, clostrídios, *Borrelia*, *Micoplasma pneumoniae*, *Serratia marcescens*, *Citrobacter freundii*, *Salmonella*
Virais: *influenza*, *Epstein-Barr*, *coxsackievirus*, *echovirus*, arbovírus (dengue, zika ou chikungunya vírus), hepatite B e C, HIV, HTLV-1
Protozoários: toxoplasmose, malária, tripanossomíase, sarcocistose, microsporidíase
Cestoides e nematoides: cisticercose, equinococose; triquinose, toxocaríase
Miscelânea: síndromes de tendinite, fasciites, miosite associada a doença enxerto *versus* hospedeiro
B. Miopatias não inflamatórias
Distrofias musculares: Duchenne, Becker, fascioescapuloumeral, oculofaríngea, Emery-Dreifuss
Metabólicas: deficiências de maltase ácida, fosfofrutoquinase, carnitinapalmitiltransferase e carnitina, uremia, hipocalcemia, hipocalemia inflamatória
Endocrinopatias: hipo/hipertireoidismo, acromegalia, diabetes *mellitus*, doença de Cushing e Addison, hipo/hiperparatireoidismo
Tóxicas: AZT, cimetidina, clofibrato, cloroquina, cocaína/heroína, colchicina, corticosteroides, D-penicilamina, etanol, lovastatina, L-triptofano, entre outras drogas
Nutricional: má absorção, deficiência de vitamina E
Neuropatias: condições denervantes: atrofia muscular espinal, esclerose lateral amiotrófica; neuropatias proximais: Guillain-Barrè, polineuropatia autoimune, plexopatia diabética, porfiria intermitente aguda; doenças da junção neuromuscular: síndrome de Eaton-Lambert, miastenia *gravis;* paralisias periódicas e miotomia
Paraneoplásicas: neuropatia carcinomatosa, caquexia, mionecrose
Miscelânea: síndromes fibromiálgicas e de superuso, trauma-hipertermia maligna, rabdomiólise

Fonte: Miller FW (2001).

Quadro clínico e critérios de classificação

Após a exclusão não só de outras miopatias inflamatórias raras, como também de lesões musculares por outras etiologias mais frequentes, tais como: endocrinológicas, metabólicas, tóxicas, infecciosas, distróficas, por desuso ou mesmo por superuso, o diagnóstico da DM/PM ainda se apoia nos critérios de classificação comuns a ambas, os mesmos que foram propostos classicamente por Bohan e Peter, em 1975 (Quadro 46.25).[99-100]

Quadro 46.25 Critérios de diagnóstico para dermatomiosite/polimiosite (DM/PM).

Critérios	Descrição
	Comuns a PM/DM
I	Fraqueza muscular proximal das cinturas pélvica e escapular
II	Evidências de miosite à biópsia muscular
III	Elevação de enzimas musculares séricas: CPK, aldolase, DLH e transaminases (TGO > TGP)
IV	Eletromiografia compatível com miopatia
	Próprio da DM
V	Lesões cutâneas características: heliotropo; pápulas ou sinal de Gottron; eritema violáceo

Fonte: Bohan e Peter (1975).

De acordo com esse sistema de classificação, estabeleceu-se que a presença dos quatro primeiros critérios permite o diagnóstico definido da PM, na presença de três desses quatro critérios a PM é provável; e na presença de apenas dois critérios dentre os quatro, a doença é possível. De forma similar, apenas com o acréscimo do quinto critério positivo, é possível classificar a DM, respectivamente, como DM definida, provável e possível (Quadro 46.26).

Quadro 46.26 Critérios de classificação para polimiosite (PM) e dermatomiosite (DM).

Critérios de diagnóstico	Grau de certeza
4 em 4	PM/DM* Definitiva
3 em 4	PM/DM* Provável
2 em 4	PM/DM* Possível

Obs.: Os quatro critérios de diagnóstico se referem aos critérios I, II, III e IV do Quadro 46.25; *acréscimo do V e último critério, que corresponde às alterações cutâneas específicas da DM e ausentes na PM.

Fonte: Bohan e Peter (1975).

- **Manifestações gerais:** mal-estar, astenia e mialgia, mesmo na ausência de fraqueza muscular clinicamente constatada, são sintomas prodrômicos comuns à DM/PM. Quadro febril persistente pode ocorrer em até 50% dos casos, especialmente em crianças e adultos jovens. Perda de peso expressiva pode ser evidente ao longo da evolução da doença, muitas vezes chamando a atenção para necessidade de diagnóstico diferencial de patologia neoplásica de base.
- **Manifestações articulares:** não são raras nos pacientes com DM/PM sintomas de artralgia ou mesmo a presença de artrite não erosiva, que costuma ser simétrica e afetar tanto as pequenas articulações quanto às grandes e que, raramente, podem levar a deformidades fixas. O envolvimento articular, especialmente no início do quadro, pode ser fator de confusão com outras doenças específicas do tecido conjuntivo, e a presença de artrite erosiva sinaliza uma síndrome de sobreposição.
- **Manifestações cutâneas:** o envolvimento cutâneo da DM pode anteceder, suceder ou ser simultâneo ao acometimento muscular, e a sua ausência é suficiente para definir a doença como PM. Algumas lesões da pele típicas dos pacientes com DM, como o heliotropo, as pápulas de Gottron e o eritema violáceo, são quase patognomônicas e fazem parte dos critérios de diagnóstico descritos para a doença desde a sua primeira proposição, por Bohan e Peter, em 1975. O heliotropo é o sinal clínico descrito como coloração eritemato-violácea ao redor dos olhos, acompanhada ou não de edema. Em pacientes de pele clara, a percepção é de olhos maquiados com sombra púrpura. Já as pápulas de Gottron são pequenas lesões da pele elevadas e hiperemiadas, planas, descamativas, localizadas sobre a superfície extensora das articulações dos dedos das mãos, cotovelos, joelhos e maléolos. O sinal de Gottron trata-se de um eritema basicamente com a mesma distribuição tópica na ausência das pápulas.

O eritema violáceo costuma ser descamativo, simétrico; ele pode apresentar fotossensibilidade e prurido, e é mais prevalente em ombros, joelhos, maléolos ou dorso. Pode ser observado em formas distintas: (i) como eritema malar, que se diferencia do classicamente associado ao LES, por não poupar os sulcos nasolabiais; (ii) pelo "sinal do V" ou sinal do decote que é a hiperemia cutânea na face anterior do tórax e pescoço, exposta à luz solar; ou sinal do xale, equivalente ao predecessor, porém na face posterior do tórax e sobre os ombros; (iii) como eritema linear, ao longo dos tendões extensores das mãos e pés; (iv) como eritema flagelado, parecido com arranhaduras autoprovocadas, mas em locais de difícil acesso, como a região posterior dos ombros e dorso; ou mesmo em (v) padrão eritrodérmico difuso.

Todos os sinais provocados pela inflamação da pele descritos aqui podem ser mais difíceis de identificar em indivíduos de pele negra, nos quais é frequente a descrição de poiquilodermia, ou seja, atrofia e alterações pigmentares variáveis em relação ao eritema violáceo.[99-103] Outra alteração cutâneo-articular, presente quando há síndrome antissintetase associada, são as mãos de mecânico, que consistem em lesões descamativas dolorosas, com fissuras nas pontas dos dedos que podem involuir tomando o aspecto atrófico e hipopigmentado. Por vezes é associada ao sinal da manicure, ou seja, eritema periungueal, com laços capilares telangiectáticos, capilares dilatados em margens das unhas visíveis a olho nu e hipertrofia cuticular, dolorosa à pressão.[102-103] A forma juvenil da DM, que tem pico mais frequente em crianças de 5 a 14 anos, apresenta, durante o seu curso, uma frequência maior do que na DM do adulto de vasculites, necrose cutânea, fenômeno de Raynaud, prurido, fotossensibilidade e mucinose. Calcinoses cutâneas também são muito mais frequentes em crianças (30% a 70%) do que em adultos (10%).[104-105] Manifestações cutâneas mais raras incluem paniculite, mucinose cutânea, vitiligo e lipoatrofia multifocal. Sinais cutâneos associados à escleroderma chamam a atenção nas síndromes de sobreposição.[101-106]

- **Manifestações musculares:** em geral, as alterações cutâneas típicas da DM são associadas às manifestações musculares comuns aos pacientes com diagnóstico de PM. No entanto, como já dito, é possível a ocorrência de DM com sinais cutâneos presentes na ausência de comprometimento muscular, em forma de dermatomiosite amiopática.

O dano na musculatura esquelética estriada se expressa clinicamente por queixas de fraqueza simétrica, inicialmente, em cinturas escapular e pélvica, o que corresponde ao padrão proximal. O paciente pode apresentar dificuldade para atividades de autocuidado e higiene pessoal, pois elevar os braços acima da cabeça para lavar, secar ou mesmo pentear os cabelos, assim como escovar os dentes, torna-se difícil sem auxílio. Também há dificuldade progressiva em levantar-se da posição deitada ou assentada sem o apoio dos membros superiores ou de terceiros. A marcha ceifante ou com basculação da bacia pode ser sinal de evidente fraqueza dos músculos da cintura pélvica. O envolvimento precoce da musculatura faringeana proximal não é incomum, e a incoordenação desses músculos voluntários causa disfonia e disfagia, com regurgitação dos alimentos pelo nariz e risco aumentado para aspiração tráqueo-brônquica. A musculatura respiratória acessória pode ser tardiamente comprometida e contribuir para uma dispneia progressiva, e até mesmo para franca insuficiência respiratória.

A avaliação do grau de redução da força de cada grupo muscular afetado pode ser avaliada e registrada com o auxílio de índices clínicos (Quadro 46.27).

Quadro 46.27 Índice de graduação de força muscular.

Grau de força	Descrição
0	Ausência de contração muscular
1	Contração, sem movimento (fasciculações)
2	Contração com movimento, eliminada a ação da força da gravidade
3	Contração muscular com movimento contra a força da gravidade
4	Contração muscular contra algum grau de resistência imposto pelo examinador
5	Força normal

- **Miosites como doença paraneoplásica:** doenças reumáticas, como LES, AR ou SS promovem o desenvolvimento de câncer após vários anos de inflamação crônica e também exposição a drogas imunossupressoras. No caso do LES, o espectro de oncopatologias associadas varia de neoplasias hematológicas aos tumores sólidos de diversos tecidos primários, como câncer de vulva, pulmão, tireoide e fígado. Os próprios autoanticorpos presentes nessas doenças parecem estar relacionados às síndromes paraneoplásicas, com componentes neurológicos, cutâneos e miosite. Os pacientes com diagnóstico de PM/DM também apresentam um risco aumentado de desenvolver neoplasias, maior ainda nos quatro primeiros anos de doença, em comparação com a população em geral. Assim, é preciso valorizar e investigar novos sintomas que levantem a suspeita de neoplasia associada, bem como é indispensável afastar a possibilidade de miosite paraneoplásica logo ao primo-diagnóstico de pacientes com PM/DM provável ou possível.[106]

Diagnóstico laboratorial

Enzimas musculares

O painel sérico de análise bioquímica do dano muscular na PM/DM é composto, em ordem de especificidade, pelas seguintes enzimas musculares: a creatinofosfoquinase total (CPK); a aldolase, as transaminases glutamato oxaloacética ou aspartato transaminase (TGO/AST); e glutamato pirúvica ou alanino amiotransferase (TGP/ALT); e a lactato desidrogenase (LDH). Em geral, o clínico opta pela avaliação comparada de duas ou três delas para uma avaliação e acompanhamento, uma vez que cada uma tem o seu próprio perfil de distribuição tecidual predominante, biodinâmica e sensibilidade para lesão muscular. Se por um lado, a dosagem de enzimas musculares em um paciente com quadro clínico compatível com PM/DM se mostra útil para a avaliação e para o acompanhamento do dano muscular inflamatório, por outro lado, o seu aumento na ausência de sintomas compatíveis pode não ter qualquer significado, especialmente porque, embora chamadas 'enzimas musculares', elas também podem estar presentes em outros tecidos, além do músculo estriado, tais como: fígado, miocárdio, cérebro, pulmões e hemácias. O uso de medicamentos comuns pode aumentar o nível de enzimas musculares e até mesmo causar miopatias tóxicas, porém sem que isso venha representar um gatilho ou maior suscetibilidade para o desenvolvimento de PM/DM. Da mesma forma que a gravidez normal, a prática de atividades físicas vigorosas e até mesmo injeções intramusculares nas últimas 24 horas podem falsear os resultados desses exames.[107-109]

A CPK, enzima que participa das reações de estoque de creatina fosfato e produção de energia, a partir da quebra de adenosina trifosfatada (ATP), é um dímero encontrado em três isoformas no soro (MM, MB, BB). A fração MB é utilizada como marcador do infarto do miocárdio, enquanto a fração MM é predominante no musculoesquelético. Trata-se ainda de uma enzima muscular mais específica e prevalente em pacientes com miopatias inflamatórias, encontrando-se elevada em até 95% dos pacientes com doença muscular ativa, chegando a níveis 20 a 200 vezes acima do valor superior normal, que podem refletir a extensão do dano muscular e ser útil para o seu acompanhamento e a avaliação da eficácia terapêutica; contudo eles nem sempre refletem a atividade global da doença.

Os níveis séricos da CPK, no entanto, podem variar por fatores individuais como sexo e etnia, e podem estar elevados em diversas condições patológicas, como na intoxicação por cocaína, no infarto do miocárdio, miocardites, miocardiopatias, insuficiência cardíaca congestiva, taquicardia, após cardioversão e no pós-operatório de cirurgia de revascularização e troca de válvulas, no acidente vascular cerebral, nos traumas cranianos, na embolia, infarto e edema pulmonar, nos estados pós-comiciais ou de choque, no *delirium tremens*, em quadros psicóticos agudos, em pacientes com hipotireoidismo, no trabalho de parto, na hipertermia maligna ou hipotermia prolongada, nas neoplasias de mama, próstata, bexiga e trato gastrointestinal, e até mesmo em algumas doenças infecciosas febris. Entretanto ela pode ser encontrada em níveis normais (ou apenas discretamente elevados) nas miosites associadas a outras doenças do tecido conjuntivo.

A aldolase, por sua vez, é composta de dois isótipos, a aldolase A, que predomina na musculatura esquelética, e a aldolase B, essencialmente hepática; assim, a sua elevação no soro não é específica de doença muscular. Aumentos importantes são observados nas distrofias musculares, hepatites e outras doenças hepáticas, infarto do miocárdio, pancreatite hemorrágica, *delirium tremens*, triquinoses, rabdomiólise, intoxicação por inseticidas organofosforados e em alguns casos de neoplasia, especialmente de próstata. No entanto esse aumento não se faz presente em estado distrófico neurogênico, como o da miastenia *gravis*.

Normalmente solicitadas em conjunto, tanto a TGO/AST como a TGP/ALT são enzimas presentes no citoplasma e mitocôndrias celulares responsáveis pela catalisação da interconversão de aminoácidos e alfacetoácidos, e, nesse caso, portanto, a sua elevação indica destruição celular. Enquanto a TGO está presente em vários tecidos, especialmente no fígado, coração e músculo estriado e, mínimas, no rim e no pâncreas, a TGP está presente em grandes quantidades nos tecidos hepáticos e renais, apenas em pequenas quantidades na musculatura esquelética, coração e pâncreas e em mínimas quantidades na pele, no baço e no pulmão. Assim, a TGO é mais específica do que a TGP para miopatias, condições em que pode apresentar aumentos moderados, ao passo que a TGP representa um marcador superior para a lesão hepática. A TGO pode persistir em níveis normais ou baixos em miopatias ativas, quando os pacientes apresentem simultaneamente uremia, deficiência de vitamina B6 ou cetoacidose. Aumentos significativos das transaminases podem estar presentes na necrose hepática, anemias hemolíticas, pancreatite aguda, cirrose hepática, hepatites, icterícia obstrutiva, hepatocarcinomas, hemocromatose, mononucleose, hipotireoidismo, trauma e infarto cerebral, queimaduras severas, distrofias musculares, miocardites, após cateterismo e angioplastia cardíaca; e em aumentos moderados ou leves em diversas outras patologias. Inúmeras drogas podem elevar os níveis de TGO (isoniazida, eritromicina, progesterona e esteroides anabólicos, entre outras), o que a torna útil na monitoração de terapias com substâncias hepatotóxicas. Já a TGP pode estar elevada também na intoxicação alcoólica e por paracetamol/acetaminofen.

Por fim, a LDH é a enzima menos específica para a avaliação de PM/DM, sendo abundante nas hemácias e em menor quantidade encontrada no músculo cardíaco e na musculatura estriada. Pode ser utilizada para a avaliação das anemias; e estar aumentada de forma sugestiva nas meningoencefalites virais e pneumonias por *pneumocystis*, em pacientes com HIV/Aids. No entanto, o aumento de LDH é encontrado em praticamente todas as situações em que ocorre grande destruição celular, tais como: neoplasias primárias ou secundárias, leucemias, linfomas, hemoglobinopatias, doenças cardiorrespiratórias hipoxêmicas, mononucleose infecciosa, hipotireoidismo, infarto agudo do miocárdio, insuficiência cardíaca congestiva, insuficiência coronariana, choque, hipotensão, infarto pulmonar, doenças pulmonares, doenças musculares, alcoolismo crônico, pancreatite aguda, infarto renal, convulsões, doenças do sistema nervoso central, hemorragia subaracnoidea, doenças do colágeno, meningites, processos inflamatórios, fraturas, traumas, lesões musculares, necrose tecidual, obstrução intestinal e hipertermia, e em menor grau do que as transaminases nas hepatites agudas, cirrose e icterícias obstrutivas.

Quando comparados os perfis de cada uma na avaliação da PM/DM, percebe-se que a elevação enzimática pode preceder em dias o quadro clínico de fraqueza muscular, sendo que o aumento da LDH pode ser mais precoce e persistir por mais tempo do que as demais, até mesmo por 10 a 15 dias após a redução da CPK; o que, por sua vez, ocorre com uma relação temporal mais estreita, ou seja, o aumento precede em menos dias a eclosão de atividade inflamatória muscular, tem pico mais precoce e reduz mais rapidamente após o tratamento eficaz, embora a normalização completa possa ocorrer apenas após 3 a 8 semanas da melhora da força muscular. As demais têm perfis intermediários a estas duas e todas as enzimas musculares, por sua vez, podem apresentar níveis séricos reduzidos em estados de desnutrição proteica e em pacientes extremamente debilitados, com uma atrofia muscular intensa, bem como na miopatia secundária ao tratamento por corticosteroides.

Outros exames laboratoriais

A dosagem de mioglobina sérica e urinária pode ajudar o diagnóstico, assim como o antígeno relacionado ao fator VII liberado por células endoteliais lesionadas e macrófagos ativados são fatores que estão relacionados aos prognósticos de gravidade, porém o custo e a baixa disponibilidade dos testes dificultam a sua utilização rotineira. Já os biomarcadores inflamatórios inespecíficos como o VHS, que pode ser elevado em até 50% dos pacientes, PCR e níveis de gamaglobulina podem ser complementares na avaliação da atividade da doença. A pesquisa de anticorpos anticelulares, por sua vez, é positiva em cerca de 80% dos pacientes com PM/DM, sendo que metade desses tem anticorpos miosite específicos.

Autoanticorpos específicos

Os anticorpos específicos são utilizados para correlação com manifestação clínicas, classificação e eventualmente podem ser a primeira pista ou auxiliar o diagnóstico dos pacientes com PM/DM e suas síndromes de sobreposição. Podem ser divididos em autoanticorpos miosite-específicos, raramente associados à malignidade e presentes em cerca de 30% dos pacientes, e os autoanticorpos não miosite-específicos.

Os anticorpos miosite-específicos são direcionados às proteínas citoplasmáticas e aos ácidos ribonucleicos e, portanto, envolvidos no processo de síntese proteica e incluem o anticorpo anti-histidil (anti--Jo-1), o mais comum, e ainda outros como: antitreonil (anti-PL-7), antialanil (anti-PL-12), anti-isoleucil (anti-OJ), antiglicil (anti-EJ), antiasparaginil (anti-KS), anti-Wa (também conhecido como anti-nucleobindina 2), antitirosil (anti-YRS), anti-fenilalanil t-RNA sintetase (anti-Zo) e os anticorpos anti-Mi-2 e antipartículas de reconhecimento antissinal (anti-PRS).[103-104] Eles costumam preceder o aparecimento da miosite, podendo ser correlacionados com a atividade da doença e desaparecendo após a remissão. Sua prevalência é diferente entre os pacientes com uma doença ou outra, e é rara a expressão de mais de um tipo no mesmo paciente.

- **Interpretação e significado clínico:** os anticorpos miosite-específicos podem fornecer informações relevantes quanto à resposta ao tratamento e mesmo prognóstico dos pacientes com PM/DM. A provável resposta ao tratamento com corticosteroides é estimável, uma vez que os pacientes anti-Mi-2 apresentam boa resposta, os anti-Jo-1 positivos apresentam respostas moderadas, e aqueles anti--SRP positivos apresentem as piores respostas. A síndrome da antissintetase é uma doença crônica autoimune rara, 2 a 3 vezes mais comum nas mulheres do que nos homens, em que a DM é associada à doença pulmonar intersticial (a característica mais importante), artrite simétrica não erosiva com mãos de mecânico, fenômeno de Raynaud e à febre de origem indeterminada, e definida pela positividade para um ou mais anticorpos anti-tRNA sintetase, assim como a constatação de uma ou mais das três características clínicas: doença pulmonar intersticial, miopatia inflamatória e poliartrite inflamatória de pequenas articulações. O grupo de pacientes melhor estudado é o que apresenta miosite aguda e grave associada a risco elevado de hipertensão arterial pulmonar, associado ao anticorpo anti-Jo-1, presente em 20% dos pacientes com PM, e raro na DM. Já o envolvimento esofágico e pulmonar, com hipertensão pulmonar, que pode sugerir sobreposição com ES é frequente em associação com o anticorpo antialanil t-RNA sintetase (anti-PL-12 ASS).

Os anti-PRS são específicos e indicam doença grave; e o anti-Mi2, autoanticorpo contra um complexo nuclear que controla a proliferação celular, também é altamente específico, estando presente em 15% a 25% dos pacientes com DM, mas com valor clínico questionável. O autoanticorpo anti-MJ é associado à dermatomiosite juvenil (DMJ). A DMJ é a mais comum das miopatias inflamatórias idiopáticas da infância, compreendendo 85% dos casos, e afeta principalmente pele e músculo, com envolvimento menos frequente de outros órgãos, incluindo cardiovasculares, pulmonar e do trato gastrointestinal. O anticorpo para o gene associado à diferenciação do melanoma 5 (anti-MDA5) também conhecido como anti-DMCA-140, já foi utilizado para detectar síndrome dermatopulmonar em pacientes que foram submetidos ao transplante de células-tronco hematopoiéticas alogênicas, e é tanto associado ao diagnóstico da dermatomiosite amiopática (DMA), como biomarcador de pobre prognóstico em relação à sobrevivência global de pacientes com DM.[110] Outros anticorpos não miosite-específicos também se fazem presentes em pacientes com diagnóstico de PM/DM, como anti-MJ, anti-PM-Scl, anti-Ku, anti-RNP e anti-dsDNA.

O anti-PM-Scl é o autoanticorpo dirigido contra proteínas ribossomais em degradação, de padrão nucleolar homogêneo em HEp-2, e está associado à presença de síndrome de sobreposição, em especial na associação ES e miosite, como também em miosite e LES, e LES com ES. Está presente em 5% de pacientes com PM, 25% de pacientes com síndrome de sobreposição e 8% dos pacientes com ES. Outro anticorpo, o anti-Ku, também, pode acompanhar DM associada ao LES ou a ES. Já o anticorpo anti-RNP está presente quando a PM/DM está relacionada à DMTC ou LES, e tanto ele quanto o anti-dsDNA têm correlação com a maior incidência de hipertensão pulmonar em pacientes com miosites (Quadro 46.28).

Quadro 46.28 Autoanticorpos prevalentes para polimiosite (PM) e dermatomiosite (DM).

A. Anticorpos miosite-específicos
Anticorpos contra tRNA sintetases: ▪ Anti-Jo-1 ou anti-histidil-tRNA sintetase ▪ Anti-Pl-7 ou antitreonil-tRNA sintetase ▪ Anti-Pl-12 ou antialanil-tRNA sintetase ▪ Anti-OJ ou anti-isoleucil-tRNA sintetase ▪ Anti-EJ ou antiglicil-tRNA sintetase ▪ Anti-KS ou antiaspargil-tRNA sintetase ▪ Anti-Wa ou antinucleobindina 2 ▪ Anti-YRS ou antitirosil-tRNA sintetase ▪ Anti-Zo ou antifenilalanil tRNA sintetase
Anticorpos contra partículas de reconhecimento de sinais (anti-PRS)
Anticorpos direcionados contra complexos de proteínas nucleares (anti-MI2)
B. Anticorpos não miosite-específicos
▪ Anti-dsDNA ▪ Anti-PM-Scl ▪ Anti-KU ▪ Anti-RNP

Histopatologia

Biópsia cutânea

A biópsia cutânea em DM é considerada um exame pouco específico, sendo útil apenas para diferenciar de outras patologias como dermatite de contato fotoalérgica, linfomas cutâneos e erupção polimorfa à luz. O exame histopatológico das lesões cutâneas é semelhante ao do lúpus eritematoso, com hiperqueratose, acantose e atrofia epidérmica, dermatite de interface, infiltrado perivascular de linfócitos, edema dérmico e depósito de mucina. Se inflamação intensa ocorrer, pode-se encontrar depósito fibrinoide subepidérmico. A imunohistoquímica apresenta aumento da proporção de linfócitos CD4+ e macrófagos HLA DR+. Na imunofluorescência direta, porém, depósitos de anticorpos na junção dermoepidérmica, como vistos no LE, não ocorrem com frequência. As pápulas de Gottron mostram acantose e atrofia epidérmica, sendo diagnóstico diferencial da neurodermite. A presença de vasculite leucocitoclástica pode apontar neoplasia associada.[106]

Biópsia muscular

A biópsia muscular é exame de extrema importância para o diagnóstico de PM/DM. Para a execucção da biópsia é necessário que a mesma seja realizada após coleta de sangue, a fim de dosar enzimas muscularese e antes de qualquer tratamento que possa comprometer o perfil histológico inicial e, de preferência, selecionando músculos proximais poupados pela eletroneuromiografia, como os músculos bíceps braquial e reto femural, para afastar resultado falso por reação inflamatória por agulha.

O músculo avaliado pode ter força muscular variável entre francamente comprometida até aparentemente normal, com fraqueza apenas manifesta contrarresistência (entre 0 e 4/5). A técnica é aberta, utiliza incisão de 2 cm, sob anestesia local com lidocaína 2% sem adrenalina, injetada subcutaneamente, sem infiltrar o músculo. Podem-se realizar tantas biópsias quanto for necessário para estabelecer o diagnóstico, mas evita-se usar o método para avaliação do tratamento. São contraindicações absolutas para a realização de biópsia as infecções cutâneas locais e a discrasia sanguínea e suas complicações, raras em técnica correta; são infecção ou hematomas mais comuns em casos de atrofia grave.Os sinais mais utilizados para evidenciar inflamação à biópsia muscular são os achados de: (i) infiltrado linfomonocitário endomisial, perimisial, perivascular ou intersticial; (ii) degeneração e regeneração de fibras musculares, com variação no diâmetro das fibras musculares; (iii) fagocitose de elementos celulares; e/ou (iv) necrose de fibras musculares do tipo I e II.[94-96,100-105]

Eletroneuromiografia

A eletroneuromiografia (ENMG) é um importante recurso para diagnóstico, avaliação, classificação e para acompanhamento do paciente, e pode ser útil, ainda, para auxiliar a escolha do local da biópsia. Encontram-se alteração em músculos proximais em cerca de 90% de pacientes com PM/DM. Em geral, mesmos os pacientes com PM que já estejam em uso de corticosteroides têm o exame alterado, porém não tanto quanto aqueles não tratados com doença ativa. Os sinais mais utilizados para evidenciar que uma ENMG é compatível com miopatia inflamatória são o registro de: a) potenciais de unidade motora polifásicos, de baixa amplitude e de curta duração; b) fibrilações, mesmo em repouso; c) descargas repetitivas e bizarras de alta frequência.[100-105]

Indicações para o uso da ressonância nuclear magnética

A ressonância nuclear magnética (RNM) pode ser um método não invasivo útil na avaliação da PM/DM do adulto e da DMJ. A despeito dos resultados do tratamento incisivo ter modificado para melhor o curso dessas doenças nas últimas décadas, ainda existe a preocupação em reduzir a sua morbidade, com o controle efetivo e a detecção e o tratamento oportuno das reativações da doença.

Quanto ao padrão de acometimento, o curso da PM/DM, em paralelo com o estabelecido para DMJ, pode ser classificado em três grupos, de acordo com a alternância e gravidade dos períodos de ativação da doença em relação aos períodos de remissão: monocíclico, policíclico ou crônico contínuo. As fases inflamatórias continuam a ser um desafio ao diagnóstico precoce, uma vez que os sintomas podem ser leves, com sinais discretos de erupção cutânea e grande variação da fraqueza muscular clínicamente aparente, e essa última percepção pode, inclusive, confundir-se com miosite própria do tratamento com corticosteroides.

Os ensaios laboratoriais de enzimas musculares nem sempre têm níveis alterados nos momentos iniciais, e há baixa aceitação à repetição de métodos invasivos, como na avaliação seriada por bióspsias musculares e eletroneuromiografias. A RNM surge, então, como método não invasivo auxiliar para detecção de atividade e avaliação da extensão do comprometimento muscular, que, nem sempre acessível em nosso meio por motivos de disponibilidade e custo, é indolor, livre de radiação e, em geral, bem tolerada, tendo-se em mente a necessidade de permanência prolongada em imobilidade, o que pode ser limitação na faixa etária pediátrica e para pacientes claustrofóbicos.

Propõ-se, como opção ao exame de corpo inteiro, mais demorado, que as imagens sejam obtidas de forma bilateral e comparativa em ambas as extremidades, inferiores ou superiores, de acordo com a sintomatologia principal e/ou histórico de localização prévia de miopatia, sem contraste e nas sequências axial T1, saturação de gordura axial T2, recuperação de inversão axial e coronal e ponderação axial ponderada. Os sinais mais utilizados para evidenciar inflamação à RNM são mais precoces do que as alterações eletromiopáticas detectáveis, e compreendem: (i) edema muscular evidenciado pelo aumento do sinal de T2 e grau de difusão diminuída em estruturas musculares com comprometimento simétrico, mais ou menos regular, tanto em musculatura anterior como posterior, preferencialmente proximal; (ii) afilamento e atrofia muscular, substituição fibrótica e alterações ligamentares como dados adicionais que demonstram cronicidade da doença e sequelas. Devido à alta sensibilidade do método, esses achados devem ser avaliados criteriosamente, uma vez que não são características apenas da inflamação muscular; ao contrário, destacamos que achados semelhantes podem ser encontrados também em distrofias musculares e miopatias virais, entre outras.

O seguimento por RNM, por sua vez, pode constatar a remissão sintomática e resposta ao tratamento instituído. Em quadros clinicamente não definidos em que inexistem alterações à RNM, a decisão médica costuma ser a de manter um tratamento mais conservador, ao contrário, se existem alterações na RNM, opta-se por uma abordagem terapêutica mais agressiva, com retorno de corticosteroideterapia em doses altas e a otimização de terapia imunossupressora.[100,105,111-112]

Vasculites sistêmicas

Conceito

A vasculite é uma inflamação das paredes dos vasos sanguíneos, e sua necrose compromete a sua estrutura, com potencial para formar dilatações aneurismáticas ou estreitamentos vasculares, causando tromboses, hemorragias e complicações isquêmicas nos órgãos e tecidos de sua área de irrigação. Se todas as vasculites têm como definição básica comum a inflamação vascular em algum momento do curso da doença, em outra mão, cada nosologia se distingue por etiopatogenia, predisposição genética e geográfica, características demográficas (faixa etária, sexo, etnia), distribuição preferencial de tipo de vasos e órgãos afetados e manifestações clínicas distintas.[32]

Classificação

As vasculites podem ser agudas ou crônicas, entre estas últimas destacando-se a importância devido ao alto grau de destrutividade das granulomatosas crônicas. Elas podem ser divididas por etiologia, entre as de etiologia conhecida (ou secundárias), como as infecciosas, causadas por drogas ou associadas a doenças específicas do tecido conjuntivo; e as de etiologia desconhecida (ou primárias), e ainda em relação à extensão do comprometimento orgânico, se de um único órgão ou sistêmicas. Por sua vez, hepatite B, sífilis e tuberculose são apenas alguns exemplos comuns de etiologias infecciosas para vasculites em nosso meio. Cocaína e propiltiouracil, entre outras, são drogas frequentemente associadas às vasculites. Várias são ainda as doenças sistêmicas do tecido conjuntivo que podem cursar com vasculite, como a AR, LES e sarcoidose. A vasculite leucocitoclástica, com critérios de classificação propostos, em 1990, junto às demais vasculites sistêmicas, deixou de fazer parte desse grupo, passando a ser classificada como vasculite cutânea, por acometer apenas a pele (Quadro 46.29).[32,113]

Quadro 46.29 Diagnóstico diferencial de vasculites sistêmicas primárias.

Vasculites infecciosas
Aortite sifilítica
Vasculite associada à ANCA e drogas
Vasculite associada ao câncer
Vasculite associada ao vírus da hepatite B
Vasculite crioglobulinêmica associada ao vírus da hepatite C
Vasculite por imunocomplexos associada a drogas
Outras
Vasculites associadas a doenças do tecido conjuntivo
Vasculite lúpica
Vasculite reumatoide
Vasculite sarcoidótica
Outras
Vasculites de único órgão
Aortite isolada
Arterite cutânea
Vasculite leucocitoclástica cutânea
Vasculite primária do sistema nervoso central
Outras vasculites de órgão isolado

Fonte: Adaptado de Jeannette et al. (2013).

O roteiro atual para diferenciar as vasculites sistêmicas, entretanto, associa os critérios de classificação estabelecidos pelo Colégio Americano de Reumatologia (American College of Rheumatology, ACR), em 1990, e o agrupamento das vasculites em classes, de acordo com o tamanho dos vasos inflamados, seguindo as recomendações de nomenclatura e categorização das Conferências de Chapel Hill.[113-120]

Quadro clínico e critérios de classificação

Historicamente, desde o fim do século XIX até a primeira metade do século XX, as vasculites sistêmicas foram descritas de forma isolada por diferentes pesquisadores, e o seu estudo sistemático era dificultado, em razão de formarem um conjunto heterogêneo de patologias relativamente raras, com diferentes definições e denominações.

O ACR 1990, como já citado, reuniu um comitê, estabelecendo pela primeira vez os critérios de classificação válidos de um conglomerado de sete vasculites – arterite de Takayasu, arterite de células gigantes, poliarterite nodosa, granulomatose de Wegener, síndrome de Churg-Strauss, púrpura de Henoch-Schönlein e vasculite de hipersensibilidade – o que facilitou a padronização da avaliação e descrição de grupos de pacientes para participar de estudos epidemiológicos, de avaliação terapêutica, entre outros desde então.[114-120] Posteriormente, a Conferência de Chapel Hill, em 1994, reuniu um grupo internacional de especialistas e deliberou sobre o melhor sistema de categorização para vasculites sistêmicas, buscando melhores definições e a propagação de terminologia diagnóstica padrão para descrevê-las.

De forma pioneira, as vasculites foram classificadas de acordo com o calibre dos vasos, sendo as de grandes vasos aquelas relacionadas à aorta e seus grandes ramos (subclávia e carótidas); as de médios vasos, como as artérias principais supridoras de órgãos internos (renal, hepática, mesentérica e nas coronárias); e, por último, as de pequenos vasos, como as envolvendo pequenas artérias, presentes no parênquima dos órgãos, arteríolas, capilares e vênulas.

Outros avanços foram diferenciar a poliangeíte microscópica da poliarterite nodosa, em função do acometimento de arteríolas, capilares e vênulas na primeira, notadamente glomerulonefrite, além de ressaltar o papel diagnóstico. Nessa mesma oportunidade, aboliu uma denominação preconizada pelo ACR 1990, a de vasculite por hipersensibilidade, pois, em consenso, foi considerado que a maioria dos pacientes classificados nessa entidade nosológica na verdade fazia parte de vários outros subtipos de vasculites, como leucoclástica cutânea e poliangeíte microscópica, adicionadas nessa ocasião, acrescentando ainda à relação a vasculite crioglobulinêmica e a doença de Kawasaki, que também não haviam sido foco da classificação de vasculites ACR 1990.[32]

Uma nova conferência reviu a classificação da Conferência de Chapel Hill, em 2012. A grande alteração sugerida foi o agrupamento de vasculites de pequenos vasos, de acordo com o perfil associado à deposição de imunocomplexos ou fortemente relacionadas aos anticorpos anticitoplasma de neutrófilos (ANCA), que assume importante papel classificatório. O grupo de vasculites relacionadas ao ANCA passou a ter como termos descritivos como denominadores das doenças em substituição aos epônimos consagrados, ou seja, a granulomatose de Wegener foi melhor denominada como granulomatose com poliangeíte (GPA) e a síndrome de Churg-Strauss como granulomatose eosinofílica com poliangeíte (GEPA). Incluiu ainda ao painel de vasculites sistêmicas primárias as vasculites antimembrana basal e vasculite hipocomplementêmica urticarial, no grupo de vasculites de pequenos vasos associadas à deposição de imunocomplexos, e duas entidades, a doença de Behçet e a síndrome de Cogan, formando um novo grupo.

Desse modo, dentro da classificação das vasculites primárias em quatro grandes grupos, as de grandes vasos, de médios vasos, de pequenos vasos e de vasos de calibre variado, considera-se que: grandes vasos são a aorta e seus ramos direcionados às maiores regiões do corpo como pescoço, cabeça e extremidades; vasos médios são as artérias viscerais – renal, hepática, coronárias, mesentéricas; enquanto os vasos de pequenos calibres são vênulas, capilares, arteríolas e seus ramos intraparenquimatosos distais. Vasculites de médios ou grandes vasos não envolvem vasos menores do que artérias; no entanto algumas vasculites de pequenos e grandes vasos podem envolver artérias de tamanho médio. Já a categoria de vasculites de vasos variados pode acometer de forma irregular vasos de vários calibres simultânea ou sequencialmente.[113]

- **São vasculites de grandes vasos:** a arterite de células gigantes e a arterite de Takayasu. A primeira, que já foi conhecida como arterite temporal, usualmente ocorre em maiores de 50 anos, e é associada ao comprometimento de artérias extracranianas, com predileção para artérias temporais e ao VHS elevado, e à polimialgia reumática; já a segunda, também chamada doença sem pulso, ocorre usualmente em mulheres mais jovens, abaixo dos 50 anos, com predileção para ramos carotídeos e artérias dos membros superiores, embora possa afetar também membros inferiores e artérias viscerais, como coronárias e renais.[115-116]

O grupo de vasculites de médios vasos é formado pela Poliarterite nodosa (PAN) e pela doença de Kawasaki (DK). Reserva-se o diagnóstico de PAN clássica para pacientes com inflamação vascular necrosante de artérias de médio calibre, sem a presença de glomerulonefrite, pois os casos com comprometimento glomerular preenchem melhor a classificação para Poliangeíte microscópica ou vasculite de vasos de pequeno calibre associadas a imunocomplexos. A doença de Kawasaki, por sua vez, é mais usual em crianças na faixa etária de 2 a 10 anos, embora já tenha sido descrita em adultos, sendo comum também a associação com mucocutâneos e linfadenomegalia febril.[32,113,118]

As vasculites de pequenos vasos são subdivididas, de acordo com os achados laboratoriais e de imunohistoquímica, em dois subgrupos: as vasculites relacionadas aos anticorpos anticitoplasma de neutrófilos (ANCA); e as vasculites relacionadas a depósitos de complexos imunes e complemento. Dentro do subgrupo de vasculites de pequenos vasos pauci-imunes são três as vasculites relacionadas ao ANCA: a granulomatose com poliangeíte (GPA), e a granulomatose eosinofílica, com poliangeíte (GEPA), previamente conhecidas, respectivamente, por granulomatose de Wegener e síndrome de Churg-Strauss; e a poliangeíte microscópica (MPA). Em comum, todas as três podem ser relacionadas a um comprometimento visceral grave, com alta morbiletalidade, especialmente com o envolvimento do trato respiratório alto (GPA e GEPA), pulmões (GPA, GEPA e MPA), rins (GPA e MPA) e olhos (GPA).[113,117,119]

Já as vasculites de pequenos vasos relacionadas ao depósito de complexos imunes perivasculares ou vasculares são: a vasculite por deposição de IgA ou púrpura de Henoch-Schönlein; a vasculite crioglobulinêmica, a vasculite por depósito de anticorpos antimembrana basal; e a vasculite hipocomplementêmica urticariforme, associada ao anticorpo anti-C1q. Além de elas serem hiperimunes, esse grupo tem em comum a alta prevalência das manifestações cutâneas e o risco de comprometimento da filtração glomerular.[32,113,120] A categoria mais recentemente adicionada ao grupo de vasculites sistêmicas, a das vasculites de vasos variados, engloba a doença de Behçet, classicamente descrita como tríade de úlceras orais, genitais e uveíte recorrente, e a síndrome de Cogan, que associa inflamação ocular recorrente, sintomas vestíbulo-auditivos e a perda auditiva neurossensorial.[113]

É importante destacar que os critérios de classificação utilizados atualmente ainda têm limitação na prática clínica, pois foram com base em definições da doença e em sistemas classificatórios para uso em ensaios clínicos, e não para a identificação de pacientes reais, antes mesmo da popularização do uso dos testes ANCA e técnicas modernas de abordagem por imagem e de não existirem para muitas vasculites. Está prevista para 2018 a nova revisão dos critérios de classificação e diagnóstico do ACR, em face da evolução do conhecimento acerca dessas patologias nos últimos 28 anos. O Quadro 46.30 resume a classificação, descrição nosológica e os critérios de classificação atualmente disponíveis para as vasculites sistêmicas primárias.

Quadro 46.30 Vasculites sistêmicas: categorização por tamanho de vasos e critérios de classificação.

Vasculites de grandes vasos (VGV)		
Nosologia	**Definição**	**Critérios de classificação**
[1]Arterite de Takayasu	Inflamação vascular crônica granulomatosa de etiologia desconhecida que envolve principalmente aorta e seus principais ramos Usualmente ocorre em pacientes mais jovens que 50 anos	Três ou mais dos critérios estabelecidos por Arend e colaboradores (1990): 1) idade de início ≤ 40 anos; 2) claudicação de extremidades; 3) pulso de artéria braquial diminuído; 4) diferença > 10 mmHg de pressão arterial entre os braços; 5) sopro audível nas artérias subclávias ou aorta; e/ou 6) alteração ao arteriograma
[1]Arterite por células gigantes ou arterite temporal (ACG)	Inflamação granulomatosa vascular crônica, com predileção por ramos extracranianos da artéria carotídea. Frequente envolvimento de artéria temporal, associação com polimialgia reumática e usualmente ocorre em pacientes mais velhos que 50 anos	Três ou mais dos critérios Hunder e colaboradores (1990): 1) idade de início ≥ 50 anos; 2) cefaleia recente; 3) anormalidade em artéria temporal; e/ou 4) VHS elevado; e/ou 5) anormalidade em biópsia arterial
Vasculites de médios vasos (VMV)		
Nosologia	**Definição**	**Critérios de classificação**
[1]Poliarterite nodosa clássica (PAN)	Inflamação necrosante de pequenas e médias artérias, sem glomerulonefrite ou vasculite em arteríolas, capilares ou vênulas. Afeta frequentemente as artérias musculares	Três ou mais dos critérios de Ligthfoot e colaboradores (1990): 1) perda de peso ≥ 4 kg; 2) livedo reticular; 3) dor ou sensibilidade testicular; 4) mialgias, fraqueza ou dor nas pernas; 5) mono ou polineuropatia; 6) pressão arterial diastólica > 90 mmHg; 7) aumento de ureia ou creatinina; 8) presença de hepatite B vírus (antígeno de superfície ou anticorpos); 9) alterações arteriográficas e/ou 10) biópsia de artérias de pequeno ou médio calibres características
[2]Doença de Kawasaki	Arterite envolvendo grandes, médias e pequenas artérias, associada à síndrome mucocutânea e linfonodal	Usualmente ocorre em crianças. Frequentemente envolve as coronárias, sendo comum ainda o comprometimento de ramos aórticos e, mais raramente, de veias
Vasculites de pequenos vasos (VPV) – Vasculites associadas ao ANCA		
Nosologia	**Definição**	**Critérios de classificação**
[1]Granulomatose com poliangeíte (GPA) – granulomatose de Wegener	Inflamação granulomatosa envolvendo o trato respiratório e vasculite necrosante, afetando vasos de pequenos a médios calibres (isto é: capilares, vênulas, arteríolas e artérias). Glomerulonefrite necrosante é comum	Dois ou mais dos critérios estabelecidos por Leavitt e colaboradores (1990): 1) inflamação nasal ou oral; 2) radiografia de tórax mostrando nódulos; infiltrados fixos ou cavitações; 3) hematúria ou hemoglobinúria no sedimento urinário; e/ou 4) biópsia demonstrando inflamação granulomatosa

(Continua)

Quadro 46.30 Vasculites sistêmicas: categorização por tamanho de vasos e critérios de classificação. (Continuação)

Nosologia	Definição	Critérios de classificação
Vasculites de pequenos vasos (VPV) – Vasculites associadas ao ANCA		
[1]Granulomatose eosinofílica com poliangeíte (GEPA) – Churg-Strauss	Vasculite necrosante de pequenos ou médios vasos e inflamação granulomatosa rica em eosinófilos envolvendo trato respiratório associados a um quadro de asma e hipereosinofilia	[4]Quatro ou mais dos seguintes critérios: 1) asma; 2) eosinofilia >10% da contagem de leucócitos totais; 3) mono ou polineuropatia; 4) infiltrados pulmonares migratórios; 5) sinusopatia aguda ou crônica; e/ou 6) biópsia (artéria, arteríola ou vênulas) apresentando eosinofilia extravascular; e ainda pode ser considerado sugestivo outro histórico alérgico, com exceção de alergias medicamentosas
[2]Poliangeíte microscópica (MPA)	Vasculite necrosante de pequenos vasos com pouco ou nenhum depósito de complexos imunes	Pode estar presente arterite necrosante de pequeno ou médio calibre Difere da GW, por não ser granulomatosa Difere da PAN, por apresentar glomerulonefrite muito comum e capilarite pulmonar frequente Difere de crioglobulinemia e PHD, por ser pauci-imune Difere de vasculite leucocitoclástica, por ser sistêmica
Vasculites por imunocomplexos		
Nosologia	**Definição**	**Critérios de classificação**
[1]Vasculite por IgA (Henoch-Schönlein)	Vasculite com predominância de depósito de complexos de IgA, afetando pequenos vasos. Envolvimento típico de pele, aparelho gastrointestinal e glomérulos, e associação com artralgias e artrites	São quatro critérios propostos por Mills e colaboradores (1990): 1) púrpura palpável ≥ 4 kg; 2) idade de início ≤ 20 anos; 3) sangramento gastrointestinal; e 4) biópsia demonstrando granulocitose peri ou extravascular
[2]Vasculite crioglobulinêmica	Vasculite com depósito de complexos imunes de crioglobulina, afetando pequenos vasos e associada à crioglobulinemia	Envolvimento frequente da pele, glomérulos e nervos periféricos
[3]Doença antimembrana basal glomerular (anti-MBG)	Vasculite que afeta capilares glomerulares, capilares pulmonares, ou ambos, com depósito de autoanticorpos antimembrana basal	Envolvimento pulmonar, com hemorragia pulmonar, e renal com glomerulonefrite com necrose e crescentes
[3]Vasculite urticariforme hipocomplementêmica (VUH) – vasculite anti-C1q	Vasculite acompanhada de urticária e hipocomplementemia que afeta pequenos vasos (ou seja, capilares, vênulas ou arteríolas), associada com anticorpos anti-C1q	Glomerulonefrite, artrite, doença pulmonar obstrutiva e a inflamação ocular são comuns
Vasculites de vasos variáveis (VVV)		
[3]Doença de Behçet	Pode afetar as artérias ou veias na forma de vasculite de pequenos vasos, tromboangiite, trombose, arterites e aneurismas arteriais	A doença de Behçet é caracterizada por úlceras aftosas recorrentes: oral e/ou genitais acompanhadas de lesões inflamatórias sistêmicas cutâneas, oculares, articulares, gastrointestinais e/ou do sistema nervoso central
[3]Síndrome de Cogan	As manifestações vasculíticas podem incluir arterite (afetando pequenas, médias ou artérias grandes), aortite, aneurismas aórticos, valvulite aórtica e mitral	A síndrome de Cogan é caracterizada por lesões inflamatórias oculares, incluindo queratite intersticial, uveíte e episclerite; e doença do ouvido interno, incluindo perda neurossensorial da audição e disfunção vestibular

[1]Vasculites incluídas nos critérios da ACR de 1990; [2]Vasculites acrescentadas pela Conferência de Chapel Hill de 1994; [3]Vasculites acrescentadas pela revisão da Conferência de Chapel Hill de 2012; [4]Critérios de Masi et al. (ACR 1990).

Diagnóstico laboratorial

O diagnóstico de uma vasculite sistêmica depende da suspeita clínica em face ao tempo de processo inflamatório vascular crônico de origem obscura, lesões de órgãos-alvo e de fenótipo compatível, sorologias, dados de imagem e confirmação histológica, porém o principal é excluir as causas secundárias e as doenças que possam mimetizar a vasculite. Enquanto se aguarda a certeza de um diagnóstico definitivo recomenda-se a utilização dos termos "suspeito" e "provável".

Exames laboratoriais de caráter geral

Na investigação inicial de um dos casos suspeitos de vasculite sistêmica sugere-se a avaliação de comprometimento de orgãos-alvo pela realização de radiografia de tórax, análise de sedimento urinário e urocultura, e exames laboratoriais que vão desde a análise hematológica básica com hemograma, VHS pelo método Westergreen e coagulograma, avaliação bioquímica de PCR, ureia, creatinina até testes de função hepática.

Sorologias para sífilis, hepatites B e C, e HIV prestam-se ao diagnóstico diferencial com as vasculites infecciosas, podendo ser necessário afastar a presença de endocardite infecciosa por hemoculturas e avaliação ecodopplercardiológica de precisão, em pacientes de risco como valvulopatas, egressos de cirurgias e procedimentos cardíacos invasivos.

Da mesma forma, no pós-operatório, especialmente de cirurgias de grande porte, complicações trombóticas e embolia gordurosa podem simular vasculites sistêmicas. A investigação imunológica inicial é util em suspeita de doença do tecido conjuntivo de base, ou presença de mecanismo de deposição de imunocomplexo. Sugere-se solicitar dosagem de complementemia, pesquisa de Fator reumatoide, PAAC em HEp-2, pesquisa dos anticorpos associados à SAF (anticoagulante lúpico, anticardiolipinas IgG, IgM e IgA e anti-β2-glicoproteína) e a eletroforese de proteínas e das imunoglobulinas séricas. Embora alterações específicas desta ou daquela vasculite primária sejam raras, um VHS alto com sintomas compatíveis, por exemplo, em caso de endurecimento nodular e de palpação dolorosa de artéria temporal, podem sugerir arterite de células gigantes; além disso, considera-se que alterações das escórias renais façam parte dos critérios de PAN na ausência de glomerulonefrite.[32,114]

De forma mais específica, sugere-se sempre a pesquisa de anticorpos anticitoplasma de neutrófilos (ANCA) e a pesquisa de anticorpo-antiC1q ou de crioglobulinas quando se fizerem necessárias.

Anticorpos anticitoplasma de neutrófilos (ANCA)

Os anticorpos anticitoplasma de neutrófilos (ANCA) interagem com as proteínas dos grânulos azurófilos primários dos neutrófilos. Os principais antígenos-alvo são: a proteinase 3 (PR3) e a mieloperoxidase (MPO), embora a reatividade a outros antígenos presentes em lisossomas de neutrófilos, monócitos e células endoteliais também venha sendo descrita. O ANCA é detectado por IFI em neutrófilos humanos fixados em álcool como substrato antigênico e pode se expressar por dois padrões de fluorescência: padrão granular fino do citoplasma ou ANCA clássico (cANCA), sugestivo de anticorpos anti-PR3; e o perinuclear ou pANCA, sugestivo de anticorpos específicos para a MPO; assim como anticorpos não MPO ou atípicos como antilisozima, elastase, beta-glucorunidase, alfa-enolase, catepsina G e lactoferrina.[121,122]

- **Interpretação e significado clínico:** a pesquisa de ANCA por IFI (Figura 46.6), se negativa, não tem valor diagnóstico e não exclui a presença de vasculite; e, se positiva, necessita confirmação por Elisa, utilizando os antígenos purificados (PR3 e MPO) para alcançar uma especificidade de diagnóstico de 99%. A positividade confirmada por este segundo teste, em quadros clínicos compatíveis, está altamente associada ao diagnóstico de uma vasculite relacionada ao ANCA. É interessante pontuar que o padrão de pANCA é, na verdade, um artefato técnico da fixação com etanol, que permite que antígenos solúveis catiônicos do plasma fixem-se em padrões nucleofílicos. Com o uso de fixador à base de formalina, tal padrão não ocorre, e persiste o padrão citoplasmático clássico. O cANCA é mais específico que o pANCA, e o primeiro parece estar associado à doença extrarrenal e renal grave, enquanto o segundo é encontrado em vasculites com comprometimento renal sem doença extrarrenal exuberante. Ambos os padrões podem estar sobrepostos num mesmo paciente. Cerca de 60% a 90% com ANCA positivo são portadores de vasculite granulomatosa com poliangeíte (GPA ou Wegener), poliangeíte microscópica, vasculite granulomatosa eosinofílica com poliangeíte (GEPA ou Churg-Strauss), entre outras. Não obstante, outras vasculites ou patologias inflamatórias também podem apresentar ANCA positivo, em especial as doenças inflamatórias intestinais, glomerulonefrites rapidamente progressivas, hemorragia pulmonar, vasculites cutâneas e nódulos múltiplos pulmonares. O anticorpo cANCA é mais específico para pacientes com GPA em atividade (90%), e pode ocorrer, com menor frequência, na poliangeíte microscópica (20%) e na GEPA (10%), e, raramente, em indivíduos normais. Entretanto o anticorpo pANCA é um padrão observado num espectro maior de doenças, como poliangeíte microscópica (50%), GEPA (50%), glomerulonefrite crescente idiopática, colagenoses (notadamente na vasculite da artrite reumatoide e em baixos títulos no LES), em doenças induzidas por drogas (propiltiouracil, utilizado no tratamento do hipertireoidismo) e doenças intestinais inflamatórias.[122-127]. A frequência dos anticorpos anticitoplasma de neutrófilos (ANCA) pode ser consultada no Quadro 46.31.

Quadro 46.31 Frequência dos anticorpos anticitoplasma de neutrófilos (ANCA), por padrão antigênico, em diferentes condições clínicas.

Condição clínica	PR3 cANCA (%)	MPO pANCA (%)	Não MPO pANCA (%)
GPA	30 a 90	24	–
Poliangiite microscópica	20 a 40	58	–
GEPA	< 5 a 10	50	–
Glomerulonefrite crescente idiopática	30	64	–
Artrite reumatoide			20 a 30
Colite ulcerativa			60 a 80
Doença de Crohn			15 a 20
Hepatite autoimune			85 a 95

cANCA, anticorpo anticitoplasma de neutrófilos (tipo citoplasmático); GEPA, granulomatose eosinofílica com poliangeíte (Churg-Strauss); GPA, granulomatose com poliangeíte (Wegener); MPO, mieloperoxidase; não MPO, outras enzimas relacionadas ao pANCA; pANCA, anticorpo anticitoplasma de neutrófilos (tipo periférico); PR3, proteinase 3.

A 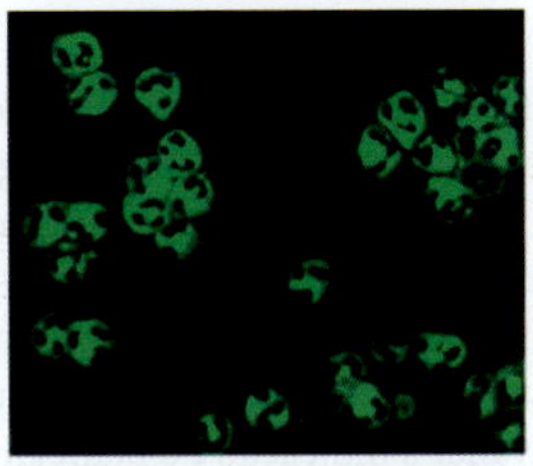 B 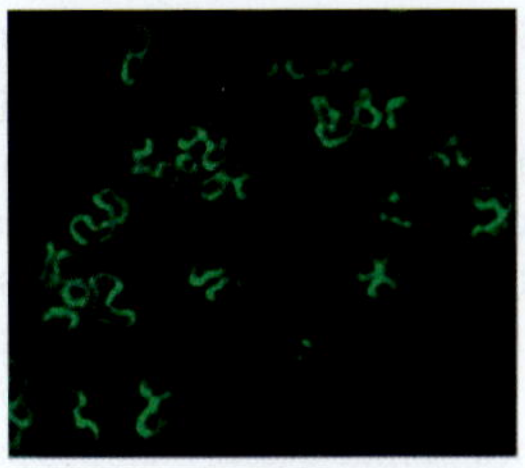

Figura 46.6 Padrões representativos de ANCA por imunofluorescência indireta em neutrófilos humanos. (**A**) Padrão citoplasmático (cANCA); (**B**) padrão perinuclear (pANCA).

Já foi estabelecido que os títulos de ANCA não refletem uma infecção intercorrente nos portadores de vasculite ligada ao ANCA. Embora alguns autores tenham verificado aumento desses títulos de acordo com a atividade da doença - com redução e até mesmo negativação durante períodos de remissão, propondo assim o seu uso, não só para o diagnóstico, mas também para o acompanhamento e avaliação da resposta ao tratamento de pacientes com vasculites ligadas ao ANCA –, metanálises mais recentes não confirmam esta indicação; pelo contrário, os títulos de ANCA parecem ser apenas preditores moderados de atividade de doença, com baixa correlação com a remissão, e não se indica a sua avaliação seriada para um seguimento de rotina.

Crioglobulinemias

As crioglobulinas são um grupo de proteínas que, sob baixas temperaturas, formam agregados insolúveis, que se precipitam e tendem a se dissolver sob posterior aquecimento a 37 °C. A análise de seus componentes possibilita a sua classificação em três tipos: (i) crioglobulina tipo I: imunoglobulina monoclonal (IgG, IgM ou IgA, ou raramente proteína de Bence-Jones), sem atividade de FR, e não fixa complemento; (ii) crioglobulina mista do tipo II: imunoglobulinas monoclonais (IgM, IgG ou IgA), geralmente com atividade de FR, associadas à IgG policlonal, podendo ainda conter ou não antígenos próprios ou microbianos; fixam complemento; (iii) crioglobulina mista tipo III: imunoglobulinas de origem policlonal, e, geralmente, uma delas com atividade de FR; fixam complemento. Para a sua determinação, colhe-se o sangue em tubo preaquecido, que deve ser rapidamente encaminhado ao laboratório para coagulação a 37 °C por, pelo menos, 30 minutos. O soro é mantido na geladeira por alguns dias para possibilitar a formação de crioprecipitado, que é lavado e solubilizado quando aquecido. O teor proteico é determinado por técnicas bioquímicas, e valores iguais ou maiores a 80 mg/mL são considerados positivos. A caracterização das imunoglobulinas constituintes do crioprecipitado pode ser feita pela técnica de imunodifusão dupla ou imunoeletroforese, utilizando antissoros específicos para cada isótipo.[3,128]

- **Interpretação e significado clínico:** a macroglobulinemia de Waldenström e o mieloma múltiplo podem levar à formação *in vitro* de crioprecipitados com características do tipo I ou monoclonal associados a sintomas da síndrome de hiperviscosidade (cefaleia, gengivorragia, hemorragia retiniana, zumbido), púrpura, fenômeno de Raynaud, cianose e ulceração. As crioglobulinas do tipo II, por sua vez, são comuns em doenças infecciosas crônicas, sobretudo envolvendo o vírus da hepatite B e principalmente o da hepatite C, que é a causa mais comum de crioglobulinemia, assim como pode ser observada na AR e SS. Já a crioglobulina do tipo III ocorre também em doenças infecciosas crônicas, virais, bacterianas e parasitárias e, em baixos títulos, no LES e AR. A formação de grandes quantidades de precipitado do tipo misto está associada à crioglobulinemia essencial, e a análise imunoeletroforética deste material pode evidenciar imunoglobulinas monoclonais como um dos componentes. A crioglobulinemia essencial é associada à vasculite crioglobulinêmica e ainda ao fenômeno de Raynaud, púrpura, ulceração cutânea, acrocianose e nefrite.[128]

Exames de imagem vascular

Dopllerfluxometria venosa e artéria, angiotomografia e angiorressonância, que são exames não invasivos, ou até mesmo angiografias são úteis para demonstrar aneurismas e obstruções característicos das lesões estruturais de vasos viscerais nas vasculites; no entanto, não demonstram muito quanto à atividade ou não da doença inflamatória.

Além de estadiamento do grau de lesões e de sua distribuição, lança-se mão desses métodos para avaliar a indicação e o planejamento de tratamentos cirúrgicos.[114]

Histologia

A investigação de vasculites sistêmicas utiliza biópsias para confirmação do diagnóstico. As biópsias podem ser diretamente realizadas nos vasos comprometidos, por exemplo, no achado clínico de arterite temporal endurecida, nodular, tortuosa e sensível e suspeita de arterite de células gigantes, ou, mais frequentemente, nos tecidos acometidos, seja pulmão, rim, pele, mucosas ou outros.

As preparações histológicas de rotina são hábeis para determinar o tipo e o calibre de vaso inflamado, assim como a presença de infiltrado inflamatório na parede dos vasos, regiões extra ou perivascular, a presença de necrose vascular, granulomas, células gigantes, entre outras lesões que podem ser típicas de um ou outro tipo de vasculite. Entretanto nas formas hiperimunes, técnicas histoquímicas são necessárias para confirmar o tipo de depósito imune e a fisiopatologia associada.[113-114]

CONCLUSÃO

Em função da especialização médica, os saberes vão se distanciando e diferentes abordagens clínicas e diagnósticas passam a ser adotadas por ramos distintos, mesmo quando englobados pela grande área da clínica médica. A Dermatologia e a Reumatologia muitas vezes tratam de patologias e pacientes em comum, e essa colaboração entre especialidades distintas é facilitada pela adoção de um conjunto de conhecimentos e linguagem técnica similares. Para benefício não só de futuros estudos quanto da melhora de qualidade no tratamento oferecido aos nossos pacientes, revisitar o rol de ferramentas laboratoriais comuns é um exercício obrigatório para manter atualizados o diálogo e a arte médica da propedêutica.

Referências bibliográficas

1. Rosa Neto NS, Carvalho JF. O uso de provas de atividade inflamatória em reumatologia. Rev Bras Reumatol. 2009;49(4):413-30.
2. Sheldon J. Laboratory testing in autoimmune rheumatic disease. Best Pract Res Clin Rheumatol 2004;18:249-69.
3. Viana VST, Bonfá E. Análise Laboratorial em Reumatologia. In: Lopes AC (ed.). Tratado de Clínica Médica. Rio de Janeiro: Roca; 2006. v. 1. p.1864-1871.
4. Picheth G, Bresolin PL, Pereira Jr. O, Jaworski MCG, Santos CM, Pinto AP et al. Mucoproteína versus alfa-1-glicoproteína ácida: o que quantificar? J Bras Patol Med Lab. [periódicos na Internet]. 2002 [acesso em 30 set 2017];38(2):87-91. Disponível em: http://www.scielo.br/scielo.php?script=sci_arttext&pid=S1676-24442002000200004&lng=en.
5. Williams KA, Swedo SE. Post-infectious autoimmune disorders: Sydenham's chorea, Pandas and beyond. Brain Research. 2015;1617:144-54.
6. Seelen MA, Daha MR. The role of complement in autoimmune renal disease. Autoimmun. 2006;39:411-5.
7. Boom V, Anton J, Lahdenne P, Quartier P, Ravelli A, Wulffraat NM et al. Evidence-based diagnosis and treatment of macrophage activation syndrome in systemic juvenile idiopathic arthritis. Pediatr Rheumatol Online J. 2015;13:55.
8. Asherson RA, Cervera R. "Primary", "secondary" and other variants of the antiphospholipid syndrome. Lupus. 1994;3(4):293-8.
9. Bersani I, Auriti C, Ronchetti MP, Prencipe G, Gazzolo D, Dotta A. Use of early biomarkers in neonatal brain damage and sepsis: state of the art and future perspectives. Biomed Res Int. [periódicos na Internet] 2015 [acesso em 22 set 2017];2015. Disponível em: https://www.hindawi.com/journals/bmri/2015/253520/cta/
10. Carvalho JF, Hanoaka B, Szyper-Kravitz M, Shoenfeld Y. C-Reactive protein and its implications in systemic lupus erythematosus. Acta Reumatol Port. 2007;32(4): 317-22.
11. Gavrilă BI,Ciofu C,Stoica V. Biomarkers in Rheumatoid Arthritis, what is new? J Med Life. 2016;9(2):144-8.
12. Ameer F, McNeil J. Polymyalgia rheumatica: clinical update. Aust Fam Physician. 2014;43(6):373-6.
13. Jayne D. The diagnosis of vasculitis. Best Pract Res Clin Rheumatol. 2009;23(3): 445-53.
14. Dellavance A, Gabriel Júnior A, Cintra AFU, Ximenes AC, Nuccitelli B, Taliberti BH et al. 2º Consenso Brasileiro de Fator Antinuclear em Células HEp-2: definições para a padronização da pesquisa de auto-anticorpos contra constituintes do núcleo (FAN HEp-2), nucléolo, citoplasma e aparelho mitótico e suas associações clínicas. Rev. Bras. Reumatol. 2003;43(3):129-40.
15. Dellavance A, Leser PG, Andrade LEC. Análise crítica do teste de anticorpos antinúcleo (FAN) na prática clínica. Rev Bras Reumatol. 2007;47(4): 265-75.
16. Tan EM, Cohen AS, Fries JF, Masi AT, McShane DJ, Rothfield NF et al. The 1982 revised criteria for the classification of systemic lupus erythematosus. Arthritis Rheum. 1982;25:1271-7.
17. Hochberg MC. Updating the American College of Rheumatology revised criteria for the classification of systemic lupus erythematosus [letter]. Arthritis Rheum. 1997;40:1725.
18. Dellavance A, Gabriel Júnior A, Cintra AFU, Ximenes AC, Nuccitelli B, Mühlen CA et al. 1º Consenso Nacional para Padronização dos Laudos de FAN HEp-2. J Bras Patol Med Lab. 2002;38(3):207-16.
19. Duarte AA. Fator antinúcleo na dermatologia. An Bras Dermatol. 2005;80(4):387-94.
20. Solomon DH, Kavanaugh AJ, Schur PH, American College of Rheumatology Ad Hoc Committee on Immunologic Testing Guidelines. Evidence based guidelines for the use of immunologic tests: antinuclear antibody testing. Arthritis Rheum. 2002; 47:434-44.
21. Tan EM, Feltkamp TEW, Smolen JS, Butcher B, Dawkins R, Fritzler MJ et al. Range of antinuclear antibodies in "health" individuals. Arthritis Rheum. 1997;40: 1601-11.
22. Dellavance A, Gabriel Júnior B, Nuccitelli BH, Taliberti CA, Mühlen CDA, Bichara CD et al. 3º Consenso Brasileiro para pesquisa de autoanticorpos em células HEp-2 (FAN): recomendações para padronização do ensaio de pesquisa de autoanticorpos em células HEp-2, controle de qualidade e associações clínicas. Rev Bras Reumatol. 2009;49(2):89-109.
23. Francescantonio PLC, Andrade LEC, Cruvinel WM, Araújo FI, Dellavance A, Gabriel Júnior A et al. III Consenso Brasileiro para Pesquisa de Autoanticorpos em Células HEp-2: perspectiva histórica, controle de qualidade e associações clínicas. J Bras Patot Med Lab. 2009;45(3):185-99.
24. Francescantonio PL, Cruvinel WM, Dellavance A, Andrade LE, Taliberti BH, von Mühlen CA et al. IV Brazilian guidelines for autoantibodies on HEp-2 cells. Rev Bras Reumatol. 2014;54(1):44-50.
25. Dellavance A, Viana VS, Leon EP, Bonfa ES, Andrade LE, Leser PG: The clinical spectrum of antinuclear antibodies associated with the nuclear dense fine speckled immunofluorescence pattern. J Rheumatol 2005;32: 2144-9.
26. Elkon K, Casali P. Autoantibodies: nature and functions. Nat Clin Pract Rheumatol 2008;4:491-8.
27. Pereira KMC, Carbonell ALI (editoras científicas). Para evitar as armadilhas da síndrome do FAN positivo idiopático. Saiba +, A+ Medicina Diagnóstica. Grupo Fleury. 2011 Jun. edição 1, ano 1. Medicina Diagnóstica.
28. Brito FA, Santos SME, Ferreira GA, Pedrosa W, Gradisse J, Costa LC et al. Detecção de anticorpos antinucleares por imunofluorescência indireta em células HEp-2: definindo a diluição de triagem adequada para o diagnóstico das doenças reumáticas autoimunes. Rev Bras Reumatol. 2014;54(1):13-20.
29. Bradwell A, Hughes R, Karim A. Immunofluorescent antinuclear antibody tests. In: Detrick B, Hamilton R, Folds J, editores. Manual of molecular and clinical laboratory immunology. 7. ed. Washington, DC: ASM Press; 2006. p. 995-1006.
30. Wiik AS. Anti-nuclear autoantibodies: clinical utility for diagnosis, prognosis, monitoring, and planning of treatment strategy in systemic immunoinflammatory diseases. Scan J Rheumatol. 2005;34:260-8.
31. Viana VST, Bonfá ESDO. Exames laboratoriais: autoanticorpos. [Internet]. Medicina NET. Porto Alegre [atualizado em 19 dez 2009]. [acesso em 22 set 2017]. Disponível em: http://www.medicinanet.com.br/conteudos/revisoes/2496/exames_laboratoriais_%E2%80%93_autoanticorpos.htm.
32. Jennette JC, Falk RJ, Andrassy K, Bacon PA, Churg J, Gross WL et al. Nomenclature of systemic vasculitides: the proposal of an international consensus conference. Arthritis Rheum. 1994;37:187-92.
33. Marques-Neto JF, Gonçalves ET, Langen LFOB, Cunha MFL, Radominski S, Oliveira SM et al. Multicentric study of the prevalence of adult rheumatoid arthritis in Brazilian population samples. Rev Bras Reumatol. 1993;33:169-73.
34. Arnett FC, Edworthy SM, Bloch DA, Mcshane DJ, Fries JF, Cooper NS et al. The American Rheumatism Association 1987 revised criteria on the classification of rheumatoid arthritis. Arthritis Rheum. 1988;31(Q3):315-24.

35. Aletaha D, Neogi T, Silman AJ, Funovits J, Felson DT, Bingham CO et al. 2010 Rheumatoid arthritis classification criteria: an American College of Rheumatology/ European League Against Rheumatism collaborative initiative. Arthritis Rheum. 2010; 62(9):2569-81.
36. Mota LM, Santos Neto LL, Burlingame RW, Ménard HA, Pereira IA, Carvalho JF et al. Incapacitação e qualidade de vida não são influenciadas pela prevalência de autoanticorpos em pacientes com artrite reumatoide inicial: resultados da Coorte Brasília. Rev Bras Reumatol. 2012;52(6):824-9.
37. Doner T, Egerer K, Feist E, Burmester GR. Rheumatoid factor revised. Curr Opin Rheumatol 2004;6:246-53.
38. Niewold TB et al. Anti-CCP antibody testing as a diagnostic and prognostic tool in rheumatoid arthritis. Q J Med 2007;100:193-201.
39. Nishimura K et al. Metanalysis: diagnostic accuracy of anti-cyclic citrullinated peptide antibody and rheumatoid factor for rheumatoid arthritis. Ann Inter Med 2007;146:797-808.
40. Deane KD. Preclinical rheumatoid arthritis (autoantibodies): an updated review. Curr Rheumatol Rep. 2014;16(5):419.
41. Generali E, Scirè CA, Favalli EG, Selmi C. Biomarkers in psoriatic arthritis: a systematic literature review. Expert Rev Clin Immunol. 2016;12(6):651-60.
42. Viana VST, Carvalho JF, Moraes JCB, Saad CGS, Ribeiro ACM, Gonçalves C et al. Autoantibodies in patients with psoriatic arthritis on anti-TNFα therapy. Rev Bras Reumatol. 2010;50(3):225-34.
43. Van Bijsterveld OP. Diagnostic tests in Sicca syndrome. Arch Ophthalmol. 1969; 82:10-4.
44. Daniels TE, Silverman S Jr, Michalski JP, Greenspan JS, Sylvester RA, Tala N. The oral component of Sjögren's syndrome. Oral Surg Oral Med Oral Pathol. 1975;39:875-85.
45. Vitali C, Bombardieri S, Jonhson R, Moutsopoulos HM, Alexander EL, Carsons SE et al. Classification criteria for Sjögren's Syndrome: a revised version of the European criteria proposed by American-European Consensus Group. Ann Rheum Dis. 2002;64:475-87.
46. Shiboski SC, Shiboski CH, Criswell LA, Baer AN, Challacombe S, Lanfranchi H et al. American College of Rheumatology Classification Criteria for Sjögren's Syndrome: a data-driven, expert consensus approach in the Sjögren's International Collaborative Clinical Alliance Cohort. Arthritis Care Res (Hoboken). 2012;64(4):475-87.
47. Whitcher JP, Shiboski CH, Shiboski SC, Heidenreich AM, Kitagawa K, Zhang S et al. A simplified quantitative method for assessing keratoconjunctivitis sicca from the Sjögren's Syndrome International Registry. Am J Ophthalmol. 2009;149:405-15.
48. Shiboski CH, Shiboski SC, Seror R, Criswell LA, Labetoulle M, Lietman TM et al. 2016 American College of Rheumatology/European League Against Rheumatism classification criteria for primary Sjögren's syndrome A consensus and data-driven methodology involving three international patient cohorts. Arthritis Rheumatol. 2017;69(1):35-45.
49. Franceschini F, Cavazzana I, Andreoli L,Tincani A. The 2016 classification criteria for primary Sjögren's syndrome: what's new? BMC Med. 2017;15(1):69.
50. Lora PS, Laurino CCFC, Freitas AE, Brenol JCT, Montecielo O, Xavier RM. Padrões de imunofluorescência do fator antinuclear (FAN) em células HEp-2 de soros reagentes para anti-SSA/Ro. Rev Bras Reumatol. 2007;47(1):4-9.
51. Szabo K, Papp G, Dezso B, Zeher M. The histopathology of labial salivary glands in primary Sjögren's Syndrome: focusing on follicular helper t cells in the inflammatory infiltrates. Mediators of Inflammation. 2014;2014:631787.
52. Petri M, Orbai AM, Alarcón GS, Gordon C, Merrill JT, Fortin PR et al. Derivation and validation of the Systemic Lupus International Collaborating Clinics classification criteria for systemic lupus erythematosus. Arthritis Rheum. 2012;64(8): 2677-86.
53. Costenbader KH. The New EULAR/ACR criteria for classification of SLE in action. In: na ACR/ARHP Annual Meeting San Diego. 2017 nov.; San Diego, Califórnia (EUA). Apresentação oral.
54. Tedeschi SK, Johnson S, Boumpas D, Daikh DI, Diamond B, Doerner T et al. A Multicriteria decision analysis for the development of New Systemic Lupus Erythematosus Classification Criteria [abstract]. Arthritis Rheumatol. 2017;69(suppl 10).
55. Almeida EF, Teixeira JMB, Cardoso MZ. Pesquisa de autoanticorpos em pacientes com Lúpus Eritematoso Sistêmico: revisão de literatura. Rev Ciên Saúde. 2012;2(3). Disponível em: file:///C:/Users/Paulo/Downloads/108-460-1-PB.pdf
56. Riboldi P, Gerosa M, Moroni G, Radice A, Allegri F, Sinico A et al. Anti-DNA antibodies: a diagnostic and prognostic tool for systemic lupus erythematosus? Autoimmun. 2005;38:39-45. Jost SA, Tseng LC, Matthews LA, Vasquez R, Zhang S, Yancey KB et al. IgG, IgM, and IgA antinuclear antibodies in discoid and systemic lupus erythematosus patients. Scientific World Journal. 2014 Mar 5;2014:1-7.
57. Levy RA, Carvalho JF. Lupus and the brain: neuropsychiatric aspects in systemic lupus erythematosus. Lupus. 2017;26(5):451-452.
58. Miyakis S, Lockshin MD, Atsumi T, Branch DW, Brey RL, Cervera R et al. International consensus statement on an update to the classification for definite antiphospholipid syndrome (APS). J Thromb Haemost. 2006;4(2):295-306.
59. Carvalho JF, Celeiro MT, Vendramini M, Bonfá E. Clinical and laboratory evaluation of patients with primary antiphospholipid syndrome according to the frequency of antinuclear antibodies (ANA Hep-2). Rev Bras Reumatol. 2010;50(3):262-72.
60. Santamaria JR, Badziak D, Barros MF, Mandelli FL, Cavalin LC, Sato MS. Síndrome anti-fosfolípide. An Bras Dermatol. 2005;80(3):225-39.
61. Danowski A, Rego J, Kakehasi AM, Funke A, Carvalho JF, Lima IV et al. Diretrizes para o tratamento da síndrome do anticorpo antifosfolipídeo. Rev Bras Reumatol. 2013;53(2):184-92.
62. Carvalho JF, Levy RA, Shoenfeld Y. Antiphospholipid syndrome and antibodies. J Immunol Res. [periódicos na Internet] Ago 2014 [acesso em 22 set 2017]. Disponível em: https://www.ncbi.nlm.nih.gov/pmc/articles/PMC4151358/pdf/JIR2014-942869.pdf.
63. Vlachoyiannopoulos PG,Samarkos M, Sikara M, Tsiligros P. Antiphospholipid antibodies: laboratory and pathogenic aspects. Crit Rev Clin Lab Sci. 2007;44:271-338.
64. Tanimura K, Jin H, Suenaga T, Morikami S, Arase N, Kishida K et al. β2-glycoprotein I/HLA class II complexes are novel autoantigens in antiphospholipid syndrome. Blood. 2015;125(18):2835-44.
65. Criado PR, Rivitti EA, Sotto MN, Valente NY, Aoki V, Carvalho JF et al. Vasculopatia livedoide: uma doença cutânea intrigante. An Bras Dermatol. [periódicos na Internet] 2011 Set-Out [acesso em 2 dez 2017];86(5):961-77. Disponível em: http://www.scielo.br/pdf/abd/v86n5/v86n5a15.pdf.
66. Hu SC, Chen GS, Lin CL, Cheng YC, Lin YS. Dermoscopic features of livedoid vasculopathy. Medicine (Baltimore). 2017 Mar;96(11):e6284.
67. Sampaio-Barros PD, Zimmermann AF, Müller CS, Borges CTL, Freire EAM et al. Recomendações sobre diagnóstico e tratamento da esclerose sistêmica. Rev Bras Reumatol. 2013;53(3):258-75.
68. HerrickAL, Pan X, Peytrignet S, Lunt M, Hesselstrand R, Mouthon L et al. Treatment outcome in early diffuse cutaneous systemic sclerosis: the European Scleroderma Observational Study (ESOS). An Rheum Dis. 2017; 76:1207-18.
69. Masi AT, Rodnan GP, Medsger Jr. TA, Altman RD, DAngelo WA, Fries JF et al. Preliminary criteria for the classification of systemic sclerosis (scleroderma). Arthritis Rheum. 1980;23:581-90.
70. Van den Hoogen F, Khanna D, Fransen J, Johnson SR, Baron M, Tyndall A et al. 2013 Classification Criteria for Systemic Sclerosis. Arthrtis and Reum. 2013;65(11):2737-47.
71. Gerrits EG, Landman GW, Nijenhuis-Rosien L, Bilo HJ. Limited joint mobility syndrome in diabetes mellitus: a minireview. World J Diabetes. 2015;6(9):1108-12.
72. Skare TL, Fonseca AE, Luciano AC, Azevedo PM. Autoanticorpos em esclerodermia e sua associação ao perfil clínico da doença: estudo em 66 pacientes do sul do Brasil. An Bras Dermatol. [periódicos na Internet]. 2011 Dez [acesso em 28 out 2017];86(6):1075-81. Disponível em: http://www.scielo.br/scielo.php?script=sci_arttext&pid=S0365-05962011000600003&lng=en.
73. Affandi AJ, Radstake TR, Marut W. Update on biomarkers in systemic sclerosis: tools for diagnosis and treatment. Semin Immunopathol. 2015;37(5):475-87.
74. Berger M, Steen VD. Role of anti-receptor autoantibodies in pathophysiology of scleroderma. Autoimmun Rev. [periódicos na Internet] 2017 Out [acesso em 10 out 2017];16(10):1029-1035. Disponível em: https://www.clinicalkey.com/service/content/pdf/watermarked/1-s2.0-S1568997217302021.pdf?locale=pt_BR.
75. Von Bierbrauer AF, Mennel HD, Schmidt JA, von Wichert P. Intravital microscopy and capillaroscopically guided nail fold biopsy in scleroderma. Ann Rheum Dis. 1996 May;55(5):305-10.
76. Cutolo M, Grassi W, Matucci Cerinic M. Raynaud's phenomenon and the role of capillaroscopy. Arthritis Rheum. 2003;48:3023-30.
77. Kayser C, Andrade LEC. Capilaroscopia periungueal: importância para a investigação do fenômeno de Raynaud e doenças do espectro da esclerose sistêmica. Rev Bras Reumatol. 2004;44(1):46-52.
78. Cutolo M, Sulli A, Secchi ME, Olivieri M, Pizzorni C. The contribution of capillaroscopy to the differential diagnosis of connective autoimmune diseases. Best Pract Res Clin Rheumatol. 2007;21:1093-108.
79. Kayser C, Corrêa MJU, Andrade LEC. Fenômeno de Raynaud. Rev Bras Reumatol. 2009;49(1):48-63.
80. Cutolo M, Smith V. State of the art on nailfold capillaroscopy: a reliable diagnostic tool and putative biomarker in rheumatology? Rheumatology (Oxford). 2013;52:1933-40.
81. Souza EJR, Kayser C. Capilaroscopia periungueal: relevância para a prática reumatológica. Rev Bras Reumatol. 2015;55(3):264-71.
82. Bissell LA, Abignano G, Emery P, Del Galdo F, Buch MH. Absence of scleroderma pattern at nail fold capillaroscopy valuable in the exclusion of Scleroderma in unselected patients with Raynaud's Phenomenon. BMC Musculoskeletal Disord. 2016;17(1):342.
83. Chojnowski MM, Felis-Giemza A, Olesińska M. Capillaroscopy: a role in modern rheumatology. Reumatologia. 2016;54(2):67-72.
84. Cutolo M, Herrick AL, Distler O, Becker MO, Beltran E, Carpentier P et al. Nailfold videocapillaroscopic features and other clinical risk factors for digital ulcers in systemic sclerosis: a multicenter, prospective cohort study. Arthritis Rheumatol. 2016;68(10):2527-39.
85. Kayser C. The search for new biomarkers in systemic sclerosis. Rev Bras Reumatol. 2016;56(4):285-6.
86. Sharp GC, Irwin WS, Tan EM, Gould RG, Holman HR. Mixed connective tissue disease: an apparently distinct rheumatic disease associated with a specific antibody to an extractable nuclear antigen (ENA). Am J Med. 1972;52:148-59.
87. Alarcón-Segovia D, Villarreal M. Classification and diagnostic criteria for mixed connective tissue disease. In: Kasukawa R, Sharp GC, editores. Mixed connective tissue disease and anti-nuclear antibodies. Amsterdam: Elsevier Science Publishers BV (Biomedical Division); 1987. p. 33-40.
88. Sharp GC. Diagnostic criteria for classification of mixed connective tissue disease. In: Kasukawa R, Sharp GC, editores. Mixed connective tissue disease and anti-nueclear antibodies. Amsterdam: Elsevier Science Publishers BV (Biomedical Division); 1987. p. 23-30.
89. Kasukawa R, Tojo T, Miyawaki S, Yoshida H, Tanimoto K, Nobunaga M et al. Preliminary Diagnostic Criteria for Classification of Mixed Connective Tissue Disease. In: Kasukawa R, Sharp GC, editores. Mixed connective tissue disease and anti-nueclear antibodies. Amsterdam: Elsevier Science Publishers BV (Biomedical Division); 1987. p. 41-7.

90. Kahn MF, Appelboom T. Syndrome de Sharp. In: Kahn MF, Pelier AP, Mayer O, Piette JS, editores. Les maladies systémiques. Paris: Flammarion; 1991. p. 545-56.
91. Smolen JS, Steinbr G. Mixed connective tissue disease to be or not to be? Arthritis Rheum. 1998;41(5):768-77.
92. Lage LV, Carvalho JF, Caleiro MTC, Yoshinari NH, Mota LMH, Khamashta MA et al. Fluctuation of anti-endothelial cell antibody titers in mixed connective tissue disease. Isr Med Assoc J. 2012 Fev;14(2):84-7.
93. Youinou P, Jamin C. The miscellany of anti-endothelial cell autoantibodies. Isr Med Assoc J. 2012;14(2):119-20.
94. Wortmann LR. Inflammatory diseases of muscle and other myopathies. In: Ruddy S, Harris ED, Sledge CB, editores. Kelley's Textbook of Rheumathology. 6. ed. Philadelphia: WB Saunders; 2001. v. 2. p. 1273-96.
95. Miller FW. Inflammatory myopathies: polymyositis, dermatomyositis and related conditions. In: Koopman, WJ. Arthritis and allied conditions. 14. ed. Philadelphia: Willians and Wilkins; 2001. v. 2. p.1562-89.
96. Drake LA, Dinehart SM, Farmer ER, Goltz RW, Graham GF, Hordinsky MK et al. Guidelines of care for dermato myositis: American Academy of Dermatology. J Am Acad Dermatol. 1996;34(Pt 1):824-9.
97. Van Adel BA, Tarnopolsky MA. Metabolic myopathies: update 2009. J Clin Neuromuscul Dis. 2009;10:97-121.
98. DiMauro S, Garone C, Naini A. Metabolic myopathies. Curr Rheumatoly Rep. 2010;12:386-93.
99. Bohan A, Peter JB. Polymyositis and dermatomyositis (first of two parts). N Engl J Med. 1975;292(7):344-7.
100. Targoff IN, Miller FW, Medsger Jr. TA, Oddis CV. Classification criteria for the idiopathic inflamatory myopathies. Curr Opin Rheumatol. 1997;9:527.
101. Ortigosa LCM, Reis VMS. Dermatomiosite. An Bras Dermatol. 2008 Jun;83(3): 247-59.
102. Di Giácomo CG, Bueno AN, Vaz JLP, Salgado MCF. Atualização em dematomiosite. Rev Bras Clin Med. 2010 Set-Out;8(5):434-9.
103. Cojocaru M, Cojocaru IM, Chicos B. New Insights into Antisynthetase Syndrome. Maedica (Buchar) [periódicos na Internet] 2016 Jun [acesso em 22 set 2017];11(2):130-5. Disponível em: https://www.ncbi.nlm.nih.gov/pmc/articles/PMC5394574/pdf/maedica-11-130.pdf.
104. Rider LG, Nistala K. The juvenile idiopathic inflammatory myopathies: pathogenesis, clinical and autoantibody phenotypes, and outcomes. J Intern Med. 2016l;280(1): 24-38.
105. Rider LG, Ruperto N, Pistorio A, Erman B, Bayat N, Lachenbruch PA et al. 2016 ACR-EULAR adult dermatomyositis and polymyositis and juvenile dermatomyositis response criteria-methodological aspects. Rheumatology (Oxford). 2017;56(11): 1884-93.
106. Aussy A, Boyer O, Cordel N. Dermatomyositis and immune mediated necrotizing myopathies: a window on autoimmunity and cancer. Front Immunol. [periódicos na Internet] 2017 Ago [acesso em 30 set 2017];21(8):1-12. Disponível em: https://www.ncbi.nlm.nih.gov/pmc/articles/PMC5566616/pdf/fimmu-08-00992.pdf.
107. Targoff IN. Laboratory testing in the diagnosis and management of idiopathic inflammatory myopathies. Rheum Dis Clin North Am. 2002;28:859-90.
108. American Gastroenterological Association medical position statement: evaluation of liver chemistry tests. Gastroenterology. 2002;123:1364-6.
109. Lee TH, Kim WR, Poterucha JJ. Evaluation of elevated liver enzymes. Clin Liver Dis. 2012;16(2):183-98.
110. Li L, Wang Q, Yang F, Wu C, Chen S, Wen X et al. Anti-MDA5 antibody as a potential diagnostic and prognostic biomarker in patients with dermatomyositis. Oncotarget. 2017;8(16):6552-64.
111. Aggarwal R, Rider LG, Ruperto N, Bayat N, Erman B, Feldman BM, Oddis CV et al. 2016 American College of Rheumatology/European League Against Rheumatism criteria for minimal, moderate, and major clinical response in adult dermatomyositis and polymyositis: an international myositis assessment and clinical studies group/pediatric rheumatology international trials organization collaborative initiative. Ann Rheum Dis. 2017 Maio;76(5):792-801.
112. Abdul-Aziz R, Yu C-Y, Adler B, Bout-Tabaku S, Lintner KE, Moore-Clingenpeel M, Spencer CH. Muscle MRI at the time of questionable disease flares in Juvenile Dermatomyositis (JDM). Pediatr Rheumatol Online J. [periódicos na Internet]. 2017 [acesso em 22 set 2017];15(25). Disponível em: https://www.ncbi.nlm.nih.gov/pmc/articles/PMC5389186/.
113. Jennette JC, Falk RJ, Bacon PA, Basu N, Cid MC, Ferrario F et al. 2012 Revised International Chapel Hill Consensus Conference Nomenclature of Vasculitides. Arthritis Rheum. 2013;65(1):1-11.
114. Montiel BZ, Suárez LFF. Ruta y retos diagnósticos en vasculitis primarias: approach and challenges in primary vasculitidies. Reumatol Clin. 2011;7(7 Supl 3):1-6.
115. Arend WP, Michel BA, Bloch DA, Hunder GG, Calabrese LH, Edworthy SM et al. The American College of Rheumatology 1990 criteria for the classification of Takayasu arteritis. Arthritis Rheum. 1990;33:1129-34.
116. Hunder GG, Bloch DA, Michel BA, Stevens MB, Arend WP, Calabrese LH et al. The American College of Rheumatology 1990 criteria for the classification of giant cell arteritis. Arthritis Rheum. 1990;33:1122-8.
117. Leavitt RY, Fauci AS, Bloch DA, Michel BA, Hunder GG, Arend WP et al. The American College of Rheumatology 1990 criteria for the classification of Wegener's Granulomatosis. Arthritis Rheum. 1990;33:1101-7.
118. Lightfoot RW, Michel BA, Bloch DA, Hunder GG, Zvaifler NJ, Mcshane DJ et al. The American College of Rheumatology 1990 criteria for the classification of polyarteritis nodosa. Arthritis Rheum. 1990;33:1088-93.
119. Masi AT, Hunder GG, Lie JT, Michel BA, Bloch DA, Arend WP et al. The American College of Rheumatology 1990 criteria for the classification of Churg-Strauss syndrome (allergic granulomatosis and angiitis). Arthritis Rheum. 1990;33(8):1094-100.
120. Mills JA, Michel BA, Bloch DA, Calabrese LH, Hunder GG, Arend WP et al. The American College of Rheumatology 1990 criteria for the classification of Henoch-Schonlein Purpura. Arthritis Rheum. 1990;33(8):1114-21.
121. Bosch X, Guilabert A, Font J. Antineutrophil cytoplasmic antibodies. Lancet. 2006;368:404-18.
122. Domingues VMS, Machado B, Santos J. ANCA-positive vasculitis: clinical implications of ANCA types and titers. Rev Assoc Med Bras. 2016;62(5):434-40.
123. Gómez-Puerta JA, Bosch X. Anti-Neutrophil cytoplasmic antibody pathogenesis in small-vessel vasculitis: an update. Am J Pathol. 2009;175(5):1790-8.
124. Radu AS, Levi M. Anticorpos contra o citoplasma de neutrófilos. J Bras Pneumol. 2005;31(Suppl 1):516-20.
125. Savage COS. Pathogenesis of anti-neutrophil cytoplasmic autoantibody (ANCA): associated vasculitis. Clin Exp Immunol. 2011;164(Suppl 1):23-6.
126. Tomasson G, Grayson PC, Mahr AD, Lavalley M, Merkel PA. Value of ANCA measurements during remission to predict a relapse of ANCA associated vasculitis: a meta-analysis. Rheumatology (Oxford). 2012;51(1):100-9.
127. Rodrigues F, Cunha R. Anticorpos anticitoplasma do neutrófilo. [Internet]. Blog Doenças autoimunes: Atlas Imunofluorescência [atualizado em 28 jun 2013.].Serviço de Patologia Clínica, Hospitais da Universidade de Coimbra. [acesso em 22 set 2017]. Disponível em: http://chobela.blogspot.com.br/2013/06/anticorpos-anti-citoplasma--do-neutrofilo.html.
128. Dispenzieri A, Gorevic PD. Cryoglobulinemia. Hematol Oncol Clin North Am. 1999;13:1315-49.

capítulo 47

Fernanda Gonçalves Moya • Ilana Halpern • Rute Facchini Lellis

Afecções da Hipoderme

INTRODUÇÃO

O tecido adiposo tem um importante papel na homeostase energética através do estoque de lipídeos, além das funções de isolamento térmico e proteção mecânica a traumas externos. Também participa como importante tecido endócrino secretor de uma grande variedade de moléculas bioativas, como angiotensinogênio, leptina, TNF-α, interleucina 1β e interleucina 6. É dividido em lóbulos contendo adipócitos, separados por septos conjuntivos contendo vasos sanguíneos, linfáticos e nervos.

Poucas áreas da Dermatologia são mais difíceis e até mesmo frustrantes para os clínicos do que as doenças inflamatórias do tecido subcutâneo. Os diferentes tipos de paniculites usualmente têm o mesmo aspecto clínico,[1,2] a saber, nódulos ou placas, eritematosos ou violáceos, que podem vir a ulcerar, frequentemente localizados nos membros inferiores. Os critérios clínicos isolados não são suficientes para que seja feito o diagnóstico ou mesmo determinar se a origem do processo inflamatório está no tecido subcutâneo ou na derme profunda.

Em alguns casos de paniculite, há envolvimento também da derme e/ou fáscia, sendo difícil determinar onde está localizado o maior foco de inflamação.

O diagnóstico deve ser feito através da anamnese do paciente, características clínicas, localização e número das lesões, presença de ulceração e atrofia, além da avaliação de doenças sistêmicas associadas. É necessária a realização de biópsia cutânea profunda de lesões inflamatórias no estágio inicial, com amostras representativas que devem se estender desde a epiderme até a hipoderme, muitas vezes chegando à fáscia muscular.

Para os patologistas, a definição de paniculite fica mais fácil que para os clínicos, pois, ao avaliar uma biópsia já no menor aumento, é possível estabelecer se há ou não acometimento da hipoderme por um processo inflamatório. No entanto, mesmo através dos achados histopatológicos, com frequência é difícil diagnosticar especificamente as paniculites, por uma série de razões:

- A inflamação do tecido subcutâneo é um processo dinâmico, com características histopatológicas distintas nos seus diferentes estágios evolutivos.[3] Dependendo do momento de realização da biópsia, o aspecto microscópico pode ser divergente, como no caso do eritema nodoso, que, na sua fase inicial, apresenta-se como paniculite neutrofílica e, posteriormente, torna-se granulomatosa. Frequentemente, as biópsias são realizadas em lesões no seu estágio final, por correlação clinicopatológica inadequada, e acabam demonstrando achados não específicos.[4]
- O tipo e localização da inflamação no tecido subcutâneo podem variar numa mesma doença, dependendo da amostragem e independentemente do seu estágio evolutivo. Por exemplo, o eritema nodoso revela paniculite predominantemente septal, porém ocasionalmente pode demonstrar paniculite mista, septal e lobular, e até mesmo predominantemente lobular.
- Os espécimes obtidos nas biópsias são frequentemente inadequados. Para avaliar o padrão do infiltrado inflamatório (predominantemente septal, predominantemente lobular, ou misto) e o acometimento dos vasos, é necessário realizar biópsias grandes e profundas, idealmente com bisturi, e com todo cuidado, para evitar o pinçamento do espécime (Figuras 47.1 e 47.2). Muitos clínicos relutam em realizar biópsias profundas pela dificuldade de cicatrização dessas incisões nos membros inferiores das mulheres. Muitas biópsias realizadas por *punch* têm pouca representatividade e, por vezes, nem chegam a atingir o tecido subcutâneo. É recomendável realizar uma inspeção grosseira da amostra após a biópsia, para certificar-se da representação do tecido adiposo, que tem aspecto amarelado. Também raramente é feita mais de uma biópsia de pacientes com numerosas lesões de paniculite, não permitindo ao patologista construir a imagem cronológica da sequência de um processo em particular. Nos casos mais difíceis, pode ser de grande valia realizar mais de uma biópsia de lesões em diferentes estágios evolutivos.

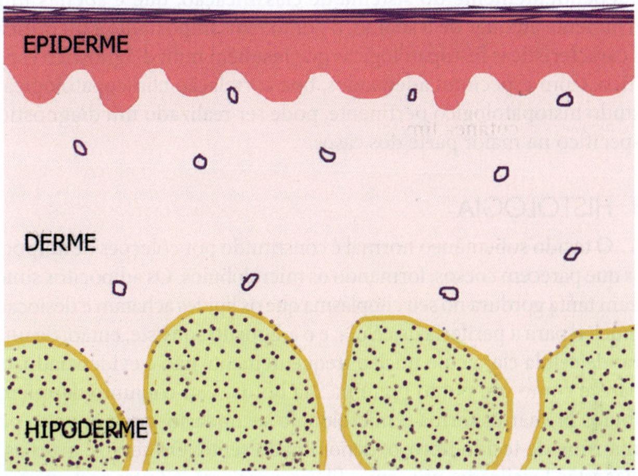

Figura 47.1 Paniculite lobular: o padrão de distribuição do infiltrado inflamatório compromete predominantemente os lóbulos adiposos.

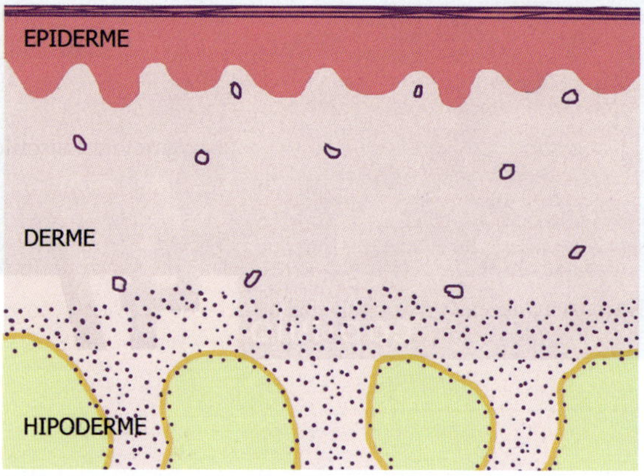

■ **Figura 47.2** Paniculite septal: as alterações inflamatórias são mais evidentes nos septos fibrosos que dividem os lóbulos adiposos que estão espessados por fibrose com infiltrado inflamatório variável.

Uma alternativa à excisão em fuso da lesão que é considerada "padrão-ouro" para a avaliação das afecções da hipoderme. Sugere-se o método de biópsia por *punch* de "dupla trefina", no qual se realiza uma biópsia com duas amostras, sendo a primeira e mais superficial, utilizando-se inicialmente um *punch* 6 a 8 mm, em seguida após a retirada desta amostra, faz-se outro *punch* 4 a 6 mm no mesmo trajeto a fim de representar mais profundamente o tecido subcutâneo (Figura 47.3).[861]

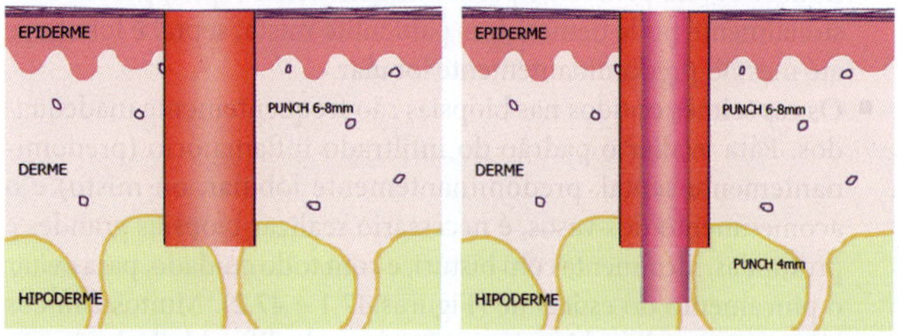

■ **Figura 47.3** A biópsia com dupla amostragem por *punch* pelo método "dupla trefina". À esquerda, a primeira amostra mais superficial (*punch* 6 a 8 mm) e à direita, a segunda biópsia mais profunda (*punch* 4 a 6 mm).

- Muitas paniculites representam expressão de doenças sistêmicas ocorrendo fora do tecido subcutâneo. Em alguns casos, para um diagnóstico específico, é preciso saber a história clínica completa, e o diagnóstico fica muito difícil se com base apenas nos achados histopatológicos.

Por estas limitações, um método de classificação para o diagnóstico histopatológico das paniculites não é fácil de ser estabelecido. Independentemente do sistema de classificação, que é apenas uma ferramenta auxiliar de trabalho, o ponto mais importante é identificar as características histopatológicas que resultem num diagnóstico específico. Com espécimes adequados, boa correlação clinicopatológica e estudo histopatológico pertinente, pode ser realizado um diagnóstico específico na maior parte dos casos.

HISTOLOGIA

O tecido subcutâneo normal é constituído por coleções de adipócitos que parecem coesos, formando os microlóbulos. Os adipócitos sintetizam tanta gordura no seu citoplasma que os lípides achatam e deslocam o núcleo para a periferia da célula, e o adipócito consiste, então, de uma grande célula clara cujo núcleo frequentemente não é evidenciado, ou aparece como um ponto preto na sua borda. Um conjunto de microlóbulos primários forma o microlóbulo secundário, que é envolto por uma rima de tecido fibroso, denominado septo. Os nervos, artérias e veias estão localizados nos septos fibrosos maiores, e destes partem vasos menores que irrigam as porções do lóbulo secundário. Cada adipócito é envolto por um capilar. Em cada microlóbulo, a arteríola ocupa posição central, enquanto a vênula corre na periferia. O suprimento sanguíneo de cada microlóbulo é terminal, ou seja, não há conexões entre capilares de microlóbulos adjacentes ou entre a derme e o tecido subcutâneo. Esta estrutura peculiar explica por que as vasculites de grandes vasos septais são usualmente acompanhadas por pouca inflamação dos lóbulos, enquanto as vasculites de pequenos vasos apresentam extensa necrose de adipócitos com infartos centrolobulares e denso infiltrado inflamatório lobular. Ao microscópio óptico, no menor aumento, é possível visualizar a arquitetura normal do tecido subcutâneo, com seus septos e lóbulos, e avaliar a distribuição e calibre dos vasos (Figura 47.4).

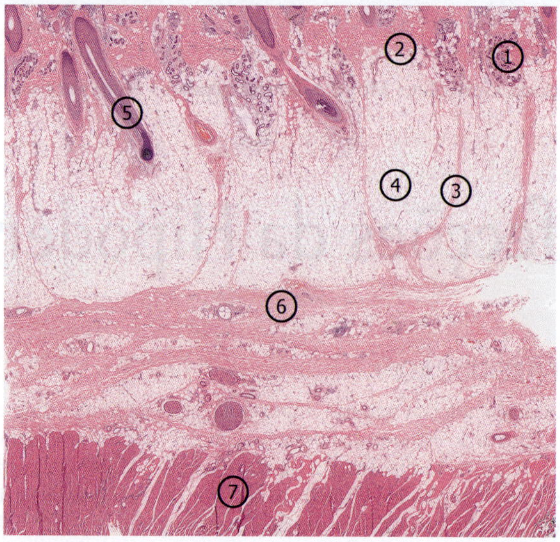

■ **Figura 47.4** Histologia da hipoderme: 1) ductos écrinos; 2) junção dermo-hipodérmica; 3) septo conjuntivo interlobular; 4) lóbulo adiposo; 5) folículo piloso terminal; 6) fáscia muscular; 7) tecido muscular esquelético.

Na avaliação das paniculites, primeiro é necessário reconhecer que todas elas são mistas, pois todas apresentam infiltrado inflamatório envolvendo tanto os septos como os lóbulos, porém, em geral, o infiltrado é mais abundante em um dos dois componentes do tecido subcutâneo, daí a denominação paniculite predominantemente septal ou predominantemente lobular. O segundo passo é avaliar a presença ou não de vasculite, e, se presente, deve ser determinada a natureza do vaso e seu calibre (o uso de coloração específica que evidencie o sistema elástico é bastante útil neste caso). O terceiro passo é a identificação da natureza das células presentes no infiltrado inflamatório, depois a avaliação de presença ou ausência de necrose, qual o tipo de necrose e, por fim, a procura de características histopatológicas adicionais que permitam o diagnóstico específico da doença (hemorragia ou esclerose, por exemplo). Quando necessário, devem ser realizados cortes semisseriados do bloco de parafina, corados pela hematoxilina-eosina. Também pode ser necessária a realização de colorações específicas, estudo por polarização, cultura do tecido para fungos ou bactérias e estudo imunohistoquímico como auxiliares no diagnóstico.

Apresentamos aqui o sistema de classificação e algoritmo para diagnóstico histopatológico proposto por Ackerman e colaboradores., com algumas modificações propostas por Requena.[1]

Com relação ao tipo de necrose, cabe ressaltar que, ao contrário das células em geral, em que a necrose é observada através das alterações nucleares (picnose, cariorrexe e cariólise), a necrose do tecido adiposo não pode ser avaliada através destas, pois a maioria dos núcleos dos adipócitos não aparece nos cortes histológicos, pelo seu pequeno tamanho em relação ao citoplasma da célula. Em vista disso, critérios não tradicionais devem ser utilizados no reconhecimento da necrose de adipócitos, a saber:[6]

1. **Necrose lipofágica:** a mais comum, consiste em macrófagos com citoplasma espumoso, que representa produtos lipídicos liberados pelos adipócitos mortos e fagocitados pelos macrófagos (Figura 47.5).

2. **Necrose de liquefação ou necrose granular:** representada pela completa perda da arquitetura celular dos adipócitos e sua substituição por finos grânulos de material anfofílico extracelular (Figura 47.6).
3. **Necrose hialinizante:** resulta em adipócitos mumificados com material proteico homogêneo eosinófilo e fosco no citoplasma, com apagamento da arquitetura (Figura 47.7).
4. **Microcistos/pseudocistos:** espaços de tamanhos variados, que não são cistos verdadeiros por não apresentarem revestimento epitelial, e que representam locais antes ocupados por adipócitos viáveis e que coalesceram após a necrose (Figura 47.8).
5. **Necrose lipomembranosa/membranocística:** representa estágio final de necrose, com pseudocistos de tamanhos variados, em geral pequenos, delineados por material eosinófilo hialino e homogêneo, com aspecto festonado (Figura 47.9).
6. **Necrose isquêmica:** causada por diminuição severa do suprimento sanguíneo, em geral no centro de lóbulos acometidos, apresenta-se inicialmente com preservação da arquitetura celular, porém com aspecto bastante eosinófilo e perda dos núcleos (células "fantasma"). Há palidez dos adipócitos e deposição de material fibrinoide no interstício, além de extravasamento de hemácias, edema e debris celulares. Evolui com necrose lipofágica (Figura 47.10).
7. **Calcificação distrófica:** massas de material granular basófilo nos lóbulos (Figura 47.11).
8. **Necrose basofílica:** necrose de adipócitos associada a coleções de neutrófilos íntegros e degenerados e bactérias, formando uma massa intensamente basofílica.
9. **Necrose pancreática:** tipo especial de necrose de liquefação, secundária à liberação e ativação de enzimas proteolíticas e lipolíticas, em que há saponificação dos adipócitos. Estes transformam-se em células "fantasma" intensamente basofílicas e birrefringentes, pela deposição de partículas de cálcio intracelulares.
10. **Granulomas necrosantes:** coleções de células epitelioides envolvendo área central de necrose, constituída por material eosinófilo amorfo, frequentemente contendo debris celulares e neutrófilos (Figura 47.12).

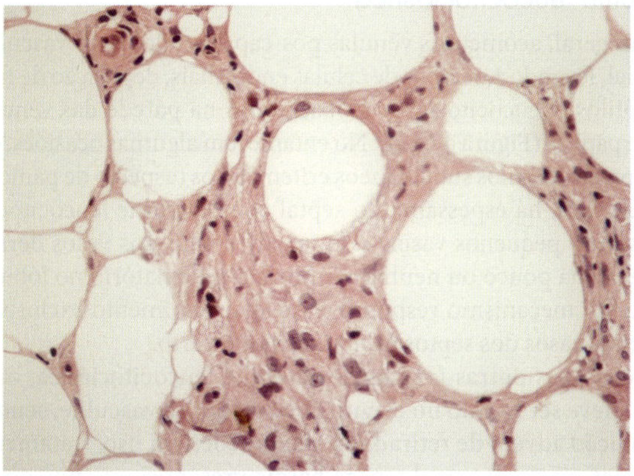

■ **Figura 47.5** Necrose lipofágica.

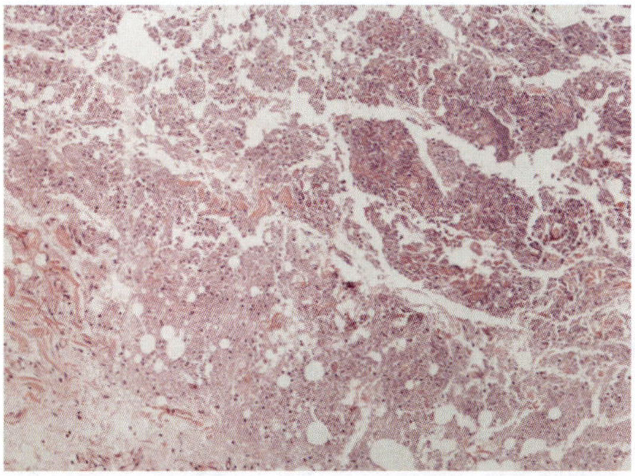

■ **Figura 47.6** Necrose de liquefação ou granular.

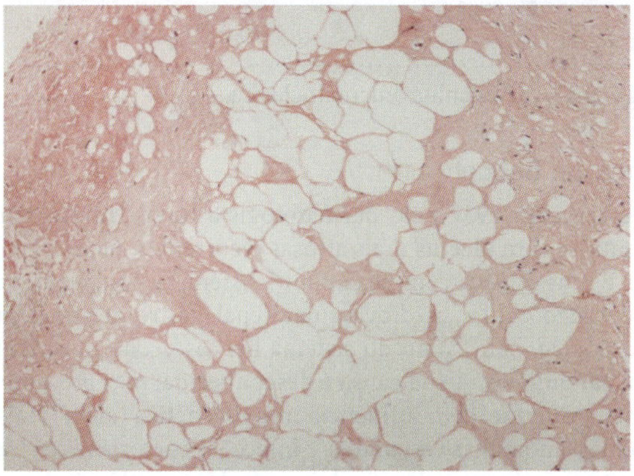

■ **Figura 47.7** Necrose hialinizante.

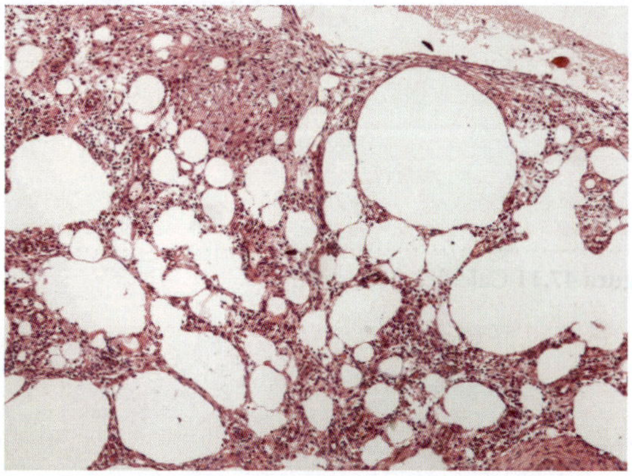

■ **Figura 47.8** Microcistos/pseudocistos.

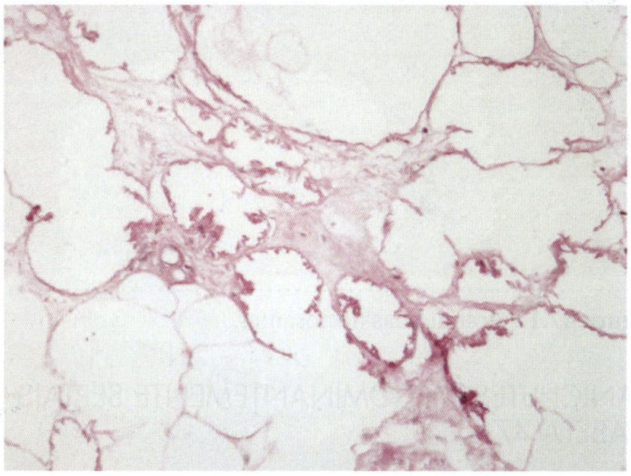

■ **Figura 47.9** Necrose lipomembranosa/membranocística.

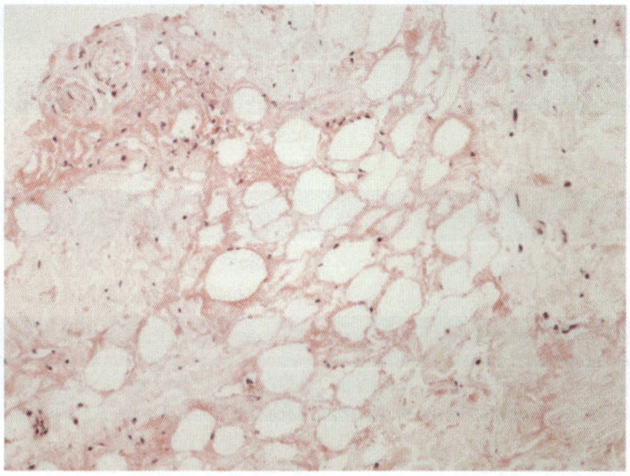

■ **Figura 47.10** Necrose isquêmica.

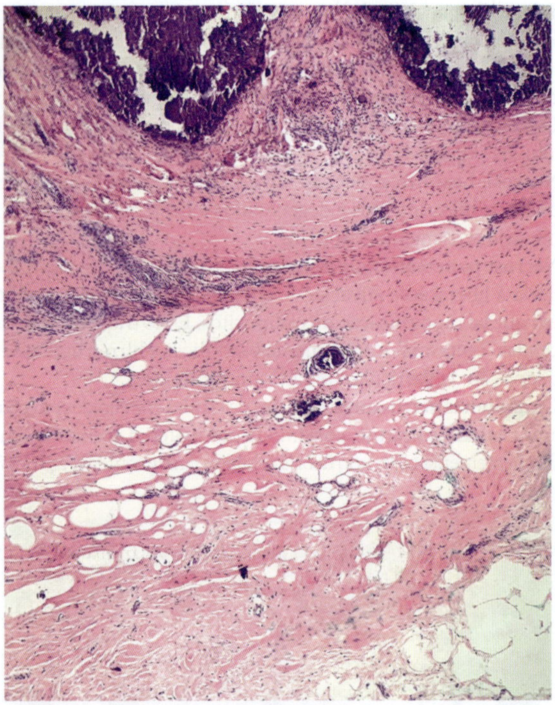

■ **Figura 47.11** Calcificação distrófica.

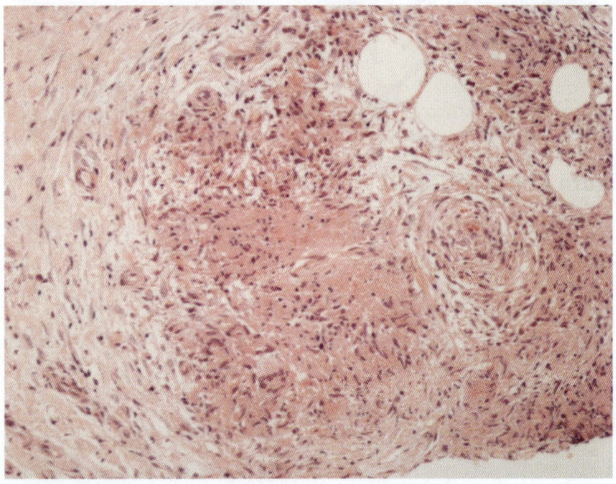

■ **Figura 47.12** Granulomas necrosantes.

■ PANICULITES PREDOMINANTEMENTE SEPTAIS (TABELA 47.1)

Tabela 47.1 Classificação histopatológica das paniculites predominantemente septais.

I. Com vasculite	
Pequenos vasos	
Vênulas	Vasculite leucocitoclástica
Vênulas e arteríolas	Doença de Behçet
Grandes vasos	
Veias	Tromboflebite superficial
Artérias	Poliarterite nodosa cutânea
II. Sem vasculite	
Predominância de linfócitos e plasmócitos	
Com infiltrado granulomatoso no septo	Necrobiose lipoídica
Sem infiltrado granulomatoso no septo	Esclerodermia
Predominância de histiócitos – infiltrado granulomatoso	
Com mucina no centro de granulomas em paliçada	Granuloma anular subcutâneo
Com fibrina no centro de granulomas em paliçada	Nódulo reumatoide
Com grandes áreas de colágeno degenerado, histiócitos xantomatosos e fendas de ésteres de colesterol	Xantogranuloma necrobiótico
Sem mucina, fibrina ou colágeno degenerado, mas com granulomas radiados nos septos	Eritema nodoso Paniculite associada a agentes biológicos

Fonte: Adaptada de Requena L; Sanchez Yus E. Panniculitis – Part I: mostly septal panniculitis. J Am Acad Dermatol 2001a;45(2):163-83.[1]

■ PANICULITES PREDOMINANTEMENTE SEPTAIS COM VASCULITE

Vasculite leucocitoclástica

Em geral, acomete as vênulas pós-capilares do plexo vascular superficial, levando à necrose de células endoteliais, deposição de fibrina, neutrófilos e leucocitoclástica, observados na parede das vênulas da derme papilar (Figura 47.13).[1] No entanto, em algumas ocasiões, o processo revela nódulos subcutâneos eritematosos (aspecto de paniculite). Nestes casos, há espessamento septal com vasculite leucocitoclásica envolvendo pequenos vasos, sem envolvimento dos vasos dérmicos. Em geral, há pouco ou nenhum infiltrado inflamatório no lóbulo adjacente. O mecanismo responsável pelo envolvimento exclusivo dos pequenos vasos dos septos subcutâneos é incerto.

Como nas outras formas de vasculite leucocitoclásica, o tratamento deve ser focado no evento que precipita a vasculite, sendo que a resolução advém de retirada de medicações em uso, tratamento de infecções ou de outras doenças basais presentes que possam estar envolvidas no processo. Repouso relativo e cuidados locais são necessários para o manejo das úlceras cutâneas resultantes da vasculite leucocitoclásica.

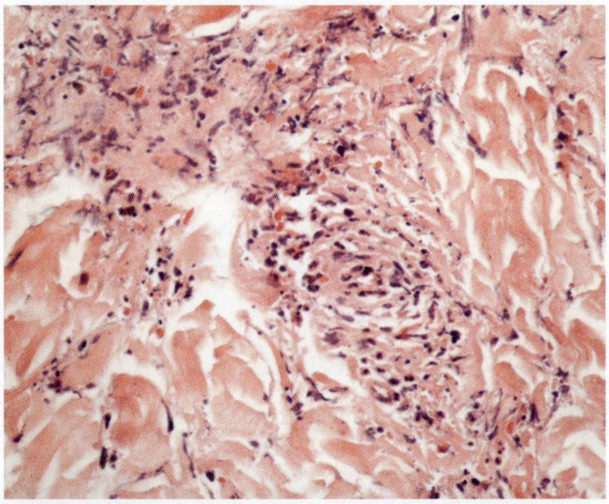

■ **Figura 47.13** Vasculite leucocitoclásica.

Doença de Behçet

Descrita em 1937 pelo dermatologista turco Hulusi Behçet,[833] apresenta-se com úlceras orais aftosas recorrentes, úlceras genitais e uveíte. É uma doença complexa, multissistêmica, com envolvimento mucocutâneo, ocular, cardiovascular, renal, gastrointestinal, pulmonar, urológico, bem como do sistema nervoso central, articulações e vasos sanguíneos. A sua causa é desconhecida, mas presume-se de origem autoimune, com influência imunogenética (alelo HLA-B51), associada a anomalias vasculares, e infecções bacterianas e virais poderiam ter papel no seu desenvolvimento. Há prevalência nas regiões mediterrânea, Oriente Médio e Extremo Oriente,[834] em homens na terceira década de vida, raramente ocorrendo na infância[835] ou após os 50 anos. A morbidade crônica é típica, principalmente pelo envolvimento ocular, mas a taxa de mortalidade é baixa, podendo ocorrer pela própria doença ou por efeitos da terapia imunossupressora.[836] Antes do desenvolvimento da doença, os pacientes podem apresentar mal-estar, anorexia, perda de peso, fraqueza, dor de cabeça, alterações de temperatura, linfadenopatia, dor subesternal e temporal. Uma história de dores de garganta frequentes, tonsilite, mialgia e artralgia migratória sem artrite são comuns.

O diagnóstico da doença é com base em critérios clínicos pela ausência de um teste laboratorial patognomônico, e o sistema mais utilizado é o do Grupo Internacional de Estudo da Doença de Behçet (ICBD 2013).[837] Um escore de 4 ou mais indica o diagnóstico da doença, a saber: lesões oculares (2 pontos), aftas genitais (2 pontos), aftas orais (2 pontos), lesões cutâneas (1 ponto), manifestações neurológicas (1 ponto), manifestações vasculares (1 ponto), teste de patergia positivo (1 ponto).

As úlceras orais são indistinguíveis das aftas comuns,[838] e as úlceras genitais são semelhantes, ocorrendo no escroto, pênis e virilha em homens, e na vulva, vagina, colo do útero e virilha nas mulheres. Começam como pápulas ou pústulas e evoluem para úlceras dolorosas, de bordas bem delimitadas e edemaciadas, com resolução em 2 a 4 semanas, causando cicatrizes.[839]

Vários tipos de lesões cutâneas podem acometer 58,6% a 97% dos pacientes: lesões eritema nodoso-símile[840] ocorrem em metade dos pacientes, mais comumente em mulheres, na região pré-tibial, mas também nas coxas e braços. Diferentemente do eritema nodoso que ocorre em outras doenças, as lesões associadas à doença de Behçet ulceram com frequência, devido à vasculite em vasos de médio calibre.[841] As biópsias revelam infiltrado linfocítico perivascular na derme profunda e septos da hipoderme, com presença de vasculite linfocítica, não sendo evidenciados granulomas como no eritema nodoso típico.

Lesões acneiformes acometem 30% a 90% dos pacientes,[842] principalmente no tronco e ombros, e menos na face. Lesões eritema polimorfo-símile, tromboflebite superficial,[840] úlceras extragenitais (axilares, inframamárias e interdigitais),[843] lesões síndrome de Sweet-símile,[840] vasculite necrosante bolhosa, pioderma gangrenoso e hidradenite écrina neutrofílica também são relatadas.

O acometimento vascular em 40% dos pacientes envolve artérias e veias de todos os tamanhos,[844] com manifestações como aneurisma, estenose ou oclusão arterial, arterite, trombose venosa e síndrome de Budd-Chiari.

Atualmente, ainda não há cura para a doença, e o objetivo principal é o tratamento e controle dos sintomas para evitar complicações.[845] Terapia tópica pode ser realizada com solução de tetraciclina, corticosteroides tópicos, anestésicos locais. Terapia sistêmica envolve a utilização de corticosteroides orais, anti-inflamatórios não hormonais, imunossupressores (azatioprina, clorambucil) e outras drogas ainda experimentais (colchicina, ciclofosfamida, talidomida, iodeto de potássio e antagonistas de TNF-α – infliximab ou etanercept). Os antagonistas de TNF-α evitam os efeitos colaterais associados aos corticosteroides e têm demonstrado diminuição na frequência das crises.[846] As lesões eritema nodoso-símile respondem bem à colchicina, e em casos resistentes podem ser utilizados glicocorticosteroides ou outros imunossupressores para prevenir a progressão para ulceração.

Tromboflebite superficial

É uma doença comum caracterizada por vasculite autolimitada de veias de médio calibre da derme profunda ou hipoderme superior, que clinicamente se manifesta como nódulos subcutâneos em arranjo linear ou estrutura cordonal palpável e eritematosa, sensível e dolorida, em geral acometendo as pernas.[50] A evolução em geral é de duas semanas, com resolução espontânea, porém episódios repetitivos são comuns, envolvendo segmentos multifocais de uma mesma veia (daí o termo tromboflebite superficial "migratória",[7] que, quando paraneoplásica, é conhecida como sinal de Trousseau).[7] Pode raramente ocorrer eliminação transepidérmica do trombo (Figura 47.14).

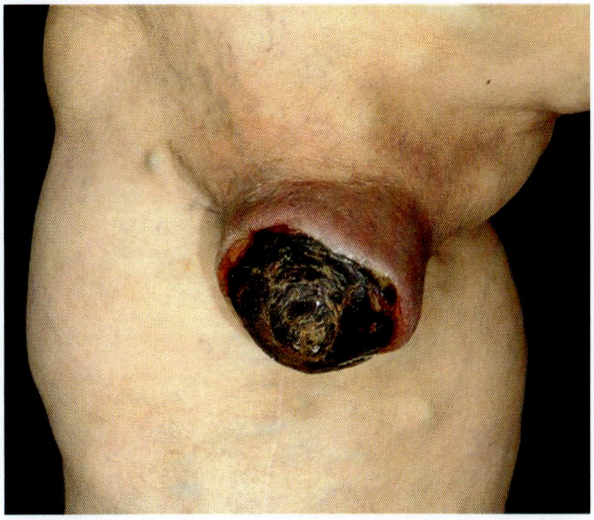

■ **Figura 47.14** Tromboflebite com eliminação transepidérmica do trombo (caso dramático).

Em geral ocorre associada a veias varicosas e estados de hipercoagulabilidade. Numerosos fatores predisponentes foram descritos, incluindo doença de Behçet,[8] doença de Buerger (tromboangeíte obliterante),[9] uso de anticoncepcionais orais (aqueles com alta concentração de estrógeno), gravidez,[10] neoplasia maligna latente (mais frequentemente adenocarcinomas gástricos e pancreáticos, colangiocarcinoma e leucemia),[11] mutação do fator V de Leiden, trombocitemia essencial, anticorpos anticardiolipina e deficiências de proteína C, proteína S, fator XII, antitrombina III e cofator 2C da heparina.[12,15] Também foi descrita associação com sífilis secundária,[16,17] após manipulação venosa por injeções intravenosas ou inserção de catéteres, e em crianças há uma forma supurativa relacionada a infecções por bactérias aeróbias ou anaeróbias (*Staphylococcus aureus, Escherichia coli, Pseudomonas aeruginosa*), ou fungos (Candida sp.).[18,20]

Apesar de já ter sido relacionada a ocorrência de trombose venosa profunda, este evento ocorre muito raramente (2,7%), a não ser que estejam presentes outros fatores de risco.[21] A chance de desenvolver tromboembolismo pulmonar é extremamente baixa, com risco aumentado nos pacientes que apresentam lesões nas coxas.[21,24]

O quadro clínico e o exame físico permitem o diagnóstico na maioria dos casos. O exame Duplex Scan (Doppler)[25] fornece informações anatômicas e fisiológicas do sistema venoso, podendo contribuir no estudo pré-tratamento e também guiar novos procedimentos de *laser* e radiofrequência endovasculares.[26] Nos casos difíceis, a biópsia pode ser um instrumento útil para diagnosticar ou confirmar uma suspeita clínica.[27]

Os achados histopatológicos revelam vasculite aguda de veias de médio e grande calibre da derme profunda e dos septos da hipoderme superior, usualmente acompanhada de trombose (Figura 47.15). Os pequenos vasos da derme superficial são poupados. Nas lesões precoces há denso infiltrado inflamatório neutrofílico na parede vascular, que se revela espessada como resultado do edema e exsudação de células inflamatórias. Necrose fibrinoide da parede vascular é raramente observada. As células endoteliais ficam tumefeitas e exibem alterações degenerativas. Algumas veias podem sofrer recanalização. Nas lesões estabelecidas, podem ser observados na parede venosa linfócitos, histiócitos e, ocasionalmente, células gigantes multinucleadas.[28] Em seguida, ocorre proliferação de tecido conjuntivo, que resulta na formação de cordão endurecido. O lóbulo adjacente é caracteristicamente preservado, apesar do intenso dano venoso, que pode induzir algum grau de espessamento septal.

O diagnóstico diferencial principal deve ser feito com a poliarterite nodosa cutânea, que é uma vasculite de artérias de médio calibre dos septos subcutâneos, sendo as veias poupadas. Esta é uma doença mais inflamatória que trombótica; trombos luminais são menos frequentes e há necrose fibrinoide da túnica íntima.[30] O discernimento entre artéria

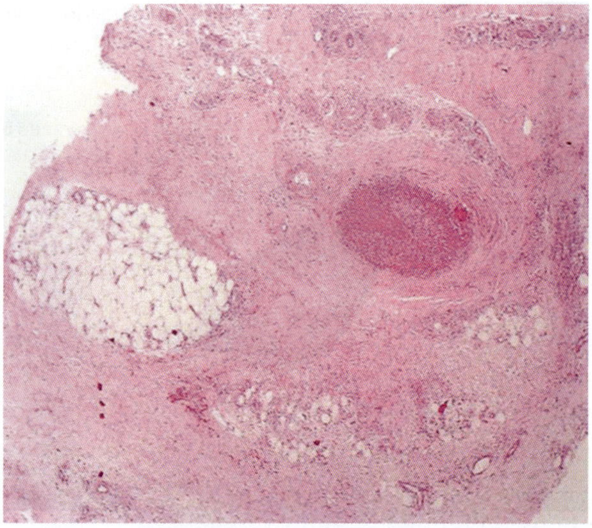

■ **Figura 47.15** Tromboflebite superficial. Veia com trombo, na hipoderme.

e veia pode ser muito difícil pelo intenso dano à parede, e os seguintes critérios podem utilizados nos casos duvidosos:[5]

1. Artérias em geral têm formato arredondado, enquanto veias são mais frequentemente ovaladas[31] (contudo, com o aumento da idade, artérias dilatam e ficam mais tortuosas).
2. O lúmen das veias é maior que o das artérias de mesmo calibre.[32]
3. Colorações específicas para fibras elásticas demonstram a membrana elástica interna nas artérias (Figura 47.16), que, em geral, não estão presentes nas veias[31] (estas podem apresentar lâmina elástica interna parcial quando ocorre o fenômeno de arterialização venosa[33] em veias submetidas a aumento da pressão hidrostática).
4. A presença de válvulas ajuda a identificar veias, porém, elas, em geral, não estão presentes nos cortes histológicos.
5. Veias mostram fibras musculares pouco orientadas, com presença de camadas circular e longitudinal,[34] enquanto artérias exibem uma camada de músculo liso contínua, com aspecto de coroa.[35]

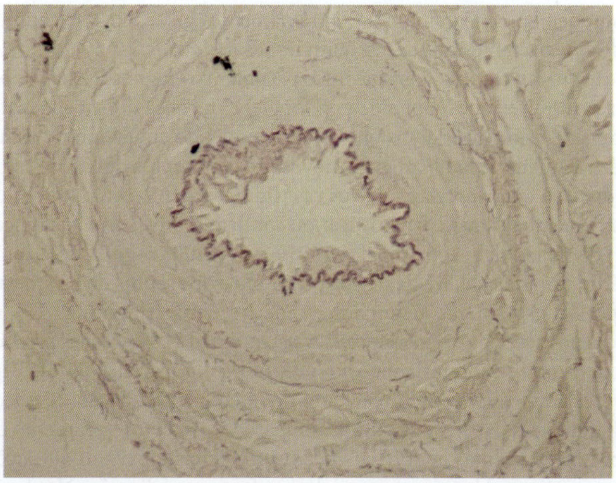

■ **Figura 47.16** Lâmina elástica interna de artéria à coloração de Weigert (resorcina-fucsina).

Outros diagnósticos diferenciais incluem as tubercúlides, que são reações de hipersensibilidade aos componentes antigênicos do *M. tuberculosis*, em que há ausência do bacilo à microscopia, cultura e inoculação animal. Os três tipos de tubercúlide – *lichen scrofulosorum*, tubercúlide papulonecrótica e eritema indurado de Bazin[36] – clinicamente revelam lesões nodulares que podem ser diferenciadas da tromboflebite superficial pela ausência de estrutura cordonal bem definida. À microscopia, esta revela infiltrado inflamatório que pouco se estende ao lóbulo adjacente, enquanto há paniculite extensa no eritema indurado de Bazin/vasculite nodular. Outro tipo de tubercúlide descrita recentemente, a flebite nodular granulomatosa,[37,38] pode ser muito semelhante à tromboflebite superficial nos aspectos clínicos, porém a histopatologia é característica, com granulomas tuberculoides e células gigantes mutlinucleadas na parede de veias.

São referidas formas especiais de tromboflebite superficial, a saber, a doença de Mondor[29,39] (envolve veia superficial da hipoderme da mama ou tórax anterior em mulheres e veia dorsal do pênis em homens[40]) e a tromboflebite superficial séptica (complicação de infusões venosas por cateter intravenoso percutâneo).[41]

O tratamento da tromboflebite superficial visa aliviar sintomas locais e prevenir a extensão do trombo a veias profundas, prevenir recidivas e o desenvolvimento de eventos mais graves causados por tromboembolismo venoso. Segundo uma revisão que incluiu 30 ensaios clínicos randomizados,[42] pode ser realizado com injeções subcutâneas de fondaparinux, heparina de baixo peso molecular, heparina não fracionada, anti-inflamatórios não hormonais por via oral, tratamento tópico e cirurgia. O tratamento com fondaparinux por 6 semanas foi associado à redução significativa de tromboembolismo venoso sintomático, de extensão e recidiva da tromboflebite superficial, sem aumento de sangramento em relação ao placebo. A heparina de baixo peso molecular e anti-inflamatórios não hormonais reduziram a incidência de extensão e recidiva de tromboflebite superficial, porém sem efeito sobre o tromboembolismo venoso sintomático. Tratamentos tópicos aliviaram sintomas locais. Tratamento cirúrgico e uso de meias elásticas de compressão foram associados a menores taxas de tromboembolismo venoso e de progressão da tromboflebite superficial quando comparados ao uso isolado de meias elásticas. A utilização de fondaparinux parece ser uma opção adequada de tratamento. Mais estudos são necessários para avaliar o papel da heparina de baixo peso molecular e dos anti-inflamatórios não hormonais e demonstrar a eficácia ou não do tratamento por via oral ou tópica e do tratamento cirúrgico em termos de progressão da doença. Quanto às veias varicosas, pode ser realizada cirurgia convencional, ablação por *laser* e radiofrequência ou escleroterapia.[43,47]

Poliarterite nodosa cutânea

O termo poliarterite nodosa (PAN) inclui a PAN sistêmica clássica, PAN cutânea e PAN microscópica (poliangeíte microscópica).[48,49]

A PAN cutânea é uma vasculite de arteríolas e artérias dos septos da hipoderme, sem evidência de doença sistêmica. Apresenta-se com nódulos eritematosos, bastante dolorosos, bilaterais, em diferentes estágios evolutivos, medindo de 0,5 a 2,5 cm (usualmente menores que os nódulos de outras doenças nodulares das pernas), podendo ser poucos ou numerosos (até mais de 100), preferencialmente nas pernas, e, raramente, nos braços, tronco, cabeça, pescoço e nádegas, além de livedo racemoso (nas pernas e pés, nádegas e região escapular) (Figura 47.17) e ulceração, que é consequente à isquemia local secundária ao dano arterial intenso, a pontos de pressão ou áreas com circulação colateral pobre. A presença de ulceração não altera o prognóstico benigno nem a evolução clínica da doença. As lesões duram de poucos dias a mais de 2 meses, geralmente deixando pigmentação residual violácea por meses. Estas áreas livedoides residuais estão envolvidas em sucessivas exacerbações, mesmo após longos períodos de remissão. Há sintomas constitucionais leves, como febre baixa, artralgias, mialgias, mal-estar e fadiga. Deve ser distinguida do envolvimento cutâneo em pacientes com PAN sistêmica, o que ocorre entre 20% e 30% dos casos, consistindo de pápulas hemorrágicas, petéquias, bolhas, equimoses e infartos nos membros inferiores, com vasculite leucocitoclástica da derme superficial, com eventual ulceração. As manifestações clínicas associadas são febre, artralgias, mialgias, neuropatia periférica e envolvimento visceral (rins, intestinos e ocasionalmente coração e pulmões). Os anticorpos anticitoplasmáticos (ANCA) são encontrados em poucos pacientes (10% a 20%). Já a PAN microscópica consiste de vasculite de pequenos vasos da pele, músculos e órgãos internos, sem envolvimento de artérias ou arteríolas. Nestes casos, a glomerulonefrite é frequente, e os ANCA

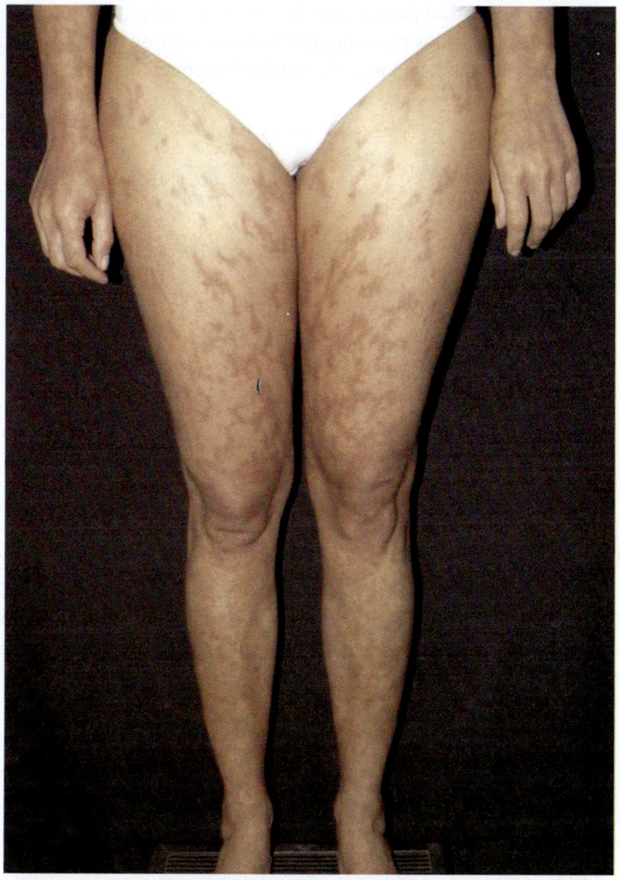

■ **Figura 47.17** Poliarterite nodosa cutânea (aspecto de livedo racemoso).

são encontrados em 50% dos casos. A evolução clínica é mais severa, e as recidivas mais frequentes que na PAN sistêmica.

Pode ser feita uma analogia entre PAN cutânea/sistêmica e lúpus eritematoso, em que as formas discoide e sistêmica são reconhecidas como uma mesma doença, e ainda assim a forma discoide permanece restrita à pele em 95% dos casos. Similarmente, a PAN cutânea é entidade distinta, baseada em aspectos clínicos, histopatológicos, laboratoriais e prognósticos.

A PAN cutânea é a única forma de poliarterite que sempre envolve a derme profunda e a hipoderme. Consiste de arterite inflamatória de vasos de médio calibre dos septos da hipoderme superior (Figura 47.18), que deve ser demonstrada em biópsia de nódulo inflamatório ativo, se possível inteiro, ou com representação de sua parte central profundamente até a hipoderme. Pode ser demonstrada uma arterite necrosante com necrose fibrinoide variável (em geral demonstrando um anel eosinofílico na região da túnica íntima, e cujo aspecto histológico deve ser diferenciado da arterite trombofílica linfocítica), leucocitoclasia, edema e células inflamatórias, principalmente neutrófilos, podendo haver participação de eosinófilos. Nas fases mais tardias, há linfócitos e histiócitos. Trombos luminais podem estar presentes, porém são menos frequentes que nos casos de tromboflebite superficial. Quando presentes, é importante o diagnóstico diferencial com a vasculopatia livedoide.[51] Os vasos da derme superficial e média exibem apenas infiltrado linfocítico perivascular. A presença de paniculite focal envolvendo a artéria acometida é característica, ao contrário de outras paniculites mais difusas vistas em outras doenças nodulares. Como na tromboflebite superficial, há pouca inflamação do lóbulo de gordura adjacente, e o processo consiste exclusivamente de arterite septal. Se houver dúvida quanto ao tipo de vaso acometido – artéria ou veia –, pode ser realizada coloração específica para demonstração do sistema elástico.

Os estudos de imunofluorescência direta revelam deposição de IgM e complemento na parede do vaso acometido. IgG não é demonstrada. Os estudos laboratoriais não são relevantes para o diagnóstico. Podem ser observados anemia, leucocitose moderada, leucocitúria e hematúria transitórias. O único exame sempre alterado é a velocidade de hemossedimentação aumentada.

A PAN cutânea resulta de interação complexa entre fatores autoinflamatórios e autoimunes e imunodeficiência. Mutações autossômicas recessivas no gene CERC1 foram encontradas em alguns pacientes.[850,851] Esta anomalia genética resulta em deficiência da proteína ADA2, o que também causa imunodeficiência. ADA2 é uma proteína plasmática essencial para o desenvolvimento das células endoteliais e leucócitos. A sua deficiência leva à atividade crônica e descontrolada de neutrófilos, que danificam as células endoteliais.

O tratamento apresenta boa resposta, e, nos casos mais leves, pode ser feito com anti-inflamatórios não hormonais. Corticosteroides em dose moderada (0,5 a 1,0 mg/kg/dia de prednisona por 2 a 4 semanas) representam o tratamento mais efetivo para alívio dos sintomas e redução da inflamação. Pacientes com infecções bacterianas documentadas concomitantes podem ser tratados com antibióticos. Outras terapêuticas incluem dapsona, colchicina, ácido nicotínico, ciclofosfamida, micofenolato mofetil,[849] pentoxifilina,[52] metotrexato[53] e etanercept.[54]

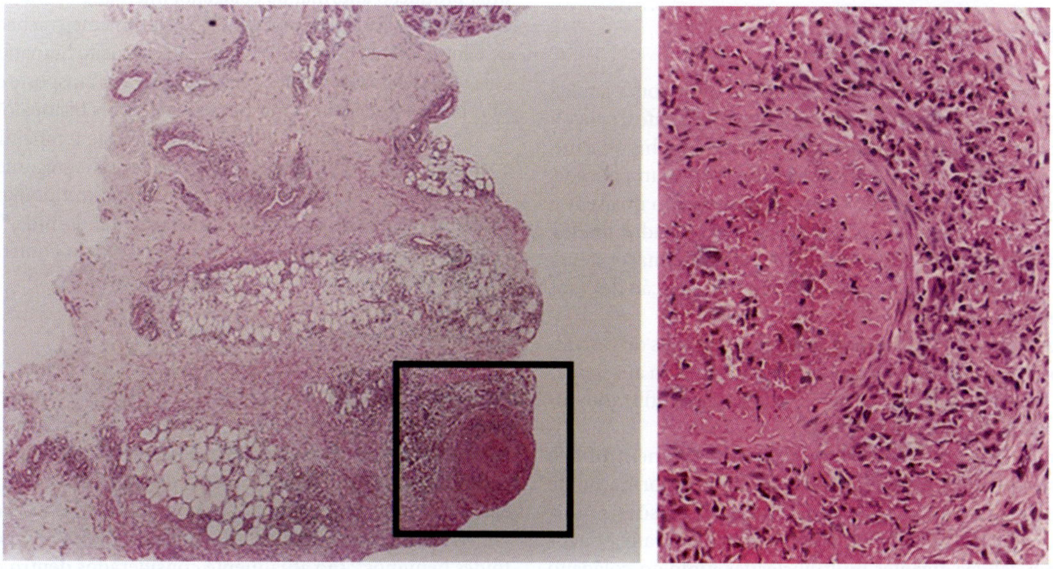

■ **Figura 47.18** PAN cutânea. Vasculite de artéria de médio calibre no septo da hipoderme.

Novas terapêuticas têm sido desenvolvidas para pacientes que apresentam deficiência da proteína ADA2, incluindo a administração de proteína ADA2 recombinante, plasma fresco congelado, transplante de células hematopoiéticas, agentes biológicos anti-TNF-α e anticorpos monoclonais anti-interleucina 6 (como tocilizumab).[852]

PANICULITES PREDOMINANTEMENTE SEPTAIS SEM VASCULITE

Necrobiose lipoídica

Doença rara degenerativa do tecido conjuntivo, de etiologia desconhecida, porém muito frequentemente associada ao diabetes *mellitus* (75% dos pacientes com necrobiose lipoídica têm ou desenvolverão a doença, porém apenas 0,3% da população de diabéticos desenvolve a doença).[55] Outras doenças associadas à necrobiose lipoídica são sarcoidose, artrite reumatoide, tireoidite autoimune e doenças inflamatórias intestinais. Apresenta-se como inflamação granulomatosa em paliçada envolvendo toda a derme e, com frequência, também a hipoderme. Ocorre com maior frequência nas extremidades distais, principalmente em adultos jovens, sendo 3 vezes mais comum em mulheres que em homens.

A lesão clínica consiste de pápula eritematosa ou placa redonda a ovalada que cresce perifericamente, tornando-se atrófica e amarelada no centro, com borda elevada e eritematosa. As lesões tornam-se castanho-amareladas, telangiectásicas, com aspecto em porcelana (Figura 47.19). São únicas ou múltiplas, em geral bilaterais, e com frequência coalescem, sendo a ulceração a principal complicação, que ocorre em cerca de um quarto dos pacientes. À exceção da ulceração, as lesões são, em geral, assintomáticas, tendo apenas importância cosmética. A localização preferencial é pré-tibial, mas pode ocorrer também no tronco, pênis[56] ou difusamente.[57]

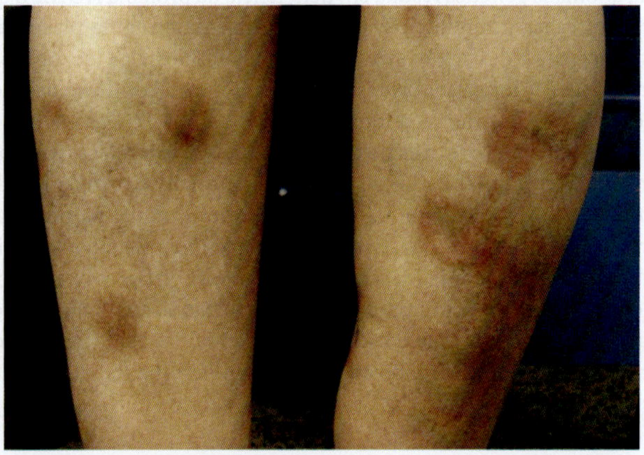

Figura 47.19 Necrobiose lipoídica.

O aspecto histopatológico é semelhante ao do granuloma anular, com epiderme normal ou atrófica e infiltrado granulomatoso envolvendo a totalidade da derme, com frequente extensão à hipoderme, causando uma paniculite septal, em que há granulomas em paliçada, com histiócitos envolvendo áreas de colágeno degenerado nos septos (Figuras 47.20 e 47.21). Nestas áreas, podem ser evidenciados lípides, fendas de ésteres de colesterol e mucina.[58] A necrobiose é mais extensa e menos definida que no granuloma anular. Não há descrição de casos sem envolvimento concomitante da derme.

Apesar de as lesões usualmente não apresentarem sinais de vasculite, raramente os pequenos vasos da derme profunda podem apresentar características de vasculite trombótica necrosante com infiltrado linfocitário e neutrofílico na parede dos vasos.[59]

Nas fases mais precoces, o infiltrado inflamatório é neutrofílico nos septos, e nos estágios mais avançados pode haver formação de folículos linfoides nos septos espessados. Quando as lesões se tornam atróficas, o infiltrado inflamatório diminui e sobram poucos granulomas com células gigantes multinucleadas junto ao colágeno degenerado e fibrótico.

Foi demonstrada a presença de IgM e complemento à imunofluorescência na parede dos vasos das lesões de necrobiose lipoídica e, em alguns casos, também ao longo da junção dermoepidérmica.[60,61]

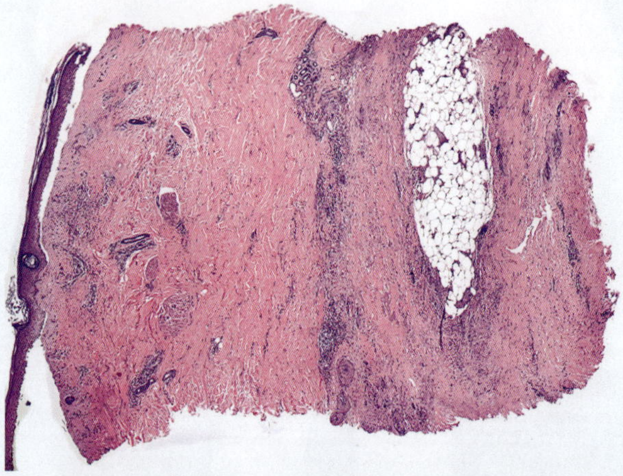

Figura 47.20 Necrobiose lipoídica. Granulomas constituídos por histiócitos em paliçada envolvendo áreas de colágeno degenerado nos septos alargados da hipoderme.

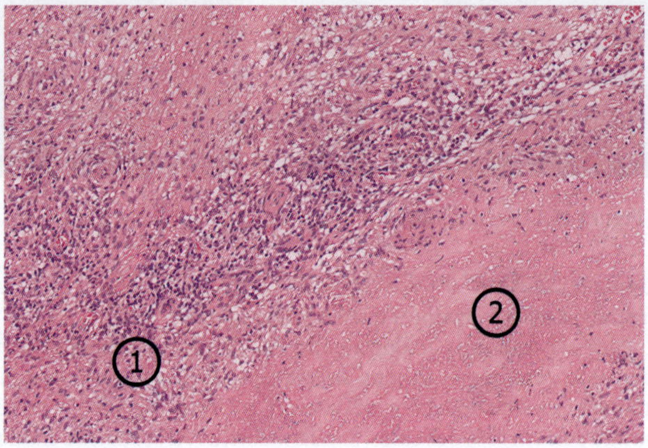

Figura 47.21 Necrobiose lipoídica. Reação histiocitária (1) que forma granulomas em paliçada que envolve área de necrobiose do colágeno (2).

Alguns fatores implicados na patogênese da necrobiose lipoídica são uma produção anormal de colágeno, microangiopatia diabética e deficiência na migração de neutrófilos. Recentemente, o achado de expressão de Glut-1 (transportador de glicose do eritrócito humano)[62] em áreas de colágeno esclerótico sugere que alterações no transporte de glicose pelos fibroblastos pode contribuir para as alterações histopatológicas.

A necrobiose lipoídica responde a várias terapêuticas, incluindo corticosteroides tópicos ou intralesionais, antiagregantes plaquetários como aspirina ou ticlopidina, pentoxifilina, tretinoína, micofenolato mofetil,[63] ciclosporina A,[64] anti-TNF-α,[65] talidomida,[66] PUVA[67] e tacrolimus tópico.[68] É importante ressaltar que o controle do diabetes do paciente não melhora as lesões cutâneas.

Granuloma anular subcutâneo[69]

É uma variante clinicopatológica rara do granuloma anular, caracterizada por nódulos subcutâneos indolores que podem aparecer isolados ou associados a lesões intradérmicas (em 25% dos casos), sem aspecto inflamatório na superfície da pele, comumente localizados na porção anterior das pernas, mãos, cabeça e nádegas (Figura 47.22). São mais frequentes em crianças e adultos jovens.[77,78] Lesões descritas em crianças como nódulos pseudorreumatoides[79] ou nódulos reumatoides benignos[80] são atualmente considerados dentro do espectro do granuloma anular subcutâneo.

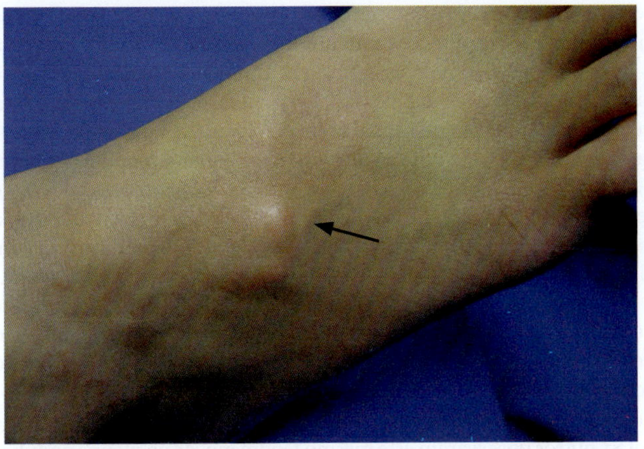

■ **Figura 47.22** Granuloma anular profundo.

Assim como nas outras formas clínicas de granuloma anular, a patogênese é incerta. Atualmente, acredita-se que esteja associada a reação de hipersensibilidade tardia a algum componente dérmico. A inflamação é mediada por TNF-α, e por isso pode responder a inibidores de TNF-α (como etanercept, infliximab e adalimumab), mas há também relatos do aparecimento de lesões após o uso dos mesmos agentes[854] e de outros agentes biológicos, como secukinumab (anti-interleucina 17A).[853]

Algumas das outras propostas incluem uma vasculite mediada por imunoglobulinas,[70] porém estudos de imunofluorescência direta não demonstraram depósitos na parede de vasos;[71] uma resposta imunológica celular mediada por células T auxiliares e células de Langerhans;[72] uma reação inflamatória tipo Th1 com linfócitos produtores de interferon gama, levando à degradação da matriz,[73] aumento da síntese de colágeno[74] e degeneração de tecido elástico;[75] as células inflamatórias liberam citocinas, incluindo fator inibidor de macrófagos, levando ao acúmulo de histiócitos nas áreas de necrobiose e liberação de enzimas lisossomais que resultam na degradação do tecido conjuntivo.[76]

A histopatologia revela nos septos da hipoderme áreas de degeneração basofílica do colágeno com paliçada periférica de histiócitos epitelioides e, por vezes, células gigantes multinucleadas[81] (Figura 47.23). Em geral, a área de necrobiose do granuloma anular subcutâneo é maior que a do localizado na derme. Essas áreas de necrobiose apresentam aumento de mucina e podem apresentar debris nucleares entre as fibras colágenas degeneradas. Eosinófilos são mais comuns nas lesões subcutâneas que nas localizadas na derme.[82] A variante histológica incompleta ou intersticial (histiócitos intersticiais entre as fibras colágenas, sem área de necrobiose) nunca foi descrita nos casos subcutâneos.[83]

O diagnóstico é estabelecido através do estudo histopatológico. O diagnóstico diferencial inclui nódulo reumatoide, necrobiose lipoídica e sarcoma epitelioide.

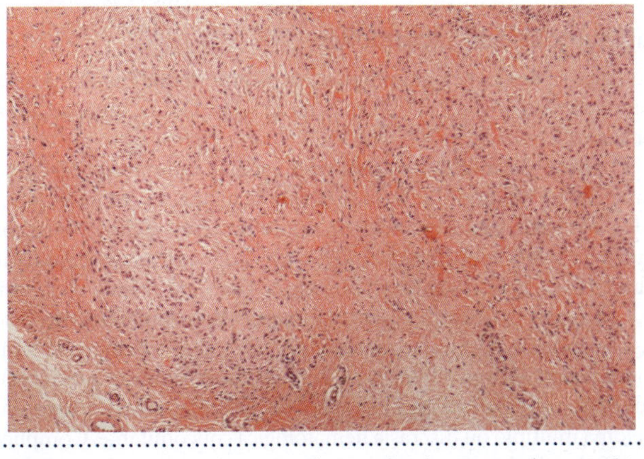

■ **Figura 47.23** Granuloma anular profundo. Focos de necrobiose do colágeno.

O nódulo reumatoide apresenta área central de necrobiose homogênea e eosinófila, com depósito de fibrina, ao contrário do granuloma anular, que exibe área central pálida, mucinosa e basofílica. As lesões de necrobiose lipoídica envolvem toda a espessura da derme, sendo o envolvimento hipodérmico apenas uma extensão da derme profunda. O sarcoma epitelioide é um processo neoplásico, e as células epitelioides exibem atipia e figuras de mitose.

Assim como nas outras variantes do granuloma anular, a forma subcutânea tem comportamento imprevisível, portanto é difícil avaliar a resposta ao tratamento. Injeções intralesionais de corticosteroides de alta potência são a primeira escolha para terapia local. Outras modalidades incluem a criocirurgia,[84] *laser* de gás carbônico[85] e baixas doses intralesionais de interferon gama humano recombinante.[86]

Nódulo reumatoide[87]

É a manifestação extra-articular mais comum da artrite reumatoide (AR),[88,89] ocorrendo em indivíduos geneticamente predispostos, com artrite severa e soropositiva. Há três formas clínicas: nódulos reumatoides clássicos, nodulose reumatoide acelerada e nodulose reumatoide.

Os nódulos reumatoides clássicos aparecem em 20% a 25% dos pacientes com AR soropositiva, são relativamente frequentes em caucasianos e acometem mais os homens. Estão presentes em 5% a 10% das crianças com AR juvenil. Aproximadamente 90% dos pacientes com AR e nódulos subcutâneos têm positividade para o fator reumatoide (FR), e 40% dos pacientes com AR e positivos para o FR têm nódulos subcutâneos, enquanto apenas 6% dos pacientes soronegativos apresentam nódulos reumatoides.[90] A frequência dos nódulos correlaciona-se diretamente com o título de FR e formas mais agressivas da doença.

O haplótipo HLA-DR4 (incluindo o grupo heterogêneo de alelos DRB1) é preditivo para o risco de desenvolvimento de nódulos reumatoides.[91] Heterozigotos para alelos HLADRB1, especificamente *0401 com B1*0404/8 ou *0101, têm maior risco de doença nodular e prognóstico mais severo da AR.[92] Homozigotos para HLADRB1*0401 são suscetíveis a envolvimento sistêmico.[93] Os pacientes HLADRw2 têm menos nódulos e títulos de FR mais baixos.[94]

Os nódulos reumatoides ocorrem em geral como manifestação tardia da AR, porém 11% já apresentam nódulos como apresentação inicial da doença. São nódulos cor da pele, únicos ou múltiplos, variando de 2 mm a mais de 5 cm de diâmetro. São firmes, não dolorosos e móveis, mas podem estar aderidos ao periósteo, tendões ou bursa. São encontrados em áreas de trauma, como proeminências ósseas, faces extensoras e junto a articulações, principalmente cotovelos e dedos das mãos. Pacientes acamados ou cadeirantes podem desenvolver lesões nas nádegas e região lombossacral, e pacientes que usam óculos podem apresentar nódulos na ponte nasal.[95] Os nódulos também podem estar presentes em órgãos internos, como pulmão,[96] pleura,[97] pericárdio, peritôneo e outros.[98-108]

A progressão histopatológica ocorre em três fases: aguda inflamatória, granulomatosa e necrótica. Os nódulos acometem a hipoderme, mas podem também envolver a derme profunda e mesmo superficial. Macroscopicamente são massas de tecido fibroso esbranquiçado, onde há áreas de necrobiose amareladas e cremosas. A fase aguda inflamatória exibe tecido de granulação. A segunda fase revela aparecimento de necrose envolta por paliçada de células mononucleares,[109] que são macrófagos HLA-DR+, na periferia do foco inicial de tecido de granulação. Na terceira fase, o tecido de granulação torna-se um foco grande central de colágeno necrótico, junto a material fibrinoide. Os nódulos maduros têm uma estrutura em 3 camadas, sendo uma zona central necrótica com material amorfo intensamente eosinófilo, envolta por histiócitos alongados em paliçada, por vezes multinucleados e, ao redor da paliçada, há uma camada externa de tecido fibrovascular, permeado por linfócitos e plasmócitos (Figura 47.24). Mastócitos e eosinófilos podem estar presentes e raramente pode haver vasculite aguda nos vasos adjacentes ou do tipo leucocitoclásica no centro de áreas de necrobiose. Ocasionalmente, os nódulos podem perfurar a epiderme.[110] Lesões antigas demonstram fibrose extensa com persistência de fendas e degeneração cística dos focos de necrobiose.[111]

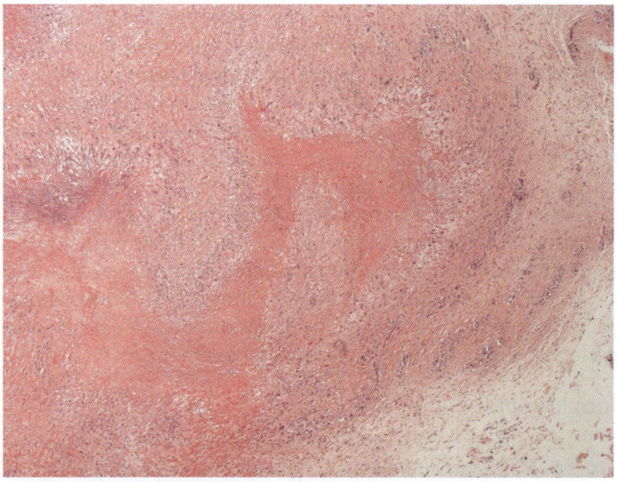

■ **Figura 47.24** Nódulo reumatoide. Grandes áreas de necrobiose de aspecto eosinofílico granular fibrilar contendo fibrina, envoltas por granuloma em paliçada.

A etiologia dos nódulos reumatoides é desconhecida. Uma série de eventos desencadeados por trauma[88] dariam início à sua formação, e há estudos recentes sugerindo um mecanismo inflamatório tipo Th1.[112] O trauma repetido em pontos de pressão induziria dano vascular local, com neoangiogênese e formação do tecido de granulação. O dano endotelial resultaria em acúmulo local de imunocomplexos IgM FR nos pequenos vasos, e através do sistema complemento induziriam ativação e mobilização de monócitos e macrófagos locais, que produziriam IL-1, PGE2 e fatores angiogênicos. A fibrina que acumula na lesão seria uma resposta pró-coagulante à angiogênese. Citotoxinas, proteases, colagenases e outros fatores quimiotáticos, secretados pelos monócitos e macrófagos, seriam responsáveis pela necrose da matriz do tecido conjuntivo e formação dos granulomas em paliçada.[88,113,114]

Alguns autores demonstraram vasculite focal com deposição de fibrina, imunoglobulinas e ativação do complemento em até um terço dos nódulos, em todos seus estágios de desenvolvimento, levando-os a sugerir um processo vasculítico como fator inicial, porém outros estudos não observaram estas alterações.[113,115,116]

O diagnóstico é feito facilmente no contexto clínico da AR. Os nódulos reumatoides apresentam maior problema diagnóstico do ponto de vista histopatológico, pois exibem um padrão de granuloma necrobiótico em paliçada, o que pode levar a erros diagnósticos.

O diagnóstico diferencial clínico inclui tofo gotoso,[117] granuloma anular subcutâneo, calcinose tumoral, fibromas, xantomas,[118] sarcoidose subcutânea, paniculite lúpica, esclerodermia nodular, metástases, cistos sinoviais. O diagnóstico diferencial histológico inclui os granulomas necrobióticos, principalmente necrobiose lipoídica e granuloma anular.[119,120] Os granulomas necrobióticos podem ser divididos em dois subgrupos de acordo com a coloração da área central de necrobiose. Há os granulomas "azuis", com centro basofílico causado pela deposição de mucina (comum no granuloma anular) ou presença de neutrófilos e debris nucleares (comum na granulomatose de Wegener e vasculite reumatoide). Os granulomas "vermelhos" têm centro necrobiótico eosinófilo. Se o colágeno for hialinizado, o diagnóstico diferencial inclui necrobiose lipoídica e xantogranuloma necrobiótico. Se houver eosinófilos degranulados, devem ser consideradas lesões da síndrome de Churg-Strauss e síndrome de Wells (celulite eosinofílica). Se houver deposição de fibrina, deve ser considerado nódulo reumatoide.[121]

Os nódulos reumatoides podem crescer, regredir, recidivar ou persistir indefinidamente. Apesar de benignos, podem ocorrer complicações, como infecção, ulceração, fistulização e até gangrena, podendo requerer exérese cirúrgica. Tipicamente são assintomáticos e são uma queixa cosmética, não sendo necessário tratamento, pelo contrário, não devem ser drenados, excisados ou infiltrados, pelo alto risco de infecção e recidiva.[122] Pode haver melhora ou cura com o tratamento convencional para a AR, porém pode haver persistência ou até piora em alguns casos (nodulose reumatoide acelerada). As indicações para o tratamento incluem áreas expostas a traumas repetitivos, áreas de proeminências ósseas que possam levar a erosões progressivas e dor, neuropatia, limitação do movimento, deformidade ou dano a estruturas subjacentes.[123] Há poucas opções de tratamento: nódulos grandes podem ser excisados cirurgicamente, injeção de corticosteroides pode reduzir o seu tamanho.[124] Corticosteroides orais e hidroxicloroquina também podem ser utilizados, mas seus efeitos nos nódulos variam, além de que são medicamentos já utilizados pelos pacientes com AR.

A nodulose reumatoide acelerada é uma complicação decorrente do tratamento de pacientes com metotrexato.[125] Foi descrita em 1986 por Kremer e Lee durante um estudo de terapêutica de longo prazo com metotrexato, em que 3 pacientes apresentaram aumento dos nódulos, apesar da boa resposta clínica em relação à poliartrite.[126] Desde então, outros observaram este mesmo fenômeno, de pequenos nódulos, frequentemente dolorosos, principalmente nas mãos, pés e orelhas de pacientes com AR crônica em tratamento pelo metotrexato.[127-129] A maioria dos nódulos é histologicamente idêntica aos nódulos reumatoides clássicos. Há mínimo desconforto e morbidade em 80% dos casos, o que permite a continuidade da terapêutica com metotrexato para melhora da artrite. As lesões em geral regridem após a descontinuidade da terapêutica, mas recidivam se houver novo tratamento. O uso concomitante de hidroxicloroquina,[130] D-penicilamina,[131] colchicina[132] ou sulfasalazina[133] diminui a incidência da nodulose reumatoide acelerada, e até resulta na regressão de nódulos subcutâneos e viscerais.

A nodulose reumatoide ocorre em pacientes com AR soropositiva severa, no entanto em alguns casos os nódulos cutâneos são predominantes, com sintomas articulares menos importantes ou ausentes. Os critérios diagnósticos são: múltiplos nódulos reumatoides subcutâneos identificados por biópsia, sintomas articulares recorrentes com envolvimento radiológico mínimo, curso clínico benigno e manifestações sistêmicas de AR leves ou ausentes. A soropositividade para FR e evidências radiológicas de cistos subcondrais de pequenos ossos são frequentemente vistos, mas sua ausência não deve descartar o diagnóstico.[134] Em geral acomete homens (82%) na 4ª a 6ª décadas. Não parece haver associação com os alelos de HLA-DRB1.[135] É uma doença autolimitada e controlada sintomaticamente com anti-inflamatórios não hormonais.[136] A exérese cirúrgica pode ser considerada caso haja limitação de movimento.[137]

Pseudonódulos reumatoides ou nódulos reumatoides benignos foram descritos em crianças saudáveis sem artrite,[138,139] em geral entre 8 e 10 anos de idade. Nestes casos, nódulos não dolorosos de causa indeterminada são encontrados em locais diferentes dos nódulos reumatoides clássicos, como área pré-patelar, pré-tibial, pé, couro cabeludo e maléolos. Estes nódulos são histologicamente indistinguíveis dos verdadeiros nódulos reumatoides. Até um quarto das crianças com estes nódulos têm lesões clínicas superficiais que lembram granuloma anular,[140] portanto alguns consideram esta condição como uma forma de granuloma anular subcutâneo ou profundo.

Xantogranuloma necrobiótico

Trata-se de doença granulomatosa incomum que envolve a pele e tecidos extracutâneos. Ocorre em geral na sexta década, sem predileção por sexo.[141]

Consiste de múltiplos nódulos ou placas indurados, castanho-amarelados, medindo de 0,5 a 20,0 cm de diâmetro, em geral localizados na região periorbital (85%), sendo bilaterais e simétricos, com tendência à atrofia e ulceração (43%),[145-147] podendo ser observado um halo amarelado e telangiectasias (Figura 47.25). O tronco e extremidades proximais também podem ser acometidos. A maioria dos casos é assintomática, porém frequentemente associada a paraproteinemia e/ou doenças linfoproliferativas. Tem evolução crônica e indolente, com bom prognóstico, mas por vezes resulta em morte decorrente de mieloma múltiplo ou discrasia hematológica concomitante. Complicações oftalmológicas ocorrem em 50% a 81% dos pacientes, consistindo de massas orbitais, envolvimento conjuntival, ceratite, perfuração da córnea, diplopia e uveíte.[145,148] Pode também ocorrer envolvimento do baço, coração, pulmões, rins, intestino, ovário, laringe, faringe, musculoesquelético e sistema nervoso central.

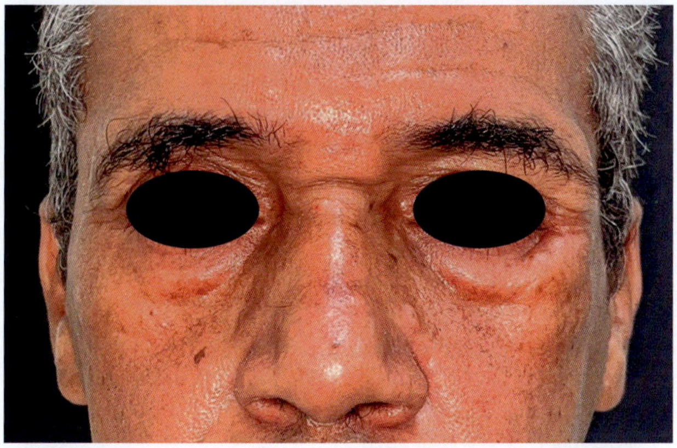

■ **Figura 47.25** Xantogranuloma necrobiótico.
Fonte: Cortesia Dr. José Vital. Chefe da Oculoplástica da Oftalmologia da Santa Casa de São Paulo.

Oitenta por cento a 90% dos pacientes têm gamopatia monoclonal,[145-147] com paraproteinemia por IgG kappa (60%) ou lambda (26%),[149] com medula óssea normal. Apenas 10% dos pacientes desenvolvem mieloma múltiplo.[145,147,150] Outras doenças linfoproliferativas associadas incluem doença de Hodgkin, linfoma não Hodgkin, leucemia linfocítica crônica, síndrome mielodisplásica, amiloidose, macroglobulinemia e crioglobulinemia.[151-153] Os pacientes devem ser monitorados com exames periódicos para detectar envolvimento de órgãos internos e desenvolvimento de neoplasias malignas.[155] No entanto, pacientes que desenvolvem mieloma múltiplo parecem ter um comportamento relativamente benigno, tendo sido relatada 100% de sobrevida em 10 anos e 90% em 15 anos.

A sua patogênese é pouco compreendida. A paraproteína teria características funcionais de lipoproteína, ligando-se a receptores em monócitos e induzindo a formação de xantoma.[142] Foi sugerido também que depósitos de paraproteína e imunocomplexos levariam a uma resposta granulomatosa,[143] com isquemia sendo responsável pela necrobiose.[144]

As alterações histopatológicas são observadas na derme profunda e hipoderme, e a epiderme e derme superficial são poupadas. Há grandes áreas de necrobiose hialina composta por fibras colágenas degeneradas, com debris nucleares centrais, alternando com inflamação granulomatosa.[1] Os granulomas em paliçada são bem formados, consistindo de lençóis de histiócitos xantomizados, células gigantes multinucleadas do tipo Touton e corpo estranho, e alguns linfócitos. A distribuição difusa e multinodular é uma característica típica.[154] Em um terço dos casos há fendas de ésteres de colesterol no centro das áreas de colágeno degenerado (Figura 47.26). Metade das biópsias demonstra folículos ou agregados linfoides,[150] por vezes envoltos por plasmócitos. Eosinófilos são raramente encontrados. Também são observadas alterações vasculares, como proliferação endotelial de capilares e infiltrado granulomatoso ao redor de alguns vasos. Vasculite em geral não está presente, porém leucocitoclasia e trombose já foram relatados em algumas ocasiões.

O diagnóstico diferencial histopatológico[145] inclui necrobiose lipoídica, granuloma anular, xantogranuloma juvenil, eritema indurado de Bazin, granuloma de corpo estranho e xantomas. O granuloma anular subcutâneo ocorre em crianças e não tende a ulcerar, e também não apresenta folículos linfoides nem fendas de ésteres de colesterol. As lesões clínicas da necrobiose lipoídica podem ser confundidas com as de xantogranuloma necrobiótico, particularmente quando ocorrem na região pré-tibial. No entanto, a necrobiose lipoídica usualmente não está associada com anomalias proteicas séricas e a histopatologia demonstra apenas necrobiose, e não alterações xantogranulomatosas, folículos linfoides ou fendas de ésteres de colesterol.

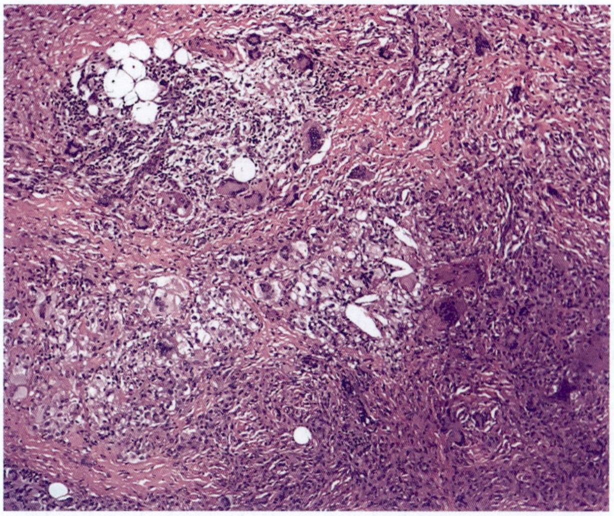

■ **Figura 47.26** Xantogranuloma necrobiótico. Granulomas e fendas de ésteres de colesterol.

A evolução do xantogranuloma necrobiótico é crônica, frequentemente progressiva e indolente, com prognóstico incerto, mas geralmente bom. O prognóstico depende do grau de envolvimento extracutâneo e da presença de neoplasias malignas associadas.

Não há uma diretriz terapêutica bem estabelecida para esta doença rara. Quimioterapia é o tratamento mais utilizado. O uso de clorambucil parece ser o mais efetivo para pacientes com extensa doença cutânea.[156] Melphalan em baixas doses[157] e uso combinado de melphalan e prednisona[158,159] também foram utilizados. Testes com clorambucil e melphalan demonstraram resultados variáveis,[160] podendo haver remissão da paraproteinemia e lesões cutâneas, mas não previne a evolução para mieloma múltiplo. Pulso de ciclofosfamida e dexametasona[161] também é uma boa opção. Quando há associação com mieloma múltiplo, deve ser realizado tratamento com agentes alquilantes (clorambucil, ciclofosfamida, melphalan) associados a corticosteroides sistêmicos.[153,158]

Outras modalidades terapêuticas relatadas incluem interferon recombinante alfa-2b,[162] plasmaferese, injeções intralesionais de triamcinolona,[152] tratamento cirúrgico (para lesões localizadas, porém com recidiva), crioterapia e talidomida.[163]

Esclerodermia profunda

É uma variante da esclerodermia localizada em que inflamação e esclerose são encontradas na derme profunda, hipoderme, fáscia e músculo superficial.[164]

A esclerodermia é uma doença espectral caracterizada por espessamento da pele e tecido subcutâneo, com duas categorias clínicas, a esclerose sistêmica (com alterações viscerais) e a localizada (lesões limitadas à pele). Vários tipos de esclerose localizada são descritos com base nas manifestações clínicas e nível de envolvimento tecidual, porém a classificação é dificultada pela sobreposição dos vários tipos. Recentemente, Peterson[166] propôs uma classificação que inclui as formas em placa, generalizada, bolhosa, linear e profunda, com seus subtipos. A forma em placa é superficial, confinada à derme, e inclui as formas em placa, guttata, atrofodermia de Pasini e Pierini, nodular (queloidiana) e líquen escleroso e atrófico. A forma linear consiste de uma ou mais linhas induradas que podem acometer derme, hipoderme, músculo e osso, incluindo as variantes em golpe de sabre e atrofia hemifacial progressiva. Já a esclerodermia profunda envolve a derme profunda, hipoderme e músculo, mas ao contrário da forma linear, exibe lesões mais difusas, sem padrão linear, e inclui as variantes fasciite eosinofílica e esclerodermia panesclerótica incapacitante da infância.

Na esclerodermia profunda há placas levemente inflamadas, hiperpigmentadas, simétricas, mal definidas, com espessamento cutâneo e aderência à fáscia e músculo. As placas são lisas e brilhantes, podendo haver áreas de atrofia dérmica e hipodérmica, principalmente em lesões crônicas.[165,167-169] As manifestações clínicas podem ser difíceis de ser distinguidas daquelas da esclerodermia generalizada.[170-172]

É mais comum em mulheres e o início da doença é gradual e relativamente rápido, ocorrendo no período de alguns meses. Exercício físico extenuante foi descrito como fator precipitante.[165] A esclerose pode envolver os dedos das mãos, e contraturas das articulações são um achado frequente, assim como a síndrome do túnel do carpo. Artralgias, artrite e mialgias podem estar presentes. Assim como na forma generalizada, pode haver alteração dos testes de função pulmonar, motilidade esofágica e até doença renal ou cardíaca. Eosinofilia periférica, altos níveis séricos de gamaglobulina ou IgG, aumento da velocidade de hemossedimentação, presença de anticorpos antinucleares, anti-DNA,[173] fator reumatoide e baixos níveis de complemento foram relatados. Anticorpos anti-histonas[174-176] e elevação sérica de pró-colágeno tipo I são considerados indicadores de severidade da doença em pacientes com esclerodermia localizada.[175,177]

Raramente, a esclerodermia profunda pode aparecer como placa solitária indurada,[178-181] frequentemente localizada no tronco superior próximo à coluna vertebral, forma esta designada de esclerodermia profunda solitária, que é em geral assintomática e não apresenta sintomas sistêmicos associados.

A fasciite eosinofílica é forma incomum, caracterizada por espessamento simétrico da pele dos membros. A maioria dos pacientes inicia com uma fase edematosa, progredindo para a fase indurada.[182,183] Hipergamaglobulinemia, eosinofilia periférica e aumento da velocidade de hemossedimentação podem ocorrer, mas, por serem transitórias, achados laboratoriais normais não excluem o diagnóstico.[183] Eosinofilia pode ser observada no exame histológico da fáscia, mas sua presença não é pré-requisito para o diagnóstico.[184]

A esclerodermia panesclerótica incapacitante da infância é uma variante agressiva e mutilante, com início antes dos 14 anos de idade. Envolve todas as camadas da pele, com extensão pela derme, hipoderme, músculos, tendões e ossos. Há placas escleróticas na face extensora das extremidades e tronco, e que progressivamente envolvem toda a pele, incluindo pescoço, face e couro cabeludo, poupando as pontas dos dedos.[185,186] Há ulcerações dolorosas e contraturas severas, além de calcificação. Os achados laboratoriais são de eosinofilia periférica, hipergamaglobulinemia e aumento da velocidade de hemossedimentação.

Achados histopatológicos semelhantes são observados nos vários subtipos clínicos da esclerodermia profunda. A distinção entre os subtipos depende da profundidade da inflamação e da esclerose. Há homogeneização das bandas colágenas, infiltrado linfoplasmocitário e espessamento e hialinização do colágeno na hipoderme. O infiltrado inflamatório é perivascular e envolve o lóbulo da hipoderme, enquanto a esclerose leva a espessamento dos septos da hipoderme (Figura 47.27). Ocasionalmente há formação de agregados linfoides e eosinófilos podem estar presentes.[187] As alterações histopatológicas na fáscia profunda são idênticas às da hipoderme, e na fasciite eosinofílica há graus variáveis de edema, espessamento, esclerose e infiltrado inflamatório constituído por linfócitos, plasmócitos, histiócitos e eosinófilos, que podem não estar presentes, dependendo do tempo de duração da lesão.

A etiologia da esclerodermia localizada é desconhecida. A fase inflamatória é seguida por fibrose dérmica pelo acúmulo excessivo de componentes da matriz extracelular, especialmente colágeno fibrilar tipos I e III. TGFbeta e IL-4 têm papel importante na ativação da produção de matriz pelos fibroblastos dérmicos.[188,189] O fator de crescimento do tecido conjuntivo (CTGF) é uma citocina induzida pelo TGF-beta e implicada na patogênese de várias formas de fibrose tecidual. O aumento da expressão de mRNA de CTGF foi demonstrado nos fibroblastos dérmicos em casos de esclerodermia localizada.[190] O número de dendrócitos dérmicos CD34 positivos diminui na esclerodermia localizada, com correlação proporcional conforme há progressão da inflamação para a fibrose.[191] Esse fato sugere um papel dessas células na imunomodulação dérmica. Finalmente, um nível sérico elevado de anticorpos antifibrilina 1 foi demonstrado nesses pacientes, sendo que já foi observado o papel da fibrilina 1 no desenvolvimento da fibrose na pele em modelo murino de esclerodermia.[192]

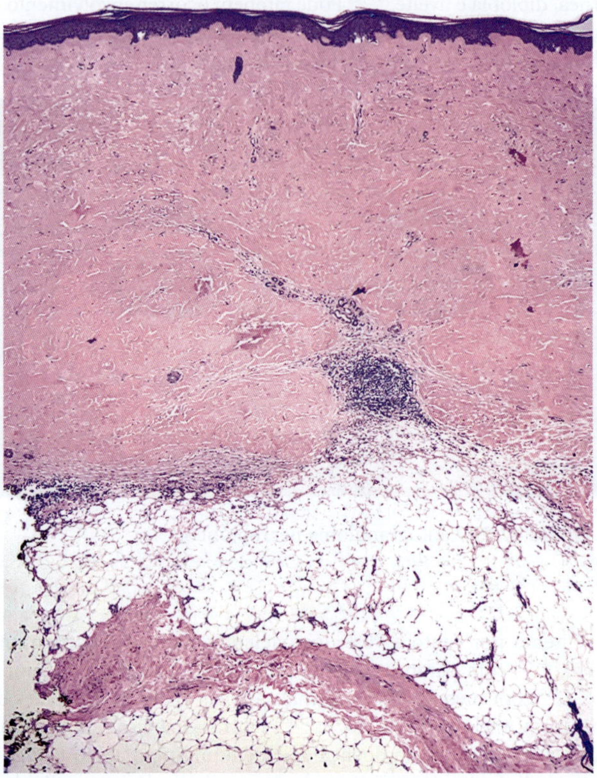

■ **Figura 47.27** Esclerodermia profunda. Espessamento dos septos da hipoderme por feixes de colágeno escleróticos, permeados por alguns linfócitos e plasmócitos, que extravasam para a periferia do lóbulo.

O tratamento da esclerodermia localizada é ainda insatisfatório. Há necessidade do uso de drogas anti-inflamatórias. Agentes antimaláricos têm sido usados, pelas suas propriedades imunomoduladoras. Corticosteroides sistêmicos podem ser utilizados (prednisona 1 mg/kg).[193] Outros agentes farmacológicos como vitamina E, vitamina D3 (calcitriol oral), penicilina, retinoides, IFN-γ e agentes citotóxicos (D-penicilamina, metotrexato,[194] ciclosporina, ciclofosfamida e azatioprina) também já foram utilizados. Por fim, a irradiação com UVA tem sido utilizada com boas respostas, pelo suposto aumento da ativação de metaloproteinases e modulação da expressão de citocinas que participam no remodelamento do tecido conjuntivo.[195-197]

Eritema nodoso

É a variante clinicopatológica mais frequente de paniculite.[198] O processo representa uma reação cutânea de hipersensibilidade que pode estar associada com uma gama variada de patologias, incluindo infecções, sarcoidose, doenças reumatológicas, doenças inflamatórias intestinais, uso de drogas, doenças autoimunes, gravidez e neoplasias.[199-302] Portanto, o diagnóstico do eritema nodoso deve sempre ser seguido da busca da sua etiologia. Nos Estados Unidos e norte da Europa, a causa mais comum em crianças e adultos jovens são as infecções estreptocócicas. Apesar das investigações clínicas e laboratoriais, 37% a 60% dos casos permanecem com etiologia desconhecida.

A etiologia deste processo cutâneo reacional de hipersensibilidade provavelmente resulta de formação de imunocomplexos[303] e sua deposição nas vênulas do tecido conjuntivo dos septos da hipoderme. Imunocomplexos circulantes e ativação do complemento[304,305] foram observados nos pacientes. As características histopatológicas das lesões tardias também sugerem um mecanismo de hipersensibilidade tardia[306] e estudos de imunofluorescência direta demonstraram depósitos de imunoglobulinas na parede dos vasos dos septos da hipoderme.[307] Nas lesões agudas do eritema nodoso há infiltrado inflamatório neutrofílico nos septos, e estudos recentes evidenciaram uma porcentagem de intermediários reativos de oxigênio, produzidos por neutrófilos ativados no sangue periférico, 4 vezes maior nos pacientes com eritema nodoso que em indivíduos saudáveis. A porcentagem de células produtoras destes intermediários foi diretamente proporcional à severidade clínica, portanto eles podem ter um papel na patogênese da doença, causando dano tecidual oxidativo e promovendo a inflamação tecidual.[308]

O eritema nodoso ocorre em qualquer idade, mas principalmente entre a segunda e quarta décadas de vida, e de 3 a 6 vezes mais em mulheres que em homens.[309] Tem início agudo caracterizado pelo aparecimento súbito de nódulos e placas de 1 a 5 cm nos membros inferiores, bilaterais, simétricos, dolorosos, eritematosos, quentes (Figura 47.28), que inicialmente apresentam coloração avermelhada, mas em poucos dias tornam-se violáceas e finalmente, apresentam coloração amarelo-esverdeada, com aparência de hematoma ("eritema contusiforme"). Nunca há ulceração e os nódulos desaparecem sem atrofia ou cicatriz. Na fase aguda pode haver febre de 38 a 39°, fadiga, mal-estar, artralgia, dor de cabeça, dor abdominal, vômitos, tosse ou diarreia. Lesões episclerais, conjuntivite, linfadenomegalia, hepatoesplenomegalia e pleurite também foram descritos.[310] A erupção dura em geral 3 a 6 semanas, mas pode haver maior persistência. Em crianças a duração é menor.

Algumas variantes clínicas foram descritas: eritema nodoso migratório,[311-314] paniculite nodular migratória subaguda de Vilanova e Piñol[315,316] e eritema nodoso crônico,[317] porém são apenas expressões de diferentes estágios de evolução de um mesmo processo patológico, pois as diferenças clínicas e patológicas não são suficientes para separar essas variantes do eritema nodoso clássico.[318] Uma variante clínica rara em crianças e adultos jovens é caracterizada por lesões envolvendo apenas palmas e solas, em geral unilateral,[319-322] sendo nódulos eritematosos e dolorosos que aparecem em geral após atividade física, com características histopatológicas semelhantes ao eritema nodoso clássico.

Como a lista de possíveis agentes etiológicos do eritema nodoso é grande, uma abordagem diagnóstica racional é desejável. Deve ser realizada história clínica completa, sendo relatados doenças prévias, uso de medicações, viagens, animais de estimação, atividades, casos familiares. A avaliação inicial deve incluir hemograma completo, velocidade de hemossedimentação, ASLO, exames de urina e radiografia do tórax. Os leucócitos estão em geral normais ou pouco aumentados, mas a velocidade de hemossedimentação é muito alta. O fator reumatoide é em geral negativo e há um aumento temporário de alfa2-globulina.

O exame histopatológico revela uma paniculite septal sem vasculite. Os septos da hipoderme tornam-se espessos e infiltrados por células inflamatórias que atingem também a área perisseptal dos lóbulos da hipoderme. Em geral há também infiltrado inflamatório linfocitário perivascular na derme superficial e profunda. Nos septos da hipoderme, a característica do infiltrado inflamatório varia de acordo com a idade da lesão. Nas lesões precoces há edema, hemorragia e neutrófilos,[323] e raramente predominam eosinófilos,[324] enquanto fibrose, tecido de granulação perisseptal, linfócitos, histiócitos e células gigantes multinucleadas são encontrados nas lesões mais tardias. Às vezes, nas lesões

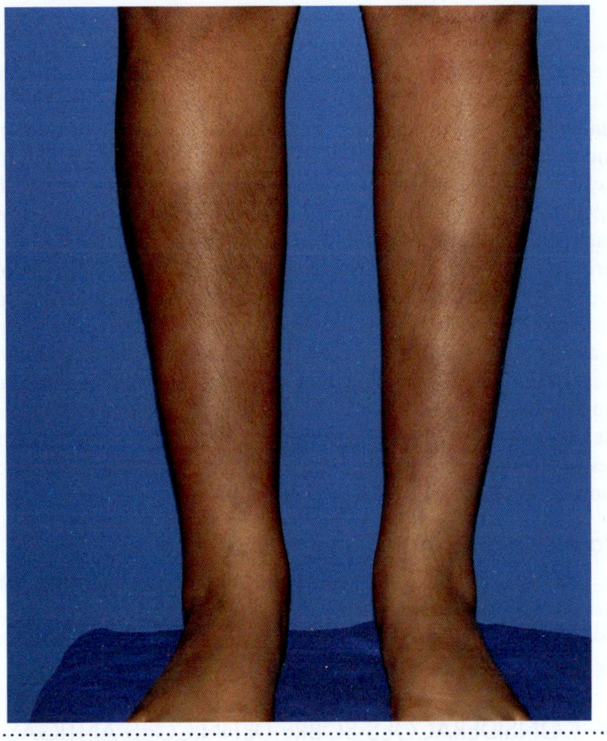

■ **Figura 47.28** Eritema nodoso.

iniciais, o infiltrado inflamatório pode ser mais proeminente nos lóbulos que nos septos, mas nestes casos, ao contrário das paniculites lobulares autênticas, não há necrose de adipócitos no centro do lóbulo. Uma característica histopatológica do eritema nodoso é a presença dos granulomas radiados de Miescher[325-327] (Figura 47.29), que consistem de pequenos agregados nodulares de pequenos histiócitos ao redor de uma fenda central estrelada. A natureza desta fenda central é desconhecida. Nas lesões iniciais, estes granulomas aparecem esparsos nos septos e envoltos por neutrófilos. Nas lesões mais avançadas, os histiócitos coalescem e formam células multinucleadas, muitas delas com a fenda estrelada central no citoplasma. Outra característica histológica do eritema nodoso é a ausência de vasculite. E nos estágios de lesões mais tardias, o infiltrado inflamatório dos septos torna-se esparso, os septos estão alargados, com tecido de granulação na interface com o lóbulo e os septos tornam-se fibróticos e substituídos por granulomas, que progressivamente substituem também o lóbulo. Nesta fase foi observada em alguns casos necrose lipomembranosa. Toda a hipoderme fica substituída por tecido fibrótico e granulomatoso, ficando difícil nesta fase estabelecer se o processo é primariamente septal ou lobular.

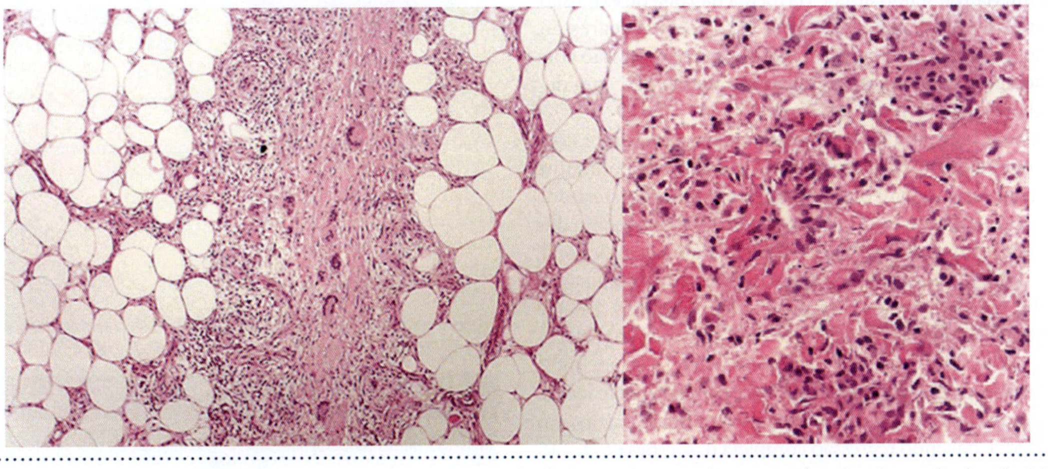

■ **Figura 47.29** Eritema nodoso. Espessamento septal com infiltrado linfo-histiocitário e formação de grânulos radiados de Miescher na periferia do lóbulo.

O tratamento do eritema nodoso deve ser dirigido à sua causa associada, se identificada. Em geral, os nódulos regridem espontaneamente em algumas semanas, e o repouso é tratamento suficiente. Para melhorar a dor e acelerar a resolução podem ser utilizados anti-inflamatórios não hormonais, como oxifenobutazona (400 mg/dia),[328] indometacina (100 a 150 mg/dia)[329] ou naproxeno (500 mg/dia).[330] Se as lesões persistirem, pode ser utilizado iodeto de potássio (400 a 900 mg/dia), cujo mecanismo de ação é desconhecido, mas parece causar liberação de heparina de mastócitos, e a heparina agiria suprimindo reações de hipersensibilidade tardia.[331-333] Além disso, o iodeto de potássio inibe quimiotaxia de neutrófilos.[334] Corticosteroides sistêmicos são raramente indicados, e nestes casos deve ser sempre afastada a possibilidade da existência de alguma infecção. Quando necessário, prednisona 40 mg/dia leva à resolução dos nódulos em poucos dias. Pode ser realizada também injeção intralesional de acetato de triancinolona (5 mg/mL), no centro dos nódulos. Alguns pacientes respondem a colchicina (0,6 a 1,2 mg, 2 vezes ao dia)[335,336] e hidroxicloroquina (200 mg, 2 vezes ao dia).[337]

Paniculite associada a agentes biológicos

As lesões causadas por agentes biológicos são virtualmente idênticas às observadas no eritema nodoso típico, tendo sido relatadas associadas ao uso de drogas como adalimumabe, imatinib e inibidores de BRAF.[847]

■ CONSIDERAÇÕES SOBRE DEFINIÇÕES ANTIGAS

Algumas entidades nosológicas descritas no passado sofreram atualizações e atualmente não são consideradas paniculites específicas. Este é o caso da Paniculite Nodular Migratória Subaguda de Vilanova-Piñol-Aguadé.

Paniculite nodular subaguda de Vilanova-Piñol-Aguadé

A Paniculite Nodular Migratória Subaguda de Vilanova-Piñol-Aguadé (PNMS) foi descrita pela primeira vez em 1956 por Vilanova e Piñol-Aguadé,[338] como um quadro de paniculite que comete principalmente as mulheres entre 25 e 35 anos de idade, porém podendo ir dos 15 aos 65 anos. A maioria dos autores considera atualmente a PNMS como variante clínica do eritema nodoso.[1,339]

O quadro clínico é caracterizado por nódulos eritematosos subcutâneos não dolorosos que acometem principalmente as faces anterolaterais das pernas e, mais raramente, os joelhos, coxas e nádegas. As lesões são unilaterais e assimétricas, podendo se confluir formando placas inflamatórias induradas de até 20 cm de diâmetro, muitas vezes com aspecto esclerodermiforme. O aumento da placa não ocorre de maneira uniforme, podendo se expandir por uma extremidade e regredir do lado oposto, tomando formatos arredondados, ovalados e às vezes até serpiginosos. A superfície da lesão apresenta um eritema de tonalidades diferentes, sendo de cor vermelha na zona de extensão, vermelho-amarelada ou vermelho-violácea nas zonas de regressão. Após a evolução das lesões durante 3 a 5 meses, ocorre regressão com leve hiperpigmentação residual. As recidivas são frequentes, com duração variável da doença de meses até 5 anos.[340]

O diagnóstico é feito através de biópsia cutânea profunda com exame anatomopatológico. A histopatologia revela uma paniculite predominantemente septal, com capilarite hipodérmica caracterizada pela proliferação e tumefação de células endoteliais, pelo aumento dos pericitos e pela retração da luz dos vasos, podendo ir até a oclusão total. Há proliferação de fibroblastos acompanhada de infiltrado inflamatório linfocitário, sobretudo nos septos conjuntivos interlobulares. Ocorre edema e fragmentação das fibras colágenas, muitas vezes com degeneração fibrinoide. A velocidade de hemossedimentação se encontra geralmente acelerada, podendo haver leucocitose com anemia discreta.

O tratamento é feito com iodeto de potássio em doses baixas, em torno de 100 mg/dia, havendo regressão completa das lesões em 8 a 15 dias. Iodeto de potássio é contraindicado durante a gravidez porque pode produzir bócio no feto.

■ PANICULITES PREDOMINANTEMENTE LOBULARES (TABELA 47.2)

Tabela 47.2 Classificação histopatológica das paniculites predominantemente lobulares.

I. Com vasculite	
Pequenos vasos	Eritema nodoso hansênico Fenômeno de Lúcio Paniculite neutrofílica lobular associada à artrite reumatoide
Grandes vasos	Eritema indurado (vasculite nodular) Doença de Crohn
II. Sem vasculite	
Poucas células inflamatórias ou ausência de células inflamatórias	
Necrose no centro do lóbulo	Paniculite esclerosante
Calcificação vascular	Calcifilaxia
Cálcio e cristais de oxalato na parede de vasos	Oxalose
Cristais nos adipócitos	Esclerema neonatal
Predominância de linfócitos	
Infiltrado dérmico perivascular superficial e profundo	Paniculite ao frio
Folículos linfoides, plasmócitos e poeira nuclear de linfócitos	Paniculite lúpica
Linfócitos e plasmócitos	Paniculite da dermatomiosite
Predominância de neutrófilos	
Necrose gordurosa extensa com saponificação dos adipócitos	Paniculite pancreática
Neutrófilos entre os feixes de colágeno da derme profunda	Deficiência de α_1-antitripsina
Bactérias, fungos ou protozoários	Paniculites infecciosas
Corpo estranho	Paniculite factícia e iatrogênica
Coleções de neutrófilos	Síndrome de Sweet subcutânea
Predominância de histiócitos (reação granulomatosa)	
Sem cristais nos adipócitos	Sarcoidose subcutânea Paniculite traumática Lipoatrofia Lipodistrofia
Com cristais nos histiócitos ou adipócitos	Adiponecrose subcutânea neonatal Paniculite pós-corticosteroides Paniculite da gota Histiocitose com depósito de cristais
Histiócitos citofágicos	Paniculite histiocitária citofágica
Esclerose dos septos	Paniculite pseudoesclerodermiforme pós-irradiação
Predominância de eosinófilos	
Infiltrado difuso lobulocêntrico	Paniculite lobular eosinofílica

Fonte: Adaptada de Requena L, Yus ES. Panniculitis. Part II. Mostly lobular panniculitis. J Am Acad Dermatol 2001; 45:325-61.

■ PANICULITES PREDOMINANTEMENTE LOBULARES COM VASCULITE

Reações hansênicas

As reações hansênicas são fenômenos que interrompem a evolução crônica e a estabilidade clínica dos pacientes portadores de hanseníase. Dependem de mecanismos imunológicos frente ao *Mycobacterium leprae*.[341-344]

Não há consenso na classificação das reações hansênicas.[345]

De acordo com as características clínicas e histopatológicas, as reações hansênicas podem ser classificadas em reações do tipo 1 e 2. As reações do tipo 1 são chamadas de reações reversas. As reações do tipo 2 compreendem o eritema nodoso hansênico, reação eritema polimorfo-símile e fenômeno de Lúcio.[346,347]

Nas reações do tipo 1, a imunidade celular está até certo ponto preservada, ocorrendo na hanseníase tuberculoide e dimorfa tuberculoide.[345]

As reações do tipo 2 ocorrem geralmente na hanseníase virchowiana, mas também podem ocorrer na hanseníase dimorfa virchowiana e dimorfa dimorfa. São consideradas reações do tipo III de Gell e Coombs, mediadas por imunocomplexos.[341,344,348]

A hanseníase virchowiana apresenta infiltração intensa composta por histiócitos espumosos repletos de bacilos (células de Virchow). Durante ou após o uso da poliquimioterapia, ocorre a liberação de grande quantidade de antígenos do *Mycobacterium leprae*, seguida do depósito de imunocomplexos na parede dos vasos sanguíneos.[347]

Os pacientes com reação do tipo 2 apresentam aumento da quantidade de linfócitos T auxiliares, principalmente do subtipo Th2 e diminuição dos linfócitos T supressores, que estimula a formação de plasmócitos e a produção de imunoglobulinas.[349] A presença de grande quantidade de antígenos e anticorpos circulantes permite a formação dos imunocomplexos. Os imunocomplexos grandes são facilmente reconhecidos pelos histiócitos e destruídos. Os menores são filtrados pelos rins e eliminados pela urina. Os de tamanho intermediário aderem-se ao endotélio, ligam complemento e atraem neutrófilos, que são destruídos (cariorrexe), liberando enzimas proteolíticas e causando necrose fibrinoide da parede vascular.

Portanto, as reações hansênicas do tipo 2 podem ser consideradas vasculites necrosantes (ou vasculites leucocitoclásticas) que envolvem vasos de vários calibres da pele.[350]

Eritema nodoso hansênico

A denominação eritema nodoso é inapropriada, já que não há paniculite predominantemente septal no eritema nodoso hansênico (ENH), como no eritema nodoso.

O ENH é o tipo mais comum de reação do tipo 2 e geralmente ocorre como complicação do tratamento da hanseníase.[351] Pode ser a primeira manifestação da hanseníase e pode ocorrer após o tratamento com a poliquimioterapia.[364] Pode ser desencadeado por: terapêutica da hanseníase, gestação, estresse físico ou mental, outras infecções, lesões e vacinação.

O quadro clínico é caracterizado por surtos de pápulas e nódulos dolorosos, disseminados, eritematosos ou violáceos, superficiais ou profundos.[347,351,352,353] Os locais mais acometidos são a face e a face extensora dos membros[354] (Figura 47.30). Foram relatadas formas ulceradas, necróticas, pustulares e bolhosas.[355] As lesões regridem em 1 a 2 semanas.[347]

Reações vasculonecróticas podem ocorrer no ENH, sendo consideradas fenômeno de Lúcio por alguns autores (Figura 47.31). Nesse caso, desenvolve-se panvasculite que se inicia na hipoderme, acometendo vasos de diferentes calibres. As lesões cutâneas são úlceras profundas e dolorosas que deixam cicatrizes hipertróficas, fibróticas e radiadas.[343,345,356-8]

A maioria dos casos de ENH evolui apresentando vários episódios durante muitos anos, como episódios agudos ou ENH crônico.[359,360]

A neurite ocorre sob a forma de nervos espessados e dolorosos e incapacidade funcional. Sintomas sistêmicos são frequentes no ENH: febre alta, prostração, edema periférico, linfadenopatia, alterações oculares (iridociclite), hepatomegalia, esplenomegalia, envolvimento articular e ósseo e orquite.[345,355]

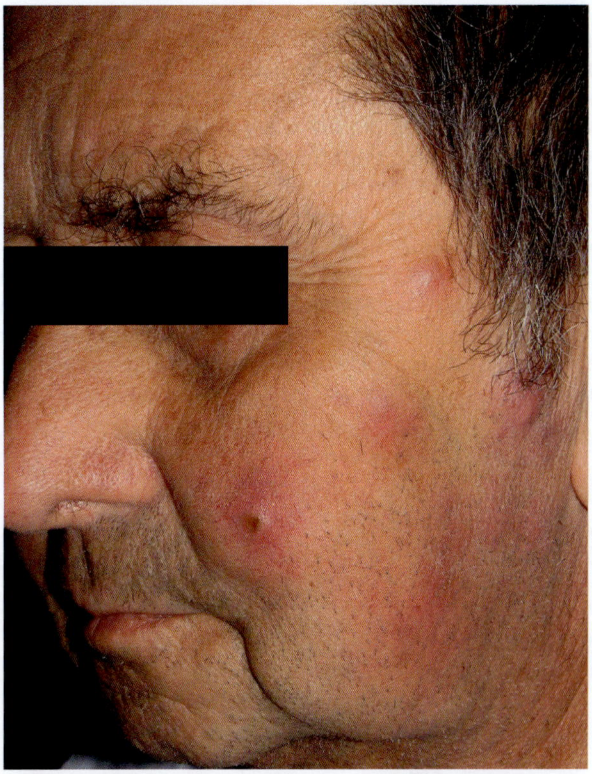

■ **Figura 47.30** Eritema nodoso hansênico. Nódulos eritematosos na face.

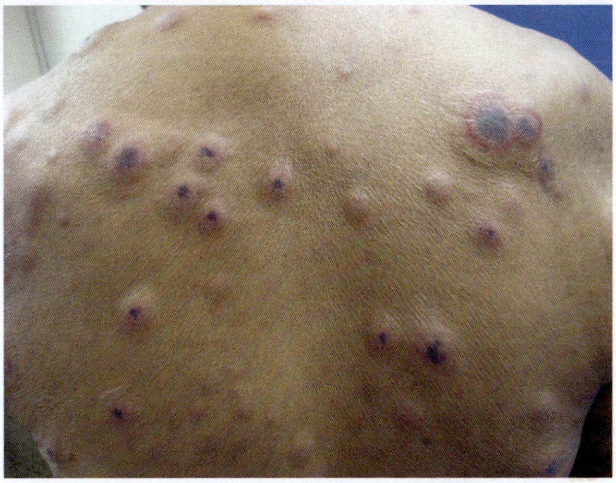

■ **Figura 47.31** Eritema nodoso hansênico com reação vasculonecrótica. Nódulos eritematosos com centro necrótico no dorso.

Os diagnósticos diferenciais clínicos da ENH são eritema nodoso e outras paniculites. As lesões bolhosas devem ser diferenciadas das dermatoses bolhosas autoimunes e as lesões ulceradas, do pioderma gangrenoso.[15]

O exame histopatológico mostra infiltrado inflamatório localizado primariamente na derme, que pode se estender à hipoderme.[350,351] Os componentes do infiltrado variam de acordo com o momento em que foi realizada a biópsia.[355]

Nas lesões agudas (dentro de 72 horas do seu aparecimento), predominam neutrófilos, podendo haver eosinófilos e mastócitos.[361] Na hipoderme, o infiltrado envolve os pequenos vasos lobulares, que exibem necrose fibrinoide da parede vascular e trombos.[350,351] Edema na derme e hipoderme também são descritos.[361] Nas lesões tardias, o infiltrado exibe menos neutrófilos e aumento da quantidade de linfócitos, histiócitos e plasmócitos[355] (Figura 47.32).

As alterações devidas à hanseníase podem ser evidentes. Na hanseníase virchowiana, o infiltrado pode conter células de Virchow difusas. Na hanseníase dimorfa virchowiana, podem ser observados granulomas com histiócitos e linfócitos. Em ambos os casos são encontrados grande quantidade de bacilos álcool-acidorresistentes, principalmente de aspecto granuloso devido a falha na sua coloração (inviáveis).[362]

A imunofluorescência direta revela depósito de IgG e C3 na parede dos vasos envolvidos.[350]

O tratamento do ENH tem como objetivo principal o controle da inflamação, alívio da dor e prevenção de novos episódios.[363] Quando em uso, a poliquimioterapia deve ser mantida. A talidomida é a droga eletiva, na dose de 100 a 400 mg por dia, conforme a gravidade do quadro.

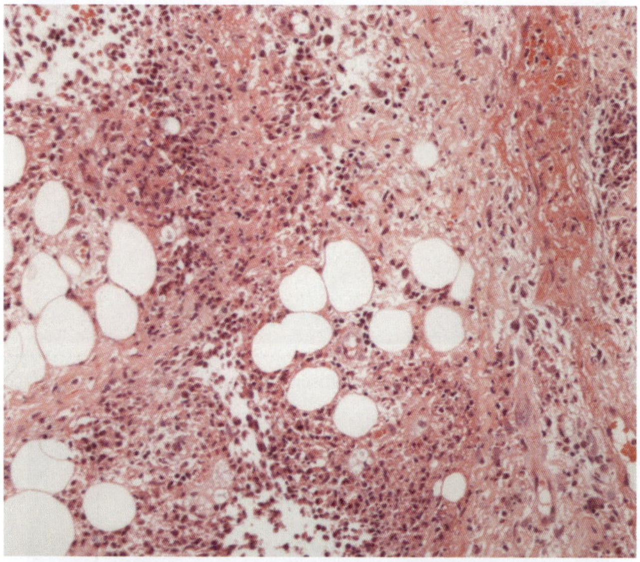

■ **Figura 47.32** Eritema nodoso hansênico. Necrose fibrinoide na parede dos vasos e infiltrado contendo linfócitos, plasmócitos e neutrófilos.

Os casos com comprometimento neural são tratados com corticosteroide (prednisona, 1 a 1,5 mg/kg por dia), o segmento afetado deve ser imobilizado e deve ser realizada a programação de ações de prevenção de incapacidades. O corticosteroide também é indicado nos casos que apresentem mãos e pés reacionais (edema inflamatório), lesões oculares reacionais com hiperemia conjuntival e/ou embaçamento visual (com ou sem lesões cutâneas), glomerulonefrite, orquiepididimite, artrite, vasculite, eritema nodoso necrosante, reação eritema polimorfo-símile e síndrome de Sweet-símile.[355,364,365]

O Ministério da Saúde esclarece que é proibida a utilização da talidomida por mulheres grávidas ou sob risco de engravidar (idade fértil), pelos efeitos teratogênicos da droga. Nesses casos, deve-se utilizar corticosteroide.[364,365]

Fenômeno de Lúcio

O fenômeno de Lúcio pode ser considerado uma reação hansênica do tipo 2, com quadro clínico muito peculiar. Ocorre quase exclusivamente no México e América Central, em pacientes com lepra de Lúcio.[366] Sua etiopatogenia permanece desconhecida.[367]

A lepra de Lúcio ou "hanseníase bonita" é caracterizada por pele lisa e eritematosa e madarose. Não há infiltrações cutâneas localizadas como pápulas, placas e nódulos.

O fenômeno de Lúcio ocorre entre 3 e 4 anos após a instalação da hanseníase, sendo mais comum nos pacientes não tratados ou nos que fazem tratamento inadequado.[342,371-3] O quadro dura de 2 a 4 semanas. Após 6 a 8 semanas do início do tratamento, o aparecimento do fenômeno tende a desaparecer. Se surgirem novas reações, elas serão do tipo ENH.[355]

O quadro clínico é polimórfico, com lesões em vários estágios evolutivos. As lesões isquêmicas iniciais são máculas eritematosas, que evoluem com ulceração ou formação de bolhas. As úlceras apresentam formato angulado, poligonal ou triangular, são irregulares e de bordas anfractuosas, associadas à sensação de queimação (Figura 47.33). As cicatrizes são atróficas e hipocrômicas irregulares, com borda fina e hipercrômica. Os locais mais acometidos são as faces extensoras dos pés, pernas, mãos, antebraços e braços, ocorrendo eventualmente na face e tronco.[342,347,352,354,368,371,374]

Ao contrário do ENH, as manifestações sistêmicas são raras e o tratamento com talidomida é ineficaz.[343,356,357,367]

O exame histopatológico mostra vasculite necrosante (vasculite leucocitoclástica) nos vasos da derme superficial e média, que resulta em ulceração (Figura 47.34). O infiltrado inflamatório pode ser discreto e perivascular composto principalmente por histiócitos espumosos cheios de bacilos (células de Virchow) na derme,[373] ou intenso e difuso,[352,367] estendendo-se à hipoderme.

O tratamento é feito com corticosteroide (prednisona, 1 mg/kg por dia).[364]

A Tabela 47.3 mostra as diferenças entre o fenômeno de Lúcio e a reação do tipo 2 com fenômeno vasculonecrótico.

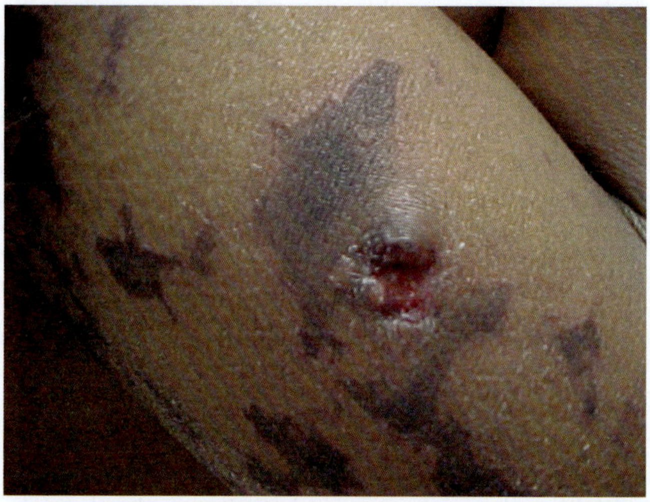

■ **Figura 47.33** Fenômeno de Lúcio. Necrose de formato angulado e bordas anfractuosas com úlcera, no antebraço.

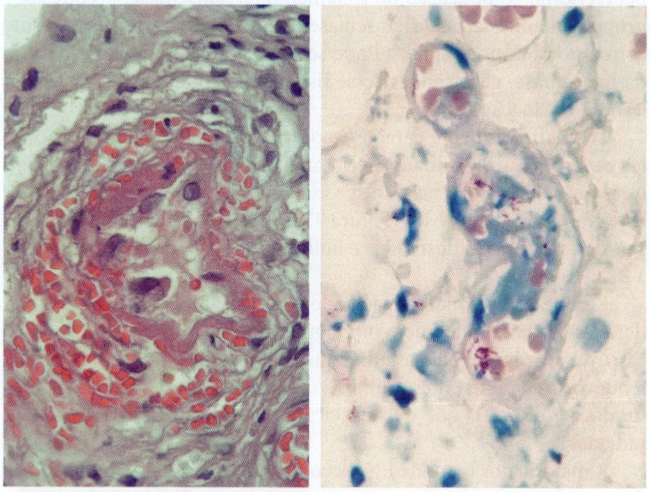

■ **Figura 47.34** Fenômeno de Lúcio. Necrose fibrinoide da parede vascular à esquerda e presença de bacilos álcool-acidorresistentes (BAAR) na parede vascular pelo método histoquímico de Fite-Faraco.

Tabela 47.3 Diferenças entre o fenômeno de Lúcio e a reação do tipo 2 com fenômeno vasculonecrótico.

Fenômeno de Lúcio	Reação do tipo 2 com fenômeno vasculonecrótico
Ocorre apenas na lepra de Lúcio	Ocorre na hanseníase com placas e nódulos
Ocorre em indivíduos não tratados ou tratados inadequadamente, poucos anos após a instalação da doença	Mais frequente nos primeiros meses de tratamento
Máculas eritematosas que ulceram	Lesões necróticas extensas e profundas
Sensação de queimação	Dor isquêmica
Geralmente afebril	Febre
Não afeta os nervos	Pode ser acompanhada de neurite
Sem sintomas gerais ou lesões viscerais	Artralgia, linfadenomegalia, nefrite, hepatite, iridociclite e orquite
Teste de Medina* positivo	Teste de Medina negativo
Vasculite leucocitoclástica e necrose superficial	Vasculite leucocitoclástica e necrose superficial e profunda; associada ao ENH
Não reponde à talidomida	Responde à talidomida
Resolução entre 2 e 4 semanas	Resolução lenta
Cicatrizes hipocrômicas pequenas com halo hipercrômico	Cicatrizes hipertróficas grandes

*Teste de Medina: teste pouco realizado no Brasil, onde há a ocorrência de necrose local após 6 horas da injeção intradérmica de antígeno de Mitsuda.[30]

Fonte: Adaptada de Fogagnolo L, Souza EM, Cintra ML, Velho PENF. Vasculonecrotic reactions in leprosy. Braz J Infect Dis 2007; 11(3):378-82.

Paniculite lobular neutrofílica associada à artrite reumatoide

A paniculite lobular neutrofílica associada à artrite reumatoide, anteriormente denominada paniculite pustulosa, é uma entidade raríssima, com apenas alguns casos descritos na literatura médica.

A forma de paniculite mais frequente na artrite reumatoide é o eritema nodoso.[375]

A paniculite lobular neutrofílica acomete mulheres de meia idade portadoras de artrite reumatoide de longa evolução, com o surgimento abrupto de nódulos subcutâneos eritematosos e dolorosos na face posterior das pernas.[376-379] Eventualmente, há ulceração com eliminação de líquido oleoso. Na evolução, os nódulos podem acometer coxas, nádegas e braços[377] (Figura 47.35).

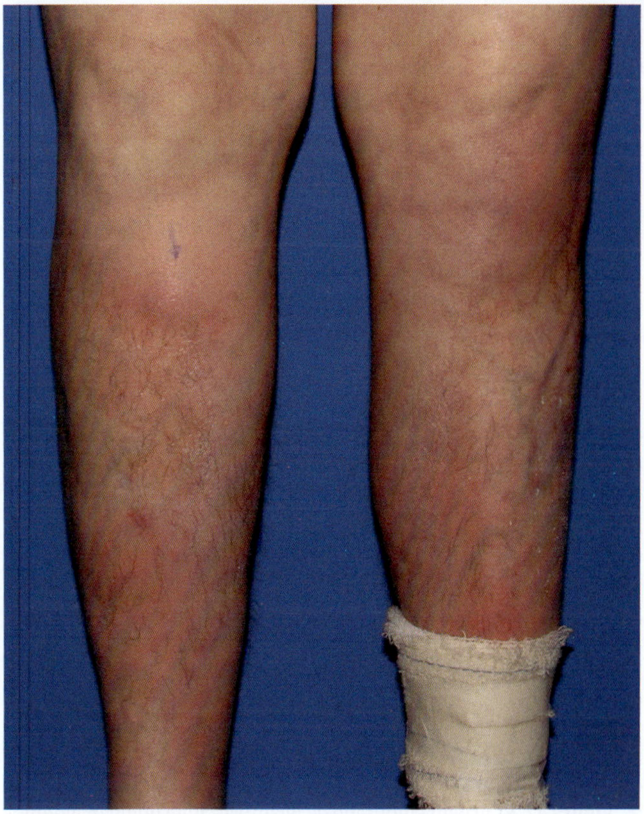

■ **Figura 47.35** Paniculite lobular neutrofílica associada à artrite reumatoide. Nódulos eritematosos na face anterior das pernas.

No exame histopatológico, observa-se paniculite predominantemente lobular com necrose intensa dos adipócitos e infiltrado inflamatório composto por neutrófilos, histiócitos espumosos e células gigantes multinucleadas (Figura 47.36). Em alguns casos, foi observada a presença de pequenos espaços císticos circundados por material eosinofílico, representando expressão precoce de paniculite lipomembranosa ou membranocística.[379] Podem ocorrer focos sugestivos de vasculite leucocitoclástica, com presença de poeira nuclear e neutrófilos dispostos ao redor dos vasos, porém sem depósito de fibrina na parede vascular.

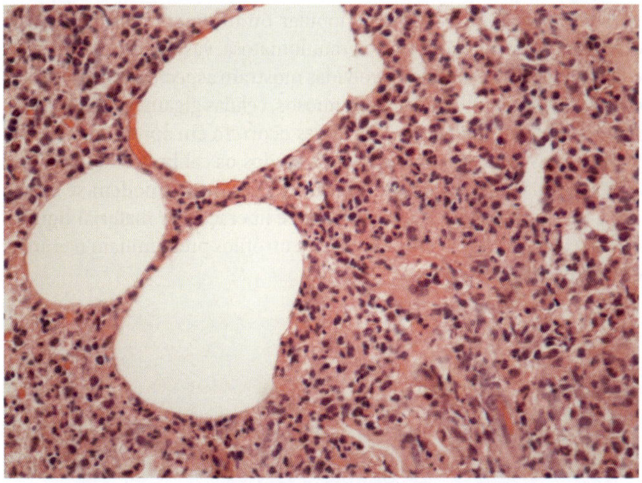

■ **Figura 47.36** Paniculite lobular neutrofílica associada à artrite reumatoide. Necrose de adipócitos e infiltrado intenso composto por neutrófilos e histiócitos, no lóbulo da hipoderme.

Pelo pequeno número de casos descritos, não há tratamento estabelecido para esta doença.[375] Em um dos casos descritos, foram tentadas várias terapêuticas, incluindo dapsona, nicotinamida, ciclosporina A, azatioprina, metotrexato, prednisolona e talidomida, resultando em efeitos colaterais graves ou insucesso do controle da doença, que aparentemente foi controlada com plasmaferese seguida de infusões de ciclofosfamida.[377]

Eritema indurado (vasculite nodular)

Atualmente, o eritema indurado de Bazin e a vasculite nodular são considerados a mesma entidade nosológica, tratando-se de vasculite subcutânea e paniculite lobular reacional a vários fatores etiológicos.[375,381] Em vários países do mundo, a principal causa do eritema indurado (vasculite nodular) é a tuberculose. A investigação através do PCR evidencia DNA de *Mycobacterium tuberculosis* nas lesões cutâneas em até 77% dos casos.[379] Outras causas incluem infecções bacterianas (estreptocócicas), infecções virais (hepatite C) e drogas como o propiltiouracil.[381,382]

A doença típica acomete mulheres de meia idade, principalmente obesas com insuficiência venosa dos membros inferiores. As lesões tendem a surgir no inverno.

O quadro clínico é caracterizado por nódulos subcutâneos eritematosos, geralmente dolorosos, na parte posterior das pernas. Frequentemente, os nódulos tornam-se aderentes à superfície cutânea e ulceram, deixando cicatrizes atróficas após lenta resolução (Figura 47.37). A evolução é longa, ocorrendo episódios recorrentes durante anos. Existe associação frequente com eritrocianose, panturrilhas em forma de coluna, eritema perifolicular e livedo reticular, que também podem ser fatores predisponentes. Formas atípicas ocorrem em homens com lesões unilaterais na região pré-tibial, coxas e em outras localizações.[375]

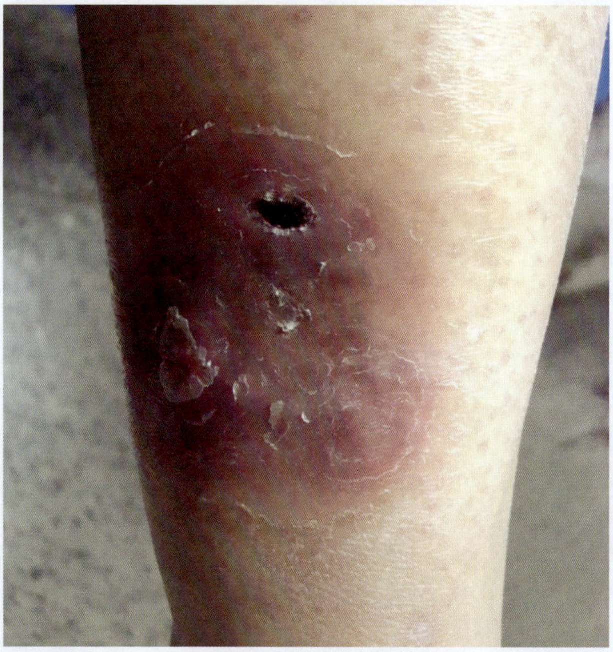

■ **Figura 47.37** Eritema indurado de Bazin/vasculite nodular. Nódulos eritematovioláceos e úlcera na perna.

Microscopicamente, o eritema indurado (vasculite nodular) é uma paniculite predominantemente lobular ou mista composta por uma combinação variável de reação granulomatosa, vasculite, necrose focal e fibrose septal. Lesões desenvolvidas mostram aspecto granulomatoso com histiócitos epitelioides e espumosos, células gigantes multinucleadas e linfócitos. Alterações vasculares ocorrem em aproximadamente 90% dos casos, acometendo vasos de todos os calibres.[392] Quando há dano vascular intenso, surgem áreas de necrose que podem se estender à derme, resultando em ulceração e liberação de material líquido oleoso e necrótico[375] (Figura 47.38). Neutrófilos predominam nas áreas de necrose.[392]

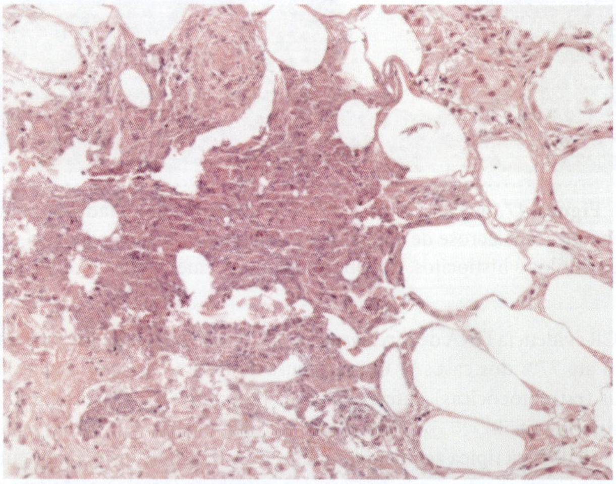

■ **Figura 47.38** Eritema indurado de Bazin/vasculite nodular. Necrose caseosa no lóbulo da hipoderme.

Nos casos onde a etiologia tuberculosa é demonstrada pelo teste de Mantoux fortemente reativo ou pela presença de DNA do *Mycobacterium tuberculosis* por PCR, o tratamento é o mesmo da tuberculose pulmonar. A primeira fase do tratamento dura dois meses e é composta pela administração de rifampicina, isoniazida, pirazinamida e etambutol (2RHZE). Segue-se a segunda fase que dura 4 meses e é composta pela administração de rifampicina e isoniazida (4RH).[384-391] Nos casos sem etiologia tuberculosa, são recomendadas medidas de suporte como o uso de meia elástica, repouso e anti-inflamatórios não hormonais. Corticosteroide sistêmico e iodeto de potássio podem ser usados.[381]

Doença de Crohn

As lesões cutâneas na doença de Crohn apresentam-se mais comumente como abscessos, fissuras e fístulas na região genital e perianal, onde o acometimento primário ocorre na derme, sob a forma de granulomas não caseosos[393,394] (Figura 47.39). Tais lesões também podem acometer a região oral, labial e estomas, representando extensão direta do envolvimento intestinal.[395]

Lesões da doença de Crohn podem ocorrer em áreas cutâneas distantes, surgindo nos membros inferiores, abdome, virilha, região inframamária, face e região genital.[396]

Dermatoses reacionais associadas à doença de Crohn incluem aftas, eritema nodoso e dermatoses neutrofílicas.[396]

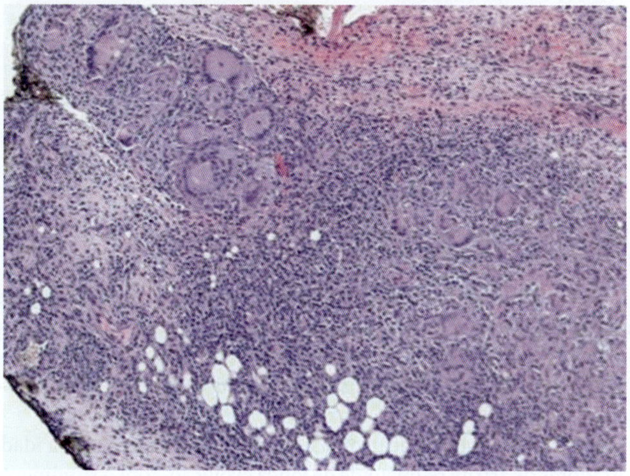

■ **Figura 47.39** Doença de Crohn. Granulomas não caseosos.

Foi descrito um tipo de paniculite predominantemente lobular caracterizada por granulomas não caseosos nos lóbulos da hipoderme e vasculite linfocitária de vasos de médio calibre na junção entre a derme e a hipoderme.[397]

■ PANICULITES PREDOMINANTEMENTE LOBULARES SEM VASCULITE

Paniculite esclerosante

A paniculite esclerosante também é conhecida como lipodermatoesclerose e está associada à insuficiência venosa crônica e, raramente, ao linfedema crônico.[398] Acomete geralmente mulheres de meia idade que apresentam alto índice de massa corpórea.[399]

São aceitos como fatores etiológicos a microangiopatia e o distúrbio de perfusão causados pela insuficiência venosa crônica, que resultam em isquemia e necrose da porção central do lóbulo.[400,401]

O quadro clínico pode ser agudo ou crônico.

No quadro agudo, a pele apresenta edema eritematovioláceo e dor. Pode-se palpar massa subcutânea com borda evidente, geralmente no terço inferior medial da perna ou ao redor do tornozelo, bilateralmente[399,402] (Figura 47.40).

O quadro crônico resulta da evolução da doença ou surge espontaneamente. A pele mostra-se espessada e aderida ao subcutâneo fibroso e indurado, acompanhando eritema, edema, telangiectasias e hiperpigmentação. As pernas adquirem aspecto de garrafa invertida pela fibrose e esclerose intensas.[375,399,402]

Os achados histopatológicos variam de acordo com a evolução da lesão. Em qualquer estágio, as alterações causadas pela estase sanguínea estão presentes, com proliferação de capilares e vênulas na derme papilar, fibrose e depósito intenso de hemossiderina (dermatite ocre).[375]

Inicialmente, há infiltrado inflamatório discreto e difuso, composto principalmente por linfócitos, entre os feixes de colágeno dos septos da hipoderme. São observadas áreas de necrose isquêmica no centro dos lóbulos, caracterizadas por adipócitos pálidos, pequenos e anucleados. Pequenos vasos lobulares mostram-se congestos, eventualmente com extravasamento de hemácias, presença de hemossiderina e necrose de células endoteliais.

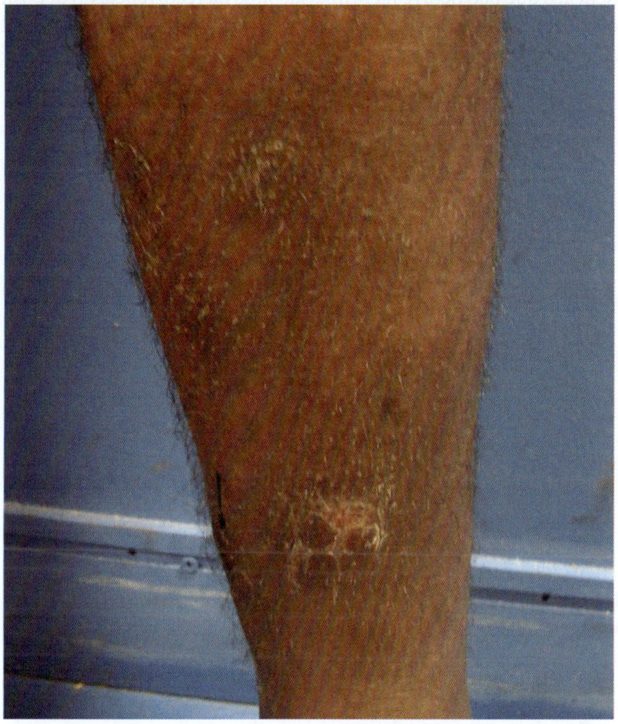

■ **Figura 47.40** Paniculite esclerosante. Nódulos inflamatórios associados à dermatite ocre, edema e xerose da perna.

Nas lesões intermediárias, os septos mostram-se espessados e fibróticos, resultando em aspecto atrófico intenso da hipoderme. O infiltrado inflamatório é composto por linfócitos e histiócitos, que podem ser espumosos. A periferia do lóbulo frequentemente apresenta granuloma lipofágico com alguns linfócitos e plasmócitos.

Nas lesões tardias, a principal característica é a esclerose septal. Os lóbulos tornam-se menores e há a presença de microcistos gordurosos com focos de alteração membranocística (Figuras 47.41 e 47.42). A derme superficial apresenta fibrose e depósito de fibrina pericapilar.

O tratamento da paniculite esclerosante é difícil. A terapêutica para a insuficiência venosa pode ser útil, mas não reverte o quadro. Perda de peso é recomendada. Pacientes com muita sensibilidade na área acometida não toleram a terapia compressiva. O estanozolol, um derivado sintético da testosterona, tem ação fibrinolítica e causa aumento da fibrinólise nas lesões cutâneas e redução da dor nos quadros crônicos. Também leva à redução da dor, do eritema e do espessamento cutâneo nos quadros agudos, permitindo o uso posterior da terapêutica compressiva.[400]

Calcifilaxia

Calcifilaxia é uma síndrome de calcificação vascular e necrose cutânea que ocorre quase exclusivamente nos pacientes terminais portadores de insuficiência renal crônica, havendo relatos de casos em pacientes com função renal preservada.[403]

Na maioria dos casos, há aumento do cálcio e fósforos séricos, associados ao hiperparatireoidismo secundário. A calcificação da parede

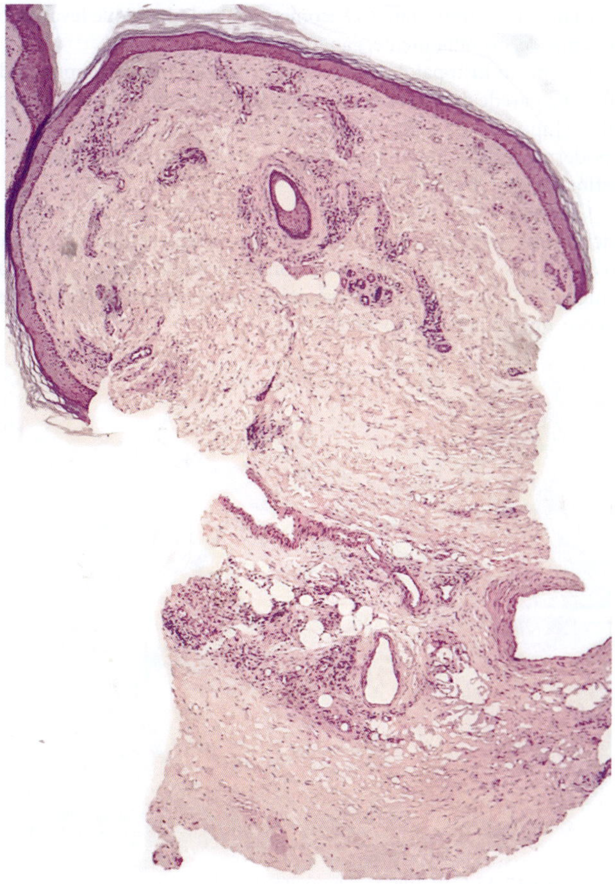

■ **Figura 47.41** Lipodermatoesclerose (paniculite esclerosante). Lesão tardia evidenciando proliferação vascular e fibrose na derme e microcistos gordurosos com alteração membranocística na hipoderme.

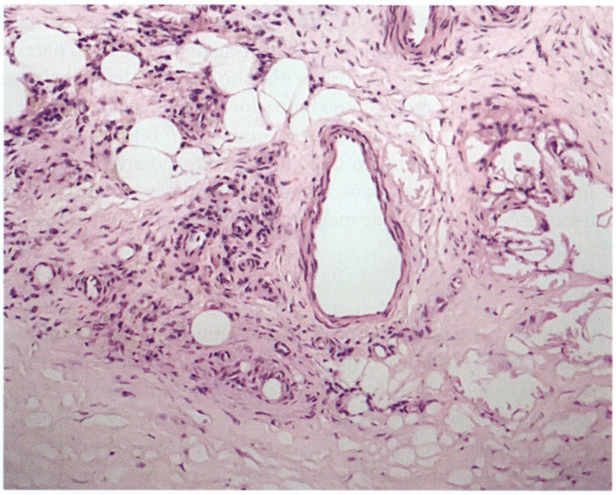

■ **Figura 47.42** Lipodermatoesclerose (paniculite esclerosante). A proliferação fibrosa e vascular que se estende da derme profunda à hipoderme, hemossiderose, presença de múltiplos cistos e necrose lipomembranosa.

dos vasos cutâneos, principalmente das artérias de pequeno e médio calibre, e a fibrose vascular subsequente causam isquemia, que resulta em necrose e ulceração.[375,399]

As lesões cutâneas são caracterizadas por máculas ou placas violáceas e reticulares que lembram o livedo reticular. Os locais mais acometidos são as partes distais dos membros, coxas e nádegas, simétrica e bilateralmente. O tronco e a parte proximal dos membros também podem ser afetados. As lesões evoluem para placas e nódulos indurados e necróticos, deixando úlceras grandes, profundas e não cicatrizantes associadas a dor importante. O acometimento digital pode levar à dor isquêmica e, eventualmente, gangrena dos dedos.[404-411]

O aspecto histopatológico é característico, exibindo depósito de cálcio na parede dos vasos de pequeno a médio calibre da derme reticular e hipoderme (Figura 47.43), necrose e calcificação do lóbulo da hipoderme e infiltrado inflamatório contendo neutrófilos, linfócitos e histiócitos espumosos.[405-414]

O prognóstico é ruim, com taxa de mortalidade entre 60% e 80%. A calcificação vascular da calcifilaxia persiste mesmo após a diminuição dos produtos do cálcio/fosfato, ao contrário da calcificação nodular benigna.[404,405] A quebra da barreira cutânea aumenta o risco de infecções e sepse, que geralmente levam à morte.

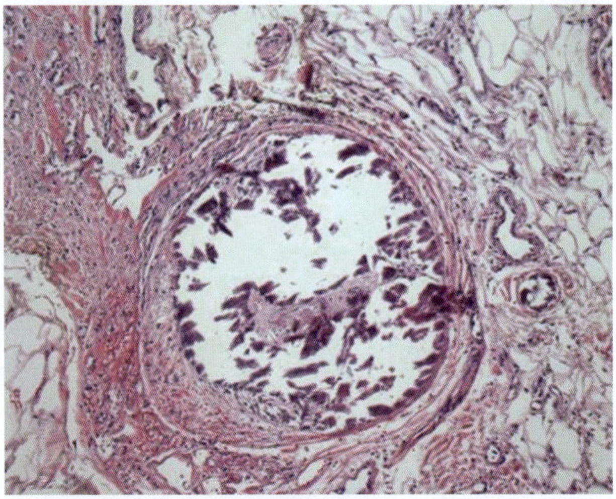

■ **Figura 47.43** Calcifilaxia. Depósito de cálcio na parede de vaso da hipoderme.

A concentração de cálcio e fósforo séricos deve ser mantida abaixo do nível normal.[415,416] Tratamento conservador deve ser tentado inicialmente: dieta baixa em cálcio e fósforo, suspensão da suplementação alimentar com cálcio e vitamina D, suspensão do uso de ferro parenteral, uso de agentes ligantes de fosfato e banho de hemodiálise baixo em cálcio.[415,417] Calcimiméticos como hidrocloreto de cinacalcete pode ser benéfico nos casos de hiperparatireoidismo.[418,419,420] Bifosfonatos como o pamidronato e o etidronato inibem a calcificação arterial e podem ser úteis.[421-423] Em alguns casos, a parotidectomia cessa o surgimento de novas lesões. Há relatos de melhora das lesões cutâneas após terapia com câmara hiperbárica.[424]

Oxalose

Oxalose ocorre por distúrbio do metabolismo do oxalato, que resulta no depósito de cristais de oxalato de cálcio. É classificada em primária (hereditária) e secundária (adquirida). A forma primária é de herança autossômica recessiva e é causada por defeitos enzimáticos hepáticos.[425] A forma secundária resulta da ingestão ou administração excessiva de oxalato e seus precursores (alimentos ricos em oxalato como chocolate, nozes e espinafre, dieta rica em proteína animal, ácido ascórbico, envenenamento por etilenoglicol, injeção intravenosa de glicerol ou xilitol, anestesia por metoxiflurano), deficiência de piridoxina, doença intestinal, ressecção ileal e hemodiálise por longo período.[426,427] Todas as formas podem levar à insuficiência renal e morte.[375]

O acometimento cutâneo da oxalose primária decorre da embolização dos cristais de oxalato, que causa livedo reticular, acrocianose, gangrena periférica, púrpura ou úlceras.[425,428-433] Os achados da biópsia cutânea são depósitos de cálcio e cristais de oxalato na parede dos vasos da hipoderme, com frequente trombose.[425,428-433]

Na oxalose secundária, pápulas miliares na face palmar dos dedos são características e decorrem do depósito de cristais de oxalato de cálcio.[427,433,435] No exame histopatológico, há depósitos de cristais de oxalato na derme, que são romboides, amarelos a acastanhados e birrefringentes na coloração pela hematoxilina-eosina, envoltos por infiltrado inflamatório granulomatoso composto por histiócitos e células gigantes multinucleadas do tipo corpo estranho (Figura 47.44). Quando há acometimento da hipoderme, são observados grandes depósitos nodulares.[375,436] Os cristais geralmente contêm sais de cálcio, que podem ser evidenciados pelo método de von Kossa.[436]

Se o diagnóstico for feito antes da instalação da insuficiência renal, o tratamento consiste da administração de grande quantidade de fluidos, alcalinização e medicações que diminuem a absorção intestinal de oxalato (colestiramina e citrato de cálcio). Na oxalose secundária, o transplante renal é geralmente seguido de melhora significante da doença, o que não ocorre na primária, onde há recorrência do depósito de oxalato. Nesses casos, recomenda-se transplante renal combinado com transplante hepático.[437]

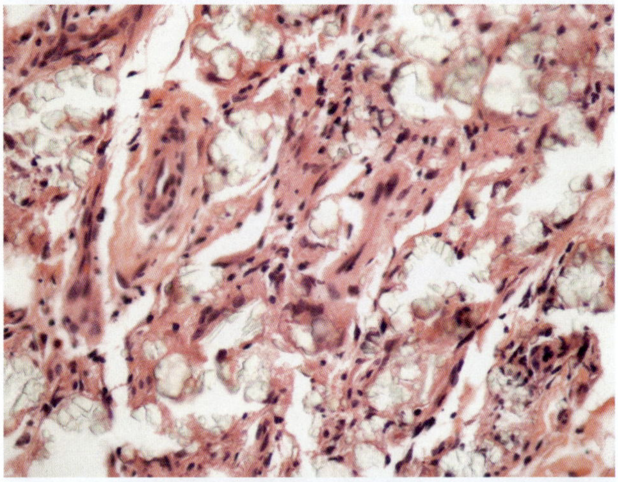

■ **Figura 47.44** Oxalose. Depósito de cristais romboides birrefringentes na derme.

Esclerema neonatal

O esclerema neonatal é uma paniculite rara, que acomete recém-nascidos prematuros e pequenos para a idade gestacional, durante a evolução de várias doenças graves como infecções, doença cardíaca congênita e outros defeitos do desenvolvimento. Alguns casos estavam associados à hipotermia.[438]

A hipótese da sua patogenia envolve a relação entre os ácidos graxos saturados e insaturados. A razão entre os ácidos graxos saturados e insaturados é relativamente alta no tecido adiposo dos recém-nascidos e ainda maior nos casos de esclerema neonatal, agindo como fator predisponente nos recém-nascidos prematuros e pequenos para a idade gestacional. Esse fator leva ao aumento do ponto de derretimento da gordura, solidificando-a na presença de diminuição da temperatura.[439,440]

As lesões cutâneas surgem durante os primeiros dias de vida em recém-nascidos em mal estado geral, geralmente nas nádegas, coxas ou panturrilhas, sob a forma de endurecimento lenhoso da pele que exibe coloração branco-amarelada, frequentemente com máculas de tons violáceos. A temperatura da pele é baixa. As lesões estendem-se rapidamente e envolvem grandes áreas corpóreas, exceto as palmas, plantas e região genital, causando imobilidade dos membros.[375,441,442]

No exame histopatológico, as alterações são discretas, refletindo resposta imunológica comprometida. O infiltrado inflamatório é discreto ou ausente, bem como a necrose dos adipócitos. A característica mais importante é o achado de fendas em forma de agulha (cristais), dispostas radialmente, nos adipócitos e nas raras células gigantes multinucleadas[443] (Figura 47.45). Os cristais são compostos por triglicerídeos.[392] Achados de necropsia evidenciam a presença desses cristais também no tecido adiposo perivisceral.[444,445]

O prognóstico é ruim e está associado a doença subjacente. A taxa de mortalidade é de até 75%. As crianças acometidas morrem em alguns dias.[441] As que sobrevivem não evoluem com alterações cutâneas.[375]

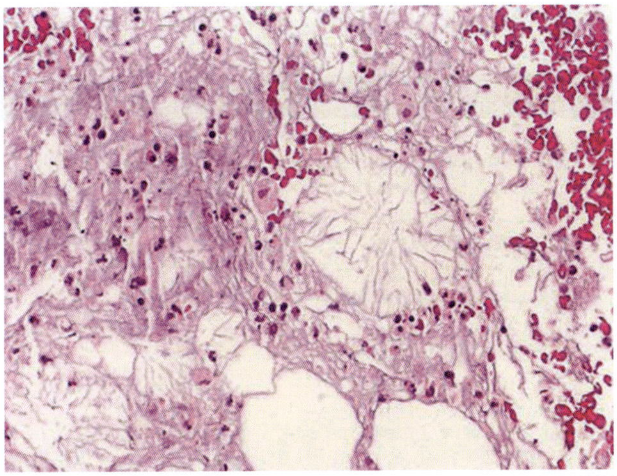

■ **Figura 47.45** Esclerema neonatal. Cristais em fendas com disposição radial.

O tratamento é o da doença de base e os corticosteroides não são eficazes.[446] Há evidências de que exsanguíneo-transfusões repetidas reduzem a mortalidade.[447,448]

A Tabela 47.4 mostra as diferenças entre o esclerema neonatal e a adipose subcutânea neonatal.

Paniculite ao frio

A paniculite ao frio é uma forma de paniculite localizada resultante da ação do frio na hipoderme.[399] Acomete mais comumente crianças expostas ao frio intenso.[449-451] Também pode ocorrer na região bucal de crianças que chupam gelo ou picolés e nas coxas e nádegas de mulheres que andam a cavalo, usando calças justas, no inverno.[452-455]

Após 48 a 72 horas da exposição ao frio, surgem placas endurecidas eritematosas ou cianóticas, com bordas mal definidas e temperatura local baixa. Pode haver sensação de frio ou dor. Quando a área é mantida aquecida, as placas lentamente amolecem e desaparecem, sem deixar cicatrizes.[399]

O exame histopatológico revela edema intenso na derme papilar, infiltrado linfocitário perivascular na derme, que se estende aos septos do subcutâneo. A hipoderme apresenta paniculite predominantemente lobular com infiltrado inflamatório composto por linfócitos e histiócitos, com alguns neutrófilos e eosinófilos.[456] Esses achados histopatológicos são semelhantes aos da perniose.[457]

As lesões desaparecem dentro de aproximadamente uma semana, geralmente deixando hiperpigmentação pós-inflamatória residual.[456] Deve-se evitar a exposição ao frio. Drogas vasodilatadoras não são eficazes nem na profilaxia nem no tratamento.[458]

Paniculite lúpica (lúpus eritematoso profundo)

A paniculite lúpica é uma variante rara do lúpus eritematoso, que ocorre mais comumente em pacientes portadores de lúpus eritematoso sistêmico, mas também pode ocorrer no lúpus eritematoso discoide.[459,460] Eventualmente, pode ser a única manifestação do lúpus.[461]

A incidência é maior no sexo feminino.[462] Geralmente ocorre em adultos jovens.[396]

As lesões podem preceder, surgir simultaneamente ou suceder as manifestações extracutâneas do lúpus eritematoso sistêmico.[463] Trauma no subcutâneo parece ser fator desencadeante.[464,465]

As lesões cutâneas são nódulos subcutâneos profundos ou placas, sob pele de aspecto normal ou de lúpus eritematoso discoide,[461] que cicatrizam com atrofia. Os locais mais acometidos são: parte superior dos braços, ombros, face e nádegas (Figura 47.46). Áreas persistentes de lipoatrofia nos ombros e parte superior dos braços são características.[375]

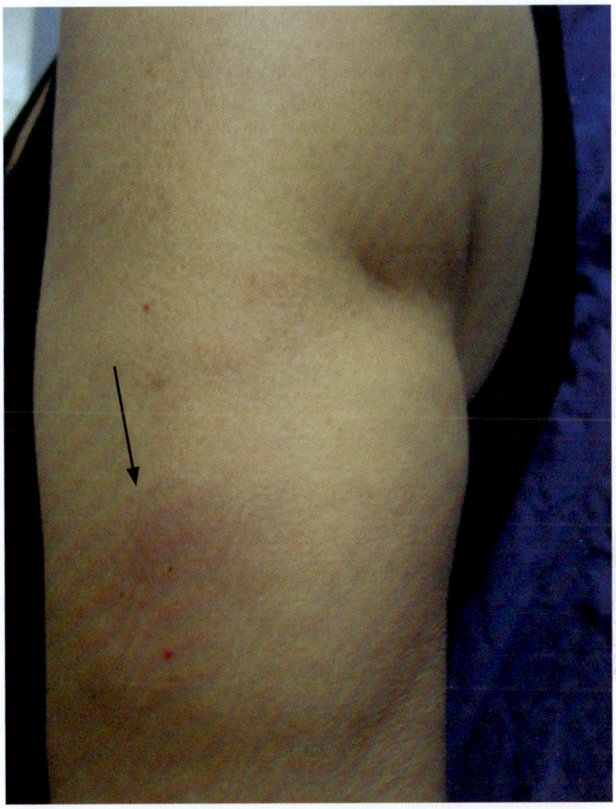

■ **Figura 47.46** Paniculite lúpica. Nódulos eritematosos no braço.

Tabela 47.4 Diferenças entre o esclerema neonatal e a adipose subcutânea neonatal.

	Esclerema neonatal	Adiponecrose subcutânea neonatal
Frequência	Rara	Incomum
Recém-nascidos	Prematuros e pequenos para a idade gestacional	A termo ou pós-termo
Fatores predisponentes ou contribuintes	Doenças graves como infecções, doença cardíaca congênita e outros defeitos do desenvolvimento	Hipercalcemia do recém-nascido, asfixia, pré-eclâmpsia, diabetes materna, trauma obstétrico e hipotermia
Instalação	Durante a primeira semana	De 1 a 6 semanas
Áreas acometidas	Inicialmente nas nádegas, coxas ou panturrilhas; evolui acometendo grandes áreas corpóreas	Tronco, nádegas, coxas, braços e face
Aspecto	Endurecimento lenhoso branco-amarelado com máculas de tons violáceos, com imobilidade dos membros	Nódulos subcutâneos firmes eritematovioláceos
Histopatologia	Inflamação e necrose discretas, cristais radiais de triglicerídeos nos adipócitos e nas raras células gigantes multinucleadas	Necrose gordurosa focal, linfócitos, histiócitos, células gigantes multinucleadas e alguns eosinófilos. Cristais radiais de triglicerídeos nos adipócitos e nas células gigantes multinucleadas
Prognóstico	Ruim	Bom

A maioria dos autores considera paniculite lúpica o mesmo que lúpus profundo. Existe quem considere a paniculite lúpica aquela que ocorre na doença sistêmica e lúpus profundo aquele que ocorre na doença cutânea, onde há lesão cutânea sobre a paniculite.[466]

No exame histopatológico, existem alterações epidérmicas e dérmicas do lúpus eritematoso discoide em mais de metade dos casos – degeneração hidrópica da camada basal, espessamento da membrana basal, depósito de mucina entre os feixes de colágeno e infiltrado inflamatório linfocitário perivascular superficial e profundo na derme, com acometimento perifolicular.[463,465] Na hipoderme, há paniculite predominantemente lobular composta por infiltrado linfocitário (Figura 47.47). Ocorre a formação de folículos linfoides em 20% a 50% dos casos, que possuem centro germinativo e plasmócitos na periferia, que se estendem aos septos da hipoderme.[467] Os centros germinativos são característicos da paniculite lúpica, mas não exclusivos, podendo ocorrer na esclerodermia profunda, eritema nodoso, paniculite associada à dermatomiosite e eritema indurado (vasculite nodular).[468] Necrose de adipócitos é discreta ou está ausente. Poeira nuclear de linfócitos no infiltrado inflamatório indica lúpus profundo.[469] Outros achados são: vasculite linfocítica dos vasos do lóbulo, necrose hialina da parede vascular, calcificação e eosinófilos no infiltrado inflamatório.[470] Lesões tardias podem mostrar alterações membranocísticas.[471,472]

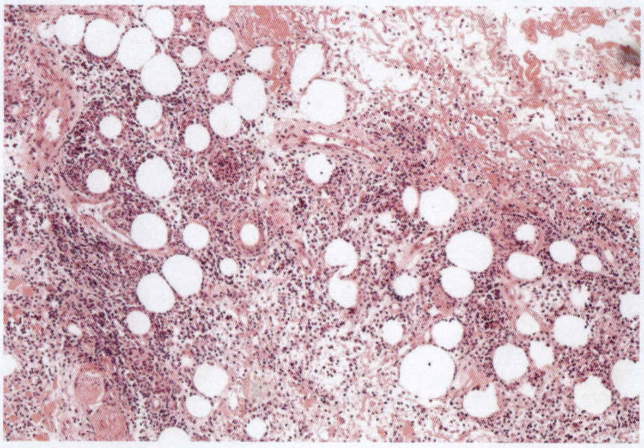

■ **Figura 47.47** Paniculite lúpica. Lóbulo da hipoderme totalmente comprometido pela destruição dos adipócitos e infiltrado inflamatório composto por linfócitos.

A imunofluorescência revela depósito linear de IgM e C3 na zona da membrana basal, na maioria dos casos.[459,465]

Os pacientes com paniculite lúpica tendem a apresentar evolução mais benigna do lúpus.[375]

O tratamento é feito com corticosteroide sistêmico[473] ou hidroxicloroquina,[474] eventualmente corticosteroide potente sob oclusão ou intralesional.[475]

Um dos principais diagnósticos diferenciais da paniculite lúpica é o linfoma cutâneo de células T paniculite-símile (LCCTPS). Recentemente, há vários relatos enfatizando a sobreposição de características clínicas e histopatológicas entre as duas entidades, a chamada paniculite lobular linfocítica atípica. Apesar de controverso, alguns autores sugerem que pacientes com lúpus profundo têm maior risco de desenvolver proliferações clonais anormais de células T.[862] A sobreposição entre as duas entidades indica a possibilidade delas representarem polos opostos de uma doença espectral. A comparação dos principais achados clinicomorfológicos e imunofenotípicos entre paniculite lúpica e linfoma cutâneo de células T paniculite-símile está relatada na Tabela 47.5.[863] O diagnóstico definitivo pode permanecer duvidoso, mesmo após integração das informações clínicas, histológicas e imunofenotípicas.

Tabela 47.5 Comparação entre paniculite lúpica e linfoma cutâneo de células T paniculite-símile.

	Paniculite lúpica	LCCTPS
Distribuição	Mais frequente em tronco, membros superiores e face	Mais frequente em membros inferiores, glúteos e couro cabeludo
Atividade de interface vacuolar	Variável	Raro
Inflamação periécrina	Frequente	Variável
Deposição de mucina dérmica intersticial	Frequente	Incomum
Alteração hialina lipomembranosa	Frequente	Raro
Macrófagos e debris de cariorrexe	Frequente	Frequente
Vasculite linfocítica	Frequente	Raro
Atipia de linfócitos e na borda de adipócitos	Ausente	Frequente
Ki67 > 30% em células atípicas CD8+	Ausente	Frequente
Agregados de células B CD20+	Presentes em meio ao infiltrado	Presentes na periferia do infiltrado ou ausentes
Agregados de células CD123+	Frequente	Raro
Agregados de plasmócitos CD138+	Frequente	Raro

Paniculite na dermatomiosite

A paniculite é menos frequente na dermatomiosite que no lúpus eritematoso e na esclerodermia. Ela pode ocorrer como manifestação única[463] ou em associação com outras lesões cutâneas da dermatomiosite.[464] O quadro clínico caracteriza-se por nódulos ou placas localizados nos braços, nádegas, coxas e abdome ou lipoatrofia multifocal.[465]

No exame histopatológico, as lesões são semelhantes às da paniculite lúpica, exibindo degeneração hidrópica da camada basal e paniculite predominantemente lobular com infiltrado inflamatório composto por linfócitos e plasmócitos entre os adipócitos. O colágeno dos septos da hipoderme apresenta esclerose hialina. Há substituição progressiva do tecido adiposo por tecido fibroso.[453] Outros achados são: espessamento da parede dos vasos do lóbulo, vasculite neutrofílica com necrose fibrinoide ou vasculite linfocítica nas artérias septais e calcificação. Podem ocorrer folículos linfoides com ou sem centro germinativo.[466] Lesões tardias podem mostrar alterações membranocísticas[467] (Figura 47.48).

A paniculite associada à calcificação do músculo e tecidos profundos é mais comum que a paniculite pura. Nesses casos, a hipoderme apresenta granulomas lipofágicos, calcificação e infiltrado inflamatório.[453]

Os pacientes com paniculite tendem a apresentar bom prognóstico, sem maior incidência de neoplasias malignas.[468]

O tratamento da paniculite é o da dermatomiosite, apresentando melhor resposta com altas doses de corticosteroide sistêmico.[464,466]

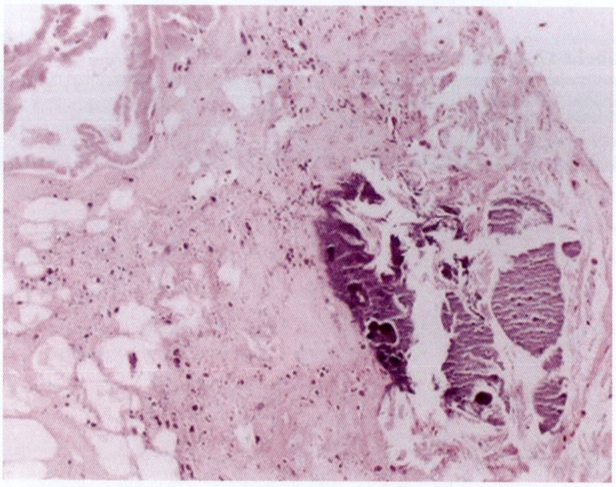

■ **Figura 47.48** Dermatomiosite. Alterações membranocísticas, esclerose e calcificação.

Paniculite pancreática

A paniculite pancreática ocorre em 2% a 3% dos casos de doença pancreática.[482] A maioria dos casos está associada à pancreatite aguda ou crônica, mas também pode estar associada ao carcinoma do pâncreas, pancreatite pós-traumática, pâncreas *divisum* (anormalidade do ducto pancreático), pseudocistos pancreáticos, fístulas vasculopancreáticas e pancreatite secundária ao uso de sulindac.[483-508] Em alguns casos, não há doença pancreática demonstrável, mas lipase pancreática de origem indeterminada é detectada nas lesões.[509]

O mecanismo da paniculite pancreática não está bem esclarecido. A hipótese da sua patogenia é o efeito das enzimas liberadas do tecido pancreático lesado que caem na circulação sanguínea.[510] Enzimas como a tripsina podem aumentar a permeabilidade da microcirculação. Lipase ou amilase estão envolvidas no processo de degradação gordurosa, que resulta na liberação de ácidos graxos livres que se combinam com cálcio, causando a saponificação.[511]

Por outro lado, a paniculite é relativamente incomum na pancreatite e a erupção não tem relação com os níveis enzimáticos séricos.[507,512,513] Foram descritos casos de necrose gordurosa com níveis de lipase sérica normais.[514]

Em alguns casos, as lesões da paniculite podem preceder as características da doença pancreática.[493,515]

As lesões cutâneas são nódulos subcutâneos eritematosos, que ulceram espontaneamente e eliminam material líquido oleoso. As áreas mais acometidas são os membros inferiores, ao redor dos tornozelos e joelhos. Outras áreas podem estar envolvidas, como as coxas, nádegas, panturrilhas, braços e abdome. Geralmente, há regressão das lesões cutâneas com a resolução da inflamação pancreática. Nos casos associados ao carcinoma do pâncreas, a paniculite tende a ser crônica e persistente, com recidivas frequentes.[375,516] As lesões persistem por 2 a 3 semanas e desaparecem sem formação de cicatriz, deixando máculas hiperpigmentadas discretamente deprimidas.[517]

Frequentemente, a instalação da paniculite é acompanhada por artrite aguda, resultante de necrose do tecido adiposo periarticular.[486,492,516,518-522] Raramente, a paniculite pancreática pode estar associada com necrose do tecido adiposo abdominal,[518] gordura da medula óssea,[498] derrame pleural,[493] trombose mesentérica,[515] reação leucemoide e eosinofilia.[509]

O aspecto histopatológico é o de paniculite predominantemente lobular com necrose intensa dos adipócitos. A necrose de coagulação dos adipócitos deixa adipócitos fantasmas, que são anucleados e exibem material finamente granuloso e basofílico no citoplasma, devido à calcificação distrófica. A calcificação dos adipócitos fantasmas ocorre pela ação hidrolítica das enzimas pancreáticas na gordura, com deposição de cálcio (saponificação). Os adipócitos fantasmas tendem a formar agrupamentos no centro do lóbulo, enquanto o infiltrado inflamatório neutrofílico permanece na periferia. Pode ocorrer poeira nuclear neutrofílica e extravasamento de hemácias. Nas lesões tardias, a necrose e a calcificação são menos evidentes e o lóbulo é substituído por inflamação granulomatosa composta por histiócitos espumosos, células gigantes multinucleadas e depósito de hemossiderina.[375,392]

O tratamento da paniculite pancreática é o da doença de base, podendo levar à resolução completa do quadro cutâneo.[489,501] O uso de octreotida, um análogo da somatostatina que inibe a secreção das enzimas pancreáticas, pode melhorar as lesões cutâneas e a artropatia.[496] Foi demonstrado que corticosteroides, anti-inflamatórios não hormonais e drogas imunossupressoras não controlam eficazmente os sintomas.[523,524]

Paniculite por deficiência de α_1-antitripsina

A α_1-antitripsina (α1-AT) é um polipeptídeo de 394 kDa pertencente ao grupo das Serpinas (SERine Proteases INhibitor), sendo o principal inibidor de proteases séricas como a tripsina, além de inibir a quimiotripsina, plasmina, trombina, elastase neutrofílica, elastase pancreática, colagenase, fator VIII e calicreína. As proteases séricas têm sua produção aumentada durante os processos inflamatórios, infecções, malignidades e fumo, causando dano tecidual. A α1-AT também é produzida durante a fase aguda da inflamação para inibir as proteases, estimulada por IL-6 e TNF, reduzindo o processo inflamatório e inibindo o dano tecidual. O fígado dos indivíduos homozigóticos ZZ produz a proenzima da α_1-antitripsina, mas esta não é liberada, causando acúmulo intracelular de α1-AT polimerizada, o que origina a cirrose.[525] Nos pulmões, a deficiência de α1-AT causa aumento da atividade da elastase de neutrófilos, o que destrói as paredes alveolares, levando ao enfisema. A deficiência grave de α_1-antitripsina também é associada a várias manifestações clínicas como hepatite, vasculite, angioedema, diátese hemorrágica e paniculite.[526-528] A doença acomete igualmente ambos os sexos e é mais comum em adultos, podendo acometer crianças.[529]

A paniculite é rara, porém é a manifestação cutânea mais importante e pode ser o primeiro sinal da deficiência de α_1-antitripsina, mas é mais comum surgir após outras manifestações clínicas. As lesões são nódulos subcutâneos localizados principalmente nos membros inferiores, que também podem ocorrer nos braços, tronco e face.[526,530-550] Inicialmente, as lesões lembram celulite e apresentam tendência à ulceração e liberação de material oleoso, deixando cicatrizes atróficas após a regressão. Traumas, debridamento cirúrgico, crioterapia e gravidez são fatores precipitantes.[550]

O diagnóstico é feito através de biópsia com exame anatomopatológico, dosagem dos níveis de α1-AT e fenotipagem, que é realizada através da eletroforese de proteínas. O exame histopatológico revela uma paniculite predominantemente lobular, com necrose intensa dos lóbulos de gordura. Nas lesões precoces, há neutrófilos entre os feixes de colágeno da derme reticular.[548] Na hipoderme, adipócitos necróticos e infiltrado inflamatório contendo neutrófilos e histiócitos aparecem ao lado de grandes áreas de tecido adiposo normal.[541] Eventualmente, o infiltrado inflamatório neutrofílico intenso causa colagenólise e degeneração das fibras elásticas, destruindo os septos da hipoderme[542] (Figura 47.49). Nas lesões tardias, necrose e neutrófilos são menos evidentes e os lóbulos são ocupados por linfócitos, histiócitos espumosos e fibrose.[540,544]

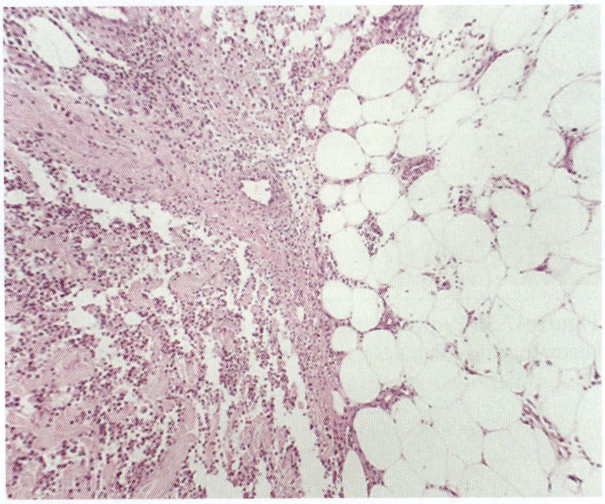

■ **Figura 47.49** Paniculite por deficiência de α_1-antitripsina. Lóbulo da hipoderme praticamente preservado ao lado de lóbulo necrótico, com destruição parcial do septo.

O tratamento da paniculite é feito principalmente com dapsona ou corticosteroides, porém há relatos de uso de colchicina, doxiciclina, ciclofosfamida e plasmaferese.[540,545,5511,552] Atualmente, nos casos graves a melhor opção terapêutica é a infusão de concentrado de α1-AT. Em casos de cirrose grave, o transplante hepático é realizado, com mudança do fenótipo do paciente para o do doador.[553,554]

Paniculites infecciosas

Várias bactérias e fungos podem causar paniculite lobular neutrofílica como principal manifestação clínica, principalmente em imunocomprometidos: *Streptococcus pyogenes*, *Staphylococcus aureus*,

Pseudomonas spp., *Klebsiella*, Nocardia spp., *Mycobacterium tuberculosis*, micobactérias atípicas, Candida spp., Fusarium spp., *Histoplasma capsulatum*, *Cryptococcus neoformans*, *Actinomyces israelii*, *Sprorothrix schenckii*, *Aspergillus fumigatus* e agentes causais da cromomicose.[555-566]

Nas infecções cutâneas primárias, por inoculação direta, o infiltrado localiza-se primariamente na derme superficial e os vasos trombosados não contêm micro-organismos intravasculares. Nas infecções cutâneas secundárias, por disseminação hematogênica ou extensão direta do foco infeccioso interno, o infiltrado localiza-se primariamente na derme reticular profunda e hipoderme (Figura 47.50). Nesses casos, os vasos trombosados apresentam massas de micro-organismos[566] (Figura 47.51). Portanto, a paniculite geralmente resulta de disseminação hematogênica, sendo o trato respiratório a porta de entrada mais comum.

A maioria dos casos apresenta nódulos subcutâneos, placas ou úlceras nos membros inferiores.[566] Outros locais podem ser acometidos como ombros, braços, dedos das mãos, abdome e nádegas.[555]

No exame histopatológico, a presença de paniculite predominantemente lobular ou mista, com infiltrado neutrofílico intenso que se estende à derme, sugere etiologia infecciosa. Extravasamento de hemácias

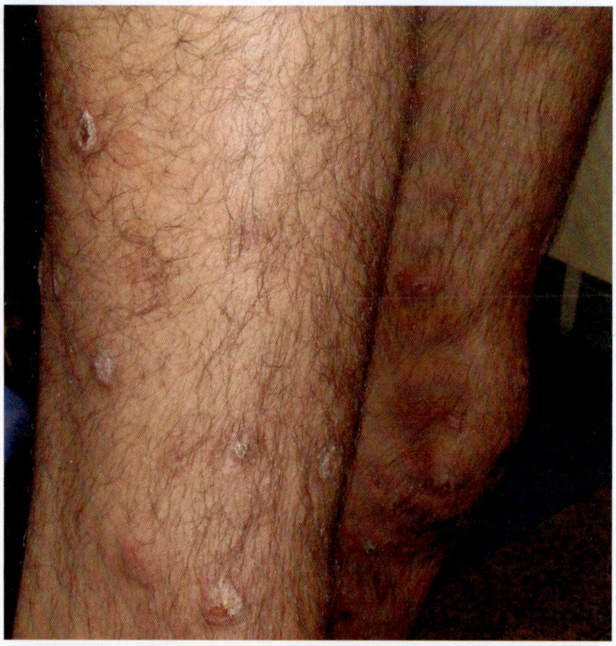

■ **Figura 47.50** Paniculite séptica em HIV positivo, por disseminação hematogênica. Pápulas e nódulos eritematosos e exulcerados nos membros inferiores.

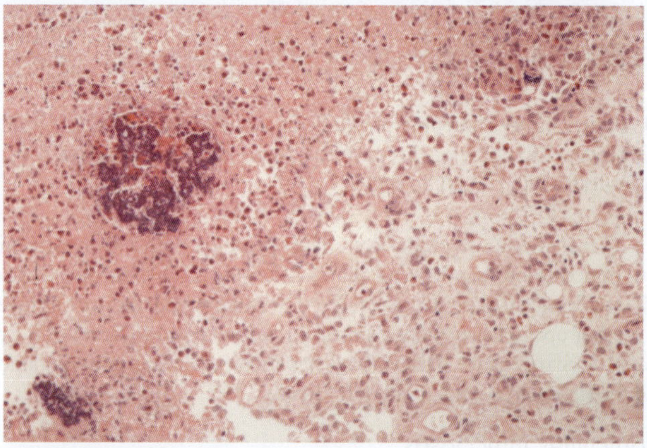

■ **Figura 47.51** Paniculite séptica em HIV positivo. Áreas basofílicas correspondentes a massas de micro-organismos, com necrose e infiltrado composto por neutrófilos, eosinófilos e histiócitos na hipoderme.

e necrose estão geralmente presentes.[392] Nos pacientes imunocomprometidos, a grande quantidade de micro-organismos pode ser observada nos cortes histológicos, tanto na coloração com hematoxilina-eosina quanto nas colorações específicas como a coloração de Grocott ou PAS para fungos, Ziehl-Neelsen para bacilos álcool-acidorresistentes, e Gram para bactérias. Nos imunocompetentes, os micro-organismos são esparsos e geralmente não são detectados nas biópsias. Na paniculite causada por infecção de micobactérias atípicas, o exame histopatológico revela granulomas supurativos no lóbulo da hipoderme.[560]

A investigação diagnóstica deve incluir cultura do material de biópsia.

O tratamento da paniculite infecciosa é o tratamento da infecção.

Paniculite por reativação de doença de Chagas

A doença de Chagas, infecção causada pelo protozoário *Trypanosoma cruzi*, pode apresentar manifestações cutâneas na fase aguda de infecção ou em pacientes em fase crônica ou indeterminada que desenvolvem estados de imunossupressão.[864]

A reativação de infecção quiescente em indivíduos imunocomprometidos, devido a síndrome de imunodeficiência adquirida ou transplante de órgãos, pode apresentar-se como miocardite, meningoencefalite, febre e lesões cutâneas, incluindo paniculite.[865]

As lesões cutâneas mais comuns são nódulos eritematosos e placas. O diagnóstico é feito através da visualização de amastigotas intracelulares em biópsia de pele (Figuras 47.52 e 47.53).

Reativação com manifestações cutâneas tem sido descrita após transplantes de rim, medula óssea, coração e fígado, e associada a outras causas de imunossupressão, como HIV/SIDA.

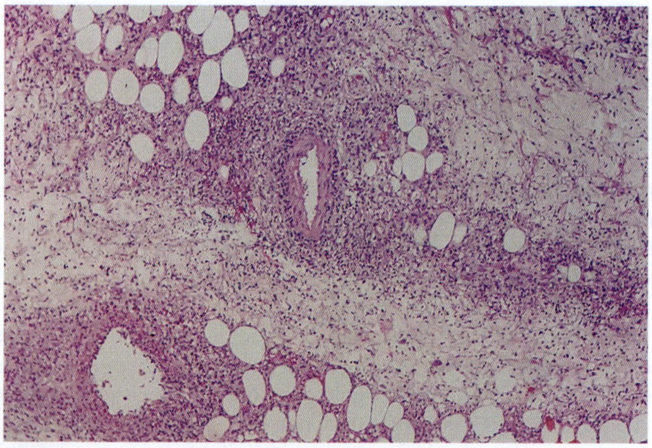

■ **Figura 47.52** Doença de Chagas: paniculite predominantemente lobular.

Fonte: Arquivo do Setor de Dermatopatologia do Departamento de Dermatologia do Hospital das Clínicas da Faculdade de Medicina da Universidade de São Paulo.

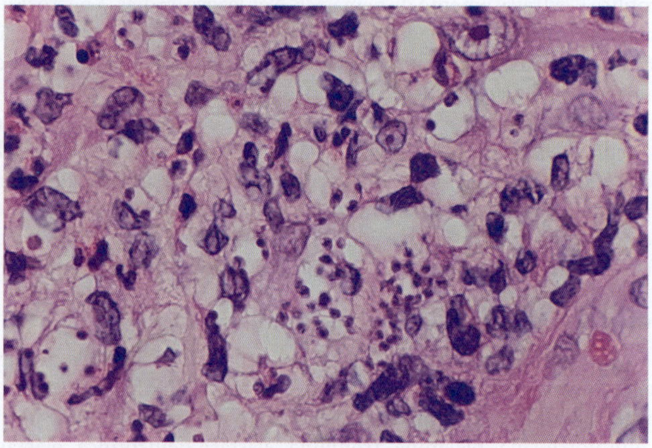

■ **Figura 47.53** Amastigotas intracelulares em paniculite por reativação de doença de Chagas.

Fonte: Arquivo do Setor de Dermatopatologia do Departamento de Dermatologia do Hospital das Clínicas da Faculdade de Medicina da Universidade de São Paulo.

Paniculite micobacteriana pós-mesoterapia

Surtos de infecção cutânea associados à mesoterapia foram relatados em vários países, causados principalmente por micobactérias: *Mycobacterium tuberculosis*, *M. abscessus*, *M. fortuitum*, *M. peregrinum*, *M. chelonae*, *M. simiae*, *M. massiliense*, *M. bolletti*, *M. cosmeticum*, *M. immunogenum* e *M. frederiksbergense*.[567-575]

Os focos identificados das micobactérias foram: soluções injetáveis contaminadas e água da torneira contaminada, esta última usada na limpeza do aparelho injetor (pistola).[575-577]

A média do intervalo entre a mesoterapia e o surgimento das lesões cutâneas variou de 7 dias a 4 meses.[569,571,574,575,578] As lesões ocorreram nos locais das injeções da mesoterapia, sendo descritos pápulas e nódulos eritematovioláceos múltiplos, dolorosos, que evoluíram com flutuação e fistulização, deixando úlceras e cicatriz residual. Sintomas como mal-estar, febre, adenomegalia e cefaleia podem acompanhar o quadro.[579,571-575,579]

O exame histopatológico pode apresentar granulomas, células gigantes multinucleadas, infiltrado histiocitário e abscessos na derme e hipoderme.[571,578,580]

O tratamento envolve a drenagem dos abscessos, a excisão cirúrgica de nódulos imaturos e antibioticoterapia guiada por antibiograma.

Paniculite iatrogênica

Paniculite iatrogênica resulta da injeção subcutânea de substâncias para fins terapêuticos ou cosméticos, como polivinilpirrolidona (PVP), meperidina, morfina, pentazocina, vitamina K_1, acetato de glatirâmer, interferon-beta, toxina antitetânica, esferas de polimetilmetacrilato (PMMA) (Figura 47.54), hidroxiapatita de cálcio (Figura 47.55), ácido hialurônico (Figura 47.56), parafina, silicone e polimetilsiloxane.[399,469,581-596]

Injeções de drogas podem causar paniculite ulcerativa crônica, endurecimento fibrótico da pele nas áreas onde foram feitas as injeções, principalmente coxas e nádegas (Figura 47.57).[583,584]

No exame histopatológico, a paniculite iatrogênica apresenta-se geralmente como paniculite predominantemente lobular. As lesões precoces exibem infiltrado inflamatório composto principalmente por neutrófilos, e as lesões tardias, infiltrado inflamatório granulomatoso (Figura 47.58). Alguns achados histopatológicos sugerem a natureza da substância causadora.

Paniculite por polivinilpirrolidona apresenta depósitos espumosos azul-acinzentados no citoplasma de histiócitos grandes, que substituem o tecido adiposo dos lóbulos da hipoderme, na coloração com hematoxilina-eosina. Esta substância cora-se intensamente na coloração vermelho-Congo.[581]

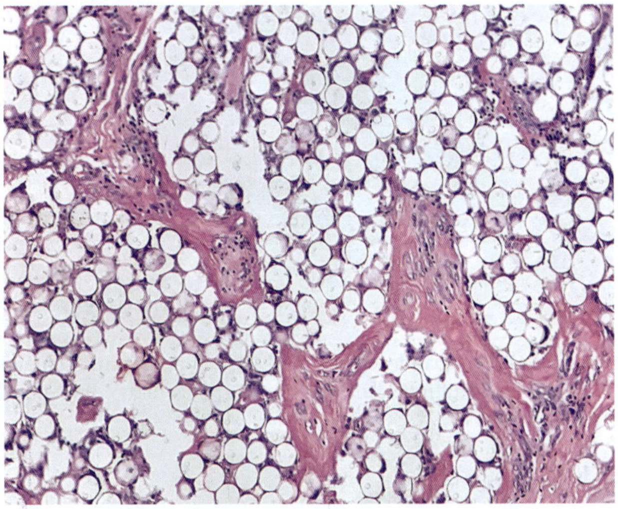

■ **Figura 47.54** Polimetilmetacrilato (PMMA). As esferas do preenchedor apresentam tamanho e forma monótona.

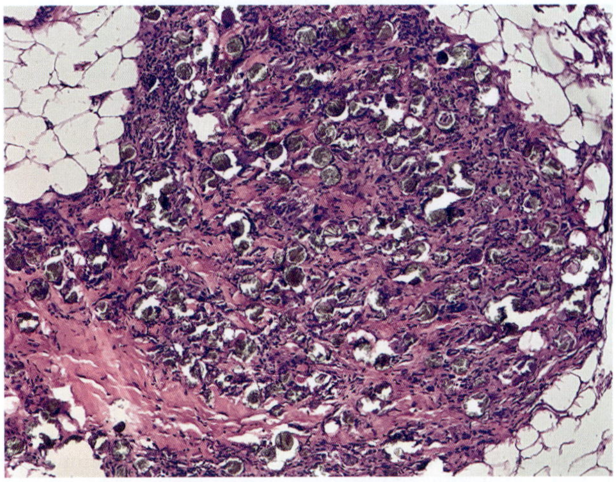

■ **Figura 47.55** Hidroxiapatita de cálcio. Observa-se reação histiocitária gigantocelular do tipo corpo estranho e o preenchedor se apresenta como depósitos azulados ovais ou redondos.

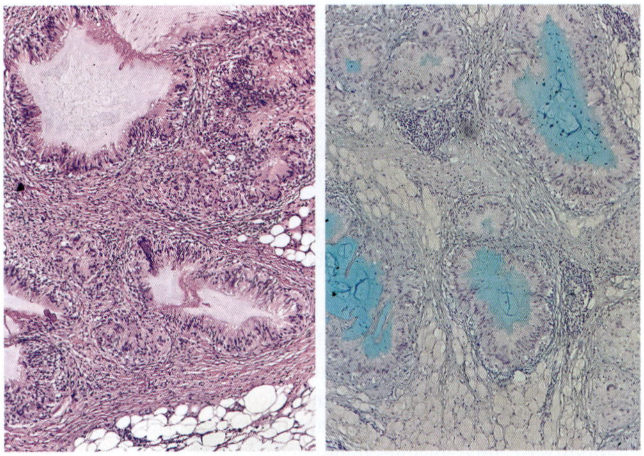

■ **Figura 47.56** Ácido hialurônico. Processo inflamatório crônico granulomatoso com reação gigantocelular do tipo corpo estranho envolvendo material basofílico amorfo extracelular que se cora pelo método histoquímico de *alcian blue*.

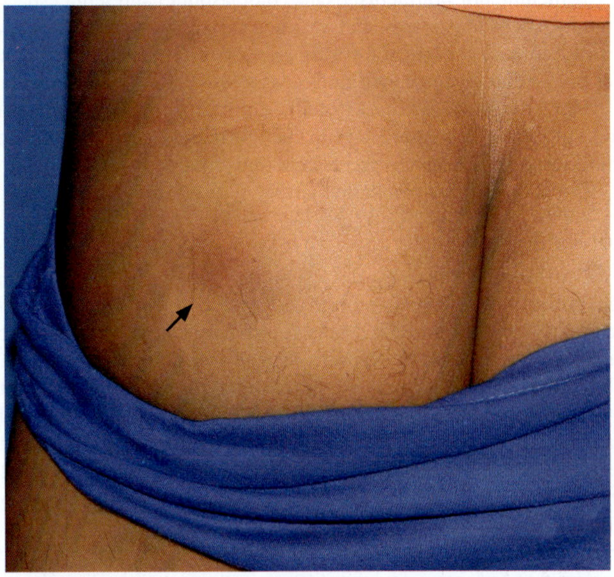

■ **Figura 47.57** Paniculite iatrogênica. Nódulo eritematovioláceo na nádega.

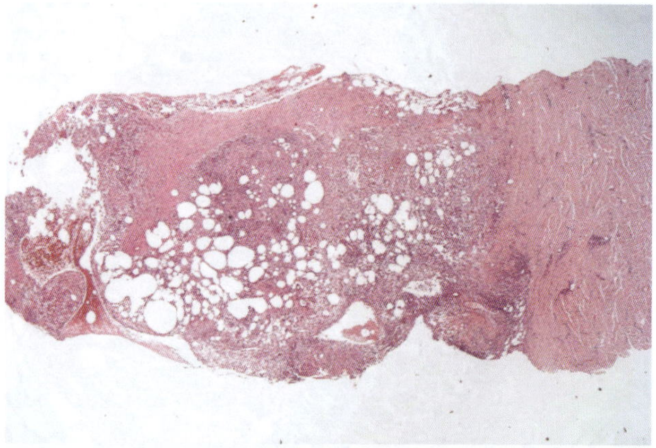

■ **Figura 47.58** Paniculite iatrogênica. Extenso comprometimento do lóbulo da hipoderme.

Paniculite por pentazocine mostra esclerose importante da derme e septos da hipoderme, necrose de adipócitos, granuloma lipofágico e trombo nos pequenos vasos do lóbulo.[583]

Paniculite por vitamina K_1 ocasiona esclerose dos feixes de colágeno dos septos da hipoderme e infiltrado inflamatório composto por linfócitos e plasmócitos, semelhante às características histopatológicas da esclerodermia profunda.[585]

Nas áreas de injeção de acetato de glatirâmer (droga imunomoduladora usada no tratamento da esclerose múltipla), podem ocorrer paniculite lobular e lipoatrofia. O exame anatomopatológico pode lembrar paniculite lúpica.[595]

A paniculite causada pelo interferon-beta apresenta aspecto histopatológico variado: paniculite lobular, septal ou mista, com ou sem trombose e necrose.[596-599]

Parafinoma ocorre após injeção de óleo mineral, que resulta em um quadro histopatológico denominado lipogranuloma esclerosante, que apresenta múltiplos espaços pseudocísticos substituindo os lóbulos da hipoderme, dando aspecto de "queijo suíço". Estes espaços são circundados por fibrose e infiltrado inflamatório composto por histiócitos espumosos e células gigantes multinucleadas.[586,587]

Injeção de silicone pode causar reação granulomatosa em alguns casos. No exame histopatológico, observa-se material translúcido poligonal e angulado, que representa as impurezas do silicone, envolto por histiócitos espumosos que contêm múltiplos vacúolos no citoplasma e células gigantes multinucleadas.[469]

Paniculite por polimetilsiloxane (Bioplastique) apresenta espaços pseudocísticos irregulares, de tamanhos variados, contendo material translucente, de superfície anfractuosa e não birrefringente, circundados por células gigantes multinucleadas.

Paniculite por PMMA (Artecoll) é composta por granulomas que contêm numerosas esferas agrupadas, formando corpos estranhos translucentes e não birrefringentes, circundados por estroma fibroso.[594]

O tratamento das paniculites iatrogênicas é a excisão cirúrgica.

Paniculite factícia

Paniculite factícia é uma das formas de dermatite artefata, de ocorrência rara, provocada pelo próprio paciente, por injeção de substâncias variadas na hipoderme. Na dermatite artefata, as lesões são autoproduzidas conscientemente e o paciente nega a sua autoria. As lesões são provocadas para satisfazer uma necessidade psicológica, geralmente o desejo de ser tratado. O sexo feminino é o mais acometido, onde há relação entre o sexo feminino e o masculino de aproximadamente 3:1. Pode ocorrer em qualquer idade, principalmente ao redor dos 20 anos. Há associação com transtorno de ansiedade, depressão maior, distimia, transtorno dismórfico corporal, transtorno somatoforme, transtorno factício, transtorno de personalidade e traumas neuropsicológicos. As formas de dermatite artefata são: escoriações, úlceras, vesicobolhas, paniculite, crosta localizada, eczema, edema e púrpura/hematoma.[375,399,600,601]

A paniculite factícia pode ser produzida pela injeção subcutânea de leite, urina, fezes, silicone, substâncias contaminadas por micro-organismos e outras substâncias, o que resulta em paniculite supurativa ou celulite grave. As lesões ocorrem principalmente nas mamas, coxas ou pênis.[399,600,602]

Os achados histopatológicos geralmente são inespecíficos. Eventualmente a substância injetada pode ser identificada.

O tratamento medicamentoso envolve antibioticoterapia e antipsicóticos. Nos casos de pacientes adultos, a confrontação é geralmente improdutiva. Nos pacientes pediátricos, a confrontação pode ser benéfica. As drogas eletivas são os antipsicóticos, sendo que o aripiprazol também possui ação antidepressiva.[603]

Síndrome de Sweet subcutânea

Entidade rara caracterizada por paniculite lobular neutrofílica, sem vasculite. Os pacientes apresentam nódulos e placas profundos e dolorosos, em qualquer área do tegumento, que podem ulcerar e eliminar material oleoso. Há sintomas sistêmicos associados, que incluem febre, mal-estar e dores articulares. É frequente a associação com síndromes mielodisplásicas. Apesar de ser distinta da síndrome de Sweet clássica, os pacientes podem apresentar ambos os tipos de lesões, clássicas e subcutâneas, levantando a possibilidade de se tratar de espectros diferentes de uma mesma doença.[855] O tratamento pode ser realizado com corticosteroides, dapsona ou agentes anti-TNF.[856]

Sarcoidose subcutânea (paniculite da sarcoidose)

Raramente, lesões específicas da sarcoidose acometem primariamente o subcutâneo. O eritema nodoso pode ocorrer na sarcoidose, mas as lesões são clínica e histopatologicamente diferentes da sarcoidose subcutânea.

As lesões são nódulos subcutâneos dolorosos ou não, principalmente nos membros inferiores de mulheres de meia idade, sem sinais de inflamação na superfície cutânea. Acometimento sistêmico geralmente está presente.[604-608]

No exame histopatológico, há pequenos granulomas não caseosos nos lóbulos da hipoderme, com poucos linfócitos na periferia (granulomas nus)[605] (Figura 47.59). Calcificação pode ocorrer nos granulomas.[609] Eventualmente, há a presença de pequenas áreas de necrose, fazendo diferencial com a tuberculose.[610]

O tratamento da paniculite é o mesmo da sarcoidose, sendo que corticosteroide sistêmico é o mais eficaz.[375]

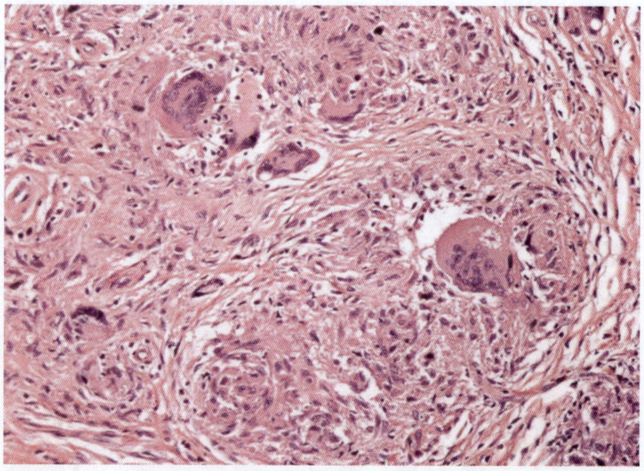

■ **Figura 47.59** Sarcoidose subcutânea. Granulomas nus contendo células gigantes multinucleadas do tipo corpo estranho. Presença de corpo asteroide.

Paniculite traumática

A paniculite traumática resulta de contusão traumática acidental.

Mulheres com mamas volumosas são particularmente sujeitas a trauma no subcutâneo mamário. As lesões aparecem como nódulos endurecidos profundos, recobertos por pele de aspecto normal ou aspecto de "casca de laranja". Geralmente, as lesões desaparecem espontaneamente, deixando áreas de lipoatrofia.[571,611,612]

Outra região frequentemente acometida é a pré-tibial, onde há o surgimento de nódulo subcutâneo após traumas mínimos.[375]

Contusão traumática provocada pelo próprio paciente é uma das causas de paniculite factícia, sendo descrita no antebraço e dorso da mão (*l'oedeme bleu*).[613]

A paniculite traumática também pode ocorrer na face, em crianças, na terapia com ventosas e na acupuntura.[614,615]

A necrose gordurosa nódulo-cística, lipoma encapsulado ou necrose gordurosa encapsulada é considerado estágio final da paniculite traumática, onde nódulos móveis e bem demarcados surgem no subcutâneo após trauma nos membros inferiores, cotovelo ou quadril.[616-621]

No exame histopatológico, a paniculite traumática apresenta espaços pseudocísticos de várias formas e tamanhos nos lóbulos da hipoderme, circundados por fibrose. Os espaços pseudocísticos podem apresentar degeneração membranocística. Há pequenas coleções de histiócitos espumosos, linfócitos e hemácias. Depósito de hemossiderina ocorre nas lesões tardias, dentro e fora de histiócitos. As alterações da paniculite traumática são frequentemente encontradas nas peças de re-excisão de tumores cutâneos ou subcutâneos, devido ao trauma cirúrgico prévio.[392,582,621]

A paniculite traumática é geralmente um processo autolimitado, necessitando apenas de tratamento sintomático.[623]

Adiponecrose subcutânea neonatal (necrose gordurosa do neonato)

A adiponecrose subcutânea neonatal é uma doença transitória que geralmente ocorre em recém-nascidos a termo ou pós-termo, de peso normal ao nascimento, durante as primeiras 6 semanas de vida, principalmente no primeiro dia de vida, podendo ser notada ao nascimento.[624-626] A causa não está definida, mas há vários fatores que parecem contribuir: hipercalcemia do recém-nascido, asfixia, pré-eclâmpsia, diabetes materna, trauma obstétrico e hipotermia.[625-650] Hipóxia tecidual, frio e deficiência de um inibidor de protease (análoga à deficiência de α_1-antitripsina) são sugeridos como fatores predisponentes.[648,651] Outra teoria é a de que a adiponecrose subcutânea neonatal seja um distúrbio da gordura marrom, presente nos locais mais acometidos.[624]

Há espessamento do subcutâneo, formando nódulos únicos ou múltiplos com tendência à distribuição simétrica, principalmente nas nádegas, coxas, ombros, dorso, região bucal e braços (Figura 47.60).[651-653,866] Apresentam dimensões variáveis e podem coalescer, formando placas grandes. A pele sobrejacente apresenta-se eritematosa ou eritematoazulada. Os nódulos não são aderidos aos planos profundos, são endurecidos ou de consistência fibroelástica e podem ser dolorosos.[624-654] Novos nódulos podem surgir durante uma semana ou mais e desaparecem dentro de alguns meses, geralmente sem cicatrizes. Eventualmente há ulceração dos nódulos, com liberação de substância oleosa.[624]

O exame histopatológico geralmente é característico. Epiderme e derme não apresentam alterações. A paniculite é predominantemente lobular, com necrose gordurosa focal, podendo haver formação de pseudocistos de gordura. Entre os adipócitos, há infiltrado composto por linfócitos, histiócitos, lipófagos, células gigantes multinucleadas do tipo corpo estranho e, eventualmente, alguns eosinófilos. Muitos adipócitos são substituídos por células que exibem citoplasma eosinofílico finamente granuloso contendo fendas em forma de agulha, arranjadas radialmente. Estas fendas representam cristais de triglicerídeos e também podem estar presentes nas células gigantes multinucleadas (Figura 47.61). Elas não são exclusivas, podendo aparecer também no esclerema neonatal e na paniculite pós-corticosteroide. Nas lesões tardias, há fibrose septal e áreas de calcificação no lóbulo da hipoderme.[626,655-657]

O prognóstico é geralmente excelente. Quando há acometimento da gordura visceral ou hipercalcemia, a evolução pode ser fatal.[627,641]

A adiponecrose cutânea neonatal é um processo autolimitado e não necessita de tratamento. A hipercalcemia sintomática deve ser tratada e a primeira linha de tratamento envolve infusão de líquidos, diuréticos poupadores de cálcio, como a furosemida e dieta baixa em cálcio e vitamina D. Caso não haja resposta, prednisona pode ser administrada. Vários artigos relatam o uso de bifosfonatos para o controle da hipercalcemia, como o etidronato.[658,659]

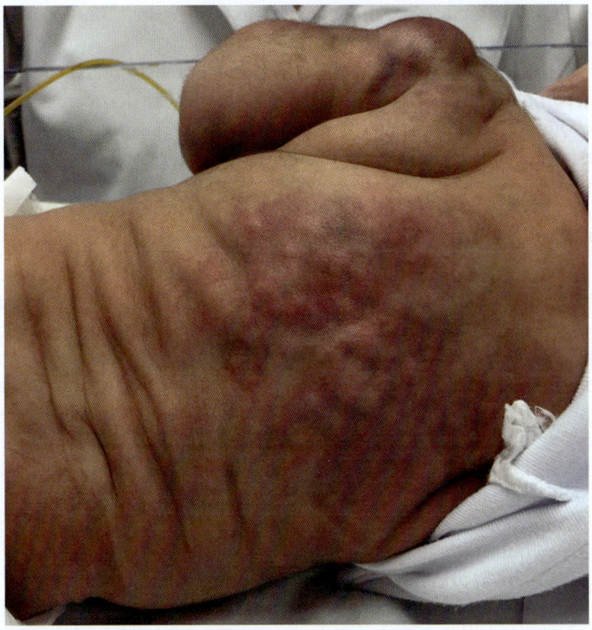

■ **Figura 47.60** Adiponecrose do recém-nascido.

Fonte: Foto do artigo: Muzy G, Mayor SAS, Lellis RF. Subcutaneous fat necrosis of the newborn: clinical and histopathological correlation. An Bras Dermatol. 2018; 93(3):412-4.

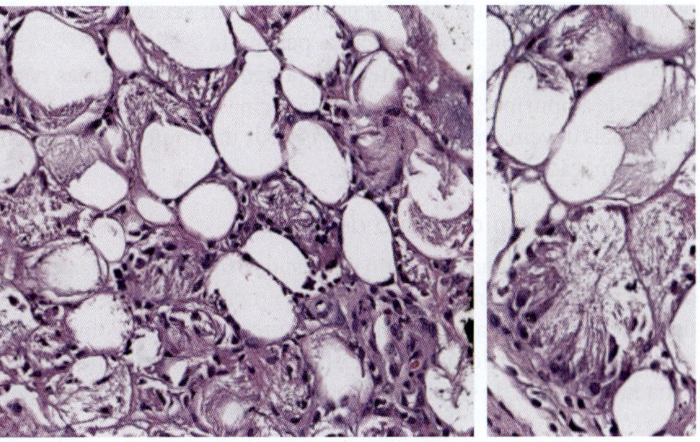

■ **Figura 47.61** Presença de necrose com cristais em forma de agulha, eosinofílicos e radiados, exibindo infiltrado inflamatório misto associado e reação histiocitária com reação gigantocelular.

Paniculite pós-corticosteroide

A paniculite pós-corticosteroide é uma doença rara que geralmente ocorre em crianças que sofreram redução rápida ou suspensão abrupta do corticosteroide sistêmico administrado em altas doses.[660] Há relatos de paniculite pós-corticosteroide em adultos.[661-664]

A fisiopatologia da paniculite pós-corticosteroide é desconhecida.

Múltiplos nódulos subcutâneos eritematosos ou placas induradas surgem após 1 a 35 dias nas áreas onde há acúmulo de gordura induzido pelos corticosteroides, principalmente nas bochechas. As lesões também podem ocorrer nos braços, tronco e linha da mandíbula. Cada lesão mede de 0,5 a 6 cm.[661,665-669]

O exame histopatológico mostra quadro semelhante ao da adiponecrose subcutânea neonatal: paniculite predominantemente lobular com infiltrado inflamatório contendo linfócitos, histiócitos espumosos e células gigantes multinucleadas. Neutrófilos podem ser encontrados. Frequentemente, fendas em forma de agulha aparecem no citoplasma de alguns histiócitos, geralmente não tão numerosos como na adiponecrose subcutânea neonatal.[667,669]

A resolução é gradual, ocorrendo em algumas semanas a meses, sem complicações. No caso de úlceras, a cicatrização deixa áreas atróficas. Quando o diagnóstico é feito nos estágios iniciais, as altas doses de corticosteroide devem ser reintroduzidas e, posteriormente, reduzidas lentamente.[375,399,664]

Paniculite da gota

Gota é uma síndrome clínica que se apresenta como artrite dolorosa recidivante causada pelo depósito de urato monossódico. Os depósitos de cristais de urato são geralmente detectados nas membranas sinoviais, cápsulas articulares, cartilagem articular e tecido periarticular e, raramente, em áreas extra-articulares. A paniculite da gota é caracterizada por depósitos subcutâneos de cristais de urato. Existem apenas 15 casos de paniculite da gota relatados na literatura.[670-678]

A fisiopatologia da paniculite da gota é desconhecida, mas parece estar relacionada à hiperuricemia.[675]

Clinicamente, observam-se placas ou nódulos ou eritematosos solitários ou múltiplos, dolorosos ou não, que podem ocorrer em qualquer região cutânea, principalmente nos membros inferiores.[670]

No exame histopatológico de rotina, são observados paniculite lobular com inflamação granulomatosa, com depósitos de material eosinofílico amorfo circundado por histiócitos, células gigantes multinucleadas e linfócitos (Figura 47.62). A fixação do material biopsiado com formaldeído elimina os cristais de urato. Na fixação com álcool, são observados depósitos de cristais de urato em forma de agulha, com tendência ao agrupamento. Os cristais podem ser evidenciados em preto através de coloração específica pela prata.[670,672,673,675,679,680]

O tratamento da paniculite da gota não foi definido, mas combinações de alopurinol, probenecide, colchicina e anti-inflamatórios não hormonais devem ser usadas na tentativa de diminuir a hiperuricemia e a inflamação.[670]

Histiocitose com depósito de cristais

A histiocitose com depósito de cristais é uma doença rara na qual ocorre acúmulo de material cristalino no citoplasma de histiócitos, tipicamente associada a distúrbios que expressam imunoglobulinas monoclonais como mieloma múltiplo, linfoma linfoplasmocítico e gamopatia monoclonal de significado indeterminado. O material cristalino é geralmente formado por imunoglobulina.[681-683] Raramente, acomete o tecido subcutâneo, causando paniculite lobular.[684,685]

A idade de incidência varia de 17 a 81 anos, sendo a média por volta dos 60 anos, distribuída igualmente entre o sexo masculino e feminino.

A maioria dos casos apresenta massa ou aumento de volume assintomático de coloração amarelada ou acastanhada. Na forma localizada, o local mais acometido é a cabeça e pescoço, principalmente nos olhos e órbita, seguido dos pulmões e pleura. Na forma generalizada, os locais mais acometidos são medula óssea, fígado, linfonodos, baço e rins.

Histopatologicamente, as lesões são compostas por camadas de histiócitos eosinofílicos epitelioides a fusiformes, com margens mal delimitadas. No citoplasma dos histiócitos podem ser visualizados cristais eosinofílicos em forma de agulha. Linfócitos e plasmócitos são comumente observados difusamente e/ou em pequenos grupos. Os cristais coram-se em azul na coloração pela hematoxilina ácida fosfotúngstica.[684,686]

O tratamento e o prognóstico dependem da doença associada.

Paniculite histiocitária citofágica

Paniculite histiocitária citofágica refere-se à manifestação cutânea específica da síndrome hemofagocitária.

A síndrome hemofagocitária, também chamada de linfo-histiocitose ou síndrome da ativação macrofágica, abrange um grupo heterogêneo de distúrbios com características semelhantes às da sepse, tipicamente combinada com hemofagocitose, aumento de ferritina sérica, aumento de citocinas e citopenias variáveis, frequentemente resultando em insuficiência de múltiplos órgãos e alta mortalidade. Hemofagocitose refere-se à ingestão de componentes celulares e seus precursores por macrófagos ativados, resultante da diminuição da atividade celular citotóxica e/ou diminuição da quantidade dos linfócitos T citotóxicos e células *natural killer* (NK). São várias as doenças associadas à síndrome hemofagocitária, como imunodeficiências primárias e adquiridas, infecções (principalmente pelo vírus Epstein-Barr), doenças autoimunes, malignidades e outras.[687]

As lesões cutâneas ocorrem como surtos de nódulos eritematosos e dolorosos que desenvolvem aspecto purpúrico, associados à febre alta.[399]

Ao exame histopatológico, mostra-se como paniculite predominantemente lobular, com infiltrado infamatório composto por linfócitos, histiócitos e macrófagos contendo hemácias fragmentadas ou não, leucócitos ou linfócitos no citoplasma, onde há aspecto de células em "saco de feijão"[688] (Figura 47.63).

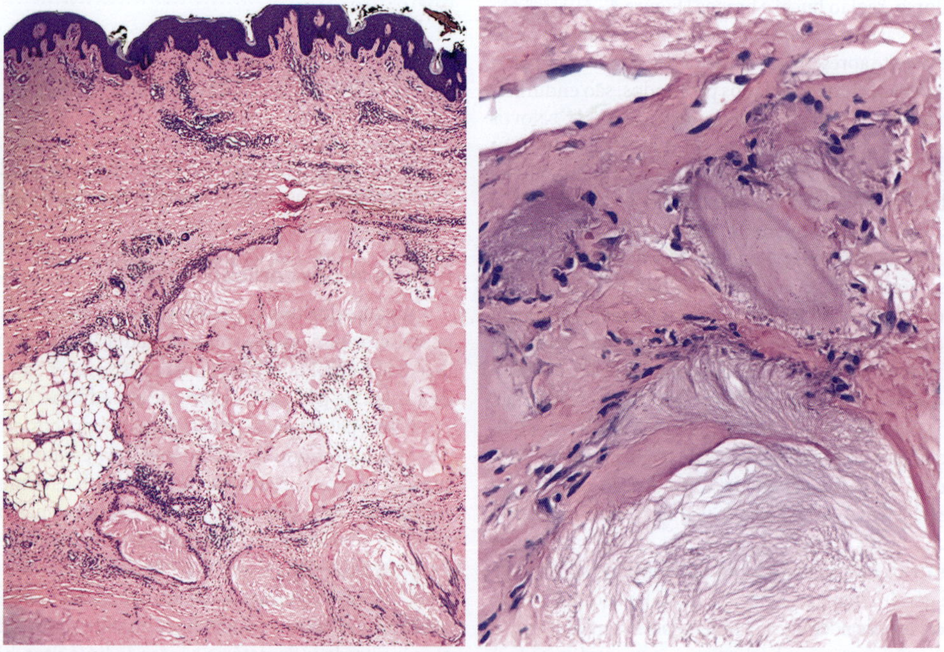

■ **Figura 47.62** Paniculite da gota (tofo gotoso). Paniculite lobular com inflamação granulomatosa, com depósitos de material eosinofílico amorfo circundado por histiócitos, células gigantes multinucleadas e linfócitos.

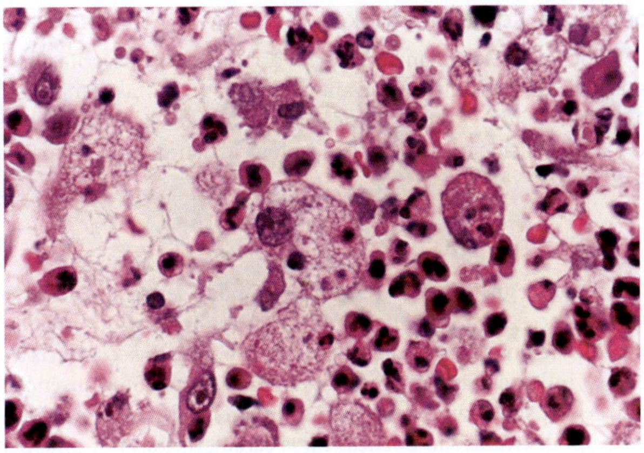

■ **Figura 47.63** Paniculite histiocitária citofágica. Histiócitos contendo fragmentos celulares no seu interior (células em "saco de feijão") e neutrófilos.

A evolução é prolongada, durando anos, geralmente evoluindo para estado terminal caracterizado por febre, hepatoesplenomegalia, hipocalcemia, insuficiência hepática e pancitopenia secundária à hemofagocitose que ocorre na medula óssea.[689-699] A evolução pode ser benigna.[700-715]

A maioria dos casos responde bem ao tratamento com prednisona ou ciclosporina.[703,706,708,711,713]

Paniculite pseudoesclerodermiforme pós-irradiação

A paniculite pseudoesclerodermiforme pós-irradiação é uma dermatose rara que ocorre em mulheres que foram submetidas à radioterapia com megavoltagem na região anterior do tórax e parede abdominal, indicada para o tratamento de carcinoma de mama ou metástases ósseas dolorosas de carcinoma de mama.[716-718]

As lesões cutâneas aparecem como placas induradas eritematosas na pele irradiada no intervalo de meses até anos após a radioterapia.

A análise histopatológica revela paniculite predominantemente lobular sem vasculite, com granulomas lipofágicos envolvendo os lóbulos e infiltrado inflamatório linfocitário intenso, com focos de plasmócitos. Nos septos da hipoderme há espessamento esclerótico do colágeno. Alterações induzidas pela radiação podem ocorrer ou não: vasos dilatados e hialinizados, hiperplasia das células endoteliais e fibrose associada à involução dos anexos cutâneos.[716,718] Foram descritos, em alguns casos, vasos com paredes escleróticas e fibroblastos com núcleos hipercromáticos e pleomórficos na derme.[719] Há relatos de raros casos extratorácicos, como na perna após radioterapia por sarcoma de partes moles.[848]

Paniculite lobular eosinofílica

Trata-se de um termo descritivo, e não propriamente uma entidade específica. A presença de infiltrado inflamatório constituído por eosinófilos no tecido adiposo superficial, com padrão difuso lobulocêntrico, pode estar associada a várias etiologias, em especial reações a drogas, a picadas de artrópodes, e como manifestação de parasitose (gnatostomíase, estrongiloidíase), doença de Churg-Strauss, síndrome de Shulman, doença de Kikuchi, síndrome hipereosinofílica e doença de Kimura.[857-860]

■ NOVAS VARIANTES DE PANICULITE PREDOMINANTEMENTE LOBULAR

Paniculite induzida por drogas

As causas de paniculites induzidas por drogas mais relatadas na literatura são tipicamente associadas a contraceptivos orais, AINEs, antibióticos e antileucotrienos. O tipo mais comum de paniculite causada por esses agentes é o subtipo eritema nodoso (EN).[867]

Infelizmente, em muitos casos, o diagnóstico de EN induzido por drogas é feito apenas pelos achados clínicos, faltando uma correlação clinicopatológica precisa na determinação da etiologia do processo.

Paniculites lobulares e mistas induzidas por drogas, incluindo paniculite eosinofílica, são raramente descritas. Entretanto, em vista da recente introdução de novas classes de drogas, abre-se um leque de novas possibilidades etiológicas desse subtipo de paniculite. Agentes causadores relatados incluem acetato de glatirâmer, interferon-beta e heparina (em local de injeção) (Figuras 47.64 a 47.66), corticosteroides sistêmicos, inibidores de tirosina-quinase e BRAF com envolvimento de gordura subcutânea a distância.

Apenas um outro caso de paniculite descrito após o início de abatacept foi reportado, com características de paniculite lúpica.[868]

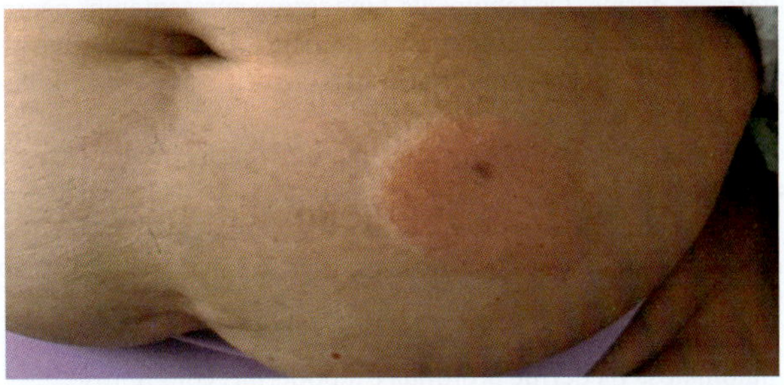

■ **Figura 47.64** Nódulos eritematosos confluentes com bolhas em local de injeção de heparina, lesão inicial.
Fonte: Arquivo Departamento de Dermatologia do Hospital das Clínicas da Faculdade de Medicina da Universidade de São Paulo.

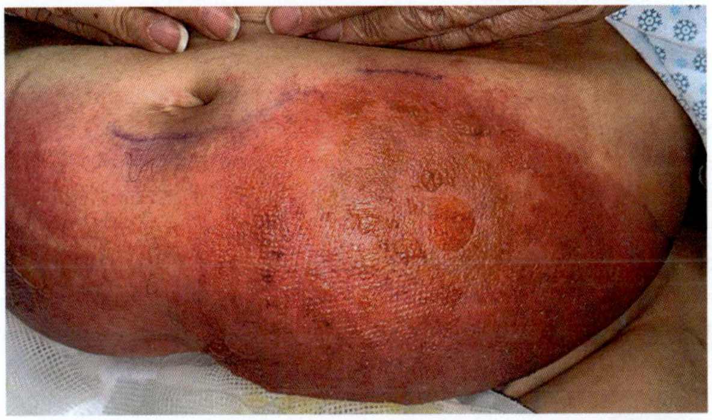

■ **Figura 47.65** Nódulos eritematosos confluentes com bolhas em local de injeção de heparina, lesão tardia.
Fonte: Arquivo Departamento de Dermatologia do Hospital das Clínicas da Faculdade de Medicina da Universidade de São Paulo.

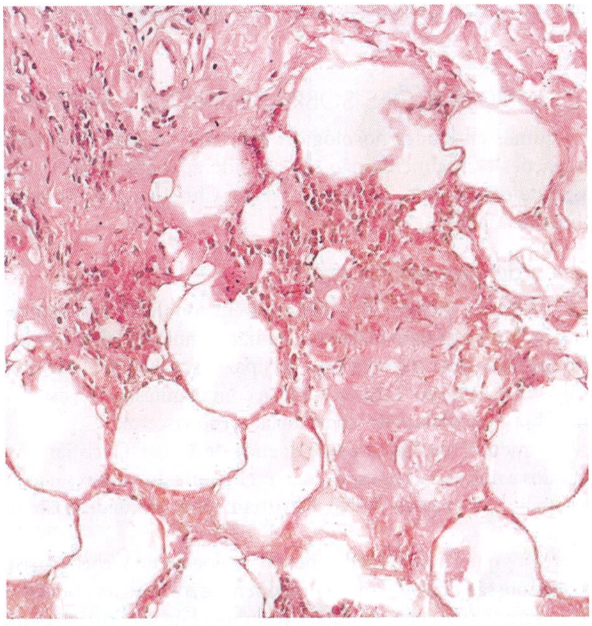

■ **Figura 47.66** Paniculite lobular com presença de eosinófilos.
Fonte: Arquivo Departamento de Dermatologia do Hospital das Clínicas da Faculdade de Medicina da Universidade de São Paulo.

Paniculite granulomatosa não infecciosa pós-mesoterapia

A injeção subcutânea de substâncias lipolíticas, como a fosfatidilcolina (proibida no Brasil para o uso cosmético) e o desoxicolato de sódio, é usada para a redução da camada de gordura de regiões como pálpebras inferiores, pescoço, abdome, região glútea e coxas.[720-723]

A aplicação subcutânea de fosfatidilcolina e desoxicolato habitualmente causa paniculite mista (septal e lobular), sem alterações na epiderme e derme. Os lóbulos da hipoderme apresentaram necrose, infiltrado inflamatório composto por linfócitos, histiócitos espumosos ou não e células gigantes multinucleadas, associado à atrofia intensa e formação de microcistos.[724,725]

A paniculite granulomatosa pós-mesoterapia foi descrita em raros casos, onde etiologia infecciosa não foi detectada. As lesões ocorrem nos locais da injeção e apresentam-se como nódulos subcutâneos eritematosos e dolorosos, que podem fistulizar e deixam cicatriz após sua resolução.[726]

No exame histopatológico, observa-se a presença de inflamação granulomatosa na derme profunda e hipoderme, com fibrose.[726]

Paniculite da infância com granulomatose sistêmica

Foram descritos quatro casos de crianças com quadro clínico de paniculite lobular febril associada à artrite, uveíte e inflamação granulomatosa disseminada.[727]

A idade de instalação da doença variou de uma semana de vida aos 12 meses de idade.

Todos os casos apresentavam febre alta prolongada, sintoma sistêmicos, anemia, hepatoesplenomegalia e paniculite predominantemente lobular. Durante a evolução, desenvolveram uveíte e artrite e a inflamação granulomatosa foi demonstrada em vários órgãos e tecidos.

O exame histopatológico demonstrou paniculite predominantemente lobular com infiltrado inflamatório contendo numerosos histiócitos, linfócitos e neutrófilos. Vasculite e citofagia não foram observadas. Formação de granuloma típico ocorreu em um caso, durante o seguimento.

Granulomas múltiplos compostos por células epitelioides, linfócitos e células gigantes multinucleadas foram detectados no fígado, sinóvia, glândula salivar, linfonodos, colo, derme e pulmão. A investigação de outras causas de paniculite foi negativa.

Uma das crianças evoluiu com envolvimento pulmonar e morte por insuficiência respiratória aos 14 anos de idade. Nos outros pacientes, o controle da doença foi alcançado com o uso de antifator de necrose tumoral.

■ CONSIDERAÇÕES SOBRE DEFINIÇÕES ANTIGAS

Algumas entidades nosológicas descritas no passado sofreram atualizações e atualmente não são consideradas paniculites específicas. Este é o caso da doença de Weber-Christian e da doença de Rothmann-Makai.

Doença de Weber-Christian

A doença de Weber-Christian, também conhecida por paniculite nodular idiopática e paniculite nodular não supurativa febril recidivante, foi originalmente descrita para agrupar casos de paniculite predominantemente lobular, sem vasculite, e com manifestações sistêmicas como febre e envolvimento do tecido adiposo visceral.

Atualmente, muitos casos de doença de Weber-Christian foram atribuídos à outras causas específicas e a maioria dos autores não considera mais a doença de Weber-Christian como entidade nosológica distinta.

Os casos que foram considerados como doença de Weber-Christian e atualmente são considerados outra doença são: eritema nodoso, eritema indurado (vasculite nodular), tromboflebite superficial, paniculite factícia, paniculite traumática, paniculite por deficiência de α_1-antitripsina, paniculite pancreática, paniculite histiocitária citofágica, linfoma subcutâneo e envolvimento subcutâneo por leucemia.[375,399,728,729]

Doença de Rothmann-Makai

A doença de Rothmann-Makai foi originalmente descrita para casos de paniculite nodular recidivante sem febre ou outras manifestações sistêmicas. Sendo variante da doença de Weber-Christian, também não é mais considerada entidade nosológica distinta pela maioria dos autores.[374]

■ LIPODISTROFIAS

A perda de tecido celular subcutâneo pode ser secundária a dois tipos de processos patogênicos: lipoatrofia ou lipodistrofia. Na lipoatrofia, ocorre uma destruição da gordura subcutânea secundária a um processo inflamatório prévio. Já na lipodistrofia há uma ausência do tecido celular subcutâneo sem evidência aparente de inflamação prévia.

As lipodistrofias são doenças raras caracterizadas por uma perda seletiva do tecido adiposo, sendo por vezes acompanhadas por hipertrofia de gordura em outras áreas do corpo. Podem ser de origem adquirida ou familiar, e apresentam uma grande heterogeneidade no padrão e extensão da perda de gordura, podendo ser classificadas em generalizadas, parciais ou localizadas. Com base na identificação de mutações específicas em genes que codificam enzimas envolvidas na diferenciação e função dos adipócitos, muito progresso tem sido feito no sentido de se elucidar a base genética molecular de muitos tipos de lipodistrofias familiares.

Os pacientes portadores de lipodistrofias também apresentam distúrbios comuns à síndrome metabólica como aumento de gordura visceral, asteatose hepática, dislipidemias (hipertrigliceremia e baixo HDL), hipertensão, resistência à insulina, diabetes *mellitus* e aumento da predisposição à aterosclerose. A extensão da perda do tecido adiposo geralmente se correlaciona com a gravidade das manifestações clínica e metabólicas associadas. As causas mais comuns de óbito nestes pacientes são doença cardíaca isquêmica, infartos cerebrais, insuficiência renal, disfunções hepáticas graves e pancreatites.[730]

Lipodistrofias familiares

Lipodistrofia congênita generalizada

Histórico

A lipodistrofia congênita generalizada ou Síndrome de Berardinelli-Seip é uma desordem rara do tecido adiposo caracterizada por perda da gordura subcutânea e de outras regiões do corpo, associada a alterações do metabolismo de carboidratos e lipídeos. Também chamada de Síndrome de Berardinelli-Seip, foi descrita pela primeira vez no Brasil por Berardinelli[731] em 1954 e revisada por Seip[732] em 1959, na Escandinávia.

Epidemiologia

É uma doença rara, com prevalência de menos de 1 caso a cada 10 milhões de nascimentos. Apresenta herança autossômica recessiva e afeta homens e mulheres igualmente. Todos os grupos étnicos podem ser afetados, embora muitos dos casos sejam descritos em pacientes com origem portuguesa ou norueguesa.

Etiologia

Existem 4 genes descobertos relacionados à Lipodistrofia generalizada congênita. A LCG tipo 1 é devido a mutações no gene AGPAT2, localizado no braço longo do cromossomo 9q34. O gene AGPAT2 codifica a enzima 1-acil-glicerol-3-fosfato O-aciltransferase-β que está envolvida na biossíntese dos triglicerídeos e fosfolipídeos e esta mutação interrompe a conversão do ácido lisofosfatídico em ácido fosfatídico.[733]

A LCG tipo 2 tem quadro clínico mais grave e é devido a mutações no gene BSCL2, que está localizado no cromossomo 11q13 e codifica a seipina, uma proteína cuja função está relacionada à formação de gotas lipídicas nos adipócitos e na diferenciação de células mesenquimais em pré-adipócitos 6.[734]

A LCG tipo 3 é causada por mutações no gene caveolina 1 (CAV1) localizado no cromossoma. Caveolina 1 é um componente integral das cavéolas, que são microdomínios especiais presentes em abundância nas membranas plasmáticas dos adipócitos, que aparecem como invaginações vesiculares e funcionam como um carregador de vesículas. A caveolina 1 liga os ácidos graxos e os transloca para as gotas lipídicas e tem importante papel no tráfego de vesículas, na homeostase de colesterol, ácidos graxos e triglicerídeos celulares e na transdução de sinais.[735,736]

A LCG tipo 4 é causada por mutações no gene PTRF (*polymerase I and trascript release factor*), localizado no cromossomo 17q21.2. PTRF, também conhecido com cavina, é um importante componente das cavéolas e regula a expressão das caveolinas 1 e 3.[737]

As anormalidades do metabolismo da glicose e dos lipídeos ocorrem devido a uma deficiência de leptina associada à falta de tecido adiposo generalizada. A leptina é um hormônio secretado pelo tecido adiposo com um papel importante no equilíbrio do metabolismo energético, saciedade, gasto de energia e peso. Acredita-se que este hormônio seja responsável pela sinalização para o sistema nervoso central, indicando os níveis de gordura existentes e induzindo uma ingestão alimentar apropriada.

A leptina ativa a oxidação dos ácidos graxos através da ligação com receptores de leptina na superfície de células da musculatura esquelética. A resistência periférica à insulina ocorre devido a um aumento dos níveis de ácidos graxos e triglicerídeos nas células musculares. Devido à ausência dos adipócitos subcutâneos na lipodistrofia, os níveis de leptina são praticamente indetectáveis. Consequentemente, ocorre uma maior estocagem de tecido adiposo em locais desnecessários como fígado, pele, paredes de vasos e músculos esqueléticos,[738] prejuízo da utilização de ácidos graxos por outros tecidos e uma acentuação da resistência à ação da insulina sobre a captação e metabolismo da glicose.

Quadro clínico

As manifestações clínicas são observadas desde o nascimento. Os pacientes apresentam ausência quase total de gordura subcutânea e extracutânea. Achados comuns são hipertricose com cabelos ondulados e espessos, pele seca, hipertrofia gengival e xantomas. Fácies acromegálica e extremidades alongadas das mãos e pés são observadas (Figura 47.67), apesar de níveis normais de hormônios de crescimento. Acantose nigricante ocorre no pescoço, axilas, cotovelos, joelhos e virilha, às vezes com aspecto verrucoso, sendo atribuída à resistência periférica à insulina.

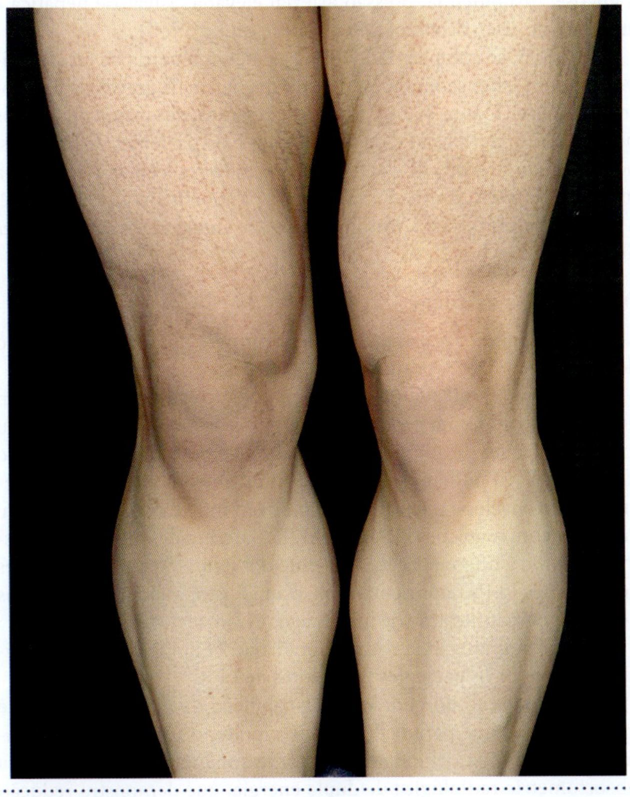

■ **Figura 47.67** Síndrome de Kobberling-Dunningan.

Os pacientes com mutações BSCL2 têm a forma mais grave da LCD e nascem sem nenhum gordura corpórea. Eles têm deficiência tanto do tecido adiposo mecânico, localizado nas regiões retrorbitárias, palmas, plantas e periarticulares, como do tecido adiposo metabolicamente ativo, localizado nas regiões subcutâneas, intra-abdominais e intratorácicas. Os pacientes com mutações AGPAT2, CAV1 e PTRF não têm perda de gordura mecânica, sendo que aqueles com CAV1 e PTRF tem gordura da medula óssea preservada, o que não ocorre com os demais tipos.

As alterações do metabolismo dos carboidratos são caracterizadas por resistência periférica à insulina associada à hiperinsulinemia e diabetes. Apenas alguns pacientes desenvolvem diabetes na infância, o que ocorre mais frequentemente na adolescência ou vida adulta. Estes achados estão relacionados a um defeito nos pós-receptores de insulina, localizados nos adipócitos, hepatócitos e células musculares, também relacionados à etiologia da dislipidemia. O curso da diabetes pode ser dramático, especialmente em pacientes femininos, com complicações precoces como retinopatia, nefropatia e eventos cardiovasculares. Os pacientes geralmente são resistentes ao tratamento com insulina e hipoglicemiantes orais.

Importantes manifestações metabólicas caracterizam uma síndrome anabólica com crescimento linear acelerado, idade óssea avançada com hipermetabolismo sem hipertireoidismo. Os pacientes apresentam apetite voraz, ingestão excessiva de alimentos e hiperidrose. O processo anabólico é também observado através de aumento de estatura, hipertrofia muscular, flebomegalia e aumento de órgãos internos. A hipertrofia muscular observada resulta da hiperplasia de células musculares e não de hipertrofia, não tendo associação com aumento da força muscular.

Adrenarca precoce com aparecimento de pelos púbicos e hiperandrogenismo, com aumento da produção de DHEA e SDHEA são descritos em meninas. Irregularidades menstruais, como oligomenorreia e amenorreia,[739] síndrome de ovários policísticos e infertilidade estão também frequentemente associadas. Gestações são raramente bem-sucedidas, contudo no sexo masculino o potencial reprodutivo é normal. Ocorre macrogenitossomia em ambos os sexos, incluindo hipertrofia do clitóris, bolsa escrotal e pênis.

Hepatoesplenomegalia é associada a um aumento nos níveis de triglicerídeos e glicogênio nos hepatócitos, podendo levar à asteatose hepática e cirrose. Dislipidemia é caracterizada por aumento nos níveis de triglicerídeos e redução do HDL. O tecido adiposo insuficiente leva a um aumento do estoque de energia em forma de triglicerídeos no fígado e células musculares esqueléticas.

Alterações cardíacas também podem ser observadas, como cardiomiopatia hipertrófica grave, hipertensão arterial sistêmica e disfunção diastólica ventricular.[740] Apesar da hiperlipidemia, complicações ateroscleróticas vasculares são menos frequentes.

Outros achados são retardo mental moderado a severo, nefropatia, lesões ósseas líticas múltiplas e hérnia umbilical.

Diagnóstico laboratorial

O diagnóstico é feito através de uma anamnese com história familiar pregressa do paciente com pesquisa de consanguinidade dos pais, além de exame físico completo. A avaliação laboratorial inicial deve incluir testes sanguíneos com perfil lipídico, função hepática, glicemia de jejum, e testes de tolerância à glicose para pacientes com glicemia de jejum alterada. Dosagens da leptina demonstram hipoleptinemia.

Ultrassonografia abdominal e ecocardiografia também devem ser realizados. Exames mais específicos podem ser feitos para avaliação da maturação óssea, além de pesquisa de cistos ósseos e osteopenia.

Quando realizado, o exame histopatológico de biópsia cutânea revela ausência de gordura subcutânea.

Tratamento

O tratamento é feito através de dietas com baixa ingestão de gorduras, aumento do consumo de fibras, óleo de peixe, além de evitar o consumo de álcool. Exercícios físicos também são recomendados.

Terapia de reposição da leptina tem mostrado bons resultados no controle da hipertrigliceremia, além de aumentar a sensibilidade à insulina e reduzir a asteatose hepática. A leptina estimula a oxidação dos ácidos graxos, além de reduzir os níveis plasmáticos, miocelulares e hepáticos dos lipídeos. Também melhora a supressão da produção hepática da glicose pela insulina e aumenta o aporte de glicose periférica no músculo estimulada pela insulina.[741-746]

A hiperglicemia pode ser tratada com insulina altamente concentrada, insulina lispro ou com metformina. Tratamento com IGF-1 recombinante também tem mostrado algum benefício.[747] O uso de tiazolidinedionas, agentes sensibilizadores da insulina, tem mostrado um aumento na diferenciação e proliferação de adipócitos, além de redução da resistência à insulina, podendo ter um uso potencial no tratamento das lipodistrofias.[748]

Lipodistrofia familiar parcial

Histórico

A Lipodistrofia familiar parcial ou Síndrome de Kobberling-Dunningan foi descrita pela primeira vez em 1971 por Kobberling[749] e em 1974 por Dunningan.[750] É de herança autossômica dominante e se caracteriza por uma perda progressiva e gradual de tecido adiposo subcutâneo das extremidades e acúmulo de gordura no pescoço, face, dorso e intra-abdominal. Um aumento de deposição de gordura no fígado e músculos pode ocorrer.

Epidemiologia

O início da manifestação dos sintomas ocorre geralmente durante a puberdade, podendo aparecer mais tardiamente. Homens e mulheres são igualmente afetados, apesar das manifestações serem mais graves em mulheres.

Etiologia

Existem três formas de lipodistrofia parcial familiar: LFP1 (tipo Kobberling), LFP2 (tipo Dunnigan) e LFP3.[751] A LFP1 tem base molecular desconhecida. A LFP2 é resultante de mutações heterozigóticas no gene LMNA, mapeado no cromossomo 1q21-22 e que codifica a laminina nuclear A/C. As lamininas são os principais componentes da lâmina nuclear, uma rede filamentosa localizada entre a membrana nuclear interna e a cromatina, que têm um papel fundamental na organização nuclear, na manutenção do formato do núcleo, além de outras funções não estruturais como a regulação da transcrição do RNA, posicionamento e função dos poros nucleares e organização da heterocromatina.[752,753] Recentes estudos mostram que uma mutação no gene LMNA levaria a uma alteração numa região específica da laminina A/C envolvida na ligação com fatores de transcrição que participam da diferenciação e da função de adipócitos, com apoptose e degeneração destas células.[754,755]

A LFP3 resulta de mutações heterozigóticas no gene PPARG, que codifica o receptor nuclear gama ativado por proliferador de peroxissoma (PPARγ). O PPAR é ativado por ácidos graxos e estimula a transcrição de genes insulinossensíveis responsáveis pela diferenciação dos adipócitos e pelo metabolismo glicídico e lipídico. PPARγ tem um papel crucial na diferenciação de adipócitos, homeostase da energia celular, inflamação, diferenciação celular e carcinogênese.[756] As mutações resultam num grande acúmulo intracelular de pré-laminina A, que causa uma diminuição da expressão dos receptores PPARγ, com redução de sua função.

Outras mutações em três genes foram identificadas: oncogene homólogo de timoma murino v-AKT 2 (AKT2), envolvido na cascata de sinalização da insulina; efetor c fator de fragmentação do DNA indutor de morte celular (CIDEC) e a perilipina 1 (PLIN1), ambos envolvidos na formação de gotas lipídicas.[730]

Quadro clínico

As alterações metabólicas que acompanham esta síndrome incluem hipertrigliceremia, redução dos níveis séricos de HDL e diabetes. Acantose nigricante é comum e está presente na face, axilas e virilha. A maioria das mulheres afetadas se reproduz normalmente, porém muitas apresentam hirsutismo e irregularidades menstruais sugestivos de síndrome de ovários policísticos.

A LFP1 é caracterizada por uma perda de gordura restrita às extremidades, com distribuição normal ou aumentada de gordura na face, pescoço e tronco.[757] Consequentemente, as veias subcutâneas são proeminentes e a musculatura parece hipertrófica (Figura 47.68). A genitália não apresenta alterações.[758] Xantomas tuberosos podem ser observados.

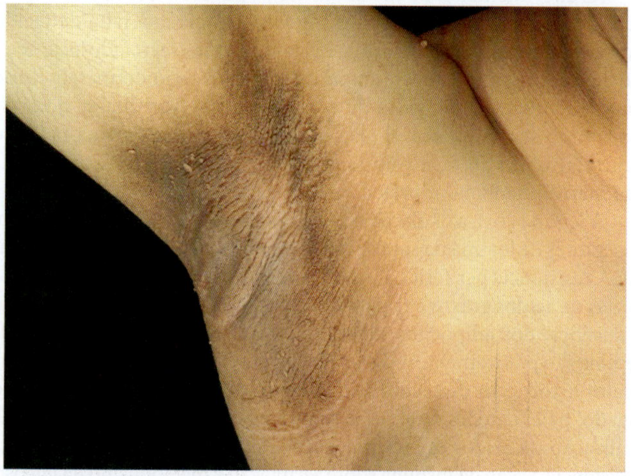

Figura 47.68 Síndrome de Kobberling-Dunningan com acantose nigricante

A LFP2 é a forma mais comum, com perda de gordura subcutânea dos membros e tronco, com acúmulo excessivo de gordura no pescoço e lábios maiores.[759] Nos pacientes com LFP2 observa-se um alargamento progressivo do pescoço,[760] ombros largos e pernas curtas, hirsutismo, oligomenorreia, síndrome dos ovários policísticos associada com infertilidade,[761] além de alterações musculares. Há predisposição à resistência periférica à insulina, levando a complicações como intolerância à glicose, dislipidemia, pressão arterial elevada, asteatose hepática e aumento do risco de aterosclerose prematura.[762,763]

Na LFP3, se comparada à LFP 2, existe uma perda de tecido adiposo menos extensa, mas com manifestações mais graves de acantose nigricante (Figura 47.68), asteatose hepática, síndrome de ovários policísticos, hipertensão e de hirsutismo. Nos pacientes acometidos, ocorre início precoce de diabetes tipo 2 e de resistência periférica à insulina, além de acentuada redução das adipocitocinas.[764] Na LFP 2, a resistência periférica à insulina pode ser anterior às manifestações de lipodistrofia.[765]

Diagnóstico laboratorial

O perfil lipídico mostra alterações de hipertrigliceremia e redução dos níveis de HDL. A pesquisa de diabetes deve ser realizada.

A biópsia seguida de exame histopatológico revela adipócitos em número reduzido, com pequenas gotas lipídicas multiloculadas em seu interior. A perda de adipócitos nos pacientes portadores de mutação LMNA (LFP 2) podem ser devido a um distúrbio na função e integridade do envelope nuclear, resultando em morte celular prematura. Pacientes com mutações PPARG e AKT2 parecem desenvolver lipodistrofia devido a diferenciação deficiente dos adipócitos. Os portadores de mutações PLIN1 apresentam no exame histopatológico adipócitos pequenos com infiltração de macrófagos e fibrose no tecido adiposo.[730]

Ecocardiograma e eletrocardiograma de 24 horas devem ser realizados em todos os pacientes portadores de LFP.

Uma avaliação do padrão de distribuição de gordura regional é um parâmetro útil para o diagnóstico, podendo ser realizada através de Tomografia computadorizada, Ressonância magnética e pela Absortometria radiológica de dupla energia, que demonstra redução importante da gordura nos membros inferiores e na região glútea.[757]

Tratamento

Uma possibilidade terapêutica é a utilização de hipoglicemiantes orais do grupo das tiazolidinedionas, com recuperação da diferenciação e da função metabólica dos adipócitos. As tiazolidinedionas recuperam a diferenciação dos pré-adipócitos agindo como coativadores dos receptores PAARγ. A pioglitazona melhora o controle glicêmico e dos triglicerídeos através da redução dos níveis de ácidos graxos livres nos efluentes venosos do tecido adiposo e através da limitação da lipotoxicidade de outros tecidos sensíveis à insulina, como o fígado e os músculos.[763]

Terapia de reposição de leptina também têm demonstrado resultados favoráveis no controle de anormalidades metabólicas nas formas de LFP, assim como nas formas congênitas.[766]

Cirurgia de *bypass* gástrico já foi realizada em pacientes com LFP, melhorando a sensibilidade à insulina e controle do diabetes, sendo uma opção terapêutica para manifestações metabólicas graves resistentes à terapia farmacológica.[767]

Lipodistrofias adquiridas

Lipodistrofia generalizada adquirida

Histórico

Também chamada de Síndrome de Seip-Lawrence, a lipodistrofia generalizada adquirida foi descrita inicialmente por Ziegler[768] em 1928.

Quadro clínico

Na forma adquirida, o quadro clínico é semelhante ao da forma hereditária (Figura 47.69), porém com sintomas mais leves. Acomete principalmente as mulheres e o início dos sintomas ocorre normalmente na infância e adolescência, podendo se iniciar até na terceira década de vida.[769] A maioria dos pacientes apresentam uma perda generalizada da gordura, porém em alguns as gorduras intra-abdominais e na medula óssea estão preservadas. A hipertrofia muscular é menos proeminente e os pacientes tem grandes chances de desenvolver asteatose hepática grave e fibrose, além de diabetes e hipertrigliceremia. Um terço dos pacientes apresenta acantose nigricante. Em mulheres, podem ser observados hirsutismo, irregularidades menstruais e síndrome dos ovários policísticos. Problemas neurológicos associados são raros, porém casos de degeneração cerebelar, marcha atáxica espástica e parestesia de extremidades inferiores.[770,771]

As alterações metabólicas incluem hiperinsulinemia, diabetes, hipertrigliceremia, além de níveis baixos de HDL, de leptina e de adiponectina.

Etiologia

A patogênese na LGA é variável e os mecanismos exatos ainda são desconhecidos.

A LGA tem sido dividida em três subgrupos de acordo com características clínicas: LGA associada a doenças autoimunes, LGA associada a paniculites e LGA idiopática.

A LGA associada a doenças autoimunes ocorre em 25% dos casos sendo que várias doenças associadas já foram descritas como a dermatomiosite juvenil, tireoidite autoimune, artrite reumatoide juvenil, lúpus eritematoso sistêmico, glomerulonefrite mesangiocapilar e hepatite autoimune.[772] Foram descritos casos de hepatite autoimune associados a baixos níveis de C4. Como o tecido adiposo sintetiza os componentes da via clássica do complemento, suspeita-se que a ativação do complemento possa ser a causa da lipodistrofia. Isso demonstra as funções endócrina, parácrina e autócrina do tecido adiposo, além da função de estocagem de energia.[773]

A LGA associada a paniculites ocorre em um quarto dos casos, se apresentando geralmente com uma perda de gordura menos intensa e complicações metabólicas menos graves que os demais grupos. A LGA idiopática é a forma mais comum, acometendo 50% dos casos.

Tratamento

Terapia de reposição de leptina tem sido eficaz no controle da glicemia, da hiperlipidemia, da hipertrigliceremia e da asteatose hepática não alcoólica nos pacientes acometidos pela LGA.[774]

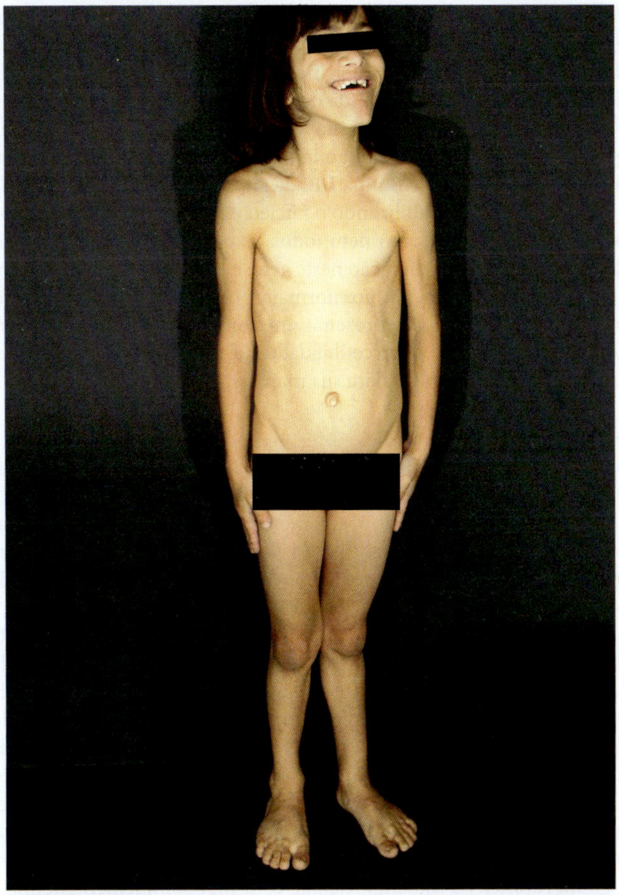

■ **Figura 47.69** Lipodistrofia generalizada congênita. Síndrome de Seip-Lawrence.

As tiazolidinedionas, agentes sensibilizadores da insulina, aumentam a ação da insulina sem aumentar a sua secreção. Há um aumento nos níveis de adiponectina, redução da hemoglobina glicada e da resistência à insulina e aumento na diferenciação e proliferação de adipócitos nos pacientes de LGA.[771]

Lipodistrofia parcial adquirida

Histórico

A síndrome de Barraquer-Simons, também chamada de lipodistrofia parcial acral adquirida (LPA), foi descrita pela primeira vez por Weir-Mitchell[775] em 1885. É caracterizada por perda do tecido celular subcutâneo simétrica, com início geralmente durante a infância e adolescência.

Epidemiologia

Acomete mais as mulheres do que os homens numa frequência de 4:1.[776] A síndrome geralmente se inicia em meninas com idade inferior a 15 anos e é associada com ciclos menstruais irregulares, gravidez ou uso de anticoncepcionais orais.

Etiologia

A etiologia da LPA é desconhecida, sendo considerada uma desordem de origem imunológica ou neurológica. A hipótese de origem neural é de que uma disfunção hipotalâmica possa causar a liberação de agentes mobilizadores de gordura, já que danos do diencéfalo podem originar lipodistrofias. Entretanto, a frequente associação com doenças imunológicas, principalmente a glomerulonefrite mesangiocapilar com hipocomplementenemia e fator C3 nefrítico circulante, aponta para um provável mecanismo patogênico de base autoimune. O fator C3 nefrítico é um autoanticorpo que inibe a degradação da enzima C3 convertase, permitindo assim uma ativação incontrolada do C3.[777] Ainda não há confirmação se este fator é diretamente responsável pela lipodistrofia e pela glomerulonefrite. Entretanto, estudos *in vitro* mostram uma lise de adipócitos pelo fator C3 nefrítico, sugerindo que este possa estar diretamente relacionado à perda de gordura.

Recentemente, foram descritas em alguns pacientes, mutações no gene LMNB2 que codifica a laminina B2, componente do envelope proteico nuclear.[777] A laminina B12 dá suporte à estrutura interna do envelope proteico, estabilizando o núcleo e a cromatina e regula a expressão de genes.[778] Como nem todos os pacientes acometidos pela doença apresentam a mutação neste gene e esta pode também ser encontrada em alguns indivíduos normais, possivelmente a lipodistrofia parcial acral adquirida representa um complexo fenótipo, com um componente genético de suscetibilidade que necessite de outros fatores ambientais ou adquiridos para sua manifestação completa.[779]

Quadro clínico

A lipodistrofia se inicia geralmente na face, com progressão craniocaudal para ombros, extremidades superiores, região torácica e abdome superior, parando frequentemente acima ou no meio das coxas. Pode haver acúmulo de gordura subcutânea excessiva nas pernas e quadris, porém a pele mantém textura, coloração e elasticidade normais.[779]

Existem duas variantes da lipodistrofia parcial adquirida, a variante de Weir-Mitchell, na qual há perda de gordura subcutânea na metade superior do corpo. Na variante de Laignel-Lavastine, há hipertrofia de gordura concomitante na metade inferior do corpo, com acúmulo desproporcional nos quadris e pernas, especialmente após a puberdade.[780] Outras manifestações clínicas incluem otosclerose, cistos ósseos e debilidade. Miopatia é um achado raro. As doenças mais frequentemente associadas à Síndrome de Barraquer-Simons são diabetes *mellitus* insulinodependente, com acometimento de um terço dos pacientes, e a glomerulonefrite mesangiocapilar com hipocomplementenemia e presença de fator nefrítico C3. Recentes relatos mostram associação com outras doenças autoimunes como lúpus eritematoso sistêmico,[781] dermatomiosite,[782] síndrome de Sjögren, hipotireoidismo, artrite reumatoide, vasculite leucocitoclástica,[783] síndrome do anticorpo antifosfolípide,[777] arterite temporal e miastenia *gravis*.

Pacientes com lipodistrofias geralmente apresentam graves distúrbios no metabolismo lipídico e glicídico, com exceção da LPA, porém alterações metabólicas como hipertrigliceremia e resistência periférica à insulina já foram descritas.

Diagnóstico laboratorial

O exame histopatológico revela adipócitos anormalmente reduzidos em tamanho e número, em alguns casos associados à vasculite linfocítica.[781] O acompanhamento destes pacientes também deve incluir pesquisas de disfunções renais, hipocomplementenemia, presença de fator C3 nefrítico, diabetes, alterações no perfil lipídico e doenças autoimunes associadas.

Um estudo com ressonância nuclear magnética de todo o corpo pode ser feito para melhor avaliação da extensão da lipodistrofia.

Tratamento

Não existe tratamento eficaz para a lipodistrofia parcial adquirida, sendo restrito a procedimentos cosméticos. Implantes de gordura de regiões não afetadas podem ser utilizados, porém com uma rápida reabsorção da gordura. Técnicas de reconstrução faciais são utilizadas para restauração dos contornos faciais. Lipossucção e lipectomia têm sido utilizados para remoção de depósitos excessivos de gordura. Perda de peso também pode ser benéfica.

Existem relatos de uso de pimozide, um bloqueador dopaminérgico seletivo, com alguma melhora na lipodistrofia parcial, porém esta droga tem sido recomendada por alguns autores somente para casos de lipodistrofia generalizada congênita.[776] O efeito desta droga na normalização das concentrações de serotonina leva a uma acentuada redução na resistência periférica à insulina e pode ser útil na restauração da gordura e redução de fatores de liberação hipotalâmicos.

Lipodistrofias localizadas adquiridas

Lipodistrofia semicircular

Histórico

A lipodistrofia semicircular, também chamada de síndrome de Ferreira-Marques, é uma patologia rara caracterizada por atrofia localizada do tecido celular subcutâneo. Foi descrita pela primeira vez em 1974 por Gschwandtner e Münzberger.[784]

Epidemiologia

Acomete principalmente as mulheres, com idade média de trinta anos. Existem vários casos descritos de funcionários de empresas que trabalham em escritórios e que sofrem traumas de repetição nas coxas por pressão contra a borda da mesa de trabalho,[785] vendedoras que se apoiam em balcões de lojas e passadeiras que se encostam em tábuas de passar roupas. São relatados também casos de etiologia não ocupacional como mães de bebês que se apoiam sobre banheiras, mulheres que se inclinam sobre pias para aplicação de maquiagem facial e uso de calças jeans justas.[786]

Etiologia

A etiologia ainda é desconhecida, porém relatos apontam que traumas repetidos podem ser responsáveis pelo desenvolvimento das lesões cutâneas.[787] Há casos, no entanto, sem história prévia de trauma local.

Devido à localização específica das lesões nas coxas, há uma hipótese de que uma anormalidade congênita da artéria femoral lateral circunflexa causaria uma circulação deficiente na região, com atrofia isquêmica das células gordurosas causadas por microtraumas de repetição.[788] Porém, é improvável que vários funcionários acometidos de uma mesma empresa possam ter uma anormalidade vascular tão rara.

Recentemente, uma nova hipótese foi levantada de que campos eletromagnéticos gerados por computadores e cabos poderiam levar a alterações das propriedades bioelétricas intrínsecas da pele, ativando macrófagos com atividade lipofágica na hipoderme. Esta hipótese é baseada no acometimento de numerosos trabalhadores em um mesmo escritório com equipamentos de última geração, em diferentes empresas.[789]

Quadro clínico

É caracterizada por depressões lineares horizontais localizadas na face anterior das coxas, medindo de 2 a 4 cm de largura. A maioria dos pacientes é assintomática, porém são descritas queixas associadas de sensação de peso, queimação, dor após esportes e câimbras.[786]

Diagnóstico laboratorial

O diagnóstico deve ser feito através do quadro clínico e de biópsia cutânea e exame anatomopatológico, que ajuda na exclusão de outros processos. Dois padrões histopatológicos são descritos, um inflamatório agudo, com lesões vasculares com edema endotelial das vênulas e arteríolas, além de infiltrado inflamatório perivascular. No padrão involutivo ou não inflamatório observa-se rarefação e redução de tamanho de adipócitos e substituição por áreas de fibrose.[790]

Tratamento

As lesões tendem a aparecer rapidamente após o início da pressão repetida no local e tendem a regredir após alguns meses a anos depois da suspensão do trauma no local.

Lipodistrofias por injeção de medicamentos

Etiologia

Lipodistrofias por injeção de medicamentos é uma complicação rara que pode ocorrer após injeção de substâncias como penicilina benzatina,[791,792] vasopressina,[793] hormônio de crescimento humano,[794] ferro dextran, vacina de difteria-coqueluche-tétano, interferon β,[795,796] acetato de glatirâmer,[797-799] metotrexato,[800] e outras. Há uma perda do tecido celular subcutâneo, precedida ou não de paniculite no local. As lesões podem variar de tamanho, desde depressões puntiformes a grandes áreas atróficas desfigurantes. O próprio trauma da injeção, e não a substância injetada pode ser a etiologia da lipodistrofia.

Outras reações histológicas são observadas nos locais de injeções de medicamentos como dermatite de contato alérgica, hiperplasia cutânea linfoide, necrose local, reações tipo lúpus profundo, lipogranulomas, abscessos infecciosos ou estéreis e granulomas sarcoídeos e necrobióticos.

Quadro clínico

A injeção intramuscular de penicilina na região glútea de adultos e crianças é um modo comum de tratamento de infecções. A lipodistrofia secundária a injeções de penicilina é um efeito colateral pouco relatado na literatura, se manifestando como áreas de atrofia nos locais de injeção, podendo haver hipocromia associada. Ocorre uma resposta imunológica induzida pelo trauma da injeção caracterizada por um infiltrado de macrófagos nos lóbulos de gordura e uma redução do número e do tamanho dos adipócitos.[791] Outros efeitos colaterais são alterações isquêmicas da perna, lesões do nervo ciático, e reações inflamatórias no local da injeção.

Acetato de glatirâmer é uma mistura sintética de polipeptídeos contendo ácido L-glutâmico, L-alanina, L-tirosina e L-lisina. É uma medicação que atualmente tem sido utilizada no tratamento de pacientes portadores de Esclerose Múltipla. As reações mais comuns são eritema, induração, prurido ou dor. Alguns pacientes desenvolvem paniculites localizadas nos locais de injeção, com nódulos eritematosos subcutâneos seguidos por lipoatrofia. Em outros pacientes, não são observados fenômenos inflamatórios nos locais de lipodistrofia e a pele se mostra sem sinais de hiperpigmentação ou esclerose.

Interferon β-1a também é utilizado no controle de pacientes com Esclerose Múltipla, com formação de placas eritematosas nos locais de injeção, muitas vezes dolorosas, que evoluem para áreas de atrofia, eventualmente com aspecto esclerodermiforme. Raramente, estas lesões podem evoluir para ulceração.[796,797]

Injeções subcutâneas de metotrexato são frequentemente utilizadas para o controle de doenças autoimunes, podendo causar áreas de lipodistrofia nos locais de injeção, inclusive em crianças.[801] As lesões se apresentam como placas infiltradas deprimidas, com limites mal definidos e coloração muitas vezes acastanhada.

Diagnóstico laboratorial

O exame histopatológico destas lesões demonstra granulomas lipofágicos nos lóbulos de gordura, com folículos linfoides nos septos do tecido subcutâneo. O acetato de glatirâmer provavelmente causa uma resposta inflamatória local como resultado de um efeito tóxico direto nos adipócitos, com atrofia do tecido gorduroso e fibrose subsequentes.

Tratamento

As lesões geralmente apresentam melhora quando as injeções da droga em questão são suspensas, porém há recidiva se a medicação é reintroduzida.[799] Enxertos de gordura autóloga nas áreas deprimidas e lipossucção ou lipectomia de áreas ao redor das lesões podem trazer benefícios cosméticos para as lesões persistentes.

Lipodistrofias por corticosteroides injetáveis

Etiologia

A lipodistrofia secundária à injeção de corticosteroides intramusculares é a perda local de tecido celular subcutâneo que ocorrem principalmente após o uso da triamcinolona. As áreas mais frequentemente atingidas são as nádegas e as extremidades proximais, especialmente em crianças que receberam múltiplas injeções para tratamento de asma grave ou rinite alérgica.[802] Existem relatos de lipodistrofias também associadas ao uso tópico e ao uso oral de corticosteroides.[802,803]

Diagnóstico laboratorial

Dois padrões histológicos são descritos nas lipodistrofias secundárias a injeções de corticosteroides, ambos caracterizados pelo pequeno tamanho dos lóbulos e pela atrofia do número reduzido de adipócitos. O primeiro padrão consiste em pequenos adipócitos levemente acidofílicos que se retraem dos septos de tecido conectivo ao redor. O infiltrado inflamatório é esparso e os vasos sanguíneos se apresentam dilatados e congestos. O segundo padrão histológico é caracterizado por células gordurosas pequenas e atróficas circundadas por uma vascularização proeminente.[804]

Tratamento

A maioria dos casos de lipodistrofia se resolve espontaneamente após a suspensão das injeções de corticosteroides, porém se há persistência das lesões, podem ser realizadas cirurgias corretivas de lipoaspiração combinadas com transplante de gordura localizada.

Lipodistrofias por injeção de insulinas

Epidemiologia

A lipodistrofia induzida por insulina é a perda de gordura subcutânea no local das injeções. Caracteristicamente, as lesões ocorrem após 6 a 24 meses após o início do tratamento com insulina e é mais comum em pacientes jovens.

Com a introdução do uso da insulina humana purificada, os casos de lipodistrofia que antes atingiam de 25% a 55% dos pacientes, passaram a acometer menos de 10% dos pacientes.[805] As taxas de incidência caíram ainda mais com o uso de análogos recombinantes de insulina. Recentemente, porém, foram descritos relatos de lipodistrofias também em pacientes usuários de análogos de insulina de ação rápida como a insulina lispro[806] com ou sem combinação com o uso de bombas de infusão contínua de insulina, e em pacientes usuários de análogos de insulina de ação longa, como a insulina glargina.[807]

Quadro clínico

O quadro clínico é de placas deprimidas atróficas localizadas nos locais de injeções, sem sinais inflamatórios associados.

Etiologia

O mecanismo fisiopatológico relacionado ao desenvolvimento de lipodistrofias ainda é desconhecido e deve envolver tanto componentes lipolíticos de preparações de insulina, como mecanismos imunológicos com liberação de enzimas lisossomais que promovem a lipodistrofia. O mecanismo imune é com base em casos com altos níveis séricos de anticorpos anti-insulina, com deposição de imunoglobulinas do tipo IgM e IgG, complemento C3 ou fibrina-fibrinogênio nos locais com lipodistrofia. As consequências desta ativação imunológica são a inibição da diferenciação e a atrofia dos adipócitos mediadas pelo aumento da produção local de TNF-α e IL-6 por macrófagos ativados pelas injeções locais de insulina. Em casos de paniculite lobular linfocítica transitória por injeções de insulina também foi demonstrada fagocitose de insulina por histiócitos, podendo corresponder a um estágio inicial que precede a lipodistrofia.[808]

Tratamento

Em muitos dos casos de lipodistrofias induzidas por insulina, a mudança frequente do local das injeções e a troca diária das agulhas não mostra sinais de melhora das lesões cutâneas. Injeções repetidas de insulina humana ou porcina altamente purificada no local das lesões são associadas a 90% de regressão das áreas atróficas e reacúmulo de células gordurosas no local. Outra opção terapêutica é a associação de pequenas quantidades de dexametasona associadas à insulina, na dose de 4 µg/unidade de insulina injetada, com melhora significativa. A ação dos corticosteroides é eficaz devido às suas funções imunomoduladoras e também porque são capazes de produzir a diferenciação dos adipócitos.[809,810]

No futuro, novas maneiras de administração de insulina como, por exemplo, a via inalatória, poderá auxiliar no controle da lipodistrofia secundária ao uso subcutâneo de insulina.

Lipodistrofia associada ao vírus da imunodeficiência humana (HIV)

A lipodistrofia nos pacientes HIV positivos está claramente associada à terapia antirretroviral. Os inibidores da protease e os inibidores da transcriptase reversa nucleosídeos exercem efeitos interativos e independentes no desenvolvimento da lipodistrofia.[811] Entretanto, a lipodistrofia foi descrita em pacientes virgens de tratamento antirretroviral, sugerindo que outros mecanismos estejam envolvidos na patogenia, como citocinas pró-inflamatórias ou o efeito direto do vírus sobre os adipócitos.[812]

Manifestações da lipodistrofia como a perda do tecido adiposo, aumento de lactato sérico e acidose lática podem ser consequências de dano mitocondrial.[813-815] Sugere-se que os efeitos tóxicos dos inibidores da transcriptase reversa (estavudina, didanosina e zidovudina) sobre a mitocôndria sejam responsáveis pela lipodistrofia, já que estas drogas alteram as funções da mitocôndria, interferindo nos complexos da cadeia respiratória 18.[816,817] Disfunção grave da mitocôndria pode levar à apoptose e perda de adipócitos.[818]

Os inibidores da protease estão mais associados às anormalidades metabólicas da lipodistrofia, como a hipercolesterolemia, hipertrigliceridemia e resistência à insulina.[819] Eles inibem a maturação das proteínas de ligação a elemento de resposta a esterol (SREBP) que afetam o metabolismo da glicose e dos ácidos graxos e a diferenciação dos adipócitos. Também causam uma diminuição do receptor nuclear gama ativado por proliferador de peroxissoma (PPARγ), um importante fator de transcrição que é afetado pelas SREBPs e é necessário para a função e diferenciação de adipócitos e para o metabolismo dos ácidos graxos.[820]

O ganho e a perda do tecido adiposo podem resultar de alterações do equilíbrio entre a gênese e a morte de células. Lipogênese e lipólise podem ser influenciadas por citocinas pró-inflamatórias como o fator de necrose tumoral alfa, que inibe a lipogênese e estimula a lipólise.[821] Parece que o tecido subcutâneo dos pacientes HIV positivos com lipodistrofia secreta significantemente mais fator de necrose tumoral alfa que o dos pacientes HIV positivos sem lipodistrofia. Os adipócitos secretam citocinas, como a adiponectina e a leptina, que aumentam a sensibilidade à insulina, enquanto a secreção de fator de necrose tumoral alfa e a interleucina 6 exercem efeito oposto.[822]

Fatores de risco para a lipodistrofia associada ao HIV: origem caucasiana, idade superior a 40 anos, sexo feminino, aumento sérico dos triglicerídeos, contagem baixa de linfócitos CD4+, estágio avançado da infecção pelo HIV (mais de 10 anos de evolução), uso de indinavir por mais de dois anos e uso de estavudina.[823]

A lipodistrofia associada ao HIV ocorre como lipoatrofia, acúmulo de gordura ou ambos. Acomete crianças e adultos de ambos os sexos.[824,825]

Os sinais físicos da lipodistrofia geralmente são progressivos, aumentando em intensidade num período de um ano e meio a dois anos, seguindo-se de aparente estabilização por pelo menos dois anos.[823] A lipoatrofia é mais aparente na face, mas também visível nos braços, pernas, nádegas e tronco. O acúmulo de gordura é caracterizado por aumento importante da gordura visceral, que aumenta o abdome. Pode haver aumento de gordura na região dorso-cervical (corcova de búfalo) e ginecomastia uni ou bilateral.[823]

Geralmente há associação com hipercolesterolemia, hipertrigliceridemia, aumento sérico de lactato, hiperglicemia, diabetes, hiperinsulinemia, osteopenia e osteoporose.[826,827]

Não há tratamento curativo para as alterações morfológicas induzidas pela lipodistrofia. Dieta rica em fibras e adequada em calorias e proteínas parece prevenir o desenvolvimento de acúmulo de gordura.[828] O retardo na introdução da terapia antirretroviral tem como objetivo encurtar a exposição ao tratamento e diminuir o risco das suas complicações metabólicas. Mas os benefícios a longo prazo precisam ser analisados. A interrupção da terapia antirretroviral melhora a dislipidemia e a resistência à insulina, mas não melhora as alterações morfológicas da lipodistrofia.[829] A troca de medicamentos da terapia antirretroviral mostrou resultados controversos. O uso de hormônio de crescimento, esteroides anabólicos, tiazolidinediona, metformina e L-carnitina foi pesquisado, mas nenhuma droga mostrou-se adequada.

Lipoaspiração é usada para tratar o acúmulo de gordura dorso-cervical. O transplante autólogo de gordura para o tratamento da lipoatrofia facial é satisfatório na maioria dos casos, mas nem sempre o paciente apresenta reserva gordurosa na área doadora.[830,831] A implantação de próteses faciais resulta em resultado estético desfavorável. A aplicação de preenchedores temporários (ácido polilático) ou permanentes (silicone líquido) é uma solução para a atrofia facial.[823] A aplicação de ácido polilático na lipoatrofia facial é segura, eficaz e oferece bom resultado cosmético. São necessárias cinco ou mais aplicações, com intervalos de duas semanas e a duração do resultado varia de 1 a 2 anos.[830-832]

Referências bibliográficas

1. Requena L, Yus ES. Panniculitis. Part I. Mostly septal panniculitis. J Am Acad Dermatol 2001;45(3):325-61.
2. Requena L. Normal subcutaneous fat, necrosis of adipocytes ans classification of the panniculitides. Semin Cutan Med Surg 2007;26:66-70.
3. Cascajo CD, Borghi S, Weyers W. Panniculitis. Definition of terms and diagnostic strategy. Am J Dermatopathol 2000;22(6):530-549.
4. Patterson JW. Panniculitis. New findings in the "third compartment." Arch Dermatol 1987,123:1615-1618.
5. Sanchez Yus E, Simon P, Sanz Vico D. ¿Vena o arteria? Una cuestión decisiva en patología hipodérmica. Piel 1987;2:213-217.
6. White WL, Wieselthier JS, Hitchcock MG. Panniculitis: Recent developments and observations. Semin Cutan Med Surg 1996;15:278-299.
7. Trousseau A. Phlegmasia alba dolens. Clin Med Hotel Dieu de Paris 1865;3:94-98.
8. Koc Y, Gullu I, Akpek G et al. Vascular involvement in Behcet's disease. J Rheumatol 1992;19:402-410.
9. Giblin WJ, James WD, Benson PM. Buerger's disease. Int J Dermatol 1989;28:638-642.
10. McColl MD, Ramsay JE, Tait RC et al. Superficial vein thrombosis: Incidence in association with pregnancy and prevalence of thrombophilic defects. Thromb Haemost 1998;79:741-742.
11. Wajima T. Thrombophlebitis in cancer patients. Ann N Y Acad Sci 1981;370:138-144.
12. Samlaska CP, James WD. Superficial thrombophlebitis I. Primary hypercoagulable states. J Am Acad Dermatol 1990;22:975-989.
13. Samlaska CP, James WD. Superficial thrombophlebitis II. Secondary hypercoagulable states. J Am Acad Dermatol 1990;23:1-18.
14. Unno N, Mitsuoka H, Uchiyama T et al. Superficial thrombophlebitis of the lower limbs in patient with varicose veins. Surg Today 2002;32:397-401.
15. Blum F, Gilkeson G, Greenberg C et al. Superficial migratory thrombophlebitis and the lupus anticoagulant. Int J Dermatol 1990;29:190-192.
16. Jordaan HF. Widespread superficial thrombophlebitis as a manifestation of secondary syphilis – a new sign. S Afr Med J 1986;70:493-494.
17. Demitsu T, Yamada T, Usui K et al. Superficial thrombophlebitis in a patient with secondary syphilis. Int J Dermatol 1996;35:821-824.
18. Khan EA, Correa AG, Baker CJ. Suppurative thrombophlebitis in children: A ten year experience. Pediatr Infect Dis J 1997;16:63-67.
19. Brook I, Frazier EH. Aerobic and anaerobic microbiology of superficial suppurative thrombophlebitis. Arch Surg 1996;131:95-97.
20. Murray CK, Beckius ML, McAllister K. Fusarium proliferatum superficial suppurative thrombophlebitis. Mil Med 2003;168:426-427.
21. Van Weert H, Dolan G, Wichers I et al. Spontaneous superficial venous thrombophlebitis: Does it increase risk for thromboembolism? A historic follow-up study in primary care. J Fam Pract 2006;55:52-57.
22. Kesteven P, Robinson B. Superficial thrombophlebitis followed by pulmonary embolism. J R Soc Med 2001;94:186-187.
23. Schonauer V, Kyrle PA, Weltermann A et al. Superficial thrombophlebitis and risk of recurrence of venous thromboembolism. J Vasc Surg 2003;37:834-838.
24. Verlato F, Zuchetta P, Prandoni P et al. An unexpectedly high rate of pulmonary embolism in patient with superficial thrombophlebitis of the thigh. J Vasc Surg 1999;30:1113-1115.
25. Campbell WB, Niblett PG, Peters AS et al. The clinical effectiveness of hand held Doppler examination for diagnosis of reflux in patients with varicose veins. Eur J Vasc Endovasc Surg 2005;30:664-669.
26. Mercer KG, Scott DJA, Berridge DC. Preoperative duplex imaging is required before all operations on primary varicose veins. Br J Surg 1998;85:1495-1497.
27. Bountouroglou DG, Azzam M, Kakkos SK et al. Ultrasound-guided foam sclerotherapy combined with sapheno-femoral ligation compared to surgical treatment of varicose veins: early results of a randomized controlled clinical trial. Eur J Vasc Endovasc Surg 2006;31:93-100.

28. Weedon D. The vasculopathic reaction pattern. In: Weedon D (ed). Skin Pathology (ed 2). London: Churchill Livingstone, 2002. p.238.
29. Mayor M, Buron I, de Mora JC et al. Mondor's disease. Int J Dermatol 2000;39:922-925.
30. Rose GA, Spencer H. Polyarteritis nodosa. Q J Med 1957;26:43-81.
31. Ackerman AB, Chongchitnant N, Sanchez J et al. Thrombophlebitis. In: Ackerman AB, Chongchitnant N, Sanchez J (eds). Histologic Diagnosis of Inflammmatory Skin Diseases: An Algorithmic Method Based on Pattern Analysis. Baltimore: Williams & Wilkins, 1997. p 752-753.
32. Perrin M. Normal and pathological anatomy and physiology of the veins of the lower Limbs. Rev Prat 1994;44:717-725.
33. Labropoulos N, Bhatti AF, Amaral S et al. Neovascularization in acute venous thrombosis. J Vasc Surg 2005;42:515-518.
34. Gallagher PJ. Blood vessels. In: Sternberg SS (ed). Histology for Pathologists (2nd ed). Philadelphia, Lippinccot: Williams & Wilkins, 1997. p. 766-770.
35. Dalton SR, Fillman EP, Ferringer T et al. Smooth muscle pattern is more reliable than the presence or absence of an internal elastic lamina in distinguishing an artery from a vein. J Cutan Pathol 2006;33:216-219.
36. Wiebels D, Turnbull K, Steinkraus V, Boer A. Erythema induratum Bazin: "Tuberculid" or tuberculosis. Hautarzt 2007;58:237-240.
37. Motswaledi HM, Schulz EJ. Superficial thrombophlebitic tuberculide. Int J Dermatol 2006;45:1337-1340.
38. Hara K, Tsuzuki T, Takagi N, Shimokata K. Nodular granulomatous phlebitis of the skin: A fourth type of tuberculid. Histopathology 1997;30:129-134.
39. Mondor H. Tronculite sous-cutanée subaigué de la paroi thoragigue antéro-latérale. Mem Acad Chir 1939;65:1271-1278.
40. Helm J, Hodge I: Thrombophlebitis of a dorsal vein of the penis: Report of a case treated by phenylbutazone (Butazolidin). J Urol 1958;79:306-308.
41. Munster AM. Septic thrombophlebitis. A surgical disorder. JAMA 1974;1230: 1010-1011.
42. Di Nisio M, Wichers IM, Middeldorp S. Treatment for superficial thrombophlebitis of the leg. Cochrane Database of Systematic Reviews 2013, Issue 4.
43. Michaels JA, Brazier JE, Campbell WB et al. Randomized controlled trial comparing surgery with conservative treatment for uncomplicated varicose veins. Br J Surg 2006;93:175-181.
44. Lurie F, Creton D, Eklof B et al. Prospective randomized study of endovenous radiofrequency ablation versus ligation and vein stripping: Two-year follow-up. Eur J Vasc Endovasc Surg 2005;29:67-73.
45. Nicolini PH and the Closure Group. Treatment of the varicose veins by endovenous obliteration with the VNUS closure system: Results of a multicentre study. Eur J Vasc Endovasc Surg 2005;29:433-439.
46. Mundly L, Merlín TL, Fitridge RA et al. Systematic review of endovenous laser treatment for varicose veins. Br J Surg 2005;92:1189-1194.
47. Sadick NS. Sclerotherapy and ambulatory phlebectomy. In: Bolognia JL, Jorizzo JL, Rapini RP (eds). Dermatology. London: UK, Mosby, 2003. p.2399-2414.
48. Díaz-Pérez JL, Gardeazabal J. Polyarteritis nodosa. In: Rakel RE (ed). Conn´s Current Therapy. Philadelphia: WB Saunders co. 1997. p.801-802.
49. Díaz-Pérez JL, De Lagrán ZM, Díaz-Ramón JL, Winkelmann RK. Cutaneous polyarteritis nodosa. Sem Cutan Med Surg 2007;26:77-86.
50. Rodríguez-Peralto JL, Carrillo R, Rosales B, Rodríguez-Gil Y. Superficial tromboph-lebitis. Semin Cutan Méd Surg 2007;26:71-76.
51. Llamas-Velasco M et al. Panarteritis nodosa cutánea con clínica de vasculopatía livedoide Actas Dermosifiliogr. 2011;102:477-479.
52. Calderon MJ, Landa N, Aguirre A et al. Successful treatment of cutaneous PAN with pentoxifylline. Br J Dermatol 1993;128:706-708.
53. Schartz NE, Alaoui S, Vignon-Pennamen MD et al. Successful treatment in two cases of steroid-dependent cutaneous polyarteritis nodosa with lowdose methotrexate. Dermatology 2001;203:336-338.
54. Valor L, Monteagudo I, de la Torre I et al. Young male patient diagnosed with cutaneous polyarteritis nodosa successfully treated with etanercept. Mod Rheumatol 2013 Jan 30 [Epub ahead of print]
55. Peyri J, Moreno A, Marcoval J. Necrobiosis Lipidica. Semin Cutan Med Surg 2007; 26:87-89.
56. Velasco-Pastor AM, del Pino Gil-Mateo M, Martinez-Aparicio A et al. Necrobiosis lipoidica of the gland penis. Br J Dermatol 1996;135:154-155.
57. Imakado S, Satoni H, Ishikawa M et al. Diffuse necrobiosis lipoidica diabeticorum associated with non-insulin dependent diabetes mellitus. Clin Exp Dermatol 1998;23:271-273.
58. Verroti A, Chiarelli F, Amerio P et al. Necrobiosis lipoidica diabeticorum in children and adolescents: A clue for underlying renal retinal disease. Pediatr Dermatol 1995;12:220-223.
59. Muller SA, Winkelmann RK. Necrobiosis lipoidica diabeticorum: A clinical and pathological investigation of 171 cases. Arch Dermatol 1966;93:272-281.
60. Ullman S, Dahl MV. Necrobiosis lipoidica: An immunofluorescence study. Arch Dermatol 1977;113:1671-1673.
61. Dahl MV. Immunofluorescence necrobiosis lipoidica, and blood vessels. Arch Dermatol 1988;124:1417-1419.
62. Holland CH, Givens V, Smoller BR. Expression of the human erythrocyte glucose transporter glut-1 in areas of sclerotic collagen in necrobiosis lipoidica. J Cutan Pathol 2001;28:287-292.
63. Reinhard G, Lohmann F, Uerlich M et al. Successful treatment of ulcerated necrobiosis lipoidica with mycophenolate mofetil. Acta Derm Venereol 2000;80:12-13.
64. Stinco G, Parlangeli ME, De Francesco V et al. Ulcerated necrobiosis lipoidica treated with cyclosporin A. Acta Derm Venereol 2003;83:151-153.
65. Alexis AF, Strober BE. Off-label dermatologic uses of anti-TNF-α therapies. J Cutan Med Surg 9: 2005;296-302.
66. Kukreja T, Petersen J. Thalidomide for the treatment of refractory necrobiosis lipoidica. Arch Dermatol 2006;142:20-22.
67. Narbutt J, Torzecka JD, Sysa- Jedrzejowska J et al. Long- term results of topical PUVA in necrobiosis lipoidica. Clin Exp Dermatol 2005;31:65-67.
68. Harth W, Linse R. Topical tacrolimus in granuloma annulare and necrobiosis lipoidica. Br J Dermatol 2004;150:792-794.
69. Requena L, Fernández-Figueras MT. Subcutaneous granuloma annulare. Semin Cutan Med Surg 2007;26:96-99.
70. Dahl MV, Ullman S, Goltz RW. Vasculitis in granuloma annulare: Histopathology and direct immunofluorescence. Arch Dermatol 1977;113:463-467.
71. Bergman R, Pam Z, Lichtig C et al. Localized granuloma annulare. Histopathological and direct immunofluorescence study or early lesions, and the adjacent normal-looking skin of actively spreading lesions. Am J Dermatopathol 1993;15:544-548.
72. Modlin RL, Vaccaro SA, Gottlieb B et al. Granuloma annulare. Identification of cells in the cutaneous infiltrate by immunoperoxidase techniques. Arch Pathol Lab Med 1984;108:379-382.
73. Fayyazi A, Schweyer S, Eichmeyer B et al. Expression of IFN-gamma, coexpression of TNH-alpha and matrix metalloproteinases and apoptosis of T lymphocytes and macrophages in granuolma annulare. Arch Dermatol Res 2000;292:384-390.
74. Kallioinen M, Sandberg M, Kinnunen T et al. Collagen synthesis in granuloma annulare. J Invest Dermatol 1992;98:463-468.
75. Hanna WM, Moreno-Merlo F, Andrighetti L. Granuloma annulare: an elastic tissue disease? Case report and literature review. Ultrastructural Pathol 1999;23:33-38.
76. Umbert P, Winkelmann RK. Histologic, ultrastructural, and histochemical studies of granuloma annulare. Arch Dermatol 113: 1977;1681-1686.
77. Salomon RJ, Gardepe SF, Woodley DT. Deep granuloma annulare in adults. Int J Dermatol 1986;25:109-112.
78. Rubin M, Lynch FW. Subcutaneous granuloma annulare. Comment on familial granuloma annulare. Arch Dermatol 1966;93:416-420.
79. Burrington JD. "Psudorrheumatoid" nodules in children. Report of 10 cases. Pediatrics 1970;45:473-478.
80. Simons FER, Schaller JG. Benign rheumatoid nodules. Pediatrics 1975;56:29-33.
81. Patterson JW. Rheumatoid nodule and subcutaneous granuloma annulare: A comparative histologic study. Am J Dermatopathol 1988;10:1-8.
82. Weedon D. Granuloma annulare. In: Skin Pathology. Edinburgh: Churchill-Livingstone, 1997. p.167-170.
83. Ackerman AB, Chongchitnant N, Sanchez J et al. Histologic Diagnosis of Inflammatory Skin Diseases (ed. 2). Baltimore: Williams & Wilkins, 1997. p.412.
84. Blume-Peytavi U, Zouboulis CC, Jacobi H et al. Successful outcome of cryosurgery in patients with granuloma annulare. Br J Dermatol 1994;133:1605.
85. Rouilleault P. CO2 laser and granuloma annulare. J Dermatol Surg Oncol 1988;14:120.
86. Weiss JM, Muchenberger S, Schopf E et al. Treatment of granuloma annulare by local injections with low-dose recombinant human interferon gamma. J Am Acad Dermatol 1998;39:117-119.
87. Garcia-Patos V. Rheumatoid nodule. Semin Cutan Med Surg 2007;26:100-107.
88. Ziff M. The rheumatoid nodule. Arthritis Rheum 1990;33:761-767.
89. Magro CM, Crowson AN. The spectrum of cutaneous lesions in rheumatoid arthritis. A clinical and pathological study of 43 patients. J Cutan Pathol 2003;30:1-10.
90. Kaye BR, Kaye RL, Bobrove A. Rheumatoid nodules. Review of the spectrum of associated conditions and proposal of a new classification, with a report of four seronegative cases. Am J Med 1984;76:279-292.
91. Ahmed SS, Arnett FC, Smith CA et al. The HLA-DRB1*0401 allele and the development of methotrexate-induced accelerated rheumatoid nodulosis: A follow-up study of 79 Caucasian patients with rheumatoid arthritis. Medicine 2001;80:271-278.
92. MacGregor A, Ollier W. Thomson W et al. HLA-DRB1*0401/0404 genotype and rheumatoid arthritis: increased association in men, young age of onset, and disease activity. J Rheumatol 1995;22:1032-1036.
93. Weyand CM, Xie C, Goronzy JJ. Homozygosity for the HLA-DRB1 allele selects for extraarticular manifestations in rheumatoid arthritis. J Clin Invest 1992;89:2033-2039.
94. Panayi GS, Wooley P, Batchelor JR: Genetic basis of rheumatoid disease: HLA antigens, disease manifestations, and toxic reaction to drugs. BMJ 1978;2:1326-1328.
95. Sayah A. English JC 3rd: Rheumatoid arthritis: A review of the cutaneous manifestations. J Am Acad Dermatol 2005;53:91-209.
96. McConnochie K, O'Sullivan M, Khalil JF et al. Aspergillus colonization of pulmonary rheumatoid nodule. Respir Med 1989;83:157-160.
97. Tserkezoglou A, Metakidis S, Papastamatiou-Tsimara H et al. Solitary rheumatoid nodule of the pleura and rheumatoid pleural effusion. Thorax 1978;33:769-772.
98. Brantley SD, Schlesinger AE, Orzel JA et al. Intraosseous rheumatoid nodule. Pediatr Radiol 1987;17:432-434.
99. Suriani RJ, Lansman S, Konstadt S. Intracardiac rheumatoid nodule presenting as a left atrail mass. Am Heart J 1994;127:463-465.
100. McInnes GT, Littman CD. Rheumatoid nodule of pharynx. BMJ 1977;1:685.
101. Schwartz IS, Grishman E. Rheumatoid nodules of the vocal cords as the initial manifestation of systemic lupus erythematosus. JAMA 1980;244:2751-2752.
102. Ip MS, Wong MP, Wong KL. Rheumatoid nodules in the trachea. Chest 103:301-303.
103. Kim RC, Collins GH, Parisi JE. Rheumatoid nodule formation within the choroid plexus. Report of a second case. Arch Pathol Lab Med 1982;106:83-84.

104. Smits JG, Kooijman CD. Rheumatoid nodules in liver. Histopathology 1986;10: 1211-1213.
105. Riedlinger WF, Lairmore TC, Balfe DM et al. Tumefactive necrobiotic granulomas (nodulosis) of the pancreas in an adult with long-standing rheumatoid arthritis. Int J Surg Pathol 2005;13:207-210.
106. Skov BG. Rheumatoid nodule in the oral mucosa. A case report with immununohistochemical study. J Oral Pathol 1987;16:403-405.
107. Schned AR, Moran M, Selikowitz SM et al. Multiple rheumatoid nodules of the renal cortex. Arch Intern Med 1990;150:891-893.
108. Cooper NE. Rheumatoid nodule in the breast. Histopathology 1991;19:193-194.
109. Sokoloff L, McCluskey RT, Bunim JJ. Vascularity of the early subcutaneous nodules of RA. Arch Pathol 1953;55:475-495.
110. Patterson JW, Demos PT. Superficial ulcerating rheumatoid necrobiosis: A perforating rheumatoid nodule. Cutis 1985;36:323-328.
111. Bennett GA, Zeller JW, Bauer W. Subcutaneous nodules of rheumatoid arthritis and rheumatoid fever. Arch Pathol 1940;30:70-89.
112. Hessian P, Highton J, Kean A et al. Cytokine profile of the rheumatoid nodule suggests that it is a Th1 granuloma. Arthritis Rheum 2003;48:334-338.
113. Kato H, Yamakawa M, Ogino T. Complement mediated vascular endothelial injury in rheumatoid nodules: A histopathological and immunohistochemical study. J Rheumatol 2000;27:1839-1847.
114. Miyasaka N, Sato K, Yamamoto K et al. Immunological and immunohistochemical analysis of rheumatoid nodules. Ann Rheum Dis 1989;48:220-226.
115. Rasker JJ, Kuipers FC. Are rheumatoid nodules caused by vasculitis? A study of 13 early cases. Ann Rheum Dis 1983;42:384-388.
116. Cunnane G, Warnock M, Fye KH et al. Accelerated nodulosis and vasculitis following etanercept therapy for rheumatoid arthritis. Arthritis Rheum 2002;47:445-449.
117. Schapira D, Stahl S, Izhak OB et al. Chronic tophaceous gouty arthritis mimicking rheumatoid arthritis. Arthritis Rheum 1999;29:56-63.
118. Watt TL, Baumann RR. Pseudoxanthomatous rheumatoid nodules. Arch Dermatol 1967;95:156-160.
119. Wood MG, Beerman H. Necrobiosis lipoidica, granuloma annulare, and rheumatoid nodules. J Invest Dermatol 1960;34:139-147.
120. Trobs RB, Borte M, Voppmann A et al. Granuloma annulare, nodular type – a subcutaneous pseudorheumatoid lesion in children. Eur J Pediatr Surg 1997;7:349-352.
121. Lynch JM, Barrett TL. Collagenolytic (necrobiotic) granulomas: part II – the "red" granulomas. J Cut Pathol 2004;31:409-418.
122. Arnold C. The management of rheumatoid nodules. Am J Orthop 1996;25:706-708.
123. McGrath MH, Fleischer A. The subcutaneous rheumatoid nodule. Hand Clin 1989;5:127-135.
124. Baan H, Haagsma CJ, van de Laar MA. Corticosteroid injections reduce size of rheumatoid nodules. Clin Rheumatol 2006;25:21-23.
125. Patatanian E, Thompson DF. A review of methotrexate-induced accelerated nodulosis. Pharmacotherapy 2002;22:1157-1162.
126. Kremer JM, Lee JK. The safety and efficacy of the use of methotrexate in long-term therapy for rheumatoid arthritis. Arthritis Rheum 1986;29:822-831.
127. Segal R, Caspi D, Tishler M et al. Accelerated nodulosis and vasculitis during methotrexate therapy for rheumatoid arthritis. Arthritis Rheum 1988;31:1182-1185.
128. Salaffi F, Carotti M, Sartini A et al. A prospective study of the long-term efficacy and toxicity of low-dose methotrexate in rheumatoid arthritis. Clin Exp Rheumatol 1995;13:23-28.
129. Filosa G, Salaffi F, Bugatti L. Accelerated nodulosis during methotrexate therapy for refractory rheumatoid arthritis. A case report. Adv Exp Med Biol 1999;455:521-524.
130. Combe B, Guttierrez M, Anaya JM et al. Possible efficacy of hydroxychloroquine on accelerated nodulosis during methotrexate therapy for rheumatoid arthritis. J Rheumatol 1999;20:755-756.
131. Dash S, Seibold JR, Tiku ML. Successful treatment of methotrexate induced nodulosis with D-penicillamine. J Rheumatol 1999;26:1396-1369.
132. Abraham Z, Rozenbaum M, Rosner I. Colchicine therapy for low-dosemethotrexate-induced accelerated nodulosis in rheumatoid arthritis patient. J Dermatol 1999;26:691-694.
133. Chatham WW. Methotrexate associated rheumatoid nodulosis: Improvement with addition of sulfasalazine. Arthritis Rheum 1992;35:S148.
134. Couret M, Combe B, Chuong VT et al. Rheumatoid nodulosis: report of two new cases and discussion of diagnostic criteria. J Rheumatol 1988;15:1427-1430.
135. Toussirot E, Tiberghien P, Balblanc JC et al. HLA DRB1* alleles in rheumatoid nodulosis: A comparative study with rheumatoid arthritis with and without nodules. Rheumatol Int 1998;17:233-236.
136. Wisnieski JJ, Askari AD. Rheumatoid nodulosis. A relatively benign rheumatoid variant. Arch Intern Med 1981;141:615-619.
137. Kai Y, Anzai S, Shibuya H et al. A case of rheumatoid nodulosis successfully treated with surgery. J Dermatol 2004;31:910-915.
138. Simons FE, Schaller JG. Benign rheumatoid nodules. Pediatrics 1975;56:29-33.
139. Burrington JD. "Pseudorheumatoid" nodules in children: Report of 10 cases. Pediatrics 1970;13:175-180.
140. Bagratuni L. Prognosis in the anarthritic rheumatoid syndrome. BMJ 1963;88: 513-518.
141. Fernández-Herrera J, Pedraz J. Necrobiotic xanthogranuloma. Semin Cutan Med Surg 2007 26:108-113.
142. Bullock JD, Bartley GB, Campbell et al. Necrobiotic xanthogranuloma with paraproteinaemia. Case report and a pathogenic theory. Ophthalmology 1986;93:1233-1236.
143. Langlois S, Brochot P, Reguiai Z et al. Necrobiotic xanthogranuloma with multiple myeloma. Case report and pathogenic hypotheses. Joint Bone Spine 2006;73:120-122.
144. Robertson DM, Winkelmann RK. Ophthalmologic feature of necrobiotic xanthogranuloma with paraproteinaemia. Am J Ophthalmol 1984;97:173-183.
145. Finan MC, Winkelmann RK. Necrobiotic xanthogranuloma with paraproteinaemia. A review of 22 cases. Medicine 1986;65:376-388.
146. Ugurlu S, Bartley GB, Gibson LE. Necrobiotic xanthogranuloma: Longterm outcome of ocular and systemic involvement. Am J Ophthalmol 2000;129:651-657.
147. Mehregan DA, Winkelmann RK. Necrobiotic xanthogranuloma. Arch Dermatol 1992;128:94-100.
148. Comblath WT, Dotan SA, Trobe JD et al. Varied clinical spectrum of necrobiotic xanthogranuloma. Ophthalmology 1983;101:103-107.
149. Fortson JS, Schroeter AL. Necrobiotic xanthogranuloma with IgA paraproteinemia and extracutaneous involvement. Am J Dermatopathol 1990;12:579-584.
150. Martinez Fernández M, Rodríguez Prieto MA, Ruiz González I et al. Necrobiotic xanthogranuloma associated with myeloma. J Eur Acad Dermatol Venereol 2004; 18:328-331.
151. Oumeish OY, Oumeish I, Tarawneh M et al. Necrobiotic xanthogranuloma associated with paraproteinemia and non-Hodgkin's lymphoma developing into chronic lymphocytic leukemia: The first case reported in the literature and review of the literature. Int J Dermatol 2006;45:306-310.
152. Elner VM, Mintz R, Demirci H et al. Local corticosteroid treatment of eyelid and orbital xanthogranuloma. Ophthal Plast Reconstr Surg 2006;22:36-40.
153. Machado S, Alves R, Lima M et al. Cutaneous necrobiotic xanthogranuloma (NXG) successfully treated with lose dose chlorambucil. Eur J Dermatol 2001;11:458-462.
154. Johnston KA, Grimwood RE, Meffert JJ et al. Necrobiotic xanthogranuloma with paraproteinemia: An evolving presentation. Cutis 1997;59:333-336.
155. Muscardin LM, Mastroianni A, Chistolini A et al. Necrobiotic xanthogranuloma without periorbital lesions and without paraproteinaemia. J Eur Acad Dermatol Venereol 2003;17:233-234.
156. Flann S, Wain EM, Halpern S et al. Necrobiotic xanthogranuloma with paraproteinaemia. Clin Exp Dermatol 2006;31:248-251.
157. Nestle FO, Hofbauer G, Burg G. Necrobiotic xanthogranuloma with monoclonal gammopathy of the IgG lambda type. Dermatology 1999;198:434-435.
158. Criado PR, Vasconcellos C, Pegas JR et al. Necrobiotic xanthogranuloma with lambda paraproteinemia: Case report of successful treatment with melphalan and prednisone. J Dermatol Treat 2002;13:87-89.
159. Venencie PY, Puissant A, Verola O et al. Necrobiotic xanthogranuloma with myeloma. A case report. Cancer 1987;59:588-592.
160. Chave TA, Chowdhury MM, Holt PJ. Recalcitrant necrobiotic xanthogranuloma responding to pulsed high-dose oral dexamethasone plus maintenance therapy with oral prednisolone. Br J Dermatol 2001;144:158-161.
161. Meyer S, Szeimies RM, Landthaler M et al. Cyclophosphamide-dexamethasone pulsed therapy for treatment of recalcitrant necrobiotic xanthogranuloma with paraproteinemia and ocular involvement. Br J Dermatol 2005;153:443-445.
162. Venencie PY, Le Bras P, Toan ND et al. Recombinant interferon alfa-2b treatment of necrobiotic xanthogranuloma with paraproteinemia. J Am Acad Dermatol 1995;32:666-667.
163. Hauser C, Schifferli J, Saurat JH. Complement consumption in a patient with necrobiotic xanthogranuloma and paraproteinemia. J Am Acad Dermatol 1991;24:908-911.
164. Bielsa I, Ariza A. Deep morphea. Semin Cutan Med Surg 2007;26:90-95.
165. Person JR, Su WPD. Subcutaneous morphea: A clinical study of sixteen cases. Br J Dermatol 1979;100:371-380.
166. Peterson LS, Nelson AM, Su WPD. Classification of morphea (localized scleroderma). Mayo Clin Proc 1995;70:1068-1076.
167. Sayama K, Chen M, Shiraishi S, Miki Y. Morphea profunda. Int J Dermatol 1991; 30:873-875.
168. Balabanova M, Obreshkova E. Scleroderma profunda. Clinicopathological studies. Adv Exp Med Biol 1999;455:105-109.
169. Park JH, Lee CW. Concurrent development of dermatomyositis and morphea profunda. Clin Exp Dermatol 2002;27:324-327.
170. Caperton EM, Hathaway DE, Dehner LP. Morphea, fasciitis and scleroderma with eosinophilia: a broad spectrum of disease. Arthritis Rheum 1976;19:792-793, (abstr).
171. King DF, Dore RK, Gilbert DJ et al. Generalized morphea with peripheral eosinophilia: fasciitis and myositis. Int J Dermatol 1980;19:149-153.
172. Bielsa I, Cid M, Herrero C, Cardellach F. Morfea generalizada: aspectos sistémicos de una enfermedad cutánea. Descripción de 12 casos y revision de la literatura. Med Clin (Barc) 1985;85:171-174.
173. Falanga V, Medsger TA Jr, Reichlin M. Antinuclear and anti-singlestranded DNA antibodies in morphea and generalized morphea. Arch Dermatol 1987;123:350-353.
174. Sato S, Fujimoto M, Ihn H et al. Antigen specificity of antihistone antibodies in localized scleroderma. Arch Dermatol 1994;130:1273 1277.
175. Sato S, Fujimoto M, Ihn H et al. Clinical characteristics associated with antihistone antibodies in patients with localized scleroderma. J Am Acad Dermatol 1994; 31:567-571.
176. Parodi A, Drosera M, Barbieri L et al. Antihistone antibodies in scleroderma. Dermatology 1995;191:16-18.
177. Kikuchi K, Sato S, Kadono T et al. Serum concentration of procollagen type I carboxyterminal propeptide in localized scleroderma. Arch Dermatol 1994;130:1269-1272.
178. Whittaker SJ, Smith NP, Jones R. Solitary morphea profunda. Br J Dermatol 1989;120:431-440.

179. Kobayashi KA, Lui H, Prendiville JS. Solitary morphea profunda in a 5-year-old girl: Case report and review of the literarture. Pediatr Dermatol 1991;8:292-295.
180. Kirsner RS, Pardes JB, Falanga V. Solitary fibrosing paraspinal plaque: Solitary morphea profunda? Br J Dermatol 1993;128:99-101.
181. Azad J, Dawn G, Shaffrali FCG et al. Does solitary morphea profunda progress? Clin Exp Dermatol 2004;29:25-27.
182. Michet CJ Jr, Doyle JA, Ginsburg WW. Eosinophilic fasciitis: Report of 15 cases. Mayo Clin Proc 1981;56:27-34.
183. Lakhanpal S, Ginsburg WW, Michet CJ et al. Eosinophilic fasciitis: Clinical spectrum and therapeutic response in 52 cases. Sem Arthritis Rheum 1988;17:221-231.
184. Barnes L, Rodnan GP, Medsger TA Jr et al. Eosinophilic fasciitis. A pathological study of twenty cases. Am J Pathol 1979;96:493-517.
185. Díaz-Perez JL, Connolly SM, Winkelmann RK. Disabling pansclerotic morphea of children. Arch Dermatol 1980;116:169-173.
186. Ferrandiz C, Henkes J, Gonzalez J et al. Morfea panesclerótica incapacitante en ninõs. Med Cutan Ibero Lat Am 1981;9:377-382.
187. Su WPD, Person JR. Morphea profunda. A new concept and a histopathologic study of 23 cases. Am J Dermatopathol 1981;3:251-260.
188. Posthlethwaite AE, Holness MA, Katai H et al. Human fibroblasts synthesize elevated levels of extracellular matrix proteins in response to interleukin-4. J Clin Invest 1992;90:1479-1495.
189. Salmon-Her V, Serpier H, Nawrocki B et al. Expression of interleukin-4 in scleroderma skin specimens and scleroderma fibroblast cultures. Arch Dermatol 1996; 132:802-806.
190. Igarashi A, Nashiro K, Kikuchi K et al. Connective tissue growth factor gene expression in tissue sections from localized scleroderma, keloid, and other fibrotic skin disorders. J Invest Dermatol 1996;106:729-733.
191. Gilmour TK, Wilkilson B, Breit SN. Analysis of dendritic cell populations using a revised histological staging of morphea. Br J Dermatol 2000;143:1183-1192.
192. Arnett FC, Tan FK, Uziel Y et al. Autoantibodies to the extracellular matrix microfibrillar protein, fibrilin-1, in patients with localized scleroderma. Arthritis Rheum 1999;42:2656-2659.
193. Hunzelmann N, Kochanek KS, Hager C et al. Management of localized scleroderma. Semin Cut Med Surg 1998;17:34-40.
194. Seyger MMB, van den Hoogen FHJ, de Boo T et al. Low-dose methotrexate in the treatment of widespread morphea. J Am Acad Dermatol 1998;39:220-225.
195. Hawk A, English JC. Localized and systemic scleroderma. Semin Cut Med Surg 2001;20:27-37.
196. Morison WL. Psoralen UVA therapy for linear and generalized morphea. J Am Acad Dermatol 1997;37:657-659.
197. PUVA therapy for disabling pansclerotic morphea of children. Br J Dermatol 1998;1388:201-202.
198. Requena L, Sánchez Yus E. Erythema nodosum. Semin Cutan Med Surg 2007;26: 114-125.
199. Ryan TJ. Cutaneous Vasculitis. In: Champion RH, Burton JL, Burns DA, Breathnach SM (eds). Textbook of Dermatology (ed 6). Oxford: Blackwell Scientific Publications, 1998. p.2155-2225.
200. White JM Jr. Erythema nodosum. Dermatol Clin 1985;3:119-127.
201. Kramer N, Rickert RR, Brodkin RH, Rosenstein ED. Septal panniculitis as a manifestation of Lyme disease. Am J Med 1986;81:149-152.
202. Jimenez Nacher JJ, Navarro Ibanez V, Nieto Garcia A et al. Rickettsia conorii: una nueva causa de eritema nodoso. An Med Interna 1991;8:241-242.
203. Perez Arellano JL, Martinez Martinez LM, Fernandez Lopez E et al. Eritema nudoso y brucelosis. Med Clin (Barc) 1988;90:81.
204. Ellis ME, Pope J, Mokashi A et al. Campylobacter colitis associated with erythema nodosum. BMJ 1982;285:937.
205. Sundaresh KV, Madjar DD, Camisa C et al. Cat-scratch disease associated with erythema nodosum. Cutis 1986;38:317-319.
206. Palmer JR. Psittacosis in man – recent developments in the UK: A review. Proc R Soc Med 198275:262-267.
207. Hannuksela M. Erythema nodosum. Clin Dermatol 1986;4:88-95.
208. Vaccaro M, Guarneri F, Guarneri C et al. Sweet's syndrome and erythema nodosum after Klebsiella pneumoniae cystitis. Acta Derm Venereol 2003;83:290-291.
209. Derham RJL, Owens GG, Wooldridge MAW. Leptospirosis as a cause of erythema nodosum. BMJ 1976:403-404.
210. Kousa M, Saikku P, Kanerva L. Erythema nodosum in chlamydial infections. Acta Derm Venereol 1980;60:319-322.
211. Whitton T, Smith AG. Erythema nodosum secondary to meningococcal septicaemia. Clin Exp Dermatol 1999;24:97-98.
212. Periyakoil V, Krasner C. Moraxella catarrhalis bacteremia as a cause of erythema nodosum. Clin Infect Dis 1996;23:650-651.
213. Teyssandier R, Guidet B, Pinta B et al. Pneumopathie á mycoplasma pneumoniae avec anémie grave et érythème noueux. Presse Med 1985;14:1613.
214. Wilkinson DS, Turner TW, Mair NS. Erythema nodosum due to Pasteurella pseudotuberculosis. BMJ 1969;2:226-227.
215. Williamson DM, Cunliffe WJ, Gatecliff M et al. Acute ulcerative acne (acne fulminans) with erythema nodosum. Clin Exp Dermatol 1977;2:351-354.
216. Watanakunakorn C. Multiple painful indurated erythematous nodular skin lesions associated with Pseudomonas aeruginosa septicemia. Clin Infect Dis 1998;27:662-663.
217. Conget L, Mallolas J, Mensa J et al. Erythema nodosum and Q fever. Arch Dermatol 1987;123:867.
218. Scott BB. Salmonella gastroenteritis – another cause of erythema nodosum. Br J Dermatol 1980;102:339-340.
219. Tami LF. Erythema nodosum associated with Shigella colitis. Arch Dermatol 1985;121:590.
220. Favour CB, Sosman MC. Erythema nodosum. Arch Intern Med 1947;80:435-453.
221. Alinovi A, Lui P, Benoldi D. Syphilis – still a cause of erythema nodosum. Int J Dermatol 1983;22:310-311.
222. Simila S, Pietilla J. The changing etiology of erythema nodosum in children. Acta Tuberc Scand 1965;46:159-168.
223. Kleibl K. Erythema nodosum rapricinene yersinia pseudotuberculosis. Cesk Dermatol 1971;46:74-76.
224. Debois J, Vandepitte J, Degreef H. Yersinia enterocolitica as a cause of erythema nodosum. Dermatologica 1978;156:65-78.
225. Spear JB, Kessler HA, Dworin A et al. Erythema nodosum associated with acute cytomegalovirus mononucleosis in an adult. Arch Intern Med 1988;148:323-324.
226. Maggiore G, Grifeo S, Marzani MD. Erythema nodosum and hepatitis B virus (HBV) infection. J Am Acad Dermatol 1983;9:602-603.
227. Domingo P, Ris J, Martinez E, Casas F. Erythema nodosum and hepatitis C. Lancet 1990;336:1377.
228. Fegueux S, Maslo C, de Truchis P et al. Erythema nodosum in HIVinfected patients. J Am Acad Dermatol 1991;25:113.
229. Bodansky HI. Erythema nodosum and infectious mononucleosis. BMJ 1979;2:1263.
230. Anderson PC, Erythema nodosum, in Demis JE (ed). Clinical Dermatology. vol. 2. Philadelphia: JB Lippincott, 1990. p.7-13.
231. Kuokkanan K, Launis J, Mortinnen A. Erythema nodosum and erythema multifome associated with milker's nodules. Acta Derm Venereol 1976;56:69-72.
232. Imbert B, Brion JP, Janbon B et al. Erytheme noueux associe a une infection par le parvovirus B19. Presse Med 1989;18:1753-1754.
233. Tay YK: Erythema nodosum in Singapore. Clin Exp Dermatol 2000;25:377-380.
234. Miranda M, Fonseca E, Maza P. Eritema nodoso. Estudio de 133 casos. An Med Intern 1985;2:433-438.
235. Miller DD, Davies SF, Sarosi GA. Erythema nodosum and blastomycosis. Arch Intern Med 1982;142:1839.
236. Dickson EC: Erythema nodosum. JAMA 1937;109:36.
237. Martínez Roig A, Llorens Teral J, Torres JM. Erythema nodosum and kerion on the scalp. Am J Dis Child 1982;13:440-442.
238. Ozols II, Wheat LJ. Erythema nodosum in an epidemic of histoplasmosis in Indianapolis. Arch Dermatol 1981;117:709-712.
239. Harries AD, Taylor J. Erythema nodosum associated with invasive amoebiasis and giardiasis. Br J Dermatol 1986;114:394.
240. De Paz Arranz S, Pérez Pimiento A, Santaolalla Montoya M et al. Eritema nudoso asociado a infección por Ascaris lumbricoides. Actas Dermosifiliogr 1999;90:384-385.
241. Cabeza F, Simal E, Mur M et al. Eritema nudoso como primera manifestación de hidatidosis. Rev Clin Esp 1991;188:267-268.
242. Sheskin J. Erupción tipo eritema nodoso por larva de Sparganum. Actas Dermosifiliogr 1977;68:269-272.
243. Longmore HJA. Toxoplasmosis and erythema nodosum. Br J Med 1977;1:490.
244. Rockl H. Erythema nodosum bei Trichomoniasis. Hautarzt 1975;26:57.
245. Litt JZ. Drug Eruption Reference Manual 2000. New York: The Parthenon Publishing Group, 2000. p. 628.
246. Hakimian D, Tallman MS, Zugerman C et al. Erythema nodosum associated with all-trans-retinoic acid in the treatment of acute promyelocytic leukemia. Leukemia 1993;7:758-759.
247. Eng AM, Aronson IK. Dermatopathology of panniculitis. Semin Dermatol 1984;3:1-13.
248. Marazuela M, Sanchez de Paco G, Jimenez I et al. Acute pancreatitis, hepatic cholestasis, and erythema nodosum induced by carbimazole treatment for Graves' disease. Endocr J 2002;49:315-318.
249. Grauer JL, Fonteille J, Zaski JP et al. Erythéme noueux et hépatite cholestatique au cors d'un traitment par D pénicillamine. Presse Med 1983;12:1997.
250. Soon SL, Crawford RI. Recurrent erythema nodosum associated with Echinacea herbal therapy. J Am Acad Dermatol 2001;44:298-299.
251. Stone RL, Claflin A, Penneys NS: Erythema nodosum following gold sodium thiomalate therapy. Arch Dermatol 1973;107:602-604.
252. Di Giusto CA, Bernhard JD. Erythema nodosum provoked by hepatitis B vaccine. Lancet 1986;2:1042.
253. Weinstein A, Bujak D, Mittelman A et al. Erythema nodosum in a patient with renal cell carcinoma treated with interleukin 2 and lymphokine- activated killer cells. JAMA 1987;258:3120-3121.
254. Kellett JK, Beck MH, Chalmers RJE. Erythema nodosum and circulating immunocomplexes in acne fulminans after treatment with isotretinoin. BMJ 1985;290:820.
255. Dellaripa PF, Wechsler ME, Roth ME et al. Recurrent panniculitis in a man with asthma receiving treatment with leukotriene-modifying agents. Mayo Clin Proc 2000;75:643-645.
256. Bridges AJ, Graziano FM, Calhoun W et al. Hyperpigmentation, neutrophilic alveolitis, and erythema nodosum resulting from minocycline. J Am Acad Dermatol 1990;22:959-962.
257. Ricci RM, Deering KC. Erythema nodosum caused by omeprazole. Cutis 1996;57:434.
258. Salvatore MA, Lynch PJ. Erythema nodosum, estrogens, and pregnancy. Arch Dermatol 1980;116:557-558.
259. Keren G, Lehr V, Boichis H. Erythema nodosum related to propylthiouracil treatment for thyrotoxicosis. Isr J Med Sci 1985;21:62-63.

260. Beurey J, Jeandidier P, Bermont A. Les complications dermatologiques des traitments antidiabetiques. Ann Dermatol Syphiligr 1966;93:13-42.
261. Viraben R, Dupre A. Erythema nodosum following thalidomide therapy for Behçet disease. Dermatologica 1988;176:107.
262. Bartram R, Kastrup J, Andersen C. Erythema nodosum ved trimetoprimbehandling. Ugeskr Laeger 1983;145:1070.
263. Thomson BJ, Nuki G. Erythema nodosum following typhoid vaccination. Scott Med J 1985;30:173.
264. Lillo A, Gil MJ, Jimenez R et al. Eritema nudoso y adenocarcinoma de colon. Med Clin (Barc) 1997;108:318.
265. Lin JT, Chen PM, Huang DF et al. Erythema nodosum associated with carcinoid tumour. Clin Exp Dermatol 2004;29:426-427.
266. Altomare GF, Capella GL. Paraneoplastic erythema nodosum in a patient with carcinoma of the uterine cervix. Br J Dermatol 1995;132:667-668.
267. Glinkov S, Krasnaliev I, Atanassova M et al. Hepatocellular carcinoma associated with paraneoplastic erythema nodosum and polyarthritis. J Hepatol 2003;39:656-657.
268. Reynolds NJ, Kennedy CTC. Erythema nodosum and cutaneous vasculitis associated with recurrence of Hodgkin's disease. Br J Dermatol 1990;123:101-102(suppl).
269. SuLLivan R, Clowers-Webb H, Davis MD. Erythema nodosum: A presenting sign of acute myelogenous leukemia. Cutis 2005;76:114-116.
270. Perez NB, Bernad B, Narvaez J et al. Erythema nodosum and lung cancer. Joint Bone Spine 2006;73:336-337.
271. Parodi A, Costari R, Rebora A: Erythema nodosum as the presenting symptom of gastric centro-follicular lymphoma. Int J Dermatol 1989;28:336-337.
272. Durden FM, Variyam E, Chren MM. Fat necrosis with features of erythema nodosum in a patient with metastatic pancreatic carcinoma. Int J Dermatol 1996;35:39-41.
273. Reizis Z, Trattner A, Hodak E et al. Acne fulminans with hepatosplenomegaly and erythema nodosum migrans. J Am Acad Dermatol 1991;24:886-888.
274. Inoue T, Katoh N, Kishimoto S. Erythema nodosum induced by the synergism of acupuncture therapy and flu-like infection. J Dermatol 2005;32:493-496.
275. Torinuki W, Funyu T. Adult Still's disease manifesting as erythema nodosum. J Dermatol 1996;23:216-217.
276. Gillott TJ, Struthers GR: Cutaneous necrotizing vasculitis, erythema nodosum and ankylosing spondylitis. Rheumatology (Oxford) 1999;38:377-378.
277. Nekhlyudov L, Gradzka M, Conti-Kelly AM et al. Erythema nodosum associated with antiphospholipid antibodies: A report of three cases. Lupus 2000;9:641-645.
278. Behçet R. Immunological studies on aphthous ulcer and erythema nodosum-like eruptions in Behçet disease. Br J Dermatol 1985;113:303-312.
279. Glassey F, Saurat JH. Erythema nodosum and Berger's disease. Dermatológica 1988;177:327-328.
280. Ujiie H, Sawamura D, Yokota K et al. Intractable erythema nodosum associated with severe breast abscesses: Reports of two cases. Clin Exp Dermatol 2005;30:584-585.
281. Cervia M, Parodi A, Rebora A. Chronic active hepatitis and erythema nodosum. Arch Dermatol 1982;118:878.
282. Durand JM, Lefevre P, Weiller C. Erythema nodosum and coeliac disease. Br J Dermatol 1991;125:291-292.
283. McCallum DI, Kinmont PDC. Dermatological manifestations of Crohn's disease. Br J Dermatol 1968;80:1-8.
284. Ruiz-Rodriguez R, Winkelmann RK. Erythema nodosum and diverticulitis. Arch Dermatol 1990;126:1242-1243.
285. Adams DH, Hubscher SG, Scott DGI. Granulomatous mastitis – a rarecause of erythema nodosum. Postgrad Med J 1987;63:581-582.
286. Dux S, Grosskopf I, Rosenfeld JB. Recurrent erythema nodosum arthritis and IgA nephropathy. Dermatologica 1988;176:293-295.
287. Auerbach PS, Hays JT. Erythema nodosum following a jellyfish sting. J Emerg Med 1987;5:487-491.
288. Dabski K, Winkelmann RK. Histopathology of erythema nodosum in patients with coexisting lupus erythematosus. J Am Acad Dermatol 1988;19:131-132.
289. Bombardieri S, Dimunno O, Dipunzio C et al. Erythema nodosum associated with pregnancy and oral contraceptives. BMJ 1977;1:1509-1510.
290. Fearfield LA, Bunker CB. Radiotherapy and erythema nodosum. Br J Dermatol 2000;142:189.
291. Ramos JM, Blazquez RM, Climent A et al. Meningitis aséptica, eritema nudoso y eritema anular centrífugo como primera manifestación de una policondritis recidivante. Med Clin (Barc) 2000;114:196-197.
292. McMillan A. Reiter's disease in a female presenting as erythema nodosum. Br J Vener Dis 1975;51:345-347.
293. Jorizzo JL, Daniels JC. Dermatologic conditions in patients with rheumatoid arthritis. J Am Acad Dermatol 1983;8:439-457.
294. James DG, Neville E, Diltzbach LE. A worldwide review of sarcoidosis. Ann N Y Acad Sci 1976;278:321-334.
295. Gouet D, Anquez M, Risse JF et al. Association d'une maladie de Vogt-Koyanagi d'un syndrome de Goygerot-Sjögren et d'un érythéme noueux. Presse Med 1984;13:624.
296. Srivastava S, Haddad R, Kleinman G et al. Erythema nodosum after smoke inhalation-induced bronchiolitis obliterans organizing pneumonia. Crit Care Med 1999;27:1214-1216.
297. Blaustein A, Moreno A, Noguera J et al. Septal granulomatous panniculitis in Sweet's syndrome. Arch Dermatol 1985;121:785-788.
298. Picco P, Gattorno M, Vignola S et al. Clinical and biological characteristics of immunopathological disease-related erythema nodosum in children. Scand J Rheumatol 1999;28:27-32.
299. Acha Arrieta V, Fuertes Perez J, Gonzalez de Zarate P et al. Eritema nudoso y arteritis de células gigantes. Med Clin (Barc) 1987;88:171-172.
300. Sams WM, Winkelmann RK. The association of erythema nodosum with ulcerative colitis. South Med J 1968;61:676-679.
301. Barksdale SK, Hallahan CW, Kerr GS et al. Cutaneous pathology in Wegener's granulomatosis. A clinicopathologic study of 75 biopsies in 46 patients. Am J Surg Pathol 1995;19:161-172.
302. García-Porrúa C, González-Gay MA, Vázquez-Caruncho M et al. Erythema nodosum. Etiologic and predictive factors in defined population. Arthritis Rheum 2000; 43:584-592.
303. Hedfors E, Norberg R. Evidence for circulating immune complexes in sarcoidosis. Clin Exp Dermatol 1974;16:493-496.
304. Baldock NE, Catterall MD. Erythema nodosum from Yersinia enterocolitica. Br J Dermatol 1975;93:719-720.
305. Jones JV, Cumming RH, Asplin CM. Evidence for circulating immune complexes in erythema nodosum and early sarcoidosis. Ann NY Acad Sci 1976;278:212-219.
306. Winkelmann RK, Fostrom L. New observations in the histopahology of erythema nodosum. J Invest Dermatol 1975;65:441-446.
307. Niemi KM, Forstrom L, Hannuksela M et al. Nodules on the legs. Acta Derm Venereol 1977;57:145-154.
308. Kunz M, Beutel S, Brocker E. Leucocyte activation in erythema nodosum. Clin Exp Dermatol 1999;24:396-401.
309. Söderstrom RM, Krull EA. Erythema nodosum. A review. Cutis 1978;21:806-810.
310. Psychos DN, Voulgari PV, Skopouli FN et al. Erythema nodosum: The underlying conditions. Clin Rheumatol 2000;19:212-216.
311. Bafverstedt B. Erythema nodosum migrans. Acta Derm Venereol 1954;34:181-193.
312. Hannuksela M. Erythema nodosum migrans. Acta Derm Venereol 1973;3:1-64(suppl 7).
313. Rostas A, Lowe S, Smout MS. Erythema nodosum migrans in a young man. Arch Dermatol 1980;116:325-330.
314. De Almeida Prestes C, Winkelmann RK, Su WPD. Septal granulomatous panniculitis: Comparison of the pathology of erythema nodosum migrans (migratory panniculitis) and chronic erythema nodosum. J Am Acad Dermatol 1990;22:477-483.
315. Vilanova X, Piñol Aguade J: Hypodermyte nodulaire subaigue migratice. Ann Dermatol Syphiligr 1956;83:369-404.
316. Perry HO, Winkelmann RK. Subacute nodular migratory panniculitis. Arch Dermatol 1964;89:170-179.
317. Fine RM, Meltzer HD. Chronic erythema nodosum. Arch Dermatol 1969;100:33-38.
318. White WL, Wieselthier JS, Hitchcock MG. Panniculitis: recent developments and observations. Semin Cutan Med Surg 1996;15:278-299.
319. Hern AE, Shwayder TA. Unilateral plantar erythema nodosum. J Am Acad Dermatol 1992;26:259-260.
320. Suarez SM, Paller AS. Plantar erythema nodosum: Cases in two children. Arch Dermatol 1993;129:1064-1065.
321. Ohtake N, Kawamura T, Akiyama C et al. Unilateral plantar erythema nodosum. J Am Acad Dermatol 1994;30:654-655.
322. Joshi A, Sah SP, Agrawal S et al. Palmar erythema nodosum. J Dermatol 2000;27:420-421.
323. Förstrom L, Winkelmann RK. Acute panniculitis: A clinical and histological study of 34 cases. Arch Dermatol 1977;183:909-917.
324. Winkelmann RK, Frigas E. Eosinophilic panniculitis: A clinicopathologic study. J Cutan Pathol 1986;13:1-12.
325. Miescher G. Zur Histologie des Erythema nodosum. Acta Derm Venereol 1947;27: 447-468.
326. Miescher G. Zur Frage der Radiärknötchen beim Erythema nodosum. Arch Dermatol Syphl 1951;193:251-256.
327. Sanchez Yus E, Sanz Vico MD, de Diego V. Miescher's radial granuloma. A characteristic marker of erythema nodosum. Am J Dermatopathol 1989;11:434-442.
328. Golding D. Treating erythema nodosum. BMJ 1969;4:560-561.
329. Ubogy Z, Persellin RM. Suppression of erythema nodosum by indomethacin. Acta Derm Venereol 1982;62:265-267.
330. Lehman CW. Control of erythema nodosum with naproxen. Cutis 1980;26:66-67.
331. Schulz EJ, Whiting DA. Treatment of erythema nodosum and nodular vasculitis with potassium iodide. Br J Dermatol 1976;94:75-78.
332. Miyachi Y, Niwa Y. Effects of potassium iodide, colchicine and dapsone on the generation of the polymorphonuclear leukocyte-derived oxygen intermediates. Br J Dermatol 1982;107:209-214.
333. Horio T, Imamura S, Danno K et al. Potassium iodide in the treatment of erythema nodosum and nodular vasculitis. Arch Dermatol 1981;117:29-31.
334. Honma K, Saga K, Onodera H et al. Potassium iodide inhibits neutrophil chemotaxis. Acta Derm Venereol 1990;70:247-249.
335. Wallace SL. Erythema nodosum treatment with colchicine. JAMA 1967;202:1056.
336. De Coninck P, Baclet JL, Di Bernardo C et al. Traitment de l'erytheme noeux par la colchicine (letter). Presse Med 1984;13:680.
337. Jarret P, Goodfield MJD. Hydroxychloroquine and chronic erythema nodosum (letter). Br J Dermatol 1996;134:373.
338. Vilanova X, Piñol-Aguadé J. Hypodermyte nodulaire subaigue migratice. Ann Dermatol Syphiligr 1956;83:369-404.
339. Schwartz RA, Nervi SJ. Erythema nodosum: a sign of systemic disease. Am Fam Physician 2007;75:695-700.
340. Ross M, White GM, Barr RJ. Erythematous plaque on the leg. Vilanova's disease (subacute nodular migratory panniculitis). Arch Dermatol 1992;128(12):1644-5.

341. Jollife DS Leprosy reactional states and their treatment. Br J Dermatol 1977;97:345-52.
342. Rodrigues O. Lepra de Lucio, historia e concepto. Dermat Rev Mex 1978;22:117-40.
343. Souza CS, Roselino AMF, Figueiredo F, Foss NT. Lucio phenomenon: clinical and therapeutic aspects. Int J Lepr Other Mycobact Dis 2000;68:417-25.
344. Marchese LM, Marchese AJT, Rivitti EA. Hanseníase. In: Veronesi R, Focaccia R, editors. Tratado de Infectologia. 2nd ed. São Paulo (Brasil): Livraria Atheneu Editora; 2002. p. 714-35.
345. Fogagnolo L, Souza EM, Cintra ML, Velho PENF. Vasculonecrotic reactions in leprosy. Braz J Infect Dis 2007;11(3):378-82.
346. Sehgal VN, Srivastava G, Sundharam JA. Immunology of reactions in leprosy. Current Status. Int J Dermatol 1988;27:157-62.
347. Cuevas J, Rodríguez-Peralto JL, Carrillo R, Contreras F. Erythema nodosum leprosum: reactional leprosy. Semin Cutan Med Surg 2007;26:126-30.
348. Wemambu SNC, Turck JL, Waters MFR, Rees RJ. Erythema nodosum leprosum: a clinical manifestation of the Arthus phenomenon. Lancet 1969;2:933-5.
349. Vieira LM, Sampaio EP, Nery JA, Duppre NC, Albuquerque EC, Sheinberg MA et al. Immunological status of ENL (erythema nodosum leprosum) patients: its relationship to bacterial load and levels of circulating IL-2R. Rev Inst Med Trop Sao Paulo 1996;38:103-11.
350. Murphy GF, Sánchez NP, Flynn TC, Sanchez JL, Mihm MC Jr, Soter NA. Erythema nodosum leprosum: nature and extent of the cutaneous microvascular alterations. J Am Acad Dermatol 1986;14:59-69.
351. Vazquez-Botet M, Sánchez JL. Erythema nodosum leprosum. Int J Dermatol 1987;26:436-7.
352. Rea TH, Ridley DS. Lucio's phenomenon: a comparative histological study. Int J Lepr 1979;47:161-6.
353. Pfaltzgraff RE, Ramu G. Clinical leprosy. In: Hastings RC, editor. Leprosy. 2nd ed. Edinburgh: Churchill Livingstone 1994. p. 237-90.
354. Lockwood DNJ. Leprosy. In: Burns T, Breathnach S, Cox N, Griffiths C, editores. Rook's Textbook of Dermatology. Blackwell Science. 8th. ed. 2010. p. 32.1-20.
355. Kahawita IP, Walker SL, Lockwood DNJ. Leprosy type 1 reactions and erythema nodosum leprosum. An Bras Dermatol 2008;83(1):75-82.
356. Rea TH, Levan NE. Lucio phenomenon and difuse non nodular lepromatous leprosy. Arch Dermatol 1978;114:1023-8.
357. Ang P, Tay YK, Ng SK, Seow CS. Fatal Lucio phenomenon in 2 patients with previously undiagnosed leprosy. J Am Acad Dermatol 2003;48:958-61.
358. Ackerman AB. Histologic diagnosis of inflammatory skin diseases. Philadelphia (PA): Lea & Fabiger. 1978. p. 344-5.
359. Kumar B, Dogra S, Kaur I. Epidemiological characteristics of leprosy reactions:15 years experience frome north India. In J Lepr Other Mycobact Dis 2004;72:125-33.
360. Pocaterra L, Jain S, Reddy R, Muzaffarullah S, Torres O, Suneetha S et al. Clinical course of erythema nodosum leprosum: an 11-year cohort study in Hiderabad, Índia. Am J Trop Med Hyg 2006;74:868-79.
361. Malabay MC, Helwig EB, Tolentino JG, Binford CH. The histopathology and histochemistry of erythema nodosum leprosum. Int J Lepr 1995;33:28-49.
362. Ridley DS, Jopling WH. Classification of leprosy according to immunity. A five-group system. Int J Lepr Other Mycobact Dis 1966;34:255-73.
363. Lockwood DN. The management of erythema nodosum lerposum: current and future options. Lepr Rev 1996;253-9.
364. Guia para o controle da hanseníase. Ministério da Saúde. Secretaria de Políticas de Saúde. Departamento de Atenção Básica. 3ª ed. Brasília: Ministério da Saúde; 2002. [acesso em: 23 de abr. de 2013] Disponível em: http://bvsms.saude.gov.br/bvs/publicacoes/guia_de_hanseniase.pdf.
365. Portaria nº 3.125, de 7 de outubro de 2010. Ministério da Saúde. [acesso em: 23 de abr. de 2013] Disponível em: http://portal.saude.gov.br/portal/arquivos/pdf/portaria_n_3125_hanseniase_2010.pdf
366. Quismorio FP, REa T, Chandors, Levan N, Friou GJ. Lucio's phenomenon: an immune complex deposition syndrome in lepromatous leprosy. Clin Immunol Immunopathol 1978;9:184-93.
367. Magaña M. Eritema necrosante o fenómeno de Lucio. Vasculitis: De qué tipo, de qué vasos, qué mecanismo? Acta Deramtol Dermatopatol 2006;6:5-7.
368. Saul A, Novales J. Lucio-Latapi leprosy and the Lucio phenomenon. Acta Leprol 1983;1:115-32.
369. Pereira AC Jr. Hanseníase de Lucio. An Bras Dermatol 1993;68:33-40.
370. Talhari S, Neves RG, editores. Dermatologia Tropical. Hanseníase. 3ª ed. Manaus: Gráfica Tropical; 1997.
371. Baez M. Nota preliminar sobre la histopatología de lãs manifestaciones cutâneas de la "forma de Lucio" de la lepra. Rev Inst Salubr Enfrem Trop 1941;2:245-58.
372. Lucio R, Alvarado I. Opúsculo sobre el Mal de San Lázaro o Elefantiasis de los Griegos. (1851). Dermatol Rev Mex 1978;22:93-101.
373. Pursley TV, Jacobson RR, Apisarnthanarax P. Lucio phenomenon. Arch Dermatol 1980;116:201-4.
374. Moschella SL. The lepra reaction with necrostizing skin lesions: a report of six cases. Arch Dermatol 1967;95:565-75.
375. Requena L, Yus ES. Panniculitis. Part II. Mostly lobular panniculitis. J Am Acad Dermatol 2001;45(3):325-61.
376. Newton J, Wojnarowska FT. Pustular panniculitis in rheumatoid arthritis. Br J Dermatol 1988;119:97-8.
377. Anstey A, Wilkinson JD, Wojanrowska F, Kirk A, Growers L. Pustular panniculitis in rheumatoid arthritis. J R Soc Med 1991;84(5):307-8.
378. Kuniyuki S, Shindow K, Tanaka T. Pustular panniculitis in a patient with rheumatoid arthritis. In J Dermatol 1997;36:292-3.
379. Tran T-AN, DuPree M, Carlson JA. Neutrophilic lobular (pustular) panniculitis associated with rheumatoid arthritis: a case report and review of the literature. Am J Dermatopatol 1999;21:247-52.
380. Baselga E, Margall N, Barnadas MA, Coll P, Moragas JM. Detection of Mycobacterim tuberculosis DNA in lobular granulomatous panniculitis (erythema induratum-nocular vasculitis). Arch Dermatol 1997;133:457-62.
381. Cox NH, Jorizzo B, Bourke JF, Savage COS. Vasculitis, neutropihilic dermatosis and related disorders. In: Burns T, Breathnach S, Cox N, Griffiths C, editores. Rook's Textbook of Dermatology. Blackwell Science. 8th ed. 2010. p. 5.31-33.
382. Wolf D, Bem-Yehuda A, Okon, E, Neparstek Y. Nodular vasclitis associated with propylthiouracil therapy. Cutis 1992;49,(4):253-5.
383. Feiwel M, Munro DD. Diagnosis and treatment of erythema induratum (Bazin). Br Med J 1965;1:1109-11.
384. Andreson S. Erythema induratum (Bazin) treated with isoniazida. Acta Derm Venereol 1970;50:65-8.
385. Gracey DR. Tuberculosis in the world today. Mayo Clin Proc, 1988;63:1251-5.
386. Grosset JH. Present status of chemotherapy for tuberculosis. Rev Infect Dis 1989;11(S1):347-52.
387. Sensi P. Approaches to the development of new antituberculosis drugs. Rev Infect Dis 1989;11(S2):467-70.
388. Rademaker M, Lowe DG, Munro DD. Erythema induratum (Bazin's disease). J Am Acad Dermatol 1989;21:740-5.
389. Kuramoto K, Aiba S, Tagam H. Erythema induratum of Bazin as a type of tuberculid. J Am Acad Dermatol 1990;22:612-6.
390. Ollet MW, Thomas P, Korting HC, Schraut W, Braun-FAlco O. Erythema induratum of Bazin: evidence of T-lymphocyte hyperresponsiveness to purified protein derivate of tuberculin – report of two cases and treatment. Arch Dermatol 1993;129:469-73.
391. Manual de recomendações para o controle da tuberculose no Brasil/Ministério da Saúde, Secretaria de Vigilância em Saúde, Departamento de Vigilância Epidemiológica. – Brasília: Ministério da Saúde, 2011. [acesso em: 23 de abr. de 2013] Disponível em http://portal.saude.gov.br/portal/arquivos/pdf/manual_de_recomendacoes_tb.pdf
392. Weedon D, editor. Panniculitis. In: Skin Pathology. Chruchill Livingstone. 2010. p. 460-77.
393. Rankin GB, Watts HD, Melnyck CS, Kellyey ML Jr. National cooperative Crohn's disease study: extraintestinal manifestations and perianal complications. Gastroenterology 1979;77:914-20.
394. Gregory B, Ho VC. Cutaneous manirfestations of gastrointestinal disorders. Part II. Am Acad Dermatol 1992;26:371-83.
395. Lyon CC, Smith AJ, Griffiths CEM, Beck MH. The spectrum of skin disorders in abdominal stoma patients. Br J Dermatol 2000;143:1248-60.
396. Cox NH, IH Coulson. Systemic disease and the skin. In: Burns T, Breathnach S, Cox N, Griffiths C, editores. Rook's Textbook of Dermatology. Blackwell Science. 8th ed. 2010. p. 62.1-75.
397. AB Ackerman, N Chongchitnant, JL Sanchez, Y Guo, B Bennin, M Reichel et al. Histologic diagnosis of inflammatory skin diseases: an algorithmic method based on pattern analysis. 2nd ed. Baltimore: Williams & Wilkins; 1997. p. 261-4.
398. Stewart G. Pattison M, Burnand KG. Abnormal fibrinolysis: the cause of lipodermatosclerosis or "chronic cellulites" in patients with primary lymphoedema. Lymphology 1984;17:23-7.
399. McGibbon DH. Subcutaneous fat. In: Burns T, Breathnach S, Cox N, Griffiths C, editores. Rook's Textbook of Dermatology. Blackwell Science. 8th ed. 2010. p. 46.1-49.
400. Dakovic Z, Vesic S, Yukovic J, Medenica LJ, Pavlovic MD. Acute lipodermatosclerosis: an open clinical trial of stanozolol in patients unable to sustain compression therapy. Dermatol Online 2008;14(2):1.
401. Jorizzo JL, White WL, Zanolli MD, Greer KE, Solomon AR, Jetton RL. Sclerosing panniculitis: a clinicopathologic assessment. Arch Dermatol 1991;127:554-8.
402. Mortimer PS, Burnand KG, Newmann HAM. Diseases of the veins and arteries: leg ulcers. In: Burns T, Breathnach S, Cox N, Griffiths C, editores. Rook's Textbook of Dermatology. Blackwell Science. 8th ed. 2010. p. 47.1-58.
403. Fader DJ, Kang S. Calciphylaxis without renal failure. Arch Dermatol 1996;132:837-8.
404. Winkelmann RK, Keating FR. Cutaneous vascular calcification, gangrene and hyperparathyroidism. Br J Dermatol 1970;83:263-8.
405. Grob JJ, Legre R, Bernocchio P, Payan MH, Andrac L, Bonerandi JJ. Calcifying panniculitis and kidney failure: considerations on pathogenesis and treatment of calciphylaxis. Int J Dermatol 1980;28:129-31.
406. Richens G. Piepkorn MW, Krueger GG. Calcyfying panniculitis associated with renal failure. J Am Acad Dermatol 1982;6:537-9.
407. Lugo-Somolinos A, Sanchez JL, Mendez-Coll J. Calcifying panniculitis associated with palycystic kidney disease and chronic renal failure. J Am Acad Dermatol 1990; 22:743-7.
408. Lowry LR, Tschen JA, Wolf JF, Yen A. Calcifying panniculitis and systemic calciphylaxis in an end-stage renal patient. Cutis 1993;51:245-7.
409. Fisher AH, Morris DJ. Pathogenesis of calciphylaxis: study of three cases and literature review. Hum Pathol 1995;26:1055-64.
410. Walsh JS, Fairley JA. Calcifying disorders of the skin. J Am Acad Dermatol 1995;33:693-706.
411. Dahl PR, Winkelmann RK, Connolly SM. The vascular calcification: cutaneous necrosis syndrome. J Am Acad Dermatol 1995;33:53-8.
412. Cockerell CJ, Dolan, FT. Widespread cutanous and systemic calcification (calciphylaxis) in patients with the acquired immunodeficiency syndrome and renal disease. J Am Acad Dermatol 1992;559-62.

413. Metha RL, Scott G, Sloan JA, Francis CW. Skin necrosis associated with acquired protein C deficiency in patients with renal failure and calciphylaxis. Am J Med 1990;88:252-7.
414. Fariña MC, Sequera P, Soriano ML, Sierra MP, Grilli R, Scalonilla P et al. Calcifilaxis. Actas dermatosifilogr 1997;88:333-6.
415. Lipsker D, Chosidow O, Martinez F, Challier E, Frances C. Low-calcium dialysis in calciphylaxis. Arch Dermatol 1997;133:789-9.
416. Moe SM, Reslerova M, Ketteler M et al. Role of calcification inhibitors in the pathogeneseis of vascular calcification in chronic kidney disease (CKD). Kidney Int 2005;67:2295-304.
417. Wang HY, Yu CC, Huang CC. Successful treatment of severe calciphylaxis in a hemodialysis patient using low-calcium dialysate and medical parathyroidectomy: case report and literature review. Ren Fail 2004;26:77-82.
418. Barman Balfour JA, Scott LJ. Cinacalcet hydrochloride. Drugs 2005;65:271-81.
419. Robinson MR, Augustine JJ, Korman NJ. Cinacalcet for the treatment of calciphylaxis. Arch Dermatol 2007;143:152-4.
420. Velasco N, MacGregor MA, Innes A, MacKay IG. Sucessful treatment of calciphylaxis with cinacalcet – an alternative to parothyroidectomy? Nephrol Dial Transplant. 2006;21(7):1999-2004.
421. Monney P, Nguyen QV, Perroud H, Descombes E. Rapid improvement of calciphylaxis after intravenous pamidronate therapy in a patient with chronic renal failure. Nephrol Dial Transplant 2004;19(8):2130-2.
422. Schliep S, Schuler G, Kiesewetter F. Successful treatment of calciphylaxis with pamidronate. Eur J Dermatol 2008;18(5):554-6.
423. Shiraishi N, Kitamura K, Miyoshi T et al. Successful treatment of a patient with severe calcific uremic arteriolopathy (calciphylaxis) by etidronate disodium. Am J Kidney Dis 2006;48(1):151-4.
424. Vassa N, Twardowski ZJ, Campbell J. Hyperbaric oxygen therapy in calciphylaxis-induced skin necrosis in a peritoneal dialysis patient. Am J Kidney Dis 1994;23:878-81.
425. Greer KE, Cooper PH, Campbell F, Westervelt FB Jr. Primary oxalosis with livedo reticularis. Arch Dermatol 1980;116:213-4.
426. Fayemi AO, Ali M, Braun FV. Oxalosis in hemodyalisis patients: a pathologic study of 80 cases. Arch Pathol Lab Med 1979;103:58-62.
427. Ohtake N, Uchiyama H, Furue M, Tamaki K. Secondary cutaneous oxalosis: cutaneous deposition of calcium oxalate dihydrite after long-term hemodialysis. J Am Acad Dermatol 1994;31:368-72.
428. Arbus GS, Sinderman S. Oxalosis with peripheral gangrene. Arch Pathol 1974;97:107-10
429. Somach SC, Davis BR, Paras FA, Petrlli M, Behmer ME. Fatal cutaneous necrosis mimicking calciphylaxis in a patient with type 1 primary hyperoxaluria. Arch Dermatol 1995;131:821-3.
430. Spiers EM, Sanders DY, Omura EF. Clinical and histologic features of primary oxalosis. J Am Acad Dermatol 1990;22:952-6.
431. Winship IM, Saxe NP, Hugel H. Primary oxalosis: an unusual cause of livedo reticularis. Clin Exp Dermatol 1991;16:367-70.
432. Baethghe BA, Sanusi DI, Landrenaeau MD, Rohr MS, McDonald JC. Livedo reticularis and peripheral gangrene associated with primaty hyperoxaluria. Arthritis Rheum 1988;31:1199-203.
433. Cox NH, Piette WW. Purpura and microvascular occlusion. In: Burns T, Breathnach S, Cox N, Giffiths C, editores, Rook's Textbook of Dermatology. Blackwell Science. 8th ed. 2010. p. 49.1-51.
434. Gupta AK, Billings JK, Headington JT. Multissystemic crystalline deposits. Arch Dermatol 1989;125:551-6.
435. Isonokami M, Nishida K, Okada N, Yoshikawa K. Cutaneous oxalate granulomas in a haemodialysed patient: report of a case with unique clinical features. Br J Dermatol 1993;128:690-2.
436. Weedon D, editor. Cutaneous deposits. In: Pathology of the skin. Chruchill Livingstone. 2010. P370-96.
437. Watts RWE, DAnpure CJ, DePauw L, Toussaint C, and the European Studyj Group on Transplatation in Hyperoxaluria Type I. Combined liver-kidney transplatations for primaty hyperoxaluria type I: the European experience. Nephrol Dial Transplant 1991;502-11.
438. Warwick W, Ruttenberg HD, Quie PG. Scleredema neonatorum: a sign not a disease. JAMA 1963;184:680-3.
439. Channon HJ, Harison GA. The chemical nature of the subcutaneous fat in the normal and seclerematous infant. Biochem J 1926;20:84-92.
440. Kellum RE, Ray TL, Brown GR. Sclerema neonatorum: report of a case and analysis of subcutaneous and epidermal lipids by chromatographic methods. Arch Dermatol 1968;97:372-80.
441. Hughes WE, Hammond ML. Sclerema neonatorum. J Pediatr 1948;32:676-92.
442. Fretzin DF, Arias AM. Sclerema neonatorum and subcutaneous fat necrosis of the newborn. Pediatr Dermatol 1987;4:112-22.
443. Pasik K. Sclerema neonatorum: light microscopic studies. Virchows Arch 1980; 388:87-103.
444. Zeek P, Madden EM. Sclerema adiposum neonatorum of both internal and external adipose tissue. Arch Pathol 1946;41:166-72.
445. Flory CM. Fat necrosis of the newborn. Arch Pathol 1948;45:278-88.
446. Levin SE, Bakst CM, Isserow L. Sclerema neonatorum treated with corticosteroids. BMJ 1961;2:1533-6.
447. Pearse RG, Sauer PJ. Exchange transfusion in treatment of serious infection in the newborn and sclerema neonatorum. Arch Dis Child 1978;53:262.
448. Pelet B. C3, factor B, α1-antitripsin in neonatal septicaemia with sclerema. Arch Dis Child 1980;55:782-8.
449. Rotman H. Cold panniculitis in children. Arch Dermatol 1966:94;720-1.
450. Duncan WC, Freeman RG, Heaton CL. Cold panniculitis. Arch Dermatol 1966;94:722-4.
451. Ter-Poorten JC, Hebert AA, Ilkiw R. Cold panniculitis in a neonate. J Am Acad Dermatol 1995;33:383-5.
452. Epstein AH Jr, Oren ME. Popsicle panniculitis. N Engl J Med 1970;282:966-7.
453. Day S, Klein BL. Popsicle panniculitis. Pediatr Emerg Care 1992;8:91-3.
454. Solomon LM, Beerman H. Cold panniculitis. Arch Dermatol 1963;88:897-900.
455. Beachan BE, Cooper PH, Buchanan CS, Weary PE. Equestrian cold panniculitis in women. Arch Dermatol 1980;116:1025-7.
456. Paige DG, Gennery AR, Cant AJ. The Neonate. In: Burns T, Breathnach S, Cox N, Griffiths C, editores. Rook's Textbook of Dermatology. Blackwell Science. 8th ed. 2010. p.17.1-85.
457. Wall LM, Smith NP. Perniosis: a histopathological review. Clin Exp Dermatol 1981;6:263-71.
458. Dowd PM. Cold-related disorders. Prog Dermatol 1986;20:1-8.
459. Tuffanelli DL. Lupus erythematosus panniculitis (profundus). Arch Dermatol 1971;103-42.
460. Tuffanelli DL. Lupus erythematosus. Arch Dermatol 1972;106:553-66.
461. Watanabe T, Tsuchida T.Lupus erythematosus profundus: a cutaneous marker for a distinct clinical subset? Br J Dermatol 1996;134:123-5.
462. Thurston CS, Curtis AC. Lupus erythematosus profundus (Kaposi-Irgang). Arch Deramtol 1966;93:577-82.
463. Izumi AK, Takiguchi P. Lupus erythematosus panniculitis. Arch Dermatol 1983;119:61-4.
464. Winkelmann RK, Peters MS. Lupus panniculitis. Dermatol Update 1982;135-52.
465. Winkelmann RK. Panniculitis in connective tissue disease. Arch Dermatol 1983;119:336-44.
466. Duarte AA. Lúpus eritematoso. In: Colagenoses e a dermatologia. DiLivros. 2ª ed. 2012. p. 14-101.
467. Sanchez NP, Peters MS, Winkelmann RK. The histopathology of lupus erythematosus panniculitis. J Am Acad Dermatol 1981;5:673-80.
468. Harris BB, Duncan SC, Elder RI, Winkelmann RK. Lymphoid follicles in subcutaneous inflammatory disease. Arch Dermatol 1979;115:442-3.
469. Ackerman AB, Jacobson M, Vitale P. In: Ackerman AB, editor. Clues to diagnosis in deramtopathology. vol I. Chicago Press; 1991. p. 397-400.
470. Peters MS, Su WPD. Eosinophils in lupus panniculitis and morphea profunda. J Cutan Pathol 1991;18:189-92.
471. Kuwabara H, Uda H, Saito K. A light and electron microscopical study of membranocystic lesions in a case of lupus erythematous profundus. Acta Pathol Jpn 1991;41:286-90.
472. Snow Jl, Su WPD. Lipomembranous (membranocystic) fat necrosis: clinicopathologic correlation of 38 cases. Am J Dermatopathol 1996;18:151-5.
473. Cernea SS, Kihara SM, Sotto MN, Videla MAC. Lupus mastitis. J Am Acad Dermatol 1993;29:343-6.
474. Fox JN, Klapman MH, Rowe L. Lupus profundus in children: treatment with hydroxycloroquine. J Am Acad Dermatol 1987;16:839-44.
475. Yell JA, Burge SM. Lupus erythematosus profundus treated with clobetasol propionate under hydrocolloid dressing. Br J Dermatol 1993;128:103.
476. Fusade T, Blenyl P, Joly P, Thomide E, Mihout MF, Lauret PH. Subcutaneous changes in dermatomyositis. Br J Dermatol 2003;128:451-3.
477. Neidenbach PJ, Sahn EE, Helton J. Panniculitis in juvenile dermatomyositis. J Am Acad Dermatol 1995;33:305-7.
478. Commens C, O'Neil P, Walder G. Dermatomyiositis associated with multifocal lipoatrophy. 1990;22:966-9.
479. Wilkelman WJ, Billick RC, Srolovitz H. Dermatomyositis presenting as panniculitis. J Am Acad Dermatol 1990;23:127-8.
480. Ishikawa O, Tamura A, Ryuzaki K, Kurosawa M, Miyachi Y. Membranocystic changes in the panniculitis of dermatomyositis. Br J Dermatol 1996;134:773-6.
481. Molnar K, Kemeny L, Korom I, Dobozy A. Panniculitis in dermatomyositis: reporto f two cases. Br J Dermatol 1998;139:161-3.
482. Sibrack LA, Goutermann IH. Cutaneous manifestations of pancreatic diseases. Cutis 1978;21:763-8.
483. Levine N, Lazarus GS. Subcutaneous fat necrosis associated with pancreatic disease. Arch Dermatol 1976;112:993-4.
484. Berman B, Conteas C, Smith B, Leoong S, Hombeck L. Fatal pancreatitis presenting with subcutaneous fat necrosis. J Am Acad Dematol 1987;17:359-64.
485. Dhawan SS, Acosta FJ, Poppiti RJ Jr, Barkin JS. Subcutaneous fat necrosis associated with pancreatitis: histochemical and electron microscopic findings. Am J Gastroenterol 1990;85:1025-8.
486. Francombe J, Kingsnorth AN, Tunn E. Panniculitis arthritis and pancreatitis. Br J Rheumatol 1995;34:680-3.
487. Lee MS, Lowe PM, Nevell DF, Fryer J, Le Guay J. Subcutaneous fat necrosis following traumatic pancreatitis. Australas J Dermatol 1995;36:196-8.
488. Cheng KS, Stansby G, Law N, Gardhan R. Recurrent panniculitis as the first clinical manifestation of recurrent acute pancreatitis to cholelithiasis. J R Soc Med 1996;89:105P-6P.
489. Lambiase P, Seery JP, Taylor-Robinson SD, Thompson JN, Highes JM, Walters JR. Resolution of panniculitis after placement of pancreatic duct stent in chronic pancreatitis. Am J Gastroenterol 1996;91:1835-7.
490. Zellman GL. Pancreatic panniculitis. J Am Acad Dermatol 1996;35:282-3.
491. Brown R, Buckley R, Keley M. Pancreatic panniculitis. J Clin Oncol 1997;15:3418-9.

492. Lopez A, Estan JG, Marras C, Castaño M, Rojas JM, Garre C et al. Pancreatitis associated with pleural-mediatinal pseudocyst, panniculitis and polyarthritis. Clin Rheumatol 1998;17:335-9.
493. Hughes PSH, Apisarnthanarax P, Mullins JF. Subcutaneous fat necrosis associated with pancreatic disease. Arch Dermatol 1975;111:506-10.
494. Good AE, Schnitzer B, Kawanishi H, Demetropoulos C, Rapp R. Acinar pancreatic tumor with metastatic fat necrosis: report of case and revieu of the rheumatic manifestation. Am J Dig Dis 1976;21:978-87.
495. Hudson-Peacock MJ, Regnard CF, Farr PM. Liquefying panniculitis associated with acinous carcinoma of the pancreas responding to octreotide. J R Soc Med 1994;87:361-2.
496. Durden FM, Variyam E, Chren MM. Fat necrosis with features of erythema nodosum in a patient with metastatic pancreatic carcinoma. Int J Dermatol 1996;35:39-41.
497. Kuerer H, Shim H, Pertsemlidis D, Unger P. Functioning pancreatic acinar cell carcinoma: immunohistochemical and ultrastructural analyses. Am J Clin Oncol 1997;20:101-7.
498. Millns JL, Evans HL, Winkelman RK. Association of islet cell carcinoma of the pancreas with subcutaneous fat necrosis. Am J Dermatopathol 1979;1:273-80.
499. Lewis CT III, Tschen JA, Klima M. Subcutaneous fat necrosis associated with pancreatic islet cell carcinoma. Am J Dermatopathol 1991;13:52-6.
500. Burdick C. Subcutaneous fat necrosis associated with pancreatic islet cell carcinoma. Am J Dermatopathol 1992;14:181.
501. Haber RM, Assad DM. Panniculitis associated with a pancreas divisum. J Acad Dermatol 1986;14:331-4.
502. Cabie A, Franck N, Gaudric M, Gorin I, Lessana-Leibowitch M, Escande JP. Panniculitis nodulare recicivante associée à un pancreas divisum. Ann Dermatol Venereol 1993;120:299-301.
503. Lee SH, Bodensteiner D, Elisman S, Dixon AY, McGregor DH. Chronic relapsing pancreatitis with pseudocyst erosion into the portal vein and disseminated fat necrosis. Am J Gastroenterol 1985;80:452-8.
504. Nizze H, Hempel A, Paech R. Pankreatitisch pseudozyste mit vena cava-arrosion, nekrotisierender panniculitis und polyarthropathie. Pathologe 1986;7:48-52.
505. Kobayashi H, Itoh H, Shima N, Kodh T, Shibuya K, Maekawa T et al. Periduodenal panniculitis duo to spontaneous rupture of a pancreatic pseudocyst into the duodenum. Abdom Imaging 1995;20:106-8.
506. Reynaud D, Arlic L, Escourrou J, Bonnet E, Duffaut M. Traitment endocopique d'une cytosteratonecrose secondaire a une fistule pancreaticovascluaire: a propos d'un case. Rev Med Interne 1998;19:123-7.
507. Trapp RG, Breven RI, Crampton AR, Davis JH, Derman RE, Larson BH et al. Pancreatic duct arteriovenous fistula and the mestastatic fat necrosis syndrome. Dig Dis Sci 1979;24:403-8.
508. Detlefs RL. Drug-induced pancreatitis presenting as subcutaneous fat necrosis. J Am Acad Dermatol 1985;13:305-7.
509. Forstrom L, Winkelmann RK. Acute generalized panniculitis with amylase and lipase in skin. Arch Dermatol 1975;111:497-502.
510. Panabokké RG. An experimental study of fat necrosis. J Pathol Bacteriol 1958;75:319-31.
511. Johnson MA, Kannan DG, Balachandar TG, Jeswanth S, Rajendran S, Surendran R. Acute septal panniculitis. A cutaneous marker of a very early stage of pancreatic panniculitis indicating acute pancreatitis. JOP. 2005;6:334-338.
512. Fine RM. Subcutaneous fat necrosis, pancreatitis, and arthropathy. Int J Dermatol 1983;22:575-6.
513. Schrier RW, Melmon KL, Fenter LF. Subcutaneous nodular fat necrosis in pancreatitis. Arch Intern Med 1965;116:832-6.
514. Berman B, Conteas C, Smith B, Leong S, Hornbeck L., III Fatal pancreatitis presenting with subcutaneous fat necrosis. J Am Acad Dermatol. 1987;17:359-364.
515. Rodrigues AS, Taipa AG, Olasolo PJ, Santos JC. Panicluitis pancreática: estúdio de 12 casos y valoración comparativa de sus caracteres epidemiológicos, clínicos, histopatológicos y terapêuticos. Actas Dermatosifiliogr 1999;90:227-34.
516. Dahl PR, Su WPD, Cullimore DC, Dicken CH. Pancreatic panniculitis. J Am Acad Dermatol 1995;33:414-7.
517. Mullin GT, Caperton EM Jr, Crespin SR, Williams RC Jr. Artheritis and skin lesions resembling erythema nodosum in pancreatic disease. Ann Intern Med 1968;68:75-87.
518. Potts DE, Mass MF, Iseman MD. Syndrome and pancreatic disease, subcutaneous fat necrosis and polyserositis: case report and review of the literature. Am J Med 1975;58:417-23.
519. Tannebaum H, Anderson LG, Schur PH. Association of polyarthritis, subcutaneous nodules, and pancreatic disease. J Rheumatol 1975;2:15-20.
520. Saag KG, Niemann TH, Warner CA, Naides SJ. Subcutaneous pancreatic fat necrosis associated with acute arthritis. J Rheumatol 1992;19:630-2.
521. Sorensen EV. Subcutaneous fat necrosis in pancreatic disease: a review and two new case reports. J Clin Gastroenterol 1988;10:71-5.
522. Cannon JR, Pitha JV, Everett MA. Subcutaneous fat necrosis in pancreatitis. J Cutan Pathol 1979;6:501-6.
523. Beltraminelli HS, Buechner SA, Häusermann P. Pancreatic panniculitis in a patient with an acinar cell cystadenocarcinoma of the pancreas. Dermatology. 2004;208:265-267.
524. Jovanović M, Golušin Z, Petrović A, Vučković N, Brkić S, Sotirović-Seničar S et al. Lobular panniculitis: a manifestation of pancreatic tumor with fatal outcome. Arch Oncol. 2005;13:153-155.
525. Morse JO. Alpha-1-antitrypsin deficiency. N Engl Med 1978;299:1045-8:1099-105.
526. Rubinstein HM, Jaffer AM, Kudrna JC, Lertratanakul Y, Chrandrasekhar AJ, Slater D et al. Alpha-1-antitrypsin deficiency with severe panniculitis: reporto f two cases. Ann Intern Med 1977;86:742-4.
527. Sveger T. Alpha-1-antitrypsin deficiency in early childhood. Pediatrics 1978;62:22-5.
528. Eriksson S, Carlson J, Velez R. Risk of cirrhosis and primary liver cancer in alpha-1-antitrypsin deficiency. N Engl J Med 1986;314:736-9.
529. Edmonds BK, Hodge JA, Rietschel RL. Alpha-1-antitrypsin deficiency-associated panniculitis: case report and review of the literature. Pediatr Dermatol 1991;8:296-9.
530. Olmos L, Superby A, Luerio M. deficiência de alfa-tripsina em la paniculitis de Weber-Christian. Actas Dermatosifiliogr 1981;72:371-6.
531. Clark P, Breit SN, Dawkins RL, Penny R. Genetic study of a family with two members with Weber-Christian disese (panniculitis) and alpha 1 antitrypsin deficiency. Am J Med Genet 1982;13:57-62.
532. Balk E, Bronsveld V, Van der Deyl JA, Kwee WS, Thiss LG. Alpha-1-antitrypsin deficiency with vascular leakage syndrome and panniculitis. Neth J Med 1982;25:138-41.
533. Pottage JC Jr, Trenholme FM, Aronson IK, Harris AA. Panniculitis associated with histoplasmosis and alpha-1-antitrypsin deficiency. Am J Med 1983;75:150-3.
534. Breit SN, Clark P, Robinson JP, Luckmurst E, Dawkins RL, Penny R. Familial occurrence of alpha-1-antitrypsin deficiency and Weber-Christian disease. Arch Dermatol 1983;119:198-202.
535. Bleumink E, Klokke AH. Protease-inhibitor deficiencies in a patient with Weber-Christian panniculitis. Arch Dermatol 1984;120:936-40.
536. Bleumink E, Klokke AH. Traumatic swellings in Weber-Christian disease, due to multiple protease inhibitor deficiencies. Br J Dermatol 1984;108:110-1.
537. Bleumink E, Klokke AH. Relationship between Weber-Christian panniculitis and the ZZ phenotype of alpha-1-antitrypsin. Arch Dermatol Res 1985;277:328-9.
538. Lonchampt F, Blanc D, Terrase F, Humbert P, Kienzler JL, Agache P. Maladie de Weber-Christian associée à un deficit familial en alpha-1-antitrypine. Ann Dermatol Venereol 1985;112:35-9.
539. Viraben R, Massip P, Diconstanzo B, Mathiew C. Necrotic panniculitis with alpha-1-antitrypsin deficiency. J Am Acad Dermatol 1986;14:684-7.
540. Smith KC, Pittelkow MR, Su WPD. Panniculitis associated with severe alpha-1-antitrypsin deficiency: treatment and review of the literature. Arch Dermatol 1987;123:1655-61.
541. Su WPD, Smith KC, Pittelkow MR, Winkelmann RK. Alpha-1-antitrypsin deficiency panniculitis: a histopathologic and immunopathologic study of four cases. Am J Deramtopathol 1987;9:483-90.
542. Hendrick SJ, Silverman AK, Solomon AR, Headington JT. Alpha-1-antitrypsin deficiency associated with panniculitis. J Am Acad Dermatol 1988;18:684-92.
543. Pittelkow MR, Smith KC, Su WPD. Alpha-1-antitrypsin deficiency and panniculitis: perspectives on disease and replacement therapy. Am J Med 1988;84(S 6A):80-6.
544 Smith KC, Su WPD, Pittelkow MR, Winkelmann RK. Clinical and pathologic correlations in 96 patients with panniculitis, including 15 patients with deficient levels of alpha-1-antitrypsin. J Am Acad Dermatol 1989;21:1192-6.
545. Irvine C, Neild V, Stepehens C, Black M. Alpha-1-antitrypsin deficiency panniculitis. J R Soc Med 1990;83:743-4.
546. Humbert P, Faivre B, Gilbey R, Agache P. Use of anti-collagenase properties of docycycline in treatment of alpha-1-antitrypsin deficiency panniculitis. Acta Derm Venereol 1991;71:189-94.
547. Pinto AR, Maciel LS, Carneiro F, Resende C, Chaves FC, Freitas AF. Systemic nodular panniculitis in alpha-1-antitrypsin deficiency (piSS phenotype). Clin Exp Dermatol 1993;18:154-5.
548. Geller JD, Su WPD. A subtle clue to the histopathologic diagnosis of early alpha-1-antitrypsin deficiency panniculitis. J Am Acad Dermatol 1994;31:241-5.
549. Gaillard MC, Bothwell J, Dreyer L. A case of sustemic nodular panniculitis associated with M! (val213) Z phenotype of alpha-1-antitrypsin inhibitor. Int J Dermatol 1997;36:278-80.
550. Barrios ML, Mir JSC, Igarza JLA, Navarrete M. Pannicuitis due to alpha-1-antitrypsin deficiency induced by cryosurgery. Br J Dermatol 1998;138:553-3.
551. Schadendorf D, Haas N, Nurnberger F, Czarnetzki MB. Rezidivierende nodulare pannikulitis bei alpha 1-antitrypsinmangel: erfolgreiche dapson-therapie. Hautarzt 1993;44:653-7.
552. Wozel G. Rezidivierende nodulare pannikulitis bei alpha 1-antitrypsinmangel: erfolgreiche dapson-therapie. Hautarzt 1994;45:580-1.
553. O'Riordan K, Blei A, Rao MS, Abecassis M. Alpha-1-antitrypsin deficiency-associated panniculitis: resolution with intravenous alpha-1-antitrypsin administration and liver transplantation. Transplantation 1997;63:480-2.
554. Furey NL, Golden RS, Potts SR. Treatment of alpha-1-antitrypsin deficiency, massive edema, and panniculitis with alpha-1 protease inhibitor. Ann Intern Med 1996;125:699.
555. Patterson JW, Brown PC, Broecker AH. Infection-induced panniculitis. J Cutan Pathol 1989;16:183-93.
556. Smith RA, Ross JS, Branfoot C. Panniculitis with *Pseudomonas* septicaemia in AIDS. J Eur Acad Dermatol Venereol 1995;4:166-9.
557. Larson K, Glanz S, Bergfeld WF. Neutrophilic panniculitis caused by Mycobacterium marinum. J Cutan Pathol 1989;16:315.
558. Sanderson TL, Moskowitz L, Henseley GT, Clearly TJ, Penneys NS. Disseminated Mycobacterium avium-intracelllare infection appearing as a panniculitis. Arch Pathol Lab Med 1982;106:112-4.
559. Street ML, Umbert-Millet IJ, Roberts GD, Su WPD. Nontuberculosis mycobacterial infections of the skin: report of fourteen cases and review of the literature. J Am Acad Dermatol 1991;24:208-15.
560. Escalonilla P, Esteban J, Soriano ML, Fariña MC, Pique E, Grilli R et al. Cutaneous manifestations of infection by nontuberculosis mycobacteria. Clin Exp Dermatol 1998;23:214-21.

561. Langenberg A, Egbert B. Neutrophilic tuberculous panniculitis in a patient with polymyositis. J Cutan Pathol 1993;20:177-21.
562. Ginter G, Rieger E, Soyer P, Hoedl S. Granulomatous panniculitis caused by Candida albicans: a case presenting with multiple leg ulcers. J Am Acad Dermatol 1993;28:315-7.
563. Abildgaard WH Jr, Hargrove RH, Kalivas J. Histoplasma panniculitis. Arch Dermatol 1985;121:914-6.
564. Silverman AK, Gilbert SC, Watkins D, Cooper B, Menter A. Panniculitis in a n immunocompromised patient. J Am Acad Dermatol 1991;24:912-4.
565. Black M. Panniculitis. J Cutan Pathol 1985;12:366-80.
566. Murakawa GJ, Harvell JD, Lubitz P, Schnoll S, Lee S, Berger T. Cutaneous aspergillosis and acquired immunodeficiency syndrome. Arch Dermatol 2000;136:365-9.
567. Cooksey RC, de Waard JH, Yakrus MA, Chopite M, Toney SR, Morlock GP, et al. Mycobaterium cosmeticum sp. nov., a novel rapidly growing species isolated from a cosmetic infection and from a nail salon. Int J Syst Evol Microbiol. 2004;54: 2385-91.
568. Rivera-Olivero LA, Guevara A, Escalona A, Oliver M, Pérez-Alfonzo R, Piquero J, et al. Soft-tissue infections due to nontuberculosous mycobacteria folowing mesoherapy. What is the price of beauty. Enferm Infecc Microbiol Clin. 2006;24(5):302-6.
569. Munayco CV, Grijalva CG, Culqui DR, Bolarte JL, Suárez-Ognio LA, Quispe N, et al. Outbreak of persistent cutaneous abscesses due to Mycobacterium chelonae after mesotherapy sessions, Lima, Peru. Rev Saude Publica. 2008;42(1):146-9.
570. Viana-Niero C, Lima KV, Lopes ML, Rabello MC, Marsola LR, Brilhante VC, et al. Molecular characterization of Mycobacterium massiliense and Mycobacterium bolletii in isolates collected from outbreaks of infections after laparoscopic surgeries and cosmetic procedures. J Clin Microbiol. 2008;46(3):850-5.
571. del Castillo M, Palmero D, Lopez B, Paul R, Ritacco V, Bonvehi P et al. Mesotherapy-associated outbreak caused by Mycobacterium immunogenum. Emerg Infect Dis. 2009;15:357-9.
572. Regnier S, Cambau E, Meningaud JP, Guihot A, Deforges L, Carbonne A, et al. Clinical management of rapidly growing mycobacterial cutaneous infections in patients after mesotherapy. Clin Infect Dis. 2009;49(9):1358-64.
573. Quiñones C, Ramalle-Gómara E, Perucha M, Lezaun ME, Fernández-Vilariño E, García-Morrás P, et al. An outbreak of Mycobacterium fortuitum cutaneous infection associated with mesotherapy. J Eur Acad Dermatol Venereol. 2010;24(5):604-6.
574. Orjuela D, Puerto G, Mejía G, Castro C, Garzón MC, García LM, et al. Cutaneous tuberculosis after mesotherapy: report of six cases. Biomedica. 2010;30(3):321-6.
575. Correa NE, Cataño JC, Mejía GI, Realpe T, Orozco B, Estrada S, et al. Outbreak of mesotherapy-associated cutaneous infections caused by Mycobacterium chelonae in Colombia. Jpn J Infect Dis. 2010;63(2):143-5.
576. Carbonne A, Brossier F, Arnaud I, Bougmiza I, Caumes E, Meningaud JP et al. Outbreak of nontuberculous mycobacterial subcutaneous infections related to multiple mesotherapy injections. J Clin Microbiol. 2009;47(6):1961-4.
577. Couderc C, Carbonne A, Thiolet JM, Brossier F, Savey A, Bernet C, et al. Nontuberculous mycobacterial infections related to esthetic care in France, 2001-2010. Med Mal Infect. 2011;41(7):379-83.
578. Gutiérrez-de la Peña J, Ruiz-Veramendi M, Montis-Suau A, Martín-Santiago A. Three cases of panniculitis due to Mycobacterium abscessus after mesotherapy. Actas Dermosifiliogr. 2010;101(2):188-90.
579. Difonzo EM, Campanile GL, Vanzi L, Lotti L. Mesotherapy and cutaneous Mycobacterium fortuitum infection. Int J Dermatol. 2009;48(6):645-7.
580. Micobacteriose cutânea atípica pós-mesoterapia 2001; An bras Dermatol. 76(6): 711-715.
581. Kossard S, Ecker RI, Dicken CH Povidone panniculitis. Polyvinylpyrrolidone panniculitis. Arch Dermatol 1980;116:704-6.
582. Forstrom L, Winkelmann RK. Facticial panniculitis. Arch Dermatol 1974;110:747-50.
583. Parks DL, Perry HO, Muller SA. Cutaneous complications of pentazocine injections. Arch Dermatol 1971;104:231-5.
584. Palestine RF, Millns JL, Spiegel GT, Schroeter AL. Skin manifestations of pentazocine abuse. J Am Acad Dermatol 1980;2:47-55.
585. Janin-Mercier A, Mosser C, Souteryrand P, Bourges M. Subcutaneous sclerosis with fasciitis and esosinophilia after phytonadione injections. Arch Dermatol 1985;121:1421-3.
586. Klein JA, Cole G, Barr FJ, Bartlow G, Fu8lwider C. Paraffinomas of the scalp. Arch Dermatol 1985;121:382-5.
587. Oertel YC, Johnson FB. Sclerosing lipogranuloma of male genitalia. Arch Pathol Lab Med 1977;101:321-6.
588. Claudy A, Garcier F, Schmitt D. Sclerosing lipogranuloma of the male genitalia: ultrastructural study. Br J Dermatol 1981;105:451-5.
589. Soyer HP, Petritsch P, Glavanovitz P, Kerl H. Sklerosierendes lipogranulom (paraffingranulom) des penis unter dem klinischen bild eines karzinoms. Hautarzt 1988; 39:174-6.
590. Feldmann R, Harms M, Chavaz P, Salomon D, Saurat JH. Orbital and palpebral paraffinoma. J Am Acad Dermatol 1992;26:833-5.
591. Hirst AE, Heustis DG, Rogers-Neufeld B, Johnson FB. Sclerosing lipogranuloma of the scalp: a report of two cases. Am J Clin Pathol 1984;82:228-31.
592. Delage C, Shane JJ, Johnson FB. Mammary silicone granuloma. Arch Dermatol 1973; 108:104-7.
593. Rae V, Pardo RJ, Blackwelder PL, Falanga V. Leg ulcers following subcutaneous injection of a liquid silicone preparation. Arch Dermatol 1989;125:670-3.
594. Rudolph CM, Soyer HP, Schuller-Petrovic S, Kerl H. Foreign body granulomas due to injectable aesthetic microimplants. Am J Surg Pathol 1999;23:113-7.
595. Ball NJ, Cowan BJ, Moore GR, Hashimoto SA. Lobular panniculitis at the site of glatiramer acetate injections for the treatment of relapsing-remitting multiple sclerosis. A report of two cases. J Cutan Pathol. 2008;35(4):407-10.
596. Ball NJ, Cowan BJ, Hashimoto SA. Lobular panniculitis at the site of subcutaneous interferon beta injections for the treatment of multiple sclerosis can histologically mimic pancreatic panniculitis. A study of 12 cases. J Cutan Pathol. 2009;36(3):331-7.
597. Heinzerling L, Dummer R, Burg G, Schmid-Grendelemeier P. Panniculitis after subcutaneous injection of interferon beta in a multiple sclerosis patient. Eur J Dermatol. 2002;12(2):194-7.
598. O'Sullivan SS, Cronin EM, Sweeney BJ, Bourke JF, Fitzgibbon J. Panniculitis and lipoatrophy after subcutaneous injection of interferon β-1b in a patient with multiple sclerosis. J Neurol Neurosurg Psychiatry. 2006;77(12):1382-1383.
599. Cuesta L, Moragón M, Pérez-Crespo M, Onrubia J, García M. Mixed Panniculitis Secondary to Interferon beta-1a Therapy in a Woman With Multiple Sclerosis Actas Dermosifiliogr. 2013;104:257-9.
600. Pichardo AR, Bravo BG. Dermatitis artefacta: revisión. Actas Desmatosifiliogr 2012; http://dx.doi.org/10.1016/j.ad.2012.10.004.
601. Nielsen K, Jeppensen M, Simmelsgaard L, Thestrup-Pedersen K. Self-inflicted skin diseases. A retrospective analysis of 57 patients with dermatitis artefacta seen in a dermatology department. Acta Derm Venereol 2005;85:512-5.
602. Millard LG, Millard J. Psychocutaneous disoreders. In: Burns T, Breathnach S, Cox N, Griffiths C, editores. Rook's Textbook of Dermatology. Blackwell Science. 8th. ed. 2010. p. 64.1-55.
603. Koblenzer CS. The current management of delusional parasitosis and dermatitis artefacta. Skin Therapy Lett. 2010;15(9):1-3.
604. Gawkrodger DJ. Sarcoidosis. In: Burns T, Breathnach S, Cox N, Griffiths C, editores. Rook's Textbook of Dermatology. Blackwell Science. 8th. ed. 2010. p. 61.1-23.
605. Vainsencher D, Winkelmann RK. Subcutaneous sarcoidosis. Arch Dermatol 1984;120:1028-31.
606. Higgins EM, Salisbury JR, DuVivier AWP. Subcutaneous sarcoidosis. Clin Exp Dermatol 1993;18:65-6.
607. Curco N, Pagerols X, Vives P. Subcutaneous sarcoidosis with dactilitis. Clin Exp Dermatol 1995;20:434-5.
608. Erechum FR, Doval FJV, Idoate M, Leache A, Quinatnilla E. Subcutaneous nodules as the first clinical manifestation of sarcoidosis. Clin Exp Dermatol 1992;17:192-4.
609. Kroll JJ, Shapiro Y, Koplon BS, Feldmann F. Subcutaneous sarcoidosis with calcification. Arch Dermatol 1972;106- 894-5.
610. Kuramoto Y, Shindo Y, Tagami H. Subcutaneous sarcoidosis with extensive caseation necrosis. J Cutan Pathol 1988;15:188-90.
611. Gollentz B, Ballarini P, Rossier S, Chague D. Hematome et cysteatonecrose mammaire: a propôs de 55 observations. J Radiol 1990;71:33-43.
612. Bassett LW, Gold RH, Coive HC. Mammographic spectrum of traumatic fat necrosis: the fallibility of "pathognomonic" signs of carcinoma. Am J Roentgenol 1978;130:119-22.
613. Winkelmann RK, Baker SM. Factitial panniculitis. J Am Acad Dermatol 1985;13:988-94.
614. Buswell WA. Traumatic fat necrosis of the face in children. Br J Plast Surg 1979;32:127-8.
615. Lee JS, Ahn SK, Lee SH. Factitial panniculitis induced by cupping and acupunture. Cutis 1995;55:21-8.
616. Przyiemski CJ, Schuster SR. Nodular-cystic fat necrosis. J Pediatr 1977;91:605-7.
617. Shal WJ Jr. Mobile encapsulated lipomas. Arch Dermatol 1978;114:1684-6.
618. Kikuchi I, Okazaki M, Narahara S. The so-called móbile encapsulated lipoma. J Dermatol 1984;11:410-2.
619. Kikuchi I. Encapsulated necrosis of the legs showing a changing number of nodules: a special type of encapsulated adiponecrosis? J Dermatol 1984;11:413-6.
620. Hurt MA, Santa Cruz DJ. Nodular-cystic necrosis: a reevaluation of the so-called mobile encapsulated lipoma. J Am Acad Dermatol 1989;21:493-8.
621. KiryuH, Rikihisa W, Furue M. Encapsulated fat necrosis: a clinicopathological study of 8 cases and a literature review. J Cutan Pathol 2000;27:19-23.
622. Zelickson BD, Winkelmann RK. Lipophagic panniculitis in re-excision specimens. Acta Derm Venereol 1991;71:59-61.
623. Moreno A, Marcoval J, Peyri J. Traumatic panniculitis. Dermatol Clin 2008;26:481-3.
624. Paige DG, Gennery AR, Cant AJ. The neonate. In: Burns T, Breathnach S, Cox N, Griffiths C, editores. Rook's Textbook of Dermatology. Blackwell Science. 8th ed. 2010. p. 17.1-85.
625. Friedman SJ, Winkelmann RK. Subcutaneous fat necrosis of the newborn: light, ultrastructural and histochemical microscopic studies. J Cutan Pathol 1989;16:99-105.
626. Ostwalt GC, Montes LF, Cassady G. Subcutaneous fat necrosis of the newborn. J Cutan Payhol 1978;5:193-9.
627. Thomsen RJ. Subcutaneous fat necrosis of the newborn and idiopathic hypercalcemia. Arch Dermatol 1980;116:1155-8.
628. Norwood-Gallowayj A, Lebowhl M, Phelps RG, Raucher H. Subcutaneous fat necrosis of the newborn with hypercalcemia. J Am Acad Dermatol 1987;16:435-9.
629. Finne PH, Sanderud J, Aknes L, Bratlid D, Aarskog D. Hypercalcemia with increased and unregulated 1,25-dihydroxyvitamin D production in a neonate with subcutaneous fat necrosis. J Pediatr 1988;112:792-4.
630. Lopez EF, Dorado JG, Unamuno P, Heras I, Borbujo JS, Armijo M. Subcutaneous fat necrosis of the newborn and idiophatic hypercalcemia. Dermatológica 1990;180:250-4.
631. Cook JS, Stone MS, Hansen JR. Hypercalcemia in association with subcutaneous fat necrosis of the newborn: studies of calcium-regulating hormones. Pediatrics 1992;90:93-6.
632. Kruse K, Irle U, Uhlig R. Elevated 1,25-dihydroxyvitamin D serum concentrations in infants with subcutaneous fat necrosis. J Pediatr 1993;122:460-3.

633. Liu FT, Dobry MM, Shames BS, Goltz RW. Subcutaneous nodules and hipercalcemia in an infant: subcutaneous fat necrosis of the newborn. Arch Dermatol 1993:129: 898-901.
634. Hicks MJ, Levy ML, Alexander J, Flaitz CM. Subcutaneous fat necrosis of the newborn and hipercalcemia: case report and review of the literature. Pediatr Dermatol 1993;10:271-6.
635. Lewis HM, Ferryman S, Gatrad AR, Moss C. Subcutaneous fat necrosis of the newborn associated with hypercalcemia. J R Soc Med 1994;87:482-3.
636. Sharata H, Postellon DC, Hashimoto K. Subcutaneous fat necrosis, hypercalcemia, and prostaglandin E. Pediatr Dermatol 1995;12:43-7.
637. Caple JI, Reyes S. Subcutaneous fat necrosis of the newborn: a case presentation. J Perinatol 1996;16:140-1.
638. Holtzel A. Subcutaneous fat necrosis of the newborn. Arch Dis Child 1951;26:89-91.
639. Burden AD, Krafchik BR. Subcutaneous fat necrosis of the newborn: a review of 11 cases. Pediatr Dermatol 1976;95:407-16.
640. Mogilner BM, Alkalay A, Nissim F, Frumkin A. Subcutaneous fat necrosis of the newborn. Clin Pediatr 1981;20:748-16.
641. Flory CM. Subcutaneous fat necrosis of the newborn. Report of a case with necrosis of the subcutaneous and visceral fat. Arch Pathol 1948;45:278-88.
642. Steiness I. Subcutaneous fat necrosis of the newborn (adiponecrosis subcutanea neonatorum) and maternal diabetes mellitus. Acta Med Scand 1961;170:411-6.
643. Noojin RO, Pace BF, Davis HG. Subcutaneous fat necrosis of the newborn: certain etiologic considerations. J Invest Dermatol 1949;12:331-4.
644. McDonald R. Subcutaneous fat necrosis and sclerema neonatorum. S Afr Med J 1955;29:1007-12.
645. Blake HA, Goyette EM, Lyter CS. Subcutaneous fat necrosis complicating thermia. J Pediatr 1955;46:78-80.
646. Taieb A, Douard D, Sarlangue J et al. Trois cas de cystostéatonécrose néonatale: discussion physiopahologique. Presse Méd 1986;165:2197-200.
647. Duhn R, Schoen EJ, Siu M. Subcutaneous fat necrosis with extensive calcification after hypothermia in two newborn infants. Pediatrics 1968;41:661-4.
648. Silverman AK, MIchels EH, Rasmussen JE. Subcutaneous fat necrosis in an infant occurring after hypothermic cardiac surgery. J Am Acad Dermatol 1986;15:331-6.
649. Glover MT, Caterall MD, Atherton DJ. Subcutaneous fat necrosis in two infants after hypothermic cardiac surgery. Pediatr Dermatol 1991;8:210-2.
650. Chuang SD, Chiu HC, Chang CC. Subcutaneous fat necrosis of the newborn complicating hypothermic cardiac surgery. Br J Dermatol 1995;132:805-10.
651. Chen TH, Shewmake SW, Hansen DD, Lacey HL. Subcutaneous fat necrosis of the newborn. Arch Dermatol 1981;117:36-7.
652. Katz DA, Huerter C, Bogard P, Braddock SW. Subcutaneous fat necrosis of the newborn. Arch Dermatol 1984;120:1517-8.
653. Mather MK, Sperling LC, Sau P. Subcutaneous fat necrosis of the newborn. Int J Dermatol 1997;36:450-2.
654. Rosbotham JL, Johnson A, Haque KN, Holden CA. Painfull subcutaneous fat necrosis of the newborn associated with the intra-partum use of a calcium channel blocker. Clin Exp Dermatol 1998;23:19-21.
655. Tsuji T. Subcutaneous fat necrosis of the newborn: light and electron microscopic studies. Br J Dermatol 1976;95:407-16.
656. Pasyk K. Studies on subcutaneous fat necrosis of the newborn. Virchows Arch A Pathol Anat 1978;379:243-59.
657. Balazs M. Subcutaneous fat necrosis of the newborn with emphasis on ultrastructural studies. Int J Dermatol 1987; In J Dermatol 1987;26:277-30.
658. Rice AM, Rivkees SA. Etidronate therapy for hipercalcemia in subcutaneous fat necrosis of the newborn. J Pediatr 1999;134:349-51.
659. Vijayakumar M, Prahlad N, Nammalwar BR, Shanmughasundharam R. Subcutaneous fat necrosis with hypercalcemia. Indian Pediatr 2006;43(4):360-3.
660. Vince DJ. Nodular panniculitis after massive predinisone theapy. Can Med Assoc J. 1958;79:840-1.
661. Antikum ST, Sivayathorn A. Poststeroid Panniculitis in an Adult. Siriraj Med J. 2001;53:93-6.
662. Kim ST, Kim TK, Lee JW, Roh HJ, Choi SY, Jeon YS et al. Post-steroid panniculitis in an adult. J Dermatol. 2008;35(12):786-8.
663. de-Andrés-del-Rosario A, Verea-Hernando MM, Yebra-Pimentel MT, Rosende-Maceiras L, Piñeyro-Molina F, Capdevila EF. Poststeroid Panniculitis in an Adult. Am J Dermatopathol. 2011;33(7): e77-80.
664. Marovt M, Miljković J. Post-steroid panniculitis in an adult. Acta Dermatovenerol Alp Panonica Adriat. 2012;21(4):77-8.
665. Spagnuolo M, Taranta A. Post-steroid panniculitis. Ann Intern Med 1961;54:1181-90.
666. Roenigk HH Jr, Haserick JR, Arundell FD. Poststeroid panniculitis. Arch Dermatol 1964;90:387-91.
667. Reichel M, Cascajo C. Bilateral jawline nodules in a child with a brain-stem glioma: poststeroid panniculitis. Arch Dermatol 1995;131:1448-9, 1451-2.
668. Kwon EJ, Emanuel PO, Gribetz CH, Mudgil AV, Phelps RG. Poststeroid panniculitis. J Cutan Pathol. 2007;34 supl 1:64-7.
669. Hirokawa K, Nishido T, Okuda M. Post-steroid panniculitis with cerebral vascular and pulmonary complications – report of an autopsy case. Acta Pathol jpn. 1972;22:656-79.
670. Choi CM, Lew BL, Lee SH, Sim WY. Gouty panniculitis also involving the bone marrow. Acta Derm Venereol. 2013;93(2):189-90.
671. Underwood M. Diagnosis and management of gout. BMJ. 2006;332:1315-1319.
672. Niemi KM, Panniculitis of the legs with urate crystal deposition. Arch Dermatol 1977;113:655-6.
673. Le Boit PH, Schneider S. Gout presenting as lobular panniculitis. Am J Dermatopathol 1987;9:334-8.
674. Conejo-Mir J, Pulpillo A, Corbi MR, Linares M, Garcia Lopez A, Conde F et al. Panniculitis and ulcers in a young man. Arch Dermatol. 1998;134:499-504.
675. Snider AA, Barsky S. Gouty panniculitis: a case report and review of the literature. Cutis. 2005;76:54-56.
676. Dahiya A, Leach J, Levy H, Gouty panniculitis in a healthy male. J Am Acad Dermatol. 2007;57: S52-54.
677. Weberschock T, Gholam P, Hartschuh W, Hartmann M. Gouty panniculitis in a 68-year-old man: case report and review of the literature. Int J Dermatol. 2010;49: 410-413.
678. Ochoa CD, Valderrama V, Mejia J, Rondon F, Villaroya N, Restrepo JF et al. Panniculitis: another clinical expression of gout. Rheumatol Int. 2011;31:831-835.
679. Mckee PH, Calonje E, Granter SR. Degenerative and metabolic diseases. In: Pathology of the skin with clinical correlations. 3rd ed. Philadelphia: Elsevier Mosby;2005. p. 590-592.
680. Franke I, Gollnick H. Deposition diseases. In: Bolognia JL, Jorizzo JL, Rapini RP, editors. Dermatology. 2nd ed. London: Mosby;2008, p. 633-635.
681. Dogan S, Barnes L, Cruz-Vetrano WP. Crystal-storing histiocytosis: report of a case, review of the literature (80 cases) and a proposed classification. Head Neck Pathol. 2012;6(1):111-20.
682. Kapadia SB, Enzinger FM, Heffner DK, Hyams VJ, Frizzera G. Crystal-storing histiocytosis associated with lymphoplasmacytic neoplasms. Report of three cases mimicking adult rhabdomyoma. Am J Surg Pathol.1993;17:461-467.
683. Lebeau A, Zeindl-Eberhart E, Muller E-C, Muller-Hocker J, Jungblut PR, Emmerich B et al. Generalized crystal-storing histiocytosis associated with monoclonal gammopathy: molecular analysis of a disorder with rapid clinical course and review of literature. Blood. 2002;100:1817-1827.
684. Harada M, Shimada M, Fukuyama M, Kaneko T, Kitazume K, Weiss SW. Crystal-storing histiocytosis associated with lymphoplasmacytic lymphoma mimicking Weber-Christian disease: immunohstochemical, ultrastructural and gene-rearrangement studies. Hum Pathol 1996;27:84-7.
685. Kaufmann O, Hansen A, Deicke P, Burmester GR, Dietel M. Subcutaneous crystal-storing histiocytosis associated with lymphoplasmacytic lymphoma (immunocytoma). Pathol Res Pract. 1996;192(11):1148-51.
686. Sailey CJ, Alexiev BA, Gammie JS, Pinell-Salles P, Stafford JL, Burke A. Crystal-storing histiocytosis as a cause of symptomatic cardiac mass. Arch Pathol Lab Med. 2009;133(11):1861-4.
687. Emmenegger U, Schaer DJ, Larroche C, Neflel KA. Haemophagocytic syndromes in adults: current concepts and challenges ahead. Swiss Med Wkly 2005;135:299-314.
688. Winkelmann RK, Bowie EJ. Hemorrhagic diathesis associated with benign histiocytic cytophagic panniculitis and systemic histiocytosis. Arch Intern Med 1980;140:1460-3.
689. Wilkelmann RK. Cytophagic panniculitis. G Ital Dermatol Venereol 1980;115:125-7.
690. Crotty CP, Wilkelmann RK. Cytophagic histiocytic panniculitis with fever, cytopenia, liver failure, and terminal hemorrhagic diathesis. J Am Acad Dermatol 1981;4:181-94.
691. Csato M, Szederes L, Frecska I, Hegyi E. Cytophagic histiocytic panniculitis. Hautarzt 1981;370-1.
692. Wills SM, Opal SM, Fitzpatrick JE. Cytophagic histiocytic panniculitis. Arch Dermatol 1985;910-3.
693. Aronson IK, West DP, Variakojis D, Malkinson FD, Wilson HD, Zeitz HU. Fatal panniculitis. J Am Acad Dermatol 1985;12:535-51.
694. Aronson IK, West DP, Variakijis D, Ronan SG, Iossifides I, Zeitz HJ. Panniculitis associated with cutaneous T cell lymphoma and cytophagic histiocytosis. Br J Dermatol 1985;112:87-96.
695. Alegre V, Winkelmann RK. Histiocytic cytophagic panniculitis. J Am Acad Dermatol 1989;20:177-85.
696. Hilton DA, O'Malley BP, Durrant STS. Histiocytic cytophagic panniculitis. Post Grad Med J 1990;66:958-61.
697. Kuhn A, Treis-Muller I. Response to "histiocytic cytophagic panniculitis". J Am Acad Dermatol 1990;22:141-2.
698. Consuegra JG, Barrio MI, Fonseca E, Rodriguez JI, Contreras F. Histiocytic cytophagic panniculitis: reporto f a case in a 12-year-old girl. Eur J Pediatr 1991;468-9.
699. Kuno M, Mimori A, Fujii T, Takeda A, Masuyama J, Yoshio T et al. Histiocytic cytophagic panniculitis which developed during interferon-therapy. Intern Med 1996;35:115-8.
700. Barron DR, Davis BR, Pomefranz JR, Hines JD, Park CH. Cytophagic histiocytic panniculitis: a variant of malignant histiocytosis. Cancer 1985;55:2538-42.
701. Usuki K, Kitamura K, Urabe A, Takaku F. Successful treatment of Weber Christian disease by cyclosporin A. Am J Med 1988;85:276-8.
702. Alegre VA, Fortea JM, Camps MD, Aliaga A. Cytophagic histiocytic panniculitis. J Am Acad Dermatol 1989;20:875-8.
703. Oyama Y, Amano T, Hirakawa S, Hironaka K, Suzuki S, Ota Z. Haemophagocytic syndrome treated with cyclosporin A: a T cell disorder? Br J Haematol 1989;73:276-8.
704. Yanagawa T, Tokomata A, Noya K, Kasuga Y, Takei I, Maruyama H et al. Cytophagic histiocytic panniculitis evolving into total lipodystrophy. South Med J 1990;83:1323-6.
705. Cheah PL, Looli LM, Tan PE, Bosco J, Kuperan P. Cytophagic histiocytic panniculitis: a diagnosis dilemma. Hematol Oncol 1992;10:331-7.
706. Royle G, Blacklock H. Treatment of cytophagic panniculitis with cyclosporin A. Am J Med 1992;92:704-5.
707. Petterson T, Kariniemi AL, TErvonen S, Franssila K. Cytophagic histiocytic panniculitis: a report of four cases. Br J Dermatol 1992;127:635-40.

708. Schuval SJ, Frances A, Vaderrama E, Vonagura VR, Howite NT. Panniculitis and fever in children. J Pediatr 1993;122:372-8.
709. Matsue K, Itoh M, Tsukuda K, Kiyazaki K, Kokubo T. Succesful treatment of cytophagic histiocytic panniculitis with modified CHOP-E. Am J Acad Dermatol 1994;17: 470-4.
710. Gallende J, Vasquez ML, Almeida J, Penabard CP, Lopez EF, Caballero ME et al. Histiocytic cytophagic panniculitis: a rare complication of allogenic bone marrow transplatation. Bone Marrow Transplant 1994;14:637-9.
711. Inatomi J, Watanabe K, Igarashi T, Hayakawa H. Weber-Christian disease with benign cytophagic histiocytes in the lesion. Acta Paediart Japan 1995;37:105-7.
712. Ostrov BE, Athreya BH, Eichenfield AH, Goldmith DP. Sucessful treatment of severe cytophagic histiocytic panniculitis with cyclosporine A. Semin Arthritis 1996; 25:404-13.
713. March LM, Webb J, Eckstein RP. Cytophagic panniculitis. Aust N Z Med 1996; 397-401.
714. Suster S, Cartagena N, Cabello-Inchausti B, Robinson MJ. Histiocytic lymphophagocytic panniculitis: an unusual extranodal presentation of sinus histiocytosis with massive lymphadenopathy (Rosai-Dorfman disease). Arch Dermatol 1988;124-9.
715. White JR, Winkelmann RK. Cytophagic histiocytic panniculitis is not aways fatal. J Cutan Pathol 1989;16:137-44.
716. Wilkelkmann RK, Grado GL, Quimby S, Connolly SM. Pseudosclerodermatitis panniculitis after irradiation: an unusual complication of megavoltage treatment of breast carcinoma. Mayo Clin Proc 1993;68:127-7.
717. Carrasco L, Moreno C, Pastor MA, Izquierdo MJ, Farinña C, Martín L et al. Postirradiation pseudosclerodermatous panniculitis. Am J Dermatopathol 2001;23(4):283-7.
718. Dalle S, Skowron F, Ronger-Savlé S, Balme B, Thomas L. Pseudosclerodermatous panniculits after irradiation and bronchiolitis obliterans organizing pneumonia: simultaneous onset suggesting common origin. Dermatology 2004;209(2):138-41.
719. Pielasinski U, Machan S, Camacho D, Juárez A, Cedeño M, Maciá JA, et al. Postirradiation pseudosclerodermatous panniculitis: three new cases with additional histopathologic features supporting the radiotherapy etiology. Am J Dermatopathol. 2013;35(1):129-34.
720. Rittes PG. The use of phosphatidylcholine of correction of lower lid bulging dur to prominent fat pads. Dermatol Surg. 2001;27(4):391-2.
721. Rittes PG. The use of phosphatidylcholine for correction of localizes fat deposits. Aesthetic Plast Surg. 2003;27(4):315-8.
722. Doerr TD. Lipoplaty of the face and neck. Curr Opin Otolaryngol Head Neck Surg. 2007;15(4):228-32.
723. Herreros FOC, Moraes AM, Velho PENF. Mesoterapia: uma revisão bibliografica. An Bras Dermatol. 2011;86(1):96-101.
724. Rose PT, Morgan M. Histological changes associated with mesotherapy for fat dissolution. J Cosmet Laser Ther 2005;7(1):17-9.
725. Noh Y, Heo CY. The effect of phosphatidylcholine and deoxycholate compound injections to the localized adipose tissue: an experimental study with a murine model. Arch Plast Surg. 2012;39(5):452-6.
726. Davis MD, Wrigh TI, Shehan JM. A complication of mesotherapy: noninfectious granulomatous panniculitis. Arch Dermatol 2008;144(6):808-9.
727. Wouters CH, Martin TM, Stichweh D, Punaro M, Doyle TM, Lewis JA et al. Infantile onset panniculitis with uveitis and systemic granulomatosis: a new clinicopathologic entity. J Pediatr 2007;151(6):707-9.
728. Panush RS, Yonker RA, Dlesk A. Weber-Christian disease: analysis of 15 cases and review of the literature. Medicine 1985;64:181-191.
729. White JM, Winkelman RK. Weber-Christian panniculitis: a review of 30 cases with this diagnosis. J Am Acad Dermatol 1998;39:56-6.
730. Garg A. Lipodystrophies: Genetic and acquired body fat disorders. J Clin Endocrinol Metab 2011;96(11):3313-25.
731. Berardinelli W. An undiagnosed endocrinometabolic syndrome – report of two cases. J Clin Endocrinol Metab 1954;14(2):193-204.
732. Seip M. Lipodystrophy and gigantism with associated endocrine manifestations, A new diencephalic syndrome? Acta Paediatr Scand 1959;48:555-74.
733. Haghighi A, Razzaghy-Azar M, Talea A, Sadeghian M, Ellard S, Haghighi A. Identification of a novel nonsense mutation and a missense substitution in the AGPAT2 gene causing congenital generalized lipodystrophy type 1. Eur J Med Genet 2012;55(11):620-4.
734. Szymanski KM, Binns D, Bartz R, Grishin NV, Li WP, Agarwal AK et al. The lipodystrophy protein seipin is found at endoplasmic reticulum lipid droplet junctions and is important for droplet morphology. Proc Natl Acad Sci USA 2007;104(52):20890-5.
735. Khalife WI, Mourtada MC, Khalil J. Dilated cardiomyopathy and myocardial infarction secondary to congenital generalizes lipodystrophy. Tex Heart Inst J 2008;35(2):196-9.
736. Garg A, Agarwal AK. Caveolin-1: a new locus for human lipodystrophy. J Clin Endocrinol Metabol 2008;93(4):1183-5.
737. Shastry S, Delgado MR, Dirik E, Turkmen M, Agarwal AK, Garg A. Congenital Generalized Lipodystrophy, Type 4 (CGL4) associated with myopathy due to novel PTRF mutations. Am J Med Genet 2010;152A(9):2245-2253.
738. Indumathi CK, Lewin S, Ayyar V. Berardinelli Seip syndrome with insulin-resistant diabetes mellitus and strok in an infant. Indian J Endocrinol Metab 2011;15 (Suppl1): S62-S64.
739. Maguire M, Lungu A, Gorden P, Cochran E, Stratton P. Pregnancy in a woman with congenital generalized lipodistrophy. Obstet Gynecol 2012;119 (2 Pt 2):452-5.
740. Viégas RFM, Diniz RVZ, Viégas TMRF, Lira EB, Almeida DR. Cardiac involvement in total generalized lipodystrophy (Berardinelli-Seip Syndrome). Arq Bras Cardiol 2000;75(3):243-8.
741. Beltrand J, Beregszaszi M, Chevenne D, Sebag G, Kerdanet MD, Huet F et al. Metabolic correlation induced by leptin replacement treatment in young children with Berardinelli-Seip congenital lipoatrophy. Pediatrics 2007;120(2):291-6.
742. Ebihara K, Kusakabe T, Hirata M, Masuzaki H, Miyanaga F, Kobayashi N et al. Efficacy and safety of leptin-replacement therapy and possible mechanisms of leptin actions in patients with generalized lipodystrophy. J Clin Endocrinol Metab 2007;92:532-41.
743. Dong G, Liang L, Zou C. Congenital generalized lipodystrophy in a 4-year-old Chinese girl. Indian Pediatr 2005;42:1036-8.
744. Figueiredo-Filho PP, Val AC, Diamante R, Cunha CF, Norton RC, Lamounier JA et al. Congenital generalized lipodystrophy. J Pediatr 2004;80(4):333-6.
745. Javor ED, Cochran EK, Musso C, Young JR, DePaoli AM, Gorden P. Long-term efficacy of leptin replacement in patients with generalized lipodystrophy. Diabetes 2005;54:1994-2002.
746. Chan JL, Lutz K, Cochran E, Huang W, Peters Y, Weyer C et al. Clinical effects of long-term metreleptin treatment in patients with lipodystrophy. Endocr Pract 2011;17 (6):922-932.
747. Satoh M, Yoshizawa A, Takesue M, Saji T, Yokoya S. Long-term effects of recombinant human insulin-like growth factor I treatment on glucose and lipid metabolism and the growth of a patient with congenital generalized lipodystrophy. Endocrine Journal 2006;53(5):639-45.
748. Chao PJ, Tsai JCR, Chang DM, Shin SJ, Lee YJ. A case of acquired generalized lipodystrophy with cerebellar degeneration and type 2 diabetes mellitus. Rev Diabetic Stud 2004;1:193-7.
749. Köbberling J, Willms B, Katterman R, Creutzfeldt W. Diabetes mellitus und familiar, partielle lipoatrophie. In Diabetes Mellitus,2. Intern. Donau-Synposium Verlag der Weiner Medizinischen Akademie, 1971,427-30.
750. Dunnigan MG, Cochrane MA, Kelly A et al. Familial lipoatrophic diabetes with dominant transmission – new syndrome. Q J Med 1974;43(169):33-48.
751. Hegele RA, Joy TR, Al-Attar SA, Rutt BK. Lipodystrophies: windows on adipose biology and metabolism. J Lipid Res 2007;48:1433-44.
752. Young J, Morbois-Trabut L, Couzinet B, Lascols O, Dion E, Béréziat V et al. Type A insulin resistance syndrome revealing a novel lamin A mutation. Diabetes 2005;54:1873-8.
753. Vigoroux C, Magré J, Vantyghem M, Bourut C, Lascols O, Shackleton S et al. Sex-determined expression of mutations in Dunningan-type familial partial lipodystrophy and absence of coding mutations in congenital and acquired generalized lipoatrophy. Diabetes 2000;49:1958-62.
754. Maraldi MN, Capanni C, Mattioli E, Columbaro M, Squarzoni S, Parnaik WK et al. A pathogenic mechanism leading to partial lipodystrophy and prospects for pharmacological treatment of insulin resistance syndrome. Acta Biomed 2007;78(Suppl 1):207-15.
755. Garg A, Vinaitheerthan M, Weatherall PT, Bowcock AM. Phenotypic heterogeneity in patients with familial partial lipodystrophy (Dunnigan Variety) related to the site of missense mutations in lamin A/C gene. J Clin Endocrinol Metab 2001;86:59-65.
756. Lüdtke A, Buettner J, Wu W, Muchir A, Schroeter A, Zinn-Justin S et al. Peroxisome proliferator-activated receptor-γ C190S mutation causes partial lipodystrophy. J Clin Endocrinol Metab 2007;92:2248-55.
757. Valerio CM, Zajdenverg L, Oliveira JE, Mory PB, Moyses RS, Godoy-Matos AF. Body composition study by dual-energy x-ray absorptiometry in familial partial lipodystrophy: finding new tools for na objective evaluation. Diabetology & Metabolic Syndrome 2012, 4:40.
758. Tam MM, Berger P. Partial face-sparing lipodystrophy (Köbberling-Dunnigan syndrome): report of a sporadic case. Australas J Dermatol 1998;59:100-5.
759. Herbst K, Tannock LR, Deeb SS, Purnell JQ, Brunzell JD, Chait A. Köbberling type of familial partial lipodystrophy. An underrecognized syndrome. Diabetes Care 2003;26:1819-24.
760. Hegele RA, Al-Attar SA, Rutt BK. Obstructive sleep apnea in 2 women with familial partial lipodystrophy due to a heterozygous LMNA R482Q mutation. CMAJ 2007;177(7):743-5.
761. Vantyghem MC, Vincent-Desplanques D, Defrance-Faivre F, Capeau J, Fermon C, Valat AS et al. Fertility and obstetrical complications in women with LMNA-related familial partial lipodystrophy. J Clin Endocrinol Metab 2008;[Epub ahead of print].
762. Vantyghem MC, Pigny P, Maurage CA, Rouaix-Emery N, Stojkovic T, Cuisset JM et al. Patients with familial partial lipodystrophy os the Dunnigan type due to LMNA R482W mutation show muscular and cardiac abnormalities. J Clin Endocrinol Metab 2004;89:5337-46.
763. Iwanishi M, Ebihara K, Kusakabe T, Harada S, Ito-Kobayashi J, Tsuji A et al. Premature atherosclerosis in a Japanese diabetic patient with atypical familial partial lipodystrophy and hypertriglyceridemia. Int Med 2012;51:2573-9.
764. Hegele RA, Joy TR, Al-Attar SA, Rutt BK. Lipodystrophies: windows on adipose biology and metabolism. J Lipid Res 2007;48:1433-44.
765. Morel CF, Thomas MA, Cao H, O'Neil CH, Pickering JG, Foulkes WD et al. A LMNA Splicing mutation in two sisters with severe Dunnigan-type familial partial lipodystrophy type 2. J Clin Endocrinol Metab 2008;91:2689-95.
766. Guettier J, Park JY, Cochran EK, Poitou C, Basdevant A, Meier M et al. Leptin therapy for partial lipodystrophy linked to a PPAR-y mutation. Clin Endocrinol 2008;68(4):547-54.
767. Utzschneider KM, Trence DL. Effectiveness of gastric bypass surgery in a patient with familial partial lipodystrophy. Diabetes Care 2006;29(6):1380-2.
768. Ziegler LH. Lipodystrophies: report of seven cases. Brain 1928;51:145-67.

769. Aronson IK, Fiedler VC. Of mice and man. The road to understanding the complex nature of adipose tissue and lipoatrophy. Arch Dermatol 2003;139(1):81-3.
770. Mahajan VK, Sharma NL, Sharma VC, Sarin S, Sharma RC, Sood B. Acquired generalized lipodystrophy (panniculitis variety) triggered by pulmonary tuberculosis. Int J Dermatol 2007;46:886-8.
771. Chao PJ, Tsai J, Chang DM, Shin SJ, Lee YJ. A case of acquired generalized lipodystrophy with cerebellar degeneration and type 2 diabetes mellitus. Rev Diabetic Stud 2004;1:193-7.
772. Pope E, Janson A, khambalia A, Feldman B. Childhood acquired lipodystrophy: a retropective study. J Am Acad Dermatol 2006;55:947-50.
773. Eren E, Ozkan TB, Çakir ED, Saglam H, Tarim O. Acquired generalized lipodystrophy associated with autoimune hepatites and low serum C4 level. J Clin Res Ped Endo 2010;2(1):39-42.
774. Park JY, Chong AY, Cochran EK, Kleiner DE, Haller MJ, Schatz DA et al. Type 1 diabetes associated with acquired generalized lipodystrophy and insulin resistance: the effect of long-term leptin therapy. J Clin Endocrinol Metab 2008;93(1):26-31.
775. Mitchell SW. Singular case of absence of adipose matter in upper half of the body. Diabetes 1885;16:105-6.
776. Tüzün B, Kirçuval D, Demirkesen C, Göksügür N, Ünal G, Tüzün Y. Barraquer-Simons syndrome with benign infundibulocystic proliferation. Int J Dermatol 2003;42(3): 210-2.
777. Requena-Caballero C, Ángel-Navarro-Mira M, Bosch IF, Bauxauli JMF, Aliaga-Boniche A. Barraquer-Simons lipodystrophy associated with antiphospholipid syndrome. J Am Acad Dermatol 2003;49(4):768-9.
778. Hegele RA, Cao H, Liu DM, Costain GA, Charlton-Menys V, Rodger NW et al. Sequencing of the reannotated LMNB2 gene reveals novel mutations in patients with acquired partial lipodystrophy. Am J Hum Genet 2006;79:383-9.
779. Winhoven SM, Hafejee A, Coulson IH. An unusual case of an acquired acral partial lipodystrophy (Barraquer-Simons syndrome) in a patient with extrinsic allergic alveolitis. Clin Exp Dermatol 2006;31(4):594-6.
780. Porter WM, O'Gorman-Lalor O, Lane RJM, Francis N, Bunker CB. Barraquer-Simons lipodystrophy, Raynaud's phenomenon and cutaneous vasculitis. Clin Exp Dermatol 2000;25(4):277-80.
781. Font J, Herrero C, Bosch X, Cervera R, Ingelmo M, Mascaró JM. Systemic lupus erythematous in a patient with partial lipodystrophy. J Am Acad Dermatol 1990;22:337-40.
782. Lee LA, Hobbs KF. Lipodystrophy and metabolic abnormalities in a case of adult dermatomyositis. J Am Acad Dermatol 2007;57:S85-7.
783. Perrot H, Delaup JP, Chouvet B. Lipodystrophie de Barraquer et Simons anomalies complémentaires et vasculite leucocytoclasique cutanée. Ann Dermatol Venereol 1987;114:1083-91.
784. Gschwandtner WR, Münzberger H. Lipoatrophia semicircularis. Ein Beitrag zu bandförmig-circulären. Atrophien des subcutanen Fettgewebes im Extremitätenbereich. Hautarzt 1974;25:222-7.
785. Gruber PC, Fuller LC. Lipoatrophy semicircularis induced by trauma. Clin Exp Dermatol 2001;26:269-71.
786. Senecal S, Victor V, Choudat D, Hornez-Davin S, Conso F. Semicircular lipoatrophy: 18 cases in the same company. Contact Dermatitis 2000;42:101-2.
787. Nagore E, Sánchez-Motilla JM, Rodriguea-Serna M, Vilata JJ, Aliaga A. Lipoatrophia semicircularis – a traumatic panniculitis: report of seven cases and review of the literature. J Am Acad Dermatol 1998;39:879-81.
788. Gómez-Espejo C, Pérez-Bernal A, Camacho-Martínez F. A new case of semicircular lipoatrophy associated with repeated external microtraumas and review of the literature. J Eur Acad Dermatol Venereol 2005;19(4):459-61.
789. Zafra-Cobo MI, Yuste-Chaves M, Garabito-Solovera E, Santos-Briz A, Móran-Estefanía M, Unamuno-Pérez P. Pressure-induced lipoatrophia semicircularis. Actas Dermosifiliogr 2008;99:396-8.
790. Flagothier C, Quatresooz P, Pierard GE. Lipolyse életromagnétique et lipoatrophie semi-circulaire des cuisses. Ann Dermatol Venereol 2006;133(6-7):577-80.
791. Kuperman-Beade M, Laude TA. Partial lipoatrophy in a child. Pediatr Dermatol 2000;17(4):302-3.
792. Kayikcioglu A, Akyurek M, Erk Y. Semicircular lipoatrophy after intragluteal injection of benzathine penicillin. J Pediatr 1996;129:166-7.
793. Malins J. Clinical diabetes mellitus. London: Eyre & Spottiswoode; 1968. p. 408.
794. Underwood LE, Voina SJ, Van Wyk JJ. Restoration of growth by human growth hormone (Roos) in hypopituitary dwarfs immunized by other human growth hormone preparations: clinical and immunological studies. J Clin Endocrinol Metab 1974;38:288-97.
795. Soria A, Maubec E, Henry-Feugeas MC, Marinho E, LeBozec P, Huisse MG et al. Panniculites secondaires à La toxicité vasculaire de l'interféron beta-1a. Ann Dermatol Venereol 2007;134:374-7.
796. O'Sullivan SS, Cronin EM, Sweeney BJ, Bourke JF, Fitzgibbon J. Panniculitis and lipoatrophy after subcutaneous injection of interferon β-1b in a patient with multiple sclerosis. J Neurol Neurosurg Psychiatry 2006;77:1382-3.
797. Ball NJ, Cowan BJ, Moore GRW, Hashimoto SA. Lobular panniculitis at the site of glatiramer acetate injections for the treatment of relapsing-remitting multiple sclerosis. A report of two cases. J Cutan Pathol 2008;35(4):407-10.
798. Almeida LMS, Requena L, Kutzner H, Angulo J, Sa JD, Pignatelli J. Localized panniculitis secondary to subcutaneous glatiramer acetate injections for the treatment of multiple sclerosis: a clinicopathologic and immunohistochemical study. J Am Acad Dermatol 2006;55:968-74.
799. Soós N, Shakery K, Mrowietz U. Localized panniculitis and subsequent lipoatrophy with subcutaneous glatiramer acetate (Copaxone®) injection for the treatment of multiple sclerosis. Am J Clin Dermatol 2004;5(5):357-9.
800. Haas N, Henz BM, Bunikowski R, Keitzer R. Semicircular atrophy in a child with systemic lúpus erythematous after subcutaneous injections with methotrexate. Pediatr Dermatol 2002;19(5):432-5.
801. Haas N, Henz BM, Bunikowski R, Keitzer R. Semicircular atrophy in a child with systemic lúpus erythematous after subcutaneous injections with methotrexate. Pediatr Dermatol 2002;19(5):432-5.
802. Fardet L, Cabane J, Lebbé C, Morel P, Flahault A. Incidence and risk factors for corticosteroid-induced lipodystrophy: A prospective study. J Am Acad Dermatol 2007;57(4):604-9.
803. Fardet L, Flahault A, Kettaneh A, Tiev KP, Générau T, Tolédano C et al. Corticosteroid-induced clinical adverse events: frequency, risk factors and patient's opinion. Br J Dermatol 2007;157(1):142-8.
804. Avilés-Izquierdo JA, Longo-Imedio MI, Hernánz-Hermosa JM, Lázaro-Ochaita P. Bilateral localized lipoatrophy secondary to a single intramuscular corticosteroid injection.Dermatol Online J 2006;12(3):17.
805. Richardson T, Kerr D. Skin-related complications of insulin therapy. Epidemiology and emerging management strategies. Am J Clin Dermatol 2003;4(10):661-7.
806. Arranz A, Andia V, López-Guzmán A. A case of lipoatrophy with Lispro insulin without insulin pump therapy. Diabetes Care 2004;27(2):625-6.
807. Ampudia-Blasco J, Girbes J, Carmena R. A case of lipoatrophy with insulin glargine: long-acting insulin analogs are not exempt from this complication. Diabetes Care 2005;28(12):2983.
808. Shimizu I, Furuya K, Osawa H, Fujii Y, Makino H. A case of insulin-induced localized lobular panniculitis with evidence for the phagocytosis of insulin by histiocytes. Endocr J 2007;54:477-80.
809. Ramos AJS, Farias MA. Human insulin-induced lipoatrophy: a successful treatment with glucocorticoid. Diabetes Care 2006;29(4):926-7.
810. Lopez X, Castells M, Ricker A, Velazquez EF, Mun E, Goldfine AB. Human insulin analog-induced lipoatrophy. Diabetes Care 2008;31(3):442-4.
811. Baril JG, Junod P, LeBlanc R, Dion H, Therrien R, Laplante F et al. HIV-associated lipodystrophy syndrome: a review of clinical aspects. Can J Infect Dis Microbiol 2005;16(4):23-43.
812. Miller J, Carr A, Emery S, Law M, Mallal S, Baker D et al. HIV lipodystrophy: prevalence, severity and correlates of risk in Australia. HIV Med 2003;4(3):293-301.
813. Kaluda TN. Pharmacology of nucleoside and nucleotide reverse transcriptase inhibitor mitochondrial toxicity. Clin Ther 2000;2:685-708.
814. Kaluda TN, Brundage RC, Anderson PL, Fletcher CV. Nucleoside reverse transcripatse inhibitor-induced mitochondrial toxicity as an etiology for lipodistrophy. AIDS 1999;13:2311-1.
815. Walker UA, Brinkman D. NRTI-induced mitochondrial toxicity as a mechanism for HAART related lipodystrophy. Fact or fiction? HIV Med 2001;2:16305.
816. Chen CH, Vasquez-Padua M, Cheng YC. Effect of anti-human immunodeficiency virus nucleoside analogs on mitochondrial DNA and its implications for delayed toxicity. Mol Pharmacol 1991;39:625-8.
817. Brinkman K, ter Hofstede HJ, Burger DM, Smeitink JA, Koopmans PP. Adverse effects of reverse transcriptase inhibitors: mitochondrial toxicity as common pathway. AIDS 1998;12:1735-44.
818. Longley MJ, Ropp PA, Lim SE, Copeland WC. Characterization of the native and recombinant catalytic subunit of human DNA polymerase gamma: identification of residues critical for exonuclease activity and dideoxynucleotide sensitivity. Biochemistry 1998;37:10529-39.
819. Freitas P, Carvalho D, Santos AC, Mesquita J, Matos MJ, Madureira AJ et al. Lipodystrophy defined by fat mass ratio in HIV-infected patients is associated with a high prevalence of glucose disturbances and insulin resistance. BMC Infectious Diseases 2012;12:180.
820. Jain SS, Ramteke KB, Raparti GT, Kaira S. Pathogenesis and treatment of human immunodeficiency virus lipodystrophy. Indian J Endocrinol Metab 2012;16 (Suppl 1): S20-S26.
821. Ledru E, Christeff N, Patey O, de Truchis P, Melchior JC, Gougeon ML. Alteration of tumor necrosis factor-alpha T-cell homeostasis following potent antiretroviral therapy: contribution to the development of human immondeficiency vírus-associated lipodystrophy syndrome. Blood 2000;95:3191-8.
822. Albu JB, Johnson J, Engelson ES, Jonescu G, Sheikhan J, Kotler DP. Studies of subcutaneous adipose tissue (SAT) in HIV+ subjects with and without lipodystrophy. In: Program and abstracts of the XIV International AIDS Conference (Barcelona). Barcelona: Fundación Barcelona SIDA 2002.
823. Jones D. Approaches to treatment of HIV facial lipoatrophy. Skin Therapy Lett 2005; 10(9):5-7.
824. Colebunders R, Dreezen C, De Roo A, Florence E, deMey I, Schrooten W. LIpodystrophy in women taking antiretroviral therapy. Antivir Ther 2000;5(S5):57.
825. Jaquet D, Levine M, Ortega-Rodriguez E, Faye A, Polak M, Vilmer E et al. Clinical and metabolic presentation of the lipodystrophic syndrome in HIV-infected children. AIDS 2000;14(14):2123-8.
826. Bernasconi E. Metabolic effects of protease inhibitor therapy. AIDS Read 1999;9:254-6.
827. Dong LK, Bausserman LL, Flynn MM, Dickinson BP, Flanigan TP, MIleno MD et al. Changes in body habitus and serum lipid abnormalities in HIV-positive women on highly active antiretroviral therapy (HAART). J Acquir Immune Defic Syndr 1999;21(12):107-13.

828. Hendricks KM, Dong KR, Tang AM, Ding B, Spiegelman D, Woods MN et al. High-fiber diet in HIV positive men is associated with lower risk of developing fat deposition. Am J Clin Nutr 2003;78(4):790-5.
829. Hatano H, Miller KD, Yoder CP, Yanovski JA, Sebring NG, Jones EC et al. Metabolic and anthropometric consequences of interruption of highly active antiretroviral therapy. AIDS 2000;14(13):1935-42.
830. Levan P, Nguyen TH, Lallemand F, Mazetier L, Mimoun M, Rozembaum W et al. Correction of facial lipoatrophy in HIV-infected patients on highly active antiretroviral therapy by injection of autologus fatty tissue. AIDS 2002;16(14):1985-7.
831. Strauch B, Baum T, Robbins N. Treatment of HIV-associated lipodystrophy with dermafat graft transfer to the malar area. Plast Reconstr Surg 2004;113:363-70.
832. Cattelan AM, Bauer U, Trevenzoli M, Sasset L, Campostrini S, Facchin C et al. Use of polylactic acid implants to correct facial lipoatrophy in human deficiency virus 1-positive individuals receiving combination antiretroviral therapy. Arch Dermatol 2006;142:329-34.
833. Behcet H. Uber re8zidivierende, aphthose, durchein Virus verursachte Geschwure am Mund, am Auge und anden Genitalien. Dermatol Wochenschr. 1937. 36:1152-7.
834. Mahr A, Maldini C. [Epidemiology of Behçet's disease]. Rev Med Interne. 2014 Feb. 35(2):81-9.
835. Kim DK, Chang SN, Bang D, Lee ES, Lee S. Clinical analysis of 40 cases of childhood-onset Behcet's disease. *Pediatr Dermatol.* 1994 Jun. 11(2):95-101.
836. Dalgaard JB, Scott D. Mucocutaneous-ocular syndrome with intestinal involvement; a clinical and pathological study of four fatal cases. Am J Med. 1958 Dec. 25(6):857-67.
837. International Team for the Revision of the International Criteria for Behçet's Disease (ITR-ICBD). The International Criteria for Behçet's Disease (ICBD): a collaborative study of 27 countries on the sensitivity and specificity of the new criteria. J Eur Acad Dermatol Venereol. 2014 Mar. 28(3):338-47.
838. Yurdakul S, Yazici H. Behçet's syndrome. Best Pract Res Clin Rheumatol. 2008 Oct. 22(5):793-809.
839. Ideguchi H, Suda A, Takeno M, Ueda A, Ohno S, Ishigatsubo Y. Behçet disease: evolution of clinical manifestations. *Medicine (Baltimore).* 2011 Mar. 90(2):125-32.
840. Lee ES, Bang D, Lee S. Dermatologic manifestation of Behçet's disease. Yonsei Med J. 1997 Dec. 38(6):380-9.
841. Kim B, LeBoit PE. Histopathologic features of erythema nodosum--like lesions in Behçet disease: a comparison with erythema nodosum focusing on the role of vasculitis. Am J Dermatopathol. 2000 Oct. 22(5):379-90.
842. Mat C, Yurdakul S, Sevim A, Özyazgan Y, Tüzün Y. Behçet's syndrome: facts and controversies. Clin Dermatol. 2013 Jul-Aug. 31(4):352-61.
843. Azizlerli G, Ozarmagan G, Ovül C, Sarica R, Mustafa SO. A new kind of skin lesion in Behçet's disease: extragenital ulcerations. Acta Derm Venereol. 1992 Aug. 72(4):286.
844. Desbois AC, Wechsler B, Cluzel P, Helft G, Boutin D, Piette JC et al. [Cardiovascular involvement in Behçet's disease]. Rev Med Interne. 2014 Feb. 35(2):103-11.
845. Hatemi G, Silman A, Bang D, Bodaghi B, Chamberlain AM, Gul A et al. Management of Behçet disease: a systematic literature review for the European League Against Rheumatism evidence-based recommendations for the management of Behçet disease. Ann Rheum Dis. 2009 Oct. 68(10):1528-34.
846. Sfikakis PP. Behcet's disease: a new target for anti-tumour necrosis factor treatment. Ann Rheum Dis. 2002 Nov. 61 Suppl 2:ii51-3.
847. Mossner R, Zimmer L, Berking C et al. Erythema-nodosum like lesions during BRAF inhibitor therapy: report on 16 new cases and review of the literature. J Eur Acad Dermatol Venereol 2015;29:1797-1806.
848. Sandoval M, Giesen L, Cataldo K, Gonzalez S. Postirradiation pseudosclerodermatous panniculitis of the leg: report of a case and review of the literature. Am J Dermatopathol 2015 Jul. 37(7):587-9.
849. Fernanda F, Serena C, Giustina R, Antonella B, Alessandra D, Alessio M. Mycophenolate mofetil treatment in two children with severe polyarteritis nodosa refractory to immunosuppressant drugs. Rheumatol Int. 2012 Jul. 32(7):2215-9.
850. Zhou Q, Yang D, Ombrello AK, Zavialov AV, Toro C et al. Early-onset stroke and vasculopathy associated with mutations in ADA2. *N Engl J Med.* 2014 Mar 6. 370 (10):911-20.
851. Navon Elkan P, Pierce SB, Segel R, Walsh T, Barash J et al. Mutant adenosine deaminase 2 in a polyarteritis nodosa vasculopathy. *N Engl J Med.* 2014 Mar 6. 370 (10): 921-31.
852. Saunier A, Issa N, Vandenhende M et al. Treatment of polyarteritis nodosa with tocilizumab: a new therapeutic approach? RMD Open 2017;3:e000446. doi: 10.1136/rmdopen-2017-000446.
853. Bonomo L, Ghoneim S, Levitt J. A Case of Granuloma Annulare Associated with Secukinumab Use. Case Reports in Dermatological Medicine, vol. 2017, Article ID 5918708, 4 pages, 2017. doi:10.1155/2017/5918708.
854. Voulgari PV, Markatseli TE, Exarchou AS et al. Granuloma annulare induced by anti-tumor necrosis factor therapy Annals of the Rheumatic Diseases 2008;67:567-570.
855. Guhl G, García-Díez A. Subcutaneous sweet syndrome. Dermatol Clin. 2008; 26(4):541-551, viii-ix.
856. Agarwal A, Barrow W, Selim MA, Nicholas MW. Refractory Subcutaneous Sweet Syndrome Treated With Adalimumab. JAMA Dermatol. 2016;152(7):842-844.
857. Adame J, Cohen PR. Eosinophilic panniculitis: diagnostic considerations and evolution. J Am Acad Dermatol 1996;34:229-234.
858. Boroni G, Torti S, D'Ospina RM, Pezzini C.Drug-induced panniculitides. G Ital Dermatol Venereol 2004;149:263-270.
859. Cho KH, Kim YG, Yang SG, Lee DY, Chung JH. Inflammatory nodules of the lower legs: a clinical and histological analysis of 134 cases in Korea. J Dermatol 1997;24:522-529.
860. Maleki D, Sayyah A, Rahimi-Rad MH, Gholemi N.Kimura's disease with eosinophilic panniculitis, treated with cyclosporine: a case report. Allergy Asthma Clin Immunol 2010;6:5 [E-publication;PMID20236545].
861. Cuong TH, Nousari HC. Surgical Pearl: Double-trephine punch biopsy technique for sampling subcutaneous tissue. J Am Acad Dermatol. 2003;48:609-10. ISSN 0190-9622. https://doi.org/10.1067/mjd.2003.88. www.sciencedirect.com/science/article/pii/S0190962202614926).
862. Arps DP, Patel RM. Lupus profundus (panniculitis). A potential mimic of subcutaneous panniculitis-like T-cell lymphoma. Arch Pathol Lab Med. 2013 Sept;137.
863. LeBlanc RE, Tavallaee M, Kim YH, Kim J. Useful parameters for distinguishing subcutaneous panniculitis-like T-cell lymphoma from lupus erythematosus panniculitis. Am J Surg Pathol. 2016 Jun;40(6).
864. Hemmige V, Tanowitz H, Sethi A. Trypanosoma cruzi infection: a review with emphasis on cutaneous manifestations. Int J Dermatol. 2012 May;51(5):501-508.
865. Oliveira WRP et al. Lobular panniculitis of the thigh as the only cutaneous manifestation of reactivation of Chagas disease in a renal transplant patient: a case report. Revista da Sociedade Brasileira de Medicina Tropical [online]. 2021, v. 54 [accessed 11 July 2022]. https://doi.org/10.1590/0037-8682-0269-2020.
866. Muzy G, Mayor SAS, Lellis RF. Subcutaneous fat necrosis of the newborn: clinical and histopathological correlation. An Bras Dermatol. 2018;93(3):412-4.
867. Mong C, Tsai M, Gharavi NM, Smart C, Lee DJ, Young L. Abatacept-induced lupus erythematosus panniculitis in a patient with rheumatoid arthritis. Proc UCLA Healthcare. 2012;16.
868. Borroni G, Torti S, D'Ospina RM, Pezzini C. Drug-induced panniculitides. G Ital Dermatol Venereol. 2014 Apr;149(2):263-70.

capítulo 40

Luciana Patrícia Fernandes Abbade • José Roberto Pegas

Afecções Ulcerosas

INTRODUÇÃO

A úlcera cutânea caracteriza-se por lesão com perda de tecido atingindo a epiderme, derme e, às vezes, chegando ao tecido celular subcutâneo ou a tecidos mais profundos. Inúmeras dermatoses têm as úlceras como lesões elementares, as quais podem ser agudas ou crônicas. As agudas cicatrizam de maneira apropriada, com manutenção da integridade anatômica e funcional uma vez cicatrizadas. Os representantes desse grupo são as úlceras traumáticas e pós-cirúrgicas.

As úlceras crônicas, diferentemente das úlceras agudas, estacionam na fase inflamatória ou proliferativa do processo de cicatrização e possuem algumas características em seu microambiente que contribuem para esse atraso na cicatrização, como: i) acúmulo de metaloproteinases, colagenases e elastases, as quais degradam prematuramente colágeno e fatores de crescimento; ii) microambiente com hipóxia (baixa tensão de oxigênio), o que leva à proliferação de fibroblastos e consequentemente ao aumento da fibrose tecidual; iii) prejuízo na angiogênese; iv) diminuição da função dos macrófagos e, portanto, da defesa local aos micro-organismos aumentando a propensão para serem colonizadas por bactérias e formação de biofilmes.[1,2]

Um grande grupo de doenças se manifesta como úlceras crônicas, como as dos membros inferiores e as por pressão. Afetam grande parcela da população adulta e causam significante impacto social e econômico, em termos de cuidados médicos e de enfermagem, ausência ao trabalho e redução da qualidade vida.

Algumas úlceras agudas são de interesse na prática dermatológica por apresentarem abordagem específica, principalmente as secundárias a queimaduras e deiscências cirúrgicas.

ÚLCERAS AGUDAS

Abordagem das queimaduras

As queimaduras são classificadas de acordo com a sua profundidade e tamanho, sendo geralmente mensuradas pelo percentual da superfície corporal acometida. As de primeiro grau envolvem apenas a epiderme, enquanto as de segundo grau, atualmente, são divididas em segundo grau superficial e segundo grau profundo. As queimaduras de segundo grau superficial são as que envolvem a epiderme e a porção mais superficial da derme. As queimaduras de segundo grau profundas são as que acometem toda a derme, sendo semelhantes às queimaduras de terceiro grau. Como há risco de destruição das terminações nervosas da pele, esse tipo de queimadura, que é bem mais grave, pode até ser menos doloroso que as queimaduras mais superficiais. As glândulas sudoríparas e os folículos pilosos também podem ser destruídos, fazendo com que a pele fique seca e perca seus pelos.

As queimaduras de terceiro grau são profundas, acometem toda a derme e atingem tecidos subcutâneos, com destruição total de nervos, folículos pilosos, glândulas sudoríparas e capilares sanguíneos, podendo inclusive atingir músculos e estruturas ósseas.[3]

Abordagem e classificação da queimadura de acordo com a profundidade.[4]

- **Primeiro grau:**
  - Compromete apena a epiderme.
  - Apresenta eritema, calor e dor.
  - Evolui com descamação em poucos dias.
  - Regride sem deixar cicatriz.
  - A repercussão sistêmica é desprezível.
  - Não é considerada na avaliação da área atingida.
- **Segundo grau:**
  - Compromete totalmente a epiderme e parcialmente a derme.
  - Apresenta dor, eritema, edema, bolhas, erosão ou ulceração.
  - Há regeneração espontânea.
  - Ocorre reepitelização a partir dos anexos cutâneos (folículos pilosos e glândulas).
  - Cicatrização mais lenta (2 a 4 semanas).
  - Pode deixar sequelas: discromia (superficial) e cicatriz (profunda).
- **Terceiro grau:**[4]
  - Destrói todas as camadas da pele, atinge o subcutâneo podendo alcançar ligamentos, tendões, músculos e ossos.
  - Causa lesão branca ou marrom, seca, dura e inelástica.
  - É indolor.
  - Não há regeneração espontânea, necessitando de enxertia.
  - Eventualmente pode cicatrizar, porém com retração de bordas.

A injúria térmica provoca no organismo uma resposta local, traduzida por necrose de coagulação tecidual e progressiva trombose dos vasos adjacentes num período de 12 a 48 horas. A ferida da queimadura a princípio é estéril, porém o tecido necrótico rapidamente se torna colonizado por bactérias endógenas e exógenas, produtoras de proteases, que levam à liquefação e separação da escara, dando lugar ao tecido de granulação responsável pela cicatrização da ferida, que se caracteriza por alta capacidade de retração e fibrose nas queimaduras de terceiro grau.

A primeira conduta é a remoção da fonte de calor e resfriamento do local com água corrente fria (não gelada) ou ducha. Compressas de água fria também auxiliam no alívio da dor. Nas queimaduras de primeiro grau, pode ser utilizado corticosteroide tópico para reduzir a inflamação. É importante recomendar medidas de fotoproteção para evitar discromias residuais.

Com relação às queimaduras de segundo grau, controlada a dor pode-se então proceder à excisão das bolhas grandes, deixando intactas as pequenas, e o debridamento dos tecidos desvitalizados, realizando-se uma limpeza profunda da ferida com clorexidina diluída ou iodopolivinilpirrolidona (PVPI) e enxaguando com água ou solução fisiológica. A PVPI deve ser deixada por 5 minutos para que ocorra a liberação do iodo, que tem propriedade antimicrobiana. Nesse caso deve ser evitado o enxágue com solução fisiológica, que pode inativar parcialmente a PVPI. Em seguida faz-se o curativo, aplicando de preferência gaze vaselinada estéril, cobrindo com ataduras de gaze e enfaixando-se com bandagem de crepom sem compressão excessiva. A sulfadiazina de prata deve ser evitada a princípio, pois é possível que dificulte a avaliação da área queimada, que pode progredir nas primeiras 48 horas.

A sulfadiazina apresenta a desvantagem da necessidade de troca idealmente a cada 12 horas, o que torna essa prática diária quase impossível devido à dor e desconforto, além das dificuldades logísticas da equipe multiprofissional envolvida. Consequentemente, a troca dos curativos com sulfadiazina passou a ser diária como rotina nos diversos centros de tratamento de queimadura. A rotina de curativos com sulfadiazina tende a ser muito estressante para as vítimas de queimadura, pois a manipulação diária da ferida causa dor intensa e trauma psicológico, principalmente nas crianças. Diante desse desafio, novas opções de tratamento tópico vêm surgindo com o uso de curativos em forma de folhas impregnadas com prata iônica, que permitem trocas mais esporádicas.

Curativos de lâminas impregnadas por prata iônica (Atrauman Ag®, Mepilex Ag®, Mepilex Border Ag® e Silvercel® não aderente) e hidrofibra com prata (Aquacel Ag®) apresentam características que os tornam muito promissores como substitutos do creme de sulfadiazina de prata 1% no tratamento tópico de feridas de queimaduras, mesmo nas mais profundas de espessura total. Além da proteção contra infecção, eles oferecem a enorme vantagem de as trocas serem espaçadas entre 4 e 7 dias, quando comparados à sulfadiazina, que exige a troca diária dos curativos, minimizando dor e desconforto aos pacientes. Entretanto, para queimaduras de face, genitália e períneo, opinamos que a sulfadiazina de prata ainda apresenta vantagens de aplicação quando comparada a esses novos curativos de prata iônica.[5]

O tratamento cirúrgico da queimadura inclui desbridamento e cobertura cutânea por autoenxertia de pele parcial das áreas queimadas de segundo grau profundo e terceiro grau.

Para queimaduras de espessura parcial, o uso de substitutos de pele através de bioengenharia, como o Biobrane®, o TransCyte®, o Dermagraft®, o Apligraf®, a cultura da pele autóloga e a cultura da pele alogênica, é seguro e tão eficaz quanto agentes tópicos, curativos ou enxerto.[6] Para maiores informações sobre o tema, veja o Capítulo 163 – Curativos e Coberturas.

Abordagem das deiscências cirúrgicas

Quando há interferência no desenvolvimento da cicatrização relacionada ao tipo de afecção cirúrgica, às condições gerais do paciente e ao procedimento técnico adotado, surgem complicações locais que necessitam de cuidados específicos. Entre as complicações mais frequentes que comprometem a ferida cirúrgica de pequeno e principalmente de médio a grande porte, podem ser citadas: seroma, hematoma, deiscência, infecção e infecção necrosante de partes moles, entre outras.

A deiscência de ferida é a ruptura parcial ou total da camada fascial precocemente no curso do pós-operatório. Ocorre em 1% a 3% dos procedimentos cirúrgicos abdominais, mais frequentemente entre o período do 5º ao 21º dia do pós-operatório e está associada à taxa de mortalidade de 15% a 20%.

Complicações locais, como seroma e infecção, podem predispor à deiscência. A alta pressão intra-abdominal (distensão abdominal, obesidade, ascite, tosse, vômito, espirro) e fechamento inadequado das camadas fasciais possibilitam o rompimento dos tecidos previamente suturados. Para preveni-la, é importante o adequado fechamento. Isso inclui realizar uma incisão precisa, evitar desvitalização das bordas fasciais, colocar os pontos de sutura e apertá-los corretamente, bem como selecionar o material apropriado.

Em 1998, foi publicado um estudo realizado para identificar os fatores de risco para deiscência de feridas e determinar os que poderiam ser previsíveis. O resultado confirmou que hipoproteinemia, náuseas e vômitos, febre, infecção da ferida, distensão abdominal, tipo de material da sutura, presença de dois ou mais drenos abdominais e experiência do cirurgião são fatores associados à deiscência de ferida. Nesse estudo, houve aumento do número de pacientes com deiscência, juntamente com o aumento de fatores de risco, alcançando 100% dos pacientes com oito fatores de risco. Destaque-se que a ocorrência de deiscência aumenta com a idade. Comprovou-se que, no grupo de pacientes com menos de 45 anos, a incidência de deiscência foi de 1,3% e no grupo de pacientes com mais de 45 anos ela aumentou para 5,4%.

No estudo apresentado, dos pacientes com deiscência, 50% tinham mais de 45 anos, 31,8% tinham idade acima de 60 anos e 36,4% foram submetidos a laparotomia para a realização de diversos procedimentos.

Grande parte desses fatores atua alterando a microcirculação e, consequentemente, a perfusão sanguínea. Os dados de mortalidade após deiscências são de 9,4% a 43,8%, com uma média de 18,1%. A morte não é causada pela deiscência em si, mas pelas complicações que, certamente, contribuem para esses dados.

Os portadores de câncer representavam 36,4% da amostra. Constatou-se que doenças consuptivas reduzem significantemente a capacidade de síntese de colágeno. O câncer consome nutrientes e oxigênio, predispondo o seu portador à anemia e à desnutrição, tornando-se fator de risco para complicações como deiscência e infecção da ferida cirúrgica.

A técnica cirúrgica como fator predisponente à deiscência foi analisada em estudo de metanálise realizado para definir o papel da sutura no fechamento do espaço morto no subcutâneo, na prevenção de complicações após parto cesáreo. Concluiu-se que a sutura do subcutâneo durante a cesariana resulta em uma redução de 34% no risco de deiscência em mulheres com espessura de gordura maior que 2 cm. Destaque-se que todos os pacientes desse estudo apresentaram deiscência na ferida e muitos dos fatores de risco descritos na literatura foram identificados na amostra, tais como idade acima de 45 anos (50%), obesidade (50%), submetidos a parto cesáreo (18,2%) e infecção na ferida (63,6%).

Pode-se considerar como infecção cirúrgica todo processo inflamatório da ferida ou cavidade operatória que drene exsudato purulento, com ou sem cultura positiva. Pode ser circunscrita à incisão ou envolver estruturas adjacentes à ferida, ou seja, tecidos outros que foram expostos ou manipulados durante a cirurgia. É imprescindível que a indicação da cobertura seja criteriosa, bem como a avaliação da resposta do organismo ao processo cicatricial. De acordo com as características apresentadas pela ferida, a cobertura pode ter as seguintes finalidades, não necessariamente todas: promover um ambiente úmido; ser de fácil aplicação e remoção, além de proteger contra traumas mecânicos; absorver excesso de exsudato; ser impermeável a bactérias, protegendo a ferida de infecções cruzadas, bem como impermeável à água e a outros fluidos; ser atóxica e hipoalergênica; proporcionar conforto e segurança; acompanhar o contorno do corpo e limitar o movimento dos tecidos adjacentes; prevenir espaço morto e auxiliar na hemostasia.

Para as feridas cirúrgicas com cicatrização por segunda intenção, como aquelas em que há perda considerável de tecido e de pele, deiscência, processo infeccioso que precisa manter sua drenagem por mais tempo, ou quando, embora superficiais, tenham uma área extensa, são indicadas as coberturas oclusivas para absorver o excesso de exsudato, preservar o leito da ferida com a umidade fisiológica, além de não aderir ou provocar trauma no momento de ser retiradas. Pode-se utilizar a cobertura de alginato de cálcio na forma de placa ou cordão, hidrocoloide, cobertura absorvente não aderente, espumas e placas de carvão. Todas estão disponíveis com ou sem prata. A escolha da cobertura é respaldada pelas características da ferida e pelo volume do exsudato.

As feridas cirúrgicas com cicatrização por terceira intenção, geralmente, estão comprometidas com infecção e requerem que o espaço morto seja preenchido, o excesso de exsudato absorvido, o tecido de granulação preservado ou o tecido necrótico desbridado pelo método autolítico e a quantidade de micro-organismos reduzida. Nesses casos, são recomendadas as coberturas que propiciem tais ações, como o alginato de cálcio, o carvão ou as espumas. A primeira escolha deve ser uma dessas coberturas com prata e a seguir, após a regressão da infecção, as coberturas sem prata. O tempo demandado para a troca do curativo vai depender do material utilizado, da característica e localização da ferida, da presença ou não de infecção e do volume do exsudato.

As recomendações sobre o uso das coberturas foram seguidas para a indicação do tratamento tópico das feridas cirúrgicas acompanhadas no setor de estomaterapia. Em determinada fase do tratamento, o alginato de cálcio foi usado em 22 pacientes, o hidrocoloide em 16 e o carvão em 9, com sucesso, uma vez que 68,2% dos pacientes receberam alta com a ferida curada por cicatrização por segunda intenção e demandaram, em média, 3 meses e 10 dias para o fechamento.[7]

As coberturas são amplamente utilizadas, pois mantêm um microambiente úmido e ainda permitem absorção de exsudato e retenção de bactérias presentes no leito da ferida em suas fibras, e propiciam temperatura ideal para a mitose celular, além de estimular o desbridamento autolítico.

ÚLCERAS CRÔNICAS DOS MEMBROS INFERIORES

As úlceras crônicas dos membros inferiores, ou úlceras de pernas, são aquelas que ocorrem abaixo do joelho e não cicatrizam dentro do período de 6 semanas. São extremamente frequentes, com múltiplos aspectos e numerosas causas (Quadro 48.1).[8]

Quadro 48.1 Causas de úlceras crônicas dos membros inferiores.

Causas	Considerações
Insuficiência venosa crônica	70% a 80% das úlceras crônicas dos membros inferiores
Insuficiência arterial	Responsável por 10% a 25% dos casos de úlceras crônicas dos membros inferiores
Neuropatias	Terceira causa de úlcera crônica dos membros inferiores, principalmente por diabetes *mellitus*, hanseníase, seringomielia e *tabes dorsalis*
Úlcera isquêmica hipertensiva (úlcera de Martorell)	Ocorre na presença de hipertensão arterial sistêmica geralmente grave, na ausência de doença arterial oclusiva periférica ou doença venosa nos membros inferiores
Linfedema crônico	Úlceras crônicas dos membros inferiores por linfedema sem doença venosa subjacente são raras
Úlceras inflamatórias	Conjunto de doenças associadas a processos inflamatórios. As principais categorias são as relacionadas a pioderma gangrenoso, artrite reumatoide, vasculites e manifestações de síndromes de oclusão vascular (crioglobulinemia e criofibrinogenemia, êmbolos de colesterol e oxalanato, calcifilaxia, trombofilias hereditárias e adquiridas, vasculopatia livedoide, doenças hematológicas)
Causas físicas	Pressão, queimaduras, factícia, radiação, lesão pelo frio
Infecções	Osteomielite crônica, leishmaniose, paracoccidiodomicose, micobacterioses atípicas, entre outras
Tumores cutâneos	Carcinoma basocelular, espinocelular, linfomas de células B e T
Medicamentos	Hidroxiureia, heparina e varfarina
Outras	Paniculites (deficiência de α-1 antitripsina, vasculite nodular), necrobiose lipoídica, esclerose sistêmica, loxocelismo

Quando as úlceras ocorrem predominantemente na região dos pés, as principais causas são insuficiência arterial e neuropatia.[9] Os três principais tipos são venosas, arteriais e neuropáticas.

ÚLCERA VENOSA

Epidemiologia

A úlcera venosa representa o estágio mais avançado da doença venosa crônica (DVC), e é problema comum nos países ocidentais, causando significante impacto socioeconômico.[10,11] No Brasil, a DVC, nas suas diversas formas, constitui uma importante causa de afastamento do trabalho.[12,13] Nos Estados Unidos, estima-se que o custo anual para o tratamento da úlcera venosa está entre 1,9 bilhão e 2,5 bilhões de dólares e a DVC representa uma das dez causas mais comuns de atendimento médico.[14] No Reino Unido, 1,3% da verba destinada à saúde é gasta no tratamento de úlceras venosas.[15]

A prevalência de úlcera venosa varia muito nos diversos estudos devido à não uniformização dos métodos diagnósticos, diferenças na idade e sexo das populações estudadas e inclusão ou exclusão de úlceras localizadas nos pés. A prevalência total de úlcera venosa varia de 0,06% a 2%, sendo maior de 4% em pessoas acima dos 65 anos de idade.[14,16,17] Em revisão de vários estudos de prevalência de úlcera venosa, Fowkes e colaboradores[11] fizeram uma estimativa aproximada da prevalência de úlceras venosas ativas (abertas) na população adulta acima de 18 anos nos países ocidentais, e encontraram prevalência de 0,3%, ou seja, aproximadamente um em 350 adultos estava afetado. A prevalência de úlceras venosas ativas e/ou cicatrizadas é estimada ao redor de 1%.

Avalia-se que nos Estados Unidos aproximadamente 24 milhões de pessoas têm veias varicosas, 6 a 7 milhões apresentam alterações cutâneas secundárias a DVC e pelo menos 500 mil pessoas têm úlceras.[14]

No Brasil, Maffei e colaboradores[18] realizaram importante estudo com 1.755 pessoas acima de 15 anos e encontraram prevalência de 3,6% de úlceras venosas ativas e/ou cicatrizadas, das quais, 2,3% ocorreram em homens e 4% em mulheres.

Etiopatogenia

A DVC pode causar alterações cutâneas, incluindo dermatite ocre, lipodermatoesclerose e úlceras. Está associada à disfunção da bomba muscular da panturrilha, a qual leva à hipertensão venosa. Essa bomba muscular é o mecanismo primário para o retorno do sangue dos membros inferiores para o coração. É formada pelos músculos da panturrilha, sistema venoso profundo, sistema venoso superficial e sistema das veias perfurantes/comunicantes.[19]

O funcionamento adequado da bomba muscular depende da presença de válvulas competentes, as quais são particularmente importantes na posição ortostática. A função valvar normal previne o refluxo e permite fluxo unidirecional do sistema superficial para o profundo e do distal para o proximal. As veias superficiais são grandes e com paredes relativamente espessas, enquanto as veias profundas têm paredes mais finas e com camada muscular menor. Essas últimas estão geralmente sob a fáscia muscular, e são mais responsivas à contração muscular. As veias perfurantes/comunicantes conectam o sistema venoso superficial ao profundo. As valvas venosas estão presentes em todas as veias dos membros inferiores e são, na sua maioria, estruturas bicúspides situadas na base do segmento das veias. Também, as veias perfurantes estão orientadas de tal forma que permitem o fluxo sanguíneo em apenas um sentido, ou seja, do sistema superficial para o profundo.[19]

Em repouso e na posição ortostática, a pressão no sistema venoso superficial e profundo é de aproximadamente 80 mmHg. Durante a deambulação, as veias do sistema profundo são comprimidas pela contração dos músculos da panturrilha, levando a um aumento transitório da pressão e com isso propelindo o sangue em direção cefálica. As válvulas fecham quando a pressão no sistema profundo aumenta, prevenindo refluxo e transmissão da pressão para o sistema superficial. Quando o sistema profundo se esvazia, ocorre queda abrupta da pressão para 0 a 10 mmHg nesse sistema, levando à abertura das válvulas e fluxo sanguíneo do sistema superficial para o profundo.[14]

A disfunção dessa bomba pode ocorrer em função de insuficiência venosa profunda (primária ou pós-trombótica), obstrução venosa profunda, insuficiência de perfurantes, insuficiência venosa superficial, fístulas arteriovenosas, disfunção neuromuscular, ou a combinação desses fatores.[13] Segundo Gross e colaboradores[20] é preferível o termo úlceras por disfunção da bomba muscular da panturrilha a úlcera venosa.

Doenças venosas congênitas como a síndrome de Klippel-Trénaunay e a síndrome de Parkes-Weber são também responsáveis por úlceras nos membros inferiores. A síndrome de Klippel-Trénaunay é associação de malformação vascular cutânea, ectasias venosas e hipertrofia da área comprometida. Nessa síndrome geralmente ocorre a presença de veias anormais com valvas insuficientes, levando ao aparecimento de varizes esteticamente desfigurantes. A síndrome de Parkes-Weber foi descrita com as mesmas alterações, incluindo fístulas arteriovenosas.[21]

As duas principais causas de falha da bomba muscular da panturrilha são a doença varicosa primária e os efeitos tardios da trombose venosa profunda (TVP), conhecida como síndrome pós-trombótica ou pós-flebítica.[19]

A doença varicosa primária tem um componente hereditário, usualmente envolve a veia safena magna e é particularmente prevalente nas mulheres multíparas. A insuficiência valvar nessa doença ocorre por agenesia ou alteração congênita das próprias valvas, ou devido à dilatação da parede venosa por diminuição de sua resistência. Essa insuficiência valvar nas veias dos sistemas venosos superficial e perfurantes é considerada o principal achado fisiopatológico das veias varicosas primárias. [22]

Na síndrome pós-trombótica, a insuficiência valvar também parece ser a chave para o desenvolvimento de sinais e sintomas que acompanham essa síndrome. A insuficiência valvar pode ser causada após TVP, pela fragmentação e/ou aderência das valvas à parede venosa durante o processo de resolução do trombo e recanalização venosa. Essas alterações anulam a capacidade de a valva funcionar e deixam a veia insuficiente.[23]

Portanto, a hipertensão venosa causada por incompetência valvar tem sido implicada como o principal fator para o desenvolvimento da úlcera, podendo comprometer os sistemas venosos superficial, profundo e perfurantes, isoladamente ou em combinação. Quando as valvas venosas estão danificadas, ocorre refluxo das veias profundas para as superficiais e consequentemente há o desenvolvimento de hipertensão venosa. Em indivíduos saudáveis em posição ortostática, pequenos movimentos nos membros inferiores causam diminuição da pressão nas veias dos pés e das pernas. Essa diminuição não ocorre ou é mínima, nos pacientes com falência da bomba muscular da panturrilha, o que significa que eles apresentam regime de hipertensão venosa ao longo de todo o dia. Essa hipertensão contínua nas veias, vênulas e capilares é responsável pelas alterações típicas da doença venosa crônica. Porém, ainda não está claro o mecanismo pelo qual essa hipertensão venosa causa ulceração.

Existem muitas teorias tentando explicar a fisiopatogenia da úlcera venosa, sendo as mais antigas a da estase venosa (Homans,[24] em 1917) e a de *shunts* arteriovenosos (Pratt,[25] em 1949, e Brewer,[26] em 1950), estando praticamente superadas. As mais recentes teorias têm avançado no sentido de associar a DVC com anormalidades microcirculatórias e geração de uma resposta inflamatória.

Browse e Burnand,[27] em 1982, sugeriram que a hipertensão venosa dentro do sistema da bomba muscular da panturrilha é transmitida, através do sistema perfurantes/comunicantes, para as veias superficiais da pele e do tecido subcutâneo da panturrilha. Isso distenderia o leito capilar local e alargaria os poros endoteliais, permitindo o escape de grandes moléculas, principalmente fibrinogênio, para o fluido intersticial. Seriam formados complexos de fibrina insolúveis devido a uma inadequada atividade fibrinolítica no sangue e fluido intersticial. A fibrina depositada ao redor do capilar formaria uma barreira à passagem de oxigênio e outros nutrientes, promovendo morte celular e ulceração. Entretanto, Falanga e colaboradores,[28] em 1993, não conseguiram demonstrar que os "manguitos" de fibrina sejam uma verdadeira barreira para a difusão, observando que esses manguitos eram descontínuos ao redor dos capilares e as úlceras venosas cicatrizavam a despeito de sua presença na borda da úlcera.

Coleridge Smith e colaboradores,[29] em 1988, propuseram uma hipótese alternativa para explicar melhor a patogênese da úlcera venosa. Segundo esses autores, uma pressão aumentada no sistema venoso, na posição ortostática, leva à redução da pressão de perfusão capilar, reduzindo o fluxo capilar, e isso seria suficiente para causar empilhamento dos leucócitos. Os leucócitos empilhados liberariam metabólitos tóxicos do oxigênio e enzimas proteolíticas que causariam o dano capilar, tornando-os mais permeáveis às grandes moléculas e promovendo empilhamento adicional de leucócitos. O aumento de permeabilidade resultaria em extravasamento principalmente de fibrinogênio e outras proteínas plasmáticas, que levariam à formação de manguitos de fibrina. Os leucócitos empilhados prejudicariam de forma adicional a circulação dos capilares já afetados, resultando em áreas de isquemia ao redor das alças capilares.

Claudy e colaboradores,[30] em 1991, levantaram a hipótese de que a inflamação gerada por leucócitos ativados devido à hipertensão venosa é o primeiro evento da úlcera venosa. O fator de necrose tumoral-alfa (TNF-α), mediador-chave da inflamação, ao diminuir a atividade fibrinolítica poderia secundariamente induzir a formação de manguitos de fibrina pericapilar. Essa fibrina e metabólitos tóxicos liberados pelos leucócitos podem explicar a dificuldade de cicatrização das úlceras.

Falanga e colaboradores,[28] em 1993, propuseram que a distensão capilar ou a injúria das células endoteliais devido à hipertensão venosa levam ao extravasamento de fibrinogênio, α_2-macroglobulinas e outras macromoléculas dos vasos para a derme. Essas macromoléculas fariam uma inibição funcional dos fatores de crescimento endógenos, como, por exemplo, o fator de crescimento transformador β (TGF-β), tornando-os incapazes para a manutenção da integridade tecidual e restabelecimento da cicatrização. Há evidências que sustentam essa hipótese, como o fato de que alguns fatores de crescimento estão presentes em abundância na úlcera venosa,[31] e que fluidos coletados de úlceras venosas inibem *in vitro* a proliferação de alguns tipos de células importantes na cicatrização, incluindo os fibroblastos, células endoteliais e queratinócitos.[32] Além disso, o microambiente da úlcera venosa é hostil a esses fatores de crescimento e daí a tendência a não cicatrização.

O papel dos leucócitos ativados no desenvolvimento da úlcera venosa tem sido estudado e provavelmente os monócitos são os leucócitos envolvidos no desenvolvimento de muitos estágios clínicos da DVC.[33] Além dos monócitos ativados, recentemente agregados de monócitos-plaquetas têm sido implicados na etiopatogenia da DVC e úlcera venosa. Peyton e colaboradores[34] foram os primeiros a demonstrar que agregados de monócitos-plaquetas estão presentes em número aumentado nos pacientes com úlcera venosa. Powell e colaboradores,[35] em 1999, demonstraram que todas as classes de DVC estão associadas ao aumento dos níveis circulantes desses agregados. Sugerem ainda que os agregados de monócitos-plaquetas circulantes seriam capazes de lesar o endotélio venoso e válvulas, levando ao desenvolvimento da disfunção valvular. Os leucócitos ativados liberariam as substâncias anteriormente citadas e as plaquetas ativadas liberariam interleucina-1 (IL-1) e TNF-α, sendo que ambos agiriam nas células endoteliais aumentando a adesão de leucócitos. Porém, os estímulos para ativação dos monócitos e plaquetas permanecem desconhecidos, bem como os papéis desses agregados circulantes e dos monócitos ativados na etiopatogenia da DVC ainda são objetos de investigação.

Outros fatores são descritos por contribuírem com o estado inflamatório, crônico e de não cicatrização das úlceras venosas, como excesso de metaloproteinases (MMPs) e desequilíbrio de citoquinas. As MMPs, uma família de endoproteinases de zinco-dependentes, é conhecida pelas suas propriedades de remodelação dos tecidos. Em geral, essa família de enzimas não se expressa nos tecidos saudáveis, entretanto, em processos de remodelação tem sua expressão aumentada. Em contrapartida, Inibidores Teciduais de Metaloproteinases (TIMPs), inibidores de MMPs, também têm sido extensivamente estudados por causa de sua capacidade para evitar a quebra excessiva de matriz extracelular.[36] Um orquestrado equilíbrio entre MMPs e TIMPs é necessário para a cicatrização adequada. Desequilíbrio pode levar a acúmulos das MMPs, resultando em proteólise descontrolada, como visto em estados inflamatórios crônicos.

Por fim, fatores genéticos e ambientais influenciam na predisposição e na perpetuação da DVC. Algumas observações importantes são histórico familiar, sexo feminino, gravidez e estrogênio (os três últimos associados a doença varicosa primária), posturas prolongadas em pé ou sentado e obesidade. Condições genéticas, como síndrome de Klippel-Trénaunay, CADASIL, mutação genética FOXC2, desregulação desmulina e síndrome de Ehlers-Danlos apresentam início precoce de doença varicosa. No entanto, a maioria dos indivíduos com doença venosa primária não apresenta condições genéticas porque essas condições raras, e um gene específico que ocasiona doença venosa primária não foi identificado, mas parece que o traço é autossômico dominante com penetrância variável.[37]

Apesar dessas teorias, não se conhece um mecanismo que possa ser apontado com certeza como único no desenvolvimento da DVC e úlcera venosa. Portanto, a etiopatogenia dessa doença continua alvo de muitos trabalhos atuais.

Manifestações clínicas

As úlceras venosas costumam se instalar lentamente, mas em alguns casos podem ter instalação rápida. Os traumatismos nos membros inferiores são fatores desencadeantes frequentes. Varizes estão presentes na maioria dos pacientes, e alguns podem ter história de episódio pregresso de trombose venosa profunda (TVP). Situações associadas à TVP subclínica devem ser questionadas, como repouso prolongado no leito e fratura do membro inferior tratada com aparelho gessado.

Em geral, a úlcera venosa é ferida de forma irregular, superficial no início, mas podendo se tornar profunda, com bordas bem definidas e comumente com exsudato amarelado. É raro o leito da úlcera apresentar tecido necrótico ou exposição de tendões. As úlceras podem ser únicas ou múltiplas e de tamanhos e localizações variáveis, mas em geral ocorrem na porção distal dos membros inferiores (região da "perneira"), particularmente na região do maléolo medial (Figuras 48.1 e 48.2). Raramente, a úlcera venosa pode ocorrer na porção superior da panturrilha e nos pés; contudo, nesses casos, outras etiologias de úlcera crônica devem ser excluídas antes de se atribuir a etiologia venosa.[38]

A dor é sintoma frequente e de intensidade variável, em geral piora ao final do dia com a posição ortostática e melhora com a elevação do membro. Úlceras profundas localizadas na região dos maléolos e úlceras pequenas associadas à atrofia branca são as mais dolorosas. Quando a dor é muito forte, principalmente com elevação do membro, outras possibilidades diagnósticas devem ser consideradas, entre elas a úlcera por doença arterial. Edema de tornozelo está frequentemente presente, sobretudo ao final do dia.[38]

A pele ao redor da úlcera pode ser purpúrica e hiperpigmentada (dermatite ocre), devido a extravasamento de hemácias na derme e depósito de hemossiderina nos macrófagos (Figuras 48.1 e 48.2). Pode ocorrer eczema ao redor da úlcera, evidenciado por eritema, descamação, prurido e, ocasionalmente, exsudato. Não há prova formal de que as mesmas alterações fisiopatológicas para o desenvolvimento da úlcera venosa e da doença venosa crônica sejam responsáveis por esse eczema, conhecido como eczema de estase. Entretanto, ele é agravado por sensibilização a medicações tópicas, em especial antibióticos e lanolina, aos quais os pacientes são particularmente suscetíveis. Esse tipo de sensibilização é encontrado em percentual que varia de 58% a 86% dos pacientes com úlcera venosa.[38]

Graus variáveis de induração e fibrose representam a lipodermatoesclerose crônica, a qual ocorre muito frequentemente, e geralmente precede a formação da úlcera. Se presente por muitos anos, pode envolver todo o terço distal do membro inferior, resultando na aparência de garrafa invertida (Figura 48.3). Pode ser crônica, com períodos de agudização (lipodermatoesclerose aguda) e presença de sinais inflamatórios como eritema não bem demarcado, dor, induração e aumento da temperatura local (Figura 48.4). Muitas vezes, nessa fase aguda, a lipodermatoesclerose pode ser confundida com erisipela ou celulite.[39]

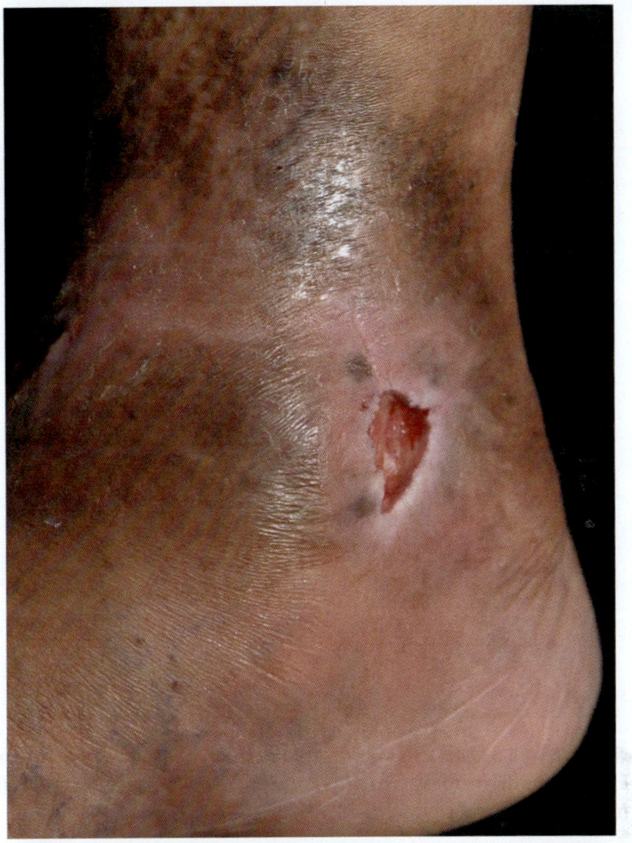

Figura 48.1 Úlcera venosa na região do maléolo medial, com dermatite ocre na área periúlcera.

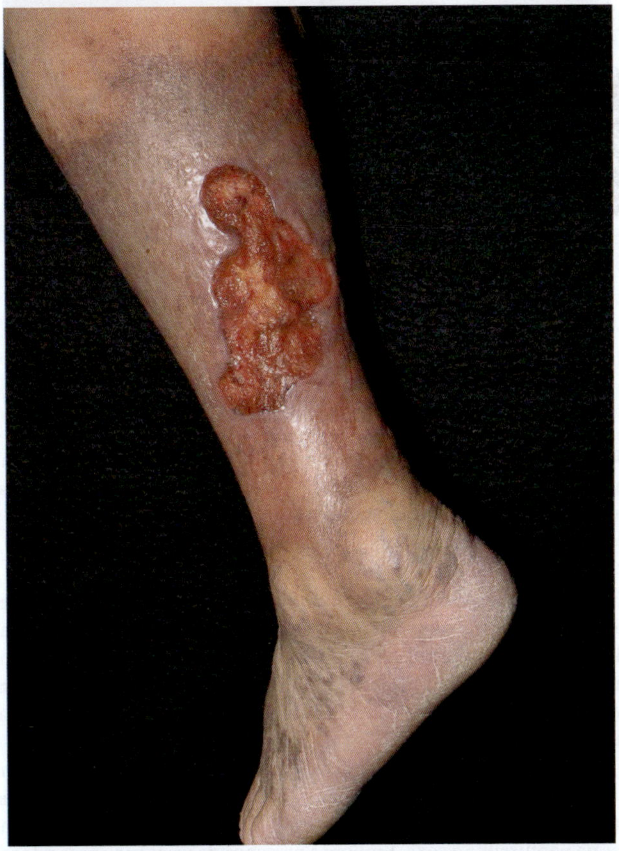

Figura 48.2 Úlcera venosa na face lateral do membro inferior esquerdo, com dermatite ocre e lipodermatoesclerose comprometendo o terço médio e distal do membro.

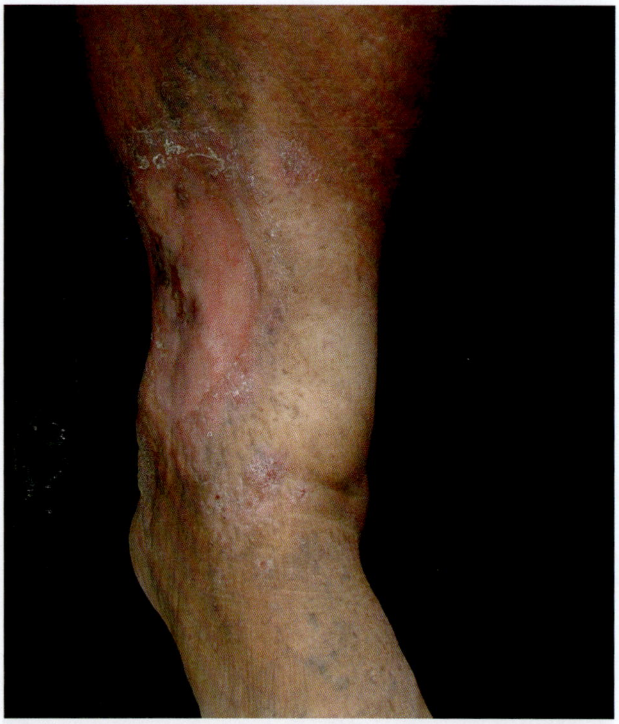

■ **Figura 48.3** Úlcera venosa em cicatrização no maléolo medial, com extensa lipodermatoesclerose crônica, conferindo o aspecto de garrafa invertida ao membro inferior.

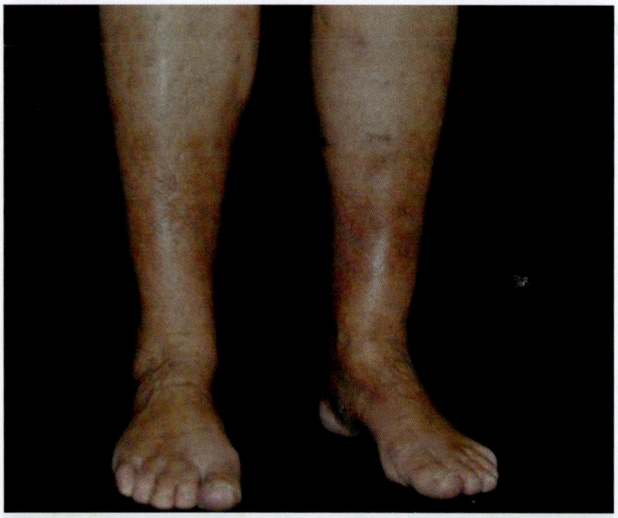

■ **Figura 48.4** Lipodermatoesclerose aguda caracterizada por eritema não bem demarcado, dor, induração e aumento da temperatura local no terço distal bilateral dos membros inferiores, mais importante à esquerda, em paciente com doença venosa crônica.

A atrofia branca é descrita em aproximadamente 40% dos pacientes com insuficiência venosa crônica e também pode ocorrer em outras doenças vasculares, por exemplo, na vasculopatia livedoide. É reconhecida por cicatrizes estelares atróficas de cor branco-marfim, com telangiectasias ao redor e localizadas principalmente no terço distal do membro inferior.

Veias varicosas podem ser detectadas ao exame clínico pela presença de dilatações venosas. Pode haver troncos varicosos no território da safena magna e safena parva, e presença de veias perfurantes insuficientes na panturrilha e coxa. Embora a presença de veias varicosas reforce o diagnóstico de úlcera venosa, essa alteração não é patognomônica, e sua inexistência ao exame clínico não exclui a possibilidade da etiologia venosa para a úlcera.[14]

Classificação da doença venosa crônica

É recomendado utilizar a classificação CEAP para a estratificação dos pacientes com doença venosa crônica (Quadro 48.2). Essa classificação, que substituiu amplamente as anteriores, é baseada nos sinais clínicos [C], etiologia [E], anatomia [A] e fisiopatologia [P].[40]

Quadro 48.2 Classificação da doença venosa crônica segundo o CEAP.

Classificação clínica [C]	
C0	Sem sinais visíveis ou palpáveis de doença venosa
C1	Telangiectasias e/ou veias reticulares
C2	Veias varicosas
C3	Veias varicosas mais edema
C4a	Hiperpigmentação ou eczema
C4b	Lipodermatoesclerose ou atrofia branca
C5	Úlcera venosa cicatrizada
C6	Úlcera ativa
Classe S	Sintomas: dor, sensação de aperto, irritação da pele, sensação de peso, cãibras musculares, outras queixas atribuíveis a disfunção venosa
Classe A	Assintomático
Classificação etiológica [E]	
Ec	Congênita
Ep	Primária
ES	Adquirida ou secundária (pós-trombótica)
En	Sem causa definida
Classificação anatômica [A]	
As	Veias superficiais
Ad	Veias profundas
AP	Perfurantes
An	Localização não definida
Classificação fisiopatológica [P]	
PR	Refluxo
PO	Obstrução
PR,O	Refluxo e obstrução
Pn	Sem fisiopatologia identificada

Exames complementares

Os pulsos dos membros inferiores devem ser palpados, principalmente o pedioso e o tibial posterior, embora esse último às vezes possa ser de difícil detecção devido à presença de lipodermatoesclerose ou úlcera no local. É esperado que haja presença de pulsos, mas, quando diminuídos ou ausentes, deve ser investigada associação com doença arterial periférica.

Realização do índice sistólico tornozelo-braço (ITB)

A ultrassonografia Doppler (Figura 48.5) deve ser utilizada para determinar o índice sistólico entre o tornozelo e o braço (ITB). O índice é calculado com o valor mais alto da pressão sanguínea sistólica do tornozelo dividido pela pressão sanguínea sistólica da artéria braquial. O ITB abaixo de 0,9 indica que existe componente de insuficiência arterial influenciando o desenvolvimento da úlcera. O ITB abaixo de 0,7 é muito significativo e, quando não houver nenhuma anormalidade venosa, pode indicar que a insuficiência arterial é a única causa da úlcera. Em pacientes idosos, com diabetes *mellitus* ou com ITB maior do que 1,2, deve-se realizar o índice hálux-braquial – este último maior que 0,6 sugere adequado fluxo arterial. É importante lembrar que a ausência de pulsos distais também é considerada indicativa de doença arterial, independentemente do valor do índice. Mesmo com índice abaixo do valor normal, a doença venosa pode ser a causa principal de uma úlcera. Em alguns casos, é muito difícil determinar qual fator está desempenhando o papel principal na patogenia da úlcera.[41]

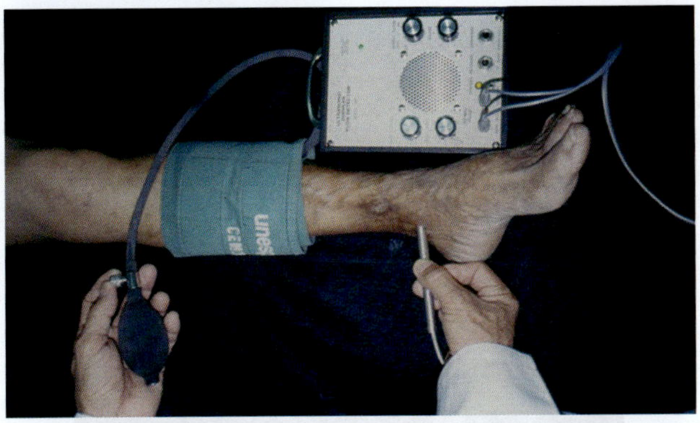

■ **Figura 48.5** Demonstração da técnica para realização do índice tornozelo-braço com o ultrassom Doppler portátil.

Mapeamento dúplex

O *duplex scan* ou mapeamento dúplex (MD) é o exame não invasivo de escolha para avaliar o sistema venoso superficial, profundo e as perfurantes, uma vez que a alteração venosa pode estar localizada no sistema venoso superficial, profundo ou nas perfurantes, isoladamente ou em conjunto. Além disso, o MD permite uma avaliação funcional, ou seja, identificar se a doença venosa é devida a refluxo, obstrução ou ambos. Dessa forma, o MD permite a diferenciação entre pacientes com varizes primárias, cujas alterações ocorrem principalmente no sistema venoso superficial, e pacientes com varizes secundárias, nos quais o sistema venoso profundo é a sede das alterações fisiopatológicas. Na síndrome pós-trombótica, o MD pode identificar se a trombose pregressa já está recanalizada, a extensão da obstrução e recanalização, a presença de incompetência valvar nos segmentos venosos recanalizados, bem como a presença de circulação colateral.[42]

Costumam ser utilizados transdutores lineares de 5 a 7,5 MHz para avaliar o membro inferior até o ligamento inguinal, e um curvo de 2 a 3,5 MHz para avaliar os vasos ilíacos e a cava inferior. Normalmente, começa-se o exame com o paciente em posição supina, onde é testada inicialmente a perviedade e a seguir as manobras de refluxo com a de Valsalva e compressões proximais. Os tempos de fechamento valvular podem variar entre segmentos, mas, de forma geral, um tempo de fechamento acima de 0,5 segundo indica insuficiência valvular com 90% de sensibilidade e 84% de especificidade quando comparado a flebografia. Alguns autores sugerem que, para vasos axiais maiores (veias femorais e poplíteas), o tempo de até 1 segundo seria aceitável como normal. O sistema superficial é avaliado à procura de segmentos obstruídos ou com refluxo, com as manobras de compressão proximal. As veias safena magna, safena parva e suas principais tributárias devem ser descritas e seus diâmetros anotados nos diferentes segmentos do membro. As perfurantes insuficientes e dilatadas são identificadas e sua localização descrita em detalhes.[39]

Flebografia

A indicação para o uso da flebografia em pacientes com varizes diminuiu significativamente com o advento do dúplex. Na avaliação das veias superficial, perfurantes e profundas, o MD é pelo menos tão confiável quanto a flebografia. Em situações específicas, como no diagnóstico de obstruções de veias pélvicas ou incompetência de veias gonadais e ilíacas e na avaliação de malformações vasculares, quando as alternativas técnicas de imagem não são conclusivas, a flebografia representa uma boa alternativa. Na presença de malformação vascular, síndrome pós-trombótica complexa ou casos de varizes recorrentes, a flebografia pode ajudar a obter informações como a origem do refluxo e no envolvimento de perfurantes e refluxo pélvico.[39]

Angiotomografia venosa (TCV) e angiorressonância venosa (RMV)

Apesar dos grandes avanços nas técnicas de obtenção e reconstrução das imagens do sistema venoso com a utilização de ambos os exames, seu emprego na doença venosa permanece restrito. Suas principais indicações ainda residem nos casos em que o MD não é conclusivo, em especial nos de estenose ou obstrução do segmento venoso iliacocava e insuficiência de veias gonadais em associação com varizes pélvicas. Pacientes com a função renal comprometida representam uma limitação à obrigatória utilização do contraste iônico na TCV e gadolíneo na RMV. A RMV necessita de maior tempo para sua realização enquanto a TCV expõe o paciente a radiação potencialmente nociva.

Ultrassom intravascular (IVUS)

Realizado por punção venosa para a passagem do transdutor pela veia-alvo, representa um exame invasivo, porém com bom potencial para a visualização de lesões do segmento iliacocava, particularmente estenoses relacionadas à síndrome de May-Thurner/Cockett. Alguns estudos o indicam como um bom método para a escolha do *stent*, uma vez indicado o tratamento, sendo essa aparentemente sua melhor indicação entre as doenças venosas não trombóticas.[39]

Complicações das úlceras venosas

As principais complicações que ocorrem nos pacientes com úlceras venosas crônicas são: infecções de partes moles, colonização crítica também denominada infecção superficial, dermatite de contato, osteomielites e, mais raramente, transformação neoplásica.

Infecções de partes moles ocorrem quando há penetração e proliferação de bactérias profundamente nos tecidos ao redor da úlcera levando a erisipelas, celulites ou linfangites bacterianas. Clinicamente manifestam-se com eritema, edema, dor e calor local dos tecidos ao redor da úlcera e algumas vezes febre (Figura 48.6).[43] Há em geral dificuldade para se determinar se a úlcera está de fato infectada ou apenas colonizada criticamente. O número aumentado de bactérias na superfície da úlcera significa que há colonização e não necessariamente infecção. Úlceras colonizadas criticamente não possuem bom tecido de granulação (Figuras 48.7 e 48.8), podendo apresentar o fundo com coloração amarelada, esverdeada (quando colonizada por pseudomonas) ou fundo vinhoso. Também podem apresentar ilhas de pele aparentemente sã no leito ulceroso, que na verdade são tecidos hiperplásicos reacionais induzidos pela colonização crítica crônica (Figura 48.8). Além disso, apresentam excesso de exsudação e odor fétido. Alguns estudos mostraram que grande quantidade de bactérias nas úlceras crônicas (colonização crítica ou infecção superficial) também pode impedir a cicatrização, devido à presença de biofilmes, as quais são comunidades bacterianas complexas formadas por uma matriz composta por água e substâncias poliméricas como polissacarídeos, proteínas e DNA extracelular.[44] Entretanto, nesses casos, os antibióticos sistêmicos não estão indicados, pois não mostraram melhora na cicatrização das úlceras, sendo mais indicado o cuidado local da ferida.[43]

Exames bacteriológicos usando *swabs* podem identificar apenas as bactérias contaminantes e colonizantes, não sendo indicada sua realização de maneira sistemática. Quando há infecção profunda, ou seja, dos tecidos periúlcera associada, e se deseja identificar a bactéria para direcionar o tratamento, devem ser realizadas biopsias da base da úlcera e cultura do fragmento.[14] Portanto, os antibióticos sistêmicos devem ser reservados para os casos com infecção verdadeira.

Dermatite de contato geralmente se manifesta como eczema periúlcera (Figura 48.9). Pode ser aguda (eritema, vesicobolhosas e exsudato), eczema subagudo (lesão eritematodescamativa) ou crônico (liquenificação). As lesões costumam ser pruriginosas e secundárias à sensibilização que os pacientes desenvolvem ao longo do tempo, principalmente a antibióticos tópicos (neomicina, sulfas, gentamicina, entre outros), lanolina e antissépticos (iodo-povidona). Nesse caso, deve-se afastar a causa e realizar tratamento com corticosteroides tópicos e anti-histamínicos, e, nos casos mais graves, com corticosteroides sistêmicos por curto período, em doses de 40 a 60 mg de prednisona, por exemplo. Pode-se desenvolver também, em alguns pacientes, dermatite irritativa ao exsudato da úlcera. O exsudato leva à maceração da pele ao redor da úlcera e ao aumento do processo inflamatório local, favorecendo a colonização bacteriana, a qual tem papel pró-inflamatório adicional, conhecido como eczema microbiano.[44]

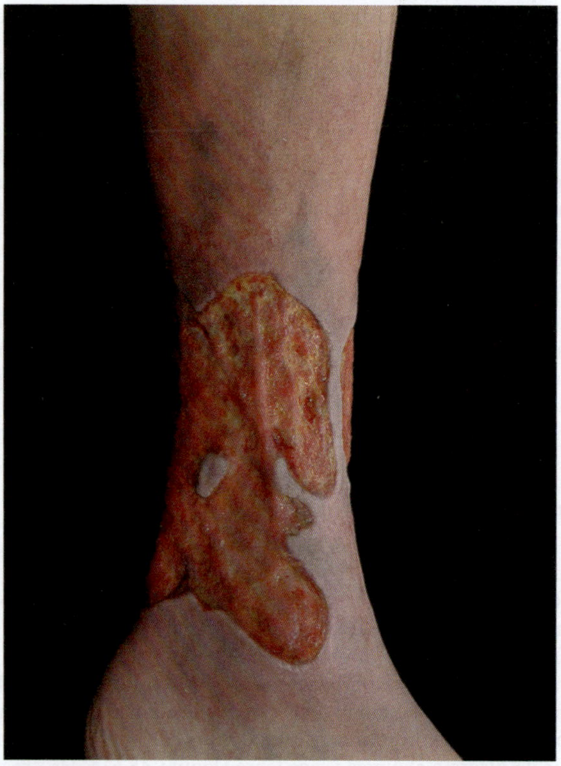

■ **Figura 48.6** Úlcera venosa com infecção de partes moles associada. Paciente apresentava dor, aumento de temperatura da região periúlcera, além de eritema e edema no terço médio e distal do membro inferior direito.

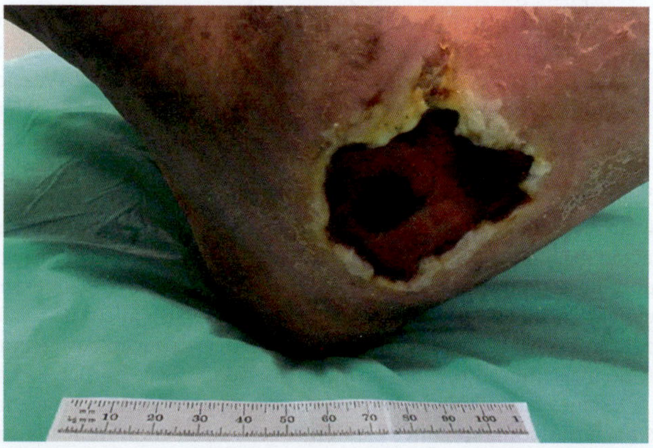

■ **Figura 48.7** Úlcera venosa com colonização crítica ou infecção superficial, com leito vinhoso e esverdeado.

Osteomielite pode ocorrer em úlceras venosas de longa duração, mas a incidência dessa complicação é desconhecida. Deve-se suspeitar de osteomielite principalmente quando o tecido ósseo está exposto e pode ser palpado na base da úlcera. Nesses casos está indicada a realização de radiografia, que pode mostrar sinais de destruição óssea, aumento do volume de partes moles e reação periostal. Em alguns casos há necessidade de biópsia do tecido ósseo.[45]

A transformação neoplásica no leito de úlceras crônicas, denominada úlcera de Marjolin, deve ser suspeitada em úlceras de apresentação atípica e as que não respondem ao tratamento clínico adequado. O mais comum é a transformação para carcinoma espinocelular. As úlceras de Marjolin apresentam, em geral, bordas elevadas, produção excessiva de exsudato, tecido de granulação hipertrófico e necróticos (Figura 48.10).[46] Carcinomas basocelulares sobre úlceras venosas apresentam-se com tecido de granulação exuberante e bordas roliças em algumas regiões da úlcera.[46] Portanto, nas úlceras ativas por longo

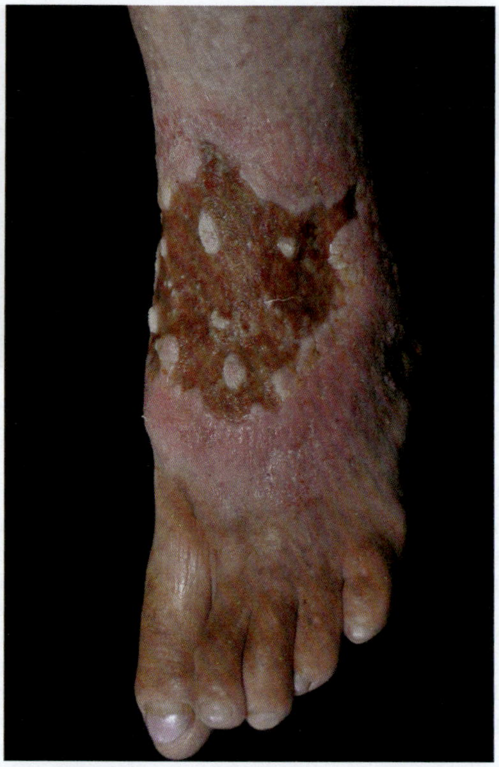

■ **Figura 48.8** Úlcera venosa com colonização crítica, com leito vinhoso e ilhas de pele aparentemente sã no interior do leito, caracterizado por tecido hiperplásico reacional induzido pela colonização crônica.

tempo ou com as características mencionadas anteriormente, deve-se avaliar a necessidade de realização de biópsia a intervalos regulares para exame histopatológico, uma vez que a transformação maligna está diretamente relacionada à duração.[47] Para se ter material representativo para o exame histopatológico, deve-se fazer biopsias em várias regiões da úlcera. Após o diagnóstico de transformação maligna, o tratamento deve ser a cirurgia ou a radioterapia.

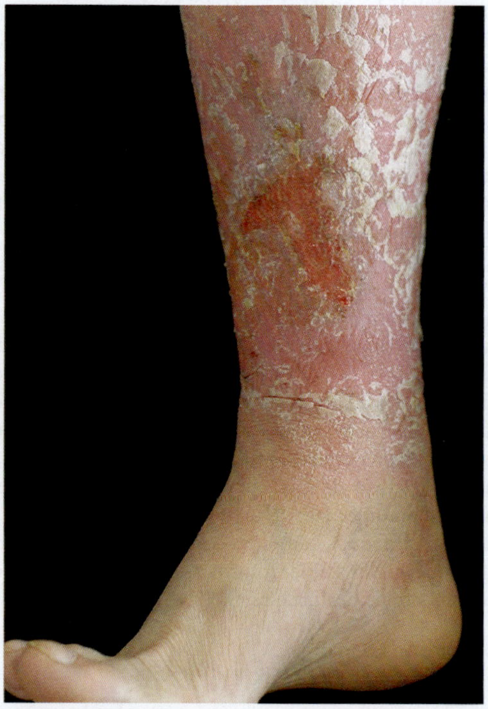

■ **Figura 48.9** Úlcera venosa com eczema subagudo na região periúlcera.

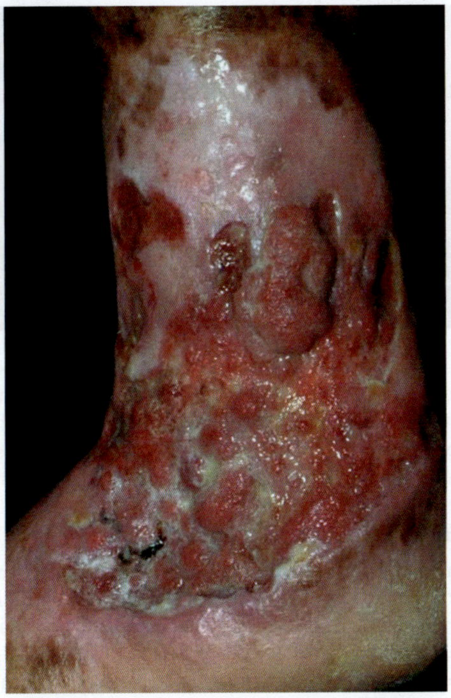

■ **Figura 48.10** Úlcera venosa crônica no membro inferior com áreas de tecido de granulação exuberante sugerindo transformação neoplásica. Exame anatomopatológico desse tecido confirmou carcinoma espinocelular.

Tratamento

Métodos para cicatrização da úlcera

Os principais métodos destinados à cicatrização da úlcera são a terapia compressiva, tratamento local da úlcera, medicamentos sistêmicos e tratamento cirúrgico da anormalidade venosa.

Terapia compressiva

A terapia compressiva é o tratamento-chave para úlceras venosas, pois atua na sua etiopatogenia, ou seja, diminui a hipertensão venosa crônica e sua repercussão na macrocirculação e microcirculação. A terapia compressiva age na macrocirculação, aumentando o retorno venoso profundo, diminuindo o refluxo patológico durante a deambulação e aumentando o volume de ejeção durante a ativação dos músculos da panturrilha.[38] A compressão do membro aumenta a pressão tissular, favorecendo a reabsorção do edema e melhorando a drenagem linfática. Além disso, age na microcirculação, diminuindo a saída de líquidos e macromoléculas dos capilares e vênulas para o interstício, podendo estimular também a atividade fibrinolítica. A pressão externa que a compressão deve realizar no tornozelo dos pacientes com úlcera venosa é em torno de 35 a 40 mmHg, e gradualmente menor na região abaixo do joelho. Para atingir os benefícios da compressão, o paciente deve ser estimulado a deambular.[48]

Os métodos de compressão disponíveis são as ataduras compressivas, meias elásticas e compressão pneumática.[38]

Ataduras compressíveis

As ataduras compressíveis são geralmente utilizadas na fase inicial do tratamento e podem ser inelásticas ou elásticas (Quadro 48.3). Entre as inelásticas, a mais tradicional é a bota de Unna (**Vídeo 48.1**), que consiste de atadura impregnada com óxido de zinco, criando um molde semissólido para a realização da compressão externa eficiente. Existe também a bota de Unna modificada (Figura 48.11), menos rígida, chamada de atadura de pequeno estiramento, como, por exemplo, a Viscopaste® (Smith & Nephew) e a Flexdress® (ConvaTec). Essas ataduras inelásticas criam alta pressão com a contração muscular (durante a deambulação) e pequena pressão ao repouso. Tanto a bota de Unna tradicional quanto a modificada devem permanecer no local por 7 dias, mas no início do tratamento, devido à presença de grande quantidade de exsudato e edema, podem ser reaplicadas com mais frequência.

■ **Vídeo 48.1** Atadura compressiva.

Outra forma de atadura inelástica disponível no Brasil é a realizada por uma atadura de curto estiramento, com sistemas de velcro adesivo que facilitam a autoaplicação (Circaid®), permitem o ajuste da pressão desejada e mantêm o nível de compressão por até 24 horas (**Vídeo 48.2**).

■ **Vídeo 48.2** Atadura de curto estiramento.

As ataduras elásticas de única camada têm maior estiramento e causam alta pressão tanto com a contração muscular quanto com o repouso (Figura 48.12). Exemplos dessas ataduras são a Tensopress® (Smith & Nephew) e a Surepress® (ConvaTec). Esta última possui retângulos na superfície que se transformam em quadrados quando o estiramento atinge a tensão apropriada. Em geral devem ser aplicadas logo quando o paciente acorda e retiradas no final do dia (**Vídeo 48.3**).

■ **Vídeo 48.3** Atadura elástica de única camada.

Outra forma efetiva de compressão elástica é a realizada por meio de multicamadas. Com esse tipo de compressão, consegue-se pressão sustentada por até 7 dias entre 40 e 45 mmHg no tornozelo e 17 mmHg abaixo do joelho. Exemplo desse tipo de compressão é o Dynaflex®

Quadro 48.3 Tipos de ataduras compressíveis.

	Mecanismo de ação	Fatores favoráveis	Fatores desfavoráveis	Exemplos
Atadura inelástica	Criação de alta pressão durante deambulação e pequena pressão no repouso	▪ Confortabilidade ▪ Proteção contra trauma ▪ Mínima interferência nas atividades ▪ Permanência por até 7 dias	▪ Mudança de pressão ao longo do tempo ▪ Necessidade de enfermeiros e médicos bem treinados ▪ Inadequação para feridas muito exsudativas	▪ Bota de Unna convencional ▪ Bota de Unna modificada – Viscopaste® (Smith & Nephew) e Flexdress® (ConvaTec)
Atadura elástica (única camada)	Criação de alta pressão tanto com a deambulação quanto com o repouso	▪ Baixo custo ▪ Reutilização	▪ Aplicação incorreta pelo paciente ou cuidador ▪ Variação da pressão ao longo do dia ▪ Perda da elasticidade com as lavagens	▪ Surepress® (ConvaTec) ▪ Tensopress (Smith & Nephew)
Atadura elástica multicamadas	Criação de alta pressão sustentada	▪ Confortabilidade ▪ Proteção contra trauma ▪ Manutenção da pressão sustentada ▪ Permanência por até 7 dias	▪ Alto custo ▪ Necessidade de enfermeiros e médicos bem treinados	▪ Dynaflex® (Johnson& Johnson) ▪ Coban2R

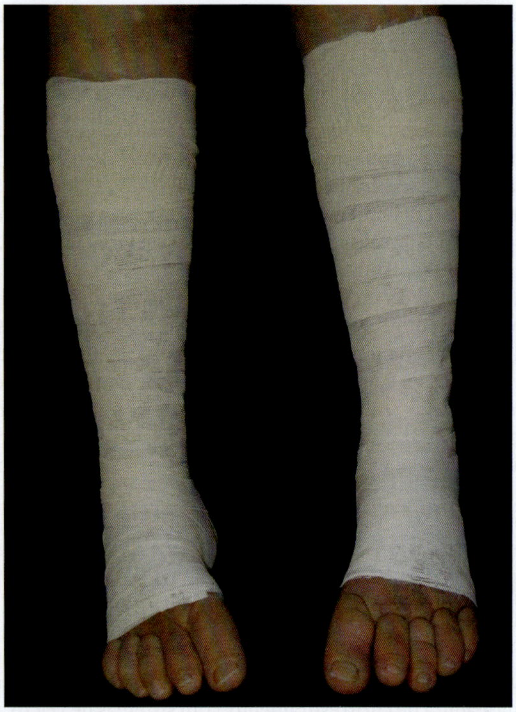

■ **Figura 48.11** Exemplo da bota de Unna, utilizada em paciente com úlceras venosas bilateralmente.

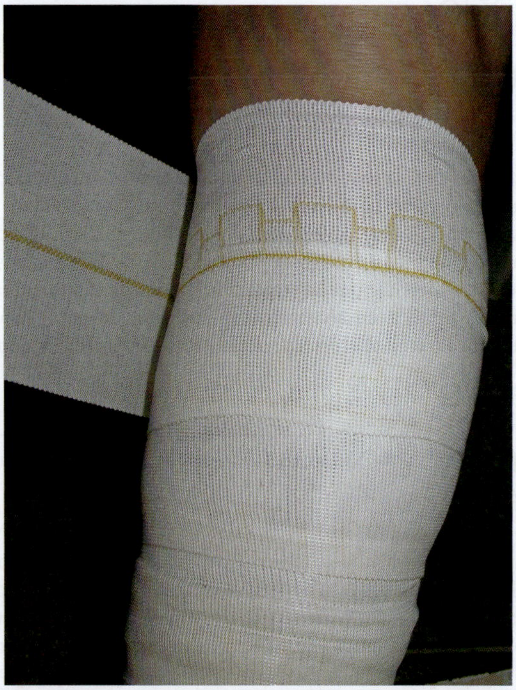

■ **Figura 48.12** Exemplo de atadura compressível elástica.

(Johnson&Johnson), cuja primeira camada é de tecido de algodão e espuma aplicado em espiral, que absorve o exsudato e redistribui a pressão ao redor do tornozelo; a segunda camada consiste em atadura elástica compressiva; e é seguida pela última camada, de atadura adesiva, que sustenta todas as camadas adequadamente (Figura 48.13). Esse sistema de compressão pode permanecer por 7 dias.[38]

É importante salientar que as ataduras compressíveis inelásticas e elásticas (com única camada ou multicamadas) podem ser nocivas ou inúteis se não utilizadas corretamente, e sua efetividade pode ser influenciada pela técnica de aplicação por parte dos médicos, enfermeiros ou dos próprios pacientes.

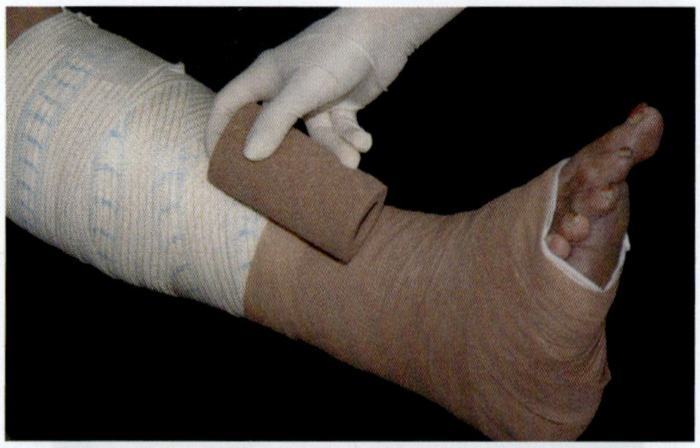

■ **Figura 48.13** Exemplo de sistema de compressão multicamadas: a primeira camada é de tecido de lã aplicado em espiral, a segunda camada consiste em atadura elástica compressiva com forma de enfaixamento em oito, seguida pela última camada, de atadura adesiva. Esse sistema pode ser utilizado por até 7 dias, pois garante compressão sustentável.

Meias elásticas

Atualmente, estão disponíveis *kits* úlceras que possuem a vantagem de ser de fácil aplicação. Eles fornecem compressão no tornozelo de 30 a 40 mmHg ou 40 a 50 mmHg e são compostos por duas meias de compressão: a primeira, de leve compressão (15 a 20 mmHg), é usada para manter o curativo no local e deve permanecer na perna inclusive durante a noite; e, a segunda, com maior compressão (20 a 32 mmHg), por isso, possui um zíper, deve ser colocada em cima da anterior durante o dia (p. ex., Ulcer X Sigvaris®, Ulcercomfort Venosan, Ulcercare) (**Vídeo 48.4**).[49-50]

■ **Vídeo 48.4** *Kit* meia elástica.

Compressão pneumática

A compressão pneumática intermitente é útil nos casos em que o paciente não responde à compressão convencional, embora seja método caro e requeira imobilidade por algumas horas do dia.[51]

Considerações finais sobre as terapias compressivas

De acordo com revisão sistemática da terapia compressiva realizada para úlceras venosas, a compressão aumenta a taxa de cicatrização. O sistema de multicamadas é mais efetivo do que os tradicionais. A alta compressão é mais efetiva do que a baixa compressão; entretanto, não estão claras as diferenças na efetividade dos diferentes tipos de alta compressão.[52]

Todos esses métodos compressivos são contraindicados se o paciente apresentar doença arterial periférica grave, ou seja, pulsos distais não palpáveis ou ITB inferior a 0,5. Entretanto, no caso de úlcera venosa associada a doença arterial leve a moderada, pode-se considerar o uso de compressão com prudência, que deve exercer baixa pressão durante o repouso (compressão inelástica).[49]

Tratamento local da úlcera

Este tópico está detalhadamente descrito no capítulo sobre Curativos. O preparo do leito das úlceras refere-se a uma abordagem para otimizar o processo de cicatrização. Há necessidade de avaliação sistemática e estruturada do leito da úlcera com a finalidade de detecção dos possíveis fatores que interfiram negativamente no processo de cicatrização. Para facilitar essa avaliação, criou-se uma regra mnemônica utilizando-se o acrônimo TIME.[53] A letra T refere-se a tecido, ou seja, avaliação quanto à presença de tecidos desvitalizados ou não viáveis no leito da úlcera. A letra I refere-se à presença de infecção profunda, colonização crítica (ou infecção superficial). A letra M refere-se a *moisture imbalance*, ou seja, desequilíbrios da umidade, e a letra E refere-se a *edge*, ou seja, avaliação da borda da ferida.

Limpeza da úlcera

Inicialmente, para a limpeza da úlcera deve ser utilizado soro fisiológico ou água potável, uma vez que várias substâncias antissépticas (clorexidina, iodopovidona, ácido acético, hipoclorito de sódio, entre outras) são citotóxicas e podem retardar a cicatrização. Posteriormente, o leito da úlcera deve ser avaliado quanto à presença de tecidos inviáveis, quantidade de exsudato e evidência de colonização crítica e infecção (já discutido junto com as complicações).

Em úlceras com sinais de infecção profunda ou colonização crítica, pode ser utilizada a polihexanida, pois é uma solução antisséptica com bom poder antibacteriano, descrita por atuar nos biofilmes e apresentar boa tolerabilidade aos tecidos do leito da ferida, baixo risco de sensibilização de contato e ainda não há relatos de desenvolvimento de resistência bacteriana a seus componentes. A polihexanida associada ao surfactante betaína, conhecido como PHMB, tem sido identificada como efetiva no desbridamento autolítico. Há apresentações em forma de solução, para compressas no leito da ferida, ou gel, para ser utilizado como curativo com troca uma vez ao dia.[54]

ABORDAGEM DOS TECIDOS DESVITALIZADOS (LETRA "T" DO TIME)

Na presença de tecidos inviáveis ou desvitalizados, há necessidade de desbridamento, pois esses tecidos, além de favorecer infecções, não permitem a formação de bom tecido de granulação e adequada reepitelização.

Existem basicamente cinco formas de desbridamento: autolítico, enzimático (ou químico), mecânico, cirúrgico e biológico (Quadro 48.4). O autolítico pode ser alcançado com os curativos oclusivos, pela ação de enzimas do exsudato que permanece em contato com a úlcera. São exemplos desses curativos os hidrogéis, tais como o Nu-gel®, Saf-gel® Duoderm gel®, IntraSite gel®, Purilon® (Figura 48.14) (**Vídeo 48.5**) e os hidrocoloides, como Nu-derm®, Tegasorb®, Comfeel®, Duoderm® (Figura 48.15) (**Vídeo 48.6**). O desbridamento enzimático é realizado pela aplicação de diversas enzimas, incluindo colagenase e papaína. O desbridamento mecânico pode ser realizado utilizando-se instrumentos cirúrgicos (**Vídeo 48.7**) ou pela aplicação de curativos que variam de úmidos a secos. A principal desvantagem dessas técnicas é serem não seletivas ao remover tecidos viáveis juntamente com os desvitalizados. A terapia com pressão negativa (p. ex., VAC®) é uma alternativa que tem tido ampliação de sua utilização nos últimos anos.[55] O desbridamento biológico é realizado por meio da ação de larvas (maggoterapia), mas não muito praticado em nosso meio.

■ **Vídeo 48.5** Curativo com hidrogel.

■ **Vídeo 48.6** Curativo com hidrocoloide.

■ **Vídeo 48.7** Desbridamento cirúrgico superficial com cureta.

Quadro 48.4 Principais formas de desbridamento das úlceras crônicas.

Tipo	Exemplos	Vantagens	Desvantagens
Químico	• Papaína • Colagenase (Iruxol®) • Fibrinolisina (Fibrase®)	• Fácil realização • Pouco doloroso • Papaína tem atividade bactericida	• Pode causar irritação • Processo lento • Não seletivo • Inativação de acordo com o pH da ferida
Autolítico	• Hidrogéis (Nu-gel®, Saf-gel® Duoderm gel®, IntraSite gel®, Purilon®) • Hidrocoloides (Nu-derm®, Tegasorb®, Comfeel®, Duoderm®)	• Fácil realização • Seletivo • Pouco doloroso	• Processo lento • Não pode ser utilizado nas feridas infectadas
Mecânico	• Hidroterapia • Curativo úmido-seco • Terapia com pressão negativa (VAC®)	• Fácil realização • Mais rápido do que o químico e autolítico • Útil para grande quantidade de tecidos desvitalizados	• Não seletivo • Pode causar dano aos tecidos periúlcera • Pode ser doloroso
Cirúrgico	• Debridamento com cureta, bisturi, entre outros	• Resultado imediato • Útil para grande quantidade de tecidos desvitalizados	• Não seletivo • Necessita analgesia • Requer treinamento • Pode causar sangramento e dor
Biológico	• Terapia de Maggot (larvas)	• Seletivo	• Utilização para casos selecionados • Não disponível de maneira sistemática

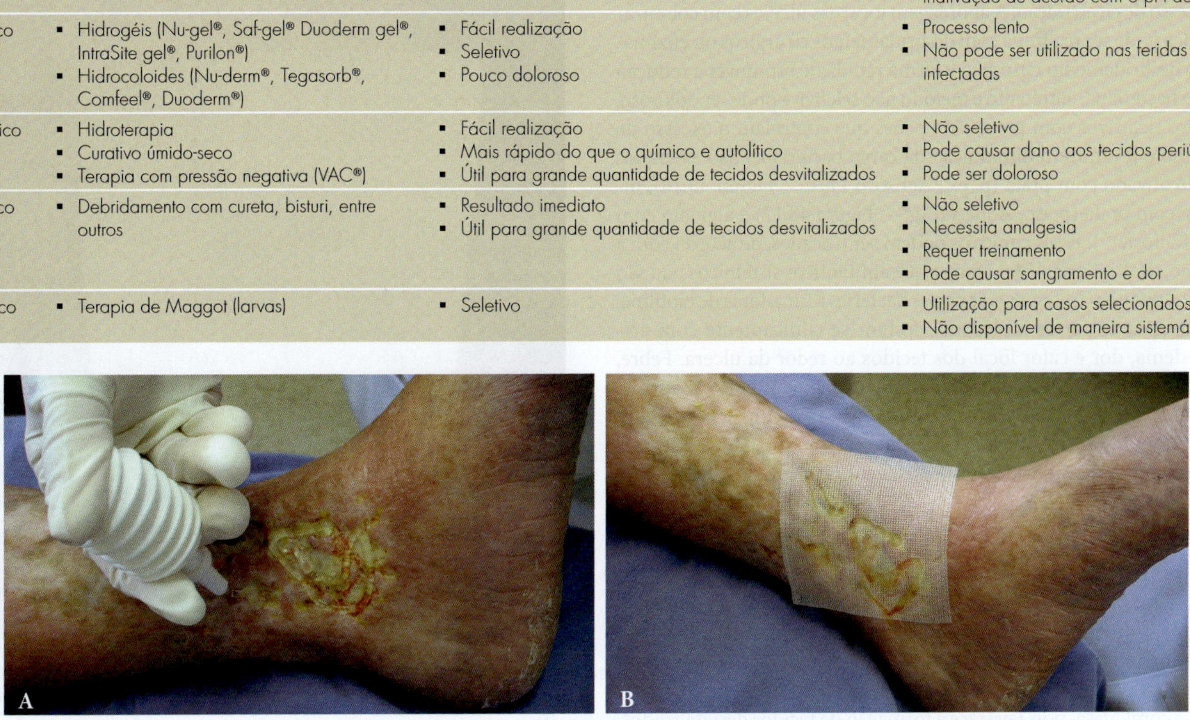

■ **Figura 48.14** **(A)** Úlcera venosa com tecido desvitalizado e aplicação do curativo com hidrogel. **(B)** Realização de cobertura secundária para fixação do hidrogel na úlcera.

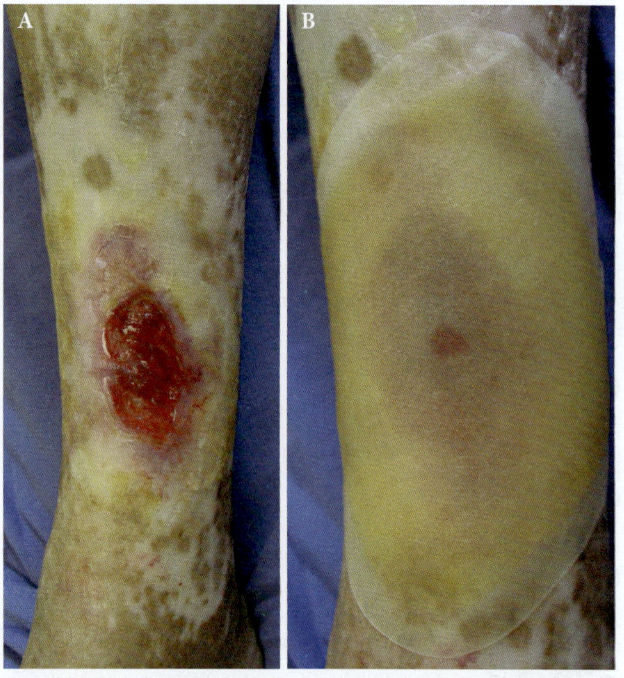

■ **Figura 48.15** (**A**) Úlcera venosa com bom tecido de granulação e pouca exsudação. (**B**) Após aplicação do curativo hidrocoloide.

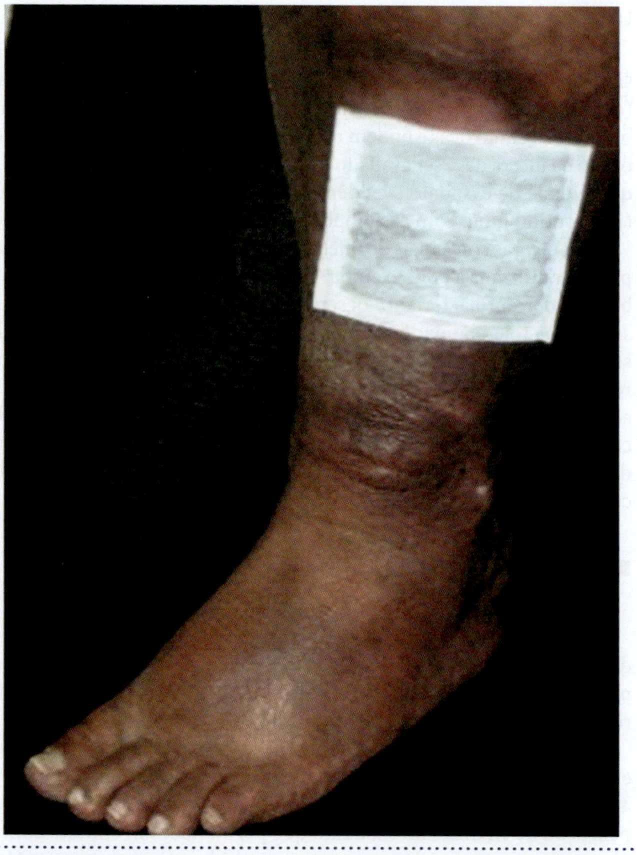

■ **Figura 48.16** Aplicação do curativo com carvão ativado e prata em úlcera venosa pós-trombótica exsudativa e colonizada criticamente.

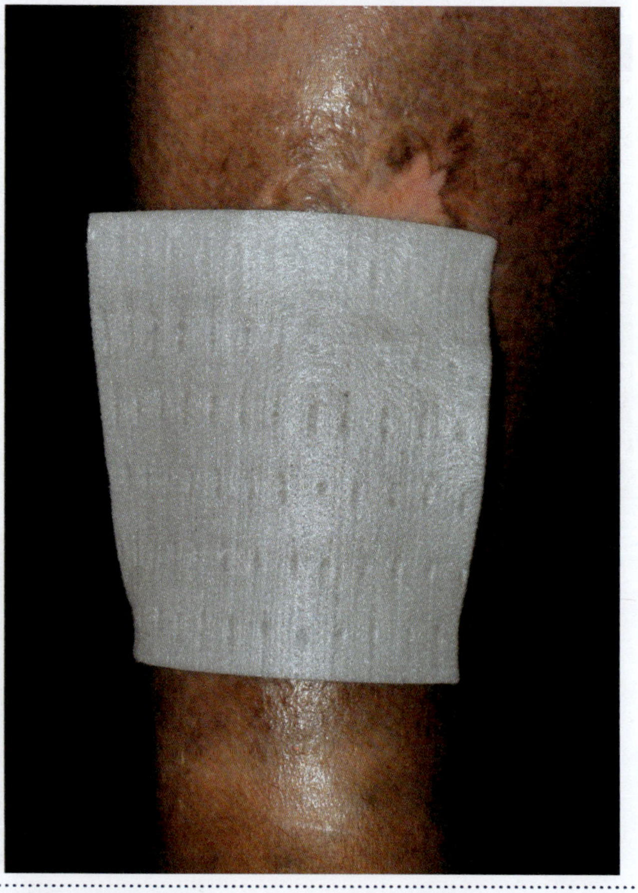

■ **Figura 48.17** Aplicação do curativo de hidrofibra com prata em úlcera venosa exsudativa e colonizada criticamente.

■ ABORDAGEM DA INFECÇÃO/COLONIZAÇÃO CRÍTICA DO LEITO DA ÚLCERA (LETRA "I" DO TIME)

Em úlceras crônicas, como as úlceras venosas, as bactérias podem formar estruturas complexas chamadas biofilmes. Biofilmes são comunidades de micro-organismos envoltos por matriz de polissacarídeos extracelular. Bactérias com biofilmes são mais bem protegidas e mais resistentes às defesas do organismo, a antissépticos e antibióticos tanto tópicos quanto sistêmicos.[56]

O controle da colonização crítica nas úlceras crônicas tem papel vital no processo de cicatrização. A abordagem local das úlceras com colonização crítica pode ser realizada com desbridamentos cirúrgicos ou enzimáticos. O desbridamento cirúrgico é forma rápida de promover a redução da carga bacteriana, entretanto é método não seletivo e pode ser doloroso. Curativos oclusivos com prata são opções que controlam o excesso de exsudação e promovem diminuição da carga bacteriana. São exemplos o carvão ativado com prata (p. ex., Actisorb Plus® – Figura 48.16), hidrofibra com prata (p. ex., Aquacel Ag® – Figura 48.17) e alginato com cálcio (Kaltostat®). Esses curativos podem ser trocados, de acordo com a saturação, de 3 a 7 dias. Vale reforçar que antibióticos sistêmicos não são indicados por não conseguir agir nessas bactérias formadoras de biofilme.

Infecções de partes moles manifestam-se clinicamente com eritema, edema, dor e calor local dos tecidos ao redor da úlcera. Febre, taquicardia, hipotensão e leucocitose podem acompanhar o quadro. É importante a realização de hemocultura em casos com repercussões sistêmicas e o tratamento deve ser realizado com antibióticos sistêmicos e, quando possível, desbridamento dos tecidos infectados.

■ MANUTENÇÃO DO MEIO ÚMIDO (LETRA "M" DO TIME)

A quantidade de exsudato na úlcera também deve ser avaliada, sendo ideal manter seu leito úmido. Excesso de exsudato deve ser combatido, pois, além de favorecer infecções, traz desconforto para o paciente. Por outro lado, a desidratação do leito da úlcera deve ser evitada e combatida, pois favorece a formação de tecidos desvitalizados. Portanto, para proporcionar um meio ótimo para a cicatrização, existem alguns curativos oclusivos que podem ser indicados de acordo com as características das úlceras. Para úlceras com excesso de exsudato são indicados os curativos de alginato de cálcio, carvão e prata, carvão e alginato, hidrofibra e as espumas (ou hidropolímeros). Para as úlceras com quantidade leve a moderada de exsudato são indicados os curativos hidrocoloides e os hidrogéis. A terapia compressiva pode e deve ser utilizada, quando possível, junto com esses curativos.

Na Figura 48.18, está disposto um fluxograma para facilitar a escolha de curativos oclusivos de acordo com o grau de exsudação e presença de colonização crítica/infecção.

Enxertos cutâneos

Quando as úlceras venosas não respondem ao tratamento clínico, o autoenxerto cutâneo de pele parcial é uma alternativa, principalmente nas de longa duração.[57] Embora em muitos casos promova a cicatrização, essa terapia, como medida exclusiva, é controversa na literatura, uma vez que as úlceras recorrem com frequência.

Curativos biológicos

Nos anos recentes, tem recebido atenção o uso de cultura de queratinócitos, autogênica e alogênica. Na autogênica, as células são obtidas por biópsia da pele do próprio paciente e, após cultivo, são aplicadas na úlcera. A utilização desse recurso tem restrições devido à necessidade de várias semanas para se obter cobertura e à dificuldade técnica de sua realização. O equivalente de pele obtido por bioengenharia (Apligraf®) é um representante da cultura de queratinócitos alogênica, que utiliza queratinócitos neonatais. Tem sido usado em úlcera venosa, mas, embora dê bons resultados, requer tecnologia especializada, consequentemente seu custo é elevado e há a necessidade de mais ensaios clínicos para avaliar sua eficácia.[58]

Outra terapia emergente para cicatrização de úlceras crônicas é a utilização de células-tronco adultas, também chamadas de células-tronco mesenquimais (CTM). As CTMs de tecidos específicos fornecem células-filhas para repovoar o tecido perdido ou lesado por uma diferenciação e/ou pela liberação de moléculas sinalizadoras parácrinas para recrutar células inflamatórias e células progenitoras de tecido. As CTMs foram identificadas em quase todos os tipos de tecidos do corpo humano. Como a sua exploração para fins de Medicina Regenerativa envolve consideravelmente menos problemas éticos do que a utilização de células-tronco embrionárias e as terapias que envolvem CTMs autólogas não representam riscos, tem havido um rápido crescimento no campo da pesquisa básica e suas aplicações clínicas para a Medicina Regenerativa.[59] Dois tipos de CTMs são mais utilizados em Medicina Regenerativa: as células-tronco estromais derivadas da medula óssea e as células-tronco derivadas do tecido adiposo. As utilizações de CTMs derivadas do tecido adiposo mostram aspectos mais vantajosos, pois as células derivadas de tecido adiposo têm coleta menos invasiva e apresentam maior rendimento celular em cultura.[60]

Medicamentos sistêmicos

Pentoxifilina

A pentoxifilina é uma droga hemorreológica e conhecida por estimular a fibrinólise, facilitar a perfusão capilar, devido à redução da viscosidade sanguínea pela capacidade de deformação das hemácias e dos leucócitos e à redução da agregação plaquetária e dos níveis de fibrinogênio. Também inibe o fator de necrose tumoral alfa. Uma revisão sistemática mostrou que a pentoxifilina (800 mg 3 vezes ao dia) foi adjuvante efetivo em conjunto com a terapia compressiva para tratamento de úlceras venosas.[61] Entretanto, a dose tolerável é de 400 mg 3 vezes ao dia. Os benefícios de seu uso são alcançados após 2 a 4 meses de terapia. Os efeitos colaterais são dose-dependentes e os mais comuns são náusea, desconforto gastrointestinal, cefaleia e prolongamento do tempo de sangramento. A principal contraindicação é doença cardíaca grave. Na gravidez é categoria C.[38]

Aspirina

Quanto à aspirina, um estudo com placebo e controlado sugeriu que a dose de 300 mg/dia pudesse acelerar a cicatrização da úlcera venosa; entretanto, a amostra era pequena (20 pacientes).[62] Recente revisão sistemática, que incluiu apenas dois ensaios clínicos randomizados, concluiu que não há evidência suficiente para avaliar a eficácia da aspirina oral em úlceras venosas, e há a necessidade de mais estudos para definir sua ação e utilidade em portadores de úlcera venosa.[63]

Drogas flebotônicas

As medicações conhecidas como flebotônicas constituem um grupo heterogêneo de drogas utilizadas para tratamento da insuficiência venosa crônica. Há dúvidas sobre sua efetividade e segurança. Muitas delas são flavonoides naturais, extraídos de plantas, ou sintéticos, como a diosmina. A diosmina (Daflon®), 500 mg 2 vezes ao dia por 6 meses, é citada na literatura por sua aparente capacidade de estimular a cicatrização e melhorar os sintomas da DVC.[64] O mecanismo de ação dessas drogas ainda não está bem estabelecido, mas parece que elas agem na macrocirculação, melhorando o tônus venoso, e na microcirculação, pela diminuição da hiperpermeabilidade capilar. Uma revisão sistemática sobre os flavanoides para UV concluiu que, embora tenha havido efeito significativo dos flavanoides na cicatrização de UV, os resultados devem ser vistos com cautela, uma vez que a qualidade dos ensaios clínicos era ruim.[65]

A terapia sistêmica para os pacientes portadores de úlcera venosa, portanto, parece ter ainda ação coadjuvante.

■ TRATAMENTO CIRÚRGICO DA ANORMALIDADE VENOSA

O tratamento cirúrgico da anormalidade venosa com finalidade de cicatrização da úlcera visa a eliminar ou diminuir a transmissão da

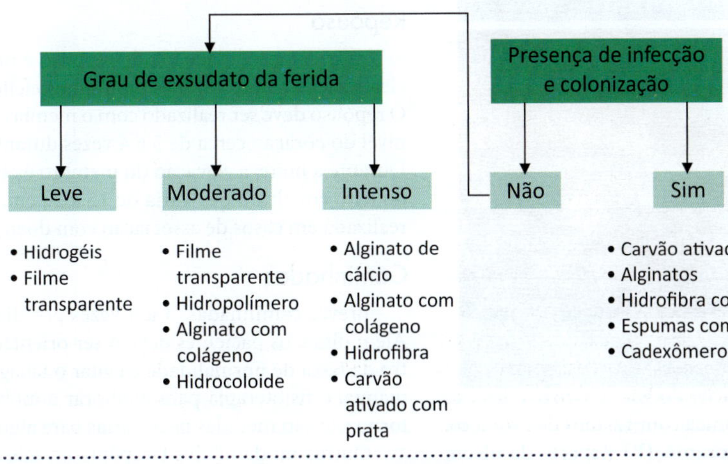

■ **Figura 48.18** Fluxograma para auxílio da escolha de curativos oclusivos nas úlceras crônicas.

alta pressão venosa para as áreas ulceradas. Em portadores de úlcera venosa com significante insuficiência do sistema venoso superficial, isolada ou combinada com insuficiência de perfurantes, uma importante melhora pode ocorrer após cirurgia das veias varicosas, além de melhora do prognóstico ao longo do tempo. Em anos recentes, cirurgias convencionais têm sido substituídas por técnicas menos invasivas, tais como ligadura endoscópica subfascial de perfurantes insuficientes na região medial da panturrilha, radiofrequência e *laser* endovascular.[38]

Escleroterapia com espuma no tratamento da insuficiência venosa crônica

A escleroterapia é a eliminação de varizes intracutâneas, subcutâneas e/ou transfasciais (veias perfurantes) tal como a esclerose de varizes subfasciais, no caso de malformações venosas, pela injeção de um esclerosante no lúmen da veia.[66] A ecoescleroterapia com espuma é o emprego de um agente esclerosante em forma de espuma, guiada pelo ultrassom, em uma determinada veia insuficiente, com o objetivo de ocluir ou reduzir o diâmetro do vaso.

A aplicação do agente esclerosante em forma de espuma provoca o deslocamento do sangue na veia, e o contato da espuma com o endotélio ocasiona vasoespasmo e oclusão do vaso. É um procedimento seguro e eficaz com baixo índice de complicações, oferecendo resultados semelhantes aos da cirurgia.

Os agentes esclerosantes causam irritação química da íntima venosa que provoca inflamação da camada endotelial do vaso. Essa inflamação dá origem a um trombo local anexo à parede do vaso, e as veias se transformam em um cordão fibroso ou esclerosado. Esse processo inflamatório ocorre, pois, os agentes esclerosantes contêm um polo hidrofílico e outro hidrofóbico que agem alterando a tensão superficial das células endoteliais. O polo hidrofóbico liga-se à superfície da célula e o polo hidrofílico atrai água para dentro da célula, resultando em rápida e intensa hidratação celular. Os agentes esclerosantes mais usados são o polidocanol e tetradecil sulfato de sódio (TSS), em concentrações que variam de 1% a 3% e volumes que variam de 2 a 15 mL.[67] Na Figura 48.19, está um exemplo de boa evolução de úlcera venosa após tratamento de escleroterapia com espuma.

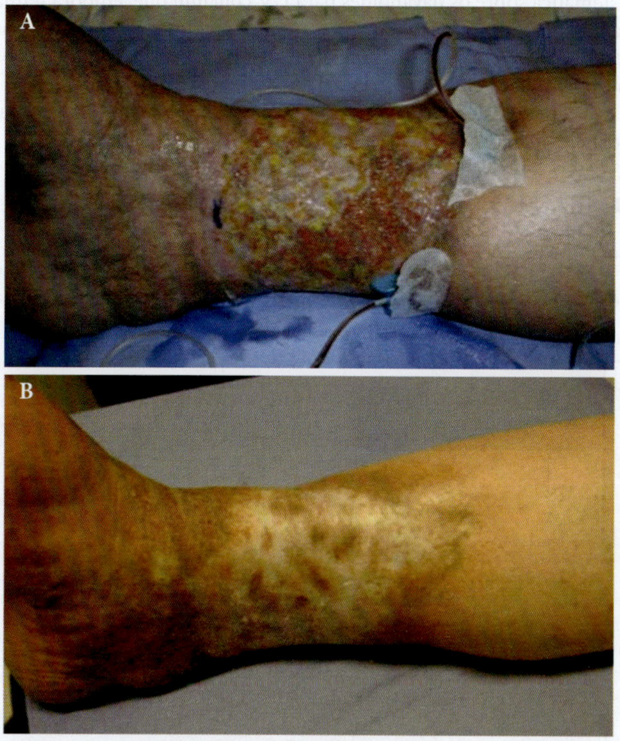

■ **Figura 48.19** **(A)** Úlcera venosa crônica com 12 anos de evolução. Punção venosa para injeção do esclerosante. **(B)** Aspecto da úlcera cicatrizada após procedimento.

A escleroterapia não está indicada em pacientes sedentários ou em condições clínicas que impeçam sua mobilização ativa.

As contraindicações relativas podem incluir: presença de doenças sistêmicas graves como diabetes, insuficiência cardíaca ou renal, enfisema, doenças do colágeno e neoplasias; insuficiência arterial documentada por um índice tornozelo-braço inferior a 0,7; história de asma ou condições alérgicas que possam predispor a anafilaxia; índice de massa corporal elevado, no qual a compressão é difícil de aplicar; uso de anticoagulantes, que pode estar associado a risco de grandes hematomas e equimoses.

Apenas os esclerosantes detergentes, como o polidocanol e o TSS, podem ser usados na forma de espuma. A espuma esclerosante é produzida pela mistura de um gás fisiológico, bem tolerado, com uma quantidade relativamente pequena de esclerosante detergente. Tanto o oxigénio (O_2) como o dióxido de carbono (CO_2) e o ar ambiente têm sido utilizados com sucesso. Mesmo que muitos métodos de produção de espuma tenham sido descritos, o mais fácil de executar foi relatado por Tessari.[68]

Apesar de representar um método seguro, a escleroterapia não é isenta de riscos que incluem: complicações locais, como hiperpigmentação e necrose de pele, mas também sistêmicas, como reações alérgicas, cefaleia, distúrbios visuais, trombose venosa profunda, embolia pulmonar ou cerebral e morte, sendo assim recomendável ser realizada por profissional médico com competência e conhecimento para diminuir e lidar com tais efeitos adversos.[68]

Ablação endovenosa por *laser* ou radiofrequência

A termoablação endovenosa com *laser* (EVLA) ou radiofrequência (RFA) são as mais utilizadas técnicas de tratamento das veias tronculares por acesso endovascular. Os passos do procedimento são muito semelhantes e incluem: 1) cateterização venosa distal guiada por ultrassom; 2) posicionamento da fibra alguns centímetros distal à junção safeno-femoral, geralmente preservando a tributária mais superior (veia epigástrica superficial); 3) tumescência perivenosa; 4) ablação por retração da fibra utilizada.

O índice de sucesso imediato dessas técnicas é muito alto, próximo a 100%, e permanece alto no médio prazo, entre 77% e 99% em 1 ano. Não foi observada diferença estatística em termos de segurança entre cirurgia e termoablação, sendo todas as técnicas consideradas de baixo risco quando executadas de forma segura. As principais complicações incluíram: trombose venosa profunda (TVP) (0,2% a 1,3%); tromboembolismo pulmonar (TEP) (0 a 3%), mas devido a esse baixo risco a profilaxia medicamentosa é indicada apenas para casos de alto risco, como pacientes com TVP ou TEP prévios, trombofilia em idosos e portadores de câncer. As complicações específicas compreendem: tromboflebite superficial (7%); queimaduras de pele (1%); hematomas (3% a 7%); hiperpigmentação (5%); parestesia (1% a 2%).

■ MEDIDAS COMPLEMENTARES

Repouso

A orientação adequada de repouso é muito valiosa para se obter cicatrização da úlcera, pois diminui os efeitos da hipertensão venosa. O repouso deve ser realizado com o membro inferior elevado acima do nível do coração cerca de 3 a 4 vezes durante o dia e por 30 minutos. Durante a noite, a elevação do membro é obtida por elevação dos pés do leito em altura que varia de 15 a 20 cm. Essa medida não deve se realizada em casos de associação com doença arterial.

Caminhadas

Breves caminhadas, 3 a 4 vezes por dia, devem ser estimuladas. Além disso, os pacientes devem ser orientados a manter o peso dentro da faixa de normalidade e evitar o tabagismo. Drenagem linfática manual e fisioterapia para melhorar a mobilidade da articulação do tornozelo são medidas necessárias para alguns pacientes.[49]

Outras modalidades terapêuticas, tais como estimulação elétrica,[69] terapia com pressão negativa,[70] oxigenioterapia hiperbárica,[71] ultrassom[72] e laserterapia de baixa intensidade,[73] têm sido utilizadas como coadjuvantes no tratamento da úlcera venosa, embora, de acordo com respectivas revisões sistemáticas, necessitem de mais estudos que atestem sua efetividade.

Métodos para evitar recidivas

Após a cicatrização da úlcera, o grande desafio é evitar a recidiva. As duas principais medidas para alcançar esse objetivo são o uso de meias elásticas compressivas e a adequada intervenção cirúrgica para correção da anormalidade venosa.

Os pacientes devem ser incentivados a usar meias elásticas adequadas pelo resto de suas vidas, para prevenir recidiva da úlcera. Há quatro classes de meias elásticas compressivas, baseadas na pressão exercida no tornozelo. A pressão deve ser graduada, ou seja, maior no tornozelo, menor logo abaixo do joelho e ainda menor na coxa. Os pacientes com úlcera cicatrizada necessitam de compressão variável de 30 a 40 mmHg (meias elásticas classe II) ou 40 a 50 mmHg (meias elásticas classe III). As meias devem ser colocadas logo pela manhã e retiradas apenas à noite, ao deitar. A elasticidade diminui com o tempo e com as lavagens, sendo necessária a troca das meias pelo menos a cada 6 meses.[74]

Para melhorar o prognóstico a longo prazo é fundamental, quando possível, a eliminação ou diminuição da hipertensão venosa no membro afetado. Isso só pode ser alcançado em casos bem avaliados, em que foi realizado diagnóstico preciso quanto às alterações anatômicas e funcionais do sistema venoso superficial, profundo e de perfurantes. O tratamento cirúrgico de casos selecionados visa à correção do refluxo no sistema venoso superficial por meio da retirada ou ligadura de safenas e perfurantes insuficientes. A técnica de cirurgia endovascular com ligadura endoscópica subfascial, para tratamento de perfurantes insuficientes, tem-se mostrado promissora, por ser menos invasiva do que a cirurgia tradicional.[38] No entanto, o tratamento da insuficiência venosa profunda é mais complexo e inclui reposição e transplante de válvulas e derivações. Os casos com TVP prévia apresentam maior dificuldade para resolução. A recomendação e os resultados dessas técnicas são controversos.[75]

Apresentamos um algoritmo para abordagem terapêutica do paciente com úlcera venosa (Figura 48.20).

■ ÚLCERA ARTERIAL

Epidemiologia

A doença arterial periférica é principalmente manifestação da aterosclerose sistêmica, sendo fator determinante para o surgimento das úlceras arteriais, as quais representam 10% a 25% dos casos de úlceras crônicas nos membros inferiores. A aterosclerose está relacionada ao aumento do risco de eventos isquêmicos e morte. A prevalência de doença arterial periférica na população é aproximadamente de 12% e afeta homens e mulheres igualmente. Como fatores de risco maiores para doença aterosclerótica, e consequentemente úlceras arteriais, estão idade acima de 45 anos para homens e 55 anos para mulheres, tabagismo e diabetes *mellitus*. Outros importantes fatores de risco são hiperlipidemia, hipertensão, hipercolesterolemia, história familiar de doença aterosclerótica precoce e sedentarismo.[76]

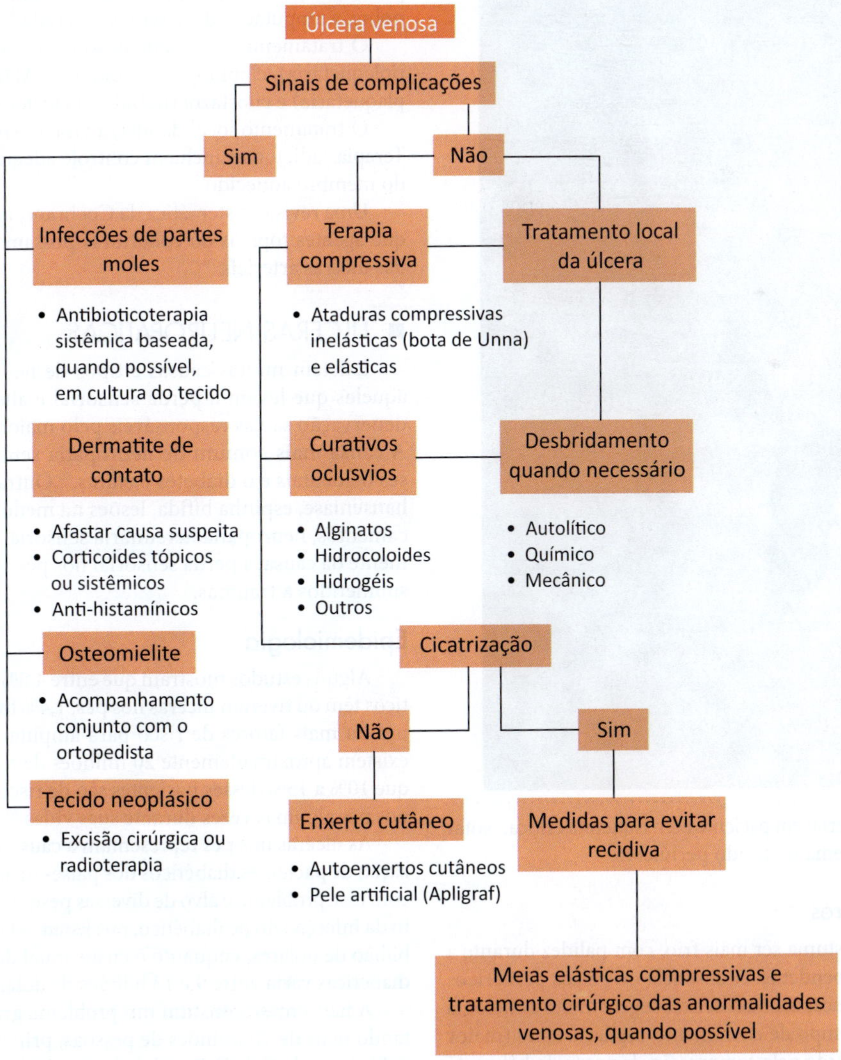

■ **Figura 48.20** Algoritmo da abordagem terapêutica do paciente portador de úlcera venosa nos membros inferiores.

Etiopatogenia

A doença aterosclerótica leva ao estreitamento progressivo do lúmem do vaso, causando obstrução gradual ao fluxo sanguíneo e consequente formação de circulação colateral. A redução do suprimento sanguíneo arterial resulta em isquemia, necrose e ulceração. A aterosclerose e episódios trombóticos contribuem de forma determinante nesse processo.[77]

Manifestações clínicas

Os pacientes com doença arterial periférica apresentam claudicação intermitente, ou seja, dor na panturrilha ou coxa durante a deambulação, com melhora após poucos minutos de repouso. Com a progressão da doença, começam a apresentar dor durante o repouso, principalmente com o membro inferior elevado. Posteriormente, o paciente necessita dormir sentado, com as pernas pendentes.

As úlceras arteriais ocorrem tipicamente nos artelhos, calcâneos e proeminências ósseas dos pés, entretanto podem ocorrer em outros locais da perna, especialmente quando iniciadas por trauma local. A úlcera costuma ser profunda, com borda bem demarcada e solapada, sem tecido de granulação viável, pálida e frequentemente necrótica (Figura 48.21). Exposição de tendões e de tecidos profundos pode ocorrer mais frequentemente do que na úlcera de etiologia venosa. A região periúlcera costuma ser eritematovinhosa. Dor de forte intensidade geralmente está presente e usualmente é muito refratária aos analgésicos.

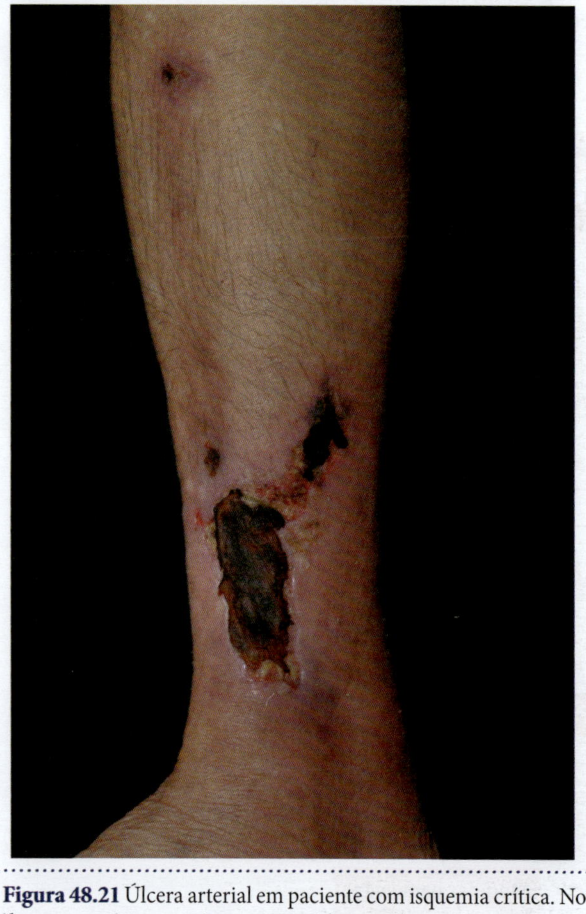

■ **Figura 48.21** Úlcera arterial em paciente com isquemia crítica. Notar as úlceras necróticas e eritema no tecido periúlcera.

Exames complementares

O membro afetado costuma ser mais frio, com palidez durante a elevação e rubor quando pendente. A ausência de pulsos periféricos aliada às manifestações clínicas acima descritas sugere muito a etiologia arterial para a úlcera. O tempo de enchimento capilar é lento (maior do que 3 a 4 segundos), obtido pela compressão da ponta do hálux até ficar branco e então liberado.

A ultrassonografia Doppler deve ser utilizada para determinar o índice sistólico entre o tornozelo e o braço (ITB). O índice é calculado com o valor mais alto da pressão sanguínea sistólica do tornozelo dividido pela pressão sanguínea sistólica da artéria braquial. O ITB abaixo de 0,9 indica que existe componente de insuficiência arterial influenciando o desenvolvimento da úlcera. O ITB abaixo de 0,7 é muito significativo e, quando não houver nenhuma anormalidade venosa, pode indicar que a insuficiência arterial é a única causa da úlcera. É importante lembrar que a ausência de pulsos distais também é considerada indicativa de doença arterial, independentemente do valor do índice. Mapeamento dúplex arterial é importante para planejamento terapêutico, pois permite avaliação da distribuição e extensão da doença arterial.[44]

A medida da tensão transcutânea de oxigênio ($TcPO_2$) é um método não invasivo considerado bom indicador de isquemia crítica do membro. A medida da PO_2 na derme é obtida em mmHg, com valores normais nos pés > 50. Um valor < 40 tem sido associado a hipóxia, capaz de comprometer a cicatrização, e < 30 está associado a isquemia crítica. Atualmente, esse método tem sido sugerido como forma de orientar a escolha dos níveis de amputação.[49]

Tratamento

Os pacientes devem ser avaliados por cirurgiões vasculares com a meta de restabelecimento do adequado fluxo arterial. Os membros com isquemia crítica, ou seja, dor em repouso e pressão sanguínea baixa no tornozelo (abaixo de 50 mmHg) poderão ser beneficiados com angioplastia ou cirurgia *bypass*, ou frequentemente a combinação dos dois procedimentos. Se o paciente não tiver condições clínicas para o procedimento ou a perspectiva de melhora com a revascularização for pobre, a amputação deve ser considerada.[44]

O tratamento medicamentoso inclui aspirina (devido à ação antiplaquetária), clopidogrel (inibidor da ADP – indutora de agregação plaquetária) e cilostazol (inibidor da fosfodiesterase III).[78]

O tratamento local da úlcera visa à manutenção do meio úmido. Terapias adicionais incluem controle adequado da dor e manutenção do membro aquecido.

Uma revisão sistemática da Cochrane, não encontrou evidência de que agentes tópicos ou coberturas possam influenciar a cicatrização das úlceras arteriais.[79]

■ ÚLCERAS NEUROPÁTICAS

Existem muitas causas e tipos de neuropatias periféricas, mas aquelas que levam a perda sensorial e alterações tróficas devido à denervação são as responsáveis pelo maior risco de úlceras nos pés. A causa mais comum de neuropatia sensorial periférica nos países ocidentais é o diabetes *mellitus*.[80] Outras causas importantes são hanseníase, espinha bífida, lesões na medula espinhal, álcool, medicamentos, neuropatia hereditária sensorial e motora. Independentemente da causa, a perda sensorial nos pés os coloca em risco quando submetidos a traumas.

Epidemiologia

Alguns estudos mostram que entre 4,8% e 7% dos pacientes diabéticos têm ou tiveram úlceras nos pés, 1,4% foi amputado e 67% tinham um ou mais fatores de risco para amputação. Nos Estados Unidos, existem aproximadamente 20 milhões de pacientes diabéticos, sendo que 10% a 15% desses pacientes são de risco para desenvolver úlceras nos pés algumas vezes durante suas vidas.[80]

As úlceras nos pés representam a causa mais comum de hospitalização de pacientes diabéticos dos países ocidentais. O custo financeiro com esse problema é alvo de diversas pesquisas. O custo para tratamento da infecção do pé diabético, nos Estados Unidos, está entre 1,38 e 1,9 bilhão de dólares, enquanto o custo anual de atendimento das úlceras diabéticas varia entre 9 e 13 bilhões de dólares.[81-82]

A hanseníase constitui um problema grave de saúde pública, afetando mais de 20 milhões de pessoas, principalmente na África, Ásia e América do Sul. O Brasil é responsável por 85% do total de casos registrados nas Américas.

Etiopatogenia

Úlceras nos pés dos pacientes diabéticos ocorrem por insuficiência arterial, por neuropatia ou ambas as condições. O mecanismo exato da lesão neural periférica nos pacientes diabéticos é desconhecido, mas sua progressão está relacionada ao mau controle glicêmico por tempo prolongado. A neuropatia diabética é uma doença crônica, insidiosa, com alteração sensorial, motora e autonômica periférica. A perda da sensibilidade ocorre principalmente nos pés, que podem sofrer pressão e atrofia com alteração em sua musculatura intrínseca, o que leva a deformidades com aumento da carga principalmente na base dos metatarsos (Figura 48.22 A). Os pacientes também podem desenvolver destruição indolor de ossos e juntas, causando o pé de Charcot. Essa deformidade causa mais mudanças na arquitetura dos pés e em outras áreas de alta pressão. A disfunção autonômica que ocorre associadamente promove perda de inervação nas glândulas sudoríparas resultando em pele seca, a qual fica mais predisposta a eczemas e infecções e ocasiona também alteração no fluxo sanguíneo da microcirculação por interferência nos *shunts* arteriovenosos. Esses são os principais mecanismos que atuam de forma sinérgica, levando à ulceração cutânea.[83]

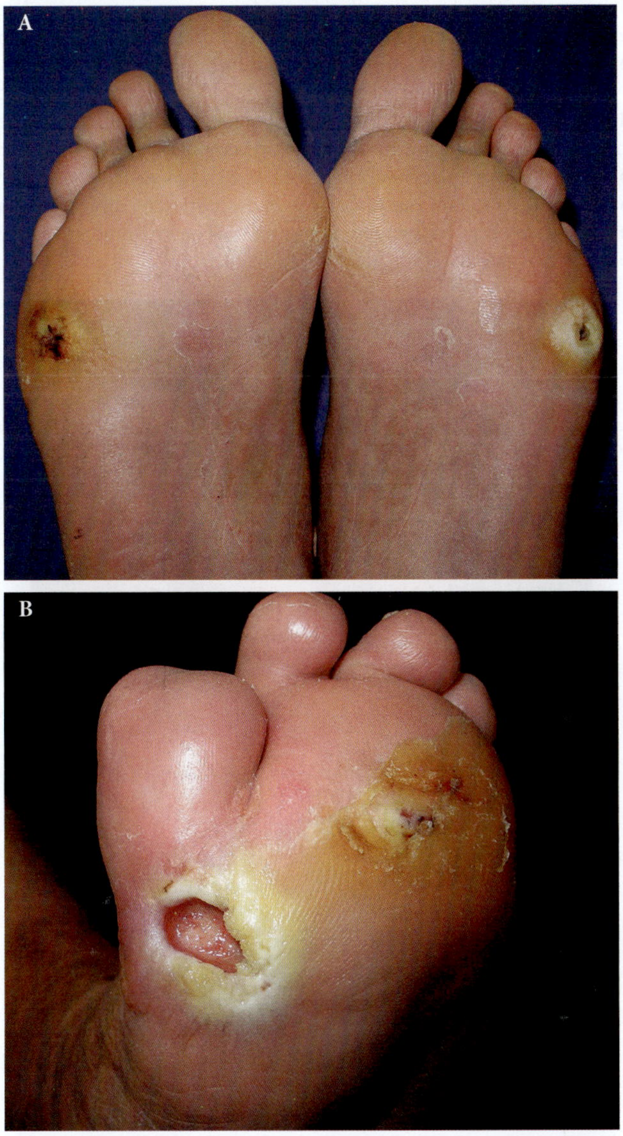

■ **Figura 48.22** Mal perfurante plantar (MPP) nos pacientes com neuropatia diabética. (**A**) Úlceras bilaterais na base dos quintos metatarsos devido ao aumento da carga nessa região. (**B**) Importante deformidade, com formação de MPP na região do primeiro metatarso e hiperceratose na porção anterior do pé.

Os pacientes com mau controle glicêmico têm prejuízo no processo de cicatrização por alterações de citoquinas, fatores de crescimento e síntese de colágeno. Da mesma forma, quando os níveis de hemolobina glicada são maiores que 12%, ocorre maior predisposição para infecções por alteração da função leucocitária, como quimiotaxia, aderência e atividade bactericida intracelular.[84]

A neuropatia motora causa subluxação dorsal dos dedos dos pés e, devido a isso, durante a deambulação os dedos recebem menos pressão aumentando a pressão na cabeça dos metatarsos, o que resulta em áreas de pressão anormalmente altas. Áreas de alta pressão repetida na presença de pele seca devido à neuropatia autonômica levam à formação de calos plantares. Esses calos costumam ulcerar causando a manifestação típica da neuropatia, o mal perfurante plantar – MPP (Figura 48.22 B).

No caso da hanseníase, o *Mycobacterium leprae* tem tropismo especial para os nervos periféricos. Há comprometimento neural em todas as manifestações clínicas da hanseníase. As lesões podem ser somente em filetes nervosos, mas também nos nervos superficiais e troncos nervosos mais profundos. As lesões nos filetes nervosos são essencialmente sensitivas e, nos troncos nervosos, sensitivas, motoras e autonômicas. Nos membros inferiores, os principais nervos comprometidos são o fibular e o tibial posterior. O fibular, quando lesado, causa o "pé caído" e perda de sensibilidade no dorso dos pés e face lateral da perna. A lesão do nervo tibial posterior leva à paralisia dos músculos intrínsecos do pé, hipestesia ou anestesia plantar e alterações simpáticas vasculares e das glândulas sudoríparas. As alterações sensitivas e motoras são responsáveis pela etiopatogenia do mal perfurante plantar. As úlceras cutâneas constituem uma importante complicação decorrente da neuropatia em pacientes hansenianos.

Irregularidades no revestimento interno dos sapatos ou materiais estranhos como pequenas pedras podem passar despercebidos e causar úlceras.

Manifestações clínicas

O mal perfurante plantar é o representante típico da neuropatia diabética e hansênica. É caracterizado por úlcera indolor, profunda e de bordas calosas (Figura 48.22). A profundidade deve ser avaliada por meio de sonda ou cateter. A úlcera neuropática pode ocorrer em outros locais, por exemplo, na face lateral dos pés.

Complicações como infecções de partes moles e osteomielites são frequentes. Exsudação purulenta, áreas de eritema, aumento de temperatura e edema periúlcera sugerem infecção bacteriana.[85]

Exames complementares

A palpação dos pulsos distais dos membros inferiores é importante devido à associação da úlcera neuropática com doença isquêmica. O índice tornozelo-braço (ITB) deve ser realizado também para exclusão de doença isquêmica. Presença de pulsos pediosos e ITB maior que 0,9 excluem doença isquêmica. ITB maior do que 1,3 sugere artérias não compressíveis.[86]

O teste dos monofilamentos de Semmes-Weinstein é utilizado para verificar a percepção de pressão. Se o paciente não conseguir detectar o teste ao se utilizarem monofilamentos 5.07 (10 gramas) na região plantar, é considerado com perda da sensibilidade protetora e, portanto, com risco aumentado para ulceração nas regiões com tal alteração.[87]

Na avaliação da profundidade da úlcera por meio de sondas ou cateter, se ela tiver contato com o osso, deve-se levantar forte suspeita de osteomielite. Há necessidade de realização de radiografias seriadas para avaliação da parte óssea. Outros exames podem ser necessários para a confirmação, como ressonância magnética e cintilografia óssea.

A eletroneuromiografia é importante para o diagnóstico diferencial e contribui para o diagnóstico e o acompanhamento da neuropatia. O padrão polineuropático simétrico e difuso ocorre no diabetes *mellitus*; o padrão de mononeuropatia múltipla assimétrica e focal ocorre na hanseníase.[49]

Tratamento

A melhor medida para os pacientes com neuropatia é a prevenção da úlcera. Eles devem ser orientados principalmente em relação aos sapatos e particularmente com os novos. Devem fazer inspeção sistemática dos pés. Nos casos de pele seca, é fundamental a utilização de loções hidratantes para a prevenção de fissuras. Também é importante não andar descalço.

Os calos plantares podem fissurar e com isso se iniciar uma infecção bacteriana. É importante a redução da alta pressão plantar com palmilhas que distribuam o peso na região plantar. Desbridamentos dos calos devem ser realizados, uma vez que os calos podem aumentar a pressão local em mais de 30%.

Com relação à úlcera, é essencial o tratamento de infecções quando presentes com antibioticoterapia sistêmica apropriada. Em alguns casos, deve-se fazer cultura de fragmentos da biópsia ou *swab*. Embora a maior parte das infecções seja devida a cocos Gram-positivos, organismos Gram-negativos aeróbios e anaeróbios são frequentemente isolados nessas infecções.[85]

Nos casos de colonização crítica, antibióticos tópicos podem ser usados para diminuição da flora bacteriana no tecido de granulação, mas por curtos períodos, para se evitar resistência e efeitos citotóxicos locais. Outra alternativa nessa situação de colonização crítica é a utilização de soluções antissépticas, como a polihexanida e betaína, devido a seu efeito antimicrobiano e de não toxicidade aos tecidos de granulação.

Curativos como hidrocoloides e hidrogéis podem ser indicados para manutenção do meio úmido e desbridamento autolítico quando não há sinais de colonização crítica ou infecção. O desbridamento enzimático/químico ou cirúrgico de tecidos desvitalizados e do tecido hiperceratótico da borda da úlcera deve ser realizado sempre quando necessário. Mais do que um tipo de desbridamento, é normalmente necessário. O desbridamento se faz necessário porque tecidos necróticos e desvitalizados, colonização crítica e células senescentes podem inibir o processo de cicatrização. O curativo selecionado deve também manter o meio úmido, evidando-se excesso de exsudato, o qual promove maceração da pele ao redor da úlcera favorecendo o aumento da lesão ulcerada e retardando a cicatrização.[88]

No caso de osteomielite, o tratamento é a remoção do osso infectado, acompanhada por 2 a 4 semanas de antibiótico sistêmico. Contudo, quando isso não é possível, deve-se prescrever antibióticos por longos períodos (aproximadamente 6 semanas).[86]

A redução da pressão plantar ou descarga é outro aspecto fundamental na abordagem desses pacientes. Aparelhos ortopédicos são utilizados, pois permitem a deambulação e promovem a diminuição de pressão nos locais ulcerados e com calos. São indicados, nos casos de maiores deformidades dos pés, calçados especialmente confeccionados e personalizados por oferecerem maior largura e profundidade. Outra forma de redução ou descarga plantar é a indicação de muletas, andadores e até privação total do contato.[86] Também é fundamental a orientação de perda de peso para pacientes com sobrepeso e obesos.

Em alguns casos, a redução da pressão plantar e os curativos não são suficientes para a cicatrização da úlcera. Alguns procedimentos cirúrgicos têm sido realizados na tentativa de melhorar a cicatrização, nos casos de falha do tratamento clínico. O alongamento cirúrgico do tendão de Aquiles em pacientes com limitação da dorsiflexão pode melhorar a cicatrização do MPP por redução da pressão plantar.[89] Da mesma forma, pacientes com doença arterial periférica devem, se possível, ser submetidos à cirurgia de revascularização, pois a melhora da perfusão está relacionada ao aumento da oxigenação, nutrição e consequentemente, melhora na cicatrização.[90]

A terapia com pressão negativa, segundo revisão sistemática, é efetiva no tratamento das úlceras diabéticas. Ocorre melhora do processo de cicatrização por ela promover redução de edema, diminuição do crescimento bacteriano e favorecimento da contração da ferida.[91]

Peles artificiais (Dermagraft®, Apligraf®) também são benéficas, pois promovem liberação de fatores de crescimento, citoquinas e outras proteínas que estimulam o leito da úlcera. Aplicação de correntes elétricas é citada como favorável no processo de cicatrização, pois afeta a síntese proteica, favorece a migração celular e inibe o crescimento bacteriano.[86]

ÚLCERA ISQUÊMICA HIPERTENSIVA (ÚLCERA DE MARTORELL)

Epidemiologia

Úlcera hipertensiva é um tipo de úlcera isquêmica que não deve ser confundida com úlcera arterial, pois é relacionada a alterações na microcirculação sem ainda comprometer a macrocirculação, como no caso das úlceras arteriais. Ocorre em pacientes com hipertensão de difícil controle por longo período.[92] Foi descrita pela primeira vez por Martorell, Hines e Farber, na década de 1940. Também conhecida como úlcera de Martorell, ocorre apenas nos membros inferiores, mais frequentes em mulheres, principalmente após a sexta década de vida.

Até 2001 foram descritos 105 casos na literatura mundial.[93] Certamente é uma doença subestimada, sendo difícil encontrar registros de sua prevalência. O atraso no diagnóstico causa importante impacto social e econômico, pois prolonga o tempo de úlcera ativa e também o sofrimento dos pacientes.[94]

Manifestações clínicas

Por definição, a úlcera isquêmica hipertensiva ocorre na presença de hipertensão arterial sistêmica geralmente grave, na ausência de doença arterial oclusiva periférica ou doença venosa nos membros inferiores. O diabetes *mellitus* tipo 2 é a comorbidade associada mais prevalente e ocorre em até 60% dos casos.[95]

As úlceras podem ser bilaterais, na região dos dois terços inferiores dos membros inferiores. Frequentemente se localizam nas porções anterolateral e posterior dos membros, e podem apresentar coloração purpúrica na região periúlcera (Figura 48.23). Lesões satélites podem ocorrer. São em geral muito dolorosas, desproporcionalmente ao tamanho da úlcera, e costumam ser refratárias aos tratamentos usuais para úlceras crônicas.[92-93]

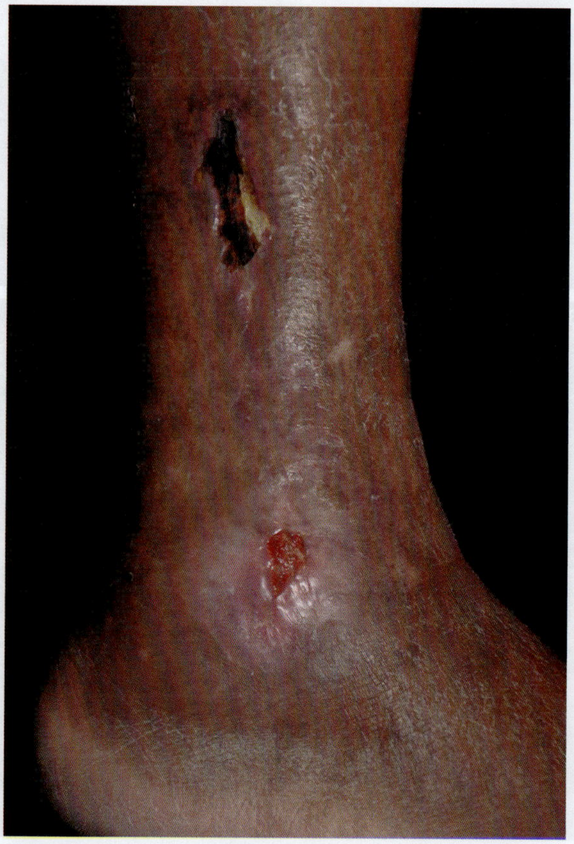

Figura 48.23 Úlcera isquêmica hipertensiva (úlcera de Martorell). Paciente com hipertensão arterial mal controlada, com úlcera muito dolorosa na porção lateral da perna, com leito necrótico e coloração purpúrica na região periúlcera, e outra na região do maléolo lateral, com bom tecido de granulação.

A hipertensão arterial sistêmica desses pacientes é geralmente grave. Em 60 casos relatados na literatura, a pressão arterial sistólica média foi de 204 mmHg e a diastólica média de 115 mmHg.[93]

Etiopatogenia

A hipertensão arterial sistêmica causa alterações no leito vascular de forma difusa. Farbes e Hines encontraram alterações nas arteríolas dérmicas dos pacientes com hipertensão arterial. Hiperplasia de elementos nucleares da camada média e espessamento da lâmina elástica foram as alterações histológicas mais encontradas. Essas mesmas alterações patológicas foram encontradas por Henderson e colaboradores em estudo de pacientes com úlceras isquêmicas hipertensivas.[96]

Estudo que comparou pacientes normotensos, pacientes com doença arterial periférica e pacientes com úlcera isquêmica hipertensiva encontrou nesses dois últimos grupos pressão de perfusão cutânea baixa. O ITB dos pacientes com úlcera de Martorell foi muito maior do que dos pacientes com doença arterial periférica, devido ao aumento da resistência vascular local.[97] A inabilidade de vasodilatação em resposta ao estreitamento arteriolar causada pela hipertensão determina redução da perfusão cutânea, que resulta em formação de úlcera isquêmica, ao contrário do que acontece na doença arterial periférica, na qual a redução da pressão de perfusão cutânea é devida à redução do fluxo arterial do membro por comprometimento da macrocirculação.

Tratamento

A redução e controle dos níveis pressóricos é a melhor medida terapêutica. Em um único estudo randomizado, controlado, realizado em pacientes com úlcera de Martorell, foi utilizada nifedipina 10 mg 3 vezes ao dia por 2 meses e comparada com placebo. Houve melhora significativa da dor e redução da área da úlcera nos pacientes do grupo de nifedipina quando comparados com o grupo placebo. Há relatos na literatura do benefício de inibidores da enzima de conversão da angiotensina além dos bloqueadores dos canais de cálcio. Os beta-bloqueadores podem agravar a vasoconstricção, prejudicar a cicatrização, e portanto não devem ser utilizados.[92-93]

O uso de anticoagulantes orais, como inibidores de vitamina K, e antiagregantes plaquetários estão indicados. O controle álgico é sempre desafiador. Analgésicos comuns e opioides devem ser usados. Entretanto, o tratamento cirúrgico com desbridamento seguido de enxertos cutâneos de pele parcial é considerado a primeira linha de controle da dor e acelera a cicatrização.[98]

ÚLCERAS POR LINFEDEMA CRÔNICO

Úlceras crônicas dos membros inferiores por linfedema sem doença venosa subjacente são raras. A depuração inadequada de linfa acarreta acúmulo de proteínas plasmáticas nos espaços intersticiais e, caso a fibrinólise intersticial esteja deficiente, o paciente desenvolverá lipodermatoesclerose. Traumatismos e infecções subsequentes podem levar à formação de úlceras. O tratamento baseia-se nos cuidados locais da úlcera e compressões, da mesma forma que realizado para úlceras venosas.[40]

ÚLCERAS INFLAMATÓRIAS

São denominadas úlceras inflamatórias um conjunto de doenças associadas a processos inflamatórios. Em geral são de difícil manejo e podem ser o prenúncio de doenças sistêmicas graves. As principais categorias de úlceras inflamatórias são as relacionadas a pioderma gangrenoso, artrite reumatoide, vasculites, crioglobulinemia e criofibrinogenemia, síndrome do anticorpo antifosfolipídeo, calcinoses (calcifilaxia), doenças hematológicas. As doenças mais comumente implicadas são as colagenoses como lúpus eritematoso sistêmico, artrite reumatoide e poliarterite nodosa.[99] Discutiremos a seguir as principais úlceras inflamatórias.

Pioderma gangrenoso

Pioderma gangrenoso geralmente se inicia como pápula, pústulas ou vesícula que rapidamente se ulcera, gerando uma lesão muito dolorosa. Ocorre mais frequentemente nos membros inferiores do que em outras regiões corporais. História de trauma precedendo o início da lesão pode estar presente (patergia). Costuma ter fundo necrótico e bordas purpúricas subminadas (Figura 48.24). Frequentemente está associado a doença sistêmica, como doença inflamatória intestinal, artrite reumatoide, doenças mieloproliferativas e gamopatia IgA linear.[100]

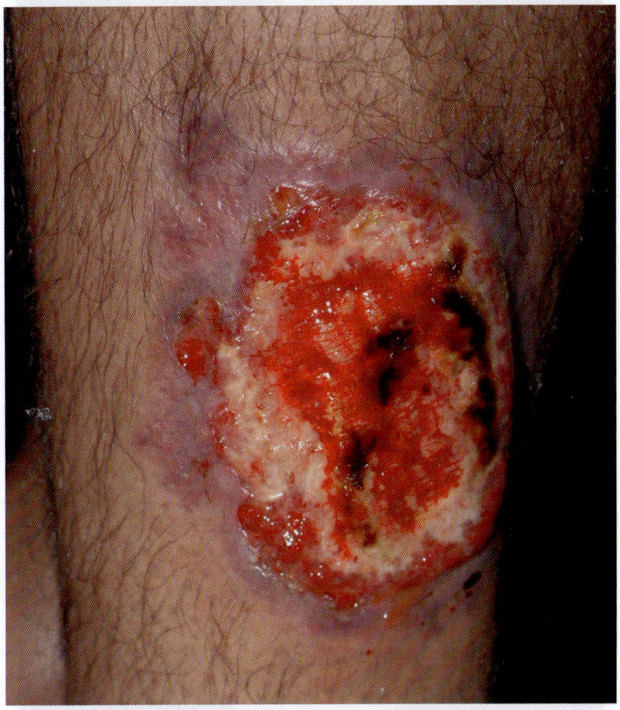

Figura 48.24 Pioderma gangrenoso manifestando-se com úlcera com borda violácea na face lateral do membro inferior.

O diagnóstico deve ser com base nas características clínicas e requer a exclusão de outras doenças. O exame anatomopatológico não é patognomônico, entretanto os achados clássicos são de infiltração neutrofílica na derme, mas isso é limitado a lesões recentes. Os exames laboratoriais também são inespecíficos. Outras causas de úlceras crônicas dos membros inferiores devem ser excluídas, tais como síndrome do anticorpo antifosfolipídeo, infecções fúngicas e vasculites.[101]

O tratamento depende da forma do pioderma gangrenoso, pois os de curso rápido necessitam de tratamentos sistêmicos e os de curso indolente podem ser tratados apenas topicamente. A primeira linha do tratamento sistêmico são corticosteroides (1 mg/kg), mas outras drogas, como azatioprina, ciclosporina, ciclofosfamida, dapsona, micofenolato de mofetil, infliximabe, adalimumabe, também podem ser usadas nos casos de difícil controle. Para doença localizada e indolente podem ser utilizados corticosteroides tópicos e intralesionais.[102]

O cuidado local da úlcera é importante para aliviar a dor e facilitar o debridamento autolítico. Na fase inicial, em quee pode haver colonização e a alta exsudação, é interessante a utilização de curativos à base de carvão ativado com prata, hidrofibra com prata e alginato de cálcio. Nas fases seguintes, curativos com hidrocoloides favorecem o debridamento autolítico e aceleram a cicatrização.

Úlceras reumatoides

Úlceras associadas à artrite reumatoide ocorrem frequentemente nos membros inferiores e são multifatoriais. Muitas vezes são devidas à insuficiência venosa crônica. Pacientes apresentam deformidades articulares nas regiões dos tornozelos, piorando a função da bomba muscular da panturrilha pela dificuldade de dorsiflexão (Figura 48.25).[103]

Úlceras crônicas também estão associadas à artrite reumatoide em atividade com altos títulos de fator reumatoide. O exame anatomopatológico frequentemente não consegue identificar a vasculite associada.[99]

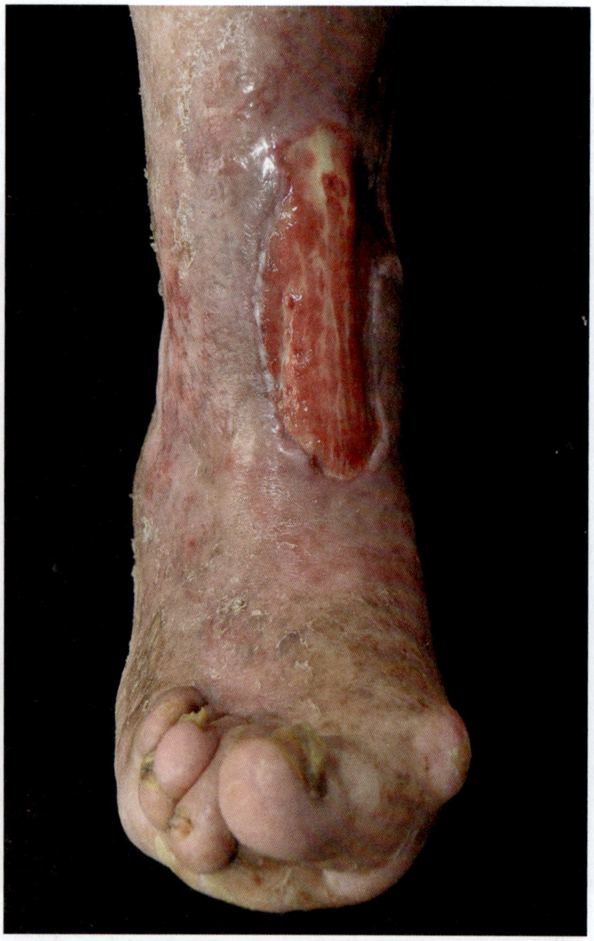

■ **Figura 48.25** Úlcera na face anterior do membro inferior em paciente com artrite reumatoide. Observar as deformidades digitais.

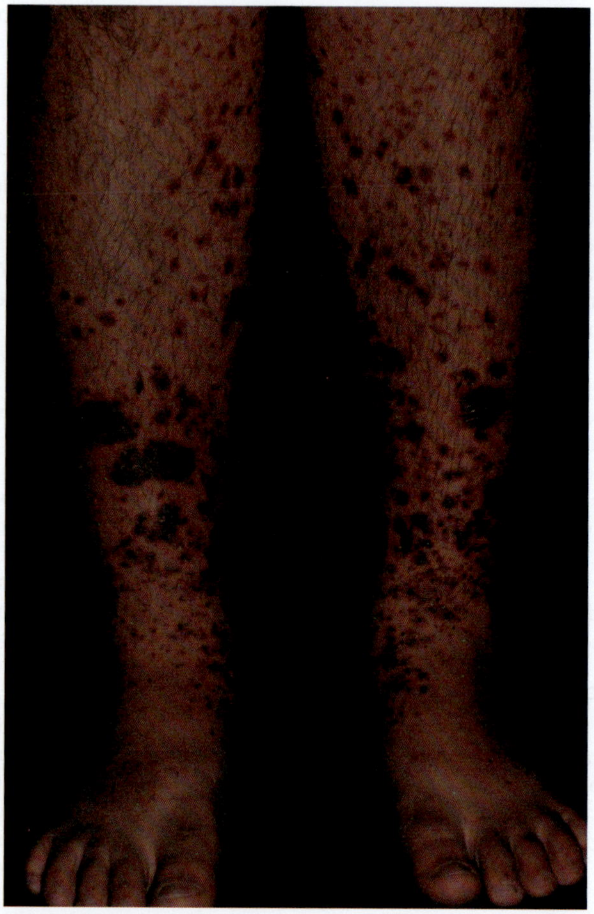

■ **Figura 48.26** Púrpuras palpáveis e placas purpúricas, algumas com pequenas ulcerações nos membros inferiores de um paciente com vasculite leucocitoclástica por medicamentos.

Pioderma gangrenoso é outra possibilidade de úlcera crônica dos membros inferiores nos pacientes com artrite reumatoide.

O tratamento da úlcera reumatoide é muito difícil. O tratamento compressível com faixas elásticas ou bota de Unna é útil, uma vez que a doença está frequentemente associada à insuficiência venosa. A utilização de anti-TNF-α, adalimumabe 40 mg 2 vezes por mês, e metotrexato 20 mg por semana tem se mostrado de sucesso.[104]

Vasculites

Vasculites de pequenos e médios vasos podem resultar em ulcerações cutâneas. Iniciam-se com áreas purpúricas e necróticas que posteriormente evoluem para ulceração. Geralmente se manifestam associadas ao livedo reticular. São exemplos a vasculite leucocitoclástica (Figura 48.26), vasculite crioglobulinêmica, púrpura de Henoch-Shöenlein, poliarterite nodosa, síndrome de Churg-Strauss e granulomatose de Wegener.[99]

Úlceras como manifestações de síndromes de oclusão microvascular

Inúmeras doenças podem ocasionar oclusão microvascular cutânea por trombos ou material opaco. São exemplos: paraproteinemias (crioglobulinas e criofibrinogênio), oclusão vascular por êmbolos de colesterol e oxalato, deposição de cálcio (calcifilaxia), estados de hipercoagulabilidade hereditária, estados de hipercoagulabilidade associada a doença autoimune (síndrome do anticorpo antifosfolipídeo), coagulopatias vasculares (síndrome de Sneddon, vasculopatia livedoide), oclusão vascular secundária a medicações (como varfarina, heparina, hidroxiureia), invasão vascular por micro-organismos (ectima gangrenoso, fungos oportunistas, fenômeno de Lúcio na hanseníase).[99]

Discutiremos resumidamente a seguir algumas dessas causas, pois muitas foram analisadas mais detalhadamente nos capítulos específicos.

Criofibrinogenemia e crioglobulinemia

Tanto o criofibrinogênio quanto a crioglobulina são paraproteínas que se precipitam a baixas temperaturas, causando oclusão vascular e consequentemente ulcerações. A criofibrinogenemia resulta de proteínas presentes no plasma sanguíneo, composto de fibrinogênio e fibrina que se precipitam quando expostos ao frio. Em geral está associada à doença sistêmica de base, uma vez que a forma primária é condição rara.

Crioglobulinemia é a precipitação de algumas imunoglobulinas quando expostas ao frio. Pode ser monoclonal ou policlonal. A crioglobulinemia essencial mista está frequentemente associada à hepatite C, sendo a forma mais comum relacionada à úlcera cutânea.[105] Outra doença relacionada com crioglobulinemia é a hanseníase virchowiana, embora haja poucos relatos de úlceras cutâneas associadas a crioglobulinemia em pacientes hansenianos.[106]

Êmbolos de colesterol e oxalato

Êmbolos de colesterol ocorrem principalmente nos homens acima de 50 anos de idade com história de doença aterosclerótica.[107] Placas de ateroma ulceradas fragmentam-se levando à embolização do colesterol. Essa fragmentação está intimamente ligada a cateterismo arterial, anticoagulação prolongada ou terapias trombolíticas. O quadro clínico pode se iniciar após horas ou dias desses fatores desencadeantes. A embolização sistêmica para múltiplos órgãos ocasiona febre, mialgia, alteração de consciência, falência renal, ulcerações gastrointestinais e pancreatite hemorrágica.

A manifestação cutânea da embolização de colesterol ocorre em 35% dos pacientes, caracterizada por livedo reticular de início abrupto, gangrena, cianose, ulceração, nódulos e púrpura. Pacientes com embolização para múltiplos órgãos têm alta mortalidade. O tratamento é apenas de suporte.[108]

Êmbolos de oxalato são evento mais raro, frequentemente associados com hiperoxalúria primária. O quadro clínico cutâneo é semelhante ao de êmbolos de colesterol, entretanto a embolização por oxalato ocorre associada à insuficiência renal, tornando a calcifilaxia o principal diagnóstico diferencial por também ocorrer associado à insuficiência renal.[108]

Calcifilaxia

A calcifilaxia ou arteriolopatia calcificante urêmica é doença grave e rara que acomete 1% a 5% dos pacientes em estágio avançado da insuficiência renal crônica, com altas taxas de mortalidade devido a gangrena e sepse.[44]

Resulta do depósito de cálcio nos vasos sanguíneos decorrente da alteração do metabolismo de cálcio e fósforo. A progressiva calcificação vascular leva à necrose isquêmica da pele.

Inicialmente as lesões cutâneas se manifestam como máculas violáceas e reticuladas (livedo reticular), com posterior formação de placas, nódulos, bolhas, áreas necróticas e ulcerações muito dolorosas (Figura 48.27). Frequentemente, os pacientes apresentam hiperfosfatemia, hiperparatireoidismo e uma elevada relação do produto cálcio-fosfato no plasma. Diante de um caso suspeito, a radiografia pode ser útil, por evidenciar calcificação dos grandes vasos.

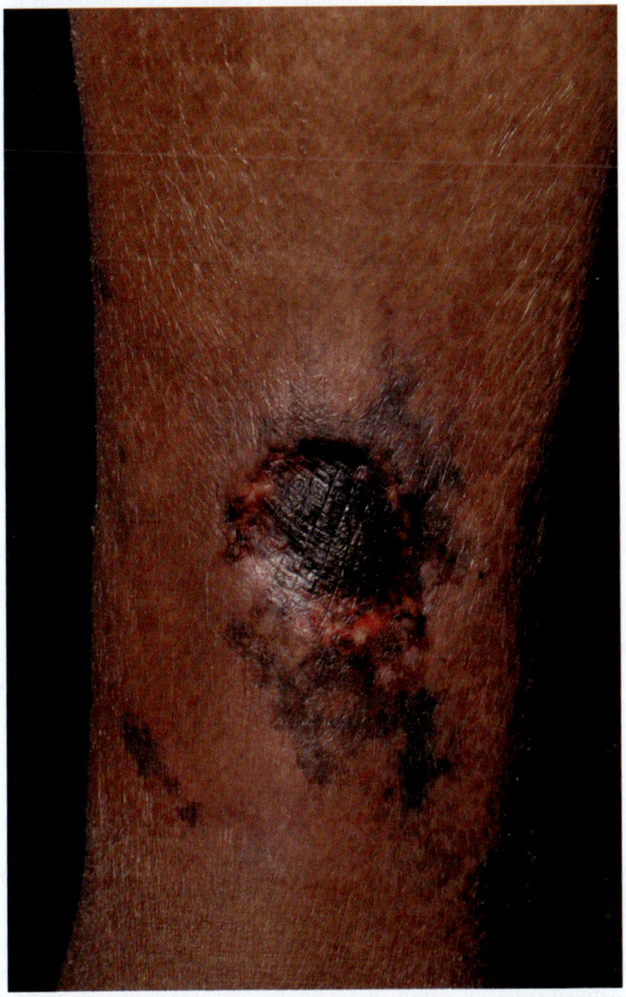

■ **Figura 48.27** Calcifilaxia caracterizada por úlcera necrótica no membro inferior, muito dolorosa e de rápida instalação, em paciente com doença renal crônica e em hemodiálise.

O tratamento da calcifilaxia é de suporte, com apropriado controle metabólico e manejo das lesões cutâneas. Desbridamento cirúrgico pode ser necessário para a remoção de tecidos necróticos e desvitalizados. Alguns pacientes têm a possibilidade de se beneficiar com paratireoidectomia.[109]

As medidas para estacionar a calcificação vascular visam melhorar ou eliminar cada um dos fatores de risco para calcifilaxia. A hiperfosfatemia deve ser manejada aumentando a remoção de fosfato e diminuindo a ingestão dele. A hemodiálise, que é a única via de eliminação de fosfato para pacientes em hemodiálise, pode precisar ser aumentada para 4 a 5 vezes por semana para obter a remoção adequada de fosfato. O nível alvo de fosfato no sangue é cerca de 3 mg/dL. A hipercalcemia é tratada aumentando a remoção de cálcio por diálise e reduzindo a ingestão de cálcio. O nível alvo de cálcio no sangue é cerca de 8 mg/dL. Suplementos de vitamina D devem ser interrompidos. A varfarina deve ser descontinuada e a necessidade de continuar a anticoagulação com um anticoagulante alternativo deve ser cuidadosamente avaliado. O tiossulfato de sódio é considerado como terapia padrão para calcifilaxia. Vários mecanismos foram propostos para explicar seus benefícios terapêuticos. Como quelante de cálcio, o tiossulfato de sódio demonstrou descalcificar as paredes dos vasos calcificados. Ele liga-se aos íons cálcio e os complexos resultantes de tiossulfato e cálcio, que são altamente solúveis em água, os quais são eliminados na urina ou por diálise. Como antioxidante, o tiossulfato de sódio pode neutralizar espécies reativas de oxigênio que promovem inflamação, trombose e vasoconstrição. O tratamento recomendado é por via intravenosa, na dose de 25 g se peso > 60 kg; 12,5 g se peso < 60 kg; com infusão na última hora de diálise. A duração da infusão deve ser no mínimo de 2 a 3 meses; duração total típica de 6 meses ou até lesões cicatrizar completamente.

Trombofilias

Trombofilias são definidas como anormalidades da coagulação sanguínea e/ou da cascata fibrinolítica que leva a estados de hipercoagulabilidade. Podem ser hereditárias ou adquiridas e predispor a tromboses venosas e/ou arteriais pessoas relativamente jovens.

As trombofilias podem causar ulcerações nos membros inferiores de forma indireta, como consequência da trombose venosa profunda, ou de forma direta, por meio da formação de trombos em artérias, arteríolas, capilares e vênulas.[110]

As úlceras microtrombóticas são caracterizadas por dor, gangrena e isquemia do membro inferior, precedidas por livedo reticular e atrofia branca. Em geral, os pés são quentes e os pulsos distais são palpáveis.[99]

Condições hereditárias de hipercoagulabilidade sanguínea, como deficiência de antitrombina III, deficiência de proteína C ou proteína S, fator V de Leiden, são relatadas como causas de úlceras dos membros inferiores.[111]

A síndrome do anticorpo antifosfolipídeo (SAAF) é condição adquirida de hipercoagulabilidade sanguínea caracterizada pela formação de autoanticorpos contra diferentes fosfolipídeos. A maioria dos pacientes é do sexo feminino e de meia-idade. A SAAF pode ocorrer de forma primária, (não associada a outras doenças) ou associada ao lúpus e síndromes lúpus-*like*. Os pacientes podem ter história de acidente cerebrovascular, infarto do miocárdio, trombose venosa profunda, perdas fetais recorrentes e tromboembolismo pulmonar.[112]

Anticorpos anticardiolipina IgG e IgM (em títulos de moderado a alto) ou anticoagulantes lúpicos devem estar presentes por pelo menos duas ocasiões com 6 semanas de intervalo. Os anticorpos anticardiolipina são positivos muito mais frequentemente do que os anticorpos anticoagulantes lúpicos.[112]

O tratamento visa ao controle dos fenômenos tromboembólicos. Anticoagulantes e agentes antiplaquetários são utilizados com resultados variáveis.

Vasculopatia livedoide

Vasculopatia livedoide é causa de úlceras crônicas dos membros inferiores, ocorrendo principalmente em mulheres de meia-idade. Pode ser dividida em primária, ou idiopática, e secundária, quando associada a outras doenças como estados de hipercoagulabilidade sanguínea adquirida ou congênita.

Na patogênese estão envolvidas alterações de coagulação local ou sistêmica, levando à formação de trombos de fibrina nos vasos dérmicos.

O paciente apresenta história de úlceras recorrentes, muito dolorosas, nos membros inferiores. As úlceras em geral são pequenas, mas podem em alguns casos se tornar maiores e profundas. Caracteristicamente, o paciente exibe, associadamente ao quadro ulceroso, pequenas cicatrizes estelares, branco-marfínicas, com bordas telangiectásicas e hipercrômicas, conhecidas como atrofia branca de Millian (Figura 48.28). Vale lembrar que a atrofia branca de Millian não é patognomônica de vasculopatia livedoide, pois pode ocorrer também associada à insuficiência venosa crônica.

Como a vasculopatia livedoide pode estar associada a estados de hipercoagulabilidade sanguínea, é importante fazer investigações, como a pesquisa de fator V de Leiden, hiper-homocisteinemia, anticorpos antifosfolipídeos, deficiência de proteína C, alterações de fibrinólise ou ativação de plaquetas aumentadas.[113]

Os achados histopatológicos são infiltrados linfocítico perivascular com extravasamento de hemácias na derme com parede vascular hialinizada e deposição de fibrina intraluminal.

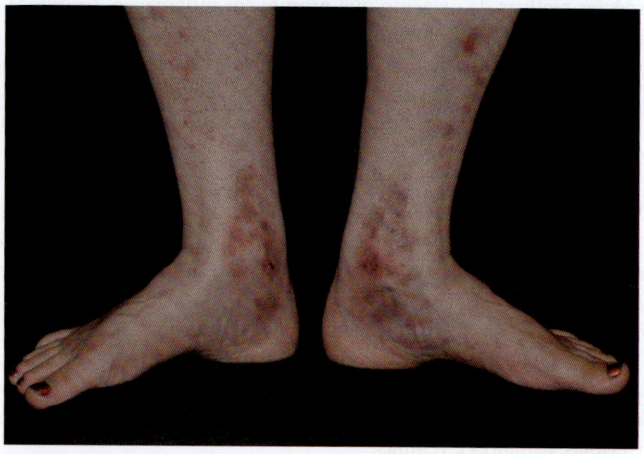

■ **Figura 48.28** Vasculopatia livedoide, caracterizada por pequenas úlceras na região medial dos membros inferiores além de pequenas cicatrizes estelares, branco-marfínicas e com bordas telangiectásicas (atrofia branca), e cicatrizes acastanhadas.

O tratamento da vasculopatia livedoide é difícil na maior parte dos casos. Inúmeras terapias são citadas na literatura. O tratamento baseia-se na utilização anticoagulantes tais como varfarina (principalmente quando associado à síndrome do anticorpo antifosfolipídeo, fator V de Leiden), antiplaquetários (aspirina, dipiridamol), pentoxifilina, danazol e outros agentes fibrinolíticos. Outras terapêuticas descritas incluem o uso de niacina, PUVA, imunoglobulinas intravenosas. Medidas complementares, como repouso com os membros inferiores elevados, também são importantes.[114]

Úlceras por oclusão vascular secundária a medicações

As principais medicações relacionadas à oclusão vascular com posterior formação de úlceras são varfarina e hidroxiureia.

A varfarina é droga anticoagulante e pode causar necrose cutânea. Essa complicação é rara, mas com altas taxas de mortalidade, exigindo a suspensão imediata da droga. Ocorre mais frequentemente em mulheres e em geral após 2 a 5 dias do início do tratamento com varfarina. A necrose é reflexo de um estado de hipercoagulabilidade transitória criado no início da terapia. A varfarina inibe a síntese de fatores de coagulação dependentes da vitamina K, que incluem os fatores II, VII, IX e X. No entanto, ela também inibe as proteínas anticoagulantes C e S, que têm uma meia-vida mais curta do que os fatores de coagulação. Portanto, as proteínas C e S se esgotam primeiro, resultando num estado provisório de hipercoagulabilidade durante as primeiras 24 a 48 horas da terapia com varfarina. O quadro clínico caracteriza-se por formação de placas dolorosas, púrpuras retiformes, bolhas hemorrágicas com posterior evolução para necrose e úlceras. As áreas mais afetadas são coxas, região do quadril e mamas. O tratamento é a administração de vitamina K, heparina e proteína C.[115]

Hidroxiureia é um quimioterápico usado no tratamento de diversas doenças hematológicas. É eficaz no controle da trombocitose, reduzindo o risco de trombose em pacientes com trombocitemia essencial. Úlceras de membros inferiores dolorosas em associação com hidroxiureia têm sido raramente relatadas. Acredita-se que essas úlceras são desenvolvidas em consequência da diminuição do fluxo sanguíneo na microcirculação e anóxia secundárias à macrocitose induzida pela droga. Associada a esses fatores, parece haver uma desregulação plaquetária, com a formação de microtrombos e a perda do reparo tecidual por ação tóxica direta do fármaco.[116] A descontinuação da terapia com hidroxiureia é aconselhável.

Úlceras associadas às doenças hematológicas

Algumas doenças hematológicas são responsáveis por úlceras crônicas dos membros inferiores. Os principais exemplos são as úlceras da anemia falciforme, talassemia, trombocitemia trombótica e policitemia vera. Na maior parte das vezes, as úlceras desenvolvem-se secundariamente a trombose venosa profunda e trombose capilar localizada.

Em geral as úlceras relacionadas às doenças hematológicas não têm aspectos característicos (Figura 48.29), mas, em sua maioria, ocorrem no terço inferior dos membros inferiores, e podem ser superficiais e múltiplas. Quando associadas à trombose venosa profunda, costumam apresentar lipodermatoesclerose e dermatite ocre associadamente.

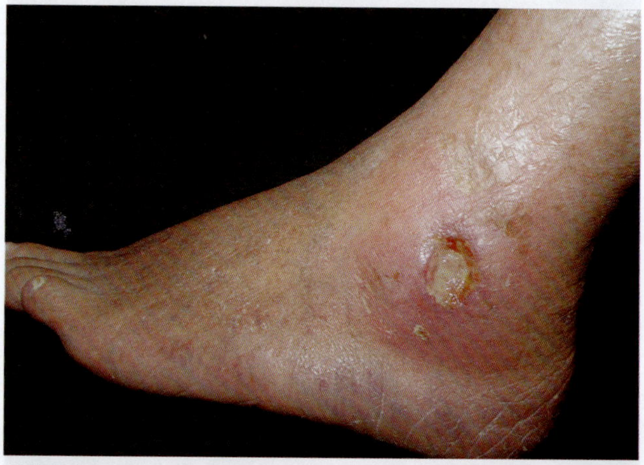

■ **Figura 48.29** Úlcera crônica no maléolo lateral. Úlcera inespecífica por trombose capilar localizada de paciente portadora de policitemia vera sem antecedentes de trombose venosa profunda.

O tratamento deve basear-se em terapias compressivas (quando a úlcera não é associada a doença arterial) e controle da anormalidade sanguínea.

Abordagem diagnóstica do paciente com úlcera crônica dos membros inferiores

Grande parte das úlceras crônicas dos membros inferiores são diagnosticadas com base no quadro clínico. Os exames complementares, quando necessários, devem ser escolhidos com base na história e exame físico e incluem biópsia da borda da úlcera para exame anatomopatológico ou microbiológico, culturas, análise laboratorial hematológica e bioquímica, estudos vasculares e de imagens.

Se uma úlcera for resistente à cicatrização após tratamento adequado, é aconselhada a realização de biópsia. Uma biópsia incisional é mais útil do que uma biópsia por *punch*. A amostra deve incluir tecido do leito da úlcera e do tecido periúlcera para exame anatomopatológico. Uma porção de tecido deve ser enviada para cultura de bactérias, micobactérias atípicas e fungos. Se vasculite for a suspeita, o fragmento deve ser enviado para estudo de imunofluorescência.[44]

Estudos de laboratório úteis incluem hemograma para avaliação de anemia, proteína, albumina sérica, pré-albumina, zinco e ferritina, para verificar as deficiências nutricionais. Um básico teste de função metabólica e de função hepática também podem indicar comorbidades subjacentes.

Em pacientes com suspeita de vasculite, recomenda-se realizar exames de proteína C-reativa, velocidade de hemossedimentação, avaliação de autoanticorpos e dosagem de complemento total (CH100 ou CH50), C3, C4.[44]

O ITB deve ser realizado para excluir a doença arterial em qualquer paciente que precise de terapia de compressão. O dúplex venoso é realizado para confirmar as alterações vasculares presentes nos pacientes com úlceras venosas. A angiografia pode ser considerada se a hipótese for malformação arteriovenosa ou doença arterial obstrutiva.

Para fins práticos e didáticos, propõe-se um algoritmo para abordagem diagnóstica do paciente com úlcera crônica nos membros inferiores (Figura 48.30).

■ ÚLCERAS POR PRESSÃO

Lesões por pressão (LP) são definidas como lesões cutâneas ou de pressão prolongada principalmente nas partes moles, superficiais ou profundas, secundárias a aumento e sustentação de pressão externa contínua em combinação com o cisalhamento, geralmente localizadas sobre uma proeminência óssea, causada por períodos longos de imobilização ou relacionada a um dispositivo médico ou a outro artefato. O termo úlcera por pressão aplica-se melhor do que úlcera de decúbito e escaras, pois pode estar presente em situações variadas, relacionadas à pressão e não necessariamente ao decúbito. A terminologia úlcera por pressão também foi atualizada em 2016 pelo National Pressure Ulcer Advisory Panel (NPUAP) com publicação da mudança na terminologia, de "úlcera por pressão (UPP)" para "lesão por pressão", já que descreve precisamente as lesões por pressão que se manifestam mesmo antes da formação da úlcera.[117]

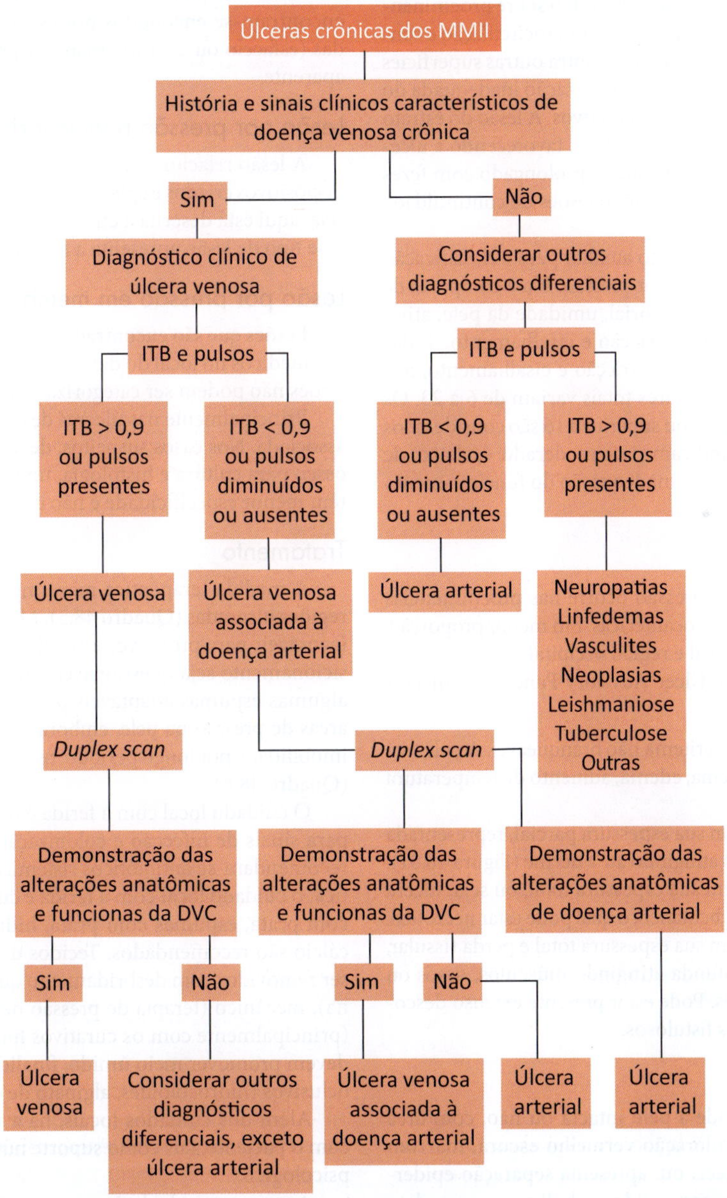

■ **Figura 48.30** Algoritmo para abordagem diagnóstica de paciente com úlcera crônica nos membros inferiores.

Epidemiologia

Em estudo conduzido em hospital universitário no Brasil, foi identificada a incidência de úlcera por pressão de 39,8%, variando de acordo com a unidade hospitalar estudada, sendo de 41% no centro de terapia intensiva.[118] Em outro estudo brasileiro, úlcera por pressão ocorreu em 35,2% dos pacientes internados no centro de terapia intensiva. Foram mais frequentes nas regiões sacral (36%) e calcânea (22%). Presença de sepse, tempo de internação > 10 dias e risco alto e elevado na classificação da escala de Braden foram fatores independentes e significativamente associados à presença de úlcera por pressão.[119]

A úlcera por pressão ocorre em aproximadamente 1,5 milhão a 3 milhões de pessoas nos Estados Unidos. No mesmo país, o custo anual com seu tratamento é estimado em 5 bilhões de dólares por ano.[120] Na maioria dos casos, a úlcera se desenvolve em ambiente hospitalar.

A incidência é maior nos pacientes idosos, em pacientes em coma ou com distúrbios neurológicos (principalmente paraplégicos e tetraplégicos).

Etiopatogenia

Os principais fatores etiológicos envolvidos no desenvolvimento das lesões ou úlceras por pressão são pressão, atrito e umidade. A pressão é fator determinante para o surgimento da úlcera. As áreas que são submetidas a maior pressão, quando em apoio, estão sobre proeminências ósseas. A pressão prolongada compromete a microcirculação e consequentemente a oxigenação. O atrito da pele contra outras superfícies pode ocorrer por espasticidade muscular, mobilização inadequada do paciente ou por retiradas intempestivas de curativos. A lesão do estrato córneo compromete a função de barreira da pele, favorecendo a ulceração. A umidade por transpiração e o contato prolongado com fezes e urina causa maceração da pele, propiciando lesões de continuidade que podem evoluir para úlceras.[121]

A escala de Braden é um instrumento auxiliar para a classificação do risco de desenvolvimento de lesão por pressão. Ela é composta de seis subescalas, que são: percepção sensorial, umidade da pele, atividade, mobilidade, estado nutricional, fricção e cisalhamento. Todas são pontuadas de 1 a 4, com exceção de fricção e cisalhamento, nos quais a medida varia de 2 a 4. Os escores totais variam de 6 a 23. Os pacientes que obtiverem escore igual ou superior a 16 são considerados de pequeno risco; entre 11 e 16, indicam risco moderado; e, abaixo de 11, de alto risco, pois eles evidenciam inadequação do funcionamento dos parâmetros avaliados.[122]

Manifestações clínicas

A maior parte das lesões por pressão ocorre nas proeminências sacrais, tuberosidades isquiáticas e trocantéricas. Em menor proporção, nos calcâneos, maléolos, crista tibial e região occipital.

Segundo o National Pressure Ulcer Advisory Panel,[117] as úlceras por pressão são classificadas em:

- **Categoria 1**: pele íntegra com eritema não branqueável. A pele está sem ulceração, mas com eritema, edema, aumento de temperatura local e induração.
- **Categoria 2**: perda da pele em sua espessura parcial, representada por exulceração ou ulceração atingindo até a derme (Figura 48.31).
- **Categoria 3**: perda da pele em sua espessura total, ou seja, úlcera atingindo até tecido celular subcutâneo, o qual pode estar necrótico.
- **Categoria 4**: perda da pele em sua espessura total e perda tissular, representada por úlcera profunda atingindo músculos, ossos ou tendões e cápsulas articulares. Pode estar presente extenso descolamento das bordas e trajetos fistulosos.

Lesão tissular profunda

Essa classificação corresponde à pele intacta ou não, com área localizada e persistente de descoloração vermelho escura, marrom ou púrpura, que não embranquece, ou, apresenta separação epidérmica que mostra lesão com leito escurecido ou bolha com exsudato sanguinolento.

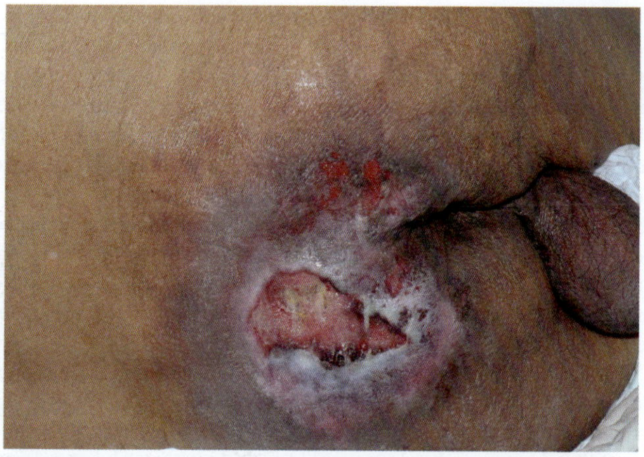

■ **Figura 48.31** Úlcera por pressão na região sacral, superficial (categoria 2) com pele periúlcera macerada e áreas exulceradas.

Lesão por pressão não classificável

Lesões que apresentam perda da pele em sua espessura total e perda tissular na qual a extensão do dano não pode ser confirmada, pois encontram-se encobertas por escara ou esfacelo. Ao serem removidas (esfacelo ou escara), lesão por pressão em categoria 3 ou 4 ficará aparente.

Lesão por pressão relacionada a dispositivo médico

A lesão relacionada a dispositivo médico é o resultado do uso de dispositivos criados e aplicados para fins diagnósticos e terapêuticos, ou seja, aqui está descrita a etiologia da lesão por pressão. Normalmente, esse tipo de lesão apresenta a forma relacionada ao dispositivo.

Lesão por pressão em membranas mucosas

Lesões que são encontradas frente ao histórico de uso de dispositivos médicos no local do dano. Em função da anatomia do tecido, essas lesões não podem ser categorizadas.

Principalmente nas úlceras de categoria 4, osteomielite pode estar associada. Nos casos suspeitos, deve-se realizar biópsia do fragmento ósseo para cultura e histologia, uma vez que os exames não invasivos têm menor especificidade e não direcionam o tratamento.

Tratamento

A medida terapêutica mais importante é o alívio de pressão nas regiões ulceradas (Quadro 48.5). Mudanças frequentes de posição são favoráveis para promover esse alívio, embora o exato tempo de reposicionamento seja questionável. Colchões d'água, de ar, travesseiros e algumas espumas adaptáveis podem ser utilizados para diminuir as áreas de pressão na pele, embora para pacientes com prognóstico de imobilidade por longo período, os melhores colchões são os dinâmicos (Quadro 48.6).[123]

O cuidado local com a ferida é fundamental. Deve-se estar atento para sinais de infecção e colonização crítica. Nos casos de infecção, recomendam-se antibióticos sistêmicos e, no caso de colonização crítica, o cuidado local com a ferida e curativos à base de carvão ativado com prata, espumas com prata, hidrofibra com prata e alginato de cálcio são recomendados. Tecidos desvitalizados e necróticos devem ser removidos com desbridamento químico/enzimático (p. ex., papaína), mecânico (terapia de pressão negativa e cirúrgico) ou autolítico (principalmente com os curativos hidrogéis). Os curativos utilizados devem promover meio úmido, finalidade alcançada com os curativos oclusivos (hidrocoloides, alginato de cálcio e hidropolímeros).

Além dos cuidados locais, há a necessidade de cuidados gerais com o paciente, tais como suporte nutricional, alívio da dor e suporte psicológico.

A maior parte das lesões por pressão nas categorias 1, 2 e 3 responde bem ao tratamento clínico. As de categorias 4, particularmente nas tuberosidades isquiáticas, podem requerer tratamento cirúrgico. Nos casos de osteomielite associada, há a necessidade de desbridamento ósseo, antibioticoterapia sistêmica por 3 semanas e realização de retalho contendo músculo e/ou fáscia.[124]

A prevenção da formação de lesão por pressão é importante medida a ser realizada nos pacientes de risco. A utilização de superfícies para a redução de pressão (colchões estáticos e dinâmicos) diminui em até 60 vezes a incidência da lesão por pressão em relação à utilização de colchões-padrão hospitalares.[110]

Quadro 48.5 Principais medidas para alívio de pressão em pacientes com úlcera por pressão ou com risco para desenvolver úlcera por pressão.

- Uso de superfícies para redução da pressão estática ou dinâmica (veja Quadro 48.6)
- Reposicionamento no leito (no mínimo de 2 em 2 horas)
- Decúbito lateral de 30° (para diminuir a pressão sobre o trocanter)
- Cabeceira da cama sempre inferior a 30° (para diminuição da pressão na área sacrococcígena)
- Uso de almofadas ou cunhas de espuma para evitar contato direto das superfícies ósseas, por exemplo, entre os joelhos
- Uso de almofadas na face posterior da perna (nas panturrilhas) para elevação dos calcanhares
- Não é recomendada a proteção com luvas com água, almofadas com orifício central, ou proteção de calcanhares com pelo
- Mobilização precoce
- Lençóis sempre secos, sem vincos e sem restos alimentares
- Transferências: não arrastar o paciente, devem ser usados dispositivos de elevação
- Reposicionamentos na cadeira:
  - Sempre que possível, o paciente deve ser instruído para realizar, a cada 15 a 20 minutos, redistribuição de peso através de inclinações laterais do tronco ou alívio da pressão com movimentos de elevação da região glútea
  - Caso não consiga efetuar redistribuição do peso, o paciente não deverá permanecer na cadeira mais de 2 horas consecutivas ou deve utilizar cadeira com mecanismo automático de transferência de peso, por exemplo, lençóis de transferência

Quadro 48.6 Tipos de dispositivos para alívio de pressão.

Tipo de dispositivo	Objetivo	Exemplos	Indicações
Estático	Redistribuição constante de pressão	• Colchão, abertura ou almofada para cadeira • Espuma • Gel/água • Ar	• Pacientes de risco moderado para desenvolver úlceras por pressão • Pacientes que já apresentam úlcera por pressão, mas podem ser facilmente reposicionados sem que se exerça pressão sobre a área ulcerada
Dinâmico	Redistribuição de pressão que varia ciclicamente (uso de uma fonte de energia externa)	• Pressão alterna (*low-air-loss, alternating air*) • Células de ar com insuflação alternada • Colchões/coberturas/almofadas de cadeira • Fluxo de ar aquecido em gel de silicone (*air fluidized beds*)	• Pacientes com alto risco para desenvolver úlceras por pressão • Pacientes que não podem ser reposicionados sem que se exerça pressão sobre a área ulcerada • Novas úlceras por pressão apesar das medidas preventivas e terapêuticas adequadas • Úlceras de pressão múltiplas, com categoria graus 3 e 4 • Pós-operatório (enxerto e transposição musculocutânea)

ÚLCERAS DE MARJOLIN

Jean-Nicholas Marjolin, em 1828, realizou a clássica descrição de úlceras crônicas que surgiam em tecido cicatricial, mas não as relatou como malignas. Da Costa, em 1908, propôs o termo úlcera de Marjolin para o surgimento de neoplasia cutânea maligna em cicatrizes crônicas de queimaduras. Atualmente o termo se refere ao desenvolvimento de neoplasia cutânea maligna em qualquer cicatriz e úlceras crônicas, como fístulas crônicas, hidradenite supurativa, úlceras venosas crônicas, lúpus eritematoso discoide, osteomielites, cicatriz de herpes-zóster, mal perfurante plantar, entre outras.

O carcinoma espinocelular (CEC) é a neoplasia mais observada, seguida pelo carcinoma basocelular, mas outras neoplasias, como melanoma, fibro-histiocitoma maligno e lipossarcoma, podem também ocorrer.[125]

Aproximadamente 2% das cicatrizes secundárias a queimaduras sofrem malignização. Úlceras venosas ativas por longo período podem ter transformação neoplásica para carcinomas espinocelulares e basocelulares (veja complicações das úlceras venosas – Figura 48.32).

O desenvolvimento da neoplasia maligna nas cicatrizes e úlceras crônicas ocorre geralmente após longo período de latência, em média mais de 30 anos. Entretanto, há relatos de surgimento da neoplasia após um tempo relativamente curto, menor do que 5 anos. Nos casos de a lesão inicial ter ocorrido em pessoas mais idosas, o carcinoma tende a se originar mais rapidamente. Portanto, a idade na qual a lesão precursora ocorre está relacionada ao curso da carcinogenêse.[126]

O prognóstico do CEC em geral é bom, mas, quando originado de cicatrizes e úlceras crônicas, o prognóstico é pior, pois metástases e/ou recorrências locais são mais frequentes. Metástase secundária a CEC originário de cicatrizes ocorre em 10% a 100% dos pacientes, em contraste com 1% que ocorre nos outros CECs cutâneos. Também a taxa de recorrência local é relatada como sendo 2,5 vezes maior. Em geral o diagnóstico da úlcera de Marjolin é feito quando a neoplasia já está em estágios avançados, pois muitos casos são tratados por longos períodos como úlceras crônicas.[127] Portanto, o prognóstico é reservado na maioria das vezes. Isso ocorre devido à presença de doença avançada no momento do diagnóstico. A presença de tumor residual após cirurgia ocorre em 58% dos casos e a recidiva, em 33%. A média de sobrevida dos pacientes para esse tipo de tumor é descrita como 52%, 34% e 23%, respectivamente, em 5, 10 e 20 anos.

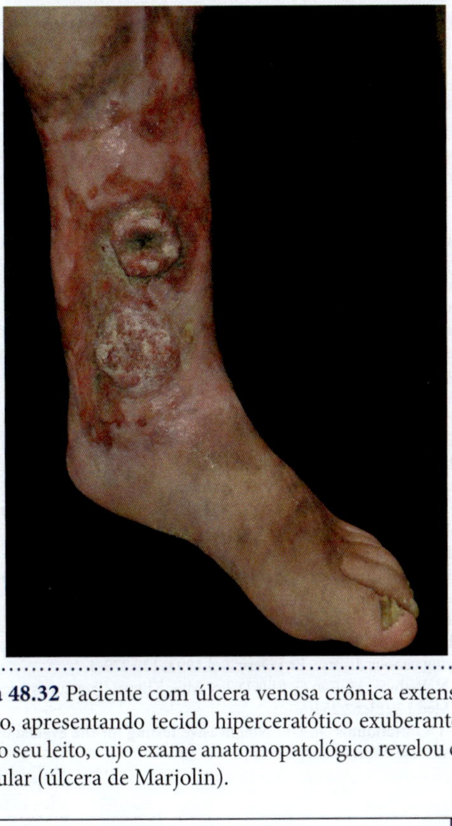

Figura 48.32 Paciente com úlcera venosa crônica extensa, de longa duração, apresentando tecido hiperceratótico exuberante em duas porções do seu leito, cujo exame anatomopatológico revelou carcinoma espinocelular (úlcera de Marjolin).

Sabe-se que a maior parte dos casos de úlcera de Marjolin em cicatriz de queimadura ocorre em pacientes que não realizaram excisão e enxerto cutâneo, permitindo que a lesão primária cicatrizasse por segunda intenção. Portanto, a melhor forma de prevenir é tratar adequadamente as cicatrizes na primeira abordagem, com excisão e enxerto cutâneo. Deve-se advertir e educar os pacientes a fim de evitar trauma sobre a cicatriz. É de fundamental importância realizar monitoramento dos pacientes queimados e com úlceras crônicas por meio de consultas periódicas, e orientá-los para que procurem assistência médica diante de qualquer alteração na cicatriz e na úlcera.[128]

A patogênese da úlcera de Marjolin não é totalmente esclarecida, contudo fatores predisponentes para a transformação maligna incluem a prolongada fase de cicatrização das úlceras crônicas e traumas repetidos.

As razões para o comportamento agressivo da úlcera de Marjolin são desconhecidas, mas alguns autores sugerem que podem estar relacionadas com o fato de que as cicatrizes são territórios imunologicamente privilegiados para o desenvolvimento tumoral. CECs agressivos estão relacionados com aumento de expressão da P53, diminuição de expressão da E-caderina e β-catenina e alta expressão de Ki-67. Estudo que comparou a expressão dessas proteínas em CECs de cicatrizes e CECs cutâneos não originários de cicatrizes não encontrou diferenças de expressão dessas proteínas nos dois grupos.[126] Os autores atribuíram os resultados encontrados ao fato do curto tempo de seguimento dos pacientes e ao número pequeno de pacientes nesse estudo, e sugerem que carcinomas originários de cicatrizes têm carcinogenêse diferente de outros carcinomas cutâneos, como contribuição de outras proteínas ou condições ambientais que envolvam fatores tóxicos locais e alteração da resposta imunológica na cicatriz. Além disso, a fibrose da cicatriz pode ter papel importante na carcinogenêse.

Em geral, o tumor inicia-se na margem da úlcera ou cicatriz e cresce lentamente, e apenas uma porção da úlcera sofre a transformação maligna, aumentando a chance de haver exames histopatológicos falsos negativos nas úlceras de Marjolin. Para a confirmação diagnóstica de lesões suspeitas, deve-se fazer múltiplas biopsias, de preferência fusiformes, nas bordas da lesão.

O tratamento deve ser a excisão completa do tumor com margens cirúrgicas adequadas e posterior reconstrução com enxertos e retalhos cutâneos. Linfadenectomia regional está recomendada nos casos de metástases linfonodais e de lesões nos membros inferiores (linfadenectomia profilática), uma vez que a taxa de metástase nesses casos está em torno de 53%. A amputação do membro está indicada nos casos de invasão extensa dos tecidos locais e envolvimento do espaço articular ou ósseo.[127]

Diante da impossibilidade de abordagem cirúrgica, a radioterapia é indicada. Pode ser realizado tratamento radioterápico individual ou combinado à quimioterapia. As drogas quimioterápicas mais utilizadas são: 5-flouracil, cisplatina e metotrexato.

Referências bibliográficas

1. Nunan R, Harding KG, Martin P. Clinical challenges of chronic wounds:searching for an optimal animal model to recapitulate their complexity. Dis Model Mech 2014; 7:1205-13.
2. Falanga V. The chronic wound:Impaired healing and solutions in the context of wound bed preparation. Blood Cells, Mol. Dis. 2004; 32:88-94.
3. Ferreira MC, Tuma Júnior P, Carvalho VF, Kamamoto F. Complex wounds. Clinics 2006; 61:571-8.
4. Siviero do Vale EC. Primeiro atendimento em queimaduras:A abordagem do dermatologista. An. Bras. Dermatol. 2005; 80:9-19.
5. Farina-Junior JA, Coltro PS, Oliveira TS, Correa, FB, Dias-de-Castro JC. Curativos de prata iônica como substitutos da sulfadiazina para feridas de queimaduras profundas:relato de caso. Rev Bras Queimaduras 2017; 16:53-7.
6. Iurk LK, Oliveira AF, Gragnani A, Ferreira LM. Evidências no tratamento de queimaduras. Rev Bras Queimaduras 2010; 9:95-9.
7. Carvalho DV, Borges EL. Tratamento ambulatorial de pacientes com ferida cirúrgica abdominal e pélvica. Rev Min Enferm 2011; 15:25-33.
8. Lin P, Phillips T. Ulcers. In:Bolognia JL, Jorizzo JL, Rapini RP, eds. Dermatology. Philadelphia:Mosby, 2003:1631-49.
9. Browne AC, Sibbald RG. The diabetic neuropathic ulcer:an overview. Ostomy Wound Manag 1999; 45:6S-20S; quiz 21S-22S.
10. Robertson L, Evans C, Fowkes FGR. Epidemiology of chronic venous disease. Phlebology 2008; 23:103-11.
11. Fowkes FG, Evans CJ, Lee a J. Prevalence and risk factors of chronic venous insufficiency. Angiology 2001; 52 Suppl 1:S5-15.
12. De Castro Silva M. Chronic venous insufficiency of the lower limbs and its socioeconomic significance. Int Angiol 1991; 10:152-7.
13. Abbade LPF, Lastória S. Venous ulcer:epidemiology, physiopathology, diagnosis and treatment - Abbade - 2004 - International Journal of Dermatology - Wiley Online Library. Int J Dermatol 2005; 44:449-56.
14. Valencia IC, Falabella A, Kirsner RS, Eaglstein WH. Chronic venous insufficiency and venous leg ulceration. J Am Acad Dermatol 2001; 44:401-421-424.
15. Callam MJ. Epidemiology of varicose veins. Br J Surg 1994; 81:167-73.
16. Margolis DJ, Bilker W, Santanna J, Baumgarten M. Venous leg ulcer:Incidence and prevalence in the elderly. J Am Acad Dermatol 2002; 46:381-6.
17. Callam MJ, Ruckley C V, Harper DR, Dale JJ. Chronic ulceration of the leg:extent of the problem and provision of care. Br Med J (Clin Res Ed) 1985; 290:1855-6.
18. Maffei FH, Magaldi C, Pinho SZ et al. Varicose veins and chronic venous insufficiency in Brazil:prevalence among 1755 inhabitants of a country town. Int J Epidemiol 1986; 15:210-7.
19. Comerota A, Lurie F. Pathogenesis of venous ulcer. Semin. Vasc. Surg. 2015; 28:6-14.
20. Gross EA, Wood CR, Lazarus GS, Margolis DJ. Venous leg ulcers:An analysis of underlying venous disease. Br J Dermatol 1993; 129:270-4.
21. Forbes N, Walwyn M, Rao G, Ellis D, Lee MG. Klippel-Trenaunay syndrome. West Indian Med J 2013; 62:254-6.
22. Kohler TR, Strandness Jr. DE. Noninvasive testing for the evaluation of chronic venous disease. World J Surg 1986; 10:903-10.
23. Browse NL, Burnand KG, Irvine AT, Wilson NM. Úlcera venosa:história natural e tratamento. In:Browse NL, Burnand KG, Irvine AT, Wilson NM, eds. Doenças Venosas. Rio de Janeiro:Di-Livros, 2001:521-51.
24. Homans J. The aetiology and treatment of varicose ulcers of the leg. Surg Gynaecol Obs 1917; :300-11.
25. Pratt GH. Arterial varices; a syndrome. Am J Surg 1949; 77:456-60.
26. Brewer AC. Arteriovenous shunts. Br Med J 1950; :270-6.
27. Browse NL, Burnand KG. The cause of venous ulceration. Lancet 1982; 2:243-5.
28. Falanga V, Eaglstein WH. The 'trap' hypothesis of venous ulceration. Lancet 1993; 341:1006-8.
29. Coleridge Smith PD, Thomas P, Scurr JH, Dormandy JA. Causes of venous ulceration:a new hypothesis. Br Med J (Clin Res Ed) 1988; 296:1726-7.
30. Claudy AL, Mirshahi M, Soria C, Soria J. Detection of undegraded fibrin and tumor necrosis factor-alpha in venous leg ulcers. J Am Acad Dermatol 1991; 25:623-7.
31. Higley H, Ksander G, Gerhart C, Kirsner R, Falanga V. Immunocytochemical analysis of growth factor and growth factor response cells in chronic venous stasis ulcers. Wounds 1992; :33-4.
32. Bucalo B, Eaglstein WH, Falanga V. The effect of chronic wound fluid or cell proliferation in vitro. J Invest Dermatol 1989; 92:539-43.
33. Wilkinson LS, Bunker C, Edwards JCW, Scurr JH, Smith PDC. Leukocytes:Their role in the etiopathogenesis of skin damage in venous disease. J Vasc Surg 1993; 17:669-75.
34. Peyton BD, Rohrer MJ, Furman MI et al. Patients with venous stasis ulceration have increased monocyte-platelet aggregation. J Vasc Surg 1998; 27:1106-9.
35. Powell CC, Rohrer MJ, Barnard MR, Peyton BD, Furman MI, Michelson AD. Chronic venous insufficiency is associated with increased platelet and monocyte activation and aggregation. J Vasc Surg 1999; 30:844-51.
36. Liu YC, Margolis DJ, Isseroff RR. Does inflammation have a role in the pathogenesis of venous ulcers? A critical review of the evidence. J Invest Dermatol 2011; 131:818-27.
37. Raffetto, J D. Pathophysiology of Chronic Venous Disease and Venous Ulcers. Surg Clin N Am 2018, 98(2):337-347.
38. Alavi A, Sibbald RG, Phillips TJ et al. What's new:Management of venous leg ulcers Approach to venous leg ulcers. J Am Acad Dermatol 2016; 74:627-40.
39. Alavi A, Sibbald RG, Phillips TJ et al. What's new:Management of venous leg ulcers Treating venous leg ulcers. J Am Acad Dermatol 2016; 74:643-64.
40. Presti C, Miranda Junior F, Melo I. Insuficiência venosa crônica. Proj Diretrizes SBACV.
41. Browse NL, Burnand KG, Irvine AT, Wilson NM. Úlcera venosa: diagnóstico. In:Browse NL, Burnand KG, Irvine AT, Wilson NM, eds. Doenças venosas. Rio de Janeiro:Di-livros, 2001:485-520.
42. Malgor RD, Labropoulos N. Diagnosis of venous disease with duplex ultrasound. Phlebology 2013; 28:158-61.
43. Sibbald RG, Orsted H, Schultz GS, Coutts P, Keast D. Preparing the wound bed 2003:focus on infection and inflammation. Ostomy Wound Manage 2003; 49:23-51.
44. Schultz G, Bjarnsholt T, James GA et al. Consensus guidelines for the identification and treatment of biofilms in chronic nonhealing wounds. Wound Repair Regen. 2017;25(5):744-757.

45. Fritsch P, Reider N. Other eczematous eruptions. In:Bolognia J, Jorizzo J, Rapini R, eds. Dermatology. New York:Mosby, 2003:215-26.
46. Morton LM, Phillips TJ. Wound healing and treating wounds Differential diagnosis and evaluation of chronic wounds. J Am Acad Dermatol 2016; 74:589-605.
47. Reich-Schupke S, Doerler M, Wollina U et al. Squamous cell carcinomas in chronic venous leg ulcers. Data of the German Marjolin Registry and review. JDDG J der Dtsch Dermatologischen Gesellschaft 2015; 13:1006-13.
48. Harris B, Eaglstein WH, Falanga V. Basal cell carcinoma arising in venous ulcers and mimicking granulation tissue. J Dermatol Surg Oncol 1993; 19:150-2.
49. Abbade LPF, Frade MAC, Pegas JRP, Dadalti-Granja P, Garcia LC, Bueno Filho R, Parenti CEF. Consensus on the diagnosis and management of chronic leg ulcers - Brazilian Society of Dermatology. An Bras Dermatol 2020;95 Suppl 1(Suppl 1):1-18.
50. Zimmet SE. Venous leg ulcers:modern evaluation and management. Dermatologic Surg 1999; 25:236-41.
51. Baldursson B, Sigurgeirsson B, Lindelof B. Venous leg ulcers and squamous cell carcinoma:a large-scale epidemiological study. Br J Dermatol 1995; 133:571-4.
52. O'Meara S, Cullum N, Nelson EA, Dumville JC. Compression for venous leg ulcers. Cochrane Database Syst Rev 2012; 11:CD000265.
53. Harries RL, Bosanquet DC, Harding KG. Wound bed preparation:TIME for an update. Int Wound J 2016; 13:8-14.
54. Eberlein T, Assadian O. Clinical use of polihexanide on acute and chronic wounds for antisepsis and decontamination. Skin Pharmacol. Physiol. 2010; 23:45-51.
55. Vig S, Dowsett C, Berg L et al. Evidence-based recommendations for the use of negative pressure wound therapy in chronic wounds:Steps towards an international consensus. J. Tissue Viability. 2011; 20. DOI:10.1016/j.jtv.2011.07.002.
56. Sibbald RG, Orsted H, Schultz GS, Coutts P, Keast D. Preparing the wound bed 2003:focus on infection and inflammation. Ostomy Wound Manage 2003; 49:23-51.
57. Jones JE, Nelson EA, Al-Hity A. Skin grafting for venous leg ulcers. Cochrane database Syst Rev 2013; 1:CD001737.
58. Barber C, Watt A, Pham C et al. Influence of bioengineered skin substitutes on diabetic foot ulcer and venous leg ulcer outcomes. J Wound Care 2008; 17:517-27.
59. Lau K, Paus R, Tiede S, Day P, Bayat A. Exploring the role of stem cells in cutaneous wound healing. Exp Dermatol 2009; 18:921-33.
60. Mizuno H, Hyakusoku H. Mesengenic potential and future clinical perspective of human processed lipoaspirate cells. J Nippon Med Sch 2003; 70:300-6.
61. Jull A, Waters J, Arroll B. Pentoxifylline for treatment of venous leg ulcers:a systematic review. Lancet 2002; 359:1550-4.
62. Layton AM, Ibbotson SH, Davies JA, Goodfield MJ. Randomised trial of oral aspirin for chronic venous leg ulcers. Lancet 1994; 344:164-5.
63. de Oliveira Carvalho PE, Magolbo NG, De Aquino RF, Weller CD. Oral aspirin for treating venous leg ulcers. Cochrane Database Syst. Rev. 2016; 2016. DOI:10.1002/14651858.CD009432.pub2.
64. Guilhou JJ, Dereure O, Marzin L et al. Efficacy of Daflon 500 mg in venous leg ulcer healing:a double-blind, randomized, controlled versus placebo trial in 107 patients. Angiology 1997; 48:77-85.
65. Scallon C, Bell-Syer SE, ZA. Flavonoids for treating venous leg ulcers 2013;5:CD006477. Cochrane Database Syst Rev 2013; May 31:CD006477.
66. Rabe E, Pannier-Fischer F, Gerlach H, Breu FX, Guggenbichler S, Zabel M. Guidelines for sclerotherapy of varicose veins (ICD 10:I83.0, I83.1, I83.2, and I83.9). Dermatol Surg 2004; 30:687-93; discussion 693.
67. Abbassi-Ghadi N, Hafez H. Ultrasound-guided foam sclerotherapy within a rolling treatment programme is an effective low-cost treatment for superficial venous insufficiency. Phlebology 2013; 28:195-200.
68. Meissner MH, Gloviczki P, Bergan J et al. Primary chronic venous disorders. J Vasc Surg 2007; 46. DOI:10.1016/j.jvs.2007.08.038.
69. Aziz Z, Cullum N. Electromagnetic therapy for treating venous leg ulcers. Cochrane Database Syst Rev 2015. DOI:10.1002/14651858.CD002933.pub6.
70. Dumville JC, Webster J, Evans D, Land L. Negative pressure wound therapy for treating pressure ulcers. Cochrane Database Syst Rev 2015. DOI:10.1002/14651858.CD011334.pub2.
71. Kranke P, Bennett MH, James MMS, Schnabel A, Debus SE, Weibel S. Hyperbaric oxygen therapy for chronic wounds. Cochrane Database Syst Rev 2015; :75.
72. Cullum N, Liu Z. Therapeutic ultrasound for venous leg ulcers. Cochrane Database Syst. Rev. 2017; 2017. DOI:10.1002/14651858.CD001180.pub4.
73. Flemming K, Cullum N. Laser therapy for venous leg ulcers. Cochrane Database Syst Rev 2000; :CD001182.
74. Meara SO, Cullum NA, Nelson EA, Dumville JC. Compression for venous leg ulcers (Review). Library (Lond) 2009;1-3.
75. Puggioni A, Kistner RL, Eklof B, Lurie F. Surgical disobliteration of postthrombotic deep veins-endophlebectomy-is feasible. J Vasc Surg 2004; 39:1048-52; discussion 52.
76. Mascarenhas J V., Albayati MA, Shearman CP, Jude EB. Peripheral arterial disease. Endocrinol. Metab. Clin. North Am. 2014; 43:149-66.
77. Grey JE, Harding KG, Enoch S. Venous and arterial leg ulcers. BMJ Br Med J 2006; 332:347-50.
78. Hiatt WR. Medical treatment of peripheral arterial disease and claudication. N Engl J Med 2001; 344:1608-21.
79. Broderick C, Pagnamenta F, Forster R. Dressings and topical agents for arterial leg ulcers. Cochrane database Syst Rev. 2020;1. CD001836.
80. Armstrong DG, Boulton AJM, Bus SA. Diabetic Foot Ulcers and Their Recurrence. N Engl J Med 2017; 376:2367-75.
81. Hicks CW, Selvarajah S, Mathioudakis N et al. Burden of Infected Diabetic Foot Ulcers on Hospital Admissions and Costs. Ann Vasc Surg 2016; 33:149-58.
82. Rice JB, Desai U, Cummings AKG, Birnbaum HG, Skornicki M, Parsons NB. Burden of diabetic foot ulcers for medicare and private insurers. Diabetes Care 2014; 37:651-8.
83. Schaper NC, Van Netten JJ, Apelqvist J, Lipsky BA, Bakker K. Prevention and management of foot problems in diabetes:A Summary Guidance for Daily Practice 2015, based on the IWGDF guidance documents. Diabetes Res Clin Pract 2017; 124:84-92.
84. Caputo GM, Cavanagh PR, Ulbrecht JS, Gibbons GW, Karchmer AW. Assessment and management of foot disease in patients with diabetes. N Engl J Med 1994; 331:854-60.
85. Uçkay I, Aragón-Sánchez J, Lew D, Lipsky BA. Diabetic foot infections:What have we learned in the last 30 years? Int. J. Infect. Dis. 2015; 40:81-91.
86. Robson MC, Cooper DM, Aslam R et al. Guidelines for the treatment of venous ulcers. Wound Repair Regen 2006; 14:649-62.
87. Feng Y, Schlösser FJ, Sumpio BE. The Semmes Weinstein monofilament examination is a significant predictor of the risk of foot ulceration and amputation in patients with diabetes mellitus. J. Vasc. Surg. 2011; 53. DOI:10.1016/j.jvs.2010.06.100.
88. Amin N, Doupis J. Diabetic foot disease:From the evaluation of the 'foot at risk' to the novel diabetic ulcer treatment modalities. World J Diabetes 2016; 7:153.
89. Mueller MJ, Sinacore DR, Hastings MK, Strube MJ, Johnson JE. Effect of Achilles tendon lengthening on neuropathic plantar ulcers. A randomized clinical trial. J Bone Jt Surg Am 2003; 85-A:1436-45.
90. Sumpio BE, Lee T, Blume PA. Vascular evaluation and arterial reconstruction of the diabetic foot. Clin Pod Med Surg 2003; 20:689-708.
91. Zhang J, Hu Z-C, Chen D, Guo D, Zhu J-Y, Tang B. Effectiveness and safety of negative-pressure wound therapy for diabetic foot ulcers:a meta-analysis. Plast Reconstr Surg 2014; 134:141-51.
92. Dagregorio G, Guillet G. A retrospective review of 20 hypertensive leg ulcers treated with mesh skin grafts. J Eur Acad Dermatol Venereol 2006; 20:166-9.
93. Graves JW, Morris JC, Sheps SG. Martorell's hypertensive leg ulcer:case report and concise review of the literature. J Hum Hypertens 2001; 15:279-83.
94. Alavi A, Mayer D, Hafner J, Sibbald RG. Martorell hypertensive ischemic leg ulcer:an underdiagnosed Entity©. Adv Skin Wound Care 2012; 25:563-72-4.
95. Vuerstaek JD, Reeder SW, Henquet CJ, Neumann HA. Arteriolosclerotic ulcer of Martorell. J Eur Acad Dermatology Venereol. 2010;24:867-74.
96. Henderson CA, Highet AS, Lane SA, Hall R. Arterial hypertension causing leg ulcers. Clin Exp Dermatol 1995; 20:107-14.
97. Duncan HJ, Faris IB. Martorell's hypertensive ischemic leg ulcers are secondary to an increase in the local vascular resistance. J Vasc Surg 1985; 2:581-4.
98. Guisado Muñoz S, Conde Montero E, de la Cueva Dobao P. Punch Grafting for the Treatment of Martorell Hypertensive Ischemic Leg Ulcer. Actas Dermosifiliogr. 2019;110:689-90.
99. Panuncialman J, Falanga V. Basic approach to inflammatory ulcers. Dermatol. Ther. 2006; 19:365-76.
100. Ruocco E, Sangiuliano S, Gravina AG, Miranda A, Nicoletti G. Pyoderma gangrenosum:an updated review. J Eur Acad Dermatol Venereol 2009; 23:1008-17.
101. Weenig RH, Davis MD, Dahl PR, Su WP. Skin ulcers misdiagnosed as pyoderma gangrenosum. N Engl J Med 2002; 347:1412-8.
102. Alavi A, French LE, Davis MD, Brassard A, Kirsner RS. Pyoderma Gangrenosum:An Update on Pathophysiology, Diagnosis and Treatment. Am. J. Clin. Dermatol. 2017; 18:355-72.
103. Oien RF, Hakansson A, Hansen BU. Leg ulcers in patients with rheumatoid arthritis--a prospective study of aetiology, wound healing and pain reduction after pinch grafting. Rheumatol 2001; 40:816-20.
104. Hirche D, Rubbert A, Lunau L, Krieg T, Eming SA. Successful treatment of refractory rheumatoid arthritis-associated leg ulcerations with adalimumab. Br J Dermatol 2005; 152:1062-4.
105. Ferri C, Zignego AL, Pileri SA. Cryoglobulins. J Clin Pathol 2002; 55:4-13.
106. Thappa DM, Karthikeyan K, Vijaikumar M, Koner BC, Jayanthi S. Leg ulcers in active lepromatous leprosy associated with cryoglobulinaemia. Clin Exp Dermatol 2002; 27:451-3.
107. Lawson JM. Cholesterol crystal embolization:more common than we thought? Am J Gastroenterol 2001; 96:3230-2.
108. Piette W. Cutaneos manifestations of microvascular occlusion syndromes. In:Bolognia JL, Jorizzo JL, Rapini RP, eds. Dermatology. New York:Mosby, 2003:365-80.
109. Hafner J. Calciphylaxis and Martorell Hypertensive Ischemic Leg Ulcer:Same Pattern--One Pathophysiology. Dermatology. 2017; 232:523-33.
110. Cullum N, McInnes E, Bell-Syer SE, Legood R. Support surfaces for pressure ulcer prevention. Cochrane Database Syst Rev 2004; :CD001735.
111. Bradbury AW, MacKenzie RK, Burns P, Fegan C. Thrombophilia and chronic venous ulceration. Eur J Vasc Endovasc Surg 2002; 24:97-104.
112. Cervera R, Piette JC, Font J et al. Antiphospholipid syndrome:clinical and immunologic manifestations and patterns of disease expression in a cohort of 1,000 patients. Arthritis Rheum 2002; 46:1019-27.
113. Kerk N, Goerge T. Livedoid vasculopathy - a thrombotic disease. Vasa 2013; 42:317-22.
114. Kerk N, Goerge T. Livedoid vasculopathy - current aspects of diagnosis and treatment of cutaneous infarction. J Dtsch Dermatol Ges 2013; 11:407-10.

115. Grim Hostetler S, Sopkovich J, Dean S, Zirwas M. Warfarin-induced Venous Limb Gangrene. J Clin Aesthet Dermatol 2012; 5:38-42.
116. Ruzzon E, Randi ML, Tezza F, Luzzatto G, Scandellari R, Fabris F. Leg ulcers in elderly on hydroxyurea:a single center experience in Ph- myeloproliferative disorders and review of literature. Aging Clin Exp Res 2006; 18:187-90.
117. NPUAP (National Pressure Advisory Panel). National Pressure Ulcer Advisory Panel (NPUAP) announces a change in terminology from pressure ulcer to pressure injury and updates the stages of pressure injury. Natl. Press. Ulcer Advis. Panel Web. 2016; 2-3.
118. Rogenski NMB, Santos VLCG. Estudo sobre a incidência de úlceras por pressão em um hospital universitário. Rev Latinoam Enferm 2005; 13:474-80.
119. Gomes FSL, Bastos MAR, Matozinhos FP, Temponi HR, Velásquez-Meléndez G. Fatores associados à úlcera por pressão em pacientes internados nos Centros de Terapia Intensiva de Adultos. Rev da Esc Enferm 2010; 44:1070-6.
120. Bergman-Evans B, Cuddigan J, Bergstrom N. Clinical practice guidelines:prediction and prevention of pressure ulcers. J Gerontol Nurs 1994; 20:19-26.
121. Thomas DR. Does pressure cause pressure ulcers? An inquiry into the etiology of pressure ulcers. J. Am. Med. Dir. Assoc. 2010; 11:397-405.
122. Araújo TM, Araújo MFM, Caetano JA. O uso da escala de Braden e fotografias na avaliação do risco para úlceras por pressão. Rev Esc Enferm USP 2012; 46: 856-62.
123. European Pressure Ulcer Advisory Panel and National Pressure Ulcer Advisory Panel PPPIA. Prevention and Treatment of Pressure Ulcers :Quick Reference Guide. Clin Pract Guidel 2014; :1-75.
124. Whitney J, Phillips L, Aslam R et al. Guidelines for the treatment of pressure ulcers. Wound Repair Regen 2006; 14:663-79.
125. Jellouli-Elloumi A, Kochbati L, Dhraief S, Ben Romdhane K, Maalej M. [Cancers arising from burn scars:62 cases]. Ann Dermatol Venereol 2003; 130:413-6.
126. Ueda A, Suda K, Matsumoto T, Uekusa T, Sasahara N. A clinicopathological and immunohistochemical comparison of squamous cell carcinoma arising in scars versus nonscar SCC in Japanese patients. Am J Dermatopathol 2006; 28:472-7.
127. Phillips TJ, Salman SM, Bhawan J, Rogers GS. Burn scar carcinoma. Diagnosis and management. Dermatol Surg 1998; 24:561-5.
128. García-Morales I, Pérez-Gil A, Camacho FM. Úlcera de Marjolin:Carcinoma sobre cicatriz por quemadura. Actas Dermosifiliogr 2006; 97:529-32.

PARTE 3

Afecções Relacionadas ao Ciclo Vital

capítulo 49

Rubens Marcelo Souza Leite • Juliana Sabóia Fontenele

Dermatoses do Período Neonatal

INTRODUÇÃO

A pele do recém-nascido, seja um neonato pré-termo ou a termo, apresenta diferenças significativas que a distingue da pele do adulto. Pesquisas sobre a estrutura e função da pele neonatal revelaram que uma grande variedade de mecanismos inatos de origem imunológica ocorre com o propósito de proteger o recém-nato de agentes infecciosos. Apesar destes mecanismos, o recém-nascido, e especialmente o prematuro, têm um maior risco de desenvolver infecções por bactérias, fungos e vírus como resultado de mecanismos imunológicos ou integridade cutânea imaturos. Esta integridade cutânea, ainda precoce em relação às outras diversas funções da pele (proteção mecânica, controle de temperatura etc.), funciona também como base para diversos achados cutâneos observados em crianças nesta faixa etária. Algumas destas alterações cutâneas representam entidades frustras, autolimitadas, sem maiores preocupações. Outros achados, contudo, apresentam-se como doenças cutâneas bem estabelecidas que muitas vezes necessitam de tratamento. Existe um terceiro grupo de manifestações da pele, entretanto, que podem ser a apresentação cutânea de doenças sistêmicas, algumas delas de origem genética. É importante o conhecimento das entidades dermatológicas que atingem o neonato nesta fase de vida, com o objetivo de diferenciar os processos cutâneos simples, autolimitados, daqueles que necessitam terapêutica, acompanhamento, ou investigações sistêmicas mais aprofundadas. Para evitar sequelas, atenção especial deve existir com relação a condições persistentes e aquelas com potencial de complicação ou de transformação maligna. O reconhecimento destas dermatoses permite ao médico a proceder adequadamente, orientando os pais ou responsáveis e iniciando a avaliação e o tratamento necessário.

As dermatoses neonatais são bastante frequentes. A incidência varia em torno de 90% quando se realiza o exame neonatal completo, podendo atingir praticamente todos os neonatos examinados.

EXAME DA PELE NEONATAL

O exame da pele do neonato deve se iniciar pela avaliação da maturidade e de seu estado nutricional. A alteração da distribuição e da quantidade de gordura subcutânea resulta em diferentes aparências da pele. Na criança prematura, na qual a gordura subcutânea ainda não está presente em quantidade regular, a pele é fina e firme, enquanto no recém-nascido a termo é macia e com rugosidades. Deve-se ter em conta as características próprias da pele neste estágio de vida e o exame completo de órgãos e sistemas é imprescindível para uma acurácia diagnóstica.

ALTERAÇÕES CUTÂNEAS TRANSITÓRIAS DO RECÉM-NASCIDO

Diversas entidades dermatológicas são observadas no recém-nato, muitas delas de caráter benigno e autolimitado.

Verniz caseoso

A pele do recém-nato a termo é macia, e coberta pelo verniz caseoso, que é uma massa amarelo-esbranquiçada, constituída por produtos de descamação e por secreção sebácea. A remoção do verniz é acompanhada por descamação da epiderme na maioria dos recém-nascidos. A pele do prematuro é mais transparente e lisa. O verniz caseoso surge em torno da vigésima semana e a partir da vigésima quarta semana sua produção se intensifica, cobrindo o concepto com uma camada espessa. À medida que se aproxima o momento do nascimento há diminuição do verniz, que se acumula nas áreas de dobras e no couro cabeludo. O recém-nato pós-termo não apresenta verniz caseoso.

Descamação fisiológica do recém-nascido

A maturidade e o estado nutricional são aspectos importantes na queratinização, que por sua vez se reflete em descamação. Na criança prematura, descamação não ocorre até 24 a 48 horas após o nascimento. A descamação, caso presente neste momento, ao nascimento, é anormal. A criança prematura com insuficiência uteroplacentária nasce coberto por uma membrana tipo coloidal. Esta epiderme anormal descama ao nascimento sobre uma pele normal. O neonato com anóxia intrauterina aguda apresenta, então, descamação ao nascimento, achado observado após 24 a 48 horas em neonatos hígidos. Raramente a descamação ao nascimento ocorre por uma dermatose ictiosiforme.

Icterícia fisiológica do recém-nascido

A icterícia é uma das manifestações clínicas mais frequentes no recém-nascido e é visível quando os níveis de bilirrubina indireta no plasma ultrapassam 6 mg/dl. As estimativas indicam que cerca de 25% a 50% de todos os recém-nascidos a termo e uma percentagem maior de prematuros desenvolvem icterícia nas primeiras semanas de vida. A maioria dos recém-natos a termo apresentarão icterícia fisiológica, com níveis abaixo de 12 mg/dl. Os recém-nascidos prematuros podem apresentar icterícia com níveis mais elevados, e com maior duração. Nos recém-nascidos prematuros ocorre em mais de 50% dos casos, alcançando níveis mais altos, com maior duração. A icterícia tem causas diversas, desde a icterícia fisiológica, até doenças graves de diversas etiologias: metabólicas, infecciosas, genéticas, obstrutivas etc. Se não diagnosticada e tratada adequadamente, a icterícia pode provocar a morte, ou causar sequelas neurológicas irreversíveis, em função da toxicidade do sistema nervoso central. A evolução dos níveis de bilirrubina. Associados a uma avaliação criteriosa do recém-nato, além da presença de fatores de risco, como a incompatibilidade sanguínea materno-fetal são parâmetros analisados no neonato com icterícia, para o diagnóstico diferencial de um processo fisiológico e autolimitado de um processo patológico.

Sinais vasculares: alteração da coloração em Arlequim e cútis marmorata fisiológica

Outros sinais cutâneos de maturidade estão relacionados ao estado vasomotor do recém-nato. A pele ao nascimento apresenta coloração rósea. As extremidades distais, como mãos, pés podem apresentar alterações na cor, refletindo como vasoconstrição ou vasodilatação, achado associado ao tônus das arteríolas periféricas. Estes achados são mais visíveis ao frio. Como exemplo destas alterações fisiológicas vasomotoras está o fenômeno em Arlequim e o livedo reticular ou cútis marmorata. Ambos são encontrados em recém-natos a termo, mas menos frequentemente e em menor duração que em prematuros.

Fenômeno de Arlequim

O fenômeno Arlequim consiste da modificação paroxística e breve da cor da pele, com súbito aparecimento, em especial na posição de decúbito lateral, de uma linha precisa de demarcação do corpo, exatamente na linha média, separando-o em duas cores diferentes.

Tem uma duração de poucos minutos, e o número de episódios é variável entre recém-nascidos. É quase exclusivo do período perinatal e provavelmente secundário a imaturidade hipotalâmica no controle simpático do tônus vascular periférico. Trata-se de um acontecimento benigno, e não justifica medidas nem terapêuticas nem preventivas, sendo excepcional além do sétimo dia de vida.

A cútis marmorata ou livedo reticular é uma descoloração reticulada e azulada da pele, comumente observada em recém-nascidos, principalmente em membros, como reação fisiológica ao frio. É fenômeno facilmente observado ao exame clínico. Desaparece ao aquecimento da criança. Apresenta-se presente por algumas semanas sendo autolimitado e assintomático.

Estruturas de anexos cutâneos

Hiperplasia sebácea

No recém-nato, o tamanho e a atividade das estruturas dos anexos cutâneos, como os folículos pilosos, as glândulas sebáceas e as glândulas écrinas, refletem a imaturidade neonatal. A hiperplasia das glândulas sebáceas no neonato, decorrente do efeito dos hormônios transplacentários, é observado como pequenas pápulas esbranquiçadas mais frequentes no nariz e nas regiões genianas. O aumento das glândulas sebáceas é transitório e desaparece em 1 ou 2 semanas.

Milia corresponde ao conjunto de estruturas conhecidas individualmente como *milium*, que são pequenas inclusões císticas, caracterizadas por pápulas esbranquiçadas discretas, firmes, raramente maiores que 1 mm, mais comumente localizados na fronte e nas regiões genianas.

Hipertricose lanuginosa

Lanugo é a denominação que se dá ao pelo fino que recobre a pele do recém-nascido. Este pelo tem origem no período fetal e cai antes do nascimento. Em alguns recém-nascidos, principalmente aqueles que são prematuros, os pelos podem ainda estar presentes, principalmente no dorso e na face, constituindo a hipertricose lanuginosa (Figura 49.1).

Mancha mongólica

Uma das lesões neonatais mais comuns é a mancha mongólica. Tipicamente azul-acinzentada, arredondada ou oval, podendo ter vários centímetros de diâmetro. Ocorre na região lombo-sacral (Figura 49.2) Apesar de ocorrer em todos os tipos raciais, é mais frequente em crianças de pele morena. Apesar da sua localização típica, pode ocorrer também no tórax, ombros, região extensora dos braços e pernas, na região da cintura, ou mesmo no dorso das mãos e pés. Alguma vezes, a mancha mongólica pode cobrir grandes extensões. A mancha mongólica pode escurecer nas primeiras semanas de vida para depois clarear e desaparecer. Podem persistir por muitos anos, podendo desaparece, em alguns casos, tão tardiamente quanto aos 13 anos de idade. Não têm potencial de malignização. A característica histológica padrão é a presença de melanócitos ativos arranjados em paralelo á superfície na derme média e profunda.

Não deve ser confundida com a mancha *café au lait,* uma lesão macular discretamente pigmentada no recém-nato, que não altera suas características com o crescimento da criança, e pode ser um sinal acessório importante para o diagnóstico de neurofibromatose, apresentando-se nesta fase como única manifestação da doença no neonato.

■ DERMATOSES INFLAMATÓRIAS DO RECÉM-NASCIDO

Miliária

A miliária é dividida em cristalina e rubra. A miliária cristalina é a lesão mais comum, resultante da retenção de suor no período neonatal imediato. São superficiais, rompem-se facilmente e apresentam-se como vesículas de conteúdo líquido claro, normalmente entre 1 e 2 mm, podendo ser maiores e numerosas, sem inflamação. São mais frequentemente observadas na fronte, no tronco superior e na superfície interna dos membros. Não está presente ao nascimento, mas surgem precocemente, muitas vezes já no primeiro dia de vida no neonato maduro. É resultante da retenção de suor subcórneo.

Quando a retenção de suor atinge a derme se apresenta como miliária rubra (Figura 49.3). São pápulas eritematosas, mais frequentemente no tronco superior, pescoço, face e dobras. Em contraste com a miliária

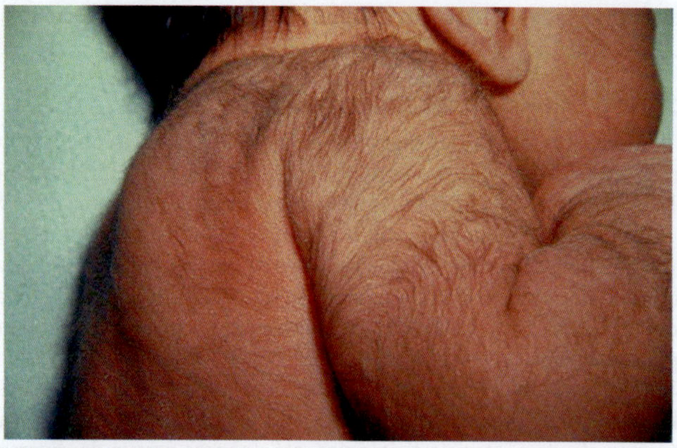

■ **Figura 49.1** Hipertricose lanuginosa.

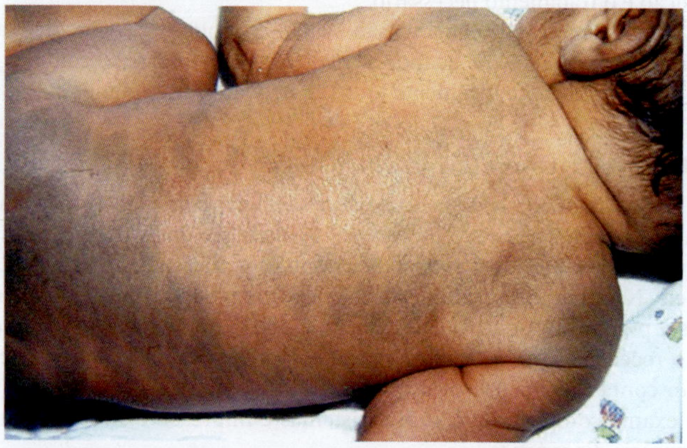

■ **Figura 49.2** Mancha mongólica.

cristalina, raramente aparecem antes da primeira semana de vida. Na histopatologia, a miliária cristalina mostra vesículas intracórneas ou subcórneas e a miliária rubra demonstra espongiose e formação de vesículas formados nos ductos écrinos. As duas formas de miliária desaparecem espontaneamente à redução da temperatura macro e microambiental do recém-nato.

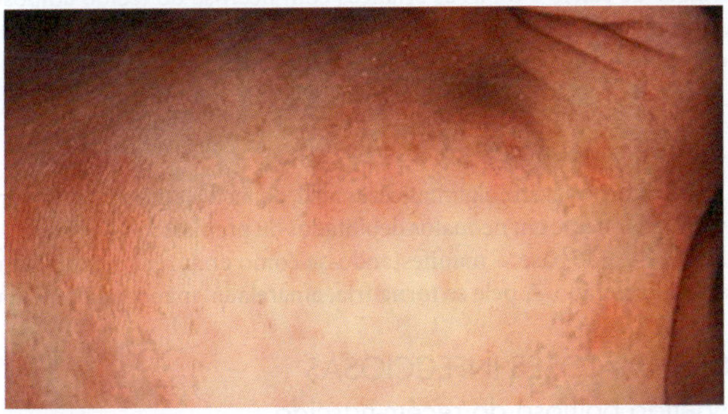

■ **Figura 49.3** Milária rubra (associada a eritema tóxico neonatal).

Eritema tóxico neonatal

O eritema tóxico neonatal do recém-nascido (*erythema toxicum neonatorum*) é uma dermatite autolimitada e benigna, atingindo 30% a 70% de todos os neonatos, caracterizada pela presença de uma mácula eritematosa sobre a qual pequenas papulovesículas, de 1 a 2 mm de diâmetro, ou pústulas estéreis se sobrepõem. Apresentam-se primariamente no troco, braços e pernas. A lesão é circundada por uma região macular eritematosa irregular (Figura 49.4). Ocorre na primeira semana de vida. É menos comum nos prematuros do que nos neonatos à termo. Histologicamente estas pústulas contêm infiltrado eosinofílico. A presença desta celularidade permite distinguir a entidade de lesões infecciosas cutâneas do neonato. Eosinofilia é descrita em alguns casos. A erupção pode se limitar a algumas máculas ou pode ser generalizada. As regiões de maior acometimento são a região glútea, o tronco, a face e as extremidades proximais. A imaturidade de folículos pilossebáceos tem papel no desenvolvimento da entidade.

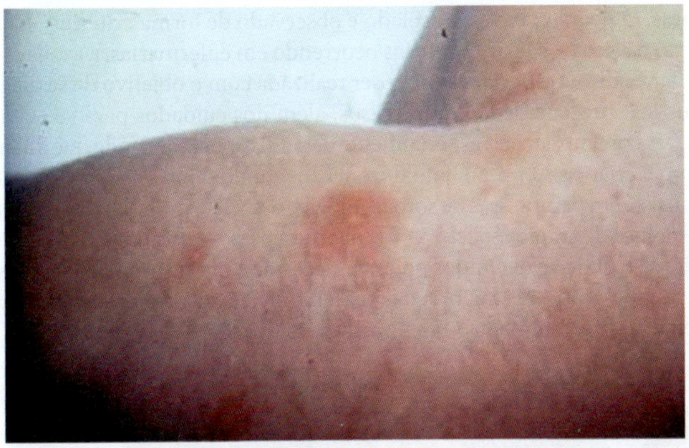

■ **Figura 49.4** Eritema tóxico neonatal.

Melanose pustulosa transitória

A Melanose pustulosa transitória ocorre em 0,2% de crianças com pele mais clara e em 4,4% de neonatos com pele mais escura, como uma entidade caracterizada por apresentar vesicopústulas de diâmetro variável de 1,5 a 3 mm, sem halo eritematoso (Figura 49.5) muitas vezes rodeadas por um colarete de descamação originado pelo rompimento dessas lesões, podendo, em algumas crianças forma-se mácula pigmentada central, rodeada pelo colarete de descamação. Pereira e Gontijo caracterizam as lesões em três tipos: vesicopústulas, colarete de descamação e máculas pigmentadas, podendo coexistir. Pelo menos um tipo de lesão já está presente ao nascimento.

Os autores relatam serem as lesões de localização em qualquer área cutânea, mas predominam nas regiões mentoniana e frontal, na nuca, e no tronco inferior e pré-tibial, eventualmente atingindo o couro cabeludo, palmas e plantas. As vesicopústulas tendem a desaparecer em período de 24 a 72 horas e são assépticas. A cultura é negativa e as lesões contêm leucócitos polimorfonucleares. As máculas pigmentadas, que são as lesões mais frequentemente encontradas, persistem por semanas ou mesmo meses, com média de três meses, e são mais frequentes nos RNs negros.

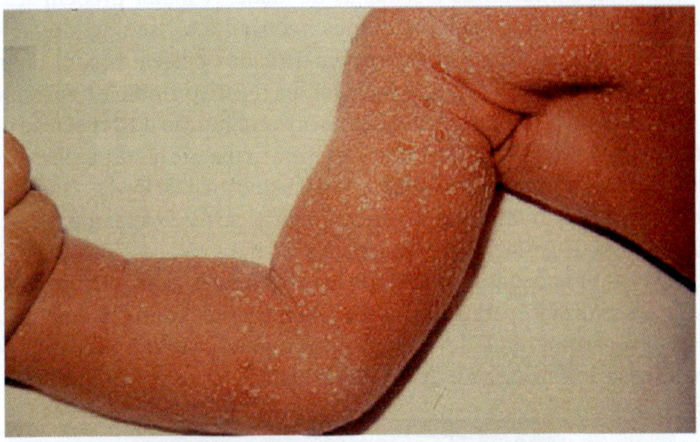

■ **Figura 49.5** Melanose pustulosa transitória.

Acne neonatal

A acne neonatal ou acne neonatorum é uma alteração caracterizada pelo acometimento facial (Figura 49.6) principalmente em neonatos do sexo masculino, ocorrendo na primeira semana de vida. Acne pediátrica pode ser dividida em acne neonatal e acne infantil. Acne neonatal se refere a uma condição inflamatória comum, atingindo até 20% dos neonatos com menos de 6 semanas. Trata-se de uma resposta inflamatória ao fungo saprófita Malassezia e não se trata de uma acne real per si e responde a antifúngicos tópicos.

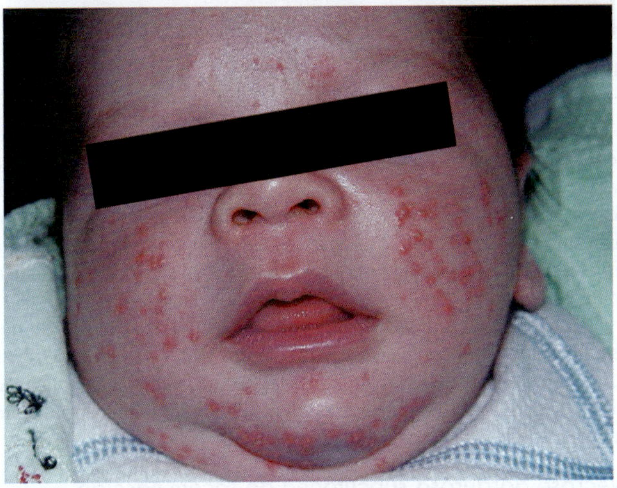

■ **Figura 49.6** Acne neonatal.

A acne infantil por outro lado, lembra a acne do adolescente, com a presença de comedões, pápulas, pústulas e mais raramente, nódulos. A duração do quadro pode variar, mas normalmente desaparece espontaneamente no primeiro ano de vida. Está associado aos hormônios andrógenos da mãe estimulando as glândulas sebáceas do neonato. O tratamento em geral é conservador, eventualmente utilizando-se produtos locais queratolíticos delicados.

Lúpus neonatal

O lúpus neonatal é uma entidade rara atribuída a anticorpos adquiridos de forma passiva pelo concepto através do fluxo transplacentário.

Estes anticorpos são particularmente do tipo anti SSA/Ro e anti-SSB/La e caracterizam-se por manifestações cardíacas, cutâneas, hepáticas. As mães das crianças com o diagnóstico podem apresentar lúpus eritematoso sistêmico ativo, doença de Sjögren ou mesmo podem ser assintomáticas. As lesões características são placas eritematosas, anulares, envolvendo a face, couro cabeludo e a região periorbital (Figura 49.7). As manifestações cutâneas normalmente aparecem entre o primeiro e segundo mês de vida, mas podem estar presentes ao nascimento. As lesões são transitórias, resolvendo-se espontaneamente com clareamento total em torno de 6 semanas de idade. A maior preocupação com relação ao diagnóstico do lúpus neonatal é o risco de bloqueio cardíaco congênito, o qual ocorre em 10% dos pacientes com lúpus neonatal. O bloqueio cardíaco pode ser diagnostico ainda intrauterino e é irreversível. O bloqueio cardíaco ocorre em função da deposição de anticorpos anti SSA/Ro no nodo atrioventricular, levando a fibrose e calcificação. Mulheres gestantes com o diagnóstico de lúpus sistêmico devem realizar monitorização da frequência cardíaca fetal a partir de 17 semanas de gestação até 26 semanas e depois a cada 2 semanas até completar 34 semanas. Em casos de lúpus neonatal, eletrocardiograma deve ser realizado para se descartar alterações de condução cardíaca e um ecocardiograma deve ser realizado para avaliar a presença de malformação cardíaca ou de cardiomiopatia.

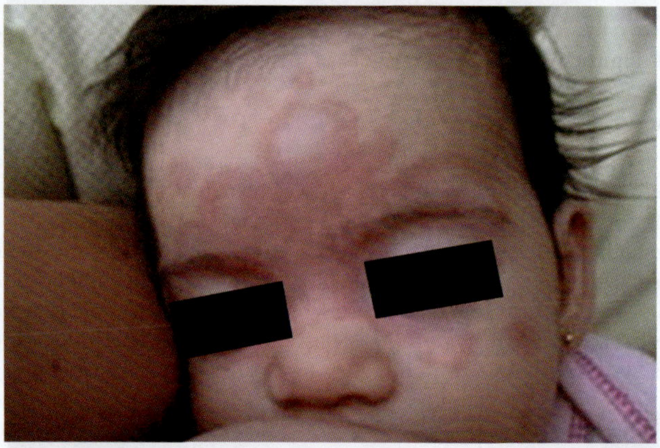

■ **Figura 49.7** Lúpus neonatal.

Anormalidades hematológicas podem ocorrer também no lúpus neonatal e todos os pacientes devem ter uma contagem sanguínea para se descartar trombocitopenia, leucopenia, anemia e pancitopenia. Testes de função hepáticos devem também ser realizados, tendo em vista que níveis enzimáticos hepáticos elevados podem ocorrer uma biópsia cutânea raramente é necessária para a realização do diagnóstico de lúpus neonatal.

Crianças com lúpus neonatal podem ter um risco maior de desenvolver lúpus eritematoso sistêmico, assim como de outras doenças autoimunes, devendo ser acompanhadas por um pediatra. A aplicação tópica de corticosteroides de baixa potência pode ser útil na diminuição da intensidade das lesões cutâneas.

Necrose gordurosa subcutânea do recém-nascido

A necrose do tecido adiposo subcutâneo do recém-nascido trata-se de uma desordem rara, com poucos casos relatados na literatura. Apesar de evolução geralmente benigna, pode vir acompanhada de hipercalcemia por vezes alta o suficiente para pôr em risco a vida do recém-nascido. A necrose gordurosa do tecido subcutâneo acomete neonatos nascido a termo ou pós-termo, alguns dias ou semanas após o nascimento, e em um contexto de trauma obstétrico, sofrimento fetal ou hipotermia. Após uma fase de edema inflamatório, formam-se placas endurecidas, firmes e móveis ou nódulos bem delimitados de tamanhos e formas variáveis e indolores. As lesões aparecem principalmente no dorso, nádegas, coxas e braços. Podem ser difusas, nos casos de sofrimento fetal, ou mais restritas, relacionadas sobretudo a trauma cutâneo no parto. A histopatologia revela necrose de gordura e reação de corpo estranho com células gigantes. A pele sobre as lesões é de difícil pinçamento, pouca mobilidade sobre planos profundos e quase sempre de coloração eritematoviolácea. Os nódulos não costumam persistir por mais de 6 meses. Se um nódulo se torna flutuante, pressão pode ser aliviada com aspiração com agulha esterilizada. Deve-se proceder investigação sistemática de sinais clínicos de hipercalcemia e dosagens seriadas de cálcio a todas as crianças com necrose do tecido adiposo subcutâneo. Os principais diagnósticos diferenciais das lesões subcutâneas em neonatos incluem escleroderma neonatal, lipogranulomatose e infecção de tecidos profundos.

Esclerema neonatal

Transtorno severo, algumas vezes fatal, do tecido adiposo, que ocorre principalmente em neonatos debilitados ou prematuros, sofrendo de uma doença de base, e manifestando-se como endurecimento difuso do tecido afetado. A pele se torna fria, amarelada, manchada e rígida.

■ DERMATOSES INFECCIOSAS

Impetigo bolhoso do recém-nascido

As lesões do impetigo bolhoso neonatal aparecem normalmente após os primeiros dias de vida. Este aspecto é importante, porque doenças bolhosas congênitas já estão presentes ao nascimento. As bolhas podem variar em tamanho, desde pequenas vesículas até grandes bolhas flácidas com conteúdo seroso e podem aparecer em qualquer região do corpo. As bolhas têm duração frustra, com ruptura e formação de áreas avermelhadas e desnudas (Figura 49.8). Muitas vezes é possível observar nas exulcerações resultantes, o desenho arredondado nas margens proveniente das antigas bolhas, assim como eventual arranjo policíclico. O organismo mais frequentemente associado ao processo é o *Staphylococcus aureus*, podendo haver contaminação por outros agentes como o *Streptococcus*. O diagnóstico bacteriológico é realizado por gram e por cultura do fluido vesicular. Eventualmente pode haver leucocitose e desvio para a esquerda no hemograma. Em casos atípicos ou de diagnóstico duvidoso, a biópsia cutânea deve ser realizada, sendo o achado de bolha sub corneana ou intraepidérmica com polimorfonucleares característica do diagnóstico de impetigo bolhoso neonatal. Os contactantes e equipe hospitalar devem ser investigados como focos de contaminação bacteriana. Em caso de acometimento sistêmico, deve se realizar hemoculturas. O neonato deve ser isolado e observado de forma criteriosa haja visto o risco de sépsis. Em casos ocorrendo em enfermarias, a avaliação cutânea de outras crianças deve ser realizada com o objetivo de se diagnosticar precocemente outros casos, além dos cuidados para se evitar novas contaminações, especialmente de profissionais de saúde que lidam com a criança. O tratamento deve ser instituído o mais cedo possível e consiste em compressas de soro fisiológico associado a antibioticoterapia sistêmica de amplo espectro com cobertura para o estafilococo. Controle hidreletrolítico e de fluidos pode ser necessário em casos mais extensos. A recuperação é, na maioria das vezes, completa, ocorrendo em poucas semanas, normalmente sem cicatrizes residuais.

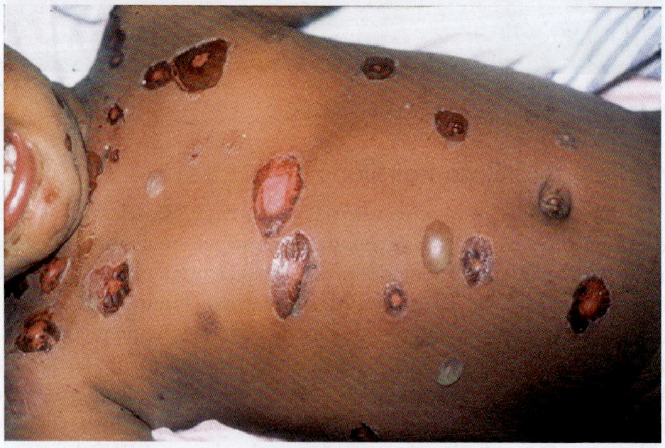

■ **Figura 49.8** Impetigo bolhoso neonatal.

Síndrome Torch

A síndrome Torch é um conjunto de infecções maternas que podem atingir o feto durante a gestação.

Esta síndrome corresponde a um conjunto de sinais e sintomas que apresenta o recém-nascido, afetado por uma infecção congênita, e que é produzida por diferentes agentes tanto virais como micóticos e parasitários. Agrupados na sigla Torch.

Entre os componentes da sigla estão: a toxoplasmose, a rubéola, o herpes simples, a hepatite tipos B e C, o retrovírus, o enterovírus, o adenovírus, a sífilis, a tuberculose, o vírus Epstein barr, o parvovirus 19, a Aids, e a candidíase, que são citadas em diferentes artigos entre os agentes causadores de infecções congênitas.

A forma de infecção do recém-nascido por estes agentes pode ser por:

- Via hematogênica, na qual o micro-organismo atravessa a barreira placentária e chega ao feto.
- Via do canal do pato, na qual o concepto se contamina pelo agente no canal do parto.
- Via ascendente, na qual o agente presente no trato genital materno ascende e infecta a cavidade intrauterina, provocando corioamnionite, ruptura prematura das membranas e atinge o feto.

Do ponto de vista clínico-pediátrico, tais afecções são potencialmente graves, com acometimento sistêmico do recém-nascido e de todos os seus órgãos. Analisando sobre o aspecto dermatológico, a presença de diferentes tipos de exantemas (Figura 49.9) é um achado preponderante nestas crianças, sendo o diagnóstico realizado com a associação de sinais e sintomas sistêmicos e através de provas sorológicas.

Cabe ressaltar aqui, pela importância e por seus aspectos cutâneos específicos, a sífilis congênita, a varicela e a infecção pelo herpes vírus.

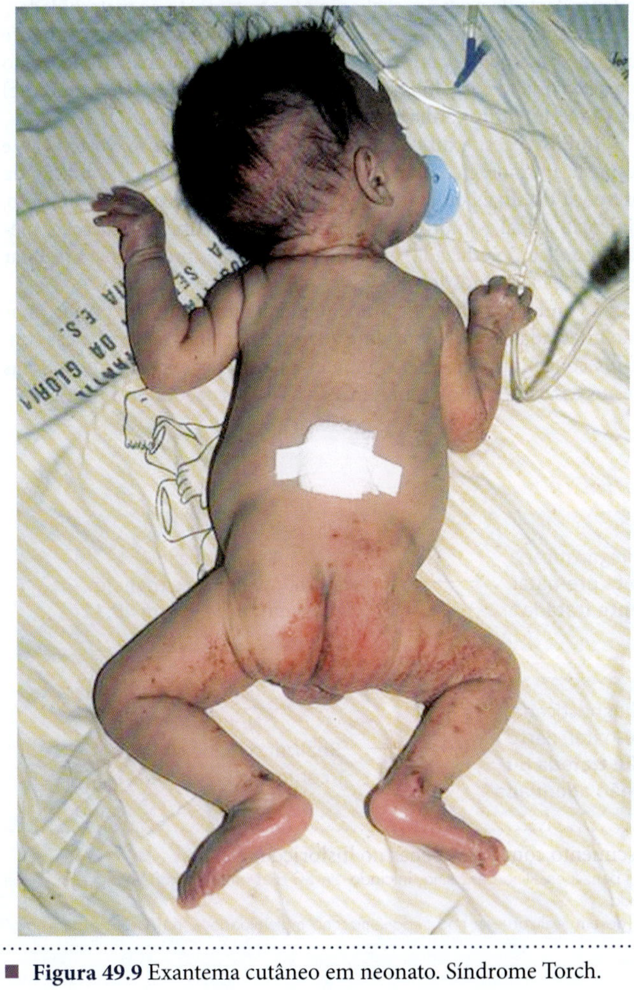

Figura 49.9 Exantema cutâneo em neonato. Síndrome Torch.

SÍFILIS CONGÊNITA E CRIANÇA EXPOSTA À SÍFILIS

Foram três as principais mudanças em relação às Diretrizes anteriores da OMS sobre o diagnóstico e tratamento da sífilis congênita e crianças expostas à sífilis:

a) Mudança em recomendação de testagem para sífilis na criança exposta à sífilis.
b) Seguimento clínico da criança com sífilis congênita.
c) Fluxograma de avaliação e manejo na maternidade das crianças nascidas de mães com diagnóstico de sífilis na gestação atual ou no momento do parto.

No Brasil, nos últimos cinco anos, foi observado aumento no número de casos de sífilis congênita (SC) e sífilis adquirida. Esse aumento pode ser atribuído à disseminação dos testes rápidos, à diminuição do uso de preservativos, ao desabastecimento mundial de penicilina, entre outros. A OMS estima que a ocorrência de sífilis complique um milhão de gestações por ano em todo o mundo, colocando em risco de morte prematura mais de 200 mil crianças.

A sífilis em gestantes e a SC são agravos de notificação compulsória. Os critérios de definição de caso sofreram modificações, em consonância com os critérios adotados pela Opas e OMS. Informações mais detalhadas sobre sífilis em gestantes e sífilis congênita podem ser encontradas no "Protocolo Clínico e Diretrizes Terapêuticas para Prevenção da Transmissão Vertical de HIV, Sífilis e Hepatites Virais", que foi atualizado em 2020 pela Portaria SCTIE/MS 55, de 11 de novembro de 2020, que pode ser consultado no seguinte endereço eletrônico: http://conitec.gov.br/images/Consultas/Relatorios/2020/20201125_Relatorio_PCDT- PTV_HIV_568_2020.pdf.

A sífilis é uma infecção bacteriana sistêmica, crônica, curável e exclusiva do ser humano. Quando não tratada, evolui para estágios de gravidade variada, podendo acometer diversos órgãos e sistemas do corpo. Trata-se de uma doença conhecida há séculos, cujo agente etiológico é o *Treponema pallidum*, subespécie *pallidum*. Sua transmissão se dá principalmente por contato sexual; contudo, pode ser transmitida verticalmente para o feto durante a gestação de uma mulher com sífilis não tratada ou tratada de forma não adequada.

A maioria das pessoas com sífilis são assintomáticas. Quando apresentam sinais e sintomas, muitas vezes não os percebem, e, sem saber, podem transmitir a infecção às suas parcerias sexuais. Quando não tratada, a sífilis pode evoluir para formas mais graves, comprometendo especialmente os sistemas nervoso e cardiovascular. Na gestação, a sífilis pode apresentar consequências severas, como abortamento, prematuridade, natimortalidade, manifestações congênitas precoces ou tardias e morte do recém-nascido (RN).

A sífilis congênita (SC) é o resultado da transmissão da espiroqueta do *Treponema pallidum* da corrente sanguínea da gestante infectada para o concepto por via transplacentária ou, ocasionalmente, por contato direto com a lesão sifilítica no momento do parto (transmissão vertical). A maioria dos casos acontece porque a mãe não foi testada para sífilis durante o pré-natal ou porque recebeu tratamento não adequado para sífilis antes ou durante a gestação.

A transmissão vertical é passível de ocorrer em qualquer fase gestacional ou estágio da doença materna. A transmissibilidade da sífilis é maior nos estágios iniciais da doença materna (sífilis primária e secundária), e diminui gradualmente com o passar do tempo (sífilis latente recente ou tardia). Essa maior transmissibilidade explica-se pela riqueza de treponemas nas lesões, mais observadas na sífilis primária (cancro duro) e secundária (lesões mucocutâneas) (Quadro 49.1). As espiroquetas penetram diretamente nas membranas mucosas ou entram por abrasões na pele. Essas lesões se tornam raras ou inexistentes a partir do segundo ano da doença. Em gestantes, a taxa de transmissão vertical de sífilis para o feto é de até 80% intraútero.

Portanto, a SC trata-se de doença passível de prevenção e eliminação, por meio da implementação de estratégias efetivas de diagnóstico precoce e tratamento de sífilis nas gestantes e parceiro(a)s sexuais. Além disso, o risco de desfechos desfavoráveis à criança será mínimo se a gestante receber tratamento adequado e precoce durante a gestação.

Quadro 49.1 Manifestações clínicas de sífilis adquirida, de acordo com o tempo de evolução e estágios da doença.

Estágios de sífilis adquirida	Manifestações clínicas
Primária	▪ Cancro duro (úlcera digital) ▪ Linfonodos regionais
Secundária	▪ Lesões cutâneo-mucosas (roséola, placas mucosas, sifílides papulosas, sifílides palmoplantares, condiloma plano, alopecia em clareira, madarose, rouquidão) ▪ Micropoliadenopatia ▪ Linfadenopatia generalizada ▪ Sinais constitucionais ▪ Quadros neurológicos, oculares, hepáticos
Latente recente (até um ano de duração)	▪ Assintomática
Latente tardia (mais de um ano de duração)	▪ Assintomática
Terciária	▪ Cutâneas: lesões gomosas e nodulares de caráter destrutivo ▪ Ósseas: periostite, osteíte gomosa ou esclerosante, artrites, sinovites, e nódulos justa-articulares ▪ Cardiovasculares: estenose de coronárias, aortite e aneurisma da aorta, especialmente da porção torácica ▪ Neurológicas: meningite, gomas do cérebro ou da medula, atrofia do nervo óptico, lesão do sétimo par craniano, manifestações psiquiátricas, *tabes dorsalis* e quadros demenciais como o da paralisia geral

Fonte: DCCI/SVS/MS.

Avaliação inicial da criança exposta ou com sífilis congênita

Se a mãe teve o diagnóstico de sífilis durante a gestação, há duas situações possíveis para classificar a criança no momento do nascimento (Figura 49.10):

- **RN exposto à sífilis:** mãe foi diagnosticada durante o pré-natal e foi **adequadamente tratada.**
- **RN com sífilis congênita:** mãe foi diagnosticada durante o pré-natal, parto ou puerpério e **não foi adequadamente tratada.**

A avaliação inicial da criança exposta à sífilis ou com sífilis congênita deve ser realizada na maternidade/casa de parto, considerando os seguintes aspectos (Figura 49.11):

- **Histórico materno de sífilis quanto ao tratamento e seguimento na gestação:** considera-se tratamento adequado para sífilis durante a gestação: tratamento completo materno com benzilpenicilina benzatina para estágio clínico da sífilis definido no diagnóstico, iniciado até 30 dias antes do parto e finalizado no momento do parto.
- **Sinais e sintomas clínicos da criança** (na maioria das vezes ausentes ou inespecíficos, apenas os casos muito graves são clinicamente aparentes ao nascimento).
- **Teste não treponêmico de sangue periférico da criança comparado com o da mãe:** não existe uma avaliação complementar que determine com precisão o diagnóstico da infecção na criança. O teste treponêmico não é indicado.

Para fins clínicos e assistenciais, alguns fatores são considerados para o tratamento adequado da gestante com sífilis, como:

- Administração de penicilina benzatina.
- Início do tratamento até 30 dias antes do parto.
- Esquema terapêutico de acordo com o estágio clínico da infecção.
- Respeito ao intervalo recomendado entre as doses.
- Avaliação quanto ao risco de reinfecção.
- Documentação de queda do título do teste não treponêmico em pelo menos 2 diluições em 3 meses, ou 4 diluições em 6 meses após a conclusão do tratamento (p. ex., antes, 1:16; depois, menor ou igual a 1:4) – resposta imunológica adequada.

Todas as crianças nascidas de mães diagnosticadas com sífilis durante o pré-natal necessitam de uma avaliação criteriosa no momento do parto, com anamnese, exame físico e teste não treponêmico (o diagnóstico exige uma combinação de avaliação clínica, epidemiológica e laboratorial). Essa avaliação do profissional de saúde pode acrescentar outros dados e gerar uma conclusão de tratamento inadequado para sífilis durante a gestação, mesmo se enquadrando inicialmente dentro dos critérios epidemiológicos de tratamento adequado.

É essencial garantir o seguimento de todas as crianças expostas à sífilis, excluída ou confirmada a doença em uma avaliação inicial, na perspectiva de que elas podem desenvolver sinais e sintomas mais tardios, independente da primeira avaliação e/ou tratamento na maternidade.

A resposta imunológica pode ser mais lenta, sem que se configure falha de tratamento, com redução da titulação em duas diluições no intervalo de 6 meses (sífilis primária, secundária e sífilis latente recente) ou 12 meses (sífilis tardia) após tratamento adequado.

Muitas vezes, é difícil diferenciar entre reinfecção, reativação e resposta imunológica mais lenta, sendo fundamental a avaliação da presença de sinais ou sintomas clínicos novos, reexposição de risco, violência sexual, comorbidades, histórico do tratamento (duração, adesão e medicação utilizada) e exames laboratoriais prévios, para facilitar a elucidação diagnóstica.

A conduta de identificar adequadamente crianças expostas (mas não infectadas) é tão importante quanto detectar e tratar crianças com sífilis congênita, para não submeter as crianças expostas a condutas desnecessárias, como exames invasivos e internações prolongadas.

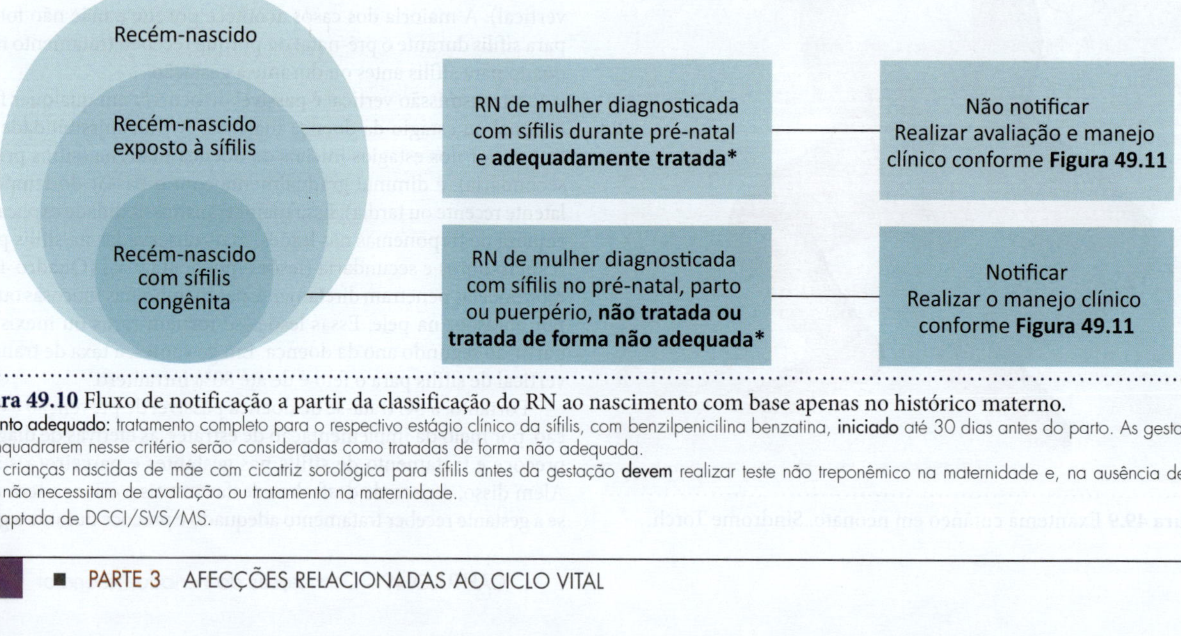

▪ **Figura 49.10** Fluxo de notificação a partir da classificação do RN ao nascimento com base apenas no histórico materno.

*Tratamento **adequado**: tratamento completo para o respectivo estágio clínico da sífilis, com benzilpenicilina benzatina, **iniciado** até 30 dias antes do parto. As gestantes que não se enquadrarem nesse critério serão consideradas como tratadas de forma não adequada.

Nota: as crianças nascidas de mãe com cicatriz sorológica para sífilis antes da gestação **devem** realizar teste não treponêmico na maternidade e, na ausência de sinais/sintomas, não necessitam de avaliação ou tratamento na maternidade.

Fonte: Adaptada de DCCI/SVS/MS.

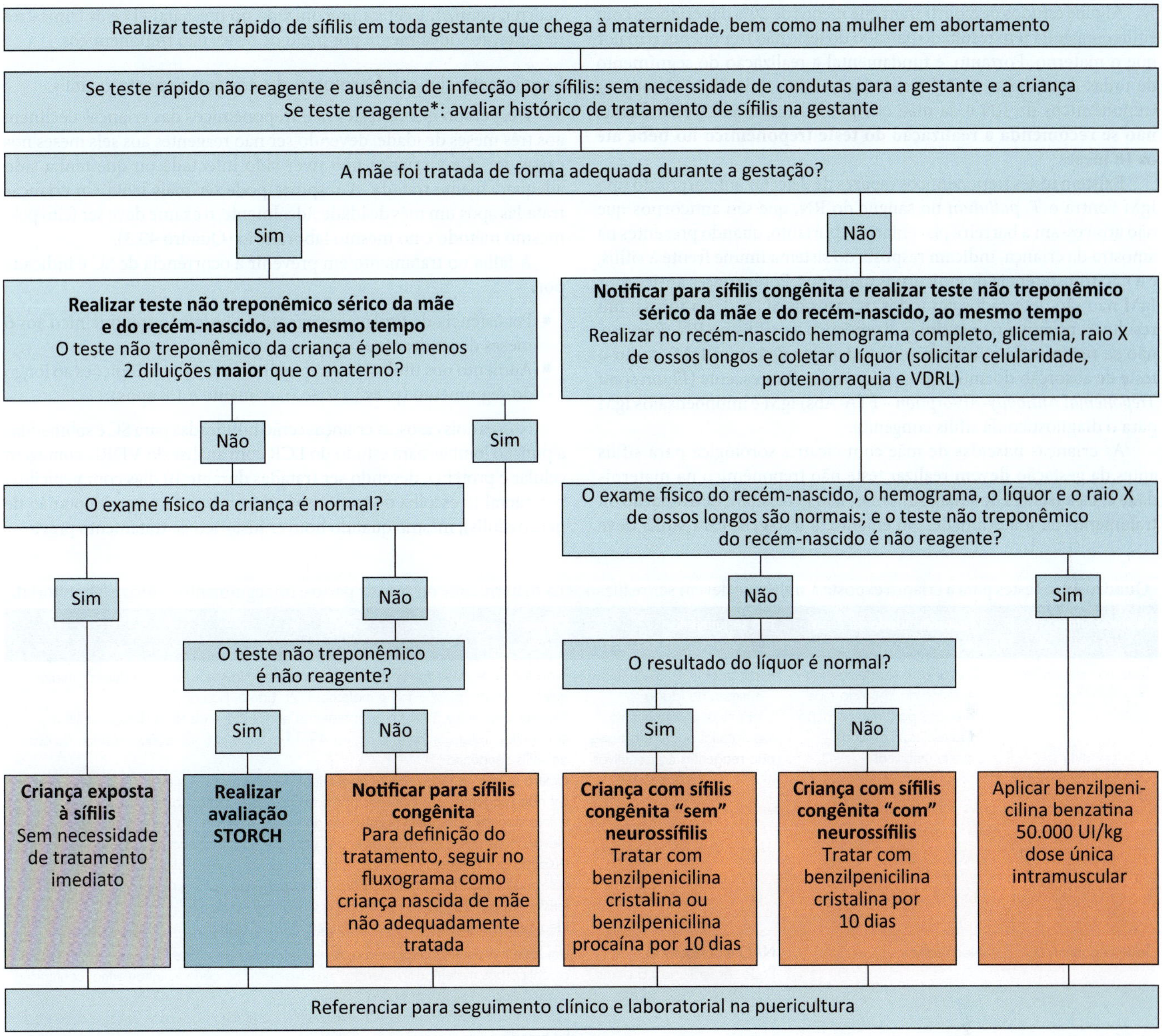

■ **Figura 49.11** Fluxograma para avaliação e manejo na maternidade das crianças nascidas de mães com diagnóstico de sífilis na gestação atual ou no momento do parto.

TNT: teste não treponêmico periférico.

*Realizar TNT em sangue periférico em todos recém-nascidos de mãe com teste rápido e/ou TNT reagente no momento do parto, independentemente de tratamento prévio realizado.

Fonte: Adaptada de DCCI/SVS/MS.

Criança exposta à sífilis

Avaliação da criança exposta à sífilis

Na criança exposta à sífilis, o exame físico deve ser completamente normal; o achado de qualquer sinal ou sintoma deve acarretar na investigação complementar, e a SC será incluída no diagnóstico diferencial. Vale lembrar que os sinais e sintomas de sífilis são inespecíficos e podem ser encontrados em outras síndromes congênitas, como toxoplasmose, rubéola, citomegalovírus (CMV), herpes vírus *simplex* (HSV), sepse neonatal, hepatite neonatal, hidropisia fetal, entre outros.

Deve haver atenção específica aos sinais e sintomas mais clássicos, referentes às manifestações precoces de SC. A presença de sinais e sintomas inclui a criança na classificação de SC sintomática (*vide* item adiante – Exame físico da criança com sífilis congênita), com necessidade de notificação compulsória e tratamento imediato. Além do exame físico, toda criança exposta à sífilis deve ser submetida a análise de exame laboratorial não treponêmico para exclusão da possibilidade de SC.

Testagem para sífilis na criança exposta à sífilis

A testagem simultânea da mãe e da criança, no pós-parto imediato, com o mesmo tipo de teste não treponêmico, configura o melhor cenário para a determinação do significado dos achados sorológicos da criança (Quadro 49.2).

Todos os RN nascidos de mãe com diagnóstico de sífilis durante a gestação, independentemente do histórico de tratamento materno, deverão realizar **teste não treponêmico no sangue periférico.** O sangue de cordão umbilical não deve ser utilizado, pois esse tipo de amostra contém uma mistura do sangue da criança com o materno e pode resultar em testes falso-reagentes.

No teste não treponêmico, um **título maior que o materno em pelo menos duas diluições** (p. ex., materno 1:4, RN maior ou igual a 1:16) é indicativo de infecção congênita. No entanto, **a ausência desse achado não exclui a possibilidade do diagnóstico de SC,** mesmo nas mães adequadamente tratadas. A decisão de investigar e tratar a criança deve ser com base na avaliação clínica, epidemiológica e laboratorial da infecção.

Alguns estudos demonstraram que menos de 30% das crianças com sífilis congênita têm resultado pareado do teste não treponêmico maior que o materno. Portanto, é fundamental a realização do seguimento de todas as crianças. Não há correlação entre a titulação dos testes treponêmicos do RN e da mãe que possa sugerir SC. Dessa forma, **não se recomenda a realização do teste treponêmico no bebê até os 18 meses.**

Existem testes treponêmicos capazes de detectar anticorpos do tipo IgM contra o *T. pallidum* no sangue do RN, que são anticorpos que não atravessam a barreira placentária e, portanto, quando presentes na amostra da criança, indicam resposta do sistema imune frente à sífilis, e a não transferência de anticorpos maternos. Porém, esses anticorpos IgM não são detectados em todos os casos de SC e, dessa forma, um resultado negativo não exclui o diagnóstico de sífilis no RN. Por isso, não se recomenda a utilização de testes que detectam IgM, como o teste de absorção do anticorpo treponêmico fluorescente (*Fluorescent Treponemal Antibody-Absorption* – FTA-Abs) IgM e imunoensaios IgM para o diagnóstico da sífilis congênita.

As crianças nascidas de mãe com cicatriz sorológica para sífilis antes da gestação **devem** realizar teste não treponêmico na maternidade e, na ausência de sinais/sintomas, não necessitam de avaliação ou tratamento na maternidade. No entanto, a testagem para sífilis deve ocorrer, conforme rotina preconizada no pré-natal (1º e 3º trimestres de gestação), idealmente por meio de testes não treponêmicos.

Seguimento clinicolaboratorial da criança exposta à sífilis

É esperado que os testes não treponêmicos das crianças declinem aos três meses de idade, devendo ser não reagentes aos seis meses nos casos em que a criança não tiver sido infectada ou que tenha sido adequadamente tratada. A resposta pode ser mais lenta em crianças tratadas após um mês de idade. Idealmente, o exame deve ser feito pelo mesmo método e no mesmo laboratório (Quadro 49.3).

A falha no tratamento em prevenir a ocorrência de SC é indicada por:

- Persistência da titulação reagente do teste não treponêmico aos 6 meses de idade; **e/ou**
- Aumento nos títulos não treponêmicos em duas diluições ao longo do seguimento (p. ex., 1:2 ao nascimento e 1:8 após).

Nesses dois casos, as crianças serão notificadas para SC e submetidas à punção lombar para estudo do LCR com análise do VDRL, contagem celular e proteína, devendo ser tratadas durante 10 dias com penicilina parenteral (a escolha do tratamento dependerá da presença ou não de neurossífilis), mesmo quando houver histórico de tratamento prévio.

Quadro 49.2 Testes para a criança exposta à sífilis que devem ser realizados na maternidade ou casa de parto e no seguimento clínico e laboratorial.

Teste de sífilis	Na maternidade ou casa de parto	No seguimento	O que avaliar
Teste não treponêmico	Coletar amostra de sangue periférico do RN e da mãe pareados para comparação Não realizar coleta de cordão umbilical	Realizar com 1, 3, 6, 12 e 18 meses de idade Interromper o seguimento laboratorial após dois testes **não reagentes** consecutivos	Não reagente ou reagente com titulação menor, igual ou até uma diluição maior que o materno (p. ex.: 1:4 e materno 1:2): baixo risco de SC Regente com titulação superior a materna em pelo menos duas diluições: sífilis congênita. Tratar conforme a Figura 49.11 e realizar notificação imediata do caso de sífilis congênita Espera-se que os testes não treponêmicos declinem aos 3 meses de idade, devendo ser **não reagentes** aos 6 meses nos casos em que a criança não tiver sido infectada e seja apenas passagem passiva de anticorpo materno. Se no seguimento ocorrer elevação de títulos em duas diluições em teste não treponêmico ou persistência da titulação aos 6 meses de idade, a criança deverá ser investigada, submetida a coleta de líquor (LCR), tratada para sífilis congênita com benzilpenicilina potássica (cristalina) por 10 dias e notificada a vigilância epidemiológica Idealmente, o exame deve ser feito pelo mesmo método e no mesmo laboratório
Teste treponêmico	Não realizar	**NÃO é obrigatório** Pode ser realizado a partir dos 18 meses de idade	Um teste treponêmico reagente após os 18 meses de idade (quando desaparecem os anticorpos maternos transferidos passivamente no período intrauterino) confirma o diagnóstico de sífilis congênita Um resultado não reagente não exclui sífilis congênita nos casos em que a criança foi tratada precocemente Crianças com teste treponêmico reagente após 18 meses de idade e que não tenham histórico de tratamento prévio deverão passar por uma avaliação completa, receber tratamento e serem notificadas como caso de sífilis congênita

Fonte: Adaptado de Workowski; Bolan (2015); Hardy et al. (1970); Rawstron et al. (2001); Chang et al. (1995); Lago et al. (2013).

Quadro 49.3 Recomendações do seguimento clínico da criança exposta à sífilis.

Procedimento	Frequência e duração	O que avaliar
Consultas ambulatoriais de puericultura	Seguimento habitual na rotina da puericultura, conforme recomendação da Saúde da Criança: na 1ª semana de vida e nos meses 1, 2, 4, 6, 9, 12 e 18, com retorno para checagem de exames complementares, se for o caso Avaliação laboratorial com TNT com 1, 3, 6, 12 e 18 meses de idade, interrompendo o seguimento após 2 testes não reagentes consecutivos	A criança exposta à sífilis, mesmo que não tenha sido diagnosticada com sífilis congênita no momento do nascimento, pode apresentar sinais e sintomas compatíveis com a doença ao longo do seu desenvolvimento. Dessa forma, deve ser realizada busca ativa de sinais e sintomas a cada retorno referente as manifestações precoces de sífilis congênita e ao desenvolvimento neuropsicomotor Espera-se que os testes não treponêmicos declinem aos 3 meses de idade, devendo ser **não reagentes** aos 6 meses caso a criança não tenha sido infectada e seja apenas passagem passiva de anticorpo materno Se no seguimento ocorrer elevação de títulos em duas diluições em teste não treponêmico ou persistência da titulação aos 6 meses de idade, a criança deverá ser investigada, submetida a coleta de líquor, tratada para sífilis congênita com benzilpenicilina potássica (cristalina) por 10 dias e notificada a vigilância epidemiológica A partir dos 18 meses de idade, se não houver achados clínicos e laboratoriais, exclui-se sífilis congênita
Observações: Fazer a solicitação dos testes não treponêmicos, para que os resultados estejam disponíveis na consulta de retorno. Aproveitar o momento da consulta para avaliar risco de outras IST materna. O diagnóstico prévio de uma IST é fator de risco para outras, inclusive HIV, que pode ser transmitido pelo aleitamento materno. Indagar sobre práticas sexuais e oferecer testagem para a mãe da criança e suas parcerias sexuais, na rotina, enquanto a mulher estiver amamentando (testagem para HIV pelo menos a cada 6 meses). Oferecer teste rápido para hepatite B e vacina contra hepatite B, quando não houver histórico de vacinação.		

Fonte: Brasil, 2017.

O seguimento de crianças expostas à sífilis deve ser feito com atenção mais cuidadosa no monitoramento de sinais e sintomas sugestivos de SC, além do monitoramento laboratorial com teste não treponêmico em 1, 3, 6, 12 e 18 meses de idade. A partir dessa idade, se não houver achados clínicos e laboratoriais, exclui-se SC. A garantia do seguimento clínico e coleta de teste não treponêmico no primeiro mês de vida é particularmente importante.

Criança com sífilis congênita

A SC deve ser diagnosticada por meio de criteriosa avaliação clínica e epidemiológica da situação materna, associada à avaliação clinicolaboratorial e exames de imagem na criança. A SC precoce pode surgir até o segundo ano de vida. Já a SC tardia é definida como aquela em que os sinais e sintomas surgem após os dois anos de idade da criança.

As crianças com SC deverão ser investigadas ainda na maternidade quanto às **manifestações clínicas, exames complementares e resultado do teste não treponêmico**. Quando a mãe não foi tratada ou foi tratada de forma não adequada durante o pré-natal, as crianças são classificadas como caso de SC, independentemente dos resultados da avaliação clínica ou dos exames complementares.

Todas as crianças com SC devem ser submetidas a uma investigação completa, incluindo punção lombar para análise do líquor e radiografia de ossos longos.

Independentemente do histórico de tratamento materno, as crianças com resultado de teste não treponêmico maior que o da mãe em pelo menos duas diluições (p. ex., mãe 1:4 e RN ≥1:16) são consideradas caso de SC, devendo ser notificadas, investigadas, tratadas e acompanhadas quanto a aspectos clínicos e laboratoriais.

As crianças com manifestação clínica, alteração liquórica ou radiológica de sífilis congênita **E** teste não treponêmico reagente preenchem critério para SC, independentemente do histórico materno quanto ao tratamento e das titulações dos testes não treponêmicos.

Para as demais situações em que a criança é classificada como sífilis congênita, consultar o Quadro 49.4.

Exame físico da criança com sífilis congênita

Nas crianças com SC, aproximadamente 60% a 90% dos RN vivos são assintomáticos ao nascimento. Apenas os casos mais graves nascem com sinais/sintomas. As manifestações clínicas de SC raramente surgem após três a quatro meses. A maioria desenvolve sintomas em três a oito semanas. A presença de sinais e sintomas ao nascimento depende do momento da infecção intrauterina e do tratamento durante a gestação.

São sinais mais frequentes:

- hepatomegalia;
- esplenomegalia;
- icterícia;
- corrimento nasal (rinite sifilítica);
- exantema cutâneo;
- linfadenopatia generalizada;
- anormalidades esqueléticas.

As manifestações clínicas de **SC precoce** são variadas. As crianças sintomáticas devem ser notificadas, tratadas e acompanhadas em relação aos aspectos clínicos e laboratoriais. As principais características dessa síndrome estão descritas no Quadro 49.5.

Todas essas manifestações são inespecíficas e podem ser encontradas no contexto de outras infecções congênitas. É necessário investigar possíveis diagnósticos diferenciais.

Quadro 49.4 Critérios para definição de casos de sífilis congênita.

Situação 1
▪ Todo recém-nascido, natimorto ou aborto de mulher com sífilis[a] não tratada ou tratada de forma não adequada[b,c]
Situação 2[d]
▪ Toda criança com menos de 13 anos de idade com pelo menos uma das seguintes situações: ▪ Manifestação clínica, alteração liquórica ou radiológica de sífilis congênita E teste não treponêmico reagente ▪ Títulos de testes não trepônemicos do lactente maiores que os da mãe, em pelo menos 2 diluições de amostra de sangue periférico, coletadas simultaneamente no momento do parto ▪ Títulos de testes não treponêmicos ascendentes em pelo menos 2 diluições no seguimento da criança exposta ▪ Títulos de testes não treponêmicos ainda reagentes após 6 meses de idade, exceto em situação de seguimento terapêutico ▪ Testes treponêmicos reagente após 18 meses de idade, sem diagnóstico prévio de sífilis congênita
Situação 3
Evidência microbiológica[f] de infecção pelo *Treponema pallidum* em amostra de secreção nasal ou lesão cutânea, biópsia ou necrópsia de criança, aborto ou natimorto

a Ver definição de sífilis em gestantes.
b Tratamento adequado: tratamento completo para estágio clínico de sífilis com benzilpenicilina benzatina, iniciado até 30 dias antes do parto. Gestantes que não se enquadrarem nesses critérios serão consideradas como tratadas de forma não adequada.
c Para fins de definição de caso de sífilis congênita, não se considera o tratamento da parceria sexual da mãe.
d Nessa situação, deve ser sempre afastada a possibilidade de sífilis adquirida em situação de violência sexual.
e Seguimento da criança exposta: 1, 3, 6, 12 e 18 meses de idade.
f Detecção do *Treponema pallidum* por meio de exames diretos por microscopia (de campo escuro ou com material corado). Nota: A parceria sexual da gestante com sífilis **não** faz parte da definição de caso de sífilis congênita, em relação ao tratamento materno, se adequado ou não adequado. Todavia, o risco de reinfecção por sífilis deve ser acompanhado em todo o período do pré-natal. Assim, recomenda-se que todas as parcerias sexuais de mulheres grávidas com IST sejam avaliadas e tratadas, para evitar reinfecções nas gestantes que foram tratadas adequadamente, especialmente para a sífilis.
Fonte: DCCI/SVS/MS.

Quadro 49.5 Manifestações clínicas de sífilis congênita precoce.

Gestacionais/perinatais	
Natimorto/aborto espontâneo	Pode ocorrer em qualquer momento da gestação Desfecho em aproximadamente 40% dos casos de sífilis adquirida durante a gestação, com maior risco no primeiro trimestre de gestação
Prematuridade	–
Baixo peso ao nascer (< 2.500 g)	–
Hidropsia fetal não imune	–
Placenta	Placenta desproporcionalmente grande, grossa, pálida; vilite proliferativa focal; arterite endo e perivascular; imaturidade difusa ou focal das vilosidades placentares Encaminhar para análise anatomopatológica

(Continua)

Quadro 49.5 Manifestações clínicas de sífilis congênita precoce. (Continuação)

Gestacionais/perinatais	
Cordão umbilical	Funisite necrotizante é rara, mas patognomônica quando presente. É caracterizada pelo cordão umbilical edemaciado e inflamado, que pode apresentar listras vermelhas e azuladas em alternância com áreas esbranquiçadas. Pontos de abscesso na substância de Wharton, centradas ao redor dos vasos umbilicais Encaminhar para análise anatomopatológica
Sistêmicas	
Febre	Pode ser mais significativa em crianças nascidas de mães infectadas tardiamente na gestação
Hepatomegalia	Ocorre em praticamente todos os casos de crianças com sífilis congênita O achado ultrassonográfico de hepatomegalia pode indicar falha do tratamento materno para prevenir a transmissão vertical Está associada a icterícia e colestase. Achados laboratoriais podem incluir aumento de AST/ALT, FA, bilirrubina direta, alargamento do tempo de protrombina e espiroquetas visíveis em biópsia hepática (quando realizada) As alterações de provas hepáticas podem ser exacerbadas com a administração da penicilina, antes da melhora. A melhora geralmente é lenta, mesmo com terapêutica adequada
Esplenomegalia	Ocorre em aproximadamente 50% dos pacientes com hepatomegalia (não acontece isoladamente)
Linfadenomegalia generalizada	O linfonodo pode ser de até 1 cm, geralmente não flutuante e firme
Atraso no desenvolvimento neuropsicomotor	–
Edema	Causado por anemia/hidropsia fetal, síndrome nefrótica, desnutrição
Mucocutâneas	
Rinite sifilítica ou corrimento nasal	Pode ser um sinal precoce, surgindo após a primeira semana de vida. Ocorre em aproximadamente 40% dos casos A secreção contém espiroquetas e é infectante. Usar precaução de contato
Exantema maculopapular	Geralmente aparece 1 a 2 semanas após a rinite Apresenta-se como lesões ovais, inicialmente vermelhas ou rosadas, evoluindo para coloração marrom-acobreada; podem estar associadas à descamação superficial, caracteristicamente nas regiões palmar e plantar. São mais comuns na região glútea, nas costas, parte posterior das coxas e plantas As lesões contêm espiroquetas e são infectantes. Usar precaução de contato
Exantema vesicular (pênfigo sifilítico)	Pode estar presente ao nascimento, desenvolvendo-se mais frequentemente nas primeiras quatro semanas de vida; é amplamente disseminado O fluido vesicular contém espiroquetas e é infectante. Usar precaução de contato
Condiloma lata	Único ou múltiplo. Lesões planas, verrucosas, úmidas ao redor da boca, narinas e ânus e outras áreas da pele em que há umidade ou fricção Frequentemente presente sem qualquer outro sintoma associado As lesões contêm espiroquetas e são infectantes. Usar precaução de contato
Icterícia	Hiperbilirrubinemia secundária à hepatite sifilítica e/ou hemólise
Hematológicas	
Anemia	Período neonatal: hemolítica (teste de Coombs [teste antiglobulina direto] não reagente) Pode persistir após tratamento efetivo Após 1 mês de idade: pode ser crônica e não hemolítica
Trombocitopenia	Algumas vezes associada a sangramento ou petéquias Pode ser a única manifestação da infecção congênita
Leucopenia	–
Leucocitose	–
Musculoesqueléticas	
Pseudoparalisia de Parrot	Ausência de movimentação de um membro causada por dor associada à lesão óssea. Afeta com mais frequência membros superiores que inferiores; geralmente unilateral; raramente presente ao nascimento Baixa correlação com anormalidades radiográficas
Anormalidades radiográficas	Anormalidade mais comum na sífilis congênita precoce não tratada, surgindo em 70% a 100% dos casos; tipicamente múltipla e simétrica, acometendo principalmente ossos longos (rádio, ulna, úmero, tíbia, fêmur e fíbula) Pode ocorrer dor à movimentações ativa ou passiva dos membros e, por causa da dor, a criança pode apresentar-se irritada e tendente à imobilidade
Periostite	Espessamento periosteal irregular, especialmente na diáfise; geralmente extensa, bilateral e simétrica
Sinal de Wegner	Osteocondrite metafisária, visível nas extremidades principalmente do fêmur e do úmero. Há uma sombra de maior densidade, que é a matriz calcificada, com formação "em taça" da epífise
Sinal de Wimberger	Desmineralização e destruição óssea da parte superior medial tibial
Neurológicas	
Anormalidades no líquido cefalorraquidiano (líquor, LCR)	No mínimo 1 dos 3 parâmetros alterados: células > $25/mm^3$ OU proteínas > 150 mg/dL, ou VDRL REAGENTE
Leptomeningite sifilítica aguda	Surge no primeiro ano de vida, geralmente entre 3 e 6 meses; apresentação semelhante à meningite bacteriana, mas com alterações liquóricas mais consistentes com meningite asséptica (predominância mononuclear) Responde à terapêutica com penicilina
Sífilis crônica meningovascular	Surge a partir do fim do primeiro ano de vida Hidrocefalia; paralisia de nervo craniano; deterioração do desenvolvimento intelectual/neuropsicomotor; infarto cerebral Curso prolongado
Outros	
Pneumonia/pneumonite/esforço respiratório	Opacificação completa de ambos os campos pulmonares na radiografia de tórax
Síndrome nefrótica	Geralmente acontece entre 2 e 3 meses de idade, manifestando-se como edema generalizado e ascite (anasarca)

AST/ALT: aspartato aminotransferase/alanina aminotransferase; FA: fosfatase alcalina.

Fonte: Chakraborty; Luck (2008); Dobson; Sanchez (2014); Hollier et al. (2001); Ingall et al. (2006); Rawstron (2008); Robinson (2009); Saloojee et al. (2004); Moreira-Silva et al. (2009).

As manifestações clínicas da **SC tardia** (Quadro 49.6) estão relacionadas à inflamação cicatricial ou persistente da infecção precoce e se caracterizam pela formação das gomas sifilíticas em diversos tecidos. Surgem em aproximadamente 40% das crianças nascidas de mulheres não tratadas para sífilis durante a gestação. Algumas manifestações podem ser prevenidas por meio do tratamento materno durante a gestação ou do tratamento da criança nos primeiros três meses de vida. Porém, outras manifestações como a ceratite intersticial, articulações de Clutton e surdez neurossensorial podem ocorrer e progredir, a despeito de terapêutica apropriada.

Testagem e exames complementares para a criança com sífilis congênita

Nos casos de SC, o *T. pallidum* é liberado diretamente na circulação fetal, resultando em ampla disseminação das espiroquetas por quase todos os órgãos e sistemas. As manifestações clínicas decorrem da resposta inflamatória e são variáveis. Ossos, fígado, pâncreas, intestino, rins e baço são os órgãos mais frequente e gravemente envolvidos. Dessa forma, a investigação com exames complementares tem como objetivo a identificação dessas alterações (Quadro 49.7).

Quadro 49.6 Manifestações clínicas de sífilis congênita tardia.

Características	Manifestações
Faciais	Fronte olímpica, nariz em sela, hipodesenvolvimento maxilar, palato em ogiva
Oftalmológicas	Ceratite intersticial, coriorretinite, glaucoma secundário, cicatriz córnea, atrofia óptica
Auditivas	Perda auditiva sensorial
Orofaríngeas	Dentes de Hutchinson: incisivos medianos deformados, molares em amora, perfuração do palato duro
Cutâneas	Rágades (fissuras periorais e perinasais), gomas
Sistema nervoso central	Atraso no desenvolvimento, comprometimento intelectual, hidrocefalia, crises convulsivas, atrofia do nervo óptico, paresia juvenil
Esqueléticas	Tíbia em sabre, sinal de Higoumenakis (alargamento da porção esternoclavicular da clavícula), juntas de Clutton (artrite indolor), escápula escafoide

Fonte: Adaptado de Ingall et al. (2006); Dobson; Sanchez (2014); Woods (2005); Chakraborty; Luck (2008); Moreira-Silva et al. (2009).

Quadro 49.7 Testes de sífilis e exames complementares para crianças com sífilis congênita.

Exames complementares	Na maternidade	No seguimento	O que avaliar
Teste não treponêmico	Coletar amostras de sangue periférico do RN e da mãe pareadas para comparação Não realizar coleta de cordão umbilical	Realizar com 1, 3, 6, 12 e 18 meses de idade Interromper o seguimento laboratorial após: dois testes **não reagentes** consecutivos	Espera-se que os testes não treponêmicos declinem aos 3 meses de idade, devendo ser **não reagentes** aos 6 meses caso a criança tenha sido adequadamente tratada Idealmente, o exame deve ser feito pelo mesmo método e no mesmo laboratório
Teste treponêmico	Não realizar	**Não é obrigatório** Pode ser realizado a partir dos 18 meses de idade	Um teste treponêmico reagente após 18 meses de idade (quando desaparecem os anticorpos maternos transferidos passivamente no período intrauterino) confirma o diagnóstico de sífilis congênita. Um resultado não reagente não exclui sífilis congênita nos casos em que a criança foi tratada precocemente Criança com teste treponêmico reagente após 18 meses de idade e que não tenha histórico de tratamento prévio deverá passar por avaliação completa, receber tratamento e ser notificada como caso de sífilis congênita
Hemograma	Sim	De acordo com alterações clínicas A critério clínico	Anemia hemolítica com Coombs não reagente no período neonatal ou crônica não hemolítica no período pós-natal Leucopenia ou leucocitose Hemólise pode estar acompanhada de crioglobulinemia, formação de complexo imune e macroglobulinemia. Esse quadro pode durar semanas e costuma não ser responsivo à terapêutica Plaquetopenia
Plaquetas	Sim		Trombocitopenia
Exame para avalição de função hepática, pancreática, renal e distúrbios eletrolíticos	Sim		Aumento das transaminases Icterícia Distúrbios hidroeletrolíticos
Líquor (LCR)	Sim	Deve ser avaliado a cada 6 meses nas crianças que apresentaram alteração inicial (neurossífilis), até normalização	VDRL reagente no líquor Pleocitose Proteína aumentada (valores de exames liquóricos) VDRL reagente no líquor ou aumento na celularidade ou da proteína que não possam ser atribuídos a outras causas requerem tratamento possível para neurossífilis
Radiografia de ossos longos	Sim	De acordo com alterações clínicas	Bandas metafisárias luzentes (diagnóstico diferencial com outras doenças sistêmicas) Desmineralizações simétricas localizadas e destruição óssea da porção medial da metáfise proximal tibial (sinal de Wimberger – diagnóstico diferencial com osteomielite e hiperparatireoidismo neonatal) Serrilhado metafisário (sinal de Wegener) Periostite diafisária com neoformação óssea (pode acontecer em outras patologias) Áreas irregulares de aumento de densidade e rarefação
Radiografia de tórax	Sim		A descrição clássica é a opacificação completa de ambos os campos pulmonares. No entanto, com o advento da penicilina, é mais comum encontrar infiltrado difuso envolvendo todos os campos pulmonares
Neuroimagem	A critério clínico		Realizar neuroimagem nas crianças que apresentem alterações LCR persistentes (VDRL reagente, proteinorraquia ou celularidade), sem outra explicação mais provável Ultrassom transfontanela (USTF) é uma opção de exame não invasivo

Fonte: DCCI/SVS/MS.

Neurossífilis na criança com sífilis congênita

A infecção do sistema nervoso central pelo *T. pallidum*, ou neurossífilis, pode ser sintomática ou assintomática nas crianças com SC. A neurossífilis é de ocorrência mais provável em crianças que nascem sintomáticas.

Acredita-se que a neurossífilis ocorra em 60% das crianças com sífilis congênita, com base na presença de alterações no líquor, como reatividade no VDRL, pleocitose e aumento na proteinorraquia. A despeito disso, o teste não treponêmico reagente no líquor é o parâmetro mais importante, com 90% de especificidade e 54% de sensibilidade. Mas, para adequada avaliação desses parâmetros, o LCR deve estar livre de qualquer contaminação por sangue que possa ocorrer em casos de acidente de punção.

Seguimento clínico da criança com sífilis congênita

Mesmo recebendo tratamento com penicilina na maternidade, deve-se considerar que essa criança se insere em um grupo de risco de desenvolvimento de sífilis congênita sintomática. Assim, é fundamental o seguimento clínico dessa criança (Quadro 49.8).

Tratamento da criança com sífilis congênita

O **medicamento de escolha para o tratamento de crianças com SC é a benzilpenicilina** (potássica/cristalina, procaína ou benzatina), a depender do tratamento materno durante a gestação e/ou titulação de teste não treponêmico da criança comparado ao materno e/ou exames clínicos e laboratoriais da criança.

Para as crianças com SC que apresentem neurossífilis, a cristalina é o medicamento de escolha, sendo obrigatória a internação hospitalar. Na ausência de neurossífilis, a criança com SC pode ser tratada com benzilpenicilina procaína fora da unidade hospitalar, por via intramuscular, ou com benzilpenicilina potássica/cristalina, por via endovenosa, internada.

A benzilpenicilina benzatina é uma opção terapêutica, mas restrita às crianças cuja mãe não foi tratada ou foi tratada de forma não adequada, e que apresentem exame físico normal, exames complementares normais e teste não treponêmico não reagente ao nascimento.

A única situação em que não é necessário tratamento é a da criança exposta à sífilis (aquela nascida assintomática, cuja mãe foi adequadamente tratada e cujo teste não treponêmico é não reagente ou reagente com titulação menor, igual ou até uma diluição maior que o materno).

Essas crianças não são notificadas na maternidade, mas devem ser acompanhadas com seguimento clínico e laboratorial.

O tratamento apropriado de SC dentro dos primeiros três meses de vida é capaz de prevenir algumas manifestações clínicas (não todas). A ceratite intersticial e as deformidades ósseas, como a tíbia em "lâmina de sabre", podem ocorrer ou progredir mesmo com terapia adequada.

Até o momento, não há evidências científicas da eficácia do uso da ceftriaxona no tratamento de sífilis congênita e, portanto, reforça-se que essa medicação poderá ser utilizada como alternativa somente em situações de indisponibilidade das benzilpenicilinas potássica (cristalina) e procaína. Também não se observa evidência de resistência do *Treponema pallidum* à penicilina no Brasil e no mundo.

Tratamento com benzilpenicilina benzatina em dose única

Para crianças assintomáticas, ou seja, com exame físico normal, sem alterações liquóricas, com radiografias de ossos longos normais e sem outras alterações viscerais, com teste não treponêmico não reagente, o tratamento com benzilpenicilina benzatina em dose única é eficaz para prevenção de evidência clínica de sífilis congênita (Figura 49.12).

Quadro 49.8 Seguimento clínico da criança com sífilis congênita.

Procedimento	Frequência e duração	O que avaliar
Consultas ambulatoriais de puericultura	Seguimento habitual na rotina da puericultura, conforme recomendação da Saúde da Criança: na 1ª semana de vida e nos meses 1, 2, 4, 6, 9, 12 e 18, com retorno para checagem de exames complementares, se for o caso Avaliação laboratorial com teste não treponêmico com 1, 3, 6, 12 e 18 meses de idade, interrompendo o seguimento após dois testes não reagentes consecutivos	Espera-se que os testes não treponêmicos declinem aos 3 meses de idade, devendo ser **não reagentes** aos 6 meses caso a criança tenha sido adequadamente tratada Diante da elevação de títulos em duas diluições em teste não treponêmico ou sua não negativação até 18 meses ou persistência de títulos baixos, reavaliar a criança e proceder ao retratamento Se a criança for tratada de forma não adequada, quanto a dose e/ou tempo preconizado, realizar busca ativa da criança para reavaliação clinicolaboratorial e reinício do tratamento
Consulta oftalmológica	Semestrais por 2 anos	Buscar anomalias oftalmológicas. As mais comuns são ceratite intersticial, coriorretinite, glaucoma secundário, cicatriz córnea e atrofia óptica. A faixa etária de acometimento de ceratite intersticial costuma ser dos 2 aos 20 anos
Consulta audiológica	Semestrais por 2 anos	Buscar anomalias auditivas A perda auditiva sensorial pode ter ocorrência mais tardia, entre 10 e 40 anos de idade, por acometimento do 8º par craniano
Consulta neurológica	Semestrais por 2 anos	Avaliar o desenvolvimento neuropsicomotor No caso de neurossífilis, repetir punção lombar a cada 6 meses, até normalização bioquímica, citológica e sorológica Se o VDRL liquórico se mantiver reagente ou celularidade e/ou proteína liquóricos se mantiverem alterados, realizar nova investigação clinicolaboratorial e retratar. Exame de imagem pode ser considerado também nesse cenário
Observações: Fazer a solicitação dos testes não treponêmicos, para que os resultados estejam disponíveis na consulta de retorno. Aproveitar o momento da consulta para avaliar risco de outras IST maternas. O diagnóstico prévio de uma IST é fator de risco para outras, inclusive HIV, que pode ser transmitido pelo aleitamento materno. Indagar sobre práticas sexuais e oferecer testagem para a mãe da criança e suas parcerias sexuais, na rotina, enquanto a mulher estiver amamentando (testagem para HIV pelo menos a cada 6 meses). Oferecer teste rápido para hepatite B e vacina contra hepatite B, quando não houver histórico de vacinação.		

Fonte: DCCI/SVS/MS.

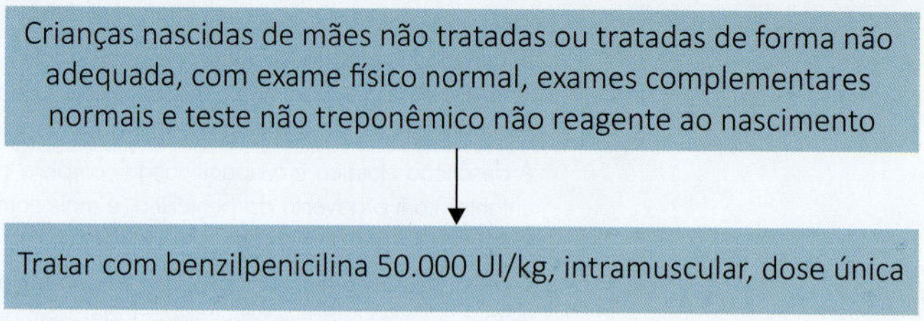

■ **Figura 49.12** Tratamento com benzilpenicilina benzatina dose única.
Fonte: Adaptada de DCCI/SVS/MS.

Tratamento com benzilpenicilina por 10 dias

- Benzilpenicilina procaína 50.000 UI/kg, IM, 1 vez ao dia, por 10 dias
OU
- Benzilpenicilina potássica (cristalina) 50.000 UI/kg, IV, de 12/12 horas (crianças com menos de 1 semana de vida) e de 8/8 horas (crianças com mais de 1 semana de vida), por 10 dias

É necessário reiniciar o tratamento se houver atraso de mais de 24 horas na dose.

Na ausência de neurossífilis, a criança com SC pode ser tratada com benzilpenicilina procaína fora da unidade hospitalar, por via intramuscular; OU com benzilpenicilina potássica/cristalina, com internação hospitalar.

Para os casos de neurossífilis, é recomendado o uso de **benzilpenicilina potássica/cristalina**, com necessidade de internação hospitalar. Há evidências de que os níveis de penicilina no líquor são menores com penicilina procaína.

O esquema completo de 10 dias com benzilpenicilina deve ser administrado mesmo nos casos em que a criança tenha recebido ampicilina por outra causa.

Tratamento de sífilis congênita no período pós-natal

- Benzilpenicilina potássica (cristalina) 50.000 UI/kg, IV, de 4/4 horas a 6/6 horas, por 10 dias

Crianças diagnosticadas com sífilis congênita após um mês de idade e aquelas com sífilis adquirida deverão ser tratadas com benzilpenicilina potássica/cristalina.

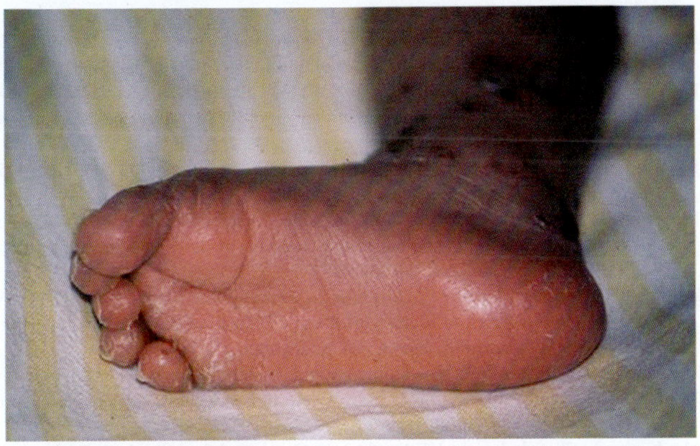

■ **Figura 49.13** Sífilis: descamação de extremidades.

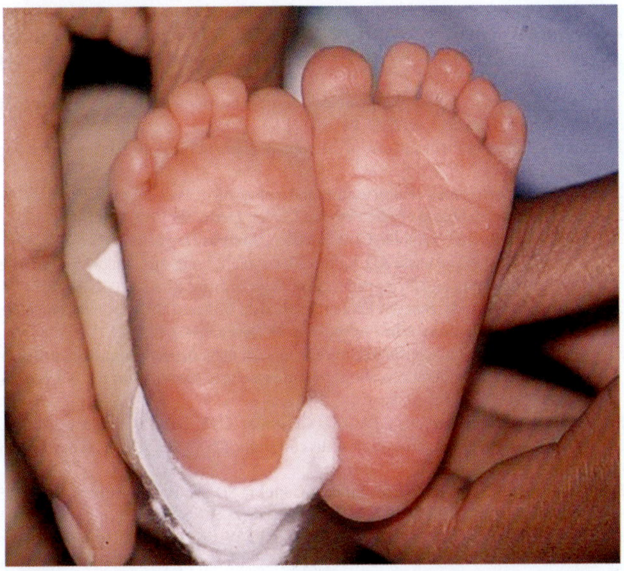

■ **Figura 49.14** Sífilis em extremidades.

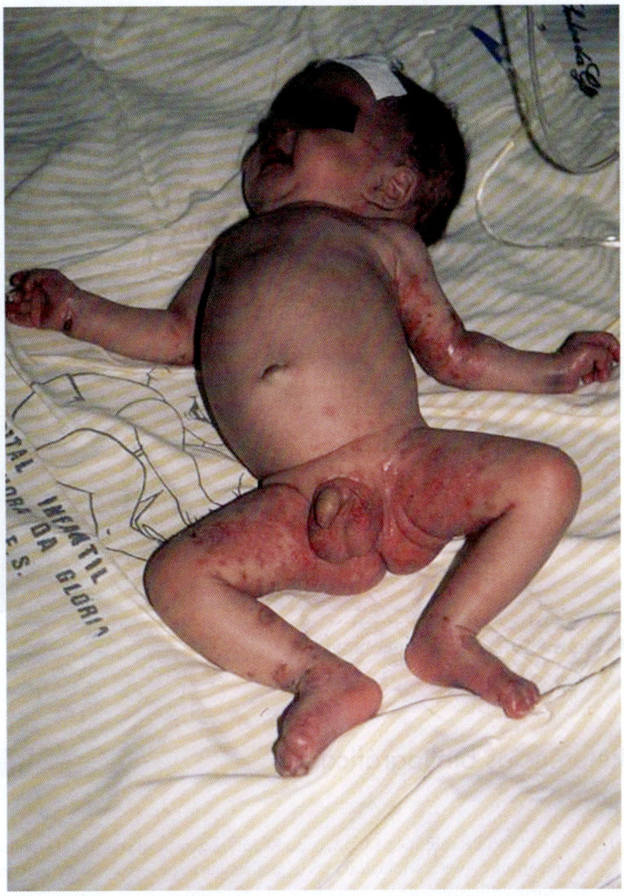

■ **Figura 49.15** Sífilis neonatal. Lesões erosivas em região glútea.

Varicela-Zóster

O período de incubação da varicela é de 10 a 23 dias. O aparecimento de lesões nos primeiros 10 dias de vida indica que a infecção foi adquirida intrauterina. As lesões são vesiculares e morfologicamente indistinguíveis da varicela ocorrendo em estágio posterior. A varicela neonatal pode evoluir de forma grave para o óbito, mas a disseminação das lesões é menos comum que no herpes simples neonatal. O diagnóstico da varicela no neonato é confirmado pela demonstração de elevação nos anticorpos antivírus varicela-zóster e por biópsia cutânea que demonstra bolha intraepidérmica com degeneração celular balonizante. Culturas virais podem ser úteis em identificar e diferenciar o vírus do herpes vírus. O tratamento é de suporte, associado a utilização de antivirais sistêmicos.

Herpes simples

A infecção pelo *herpesvírus hominis* é frequentemente uma doença fatal ou resulta em séria morbidade para o neonato e deve ser distinguida de outras doenças bolhosas do neonato.

Em neonatos, o subtipo 2 é normalmente o responsável pelo quadro clínico. O acometimento expansivo cutâneo está relacionado à virulência do agente e a uma possível ausência de anticorpos maternos. A doença pode ser adquirida intrauterina, *intra partum* ou pós *partum*. Doença sistêmica severa normalmente resulta em manifestações cardiovasculares, necrose hepatocelular, graus diversos de doença ocular, coagulopatia intravascular e danos ao sistema nervoso central. As taxas de mortalidade são altas. Os achados clínicos vão de poucas vesículas a erupção vesicular generalizada (Figura 49.16). Em alguns casos, não se observam lesões cutâneas. O diagnóstico é sugerido por um esfregaço de Tzank positivo e confirmado por biópsia cutânea e isolamento do vírus em cultura. O tratamento é realizado com antivirais sistêmicos, como o aciclovir. A mortalidade sem tratamento é de mais de 80%, reduzindo para 57% com o tratamento.

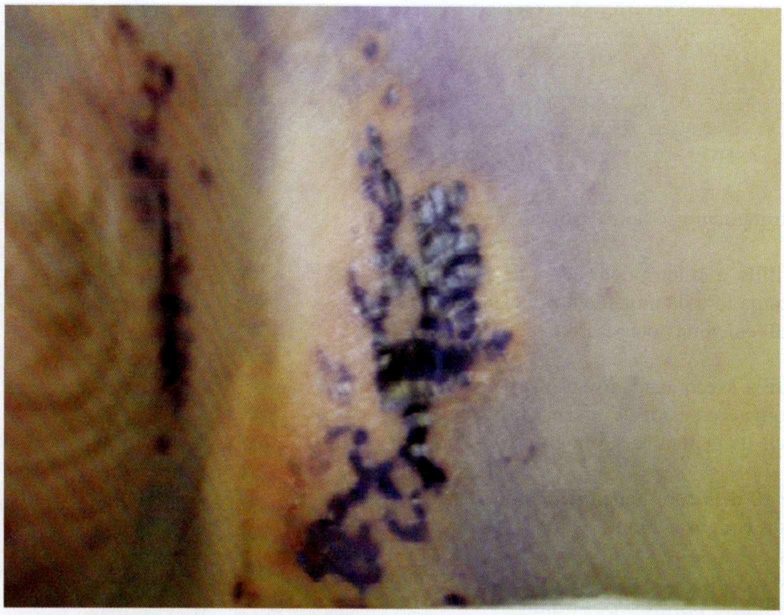

■ **Figura 49.16** Herpes neonatal.

Referências bibliográficas

1. Barsanti C, Valdetaro F, Diniz EMA, Succi RCM. Diagnostic of congenital syphilis: a comparison between serological tests in mother and respective newborn. Revista da Sociedade Brasileira de Medicina Tropical 1999;32(6).
2. Boh EE: Neonatal lupus erythematosus. Clin Dermatol 2004;22(2):125-8.
3. Bowen V, Su J, Torrone E, Kidd S, Weinstock H. Increase in incidence of congenital syphilis, United States, 2012-2014. MMWR. 2015;64(44):1241-5.
4. Brasil. Ministério da Saúde. Protocolo Clínico e Diretrizes Terapêuticas para Atenção Integral às Pessoas com Infecções Sexualmente Transmissíveis (IST). Brasília: Ministério da Saúde; 2021. N. 588, Portaria SCTIE/MS n. 12, de 19 de abril de 2021.
5. Brasil. Ministério da Saúde. Protocolo Clínico e Diretrizes Terapêuticas para Prevenção da Transmissão Vertical de HIV, Sífilis e Hepatites Virais [Internet]. Brasília: Ministério da Saúde; 2019. 248p. Disponível em: http://www.aids.gov.br/pt-br/pub/2015/protocolo-clinico-e-diretrizes-terapeuticas-para-prevencao-da-transmissao-vertical-de-hiv.
6. Brasil. Ministério da Saúde. Protocolo Clínico e Diretrizes Terapêuticas para Prevenção da Transmissão Vertical do HIV, Sífilis e Hepatites Virais (PCDT-PTV). O PCDT-PTV foi atualizado em 2020 pela Portaria SCTIE/MS n. 55, de 11 de novembro de 2020. Disponível em: http://conitec.gov.br/images/Consultas/Relatorios/2020/20201125_Relatorio_PCDT-PTV_HIV_568_2020.pdf.
7. Brasil. Ministério da Saúde. Saúde da criança: crescimento e desenvolvimento. Cadernos de Atenção Básica, n. 33. Brasília: Ministério da Saúde; 2012. 272p.
8. Caddy SC, Lee BE, Sutherland K, Robinson JL, Plitt SS, Read R et al. Pregnancy and neonatal outcomes of women with reactive syphilis serology in Alberta, 2002 to 2006. J Obstet Gynaecol Canada [Internet]. 2011;33(5):453-9. Available from: http://dx.doi.org/10.1016/S1701- 2163(16)34878-2.
9. Chakraborty R, Luck S. Syphilis is on the increase: the implications for child health. Arch Dis Child. 2008;93(2):105-9.
10. Chang SN, Chung KY, Lee MG, Lee JB. Seroreversion of the serological tests for syphilis in the newborns born to treated syphilitic mothers. Genitourin Med. 1995; 71(2):68-70.
11. Dobson SR, Sanchez PJ. Syphilis. In: Cherry JD, Demmler-Harrison GJ, Kaplan SL, Steinbach WJ, Hotez PJ, editors. Feigin and Cherry's Textbook of Pediatric Infectious Diseases. 7. ed. Philadelphia: Elsevier Saunders; 2014. p. 1761.
12. Folgosa E, Osman NB, Gonzalez C, Hagerstrand I, Bergstrom S, Ljungh A. Syphilis seroprevalence among pregnant women and its role as a risk factor for stillbirth in Maputo, Mozambique. Genitourin Med 1996;72:339-42.
13. Fretzin DF, Arias AM. Sclerema neonatorum and subcutaneous fat necrosis of the newborn. Pediatr Dermatol 1987;4:112-122.
14. Grimprel E, Sanchez PJ, Wendel GD, Burstain JM, McCracken GH, Radolf JD et al. Use of polymerase chain reaction and rabbit infectivity testing to detect Treponema pallidum in amniotic fluid, fetal and neonatal sera, and cerebrospinal fluid. J Clin Microbiol. 1991;29(8):1711-8.
15. Hardy JB, Hardy PH, Oppenheimer EH, Ryan SJ, Sheff RN. Failure of penicillin in a newborn with congenital syphilis. JAMA J Am Med Assoc. 1970;212(8):1345-9.
16. Herremans T, Kortbeek L, Notermans DW. A review of diagnostic tests for congenital syphilis in newborns. Eur J Clin Microbiol Infect Dis. 2010;29(5):495-501.
17. Hicks MJ, Levy ML, Alexander J, Flaitz CM. Subcutaneous fat necrosis of the newborn and hypercalcemia: case report and review of the literature. Pediatr Dermatol 1993;10:271-276.
18. Hodgman JE, Freedman RI, Levan NE. Neonatal dermatology. 1971. Pediatr Clin North Am. 18(3):713-56.
19. Hurwitz S. Vascular disorders of infancy and childhood. In: Hurwitz S. Clinical Pediatric Dermatology: a textbook of skin disorders of childhood and adolescence. Philadelphia: W.B. Saunders, 1993. p.242-77.
20. Ingall D, Sanchez PJ, Baker CH. Syphilis. In: Remington J, Klein J, Baker C, Wilson C, editors. Remington and Kleins's Infectiouis Diseases of the Fetus and Newborn Infant. 6th ed. Philadelphia: Elsevier Saunders; 2006.
21. Janniger CK, Bryngil JM. Hair in infancy and childhood. Cutis 1993;51:336-8.
22. Jayakar T. Neonatal Dermatosis: an overview. Indian J Dermatol Venereol Leprol 2017;65:99-103.
23. Karmody CS, Schuknecht HF. Deafness in Congenital Syphilis. Arch Otolaryngol. 1966;83(1):18-27.
24. Kimberlin DW et al. Safety and efficacy of high-dose intravenous acyclovir in the management of neonatal herpes virus infections. Pediatrics 2001;108:230-238.
25. Labbe AC, Mendonça AP, Alves AC, Jaffar S, Dias F, Alvarenga IC et al. The impact of syphilis, HIV-1, and HIV-2 on pregnancy outcome in Bissau, Guinea-Bissau. Sex Transm Dis 2002; 9:157-67.
26. Lago EG, Vaccari A, Fiori RM. Clinical features and follow-up of congenital syphilis. Sex Transm Dis. 2013;40(2):85-94.
27. Lane AT. Development and care of the premature infant's skin. Pediatric Dermatology 1987;4:1-5.
28. Lee LA. Neonatal lupus: clinical features and management. Pediatr Drugs 2004;6(2):71-8.
29. Lee LA. Neonatal lupus erythematosus. J Invest Dermatol 1993;100(1):9S-13S.
30. Lowy G, Meilman I, Serapião CJ, Amoedo A. An Bras Dermatol 1977;52(3):257-84.
31. Martin V, Lee LA, Askanase AD, Katholi M, Buyon JP. Long-term followup of children with neonatal lupus and their unaffected siblings. Arthritis Rheum 2002;46(9):2377-83.
32. Ministério da Saúde. Boletim Epidemiológico de Sífilis. 2017. Disponível em: http://indicadoressifilis.aids.gov.br/. Acesso em: 18 Dezembro 2017.
33. Montoya, Fernando. Consideraciones acerca del diagnostico inmunologico del sindrome torch/Considerations about the immunologic diagnosis of torch syndrome. Iatreia 2(1):68-72, abr. 1989.
34. Moreira-Silva SF, Prebianchi PA, Dias CF, Júnior ANA, Dalvi LG, Frauches DO. Alterações ósseas em lactantes com sífilis congênita. DST J. bras Doenças Sex Transm. 2009;21(4):175-8.
35. Nascimento LV do, Rozo EM, Yarak S, Coimbra SD. An Bras Dermatol. 67(6):305-307, 1992.
36. Nathan L, Twickler DM, Peters MT, Sánchez PJ, Wendel GD. Fetal syphilis: correlation of sonographic findings and rabbit infectivity testing of amniotic fluid. Obstet Gynecol Surv. 1993;12(2):97-101.

37. Neiman AR, Lee LA, Weston WL, Buyon JP. Cutaneous manifestations of neonatal lupus without heart block: characteristics of mothers and children enrolled in a national registry. J Pediatr 2000;137(5):674-80.
38. Neonatal lupus Robles DT, Jaramillo L, Hornug RL. Dermatology Online Journal 12(7):25.
39. Oksala A. Interstitial keratitis after adequate penicillin therapy; a case report. Br J Vener Dis. 1957;33(2):113-4.
40. Ortiz-Lopez N, Diez M, Diaz O, Simon F, Diaz A. Epidemiological surveillance of congenital syphilis in Spain, 2000-2010. Pediatr Infect Dis J. 2012;31(9):988-90.
41. Peeling RW, Mabey D, Kamb ML, Chen XS, Radolf JD, Benzaken AS. Syphilis. Nat Rev Dis Prim. 2017;3:170-73.
42. Pereira LB. Prevalência de dermatoses no recém-nascido: estudo comparativo entre dois hospitais de Belo Horizonte, Brasil. Tese. Belo Horizonte: Universidade Federal de Minas Gerais, 1997.
43. Pereira L, Gontijo B. Eritema tóxico e melanose pustulosa transitória neonatal: duas dermatoses freqüentes no período neonatal. 2011;76(1):85-94.
44. Putkonen T. Does early treatment prevent dental changes in congenital syphilis? Acta Derm Venerol. 1963;43:240-9.
45. Qureshi F, Jacques SM, Reyes MP. Placental histopathology in syphilis. Hum Pathol. 1993;24(7):779-84.
46. Rawstron SA, Hawkes SJ. Treponema pallidum (Syphilis). In: Long SS, Pickering LK, Prober CG, editors. Principles and Practice of Pediatric Infectious Diseases. 4. ed. Edinburgh: Elsevier Saunders; 2012. p. 941.
47. Rawstron SA, Mehta S, Marcellino L, Rempel J, Chery F, Bromberg K. Congenital syphilis and fluorescent treponemal antibody teste reactivity after the age of 1 year. Sex Transm Dis. 2001;28(7):412.
48. Reyes MP, Hunt N, Ostrea EM, George D. Maternal/congenital syphilis in a large tertiary-care urban hospital. Clin Infect Dis. 1993;17(6):1041-6.
49. Rodin P. Clutton's joints: a brief review of the literature, and an unusual case treated with intra-articular hydrocortisone. Br J Vener Dis. 1961;37(3):204-6.
50. Rodríguez J, Currea S, Vélez F, Cifuentes Y, Romero J, Acuñ, G, Garavito G. El Síndrome Torch en perinatología. Pediatria (Bogota), 25(2):51-61, ago.-nov. 1990.
51. Rolfs RT, Joesoef MR, Hendershot EF, Rompalo AM, Augenbraun MH, Chiu M et al. A Randomized Trial of Enhanced Therapy for Early Syphilis in Patients with and without Human Immunodeficiency Virus Infection. N Engl J Med. 1997;337(5): 307-14.
52. Rosbotham JL, Johnson A, Haque KN, Holden CA. Painful subcutaneous fat necrosis of the newborn associated with intra-partum use of a calcium channel blocker. Clin Exp Dermatol 1998;23:19-21.
53. Rutter N. Physiology of the newborn skin. In: Harper J, Oranje A, Prose N eds. Textbook of Pediatric Dermatology. Oxford: Blackweell Sience, 2000. p.43-7.
54. Salgado M. O fenômeno Arlequim. Saúde Infantil. 2003,25(1):35.
55. Samycia M, Lam JM. CMAJ 2016;188:17-18.
56. Sfogia A, Ponzi D, Lago P, Fiori R. Modulus of teaching for graduation: differential diagnosis of the neonatal jaundice. Sci. med 14(4):371-380, 2004.
57. Sofatzis JA, Esterly NB, Solomon LM. Blistering and scaling dermatoses. J Pediatr. 1971 Aug;79(2):341-3.
58. Solomon, Esterly N. Neonatal dermatology. 3. Pigmentary lesions and hemangiomas. J Pediatr. 1972 Nov;81(5):1003-13.
59. Solomon LM, Esterly NB. Neonatal dermatology. II. Blistering and scaling dermatoses. J Pediatr. 1970;77(6):1075-88.
60. Solomon LM, Esterly NB. Neonatal dermatology. I. The newborn skin. The Journal of Pediatrics 1970;77:888-94.
61. Stamos JK, Rowley AH. Timely diagnosis of congenital infections. Pediatr Clin North Am. 1994;41(5):1017-33.
62. Talder J. Skin care of the newborn. In: Harper J, Oranje A, Prose N eds. Textbook of Pediatric Dermatology. Oxford: Blackweell Sience, 2000.
63. Tincani A, Nuzzo M, Motta M, Zatti S, Lojacono A, Faden D. Autoimmunity and pregnancy: autoantibodies and pregnancy in rheumatic diseases. Ann N Y Acad Sci 2006;1069:346-52.
64. Vonk J, Janssens PMW, Demacker PNM, Folkers E. Subcutaneous fat necrosis in a neonate, in association with aberrant plasma lipid and lipoprotein values. J Pediatr 1993;123:462-464.
65. Watts TE, Larsen SA, Brown ST. A case-control study of stillbirths at a teaching hospital in Zambia, 1979-80: serological investigations for selected infectious agents. Bull World Health Organ 1984;62:803-8.
66. WHO. Global guidance on criteria and processes for validation: elimination of mother-to- child transmission of HIV and syphilis monitoring. Vol. 143, World Health Organization Library Cataloguing-in-Publication Data. Genova: WHO; 2014. 155-156.
67. Woods CR. Congenital syphilis-persisting pestilence. Pediatr Infect Dis J. 2009;28(6):536-7.
68. Woods CR. Syphilis in children: congenital and acquired. Semin Pediatr Infect Dis. 2005;16(4):245-57.
69. Workowski KA, Bolan GA. Sexually transmitted diseases treatment guidelines, 2015. v. 64, MMWR Recommendations and Reports. 2015.
70. Yan AC. Current developments in neonatal dermatology. 2005;17:480.
71. Zegpi Trueba E. Zambrano FS. Patologías cutáneas en el recién nacido/Cutaneous diseases in the newborn. Rev Hosp Clin Univ Chile 1999;10(3):201-9, ilus, tab.

50 capítulo

Edviges Maria Cezareto Passaro

Dermatoses na Gestante

O corpo feminino se submete, durante o período gestacional, a várias alterações hormonais, metabólicas e imunológicas que influenciam todos os órgãos. Na pele, o estado gravídico provoca modificações normais ou fisiológicas, mas eventualmente, determinadas doenças dermatológicas específicas, isto é, exclusivas da gravidez, denunciando que algo não usual ou mesmo diferente ocorre na gestação.

A familiaridade do médico dermatologista com estas alterações fisiológicas da pele e principalmente, com as dermatoses específicas é importante, pois várias delas têm curso inquietante prejudicando o desenrolar da gravidez, afetando a saúde materna e provocando morbidades e até a morte do concepto.

As alterações que ocorrem durante a gravidez são agrupadas em três categorias, a saber:

- Alterações dermatológicas fisiológicas da gravidez.
- Doenças dermatológicas influenciadas pela gravidez.
- Dermatoses específicas da gravidez.

ALTERAÇÕES DERMATOLÓGICAS FISIOLÓGICAS DA GRAVIDEZ

Estas alterações cutâneas fisiológicas acontecem pela maior atividade glandular, em particular a produção aumentada dos hormônios progesterona e estrógeno. O resumo delas está no Quadro 50.1.

Quadro 50.1 Alterações dermatológicas fisiológicas da gravidez.

Pigmentares (hiperpigmentação)	
• Linha alba abdominal (*linha nigra*) • Aréola mamária (aréola secundária)	• Axilas, genitália, cicatrizes, nevos • Face (melasma ou cloasma)
Vasculares	
• Hemangioma estelar • Eritema palmar • Varicosidades • Hemangioma cavernoso • Edema não depressível	• Instabilidade vasomotora • Sinal de Jacquemier-Chadwick • Sinal de Goodell • Púrpura de membros inferiores • Hiperemia gengival
Pelos	
• Eflúvio telógeno • Alopecia padrão masculino	• Hirsutismo
Unhas	
• Sulco transverso (sulco de Beau) • Fragilidade	• Onicólise • Hiperceratose subungueal
Glândulas	
• Glândulas sebácea e écrina: aumento da atividade	• Glândula apócrina: diminuição da atividade
Outras	
• Estria atrófica ou víbice • Gengivite • Granuloma *gravidarum*	• *Molluscum fibrosum gravidarum* (nevo molusco)

Pigmentares (hiperpigmentação)

O aumento da pigmentação é comum, aparece logo no início da gestação e afeta mais de 90% das gestantes, sendo mais pronunciada nas mulheres negras.[1] As áreas mais comumente comprometidas são aréolas mamárias, axilas, genitália, linha alba abdominal, face (melasma) e ainda efélides, cicatrizes recentes e nevos. O escurecimento da pele adjacente às aréolas mamárias é chamado aréola secundária e a linha alba passa a ser conhecida como linha nigra. Rachai e colaboradores realizaram um estudo clínico das alterações cutâneas na gravidez em 607 mulheres indianas e encontraram que a hiperpigmentação mais frequente foi a linha nigra (91,4%) seguida pela aréola secundária em 78,4% dos casos.[2] A hiperpigmentação é atribuída ao aumento no número de melanócitos e a maior suscetibilidade a estímulos hormonais (hormônio estimulante do melanócito – *melanocyte-stumulating hormone* (MSH), estrógeno e progesterona).[3] O nível de MSH está elevado na mulher grávida, nas fases mais tardias da gestação e não diminui até o momento do parto; já o nível de estrógeno e progesterona inicia o seu aumento na 8ª semana de gestação e começa a diminuir na 30ª semana. Estes hormônios, estrógeno e progesterona, exercem efeitos estimulantes na melanogênese diretamente sobre os melanócitos. Explica-se o aumento de pigmentação apenas em determinadas áreas do corpo porque a pele tem concentrações diferentes de melanócito dependendo do local do tegumento.[3]

As alterações nos nevos melanocíticos de grávidas são frequentemente atribuídas ao estado gestacional, porém pesquisas recentes sugerem que a gravidez não induz alteração importante nos nevos. No tórax e abdome é normal os nevos crescerem pela expansão da pele, mas estudos onde foram observadas tais lesões no dorso e membros inferiores não encontraram nenhuma alteração significante no tamanho dessas lesões durante o período gestacional. Da mesma forma, a investigação da crença que os nevos acentuam a sua pigmentação durante a gravidez, falhou e não mostrou evidências que confirmem essa ideia. Na dermatoscopia são vistas mudanças transitórias, porém nada sugestivo de melanoma; qualquer mudança significativa de um nevo melanocítico na gestante ele deve ser extirpado e submetido ao exame histopatológico e se na histopatologia mostrar alterações consistentes com melanoma deve ser encarado como tal e não atribuída a alterações pigmentares da gravidez.[4]

O melasma ou cloasma gravídico ou "máscara da gravidez", na face, de efeito estético indesejado, acontece em 50% a 70% das mulheres grávidas e 5% a 34% de não grávidas em uso de anticoncepcionais;[5] também é surpreendido nas mulheres não grávidas e naquelas abstêmias de contraceptivos orais e até mesmo no sexo masculino. Seguindo a classificação de Fitzpatrick, foi verificado que o melasma é mais frequente na pele tipo III e tipo IV e menos visto na pele mais clara (tipo I e II) e naquela bem escura (tipo V) em estudos realizados no Brasil, onde existe miscigenação de raças e luz solar abundante durante todo o ano.[6] A causa exata do melasma é desconhecida, entretanto alguns fatores são descritos como: exposição ao sol, gravidez, uso de contraceptivos orais e outros esteroides, consumo de certos alimentos, tumores ovarianos, parasitoses intestinal, hepatopatias, uso de cosméticos e drogas fotossensibilizantes, procedimentos e processos inflamatórios e situações de estresse; isto sugere que o desenvolvimento do melasma é influenciado por muitos fatores e depende da interação do meio ambiente, influência hormonal e suscetibilidade genética.[6]

Clinicamente caracteriza-se por mancha marrom-claro a marrom-escuro na face (regiões malares, frontal, nasal, labial superior e masseterina); é classificado em epidérmico, dérmico e misto dependendo da localização do depósito de melanina. Ao exame sob luz natural, o cloasma epidérmico é marrom-claro, o dérmico é azul-acinzentado e o misto marrom-escuro; à luz de Wood é o método mais empregado na classificação do melasma. Verifica-se ao exame incremento no contraste de cor se o depósito é epidérmico e ausência deste contraste no dérmico. No estudo de Martin e Leal-Khouri, 72% foram epidérmicos, 13% dérmico e 5% foi do tipo misto.[7]

Na dermatoscopia é possível ver o componente vascular presente em grande número de portadores de melasma. A intensidade da cor da melanina e a regularidade da rede pigmentar revelam a densidade e a localização desse pigmento. Apresenta cor marrom-escuro e rede pigmentar bem definida quando localizada no estrato córneo, nuances de marrom-claro e irregularidade da rede pigmentar quando presente nas camadas mais inferiores da epiderme; cor azul/cinza-azulado quando na derme.[6] Tamler e colaboradores realizaram um estudo comparativo do melasma à dermatoscopia e com a lâmpada de Wood. Pelo exame dermatoscópico, foi possível a nítida observação dos componentes pigmentares, bem como de sua disposição nas camadas da pele. O método permitiu uma classificação objetiva do melasma, visto que a coloração da melanina é observada de forma precisa através da técnica e não sofre influência de fatores como fototipo do paciente, alterações vasculares, colágenas ou uso de produtos tópicos. Na análise de concordância entre a dermatoscopia e a lâmpada de Wood na classificação da dermatose, os resultados evidenciaram diferença importante entre os métodos. Com base nos princípios do exame dermatoscópico, os autores consideram a técnica mais adequada e de acréscimo à rotina, diagnóstico, avaliação e acompanhamento dos casos de melasma. A dermatoscopia possibilitou também a observação do componente vascular, significativo em grande número de pacientes, indo de acordo com o reportado na literatura recente e que pode ser de relevância em função de futuras perspectivas para patogênese e considerações terapêuticas.[8]

O melasma associado à gravidez desaparece completamente até um ano após o parto; 6% experimentam remissão espontânea. Entretanto, mais de 30% desenvolve alguma sequela pigmentar. É comum recorrências nas gestações subsequentes.

No tratamento do melasma, comumente são utilizadas substâncias clareadoras como hidroquinona e seus derivados, em concentrações variadas, associada ou não a ácido retinoico. Na gestação, o tratamento é adiado para após o parto porque primeiro, o melasma é mais resistente pelo pico hormonal elevado desta fase; segundo, o tratamento é desnecessário, pois como já foi dito antes, muitas mulheres têm regressão desta hiperpigmentação após o parto e terceiro, são desconhecidos os efeitos dos clareadores no feto. É importante o uso de protetor solar (bloqueador) no dia a dia da gestante como medida preventiva ou mesmo para impedir a piora do cloasma já existente[6,9] (Figura 50.1).

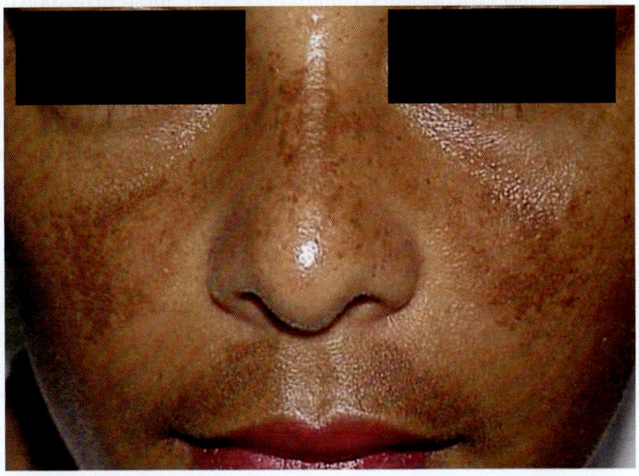

■ **Figura 50.1** Melasma.

Vasos

A produção aumentada de estrógeno durante a gravidez causa dilatação, instabilidade, proliferação e congestão dos vasos.[5]

Num estudo feito na Índia com 500 grávidas para verificar a prevalência das alterações fisiológicas na gestação normal em cada trimestre, 23,6% delas surgiram no terceiro trimestre e foi estatisticamente significante, sendo o edema dos pés o mais frequente, provavelmente pelo aumento da pressão venosa nos vasos femoral e pélvico causada pelo útero gravídico.[10] Fernandes e Amaral num estudo das alterações de pele com 905 gestantes no hospital das Clínicas da Universidade de Goiás (maio de 2011 – abril de 2013), encontraram alterações vasculares incluindo o *nevus araneus*, hemangiomas, varicosidades e granulomas em 41,15% das parturientes.[11]

- **Hemangioma estelar:** chamado *angioma spider* ou *nevus araneus* é reconhecido clinicamente por pápula violácea de onde partem capilares finos dispostos radialmente em várias direções. Surgem nas áreas de pele drenada pela veia cava superior, principalmente face (ao redor dos olhos), parte superior do tórax, pescoço e braços. Aparecem entre o segundo e quinto mês de gestação e desaparece no pós-parto (7ª semana do puerpério), mas retornam nas gestações subsequentes. Sua frequência é alta nas mulheres brancas (> 67%) e bem mais baixa nas negras (10%).[5]
- **Eritema palmar:** outra alteração vascular frequente, acomete dois terços das mulheres brancas e um terço das negras. Quanto à etiologia, nível alto dos estrógenos e consequente aumento da volemia são responsabilizados. Clinicamente afeta eminências tenar e hipotenar ou a região palmar por inteiro e caracteriza-se por alternância de palidez e cianose dando aspecto salpicado. Na maioria dos casos inicia no primeiro trimestre e desaparece no pós-parto.[3,5,7]
- **Varicosidades:** presente em 40% das gestantes resulta da pressão venosa aumentada nas veias femorais e pélvicas, pela presença do útero grávido e regridem no pós-parto. Envolve com frequência, plexos venosos da safena, vulva e ânus e em 10% complica-se com trombose venosa da veia íleo-femoral chamada *phlegmasia alba dolens* (*white leg of pregnancy*) e a *phlegmasia cerulea dolens* (*blue leg of pregnancy*). Este fenômeno ocorre pelas mudanças no balanço homeostático, na coagulação sanguínea e ainda o papel hormonal

no balanço trombo-hemorrágico durante a gestação, levando ao estado de trombose iminente para prevenção de grandes perdas sanguíneas no pós-parto imediato.[12] Hemorroidas são também comuns e os sintomas são dor, sangramento e por vezes trombose durante a gravidez.

O tratamento é direcionado ao alívio dos sintomas, evitar longos períodos na posição ereta, profilaxia com o uso de meia elástica, repouso com os membros inferiores elevados ou decúbito lateral no caso das varicosidades; banhos de assento, anestésicos tópicos, compressas adstringentes e laxantes são úteis para hemorroidas.[13]

- **Instabilidade vasomotora:** manifesta-se como rubor facial, sensação de frio e calor, dermografismo, urticária e piora de fenômeno de Raynaud preexistente. A *Cútis marmorata* dita também livedo reticular fisiológico e *marble skin* (pele mármore) pelos ingleses, manifesta-se como resposta exagerada ao frio. Clinicamente a pele mostra um rendilhado violáceo e o local preferencial é, a princípio, os membros inferiores.

  Na presença de livedo reticular importante e/ou história de morbidade na(s) gestação(ões) e puerpério(s) anterior(es), aconselha-se à pesquisa do anticorpo antifosfolípide (aPL), pois a presença dele pode alertar para o risco de problema fetal.[14] Mesmo que a pesquisa deste anticorpo seja negativa é necessária cautela. Sangles e colaboradores publicaram estudo com 52 grávidas cujo aPL se mostrou negativo, porém 63% delas cursaram com morbidades, a saber: aborto, natimorto, pré-eclâmpsia e parto prematuro.[15] Dadas as semelhanças entre síndrome antifosfolípide (aPL) e livedo (aPL negativo), especialistas neste campo acreditam que o livedo represente a chamada síndrome do anticorpo antifosfolípide soronegativo, embora a relação exata de livedo com aPL soronegativa permaneça não elucidada.[16]
- **Sinal de Jacquemier-Chadwick:** eritema e edema do introito e canal vaginal provocado pela dilatação dos vasos desta região.
- **Sinal de Goodell:** tom azulado do colo uterino resultante do aumento da vascularidade.
- **Edema não depressível:** pelo menos metade das gestantes apresenta edema não depressível comprometendo face, pálpebras e extremidades, mais pronunciado pela manhã ao acordarem e esmaecimento até o desaparecimento durante o dia. É importante a diferenciação com edema de outras origens, por exemplo, pré-eclâmpsia.
- **Púrpuras:** é comum a partir da segunda metade da gravidez, surgirem lesões purpúricas nas pernas.
- **Hiperemia de gengiva e gengivite:** as alterações fisiológicas da superfície da mucosa oral e vulvovaginal resultam das profundas alterações hormonal e imunológica da gestação. Os altos níveis de estrogênio são responsáveis pelas alterações vasculares observadas na superfície das mucosas. A hiperemia gengival e edema, gengivite e granuloma piogênico são as alterações mais comuns da mucosa oral durante a gestação; em geral no terceiro mês, é comum (80%) as gestantes experimentarem edema e hiperemia da gengiva. As papilas interdentais ficam alargadas com enantema, às vezes com a presença de ulceração, sendo mais comuns nos dentes incisivos inferiores. Além do fator hormonal é importante na hiperemia gengival a nutrição prejudicada, fatores irritativos locais e higiene precária. Existe a necessidade de cuidados higiênicos redobrados. O uso de vitamina C via oral ajuda no controle da desordem. As alterações fisiológicas da área vulvovaginal são principalmente de natureza vascular e incluem, entre outras, as varizes.[2,3,17]
- **Granuloma piogênico:** aparece na boca, do segundo ao quinto mês de gestação, em uma estimativa de 2% das mulheres e geralmente se associa à gengivite extensa. É chamado de granuloma *gravidarum* ou tumor da gravidez (Figura 50.2). Clinicamente se expressa como uma massa purpúrea ou violácea e ao exame histopatológico constitui tecido de granulação coberto por epitélio estratificado, perfeitamente idêntico ao granuloma piogênico comum (não *gravidarum*). Em geral, tratamento é desnecessário, pois regride completamente após o parto. Quanto à prevenção, a higiene oral rigorosa evita o granuloma.[5] Quando existe sangramento importante e dor interferindo na mastigação e na higiene bucal causando desconforto a parturiente, é sugerido tratamento cirúrgico. Outro tratamento proposto é com *laser* Nd:YAG.[18]

  Enquanto a literatura define este granuloma como de localização na mucosa oral das grávidas, outros locais, fortuitamente, são comprometidos como fossas nasais[19,20] e couro cabeludo,[21] entre outros. Rader e colaboradores descreveram cinco casos de granuloma piogênico, histologicamente confirmados, nas mãos de mulheres grávidas que não regrediram espontaneamente e foram tratados cirurgicamente; os autores sugeriram o termo *epulis gravidarum manus*.[22]

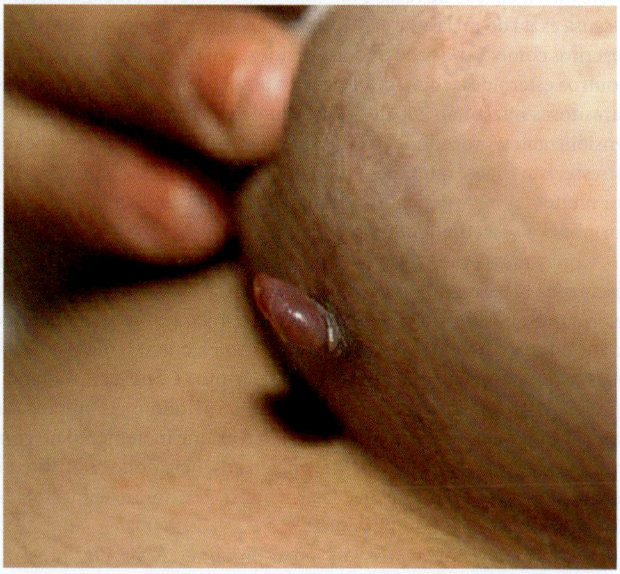

■ **Figura 50.2** Granuloma piogênico.

Glândulas écrina, sebácea e apócrina

- **Glândula écrina:** a sua atividade cresce, aumentando a incidência de miliária, hiperidrose e disidrose. Sugere-se como etiologia aumento da atividade tireoidiana; a diminuição da atividade das glândulas écrinas da região palmar seria pelo aumento da atividade adrenocortical.[13,23]
- **Glândula sebácea:** a atividade dessa glândula aumenta no último trimestre e às vezes provoca exacerbação da acne; quanto a isso, não existe unanimidade, isto é, a quantidade aumentada do estrógeno circulante é benéfica para algumas mulheres, enquanto para outras piora ou mesmo desencadeia a acne.[3,24] Estudos mostram que em 30% a 50% das gestantes as glândulas sebáceas das aréolas mamárias hipertrofiam e aparecem como pápulas acastanhadas chamadas tubérculos de Montgomery.[2,13]
- **Glândula apócrina:** diminui sua atividade, atenuando condições como doença de Fox-Fordyce e hidradenite; entretanto, às vezes acontece recidiva no pós-parto.[3,13]

Pelos

- **Eflúvio telógeno:** na gestação o número de pelos do couro cabeludo que se convertem de anágeno a telógeno (fase de repouso) diminui, resultando em uma porcentagem mais alta de cabelos na fase anágena. Por isso os cabelos são espessos nos segundo e terceiro trimestres da gestação. No pós-parto ocorre a rápida transformação da fase anágena para a telógena levando ao inverso, isto é, uma grande porcentagem de cabelos na fase telógena, acontecendo perda de cabelos de moderada a alta chamada de eflúvio telógeno.

Este fenômeno usualmente inicia entre o primeiro e quinto mês após o parto e se mantém por um a dois anos. Normalmente, se nenhuma outra doença estiver presente, o prognóstico é excelente com a repilação completa.

- **Hirsutismo:** nome que se dá ao aparecimento nas mulheres de pelos *vellus* e terminal em um padrão masculino; está presente em algum grau em muitas gestantes. Esses pelos indesejáveis tornam-se visíveis no início da gestação em locais como face, abdome inferior, tórax, pernas, braços, dorso e glúteos. Tal fenômeno é causado pelo aumento da produção ovariana de andrógenos durante a gravidez e desaparece em aproximadamente seis meses após o nascimento da criança. Frente ao hirsutismo importante durante a gravidez devemos considerar outras causas como luteomas, tumores ovarianos secretores de andrógenos, entre outras.

  Outra modificação dos cabelos é a rarefação na região frontoparietal, similar à alopecia de padrão masculino e também a miniaturização difusa em algumas mulheres nos últimos meses de gravidez.[5,13]

Unhas

Usualmente crescem mais rápido durante a gravidez.[5] Sulcos transversais (sulco de "Beau"), fragilidade, onicólise distal, leuconíquia, melanoníquia longitudinal e hiperqueratose subungueal são alterações presenciadas na gestação. A relação com a gravidez é desconhecida. Devemos pesquisar outras causas quando tais modificações são surpreendidas como: infecções, alterações provocadas por cosméticos e procedimentos (manicure), produtos de limpeza agressivos; se as unhas são frágeis ou propensas a onicólise, elas devem ser mantidas curtas.[3,13]

Outras

- **Estrias atróficas (víbices):** recebem o nome de *striae gravidarum* quando ocorrem na gravidez; surgem no segundo trimestre da gestação como lesões lineares atróficas, róseas ou violáceas, no abdome, mamas, glúteos, braços e coxas. Incidem em 90% das grávidas. São mais comuns nas mulheres brancas (em menor número nas negras e asiáticas), mulheres mais jovens, mulheres com bebes maiores e mulheres com índice de massa corpóreo mais alto. Vários fatores participam da etiologia como: predisposição genética, hormônios (esteroide adrenocortical, relaxina e estrógeno), ganho de peso durante a gravidez, porém a causa, de fato, permanece obscura. O estudo histopatológico mostra ausência das fibras elásticas na área e alteração das mesmas na periferia. Após o parto a estria muda a coloração para branco brilhante, porém não desaparece.

  Numerosos tratamentos locais são prescritos para prevenção da estria (óleo de amêndoas doces, cremes com vitamina E, manteiga de Karité, aloe vera etc.), entretanto não há evidências de efetividade destes tratamentos. A prevenção da estria através do uso de substância fitoterápica (extrato de Centella asiática) e o alfa-tocoferol, os hidrolisados de colágeno e elastina, os ácidos graxos essenciais, o pantenol, o ácido hialurônico, se mostraram ligeiramente úteis, porém a segurança do uso da centella asiática durante a gravidez e os componentes responsáveis por sua efetividade ainda não estão esclarecidos. Desta forma, o uso destes componentes deve aguardar estudos mais profundos.[5,13,25,26] (Figura 50.3)
- ***Molluscum fibrosum gravidarum* (nevo molusco):** surge tardiamente na gravidez como lesões papulosas, pedunculadas ou não que às vezes alcançam o tamanho de uma ervilha. Quanto à cor, oscila do bege até os mais pigmentados, hipercrômicos, localizado de preferência na face, pescoço, porção superior do tórax, axilas e sob as mamas.

Alterações endocrinológicas durante a gravidez são apontadas como causa; na maioria dos casos regride após o parto, porém algumas mulheres experimentam a persistência das lesões às quais aumentam de tamanho nas gestações subsequentes.[5]

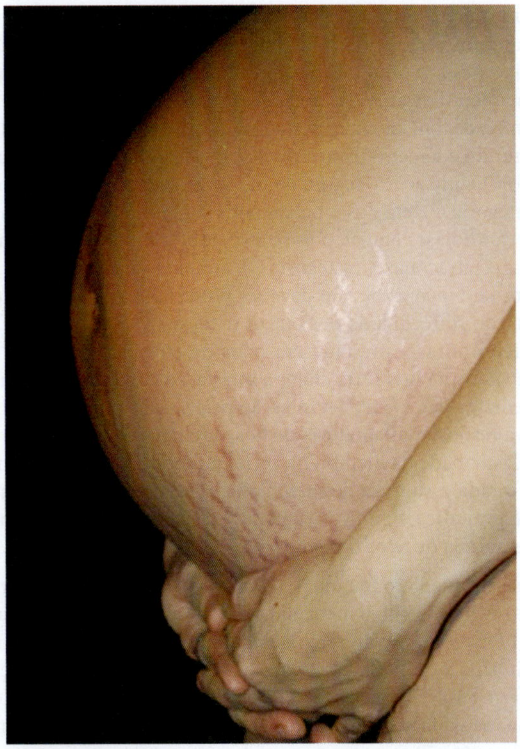

Figura 50.3 Estria atrófica.

DOENÇAS DERMATOLÓGICAS INFLUENCIADAS PELA GRAVIDEZ

Várias doenças dermatológicas afetam a gravidez ou vice-versa, positiva ou negativamente e foram resumidas no Quadro 50.2. Aqui há a necessidade de salientarmos a influência de algumas delas sobre o feto. A seguir, descreveremos aquelas de particular importância.

Quadro 50.2 Dermatoses influenciadas pela gravidez.

- **Melhora:** doença de Fox-Fordyce, hidradenite, dermatite atópica, sarcoidose, artrite reumatoide, psoríase
- **Piora:** foliculite pitirospórica, tricomoníase, candidíase, condiloma acuminado, hanseníase, esclerodermia sistêmica, LES (renal), eritema polimorfo, eritema nodoso, pitiríase rósea, epiloia, porfiria (aguda intermitente e variegada), telangiectasia hemorrágica, acrodermatite enteropática, neurofibromatose, melanoma, dermatofibroma, leiomioma, queloide, pênfigos
- **Variável:** acne vulgar, dermatomiosite
- **Inalterável:** herpes-zóster

Infecções

Durante a gravidez determinadas infecções apresentam incidência aumentada, fato este atribuído ao alto nível sérico dos estrógenos. Estes hormônios exercem efeitos imunossupressivos como a diminuição da imunidade celular, da função dos neutrófilos, atividade das células *natural killer* (NK) e dano na resposta local a anticorpos (Ac).

- **Foliculite pitirospórica:** causada pela *Malassezia furfur*, parece ocorrer com maior frequência nas gestantes. Entretanto, Zampino e colaboradores estudando um grupo de 52 mulheres concluíram que a frequência da pitiríase versicolor na gravidez (5,7%) não foi significativamente diferente da população geral (2% a 5%); um alto grau de colonização para *M. furfur* aconteceu no final da gestação e no pós-parto.[27]
- **Candidíase vaginal:** mais frequente durante a gravidez em 10% a 20%; em mais de 50% de neonatos nascidos de mães infectadas, se isola a levedura. A candidíase neonatal acontece como resultado da passagem da criança pelo canal de parto contaminado e manifesta-se na boca e/ou área das fraldas, alguns dias após o parto; a candidíase congênita surge pela infestação ascendente

para o útero e as lesões no concepto são disseminadas na pele e aparecem perto de 12 horas após o parto. Nos recém-nascidos de baixo peso, a candidíase congênita pode ser sistêmica e fatal. O tratamento de grávidas portadoras da levedura é feito com medicamentos tópicos como nistatina, clotrimazol, miconazol durante segundo e terceiro trimestres da gravidez, sem efeitos danosos ao feto. Quanto ao uso seguro de antifúngicos sistêmicos, o fluconazol (categoria C), em doses baixas pode ser receitado para tratamento da candidíase vaginal, pois se associa a mínimo ou nenhum risco fetal. O itraconazol (categoria C), também um antifúngico triazol como o Fluconazol, não deve ser prescrito no primeiro trimestre e usado com cuidado nos outros trimestres.[28,29]

- **Tricomoníase:** presente em mais de 60% das grávidas, vários trabalhos na literatura citam a infestação como possível causa de prematuridade fetal.[30] A infecção pela *Trichomona vaginalis* (TV) ou a resposta inflamatória do hospedeiro a infecção pode reduzir a elasticidade da membrana corioamniótica e predispor a mulher infectada a ruptura de membrana e parto prematuro. *In vitro*, a TV prejudica significativamente a elasticidade biomecânica da membrana de fetos humanos.

Historicamente, o tratamento com metronidazol durante a gravidez foi controversa. Como o metronidazol atravessa facilmente a placenta, houve preocupação com teratogenicidade em decorrência de relatos de malformações, partos prematuros e fetos de baixo peso pelo uso deste fármaco,[31,32] entretanto, há poucos relatos de casos de defeitos de linha média facial em crianças nascidas de mães expostas a metronidazol nas 6ª e 7ª semanas de gravidez. No entanto, vários estudos de coorte retrospectivos não encontraram dados que confirmassem essas suspeitas. Além disso, uma metanálise que avaliou 32 estudos, sete dos quais incluíram exposição no primeiro trimestre ao metronidazol, não encontrou resultados que incriminassem o medicamento como teratogênico.

O metronidazol e o tinidazol, que são agentes do grupo 5-nitroimidazol, eliminam a TV; a terapêutica sistêmica é preferível à tópica, para atingir concentrações adequadas das drogas em locais outros que a vagina, como uretra e glândulas periuretrais. Uma dose oral única de 2 g de metronidazol tem uma taxa de cura de 90% a 95%, enquanto o tinidazol cura próximo de 100%. Para evitar reinfestação, os parceiros das parturientes infectadas também são tratados.

Vários autores, em suas pesquisas, encontraram que o tratamento com o metronidazol durante a gravidez, até mesmo no primeiro trimestre, não leva a malformações congênitas,[31,32,33,34] entretanto uma revisão com metanálise feita por Silver e colaboradores, publicada em 2014, concluiu forte indício que a TV está associada com partos prematuros, porém permanece uma lacuna os efeitos do tratamento na gravidez; mas, sabendo dos efeitos importantes da TV sobre o concepto e se o tratamento é eficaz isso representa uma oportunidade de prevenção de morbidade perinatal em populações onde a tricomoníase é endêmica. Prevenção da aquisição de *T. vaginalis*, detecção precoce e tratamento continuam a ser a prioridade.

- **Condiloma acuminado – papilomavírus humano (HPV):** durante a gravidez, esta infecção cresce rapidamente construindo, às vezes, verdadeira massa tumoral que chega a obstruir o canal de parto (Tumor de Buschke-Lowenstein).

Felizmente, quase 80% das infecções por HPV resolvem espontaneamente dentro de um a dois anos. No entanto, evidências sugerem que a infecção pelo HPV provavelmente persista durante a gravidez e regrida após o parto. O aumento dos hormônios esteroides durante a gravidez modifica o sistema imunológico materno e contribui para a "tolerância" do feto, mas diminui a capacidade de eliminar as infecções, incluindo aquelas provocadas pelo papilomavírus humano.[36] Conhecido como causa estabelecida para o câncer cervical, constitui mais de 180 tipos conhecidos e são vírus pequenos, DNA de cadeia dupla, genoma circular de quase oito mil pares de bases. Os tipos HPV-6 e HPV-11 são os mais comuns, de baixo risco e apontados como causadores de verrugas genitais; o HPV-16 e HPV-18 são considerados de alto risco e ligados ao câncer cervical. Há evidências crescentes de que a infecção pelo HPV tenha um papel relevante em outros cânceres como ano-genital e de cabeça e pescoço.

Na gravidez é certo um estado de leve imunossupressão em função da diminuição do número de células NK e em consequência as parturientes ficam mais propensas a infecções como, por exemplo, o HPV. Sabe-se também que essa imunossupressão é importante para a sobrevivência do feto "semialogênico" no interior do útero (privilégio imunológico). O DNA do HPV foi detectado no colo do útero, membranas fetais, líquido amniótico, sangue do cordão umbilical e placenta; talvez o vírus se valha do "privilégio uterino" para se esconder dos efeitos imunológicos contra ele.

Com base em revisão de literatura, Ambühl e colaboradores estudaram a prevalência do HPV nas gestações normais de termo e aquelas que culminaram com aborto e parto prematuro espontâneos para determinar a importância do HPV nos resultados adversos da gravidez. A prevalência geral de HPV em gestações normais a termo foi de 17,5% para colo do útero, 8,3% para tecido placentário, 5,7% para líquido amniótico e 10,9% para sangue do cordão umbilical, enquanto estimativas resumidas para prevalência de HPV nos aborto e parto prematuro espontâneos foi: no colo do útero (abortos 24,5% e partos prematuros 47%), placenta (abortos: 24,9% e partos prematuros 50%). A diferença foi estatisticamente significante, isto é, nas gestantes onde aconteceram abortos e partos prematuros a prevalência do HPV foi maior.

Com base nas análises quantitativas atuais, pode ser concluído que a prevalência de HPV é maior nas gestações com desfecho insatisfatório como aborto e parto prematuro espontâneo em comparação com as mulheres que experimentam uma gravidez a termo. A infecção por HPV pode, portanto, ser constituída como um risco para a gravidez.

Hoje em dia existe uma vacinação bem-sucedida para prevenir as doenças causadas por infecção com HPV-6, HPV-11, HPV-16 e HPV-18, principalmente o câncer de colo. Assim, pode haver uma possibilidade de minimizar o risco de complicações da gravidez aplicando a mesma vacina ou uma versão modificada.[37]

As opções para tratamento são eletrocoagulação, crioterapia (nitrogênio líquido), vaporização com *laser* de CO_2.[38,39,40] Desaconselha-se podofilina nas lesões extensas, pelos relatos de toxicidade materna e fetal com morte; também a irradiação, a imunoterapia e os antimetabólitos são contraindicados na gravidez. A dor induzida por vários tratamentos físicos leva à contração uterina ou mesmo indução de aborto. Nos últimos anos surgiu uma nova modalidade de tratamento, o uso da terapia fotodinâmica em combinação com o ácido 5-aminolevulínico (ALA) que tem demonstrado ser seguro, com baixa porcentagem de recorrência, pouca dor e menor dano a integridade da pele local.[41] A recomendação de cesariana quando há condiloma acuminado (Figura 50.4) é considerada sem justificativas.[42]

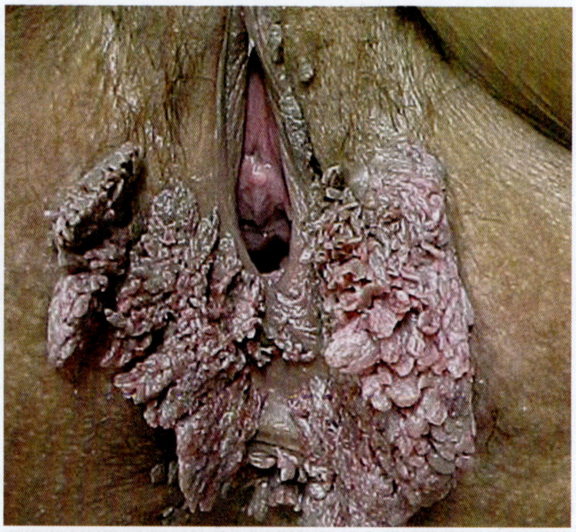

Figura 50.4 Condiloma acuminado.

- **Herpes vírus simples:** esta virose não sofre modificações na gravidez quanto a frequência e a clínica, mas interesse e preocupação existem, pelos efeitos nocivos no feto. Perto de 50% dos recém-nascidos de mães com lesões evidentes no canal de parto adquirem a infecção e número expressivo deles morre ou tem sequelas neurológicas.

Os herpes vírus simples codificam a maioria das enzimas necessárias para replicação e estabelece latência nas células que se dividem de forma lenta ou não se dividem como o caso dos neurônios. As glicoproteínas do vírus *Herpes simplex* 1 (HSV-1) e 2 (HSV-2) permeiam a infecção celular e a glicoproteína G do envelope viral fornece a especificidade antigênica que permite a detecção de Ac distintos para HSV-1 e HSV-2.

O HSV é transmitido através do contato direto da mucosa e resulta em replicação na derme e epiderme. A infecção genital primária inclui vesículas dolorosas ou úlceras, febre, linfadenopatia, disúria e outros sintomas geniturinários não específicos ou mesmo ausência de sintomas. Eventualmente, o vírus infecta os gânglios sensoriais e permanece latente. A reativação da replicação viral ocorre periodicamente para toda a vida. As infecções recorrentes possuem uma apresentação mais branda: lesões ulcerativas, sintomas geniturinários sutis, lesões assintomáticas ou descarga viral sem lesões clinicamente aparentes.

Quanto à prevalência o HSV genital pode ser tanto pelo HSV-1 quanto pelo HSV-2. Dados sorológicos estatísticos da NHANES (National Health and Nutrition Examination Survey) de 1988 a 2004 estimaram que 22% das mulheres grávidas eram soropositivas para HSV-2, 63% para HSV-1 e 13% para HSV-1 e HSV-2. Das mulheres soronegativas para HSV-2 durante a gravidez, 10% tinham parceiro soropositivo para HSV-2 colocando-as em risco de aquisição da infecção durante a gestação. De 2007 a 2010 os dados da NHANES foram: 20,3% das mulheres *versus* 10,6% dos homens têm HSV-2. As mulheres negras possuem maiores taxas de HSV-2 (49,9%), mas não há uma explicação clara para essa disparidade racial.

Entre as gestantes soronegativas, o principal fator de risco para o herpes neonatal é a pobre correlação entre sintoma e infecção; muitas vezes a infecção primária ou a recorrente são assintomáticas. Aproximadamente 90% das pessoas com evidência sorológica de HSV-2 não faz menção à sinais e sintomas da infecção. Não é possível prever com precisão a infecção primária por HSV através dos sinais e sintomas. A presença de lesões tem uma correlação fraca com detecção do HSV do trato genital por cultura ou reação em cadeia da polimerase (PCR). Essas questões criam para os obstetras um dilema diagnóstico das infecções primária ou recorrente. O verdadeiro impasse é como efetivamente impedir a transmissão do herpes para o neonato durante o parto.

A maioria das infecções maternas por herpes durante a gravidez não resulta em doença materna grave, diferentemente da infecção herpética do neonato que leva a consequências potencialmente devastadoras; por isso a preocupação constante com o diagnóstico clínico e sorológico da infecção na gestação. A prevenção da infecção do neonato no canal do parto ganha papel fundamental já que o tratamento imediato do recém-nascido com os antivirais muitas vezes não impede sequelas graves, a saber: HSV disseminado 25% (mortalidade 29%), HSV do sistema nervoso central (SNC) 30% (mortalidade 4%) e o comprometimento da pele, olhos ou boca (*skin, eyes, mouth* – SEM).

O HSV neonatal é adquirido durante um dos três períodos envolvendo a gravidez:

1. Intrauterino (5%).
2. Canal do parto (85%).
3. Pós-natal (10%).

O HSV intrauterino é uma das infecções congênitas da chamada **Síndrome Torch** (**T**oxoplasmose, **O**utros [sífilis, parvovirose e varicela-zóster], **R**ubéola, **C**itomegalovírus, **H**SV) e podem apresentar-se com manifestações cutâneas, oftalmológicas e envolvimento neurológico, como microcefalia, hidrocefalia, ou calcificações intracranianas. Aquisição do HSV causada pela exposição viral da criança no trato geniturinário materno no momento do parto vaginal pode resultar em infecções disseminadas, SNC ou SEM.

A infecção no pós-natal acontece através dos prestadores de cuidados (incluindo profissionais de saúde) com lesões ativas na boca ou, raramente, nas mãos.

A infecção do trato genital materno pelo HSV desenvolve expressões clínicas heterogêneas que incluem infecção primária ou recorrente, lesões assintomáticas, descarga viral sem lesões ou evidência sorológica de infecção por herpes sem a detecção de doença ativa por critérios clínicos. Como a maioria das infecções por HSV na gravidez é assintomática, estudos mostram que 80% das mulheres que tiveram um bebê infectado com HSV, não apresentavam evidência clínica de HSV no momento da parição e não possuíam história, ou um parceiro com história da infecção por HSV.

Raramente o vírus traz problemas para a mãe durante a gestação, porém é citada a hepatite fulminante pelo HSV que muitas vezes é confundida com pré-eclâmpsia grave ou a chamada síndrome de HELLP (hemólise, enzimas hepáticas elevadas, contagem de plaquetas baixas), uma vez que a alteração das transaminases, disfunção hepática e dor abdominal estão presentes em ambas as doenças. Infecção materna grave ou disseminada por herpes podem apresentar-se como sepse, pneumonite ou encefalite viral.

Para o diagnóstico de infecção pelo HSV (1 e 2) na gestante, na presença de lesão (sintomáticas), existem vários métodos disponíveis: o PCR de uma lesão ou fluido cerebral ou tecido/fluido é rápido, altamente sensível e identifica o tipo específico de lesão, mas tem disponibilidade limitada e/ou custo excessivo. A cultura é o dito padrão-ouro e diferencia o tipo de HSV nas vesículas, pústulas e úlceras, mas tem sensibilidade menor e de utilidade menor para detecção de descargas virais naqueles assintomáticos.

As mulheres com sintomas relacionados ao HSV devem ter identificação viral por PCR, cultura e testes sorológicos para determinar se a infecção é primária ou recorrente.

Os Ac tipos específicos se desenvolvem dentro de algumas semanas da infecção inicial e persistem indefinidamente. No passado, os testes sorológicos tipo-específicos não discriminavam precisamente os Ac HSV-1/HSV-2; mais recentemente, a glicoproteína G permite o teste tipo-específico e pode ser solicitado pelo Obstetra. A sensibilidade desse teste para o Ac HSV-2 é de 80% a 98% e a especificidade é de 96%. Repetição do teste é indicada nos casos de aquisição recente do HSV. Os testes de IgM não são recomendados, pois não são tipo-específicos e podem ser positivos quando de lesões recorrentes de HSV-2.

Recentemente, foi desenvolvido um método de ensaio imune enzimático capaz de diferenciar infecção recente de infecção passada, com a presença de IgM residual, através da avaliação da capacidade de ligação dos Ac IgG. Tal capacidade de ligação, denominada avidez, é diretamente proporcional ao tempo de infecção. O teste da avidez é importante no caso do HSV, pois determina o tempo de infecção, isto é, teste de avidez alto, infecção tardia e teste de avidez baixo, infecção recente; a avidez baixa para Ac IgG do HSV-2 está associada a risco de transmissão do vírus ao neonato, porém esse teste não está disponível na rotina diária.

Os medicamentos antivirais da categoria B para tratamento do HSV na gestação são: aciclovir, valaciclovir e famciclovir. O aciclovir tem baixa biodisponibilidade e requer doses frequentes; o valaciclovir tem biodisponibilidade melhor e as doses são tomadas menos frequentemente no dia. Existem dados mínimos sobre o uso de famciclovir na gravidez, porém não há uma documentação de teratogenicidade fetal ou embrionária com esse medicamento. A neutropenia pode ser um efeito colateral do tratamento neonatal com aciclovir, mas isso não foi relatado no tratamento profilático materno.

Tanto o aciclovir quanto o valaciclovir são seguros durante a amamentação. O herpes genital não é contraindicação para o aleitamento. Se uma mulher tiver lesões vesiculares ou ulcerativas na mama ou adjacências o HSV deve ser pesquisado através do PCR e cultura tipo específica. A mastite pelo HSV é uma contraindicação rara à amamentação e o aleitamento na mama afetada deve ser evitado enquanto as lesões ativas estão presentes.

A cesária é eficaz na diminuição da transmissão HSV à criança. Para mulheres em trabalho de parto com lesão genital ou sintomas prodrômicos na admissão, o Congresso Americano de Obstetrícia e Ginecologia e a Sociedade Canadense de Obstetrícia e Ginecologia recomendam a cesariana para diminuir os riscos de infecção do neonato; as diretrizes europeias indicam cesariana nas mulheres que têm uma infecção primária dentro de 6 semanas do parto. Infelizmente, a cesariana não elimina completamente a transmissão vertical e o herpes neonatal acontecerá mesmo com essa prática.

Mulheres com história de herpes recorrente deve ter um exame cuidadoso do colo do útero, vagina e vulva na admissão de trabalho de parto. Se a doença genital ativa não estiver presente no exame clínico o parto via vaginal é viável. O parto cesária também não é indicado quando de lesões herpéticas não genitais, pois o risco de transmissão vertical é baixo; o uso de um curativo oclusivo na(s) lesão(ões) durante o parto é suficiente.

Ao longo de décadas, muitos grupos de pesquisa defenderam os testes sorológicos (*screening* ou triagem sorológica) de rotina durante o pré-natal para identificar todas as parturientes com risco de infecção pelo HSV na parição. Essa abordagem beneficiaria a sociedade e os indivíduos diminuindo: o HSV neonatal, o número de cesarianas e a aquisição de herpes genital bem como recorrências. Faz parte do *screening* a abordagem do parceiro sexual o que pode ser limitado por motivos pessoais e econômicos (o custo do rasteio sorológico é alto). Educação, aconselhamento e tratamento dos parceiros soropositivos leva a prevenção de contrair a infecção na época do parto. No momento nem o Congresso Americano de Obstetrícia e Ginecologia nem os Centros de Controle e Prevenção de Doenças, apoiam o rastreio de rotina para HSV nas gestantes não diagnosticadas previamente.

Resumindo, atualmente não há dados de estudos suficientes para recomendar a triagem sorológica de rotina para todas as mulheres grávidas como um meio para diminuir a doença neonatal de HSV. Sendo assim, outra estratégia incluiria a pesquisa da presença do vírus através do PCR, seguida de triagem sorológica nas mulheres que são admitidas em trabalho de parto, para identificar gestantes com a infecção. Esta conduta abordaria três dos fatores de risco mais importantes na transmissão vertical: (I) presença do vírus no trato genital no momento do parto; (II) qual tipo de HSV, 1 ou 2; (III) se a infecção é primária ou recorrente. Lamentavelmente, nem tecnologia nem infraestrutura estão disponíveis para esta estratégia e são necessárias maiores investigações. Portanto, o que resta é fazer profilaxia das mulheres que contam serem portadoras de HSV recorrente e/ou parceiros com a mesma história; nas gestantes os antivirais seriam administrados a partir da 36ª semana de gravidez até o parto o que reduziria o risco de transmissão vertical naquelas que possuem o vírus, porém não apresentam lesão clinicamente visível. Também é importante educação e aconselhamento do parceiro quanto a conduta sexual durante a gravidez da parceira (não praticar sexo durante os períodos de recorrência da doença principalmente no terceiro trimestre e usar preservativo durante todo o período gestacional).

A vacinação como método para prevenir infecções por herpes genital será a melhor opção para limitar o risco de transmissão neonatal. Desenvolvimento de imunizações eficazes tanto para HSV-1 como HSV-2 direcionados a adolescentes e adultos jovens antes da atividade sexual e gravidez seria o caminho ideal[43,44,45,46] (Figura 50.5).

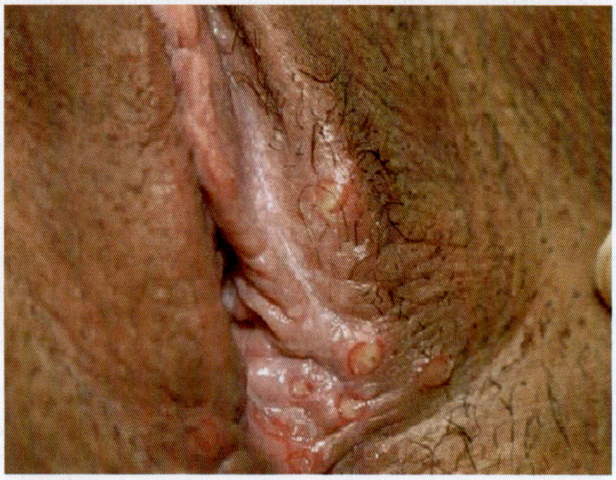

■ **Figura 50.5** Herpes simples genital.

Money e Steben discorrem de forma resumida sobre suas recomendações quanto à infecção pelo *Herpes simplex* na gestante: 1) a história de herpes simples genital na mulher deve ser avaliada no início da gravidez; 2) as mulheres com herpes simples genital recorrente devem ser conscientizadas sobre os riscos de transmissão do HSV aos recém-nascidos no momento do parto; 3) a cesariana é o tipo de parto escolhida nas mulheres com HSV recorrente se houver sintomas prodrômicos ou na presença de uma lesão sugestiva de HSV; 4) as mulheres com infecção recorrente de HSV genital devem receber aciclovir ou valacicovir às 36 semanas de gestação para diminuir o risco de lesões clínicas e disseminação viral no momento do parto e, portanto, diminuir a necessidade de cesariana; 5) as mulheres com herpes genital primário no terceiro trimestre da gravidez têm alto risco de transmissão de HSV ao recém-nascido e devem ser aconselhadas pela opção de parto tipo cesariana para diminuir esse risco; 6) uma mulher grávida que não possui história de HSV, mas que tenha tido parceiro com HSV genital, deve fazer um teste de sorologia específica do tipo de vírus para determinar o risco de adquiri-lo na gravidez. O teste deve ser repetido das 32ª a 34ª semanas de gestação.[47]

- **Varicela-zóster:** o vírus varicela-zóster (VZV) é um DNA vírus linear da ordem *Herpes virales*, da família *Herpes viridae*. A partícula viral é constituída de uma nucleocápsula, que contém o genoma, o tegumento e um envelope; a contagiosidade é alta é se faz através de gotículas respiratórias e contato direto com fluido das vesículas na pele. Após a infecção primária, o vírus permanece quiescente nos gânglios nervosos sensoriais e geralmente confere imunidade ao longo da vida; o período de encubação da varicela é de 10 a 21 dias. O contágio inicia 1 a 2 dias antes até 4 a 5 dias após o aparecimento da erupção, quando todas as lesões estão na fase de crostas. O herpes-zóster ocorre pela reativação desse vírus nos indivíduos idosos ou imunocomprometidos.[48,49]

A infecção primária na gravidez é incomum, uma vez que mais de 90% das mulheres no pré-natal são imunes. A taxa de morbidade e mortalidade pela infecção aumenta com a idade e durante a gravidez.

Quando a doença acontece no terceiro trimestre, a gestante às vezes evolui para pneumonia com sérias complicações. Os trabalhos citam além da pneumonia outras afecções como síndrome respiratória aguda/insuficiência respiratória aguda, sepse grave, coagulação intravascular disseminada e morte.

Num estudo de Zhang e colaboradores com uma população de 7,7 milhões de gestantes admitidas em trabalho de parto nos Estados Unidos, entre os anos de 2003 a 2010, eles encontraram 935 com herpes-zóster, portanto uma estimativa total de 1,21 a 10 mil casos admitidos. Dessas parturientes, somente 23 casos evoluíram para pneumonia (2,5%) durante os 8 anos de estudo. Daquelas que seguiram com pneumonia, uma delas teve sepse e três insuficiências respiratória com necessidade de ventilação mecânica, mas não aconteceram coagulação intravascular disseminada nem morte.[50]

O herpes-zóster é causado pela reativação do VZV latente na mãe soropositiva para o vírus. Com exceção do herpes-zóster generalizado, não existe viremia, logo não ocorre infecção transplacentária; a mãe tem Ac contra o VZV que passam para o feto através da placenta. Não há riscos significantes, nem para a mãe nem para a criança, consequentemente o tratamento sistêmico com imunoglobulina VZV (VZVIG) é desnecessário. Nos casos atípicos como: herpes-zóster extenso, oftálmico, hemorrágico, com envolvimento de mucosas ou disseminado o tratamento com antivirais via endovenosa é indispensável.

Quando uma mulher grávida, sabidamente soronegativa e sem manifestação clínica da infecção pelo VZV, se expõe ao vírus devemos considerar: (a) se a gestante mora na mesma casa que a pessoa com a infecção, (b) se aconteceu o contato direto (face a face) por mais de cinco minutos com a pessoa infectada, (c) se a grávida permaneceu no mesmo ambiente por mais de 15 minutos com o paciente de varicela; se a parturiente não desenvolve exantema após o contato significativo, um teste sorológico (Elisa) deve ser cogitado. O resultado precisa estar disponível em 24 horas. Quando o teste é negativo (IgG < 1:64) a grávida continua suscetível ao vírus; se o teste for positivo a gestante deve receber VZIG nas primeiras 96 horas após o contato, a qualquer momento da gravidez (Estados Unidos: 0,2 mL/kg IM, Europa: 1 mL/kg EV). A vacinação é proibida na gestação. A imunoglobulina não oferece risco ao concepto e previne manifestações graves na mãe em 90% dos casos. Quanto à varicela no neonato, não foi provado se essas medidas evitam a síndrome da varicela congênita. O tratamento profilático com aciclovir nestas situações não está indicado.

A infecção primária pode eventualmente acontecer numa gestante que não tem anticorpos neutralizantes (soronegativa). Neste caso a soro conversão desenvolve-se de 3 a 4 dias do exantema. Especialmente no terceiro trimestre de gestação a varicela materna assume um comportamento mais preocupante, evoluindo eventualmente para pneumonia grave (10%) e raramente para hepatite e encefalite.[51,52]

O diagnóstico de varicela na mãe é clínico, porém a confirmação laboratorial é desejável. A detecção do DNA viral através do PCR é o exame referência; a pesquisa dos antígenos virais por imunofluorescência é pouco sensível, enquanto a cultura tem maior sensibilidade, porém é mais longa e trabalhosa. A sorologia não é útil para diagnóstico e somente é importante pedi-la em casos de contágio para verificar se a pessoa é receptiva ou não ao vírus (Figura 50.6).

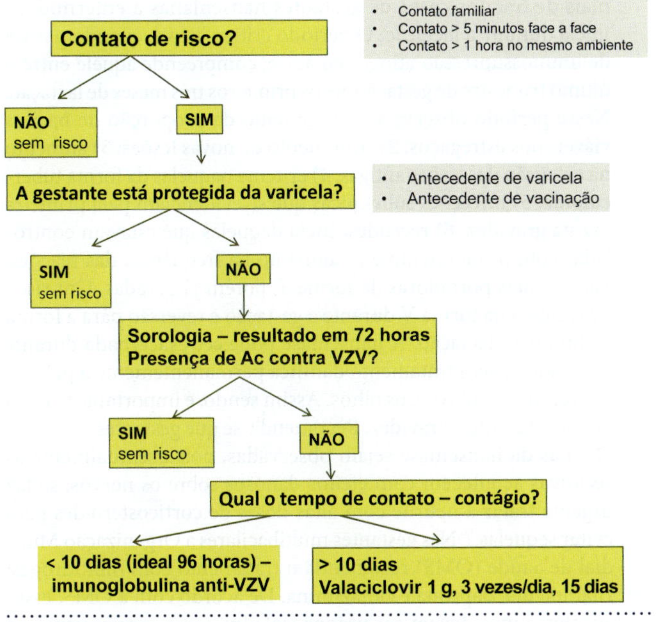

■ **Figura 50.6** Gravidez – conduta no contágio (VZV).
Fonte: Charlie et al. Presse Med, 2014.

A transmissão materna fetal da infecção se faz através do sangue materno (transplacentária) e se manifesta com uma série de malformações definida como síndrome da varicela congênita. Nas gestantes soronegativas para o VZV que desenvolvem a infecção entre 13ª e 20ª semana de gravidez tem maior possibilidade de o feto desenvolver a varicela congênita. As anomalias relatadas nesta síndrome são: retardo do crescimento intrauterino, lesões cutâneas cicatriciais pigmentadas (70% a 100%), hipoplasia de um membro (70%), anormalidades oculares (microftalmia, catarata congênita, atrofia do nervo óptico, corioretinite) em 40% a 50%, anormalidades neurológicas (microcefalia, bexiga neurogênica, retardo mental) em 50% a 60%, pneumopatia (30%), anomalias gênito-urinárias (12%). O diagnóstico de infecção fetal com base na detecção do DNA viral no líquido amniótico pelo menos 5 semanas após o início da erupção materna. O risco de varicela congênita da 21ª a 36ª semanas é mínimo; quando a infecção materna ocorre até 3 semanas antes do parto, haverá passagem dos vírus e dos Ac produzidos pela mãe, através da placenta e 23% dos fetos serão sintomáticos. Se a erupção materna inicia entre 1 a 5 dias antes do parto, haverá passagem do vírus, mas não de anticorpos, pois estes estarão ausentes no sangue materno e nesse caso a varicela neonatal é mais provável com quadro clínico mais grave no recém-nato. Quanto aos antivirais não existe demonstração de benefício no tratamento da transmissão materno fetal.[53]

No tratamento medicamentoso materno da varicela utiliza-se o antiviral aciclovir na dose de 800 mg via oral 5 vezes ao dia 7 a 10 dias. Nos casos complicados com pneumonia, exantema hemorrágico, febre a paciente deve ser tratada com aciclovir via endovenosa (10 a 15 mg/kg/dia, 3 vezes ao dia por 7 a 10 dias).[52]

- **Vírus da imunodeficiência adquirida (HIV, *human immunodeficiency virus*:** da família dos retrovírus, o HIV-1 e menos comumente o HIV-2 causam imunodeficiência adquirida. A replicação do vírus e integração dele dentro do genoma do hospedeiro leva a depleção das células CD4, promovendo clinicamente risco aumentado para infecções oportunistas e Aids. Esse agente infeccioso foi isolado em muitos fluidos do corpo como sangue, secreção seminal, líquido pré-ejaculação, líquido cerebrospinal, saliva, lágrima e leite materno.

A transmissão sexual é atualmente o método mais prevalente de disseminação da infecção pelo HIV, associada a certos comportamentos sexuais como relação pênis-ânus e pênis-vagina, com mais frequência que o sexo oral. A transmissão não sexual que oferece risco de adquirir o vírus inclui: infecção por produtos sanguíneos contaminados, uso de drogas injetáveis (compartilhamento de seringas e agulhas), exposição ocupacional (acidente com agulhas contaminadas) e transmissão perinatal.

Outros fatores de risco que facilitam a transmissão são categorizados segundo a infecciosidade do hospedeiro, a suscetibilidade do receptor e as propriedades virais. Um hospedeiro é mais contagioso nos estágios mais avançados da doença (medido pela contagem de células CD4), e/ou carga viral alta e durante o período primário da infecção. Aspectos que melhoram a contagem do CD4 e diminuem a carga viral, reduzem substancialmente o risco de transmissão. Também, aspectos da suscetibilidade do destinatário colaboram para o risco de transmissão sexual como a presença de úlcera genital, outras doenças sexualmente transmissíveis e traumas durante o coito.

A gravidez também foi sugerida como um momento de maior suscetibilidade à aquisição do vírus, facilidade essa atribuída a alterações imunológicas e endocrinológicas da gestante. A gravidez também representa um momento em que o uso do preservativo é negligenciado, assim os obstetras devem estar atentos para conscientizar as gestantes com alto risco para adquirir a doença a prevenirem-se adequadamente inclusive no pós-parto e durante a amamentação. Esses profissionais devem estar familiarizados com os sintomas da infecção primária e caso ela aconteça providenciar o encaminhamento da gestante para realizar o teste e se esse for positivo iniciar o tratamento.[54] A transmissão perinatal do HIV é hipotetizada ocorrer:

- Durante a gravidez por via hematogênica direta, propagação transplacentária ou infecção ascendente (aparelho gênito-urinário, líquido amniótico e membranas).
- Intraparto por meio do contato mucocutâneo do feto com: sangue materno, líquido amniótico, secreções do órgão genital; por meio da infecção ascendente das secreções cervicovaginais ou por meio das contrações uterinas levando a microtransfusões de sangue materno para o feto.
- Para lactentes através da amamentação.

Fatores que influenciam a transmissão perinatal do HIV incluem:

- **Fatores virais**
  - Carga viral no plasma, trato geniturinário e leite materno.
  - Características virais: genótipo, fenótipo, tropismo, resistência a agentes antirretrovirais e capacidade de escape imunológico.
- **Fatores do hospedeiro**
  - **Fatores imunológicos:** a) contagem CD4 materna/estágio da doença HIV; b) fatores imunológicos da mãe (como Ac neutralizantes); c) fatores imunológicos do leite materno: resposta imunológica fetal/neonatal (como resposta de linfócitos citotóxicos).

- **Fatores genéticos:** tipo HLA fetal, concordância HLA materno-fetal e polimorfismos de um único nucleotídeo para citocinas/receptores de citocinas/fatores imunes inatos.
- **Integridade do tecido/mucosa:** corioamnionite/patologia placentária/estágio maturacional: a) lesões geniturinárias maternas/doenças sexualmente transmissíveis; b) mamilo inflamado ou sangrante/abscesso de mama/mastite clínica ou subclínica; c) integridade da barreira (pele do neonato e membranas mucosas); d) maturidade gastrointestinal infantil e e) vitamina A e outras deficiências de micronutrientes.

- **Fatores obstétricos**
  - Tipo de parto.
  - Duração do parto.
  - Monitoramento invasivo/procedimentos obstétricos.
  - Duração da ruptura da membrana.

Uma discussão dos efeitos da gravidez sobre a infecção pelo HIV e os efeitos da infecção HIV na gravidez é fundamental para o aconselhamento das mulheres HIV positivas que pretendem engravidar. Um declínio na contagem absoluta de CD4 é frequentemente visto e atribuído à hemodiluição provocada pela retenção hídrica da gestação, sendo assim, a porcentagem do CD4+ é o marcador ideal para o seguimento da gestante e esse valor deve permanecer estável. Considera-se que o curso clínico da infecção não é afetado pela gravidez quando comparado com mulheres HIV positivas não grávidas.

Outra discussão relevante é se a infecção pelo HIV altera o resultado final da gravidez promovendo ou não adversidades sem considerar obviamente o risco de transmissão perinatal. A maioria da literatura sugere que existe confusão sobre gestantes com HIV que estão saudáveis e outras com a saúde comprometida pela doença avançada, anemia, desnutrição, aumentando o risco de prematuridade e, portanto, a morbidade e mortalidade do concepto. A literatura também discorre sobre a importância de fazer um pré-natal cuidadoso e controlar o uso de tabaco, álcool, drogas ilícitas, para obter um resultado final positivo para a gravidez independentemente da presença da infecção.[54-56]

As infecções oportunistas como candidíase vaginal e vaginose bacteriana devem ser tratadas quando detectadas na mulher grávida HIV positiva; a vaginose bacteriana é dita associada a aumento do risco de transmissão perinatal. Infecções do trato genital tais como *Neisseria gonorhoea*, *Chlamydia trachomatis*, *Candida albicans* e *Trichomonas vaginalis* são relatadas serem mais comuns nas mulheres infectadas pelo HIV.[57] As células inflamatórias dentro do trato genital estimulam a resposta imunológica causando aumento na replicação viral e perturbação da barreira de proteção epitelial. A exaustão dos lactobacilos limita a produção de peróxido de hidrogênio; postula-se que a baixa do Ph vaginal iniba a ativação de linfócitos CD4 e reduza as células alvo do HIV. Quando o Ph vaginal está elevado aumenta a aderência do HIV às células eucarióticas da vagina. Uma elevada proporção de gestantes HIV positivas apresenta organismos patogênicos no seu trato genital inferior e isto tem sido associado ao desenvolvimento de morbidade pós-parto, transmissão do HIV ao parceiro e descendentes e outras condições ginecológicas tais como, displasia ou câncer do cérvix. Complicações periparto por infecção vaginal parece ser mais alta na gestante HIV positiva; investigação acurada e tratamento de tais infecções são mandatórios.[58]

O tratamento da infecção pelo HIV na gravidez é dirigido a dois objetivos distintos, mas complementares: o tratamento para cuidar da saúde materna e o tratamento para prevenir a transmissão perinatal. O principal objetivo, entretanto, é prevenir os tratamentos extremos, isto é, o tratamento tóxico ou tratamento insuficiente da mãe e do feto (antes do parto, intraparto e pós-parto) para melhora dos resultados para ambos.[54]

Atualmente é consenso tratar todas as mulheres grávidas infectadas pelo HIV com o tratamento antirretroviral combinado, independentemente da contagem de CD4 ou carga viral, para maximizar a saúde materna e prevenir a transmissão perinatal. A transmissão perinatal pode ocorrer durante a gravidez, durante o parto ou no pós-parto (amamentação); assim, estratégias de tratamento para prevenir a transmissão perinatal devem considerar estes três períodos. Além de diminuir a carga viral no plasma materno e derramamento de vírus no trato genital, muitos antirretrovirais atravessam a placenta e alcançam níveis adequados no feto, fornecendo profilaxia pré e pós a exposição do concepto.[54]

- **Hanseníase:** a doença de Hansen é uma doença infecciosa cuja causa é o *Mycobacterium leprae*. A enfermidade tem um largo espectro clínico dependente da imunidade celular do hospedeiro: a forma virchowiana (forma V) ocorre nos indivíduos cujo perfil é de resposta imunológica do tipo Th2 (IL10 e IL4), a tuberculoide (forma T) em pacientes com os níveis de citosinas pró-inflamatórias IFN-γ e IL-12, isto é, resposta tipo Th1, ainda as formas indeterminadas (forma I) e *borderline* (forma B) também chamada dimorfa. Na prenhez ocorre o estado imunossupressivo caracterizado por resposta imunológica celular do tipo Th2 (IL10 e IL4), estado imunológico esse que facilita o estabelecimento de infecções, principalmente fungos e micobactérias. No período pós-parto o corpo da mulher fisiologicamente reverte da resposta anti-inflamatória Th2 para a pró-inflamatória Th1. Mais de um terço das grávidas experimentam exacerbação da doença durante a gestação e em mais de 6% dos casos de gestantes hansenianas a enfermidade inicia durante a lactação. O período crítico, isto é, quando o nível de imunossupressão atinge seu ápice, compreende aquele entre o último trimestre de gestação até os primeiros três meses de lactação. Nesse período observa-se: 1) aumento da proporção de bacilos viáveis nos esfregaços; 2) surgimento de novas lesões; 3) aumento na extensão das lesões antigas; 4) eritema naquelas da forma tuberculoide; 5) infecções subclínicas que se evidenciam pela primeira vez na gravidez; 6) recrudescência daquelas que estavam controladas com o tratamento e 7) aumento na frequência das reações. Parturientes portadoras da forma T, porém já curadas, têm risco de recidiva na forma V durante a gestação e reversão para a forma T durante a lactação. A hanseníase pode ser exacerbada durante a gravidez e sem tratamento danifica permanentemente a pele, os nervos, os membros e os olhos. Assim sendo, é importante tratar a doença durante a gravidez. Recomenda-se que gestantes que estão curadas da hanseníase sejam observadas, pois eventualmente as recidivas acontecem com efeitos danosos sobre os nervos; se faz urgente tratar a neurite com altas doses de corticosteroides para evitar sequelas.[59] Nas gestantes multibacilares a Organização Mundial de Saúde (OMS) recomenda o tratamento com multidrogas: rifampicina, dapsona e clofazimina. De acordo com a OMS, esses agentes nunca devem ser usados isolados como monoterapia na hanseníase e nunca devem ser interrompidos durante a gravidez.[61]

A gravidez é um dos fatores precipitantes do chamado fenômeno de Lucio que é uma reação incomum caracterizada por graves lesões cutâneas necrosantes que ocorrem nos portadores de lepra de Lucio e hanseníase forma V. A morte acontece em função da discrasia sanguínea ou à sepse.[62]

A rifampicina é utilizada no tratamento da hanseníase e tuberculose e tem a capacidade de atravessar a placenta; além disso, uma quantidade pequena da dose terapêutica é transferida para o leite materno, porém não há risco de efeitos adversos no feto nem efeitos colaterais no recém-nato.

A Dapsona (diaminodifenilsulfona) embora nenhum estudo controlado tenha sido realizado, vários relatos de casos descreveram gravidez bem-sucedida nas mulheres que receberam a dapsona. Aconteceram alguns casos de anemia hemolítica induzida por dapsona em mães e seus bebês, porém os sintomas desapareceram após a interrupção da droga. A American Academy of Pediatrics classifica a dapsona como compatível com a amamentação, mas a OMS não a considera segura durante o aleitamento. Discussões à parte, se o tratamento é absolutamente necessário, ele deve ser instituído e a amamentação fica limitada.

A Clofazimina, outra droga usada para tratamento da hanseníase, pode atravessar a placenta e causar descoloração da pele do feto.

Existem poucas publicações a respeito, com um pequeno número de casos; em relação à droga durante a gestação e amamentação, não houve malformações fetais e as crianças nasceram aparentemente normais. A Clofazimina passa para o leite materno, porém toxicidade aguda é improvável. Há relatos de aumento da descoloração da pele nos bebês amamentados por mães em uso da medicação.[63,64]

DOENÇAS IMUNOLÓGICAS

A gravidez se caracteriza, imunologicamente, por um estado de imunossupressão sendo a resposta anti-inflamatória fundamental e necessária para a manutenção da gestação. Durante a gravidez a resposta imunológica do tipo Th2 (citosinas IL10, IL4, IL5) e o tipo Th3 (fator transformador do crescimento-TGFβ), que sustentam a gravidez, são mais intensas, portanto se sobrepõe a resposta imunológica do tipo Th1 (IL12, IFN-γ) que é prejudicial ao feto, pois ele é um ser estranho ao corpo da gestante. Hormônios maternos como a progesterona, a norepinefrina, o cortisol e a 1,25-diidroxivitamina, são também responsáveis pela modulação da resposta imunológica durante a prenhez. Esta resposta imunológica Th2 acontece para que o embrião seja "aceito" e se desenvolva no útero sem ser rejeitado (Quadro 50.3).

As doenças autoimunes que são exacerbadas pela resposta Th1 experimentam remissão durante a gravidez, porém ativam-se no pós-parto, particularmente nos primeiros três meses.[43] Recentemente, outros mecanismos para o desencadeamento das doenças autoimunes após o parto foram propostos; um deles é a transferência de células fetais ou DNA para a circulação da mãe e este fenômeno é chamado microquimerismo.[65,66]

- **Lúpus eritematoso sistêmico (LES):** o impacto da gravidez sobre a doença LES, na maioria dos estudos, endossa um aumento da atividade durante a gestação ou sistematização dos casos somente cutâneos ou ainda exacerbação daqueles quiescentes. Na literatura foram relatadas taxas de piora variáveis entre 25% a 65%, diferença essa atribuível provavelmente a diferentes projetos de estudos, tipos de populações estudadas e ferramentas de avaliação usadas. Um ponto importante a se considerar é que a concepção seja bem planejada e que ela aconteça no momento que a enfermidade esteja controlada, isto é, fora de atividade; mulheres com nefrite lúpica durante o período de concepção e aquelas que descontinuam os medicamentos experimentam piora da doença durante a gestação.

O reconhecimento da atividade da doença na gravidez não é fácil, pois as alterações fisiológicas desse período se sobrepõem as características da agudização do LES. As investigações devem ser interpretadas com cautela: graus leves de anemia, trombocitopenia, proteinúria e aumento da taxa de sedimentação de eritrócitos são comuns durante a gravidez, numa gestante não lúpica. Os níveis de complemento tornam-se menos informativos já que aumentam durante a gravidez normal. O risco para exacerbação da doença aumenta drasticamente se a grávida esteve em agudização até seis meses antes da concepção ou ainda se engravida durante a fase de atividade da enfermidade; igualmente importante é a mulher lúpica não engravidar durante o período de uso de medicamentos imunossupressores. Ainda são fatores de risco a presença de Ac anti-DNA dupla hélice e antifosfolípide, baixa de complemento, trombocitopenia hipertensão crônica e doença renal com proteinúria no primeiro trimestre (Quadro 50.4).

Quadro 50.4 Fatores de risco gestacional nas parturientes com LES.

- Doença ativa durante a gestação
- Doença ativa 6 meses antes da concepção
- LES iniciando durante a gestação
- Síndrome do anticorpo antifosfolípides secundário
- Anticorpo anti-DNA dupla hélice
- Hipocomplementemia
- Trombocitopenia
- Hipertensão crônica
- Doença renal preexistente e proteinúria no primeiro trimestre

LES: lúpus eritematoso sistêmico.
Fonte: Stojan G, Baer AN.[40]

O tratamento da atividade ou de agudizações da doença durante a gestação requer medicamentos que beneficie a mãe e não ofereça riscos ao feto; nesse contexto, várias gestantes descontinuam os medicamentos pelo receio de prejudicar o bebê. Entretanto, embora o arsenal terapêutico seja limitado e o benefício materno pesado em relação à toxicidade fetal, múltiplas opções efetivas existem e devem ser usadas.

Os corticosteroides são úteis, porém doses altas estão associadas a diabetes hipertensão, pré-eclâmpsia e ruptura precoce de bolsa, mas cursos curtos para o controle da exacerbação do LES são permitidos.

A hidroxicloroquina tem se mostrado benéfica e seu uso durante a gravidez é recomendado. Ela promove a melhora da atividade da doença, diminui o perigo de exacerbações e reduz o risco de bloqueio de ramo. Foi relatado que a descontinuidade dessa medicação aumenta a possibilidade de agudizações e deve ser desencorajada.

Os imunossupressores, tais como, ciclofosfamida, metotrexato e micofenolato têm potencial teratogênico importante e devem ser suspensos antes da concepção. São seguros a azatioprina (até 2 mg/kg/dia) e ciclosporina.

O uso de imunobiológicos durante a gravidez tais como rituximab e belimumabe é limitado e deve ser reservado para situações nas quais

Quadro 50.3 Resposta imunológica celular e humoral na gravidez.

Imunidade celular	
Inata	
▪ Monócitos ▪ Granulócitos	Aumento dessas células; aumento da fagocitose; aumento da atividade do *respiratory burst*; expressão de CD14
Células NK	Diminuição da atividade citotóxica (progesterona); diminuição da IL10; diminuição da produção de IFN-γ
Adquirida	
▪ Células T	Aumento de Th2 (IL4 e IL10); aumento de Th3 (fator transformador do crescimento; supressão da resposta Th1 (IFN-γ e IL12)
▪ Células B	Aumento da atividade das células B induzidas por Th2
Imunidade humoral	
Inata	
Complemento	Aumento de C3, C4, C1q e altos níveis de proteína reguladora do complemento (proteína cofator de membrana (CD46)), fator acelerador da deterioração
Reactants da fase aguda	Fibrinogênio e ceruloplasmina
Adquirida	
▪ Células T	Aumento da produção de imunoglobulinas dependentes das células T

nenhuma outra opção foi viável; da mesma forma a imunoglobulina e plasmaferese são alternativas para situações selecionadas.

Quanto aos efeitos do LES no curso da gravidez, o risco de resultados adversos é grande tanto para mãe quanto para o concepto. São resultados adversos a pré-eclâmpsia, perda do feto (aborto espontâneo ou morte fetal), prematuridade e restrição do ganho de peso intrauterino. Os fatores que facilitam essas adversidades são: nefrite, proteinúria, hipertensão, trombocitopenia, presença de Ac antifosfolípide. Avaliação detalhada da gestante desde o primeiro mês de pré-natal é fundamental; pesquisa do FAN (fator antinúcleo) e todos os outros autoanticorpos, incluindo antifosfolípide devem ser realizados na primeira consulta e repetida mês a mês até o parto.

A porcentagem de perda fetal tem diminuído através das décadas e nascimentos vivos têm sido relatados em 80% a 90%. O nascimento prematuro é atualmente o evento mais frequente (mais da metade dos casos).

As gestações expostas aos anticorpos antiRo e antiLa têm risco maior de desenvolver a síndrome do lúpus neonatal, uma forma de autoimunidade fetal adquirida passivamente pelos anticorpos maternos que cruzam a placenta. Muitas manifestações da síndrome como erupção cutânea, anormalidades hematológica e hepática, tendem a resolverem com o desaparecimento dos anticorpos maternos entre 6 a 8 meses de vida. Entretanto o problema no desenvolvimento cardíaco no feto leva a dano permanente. As manifestações incluem defeitos de condução, anormalidades estruturais, cardiomiopatia e falência cardíaca congestiva, porém a complicação mais séria é o bloqueio de ramo completo. Esta complicação tem alta mortalidade fetal (20%) e muitos dos recém-natos sobreviventes precisam de inserção de marca-passo.

Resumindo, a gravidez em mulheres com LES é uma condição de alto risco, apesar de considerável melhora dos resultados. As exacerbações da doença podem ocorrer durante a gravidez e o reconhecimento e o tratamento eficaz são difíceis. Morbidade e mortalidade fetal e materna altas estão relacionadas à maior incidência de complicações como pré-eclâmpsia, perda da gravidez, partos prematuros, síndrome lúpica do neonato. O monitoramento próximo, abordagem de acordo com os riscos e o uso criterioso de terapêuticas apropriadas são a chave para alcançar os melhores resultados.

O aborto eletivo como modalidade terapêutica, está abandonado no momento, pois não está provado benefício deste no curso da doença.[67-69]

- **Esclerodermia sistêmica (esclerose sistêmica progressiva – SSc):** a gravidez é geralmente associada com estabilidade global da SSc, isto é, o curso da doença não é influenciado. No entanto, algumas parturientes são expostas a risco de piora da doença, especialmente quando do envolvimento de órgãos vitais como pulmões, coração e rins. A gravidez deve ser contraindicada nas mulheres com doença renal importante, falência cardíaca, doença pulmonar intersticial e hipertensão da artéria pulmonar. Estudos dão conta de que a moléstia piora significativamente na evolução da gestação quando a parturiente tem essas adversidades ditas. As mulheres com SSc que desejam conceber devem ser muito bem avaliadas clinicamente principalmente a integridade de seus órgãos vitais.

  Quanto ao efeito da SSc na gravidez, devemos considerar desde o início como gravidez de alto risco pela possibilidade aumentada de prematuridade e feto de baixo peso. No início da gravidez, a parturiente deve ser cuidadosamente investigada para estabelecimento do subtipo da doença (difusa ou limitada), a fase (inicial ou tardia) e a extensão e gravidade do dano de órgãos internos. Mulheres com duração dos sintomas menos do que quatro anos (SSc nos estádios iniciais), subtipo difuso, ou antitopoisomerase I ou Ac anti-RNA polimerase III têm risco obstétrico maior e deve retardar a gravidez até o momento que a doença estiver estável.

  O terceiro trimestre de gravidez é considerado o de maior risco para desenvolvimento de complicações decorrentes de hipertensão arterial, falência renal, hipertensão pulmonar, doença pulmonar intersticial ou falência cardíaca.[70]

  A placenta é afetada pela vasculopatia da SSc levando à sofrimento fetal e prematuridade. Estudos histopatológicos da placenta de gestantes com a doença encontraram o peso normal para a idade gestacional, vasculopatia decidual com fibrose do estroma, displasia vilosa mesenquimal, infartos e redução da perfusão da placenta. A corioamnionite esteve presente algumas vezes. As anormalidades vasculares da decidua na SSc foram semelhantes a aquelas observadas na gravidez complicada por doença hipertensiva. Mesmo diante dessas alterações placentárias parece que o prognóstico do feto não é abalado e os poucos casos de retardo do crescimento intrauterino, prematuridade e morte fetal, não são suficientes para estabelecer verdadeira associação causa efeito.[71,72,73]

  Um estudo de revisão de Sobanski e colaboradores concluiu que a porcentagem de aborto espontâneo não parece diferente entre as mulheres com SSc e aquelas saudáveis. Quanto ao parto prematuro, a porcentagem parece mais alta na SSc que na população geral; doença com menos de quatro anos de duração e o uso de corticosteroides são os fatores de risco, enquanto o uso do ácido fólico previne a prematuridade. A morbimortalidade fetal, em vários estudos, não se diferencia na sua porcentagem, nas mulheres grávidas com SSc e as gestantes sem a doença. A porcentagem de restrição ao crescimento uterino foi mais alta em gestantes com SSc do que nos controles em alguns estudos, por isso os obstetras devem estar atentos a este risco e realizar o seguimento com ultrassonografia dessas parturientes.[74]

- **Dermatomiosite:** é unânime que a gravidez deve ser programada para quando a doença está em remissão. Quando a dermatomiosite/polimiosite está ativa ou entra em atividade durante a prenhez, existe grande possibilidade de comprometimento do feto resultando em morte fetal, aborto espontâneo, prematuridade e feto de baixo peso. As mulheres com dermatomiosite ativa pioram de sua doença durante a gravidez, a menos que o tratamento com corticosteroides seja instituído, tratamento este de primeira linha. A dermatomiosite/polimiosite que inicia durante a gestação ou no período pós-parto apresentou boa evolução depois do tratamento farmacológico.[75]

  No geral, vários estudos têm enfatizado consistentemente o papel do controle da doença na otimização dos resultados da gravidez; consultas obstétrica e reumatológica visam fornecer conselhos sobre o planejamento da concepção e terapêutica de ajuste com base na doença e no momento da gravidez. Há necessidade de novos estudos que promovam a evidência clara da exacerbação da doença inflamatória muscular durante a gravidez.[76]

  Dificuldade respiratória e da deglutição, advindas do comprometimento dos músculos faringianos e da respiração, são critérios clínicos para a introdução do tratamento de segunda linha, imunoglobulina intravenosa (categoria C), antimetabólitos e antineoplásicos (categoria D). Concluindo, há necessidade de monitoramento cuidadoso para os sinais e sintomas de agudização da dermatomiosite durante o período pré-natal e controle maternal com as drogas disponíveis, tornando a doença inativa com boas expectativas para a saúde fetal.[77,78,79] Os eventos obstétricos adversos estiveram relacionados com intercorrências clínicas e a gravidez não parece levar especificamente a um pior prognóstico da doença.[80]

- **Pênfigo (vulgar [PV], foliáceo [PF] e vegetante [PVe]):** pode manifestar-se pela primeira vez durante a gravidez ou a doença é agravada pela gestação ou pelo uso de contraceptivos orais. Em muitos casos, a enfermidade continua de forma crônica após o parto, com possíveis remissões entre as gestações. O principal diagnóstico diferencial é o herpes *gestationis*. Somente através de avaliação acurada com biópsia e imunofluorescência conseguimos chegar ao diagnóstico.

Parece ser um fenômeno bastante raro que a gravidez seja fator desencadeante do PV. Um trabalho de revisão cita 26 casos com início do PV durante a gravidez entre 1996 e 2013; a maioria das parturientes (53,8%) deu origem a um neonato saudável, 34,6% a neonato com PV e 3,8% das mulheres deram à luz a recém-nascidos com impetigo *neonatorum*. Das 26 gestantes, dois tiveram morte fetal (7,7%) o que é significativo. O estado pós-parto das mães também não foi otimista. Apenas 42,3% entraram em remissão (incluindo 19,2% de melhora e 23,1% remissão completa), enquanto a proporção de exacerbação foi alta, 30,8%, o que é considerável.

Quanto aos efeitos no resultado da gravidez, o PV pode provocar: aborto, atraso do crescimento fetal, morte intrauterina, parto prematuro e em aproximadamente 30% o PV neonatal do recém-nascido. O pênfigo neonatal se caracteriza clinicamente por bolhas flácidas e erosões na pele e raramente nas mucosas; a doença é autolimitada e desaparece em 2 a 3 semanas sem tratamento. Não existem relatos de persistência da do PV neonatal para além do período neonatal e progressão para a vida adulta. A causa da enfermidade é a transmissão transplacentária de Ac; pouca quantidade de IgG é sintetizada pelo próprio feto. A IgG é encontrada na circulação fetal e na sua epiderme no espaço intercelular. Outras imunoglobulinas (IgA, IgM, IgE, IgD) geralmente não participam do transporte passivo. Alguns autores consideram o valor de Ac na mãe de 1/40 como ponto de corte, acima do qual a doença apareceria no feto.[81]

Nas mulheres com pênfigo foliáceo (PF) os autoanticorpos cruzam a placenta, mas não causam bolhas no neonato. No adulto a desmogleína-1 (Dsg1) é encontrada em toda a epiderme, porém se expressa principalmente nas camadas mais superficiais e menos nas camadas mais profundas e nas mucosas; a desmogleína-3 (Dsg 3) se expressa somente nas camadas basal e suprabasal da pele e em todas as camadas nas mucosas. Nos neonatos a Dsg1 e a Dsg3 se expressam em toda a epiderme com quantidades mínimas de Dsg1 nas camadas basal e suprabasal. Portanto, a pele do concepto não é afetada pelo anticorpo contra Dsg1, pois a Dsg3 confere proteção. Isto explicaria a maioria dos relatos de literatura que citam neonatos de gestantes com PF livres da enfermidade.[82-84]

Quanto aos efeitos da gravidez na enfermidade, de acordo com estudos atuais, o pênfigo pode piorar, entrar em remissão ou permanecer estável durante a gravidez. A doença se agrava provavelmente durante o primeiro e segundo trimestres e no pós-parto, enquanto durante o terceiro trimestre costuma melhorar. Isso talvez seja pelo aumento do nível endógeno do hormônio corticosteroide; o ressurgimento no pós-parto seria pela rápida queda dos níveis de hormônios corticosteroides. A literatura alerta que o traumatismo vaginal provocado pelo parto por essa via, leva a piora das lesões bolhosas; por outro lado a cesariana, naquelas parturientes que recebem tratamento com corticosteroide a longo prazo ou mesmo em consequência da própria doença, não é boa escolha, pois existe a possibilidade de dificuldade na cicatrização da ferida operatória. Portanto, a não ser por contraindicações obstétricas, o parto normal deve ser a conduta escolhida.

Embora seja um risco potencial que bolhas nos mamilos resultem em transferência passiva de anticorpos para o feto através do leite materno, a amamentação não está contraindicada.[81]

Quase todas gestantes com pênfigo experimentam piora da doença após o parto se não tratadas durante a gravidez. O tratamento é instituído para benefício da mãe e do feto, garantindo um resultado final sem adversidades. O corticosteroide é o tratamento de primeira linha, sozinho ou associado a imunossupressores. A prednisona (categoria B) é a preferida pela segurança, ação rápida, efeito farmacológico bom; a prednisona é a droga mais segura quando comparada com outros glicocorticosteroides menos usados, tais como a dexametasona e a betametasona.

Os imunossupressores são necessários quando a doença não responde adequadamente a altas doses de corticosteroides. A azatioprina é o mais usado. A ciclosporina parece ser menos efetiva no tratamento do pênfigo, mas é segura na gravidez. A ciclofosfamida, o micofenolato de mofetil e o metotrexato são fortemente desencorajados ou mesmo contraindicados. A plasmaferese e imunoglobulina intravenosa são outros agentes auxiliadores dos corticosteroides que são usados no pênfigo durante a gestação.[81-84]

TUMORES DE PELE

- **Neurofibromatose:** ocasionalmente o neurofibroma (NF) durante a gravidez, aumenta em número e tamanho; o tipo plexiforme, grande, estende-se muito e atinge proporções gigantes com hemorragia dentro das massas, levando a consumo e hematócrito extremamente baixo. Em algumas parturientes portadoras de neurofibromatose, tais tumores regridem no período pós-parto, o que sugere o envolvimento hormonal nesse aumento. Este "movimento" dos NF também ocorre na puberdade. A identificação recente de receptores dos hormônios do crescimento, progesterona e estrógeno no NF, talvez explique este fenômeno.[85,86] São muito importantes os efeitos da gravidez no sistema vascular das parturientes portadoras da neurofibromatose; rupturas de artéria renal e parede de vasos da pleura com hemotórax maciço são referidas, como resultado de invasão da parede vascular por NF. A estenose relativa dos vasos sanguíneos provocada pelas alterações neurofibromatosas das camadas média e elástica leva a hipertensão.[87] Com base na transmissão genética autossômica dominante da doença, nas deformidades graves por ela provocada e nas deficiências precipitadas pela gravidez, existe a necessidade do aconselhamento genético, recomendando-se com frequência, aborto e esterilização.[88]
- **Nevos melanocíticos:** aumentam, escurecem ou mesmo aparecem durante a gestação? Este tópico ainda é controverso na literatura científica. Sabe-se que os hormônios sexuais estão associados a aumento de melanócitos e produção aumentada de melanina. O nível de estrógeno sobe bastante durante a gravidez e os melanócitos são responsivos a este hormônio. Talvez as lesões melanocíticas exibam expressão aumentada do receptor de estrógeno β (ERβ). Num estudo imunohistoquímico para caracterizar ERα e ERβ na pele normal e nas lesões melanocíticas, observou-se positividade para ambos (α e β) na pele normal, glândulas sebáceas e folículos, enquanto o nevo melanocítico e o melanoma foram negativos para ERα e positivos para ERβ. A expressão determinante do ERβ talvez tenha papel fundamental nas células da pele e de tumores melanocíticos. A compilação de dados que daria suporte a hipótese de risco aumentado de malignização de um nevo durante a gravidez, é insuficiente.[89,90]
- **Melanoma (MM):** embora exista o interesse científico pela questão, a relação melanoma/gravidez permanece obscura. A incidência do melanoma tem aumentado drasticamente para cerca de 10% ao ano nas últimas décadas. Nos Estados Unidos, de todos os cânceres, o melanoma cutâneo é o mais comum entre as mulheres de 20 a 29 anos de idade. Como esta desordem se desenvolve nas mulheres em idade fértil, o aumento da incidência descrita anteriormente ocasionará um aumento paralelo da incidência do melanoma na gravidez. Um levantamento grande recente feito na Noruega concluiu que o melanoma é a neoplasia mais frequente associada à prenhez.

Evidências sugeriam que as alterações hormonais na gravidez têm um efeito direto sobre MM. O argumento de que o tumor tem um componente sensível responsivo é embasado por relatos de mudanças na pigmentação durante a gravidez, aumento da incidência de MM após a puberdade e presença de receptores de progesterona e estrogênio. Como o estrógeno influencia a melanogênese e a proliferação melanocítica, é possível que o período gestacional possa modificar a evolução clínica do tumor. Nos anos cinquenta, estudos retrospectivos relatavam prognóstico pobre e enfatizavam risco de metástases na placenta e no feto. Entretanto, a literatura não mostra conclusão sobre o papel do estrógeno no desenvolvimento e prognóstico do melanoma.

Um estudo analisou o prognóstico nas mulheres grávidas que foram diagnosticadas com o tumor antes, durante e após a gravidez considerando o índice de Breslow, grupos-controle apropriados e o estágio da doença; em resumo, com base em um pequeno número apropriado de estudos controlados, mulheres que são diagnosticadas com MM durante a gravidez não parecem ter um prognóstico pior do que o grupo-controle de mulheres não grávidas. Ainda, alguns estudos já demonstraram que as mulheres jovens com uma história de maior paridade (especialmente cinco ou mais nascimentos vivos) apresentam, significativamente, risco menor de morte pelo tumor que mulheres nulíparas.[91]

Compilações atuais indicam que a porcentagem de sobrevida das gestantes com o tumor está próxima daquela da população geral e o índice de Breslow é o ideal para avaliar o prognóstico. Entretanto, há relatos de que o tempo de remissão da doença é mais curto e metástases linfáticas acontecem de forma precoce e frequente nas pacientes grávidas. Porque existe perigo de recorrência, a recomendação no momento é impedir a gravidez nos três anos subsequentes a extirpação do tumor e evitar métodos hormonais de contracepção.[92]

A influência da gravidez no melanoma é discutível. Inicialmente suspeitou-se que a gestação piorava o curso natural do melanoma, com intervalos mais curtos de sobrevida. No entanto, estudos posteriores não confirmaram esse achado, pelo menos nos estágios iniciais do tumor, levando em conta o índice de Breslow, o principal fator prognóstico. Como em outros cânceres, as células quiméricas agiriam no estroma tumoral promovendo a angiogênese; considerando a incidência crescente do melanoma na gestação e a controvérsia sobre os efeitos na evolução desse tumor e o prognóstico, os autores estudaram a influência da gestação focando a angiogênese e linfangiogênese.[93]

Os autores estudaram o curso do melanoma e suas metástases usando o clássico modelo murino B16 e paralelamente aplicaram os estudos em pacientes grávidas e não grávidas com melanoma. Os resultados indicaram que os melanomas durante a gestação têm um nível aumentado de linfangiogênese e que o fator de crescimento endotelial vascular "A" (VEGF-A) possivelmente explicaria o aumento observado na proliferação da neoplasia, das metástases e da mortalidade. O estudo demonstrou que no modelo murino, durante a gestação, o melanoma cresce mais rápido e tem aumento das metástases e mortalidade. Esse comportamento pode estar ligado a linfangiogênese durante a gravidez, como foi visto em dois modelos murinos e numa série humana de casos-controle. Diante do melanoma primário, o passo crítico que influencia a história natural da doença são as metástases linfáticas. Por conseguinte, a invasão do gânglio visto no histopatológico de biópsia do gânglio sentinela, é o principal determinante para o prognóstico. Ainda, a invasão do linfonodo dependeria do nível de linfangiogênese no local do tumor primário. Em resumo, demonstrou-se num modelo animal que os melanomas durante a gravidez e suas metástases crescem mais rápido e os gânglios são invadidos com maior frequência reduzindo a sobrevida. Parece que esse resultado está relacionado à linfangiogênese durante a gestação. Mais estudos são necessários para identificar definitivamente os fatores que impulsionariam o aumento da linfangiogênese durante a gravidez.[93]

Com base em um número limitado de estudos, a gravidez parece não ter atuação no prognóstico do MM, seja ele diagnosticado antes, durante ou após a gravidez. Neste momento, não há provas que justifiquem o adiamento ou término da prenhez nas mulheres que são diagnosticadas com a doença no estágio inicial. Esta conclusão leva em conta os melhores dados disponíveis dos relativamente poucos estudos que empregaram grupos de controle, tamanhos de coorte adequados e análise estatística para controle de variáveis. Por enquanto, a principal consideração para o prognóstico da mulher grávida com a neoplasia continua a ser idêntico ao da mulher não grávida. O prognóstico é com base no estágio da doença, espessura do tumor, presença ou ausência de ulcerações e mitoses, e a disseminação do MM para os gânglios linfáticos e outros órgãos. É importante que pesquisas futuras incluam coortes maiores de gravidez, pacientes e controle para as variáveis mais importantes, como profundidade, localização e estágio do tumor.[94]

Quanto aos efeitos do MM na gravidez, teratogênese, prematuridade e morte fetal não foram encontrados. Num estudo que analisou trinta casos de metástases placentária de MM, seis deles tiveram metástase fetal; as mães estavam no estágio IV do tumor e os fetos com metástases, todos, tinham evidência de envolvimento placentário. Uma avaliação completa com o exame histopatológico da placenta é, portanto, essencial. Quando existem metástases na placenta, a criança deve ser acompanhada por 24 meses após o parto com inspeção da pele, ultrassom do fígado, raio X de tórax e monitoramento de enzimas hepáticas incluindo a desidrogenase lática. O prognóstico para uma criança com envolvimento fetal é muito pobre.[95,96]

No assessoramento da gestante com MM, tanto os exames por imagem (importantes para o estadiamento) quanto o tratamento precisam ser decididos com cuidado, uma vez que os efeitos no feto e o benefício materno devem ser pesados. O ultrassom é a modalidade de imagem ideal durante a gravidez, no entanto o útero gravídico pode obscurecer possível linfadenopatia pélvica significativa. A ressonância magnética (RNM) evita a exposição fetal a radiação ionizante e pode ser considerado o melhor exame por imagem, principalmente quando associado ao ultrassom. Os efeitos teratogênicos não foram demonstrados na gravidez humana com exposição à RNM no primeiro trimestre. As declarações de consenso do Colégio Americano de Obstetras e Ginecologia afirmam que a RNM pode ser realizada em todos os trimestres se necessário clinicamente. A tomografia computadorizada é considerada uma alternativa no segundo e terceiro trimestres, para indicações onde a ressonância não é tolerada.

Não há papel para imagens radiológicas além do mapeamento e biópsia do linfonodo sentinela (LNS) em parturientes assintomáticas com doença nos estágios I e II.

A decisão sobre exame de imagem durante a gravidez nas mulheres com a neoplasia nos estágios III e IV precisa ser individualizada, com base em se os resultados vistos nos exames irão alterar as decisões da mãe em relação à gestação: interrupção, antecipação do parto ou se submeter às etapas do tratamento (cirurgia, quimioterapia ou radioterapia) com o bebê no útero. Nas gestantes com melanoma no segundo e terceiro trimestres os exames de imagem podem ser realizados com risco mínimo para o feto. Nas pacientes com o tumor no estágio IV a dosagem da desidrogenase lática tem significância prognóstica, mas é necessário estar ciente que na gravidez normalmente o nível sérico dessa enzima aumenta progressivamente e o intervalo normal no terceiro trimestre é de 82 a 524 U/L.

Quanto à assistência, todas as mulheres com melanoma associado à gravidez devem ter os cuidados especializados em um centro com uma equipe multidisciplinar incluindo Dermatologista, Dermatopatologista, Cirurgião, Oncologista, Radioterapeuta, Obstetra, Parteira, Psicólogo e Neonatologista.

Há escassez de dados sobre a eficácia e segurança das modalidades terapêuticas (cirurgia, radioterapia, quimioterapia) especificamente para o melanoma. Nas gestantes a exérese cirúrgica ampla do tumor com anestesia local pode ser realizada com segurança. Entretanto, o mapeamento de LNS com biópsia são recomendados normalmente, na mulher não grávida, quando o índice de Breslow for de 1 mm ou mais, ou para melanomas com nível Clark IV/V, mitoses e satelitose. Na linfocintilografia o uso de coloides de rádio com 99 m de tecnécio oferece menos de 0,5 mGy para o feto e é seguro e preciso em todos trimestres da gravidez. O cuidado deve ser com o uso de corantes azuis, em função do risco de anafilaxia, e incerteza quanto à sua possível teratogenicidade se usado no primeiro trimestre. A decisão de realizar LNS e biópsia com anestesia local durante a gravidez ou atrasar o procedimento até o período pós-parto, precisa ser discutido com a parturiente. As considerações incluem o risco de envolvimento dos linfonodos dependendo do estágio do tumor primário, a proximidade do parto, e se a mãe desejará realizar a linfadenectomia durante a gravidez, caso o exame anatomopatológico do gânglio biopsiado acuse comprometimento pelo tumor. Linfadenectomias podem ser feitas com anestesia local, porém geralmente usa-se anestesia geral, com risco incerto para o feto. O momento da cirurgia do gânglio na gravidez associada ao melanoma é com base no equilíbrio do potencial de riscos. A antecipação do parto está aliada aos perigos de prematuridade, incluindo riscos neonatais de curto prazo e complicações a longo prazo (infância até adulto). Se por um lado a cirurgia materna com o feto no útero pode estar ligada a um risco de trabalho de parto prematuro e danos cerebrais ao feto, por outro lado, o atraso do procedimento leva à ameaça de progressão da doença materna e de metástases no concepto.[97]

A radioterapia é viável durante a gravidez se o útero não estiver incluído no campo de tratamento e protegido de radiação dispersa. Cinco relatos de casos descreve o uso de radioterapia durante a gravidez para mulheres com metástases vertebrais, cerebrais e axilares de melanoma; a dose total de radioterapia materna variou de 8 a 42 Gy; o tratamento começou entre 12 e 28 semanas de gestação. A dose no feto foi estimada de até 50 mGy. Uma das crianças teve um defeito septal ventricular (não relacionado à radioterapia) e as outras quatro crianças nasceram saudáveis com subsequente desenvolvimento apropriado para a idade.[98,99]

No seguimento do melanoma associado à gravidez é necessário fornecer à mãe as informações para tomar decisões sobre as opções de tratamento. Há uma escassez de literatura publicada sobre a gestão de melanoma associado à gravidez. Cada gestação precisa ser gerenciada individualmente com base nos desejos da mãe. Mais estudos retrospectivos e prospectivos de exames maternos e resultados fetais com diferentes modalidades terapêuticas no tratamento do melanoma e outras malignidades associado à gravidez seriam valiosas. É essencial estudo sobre se a cirurgia durante a gestação e a exposição do feto a anestésicos tem alguma influência sobre o desenvolvimento cognitivo da criança. É fundamental um registro internacional que documente o uso de novos agentes terapêuticos no tratamento do MM e avalie os resultados na gravidez, bem como o desenvolvimento da criança ao longo da infância para que se acumule dados de experiência o mais rápido possível para melhor aconselhar as mães sobre as várias opções de abordagem e seus resultados[97] (Figura 50.7).

Em vista dos efeitos dos hormônios gestacionais na vasculatura, a associação da gravidez com desenvolvimento espontâneo de hemangioma, hemangioendotelioma e tumor glômico não é surpresa. Dermatofibromas comumente surgem durante a gestação, enquanto leiomioma duplica seu tamanho ou torna-se doloroso. Queloides eventualmente aumentam rapidamente.[93]

MALIGNIDADE E GRAVIDEZ

A coexistência câncer-gravidez é rara. A incidência nos Estados Unidos é de 1 caso para 1.000 gestações; os mais frequentes são aqueles normalmente vistos durante a idade reprodutiva da mulher: câncer de mama, câncer cervical, doença de Hodgkin, melanoma e leucemias, nesta ordem de incidência. Não existe um guia para o tratamento dessas mulheres, mas os seguintes objetivos devem ser preenchidos: (1) tentar manter e/ou beneficiar a vida da mãe; 2) tentar tratar as doenças malignas curáveis; 3) tentar proteger o feto e o recém-nascido dos efeitos colaterais danosos do tratamento e 4) tentar preservar o aparelho reprodutivo das mães para futuras gestações. Embora a decisão do aborto terapêutico não seja fácil, ela é mais importante quando o diagnóstico da doença acontece no primeiro trimestre de gestação. Os parâmetros principais a considerar seriam: estágio da doença, necessidade de quimioterapia e potencial de cura da doença.[100]

DERMATOSES ESPECÍFICAS DA GRAVIDEZ

São doenças dermatológicas que se manifestam, particularmente, no ciclo gravídico-puerperal. Algumas delas comprometem, até seriamente, tanto mãe quanto feto, daí a necessidade de conhecê-las e manejá-las adequadamente.

Na nossa explanação, por didatismo, elaboramos uma classificação dessas dermatoses tomando como parâmetro a morfologia clínica, ou seja, a lesão elementar preponderante: vesículas, bolhas, pústulas, pápulas e ainda a presença de prurido com ou sem lesões[101] (Quadro 50.5).

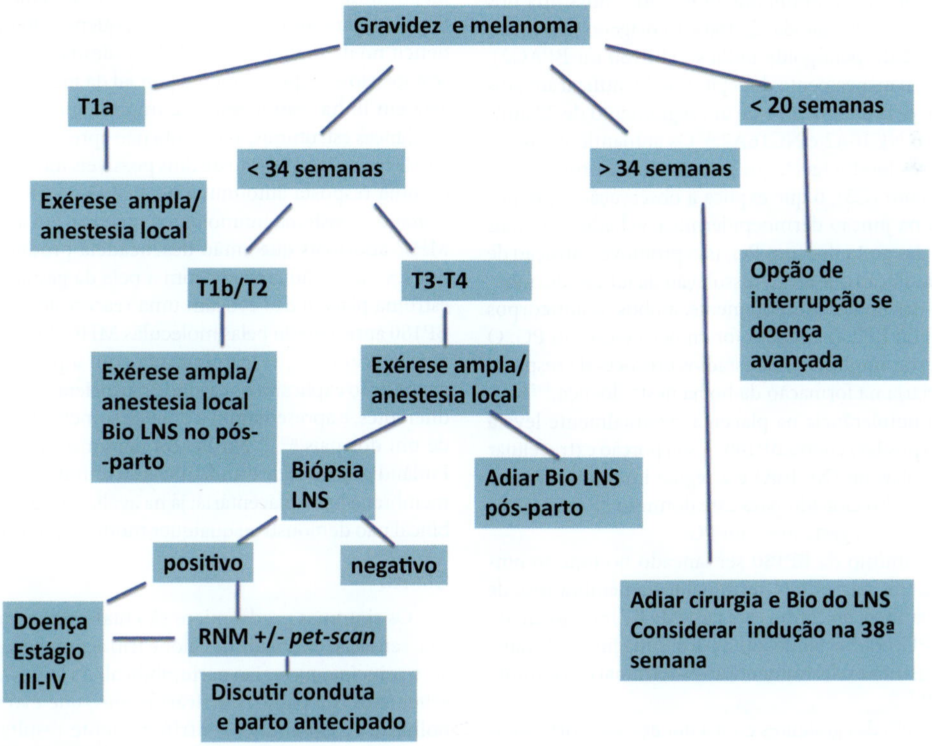

Figura 50.7 Algoritmo da assistência à gestante no melanoma.

Bio: biópsia; LNS: linfonodo sentinela; RNM: ressonância magnética.

Fonte: Morton SK, Morton AP. Australas J Dermatol. 2017 Feb.

Quadro 50.5 Classificação das dermatoses próprias da gravidez.

Vesicobolhosa: penfigoide gestacional (*herpes gestationis*)
Pustulosa: impetigo herpetiforme
Papulosas: • Erupção polimórfica da gravidez: placas e pápulas pruriginosas urticarianas da gravidez – PPPUG • Erupção atópica da gravidez: dermatose papulosa da gravidez; prurigo da gravidez (prurigo *gestationis* de "Besnier"); foliculite pruriginosa da gravidez
Outras: • Colestase intra-hepática da gravidez (*pruritus gravidarum*) • Dermatite gravídica autoimune a progesterona • Eritema nodoso na gravidez

Penfigoide gestacional (PG)

Na literatura a sinonímia é variada, ou seja, herpes gestacional, pênfigo gestacional, pênfigo *gravidarum*, dermatite *gravidarum gestationis*. Tais nomes acontecem, pois a doença apresenta similaridades clínica, histológica e imunopatológica com penfigoide bolhoso.

É doença bolhosa e autoimune da gravidez e do puerpério de incidência rara.

PG tem uma incidência estimada de 1 entre 20 a 50 mil gestações. Em um pequeno número de casos, a doença pode ser uma manifestação paraneoplásica de tumores do trofoblasto, mola hidatiforme ou coriocarcinoma. Às vezes recrudesce durante o período menstrual ou uso de contraceptivos orais pós-parto, mas rapidamente melhora após a menstruação e interrupção do anticoncepcional. Inicia nos segundo e terceiro trimestres da gravidez e o primeiro episódio ocorre, usualmente, nas primigestas.

Etiopatogenia

A causa exata do PG é desconhecida, porém atualmente é considerada uma doença autoimune mediada por anticorpos; 75% dos casos acusa no soro Ac da classe IgG, fixador de complemento, outrora chamado fator herpes *gestationis* (fator HG). Cita-se que o antígeno (Ag) estimulador da formação dos Ac do PG seria uma glicoproteína epidérmica transmembrana, componente do hemidesmossoma dos queratinócitos basais, na lâmina lúcida, de 180 kd, colágeno tipo XVII, chamado de antígeno 2 do penfigoide bolhoso (BP180 ou BPAG2). Estudos recentes, sobre o mapeamento dos epítopos, identificaram dois sítios antigênicos bem definidos dentro de um seguimento de 22 aminoácidos do BP180 – o NC16A2 e NC16A2,5. Os autoanticorpos são da classe IgG, subclasses IgG1 e IgG3, que possuem forte propriedade fixadora de complemento (C3), o que explica a observação de depósito de complemento na junção dermoepidérmica, achado este mais característico da pele das gestantes com PG. Isso promove a atração de eosinófilo e sua degranulação que leva à dissolução da junção dermoepidémica e formação das bolhas. Recentemente, ambos os anticorpos IgA e IgE para BP180 ou BP230 também foram detectados no PG. O linfócito Th2 parece estar implicado nos estádios precoces da resposta autoimune e influenciaria na formação da bolha nesta doença.[102]

A ruptura da imunotolerância na placenta eventualmente leva à geração de autoanticorpos IgG contra BP180. A sua porção extracelular do 16º domínio não colágeno (NC16A) é a região imunodominante e os autoanticorpos IgG direcionado para este domínio NC16A é encontrado em 90% de todas as gestantes com PG.

Apesar de o ectodomínio da BP180 ser lançado no líquido amniótico deixando para trás parte do N-terminal justamembranosa de NC16A, nenhum autoanticorpo contra esta parte de BP180 é formado nas parturientes com PG, confirmando que a parte antigênica relevante de BP180 do PG está restrito exclusivamente ao N-terminal do domínio extracelular do BP180.

Outro fator é que 90% das gestantes com a doença são portadoras do C4 alelo nulo, em contraste com os 43% dos controles. Isso prejudica a remoção de complexos imunes e facilita a sua deposição; no entanto, o alelo C4 está intimamente localizado próximo aos alelos DR no cromossomo 6, o que consequentemente deixa um forte desequilíbrio, dificultando o discernimento da ligação genética primária no PG, que é relevante para a patogênese da doença.

Além da placenta, o BP180 é expresso na pele e no sistema nervoso central. Na pele, ele é uma glicoproteína transmembrana do hemidesmossoma, essencial para a adesão dermoepidérmica; desta forma, autoanticorpos, (anti-BP180) são depositados na junção dermoepidérmica, onde eles ativam a via do complemento e presumivelmente outros mecanismos moleculares, que finalmente iniciam o recrutamento de células efetoras, (eosinófilos e neutrófilos) para a junção dermoepidérmica. Lá, essas células são ativadas e subsequentemente degranulam. Os produtos da degranulação, entre eles proteases, são responsáveis pelo desprendimento físico derme e epiderme, produzindo bolhas e erosões na pele. O PG mostra uma forte associação com os HLA-DR maternos, o DRB1 * 0301 (HLA-DR3), encontrados em 61% a 80% das pacientes com PG e em apenas 22% das mulheres do grupo-controle, e o DRB1 * 0401/040X (HLA-DR4), presentes em 52% das parturientes com PG e em 33% daquelas do grupo-controle. A combinação desses dois haplotipos de HLA é encontrada em 45% das grávidas com PG e em apenas 3% dos controles. Esta associação forte indica o papel fundamental do complexo de histocompatibilidade (MHC) classe II na patogênese da doença. Moléculas MHC classe II são anormalmente expressas sobre as células do estroma amniocoriônico e no trofoblasto. Esta expressão aberrante presumivelmente está envolvida na perda do imunoprivilégio da unidade fetoplacentária. Como consequência, BP180, que é expresso no epitélio amniótico da placenta e do cordão umbilical, é apresentado ao MHC materno classe II que reconhece o MHC classe II paterno como um Ag estranho, resultando na formação de autoanticorpos IgG, predominantemente das subclasses IgG1 e IgG3, dirigido contra BP180. Além disso, este contato direto entre o sistema imunológico materno e o paterno também provoca a formação de Ac contra o MHC I paterno. Esses autoanticorpos são detectados em todas as grávidas com PG, mas em apenas 25% das multíparas saudáveis. O papel patogênico desses Ac anti-MHC-I é desconhecido. Estes autoanticorpos se ligam à membrana amniótica e eles seriam o resultado de um insulto imunológico contra Ag placentários durante a gestação. A ligação destes Ac à zona da membrana basal da placenta é acompanhada por infiltração local com linfócitos. A membrana basal placentária das gestantes com PG apresenta pequenas alterações estruturais com déficit no desenvolvimento de hemidesmossomas nas áreas basais do trofoblasto e desprendimento parcial da membrana do trofoblasto, que está em linha com a resposta imunológica em curso. Apesar dessas mudanças estruturais, a placenta não apresenta insuficiência funcional. Isto levaria a proposição de dois possíveis mecanismos para a iniciação de uma resposta autoimune no PG: (1) o BP180 placentário é apresentado ao sistema imunológico materno em associação as moléculas MHC anormais que então desencadeia produção de autoanticorpos que leva a reação cruzada com a pele da gestante ou (2) as células do estroma placentário evocam uma reação alogênica contra o antígeno BP180 apresentado pelas moléculas MHC do pai presentes no estroma placentário e daí, reação cruzada com a pele materna. Esta segunda proposição explicaria os casos de parturientes que tiveram filhos de pais diferentes, e apresentaram a doença somente na gravidez do(s) filho(s) de um dos pais.[102,103] No PG foi demonstrado em 12 parturientes na Finlândia, através de estudo ultraestrutural, alteração na morfologia da membrana basal placentária; já na avaliação com Doppler, a artéria umbilical não demonstrou qualquer modificação funcional da placenta.[104]

Clínica

Os sintomas prodrômicos são mal-estar geral, febre, náusea, cefaleia, sensação alternada de calor e frio acompanhados de prurido intenso, a princípio na região periumbilical. As lesões são placas edematosas eritematosas e pápulas urticariformes, que evoluem para vesículas e bolhas e se expandem centrifugamente resultando em um aspecto policíclico bizarro; lesões ditas "em alvo" são também observadas. No início, manifesta-se no abdome (região periumbelical) e depois se estende para dorso, glúteos e membros superiores. Bolhas rotas dão lugar a áreas desnudadas de pele de lenta cicatrização, porém sem deixar cicatriz, às vezes, com hiperpigmentação residual. Envolvimento das mucosas é raro (20%); face e couro cabeludo são geralmente poupados. Presença de infecção secundária é possível pelo ato de coçar; sinal de Nikolsky é eventualmente positivo[24,102] (Figura 50.8).

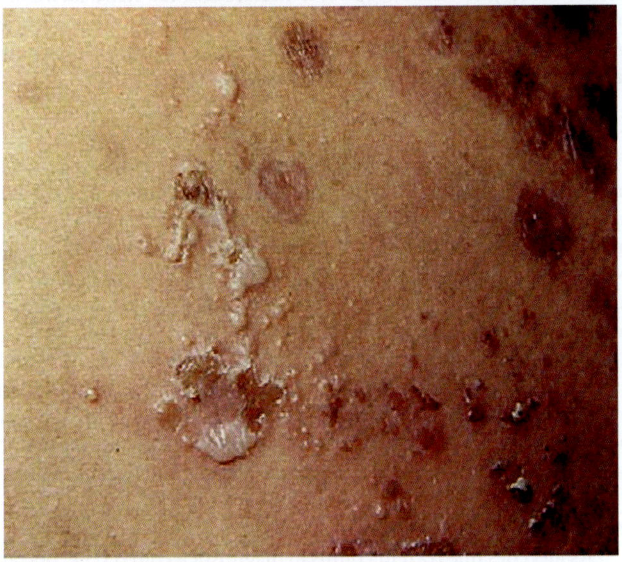

■ **Figura 50.8** Penfigoide gestacional.

O termo "penfigoide gestacional persistente" é usado nos casos cuja doença ativa persiste por meses e até anos após o parto.

O autoanticorpo IgG é detectado no sangue do cordão umbilical de recém-nascidos de mães portadoras da enfermidade e alguns autores usam tal informação para justificar o quadro chamado de PG neonatal, caracterizado pela presença, em alguns recém-nascidos (10%), de vesículas e bolhas que regridem espontaneamente até seis meses de idade.

Existem relatos de associação de PG com doenças autoimunes, particularmente a doença de Graves. Também são descritas a tireoidite de Hashimoto e a anemia perniciosa; o aumento de Ac dirigidos contra tireoide e célula parietal gástrica é citado.[24,102,105]

Diagnóstico

- **Hemograma:** leucocitose com eosinofilia de até 50%.
- **Histopatologia:** nas lesões urticarianas infiltrado perivascular de linfócitos, histiócitos e eosinófilos; nas lesões bolhosas, a separação é subepidérmica com ausência de células acantolíticas e a presença de numerosos eosinófilos. Estudo ultraestrutural revela prejuízo da membrana plasmática das células basais e destruição destas com formação de bolha na lâmina lúcida na zona da membrana basal (ZMB).
- **Imunofluorescência direta (IFD):** mostra deposição de IgG e C3 ao longo da ZMB, mais especificamente na lâmina lúcida. C3 é encontrado em até 100% de casos, enquanto a IgG é vista em 25% a 50%; menos comumente IgA, IgM, C1q, C4, C5 e properdina estão presentes.
- **Imunofluorescência indireta (IFI):** em 25% dos casos, presença de Ac IgG contra MB por método convencional de IFI. Em 75% dos casos, presença de Ac IgG1 fixador de complemento ("fator HG") detectado por método IFI especial.
- ***Immunoblotting* (Western-*blot*):** 90% de amostras de soro de PG reconhece a glicoproteína hemidesmossomal BP180.[106]

Outro exame atualmente realizado é o Elisa (*enzyme-linked immunosobent assay*). Powell e colaboradores realizaram um estudo experimental com Elisa e antígeno BP180Kd com seu epítopo NC16A, chamado Elisa NC16A e encontraram alta especificidade (96%) e sensibilidade (96%) para o exame.[106]

Diagnóstico diferencial

Durante a fase pruriginosa e urticariana do PG, antes do aparecimento das vesículas e bolhas, é difícil a diferenciação com outra dermatose específica da gravidez, a pápulas e placas pruriginosas urticarianas da gravidez (PPPUG) ou a erupção polimórfica da gravidez (EPG), que será dissertada mais adiante. A PPPUG não apresenta depósito linear de C3 e IgG ao longo da ZMB.

Dermatoses outras, que não as específicas da gestação, mas que de forma coincidente manifestam-se durante esta, oferecendo dificuldade diagnóstica, são: penfigoide bolhoso, eritema polimorfo, pênfigos vulgar e foliáceo, dermatite herpetiforme de Duhring-Brocq, erupção bolhosa a drogas, síndrome de Sweet.

A diferença entre penfigoide bolhoso e PG à microscopia de luz é ausência no primeiro de necrose das células basais, fato este bastante frequente no segundo.[105,106]

Tratamento

Nos casos moderados são suficientes anti-histamínicos orais e tratamento local com compressas úmidas de permanganato de potássio, água boricada ou soro fisiológico complementado por creme de corticosteroide.

Nos casos resistentes e persistentes associa-se corticosteroide sistêmico, prednisona na dose de 0,5 mg/kg/dia que deve ser esquematizado para dias alternados assim que as lesões estiverem esmaecidas; aconselha-se a retirada do medicamento somente após o parto. Embora exista na literatura a indicação do uso da dapsona, atualmente está contraindicada por sua ineficiência e risco de doença hemolítica no neonato.[24,102,105]

As alternativas ao corticosteroide descritas na literatura são: sulfapiridina, piridoxina, ciclosporina, metotrexato, azatioprina, ciclofosfamida, sais de ouro e plasmaferese com resultados terapêuticos contraditórios.

Foi descrito um caso de PG de longa duração e resistente a tratamento com corticosteroide que se beneficiou com ooforectomia química.[107] A associação doxiciclina (200 mg/dia) e nicotinamida (500 mg/dia) foi usada em dois casos de PG com sucesso.[108]

Prognóstico

No penfigoide gestacional, o prognóstico materno-fetal é bom, apesar do risco de cesariana, prematuridade, baixo peso ao nascer e às vezes, erupção vesiculosa transitória no recém-nascido. É importante alertar o obstetra do risco de retardo do crescimento intrauterino no penfigoide gestacional. O risco é baixo, mas aumenta se a doença aparece no segundo trimestre da gravidez ou se as lesões bolhosas são numerosas. Por conseguinte, uma vigilância ecográfica deve ser posta em prática.

Evolutivamente a doença cursa com exacerbações e remissões no período gestacional e regride até três meses após o parto. Recorrências acontecem no período menstrual, durante o uso de anticoncepcionais e gestações subsequentes. A evolução independente também é possível por anos após a gravidez. A recorrência ocorre em 20% a 50% das mulheres submetidas à contracepção oral e em 50% a 70% das gestações subsequentes com início precoce e uma intensidade mais grave.

Em função da transferência passiva de anticorpos IgG1 da mãe para o feto, aproximadamente 10% dos recém-nascidos desenvolvem um quadro clínico leve constituído por urticária ou lesões vesiculares da pele. Recém-nascidos com lesões não requerem tratamento, pois a doença regride espontaneamente. Estudos recentes bem orientados não identificaram aumento no número de aborto espontâneo ou natimorto.[24,102,105,109,110]

Pustulosa

Impetigo herpetiforme

O impetigo herpetiforme (IH) também é denominado psoríase pustulosa da gravidez e considerado variante da psoríase pustulosa de Von Zumbusch, pelas semelhanças clínica e histopatológica. Descrita por Hebra em 1872, é doença rara com pouco mais de uma centena de casos publicados. A incidência maior da moléstia é durante a gravidez e cita-se esta como fator precipitante, porém, não é exclusividade do ciclo gravídico, sendo constatada também nas mulheres não gestantes e muito raramente nos homens (Figura 50.9).

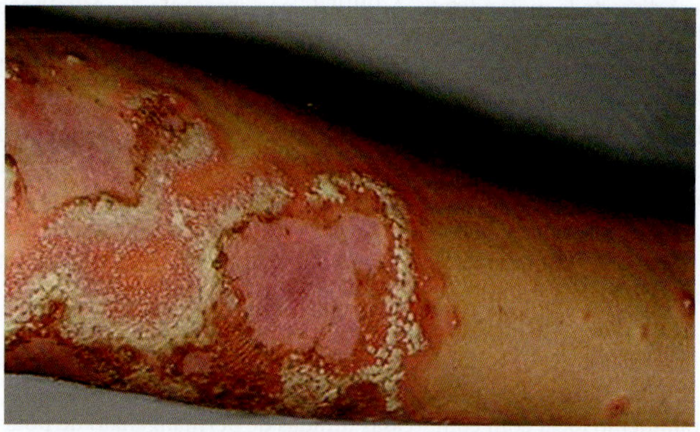

■ **Figura 50.9** Impetigo herpetiforme.

Etiologia e patogenia

A causa da doença ainda é desconhecida. Discute-se a condição como uma dermatose distinta da gravidez ou uma forma de psoríase pustulosa, uma vez que acontece em mulheres com história pessoal e familiar de psoríase. Entretanto, eventualmente ocorre em gestantes sem esse histórico e que não desenvolvem psoríase após o parto. A doença resolve com o fim da gestação, porém em alguns casos retorna nas gestações subsequentes.[111]

A associação frequente com hipoparatireoidismo (hipocalcemia e hiperfosforemia) sugere participação causal destes hormônios, porém não comprovada. É provável que o IH seja uma manifestação clínica de psoríase latente desencadeada na forma pustulosa generalizada, pela deficiência do hormônio das paratireoides durante a gravidez ou após extirpação destas ou tireoidectomia.[112] Outras causas atribuídas seriam infecção bacteriana, variação sazonal, contracepção hormonal e certos medicamentos como carvão ativado, iodeto de potássio e salicilatos.[113]

Estudos genéticos são a esperança para solução da etiologia desta doença; o antígeno leucocitário humano (HLA) encontrado comumente entre as parturientes com IH, talvez seja o responsável pela síntese da proteína que é dita genitora da doença. Locos comuns em duas gestantes irmãs (não gêmeas) que adoeceram de IH foram encontrados: HLAsAII, AW24, BW44 e BW54, porém estes não foram observados em outras grávidas com a doença.[113,114,115]

Foi relatado a presença de mutação do receptor antagonista da interleucina 36 (IL36RN) em vários casos de psoríase pustulosa, não acompanhada de psoríase vulgar. Um caso de IH numa parturiente chinesa na 29ª semana de gravidez, sem história pessoal nem familiar de psoríase vulgar e/ou psoríase pustulosa generalizada, na qual foi detectada a presença do IL36RN. Esta descoberta levanta a hipótese de etiologia genética para ambas as doenças IH e psoríase pustulosa generalizada, porém há necessidade de estudos mais amplos.[116]

Clínica

A afecção ocorre mais frequentemente no terceiro trimestre do período gestacional e as pacientes apresentam aspecto geral bastante comprometido. Os sinais e sintomas são: febre, cefaleia, anorexia, náuseas, vômitos, diarreia, perda de peso, lassitude, adenopatia generalizada, esplenomegalia, insuficiências renal e cardíaca, convulsões e tetania (causada pela baixa do cálcio sérico).

As lesões de pele iniciam, de modo geral, nas principais flexuras do corpo como axilas, pregas inguinais e também raiz das coxas, abdome, região periumbilical, glúteos, para depois disseminarem cobrindo grandes áreas de pele. Raramente são comprometidas a face e regiões palmoplantares. Surto de pústulas estéreis sobre base eritematosa com tendência à expansão formando placas de centro exudativo, crostas ou infecção secundária e periferia com novas lesões pustulosas. Normalmente tais pústulas coalescem, rompem, deixando superfície erosada e halo descamativo ou com retalhos teciduais assumindo arranjo circinado e serpiginoso bizarro; lesões exulceradas são vistas na mucosa oral, língua e até esôfago decorrentes de pústulas de pequena duração. Hiperpigmentação é sequela frequente. Prurido não é sintoma constante na doença e sua presença é bastante variável.[111]

Diagnóstico

No hemograma, as alterações mais importantes são leucocitose neutrofílica e anemia. A velocidade de hemossedimentação (VHS) aparece aumentada e a dosagem do ferro sérico baixa. São observadas hipocalcemia (resultante do hipoparatireoidismo) e hipoalbuminemia. No exame de urina albuminúria acompanhada ou não de hematúria e leucocitúria são detectadas de forma eventual. É importante a monitorização constante da função renal.[117]

Na histopatologia, a principal característica é a chamada pústula espongiforme de *Kogoj* (acúmulo grande de neutrófilos e eosinófilos na epiderme, sob a camada córnea). Na derme, há infiltrado inflamatório perivascular misto de linfócitos e polimorfonucleares, e a imunofluorescência direta e indireta são negativas[72] (IFD e IFI: negativas).[117]

Diagnóstico diferencial

As afecções que trazem confusão diagnóstica com o IH e, portanto, devem ser pesquisadas no diagnóstico diferencial são: dermatose pustulosa subcórnea, dermatite herpetiforme, impetigo e penfigoide gestacional.[118]

Tratamento sistêmico

Corticosteroide é o tratamento fundamental sendo usada a prednisona na dose de 15 a 60 mg/dia e antibiótico caso haja infecção secundária. O hipoparatireoidismo, quando presente, deve ser tratado com di-hidrotaquisterol (AT 10) associado a injeções intravenosas de sais de cálcio e vitamina D (10.000 U/dia). Faz-se necessário a manutenção do equilíbrio hidroeletrolítico e a monitorização das funções renal e cardíaca. Nos casos refratários associa-se ciclosporina, 2,5 mg/kg/dia, via oral, dividida em duas doses diárias.

A ciclosporina foi administrada em 14 grávidas com IH na literatura. Na revisão desses casos em 12 das parturientes a ciclosporina não foi dada como monoterapia, mas em combinação com corticosteroide sistêmico (Prednisolona de 20 a 80 mg/dia). Fluorcortisona e dexametasona foram usadas em 2 parturientes. A ciclosporina foi administrada na dose de 2 a 7,5 mg/kg/dia. O interessante é que somente em 1 dos casos houve o clareamento completo antes do parto. O resultado do esquema combinado (prednisolona e ciclosporina) foi: estabilidade da doença em 3 casos, resposta parcial em 3 casos, melhora importante em 4 casos; em 4 casos houve resistência a terapêutica e a regressão das lesões só aconteceu após o parto. Em suma, em 10 dos 14 casos (71,4%) a ciclosporina ajudou no controle da doença, porém não houve regressão completa das lesões.[119,120]

O metotrexato por tempo curto (7,5 mg, semanalmente por 2 semanas), conjuntamente ao corticosteroide oral, é alternativa terapêutica, porém este medicamento não deve ser usado nas gestantes.[111,117]

Tópico: loção de zinco e/ou corticosteroide fluorado na apresentação creme.

Nos casos graves, com comprometimento materno importante e gravidez suficientemente avançada, a gestação deve ser finalizada por indução ou cesariana.[111]

Na literatura atual foi descrito um caso de IH intratável complicado por restrição do crescimento intrauterino do concepto, no qual para aliviar a inflamação sistêmica foi realizado tratamento semanal com GCAP, isto é, Granulocitaferese (tratamento com circulação extracorpórea que remove granulócitos e monócitos ativados) a partir da 16ª semana de gestação até a 34ª semana (um total de 14 sessões). Houve melhora clínica da doença e do crescimento fetal; a parturiente deu à luz na 35ª semana a uma criança saudável.[121]

Prognóstico

Deve-se estar atento, pois há risco de evolução para óbito materno, geralmente ligado ao tratamento inadequado da doença e ou pelas convulsões induzidas pela hipercalcemia, hipertermia, falências renal e cardíaca; existem casos de continuidade por vários meses alternando períodos de remissão e recidiva. No puerpério temos interrupção da moléstia, mas seu retorno às vezes ocorre nas próximas gestações.

Quanto ao feto, em razão da insuficiência placentária, são comuns: aborto, natimorto e morte do recém-nascido nas primeiras semanas de vida.[110,118]

Papulosas

Erupção polimórfica da gravidez (EPG) ou placas e pápulas pruriginosas urticarianas da gravidez (PPPUG)

Foi descrita com o nome PPPUG, pela primeira vez, por Lawly e colaboradores em 1979, quando descreveram sete casos da afecção.[122] Holmes e Black, em 1983, sugeriram outra denominação para a doença, a de erupção polimórfica da gravidez.[123] É doença do terceiro trimestre do período gestacional, benigna e em geral compromete as primigestas (76%). Em 15% dos casos aparece imediatamente após o parto. As recorrências nas gestações subsequentes ou com o uso de anticoncepcionais são incomuns. É a dermatose própria da gravidez mais frequente, tendo uma incidência mundial entre 1/160 a 1/300 gestações. Nas gestações múltiplas, a erupção se apresenta com maior frequência (7% a 20%) quando comparada com a população geral.[118,124]

Alguns autores relataram uma maior frequência de fetos masculinos em casos de EPG. Em um estudo, o sexo dos recém-nascidos era masculino em 64,5% do grupo EPG, enquanto a porcentagem estava mais próxima da estatística esperada (48,5%) no grupo-controle.[125]

Etiopatogenia

A causa é desconhecida e a associação com mecanismo hormonal e autoanticorpos não foi encontrada. A ocorrência familial é excepcional. Associação com outras doenças autoimunes, penfigoide gestacional e pré-eclâmpsia não foi registrada.

Alguns autores especulam que a distensão rápida da pele causaria alterações no tecido conjuntivo expondo os antígenos colagênicos. Estudos confirmando esta hipótese relatam casos da doença nas gestantes com ganho anormal de peso, nas que cujo feto é de alto peso e naquelas de gravidez gemelar. Também pode haver uma hiperreatividade imune materna que poderia predispor essas mulheres a essas reações inflamatórias. Os hormônios sexuais ou os níveis de gonadotropina coriônica (HCG) foram aventados como participantes na gênese da EPG, mas a fisiopatologia exata permanece obscura. Outros autores conjecturam como etiologia que a placenta no terceiro trimestre, já amadurecida, eliminaria na circulação materna uma substância responsável por proliferação fibroblástica. A teoria mais aceita é a do microquimerismo, isto é, a circulação de células fetais e do trofoblasto na mãe, estimulando a degranulação dos mastócitos; estas células escapariam na circulação pelo aumento da pressão intrauterina o que dá apoio ao fato da afecção estar associada à prenhez gemelar e ganho de peso da gestante.[118,73] Alguns outros fatores de risco estão implícitos, mas sua relação com EPG não está totalmente estabelecida, como fetos masculinos e sangue materno tipo Rh negativo.[126]

Clínica

São inexistentes os sintomas sistêmicos e prurido é a queixa fundamental na EPG. As lesões são polimorfas, pápulas eritematosas que coalescem formando placas de aspecto urticariforme; iniciam no abdome, curiosamente numa estria atrófica, para depois disseminarem para coxas, glúteos, braços e antebraços. Ocasionalmente surgem pequenas vesículas, púrpuras e lesões policíclicas "em alvo". É clássico a doença poupar a região periumbelical. Mucosas, face, regiões palmar e plantar e parte superior do tórax não são afetados.[118]

Alguns autores classificam EPG de acordo com seus diferentes tipos de lesões. Numa dessas classificações, três categorias foram propostas: 1) tipo I com pápulas e placas urticarianas; 2) tipo II com eritema não urticariano, pápulas ou vesículas e 3) tipo III com combinações das duas formas (tipo I e tipo II)[126] (Figura 50.10).

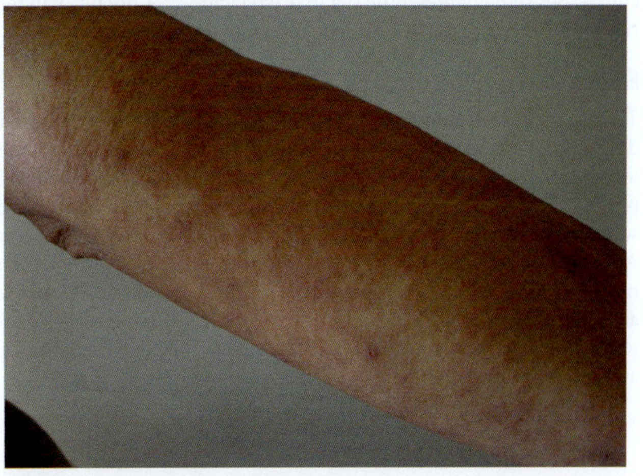

■ **Figura 50.10** Erupção polimórfica da gravidez.

Diagnóstico

Não são detectadas anormalidades no hemograma, testes de função hepática, gonadotrofina coriônica urinária, testes sorológicos para sífilis ou nível sérico dos hormônios estrógeno e progesterona.

O exame histopatológico na EPG não é específico, apenas epiderme com espongiose e paraceratose focais; a derme papilar é edemaciada com a presença de infiltrado inflamatório inespecífico perivascular linfo-histiocitário com escassos eosinófilos.

Imunofluorescências direta e indireta usualmente são negativas, o que colabora de forma substancial na distinção desta doença com o penfigoide gestacional. Esse exame é padrão-ouro se existe dúvida diagnóstica. Não existe associação desta entidade com HLA.

Imunohistoquímica mostra no infiltrado inflamatório perivascular um componente de células CD3+, CD45Ro+ em 70% a 80%. Além destas, 50% foram células CD4+ e 25% a 50% representam CD8+. Células B CD22+ são observadas ocasionalmente. Células de Langerhans HLA DR+ e CD25+, CD1a+ estiveram aumentadas. Na pele perivascular encontram-se células LFA-1+, CD11a +, CD18+ associadas com células dendríticas e células endoteliais ICAM-1a. Estes achados sugerem que a ativação do sistema imunológico da pele, de células T, de células dendríticas e células de Langerhans estão aumentadas em número quando comparadas com a pele sã perilesional.[118]

Diagnóstico diferencial

Os principais diagnósticos diferenciais são as outras doenças pruriginosas da gravidez: erupção atópica da gravidez, penfigoide gestacional, colestase intra-hepática gestacional e o impetigo herpetiforme. Também figuram no diagnóstico diferencial urticária, eritema polimorfo, farmacodermia e dermatite herpetiforme de Dühring-Brocq.[126]

Tratamento

Nos casos simples, costuma ser suficiente aplicação tópica de corticosteroides de média potência, na apresentação creme, para alívio do prurido. Casos mais relevantes, associar doses baixas de corticosteroide sistêmico, por exemplo, prednisona 15 a 20 mg/dia. Para o prurido grave e rebelde, o uso tópico de corticosteroides potentes ou mesmo sistêmico são efetivos e seguros (por exemplo, prednisolona, 20 a 60 mg/dia, durante alguns dias em doses decrescentes).

Existem relatos recentes do uso da injeção intramuscular de sangue total autólogo com bons resultados e perfil de segurança, mas ainda há poucos dados sobre este assunto.[127] Há também um relato de tratamento com fototerapia UVB bem-sucedido.

Apressar o parto nos casos de prurido rebelde intratável é controvertido.[124]

Prognóstico

A dermatose tem involução espontânea e desaparece no puerpério. Não existem riscos para o feto e somente um caso de recém-nascido com lesões semelhantes às de sua mãe é relatado.[118] A doença não tem recorrências nas gestações subsequentes a não ser nas multíparas.[124]

Erupção atópica da gravidez (EAG)

Atualmente os chamados prurigo da gravidez, prurigo gestacional, dermatite papulosa da gravidez e foliculite pruriginosa da gravidez foram colocados dentro de um termo único nomeado de erupção atópica da gravidez. A EAG é relativamente comum (segunda dermatose da gravidez mais frequente) benigna, de etiologia desconhecida. Apresenta-se com prurido intenso e lesões papulosas e/ou eczematosas, nas gestantes com diátese atópica (história familiar de atopia e/ou nível aumentado de IGE); inicia cedo, antes do terceiro trimestre (75%) e tende a recorrer nas gestações subsequentes em função da constituição atópica[118,123] (Figura 50.11).

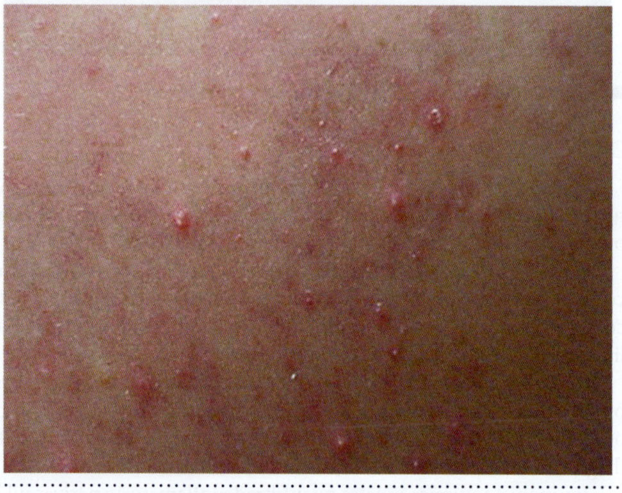

■ **Figura 50.11** Foliculite pruriginosa da gravidez.

Etiopatogenia

A doença pode estar relacionada ao domínio típico da imunidade Th2 observado durante a gravidez. Sabe-se que a fim de evitar rejeição fetal, a gravidez normal é caracterizada por menor produção de citocinas Th1 (IL-2, IL-12, IF-γ) e maior produção de citocinas Th2 (IL-4, IL-10). A dermatite atópica é considerada uma doença dominante em Th2. O deslocamento imune para Th2 na gravidez explicaria a exacerbação da dermatite atópica durante o ciclo gravídico. Em contraste com as outras dermatoses específicas da gravidez, o aparecimento ocorre em 75% dos casos antes do terceiro trimestre, geralmente no início do primeiro ou segundo trimestres. Em várias gestantes, presenciou-se aumento sérico da IgE, que é um dos critérios para estabelecer o diagnóstico de atopia.[109,123,124,128]

Clínica

Na EAG, as lesões iniciam entre o primeiro e segundo trimestres da gestação e o sintoma protagonista é o prurido, 80% das gestantes experimenta a dermatite atópica pela primeira vez durante a prenhez ou após uma longa remissão dos sintomas surgidos na infância; 20% das restantes já tem a dermatite e sofre exacerbação do quadro na gestação. As lesões cutâneas são divididas em alterações de pele do tipo eczematoso ou lesões do tipo prurigo. Dois terços das grávidas acometidas pela EAG apresentam eczema generalizado (é chamado tipo "E" da EAG), muitas vezes afetando os locais clássicos da DA como face, pescoço, superfície flexora das extremidades; já o terço restante tem lesões papulosas (dito tipo "P" de EAG) que são pequenas, eritematosas, disseminadas no tronco e membros e ainda nódulos típicos de prurigo localizados nas pernas e braços. Outro sinal presente é a xerose, um dos critérios menores para o diagnóstico de DA. Após o parto, as lesões desaparecem rapidamente deixando apenas hiperpigmentação como sequela ou perduram semanas a meses.[118]

A foliculite pruriginosa da gravidez e o prurigo da gravidez (prurigo de Besnier) são outras duas doenças classificadas dentro da chamada EAG. O prurigo da gravidez é caracterizado por pápulas e nódulos sobre a superfície extensora das pernas e membros superiores e frequentemente no abdome. A foliculite da gestante é descrita como lesões acneiformes consistindo de múltiplas pápulas ou pústulas foliculares distribuídas no dorso, braços, tórax e abdome.[109,124,128]

Diagnóstico

Os testes sorológicos são normais, eventualmente (20% a 70%) IgE aumentada. A dosagem de IgE deve ser utilizada somente como critério de exclusão diagnóstico.

Quanto à histopatologia os achados são inespecíficos e varia com o tipo clínico (Tipo "E" ou "P") e o estágio da doença. IFD é negativa.[118]

Diagnóstico diferencial

É importante considerar todas as causas de prurido específico e os secundários não ictéricos que ocorrem na gravidez de forma casual. Também pode existir confusão diagnóstica com a dermatite herpetiforme.[118]

Tratamento

Somente medidas antipruriginosas tópicas (pasta d'água, creme de corticosteroide) são suficientes no controle da doença sendo raramente necessária a administração sistêmica de corticosteroides. Como tratamento adjuvante os histamínicos de primeira geração (por exemplo, a hidroxizine) são permitidos durante a gestação.[118]

Prognóstico

Recorrência nas gestações subsequentes é variável. A moléstia cursa sem danos tanto para a mãe quanto para o concepto.[118]

Outras

Colestase intra-hepática da gravidez (*Pruritus gravidarum*)

A colestase intra-hepática da gravidez (CIHG) é caracterizada por prurido e nível dos ácidos biliares aumentado, com início nos segundo e terceiro trimestres da gravidez e regressão dos sinais e sintomas quando 2 a 3 semanas de puerpério. Em contraste com as outras dermatoses da gravidez, a CIHG apresenta somente lesões secundárias ao ato de coçar.

É observada em quase todos os grupos étnicos, porém há variação geográfica relevante quanto à incidência: enquanto na Europa sua prevalência está em torno de 0,2% a 2,4%, é particularmente frequente na Escandinávia e América do Sul com índices mais altos no Chile (15% a 28%). A moléstia é mais comum no inverno e na prenhez múltipla. O terceiro trimestre da gestação é o tempo de surgimento em dois terços dos casos.[124,129,130]

A CIHG é subdividida em:

1. Gestantes com hiperbilirrubinemia, isto é, a chamada icterícia colestática da gravidez.
2. Gestantes com prurido e anormalidades bioquímicas, mas sem hiperbilirrubinemia (prurido da gravidez)[129].

Etiopatogenia

Existe um defeito na excreção dos sais biliares levando a aumento dos ácidos biliares no soro. A razão para esse defeito parece ser multifatorial, isto é: genético, hormonal e fatores exógenos. Há propostas sobre associação da CIHG com herança autossômica mendeliana e existem subtipos HLA A31 e B8. A presença da enfermidade em grupos familiares, as variações étnicas e geográficas, a alta recorrência nas gestações subsequentes e prenhez múltipla reforçam a predisposição genética.[124] Evidências clínicas apoiam um papel etiológico para o estrógeno. A doença ocorre no terceiro trimestre quando o nível do estrógeno atinge o pico máximo e está associada à prenhez múltipla onde o hormônio está mais alto do que nas gestações simples. A progesterona e seus metabólitos talvez estejam envolvidos na patogênese da CIHG. Parturientes com a enfermidade têm nível aumentado do metabólito mono ou disulfato de progesterona e também dos 3γ e 3β hidroxilato de esteroide. Os estrógenos interferem com a difusão de fluidos através da membrana canalicular do hepatócito e subsequente excreção dos ácidos biliares hepáticos. Progestágenos inibem a glucoronil-transferase e assim reduzem o *clearance* dos estrógenos amplificando os efeitos destes. Entretanto, postula-se que existam mulheres "predispostas", isto é, com o metabolismo estrogênico hepático alterado. O que não se tem certeza é se tais anormalidades são causais ou secundárias a colestase.[129]

A secreção de bile normalmente depende da integridade do sistema de transporte através das membranas dos hepatócitos e colangiócitos. O transporte dos três principais lípides – ácidos biliares, fosfatidilcolina e colesterol – através da membrana do hepatócito é mediado por "bombas exportadoras" (ATP-dependentes) chamadas de transportadores ABC. Os dois principais transportadores ABC são: ABCB4 que transporta fosfatidilcolina e ABCB11 que transporta ácido biliar. Mutação nos genes que codificam estes transportadores tem sido estudada como possíveis determinantes da injúria colestática das gestantes com a enfermidade. A deficiência de ABCB11 e ABCB4 é dita como causa possível da CIHG tipo 2 e tipo 3 respectivamente.[131] Alguns autores discutem ainda o papel do meio ambiente e da dieta como influenciadores na CIHG; como exemplo eles citam a diminuição do selênio sérico nesse período.

Embora o nível sérico de ácido biliar não se correlacione com o prurido, o mesmo não é possível dizer sobre a concentração destes ácidos na pele. Todavia, até o momento não sabemos de que modo os ácidos biliares presentes na pele produziriam prurido.

Clínica

O prurido é o sintoma principal, sendo moderado e tolerante para algumas gestantes, mas às vezes grave e desconfortável para outras. O prurido é mais intenso à noite, com predileção pelas regiões palma e plantar, mas rapidamente se generaliza. Persiste durante todo o período gestacional sendo intenso e desconfortável para a parturiente. Não é acompanhado por lesões dermatológicas características, apenas escoriações. Quando o prurido inicia, a pele não está afetada, porém, mais tarde lesões secundárias a coçadura se desenvolvem, como escoriações ou mesmo nódulos típicos de prurigo. As lesões surgem na superfície extensora das extremidades, região glútea e no abdome. Icterícia moderada não está obrigatoriamente presente, apenas em 10% a 15% dos casos, usualmente após 2 a 4 semanas. Esteatorreia subclínica acontece eventualmente e então ocorre a má-absorção de vitaminas lipossolúveis e consequente deficiência de vitamina K. Essa alteração leva a prolongamento do tempo de protrombina que resulta em hemorragia e coagulopatia no pós-parto.[124,129,132] Parturientes com sangramento atípico na gestação tais como hematúria ou sintomas sugestivos de CIHG é fundamental avaliação de possível deficiência de vitamina K relacionada com a colestase. Essas gestantes devem ter um estudo laboratorial da sua coagulação quando admitidas para o parto natural ou cesariana. As anormalidades da coagulação devem ser corrigidas imediatamente com administração de plasma fresco. O tratamento deve continuar com ácido ursodeoxicólico e vitamina K, para prevenir morbidade e mortalidade materna e fetal após o parto.[133]

Diagnóstico

Os critérios para o diagnóstico da CIHG são o prurido generalizado com ou sem icterícia e ausência de história de hepatite a vírus ou drogas hepatotóxicas; a inexistência de lesões dermatológicas; presença de anormalidades bioquímicas consistentes com colestase; a regressão completa da condição após o parto; a recorrência nas gestações subsequentes e a ausência de outras doenças que causem prurido e icterícia. Contudo, existe um largo espectro de apresentações clínicas.[129]

Nas gestantes saudáveis, o nível de ácidos biliares é levemente mais alto que nas mulheres não grávidas; nível acima de 11 μmol/L (normal 0 a 6 μmol/L) é aceito como normal nos meses finais da gestação. Nas mulheres com CIHG, o nível sérico dos ácidos biliares está elevado de 3 a 100 vezes o normal e é dado fundamental para firmar o diagnóstico da condição. A bilirrubina total quando elevada se faz à custa da bilirrubina direta e isso ocorre em 10% a 20%. Testes de função hepática eventualmente estão levemente alterados.

Quanto à histopatologia, na pele os achados são inespecíficos e no fígado mostra colestase centro-lobular de vários graus de comprometimento, podendo inclusive encontrar trombos de bile obstruindo canalículos, sem dilatação ou injúria de ductos. Não são vistas necrose hepatocelular e inflamação portal.[129]

É importante fazer o diagnóstico diferencial da CIHG com outras causas de hepatopatia, porque a CIHG leva a consequências adversas a mãe e o concepto. É relevante realizar uma ultrassonografia do fígado para verificar a presença de colelitíase ou outras anormalidades hepáticas. Outras condições médicas além da colelitíase que aumentam o risco para CIHG são: vírus da hepatite C e dislipidemia. Permanece obscuro se a dislipidemia é a causadora da doença ou se é secundária à disfunção hepática. Em vários casos detectamos elevação da lipoproteína de baixa densidade (DHL) e diminuição das lipoproteínas de alta densidade (HDL) o que representa uma arma útil como marcadores da identificação precoce da CIHG.[124]

Diagnóstico diferencial

É importante o diagnóstico diferencial com hepatites viral, alcoólica e a induzida por drogas, pré-eclâmpsia, eclâmpsia, obstrução biliar, estados hiperbilirrubinêmicos, cirrose biliar primária, colangite esclerosante. Ainda é considerável investigar todas as causas de prurido específico e secundário a outras doenças (reações alérgicas, doença de Hodgkin, Policitemia vera etc.).[124]

Tratamento

No controle do prurido com colestase leve são suficientes emolientes ou hidratantes, banho morno e se necessário, corticosteroides tópicos. S-adenosyl-L-methionine parece beneficiar não só o prurido como as anormalidades bioquímicas.

Casos graves têm como alternativas resinas básicas de intercâmbio aniônico, ou seja, resinas sequestradoras de ácidos biliares como colestiramina (8 g/dia), o ácido ursodeoxicólico (AUDC-Ursodiol) e fototerapia com UVB. A colestiramina melhora o prurido, mas não interfere no prognóstico fetal. O AUDC é um ácido biliar hidrofílico, não tóxico com efeitos imunomodulador, citoprotetor, antiapoptótico e colerético; é ministrado oralmente na dose de 15 mg/kg/dia até o parto e controla tanto o prurido quanto às alterações bioquímicas diminuindo o risco de efeitos adversos no feto. Com exceção da diarreia leve não há efeitos adversos para a mãe. Entretanto, o medicamento não está licenciado para uso na gravidez e requer a informação e autorização da parturiente para uso *off-label*. Corticosteroides orais são usados por algumas pacientes e com sucesso.

Vigilância obstétrica constante é mandatória; a condição cardíaca do feto é analisada através do registro eletrocardiográfico semanalmente. Assim que a maturidade pulmonar ocorre, por volta da 36ª a 37ª semanas, alguns autores recomendam indução do parto natural ou cesariana.

Atenção deve ser tomada com os níveis de vitamina K através do monitoramento rotineiro do tempo de protrombina; se este se prolongar está indicada administração intramuscular de vitamina K.

O acompanhamento multidisciplinar – ginecologista, hepatologista, pediatra e dermatologista – é o ideal nos casos de CIHG.[124,129]

Prognóstico

Para a gestante, o prognóstico é bom e os sintomas desaparecem rapidamente após o parto, acompanhados pela normalização dos testes séricos. Se as anormalidades persistirem, outras moléstias crônicas hepáticas precisam ser pesquisadas como a cirrose biliar primária, colangite esclerosante e a hepatite C crônica as quais podem estar associadas ao desenvolvimento de prurido durante a gestação. Nos casos de icterícia e deficiência de vitamina K existe risco aumentado para hemorragia intra e pós-parto tanto para a mãe quanto para o concepto.[129] O *pruritus gravidarum* frequentemente (45% a 70%) retorna nas gestações subsequentes e com uso de anticoncepcionais.[129]

Quanto ao feto, o prognóstico é desfavorável, com referência de prematuridade (19% a 60%), complicações fetais durante o parto (22% a 33%) e natimortos (1% a 2%) nas grávidas cuja colestase é grave, isto é, quando ocorre aumento sérico rápido dos ácidos biliares (> 40 μmol/L). Exame da placenta, muitas vezes, revela anormalidades não específicas como alterações degenerativas, infarto, edema de vilo, que contribuem para a hipóxia fetal. Pacientes com início precoce de CIHG, de difícil controle são frequentemente acompanhadas por partos prematuros, sofrimento fetal e outros resultados adversos da gravidez. A maioria dos estudiosos acredita que o desfecho perinatal de pacientes com CIHG de início precoce é pior, portanto, deve ser classificado como CIHG grave.

Jing e colaboradores, num estudo, procuraram mostrar a relação entre a gravidade da CIHG e a semana gestacional do seu início. A princípio eles definiram através de índices estatísticos que a idade gestacional de corte mais adequado para início precoce é a 34ª semana; portanto, antes dessa idade foi definido como início precoce da CIHG e após, início tardio; avaliaram os índices bioquímicos e o desfecho perinatal das gestações quando de CIHG de início precoce. Neste estudo, o peso ao nascer foi significativamente menor entre os neonatos do grupo CIHG de início precoce do que entre recém-nascidos do grupo CIHG de início tardio, coincidindo com os resultados de vários estudos.

Existem vários motivos para esse resultado: 1) A taxa de parto prematuro é significativamente maior nas gestantes com CIHG de início precoce do que no grupo de início tardio, e as diferenças no peso neonatal podem ser atribuídas as diferentes idades gestacionais ao parto; 2) A deposição de ácidos biliares placentários causaria edema das vilosidades placentárias e estenose do espaço intervilosidades. Os ácidos biliares podem acelerar a apoptose celular placentária, afetando as funções de síntese e transporte da placenta, levando a disfunção placentária e então a uma restrição do crescimento intrauterino. 3) Mudanças nos oligoelementos e alguns fatores de crescimento em pacientes CIHG levam a transtorno de absorção de gordura e vitaminas lipossolúvel. Assim, a diminuição da síntese da proteína fetal pode causar restrição de crescimento fetal. 4) A taxa de apoptose das células placentárias nas gestantes com CIHG de início precoce é muito rápido, e pode ser um dos mecanismos de restrição do crescimento intrauterino do feto. Em resumo, este estudo descobriu que a 34ª semana de gestação é a idade de corte mais apropriada para o diagnóstico de CIHG de início precoce; a CIHG iniciando mais precocemente tem duração maior e se apresenta com evolução mais grave. A doença de início precoce foi associada à maior incidência de parto prematuro, sofrimento fetal e baixo peso ao nascer em comparação com a CIHG de início tardio e os clínicos precisam considerar esses fatores ao encontrar tais casos.[134]

Na CIHG, o diagnóstico rápido, a terapêutica específica, o monitoramento obstétrico preciso e principalmente a orientação materna, em particular sobre possível recorrência na gravidez subsequente, são essenciais.[129]

Dermatite autoimune à progesterona na gravidez (DAPG)

Introdução

A dermatite autoimune à progesterona (DAP) foi descrita pela primeira vez por Jonas e Gordon em 1969. Trata-se de doença exclusiva do sexo feminino e corresponde a uma reação de hipersensibilidade autoimune rara às flutuações de progesterona endógena, durante o ciclo menstrual da mulher. Tem um amplo espectro de apresentações clínicas incluindo urticária, eczema, erupções vesiculosas, eritema multiforme, estomatite, eritema anular centrífugo até anafilaxia. A patogênese da doença permanece desconhecida.[135]

Nguyen e Ahmed publicaram uma revisão da literatura inglesa sobre a entidade em 2016, para avaliar as diferentes teorias da patogênese e tratamentos. Cerca de 90 pacientes foram incluídas nessa revisão; destas 13 (14,6%) foram associadas à gravidez (dermatite gravídica autoimune a progesterona). O diagnóstico de certeza foi o teste de sensibilidade intradérmico com a progesterona. A doença ocorreu no pós-parto em sete parturientes e em seis durante a gravidez.[136]

A dermatite autoimune à progesterona na gravidez foi primeira descrita por Bierman em 1973. O autor descreveu uma parturiente que apresentou a doença em duas gestações sucessivas com erupção acneiforme nas extremidades e glúteos, associada à artrite e o teste intradérmico com progesterona foi positivo. Ambas as gestações não chegaram a termo, ocorrendo aborto espontâneo e resolução completa da moléstia. Nenhum surto pré-menstrual foi surpreendido, entretanto, durante o período livre de doença, provocação com anticoncepcionais orais levou ao retorno de ambas, dermatite e artrite.[137]

Medeiros e colaboradores descreveram em 2009 uma paciente que teve seu primeiro surto na 32ª semana de gravidez e também subsequentemente durante o ciclo menstrual.[138]

Chawla e colaboradores descreveram uma família (mãe e três filhas) com quadro urticariano e teste cutâneo positivo para progesterona; duas filhas desenvolveram a doença durante a gravidez e a outra na fase lútea do ciclo menstrual.[139]

Algumas mulheres apresentam a sensibilidade sem nunca terem sido expostas ao hormônio. A explicação para esse fato seria que algumas delas só toleram níveis baixos da progesterona. Elas desenvolveriam a resposta inflamatória à medida que os níveis aumentam em certos estados fisiológicos, com os níveis elevados de progesterona variando de paciente para paciente. Isso pode, em certa medida, explicar as variações nas apresentações clínicas e respostas a diferentes modalidades terapêuticas. Esta hipótese também explicaria o desenvolvimento da doença durante a gravidez, quando os níveis de progesterona são 10 a 5 mil vezes maiores. Outro mecanismo para a sensibilização seria a sensibilidade cruzada; isso explicaria o início da doença nas mulheres que não tiveram exposição exógena à progesterona.[140]

Clínica

As pacientes com DAP apresentam um espectro amplo de manifestações cutâneas com gravidade variável. São citadas urticária, erupções vesicobolhosas, eritema polimorfo, eczema, lesões maculopapulosas, púrpura/petéquias, erupção fixa, e estomatite. O sintoma mais comum foi o prurido; também houve relatos de dificuldade respiratória, angioedema e/ou edema das extremidades (em alguns casos de urticária), quadro anafiláticos, dor em queimação nas lesões e até diarreia com perda de peso. A doença compromete, em alguns casos, mucosas oral, genital e região perineal.

Diagnóstico

O diagnóstico requer além das erupções cutâneas recorrentes, dois dos quatro critérios principais: (1) um teste cutâneo intradérmico positivo com progesterona; (2) prevenção do surto pré-menstrual inibindo a ovulação; (3) demonstração de anticorpos circulantes para progesterona; e (4) reprodução de sintomas com administração da progesterona.[138]

Le e Wood usaram como teste de provocação um pessário intravaginal do hormônio progesterona e conseguiram provocar as lesões que desapareceram após a retirada do pessário confirmando o diagnóstico.[141]

O teste intradérmico é feito com progesterona em suspensão aquosa diluída em solução salina a 0,1 mg/mL, 0,01 mg/mL e 0,001 mg/mL com leitura após 48 horas.[101,118]

A histopatologia não é específica e desta forma são relatadas várias imagens: hiperplasia epidérmica e infiltrado inflamatório perivascular de células mononucleares; outros casos mostraram necrose epidérmica total e perivascular superficial com infiltrado mononuclear compatível com eritema multiforme; ainda outros com infiltrado inflamatório leve na derme superficial, composta por abundantes eosinófilos e ectasia vascular. Bierman descreveu no seu caso relatado, acantose e espongiose focal da epiderme, exocitose de linfócitos, histiócitos e eosinófilos, comedões foliculares grandes, infiltrado inflamatório intenso rico em eosinófilos na derme, às vezes formando abscessos.

As IFD e IFI não têm demonstrado anticorpos.

Laboratório: aumento do nível sérico de IgG e IgM; eosinofilia ocasional.

Diagnóstico diferencial

Como o quadro clínico é variado, a DAP é confundida com várias entidades clínicas como: urticária crônica de outras etiologias, doenças vesicobolhosas, farmacodermia, eritema polimorfo, doenças virais com lesões papulosas. Quando na gravidez, pode ser confundida com PG se as lesões são vesicobolhosas e PPPUG quando as lesões são placas e pápulas eritematosas. A estomatite às vezes se confunde com síndrome de Stevens-Johnson. Como o prurido é sintoma importante há necessidade de incluir a DAP como um dos diagnósticos a se pesquisar.

Tratamento

No caso da dermatite autoimune à progesterona nas mulheres não grávidas o objetivo é inibir a secreção endógena de progesterona através da supressão do ovário. As medicações usadas para este fim são: contraceptivos orais, estrógenos conjugados (atualmente pouco usado em razão do risco aumentado para carcinoma endometrial), agonistas do hormônio liberador de gonadotrofinas (GnRH), buserilin e triptorelin, os andrógenos sintéticos, como o stanozolol (apenas no período pré-menstrual) e os antiestrógenos (tamoxifeno) que tem o risco de trombose venosa e catarata. Quando, após tentar todas as medicações citadas, não há melhora dos sintomas, opta-se pela ooforectomia bilateral, como último recurso terapêutico.[142]

Eritema nodoso da gravidez (EN)

Muito raro, surge no primeiro e início do segundo trimestre, na forma de lesões nodulares eritematosas, de morfologia e localização típicas do eritema nodoso e resolve em torno do 5º mês. Nenhuma correlação com drogas ou doenças infecciosas é encontrada. Em alguns casos relatados, o EN reapareceu nas gestações posteriores ou com a ingestão de anticoncepcionais.[143]

A alta incidência de EN em mulheres sugere que a doença esteja relacionada aos hormônios sexuais, confirmada pela ocorrência mais frequente quando do uso de anticoncepcionais e durante a gravidez. O Eritema nodoso ocorre entre 4,6% das mulheres grávidas. O papel dos hormônios sexuais na etiopatogenia do EN e sua influência no sistema imunológico não é suficientemente conhecido. O anticoncepcional foi descrito como a droga que mais causa EN; a queda da incidência da doença foi observada após a década de 1980, quando foram introduzidos os contraceptivos com baixos níveis de estrógenos. Um dos mecanismos da influência dos estrógenos no sistema imunológico é o aumento da produção de citocinas pelas células T e macrófagos. Em ratos o fornecimento de estrógeno resultou no aumento de células produtoras de citocinas inflamatórias (Th2) como IL10 e IL6. Essas interleucinas são potentes ativadoras dos linfócitos B *in vitro*, induzindo proliferação e produção de imunoglobulinas e maturação das células B. Isto confirma pesquisa anterior a qual revelou que o uso de tamoxifeno e antiestrógenos levaram a níveis elevados de IL2 e IFN-γ (Th1) e diminuiu os níveis de IL10, IL1 e TNF-α. Alguns pesquisadores pensam que mais importante do que os níveis de estrógenos e progesterona na etiologia do EN é a proporção desses dois hormônios, pois não existe descrito nenhum caso da doença entre as mulheres tratadas para o câncer de mama com altas doses de estrógenos.

O eritema nodoso geralmente ocorre no primeiro trimestre da gravidez quando o nível de progesterona é menor do que nos dois próximos trimestres da gestação. O IFN-γ desempenha também um papel na gestação, pois ele é produzido por células NK do útero, levando a dilatação e espessamento das artérias espirais, a fim de fornecer a melhor nutrição para o feto. A ocorrência do EN em uma de várias gestações da mesma mulher ou uma vez em muitos ciclos menstruais (naquelas em uso de contraceptivos) indica que os hormônios femininos têm papel importante na modulação do sistema imunológico ao invés de impactar diretamente o mecanismo etiopatogênico do EN[144] (Figura 50.12).

■ FÁRMACOS E GRAVIDEZ

Muita preocupação existe, em todas as áreas médicas, com as drogas que se prescreve a mulheres durante a gestação ou aqueles medicamentos usados de forma necessária ou sem prescrição médica, no período inicial da concepção, isto é, quando o estado gravídico ainda era desconhecido pela parturiente.

O médico dermatologista deve estar familiarizado com os fármacos seguros para as gestantes ou mulheres que, estando no período fértil, podem engravidar durante o tratamento.

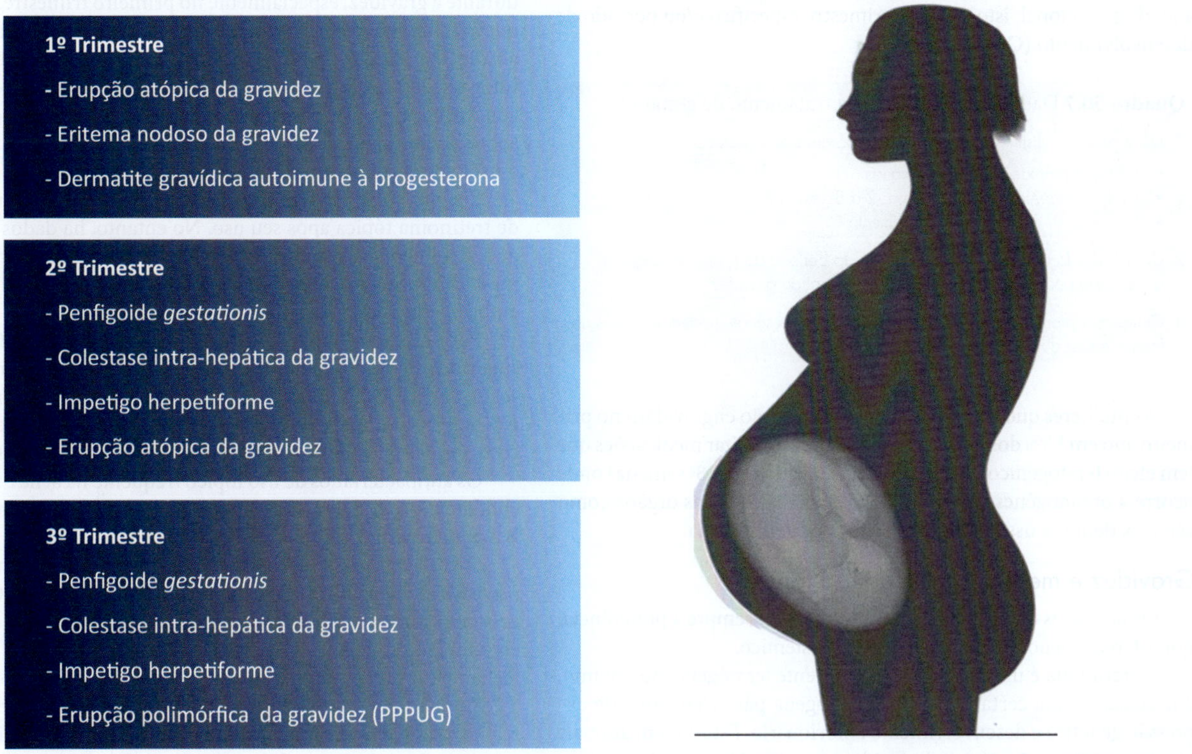

■ **Figura 50.12** Dermatoses na gestante e o ciclo gravídico.

A Food and Drug Administration (FDA) criou 5 categorias (*pregnancy and lactation categories*) que refletem o risco-benefício com base nos estudos animais ou dados epidemiológicos. Uma dessas categorias é assinalada para cada droga antes de ser liberada para o uso (Quadro 50.6).

Quadro 50.6 Classificação das drogas segundo o risco de anormalidades fetais.

A	Nenhum risco fetal em estudos controlados
B	Nenhum risco para fetos humanos a despeito de possível risco animal ou nenhum risco nos estudos em animais, mas faltam estudos em humanos
C	O risco para os humanos não está excluído. Estudos em animais são incertos
D	Evidência de risco para fetos humanos
X	Contraindicado na gravidez

Outras fontes que determinam a segurança de um fármaco durante a gravidez incluem Teratology Information Service (TIS) e Reproductive Toxicology Service (www.reprotox.org); este último costuma ser mais atualizado.

O Teratology Information Service (TIS) atua em 14 países da Europa e ainda na Argentina, Brasil e Israel e foi fundado nos anos setenta. O Serviço é importante em razão da grande quantidade de novas drogas cujos efeitos teratogênicos ainda não estão bem estabelecidos em humanos e o crescente *marketing* da indústria farmacêutica; informa médicos e pacientes no uso e substituição de fármacos, a fim de prevenir ou minimizar a exposição a medicamentos potencialmente teratogênicos.[145] O TIS de Roma – Itália – realizou estudo durante o ano de 2006 no qual 8.664 consultas ao serviço foram feitas para informações sobre risco durante a gravidez. Muitos dos chamados tiveram como motivo exposição a drogas e o risco fetal esteve presente em apenas 5% das gestantes que contataram o serviço. As medicações que apresentam maior risco são as de uso nas doenças neurológicas crônicas como nos distúrbios do humor (depressão, ansiedade e transtorno obsessivo compulsivo) epilepsia e os antitiroidianos.[145]

Quando medicamos uma mulher na idade sexualmente ativa e fértil é necessário sabermos: se ela está prevenindo a concepção e por qual método; se ela está tentando engravidar ou se está grávida, qual é a idade gestacional, isto é, qual o trimestre específico e/ou período de desenvolvimento (Quadro 50.7).

Quadro 50.7 Dados importantes para tratamento da gestante.

1. Há 3 períodos distintos do desenvolvimento durante a gestação:
   - 1.1 Pré-implantação: 0 a 2 semanas
   - 1.2 Embriogênico/organogênese: 2 a 8 semanas
   - 1.3 Fetal: 9ª semana até o nascimento
2. O risco dos fármacos varia dependendo do período da gestação: algumas drogas são perigosas no início e outras no final da gravidez
3. Cirurgias e procedimentos dermatológicos, se necessários, podem ser feitos de forma segura durante a gravidez

As mulheres que não estão fazendo prevenção engravidam no primeiro ano em 85% dos casos, portanto devemos evitar medicações que tem efeito teratogênico no período embriogênico (2ª a 8ª semana) onde ocorre a organogênese, período de maior risco. Alguns órgãos como cérebro, dentes e ossos são suscetíveis após a 9ª semana.

Gravidez e medicamentos de uso tópico

Os fármacos de uso tópico, na gestante, têm sempre a preferência, pois oferece menos riscos que os de uso sistêmico.

A tretinoína é um retinoide e um potente teratógeno, no entanto, é necessária uma certa quantidade endógena para elementos de expressão genética e desenvolvimento embrionário. Estudos em animais mostraram mutações típicas induzidas por retinoides com doses entre 80 e 2 mil vezes a dose tópica humana recomendada. Algumas fontes estimam que o risco de teratogenicidade associada à tretinoína tópica é próximo de zero. Presumindo que a absorção máxima da pele é de 33%, a porcentagem materna estimada absorvida de 1 g de tretinoína a 0,1% é cerca de 1/7 da porcentagem de vitamina A. Esse valor equivale ao disponível regularmente na dose de suplementação vitamínica pré-natal.

Cinco casos de malformações congênitas associadas à tretinoína tópica durante o 1º trimestre foi relatado na literatura. O primeiro caso é ausência da orelha e do canal auditivo externo em um bebê de termo que nasceu de uma mãe que usou tretinoína tópica 0,025% em seu rosto e no dorso. O segundo caso relatou hérnia supraumbilical, hérnia diafragmática, anormalidade do pericárdio, redução do membro superior e dextroposição do coração em uma criança do sexo feminino, nascida de uma mãe que usou a tretinoína tópica 0,05% antes da concepção e nas primeiras 5 semanas de gestação. Outros casos relatados incluem hipoplasia da orelha direita, atresia de meato auditivo durante o uso de tretinoína à 0,05% um mês antes e 11 semanas após a concepção.

Um caso de coarctação aórtica, hipoplasia dos canais de ouvido e da mão esquerda com 0,05% de creme de tretinoína utilizado antes e durante dois meses após a concepção e, finalmente, um caso de defeito craniofacial e anomalias do sistema nervoso central com o uso de creme de tretinoína a 0,05%, 2 vezes ao dia durante a gravidez.

Apesar destes casos relatados, os estudos clínicos maiores indicam que a tretinoína tópica não está associada a defeitos de nascimento maiores ou menores acima da média da população. Nenhuma das mulheres incluídas em grandes estudos clínicos teve filhos com características morfológicas consistentes com embriopatia do ácido retinoico. Um estudo prospectivo multicêntrico comparou 235 mulheres expostas a retinoides tópicos com 444 controles. Não houve diferença estatística entre os grupos com respeito a risco de defeitos congênitos menores ou maiores e nenhuma diferença nas taxas de aborto espontâneo – nenhuma dessas crianças teve características consistentes com uma embriopatia retinoide. Outro estudo comparou 106 mulheres com exposição à tretinoína tópica no primeiro trimestre com 389 controles e não houve diferenças significativas entre os grupos. Apesar desta informação, esses estudos destacam que a tretinoína tópica não deve ser utilizada em pacientes grávidas pelo risco conhecido dos retinoides.

Esses estudos foram criticados em função do baixo número de pacientes envolvidas afetando o poder do estudo. O conselho é evitar durante a gravidez, especialmente no primeiro trimestre. Não se avalia que a tretinoína tópica represente um risco fetal significativo pela baixa absorção e se ocorrer exposição inadvertida, o risco é baixo. Não há informações disponíveis sobre a quantidade de tempo segura para a concepção após cessar o tratamento. Também não há dados disponíveis sobre a quantidade de ácido retinoico excretado no leite materno após o uso da tretinoína tópica.

Quanto ao líquido seminal nada existe relatado sobre o conteúdo de tretinoína tópica após seu uso. No entanto, há dados para mostrar que há pouco ou nenhum risco para a prole de um paciente do sexo masculino tratado com retinoides orais do desenvolvimento de uma embriopatia por ácido retinoico.

Portanto, a tretinoína e o Adapaleno são categoria C, com dados sugeridos de teratogenicidade somente no primeiro trimestre. Nos segundo e terceiro trimestres os estudos não mostram perigos. O Tazaroteno é categoria X, pois anormalidades foram registradas nos estudos com animais, portanto são proibidos durante toda a gestação.

Os antibacterianos de uso tópico frequente na acne e rosácea como clindamicina, eritromicina e metronidazol, são considerados categoria B e podem ser prescritos com segurança.

O antiacneico de escolha para tratamento da acne na grávida é o peróxido de benzoíla que é classificado como categoria C porque não existem estudos nos humanos, mas seu uso é seguro. O ácido salicílico também é categoria C, porém possui potencial para oligoâmnio e fechamento precoce do ducto arterial. Como a absorção é baixa (9% a 25%), não tem efeitos teratogênicos e pode ser prescrito em áreas não extensas, por tempo curto e não sob oclusão. O ácido azelaico é categoria B, pois nos estudos nos animais não se notou efeitos adversos e é pouco absorvível (< 4%).

Na psoríase e dermatite atópica os corticosteroides são de primeira linha. São considerados categoria C, pois alguns estudos citam feto de baixo peso. As gestantes são aconselhadas a aplicar pequenas quantidades, não usar em áreas extensas e evitar curativos oclusivos para não ocorrer absorção excessiva. O calcipotriol é categoria C e são citadas anormalidades ósseas nos estudos em animais, mas não existe nenhum dado dessa natureza nos humanos. A antralina e o tacrolimus, categoria C, são medicamentos tópicos de 3ª a 4ª linhas para a psoríase; pimecrolimus, também categoria C, é muito usado na dermatite atópica. Nenhum dos três ofereceu problemas no uso durante a gravidez.

Os antimicrobianos tópicos muporicina, neomicina e polimixina B são categoria B e não estão associados a qualquer anormalidade e/ou teratogenicidade.

Os antifúngicos tópicos são alternativos mais seguros do que aqueles por via oral. Vários são categoria B: clotrimazol, oxiconazol, ciclopirox de olamina, terbinafina, butenafina e nistatina.

Na escabiose e pediculose na gestante a permetrina pode ser usada com toda a segurança.

Gravidez e medicamentos sistêmicos

Na acne os medicamentos sistêmicos mais empregados são os antibióticos e a isotretinoína. Esta é considerada categoria X, portanto, proibida na gestação ou nas mulheres que querem engravidar. No primeiro trimestre provoca perda do concepto; nos meses mais tardios da gestação leva a malformações como: microtia, fenda palatina, hidrocefalia, defeito cardíaco. A isotretinoína é eficaz contra a acne e, portanto, amplamente prescrita às mulheres jovens na idade reprodutiva. Exceto a talidomida, retinoides como a isotretinoína são os teratógenos mais potentes nos seres humanos conhecidos hoje. O risco geral de nascimento de feto com malformações é estimado em até 30% após a exposição durante a embriogênese. Apesar dos programas bem estabelecidos de prevenção da gravidez, ela ainda acontece nas mulheres em uso da isotretinoína. Um total de 108 gestações expostas à isotretinoína sistêmica (dose média de 20 mg/dia) durante o período contraindicado foi compilado entre 1993 e 2008 na Alemanha pela Embriotox (órgão alemão de controle da segurança dos fármacos).[146]

Existem vários relatos na literatura de casos de embriopatia associada ao uso da isotretinoína. A síndrome de malformações inclui anormalidades do sistema nervoso central como a hidrocefalia e a agenesia cerebelar, anormalidades craniofaciais como anognatia e micrognatia, hipoplasia do timo e efeitos cardiovasculares como anomalias dos grandes vasos. O mecanismo teratogênico resulta do efeito de ambos isotretinoína e seu metabólito 4-oxo-isotretinoína tanto na diferenciação quanto na migração de células da crista neural. Após a exposição fetal à isotretinoína, o aborto espontâneo ocorre em 20% a 40% e o risco de malformação fetal é de 20% a 35%. Em bebês nascidos sem malformação óbvia, 30% tem dificuldades de aprendizado e 60% obtêm baixa pontuação em testes neuropsicológicos. O momento mais crítico para a exposição à isotretinoína é da 2ª a 5ª semanas após a concepção. O conselho para mulheres em idade fértil é usar duas formas de contracepção, enquanto no uso da isotretinoína e pelo menos um mês após a finalização do tratamento; conceber durante período após o tratamento também é contraindicado. Não há dados sobre se a isotretinoína ou seu metabólito principal 4-oxo-isotretinoína são encontrados no leite materno de humanos, no entanto, como outros retinoides são excretados durante a lactação, pensa-se que a isotretinoína também o será. Não há relatos de toxicidade neonatal pela amamentação, durante utilização da isotretinoína pela mãe, porém a informação do fabricante sobre o medicamento indica que não deve ser usado durante o aleitamento. Não há recomendação sobre o período de tempo após o término do tratamento que a amamentação está contraindicada.

Conteúdo no líquido seminal: adicionalmente, estudos anteriores não identificaram influência na espermatogênese quando em uso da droga por seis meses. A isotretinoína demonstrou que afeta a espermatogênese em modelos animais, resultando em inibição na espermatogênese e degeneração testicular. Curiosamente, em estudos nos humanos f a isotretinoína afeta positivamente a fertilidade, aumentando a concentração de esperma e a motilidade do espermatozoide. A exposição paterna à isotretinoína foi associada a três casos de crianças nascidas com grandes malformações incluindo atresia biliar, hidrocefalia, anencefalia, comunicação interventricular e quatro casos de ectromelia dos membros. Pensou-se, no entanto, que esses casos provavelmente ocorreram pelo acaso. A quantidade de isotretinoína transferida de um homem para sua parceira durante a relação sexual é muito baixa para representar risco para o feto em desenvolvimento. Embora o perigo seja extremamente baixo, recomenda-se em estudos mais recentes o uso de contraceptivo nos casos em que a parceira já está grávida.[147]

As tetraciclinas são categoria D, porém seu emprego no primeiro trimestre não está associado a qualquer anomalia, portanto nas mulheres que estão em uso desse antibiótico e a gravidez acontecer, não é motivo de preocupação, basta suspender a medicação; já nos 2º e 3º trimestres, as tetraciclinas provocam anomalias ósseas e dos dentes. A eritromicina, categoria B, pode ser utilizada em qualquer fase da gestação, porém seu uso durante tempo prolongado oferece risco de hepatotoxicidade fetal. Alternativas antibióticas para as fases finais da gestação, todas categoria B, são: penicilinas, cefalosporinas, azitromicina. A dapsona via oral, não deve ser utilizada no final da gravidez, próximo ao parto, pois oferece perigo de hiperbilirrubinemia neonatal. Num estudo publicado no jornal da associação médica do Canadá, os autores verificaram o risco de aborto espontâneo quando do uso de vários antibióticos e encontraram que o uso dos macrolídeos (excluindo a eritromicina), quinolonas, tetraciclinas, sulfonamidas e metronidazol durante o início da gravidez foi associado com risco aumentado de aborto espontâneo; a nitrofurantoína não está ligada a esse risco e esta descoberta libera seu uso como alternativa ao trimetoprim-sulfametoxazol. A exposição ao metronidazol foi aliada a um aumento de 70% para o risco de aborto espontâneo.[148]

Na psoríase, aproximadamente 50% das mulheres melhoram da doença durante a gestação e 20% pioram. O tratamento tópico é o de escolha, porém nos casos moderados e graves são necessários a utilização de medicamentos sistêmicos. A acitretina, (retinoide de uso na psoríase), igualmente a isotretinoína, é categoria X, portanto é proibido no período gravídico por inteiro. A acitretina é um potente teratógeno. É um derivado de vitamina A e um metabólito ativo do etretinato. Foi associada a múltiplos casos de embriopatia de ácido retinoico quando tomadas por mulheres durante a gravidez e também após o término do tratamento. Um padrão característico de malformações com dismorfia facial, fissura palatina, malformações cardiovasculares (anormalidades do arco aórtico e defeitos do septo atrial ou ventricular), e do sistema nervoso central, anormalidades do timo, atraso do desenvolvimento neurológico e defeito dos membros e do esqueleto. Os ensaios sobre a concentração plasmática da acitretina correlacionam-se mal com sua concentração na gordura subcutânea, sendo essa última muito maior, portanto os níveis séricos não são úteis para monitorar a eliminação. A orientação do produto aconselha a prevenção do álcool. O álcool converte a acitretina de volta ao etretinato o qual tem uma meia-vida de eliminação mais longa de até 168 dias. O etretinato é altamente lipofílico e acumula no tecido adiposo onde pode ser detectado até três anos após a administração. Consequentemente, as mulheres na idade fértil devem ser aconselhadas a usar duas formas de contracepção durante o uso da acitretina e três anos após a finalização do tratamento e não deve engravidar durante este período. Quanto à amamentação: 1) a acitretina é excretada em vestígios (30 a 40 ng/mL); isso corresponde a relação de concentração leite/soro de 0,18. A dose estimada para o bebê é de 1,5% da dose materna. A acitretina é quase exclusivamente encontrada no componente adiposo do leite materno. O serviço de teratologia do Reino Unido detalha que não há relatos de toxicidade neonatal após exposição à acitretina presente no leite materno, no entanto, a informação do produto contraindica a utilização da droga por mães que amamentam. Não há nenhuma recomendação sobre o período de tempo que a amamentação é contraindicada, após o término do tratamento. Quanto ao conteúdo no líquido seminal: a acitretina pode ser secretada no líquido seminal; a maior concentração encontrada foi de 12,5 ng/mL. Num volume ejaculado de 10 mL, a concentração total de acitretina seria muito baixa, ou seja, 125 ng. Houve defeitos congênitos registrados na prole de pacientes do sexo masculino em uso de acitretina, no entanto estas malformações não foram típicas de uma embriopatia de ácido retinoico e foram considerados de frequência semelhante a população geral. Não houve, até o momento, relatos de embriopatia induzida por retinoides em descendentes de homens que tomam acitretina, conforme investigado pelo serviço de informação de teratologia do Reino Unido. Em estudos com ratos, a prole de ratos machos tratados com acitretina não exibiu malformações. Considera-se que a concentração de acitretina transmitido no líquido seminal é muito baixa para representar um risco para o feto. Um estudo de pacientes recebendo entre 25 e 50 mg de acitretina por um período de três meses mostrou que não teve efeito sobre a espermatogênese, motilidade espermática ou morfologia. Em resumo, considera-se que há pouco ou nenhum risco de desenvolver uma embriopatia de ácido retinoico para a prole de um paciente do sexo masculino tratado com acitretina. Em resumo: a acitretina é contraindicada na gravidez e no aleitamento; está contraindicada a concepção nos primeiros três anos após o término do tratamento.[147]

O metotrexato (MTX), um antagonista do ácido fólico, também é considerado categoria X, está formalmente contraindicado na gravidez pelo perigo de aborto espontâneo. O MTX é utilizado como abortivo para prenhez ectópica.

O metotrexato é um antimetabólito que atua inibindo a enzima di-hidrofolato redutase envolvida no metabolismo do ácido fólico. O ácido fólico é uma vitamina necessária na síntese dos precursores do DNA, piramidinas e purinas. O uso de MTX durante a gravidez é associado à embriopatia do MTX. Os defeitos congênitos incluem: anormalidades craniofaciais, retardo de crescimento, defeitos de membros, genitais e anormalidade cardíaca, micrognatia, atraso na ossificação do calvário e retardo mental ocasional. Existem vários relatos de casos na literatura sobre malformação fetal, tanto após doses altas como baixas (menos de 20 mg). Em uma descrição de dose elevada (50 mg/m^2), administrada para um aborto médico, houve falha no abortamento e a criança foi retirada cirurgicamente na 22ª semana e tinha restrição de crescimento intrauterino, microcefalia, hipertelorismo, orelhas de implantação baixas, micrognatia e clinodactilia de quinto dedo. Outro caso relatado descreveu hipertelorismo, microcefalia, micrognatia e baixo QI em uma criança nascida de uma mãe que estava tomando 80 mg de metotrexato regularmente a partir da 7,5 semanas pós-concepção para câncer de mama. Em contrapartida houve vários casos de bebês normais nascidos de mães que utilizavam MTX. Um estudo de 10 gestações em que as mães foram prescritas com 7,5 mg a 10 mg resultaram em dois abortos eletivos, três abortos espontâneos e cinco nascidos vivos normais. Foi proposto que o período mais vulnerável para a exposição ao medicamento é de 6 a 8 semanas após a concepção e a dose limiar necessária é 10 mg para mais. No entanto, não é possível definir um período crítico para exposição ao metotrexato. Um exemplo da possibilidade de que este período crítico seja impreciso é o caso de um bebê do sexo masculino nascido com hipotonia, crânio grande, hipertelorismo, micrognatia, hipospadia e criptorquidismo de uma mãe lúpica que estava tomando 5 mg/dia de metotrexato por 14 dias na 5ª semana após a concepção. É aconselhável que as mulheres não fiquem grávidas seis meses após a exposição ao medicamento.

Quanto à amamentação, já é conhecido que o MTX é excretado no leite materno em baixas concentrações. A quantidade excretada é menos de 10% da dose plasmática. Não há relatos de toxicidade neonatal após a exposição, no entanto, o conselho recomendado é evitar a droga durante o aleitamento materno. A exposição ao metotrexato no leite materno leva a possível supressão da imunidade e neutropenia. Estudos sobre o conteúdo no líquido seminal são poucos na literatura que aborde a teratogenicidade após a exposição da mãe ao metotrexato ingerido pelo pai. Há o relato do caso de um homem com síndrome de Reiters que foi tratado com MTX por 5 meses antes da concepção e gerou uma criança normal. O metotrexato causa anormalidades cromossômicas e mutações pontuais. Nos estudos com animais, já foi encontrado degeneração de espermatócitos, células de Leydig e células de Sertoli nos testículos de ratos. Nos humanos foi relatada oligospermia reversível. Um caso de um paciente com psoríase grave tratado com metotrexato apresentou baixa contagem de espermatozoides de 0,8 a 3,1 milhões/mL aos 16 a 20 dias seguintes à descontinuação. Após quatro meses sem tratamento, a contagem aumentou para 44 a 51 milhões/mL; a contagem de espermatozoides caiu novamente no reinício do tratamento com metotrexato. É recomendado que o MTX seja descontinuado nos homens por pelo menos três meses e até seis meses antes da concepção.[147]

Os medicamentos chamados biológicos (Adalimumabe, Etanercept, Infliximabe, Ustekinumabe, Secukinumabe, Certolizumabe) tiveram seu uso primeiro para o tratamento da psoríase, porém no momento são utilizados em várias doenças dermatológicas ou não. Dados sobre a segurança da terapêutica com os biológicos na gravidez humana estão aumentando, mas ainda são limitados.

São três as considerações principais no uso de produtos biológicos durante a gravidez: 1) teratogenicidade e malformações (início da gravidez); 2) imunossupressão fetal, neonatal e do desenvolvimento imunológico (último trimestre até os 6 meses de idade); 3) aumento da imunossupressão materna (particularmente no final da gestação). A maioria, mas não todos os anticorpos monoclonais, se comporta como anticorpos maternos; a fração Fc está envolvida ativamente no transporte de anticorpos através da placenta, começando no 2º trimestre, e aumenta rapidamente durante o 3º trimestre. Isso pode resultar em níveis terapêuticos de anticorpos monoclonais no feto, particularmente durante os estágios finais da gestação. Estes podem persistir por vários meses no recém-nascido.

Os produtos biológicos monoclonais não atravessam a placenta igualmente. Os Ac-monoclonais IgG1 (adalimumabe, infliximabe, secukinumabe, ustekinumabe) e IgG4 (ixekizumabe) cruzam a placenta de forma semelhante com o transporte preferencial de IgG1 primeiro à IgG4. Os níveis de Infliximabe e adalimumabe foram maiores em lactentes no nascimento do que na circulação materna (mediana 160% e 153% dos níveis maternos), e foram detectáveis por até 6 meses após o nascimento. O biológico certolizumabe, um Ac monoclonal que não possui a fração Fc, cruza a placenta por transferência passiva, com nível médio de 4% dos níveis sanguíneos da mãe. O etanercept, uma proteína de fusão receptor-anticorpo, que inclui o domínio Fc da IgG1 humana, está presente em níveis muito mais baixos no sangue do cordão neonatal (2,5% a 3,3% dos níveis maternos) e diminui rapidamente nas semanas após o nascimento, mesmo com a amamentação.

O adalimumabe, é um anticorpo monoclonal totalmente humano (IgG1) que liga TNF-α, reduzindo assim a inflamação. Sua meia-vida é de 14 dias, portanto deve ser interrompido 70 dias antes da concepção. Estudos em animais revelaram que a droga não é teratogênica, embriotóxica ou fetotóxica. Na artrite reumatoide não houve diferenças significativas com respeito à resultados adversos em 60 gestações expostas ao medicamento, em comparação com dois grupos-controle (71 mulheres doentes e 148 saudáveis). Quanto à amamentação o adalimumabe é uma molécula proteica grande (peso molecular 148.000 kDa), logo a quantidade no leite materno é muito baixa; além do que, o medicamento provavelmente será destruído no trato gastrointestinal do bebê. Dados preliminares, mas limitados, são tranquilizadores. A recomendação geral, no entanto, é atenção quanto aos prematuros e lactentes. Com respeito à fertilidade masculina ou mutagenicidade, estudos sobre as drogas anti-TNF geralmente revelam melhora na motilidade e vitalidade do espermatozoide. Não há dados para aumento do risco para anormalidades congênitas pelo uso paterno do anti-TNF.[149]

O Etanercept é uma proteína de fusão dimérica do receptor do TNF-α e a porção Fc da IgG1 humana; inibe competitivamente o TNF-α, uma citocina inflamatória. Estudos em animais não mostraram nenhum dano fetal nas doses de etanercept 60 a 100 vezes superior à usada nos humanos. Um estudo realizado pela Organização de Especialistas em Informações de Teratologia informou sobre o resultado de 33 gestantes com exposição ao etanercept e infliximabe no primeiro trimestre em comparação com 77 controles correspondentes a doença. Não houve diferença entre o número de abortos eletivos e espontâneos.

Houve uma malformação (3%) no grupo exposto a etanercept (trissomia18 – espontaneamente abortado). A porcentagem de grandes malformações nos pacientes e os controles saudáveis foram 4% e 4,1%, respectivamente. Ambos os grupos expostos a etanercept e infliximabe e os controles pareados com doenças foram significativamente mais propensos a ter crianças no pré-termo e de baixo peso ao nascer do que o grupo de controle saudável. Um estudo de 2009 informou sobre 15 mulheres que tomavam drogas anti-TNF durante a gravidez (10 tomando etanercept, 3 tomando infliximabe e 2 tomando adalimumabe). O resultado foi de dois abortos espontâneos, 1 aborto eletivo e 12 bebês saudáveis sem malformações. Em uma revisão de 300 casos de pacientes grávidas tratadas com medicamentos anti-TNF, sendo que 29 foram tratadas ao longo da gestação mostrou que a taxa de malformação era semelhante à da população em geral, no entanto esse dado é considerado de pouca casuística para considerar a segurança com medicamentos anti-TNF durante a gravidez. Uma parturiente tratada durante a gravidez com etanercept (25 mg subcutaneamente, 2 vezes por semana) deu à luz a uma menina com 36 semanas de gestação sem malformações; a concentração de etanercept no soro da mãe no primeiro trimestre foi de 3.849 ng/mL e 2.239 ng/mL no momento do parto. A concentração sérica do cordão fetal foi de 81 ng/mL (1/30 da concentração materna. Um relatório usando o registro de reação de medicamentos adversos da FDA (Food and Drug Administration) destacou malformações congênitas em 22 crianças nascidas de mães que tomaram etanercept durante a gravidez. Uma dessas crianças tinha uma associação Vacterl. A associação **Vacterl** refere-se à associação não aleatória dos seguintes defeitos congênitos: anomalias **v**ertebrais, **a**tresia anal, defeitos **c**ardíacos, fístula **t**raqueo**e**sofágica ou atresia, anormalidades **r**enais e **m**embros (**l**imbs). A Vacterl é rara (1,6/10 mil nascidos vivos. O aconselhamento da UK Teratology Information Service é o seguinte: "Exposição inadvertida ao etanercept em qualquer fase da gravidez não é considerado motivo médico para interromper a gravidez ou monitoramento adicional fetal". No entanto, eles também referem que existe risco teórico de insuficiência da imunidade neonatal que foi mostrada em modelos de ratos que demonstraram ter aumentada suscetibilidade à infecções e também redução da resposta imunológica humoral. Não há relatos de toxicidade neonatal após a exposição ao etanercept. Uma criança nascida de uma mãe em uso de etanercept (25 mg subcutaneamente, 2 vezes por semana) com um soro de cordão com 81 ng/mL no nascimento foi amamentada. As concentrações maternas de etanercept nas semanas 1, 3 e 12 foram relativamente constantes (entre 2.306 a 3.512 ng/mL), enquanto os níveis séricos do lactente diminuíram após o nascimento até 21 mg/mL na primeira semana e não detectável às 12 semanas. A concentração de leite materno na mãe às 12 semanas foi 3,5 ng/mL. Não parece que houve nenhuma absorção sistêmica de etanercept neste bebê; e se confirmou que isso poderia demonstrar digestão da proteína no trato gastrointestinal. Outro relatório de uma amamentação materna enquanto em 25 mg semanais de etanercept apresentou uma concentração láctea materna muito baixa de 5 ng/mL. Esta concentração no leite materno difere de outro caso de uma mulher que começou o medicamento via subcutânea 30 dias após o parto (25 mg, 2 vezes por semana); o pico da concentração no leite materno foi de 75 ng/mL um dia após a dose (o bebê não foi amamentado). Apesar da diferença significativa na concentração de etanercept nestas duas amostras de leite, em geral os níveis ainda são baixos. Informações limitadas parecem sugerir que o etanercept é compatível com a amamentação. Contudo alguns estudos aconselham, em função dos dados limitados disponíveis e à preocupação com possível imunossupressão, que o aleitamento materno seja evitado ao utilizar anti-TNF. Uma revisão de Butler e colaboradores na segurança de medicamentos dermatológicos na gravidez e na lactação concluiu que é muito improvável que quantidades clinicamente relevantes de inibidores do TNF-α se transfira para o leite materno em função de seu grande peso molecular. Além disso, sentiu-se que na criança a absorção seria mínima em função da degradação da estrutura proteica no trato gastrointestinal. A revisão concluiu que os medicamentos biológicos são compatíveis com a amamentação.

Quanto ao conteúdo da droga no líquido seminal o Serviço de Informações de Teratologia do Reino Unido informa que não há relatórios que surgiram efeitos adversos reprodutivos após exposição paterna ao etanercept. Foram observados nos pacientes em uso do anti-TNF aumento da vitalidade e motilidade dos espermatozoides em comparação a pacientes não tratados com essas drogas.

O infliximabe é um anticorpo monoclonal quimérico cujo mecanismo de ação é se ligar a citocina TNF-α inibindo sua atividade pró-inflamatória; o Infliximabe não cruza a placenta no primeiro trimestre e isso se deve a região constante do IgG1, entretanto o faz nos segundo e terceiro trimestres. A meia-vida do medicamento é de 8 a 9,5 dias. Zelinkova e colaboradores mostraram num estudo que o infliximabe esteve presente no cordão umbilical num nível 2 a 3 vezes superior ao sangue periférico materno às 26ª semanas de gestação. O infliximabe é detectado nas crianças com 6 meses após o nascimento, portanto as vacinações de rotina devem ser adiadas para depois dos 7 meses nos filhos de mães que usam a droga. O relatório da FDA destacou uma possível associação de mutações Vacterl com o infliximabe – apenas um caso cumpriu os critérios e este relatório foi considerado como viés de seleção. Informações limitadas sugerem que o medicamento é de baixo risco na amamentação, no entanto, há uma preocupação teórica sobre a imunossupressão infantil e o conselho atual é evitar o aleitamento. Não se considera efeitos adversos dos inibidores do TNF-α na reprodução masculina e embriogênese. Pode teoricamente aumentar a fertilidade.

A ciclosporina, categoria C, nenhum defeito específico no feto tem sido surpreendido e seus benefícios prevalecem sobre os riscos teóricos. Outro tratamento de uso na psoríase é a fototerapia (UVB de banda larga); cuidado com o superaquecimento durante a formação do tubo neural (os primeiros 28 dias da gestação). A segurança do PUVA sistêmico com psoralenos é desconhecida; o potencial mutagênico foi demonstrado em estudos com ratos. Em um estudo de 107 pacientes, poucos casos de parto prematuro e anormalidades fetais foram relatados. A opinião de especialistas, no entanto, recomenda evitar PUVA durante a gravidez.[147]

Dermatite atópica: inicialmente empregam-se medicamentos de uso tópico. Nos casos graves e refratários, os corticosteroides, categoria C, são seguros por um curto período em doses moderadas; doses altas são responsáveis por retardo do crescimento e inibição da produção de corticosteroide endógena. Nos surtos graves de dermatite atópica as drogas escolhidas são: corticosteroides e ciclosporina. O Micofenolato de mofetil é classificado como categoria D, e é contraindicado na gestação ou em mulheres que não fazem contracepção. O micofenolato de mofetil é um imunossupressor antiproliferativo e um pró-fármaco do ácido micofenólico. Atua para suprimir a resposta imunológica ao interferir com a síntese das purinas. O uso desse medicamento tem sido associado a uma taxa aumentada de abortos espontâneos e um padrão típico de defeitos congênitos e morfológicos. As anormalidades congênitas associadas à exposição ao micofenolato representam um fenótipo característico: anormalidades craniofaciais que afetam os ouvidos com microtia e atresia auditiva; a cavidade oral com fissura de lábio e palatina e os olhos com hipertelorismo. Outras malformações descritas incluem anormalidades dos membros (polidactilia, quinto dedo reduzido bilateralmente), rins, sistema nervoso central e cardiovascular. Em um estudo nacional sobre registro de gravidez e transplante de 33 gestações, 24 parturientes estavam em uso do micofenolato, e delas 45% resultou em aborto espontâneo e 22% dos bebês nascidos teve malformações congênitas. Em um estudo de 57 pacientes grávidas expostas a droga, identificadas pelos Serviços Europeus de Informações Teratológicas, 16 tiveram aborto espontâneo e 12 tiveram interrupções eletivas – duas delas por múltiplas malformações associadas à embriopatia pelo micofenolato; das 29 crianças nascidas de termo, seis apresentaram malformações, quatro delas foram consistentes com embriopatia do micofenolato com atresia do canal auditivo externo e microtia. Uma análise de treze crianças com malformações nascidas de mães expostas ao micofenolato na gravidez, doze delas apresentaram microtia ou anotia de moderada a grave e nove exibiram atresia do canal auditivo externo. Outras malformações incluíram coloboma, malformações cardiovasculares e fissuras orofaciais. A anemia neonatal e a hidropsia fetal também foram atribuídas à exposição materna ao micofenolato em um caso. As pacientes sob tratamento com essa droga devem planejar a gestação e interromper o uso durante pelo menos 6 semanas antes da concepção. Durante a amamentação, como o micofenolato é uma molécula pequena (434 kD), ele é excretado no leite materno de ratos 1% da dose materna ingerida. Ainda em função de seu pequeno tamanho, espera-se que também seja excretado no leite materno humano, embora não tenha estudos científicos para confirmar isso. Os efeitos colaterais potenciais na criança estarão relacionados possivelmente a imunossupressão associada à exposição. O conselho, portanto, é que as mulheres não amamentem enquanto estiver sob o uso do micofenolato. Não há dados para recomendar o período de tempo seguro após a cessação do micofenolato e o início da amamentação. No que diz respeito ao conteúdo seminal, um relatório do Registro Nacional de Gravidez e Transplantes dos Estados Unidos discute os resultados de concepção enquanto do uso paterno do micofenolato. Dois desses bebês nasceram com defeitos, um com criptorquidia e outro com polidactilia; essas malformações foram avaliadas semelhantes ao risco de malformações na população geral. Não há evidências na literatura que liga a exposição ao micofenolato paterno com efeito adverso neonatal. Não houve estudos sobre espermatogênese e fertilidade masculina, porém na revisão da literatura, nos casos acidentais, descobriu-se que os homens apresentavam resultados normais quanto aos espermatozoides. Além disso, nos estudos com ratos, a fertilidade e a prole não foram afetadas por doses 4 vezes maiores. De qualquer forma o fabricante do produto recomenda o uso de contracepção de barreira durante o uso e durante 13 semanas após a última dose.[147]

A ciclosporina é um inibidor da calcineurina que suprime a produção da IL2 pelos linfócitos T *helper* (Th) levando a prejuízo reversível de ambas, imunidade humoral e celular. A ciclosporina é muito solúvel nos lípides e, portanto, rapidamente metabolizada e por consequência é extensivamente distribuída no corpo. Ela atravessa a placenta e as concentrações sanguíneas no feto são de 30% a 64% da droga presente na circulação materna. A ciclosporina não é um teratógeno animal e nem humano. Em estudos com animais, a ciclosporina somente foi tóxica para o feto no caso de mãe que recebeu doses tóxicas e os efeitos foram: fetos com baixo peso e aumento da mortalidade (pré e pós-natal). Houve vários casos do uso da ciclosporina no período gravídico; um estudo retrospectivo de 629 gestações onde a ciclosporina foi administrada num tempo que variou de 6ª semana de gravidez até a gestação por inteiro, com doses do medicamento entre 1,4 e 14 mg/kg/dia que evidenciou perda fetal e taxa de malformação semelhante à da população geral de 9,7% e 3% respectivamente. No entanto, apresentou associação com baixo peso ao nascer em 44,3% e prematuridade em 44,5%. As parturientes em uso de ciclosporina geralmente têm seu estado de doença de base complicado e não é possível determinar se os casos de fetos de baixo peso estão relacionados a ciclosporina ou a doença de base. Estudos em animais (*in vivo* e *in vitro*) mostraram um déficit renal dependente da dose de ciclosporina; além disso, glomeruloesclerose de ratos e coelhos adultos e hipertensão tem sido positivamente correlacionada com a redução da função renal após a exposição à ciclosporina no útero. Nos humanos, não houve efeito nefrotóxico demonstrável nos recém-nascidos expostos a ciclosporina. Contudo, alguns revelam uma flutuação transitória no nível de creatinina.

Num estudo com 22 crianças nascidas de mães que estavam em uso da droga seguidas por 6 a 72 meses as investigações mostraram função renal normal. Teoricamente há risco de imunossupressão nos infantes nascidos de mulheres medicadas com ciclosporina. Três estudos não encontraram diferença significativa nas crianças expostas quando comparadas às não expostas. O quarto estudo mostrou que há redução significante no número de células T *helper* as quais expressam Ac CD4+ e CD8+ em infantes nascidos de mãe em uso de ciclosporina, porém quando essas mesmas crianças foram reexaminadas aos 30 dias de vida, a função do sistema imunológico melhorou denotando que o problema foi transitório. Um estudo de coorte analisou os resultados do desenvolvimento neurológico a longo prazo, seguindo 39 crianças expostas à ciclosporina quando no interior do útero, filhos de mães que sofreram transplante e não foi verificado problemas neurocognitivos ou comportamental. A ciclosporina está contraindicada na amamentação porque pode representar risco potencial de supressão da imunidade, neutropenia, insuficiência renal e um efeito desconhecido no crescimento ou na carcinogênese. O medicamento é excretado no leite materno e vários estudos mostraram uma proporção de leite/plasma entre 0,17 e 0,4. Em um relato da literatura, 14 crianças amamentadas por mães que tomaram ciclosporina foram revisadas. Todas, exceto uma, apresentaram níveis sanguíneos de ciclosporina abaixo do limite de detecção do ensaio utilizado e uma teve um nível detectável, apesar da baixa concentração da droga no leite materno; todos os bebês do estudo não apresentaram efeitos nocivos à saúde após exposição por até 14 meses. Na literatura existem vários casos descritos de mães que, apesar dos conselhos médicos contra, praticaram o aleitamento sem prejuízo para seus bebês. Mesmo com os vários relatos da não interferência na saúde da criança, a recomendação é pelo não aleitamento.

Nos modelos animais, a ciclosporina reduziu a contagem de espermatozoides testiculares e no epidídimo em 50% e reduziu a fertilidade em 60%, porém nos seres humanos, a ciclosporina não mostrou qualquer efeito negativo sobre a fertilidade e, de fato, mostrou-se eficaz para melhorar a fertilidade no julgamento de homens inférteis com anticorpos antiesperma. Não há recomendações para interromper o uso da ciclosporina antes da concepção.[147]

Os anti-histamínicos como: loratadina, cetirizina, difenidramina e clorfeniramina são todos categoria B e seguros na gestação. Na lactação, o uso do anti-histamínico pela mãe pode provocar sedação na criança.

Lúpus: mulheres lúpicas (tanto discoide quanto sistêmico) que estão em tratamento com hidroxicloroquina devem dar continuidade com esta droga mesmo ao saberem que estão grávidas, pois a suspensão do medicamento pode provocar agudização da doença; o fármaco é categoria C e não existe associação dele com malformações congênitas específicas. A hidroxicloroquina é um antimalárico que atua interferindo na função dos lisossomas e apresentação de antígenos e cruza a placenta. Um teste de controle com 20 grávidas com lúpus eritematoso sistêmico (LES) e lúpus eritematoso discoide (LED) utilizando a hidroxicloroquina não detectou qualquer anormalidade congênita nos seus bebês. Num estudo onde 114 gestantes em uso da hidroxicloroquina foram comparadas a 455 grávidas não expostas a medicação, não houve aumento estatisticamente significativo de anomalias congênitas; houve uma taxa aumentada de parto prematuro e menor taxa de natalidade, no entanto, pensou-se que isso poderia estar relacionado à doença materna subjacente. Uma revisão de um total de 133 parturientes sendo que 90 delas tomaram uma dose diária de 200 a 400 mg de hidroxicloroquina em comparação com 70 gestações em que 53 mulheres não foram expostas a droga mostrou que 88% daquelas do grupo exposto resultou em nascimentos vivos, em comparação com 84% das gestantes do grupo não exposto. Houve 3 e 4 malformações nos grupos exposto e não exposto respectivamente. Uma criança em cada grupo morreu de complicações relacionadas à prematuridade. Com uma idade média de 26 meses, os lactentes foram acompanhados e não houve anormalidades no crescimento, visão e audição. Um estudo prospectivo de mulheres grávidas com lúpus eritematoso sistêmico foi dividido em 3 grupos – aquelas sem exposição à hidroxicloroquina durante a gravidez, aquelas com exposição contínua a hidroxicloroquina durante a gravidez e aquelas que cessaram o uso do medicamento nos 3 meses anteriores ou no primeiro trimestre. Não houve diferença estatística nas taxas de aborto espontâneo, morte fetal ou anormalidade congênita entre os três grupos. A maioria dos estudos indicou que é mais seguro para mulheres grávidas com LES permanecerem medicadas do que parar com a hidroxicloroquina durante a gravidez, embora o fabricante aconselhe evitar o uso; a retirada de hidroxicloroquina pode resultar na agudização da doença o que seria pior para o embrião em desenvolvimento. Nas mães portadoras do LES com a presença dos anticorpos anti SSA/Ro/SSB/La, a exposição ao antimalárico diminui o risco de lúpus neonatal. Um estudo francês o qual avalia retina e as vias oftálmicas dos lactentes expostos à hidroxicloroquina quando fetos, revelou que

6 dos 21 lactentes apresentaram anormalidades no eletroretinograma e 4 apresentaram atraso visual. Outro estudo onde a eletrorretinografia foi realizada em 6 crianças expostas a droga no interior do útero os resultados foram normais. Grandes revisões sistemáticas do uso de hidroxicloroquina na gravidez não mostrou associação com risco aumentado de defeitos congênitos, aborto espontâneo, doença retiniana infantil ou ototoxicidade.

Quanto a amamentação, a hidroxicloroquina é excretada no leite materno em pequenas quantidades (menos de 0,2 mg/kg/dia), aproximadamente 2% da dose materna, no entanto tem uma taxa de eliminação lenta, portanto, o potencial de acumulação deve ser considerado cautelosamente; de qualquer forma seu uso é de risco pequeno na amamentação. Seguimento de 12 meses de 19 crianças amamentadas durante 4 semanas a 30 meses, por mães que tomavam di-hidroxicloroquina diariamente, não revelou anormalidades retinais, de crescimento ou motoras. Os benefícios da amamentação superam os riscos da exposição ao antimalárico.

Com respeito ao uso do medicamento pelo pai, nos modelos animais a cloroquina demonstrou diminuir a secreção de testosterona e a contagem de espermatozoides, no entanto, não há evidências de que isso ocorra em seres humanos. A hidroxicloroquina pode ser detectada no conteúdo seminal. Não há relatos sobre efeitos adversos no feto pela exposição paterna à cloroquina, no entanto, os homens que desejam ter filhos devem ser informados que o medicamento pode atuar na fertilidade masculina.

Outro medicamento de uso frequente na Dermatologia é a dapsona, um antibacteriano utilizado no tratamento na hanseníase, dermatoses neutrofílicas e outras doenças. Estudos em animais demonstraram que a dapsona não é teratogênica mesmo em altas doses. Ela é absorvida lentamente com a concentração máxima entre 2 e 6 horas e está amplamente distribuída, atravessando a placenta; apesar disso não houve anomalias congênitas associadas à dapsona, embora tenha havido vários casos de efeitos adversos fetal e neonatal como anemia hemolítica e hiperbilirrubinemia neonatal. Parturientes com deficiência de glicose-6--fosfato-desidrogenase (G6PD) têm maior risco. Os recém-nascidos estão em risco de metaemoglobinemia, isto é, em função do aumento da sensibilidade dos eritrócitos fetais a agentes oxidantes. A administração materna de dapsona resulta, às vezes, na cianose neonatal. Os fatores que podem aumentar o risco de hemólise fetal incluem deficiência de G6PD e gênero masculino. Na revisão de 924 casos de exposição fetal à dapsona, houve apenas dois casos de defeitos congênitos. Em uma revisão de 11 relatórios envolvendo 256 mulheres grávidas sob o uso da dapsona para hanseníase (100 mg/dia) verificou-se que um recém-nascido desenvolveu metaemoglobinemia e outro hiperbilirrubinemia, vários bebês foram prematuros e dois bebês apresentaram anormalidades congênitas.

Quanto ao aleitamento, a dapsona e o seu principal metabólito monoacetildapsona são excretados no leite materno em quantidade substancial e foram detectados na urina de infantes; a dapsona possui alta solubilidade lipídica e meia-vida longa, características que favorecem a excreção no leite materno. Em um caso onde o nível foi medido, a proporção leite/plasma foi de 0,67. Em outro caso, a concentração do medicamento no leite materno foi até 439 μg/L nas mães que receberam 50 mg de dapsona diariamente. Bebês expostos ao leite materno de mães lactentes que tomam a droga desenvolveram anemia hemolítica. Sumarizando, o aleitamento é permitido, porém como existe o risco de ocorrer hemólise na criança, esta deve ser monitorada quanto aos sintomas e sinais de anemia hemolítica. Não há evidências disponíveis sobre a transferência da dapsona através do líquido seminal e seu efeito sobre a embriogênese.[147]

No tratamento das infecções fúngicas, o fármaco de escolha é a terbinafina que é categoria B, mas atenção: o fabricante não recomenda o uso da terbinafina para tratamento de onicomicose em grávidas. A griseofulvina é categoria D e está contraindicada na gravidez pelo risco aumentado de anomalias ósseas e de sistema nervoso central. O cetoconazol inibe a síntese de andrógenos aumentando o risco de ambiguidade sexual no feto masculino; também prejudica a secreção de progesterona e dessa forma interfere na implantação do ovo no início da gestação. O fluconazol, categoria C, deve ser evitado em doses altas e por longos períodos pelo risco de malformações, porém dose única, como o obstetra indica para tratar candidíase, é seguro. O itraconazol é categoria C e tem menos potencial para teratogênese.

A ivermectina, para tratamento da escabiose e pediculose é categoria C em função do efeito teratogênico em animais quando administrado em altas doses, portanto não utilizar nas gestantes; ao invés da ivermectina, usar a permetrina que é classificado categoria B e bastante segura.[150]

Cirurgia dermatológica na gravidez

As cirurgias dermatológicas devem ser realizadas no segundo trimestre ou no pós-parto, pois no primeiro trimestre existe perigo de aborto espontâneo e no 3º trimestre o risco é de trabalho de parto precoce.

O posicionamento da gestante na mesa cirúrgica deve ser lateral à esquerda para evitar compressão da veia cava. Para a desinfecção da pele, álcool e clorexedine são aceitáveis, porém o povidine-iodo não é recomendado por haver registros de hipotireoidismo no feto. Os anestésicos locais são classificados farmacologicamente em dois tipos: éster e amida. Os anestésicos locais de tipo éster são hidrolisados por esterases no plasma e têm uma duração de ação menor que aqueles do tipo amida; assim sendo os de tipo éster são rapidamente hidrolisados no plasma da mãe e, portanto, tem poucos efeitos sobre o feto. Por outro lado, esses mesmos anestésicos são mais propensos a induzirem reações alérgicas o que representa um perigo tanto para a mãe como para a criança. Em comparação, a probabilidade de os anestésicos locais do tipo amida induzirem reações alérgicas é muito baixa.

Anestésicos locais de tipo amida, que são os utilizados amplamente, exercem diferentes efeitos que depende do mecanismo de ação. A quantidade de anestésico local tipo amida que alcança o feto é amplamente afetada pela capacidade de ligação da droga com as proteínas materna. Aquelas que são livres, isto é, não se ligam a proteína são transferidas para o concepto através da placenta. Portanto, a relação materno-fetal de um anestésico local é determinada pela habilidade desse à ligação a proteínas durante o transporte através do plasma. Entre os tipos de amida, a bupivacaína é a que tem os menores efeitos no feto entre todos os tipos de amidas. Por esta razão, a bupivacaína é amplamente utilizada como anestesia local no campo da obstetrícia. No entanto, é importante não exceder a quantidade até os níveis tóxicos, pois a bupivacaína inibe a condução cardíaca, o que leva à parada cardíaca com baixa chance de sobrevivência. A lidocaína é o anestésico local mais usado em um cartucho dental. A extensão da ligação proteica da lidocaína é menor que a da bupivacaína. A proporção de lidocaína livre é relativamente alta, então a quantidade de lidocaína transferida da mãe para o feto é também relativamente alta. Como resultado, a lidocaína tem uma alta relação materno-fetal. Os vasoconstritores são adicionados à lidocaína para reduzir a absorção do anestésico local, reduzir a toxicidade e aumentar o efeito analgésico. A vasoconstrição induzida pela adrenalina atrasa a absorção de anestésico pela mãe, permitindo que a absorção da lidocaína ocorra gradualmente na circulação sistêmica materna; o anestésico local é transferido ao feto lentamente aumentando a margem de segurança. A lidocaína é considerada relativamente segura para uso nas mulheres grávidas, contudo a epinefrina pode reduzir o fluxo sanguíneo dentro do útero para uma medida proporcional à sua dose e provocar a redução da força contrátil uterina; como as cirurgias dermatológicas demandam pouca quantidade dessa associação, é possível usá-la com critérios.

As concentrações tóxicas de anestésicos locais são semelhantes no feto e na mãe, e a toxicidade das drogas é equipotente no feto e na mãe. Quando do uso do anestésico local nas gestantes, os efeitos na mãe e na criança devem ser considerados, e a dose do medicamento determinada cuidadosamente.[151]

Os anestésicos de eleição são a lidocaína e a prilocaína (categoria B), já a mepivacaína e bupevacaína aumentam o risco de bradicardia fetal.

Para a dor o acetaminofen é o de escolha, pois a categoria é B. Os anti-inflamatórios não hormonais devem ser evitados porque estão associados a risco de oligoâmnio e fechamento precoce do ducto arterial.

Crioterapia, *laser* e cauterização com ácido tricloroacético estão liberados para uso na grávida, entretanto a podofilina, 5-fluorouracil e interferon não devem ser usados[145,150,152] (Quadros 50.8, 50.9, 50.10, 50.11 e 50.12).

Quadro 50.8 Doenças dermatológicas e gravidez – tratamentos seguros.
Acne – Tópicos: clindamicina, eritromicina, peróxido de benzoíla
Rosácea – Tópicos: metronidazol, ácido azelaico
Psoríase – Tópicos: corticosteroides, calcipotriol, UVB
Dermatites – Tópico: corticosteroides
Via oral: Anti-histamínicos (clorfeniramina e difenidramina)
Papilomavírus: nitrogênio líquido, ácido tricloroacético
Herpes simplex vírus: aciclovir
Infecções fúngicas: antifúngicos locais
Infecções bacterianas: penicilinas e cefalosporinas após o primeiro trimestre, azitromicina

Quadro 50.9 Grupo de fármacos categoria "B" pela FDA.

Antibióticos	Amoxacilina, azitromicina, cefalosporinas, penicilinas, eritromicina (exceto estolato)
Anti-histamínicos	Difenidramine, clorfeniramine
Analgésico	Acetaminofen
Anestésico	Lidocaína com ou sem adrenalina VO: pseudoefedrina e fenilefrina
Descongestionantes	Inalantes: xilometazoline e oximetazoline
Expectorantes	Guaifenesin
AINH	Ibuprofen, naproxen, indometacina (não usar no final da gestação)
Antivirais	Valaciclovir, fanciclovir

AINH: anti-inflamatórios não hormonais; VO: via oral.

Quadro 50.10 Drogas teratogênicas e seus efeitos no feto.

- Inibidores da serotonina: má-formação cardíaca (defeito septal)
- Ácido valproico: defeitos no canal neural, coração e face, retardo do crescimento intrauterino
- Fenitoína: "síndrome hidantoína fetal" (hipertelorismo, achatamento da ponte nasal, hipoplasia distal digital e unhas), defeitos cardíacos, SNC e risco de neuroblastoma e outras neoplasias
- Carbamazepina: defeitos no canal neural
- Barbitúricos: hipotireoidismo
- Benzodiazepínicos
- Propiltiouracil: hipotireoidismo transitório ou permanente, bócio, aplasia
- Metimazol cutânea congênita: "síndrome do metimazol" (hipospádia, lodo espinha bífida, atresia esofagiana, defeito cardíaco, craneoestenose)
- Hipoglicemiantes
- Lítio: má-formação cardíaca (constrição do ducto arterioso)
- Mesoprostol
- AINH (no fim da gravidez)
- Retinoides: aborto, defeitos do SNC, coração e craniofacial; surdez, cegueira
- Tetraciclinas: alterações dentes e ossos
- Varfarina: defeitos do SNC e esqueleto
- Antimetabólicos: MTX e aminopterina: defeitos craniofacial e SNC
- Ciclofosfamida: defeitos esqueleto, palato, olhos, membros
- Aminoglicosídeos: falha na função auditiva, dano renal (em animais)
- Danazol: virilização do feto feminino
- Talidomida: defeitos nos órgãos internos e encurtamento de membros

Quadro 50.11 Medicações tópicas na gestação.

Medicação	FDA Categorias	Período/trimestre Alto risco	Comentários
Retinoides			
Tretinoína	C	Primeiro	Teratogênese possível; absorção mínima
Adapaleno	C	Primeiro	Teratogênese possível; absorção mínima
Tazaroteno	X	Todos	Anomalias nos estudos nos animais
Antibacterianos			
Clindamicina	B	Nenhum	—
Eritromicina	B	Nenhum	—
Metronidazol	B	Nenhum	
Dapsona	C	Final 3º trimestre	Risco de hiperbilirrubinemia neonatal
Mupirocina	B	Nenhum	—
Neomicina	B	Nenhum	—
Polimixina B	B	Nenhum	—
Fármacos para acne			
Peróxido de benzoíla	C	Nenhum	—
Ácido salicílico	C	Nenhum	Não curativo oclusivo (9% a 25% absorção)
Ácido azelaico	B	Nenhum	< 4% absorção
Sulfacetamida de sódio	C	Nenhum	—
Imunossupressores			
Corticosteroides	C	3º/altas doses	Risco de baixo peso quando absorção alta
Tacrolimus	C	Nenhum	Dados limitados em humanos
Pimecrolimus	C	Nenhum	Dados limitados em humanos

(Continua)

Quadro 50.11 Medicações tópicas na gestação. (Continuação)

Medicação	FDA Categorias	Período/trimestre Alto risco	Comentários
Antipsoriáticos			
Calcipotrieno	C	Nenhum	Anomalias ósseas em animais Nada em humanos
Antralina	C	Nenhum	Nenhum dado de absorção Nenhum estudo em humanos/animais
Antifúngicos			
Clotrimazol	B	Nenhum	—
Oxiconazol	B	Nenhum	—
Econazol	C	Nenhum	Dados limitados
Cetoconazol	C	Nenhum	Dados limitados
Ciclopirox	B	Nenhum	—
Terbinafina	B	Nenhum	—
Nistatina	B	Nenhum	—
Antiparasitário			
Permetrina	B	Nenhum	Muito usado na gestação

Quadro 50.12 Medicações sistêmicas na gestação.

Medicações	FDA Categoria	Período/trimestre Alto risco	Comentários
Antibióticos			
Tetraciclinas	D	2º/3º	Anomalia dos dentes/doença hepática gordurosa da gestação
Eritromicina	B	1º	Anomalia cardiovascular/hepatopatia (uso prolongado gestação)
Azatioprina	B	Nenhum	—
Penicilinas	B	Nenhum	—
Cefalosporinas	B	Nenhum	—
Retinoides			
Isotretinoína	X	Todos	Morte fetal (1º trimestre); anomalias cardíacas; hidrocefalia; fenda palatina; entre outros
Acitretina	X	Todos	Anomalias craniofacial, cardíaca, tímica, SNC
Antiandrógeno/diurético			
Espironolactona	C	Após 8ª semana	Maturação sexual retardada nos ratos fêmeas; feminilização nos ratos machos; risco em humanos é teórico
Antirreumático			
Hidroxicloroquina	C	Nenhum	—
Imunossupressores			
Metotrexato	X	Todos	Aborto espontâneo; micrognatia; craneosinostose; implantação baixa de orelhas; anomalia dos membros; retardo do crescimento
Ciclosporina	C	Nenhum	—
Corticosteroides	C	3º/altas doses	Retardo do crescimento; inibição da produção de corticosteroide endógena
Micofenolato mofetil	D	Todos	Risco de aborto espontâneo; anomalias de membros, esôfago, face, coração, rins, orelha externa

(Continua)

Quadro 50.12 Medicações sistêmicas na gestação. (Continuação)

Medicações	FDA Categoria	Período/trimestre Alto risco	Comentários
Fototerapia			
UVB banda larga	–	Primeiros 28 dias	Evitar temperaturas altas durante o tratamento
Biológicos			
Adalimumab	B	Nenhum	Dados limitados
Etanercept	B	Nenhum	Dados limitados
Infliximab	B	Nenhum	Dados limitados
Anti-histamínicos			
Cetirizina	B	Nenhum	Sedação do neonato nas mulheres em aleitamento
Difenidramina	B	Nenhum	Sedação do neonato nas mulheres em aleitamento
Loratadina	B	Nenhum	Sedação do neonato nas mulheres em aleitamento
Antifúngicos			
Terbinafina	B	Nenhum	Fabricante: não uso na gestação para tratar onicomicose

■ CONCLUSÃO

Quando uma gestante chega ao ambulatório de Dermatologia com queixa de prurido generalizado, deve-se em primeiro lugar, ao exame dermatológico, avaliar a presença ou não de lesões. Se o prurido for apenas um sintoma, isto é, não acompanhado de lesões de pele, faz-se necessário à exclusão de prurido secundário a doenças sistêmicas (Quadro 50.13). Constatando a ausência de doenças sistêmicas, há necessidade de pesquisar uma dermatose específica da gravidez de nome colestase intra-hepática ou *pruritus gravidarum*, já que esta enfermidade provoca anormalidades placentárias e alterações fetais; às vezes também cursa com deficiência de vitamina K na mãe e suas consequências.

Quando o prurido vem acompanhado de lesões de pele, avaliam-se possíveis dermatoses que cursam com este sintoma, como por exemplo, líquen plano, escabiose, xerodermia, farmacodermias, exantemas infecciosos, entre outras. Afastadas todas as entidades dermatológicas possíveis, pelos exames clínicos e/ou complementares, averíguam-se as dermatoses específicas da gravidez (Figura 50.13).

Para facilitar o raciocínio diagnóstico destas dermatoses próprias da gestação, elaborou-se uma classificação apoiada nas lesões elementares significativas, analisadas ao exame dermatológico. Dificuldade existe quando a lesão é papulosa, pois várias dermatoses específicas da gestação (EPG, EAG,) têm este quadro dermatológico, sendo sugestão de Fitzpatrick a união de todas elas num grupo de nome PPPUG. Atualmente três dermatoses da gestação, prurigo gestacional, dermatose papulosa da gravidez e foliculite pruriginosa da gravidez, foram incluídas sob o nome de erupção atópica da gravidez.

O importante é, além do diagnóstico, o acompanhamento da parturiente e do feto durante toda a gestação e atentar para as morbidades e mortalidades, intervindo quando necessário para o bem-estar tanto da mãe quanto do concepto.

Quadro 50.13 Prurido generalizado secundário a doenças sistêmicas.[45]

Hepatopatias
▪ Cirrose biliar primária, colangite esclerosante, colelitíase, hepatites, obstrução biliar extra-hepática de qualquer causa
Nefropatias
▪ Doença renal crônica
Endocrinopatias
▪ Diabetes, hipotireoidismo, hipertireoidismo, hipoparatireoidismo, hiperparatireoidismo, síndrome carcinoide
Hematológicas
▪ Policitemia vera, mieloma múltiplo, doença de Hodgkin, hemocromatose
Reumatológicas
▪ Síndrome de Sjögren, artrite reumatoide juvenil, gota
Outras
▪ Infestação parasitária intestinal ▪ Drogas ▪ Esclerose múltipla ▪ Psicogênico

Observações: Os Quadros 50.1, 50.2, 50.4 e 50.5 foram extraídos do livro *Dermatologia na prática médica*.[101]

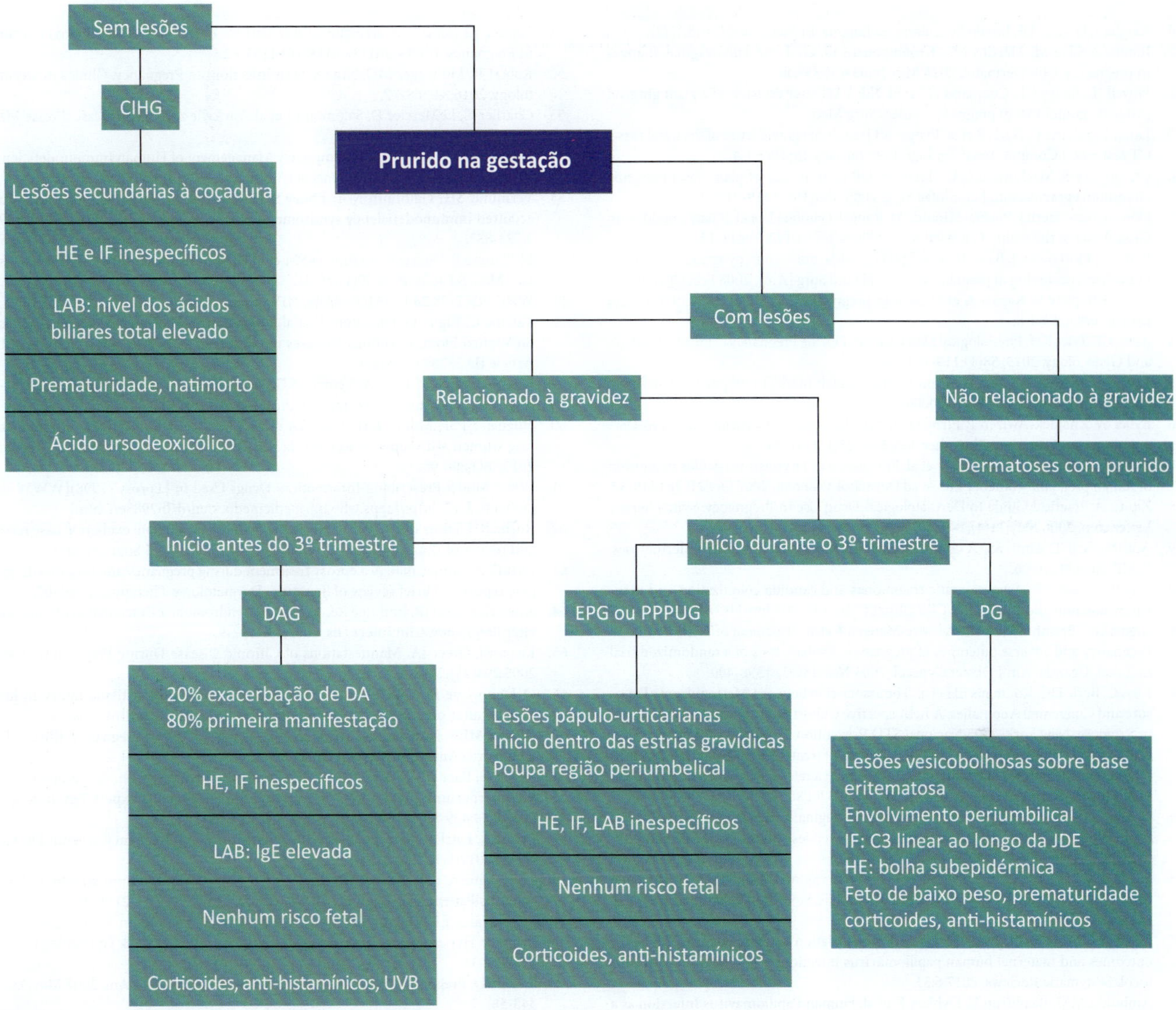

■ **Figura 50.13** Algoritmo para o manejo do prurido na gravidez.

CIHG: colestase intra-hepática da gravidez; DA: dermatite atópica; DAG: dermatose atópica da gravidez; EPG: eritema polimorfo da gravidez; HE: hematoxilina-eosina; IF: imunofluorescência; JDE: junção dermoepidérmica; LAB: laboratório; PG: penfigoide *gestationis*.

■ AGRADECIMENTOS

Agradeço ao designer Paulo Passaro a elaboração da ilustração "Dermatoses na gravidez – Tempo de ciclo gravídico".

Referências bibliográficas

1. Muzzafar F, Hussain I, Haroon TS. Physiologic skin changes during pregnancy: a study of 140 cases. Int J Dermatol. 1998;37:429-31.
2. Rashmi K, Jaisankar TJ, Thappa DM. A clinical study of skin changes in pregnancy. Indian J Dermatol Venereol Leprol. 2007;73(2):151-5.
3. Alves GF, Varella TCN. Dermatology and pregnancy. An. Bras. Dermatol. 2005 Mar-Apr;80:179-86.
4. Bieber AK, Martires KJ, Stein JÁ et al. Pigmentation and Pregnancy: Knowing What is Normal. Obstet Gynecol. 2017 Jan;129(1):168-173.
5. Tunzi M, Gray GR. Common Skin Conditions During Pregnancy. Am Fam Physician. 2007;75:211-18.
6. Handel AC, Miot LDB, Miot HA. Melasma: a clinical and epidemiological review. An Bras Dermatol. 2014;89(5):771-82.
7. Martin AG, Leal-Khouri S. Physiological skin changes associated with pregnancy: A study of 140 case As. Int J Dermatol. 1992;37:429-31.
8. Tamler C, Fonseca RMR, Pereira FBC, Barcauí CB. Classification of melasma by dermoscopy: comparative study with Wood's lamp. 2009;1(3):115-19.
9. Lynde CB, Kraft JN, Lynde CW. Topical Treatments for Melasma and Postinflammatory Hyperpigmentation. Skin Therapy Lett. 2006 Nov;11(9):1-6.
10. Kannambal K, Tharini GK. A Screening Study on Dermatoses in Pregnancy. Journal of clinical and Diagnostic Research. 2017 May;11(5):WC01-WC05.
11. Fernandes LB, Amaral WN. Clinical study of skin changes in low and high risk pregnant women. An Bras Dermatol. 2015:90(6):822-6
12. Voira S, Ghosh K, Shetty S et al. Deep venous thrombosis in the antenatal period in a large cohort of pregnancies from western India. Thromb J. 2007Jul;5:9.
13. Tyler KH. Physiological Skin Changes During Pregnancy. Clinical Obstetrics and Gynecology. 2015;58:119-124.
14. Gomés-Puerta JA, Cervera R, Espinosa G et al. Catastrofic antiphospholipid syndrome during pregnancy and puerperium: maternal and fetal characteristics of 15 cases. Annals of the Rheumatic Diseases. 2007;66:740-6.
15. Sangles S, D´Cruz DP, Hughes GRV. Livedo Reticularis and pregnancy morbidity in patients negative for antiphospholipid antibodies. Annals of the Rheumatic Diseases. 2005;64:147-8.

16. Sangles S, D´Cruz DP. Livedo Reticularis: An Enigma. Isr Med Assoc J 2015;17(2):104-7.
17. Ramos-e-Silva M, Martins NR, Kroumpouzos G. Oral and vulvovaginal changes in pregnancy. Clin Dermatol. 2016 May-Jun;34(3):353-8
18. Powell JL, Bailey CL, Coopland AT et al. Nd: YAG laser excision of a giant gingival pyogenic granuloma of pregnancy. Lasers Surg Med.
19. Lance E, Schartz C, Nach R et al. Pyogenic Granuloma gravidarum of the nasal fossa: CT features. J Comput Assist Tomogr. 1992 Jul-Aug;16(4):663-4.
20. Choudhary S, Mackinnon CA, Morrissey GP et al. A case of giant nasal pyogenic Granuloma gravidarum. J craniofac Surg. 2005 Mar;16(2):319-21.
21. Dominguez-Cherit J, Puebla-Miranda M, Rangel-Gamboa L et al. [Giant gravidarum Granuloma of the scalp]. Gac Med Mex. 2006 Sep-Oct;142(5):411-13.
22. Rader C, Piorkowski J, Bass DN et al. Epulis gravidarum manus: pyogenic Granuloma of the hand occurring in pregnant women. J Hand Surg [Am]. 2008 Feb;33(2):263-5.
23. Raj S, Khopkar U, Kapasi A et al. Skin in pregnancy. Indian J Dermatol Venereol Leprol. 1992;58:84-8.
24. Alves GF. Tyler KH. Physiological Skin Changes During Pregnancy.Clinical Obstetrics and Gynecology. 2015; 58(1):119-124.
25. Young GL, Jewell D. Creams for preventing stretch marks in pregnancy. Cochrane Database Syst Rev. 2000;(2):CD000066.
26. Bylka W, Znajdek-Awiżeń P, Elżbieta Studzińska-Sroka E. Centella asiatica in Dermatology: An Overview. Phytother. Res.2014;28:1117-1124.
27. Zampino MR, Osti F, Corazza M et al. Prevalence of pityriasis versicolor in a group of Italian pregnant women. J Eur Acad Dermatol Venereol. 2007 Oct;21(9):1249-52.
28. Zip C. A Practical Guide to Dermatological Drug Use in Pregnancy. Skin Therapy Letter.com. 2006 May;11(4):1-7.
29. Adil M, Arif T, Amin SS. A comprehensive review on the pregnancy dermatoses. BJMP. 2016;9(1)a906.
30. Hay P, Czeizel AE. Asymptomatic tricomonas and candida colonization and pregnancy outcome. Best Pract Res Clin Obstet Gynecol. 2007 Jun;21(3):403-9.
31. Kigozi GG, Bramhmbhatt H, Wabwire-Mangen F et al. Treatment of Trichomonas in Pregnancy and adverse outcomes of pregnancy: a subanalysis of a randomized trial in Rakai, Uganda. Am J Obstet Gynecol. 2003 Nov;189(5):1398-400.
32. Koss C, Berle DC, Koumans EH et al. The association between Metronidazole Exposure and Congenital Anomalies: A Retrospective Cohort Study of women and Infants in Syracuse, New York. 2008 Nacional STD Prevention Conference. March.
33. Camargo RP, Simões JA, Cecatti JG et al. Impact of treatment for bacterial vaginosis on prematurity among Brazilian pregnant women: a retrospective cohort study. São Paulo Med J. 2005 May;123(3):108-12. Epub 2005 Jul 8.
34. Coleman JS, Gaydos CA, Witter F. Trichomonas vaginalis vaginitis in Obstretics and Gynecology practice: New Concepts and Controversies. Obstet Gynecol Surv. 2013 Jan;68(1):43-50.
35. Silver BJ, Guy RJ, Kaldor JM et al. Trichomonas vaginalis as a Cause of Perinatal Morbidity: A Systematic Review and Meta-Analysis. Sexually Transmitted Diseases. 2014;41(6):369-76.
36. Niyibizi J, Zanré N, Mayrand MH et al. The association between adverse pregnancy outcomes and maternal human papillomavirus infection: a systematic review protocol. Systematic Reviews. 2017;6:53.
37. Ambühl LMM, Baandrup U, Dybkær K et al. Human Papillomavirus Infection as a Possible Cause of Spontaneous Abortion and Spontaneous Preterm Delivery. Infectious Diseases in Obstetrics and Gynecology. 2016;1-19.
38. Frega A, Baiocco E, Pace S et al. Regression rate of clinical HPV infection of the lower genital tract during pregnancy after laser CO2 surgery. Clin Exp Obstet Gynecol. 2006;333(2):93-5.
39. Adanur S, Ziyypak T, Bedir F et al. Ureteroscopy and holmium laser lithotripsy: Is this procedure safe in pregnant women with ureteral stones at different locations? Arch Ital Urol Androl 2014;86:86-9.
40. Lee KC, Korgavkar K, Dufresne RG et al. Safety of cosmetic dermatologic procedures during pregnancy. Dermatologic Surg 2013;39:1573-86.
41. Yu-guang Y, Xian-biao Z, Hua Z et al. Photodynamic Therapy of Condyloma Acuminata in Pregnant Women. Chin Med J. 2012;125(16):2925-28.
42. Wiley DJ, Douglas J, Beutner K et al. External Genital Warts: Diagnosis, Treatment, and Prevention. Clin Infect Dis. 2002 Oct;35(Suppl 2):S210-2.
43. Kim ID, Chang HS, Hwang KJ. Herpes Simplex Virus 2 Infection Rate and Necessity of Screening during Pregnancy: A Clinical and Seroepidemiologic Study. Yonsei Med J. 2012;53(2):401-40.
44. Hollier LM, Wendel GD. Third trimester antiviral prophylaxis for preventing maternal genital herpes simplex virus (HSV) recurrences and neonatal infection. Cochrane Database Syst Rev. 2008 Jan;23(1)CD004946.
45. Straface G, Selmin A, Zanardo V et al. Herpes simplex virus infection in pregnancy. Infect Dis Obstet. 2012;2012.doi:10.1155/2012/385697. Epub 2012 Apr 11. Review.
46. Stephenson-Famy A, Gardella C. Herpes Simplex Virus Infection During Pregnancy. Obstet Gynecol Clin N Am. 2014;41:601-614.
47. Money DM, Steben M. Guidelines for the Management of Herpes Simplex Virus in Pregnancy. JOGC. 2017;39:e199-e205.
48. Hoon Ahn KH, Park YJ, Hong SC. Congenital varicella syndrome: A systematic Review. Journal of Obstetrics and Gynecology, 2016;1-4.
49. Tan MP, Koren G. Chickenpox in pregnancy: revisited. Reprod Toxicol. 2006 May;21(4):410-20. Epub 2005 Jun 23.
50. Zhang HJ, Patenaude V, Abenhaim HA. Maternal outcomes in pregnancies affected by varicella zoster virus infections: Population-based study on 7.7 million pregnancy admissions. J. Obstet. Gynecol. Res. 2015;41(1):62-8.
51. Lamont RF, Sobel JD, Carrington D et al. Varicela Zoster Virus (Chickenpox) Infection in Pregnancy. BJOG. 2011 Set;118(10):1155-62.
52. Robert R, Müllegger MD, Nina S. Skin Infections in Pregnancy. Clinics in Dermatology. 2016;34:368-77.
53. Charlier C, LeMercier D, Salomon LJ et al. Varicelle zona et grossesse. Presse Med. 2014;43:665-75.
54. Donnelly M, Davies JK. Contemporary Management of Human Immunodeficiency Virus in Pregnancy. Obstet Gynecol Clin N Am. 2014;41:547-71.
55. Vermund SH, Galbraith MA, Ebner SC et al. Human immunodeficiency virus/acquired immunodeficiency syndrome in pregnant women. Ann Epidemiol. 1992; 2:773-883.
56. El Beitune P, Duarte G, Quintana SM et al. HIV-1: maternal prognosis. Rev. Hosp. Fac. Med. S.Paulo. 2004;59(1):25-31.
57. WHO/RHT/98.24 UNAIDS/98.44. HIV in pregnancy: a review.
58. Vallone C, Rigon G, Lucantoni V et al. Pregnancy in HIV-positive Patients: Effects on Vaginal Flora. Infectious Diseases in Obstetrics and Ginecology. Volume 2012, Article ID 287849, 4 pages.
59. Fatola CO, Kodzo-Grey A, Venyo AKG, Venyo LKG et al. Leprosy in pregnancy – a review of the literature. Hamdan Medical Journal. 2015;1-13.
60. Nogueira PSF, Moura ERF, Dias AA et al. Characteristics of pregnant and lactating women with leprosy. Revista da Sociedade Brasileira de Medicina Tropical 2015;48(1):96-98.
61. WHO Model Prescribing Information: Drugs Used in Leprosy (1998)[WWW document]. URL http://apps.who.int/medicinedocs/en/d/Jh2988e/5.html.
62. Rocha RH, Diniz LM, Cabral ANF et al. Lucio's phenomenon: exuberant case report and review of Brazilian cases. An Bras Dermatol. 2016;91(5 Supl 1):S60-3.
63. Ozturk Z, Tatliparmak A. Leprosy treatment during pregnancy and breastfeeding: A case report and brief review of literature. Dermatologic Therapy 2016;01-02.
64. Singh N, Perfect JR. Immune Reconstitution Syndrome and Exacerbation of Infections after Pregnancy. Clin Infect Dis. 2007;45:1192-9.
65. Kaaja RJ, Greer IA. Manifestations of Chronic Disease During Pregnancy. JAMA. 2005;294(21):2751-57.
66. O´Donoghue K. Microchimeric fetal cells cluster at sites of tissue injury in lung decades after pregnancy. Reproduct Biomed Online. 2008 Jan;16(3):382-90.
67. Clowse MEB, Jamison MG, Myers E et al. Lupus activity in pregnancy. Rheum Dis Clin North Am. 2007 May;33(2):237-52.
68. Stojan G, Baer AN. Flares of Systemic Lupus Erythematosus during pregnancy and the puerperium: prevention, diagnosis and management. Expert Rev Immunol. 2012;8(5):439-53.
69. Lateef A, Petri M. Systemic Lupus Erythematosus and Pregnancy. Rheum Dis Clin N Am.2017;1-12.
70. León Aguirre AR, Calvo JAR, Reyna TSR. Comprehensive Approach to Systemic Sclerosis Patients During Pregnancy. Reumatol Clin. 2015;11(2):99-107.
71. Chacravarty EF, Khanna D, Chung L. Pregnancy Outcomes in Systemic Sclerosis, Primary Hypertension, and Sickle Cell Disease. Obstetrics & Gynecology. 2008; 111:927-34.
72. Steen VD. Pregnancy in Scleroderma. Rheum Dis Clin North Am. 2007 May;33(2): 345-58.
73. Chakravarty EF. Vascular Complications of Systemic Sclerosis during Pregnancy. Int J Rheumatol. 2010(2010) Article ID 287248, 5 pages.
74. Sobanski V, Launay D, Depret S et al. Special considerations in pregnant systemic sclerosis patients. Expert Rev Clin Immunol. 2016 Nov;12(11):1161-1173. Epub 2016 Jun 8.
75. Zhong Z, Lin F, Yang J et al. Pregnancy in polymyositis or dermatomyositis: retrospective results from a tertiary centre in China. Rheumatology 2017;56:1272-5.
76. Missumi LS, Souza FHC, Andrade JQ et al. Desfechos da gestação em pacientes com dermatomiosite e polimiosite. Rev Bras Reumatol. 2015;55(2):95-102.
77. Chopra S, Suri V, Bagga R et al. Autoimmune Inflammatory Myopathy in Pregnancy. Medscape J Med. 2008 Jan;10(1):17.
78. Pasrija S, Rana R, Sardana K et al. A case of autoimmune myopathy in pregnancy. Indian J Med Sci. 2005 Mar;59(3):109-12.
79. Madu AE, Omih E, Baguley E et al. Juvenil Dermatomyositis in Pregnancy. Case Reports in Obstetrics and Gynecology. 2013:1-3.
80. Zacharias FN, Nikolaos GG, Emmanuel KN et al. Patients With Dermatomyositis/Polymyositis During Pregnancy. Gynecol Obstet Res Open J. 2017;4(1):11-15.
81. Lin L, Zeng X, Chen Q. Pemphigus and pregnancy. Saudi Med J. 2015;36(9):1033-8.
82. Dipankar D, Amrinder K. Childhood pemphigus. Ind J Dermatol. 2006;51(2):89-95.
83. Daneshpazhooh M, Chams-Davatchi C, Valikhani M et al. Pemphigus and pregnancy: a 23 year experience. Indian J Dermatol Venereol Leprol. 2011;77(4):534.
84. Galarza C, Gutièrrez EL, Ramos W et al. Endemic Pemphigus Foliaceus in a pregnant woman. Report of one case. Rev Med Chil. 2009 Set;137(9):1205-8.
85. Lammert M, Mautner VF, Kluwe L. Do hormonal contraceptives stimulate growth of neurofibomas? A survey on 59 NF1 patients. BMC Cancer. 2005Feb;5:16.
86. Cunha KS, Barboza EP, Da Fonseca EC. Identification of growth hormone receptor in localised neurofibromas of patients with neurofibromatosis type 1. J Clin Pathol. 2003 Oct;56(10):758-63.
87. Hagymásy L, Tóth M, Szücs N et al. Neufibromatosis Type 1 with pregnancy-associated renovascular hypertension and the syndrome of hemolysis, elevated liver enzymes, and low platelets. Am J Obstet Gynecol. 1998 Jul;179(1):272-4.
88. Cid PM, Cudós ES, Morel LN et al. Bilateral Segmental Neurofibromatosis diagnosed during Pregnancy. Dermatology Online Journal. 2011 May;17(5):6.

89. Ohata C, Tadokoro T, Itami S. Expression of estrogen receptor in normal skin, melanocytic nevi and malignant melanomas. J Dermatol. 2008 Apr;35(4):215-21.
90. Nading MA, Nanney LB, Boyd AS et al. Estrogen receptor expression in nevi during pregnancy. Exp Dermatol. 2008 Jun;17(6):489-97.
91. Lens M. Melanoma during pregnancy: epidemiology, diagnosis, staging, clinical picture. Recent Results Cancer Res. 2008;178: 165-74.
92. O´Meara AT, Cress R, Xing G et al. Malignant Melanoma in Pregnancy. Cancer. 2005 Mar;103(6):1217-26.
93. Khosrotehrani K, Huu SN, Prignon A et al. Pregnancy Promotes Melanoma Metastasis through enhanced Lymphangiogenesis. Am J Pathol. 2011;178(4):1870-80.
94. Todd SP, Driscoll MS. Prognosis for women diagnosed with melanoma during, before, or after pregnancy: Weighing the evidence. Int J Womens Dermatol. 2017; Feb 9;3(1):26-29.
95. Shuhaila A, Rohaizak M, Phang KS et al. Maternal melanoma with placental metastasis. Singapore Med. J. 2008; 49: e71-2.
96. Amant F, Vandenbroucke T, Verheecke M et al. Pediatric outcome after maternal cancer diagnosed during pregnancy. N.Engl. J. Med. 2015;373:1824-34.
97. Morton SK, Morton AP. Melanoma and pregnancy. Australas J Dermatol. 2017;10:1-9.
98. Gottschalk N, Jacobs VR, Hein R et al. Advanced metastatic melanoma during pregnancy: a multidisciplinary challenge. Onkologie. 2009;32:748-51.
99. Yu C, Jozsef G, Apuzzo ML et al. Fetal radiation doses for model C gamma knife radiosurgery. Neurosurgery. 2003;52:687-93.
100. Pavlids NA. Coexistence of Pregnancy and Malignancy. Oncologist. 2002;7(4):279-87.
101. Passaro EMC. Dermatoses na gravidez. In: Dermatologia na Prática Médica. 1. ed. São Paulo: Roca, 2007. cap 24, p. 385-98.
102. Villegas M, Goff HW, Kraus EW et al. Case: Blisters after deliveries (but only with husband no. 2). OBG Management. May 2007.
103. Sadik Christian D., Lima Ana L., Zillikens D. Pemphigoid Gestacional: Towards A Better Understanding of the Etiopathogenesis. Clinics in Dermatology. 2016;1-12.
104. Huilaja L, Mäkikallo K, Sormunen R et al. Gestational pemphigoid: placental morphology and function. Acta Derm Venereol. 2013 Jan;93(1):33-8.
105. Mairos JS, Veca CP, Ribeiro R. Herpes Gestationis. Acta Méd Portuguesa. 2004; 17:107-9.
106. Powell AM, Sakuma-Oyama Y, Oyama N et al. Usefulness of BP180 NC16a Enzyme-linked Immunosorbent Assay in the Serodiagnosis of Pemphigoid Gestationis and in Differentiating Between Pemphigoid Gestationis and Pruritic Urticarial Papules and Plaques of Pregnancy. Arch Dermatol. 2005; 141:705-10.
107. Garvey MP, Handfield-Jones SE, Black MM. Pemphigoid gestationis-response to chemical oophorectomy with goserelin. Clin Exp Dermatol. 1992 Nov;17(6):443-5.
108. Amato L, Coronella G, Berti S et al. Successful treatment with doxycicline and nicotinamide of two cases of persistent pemphigoid gestationis. J Dermatolog Treat. 2002 Sep;13(3):143-6.
109. Warshauer E, Mercurio M. Update on Dermatoses of Pregnancy. Int J Derm. 2013;52:6-13.
110. Soutou B, Aractingi S. Dermatoses de la Grossesse. Rev Med Interne. 2015;36(3):198-202.
111. Lim KS, Tang MBY, Ng PPL. Impetigo Herpetiformis – A Rare Dermatosis of Pregnancy Associated with Prenatal Complications. Ann Acad Med Singapore; 2005; 34:565-8.
112. Moynihan GD, Ruppe JP Jr. Impetigo herpetiformis and hypoparathyroidism. Arch Dermatol 1985 Oct;121(10):1330-1.
113. Azulay-abulafia L, Brotas A, Braga A et al. Pustular Psoriasis of Pregnancy (Impetigo Herpetiformis): a report of Two Cases and Review of the Literature. Rev Bras Ginecol Obstet. 2004;26(2):153-9.
114. Vicdan K, Gökay Z, Var T et al. Twin sisters with impetigo herpetiformis. Eur J Obstet Gynecol Reprod Biol. 1995;63:195-6.
115. Tada J, Fukushiro S, Fujiwara Y et al. Two sisters with impetigo herpetiformis. Clin Exp Dermatol. 1989;14:82-4.
116. Sugiura K, Nakasuka A, Kono H. Impetigo herpetiformis with IL36RN mutationsin a Chinese patient: A founder haplotype of c.115 +6T>C in East Asia. J Dermatol Sci. 2015;79(3):319-20
117. Valdés E, Nuñes T, Pedraza D et al. [Recurrent Impetigo Herpetiformis: successfully managed with ciclosporina. Report of one case]. Rev Med Chil. 2005 Sep;133(8):1070-4, Epub 2005 Nov 9.
118. Ruiz ALB. Dermatoses gestacionales. Rev Cent Dermatol Pascua. 2007 Sep-Dec;16(3):148-62.
119. Patsatsi A, Theodoridis TD, Vavilis D et al. Cyclosporine in the Management of Impetigo Herpetiformis: A Case Report and Review of the Literature. Case Rep Dermatol. 2013 Jan-Apr;5(1):99-104.
120. Shaw CJ, Wu P, Sriemevan A. First trimester impetigo herpetiformis in multiparous female successfully treated with oral cyclosporine. BMJ Case Rep. 2011May;12;2011.
121. Saito-Sasaki N, Izu K, Sawada Y et al. Impetigo Herpetiformis Complicated with Intrauterine Growth Restriction Treated Successfully with Granulocyte and Monocyte Apheresis. Acta Derm Venereol. 2017;97(3):410-411.
122. Lawley TJ, Hertz KC, Wade TR et al. Pruritic urticarial papules and plaques of pregnancy. JAMA. 1979 Apr;241(16):1696-9.
123. Holmes RC, Black MM. The specific dermatoses of pregnancy. J Am Acad Dermatol. 1983 Mar;8(3):405-12.
124. Ambros-Rudolph CM. Dermatoses of Pregnancy – Clues to Diagnosis, Fetal Risk and Therapy. Ann Dermatol. 2011 Aug;23(3): 265-75.
125. Taylor D, Pappo E, Aronson IK. Polymorphic eruption of pregnancy. Clin Dermatol. 2016;34(3):383-91.
126. Brandão P, Sousa-Faria B, Marinho C et al. Polymorphic eruption of pregnancy: Review of literature. J. of Obst. and Gyn. 2017;37(2):137-40.
127. Jeon IK, On HR, Oh SH et al. Three cases of pruritic urticarial papules and plaques of pregnancy (PUPPP) treated with intramuscular injection of autologous whole blood. JEADV. 2015;29:797-800.
128. Lambert J. Itch in Pregnancy Management. Curr Probl Dermatol. 2016;50:164-72.
129. Puls T, Beuers U. Intrahepatic cholestasis of pregnancy. Orphanet J Rare Dis. 2007 May;29:2-26.
130. Gonzalez MC, Reyes H, Arrese M et al. Intrahepatic cholestasis of pregnancy in twin pregnancies. J Hepatol. 1989 Jul;9(1):84-90.
131. Wasmuth H E, Glantz A, Keppeler H et al. Intrahepatic cholestasis of pregnancy: the severe form is associated with common variants of the hepatobiliary phopholipid transporter ABCB4 gene. Gut. 2007;56(2):265-70. Epub 2006 Aug 4.
132. Reyes H, Radrigan ME, Gonzales MC et al. Steatorrhea in patients with intrahepatic cholestasis of pregnancy. Gastroenterology. 1987 Sep;93(3):584-90.
133. Maldonado M, Alhousseini A, Awadalla M et al. Intrahepatic Cholestasis of Pregnancy Leading to Severe Vitamin K Deficiency and Coagulopathy. Case Rep Obstet Gynecol. 2017;2017:1-3.
134. Jing L, Wei G, Yanyan H. Diagnosis and prognosis of early-onset intrahepatic cholestasis of pregnancy: A prospective study. J Matern Fetal Neonatal Med. 2017;24:1-14.
135. Jones WN, Gordon VH. Autoimmune progesterone eczema. An endogenous progesterone hypersensitivity. Arch Dermatol. 1969 Jan;99(1):57-9.
136. Nguyen T, Ahmed AR. Autoimmune progesterone dermatitis: Update and insights. Autoimmunity Reviews. 2016;15:191-7.
137. Bierman SM. Autoimmune progesterone dermatitis of pregnancy. Arch Dermatol. 1973 Jun;107(6):896-901.
138. Medeiros Rodrigues-Alves R, Costa M et al. Autoimmune progesterone dermatitis: treatment with oophorectomy. Clin Exp Dermatol 2010;35:e12-3.
139. Chawla S, Quirk C, Sondheimer S et al. Autoimmune progesterone dermatitis. Arch Dermatol 2009;145:341-2.
140. Solomon M, Itsekson A, Lev-Sagie A. Autoimmune progesterone dermatitis. Curr Derm Rep. 2013;2:258-63.
141. Le K, Wood G. A case of autoimmune progesterone dermatitis diagnosed by progesterone pessary. Australas J Dermatol 2011;52:139-41.
142. Baptist AP, Baldwin JL. Autoimmune progesterone dermatitis in a patient with endometriosis: case report and review of the literature. Clin Mol Allergy. 2004 Aug;2(1):10.
143. Akosta KA, Haver MC, Kelly B. Etiology and Therapeutic Management of Erythema Nodosum During Pregnancy: An Update. Am J Clin Dermatol. 2013 Jun;14(3): 215-22.
144. Chowaniec M, Starba A, Wiland P. Erythema nodosum – review of the literature. Reumatologia 2016;54,2:79-82.
145. De Santis M, Cesari E, Ligato MS et al. Prenatal drug exposure and teratological risk: one-year experience of an Italian Teratology Information Service. Med Sci Monit. 2008 Feb;14(2):PH1-8.
146. Dathe K, Schaefer C. Drug safety in pregnancy: the German Embryotox institute. Eur J Clin Pharmacol 2017 Oct 24.
147. Brown SM, Aljefri KA, Waas R. Safety profile with respect to pregnancy, breast feeding and content in seminal fluid. J Dermatolog Treat. 2017;16:1-53.
148. Muanda FT, Sheehy O, Bérard A. Use of antibiotics during pregnancy and risk of spontaneous abortion. CMAJ. 2017;189(17):E625-E633.
149. Rademaker M, Agnew K, Andrews M et al. Psoriasis in those planning a family, pregnant or breastfeeding. The Australasian Psoriasis Collaboration 2017;23:2-15.
150. Tyler KH, Zirwas MJ. Pregnancy and dermatologic therapy. J Am Acad Dermatol 2013;68:663-71.
151. Lee JM, Shin TJ. Use of local anesthetics for dental treatment during pregnancy; safety for parturient. J Dent Anesth Pain Med. 2017;17(2):81-90.
152. Erebara A, Bozzo P, Einarson A et al. Treating the common cold during pregnancy. Can Farm Physician 2008 May;54(5):687-9.

Silvia Marcondes Pereira • Maria Carolina Corsi Ferreira

Dermatologia Geriátrica

O envelhecimento é uma consequência natural e um fenômeno dinâmico e contínuo que se expressa de maneira variável e que afeta, sem dúvida nenhuma, todas as pessoas.

O envelhecimento populacional deixou de ser privilégio apenas dos países desenvolvidos e atualmente passou a ser a realidade de países em desenvolvimento como o nosso.

Iniciou-se no final do século XIX, em alguns países da Europa Ocidental, espalhou-se pelo resto do Primeiro Mundo no século passado, e se estendeu, nas últimas décadas, por vários países do Terceiro Mundo, inclusive o Brasil.[1]

De acordo com a OMS (Organização Mundial da Saúde), são consideradas idosas as pessoas com mais de 65 anos. Esse referencial, entretanto, é válido para habitantes de países desenvolvidos. Nos países em desenvolvimento, como o Brasil, a terceira idade começa aos 60 anos.[7]

Diferentemente dos países da Europa e dos Estados Unidos, que levaram mais de um século para envelhecer, o Brasil tem caminhado rapidamente para o envelhecimento de sua população, com mudança significativa na estrutura de sua pirâmide populacional[2,4] (Figura 51.1).

Há mais de meio século a população idosa é a que mais cresce no país. Entre 1980 e 2005 observou-se um crescimento da população de idosos de 126,3%, enquanto o crescimento da população total foi apenas de 55,3%. Além disso, o crescimento dos idosos com mais de 80 anos foi de 246% nesse mesmo período.[2]

Segundo estatísticas da OMS, entre 1950 e 2025, a população de brasileiros com mais de 60 anos crescerá 16 vezes contra 5 vezes a população total. Dados da ONU apontam que a população mundial com mais de 60 anos vai quadruplicar nos próximos 50 anos e deve atingir a casa de dois bilhões de pessoas.[2,4]

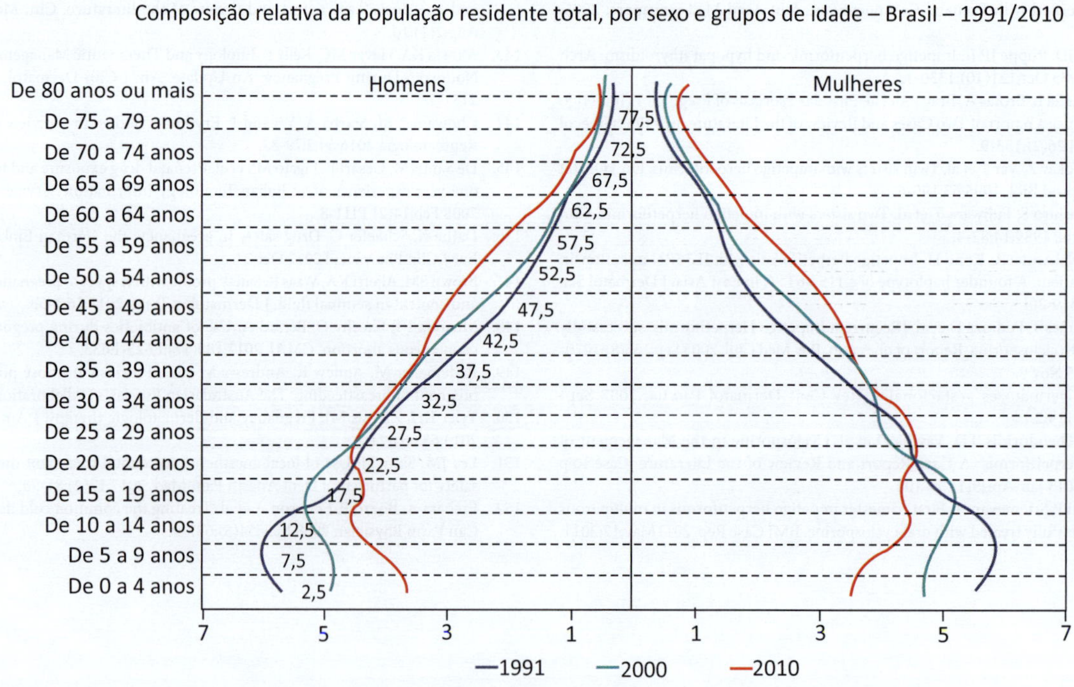

■ **Figura 51.1** Mudança da pirâmide populacional.

Fonte: IBGE – Instituto Brasileiro de Geografia e Estatística.

Dados do IBGE (Instituto Brasileiro de Geografia e Estatística) coletados no censo realizado em 2010 revelam a população brasileira de 190.755.199 de pessoas, sendo que 20.590.599 com mais de 60 anos, aproximadamente 10,8% da população total. Projeções indicam que, em 2020, a população idosa brasileira será de 30,9 milhões, representando 14% da população total e a sexta população de idosos do mundo[1-5] (Figuras 51.2 e 51.3).

Um novo censo foi previsto para 2020 porém, em razão da pandemia de covid-19, a coleta de dados foi adiada. O último censo foi realizado entre os meses de agosto e outubro de 2022. Para substituir em parte o censo, o IBGE tem utilizado a Estimativa de População para cálculos governamentais. Dados atuais do IBGE demonstram que a população brasileira atual, 2018, é de 207.660.929 pessoas. A projeção para 2030 é de 223.126.917 pessoas com esperança de vida ao nascer de 75,28 anos para os homens e 82 anos para as mulheres.

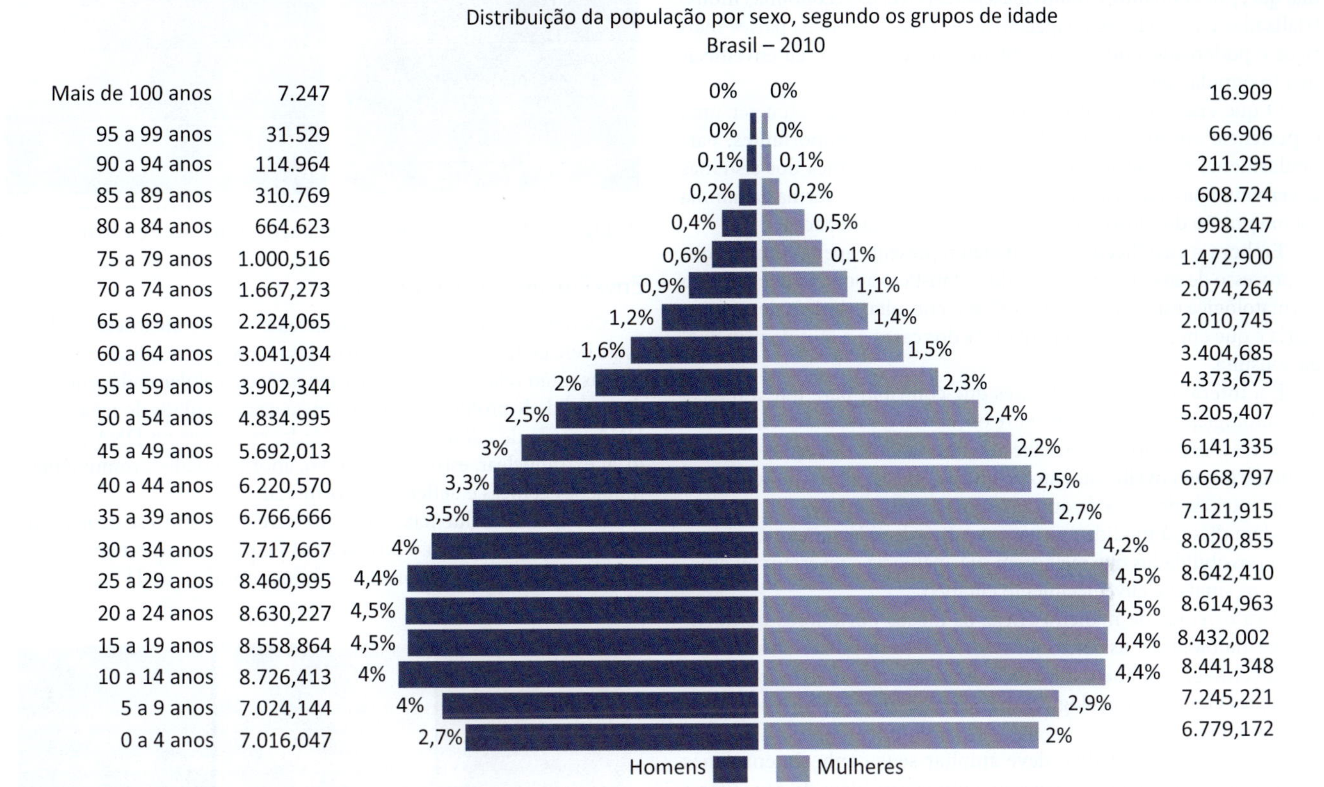

■ **Figura 51.2** Resultado do censo de 2010.
Fonte: IBGE – Instituto Brasileiro de Geografia e Estatística. Disponível em: <http:censo2010.ibge.gov.br>.

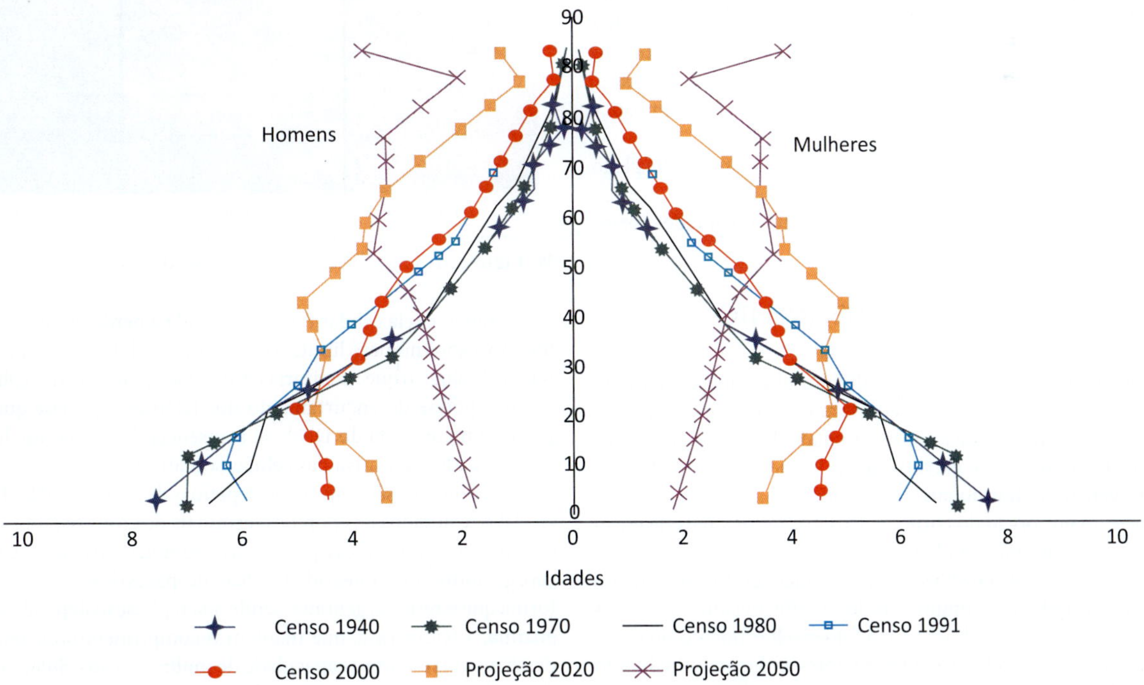

■ **Figura 51.3** Projeção da pirâmide populacional.
Fonte: IBGE – Instituto Brasileiro de Geografia e Estatística.

A partir do final dos anos 1960, houve radical e acelerada redução da fecundidade, queda da mortalidade, com aumento considerável da expectativa de vida do brasileiro.[1,3]

Enquanto em 1950 a expectativa de vida era de 43 anos, em 2010 passou a ser de 73,1 anos e, segundo os últimos levantamentos do IBGE, o Brasil alcançará o patamar de 80 anos de expectativa de vida por volta de 2040.[1,4-5]

Existe, assim, um progressivo envelhecimento da população mundial que, por enquanto, é muito mais perceptível nas economias industrializadas e com elevada expectativa de vida. Mesmo os países mais ricos e poderosos ainda estão tentando se adaptar ao seu envelhecimento populacional.

O que era, no passado, privilégio de poucos, passou a ser uma experiência em todo o mundo, gerando desafios importantes, particularmente no que se refere à viabilidade econômica dos sistemas governamentais, aos sistemas de saúde, à mudança na forma da família e à integração do idoso no desenvolvimento da sociedade.

Embora o envelhecimento cutâneo represente apenas uma fração do processo de envelhecimento, dados estatísticos apontam que a queixa dermatológica está presente em 80% das consultas clínicas nessa faixa etária e que em aproximadamente 10% dos casos é o motivo principal da consulta.

É a interação de vários fatores que contribui para que a queixa dermatológica seja prevalente entre os idosos. Os mais determinantes são: alterações próprias do envelhecimento cutâneo, alterações cutâneas secundárias ao envelhecimento de outros órgãos, alterações cutâneas decorrentes de doenças de outros órgãos e polifarmácia.

Além disso, à medida que a expectativa de vida aumenta, o idoso busca possibilidades que melhorem sua aparência e revertam ou amenizem os sinais de envelhecimento cutâneo.

Para orientar de maneira eficaz os idosos portadores de doenças dermatológicas, assim como reverter ou minimizar os sinais de envelhecimento cutâneo, o médico deve estar familiarizado com as alterações clínicas e histológicas que acompanham o processo de envelhecimento da pele.

O atendimento médico deve ampliar seus conhecimentos nas doenças mais frequentes desse segmento etário, além de capacitar a identificação de idosos com maior risco de desenvolver doenças mais sérias e incapacitantes.

Portanto, é fundamental que o médico dermatologista, como qualquer outra especialidade, aprofunde seu conhecimento sobre os mecanismos responsáveis pelo processo do envelhecimento e as dermatoses mais prevalentes nessa faixa etária, adquirindo, assim, subsídios necessários para uma conduta adequada, tanto diagnóstica como terapêutica.

É importante ajudar o idoso a usufruir os anos de modo mais pleno e saudável possível.

Viver mais é importante, desde que se agregue qualidade e bem-estar aos anos adicionais de vida.

FISIOPATOLOGIA DO ENVELHECIMENTO CUTÂNEO

Envelhecimento é um processo multifatorial complexo definido como redução da função e da capacidade de todos os órgãos com probabilidade aumentada de doença e morte, resultado dos efeitos sinérgicos de influências intrínsecas e extrínsecas. É influenciado por fatores ambientais, genéticos, hormonais e metabólicos.

É na pele, maior órgão do corpo, que os primeiros sinais de envelhecimento se tornam mais evidentes.

Existem dois tipos de envelhecimento cutâneo. O envelhecimento intrínseco ou cronológico, comum a todos e influenciado por fatores genéticos, hormonais e metabólicos, e o fotoenvelhecimento ou envelhecimento extrínseco, influenciado por fatores ambientais, incluindo radiação ionizante e não ionizante, poluição, tabagismo, e estresse mecânico, sendo a radiação ultravioleta (UV) o fator de maior importância (Figura 51.4).

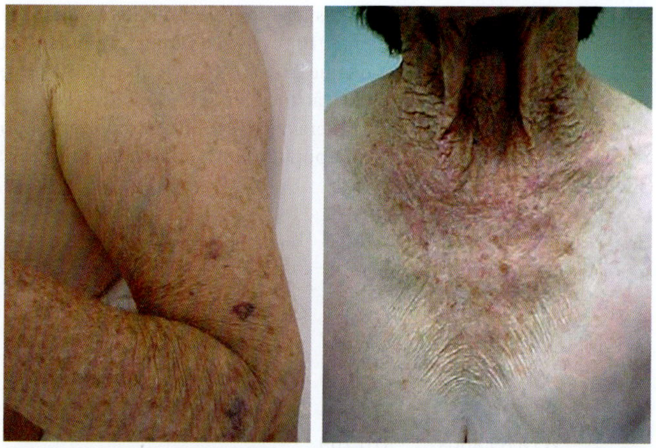

Figura 51.4 Envelhecimento cutâneo – intrínseco e extrínseco.

Envelhecimento intrínseco

Os mecanismos envolvidos no envelhecimento intrínseco ainda não estão bem esclarecidos, existindo várias teorias para explicá-lo, e as mais aceitas estão relacionadas com a senescência celular endógena, perda da capacidade proliferativa, deficiência na capacidade de reparação do DNA, perda de telômeros com a idade, mutações no DNA mitocondrial extranuclear, estresse oxidativo, anormalidades cromossômicas, mutações gênicas e deficiência hormonal.[11]

O papel da influência étnica no envelhecimento se deve às diferenças na pigmentação.[16] Níveis altos de pigmentação têm a capacidade de proteger a pele contra os efeitos cumulativos da radiação UV (Figura 51.5).

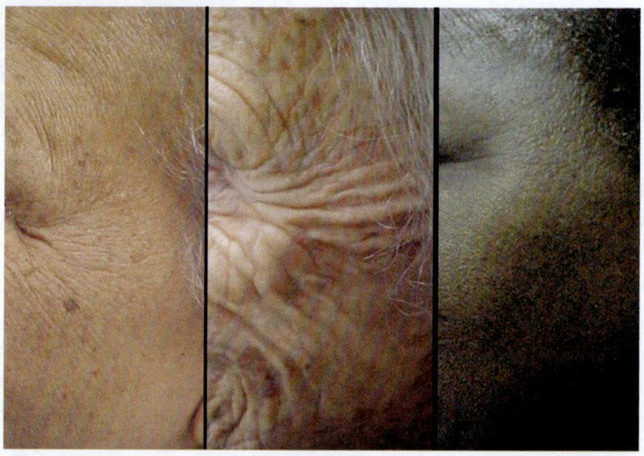

Figura 51.5 Envelhecimento intrínseco em tipos diferentes de pele.

A senescência celular está relacionada à perda da capacidade proliferativa após número limitado de divisões celulares. A célula teria um relógio biológico que sinalizaria o fim de seu potencial de replicação.[11-12]

A hipótese do encurtamento dos telômeros propõe que uma replicação incompleta do DNA ou a ausência de telomerase limitariam a capacidade replicativa das células somáticas.

Os telômeros são sequências repetidas de bases de DNA TTAGGG/CCTAAA situados nas porções terminais de cromossomos que, junto com proteínas específicas, protegem o cromossomo contra sua degradação, garantindo sua integridade.[16] São incapazes de se replicar da mesma forma que o resto do genoma, sendo sua replicação dependente de uma enzima, a telomerase, que mantém o comprimento dos telômeros e, desse modo, restaura a capacidade de multiplicação celular, retardando o envelhecimento dos tecidos.[6,17]

Células de idosos em cultura replicam em menor quantidade do que células de jovens, acreditando-se que o encurtamento telomérico dependente de replicação seja um relógio interno com importante papel no mecanismo de envelhecimento celular.[11,13] Os telômeros se encurtam a cada ciclo celular e, quando atingem um comprimento crítico, o ciclo celular para ou ocorre a apoptose.[14]

Com o envelhecimento, a expressão da telomerase diminui e os telômeros se encurtam e, após centenas de divisões celulares, as pontas dos cromossomos se danificam, podendo deletar genes próximos aos telômeros, contribuindo para o envelhecimento.[6]

Acredita-se que com a idade haja uma deficiência na capacidade de reparação do DNA e, com isso, maior possibilidade de mutações gênicas, contribuindo para uma menor sobrevida celular e envelhecimento.

A teoria dos radicais livres ou estresse oxidativo está alicerçada na formação de excesso de espécies reativas de oxigênio (ERO) durante o metabolismo aeróbico.

Nosso organismo dispõe de mecanismos de defesa para diminuir a produção de ERO. Isso se faz por meio de uma rede de enzimas antioxidantes (superóxido desmutase, catalase e glutatione peroxidase) e de substâncias não enzimáticas, como a vitamina C, vitamina E, carotenoides, coenzima Q10, capazes de reverter esse processo.

Com a idade, a atividade do sistema antioxidante diminui, levando ao excesso de ERO que predispõe ao dano celular com oxidação de DNA, mutações e oxidação de proteínas, principalmente aquelas envolvidas na imunorregulação e sobrevida celular, estimulando a expressão de metaloproteinases (MMPs) que degradam a matrix extracelular.[18]

O dano oxidativo também pode contribuir para o encurtamento dos telômeros.[11-13]

O eixo neuroendócrino também influencia no processo do envelhecimento.[6]

A pele apresenta receptores estrogênicos e androgênicos. A maioria dos estudos sobre os efeitos dos hormônios sexuais no envelhecimento da pele baseia-se na avaliação dos estrógenos nas mulheres, já que pouco se sabe sobre o papel da testosterona no envelhecimento cutâneo.

A menopausa normalmente ocorre após os 50 anos e, com a expectativa de vida aproximando-se dos 80 anos, a mulher vive aproximadamente um terço de sua vida em regime de privação hormonal. O déficit hormonal feminino tende a acelerar o envelhecimento da pele e aumentar a influência dos andrógenos nas glândulas sebáceas, pelos e cabelos.

No envelhecimento, e particularmente na menopausa, ocorre diminuição da produção sebácea, alterações no conteúdo lipídico, afinamento da derme e diminuição da microcirculação.

O hipoestrogenismo reduz a atividade mitótica da camada basal da epiderme, diminui a síntese de colágeno e, provavelmente, a quantidade de fibras elásticas, o que pode ser atenuado pela síntese periférica de estradiol.

Após a menopausa, o conteúdo de colágeno dérmico diminui a uma taxa de 1% a 2% ao ano, o que pode ser revertido parcialmente com a reposição estrogênica. Nesse período há redução da elasticidade da pele, que se torna mais seca e com sua capacidade de cicatrização diminuída. Essas alterações intensificam os sinais de envelhecimento que são mais proeminentes nas mulheres que não fazem uso de reposição hormonal.[12]

Outros hormônios que apresentam declínio com a idade são a testosterona, DHEA-S, DHEA, melatonina, insulina, cortisol, tiroxina e hormônio de crescimento. A repercussão da redução desses hormônios na pele ainda necessita de mais estudos.

Envelhecimento extrínseco

Fotoenvelhecimento ou envelhecimento extrínseco é a superposição dos efeitos da radiação UV sobre o envelhecimento intrínseco.

A radiação UV tem numerosos efeitos diretos e indiretos na pele, sendo que 50% são decorrentes da formação de radicais livres.

Estudos na fotocarcinogênese demonstraram que a radiação UVB, de 245 a 290 nm, induz a formação de dímeros de pirimidina e outros fotoprodutos, resultando em mutações do DNA. O mecanismo específico da forma com que fotoprodutos de DNA levam ao fenótipo fotoenvelhecido ainda não está esclarecido.[14]

A radiação UVA danifica o DNA indiretamente por meio da geração de ERO (espécies reativas de oxigênio) que danificam o DNA celular, lipídeos e proteínas.

A radiação UV também pode atuar inibindo a apoptose celular em áreas fotoexpostas e, dessa maneira, colaborar para o desenvolvimento de neoplasias malignas cutâneas.[16]

A radiação UV, provavelmente por meio da produção de ERO, ativa receptores de superfície celular, incluindo receptores do fator de crescimento epidérmico (EGF), interleucina 1 (IL-1), insulina, fator de crescimento de queratinócito e fator de necrose tumoral (TNF-α).

A ativação de receptores de superfície de fibroblastos e queratinócitos causa a estimulação das MAP quinases (*mitogen-activated protein*) que induzem a transcrição do complexo proteico nuclear AP-1. A ação do AP-1 é controlar a transcrição de MMPs, enzimas responsáveis pela degradação da matriz extracelular e regular a expressão de diversos genes envolvidos no crescimento e na diferenciação celular. Níveis aumentados de AP-1 estimulam a transcrição de genes envolvidos na codificação das MMPs, aumentam a secreção de MMPs por queratinócitos e fibroblastos proporcionando maior degradação de fibras colágenas e elásticas. Isso pode ocorrer após mínima dose de radiação UV, bem abaixo da necessária para produzir eritema.[6,12,14-15,19]

Além de aumentar a degradação do colágeno, o AP-1 inibe a expressão do gene ligado à síntese de pró-colágeno tipo I e III, diminuindo sua produção e, desse modo, contribuindo ainda mais para as alterações encontradas na derme em regiões fotoexpostas.[14,15,21]

A transcrição aumentada de AP-1 também diminui a expressão do TGF-β (*transforming growth factor*), importante promotor da síntese do colágeno, colaborando para a menor produção de colágeno na pele fotoexposta.[14,15] Provavelmente a atividade do AP-1 se expressa muito mais nas células dos idosos.

Embora o organismo esteja munido de um sistema de defesa antioxidante, a contínua geração de EROS causada pela radiação UV danifica o DNA mitocondrial, o que pode afetar a habilidade da mitocôndria de gerar energia para a célula. Mutações no DNA mitocondrial são vistas com muita mais intensidade e frequência em pele fotoenvelhecida.[12,14,15]

A radiação UV, particularmente a UVA, por meio da geração de EROS, pode causar acúmulo de proteínas oxidadas na derme. Normalmente proteínas epidérmicas são rotineiramente degradadas enzimaticamente, porém proteínas oxidadas dérmicas persistem por mais tempo e seu acúmulo na célula inibe sua função proteossomal.[6,12,15]

Os mecanismos inerentes defensivos contra a radiação UV incluem espessamento epidérmico, pigmentação, mecanismos de reparo de DNA, apoptose, inibidores teciduais das MMPs e antioxidantes.

Com a idade, os mecanismos apoptóticos e antioxidantes endógenos diminuem prejudicando essa proteção.

A glicação do colágeno é uma reação que provoca danos às proteínas, constituindo reação não enzimática entre grupos amino livres e um açúcar redutor. Ela gera novos resíduos formados de reações de *crosslinks* (AGEs – *advanced glycation end products*), cuja quantidade aumenta durante o envelhecimento cutâneo e no diabetes.

A glicação colabora com o envelhecimento intrínseco e acelera o fotoenvelhecimento por provocar a degeneração do colágeno.

A radiação infravermelha também é capaz de induzir a degradação da matriz extracelular, acelerando o processo de envelhecimento da pele. Além disso, é capaz de produzir ERO nas mitocôndrias, aumentar a expressão das MMP1 e MMP9 e diminuir a produção de procolágeno 1.

O tabagismo está fortemente ligado ao envelhecimento cutâneo em ambos os sexos, porém é mais proeminente na mulher. O hábito de fumar diminui o fluxo sanguíneo capilar da pele, o que resulta em suprimento inadequado de oxigênio e nutrientes, dando um aspecto de pele acinzentada.

A derme do fumante apresenta alterações de fibras colágenas e elásticas semelhante àquelas que ocorrem no tecido pulmonar e na pele fotoenvelhecida; o comprometimento é mais acentuado invadindo a derme reticular.[12,16] O tabaco induz MMPs, aumentando a degradação do colágeno.[19]

O hábito de fumar é um fator de risco para rugas prematuras e, mesmo com sua interrupção, não há reversão satisfatória do quadro.

O tabagismo também aumenta a formação de radicais livres, favorece o dano de DNA e reduz o conteúdo de água do estrato córneo.[12]

Recentes estudos demonstram que o envelhecimento e a longevidade se devem principalmente à habilidade e eficiência dos mecanismos de reparo contra estresse ambiental, e que tanto o envelhecimento intrínseco como o extrínseco podem compartilhar caminhos e mediadores em comum.[11]

ALTERAÇÕES ESTRUTURAIS NA PELE DO IDOSO

A pele, como qualquer outro órgão, sofre modificações com o passar do tempo. Essas alterações ocorrem, de forma variável, em todas as estruturas, provocando o fenótipo envelhecido.

É muito importante o conhecimento dessas alterações estruturais que ocorrem com a idade, pois, seguramente, norteará a condução diagnóstica e a escolha terapêutica, evitando o uso de produtos que tenham apenas apelo comercial.

Estrato córneo, epiderme e barreira cutânea

A função principal da epiderme é a produção de um estrato córneo capaz de proteger a pele contra a desidratação e agressores externos, capacitando-a a funcionar como poderosa barreira cutânea.[106]

Vale a pena lembrar a dinâmica da formação do estrato córneo, que se inicia com a migração dos queratinócitos da camada basal da epiderme para a superfície. Ao chegar ao estrato córneo, perdem o núcleo e se transformam em corneócitos. Esses continuam a migrar para cima, ligados entre si pelos corneodesmossomos, produzindo, junto com a camada lipídica, um envoltório resistente, o que colabora para a eficiência na sua função de barreira mecânica.[38]

O processo se completa com o desprendimento dos corneócitos após aproximadamente 4 semanas, numa descamação quase imperceptível.

Para que essa descamação seja adequada, deve haver a degradação dos corneodesmossomos, feita por enzimas que requerem alta concentração de água.

Se o estrato córneo está seco, essas enzimas não agem adequadamente, os corneodesmossomos não são totalmente degradados e, consequentemente, os corneócitos não se separam e não são desprendidos separadamente. Com isso, há acúmulo de corneócitos na superfície, traduzido pelo aspecto clínico conhecido da xerose cutânea.

Em geral, os corneócitos localizados na superfície da pele, quando hidratada, descamam quase isoladamente e de maneira imperceptível. Quando o estrato córneo está seco, os corneócitos descamam de maneira incompleta e aderidos entre si, formando escamas.[7,8,10]

Esse *turnover* do estrato córneo possibilita que ele se refaça em aproximadamente 20 dias no indivíduo jovem e 30 dias no idoso.

A lentificação do *turnover* do estrato córneo no idoso também contribui para o empilhamento dos corneócitos, dando à pele uma aparência grosseira e áspera.

Entre a 3ª e 8ª década, o *turnover* epidérmico diminui entre 30% e 50%, fazendo com que o mecanismo de reparação celular seja mais lento no idoso e, com isso, há o retardo na cicatrização de feridas.

O estrato córneo do idoso não apresenta alterações significativas na sua espessura, porém é menos capaz de atuar como barreira eficaz.[10]

Com a impactação dos corneócitos em casos de xerose importante, o estrato córneo pode se mostrar mais espesso. Nesses casos, justifica-se o uso de alfa-hidroxiácidos (AHA), retinoides ou poli-hidoxiácidos, com objetivo de acelerar o *turnover* epidérmico, promovendo uma pele hidratada e macia.[9]

A estrutura e a renovação do estrato córneo são responsáveis pela efetividade da barreira cutânea protetora por toda a vida, prevenindo a perda de água, mantendo a hidratação da pele em níveis satisfatórios, além de impedir a entrada de materiais exógenos.

Substâncias lipídicas produzidas pelos queratinócitos da epiderme ocupam o espaço intercelular do estrato córneo, formando a matriz extracelular. São, principalmente, ceramidas, ácidos graxos livres e colesterol que invadem o espaço intercelular, cuja importante função é limitar a perda de água e de eletrólitos. Os corneócitos ficam embebidos numa matriz rica em lipídeos e o envoltório cornificado dos corneócitos colabora para a formação da camada bilamelar de lipídeos.[7,8,114]

No idoso, a camada lipídica bilamelar do estrato córneo está alterada, o que contribui para a xerose, quadro comum visto no idoso.

A quantidade de lipídeos do estrato córneo, particularmente de triglicerídeos, é menor em decorrência da redução da secreção sebácea nessa faixa etária. A diminuição da síntese de ceramidas também está diminuída, prejudicando mais a função de barreira do estrato córneo.[114]

Além da camada lipídica ajudar na hidratação, existem pequenos compostos solúveis em água, chamados fatores de hidratação natural (FHN), responsáveis em manter o estrato córneo hidratado.

São compostos de aminoácidos (40%), lactatos (12%), ácido carboxílico pirrolidone (12%), ácido urocânico, citrulina, ornitina, ureia (7%), glicerol (5%), glucosamina, amônia, cálcio, sódio, potássio e citratos. Vários dos compostos do FHN são derivados da hidrólise da proteína filagrina, processo controlado pela quantidade de água no estrato córneo.[7]

Os FHN são hidrossolúveis e podem ser facilmente varridos do estrato córneo. A camada lipídica ajuda a prevenir essa perda.

No idoso, há significante diminuição dos componentes do FHN, como o lactato, potássio e sódio no estrato córneo, também favorecendo a xerose.

Estudos recentes abordam a importância das aquaporinas (AQPs) na regulação e distribuição de água na epiderme. As AQPs são túbulos proteicos, verdadeiros canais celulares transmembrânicos, responsáveis pelo transporte, principalmente, de água, glicerol e ureia para o estrato córneo, com objetivo final de hidratá-lo.

As AQPs desempenham papel importante na homeostase da água, e as primeiras investigações foram realizadas em outros órgãos, particularmente nos rins. Sua consagração se deu em 2003, com a atribuição do Prêmio Nobel de Química a Peter Agre *"for discoveries concerning channels in cell membranes"*.

Desde então, mais de 13 diferentes AQPs foram descritas e, na pele, a mais importante é a AQP-3, membro de um subgrupo da família das AQPs chamadas aquagliceroporinas. Elas "bombeiam" a água das camadas basais da epiderme até o estrato córneo.[103]

Estudos em ratos demonstraram que a deficiência de AQP-3 diminui a hidratação, a biossíntese do estrato córneo, além reduzir a elasticidade e retardar a cicatrização. Os animais com deficiência de AQP-3 apresentaram redução no transporte de glicerol e água para a epiderme por meio dos queratinócitos basais.[20,103]

O glicerol tem sido usado amplamente há muito tempo, porém apenas recentemente foi demonstrado seu papel como umectante endógeno.

O glicerol é sintetizado na unidade pilossebácea e sua concentração na pele pode ser regulada pela AQP-3 encontrada na camada basal epidérmica.

Com o avanço da idade, a expressão de AQP-3 é reduzida, havendo necessidade de normalizar seu metabolismo de produção para obter um fluxo equilibrado de água da derme para a epiderme, obtendo, assim, uma pele hidratada, macia e flexível.[20,103]

Foi demonstrado que também a pele xerótica e danificada mostra redução na expressão de AQP3.

Todas as principais estruturas responsáveis na formação e manutenção de uma barreira cutânea eficiente estão demonstradas no esquema didático da Figura 51.6.

A taxa ideal do conteúdo de água do estrato córneo é de 25% a 30%. Se o conteúdo de água for menor que 10%, sua flexibilidade fica comprometida, tornando-o suscetível a danos por estresse mecânico.

Como vimos, a pele envelhecida tem lentificação do *turnover* do estrato córneo, menor proliferação epidérmica, descamação anormal com empilhamento dos corneócitos, menor quantidade de triglicerídeos e ceramidas no estrato córneo, alterando a camada bilamelar, diminuição dos componentes do FHN e diminuição da expressão das AQPs.[106]

A epiderme da pele do idoso se mostra mais fina, com redução no número e volume das células e diminuição do número de camadas celulares.

A epiderme do tronco no adulto jovem tem espessura de 35 a 50 µm e, no indivíduo de 70 anos, de 25 a 40 µm.[7]

O achatamento da junção dermoepidérmica dos cones epiteliais é a alteração mais importante que ocorre na epiderme com o envelhecimento.

O número das cristas epidérmicas diminui em 50% entre a 3ª e 9ª década de vida, reduzindo, consideravelmente, a superfície de contato dermoepidérmica, o que ocasiona déficit na transferência de nutrientes e menor aderência entre a epiderme e a derme. Em decorrência dessas alterações, o idoso é mais suscetível a traumas superficiais e à formação de bolhas em áreas de pressão.[14,19]

Há redução do número e volume das células epidérmicas e do número de camadas celulares e, com isso, a espessura da epiderme se encontra diminuída, fazendo com que substâncias aplicadas na pele do idoso tenham um nível de penetração e absorção potencializadas, fato que deve ser considerado quando se realiza tratamento tópico.[7,19]

Na pele envelhecida, pode haver atipias celulares em áreas focais, contribuindo para o surgimento de neoplasias cutâneas malignas e lesões pré-cancerosas.

As alterações epidérmicas descritas aliadas às modificações do estrato córneo fazem com que a pele do idoso se torne mais suscetível a traumas superficiais, à formação de bolhas em áreas de pressão e potencialização na penetração e absorção de substâncias aplicadas na pele, fato que deve ser considerado quando se realiza tratamento tópico (Figuras 51.7, 51.8 e 51.9).

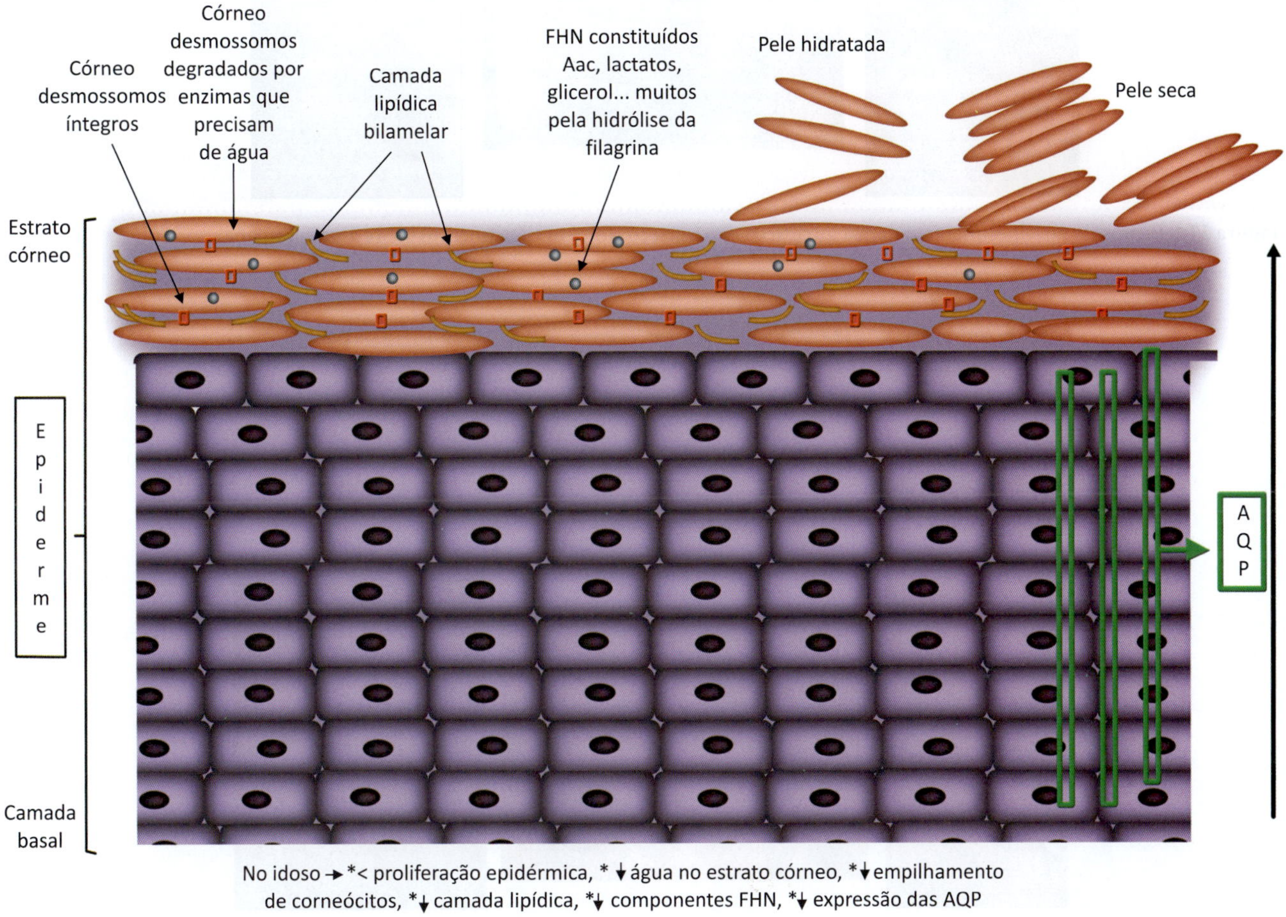

■ **Figura 51.6** Formação da barreira cutânea.

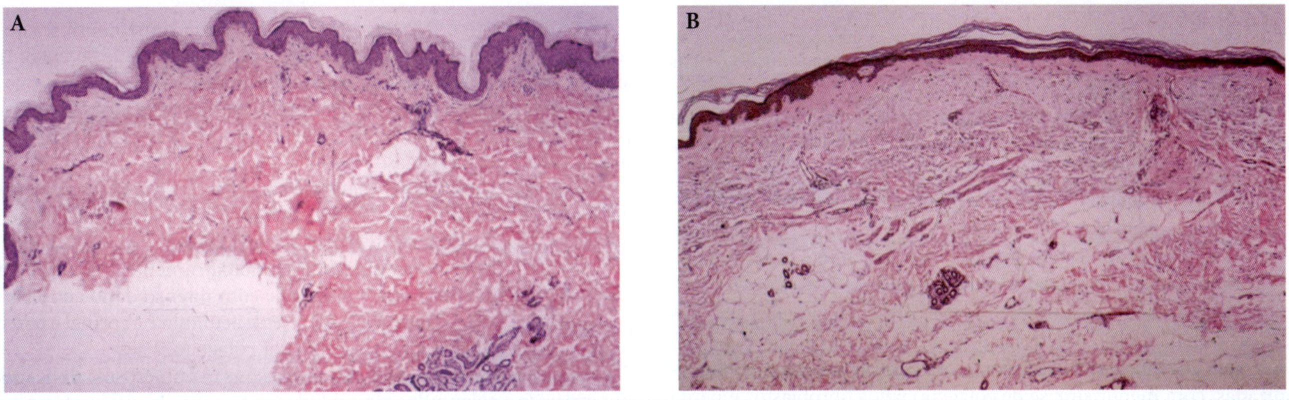

■ **Figura 51.7** Envelhecimento cutâneo.[8,9] **(A)** Pele do jovem; **(B)** pele do idoso.

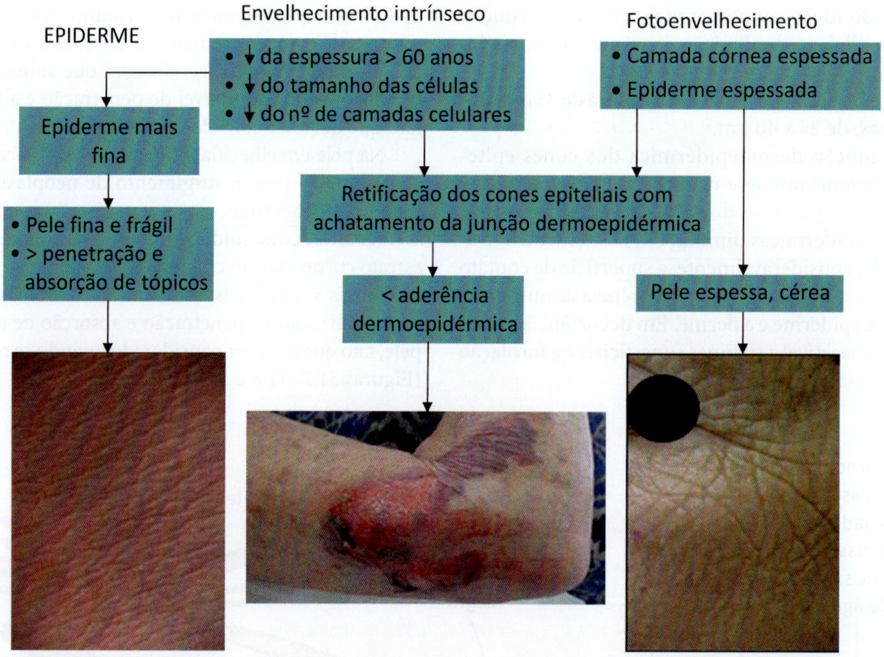

■ **Figura 51.8** Efeitos do envelhecimento cutâneo intrínseco e extrínseco (fotoenvelhecimento) sobre a pele humana.

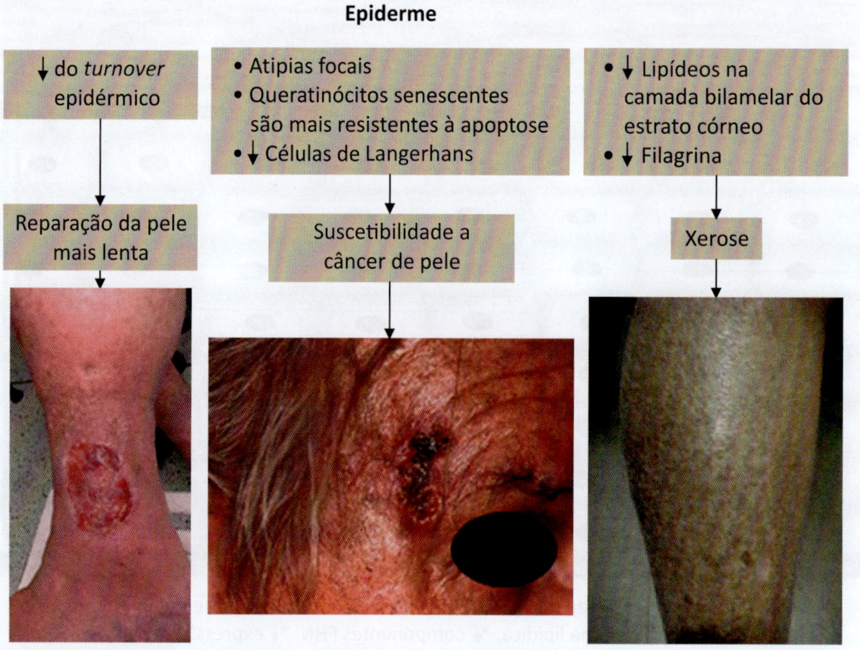

■ **Figura 51.9** Efeitos do envelhecimento na epiderme.

■ DERME

A espessura da derme diminui com a idade e essa redução é mais pronunciada no homem.

Na maturidade, varia de 1 a 1,2 mm no homem e 0,8 a 1 mm na mulher. Com 70 anos, a espessura é similar em ambos os sexos e oscila de 0,7 a 0,9 mm.[14,19]

Aproximadamente 20% da espessura da derme desaparecem quando o indivíduo chega aos 65 anos.[16]

Os fibroblastos diminuem em número e tamanho e os feixes colágenos estão menos compactados com a idade.

Alterações na produção de colágeno e o desenvolvimento de fibras elásticas fragmentadas caracterizam a pele envelhecida.

A pele envelhecida caracteriza-se por fibras espessadas, desorganizadas, com menor síntese de colágeno pelos fibroblastos e perda pronunciada de colágeno tipo I.[14,15]

O colágeno tipo IV, constituinte da junção dermoepidérmica, tem importante papel na estabilidade mecânica da pele. Ele se encontra significantemente diminuído na base das rugas.

Provavelmente a estabilidade mecânica alterada da junção dermoepidérmica por diminuição do colágeno tipo VII também contribua para a formação das rugas.

As fibras elásticas se tornam mais grossas, fragmentadas e desorganizadas, provocando mudanças na elasticidade e resistência da pele, favorecendo o surgimento de rugas permanentes.[16]

Nas áreas cobertas, envelhecidas cronologicamente, o conteúdo de elastina diminui com a idade e, na pele com intenso dano actínico, o conteúdo de elastina aumenta, porém, esse acúmulo é anormal e parece ocupar áreas previamente ocupadas por colágeno.[14,25]

Na pele fotoenvelhecida, os fibroblastos são numerosos, alongados, hiperplásico e colapsados circundados por infiltrado inflamatório que justifica a denominação heliodermatite.

Nessas áreas ocorre franca degeneração das fibras elásticas e histologicamente a derme papilar encontra-se totalmente alterada, a estrutura fibrilar deformada e o tecido conectivo arranjado em feixes irregulares e mais basofílico. Essa alteração é conhecida como degeneração elastótica ou elastose solar, que se caracteriza clinicamente por uma pele com rugas pronunciadas, mais espessada e amarelada.

Em áreas moderadamente fotoexpostas, o teor de elastina não se altera de maneira significativa, provavelmente pela combinação da redução da elastina pelo envelhecimento cronológico e aumento do seu conteúdo pelo fotoenvelhecimento.[25]

A matriz extracelular contém glicosaminoglicanos, principalmente ácido hialurônico (AH), dermatansulfato e sulfato de condroitina.

Com a idade, há redução do conteúdo dérmico de mucopolissacarídeos, especialmente de proteoglicanos e AH, o que contribui para a perda do turgor cutâneo (Figuras 51.10 e 51.11)

O AH é um polissacarídeo linear de alta massa molecular pertencente à família dos glicosaminoglicanos e é composto por unidades dissacarídicas polianiônicas de ácido D-glicurônico (GlcUA) e N-acetilglicosamina (GlcNAc).

É produzido pelos fibroblastos e queratinócitos e está presente em todos os tecidos, porém mais de 50% se encontra na pele, especificamente derme e em menor concentração na epiderme.

É altamente hidroscópico, podendo reter grande quantidade de moléculas de água, característica importante na função de hidratação e na manutenção das propriedades viscoelásticas e de turgor da pele.

Pode alcançar peso molecular de até 10.000.000 Da porém, os fisiologicamente ativos têm de 100.000 a 1.000.000 Da.[27]

Sua síntese é realizada por meio de um processo que depende da atividade enzimática da hialuronan sintetase e polimerase (HAS), que são proteínas transmembrânicas.

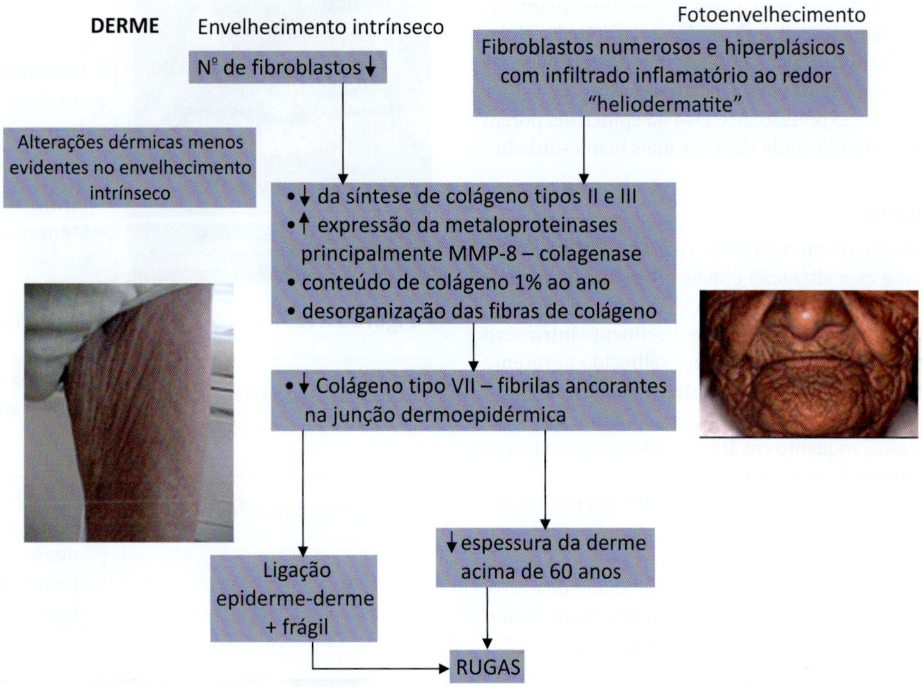

■ **Figura 51.10** Efeitos do envelhecimento intrínseco na derme humana.

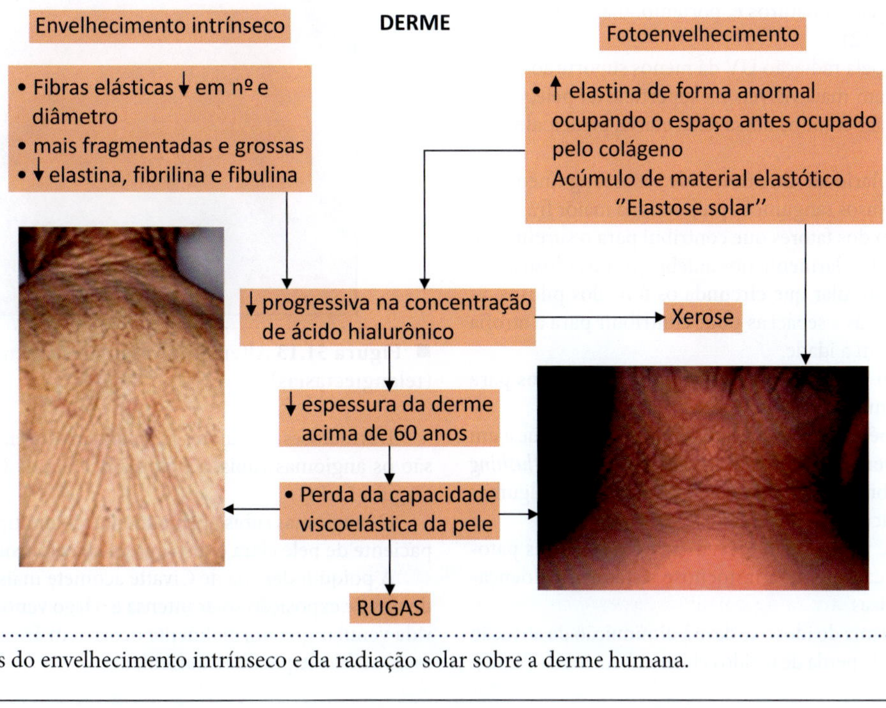

■ **Figura 51.11** Efeitos do envelhecimento intrínseco e da radiação solar sobre a derme humana.

A HAS-1 e HAS-2 sintetizam cadeias mais longas (200.000 a 2.000.000 Da) e, a HAS-3, fragmentos mais curtos.[26,106,107,109,115]

O fotoenvelhecimento está associado com alterações na expressão do AH e das enzimas que o metabolizam.

O AH epidérmico está significantemente reduzido na pele envelhecida, particularmente aquela exposta ao sol. O uso de corticosteroides induz a inibição da expressão de HAS, explicando seu efeito atrofiante.[116]

O *turnover* do AH é curto e sua degradação é feita por seis hialuronidases diferentes que clivam as cadeias longas. É sabido que as propriedades das moléculas de AH dependem do seu peso molecular.

Várias funções do AH são mediadas por seus receptores de superfície CD44, uma glicoproteína transmembrânica.

As principais funções do CD44, demonstradas em estudos em ratos, são a regulação na proliferação de queratinócitos e a manutenção da homeostase do AH.[109]

Durante a remodelação da pele, o AH de alto peso molecular sofre clivagem em fragmentos de menor peso. Esses fragmentos atuam nos receptores de membrana celular CD44, induzindo a migração de células endoteliais, proliferação de fibroblastos e queratinócitos e síntese de AH, que correspondem a caminhos para a cicatrização.

A radiação UV diminui a expressão de CD44 na epiderme, porém seu papel no fotoenvelhecimento ainda deve ser mais bem estudado.

■ VASCULARIZAÇÃO

Com a idade, há redução da vascularidade cutânea, resultando em diminuição da perfusão e essa alteração é mais proeminente na pele fotoenvelhecida.[19,22,23]

O tamanho dos vasos diminui tanto no envelhecimento intrínseco como extrínseco, porém somente a pele fotoenvelhecida apresenta redução significativa do número dos vasos na derme superior.[6,23]

Paradoxalmente, a exposição aguda à radiação UV induz a angiogênese, formando novos vasos, enquanto em áreas cronicamente expostas ocorre diminuição dos vasos de modo significativo.

As causas da redução dos vasos dérmicos na pele fotoenvelhecida em contraste aos efeitos angiogênicos da exposição aguda à radiação UV requerem mais estudos.[6]

Diferentes mecanismos moleculares podem estar envolvidos nesse processo, porém acredita-se que as alterações degenerativas do tecido conectivo com degradação de fibras elásticas e colágenas, causadas pela radiação UV, poderiam prejudicar a manutenção do suporte estrutural dos vasos, causando perda progressiva de vasos cutâneos na derme. Em contrapartida, vasos neoformados após exposição aguda à radiação UV seriam frágeis e imaturos e, portanto, mais suscetíveis à destruição[22-23] (Figura 51.12).

A derme danificada pela radiação UV dá menos suporte aos vasos que se dilatam e se tornam mais visíveis na superfície da pele, caracterizando as telangiectasias comuns nessa faixa etária, principalmente na face[16] (Figura 51.13).

A diminuição da celularidade, do número de vasos sanguíneos e da espessura da parede dos vasos sanguíneos proporciona maior fragilidade capilar, sendo esse um dos fatores que contribui para o surgimento de lesões purpúricas, particularmente nos antebraços dos idosos.

A redução da rede vascular que circunda os folículos pilosos, as glândulas écrinas, apócrinas e sebáceas pode contribuir para a atrofia dérmica que se instala com a idade.

O calor e a radiação infravermelha também são estímulos para angiogênese e envelhecimento da pele.

A pele do idoso também pode, ainda, manifestar *flushing*, que é um sinal de vasodilatação periférica. As causas mais comuns de *flushing* nessa faixa etária são: febre, estado emocional, uso de álcool, algumas drogas, climatério e rosácea.

Quando o *flushing* é inexplicado, devem-se excluir outras patologias, como síndrome carcinoide, mastocitose sistêmica e doenças neurológicas e psiquiátricas.

A tendência à hipotermia do idoso se deve à diminuição da ativação das arteríolas dérmicas e da perda de tecido celular subcutâneo (TCSC).

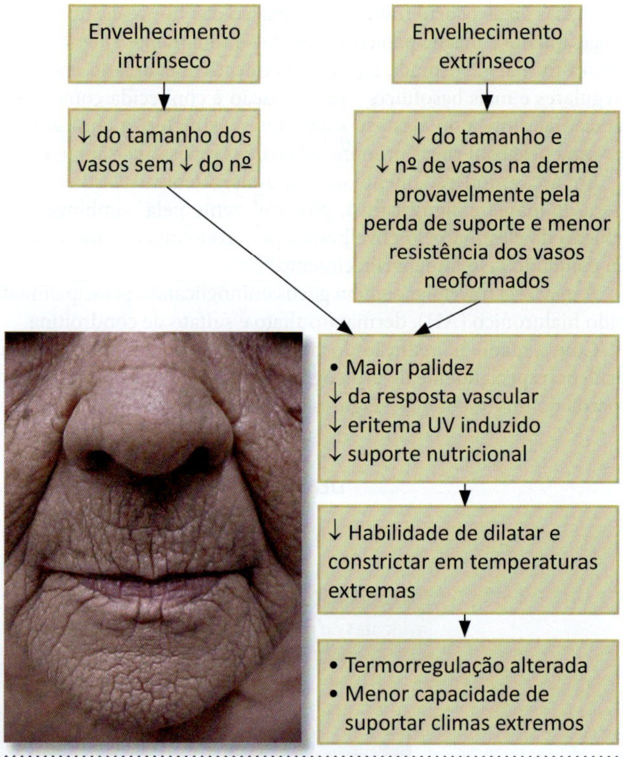

■ **Figura 51.12** Alterações vasculares do envelhecimento cutâneo.

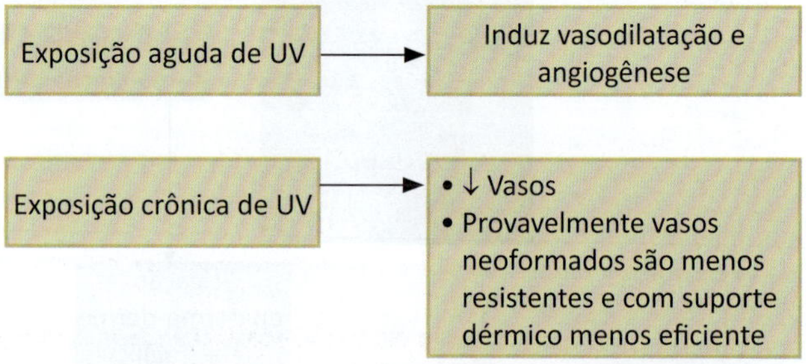

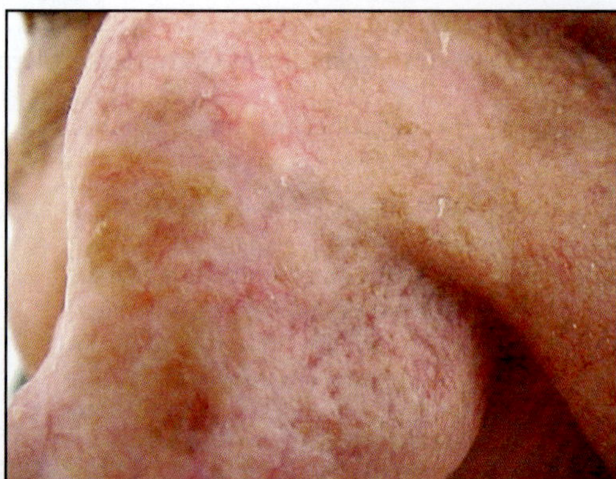

■ **Figura 51.13** Alterações vasculares do envelhecimento cutâneo (telangiectasias).

Dermatoses vasculares frequentemente encontradas após 50 anos são os angiomas rubis, a poiquilodermia de Civatte e o lago venoso (Figura 51.14).

Os angiomas rubis normalmente são múltiplos, mais frequentes no paciente de pele clara e distribuem-se pelo tronco e raiz de membros.

A poiquilodermia de Civatte acomete mais mulheres com antecedentes de exposição solar intensa e o lago venoso é uma ectasia adquirida venular que normalmente ocorre em área fotoexposta, principalmente lábios e pavilhão auricular.[12]

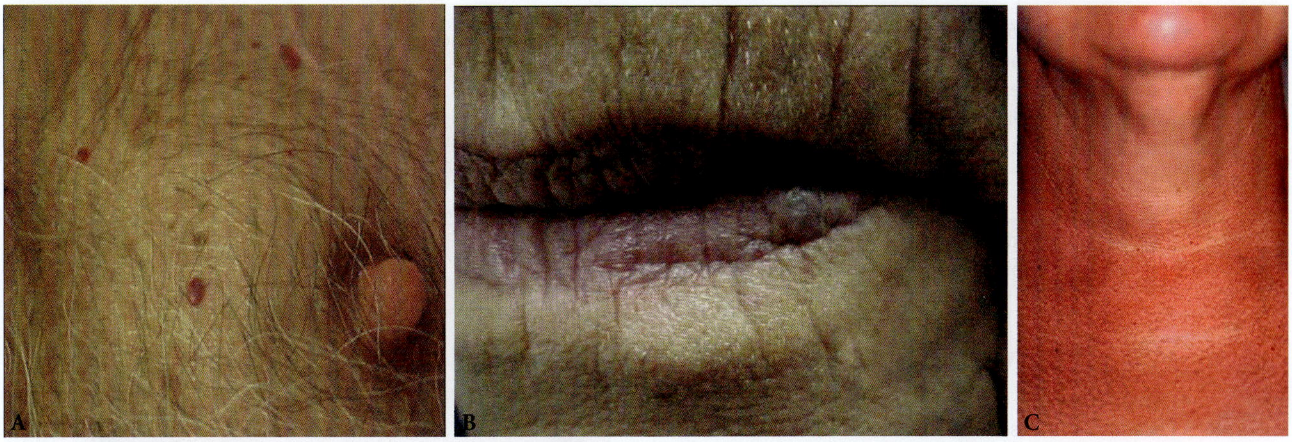

■ **Figura 51.14** **(A)** Angioma rubi; **(B)** lago venoso; **(C)** poiquilodermia de Civatte.

■ TERMINAÇÕES NERVOSAS

Os corpúsculos de Paccini (receptores de pressão) e Meissner (receptores de tato) diminuem progressivamente ao redor dos 90 anos, aproxima-se de um terço da densidade encontrada aos 20 anos.[12] Essas alterações prejudicam a percepção ao tato e a pressão, predispondo a acidentes caseiros.

■ PIGMENTAÇÃO

Ocorre uma linear redução do número de melanócitos ativos por milímetro quadrado, aproximadamente 10% por década, resultando em menor capacidade de bronzeamento e menor proteção à radiação UV.[12]

É sabido que o número de nevos melanocíticos adquiridos varia com a idade. A quantidade de nevos começa a aumentar na infância até a meia-idade (40 anos) e depois decresce. Essa dinâmica pode ser resumida na frase "normalmente nascemos e morremos sem nevos melanocíticos".[111,112]

Em áreas expostas à radiação UV surgem discromias, sendo a melanose solar e a leucodermia solar as de maior prevalência nos idosos com antecedente de exposição solar significativa (Figura 51.15).

■ IMUNIDADE

A função dos linfócitos está diminuída apesar de não haver alteração no seu número. A produção de citocinas pelos queratinócitos e linfócitos reduz com a idade.

Há também diminuição no número das células de Langerhans na proporção de 20% a 50%. A radiação UV também reduz a quantidade de células de Langerhans e induz a proliferação de células T supressoras, facilitando a indução tumoral.[16]

Esse quadro provoca alterações da função imunológica da pele em faixa etária maior, favorecendo a infecções, desenvolvimento de neoplasias cutâneas e a uma menor capacidade sensibilizante de antígenos potentes como DNCB.

Há diminuição no número de mastócitos, o que explica a menor frequência de urticária nos idosos (Figura 51.16).

A radiação UVB é responsável pela síntese de vitamina D3 (colecalciferol) na pele que depois é hidroxilada no fígado e rim para formar 1,25(OH)2 vitamina D3, metabólito ativo fundamental para a homeostase do cálcio e manutenção óssea.

Estudos recentes têm ampliado as funções da vitamina D, incluindo regulação do crescimento celular, modulação do sistema imunológico, modulação do sistema renina-angiotensina, proteção de queratinócitos

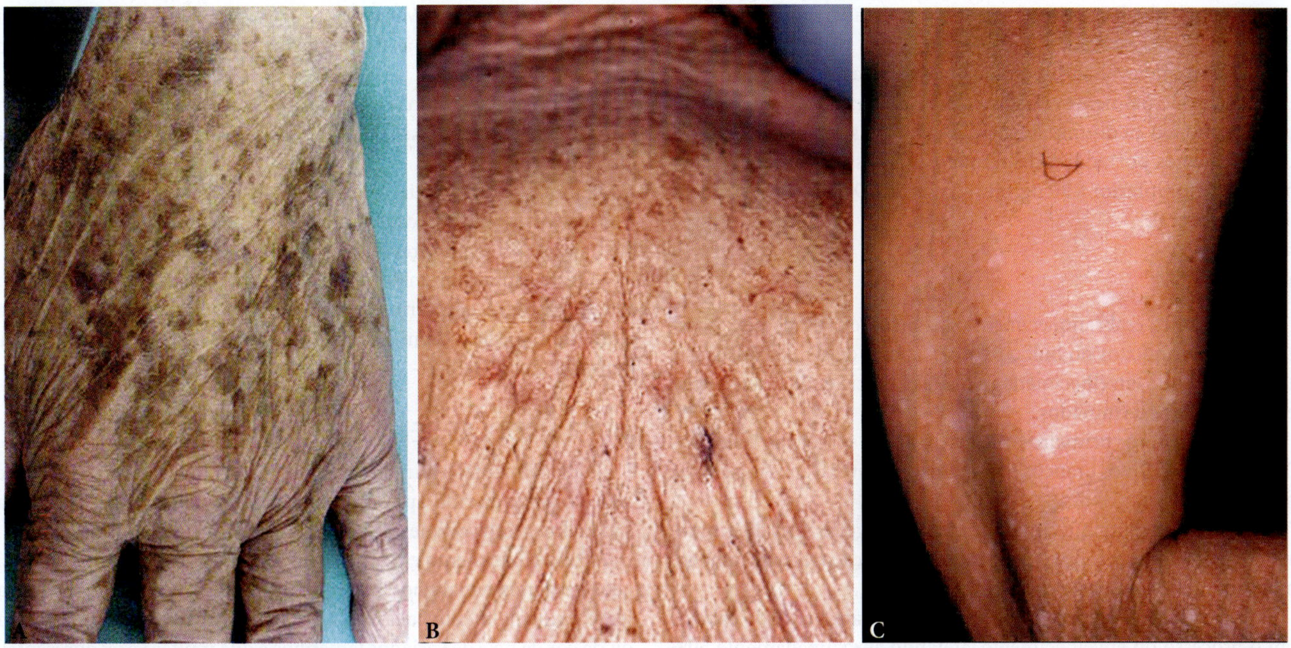

■ **Figura 51.15** **(A)** Discromias; **(B)** melanose solar; **(C)** leucodermia solar.

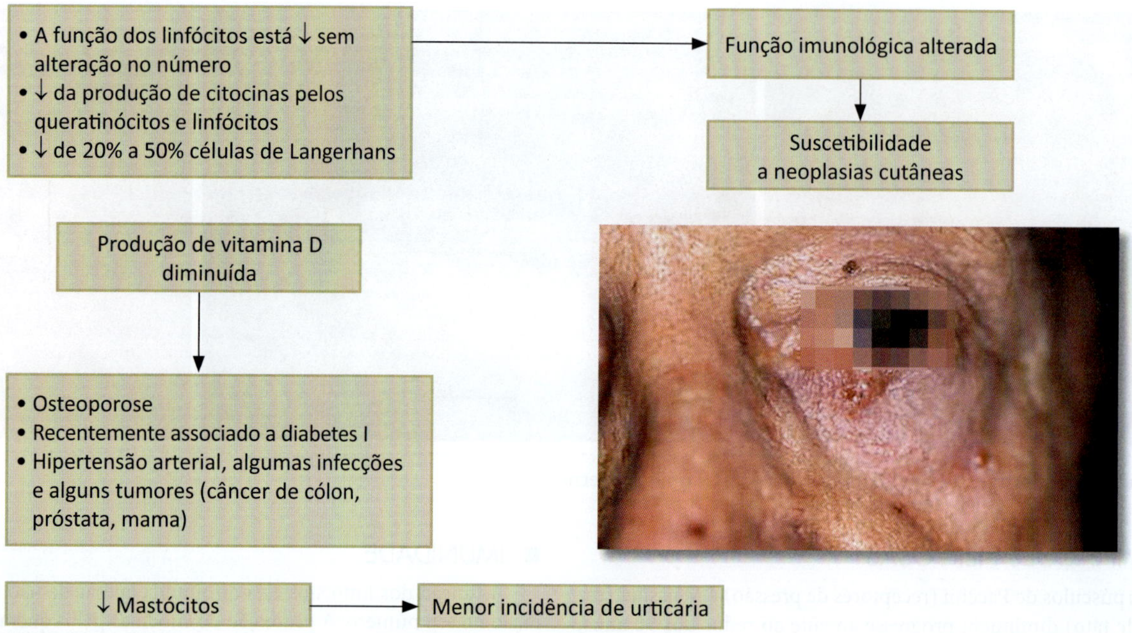

■ **Figura 51.16** Alterações da imunidade de pele no envelhecimento cutâneo.

contra indução de dímeros de pirimidina, proteção da apoptose celular UVB induzida e proteção contra algumas infecções por indução de peptídeos antimicrobianos.[88,108,113]

A deficiência de vitamina D tem sido associada à osteoporose, diabetes tipo I, hipertensão arterial, algumas infecções e tumores malignos (câncer de cólon, próstata, mama).

Particularmente, o idoso tem maior risco de deficiência de vitamina D, principalmente pela baixa ingestão, menor exposição solar, menor metabolização renal e uso contínuo de múltiplas drogas que podem interferir no metabolismo da vitamina D.[87]

Associado a esses fatores, a pele fotoenvelhecida tem menor capacidade de sintetizar a vitamina D.

A exposição solar do corpo todo produz 10.000 UI/dia, muito acima do recomendado. Portanto, exposição do dorso das mãos, antebraços e face (27% da superfície corpórea) ou braços e pernas (54% da superfície corpórea) 2 a 3 vezes por semana, por um período igual a um terço à metade da dose eritematosa mínima é suficiente para síntese de vitamina D necessária.

É importante avaliar, bioquimicamente, a taxa de 25 hidroxivitamina D, principalmente nos idosos institucionalizados, indivíduos que não tenham nenhuma exposição solar, nos meses de inverno, em negros e nos portadores de dermatoses fotossensíveis. Se o valor encontrado for inferior a 30 ng/mL, a vitamina D deve ser suplementada por via oral.

■ PELOS

A canície, ou embranquecimento dos pelos, é causada pela diminuição de melanócitos no bulbo piloso e, apesar de ser um dos sinais mais evidentes do envelhecimento, a idade do início e sua extensão são geneticamente determinados.

Normalmente os primeiros cabelos grisalhos surgem ao redor dos 30 anos nos indivíduos brancos e aproximadamente 10 anos mais tarde na raça negra.[60]

É comum o embranquecimento da barba e bigode antes do acometimento do couro cabeludo e, em idade mais avançada, ocorre também embranquecimento dos pelos do resto do corpo.

Tanto o homem como a mulher experimentam perda de cabelos com o processo do envelhecimento, afetando aproximadamente 50% das mulheres com mais de 60 anos.[60]

Há diminuição no diâmetro do fio, na velocidade de crescimento dos cabelos e no número de folículos do couro cabeludo. Ao nascimento, existem aproximadamente 1.100 folículos/cm² e aos 80 anos são apenas 435 folículos/cm² (Figura 51.17).

A alopecia senescente tem quadro clínico semelhante à alopecia androgenética, porém o critério para seu diagnóstico inclui ausência de antecedente familiar de alopecia androgenética, ausência de afinamento capilar antes de 50 anos e exclusão de causa farmacológica, hormonal ou metabólica que possa estar associada à alopecia.[60]

Também há diminuição na densidade e quantidade de pelos nas axilas, púbis e extremidades, principalmente nas mulheres.

Entretanto, indesejáveis pelos estão associados com o envelhecimento. Nos homens eles aumentam de tamanho e número no nariz, pavilhão auricular e sobrancelhas e, nas mulheres, surgem principalmente no mento e lábio superior (Figura 51.17).

É importante, nos casos de alopecia no idoso, principalmente nas mulheres, que se faça avaliação das causas sistêmicas para a queda de cabelo, principalmente as tireoidopatias e anemia, especialmente por deficiência de ferro.

No hipotireoidismo, é comum haver queda de cabelo como sintoma inicial, podendo ser acompanhada de madarose do terço lateral dos supercílios.

Em casos de anemia por deficiência de ferro, é imperiosa a investigação da provável causa com objetivo de afastar câncer de cólon, neoplasia com maior prevalência nessa faixa etária.

Outra causa comum de queda de cabelo nessa idade é aquela induzida por drogas. São vários os medicamentos apontados como causadores de alopecia, porém o mais importante é estabelecer uma relação causal (Figura 51.18).

■ GLÂNDULAS SEBÁCEAS

Normalmente, o número de glândulas sebáceas permanece inalterado ao longo da vida, apresentando lenta redução após os 70 anos. Paradoxalmente, o volume da glândula sebácea na face pode aumentar.[138]

O envelhecimento está associado ao surgimento de tumores sebáceos benignos e malignos, sendo a hiperplasia sebácea a mais prevalente, principalmente na face. É caracterizada por pápulas amareladas ou da cor da pele de variados tamanhos e que muitas vezes apresentam uma abertura folicular no centro (Figura 51.19).

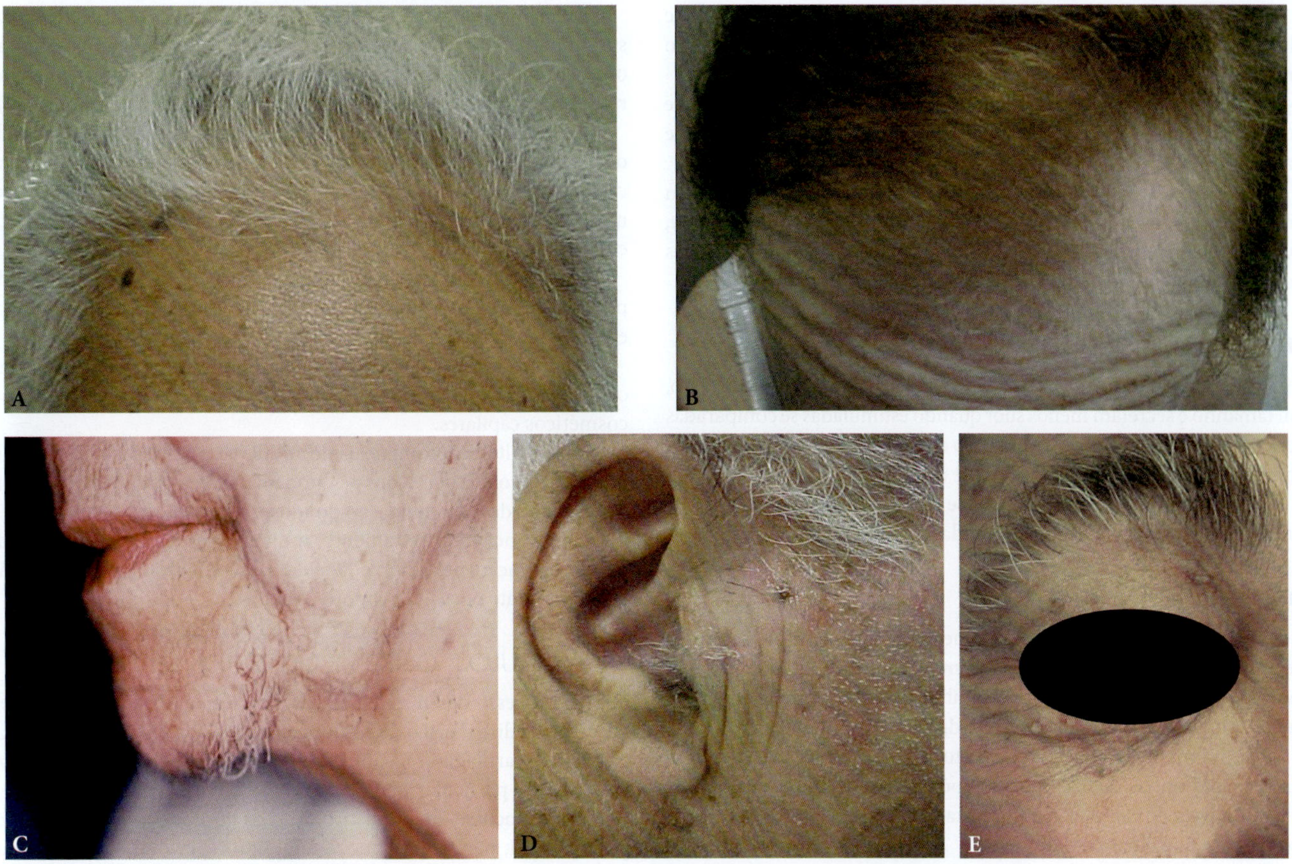

■ **Figura 51.17** **(A)** Alopecia difusa; **(B)** alopecia androgenética na mulher; **(C)** pelos mentonianos na mulher; **(D)** pelos no pavilhão auricular no homem; **(E)** pelos compridos no supercílio no homem.

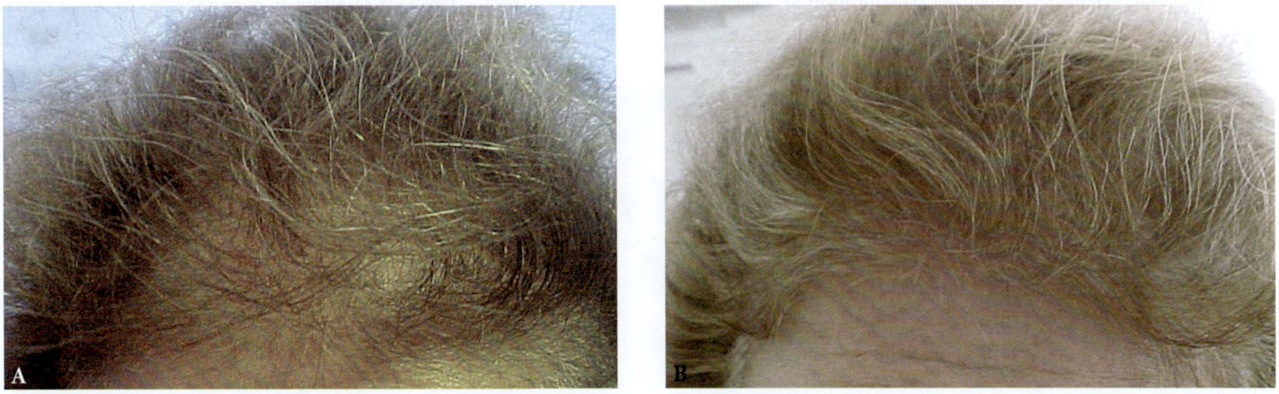

■ **Figura 51.18** Queda de cabelo acentuado com o uso de mirtazapina. **(A)** Antes da suspensão da droga, **(B)** após a suspensão da droga.

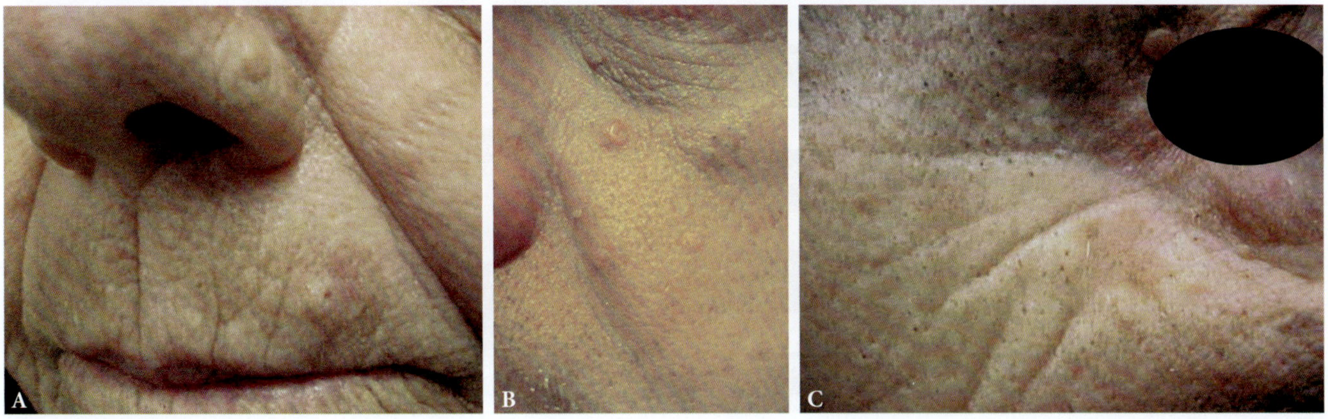

■ **Figura 51.19** **(A** e **B)** Hiperplasia sebácea; **(C)** síndrome de *Favre-Racouchot*.

No idoso, a atividade sebácea é sexo dependente. No homem, não se altera até a 8ª década e, na mulher sem reposição hormonal, há redução gradual após a menopausa, acentuando-se após 70 anos.

As alterações das glândulas sebáceas com a idade favorecem a pele xerótica extremamente frequente nessa faixa etária, principalmente nas mulheres.

A fotoexposição prolongada e repetida ao longo da vida também pode causar o quadro conhecido como síndrome de *Favre-Racouchot*, que se caracteriza pela presença de elastose solar acentuada e comedões na região temporal, periorbital e zigomática bilateralmente.

■ GLÂNDULAS SUDORÍPARAS

As glândulas sudoríparas écrinas no idoso diminuem em número, em tamanho e secretam menos suor quando estimuladas se comparadas àquelas de indivíduos mais jovens. Isso contribui para a xerose e para a alteração na termorregulação presente nessa faixa etária.[138]

As glândulas apócrinas também se tornam menores e sua habilidade secretória também está diminuída.

■ UNHAS

As alterações ungueais no envelhecimento podem ser causadas pela concomitância de vários fatores: circulação periférica prejudicada, radiação UV, traumas, alteração do arcabouço ósseo, infecções, doenças dermatológicas, doenças sistêmicas e drogas.

Normalmente, no envelhecimento há redução na taxa de crescimento das unhas de 0,5% ao ano após 25 anos. Por esse motivo, o tratamento da onicomicose nessa faixa etária necessita ser mais prolongado do que o habitual.[80]

As unhas se tornam planas, opacas, pálidas, podendo haver também redução ou desaparecimento da lúnula.

São mais finas, mais flexíveis, frágeis, sendo frequente o surgimento de rugosidades, estriações na lâmina (traquioníquia), descamação lamelar (onicosquizia) e irregularidade da borda distal.[80]

Deformidades ósseas e calçados inadequados podem predispor ao surgimento de onicodistrofias, como hipertrofia da lâmina ungueal, onicoclavus (calo subungueal), unha encravada, onicogrifose, hiperqueratose subungueal, onicólise e hematoma subungueal (Figura 51.20).

Idosos também podem ter alterações ungueais pelo uso prolongado de químicos, particularmente o esmalte. Seu uso crônico pode causar coloração amarelada, perda de brilho, fragilidade e até onicólise. Removedor de esmalte desidrata as unhas, precipitando maior fragilidade e rachaduras.

Cosméticos endurecedores ungueais que contenham formaldeído podem causar hemorragia subungueal e coloração azulada nas unhas e seu uso crônico resulta em fragilidade ungueal importante.

As unhas também podem ser afetadas por cosméticos usados em outras partes do corpo, como cremes depilatórios, despigmentantes e cosméticos capilares.

Muitas alterações ungueais dos pododáctilos, associadas a deformidades osteoarticulares dos pés, podem provocar prejuízo importante na estabilidade e deambulação do idoso.

A prevenção e o tratamento, muitas vezes, exigem cuidados de difícil realização, pela dificuldade do idoso em alcançar os pés, visão debilitada e até por falta de motivação aos cuidados pessoais.

■ MÚSCULOS, OSSOS E GORDURA

No processo do envelhecimento, ocorrem alterações musculares, alteração na distribuição de gordura com perda de TCSC, perda de matriz óssea e cartilaginosa, contribuindo para o surgimento do fenótipo envelhecido, particularmente o facial (Figura 51.21).

Na face ocorre uma redistribuição da gordura com perda nas regiões frontal, periorbital, bucal, temporal e perioral e acúmulo nas regiões submental, sulco nasolabial, lateral malar e mandíbula.

No corpo há diminuição da gordura dos membros inferiores e aumento na área abdominal.

Os músculos também se alteram, com redução da força e massa muscular de maneira generalizada.

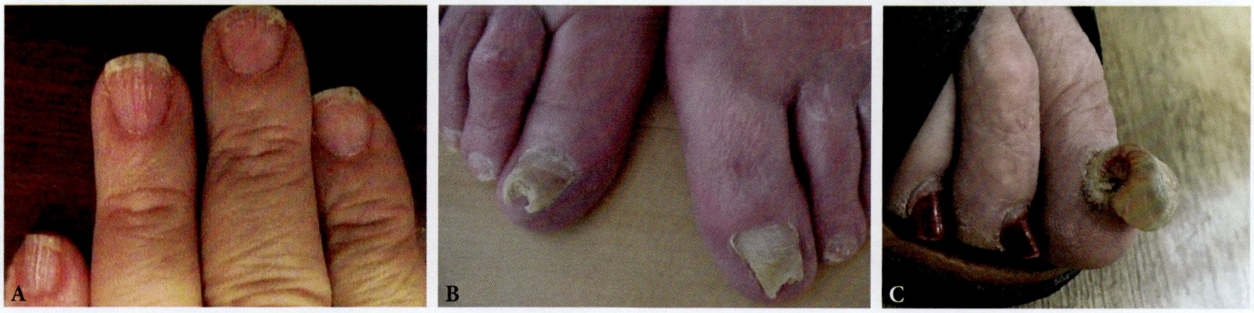

■ **Figura 51.20 (A)** Distrofia – traquioníquia; **(B)** unha em telha; **(C)** onicogrifose.

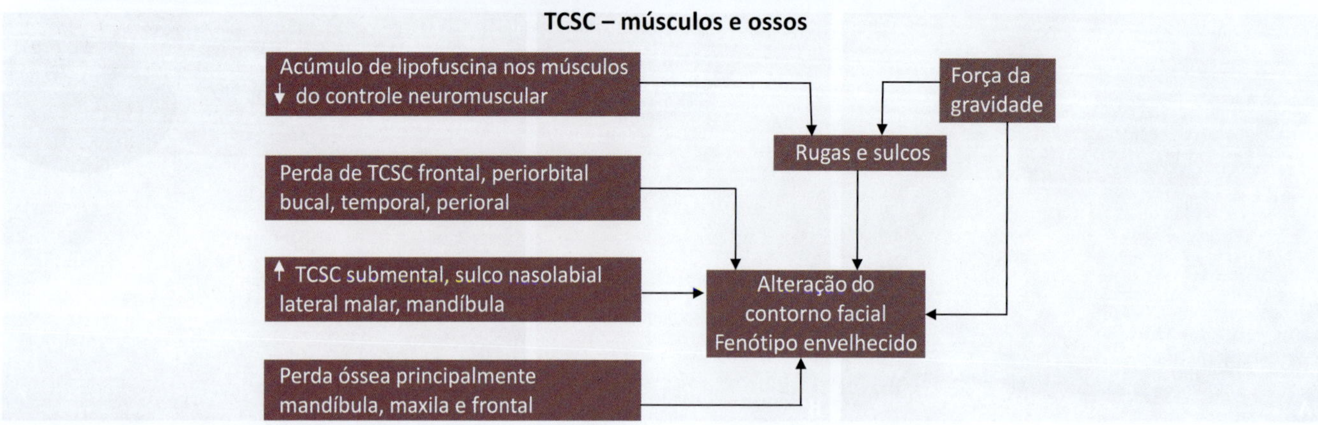

■ **Figura 51.21** TCSC – músculos e ossos.

A estatura diminui aproximadamente 1 cm por década a partir dos 40 anos e isso pode estar associado à redução do arco dos pés, aumento da curvatura da coluna e alterações dos discos intervertebrais.

As alterações osteoarticulares que ocorrem nos pés dos idosos, associadas ao uso de calçados inadequados, fazem com que seja extremamente prevalente, nessa faixa etária, a ocorrência de calosidades, queratodermia plantar e alterações ungueais, situações que podem gerar considerável dor e incapacidade de deambulação.[77]

Lembrar que, nos casos de calosidades, clavus e dificuldade para andar é necessária avaliação ortopédica para orientar o uso de palmilhas adequadas e, se necessário, orientar tratamento cirúrgico. De nada adianta o uso exclusivo de queratolíticos sem uma boa avaliação da modificação dos apoios plantares decorrentes das alterações osteoarticulares (Figura 51.22).

A queratodermia que ocorre na mulher menopausada pode ser difusa ou focal e é mais prevalente em casos de obesidade associada.

Queratodermias de início recente em idosos, sem causa aparente, podem ser sinal indireto de malignidade associada.

DERMATOSES COMUNS NO IDOSO

A frequência e as características próprias das dermatoses geriátricas têm sido pouco estudadas e muitas são decorrentes da interação de vários fatores.[89,138] São eles:

- Alterações funcionais, clínicas e histopatológicas da pele próprias do envelhecimento que dependem, em parte, de fatores genéticos ainda não bem estabelecidos e da exposição a fatores externos, ambientais, particularmente a radiação solar, fumo e carcinógenos químicos.
- Alteração na função de barreira, maior fragilidade cutânea e vascular, menor percepção sensitiva, alterações termorreguladoras e alterações glandulares e imunológicas também contribuem para o surgimento de dermatoses nessa faixa etária.
- Alterações cutâneas secundárias ao envelhecimento e deterioração de outros órgãos.
- Manifestações cutâneas paralelas a doenças crônicas e/ou degenerativas cuja prevalência nessa faixa etária é maior.
- Manifestações cutâneas decorrentes da exposição prolongada e/ou repetida a múltiplas drogas, fato comum nesse grupo etário, além da alteração na absorção e depuração de drogas tópicas.

A interação de todos esses fatores faz com que a queixa dermatológica seja muito prevalente nesse segmento etário em qualquer consulta clínica.

Nos idosos, as doenças cutâneas podem causar mais complicações e o quadro clínico pode diferir daquele que ocorre classicamente nos mais jovens. Isso se deve, principalmente, por sua menor capacidade de cicatrização, menor habilidade na aplicação de tratamento tópico, maior comprometimento do estado geral com a dermatose, maior frequência de efeitos colaterais de drogas e maior risco de interação medicamentosa.

Os idosos são particularmente vulneráveis a um grande número de dermatoses. As dermatoses mais comuns e suas divisões estão no Quadro 51.1.

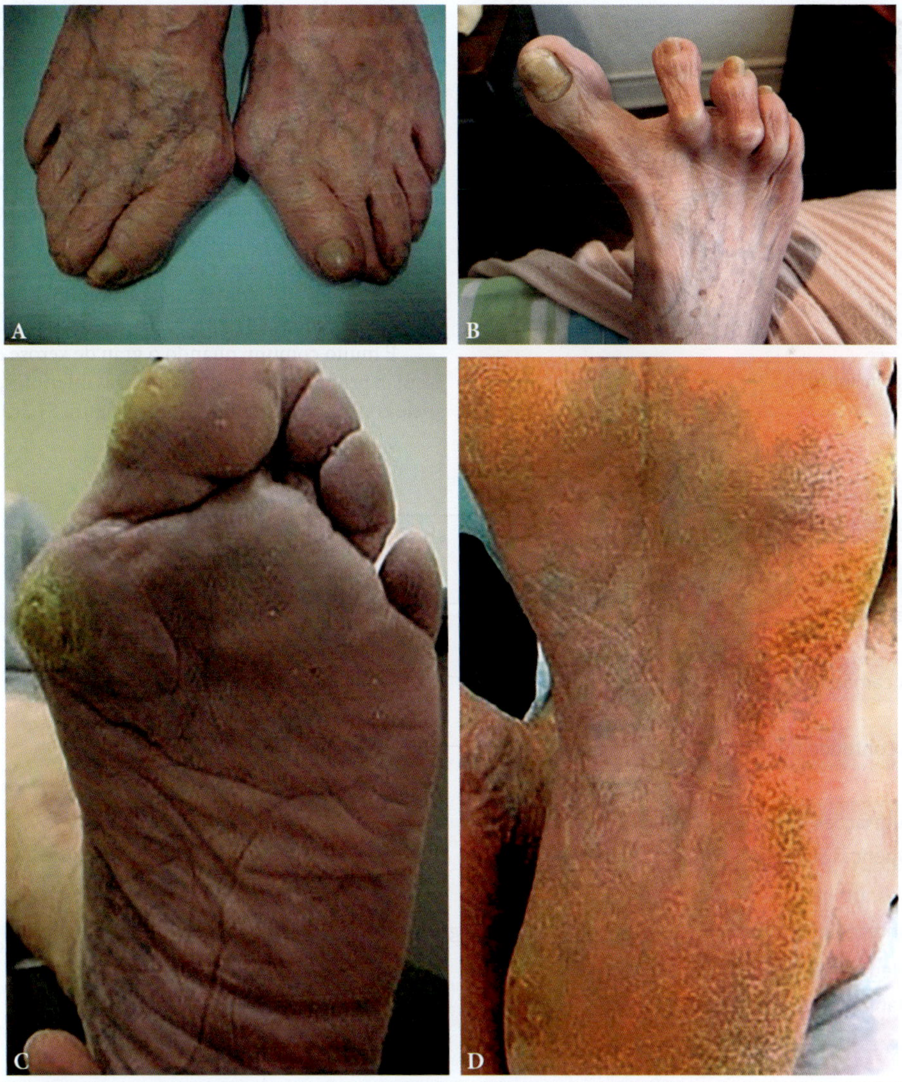

Figura 51.22 (**A** e **B**) Mudanças na arquitetura óssea; (**C**) calosidades; (**D**) queratodermia.

Quadro 51.1 Dermatoses mais comuns.

1. **Xerose**
2. **Dermatoporose**
3. **Prurido no idoso**
4. **Doenças papuloescamosas**
   - Dermatite atópica
   - Eczema crônico
   - Líquen simples crônico
   - Eczema numular
   - Dermatite seborreica
   - Rosácea
   - Eritrodermia
   - Psoríase
   - Parapsoríase
   - Dermatite de estase
   - Dermatose pustular erosiva
   - Dermatite associada à incontinência
5. **Doenças papulopruriginosas**
   - Prurigo
   - Doença de Grover
6. **Doenças bolhosas**
   - Penfigoide bolhoso
   - Epidermólise bolhosa adquirida
   - Pênfigo paraneoplásico
   - Porfiria cutânea tarda
7. **Infecções**
   - Virais
   - Fúngicas
   - Bacterianas
8. **Úlcera de perna**
9. **Úlcera de pressão**
10. **Dermatoses associadas a doenças sistêmicas e nutricionais**
11. **Dermatoses associadas a neoplasias**
12. **Tumores benignos e malignos**
    - Melanose solar
    - Queratose seborreica
    - Acrocórdon
    - Estucoqueratose
    - Queratoacantoma
    - Angioma rubi
    - Milio coloide
    - Queratose actínica
    - Doença de Bowen
    - Carcinoma basocelular
    - Carcinoma espinocelular
    - Melanoma
13. **Doenças sexualmente transmissíveis**
14. **Cuidados paliativos**

Xerose

A xerose é uma manifestação comum no idoso. Estudos epidemiológicos relatam uma prevalência entre 30% a 75% nessa faixa etária.[89]

A pele seca pode estar presente mesmo não sendo a causa da dermatose que precipitou a consulta médica.

São vários os fatores que contribuem para a pele xerótica do idoso, alguns inerentes ao envelhecimento cutâneo e outros associados a comorbidades dessa faixa etária.

O conhecimento desses fatores é importante para ajudar a restabelecer a hidratação adequada da pele, visto que a xerose é um fator importante na perda da capacidade da pele de funcionar como barreira eficaz.

A pele seca no idoso é resultado, principalmente, da diminuição do conteúdo de água do estrato córneo, redução da camada bilamelar lipídica do estrato córneo e da diminuição da função das glândulas sebáceas e sudoríparas.

Além disso, alterações hormonais, doenças sistêmicas, particularmente tireoidopatias, insuficiência renal, insuficiência cardíaca e hepática, desnutrição, desidratação, antecedente atópico, polifarmácia, hábitos inadequados e agressões externas e climáticas contribuem para a perda hídrica, tornando a pele mais seca e desprotegida[28,116-117,121,122] (Figura 51.23).

A xerose, aliada as outras alterações histológicas do envelhecimento, contribui para que a pele não exerça sua função de barreira de modo eficiente e com isso se apresente mais frágil, como porta aberta para infecção e predisposta ao prurido, até por aumentar a exposição das terminações nervosas dérmicas a estímulos exógenos (Figura 51.24).

Portanto, pele seca é pele desprotegida, sem eficiência na sua função de barreira, e é pele que coça.[38]

Muitas vezes o prurido, nessa faixa etária, não é apenas um problema ocasional. Pode se apresentar como uma doença crônica com efeitos debilitantes, prejudicando o sono, a estabilidade emocional e tendo reflexo significante na qualidade de vida (Figura 51.25).

Muitas vezes, o quadro de xerose e prurido é tão importante que, além das escoriações por coçadura, podem surgir áreas eczematosas ou liquenificadas, além de pápulas ou nódulos queratósicos característicos de prurigo (Figura 51.25).

É muito comum, quando o grau de xerose é intenso, o idoso apresentar, principalmente nos membros inferiores, aspecto craquelado da pele conhecido eczema *craquelé* (Figura 51.26).

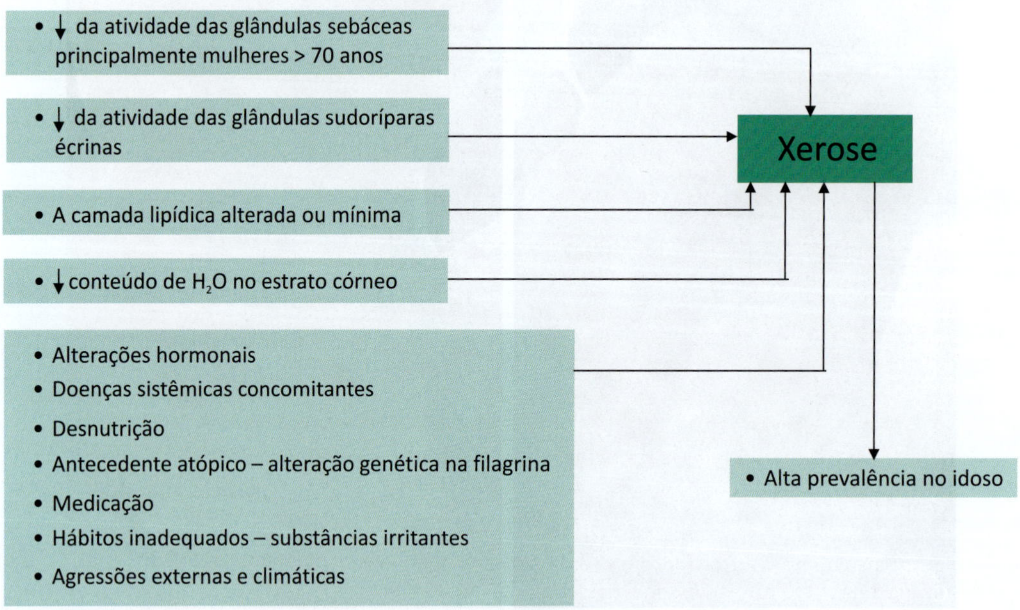

Figura 51.23 Fatores que contribuem para a xerose.

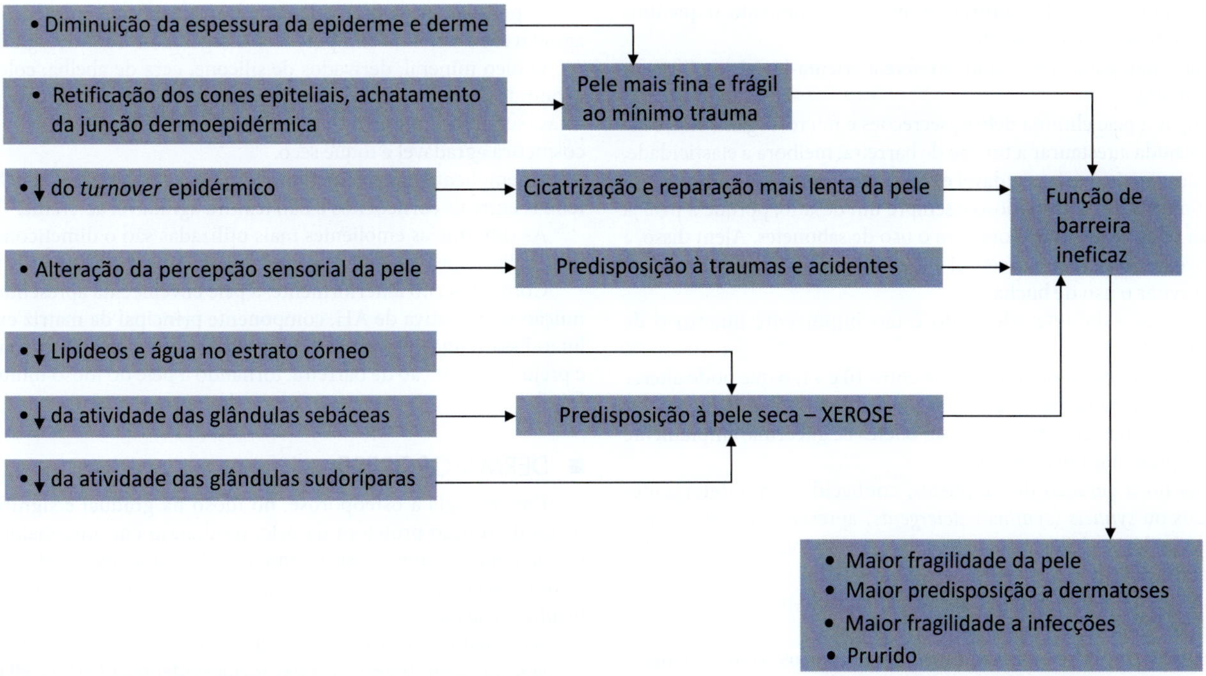

■ **Figura 51.24** Fatores que contribuem para a xerose.

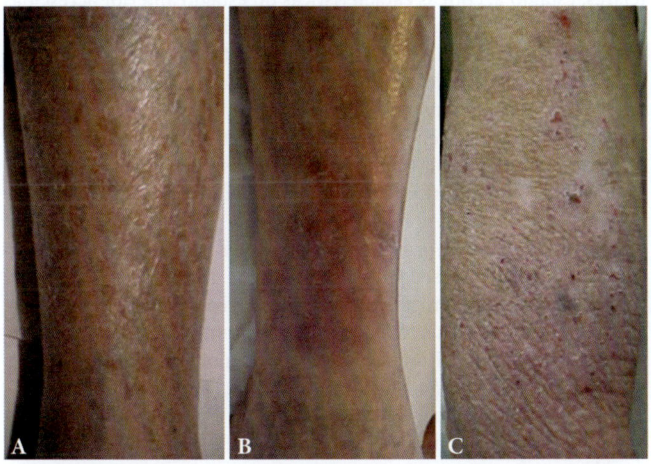

■ **Figura 51.25 (A)** Xerose; **(B)** xerose e placas eczematosas; **(C)** prurigo.

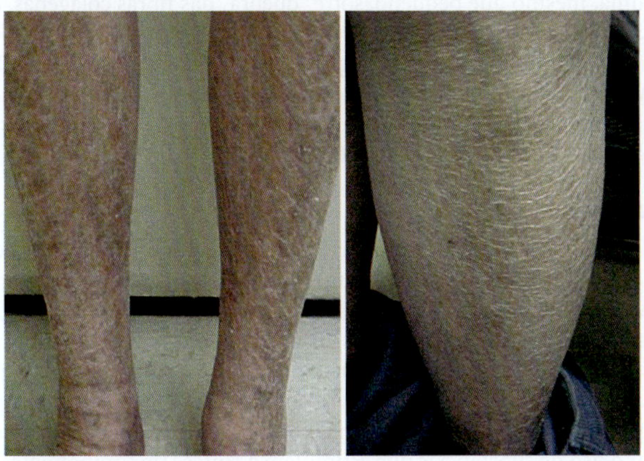

■ **Figura 51.26** Eczema *craquelé*.

Quando esse tipo de eczema compromete o tronco e membros de maneira mais generalizada, tem caráter inflamatório e é resistente ao tratamento habitual deve ser afastada uma causa neoplásica (Figura 51.27).

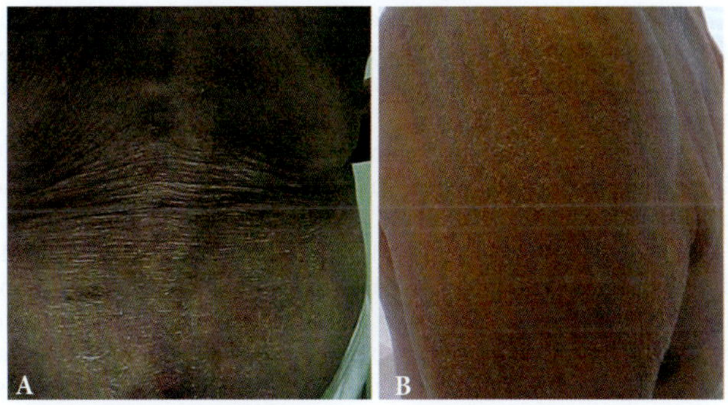

■ **Figura 51.27 (A)** Xerose (pele seca); **(B)** eczema xerótico generalizado.

Conduta para restaurar a barreira cutânea

Muito mais que simplesmente corrigir a xerose, o importante é restaurar a função de barreira da pele. O primeiro passo é conscientizar, orientar e incentivar o idoso a respeito de seus hábitos rotineiros de proteção solar, limpeza e hidratação da pele.

Somente nas últimas duas décadas adquiriu-se plena consciência da necessidade do uso de protetor solar diário. As evidências científicas sobre seu papel na carcinogênese ocorreram a partir da década de 1960 e como causa de envelhecimento cutâneo a partir da década de 1970. Portanto, o idoso de hoje se protegeu muito pouco na sua infância e adolescência.

Além disso, existe, entre os idosos, a crença de que exposição solar significa apenas aquela que ocorre na praia ou na piscina, desconhecendo que o efeito do sol sobre a pele é cumulativo e que a rotina da proteção deve ser diária.

Outro agravante é a orientação dada por muitos colegas geriatras sobre a necessidade de exposição solar para evitar a osteoporose, doença prevalente nessa faixa etária.

Como os idosos são predispostos à deficiência de vitamina D, é importante avaliar, bioquimicamente, a taxa de 25 hidroxivitamina D e, se o valor encontrado for inferior a 30 ng/mL a vitamina D deve ser suplementada por via oral, sem necessidade de exposição solar sem fotoprotetor.

Sempre que possível devemos facilitar a rotina do idoso, dando preferência a protetores que contenham também substâncias hidratantes, evitando a prescrição de muitos produtos separadamente, o que dificulta a aderência ao tratamento.

O próximo passo a ser dado se refere a orientá-lo sobre a limpeza da pele diária.

Limpar a pele elimina debris, secreções e micro-organismos e hidratá-la ajuda a restaurar a função de barreira, melhora a elasticidade, tornando-a mais macia, saudável e com mais brilho.

A limpeza da pele do idoso é sempre um desafio, porque a pele já xerótica pode apresentar piora com o uso de sabonetes. Além disso, a pele envelhecida é mais suscetível a dano mecânico, portanto sempre se deve evitar o uso de buchas.

O uso de sabonete adequado é tão importante quanto o de hidratantes.

A maioria dos sabonetes tem pH entre 10 e 11, o que pode alterar a flora bacteriana da pele, aumentar o pH do estrato córneo e alterar sua função de barreira. Mesmo os sabonetes de glicerina, amplamente usados, apresentam pH entre 8 e 9.[7,8]

Uma nova geração de sabonetes, conhecida como detergentes sintéticos ou *syndets* (*synthetic detergents*) apresenta, como componente, o ácido esteárico, que atua também como ingrediente protetor e hidratante.

Esses sabonetes surgiram com a finalidade de preservar o pH da pele em torno de 5,5 e ser menos adstringente.

Para pacientes que preferem a forma em barra, os *syndets* em barra promovem uma boa limpeza e são bem tolerados. Aqueles que preferem a forma líquida podem usar os novos sabonetes líquidos que depositam na pele emolientes como o petrolatum durante seu uso.

Estudo em idosos institucionalizados mostrou aumento na incidência de *skin tears* durante o período que foi utilizado sabonete não emoliente quando comparado ao período em que se usou sabonete emoliente.

Além disso, nos idosos, é sempre importante lembrar que o banho não deve ser muito quente nem demorado, hábitos que pioram a função de barreira da pele.

Ao prescrever um hidratante, deve-se lembrar de que a necessidade lipídica varia de acordo com o segmento corpóreo; a pele dos membros inferiores e região palmoplantar é mais pobre em lipídeos quando comparada com a da face e do abdome. Por isso, o hidratante facial deve ser de preferência rico em água e, o das extremidades, em lipídeos.

O hidratante ideal é o que simula os lipídeos epidérmicos e deve conter substâncias oclusivas, umectantes e emolientes.[110,121]

Os umectantes são compostos solúveis em água capazes de atrair grande número de moléculas de água da derme para a camada externa da epiderme e do meio ambiente se a umidade estiver alta (acima de 70%).

O glicerol é o mais utilizado em formulações cosméticas, seguido pelo lactato de amônio, ureia, lactato de sódio, propilenoglicol, pantenol, sorbitol, AH e PCA Na.

O glicerol sempre foi amplamente usado, porém, apenas recentemente foi demonstrado seu papel como umectante endógeno.

Com os avanços no estudo das AQPs, tem sido demonstrada a eficiência do glucoglicerol como um hidratante potente. Estudos com esse produto indicam um efeito estimulador na expressão de mRNA da AQP-3, além de melhorar a perda de água transepidérmica (TEWL) e melhorar barreira cutânea.

Os benefícios do uso do glicerol de 5% a 10% são maiores quando usado em emulsão óleo/água e quando utilizado em combinação com ureia 5%, pois, quando utilizado isoladamente ou numa concentração maior que 10%, pode aumentar a TEWL.[103]

Os umectantes não são efetivos como hidratantes se usados isoladamente. Para manter o conteúdo de água no estrato córneo e preservar a função de barreira, é necessário associá-lo a substâncias oclusivas que inibem a evaporação da água, formando um filme hidrofóbico na superfície do estrato córneo e nos espaços intercelulares.

O petrolatum (vaselina) e a lanolina são os hidratantes oclusivos mais populares, porém têm sido substituídos por outras substâncias mais agradáveis.

O petrolatum é um excelente oclusivo, mas sua cosmética não é agradável e a lanolina tem potencial alergênico e odor desagradável.

O óleo mineral, derivados de silicone, cera de abelha, colesterol, ceramidas, óleo de soja e óleo de oliva também têm propriedades oclusivas, sendo o dimeticone o mais usado nos últimos anos, por sua cosmética agradável e toque seco.

Os emolientes normalmente são lipídeos e óleos que preenchem as fendas entre os corneócitos e dão textura agradável ao creme.[121]

As substâncias emolientes mais utilizadas são o dimeticone, propilenoglicol, óleo de jojoba, isopropil isostearato e gliceril estearato.[110]

Como descrito anteriormente, a pele envelhecida apresenta diminuição significativa de AH, componente principal da matriz extracelular. Essa redução favorece a xerose, colabora para a atrofia cutânea e prejudica a função de barreira, tornando a pele do idoso muito mais frágil.

DERMATOPORESE

Em analogia à osteoporose, no idoso há gradual e significativa perda da função protetora da pele, resultando em uma maior fragilidade cutânea, que classicamente era chamada apenas de púrpura senil e, recentemente, denominada dermatoporose ou síndrome da insuficiência cutânea crônica.[26,27,104,106,144,145]

A dermatoporose é uma condição clínica emergente nos idosos que se inicia ao redor dos 60 anos e se torna evidente entre 70 e 90 anos.

É classificada, clinicamente, em quatro estágios: estágio 1, caracterizado por atrofia cutânea, lesões purpúricas e pseudocicatrizes estelares; estágio 2, com as características do estágio anterior acrescidas de pequenas lacerações espontâneas ou ao mínimo trauma; estágio 3, caracterizado por múltiplas lacerações e retardo na cicatrização; e estágio 4, caracterizado por um sangramento maciço entre derme e tecido celular subcutâneo (TCSC) ou entre gordura e fáscia muscular que ocorre principalmente nos membros inferiores e que inicialmente pode se apresentar apenas como eritema intenso semelhante à erisipela. Pode evoluir com a formação de hematoma dissecante, com áreas de necrose e significante morbidade[104] (Figura 51.28).

A dermatoporose primária é o tipo mais comum, resultante do envelhecimento intrínseco e extrínseco.

A secundária, ou iatrogênica, é mais comum na mulher e está associada ao uso de corticosteroide tópico ou sistêmico, anticoagulantes, antiagregantes plaquetários, anti-inflamatórios não hormonais, *feverfew*, gengibre, vitamina E, *Ginkgo biloba*, pílula de alho e *ginseng* (Figura 51.29).

Sua patogênese inclui alteração da matriz extracelular com degradação das fibras colágenas e elásticas por MMPs e redução significativa do AH.

A pele do idoso, com essas alterações, se submetida a carga ou trauma, mesmo que pequeno, sofre "quebra" das fibras colágenas, daí essa analogia com osteoporose.

Estudo recente demonstrou que, na pele dermatoporótica, o CD44 e AH estão diminuídos quando comparados com a pele jovem e que essas alterações estão implicadas na patogênese da dematoporose e podem ser o caminho para o tratamento.[104,106,145]

Tratamento

Pacientes que apresentam quadro de dermatoporose são candidatos a lesões cutâneas extensas, muitas vezes provocadas por pequenos traumas, podendo apresentar consequências mais sérias, como infecção, hospitalização e até intervenções cirúrgicas.

Em idosos que apresentam quadro de atrofia cutânea, lesões purpúricas e fragilidade da pele, é imperioso recuperar a função de barreira da pele, melhorar a hidratação e melhorar o suporte dérmico dos vasos com o uso de substâncias que estimulem a síntese de componentes da derme.

Medidas preventivas incluem evitar uso de corticosteroide tópico ou sistêmico por período prolongado, proteger áreas de risco, evitar o uso de adesivos, evitar arrastar o paciente, evitar cisalhamento, proteger áreas de cateter, usar protetor solar diariamente e manter a pele sempre hidratada.

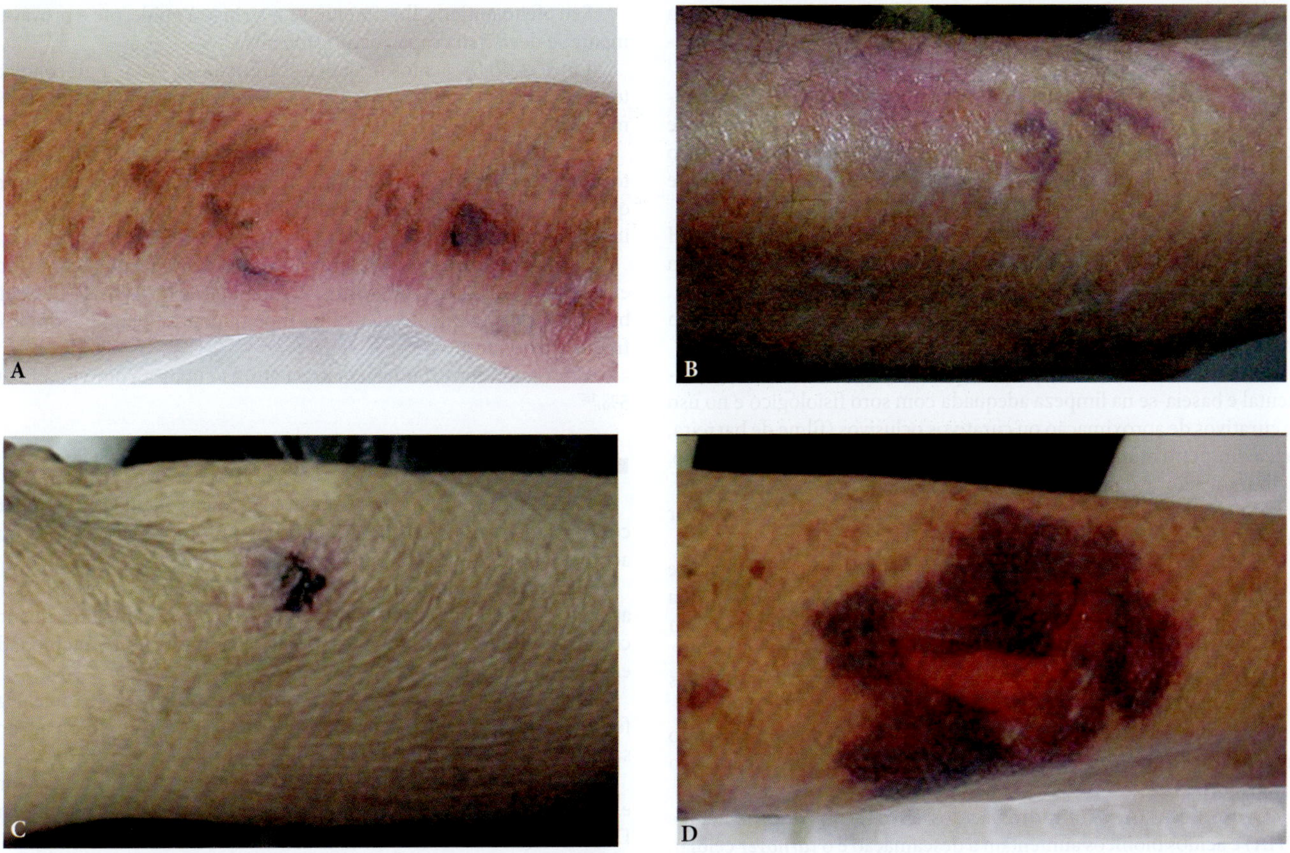

■ **Figura 51.28** Fragilidade cutânea – Dermatoporose. **(A)** Lesões purpúricas; **(B)** atrofia cutânea e cicatrizes estelares; **(C** e **D)** laceração de pele.

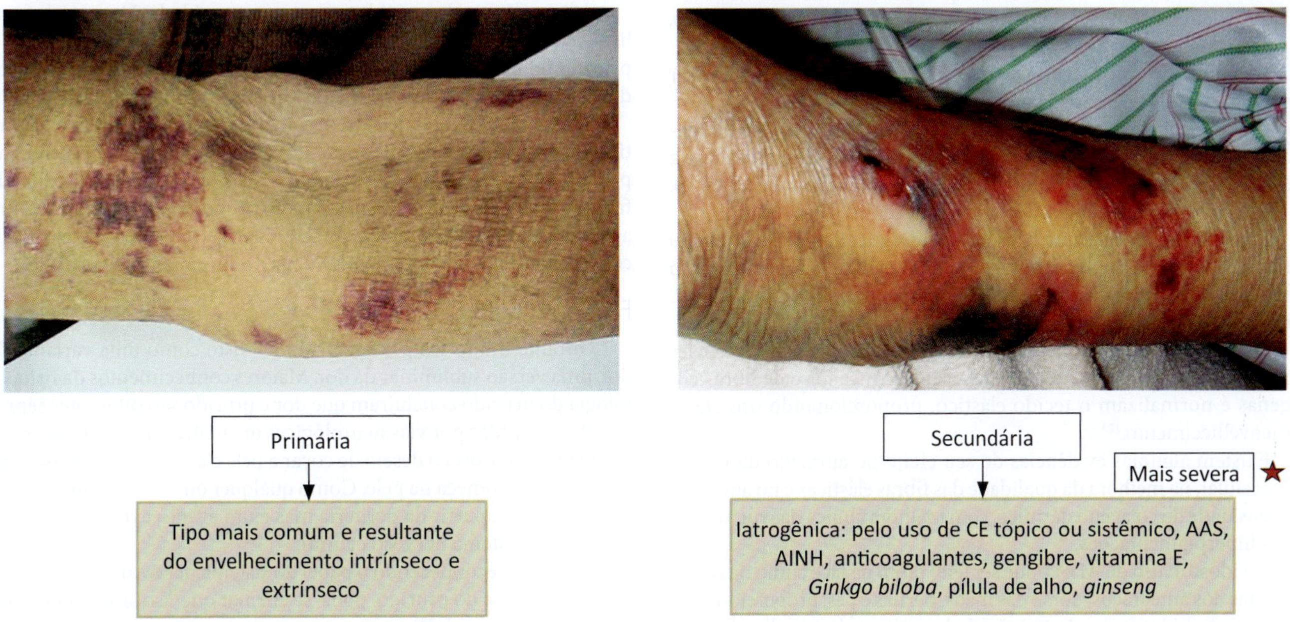

■ **Figura 51.29** Fragilidade cutânea – Dermatoporose.

Como medida terapêutica, o uso de retinoides tópicos pode ser efetivo por sua capacidade de aumentar a espessura epidérmica e estimular a síntese de glucosaminoglicanos, particularmente o AH.

Estudo recente utilizando AH fragmentado (HAFi) de 50 a 400 KDa, 2 vezes por dia por 1 mês resultou em melhora significante da atrofia cutânea, resultado que não ocorreu com o uso de AH de menor (1 a 50 KDa) e maior (400 a 100 KDa) peso molecular.

O uso de HAFi atuaria nos receptores de membrana celular CD44, tendo como resposta a hiperplasia epidérmica e aumento da síntese de AH pelos queratinócitos.[109,115]

Os retinoides tópicos também são capazes de estimular a hiperplasia epidérmica, a síntese de AH, a expressão de CD44 e de HA sintetase, além de prevenir a depleção de AH e CD44 induzida pela radiação UV.[107]

Já foi demonstrado que o uso de retinaldeído em lesões de líquen escleroatrófico foi capaz de reparar a espessura da epiderme e a expressão de CD44 em humanos.

A partir desses dados, realizou-se um estudo com o uso de retinaldeído associado a HAFi em pele atrófica de pacientes portadores de dermatoporose e o resultado mostrou hiperplasia epidérmica, aumento do conteúdo de AH na epiderme e derme, restaurando a função de barreira cutânea.

Esses achados sugerem que defeitos na interação do CD44 e AH têm papel importante no desenvolvimento da dermatoporose e devem ser considerados alvo para novas estratégias terapêuticas.[107]

É importante identificar o idoso de risco para dermatoporose com objetivo de instituir o tratamento preventivo e terapêutico.

O tratamento da ferida *skin tears*, quando ocorre, também é fundamental e baseia-se na limpeza adequada com soro fisiológico e no uso de curativos de aproximação ou curativos oclusivos (filme de barreira, gaze com petrolatum ou hidrocoloides) que aceleram a cicatrização, melhoram a dor e dão mais conforto ao paciente.[123]

Outro efeito notável para melhorar a barreira da pele é regularizar sua descamação anormal.

O próprio uso de hidratantes beneficia isso, porém, quando a pele se encontra hiperqueratósica, como ocorre na ictiose ou no eczema *craquelé*, podem ser usadas substâncias que facilitem a esfoliação em concentrações não irritantes.

Tais substâncias atuam prevenindo e reduzindo o acúmulo dos corneócitos empilhados no estrato córneo.

Os esfoliantes químicos são compostos que causam descamação superficial pela sua capacidade de romper ligações intercelulares no estrato córneo.

O uso de AHA, beta-hidroxiácidos (BHA), poli-hidroxiácidos (PHA) e ácidos biônicos aumentam a descamação e o *turnover* celular, proporcionando uma pele mais lisa, suave e com brilho.

Os AHA constituem um grupo de ácidos orgânicos hidrofílicos usados como hidratantes, esfoliantes e queratolíticos. Incluem os ácidos glicólico, lático (os mais usados nos produtos cosmecêuticos), cítrico, pirúvico, málico e tartárico.

Dependendo da concentração e do pH, os AHA podem provocar uma epidermólise não desejada.

O ácido glicólico, quando usado na concentração de 10% ou menos e com pH no mínimo de 3,5, tem a capacidade de normalizar a descamação, assim como hidratar a pele sem causar grande irritação. É nessa condição que são usados nos cosmecêuticos.

Estudos mostraram que o uso de ácido glicólico a 8% ou ácido lático a 8%, 2 vezes por dia e por 4 semanas resultou em regularização da função de barreira do estrato córneo, manutenção normal da TEWL e melhora da descamação visível.

Os AHA também aumentam a espessura da epiderme em peles atróficas, aumentam a síntese de glucosaminoglicanos e de fibras colágenas e normalizam o tecido elástico, proporcionando um efeito antienvelhecimento.[123]

Existem algumas evidências do seu efeito no aumento da matriz extracelular, na melhora da qualidade das fibras elásticas e no aumento da densidade do colágeno dérmico, com melhora clínica das rugas finas e das hiperpigmentações.

No idoso, o uso de AHA pode ser feito tanto na face como nas áreas expostas dos antebraços, dorso das mãos, pernas e pés, proporcionando melhora da hidratação, da função de barreira e do envelhecimento cutâneo.

Os efeitos dos AHA são similares ao uso da tretinoína, sendo que essa última apresenta maior probabilidade de irritação.

Os BHA também são usados em cosmecêuticos para a pele do idoso. O ácido salicílico é a referência mais usada dos BHA e é o mais antigo de todos. Tem a capacidade de diminuir a adesão dos corneócitos e, portanto, está indicado nos casos em que há hiperqueratose e aumento da coesão entre os queratinócitos.

Seu efeito queratolítico permite que seja indicado na psoríase, dermatite seborreica, acne, verrugas e calosidades em concentrações variadas.

Seu efeito antienvelhecimento se restringe à epiderme e provavelmente se deva à sua capacidade esfoliante.

Entre os PHA, ácidos orgânicos carboxílicos, estão a gluconolactona, gluco-heptonolactona e ácidos biônicos, como o lactobiônico e maltobiônico.

Além de seu efeito hidratante, esfoliante leve e antienvelhecimento, tem a capacidade de melhorar a barreira cutânea contra irritantes químicos, podendo ser usado em peles sensíveis e com certo grau de irritação.

Os hidroxiácidos podem ser usados isoladamente ou combinados entre si ou com outros compostos. A combinação de AHA/PHA/ácido biônico é extremamente efetiva na hiperqueratose plantar, condição frequente no idoso.

Um estudo mostrou benefício da atrofia cutânea com vitamina C 5%.[167]

■ PRURIDO NO IDOSO

Prurido é um problema dermatológico cuja incidência aumenta com a idade, sendo considerado um dos sintomas mais comuns que acometem indivíduos com mais de 65 anos.[28,40,124,125]

O prurido no idoso nunca deve ser subestimado, pois pode não ser apenas problema ocasional. Não é raro apresentar-se como uma doença crônica com efeitos debilitantes, prejudicando o sono, a estabilidade emocional e refletindo na qualidade de vida.

Quem primeiro introduziu a definição de prurido foi Samuel Hafenreffer, médico alemão, em 1660, caracterizando-o como uma "sensação desagradável" que provoca o desejo de coçar.

Desde então, o prurido tem sido amplamente reconhecido com essa definição e descrito como um dos mais comuns sintomas na Dermatologia.

Embora frequente, há limitados estudos sobre sua incidência e prevalência, e na sua maioria tratam de prurido crônico, com mais de 6 semanas de duração.

A prevalência do prurido aumenta com a idade. Um estudo analisou a distribuição das dermatoses em 4.099 pacientes geriátricos e o prurido foi queixa dermatológica em 11,5%. Nos pacientes com mais de 85 anos, a prevalência foi maior, chegando aos 20%.[28-30]

São vários os fatores que fazem com que os idosos sejam mais suscetíveis ao prurido. Os mais importantes são as alterações que ocorrem na pele com o envelhecimento, tornando-a mais seca e incapacitando-a de funcionar como barreira cutânea, função primordial na proteção contra agressores exógenos e ambientais. A polifarmácia e doenças sistêmicas concomitantes também podem favorecer o surgimento do prurido.

Fisiopatologia do prurido

Durante muito tempo, o prurido foi visto como uma variante da dor, uma versão subliminar da dor. Maiores conhecimentos da fisiopatologia do prurido concluíram que dor e prurido são diferentes sensações transmitidas por vias neurológicas qualitativamente distintas.[34,93]

O prurido causa o desejo de coçar a pele e é vivenciado como uma sensação que começa na pele. Como qualquer outra sensação cutânea, é transmitido a partir da periferia mas é um evento extracutâneo, um produto do sistema nervoso central.

Portanto, reconhecendo o papel do sistema nervoso central e periférico no gênese do prurido, pode-se afirmar que "é o sistema nervoso que coça e não a pele".[32]

Os avanços no conhecimento do envolvimento neural na indução e cronificação do prurido têm contribuído para o desenvolvimento de novas estratégias terapêuticas antipruriginosas.

Inicialmente, os conhecimentos vieram a partir da indução do prurido com a aplicação de histamina na pele.

Muitas situações de prurido crônico de origem dermatológica, neurológica ou sistêmica são resistentes ao tratamento com anti-histamínicos, e estudos realizados induzindo o prurido com *cowhage*, espícula da leguminosa *Mucuna pruriens*, apontam que há pelo menos duas populações de fibras nervosas aferentes mediando o prurido: uma histaminérgica e outra não histaminérgica.[35]

Os estímulos sensoriais são captados pelos receptores existentes em inúmeras estruturas da pele, chamados nociceptores, estruturas nervosas especializadas localizadas nas terminações nervosas sensitivas que respondem a estímulos nóxicos, térmicos, mecânicos e químicos.

No prurido, os receptores de maior importância envolvidos na cascata do prurido são os histamínicos, opioides, vaniloides, canabinoides.[31,33,34,50,93]

Vários mediadores químicos endógenos ou exógenos considerados pruritogênicos sensibilizam e ativam os nociceptores da pele.

O prurido é conduzido por fibras nervosas especializadas conhecidas como fibras C não mielinizadas, finas, lentas e sensíveis a estímulos pruritogênicos e térmicos – histamina-dependente. Talvez esse fato justifique a piora do prurido com o calor.[127] Fibras mielinizadas, finas, chamadas Aδ foram também associadas à condução do estímulo pruritogênico, em menor extensão.[168]

As informações do prurido transitam pelas fibras C, chegam ao corno posterior da medula (lâmina 1) e são conduzidas ao tálamo e depois ao córtex cerebral. No córtex ocorre a percepção do prurido e a resposta termina no ato de coçar.[93,131]

Técnicas de captação de imagens (ressonância magnética – PET) não demonstraram um centro cerebral isolado do prurido, mas regiões específicas envolvidas no processo do prurido. Existe evidência de sobreposição dessas áreas cerebrais ativadas no processo da dor e do prurido explicando, em parte, o fato da melhora do prurido quando se provoca a dor e da ocorrência do prurido quando se faz analgesia central com opioides.[31-32,34,93]

Quando ocorre a ativação dos nociceptores, há liberação neuropeptídeos, principalmente substância P e CGRP (peptídeo relacionado com o gene da calcitonina). Esses neuropeptídeos atuam nos mastócitos, células endoteliais e macrófagos liberando neuromediadores (bradicinina, histamina, leucotrieno, fator de ativação plaquetária, prostaglandinas, ILs, fator de crescimento neural, triptases e outros) responsáveis pelo edema e eritema.[31,34,39,43,50]

Pele xerótica e/ou inflamada com alteração de barreira também é capaz de estimular a liberação desses neuromediadores e desencadear a cascata do prurido.[32,43]

Avanços no conhecimento da neurofisiologia do prurido também demonstraram que opioides endógenos ou exógenos ativando receptores opioides específicos no sistema nervoso central estimulam a liberação de neuropeptídeos envolvidos no processo do prurido.

Recentes achados demonstram que queratinócitos expressam uma variedade de receptores e neuromediadores (substância P, proteases, fator de crescimento neural, histamina, receptores opioides, canabinoides, vaniloides), todos envolvidos na transmissão da sensação de prurido.[33]

Dois tipos de receptores opioides estão envolvidos no prurido: receptores μ opioides, cuja ativação estimula prurido, e os *kappa* opioides, que quando ativados são depressores do prurido.[33,49]

Alteração no balanço desses dois receptores pode ser a causa do prurido de difícil controle.

A ativação de receptores vaniloides encontrados em terminações nervosas sensoriais cutâneas, mastócitos e células epiteliais provocada pela capsaicina (ingrediente da pimenta) liberam neuropeptídeos, como substância P e CGRP (peptídeo relacionado com o gene da calcitonina).[33,34]

A capsaicina é uma substância vaniloide que ativa receptor vaniloide, e sua aplicação repetida por vários dias provoca dessensibilização das fibras nervosas aferentes, bloqueando a dor, e depleção da substância P, diminuindo o prurido.[31-33]

Canabinoides endógenos ou sintéticos são conhecidos pelo seu poder psicótico e analgésico. Recentemente, foram descobertos receptores canabinoides – CB1 e CB2 expressos em fibras nervosas sensoriais cutâneas, mastócitos e queratinócitos.

Agonistas canabinoides, como o palmitoiletanolamida (PEA), inibem a hiperalgesia térmica, têm efeitos antinociceptivos e suprimem o prurido histamina-dependente.[32,33] O mecanismo de seu efeito antipruriginoso ainda não está totalmente elucidado.

Causas de prurido no idoso

O prurido pode ser consequência de alterações cutâneas próprias do envelhecimento, ser causado por doenças cutâneas, doenças sistêmicas e por drogas.[24,30,36,125,127]

São várias as doenças dermatológicas que podem causar prurido no idoso e normalmente o quadro dermatológico faz o diagnóstico. A xerose é a causa mais frequente de prurido no idoso.

O Quadro 51.2 lista as principais dermatoses que podem causar prurido no idoso.

Quadro 51.2 Doenças dermatológicas que podem causar prurido.

▪ Xerose	▪ Reação à droga
▪ Eczema xerótico	▪ Micoses
▪ Eczema de estase	▪ Queimadura solar
▪ Eczema numular	▪ Líquen plano
▪ Escabiose	▪ Pediculose
▪ Picada de insetos – estrófulo	▪ Doença de Grover
▪ Líquen simples crônico	▪ Penfigoide bolhoso
▪ Dermatite de contato	▪ Psoríase
▪ Dermatite atópica	▪ Disidrose
▪ Dermatite seborreica	▪ Dermatite herpetiforme
▪ Foliculites	▪ Mastocitose
▪ Eritrodermia	▪ Parapsoríase
▪ Urticária	▪ Linfoma cutâneo
	▪ Amiloidose cutânea

O prurido também pode estar associado a uma doença sistêmica, podendo até mesmo preceder por anos o diagnóstico da doença de base.

Os estudos demonstram que um em cada cinco pacientes que comparecem à consulta com queixa de prurido crônico generalizado, sem causa dermatológica diagnosticada, pode ter como causa uma doença sistêmica subjacente.[26,37,42,126,131]

Doenças endocrinológicas, hematológicas, metabólicas, infecciosas, neurológicas, psiquiátricas e neoplásicas podem causar prurido, tanto localizado como generalizado, e as principais estão listadas no Quadro 51.3.

Quadro 51.3 Doenças sistêmicas que podem causar prurido.

▪ Anemia	▪ Endocrinopatias
▪ Deficiência de ferro	▪ Hipotireoidismo
▪ Perda rápida de peso	▪ Hipertireoidismo
▪ Hemocromatose	▪ Diabetes *mellitus*
▪ Gamopatias	▪ Hiperparatireoidismo
▪ Mieloma múltiplo	▪ Síndrome carcinoide
▪ Linfomas	▪ Síndrome de Sjögren
▪ Leucemias	▪ Tumores malignos sólidos
▪ Mielodisplasia	▪ Doenças neurológicas
▪ Policitemia vera	▪ Esclerose múltipla, abscesso cerebral, AVC
▪ HIV-prurigo	▪ Neurite pós-herpética, notalgia parestésica, prurido braquirradial, radiculopatias, neuropatias
▪ Hepatite B e C	
▪ Colestase	
▪ Insuficiência hepática	▪ Doenças psiquiátricas
▪ Insuficiência renal crônica	▪ Drogas

Classificação do prurido

De acordo com o *International Forum for the Study of Itch* (IFSI), o prurido é considerado crônico quando persiste por mais de 6 semanas.

A classificação mais aceita do prurido leva em consideração sua etiologia e características clínicas e visa a facilitar o diagnóstico, servindo de guia na busca da melhor terapêutica[24,30,33,39,50,93,147,148] (Figura 51.30).

Segundo o IFSI, o prurido é classificado como:

1. **Dermatológico:** quando o estímulo se origina a partir de pruritógenos na pele (p. ex., xerose, escabiose, dermatite atópica, psoríase, micose) (Figura 51.31).
2. **Sistêmico:** quando o prurido está associado a doenças sistêmicas (p. ex., prurido urêmico, prurido associado a câncer) (Figura 51.32).
3. **Neurológico:** quando está associado a doenças do sistema nervoso central ou periférico (p. ex., notalgia parestésica causada por alteração da coluna torácica) (Figura 51.33).

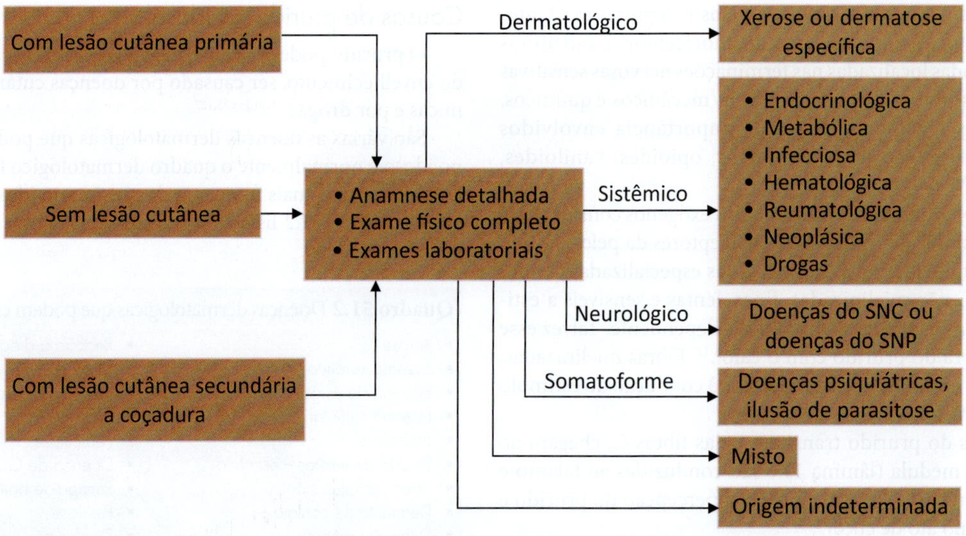

■ **Figura 51.30** Classificação do prurido.

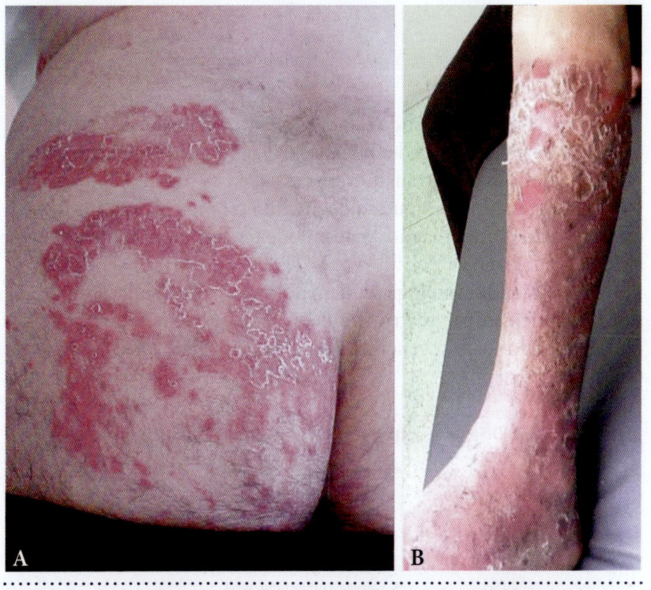

■ **Figura 51.31** (A) Dermatofitose; (B) eczema de estase.

4. **Somatoforme:** quando fatores psiquiátricos ou psicossomáticos exercem papel importante na iniciação, intensidade ou persistência do prurido (Figura 51.34).
5. **Misto:** quando existe associação de várias causas. No idoso é comum esse tipo de prurido.
6. **Prurido de origem indeterminada:** quando nenhuma causa foi encontrada.

O termo prurido senil, considerado, no passado, um diagnóstico de exclusão, isto é, quando nenhuma causa dermatológica ou sistêmica era encontrada, deve ser evitado e esses casos devem ser classificados como prurido de origem indeterminada para que a busca da causa etiológica continue.

Não é raro o idoso portador de prurido crônico resistente a tratamento ficar sem diagnóstico por longo período e, após anos, apresentar quadro compatível com penfigoide bolhoso ou micose fungoide, ou mesmo ter um diagnóstico de neoplasia maligna subjacente. Nesses casos, somente o tratamento da doença de base alivia o prurido.

Vale lembrar que o prurido relacionado a linfoma e à policitemia vera pode preceder o diagnóstico de base em até 5 anos.

Com base nas características clínicas, o prurido se classifica em:

- Prurido com lesão cutânea primária característica de alguma doença dermatológica (p. ex., pele seca, escabiose).
- Prurido com pele sã sem lesões cutâneas.
- Prurido com lesão cutânea secundária a coçadura.

A Figura 51.30 resume essas duas classificações de maneira mais didática.

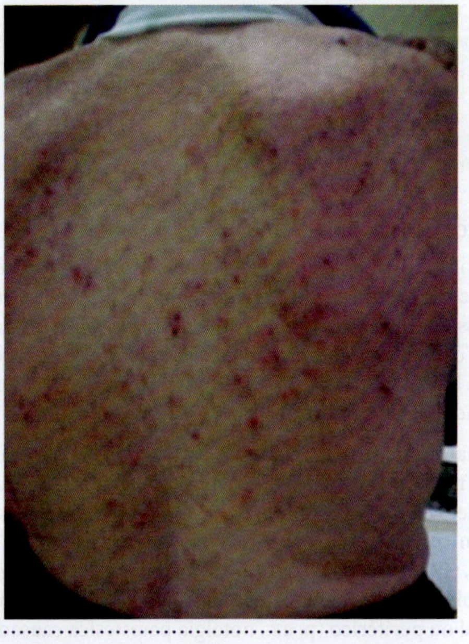

■ **Figura 51.32** Prurido associado ao câncer gástrico.

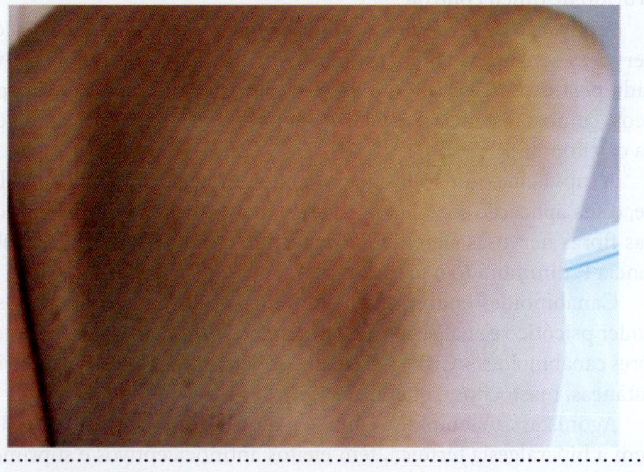

■ **Figura 51.33** Notalgia parestésica – área pruriginosa interescapular com hipercromia.

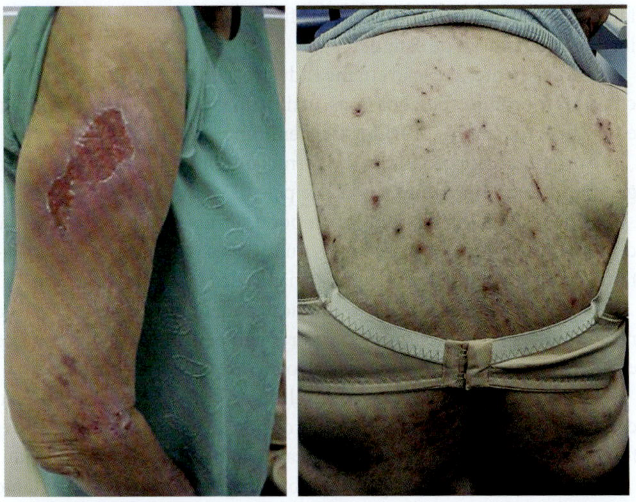

■ **Figura 51.34** Prurido intenso com escoriações associado ao transtorno psiquiátrico.

Avaliação do prurido no idoso

Quando estamos frente a um idoso com queixa de prurido é importante que se faça uma investigação cuidadosa, além do exame físico completo, incluindo pele, mucosas, abdome, tireoide e gânglios, com objetivo de identificar sua possível etiologia e facilitar a escolha do tratamento adequado.[29,30,50,53,125,126,128,132,147,150,151]

Dados da história e características do prurido podem ajudar muito o diagnóstico etiológico do prurido e, consequentemente, o tratamento.

O primeiro passo é avaliar onde o prurido começou, se foi de forma localizada ou se foi generalizado desde o início.

Muitas vezes o prurido se inicia de forma localizada e por autossensibilização, uso inadequado de tópicos, ou a própria coçadura se torna generalizada posteriormente. É o que acontece em casos de dermatite de estase, que se inicia na perna e pode progredir para todo corpo por autossensibilização (Figura 51.35).

Outro aspecto importante é saber se o prurido é agudo ou crônico, contínuo ou intermitente, e se seu aparecimento ocorreu abruptamente.

Prurido de início abrupto frequentemente está associado à farmacodermia, infestação, micose ou dermatite de contato, sendo mais rara a etiologia sistêmica. O prurido agudo e abrupto, apesar de alarmante, é mais fácil de ser resolvido por maior facilidade de se encontrar o fator causal.

É no prurido crônico, modalidade frequente no idoso, que o desafio diagnóstico e terapêutico é maior. A prevalência de prurido crônico na população geral se encontra perto de 22%.[131]

Lembrar que prurido crônico generalizado, sem lesões cutâneas ou com lesões escoriadas pela coçadura está mais associado à origem sistêmica.

A avaliação do prurido deve abranger fatores que pioram ou melhoram e se há variações sazonais ou piora noturna.

É comum na escabiose, no prurido colestático e no urêmico haver uma exacerbação noturna, o que não ocorre no prurido de origem psicogênica, que raramente atrapalha o sono.

O prurido causado por pele seca, muito comum no idoso, tem sua maior prevalência nos meses de inverno e em épocas de baixa umidade do ar.

É importante, também, avaliar outros sintomas que podem acompanhar o prurido, como febre, sudorese noturna, emagrecimento, dor, depressão, alterações neurológicas ou sensação de parasitas.

Prurido generalizado associado a febre, fadiga e sudorese noturna pode ser sintoma de linfoma e deve ser investigado.

Já o prurido associado à policitemia vera tem como característica principal ser em caráter de pinicação e ocorrer após o banho, sendo denominado prurido aquagênico, e pode preceder o diagnóstico hematológico por vários anos.

O prurido aquagênico também pode estar associado a mielodisplasia, leucemias, linfomas, hepatite C e hemocromatose.

O prurido urêmico é comum entre pacientes em hemodiálise e diálise peritoneal, e continua sendo um dos sintomas mais comuns e potencialmente incapacitantes da doença renal terminal. Os pacientes geralmente se queixam de prurido, que normalmente é generalizado, mas pode ser mais proeminente nas costas. Muitos pacientes apresentam piora dos sintomas à noite. O prurido também pode ser exacerbado durante a diálise e na conclusão dela.

O prurido associado à colestase caracteriza-se por piorar muito à noite e ser restrito ou mais intenso na região palmoplantar. Exemplos de condições associadas incluem colangite biliar primária, colestase intra-hepática da gravidez, colangite esclerosante, hepatite viral, colestase induzida por drogas, bem como casos de icterícia obstrutiva.

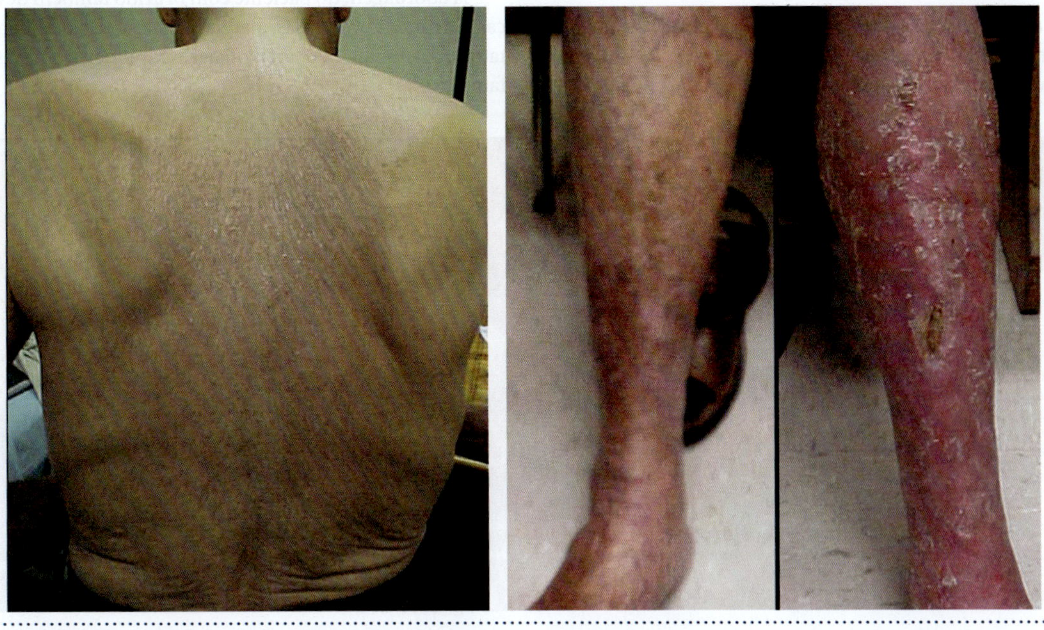

■ **Figura 51.35** Prurido generalizado que se iniciou com prurido na perna.

O prurido pode ocorrer em associação com doenças da tireoide e diabetes. Em pacientes com tireotoxicose, particularmente na doença de Graves, o prurido comumente é generalizado. O hipotireoidismo é menos frequentemente associado à coceira e está associado à xerose cutânea. O prurido generalizado não parece ocorrer com maior frequência em pacientes diabéticos, no entanto, pode ocorrer prurido em razão de distúrbios associados ao diabetes, incluindo infecções por dermatófitos, xerose, neuropatia diabética e infecções cutâneas por Candida. Em particular, a neuropatia diabética pode ser responsável por prurido inexplicável localizado nas extremidades inferiores, couro cabeludo ou tronco.

Prurido associado a doenças neoplásicas normalmente é generalizado, porém pode ser localizado e, quando isso ocorre, pode estar relacionado ao local do tumor. Casos de prurido crônico anal, vulvar ou escrotal, sem causas locais, pode estar associado a câncer de reto, sigmoide, útero e próstata, respectivamente.

Prurido localizado e com lesão normalmente tem causa dermatológica como eczema asteatósico, eczema numular, líquen simples crônico, psoríase, dermatite seborreica, dermatite de contato, disidrose e dermatofitose.

No prurido localizado e sem lesão cutânea é importante investigar doenças osteoarticulares, principalmente de coluna cervical e doenças neurológicas. É considerado prurido de origem neuropática quando o dano da fibra nervosa é responsável pelo sintoma.

As causas mais comuns de prurido localizado e sem lesão são: notalgia parestética, prurido braquiorradial e prurido associado à neurite pós-herpética.

A notalgia parestética é caracterizada por prurido crônico com ou sem parestesia em área circunscrita interescapular. Clinicamente é comum a hipercromia nessa região, provavelmente secundária à coçadura. A raiz dorsal T2 a T6 são consideradas responsáveis pelo sintoma.

O prurido braquiorradial localiza-se na face dorsolateral dos antebraços e pode envolver ombros e pescoço. Ocorre mais em mulheres com mais de 60 anos e está associado a compressões entre C5 e C6. É descrita uma melhora com compressas geladas, caracterizando o sinal do gelo. Piora com o sol e calor, por isso foi sugerida a exposição solar como fator causal[129,130] (Figura 51.36).

Prurido localizado ou segmentar sem lesão também pode estar associado a doenças neurológicas do sistema nervoso central, como tumor ou abscesso cerebral, esclerose múltipla e após acidente vascular cerebral.

Aproximadamente 8% dos casos de prurido crônico têm origem neuropática.[129]

Em razão da polifarmácia e do envelhecimento dos outros órgãos, é imperioso fazer minucioso interrogatório sobre os diferentes aparelhos e sobre o uso de medicamentos atuais e pregressos, devendo abranger fármacos prescritos, não prescritos, fitoterápicos, infundidos, drogas ilícitas e transfusão de sangue.

Clinicamente, a reação cutânea adversa à droga pode revelar lesões cutâneas morbiliformes, bolhosas, urticariformes, purpúricas, mas não é raro ocorrer apenas prurido sem nenhuma lesão de pele.

Aproximadamente 12,5% das farmacodermias provocam prurido generalizado sem nenhuma lesão de pele.[135]

O prurido induzido por droga pode ser agudo (< 6 semanas de duração) ou crônico (por semanas ou meses). Pode começar imediatamente ao uso da droga ou após semanas do início do tratamento.

Pode ser localizado ou generalizado, podendo desaparecer após a retirada da droga, ou permanecer por longo período (semanas, meses e até anos) mesmo após a interrupção da droga causadora.

Sua patogênese pode ser variável desde colestase, xerose, reação de hipersensibilidade, depósito da droga ou seus metabólitos na pele, fototoxicidade, alterações neurológicas ou mecanismo desconhecido.

Quando se faz o interrogatório sobre drogas utilizadas é importante perguntar sobre internações pela possibilidade de ter entrado em contato com medicações via endovenosa, capazes de provocar prurido também.

Está bem documentado o prurido induzido pelo expansor plasmático hidroetilamido hipertônico (HES) utilizado para hidratação endovenosa e que pode induzir um prurido de difícil tratamento. A frequência de prurido após sua utilização varia de 12,6% a 54% e pode aparecer após pequenos volumes ou mais frequentemente com doses acumuladas. O sintoma aparece inicialmente em crises passageiras (minutos a 1 hora) de prurido desencadeado por fricção, banhos quentes ou estresse. Normalmente começa 3 a 6 semanas após a infusão e podem durar semanas ou meses.[135]

Quando o paciente toma várias medicações, a conduta é sempre muito difícil, principalmente no que diz respeito à interrupção do uso da droga supostamente causadora. Vale a pena avaliar cronologicamente todas as drogas utilizadas, listar as de maior potencial para induzir o prurido, avaliar as consequências da possível retirada ou substituição e, se possível, proceder à interrupção em conjunto com o geriatra.

Se o risco da retirada for maior, a droga pode ser mantida, pois há casos de regressão do prurido mesmo mantendo a medicação. Lembrar que mesmo com a retirada da droga indutora, o prurido pode persistir por semanas e, por isso, a orientação é aguardar até 6 semanas para afastar causalidade.

É quase impossível listar todas as drogas capazes de induzir prurido, porém as mais importantes estão no Quadro 51.4 e muitas fazem parte da polifarmácia do idoso.

A abordagem do paciente com prurido também deve avaliar doenças e cirurgias pregressas, alergias, dieta, abuso de álcool, viagens, contato com animais, ocupação oficial e extraoficial, *hobbies* e antecedentes familiares.

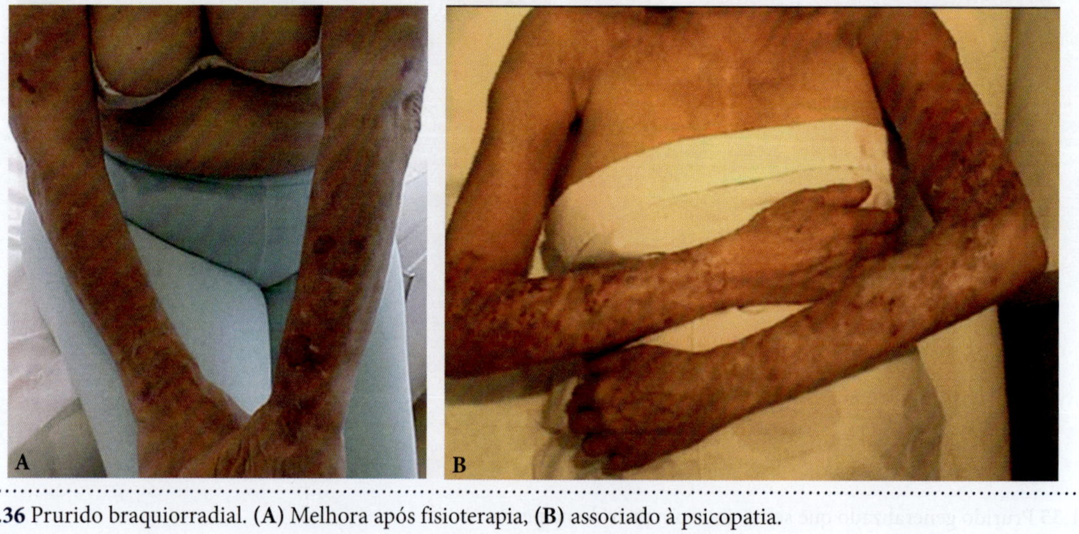

■ **Figura 51.36** Prurido braquiorradial. **(A)** Melhora após fisioterapia, **(B)** associado à psicopatia.

Por fim, durante a anamnese, é importante avaliar as condições emocionais, psicológicas do paciente, sua relação com familiares e cuidadores, pois esses dados podem contribuir para o diagnóstico e sucesso terapêutico, além de estreitar a relação médico-paciente.

Quadro 51.4 Principais medicações que podem causar prurido.

- Opioides
- Cloroquina
- IECA
- Tiazídicos
- Inibidores da angiotensina II
- Betabloqueadores
- Bloqueadores do canal de cálcio
- Amiodarona
- Anticoagulantes
- Estatinas
- Antibióticos
- AINH
- Antidepressivos
- Anticonvulsivantes
- Inibidores BRAF (vemurafenibe)
- Inibidores EGFR

Avaliação do paciente idoso com prurido

Em primeiro lugar, é importante avaliar qual o grau de hidratação da pele do idoso, porque a xerose é uma causa comum de prurido no idoso. Posteriormente, avaliar se o prurido é localizado (Figura 51.37) ou generalizado (Figura 51.38).

Posteriormente, verificar se existe lesão cutânea e, se houver, se é primária, característica de alguma doença dermatológica, ou apenas secundária à coçadura, como escoriações, liquenificação, hipo ou hiperpigmentação residual.

A avaliação da região interescapular pode ajudar na distinção se a lesão é primária ou secundária à manipulação, pois é uma área pouco acessível à coçadura.

Na ausência de lesões cutâneas, ou quando as lesões são secundárias ao ato de coçar, ou ainda quando o prurido persiste mesmo após hidratação adequada, é importante afastar uma possível causa sistêmica para o prurido.

O exame físico deve ser completo e incluir avaliação das mucosas, unhas, cabelos, linfonodos, tireoide e visceromegalias.

É importante lembrar que a presença de lesões cutâneas não exclui a possibilidade de causa sistêmica associada, e a ausência de *rash* não significa automaticamente causa sistêmica.

O prurido pode existir por longo tempo sem lesões aparentes até que um diagnóstico dermatológico (como ocorre no penfigoide bolhoso e micose fungoide) ou sistêmico (neoplasia maligna) seja feito.

Daí a importância em se acompanhar o paciente com prurido por longo período, mesmo que haja períodos de acalmia, pois prurido pode preceder o diagnóstico da doença causadora em vários anos.

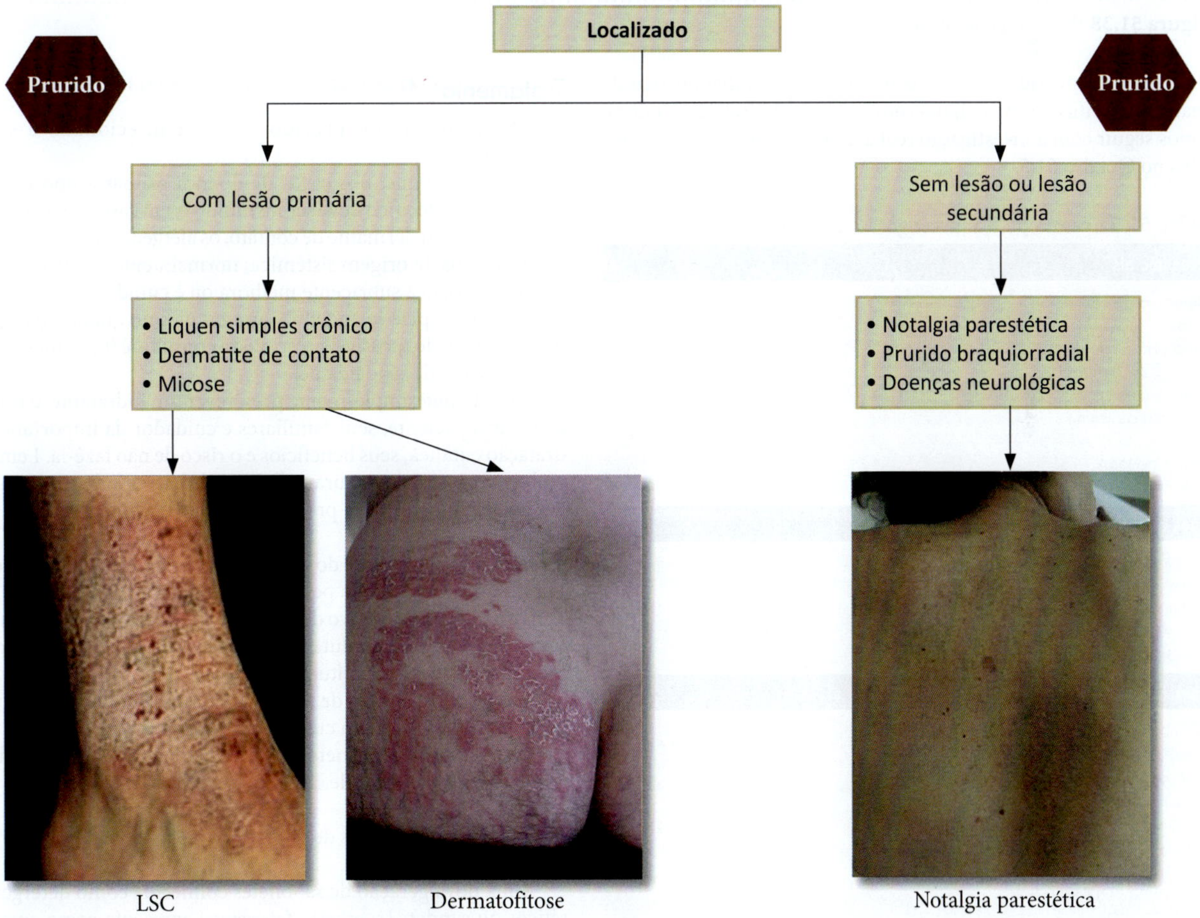

■ **Figura 51.37** Prurido localizado.

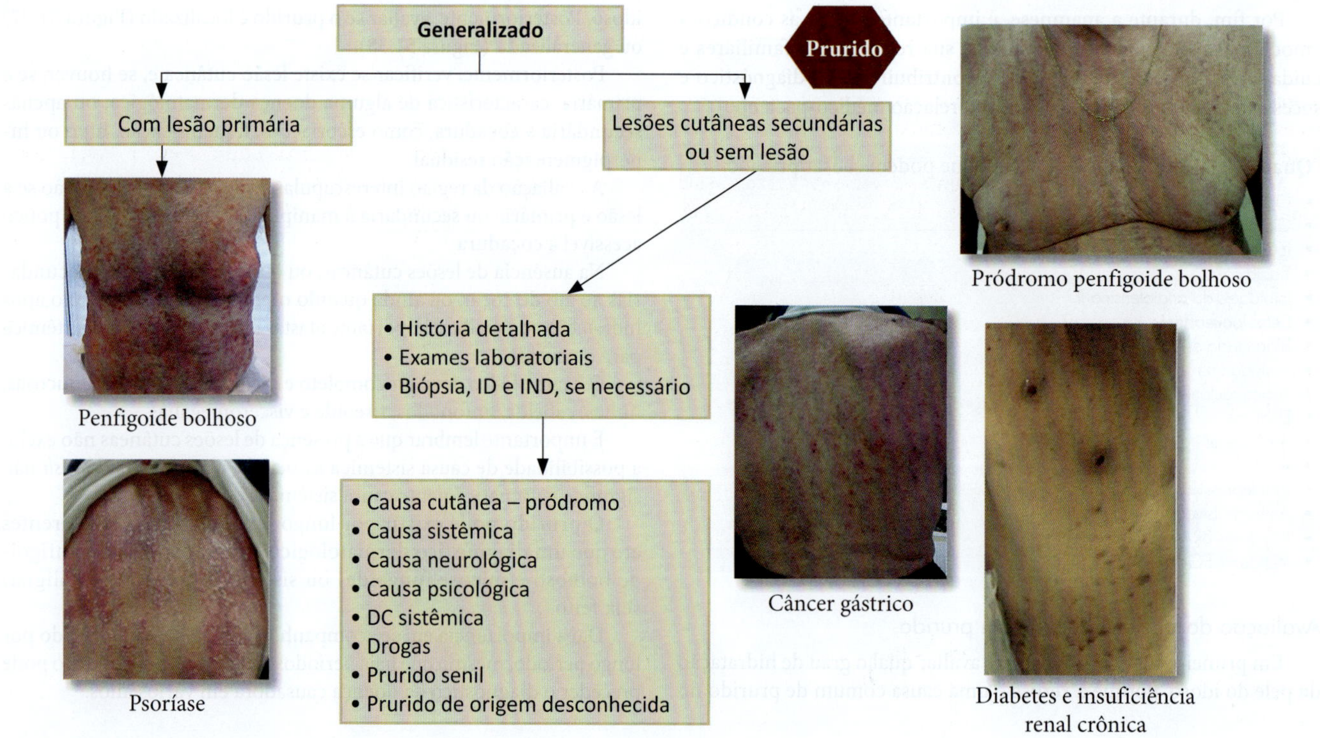

■ **Figura 51.38** Prurido generalizado.

Em casos de prurido crônico, generalizado, sem diagnóstico de dermatose específica e sem melhora com adequada hidratação cutânea, devemos seguir com a investigação realizando os exames subsidiários listados no Quadro 51.5.

Quadro 51.5 Exames para a investigação do prurido.

Exames iniciais
▪ Hemograma completo
▪ VHS
▪ Ferro sérico e ferritina
▪ TGO, TGP, gama GT
▪ Ureia e creatinina
▪ Glicemia de jejum
▪ TSH
▪ Raio X de tórax
▪ PSA
Exames dermatológicos
▪ Micológico direto
▪ Biópsia
▪ Culturas
▪ Imunofluorescência direta
▪ Imunofluorescência indireta
Exames complementares
▪ Bilirrubinas e FA
▪ Eletroforese de proteínas
▪ Imunoeletroforese
▪ FAN
▪ Sangue oculto nas fezes
▪ Sorologia HIV e hepatites
▪ PTH, Ca iônico e P
▪ 5 HIAA na urina – 24 horas
▪ US abdominal
▪ Tomografia ou ressonância
▪ Exame dirigido na suspeita ou neoplasia

Tratamento[30,42,44,45,47,48,50,53,93,125,128,131-133,144,145,146]

O tratamento do prurido deve ser direcionado à sua causa subjacente.

É evidente que, nos casos de doença primária tipo escabiose, o tratamento específico deve ser instituído e, em casos de suspeita de farmacodermia ou dermatite de contato, os alérgenos devem ser afastados.

Em casos de origem sistêmica, normalmente há alívio do prurido quando a doença subjacente melhora ou é curada.

Quando a pele se encontra seca ou mesmo quando o diagnóstico de certeza não foi possível na primeira consulta, é fundamental orientar a hidratação adequada da pele.

Mas do que simplesmente prescrever um hidratante, é importante orientar o paciente, seus familiares e cuidador da importância da hidratação cutânea, seus benefícios e o risco de não fazê-la. Lembrar que o objetivo maior é restaurar a função de barreira da epiderme, cobrir fendas, promover filme protetor e aumentar o conteúdo de água no estrato córneo.

Independentemente do tratamento etiológico do prurido, é sempre imprescindível manter a pele bem hidratada.

Um hidratante efetivo deve conter substâncias oclusivas, umectantes e emolientes. A conduta para tratar a xerose está descrita anteriormente neste mesmo capítulo.

Lembrar que o uso de sabonete adequado também é importante para restaurar a barreira cutânea.

A maioria dos sabonetes tem pH entre 10 e 11 o que pode alterar a flora bacteriana da pele, aumentar o pH do estrato córneo e alterar sua função de barreira.

Mesmo os sabonetes de glicerina, amplamente usados apresentam pH entre 8 e 9.

Uma nova geração de sabonetes conhecida como detergentes sintéticos ou syndets (*synthetic detergents*) apresenta como componente o ácido esteárico que atua também como um ingrediente protetor e hidratante.

Esses sabonetes surgiram com a finalidade de preservar o pH da pele em torno de 5,5 e ser menos adstringente.

Compressas úmidas frias, banhos frios, ambiente não abafado e roupas leves são comportamentos que podem aliviar o prurido e devem ser estimulados quando possível, assim como manter-se em ambientes frescos com boa umidade do ar.

É de fundamental importância orientar o paciente a não coçar, com objetivo de quebrar o círculo vicioso do "prurido & coçadura & prurido", pois o sucesso terapêutico muitas vezes depende desse fator, além de evitar infecção secundária.

Muitas vezes pode haver áreas de eczema ou liquen'ificação, sendo necessário o uso de corticosteroides tópicos por período curto, dando preferência aos de média potência, com objetivo de interromper o círculo vicioso da coçadura. O corticosteroide tópico não é diretamente antipruriginoso e acredita-se que exerça efeito benéfico por meio da redução da inflamação da pele; por isso não deve ser usado inadvertidamente em casos de prurido crônico em pele sã.

Os anti-histamínicos bloqueiam os receptores de histamina, o principal mediador do prurido agudo.

Com exceção da urticária e mastocitose, os anti-histamínicos H1 apresentam pouco efeito em outras condições associadas ao prurido crônico.

Os anti-histamínicos H1 de primeira geração podem ser benéficos pelo seu efeito sedante em pruridos com piora noturna. O mais utilizado é o hidroxizine, na dose de 10 a 75 mg/dia. Faz parte da lista das drogas inapropriadas para o idoso, por isso deve ser prescrito com cautela pelas possíveis interações medicamentosas, potenciais efeitos adversos provocados pela sedação e propriedades anticolinérgicas.

Os anti-histamínicos H1 de segunda geração (cetirizina, levocetirizina, loratadina, desloratadina, ebastina, fexofenadina, bilastina e rupatadina) são mais seguros e podem ser prescritos tendo as doses reajustadas em casos de redução importante da função renal.

O uso de corticosteroides sistêmicos está mais indicado em casos severos de urticária e reação aguda à droga e deve-se evitar prescrevê-los por mais de 2 semanas. Em casos de prurido crônico, deve ser evitado, pela sua baixa eficácia, pelos seus efeitos colaterais e frequentes recorrências.

A fototerapia com UVB *narrow band* pode estar indicada em casos de prurido crônico de difícil controle, lembrando que deve ser evitada naqueles pacientes com múltiplas queratoses actínicas e câncer de pele.

O uso de psoralênicos na puvaterapia (PUVA) deve ser evitado nos idosos, pelo maior risco de hepatotoxicidade e interação medicamentosa.

Em casos nos quais o prurido se torna intenso, de difícil controle, quando não é possível eliminar a causa ou não há resposta às medidas gerais instituídas, o emprego de drogas sistêmicas que modulam o prurido no sistema nervoso central ou periférico deve ser avaliado, com objetivo de inibir a transmissão do prurido periférica e centralmente.

Antes de optar pelo uso dessas drogas, devem-se avaliar possíveis interações medicamentosas, efeitos colaterais, principalmente sedação, que potencializa a ocorrência de quedas, o que pode ter efeito desastroso no idoso.

São sempre muito importantes a avaliação e a concordância prévia do clínico ou geriatra no uso de drogas sistêmicas, pois todo tratamento, quando multidisciplinar, tem mais chance ao sucesso.

As drogas que podem ser utilizadas estão indicadas no Quadro 51.6.

A Figura 51.39 traz um fluxograma prático do caminho terapêutico a seguir em casos de prurido.

Quadro 51.6 Drogas que modulam o prurido no sistema nervoso central.[146-148,151]

1. **Antidepressivos noradrenérgico e serotoninérgico específico**
   - **Mirtazapina** (Remeron®) na dose de 7,5 a 30 mg à noite, lembrando que pode ter como principais efeitos colaterais sedação, aumento do apetite com ganho de peso e boca seca. Está indicado no prurido paraneoplásico (linfoma), prurido urêmico, colestático, idiopático, psicogênico, atópico
   - **Duloxetina** (Cymbalta®), usado na dose de 60 mg/dia, via oral, apresentando como efeitos colaterais mais prevalentes boca seca, sedação, diminuição do apetite
2. **Antidepressivos inibidores da recaptação da serotonina**
   - **Paroxetina** (Aropax®) na dose de 10 a 20 mg/dia. Considerar em pacientes psiquiátricos com prurido e prurido paraneoplásico
   - **Sertralina** (Zoloft®) na dose de 75 a 100 mg/dia. Útil no prurido colestático
   - **Fluvoxamina** (Luvox®) na dose de 25 a 150 mg/dia. Considerar em pacientes psiquiátricos com prurido e prurido paraneoplásico
3. **Inibidores não seletivos de recaptação das monoaminas (tricíclicos)**[33,39]
   - **Doxepina** (Sinequan®): usualmente inicia-se com 10 mg/dia à noite, podendo ser aumentada gradativamente até 40 mg/dia. Pela sua ação anticolinérgica deve ser evitada em pacientes com antecedentes de prostatismo e glaucoma, e não deve ser prescrita concomitante aos inibidores da MAO. Seu uso deve ser cuidadoso em idosos pelo seu potencial em causar sedação, hipotensão e hiponatremia
4. **Antipsicóticos**
   - Em casos de escoriação neurótica ou delírio de parasitose pode-se usar risperidona, quetiapina ou sulpirida. O uso de **pimozide** apresenta riscos nos idosos principalmente em razão do seu alto potencial para interações medicamentosas, e sua prescrição deve ser evitada[49]
5. **Agonistas e antagonistas opioides**[33,39,42,50,148]
   - **Naltrexone** (Revia®): antagonista μ opioide usado na dependência de álcool e drogas ilícitas. Tem ação antipruriginosa no prurido colestático e prurido intratável, com menor ação no urêmico. Deve ser empregado com cautela nos idosos principalmente por seus efeitos colaterais gastrointestinais e musculares. A dose preconizada é 50 mg/dia, iniciando com 25 mg, via oral. Outros antagonistas μ opioide são nalmefene e naloxone
   - **Nalfurafina:** agonista seletivo do receptor κ opioide, aprovado somente no Japão. Tem demonstrado eficácia no prurido urêmico e colestático na dose de 2,5 a 5 μg/dia, via oral ou pós-hemodiálise com poucos efeitos colaterais, sem efeitos morfina-*like*[50]
   - **Butorfanol** (Stadol®): analgésico inalatório liberado pelo FDA para dor aguda. É um κ agonista e μ antagonista opioide em *spray* para uso intranasal 1 mg/dia (*spray* em 1 narina) até 4 mg/dia, sendo indicado no prurido intratável renal e colestático. Tem como importantes efeitos colaterais sonolência, náuseas, tontura, sendo, portanto, limitado para uso nos idosos[46]
6. **Drogas que modulam o prurido no sistema nervoso periférico**[33,47-48]
   - **Gabapentina:** anticonvulsivante usado na neuropatia diabética. Indicado, essencialmente, no prurido neuropático, principalmente no braquiorradial, no prurido urêmico e no prurido idiopático de difícil controle. Iniciar com 100 mg e aumentar gradativamente, podendo chegar a 3.600 mg/dia. Apresenta com frequência efeitos colaterais gastrointestinais, sonolência e tonturas e, por isso, deve ser prescrito com cautela nos idosos. Pode ser necessária alteração da dose para insuficiência renal
   - **Pregabalina**: também indicada para neuropatia diabética, é da família da gabapentina com menos efeitos colaterais. Deve ser prescrita na dose inicial de 75 mg/dia e aumentar até o máximo de 300 mg/dia. Tem as mesmas indicações da gabapentina
7. **Ativadores dos receptores vaniloides**
   - **Capsaicina** (Zostrix®): ativa o TRPV1 (receptores de potencial transitório vaniloide tipo 1) e dessensibiliza a pele. Aplicações repetidas de creme inicialmente a 0,025%, podendo ser aumentada até 0,1%. O uso é de 3 a 6 vezes por dia e pode ocasionar ardor e queimação nas primeiras semanas de uso, o que limita sua utilização. Esse efeito colateral pode ser minimizado com o uso de anestésico tópico antes da aplicação da capsaicina. Está indicada no prurido localizado, notalgia parestética, prurido braquiorradial e prurigo nodular[33,45]
   - Recentemente, uma droga tópica que antagoniza o TRPV1 e reduz a coceira está em ensaios clínicos em pacientes com dermatite atópica (PAC-14028, AMOREPACIFIC)
8. **Ativadores de receptores canabinoides**
   - Agonistas canabinoides (palmitoiletanolamina – PEA) de uso tópico têm indicação no prurido urêmico, prurigo nodular e líquen simples crônico. A promessa é inibir a degranulação dos mastócitos e liberação de neuropeptídeos, citocinas e substância P com potencial efeito anti-inflamatório e antiprurido[33]

Continua

Quadro 51.6 Drogas que modulam o prurido no sistema nervoso central.[146-148,151] (Continuação)

9. Antagonistas da substância P
   - **Aprepitant** (Emend®) 80 mg/dia: antiemético oral usado para inibir náuseas e vômitos na quimioterapia antineoplásica, podendo ser usado em casos de prurido refratário a tratamento habitual particularmente àqueles associados a neoplasias malignas[133,146-148,151]
   - **Serlopitant**: antagonista do receptor de neurocinina 1 em investigação. Ensaios randomizados de fase 2 apoiam a eficácia do serlopitant para prurido psoriático e prurido crônico. No entanto, serlopitant não foi eficaz para prurido associado a prurigo nodular em estudos randomizados de fase 3
10. Anticorpo monoclonal – anti-IgE
    - **Omalizumabe** (Xolair®): originalmente estudado para tratar asma grave e posteriormente urticária crônica e dermatite atópica. Age reduzindo os níveis de IgE e impedindo a ligação da IgE com o receptor de alta afinidade FcεRI nos mastócitos e basófilos. Com atuação na via histaminérgica e não histaminérgica pode ser uma opção terapêutica no prurido refratário a outras terapias[146-148]
11. Antagonista IL-31
    - **Nemolizumabe**: antagonista da IL-31 e se apresenta como um potencial agente antipruriginoso. Estudos recentes, controlados e randomizados, em fase 2 desse anticorpo antirreceptor da IL-31-CIM331, administrado por via subcutânea, tem demonstrado ser eficaz no tratamento do prurido da dermatite atópica[146-148]
12. Miscelânea
    - **Inibidores da calcineurina tópicos**: tacrolimus e pimecrolimus tópicos. Particularmente úteis no prurido anogenital, podem apresentar queimação e pinicação transitórias
    - **Mentol 1% a 3% em creme ou loção**: alivia os sintomas de coceira e faz a pele sentir que está ativando os canais do receptor de frio (TRPM8 ou TRPA1). Útil em pacientes que relatam resfriamento como um fator de alívio
    - **Ciclosporina A**: a dose recomendada é 3 a 5 mg/kg, via oral[17]
    - **Talidomida**: na dose de 200 a 400 mg/dia por 6 a 14 meses em casos de prurido nodular de difícil controle
    - **Ácido ursodeoxicolico (UDCA)**: utilizado no prurido colestático
    - **Granisetrona** (Kytril®): antagonista do receptor 5-HT3 da serotonina utilizada no tratamento de náuseas e vômitos decorrentes de quimioterapia. Tem sido usada em infusão contínua nos casos de prurido associado a câncer avançado, prurido urêmico e hepático[146]
    - **Os inibidores de JAK** (Janus quinase): foram desenvolvidos não apenas em formulações orais, mas também em formulações tópicas. Novas terapias tópicas, como inibidores de fosfodiesterase-4 (PDE-4) (apremilast, crisaborol) e inibidores de JAK (delgocitinibe, tofacitinibe, ruxolitinibe) estão em ensaios clínicos avaliando sua eficácia e segurança para o tratamento de doenças de pele com prurido
    - **Colestiramina**: em casos de prurido colestático
    - Psicoterapia, técnicas de relaxamento e acupuntura

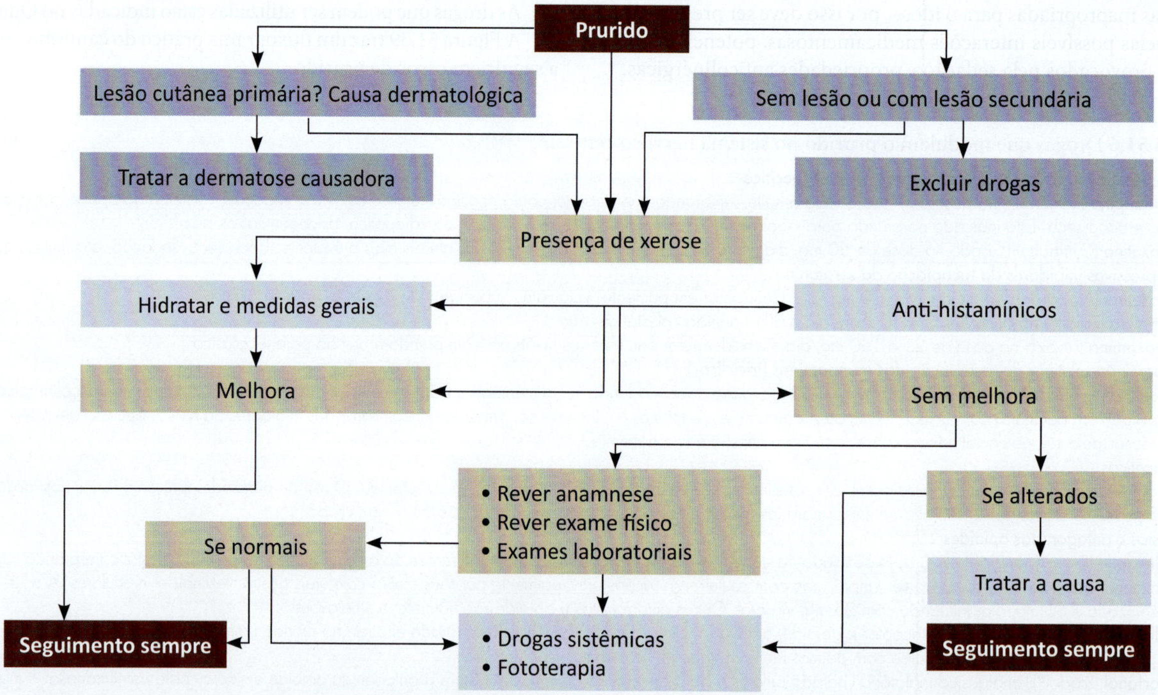

■ **Figura 51.39** Fluxograma da abordagem do paciente com prurido.

■ DERMATITE ATÓPICA

Com o envelhecimento da população, mais casos de dermatite atópica tem sido vistos em idosos. Por isso, recentemente, a dermatite atópica foi dividida em quatro fases: infantil (menos de 2 anos); infância (2 a 12 anos); adolescência–adulta (12 a 60 anos); idosos (mais de 60 anos).[149,150] Pode ter o início na velhice, ser recorrência de uma dermatite atópica clássica da infância ou ser continuação ou recorrência de dermatite atópica da fase adulta.

A prevalência da dermatite atópica é menor nos idosos e há predominância nos homens.

Clinicamente, o quadro eczematoso ao redor das dobras é mais comum que o clássico eczema de dobras. O eczema pode afetar face, pescoço, troco e extremidades.[149,150] Estigmas da dermatite atópica, como eritema facial, prega infrapalpebral, sinal de Hertoghe e pescoço escuro são vistos na dermatite atópica do idoso diferentemente da DA do adulto.

A presença de dermatite atópica nessa faixa etária prejudica ainda mais a barreira cutânea, já tão alterada no idoso.

Comumente, pacientes idosos são diagnosticados com DA após pelo menos 6 meses de avaliação dos sintomas e exclusão de outras condições, incluindo linfoma cutâneo de células T, dermatite de contato e reações medicamentosas.[169]

Do ponto de vista prático, o tratamento de pacientes idosos com DA é complicado por vários fatores dependentes da idade e comorbidades. Condições clínicas como hipertensão arterial sistêmica, diabetes *mellitus* e insuficiência renal podem limitar o uso de imunossupressores no tratamento da DA, e a pele fina do idoso pode restringir o uso de corticosteroide tópico.[169]

Eczema crônico

Não é raro quadro de eczema crônico de origem indeterminada em idosos.

O prurido intenso, persistente, que normalmente acompanha essa erupção eczematosa crônica, causa enorme desconforto para o paciente e frustração para o dermatologista, pela dificuldade no diagnóstico e tratamento.[89]

Entre as possíveis causas de eczema crônico, temos eczema asteatósico, dermatite atópica, dermatite de contato extensa e sistêmica, dermatite de estase com autossensibilização, farmacodermia, parapsoríase, micose fungoide, penfigoide bolhoso e escabiose. Em quase metade dos casos nenhuma causa é identificada[134] (Figura 51.40).

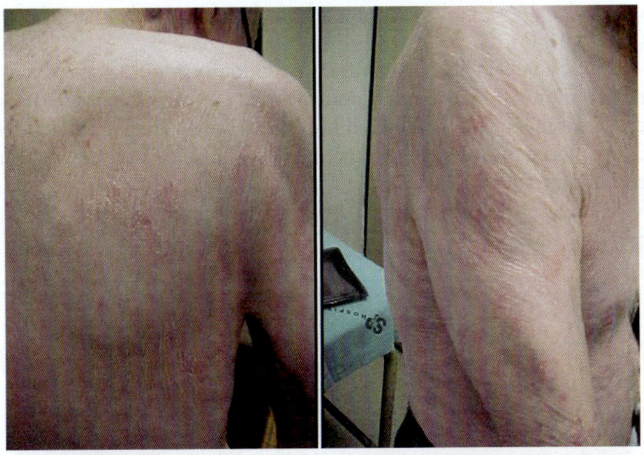

■ **Figura 51.40** Eczema crônico em placas pruriginosas de origem medicamentosa.

Na maioria dos casos de eczema crônico resistente a tratamento ou recidivante, é importante a realização de biópsia, particularmente para afastar penfigoide bolhoso e doença neoplásica linfoproliferativa (Figuras 51.41 e 51.42).

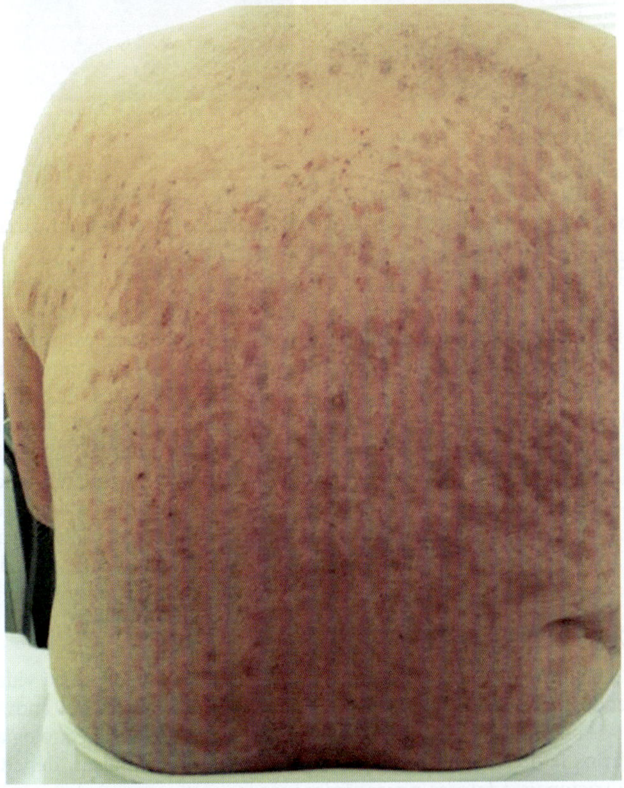

■ **Figura 51.41** Prurido crônico: pródromo de penfigoide bolhoso.

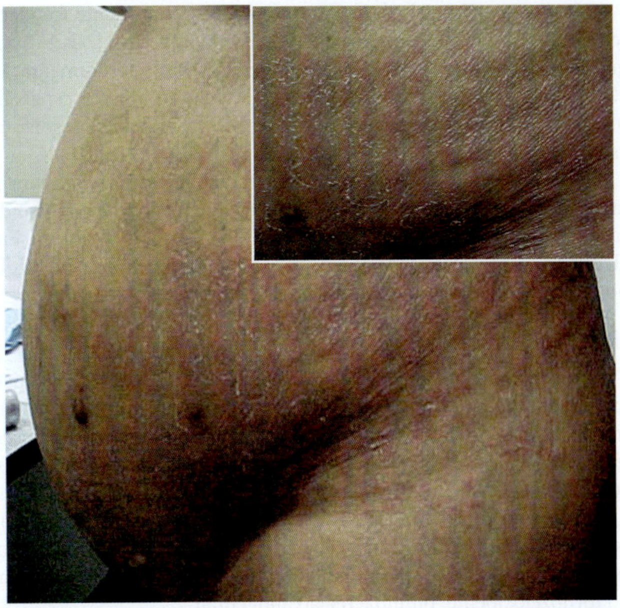

■ **Figura 51.42** Eczema crônico: pródromo de micose fungoide.

Estudos tentam relacionar a erupção eczematosa crônica do idoso com certas drogas, visto ser a polifarmácia uma constante nessa faixa etária. Considerável associação foi encontrada com bloqueadores de canal de cálcio (anlodipina, diltiazen, felodipina, nifedipina) e tiazídicos.[134]

Sabemos que identificar a possível droga responsável pelo quadro eczematoso crônico do idoso é sempre um desafio, já que testes alérgicos, de contato, *prick* teste, têm baixa sensibilidade. A retirada da droga suspeita é o melhor a ser feito quando a suspeita é forte, lembrando da possibilidade de reação severa e intensa no caso de reintrodução da droga causadora.[135]

Em idosos, é muito comum o chamado eczema asteatósico, ou eczema *craquelé*. Normalmente acomete idosos debilitados, com antecedente atópico, em meses de inverno e naqueles que tem o hábito de banhos prolongados, com sabonete em excesso, buchas e água muito quente (Figura 51.43).

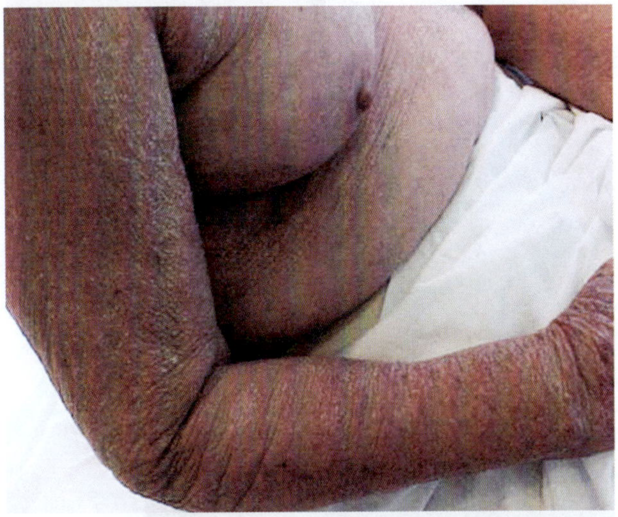

■ **Figura 51.43** Eczema crônico generalizado com prurido intenso.

Pode ter como coadjuvante endocrinopatia, deficiência nutricional e malignidade.

É caracterizado por xerose importante, descamação envolvendo principalmente membros inferiores, podendo ocorrer em todo o tegumento. É comum o prurido e a sensação de rugosidade da pele.

Nos estágios iniciais da doença eczematosa, o paciente frequentemente apresenta xerose, descamação, eritema e escoriações. A progressão do quadro pode resultar em liquenificação, hiperpigmentação e, eventualmente, infecção secundária. A pele do idoso é especialmente vulnerável a esse processo, com menor habilidade a resolvê-lo espontaneamente.

A grande maioria responde bem ao tratamento tópico com hidratantes ricos em lipídeos, além da orientação quanto ao banho, uso de sabonete e principalmente quebrar o círculo vicioso da coçadura. Em alguns casos, há necessidade de associar corticosteroide tópico de média potência ou diluído no hidratante por um período curto de tempo.

Líquen simples crônico

Líquen simples crônico, ou neurodermite, é um eczema crônico localizado muito pruriginoso que ocorre em qualquer idade, mas mais frequente em indivíduos com mais de 60 anos, com algum grau de transtorno emocional, sendo mais frequente em indivíduos ansiosos, com personalidade obsessiva e antecedente atópico.[12]

Tem uma curiosa predileção por certas áreas, como dorso dos pés, região occipital do couro cabeludo, parte posterior do pescoço, região lombo sacra, região ulnar superior do antebraço, face medial do tornozelo, joelho, punho e região anogenital.

As placas podem variar de 3 a 30 cm, normalmente delimitadas e caracterizadas por eritema, descamação, acentuação dos sulcos cutâneos e escoriação, quadro conhecido por liquenificação. É intensamente pruriginoso e o ato de coçar mantém o quadro (Figura 51.44).

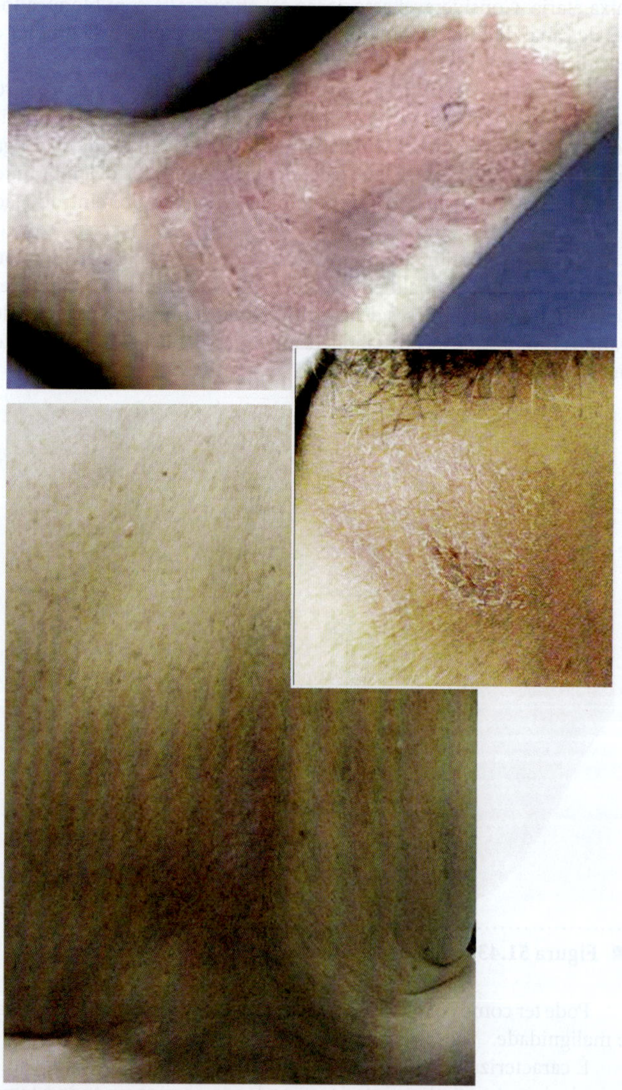

■ **Figura 51.44** Três casos de líquen simples crônico.

A doença costuma ser resistente ao tratamento e o ponto principal é orientar o paciente a parar de coçar na tentativa de desfazer o círculo vicioso: "quanto mais se coça... mais vai coçar". Para ajudá-lo, lançamos mão de hidratação local, corticosteroide tópico de potência alta por 1 a 2 semanas e, eventualmente, corticosteroide oclusivo por período curto, o que auxiliaria a evitar a coçadura.

Em casos de líquen simples crônico que acomete uma área pequena, também podem ser usados, com boa resposta, curativos oclusivos hidrocoloide.

Eczema numular

Eczema numular é uma dermatose frequente de causa desconhecida e caracterizada pela presença de placas eritematodescamativas discoides de 1 a 3 cm, podendo conter vesículas, serosidade e crostículas (Figura 51.45).

Pode aparecer abruptamente com muito prurido e é mais comum nos membros inferiores, mas pode ocorrer nos membros superiores, dorso das mãos e tronco.[51] Acredita-se que seja mais frequente naqueles com antecedente atópico, normalmente permanece por semanas e a recidiva é frequente.

O diagnóstico diferencial deve ser feito com psoríase e *tinea corporis*.

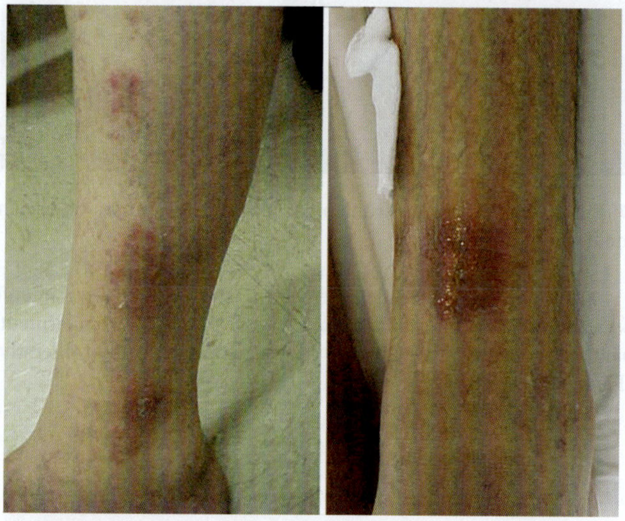

■ **Figura 51.45** Eczema numular.

O tratamento é feito com hidratação local e corticosteroide de média potência e antibióticos tópicos pela frequência de infecção secundária.

Eritrodermia

Também conhecida como dermatite esfoliativa, caracteriza-se por eritema e descamação generalizada acompanhada por intenso prurido.

É mais comum em homens e idosos, podendo ter como causa uma doença cutânea primária (psoríase, dermatite seborreica, dermatite de contato), ser secundária a processo sistêmico (doença linfoproliferativa) ou resultado de uma hipersensibilidade a drogas (alopurinol, barbitúricos, carbamazepina, ouro, penicilina, hidantoína, sulfa, quinidina). O quadro cutâneo pode ocorrer acompanhado de febre, calafrios, emagrecimento, edema de membros inferiores, adenomegalia generalizada,sendo importante, além do tratamento da doença de base, manter o equilíbrio hidroeletrolítico, pelo risco de desidratação.[51]

Dermatite seborreica

A dermatite seborreica pode ocorrer em qualquer fase da vida, sendo mais comum nos primeiros 3 meses de vida e entre 30 e 60 anos.[52]

Apesar de sua alta prevalência, pouco se sabe sobre sua etiologia. Vários fatores, como níveis hormonais, infecções fúngicas, déficits nutricionais e fatores neurogênicos podem estar associados a essa dermatose.

A teoria neurogênica no desenvolvimento da dermatite seborreica existe em decorrência de sua possível associação com doenças neurológicas, como doença de Parkinson após acidente vascular cerebral, epilepsia, traumatismo cerebral, paralisia do nervo facial, siringomielia e usuários de drogas neurolépticas com efeitos extrapiramidais. Em idosos portadores de transtornos neurológicos, é comum o surgimento de dermatite seborreica com caráter mais severo e recidivante.[89]

O quadro clínico no idoso é semelhante ao no adulto, porém há maior incidência de acometer as dobras (axilares, inguinais) e, quando severo, pode generalizar-se, sendo uma das causas de eritrodermia (Figura 51.46).

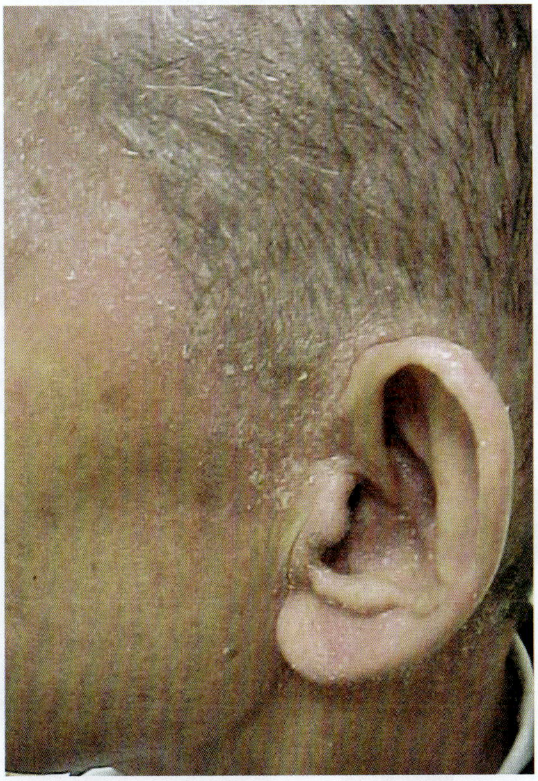

■ **Figura 51.46** Dermatite seborreica.

Rosácea

Doença dermatológica crônica que afeta particularmente mulheres adultas, de pele clara, porém não é raro pacientes com mais de 60 anos apresentarem quadro característico ou piora do quadro já existente[76] (Figura 51.47).

Normalmente as lesões estão confinadas na face, podendo surgir nas laterais do pescoço e olhos, e o quadro clínico não difere daquele encontrado nos mais jovens. Nos casos em que há necessidade de tratamento sistêmico, deve-se evitar o uso de tetraciclinas por seu potencial em causar transtornos gástricos, interação medicamentosa e alimentar.

Psoríase

O contínuo aumento da população geriátrica e o curso crônico da psoríase são fatores contribuintes para que essa se torne cada vez mais prevalente nessa faixa etária.[136]

Psoríase é uma doença inflamatória crônica que pode predispor os pacientes a inúmeras comorbidades, como, artrite psoriática, doença cardiovascular, síndrome metabólica e malignidade.

A polifarmácia comum nos idosos pode precipitar ou agravar a psoríase nessa faixa etária.

Idosos com psoríase devem receber especial atenção quando a doença afeta certas áreas, como dobras. Normalmente a pele do idoso já é mais fina e o uso de corticosteroide tópico pode agravar essa condição.

Em casos de doença limitada, o tratamento inicialmente deve ser tópico (calcipotriol/betametasona) associado ou não à fototerapia.

Em casos de doença mais extensa, deve ser avaliado o uso de retinoides, metotrexato e biológicos, sempre com muita atenção para as possíveis interações medicamentosas.

Parapsoríase

Compreende a parapsoríse em grandes placas, parapsoríase de pequenas placas e pitiríase liquenoide aguda e crônica, sendo mais comum em indivíduos de meia-idade e idosos.

O paciente portador de parapsoríase de grandes placas deve ser acompanhado continuadamente para surpreender o aparecimento de micose fungoide, e, por isso, acredita-se que possa ser uma variante de linfoma de células T em estágio inicial[51] (Figura 51.48).

Dermatite de estase

Também conhecida como eczema de estase, eczema gravitacional ou eczema venoso, é uma forma de eczema que ocorre nas pernas em indivíduos que apresentam insuficiência e hipertensão venosa nos membros inferiores.

Normalmente o quadro eczematoso é acompanhado de graus variáveis de edema das pernas, varizes, pigmentação acastanhada da pele, eczema, ulceração e, em estágios mais avançados, lipodermoesclerose dando à perna o formato de taça de champanhe (Figura 51.49).

Usualmente tem início insidioso e progride envolvendo todo o membro inferior, tendendo a ser persistente e recidivante. Pode ter como complicações o surgimento de úlceras de estase, erisipela, celulite e dermatite de contato por cremes não apropriados utilizados no tratamento.[12,89]

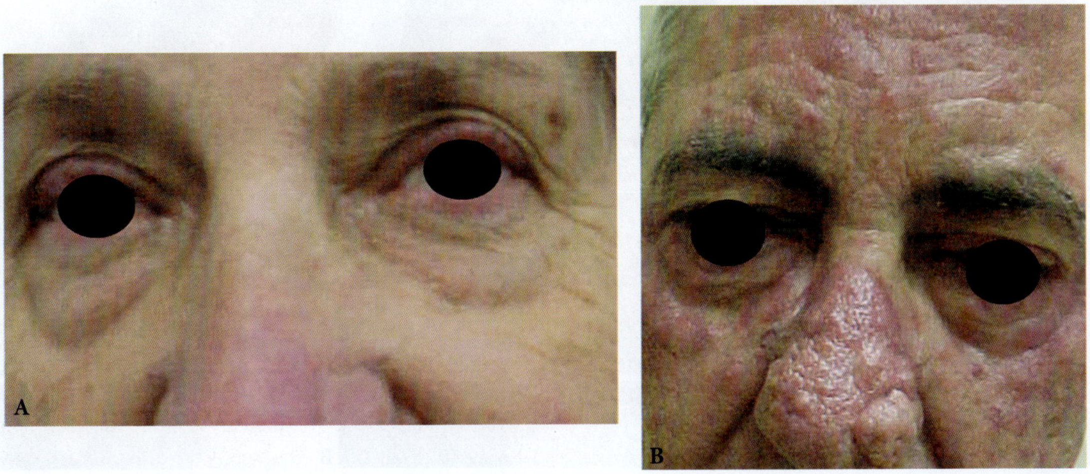

■ **Figura 51.47** Rosácea **(A)** associada à blefarite e **(B)** associada à rinofima.

Por mecanismo ainda não totalmente estabelecido, o eczema pode progredir de maneira simétrica para o membro inferior contralateral, membros superiores e, eventualmente, tronco, quadro conhecido como autossensibilização, autoeczematização ou reação "ide". Acredita-se que seja decorrente da sensibilização a produtos utilizados na área original do eczema (Figura 51.35).

O tratamento deve abranger cuidados locais e métodos compressivos para tentar minimizar a hipertensão venosa.

Em razão do perigo de dermatite de contato medicamentosa, deve-se evitar, nesses pacientes, o uso de cremes contendo lanolina, neomicina, gentamicina, penicilina e outras substâncias sabidamente alergênicas.

Dermatose pustular erosiva

É uma rara doença inflamatória de origem desconhecida caracterizada por pústulas estéreis, descamação, erosões e crostas no couro cabeludo, em área de alopecia com atrofia e dano actínico. Normalmente ocorre em idosos com evolução crônica, progressiva e de difícil tratamento.[58,69]

Muitas vezes o seu aparecimento está relacionado a um antecedente traumático em áreas de intenso e prolongado dano solar. É mais comum no couro cabeludo, porém há casos descritos nos membros inferiores, também relacionados a trauma prévio (Figura 51.50).

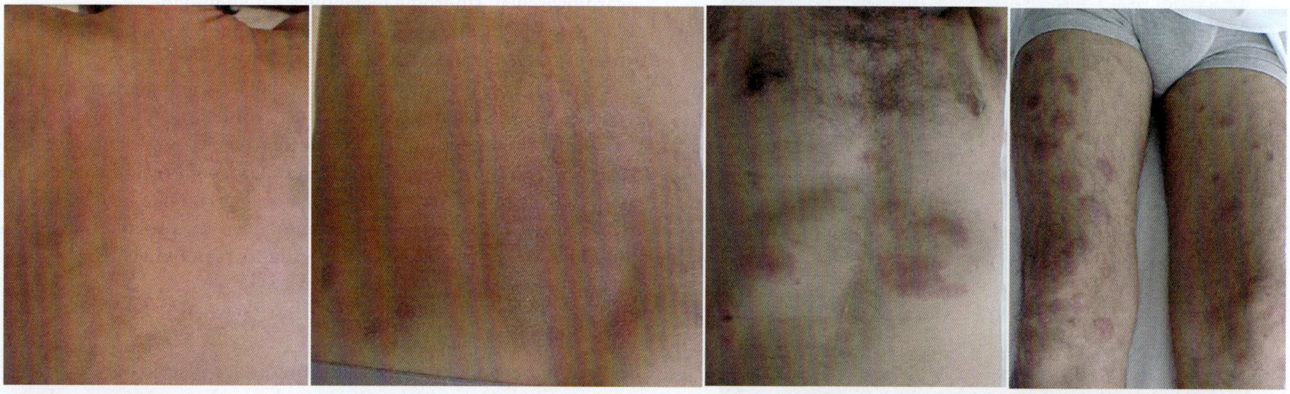

■ **Figura 51.48** Paciente com biópsias repetidas de parapsoríase.

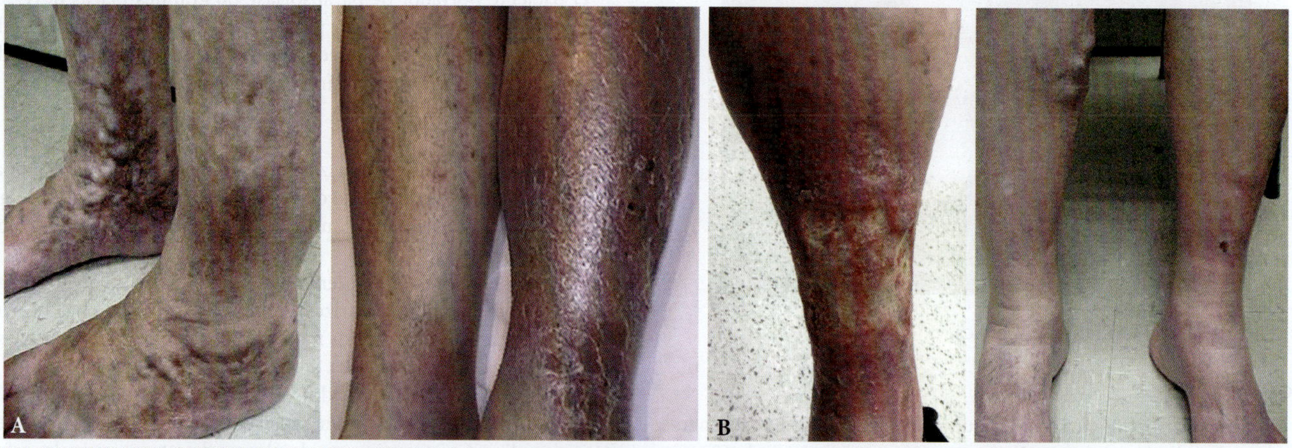

■ **Figura 51.49 (A)** Dermatite de estase e **(B)** lipodermoesclerose.

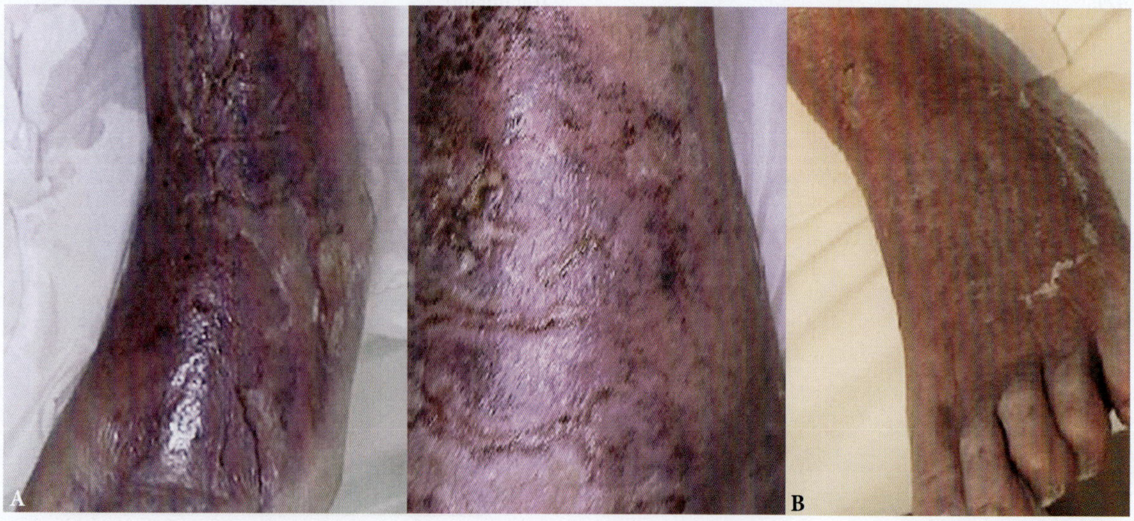

■ **Figura 51.50** Dermatose pustular erosiva. (**A** e **B**) Pré e pós-tratamento com corticosteroide tópico.

Muitos tratamentos têm sido propostos, sem muito sucesso, exceto uma limitada melhora. Entre eles, corticosteroide tópico potente ou intralesional ou sistêmico, antibiótico tópico, tacrolimus, calcipotriol, dapsona tópica a 5% ou oral, isotretinoína e, mais recentemente, terapia fotodinâmica nos casos refratários.[58,69]

Dermatite associada à incontinência

É uma forma de dermatite perineal irritante associada à incontinência urinária e fecal em idosos. É um tipo de dermatite de contato que causa significante desconforto, piora da qualidade de vida, além de predispor à infecção.

Como discutido anteriormente, a pele do idoso sofre alterações com a idade e, a mais significativa, é a perda da eficiência em funcionar como barreira contra agressores externos.

A dermatite associada à incontinência é considerada uma entre as quatro manifestações de dano cutâneo associado a hiper-hidratação (*moisture associated skin damage* – MASD). As outras formas de MASD são: dermatite intertriginosa, dermatite periúlcera e dermatite periestoma.[73,152]

É caracterizada pela inflamação quando a pele é exposta a urina e fezes. Clinicamente a área afetada torna-se eritematosa, brilhante, podendo haver erosões superficiais que funcionam como porta aberta para infecções e risco para úlcera de pressão (Figura 51.51).

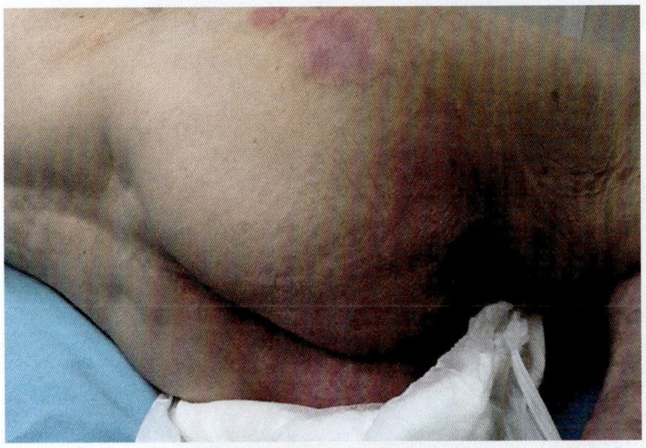

Figura 51.51 Dermatite associada à incontinência.

Acomete toda área perineal, perianal e dobras inguinais, podendo comprometer a região púbica e raiz de coxa.

Fatores como umidade, fricção e aumento do pH da pele provocados pela urina e fralda são relevantes na fisiopatologia dessa dermatose.[73]

As fezes irritam a pele por meio da ação de enzimas fecais, da flora intestinal e da hiper-hidratação.

A maioria dos pacientes desenvolve candidíase e o diagnóstico clínico pode ser suspeitado com o surgimento de lesões eritematosas satélites.

Medidas preventivas para evitar o ambiente úmido e agressivo para a pele é de fundamental importância.

A limpeza deve ser feita com água morna e sabonete líquido emoliente, de preferência Syndet, cujo pH é 5, que agride menos a pele. Toalhas ou lenços umedecidos de limpeza devem ser evitados. Sabonetes com pH alcalino contribuem para a irritação cutânea.

O próximo passo após a limpeza é proteger a pele contra o contato com urina e fezes, utilizando produtos capazes de proteger, hidratar e fazer o papel de barreira.

O uso de creme hidratante com características oclusivas além de umectantes e emolientes deve ser encorajado para formar uma fina camada na superfície cutânea, contribuindo para repelir irritantes potenciais. Normalmente os melhores contêm petrolatum, óxido de zinco e dimeticone.

É importante não exagerar em cremes ou pomadas muito gordurosos para não provocar oclusão de folículos, fato frequente com o uso de talcos.[152]

O uso de antifúngicos em casos de candidíase é fundamental e pode ser associado à hidrocortisona tópica a 1% apenas nos primeiros dias, se houver quadro inflamatório importante.

Além da candidíase e da dermatofitose que pode acompanhar a dermatite por incontinência, é importante lembrar outros possíveis diagnósticos frente a um quadro de dermatite comprometendo área genital, perineal e/ou dobras inguinais, principalmente quando não responde ao tratamento habitual.

As dermatoses para diagnóstico diferencial são: dermatite seborreica, psoríase, dermatite de contato por produtos tópicos, úlcera de pressão, penfigoide bolhoso e Paget extramamário (Figura 51.52).

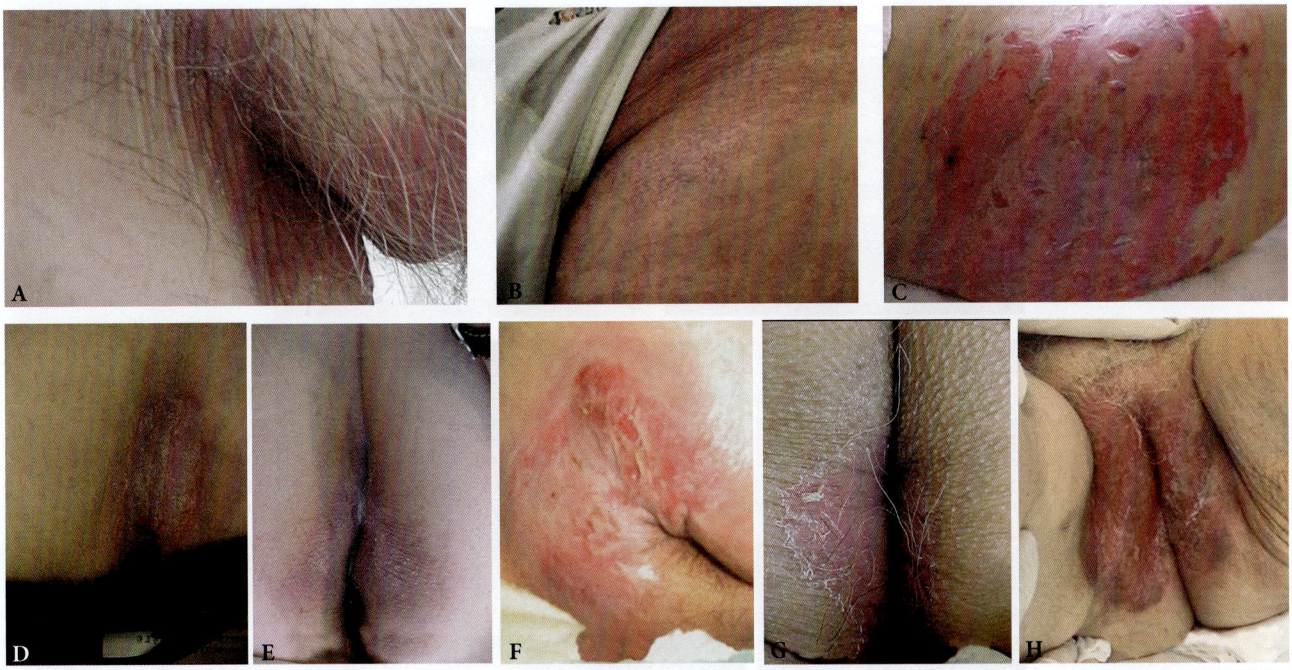

Figura 51.52 **(A)** Candidíase, **(B)** líquen escleroatrófico, **(C)** penfigoide bolhoso, **(D)** psoríase, **(E)** úlcera de pressão, **(F)** úlcera de pressão infectada, **(G)** dermatite de contato, **(H)** Paget extramamário.

■ INFECÇÕES

Xerose, função de barreira prejudicada e imunidade diminuída contribuem para maior risco de infecções.[61,64]

Outros estados patológicos, como diabetes, desnutrição e neoplasias, doenças prevalentes nessa faixa etária, também podem comprometer o sistema imunológico facilitando as infecções.

As mais frequentes são as infecções bacterianas por Gram-positivo, as intertriginosas, o herpes-zóster e a onicomicose.[89]

Infecção fúngica

As infecções fúngicas são uma das mais prevalentes dermatoses na população idosa. São suscetíveis a todas as micoses superficiais, com maior prevalência da *tinea pedis*, candidíase e onicomicose[105] (Figuras 51.53 e 51.54).

São vários os fatores que colaboram para essa alta prevalência, incluindo a imunossenescência, diabetes *mellitus*, obesidade, doença vascular periférica, desnutrição, deficiência vitamínica, uso de

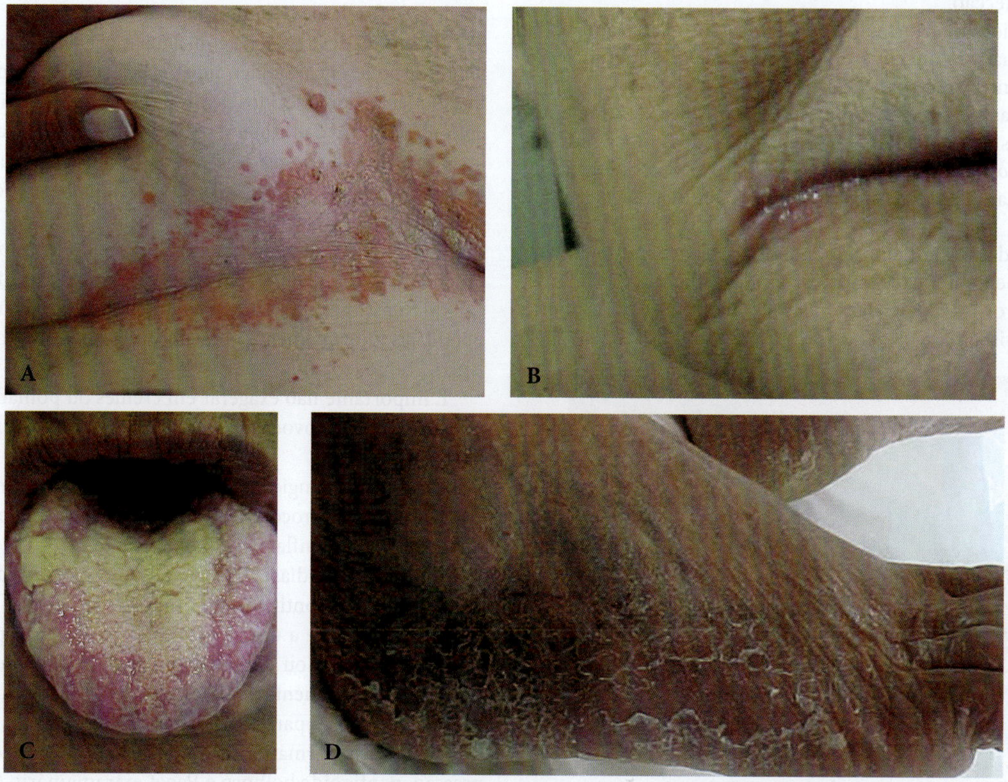

■ **Figura 51.53** **(A)** Candidíase inframamária, **(B)** queilite angular, **(C)** candidíase oral, **(D)** *tinea pedis*.

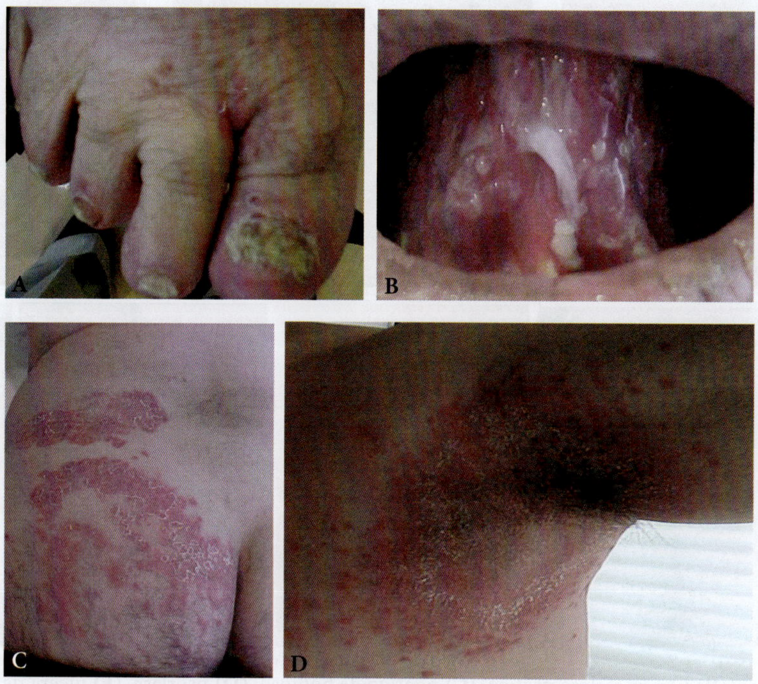

■ **Figura 51.54** **(A)** *Tinea pedis* e onicomicose, **(B)** candidíase oral, **(C)** dermatofitose, **(D)** candidíase.

antibióticos sistêmicos, neoplasias, quimioterapia, corticosteroideterapia, alterações osteoarticulares dos pés e mudanças da arcada dentária.[105]

A candidíase ocorre preferencialmente nas áreas intertriginosas, como inguinal, anogenital, inframamária e interdigital. Caracteriza-se por um eritema brilhante frequentemente com pústulas e lesões satélites. O diagnóstico diferencial deve ser feito com eritrasma, dermatofitose, psoríase invertida, penfigoide bolhoso, dermatite seborreica, intertrigo friccional e dermatite de contato.

Exame com lâmpada de Wood pode ajudar no diagnóstico e a realização de micológico direto dá o diagnóstico.

O tratamento inclui compressas com soro fisiológico, aplicação de antimicóticos tópicos e evitar a umidade na região afetada.[53,62]

É comum em idosos, por alterações da arcada dentária e por próteses dentárias inadequadas, a ocorrência de queilite angular (Figura 51.53). Pode ser mais intensa e recorrente nos idosos com pele redundante nos ângulos da boca, proporcionando um ambiente quente e úmido favorável para candidíase oral. Nesses casos, além do tratamento antifúngico, é imprescindível a remoção das próteses dentárias à noite, higiene oral adequada e avaliação odontológica para possíveis ajustes com objetivo de evitar recidiva.[62]

A *tinea pedis* normalmente se apresenta com descamação, maceração e eritema na região plantar e interdigital. Deve ser sempre tratada por representar porta de entrada frequente para o desenvolvimento de erisipela e celulite.[61,89]

Na região inguinal é frequente a ocorrência de *Tinea cruris*, particularmente nos homens. Normalmente está associada a prurido, muitas vezes intenso e é mais prevalente nos obesos, diabéticos, acamados e naqueles com algum grau de incontinência.

A infecção fúngica mais prevalente no idoso é a onicomicose e sua incidência aumenta com a idade.[76]

Aproximadamente 40% das pessoas com mais de 60 anos têm onicomicose e algum grau de *tinea pedis*.[62,64]

A onicomicose, na maioria dos casos, é causada por dermatófitos e, mais raramente, por *Candida* e fungos não dermatófitos. É comum em idosos com predomínio no sexo masculino.[62,64]

Em razão do crescimento mais lento da unha nessa faixa etária o uso de antimicótico tópico deve ser mais prolongado.

Antes de iniciar o tratamento, é importante documentar a presença do fungo, utilizando uma das várias técnicas de diagnóstico (micológico direto, cultura ou biópsia), pois outras onicopatias podem assemelhar-se clinicamente à micose, como psoríase, líquen plano e trauma repetido.

É muito importante tomar cuidado para evitar interações medicamentosas indesejáveis com o uso de antimicóticos sistêmicos, principalmente os azólicos, naqueles pacientes que fazem uso prévio de drogas metabolizadas pelo citocromo P450. A terbinafina tem menor potencial para interação medicamentosa.[76]

Infecção bacteriana

A população idosa tem incidência aumentada de pneumonia, infecção urinária e de pele. A maior suscetibilidade à infecção tem sido atribuída a uma alteração da imunidade com a idade, particularmente a imunidade celular.

Infecções nessa faixa etária podem se apresentar com sinais e sintomas atípicos. Febre frequentemente está ausente ou é discreta, e não é raro pacientes apresentarem apenas confusão mental como primeiro sinal de infecção.[63,64,89]

As infecções bacterianas mais comuns são as erisipelas, celulite intertrigo e infecções secundárias (Figura 51.55).

Erisipela é uma infecção aguda da derme e TCSC superior causada, na maioria dos casos, pelo *Streptococcus pyogenes* β-hemolítico e, mais raramente, *S. aureus*. É uma espécie de celulite superficial, sendo a face e as pernas os locais mais frequentemente acometidos. A procura da porta de entrada é importante para se evitar recidivas. Traumas, picadas de insetos, escoriações por xerose, úlceras de perna e micoses interdigitais dos pés frequentemente são porta de entrada para a bactéria.[63]

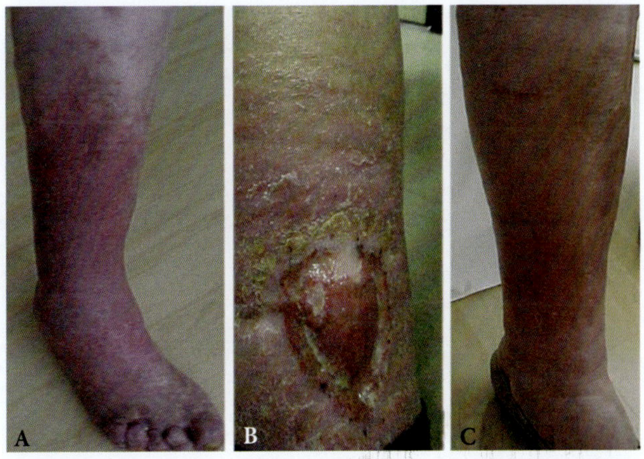

Figura 51.55 (A) Erisipela, (B) úlcera infectada, (C) celulite.

Em idosos, a erisipela pode se instalar rapidamente e se apresentar inicialmente apenas com sinais de confusão mental antes dos sinais característicos cutâneos.[63]

A droga de escolha para o tratamento é a penicilina, sendo as cefalosporinas uma segunda opção. Em casos de erisipelas recorrentes, deve ser feita antibioticoterapia profilática continuada.

Em diabéticos, imunocomprometidos ou portadores de insuficiência renal ou hepática a erisipela pode ser causada por infecção mista, muitas vezes por enterococos.[63]

Na celulite, o processo é mais profundo e frequentemente há sinais de linfangite.

O diagnóstico diferencial deve ser feito com trombose venosa, dermatite de estase e dermatite de contato.

Pacientes portadores de edema crônico de pernas, linfedema, são suscetíveis a infecções recorrentes e essas pioram o problema de base.

Eritrasma frequentemente ocorre nas pregas axilares, inguinais e inframamárias de idosos obesos e diabéticos e caracteriza-se por eritema brilhante na região com ou sem maceração da pele. Está associado ao *Corynebacterium minutissimum* e deve ser diferenciada de candidíase, dermatite seborreica e psoríase.[64]

Escoriações e coçadura causadas por prurido decorrente de uma variedade de dermatoses podem sofrer infecção secundária frequentemente por *S. aureus*.

Dependendo da extensão e severidade das lesões, pode ser utilizado antibiótico tópico ou sistêmico.

Infecção viral

Herpes-zóster em adultos é causado pela reativação do vírus varicela-zóster que causa varicela em crianças. Ocorre frequentemente em idosos e essa vulnerabilidade é demonstrada na epidemiologia da doença, com aumento drástico em indivíduos com mais de 50 anos, dobrando naqueles mais de 80 anos. Provavelmente isso decorra da diminuição da imunidade celular específica para o vírus do herpes-zóster.[65]

É estimado que 50% dos pacientes que vivem até 85 anos terão um episódio de herpes-zóster.

Por mecanismo desencadeante desconhecido, possivelmente diminuição da imunidade mediada por células, ocorre a reativação do vírus latente alojado na raiz dorsal ganglionar. Em pacientes imunocompetentes, o herpes-zóster acomete apenas um dermátomo.[61,89]

Os fatores de riscos para a reativação do vírus varicela-zóster são, principalmente, exposição ao vírus varicela-zóster por varicela ou vacina contra varicela, idade superior a 50 anos, imunossupressão, drogas imunossupressoras, HIV/Aids, câncer, corticosteroideterapia, transplante de órgãos ou de medula, estado ansioso importante e trauma.[74,75]

Normalmente se apresenta como uma hiperestesia, dor pré-erupção, prurido e queimação no local afetado. Raramente há sintomas gerais, como cefaleia, adinamia e febre. Pápulas eritematosas e vesículas surgem em distribuição característica ao longo do nervo, respeitando o dermátomo e raramente cruzando a linha mediana. Comumente acometem a região cervical torácica e trigeminal e lombar (Figura 51.56).

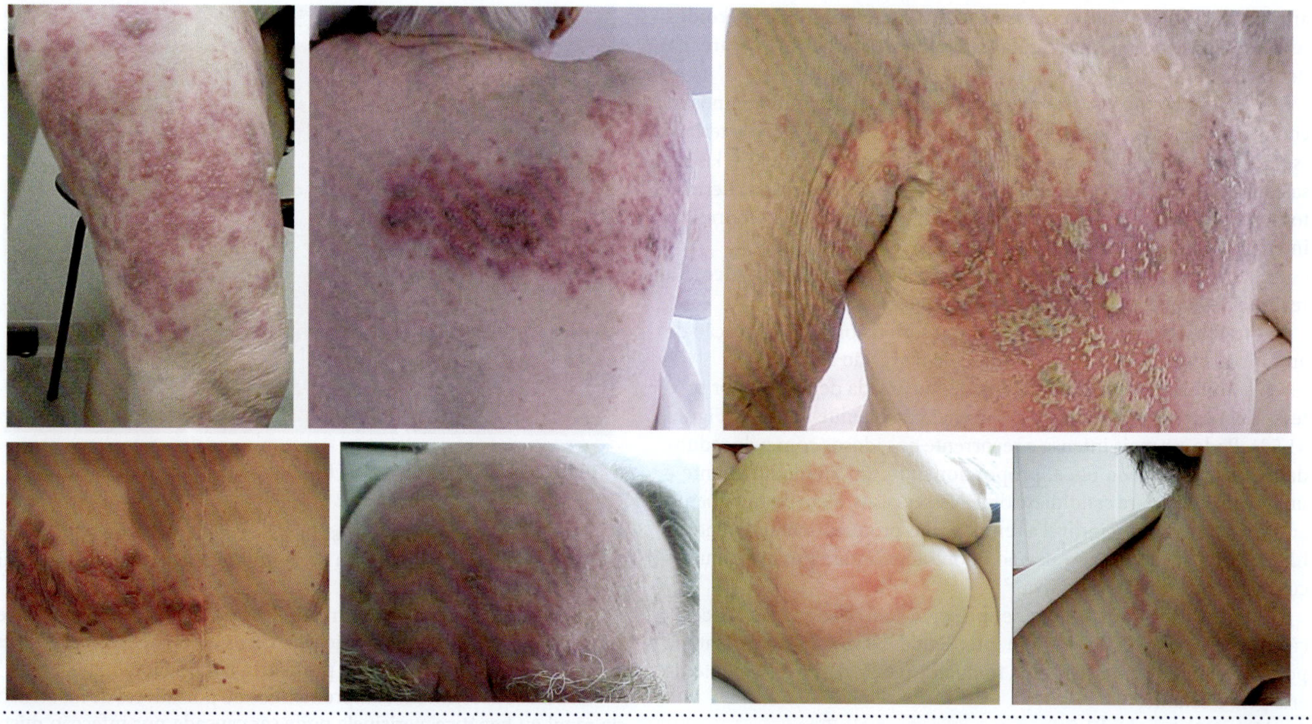

■ **Figura 51.56** Herpes-zóster.

Normalmente as lesões se apresentam com crostas secas após 7 a 10 dias, porém, em idosos e pacientes debilitados, esse período pode ser mais prolongado e as lesões mais extensas e inflamatórias.[65,66]

A dor é de intensidade variável e causada pelo comprometimento inflamatório do nervo afetado, podendo ser dividida em três tipos. Dor prodrômica que ocorre antes do surgimento das lesões, dor durante o curso das lesões e dor crônica conhecida por neuralgia pós-herpética, que pode durar meses a anos após o desaparecimento das lesões.

A prevalência da neurite pós-herpética aumenta com a idade, ocorrendo em 48% dos pacientes com mais de 70 anos com herpes-zóster. Os maiores fatores de risco para neurite pós-herpética são idade avançada, dor intensa aguda desde o início do quadro, localização oftálmica e lesões cutâneas extensas.

É caracterizada por dor espontânea ou provocada por pequenos estímulos que persiste por mais de 30 dias após o início das lesões ou após a cicatrização da pele. Em alguns pacientes pode ser extremamente debilitante e causar insônia, emagrecimento e depressão.[65,74,84]

O diagnóstico do herpes-zóster normalmente é clínico, pois os métodos sorológicos não são úteis para diagnóstico precoce porque os anticorpos específicos IgM e IgA podem ser detectados em apenas 50% a 60% dos pacientes. Quando necessário, devem-se fazer coletas repetidas para surpreender aumento dos anticorpos.[76]

A terapia antiviral ajuda a diminuir a replicação viral, desse modo, diminui o dano e a inflamação neural reduzindo a extensão e duração da dor e, com isso, diminui a incidência de neurite pós-herpética.[64-66,84]

Para ser efetiva, a terapia antiviral deve ser instituída o mais precoce possível, normalmente 72 horas após os primeiros sintomas.[65,66]

Valaciclovir e famciclovir são preferidos no tratamento do herpes-zóster em idosos pela sua melhor comodidade posológica e há estudos demonstrando que o valaciclovir promove maior benefício em reduzir a dor persistente após herpes-zóster em indivíduos com mais de 50 anos.[65,66]

Em idosos, as doses de antivirais devem ser ajustadas em casos de redução da função renal.

A melhor maneira de prevenir a neurite pós-herpética comum nos idosos é prevenir o herpes-zóster propriamente dito. A vacina para herpes-zóster está disponível e é indicada para indivíduos com mais de 50 anos. Já demonstrou redução da incidência e severidade do herpes-zóster, assim como diminuição da incidência de neurite pós-herpética na população vacinada.[66] Existem dois tipos de vacinas contra herpes-zóster: uma vacina de glicoproteína E recombinante não viva (designada vacina contra zóster recombinante [RZV]) e uma vacina de vírus vivo atenuado (designada vacina viva contra zóster [ZVL]). A vacina RZV é a mais recomendada para a maioria dos pacientes. A RZV oferece maior proteção contra herpes-zóster e neuralgia pós-herpética. Além disso, há menos preocupação com o declínio da imunidade. Embora haja um risco aumentado de efeitos colaterais leves a moderados com RZV em comparação com ZVL (p. ex., febre, reações no local da injeção, calafrios, dor de cabeça, fadiga), não há diferença nos eventos adversos graves.[172-173]

Se a vacina preventiva for amplamente aplicada, os riscos e os custos do herpes-zóster e suas complicações debilitantes podem ser reduzidos.[74,75,84]

Prurigo

Dermatose altamente pruriginosa de causa desconhecida, caracterizada por pápulas e nódulos hiperqueratósicos, pruriginosos, escoriados, de poucos milímetros a 2 cm de diâmetro. Tem tendência à distribuição simétrica, com predileção às superfícies extensoras dos membros e região superior do tronco[41,86] (Figura 51.57).

O sistema nervoso central e periférico estão envolvidos nos mecanismos fisiopatológicos do prurigo e seu conhecimento pode contribuir para a escolha terapêutica mais efetiva.[41,86]

A etiologia permanece desconhecida e ainda é incerto se é uma doença cutânea primária ou uma reação secundária ao prurido e coçadura provocada por causa específica.

O prurigo pode ser classificado em agudo, subagudo e crônico. O agudo normalmente está associado a picadas de inseto e é mais comum na infância. O subagudo ocorre mais em mulheres de meia idade e é comum a associação com fatores emocionais e psicológicos.

O prurigo crônico pode ocorrer em qualquer idade, porém é mais comum de 30 a 60 anos em ambos os sexos. Pode estar associado à dermatite atópica, doenças sistêmicas metabólicas, endocrinopatias, insuficiência renal crônica, doença celíaca, hepatopatia, neoplasias malignas, colagenoses, estresse, infecções e parasitoses[12,41,86] (Figura 51.58).

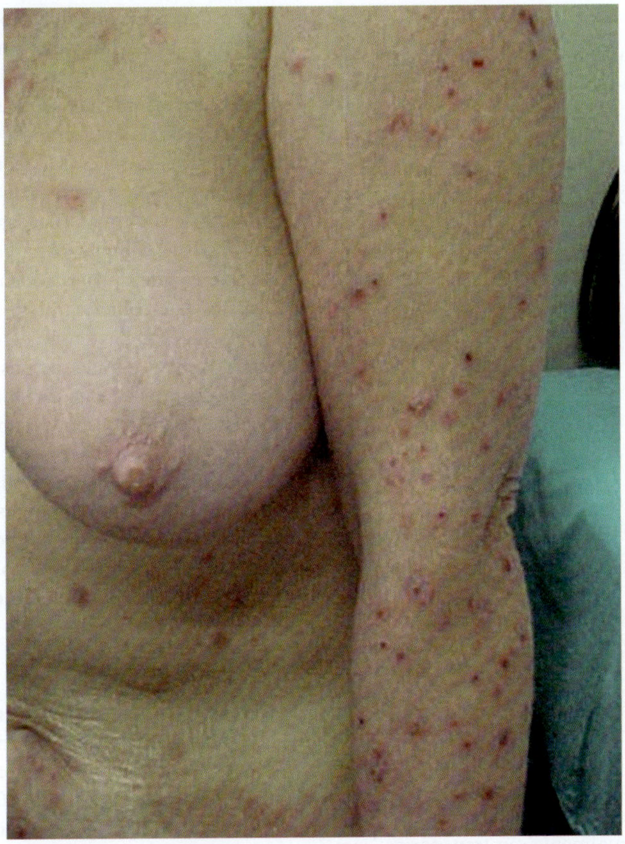

■ **Figura 51.57** Prurigo.

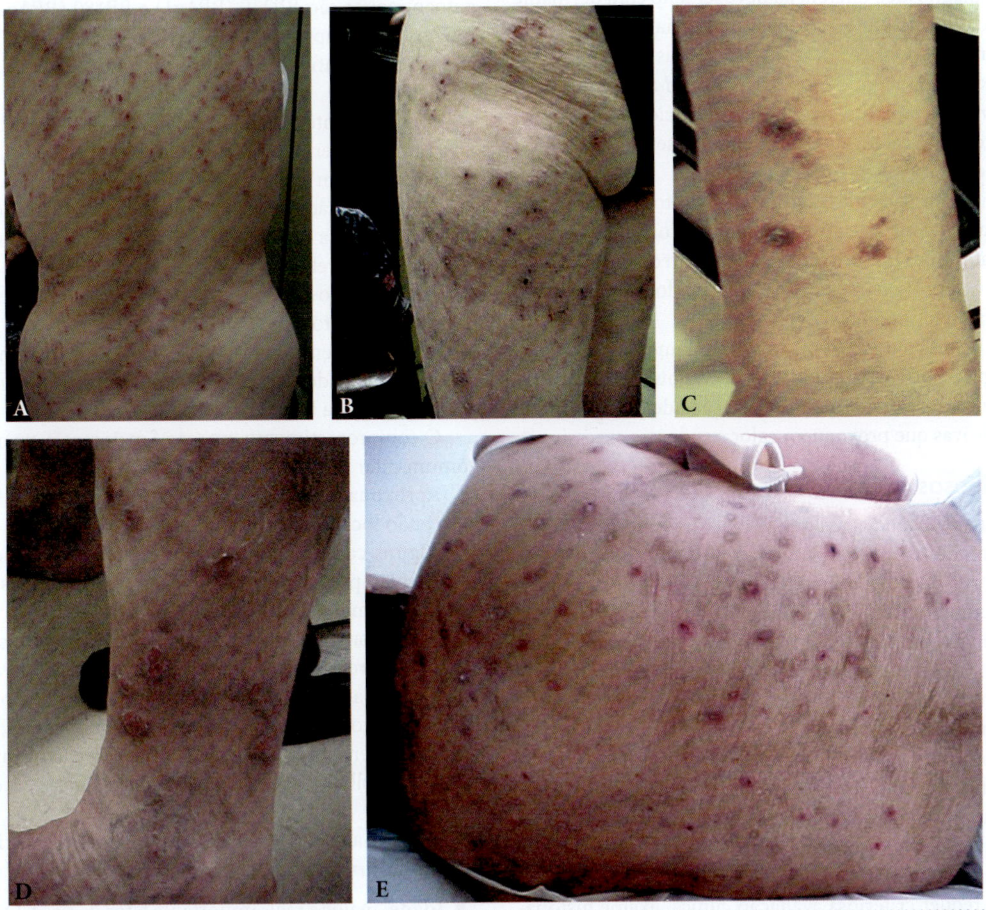

■ **Figura 51.58** Prurigo em doenças sistêmicas. **(A)** Prurigo idiopático; **(B)** câncer gástrico; **(C)** insuficiência renal crônica; **(D)** hepatite C; **(E)** hiperparatireoidismo.

Doença de Grover

Dermatose transitória acantolítica ou doença de Grover é comum em homens com mais de 50 anos e sua causa ainda não está totalmente esclarecida.

A característica principal é o prurido e o surgimento de pápulas queratósicas eritemato-acastanhadas afetando a parede anterior do tórax, podendo progredir para pescoço, braços e pernas (Figura 51.59).

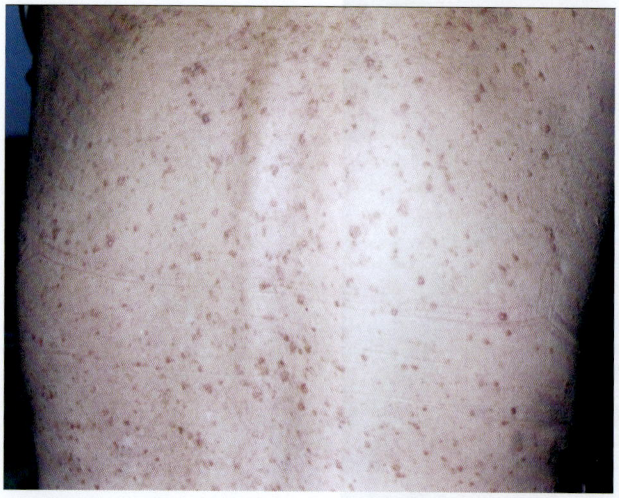

■ **Figura 51.59** Doença de Grover.

Ocasionalmente as lesões podem ser acneiformes, vesiculares, pustulares e raramente bolhosas. Normalmente são transitórias, com duração de dias ou semanas, porém, em alguns casos, pode persistir por vários anos. O diagnóstico diferencial deve ser feito com dermatite herpetiforme, foliculite, estrófulo, escabiose e miliária.

A etiologia ainda permanece desconhecida, mas alguns fatores, como sudorese excessiva, calor, xerose, oclusão, *Malassezia furfur*, *Demodex folliculorum*, irradiação, neoplasias, insuficiência renal crônica e imunossupressão já foram atribuídos como desencadeadores ou agravantes do quadro.[58]

É mais frequente em pacientes com dermatite atópica, dermatite de contato alérgica e eczema asteatósico, colaborando com a hipótese de a xerose ser o fator mais importante para seu aparecimento. É mais comum no inverno e, provavelmente, o suor e a sudorese não são os fatores mais significativos na sua patogênese.[59,78]

O diagnóstico é confirmado pela biópsia e o tratamento é feito com corticosteroide tópico por curto período associado ou não a queratolíticos, sendo importante orientar para hidratação adequada e que se evitem roupas oclusivas que provoquem calor e sudorese excessiva.[59]

Dermatoses bolhosas

Com base na sua patogênese, as doenças bolhosas podem ser divididas em infecciosa, autoimune, alérgica, mecânica e metabólica. Todas podem ocorrer em qualquer idade, porém os idosos são mais suscetíveis a doenças bolhosas autoimune e metabólica.[57,81,91]

A maior incidência de bolhas nessa faixa etária é resultado de vários fatores. O afinamento da epiderme e derme, a retificação das cristas epidérmicas, diminuindo consideravelmente a adesão dermoepidérmica, favorecendo a formação de bolhas. Além disso, com a idade avançada o sistema imunológico da pele sofre mudanças, justificando o termo de imunossenescência.[56]

Idosos são mais suscetíveis às dermatoses bolhosas autoimunes, em particular penfigoide bolhoso, penfigoide cicatricial, epidermólise bolhosa adquirida e pênfigo paraneoplásico.[56,57]

O diagnóstico requer criteriosa avaliação clínica, exame histopatológico e imunofluorescência direta e indireta. A amostra de tecido ideal é uma bolha recente e intacta com pele adjacente.

O prognóstico das dermatoses bolhosas nessa faixa etária é geralmente pior que em indivíduos mais jovens. Bolhas extensas podem deixar grandes áreas erosivas predispondo a perda de fluidos e eletrólitos e a infecção secundária e septicemia. Idosos normalmente apresentam cicatrização mais lenta, especialmente naqueles com deficiência nutricional ou doença sistêmica debilitante.[57,91]

Felizmente, a mortalidade por doença bolhosa nos idosos tem diminuído nas últimas décadas por melhor controle do estado geral e das possíveis complicações secundárias ao tratamento, muitas vezes mais nocivo que a própria doença bolhosa.

Antes de escolher o tipo de tratamento nessa faixa etária é importante considerar a extensão da doença, o estado geral do paciente, as doenças concomitantes, as possíveis interações medicamentosas e a capacidade de o paciente se cuidar. Essa avaliação é imprescindível para o sucesso terapêutico no tratamento local e segurança no tratamento sistêmico.

Os idosos são muito mais suscetíveis aos efeitos adversos de drogas com propriedade imunossupressora que normalmente são utilizadas para tratamento das doenças bolhosas autoimunes como, corticosteroide, azatioprina, micofenolato de mofetila, metotrexato, ciclosporina e ciclofosfamida. Portanto, tais drogas devem ser utilizadas com mais precaução.

Penfigoide bolhoso

Penfigoide bolhoso é a doença bolhosa autoimune mais comum, sendo mais frequente após 70 anos.[56,91] Sua incidência varia entre 4,5 a 14 novos casos por 1 milhão por ano. Em idosos com mais de 80 anos a incidência sobe para 150 a 180 novos casos por 1 milhão por ano.[92]

Anticorpos tipo IgG e menos comumente IgA, IgM e IgE atacam componentes do complexo de adesão da zona da membrana basal, provocando surgimento de bolha subepidérmica. Os dois principais autoantígenos são BP230 (BPAg1) e BP180 (BPAg2).[85] Esses dois antígenos são componentes dos hemidesmossomos. Quase todos os pacientes com penfigoide bolhoso têm autoanticorpos IgG que se ligam ao BP180.[153]

Classicamente é caracterizado pela presença de bolhas tensas sobre pele normal ou eritematosa e altamente pruriginosa. Ao se romperem, as bolhas deixam áreas erosadas[79,90] (Figura 51.60).

A distribuição das lesões tende a ser generalizada com predileção para face interna das coxas, virilha, axila, abdome inferior, pescoço e dobras do cotovelo e joelho.

Não é raro o paciente apresentar prurido generalizado de difícil tratamento muito antes de surgirem as bolhas.

Alguns pacientes apresentam placas urticariformes pruriginosas ou eritema localizado ou, mais raramente, lesões eczematosas por longo período antes da formação de bolhas.

O comprometimento mucoso é mais raro e, quando ocorre, é mais comum estar restrito na mucosa oral.[57]

Aproximadamente 25% dos casos de penfigoide bolhoso começam com lesão localizada e generalizam.[85]

Alguns casos permanecem localizados e os locais mais comuns são a região pré-tibial (penfigoide pré-tibial), mãos e pés (penfigoide disidrosiforme) (Figura 51.61).

Ainda como forma localizada, as lesões bolhosas podem estar confinadas em área de trauma, cirurgia, queimadura ou radioterapia prévia, assim como ao redor de fístula de hemodiálise, estomas e umbigo.

O penfigoide nodular caracteriza-se por pápulas, nódulos ou placas que acometem, principalmente, o tronco e extremidades na mulher idosa. As bolhas podem não ocorrer nessa variante clínica[85] (Figura 51.62A).

Existem alguns fatores de risco e doenças associadas que influenciam o surgimento do penfigoide bolhoso.

- **Idade:** maior e mais importante fator de risco. O risco relativo para pacientes com mais de 90 anos parece 300 vezes maior que para os com menos de 60 anos.[153]

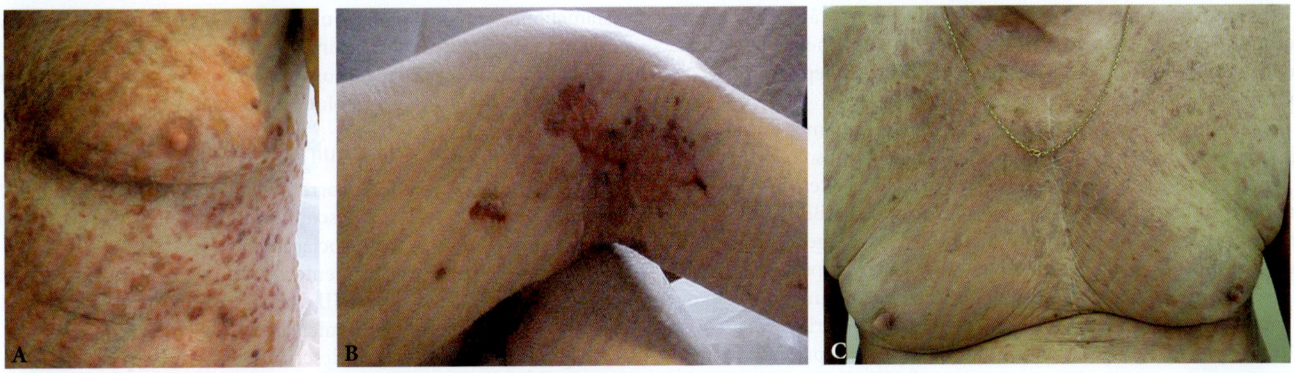

Figura 51.60 (**A**) Penfigoide bolhoso clássico, (**B**) em dobras, (**C**) pródromo sem bolhas.

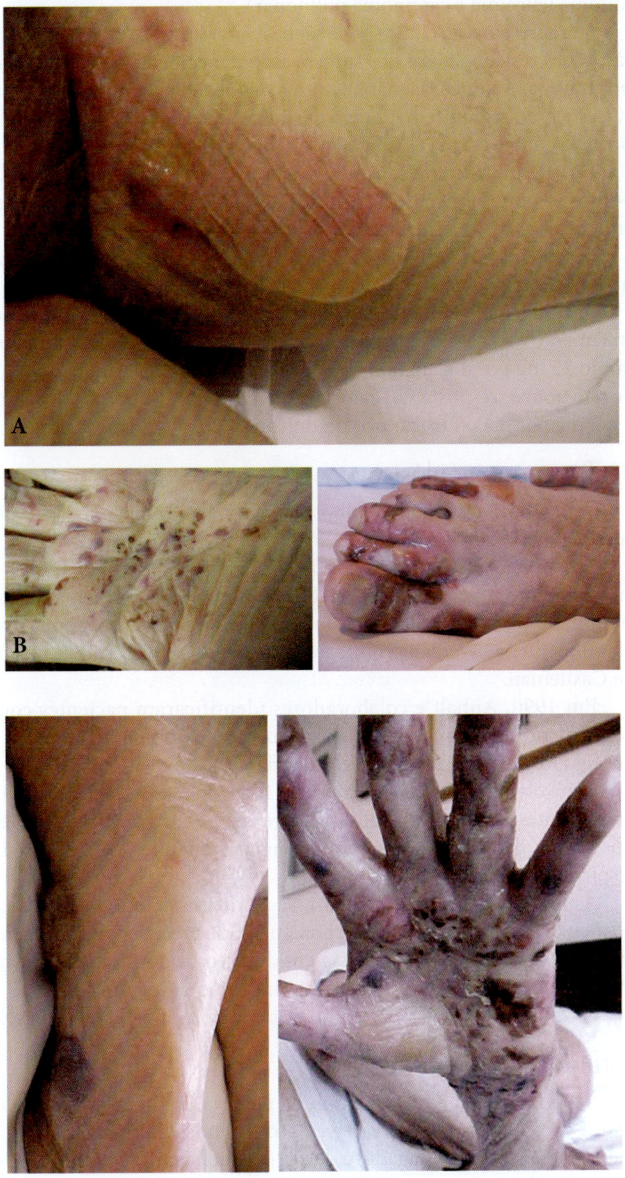

Figura 51.61 (**A**) Penfigoide bolhoso localizado, (**B**) penfigoide disidrosiforme.

- **Doenças neurológicas e psiquiátricas.**
- **Drogas:** algumas drogas têm sido associadas ao surgimento do penfigoide bolhoso, porém a grande maioria é relato de casos. As drogas mais comuns são os diuréticos (furosemida, espirolactona), analgésicos, antibióticos (amoxacilina e ciprofloxacina), iodeto de potássio, captopril, inibidores do TNF e, mais recentemente,

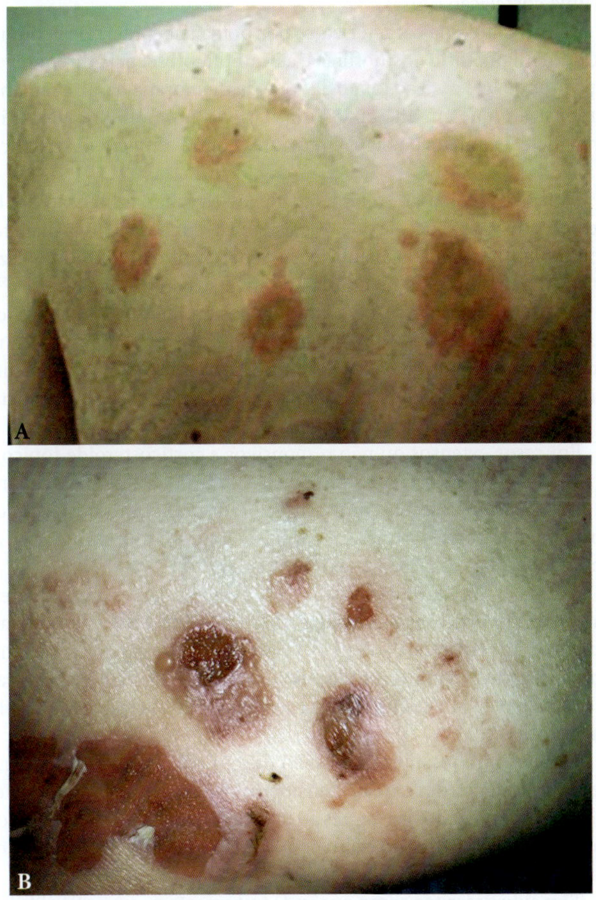

Figura 51.62 (**A**) Penfigoide bolhoso nodular; (**B**) penfigoide bolhoso imunoinduzido (nivolumabe).

o antidiabético gliptinas.[153] Recentemente a imunoterapia surgiu como um tratamento altamente eficaz para vários tumores sólidos e hematológicos. Está associada a diversos eventos adversos imunomediados, entre eles o penfigoide bolhoso[170-171] (Figura 51.62B).

- **Malignidade interna.**

O curso é variável, podendo durar meses até 10 anos, com períodos de remissão e exacerbação. Prognóstico pior, com mortalidade aumentada, está associado à idade avançada, complicações da terapêutica, principalmente uso de corticosteroides sistêmicos, nível sérico de albumina baixo, velocidade de hemossedimentação elevada e presença de doenças sistêmicas concomitantes.[85]

A coexistência de doenças autoimunes é um fenômeno bem reconhecido e o penfigoide bolhoso não é exceção. Tem sido descrita associação com artrite reumatoide, lúpus eritematoso disseminado, síndrome de Sjögren, esclerose múltipla, miastenia *gravis*, glomerulonefrite autoimune e colite ulcerativa.[85]

Estudos mais recentes têm mostrado associação de penfigoide bolhoso com doença neurológica, particularmente demência, doença de Parkinson, doença cerebrovascular, epilepsia e esclerose múltipla.[79,90,153]

Trabalho recente demonstrou que tecido humano da pele e do cérebro de pacientes portadores de penfigoide bolhoso e doença neurológica contém antígeno BPAg1. Especula-se que alterações no sistema nervoso central exporiam isoformas neurais de BPAg1 ou outros antígenos BP e que autoanticorpos contra esses antígenos no cérebro poderiam reagir cruzadamente com os antígenos da pele.[79,90]

A incidência de neoplasia maligna não parece aumentada em pacientes com penfigoide bolhoso, apesar de casos descritos em associação com câncer de mama, pulmão, tireoide, cólon, próstata, laringe, estomago e outros. Acredita-se que essa doença bolhosa, assim como o câncer, afeta primariamente os idosos, sendo difícil afirmar a existência de uma correlação causal.[56,85]

A histopatologia caracteriza-se por bolha subepidérmica com infiltrado inflamatório eosinofílico e a imunofluorescência direta revela depósitos de IgG e C3 ao longo da zona da membrana basal. Trabalhos demonstram que em 48% a 88% dos casos a imunofluorescência indireta detecta anticorpos IgG circulantes contra antígenos específicos da ZMB.

Antes da escolha do tratamento, deve-se avaliar a extensão das lesões, a idade, a presença de doenças sistêmicas concomitantes (diabetes, hipertensão, hepatopatia, insuficiência renal crônica), pois muitas vezes o risco maior é decorrente dos efeitos adversos do tratamento.[56,57,153]

Na maioria dos casos, o uso de corticosteroide tópico de potência alta, como o propionato de clobetasol a 0,05% em creme, é eficaz no tratamento de formas localizadas, moderadas e até extensas de penfigoide bolhoso com menos efeitos colaterais quando comparado ao uso de corticosteroide sistêmico.[56,83,85]

Em casos extensos ou não responsivos a corticosteroide tópico, é recomendado prednisona na dose de 0,25 a 0,5 mg/kg/dia ou prednisolona 0,75 a 1 mg/kg/dia, com redução gradativa após resposta clínica. Normalmente não são necessárias doses altas de prednisona e a resposta clínica é obtida após 2 semanas de tratamento.[81]

Outras drogas devem ser consideradas em pacientes que requerem altas doses de corticosteroide ou que não respondem a ele ou apresentam muitos efeitos colaterais ao seu uso. São elas: metotrexato (5 a 15 mg/semana), ciclosporina (6 mg/kg/dia), azatioprina (2 a 3 mg/kg/dia), micofenolato de mofetil (0,5 a 1 g, 2 vezes por dia), ciclosfosfamida (1 a 2 mg/kg/dia).[92]

Agentes imunossupressores não devem ser utilizados rotineiramente e somente devem ser considerados em casos de penfigoide bolhoso generalizado resistentes ao tratamento habitual. Nesses casos, a opção é o uso de metotrexato com controle hepático adequado ou azatioprina.[81]

Têm sido descritos como opção de tratamento para penfigoide bolhoso o uso de tetraciclina (500 mg 6/6 horas) ou minociclina (100 mg 12/12 horas) ou doxiciclina (100 mg 12/12 horas) ou limeciclina associada à nicotinamida (500 mg, 3 vezes por dia) em casos moderados e associada a corticosteroide tópico. Em idosos, deve-se evitar o uso de tetraciclina pelo alto risco de interação medicamentosa e efeitos colaterais gastrointestinais.

Em casos resistentes, tem sido descrito o uso de rituximabe.

Penfigoide cicatricial

O penfigoide cicatricial, também descrito como penfigoide das mucosas, é uma doença bolhosa crônica que afeta particularmente as mucosas e raramente a pele.

A idade média de início é 66 anos, comprometendo a mucosa oral em 100% dos casos e mucosa ocular em 61% a 80%. Pode comprometer a mucosa nasal, faríngea, laríngea, genital, retal e esofágica.

Normalmente a doença progride deixando sequelas fibróticas e seu tratamento depende da extensão e severidade da doença.[57]

Doença localizada pode ser tratada apenas com cuidados locais e corticosteroide tópico, porém envolvimento mucoso extenso requer tratamento sistêmico. Pode ser utilizada a dapsona (25 a 50 mg/dia) com aumento gradual, tetraciclinas com ou sem niacinamida, corticosteroide, ciclofosfamida, azatioprina com as mesmas considerações dadas no tratamento de penfigoide bolhoso.

Epidermólise bolhosa adquirida

É uma doença rara que ocorre normalmente a partir da 4ª a 5ª décadas de vida. É de causa desconhecida, porém está descrita uma predisposição genética com associação com HLA-DR2.

É caracterizada por surgimento de autoanticorpos tipo IgG que reagem contra o colágeno tipo VII das fibrilas ancorantes, provocando a formação de bolha subepidérmica.[57,91]

Algumas doenças têm sido descritas associadas a epidermólise bolhosa adquirida, particularmente as doenças inflamatórias intestinais, diabetes *mellitus*, tireoidite, colagenose e neoplasias (mieloma múltiplo, linfoma leucemia e carcinoma pulmonar).

Sua apresentação clínica pode ser bastante variável. A forma clássica são lesões vesicobolhosas que surgem espontaneamente ou precipitadas por trauma. Acomete as mãos e outras regiões sujeitas a traumatismo. As lesões, ao regredirem, podem deixar cicatriz e mílios semelhante à porfiria cutânea tarda (PCT) ou pseudoporfiria.

Em alguns pacientes, as lesões se assemelham às do penfigoide bolhoso, comprometendo áreas flexurais das extremidades e tronco e, em outros casos, acometer exclusivamente mucosas.

Também pode se apresentar como bolhas recorrentes localizadas no couro cabeludo e região cervical posterior.

A epidermólise bolhosa adquirida normalmente é resistente ao tratamento e a droga de escolha é a dapsona 25 a 50 mg por dia, aumentando 25 mg por dia até remissão, particularmente na forma flexural. Se não houver resposta satisfatória, está indicado associar a colchicina 1 a 2 mg por dia ou trocar por prednisona 0,5 a 1 mg/kg/dia.[57]

Pênfigo paraneoplásico

Tal como o penfigoide bolhoso, afeta mais idosos, que são mais suscetíveis a neoplasias.[56,57,91]

Foram relatados vários casos de pacientes portadores de bolhas e envolvimento mucoso em associação com neoplasia, principalmente timoma, linfoma não Hodgkin, leucemia linfocítica crônica, macroglobulinemia de Waldenstrom, sarcoma de células fusiformes e tumor de Castleman.

Em 1990, Anhalt e colaboradores identificaram pacientes com autoanticorpos diferentes daqueles encontrados no pênfigo vulgar e pênfigo foliáceo, caracterizando o pênfigo paraneoplásico.

O envolvimento mucoso ocorre em 100% dos casos e normalmente os pacientes apresentam bolhas dolorosas, persistentes, ou erosões nos lábios, gengiva, mucosa oral e língua, podendo acometer a via respiratória alta e esôfago.

As lesões cutâneas assemelham-se a eritema polimorfo e o diagnóstico de neoplasia maligna ou benigna pode preceder ou suceder as lesões. Está associado à neoplasia em dois terços dos casos e em um terço é marcador de neoplasia oculta ainda não diagnosticada.

O tratamento está associado ao tratamento da neoplasia de base.

Porfiria cutânea tarda

A PCT é a forma mais comum de porfiria. É uma afecção metabólica com quadro clínico variável, acometendo tanto a pele quanto outros órgãos, como o fígado, e decorre da deficiência hereditária ou adquirida da enzima uroporfirinogênio-descarboxilase.

Uma das formas de se diminuir a atividade dessa enzima é por meio da ativação do citocromo P450 por medicamentos, como a fenitoína.

Diante da frequência no uso de múltiplas drogas entre a população idosa, a PCT deve entrar no diagnóstico diferencial de lesões bolhosas.[81]

O quadro clássico caracteriza-se por bolhas e vesículas em áreas expostas, hipertricose, alopecia e espessamento esclerodermiforme também em áreas expostas. A reparação das lesões bolhosas deixam cicatriz, múltiplos mílios e hiperpigmentação (Figuras 51.63 e 51.64).

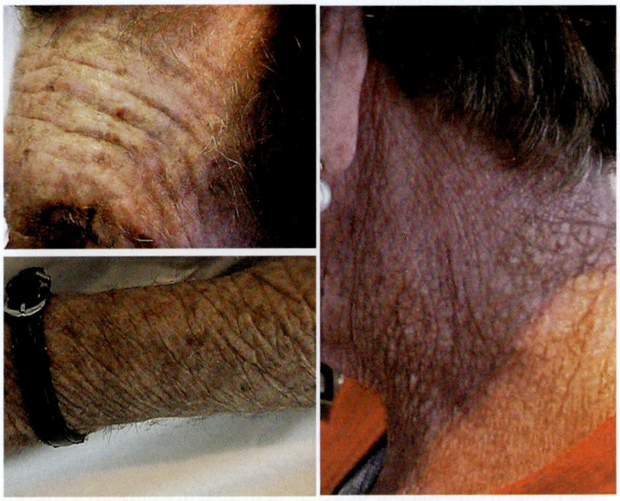

■ **Figura 51.63** Porfiria cutânea tarda.

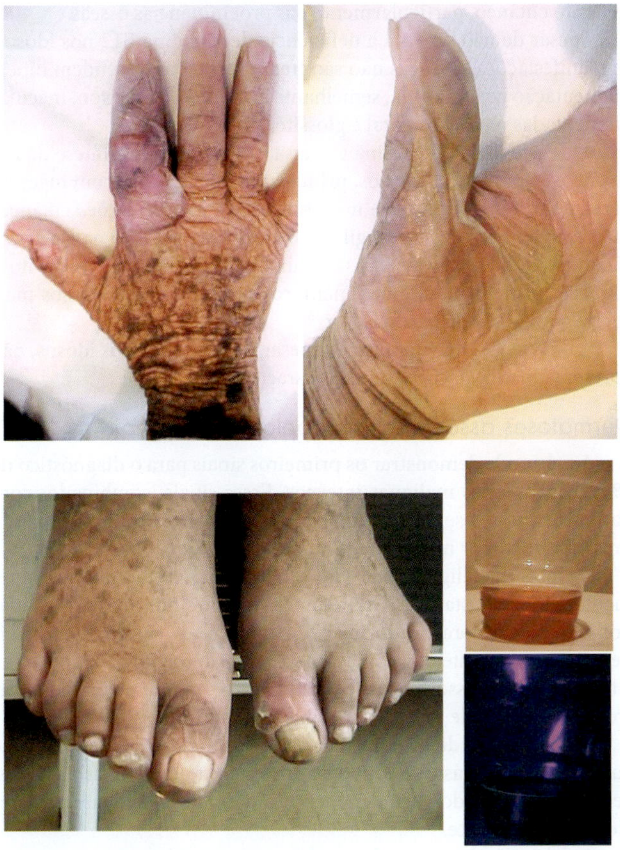

■ **Figura 51.64** Porfiria cutânea tarda.

Frente a um caso de porfiria, é necessário investigar outros fatores predisponentes, como consumo excessivo de álcool, exposição a compostos aromáticos halogenados, HIV, hepatite C, excesso de estoque de ferro, diálise, mieloma múltiplo e outras drogas, como estrógenos e tamoxifeno.

As Figuras 51.63 e 51.64 são de um paciente de 85 anos com quadro clínico e laboratorial de PCT após 4 meses de tratamento neurológico com fenitoína.

Dermatoses associadas a doenças sistêmicas e nutricionais

A pele nunca deve ser subestimada nas doenças sistêmicas e, por ser o órgão mais acessível do corpo, pode ser examinado sem necessidade de técnicas invasivas.[154]

Doenças sistêmicas que ocorrem frequentemente nos idosos, como endocrinopatias, doenças renais, hepáticas, neurológicas e hematológicas, podem apresentar manifestações cutâneas, muitas vezes antes do diagnóstico sistêmico, que servem como alerta para a confirmação diagnóstica.

Vale a pena não esquecer que algumas dermatoses nessa faixa etária podem ajudar o diagnóstico de uma doença sistêmica, cujo benefício seria o tratamento precoce.

O exemplo seria a dermatite seborreica, dermatose comum que, quando extensa ou de difícil controle, pode estar associada a doenças neurológicas, particularmente doença de Parkinson e imunodeficiência pelo HIV.[155]

O vitiligo pode estar associado à doença de tireoide autoimune, diabetes insulinodependente, anemia perniciosa e doença de Addison.

Penfigoide bolhoso é comum nessa faixa etária, particularmente entre 65 e 75 anos, e pode estar associado a doenças neurológicas, particularmente demenciais.

Algumas dermatoses podem estar associadas à hepatite C; são elas: líquen plano em todas suas formas clínicas, eritema acral necrolítico, urticária vasculite, sialodenite, prurigo e PCT.[156]

Algumas endocrinopatias por meio de deficiências ou excesso de hormônios podem ocasionar alterações cutâneas. A identificação da endocrinopatia precocemente é muito importante para que o tratamento adequado seja instituído.

Nos idosos, as endocrinopatias mais comuns que podem apresentar manifestações cutâneas são as tireoidopatias e o diabetes *mellitus*.

Tireoide

As doenças tireoidianas que podem apresentar manifestações cutâneas são a doença de Graves e hipotireoidismo.[157]

Os sinais cutâneos da doença de Graves relacionam-se ao hipertireoidismo associado e são caracterizados por uma pele quente, macia e úmida, mesmo sem o hábito da hidratação tópica regular. O mixedema pré-tibial é uma característica da doença de Graves, mas pode ocorrer em outras tireoidopatias. O exoftalmo é outro achado importante da doença de Graves. Além desses, pode haver prurido generalizado, queda de cabelo, *flushing* facial intermitente, eritema palmar, onicólise, unhas frágeis e ginecomastia.[158]

As manifestações dermatológicas do hipotireoidismo são frequentemente sutis. O hipotireoidismo é mais prevalente nos idosos, principalmente nas mulheres, sendo que a causa mais comum é a tireoidite autoimune de Hashimoto.

No hipotireoidismo instalado, ocorre uma deposição cutânea de mucopolissacarídeos, resultando num aspecto edemaciado, sem cacifo, que pode ser evidenciado ao redor dos olhos e pernas. A pele é fria e pálida, com xerose intensa, muitas vezes causando prurido. Por alteração no metabolismo do betacaroteno, pode haver carotenemia melhor vista na região palmoplantar. A perda de pelos é frequente e comete todo o corpo, e a madarose do terço externo dos supercílios é característico do hipotireoidismo. Em estágios avançados e intensos, pode haver macroglossia e alterações ungueais, como onicosquizia e onicólise, que são frequentes[94,95,158] (Figura 51.65).

É importante lembrar que o uso crônico do antiarrítmico amiodarone, tratamento comum em idosos, pode provocar alterações funcionais tireoidianas e, consequentemente, manifestações cutâneas decorrentes dessa disfunção.

A doença autoimune da tireoide, mesmo sem alteração funcional da glândula, pode estar associada à queda de cabelo, alterações ungueais, vitiligo, melasma, alopecia areata, urticária, angioedema e doenças autoimune cutâneas.[94,95]

Diabetes

As manifestações na pele dos diabéticos podem ser classificadas em não infecciosas e infecciosas. Entre as não infecciosas temos a acantose nigricante, que ocorre em estados insulinorresistentes, a dermopatia diabética, que ocorre em aproximadamente 40% dos pacientes, a necrobiose lipoídica, mais comum nos insulinodependentes, o escleredema,

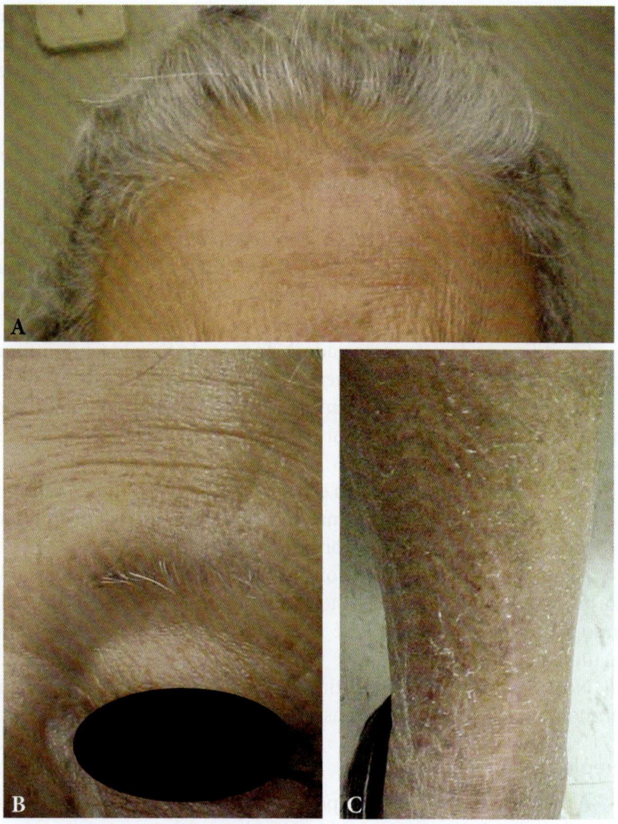

■ **Figura 51.65** Sinais cutâneos de hipotireoidismo. **(A)** Alopecia, **(B)** madarose de terço distal do supercílio, **(C)** xerose.

o granuloma anular, a bolha diabética, os acrocórdons, o xantoma eruptivo e a carotenemia.[94,95,157,158]

Aproximadamente 30% a 50% dos diabéticos desenvolvem infecções cutâneas, principalmente no diabetes tipo 2. O aumento da predisposição a infecções parece secundário a múltiplos fatores, incluindo alteração da microcirculação, hipoidrose, doença vascular periférica, neuropatia periférica e diminuição da resposta imunológica. Pacientes mal controlados têm maior colonização bacteriana cutânea por *Staphylococcus*, *Streptococcus* e *Candida albicans*.[94,95]

Os sinais cutâneos da uremia ocorrem normalmente no estágio tardio da doença e podem ser leves e algumas vezes mais graves.

Sem dúvida a manifestação mais comum e perturbadora é o prurido crônico, mais frequente em pacientes em diálise e que muitas vezes é de difícil tratamento.

A hiperpigmentação é comum e a pele pode ter uma tonalidade amarelada.

O hiperparatireoidismo secundário pode causar calcifilaxia caracterizada por calcificação vascular e necrose cutânea.[158]

A colagenose perfurante reativa tem sido descrita na insuficiência renal crônica e diabetes *mellitus*.

As manifestações cutâneas relacionadas a nutrientes são mais frequentes na deficiência do que no excesso.

A deficiência nutricional é frequente nos idosos e pode resultar da ingestão inadequada por perda do apetite, dificuldade na mastigação ou inadequado acesso a produtos alimentares.

A absorção prejudicada, o abuso de álcool ou aumento do transito intestinal também podem ocasionar deficiência nutricional. Muitas vezes alterações no metabolismo dos nutrientes também colaboram para o quadro de desnutrição ou deficiência de algum nutriente.

A desnutrição nessa faixa etária causa sarcopenia, pele seca, dermatoporose, perda de cabelos e pelos, hiperqueratose folicular, retardo na cicatrização e predisposição a infecções bacterianas e fúngicas.[159]

A língua careca, despapilada, a queilite angular, coiloníquia e perda de cabelos podem ser alertas para a deficiência de ferro. Lembrar que essa deficiência pode ser decorrente da perda crônica de sangue pelas fezes e, nesse caso, é importante descartar neoplasia maligna de cólon.

A deficiência de zinco pode ser hereditária (acrodermatite enteropática) e adquirida. Nos idosos, a forma encontrada é a adquirida e pode estar associada a algumas manifestações cutâneas, como alopecia difusa, retardo na cicatrização, dermatite necrolítica caracterizada por lesões anulares, descamativas, eczematosas nas extremidades superiores e inferiores, lesões eritematodescamativas e dermatite seborreica símile.[160]

Queilite angular e lesões eritematosas periorificiais também podem ser alerta para deficiência de zinco.[160]

Deficiência vitamínica do complexo B não é infrequente no idoso, particularmente a deficiência de vitamina B12.

As manifestações da deficiência de tiamina (vitamina B1), riboflavina e piridoxina podem ser demonstradas por queilite angular, glossite e lesões dermatite seborreica símile.

Na pelagra, causada por deficiência de niacina, surgem lesões eritematodescamativas nos membros superiores, pescoço e tórax (áreas expostas), fotossensibilidade, eritema facial, hiperpigmentação e espessamento cutâneo, particularmente nas proeminências ósseas.

Apesar de não ser rara a deficiência de vitamina B12 nos idosos, as manifestações cutâneas não são frequentes e compreendem hiperpigmentação generalizada, semelhante à doença de Addison, máculas pigmentadas na mucosa oral e glossite.[159]

A deficiência de vitamina C causa um prejuízo na síntese de colágeno e é comum nos idosos, principalmente naqueles com ingestão baixa de frutas e verduras e nos etilistas. As manifestações cutâneas mais frequentes são: pele frágil, dermatoporose, retardo na cicatrização, hipertrofia gengival com sangramento frequente, hiperqueratose folicular, principalmente nos membros superiores e, nos casos mais severos, hemorragia perifolicular.[159]

A deficiência de vitamina D, apesar de frequente nos idosos, não apresenta manifestações cutâneas características.

Dermatoses associadas a neoplasias malignas

A pele pode demonstrar os primeiros sinais para o diagnóstico de 1% das neoplasias malignas internas. Esses sinais, combinados com completa anamnese e exame físico, podem alertar o médico para a presença de tumor maligno interno.[154]

Neoplasias malignas internas podem se manifestar na pele diretamente como metástases ou indiretamente como síndromes provocadas por secreção humoral produzida pelo tumor (p. ex., síndrome carcinoide), sinais resultantes do comprometimento do órgão afetado (p. ex., icterícia) ou estar associado a dermatoses inflamatórias ou proliferativas (p. ex., síndrome de Sweet, pioderma gangrenoso).

O critério para definir uma dermatose paraneoplásica ou síndrome cutânea paraneoplásica é com base em ambas terem cursos paralelos. Se o tumor é tratado adequadamente, a dermatose desaparece; se recidiva, ela reaparece.

As lesões podem preceder, seguir ou se apresentar concomitantemente ao diagnóstico de câncer. Estima-se que síndromes paraneoplásicas ocorrem em 7% a 15% das neoplasias malignas.

O reconhecimento da dermatose pode facilitar o diagnóstico precoce e o tratamento da neoplasia, prolongando a expectativa de vida.[68]

O mecanismo patogênico é complexo e ainda não está totalmente esclarecido.

É importante ter em mente alguns possíveis sinais de alerta para neoplasia maligna interna. A presença desses sinais não representa, necessariamente, malignidade, porque podem estar presentes em outras doenças benignas, mas apenas alertam para essa possibilidade.[154,161] A seguir, os principais sinais e algumas possíveis causas:

Eritema facial e *flushing*

- Síndrome carcinoide
- Feocromocitoma
- Síndrome da veia cava superior
- Dermatomiosite

Hiperpigmentação localizada ou generalizada
- Síndrome do ACTH ectópico (tumores secretores)
- Síndrome de Poems
- Acantose nigricante maligna
- Síndrome de Peutz Jeghers

Lesões anulares
- Eritema *gyratum repens*
- Eritema necrolítico migratório

Lesões eritematodescamativas e hiperqueratósicas
- Acrodermatite paneoplásica de Bazex
- Queratodermia palmoplantar

Espessamento e enduração cutânea
- Amiloidose sistêmica primária
- Escleromixedema
- Escleredema
- Paquidermoperiostose

Lesões vasculares
- Vasculite
- Tromboflebite

Lesões erosivas e bolhosas
- Pênfigo paraneoplásico
- Penfigoide bolhoso

Pápulas e nódulos inflamatórios
- Síndrome de Sweet
- Xantogranuloma necrobiótico

Xerose e ictiose adquirida
- Eczema *craquelé* extenso

Eritrodermia

Prurido e prurigo

Hirsutismo e hipertricose

Hiperidrose e anidrose

Tumores cutâneos múltiplos
- Sinal de Leser-Trélat
- Dermatose papulosa nigra eruptiva
- Papilomatose cutânea florida
- Tumores múltiplos de glândula sebácea – síndrome de Muir--Torre
- Doença de Cowden
- Síndrome de Gardner
- Síndrome de Birt-Hogg-Dubé
- Múltiplos carcinomas basocelulares

Alterações ungueais
- Síndrome das unhas amarelas
- Unhas em vidro de relógio e dedos em baqueta de tambor

Com relação as principais dermatoses paraneoplásicas, temos:[67,68]

Formas inflamatórias
- **Acantose nigricante:** a acantose nigricante associada com malignidade interna difere das outras formas dessa acantose por se apresentar com mais hiperqueratose, hiperpigmentação, e por comprometer, com mais frequência, mucosas e junção mucocutânea oral. Em 80% dos casos o câncer é gastrointestinal ou geniturinário.
- **Síndrome de Bazex:** também conhecida como acroqueratose paraneoplásica, caracteriza-se por eritema violáceo e descamação na ponta dos dedos das mãos, pés, nariz, pavilhão auricular e couro cabeludo. Em estágios avançados, os cotovelos, joelhos e região malar podem estar envolvidos. Está associada a carcinoma espinocelular de cabeça e pescoço, câncer gastrointestinal e pulmonar.
- **Dermatomiosite:** pacientes com mais de 50 anos com dermatomiosite têm risco aumentado de câncer. Cerca de 30% dos casos de dermatomiosite estão associados a neoplasias malignas, principalmente linfoproliferativas e ovário.
- **Eritema *gyratum repens*:** placas eritematosas concêntricas, descamativas, frequentemente pruriginosas, que ocorrem no tronco e região proximal das extremidades, poupando a face, mãos e pés. Forte associação com câncer de pulmão.
- **Ictiose adquirida:** o início de ictiose na fase adulta pode estar relacionado com malignidade, principalmente doença de Hodgkin, mieloma múltiplo e câncer de pulmão e mama (Figura 51.66).
- **Doença de Paget extramamária:** normalmente afeta a região anogenital e axilar e caracteriza-se por placas eritematodescamativas. Pode estar associada à adenocarcinoma colorretal, útero, bexiga, vagina e próstata (Figura 51.67).

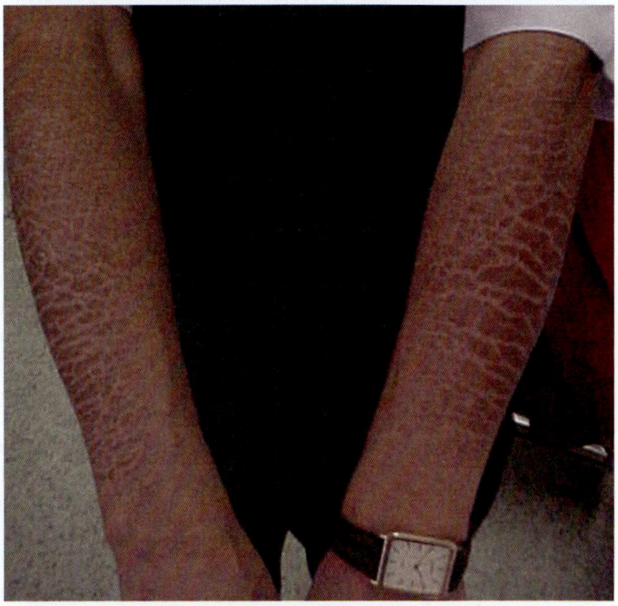

Figura 51.66 Ictiose adquirida e câncer de próstata.

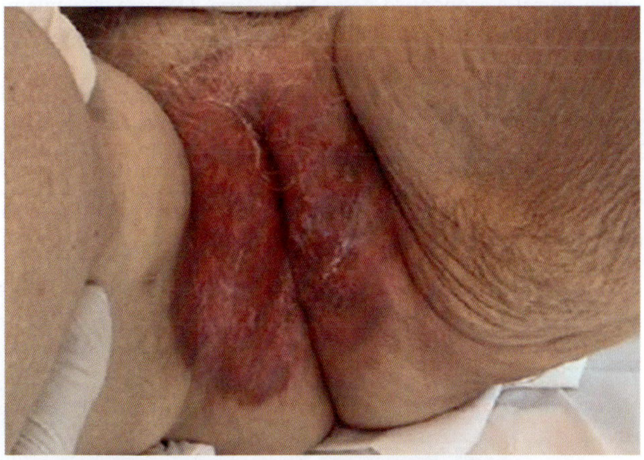

Figura 51.67 Doença de Paget extramamária.

- **Pênfigo paraneoplásico:** síndrome mucocutânea acantolítica que acomete tronco e extremidades associada a doenças linfoproliferativas.
- **Pioderma gangrenoso:** mais de 50% dos casos está associado à doença inflamatória intestinal, diverticulose, artrite, hepatite crônica e doenças mieloproliferativas. No pioderma gangrenoso associado ao câncer, as lesões são mais superficiais e têm aspectos atípicos, vesicobolhosos. Estima-se que 4% a 7% está associado a câncer.
- **Síndrome de Sweet:** caracterizada por febre, neutrofilia e início abrupto de pápulas, nódulos e placas eritematosas, dolorosas principalmente na face, pescoço e extremidades. Aproximadamente 40% dos pacientes com síndrome de Sweet estão associados à malignidade hematológica, principalmente leucemia mieloide aguda.
- **Hipertricose lanuginosa:** há excessivo crescimento de pelos sem sinais de virilização. Inicialmente são lanugos e posteriormente se tornam mais grossos. Associada à neoplasia de mama, útero, cólon, bexiga pulmão e linfoma.

- **Queratodermia palmoplantar adquirida:** pode ser um marcador de malignidade interna, principalmente câncer de pulmão, esôfago, mama e mieloma múltiplo.
- **Sinal de Leser-Trélat:** caracteriza-se pelo desenvolvimento de múltiplas e eruptivas queratoses seborreicas, com ou sem prurido, que no passado foi associado à malignidade interna. Hoje essa associação deve ser feita com extremo cuidado, visto que tanto queratose seborreica quanto neoplasias malignas são prevalentes nos idosos e esse deve ser o único fator para a associação entre as duas entidades.

Tumores secretantes de hormônios

- **Síndrome carcinoide:** caracterizada por *flushing* facial e de tronco que dura de 10 a 30 minutos acompanhado de dispneia, dor abdominal, diarreia e hipotensão. Em 90% dos casos o tumor carcinoide origina-se do trato gastrointestinal, principalmente apêndice e íleo.
- **Eritema necrolítico migratório:** caracterizado por erupção eritematovesicobolhosa que na evolução torna-se áreas erosadas extensas, principalmente na região inguinal perineal, nádegas, abdome e extremidades inferiores associada a câncer de pâncreas produtor de glucagon. Presença de queilite angular, glossite, dermatite seborreica e intertrigo é comum. Anemia, emagrecimento, diarreia e diabetes *mellitus* frequentemente acompanha a síndrome.
- **Síndrome adrenocorticosteroide ectópica:** caracterizada por hiperpigmentação e manifestações de Cushing pela presença de tumor funcionante no pulmão, tubo digestivo ou tumor glandular.

Úlcera de pressão

A úlcera de pressão é comum em idosos, principalmente nos institucionalizados e desnutridos. Dois terços dos portadores têm mais de 70 anos de idade. A úlcera de pressão é considerada um grave problema médico, social e econômico nessa faixa etária. Decorre da isquemia e necrose tecidual em áreas submetidas à prolongada e/ou repetida pressão.[70-72]

Usualmente ocorrem sobre proeminências ósseas, sendo mais frequente na porção inferior do corpo, como tuberosidade isquiática (24%), sacrococcígea (23%), grande trocanter (15%), calcanhar (8%) e maléolo lateral (7%).[72]

É classificada em quatro estágios ou graus, dependendo de sua profundidade (Figura 51.68).

São eles:

- **Estágio 1**
  A pele encontra-se intacta e caracteriza-se por eritema não branqueável que não desaparece com a pressão. Na raça negra, o sinal pode ser apenas alteração na temperatura da pele (calor ou frio) e discreto edema. Deve ser considerado um *iceberg*, com comprometimento maior na profundidade. O alívio da pressão nessa fase reverte o quadro.
- **Estágio 2**
  Quando a isquemia e necrose comprometem a epiderme e derme, clinicamente caracteriza-se como úlcera superficial, exulceração, abrasão ou bolha. Também reverte com o tratamento.
- **Estágio 3**
  Quando a necrose atinge o TCSC sem envolvimento de fáscia muscular.
- **Estágio 4**
  Quando ocorre destruição extensa comprometendo músculo, osso e outras estruturas (tendões, articulações). Nesse estágio, o desenvolvimento de fístulas é frequente e pode estar associado à osteomielite e sepse, elevando muito a mortalidade nesses casos.

São vários os fatores que contribuem para o surgimento da úlcera de pressão. Entre os fatores extrínsecos, temos a pressão, fricção, cisalhamento, umidade, calor, trauma e postura. Entre os intrínsecos, a idade, grau de imobilidade, deficiência sensitiva, presença de doenças concomitantes, desnutrição, desidratação, infecção e incontinência como fatores que elevam o risco para desenvolvimento da úlcera de pressão.[70-72]

O estado nutricional tem sido apontado como importante fator na incidência, progressão, gravidade e reparação da úlcera de pressão. Muitos estudos citam que a hipoalbuminemia, anemia, linfopenia, redução de zinco sérico e redução do peso corporal são fatores que influenciam no surgimento e na manutenção das úlceras de pressão.[70]

O fator mais importante é a pressão sobre a pele, representando uma força direta por unidade de área sobre as proeminências ósseas. Quando essa pressão excede 32 mmHg, que é a pressão de perfusão tissular, a microcirculação se altera e a ocorre isquemia tissular.

A fricção representa o atrito entre duas superfícies e sua presença reduz a pressão necessária para desenvolvimento de úlcera de decúbito. Essa força ocorre quando o paciente é transferido de cama de maneira inadequada, quando há atrito com migalhas de comida, dobras de lençol e cateteres.

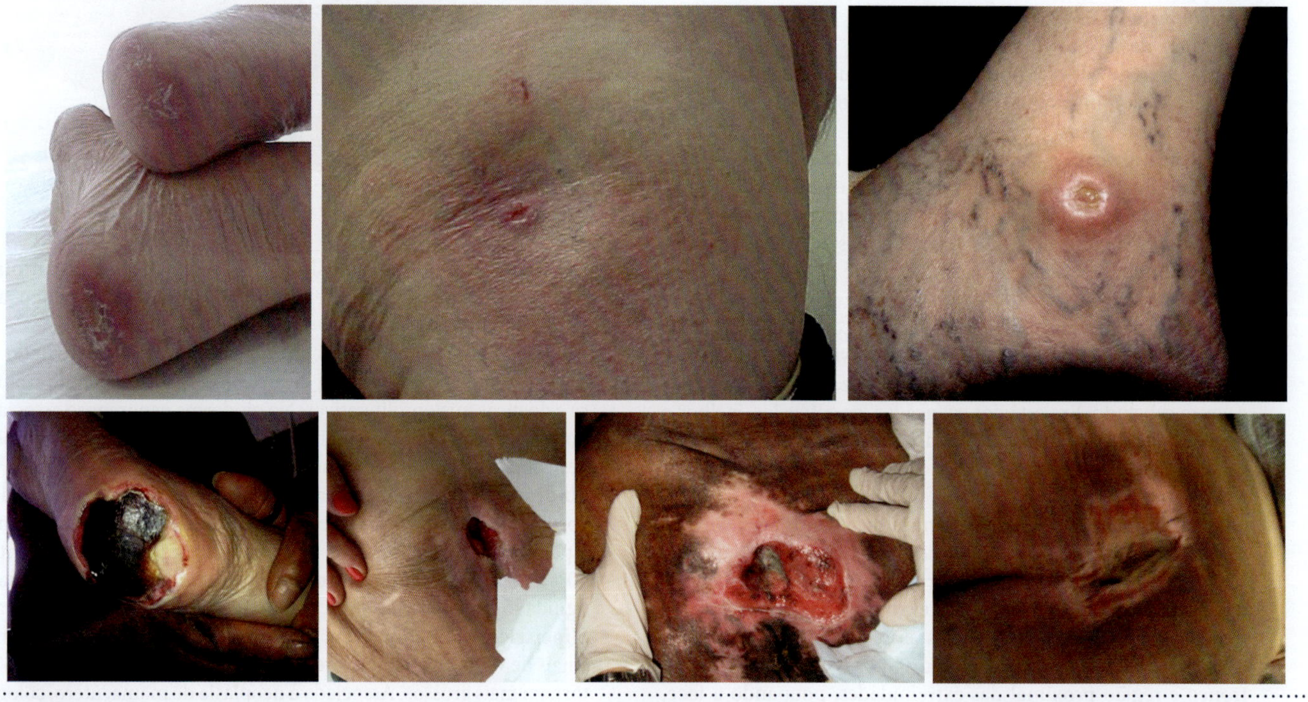

Figura 51.68 Úlcera de pressão.

O cisalhamento é uma força de deslizamento que ocorre quando há deslocamento de duas superfícies opostas paralelas. É o que ocorre na área sacrococcígea quando se mantém a cabeceira da cama acima de 30°.

Essa força também contribui para o tamanho e grau da úlcera.

A pele úmida, por urina, fezes, exsudato ou suor, perde seu poder de barreira, além de alterar seu pH, tornando-se mais suscetível a outros fatores agressivos, favorecendo o aparecimento da úlcera. A umidade aumenta em até 5 vezes o risco de desenvolvimento da úlcera de pressão.

Em primeiro lugar, é importante identificar o paciente de risco para que medidas preventivas sejam instaladas com objetivo de evitar o surgimento da úlcera de pressão.

Essa identificação é feita avaliando o idoso segundo seu grau de consciência, mobilidade, percepção sensitiva, nutrição, incontinência e doença vascular e metabólica concomitante.

As medidas preventivas devem ser feitas no paciente de risco e naqueles que já apresentam úlcera de pressão, e as mais importantes são:

- Manter a pele hidratada, limpa e sem umidade.
- Fazer uso de sabonete suave, evitar água quente e usar hidratante em todo o corpo diariamente.
- Não massagear a pele nas proeminências ósseas.
- Controle de esvaziamento vesical e intestinal adequado.
- Suporte nutricional.
- Mudança de decúbito a cada 2 horas, se acamado.
- Transferência do peso a cada 20 minutos, se cadeirante.
- Quando em decúbito lateral, manter a inclinação de 30° para reduzir a pressão no trocanter.
- Cabeceira da cama sempre inferior a 30°.
- Lençol sem vincos e restos alimentares.
- Almofadas, cotoveleiras, calcaneiras e cunhas de espuma para evitar contato com proeminência óssea.
- Não usar luvas com água nem almofadas tipo *donnuts* quando sentado.
- Nunca arrastar o paciente.
- Uso de colchão estático ou dinâmico, alternando a pressão sobre as proeminências ósseas.

O tratamento básico da úlcera já instalada deve seguir o seguinte roteiro:

1. Limpeza da úlcera deve ser realizada com soro fisiológico, de preferência em jato, com seringa, e nunca traumatizar.
2. Evitar antissépticos, como clorexidine, dakin, água oxigenada, permanganato de potássio –, que só retardam a cicatrização.
3. Deve ser feita avaliação semanal e, se não houver melhora, avaliar possibilidade de infecção. Nesse caso o ideal é a coleta de material para cultura e antibiograma para o tratamento dirigido.
4. Se necessário deve ser feito debridamento da ferida, que pode ser cirúrgico, mecânico, por meio de turbilhão com soro fisiológico, enzimático, usando pomadas à base de colagenase, fibrolisina ou papaína, e autolítico, com uso de curativos oclusivos.

O curativo oclusivo acelera a cicatrização, protege as terminações nervosas, melhorando a dor, e sua escolha deve ser com base no tamanho, local, profundidade, grau de drenagem da úlcera e a presença ou não de infecção (Figura 51.69).

As contraindicações formais para seu uso são a presença de fístulas, osteomielite e exposição de tendão.[70-72]

Úlcera de perna

Úlcera de perna é muito frequente nos idosos, com prevalência de 3% a 5% em indivíduos com mais de 65 anos, com risco maior em fumantes, obesos, portadores de diabetes, insuficiência venosa e doença arterial periférica.[108]

Aproximadamente 45% a 70% das úlceras de perna são causadas por insuficiência venosa, 10% a 20% por insuficiência arterial, 15% a 25% por diabetes e 10% a 15% por uma combinação dos dois fatores. Outras causas incluem linfedema, infecção, trauma, vasculite, calcifilaxia induzida por droga, malignidade, doença autoimune e pioderma gangrenoso[137,143] (Figura 51.70).

É muito importante o diagnóstico etiológico para que seja instituído o tratamento adequado. Essa avaliação deve ser multidisciplinar para que o sucesso terapêutico seja alcançado.

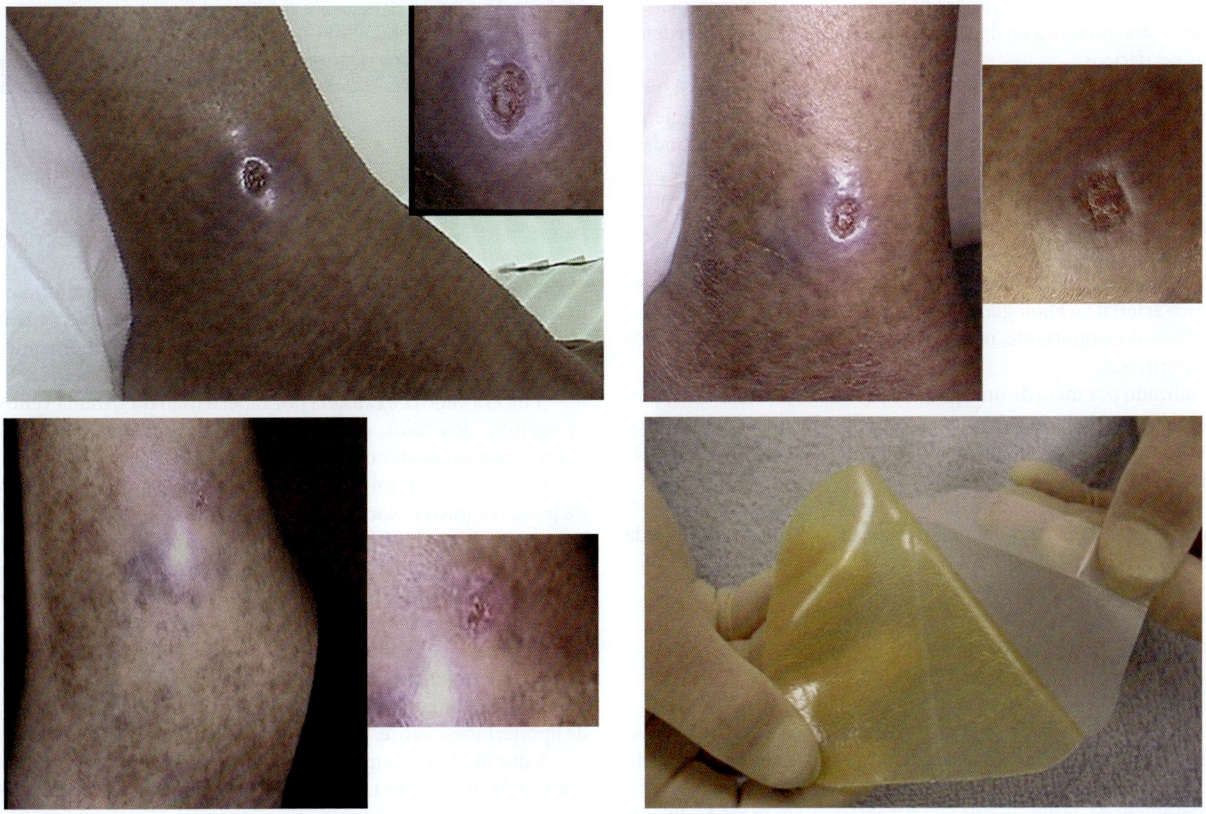

Figura 51.69 Úlcera de pressão tratada com curativo hidrocoloide.

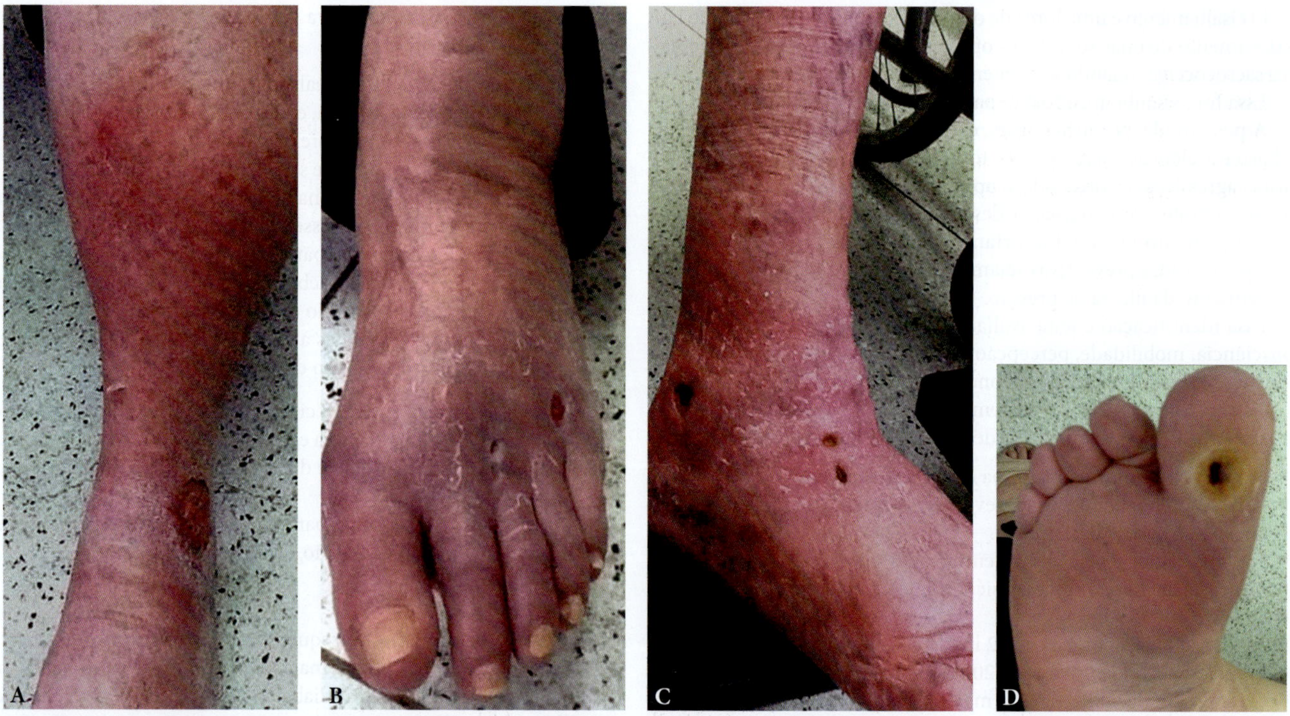

■ **Figura 51.70** Úlcera de perna. **(A)** Úlcera de estase, **(B)** úlcera arterial, **(C)** úlcera mista, **(D)** úlcera neuropática.

Quando estamos diante de um quadro de úlcera de perna, a etapa inicial é obter uma história completa do início úlcera, tratamentos prévios, presença de diabetes, obesidade, doença cardiovascular, hipertensão, dislipidemia, tabagismo, doença arterial periférica, insuficiência venosa, tromboembolismo pregresso, claudicação intermitente ao andar, doenças autoimunes, estado nutricional, cirurgias prévias, grau de mobilidade e medicação de rotina.[137]

O exame deve abranger a avaliação da úlcera segundo localidade, número, profundidade, aspecto das bordas, da base da úlcera, pele ao redor da úlcera, presença de dor, quantidade e tipo de secreção, edema e pulsos periféricos.

É importante descartar qualquer comprometimento arterial, pois é de fundamental importância para a escolha adequada do tratamento e, principalmente, para evitar procedimentos compressivos que podem piorar o quadro isquêmico.

Aproximadamente 20% a 30% das úlceras venosas têm comprometimento arterial associado e são denominadas úlceras mistas.

A realização do cálculo do índice de pressão tornozelo/braço ITB é um método confiável, não invasivo, capaz de detectar o componente isquêmico arterial na etiologia da úlcera de perna. A palpação dos pulsos periféricos é importante, mas não o suficiente para excluir doença arterial periférica.

É realizado por meio de um aparelho portátil de ultrassom *doppler* acoplado a um esfigmomanômetro. A pressão é medida em ambos os braços da arterial braquial e na perna afetada pela úlcera nas artérias pediosa e tibial posterior.

O cálculo do ITB é feito dividindo o valor da maior pressão arterial obtida na artéria da perna pelo maior valor da pressão arterial obtida em um dos braços.

$$\text{Índice de pressão tornozelo/braço} = \frac{\text{Pressão do tornozelo}}{\text{Pressão do braço}}$$

O valor do ITB indica o grau de doença arterial periférica arterial da perna com úlcera e orienta a necessidade de avaliação mais completa do sistema arterial por médico especialista.

De modo geral, índice maior que 0,8 significa ausência de doença arterial significante e, quando menor de 0,8, revela que o paciente é portador de doença arterial e deve ser mais bem investigado com *doppler* arterial e arteriografia pelo médico vascular.[144]

O ITB não avalia comprometimento microvascular e pode dar falso-negativo em úlceras de panturrilha, particularmente em pacientes diabéticos.

A Tabela 51.1 demonstra a relação do ITB e o grau de insuficiência arterial.[144]

Tabela 51.1 Insuficiência arterial de membro inferior conforme índice de pressão tornozelo/braço – ITB.

ITB – índice de pressão tornozelo/braço	Insuficiência periférica
≥ 1	Normal
0,9	Insuficiência discreta
0,6 a 0,8	Insuficiência moderada
0,5	Insuficiência grave
≤ 0,4	Insuficiência crítica – urgência

A realização de ultrassom *doppler* venoso é também fundamental, particularmente naqueles casos em que há antecedente de trombose venosa profunda, e principalmente para indicação de tratamento cirúrgico posterior ao fechamento da úlcera venosa.

A úlcera venosa é causada por hipertensão do sistema venoso que, na maioria dos casos, é decorrente da insuficiência das válvulas do sistema venoso profundo e das comunicantes.

É mais frequente no terço médio distal da perna, no maléolo medial, e é pouco dolorosa. Normalmente a úlcera é superficial, irregular, com bordas emolduradas e base com tecido de granulação.

A pele circundante à úlcera venosa apresenta-se com hiperpigmentação, fibrose e muitas vezes áreas eczematizadas, sendo frequente a presença de edema do membro inferior.

A presença característica de edema duro, não depressível, sem pregueamento da pele, com banda constritiva na altura do tornozelo, dando aspecto de taça de champanhe invertida caracteriza o quadro de lipodermoesclerose, muito comum em portadores de úlcera venosa.

A dor melhora com a elevação da perna e piora com infecção, progressão da úlcera e deambulação. Em função de seu caráter crônico e recorrente, representa um desafio terapêutico e um problema de saúde pública considerável.

A úlcera arterial ocorre mais em homens e está associada a tabagismo, hiperlipemia, diabetes *mellitus* e hipertensão arterial.

O local mais comum é o terço distal da perna, maléolo lateral, pré-tibial e dorso dos pés. Não é raro serem múltiplas, dolorosas, com diminuição ou ausência de pulsos periféricos, e frequentemente a dor aumenta com a elevação da perna. A pele ao redor normalmente é fina e brilhante, sem pelos, fria, pálida e com espessamento das unhas.

Apresenta forma irregular, bordas lisas bem definidas, em aspecto de "saca bocado", base com exsudato amarelo-pálido e/ou debris necróticos e normalmente sem tecido de granulação.

Úlceras neuropáticas de pé diabético têm se tornado uma complicação comum do diabetes, afetando 15% a 25% dos diabéticos em algum momento da vida e, apesar das várias modalidades terapêuticas, seu tratamento continua um grande desafio.[141]

Carcinoma espinocelular e carcinoma basocelular podem estar presentes em feridas de longa duração que não cicatrizam (Figura 51.71).

São conhecidas como úlcera de Marjolin e referem-se à transformação maligna em local de úlcera de longa duração ou cicatriz, particularmente de queimadura, fístulas crônicas, osteomielite crônica e hidradenite supurativa.[137]

Histologicamente, o carcinoma espinocelular é o mais frequente, seguido do carcinoma basocelular.

Portanto, em casos de úlceras de perna de longa duração ou ausência de resposta a todo tipo de tratamento, é importante a realização de biópsias em vários pontos da úlcera para afastar malignidade.

O tratamento das úlceras crônicas nos idosos requer empenho multidisciplinar e supervisão constante. As prováveis causas da cronicidade das feridas são a hipóxia, desnutrição, diabetes, tabagismo, sedentarismo, insuficiência arterial, linfedema e infecção bacteriana.

A infecção da ferida está associada ao retardo na cicatrização e maior morbidade entre os idosos. A infecção em úlceras crônicas é difícil tanto em diagnosticar como em tratar.[143]

Em casos de úlceras agudas, a infecção dá sinais inflamatórios no local e sintomas característicos no paciente facilitando o diagnóstico e a rapidez no tratamento. O mesmo não acontece em casos de infecção em úlceras crônicas, porque normalmente são altamente colonizadas por múltiplos micro-organismos e o sinal pode ser apenas retardo na cicatrização.

São frequentemente colonizadas por diferentes espécies de bactérias, muitas vezes prejudicando a identificação do agente etiológico de uma possível infecção.

São consideradas úlceras contaminadas quando os micro-organismos existentes na ferida não se multiplicam de modo a provocar alguma resposta inflamatória do hospedeiro. Não há sinais de infecção e a ferida não é afetada pela sua presença.

Já nas úlceras colonizadas os micro-organismos se multiplicam, porém, ainda não provocam resposta do hospedeiro, como se vivessem em equilíbrio. Não influenciam na cicatrização até que a colonização atinja um valor crítico, quando começa a dar sinais e sintomas de infecção e a atrapalhar a cicatrização. A colonização crítica normalmente está associada a surgimento de dor na ferida, mudança do odor, quantidade de secreção e presença de tecido friável no leito da úlcera.[143]

Nas úlceras infectadas, os patógenos são capazes de produzir toxinas e enzimas, invadir tecidos, danificando-os e provocando respostas sistêmicas do hospedeiro.

As bactérias predominantes são *Staphylococcus aureus*, Proteus sp. e *Pseudomonas aeruginosa* e *Streptococcus pyogenes*.

As bactérias na úlcera crônica normalmente se mantêm na forma de microcolônias, comunidades complexas e resistentes conhecidas como biofilme, um dos mais importantes fatores que impedem a cicatrização da ferida (Figura 51.72).

São um agregado de bactérias da mesma espécie ou espécies diferentes envoltas em uma matriz de polissacarídeos composta de açúcares, proteínas e glicoproteínas que as nutrem e as protegem.

Espécies de Pseudomonas são particularmente efetivas em formar biofilme e com isso se tornam mais resistentes ao tratamento antibacteriano. O tratamento ideal nesses casos é o desbridamento constante e repetido da úlcera, para impedir a formação de biofilme indefinidamente e o uso de antibacterianos por meio de curativos oclusivos com prata, poli-hexamida (PHMB) ou mel (Figura 51.73).

Tumores benignos

As lesões proliferativas benignas de maior prevalência nos idosos são: melanose solar, queratose seborreica, acrocórdon, angioma rubi, mílio coloide e queratoacantoma (Figuras 51.74 e 51.75).

Melanose solar caracteriza-se por máculas acastanhadas que ocorrem nas áreas expostas cronicamente ao sol.

O tratamento é puramente estético e pode ser feito com ácido tricloroacético, nitrogênio líquido, agentes despigmentantes, luz intensa pulsada e laser.

As queratoses seborreicas são muito frequentes e se apresentam como pápulas ou placas queratósicas, às vezes verrucosas, acastanhadas e distribuídas na face, tronco e raiz de membros. Não há necessidade de tratamento, exceto se forem inestéticas.

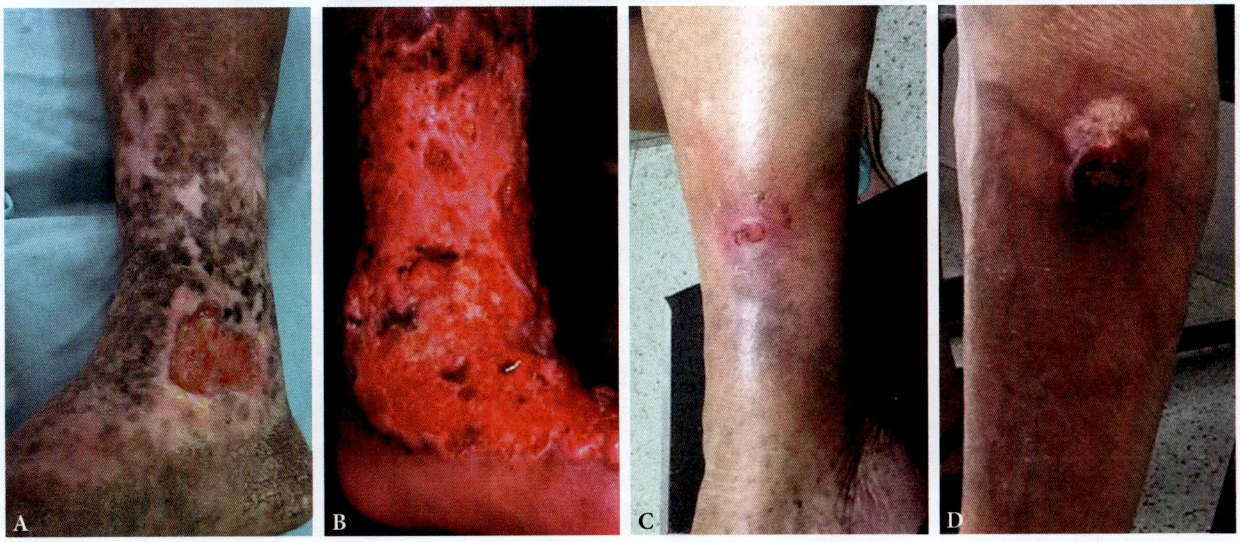

■ **Figura 51.71** **(A)** Úlcera de estase de longa duração, **(B)** úlcera de Marjolin, **(C)** carcinoma basocelular tratado como úlcera crônica com biópsia anterior inespecífica, **(D)** carcinoma espinocelular.

Suspeitas da presença da biofilme

- Ferida que não cicatriza
- Não melhora com antibióticos
- Presença de fibrina viscosa, gelatinosa, translúcida, brilhante, amarela ou esverdeada (piocianina e pioverdina das Pseudomonas)

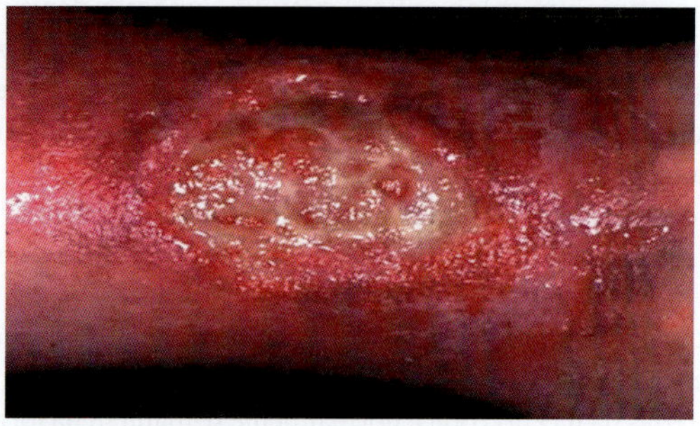

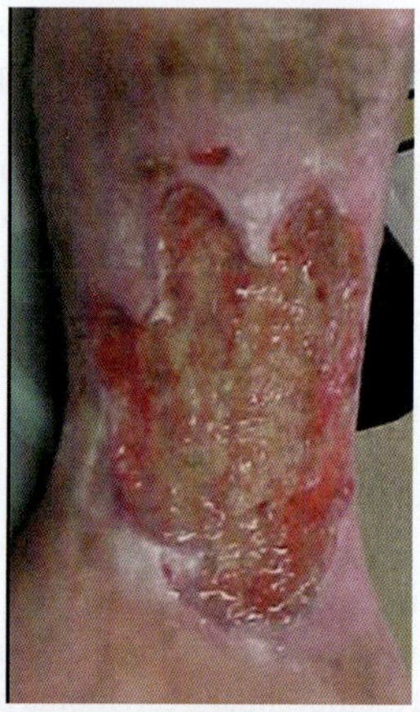

Conduta na presença de biofilme

- Colher material para cultura (evitar *swab*)
- Reduzir a carga de biofilme
- Evitar a reconstituição do biofilme
- Desbridamento frequente → biofilme imaturo é mais sensível ao tratamento
- Antibióticos sistêmicos
- Antimicrobianos tópicos → curativos com prata (Acquacel), com poli-hexaminda (Acquasept), com mel (*Manuke honey*), mulpirocina (Bactroban)

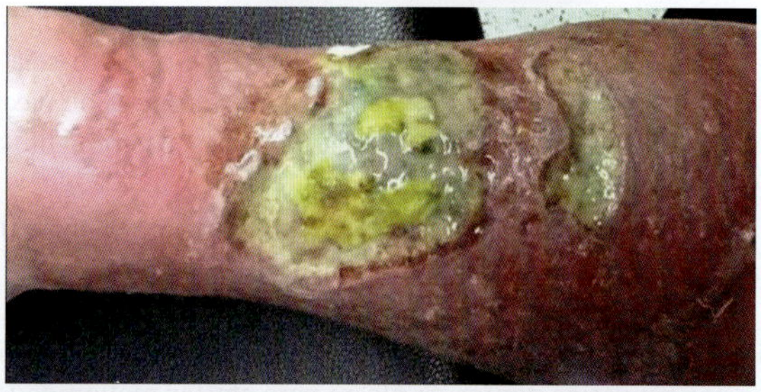

■ **Figura 51.72** Úlcera crônica de perna infectada – formação de biofilme.

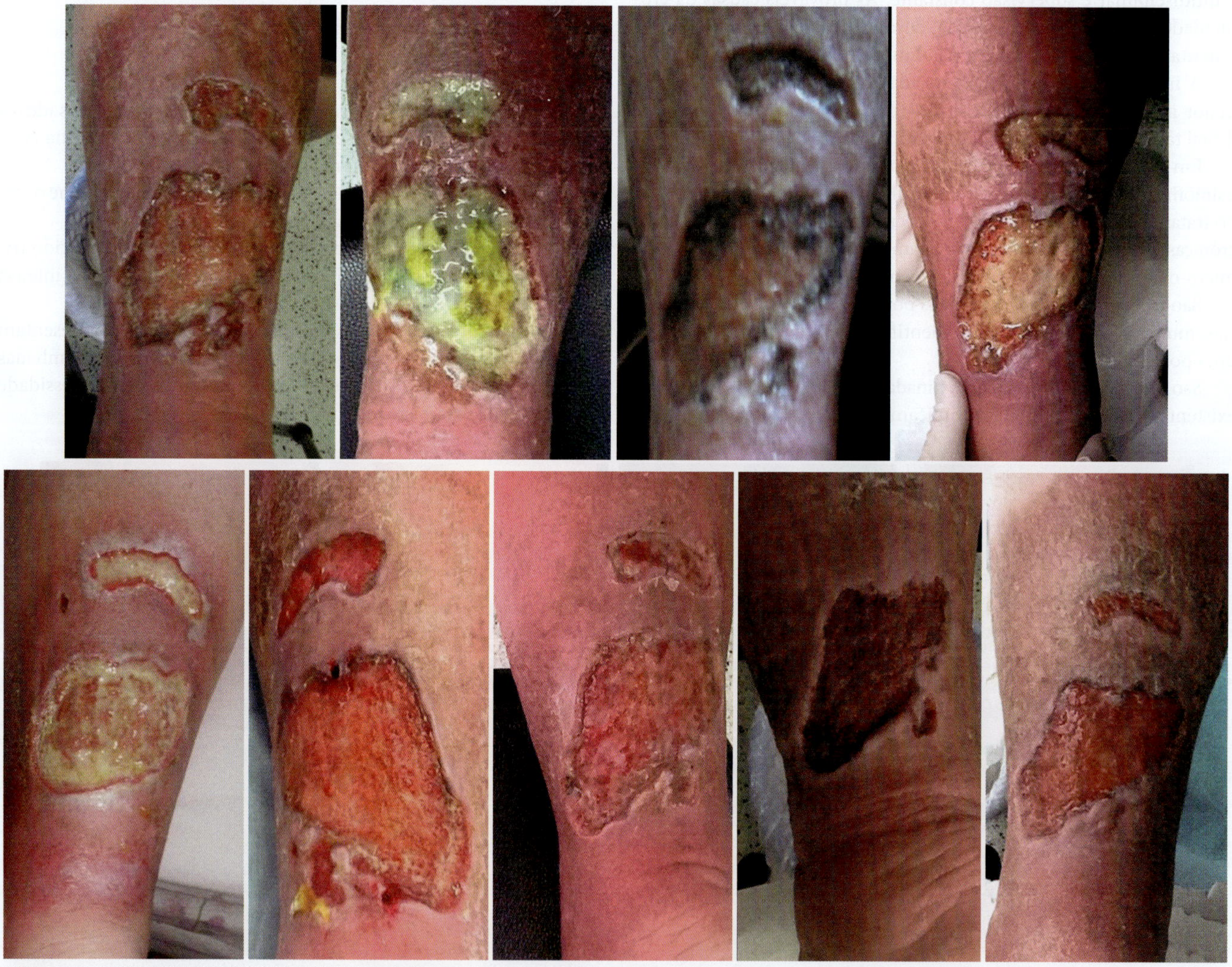

■ **Figura 51.73** Úlcera crônica de perna infectada por Pseudomonas (provável biofilme) que apresentou melhora após instituição de desbridamentos constantes (04/2013).

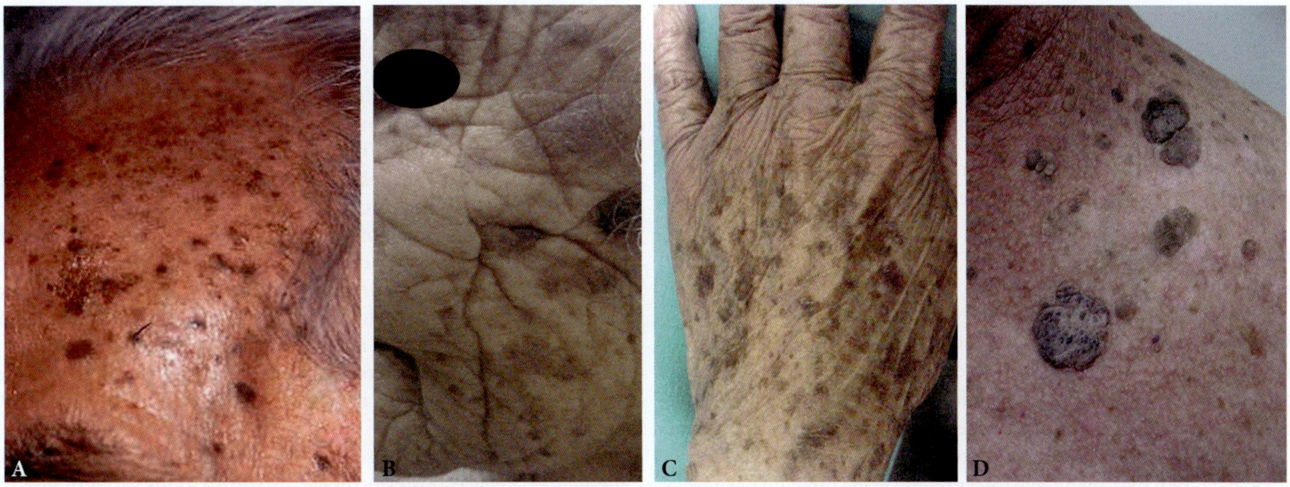

■ **Figura 51.74** (**A** e **B**) Melanose solar e queratose seborreica, (**C**) melanose solar, (**D**) verruga seborreica.

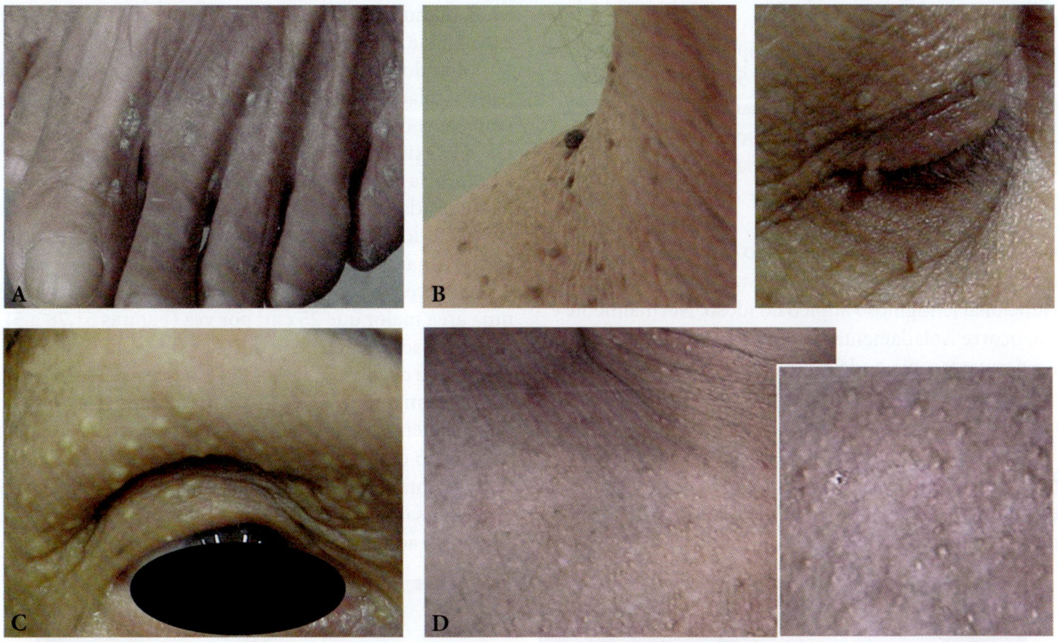

■ **Figura 51.75** (**A**) Estucoqueratose, (**B**) acrocórdon, (**C** e **D**) mílio coloide.

Estucoqueratose são consideradas queratoses seborreicas e se apresentam como pequenas pápulas verrucosas acinzentadas, principalmente nas pernas, tornozelos e dorso dos pés e o tratamento pode ser feito com queratolíticos e ácido retinoico tópico.[12]

Angiomas rubis são diminutos angiomas que surgem em indivíduos de pele clara, principalmente no tronco.

Acrocórdons são pápulas pedunculadas da cor da pele ou acastanhadas que ocorrem nas áreas intertriginosas, como axilas, pescoço, região inguinal e inframamária. É mais frequente em obesos e podem estar associados à presença de endocrinopatias. Alguns autores relacionam acrocórdons múltiplos à presença de pólipos de cólon e até câncer de cólon.

O mílio coloide é uma doença de depósito caracterizada pela presença de múltiplas pápulas, firmes e translúcidas de 0,5 a 5 mm que ocorrem em áreas expostas em pessoas de meia idade. Ocorre em razão do depósito de material amorfo na derme e a exata origem do depósito permanece ainda desconhecida. É comum na face, pescoço, mãos, antebraços e pavilhão auricular. É de difícil tratamento e mais recentemente têm se obtido bons resultados com laser fracionado.[54,55]

Queratoacantoma caracteriza-se por nódulo em domo com centro queratinizado dando aspecto crateriforme à lesão (Figura 51.76). Tem crescimento rápido, podendo chegar a vários centímetros, e pode sofrer regressa espontânea em um ano. Biópsia excisional deve ser realizada para descartar carcinoma espinocelular na sua base.[12]

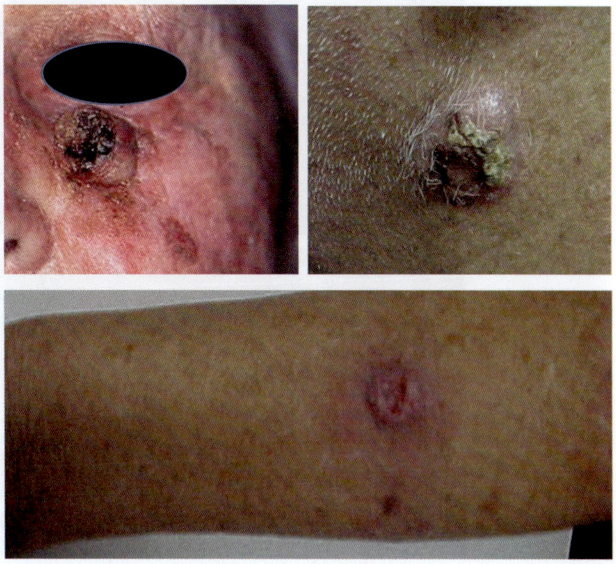

■ **Figura 51.76** Queratoacantoma.

Nevos melanocíticos

Já é bem documentado que a quantidade e as características dos nevos melanocíticos são influenciados pela idade e pela região do corpo na qual se encontram. O número de nevos aumenta na infância até a meia-idade e, a partir daí, diminuem consideravelmente.

Há também estudos demonstrando que o padrão histológico e dermatoscópico dos nevos é idade-dependente.

Existe alta prevalência de nevos intradérmicos e compostos na infância e na terceira idade, caracterizados pelo padrão globular e sem estruturas na dermatoscopia.[111,112]

Diferenças entre o tipo de nevos relacionados à idade conduzem à hipótese de que a nevogenese pode ocorrer por meio de dois caminhos distintos. Um caminho congênito ou constitucional dá origem aos nevos globulares ou sem estrutura de início na infância e que adquirem a aparência de nevo intradérmico e podem persistir até idades avançadas.

O outro caminho, adquirido ou exógeno, é responsável pela formação do nevo reticular, plano que inicialmente exibe um halo periférico de glóbulos. São influenciados pela exposição à radiação UV intermitente e progressivamente desaparecem após a 4ª década de vida por involução, regressão ou apoptose.

Lesão melanocítica com sinais dermatoscópicos de crescimento (halo periférico de glóbulos) que surge após os 50 anos deve ser avaliada com muita cautela e necessariamente descartada lesão maligna.

Outro aspecto interessante é que nevos que sofrem mudanças dermatoscópicas em idade avançada têm maior probabilidade para atipias.

Acredita-se que o nevo que persiste até idades mais avançadas tem risco maior de degeneração maligna.[111,112]

Steven Kossard, em 1991, descreveu um tipo histológico de proliferação melanocítica localizado em áreas expostas de idosos que denominou nevo juncional lentiginoso atípico do idoso. Normalmente é maior que 8 mm, ocorre isoladamente no dorso superior, ombros ou extremidades e a dermatoscopia pode revelar rede pigmentar atípica, áreas acastanhadas sem estruturas e áreas de regressão. Por seu potencial para melanoma, deve sempre ser retirado.

Queratose actínica

São lesões queratósicas com base eritematosa que ocorrem nas áreas cronicamente danificadas pelo sol (Figura 51.77).

São consideradas lesões pré-malignas com potencial para transformação em carcinoma espinocelular. Estudos demonstram que sua prevalência tem aumentado dramaticamente nas últimas décadas, particularmente nos indivíduos de pele clara, com mais de 60 anos e moradores de regiões próximas à Linha do Equador.

A taxa de transformação maligna é estimada entre 0,025% e 16% por ano para lesão individual; pessoas com múltiplas lesões apresentam um risco anual de desenvolver carcinoma espinocelular entre 0,15% e 80%.[82,119]

Em alguns casos pode sofrer regressão espontânea, porém normalmente persistem quando não tratadas.

Em razão do aumento de sua prevalência, ao risco de transformação para espinocelular e pela impossibilidade de se prever qual lesão sofrerá malignização, todas as lesões devem ser tratadas, incluindo o denominado "campo actínico de cancerização", definido como uma área com ou sem lesão aparente, mas com grande potencial de surgimento de câncer de pele.

A conduta terapêutica se inicia com proteção solar e hidratação adequada da pele e, posteriormente, uso de métodos variados visando à destruição da lesão.[112]

A escolha do método deve ser sempre individual e irá depender do local, do número de lesões, da idade do paciente, do estilo de vida, da capacidade cognitiva e da presença de comorbidades.

Métodos ablativos, físicos, comumente usados, principalmente em lesões isoladas, são a criocirurgia com nitrogênio líquido, curetagem com eletrocoagulação e exérese cirúrgica, particularmente nos casos em que existe suspeita de já ter ocorrido transformação maligna. A recorrência para crioterapia oscila entre 1,2% a 12% em 1 ano e depende da intensidade da aplicação e espessura da queratose actínica.

Métodos químicos usados no tratamento da queratose actínica incluem o uso de 5-fluoracil tópico, imiquimode 5%, diclofenaco gel e, mais recentemente, mebutato de ingenol. Todos não devem exceder uma área maior que 25 cm^2 por vez (Figuras 51.78 a 51.80)

Nos pacientes que têm dificuldade de aderir a tratamentos tópicos, como os já citados, em casos de lesões resistentes a esses e naqueles pacientes com múltiplas lesões ou portadores de campo de cancerização, o uso da terapia fotodinâmica é a escolha mais adequada.[82]

Corno cutâneo é um tipo de queratose actínica hipertrófica que se apresenta com uma protuberância cônica hipertrófica numa base eritematosa. Aproximadamente 40% dos cornos cutâneos representam queratose actínica (Figura 51.81).

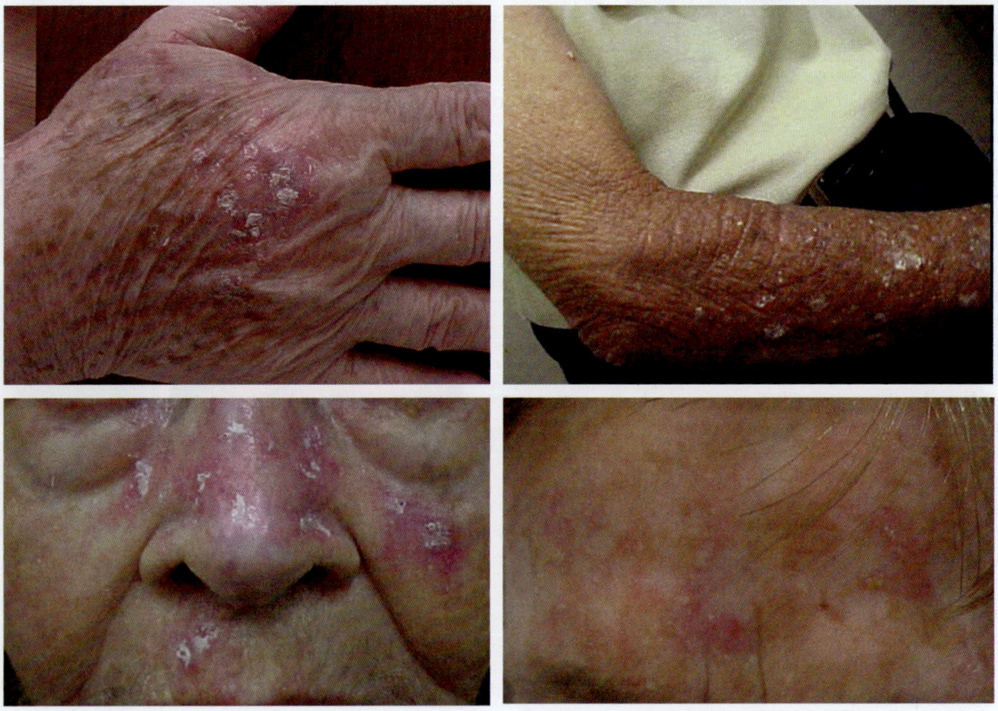

■ **Figura 51.77** Queratose actínica.

É importante o exame anatomopatológico da base da lesão porque pode conter um carcinoma espinocelular.[12]

A queilite actínica representa a queratose actínica nos lábios e é prevalente nos idosos de pele clara com antecedente de exposição solar crônica.

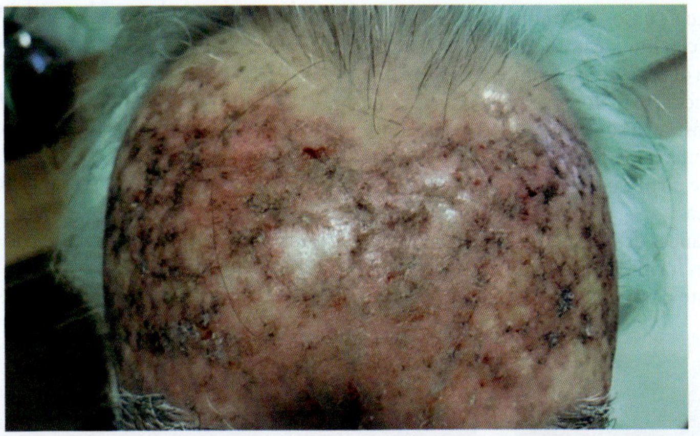

■ **Figura 51.78** Queratose actínica após o tratamento com 5-fluoracil.

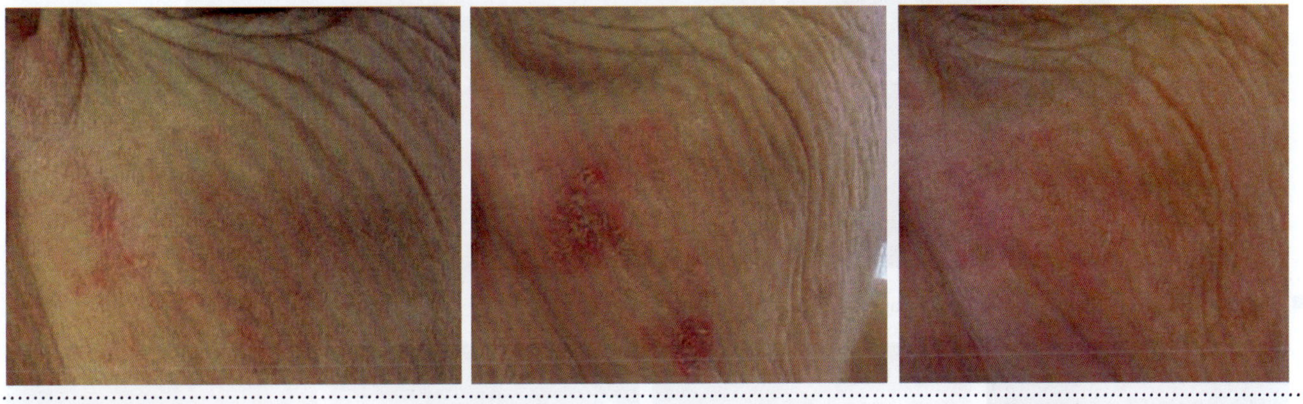

■ **Figura 51.79** Queratose actínica antes e após tratamento com imiquimode.

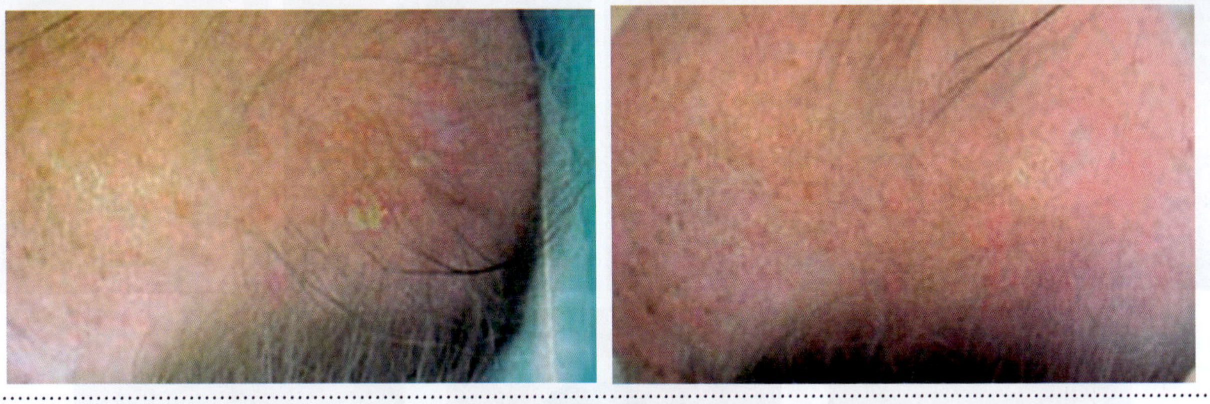

■ **Figura 51.80** Queratose actínica antes e após tratamento com terapia fotodinâmica.

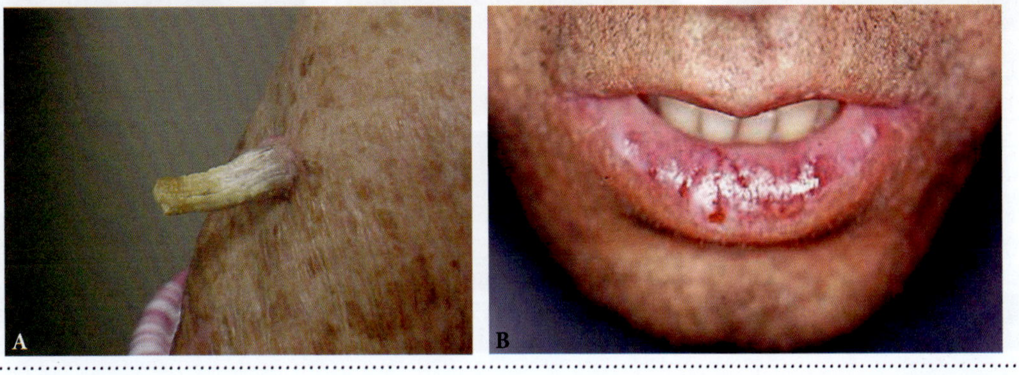

■ **Figura 51.81** **(A)** Corno cutâneo, **(B)** queilite actínica.

Neoplasias malignas

Aproximadamente 80% dos cânceres cutâneos não melanoma (CCNM) ocorrem em indivíduos com mais de 60 anos e, com o envelhecimento populacional, o número de casos deve aumentar exponencialmente nos próximos anos, principalmente nos idosos de pele clara.

Doença de Bowen é uma forma de carcinoma espinocelular *in situ* e normalmente caracteriza-se por placa eritematosa com bordas irregulares, apresentando descamação e crostas na superfície. À dermatoscopia podemos identificar vasos glomerulares (Figura 51.82).

O tratamento pode ser exérese cirúrgica, crioterapia, 5-fluoracil, imiquimode e terapia fotodinâmica.

O carcinoma basocelular é o câncer de pele mais comum de todos os cânceres e pode apresentar várias formas clínicas e histopatológicas. Tem crescimento lento e raramente dão metástase (Figura 51.83).

No idoso, o tratamento não difere do realizado em outras faixas etárias, sendo a exérese cirúrgica muitas vezes a mais adequada.

Em idosos de risco cirúrgico ou naqueles com múltiplos tumores, pode se optar pelo uso de imiquimode 5% em creme tópico ou terapia fotodinâmica nos casos de carcinoma basocelular tipo superficial (Figuras 51.84 e 51.85).

O carcinoma espinocelular tem crescimento mais rápido e pode dar metástase, primariamente para linfonodos, quando não tratado (Figura 51.86).

Tem como fatores de risco a radiação UV e o HPV, principalmente naqueles localizados em genital.

Podem surgir em cicatrizes de queimaduras e em úlceras de longa duração (Figura 51.87).

A excisão cirúrgica completa é o tratamento mais recomendado.

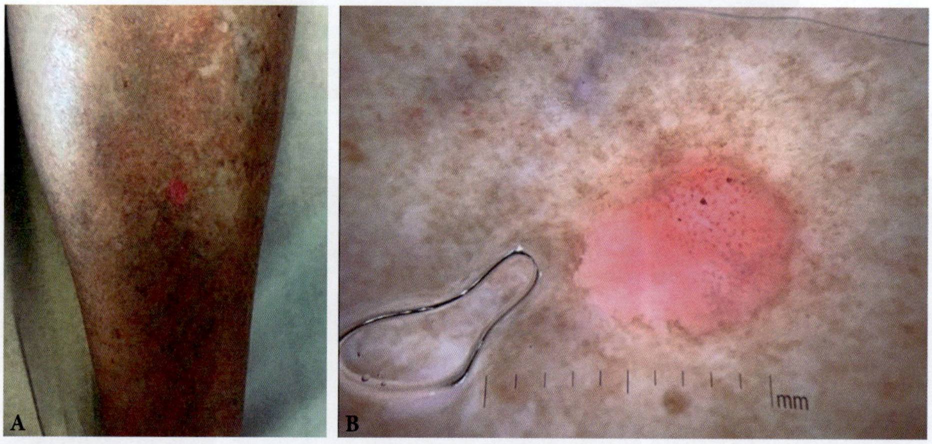

Figura 51.82 (A) Doença de Bowen, **(B)** após tratamento com imiquimode.

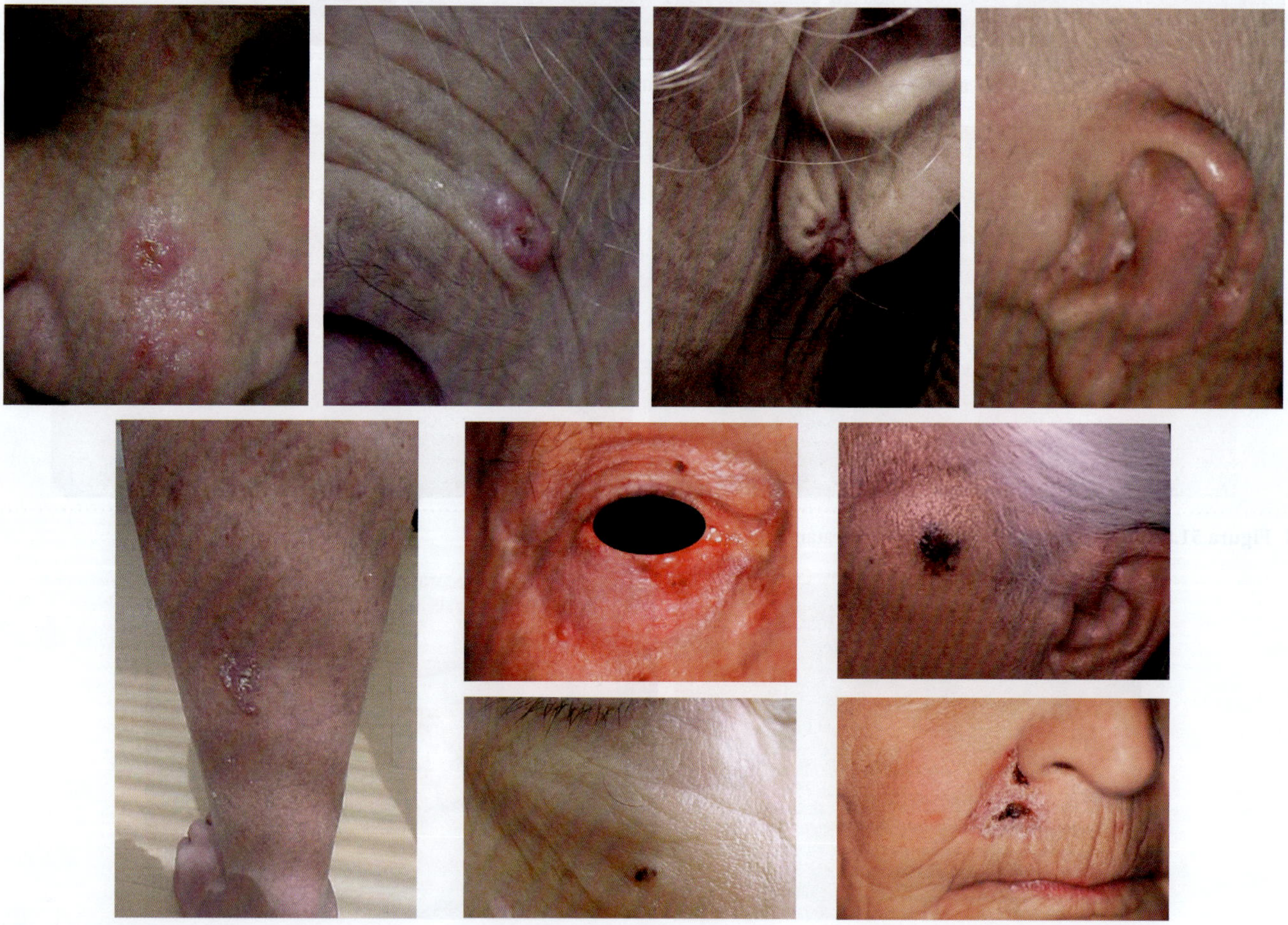

Figura 51.83 Carcinoma basocelular.

O melanoma tem se tornado cada vez mais frequente e o tipo mais prevalente no idoso é o lentigo maligno e lentigo maligno melanoma (Figura 51.88).

A incidência de melanoma em idosos tem aumentado, particularmente nos homens.[142] É 10 vezes maior do que em pacientes com menos de 40 anos e deverá ser um importante problema de saúde pública no próximo século.[112,120]

Além disso, estudos revelam uma sobrevida menor nos idosos quando comparado aos mais jovens, e isso provavelmente se deva a menor consciência do problema por mudanças cognitivas, a própria biologia tumoral e deficiência no rastreamento nessa faixa etária.

O lentigo maligno é considerado uma lesão *in situ* e o lentigo maligno melanoma é quando já existe um caráter invasivo. Surge como uma mácula pigmentada de bordas irregulares, discrômico, em áreas expostas ao sol e normalmente apresenta crescimento lento.

O tratamento recomendado é a completa exérese cirúrgica.

Uma variante histopatológica de melanoma expansivo superficial foi recentemente identificada em idosos por Heinz Kutzner e colaboradores e denominada *nested* melanoma (melanoma aninhado), de caráter lentiginoso.[120]

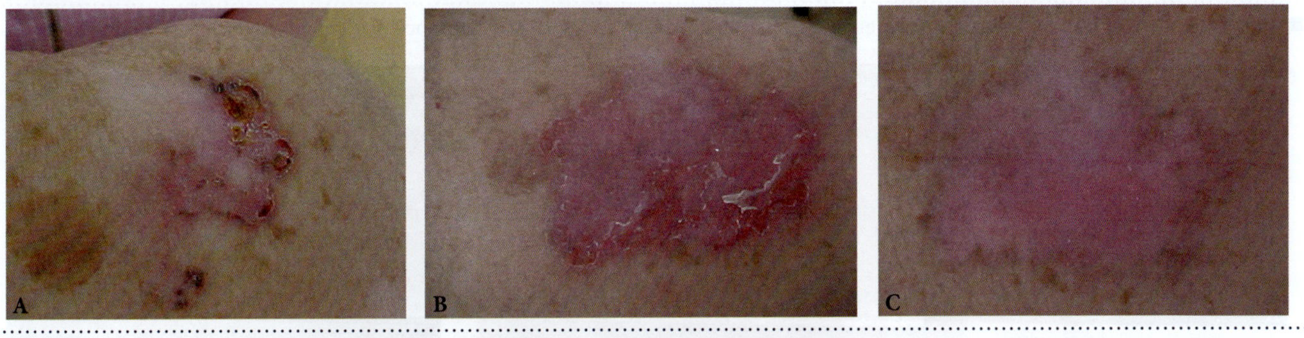

■ **Figura 51.84 (A)** Carcinoma basocelular extenso em paciente com 94 anos, **(B** e **C)** após tratamento com imiquimode.

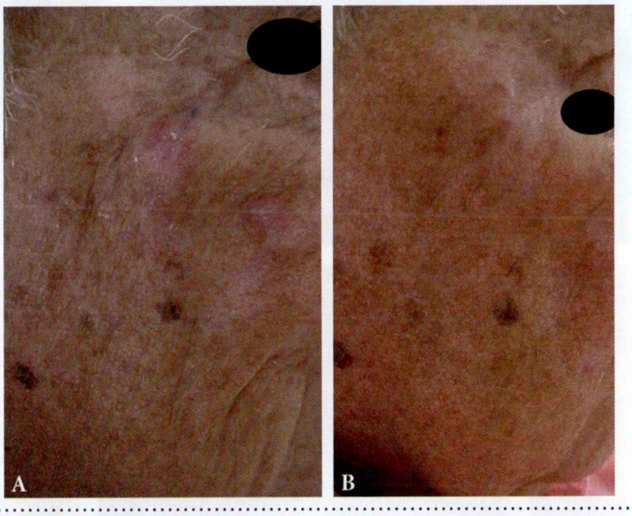

■ **Figura 51.85 (A)** Múltiplos carcinomas basocelulares em paciente com 84 anos, **(B)** após tratamento com imiquimode.

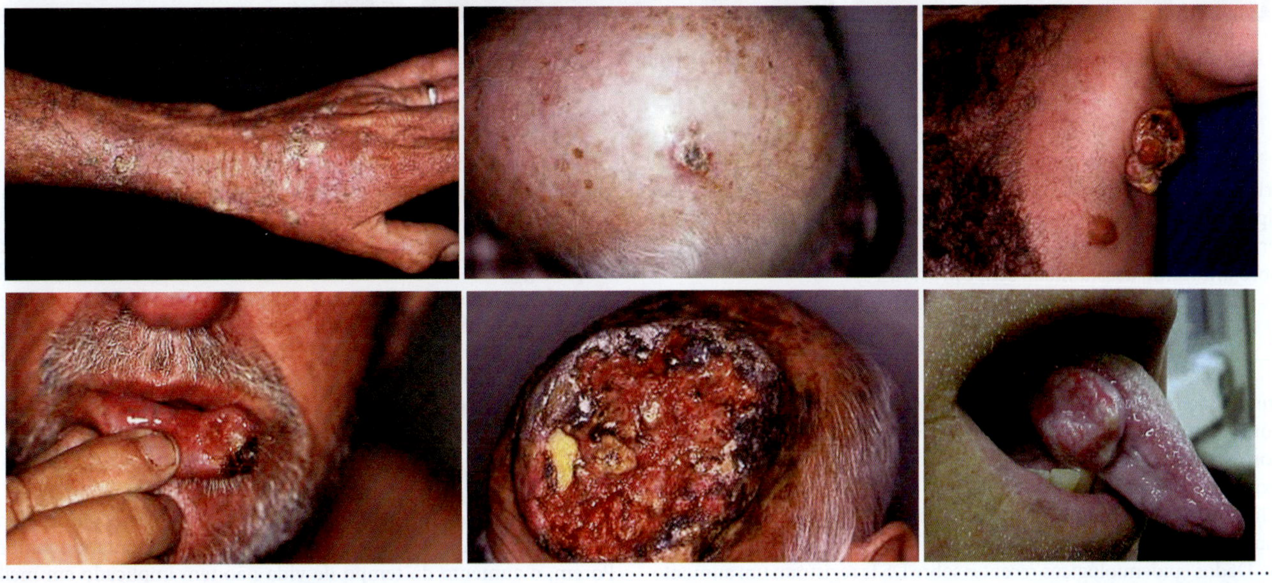

■ **Figura 51.86** Carcinoma espinocelular.

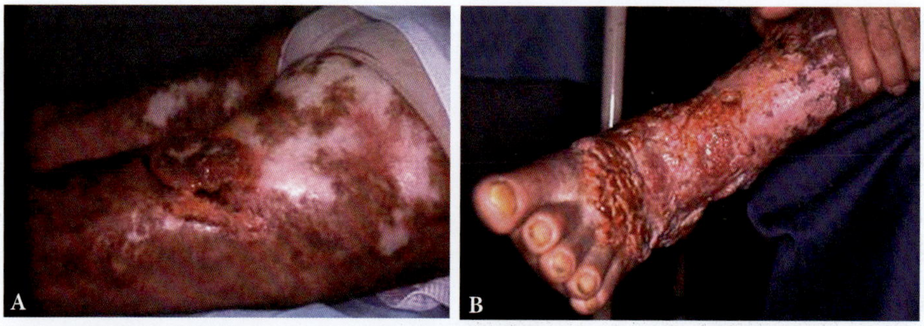

■ **Figura 51.87** (**A**) Carcinoma espinocelular em cicatriz de queimadura, (**B**) carcinoma espinocelular em úlcera de perna crônica.

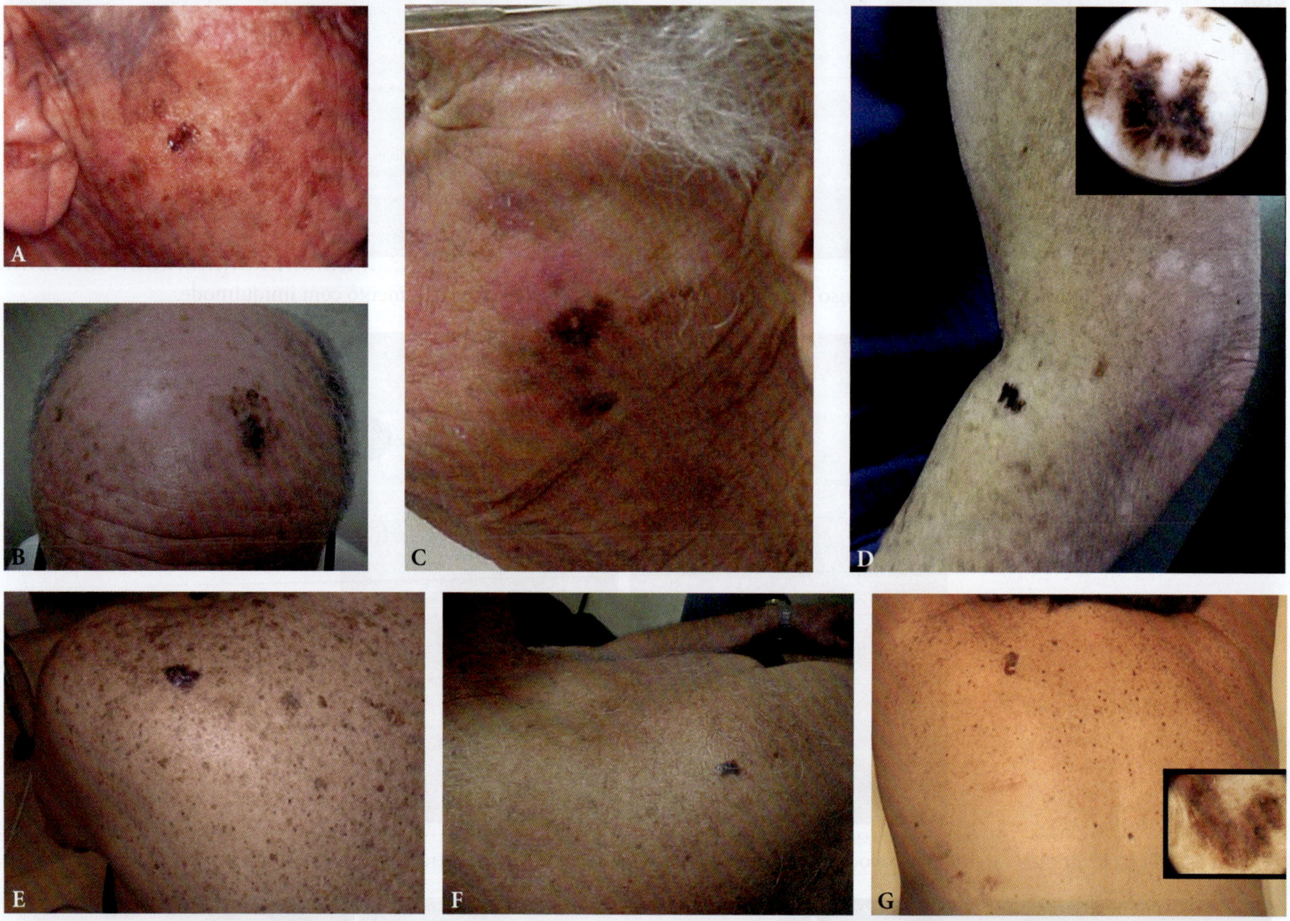

■ **Figura 51.88** (**A**) Lentigo maligno, (**B** e **C**) lentigo maligno melanoma, (**D** e **E**) extensivo superficial, (**F** e **G**) melanoma *in situ*.

Apresenta padrão muito semelhante ao nevo juncional e caracteriza-se por grandes ninhos intraepidérmicos de melanócitos com atipias distribuídos na junção dermoepidérmica que correspondem, na dermatoscopia, a glóbulos acastanhados ou negros de tamanho variável sobre um fundo acastanhado sem estruturas.[112,120,142]

■ DOENÇAS SEXUALMENTE TRANSMISSÍVEIS (DSTS)

O avanço na Medicina Diagnóstica e Terapêutica, particularmente a reposição hormonal e medicações para impotência, trouxe uma melhora na qualidade de vida dos idosos. Sem dúvida isso permitiu aos idosos redescobrir novas experiências, como o sexo. Porém, práticas sexuais inseguras têm contribuído para que essa população se torne vulnerável a contrair DSTs, principalmente infecções pelo vírus da imunodeficiência humana adquirida (HIV).[162,163]

Dados epidemiológicos recentes sobre DSTs registram um aumento dessas nos idosos em vários países.

No Brasil, a infecção por HIV é de notificação compulsória e, segundo o Ministério da Saúde, houve aumento de 42,8% na taxa de incidência entre 1998 e 2010 na faixa etária com mais de 60 anos.[162]

O principal fator de risco para DST em idosos é a prática sexual desprotegida.

Infelizmente, o diagnóstico de DST e HIV em idosos normalmente ocorre com atraso ou nem mesmo chega a ser feito. Sintomas iniciais de HIV muitas vezes são considerados causados por doenças crônicas ou atribuídos ao envelhecimento.

O alerta aos profissionais de saúde é reconhecer a sexualidade nessa faixa etária e não exclui-la dos riscos para DST e HIV.

Cuidados paliativos

Os avanços da Medicina a partir de meados do século XX foram inúmeros e com isso a esperança de vida vem aumentando também. Porém, o aumento do tempo de vida não tem implicado em melhor qualidade de vida na velhice ou nas doenças cronicodegenerativas.[164]

Um estudo sobre princípios dos cuidados paliativos aponta que a busca incessante de cura das doenças e a melhora cada vez maior das técnicas na área da saúde resultaram em uma cultura de negação da morte, deixando de lado intervenções de saúde que promovam um final de vida digno para o paciente e família.[165]

Os cuidados paliativos são uma forma de assistência, diferente da Medicina Curativa, e com foco no cuidado integral por meio da prevenção e controle dos sintomas nos pacientes portadores de doenças graves e incuráveis. Esse cuidado se aplica ao paciente e seu entorno que sofre e adoece junto – familiares, cuidadores e equipe de saúde.[166]

Cuidados paliativos envolvem uma equipe multidisciplinar e não há dúvida que o dermatologista deve participar.

A abordagem principal é a melhora na qualidade de vida de pacientes e familiares que enfrentam uma doença que ameaça a vida por meio da prevenção e alivio do sofrimento, controle da dor e outros sintomas, conforto, prevenção de incapacidades, promoção de autonomia, oferecendo recursos emocionais e apoiando e orientando a família e cuidadores.

No Brasil, vem ganhando espaço especialmente na última década.

Muitas vezes esses pacientes apresentam doenças dermatológicas inflamatórias ou neoplásicas e nossa função maior é aliviar os sintomas delas decorrentes; frequentemente a opção terapêutica é diferente daquela que se faria numa situação diferente.

O exemplo que se pode dar é um paciente em fase terminal, com insuficiência respiratória grave, apresentando um queratoacantoma (carcinoma espinocelular bem diferenciado) na ala nasal direita, com crescimento rápido e que passou a prejudicar o aporte de oxigênio por uso de cateter. No objetivo de aliviar os sintomas, optou-se pela infiltração com metotrexato no tumor, ocasionando diminuição importante do tamanho e retorno do uso do cateter sem intercorrências (Figura 51.89).

■ CUIDADOS NO USO DE DROGAS SISTÊMICAS

O envelhecimento predispõe a um consumo aumentado de medicamentos prescritos e não prescritos. Alterações no metabolismo e distribuição das drogas e alta prevalência do uso de múltiplos medicamentos faz com que os idosos sejam mais suscetíveis a reações adversas.

Mudanças fisiológicas, como modificação da composição corporal e redução das funções renal e hepática, podem alterar a farmacocinética e farmacodinâmica de várias drogas, aumentando a suscetibilidade dos idosos a efeitos adversos.[99]

A polifarmácia predispõe idosos a um risco maior de interações medicamentosas, portanto, nessa faixa etária, deve-se considerar os efeitos adversos e as possíveis interações antes de escolher a droga a ser usada.[102]

A distribuição e metabolização das drogas seguramente são os parâmetros mais afetados pelo envelhecimento do organismo.

O idoso possui menor teor de água no organismo, portanto drogas hidrossolúveis administradas por via oral têm seu volume de distribuição diminuído e potencialmente podem ter concentrações plasmáticas mais altas. É o que acontece com o álcool.[101]

Já drogas lipossolúveis apresentam maior volume de distribuição, pois a proporção de tecido adiposo é maior nessa faixa etária, resultando, frequentemente, uma meia-vida mais longa. É o que ocorre com o uso de diazepam e hidroxizine.[100]

Além disso, o fluxo sanguíneo hepático está diminuído gerando uma redução do metabolismo de primeira passagem dos fármacos e a função renal pode estar prejudicada, prolongando a meia-vida plasmática das drogas e aumentando a probabilidade de efeitos tóxicos.

A filtração glomerular diminui com a idade ao redor de 30% entre 30 e 80 anos. A creatinina sérica não traduz a real função renal por ser subestimada pela redução da massa muscular e dieta hipoproteica comum dessa faixa etária.[101] A medida fidedigna na avaliação da função renal do idoso é o *clearance* de creatinina:

$$\textit{Clearance}\text{ de creatinina} = \frac{(140 - \text{idade}) \times \text{peso}}{72 \times \text{creatinina sérica}}$$

Para evitar dosagem excessiva é essencial avaliar a função renal de pacientes idosos antes da prescrição do medicamento, principalmente aqueles que têm estreita faixa terapêutica.

Diante de tudo isso, é imprescindível avaliar os reais benefícios de determinada terapêutica sistêmica, seus possíveis efeitos adversos e interações medicamentosas antes de optar pela droga indicada.

Algumas categorias de medicamentos passaram a ser consideradas impróprias para o idoso em razão de seu risco aumentado de efeitos adversos.[100,139-140] São elas:

- **Sedativos**
  - Diazepam – bromazepam – nitrazepam – flurazepam – lorazepam > 2 mg – alprazolam

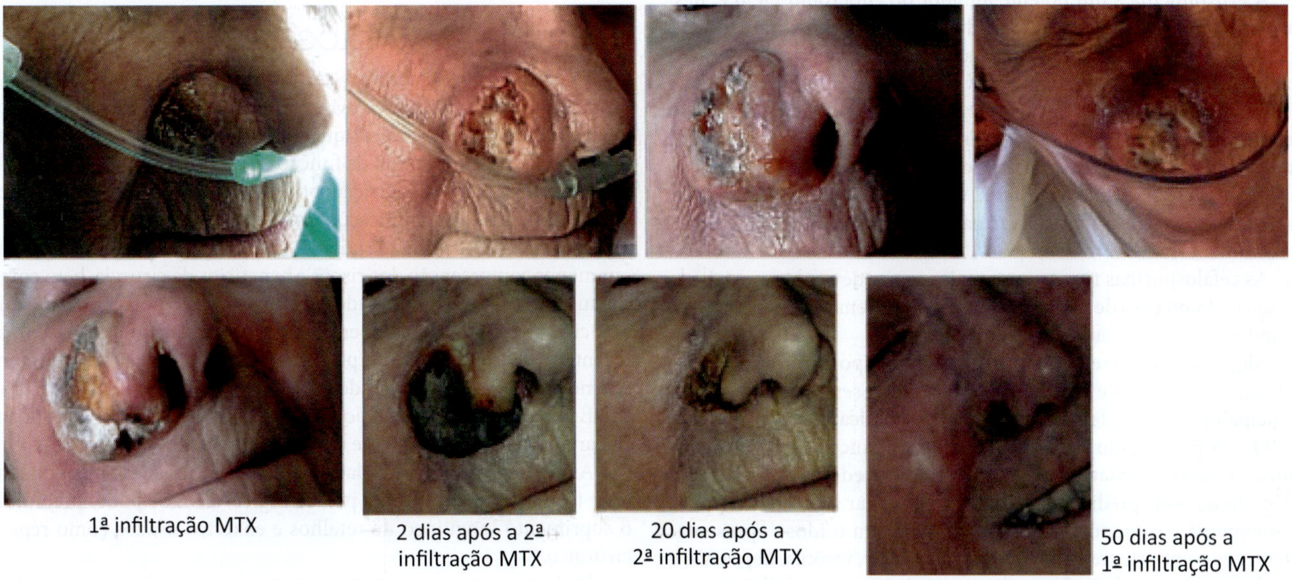

■ **Figura 51.89** Paciente de 85 anos portador de DPOC grave, dependente de O_2, em tratamento domiciliar, com queratoacantoma de crescimento rápido, dificultando o uso de cateter de O_2. Foi submetido a duas infiltrações de metotrexato – 20 mg, cada aplicação de forma radiada a cada 15 dias.

- **Neurolépticos**
- **Anticonvulsivantes**
  - Fenobarbital
  - Flufenazina – haloperidol > 2 mg – olanzapina > 10 mg
- **Antidepressivos**
  - Amitriptilina – antidepressivos tricíclicos
  - Doxepin
- **Anti-inflamatórios não hormonais**
  - Indometacina – fenilbutazona – piroxicam – meloxicam – etoricoxibe
- **Hipoglicemiantes orais**
  - Clorpropramida
- **Analgésicos**
  - Propoxifeno e pentazocina
- **Inibidores da agregação plaquetária**
  - Dipiridamol – ticlodipina
- **Drogas cardiovasculares**
  - Digoxina – metildopa – disopiramida – reserpina – sotatol – nifedipina – pentoxifilina
- **Anti-histamínicos**
  - Difenidramina – prometazin – dexclorfeniramina – hidroxizine
- **Relaxantes musculares**
  - Carisoprodol – ciclobenzaprina
- **Antibióticos**
  - Eritromicina – nitrofurantoína
- **Outros**
  - Cimetidine – cáscara sagrada – anfetaminas

Aliado a isso existem drogas com maior probabilidade de interações medicamentosas, consideradas "bandeira vermelha". São elas: amiodarone, antifúngicos azólicos, carbamazepina, contraceptivos orais, ciclosporina, doxiciclina, eritromicina, griseofulvina, fenbarbital, fenitoína, quinidina, rifampicina, verapamil, antidepressivos – inibidores da recaptação da serotonina e varfarin.[102]

Se o paciente já estiver tomando uma dessas drogas deve-se ter cuidado na prescrição de tratamento sistêmico para doença dermatológica.

Aproximadamente 80% das interações medicamentosas têm o envolvimento de uma dessas 16 drogas por alteração do seu metabolismo controlado por enzimas hepáticas citocromo P450.[102]

Com relação aos antibióticos, evitar tetraciclinas (irritante gástrico e múltiplas interações medicamentosas), macrolídeos tipo eritromicina e claritromicina pelo maior risco de interações medicamentosas, dando preferência à azitromicina.

A eritromicina é um potente inibidor do citocromo P450 e, dessa maneira, responsável pela toxicidade de drogas coadministradas, como benzodiazepínicos, antagonistas do canal de cálcio, ciclosporina e anticoagulantes.[101]

Entre as quinolonas, evitar a ciprofloxacina e enoxacina por seu potencial em causar confusão mental, tonturas e depressão, além de poder provocar efeitos tóxicos quando usadas concomitante à teofilina, antidepressivos tricíclicos e varfarin. O uso de levofloxacina, maxifloxacina, gatifloxacina e lomefloxacina tem menor risco de interações medicamentosas.

As cefalosporinas têm seu uso mais seguro, devendo ser avaliado e reajustado no caso de insuficiência hepática e renal, particularmente quando se usa a ceftriaxone.

Alguns efeitos adversos dos corticosteroides podem ser agravados pelo envelhecimento e seu uso deve ser evitado sempre que possível, principalmente quando há outra opção terapêutica.

O uso prolongado de corticosteroide sistêmico altera o balanço hídrico e eletrolítico favorecendo a hipocalemia, edema e hipertensão. Além disso, pode predispor a infecções, aumentar a glicemia e piorar a osteopenia e osteoporose. Não é raro também o idoso apresentar alterações comportamentais, como irritabilidade, insônia, depressão e até ideação de suicídio.[56] Se usado concomitante a anti-inflamatórios não hormonais tipo ácido acetilsalicílico, droga comumente usada nessa faixa etária, pode causar úlcera péptica com predisposição a sangramento gástrico.

Deve-se ter cuidado no uso de anti-histamínicos H1 de primeira geração pelos seus efeitos adversos envolvendo o sistema nervoso central, como sedação e prejuízo da função cognitiva.

Os anti-histamínicos de segunda geração (loratadina, desloratadina, cetirizine e fexofenadina) parecem mais seguros, causando menos sedação, mas necessitando de ajuste das doses em casos de redução da função renal.

O uso de anti-histamínico H2 (cimetidina) deve ser evitado pelo seu potencial para interação medicamentosa.

Itraconazol e fluconazol devem ser usados com cautela por sua maior probabilidade de interação medicamentosa com drogas metabolizadas por meio do citocromo P450. O fluconazol parece ter menor risco, principalmente se usado na dose de 150 mg/semana, porém provas de função hepática também devem ser realizadas previamente ao seu uso e no decorrer do tratamento.[101]

A terbinafina é o antifúngico mais seguro nesse segmento etário, devendo ser dada metade da dose quando o *clearance* de creatinina for menor que 50 mL/minuto.

Os antivirais (aciclovir, fanciclovir e valaciclovir) têm menor risco para interações medicamentosas, porém sua dose deve ser ajustada em caso de redução da função renal.

Regras úteis na prescrição de drogas para o idoso:[140]

1. Conhecer, nos detalhes, toda a medicação usada pelo idoso, incluindo as drogas prescritas, as não prescritas, os fitoterápicos e vitaminas. O ideal é solicitar que sempre traga a lista dos medicamentos a cada consulta.
2. Prescrever apenas se houver real benefício ao paciente e avaliar se existe terapêutica alternativa não farmacológica.
3. Avaliar se o paciente entende o porquê do tratamento e, além de explicar as orientações verbalmente, fazê-las também por escrito, mesmo que o estado cognitivo do idoso seja bom.
4. Comprometer, sempre que possível, o familiar ou cuidador a fazer parte no tratamento.
5. Considerar o custo e a praticidade do tratamento.
6. Começar, quando possível, com dose menor, porém com índice terapêutico e aumentar se houver necessidade.
7. Prescrever no limite máximo do intervalo permitido entre as tomadas.
8. Reduzir o número de drogas administradas simultaneamente.
9. Checar sempre possíveis interações medicamentosas.
10. Maior atenção nos com mais de 80 anos que frequentemente têm menor massa muscular e função renal comprometida.

CIRURGIA DERMATOLÓGICA EM IDOSOS

É comum o idoso submeter-se a cirurgia dermatológica, principalmente no tratamento de CCNM muito prevalente nessa faixa etária.

É imprescindível lembrar que a idade avançada frequentemente está associada a um declínio da função de vários órgãos, a utilização de múltiplas drogas e a desnutrição, podendo aumentar o risco cirúrgico e a possibilidade de complicações intra e pós-operatórias.

O declínio na habilidade cognitiva desses pacientes pode acarretar em menor compreensão dos riscos e benefícios da cirurgia, bem como dificultar a realização de cuidados pós-operatórios adequados para uma boa cicatrização da ferida operatória. Para minimizar esses riscos, as orientações devem ser dadas por escrito e, sempre que possível, comprometer familiares ou cuidadores.

É importante a avaliação do sistema cardiovascular, visto que doença cardiovascular preexistente é um fator de risco.

A hipertensão não controlada é importante gerador de sangramentos e formação de hematoma pós-cirúrgico, além de poder prejudicar o suprimento sanguíneo de retalhos e enxertos usados como reparo cirúrgico.[96]

Pacientes com antecedentes de implantes, válvulas e *stents* podem ter risco maior para endocardite, tendo indicação de profilaxia antibiótica pré-operatória, particularmente em cirurgias maiores ou lesões infectadas e na cirurgia micrográfica de Mohs.[98]

Exérese de lesões pequenas, biópsias e criocirurgia em pele intacta sem inflamação podem prescindir da profilaxia antibiótica.[98]

Deve-se evitar o uso de eletrocautério em pacientes portadores de marca-passo de demanda e desfibrilador.

Outra importante consideração é o risco de hipertermia maligna e arritmia em idosos que fazem uso de betabloqueador quando se usa anestésico com adrenalina. É prudente, nesses casos, evitar anestesia com vasoconstrictor e, se utilizar, aplicar pequenas quantidades.[96]

A maior complicação da cirurgia dermatológica é o sangramento persistente durante ou logo após a cirurgia, contribuindo para infecção, deiscência e necrose da ferida operatória. O uso de anticoagulantes tipo varfarin, ácido acetilsalicílico, anti-inflamatórios não hormonais, *Ginkgo biloba*, vitamina E, pílulas de alho, ômega 3 e *ginseng* podem contribuir para o sangramento intraoperatório.

O estado nutricional também deve ser avaliado. Estudos demonstram um aumento 4 vezes maior de complicações em pacientes com albumina menor de 3,5 mg/L[96] (Figura 51.90).

No idoso, normalmente a cicatrização é mais lenta e, quando esse é portador de doença vascular periférica ou se encontra desnutrido, a cicatrização da ferida operatória pode retardar ainda mais.

Uma simples curetagem de uma lesão nos membros inferiores tende a demorar mais para cicatrizar, sendo obrigatório avaliar a real necessidade do procedimento.

A polifarmácia, as alterações na farmacodinâmica e farmacocinética das drogas e o maior risco de interação medicamentosa comum nessa faixa etária exigem que se tenha muito cuidado na prescrição de drogas com objetivo de sedação ou analgesia. Um exemplo é a meia-vida do diazepam, que aumenta de 20 horas nos adultos para 90 horas no idoso com mais de 80 anos.[97]

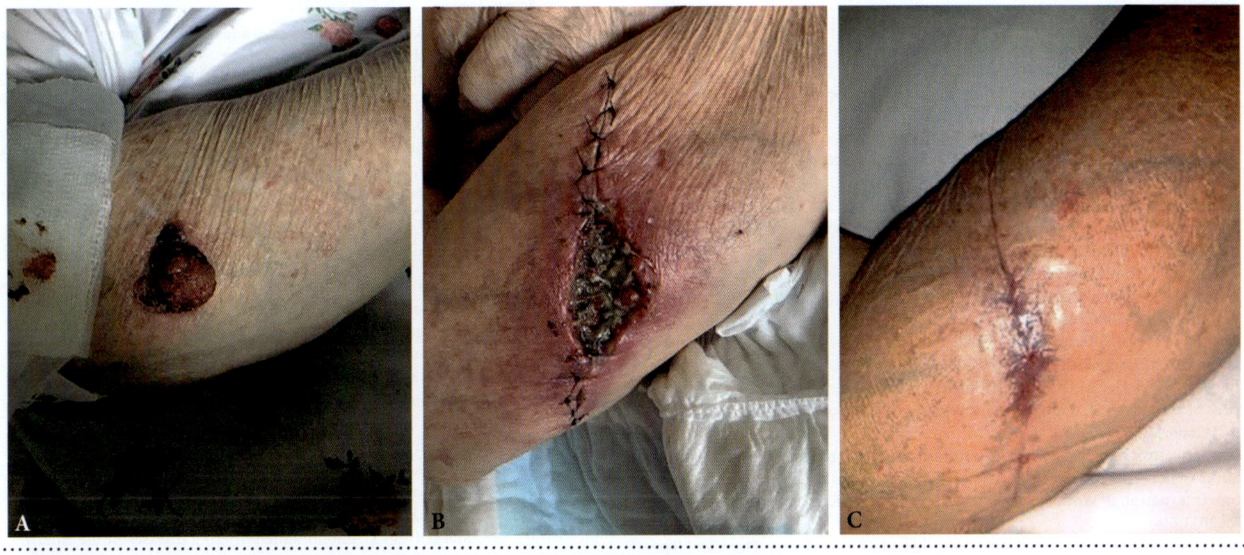

■ **Figura 51.90** Caso de complicação cirúrgica em paciente com hipoalbuminemia. **(A)** Carcinoma espinocelular no antebraço direito, **(B)** rejeição do enxerto, **(C)** cicatrização completa da lesão após 1 mês.

Referências bibliográficas

1. Carvalho JAM. O envelhecimento da população brasileira: um enfoque demográfico. Cad Saúde Pública,RJ 2003;19(3):725-33.
2. Küchemann BA. Envelhecimento populacional, cuidado e cidadania: velhos dilemas e novos desafios. Revista Sociedade e Estado 2012;27(1).
3. Veras R. Envelhecimento populacional e as informações de saúde do PNAD: demandas e desafios contemporâneos. Cad. Saúde Pública 2007; 23(10):2463-2466.
4. Leme LEG,Leme MD, Espino DV. Geriatrics in Brazil: A Big Country with Big Opportunities. JAGS 2005;53:2018-2022.
5. IBGE. Instituto Brasileiro de Geografia e estatística. Atlas do Censo Demográfico 2010. http://censo2010.ibge.gov.br/apps/atlas/.
6. Kohl E, Steinbauer J, landthaler M, Szeimies RM. Skin ageing. JEADV;2011;25:873-884.
7. Draelos ZD. Cosmecêuticos. 1th ed. Rio de Janeiro: Elsevier; 2005.
8. Draelos ZD. Cosmetic dermatology: products and procedures. 1th ed. Oxford: Wiley-Blackwell; 2010.
9. Grimes PE, Green BA, Wildnauer RH, Edison BL. The use of polyhydroxy acids (PHAs) in photoaged skin. Cutis. 2004; 73 (2 Suppl): 3-13.
10. Tagami H. Functional characteristics of the stratum corneum in photoaged skin in comparison with those found in intrinsic aging. Arch Dermatol Res. 2008; 300 (1 Suppl): s1-s6.
11. Makrantonaki E, Zouboulis CC. Characteristics and Pathomechanisms of Endogenously Aged Skin. Dermatology 2007;214:352-360.
12. Fitzpatrick's et al. Dermatology in general medicine.Seventh edition 2008.
13. Boukamp J.Telomere loss and skin aging. Int J Cosm Sci;2004;26:303.
14. Rabe JH, Mamelak AJ, McElgunn PJ, Morison WL, Sauder DN. Photoaging:mechanisms and repair. J Am Acad Dermatol. 2006;55(1):1-19.
15. Yaar, M.; Gilchrest, B.A Photoageing:mechanism,prevention and therapy. Br J Dermatol;2007;157(5): 874-887.
16. Farage MA, Miller KW, Elsner P, Maibach HI. Intrinsic and extrinsic factors in skin ageing: a review. Int J Cosm Sci;2008;30(2):87-95.
17. Boukamp J.Ageing mechanism: the role of telomerase. Clin Exp. Dermatol 2001;26(7):562-65.
18. Puizina-Ivic N;Skin aging; Acta Dermatoven;2008;17(2):47-54.
19. Ramos e Silva M, Carneiro SCS. Elderly skin and its rejuvenation: products and procedures for the aging skin. J of Cosm Dermatol;2007;6(1): 40-50.
20. Fluhr JW, Darlenski R, Surber C. Glycerol and the skin: holistic approach to its origin and functions. Br J Dermatol. 2008; 159 (1): 23-34.
21. Antoniou C, Kosmadaki MG, Stratigos AJ, Katsambas AD. Photoaging. Am J Clin Dermatol. 2010; 11(2): 95-102.
22. Chung JH, Eun HC. Angiogenesis in skin aging and photoaging. J of Dermatol;2007; 34(9): 593-600.
23. Chung JH,Yano K,Lee MK,Youn CS,Seo JY,Kim KH,Cho KH,Eun HC,Detmar M. Differential Effects of Photoaging vs Intrinsic Aging on the Vascularization of Human Skin. Arch Dermatol. 2002;138:1437-1442.
24. Bernhard JD.Itch and pruritus: what are they, and how should itches be classified? Dermatologic Therapy;2005;18(4): 288-291.
25. Seite S, Zucchi H, Septier D, Igondjo-Tchen S, Senni K, Godeau G. Elastin changes during chronological and photo-ageing: the important role of lysozyme. JEADV; 2006;20(8): 980-987.
26. Kaya G, Saurat GH. Dermatoporosis: A Chronic Cutaneous Insufficiency/Fragility Syndrome. Dermatology 2007;215:284-294.
27. Saurat JH. Dermatoporosis. The functional side of skin aging. Dermatology. 2007: 215 (4): 271-2.
28. Norman RA. Xerosis and pruritus in the elderly: recognition and management. Dermatologic Therapy;2003;16(3): 254-25.
29. Reamy BV,Bunt CW, Fletcher S. A diagnostic approach to pruritus. Am Fam Physician.2011;84(2):195-202.
30. Weisshaar E et al. European Guideline on chronic pruritus. Acta Derm Venereol.2012;92:3-17,2012.

31. Steinhoff M,Bienenstockhttp://www.nature.com/jid/journal/v126/n8/abs/5700231a.html - aff2 J,Schmelz M,Maurer M,Wei E,Bíró T. Neurophysiological, neuroimmunological, and neuroendocrine basis of pruritus J of Inv Dermatol;2006; 126, 1705–1718.
32. Paus R,Schmelz M,Bíró T,Steinhoff M. Frontiers in pruritus research: scratching the brain for more effective itch therapy. Clin. Invest;2006;116(5): 1174-1186.
33. Raap U,Ständer S,Metz M. Pathophysiology of itch and new treatments. Curr Opin Allergy Clin Immunol.2011;11(5):420-27.
34. Wallengren J. Neuroanatomy and neurophysiology of itch Dermatologic Therapy;2005;18(4): 292-303.
35. Davidson S, Zhang X, Yoon CH, Khasabov SG, Simone DA, Giesler GJ Jr. The itch--producing agents histamine and cowhage activate separate populations of primate spinothalamic tract neurons. J Neurosci. 2007;27(37):10007-14.
36. Polat M, Öztas P,İlhan MN,Yalçin B, Alli N. Generalized Pruritus: A Prospective Study Concerning Etiology. Am J of Clin Dermatol;2008; 9(1): 39-44.
37. Karnath BM. Pruritus: a sign of underlying disease. Hospital Physician; 2005;41(10):25-29.
38. Rosso JQ, Levin J. Clinical relevance of maintaining the structural and functional integrity of the stratum corneum: why is it importat to you?. J Drugs dermatol.2011; 10:s5-s11.
39. Garibyan L, Chiou AS, Elmariah SB. Advanced aging skin and itch: adressing na unmet need. Detmatol Therapy;2013;26:92-103.
40. Misery L,Stander S. Pruritus.1a ed.Springer; 2010.
41. Lee MR, Shumack S. Australas. Prurigo nodularis: a review J Dermatol; 2005;46(4): 211-20.
42. Eccles AL,Carmichael AJ. Treatment of Pruritus Associated with Systemic Disorders in the Elderly: A Review of the Role of New Therapies. Drugs & Aging;2003;20(3):197-208.
43. Gaspar PK. Neuropepitídeos na pele. An Bras Dermatol.2003;78(4):483-98.
44. Summey BT, Yosipovitch G. Pharmacologic advances in the systemic treatment of itch. Dermatol Therapy;2005;18:328-32.
45. Hercogová J. Topical anti-itch therapy. Dermatol Therapy;2005;18:341-43.
46. Dawn AG,Yosipovitch G. Butorphanol for treatment of intractable pruritus. J Am Acad Dermatol;2006;54(3):527-31.
47. Yesudian PD et al. Efficacy of gabapentin in the management of pruritus of unknown origin. Arch Dermatol;2005;141:1507-09.
48. Bergasa NV,McGee M,Ginsburg IH,Engler D. Gabapentin in patients with the pruritus of cholestasis: A double-blind, randomized, placebo-controlled trial. Hepatology;2006;44(5):1317-23.
49. Grundmann S, Ständer S. Chronic pruritus: clinics and treatment. Ann Dermatol; 2011;23(1):1-11.
50. 6th International Workshop for the study of itch. Expert review of dermatol.2011;6(6):577-79.
51. Norman R,Blanco PM. Papulosquamous diseases in the elderly. Dermatol Therapy;2003;16:231-42.
52. Mastrolonardo M,Diaferio A,Vendermiale G,Lopalco P. Seborrhoeic dermatitis in the elderly. Acta Dermatol Venereol;2004;84:285-87.
53. Zhang H et al. Gaining a comprehensive understanding of pruritus.Indian J Dermatol Venereol Leprol;2012;78(5):532-44.
54. Pourrabbani S. Colloid milium: a review and update. J Drugs Dermatol. 2007 Mar;6(3):293-6.
55. Kirtak N, Inaloz S, Karakok M,Ozgoztasi O. A case of adult colloid milium with chronic sun exposure.Int j Dermatol;2002;41:036-38.
56. Loo Wj,Burrows NP. Mamagement of autoimmune skin disorders in the elderly. Drugs Aging;2004;21(12):767-77.
57. Mutasim DF. Autoimmune bullous dermatoses in the elderly. Drugs aging 2010; 27(1):1-19.
58. Broussard KC et al.Erosive pustular dermatosis of the scalp: a review with a focus on dapsone therapy. J Am Acad Dermatol;2012;66:680-686.
59. Heenan PJ,Quirk CJ. Transient acantholytic dermatosis. Br J Dermatol;2006;102(5): 515-520.
60. Hordinsky M,Sawaya M,Roberts JL. Hair loss and hirsutism in the elderly. Clin Geriatr Med;2002;18(1):121-33.
61. Elgart ML. Skin infections and infestations in the elderly. Clin Geriatr Med; 2002;18(1):89-101.
62. Martin ES,Elewski BE. Cutaneous fungal infections in the elderly. Clin Geriatr Med. 2002 Feb;18(1):59-75.
63. Laube S,Farrell Am. Bacterial skin infections in the elderly. Drugs Aging;2002;19(5):331-42.
64. Scheinfeld N. Infections in the elderly. Dermatol Online J;11(3):8 http://dermatology.cdlib.org/113/reviews/elderly/scheinfeld.html.
65. Bader M,McKinsey DS. Viral infections in the elderly. Postgraduate medicine; 2005;118(5):45-54.
66. Tyring SK. Treatment of Herpes Zoster.J Am Acad Dermatol;2007;57(2):pS136-142.
67. Sanchez FG. Signos cutáneos de malignidade interna. Dermatol Per;2005;15(3):181-85.
68. Kleyn CE.Cheong JE, Bell HK. Cutaneous manifestations of internal malignancy. Am J Clin Dermatol:2006;7(2):71-84.
69. Dall'olio E, Rosina P, Girolomoni G. Erosive pustular dermatosis of the leg: long –term control with topical tacrolimus;2011;52: e15-e17.
70. Jaul E. Assessment and management of pressure ulcers in the elderly. Drugs Aging;2010;27(4):311-325.
71. Bansal C,Scott R, Stewart D,Cockerell CJ. Decubitus ulcers: A review of the literature. Int J Dermatol;2005,44(10), 805–810.
72. Stechmiller JK. Guidelines for the prevention of pressure ulcers. Wound Repair and Regeneration;2008;16(2):151-168.
73. Gray M. Optimal Management of incontinence – associated dermatitis in the elderly. Am J Clin Dermatol;2010;11(3):201-210.
74. Weinberg JM. Herpes zoster: Epidemiology, natural history, and common complications.J Am Acad Dermatol 2007;57:S130-5.
75. Betts RF. Vaccination strategies for the prevention of herpes zoster and postherpetic neuralgia. J Am Acad Dermatol 2007;57:S143-7.
76. Marks R. Rosacea in the Elderly. Pag 77-85. Diagnosis of Aging skin diseases. R.A.Norman Ed. Springer – Verlag London Limited 2008.
77. Menz HB, Zammit V,Munteanu SE. Plantar pressures are higher under callused regions of the foot in older people.Clin Exp Dermatol;2007;32(4): 375–380.
78. Scheinfeld N, Mones J. Seasonal variation of transient acantholytic dyskeratosis (Grover's disease). J Am Acad Dermatol. 2006 Aug;55(2):263-8.
79. Chen J et al. sera of elderly bullous pemphigoid patients with associated neurological diseases recognize bullous pemphigoid antigens in the human brain. Gerontology 2011;57:211-216.
80. Singh G, Haneef NS, Uday A. Nail changes and disorders among the elderly. Indian J Dermatol Venereol Leprol 2005;71(6); 386.
81. Norman RA. Geriatric Dermatology. Dermatol Clin of North America 2004;22(1): 73-86. Sami N,Yeh SW,Ahmed AR. Blistering diseases in the elderly: diagnosis and treatment.pag 73-86.
82. Berker D, McGregor JM, Hughes BR. Guidelines for the management of actinic keratoses. Br J Dermatol. 2007;156(2):222-30.
83. Joly P, Fontaine J, Roujeau JC. The role of topical corticosteroids in bullous pemphigoid in the elderly. Drugs Aging. 2005;22(7):571-6.
84. Gan EY, Tian EAL, Tey HL. Management of herpes zoster and post –herpetic neuralgia. Am J Clin Dermatol; 2013;14:77-85.
85. Venning VA et al. British Association of dermatologists guidelines for the management of bullous pemphigoid 2012. BJD;2012;167(6):1200-1214.
86. Wallengren J. Prurigo. Am J Clin Dermatol;2004;5(2):85-95.
87. Wolpowitz D, Gilchrest BA.The vitamin D questions: How much do you need and how should you get it ? J Am Acad Dermatol;2006;54(2):301-17.
88. Reichrath J. Vitamin D and the skin: an ancient friend, revisited. Exp Dermatol. 2007;16(7):618-25.
89. Jafferany M, Huynh TV,Silverman MA, Zaidi Z. geriatrics dermatoses: a clinical review of skin diseases in an aging population.Int J Dermatol 2012;51: 509-522.
90. Cordel N et al.Neurological disorders in patients with bullous pemphigoid. Dermatology2007; 215 (3):187-91.
91. Parker SRS, Mackelfresh J. Autoimmune blistering diseases in the elderly. Clinics Dermatol 2011;29:69-79.
92. Schmidt E, DellaTorre R, Borradori L. Clinical features and practical diagnosis of bullous pemphigoid. Dermatol Cli; 2011;29:427-438.
93. Greaves MW. Recent advances in pathophysiology and current management of itch. Ann Acad Med Singapore;2007;36:788-92.
94. Jabbour SA. Cutaneous manifestations of endocrine disorders. Am J Clin Dermatol;2003;4(5):315-331.
95. Krause WKH. Cutaneous manifestations of endocrine diseases 2010. Ed Springer.
96. Rhodes L M; Norman RH; Wrone DA; Alam M. Cutaneous surgery in the elderly: ensuring comfort and safety.Dermatol Therapy 2003;16(3):243-253.
97. Alam M; Norman R.A; Goldberg L.H. Dermatologic Surgery in Geriatric Patients: Psychosocial Considerations and Perioperative Decision-Making. Dermatologic Surgery.2002; 28(11): 1043-1050.
98. Otley CC. Perioperative evaluation and management in dermatologic surgery. J Am Acad Dermatol. 2006;54(1):119-27.
99. Correr CJ,Pontarolo R,Ferreira LC,Baptistão SAM. Riscos de problemas relacionados com medicamentos em pacientes de uma instituição geriátrica. RBCF.2007; 43(1):55-62.
100. Nóbrega OT,Karnikowski MGO. A terapia medicamentosa no idoso:cuidados na medicação. Ciência &Saúde Coletiva,2005;10(2):309-313.
101. Flammiger A,Maibach H. Drug Dosage in the Elderly: Dermatological Drugs. Drugs & Aging;2006; 23(3): 203-215.
102. Barranco VP.Update on clinically signifincant drug interactions in dermatology.2006;54(4):676-84.
103. Schrader A et al. Effects of glyceryl glucoside on AQP3 expression, barrier function and hydration of human skin. Skin Pharmacol Physiol;2012;25:192-199.
104. Kaya G, Jacobs F, Prins C, Viero D, Kaya A, Saurat JH. Deep dissecting hematoma. An emerging severe complication of dermatoporosis. Arch Dermatol. 2008; 144 (10): 1303-8.
105. Saeed S, Sagatys E, Wasserman JR, Morgan MB. Geriatric Fungal infections, Diagnosis of Aging skin diseases. R.A.Norman Ed. Springer – Verlag London Limited 2008, pag 123- 150.
106. Pereira SM, Sumita JM. Idosos.Tratado Internacional de Cosmecêuticos 2012. Costa A et al. Ed. Guanabara Koogan.
107. Papakonstantinou E, Roth M, Karakiulakis G. Hyaluronic acid. Dermatol Endocrinol 2012;43:253-258.
108. Muldoon J. Chronic ulcers of the lower limb. Wound healing and skin integrity. Flanagan M.2013. Ed. Wiley- Blackwell.

109. Barnes et al. Synergistic effect of hyaluronate fragments in retinaldehyde induced skin hyperplasia which is a CD44 dependent phenomenon. PloS ONE 2010;5(12):1-9.
110. Nolan K, Mamur E. Moisturizers: reality and the skin benefits. Deramatol therapy 2012;25:229-233.
111. Piliouras Pet al. New insights in naevogenesis: number, distribution and dermatoscopic patterns of naevi in the elderly. Australasian J Dermatol;2011;52:254-258.
112. Zalaudek I et al. Problematic lesions in the elderly. Dermatol Clin;31(4):549-564.
113. Holick MF,Binkley NC, Bischoff-Ferrari HA. Evaluatin, theatment and prevention of vitamin D deficiency: an Endocrine Society Clinical Gideline. J Clin Endocrinol Metab;2011;97:1911-1930.
114. Elias PM. Physiological lipids for barrier repair in dermatology. In: Draelos ZD, editor. Cosmeceuticals. Philadelphia: Elsevier Saunders; 2005. p. 63-70.
115. Gall Y. Hyaluronic acid: structure, metabolism and implication in cicatrisation. Ann Dermatol Venereol. 2010; 137 (1 Suppl): s3-8.
116. White-Chu EF, Reddy M. Clin Dermatol. 2011 Jan-Feb;29(1):37-42. Dry skin in the elderly: complexities of a common problem.
117. Paul C et al. Prevalence and risk factors for xerosis in the elderly: a cross- sectional epidemiological study in primary care. Dermatology 2011;223:260-65.
118. Parker SRS, Mackelfresh J. Autoimmune blistering diseases in the elderly. Clin Dermatol;2011;29:69-79.
119. Stockfleth E.The paradigm shift in treating actinic keratosis: a comprehensive strategy. J Drugs Dermatol:2012;11(12):1462-1467.
120. Longo C et al. Dermoscopy and Confocal microscopy of nested melanoma in the elderly. Jama Dermatol; 2013;149(8):941-5.
121. Proksch E. The role of emollients in the management of diseases with chronic dry skin. Skin Pharmacol Physiol. 2008; 21 (2): 75-80.
122. Guiraud AP. Dry skin in dermatology: a complex physiopathology. J Eur Acad Dermatol Venereol. 2007; 21(2 Suppl): s1-4.
123. Leblanc K, Christensen D, Orsted HL. Prevention and treatment of skin tears. Wound care Canada. 2008; 6 (1) 14-32.
124. Weisshaar E,Dalgard F. Epidemiology of itch.Adding to the burden of skin morbidity. Acta Derm Venereol,89:339-50,2009.
125. Cohen KR,Frank J, Salbu RL. Pruritus in the elderly. P&T 2012;37(4):227-239.
126. Cassano N et al. Chronic pruritus in the absence of specific skin disease. Am J Clin Dermatol.2010;11(6):399-411.
127. Ständer S et al. Pathogenesis of pruritus. JDDG;2011;9:456-63.
128. Langner MD,Maibach HI. Pruritus measurement and treatment. Clinical and Experimental Dermatol,34,285-88,2009.
129. Stumpf A, Stander S. Naeuropathic itch: diagnosis and management.Deramtol Therapy 2013;26:104-109.
130. Kwatra SG et al. Brachioradial pruritus: a trigger for generalization of itch. 2013;68(5): 870-873.
131. Metz M, Stander S. Chronic pruritus- pathogenesis, clinical aspects and treatment. JEADV 2010;24:1249-1260.
132. Tey HL, Yosipovitch. Targeted treatment of pruritus- a look into the future. Br J Dermatol 2011;165(1):5-17.
133. Dubertret DA. Aprepitant as an antipruritic agent. New England J Med 2009;361(14)1415-1416.
134. Summers EM et al. Chronic eczematous eruptions in the aging. JAMA dermatol 2013;149(7):815-818.
135. Reich A, Stander S, Szepietowski JC. Drug-induced pruritus: A review. Acta Derm Venereol.2009;89:236-44.
136. Grozdev IS et al. Psoriasis in the elderly. JAAD 2011;65:537-545.
137. Fukaya E, Margolis DJ. Approach to diagnosing lower extremity ulcers. Dermatol Therapy;2013;26:181-186.
138. Endo JO, Wong JW, Norman RA, Chang AL. Geriatric dermatology. JAAD;2013;68(4):521.e1-521.e10.
139. Connor MN, Gallgher P,Mohony D. Inappropriate prescribing. Drugs Aging 2012;29(6):437-452.
140. Gorzoni ML, Fabbri RMA, Pires SL. Medicamentos potencialmente inapropriados para idosos. Rev Assoc Med Bras; 2012;58(4):442-446.
141. Richmond NA,Maderal AD, Vivas AC. Evidence based management of common chronic lower extremity ulcers. Dermatol Therapy; 2013;26:187-196.
142. Ciocan D et al. Distinctive features of melanoma and its management in elderly patients. JAMA Dermatol; 2013; online august; E1-E8.
143. Jones VE, Flanagan M. Wound infection.Pag 87-101. Wound healing and skin integrity: principles ad practice. Flanagan M. 2013. Ed Wiley-Blackwell.
144. Dominguez MLR et al. Dermatoporosis, an emerging disease: case report. Our Dermatol Online 2;2016;7(2):191-194.
145. Badea MA, Morariu SH, Sin Anca. A novel Disease caused by increase of the lifespan: chronic cutaneous insufficiency syndrome or dermatoporosis. Acta Medica Marisiensis;2015;61(1):54-56.
146. Sarah L,Sheu,Kevin C.Wang. Pruritus and dermatitis in the elderly. Curr Geri Rep;2016;5:266-274.
147. Millington GWM et al. British Association of Dermatologists ` Guidelines for the investigation and management of generalized pruritus in adults without an underlyng dermatosis, 2018. BJD;2018;178:pp34-60.
148. Barbosa JFA. Terapêutica do prurido crónico, revisão bibliográfica.Dissertação de mestrado apresentada Instituto ciencias Biomédicas Abel Salazar da Universidade do Porto. 2016-2017.
149. Tanei R, Hasegawa Y. Atopic dermatitis in older adults: a viewpoint from geriatric dermatology. Geriatr Gerontol Int;2016;16(suppl1):75-86.
150. Irawan Y and al. Atopic dermatitis in the elderly. J Gen Pro DVI;2016;1(2):20-24.
151. Raiagopalan M et al. Diagnosis and management of chronic pruritus. An expert consensus review. Indian J Dermatology;2017;62(1):7-17.
152. Beele H et al. Incontinence associated dermatitis: pathogenesis, contributing factors, prevention and management option. Drugs Aging 2018;35(1):1-10.
153. Bernard P, Antonicelli F. Bullous pemphigoid: a review of its diagnosis, associations and treatment. Am J Clin Dermatol;2017;18(4):513-528.
154. Chaves MY, Perez PU. Cutaneous alerts in systemic malignancy: part 1 Actas Dermosifiliorg;2013;104(4):285-298.
155. Grandinetti LM, Tomecki KJ. Dermatologic signs of systemic disease. www.clevelandclinicmeded.com; Published:august 2010; last reviewed: june 2017.
156. Schwartz RA, Chief editor:Elston DM et al. Cutaneous manifestations of hepatitis C Clinical presentation. https:||emedicine.medscape.com|article|1134161-clinical. Updated may 2017.
157. Sakka Z, Adam AM, Ilyas F. Skin disorder due to manifestation of systemic disease in elderly. IJDV;2012;1(3);47-60.
158. Lebwohl MG,revisão técnica Dácri AM. Atlas de Dermatologia & Doenças sistêmicas. Editora Revinter.2000- 86-89 e 104-112.
159. Terzi E, Akyol A. Cutaneous manifestations of nutricional disease. J Contemp Med;2016; 6:110-120.
160. Yu Ph et al. Zinc deficiency induced dermatitis in the elderly: a case report. Taiwan Geriatr Gerontol;2016;11(1):66-78.
161. Chaves MY, Perez Pu. Cutaneous manifestations of systemic malignancies: part 2. Actas Dermosifiliorg;2013;104(7):543-553.
162. Dornelas Neto J et al. Doenças sexualmente transmissíveis em idosos: uma revisão sistemática. Cienc.saúde coletiva;2015;20(12):3853-3864.
163. Alencar RA, Ciosak SI. Aids em idosos; motivos que levam ao diagnostico tardio. Re. Bras. Enf.;2016;69(6)3-10.
164. Gomes ALZ, Othero MB. Cuidados paliativos. Estudos avançados;2016; 30(88): 155-166.
165. Galriça Neto I. principios e filosofia dos cuidados paliativos. In:Barbosa A,Galriça NetoI. Manual de cuidados paliativos. 2ed.Lisboa: Faculdade de Medicina da Universidade de Lisboa;2010:1-42.
166. Matsumoto DY,Cuidados paliativos, fundamentos e principios. In: Carvalho RT, Parsons HA. Manual de cuidados paliativos. São Paulo: Academia Nacional de Cuidados paliativos (ANCP) 2012:23-30.
167. P Humbert et al. Bateman purpura (dermatoporosis): a localized scurvy treated by topical vitamin C - double-blind randomized placebo-controlled clinical trial. J Eur Acad Dermatol Venereol. 2018 Feb;32(2):323-328.
168. Cevikbas F, Lerner EA. Physiology and Pathophysiology of Itch. Physiol Rev. 2020 Jul 1;100(3):945-982.
169. Williamson S, Merritt J, De Benedetto A. Atopic dermatitis in the elderly: a review of clinical and pathophysiological hallmarks. Br J Dermatol. 2020 Jan;182(1):47-54.
170. Geisler AN et al. Immune checkpoint inhibitor-related dermatologic adverse events. J Am Acad Dermatol. 2020 Nov;83(5):1255-1268.
171. Lopeaz AT, Khanna T et al. A review of bullous pemphigoid associated with PD-1 and PD-L1 inhibitors. Int J Dermatol. 2018 Jun;57(6):664-669.
172. Lal H, Cunningham AL et al. Efficacy of an adjuvanted herpes zoster subunit vaccine in older adults. N Engl J Med. 2015;372(22):2087.
173. Oxman MN, Levin MJ et al. A vaccine to prevent herpes zoster and postherpetic neuralgia in older adults. N Engl J Med. 2005;352(22):2271.

PARTE 4

Afecções dos Anexos Cutâneos e das Mucosas

capítulo 52

José Roberto Pegas

Hidroses

A quantidade de suor produzida pelo homem é variável, dependendo da idade, sexo e raça, além de ser influenciada por fatores endógenos e exógenos. Sua produção pode ser excessiva (hiperidrose), diminuída (hipo-hidrose) ou ausente (anidrose).

HIPERIDROSES

A hiperidrose pode ser classificada como primária ou idiopática, que corresponde ao tipo mais comum, e secundária. A doença primária geralmente apresenta-se mais cedo na vida com sintomas mais localizados, enquanto a doença secundária está, quase sempre, associada a efeitos adversos de medicamentos ou distúrbios sistêmicos, particularmente neurológicos.[1]

Hiperidrose primária

A hiperidrose primária é definida como a sudorese excessiva, geralmente localizada em axilas, palmas e plantas, não associada a condições sistêmicas.[2]

Um padrão de hereditariedade sugerindo transmissão autossômico dominante com penetração incompleta é sugerido.[3]

Glândulas sudoríparas

Existem três tipos de glândulas sudoríparas das axilas: écrinas, apócrinas e apoécrinas (Figura 52.1).

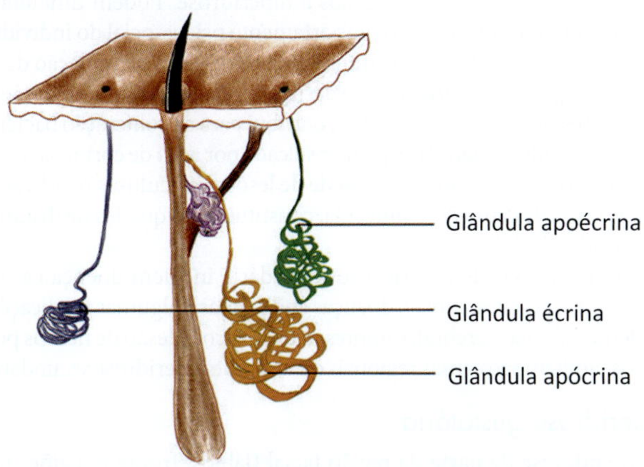

Figura 52.1 Glândulas sudoríparas das axilas.
Fonte: Adaptada de Arora G, Kassir M, Patil A, Sadeghi P, Gold MH, Adatto M, Grabbe S, Goldust M. Treatment of axillary hyperhidrosis. J Cosmetic Dermatology. doi:10.1111/jocd.14378.

As glândulas écrinas[4] tornam-se funcionais logo após o nascimento. As glândulas apócrinas[4] iniciam sua função apenas sob estímulo hormonal da puberdade. O número total de glândulas sudoríparas em um indivíduo varia de 2 a 4 milhões, tendo uma concentração maior nas palmas, plantas e axilas. Sua inervação se dá pela via colinérgica e pelas fibras C não mielinizadas simpáticas pós-ganglionais, todas sob controle do hipotálamo. Acetilcolina é o neurotransmissor primário, com pequena participação da noradrenalina estimulando as terminações adrenérgicas. Isto é diferente das outras fibras simpáticas pós-ganglionares, que liberam noradrenalina. O estímulo colinérgico de receptores muscarínicos inicia a produção de suor. As glândulas apócrinas são inervadas por nervos simpáticos pós-ganglionares sendo a noradrenalina o neurotransmissor primário e, portanto, respondem a estímulo emocional. Glândulas sudoríparas axilares respondem a estímulos emocionais e termossensitivos, que ativam centros de suor no hipotálamo. Este é controlado pelo córtex cerebral que recebe estímulos termossensitivos. Postula-se que a hiperidrose primária é em função de um controle central anormal do suor emocional. O efeito de neuropeptídeos tais como polipeptídeo intestinal vasoativo, substância P, óxido nítrico e peptídeo relacionado ao gene da calcitonina tem sido implicado em causar vasodilatação cutânea e suor. Todos, exceto a substância P, têm implicações na exacerbação da taxa de suor. A seguir, fluxograma da via eferente sudomotor central (Figura 52.2.).

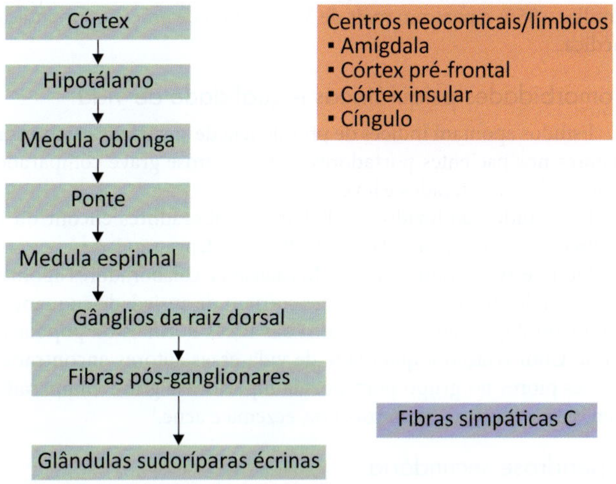

Figura 52.2 Via eferente sudomotor central.
Fonte: Adaptada de Arora G, Kassir M, Patil A, Sadeghi P, Gold MH, Adatto M, Grabbe S, Goldust M. Treatment of axillary hyperhidrosis. J Cosmetic Dermatology. doi:10.1111/jocd.14378.

As regiões afetadas correspondem a áreas de maior densidade de glândulas sudoríparas écrinas e apoécrinas: axilas, palmas, plantas e face. As glândulas apócrinas estimuladas predominantemente pela via adrenérgica tem uma distribuição diferente das glândulas écrinas e parecem não contribuir para a doença. Enquanto as glândulas apócrinas produzem uma secreção mais viscosa contendo lipídeos, as glândulas écrinas secretam uma solução aquosa hipotônica sob estimulação predominantemente colinérgica. Acredita-se que a hiperidrose primária seja causada por estimulação colinérgica nas glândulas écrinas, ao invés de um defeito do aparelho glandular, uma vez que o exame histológico das glândulas écrinas desses pacientes não exibe anormalidades como a hipertrofia da glândula ou hiperplasia, em comparação com aquelas de indivíduos não afetados pela doença.[5]

O tipo palmoplantar é a forma mais comum de hiperidrose primária, afetando 50% a 60% dos pacientes. Toda a região palmar e plantar, assim como a lateral, dorso e ponta dos dedos são acometidos, podendo afetar diretamente a qualidade de vida do indivíduo.[6]

Polimorfismo genético

Até o momento foram mapeados dois *loci* relacionados à hiperidrose focal primária (HFP): o primeiro no cromossomo 14q11.2-q13 e o segundo no cromossomo 2q31.1 e fornecem evidências diretas de que a hiperidrose pertence a um grupo de desordens clínica e geneticamente heterogêneas.[4]

Também se especula o papel do gene da aquaporina-5, localizado no cromossomo 12q13,12, seja um gene envolvido na hiperidrose nas famílias investigadas. Também foi encontrado uma expressão aumentada da aquaporina-5 em glândulas sudoríparas utilizando-se microscopia eletrônica e imunohistoquímica. Especula-se que a aquaporina-5 esteja envolvida na secreção, pelo menos, do suor das glândulas sudoríparas.[4]

Epidemiologia

A prevalência da hiperidrose na população geral varia de 0,9% a 20,6%, sendo a hiperidrose axilar primária de 1% a 12,9%; da palmoplantar 0,6% a 11,6%; e a generalizada 2,2% a 6,1%.[7]

Um estudo[4] nos Estados Unidos teve o interesse em mostrar a prevalência de hiperidrose multifocal: eram pacientes já registrados em um banco de dados pertencentes a sociedade nacional de hiperidrose e o resultado foi que cerca de 81% dos pesquisados possuíam três ou mais áreas com hiperidrose.

Em outro estudo[8] realizado nos Estados Unidos e no Reino Unido utilizando banco de dados de saúde, encontrou-se prevalência de 1,03% (US) e de 1,57% (UK). Entre 6% e 38% dos pacientes declararam que nunca tinham procurado aconselhamento médico para tal. Esses dados apontam que deve haver uma subnotificação de casos.

Outro estudo[9] confirmou que 18% dos indivíduos tinham histórico familiar e 85% esperaram mais de 3 anos antes de procurar orientação médica.

Comorbidades psiquiátricas e qualidade de vida

Estudos apontam índices de prevalência de ansiedade e depressão maiores nos pacientes portadores de hiperidrose grave comparados com quadros moderados e leves.[4]

Em estudo conduzido por Bahar e colaboradores encontrou-se 21,3% de casos com ansiedade e 27,2% com depressão.[4]

Outro estudo conduzido por Kristensen e colaboradores apontou que cerca de 50% de seus pacientes sofriam de ansiedade enquanto o fenômeno depressão estava dentro das taxas normais da população sueca. Com relação a qualidade de vida esses autores encontraram índices piores no grupo portador de hiperidrose grave comparados com outras doenças como psoríase, eczema e acne.[4]

Hiperidrose secundária

A hiperidrose secundária pode ser de origem neural e não neural. As formas mais comuns de hiperidrose de origem neural são hipotalâmicas, corticais e gustativas e decorrem de lesões de troncos nervosos ou fibras reflexas.[10]

Hiperidroses neurais

Hiperidrose termorregulatória generalizada (hipotalâmica)

Ocorre por estimulação dos centros hipotalâmicos termorreguladores. São causas de sudorese hipotalâmica: exercícios físicos, doenças que causam elevação da temperatura como as infecciosas (tuberculose, brucelose, malária), neoplásicas (linfomas), metabólicas (hipertireoidismo, hipoglicemia), alterações cardiovasculares (choque cardiogênico, insuficiência cardíaca), doenças neurológicas (lesões corticais, tumores cerebrais, acidente vascular cerebral), medicamentos (antitérmicos, anti-inflamatórios não hormonais, anticolinérgicos, antidepressivos). O aumento de temperatura no sangue que irriga o hipotálamo gera perda de calor através da sudorese e da vasodilatação.

Os estados febris podem determinar alterações do centro termorregulatório sendo que a sudorese pode persistir por semanas ou meses mesmo após a febre ter sido interrompida (suor sem doença).[11]

Hiperidrose emocional ou cortical

É a forma de hiperidrose generalizada mais evidente nas regiões axilares, palmoplantares, períneo-inguinais e facial, em razão do aumento da atividade mental ou emocional, podendo ser localizada. Deve-se ressaltar que a atividade mental isenta de qualquer conteúdo emocional pode provocar sudorese. Estímulos térmicos podem aumentar esta resposta.

A maioria dos casos de hiperidrose pertence ao tipo cortical. Embora os fatores emocionais ou mentais possam ser os deflagradores deste tipo de sudorese, parece haver uma facilitação das vias nervosas. As glândulas sudoríparas são normais e não há alteração da colinesterase. Durante o sono, os impulsos nervosos estão diminuídos e isto explica a pequena produção de suor neste período.[12]

A desordem acomete ambos os sexos e, geralmente, inicia-se na infância ou perto da puberdade. Frequentemente, existe história familiar e pode ser parte de algumas síndromes: ceratodermias palmoplantares, síndrome unha-patela e doenças como paquioníquia congênita, epidermólise bolhosa recessiva e eritrodermia ictiosiforme congênita. Pode persistir por anos, porém com tendência à piora.

A sudorese palmoplantar pode ser contínua ou episódica, sendo que a contínua piora nas estações quentes e não é precipitada pela atividade mental. O tipo episódico relaciona-se com estímulos mentais ou emocionais e não é influenciada pelas estações do ano.

A sudorese axilar pode ser contínua, embora, mais frequentemente, apresente-se como episódica, podendo ser ou não agravada pelo calor e atividade mental. As glândulas écrinas são as responsáveis pelo quadro.

A hiperidrose do couro cabeludo e da face traz desconforto que o paciente suporta relativamente bem. Essas localizações tornam-se aborrecedoras quando há coexistência de seborreia.

As virilhas não constituem queixa maior, muito embora sejam sede de infecções fúngicas e bacterianas. Mãos, pés e axilas concentram a maior parte dos problemas ligados à hiperidrose. Podem dificultar o trabalho, bem como alterar o comportamento psicossocial do indivíduo.

A localização plantar constitui terreno fértil para a instalação de infecções fúngicas e bacterianas e de dermatites de contato. A utilização de meias espessas e calçados abafados contribui para a proliferação bacteriana, ocasionando a queratólise plantar sulcada por ação de corinebactérias.

As mãos e os pés podem ser sede de lesões vesiculosas recidivantes muitas vezes de causa desconhecida, constituindo o quadro de disidrose ou *pompholyx*.[13,14]

Outras causas de hiperidrose secundária incluem doença cardiopulmonar, infecções, câncer, doenças endócrinas e algumas medicações. Acidente vascular cerebral, tumores neurológicos e lesão de nervos periféricos também são causas regionais ou focais de hiperidrose secundária.[7]

Hiperidrose gustatória

A sudorese de parte da região facial (lábios, fronte e regiões malares) pode ocorrer de forma fisiológica em pequena porcentagem de indivíduos após ingestão de certos alimentos contendo pimenta. As vias nervosas pelas quais estes impulsos determinam tal resposta não são bem compreendidas. Parece existir uma espécie de arco reflexo onde as fibras aferentes são sensitivas e as eferentes são simpático-colinérgicas.[15] Essas vias também podem estar envolvidas em algumas condições patológicas como, por exemplo, traumas graves da região facial, infecções (abscessos e herpes-zóster), parotidites infecciosas, trauma cirúrgico da região parotídea e tumores.

A síndrome de Frey caracteriza-se por sudorese e eritema no trajeto do nervo auriculotemporal, decorrente de trauma nesse nervo por complicação de cirurgia da glândula salivar e menos comumente está relacionada à dissecção do pescoço e a traumatismos. Pode ocorrer entre 4% e 62% dos pacientes pós-parotidectomia, sendo observada no período de 6 a 18 meses após a cirurgia. Foi descrita por Lucie Frey em 1923 e, inicialmente, denominada síndrome auriculotemporal. Ela descreveu a ocorrência de sudorese e rubor na região pré-auricular em resposta à mastigação ou a um estímulo salivar.[16] Geralmente, é de ocorrência unilateral e tal dano é capaz de desencadear a formação de via nervosa anômala com interposição de fibras parassimpáticas, responsáveis pela secreção salivar e de fibras simpáticas que inervam as glândulas sudoríparas.[17-20]

Estudo[21] conduzido com 18 pacientes portadores de sialoadenite parotídea crônica submetidos a parotidectomia superficial mostrou resolução completa de sintomas em 17 destes pacientes. Houve apenas uma recorrência não requerendo nenhum tratamento específico, 8 paralisias temporárias do nervo facial e 1 paralisia permanente. Outras complicações foram observadas como hematoma, seroma, síndrome de Frey, dor neuropática e infecção.

Hiperidrose assimétrica

A hiperidrose assimétrica acomete apenas um lado do corpo, localizando-se, por exemplo, em apenas uma axila, mão ou pé. Está quase sempre associada a distúrbios neurológicos, quando as vias simpáticas são intensamente estimuladas. O sintoma pode ser uma forma de apresentação de dano neurológico localizado no córtex cerebral, gânglios da base, medula espinhal ou nervos periféricos. Pode, também, ser observada em alguns distúrbios viscerais (tumores e doenças inflamatórias), em áreas adjacentes à anidrose e por estimulação reflexa axonal ao redor de úlceras de perna, tumores glômicos, *blue rubber bleb nevus* e angiomas sudoríparos.

Ainda são relatados casos raros de nevos de glândulas sudoríparas e hipertrofia glandular como causas de hiperidrose localizada.[22]

A hiperidrose associada à disreflexia autonômica ocorre em indivíduos paraplégicos com lesões medulares em T6 ou em níveis mais altos. As áreas envolvidas são face, pescoço e porção superior do tronco, podendo ser acompanhada de rubor facial e cervical, além de cefaleia pulsátil.

Tumores mediastinais de rápida expansão, além de tumores pulmonares, especialmente os brônquicos podem cursar com sudorese de intensidade variável do segmento cefálico, parte do tórax e membros superiores. A sudorese é ocasionada pela compressão de troncos simpáticos por esses tumores e, muitas vezes, pode ser a única apresentação clínica.[23]

Hiperidroses não neurais

O calor e algumas drogas podem provocar a estimulação direta das glândulas sudoríparas écrinas, provocando a sudorese localizada, mesmo em áreas da pele desnervada. As hiperidroses de causa não neural são geralmente decorrentes do aumento do calor local, uso de medicamentos e tumores vasculares. São exemplos: nevo écrino, queratodermia palmoplantar aquagênica, hamartomas écrinos angiomatosos, síndrome de Maffucci, fístula arteriovenosa, síndrome de Klippel-Trenaunay, malformação glomovenosa, síndrome do *blue rubber bleb nevus*, eritema pérnio, granulose rubra nasal e mixedema pré-tibial.[24]

Hiperidrose compensatória

A hiperidrose compensatória é observada em glândulas sudoríparas écrinas normais não funcionantes em razão de doenças cutâneas, neurológicas (síndrome de Ross) e pós-simpatectomia.

O funcionamento coordenado das glândulas sudoríparas écrinas do corpo é ilustrado pelo fenômeno de hiperidrose compensatória, na qual as glândulas sudoríparas de uma determinada região tentam compensar a hipo ou a anidrose causadas por desnervação ou doença.[24]

Existem três formas clínicas mais comuns de hiperidrose compensatória:

1. **Miliária rubra ou profunda:** hiperidrose em face como resultado de glândulas sudoríparas não funcionantes em grandes áreas do tronco, principalmente associadas ao calor do ambiente ou exercício físico.
2. **Diabetes *mellitus*:** ocorre após anidrose por disfunção autonômica e microangiopatia nas extremidades inferiores, considerando aumento compensatório da sudorese no tronco.
3. **Pós-simpatectomia:** geralmente observada no tronco após simpatectomia cervicotorácica para tratamento de hiperidrose. Também é descrita a forma gustatória de compensação.

DIAGNÓSTICO E CLASSIFICAÇÃO DAS HIPERIDROSES

O diagnóstico da hiperidrose geralmente é feito clinicamente.[1,24] O tipo primário, forma mais comum de hiperidrose, é diagnosticado pelos seguintes critérios (Quadro 52.1).[25]

Quadro 52.1 Critérios diagnósticos da hiperidrose primária.

- Sudorese excessiva ocorrendo em pelo menos 1 dos seguintes sítios: axilas, palmas, plantas ou região craniofacial
- Pelo menos 6 meses de duração sem causas secundárias aparentes (por exemplo, medicamentos, doença endócrina, doença neurológica)
- Incluindo 2 ou mais das seguintes características:
  - sudorese bilateral e simétrica
  - idade de início inferior a 25 anos
  - frequência de episódios pelo menos 1 vez por semana
  - história familiar positiva
  - cessação de transpiração excessiva durante o sono
  - deterioração das atividades diárias

Fonte: Adaptado de Bolognia JL, Jorizzo JL, Schaffer JV. Dermatology. 3rd ed. Philadelphia, PA: Elsevier Saunders; 2012.

Uma boa abordagem com história e exame clínico detalhados revelarão a localização, duração e fatores desencadeantes. Doenças preexistentes e uso de medicamentos devem ser questionados para identificar causas secundárias. Embora o diagnóstico seja primordialmente clínico, alguns exames laboratoriais e de imagem são indicados para excluir ou identificar causas associadas à hiperidrose, como infecções, hipertireoidismo, diabetes *mellitus*, distúrbios neurológicos e efeitos colaterais de medicações em uso (Quadro 52.2).[1] Alguns métodos descritos podem ser utilizados para medir a produção do suor: técnica colorimétrica (reação amido-iodo); gravimetria e medição da temperatura da pele (Quadro 52.3).

A medição do suor é útil para classificar a sudorese palmoplantar em leve, moderada e grave (Quadro 52.4) e a axilar, em normal, leve, moderada e grave (Quadro 52.5).

Quadro 52.2 Exames complementares para identificar causas da hiperidrose secundária.

Exame	Doença
Dosagem de eletrólitos, TFG, creatinina	Doença renal (rara)
Glicemia e/ou HbA1c	Diabetes *mellitus*
Dosagem de hormônios da tireoide	Hipertireoidismo
Testes para tuberculose (Teste de Mantoux e QTFB-G)	Tuberculose
Radiografia de tórax	Tuberculose, neoplasias
Anticorpos antinucleares	Colagenoses
Catecolaminas urinárias	Feocromocitoma

HbA1c: hemoglobina glicosilada; QTFB-G: *quantiferon gold*; TFG: taxa de filtração glomerular.

Fonte: Adaptado de Bolognia JL, Jorizzo JL, Schaffer JV. Dermatology. 3rd ed. Philadelphia, PA: Elsevier Saunders; 2012.

Quadro 52.3 Métodos de medição da sudorese.

Reação amido-iodo (Teste de Minor)	▪ Demonstra o padrão de transpiração ▪ Revela a localização das glândulas sudoríparas mais ativas em determinada área
Gravimetria	▪ Uso de papel de filtro de pesagem antes e depois da aplicação na pele
Técnica evaporativa	▪ Uso de dispositivo que avalia a perda de vapor de água da pele
Termografia infravermelha	▪ Permite a comparação entre áreas anatômicas e até mesmo glândulas

Fonte: Adaptado de Bolognia JL, Jorizzo JL, Schaffer JV. Dermatology. 3rd ed. Philadelphia, PA: Elsevier Saunders; 2012.

Quadro 52.4 Classificação da sudorese palmoplantar.

Leve	Umidade palmar ou plantar sem gotas de suor visíveis
Moderada	Sudorese visível no sentido das extremidades dos dedos
Grave	Gotejamento de suor

Fonte: Adaptado de Bolognia JL, Jorizzo JL, Schaffer JV. Dermatology. 3rd ed. Philadelphia, PA: Elsevier Saunders; 2012.

Quadro 52.5 Classificação da sudorese axilar.

Normal	Mancha de suor na roupa < 5 cm
Leve	Mancha de suor na roupa de 5 a 10 cm
Moderada	Mancha de suor na roupa de 10 a 20 cm
Grave	Mancha de suor na roupa > 20 cm

Fonte: Adaptado de Bolognia JL, Jorizzo JL, Schaffer JV. Dermatology. 3rd ed. Philadelphia, PA: Elsevier Saunders; 2012.

Embora não sejam rotineiramente realizados em pacientes com hiperidrose, esses testes podem ser usados para planejar o tratamento com toxina botulínica ou ablação cirúrgica local, por exemplo.[24]

A Escala de gravidade da hiperidrose (*hyperhidrosis disease severity scale* – HDSS) (Quadro 52.6), constitui uma ferramenta diagnóstica rápida que disponibiliza uma medida qualitativa do impacto da hiperidrose na vida do paciente. É facilmente respondida pelo paciente durante a consulta médica. A análise das respostas permite ao clínico direcionar a terapia com base na gravidade do caso.[4]

Quadro 52.6 Escala de gravidade da hiperidrose (*hyperhidrosis disease severity scale* – HDSS).

Grau		Interpretação clínica
1	Meu suor nunca é percebido e nunca interfere em minhas atividades diárias	Baixo
2	Meu suor é tolerável, mas algumas vezes interfere em minhas atividades diárias	Moderado
3	Meu suor é quase intolerável e frequentemente interfere em minhas atividades diárias	Grave
4	Meu suor é intolerável e sempre interfere em minhas atividades diárias	Grave

▪ TRATAMENTO DAS HIPERIDROSES

Tratamento não cirúrgico

Medicações de uso tópico

Cloreto de alumínio

É largamente utilizado nos casos localizados, principalmente axilar e palmoplantar. Por sua segurança e razoável eficácia, é considerado tratamento de primeira escolha. Acredita-se que os sais de alumínio atuem por bloqueio do acrossiríngio, resultando em uma degeneração estrutural e funcional do ácino da glândula écrina. Os casos mais leves respondem às formulações comerciais que utilizam concentrações entre 8% a 10%. Nos casos mais graves, opta-se por formulações contendo o sal até 20% em solução alcoólica e propilenoglicol aplicadas sob oclusão ao deitar, com excelentes resultados. Com a melhora clínica, diminui-se a frequência de aplicações para 2 a 3 vezes por semana, podendo reduzir seu uso para até 1 vez por semana.[26,27] Os tratamentos oclusivos são mais efetivos e melhor tolerados quando aplicados em palmas e plantas, talvez em razão da maior espessura do estrato córneo comparado com a pele da axila.[28] Concentrações elevadas do sal associam-se a quadros variáveis de irritação que, algumas vezes, inviabilizam seu uso, porém são aliviados com uso de corticosteroides de baixa e média potências por curto período.[29]

Estudos realizados na população pediátrica evidenciaram que o uso do cloreto de alumínio hexa-hidratado em concentrações entre 20% e 25% foi efetivo em aplicações noturnas durante 1 semana, seguido por aplicação única quando necessário. A frequência de reaplicação variou entre 7 e 21 dias, com controle adequado da sudorese.[30]

Outras aplicações tópicas, incluindo formaldeído, glutaraldeído e ácido tâmico têm sido eficazes no tratamento da hiperidrose em crianças, porém seu uso é limitado em razão do risco de irritação e pigmentação da pele.[30]

Formulações mais recentes utilizam o sal em concentrações entre 10% e 40% em gel hidroalcoólico e ácido salicílico a 4%.[31-34] Essa formulação foi escolhida por aumentar a absorção e minimizar os efeitos irritativos associados às bases alcoólicas tradicionais.

Glicopirrolato

Está indicado nos casos de hiperidrose gustatória determinada por dano ao nervo facial nas cirurgias de parotidectomia (síndrome de Frey) e nas hiperidroses compensatórias pós-simpatectomia. As concentrações variam de 0,5% até 2% e são veiculadas em propilenoglicol e solução alcoólica. Alterações visuais, xerostomia e cefaleia resultam de manifestações anticolinérgicas.[35,36]

Tosilato de glicopirrônio (Glycopyrronium tosylate – Qbrexza™)

Primeiro anticolinérgico tópico aprovado pela Food and Drug Administration (FDA) nos Estados Unidos em 2019 para tratamento de hiperidrose axilar primária em adultos e crianças acima de 9 anos de idade. Atua reduzindo a produção excessiva de suor através do bloqueio do efeito estimulatório da acetilcolina inibindo competitivamente esses receptores em glândulas sudoríparas. Disponível em lenços pré-umedecidos para uso único na concentração de 2,4% de sal e aprovado apenas para uso tópico. Bem tolerado, sendo a maioria dos efeitos adversos de leve a moderado em termos de gravidade. Indicado apenas para uso axilar. A aplicação deve ser feita sobre a pele limpa e seca e não deve ser utilizado sobre a pele inflamada. Recomenda-se que após o uso do lenço o mesmo deve ser descartado e as mãos lavadas com água e sabão evitando assim o contato com os olhos. Caso ocorra esse contato pode ocorrer de forma temporária dilatação pupilar e visão borrada. Não deve ser utilizado mais de uma vez ao dia. Recomenda-se a aplicação axilar no período noturno. Deve ser mantido em temperatura ambiente (20 a 25 °C), não deixar próximo ao calor e em locais inflamáveis.

Algumas condições clínicas podem ser agravadas pelo efeito anticolinérgico da droga como: glaucoma, íleo paralítico, doenças cardiovasculares instáveis durante hemorragia aguda, colite ulcerativa grave, megacólon tóxico complicando colite ulcerativa, miastenia *gravis* e síndrome de Sjögren.

Outros cuidados ou precauções são importantes durante o uso desse medicamento:[37]

- Piora da retenção urinária, portadores de hipertrofia prostática ou de obstrução da bexiga urinária. Para esses pacientes suspender a medicação e consultar um especialista seria o mais indicado. Os efeitos clínicos de superdosagem são mais periféricos do que centrais quando comparados a outros anticolinérgicos. Quando utilizado de forma oclusiva os efeitos colaterais aumentam em incidência e severidade (boca seca, retenção urinária). O uso concomitante de drogas contendo substâncias anticolinérgicas deve ser evitado.
- Em populações consideradas de maior risco como gestantes e em lactantes, não há dados que garantam a segurança de seu uso. Não deve ser utilizado em crianças abaixo de 9 anos, e em idosos acima de 65 anos não há dados que suportem sua segurança. Na população portadora de insuficiência renal deve ser contraindicado, pois sua eliminação é reduzida.

Na Tabela 52.1 estão indicadas as principais terapêuticas utilizadas para o tratamento da hiperidrose primária em crianças.

Terapia sistêmica

As medicações de uso sistêmico empregadas no tratamento da hiperidrose incluem: anticolinérgicos; anti-hipertensivos; ansiolíticos e antidepressivos, sendo que os anticolinérgicos são os mais utilizados na prática clínica (Tabela 52.2).[38]

Drogas anticolinérgicas

Glicopirrolato

É droga anticolinérgica, indisponível no Brasil, recomendada como segunda ou terceira opção terapêutica na hiperidrose grave com acometimento de palmas, plantas ou axilas. É uma das principais drogas utilizadas na hiperidrose craniofacial. Nos estudos realizados com a medicação, a dose utilizada variou de 1 a 2 mg VO, 1 a 2 vezes ao dia.[39]

Tabela 52.1 Tratamentos disponíveis para hiperidrose primária em crianças.

Tratamento	Uso	Dose	Vantagens	Desvantagens	Efeitos adversos
Sais de alumínio	Tópico	1. Sem prescrição: cloreto de alumínio hexa-hidratado até 12,5% ou zircônio de alumínio 20% aplicado 1 vez à noite sobre pele limpa e seca 2. Prescrição: cloreto de alumínio hexa-hidratado acima de 20% aplicado 1 vez à noite	▪ Aplicação precisa ▪ Sem efeitos colaterais sistêmicos ▪ Baixo custo ▪ Formulações sem prescrição, prontamente disponíveis em farmácias e supermercados	Curta ação	Irritação local
Glicopirrônio tosilato	Tópico	2,4% nas axilas 1 vez à noite	Aplicação precisa	Curta ação	Midríase Xerostomia Xeroftalmia
Oxibutinina em gel	Tópico	Gel a 3% nas axilas 1 vez à noite	Aplicação precisa	Curta ação Dados limitados	Xerostomia Constipação Visão borrada
Glicopirrolato	Oral	0,5 a 3 mg 1 ou 2 vezes ao dia	▪ Controle da hiperidrose multifocal ▪ Acessível	Doses frequentes	Taquicardia Midríase Xerostomia Xeroftalmia
Oxibutinina	Oral	2,5 a 5 mg 1 ou 2 vezes ao dia	▪ Controle da hiperidrose multifocal ▪ Receituário acessível	Doses frequentes	Taquicardia Midríase Xerostomia Xeroftalmia Confusão Disfunção cognitiva
Iontoforese	Gradiente elétrico	Miliampéres – duração varia de acordo com o fabricante	Pode ser realizado em casa	Alto custo	Dor Parestesia Prurido Ressecamento Irritação local
Onabotulinum toxina A	Injeção	50 UI por axila 100 UI por palma	Resultados duradouros	Doloroso	Sangramento ou contusão Fraqueza muscular temporária
Termólise por micro-ondas	Energia de micro-ondas	–	–	▪ Investimento inicial alto ▪ Multiplas sessões ▪ Não estudado em população pediátrica	–
Ultrassom	Emulsificação de tecidos moles	–	–	▪ Não estudado em população pediátrica ▪ Sem aprovação da FDA	–
Lipossucção / curetagem	Cirúrgico	–	–	▪ Não estudado em população pediátrica ▪ Sem aprovação da FDA	–
Simpatectomia Simpaticolicolise Simpatectomia por vídeo transtorácica	Cirúrgico	–	Permanente	Anestesia geral Procedimento hospitalar	▪ Hiperidrose compensatória e gustatória ▪ Risco cirúrgico e anestésico

Fonte: Remington C, Jennifer R, Hebert AA. Primary hyperhidrosis in children: A review of therapeutics. Pediatric Dermatology. doi:10.1111/pde.14551.

Tabela 52.2 Resumo dos principais tratamentos sistêmicos usados na hiperidrose.

Fármaco	Principais contraindicações e precauções*	Posologia habitual	Principais efeitos adversos
Anti-hipertensivos			
Clonidina	Contraindicada na doença do nó sinusal	0,2 mg/dia (0,1 mg, 12/12 horas ou 0,2 mg, dose única)	Hipotensão, boca seca, tontura, constipação, sonolência
Diltiazem	Evitar em casos de BAV e bradicardia	30 a 60 mg, 4 vezes ao dia	Hipotensão, edemas em pernas, astenia, palpitações

(Continua)

Tabela 52.2 Resumo dos principais tratamentos sistêmicos usados na hiperidrose. (Continuação)

Fármaco	Principais contraindicações e precauções*	Posologia habitual	Principais efeitos adversos
Anti-hipertensivos			
Propranolol	Contraindicado no BAV, bradicardia, asma, broncospasmo, hipotensão, ICC descontrolada, predisposição à hipoglicemia Precauções: medir a FC e a PA antes do uso	5 a 20 mg/dia (1 hora antes de atividade estressante)	Hipotensão, bradicardia, hipoglicemia, fadiga, extremidades frias, fenômeno de Raynaud, transtornos do sono
Psicofármacos			
Paroxetina	Considerar as possíveis interações medicamentosas	10 a 20 mg/dia	Hipercolesterolemia, anorexia, transtornos do sono, tontura, cefaleia, tremores, visão borrada, transtornos do TGI, disfunção sexual, astenia, ganho de peso
Clonazepam	Contraindicado em drogadictos, miastenia *gravis*, insuficiência respiratória grave	1,5 a 6 mg/dia	Confusão, desorientação, sonolência, astenia, risco de dependência medicamentosa
Anticolinérgicos orais			
Oxibutinina	Contraindicações: alterações gastrointestinais obstrutivas, íleo paralítico, megacólon tóxico, colite ulcerativa, miastenia *gravis*, glaucoma de ângulo fechado Precauções: alterações da motilidade intestinal, obstrução vesical significativa, neuropatia autonômica, Parkinson, déficit cognitivo	2,5 a 20 mg/dia (divididos em 1 a 3 doses diárias)	Boca seca, constipação, náuseas, desconforto abdominal, astenia, cefaleia, sonolência, taquicardia, arritmias, visão borrada, dificuldade para micção, faringite
Glicopirrolato		1 a 8 mg/dia (divididos em 1 a 3 doses/dia)	
Metantelina	*	50 mg 2 a 3 vezes/dia	

BAV: bloqueio atrioventricular; FC: frequência cardíaca; PA: pressão arterial; TGI: trato gastrointestinal.
* Devem ser evitados na gestação e lactância. Considerar a possibilidade de hipersensibilidade ao fármaco como uma contraindicação do seu uso, bem como as possíveis interações medicamentosas.
Fonte: Adaptada de: del Boz J. Tratamento sistémico de la hiperhidrosis. Actas Dermosifiliogr. 2015.

Age por inibição competitiva nos receptores muscarínicos da acetilcolina nas glândulas écrinas. A eficácia da droga no tratamento da hiperidrose é em função de sua afinidade pelos receptores M3 da acetilcolina, encontrados no tecido glandular.

Os efeitos adversos são devidos à ação nos outros subtipos de receptores muscarínicos como os encontrados no tecido cardíaco e nervoso.[40] Tais efeitos incluem xerostomia, disúria, midríase resultando na turvação visual e fotofobia, cicloplegia, aumento da pressão intraocular, taquicardia, tontura e constipação. É contraindicado para pacientes portadores de miastenia *gravis*, estenose pilórica e íleo paralítico. Deve ser usado com cautela em pacientes com doença do refluxo gastroesofágico, glaucoma, disfunção vesical e insuficiência cardíaca,[40] não sendo aprovado para menores de 12 anos de idade.[41]

Oxibutinina *(off-label)*

É droga anticolinérgica usada no tratamento de desordens da micção e apresenta como efeito colateral a redução da sudorese.[42] Existem poucos relatos do seu emprego na hiperidrose. Contudo, na prática diária observa-se que em baixas doses (menores que 10 mg/dia) pode ser efetiva.

Um estudo não randomizado e não placebo controlado avaliou trinta indivíduos com acometimento palmoplantar e mostrou melhora da hiperidrose em 70% da amostra. Os pacientes foram tratados por 12 semanas sendo a dose progressivamente aumentada, iniciando-se com 2,5 mg 1 vez ao dia na primeira semana, com aumento para 2,5 mg 2 vezes ao dia da 2ª até 6ª semana e 5 mg 2 vezes ao dia da 7ª a 12ª semana.

A incidência de efeitos colaterais foi menor com o emprego de doses mais baixas. A boca seca foi o efeito colateral mais frequente.[43]

Estudos recentes concluíram que os pacientes que apresentaram boa resposta inicial não desenvolveram taquifilaxia e experimentaram melhora adicional da sudorese em outros sítios de hiperidrose, além de manterem a boa resposta com uso prolongado da droga (entre 6 e 61 meses de tratamento).[41]

Metantelina *(off-label)*

Droga de ação anticolinérgica, indisponível no Brasil, aprovada como coadjuvante no tratamento da úlcera péptica e no tratamento da bexiga irritável em menores de 12 anos. A substância é excretada pelas glândulas sebáceas, inexistentes nas regiões palmoplantares, justificando a boa resposta da droga na hiperidrose axilar. Efeitos colaterais leves e toleráveis como boca seca foram relatados.[41,44]

Em trabalho de revisão sistemática incluindo 23 artigos sobre o uso de anticolinérgicos orais no tratamento da hiperidrose primária, Cruddas e Baker encontraram os seguintes resultados: oxibutinina melhorou os sintomas em 76,2% e o QOL (Questionário de qualidade de vida) em 75,6% dos pacientes. A terapia com brometo de metantelina foi associada a 41% de redução do suor axilar, 16,4% na sudorese palmar e redução de 25% no escore HDSS (Escala de severidade da hiperidrose) e melhora em 40,9% no DLQI (Índice de qualidade de vida em Dermatologia). Os resultados com o uso do glicopirrolato foram bastante variáveis e, portanto, não foram comparados. Considerando-se os efeitos colaterais, boca seca foi encontrada em 73,4% dos pacientes que tomaram 10 mg/dia de oxibutinina, em 38,3% dos que usaram glicopirrolato e em 68,8% entre os que foram medicados com brometo de metantelina.[44]

Brometo de propantheline *(off-label)*

Droga anticolinérgica/antimuscarínica, com poucos estudos que comprovem sua eficácia. Seu uso foi relatado como efetivo em dois pacientes portadores de trauma raquimedular.[45]

Drogas anti-hipertensivas

Clonidina

Trata-se de agente anti-hipertensivo de mecanismo central. Age ativando o receptor alfa-2-adrenérgico e, consequentemente, inibe a liberação de norepinefrina nas terminações nervosas simpáticas e, portanto, reduzindo a sudorese.

Seus efeitos adversos incluem boca seca, tontura, constipação, hipotensão postural e sedação. Seu uso via oral no tratamento da hiperidrose é descrito em poucos relatos de casos na literatura.[46,47]

Também há descrição de seu emprego via transcutânea, *patch* de liberação diária de 0,2 mg/dia de maneira eficaz em um caso de hiperidrose gustatória.[48]

Diltiazen *(off-label)*

Existem relatos esparsos quanto ao uso dos inibidores de canais de cálcio no tratamento da hiperidrose.[49]

Psicofármacos

Os psicofármacos incluem drogas antidepressivas, ansiolíticas, antipsicóticas e anticonvulsivantes, destacando-se a paroxetina em doses de 10 a 20 mg/dia e clonazepam em doses de 1,5 a 6 mg/dia no tratamento sistêmico da hiperidrose.[38]

Antidepressivos e ansiolíticos *(off-label)*

Alguns autores relatam a associação de hiperidrose com transtornos de ansiedade e fobia social. Seu uso é considerado controverso, visto que a hiperidrose é listada como efeito colateral dos inibidores seletivos da recaptação da serotonina (ISRS).

Cipro-heptadina *(off-label)*

É um anti-histamínico antiH1e antagonista da serotonina. Em estudo com cinco pacientes portadores de hiperidrose desencadeada por ISRS, foram obtidos resultados satisfatórios com uso dessa medicação.[50]

■ TRATAMENTO CIRÚRGICO

Cirurgia localizada

Excisão das glândulas sudoríparas

Não representa modelo primário de tratamento, pois cursa com altos índices de complicações, como perda de movimento dos membros superiores, cicatrizes inestéticas, infecções e hematomas.[51,52] Estudo desenvolvido por Shelley em 2006 mostrou que a curetagem por sucção, assim como a excisão radical com "Y-plastia", consistem em técnicas mais seguras.[53]

Lipossucção tumescente

A curetagem e a lipossucção podem ser usadas separadamente ou em conjunto para o tratamento da hiperidrose axilar.[54]

A curetagem é método utilizado para remover todo tecido subcutâneo incluindo as glândulas sudoríparas. Associa-se a complicações do tipo hematomas, abscessos, necroses graves e maior tempo de internação hospitalar.

Na técnica da lipossucção tumescente, a cânula é introduzida na junção dermo-hipodérmica, onde está localizada a maioria das glândulas sudoríparas.[55] Sua maior vantagem consiste na ausência de cicatrizes inestéticas e tem grande aplicabilidade no tratamento da bromidrose.[56]

Nessa técnica, ocorre precaução excessiva do cirurgião em não lesar o plexo braquial e, por isso, muitos resultados são inferiores aos obtidos com a curetagem (89% *versus* 97%). Estudos mostraram que a sucção realizada em duas ou três sessões atinge resultados muito satisfatórios.[57,58] Outros estudos concluíram que a técnica de sucção deve ser tentativa de tratamento após esgotarem-se os tratamentos clínicos e deve preceder a simpatectomia.

Estudo recente com 30 pacientes mostrou que a curetagem com lipossucção foi efetiva e segura para tratamento da hiperidrose axilar. A recorrência observada a longo prazo pode ser em função da reinervação.[59]

Desnervação simpática (simpatectomia) endoscópica transtorácica

A sudorese é controlada pela via simpática do sistema nervoso autônomo. Kotzareff foi o primeiro médico a realizar uma simpatectomia cirúrgica para tratamento de hiperidrose recalcitrante, em 1920.[60] A técnica evoluiu de cirurgia transtorácica, transaxilar até chegar à videoendoscopia minimamente invasiva.[61] A desnervação simpática é o último estágio no tratamento da hiperidrose plantar, facial e axilar graves.

O procedimento é feito por cirurgião torácico, sob anestesia geral, sendo necessária a realização de pneumotórax para acesso à cadeia simpática entre T1 e T2 através de duas a três incisões intercostais. Em 2015, Chen e colaboradores descreveram a primeira simpatectomia ablativa bilateral por videotoracoscopia realizada com incisão única subxifoide de 2 cm a nível de T3, com remissão total do quadro e sem sinais de hiperidrose compensatória após 6 meses de acompanhamento.[62]

Pode-se utilizar técnica de excisão, eletrocoagulação ou clampeamento.[63] O clampeamento é preferido em alguns casos, na possibilidade de revertermos o bloqueio simpático que ocasione hiperidrose compensatória não tolerada pelo paciente.[64,65]

Os resultados nas hiperidroses axilares e palmares apresentaram índices de anidrose sustentada por longos períodos em mais de 95% dos casos. Já nos plantares, esse índice atingiu 97% de sucesso.[66] Observação deve ser feita com relação à possibilidade de ocorrência de disfunção sexual na técnica lombar.[67]

Algumas complicações como pneumotórax, hemotórax, danos vasculares e síndrome de Horner por lesão do gânglio estrelado são, atualmente, bem menos prevalentes com a técnica endoscópica videoassistida, quando comparada à técnica aberta.[68] Ainda merece ser citada a secura excessiva palmoplantar e a hiperidrose compensatória do tronco (possivelmente por regeneração parcial de fibras nervosas ou por estímulo de fibras que seguem trajeto extraganglionar).

Procedimentos não cirúrgicos

Iontoforese

Consiste na penetração de uma substância ionizada através da pele intacta pela aplicação de corrente elétrica alternada ou contínua diretamente aplicada com voltagem entre 15 e 20 mA. É mais utilizada para o tratamento das palmas e plantas. Baseia-se na geração de um gradiente de potencial elétrico que facilita o movimento transdérmico de íons provocando alterações significativas no transporte do sódio nos ductos sudoríparos, diminuindo a concentração do íon no suor e o volume da sudorese. A constrição de glândulas sudoríparas pela corrente elétrica e a produção de um tampão córneo ao nível do ducto sudoríparo écrino também são sugeridas como possíveis mecanismos de ação.[24,69-71]

A técnica teve seu início em 1936 e sua primeira publicação ocorreu em 1952.[71] Os estudos mostraram eficácia semelhante com corrente alternada ou contínua.[72]

As mãos e os pés são imersos em água por onde passará a corrente elétrica, contínua ou alternada. Inicia-se com 10 mA todos os dias nas duas primeiras semanas. Com a melhora do quadro, diminui-se a periodicidade para duas a três sessões semanais.

Alguns estudos mostraram aumento da eficácia do método quando é adicionada toxina botulínica ou glicopirrolato à água. A introdução da toxina botulínica fez com que houvesse um início mais rápido na redução da sudorese quando comparado com o uso isolado da água na iontoforese. O glicopirrolato mostrou efeitos mais duradouros na redução do suor.[73]

Os efeitos adversos da técnica da iontoforese incluem queimação, formigamento e eritema, que são diretamente proporcionais à amperagem utilizada.

Toxina botulínica

É uma neurotoxina produzida pela bactéria *Clostridium botulinum* que atua por inibição irreversível da liberação pré-sináptica de acetilcolina das terminações nervosas simpáticas pós-ganglionares nas junções neuromusculares e nas glândulas sudoríparas écrinas. Sua aprovação para uso na hiperidrose axilar deu-se em 2004 pela FDA.[74]

As marcas disponíveis para comercialização no Brasil, que contém a toxina botulínica do tipo A, são: Botox® (onabotulinumtoxinA onaBoNT-A), Dysport® (abobotulinumtoxinA aboBoNT-A), Xeomin® (incobotulinumtoxinA incoBoNT-A), Prosigne®, Nabota®, Botulim®, e Botulift®.[26] No entanto, algumas têm indicações restritas para tratamento de espasmos musculares ou de rítides faciais. A eficácia pode alcançar 82% a 87% de redução na quantidade de suor pós-tratamento.[75]

Para melhor visualização das áreas a serem tratadas, realiza-se o teste de Minor, aplicando-se iodo povidine a 1% nos cavos axilares limpos, secos e depilados e a seguir, amido em pó. A reação entre amido, iodo e suor gera coloração azulada da pele de intensidade variável de acordo com o grau da sudorese[76] (Figura 52.3).

As doses aproximadas para cada axila variam entre 50 e 200 UI, dependendo da formulação comercial.[77] As injeções devem ser feitas via intradérmica espaçadas de um centímetro.

Os resultados começam a surgir em dois a quatro dias,[78] sendo o efeito máximo notado em 2 semanas. A duração varia de quatro a doze meses, podendo alcançar eficácia superior a catorze meses.[79]

Os efeitos adversos são mínimos, variando desde dor local até hiperidrose compensatória em áreas extra-axilares em 5% dos casos.[80]

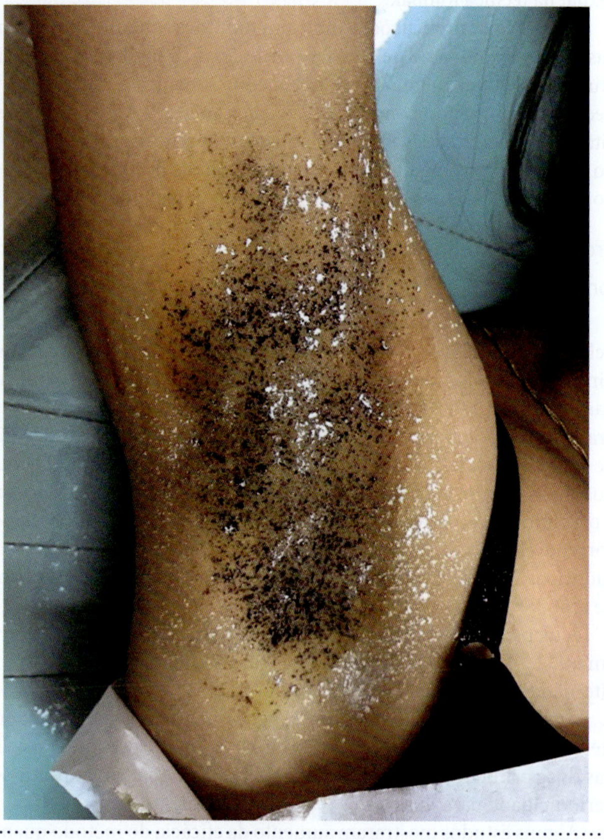

■ **Figura 52.3** Teste de Minor mostrando a coloração azulada da pele.
Fonte: Cedida pela Dra. Ursula Metelmann.

Os índices de eficácia nas mãos são similares àqueles encontrados nas regiões axilares, isto é, 80% a 90%.[81] Em comparação com a axila, a duração do efeito na região palmar é menor, cerca de seis meses, sendo necessárias 100 a 240 UI da toxina botulínica por palma, variando conforme a marca utilizada. Com frequência, tem-se a ocorrência de fraqueza transitória da musculatura intrínseca da mão, a despeito de técnica minuciosa.[82] A dor pode durar até 2 dias após o procedimento. Para contornar esse problema, utilizam-se gelo local, ar frio, anestésicos tópicos à base de xylocaína e prilocaína, bloqueio nervoso regional e anestesia vibratória.[83]

Existem poucos estudos satisfatórios do emprego da toxina nas regiões plantares, com mais de 50% dos pacientes insatisfeitos com a técnica. As doses e os efeitos colaterais são similares aos da região palmar.[84]

As contraindicações de seu uso para tratamento da hiperidrose incluem infecção ou inflamação nos pontos a serem tratados, gravidez (categoria C) ou lactação, doenças neuromusculares (miastenia *gravis*, síndrome de Lambert-Eaton) e uso concomitante de medicações que afetam a junção neuromuscular (aminoglicosídeos, macrolídeos, antagonistas dos canais de cálcio, inibidores da colinesterase, agentes despolarizantes curare-símiles, sulfato de magnésio, polimixina, quinidina e succnilcolina),[84] além de alergia aos componentes da medicação, instabilidade emocional, doenças autoimunes em atividade, menores de 2 anos de idade. Em bula, está permitido o uso em pacientes com idade superior a 12 anos.

Aplicação intradérmica sem agulhas

Novos dispositivos que usam energia cinética são usados para aplicação de toxina botulínica no tratamento da hiperidrose palmoplantar e axilar.[85,86] Embora tenha mostrado resultados inferiores à aplicação injetável da toxina botulínica, a aplicação pneumática foi eficaz no tratamento da hiperidrose e é uma alternativa minimamente invasiva para pacientes que possuem fobia à agulha. Sua aplicação foi tolerada nos pacientes, mas faltam estudos que garantam a sua eficácia a longo prazo.

Energia de micro-ondas

Tecnologia que age por meio de termólise das glândulas écrinas e apócrinas, foi aprovada em 2012 pela FDA para tratamento da hiperidrose axilar. Estudos[87] mostraram sua eficácia a longo prazo com parâmetros objetivos e subjetivos, além da satisfação dos pacientes tratados com essa tecnologia. Os efeitos adversos relatados, como dor, edema, hematoma, dormência e irritação local foram resolvidos em 12 semanas. É um tratamento promissor, mas são necessários maiores estudos que garantam a sua eficácia e segurança a longo prazo.

Radiofrequência fracionada microagulhada *(off-label)*

Utilizada com efetividade no tratamento de cicatrizes de acne, poros faciais e rugas, é um procedimento minimamente invasivo que transfere energia térmica à derme reticular, através de penetração rápida com microagulhas encapsuladas de 0,5 a 3,5 mm e sem dano epidérmico. O tratamento é considerado promissor sendo necessários maiores avanços nos estudos para aprimoramento da técnica.[88]

Laser diodo de pulso longo 800 nm *(off-label)*

Estudo realizado em 21 pacientes com 5 ciclos e intervalos de 4 semanas utilizou energia de 50 mJ/cm² e duração de pulso de 30 milissegundos. A avaliação da diminuição do suor foi realizada através de gravimetria. Na conclusão do estudo, os resultados não foram estatisticamente significativos, sendo necessário um número maior de pacientes para identificação do efeito terapêutico.[88]

Laser Nd-YAG 1.064 nm *(off-label)*

Este *laser* atua em nível subdérmico e tem sido usado com sucesso na bromidrose e com boas perspectivas no tratamento da hiperidrose axilar. Estudo recente utilizando os mesmos parâmetros para redução de pelos das regiões axilares, com objetivo de avaliar a redução do suor, em 6 sessões com intervalos mensais com 24 a 56 J/cm² e 20 ms de duração de pulso, mostrou eficácia temporária e ausência de alterações histológicas na densidade e morfologia das glândulas.[88]

Ultrassom intracavitário *(off-label)*

Essa técnica tem por objetivo a introdução de sonda através de uma incisão única no cavo axilar, sob anestesia local e tumescente. Os estudos mostraram satisfação do paciente e redução significativa do suor após 6 meses de tratamento. Observaram-se poucos e temporários efeitos adversos, como seroma e hiperpigmentação. A dor foi sintoma referido frequentemente em até 2 dias pós-procedimento. Necessita-se de mais estudos a longo prazo para evidenciar a eficácia desta modalidade de tratamento.[88]

Ultrassom focado intenso para uso externo *(off-label)*

O ultrassom focado intenso tem sido utilizado recentemente com a finalidade de remodelação do colágeno por meio da transferência direta transcutânea para a derme e subcutâneo (Ulthera®). Os níveis de energia variam de 0,5 a 10 J com uma frequência de 4 a 7 MHz e duração de pulso de 50 a 200 milissegundos. Recentemente, tem sido testado para tratamento da hiperidrose axilar. O manípulo do aparelho possui, além do diagnóstico ultrassonográfico tecidual, um transdutor para liberação de energia, que é transferida para derme e tecido subcutâneo, provocando dano térmico. O calor pode induzir injúria às unidades écrinas, reduzindo, assim, a produção do suor. Eritema e edema temporários são comuns.

Não existe padronização anestésica, porém anestésicos tópicos, locais, analgésicos orais e sedação podem ser utilizados a depender do tipo e local do tratamento.

Para fins cosméticos, os tratamentos são realizados em duas profundidades distintas, cada qual com uma passada. Não há *downtime*, nem cuidados específicos estabelecidos após procedimento.[88]

Na Tabela 52.3 estão incluídas as principais terapêuticas para tratamento da hiperidrose axilar.

Tabela 52.3 Opções de tratamento para hiperidrose axilar.

Tópico	Antitranspirantes	Cloreto de alumínio hexa-hidratado Cloreto de alumínio Zircônio de alumínio tetracloridrex Alumínio esquicloridrato
	Anticolinérgicos	Glicopirrolato Glicopirrônio tosilato Oxibutinina
	Toxina botulínica	
	Crioterapia	Criossonda aplicadora de óxido nitroso
	Agentes mais novos	Miricetina Brometo de sofpironium
	Diversos	Formaldeído Ácido tânico Glutaraldeído
Sistêmico	Anticolinérgicos	Glicopirrolato Oxibutinina Bornaprina Brometo de metantelina
	Alfa adrenérgico agonistas	Clonidina
	Bloqueadores dos canais de cálcio	Diltiazem
	Diversos	Bloqueadores beta Benzodiazepina
Injetáveis	Toxina botulínica A	Toxina onabotulínica Toxina abobotulínica Toxina incobotulínica
	Toxina botulínica B	Toxina rimabotulínica
Dispositivos	Micro-ondas	
	Iontoforese	
	Radiofrequência	
	Terapia fotodinâmica	
	Laser	Nd:YAG 1.064 nm Diodo 924 nm e 975 nm
	Ultrassom	
	Nebulização a jato	Toxina botulínica
Cirúrgico	Excisão/curetagem/lipoaspiração ou combinação	
	Escleroterapia	
	Simpatectomia	

Fonte: Arora G, Kassir M, Patil A, Sadeghi P, Gold MH, Adatto M, Grabbe S, Goldust M. Treatment of axillary hyperhidrosis. J Cosmetic Dermatology. doi:10.1111/jocd.14378.

ANIDROSES

Por definição, é a ausência de sudorese na superfície cutânea na falta de um estímulo apropriado. Pode ser adquirida ou congênita, localizada ou generalizada. As formas generalizadas constituem grande dificuldade de adaptação às situações de calor provocando fadiga, mal-estar, cefaleia, taquicardia, taquipneia, hipertermia, náuseas e vômitos.[89] As anormalidades podem situar-se ao nível das glândulas sudoríparas ou em qualquer nível do sistema nervoso e são classificadas em:

1. **Anidroses por alterações cerebrais**
   a) Lesão orgânica em qualquer nível.
   b) Hipertermia.
   c) Histeria.
2. **Anidroses por lesões medulares ou dos nervos periféricos**[90]
   a) Lesão orgânica (siringomielia, hanseníase, diabetes *mellitus*, alcoolismo, simpatectomia).
   b) Bloqueio ganglionar e drogas anticolinérgicas.
3. **Anidrose por alteração nas glândulas sudoríparas**[91,92]
   a) Aplasia.
   b) Ictiose.
   c) Displasia ectodérmica congênita.
   d) Doenças que cursam com algum grau de atrofia (esclerodermia, acrodermatite crônica atrofiante, doença de Sjögren, linfomas, lúpus eritematoso, cicatrizes, radiodermites).
4. **Anidrose por bloqueio ou obstrução do ducto sudoríparo**[93]
   a) Miliária.
   b) Eczema.
   c) Dermatite atópica.
   d) Psoríase.
   e) Líquen plano.
   f) Pênfigos.
   g) Síndromes ictiosiformes.
   h) Dermatites esfoliativas.
5. **Indeterminadas**[94]
   a) Formas idiopáticas.
   b) Fadiga glandular.
   c) Neonatal (atraso no desenvolvimento dos centros hipotalâmicos).
6. **Anidrose por causas diversas**
   a) Desidratação.
   b) Intoxicação pelo chumbo, tálio, arsênico e morfina.
   c) Uremia.
   d) Cirrose.
   e) Hipotireoidismo.

MILIÁRIA

Sob diferentes condições, a retenção sudoral pode ou não evoluir para um quadro patológico propriamente dito. Na miliária, ocorre a obstrução dos ductos sudoríparos com ruptura e extravasamento de suor da pele. Inicialmente descrita por Robinson em 1884, tem sido motivo de estudos por diversos autores.[95,96]

Existem três tipos clínicos na dependência da altura da obstrução e ruptura no ducto sudoríparo, sempre evoluindo com vesículas de retenção sudoral:

- **Miliária cristalina ou sudamina:** a mais superficial delas, a obstrução e ruptura ocorrem dentro da camada córnea.
- **Miliária rubra ou brotoeja:** a oclusão ductal é intermediária, na camada malpighiana. Inclui a variante pustulosa.
- **Miliária profunda:** oclusão e ruptura em nível dermoepidérmico.

Doença comum nos trópicos pode ocorrer em qualquer lugar do mundo desde que haja condições ocupacionais ou ambientais favoráveis. É mais prevalente em crianças provenientes de clima quente e úmido. Acredita-se que melhore com a idade, após o desenvolvimento e maturação dos ductos sudoríparos écrinos que, quando maduros, apesar de serem passíveis de obstrução, não se rompem com facilidade e, assim, não levam à formação das lesões. Em adultos, está ligada a situações extremas de calor e umidade.

Não há predisposição racial ou sexual. Miliária cristalina congênita tem sido descrita. Nenhuma doença sistêmica tem sido associada à miliária.[97]

Patogênese

A obstrução mecânica do ducto da glândula sudorípara écrina é a causa da ruptura do mesmo e da posterior formação de vesículas.

Na miliária cristalina, a obstrução é mais alta na camada córnea sendo provocada por calor, doenças inflamatórias que cursam com paraceratose e por precipitação de proteínas no ducto. As doenças eczematosas frequentemente desencadeiam o aparecimento dessas lesões.

Na miliária rubra, a obstrução ocorre na porção intraepidérmica mais inferior do ducto e na miliária profunda, na porção dermoepidérmica. Tem como fatores predisponentes o calor extremo, umidade e doenças que cursam com intensa paraqueratose como a psoríase, podendo ou não haver proliferação bacteriana associada.

Uma herança genética representada por uma fragilidade ductal facilitaria o extravasamento do suor e formação de vesículas nos ductos.[98]

Manifestações clínicas

- **Miliária cristalina:** microvesículas de 1 a 2 mm de diâmetro com conteúdo líquido e cristalino, distribuídas no tronco e pescoço, assintomáticas rompendo-se facilmente ao simples atrito do corpo ou durante banho. Frequente em idosos acamados, em situação de temperatura externa elevada e surtos febris.
- **Miliária rubra:** variante mais comum e clinicamente a mais importante. Caracteriza-se por pequenas máculas eritematosas encimadas por vesículas puntiformes. Exame cuidadoso revela a localização extrafolicular destas vesículas. As lesões são, invariavelmente, pruriginosas e, nos casos extensos e crônicos, podem tornar-se pustulosas. A variante clínica conhecida como miliária pustulosa é considerada asséptica, diferentemente da contaminação secundária bacteriana provocada por prurido prévio na miliária rubra, que também pode ocorrer. A ausência de pelo central na pústula também a diferencia da foliculite bacteriana. O quadro é observado principalmente em crianças e adolescentes causado por sudorese excessiva. Entre os fatores predisponentes, vale lembrar exposição excessiva ao sol, atividade física prolongada, temperatura externa elevada associada à alta umidade local, excesso de roupas no verão, uso de tópicos oclusivos e presença de eczemas.
- **Miliária profunda:** em razão da localização profunda, a retenção sudoral apresenta-se em forma de pápulas esbranquiçadas ou róseas, de 1 a 3 mm de diâmetro, em geral assintomáticas, acometendo tronco e extremidades proximais. É comum nos trópicos em indivíduos submetidos a trabalhos árduos e prolongados, expostos ao calor excessivo. Nos casos disseminados, existe a possibilidade de os mecanismos termorreguladores serem afetados, podendo observar-se febre, astenia, dispneia e até síncope, causados por total descontrole da regulação térmica, secundário à obstrução ductal. Este quadro tem sido chamado de "astenia anidrótica tropical".[71] Uma hiperidrose compensatória facial pode ocorrer.

Diagnóstico

O diagnóstico é clínico. Exames laboratoriais, eventualmente, demonstrarão distúrbios hidroeletrolíticos nos casos extensos de miliária profunda. A histopatologia apresenta-se com obstrução queratótica e paraqueratótica de ductos sudoríparos em diferentes níveis de profundidade, além de infiltrado inflamatório linfocitário periductal.

Diagnóstico diferencial

Deve ser feito com escabiose, foliculites, eritema tóxico neonatal e dermatite de contato. Especificamente, com relação à miliária profunda, os diferenciais mais importantes são amiloidose, mucinose e sarcoidose.[98]

Tratamento

O tratamento mais eficaz é a retirada do fator causal e adequação da temperatura corporal, buscando-se ambientes com melhor ventilação e mantendo o paciente em ambiente fresco e úmido. Com relação ao vestuário, a orientação é de uso de roupas leves com tecido de algodão. Compressas locais frias com água boricada a 3%, solução de Burrow ou solução de permanganato de potássio são de muita utilidade nas diferentes formas de miliária. Os corticosteroides tópicos de média potência na forma de cremes ou loções 2 a 3 vezes por dia para evitar o prurido podem ser utilizados. Talco mentolado a 0,5% e a calamina de 6% a 8% são úteis no controle do prurido. Os anti-histamínicos são de grande utilidade nos casos de pruridos refratários às medicações tópicas. Antibioticoterapia faz-se necessária em casos de infecção bacteriana secundária.[98]

DISTÚRBIOS DAS GLÂNDULAS APÓCRINAS

Bromidrose ou osmidrose

É caracterizada por um mau odor axilar secundário à amônia e ácidos graxos de cadeia curta resultantes da decomposição bacteriana, principalmente, de secreções apócrinas, podendo também ser de origem écrina. Pode determinar graves efeitos no estado psicológico dos indivíduos por conta do mau odor e a pigmentação amarelada das roupas. Existem diferenças no reconhecimento e diagnóstico da osmidrose axilar entre as sociedades ocidentais e asiáticas. Nas sociedades ocidentais, Shelley e colaboradores foram os primeiros a descrever o mau odor atribuído a interação entre o crescimento bacteriano e as secreções de glândulas apócrinas. Os autores recomendavam a retirada dos pelos axilares e uso de desodorantes como tratamento.[99]

Esses pacientes podem sofrer discriminação por colegas ou amigos e prejuízo no convívio social. No Japão dos anos 50, cirurgiões japoneses indicavam a excisão da pele axilar.[100]

Bromidrose apócrina

As bromidroses de origem apócrina são as mais frequentes. As glândulas apócrinas originam-se a partir da invaginação epitelial formadora do folículo piloso e seus ductos desembocam no folículo, logo acima da glândula sebácea. Sua atividade secretora tem início na puberdade, faixa etária em que se manifesta a doença. Localizam-se nas axilas, sobre as aréolas mamárias e na região anogenital.

A secreção apócrina contém ácidos graxos de cadeia curta, lactatos, íons, ferormônios e moléculas odorantes precursoras, sendo o ácido 3-metil 2-hexaenoico o mais importante. Seu conteúdo é desprovido de cheiro até alcançar a superfície cutânea onde ocorre a degradação por bactérias, originando odor desagradável.[101] Os pelos axilares parecem ter um papel complicador, aumentando esse efeito. As principais bactérias envolvidas são as do gênero *Propionebacterium, Corynebacterium, Micrococcus e Staphylococcus.*

A bromidrose apócrina é relacionada à higiene deficiente e também à hiperidrose.[102]

Tratamento da bromidrose apócrina

O tratamento consiste em três pilares: mascarar o odor; terapia antimicrobiana e diminuição ou bloqueio da produção sudoral.

1. **Utilização de desodorantes e antiperspirantes:** desodorantes são substâncias destinadas a neutralizar odores ou limitar seu desenvolvimento e os antiperspirantes diminuem a secreção sudoral. Na composição dos desodorantes, pode haver substâncias com propriedades antissépticas (cloreto de benzalcônio, triclosan) e/ou neutralizadores de odor (carbonato ácido de sódio, carbonato de zinco, talco etc). O paciente deve escolher a apresentação mais conveniente (*spray, roll-on*, creme) e seu uso deve ser diário.[103]
2. **Controle da colonização bacteriana das áreas envolvidas:** utilização de sabonetes antissépticos à base de triclosan e antibióticos tópicos como ácido fusídico ou mupirocina.[104]
3. **Diminuição da sudorese:** utilização de antiperspirantes à base de cloreto de alumínio. Nos casos de hiperidrose associada, cogitar o uso da iontoforese, aplicação de toxina botulínica, medicações de uso sistêmico e cirurgia, de acordo com a gravidade do quadro.

Novas terapias para bromidrose

Além dos tratamentos tópicos, outros procedimentos vêm sendo testados no controle desta disfunção (Tabela 52.4), que incluem:

1. Simpatectomia torácica endoscópica.
2. Toxina botulínica (BTX-A).
3. *Laser.*
4. Tecnologia de micro-ondas.
5. Injeção de etanol subcutâneo.
6. Radiofrequência.

Tabela 52.4 Efetividade e complicações nos tratamentos para bromidrose axilar.

	Desodorante	BTX-A	*Laser*	Etanol	Micro-ondas	RF[1]	SC[2]	STE[3]
Efetividade	+	++	++	++	+++	++	+++	++
Complicações*	-	-	+	-	+	++	++	++++
Recorrência	Uso diário	Injeções repetidas	+++	++	+	++	++	++
Nível de evidência**	II	III	III	II	III	III	II	IV

[1]Rf: radiofrequência; [2]SC: sucção; [3]STE: simpatectomia torácica endoscópica.
*Limitado a complicações maiores.
** II: Estudos controlados e randomizados de menor qualidade ou estudos *cohort* prospectivos;
III: Estudo comparativo retrospectivo ou de caso controle;
IV: Série de casos.

7. Sucção com ou sem curetagem.
8. Excisão aberta.
9. Perspectivas futuras.

Laser

Desde os primeiros trabalhos utilizando coagulação subdérmica com *laser* de dióxido de carbono, muitos tipos de *lasers* têm sido utilizados para essa finalidade. Com o tratamento a *laser* o tempo de recuperação é curto e a incidência de efeitos adversos é baixa, porém, a taxa de recorrência é maior quando comparado com a cirurgia. Estudos mais recentes demonstraram que o efeito destrutivo das glândulas apócrinas com o *laser* Nd:YAG 1.444-nm utilizado para lipossucção foi superior a outros. Embora muitos autores não recomendem a terapia a *laser* como tratamento para osmidrose axilar, outros concluíram que podem ser utilizados para casos leves e moderados.[105]

Micro-ondas

Os aparelhos com base em micro-ondas foram desenvolvidos para tratamento de hiperidrose axilar, e foram aprovados pela FDA em 2011, esta tecnologia aquece seletivamente a derme e o tecido glandular e é utilizada com resfriamento da superfície da pele para protegê-la. Embora o aparelho possa permitir redução permanente do suor, pode afetar ambas as glândulas écrinas e apócrinas. Foi descrita a eficácia clínica no tratamento de osmidrose axilar em 2013 e posteriormente confirmada em outros países.[106] Contudo, efeitos adversos de longa duração como sensação cutânea anormal, lesão do plexo braquial e neuropatia braquial foram relatados. Em razão alta energia necessária para a destruição da glândula sudorípara apócrina, efeitos adversos podem ocorrer. A incidência de complicações no futuro deve ser estudada.

Injeção de etanol subcutâneo

Constitui um tratamento novo para esta patologia e foi primeiramente reportado em 2013 por Han e Li,[107] que injetaram 9 mL de etanol a 90% em cada axila no total de 165 pacientes. Embora a maioria dos pacientes estivessem satisfeitos com os resultados, mais de 10% sofreram necrose cutânea. Os efeitos adversos incluem equimose, induração e úlceras, todos resolvidos em 5 semanas de tratamento. Os estudos histopatológicos revelaram desnaturação dos tecidos subcutâneos incluindo glândulas sudoríparas. Segundo os autores, trata-se de um tratamento de baixo custo, fácil de ser realizado, relativamente seguro e promove efeitos moderados com menor índice de complicações. Presumivelmente, tratamentos repetidos com intervalo de tempo variável possam trazer melhoras adicionais.

Radiofrequência

A radiofrequência micro agulhada fracionada é de desenvolvimento recente que entrega uma energia térmica para tratar cicatrizes da acne e rugas. Muito recentemente, esta tecnologia foi empregada em 48 indivíduos e os resultados foram excelentes em 45 a 48 deles. Complicações incluíram parestesia transitória em 3 indivíduos que foi resolvida 2 meses após o tratamento. Recorrência foi observada em 4 indivíduos durante o seguimento de 6 meses.[108]

Sucção e curetagem

A lipossucção para osmidrose axilar foi utilizada primeiramente por cirurgiões plásticos de Taiwan em 1998. Exceto por uma pequena quantidade de cirurgiões que realizam a lipossucção endoscópica assistida, a maioria o faz com ou sem curetagem como cirurgia fechada. Contudo, em recente estudo de metanálise, desenvolvido por Shin e colaboradores,[109] não demonstraram diferenças significativas nas taxas de complicação entre a cirurgia aberta e a lipossucção com curetagem.

Quase todos os tratamentos para osmidrose axilar são semelhantes à hiperidrose. Os tratamentos citados anteriormente passaram a ser utilizados em osmidrose a partir do momento que foram utilizados com sucesso para hiperidrose.

Bromidrose écrina

O suor écrino primitivo é isotônico ao plasma e reflete sua composição. Seu principal íon componente é o sódio. Uma bomba comandada pela enzima ATPase força a entrada de sódio para o lúmen tubular da glândula. Os outros constituintes são cálcio, cloro, potássio, ureia, amônia, lactatos, proteínas, antígenos, anticorpos e algumas medicações. O suor écrino pode exalar odor em casos de aminoacidopatias, doenças metabólicas (cetoacidose diabética e o odor de maçã) e insuficiências orgânicas (odor de peixe na insuficiência hepática).[110-114]

Bromidroses écrinas congênitas

A trimetilaminúria ou "síndrome de odor de peixe" tem como causa a deficiência da enzima hepática trimetiloxidase que leva ao acúmulo de trimetilamina. O diagnóstico de suspeição é feito a partir de um odor corporal característico que se assemelha ao de peixe e é confirmado pela dosagem de trimetilamina na urina.[115]

Existem algumas outras síndromes congênitas que não se expressam por lesões dermatológicas, propriamente ditas, mas sim pelo exalar de um odor característico (Quadro 52.7).[113]

Quadro 52.7 Bromidroses metabólicas congênitas.

Doença metabólica	Odor	Substância odorante
Síndrome de odor de peixe	Peixe	Trimetilamina
Hipermetioninemia	Fruta/ranço	Ácido alfacetogamametilbutírico
Tirosinemia 1	Repolho cozido	Ácido alfacetogamaetiltiobutírico
Fenilcetonúria	Repolho mofado	Ácido fenacético
Acidemia isovalérica	Queijo	Ácido isovalérico
Doença da urina de xarope de bordo (leucinose)	Caramelo	Valina, leucina, isoleucina

Bromidrose écrina resultante da ingesta de substâncias exógenas

A ingestão de alho, cebola, certos tipos de pimenta, álcool, medicamentos, vitamina B1, moléculas de radicais sulfidrila (D-penicilamina) podem provocar bromidrose écrina.

Bromidroses écrinas bacterianas

O odor plantar é, sem dúvida, o exemplo mais característico deste tipo de bromidrose. Ocorre pela colonização do estrato córneo plantar por bactérias do gênero *Corynebacterium*, associada à hiperidrose resultando na produção de forte odor que lembra "queijo suíço". De extrema importância são os fatores que levam à maceração nos pés, como obesidade e o uso de calçados e meias inapropriados.[102]

Síndrome de disosmofobia

A síndrome de disosmofobia ou "síndrome de referência olfativa" é um distúrbio psiquiátrico que leva o indivíduo a achar-se com permanente mau cheiro corporal. Esse comportamento é sinônimo de alterações sociais e comportamentais significativas, merecendo tratamento com antidepressivos, segundo alguns autores.[116]

Bromidrose induzida por *lasers*

Na literatura, há relato de bromidrose induzida por *lasers*, incluindo um caso de bromidrose generalizada após depilação em grandes áreas com *lasers* Alexandrita e Diodo. Sua fisiopatogenia não foi muito bem compreendida, mas parece estar associada aos fatores predisponentes da bromidrose, somados ao papel do *laser* na alteração da flora normal bacteriana.

Os *lasers* de maneira geral podem danificar ou estimular, por meio das fibras nervosas, as glândulas sudoríparas próximas aos folículos pilosos.[117]

■ HEMATIDROSE

Hematidrose é considerada uma desordem do suor écrino caracterizada por um ou mais episódios de suor contendo sangue em pele não traumatizada. É uma doença rara, cuja etiopatogenia não é esclarecida, mas parece ser causada por estresse físico ou emocional e associada a distúrbios psiquiátricos. Fatores deflagradores foram identificados em mais da metade dos casos, e são principalmente: estresse emocional em famílias (conflitos ou abusos) ou na escola. É mais comum na população asiática, principalmente na Índia e no Paquistão, com relatos mais recentes em japoneses.[118]

Do total de 25 casos relatados na literatura até 2018, 21 eram mulheres (84%) com idade média de 13 anos e a maioria (62%) eram da Ásia.[119] As localizações mais comuns foram a face (96%), seguida da região umbilical, palmar e plantar.

Embora não haja tratamento bem estabelecido para hematidrose, o uso de betabloqueadores, ansiolíticos e suporte psicológico foram favoráveis na maioria dos casos.

■ CROMIDROSE

Cromidrose apócrina é uma doença rara, crônica e idiopática caracterizada pela excreção de suor colorido. Inicia-se na puberdade, período de início da atividade das glândulas sudoríparas apócrinas. A maioria dos casos descritos na literatura é confinada à face e axilas, podendo, também, ocorrer nas aréolas mamárias.[120-124] Yonge foi o primeiro autor a descrever a doença, em 1709. Shelley e Hurley, em 1954, associaram a coloração do suor à presença de grânulos de lipofuccina, pigmento de cor amarela no citoplasma das glândulas apócrinas.[125] Na cromidrose, a lipofuccina é encontrada em altas concentrações na forma oxidada e, por isso, apresenta coloração escurecida como a azulada, esverdeada ou preta. A lipofuccina não é específica das glândulas apócrinas e a razão de ocorrer apenas em alguns pacientes não é conhecida.[126]

Faz-se necessário diferenciar a cromidrose apócrina da écrina e da pseudocromidrose. A cromidrose écrina é associada a pigmentos solúveis excretados no suor, como, por exemplo, medicações. Pseudocromidrose é o resultado de secreção sudoral incolor misturada a cromógenos externos como roupas coloridas ou mesmo micro-organismos do gênero *Coryneobacterium* e *Piedraia*.[127]

O tratamento desta condição ainda é um desafio e consiste em medidas para diminuição da secreção sudoral como antiperspirantes à base de cloreto de alumínio, antibióticos tópicos e antissépticos. Há relatos do uso de injeção de toxina botulínica em axila com sucesso.[128,129]

■ SÍNDROME DO ODOR DE PEIXE

A alteração é extremamente rara e em função de uma incapacidade de produção de enzima dimetilante que leva à presença de trimetilamina no suor écrino, urina, saliva e outras secreções após a ingestão de colina, carnitina e lecitina contidas em alimentos como peixes, ovos, rins, grãos de soja e fígado. A síndrome é uma verdadeira trimetilaminúria característica da idade adulta.[130] O defeito seria, provavelmente, transmitido como herança autossômica dominante. O processo tem início na infância para depois acentuar-se na vida adulta, causando sérios problemas sociais.[131] O diagnóstico é feito por testes que identificam a trimetilamina na urina. Embora não seja rotina na maioria dos laboratórios, a provocação com uma carga de trimetilamina a estes pacientes seria o ideal.[132]

■ MOLÉSTIA DE FOX-FORDYCE

É uma doença inflamatória que afeta as glândulas sudoríparas apócrinas. Também conhecida como miliária apócrina ou erupção papulopruriginosa crônica de axilas e púbis, foi inicialmente descrita por Fox e Fordyce em 1902.[133] Afeta, principalmente, mulheres entre 15 e 35 anos de idade.

Clinicamente, as lesões são pápulas foliculocêntricas equidistantes, lisas e uniformes, cuja coloração pode variar do vermelho, vermelho-acastanhado ao amarelado. Apesar de a axila ser o local de predileção, também podem ser envolvidos: região anogenital, aréolas mamárias, lábios, cicatriz umbilical, região pré-esternal, períneo e raiz das coxas.[134] Podem ser acompanhadas por diminuição ou ausência de pelos e sudorese.

Patogênese

A etiologia da doença permanece incerta embora dados epidemiológicos apontem um papel dos hormônios sexuais, principalmente dos estrógenos na sua fisiopatologia. A afecção predomina nas mulheres com piora no período menstrual apresentando melhora durante a gravidez e durante uso de contraceptivos orais. No período pós-menopausa, pode ocorrer remissão espontânea. A histopatologia mostra obstrução crônica e ruptura da porção intraepidérmica do ducto da glândula apócrina, com posterior reação inflamatória local.

Diagnóstico

Além da clínica, a histopatologia é característica com a presença de rolha córnea na porção distal do ducto apócrino, com subsequente retenção de secreção e ruptura do ducto em sua porção intraepidérmica, presença de espongiose e infiltrado inflamatório nas áreas adjacentes.

A mucinose folicular é seu principal diagnóstico diferencial.

Tratamento

Doença de difícil controle, não responde bem às terapêuticas utilizadas. Os contraceptivos orais podem ser úteis desde que utilizados por tempo prolongado. A isotretinoína via oral tem sido utilizada com melhora parcial. Para uso tópico, tretinoína e clindamicina são utilizadas com algum sucesso. De forma mais efetiva, a infiltração intralesional com corticosteroide é bastante útil. Os casos resistentes ao tratamento clínico podem ser tratados cirurgicamente.[49]

1. Brackenrich J, Fagg C. Hyperidrosis. StatPearls [Internet]. Treasure Island (FL): StatPearls Publishing; 2017 Oct 6.
2. Hornberger J, Grimes K, Naumann M et al. Recognition, diagnosis, and treatment of primary focal hyperhidrosis. J Am Acad Dermatol. 2004 Aug;51(2):274-86.
3. Higashimoto l, Yoshiura K, Hirakawa N et al. Primary palmar hyperhidrosis locus maps to 14q11.2-q13. Am J Med Genet A. 2006 Mar15;140(6):567-72.
4. Arora G, Kassir M, Patil A, Sadeghi P, Gold MH, Adatto M, Grabbe S, Goldust M. Treatment of axillary hyperhidrosis. J Cosmetic Dermatology. doi: 10.1111/jocd.14378.
5. Stashak AB, Brewer JD. Management of hyperhidrosis. Clin Cosmet Investig Dermatol. 2014 Oct 29;7:285-299.
6. Strutton DR, Kowalski JW, Glaser DA, Stang PE. US prevalence of hyperhidrosis and impact on individuals with axillary hyperhidrosis: results from a national survey. J Am Acad Dermatol. 2004 Aug;51(2):241-8.
7. Henning MAS, Thorlacius L, Ibler KS, Jemec GBE. How to diagnose and measure primary hyperhidrosis: a systematic review of the literature. Clin Auton Res. 2021 Aug;31(4):511-528. doi: 10.1007/s10286-021-00794-6.
8. Glaser DA, Ballard AM, Hunt NL, Pieretti LJ, Pariser DM. Prevalence of multifocal primary hyperhidrosis and symptom severity over time. Dermatologic Surgery. 2016 Dec;42(12):1347-1353. doi: 10.1097/dss.0000000000000949.
9. Strutton DR, Kowalski JW, Glaser DA, Stang PE. US prevalence of hyperhidrosis and impact on individuals with axillary hyperhidrosis: results from a national survey. J Am Acad Dermatol. 2004;51:241-8.
10. Sampaio SAP, Rivitti EA. Dermatologia. 3. ed. rev. e ampl. São Paulo: Artes Médicas, 2008. 1600p.
11. Sato K, Kang WH, Saga K et al. Biology of sweat glands and disorders. J Am Acad Dermatol. 1989;20:537-63,713-26.
12. Sulzberger MB, Hernmann F. Clinical significance in the disturbances in the delivery of sweat. Springfield: Thomas, 1954.
13. Herxheimer A. Excessive sweating: a review. Trans St John's Hosp Dermatol Soc.1958;40:20-5.
14. Hurley HJ, Shelley WB. Axillary hyperhidrosis. Br J Dermatol. 1966;78:127-40.
15. Munro PAG. Symphathectomy. Oxford: University Press, 1959.
16. Motz KM, Kim YJ. Auriculotemporal Syndrome (Frey Syndrome) Otolaryngol Clin North Am. 2016 Apr;49(2):501-509.
17. Harrison K, Donaldson I. Frey's syndrome. J R Soc Med. 1979;72:503-8.
18. Glaister DH, Hearnshaw JR, Heffron PF et al. The mechanism of post-parotidectomy gustatory sweating (the auriculotemporal syndrome). Br Med J;ii:942-6.
19. Young AG. Unilateral sweating of the submental region after eating. Br Med J. 1956;ii:976-9.
20. Moyse P. A propos de 200 tumeurs parotidiennes opérées. Mem Acad Chir. 1955;81:999-1007.
21. Goomany A, Sood S. Superficial parotidectomy for chronic parotid sialadenitis: a case series and review of the literature. J Laryngol Otol. 2021 Oct;135(10):883-886. doi: 10.1017/S0022215121002115. Epub 2021 Aug 6. PMID: 34353395.
22. Champion RH, Herxheimer A. Unilateral hyperhidrosis of the trunk. Acta Med Scand. 1960;168:17-20.
23. Mellinkoff SM. Localised paroxysmal hyperhidrosis. Am J Med Sci. 1951;331:86-8.
24. Bolognia JL, Jorizzo JL, Schaffer JV. Dermatology. 3rd ed. Philadelphia, PA: Elsevier Saunders; 2012.
25. Pariser DM, Ballard A. Topical therapies in hyperhidrosis care. Dermatol Clin. 2014 Oct;32(4):485-90.
26. Hölzle E, Braun-Falco O. Structural changes in axillary eccrine glands following long-term with aluminium chloride hexahydrate solution.Br J Dermatol 1984;110(4): 399-403.
27. Woolery-Lloyd H, Valins W. Aluminum chloride hexahydrate in a salicylic acid gel: a novel topical agent for hyperhidrosis with decreased irritation. J Clin Aesthet Dermatol 2009;2:28-31.
28. Ellis H, Scurr JH. Axillary hyperhidrosis: topical treatment with aluminium chloride hexahydrate. Postgrad Med J 1979;55(654): 868-9.
29. Rayner CR, Ritchie ID, Stark GP. Axillary hyperhidrosis, 20% aluminum chloride hexahydrate, and surgery [letter]. Br Med J 1980;280(6224):1168.
30. Bohaty BR, Herbert AA. Special Considerations for children with hyperidrosis. Dermatol Clin. 2014 Oct;32(4):477-84.
31. Walling HW, Swick BL. Treatment options for hyperhidrosis. Am J Clin Dermatol 2011;12(5):285-295.
32. Benohanian A, Dansereau A, Bolduc C et al. Localized hyperhidrosis treated with aluminum chloride in a salicylic acid gel base. Int J Dermatol 1998;37:701-3.
33. Woolery-Lloyd H, Valins W. Aluminum chloride hexahydrate in a salicylic acid gel: a novel topical agent for hyperhidrosis with decreased irritation. J Clin Aesthet Dermatol 2009;2:28-31.
34. Flanagan KH, King R, Glaser DA. Botulinum toxin type a versus topical 20% aluminum chloride for the treatment of moderate to severe primary focal axillary hyperhidrosis. J Drugs Dermatol 2008;7:221-7.
35. Cladellas E, Callejas MA, Grimalt R. A medical alternative to the treatment of compensatory sweating. Dermatol Ther 2008;21:406-8.
36. Kim WO, Kil HK, Yoon KB et al. Topical glycopyrrolate for patients with facial hyperhidrosis. Br J Dermatol 2008;158:1094-7.
37. Lamb YN. Topical glycopyrronium tosylate in primary axillary hyperhidrosis: a profile of its use. Clin Drug Investig. 2019 Nov;39(11):1141-1147. doi: 10.1007/s40261-019-00853-x.
38. Del Boz J. Tratamento sistémico de la hiperhidrosis. Actas Dermosifiliogr. 2015;106(4):271-277.
39. Walling HW. Systemic therapy for primary hyperhidrosis: a retrospective study of 59 patients treated with glycopyrrolate or clonidine. J Am Acad Dermatol. 2012 Mar;66(3):387-92.
40. Bajaj V, Langtry JA. Use of oral glycopyrronium bromide in hyperhidrosis. Br J Dermatol 2007;157:118-21.
41. Wolosker N, Krugman M, Kauffman P et al. Long-term results of oxybutynin use in treating facial hyperhidrosis. An Bras Dermatol. 2014;89(6):912-6.
42. Arisco A, Brantly E, Kraus S. Oxybutynin extended release for the management of overactive bladder: a clinical review. Drug Des Devel Ther 2009;21:151-161.
43. Wolosker N, Campos JRM, Kauffman P, Yazbek G, Neves S, Leão PP. Use of oxybutynin for treating plantar hyperhidrosis. Int J Dermatol. 2013 May;52(5):620-3.
44. Cruddas L, Baker DM. Treatment of Primary Hyperhidrosis with oral anticholinergic medications: a systematic review. J Eur Acad Dermatol Venereol. 2017 Jun;31(6): 952-963.
45. Canaday BR, Stanford RH. Propantheline bromide in the management of hyperhidrosis associated with spinal cord injury. Ann Pharmacother 1995;29:489-92.
46. Torch EM. Remission of facial and scalp hyperhidrosis with clonidine hydrochloride and topical aluminum chloride. South Med J 2000 Jan;93 (1):68-9.
47. Namer IJ, Kansu T, Zileli T. Idiopathic localized paroxysmal hyperhidrosis: treatment with clonidine. Rev Neurol (Paris) 1986;142(8-9):706-9.
48. Nesathurai S, Harvey DT. Clonidine in the management of asymmetrical gustatory facial sweating: an N-of-1 trial. Arch Phys Med Rehabil 1996 Sep;77 (9):906-8.
49. James WD, Schoomaker EB, Rodman OG. Emotional eccrine sweating: a heritable disorder. Arch Dermatol 1987 Jul;123(7):925-9.
50. Ashton AK, Weinstein WL. Cyproheptadine for drug-induced sweating. Am J Psychiatry 2002;159:874-5.
51. Hurley HJ, Shelley WB. A simple surgical approach to the management of axillary hyperidrosis. JAMA 1963;186:109-112.
52. Breach NM. Axillary hyperhidrosis: surgical cure with aesthetic scars. Ann R Coll Surg Engl 1979;61:295-297.
53. Bechara FG, Sand M, Hoffmann K, Boorboor P, Altmeyer P, Stuecker M. Histological and clinical findings in different surgical strategies for focal axillary hyperhidrosis. Dermatol Surg 2008;34:1001-1009; discussion1009.
54. Hoorens I, Ongenae K. Primary focal hiperhidrosis: current treatment options and a step by step aproach. JEADV 2012;26:1-8.
55. Swinehart JM. Treatment of axillary hyperhidrosis: combination of the starch-iodine test with the tumescent liposuction technique. Dermatol Surg 2000;26:392-396.
56. Ou LF, Yan RS, Chen IC, Tang YW. Treatment of axillary bromhidrosis with superficial liposuction. Plast Reconstr Surg 1998;102:1479-1485.
57. Bechara FG, Tomi NS, Boorboor P, Sand M, Altmeyer P, Hoffmann K. Liposuction curettage for axillary hyperhidrosis: enhancing success rates and quantifying its efficacy. Dermatology 2007;215:268-269.
58. Bechara FG, Sand M, Sand D, Altmeyer P, Hoffmann K. Suction-curettage as a surgical treatment of focal axillary hyperhidrosis: recommendation for an aggressive approach. Plast Reconstr Surg 2007;119:1390-1391.
59. Feldmeyer L, Bogdan I, Moser A et al. Short-and long-term efficacy and mechanism of action of tumescent suction curettage for axillary hyperhidrosis. J Eur Acad Dermatol Venereol. 2015 Oct;29(10):1933-7.
60. Kotzareff A. Resection partielle de trone sympathetique cervical droit pour hyperhidrose unilaterale. Rev Med Suisse Romande 1920;40:111-3.
61. Riolo J, Gumucio CA, Young AE et al. Surgical management of palmar hyperhidrosis. S Med J 1990;83(10):1138-43.
62. Chen JT, Liao CP, Chiang HC Wang BY. Subxiphoid single-incision thoracoscopic bilateral ablative sympathectomy for hyperhidrosis. Interact Cardiovasc Thorac Surg. 2015 Jul;21(1):119-20.
63. Thomas I, Brown J, Vafaie J et al. Palmoplantar hyperhidrosis: a therapeutic challenge. Am Fam Physician 2004;69(5):1117-20, 1121.
64. Nesathurai S, Harvey DT. Clonidine in the management of asymmetrical gustatory facial sweating: an N-of-1 trial. Arch Phys Med Rehabil 1996 Sep;77(9):906-8.
65. James WD, Schoomaker EB, Rodman OG. Emotional eccrine sweating: a heritable disorder. Arch Dermatol 1987 Jul;123 (7):925-9.
66. Atkinson JL, Fealey RD. Sympathotomy instead of sympathectomy for palmar hyperhidrosis: minimizing postoperative compensatory hyperhidrosis. Mayo Clin Proc 2003;78 (2):167-72.
67. Stolman LP. Treatment of hyperhidrosis. Dermatol Clin 1998;16 (4):863-9.
68. Togel B, Greve B, Raulin C. Current therapeutic strategies for hyperhidrosis: a review. Eur J Dermatol 2002;12(3):219-23.
69. Singh P, Maibach HI. Iontophoresis in drug delivery: basic principles and applications. Crit Rev Ther Drug Carrier Syst 1994;11(2-3):161-213.

70. Ohshima Y, Shimizu H, Yanagishita T et al. Changes in Na+, K+ concentrations in perspiration and perspiration volume with alternating current iontophoresis in palmoplantar hyperhidrosis patients. Arch Dermatol Res 2008;300: 595-600.
71. Stolman LP. Hyperhidrosis: medical and surgical treatment. Eplasty 2008 Apr 18; 8:e22.
72. Reinauer S, Neusser A, SchaufG et al. Iontophoresis with alternating curren and direct current offset (AC/DC iontophoresis): a new approach for the treatment of hyperhidrosis. Br J Dermatol 1993;129:166-9.
73. Dolianitis C, Scarff CE, Kelly J et al. Iontophoresis with glycopyrrolate for the treatment of palmoplantar hyperhidrosis. Australas J Dermatol 2004;45:208-12.
74. Simpson LL. The origin, structure, and pharmacological activity of botulinum toxin. Pharmacol Rev 1981;33(3):155-8.
75. Bushara KO, Park DM, Jones JC et al. Botulinum toxin: a possible new treatment for axillary hyperhidrosis. Clin Exp Dermatol 1996;21(4):276-8.
76. Talarico-Filho S, Mendonca DO, Nascimento M et al. A double-blind, randomized, comparative study of two type A botulinum toxins in the treatment of primary axillary hyperhidrosis. Dermatol Surg 2007Jan;33(1 Spec No.):S44-50.
77. Naver H, Swartling C, Aquilonius SM. Palmar and axillary hyperhidrosis treated with botulinum toxin: one-year clinical follow-up. Eur J Neurol 2000;7(1): 55-62.
78. Heckmann M, Ceballos-Baumann AO, Plewig G. Botulinum toxin A for xillary hyperhidrosis (excessive sweating). N Engl J Med 2001;322 (7):488-93.
79. Bushara KO, Park DM, Jones JC et al. Botulinum toxin: a possible new treatment for axillary hyperhidrosis. Clin Exp Dermatol 1996;21(4):276-8.
80. Naumann M, Lowe NJ. Botulinum toxin type A in treatment of bilateral primary axillary hyperhidrosis: randomized, parallel group, double blind, placebo controlled trial. BMJ 2001;323(7313): 596-9.
81. Naumann M, Bergmann I, Hamm H et al. Focal hyperhidrosis: effective treatment with intracutaneous botulinum toxin. Arch Dermatol 1998;134(3):301-4.
82. Grunfeld A, Murray CA, Solish N. Botulinum toxin for hyperhidrosis: a review. Am J Clin Dermatol 2009;10(2):87-102.
83. Smith KC, Comite SL, Balasubramanian S et al. Vibration anesthesia: a noninvasive method of reducing discomfort prior to dermatologic procedures. Dermatol Online J 2004;10(2):1.
84. Grunfeld A, Murray CA, Solish N. Botulinum toxin for hyperhidrosis: a review. Am J Clin Dermatol 2009;10(2):87-102.
85. Kim HM, Lee MJ, Lee MH, Lee H. Pressure-and dose-controlled, needle-free, transcutaneous pneumatic injection of botulinum neurotoxin-A for the treatment of primary axillary and palmoplantar hyperhidrosis. Skin Res Technol. 2020 Jul;26(4):577-583. doi: 10.1111/srt.12835. Epub 2020 Jan 10.
86. Vadeboncoeur S, Richer V, Nantel-Battista M, Benohanian A. Treatment of palmar hyperhidrosis with needle injection versus low-pressure needle-free jet injection of OnabotulinumtoxinA: an open-label prospective study. Dermatol Surg. 2017 Feb;43(2):264-269. doi: 10.1097/DSS.0000000000000970.
87. Hsu TH, Chen YT, Tu YK, Li CN. A systematic review of microwave. Journal of Cosmetic and Laser Therapy. 2017;19(5):275-282. doi: 10.1080/14764172.2017.1303168.
88. Glaser DA, Galperin TA. Managing Hyperhidrosis. Emerging Therapies. Dermatol Clin. 2014 Oct;32(4):549-53.
89. Shelley WB, Horvath PN, Pillsbury DM. Anhidrosis. Medicine.19r50;29:194.
90. Johnson RH, Spalding JMK. Disorders of autonomic nervous system. Oxford: Oxford University Press, 1974.
91. Katayama I, Yokozeki H, Nishioka K. Impaired sweating as an exocrine manifestation in Sjögren's syndrome. Br J Dermatol. 1995;133:716-20.
92. Kang WH. Generalized anhidrosis associated with Fabry's disease. J Am Acad Dermatol. 1987;17:883-7.
93. Bannister R, Mathias CJ. Autonomic failure: A Textbook of Clinical Disorders of the Autonomic Nervous System, 3rd edn. Oxford University Press, 1992.
94. Foster KG, Hey EN, Katz G. Eccrine sweat gland function in the new-born baby. J Physiol.1968;198:36-7p.
95. O'Brien J. The etiology of poral closure: na experimental study of miliária rubra, bullous impetigo and related diseases. I. Na historical review of the causation of miliária. J. Invest. Dermatol. 1950;15:95-101.
96. O'Brien J. Tropical anhidrotic asthenia. Its definition and relation to other heat disorders. Arch Int Med. 1948;81:799-831.
97. Lobitz WC, Dobson RL. Miliaria. Arch Environ Health. 1965;11:460-4.
98. Holzle E, Kligman A. The patogénesis of miliaria rubra. Role of the resident microflora. Br J Dermatol. 1979;99:117-37.
99. Hurley HJ. A simple surgical approach to the management of axillary hyperidrosis. Journal of the American Medical Association. 1963;186(2):109. doi: 10.1001/jama.1963.03710020029.
100. Nomura M, Morioka D, Kojima Y, Tanaka R, Kadomatsu K. Open versus closed surgery for axillary osmidrosis: a meta-analysis of articles published in four languages. Ann Dermatol. 2020 Dec;32(6):487-495. doi: 10.5021/ad.2020.32.6.487. Epub 2020 Nov 11. PMID: 33911792; PMCID: PMC7875228.
101. Preti G, Leyden J J. Genetic influences on human body odor: from genes to the axillae. J Invest Dermatol 2010;130:34-6.
102. J. Fleury, G. Guillet. Les bromidroses et leur prise en charge. Ann Dermatol Venerol 2012 May 139(5):404-8.
103. Martini MC. Déodorants et antitransperants. EMC (Elsevier Masson SAS), Cosmétologie et Dermatologie esthétique; 2010.
104. Guillet G, Zampetti A, Aballain Colloc M L. Correlation between bacterial population and axillary and plantar bromidrosis: study of 30 pacients. Eur J Dermatol 2000;10:41-2.
105. Piccolo D, Mutlag M, Pieri L, Fusco I, Conforti C, Crisman G, Bonan P. Minimally invasive 1,444-nm Nd:YAG laser treatment for axillary bromhidrosis. Front Med (Lausanne). 2023 Feb 6;10:1034122. doi: 10.3389/fmed.2023.1034122. eCollection 2023.
106. Lee SJ, Chang KY, Suh DH, Song KY, Ryu HJ. The efficacy of a microwave device for treating axillary hyperhidrosis and osmidrosis in Asians: a preliminary study. Journal of Cosmetic and Laser Therapy. 2013;15(5):255-259. doi: 10.3109/14764172.2013.807114.
107. Han X, Li F. Percutaneous ethanol injection for the treatment of axillary osmidrosis. Clinical and Experimental Dermatology. 2013;38(5):484-488. doi: 10.1111/ced.12020.
108. Lin L, Huo R, Bi J, Meng Z, Cao Y. Fractional microneedling radiofrequency treatment for axillary osmidrosis: a minimally invasive procedure. Journal of Cosmetic Dermatology. J Cosmet Dermatol. 2019 Feb;18(1):115-120. doi: 10.1111/jocd.12809. Epub 2018 Nov 4.
109. Shin JY, Roh SG, Lee NH, Yang KM. Osmidrosis treatment approaches. Annals of Plastic Surgery. 2017;78(3):354–359. doi: 10.1097/sap.0000000000000911.
110. Piérard GE, Quatressoz P, Piérard – Franchimond C. Sécrétions sudorale et sébacée. EMC (Elsevier Masson SAS), Cosmétologie et Dermatologie esthétique; 2009.
111. Wilke K, Martin A, Terstegen L, Biel SS. A short history of sweat gland biology. Int J Cosmet Sci 2007;29:169-79.
112. Guillet G, Sassolas B,Grulier A. L'odeur en dermatologie. Ann Dermatol Venerol 1994;121: 661-6.
113. Goffin V, Arrese J E, Piérard – Franchimont C, Piérard G E. Avez vous un bon nez? Petit lexique des bromidrosis et autres odeurs corporelles. Rev Med Liege 1999; 54:931-4.
114. Lidell K. Smell as a diagnostic marker. Postgrad Med J 1976;52:136-8.
115. Arseculeratne G, Wong A K, Goudie D R, Fergunson J. Trimethylaminuria a case report. Arch Dermatol 2007;143:81-4.
116. Lochner C, Stein DJ. Olfactory reference syndrome: diagnostic criteria and differential diagnosis. J Postgrad Med 2003;49:328-31.
117. Helou J, Haber R, Kechichian E, Tomb R. A case of generalized bromhidrosis following whole-body depilatory laser. J Cosmet Laser Ther. 2015;17(6):318-20.
118. Matsuoka R, Tanaka M. Hematidrosis in a Japanese girl: treatment with propranolol and psychotherapy. Pediatr Int. 2020 Aug;62(8):1001-1002. doi: 10.1111/ped.14223. Epub 2020 Aug 3.
119. Kluger N. Hematidrosis (bloody sweat): a review of the recent literature (1996-2016). Acta Dermatovenerol Alp Pannonica Adriat. 2018 Jun;27(2):85-90.
120. Wyrick K, Cragun T, Russ B, Royer MC. Atypical chromhidrosis: a case report of orange sweat. Cutis 2008;81:167-70.
121. Griffith JR. Isolated areolar apocrine chromhidrosis. Pediatrics 2005;115: e239-41.
122. Chang YC, Anderson N, Soeprono F. Bilateral facial pigmentation. Dermatol Online J 2007;13:16.
123. Wu JM, Mamelak AJ, Nussbaum R, McElgunn PS. Botulinum toxin A in the treatment of chromhidrosis. Dermatol Surg 2005;1:963-5.
124. Griffith JR. Isolated areolar apocrine chromhidrosis. Pediatrics. Feb 2005;115(2):e239-41.
125. Shelley WB, Hurley HJ. Localized chromhidrosis: a survey. Arch Dermatol 1954;69:449-71.
126. Fealey RD et al. Disorders of the eccrine sweat glands and sweating. In: Wolff K et al. Fitzpatrick's Dermatology in General Medicine. 7th ed. New York, NY: The McGraw-Hill Companies.
127. Hill S, Duffill M, Lamont D, Rademaker M, Yung A. Pseudochromhidrosis: blue discolouration of the head and neck. Australas J Dermatol. Nov 2007;48(4):239-41.
128. Matarasso, SL. Treatment of facial chromhidrosis with botulinum toxin type A. J Am Acad Dermatol 2005;52 (1):89-91.
129. Wu JM, Mamelak AJ, Nussbaum R et al. Botulinum Toxin A in the treatment of chromhidrosis. Dermatol Surg 2005;31:963-965.
130. Walker V. The fish odour syndrome. Br Med J.1993;307:639.
131. Ayesh R, Mitchell SC, Zhang A, Smith RL. The fish odour syndrome: biochemical, familial and clinical aspects. Br Med J.1993;307:655-7.
132. Lee CW, Yu JS, Phillips I et al. Trimethylaminuria: fish odour in children. N Engl J Med.1976;295:937-9.
133. Fox GH, Fordyce JA. Two cases of a rare papular disease affecting the axillaryregion. J Cutan Genitourinary Dis 1902;120-1.
134. John Yost MD, Maria Robinson MD, Shane A, Meehan MD. Fox-Fordyce disease. Dermatology Online Journal 18(12):28.

Maria Cecília da Matta Rivitti Machado

Hidradenite Supurativa

INTRODUÇÃO

A hidradenite supurativa (HS) é uma doença crônica imunomediada inflamatória da pele, iniciada no folículo piloso, frequentemente progressiva, de grande impacto em diversos aspectos da vida do portador e, ainda que incurável em parte dos casos, é tratável. Caracteriza-se por lesões típicas, progressivas e recorrentes: nódulos inflamatórios foliculares que inflamam e formam um abscesso e eventualmente túneis (fistulas), localizados preferencialmente em áreas intertriginosas, que sofrem surtos inflamatórios, intensamente dolorosos, resultando em cicatrizes, deformidades e incapacidade.[1,2]

A patogenia da hidradenite supurativa é multifatorial. O componente genético é evidenciado pela presença de história familiar em cerca de um terço dos portadores; outros contribuintes para o risco são a obesidade, o tabagismo e fatores hormonais. A doença se associa a diversas comorbidades: síndrome metabólica; risco cardiovascular aumentado; ansiedade e depressão; suicídio; incapacidade; doença inflamatória intestinal; psoríase; e espondiloartrite. Ela também se associa a quadros cutâneos: acne; celulite dissecante; cisto pilonidal; pioderma gangrenoso.[1,3-5]

"Hidradenite supurativa" é um termo inapropriado, porém consagrado, e o mais empregado atualmente; outras designações são "acne inversa", "hidrosadenite" e "doença de Verneuil".[6]

EPIDEMIOLOGIA

A hidradenite supurativa (HS) afeta indivíduos de ambos os sexos, de múltiplas etnias, de amplas faixas etária. Entretanto, há predileção por indivíduos nas 3ª e 4ª décadas de vida, por mulheres, afrodescendentes e de *status* socioeconômico inferior.[7] Mulheres afrodescendentes ou de ascendência birracial apresentam disparidades significativas em relação à gravidade da hidradenite supurativa, às hospitalizações e às cirurgias.[8]

Na Europa Ocidental e ma América do Norte, a HS é mais comum em mulheres; entretanto, em nações asiáticas como Singapura, Coreia do Sul, Malásia, Japão, Turquia e Tunísia e a República de Malta a prevalência é maior em homens, com apresentação glútea. Um fator que explica parcialmente esse fato é a maior prevalência de tabagismo em homens dessas regiões.[2]

A verdadeira prevalência da HS não é conhecida, ainda que haja publicações mostrando valores entre 0,03% e 8%.[9] Essa variação pode ser atribuída a diferenças metodológicas, viés de seleção, diagnósticos inacurados, e barreiras ao acesso a cuidados.[10] No Brasil, um estudo mostrou comprometimento de 0,41% dos entrevistados, principalmente adultos na fase produtiva da vida.[11] A prevalência é estimada em 1,3% dos afro-americanos, 0,75% dos caucasianos, 0,07% em hispânicos e 0,17% em outras raças. O critério de raça adotado nesta publicação é o do NIH (National Institute of Health) dos Estados Unidos, que leva em consideração não apenas a ancestralidade, mas também características sociais e culturais.[12,13] Um estudo para estimar a prevalência global está em andamento.

O atraso no diagnóstico da hidradenite supurativa, em média de 8 anos, contribui para o agravamento do quadro.[10,14] A hidradenite supurativa, por vezes, tem início na faixa etária pediátrica (menores de 18 anos); a apresentação inicial pode ser de foliculite disseminada recorrente.[15] Uma revisão de HS pediátrica evidencia o comprometimento antes dos 18 anos em significativa porcentagem dos casos em diferentes países e etnias: Brasil; Itália; Coreia do Sul; Estados Unidos, Japão, Portugal. Comprometimento pré-puberal, ainda que incomum, é claramente documentado.[16]

A hidradenite supurativa pediátrica associa-se a doença prolongada e maior número de sítios comprometidos.[17] Também tem correlação com comorbidades, principalmente obesidade, acne, doença inflamatória articular, síndrome de Down, diabetes, doença inflamatória intestinal, pioderma gangrenoso.[18]

A maior parte dos casos tem início entre 20 e 40 anos, comprometendo indivíduos na principal fase produtiva.[3] Quando inapropriadamente tratada, gera sequelas físicas (cicatrizes extensas, redução da mobilidade) e psicoemocionais como ansiedade, depressão e ideação suicida.[4,18]

COMORBIDADES

Numerosos quadros cutâneos ou extracutâneos associam-se à hidradenite supurativa; podem ocorrer de modo simultâneo ou em períodos diversos da vida do portador. Algumas doenças apresentam vias patogênicas inflamatórias comuns à hidradenite supurativa, como a psoríase e a doença inflamatória intestinal. Outras comorbidades têm na inflamação prolongada um fator contribuinte significativo, como a síndrome metabólica, ou podem ainda resultar do elevado ônus psicossocial da enfermidade, categoria representada pela depressão, ansiedade e transtorno de abuso de substâncias.

O índice de Charlson (Charlson Comorbidity Index (CCI) é uma ferramenta padronizada e validada de comorbidades globais, associando-se à mortalidade a curto e longo prazo em diferentes populações, tanto no contexto ambulatorial como no da medicina de emergência. Na hidradenite supurativa, foi encontrado valor que corresponde ao dobro da população geral. Portadores de quadros graves da enfermidade apresentam risco de morte, em 5 anos, 5 vezes maior do que os portadores de quadros leves, sem que haja distinção quanto a sexo, idade ou raça/etnia. Doenças com risco semelhante ao da hidradenite supurativa são o lúpus eritematoso sistêmico, a espondilite anquilosante e a artrite reumatoide. Os gastos anuais com a saúde são 5 vezes maiores na HS. Sendo intenso o ônus de comorbidades apresentado pelo portador dessa doença, fica indicado o rastreamento.[19]

O dermatologista tem papel fundamental na detecção das comorbidades; no entanto, por serem estas numerosas, diversas e complexas, várias consultas poderão ser necessárias. A Fundação Norte-Americana e Canadense da Hidradenite Supurativa recomenda que o dermatologista se concentre no manejo da hidradenite supurativa e dos quadros dermatológicos e que os comprometimentos extracutâneos sejam avaliados, diagnosticados e tratados por outros especialistas e profissionais da saúde, adequadamente habilitados para atender as várias necessidades.[20]

Comorbidades cutâneas[18,20]

As dermatoses que frequentemente se associam à hidradenite são:

- Acne e acne conglobata.
- Cisto pilonidal – histologicamente semelhante à hidradenite supurativa, associa-se a formas avançadas da doença.
- Celulite dissecante do couro cabeludo (foliculite abscedante).[18,20]

Quando esses quadros se apresentam no mesmo indivíduo, são referidos como "tríade da oclusão folicular", que inclui a acne conglobata, a hidradenite supurativa e a celulite dissecante; ou como "tétrade da oclusão folicular", compreendendo os três quadros já citados mais o cisto pilonidal.

Com menor frequência, são associados o pioderma gangrenoso e a psoríase; e, raramente, a alopecia areata, o vitiligo, a paquioníquia congênita, a doença de Dowling-Degos e o esteatocistoma múltiplo.[4,21-24]

Comorbidades extracutâneas

Assim como outras doenças inflamatórias crônicas, a hidradenite supurativa se associa a diversas comorbidades apresentando o dobro do ônus (*burden*) de comorbidades em comparação com a população geral.[25] Os portadores de HS apresentam mortalidade por todas as causas em proporção maior quando comparados aos da psoríase.[19] A inflamação crônica mediada e amplificada pela secreção de citoquinas pró-inflamatórias pelo tecido adiposo, particularmente o fator de necrose tumoral alfa (TNF-α) e a interleucina 17 (IL-17), que resultam na resistência periférica à insulina.[26]

Numerosas comorbidades são descritas, comprometendo diferentes órgãos e sistemas; os tipos achados são comuns a populações de diferentes origens étnicas, ainda que com disparidade na proporção de acometimento. As principais comorbidades encontram-se resumidas no Quadro 53.1.[19,26-29]

Quadro 53.1 Comorbidades da hidradenite supurativa.

- Obesidade
- Tabagismo: atual ou passado
- Aumento do risco de eventos cardiovasculares maiores
- Dislipidemia
- Hipertensão arterial
- Síndrome metabólica
- Psiquiátricas
- Ansiedade
- Depressão
- Suicídio: ideação, tentativas e suicídio completo
- Abuso de substâncias (álcool, tabaco, cânabis, opioides)
- Disfunção sexual
- Espondiloartrites
- Doença inflamatória intestinal
- Hiperandrogenismo e síndrome dos ovários policísticos
- Anemia
- Nefropatia (hipertensão arterial, diabetes, amiloidose)
- Hepatopatia
- Tireoidopatia
- Doença pulmonar obstrutiva, apneia do sono
- Fibromialgia, fadiga crônica
- Imobilidade
- Isolamento social
- Hidradenite supurativa sindrômica

- **Obesidade e síndrome metabólica:** a síndrome metabólica é um fator de risco para numerosas complicações. Maior prevalência de obesidade, dislipidemia, resistência periférica à insulina aumentada e hipertensão foram encontradas em portadores de hidradenite supurativa.[4,20] A obesidade infantil predispõe ao desenvolvimento de HS na vida adulta. A obesidade favorece o desenvolvimento da HS por aumentar dobras, propiciando maior atrito, maceração e condições anaeróbias e por induzir inflamação sistêmica.[31] No contexto de excesso de nutrientes o tecido adiposo produz citoquinas pró-inflamatórias como IL-6, IL-1β e TNF-α, podendo contribuir para exacerbar a inflamação.[32]
- **Tabagismo:** muito prevalente em portadores de HS, associado às apresentações glúteas e foliculares da doença. O uso de tabaco é associado ao desenvolvimento de formas mais graves da doença. Os hidrocarbonetos aromáticos policíclicos presentes no tabaco têm capacidade de influenciar o processo de diferenciação de queratinócitos, contribuindo para a formação de comedões na acne.[2]
- **Risco cardiovascular aumentado:** portadores de hidradenite supurativa apresentam risco aumentado para os eventos cardiovasculares maiores (infarto do miocárdio, acidente vascular cerebral e morte), especialmente em tabagistas atuais ou pregressos.[4,33,34] Estudos demonstram que o risco é independente dos outros fatores confundidores como a síndrome metabólica, mais frequente nos portadores em comparação com a população geral.[4,33,34] O risco de infanto do miocárdio parece ser o mais importante.[33]
- **Doença inflamatória intestinal (DII):** portadores de HS, tanto pediátricos como adultos, apresentam risco aumentado de 1,5 a 2 vezes maior de desenvolver doença de Crohn ou retocolite ulcerativa.[4,20,35,36] A associação é mais comum em mulheres, adultos tabagistas, não obesos, brancos, e principalmente com a doença de Crohn, condições que tendem a preceder os quadros de HS.[4,35] O rastreamento inicial inclui detecção de alterações do hábito intestinal, sangramento com as fezes, perda de peso e a calprotectina fecal.[36] A hidradenite supurativa frequentemente é confundida com fístulas da doença de Crohn, infecções e com doença de Crohn metastática.[36]
- **Espondiloartrites:** portadores de hidradenite supurativa apresentam risco de 1,5 a 9,4 vezes maior de desenvolverem espondiloartrites em comparação com controles. A prevalência varia grandemente entre as casuísticas, chegando a 58% dos casos.[20]
- **Artrite periférica assimétrica:** quadro mais frequente e relaciona-se a casos mais precoces de HS. As principais manifestações são rigidez matinal, dor e inflamação das articulações interfalangianas e tecidos moles adjacentes e dor na região das nádegas ou das costas.[26] Também podem ser encontradas artrite piogênica estéril, dores ósseas; dor na região esternoclavicular, particularmente nas formas sindrômicas de hidradenite supurativa.[38]
- **Hormônios sexuais:** a participação dos hormônios sexuais na HS é evidenciada pelo desenvolvimento do quadro após a adrenarca ou puberdade, pela exacerbação pré-menstrual, e pelo agravamento da doença na gravidez ou puerpério e pela rara incidência na menopausa.[2,31] Além disso, sinais de hiperandrogenismo são frequentemente observados em portadores de hidradenite supurativa: hirsutismo, acne, infertilidade, elevação de andrógenos livres, irregularidade menstrual. Um estudo detectou aumento da probabilidade de síndrome dos ovários policísticos em portadores de hidradenite supurativa. Uma implicação dessa constatação é que fica indicada a pesquisa de PCOS em portadores de HS com sinais de hiperandrogenismo. Outra implicação aponta para o papel do tratamento antiandrogênico nos portadores da doença, particularmente em mulheres com lesões incipientes inguinais.[37,38]
- **Saúde mental:** portadores de hidradenite apresentam risco aumentado para quadros psiquiátricos, particularmente ansiedade e depressão; abuso de substâncias, ideação suicida e suicídio também são mais comuns em comparação com a população geral.[19,39-43] Comportamento autodestrutivo indireto também foi documentado, para o qual contribuem a baixa autoestima, isolamento social e exclusão. Esse comportamento se manifesta na forma de perda de consultas agendada e não aderência, contribuindo para a deterioração da saúde.[44]

- **Disfunção sexual:** termo que se refere à dificuldade sentida por um indivíduo ou parceiros durante qualquer estágio da atividade sexual, incluindo desejo, excitação ou orgasmo. A disfunção sexual tem sido documentada em estudos independentes e metanálise, afetando predominantemente o sexo feminino; contribui para a deterioração da qualidade de vida e comorbidades psicológicas.[7,45-48]
- **Nefropatia:** ainda que seja uma complicação rara, portadores de hidradenite supurativa apresentam risco aumentado para o desenvolvimento de comprometimento renal. Umas das possíveis causas é a amiloidose renal, resultante da deposição de proteína amiloide A, uma proteína de fase aguda relacionada a quadros inflamatórios crônicos.[49,50]
- **Hepatopatia:** portadores de hidradenite supurativa apresentam aumento de prevalência e de risco para hepatopatias, particularmente esteatofibrose não alcoólica, que se correlaciona com a gravidade da hidradenite supurativa. Outras hepatopatias também mais comuns em portadores de HS são a esteatofibrose alcooólica hepatite B.[51] Níveis elevados de transglutaminase hepática correlacionam-se com a gravidade da HS, síndrome metabólica e marcadores de inflamação.[52]
- **Hidradenite supurativa sindrômica:** termo que se refere à associação da HS com outras doenças, ocasionando quadros complexos de natureza inflamatória. São descritas as seguintes síndromes:
  - **PASH:** pioderma gangrenoso, acne, hidradenite supurativa.
  - **PAPA:** pioderma gangrenoso, acne, artrite piogênica.
  - **PAPASH:** pioderma gangrenoso, acne, hidradenite supurativa.
  - **PsAPAPASH:** artrite psoriásica, pioderma gangrenoso, acne, hidradenite supurativa.
  - **SAPHO:** sinovite, acne, pustulose, hiperostose, osteíte.[38]

Ônus da doença (burden)

A demora no diagnóstico significa que o portador sofre as consequências da doença por mais de uma década antes que o tratamento adequado seja instituído, resultando em ter de conviver com dor incontrolada, estresse psicológico e emocional, bem como com consequências socioeconômicas.[41]

Muitas das sequelas devastadoras de longo prazo associadas à HS podem ser prevenidas com reconhecimento precoce e gestão colaborativa adequada.[18]

A hidradenite supurativa afeta profundamente não só a saúde como também diversos aspectos da vida do portador e sua família. Os principais fatores relacionam-se à gravidade da doença, número de surtos inflamatórios, número de áreas comprometidas e localização das lesões.[53] Matusiak revisou o imenso ônus que a HS representa na vida do portador.[53] Os principais elementos estão listados no Quadro 53.2.

Quadro 53.2 Ônus da hidradenite supurativa.

- Dor
- Prurido
- Secreção
- Odor
- Vergonha
- Depressão
- Ansiedade
- Isolamento
- Solidão
- Estigmatização
- Fadiga
- Incapacidade
- Desemprego
- Perda de renda
- Perda de oportunidades profissionais
- Custo do tratamento
- Dificuldade de acesso a diagnóstico
- Dificuldade de acesso a tratamento medicamentoso e cirúrgico da HS
- Dificuldade de acesso a diagnóstico e tratamento de comorbidades
- Atraso escolar*
- Abandono escolar*
- Não reconhecimento por parte das autoridades brasileiras da incapacidade laboral proporcionada pela HS*

*Experiência da autora.

- **Dor:** um dos aspectos mais impactantes na vida do portador de HS, pela constância em níveis leve a moderado com picos frequentes de gravidade nos surtos. Apresenta características diversas; habitualmente relaciona-se à inflamação, mas pode ter caráter neuropático. Junto com o prurido, piora a qualidade do sono do portador.[41,55-57]
- **Prurido:** muito frequente na HS, tem seu impacto na vida do portador ususalmente subestimado; junto com a dor, contribui para a deterioração da qualidade de vida.[53,54,58,59]
- **Odor:** as secreções fétidas contribuem negativamente de modo substancial para a vida do portador de HS. Esse componente não é incluído nos questionários de qualidade de vida, apenas no Skindex, mais específico.[59,60]
- **Secreção/supuração:** a supuração resultante da ruptura de abscessos ou eliminada pelos orifícios dos túneis pode ser abundante, deixando resíduos nas roupas ou nos locais onde o paciente se senta; pode ocorrer de modo inesperado ou ser contínua, contribuindo significativamente para o ônus da doença.[59,60]
- **Depressão e ansiedade:** muito comuns na HS, particularmente em portadores de lesões anogenitais. A dor e outros sintomas podem desencadear quadro depressivo reativo ou exacerbar depressão endógena. Os surtos repetidos de inflamação acompanhados de dor intensa, supuração e secreção de odor fétido geram sensação de abandono, desesperança e baixa autoestima, e mediadores inflamatórios podem potencializar o quadro.[61-63]
- **Suicídio e ideação suicida:** frequentes em portadores de HS, que apresentam o dobro da probabilidade de completar suicídio em comparação com controles.[39-41,63,64]
- **Funções física e social:** avaliadas mediante instrumentos (questionários) como DLQI, Skindex, EuroQol 5 Dimensions questionnaire (EQ-5D) e o Short Form 36 Questionnaire (SF-36). O mais empregado é o DLQI (Dermatology Life Quality Index), que mostra pontuação das mais elevadas em comparação com outras dermatoses, indicando alto impacto, correlacionando-se com a gravidade da doença.[53]

  A Avaliação da Qualidade de Vida (QoL) é uma abordagem centrada no paciente para avaliar o impacto da doença em como ele vive sua vida. A HS impacta profundamente a vida do portador, em proporção maior do que outras doenças dermatológicas graves.[53] Os principais fatores incluem dor, secreção, odor desagradável, cicatrizes e deformidades e saúde sexual.[63] As interações com profissionais da saúde são permeadas por emoções negativas, assim como as interações com parceiros.[65] O impacto na vida dos parceiros foi documentado: há prejuízo da qualidade de vida, aumento de despesas do lar, do tempo dispendido cuidando do parceiro, prejuízo da vida social e das atividades de lazer e de recreação, bem como do trabalho ou estudo; lidar com as reações de terceiros é penoso e afeta as relações pessoais, o bem-estar e o relacionamento entre parceiros.[66,67]
- **Estigmatização:** definida como a consciência da desvalorização, descrédito ou desaprovação social com base em uma marca ou atributo físico que pode causar sobrecarga psicossocial ao paciente secundária à distorção do *self* e da imagem social. Singh e colaboradores demonstraram que a maior parte dos portadores de HS da coorte examinada mostrou estigmatização em todos as intensidades da doença, independentemente da gravidade, com boa correlação com pior índice de qualidade de vida, mais ansiedade social e mais depressão.[68]
- **Incapacidade laboral:** a hidradenite supurativa correlaciona-se com absenteísmo, presenteísmo, perda de produtividade, aumento do risco de abandono do trabalho.[53,69,70]
- **Ônus econômico:** portadores de HS apresentam impacto econômico considerável: um estudo demonstrou que pacientes com diagnóstico recente têm menor crescimento de renda e alto risco de deixar o trabalho, enquanto no conjunto de portadores de HS estudados constatou-se maior perda de dias trabalhados, menor renda e despesas maiores em comparação com o grupo-controle.[71]

Estudos de custos da doença avaliam o ônus econômico de uma enfermidade estimando os recursos dispendidos como resultado desta. São contabilizados tanto os custos diretos (resultantes de recursos empregados no tratamento) como os indiretos (perda de produtividade). A HS implica ônus substancial para o paciente, suas famílias e o sistema de saúde e a sociedade em geral, conforme documentado por Gáspár e colaboradores. O tratamento clínico é o menos custoso, seguido pelo tratamento cirúrgico e, por fim, com biológicos.[70]

Entretanto, Tsentemeidou e colaboradores apontam que o tratamento mais dispendioso são as internações, concluindo que prevenir a progressão da doença e as exacerbações por meio de diagnósticos precoces e otimização do tratamento ambulatorial pode diminuir a necessidade de internações, cirurgias e medicações dispendiosas, limitando os gastos com HS.[72] Uma publicação da Inglaterra também constatou que os maiores custos se relacionam com internações; 70% eram mulheres de 20 a 50 anos, atestando o impacto em idade produtiva.[73]

Outra publicação comparou os gastos de portadores de hidradenite supurativa com doença classificada nos estágios 2 e 3 de Hurley em uso de adalimumabe com os gastos daqueles não receberam medicamentos biológicos, demonstrando que o uso de adalimumabe implicou menores custos por conter exacerbações da doença, e maior economia foi observada nos estágios mais avançados da doença.[72]

Em suma, a hidradenite supurativa é uma doença grave de enorme impacto na vida do portador, de sua família, dos serviços de atenção à saúde e da sociedade, que acomete principalmente jovens e adultos no início da formação pessoal e profissional, comprometendo todos os aspectos de sua vida e de seu futuro e o de sua família. O tratamento da hidradenite supurativa é complexo e dispendioso; entretanto, a doença inapropriadamente tratada aumenta esses custos, tornando-os imprevisíveis.

PATOGENIA

A variabilidade de apresentações clínicas e de resposta a tratamentos na HS aponta para heterogeneidade na patogenia, que é complexa e multifatorial, envolvendo propensão genética e influência ambiental.[73] A influência genética foi precocemente notada com a existência de casos familiares em cerca de um terço dos portadores.[74,75] A influência ambiental é evidenciada pelo tabagismo e pela obesidade, ambos vinculados à gravidade e à precocidade do quadro.[31]

O conceito de doença primordial das glândulas sudoríparas foi substituído pelo conceito de inflamação do folículo piloso. Embora a supuração e os sinais flogísticos sejam idênticos aos quadros infecciosos cutâneos, as crises inflamatórias da hidradenite supurativa não representam infecção. A participação da microbiota é considerada relevante como fator desencadeante e mantenedor da resposta inflamatória e induzindo e amplificando os surtos, difíceis de distinguir de quadros infecciosos.

Foram documentadas a participação do processo inflamatório em propiciar alterações no funcionamento de queratinócitos do infundíbulo, bem como das glândulas sudoríparas e sebáceas; alterações e características do metabolismo hormonal e do metabolismo da vitamina D e alterações na formação do envelope corneificado.[76,77]

O folículo piloso na sua porção infundibular (que vai do óstio ao ducto da glândula sudorípara) é o foco mais evidente do processo patológico.[78-80] Ainda não está claro qual dos eventos é precedente, a alteração da queratinização ou o infiltrado inflamatório. De todo modo, ambos são influenciados pelo tabaco, que resulta em hiperplasia de queratinócitos, e pela obesidade, que amplifica a inflamação.[2,31]

A desregulação imune é crucial no processo patogênico da HS. A inflamação é mediada pela ativação de vias da imunidade inata e possivelmente amplificada pelo fenômeno de disbiose que já é constatado nessa fase.[81] Essa hipótese é confirmada por Oliveira e colaboradores, que caracterizaram, por meio de metanálise de estudos de transcriptoma, o que foi por eles denominada "tríade patogênica da HS": inflamação suprarregulada; diferenciação epitelial alterada; e sinalização metabólica desregulada.[82]

Genética da hidradenite

A participação de numerosos genes foi demonstrada na HS, tanto nas formas isoladas como nas formas sindrômicas, o que representa outra evidência clínica da desregulação imune. Os genes estudados estão resumidos no Quadro 53.3.[83]

Quadro 53.3 Hidradenite supurativa (HS): genes relatados e formas de apresentação clínica da doença.

Gene	Produto/função	Apresentação clínica
NCSTN	Nicastrina	HS esporádica HS sindrômica HS familiares
PSENEM	Presenilin enhancer	HS esporádica HS sindrômica HS familiares
PSTPIP1	Proline-serine-threonine phosphatase interacting protein 1	HS esporádica HS sindrômica HS familiares
MEFV	Pirina	
NLRP3	NLR Family Pyrin Domain Containing 3	HS esporádica
NOD2	Nucleotide binding oligomerization domain containing 2	HS esporádica HS sindrômica
MPO	Mieloperoxidadse	HS esporádica
NLRC4	NLR Family CARD domain containing 4	HS esporádica
OTULIN	Deubiquitinase with linear linkage specificity	HS esporádica
ATP2A2	ATPase sarcoplasmic/endoplasmic reticulum Ca2+ transporting 2	HS + doença de Darier
FGFR2	Fibroblast growth factor Receptor 2	HS + nevo comedônico
GJB2	Gap junction protein beta 2	HS + síndrome KID (queratite/ictiose/surdez) HS esporádica
IL1RN	Interleukin 1 receptor antagonista	HS esporádica + febre familiar do Mediterrâneo
KRT6	Queratina 6 A	HS esporádica + paquioníquia congênita
OCRL1	Inositol polyphosphate-5--phosphatase 1	HS + doença de Dent
POFUT1	Protein o-fucosyltransferase 1	HS + doença de Dowling-Degos

Fonte: Modificado de Moltrasio et al.

O complexo gamassecretase, que inclui os genes NCSTN e PSENEN, está implicado na HS de diferentes modos: na embriogênese e homeostase tecidual; na proliferação e diferenciação de queratinócitos; e no processo inflamatório.[83]

Além das mutações de genes, são conhecidos polimorfismos genéticos que influenciam aspectos da regulação imune e a resposta a tratamentos.[83] Os polimorfismos encontram-se listados no Quadro 53.4.

Quadro 53.4 Características genéticas que influenciam o desenvolvimento da hidradenite supurativa.

SNP (-238G/A, rs361525) da região promotora do gene do TNF-α	Suscetibilidade à HS Resposta a antagonistas do TNF
SNP no IL-12Rb1 (IL-12 receptor, β1), uma subunidade do receptor da IL-12 receptor que se liga a IL-12 e IL-23	Haplótipo 1: início tardio Haplótipo h2: formas graves
Número de cópias do *β-Defensin Cluster-* DEFB4, DEFB103	Mais de 6 cópias do *cluster*: maior risco de desenvolver HS Menos de 6 cópias: início precoce, menos áreas afetadas e menos supuração
SNP de MYD88 (myeloid differentiation primary response gene 88), um adaptador citosólico que tem papel transdutor na via de sinalização IL-1 e TLR	Suscetibilidade a HS mais grave

SNP: polimorfismos de nucleotídeos únicos.

Alterações dos queratinócitos

Disfunções do queratinócitos são evidentes na hidradenite tanto do ponto de vista clínico macroscópico como em estudos histopatológicos e de função celular e tecidual por diferentes metodologias.[81]

A principal manifestação clínica de disfunção de queratinócitos é a formação de comedões (ou pseudocomedões, ou comedões de duas cabeças, ou comedões em ponte); ocorrem não apenas nas áreas lesionais, mas também de modo disseminado, em áreas sem lesões de HS e também nos tecidos cicatriciais, onde a inflamação se esgotou.[81]

Outro indicativo da alteração na função dos queratinócitos foliculares diz respeito à produção de betadefensinas, que são moléculas de sinalização da via da imunidade inata secretadas pelos queratinócitos e que, quando presentes em grande número, potencializam a chance de desenvolver HS.[84]

A publicação de Frings e colaboradores demonstra que os queratinócitos apresentam ativação da via AP-1 e STAT, induzida tanto pela proliferação microbiana como pela própria resposta inflamatória mediada pelo interferon (IFN) e pelo TNF-α. Assim, fica estabelecido o fundamento para a abordagem terapêutica por meio de inibidores da via JAK-STAT.[85]

Estudos histológicos demonstraram proliferação dos queratinócitos infundibulares, obstruindo a abertura folicular e formando projeções e ramificações múltiplas, algumas de aspecto cístico.[86] Alterações também são documentadas na epiderme perifolicular.[87] Lesões precoces mostram infiltrado de linfócitos T, inflamação espongiforme e desintegração infundibular.[78,88] Os queratinócitos foliculares produzem citoquinas inflamatórias e apresentam padrão alterado de expressão de peptídeos antimicrobianos. A ruptura dessas ramificações e estruturas císticas ou do folículo pode justificar a presença de reação do tipo corpo estranho observada e a elicitação do processo inflamatório.[81]

A pressão sobre células-tronco foliculares para proliferar acaba por estimular a produção de interferon tipo I, colaborando para a intensa resposta inflamatória. A desregulação do eixo Treg/Th17 pode representar estresse adicional para o folículo, desestabilizando o infundíbulo.[31,81,89]

A presenilina e a nicastrina são proteínas de genes com mutações demonstradas em certas populações de portadores de HS. Elas fazem parte do complexo gamassecretase (CGS), em conjunto com outras moléculas. O CGS constitui um complexo de protease de papel não totalmente esclarecido na patogenia da HS, participando tanto da proliferação e diferenciação de queratinócitos como do processo inflamatório. Alguns dos substratos da gamassecretase são o receptor do fator de crescimento epidérmico – *epidermal growth factor receptor* (EGFR), IL-1, TNFα, e o Notch. A via EGFR é ativa no infundíbulo folicular.[31,81,89]

Notch é um grupo de receptores transmembrana que integra diferentes elementos da patogenia da HS: proliferação de queratinócitos; tabagismo; GSC. Entretanto, sua disregulação não é exclusiva da HS, ocorrendo também em outras doenças.[81,89]

O GSC cliva ainda componentes associados a outras vias de sinalização: SOX9 e Wnt, ligadas à progressão do ciclo celular, à produção de IL-17A e à morte celular; a participação dessas vias foi identificada em análises de transcriptoma tecidual na HS.[31,81,89]

O impedimento da função GSC resulta em produção de IL-36A, alterações na sinalização EGFR e aumento da sensibilidade à ação pró-inflamatória do interferon. Evidências clínicas da participação da via EGFR são o desencadeamento de HS após uso de antagonistas e a coocorrência de HS com a doença de Dowling-Degos, em que foi detectada a mutação de POFUT, uma fucosiltransferase ativa nas vias NOTCH e EGFR.[81]

A ruptura de estruturas foliculares ou de estruturas dele derivadas, como as projeções e cistos, permitindo extravasamento do conteúdo para a derme, é outra etapa crucial na patogenia da HS. A fragilidade da membrana basal do folículo já era conhecida, porém não explicada.[90] É possível que seja consequência do processo inflamatório, que fisiologicamente regula o desmanche da membrana basal no processo de cicatrização, permitindo que queratinócitos originados do folículo sejam demonstradas na derme, relacionando-se com o mesênquima e dando origem aos túneis.[91] Elementos do conteúdo das estruturas derivadas do folículo, como fibras de queratina, estimulam a atividade inflamatória.[92]

Mais uma evidência de disfunção de queratinócitos é a alteração no perfil de expressão de queratinas, com predomínio daquelas relacionadas ao estado hiperproliferativo.[93]

Queratinócitos infrainfundibulares expressam andrógenos e, assim, modulam a diferenciação dos queratinócitos infundibulares. Outra via de modulação hormonal sobre o folículo são os fibroblastos, que também apresentam papel relevante na patogenia da HS, estando diretamente envolvidos na formação de túneis e na manutenção do processo inflamatório.[91]

Quanto às glândulas apócrinas, estas podem participar do processo mediante a secreção de catelicidina, um peptídeo antimicrobiano, também produzido pelos queratinócitos da bainha externa do folículo piloso, o que pode contribuir para o processo inflamatório.[94,95]

O infundíbulo folicular é um sítio imunologicamente ativo, colonizado por micro-organismos, aos quais desenvolve tolerância imunológica; entretanto, os queratinócitos infundibulares podem produzir IL-1 em resposta a estímulos microbianos.[81]

Disbiose: alterações na microbiota

A ocorrência preferencial da HS em áreas úmidas, sujeitas à fricção r ricas em glândulas sebáceas, aponta para a participação da microbiota, peculiar a essas áreas.[31]

O quadro clínico da hidradenite supurativa não corresponde à infecção; nas lesões incipientes, verificou-se a presença de micro-organismos comensais. Na progressão da doença, alterações da microbiota são demonstradas; anaeróbios Gram-negativos como Prevotella e Porphyromonas e Fusobacterium predominam, com diminuição de comensais como Cutibacterium. Nos túneis e fístulas, há formação de biofilmes, visíveis a olho nu como massa gelatinosa, que contribui para os ciclos de inflamação; o tabagismo e as alterações da síndrome metabólica também contribuem para a disbiose.[89] Além disso, disbiose intestinal também foi documentada, mas deve-se considerar que o uso de antibióticos pode contribuir para esse achado.[79]

Envolvimento de vias imunológicas

Verificam-se, em paralelo à disbiose cutânea, alterações no padrão da expressão de peptídeos antimicrobianos, como betadefensinas, catelicidina, lipocalina, dermcidina, S100A7, S100A8, S100A9, mais um indicativo da alteração na resposta imunológica a micro-organismos na HS. Os *pattern recognition receptors*, receptores de reconhecimento de padrões, são moléculas sensoras que permitem à imunidade inata detectar sinais moleculares de perigo. Esses sinais podem se originar em patógenos (PAMP – *pathogen-associated molecular patterns*) ou resultar de danos ao organismo (DAMP – *damage-associated molecular patterns*). Esses mecanismos de sinalização, ativados pela proliferação de micro-organismos e pela destruição tecidual presentes na HS, provavelmente contribuem para a ampliação da inflamação.[31,89]

Os *toll-like receptors* (TLR) são outra classe de receptores de reconhecimento de padrões. Na HS, a elevação de TLRs 3,4 e 9 aponta para a participação da via NFKB na sinalização inflamatória, ainda que os ligantes desses receptores não sejam conhecidos. Essa via de sinalização também representa potencial alvo terapêutico na HS.[89]

Outros receptores de vias de sinalização da imunidade inata envolvidos na inflamação participam do processo patogênico da HS. São os *nucleotide-binding oligomerization domain* – NOD-*like receptors*, que constituem sensores intracelulares tanto de DAMP como de PAMP. Essas vias podem ser estimuladas pelo microtrauma resultante da fricção. O NLRP3 e a caspase encontram-se grandemente expressados na HS. Em conjunto com outras moléculas, clivam a IL-1β e a IL-18 e ativam o inflamassomo. Essas vias são responsáveis pela produção de citoquinas, que se encontram intensamente desreguladas na HS.[31]

A inflamação verificada na HS é caracterizada por um perfil de citoquinas superponível ao de outras doenças com as quais ela se associa com certa frequência: espondiloartrite; doença inflamatória intestinal; psoríase; pioderma gangrenoso etc. Foram encontrados níveis elevados de citoquinas TH1, TH17, mas não de TH2.[79,81]

As citoquinas mais estudadas são: IL-1β: IL-6; IL-8; IL-17A; e o TNF-α. As duas últimas, TNF-α e IL-17, têm como evidência adicional de sua participação na patogenia da HS a existência de estudos aleatorizados e comparados com placebo nos quais se demonstram melhoras de lesões de HS com o uso de bloqueadores, o adalimumabe e o secuquinumabe.[96,97]

Na pele lesada, foram estudadas as seguintes citoquinas e proteínas inflamatórias: IL-1β; IL-6R; IL-10; IL-17A; IL-36α; IL-36β; IL-36γ; IL-36RA; TNF-α; sTNFR2; hBD1; hBD2; hBD3; s100A7; LL37/catelicidina; CCL3; CCL5; CCL27; e BLC.[98]

Na pele perilesional foram demonstradas: IL-1β; IL-17; IL-36β; IL-36RA; IL-37; IL-38; e TNF-α. A IL-36, uma citoquina da família IL-1, é aumentada na HS, modulando a resposta TH1 e TH17.[98]

Com a progressão da doença, verificam-se níveis elevados de TNF-α, IL-1, IL-17, S100A8, S100A9, caspase-1 e IL-10 nos tecidos comprometidos, resultando em recrutamento de neutrófilos, mastócitos e neutrófilos. Há também aumento de *neutrophil extracellular traps* (NET). Esses achados e a assinatura iNFI demonstram o envolvimento do sistema imune inato e a natureza autoinflamatória da HS.[2]

O papel da imunidade inata tem recebido mais atenção, mas a participação da imunidade adaptativa começa a merecer atenção.[99]

O infiltrado inflamatório encontrado em lesões de HS compreende linfócitos T, linfócitos B, plasmócitos, células dendríticas, monócitos e neutrófilos, mas não há estudos que diferenciem os infiltrados de lesões incipientes e antigas, assim como não se estudou se há diferenças topográficas. Citoquinas CXCL13, IL-6 e IL-8 estão aumentadas na pele.[81]

Altos níveis de anticorpos séricos são encontrados na HS: contra proteínas citrulinados, e da matriz extracelular; contra peptídeos originados nas NET; bem como IgA, IgM, IgD, ASCA.[81] Autoanticorpos séricos correlacionam-se com a gravidade da doença.[101,102]

A atividade da IL-17 A e do interferon gama (INF-γ) é demonstrada na HS, e a expressão de TNF foi detectada em plasmócitos CD138, que são abundantes no infiltrado inflamatório da HS assim como plasmócitos.[103]

Desregulação de vias metabólicas comuns ao diabetes *mellitus* tipo 2 e à síndrome metabólica foi apontada pela descoberta de anticorpos anti-CEL.[102]

Remodelação tecidual

O desenvolvimento de deformidades teciduais e túneis associa-se com a metaloproteinase-2, TGF-β e ICAM-1, amplificados por sinalização originada no microbioma.[104,105]

■ QUADRO CLÍNICO

A hidradenite supurativa (HS) caracteriza-se pela presença de lesões recorrentes de morfologia típica (nódulos, abscessos, túneis ou fístulas ou sinus e cicatrizes) que comprometem topografias preferenciais. As lesões inflamatórias da HS são designadas como nódulos, abscessos e túneis.[3] Em menores de 18 anos, as recorrências podem ser mais espaçadas do que em adultos.[106]

Morfologia das lesões características da hidradenite supurativa

Os nódulos (Figura 53.1) são pápulas inflamatórias de cerca de 1 cm, desenvolvidas em um folículo piloso, que eventualmente evoluem para pústulas; por vezes, sofrem necrose central. Involuem deixando resíduo eritematovioláceo que posteriormente desaparece, podendo deixar alterações da pigmentação e cicatrizes atróficas peculiares. O padrão de cicatrizes pode auxiliar na diferenciação com as foliculites simples, em conjunto com a recorrência em áreas preferenciais. Os nódulos oodem variar de alguns poucos em região localizada a centenas e disseminados.

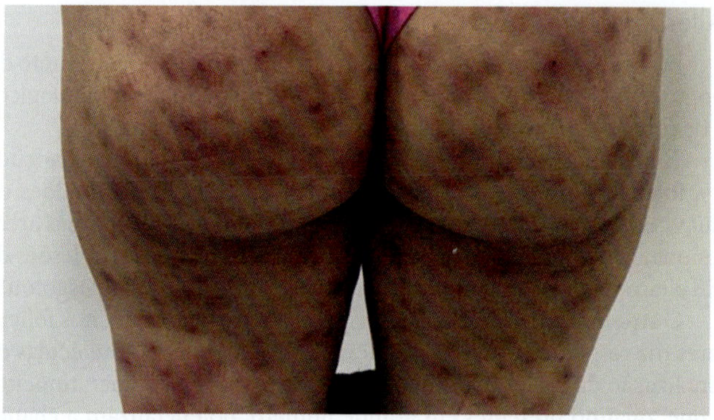

■ **Figura 53.1** Nódulos da hidradenite supurativa. Lesões lembram foliculite.

Os abscessos (Figura 53.2) são tumorações inflamatórias de mais de 1 cm de diâmetro, originadas no comprometimento de múltiplos folículos adjacentes. Inicialmente eritematosas e induradas, essas tumorações são muito dolorosas e evoluem com liquefação central, eliminando conteúdo seroso, purulento ou sanguinolento. Algumas involuem, deixando inicialmente eritema violáceo; depois, discromia e cicatrizes hipertróficas ou anetodérmicas de tamanho variável.

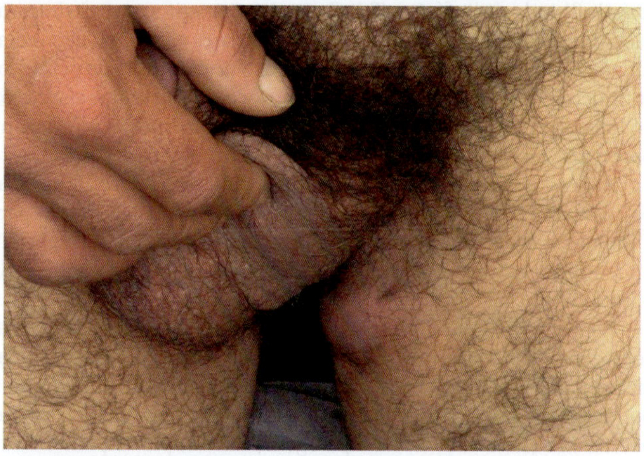

■ **Figura 53.2** Abcesso da hidradenite supurativa na região inguinal.

Alguns nódulos ou abscessos progridem lateralmente, comprometendo muitos outros folículos adjacentes, dando origem aos túneis da HS.

Os túneis (ou sinus, ou fístulas da HS) são lesões inflamatórias resultantes da progressão lateral de nódulos ou abscessos, comprometendo muitos folículos adjacentes, expandindo-se na derme e eventualmente no subcutâneo (Figuras 53.3 e 53.4). Costumam ter formato cilíndrico, mas também podem ser achatados, discoides ou ramificados e interconectados; tendem a acumular secreção com sangue, pus e serosidade, podendo alcançar muitos centímetros; são muito dolorosos. Eventualmente, a secreção é eliminada por orifício resultante de foco de necrose, tem odor desagradável que pode ser percebido à distância e pode ser volumosa. Uma vez epitelizada, a luz do túnel tende a abrigar biofilme, visível a olho nu como massa gelatinosa quando se faz procedimento cirúrgico (massa gelatinosa proliferante).

Os túneis passam por sucessivos ciclos de inflamação, quando se tornam mais intensamente dolorosos e aumentam de tamanho; nessa fase, podem ser confundidos com abscessos. Esses ciclos de inflamação vão se tornando cada vez mais intensos e frequentes; a dor e o prurido são constantes, propiciando o aumento de extensão dos túneis, suas ramificação e conexão com outros túneis. Formam-se rede de lesões extensas e intercomunicantes de vários centímetros de diâmetro, podendo chegar a ocupar toda uma região. Aspecto dito em acordeão é descrito (sanfona), pela disposição de túneis coalescentes lado a lado.

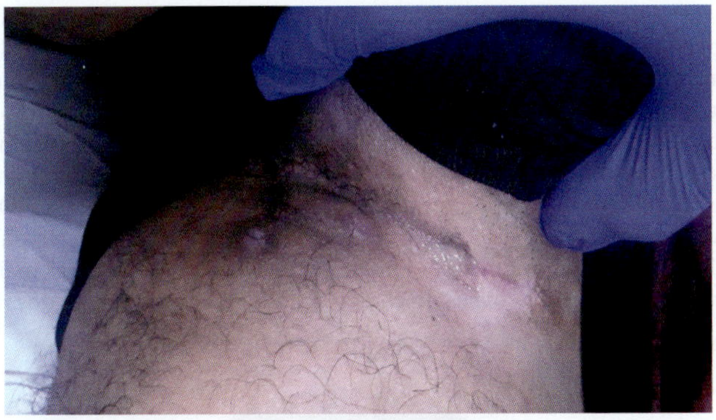

■ **Figura 53.3** Túneis da hidradenite supurativa.

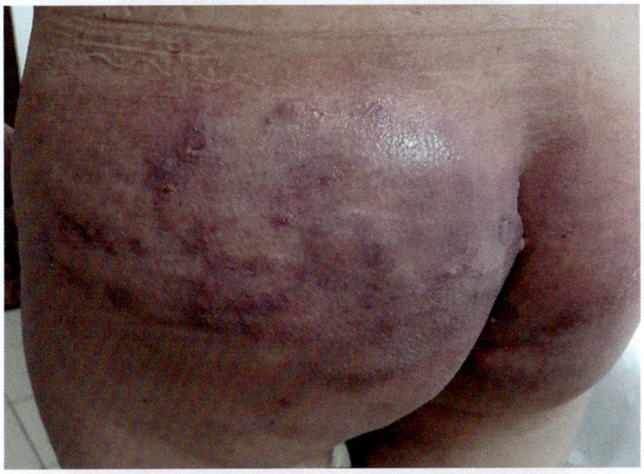

■ **Figura 53.4** Túneis da hidradenite supurativa. Fístulas complexas nas nádegas.

Os túneis da HS não perfuraram a fáscia, ao contrário dos da doença de Crohn fistulizante, mas podem se insinuar entre feixes musculares, atingindo, assim, regiões mais profundas, como na região interglútea, perianal ou nuca; ou, ainda, regiões mais distantes do foco mais evidente, o que costumeiramente se observa nas lesões axilares.

Os túneis permanecem ativos por muitos anos, podendo chegar a décadas. Podem eventualmente exibir escassa atividade (túneis ou fístulas não drenantes) (Figura 53.5). A pele que os recobre tem aspecto cicatricial, entrecortada por cordões de consistência fibrosa, formando pontes e permeados por macrocomedões. Isso ocorre espontaneamente ou em resposta a tratamentos; podem, entretanto, voltar à atividade eventualmente.

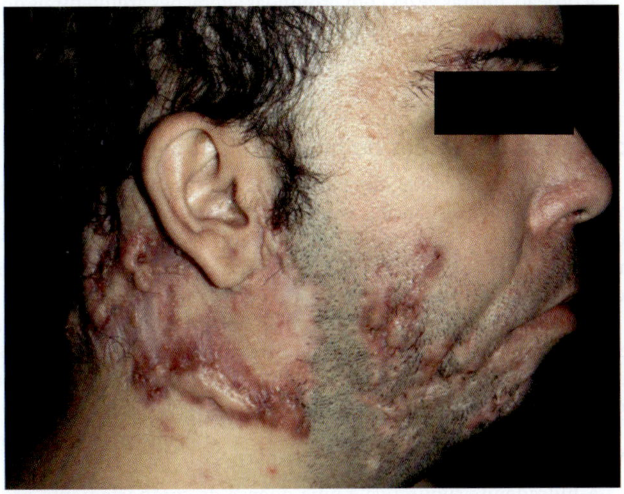

■ **Figura 53.5** Hidradenite da face. Notar lesão na porção superior da sobrancelha. Fístulas drenantes e não drenantes.

Os abscessos, e principalmente os túneis, que, quando inflamam, podem atingir grandes diâmetros, de 10 cm ou mais, causam dificuldade de movimentação da área afetada. Os surtos de inflamação são usualmente afebris, mas acompanhados de sintomatologia sistêmica, como fadiga e mal-estar. A presença de febre sugere fortemente infecção secundária, mas sua ausência não exclui essa possibilidade. Frequentemente, vários orifícios de drenagem se abrem ao longo de um túnel; o óstio pode ter aspecto de granuloma piogênico. Quando túneis sofrem surtos de inflamação, costumam ser confundidos com abscessos. Ultrassonografia pode ajudar a diferenciar essas estruturas.

As lesões da hidradenite supurativa podem evoluir com complicações significativas, relacionadas ao estado inflamatório crônico ou ao comprometimento tecidual:

- **Ulcerações:** por vezes, surtos de inflamação subentrantes em fístulas complexas, evoluem com necrose da epiderme suprajacente, originando úlceras excepcionalmente dolorosas, de evolução prolongada e que não cicatrizam espontaneamente. Podem se manifestar como ulcerações pequenas, de cerca de 2 cm de diâmetro ao longo do trajeto fistuloso ou como grandes ulcerações de vários centímetros de diâmetro e de profundidade, com bordas subminadas que lembram o pioderma gangrenoso (Figura 53.6).[107]

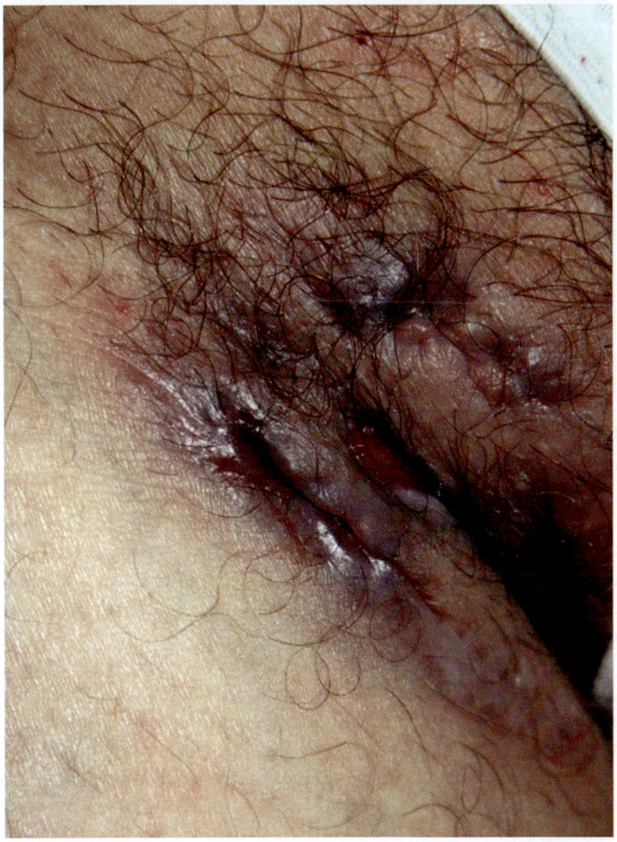

■ **Figura 53.6** Túneis drenantes e ulcerados pela intensa atividade inflamatória.

- **Linfedema:** lesões extensas e crônicas, particularmente as localizadas na região pubiana, inguinal, grandes lábios, pênis e escroto, com certa frequência evoluem com linfedema, aumentando o ônus que a doença impõe ao portador.[107]
- **Fístulas anais:** lesões de HS situadas no sulco interglúteo ou na região glútea podem originar fístulas que progridem envolvendo ou permeando a musculatura do esfíncter externo do ânus, raramente se exteriorizando pelo canal anal. Por vezes, uma rede complexa de túneis permeia toda a região interglútea, coccígea e glútea, podendo comunicar-se com lesões inguinogenitais e crurais, com imenso desconforto para o portador.[108,109]

Outras lesões podem ser observadas na pele dos portadores de hidradenite supurativa: comedões; ulcerações lineares; foliculite recorrente; dermatoses neutrofílicas como síndrome de Sweet; eritema nodoso; pustuloses foliculares.

Comedões, também denominados por alguns autores "macrocomedões", "pseudocomedões", "comedões em ponte" ou, ainda, "comedões com duas aberturas", são característicos da HS. Ocorrem não apenas nas topografias típicas da HS, mas também em regiões não comprometidas pela doença, podendo se apresentar disseminados. Podem ser considerados marcadores da HS, e são uma das razões pelas quais a doença é denominada "acne inversa" (Figura 53.7).[3,107]

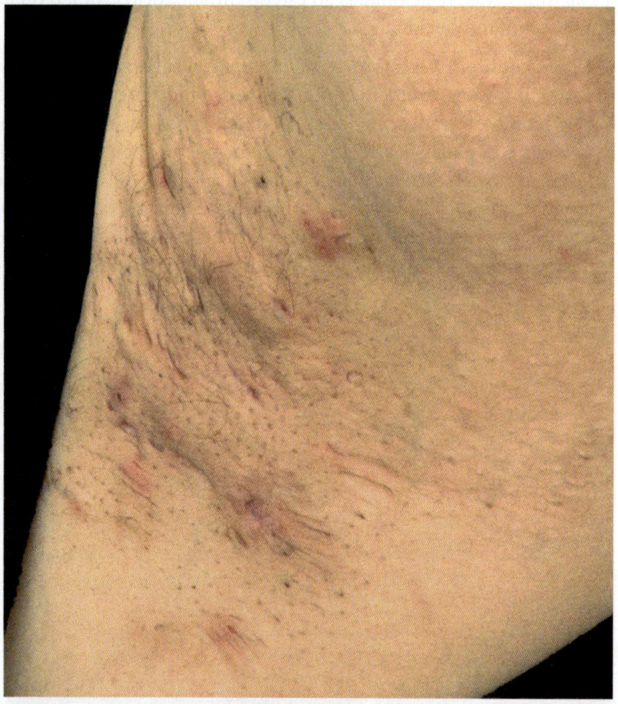

■ **Figura 53.7** Macrocomedões e cicatrizes atróficas de formas nodulares da hidradenite supurativa.

Ulcerações lineares situadas no fundo de dobras, antes tidas como patognomônicas da doença de Crohn, podem ser verificadas também na HS. Costumam comprometer o sulco interglúteo acima do ânus, a prega infra-abdominal, as dobras inguinais. São particularmente dolorosas e resistentes ao tratamento.[107]

Foliculite recorrente, comprometendo as nádegas, região entre as coxas, região posterior da coxa, região inframamária e axilas, pode ser uma apresentação inicial de hidradenite supurativa em pacientes de todas as idades, particularmente próxima à adrenarca e à puberdade, e em portadores da síndrome de Down. Deixa cicatrizes atróficas, deprimidas ou em ponte; comedões podem ser vistos na região ou nas cicatrizes.[107,110,111]

Dermatoses neutrofílicas são observadas eventualmente nos portadores de HS, em especial quando o quadro inflamatório está descontrolado: pioderma gangrenosos, particularmente nas formas sindrômicas da HS; eritema nodoso; dermatose neutrofílica febril; e pustuloses foliculares semelhantes às da doença de Behçet.[112,113]

- **Dermatoses associadas à hidradenite supurativa:** particularmente ligadas à hidradenite supurativa, às formas graves de acne ou de acne conglobata e à celulite dissecante do couro cabeludo, que tendem a ser consideradas apresentações espectrais da HS; quando ocorrem no mesmo paciente, emprega-se o termo "tríade da oclusão folicular". O cisto pilonidal seria o quarto elemento para compor a tétrade da oclusão folicular, ocorre na região coccígea e tem histologia indistinguível da HS. Não deve ser confundido com o cisto dermoide da mesma região.

A celulite dissecante do couro cabeludo, também denominada "perifoliculite *capitis abscedens*" e "*suffodiens* de Hoffman", guarda profunda semelhança com a HS, tanto do ponto de vista clínico como da resposta terapêutica (Figura 53.8). As lesões iniciais são nódulos e abscessos recorrentes no mesmo local, que se expandem e interligam-se formando túneis. São dolorosas, por vezes pruriginosas e drenam secreção serosa, serosanguinolenta ou purulenta de odor fétido. Os surtos recorrentes causam a expansão das lesões e ca alopecia cicatricial. Macrocomedões e comedões em ponte são frequentes nas áreas mais antigas e mesmo em locais do couro cabeludo não comprometidos.[114]

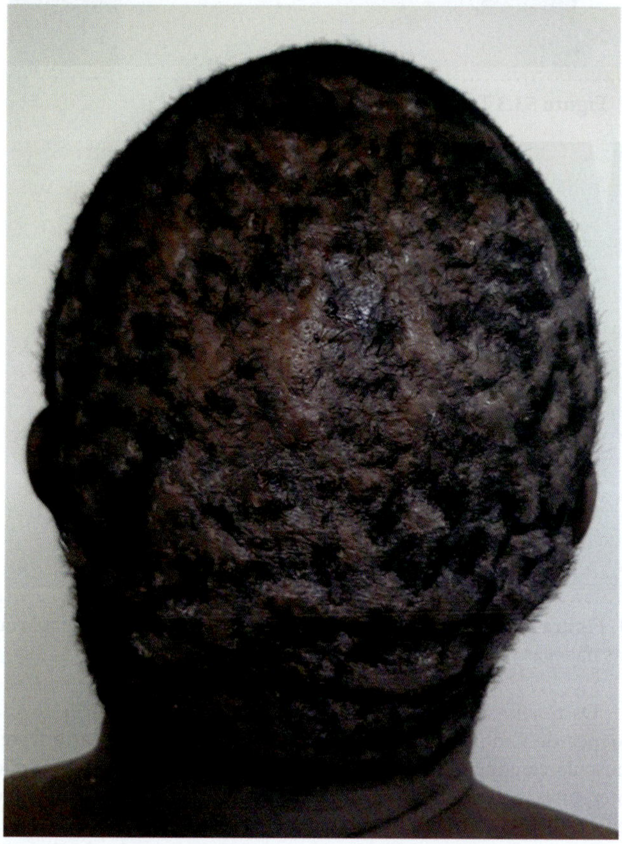

■ **Figura 53.8** Celulite dissecante.

- **Cicatrizes:** a involução das diferentes lesões da HS produz cicatrizes hipercrômicas, cicatrizes hipertróficas ou queloideana, cicatrizes atróficas em formatos variados, cicatrizes em ponte, cicatrizes em acordeão, muitas vezes com profundas alterações arquiteturais que comprometem a função e adicionam ônus ao portador da doença e persistirão após o fim da atividade inflamatória[115,116] (ver também estigmatização).

Topografia das lesões da hidradenite supurativa

As regiões comprometidas pela hidradenite supurativa com maior frequência são aquelas sujeitas ao atrito ou à pressão: axilas; região infra ou intermamária; região inguinal; sulco interglúteo; nádega, particularmente na projeção do ísquio; região pubiana; grandes lábios; escroto; dobra infra-abdominal.[3]

Outras regiões que também podem abrigar lesões de HS são a região retroauricular, a nuca, a face, particularmente no sulco nasogeniano, e a região da cauda da sobrancelha, fronte, dobra cubital e poplítea e umbigo.[117-119]

Evolução da hidradenite supurativa

A hidradenite supurativa é uma doença de comportamento progressivo em significativa porcentagem dos casos. As lesões evoluem em surtos de inflamação; nódulos e abscessos podem regredir após ruptura da epiderme ou não; nas duas instâncias, deixando cicatrizes atróficas ou discrômicas. Os abscessos e nódulos podem progredir, comprometendo áreas da derme adjacente e, eventualmente, formar túneis. Os túneis, por sua vez, evoluem com surtos inflamatórios, frequentemente confundidos com abscessos. Nesses períodos, aumentam de tamanho pelo processo inflamatório e pelo edema e eventualmente regridem, mas também se alongam, ramificam e fundem-se; progressivamente, formam uma rede que compromete grandes extensões. Quanto maior o número de túneis, mais frequentes os surtos de inflamação, intensos e dolorosos, acelerando a progressão das lesões.

Embora a doença seja insidiosamente progressiva, de quadro explosivo, acompanhado por mal-estar, febre, artrite, foi descrito, tendo sido denominado "hidradenite *fulminans*".[120]

Abscessos e túneis podem ser tratados com medicamentos; porém, até o presente, os túneis ainda que possam ter sua atividade inflamatória diminuída com a terapia medicamentosa, necessitarão de abordagem cirúrgica para sua completa resolução.[121]

Sinais ultrassonográficos permitem distinguir com acurácia quais lesões têm potencial de resolução com o uso de terapia medicamentosa.[122]

CLASSIFICAÇÕES DA HIDRADENITE SUPURATIVA

Dada a variabilidade de apresentações clínicas alguns autores agruparam os quadros de hidradenite supurativa para posterior correlações genotípicas ou prever quais casos evoluirão de modo agressivo.

Classificação de Canouie-Poitrine[123]

- **Tipo 1 - axilar-mamária:** comprometimento de dobras, mais comum nos pacientes europeus; também considerada forma "típica". As lesões ocorrem nas axilas ou mamas, com muitas cicatrizes hipertróficas. Este tipo é mais comum em mulheres, fumantes, com história familiar da doença.
- **Tipo 2 - folicular:** comedões, cistos epidérmicos, cisto pilonidal, cicatrizes. Mais comum em homens, tabagistas; correlaciona-se com doença grave de início precoce e longa evolução, e história familiar é frequente. As lesões comprometem axila ou região mamária, orelhas e outras áreas. Comedões, cistos epidérmicos, pápulas, foliculite, sinus pilonidal e acne são encontrados.
- **Tipo 3 - glútea:** mais comum em homens, asiáticos, tabagistas, baixo índice de massa corporal. Com história familiar da doença, que cursa com pápulas e foliculite. A doença é mais limitada, mas de longa duração.

Classificação de van der Zee e Jemec[124]

- **Furunculoide-friccional:** nódulos profundos e abscessos, cicatrizes hipertróficas nas áreas de atrito e típicas (axilas, região inguinal, períneo, nádega, dobras inframamária); curso crônico e recorrente,
- **Foliculítica-cicatricial:** lesões inflamatórias foliculares, pústulas, cistos que deixam cicatrizes cribriformes; presença de comedões de dupla abertura. Túneis e fístulas são menos comuns.
- **Conglobata:** presença de cistos de inclusão na face e dorso. Lesões se superpõem à acne grave, e há história familiar.
- **Ectópica:** lesões em locais diferentes das áreas típicas, particularmente presentes na face, onde costumam comprometer a cauda da sobrancelha e a disposição ao longo do sulco nasogeniano, região pré-auricular e submentoniana.

Classificação de Martorell[125]

- **Folicular:** lesões acneiformes, foliculares em um fundo de comedões com nódulos ou abscessos ocasionais. Mais comum em mulheres.
- **Inflamatória:** evolução para fístulas predominam nódulos e abscessos e comedões são escassos. Acomete mais frequentemente homens e neles se mostra mais grave, com mais fístulas e cicatrizes.

Maior proporção de formas atípicas e avançadas foi documentada em indivíduos portadores do vírus HIV; os autores recomendam que a testagem seja rotineira em portadores de HS.[126]

COMPLICAÇÕES DA HIDRADENITE SUPURATIVA

A hidradenite supurativa tende a evoluir com complicações impactantes, descritas a seguir.

- **Linfedema:** linfedema genital ocorre com certa frequência na HS inguinogenital como consequência da inflamação crônica ou depois de procedimento cirúrgico.[127]
- **Ulcerações:** inflamação exuberante de fístulas, geralmente em pacientes com múltiplos sítios comprometidos e alta carga inflamatória, pode ocasionar ulcerações extensas, extremamente dolorosas. Por vezes, atingem vários centímetros, com formato alongado correspondendo ao trajeto de um túnel ou ovalado, com diversos centímetros de profundidade. As ulcerações inflamatórias devem ser diferenciadas das resultantes de malignização.[107]
- **Malignização:** lesões de longa evolução podem desenvolver carcinoma espinocelular; usualmente são aquelas localizadas na região anogenital e a maior parte dos casos relatados corresponde a homens caucasianos tabagistas. Em um terço dos casos, apresenta-se como ulceração (úlcera de Marjolin), mas pode ter aspecto verrucoso ou em placa. O HPV foi detectado em um terço dos casos, a maior parte de alto risco, e o carcinoma foi causa de óbito em metade dos casos analisados. Correlação de desfecho com terapia imunossupressora não pôde ser estabelecida.[128]
- **Imobilidade:** a localização das lesões da HS em áreas de atrito ou apoio limita a mobilidade dos membros. Há dificuldade de mover os braços, de sentar-se ou caminhar.[129]
- **Anemia:** tem origem múltipla na HS: por perdas, pelo constante sangramento das lesões da pele, por doença crônica e por hemoglobinopatia.[130-132] Pode ser corrigida com tratamento adequado da doença.[133]
- **Amiloidose:** como ocorre em outras doenças inflamatórias crônicas, o fígado produz fibrilas amiloides que, ao se depositarem nas vísceras, tecido conjuntivo e vasos, prejudicam as funções desses sítios. A detecção de níveis elevados de amiloide A pode ser feita nos sangue, precedendo o depósito nos órgãos, e indica necessidade de terapia anti-inflamatória agressiva para prevenir disfunção orgânica. Nos rins, evidenciar-se-á com proteinúria.[134,135]

DIAGNÓSTICO DIFERENCIAL

O diagnóstico diferencial da hidradenite supurativa está listado no Quadro 53.5.[136]

Quadro 53.5 Diagnóstico diferencial da hidradenite supurativa.

- Abscessos de repetição
- Foliculite de repetição
- Escrofuloderma
- Donovanose
- Linfogranuloma venéreo
- Blastomicose sul-americana
- Actinomicose
- Doença de Crohn
- Abscesso e fístula retal
- Bartholinite
- Acne
- Cisto dermoide
- Esteatocistoma múltiplo

HISTOPATOLOGIA

Nas lesões iniciais observa-se hiperplasia do epitélio folicular com hiperqueratose do infundíbulo. Na epiderme interfolicular há hiperplasia psoriasiformes ortoqueratótica da epiderme e infiltrado inflamatório. Hiperplasia pseudoepiteliomatosa pode ser ocasionalmente observada.[86,90,137,138] Acentuado epidermotropismo de linfócitos CD8 pode ser observado.[88]

Perifoliculite pode ser vista em reação à oclusão folicular e para ela contribui, constituindo alça de retroalimentação.[86] Foliculite supurativa com reação gigantocelular do tipo corpo estranho é característica, detectada em cerca de um quarto dos casos. Ocasionalmente, fragmentos de hastes pilosas ou resíduos de queratina podem ser visualizados ou, então, demonstrados por métodos imunohistoquímicos. O infiltrado inflamatório é constituído por linfócitos CD3, CD4, CD8, CD68 e CD79, com relação CD4:CD8 de 2.[86,88,89]

Em fases posteriores, com formação de túneis, uma cavidade localizada na derme ou no subcutâneo delimitada por epitélio escamoso de espessura variável pode persistir. Projeções epiteliais ramificadas são descritas. Na derme ao redor, observa-se infiltrado inflamatório misto, com focos de reação gigantocelular e de supuração.[90]

As fístulas da doença de Crohn se originam na região perianal e penetram os tecidos; o lúmen pode ser constituído por células epiteliais achatadas do intestino delgado ou cólon, ou epitélio escamoso na porção cutânea ou perianal.[132]

Alterações laboratoriais

Anemia da doença crônica combinada com perdas, leucocitose e neutrofilia com hiperplaquetose são frequentes.

As provas de atividade inflamatória – velocidade de hemossedimentação (VHS), proteína C-reativa (PCR), proteína amiloide A – costumam ser alteradas na hidradenite supurativa; o VHS é um indicador mais sensível, pois se altera em quadros mais brandos; a IL-6 sérica também apresenta boa correlação com a atividade inflamatória clínica.[140-142]

■ DIAGNÓSTICO

O diagnóstico da hidradenite supurativa se baseia em critérios clínicos.[3] Assim, conhecer as várias formas de apresentação da doença é fundamental. O dermatologista é o especialista que melhor conhece a hidradenite supurativa e o cortejo de comorbidades que a acompanha.

Como triagem ou no contexto de profissionais da saúde não dermatologistas, a resposta afirmativa à seguinte pergunta tem sido considerada suficientemente sensível e específica: você teve dois ou mais furúnculos nos últimos 6 meses em alguma destas regiões do corpo: axilas, virilha, genitais, sob as mamas ou ainda em outros locais, por exemplo, perianal, pescoço, abdome?[143]

Fazer essa pergunta ao paciente não basta para estabelecer o diagnóstico clínico da hidradenite supurativa; para tanto, a presença dos critérios citados a seguir é obrigatória, requerendo exame, com o paciente despido, de todas as áreas em que a doença pode se manifestar.[136]

1. **História:** lesões dolorosas ou purulentas recorrentes por mais de 2 vezes em 6 meses.
2. **Localização:** região inguinal, axilas, períneo, nádegas e região submamária ou intermamária (especialmente em mulheres).
3. **Sinais clínicos:**
   - Lesões primárias: lesões foliculares como pápulas ou pústulas (foliculite), nódulos (inflamatórios ou não) e abscessos.
   - Lesões secundárias: cistos, túneis, fístulas ou sinus, exsudativos ou não, comedões duplos, cicatrizes (atróficas, em rede, eritematosas, hipertróficas, lineares ou em ponte).
   - Os seguintes critérios são adicionais (não obrigatórios):
     - História familiar da doença.
     - Microbiologia: ausência de patógenos ou evidência de microflora normal nas lesões primárias.

O diagnóstico de hidradenite supurativa é feito se:

a) Todos os três critérios obrigatórios estiverem presentes.
b) Uma ou mais localizações estiverem envolvidas.
c) Um ou mais tipos de lesões estiverem presentes (nódulos, abscessos, fístulas ou sinus, cicatrizes).

Diagnóstico por imagem

O diagnóstico de HS se baseia em critérios clínicos; entretanto, a inspeção associada à palpação não permite avaliar adequadamente as diferenças entre lesões intensamente inflamatórias, como um abscesso drenante e uma fístula drenante, ou a verdadeira extensão do edema inflamatório. Assim, o estadiamento e a extensão da doença podem ser subestimados, com consequências no tratamento medicamentoso e cirúrgico. A presença de trajetos fistulosos ou de coleções líquidas recorrentes geralmente requer modificação do tratamento clínico, e subestimar a extensão de trajetos fistulosos contribui para as recorrências após cirurgias.[109,144]

Ultrassonografia

A ultrassonografia na hidradenite supurativa deve ser realizada por dermatologista ou por radiologista familiarizados com as manifestações clínicas e ultrassonográficas da doença; também é necessário que seja empregado transdutor de frequência superior a 15 MHz, que permite a visualização de estruturas próximas da epiderme, assim como de Doppler, para visualização de fluxo sanguíneo. O exame ultrassonográfico da pele na HS pode ter as seguintes funções:

- Auxiliar no diagnóstico da hidradenite supurativa, uma vez que critérios ultrassonográficos estão descritos (Quadro 53.6).[144,145]
- Detectar características não visíveis a olho nu, modificando o estadiamento da doença e a abordagem terapêutica (p. ex., múltiplos afloramentos de trajeto fistuloso diagnosticados como nódulos ou abscessos).[146-150]
- Avaliar a extensão das lesões e a relação com estruturas adjacentes, auxiliando no planejamento cirúrgico.[151]
- Estimar a intensidade da inflamação por meio da intensidade de fluxo sanguíneo.[152]
- Rever a resposta de determinadas lesões à terapia medicamentosa.[122]

Quadro 53.6 Critérios ultrassonográficos para o diagnóstico da hidradenite supurativa.

- Para o diagnóstico ultrassonográfico da HS, faz-se necessária a presença de 3 ou mais dos seguintes critérios:
  - Alargamento dos folículos
  - Espessamento ou ecogenicidade anormal da derme
  - Nódulos dérmicos pseudocísticos (estruturas hipoecoicas ou anecoicas ovaladas ou arredondadas)
  - Coleções de fluído (depósitos hipo ou anecoicos de fluídos) na derme ou hipoderme conectadas à base de folículos pilosos alargados
  - Tratos fistulosos (estruturas em faixa anecoicas ou hipoecoicas na derme ou hipodermes conectadas com a base de folículos pilosos alargados)

Ressonância magnética

A ressonância magnética (RM) é o método de escolha para avaliar as lesões da região genitoanal. A hidradenite supurativa pode se associar à doença de Crohn fistulizante em até 40% dos casos. Imagens de alta resolução na RM são úteis para identificar abscessos e túneis dérmicos ou subdérmicos e avaliar sua extensão. Srisajjakul e colaboradores descrevem detalhadamente o protocolo de ressonância magnética e os parâmetros de imagem para a HS anogenital. A topografia, a distribuição e as características das lesões e de achados associados permitem o diagnóstico diferencial entre a HS e a doença de Crohn (DC) fistulizante.[109]

Na HS, as lesões frequentemente acometem a região inguinal anterior, a prega interglútea e a região sacral ou glútea posterior. A maioria das fístulas não atinge a linha denteada do canal anal. É comum observar edema e espessamento subcutâneo difusos.

Na DC, as lesões são mais prevalentes na localização perianal. Tratos fistulosos ou abscessos geralmente envolvem a região anal e o complexo esfincteriano, estendendo-se até a fossa isquiorretal e o espaço supraelevador. A parede retal é espessada.

O envolvimento esfincteriano pode ocorrer na HS com comprometimento interglúteo, ainda que seja uma situação incomum.[153] Alta prevalência de hidradenite supurativa foi encontrada em pacientes com fístula perianal.[154] Em uma série de 16 casos, encontramos que em 12 deles as lesões que se estenderam a estruturas profundas; em um caso, tratava-se de doença recente. Foram encontradas fístulas interesfincterianas e transesfincterianas, abertura de fístulas para o canal anal e envolvimento escrotal.[155]

ESCALAS DE AVALIAÇÃO DA HIDRADENITE SUPURATIVA

A heterogeneidade fenotípica da HS dificulta medir a gravidade da doença, dificultando também a avaliação da eficácia de tratamentos e o desenvolvimento de algoritmos. Há mais de um sistema de pontuação desenvolvido, e os biomarcadores biológicos não foram suficientemente validados.[156]

A variedade de sistemas torna a coleção de dados muito demorada. Daoud e colaboradores propõem que 16 características sejam adicionadas a uma planilha, que permitirá cálculos posteriores quando novos sistemas de pontuação forem desenvolvidos. As características são: 1) nódulos inflamatórios; 2) nódulos não inflamatórios; 3) abscessos; 4) fístulas drenantes; 5) fístulas não drenantes; 6) cicatrizes hipertróficas; 7) outras lesões; 8) regiões comprometidas; 9) se as lesões são separadas por pele normal; 10) a maior distância entre duas lesões em uma região; 11) a superfície corporal comprometida; 12) escala numérica de dor; 13) número de trocas de curativo por dia; 14) número de surtos inflamatórios nas quatro últimas semanas; 15) lesões fixas ou migratórias; 16) mais de 1% de uma área comprometida.[156]

As principais escalas empregadas na HS são: Hurley; Hurley refinada; HiSCR; IHS4 e IHS4-55; e HS-PGA. A escala de Sartorius tem sido menos empregada em razão de sua complexidade.

Escala de estadiamento de Hurley

A escala de Hurley é a mais antiga e possibilita uma avaliação rápida e intuitiva. É útil para decisões relacionadas ao tratamento cirúrgico, e não permite incluir localização e número de sítios comprometidos, não reflete o *status* inflamatório e não permite acompanhamento do caso (Quadro 53.7).[6,7]

Quadro 53.7 Classificação de Hurley.

Estágio 1	Nódulos e/ou abscessos, sem túneis; não há evidência de lesões anteriores ou cicatrizes. Não há evidência de comprometimento difuso de uma região
Estágio 2	Abscesso recorrente único ou múltiplos, distante, com formação de túneis e cicatrizes. Há evidência de comprometimento difuso de uma região
Estágio 3	Múltiplos túneis conectados comprometendo ao menos uma região, com evidência de comprometimento difuso

International Hidradenitis Suppurativa Severity Scoring System (IHS4)

Este sistema, recentemente desenvolvido e validado pelos membros da European Hidradenitis Suppurativa Foundation, consiste numa avaliação simples que melhor reflete a gravidade do quadro. O índice é formado pela soma do número de nódulos, adicionando-se o número de abscessos multiplicado por 2 ao número de túneis drenantes multiplicado por 4. O valor total é considerado leve se menor ou igual a 3; moderado, quando de 4 a 10; e grave se igual ou maior que 11. Esta escala demonstra claramente a deterioração do quadro clínico quando do desenvolvimento de fístulas.[157] Entretanto, não é uma escala dicotômica, requerida por autoridades regulatórias para a análise de eficácia de terapias.[158]

Hidradenitis Suppurativa Score (HiSCR)

Esta escala dicotômica corresponde a um parâmetro de avaliação de resposta clínica ao tratamento. A definição proposta de resposta ao tratamento (ou seja, HiSCR alcançado) é quando se obtém a redução de pelo menos 50% da soma de abscessos e nódulos inflamatórios, sem aumento no número de abscessos e DE túneis com atividade inflamatória ou não, em comparação à contagem basal.[159,160] Posteriormente, autores empregaram também o HiSCR 25, em que o tratamento é considerado parcialmente eficaz, e o HiSCR 75 e HiSCR 90. Uma falha desta escala é não levar em conta o comportamento de túneis drenantes.

International Hidradenitis Suppurativa Severity Scoring System-55 (IHS4-55)

Este novo parâmetro de eficácia consiste em atingir uma redução de 55% no IHS4; esta escala, ao contrário do HisCR, leva em conta a redução de fístulas drenantes, permite a inclusão de pacientes com número de nódulos inferior a três, mas com fístulas, e correlaciona-se com a redução do PCR, além de discriminar adequadamente a resposta ao tratamento em comparação com o placebo.[158]

HS Investigator Global Assessment (HS-IGA)

O *HS Investigator Global Assessment* (HS-IGA) leva em consideração as lesões típicas da hidradenite supurativa (nódulos inflamatórios ou não, abscessos, fístulas drenantes) que comprometem a porção superior do corpo (cabeça, pescoço, axilas, tórax, inter e inframamária) somadas àquelas encontradas na porção inferior (inguinal, genital e nádegas, coxas). O número de lesões a serem contadas é limitado a 21. A resposta ao tratamento deve ser de queda de dois números na soma IGA em relação à contagem inicial; a contagem pode variar entre as duas regiões no seguimento[161] (Tabela 53.1).

Tabela 53.1 HS *Investigator Global Assessment* (HS-IGA).

HS-IGA	Número máximo de lesões AFN IGA
0	0 a 1
1	2 a 5
2	6 a 10
3	11 a 15
4	16 a 20
5	21 ou mais

O HS-IGA é atingido quando há queda de 2 pontos.

TRATAMENTO DA HIDRADENITE SUPURATIVA

O tratamento da hidradenite supurativa foi, por muito tempo, apenas reativo aos surtos e eminentemente cirúrgico. Atualmente, baseia-se no conhecimento sobre a patogenia, considerando também comorbidades e ônus da doença. Visa essencialmente o controle das manifestações, de preferência na janela de oportunidade, que é o período adequado para minimizar ou prevenir a destruição tecidual.[129,147] O conceito de "janela de oportunidade" é aplicável tanto ao tratamento medicamentoso como ao cirúrgico: evitar a formação de cicatrizes e fístulas, bem como abordá-las enquanto são pequenas para evitar sua progressão.

Com o avanço do conhecimento e p desenvolvimento de terapia-alvo para o tratamento, sociedades de Dermatologia de diversos países publicaram consensos e recomendações de tratamentos com base nas melhores evidências disponíveis até a ocasião desta publicação.[7,121,162-167]

Algumas terapias indicadas nesses consensos para o tratamento da HS se baseiam em estudos de baixa qualidade com casuística limitada; apenas para poucas, há substancial corpo de evidências, refletindo o avanço recente no entendimento da doença. Em 2016, o nível de evidência da maior parte dos tratamentos publicados até então foi revisado por Gulliver e colaboradores e, 2 anos mais trade, pelo Consenso da Sociedade Brasileira de Dermatologia sobre o Tratamento da Hidradenite Supurativa.[121,168]

No Brasil, em 2016, um grupo de dermatologistas de São Paulo (Rivitti-Machado MC, Magalhães R, Keiko L) formulou e implementou um protocolo de tratamento junto à Secretaria da Saúde do Estado de São Paulo, pioneiro no mundo em relação ao acesso a tratamento com imunobiológicos para portadores de HS (dados não publicados).

Em 2018, um grupo de dermatologistas brasileiros envolvidos no tratamento da doença, patrocinados pela Sociedade Brasileira de Dermatologia, elaborou o Consenso sobre o Tratamento da Hidradenite Supurativa.[121] Essa publicação é pioneira na menção de grupos de portadores habitualmente esquecidos nos documentos semelhantes, como menores de 18 anos e mulheres com potencial de engravidar, assim como na recomendação de abordagem integrativa no tratamento da doença. Em 2020, o Ministério da Saúde publicou o *Protocolo Clínico e Diretrizes de Tratamento da Hidradenite Supurativa* (PCDT), tendo a autora deste capítulo participado na qualidade de consultora *ad hoc* representando a Sociedade Brasileira de Dermatologia.[169]

O tratamento da HS abrange um conjunto de medidas que inclui medicamentos, cirurgias e outros procedimentos auxiliares, a ser exercido de modo interdisciplinar por equipe de saúde coordenada pelo dermatologista, o principal especialista no diagnóstico e manejo da doença. As apresentações e as dosagens dos medicamentos estão relacionadas nas Tabelas 53.2 e 53.3.

Tabela 53.2 Medicamentos tópicos empregados no tratamento da hidradenite supurativa.

Medicamento	Ação	Concentração	Indicação	Efeito colateral
Resorcinol	Queratolítico Antisséptico Clareador	10% a 15% em creme ou loção cremosa	Formas leves e áreas propensas	Irritação
Ácido azelaico	Queratolítico, anicomedoniano, anti-inflamatório	15% ou 20%	Formas leves e áreas propensas	Queimação/ardor lento
Retinoides tópicos Tretinoína Adapaleno	Anticomedoniano Anti-inflamatório Clareia hipercromia	0,025%; 0,05%, 0,1% 0,1%; 0,3%	Formas leves e áreas propensas	Eritema leve Descamação Ardor/queimação
Antibióticos tópicos Clindamicina Ácido fusídico	Antimicrobianos	2%	Áreas limitadas	
Peróxido de benzoíla em gel ou sabonete líquido	Antimicrobiano tópico	2,5%; 5%; 10%	Sabonete líquido custo efetivo em áreas extensas	Ressecamento Dermatite de contato Descolore tecidos/cabelos

Tabela 53.3 Medicamentos sistêmicos clássicos empregados na hidradenite supurativa.

Antibióticos			
Tetraciclina	CP 500 mg	0,5 a 1 g/dia; 1 a 2 meses Dose máxima: 1 g/dia	Deve ser tomada em jejum
Minociclina	CP 100 mg	50 a 200 mg/dia 4 mg/kg/dia divididos em 2 tomadas Dose máxima: 200 mg/dia	Fotossensibilidade
Limeciclina	CP 150 mg CP 300 mg	150 a 300 mg/dia 1 ou 2 tomadas Dose máxima: 600 mg/dia	
Doxiciclina	CP 100 mg	100 a 200 mg/dia 4,4 mg/kg/dia até 45 kg Mais de 45 kg dosagem adultos	Epigastralgia, candidose vaginal, fotossensibilidade
Azitromicina	CP 500 mg	500 mg/dia, 3 dias consecutivos a cada semana 10 mg/kg/dia, 3 dias Dose máxima: 500 mg/dia	Epigastralgia Diarreia
Antiandrogênicos			
Espironolactona	CP 25 mg 50 mg	50 a 100 mg/dia 3,3 mg/kg/dia Dose máxima: 100 mg/dia	Teratogenicidade Hipotensão* Hiperpotassemia*
Finasterida	CP 1 mg CP 5 mg	5 mg/dia	
Dutasterida	CP 0,5 mg	0,5 mg/dia	
Metformina	CP 500 mg	500 mg a 1,5 g/dia Dose máxima: 2,5 g/dia	
Contraceptivos orais combinados com progestágenos antiandrogênicos: acetato de ciproterona, clormadinona, dienogest, drospirenona		Em uso pausado ou continuado para suspender a menstruação	Aumento de peso, perda do desejo sexual, trombose, retenção de líquidos
Anti-inflamatórios			
Dapsona	CP 100 mg	50 a 100 mg/dia 1 a 2 mg/kg/dia Dose máxima: 100 mg/dia	Anemia hemolítica, hipersensibilidade, meta-hemoglobinemia
Corticosterapia sistêmica: prednisona como referência	CP 5 mg CP 20 mg	0,5 mg/kg/dia por 1 a 2 semanas 1 mg/kg, dose única semanal	No uso prolongado hiperglicemia
Metotrexato		15 mg/semana	Hepatotóxico, nefrotóxico teratogênico
Ciclosporina		2 a 5 mg/kg/dia	

(Continua)

Tabela 53.3 Medicamentos sistêmicos clássicos empregados na hidradenite supurativa. (Continuação)

Retinoides			
Isotretinoína	Cap 10 mg Cap 20 mg	0,2 a 1 mg/kg/dia Dose máxima: 1 mg/kg/dia	Teratogenicidade Hipertrigliceridemia Ressecamento lábios, mucosa nasal e olhos
Acitretina	Cap 10 mg Cap 25 mg	0,5 mg/kg/dia	Hipertrigliceridemia
Imunobiológicos			
Adalimumabe	Seringas 20 mg 40 mg 80 mg	Indução: D0: 160 mg D14: 80 mg Manutenção: 40 mg/semana ou 80 mg/cada 2 semanas	Infecções leves de vias aéreas Micobacterioses Doença desmielinizante
Secuquinumabe	Seringas 300 mg	Indução: 300 mg/semana por 5 semanas Manutenção: 300 mg/semana a cada 2 ou 4 semanas (ainda não aprovado)	Posologia ainda não aprovada para a indicação HS
Infliximabe	Ampolas 10 mg/mL	Indução: 5 mg/kg D0 e D14 Manutenção: 5 mg/kg a cada 8 semanas ou a cada 4 semanas ou 10 mg/kg a cada 4 semanas	Posologia mais adequada não determinada
Ustequinumabe	Seringas 45 mg Seringas 90 mg Frasco ampola 130 mg	Até 90 kg: 1 seringa D0, D28 e depois a cada 12 semanas, podendo se reduzir para cada 8 semanas Mais de 90 kg: 90 mg D0, D28 e a cada 12 semanas	

Recomendações gerais

1. Documentar a extensão da doença após exame dermatológico completo usando preferencialmente o IHS-4, a escala de dor e o DLQI/cDLQI e a escala de Hurley. Exames de imagem, como a ultrassonografia, podem mudar o diagnóstico de lesões (p. ex., de abscessos para fístulas) e podem fornecer elementos que permitem prever a resposta à terapia medicamentosa (sinal do trilho indica fístula epitelizada e necessidade de abordagem cirúrgica).[121,122]
2. Detectar comorbidades sistêmicas: síndrome metabólica, tabagismo, depressão/ansiedade, sintomas gastrointestinais e osteoarticulares etc., bem como as associações dermatológicas mais frequentes – celulite dissecante, acne, cisto pilonidal. Mais de uma consulta pode ser necessária dada a amplitude de associações e o fato de significativa parcela dos portadores estar sem nenhum acompanhamento médico. Encaminhar o paciente para as avaliações e tratamentos apropriados.[7,121,162-168]
3. Medidas associadas no tratamento da hidradenite supurativa: o controle do excesso de peso e a cessação do tabagismo são recomendados na maioria dos consensos de diversos países, dada a associação desses fatores com a gravidade e progressão da HS.[7,121,164,165,167,168] Há evidências de que a perda de peso tenha efeitos positivos no controle da hidradenite supurativa.[170-173]
   Não há evidência suficiente para recomendar evitar determinados alimentos ou doses suprafisiológicas de vitamina D.[7] Existe evidência de baixa qualidade para indicar restrição ao consumo de derivados lácteos, carboidratos refinados, alimentos com alto índice glicêmico, trigo e levedura de cerveja.[167] Desodorantes não são desencadeantes de hidradenite supurativa; podem, portanto, ser empregados.[174]
4. Depilação prolongada com *laser* ou luz intensa pulsada: com base nas evidências histológicas e ultrassonográficas de que o processo tem início no folículo piloso, bem como com base na modificação na evolução de doença leve.[175-178] Indicada como tratamento de 1ª linha, devem ser priorizadas as regiões mais frequentemente acometidas pela doença: axilas, região inguinal, crural, pubiana, perianal para evitar que lesões graves se desenvolvam.[7,121,167]

Curativos representam ônus significativo para os portadores da hidradenite supurativa. Há uma clara necessidade não atendida de curativos específicos.[179,180] O curativo apropriado pode contribuir de modo significativo para a melhora da qualidade de vida do portador; o custo é um fator limitante.[181]

Os curativos na HS são empregados no período pós-operatório, seja em lesões suturadas, seja na cicatrização por segunda intenção; no preparo do leito de ferida para receber enxerto; nas ulcerações espontâneas pela intensa atividade inflamatória da doença; nos orifícios fistulosos para absorção da secreção e melhora do odor e da dor. As publicações de Kazemi e colaboradores e Alavi e colaboradores orientam o uso de curativos, bem como o *Manual de Padronização de Curativos da Secretaria Municipal da Saúde do Município de São Paulo*.[182-184]

Os principais curativos empregados na hidradenite supurativa são:

- **Curativos básicos:** compreendem os absorventes higiênicos menstruais, fraldas descartáveis, calcinhas menstruais e a gaze – destinados a absorver a umidade, prevenindo a maceração dos tecidos adjacentes às aberturas de túneis; são também úteis para evitar a propagação do odor, com exceção das gazes.
- **Curativos do tipo compressa algodoada de múltiplas camadas:** úteis para absorção de grandes quantidades de exsudatos.
- **Curativos de hidrofibras com prata ou alginato de cálcio:** indicados em ulcerações, aliam atividade antimicrobiana a ambiente propício à cicatrização.
- **Curativos de espuma com prata:** aliam conforto, por não serem aderentes, à atividade antimicrobiana da prata e a alguma capacidade de absorção de exsudatos.

Tratamento da dor associada à hidradenite supurativa

A dor é um dos principais fatores associados ao ônus da hidradenite supurativa; tem origem nociceptiva e neuropática, isto é, resulta tanto da atividade da doença como da disfunção do sistema nervoso periférico e central, sendo intensamente influenciada pela ansiedade e pela depressão. O tratamento deve ser multimodal incluindo medidas farmacológicas e não farmacológicas.[7,25,162,185]

A principal medida é o controle da doença, mas enquanto o controle não for possível, o tratamento específico da dor é indicado.[25,55]

Nas crises agudas são indicados paracetamol 2 a 3 g/dia, anti-inflamatórios não hormonais ou dipirona por períodos curtos, associados à drenagem de fluídos e à infiltração intralesional de corticosteroides; nos casos mais intensos, opioides como tramadol ou outro de curta ação.[25,55,121,185]

Na dor nociceptiva, são indicadas a duloxetina ou a nortriptilina; na dor neuropática a gabapentina e/ou duloxetina; também a pré-gabalina, a venlafaxina e a nortriptilina.[25,185]

Indicação de consulta com especialista em dor inclui falha a dois esquemas, doença grave improvável de responder aos tratamentos, risco de dependência, pacientes já em uso de opioides.[25,165]

Terapia tópica

Os seguintes recursos constam de diferentes consensos, sendo indicados em áreas comprometidas por lesões incipientes ou residuais, ou naquelas regiões propensas a desenvolver lesões.[121,136]

Esfoliantes

- Resorcinol 10% a 15% em loção (ação queratolítica, antisséptica e antipruriginosa).
- Ácido azelaico 15% ou 20%.
- Retinoides tópicos: adapaleno ou tretinoína.

São indicados nas áreas propensas a desenvolver lesões com o objetivo de controlar pequenas lesões foliculares (foliculite, comedões) e para melhorar as lesões residuais, principalmente as hipercrômicas. Devem ser utilizados por longos períodos (meses a anos), podendo ser prescritos por prazo indefinido, respeitadas as contraindicações.[186,187] Não são recomendados na gravidez ou na lactação.[188]

Antimicrobianos tópicos

- **Peróxido de benzoíla:** pode ser veiculado em loções ou sabonete líquido.[189]
- **Antissépticos em solução ou sabonete:** mencionados em diferentes publicações em associação com várias modalidades terapêuticas, mas não há estudos controlados.[189]
- **Antibióticos:** clindamicina 2%[7,121,162-167,190] ou ácido fusídico isolado ou associado à betametasona[191] ou são indicados na doença leve e localizada, estágio I de Hurley.
- **Luz intensa pulsada e *laser*:** tratamento de regiões afetadas por HS leve com LIP pode reduzir o surgimento de lesões e melhorar cicatrizes.[178,192]

Terapia intralesional

- **Triancinolona acetonida ou hexacetonida como infiltração intralesional de nódulos, abscessos ou fístulas para controle da inflamação, na concentração de 5 a 10 mg/mL:** a injeção deve ser profunda a fim de se evitar atrofia.[121,136,193]
- **Toxina botulínica:** pode ser empregada em toda uma região em protocolo de pesquisa para diminuição da sudorese ou em lesões inflamatórias.[194-196]

Essas duas medicações têm o potencial de diminuir a inflamação de túneis, melhorando a sintomatologia, mas não induzirão a regressão permanente e restituição *ad integrum* da região. A ablação das fístulas se faz necessária para controle do quadro.

Terapia sistêmica

Antibióticos

São indicados no tratamento da hidradenite supurativa por 8 a 12 semanas para controle de manifestações inflamatórias de modo isolado ou em associação a outros tratamentos tópicos ou sistêmicos, respeitadas as contraindicações pertinentes a cada composto.[121,162,193] As ciclinas constituem a 1ª escolha: tetraciclina; doxiciclina; limeciclina; ou minociclina. Uma alterativa é a associação sulfametoxazol/trimetoprima, particularmente se Gram-negativos estiverem presentes.[197]

A 2ª linha de tratamento inclui a clindamicina, que pode ser empregada isolada ou em associação à rifampicina, por via oral,[121,162,193] ou de modo endovenosos para indução e posterior manutenção com administração oral.[198] Publicações recentes demonstram não haver vantagem na associação com rifampicina e mesmo não haver vantagem sobre as ciclinas.[199,200] A resposta individual varia, entretanto; e a clindamicina é uma opção de tratamento da hidradenite na gravidez. Autores apontam para a superioridade da limeciclina nas formas em que nódulos predominam, e da clindamicina em fístulas.[199]

Nos casos leves a moderados, são empregados por até 12 semanas contínuas; se não houver controle da inflamação ou se houver efeitos colaterais, pode ser indicado um segundo esquema antibiótico, também por 12 semanas. Na falha, intolerância ou contraindicação destes, está indicado o tratamento com imunobiológico.[121,162]

O ertapenem é um antibiótico que tem sido indicado em casos muito graves de hidradenite supurativa em protocolo específico como ponte para a cirurgia, isto é, para diminuir a inflamação no período pré-operatório.[201,202]

Está demonstrado que mesmo com acesso amplo a imunobiológicos, os portadores de HS passam por múltiplas tentativas de tratamento com antibióticos,[203] o que facilita a alteração da microbiota, selecionando micro-organismos Gram-negativos[197] e acarreta perda de oportunidade de intervir na janela de oportunidade de controle da progressão da doença, aumentando a morbidade e o desfiguramento e dificultando o controle das manifestações inflamatórias.[204-206]

Os antibióticos podem ser associados a terapias tópicas e antiandrogênicos. Também podem ser administrados simultaneamente a imunobiológicos e imunossupressores para controle de surtos inflamação. Fístulas drenantes podem, com a antibioticoterapia, apresentar diminuição da inflamação, supuração e dor à antibioticoterapia, mas não regredirão totalmente. A ablação se faz necessária.

Note-se que, quando indicados para o tratamento de infecções cutâneas ou sistêmicas, os esquemas de antibióticos são empregados por 7 a 14 dias em média; para tratamento da hidradenite supurativa, por 8 a 12 semanas.[121]

Retinoides sistêmicos

Os retinoides sistêmicos têm papel secundário no tratamento da hidradenite supurativa, não havendo estudos consistentes de eficácia na doença.[207] Talvez possam ser indicados em determinadas apresentações: na presença de grande número de comedões; na apresentação foliculite cicatricial; ou ainda, na celulite dissecante.[208-210] Assim, a indicação não é de 1ª linha em nenhum consenso ou guia de tratamento da hidradenite supurativa.[7,121,162-167]

A acitretina e a isotretinoína não são eficazes nas lesões inflamatórias grandes como abscessos e fístulas, podendo induzir ou agravar a hidradenite em indivíduos predispostos e induzir formas sindrômicas da doença.[211-214]

A acitretina é o retinoide mais indicado na forma folicular da HS; nas raras vezes em que se indica a isotretinoína, não se leva em consideração dose cumulativa. As doses são baixas e a duração, prolongada. A ausência de resposta à isotretinoína de quadros acneiformes intensos e atípicos, com lesões na face, região submentoniana e cervical é sugestiva de se tratar de apresentação facial ou "atípica" ou "ectópica" de hidradenite supurativa.[212]

Antiandrogênicos

Os antiandrogênicos são indicados no tratamento da hidradenite supurativa com base no fato de as lesões surgirem após a adrenarca ou a puberdade, sofrerem agravamento no período pré-menstrual e durante ou após a gravidez e lactação e poderem se desenvolver quando da terapia hormonal com andrógenos.[215]

Contraceptivos orais combinados têm sua eficácia documentada e sua melhor indicação como terapia combinada com antibióticos ou retinoides ou como monoterapia em mulheres com doença leve a moderada de curta duração.[216,217]

Finasterida, espironolactona, metformina e dutasterida também têm sido indicadas no tratamento da HS tanto em mulheres adultas como em menores de 18 anos como terapia de 3ª linha ou adjuvante a outros tratamentos.[121,162,167,193,215,218]

Imunossupressores e anti-inflamatórios clássicos

Publicações sobre dapsona, colchicina, ciclosporina, metotrexato e até mesmo talidomida existem, mas são limitadas a relatos de casos ou pequenas casuísticas. Ainda não está suficientemente claro se e qual subpopulação de HS poderia se beneficiar destas terapias.[207,219] Uma vez que existem tratamentos aprovados e com nível de evidência adequados, elas devem ser indicados, sob risco de perder a janela de oportunidade de tratamento.[205]

A dapsona tem melhor eficácia em formas leves da hidradenite supurativa, mas também pode ser indicada nas formas graves. As doses são variáveis, relacionadas à tolerância do paciente aos efeitos colaterais da medicação; para melhor efeito, longos períodos são necessários.[220]

Corticosteroides sistêmicos são indicados por via sistêmica por curtos períodos, de 5 a 15 dias, para controle de surtos inflamatórios, para preparo pré-operatório e para controle da dor.[221] Tratamento com doses baixas semanais também foi publicado.[222] Ainda que as doses semanais sejam baixas, ao longo do tempo ocasionam significativo ganho de peso; por sua aquisição fácil, são frequentemente autoadministrados sem prescrição médica, com consequências graves como descontrole da inflamação, hiperglicemia, infecções mais graves e frequentes, síndrome de Cushing e doença de Addison agudo.

Entretanto, publicações endereçam a possibilidade de tratamento combinado: a ciclosporina pode ser associada ao adalimumabe nas formas graves da doença; o metotrexato pode ser eficaz como monoterapia em paciente de baixo índice de massa corporal ou em associação a imunobiológicos nas formas sindrômicas de hidradenite supurativa (tema objeto de numerosos relatos).[223-225]

Imunobiológicos

Imunobiológicos são agentes terapêuticos produzidos por sistemas biológicos vivos; apresentam estrutura molecular complexa, de alto peso molecular e homóloga à das proteínas humanas. Os agentes biológicos utilizados no tratamento da hidradenite supurativa agem em pontos específicos do envolvimento do sistema imunológico na patogenia da doença. Por terem maior precisão nas ações sobre o sistema imune quando comparados com os imunossupressores clássicos, apresentam maior eficácia e melhor perfil de segurança, atendendo à necessidade do tratamento prolongado.

A indicação de agentes imunobiológicos no tratamento da hidradenite supurativa é embasada na patogenia da doença, em estudos de grupos randomizados comparados com placebo, em estudos não comparados com placebo, pequenas séries e relatos de casos.

Quando da prescrição de medicamento imunobiológicos ou mesmo de pequenas moléculas, é necessário excluir infecções ativas; tuberculose, HIV, hepatites devem obrigatoriamente ser rastreadas com sorologias, intradermorreação para tuberculose e exame radiológico. A vacinação deve ser atualizada; vacinas com agentes vivos não devem ser aplicadas durante o tratamento imunobiológico ou imunossupressivo, devendo ser respeitado intervalo de 8 semanas entre a eventual aplicação de vacinas e o início do tratamento.

Imunobiológicos anti-TNF-α

Esse grupo inclui o adalimumabe originador, os biosimilares do adalimumabe, o infliximabe, o golimumabe, o certolizumabe pegol e o etanercept.

Adalimumabe

O adalimumabe é um anticorpo monoclonal humano recombinante IgG1 anti-TNF-α. Liga-se ao TNF-α solúvel, impedindo a interação com receptores celulares TNFR1- e TNFR2. Também altera as quantidades de moléculas de adesão responsáveis pela migração leucocitária e reduz as concentrações de PCR (proteína C-reativa), VHS e IL-6. Diminui ainda os níveis séricos de metaloproteinases em 50% (MMP-1 e MMP-3) e ainda tem a capacidade de minorar a produção de de IL-1β e CXCL9 na pele lesional de pacientes com HS.[226]

O adalimumabe originador foi a primeira medicação aprovada em diversos países, incluindo o Brasil, para o tratamento da hidradenite supurativa, com base nos estudos PIONEER I e II.[226-228] Posteriormente, a eficácia foi comprovada em estudos de vida real, com melhora da escala HisCR, da qualidade de vida dos portadores, da produtividade, da dor e de outros desfechos.[229-240] Os estudos também comprovam a segurança da dosagem semanal. A necessidade de dose de manutenção mais elevada do que nas outras indicações da medicação (40 mg semanais ou 80 mg quinzenais) está demonstrada, bem como a necessidade de tratamento continuado para manutenção da efetividade.[241]

O tratamento da hidradenite supurativa inclui associação de medidas farmacológicas com procedimentos cirúrgicos. O adalimumabe pode ser associado a outras estratégias como antibióticos, antiandrógenos, imunossupressores para controle das manifestações da HS. A segurança da manutenção da terapia biológica foi demonstrada no estudo de Bechara e colaboradores.[235]

Maior gravidade da HS está associada a pior resposta ao adalimumabe, bem como início tardio e lesões na porção inferior do corpo.[167] Inclusão de formas resistentes Hurley I nos estudos das medicações pode possibilitar a introdução de terapia mais efetiva antes da instalação de dano tecidual irreparável.[242]

O adalimumabe atualmente é indicado no tratamento da hidradenite supurativa moderada a grave em que tenha havido falha, intolerância ou contraindicação à antibioticoterapia sistêmica em maiores de 12 anos de idade. Biosimilares do adalimumabe estão disponíveis; algumas publicações recentes de autores europeus renomados, utilizando dados de registro de pacientes demonstram perda de eficácia na troca do adalimumabe originador para biosimilares.[243-245] Outras, envolvendo menor número de pacientes, não verificaram perda de eficácia.[246]

Contraindicação ao tratamento com adalimumabe são infecções ativas, doença desmielinizante, insuficiência cardíaca.

Infliximabe

O infliximab (IFX) é um anticorpo monoclonal quimérico murino/humano IgG1 contra o TNF-α, impedindo sua ligação aos receptores por meio da ligação a formas solúveis e transmembrana. Em uma recente metanálise, mostrou resposta em 83% dos casos.[226] É recomendado como tratamento de 2ª linha para a HS após falha do adalimumabe (não atingir HiSCR 25 na 12ª semana) no consenso brasileiro, europeu, norte-americano e canadense, chileno, britânico e outros.[121,162-167,221] Se a resposta for insuficiente com a dose padrão, similar à empregada na psoríase, doses de 7,5 a 10 mg/kg com infusões a cada 4 semanas podem ser empregadas para otimização da resposta.[247]

Etanercept

O etanercepte (ETN) é uma proteína de fusão composta por duas cadeias idênticas do monômero p75 do receptor de TNF humano recombinante, combinado com o domínio Fc da IgG1 humana; tem a capacidade de se ligar e inativar o TNF. As poucas publicações mostraram resultados contraditórios, por isso não tem sido indicado no tratamento da HS; é possível, entretanto, que a dose adequada não tenha sido estudada.[226]

Golimumabe

O golimumabe é um anticorpo monoclonal humano anti-TNF-α (IgG1κ) de cadeia variável pesada e leve. As regiões de cadeia variável (Fab) são compostas por uma sequência de aminoácidos muito semelhante à humana. Sua região Fab pode se ligar tanto ao TNF solúvel como ao transmembrana, reduzindo a ligação aos receptores e sua circulação. Foi eficiente em um caso em dosagem alta e ineficaz em dose habitual para artrites.[226]

Certolizumabe

O certolizumabe pegol é fragmento de ligação ao antígeno (Fab) humanizado (IgG4) ligado ao polietileno glicolilado (PEGuilado) que interage com TNF solúvel e transmembrana. Como resultado, a adesão TNF-dependente de moléculas, quimiocinas e de mediadores pró-inflamatórios é diminuída. Embora tenha sido empregado em poucos casos com eficácia contraditória, é uma opção de tratamento em mulheres grávidas, pois não cruza a placenta.[226]

Imunobiológicos anti-IL-1

- **Anaquinra:** não disponível no Brasil, o anaquinra é um antagonista recombinante do receptor de IL-1 que bloqueia totalmente a ligação da IL-1α e IL-1β ao receptor tipo 1. Sua eficácia foi demonstrada em dois estudos.[248]
- **Canaquinumabe:** anticorpo monoclonal humano contra a IL-1β, disponível no Brasil, empregado em raros casos de HS com resultados variáveis. [226]
- **Bermequimabe:** uma imunoglobulina IgG1kappa recombinante humana que se liga à IL-1α com alta afinidade e seletividade, bloqueando efetivamente sua atividade. Sua eficácia foi demonstrada em dois estudos, e um ensaio clínico está em andamento. [249-251]
- **Lutiquizumabe:** antagonista anti-IL-1αβ de domínio variável que está nas fases iniciais de desenvolvimento para o tratamento da HS.[226]

Imunobiológicos anti-IL-17

- **Secuquinumabe:** anticorpo monoclonal humano IgG1 kappa (IgG1k) que seletivamente se liga à IL-17 e neutraliza-a. Sua eficácia foi demonstrada em algumas publicações preliminares que, em conjunto com a base patogênica, resultaram na execução de grandes ensaios clínicos randomizados que estão sendo finalizados.[252-256] Os resultados preliminares destes são promissores, com eficácia semelhante à do adalimumabe.[257] Espera-se, para os próximos anos, a aprovação da medicação para a HS.
- **Bimequizumabe:** anticorpo humanizado IGG monoclonal que inibe de modo seletivo a IL-17A e a IL-17F. Após resultados encorajadores de estudos iniciais, é objeto de ensaios clínicos para o tratamento da HS.[226]
- **Brodalumabe:** anticorpo monoclonal humano que se liga ao receptor A da IL-17 e assim inibindo os efeitos da IL-17A, IL-17C, e IL-17F. Estudos investigando sua eficácia na HS estaõ na fase 1.[226]
- **Ixequizumabe (IXE):** um anticorpo monoclonal humanizado IgG4 que neutraliza a IL-17A e a IL-17 A/F solúveis. Três relatos de casos demonstraram sua eficácia, mas estudos maiores não estão em andamento.[226]

Anticorpo monoclonal anti-IL-12/23

- **Ustequinumabe:** anticorpo monoclonal humano IgG1κ contra a subunidade p40 das IL-12 e IL-23. Sua efetividade foi notada em relatos de casos e pequenas séries que incluíram portadores de HS ou de HS e doença de Crohn concomitante; entretanto, a posologia adequada ainda não está determinada.[226]

Anticorpos monoclonais anti-IL-23

Esta categoria inclui dois medicamentos, o guselcumabe (anticorpo monoclonal humano contra a subunidade p19 da IL-23) e o risanquizumabe (anticorpo monoclonal IgG1K que bloqueia a IL-23).[226,265,]

Ambos tiveram alguns relatos de casos e séries com eficácia reportada.[258-265]

Inibidores de C5a

Esta classe é representada por duas drogas: o vilobelimabe (um anticorpo monoclonal humano IgG4K que se liga ao C5a); e o avacopan (uma pequena molécula de administração oral que se liga ao receptor do C5a). Ambos estão nas fases iniciais de desenvolvimento para a HS.[226]

Anticorpos anti-IL-36

Classe que inclui duas medicações, o espesolimabe e o imsidolimabe, ambos em fases iniciais de estudos na HS.[226]

Pequenas moléculas:

- **Inibidores da fosfodiesterase-4 (apremilast)**
  - Atua reduzindo a produção de TNF, IL-12p40 e IL-17. Mostrou eficácia em pequenas séries e relatos de casos.[226,266-269]
- **Inibidores de JAK (janusquinase)**
  - O upadacitinibe foi avaliado em uma série de casos com resultados promissores.[270] Outras moléculas da mesma classe estão em fases incipientes de desenvolvimento para o tratamento da HS.[226]

TRATAMENTO CIRÚRGICO DA HIDRADENITE SUPURATIVA

Ainda que diferentes abordagens cirúrgicas sejam empregadas para atender às necessidades da hidradenite supurativa, o tema é objeto de poucas publicações. São escassos os estudos controlados comparando métodos.[271] Os túneis e fístulas, pouco responsivos a medicamentos, devem ser excisados o mais rápido possível para evitar expansão.[272] A ultrassonografia e/ou a ressonância nuclear magnética podem contribuir para reconhecimento e delimitação da área alterada e melhor planejamento cirúrgico.[151]

Incisão e drenagem

Indicada em abscessos ou túneis abcedados para facilitar a eliminação da secreção e pus, diminuindo a dor. Após anestesia, incisão é feita preferencialmente com Punch para evitar fechamento precoce da incisão, permitindo a drenagem. Pode ser associada à infiltração intralesional de corticosteroide.[121]

Destelhamento ou *derrofing*

Técnica que consiste na remoção do teto do túnel com tesoura, lâmina, eletrocirurgia ou *laser* de CO_2, direcionado por um guia (*probe*), seguida por curetagem dos debris e deixando o leito limpo para cicatrizar por segunda intenção.[273,274] Indicada em túneis lineares simples; demora de 2 a 3 semanas para cicatrizar, processo pouco doloroso e que tende a deixar cicatrizes satisfatórias.

Excisão

Lesões lineares podem ser abordadas com excisão e sutura simples; áreas maiores necessitarão de retalhos, enxerto, cicatrização por segunda intenção ou uma combinação dessas técnicas.[276,277] Deiscências são comuns. A sutura primária acarreta mais complicações do que o manejo da ferida com pressão negativa, enxertos e retalhos miocutâneos.[278]

Excisão completa dos tecidos comprometidos é necessária para diminuir as chances de recorrência local, podendo incluir derme, hipoderme e subcutâneo até a fáscia, com margem de 1 a 2 cm na lateralidade. Entretanto, recorrências são comuns após a cirurgia; para isso, contribuem diversos fatores, que incluem a técnica operatória, a região a ser abordada, o tabagismo e o aumento de peso.[279-283]

Abordagem cirúrgica integrando diferentes especialistas pode ser necessária conforme a localização das lesões: cirurgião dermatológico; plástico; urologista; coloproctologista; cabeça e pescoço. A participação do nutrólogo e do nutricionista, estomaterapeuta, fisioterapeuta e enfermagem é vital para os melhores desfechos, bem como a cooperação e a aderência do portador e seus familiares ao tratamento.

INTEGRAÇÃO DOS DIFERENTES RECURSOS NO TRATAMENTO DA HIDRADENITE SUPURATIVA

1. As medidas gerais de cuidados estão indicadas em todos os portadores da doença:
   - Informações cientificamente embasadas para o portador e familiares – a doença é crônica, mas há recursos eficientes para tratamento e controle das manifestações, evitando-se tratamentos

não embasados do ponto de vista patogênico e do respaldo de evidências.
- Cessação do tabagismo.
- Controle da obesidade.
- Nutrição adequada.
- Aumentar movimentação, exercícios físicos.
- Psicoterapia.
- Técnica adequada de higienização e curativos.
- Epilação a *laser* das áreas mais propensas ao desenvolvimento da doença: axilas, região inguinal, pubiana, genital, perianal e coxas.

2. Terapia tópica esfoliativa é indicada para tentar evitar novas lesões (nódulos) e uniformizar a coloração e a textura.
3. Antibioticoterapia tópica é indicada em lesões pouco espessas do tipo foliculite ou nódulos e em áreas limitadas por algumas semanas; lesões disseminadas são indicação de terapia sistêmica.
4. Drenagem cirúrgica é indicada em abcessos ou fístulas abcedadas, resultando em grandes coleções purulentas. Lesões pequenas podem ser abordadas com anestesia local e em ambulatório; grandes coleções necessitam de manejo em centro cirúrgico, com colocação de drenos.
5. Infiltração intralesional com triancinolona é indicada em nódulos, abcessos e fístulas para diminuir a inflamação, controlando a dor e encurtando os surtos inflamatórios.
6. Antibioticoterapia sistêmica com droga da classe das ciclinas, preferencialmente tetraciclina ou doxiciclina, sempre por período de 8 a 12 semanas, é indicada nos nódulos e abscessos disseminados ou recorrentes, em conjunto com as medidas das medidas anteriores. Havendo resposta adequada à antibioticoterapia, esta deve ser mantida pelo tempo indicado e, posteriormente, suspensa. A manutenção se faz com tópicos, contraceptivos ou antiandrogênicos. Em caso de recidiva, empregar o mesmo antibiótico. Na intolerância ou contraindicação às ciclinas, que constituem a 1ª linha de tratamento antibiótico, ou ineficácia, pode ser indicado um segundo esquema antibiótico ou o tratamento com adalimumabe, por ser o único aprovado para a hidradenite supurativa.
   Não é esperada resolução completa de fístulas, que deveriam ser abordadas cirurgicamente o mais cedo possível para evitar sua progressão.
7. Terapia com contraceptivos antiandrogênicos é indicada se houver necessidade de contracepção e/ou se houver surtos inflamatórios perimenstruais nas pacientes femininas. Antiandrogênicos (metformina, espironolactona, dutasterida ou finasterida) podem ser empregados com o objetivo de diminuir a frequência de surtos inflamatórios em ambos os sexos, respeitadas as contraindicações (potencial de engravidar ou gravidez ou lactação). Não apresentam evidências suficientes para substituir os tratamentos de eficácia comprovada, como o adalimumabe.
8. Terapia biológica com adalimumabe é indicada na hidradenite moderada ou grave, isto é, com IHS4 maior ou igual a 4, ou Hurley II no PCDT brasileiro, ou na falha da antibioticoterapia ou na contraindicação desta. Atenção para o rastreio de infecções e atualização da vacinação, que pode ser feita durante a antibioticoterapia.

O tratamento pode ser feito por longos períodos (anos) com bom perfil de segurança; entretanto, deve-se estar atento para sinais de infecções. As infecções mais comuns são as das vias aéreas superiores. O prazo de tratamento é indefinido, uma vez que a suspensão do medicamento ocasiona a recorrência de manifestações em prazos variáveis.

Durante o tratamento com adalimumabe pode haver surtos de inflamação, que devem ser manejados como descrito: antibioticoterapia; infiltração intralesional com triancinolona; drenagem de alívio; cursos curtos de corticosteroide sistêmico; e, principalmente, excisão das lesões recorrentes (fístulas).

Não é necessário suspender o adalimumabe para o tratamento cirúrgico; a decisão deve ser tomada a cada caso; considerar, entretanto, que os sítios não abordados podem entrar em atividade caso se decida pela suspensão.

Se houver suspensão do adalimumabe, pode-se retomar o tratamento com a dose de manutenção; após períodos longos, a reindução pode ser considerada.

Na falha do adalimumabe, considerar as seguintes opções: otimização de dose (doses semanais aumentadas); associação de imunossupressores clássicos ou acitretina; ou ainda, outras opções disponíveis caso o portador tenha alguma comorbidade tratável com imunobiológicos. Escolher os agentes com o melhor nível de evidência na HS, como indicado no Consenso da Sociedade Brasileira de Dermatologia para o Tratamento da Hidradenite Supurativa. Levar em conta que o adalimumabe pode diminuir a atividade de fístulas, mas não a sua completa resolução.

CONCLUSÃO

A hidradenite supurativa é uma doença crônica, que tem imenso impacto e que necessita de abordagem integrando diferentes modalidades; a colaboração e o empenho do portador são fundamentais para o sucesso do tratamento.

Referências bibliográficas

1. Jemec GB. Hidradenitis suppurativa. J Cutan Med Surg. 2003 Jan-Feb;7(1):47-56. doi: 10.1007/s10227-002-2104-z. Epub 2002 Dec 4. PMID: 12457209.
2. Zouboulis CC, Benhadou F, Byrd AS, Chandran NS, Giamarellos-Bourboulis EJ, Fabbrocini G, Frew JW, Fujita H, González-López MA, Guillem P, Gulliver WPF, Hamzavi I, Hayran Y, Hórvath B, Hüe S, Hunger RE, Ingram JR, Jemec GBE, Ju Q, Kimball AB, Kirby JS, Konstantinou MP, Lowes MA, MacLeod AS, Martorell A, Marzano AV, Matusiak Ł, Nassif A, Nikiphorou E, Nikolakis G, Nogueira da Costa A, Okun MM, Orenstein LAV, Pascual JC, Paus R, Perin B, Prens EP, Röhn TA, Szegedi A, Szepietowski JC, Tzellos T, Wang B, van der Zee HH. What causes hidradenitis suppurativa?-15 years after. Exp Dermatol. 2020 Dec;29(12):1154-1170. doi: 10.1111/exd.14214. PMID: 33058306.
3. Zouboulis CC, Del Marmol V, Mrowietz U, Prens EP, Tzellos T, Jemec GB. Hidradenitis Suppurativa/Acne Inversa: Criteria for Diagnosis, Severity Assessment, Classification and Disease Evaluation. Dermatology. 2015;231(2):184-90. doi: 10.1159/000431175. Epub 2015 Jun 30. PMID: 26139027.
4. Tzellos T, Zouboulis CC. Review of Comorbidities of Hidradenitis Suppurativa: Implications for Daily Clinical Practice. Dermatol Ther (Heidelb). 2020 Feb;10(1):63-71. doi: 10.1007/s13555-020-00354-2. Epub 2020 Jan 18. Erratum in: Dermatol Ther (Heidelb). 2020 Jun;10(3):523. PMID: 31955366; PMCID: PMC6994573.
5. Kurzen H, Kurokawa I, Jemec GB, Emtestam L, Sellheyer K, Giamarellos-Bourboulis EJ, Nagy I, Bechara FG, Sartorius K, Lapins J, Krahl D, Altmeyer P, Revuz J, Zouboulis CC. What causes hidradenitis suppurativa? Exp Dermatol. 2008 May;17(5):455-6; discussion 457-72. doi: 10.1111/j.1600-0625.2008.00712_1.x. PMID: 18400064.
6. Alikhan A, Lynch PJ, Eisen DB. Hidradenitis suppurativa: a comprehensive review. J Am Acad Dermatol. 2009;60(4):539-61.
7. Alikhan A, Sayed C, Alavi A, Alhusayen R, Brassard A, Burkhart C, Crowell K, Eisen DB, Gottlieb AB, Hamzavi I, Hazen PG, Jaleel T, Kimball AB, Kirby J, Lowes MA, Micheletti R, Miller A, Naik HB, Orgill D, Poulin Y. North American clinical management guidelines for hidradenitis suppurativa: A publication from the United States and Canadian Hidradenitis Suppurativa Foundations: Part I: Diagnosis, evaluation, and the use of complementary and procedural management. J Am Acad Dermatol. 2019 Jul;81(1):76-90. doi: 10.1016/j.jaad.2019.02.067. Epub 2019 Mar 11. PMID: 30872156; PMCID: PMC9131894.
8. Ulschmid C, Serrano L, Wu R, Roth GM, Sokumbi O. African American race is a risk factor for severe hidradenitis suppurativa. Int J Dermatol. 2022 Oct 2. doi: 10.1111/ijd.16428. Epub ahead of print. PMID: 36183313.
9. Jemec GB, Kimball AB. Hidradenitis suppurativa: Epidemiology and scope of the problem. J Am Acad Dermatol. 2015 Nov;73(5 Suppl 1):S4-7. doi: 10.1016/j.jaad.2015.07.052. PMID: 26470614.
10. Saunte DM, Boer J, Stratigos A, Szepietowski JC, Hamzavi I, Kim KH, Zarchi K, Antoniou C, Matusiak L, Lim HW, Williams M, Kwon HH, Gürer MA, Mammadova F, Kaminsky A, Prens E, van der Zee HH, Bettoli V, Zauli S, Hafner J, Lauchli S, French LE, Riad H, El-Domyati M, Abdel-Wahab H, Kirby B, Kelly G, Calderon P, del Marmol V, Benhadou F, Revuz J, Zouboulis CC, Karagiannidis I, Sartorius K, Hagströmer L, McMeniman E, Ong N, Dolenc-Voljc M, Mokos ZB, Borradori L, Hunger RE, Slad-

den C, Scheinfeld N, Moftah N, Emtestam L, Lapins J, Doss N, Kurokawa I, Jemec GB. Diagnostic delay in hidradenitis suppurativa is a global problem. Br J Dermatol. 2015 Dec;173(6):1546-9. doi: 10.1111/bjd.14038. Epub 2015 Nov 3. PMID: 26198191.

11. Ianhez M, Schmitt JV, Miot HA. Prevalence of hidradenitis suppurativa in Brazil: a population survey. Int J Dermatol. 2018 May;57(5):618-620. doi: 10.1111/ijd.13937. Epub 2018 Mar 8. PMID: 29517130.
12. Sachdeva, M., Shah, M., and Alavi, A. (2021). Race-specific prevalence of hidradenitis suppurativa. J. Cutan. Med. Surg. 25, 177–187. doi:10.1177/1203475420972348
13. Van Straalen, K. R., Prens, E. P., and Gudjonsson, J. E. (2022). Insights intohidradenitis suppurativa. J. Allergy Clin. Immunol. 149, 1150–1161. doi:10.1016/j.jaci.2022.02.003
14. Jemec GBE, Del Marmol V, Bettoli V, Augustin M, Prens EP, Zouboulis CC. Registries, multicentre and genome-wide association studies in hidradenitis suppurativa. Exp Dermatol. 2022 Sep;31 Suppl 1:22-28. doi: 10.1111/exd.14610. PMID: 35582836.
15. Sechi A, Guglielmo A, Patrizi A, Savoia F, Cocchi G, Leuzzi M, Chessa MA. Disseminate recurrent folliculitis and hidradenitis suppurativa are associated conditions: results from a retrospective study of 131 patients with Down syndrome and a cohort of 12,351 pediatric controls. Dermatol Pract Concept. 2019;9(3):187-194.
16. Rundle CW, Price KN, Hogeling M, Hsiao JL, Shi VY. Recent advances in hidradenitis suppurativa in pediatrics. Dermatol Online J. 2020 Dec 15;26(12):13030/qt5gt6m9n3. PMID: 33423411.
17. Braunberger TL, Nicholson CL, Gold L, Nahhas AF, Jacobsen G, Parks-Miller A, Hamzavi IH. Hidradenitis suppurativa in children: The Henry Ford experience. Pediatr Dermatol. 2018 May;35(3):370-373. doi: 10.1111/pde.13466. Epub 2018 Mar 25. PMID: 29575194.
18. Collier EK, Sachdeva M, Yazdani S, Hogeling M, Okun M, Naik HB, Lowes MA, Hsiao JL, Shi VY. Diagnosing and Managing Hidradenitis Suppurativa in Pediatrics. Pediatr Ann. 2022 Mar;51(3):e123-e127. doi: 10.3928/19382359-20220222-02. Epub 2022 Mar 1. PMID: 35293815.
19. Reddy S, Strunk A, Garg A. Comparative Overall Comorbidity Burden Among Patients With Hidradenitis Suppurativa. JAMA Dermatol. 2019 Jul 1;155(7):797-802. doi: 10.1001/jamadermatol.2019.0164. PMID: 30994865; PMCID: PMC6583885.
20. Garg A, Malviya N, Strunk A, Wright S, Alavi A, Alhusayen R, Alikhan A, Daveluy SD, Delorme I, Goldfarb N, Gulliver W, Hamzavi I, Jaleel T, Kimball AB, Kirby JS, Kirchhof MG, Lester J, Lev-Tov H, Lowes MA, Micheletti R, Orenstein LA, Piguet V, Sayed C, Tan J, Naik HB. Comorbidity screening in hidradenitis suppurativa: Evidence-based recommendations from the US and Canadian Hidradenitis Suppurativa Foundations. J Am Acad Dermatol. 2022 May;86(5):1092-1101. doi: 10.1016/j.jaad.2021.01.059. Epub 2021 Jan 23. PMID: 33493574; PMCID: PMC8298595.
21. Secchi, Almuhanna N, Finstad A, Alhusayen R. Association between Hidradenitis Suppurativa and Inflammatory Arthritis: A Systematic Review and Meta-Analysis. Dermatology. 2021;237(5):740-747. doi: 10.1159/000514582. Epub 2021 Mar 26. PMID: 33774640.
22. Pavlovsky M, Peled A, Sarig O, Astman N, Malki L, Meijers O, Assaf S, Schwartz J, Malovitski K, Hansen D, Sprecher E, Samuelov L. Coexistence of pachyonychia congenita and hidradenitis suppurativa: more than a coincidence. Br J Dermatol. 2022 Sep;187(3):392-400. doi: 10.1111/bjd.21674. Epub 2022 Jun 17. PMID: 35606927.
23. Del Mar M, González M, Sayed C, Phadke P. Hidradenitis Suppurativa Associated with Galli-Galli Disease: Extending the Link with Dowling-Degos Disease. J Clin Aesthet Dermatol. 2020 Dec;13(12):38-40. Epub 2020 Dec 1. PMID: 33488918; PMCID: PMC7819595.
24. Fletcher J, Posso-De Los Rios C, Jambrosic J, Alavi A. Coexistence of Hidradenitis Suppurativa and Steatocystoma Multiplex: Is It a New Variant of Hidradenitis Suppurativa? J Cutan Med Surg. 2021 Nov-Dec;25(6):586-590. doi: 10.1177/12034754211010145. Epub 2021 Apr 28. PMID: 33908804; PMCID: PMC8637365.
25. Sayed CJ, Hsiao JL, Okun MM; Hidradenitis Suppurativa Foundation Women's Health Subcommittee. Clinical Epidemiology and Management of Hidradenitis Suppurativa. Obstet Gynecol. 2021 Apr 1;137(4):731-746. doi: 10.1097/AOG.0000000000004321. PMID: 33706337; PMCID: PMC7984767.
26. Almuhanna N, Finstad A, Alhusayen R. Association between Hidradenitis Suppurativa and Inflammatory Arthritis: A Systematic Review and Meta-Analysis. Dermatology. 2021;237(5):740-747. doi: 10.1159/000514582. Epub 2021 Mar 26. PMID: 33774640.
27. Ulschmid C, Serrano L, Wu R, Roth GM, Sokumbi O. African American race is a risk factor for severe hidradenitis suppurativa. Int J Dermatol. 2022 Oct 2. doi: 10.1111/ijd.16428. Epub ahead of print. PMID: 36183313.
28. Prens LM, Bouwman K, Troelstra LD, Prens EP, Alizadeh BZ, Horváth B. New insights in hidradenitis suppurativa from a population-based Dutch cohort: prevalence, smoking behaviour, socioeconomic status and comorbidities. Br J Dermatol. 2022 May;186(5):814-822. doi: 10.1111/bjd.20954. PMID: 34921556; PMCID: PMC9321679.
29. Hirvonen MJ, Pasternack R, Lipitsä T, Vihervaara A, Harvima R, Ranta M, Sintonen H, Huilaja L. Patients with Hidradenitis Suppurativa Suffer from Low Health-Related Quality of Life as Measured by the Generic 15D Instrument. Skin Appendage Disord. 2022 May;8(3):221-227. doi: 10.1159/000520839. Epub 2021 Dec 27. PMID: 35702276; PMCID: PMC9149471.
30. Gau SY. Increased risk of renal diseases in people with hidradenitis suppurativa: a systematic review and meta-analysis. Int J Dermatol. 2022 Aug 30. doi: 10.1111/ijd.16423. Epub ahead of print. PMID: 36040416.
31. Wolk K, Join-Lambert O, Sabat R. Aetiology and pathogenesis of hidradenitis suppurativa. Br J Dermatol. 2020 Dec;183(6):999-1010. doi: 10.1111/bjd.19556. Epub 2020 Oct 13. PMID: 33048349.
32. Frew JW, Singh N, Jiang CS, Vaughan R, Krueger JG. The Impact of Body Mass Index Upon the Efficacy of Adalimumab in Hidradenitis Suppurativa. Front Med (Lausanne). 2021 Jun 22;8:603281. doi: 10.3389/fmed.2021.603281. PMID: 34239882; PMCID: PMC8257943.
33. Kridin K, Valido K, Cohen JM, Cohen AD. Hidradenitis suppurativa and the risk of myocardial infarction, cerebrovascular accident, and peripheral vascular disease: a population-based study. Arch Dermatol Res. 2022 Jul 23. doi: 10.1007/s00403-022-02369-5. Epub ahead of print. PMID: 35871185.
34. Kohorst JJ, Ghanavatian S, Davis MDP, Weaver AL, Schleck CD, Swanson DL. Long--term risk of death in patients with hidradenitis suppurativa. Int J Dermatol. 2022 Sep 13. doi: 10.1111/ijd.16409. Epub ahead of print. PMID: 36097962.
35. Principi M, Cassano N, Contaldo A, Iannone A, Losurdo G, Barone M, Mastrolonardo M, Vena GA, Ierardi E, Di Leo A. Hydradenitis suppurativa and inflammatory bowel disease: An unusual, but existing association. World J Gastroenterol. 2016 May 28;22(20):4802-11. doi: 10.3748/wjg.v22.i20.4802. PMID: 27239107; PMCID: PMC4873873.
36. Lloyd-McLennan AM, Ali S, Kittler NW. Prevalence of inflammatory bowel disease among pediatric patients with hidradenitis suppurativa and the potential role of screen,ing with fecal calprotectin. Pediatr Dermatol. 2021 Jan;38(1):98-102. doi: 10.1111/pde.14417. Epub 2020 Oct 25. PMID: 33099810.
37. van der Zee HH, Horvath B, Jemec GBE, Prens EP. The Association between Hidradenitis Suppurativa and Crohn's Disease: in Search of the Missing Pathogenic Link. J Invest Dermatol. 2016 Sep;136(9):1747-1748. doi: 10.1016/j.jid.2016.05.102. Epub 2016 Jul 20. PMID: 27542293.
38. Garcovich S, Genovese G, Moltrasio C, Malvaso D, Marzano AV. PASH, PAPASH, PsAPASH, and PASS: The autoinflammatory syndromes of hidradenitis suppurativa. Clin Dermatol. 2021 Mar-Apr;39(2):240-247. doi: 10.1016/j.clindermatol.2020.10.016. Epub 2020 Oct 16. PMID: 34272017.
39. Kraft JN, Searles GE. Hidradenitis suppurativa in 64 female patients: retrospective study comparing oral antibiotics and antiandrogen therapy. J Cutan Med Surg. 2007 Jul-Aug;11(4):125-31. doi: 10.2310/7750.2007.00019. PMID: 17601419.
40. Phan K, Charlton O, Smith SD. Hidradenitis suppurativa and polycystic ovarian syndrome: Systematic review and meta-analysis. Australas J Dermatol. 2020 Feb;61(1):e28-e33. doi: 10.1111/ajd.13110. Epub 2019 Jul 1. PMID: 31261440.
41. Thorlacius L, Cohen AD, Gislason GH, Jemec GBE, Egeberg A. Increased suicide risk in patients with hidradenitis suppurativa. J Invest Dermatol. 2018;138:52-57.
42. Cartron A, Driscoll MS. Comorbidities of hidradenitis suppurativa: A review of the literature. Int J Womens Dermatol. 2019 Jul 2;5(5):330-334. doi: 10.1016/j.ijwd.2019.06.026. PMID: 31909152; PMCID: PMC6938918.
43. Patel ZS, Hoffman LK, Buse DC, Grinberg AS, Afifi L, Cohen SR, Lowes MA, Seng EK. Pain, Psychological Comorbidities, Disability, and Impaired Quality of Life in Hidradenitis Suppurativa [corrected]. Curr Pain Headache Rep. 2017 Nov 1;21(12):49. doi: 10.1007/s11916-017-0647-3. Erratum in: Curr Pain Headache Rep. 2017 Nov 18;21(12):52. PMID: 29094219; PMCID: PMC5784845.
44. Frings VG, Bauer B, Glöditzsch M, Goebeler M, Presser D. Assessing the psychological burden of patients with hidradenitis suppurativa. Eur J Dermatol. 2019 Jun 1;29(3):294-301. doi: 10.1684/ejd.2019.3552. PMID: 31145081.
45. Misitzis A, Goldust M, Jafferany M, Lotti T. Psychiatric comorbidities in patients with hidradenitis suppurativa. Dermatol Ther. 2020 Jul;33(4):e13541. doi: 10.1111/dth.13541. Epub 2020 May 22. PMID: 32385861.
46. Głowaczewska A, Reszke R, Szepietowski JC, Matusiak Ł. Indirect Self-Destructiveness in Hidradenitis Suppurativa Patients. J Clin Med. 2021 Sep 16;10(18):4194. doi: 10.3390/jcm10184194. PMID: 34575300; PMCID: PMC8470650.
47. Cuenca-Barrales C, Montero-Vílchez T, Szepietowski JC, Matusiak L, Molina-Leyva A. Sexual impairment in patients with hidradenitis suppurativa: a systematic review. J Eur Acad Dermatol Venereol. 2021 Feb;35(2):345-352. doi: 10.1111/jdv.16726. Epub 2020 Jul 9. PMID: 32531099.
48. Cuenca-Barrales C, Molina-Leyva A. Sexuality in Patients with Hidradenitis Suppurativa: Beliefs, Behaviors and Needs. Int J Environ Res Public Health. 2020 Nov 27;17(23):8808. doi: 10.3390/ijerph17238808. PMID: 33260862; PMCID: PMC7730576.
49. Quinto RM, Mastroeni S, Sampogna F, Fania L, Fusari R, Iani L, Abeni D. Sexuality in Persons With Hidradenitis Suppurativa: Factors Associated With Sexual Desire and Functioning Impairment. Front Psychiatry. 2021 Oct 7;12:729104. doi: 10.3389/fpsyt.2021.729104. PMID: 34690835; PMCID: PMC8528950.
50. Seetan K, Al-Zubi M, Al-Omari R. Sexual Dysfunction in Patients with Hidradenitis Suppurativa: A Systematic Review and Meta-Analysis. J Clin Aesthet Dermatol. 2021 Aug;14(8):61-65. Epub 2021 Aug 1. PMID: 34840661; PMCID: PMC8570662.
51. Gau SY. Increased risk of renal diseases in people with hidradenitis suppurativa: a systematic review and meta-analysis. Int J Dermatol. 2022 Aug 30. doi: 10.1111/ijd.16423. Epub ahead of print. PMID: 36040416.
52. Utrera-Busquets M, Romero-Maté A, Castaño Á, Alegre L, García-Donoso C, Borbujo J. Severe hidradenitis suppurativa complicated by renal AA amyloidosis. Clin Exp Dermatol. 2016 Apr;41(3):287-9. doi: 10.1111/ced.12731. Epub 2015 Jul 24. PMID: 26206410.
53. Bailey AMJ, Li HoY, Rastogi N, Kirchhof MG. Association of hidradenitis suppurativa and liver disease: A systematic review and meta-analysis. J Am Acad Dermatol 2022; 9:110-111.
54. Nielsen VW, Holm JG, Jørgensen A-HR, Yao Y, Ring HC, Thomsen SF. Liver enzyme levels are associated with markers of systemic inflammation, disease severity,

and metabolic syndrome in patients with hidradenitis suppurativa. Health Sci Rep. 2021;4:e360
55. Matusiak Ł. Profound consequences of hidradenitis suppurativa: a review. Br J Dermatol. 2020 Dec;183(6):e171-e177. doi: 10.1111/bjd.16603. Epub 2018 May 9. PMID: 29744872.
56. Matusiak Ł, Szczęch J, Kaaz K, Lelonek E, Szepietowski JC. Clinical Characteristics of Pruritus and Pain in Patients with Hidradenitis Suppurativa. Acta Derm Venereol. 2018 Feb 7;98(2):191-194. doi: 10.2340/00015555-2815. PMID: 28971209.
57. Tsentemeidou A, Sotiriou E, Sideris N, Kourouklidou A, Lallas A, Ioannides D, Vakirlis E. Adalimumab Effect on Pain in Hidradenitis Suppurativa Patients: Systematic Review and Meta-Analysis. Dermatol Pract Concept. 2022 Apr 1;12(2):e2022099. doi: 10.5826/dpc.1202a99. PMID: 35646432; PMCID: PMC9116545.
58. Kaaz K, Szepietowski JC, Matusiak Ł. Influence of Itch and Pain on Sleep Quality in Patients with Hidradenitis Suppurativa. Acta Derm Venereol. 2018 Aug 29;98(8):757-761. doi: 10.2340/00015555-2967. PMID: 29756157.
59. Barboza-Guadagnini L, Podlipnik S, Fuertes I, Morgado-Carrasco D, Bassas-Vila J. Pain and Late-Onset of Hidradenitis Suppurativa Can Have a Negative Influence on Occupational Status and Educational Level. A Cross-Sectional Study. Actas Dermosifiliogr. 2022 Aug 27:S0001-7310(22)00761-X. English, Spanish. doi: 10.1016/j.ad.2022.08.016. Epub ahead of print. PMID: 36030826.
60. Agarwal P, Lunge SB, Shetty NS, Karagaiah P, Daveluy S, Ortega-Loayza AG, Tzellos T, Szepietowski JC, Zouboulis CC, Grabbe S, Goldust M. Itch in Hidradenitis Suppurativa/Acne Inversa: A Systematic Review. J Clin Med. 2022 Jun 30;11(13):3813. doi: 10.3390/jcm11133813. PMID: 35807098; PMCID: PMC9267685.
61. Montero-Vilchez T, Diaz-Calvillo P, Rodriguez-Pozo JA, Cuenca-Barrales C, Martinez-Lopez A, Arias-Santiago S, Molina-Leyva A. The Burden of Hidradenitis Suppurativa Signs and Symptoms in Quality of Life: Systematic Review and Meta-Analysis. Int J Environ Res Public Health. 2021 Jun 22;18(13):6709. doi: 10.3390/ijerph18136709. PMID: 34206415; PMCID: PMC8293810.
62. Machado MO, Lu JD, Brar R, Kirby JS, Garg A, Lowes ML, Piguet V, Alavi A. Hidradenitis suppurativa odour and drainage scale: a novel method for evaluating odour and drainage in patients with hidradenitis suppurativa. Br J Dermatol. 2021 Apr;184(4):772-774. doi: 10.1111/bjd.19686. Epub 2021 Feb 1. PMID: 33205398.
63. Esmann S, Jemec GB. Psychosocial impact of hidradenitis suppurativa: a qualitative study. Acta Derm Venereol. 2011; 91(3):328–32.
64. Jalenques I, Ciortianu L, Pereira B, D'Incan M, Lauron S, Rondepierre F. The prevalence and odds of anxiety and depression in children and adults with hidradenitis suppurativa: Systematic review and meta-analysis. J Am Acad Dermatol. 2020 Aug;83(2):542-553. doi: 10.1016/j.jaad.2020.03.041. Epub 2020 Mar 25. PMID: 32222447.
65. Patel KR, Lee HH, Rastogi S, Vakharia PP, Hua T, Chhiba K, Singam V, Silverberg JI. Association between hidradenitis suppurativa, depression, anxiety, and suicidality: A systematic review and meta-analysis. J Am Acad Dermatol. 2020 Sep;83(3):737-744. doi: 10.1016/j.jaad.2019.11.068. Epub 2019 Dec 18. PMID: 31862404.
66. Ortiz-Álvarez J, Hernández-Rodríguez JC, Durán-Romero AJ, Conejo-Mir Sánchez J, Pereyra-Rodríguez JJ, Osorio-Gómez GF. Hidradenitis suppurativa and suicide risk: a multivariate analysis in a disease with a high psychological burden. Arch Dermatol Res. 2022 Sep 15:1–6. doi: 10.1007/s00403-022-02391-7. Epub ahead of print. PMID: 36107231; PMCID: PMC9477168.
67. Ingraham N, Hann LR, Williamson JA, Drew C. Communicating with health providers and romantic partners: The impact of negative emotions on quality of life for individuals with hidradenitis suppurativa. Int J Womens Dermatol. 2022 Oct 7;8(3):e049. doi: 10.1097/JW9.0000000000000049. PMID: 36225613; PMCID: PMC9542567.
68. Włodarek K, Głowaczewska A, Matusiak Ł, Szepietowski JC. Psychosocial burden of Hidradenitis Suppurativa patients' partners. J Eur Acad Dermatol Venereol. 2020 Aug;34(8):1822-1827. doi: 10.1111/jdv.16255. Epub 2020 Mar 10. PMID: 32003871.
69. Ramos-Alejos-Pita C, Arias-Santiago S, Molina-Leyva A. Quality of Life in Cohabitants of Patients with Hidradenitis Suppurativa: A Cross-sectional Study. Int J Environ Res Public Health. 2020 Aug 18;17(16):6000. doi: 10.3390/ijerph17166000. PMID: 32824800; PMCID: PMC7459451.
70. Singh R, Kelly KA, Senthilnathan A, Feldman SR, Pichardo RO. Stigmatization, a social perception which may have a debilitating impact on hidradenitis suppurativa patients: an observational study. Arch Dermatol Res. 2022 Oct 31:1–4. doi: 10.1007/s00403-022-02412-5. Epub ahead of print. PMID: 36315267; PMCID: PMC9628443.
71. Yao Y, Jørgensen AR, Thomsen SF. Work productivity and activity impairment in patients with hidradenitis suppurativa: a cross-sectional study. Int J Dermatol. 2020 Mar;59(3):333-340. doi: 10.1111/ijd.14706. Epub 2019 Nov 17. PMID: 31736064.
72. Gáspár K, Hunor Gergely L, Jenei B, Wikonkál N, Kinyó Á, Szegedi A, Remenyik É, Kiss N, Jin X, Sárdy M, Beretzky Z, Péntek M, Gulácsi L, Bánvölgyi A, Brodszky V, Rencz F. Resource utilization, work productivity and costs in patients with hidradenitis suppurativa: a cost-of-illness study. Expert Rev Pharmacoecon Outcomes Res. 2022 Apr;22(3):399-408. doi: 10.1080/14737167.2021.1895753. Epub 2021 Mar 9. PMID: 33629618.
73. Tzellos T, Yang H, Mu F, CalimLim B, Signorovitch J. Impact of hidradenitis suppurativa on work loss, indirect costs and income. Br J Dermatol. 2019 Jul;181(1):147-154. doi: 10.1111/bjd.17101. Epub 2018 Oct 22. PMID: 30120887; PMCID: PMC7379487.
74. Tsentemeidou A, Sotiriou E, Ioannides D, Vakirlis E. Hidradenitis suppurativa-related expenditure, a call for awareness: systematic review of literature. J Dtsch Dermatol Ges. 2022 Aug;20(8):1061-1072. doi: 10.1111/ddg.14796. Epub 2022 Jul 12. PMID: 35821567.
75. Desai N, Shah P. High burden of hospital resource utilization in patients with hidradenitis suppurativa in England: a retrospective cohort study using hospital episode statistics. Br J Dermatol. 2017 Apr;176(4):1048-1055. doi: 10.1111/bjd.14976. Epub 2017 Mar 21. PMID: 27534703.
76. Argyropoulou M, Kanni T, Kyprianou M, Melachroinopoulos N, Giamarellos-Bourboulis EJ. Cost-savings of adalimumab in hidradenitis suppurativa: a retrospective analysis of a real-world cohort. Br J Dermatol. 2019 May;180(5):1161-1168. doi: 10.1111/bjd.17151. Epub 2018 Nov 4. PMID: 30192377.
77. Frew JW, Vekic DA, Woods J, Cains GD. Phenotypic heterogeneity implies heterogeneous pathogenic pathways in hidradenitis suppurativa. Exp Dermatol 2015; 24:338–9.
78. Fitzsimmons JS, Guilbert PR. A family study of hidradenitis suppurativa. J Med Genet 1985; 22:367–73.
79. Ingram JR. The genetics of hidradenitis suppurativa. Dermatol Clin 2016; 34:23–8.
80. Brandao, L., Moura, R., Tricarico, P. M., Gratton, R., Genovese, G., Moltrasio, C., Marzano, A. V. (2020). Altered keratinization and vitamin D metabolism may be key pathogenetic pathways in syndromic hidradenitis suppurativa: a novel whole exome sequencing approach. Journal of Dermatological Science, 99(1), 17–22. doi:10.1016/j.jdermsci.2020.05.0.
81. Hotz C, Boniotto M, Guguin A, Surenaud M, Jean-Louis F, Tisserand P, Ortonne N, Hersant B, Bosc R, Poli F, Bonnabau H, Thiébaut R, Godot V, Wolkenstein P, Hocini H, Lévy Y, Hüe S. Intrinsic Defect in Keratinocyte Function Leads to Inflammation in Hidradenitis Suppurativa. J Invest Dermatol. 2016 Sep;136(9):1768-1780. doi: 10.1016/j.jid.2016.04.036. Epub 2016 May 17. PMID: 27206704.
82. Yu CC, Cook MG. Hidradenitis suppurativa: a disease of follicular epithelium, rather than apocrine glands. Br J Dermatol 1990;122:763–9.
83. Zouboulis CC, Nogueira da Costa A, Makrantonaki E et al. Alterations in innate immunity and epithelial cell differentiation are the molecular pillars of hidradenitis suppurativa. J European Acad Dermatol Venereol. 2020;34(4):846-861.
84. von Laffert M, Helmbold P, Wohlrab J, Fiedler E, Stadie V, Marsch WC. Hidradenitis suppurativa (acne inversa): early inflammatory events at terminal follicles and at interfollicular epidermis. Exp Dermatol. 2010;19(6):533-537.
85. Frew JW. Hidradenitis suppurativa is an autoinflammatory keratinization disease: A review of the clinical, histologic, and molecular evidence. JAAD Int. 2020 Jun 27;1(1):62-72. doi: 10.1016/j.jdin.2020.05.005. PMID: 34409324; PMCID: PMC8361883.
86. de Oliveira ASLE, Bloise G, Moltrasio C, Coelho A, Agrelli A, Moura R, Tricarico PM, Jamain S, Marzano AV, Crovella S, Cavalcanti Brandão LA. Transcriptome Meta--Analysis Confirms the Hidradenitis Suppurativa Pathogenic Triad: Upregulated Inflammation, Altered Epithelial Organization, and Dysregulated Metabolic Signaling. Biomolecules. 2022 Sep 25;12(10):1371. doi: 10.3390/biom12101371. PMID: 36291580; PMCID: PMC9599370.
87. Moltrasio C, Tricarico PM, Romagnuolo M, Marzano AV, Crovella S. Hidradenitis Suppurativa: A Perspective on Genetic Factors Involved in the Disease. Biomedicines. 2022 Aug 21;10(8):2039. doi: 10.3390/biomedicines10082039. PMID: 36009585; PMCID: PMC9406067.
88. Giamarellos-Bourboulis EJ, Platzer M, Karagiannidis I et al. High copy numbers of b-defensin cluster on 8p23.1, confer genetic susceptibility, and modulate the physical course of hidradenitis suppurativa/acne inversa. J Invest Dermatol 2016; 136:1592–8.
89. Frings VG, Jopp L, Srivastava M, Presser D, Goebeler M, Schmidt M. Stress signalling and STAT1 activation characterize the keratinocytic gene expression pattern in Hidradenitis suppurativa. J Eur Acad Dermatol Venereol. 2022 Jul 26. doi: 10.1111/jdv.18465. Epub ahead of print. PMID: 35881108.
90. Dunstan RW, Salte KM, Todorović V, Lowe M, Wetter JB, Harms PW, Burney RE, Scott VE, Smith KM, Rosenblum MD, Gudjonsson JE, Honore P. Histologic progression of acne inversa/hidradenitis suppurativa: Implications for future investigations and therapeutic intervention. Exp Dermatol. 2021 Jun;30(6):820-830. doi: 10.1111/exd.14273. Epub 2021 Jan 20. PMID: 33377546; PMCID: PMC8247901.
91. van der Zee HH, de Ruiter L, Boer J et al. Alterations in leucocyte subsets and histomorphology in normal-appearing perilesional skin and early and chronic hidradenitis suppurativa lesions. British J Dermatol. 2012;166(1):98-106.
92. Boer, J.; Weltevreden, E. Hidradenitis suppurativa or acne inversa. A clinicopathological study of early lesions. Br. J. Dermatol.1996, 135, 721–725.
93. Jiang SW, Whitley MJ, Mariottoni P, Jaleel T, MacLeod AS. Hidradenitis Suppurativa: Host-Microbe and Immune Pathogenesis Underlie Important Future Directions. JID Innov. 2021 Jan 12;1(1):100001. doi: 10.1016/j.xjidi.2021.100001. PMID: 34909706; PMCID: PMC8659377.
94. Danby FW, Jemec GB, Marsch WCh, von Laffert M. Preliminary findings suggest hidradenitis suppurativa may be due to defective follicular support. Br J Dermatol. 2013 May;168(5):1034-9. doi: 10.1111/bjd.12233. PMID: 23320858.
95. Frew JW, Navrazhina K, Marohn M, Lu PC, Krueger JG. Contribution of fibroblasts to tunnel formation and inflammation in hidradenitis suppurativa/ acne inversa. Exp Dermatol. 2019 Aug;28(8):886-891. doi: 10.1111/exd.13978. Epub 2019 Jul 3. PMID: 31140657; PMCID: PMC6663622.
96. van der Zee HH, de Ruiter L, Boer J et al. Alterations in leucocyte subsets and histomorphology in normal-appearing perilesional skin and early and chronic hidradenitis suppurativa lesions. Br J Dermatol 2012; 166:98–106.
97. Johnston DGW, Kirby B, Tobin DJ. Hidradenitis suppurativa: A folliculotropic disease of innate immune barrier dysfunction? Exp Dermatol. 2021 Oct;30(10):1554-1568. doi: 10.1111/exd.14451. Epub 2021 Aug 27. PMID: 34418166.
98. Emelianov VU, Bechara FG, Glaser R et al. Immunohistological pointers to a possible role for excessive cathelicidin (LL-37) expression by apocrine sweat glands

in the pathogenesis of hidradenitis suppurativa/acne inversa. British J Dermatol. 2012;166(5):1023-1034.
99. Thomi R, Schlapbach C, Yawalkar N, Simon D, Yerly D, Hunger RE. Elevated levels of the antimicrobial peptide LL-37 in hidradenitis suppurativa are associated with a Th1/Th17 immune response. Exp Dermatol. 2018;27(2):172-177.
100. Kimball AB, Okun MM, Williams DA, Gottlieb AB, Papp KA, Zouboulis CC, Armstrong AW, Kerdel F, Gold MH, Forman SB, Korman NJ, Giamarellos-Bourboulis EJ, Crowley JJ, Lynde C, Reguiai Z, Prens EP, Alwawi E, Mostafa NM, Pinsky B, Sundaram M, Gu Y, Carlson DM, Jemec GB. Two Phase 3 Trials of Adalimumab for Hidradenitis Suppurativa. N Engl J Med. 2016 Aug 4;375(5):422-34. doi: 10.1056/NEJMoa1504370. PMID: 27518661.
101. Melgosa Ramos FJ, García Ruiz R, Estébanez Corrales A, Mateu Puchades A. Long--term secukinumab efficacy in patients with moderate to severe hidradenitis suppurativa: A retrospective single-centre case series (23 patients). J Eur Acad Dermatol Venereol. 2022 Oct 21. doi: 10.1111/jdv.18685. Epub ahead of print. PMID: 36268711.
102. Vossen ARJV, van Straalen KR, Florencia EF, Prens EP. Lesional Inflammatory Profile in Hidradenitis Suppurativa Is Not Solely Driven by IL-1. J Invest Dermatol. 2020 Jul;140(7):1463-1466.e2. doi: 10.1016/j.jid.2020.01.023. Epub 2020 Feb 17. PMID: 32081612.
103. Constantinou CA, Fragoulis GE, Nikiphorou E. Hidradenitis suppurativa: infection, autoimmunity, or both? Ther Adv Musculoskelet Dis. 2019 Dec 30;11:1759720X19895488. doi: 10.1177/1759720X19895488. PMID: 31908656; PMCID: PMC6937531.
104. Byrd AS, Carmona-Rivera C, O'Neil LJ, Carlucci PM, Cisar C, Rosenberg AZ et al. Neutrophil extracellular traps, B cells, and type I interferons contribute to immune dysregulation in hidradenitis suppurativa. Sci Transl Med 2019;11(508).
105. Carmona-Rivera C, O'Neil LJ, Patino-Martinez E, Shipman WD, Zhu C, Li QZ et al. Autoantibodies Present in Hidradenitis Suppurativa Correlate with Disease Severity and Promote the Release of Proinflammatory Cytokines in Macrophages. J Invest Dermatol 2022;142(3 Pt B):924-35.
106. Macchiarella G, Cornacchione V, Cojean C, Riker J, Wang Y, Te H, Ceci M, Gudjonsson JE, Gaulis S, Goetschy JF, Wollschlegel A, Gass SK, Oetliker-Contin S, Wettstein-Ling B, Schaefer DJ, Meschberger P, de Roche R, Osinga R, Wieczorek G, Naumann U, Lehmann JCU, Schubart A, Hofmann A, Roth L, Florencia EF, Loesche C, Traggiai E, Avrameas A, Prens EP, Röhn TA, Roediger B. Disease association of anti-CEL autoantibodies in hidradenitis suppurativa. J Invest Dermatol. 2022 Sep 15:S0022-202X(22)01927-3. doi: 10.1016/j.jid.2022.08.051. Epub ahead of print. PMID: 36116506.
107. Gudjonsson JE, Tsoi LC, Ma F, Billi AC, van Straalen KR, Vossen ARJV, van der Zee HH, Harms PW, Wasikowski R, Yee CM, Rizvi SM, Xing X, Xing E, Plazyo O, Zeng C, Patrick MT, Lowe MM, Burney RE, Kozlow JH, Cherry-Bukowiec JR, Jiang Y, Kirma J, Weidinger S, Cushing KC, Rosenblum MD, Berthier C, MacLeod AS, Voorhees JJ, Wen F, Kahlenberg JM, Maverakis E, Modlin RL, Prens EP. Contribution of plasma cells and B cells to hidradenitis suppurativa pathogenesis. JCI Insight. 2020 Oct 2;5(19):e139930. doi: 10.1172/jci.insight.139930. PMID: 32853177; PMCID: PMC7566715.
108. Cao Y, Harvey BP, Hong F, Ruzek M, Wang J, Murphy ER, Kaymakcalan Z. Adalimumab Induces a Wound Healing Profile in Patients with Hidradenitis Suppurativa by Regulating Macrophage Differentiation and Matrix Metalloproteinase Expression. J Invest Dermatol. 2021 Nov;141(11):2730-2740.e9. doi: 10.1016/j.jid.2021.04.010. Epub 2021 May 31. PMID: 33965402.
109. Molnar J, Mallonee CJ, Stanisic D, Homme RP, George AK, Singh M, Tyagi SC. Hidradenitis Suppurativa and 1-Carbon Metabolism: Role of Gut Microbiome, Matrix Metalloproteinases, and Hyperhomocysteinemia. Front Immunol. 2020 Aug 19;11:1730. doi: 10.3389/fimmu.2020.01730. PMID: 32973741; PMCID: PMC7466742.
110. Kittler NW, Williams JC, Kudlinski MV, Lester J, Hills N, Abuabara K, Naik HB. Evaluation of Hidradenitis Suppurativa Diagnostic Criteria in Pediatric Patients. JAMA Dermatol. 2022 Oct 26:e224564. doi: 10.1001/jamadermatol.2022.4564. Epub ahead of print. PMID: 36287577; PMCID: PMC9607937.
111. Scheinfeld N. An atlas of the morphological manifestations of hidradenitis suppurativa. Dermatol Online J. 2014 Apr 16;20(4):22373. PMID: 24746309.
112. Scholtes VC, Ardon CB, van Straalen KR, Dwarkasing RS, Boer J, van der Zee HH. Characterization of perianal fistulas in patients with hidradenitis suppurativa. J Eur Acad Dermatol Venereol. 2019 Sep;33(9):e337-e338. doi: 10.1111/jdv.15629. Epub 2019 May 2. PMID: 30983041.
113. Srisajjakul S, Prapaisilp P, Bangchokdee S. Magnetic Resonance Imaging of Hidradenitis Suppurativa: A Focus on the Anoperineal Location. Korean J Radiol. 2022 Aug;23(8):785-793. doi: 10.3348/kjr.2022.0215. PMID: 35914743; PMCID: PMC9340234.
114. Sechi A, Guglielmo A, Patrizi A, Savoia F, Cocchi G, Leuzzi M, Chessa MA. Disseminate Recurrent Folliculitis and Hidradenitis Suppurativa Are Associated Conditions: Results From a Retrospective Study of 131 Patients With Down Syndrome and a Cohort of 12,351 Pediatric Controls. Dermatol Pract Concept. 2019 Jul 31;9(3):187-194. doi: 10.5826/dpc.0903a03. Erratum in: Dermatol Pract Concept. 2019 Dec 31;10(1):e2020026. PMID: 31384491; PMCID: PMC6659610.
115. Revuz J. Disseminate recurrent folliculitis as the presenting picture of hidradenitis suppurativa. Ann Dermatol Venereol. 2017 Nov;144(11):715-718. doi: 10.1016/j.annder.2017.03.026. Epub 2017 Aug 31. PMID: 28838562.
116. Scheinfeld N. Diseases associated with hidradenitis suppurativa: part 2 of a series on hidradenitis. Dermatol Online J. 2013 Jun 15;19(6):18558. PMID: 24011308.
117. Alavi A, Shavit E, Archer J, Pagnoux C. Hidradenitis suppurativa and vasculitis: A case series and literature review of a rare association. SAGE Open Med Case Rep. 2019 Oct 21;7:2050313X19882852. doi: 10.1177/2050313X19882852. PMID: 31673357; PMCID: PMC6804353.
118. Sanchez-Diaz M, Martinez-Lopez A, Salvador-Rodriguez L, Montero-Vilchez T, Arias-Santiago S, Molina-Leyva A. The role of biologic treatment in special scenarios in hidradenitis suppurativa: Facial and nape phenotype, dissecting cellulitis of the scalp, and lymphedema. Dermatol Ther. 2021 Mar;34(2):e14829. doi: 10.1111/dth.14829. Epub 2021 Feb 15. PMID: 33527618.
119. Fritsche M, Okun M, Kirby JS. Damage in hidradenitis suppurativa: a narrative review emphasizing the need for a novel outcome measure. Br J Dermatol. 2022 Sep;187(3):288-294. doi: 10.1111/bjd.21043. Epub 2022 Apr 13. PMID: 35104363.
120. Aarts P, van der Zee HH. Damage in hidradenitis suppurativa: receiving the deserved attention. Br J Dermatol. 2022 Sep;187(3):282-283. doi: 10.1111/bjd.21611. Epub 2022 May 4. PMID: 35508388; PMCID: PMC9541686.
121. Francois K, Moon HS, Panchal N. Cervicofacial hidradenitis suppurativa: A case report and literature review. Oral Surg Oral Med Oral Pathol Oral Radiol. 2022 Jul 30:S2212-4403(22)01082-3. doi: 10.1016/j.oooo.2022.07.016. Epub ahead of print. PMID: 36241598.
122. Gosnell HL, Sharghi K, Pickard C, Grider DJ. Hidradenitis suppurativa at the knees. Dermatol Online J. 2020 Jul 15;26(7):13030/qt24c4d312. PMID: 32898405.
123. Agut-Busquet E, Romaní J, Ribera M, Luelmo J. Hidradenitis suppurativa of the nape: Description of an atypical phenotype related to severe early-onset disease in men. J Dermatol. 2019 Feb;46(2):149-153. doi: 10.1111/1346-8138.14722. Epub 2018 Dec 18. PMID: 30561771.
124. Moriarty B, Pink A, Creamer D, Desai N. Hidradenitis suppurativa fulminans: a clinically distinct phenotype? Br J Dermatol. 2014 Dec;171(6):1576-8. doi: 10.1111/bjd.13147. Epub 2014 Oct 20. PMID: 24890903.
125. Magalhães RF, Rivitti-Machado MC, Duarte GV, Souto R, Nunes DH, Chaves M, Hirata SH, Ramos AMC. Consensus on the treatment of hidradenitis suppurativa – Brazilian Society of Dermatology. An Bras Dermatol. 2019 Apr;94(2 Suppl 1):7-19. doi: 10.1590/abd1806-4841.20198607. Epub 2019 Jun 3. PMID: 31166401; PMCID: PMC6544037.
126. Krajewski PK, Jfri A, Ochando-Ibernón G, Martorell A. Ultrasonographic railway sign in tunnels as a new independent risk factor of adalimumab failure in hidradenitis suppurativa. J Am Acad Dermatol. 2022 Oct 4:S0190-9622(22)02789-X. doi: 10.1016/j.jaad.2022.08.064. Epub ahead of print. PMID: 36206936.
127. Canoui-Poitrine F, Le Thuaut A, Revuz JE, Viallette C, Gabison G, Poli F, Pouget F, Wolkenstein P, Bastuji-Garin S. Identification of three hidradenitis suppurativa phenotypes: latent class analysis of a cross-sectional study. J Invest Dermatol. 2013 Jun;133(6):1506-11. doi: 10.1038/jid.2012.472. Epub 2012 Dec 13. PMID: 23235532.
128. van der Zee HH, Jemec GB. New insights into the diagnosis of hidradenitis suppurativa: clinical presentations and phenotypes. J Am Acad Dermatol 2015; 73 (5 Suppl. 1):S23–6.
129. Martorell A, Sanz-Motilva V, Alfaro-Rubio A, Parra-Uribe M, Garcia-Melgares ML, Pelufo C et al. Phenotypic heterogeneity in hidradenitis suppurativa: a prospective analysis of 50 cases. J Am Acad Dermatol. Elsevier; 2015 May;72(5):AB150.
130. Macca L, Moscatt V, Ceccarelli M, Ingrasciotta Y, Nunnari G, Guarneri C. Hidradenitis Suppurativa in Patients with HIV: A Scoping Review. Biomedicines. 2022 Oct 31;10(11):2761. doi: 10.3390/biomedicines10112761. PMID: 36359281.
131. Micieli R, Alavi A. Lymphedema in patients with hidradenitis suppurativa: a systematic review of published literature. Int J Dermatol. 2018 Dec;57(12):1471-1480. doi: 10.1111/ijd.14173. Epub 2018 Aug 13. PMID: 30105858.
132. Racanelli E, Jfri A, Gefri A, O'Brien E, Litvinov IV, Zubarev A, Savin E, Netchiporouk E. Cutaneous Squamous Cell Carcinoma in Patients with Hidradenitis Suppurativa. Cancers (Basel). 2021 Mar 8;13(5):1153. doi: 10.3390/cancers13051153. PMID: 33800250; PMCID: PMC7962537.
133. Martorell A, García-Martínez FJ, Jiménez-Gallo D, Pascual JC, Pereyra-Rodriguez J, Salgado L, Vilarrasa E. An Update on Hidradenitis Suppurativa (Part I): Epidemiology, Clinical Aspects, and Definition of Disease Severity. Actas Dermosifiliogr. 2015 Nov;106(9):703-15. English, Spanish. doi: 10.1016/j.ad.2015.06.004. Epub 2015 Aug 6. PMID: 26254550.
134. Parameswaran A, Garshick MS, Revankar R, Lu CP, Chiu ES, Sicco KIL. Hidradenitis suppurativa is associated with iron deficiency anemia, anemia of chronic disease, and sickle cell anemia-A single-center retrospective cohort study. Int J Womens Dermatol. 2021 Jul 26;7(5Part B):675-676. doi: 10.1016/j.ijwd.2021.07.008. PMID: 35028363; PMCID: PMC8714590.
135. Ponikowska M, Matusiak L, Kasztura M, Jankowska EA, Szepietowski JC. Deranged Iron Status Evidenced by Iron Deficiency Characterizes Patients with Hidradenitis Suppurativa. Dermatology. 2020;236(1):52-58. doi: 10.1159/000505184. Epub 2020 Jan 10. PMID: 31927542.
136. Jørgensen AR, Nielsen VW, Yao Y, Ring HC, Thomsen SF. Anemia in Patients with Hidradenitis Suppurativa: Prevalence and Risk Factors in a Hospital-Based Cohort. Skinmed. 2021 Dec 1;19(6):432-437. PMID: 35022114.
137. Morss-Walton PC, Greif C, Holcomb ZE, Salian P, Yankama T, Kim D, Porter ML, Kimball AB. Treatment of hidradenitis suppurativa resolves associated hematologic abnormalities. Int J Womens Dermatol. 2022 Mar 25;8(1):e011. doi: 10.1097/JW9.0000000000000011. PMID: 35620032; PMCID: PMC9112385.
138. Kridin K, Amber KT, Comaneshter D, Cohen AD. Amyloidosis in hidradenitis suppurativa: a cross-sectional study and review of the literature. Clin Exp Dermatol. 2020 Jul;45(5):565-571. doi: 10.1111/ced.14186. Epub 2020 Mar 25. PMID: 31989656.

139. Iannone M, Oranges T, Chiricozzi A, De Tata V, Romanelli M, Dini V. Potential role of serum amyloid A in hidradenitis suppurativa. JAAD Case Rep. 2019 Apr 20;5(5):406-409. doi: 10.1016/j.jdcr.2019.02.026. PMID: 31049382; PMCID: PMC6479107.
140. Zouboulis CC, Desai N, Emtestam L, Hunger RE, Ioannides D, Juhász I, Lapins J, Matusiak L, Prens EP, Revuz J, Schneider-Burrus S, Szepietowski JC, van der Zee HH, Jemec GBE: European S1 guideline for the treatment of hidradenitis suppurativa/acne inversa. J Eur Acad Dermatol Venereol 2015; 29: 619–644.
141. von Laffert, M.; Stadie, V.; Wohlrab, J.; Marsch, W.C. Hidradenitis suppurativa/acne inversa: Bilocated epithelial hyperplasia with very different sequelae: HS with bilocated epithelial hyperplasia. Br. J. Dermatol. 2011, 164, 367–371.
142. Smith SDB, Okoye GA, Sokumbi O. Histopathology of Hidradenitis Suppurativa: A Systematic Review. Dermatopathology (Basel). 2022 Jul 14;9(3):251-257. doi: 10.3390/dermatopathology9030029. PMID: 35892482; PMCID: PMC9326614.
143. Jørgensen AR, Thomsen SF, Karmisholt KE, Ring HC. Clinical, microbiological, immunological and imaging characteristics of tunnels and fistulas in hidradenitis suppurativa and Crohn's disease. Exp Dermatol. 2020 Feb;29(2):118-123. doi: 10.1111/exd.14036. Epub 2019 Oct 1. PMID: 31519056.
144. Gibson RS, Porter ML, Kimball AB. Erythrocyte sedimentation rate, rather than C-reactive protein, may be the preferred biomarker for hidradenitis suppurativa. JAAD Int. 2022 May 19;8:47-48. doi: 10.1016/j.jdin.2022.04.005. PMID: 35620323; PMCID: PMC9127563.
145. Akdogan N, Dogan S, Incel-Uysal P, Karabulut E, Topcuoglu C, Yalcin B, Atakan N. Serum amyloid A and C-reactive protein levels and erythrocyte sedimentation rate are important indicators in hidradenitis suppurativa. Arch Dermatol Res. 2020 May;312(4):255-262. doi: 10.1007/s00403-019-02014-8. Epub 2019 Nov 15. PMID: 31729595.
146. Jiménez-Gallo D, de la Varga-Martínez R, Ossorio-García L, Albarrán-Planelles C, Rodríguez C, Linares-Barrios M. The Clinical Significance of Increased Serum Proinflammatory Cytokines, C-Reactive Protein, and Erythrocyte Sedimentation Rate in Patients with Hidradenitis Suppurativa. Mediators Inflamm. 2017;2017:2450401. doi: 10.1155/2017/2450401. Epub 2017 Jul 10. PMID: 28769536; PMCID: PMC5523401.
147. Vinding GR, Miller IM, Zarchi K, Ibler KS, Ellervik C, Jemec GB: The prevalence of inverse recurrent suppuration: a population-based study of possible hidradenitis suppurativa. Br J Dermatol 2014; 170: 884–889.
148. Wortsman X, Moreno C, Soto R, Arellano J, Pezo C, Wortsman J. Ultrasound in--depth characterization and staging of hidradenitis suppurativa. Dermatol Surg. 2013 Dec;39(12):1835-42. doi: 10.1111/dsu.12329. Epub 2013 Oct 1. PMID: 24118433.
149. Martorell A, Wortsman X, Alfageme F, Roustan G, Arias-Santiago S, Catalano O, Scotto di Santolo M, Zarchi K, Bouer M, Gaitini D, Gonzalez C, Bard R, García-Martínez FJ, Mandava A. Ultrasound Evaluation as a Complementary Test in Hidradenitis Suppurativa: Proposal of a Standarized Report. Dermatol Surg. 2017 Aug;43(8):1065-1073. doi: 10.1097/DSS.0000000000001147. PMID: 28538033.
150. Martorell A, Alfageme Roldán F, Vilarrasa Rull E, Ruiz-Villaverde R, Romaní De Gabriel J, García Martínez F, Vidal Sarro D, Velasco Pastor M, Ciudad Blanco C, Segura Palacios JM, Rodríguez Bandera AI, Pascual Ramírez JC, Sancho Sánchez C, Michelena De Gorosábel N, Wortsman X. Ultrasound as a diagnostic and management tool in hidradenitis suppurativa patients: a multicentre study. J Eur Acad Dermatol Venereol. 2019 Nov;33(11):2137-2142. doi: 10.1111/jdv.15710. Epub 2019 Jun 23. PMID: 31124183.
151. Martorell A, Giovanardi G, Gomez-Palencia P, Sanz-Motilva V. Defining Fistular Patterns in Hidradenitis Suppurativa: Impact on the Management. Dermatol Surg. 2019 Oct;45(10):1237-1244. doi: 10.1097/DSS.0000000000001916. PMID: 30893168.
152. Kelekis NL, Efstathopoulos E, Balanika A, Spyridopoulos TN, Pelekanou A, Kanni T, Savva A, Brountzos E, Giamarellos-Bourboulis EJ. Ultrasound aids in diagnosis and severity assessment of hidradenitis suppurativa. Br J Dermatol. 2010 Jun;162(6):1400-2. doi: 10.1111/j.1365-2133.2010.09710.x. Epub 2010 Feb 22. PMID: 20184586.
153. Wortsman X. Reply to Lipsker et al. and Revuz on Hidradenitis Suppurativa Terminology: The Imaging Point of View. Dermatology. 2016;232(4):520. doi: 10.1159/000448215. Epub 2016 Aug 30. PMID: 27576573.
154. Martorell A, Jfri A, Koster SBL, Gomez-Palencia P, Solera M, Alfaro-Rubio A, Hueso L, Sanz-Motilva V. Defining hidradenitis suppurativa phenotypes based on the elementary lesion pattern: results of a prospective study. J Eur Acad Dermatol Venereol. 2020 Jun;34(6):1309-1318. doi: 10.1111/jdv.16183. Epub 2020 Feb 16. PMID: 31919904.
155. Cuenca-Barrales C, Salvador-Rodríguez L, Arias-Santiago S, Molina-Leyva A. Pre--operative ultrasound planning in the surgical management of patients with hidradenitis suppurativa. J Eur Acad Dermatol Venereol. 2020 Oct;34(10):2362-2367. doi: 10.1111/jdv.16435. Epub 2020 Jul 13. PMID: 32267015.
156. Caposiena Caro RD, Solivetti FM, Bianchi L. Power Doppler ultrasound assessment of vascularization in hidradenitis suppurativa lesions. J Eur Acad Dermatol Venereol. 2018 Aug;32(8):1360-1367. doi: 10.1111/jdv.14745. Epub 2018 Jan 5. PMID: 29224229.
157. Monnier L, Dohan A, Amara N, Zagdanski AM, Drame M, Soyer P, Hoeffel C. Anoperineal disease in Hidradenitis Suppurativa: MR imaging distinction from perianal Crohn's disease. Eur Radiol. 2017 Oct;27(10):4100-4109. doi: 10.1007/s00330-017-4776-1. Epub 2017 Mar 13. PMID: 28289934.
158. Ardon CB, Molenaar C, van Straalen KR, Scholtes VC, Prens EP, van der Zee HH. High prevalence of hidradenitis suppurativa in patients with perianal fistula. Int J Colorectal Dis. 2019 Jul;34(7):1337-1339.
159. Rivitti-Machado MC. Magnetic resonance findings in long standing intergluteal hidradenitis suppurativa. Presented at the 9th Conference of the European Hidradenitis Suppurativa Foundation, 5-7 February 2020, Athens, Greece. Exp Dermatol 2020; 29(1):
160. Daoud M, Benhadou F, Njimi H, Jemec GBE, Daxhelet M, White J, Heudens S, Karama J, Suppa M, Del Marmol V. Scoring hidradenitis suppurativa: How to simplify data collection? J Eur Acad Dermatol Venereol. 2022 Oct 29. doi: 10.1111/jdv.18707. Epub ahead of print. PMID: 36308053.
161. Zouboulis CC, Tzellos T, Kyrgidis A, Jemec GBE, Bechara FG, Giamarellos-Bourboulis EJ, Ingram JR, Kanni T, Karagiannidis I, Martorell A, Matusiak Ł, Pinter A, Prens EP, Presser D, Schneider-Burrus S, von Stebut E, Szepietowski JC, van der Zee HH, Wilden SM, Sabat R; European Hidradenitis Suppurativa Foundation Investigator Group. Development and validation of the International Hidradenitis Suppurativa Severity Score System (IHS4), a novel dynamic scoring system to assess HS severity. Br J Dermatol. 2017 Nov;177(5):1401-1409. doi: 10.1111/bjd.15748. Epub 2017 Oct 30. PMID: 28636793.
162. Tzellos T, van Straalen KR, Kyrgidis A, Alavi A, Goldfarb N, Gulliver W, Jemec GBE, Lowes MA, Marzano AV, Prens EP, Sayed CJ, van der Zee HH, Zouboulis CC. Development and validation of IHS4-55, an IHS4 dichotomous outcome to assess treatment effect for hidradenitis suppurativa. J Eur Acad Dermatol Venereol. 2022 Oct 2. doi: 10.1111/jdv.18632. Epub ahead of print. PMID: 36184889.
163. Kimball AB, Jemec GB, Yang M et al. Assessing the validity, responsiveness and meaningfulness of the Hidradenitis SuppurativaClinical Response (HiSCR) as the clinical endpoint for hidradenitis suppurativa treatment. Br J Dermatol 2014; 171:1434–42.
164. Kimball AB, Kerdel F, Adams D et al. Adalimumab for the treatment of moderate to severe hidradenitis suppurativa: a parallel randomized trial. Ann Intern Med 2012; 157:846–55.
165. Garg A, Zema C, Kim K, Gao W, Chen N, Jemec GBE, Kirby J, Thorlacius L, Villumsen B, Ingram JR. Development and initial validation of the HS-IGA: a novel hidradenitis suppurativa-specific investigator global assessment for use in interventional trials. Br J Dermatol. 2022 Aug;187(2):203-210. doi: 10.1111/bjd.21236. Epub 2022 May 22. PMID: 35599448; PMCID: PMC9542331.
166. Alikhan A, Sayed C, Alavi A, Alhusayen R, Brassard A, Burkhart C, Crowell K, Eisen DB, Gottlieb AB, Hamzavi I, Hazen PG, Jaleel T, Kimball AB, Kirby J, Lowes MA, Micheletti R, Miller A, Naik HB, Orgill D, Poulin Y. North American clinical management guidelines for hidradenitis suppurativa: A publication from the United States and Canadian Hidradenitis Suppurativa Foundations: Part II: Topical, intralesional, and systemic medical management. J Am Acad Dermatol. 2019 Jul;81(1):91-101. doi: 10.1016/j.jaad.2019.02.068. Epub 2019 Mar 11. PMID: 30872149; PMCID: PMC9131892.
167. Megna M, Bettoli V, Chimenti S, Chiricozzi A, Naldi L, Virgili A, Girolomoni G, Monfrecola G. Hidradenitis suppurativa: guidelines of the Italian Society of Dermatology and Venereology (SIDeMaST) for the use of anti-TNF-α agents. G Ital Dermatol Venereol. 2015 Dec;150(6):731-9. PMID: 26513043.
168. Hunger RE, Laffitte E, Läuchli S, Mainetti C, Mühlstädt M, Schiller P et al. Swiss Practice Recommendations for the Management of Hidradenitis Suppurativa/Acne Inversa. Dermatology. 2017;233:113-9.
169. Alavi A, Lynde C, Alhusayen R, Bourcier M, Delorme I, George R et al. Approach to the Management of Patients With Hidradenitis Suppurativa: A Consensus Document. J Cutan Med Surg. 2017;21:513-24.
170. Ingram JR, Collier F, Brown D, Burton T, Burton J, Chin MF, Desai N, Goodacre TEE, Piguet V, Pink AE, Exton LS, Mohd Mustapa MF. British Association of Dermatologists guidelines for the management of hidradenitis suppurativa (acne inversa) 2018. Br J Dermatol. 2019 May;180(5):1009-1017. doi: 10.1111/bjd.17537. Epub 2019 Mar 11. PMID: 30552762.
171. Reyes-Baraona F, Herane MI, Wortsman X, Figueroa A, García-Huidobro I, Giesen L, Kolbach M, Molina MT, Muñoz L, Saavedra D, Silva-Feistner M. Guía clínica chilena para el estudio y tratamiento de hidradenitis supurativa. Resumen ejecutivo [Chilean clinical guideline for the management of hidradenitis suppurativa – executive summary]. Rev Med Chil. 2021 Nov;149(11):1620-1635. Spanish. doi: 10.4067/S0034-98872021001101620. PMID: 35735325.
172. Gulliver W, Zouboulis CC, Prens E, Jemec GB, Tzellos T. Evidence-based approach to the treatment of hidradenitis suppurativa/acne inversa, based on the European guidelines for hidradenitis suppurativa. Rev Endocr Metab Disord. 2016 Sep;17(3):343-351. doi: 10.1007/s11154-016-9328-5. PMID: 26831295; PMCID: PMC5156664.
173. Brasil. Ministério da Saúde. Secretaria de Ciência, Tecnologia, Inovação e Insumos Estratégicos em Saúde. Departamento de Gestão e Incorporação de Tecnologias e Inovação em Saúde. Protocolo Clínico e Diretrizes Terapêuticas da hidradenite supurativa [recurso eletrônico] / Ministério da Saúde, Secretaria de Ciência, Tecnologia, Inovação e Insumos Estratégicos em Saúde, Departamento de Gestão e Incorporação de Tecnologias e Inovação em Saúde. – Brasília: Ministério da Saúde, 2020. Capturado 13/11/2022. https://www.gov.br/conitec/pt-br/midias/protocolos/publicacoes_ms/pcdt_hidradenite-supurativa_isbn_21-08-2020.pdf.
174. Kromann CB, Ibler KS, Kristiansen VB, Jemec GB. The influence of body weight on the prevalence and severity of hidradenitis suppurativa. Acta DermVenereol. 2014;94:553-7.
175. Boer J. Resolution of hidradenitis suppurativa after weight loss by dietary measures, especially on frictional locations. J Eur Acad Dermatol Venereol. 2016;30:895-6.
176. Rout A, Das A. Does weight loss lead to improvement of dermatological conditions: what is the evidence? Clin Exp Dermatol. 2022 Aug;47(8):1446-1453. doi: 10.1111/ced.15208. Epub 2022 May 23. PMID: 35384013.
177. Kromann CB, Ibler KS, Kristiansen VB, Jemec GB. The influence of body weight on the prevalence and severity of hidradenitis suppurativa. Acta DermVenereol. 2014;94:553-7.

178. Lauro W, Capasso G, Fabbrocini G, Marasca C. Hair removal and deodorants in hidradenitis suppurativa: An online survey on patients' habits. J Cosmet Dermatol. 2022 Sep 9. doi: 10.1111/jocd.15373. Epub ahead of print. PMID: 36083700.
179. Tierney E, Mahmoud BH, Hexsel C, Ozog D, Hamzavi I. Randomized control trial for the treatment of hidradenitis suppurativa with a neodymium-doped yttrium aluminium garnet laser. Dermatol Surg. 2009;35:1188-98.
180. Nazzaro G, Zerboni R, Passoni E, Barbareschi M, Marzano AV, Muratori S, Veraldi S. High-frequency ultrasound in hidradenitis suppurativa as rationale for permanent hair laser removal. Skin Res Technol. 2019 Jul;25(4):587-588. doi: 10.1111/srt.12671. Epub 2019 Jan 4. PMID: 30609069.
181. Vossen ARJV, van der Zee HH, Terian M, van Doorn MBA, Prens EP. Laser hair removal alters the disease course in mild hidradenitis suppurativa. J Dtsch Dermatol Ges. 2018 Jul;16(7):901-903. doi: 10.1111/ddg.13563. Epub 2018 Jun 22. PMID: 29933519.
182. Cai Y, Zhu Y, Wang Y, Xiang W. Intense pulsed light treatment for inflammatory skin diseases: a review. Lasers Med Sci. 2022 Oct;37(8):3085-3105. doi: 10.1007/s10103-022-03620-1. Epub 2022 Aug 1. PMID: 35913536.
183. Moloney S. The challenges of wound management for hidradenitis suppurativa. Br J Nurs. 2022 Feb 24;31(4):S34-S41. doi: 10.12968/bjon.2022.31.4.S34. PMID: 35220746.
184. Moloney S, Fitzgerald D, Roshan D, Gethin G. Impact of hidradenitis suppurativa-specific wound dressing system on patient quality of life and dressing-related pain: pilot study. J Wound Care. 2022 Nov 2;31(11):898-906. doi: 10.12968/jowc.2022.31.11.898. PMID: 36367803.
185. Schneider C, Sanchez DP, MacQuhae F, Stratman S, Lev-Tov H. Wound dressings improve quality of life for hidradenitis suppurativa patients. J Am Acad Dermatol. 2022 Feb;86(2):450-453. doi: 10.1016/j.jaad.2021.09.058. Epub 2021 Oct 2. PMID: 34610381.
186. Kazemi A, Carnaggio K, Clark M, Shephard C, Okoye GA. Optimal wound care management in hidradenitis suppurativa. J Dermatolog Treat. 2018 Mar;29(2):165-167. doi: 10.1080.
187. Alavi A, Sibbald RG, Kirsner RS. Optimal hidradenitis suppurativa topical treatment and wound care management: a revised algorithm. J Dermatolog Treat. 2018 Jun;29(4):383-384. doi: 10.1080/09546634.2017.1385719. Epub 2017 Oct 16. PMID: 28952407.
188. Prefeitura Municipal de São Paulo, Secretaria Municipal Da Saúde. Manual de Padronização de Curativos. São Paulo, 2021. https://docs.bvsalud.org/biblioref/2021/04/1152129/manual_protocoloferidasmarco2021_digital_.pdf. Capturado em 20/11/2022.
189. Savage KT, Singh V, Patel ZS, Yannuzzi CA, McKenzie-Brown AM, Lowes MA, Orenstein LAV. Pain management in hidradenitis suppurativa and a proposed treatment algorithm. J Am Acad Dermatol. 2021 Jul;85(1):187-199. doi: 10.1016/j.jaad.2020.09.039. Epub 2020 Sep 17. PMID: 32950543; PMCID: PMC8176324.
190. Molinelli E, Brisigotti V, Simonetti O, Campanati A, Sapigni C, D'Agostino GM, Giacchetti A, Cota C, Offidani A. Efficacy and safety of topical resorcinol 15% as long-term treatment of mild-to-moderate hidradenitis suppurativa: a valid alternative to clindamycin in the panorama of antibiotic resistance. Br J Dermatol. 2020 Dec;183(6):1117-1119. doi: 10.1111/bjd.19337. Epub 2020 Aug 9. PMID: 32579711.
191. Ghanian S, Yamanaka-Takaichi M, Naik HB, Alavi A. Medical Management of Hidradenitis Suppurativa with Non-Biologic Therapy: What's New? Am J Clin Dermatol. 2022 Mar;23(2):167-176. doi: 10.1007/s40257-021-00667-8. Epub 2022 Jan 6. PMID: 34990004; PMCID: PMC9131893.
192. Perng P, Zampella JG, Okoye GA. Management of hidradenitis suppurativa in pregnancy. J Am Acad Dermatol. 2017 May;76(5):979-989. doi: 10.1016/j.jaad.2016.10.032. Epub 2016 Dec 29. PMID: 28040373.
193. Leiphart P, Kitts S, Sciacca Kirby J. Adherence to Over-the-Counter Antimicrobial Washes in Hidradenitis Suppurativa Patients. Dermatology. 2019;235(5):440-441. doi: 10.1159/000500827. Epub 2019 Jun 26. PMID: 31242490.
194. An JH, Moon SJ, Shin JU, Kim DH, Yoon MS, Lee HJ. Clindamycin Mono-Therapy of Hidradenitis Suppurativa Patients: A Single-Center Retrospective Study. Ann Dermatol. 2021 Dec;33(6):515-521. doi: 10.5021/ad.2021.33.6.515. Epub 2021 Nov 4. PMID: 34858002; PMCID: PMC8577909.
195. Kurzen H, Kurzen M. Secondary prevention of hidradenitis suppurativa. Dermatol Reports. 2019 Oct 25;11(2):8243. doi: 10.4081/dr.2019.8243. PMID: 31728176; PMCID: PMC6826242.
196. Mahmoud BH, Tierney E, Hexsel CL, Pui J, Ozog DM, Hamzavi IH. Prospective controlled clinical and histopathologic study of hidradenitis suppurativa treated with the long-pulsed neodymium: yttrium-aluminum-garnet laser. J Am Acad Dermatol. 2010;62:637-45.
197. Zouboulis CC, Bechara FG, Dickinson-Blok JL, Gulliver W, Horváth B, Hughes R et al. Hidradenitis suppurativa/acne inversa: A practical framework for treatment optimization systematic review and recommendations from the HS ALLIANCE working group. J Eur Acad Dermatol Venereol. 2018. doi: 10.1111/jdv.15233. [Epub ahead of print].
198. Cuenca-Barrales C, Montero-Vílchez T, Sánchez-Díaz M, Martínez-López A, Rodríguez-Pozo JÁ, Díaz-Calvillo P, Arias-Santiago S, Molina-Leyva A. Intralesional Treatments in Hidradenitis Suppurativa: A Systematic Review. Dermatology. 2022;238(6):1084-1091. doi: 10.1159/000524121. Epub 2022 Apr 27. PMID: 35477143.
199. Sechi A, Patrizi A, Raone B. Intralesional steroid injections to target sinus tract fibrosis in hidradenitis suppurativa: Results from an ultrasound-based retrospective study. Dermatol Ther. 2022 Sep;35(9):e15710. doi: 10.1111/dth.15710. Epub 2022 Jul 21. PMID: 35811390.
200. Ravi M, Trinidad J. Botulinum Toxin in Hidradenitis Suppurativa: A Systematic Review. J Drugs Dermatol. 2022 Apr 1;21(4):408-412. doi: 10.36849/JDD.5747. PMID: 35389587.
201. Barmatz S, Fisch-Gilad S, Hackett A, Barak Levitt J, Dalal A, Taieb Y, Kremer N, Levi A, Pavlovsky L, Hodak E, Yahav D, Sherman S. The Bacteriology of Skin Lesions in Patients with Hidradenitis Suppurativa Is Associated with Previous Antibiotic Treatment in the Community Setting: A Referral Center Experience. Dermatology. 2022;238(4):772-784. doi: 10.1159/000520288. Epub 2022 Jan 27. PMID: 35086093.
202. Nikolakis G, Kristandt A, Hauptmann M, Becker M, Zouboulis CC. Efficacy of short-term intravenous clindamycin prior to oral clindamycin-rifampicin treatment in hidradenitis suppurativa: a retrospective case series. Br J Dermatol. 2021 Dec;185(6):1270-1272. doi: 10.1111/bjd.20645. Epub 2021 Sep 30. PMID: 34270785.
203. Caposiena Caro RD, Molinelli E, Brisigotti V, Offidani A, Bianchi L. Lymecycline vs. clindamycin plus rifampicin in hidradenitis suppurativa treatment: clinical and ultrasonography evaluation. Clin Exp Dermatol. 2021 Jan;46(1):96-102. doi: 10.1111/ced.14388. Epub 2020 Sep 17. PMID: 32683727.
204. van Straalen KR, Tzellos T, Guillem P, Benhadou F, Cuenca-Barrales C, Daxhelet M, Daoud M, Efthymiou O, Giamarellos-Bourboulis EJ, Jemec GBE, Katoulis AC, Koenig A, Lazaridou E, Marzano AV, Matusiak Ł, Molina-Leyva A, Moltrasio C, Pinter A, Potenza C, Romaní J, Saunte DM, Skroza N, Stergianou D, Szepietowski J, Trigoni A, Vilarrasa E, van der Zee HH. The efficacy and tolerability of tetracyclines and clindamycin plus rifampicin for the treatment of hidradenitis suppurativa: Results of a prospective European cohort study. J Am Acad Dermatol. 2021 Aug;85(2):369-378. doi: 10.1016/j.jaad.2020.12.089. Epub 2021 Jan 20. PMID: 33484766.
205. Join-Lambert O, Coignard-Biehler H, Jais JP, Delage M, Guet-Revillet H, Poirée S, Duchatelet S, Jullien V, Hovnanian A, Lortholary O, Nassif X, Nassif A. Efficacy of ertapenem in severe hidradenitis suppurativa: a pilot study in a cohort of 30 consecutive patients. J Antimicrob Chemother. 2016 Feb;71(2):513-20. doi: 10.1093/jac/dkv361. Epub 2015 Nov 12. PMID: 26565016.
206. Braunberger TL, Nartker NT, Nicholson CL, Nahhas AF, Parks-Miller A, Hanna Z, Jayaprakash R, Ramesh MS, Rambhatla PV, Hamzavi IH. Ertapenem – a potent treatment for clinical and quality of life improvement in patients with hidradenitis suppurativa. Int J Dermatol. 2018 Sep;57(9):1088-1093. doi: 10.1111/ijd.14036. Epub 2018 May 17. PMID: 29774531.
207. Ring HC, Yao Y, Maul JT, Ingram JR, Frew JW, Thorsen J, Nielsen ML, Wu JJ, Thyssen JP, Thomsen SF, Egeberg A. The road to biologics in patients with hidradenitis suppurativa: a nationwide drug utilization study. Br J Dermatol. 2022 Oct;187(4):523-530. doi: 10.1111/bjd.21673. Epub 2022 Jun 28. PMID: 35603888.
208. Marzano AV, Genovese G, Casazza G et al. Evidence for a 'window of opportunity' in hidradenitis suppurativa treated with adalimumab: a retrospective, real-life multicentre cohort study. Br J Dermatol 2021; 184:133–40.
209. Tzellos T. Implementing evidence-based strategies to optimize the journey of patients with hidradenitis suppurativa. Br J Dermatol. 2022 Oct;187(4):462-463. doi: 10.1111/bjd.21809. Epub 2022 Aug 16. PMID: 35972067.
210. Caposiena Caro RD, Chricozzi A, Sechi A et al. Factors related to the onset and recurrence of flares in hidradenitis suppurativa patients treated with adalimumab. Ital J Dermatol Venerol 2022; 157:137–41.
211. Blok JL, van Hattem S, Jonkman MF, Horváth B. Systemic therapy with immunosuppressive agents and retinoids in hidradenitis suppurativa: a systematic review. Br J Dermatol. 2013 Feb;168(2):243-52. doi: 10.1111/bjd.12104. PMID: 23106519.
212. Bouwman K, Aarts P, Dudink K, Hao J, Alizadeh BZ, Prens LM, Vossen ARJV, van Straalen KR, van der Zee HH, Horváth B. Drug Survival of Oral Retinoids in Hidradenitis Suppurativa: A Real-Life Cohort Study. Am J Clin Dermatol. 2022 Nov;23(6):905-914. doi: 10.1007/s40257-022-00725-9. Epub 2022 Sep 7. PMID: 36070059; PMCID: PMC9449939.
213. Sánchez-Díaz M, Díaz-Calvillo P, Rodríguez-Pozo JÁ, Arias-Santiago S, Molina-Leyva A. Effectiveness and Safety of Acitretin for the Treatment of Hidradenitis Suppurativa, Predictors of Clinical Response: A Cohort Study. Dermatology. 2022 Aug 23:1-8. doi: 10.1159/000526019. Epub ahead of print. PMID: 35998603.
214. Patel N, McKenzie SA, Harview CL, Truong AK, Shi VY, Chen L, Grogan TR, Bennett RG, Hsiao JL. Isotretinoin in the treatment of hidradenitis suppurativa: a retrospective study. J Dermatolog Treat. 2021 Jun;32(4):473-475. doi: 10.1080/09546634.2019.1670779. Epub 2019 Sep 26. PMID: 31535587.
215. Gallagher CG, Kirthi SK, Cotter CC, Revuz JR, Tobin AMT. Could isotretinoin flare hidradenitis suppurativa? A case series. Clin Exp Dermatol. 2019 Oct;44(7):777-780. doi: 10.1111/ced.13944. Epub 2019 Mar 22. PMID: 30719727.
216. Poli F, Revuz J. « Poussées inflammatoires d'acné » sous isotrétinoïne révélant une hidradénite suppurée: 4 cas [Acne flare on isotretinoin: A pointer to diagnosis of hidradenitis suppurativa]. Ann Dermatol Venereol. 2019 Jan;146(1):4-8. French. doi: 10.1016/j.annder.2018.07.020. Epub 2018 Sep 14. PMID: 30224078.
217. Luzzati M, Simonini G, Filippeschi C, Giani T, Trapani S. SAPHO syndrome: the supposed trigger by isotretinoin, the efficacy of adalimumab and the specter of depressive disorder: a case report. Ital J Pediatr. 2020 Nov 13;46(1):169. doi: 10.1186/s13052-020-00933-1. PMID: 33187546; PMCID: PMC7663872.
218. Caposiena Caro RD, Bianchi L. Can retinoids flare hidradenitis suppurativa? A further case series. Clin Exp Dermatol. 2019 Jun;44(4):e153-e154. doi: 10.1111/ced.13956. Epub 2019 Mar 21. PMID: 30816560.
219. Clark AK, Quinonez RL, Saric S, Sivamani RK. Hormonal therapies for hidradenitis suppurativa: Review. Dermatol Online J. 2017 Nov 12;23(10):13030/qt6383k0n4. PMID: 29469777.

220. Kraft JN, Searles GE. Hidradenitis suppurativa in 64 female patients: retrospective study comparing oral antibiotics and antiandrogen therapy. J Cutan Med Surg. 2007 Jul-Aug;11(4):125-31. doi: 10.2310/7750.2007.00019. PMID: 17601419.
221. Montero-Vilchez T, Valenzuela-Amigo A, Cuenca-Barrales C, Arias-Santiago S, Leyva-García A, Molina-Leyva A. The Role of Oral Contraceptive Pills in Hidradenitis Suppurativa: A Cohort Study. Life (Basel). 2021 Jul 15;11(7):697. doi: 10.3390/life11070697. PMID: 34357069; PMCID: PMC8307628.
222. Nikolakis, G.; Kyrgidis, A.; Zouboulis, C.C. Is There a Role for Antiandrogen Therapy for Hidradenitis Suppurativa? A System-atic Review of Published Data. Am. J. Clin. Dermatol. 2019, 20, 503–513.
223. Frew JW. The contradictory inefficacy of methotrexate in hidradenitis suppurativa: a need to revise pathogenesis or acknowledge disease heterogeneity? J Dermatolog Treat. 2020 Jun;31(4):422-423. doi: 10.1080/09546634.2019.1601668. Epub 2019 Apr 16. PMID: 30945961; PMCID: PMC7141758.
224. Rabindranathnambi A, Jeevankumar B. Dapsone in Hidradenitis Suppurativa: A Systematic Review. Dermatol Ther (Heidelb). 2022 Feb;12(2):285-293. doi: 10.1007/s13555-021-00674-x. Epub 2022 Jan 8. PMID: 34997914; PMCID: PMC8850499.
225. Duarte B, Cunha N, Lencastre A, Cabete J. Systemic Steroids in the Management of Moderate-to-severe Hidradenitis Suppurativa. Actas Dermosifiliogr (Engl Ed). 2020 Dec;111(10):879-883. English, Spanish. doi: 10.1016/j.ad.2019.01.030. Epub 2020 Jul 11. PMID: 32663444.
226. Wong D, Walsh S, Alhusayen R. Low-dose systemic corticosteroid treatment for recalcitrant hidradenitis suppurativa. J Am Acad Dermatol. 2016 Nov;75(5):1059-1062. doi: 10.1016/j.jaad.2016.06.001. PMID: 27745633.
227. Savage KT, Brant EG, Rosales Santillan M, Morss PC, Salian P, Flood KS, Porter ML, Kimball AB. Methotrexate shows benefit in a subset of patients with severe hidradenitis suppurativa. Int J Womens Dermatol. 2020 Feb 25;6(3):159-163. doi: 10.1016/j.ijwd.2020.02.007. Erratum in: Int J Womens Dermatol. 2021 Sep 28;7(5Part B):867. PMID: 32637536; PMCID: PMC7330449.
228. Vekic DA, Woods J, Lin P, Cains GD. SAPHO syndrome associated with hidradenitis suppurativa and pyoderma gangrenosum successfully treated with adalimumab and methotrexate: a case report and review of the literature. Int J Dermatol. 2018 Jan;57(1):10-18. doi: 10.1111/ijd.13740. Epub 2017 Sep 7. PMID: 28884797.
229. McPhie ML, Bridgman AC, Kirchhof MG. Combination Therapies for Hidradenitis Suppurativa: A Retrospective Chart Review of 31 Patients. J Cutan Med Surg. 2019 May/Jun;23(3):270-276. doi: 10.1177/1203475418823529. Epub 2019 Jan 18. PMID: 30658534.
230. Świerczewska Z, Lewandowski M, Surowiecka A, Barańska-Rybak W. Immunomodulatory Drugs in the Treatment of Hidradenitis Suppurativa-Possibilities and Limitations. Int J Mol Sci. 2022 Aug 26;23(17):9716. doi: 10.3390/ijms23179716. PMID: 36077114; PMCID: PMC9456321.
231. Kimball AB, Okun MM, Williams DA, Gottlieb AB, Papp KA, Zouboulis CC, Armstrong AW, Kerdel F, Gold MH, Forman SB, Korman NJ, Giamarellos-Bourboulis EJ, Crowley JJ, Lynde C, Reguiai Z, Prens EP, Alwawi E, Mostafa NM, Pinsky B, Sundaram M, Gu Y, Carlson DM, Jemec GB. Two Phase 3 Trials of Adalimumab for Hidradenitis Suppurativa. N Engl J Med. 2016 Aug 4;375(5):422-34. doi: 10.1056/NEJMoa1504370. PMID: 27518661.
232. Kimball AB, Sundaram M, Shields AL, Hudgens S, Okun M, Foley C, Ganguli A. Adalimumab alleviates skin pain in patients with moderate-to-severe hidradenitis suppurativa: Secondary efficacy results from the PIONEER I and PIONEER II randomized controlled trials. J Am Acad Dermatol. 2018 Dec;79(6):1141-1143. doi: 10.1016/j.jaad.2018.05.015. Epub 2018 May 19. PMID: 29787843.
233. Kimball AB, Tzellos T, CalimLim BM, Teixeira HD, Geng Z, Okun MM. Achieving Hidradenitis Suppurativa Response Score is Associated with Significant Improvement in Clinical and Patient-reported Outcomes: Post Hoc Analysis of Pooled Data From PIONEER I and II. Acta Derm Venereol. 2018 Nov 5;98(10):932-937. doi: 10.2340/00015555-3012. PMID: 30085324.
234. Kyriakou A, Trigoni A, Galanis N, Sotiriadis D, Patsatsi A. Efficacy of adalimumab in moderate to severe hidradenitis suppurativa: Real life data. Dermatol Reports. 2018 Oct 1;10(2):7859. doi: 10.4081/dr.2018.7859. PMID: 30370041; PMCID: PMC6187007.
235. Hafner A, Ghislain PD, Kovács R, Batchelor R, Katoulis AC, Kirby B, Banayan H, Schonbrun M. Improvement in Hidradenitis Suppurativa and quality of life in patients treated with adalimumab: Real-world results from the HARMONY Study. J Eur Acad Dermatol Venereol. 2021 Nov;35(11):2277-2284. doi: 10.1111/jdv.17551. Epub 2021 Sep 25. PMID: 34320249; PMCID: PMC9293108.
236. Tzanetakou V, Stergianou D, Giamarellos-Bourboulis EJ. Long-term safety of adalimumab for patients with moderate-to-severe hidradenitis suppurativa. Expert Opin Drug Saf. 2020 Apr;19(4):381-393. doi: 10.1080/14740338.2020.1734560. Epub 2020 Feb 28. PMID: 32098513.
237. Burmester GR, Gordon KB, Rosenbaum JT, Arikan D, Lau WL, Li P, Faccin F, Panaccione R. Long-Term Safety of Adalimumab in 29,967 Adult Patients From Global Clinical Trials Across Multiple Indications: An Updated Analysis. Adv Ther. 2020 Jan;37(1):364-380. doi: 10.1007/s12325-019-01145-8. Epub 2019 Nov 20. PMID: 31748904; PMCID: PMC6979455.
238. Muralidharan V, Pathmarajah P, Peterknecht E, Qazi E, Barlow R, Muralidharan V, Abdullah A, McDonald B, Bewley A. Real life data on the biopsychosocial effects of Adalimumab in the management of hidradenitis suppurativa: A multicenter cross sectional analysis and consideration of a multisystem monitoring approach to follow up. Dermatol Ther. 2021 Jan;34(1):e14643. doi: 10.1111/dth.14643. Epub 2021 Jan 5. PMID: 33296539.
239. Bechara FG, Podda M, Prens EP, Horváth B, Giamarellos-Bourboulis EJ, Alavi A, Szepietowski JC, Kirby J, Geng Z, Jean C, Jemec GBE, Zouboulis CC. Efficacy and Safety of Adalimumab in Conjunction With Surgery in Moderate to Severe Hidradenitis Suppurativa: The SHARPS Randomized Clinical Trial. JAMA Surg. 2021 Nov 1;156(11):1001-1009. doi: 10.1001/jamasurg.2021.3655. PMID: 34406349; PMCID: PMC8374740.
240. Neves JM, Cunha N, Lencastre A, Cabete J. Treating hidradenitis suppurativa patients with adalimumab: a real-life experience of a tertiary care center in Lisboa, Portugal. An Bras Dermatol. 2022 Nov-Dec;97(6):816-819. doi: 10.1016/j.abd.2021.12.004. Epub 2022 Sep 10. PMID: 36100476; PMCID: PMC9582881.
241. Gulliver W, Alavi A, Wiseman MC, Gooderham MJ, Rao J, Shayesteh Alam M, Papp KA, Desjardins O, Jean C. Real-World Moderate-to-Severe Hidradenitis Suppurativa: Decrease in Disease Burden With Adalimumab. J Cutan Med Surg. 2022 Jul-Aug;26(4):361-370. doi: 10.1177/12034754221088584. Epub 2022 Mar 24. PMID: 35322692.
242. Hayashi N, Hayama K, Takahashi K, Kurokawa I, Okazaki M, Kashiwagi T, Iwashita E, Terui T. Real-world safety and effectiveness of adalimumab in patients with hidradenitis suppurativa: 12-week interim analysis of post-marketing surveillance in Japan. J Dermatol. 2022 Apr;49(4):411-421. doi: 10.1111/1346-8138.16297. Epub 2022 Jan 17. PMID: 35040156; PMCID: PMC9305509.
243. Odorici G, Pacetti L, Forconi R, Schettini N, Zedde P, Corazza M, Bettoli V. Seven years-experience of adalimumab therapy for Hidradenitis Suppurativa in a real-life dermatologic setting. J Dermatolog Treat. 2022 Jun;33(4):2063-2067. doi: 10.1080/09546634.2021.1914309. Epub 2021 Oct 21. PMID: 33843413.
244. Ryan C, Sobell JM, Leonardi CL, Lynde CW, Karunaratne M, Valdecantos WC, Hendrickson BA. Safety of Adalimumab Dosed Every Week and Every Other Week: Focus on Patients with Hidradenitis Suppurativa or Psoriasis. Am J Clin Dermatol. 2018 Jun;19(3):437-447. doi: 10.1007/s40257-017-0341-6. PMID: 29380251; PMCID: PMC5945711.
245. Jemec GBE, Okun MM, Forman SB, Gulliver WPF, Prens EP, Mrowietz U, Armstrong AW, Geng Z, Gu Y, Williams DA, Teixeira HD, Kimball AB. Adalimumab medium-term dosing strategy in moderate-to-severe hidradenitis suppurativa: integrated results from the phase III randomized placebo-controlled PIONEER trials. Br J Dermatol. 2019 Nov;181(5):967-975. doi: 10.1111/bjd.17919. Epub 2019 Aug 14. PMID: 30916379; PMCID: PMC6899827.
246. Shih T, Lee K, Grogan T, De DR, Shi VY, Hsiao JL. Infliximab in hidradenitis suppurativa: A systematic review and meta-analysis. Dermatol Ther. 2022 Sep;35(9):e15691. doi: 10.1111/dth.15691. Epub 2022 Jul 18. PMID: 35790062; PMCID: PMC9539481.
247. Kirsten N, Ohm F, Gehrdau K, Girbig G, Stephan B, Ben-Anaya N, Pinter A, Bechara FG, Presser D, Zouboulis CC, Augustin M. Switching from Adalimumab Originator to Biosimilar in Patients with Hidradenitis Suppurativa Results in Losses of Response--Data from the German HS Registry HSBest. Life (Basel). 2022 Sep 29;12(10):1518. doi: 10.3390/life12101518. PMID: 36294953; PMCID: PMC9605653.
248. Burlando M, Fabbrocini G, Marasca C, Dapavo P, Chiricozzi A, Malvaso D, Dini V, Campanati A, Offidani A, Dattola A, Caro RDC, Bianchi L, Venturini M, Gisondi P, Guarneri C, Malara G, Trifirò C, Malagoli P, Fargnoli MC, Piaserico S, Carmisciano L, Castelli R, Parodi A. Adalimumab Originator vs. Biosimilar in Hidradenitis Suppurativa: A Multicentric Retrospective Study. Biomedicines. 2022 Oct 9;10(10):2522. doi: 10.3390/biomedicines10102522. PMID: 36289787; PMCID: PMC9599334.
249. Montero-Vilchez T, Cuenca-Barrales C, Rodriguez-Tejero A, Martinez-Lopez A, Arias-Santiago S, Molina-Leyva A. Switching from Adalimumab Originator to Biosimilar: Clinical Experience in Patients with Hidradenitis Suppurativa. J Clin Med. 2022 Feb 15;11(4):1007. doi: 10.3390/jcm11041007. PMID: 35207280; PMCID: PMC8879480.
250. Ricceri F, Rosi E, Di Cesare A, Pescitelli L, Fastame MT, Prignano F. Clinical experience with adalimumab biosimilar imraldi in hidradenitis suppurativa. Dermatol Ther. 2020 Nov;33(6):e14387. doi: 10.1111/dth.14387. Epub 2020 Oct 19. PMID: 33030281.
251. Ghias MH, Johnston AD, Kutner AJ, Micheletti RG, Hosgood HD, Cohen SR. High-dose, high-frequency infliximab: A novel treatment paradigm for hidradenitis suppurativa. J Am Acad Dermatol. 2020 May;82(5):1094-1101. doi: 10.1016/j.jaad.2019.09.071. Epub 2019 Oct 4. PMID: 31589948.
252. Tzanetakou, V.; Kanni, T.; Giatrakou, S.; Katoulis, A.; Papadavid, E.; Netea, M.G.; Dinarello, C.A.; Van Der Meer, J.W.M.; Rigopoulos, D.; Giamarellos-Bourboulis, E.J. Safety and Efficacy of Anakinra in Severe Hidradenitis Suppurativa: A Randomized Clinical Trial. JAMA Dermatol. 2016, 152, 52–59.
253. Kanni, T.; Argyropoulou, M.; Spyridopoulos, T.; Pistiki, A.; Stecher, M.; Dinarello, C.A.; Simard, J.; Giamarellos-Bourboulis, E.J. MABp1 Targeting IL-1α for Moderate to Severe Hidradenitis Suppurativa Not Eligible for Adalimumab: A Randomized Study. J. Investig. Dermatol. 2018, 138, 795–801.
254. Gottlieb, A.; Natsis, N.E.; Kerdel, F.; Forman, S.; Gonzalez, E.; Jimenez, G.; Hernandez, L.; Kaffenberger, J.; Guido, G.; Lucas, K.; et al. A Phase II Open-Label Study of Bermekimab in Patients with Hidradenitis Suppurativa Shows Resolution of Inflammatory Lesions and Pain. J. Investig. Dermatol. 2020, 140, 1538–1545.e2.
255. A Study of Bermekimab for the Treatment of Participants with Moderate to Severe Hidradenitis Suppurativa. Disponível em: https://clinicaltrials.gov/ct2/show/NCT04988308?term=bermekimab&cond=Hidradenitis+Suppurativa&draw=2 (acessado em 15/11/2022).
256. Prussick, L.; Rothstein, B.; Joshipura, D.; Saraiya, A.; Turkowski, Y.; Abdat, R.; Alomran, A.; Zancanaro, P.; Kachuk, C.; Dumont, N.; et al. Open-label, investigator--initiated, single-site exploratory trial evaluating secukinumab, an anti-interleukin17A

monoclonal antibody, for patients with moderate-to-severe hidradenitis suppurativa. Br. J. Dermatol. 2019, 181, 609–611.

257. Casseres, R.G.; Prussick, L.; Zancanaro, P.; Rothstein, B.; Joshipura, D.; Saraiya, A.; Turkowski, Y.; Au, S.C.; Alomran, A.; Abdat, R.; et al. Secukinumab in the treatment of moderate to severe hidradenitis suppurativa: Results of an open-label trial. J. Am. Acad. Dermatol. 2020, 82, 1524–1526.
258. This Is a Study of Efficacy and Safety of Two Secukinumab Dose Regimens in Subjects with Moderate to Severe Hidradenitis Suppurativa. Available online: https://clinicaltrials.gov/ct2/show/NCT03713619?term=secukinumab&cond=Hidradenitis+Suppurativa&draw=2&rank=4 (acessado em 15/11/2022).
259. Study of Efficacy and Safety of Two Secukinumab Dose Regimens in Subjects with Moderate to Severe Hidradenitis Suppurativa. Available online: https://clinicaltrials.gov/ct2/show/NCT03713632?term=secukinumab&cond=Hidradenitis+Suppurativa&draw=2&rank=3 (acessado em 15/11/2022).
260. Extension Study to Assess Effects of Non-Interrupted versus Interrupted and Long Term Treatment of Two Dose Regimes of Secukinumab in Subjects with Hidradenitis Suppurativa. Available online: https://clinicaltrials.gov/ct2/show/NCT04179175?term=secukinumab&cond=Hidradenitis+Suppurativa&draw=2&rank=2 (acessado em 15/11/2022).
261. Kimball AB et al. LB-3549. Presented at the 31st European Academy of Dermatology and Venereology (EADV) Congress 2022.
262. Kovacs M, Podda M. Guselkumab in the treatment of severe hidradenitis suppurativa. J Eur Acad Dermatol Venereol. 2019 Mar;33(3):e140-e141. doi: 10.1111/jdv.15368. Epub 2019 Feb 18. PMID: 30480844.
263. Casseres RG, Kahn JS, Her MJ, Rosmarin D. Guselkumab in the treatment of hidradenitis suppurativa: A retrospective chart review. J Am Acad Dermatol. 2019 Jul;81(1):265-267. doi: 10.1016/j.jaad.2018.12.017. Epub 2018 Dec 15. PMID: 30562567.
264. Montero-Vilchez T, Martinez-Lopez A, Salvador-Rodriguez L, Arias-Santiago S, Molina-Leyva A. The use of guselkumab 100 mg every 4 weeks on patients with hidradenitis suppurativa and a literature review. Dermatol Ther. 2020 May;33(3):e13456. doi: 10.1111/dth.13456. Epub 2020 May 3. PMID: 32319172.
265. Croitoru DO, Seigel K, Nathanielsz N, Elsawi R, Silverberg MS, Piguet V, Sibbald C. Treatment of severe hidradenitis Suppurativa and Fistulizing Crohn's disease with Guselkumab. J Eur Acad Dermatol Venereol. 2022 Jul;36(7):e563-e565. doi: 10.1111/jdv.18033. Epub 2022 Mar 8. PMID: 35224787.
266. Melgosa Ramos FJ, García Ruiz R, Mateu Puchades A, Alfageme Roldán F. Guselkumab effectiveness, and posology in patients with moderate to severe hidradenitis suppurativa: A retrospective bicentric experience. Dermatol Ther. 2022 Jul;35(7):e15558. doi: 10.1111/dth.15558. Epub 2022 May 13. PMID: 35510581.
267. Marques E, Arenberger P, Smetanová A, Gkalpakiotis S, Zimová D, Arenbergerová M. Successful treatment of recalcitrant hidradenitis suppurativa with risankizumab after failure of anti-tumour necrosis factor alpha. Br J Dermatol. 2021 May;184(5):966-967. doi: 10.1111/bjd.19716. Epub 2021 Feb 1. PMID: 33301601.
268. Caposiena Caro RD, Pensa C, Lambiase S, Candi E, Bianchi L. Risankizumab effectiveness in a recalcitrant case of hidradenitis suppurativa after anti-TNF and anti-interleukin-17 failures. Dermatol Ther. 2021 Nov;34(6):e15116. doi: 10.1111/dth.15116. Epub 2021 Sep 7. PMID: 34459075.
269. Repetto F, Burzi L, Ribero S, Quaglino P, Dapavo P. Efficacy and Safety of Risankizumab in Hidradenitis Suppurativa: A Case Series. Acta Derm Venereol. 2022 Sep 28;102:adv00780. doi: 10.2340/actadv.v102.2926. PMID: 35971829.
270. Huang CH, Huang IH, Tai CC, Chi CC. Biologics and Small Molecule Inhibitors for Treating Hidradenitis Suppurativa: A Systematic Review and Meta-Analysis. Biomedicines. 2022 Jun 2;10(6):1303. doi: 10.3390/biomedicines10061303. PMID: 35740325; PMCID: PMC9220298.
271. Garbayo-Salmons P, Expósito Serrano V, Ribera Pibernat M, Romaní J. Hidradenitis Suppurativa Treated With Apremilast: A Case Series. Actas Dermosifiliogr (Engl Ed). 2021 May 10:S0001-7310(21)00173-3. English, Spanish. doi: 10.1016/j.ad.2020.06.006. Epub ahead of print. PMID: 33984314.
272. Vossen ARJV, van der Zee HH, Prens EP, van Straalen KR. Long-term treatment with apremilast in hidradenitis suppurativa: A 2-year follow-up of initial responders. J Am Acad Dermatol. 2021 Jul;85(1):258-260. doi: 10.1016/j.jaad.2020.08.113. Epub 2020 Sep 3. PMID: 32891782.
273. Garcovich S, Giovanardi G, Malvaso D, De Simone C, Peris K. Apremilast for the treatment of hidradenitis suppurativa associated with psoriatic arthritis in multimorbid patients: Case report and review of literature. Medicine (Baltimore). 2020 Jan;99(5):e18991. doi: 10.1097/MD.0000000000018991. PMID: 32000436; PMCID: PMC7004578.
274. Kozera E, Flora A, Frew JW. Real-world safety and clinical response of Janus kinase inhibitor upadacitinib in the treatment of hidradenitis suppurativa: A retrospective cohort study. J Am Acad Dermatol. 2022 Aug 4:S0190-9622(22)02407-0. doi: 10.1016/j.jaad.2022.07.047. Epub ahead of print. PMID: 35934210.
275. Riddle A, Westerkam L, Feltner C, Sayed C. Current Surgical Management of Hidradenitis Suppurativa: A Systematic Review and Meta-Analysis. Dermatol Surg. 2021 Mar 1;47(3):349-354. doi: 10.1097/DSS.0000000000002892. PMID: 33481433.
276. Aksakal AB, Adişen E. Hidradenitis suppurativa: importance of early treatment; efficient treatment with electrosurgery. Dermatol Surg. 2008 Feb;34(2):228-31. doi: 10.1111/j.1524-4725.2007.34042.x. Epub 2007 Dec 17. PMID: 18093196.
277. Scuderi N, Monfrecola A, Dessy LA, Fabbrocini G, Megna M, Monfrecola G. Medical and Surgical Treatment of Hidradenitis Suppurativa: A Review. Skin Appendage Disord. 2017;3:95-110.
278. van der Zee HH, Prens EP, Boer J. Deroofing: a tissue-saving surgical technique for the treatment of mild to moderate hidradenitis suppurativa lesions. J Am Acad Dermatol. 2010;63:475-80.
279. Mehdizadeh A, Hazen PG, Bechara FG, Zwingerman N et al. Recurrence of hidradenitis suppurativa after surgical management: a systematic review and meta-analysis. J Am Acad Dermatol 2015;73: S70–S77.
280. Büyükasik O, Hasdemir AO, Kahramansoy N, Çöl C, Erkol H. Surgical approach to extensive hidradenitis suppurativa. Dermatol Surg. 2011;37:835-42.
281. Lixia ZE. Hidradenitis suppurativa: surgical and other management techniques. Dermatol Surg. 2012;38:517-36.
282. Steele AW, Miller NF, Wallace SJ, Hume KM, Sommers CA, Simmons CJ, Murphy RX Jr. Hidradenitis Suppurativa: A Comparison of Institutional Experience and the Tracking Operations and Outcomes for Plastic Surgeons Registry. Plast Reconstr Surg. 2022 May 1;149(5):1216-1224. doi: 10.1097/PRS.0000000000009024. Epub 2022 Mar 18. PMID: 35311802.
283. Harrison BJ, Mudge M, Hughes LE. Recurrence after surgical treatment of hidradenitis suppurativa. Br Med J (Clin Res Ed). 1987;294:487-9.
284. Rompel R, Petres J. Long-term results of wide surgical excision in 106 patients with hidradenitis suppurativa. Dermatol Surg. 2000;26:638-43.
285. Nweze N, Parsikia A, Ahuja R, Joshi ART. Axillary Hidradenitis: Risk factors for recurrence after surgical excision in 214 patients. Am Surg. 2018;84:422-7.
286. Deckers IE, Dahi Y, van der Zee HH, Prens EP. Hidradenitis suppurativa treated with wide excision and second intention healing: a meaningful local cure rate after 253 procedures. J Eur Acad Dermatol Venereol. 2018;32:459-62.
287. Kofler L, Schweinzer K, Heister M, Kohler M, Breuninger H, Häfner HM. Surgical treatment of hidradenitis suppurativa: an analysis of postoperative outcome, cosmetic results and quality of life in 255 patients. J Eur Acad Dermatol Venereol. 2018;32:1570-4.

capítulo 54

Aline Donati • Fabiane Mulinari Brenner • Priscila Kakizaki • Vanessa Barreto Rocha

Doenças dos Pelos

■ DOENÇAS DOS CABELOS

Embriologia do folículo piloso

O folículo piloso é uma estrutura multicelular que se origina da interação entre ectoderme e mesoderme.[1] Consequentemente a uma cascata de sinalização tanto estimulatória como inibitória, algumas regiões da ectoderme sofrem um espessamento denominado "placode" e invaginam sobre um aglomerado de células mesenquimais.[2] As células ectodérmicas formarão a bainha radicular externa e a glândula sebácea, enquanto a papila dérmica e o músculo piloeretor têm origem mesodérmica.[3]

O sucesso da conexão ectomesoderme é essencial não apenas durante a formação do folículo piloso, mas também a cada novo ciclo folicular.[4] Problemas de reconexão entre as células epiteliais e mesenquimais são vistos nas alopecias com mutação do gene Hairless (ver atriquia com pápulas e hipotricose hereditária de Marie-Unna).

A formação de novos folículos (foliculogênese) é um processo que ocorre normalmente apenas na fase pré-natal, portanto, o ser humano nasce com um número fixo de folículos pilosos e a densidade folicular diminui gradualmente durante a vida.[5-7]

Anatomia do folículo piloso

O folículo piloso faz parte da unidade pilossebácea (UPS), junto com a glândula sebácea e o músculo piloeretor[3] (Figura 54.1). No couro cabeludo, as UPS estão dispostas em grupos de duas a cinco unidades envoltas por um tecido fibroso frouxo, formando as chamadas unidades foliculares.[8] O número de UPS por unidade folicular varia com a raça e região do couro cabeludo, sendo esse conceito fundamental para aquisição de resultados mais naturais em um transplante capilar.[9]

O folículo piloso pode ser classificado histologicamente de acordo com o diâmetro do pelo que produz em terminal, intermediário ou velo.[10] O diâmetro da haste é diretamente proporcional ao da papila dérmica, o qual, por sua vez depende da profundidade da papila.[11] A determinação da profundidade de instalação da papila dérmica ocorre somente nas fases iniciais do ciclo.[12] Consequentemente, a transformação de um folículo terminal em velo ou o inverso nunca ocorre no mesmo ciclo (Tabela 54.1).

A estrutura folicular é complexa e apresenta diferentes funções e características de acordo com a região do folículo. De forma didática, dividimos o folículo piloso terminal longitudinalmente em três regiões: infundíbulo, istmo e porção inferior (Figura 54.1).

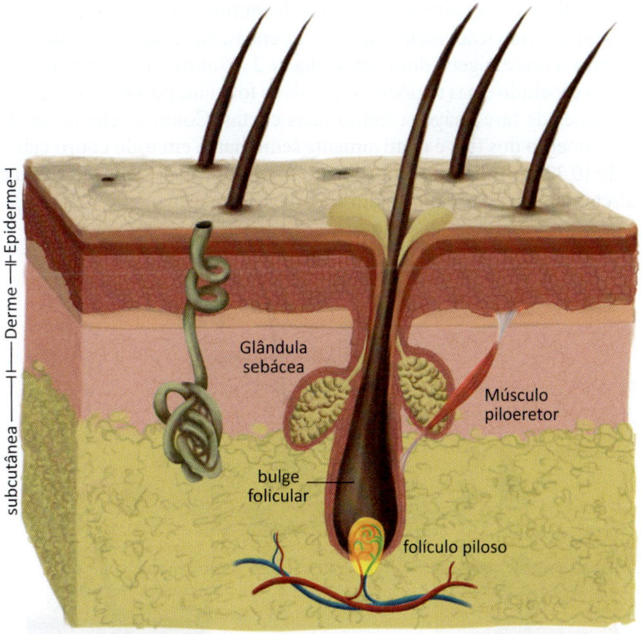

■ **Figura 54.1** Unidade pilossebácea.

Tabela 54.1 Características histológicas dos folículos pilosos de acordo com sua classificação.

	Terminal	Intermediário	Velo
Diâmetro	> 0,06 mm	0,03 a 0,06 mm	< 0,03 mm
Profundidade	Hipoderme	Hipoderme alta	Derme
Observações	Normal no couro cabeludo	Miniaturização inicial	Normal na face Miniaturização avançada no couro cabeludo

O infundíbulo é a porção mais superficial e seus queratinócitos apresentam queratinização tipo epidérmica, ou seja, com presença de camada granulosa.

O istmo é delimitado superiormente pela inserção da glândula sebácea e inferiormente pela inserção do músculo piloeretor. Embora não seja perceptível histologicamente nos seres humanos, sabe-se que o reservatório de células-tronco epiteliais do folículo se localiza na região da inserção do músculo piloeretor, sendo denominado bulge (Figura 54.1).

A porção inferior localiza-se abaixo da inserção do músculo piloeretor e também é chamada de "transitória", pois existe apenas na fase anágena do ciclo folicular, sofrendo regressão completa durante as fases catágena e telógena. A parte mais inferior da porção transitória do folículo é o bulbo, onde se localiza a matriz folicular, formada por queratinócitos foliculares com intenso índice proliferativo e que darão origem à bainha radicular interna e à haste. Na matriz de folículos que produzem pelos pigmentados, encontram-se ainda melanócitos foliculares entremeados aos queratonícitos (Figura 54.1).

Fisiologia do folículo piloso

O funcionamento do folículo piloso envolve diferentes fases que se repetem ciclicamente, sendo chamado "ciclo folicular"[3] (Figura 54.2 e Tabela 54.2).

A fase na qual há intensa proliferação dos queratinócitos da matriz com consequente produção e crescimento da haste capilar se chama "anágena". O gasto energético da fase anágena requer um aporte nutricional adequado e é, consequentemente, a fase mais suscetível do ciclo. A duração da fase anágena é determinada geneticamente, mas sofre influências positivas e negativas de inúmeros fatores como idade, homônios, nutrição, metabolismo e doenças. No centro do couro cabeludo, a fase anágena dura em média de 2 a 6 anos,[13] mas na borda do couro cabeludo e nas regiões temporais os folículos pilosos apresentam durações de fase anágena muito mais curtas. Como a velocidade de crescimento dos fios é relativamente semelhante em todo couro cabeludo (0,33 mm/dia), o comprimento final dos cabelos em cada área é diretamente proporcional à duração da fase anágena.[10]

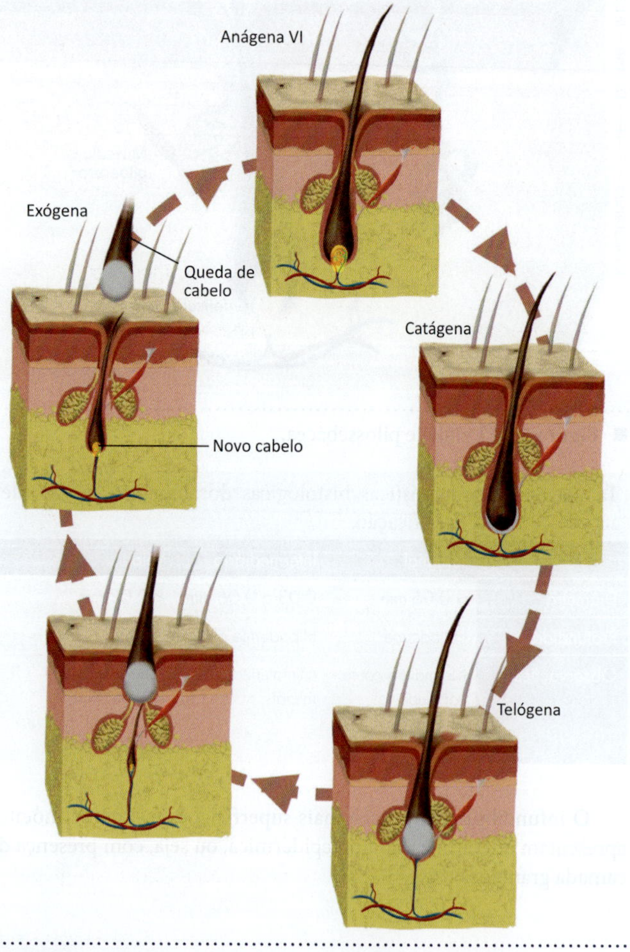

■ **Figura 54.2** Ciclo folicular.

Tabela 54.2 Características das fases do ciclo folicular.

	Anágena	Catágena	Telógena	Quenógena
Duração	2 a 6 anos	2 a 3 semanas	3 meses	Indeterminada
Característica do folículo piloso	Proliferação celular intensa	Apoptose maciça	Preparo de queda	Ausência de proliferação
Haste	Formação e crescimento	Ausência de formação	Ausência de crescimento	Ausência de haste
Consumo energético	Elevado	Baixo	Baixo	Baixo
Limite inferior	Hipoderme	Hipoderme	Derme	Derme

Ao final da fase anágena, segue-se uma rápida fase de regressão de toda a porção inferior do folículo, chamada fase catágena. A fase catágena dura de 2 a 3 semanas e é seguida por uma fase de preparação de queda chamada telógena.[14] A fase telógena dura 3 meses no couro cabeludo e, durante esse período, inicia-se uma nova fase anágena, havendo sobreposição de fases em razão da qual, ao ser expulsa a haste telógena (fase exógena),[15] já existe uma haste nova despontando na superfície epidérmica.

Em algumas situações patológicas, não ocorre o reinício da fase anágena durante a fase telógena e, após a expulsão da haste telógena (fase exógena), o folículo permanece vazio durante um tempo indeterminado, sendo chamada fase quenógena.[16]

Imunologia do folículo piloso

O conceito de privilégio imunológico é muito importante para a compreensão das doenças autoimunes do folículo piloso. Privilégio imunológico é um conjunto de características moleculares que impedem o sistema imunológico de enxergar uma determinada região do organismo. Poucas áreas do corpo humano apresentam essas características. Tanto a região do bulbo anágeno como a do bulge são regiões do folículo piloso com privilégio imunológico.[17]

Padrões de resposta folicular

O folículo piloso apresenta alguns padrões de resposta à injúria de acordo com a região do folículo agredida (Tabela 54.3).

Tabela 54.3 Padrões de resposta folicular.

	Tipo de agressão	Padrão de resposta	DSC	Exemplo
Infundíbulo	Inflamação	Hiperortoqueratose ou paraqueratose	Descamação peripilar	DS, LPP
Istmo	Inflamação	Se destruição do bulge → destruição folicular	Óstios foliculares ausentes e pontos brancos	LPP, FD
Porção inferior	Metabólica, inflamatória ou anatômica	Telogenização (agudo) Quenogenização (crônico) Miniaturização (crônico)	*Short regrowing hairs* Pontos amarelos Velos	Eflúvios, AA, FABS

DSC: dermatoscopia; LPP: líquen plano pilar; FD: foliculite decalvante; AA: alopecia areata; FABS: foliculite abscedante; DS: dermatite seborreica.

Agressão ao bulbo: em razão de seu elevado índice de proliferação celular, o bulbo é a porção do folículo piloso mais sensível a alterações metabólicas (eflúvio anágeno e eflúvio telógeno) ou isquêmicas (alopecia de pressão). Sua localização na porção inferior do folículo terminal faz dele um alvo também de diversos processos localizados na hipoderme (foliculite abscedante). Por fim, existem doenças autoimunes dirigidas especificamente contra o bulbo (alopecia areata). Como o bulbo faz parte da porção transitória do folículo e esta deixa de existir em algumas fases do ciclo folicular, agressões ao bulbo isoladas não levam à destruição folicular. Frente a uma agressão bulbar, o folículo reage de três formas distintas:

1. **Telogenização:** forma inicial e mais rápida de resposta folicular. Confere proteção tanto anatômica como metabólica ao folículo piloso. A

porção inferior do folículo sofre regressão até a altura da inserção do músculo piloeretor (região do bulge). Com isso, o folículo fica inteiramente localizado na derme, protegido de agressões localizadas na hipoderme como abscessos (ver foliculite abscedante) ou compressão mecânica (ver alopecia de pressão). Além disso, não há conexão do folículo com o suprimento sanguíneo nessa fase, protegendo-o de substâncias tóxicas hematogênicas (drogas) ou em situações de carência nutricional (emagrecimento) (ver eflúvio telógeno). Esse mecanismo de defesa é observado na fase mais inicial de doenças com inflamação bulbar (ver alopecia areata ou foliculite abscedante). Por um motivo não totalmente compreendido, um aumento de telógenos também é observado em doenças com trauma por arrancamento (ver tricotilomania) ou tração intensa (ver alopecia de tração aguda).

2. **Quenogenização:** em algumas situações patológicas, a agressão ao bulbo anágeno é mantida e, após a telogenização, o folículo não consegue reentrar em anágeno, permanecendo vazio (fase quenógena).[15] Esse mecanismo de defesa é observado na alopecia areata crônica e na alopecia androgenética (principalmente a feminina) e é manifestado dermatoscopicamente pela presença dos pontos amarelos.
3. **Miniaturização:** processo patológico no qual folículos terminais apresentam um tamanho menor na fase anágena do ciclo folicular seguinte. A diminuição do tamanho folicular pode ser gradual (diminuição progressiva a cada ciclo folicular) ou abrupta (transformação de um folículo terminal em um folículo do tamanho do folículo velo em apenas um ciclo folicular). O processo de miniaturização gradual é tipicamente causado pela ação androgênica no bulbo (ver alopecia androgenética), resultando no afinamento progressivo dos cabelos a cada ciclo. Já o processo de miniaturização abrupto é observado em doenças inflamatórias do bulbo (ver foliculite abscedante e alopecia areata). É importante ressaltar que a miniaturização só pode ocorrer após a telogenização do folículo terminal.

Alterações dos fios com a idade

As principais alterações do couro cabeludo com a idade são:

- **Diminuição da densidade folicular:** a quantidade de folículos por área é maior na infância e diminui de forma linear com os anos.[18,19]
- **Diminuição da espessura capilar:** a espessura dos fios aumenta até os 35 a 40 anos e depois diminui de forma cada vez mais rápida com a idade.[18,19]
- **Diminuição do volume capilar:** o volume é resultante da multiplicação entre a quantidade de fios e a área transversal dos mesmos.[20] Como a área de um círculo está diretamente correlacionada ao raio da circunferência ao quadrado, a espessura dos fios acaba sendo um fator mais importante do que a densidade folicular para determinação do volume capilar final e a perda de volume é notada apenas após os 35 a 40 anos quando somam-se a diminuição dos dois fatores.[20]
- **Diminuição da duração da fase anágena:** com a idade ocorre um encurtamento anágeno progressivo com consequente aumento da porcentagem de telógenos e encurtamento do comprimento máximo dos fios.[21] Como a duração anágena é bem maior do que a necessária para o comprimento normal dos fios que é utilizado atualmente, esse fenômeno raramente incomoda. Já em pessoas com uma duração de anágeno constitucionalmente mais curta e naquelas regiões onde a fase anágena é naturalmente mais curta (borda do couro cabeludo e regiões temporais) esse encurtamento pode resultar em queixa de rarefação ou fios que não crescem.
- **Diminuição da pigmentação capilar (canície):** a proporção de cabelos brancos aumenta com a idade e varia com raça e região do couro cabeludo, sendo ainda influenciada por fatores externos como drogas e doenças sistêmicas e locais do couro cabeludo.[19,22] A teoria mais aceita atualmente para canície é chamada exaustão folicular, segundo a qual após aproximadamente 10 ciclos foliculares o folículo perderia a capacidade de repovoar a matriz com melanócitos melanogênicos. A perda da pigmentação da haste leva também a alterações na velocidade de crescimento e na organização da queratina produzida, gerando fios brancos que crescem mais rápido que os pigmentados e cuja haste apresenta uma textura diferente.[23]

Propedêutica

Além do exame direto da região do couro cabeludo, inúmeros outros métodos propedêuticos são descritos para o estudo das alterações capilares. O método propedêutico mais adequado para analisar uma determinada alteração dos cabelos varia de acordo com a queixa principal. Didaticamente, as doenças dos cabelos podem apresentar três tipos de queixa principal: diminuição de quantidade (falha); alteração de ciclo (queda); e alteração de haste (quebra ou textura diferente). Algumas doenças do couro cabeludo apresentam mais de uma queixa simultaneamente. Além disso, em virtude de elevada prevalência de algumas alterações capilares (eflúvio telógeno e alopecia androgenética), deve-se sempre considerar a possibilidade de associação de doenças.

A propedêutica diagnóstica de quadros com diminuição de quantidade de cabelos mudou radicalmente nos últimos anos com o desenvolvimento da tricoscopia. O exame anatomopatológico continua indicado nos casos de dúvida diagnóstica após o exame clínico e dermatoscópico de alopecias não cicatriciais, bem como para confirmação das alopecias cicatriciais.

Já em quadros com queixa de queda (sem falha), a tricoscopia e o exame anatomopatológico apresentam pouco benefício. O exame de tração leve (*pull test*) pode ser realizado conforme previamente descrito, porém os valores de normalidade foram recentemente revistos e a saída de dois ou mais fios em um teste não deve ser considerada normal.[24] Ferramentas para quantificar a porcentagem de telógenos como tricograma,[25] fototricograma[26] e *modified wash test*[27] são descritas, mas todas apresentam acurácia questionável e limitações importantes para uso na prática diária.

Por fim, queixas de alteração de haste podem ter eventual benefício da tricoscopia, mas a microscopia ótica e eletrônica ainda são o padrão-ouro na maioria dos casos.[28-30]

Abordaremos nesta parte do capítulo, alguns conceitos básicos sobre tricoscopia e exame anatomopatológico do couro cabeludo. A propedêutica diagnóstica específica para as inúmeras doenças dos cabelos será detalhada na parte respectiva do capítulo sobre cada doença.

Tricoscopia

A utilização do dermatoscópio permite o exame mais detalhado do couro cabeludo e da haste capilar e auxilia no diagnóstico e no acompanhamento clínico de inúmeras alopecias.[31-32]

O exame dermatoscópico das alopecias com objetivo diagnóstico deve primeiramente determinar qual(is) o(s) motivo(s) da perda da cobertura capilar (Tabela 54.4).

Existem duas possíveis razões para perda da cobertura capilar:

1. **Ausência da haste capilar:** neste caso, é importante determinar se a região folicular ainda pode ser identificada ou se há uma perda do referencial folicular na região.

   I. **Região folicular identificada:** utiliza-se a terminologia "ponto" e classifica-se de acordo com a cor observada em: amarelo; preto; branco; ou vermelho. As aberturas foliculares podem ou não estar preservadas.

   A) **Óstios foliculares preservados**

   Indicam preservação do infundíbulo sem haste. Pode ou não estar preenchido por outro material. Observados nas alopecias não cicatriciais e algumas alopecias eventualmente irreversíveis nas quais há preservação pelo menos temporária do infundíbulo (fase inicial da foliculite abscedante, fase inicial do lúpus, alopecia de tração, atriquia com pápulas, alopecia permanente pós-quimioterapia).

   - **Ponto amarelo (Figura 54.3):** significa acúmulo de sebo e queratina no infundíbulo. Ocorre em alopecias não irreversíveis que apresentam fase quenógena e produção sebácea preservada (alopecia androgenética[33] e alopecia areata)[34-35] e em alopecias irreversíveis que preservam o infundíbulo e a glândula sebácea (alopecia de tração).

- **Ponto preto (Figura 54.4):** corresponde a presença de grumos de melanina no interior do infundíbulo. Ocorre principalmente por agressão da matriz (alopecia por quimioterapia,[36] alopecia por radioterapia, alopecia areata,[34] alopecia de pressão) ou arrancamento da haste (tricotilomania[37]).
- **Ponto vermelho (Figura 54.5):** neste caso, a cor vermelha não se encontra dentro do óstio, mas ao redor dele. Foi descrito inicialmente no lúpus eritematoso discoide recente,[38] mas, depois, provou-se que corresponde à vascularização folicular alta observada quando há acromia da epiderme.[39]
- **Rolha córnea (Figura 54.6):** indica dilatação infundibular com acúmulo de queratina compacta. É observada no lúpus eritematoso discoide.[40]

B) **Óstios foliculares ausentes**

- **Ponto branco (Figura 54.7):** corresponde à cicatriz folicular de cor clara, rodeada pela rede pigmentar distribuída radialmente ao redor do ponto.[41] Só pode ser observado nas alopecias cicatriciais primárias em pessoas de fototipo elevado, uma vez que é necessária a preservação da epiderme interfolicular para se distinguir a região folicular substituída por fibrose.

II. **Região folicular não identificada:** implica a perda do óstio folicular e, portanto, destruição folicular. Ocorre nas alopecias cicatriciais com inflamação e fibrose dérmica importante e perda da arquitetura normal da derme ou em alopecias cicatriciais com preservação da arquitetura da derme, mas sem pigmentação epidérmica suficiente para visualizar os pontos brancos.

2. **Presença da haste capilar – diminuição da espessura e/ou comprimento das hastes:** alguns quadros de alopecia resultam de alterações na espessura e/ou no comprimento das hastes.

A) **Espessura**

- **Pelos terminais (Figura 54.8):** normalmente encontrados no centro do couro cabeludo,42 que apresentam espessura maior que 0,06 mm.
- **Pelos finos (Figura 54.8):** fios longos com menos da metade do diâmetro dos fios terminais. São normalmente encontrados em doenças com miniaturização folicular leve, especialmente alopecia androgenética feminina.[43]
- **Pelos velos (Figura 54.9):** são fios muitos finos (menor que 0,03 mm) e curtos. No couro cabeludo, são observados em doenças com miniaturização folicular avançada, como alopecia areata[34] e alopecia androgenética.[43] Podem ser encontrados em toda pele não glabra e, por isso, estão normalmente presentes na linha de implantação do couro cabeludo.
- **Pelos em crescimento (Figura 54.10):** fios curtos que apresentam a extremidade distal fina (em flâmula), mas engrossam rapidamente.

B) **Comprimento**

- **Longos:** os fios normalmente encontrados no centro do couro cabeludo são longos.
- **Curtos:** é importante analisar a extremidade distal do fio curto para entender sua fisiopatologia.

i. **Extremidade em flâmula:** neste caso, pode-se concluir que o fio apresentou um tempo curto de anágeno até o momento do exame.

- **Velo:** espessura de todo fio menor que 0,03 mm.
- **Pelo em crescimento:** espessura da base maior que a da ponta.

ii. **Extremidade com terminação abrupta:** neste caso, pode-se concluir que houve uma quebra da haste, podendo ser consequente a arrancamento, fricção, corte ou quadros com fragilidade capilar aumentada.

Tabela 54.4 Tricoscopia.

Terminologia		Descrição	Histopatológico	Significado
Haste	Terminal	Fios longos e grossos	Folículos terminais	Normal no couro cabeludo
	Finos	Fios longos com menos de 50% do diâmetro dos fios terminais	Miniaturização folicular inicial	Em geral, alteração do bulbo anágeno de origem androgênica
	Velos	Fios longos com menos de 50% do diâmetro dos fios terminais	Miniaturização folicular avançada	Mecanismo de defesa folicular em agressões do bulbo anágeno
	Em crescimento (*short regrowing hairs*)	Fios longos com menos de 50% do diâmetro dos fios terminais	Folículos terminais logo após exógeno	Sincronização em telógeno
	Quebrados	Fios curtos sem extremidade em flâmula e espessura variável	Folículos normais ou aumento de telógenos (depende do mecanismo)	Haste traumatizada por diferentes mecanismos
Região folicular identificável sem haste (pontos)	Amarelo	Fios curtos sem extremidade em flâmula e espessura variável	Infundíbulo dilatado com sebo e queratina em fase quenógena	Fase quenógena ou infundíbulo sem porção inferior
	Branco	Estrutura clara ao redor da qual a rede pigmentar da pele do couro cabeludo apresenta uma distribuição radiada; é observada apenas em peles onde a rede pigmentar esteja visível e preservada	Substituição do folículo piloso por fibrose com preservação da epiderme interfolicular	Destruição folicular isolada sem acometimento interfolicular (alopecias cicatriciais primárias linfocíticas)
	Preto	Estrutura amorfa preta localizada dentro do óstio folicular	Grumo de queratina pigmentada dentro do canal folicular	Agressão à haste pigmentada anágena
	Vermelho	Região folicular avermelhada observada em peles com pouca pigmentação	Vascularização dérmica folicular observada por transparência	Epiderme acrômica e folículos potencialmente viáveis
	Rolha córnea	Estrutura de bordas muito bem-definidas, tamanho variado e coloração amarelo-acastanhada	Infundíbulo dilatado com queratina compacta	Alteração de queratinização epidérmica (lúpus)

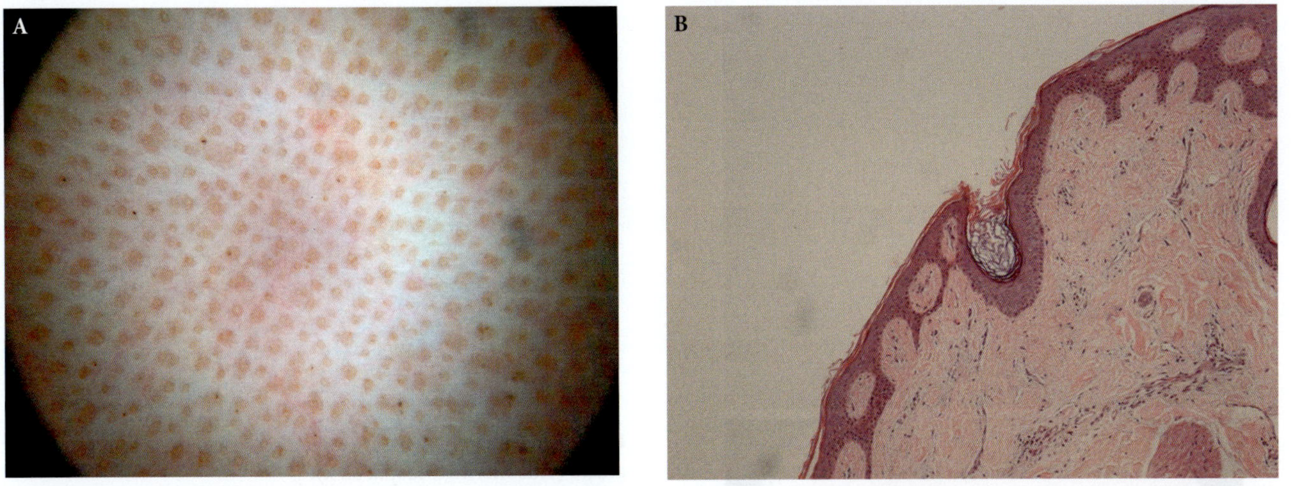

■ **Figura 54.3** (**A**) Pontos amarelos à dermatoscopia em uma lesão de areata (videodermatoscopia 70 x); (**B**) pontos amarelos ao exame anatomopatológico: infundíbulo preenchido por sebo e queratina (HE 100 x).

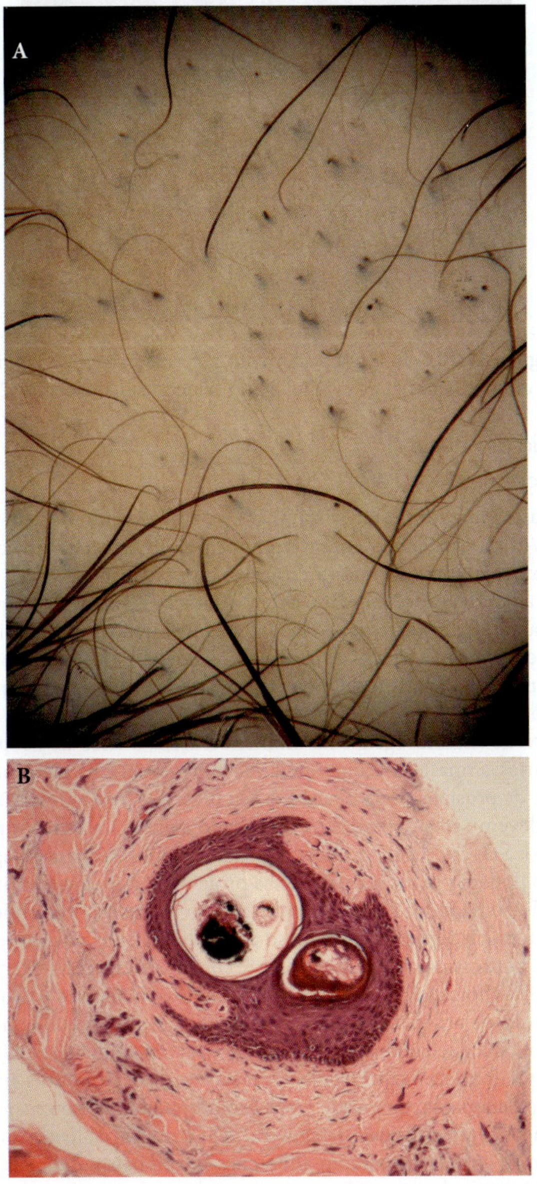

■ **Figura 54.4** (**A**) Pontos pretos à dermatoscopia em uma lesão de areata (videodermatoscopia 32 x); (**B**) pontos pretos ao exame anatomopatológico: grumo de melanina dentro do canal folicular (HE 200 x).

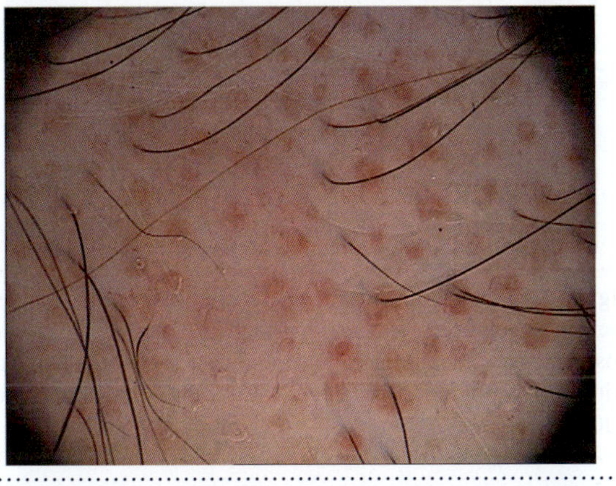

■ **Figura 54.5** Pontos vermelhos à dermatoscopia em uma lesão de lúpus discoide (videodermatoscopia 20 x).

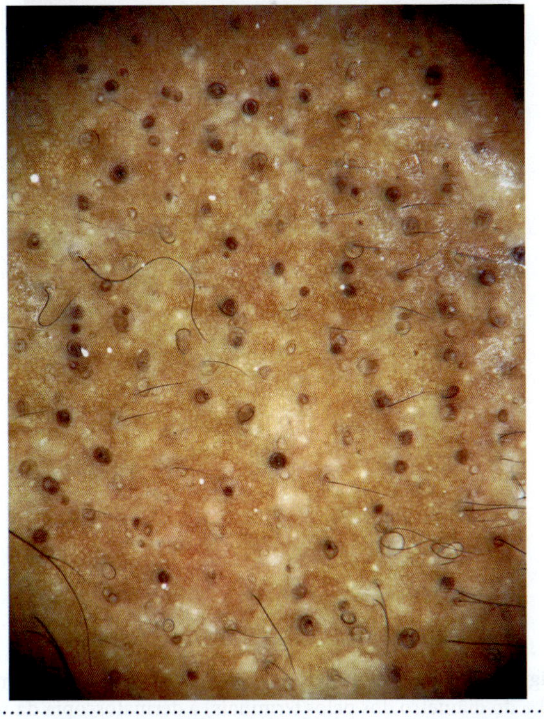

■ **Figura 54.6** Rolhas córneas à dermatoscopia em uma lesão de lúpus discoide (videodermatoscopia 32 x).

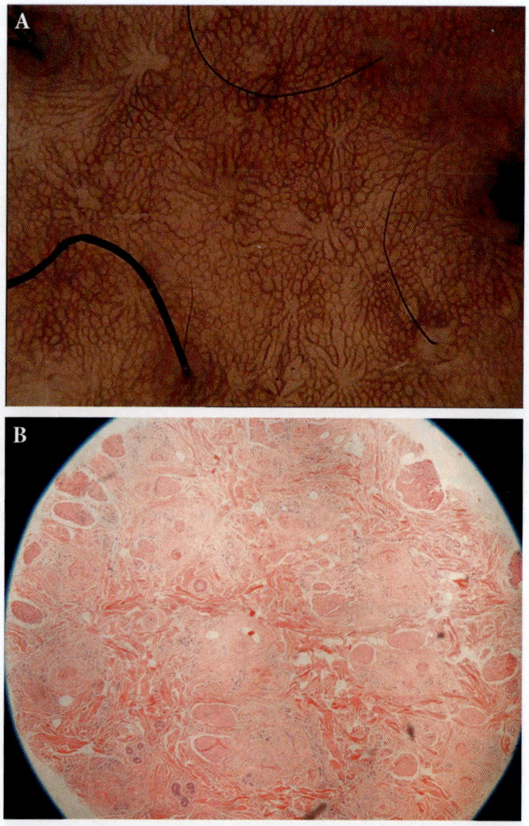

■ **Figura 54.7 (A)** Pontos brancos à dermatoscopia em uma lesão de alopecia cicatricial central centrífuga (videodermatoscopia 40 x); **(B)** pontos brancos ao exame anatomopatológico: tratos fibrosos cicatriciais substituindo as unidades foliculares (músculos eretores preservados) (HE 40 x).

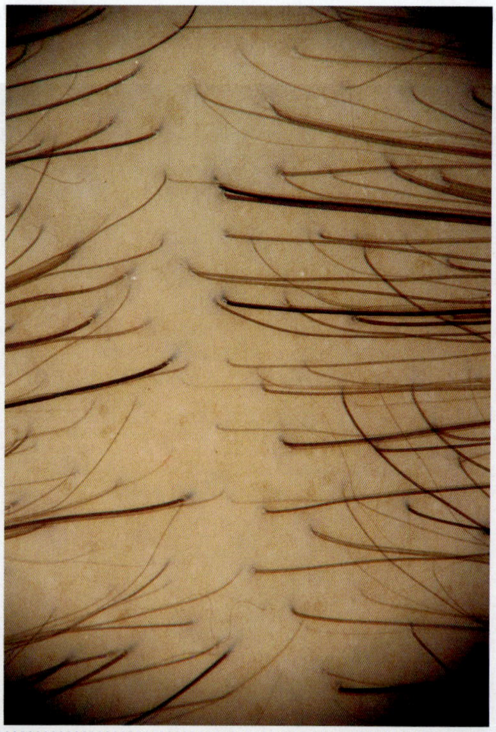

■ **Figura 54.8** Pelos terminais e pelos finos (fios longos com menos de 50% do diâmetro dos pelos terminais) à dermatoscopia da região da coroa em mulher com alopecia androgenética (videodermatoscopia 32 x).

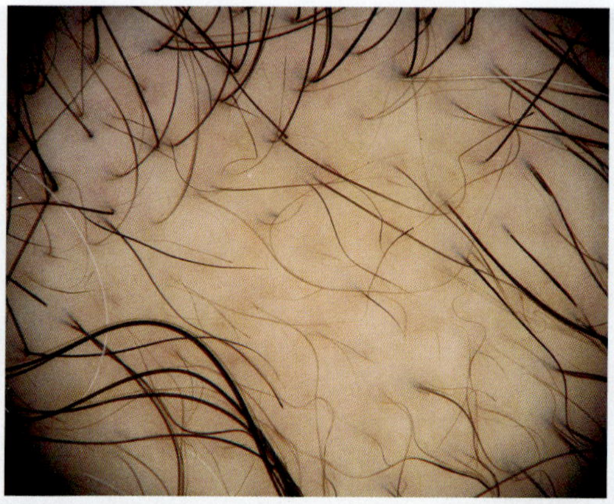

■ **Figura 54.9** Pelos velos à dermatoscopia em uma lesão de alopecia areata (videodermatoscopia 32 x).

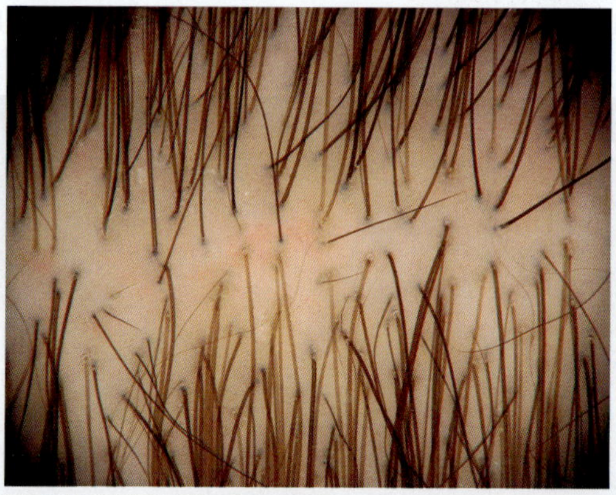

■ **Figura 54.10** Pelos em crescimento à dermatoscopia da região da coroa em mulher com eflúvio telógeno (videodermatoscopia 32 x).

Queda de cabelo

Métodos de avaliação

Vários métodos estão disponíveis para avaliar um paciente com queda de cabelo. Eles devem ser combinados a uma boa história clínica e exame físico para corretas indicação e interpretação.

A anamnese deve abordar o início, a duração e a natureza da queixa. Queda, rarefação e quebra são facilmente distinguidas na história. Familiares com AAG, alterações nas hastes ou doenças autoimunes podem influenciar o diagnóstico. Outras doenças como câncer de mama ou de próstata na família podem impactar na decisão terapêutica: o uso crônico de antiandrógenos na mulher aumenta o risco de neoplasias mamárias; a finasterida, que, apesar de não interferir na incidência de câncer de próstata, pode retardar o seu diagnóstico. Modificações no peso devem ser observadas. A obesidade aumenta a transformação periférica de andrógenos. Dietas restritas ou crônicas para emagrecimento podem provocar deficiências proteicas e minerais, facilitando um eflúvio telógeno (ET). Anormalidades endócrinas, enfermidades sistêmicas, cirurgias recentes e uso de medicamentos podem ser um gatilho para queda. Assim como ocorre com medicamentos, vitaminas, compostos homeopáticos e outros suplementos alimentares. Tricodínea (sensação de ardência no couro cabeludo) ou prurido podem estar associados à queda ou dermatite seborreica. Em mulheres, a história deve incluir a data da última menstruação, gestações e abortos, infertilidade, menopausa, terapia de reposição hormonal e uso ou suspensão de anticoncepcionais orais. Irregularidade menstrual e hipermenorreia podem se correlacionar com alterações hormonais e deficiência de ferro. O desejo de engravidar pode interferir na decisão terapêutica, já que os antiandrógenos devem ser sempre acompanhados de anticoncepção. Outras doenças sistêmicas e infecções, como a sífilis, devem ser excluídas. Com a popularização de diversos tratamentos estéticos capilares, é fundamental questionar o paciente quanto aos hábitos de cuidados com os cabelos. Tinturas e alisamentos facilitam a quebra e podem intensificar o problema básico. A frequência da lavagem e os produtos utilizados, os tratamentos químicos no último ano e sua frequência além do uso de calor para secar ou modelar os fios podem interferir na qualidade da haste.

Exame clínico

Durante o exame, deve-se classificar o acometimento do couro cabeludo como localizado ou difuso, além de avaliar outras áreas pilosas, como sobrancelhas e pelos corporais, as quais podem evidenciar lesões associadas. Manifestações de hiperandrogenismo como acne, seborreia, acantose nigricante, hirsutismo e alterações no timbre da voz devem ser observadas. O exame das unhas pode auxiliar no diagnóstico da alopecia areata (AA) e líquen plano pilar (LPP). A presença de sinais de inflamação do couro cabeludo, secreção ou cicatrizes foliculares com óstios ausentes remetem ao diagnóstico de alopecia cicatricial e são sinais de alerta para uma possível biópsia.

Métodos complementares

Os métodos complementares podem ser divididos em invasivos e não invasivos e são descritos na Tabela 54.5.

Tabela 54.5 Métodos de quantificação da queda.

	Tipo do teste	Descrição	Resultado
Não invasivos	Coleta dos cabelos eliminados espontaneamente[49]	Contagem e coleta de toda a queda diária por 7 dias	Normalmente queda de 30 a 60 fios ao dia, aumenta nos dias da lavagem do cabelo. No ET, mais de 100 fios ao dia
	Teste da lavagem[27]	Após 5 dias sem lavar os cabelos, o paciente deve lavar e enxaguar os fios em uma pia ou banheira com o ralo coberto por uma gase e trazer para avaliação a quantidade de fios obtidos. Estes fios são divididos em fios curtos (< 3 cm), intermediários (entre 3 e 5 cm) e longos (> 5 cm) e são avaliados por microscopia ou videodermatoscopia	Normalmente queda de fios longos Na AAG são observados mais de 10% de fios telógenos curtos em geral com queda de menos de 200 fios. No ET, em geral, fios longos e em maior número são observados
	Teste do puxão ou da tração[50]	Na consulta uma delicada tração de um grupo de cerca de 50 fios da base a extremidade distal. O ideal é que o paciente não tenha lavado o cabelo desde o dia anterior à consulta	Normalmente apenas uma ou duas hastes telógenas são desprendidas. Queda de mais de 10% no número de fios (tracionados e anormal.) Queda espontânea de fios anágenos é anormal
	Contagem de 60 segundos	Pentear os cabelos por 60 segundos antes da lavagem por 3 dias consecutivos e contar o número de fios obtidos. Repetir mensalmente	Normalmente 30 a 60 fios podem cair. Fornece uma avaliação comparativa da queda de cabelo
	Fotografias globais[118]	Padronização por aparelhos desenvolvidos para fixação do couro cabeludo ou técnicas individuais padronizadas	Padrões de normalidade são comparados a escalas como Savin, Hamilton-Norwood ou Ludwig. Fornece uma avaliação comparativa da densidade capilar
	Janela de crescimento[25]	7 dias pós-corte dos fios em uma área de 1 a 2 cm², é observado o crescimento dos fios	Os fios crescem cerca de 0,3 cm por semana ou 1 cm ao mês. Fornece prova de crescimento dos fios
	Peso do cabelo	Após uma janela de crescimento os fios são coletados próximo ao couro cabeludo para pesagem	Fornece uma avaliação comparativa da espessura e densidade dos fios
	Teste do cartão	No repartido, coloca-se um cartão contrastando com a cor do cabelo do paciente	Evidencia repilação em eflúvios e miniaturização em AAG
	Dermatoscopia e videodermatoscopia[43,88,102]	Diversos aparelhos permitem a visualização da densidade e espessura dos fios que pode ser fotografada em diversas áreas do couro cabeludo e no seguimento clínico. Além disso, outras estruturas podem ser avaliadas	Avaliação de estruturas foliculares (pontos), densidade dos fios e características do couro cabeludo
	Fototricograma	Observação do crescimento dos fios em uma janela de crescimento. Fios que crescem são anágenos, outros são catágenos/telógenos. É possível observar e classificar a espessura dos fios em grossos e finos	Normalmente espera-se 80% dos fios em crescimento e predomínio de fios terminais (grossos)
	Avaliação visual do volume de queda	Coletas de amostras de queda podem ser classificadas para cabelos curtos, médios e longos em escalas de 1 a 9 pontos	Seguimento de volume de queda de cabelo
Invasivos	Tricograma	Sob anestesia local, 5 dias após a lavagem são coletadas por arranchamentos amostras de 3 áreas do couro cabeludo. Os fios são observados à microscopia óptica e divididos em anágenos, catágenos e telógenos	Normalmente mais de 80% de fios anágenos são encontrados nas amostras
	Biópsia[62]	Sob anestesia local, amostras de couro cabeludo são obtidas. Cortes transversais permitem avaliação da espessura e número de folículos por *punch* 4 mm para avaliação folicular e interfolicular	Normalmente relação terminal/velo 4:1 e anágeno e telógeno de 6 a 8/1

ET: eflúvio telógeno; AAG: alopecia androgenética.

Exame anatomopatológico do couro cabeludo

A maioria das alterações dos cabelos não requer a realização de uma biópsia do couro cabeludo. Distúrbios de haste e doenças por alteração do ciclo folicular (eflúvios) raramente apresentam alterações diagnósticas ao exame anatomopatológico. A maioria das alopecias não cicatriciais pode ser diagnosticada e acompanhada clínica e dermatoscopicamente.

A biópsia do couro cabeludo em casos de alopecia deve ser primariamente realizada em casos com dúvida diagnóstica. Em alopecias cicatriciais, pode-se realizar o exame anatomopatológico tanto para confirmar o prognóstico reservado quanto para quantificação da inflamação histológica.

O local da coleta varia de acordo com as hipóteses diagnósticas e o objetivo do exame. Esse aspecto será mais detalhadamente discutido ao longo do capítulo.

O processamento do material é diferente das biópsias cutâneas tradicionais e deve incluir sempre 2 fragmentos, sendo um para corte horizontal e outro para corte vertical.[44] O corte horizontal é o único que permite estabelecer a contagem folicular total e as proporções terminais: velos e anágeno; e telógenos, sendo fundamental nas alopecias não cicatriciais e para diferenciar alopecias cicatriciais de não cicatriciais.

A densidade folicular foi estudada por Headington, em 1984, em fragmentos de 4 mm e por isso deve-se preferencialmente usar esse diâmetro para biópsia de alopecias.[45]

■ ALOPECIAS NÃO CICATRICIAIS

Estão entre as queixas mais frequentes nos consultórios dermatológicos no Brasil. A alopecia androgenética (AAG) é a causa mais comum de alopecia em ambos os sexos, apresentando-se como rarefação capilar; enquanto o eflúvio telógeno (ET) é a causa mais comum de queda de cabelos.[46]

As alopecias não cicatriciais podem ser localizadas ou difusas, de acordo com a sua distribuição no couro cabeludo. As localizadas, em geral, têm diagnóstico mais objetivo de acordo com a sua distribuição e aspecto clínico. Elas incluem a alopecia areata (AA) clássica, a androgenética masculina, a de tração e a tricotilomania (TTM). As formas difusas são um grande desafio nos consultórios de Dermatologia. AAG feminina, ET na sua forma crônica e AA difusa são suas três principais causas.[47]

Eflúvio telógeno

Eflúvios são alterações no padrão de crescimento cíclico dos cabelos, o ET é a causa mais comum de queda de cabelo. Ocorre em ambos os sexos, porém mulheres o relatam com mais frequência. A principal queixa é a queda, já que os pacientes perdem 25 a 35% dos cabelos.[48]

Etiopatogenia

O mecanismo do ET envolve a sincronização dos ciclos foliculares em fase de queda (telógena). Esta sincronização geralmente ocorre pela interrupção precoce da fase de crescimento (anágena) folicular, que normalmente tem a duração de cerca de 6 anos e deveria acontecer de forma assincrônica em todo o couro cabeludo. A entrada na fase de repouso ou queda (telógeno) leva estes fios a caírem 2 a 3 meses após o fator desencadeante (gatilho) de forma sincrônica.

Uma grande variedade de eventos pode desencadear um ET (Quadro 54.1). Em aproximadamente 30% dos pacientes, a causa não é identificada, mas a evolução é autolimitada.[47,49-52]

Quadro 54.1 Desencadeantes frequentes de eflúvio telógeno.

- Recém-nascido
- Pós-parto
- Estágios iniciais de alopecia androgenética
- Infecções
- Picos febris
- Emagrecimento
- Medicamentos
- Cirurgias
- Estresse emocional
- Endocrinopatias (hipotireoidismo especialmente)
- Pós-covid-19

O mecanismo do ET pode estar relacionado a eventos em diferentes fases do ciclo do cabelo (Tabela 54.6).[50,53] Estes eventos estão envolvidos nas formas agudas e crônicas de ET.

Tabela 54.6 Mecanismos de indução de eflúvio telógeno.

Causa	Mecanismo	Exemplo
Liberação anágena imediata	Folículos anágenos entram prematuramente em telógeno	Estresse fisiológico, como febre alta, alguns medicamentos e o pós-covid-19
Liberação anágena retardada	Fase anágena prolongada, retarda o início da telógena	Queda pós-parto
Ciclo anágeno curto	Encurtamento idiopático da fase anágena	ET leve e persistente sem causa aparente
Liberação telógena imediata	A fase telógena normal é encurtada	Uso de medicações
Liberação telógena retardada	Alteração do ciclo periódica e sazonal experimentada	Alopecia sazonal similar a que ocorre em animais

ET: eflúvio telógeno.

Aspectos clínicos

O principal sintoma relatado pelo paciente com ET é a queda. O paciente geralmente procura auxílio após a queda instalada. No exame clínico, a densidade dos cabelos pode estar reduzida em até 50% antes que a queixa se torne aparente.[50,54] Tricodínia acompanha a queda em cerca de 30% dos casos.[55]

O ET agudo tem, em geral, a duração de 2 a 6 meses, sendo seguido, frequentemente, por recuperação completa, sem necessidade de intervenção. Entretanto, as formas crônicas de ET são mais duradouras, podem demandar tratamento e mascarar uma AAG.[52]

Formas agudas e crônicas podem se sobrepor aos estágios iniciais de AAG, resultando em uma dificuldade maior no diagnóstico. O Gráfico 54.1 ilustra o volume de queda em fios no ET agudo e crônico.

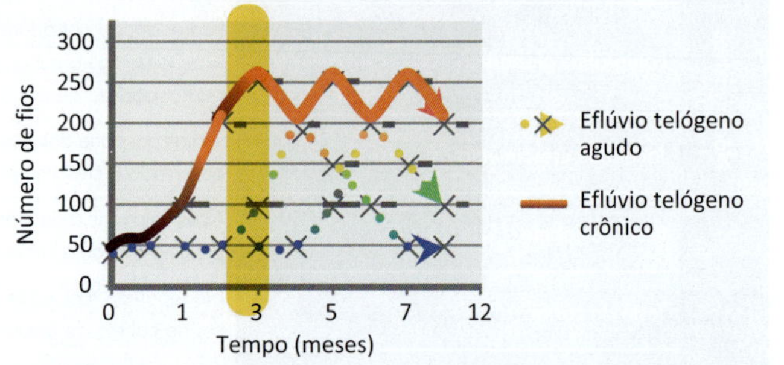

■ **Gráfico 54.1** Ilustração do volume de queda em número de fios ao longo dos meses nas formas aguda e crônica de eflúvio telógeno.

Diversos motivos podem desencadear o ET (Quadro 54.1). Ao exame, uma rarefação difusa predominantemente bitemporal pode ser observada com 10 a 15 hastes eliminadas na prova da tração. A análise dos fios eliminados espontaneamente pode evidenciar o volume da queda telógena. Nos pacientes com ET, podem ser eliminados de 100 a 200 fios ao dia.[49]

O tricograma mostra um índice anágeno/telógeno diminuído ou invertido com o aumento de hastes telógenas conforme a fase do ET.[55]

Achados dermatoscópicos

Não há achados específicos de eflúvio telógeno, entretanto a observação de múltiplas unidades foliculares com hastes isoladas e a presença de fios em crescimento pode ser sugestiva de ET ativo ou em recuperação respectivamente.

Diagnósticos diferenciais

A diferenciação precisa entre ET, AAG e alopecia areata incógnita (AAI) faz-se necessária. A história familiar bem como avaliação dos cabelos eliminados espontaneamente ou por tração e a dermatoscopia são fundamentais.[56]

AAI mimetiza um ET em um paciente com miniaturização central. A prova da tração é positiva com telógenos e raramente anágeos distróficos. A prova da lavagem obtém mais de 350 fios telógenos.[57]

Diagnóstico laboratorial

Investigações extensas no ET devem ser evitadas e os exames devem ser relacionados às queixas do paciente. A investigação laboratorial básica é controversa, mas deve incluir um TSH e um hemograma, para afastar duas das causas mais frequentes de ET: hipotireoidismo e deficiência de ferro (na maioria das vezes, não suficiente para desenvolver alteração no hemograma). A dosagem da ferritina sérica é o exame que melhor reflete o aspirado de medula óssea e, por esse motivo, é frequntemente adotada como teste inicial.[58-59] Em mulheres com deficiência de ferro, a correção dos níveis de ferritina, reduz o número de fios telógenos.[60] Deficiências de zinco, de vitamina D e de outros minerais podem ser mais frequentes no eflúvio, entretanto grupos-controles adequados não confirmaram estes achados.[61]

Exame anatomopatológico

A biópsia do couro cabeludo pode ser normal se o ET estiver em fase de recuperação, mas ajuda a excluir outras condições. No estágio agudo do ET, a contagem de telógenos (Figura 54.11) mostra-se aumentada, com índice anágeno/telógeno de aproximadamente 1:4 (o inverso do índice normal) e uma relação de pelos terminais: velos normal (6 a 8:1). Em um espécime de biópsia com *punch* de 4 mm, o número de folículos na derme profunda e hipoderme mostra-se diminuído (menos de oito folículos anágenos em cortes transversais).[56,62]

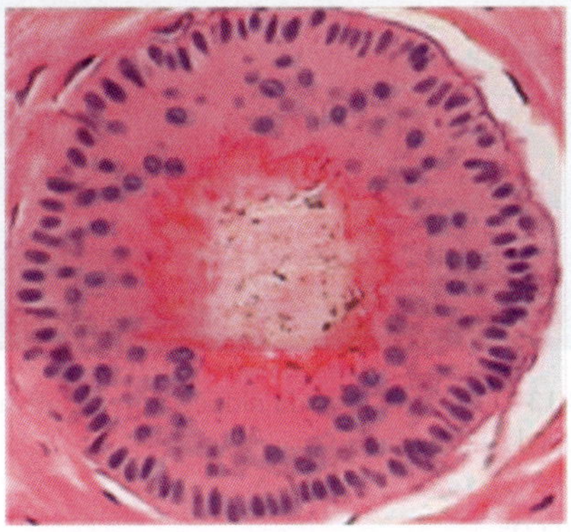

Figura 54.11 Folículo telógeno em corte transversal.

Tratamento

O tratamento do ET depende do isolamento da causa e eliminação do fator desencadeante. O apoio psicológico ao paciente é fundamental até que haja redução da queda ativa. Qualquer fator subjacente que leve à queda, como hipotireoidismo ou deficiência de ferro, deve ser tratado. No caso de dietas restritas em nutrientes, o paciente deve ser estimulado a corrigi-la. A redução da queda só ocorre 2 a 3 meses após a correção, pois o ciclo do cabelo já estará comprometido. ET agudo por drogas, eventos fisiológicos e alterações sazonais é geralmente autolimitado e não requer tratamento. A queda é seguida de recuperação completa. O eflúvio pós-parto também é autolimitado, embora nestes casos a repilação possa ser parcial nos quadros associados à AAG.[50,53,63]

Nas formas crônicas de ET, a pesquisa de fatores desencadeantes é mais difícil, e pode se justificar uma intervenção terapêutica.[46,48]

Suplementos de vitaminas e minerais de forma aleatória não estão indicados no ET, exceto nos casos de deficiência documentada. Multivitamínicos ricos em biotina (vitamina B7), pantotenato de cálcio (ou ácido pantotênico), proteínas e suplementos contendo zinco são mencionados com freqüência como tratamento, entretanto não há evidências significativas de sua eficácia em ET, pois existe uma tendência de melhora e a avaliação cega e controlada é difícil.[64-66] Embora o tratamento da deficiência de ferro sem anemia seja controverso, suplementação de ferro nesses pacientes pode ser útil, especialmente quando os níveis de ferritina estão abaixo de 60 mg/dL.[60] Dermatites associadas devem ser tratadas e minoxidil em solução a 2 ou 5% pode ser coadjuvante na recuperação. Corticosteroides podem ser usados em loções, injeções intradérmicas ou administração sistêmica (não excedendo 0,25 mg/kg/dia de prednisolona).[55]

O tratamento sistêmico é controverso, mas pode ser utilizado em queda aguda severa ou crônica. Prednisona 10 a 20 mg, acetato de ciproterona e espironolactona podem ser considerados.[52,67]

Prognóstico

Eflúvios agudos apresentam melhora 2 a 3 meses após a eliminação do fator desencadeante mesmo sem qualquer tratamento adicional. Entretanto, o crescimento com resultado estético aceitável pode levar 1 ano inteiro ou mais. Mesmo nas formas crônicas não há afinamento das hastes.[67] A melhora espontânea do ET é fator de confusão na avaliação terapêutica de diversas medicações via oral (VO), tratamentos eficientes devem reduzir a queda em cerca de 8 semanas.[68]

Eflúvio anágeno

Considerações gerais

O eflúvio anágeno (EA) resulta de uma agressão celular intensa ao folículo em crescimento (anágeno), com interrupção abrupta da queratinização produzindo fios com estreitamentos abruptos e fraturas, que caem com facilidade. A causa mais frequente de EA são drogas quimioterápicas.

A maioria dos pacientes sob quimioterapia (QT) experimenta algum grau de queda de cabelo, sendo este o efeito colateral mais traumático do tratamento em cerca de 50% deles.[69-70]

Etiopatogenia

Na queda anágena, aproximadamente 90% dos folículos do couro cabeludo sofre apoptose maciça de queratinócitos e melanócitos do bulbo de folículos anágenos.[60,71] Radioterapia e quimioterapia são causas clássicas de EA.[72-73]

Folículos em fase anágena são seriamente danificados e se transformam imediatamente em catágenos distróficos, com queda em alguns dias da haste folicular e cessação abrupta da melanogênese folicular, provocando a eliminação simultânea de grande número de hastes anágenas. Nos casos de dano mais ameno, ocorre uma fase anágena distrófica, em que as hastes foliculares não são expulsas, porém sofrem alterações de queratinização e melanogênese, gerando fios mais claros (ou brancos) com constrições, frágeis e quebradiços.[74]

Aspectos clínicos

Clinicamente, observa-se uma queda exuberante e difusa de fios. A queda se inicia 1 a 2 semanas após o fator desencadeante, evoluindo com alopecia total clinicamente evidente 1 a 2 meses mais tarde (Figura 54.12).[75]

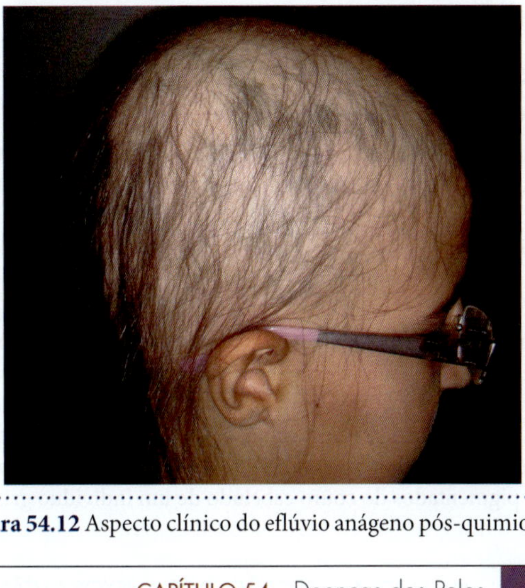

Figura 54.12 Aspecto clínico do eflúvio anágeno pós-quimioterapia.

A prova da tração é fortemente positiva e, embora a perda de alguns fios telógenos possa ser encontrada, a maioria é de fios anágenos distróficos.

Achados dermatoscópicos

São semelhantes aos da alopecia areata com pontos pretos, peládicos e constrições proximais. Alteração da cor da haste também pode ser observada.[76]

Diagnósticos diferenciais

ET pode ser desencadeado pelas mesmas drogas quimiterápicas, dependendo de sua dose, frequência ou tempo de uso. Neste caso, os fios em anágeno passam para a fase catágena e telógena e caem cerca de 3 meses após a ingestão da substância. No EA, a queda aparece 1 a 2 semanas após o uso da droga.

Nos casos de difícil recuperação, deve-se considerar os diagnósticos de alopecia areata, alopecia androgenética acelerada pelo eflúvio, alopecia permanente pós-quimioterapia e doença do enxerto contra hospedeiro liquenoide nos pacientes pós-transplante de medula óssea.[77] Nestes casos, a dermatoscopia e a biópsia de couro cabeludo podem auxiliar no diagnóstico final.

Diagnóstico laboratorial

Não há necessidade de investigação laboratorial, pois o desencadeante é geralmente evidente.

Exame anatomopatológico

Histologicamente, notam-se folículos em fase anágena distróficos com estrutura irregular e tractos fibrosos disseminados na amostra.[77]

Tratamento

Medidas para reduzir ou eliminar a queda de cabelo durante a quimioterapia não se mostraram efetivas. O uso de torniquetes e utensílios de resfriamento é controverso e está contraindicado em neoplasias hematopoiéticas ou metástases de couro cabeludo.[74,78-79]

Uso tópico de anticorpos monoclonais contra antraciclinas, de fatores de crescimento epidérmico e de minoxidil não apresenta evidência comprovada, mas parece encurtar o tempo de repilação.[80-81]

Prognóstico

A repilação após o EA pode levar de 3 a 6 meses, e uma pequena porcentagem dos pacientes não recupera completamente a densidade inicial.[68] Drogas utilizadas na terapia de indução do transplante de medula óssea, como bussulfan e tiotepa, são as mais agressivas e podem induzir perda irreversível.[77,82] A alopecia permanente tem sido descrita especialmente após o transplante de medula óssea e tratamento de neoplasias mamárias.

Alopecia areata

Considerações gerais

A alopecia areata (AA) é uma condição frequente, que afeta de 0,1 a 1,7% da população mundial em algum período da vida.[74] Acomete igualmente os sexos em todas as idades, com 20% dos casos aparecendo na infância.[83]

Etiopatogenia

O processo inflamatório na AA se inicia por uma reação a antígenos do bulbo do folículo piloso anágeno e leva a um eflúvio anágeno. Uma das hipóteses é de que o antígeno-alvo na AA esteja relacionado ao melanócito folicular, justificando, assim, o fenômeno de embranquecimento súbito dos cabelos no qual ocorre perda abrupta apenas dos fios pigmentados do couro cabeludo de um indivíduo grisalho. O mesmo acontece em formas de poliose migratória, que representam formas frustas de AA.[84] A inflamação perifolicular também interfere na queratinização folicular, resultando no afinamento da porção proximal da haste emergente do couro cabeludo, dando aos fios o aspecto em "ponto de exclamação" (Figura 54.13), característica clínica e dermatoscópica da doença. Pelo mesmo processo, as hastes podem se apresentar fraturadas ou distróficas nas placas da AA ativas.

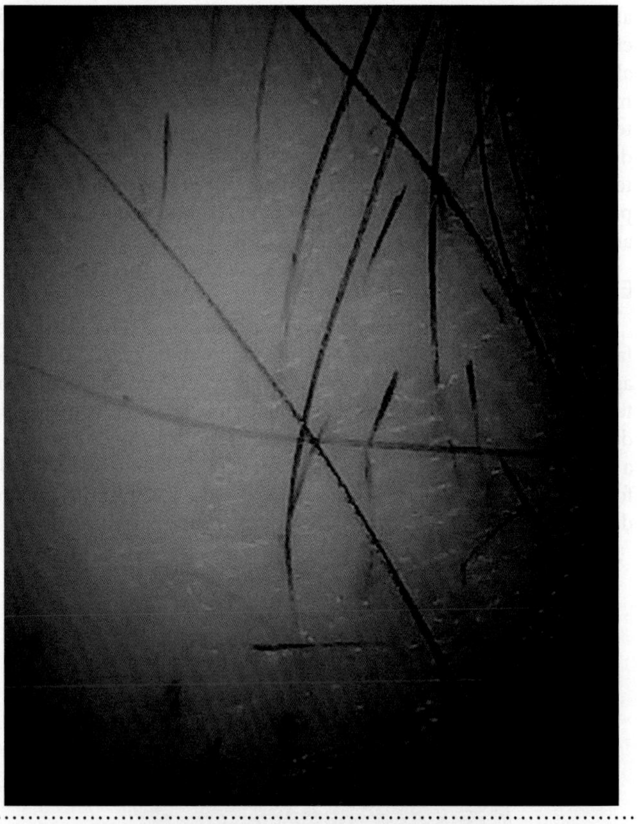

■ **Figura 54.13** Dermatoscopia da alopecia areata ativa com pontos pretos e pontos de exclamação.

Aspectos clínicos

A apresentação clínica da AA é heterogênea. O aspecto clássico da AA é de placas de alopecia recorrentes de surgimento abrupto, lisas, circulares e bem-definidas (Figura 54.14 A). Estas placas podem confluir, resultando na queda completa do cabelo, ou alopecia total (Figura 54.14 B). Pode ocorrer perda completa de pelos do couro cabeludo e de todos os pelos do corpo, sendo, então, chamada alopecia universal (Figura 54.14 C). A forma ofiásica ou marginal (Figura 54.14 D) é reconhecida como uma forma resistente de AA com difícil tratamento. Uma forma difusa rapidamente progressiva da AA pode acometer mulheres adultas com quadro bastante desesperador, mas com prognóstico bom independente do tratamento (Figura 54.14 E). Além dessas formas bem-definidas, a alopecia areata incógnita (AAI) se apresenta como um eflúvio importante com características intermediárias entre ET e EA. Clinicamente, não aparenta ser areata (por isso o nome "incógnita") e o diagnóstico costuma ser difícil, uma vez que mesmo a biópsia apresenta sinais inespecíficos na maioria dos casos.[85]

Alterações ungueais afetam cerca de 10% dos pacientes e auxiliam no diagnóstico.[86] As mais frequentes são pequenas depressões cupuliformes na lâmina ou pits ungueais (Figura 54.15).

Na fase ativa, a tração é positiva na periferia da placa com eliminação de fios anágenos distróficos, que podem ser observados ao microscópio. Na análise dos fios eliminados espontaneamente, além dos telógenos normais é possível observar anágenos distróficos.

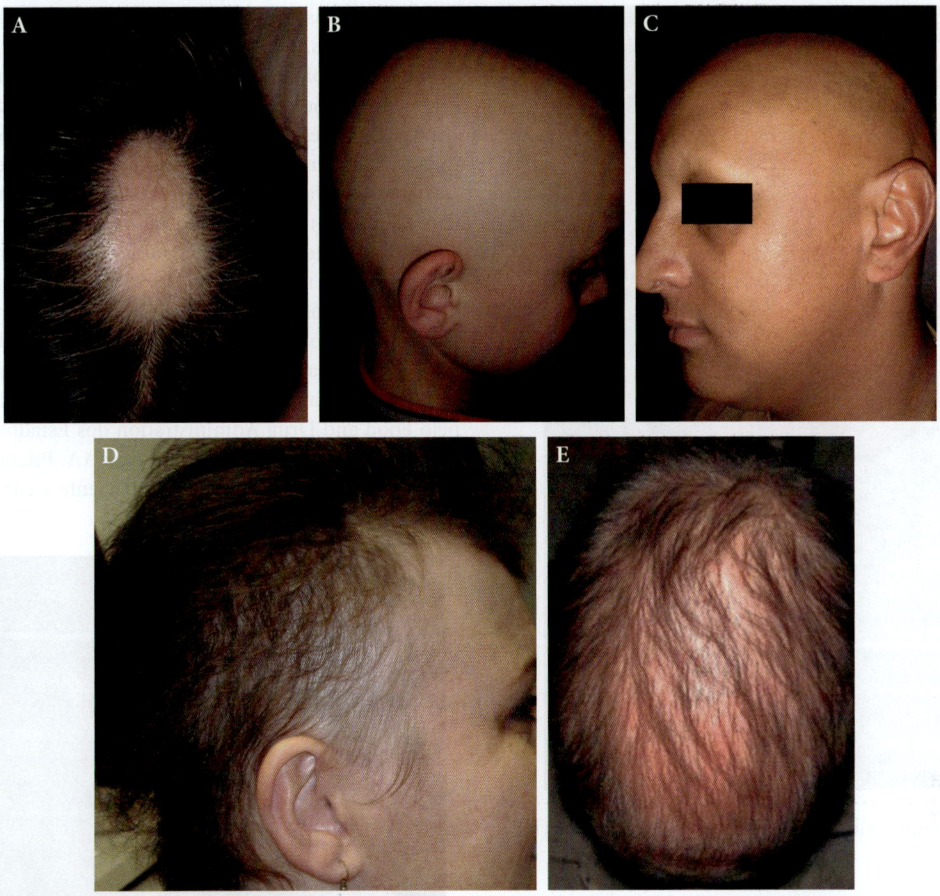

■ **Figura 54.14** Aspectos clínicos da alopecia areata. **(A)** Em placas; **(B)** total; **(C)** universal; **(D)** ofiásica; **(E)** aguda difusa da mulher.

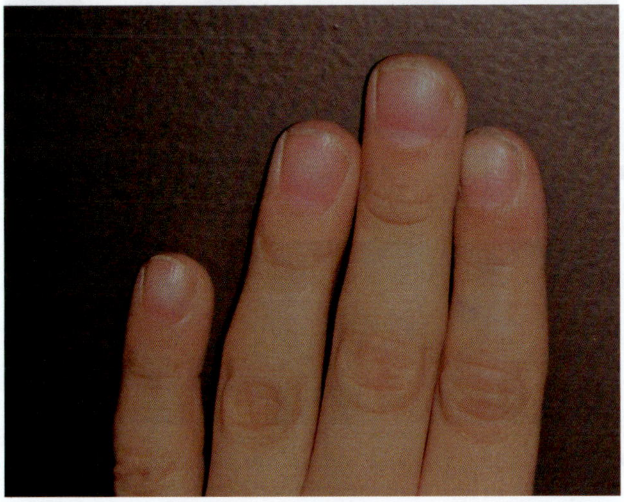

■ **Figura 54.15** Depressões cupuliformes na alopecia areata.

Achados dermatoscópicos

O achado dermatoscópico mais típico da AA é o cabelo em ponto de exclamação chamados de peládico, que também podem ser encontrados em outras formas de eflúvio anágeno. Na tricotilomania existem estruturas semelhantes chamadas pseudopeládicos. Em placas diferentes de AA em um mesmo paciente, é possível identificar achados variados. Pontos pretos, pontos de exclamação e hastes com afilamento proximal se correlacionam à atividade da AA e devem se reduzir com tratamento adequado.[87] Pontos amarelos e pelos velos são associados às lesões crônicas.[88]

Diagnósticos diferenciais

As placas localizadas de AA devem ser diferenciadas da tinha de couro cabeludo e da tricotilomania, ambas mais frequentes em crianças. Em pacientes adultos, os diagnósticos diferenciais principais incluem as alopecias cicatriciais como líquen plano pilar e lúpus discoide. Nestes casos, o aspecto do couro cabeludo atrófico e a falta de repilação no longo prazo pode definir a necessidade de biópsia. As formas difusas de AA são idênticas ao eflúvio anágeno induzido por drogas, porém não há história do uso de quimiterápicos. O diferencial de AAI com AAG e ET é bastante difícil tanto clínica e histologicamente.[56,89] A forma congênita apesar de controversa deve ser lembrada como diagnóstico diferencial de alopecia neonatal.[90-91]

Diagnóstico laboratorial

A alopecia areata não apresenta diagnóstico laboratorial característico. Nos casos de associação com outras queixas, um hemograma, anticorpo antinuclear (FAN), anticorpos antitireoidianos, entre outros, podem ser necessários para afastar anemias autoimunes, doenças do colágeno e tireoidite.[92] A dosagem de minerais e oligoelementos é controversa na investigação de AA.[93] Baixos níveis de zinco parecem ser mais frequentes em AA resistente a tratamento e nestas formas deve ser avaliado.[94]

Exame anatomopatológico

O exame anatomopatológico na fase ativa da doença demonstra um infiltrado linfoide peribulbar anágeno típico com aspecto em "enxame de abelha" e, em geral, é fácil para o dermatopatologista treinado (Figura 54.16). Cronicamente e nas formas de alopecia areata difusa e incógnita, os achados são menos específicos: pode haver folículos telógenos e tratos fibrosos com linfócitos.[85]

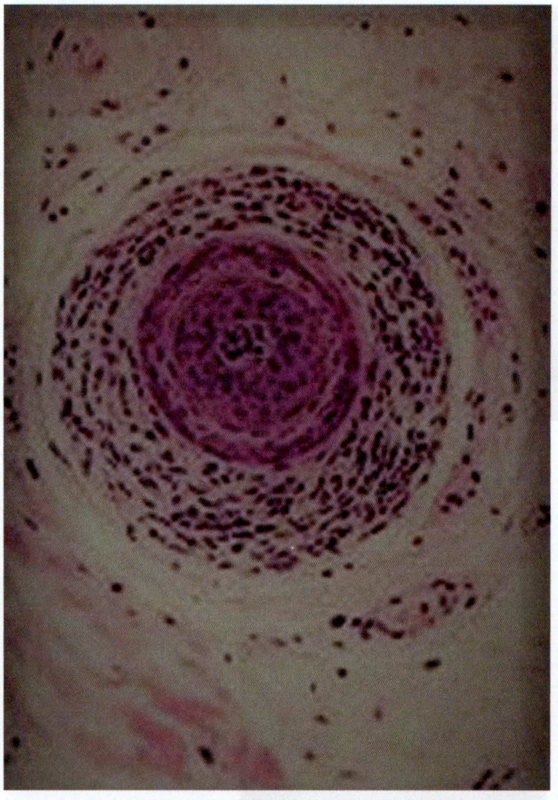

■ **Figura 54.16** Infiltrado peribulbar sugestivo de alopecia areata (HE).

Tratamento

O tratamento pode ser desafiador, com recaídas frequentes. A escolha terapêutica depende da atividade e extensão da doença e da idade do paciente.

Em adultos com menos da metade do couro cabeludo acometido, injeções intradérmicas profundas com acetonido de triancinolona (2,5 a 5 mg/mL) podem ser realizadas na área afetada, a cada 4 a 6 semanas (Figura 54.17).

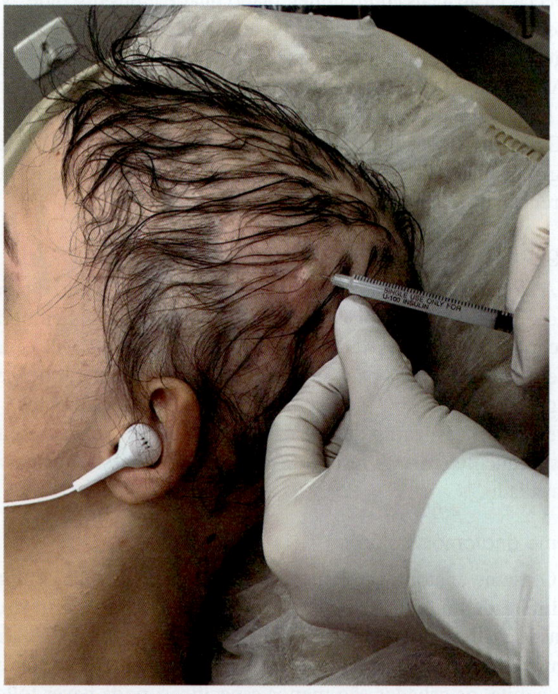

■ **Figura 54.17** Infiltração em alopecia areata com repilação em áreas previamente tratadas.

Em crianças com acometimento mais localizado, são preferidos corticosteroides, antralina e minoxidil tópicos.

Imunoterapia tópica com ácido esquárico, dinitroclorobenzeno ou difenciprona são opções para casos extensos (Figura 54.18).[95] Como complicação deste tratamento podem surbgir dermatite de contato intensa, discromias, linfadenomegalias, edema e eritema multiforme.

Corticosteroideterapia sistêmica pode ser ministrada em doses diárias ou em pulsos e está indicada em AA severa de início recente.

Entre as alternativas de tratamento sistêmico, o metotrexato e a ciclosporina se mostram seguros isolados ou em associação a baixas doses de corticosteroides sistêmicos ou intralesionais (Figura 54.19).[96] Imunobiológicos, sinvastatina com ezetimibe, sulfassalazina e alguns tipos de energias luminosas, como o excimer *laser* tem apresentado resultados variáveis.[95,97-98] A aprovação recente do baricitinibe para AA pelo Food and Drug Administration dos Estados Unidos, deve abrir novas possibilidades terapêuticas para AA. Psicoterapia, camuflagem e uso de perucas podem ajudar o paciente a conviver com a doença irresponsiva.

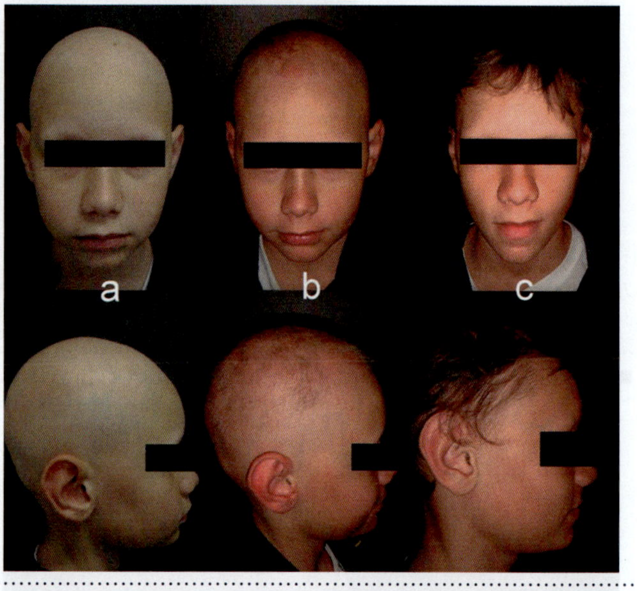

■ **Figura 54.18** Repilação após difenciprona. Evolução de 6 anos, com manutenção de tratamento.

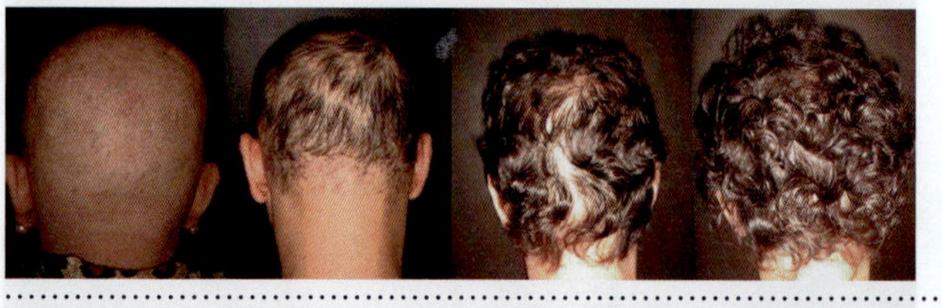

■ **Figura 54.19** Repilação pós-metotrexato sistêmico. Evolução de 2 anos após início do tratamento.

Prognóstico

O prognóstico da AA é variado e não depende da terapêutica iniciada. Remissão espontânea pode ser observada no 1º ano em até 80% dos pacientes, embora muitos apresentem recidivas ao longo da vida.[95] Início precoce, alopecia total ou universal e história familiar de AA apresentam pior resposta terapêutica.[93,95,99] Pacientes atópicos com AA apresentam mais distrofia ungueal e recidiva mais frequente.[95]

Tricotilomania

Considerações gerais

A tricotilomania (TTM) envolve a tração repetitiva e incontrolável do cabelo, resultando na rarefação perceptível. O paciente refere uma sensação de ansiedade imediatamente antes de puxar o cabelo e uma sensação de alívio logo após o arrancamento. Os fios extraídos são, com frequência, classificados como alterados pelos pacientes, em uma tentativa de justificar o ato. É mais frequente em meninas menores de 10 anos, adolescentes e mulheres perimenopausa.[100]

Etiopatogenia

Pode ocorrer de forma passageira em crianças ou como reflexo de distúrbios obsessivo-compulsivos, depressão ou ansiedade em adultos. As alterações capilares são todas secundárias ao arrancamento. A tração exagerada dos fios danifica a haste tanto em sua porção extrafolicular como na intrafolicular. Além disso, o trauma repetitivo afeta o funcionamento normal do folículo piloso, resultando na entrada prematura em fase catágena. Infllamação perifolicular costuma ser leve.

Aspectos clínicos

Qualquer área pilosa pode ser acometida pelo arrancamento compulsivo de cabelos ou pelos. Alopecia assimétrica, irregular, mal delimitada, de contornos bizarros, permeadas por fios de diferentes comprimentos se desenvolvem em áreas de fácil alcance do paciente (Figura 54.20). O hábito do arrancamento, associado à sensação de prazer ou relaxamento, pode se associar à tricofagia e ao tricobezoar nos casos mais graves.

Achados dermatoscópicos

A dermatoscopia na TTM melhora a definição diagnóstica, evitando a biópsia, fato especialmente importante nas crianças. As anormalidades dermatoscópicas decorrem do estiramento e fratura das hastes. O nível da quebra pode definir pontos pretos, cabelos quebrados em distâncias variáveis do couro cabeludo e fendas longitudinais. Pontos amarelos podem surgir em pequeno número, além de áreas com escoriação e sangramento.

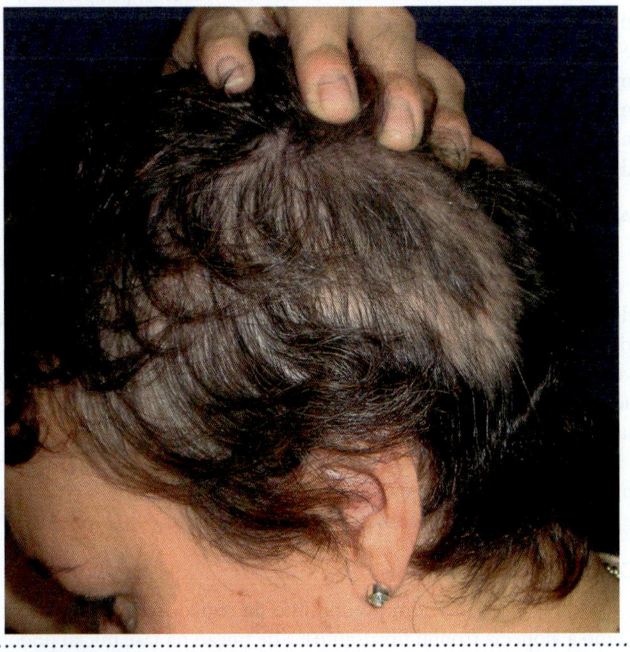

■ **Figura 54.20** Aspecto clínico da tricotilomania com bordos mal delimitados e cabelos em vários comprimentos.

Diagnósticos diferenciais

A TTM pode fazer diagnóstico diferencial com AA e *tinea capitis*. O teste da tração é negativo na TTM, o que facilmente a diferencia da AA em atividade.[101] Não há alteração epidérmica no couro cabeludo e o exame micológico é negativo na TTM. Histologicamente, a presença de grumos de pigmento não é patognomônica de TTM, pois estas estruturas podem aparecer em alopecia areata, alopecia central centrífuga e celulite dissecante do couro cabeludo.[101-102]

Diagnóstico laboratorial

Não existem doenças sistêmicas associadas à TTM apenas desordens do hábito de manusear o cabelo ou comportamento.

Exame anatomopatológico

Na biópsia da TTM, é possível observar aumento da proporção do número de catágenos e telógenos, hastes intrafoliculares distorcidas (tricomalácia) e grumos de pigmento.[101]

Tratamento

A terapia da TTM é variável conforme a idade de início do quadro. Na infância, em geral a conduta é conservadora com terapia comportamental. O auxílio dos pais é fundamental para definir os fatores desencadeantes, reduzir o estresse e modificar o hábito. Nos adultos, o tratamento clássico inclui o uso de antidepressivos tricíclicos tradicionais ou inibidores seletivos da recaptação de serotonina. A N-acetil-cisteína é eficaz e segura no tratamento de doenças compulsivas, especialmente a tricotilomania.[103-104]

Prognóstico

Na infância, em geral o quadro é transitório, enquanto nos adultos ocorre recidiva frequente após a suspensão do tratamento farmacológico.

Alopecia de tração

Considerações gerais

Alopecia de tração (AT) afeta classicamente mulheres e crianças negras, mas pode ocorrer em qualquer população. É associada a penteados com tração, principalmente em "rabo de cavalo" ou tranças (Figura 54.21).

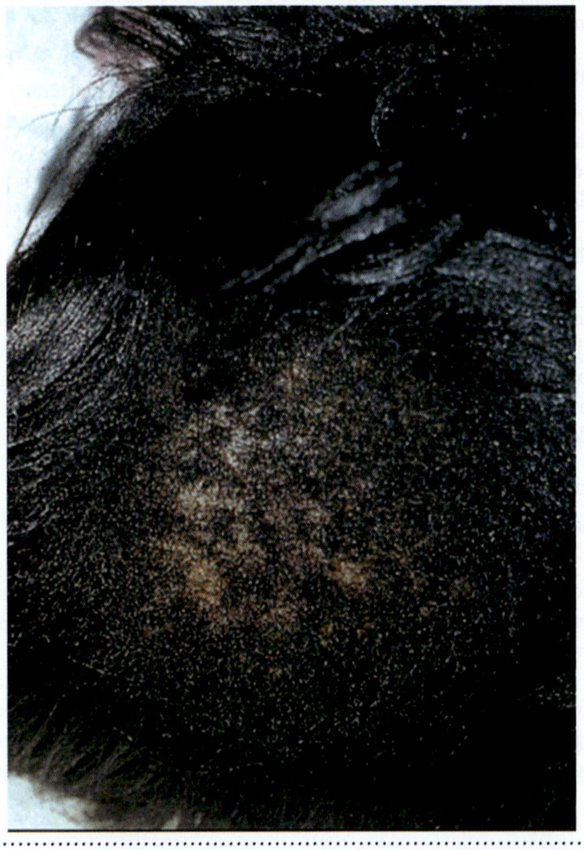

■ **Figura 54.21** Aspecto clínico da alopecia de tração com rarefação e fiso quebrados em área de tração por prótese parcial de cabelo.

Etiopatogenia

O penteado é o agressor direto, mas sabe-se que a fragilidade natural dos cabelos crespos e a associação de alisamentos químicos aumenta a chance de desenvolver AT.

Aspectos clínicos

Os pacientes com alopecia de tração classicamente apresentam cabelos preservados na margem anterior da falha frontal ou temporal. Este termo definido como "sinal da franja" é visto na alopecia de tração recente ou tardia e está presente em 85% dos casos de alopecia de tração e 100% das formas marginais.[105]

Achados dermatoscópicos

Na fase ativa da tração, pode-se observar leve inflamação perifolicular, com eritema e descamação peripilares e o aparecimento do clássico cilíndro capilar.[88] Sinais de quebra do fio como pontos pretos e cabelos quebrados em distâncias variáveis do couro cabeludo são idênticos aos da tricotilomania, mas em menor intensidade, distribuídos por toda a área tracionada.

Diagnósticos diferenciais

A AT marginal faz diagnóstico diferencial com AA ofiásica, alopecia androgenética (AGA) e alopecia frontal fibrosante (AFF). Nos casos de localização central (geralmente por apliques), deve-se lembrar de TTM, AA em placa e *tinea capitis*.

Diagnóstico laboratorial

Não existem doenças sistêmicas associadas às alopecias de tração.

Exame anatomopatológico

Lesões iniciais de AT são semelhantes às de TTM e apresentam aumento de telógenos e catágenos. Cronicamente, observam-se glândulas sebáceas presentes com aumento de pelos velos e redução de fios terminais, tratos fibrosos cicatriciais e infiltração linfocitária discreta.[101,105]

Tratamento

A AT necessita da suspensão do ato de tracionar para que se observe a repilação. Solução de minoxidil a 2 e 5% pode encurtar o tempo de repilação.[106-107] Corticosteroides tópicos podem reduzir o processo inflamatório folicular nas formas agudas de AT.[108]

Prognóstico

Quando tratada na fase inicial, pode ocorrer reversão completa da alopecia com a suspensão da tração. Em formas avançadas, há leve melhora com indutores do crescimento dos pelos velos. Corrigir o hábito antes da fase cicatricial é fundamental e a educação das mães é primordial, pois os penteados costumam ser utilizados desde muito cedo na infância.[108]

Alopecia androgenética

Considerações gerais

A alopecia androgenética (AAG) é caracterizada por uma alteração no ciclo do cabelo, resultando na miniaturização folicular progressiva com conversão de cabelos terminais em velos, mais finos, curtos e menos pigmentados.[56]

No sexo masculino, o processo é andrógeno-dependente, entretanto, nas mulheres a interferência hormonal é incerta e a denominação alopecia de padrão feminino (APF) parece mais correta.[109] O termo alopecia androgênica deve ser reservado aos casos que apresentam elevação de andrógenos plasmáticos. É a alopecia mais frequente nos dois gêneros, afetando cerca de 50% dos homens e 25% das mulheres aos 50 anos de idade.[47] Com o envelhecimento, o aspecto clínico se evidencia e mais de 40% das mulheres e 80% dos homens apresentam AAG acima dos 70 anos.[110-111]

A rarefação pode aparecer precocemente e estar associada síndrome dos ovários policísticos ou síndrome metabólica.[101]

Em jovens e nas mulheres, o impacto na qualidade de vida é maior do que nos homens.[111-112]

Etiopatogenia

A doença representa uma desordem do ciclo do folicular associada à miniaturização de fios terminais, que passam a ser mais finos e menos pigmentados, como os pelos velos. A fase anágena sofre término prematuro e há aumento do número de folículos em fase quenógena (período de quiescência folicular entre a expulsão do pelo telógeno e a formação de um novo pelo anágeno).

Os hormônios estão envolvidos na patogênese da AAG. A testosterona é o andrógeno circulante mais potente. Homens e mulheres com AAG apresentam níveis mais altos da enzima 5-α-redutase nos folículos frontais em comparação aos folículos occipitais, assim como níveis maiores da enzima aromatase na região occipital, menos acometida na AAG.[47,109,113]

Além de ser uma desordem hormônio-dependente, existe uma clara participação genética na doença. O padrão de herança mais provável é poligênico.[113]

Aspectos clínicos

A AAG masculina inicia-se frequentemente após a puberdade com uma recessão bitemporal simétrica, evoluindo com acometimento difuso do vértex. A progressão é mais exuberante quanto mais cedo for o início.

Na mulher, um afinamento difuso dos cabelos, poupando a linha de implantação frontal (APF), costuma manifestar-se entre a 3ª e 4ª décadas de vida, com progressiva piora após a menopausa.[47] Nas mulheres, sinais de hiperandrogenismo como acne, irregularidade menstrual, infertilidade, galactorreia, hirsutismo, seborreia e acantose nigricante podem estar associados aos quadros mais exuberantes ou de evolução rápida.

Achados dermatoscópicos

A dermatoscopia no couro cabeludo com AAG pode revelar precocemente a variação no diâmetro das hastes capilares com aumento de fios finos, permitindo identificação e contagem dos fios miniaturizados.[36] Ela possibilita a correlação da taxa entre pelos terminais e velos de forma não invasiva, facilitando o diagnóstico precoce. Outros achados como pontos amarelos e hiperpigmentação perifoliculares também são observados na AAG.[47,88,114]

As anormalidades dermatoscópicas na AAG (Figura 54.22) ficam mais evidentes com a comparação da região afetada (vértex nos homens e frontal nas mulheres) com a occipital (não afetada pelo processo).[43,47]

Diagnósticos diferenciais

Outras alopecias com predomínio da região frontal e biparietal, como a alopecia frontal fibrosante e a de tração na fase inicial podem mimetizar a AAG. Na APF, o ET e a AA difusa são as causas mais comuns de confusão diagnóstica. A queixa de rarefação na AAG é mais importante do que a queda, o quadro geralmente se inicia na adolescência, mas só é percebido tardiamente quando a redução da densidade é significativa.

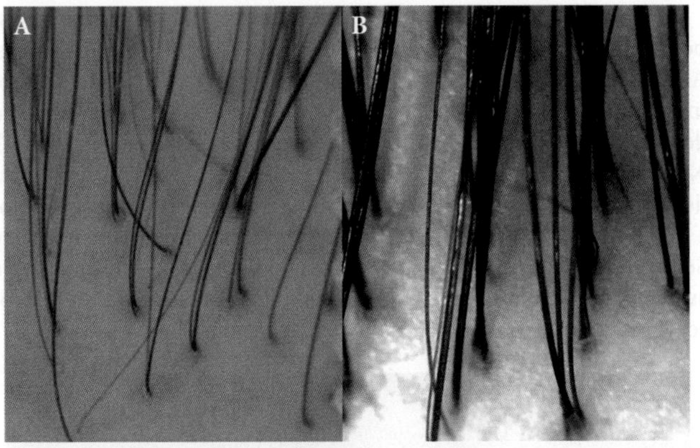

■ **Figura 54.22** Miniaturização à dermatoscopia. **(A)** Couro cabeludo frontal; **(B)** couro cabeludo occipital.

Diagnóstico laboratorial

O diagnóstico de AAG atualmente é realizado com precisão mediante identificação da variação dos diâmetros foliculares (anisotricose) clinicamente ou com o auxílio da dermatoscopia. O tricograma pode ser utilizado sobretudo nos casos mais tardios já que inicialmente a dermatoscopia apresenta uma sensibilidade superior.[25]

Os exames laboratoriais devem ser solicitados de maneira individualizada, pois menos de 40% das mulheres com AAG apresentam alteração laboratorial e, em geral, não há modificação da conduta terapêutica.[112] A maioria das pacientes não apresenta aumento sérico de andrógenos, sugerindo participação de outros mecanismos ainda pouco conhecidos na APF.

Testosterona total, sulfato de dehidroepiandrosterona (DHEA-S), hormônios foliculoestimulante (FSH) e luteinizante (LH) devem ser avaliados no período menstrual para melhor interpretação. A relação LH/FSH > 3 sugere o diagnóstico de síndrome dos ovários policísticos (SOP). Ferritina está abaixo de 70 mcg/L em 80% das pacientes com APF antes da menopausa, muito abaixo dos níveis encontrados em controles. A deficiência de ferro pode ser um fator desencadeante ou de piora da APF, mas não parece ter influência na AAG masculina.[58-61]

Diagnóstico diferencial

O principal diagnóstico diferencial de AAG é o ET, particularmente na sua forma crônica.[47] Associação de AAG e AT agudo pode trazer o paciente para a avaliação inicial. Alopecia areata difusa deve ser afastada nos casos de evolução abrupta.

Exame anatomopatológico

A biópsia de couro cabeludo na AAG está indicada nos casos de dúvida diagnóstica. O uso dos cortes transversais permite a visualização da densidade dos folículos pilosos. A alteração-chave observada à histopatologia é a miniaturização, com transformação dos pelos terminais em pelos tipo velos. Uma razão terminal/velos menor ou igual a 3:1 (sendo o normal acima de 7:1) é considerada diagnóstica.[47,52]

Tratamento

Os objetivos do tratamento da AAG são aumentar a cobertura do couro cabeludo e retardar a progressão da doença. A documentação fotográfica padronizada desde o início do tratamento, bem como no seguimento do paciente, permite decisões terapêuticas mais apropriadas tanto por parte do médico como do próprio paciente. Nenhum tratamento é capaz de restaurar completamente toda a perda capilar. As medidas farmacológicas diferem entre os homens e as mulheres. O tratamento da AAG masculina apresenta maior evidência científica de resultados e inclui minoxidil tópico e finasterida oral, ambos necessitando de uso crônico para resultados satisfatórios.[56,110-111]

A finasterida, um inibidor da 5-α-redutase tipo 2, evita a transformação de testosterona em DHT, sem reduzir as ações fisiológicas da testosterona, diminuindo somente as concentrações de DHT.[110] Sua eficácia na AAG masculina já foi comprovada por grandes estudos, incluindo amostras randomizadas e controladas por placebo, evidenciando melhora da aparência tanto do vértex como da região frontal, na dose de 1 mg/dia.[115]

Os efeitos colaterais da finasterida relacionados à sexualidade (diminuição da libido, disfunção erétil e diminuição do volume da ejaculação) são semelhantes aos do uso do placebo.[116]

Recentemente, diversos efeitos colaterais após o uso da finasterida têm sido associados à síndrome pós-finasterida. Manifestações como depressão, disfunções sexuais e outras dermatoses podem ocorrer após o uso da droga. Há controvérsias com relação à causa-efeito destas manifestações, entretanto os pacientes devem ser avisados da possibilidade de tais associações previamente ao início desta medicação.

A dutasterida é um inibidor não seletivo da 5-α-redutase capaz de inibir as isoenzimas tipos 1 e 2. A dutasterida é mais potente que a finasterida, capaz de bloquear o tipo II, 3 vezes mais e o tipo I 100 vezes mais que a finasterida. Outra diferença relevante é que a dutasterida apresenta uma meia-vida de 5 semanas, o que permite o uso de doses baixas isoladas de até 0,5 mg por semana.[110] Poucos estudos avaliaram este benefício na clínica.

Nas mulheres, antiandrógenos como anticoncepcionais, espironolactona, ciproterona, finasterida, flutamida e bicalutamida apresentaram resultados clínicos. Em virtude dos seus graves efeitos colaterais hepáticos, a flutamida teve seu uso proibido para alopecia pela Agência Nacional de Vigilância Sanitária (Anvisa), no Brasil, desde 2008.[110-111,117,118] Luz de baixa intensidade, plasma rico em plaquetas, mesoterapia e microagulhamento tem mostrado resultados variáveis ainda sem evidência comprovada.[119-122]

O minoxidil via oral pode ser usado em doses iniciais de 0,5 a 1 mg ao dia até 5 mg ao dia. Cuidados especiais para prescrição do minoxidil incluem cardiopatias e hipotensão. Nestes casos, avaliação cardiológica prévia deve ser considerada.

Transplante capilar está indicado em pacientes com boa densidade de fios na região occipital (área doadora) e que não obtiveram resultado satisfatório apenas com o uso da terapia medicamentosa. A técnica tem evoluído rapidamente, constituindo uma excelente ferramenta suplementar no manejo da AAG. O transplante de unidades foliculares é a forma tradicional de obtenção dos folículos por meio da coleta de uma faixa de couro cabeludo occipital. Ele pode deixar cicatrizes inestéticas no couro cabeludo. A extração de unidades foliculares usa *punchs* para obtenção das amostras, com cicatrização mais rápida e estética.[123]

É necessário manter tratamento medicamentoso mesmo após o transplante para evitar a progressão da doença ao redor da área transplantada.[109,124]

Tratamentos minimamente invasivos

Mesoterapia, microinfusão de medicamentos na pele, *laser* e toxina botulínica têm sido usados em associação ao tratamento clínico com o objetivo de potencializar o tratamento. Entretanto, os efeitos destas técnicas isoladamente ou em associação são variáveis e questionáveis.[125]

Prognóstico

O objetivo do tratamento é parar a progressão. Mulheres tratadas com antiandrógenos orais (ciproterona e espironolactona) observam estabilização ou melhora da queda (Figura 54.23).[110,111,113,117] Nos homens, o uso de finasterida 1 mg/dia demonstrou aumento significativo de contagem de fios, quando comparado com placebo.[110,126]

▪ ALOPECIAS CICATRICIAIS

São doenças que resultam na destruição do folículo piloso e levam à ausência total ou parcial de folículos terminais em áreas onde estes normalmente estão presentes. São raras quando comparadas às etiologias não cicatriciais.

As alopecias cicatriciais (AC) são divididas em dois grupos de acordo com o envolvimento folicular pelo processo patogênico. Quando o processo que leva à destruição folicular é direcionado primariamente contra o folículo, denomina-se "alopecia cicatricial primária" (ACP). Já se a destruição for resultado de um processo dérmico ou hipodérmico não particularmente folicular, mas que afeta os folículos secundariamente, usa-se o termo "alopecia cicatricial secundária". Dentro desta categoria, está uma variedade enorme de doenças inflamatórias, fibrosantes, degenerativas, tumorais e de causa externa que acometem a pele do couro cabeludo e levam secundariamente à alopecia.[127] Apesar de controverso, lúpus eritematoso discoide é ainda classificado como uma alopecia cicatricial primária.

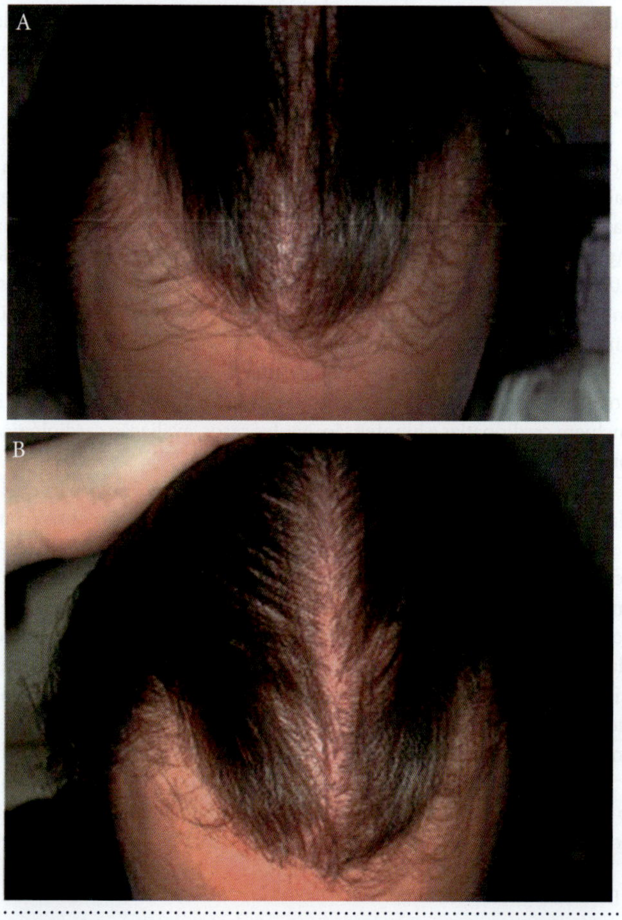

▪ **Figura 54.23** Repilação em alopecia androgenética feminina 2 anos após uso de espironolactona. **(A)** Pré-tratamento; **(B)** pós-tratamento.

Alopecia cicatricial primária

Diversos mecanismos patogênicos têm sido estudados nas ACP, mas ainda estamos longe de conseguir classificá-las de acordo com sua etiologia. Em comum, todas elas apresentam destruição do reservatório de células-tronco foliculares e, por isso, impedem a regeneração folicular após um dano inflamatório ou degenerativo.[128-129]

O aspecto clínico das ACP varia bastante, mas costuma ter aspectos cicatriciais e/ou inflamatórios visíveis na maioria dos casos. A saída de fios anágenos ao teste de tração leve (*pull test* anágeno) indica uma agressão folicular intensa e é um importante parâmetro de acompanhamento clínico da inflamação nas ACP (Figura 54.24). Nos casos em que há dúvida sobre a natureza cicatricial de uma lesão, deve-se realizar uma biópsia de 4 mm de diâmetro da área sem pelos e processá-la em cortes horizontais para avaliar a densidade folicular. Se for uma alopecia cicatricial, a biópsia demonstrará diminuição ou ausência de folículos com eventual substituição desses por tratos fibrosos cicatriciais (Figura 54.25).

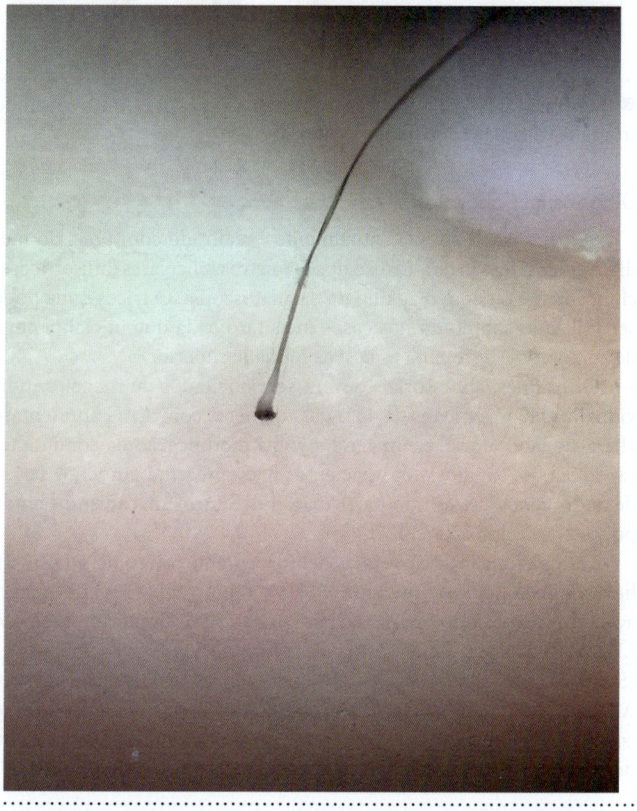

▪ **Figura 54.24** Teste de tração leve com saída de pelo anágeno indicando inflamação perifolicular importante observada em alopecias cicatriciais (dermatoscopia 20 x).

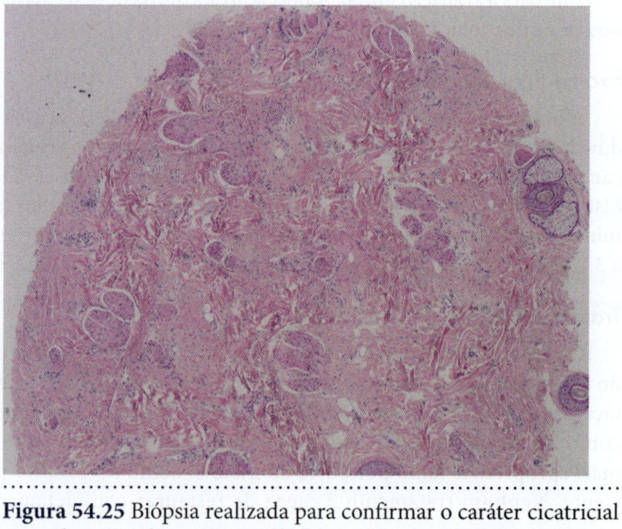

▪ **Figura 54.25** Biópsia realizada para confirmar o caráter cicatricial de uma alopecia (fragmento colhido em área sem cabelos no couro cabeludo), demonstrando tratos fibrosos cicatriciais substituindo as unidades foliculares, representadas apenas pelos músculos piloeretores remanescentes (HE 40 x).

A classificação das ACP mais utilizada foi proposta, em 2001, pela sociedade norte-americana de pesquisa em cabelos (NAHRS),[130] mas sofre inúmeras críticas e precisa ser revista.[131] Segundo esta classificação, as ACP são divididas em linfocíticas, neutrofílicas, mistas e inespecíficas, de acordo com o tipo celular predominante no infiltrado inflamatório visto na histologia na fase aguda da doença (Quadro 54.2). Cada grupo compreende, portanto, uma variedade de doenças inflamatórias, autoimunes, genéticas e degenerativas agrupadas de forma didática pela semelhança entre seus achados histopatológicos. É fundamental perceber que, com isso, as doenças de um mesmo grupo não apresentam obrigatoriamente um mesmo mecanismo etiopatogênico, mas somente uma mesma predominância de célula inflamatória em uma determinada fase de sua evolução.

ALOPECIA CICATRICIAL PRIMÁRIA LINFOCÍTICA

Dentro deste grupo estão agrupados lúpus eritematoso discoide (LED), líquen plano pilar clássico (LPP), alopecia frontal fibrosante (AFF), síndrome de Graham-Little-Piccardi-Lassueur (SGLPL), pseudopelada de Brocq (PPBq), alopecia cicatricial central centrífuga (ACCC), alopecia mucinosa (AM) e queratose folicular espinulosa e decalvante (*keratosis follicularis spinulosa et decalvans* – KFSD).

Em 2000, foi descrito um tipo de alopecia cicatricial primária linfocítica que acomete difusamente os folículos da região androgênio-sensível do couro cabeludo, simulando uma alopecia androgenética.[132] Esta forma clínica foi denominada alopecia cicatricial em padrão androgenético ou FAPD (*fibrosing alopecia in a pattern distribution*) e é também considerada por muitos autores uma forma de ACP linfocítica, apesar de não ter sido incluído na classificação de 2001.

Com exceção da alopecia mucinosa e do LED, que apresentam achados histológicos específicos, o restante das ACP linfocíticas pode apresentar quadro histopatológico idêntico com perifoliculite liquenoide ou crônica na região do istmo folicular.[133] Nestes casos, o diagnóstico específico de cada doença se apoia na análise dos dados clínicos e epidemiológicos de cada paciente. Em decorrência da semelhança histológica, a tricoscopia dessas doenças também apresenta os mesmos achados (Tabela 54.7).

Quadro 54.2 Classificação das alopecias cicatriciais primárias de acordo com o consenso da sociedade norte-americana de pesquisa em cabelos realizado em 2001.[118]

Linfocíticas

▪ Lúpus eritematoso discoide
▪ Líquen plano pilar (LPP):
  ▪ LPP clássico
  ▪ Alopecia frontal fibrosante
  ▪ Síndrome de Graham-Little-Piccardi-Lassueur
▪ Pseudopelada de Brocq
▪ Alopecia cicatricial central centrífuga
▪ Alopecia mucinosa
▪ Queratose folicular espinulosa e decalvante

Neutrofílicas
▪ Foliculite decalvante ▪ Foliculite abscedante
Mistas
▪ Foliculite queloidiana da nuca ▪ Acne necrótica ▪ Dermatose pustulosa erosiva
Inespecíficas

Tabela 54.7 Achados clínicos e tricoscópicos das alopecias cicatriciais primárias linfocíticas com achado histológico de perifoliculite liquenoide.

	LPP clássico	AFF	SGLPL	PPBQ	CCCA	KFSD	FAPD
Gênero	F > M	F > M	F > M	F > M	F > M	M > F (quando ligada ao X)	F > M
Etnia	C	C	C	C	N	C	C
Faixa etária	Adulto	Adulto	Adulto	Adulto	Adulto	Adolescente	Adulto
QC (couro cabeludo)	Placas mal delimitadas com inflamação peripilar	Alopecia na linha de implantação fronto-temporal	= LPP clássico	Placas bem delimitadas não inflamatórias (= areata)	Alopecia incompleta em região central de coroa com evolução centrífuga	= LPP clássico ou CCCA	Perda difusa em região androgênica
Triscoscopia	DPP e EPP DD e ED Ausência óstio WD (se pele pigmentada)	= LPP ausência de velos na linha de implantação do cc	= LPP	Ausência de sinais inflamatórios Ausência de óstio WD (se pele pigmentada)	= LPP (pele sempre pigmentada)	= LPP	= LPP
Acometimento folicular extra-couro cabeludo	Raro	Alopecia de supercílios (80%) e alopecia em corpo (30%)	Alopecia não inflamatória em axila e virilha e queratose folicular liquenoide nos pelos do corpo	Raro	Raro	Queratose pilar atrófica da face	Raro
LP extra-pilar	25%	LP pigmentoso até 50%	Raro	Raro	Raro	Raro	Raro
Tratamento sistêmico	Antimalárico Corticosteroides sistêmicos Imunossupressores	= LPP Antiandrogênicos Retinoides		= LPP	Tetraciclinas	Retinoides	Antiandrogênicos

F: feminino; M: masculino; LPP: líquen plano pilar; AFF: alopecia frontal fibrosante; SGLPL: síndrome de Graham-Little-Piccardi-Lassueur; PPBQ: pseudopelada de Brocq; ACCC: alopecia cicatricial central centrífuga; KFSD: *keratosis follicularis spinulosa et decalvans*; FAPD: *fibrosing alopecia in a pattern distribution*; DPP: descamação peripilar; EPP: eritema peripilar; DD: descamação difusa; ED: eritema difuso; WD: ponto branco (*white dot*); IL: intralesional.

Líquen plano pilar

Considerações gerais

Doença descrita em 1895 por Pringle,[134] é considerada o protótipo das ACP linfocíticas. Recebe este nome em razão de seus achados histológicos, porém difere bastante das outras formas de líquen plano em termos de epidemiologia, evolução e resposta terapêutica. Associação com outras formas de íiquen plano é estimada em 25%.[135]

Etiopatogenia

Não se conhece exatamente a causa da doença, mas podemos entendê-la como uma doença autoinflamatória e tratá-la com medicações imunossupressoras.

Casos familiares de LPP são raros e deve-se sempre suspeitar do diagnóstico de KFSD em casos com início mais precoce, uma vez que o acometimento do couro cabeludo pode ser idêntico tanto clínica como histologicamente.[136]

Em 2009, foi demonstrado mau funcionamento do gene do fator nuclear PPAR-γ em pacientes com LPP.[137] Este gene está envolvido no metabolismo lipídico e na regulação da cascata inflamatória. Uso de medicações que melhoram o funcionamento deste fator mostrou um efeito benéfico em poucos casos de LPP,[138-139] e seu perfil de efeitos colaterais torna esta classe de drogas difícil de ser utilizada na prática.

Achados clínicos

LPP se apresenta classicamente como placas de alopecia cicatricial em qualquer região do couro cabeludo (Figura 54.26 A). As placas se apresentam em número, tamanhos e formatos variados, e pode ocorrer agrupamento de lesões. As bordas costumam ser irregulares e há presença de pelos terminais esparsos no interior da área afetada, facilitando o diferencial com areata (Figura 54.26 B). Esta forma acomete tanto homens como mulheres adultos.

Alguns casos apresentam pústulas e crostas foliculares com formação eventual de tufos e áreas interfoliculares cicatriciais semelhantes à foliculite decalvante (Figura 54.26 C). Para o correto diagnóstico desses casos, sugere-se o controle das pústulas com antibióticos antes da coleta da biópsia.[140]

O acometimento do vértex é frequente e quando apresenta evolução centrífuga se assemelha a alopecia cicatricial central centrífuga (Figura 54.26 D).

Alguns casos evoluem para o acometimento total do couro cabeludo (Figura 54.26 E). Raramente acomete supercílios e pelos do corpo.[141]

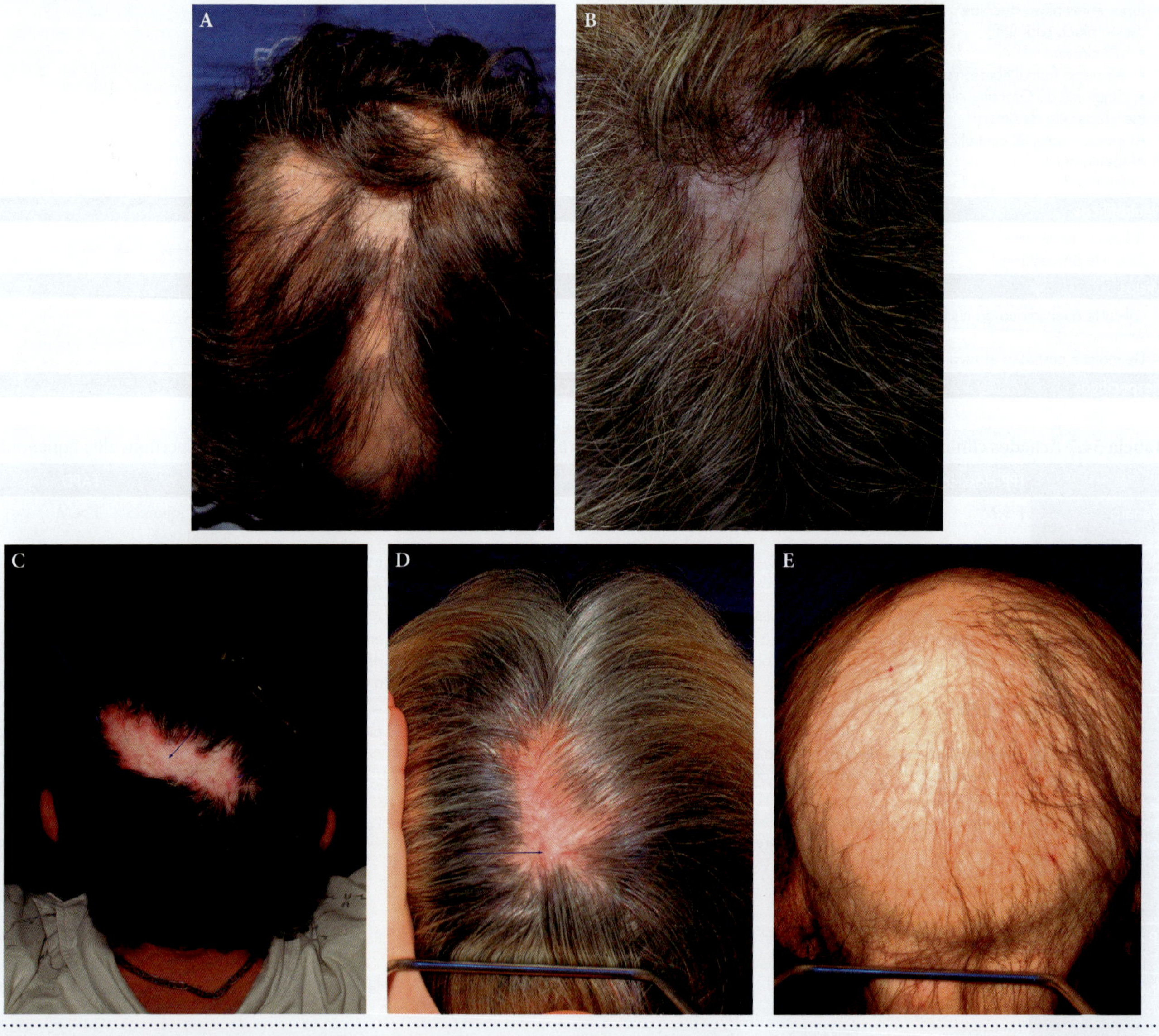

■ **Figura 54.26** Apresentação clínica variada de líquen plano pilar. **(A)** Múltiplas placas alopecicas com sinais inflamatórios em couro cabeludo; **(B)** fios isolados no meio da lesão chamados *lonely hairs* que facilitam a diferenciação com areata; **(C)** apresentação clínica com pústulas, importante diagnóstico diferencial com foliculite decalvante; **(D)** apresentação clínica em vértex com evolução centrífuga; **(E)** apresentação clínica com acometimento difuso de todo couro cabeludo.

Sinais inflamatórios peripilares como eritema e descamação estão presentes nos pelos remanescentes dentro da lesão e na borda durante a fase de atividade inflamatória da doença (Figura 54.27 A). Nesta fase o paciente pode referir também sintomas como dor, ardor ou prurido. A extração de um pelo anágeno ao exame de tração leve é o sinal clínico mais relevante para indicação de um elevado grau de agressão folicular (Figura 54.24). O índice de atividade do LPP (*lichen planopilaris activity index* – LLPAI) é uma ferramenta que engloba todos esses aspectos clínicos e auxilia na decisão terapêutica dos diferentes momentos do acompanhamento.[142]

Achados dermatoscópicos

O centro da área cicatricial do LPP apresenta ausência de óstios com preservação da arquitetura epidérmica. Estas alterações são mais facilmente observadas em pessoas de fototipo mais alto, quando é possível notar as cicatrizes foliculares (pontos brancos) no meio da rede pigmentar em favo de mel[41] (Figura 54.27 B).

Com o dermatoscópio, os sinais inflamatórios como eritema e descamação peripilares podem ser observados com maior facilidade na borda da lesão ou nos pelos remanescentes (Figura 54.27 C).

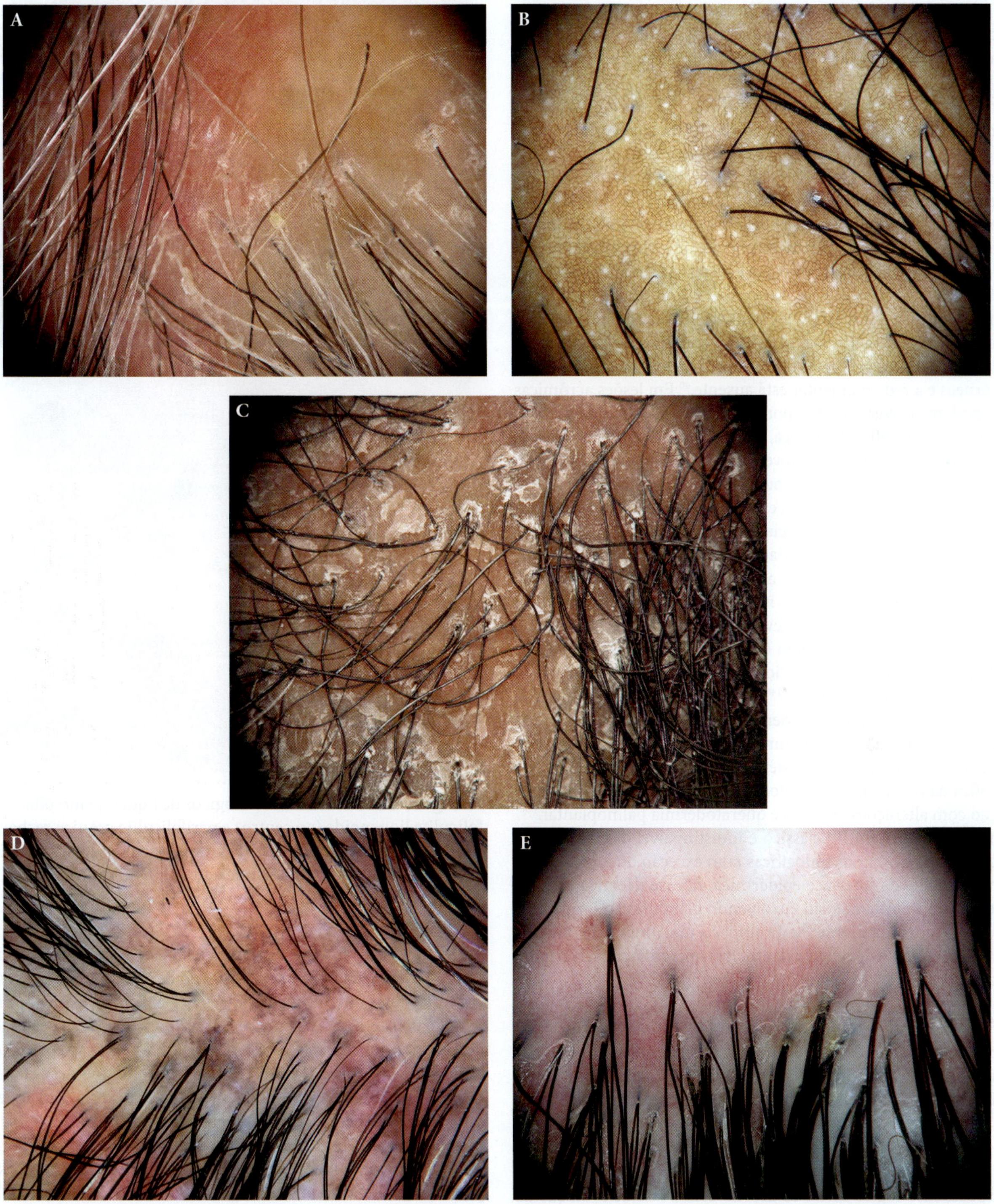

■ **Figura 54.27** Achados dermatoscópicos de líquen plano pilar. **(A)** Eritema difuso e descamação perifolicular em pelos da borda da lesão (videodermatoscópio 32 x); **(B)** pontos brancos correspondentes a cicatriz folicular (videodermatoscópio 32 x); **(C)** descamação perifolicular e difusa (videodermatoscópio 32 x); **(D)** halos azul-acinzentados correspondentes ao derrame pigmentar perifolicular (dermatoscopia 20 x); **(E)** tufos de até quatro fios podem ser observados (videodermatoscopia 32 x).

Fonte: Cortesia **(E)**, Dra. Fabiana Addario.

Em pacientes com fototipos mais altos, podem ser vistos eventualmente halos azul-acinzentados rodeando folículos viáveis ou não, que representam o derrame pigmentar secundário à inflamação liquenoide perifolicular[143] (Figura 54.27 D).

Pústulas e crostas podem eventualmente ser visualizadas, mas em pequeno número. Quando presentes, recomenda-se postergar a biópsia até o tratamento antibiótico ser concluído para não atrapalhar o diagnóstico anatomopatológico.[140]

Tufos de até quatro fios podem ser observados (Figura 54.27 E) principalmente em casos com pústulas, porém tufos maiores devem indicar a suspeita de foliculite neutrofílica.[144]

Não existem sinais dermatoscópicos patognomônicos de LPP e esses mesmos achados podem ser vistos nas outras ACP linfocíticas.[133]

Diagnóstico diferencial

Os diagnósticos diferenciais clínicos do LPP incluem outras alopecias em placas, tanto cicatriciais como não cicatriciais.

Para diferenciar das alopecias não cicatriciais (areata, tricotilomania e tinea), é importante determinar a ausência de óstios, o que pode ser feito a olho nu ou com ajuda do dermatoscópio. Ausência de sinais típicos das outras doenças também ajuda. No caso de dúvida mesmo com exame dermatoscópico, deve-se realizar uma biópsia (*vide* Figura 54.25).

Entre as alopecias cicatriciais que podem apresentar quadro clínico semelhante, é importante ressaltar o LED, embora este costume ter alterações epidérmicas presentes no centro da lesão como discromia e rolhas córneas e a rede pigmentar está ausente.[40] Em lesões acrômicas de LED, podem ser visualizados pontos vermelhos foliculares e isso, embora não seja específico da doença,[39] sugere que a doença está em fase ainda não cicatricial, podendo ser reversível com tratamento.[38] Alopecia frontal fibrosante pode afetar todo couro cabeludo com lesões de LPP,[145] porém apresenta invariavelmente o envolvimento da linha de implantação frontotemporal. Na pseudopelada de Brocq, as lesões são pouco ou nada inflamatórias, bem-delimitadas e não apresentam cabelos remanescentes (assemelham-se mais à areata). Alopecia cicatricial central centrífuga apresenta acometimento mais difuso e menos inflamatório de vértex e regiões parietais com evolução centrífuga em pacientes de fototipo alto e cabelo ulotríquio (crespo). Questiona-se se ACCC não seria um LPP em negros relacionado às práticas de penteados e procedimentos químicos capilares.[146] Alopecia mucinosa, em geral, é levemente infiltrada ou pode se assemelhar clínica e dermatoscopicamente à alopecia areata.[147] KFSD é uma doença hereditária que pode se apresentar clinicamente de forma idêntica ao LPP, porém há queratose pilar atrófica na face com ou sem alopecia de supercílios e é frequente associação com alterações oculares e queratodermia palmoplantar.[148]

Histologicamente, o LPP clássico é indistinguível das outras alopecias cicatriciais primárias linfocíticas com exceção do lúpus,[133] que pode ter dermatite de interface epidérmica, fibrose dérmica interfolicular e infiltrado inflamatório envolvendo glândulas sudoríparas e mais profundo em toda derme[149] e da alopecia mucinosa, que possui o característico acúmulo de mucina dentro dos queratinócitos da bainha radicular externa.

Exames laboratoriais

Não existem exames de sangue para o diagnóstico de LPP. Não existem relatos de LPP associados às hepatites B e C. Para acompanhamento de possíveis efeitos colaterais associados ao tratamento, deve-se solicitar hemograma completo, enzimas hepáticas, função renal e fundo de olho.

Exame histopatológico

O aspecto histológico difere de acordo com a fase de evolução da doença.[150] Na fase inicial, observa-se perifoliculite liquenoide ao redor do istmo e infundíbulo (Figura 54.28 A). Com a evolução da doença, este infiltrado vai sendo rechaçado da parede folicular por uma camada de fibrose lamelar que tipicamente apresenta mucina em seu interior (Figura 54.28 A). A parede folicular se atrofia na porção superior do folículo e, eventualmente, pode ser vista uma haste pilosa remanescente no trato cicatricial. O acometimento precoce das glândulas sebáceas é típico.[151] A epiderme está quase sempre normal e não há fibrose importante na derme interfolicular. A elastólise costuma ser encontrada apenas na porção mais superficial da epiderme.[152]

Na fase cicatricial da doença, pode não haver mais infiltrado inflamatório e, em vez de folículos, são visualizados apenas tratos cicatriciais e eventualmente os músculos eretores isolados (Figura 54.28 B).

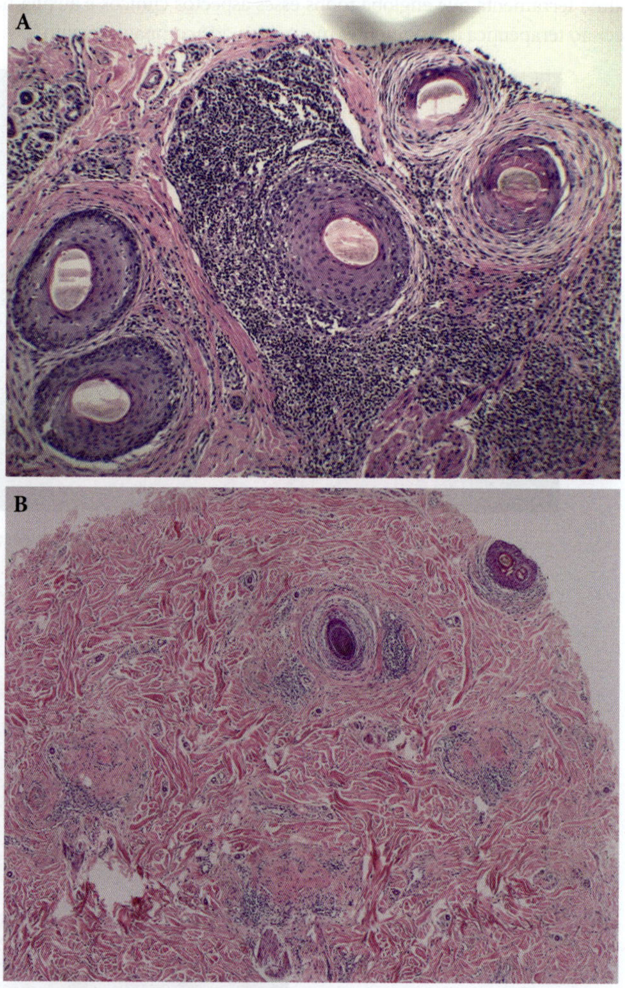

■ **Figura 54.28** Achados histológicos de líquen plano pilar. **(A)** Perifoliculite liquenoide (ao centro) e perifoliculite crônica rechaçada por fibrose (folículos na periferia da amostra) em lesão ativa (HE 100 x); **(B)** tratos cicatriciais em lesão residual (HE 40 x).

Tratamento

Tratamentos sistêmicos mais frequentemente usados são antimaláricos,[142] e doxiciclina.[141] Os agonistas do PPAR-γ apresentam resultados controversos e um perfil ruim de efeitos colaterais a longo prazo.[139,153]

Corticosteroides sistêmicos e ciclosporina podem ser usados por curtos períodos em casos de rápida evolução, porém seu perfil de efeitos colaterais desencoraja seu uso a longo prazo.[154] Retinoides sistêmicos parecem ser mais eficazes em casos em que há associação com líquen plano ungueal ou cutâneo.[155] Mais recentemente foram publicados dois estudos mostrando a eficácia do metotrexato e dos inibidores de JAK no LPP.[156-157]

Localmente podem ser aplicados corticosteroides tópicos de alta potência (clobetasol) ou infiltrações dérmicas de acetonido de triancinolona 2,5 a 10 mg/mL como tratamento único em casos bem-localizados ou associadamente aos tratamentos orais em casos muito ativos.[135]

Prognóstico

Não existe cura da doença até o momento. A melhora dos sintomas ocorre em 50 a 60% dos casos com hidroxicloroquina, mas a parada completa de progressão da perda de fios raramente é obtida.[142] O seguimento fotográfico desses pacientes é difícil pelo acometimento irregular dentro do couro cabeludo. O LPPAI é bastante útil para o manejo terapêutico desses pacientes, uma vez que analisa sintomas e sinais de atividade da doença de uma forma mais objetiva.[142]

Alopecia frontal fibrosante

Considerações gerais

Esta doença foi descrita em 1994[158] e, desde então, sua frequência vem crescendo rapidamente em todo o mundo.[159] Foi considerada inicialmente uma forma de líquen plano pilar em virtude da semelhança dos achados histopatológicos, mas apresenta-se clinicamente de forma distinta com consequente abordagem terapêutica diferente,[154] sendo melhor estudada em um tópico à parte.

Etiopatogenia

Em razão do surgimento recente da doença e da sua incidência crescente, acredita-se na possibilidade de um desencadeante ambiental do processo autoinflamatório.[160] Pelo acometimento preferencial de mulheres em fase perimenopausa[161] e pela resposta clínica com uso de medicações antiandrogênicas,[162] aventa-se uma participação hormonal ou associação com alopecia androgenética.[163] Recentemente, foram publicados estudos que mostraram o uso mais frequente de cremes faciais, incluindo protetor solar, por pacientes com AFF quando comparado com controles.[160-164] Nesses mesmos estudos, foi demonstrado que os pacientes de AFF apresentam maior frequência de positividade nos testes de contato para fragrâncias.[160] A associação de protetores solares ou cosméticos faciais com a doença tem sido intensamente discutida na literatura e permanece controversa.[160,165-170] A associação com fatores dietéticos também foi especulada por alguns autores.[166]

Achados clínicos

Clinicamente, a doença se apresenta como alopecia da linha de implantação do couro cabeludo, com acometimento predominante da região frontotemporal, mas eventualmente de toda borda do couro cabeludo (Figura 54.29 A).[159] A densidade capilar atrás da linha de implantação acometida pode ser normal ou diminuída,[171] e a doença pode se estender por toda região parietal em alguns casos.[145]

Alopecia de supercílios está quase sempre presente e, com frequência, precede a perda no couro cabeludo,[161] sendo importante para o diagnóstico precoce da doença (Figura 54.29 B). Alopecia de cílios ocorre raramente.[159] Alterações na face são frequentes e precoces.[172-173] Pápulas foliculares costumam ser mais visíveis nas regiões temporais e mento (Figura 54.29 C).[174] Líquen plano pigmentoso é observado em pacientes de fototipo mais elevado[172,175] e se assemelha a melasmas dérmicos (Figura 54.29 D). Perda de pelos em axila, virilha e membros é frequente, e ressalta a importância do tratamento sistêmico.[176]

Em 2015, foi descrita uma apresentação clínica diferente de AFF que acomete a borda anterior do couro cabeludo, porém com preservação da linha de implantação[177] (Figura 54.29 E). Essa forma foi denominada "AFF com pseudofranja" e parece ter menor acometimento da pele e dos pelos da face.[171]

Os sinais inflamatórios são idênticos aos do LPP e incluem eritema e descamação peripilares e eritema difuso.[158] O aspecto das lesões iniciais pode ser de alopecia não cicatricial,[178] ressaltando a importância da confirmação diagnóstica por meio do exame histopatológico.

Sintomas de dor, ardor ou prurido podem estar presentes em qualquer parte afetada, incluindo supercílios e corpo. Fotossensibilidade é frequentemente referida.[179]

Outras formas de líquen plano como cutâneo, mucoso ou ungueal são raramente encontradas em pacientes com AFF.[161]

Achados dermatoscópicos

O exame dermatoscópico das lesões de AFF é semelhante ao das lesões de LPP (Figura 54.30 A). Ausência de pelos velos na linha de implantação fronto-temporal é muito sugestiva dessa doença[178] (Figura 54.30 A). Pontos pretos, pelos distróficos (*pili torti*) ou pelos quebrados (Figura 54.30 B) podem estar presentes tanto no supercílio como no couro cabeludo e indicam atividade inflamatória da doença.[178]

Diagnóstico diferencial

Clinicamente, o diferencial se faz com alopecias da linha de implantação frontal, ou seja, fronte alta, androgenética, areata ofiásica e tração. A ausência de pelos velos à dermatoscopia exclui todos os outros diagnósticos diferenciais, exceto alopecia areata ofiásica. Já a visualização de uma quantidade normal de velos à dermatoscopia exclui o diagnóstico de AFF típica,[178] mas não exclui o subtipo pseudofranja. Na suspeita de AFF com pseudofranja, é necessária a realização de biópsia da região alopécica.[177]

Nos casos de acometimento exclusivo de supercílios, o diferencial principal é com alopecia areata, sendo, muitas vezes, difícil dinstinguir de AFF em estágios iniciais. O encontro de figuras dermatoscópicas típicas de areata, como pelos peládicos, além do acometimento intenso dos cílios sugere diagnóstico de areata, mas a ausência destes não exclui o diagnóstico e apenas a biópsia poderá estabelecê-lo corretamente em casos em que haja apenas acometimento de supercílios.[180]

Exames laboratoriais

Não existem exames laboratoriais específicos para o diagnóstico de AFF. Pela semelhança com LPP, os mesmos exames costumam ser solicitados. Antes do uso de algumas opções terapêuticas, pode ser indicada a realização de fundo de olho, do perfil lipídico, da função renal e de enzimas hepáticas.

Exame histopatológico

Os achados histológicos da AFF são semelhantes aos do LPP.[158] Um estudo comparativo entre AFF e LPP sugeriu maior presença de figuras apoptóticas na bainha radicular externa da AFF (Figura 54.31 A), enquanto no LPP observa-se mais infiltrado inflamatório.[181] Acometimento de folículos velos pelo processo inflamatório e cicatricial (Figura 54.31 B) fala a favor do diagnóstico de AFF.

Tratamento

Todas as opções terapêuticas propostas para LPP também são válidas para AFF. Além disso, pela provável participação hormonal na patogênese da doença, bloqueadores da enzima 5-α-redutase têm sido usados com bons resultados para diminuição de sintomas e desaceleração da progressão da doença.[162-163] Retinoides sistêmicos podem ser usados para controle da doença do couro cabeludo[182] e para melhora das pápulas da face.[183] Imunomoduladores tópicos têm mostrado resultados mais consistentes do que no LPP[154] e forma um grupo de drogas importante para o tratamento das lesões de face nesses pacientes.

Prognóstico

Os tratamentos existentes melhoram os sintomas e sinais inflamatórios na maioria dos casos. Alguns autores sugerem que pode ocorrer melhora espontânea da doença,[161] mas a parada completa da evolução nem sempre é obtida com tratamento. A agressividade da doença varia bastante entre as formas clínicas, sendo que o tipo pseudofranja aparenta ter o melhor prognóstico, ao passo que a doença com acometimento da linha de implantação e que se estende para dentro da região parietal tende a evoluir mais rápido.[171]

Síndrome de Graham-Little-Piccardi-Lassueur

Considerações gerais

Forma disseminada de líquen plano folicular descrita no começo do século XX[184-185] que afeta o couro cabeludo, os pelos terminais da axila e da região pubiana e os pelos velos do corpo. Acomete principalmente mulheres adultas (30 a 60 anos).[135]

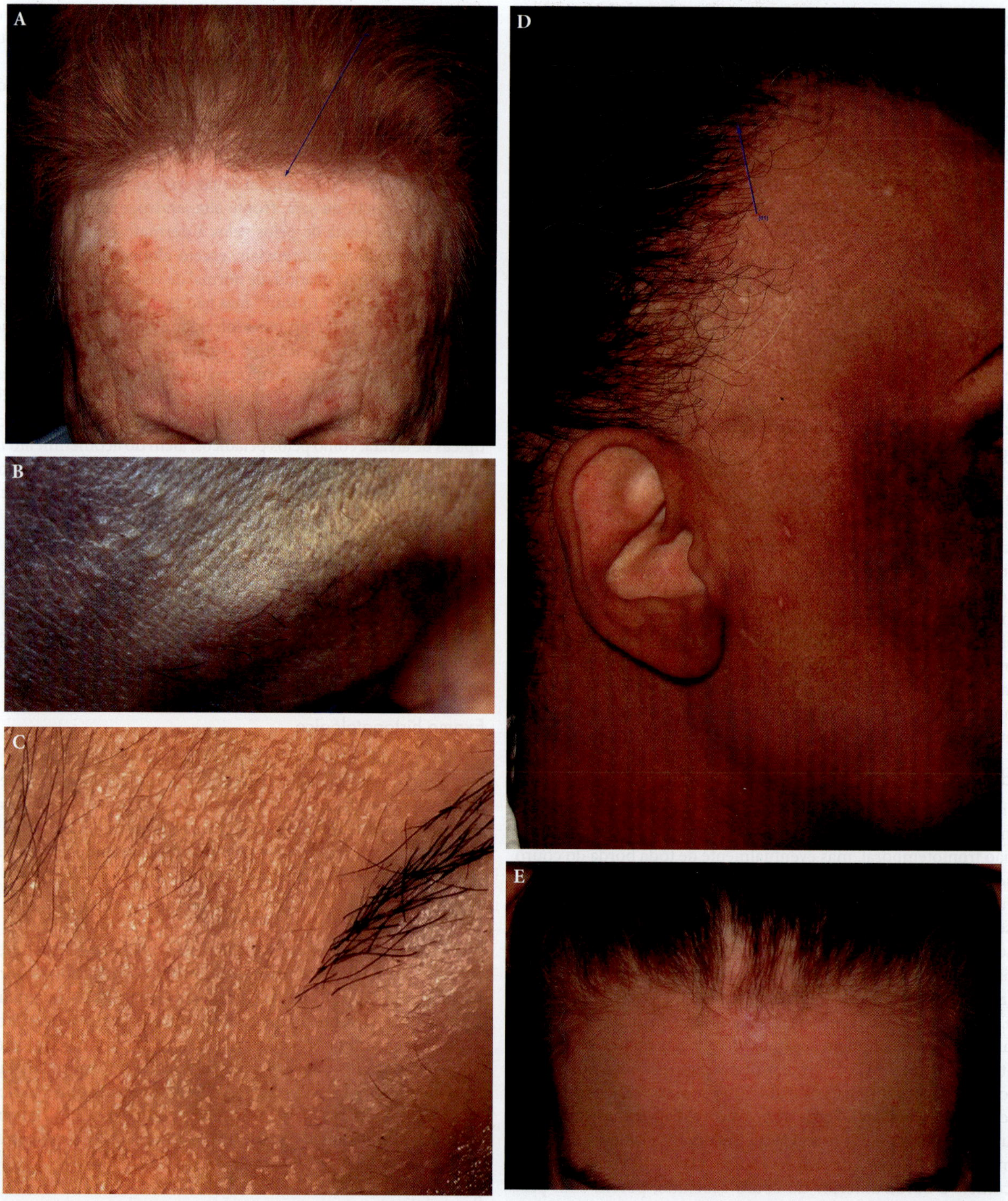

■ **Figura 54.29** Apresentação clínica de alopecia frontal fibrosante. **(A)** Acometimento típico da linha de implantação frontotemporal do couro cabeludo; **(B)** rarefação de supercílios constitui a queixa inicial em muitos pacientes; **(C)** pápulas da face correspondem ao acometimento dos folículos velos da face; **(D)** máculas hipercrômicas consequentes ao acometimento epidérmico, chamadas líquen plano pigmentoso; **(E)** acometimento atípico da borda do couro cabeludo com preservação da linha de implantação, chamado "pseudofranja".

Etiopatogenia

Tem etiologia desconhecida. Pelo acometimento mais disseminado e em adultos é possível a participação de um desencadeante exógeno sistêmico, tendo sido descrita associação com vacina da hepatite B em um caso.[186] A maior prevalência em mulheres e um caso descrito em homem com síndrome da insensibilidade a andrógenos sugerem a participação hormonal como fator predisponente.[187] Um relato de SGLPL familiar foi publicado em 2004, mas a idade de início precoce sugere se tratar de queratose folicular espinulosa e decalvante erroneamente diagnosticada.[188]

Achados clínicos

No couro cabeludo, observam-se lesões tipo LPP ou pseudopelada de Brocq (Figura 54.32 A). O acometimento das axilas e da região pubiana pode apresentar sintomas, principalmente prurido, mas não costuma ter sinais inflamatórios e, clinicamente, essas áreas apresentam aspecto não cicatricial (Figura 54.32 B), apesar de o exame histológico demonstrar perifoliculite liquenoide e/ou tratos cicatriciais idênticos aos achados do couro cabeludo.[135,189] No corpo, o aspecto é de queratose pilar disseminada (Figura 54.32 C), porém na história é referido aparecimento recente das lesões e a biópsia confirma líquen plano folicular.[135,190]

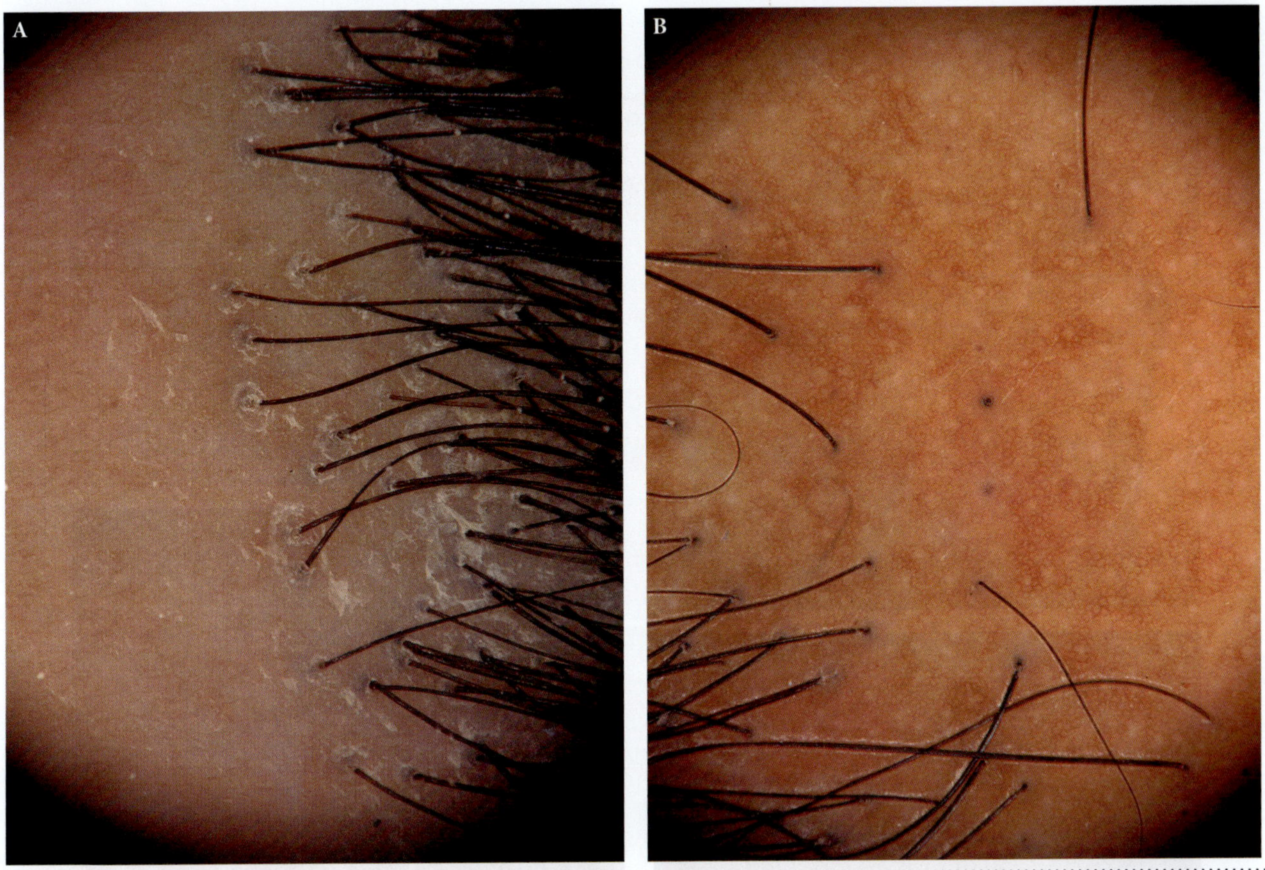

■ **Figura 54.30** Achados dermatoscópicos de alopecia frontal fibrosante. **(A)** Eritema e descamação perifolicular e ausência de velos na linha de implantação (videodermatoscópio 32 x); **(B)** pontos pretos, pili torti ou pelos quebrados indicam atividade inflamatória da doença (videodermatoscópio 32 x).

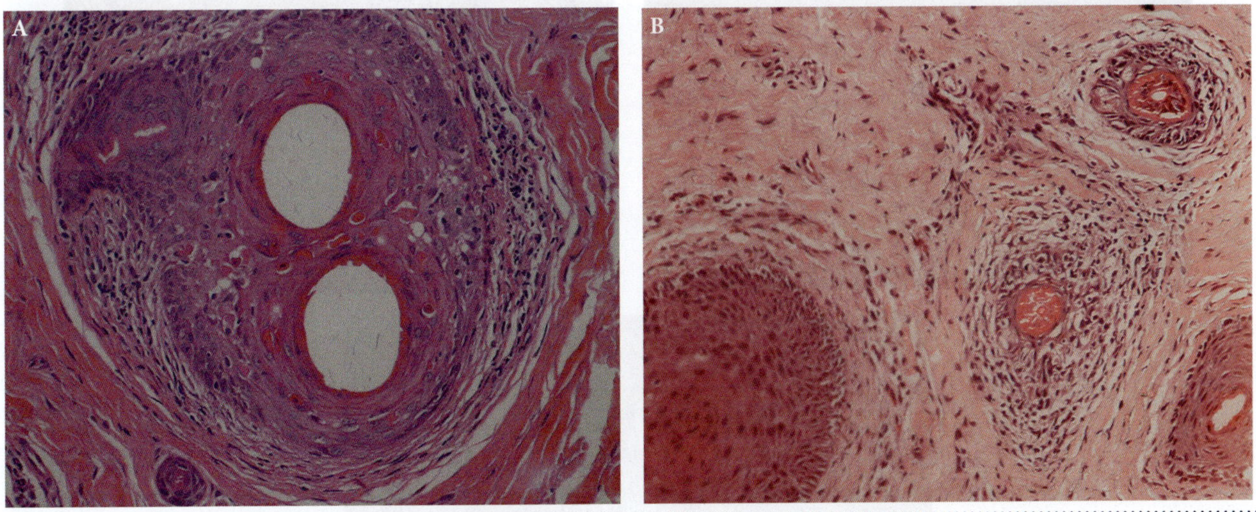

■ **Figura 54.31** Achados histológicos de alopecia frontal fibrosante. **(A)** Numerosas células apoptóticas na bainha radicular externa (HE 200 x); **(B)** perifoliculite liquenoide em folículos velos (HE 200 x).

Achados dermatoscópicos

Os achados no couro cabeludo são semelhantes aos do LPP ou pseudopelada de Brocq (Figura 54.32 D). Nas axilas e na região pubiana, os óstios foliculares parecem ainda presentes, dando o aspecto de alopecia não cicatricial. Na pele do corpo, são observadas espículas foliculares idênticas às da queratose pilar.

Diagnóstico diferencial

LPP e PPBq apresentam quadro semelhante no couro cabeludo, mas sem acometimento inflamatório e cicatricial dos pelos do corpo.

O acometimento dos pelos do corpo na SGLPL é clinicamente semelhante à queratose pilar, porém com intensidade e extensão aumentadas. Na queratose pilar, entretanto, não há acometimento dos pelos terminais no couro cabeludo ou nas axilas e púbis.

KFSD é um tipo de queratose pilar atrófica que pode apresentar quadro semelhante à SGLPL tanto na pele do corpo como em couro cabeludo. A presença de queratose pilar atrófica na face e a alopecia de supercílios ajudam na distinção clínica das duas doenças. Além disso, o acometimento de outros familiares e a idade de início mais precoce (infância ou adolescência) sugerem o diagnóstico dessa doença genética

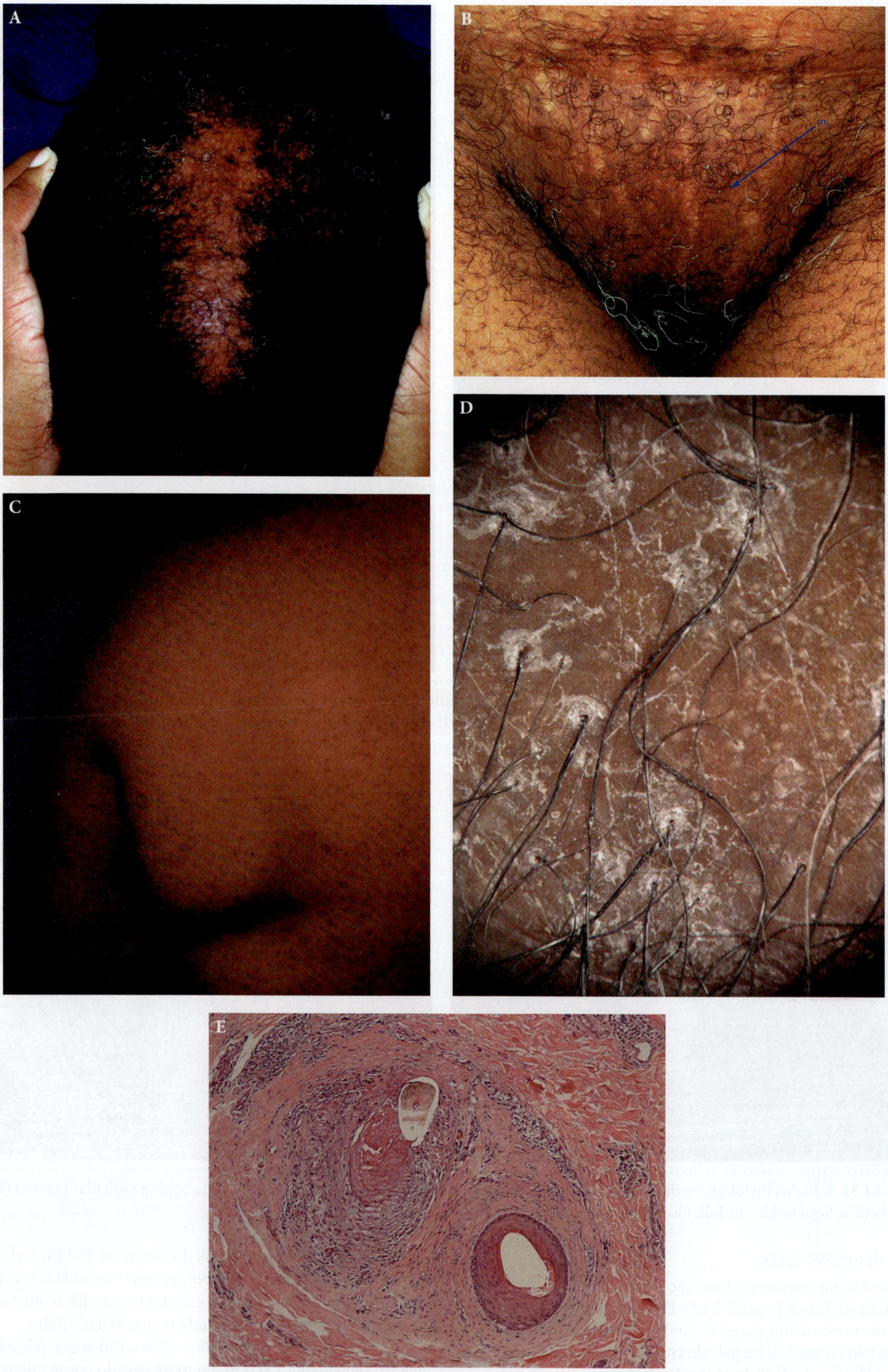

■ **Figura 54.32** Síndrome de Graham-Little-Piccardi-Lassueur. (**A**) Acometimento clínico do couro cabeludo semelhante ao do líquen plano pilar; (**B**) perda de pelos pubianos sem sinais inflamatórios; (**C**) queratose pilar disseminada em corpo; (**D**) achados dermatoscópicos semelhantes do líquen plano pilar com descamação peripilar (videodermatoscópio 32x); (**E**) achados histopatológicos do acometimento pubiano demonstrando destruição folicular com extrusão da haste e processo inflamatório leve (HE 100 x).

de herança classicamente ligada ao X (maior expressão clínica nos homens). Alterações oculares, principalmente de córnea, são descritas em associação a KFSD.[148]

Exames laboratoriais

Não existem exames laboratoriais específicos para o diagnóstico de SGLPL. Sorologia para hepatites B e C podem ser solicitadas. Pela semelhança com LPP, os mesmos exames costumam ser solicitados.

Exame histopatológico

Perifoliculite liquenoide semelhante ao LPP pode ser observada na fase inflamatória da doença.[191] Nas fases tardias, restam apenas tratos cicatriciais. A comprovação histológica do caráter liquenoide e/ou cicatricial das regiões das axilas ou pubis (Figura 54.32 E), bem como das lesões tipo queratose pilar no tronco ou membros, é fundamental para comprovação da síndrome uma vez que a clínica pode sugerir aspecto não cicatricial.[190]

Tratamento

Tratamentos semelhantes ao de LPP são utilizados.[135] Em casos de difícil controle, deve-se considerar a suspensão de drogas associadas a reações liquenoides.

Prognóstico

Semelhante ao LPP, costuma apresentar melhora dos sintomas e sinais inflamatórios com uso crônico das medicações.

Alopecia cicatricial em padrão androgenético

Considerações gerais

Não foi incluída na classificação de ACP da NAHRS em 2001, mas é considerada por muitos autores mais uma forma de apresentação clínica de LPP, junto com AFF e SGLPL.[131]

Foi descrita inicialmente em 2000 em um grupo de 15 mulheres e quatro homens que apresentavam quadro de rarefação capilar em padrão androgenético, porém com achados clínicos de inflamação peripilar e perifoliculite liquenoide ao exame anatomopatológico.[132] É mais conhecida pelo termo em inglês *fibrosing alopecia in a pattern distribution* (FAPD).

Em 2005, o termo *cicatricial pattern hair loss* (CPHL) foi utilizado para descrever mulheres com alopecia androgenética que apresentavam atriquias focais em meio à região acometida, sem sinais inflamatórios peripilares, mas com sinais de destruição folicular à histologia.[192]

Mais recentemente, em 2016, um novo tipo de LPP mimetizando AGA também predominante em mulheres foi descrito. Nesses casos, a miniaturização folicular esperada na AGA não seria tão evidente uma vez que os folículos velos teriam sido preferencialmente acometidos pelo processo inflamatório cicatricial.[193]

Etiopatogenia

Nos casos de FAPD e CPHL, discute-se o papel da miniaturização hormônio-induzida no desencadeamento do processo inflamatório.[120,183] Já os casos descritos em 2016 são considerados um tipo de LPP que acomete preferencialmente folículos velos, havendo uma relação não causal com AGA.[193]

Achados clínicos

Clinicamente, o quadro lembra alopecia androgenética, com acometimento difuso da região da coroa e vértex.[132] Pequenas áreas de atriquia vistas como lesões em saca-bocados ao longo da risca são descritas na CPHL.[192] Sintomas inflamatórios como dor ou prurido foram relatados em 7 dos 19 casos de FAPD descritos em 2000.[132]

Achados dermatoscópicos

Foram recentemente descritos numa série de casos de FAPD e incluem mais frequentemente variabilidade aumentada de diâmetro, maior quantidade de pelos velos e sinais inflamatórios peripilares.[194] Eritema e descamação peripilares também são relatados nos casos de LPP descritos em 2016,[193] porém são referidos como ausentes nos casos de CPHL.[192] Ausência de óstios foliculares é obrigatória para suspeição deste grupo de alopecias.

Diagnóstico diferencial

Alopecia androgenética é clinicamente semelhante e pode de fato estar associada, portanto os achados dermatoscópicos de AGA podem estar presentes. Ausência focal de óstios, além de sinais inflamatórios peripilares e a presença de um teste de tração leve positivo para anágeno, deve levantar a suspeita de FAPD e conduzir a realização de uma biópsia.

Exame histopatológico

Aspectos cicatriciais e inflamatórios são descritos em diferentes proporções nas diversas formas de alopecia cicatricial mimetizando AGA.[132,192-193]

Como na AGA é possível encontrar uma inflamação folicular importante, inclusive liquenoide,[194] o diagnóstico de alopecia cicatricial só deve ser estabelecido nos casos em que existir a destruição de pelo menos uma unidade folicular. Para isso, é fundamental a coleta do material de biópsia no centro da região sem cabelos e seu processamento em cortes horizontais.

Tratamento

Não existem estudos prospectivos sobre o tratamento dessas formas de alopecia cicatricial. Em virtude da possível associação fisiopatológica com AGA, propõe-se o uso de antiandrogênicos sistêmicos.[132,192] Nos casos em que há inflamação clínica evidente, o uso de anti-inflamatórios sistêmicos ou tópicos deve ser considerado. Assim como para alopecia androgenética, foi descrito recentemente, benefício do uso de minoxidil oral para melhorar a cobertura capilar na doença.[194]

Prognóstico

Não existem estudos de acompanhamento dos casos relatados.

Pseudopelada de Brocq

Considerações gerais

Descrita inicialmente em 1905,[195] caracteriza-se por placas alopécicas bem-delimitadas que clinicamente não parecem inflamatórias e podem ser confundidas com areata (pelada).

Epidemiologicamente, afeta a mesma população que o LPP e alguns autores acreditam tratar-se de fase final de outras ACP.[196] Outros autores crêem que a preservação da bainha elástica perifolicular à histologia é característica desta doença e permite a diferenciação de PPBq com outras formas de ACP.

Etiopatogenia

Para os que acreditam que pode se tratar de uma entidade distinta e não de fase final de outras APC, a preservação da bainha elástica sugere um mecanismo intrínseco de destruição folicular, semelhante ao que ocorre no modelo animal de ratos asebia. Nesse caso, haveria uma disfunção primária da glândula sebácea resultando na destruição dos folículos por mecanismo não inflamatório, o que explicaria a preservação do tecido elástico perifolicular.[129]

Um estudo comparativo dos perfis de expressão gênica de LPP e PPBq demonstrou perfis de expressão gênica diferentes, e seus autores sugerem se tratar de doenças distintas.[197] A possibilidade de uma mesma doença com diferentes graus de inflamação e fibrose, entretanto, não pode ser afastada.

Achados clínicos

Placas de alopecia cicatricial sem sinais inflamatórios encontram-se espalhadas no couro cabeludo (Figura 54.33 A). As bordas costumam ser bem-delimitadas e as lesões são completalmente alopécicas, sem a presença de pelos remanescentes no interior das lesões, o que aumenta a semelhança clínica com areata (pelada). Pode haver coalizão de mais de uma lesão, porém, tradicionalmente, as lesões permanecem isoladas e foram descritas domo "pegadas na neve".[198] A coloração da pele na região alopécica pode apresentar-se diferente do restante do couro cabeludo, sendo tipicamente descrita como "cor de carne". O teste de tração leve é raramente positivo. Sintomas de dor, ardor ou prurido podem estar presentes, mas costumam ser leves.

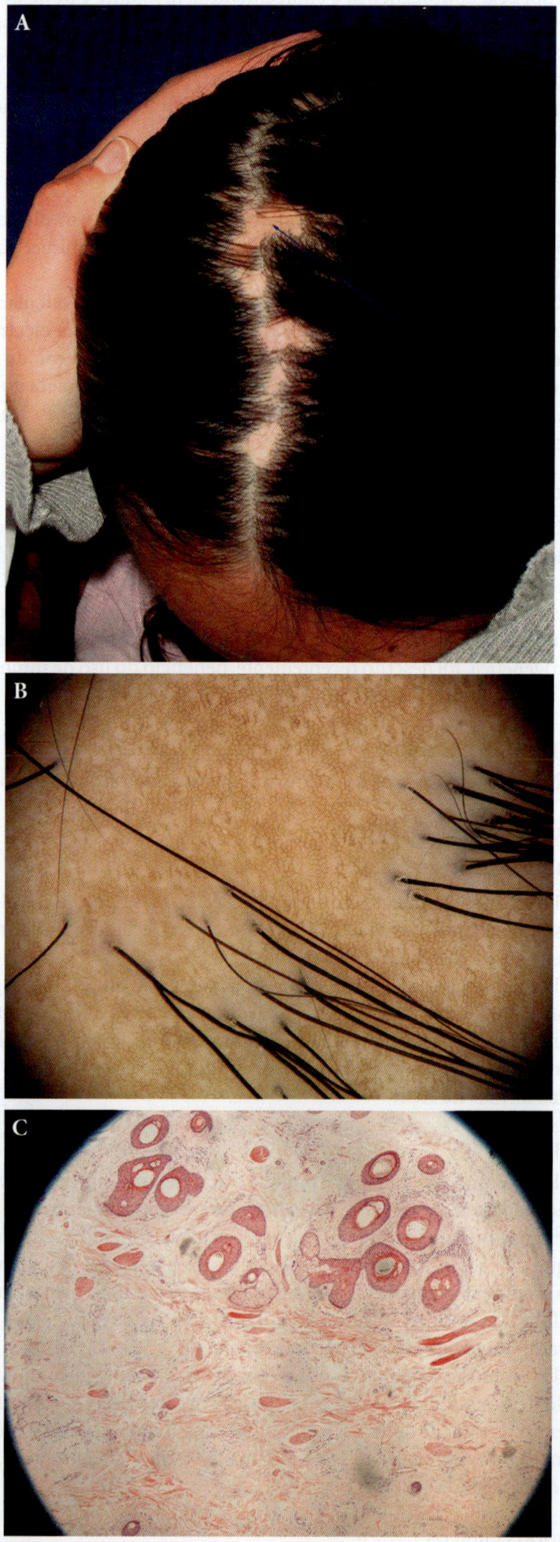

■ **Figura 54.33** Pseudopelada de Brocq. **(A)** Aspecto clínico: placas alopécicas completas e bem-delimitadas em couro cabeludo que lembram uma areata (pelada); **(B)** achados dermatoscópicos: pontos brancos correspondentes a cicatrizes foliculares (videodermatoscópio 32 x); **(C)** achados histopatológicos da borda de uma lesão, demonstrando limite bem-definido entre área cicatricial e área não afetada (HE 40 x).

Achados dermatoscópicos

Centro da placa com ausência de óstios. Em fototipos mais altos é possível visualizar os pontos brancos que correspondem às cicatrizes foliculares (Figura 54.33 B). Na borda, sinais inflamatórios peripilares costumam ser leves ou ausentes.

Diagnóstico diferencial

Clinicamente, pode-se confundir com areata e fase final de outras APC em placas, como LPP ou LE.

Exames laboratoriais

Não existem exames específicos para o diagnóstico da doença. Quando se tratar de fase final de APC, deve-se seguir investigação para doença de base.

Exame histopatológico

Tratos cicatriciais foliculares substituindo folículos terminais na área alopécica, com pouca ou nenhuma inflamação perifolicular nos folículos da borda (Figura 54.33 C). À coloração com prata, pode-se observar a bainha elástica perifolicular preservada, permitindo o diferencial com fases finais de LPP e LE.

Tratamento

Não é indicado tratamento em casos assintomáticos e sem sinais clínicos ou histológicos de inflamação. Em casos de progressão comprovada ou presença de inflamação clínica ou histológica, pode-se optar pelos mesmos tratamentos usados para LPP.

Prognóstico

Muitos casos apresentam remissão espontânea e excelente resposta ao tratamento quando instituído. A evolução da doença costuma ser lenta e difícil de seguir clinicamente. Pela ausência de sinais inflamatórios, a utilização do LPPAI[130] fica parcialmente prejudicada.

Alopecia cicatricial central centrífuga

Considerações gerais

Forma de ACP definida clinicamente pelo acometimento da região central do couro cabeludo (vértex e/ou parietal) com progressão centrífuga que acomete pessoas de cabelos crespos.

O nome "ACCC" foi determinado durante reunião da NAHRS, em 2001,[130] para substituir a denominação *hot comb alopecia* (alopecia do pente quente) que sugeria uma relação causal com o uso dessa técnica de alisamento muito utilizada por indivíduos de cabelos ulotríquios (crespos). Atualmente, a importância de um fator externo como desencadeante é questionada.[199-200]

É discutível a presença de características histopatológicas patognomônicas da doença.[201] Pode ser LPP com características clínicas e histopatológicas próprias por se tratarem de folículos de pelos ulotríquios.[199]

Etiopatogenia

De início relacionada a procedimentos estéticos químicos, atualmente acredita-se que esse possa ser apenas o fator desencadeante em pessoas com predisposição genética e fragilidade folicular. É notável a frequência de casos familiares e postula-se, inclusive, uma herança autossômica dominante para a doença.[202] Diversos distúrbios metabólicos têm sido relacionados à doença,[203] mas esse pode ser um fator de confusão visto que a maioria dos estudos é realizado em populações negras norte-americanas com alto índice de obesidade e síndrome metabólica.

Achados clínicos

Qualquer alopecia cicatricial primária linfocítica que acometa a região central do couro cabeludo de pessoas negras pode ser considerada ACCC.[204] Apresenta-se sob a forma de área de alopecia incompleta de contornos mal definidos que progride centrifugamente começando na região do vértex e/ou parietal (Figura 54.34 A). Sinais e sintomas inflamatórios, quando presentes, costumam ser leves. Pústulas foliculares podem ocorrer.

Achados dermatoscópicos

Por se tratar de pacientes de fototipo mais alto, a visualização da rede pigmentar é fácil e delimita inúmeros pontos brancos que correspondem histologicamente aos tratos cicatriciais (Figura 54.34 B). É importante lembrar que pontos brancos muito pequenos correspondentes aos óstios dos ductos écrinos[205] também estão presentes e indicam que o processo não desarranjou a derme interfolicular. Ao redor de folículos acometidos, pode ser visto um halo branco acinzentado correspondendo à fibrose concêntrica perifolicular[206] (Figura 54.34 C). Sinais inflamatórios peripilares idênticos aos do líquen plano podem ser vistos em alguns folículos remanescentes nas fases mais ativas da doença (Figura 54.34 D).

Diagnóstico diferencial

LPP e FAPD são certamente os mais difíceis de distinguir e podem se tratar da mesma doença em pacientes de pele negra e cabelo ulotríquio (crespo). Alopecia androgênica em negros pode ser semelhante clinicamente, porém a dermatoscopia demonstrará a presença de densidade normal de pelos com aumento proporcional de pelos finos.[207] Foliculite decalvante também pode ser aventada pela presença de pústulas, mas a placa de foliculite decalvante costuma ter os limites bem-definidos com pelos em tufos de cinco ou mais fios na borda.[144] Além disso, o centro da área alopécica na FD apresenta distorção da estrutura normal da epiderme e derme, portanto não são visualizados padrão em favo de mel ou pontos brancos em meio à rede pigmentar.

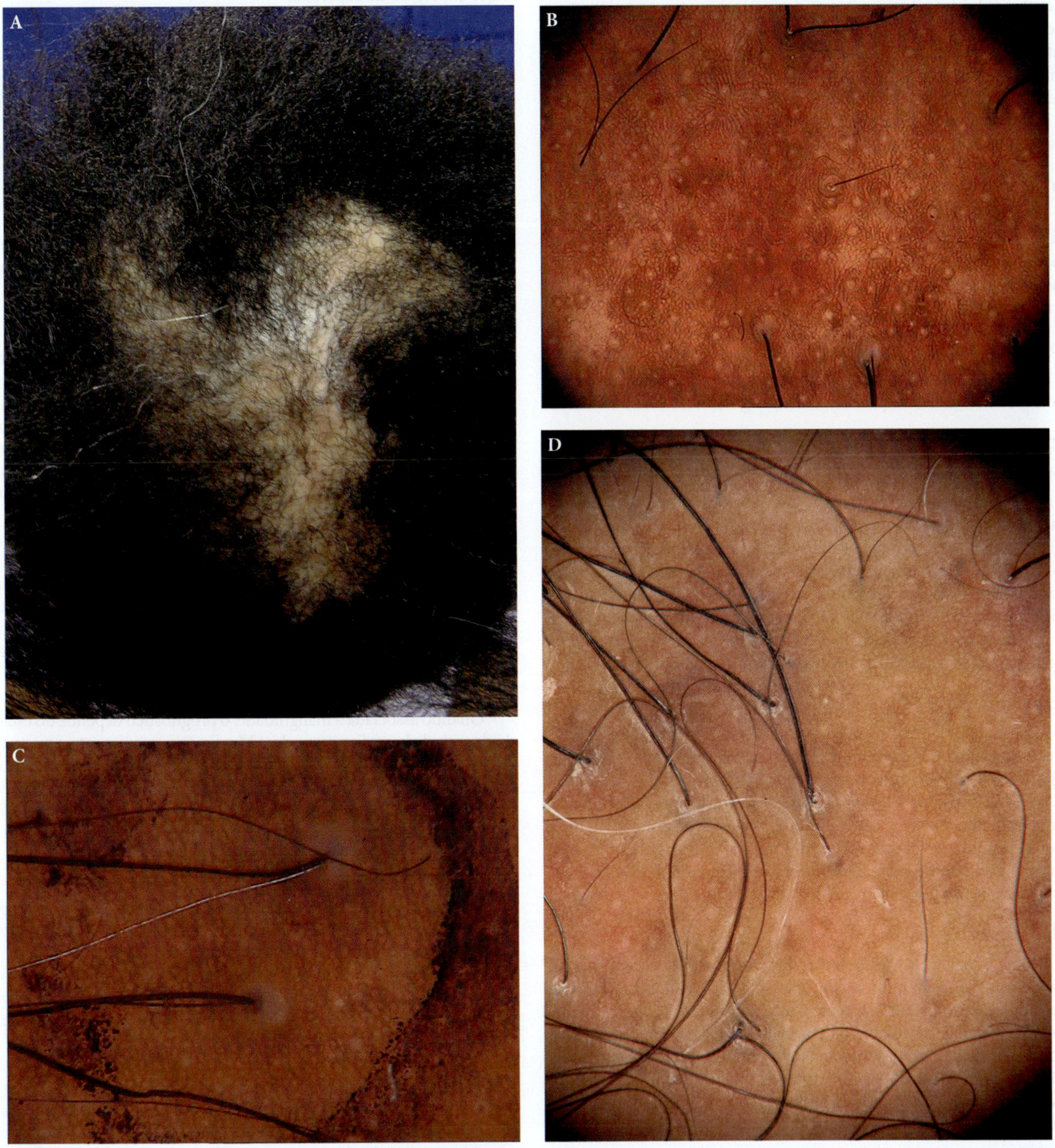

■ **Figura 54.34** Alopecia cicatricial central centrífuga. **(A)** Apresentação clínica típica como alopecia incompleta de bordas irregulares e mal definidas em região de coroa de mulher negra; **(B)** achados dermatoscópicos: pontos brancos correspondentes a cicatrizes foliculares e saídas de ductos écrinos (videodermatoscópio 32 x); **(C)** achados dermatoscópicos: halos branco-acinzentados correspondentes a fibrose perifolicular (videodermatoscópio 40 x); **(D)** descamação perifolicular idêntica ao líquen plano pilar (videodermatoscópio 32 x).

Exames laboratoriais

Não existem exames que auxiliem no diagnóstico de ACCC, entretanto, pela atual associação dessa doença com outros distúrbios metabólicos é sugerido pesquisar doenças como hipertensão arterial sistêmica, diabetes, dislipidemia, obesidade e síndrome metabólica.[203]

Exame histopatológico

Foi inicialmente relatado com patognomônico da doença o encontro da descamação prematura da bainha radicular interna. Estudos posteriores mostraram que esse achado não é específico da ACCC, mas pode estar presente em outras alopecias cicatriciais e raramente em alopecias não cicatriciais.[201] Além dos achados de LPP, são vistas com maior frequência na ACCC a atrofia assimétrica da bainha radicular externa e as hastes pilosas soltas na derme com reação granulomatosa de corpo estranho. Esse fato pode ser decorrente de um processo inflamatório mais insidioso em folículos de pelos ulotríquios (crespos). Recentemente, foram descritos os "goggles", que são dois (eventualmente mais) folículos com suas bainhas radiculares externas fundidas ao nível do istmo ou abaixo. Esse achado pode ocorrer nas ACP linfocíticas e é bastante frequente na ACCC.[208]

Tratamento

Apesar de não estarem associados de forma causal, todos os procedimentos químicos e físicos que possam gerar uma inflamação do folículo são desaconselhados. As medicações mais frequentemente usadas são a doxiciclina e os corticosteroides tópicos, por se tratar em geral de doença menos inflamatória do que LPP.[203]

Prognóstico

A doença pode remitir espontaneamente e costuma evoluir lentamente. Ocorre melhora com a suspensão de fatores agravantes e com tratamento.

Alopecia mucinosa

Considerações gerais

Alopecia mucinosa (AM) difere das outras causas de ACP linfocíticas por ser uma doença de etiologia neoplásica.

É classificada em primária (idiopática) e secundária a linfoma. Mesmo nas formas chamadas primárias, pode existir clonalidade dos linfócitos T e as formas parecem ser de fato espectros da mesma doença.[209] Até 60% das AM em adultos evolutivamente se transformam em MF.[210]

Alguns casos estão associados a outras neoplasias, principalmente de origem hematológica, e são considerados manifestação paraneoplásica.[211]

Etiopatogenia

A produção de mucina pelos queratinócitos foliculares é um padrão inespecífico de resposta, mas é característica primordial para o diagnóstico de alopecia mucinosa. Os sinais inflamatórios gerados pelo infiltrado de linfócitos T levam à produção de mucina, inicialmente, na bainha radicular externa, mas que pode, progressivamente, destruir o folículo, resultando em uma alopecia cicatricial.[212] É importante ressaltar que existem outras formas de linfomas cutâneos de células T foliculotrópicos que não geram o aparecimento de mucina na parede folicular.

Achados clínicos

Bastante variáveis, desde lesões individualizadas cicatriciais ou não, com inflamação clínica (sintomas e sinais) variável, até perda difusa de pelos sobre pele aparentemente não afetada. Classicamente, apresenta pápulas foliculares ou placas infiltradas na área alopécica. Acomete principalmente supercílios (Figura 54.35) e couro cabeludo, mas pode acometer qualquer região pilosa. Ulceração da lesão, presença de sintomas gerais, fáceis leonina e rápida evolução do quadro sugerem doença associada à malignidade.[210]

Achados dermatoscópicos

Não são descritos achados dermatoscópicos típicos da AM. Pode ser útil realizar a dermatoscopia para excluir os achados típicos dos diagnósticos diferenciais.

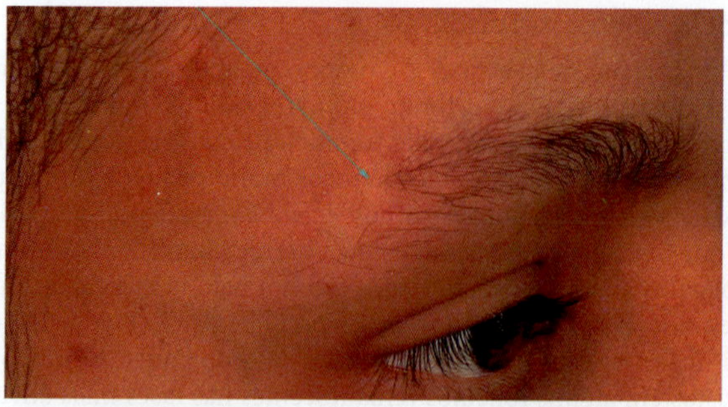

■ **Figura 54.35** Alopecia mucinosa se apresentando tipicamente como placa em região de supercílio.

Diagnóstico diferencial

As formas localizadas podem simular tanto alopecias cicatriciais (LPP esclerodermia, líquen estriado) como não cicatriciais (areata e *tinea capitis*). Formas profundas simulam foliculite abscedante e paniculites. E formas difusas podem se apresentar clinicamente como eflúvio telógeno.[210] O diferencial é feito obrigatoriamente com estudo anatomopatológico.

Exames laboratoriais

Deve-se excluir a possibilidade de AM associada à síndrome de Sézary ou outros tumores hematopoiéticos, por intermédio do hemograma e de exames específicos quando indicados.

Exame histopatológico

É essencial para o diagnóstico. Semelhante ao que ocorre com micose fungoide, alguns casos exigem múltiplas biópsias para o correto diagnóstico. A pesquisa de clonalidade local por imunohistoquímica deve ser realizada em todos os casos. São achados histológicos mais relacionados com malignidade: microabscessos de Pautrier na parede folicular; infiltrado inflamatório não restrito à região folicular; linfócitos atípicos em faixa; e epidermotropismo ou infiltração de células malignas em glândulas écrinas.[210]

Tratamento

No caso de AM associada a linfoma cutâneo ou paraneoplásica, o tratamento é o da doença de base. Para os casos idiopáticos, diversos tratamentos já foram usados com sucesso, como antibióticos orais, corticosteroides tópicos, intralesionais e orais, retinoides, dapsona e fototerapia.[213]

Prognóstico

Quando associada à malignidade, o prognóstico depende do estadio da doença de base. Em casos de AM primária, seguimento com exame clínico cuidadoso (incluindo palpação de gânglios) deve ser realizado em todos os casos, pois não há como prever quais se transformarão em MF. Se houver progressão da doença, está indicado repetir exame histopatológico.

Queratose folicular espinulosa e decalvante

Considerações gerais

Distúrbio de queratinização de origem genética descrito pela primeira vez em uma família alemã em 1926 sob o termo *keratosis follicularis spinulosa et decavans* (KFSD).[214]

Faz parte do grupo das queratoses pilares atróficas, junto com atrofoderma vermiculata e uleritema ofriógenes.[215] Na puberdade, pode apresentar pústulas sendo denominada foliculite espinulosa e decalvante.[216]

Alterações oculares estão presentes em metade dos casos.[148]

Etiopatogenia

Alteração no gene SSAT (espermidina/espermina N-acetiltransferase) foi identificada em um paciente com KFSD e um modelo animal com hiperexpressão desse gene reproduziu um quadro semelhante à doença dos humanos.[217] Nem todos os pacientes testados apresentaram alteração nesse gene e acredita-se que vários genes possam estar implicados. Na maioria das famílias acometidas, é observada herança ligada ao X com acometimento clínico mais exacerbado nos homens, enquanto as mulheres seriam portadoras. Casos de herança autossômica dominante e outros esporádicos também foram descritos.[148]

Achados clínicos

As alterações da pele são observadas desde os primeiros anos de vida e incluem queratose folicular disseminada no corpo e queratose pilar atrófica na face (Figura 54.36 A). Gradativamente, ocorre alopecia cicatricial de cílios e supercílios e apenas na infância tardia ou puberdade costuma aparecer alopecia em couro cabeludo (Figura 54.36 B). A presença de alopecia desde o nascimento sugere o diagnóstico de IFAP (*Ichthyosis folicularis alopecia photophobia*), e não de KFSD (queratose folicular espinulosa decalvante). Sintomas inflamatórios e pústulas em couro cabeludo costumam estar presentes apenas na adolescência.[218]

Alterações oculares são frequentes e incluem fotofobia, distrofia córnea, conjuntivite e catarata.[148]

Diversos outros achados clínicos foram descritos associados à KFSD. Na pele são relatados atopia, hiperqueratose palmo-plantar, xerose ictiosiforme e eritema facial.[219] Outros tecidos ectodérmicos também podem estar alterados, sendo relatadas alterações ungueais, dentárias e ósseas. Sistemicamente, foram descritas associações com síndrome de Noonan, surdez, aminoacidúria, retardo mental, síndrome de Down, hepatomegalia e propensão aumentada a infecções bacterianas.[215-220]

Achados dermatoscópicos

Descamação peripilar intensa pode ser observada no couro cabeludo. As áreas interfoliculares também apresentam eritema difuso e descamação (Figura 54.36 C). As áreas alopécicas costumam ter aspecto bastante cicatricial com evidente ausência de óstios.

Diagnóstico diferencial

O quadro de alopecia cicatricial no couro cabeludo é clínica e dermatoscopiamente semelhante ao do LPP, porém deve-se pensar em KFSD em pacientes jovens, com história familiar de alopecia cicatricial, com outras formas de queratose pilar atrófica ou alterações oculares associadas.

Exames laboratoriais

Não existem exames laboratoriais para o diagnóstico de KFSD. A pesquisa de alterações no gene SSAT não é realizada de rotina e a ausência de alterações não exclui o diagnóstico. Exame oftalmológico deve ser solicitado para todos os pacientes.

Exames para o uso de retinoides sistêmicos devem ser solicitados antes do tratamento com essas drogas.

Exame histopatológico

A biópsia do couro cabeludo apresenta atrofia importante da bainha radicular externa, por vezes com o desaparecimento completo desta e uma reação de corpo estranho à haste pilosa (Figura 54.36 D). Os graus de inflamação e fibrose são variáveis, mas o componente de atrofia é mais importante do que o inflamatório, diferente do líquen plano pilar. Na fase cicatricial, observa-se apenas substituição de folículos pilosos por tratos cicatriciais.[136] Os folículos afetados da face ou do rosto apresentam achados de queratose folicular atrófica.

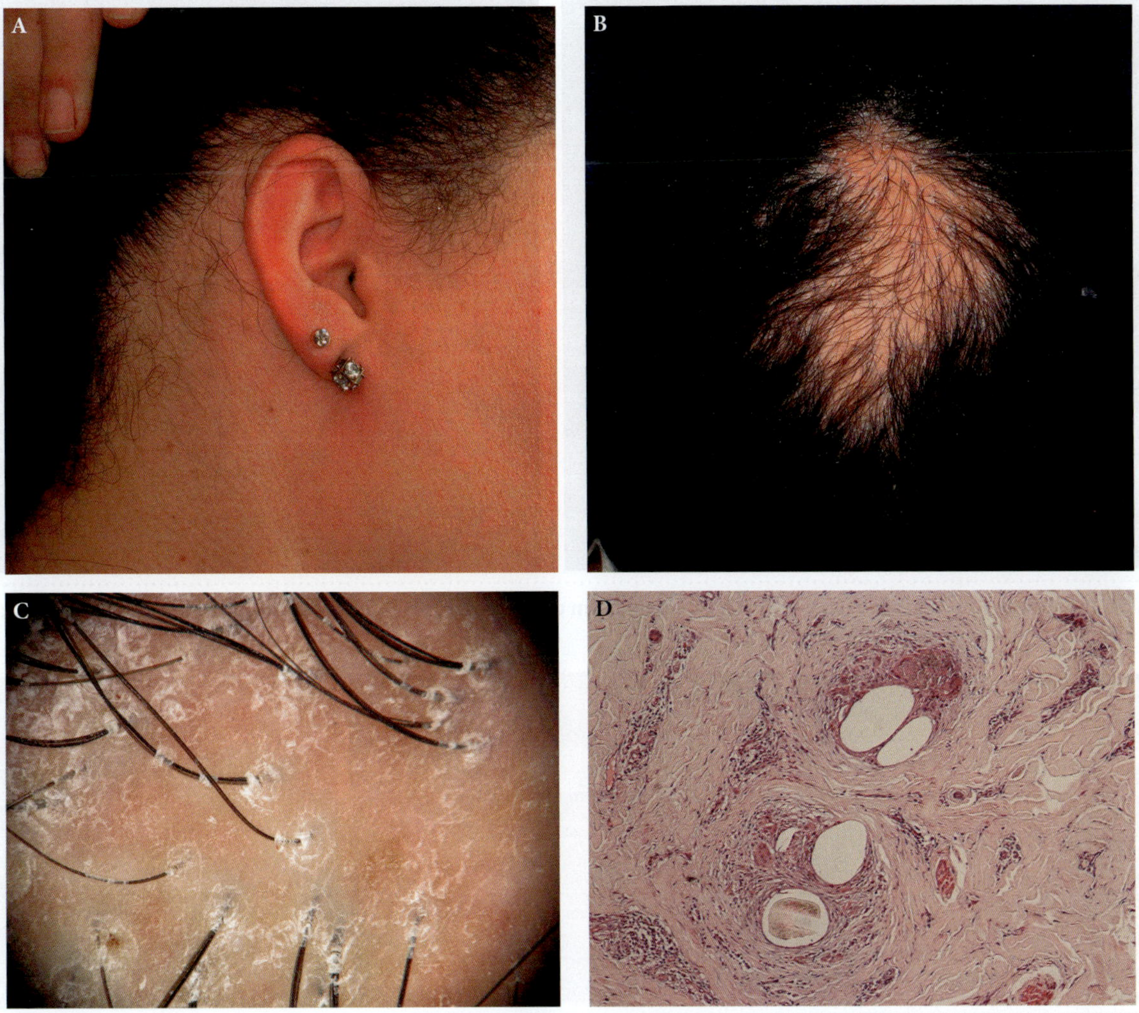

■ **Figura 54.36** KFSD (*Keratosis follicularis spinulosa et decalvans*). **(A)** Apresentação clínica: queratose pilar atrófica em face; **(B)** apresentação clínica: alopecia cicatricial inflamatória em vértex de couro cabeludo; **(C)** achados dermatoscópicos: eritema e descamação não restritos à região perifolicular (videodermatoscópio 32 x); **(D)** atrofia completa da bainha radicular externa do folículo (HE 100 x).

Tratamento

Antibióticos sistêmicos podem ser úteis em casos com pústulas. Corticosteroides tópicos ou intralesionais podem ajudar a diminuir a inflamação. Pelo perfil de efeitos colaterais e necessidade de uso a longo prazo, não são indicados corticosteroides sistêmicos. Retinoides sistêmicos têm demonstrado resultados variáveis. A suspensão dos tratamentos leva invariavelmente à progressão da doença.[219]

Prognóstico

Doença de difícil controle, os tratamentos podem amenizar a inflamação e ralentar a progressão da doença. Como toda alopecia cicatricial, as áreas já acometidas não apresentam repilação. São importantes o aconselhamento genético e o tratamento precoce de familiares.

Lúpus eritematoso discoide

Considerações gerais

A perda folicular no LED não é primária e ocorre em conjunto com lesão de toda epiderme e derme – mas foi incluída no grupo das ACP pela NAHRS em 2001,[130] portanto será discutida aqui.

As lesões de LED estão frequentemente localizadas no couro cabeludo e levam à alopecia cicatricial. Pacientes com LE sistêmico podem apresentar outras formas de alopecia no couro cabeludo além do LED, incluindo eflúvio telógeno, anágeno, alopecia androgenética, *lupus hair* e alopecia em placas não cicatricial tipo areata.[221]

Lesões de overlap LED e LPP são descritas e consideradas sinal de alerta para o aparecimento de LE sistêmico.[222]

Etiopatogenia

LE é uma doença autoimune, com participação de diferentes tipos de autoanticorpos. A patogenicidade desses anticorpos tem sido demonstrada em diversos órgãos, porém ainda não se conhece exatamente seu papel na pele.[223]

Achados clínicos

As lesões no couro cabeludo costumam apresentar características clínicas semelhantes às da pele, com alterações queratósicas e discrômicas que facilitam o diagnóstico (Figura 54.37 A). Quando não apresentam alterações epidérmicas pronunciadas (Figura 54.37 B), o diagnóstico diferencial com LPP é mais difícil e pode necessitar de biópsia.

Achados dermatoscópicos

Dermatoscopia é bastante útil em lesões iniciais de LED, em que as características clínicas epidérmicas (queratose epidérmica, rolhas córneas e discromia) não são ainda evidentes a olho nu (Figura 54.38 A).[40] A perda do padrão favo-de-mel (Figura 54.38 B) também ajuda na diferenciação com LPP, no qual a rede pigmentar costuma estar poupada.

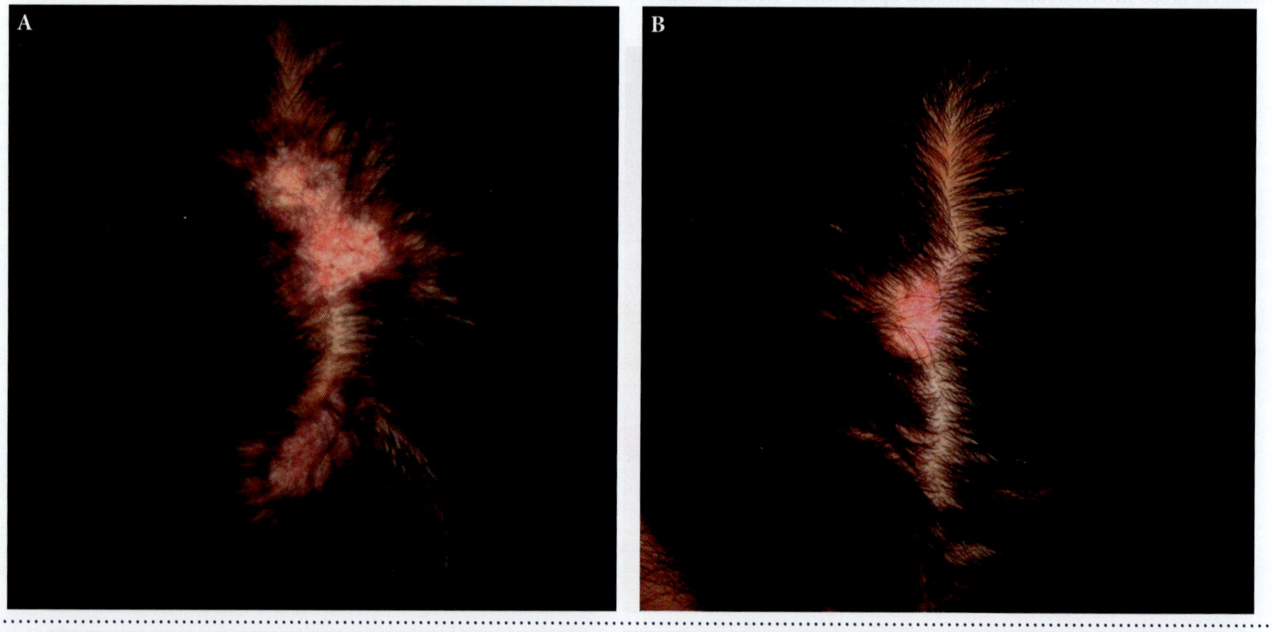

Figura 54.37 Apresentação clínica de lúpus eritematoso discoide em couro cabeludo. **(A)** Lesão típica com discromia e queratose; **(B)** lesão inicial faz diagnóstico diferencial com líquen plano pilar.

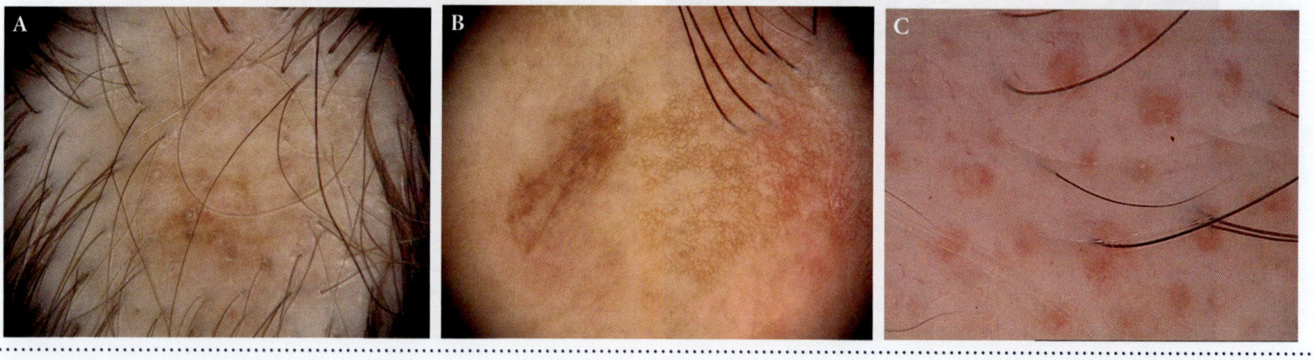

Figura 54.38 Achados dermatoscópicos de lúpus eritematoso discoide em couro cabeludo. **(A)** Rolhas córneas visualizadas com dermatoscópio em lesão inicial (videodermatoscópio 32 x); **(B)** perda da rede pigmentar em lesão inicial (videodermatoscópio 32 x); **(C)** pontos vermelhos em lesão com acromia (videodermatoscópio 40 x).

Pontos vermelhos foliculares foram descritos em lesões precoces de LED de couro cabeludo,[38] mas atualmente se sabe que significam apenas folículos viáveis sob epiderme acrômica e podem ser visualizados também em pessoas com albinismo e vitiligo em couro cabeludo.[39] Quando vistos no LED, significam que os folículos são viáveis e o tratamento precoce pode resultar repilação total da lesão (Figura 54.38 C).

Diagnóstico diferencial

Quando as alterações epidérmicas não são pronunciadas, o diferencial tanto clínico como histológico se faz com LPP. Lesões residuais podem simular foliculite decalvante ou outras alopecias secundárias consequentemente à destruição da arquitetura epidérmica e à fibrose dérmica observada no LE.

Exames laboratoriais

Deve-se investigar a presença de critérios para LE sistêmico mediante pesquisa dos autoanticorpos: fator antinuclear (FAN), anti-DNA e anti-Sm. Hemograma completo, complemento, urina tipo 1 e provas de atividade inflamatória também devem ser solicitados.

Se o paciente necessitar de medicação sistêmica, deve-se solicitar o exame de fundo de olho antes da introdução dos antimaláricos.

Exame histopatológico

Diferentemente das lesões do LPP, as de LED no couro cabeludo quase sempre apresentam alterações epidérmicas como hiperortoqueratose com rolhas córneas (Figura 54.39 A), dermatite de interface vacuolar ativa ou residual e espessamento de membrana basal[149] (Figura 54.39 B). O infiltrado inflamatório costuma ser mais intenso, profundo e acometer também as glândulas sudoríparas, além da região perifolicular (Figuras 54.39 C e 54.39 D). A imunofluorescência direta pode apresentar padrão de banda lúpica.

Tratamento

Medicações sistêmicas como corticosteroides orais ou antimaláricos podem ser utilizadas para controle da doença, mesmo em quadros não sistêmicos.[224] Mesmo em pacientes que estejam em uso de medicações sistêmicas, o tratamento tópico precoce das lesões alopécicas é a melhor forma de impedir a evolução para alopecia cicatricial. As infiltrações de acetonido de triancinolona 2,5 a 5 mg/mL devem ser realizadas inclusive no centro das lesões alopécicas, e não somente na borda como é feito no LPP, pois existe a chance de repilação caso os folículos ainda não tenham sido destruídos. Só não devem ser infiltradas áreas francamente atróficas onde não existem mais óstios visíveis e onde atrofia e fibrose sejam evidentes clinicamente.

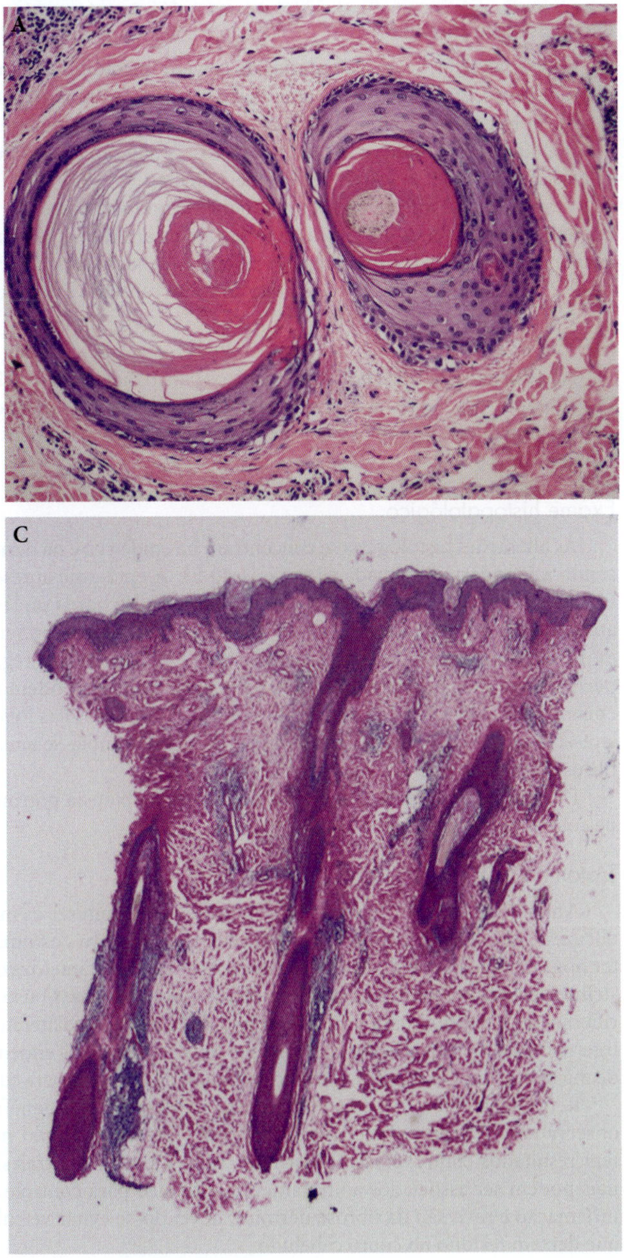

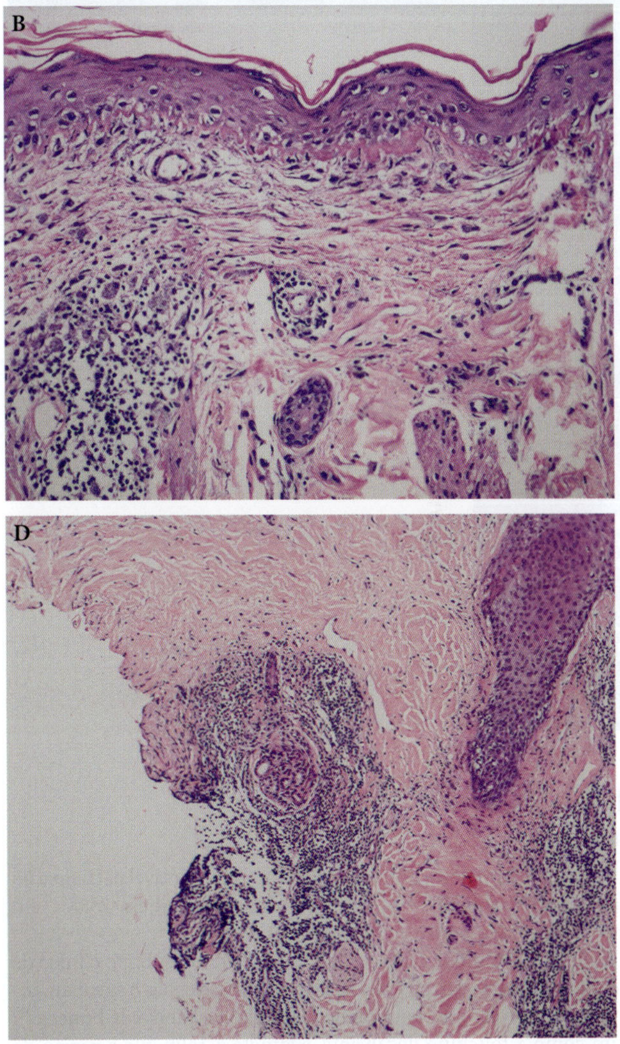

■ **Figura 54.39** Achados histopatológicos de lúpus eritematoso discoide em couro cabeludo. **(A)** Infundíbulos dilatados com rolhas córneas (HE 200 x, corte horizontal); **(B)** epiderme com dermatite de interface e espessamento de membrana basal (HE 100 x, corte vertical); **(C)** inflamação crônica intensa superficial e profunda (HE 20 x, corte vertical); **(D)** infiltrado inflamatório acometendo porção secretora das glândulas écrinas (HE 100 x, corte horizontal).

Uso de clobetasol tópico com ou sem oclusão pode ser muito benéfico. A forma de apresentação pode variar de solução, loção, creme, pomada ou gel dependendo da quantidade de pelos remanescentes e da tolerância do paciente. Mesmo pacientes em uso de corticosteroides sistêmicos costumam apresentar melhora com uso concomitante do corticosteroide tópico.

Prognóstico

Depende totalmente da fase da doença, podendo ocorrer repilação completa em casos precoces.

■ ALOPECIA CICATRICIAL PRIMÁRIA NEUTROFÍLICA

Considerações gerais

Nesse grupo estão reunidas a foliculite decalvante (FD) e a foliculite abscedante (FABS) (Tabela 54.8). Embora a presença de neutrófilos seja o achado mais característico, na maioria das vezes as biópsias apresentam infiltrado predominantemente plasmocitário.[144] É sempre importante afastar etiologias infecciosas fúngicas pois o *kerion celsi* pode mimetizar tanto FD como FABS.

Tabela 54.8 Alopecias cicatriciais primárias neutrofílicas.

	Foliculite abscedante	Foliculite decalvante
Outros nomes	Celulite dissecante *Perifolliculitis capitis abscedens et suffodiens*	Foliculite decalvante de Quinquaud
Localização do infiltrado inflamatório no AP	Hipoderme	Derme
Gênero	M >>> F	M > F
Etnia	Negro >>> caucasiano	Negro > caucasiano
Faixa etária	Jovens e adultos	Adultos
Quadro clínico no couro cabeludo	Múltiplas áreas eritematosas com alopecia aparentemente não cicatricial sobre nódulos fistulizados	Área alopécica de aspecto cicatricial atrófico em vértex, região parietal ou occipital com tufos e crostas foliculares na periferia
Tricoscopia	Lesões iniciais: óstios preservados, velos, pontos pretos, amarelos e peládicos	Centro: ausência de óstios, eritema difuso Borda: tufos, pústulas e crostas foliculares
Alterações dermatológicas associadas	Acne conglobata Hidradenite Cisto pilonidal (tríade ou tétrade de oclusão folicular)	ndn
Tratamento	Retinoides Antibióticos Biológicos Métodos epilatórios	Antibióticos Cuidados locais Métodos epilatórios

AP; exame anatomopatológico.

Foliculite decalvante

Considerações gerais

Doença inflamatória do couro cabeludo com provável participação de agentes microbianos. Foi descrita por Quinquaud em 1888[225] e o termo foi cunhado por Brocq em 1905.[195]

Foliculite em tufos é considerada atualmente um subtipo clínico de foliculite decalvante no qual não há alopecia, mas apenas o agrupamento maciço dos folículos, lembrando o aspecto de cabelo de boneca.[226] Assim como a foliculite decalvante, acomete geralmente a região de vértex e é mais frequente em homens adultos.

Etiopatogenia

A causa é desconhecida, mas acredita-se em uma desregulação da resposta inflamatória a agentes microbianos normalmente colonizadores da pele e/ou do folículo piloso. Recentemente, foi descrita presença de biofilmes bacterianos na zona de bulbo capilar, anteriormente considerada estéril, e sugere-se que as alterações dessa barreira orgânica possam estar implicadas na patogênese da doença.[227]

Achados clínicos

O aspecto clínico de FD é bastante característico a olho nu. No centro, as placas alopécicas são evidentemente cicatriciais, com coloração branco-nacarada. A borda das lesões ativas apresenta pústulas e crostas peripilares, bem como frequentemente cabelos em tufos de cinco ou mais fios terminais. As lesões se localizam mais frequentemente no vértex e evoluem centrifugamente (Figura 54.40 A).

A foliculite em tufos não apresenta área alopécica e é necessário exame cuidadoso para observar a formação dos tufos característicos com mais de cinco (geralmente de 10 a 15) fios. A pele da região costuma apresentar sinais inflamatórios como eritema e edema. Pústulas e crostas peripilares não são tão importantes quanto na FD (Figura 54.40 B).

Achados dermatoscópicos

O centro da lesão apresenta ausência de óstios, cor branco-nacarada e frequente eritema difuso. Tufos, pústulas e crostas são observados na borda da área alopécica (Figura 54.40 C).

Na foliculite em tufos, o agrupamento dos fios é visualizado em toda área afetada (Figura 54.40 D).

Diagnóstico diferencial

Alopecias cicatriciais secundárias de origem infectoinflamatórias como *kerion celsi* e pseudotinha amiantácea podem ter quadro pustuloso e evoluir para atrofia importante no centro, mas não costumam apresentar pelos em tufos e as pústulas e crostas não são apenas peripilares, mas acometem toda a região interfolicular.

Lesões de LPP infectadas secundariamente podem apresentar aspecto indistinguível de FD (inclusive com pelos em tufos), porém o exame do restante do couro cabeludo é essencial e poderá mostrar áreas de LPP típico, enquanto na FD o restante do couro cabeludo é normal.[140]

Exames laboratoriais

Não existem exames laboratoriais séricos para o diagnóstico de FD. Hemograma, função renal e enzimas hepáticas devem ser solicitados para acompanhamento após instituição de tratamentos sistêmicos de longo prazo.

Exame histopatológico

As alterações histológicas se concentram na epiderme e na derme, sendo a hipoderme poupada (Figura 54.40 E). A epiderme apresenta normalmente uma hiperplasia psoriasiforme.[228] Na borda da lesão ativa, visualiza-se intenso infiltrado inflamatório misto, com presença de neutrófilos e plasmócitos (Figura 54.40 F) acometendo a região perifolicular e, eventualmente, toda derme. Neutrófilos podem ser encontrados dentro do canal folicular em lesões com pústulas foliculares. No centro da placa, além da ausência de folículos, nota-se intensa fibrose de toda a derme.

Deve-se sempre realizar pesquisa de fungos na biópsia por meio de colorações específicas.

Tratamento

Antibióticos sistêmicos de uso prolongado costumam ser os mais eficazes. Esquemas relatados para hidradenite supurativa costumam ter bons resultados, sendo os mais usados dapsona,[229] sulfametoxazol-trimetoprima e a combinação clindamicina-ciproloxacina. O uso de rifampcina+ciprofloxacina com bons resultados é relatado na literatura internacional,[230-231] mas deve ser evitado no Brasil em razão de endemia de micobacterioses sistêmicas que necessitam de rifampicina para cura.

Retinoides sistêmicos não apresentam o mesmo efeito benéfico observado na foliculite abscedante. Zinco oral pode ser associado, mas tem resultados controversos.[232] Corticosteroides tópicos e intralesionais podem ser associados ao tratamento sistêmico para controle da inflamação e reversão da fibrose dérmica, devendo-se evitar veículos que deixem resíduo no couro cabeludo.

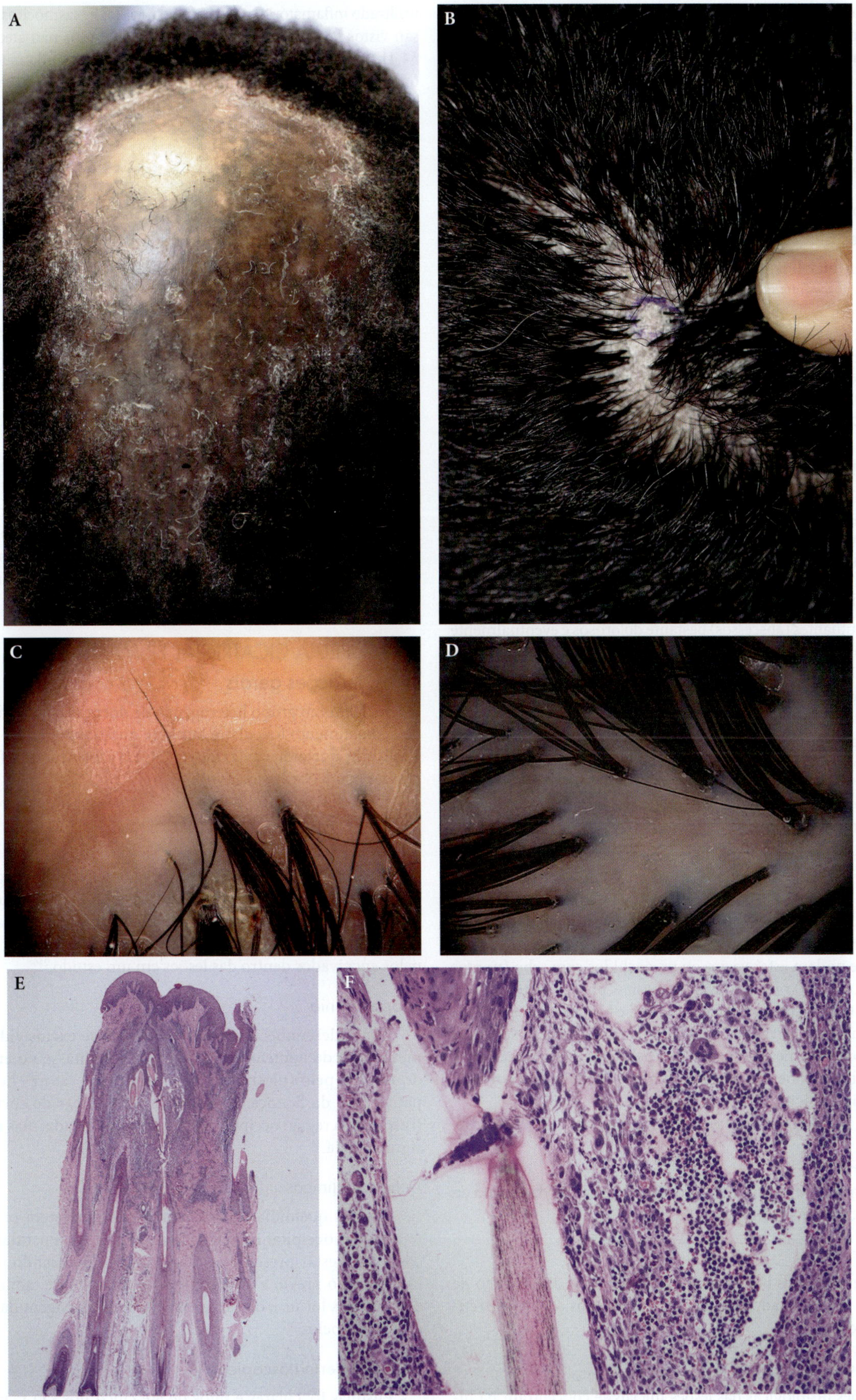

■ **Figura 54.40** Foliculite decalvante. **(A)** Apresentação clínica: placa alopécica cicatricial com tufos e sinais inflamatórios na borda; **(B)** apresentação clínica: foliculite em tufos, considerada um subtipo de foliculite decalvante; **(C)** borda de placa com tufos (videodermatoscópio 32 x); **(D)** tufos com mais de 10 hastes em área praticamente sem alopecia (videodermatoscópio 40 x); **(E)** processo inflamatório restrito à derme (HE 20 x); **(F)** infiltrado inflamatório misto contendo plasmócitos localizado em região peri e interfolicular (HE 100 x).

Cuidados de higiene local, corte curto dos cabelos para facilitar a limpeza, evitar abafar região com uso de bonés ou lenços e a remoção das crostas diariamente são essenciais para o sucesso do tratamento.

Prognóstico

Nenhum tratamento consegue a cura da doença e o mais comum é haver um controle parcial da atividade inflamatória com melhora da qualidade de vida.

Foliculite abscedante

Considerações gerais

Foi descrita inicialmente em 1903[233] e, depois, denominada *perifolliculitis capitis abscedens et suffodiens* por Hoffman,[234] sendo também conhecida como "foliculite" ou "celulite dissecante" na literatura de língua inglesa.

Faz parte da tríade de oclusão folicular que inclui acne conglobata e hidradenite supurativa.

Etiopatogenia

Distúrbio relacionado a um defeito de diferenciação de queratinócitos foliculares, semelhante à patogênese das outras doenças da tríade.[235] Hormônios masculinos também estão relacionados à doença, que acomete quase sempre homens jovens e adultos.[236] É possível que o formato da haste pilosa também contribua para o desencadeamento da doença, pois esta é mais frequente em negros.[237]

Achados clínicos

Nódulos flutuantes (abscessos) bastante dolorosos e eventualmente fistulizados com secreção de pus e sangue podem acometer qualquer área ou todo couro cabeludo (Figura 54.41 A). Comedões podem ser vistos no couro cabeludo, reforçando a etiopatogenia da doença.

Alopecia não cicatricial ocorre inicialmente sobre os nódulos e quando o tratamento é instituído nessa fase, observa-se repilação completa da região afetada. Em lesões mais avançadas, a alopecia torna-se cicatricial.

Achados dermatoscópicos

Ajuda a detectar quais áreas alopécicas ainda não são cicatriciais e repilarão com tratamento. Essa áreas são também excelentes locais para biópsia.

Nas lesões alopécicas iniciais (fase não cicatricial), são observados pelos finos e curtos (tipo velo ou intermediário) e patência de óstios foliculares, que podem estar vazios ou preenchidos com sebo (pontos amarelos ou comedos) ou com restos de hastes (pontos pretos)[238] (Figura 54.41 B). O aspecto geral da lesão inicial é bastante semelhante à alopecia areata,[239] inclusive com a possibilidade de serem observados alguns pelos com afinamento próxima tipo peládico.[240] Essa semelhança realça que ambas as doenças agridem o bulbo folicular, porém uma com inflamação linfocítica e outra, supurativa.

Nas lesões tardias (fase cicatricial), nota-se ausência de óstios.[241]

Diagnóstico diferencial

Kerion celsi deve sempre ser excluído por intermédio da cultura da biópsia e do exame histopatológico.

Exames laboratoriais

Não existem exames laboratoriais séricos para o diagnóstico de FABS. Devem ser solicitados exames séricos prévios ao uso de retinoides sistêmicos.

Exame histopatológico

As alterações histológicas das lesões iniciais se concentram na hipoderme, sendo a derme e a epiderme poupadas. Observa-se intenso infiltrado inflamatório misto com neutrófilos e plasmócitos.[149] Na derme, são vistos folículos telógenos ou miniaturizados não afetados (Figura 54.41 C). Em lesões mais avançadas, o infiltrado inflamatório acomete toda a espessura da pele e há destruição dos folículos. Na fase cicatricial, apenas fibrose envolvendo derme e hipoderme são visualizadas.

Deve-se sempre realizar pesquisa de fungos na biópsia mediante colorações específicas.

Tratamento

Isotretinoína na dose de 0,5 a 1 mg/kg/d é o tratamento de escolha com rápida resolução dos sintomas inflamatórios locais. O tempo de tratamento costuma ser mais prolongado do que nos casos de acne, recomendando-se manter pelo menos 3 meses sem o surgimento de novas lesões antes de iniciar a redução da dose.[237,242]

O uso de corticosteroide sistêmico e/ou antibiótico sistêmico em esquema semelhante ao usado em acne conglobata pode ser feito em casos com contraindicação ao uso de retinoides orais ou associados a estes em casos refratários.[210]

Casos refratários podem se beneficiar do uso de biológicos com ação anti-TNF.[243-244]

Prognóstico

Quanto mais precoce é iniciado o tratamento melhor será sua resposta terapêutica aos retinoides, incluindo repilação completa das áreas não cicatriciais (Figuras 54.41 D e 54.41 E). As regiões de alopecia cicatricial não apresentam repilação. Recidivas são frequentes após a suspensão do tratamento.[237]

■ ALOPECIA CICATRICIAL PRIMÁRIA MISTA

Considerações gerais

Incluem um grupo heterogêneo de doenças cujo caráter primário de acometimento folicular é bastante questionável. Esse grupo reúne a foliculite queloidiana da nuca (FQN), a acne necrótica (AN) e a dermatose pustulosa erosiva (DPE).

Foliculite queloidiana da nuca

Considerações gerais

Doença praticamente exclusiva de homens da raça negra. Acomete cerca de 10% dos homens adultos negros.[245] É clinicamente semelhante à pseudofoliculite da barba de pacientes negros, mas é atualmente classificada como causa de alopecia primária, pois não foram encontrados pelos encravados dentro das lesões em um estudo.[246]

Etiopatogenia

Causa desconhecida, porém, pela quase exclusividade do acometimento de homens negro adultos, acredita-se no envolvimento do tipo de pelo (ulotríquio ou crespo) e de fatores hormonais na patogênese da doença. A relação com práticas de corte de cabelo (raspado na região occipital e nuca) já foi estudada, mas não mostrou significância.[247]

Achados clínicos

Pápulas queloidianas foliculares que acometem principalmente a região occipital e nuca (Figura 54.42 A). Pústulas foliculares costumam estar presentes na mesma área, indicando um processo inflamatório prévio à intensa fibrose. É frequente também a queixa de sintomas locais e de sangramento após raspagem da região para corte de cabelos.[247]

Achados dermatoscópicos

Pústulas foliculares e tufos de até cinco fios são mais facilmente visualizados (Figura 54.42 B).

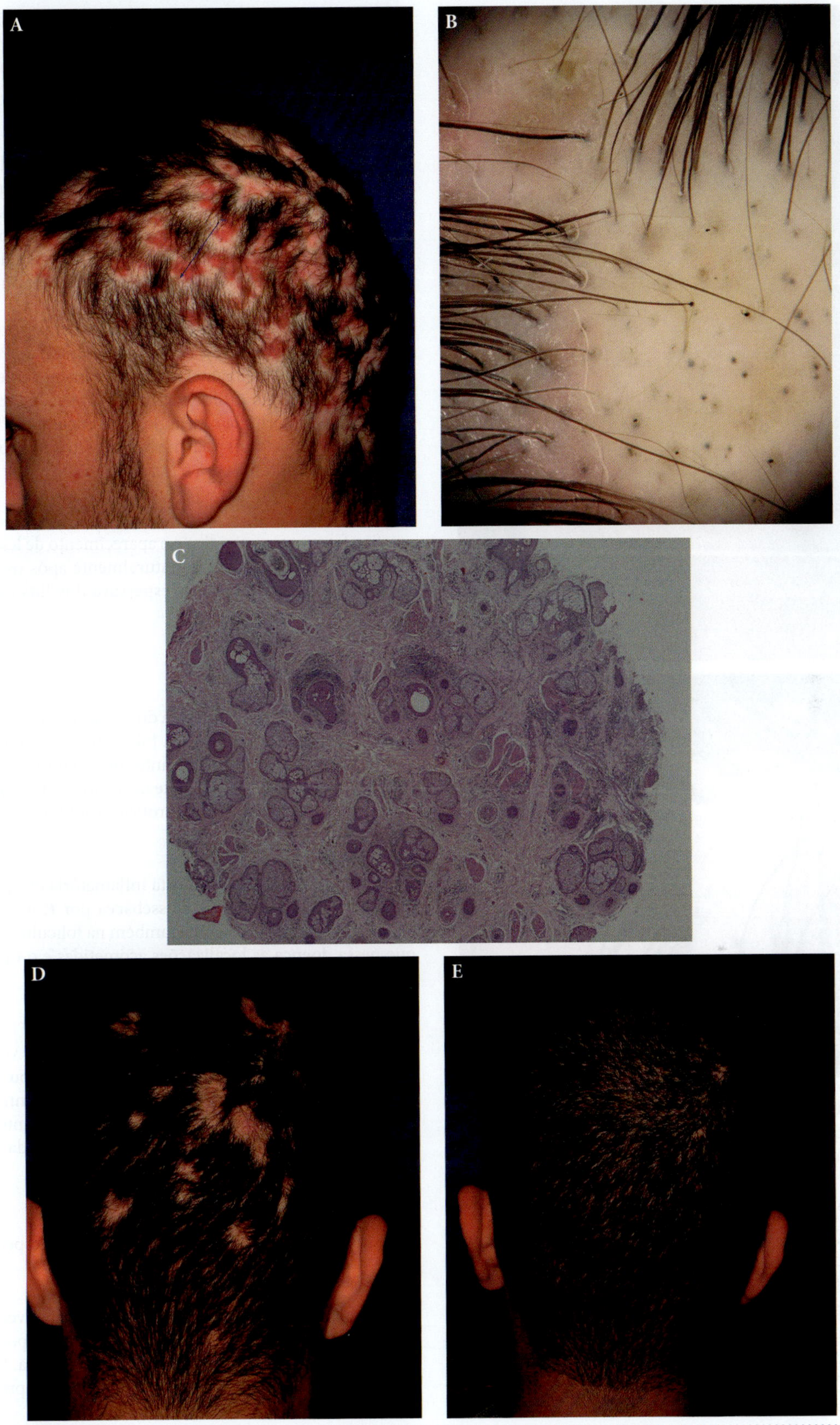

■ **Figura 54.41** Foliculite abscedante. (**A**) Apresentação clínica com múltiplos nódulos fistulizados acometendo todo couro cabeludo; (**B**) achados dermatoscópicos de lesão inicial: pontos amarelos e pontos pretos simulando areata (videodermatoscópio 32 x); (**C**) achados histológicos em lesão inicial com miniaturização e telogenização folicular (HE 40 x); (**D**) apresentação clínica pré-tratamento; (**E**) evolução clínica após 6 meses de tratamento com isotretinoína – repilação completa das lesões.

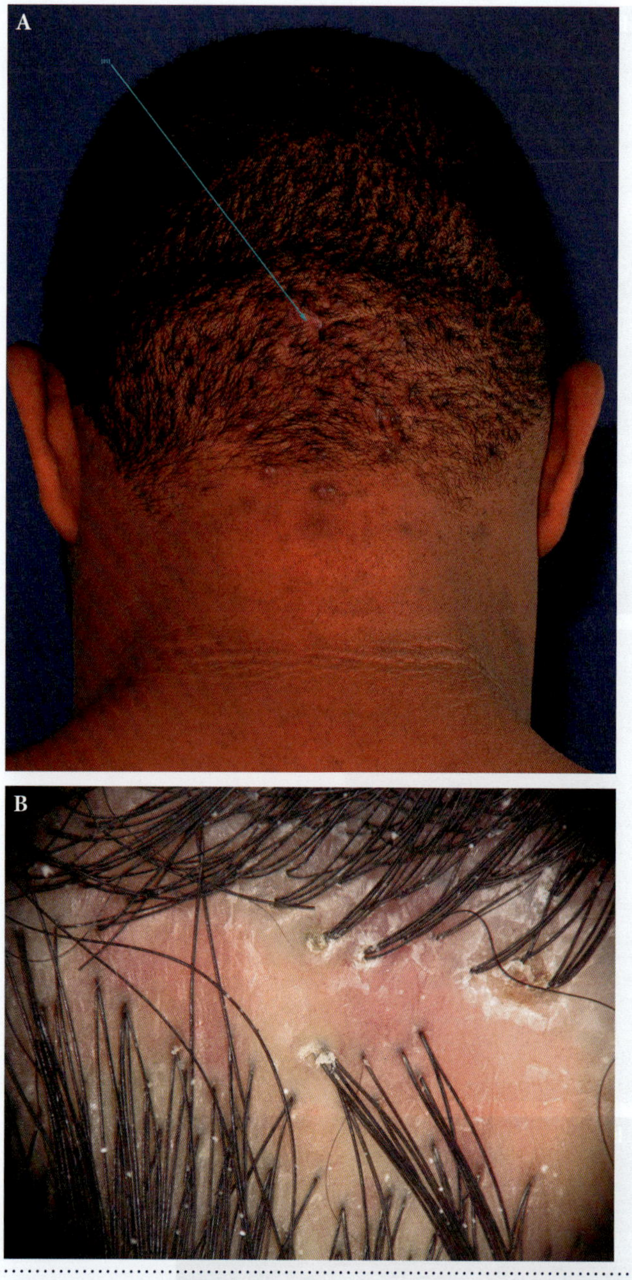

■ **Figura 54.42** Foliculite queloidiana da nuca. (**A**) Apresentação clínica: pápulas e placas queloidianas em região occipital; (**B**) achados dermatoscópicos: pústulas e pequenos tufos (videodermatoscópio 32 x).

Diagnóstico diferencial

O quadro de FQN é bastante típico, porém devemos lembrar que ele pode ser secundário a outra forma de inflamação folicular, não sendo raro o encontro de lesões queloidianas em pacientes com LPP ou FD. Para o diagnóstico de outras causas de alopecia associadas, é fundamental o exame do restante do couro cabeludo.

Exames laboratoriais

Não existem exames laboratoriais para o diagnóstico da FQN.

Exame histopatológico

Ao contrário do esperado, o exame histológico não demonstra obrigatoriamente as alterações de colágeno encontradas nos queloides, podendo apresentar apenas uma fibrose dérmica intensa nas lesões bem-estabelecidas. No início, observam-se uma perifoliculite crônica com afinamento do istmo e fibrose concêntrica lamelar. Glândulas sebáceas estão ausentes ou diminuídas. Com a evolução do quadro, há destruição completa da parede folicular e reação granulomatosa de corpo estranho aos restos da haste na derme.[246] Plasmócitos são frequentemente visualizados, demonstrando uma participação de bactérias (foliculite inespecífica) como desencadeante do processo.

Tratamento

Orientações semelhantes às de pseudofoliculite da barba devem ser dadas, incluindo tipo de corte mais longo, evitar raspagem dos pelos e uso de loções antissépticas. Associações de corticosteroide e antibiótico tópicos costumam ser eficazes. Caso esteja associado com outras foliculites do couro cabeludo, estas devem ser tratadas adequadamente. Quando secundária a trauma (capacetes, adereços ou roupas), este deve ser totalmente evitado.

Mesmo com o controle do processo inflamatório de base, as lesões estabelecidas não regridem e precisam ser tratadas. Para isso, as opções terapêuticas são semelhantes às usadas para queloides de outras partes do corpo, incluindo infiltrações intralesionais de triamcinolona 10 a 20 mg/mL, criocirurgia e cirurgias convencionais.[210,213]

Métodos epilatórios podem ser usados, mas o fototipo dos pacientes pode ser um limitante para o *laser*.

Prognóstico

São frequentes a recidiva e o aparecimento de lesões novas mesmo com o tratamento. Melhora naturalmente após os 50 anos,[247] talvez relacionado à diminuição de espessura dos fios ou à mudança dos hábitos de penteado.

Acne necrótica

Considerações gerais

Doença rara, cuja patogenia difere da acne tradicional, mas recebe essa denominação por ser uma foliculite que acomete região da face e pode se estender para borda anterior do couro cabeludo.[248] Existem duas formas de acne ou foliculite necrótica e o tipo que leva à alopecia cicatricial é chamado "acne necrotica varioliforme".

Etiopatogenia

Acredita-se em uma resposta inflamatória exagerada em resposta à colonização da unidade pilossebácea por *P. acnes* ou *S. aureus*,[249] semelhante ao que se imagina também na foliculite decalvante, exceto que nessa doença as localizações acometidas e o tipo de cicatrização são distintos.

Achados clínicos

Surtos de pápulas e pústulas foliculares, por vezes umbelicadas, distribuídas na linha anterior do couro cabeludo ou em outras regiões seborreicas, evoluem lentamente com necrose central, crostas hemáticas e cicatrizes deprimidas não distensíveis.[250] Sintomas locais como dor ou prurido são frequentes. Diferentemente da acne tradicional, não há comedos.

Achados dermatoscópicos

Não são descritos achados dermatoscópicos específicos da doença.

Diagnóstico diferencial

Na fase inicial da doença, pode ser indistinguível de uma foliculite bacteriana inespecífica. Formas mais pruriginosas podem confundir-se com escoriação neurótica e acne necrótica miliária. Eczema herpético lembra o quadro agudo, porém a acne necrótica apresenta curso mais crônico e insidioso.

Exames laboratoriais

Não existem exames laboratoriais específicos para o diagnóstico de acne necrótica.

Exame histopatológico

O infundíbulo folicular apresenta exocitose de linfócitos, espongiose e necrose de queratinócitos que evolui para a necrose de toda parede folicular. Edema subepidérmico e denso infiltrado inflamatório crônico perivascular e perifolicular são característicos e alguns neutrófilos podem ser visualizados quando há presença de bactérias na camada córnea.[248] Lesões necrosadas ou escoriadas podem não apresentar as características da doença, devendo-se preferir lesões recentes para o diagnóstico.[251]

Tratamento

Tetraciclinas e antibióticos com ação antiestafilocócica são efetivos. Uso de xampus antissépticos é recomendado. Corticosteroide injetável ou tópico pode ser útil em algumas lesões recalcitrantes. Isotretinoína costuma ter resultados mais duradouros que os antibióticos, semelhante ao que ocorre na acne.[210]

Prognóstico

É frequente a recidiva da doença em surtos. As cicatrizes podem ser desfigurantes e são de difícil correção.

Dermatose pustulosa erosiva

Considerações gerais

Dermatose inflamatória pustulosa descrita no final do século XIX[252] que, geralmente,está localizada no couro cabeludo, acarretando em alopecia cicatricial. Apresenta também uma forma que acomete pernas[253] e o processo inflamatório envolve a superfície epidérmica como um todo, não apenas as áreas foliculares, podendo-se questionar sua classificação como ACP.

Afeta, em geral, pessoas idosas, principalmente mulheres, cuja pele apresenta elevado grau de dano actínico.[252] Trauma local (acidental ou cirúrgico) e processos inflamatórios intensos (herpes-zóster, reação inflamatória pós-5-fluoracil ou imiquimod) costumam funcionar como desencadeantes da doença.[254] É pouco conhecida e frequentemente subdiagnosticada, e é comum os pacientes serem rotulados como casos de "cicatrização retardada".[255]

Etiopatogenia

Acredita-se que o trauma ou processo inflamatório agudo leve à liberação exagerada de citocinas em uma pele predisposta por alterações de idade e/ou dano solar.

Achados clínicos

Erosões, crostas e pústulas estéreis afetando qualquer extensão do couro cabeludo de pessoas idosas e com elevado grau de fotodano. A borda da área acometida costuma ser maldelimitada. As alterações inflamatórias estão presentes em toda a superfície cutânea, independentemente da presença dos folículos, os quais são afetados por continuidade acarretando em alopecia cicatricial (Figura 54.43 A). Os sinais inflamatórios como dor e eritema são pequenos quando não há infecção secundária. É rara associação com a forma de DPE das pernas.[256]

Achados dermatoscópicos

Os achados clínicos da doença são inespecíficos e incluem eritema difuso, pústulas não só foliculares e crostas (Figura 54.43 B). A raiz dos pelos pode ser visualizada em alguns casos em razão da intensa atrofia epidérmica e dérmica.[257] O uso do dermatoscópio é importante para a procura de sinais dermatoscópicos de *tinea capitis* (ver dermatoscopia de *tinea capitis*) e, quando presente, pode orientar o local para coleta de material para exame.

Diagnóstico diferencial

Infecções fúngicas e bacterianas devem sempre ser excluídas mediante coleta de exames diretos e de cultura. Quando não for possível a confirmação laboratorial e houver suspeita clínica de causa infecciosa deve ser instituído tratamento empírico. Em caso de infecção secundária, a melhora com tratamento antimicrobiano será apenas parcial.

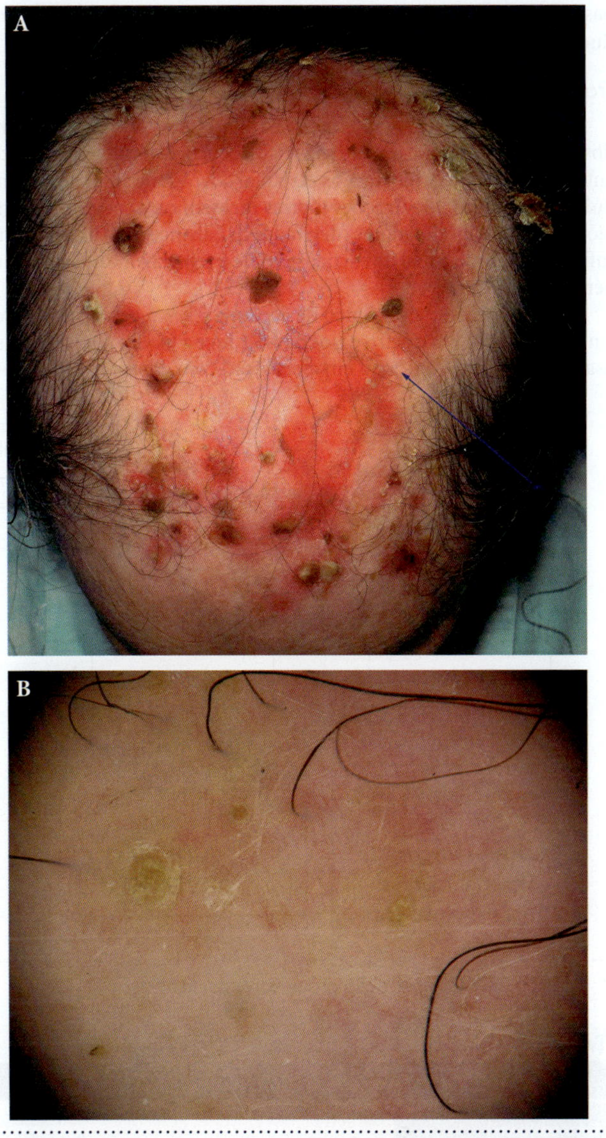

■ **Figura 54.43** Dermatose pustulosa erosiva. **(A)** Apresentação clínica: alopecia cicatricial com crostas e pústulas envolvendo inclusive o centro da lesão; **(B)** achados dermatoscópicos: sinais inflamatórios não restritos à região perifolicular (videodermatoscópio 32 x).

Foliculite decalvante também apresenta pústulas e crostas, mas o processo inflamatório está claramente centrado no folículo, poupando a área alopécica.

Foliculite abscedante também apresenta pústulas e crostas, porém o processo inflamatório é mais profundo e são encontrados nódulos abscedados.

Outras dermatoses inflamatórias que se assemelham à DPE são pioderma gangrenoso superficial, psoríase pustulosa e penfigoide bolhoso. A presença de lesões no corpo facilita o correto diagnóstico dessas entidades; porém, em casos restritos ao couro cabeludo, a diferenciação pode ser difícil. O exame anatomopatológico é essencial e, na suspeita de penfigoide bolhoso, deve-se realizar exame de imunofluorescência direta.[258]

Exames laboratoriais

Não existem exames para o diagnóstico da doença.

Exame histopatológico

Os achados histopatológicos são inespecíficos. São observados pústulas intraepidérmicas e infiltrado inflamatório linfoplasmocitário em derme. A epiderme pode apresentar áreas de erosão e é frequente o encontro de alterações como atrofia, hiperqueratose e atipia de células basais relacionada ao fotodano observado nesses pacientes. Imunofluorescência direta é negativa.[258]

Tratamento

Vários tratamentos são citados na literatura, todos com resultados variáveis. Sistemicamente são usados corticosteroides sistêmicos, antibióticos (antiestafilocócicos ou sulfas), isotretinoína e imunomoduladores (zinco). Medicações tópicas incluem corticosteroides, antibióticos, imunomoduladores (derivados da calcineurina) e calcipotriol. Infiltração intralesional de corticosteroide e terapia fotodinâmica também são citados.[254]

Recentemente, o uso tópico de dapsona 5% em gel mostrou excelentes resultados em quatro casos de DPE leve a moderada.[254] Pode ser usado como droga única ou em associação com dapsona oral.

Prognóstico

Recidivas são frequentes, provavelmente consequente à manutenção das alterações de base que predispõem a esta doença.

Alterações do formato da haste

Considerações gerais

As tricodistrofias englobam um grupo de doenças congênitas ou adquiridas caracterizadas por alteração estrutural da haste que pode provocar mudanças nas propriedades físicas como resistência, textura, aparência e maleabilidade.[259] Algumas dessas anormalidades tornam os fios mais frágeis e, portanto, suscetíveis às injúrias ambientais.[260] O aumento da fragilidade é a característica principal que permite classificar essas desordens (Gráfico 54.2 e Tabela 54.9).

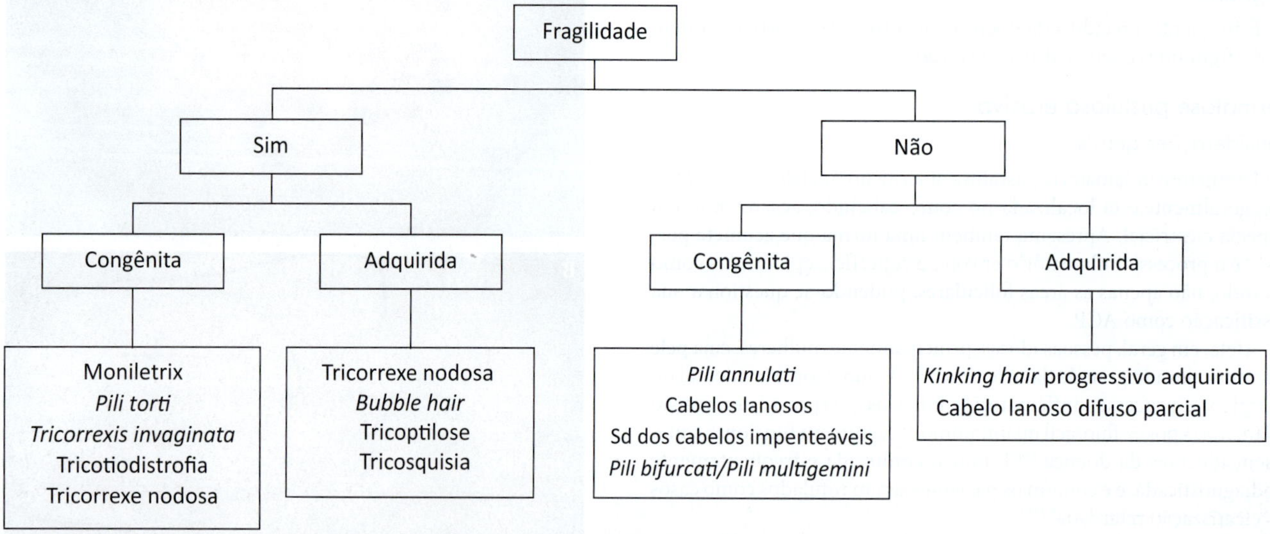

Gráfico 54.2 Classificação das desordens da haste.

Tabela 54.9 Doenças com alterações do formato da haste.

	Moniletrix	*Pili torti*	Tricorrexe *invaginata*
Herança (gene)	AD (KRT81, 83 e 86) Variante AR (Dsg4)	Ronchese (clássico): AD (pode AR) Beare (tardio): AD	Sd de Netherton: AR (SPINK5)
Nascimento	Normal	Ronchese: pode/Beare: normal	Normal
Início alopecia Couro cabeludo	Primeiros meses	Ronchese: primeiros anos Beare: puberdade	Primeiros meses
Cabelos	Cabelos curtos, secos, quebradiços	Cabelos curtos, secos, quebradiços	Cabelos curtos, secos, quebradiços
Supercílios/cílios	Sim	Beare: infância	Sim
Pelos corporais	Sim (raro)	Sim (raro)	Sim
Manifestações cutâneas	Ceratose pilar (principalmente occipital), ungueal (coiloníquia)		Sd de Netherton: eritrodermia (ao nascimento), ictiose linear circunflexa, atopia
Outras manifestações	Catarata	Se associado a Sd genética: ▪ *Sd de Björnstad (AR): surdez* ▪ *Displasias ectodérmicas* ▪ *Sd de Crandall (recessiva X): hipogonadismo, surdez, alteração pituitária* ▪ *Sd de Menkes (recessiva X deficiência transporte cobre): alterações neurológicas, ósseas e hipopigmentação* ▪ *Tricotiodistrofia*	Sd de Netherton: alterações neurológicas, retardo no crescimento, infecções recorrentes Lab: eosinofilia periférica e hipergamaglobulinemia Obs: síndrome de Netherton = TI, ictiose linear circunflexa e atopia
AP	Não específico	Não específico	Não específico
Haste MO	Pseudodilatação (nodos) e constrição (internodos) semelhante a contas de um rosário	Achatada, torcida 180° no seu próprio eixo	Cabelos em bambu (intussuscepção região distal na região proximal da haste)
Haste dermatoscopia	Semelhante MO	Semelhante MO (70 x)	Semelhante MO (70 x)
Tratamento e prognóstico	Relatos minoxidil tópico e oral, retinoides sistêmicos Melhora parcial na puberdade	Melhora parcial na puberdade	Relatos tacrolimus tópico, corticosteroides tópico e sistêmico, retinoides, fototerapia, imunobiológicos Melhora parcial na puberdade

(Continua)

Tabela 54.9 Doenças com alterações do formato da haste. (Continuação)

	Tricotiodistrofia	Tricorrexe nodosa congênita	*Pili annulati*
Herança (gene)	AR (XPB, XPD, p8/TTD-A, TTDN1)	AD	AD
Nascimento	Normal/alterado	Normal	NR
Início alopecia	Pode ao nascimento	Primeiros meses	Sem alopecia
Cabelos	Cabelos curtos, secos, quebradiços	Cabelos curtos, secos, quebradiços	Cabelos reluzentes, sem fragilidade
Supercílios/cílios	Sim (pode)	Não	NR
Pelos corporais	Sim (pode)	Não	Sim (pode)
Manifestações cutâneas	Ictiose, fotossensibilidade (50%) Unhas frágeis, coiloníquia	Não	NR
Outras manifestações	Infertilidade, retardo mental e de crescimento, alterações oculares e/ou dentárias Obs.: BIDS: cabelos quebradiços, infertilidade, retardo mental e de crescimento IBIDS: BIDS + ictiose PIBDS: IBIDS + fotossensibilidade	Pode ser isolada ou associada a: ▪ *Sd de Netherton* ▪ *Sd Tay* ▪ *Doença de Menkes* ▪ *Argininosuccinúria (AR): forma tardia*	NR
AP	Não específico	Não específico	Não específico
Haste MO	Contorno ondulado, superfície irregular → luz polarizada "rabo de tigre" (alternância de faixas claras e escuras) * TTD: + tricorrexe nodosa, tricosquisia e *pili torti*	Nódulos esbranquiçados e fraturas em "pincel"	Alternância de bandas claras e escuras (cavidades preenchidas por ar)
Haste dermatoscopia	Não específico	Semelhantes à MO	Alternância de bandas claras e escuras (oposto da MO)
Tratamento e prognóstico	Multidisciplinar Fotoproteção	Melhora com a idade Tratamento da doença de base	Achado incidental

	Cabelos lanosos (*Woolly hair*)	Síndrome dos cabelos impenteáveis (*Pili trianguli et canaliculi*)
Herança (gene)	Hereditária: AD Familiar: AR Nevo de cabelo lanoso: esporádico	AD
Nascimento	Hereditária: normal *nevo de cabelo lanoso: pode	Normal
Início alopecia	Primeiros meses	Sem alopecia. Quadro capilar nos primeiros meses
Cabelos	Cabelos finos e enovelados, fragilidade variável Nevo de cabelo lanoso: sem fragilidade	Cabelos secos, loiro-prateados, ásperos, indisciplinados, sem fragilidade
Supercílios/cílios	Pode	Não
Pelos corporais	Pode	NR
Manifestações cutâneas	Ceratose pilar e ceratodermia PP	
Outras manifestações	Sd do nevo lanoso: nevo epidérmico, alterações ósseas, neurológicas, oftalmológicas, cardíacas e renais *Pode fazer parte das síndrome de Noonan, Carvajal e da doença de Naxos*	Se Sd: displasia ectodérmica, catarata juvenil, alterações dentárias, displasia falangoepifiseal
AP	Não específico	Não específico
Haste MO	Haste com diâmetro menor, formato ovoide (corte transversal) e pode ser hipopigmentada	Sulcos longitudinais na haste, formato variável (corte transversal)
Haste dermatoscopia	NR	Não diagnóstico
Tratamento e prognóstico	Melhora parcial com a idade	Melhora parcial com a idade Relatos de biotina

MO: microscopia óptica; TTD: tricotiodistrofia; TI: *tricorrhexis invaginata*; Sd: síndrome; NR: não relatado.

Geralmente, necessitam da correlação clínica e análise microscópica dos fios para o correto diagnóstico. Atualmente, é possível a elucidação diagnóstica de algumas dessas doenças com o uso do dermatoscópio.

Não há tratamento específico, exceto nos casos secundários a distúrbios metabólicos. Devem ser orientados cuidados gerais para evitar traumas (p. ex., lavagens excessivas, procedimentos químicos e físicos nos cabelos, entre outros).

É importante a investigação das tricodistrofias, pois estas podem ser a chave para o diagnóstico de uma doença ou síndrome mais complexa que necessite de tratamento.

Moniletrix

Considerações gerais

O termo moniletrix deriva do latim *monile* (colar) e do grego *thrix* (cabelo), em razão dos cabelos afetados se assemelharem a um colar de contas.

Etiopatogenia

Tem herança autossômica dominante, com penetrância alta e expressividade variável,[261] sendo causado pela mutação dos genes que expressam tricoqueratinas tipo II (KRT81, KRT83 e KRT86), localizados no cromossomo 12q13,[262-263] acarretando a alterações no córtex.[264] Tem sido descrita uma variante autossômica recessiva, que pode estar presente na hipotricose autossômica recessiva localizada (LAH), causada pela mutação da desmogleína 4 (Dsg4), caracterizada por erosões no couro cabeludo e aparência de alopecia congênita.[265-266]

Aspectos clínicos

Os cabelos apresentam-se normais ao nascimento (já que não afeta o lanugo), tornando-se evidentes nos primeiros meses de vida.[267] Os locais mais comumente afetados são as regiões occipital e temporal[30] (Figura 54.44 A e 54.44 B), mas pode ocorrer nas sobrancelhas, cílios[268] e pelos do corpo.[30]

Os cabelos afetados são secos, opacos e quebradiços. A extensão varia desde acometimento leve até alopecia total.[30,268-269] Em virtude da alteração estrutural da haste, os cabelos são propensos a fraturas até mesmo com traumas mínimos como escovar os cabelos. Essa quebra pode ocorrer próximo ao couro cabeludo ou atingir poucos centímetros de comprimento (0,5 a 2,5 cm).[270]

Ceratose pilar na região occipital (Figura 54.44 A) é uma característica frequente. Pode ocorrer em outros locais inclusive no corpo.

Alterações nas unhas (coiloníquia) e catarata raramente podem estar associadas.[259]

Achados dermatoscópicos

Semelhantes aos achados da microscopia óptica (Figura 54.44 C).

Exame anatomopatológico

O exame dos fios na microscopia óptica é típica, mostrando áreas alternadas de pseudodilatação (nodos) e constrição, geralmente em intervalos regulares[271] (Figura 54.44 D). Os nodos têm o diâmetro da haste normal e têm medula, enquanto os internodos são mais estreitos, sem medula e mais suscetíveis a fraturas.[30,270]

Na microscopia eletrônica, observam-se células cuticulares normais com córtex anormal (há aumento de material interfibrilar na haste e desorientação das fibrilas dentro do córtex).[272] Além disso, parece haver uma queratinização anormal da bainha radicular interna, a qual comprime o cabelo nos locais de maior fraqueza cortical.[270] Existem estudos que encontraram mau funcionamento periódico da matriz resultando anormalidades intermitentes que afetam a cutícula, bainha radicular interna e o córtex, sendo o último mais severamente afetado.[273]

Histologicamente, pode haver uma degeneração celular da matriz do cabelo, que não ocorre de forma sincronizada, mas individualmente.[14] Apesar desses estudos, a patogênese ainda permanece desconhecida.

Diagnóstico diferencial

Quando ocorre de forma difusa, devem ser excluídas outras tricopatias; se ocorre de forma localizada, o diagnóstico diferencial deve ser feito com alopecia areata e tricotilomania.

Deve ser diferenciada do pseudomoniletrix. Este apresenta três tipos: tipo I ou pseudomoniletrix familiar, herdado de forma autossômica dominante; tipo II ou pseudomoniletrix adquirido nas desordens com fragilidade; e tipo III que é o iatrogênico. Nos tipos I e II, os cabelos são secos, quebradiços e com diferentes comprimentos nos primeiros meses de vida. Na microscopia óptica, os internodos representam a haste normal com medula.[274] Sempre excluir o tipo III, que é um artefato produzido no preparo do exame microscópico, quando os cabelos são pressionados por duas lâminas de vidro, causando iatrogenicamente constrições irregulares temporárias na haste[275] que desaparecem após poucos minutos.[270]

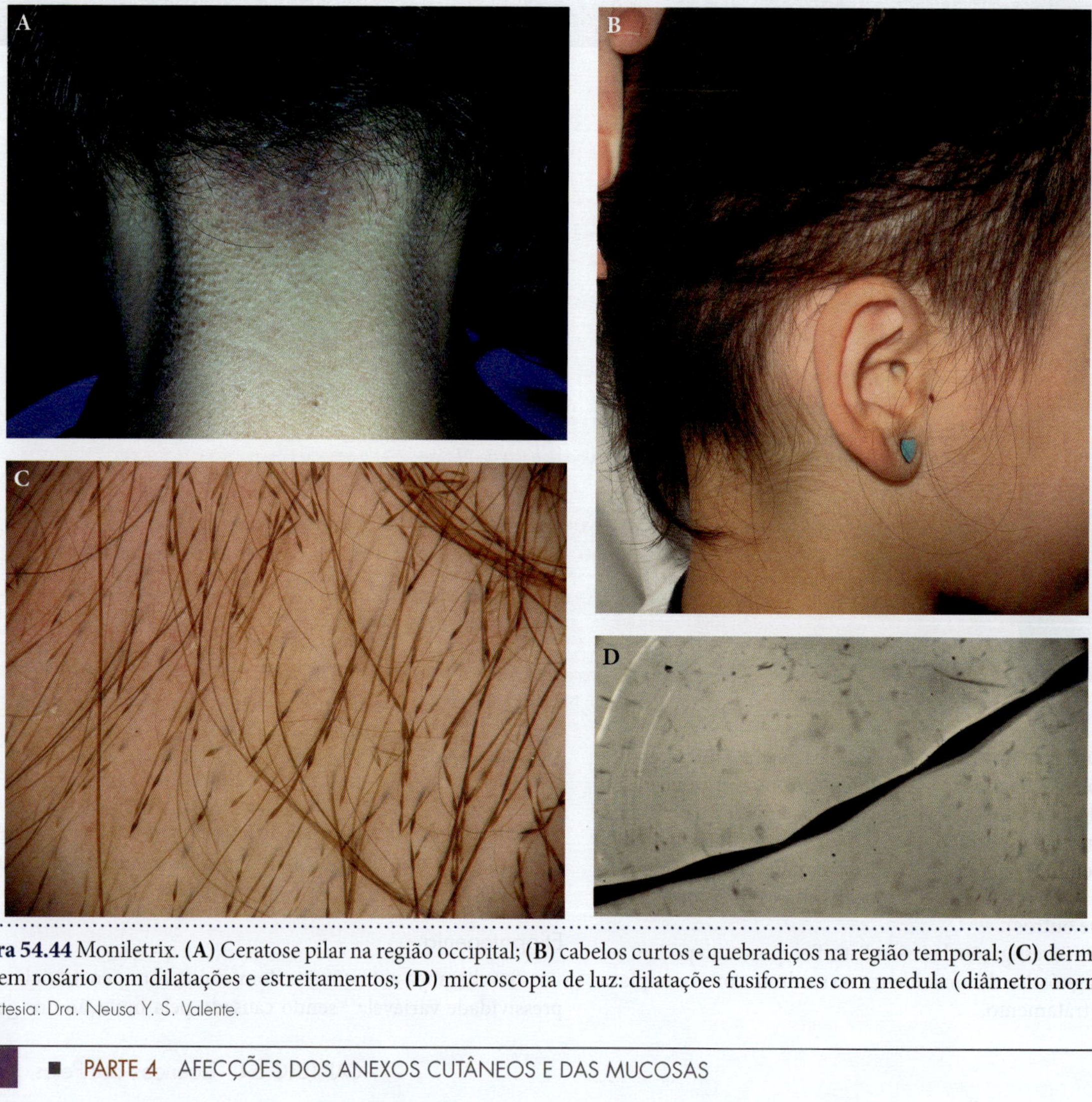

■ **Figura 54.44** Moniletrix. (**A**) Ceratose pilar na região occipital; (**B**) cabelos curtos e quebradiços na região temporal; (**C**) dermatoscopia (20 x): aspecto em rosário com dilatações e estreitamentos; (**D**) microscopia de luz: dilatações fusiformes com medula (diâmetro normal).

Fonte: Cortesia: Dra. Neusa Y. S. Valente.

Tratamento

Não há tratamento específico. Recomenda-se evitar trauma. Resultados variáveis podem ser obtidos com minoxidil tópico,[276-277] minoxidil oral[278] e retinoides.[279-280]

Prognóstico

O prognóstico é variável, sendo mais grave durante a infância, e tende a melhorar na puberdade e na gestação.[281]

Pili torti

Considerações gerais

Pili torti deriva do latim *pili* que significa "cabelo" e *torti*, "torção". É uma desordem rara caracterizada pelo achatamento da haste em intervalos irregulares associado a uma torção de 180° ao longo do seu próprio eixo. Tem patogênese desconhecida. Supõe-se que seja por irregularidades na bainha radicular interna, produzindo um molde irregular da haste.[259,282-283]

Aspectos clínicos

O *pili torti* pode ser encontrado em pequeno número no couro cabeludo normal, em associação com outras anormalidades da haste ou fazer parte de alguma síndrome genética.[270]

É classificado em:[270]

a) ***Pili torti* clássico ou de início precoce (tipo Ronchese):** De herança autossômica dominante e, menos comumente, autossômica recessiva. Pode estar presente ao nascimento ou manifestar-se nos primeiros anos de vida. É mais comum em mulheres. Os cabelos são reluzentes, claros, secos e frágeis, quebrando em diferentes comprimentos.[283] Inicia na região occipital e temporal. Frequentemente queixam-se de nunca terem cortado os cabelos.[30] Sobrancelhas e cílios podem estar afetados. Melhora na puberdade, tornando-se mais escuros e menos frágeis. Microscopicamente, as torções ocorrem em grupos de três a cinco antes da normalização da haste. Na dermatoscopia, é mais bem-visualizado com aumento de 70 vezes.[30]

b) ***Pili torti* de início tardio (tipo Beare):** Desordem autossômica dominante, que acomete sobrancelhas e cílios na infância, mas somente depois da puberdade o cabelo torna-se mais quebradiço causando uma alopecia em placas. Pode acometer os pelos do corpo. Microscopicamente, a haste tem diâmetro maior, e a torção é única, não ocorrendo em grupos.[270]

c) *Pili torti* como parte de uma síndrome genética:
   - **Síndrome de Björnstad:** autossômica recessiva, mapeada no gene BCL1L, produzindo alterações mitocondriais e espécies reativas de oxigênio.[283] Associa *pili torti* com alterações de audição que variam desde perda para determinadas frequências até surdez neurossensorial.[284] A severidade do envolvimento capilar correlaciona-se com o grau da perda auditiva.[285]
   - **Displasias ectodérmicas:** *pili torti* é uma característica particular da síndrome de Bazex. Pode ser ocasionalmente encontrada na síndrome Rapp-Hodgkin.
   - **Síndrome de Crandall:** recessiva ligada ao X, apresenta *pili torti*, deficiência de vários hormônios pituitários, hipogonadismo e surdez.[270]
   - **Síndrome de Menkes:** desordem recessiva ligada ao X por mutação do gene ATP7 no cromossomo Xq13.3, que codifica uma enzima transportadora de cobre. Somente homens são afetados. As mulheres podem ser carreadoras do defeito genético, seu fenótipo é normal, mas em 50% podem ter anormalidades da haste. Caracterizam-se por sintomas como progressiva disfunção neurológica, alterações capilares, hipopigmentação e alterações no tecido conjuntivo. Ao nascimento, o cabelo parece normal, mas, nos primeiros meses de vida, começa a ficar frágil, fino, duro, com cor branca ou prateada (semelhante a uma palha de aço). As alterações mais frequentes da haste são tricorrexe nodosa e *pili torti*. A deficiência do cobre leva a um prejuízo na formação nas pontes dissulfeto do cabelo.[259] Ocorre diminuição da pigmentação, tanto a da pele como a dos cabelos, já que a tirosinase é uma enzima dependente de cobre. O quadro neurológico começa entre 6 e 8 semanas de vida,[284] com convulsões, retardo no desenvolvimento e hipotonia muscular, resultado da desmielinização encefáfica. As alterações do tecido conjuntivo consistem de alterações vasculares (tortuosidade dos vasos), anormalidades esqueléticas, fraturas congênitas e frouxidão articular. O diagnóstico é feito pela dosagem plasmática do cobre e ceruloplasmina que estarão baixos e, principalmente, por testes genéticos que podem ser feitos no período pré-natal. As opções de tratamento são limitadas, uma vez que a barreira hematoencefálica atua como um obstáculo à passagem de cobre na ausência de sua proteína transportadora. Além disso, o cobre é pobremente absorvido pelo trato gastrointestinal. O único tratamento disponível consiste na reposição precoce de cobre-histidina. O prognóstico é ruim e a maior parte dos pacientes vai a óbito nos primeiros 3 anos de vida.

d) ***Pili torti* adquirido:** pode ocorrer nas margens ou dentro da placa de alopecia cicatricial consequente à torção do folículo pela fibrose perifolicular.[30,270,283] Também relatada no tratamento com retinoide sistêmico,[30,270,283] e inibidores do receptor do fator de crescimento epidérmico.[286-288] Descrito ainda na anorexia nervosa, variante eritrodérmica dos linfomas cutâneos de células T e após traumas repetidos.[30,289]

Exame anatomopatológico

Na microscopia de luz, é caracterizada pelo achatamento da haste em intervalos irregulares e com uma torção de 180° ao longo do seu próprio eixo.

Diagnóstico diferencial

Outras tricodistrofias, principalmente moniletrix e *pili annulati*.

Tratamento

Se necessário, trata-se a síndrome associada. Orienta-se manipulação leve para evitar fraturas.

Tricorrhexis invaginata (Síndrome de Netherton)

Considerações gerais

Tricorrhexis invaginata pode ser um achado isolado ou, mais comumente, fazer parte da síndrome de Netherton (SN).[260]

Etiopatogenia

A SN é uma desordem autossômica recessiva caracterizada por *tricorrhexis invaginata* (TI), ictiose linear circunflexa e atopia.[290-291] Estudos genéticos têm demonstrado mutação no gene SPINK5 no cromossomo 5q32 que codifica um inibidor de protease sérica LEKTI.[292] Este é expresso na pele e no tecido linfoide, tendo um papel importante nos processos imunes e inflamatórios, além de estar envolvido na diferenciação da epiderme.

Aspectos clínicos

Na SN, o bebê pode nascer eritrodérmico[293] e, posteriormente, evoluir com eritema difuso e áreas de descamação geralmente policíclicas e migratórias (ictiose linear circunflexa) (Figura 54.45). Diatese atópica faz parte da tríade.[259] Pode haver associação com alterações neurológicas, retardo no crescimento e infecções recorrentes.[293]

As alterações capilares podem aparecer a partir dos 2 meses de vida[293] e se manifestam por cabelos opacos, finos e secos com eventual alopecia. As sobrancelhas aparecem esparsas, principalmente na região lateral. Usualmente, apenas uma proporção de cabelos é afetada (20 a 50% dos fios),[294] sendo aconselhável colher amostras de várias áreas para aumentar a chance do diagnóstico.[295] Um único fio com TI é suficiente para estabelecer o diagnóstico, mas, com frequência, é difícil de ser encontrado.[30,260,295-296] Deve ser procurado principalmente no couro cabeludo, nas sobrancelhas[297] e nos pelos axilares e pubianos.

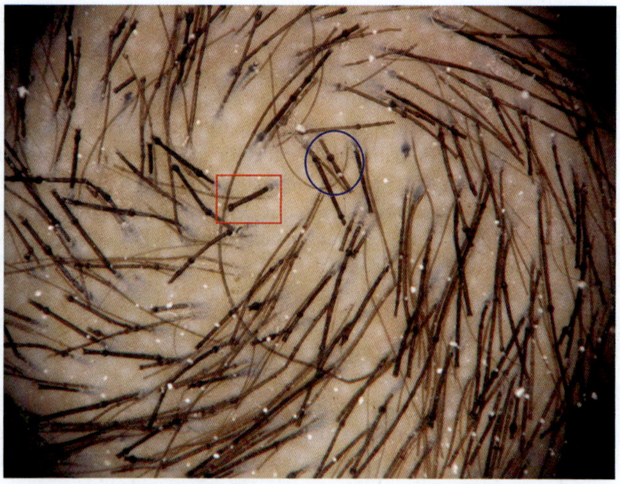

■ **Figura 54.45** *Tricorrhexis invaginata*, dermatoscopia (32 x): quadrado vermelho: haste em tulipa, círculo azul: haste em bambu.

Outras anormalidades da haste como *pili torti* e tricorrexe nodosa podem ser encontradas.[294]

Achados dermatoscópicos

O uso do dermatoscópio auxilia na escolha do local a ser examinado, aumentando as chances de serem encontradas as figuras típicas "em bambu"[290,295] (Figura 54.45), mais bem-visualizadas no aumento de 70 vezes.[30]

Exames laboratoriais

Na SN, pode haver eosinofilia periférica e hiperglobulinemia E. Biópsia da pele afetada é inespecífica. Testes genéticos para rastrear a mutação SPINK5 estão disponíveis, mas são muito onerosos.

Exame anatomopatológico

Ao exame microscópico, os cabelos da TI apresentam uma invaginação da porção distal dentro da proximal (intussuscepção), dando uma aparência típica de bambu e, quando a haste distal se desprende, de tulipa.

Estudos de microscopia eletrônica sugerem que a TI resulte de um defeito transitório da zona de queratinização do folículo piloso. A bainha radicular interna estaria queratinizada, mas a haste não. Os tonofilamentos no córtex mostram padrão marcante em ziguezague.[297] A região distal queratinizada é englobada pela região proximal do pelo porque o interior, mais mole, ainda não está completamente queratinizado.[30,298]

Diagnóstico diferencial

Na ausência da TI, diferenciar de outros quadros eritrodérmicos na infância como dermatite seborreica generalizada, psoríase eritrodérmica, síndrome da pele escaldada estafilocócica e eritrodermia ictiosiforme não bolhosa.[299]

Tratamento

A alteração capilar pode eventualmente melhorar com a idade ou com uso de retinoides sistêmicos.

Na fase de eritrodermia, são recomendados cuidados gerais semelhantes aos de pacientes eritrodérmicos. Nas demais lesões de pele, o uso de emolientes deve ser estimulado. Deve-se tomar cuidado com os tratamentos tópicos, pelo aumento do risco de absorção sistêmica, principalmente com o uso de tacrolimus tópico.[300] Há uma resposta pobre com corticosteroides tópicos. Vários tratamentos têm sido descritos com resultados variáveis como baixas doses de corticosteroides sistêmicos, retinoides, imunoglobulinas, fototerapia UVB narrow band e imunobiológicos anti-TNF-α (infliximabe e adalimumabe), anti-IL17 (secuquinumabe), anti-IL-12 e IL-23 (ustequinumabe), anti-IL-4 e IL-13 (dupilumabe) e anti-IgE (omalizumabe).[301-311]

Tricotiodistrofia

Considerações gerais

Tricotiodistrofia (TTD) descreve um grupo heterogêneo de desordens autossômicas recessivas, cuja característica comum é a presença de hastes pilosas frágeis e deficientes em enxofre.[30,259,312] As características clínicas podem variar desde alteração capilar isolada até um complexo grupo de anormalidades neuroectodérmicas. Atualmente existem controvérsias na definição da doença e da especificidade dos achados laboratoriais descritos como patognomônicos.[313]

Etiopatogenia

Alterações em um dos dois genes relacionados ao xeroderma pigmentoso (XPB e XPD) e o p8/TTD-A[314-316] são encontradas nas formas associadas à fotossensibilidade. Essas alterações levam a um defeito no sistema de reparo do DNA por excisão de nucleotídeos, deixando as células mais suscetíveis a qualquer tipo de agressão.[314,317] Apesar disso, não há aumento na predisposição ao câncer de pele.[317-318]

Nos casos sem fotossensibilidade, apenas um gene foi descrito até hoje (TTDN1) e estudos mais abrangentes precisam ser realizados.

A baixa concentração de enxofre nas hastes aumenta a suscetibilidade à quebra e ao desgaste natural, mas não parece ser característica específica da TTD. Alguns autores sugerem fazer parte de um espectro junto com xeroderma pigmentoso e síndrome de Cockayne, sendo difícil averiguar sua real prevalência.

Aspectos clínicos

Os cabelos são curtos, secos, esparsos, indisciplinados e quebradiços. Pelos do corpo, cílios e supercílios também podem estar afetados.[30] TTD engloba BIDS (cabelos quebradiços, infertilidade, retardo mental e de crescimento), IBIDS (BIDS e ictiose) e PIBDS (IBIDS e fotossensibilidade). Fotossensibilidade está presente em metade dos casos. Podem ser encontrados ainda tricorrexe nodosa, tricosquisia e *pili torti*.

As unhas são finas, fracas e quebradiças, podendo ter sulcos transversais ou longitudinais e coiloníquia.[298]

Achados dermatoscópicos

Não é específico. Em um aumento maior, demonstra estruturas não homogêneas que lembram "grãos de areia" dentro da haste. Pode ser útil para selecionar os cabelos que devem ser vistos na luz polarizada.[30]

Exames laboratoriais

O exame padrão-ouro é a análise de aminoácidos no cabelo[313] que demonstra conteúdo de cistina reduzido a menos da metade do valor normal,[298,312-313] o que reflete o baixo conteúdo de enxofre e a reduzida síntese de proteínas ricas em enxofre da matrix.[317]

Exame anatomopatológico

Exame microscópico das hastes revela contorno ondulado, superfície irregular,[319] além de tricosquisia (fratura transversa da haste) e tricorrexe nodosa.[30] A haste é achatada e torcida no seu próprio eixo.[298] Acredita-se que o contorno irregular seja causado por fraqueza e instabilidade da estrutura cortical, ocasionado pela redução das pontes dissulfeto.[30]

Exame sob luz polarizada permite a visualização da imagem característica chamada "rabo de tigre", na qual faixas claras e escuras se alternam regularmente (Figura 54.46). Uma das hipóteses para esse fenômeno seria que, embora os fios possam ser razoavelmente retos, as fibras corticais não são. Elas ondulam em várias direções, de forma regular, correspondendo exatamente à bandagem com a polarização. Fios normais não exibem o fenômeno porque as fibras corticais são retas e paralelas ao longo do eixo do cabelo.[319] Essa característica pode estar ausente ao nascimento[320] e se tornar evidente após alguns meses de vida.[321] Para diagnóstico, a literatura varia com relação à quantidade de fios com esse achado de 50[313] a 100% dos fios.[317,321]

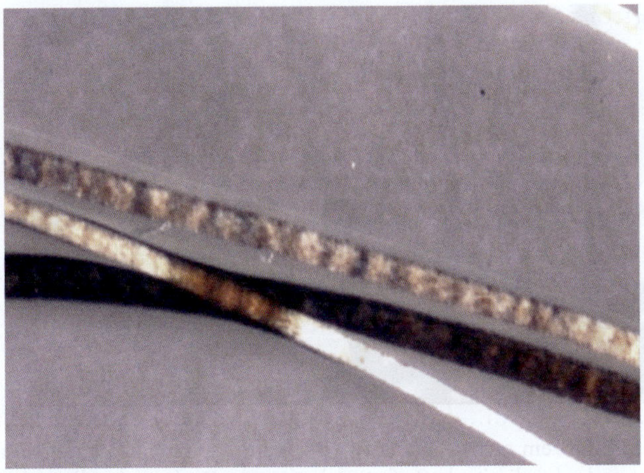

■ **Figura 54.46** Tricotiodistrofia, microscopia de luz polarizada: aspecto de rabo de tigre.

Fonte: Cortesia: Dra. Neusa Y. S. Valente.

Microscopia eletrônica mostra superfície irregular e dano cuticular intenso.[298]

Diagnóstico diferencial

Outras tricodistrofias e síndromes com fotossensibilidade.

Tratamento

Não existe tratamento específico. A eficácia da reposição oral de enxofre não é comprovada. É recomendado tratamento multidisciplinar.[291] Os cabelos podem se tornar menos quebradiços com o tempo.[298] Demais manifestações dermatológicas não melhoram com a idade.[322] Fotoproteção deve ser orientada.

Tricorrexe nodosa

Considerações gerais

Tricorrexe nodosa (TN) é dividida em duas formas: congênita e adquirida.

Tricorrexe nodosa congênita

Considerações gerais

A TN congênita pode ocorrer isoladamente, estar associada a síndromes genéticas (de Netherton e Tay e na doença de Menkes) ou a distúrbios metabólicos, especialmente arginosuccinoacidúria e a deficiência de biotinidase.[270-323] A alteração mais precoce é a perda localizada da cutícula. O córtex exposto sofre danos resultando em fissuras longitudinais e transversais, deixando a imagem semelhante a uma escova ou pincel de pintura.

Etiopatogenia

A TN congênita tem herança autossômica dominante.[270]

Aspectos clínicos

Ao nascimento, os cabelos aparentam-se normais. Após alguns meses, tornam-se frágeis e quebradiços, resultando em fios de diversos comprimentos e até mesmo áreas de alopecia.[270] É possível visualizar a olho nu nodos pequenos, que facilmente se quebram, produzindo a imagem da escova. Pode ser um achado incidental em pacientes que tenham outras desordens da haste com fragilidade, como *pili torti*, moniletrix ou tricotiodistrofia.[259] Também tem sido descrita associação com distrofia das 20 unhas.[324]

A argininosuccinúria é uma desordem autossômica recessiva do metabolismo da ureia, composto pela tríade hiperamonemia, encefalopatia e alcalose respiratória.[325] Apresenta duas formas, uma de início precoce, que é fatal, e outra de início tardio. A maioria das crianças com a forma tardia apresenta TN principalmente na região occipital. Melhora totalmente quando a doença de base é tratada, provavelmente pela reposição de arginina, que se encontra baixa no plasma e no cabelo.[270]

Achados dermatoscópicos

Semelhantes aos achados da microscopia óptica.

Exame anatomopatológico

A microscopia óptica é diagnóstica, demonstrando nódulos e fraturas "em escova" na haste, inclusive na porção proximal. Diferencia-se da forma adquirida em que as lesões predominam na porção distal do fio. Esses mesmos achados podem ser vistos na dermatoscopia.[260]

Exames laboratoriais

Exames laboratoriais séricos e de urina devem ser solicitados quando há suspeita de distúrbios metabólicos associados.

Diagnóstico diferencial

Outras tricodistrofias com fragilidade aumentada e TN adquirida.

Tratamento

Nos casos de TN congênita, pode haver melhora com a idade.[270] Quando secundários a distúrbios metabólicos, deve ser feito tratamento da doença de base.

Tricorrexe nodosa adquirida

Considerações gerais

A TN adquirida é causada pelo desgaste do fio por fatores externos, os quais podem ter natureza cosmética (p. ex., lavagem com xampu, escovação, chapinhas, alisantes entre outros) ou ambiental (radiação ultravioleta, umidade e fricção entre os fios).[326-327] Esse desgaste é mais comum em mulheres, pois elas tendem a deixar os fios mais longos e os manipula com mais frequência. Existem relatos de associação de TN com doenças sistêmicas como hipotireoidismo[328-329] e má-nutrição.[260,330] Tem três variantes clínicas: proximal, distal e localizada.

Aspectos clínicos

A forma distal é a mais comum, frequente em cabelos longos pelo desgaste. A forma proximal resulta de dano estrutural excessivo por traumas físicos em cabelos extremamente curvos (p. ex., afro-étnicos).[259] A forma localizada ocorre como placas circunscritas como consequência do atrito (p. ex., no líquen simples crônico).

Achados dermatoscópicos

Semelhantes aos da TN congênita (Figura 54.47 A).

Exame anatomopatológico

Semelhante ao da TN congênita (Figura 54.47 B).

Diagnóstico diferencial

Pediculose, piedra branca.[331]

Tratamento

Recomenda-se evitar procedimentos químicos e físicos nos cabelos, assim como o uso de condicionadores e óleos para reduzir o atrito e o dano cuticular.[328,332]

Pili annulati

Etiopatogenia

Pili annulati é uma doença rara, de herança autossômica dominante, com penetrância e expressividade variável.[259,333] Seu gene foi localizado na região telomérica do cromossomo 12q.[334] A patogênese é desconhecida, sendo propostos alguns mecanismos que incluem anormalidades nas citoqueratinas subjacentes e defeito de uma proteína reguladora que atua na formação das proteínas estruturais da matriz extracelular.[333,335]

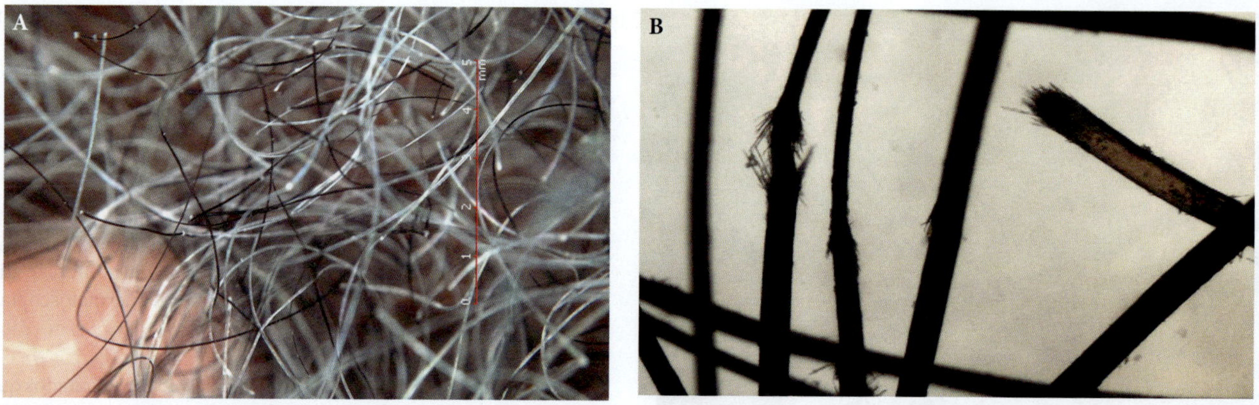

■ **Figura 54.47** Tricorrexe nodosa. **(A)** Dermatoscopia (10 x): nodos e fraturas "em escova" na haste; **(B)** microscopia de luz: à esquerda, observam-se fibras do cabelo desfiadas correspondendo à área de tricorrexe nodosa; à direita, haste fraturada nessa região (em pincel).
Fonte: Cortesia: Dra Neusa Y. S. Valente.

Aspectos clínicos

A haste tem uma aparência reluzente, pela alternância de bandas claras e escuras, visíveis a olho nu (Figuras 54.48 A e 54.48 B). As bandas claras correspondem a cavidades no córtex preenchidas por ar. É mais evidente nos cabelos claros, já que cabelos mais pigmentados absorvem a luz incidente, obscurecendo a banda.[333] Não há associação com fragilidade, mas os cabelos afetados são mais suscetíveis ao desgaste. O couro cabeludo é o local mais acometido, mas axilas, barba e púbis também podem estar afetados.[259,333] Idade de início é variável, podendo surgir da infância até a adolescência.[335] A associação com alopecia androgenética, em virtude de progressiva redução do diâmetro da haste, pode aumentar a fragilidade.[336] O *pili annulati* costuma ser um achado incidental já que o paciente costuma queixar-se apenas quando há fragilidade associada, o que não é comum.

Achados dermatoscópicos

Alternância de bandas claras e escuras, sendo as claras correspondentes às cavidades no córtex preenchidas por ar (Figura 54.48 C).

Exame anatomopatológico

A microscopia óptica exibe um padrão inverso ao que foi visto na macroscopia ou na dermatoscopia. Bandas claras ao exame clínico aparecem escuras na microscopia e as bandas escuras, como segmentos claros[333] (Figura 54.48 D).

A microscopia eletrônica mostra as cavidades, que se distribuem ao acaso no córtex.[337] As células corticais, em vez de conter macrofibrilas firmemente aderidas, apresentam um outro material macrofibrilar. Quando o cabelo emerge do folículo, a substância estrutural que preenche esses espaços anormais se desidrata, deixando as cavidades cheias de ar.[298]

Diagnóstico diferencial

Na microscopia, deve ser diferenciada da "medula intermitente" e do pseudo-*pili annulati*.

A "medula intermitente" ocorre em cabelos normais com a haste mais grossa. Nesses casos, a medula ocupa menos que 50% da largura da haste.[30]

No pseudo-*pili annulati*, o cabelo é elíptico na secção transversal e parcialmente torcido. As bandas só são vistas com iluminação tangencial e apenas quando o cabelo é rodado.[337]

Tratamento

Não há tratamento específico.

Cabelos lanosos *(woolly hair)*

Considerações gerais

O termo *woolly hair* ou cabelo lanoso refere-se a uma variante anormal de cabelo fino, enovelado e geralmente hipopigmentado.

Etiopatogenia

Tem patogênese desconhecida.[298] Herança variável.

Aspectos clínicos

É classificado em três variantes: cabelo lanoso hereditário; cabelo lanoso familiar; e nevo de cabelo lanoso.[338] Enquanto as duas primeiras são formas difusas, a última é uma variante localizada. Pode ocorrer de forma isolada, fazer parte de síndromes genéticas, ou ainda estar associada a manifestações cutâneas como ceratose pilar e ceratodermia palmoplantar e sistêmicas, principalmente cardíacas.[339]

- **Cabelo lanoso hereditário:** tem herança autossômica dominante. A haste pode ter alteração da cor.[260] A taxa de crescimento é normal.[298] Fragilidade é variável.[298] Melhora com a idade. Em algumas famílias com mutação no gene da placoglobina (doença de Naxos) e da desmoplaquina (síndrome de Carvajal), podem estar associadas ceratoderma palmoplantar e anormalidades cardíacas.[260]
- **Cabelo lanoso familiar:** herança autossômica recessiva com relatos de mutação nos genes LPAR6 e LIPH.[340-341] Os cabelos são esparsos, finos e curtos por provável diminuição na fase anágena,[339] além de com frequência serem distróficos.[342] Geralmente, a cor é mais clara. Fragilidade é variável.[298] Pode ser acompanhado de hipotricose na sobrancelha e pelos do corpo.[342]
- **Nevo de cabelo lanoso:** forma esporádica, provavelmente por mosaicismo somático. Pode estar presente ao nascimento ou se iniciar nos primeiros anos de vida.[342a] Acomete igualmente ambos sexos. Apresenta-se como uma placa de limites bem-definidos, única ou múltipla, com cabelos mais claros,[298] finos, curvos, sem aumento da fragilidade. Pode tornar-se mais escuro e menos enovelado com a idade.[259] Metade dos casos está associada a um nevo epidérmico linear ou verrucoso.[343] Pode ter envolvimento ocular associado como perda localizada do pigmento retiniano e membrana pupilar persistente.[344] A síndrome do nevo lanoso engloba, além das alterações capilares, nevo epidérmico, alterações ósseas, neurológicas, oftalmológicas e, menos frequentemente, cardíacas e renais.[345]

Exame anatomopatológico

Na microscopia óptica, o diâmetro é menor do que o cabelo normal e, quando cortado transversalmente, tem formato ovalado.[339] É possível diferenciar o cabelo curvo sadio do cabelo lanoso. No cabelo lanoso, a aparência lembra uma "cobra rastejando" (pequenas ondulações), enquanto no curvo sadio é semelhante ao das pessoas com cabelos lisos.[30]

Síndrome dos cabelos impenteáveis *(Pili trianguli et canaliculi)*

Considerações gerais

A síndrome dos cabelos impenteáveis é caracterizada por sulcos ou canais longitudinais identificados na microscopia eletrônica de varredura.

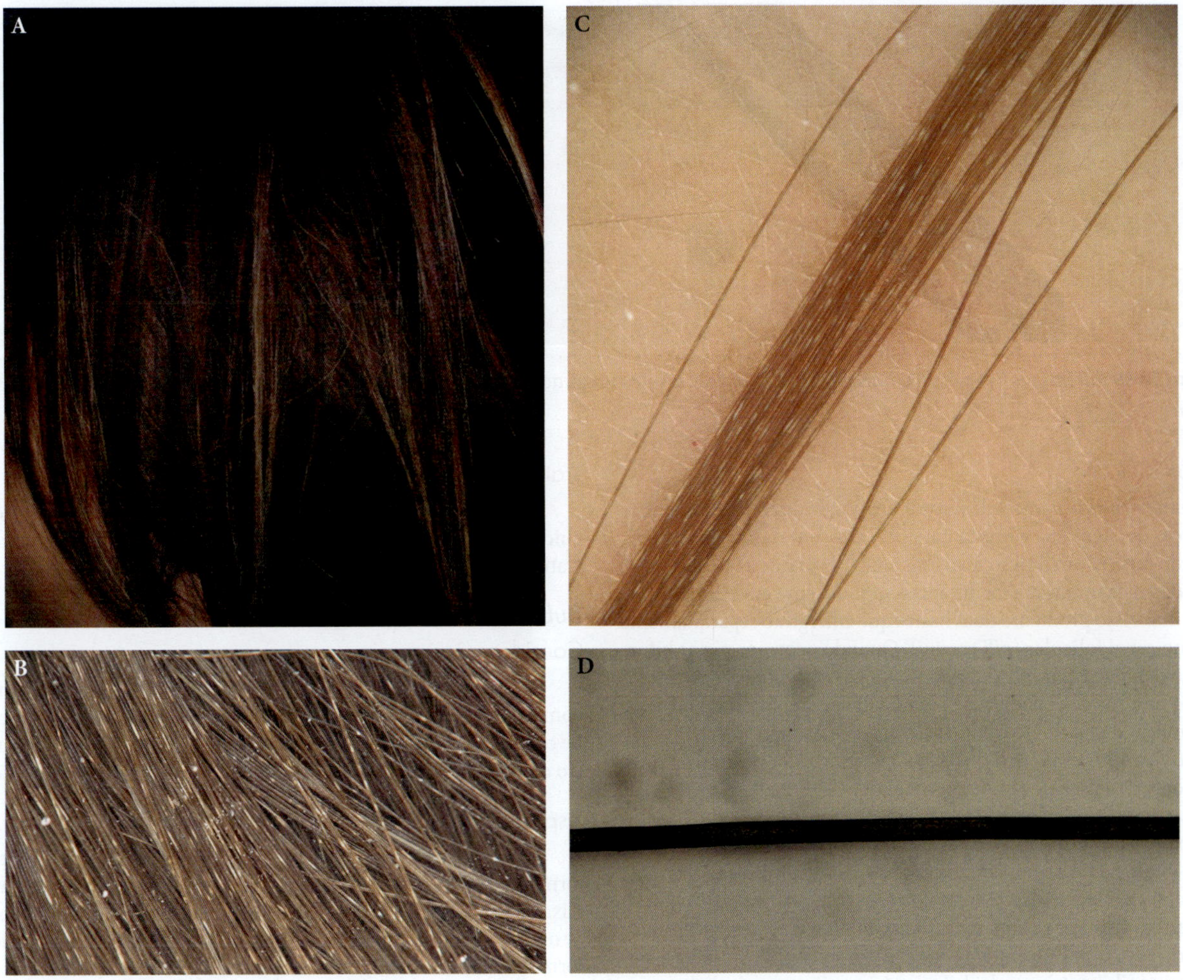

■ **Figura 54.48** *Pili annulati.* (**A** e **B**) Cabelos de aspecto reluzente por alternância de bandas claras e escuras; (**C**) dermatoscopia (20 x): alternância de bandas claras e escuras na haste; (**D**) microscopia de luz: áreas claras (haste normal) alternando com áreas escuras (haste alterada).

Fonte: Cortesia: Dra Neusa Y. S. Valente.

Etiopatogenia

Na maior parte dos casos tem herança autossômica dominante,[283] mas casos esporádicos têm sido relatados. Supõe-se que seja secundária a uma queratinização prematura da bainha radicular interna que ocorre de forma anormal. Por estar rígida, há a formação do sulco na haste maleável que a atravessa.[346]

Aspectos clínicos

A síndrome dos cabelos impenteáveis se inicia na infância, mas casos adquiridos têm sido relatados.[347] Os cabelos são secos, loiro-prateados, ásperos, sem aumento da fragilidade e mantêm-se indisciplinados mesmo quando penteados. O aspecto reluzente, semelhante à lã de vidro (amianto), resulta da reflexão da luz nos achatamento e nos sulcos da haste, que mudam sua orientação a intervalos irregulares. Geralmente afeta todo couro cabeludo.[298] Poupa sobrancelhas e cílios. É importante salientar que essas anormalidades da haste podem ser vistas em outras doenças. A quantidade de hastes afetadas determinará o quadro clínico.[298] Um pequeno número de cabelos com tais características pode ser detectado na população geral. Para diagnóstico é preciso que se encontrem pelo menos 50% dos fios acometidos.[346] Geralmente não apresentam anormalidades associadas,[298] apesar de terem sido descritas associações com alterações oculares, dentárias e displasias ectodérmicas.[348-349]

Exame anatomopatológico

Na microscopia óptica, o cabelo apresenta-se pouco pigmentado, podendo estar achatado ou ter um sulco longitudinal, mas em geral o cabelo parece normal[298] (Figura 54.49 A). No corte transversal da haste, as formas podem variar em um mesmo fio.[346] Mais comumente, são vistas formas triangulares, mas formas reniformes, achatadas ou simplesmente irregulares também são encontradas[298,346] (Figura 54.49 B).

A microscopia eletrônica é considerada padrão-ouro[260] demonstrando o sulco longitudinal, descontínuo e com orientações diversas em um mesmo fio. A cutícula é normal. A forma triangular e o sulco longitudinal são a base para o nome *pili trianguli et canaliculi.*

Diagnóstico diferencial

Moniletrix, pelo lanoso, tricorrexe nodosa, *tricorrhexis invaginata e pili torti.*

Tratamento

Não há tratamento efetivo. Há relatos de melhora com a suplementação de biotina.[298,350]

Prognóstico

Pode melhorar espontaneamente com o passar dos anos.[260,298] Existe relato de melhora clínica com uso de biotina.[348]

Pili bifurcati e multigemini

Considerações gerais

Essas entidades são consideradas por alguns autores como desordens independentes e, por outros, o *pili bifurcati* representa uma forma de *pili multigemini.*[351]

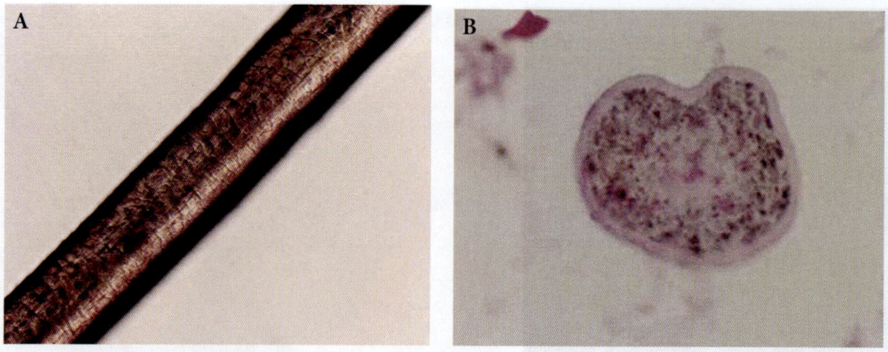

■ **Figura 54.49** *Pili trianguli et canaliculi*. (**A**) Microscopia de luz: sulco longitudinal ao longo da haste; (**B**) microscopia de luz: corte transversal.
Fonte: Cortesia: Dra Neusa Y. S. Valente.

Aspectos clínicos

Pili multigemini é caracterizado por grupos de diferentes tamanhos de cabelos, que têm sua própria cutícula, crescem da mesma matriz emergindo através um único canal folicular.[351] Durante a fase anágena, a papila dérmica muda sua forma apresentando, em vez de uma extremidade, duas. Isso produzirá duas hastes que emergirão separadamente no mesmo canal folicular (*pili gemini*). Quando ocorrem várias bifurcações na papila/matriz, produzirão várias hastes (*pili multigemini*).[352] Tem sido descrita associada à disostose cleidocraniana e a síndrome tricorrinofalangiana.[351] Ocorre principalmente na face.

Pili bifurcati é uma rara displasia, caracterizada pela bifurcação intermitente da haste em intervalos irregulares. Cada bifurcação produz dois ramos paralelos que se fundem novamente para formar um único eixo[321,351] (Figura 54.50). Essa anomalia parece ser transitória e acomete pequena percentagem dos cabelos. Pode ser difusa, mas mais evidente em algumas áreas.[352] Pode ocorrer associado com *pili canaliculi* e moniletrix. Existem relatos da associação com deficiência proteica secundária à retocolite ulcerativa e ressecção intestinal.[351] Durante a fase anágena, a papila/matriz muda de forma (na região superior) alternando entre uma e duas extremidades, produzindo o fio bifurcado. Cada ramo formado tem sua própria cutícula e pode ter diferentes diâmetros. Se a papila/matriz mudar de forma várias vezes, produzirá múltiplas bifurcações (*pili multibifurcati*). Deve ser diferenciado da tricoptilose central, na qual não há alteração da papila/matriz. É causada, muitas vezes, por traumas no eixo do cabelo, resultando na separação em duas partes, que não apresentarão cutícula própria.

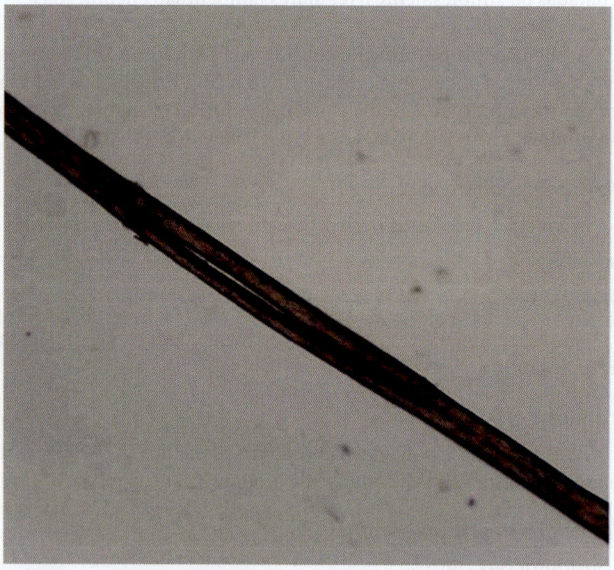

■ **Figura 54.50** *Pili bifurcati*, microscopia de luz: haste bifurcada em dois ramos que são envoltos por cutícula.
Fonte: Cortesia: Dra Neusa Y. S. Valente.

Tratamento

Não há tratamento específico. É recomendado pentear os fios com cuidado, pois os dentes engancham nas áreas duplas e podem provocar fraturas da haste.

Bubble hair

Considerações gerais

Bubble hair ocorre quando a haste é submetida a altas temperaturas como secadores de cabelo e chapinhas.[353] No córtex, ocorre a formação de cavidades com ar pelo aumento rápido da temperatura da água dentro do fio, que induz hidrólise da queratina e a expansão local do ar. [354]

Aspectos clínicos

A formação de bolhas de ar no interior da haste, leva a um cabelo com formato alterado, mais claro e quebradiço. Em um estudo, a temperatura na faixa de 175 a 215 °C por 5 minutos foi suficiente para criar essas bolhas.[355] Se o calor for aplicado no cabelo úmido, o limiar pode ser ainda menor com formação das bolhas de ar em temperatura acima de 125 °C.[356]

Achados dermatoscópicos

Presença de bolhas de ar de tamanhos variados, dispostas irregularmente na haste.[357-358]

Exame anatomopatológico

Na microscopia óptica, áreas com bolhas de ar de tamanhos variados são vistas na haste. Microscopia eletrônica revela defeitos cuticulares, perda focal de células corticais e da medula. No corte transversal, visualiza-se imagem semelhante a um queijo suíço,[359] também visto na dermatoscopia.[360]

Tratamento

Evitar calor excessivo, além dos cuidados gerais da haste. Uso de protetores térmicos no fio podem prevenir o aparecimento.

Tricoptilose

O cabelo é dividido por uma fissura longitudinal na região distal, causando as "pontas duplas", visíveis macroscopicamente (Figura 54.51). Estas não são recobertas por cutícula. Quando não ocorre na extremidade da haste é chamada de tricoptilose central e deve ser diferenciada do *pili bifurcati*. Quando visto em cabelos curtos, pode ser causada por fricção ou tricotilomania.[360]

Tricosquisia

O cabelo apresenta uma fratura transversal na cutícula e córtex do fio, mais bem-visualizado na microscopia de luz polarizada. Nesse local, ocorre uma ausência localizada de cutícula.[361]

Encrespamento adquirido progressivo

Considerações gerais

Encrespamento progressivo do cabelo é uma rara desordem caracterizada pelo rápido início de cabelos curvos, grossos, opacos e de

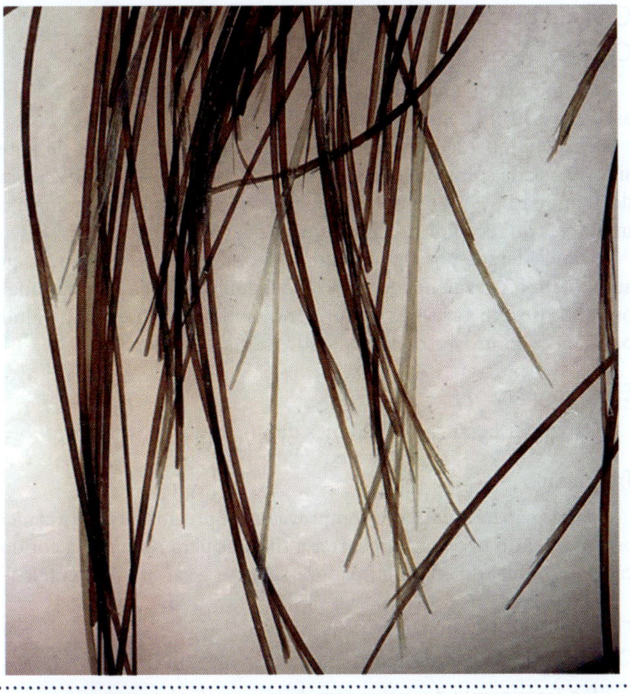

■ **Figura 54.51** Tricoptilose, dermatoscopia (10 x).

difícil estilização.[362] Por alguns autores, esses fios assemelham-se aos pelos sexuais secundários.

Etiopatogenia

Tem patogênese desconhecida.

Aspectos clínicos

Inicia-se na adolescência. As áreas mais frequentemente afetadas são a região frontal, temporal e vértex. A cor do cabelo pode estar alterada. Foram propostos os seguintes critérios para o diagnóstico da doença:[363]

1. Área circunscrita adquirida com cabelos secos, curvos, na região frontal, temporal ou parietal, na ausência de traumas prévios.
2. Cabelos tortuosos, irregulares e torcidos; com a primeira torção aparecendo 3 a 4 cm do couro cabeludo.
3. Na microscopia óptica, redução periódica do diâmetro da haste com secções dilatadas alternando com as achatadas.
4. Na microscopia eletrônica, torções parciais dos cabelos ao longo do eixo longitudinal com rotação de 180°, *pili canaliculi* variável, dilatações fusiformes com ocasional fratura e aumento do número de células cuticulares nos locais torcidos.

Alguns pesquisadores têm proposto que a APKH seja uma variante da alopecia androgenética (AGA). Alguns fatores que falam a favor são: início na puberdade; aumento da concentração de diidrotestosterona no couro cabeludo; as áreas afetadas serem as mesmas da AGA clássica; e a diminuição da relação anágeno/telógeno.[364]

Os cabelos alterados na região pré-auricular em paciente com AGA extensa ("cabelos da costeleta") são considerados por alguns, juntamente com a APKH, variantes da mesma doença, todas progredindo para alopecia androgenética.[364]

Exame anatomopatológico

A microscopia óptica mostra cabelos com ondas e meia torção distribuídos irregularmente.

Diagnóstico diferencial

Qualquer doença em que cabelos curvos podem ser encontrados: síndrome de Menkes; cabelos lanosos; *pili torti*, pseudomoniletrix, síndrome dos cabelos impenteáveis, *kinking hair* droga-induzido (etretinato, isotretinoína).[362]

Tratamento

Não se preconiza tratamento. Pode ser tentado alisamento.

Prognóstico

O prognóstico é variável.[364]

Cabelo lanoso difuso parcial

Considerações gerais

Considerada uma forma adquirida de cabelo lanoso.[365] Nela, o couro cabeludo apresenta duas populações distintas de cabelos: uma população em que o cabelo é liso, longo e pigmentado, e outra em que é curto, fino, hipopigmentado e curvo, correspondendo de 20% a 30% do total. Estas são facilmente extraídas quando tracionadas.[366]

Aspectos clínicos

Tem início na puberdade. Mulheres são mais acometidas em uma proporção de 3:1. O curso da doença é crônico e progressivo.[365] Pode ser consequência da miniaturização do folículo e, assim, considerada uma forma leve de AGA. Uma variante distal que afeta mulheres pré-puberais tem sido descrita e parece ser reversível.[366]

Exame anatomopatológico

Na microscopia eletrônica as hastes são finas (30 a 40 μm), pode ter achatamento, torção simples e formações canaliculares.

Distúrbios da coloração

A importância dada aos cabelos, em particular a cor, é intensificada nos dias atuais pelo aumento da longevidade. O mercado que atua nesse segmento estima que 60% dos adultos da população ocidental utilizam produtos que colorem os cabelos, principalmente para encobrir os fios brancos.[367]

A cor natural dos cabelos resulta do conteúdo de melanina na fibra capilar e do balanço entre eumelaninas (preta e marrom) e feomelaninas (amarela e vermelha). Mudanças na cor podem ocorrer com a idade, principalmente durante a infância, quando os cabelos vão se tornando mais escuros.[367-368]

A célula mais importante nesse processo é o melanócito. Encontrado na porção inferior do folículo piloso, é dividido em duas populações: uma localizada no bulbo e outra na bainha radicular externa (BRE).

Os melanócitos situados no bulbo são responsáveis pela formação da melanina do folículo piloso. Situam-se ao redor da porção superior da papila dérmica, em uma proporção de um melanócito para cada 4 a 5 ceratinócitos. Já os da BRE estão em pequeno número, são DOPA-negativos e não melanogênicos. Localizam-se na camada basal na região do bulge, sendo considerados o reservatório dos melanócitos da pele. Em determinadas circunstâncias (p. ex., repigmentação do vitiligo), melanócitos proliferados da BRE migram para epiderme.

Sua atividade está estritamente ligada ao ciclo folicular. A melanogênese, processo no qual a melanina é produzida e distribuída, ocorre apenas na fase anágena e naqueles melanócitos localizados no bulbo. Melanócitos amelanóticos da BRE funcionam como *stem cells*, migram em direção ao bulbo e substituem os melanócitos melanogênicos que sofreram apoptose durante a fase catágena/telógena.[369]

São responsivos ao hormônio estimulador de melanócitos (α-MSH) e ao hormônio adrenocorticotrófico (ACTH) mediante o receptor de melanocortina (MC1-R).[370] A ligação hormônio-receptor leva à maior expressão do gene da tirosinase, resultando em proliferação dos melanócitos e aumento dos seus dendritos.[367] A atividade da tirosinase torna-se aparente no anágeno III e a transferência de pigmento para o epitélio cortical tem início no anágeno IV. Nos folículos pilosos pigmentados, o processo pode continuar no anágeno V e VI, cessando apenas na fase catágena. Isso ocorre poucos dias antes da parada da proliferação dos ceratinócitos, resultando no bulbo não pigmentado típico do pelo telógeno. A relevância funcional desse assincronismo é desconhecida, mas é possível que a interrupção da transferência da melanina ao ceratinócito facilite a ceratinização da clava telógena.[368]

Polimorfismos genéticos do MC1-R são responsáveis pela variação da pigmentação humana.[370] Com relação aos cabelos, estudos genéticos têm sido realizados para melhor entendimento dos diversas características, inclusive da cor.[371] Um polimorfismo geneticamente conhecido é o do pelo ruivo (vermelho),[370,372] com menor resposta ao α-MSH e, consequentemente, diminuição na eumelanogênese.[370]

Alterações da coloração dos pelos

A alteração da cor dos cabelos pode ocorrer fisiologicamente (p. ex., canície, canície precoce e heterocromia), como consequência de fatores inflamatórios locais (p. ex., poliose) ou fazer parte de síndromes genéticas em que há algum distúrbio primário da melanogênese (p. ex., Waardenburg, piebaldismo, albinismo oculocutâneo, Hermansky-Pudlak, Chediak-Higashi, Griscelli).

Canície

Considerações gerais

É o embranquecimento dos cabelos relacionado à idade.[369]

Etiopatogenia

Está associada à diminuição na reserva progenitora dos melanócitos e ao dano progressivo dos melanócitos bulbares.[367,373] Podem contribuir ainda a transferência errática de melanossomos dos melanócitos para os queratinócitos corticais e a redução na atividade da tirosinase.[368]

Existem estudos sugerindo que a canície seja resultado do estresse oxidativo. O tempo de atividade do melanócito pode chegar até 10 anos em alguns folículos. Durante a melanogênese, é gerada uma grande quantidade de radicais livres cujo acúmulo pode resultar em dano significativo do melanócito. Com a idade, os sistemas antioxidantes se tornam ainda menos efetivos, resultando no acúmulo de radicais livres e ao envelhecimento do fio.[368,374,375]

Aspectos clínicos

A idade de aparecimento dos fios brancos varia com a raça, sendo em média 30 anos na branca, final dos 30 na asiática e início dos 40 na negra.[368] A chamada "regra de ouro" estima que aos 50 anos, 50% das pessoas terão pelo menos 50% dos fios grisalhos.[375] Uma crítica a essa regra foi ela ter sido estabelecida em uma população de etnia branca, não podendo ser generalizada para as demais etnias.[367]

No couro cabeludo, o processo se inicia nas têmporas, segue pela coroa e termina na região occipital.[367] Barba e pelos do corpo são afetados tardiamente.[368]

Enquanto a percepção visual é de uma mistura de cabelos pigmentados e brancos, é importante salientar que os fios podem exibir diluição do pigmento e ser verdadeiramente cinzas.[367]

Evidências anedotais indicam que os cabelos grisalhos são mais grossos e mais difíceis de estilizar do que os cabelos pigmentados, sugerindo uma mudança estrutural do fio.[376] Provavelmente há uma reprogramação dos ceratinócitos da matriz, com aumento do tamanho da medula em relação à cortical.[368]

Tratamento

Existem relatos de repigmentação dos cabelos após radioterapia, medicações (p. ex., talidomida,[377] lenalidomida,[378] erlotinibe,[379] adalimumabe,[380] etretinato,[381] nivolumabe, latanoprost[382]) ou eventos inflamatórios (p. ex., eczema, candidíase erosiva, alopecia frontal fibrosante[383]) no couro cabeludo. O mecanismo não está bem-esclarecido. É provável que a reversão da canície, nesses casos, resulte da ativação de melanócitos da BRE induzidos pela radiação/citocinas[368] ou, no caso das drogas, poderiam inibir citocinas pró-inflamatórias que atuam negativamente na regulação da melanogênese.[384]

Além disso, escurecimento temporário dos cabelos tem sido descrito após altas doses de ácido p-aminobenzoico.[385-386]

Prognóstico

Pode haver reversão parcial espontânea da canície nos seus estágios iniciais por ativação da melanogênese nos melanócitos bulbares durante a fase anágena VI do mesmo ciclo piloso.[387]

Canície precoce

Considerações gerais

É definida quando ocorre antes dos 20 anos em brancos, 25 em asiáticos e 30 em negros.

A sua etiopatogênese permanece desconhecida, apesar de já ter sido associada com patologias como progeria,[388] vitiligo,[389] deficiência de vitamina B_{12},[390] hipotireoidismo[391] e drogas como cloroquina e os inibidores do receptor tirosina quinase c-kit.[392]

É considerada por alguns autores fator de risco para doenças que aumentam a prevalência com a idade, como doença coronariana e osteoporose, em razão do maior dano oxidativo.[369] Esse tema ainda permanece controverso, necessitando de mais estudos.[392]

Etiopatogenia

Parece ter herança autossômica dominante.[368]

Tratamento

Ainda não há medicação comprovada que previna ou trate a canície precoce, sendo necessário recorrer a tinturas para restaurar a cor dos cabelos.[369] Quando secundário, deve-se tratar a causa subjacente.[369]

Heterocromia

Considerações gerais

É o crescimento dos pelos com duas cores distintas em um mesmo indivíduo[393] (Figura 54.52).

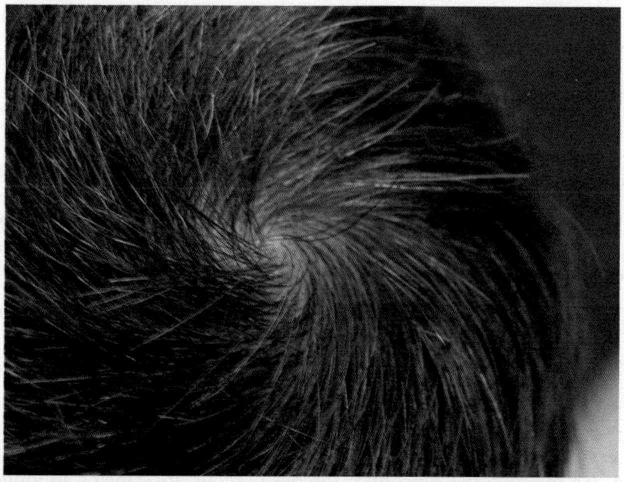

■ **Figura 54.52** Heterocromia: cabelos acastanhados e avermelhados.

Etiopatogenia

Quando a distribuição é assimétrica, pode refletir uma desordem pigmentar,[393] já quando simétrica costuma ser fisiológica.[394]

A heterocromia segmentar pode ocorrer pela produção de dois tipos diferentes de melanossomos ou pelo retardo temporário tanto na melanogênese como no transporte de melanossomos para o córtex.[395] A maior parte dos casos está associada à anemia ferropriva, com melhora na suplementação do ferro.[396]

Heterocromia em tufos pode seguir as linhas de Blaschko, apresentando um padrão espiral ou horizontal refletindo mosaicismo da pigmentação do couro cabeludo.[397]

Aspectos clínicos

Pode estar presente normalmente (p. ex., pessoas de cabelos claros com pelos axilares, cílios e sobrancelhas mais escuras). Pode ainda ser segmentar ou ocorrer em tufos.[394]

Heterocromia segmentar é caracterizada por bandas claras e escuras, irregulares, em um mesmo fio. Heterocromia pode seguir as linhas de Blaschko, apresentando um padrão espiral ou horizontal refletindo mosaicismo da pigmentação do couro cabeludo.[397]

Tratamento

Pode se apresentar como um achado incidental, não necessitando tratamento. Se secundário à anemia ferropriva, é revertida com a suplementação de ferro.[393]

Alteração da cor dos cabelos por distúrbios locais

Poliose

Considerações gerais

É uma forma de heterocromia localizada.[393]

Etiopatogenia

Pode ser vista em anormalidades genéticas na migração dos melanoblastos (p. ex., piebaldismo, Síndrome de Waardenburg), desordens genéticas que afetam a pigmentação (p. ex., esclerose tuberosa) ou inflamações que lesam os melanócitos (p. ex., vitiligo, nevo halo, repilação da alopecia areata, herpes-zóster).[393]

Aspectos clínicos

Tufo ou placa localizada de cabelos brancos no couro cabeludo, sobrancelha ou cílio.

Tabela 54.10 Doenças genéticas com hipopigmentação dos cabelos.

	Piebaldismo	Sd Waardenburg	Albinismo
Herança (gene)	AD (KIT)	AD	AR
Alt na melanogênese	Proliferação e migração dos melanoblastos	Proliferação e migração dos melanoblastos	Síntese de melanina
Manifestações dermatológicas	Poliose congênita, área triangular acrômica subjacente na fronte Áreas de despigmentação com ilhas de hiperpigmentação	Poliose congênita, área triangular acrômica subjacente na fronte (17-58%) Áreas de despigmentação com ilhas de hiperpigmentação	Pele rosada, cabelos brancos (AOC1), amarelos (AOC2) ou avermelhados (AOC 3)
Manifestações sistêmicas	Associação: ▪ *Sd de Woolf (surdez),* ▪ *Sd de Waardenburg* ▪ *Sd de Tietz: forma de piebaldismo generalizada (hipomelanose, cabelos e sobrancelhas despigmentados, olhos azuis e surdez)*	Heterocromia de íris, surdez congênita, *dystopia canthorum*	Olhos claros, diminuição na acuidade visual, nistagmo, fotofobia
Lab	NR	NR	NR
AP	Hipo/acrômicas: diminuição e ausência de melanócitos	Hipo/acrômicas: diminuição e ausência de melanócitos	Quantidade de melanócitos normal, diminuição da melanina
Haste	NR	NR	NR
Tto	Fotoproteção, camuflagem, enxertos autólogos	Fotoproteção, camuflagem, enxertos autólogos	Fotoproteção
	Sd Hermansky-Pudlak	**Sd Chediak-Higashi**	**Sd Griscelli**
Herança (gene)	AR	AR (LYST)	AR (MYO5A, RAB27A, HPLM)
Alt na melanogênese	Síntese melanossoma	Síntese e transporte de melanossoma	Transporte de melanossoma
Manifestações dermatológicas	Manchas acromicas (albinismo cutâneo)	Hipopigmentação cutânea variável, cabelos prateados	Hipopigmentação cutânea variável, cabelos prateados
Manifestações sistêmicas	Albinismo ocular, distúrbios hemorrágicos Obs: 8 tipos (AOC+ distúrbios hemorrágicos+) 1 e 4: colite e fibrose pulmonar 2: imunodeficiência 3,5 e 6: *sint cut* e oftalmo leves 7: pulmonar 8	Albinismo ocular, infecções recorrentes,distúrbios hemorrágicos e desordens neurológicas Pode: sd hemofagocítica proliferativa	Albinismo ocular Obs: 3 tipos (Cutâneo +) 1: neuro 2: hemato 3: só pele
Lab	NR	Pancitopenia Granulos leucocitários gigantes intracitoplasmáticos no esfregaço de sangue periférico	Ausência de grânulos leucocitários gigantes intracitoplasmáticos no esfregaço de sangue periférico
AP	Quantidade de melanócitos normal, diminuição da melanina	Melanossomas gigantes dentro dos melanócitos	Quantidade de melanócitos normal, diminuição da melanina
Haste	NR	Grânulos de pigmento granular e difusos Luz polarizada: birrefringência policromática	Grânulos de pigmento > SCH, mais grosseiros, irregularmente distribuídos Luz polarizada: birrefringência homogênea branca-amarelada
Tto	A depender do tipo Fotoproteção	TMO (reverte imunodeficiência e previne sd hemofagocítica. Não altera pele ou ocular	TMO (tipo 2)

NR: Não relatado; sd.: síndrome.

Hipopigmentação capilar por distúrbio da migração do melanoblasto da crista neural para pele: Waardenburg e piebaldismo

Piebaldismo

Etiopatogenia

Piebaldismo é uma desordem autossômica dominante por mutação do proto-oncogene KIT, que afeta a proliferação, diferenciação e a migração dos melanoblastos.[398-399]

Aspectos clínicos

Manifesta-se com poliose congênita e despigmentação da pele. Um tufo triangular de cabelos brancos na região frontal, semelhante a um topete, pode ser a única manifestação em 80 a 90% dos casos. A pele subjacente pode estar envolvida. Pode acometer sobrancelhas e cílios. Áreas de hipopigmentação, com ilhas de hiperpigmentação simétricas podem acometer face, tronco e membros.[400]

Exame anatomopatológico

No exame anatomopatológico das áreas hipercrômicas, a quantidade de melanócitos é normal, enquanto nas hipo/acrômicas há diminuição e ausência de melanócitos respectivamente.[400]

Tratamento

É recomendável uso de filtro solares. As áreas despigmentadas costumam ter comportamento estável, podendo ser utilizadas camuflagens ou enxertos.[367] Os enxertos podem ser de pele parcial, cultura de epiderme *in vitro* e enxertos de epiderme por sucção.[400]

Síndrome de Waardenburg

Etiopatogenia

Síndrome de Waardenburg é uma desordem autossômica dominante na qual a migração defeituosa dos melanoblastos da crista neural à pele do embrião provoca a diminuição no número de melanócitos.

Aspectos clínicos

Caracterizada por surdez congênita, *dystopia canthorum* (deslocamento lateral do canto interno do olho), alterações pigmentares da íris e dos cabelos.[401] As lesões cutâneas são máculas acrômicas, que podem conter ilhotas hipercrômicas, dando aspecto moteado ao tegumento. A poliose da mecha frontal ocorre em 17 a 58%.[402] Canície precoce pode estar presente.

Exame anatomopatológico

Assim como no piebaldismo, há diminuição ou ausência de melanócitos no exame anatomopatológico.

Tratamento

Não há tratamento específico.

Hipopigmentação capilar por distúrbio da síntese de melanina: albinismo oculocutâneo

Albinismo

Etiopatogenia

Desordem autossômica recessiva, na qual defeitos na biossíntese ou no transporte resultam em deficiência parcial ou completa da melanina. Resultado da disfunção do melanócito, já que número, distribuição e estrutura estão normais.

Aspectos clínicos

Pode afetar pele, cabelos e olhos.[403] A cor dos cabelos pode variar dependendo do defeito genético. No albinismo oculocutâneo (AOC) 1A, os cabelos são brancos, no AOC 1B são amarelados, AOC 2 são mais claros que dos seus familiares e no AOC 3 são avermelhados.

Exame anatomopatológico

No exame anatomopatológico, a quantidade de melanócitos é normal, mas há conteúdo reduzido de melanina.

Tratamento

Não há tratamento específico.

Hipopigmentação capilar por distúrbio intracelular no transporte dos melanossomos: Hermansky-Pudlak e Chediak-Higashi

Síndrome de Hermansky-Pudlak

Considerações gerais

Caracterizada por AOC, diátese hemorrágica e acúmulo lisossomal de ceroide/lipofuscina em vários tecidos. De acordo com o gene acometido, é dividida em oito tipos.

Etiopatogenia

Tem herança autossômica recessiva. Decorre de um defeito na codificação de proteínas que afetam a função de organelas intracelulares (relacionadas ao lisossoma) encontrado em células como melanócitos, células pigmentadas da retina, plaquetas, células T, neutrófilos e células epiteliais tipo II pulmonare.[403]

Aspectos clínicos

Todos os tipos apresentam AOC de grau variável e distúrbios hemorrágicos. Os tipos 1 (gene HSP1) e 4 (gene HSP4) são os mais comuns e mais severos, apresentando colite granulomatosa e fibrose pulmonar intersticial[403] em virtude do acúmulo de lipofuscina ceroide dentro dos lisossomas. O tipo 2 (gene AP3B1) é o único que apresenta imunodeficiência com neutropenia e infecções respiratórias recorrentes. Os tipos 3 (gene HSP3), 5 (gene HSP5) e 6 (gene HSP6) são clinicamente semelhantes com sintomas extraoculares leves. O tipo 7 (gene DTNBP1) tem complacência pulmonar diminuída e o tipo 8 (gene BLOC1S) apresentam disfunção plaquetária leve com epistaxes, hematomas e tendência a sangramentos.[403]

Tratamento

Não há tratamento específico.

Síndrome de Chediak-Higashi

Considerações gerais

A síndrome de Chediak-Higashi (SCH) é caracterizada por AOC e cabelos prateados, além de suscetibilidade a infecções e sangramentos, alterações neurológicas e síndrome hemofagocítica.[403]

Etiopatogenia

Rara desordem autossômica recessiva, causada por mutação no gene CHS1/LYST,[403] localizado no cromossoma 1q42-43, que regula o transporte lisossomal. Há um defeito no transporte vesicular secundário ao aumento no tamanho dos grânulos nos lisossomas, melanossomas, grânulos densos plaquetários e grânulos citolíticos leucocitários.

Aspectos clínicos

A hipopigmentação cutânea é variável, mas com capacidade de bronzeamento após exposição solar. Os cabelos são prateados apresentando um brilho metálico característico.

O pigmento ocular diminuído pode causar fotofobia, nistagmo e diminuição da acuidade visual.

Apresentam infecções recorrentes, principalmente na pele e vias aéreas resultante de função citolítica prejudicada das células T e *natural killer*, além de alterações na quimiotaxia de neutrófilos e monócitos.[404] Adicionalmente, costumam ter diátese hemorrágica branda e deterioração neurológica progressiva.

Aproximadamente 85% dos pacientes evoluem para síndrome hemofagocítica linfoproliferativa severa (fase acelerada) causada pela ativação descontrolada de células T e macrófagos[403] Essa ativação é possivelmente associada à infecção pelo vírus Epstein-Barr, resultando na morte na 1ª década caso não seja realizado o transplante de medula óssea.

Exames laboratoriais

Nos exames laboratoriais, podem ser observados anemia, neutropenia ou trombocitopenia e presença de blastos na fase acelerada. No esfregaço do sangue periférico, observam-se inclusões intracitoplasmáticas gigantes perinucleares nos granulócitos (Figura 54.53 A).

Exame anatomopatológico

No exame microscópico dos cabelos, há grânulos de pigmentos distribuídos de forma uniforme, granular e difusa na haste (Figura 54.53 B). Na luz polarizada, os cabelos apresentam birrefringência policromática.

Nas biópsias cutâneas, encontram-se melanossomas gigantes dentro de melanócitos.

Tratamento

O transplante de medula óssea (TMO) pode reverter a imunodeficiência e previnir as complicações da síndrome hemofagocítica, mas não impede a degeneração neurológica, nem as alterações óculo-cutâneas.

Prognóstico

Sem o TMO, os indivíduos acometidos, geralmente, vão à óbito na 1ª década de vida por infecções ou hemorragias.

Hipopigmentação capilar por distúrbio na transferência de melanossomos: Griscelli

Síndrome de Griscelli

Considerações gerais

A síndrome de Griscelli (SG) manifesta-se com albinismo parcial e cabelos prateados. Podem ter ainda acometimento neurológico, imunodeficiência e desenvolvimento da síndrome hemofagocítica. Pelas características genéticas moleculares, é dividida em três tipos.[403]

Etiopatogenia

Doença rara autossômica recessiva, causada pela mutação dos genes MYO5A (tipo 1), RAB27A (tipo 2) ou MLPH (tipo 3).[403]

Aspectos clínicos

Todos os tipos terão albinismo parcial e cabelos prateados. Além do acometimento dermatológico, terão associados no tipo 1 acometimento neurológico severo, no tipo 2 deficiências imunes e síndrome hemofagocítica. O tipo 3 caracteriza-se apenas pelo comprometimento cutâneo.[403]

Exame anatomopatológico

No exame microscópico, os cabelos apresentam agrupamentos largos de pigmento, maiores que na SCH e distribuição próxima à medula. Na luz polarizada, há birrefringência homogênea branco-amarelada.

Exames laboratoriais

Diferencia-se da SCH pela ausência de grânulos leucocitários gigantes intracitoplasmáticos no esfregaço de sangue periférico.[404]

Tratamento

Indicado TMO apenas para o tipo 2.[403]

Mudanças da cor induzida por drogas, fatores nutricionais, doenças metabólicas e fatores exógenos (Quadro 54.3)

Quadro 54.3 Drogas que podem alterar a cor dos cabelos.

Escurecem os cabelos	Clareiam os cabelos
Antineoplásicos	Etretinato
Análogos de prostaglandina (PGF2-α)	Ciclosporina A (poliose)
Bromocriptina	Hidroquinona
Estrógenos	Interferon-α
Minoxidil	
Ácido para-aminobenzoico	
Tamoxifeno	
Verapamil	
Zidovudina	

Drogas que podem escurecer os cabelos: uso de antineoplásicos durante a quimioterapia costumam alterar a qualidade dos fios, deixando-os mais escuros e curvos.[405] Pode haver alternância de bandas horizontais claras e escuras ao longo da haste (sinal da bandeira).[406] Também podem escurecer os pelos/cabelos: análogos de prostaglandina (PGF2-α) como o latanoprost[407] e o bimatoprost, bromocriptina, estrógenos, minoxidil, ácido para-aminobenzoico,[385-386] tamoxifeno,[408] verapamil, zidovudina entre outros.[409]

Drogas que podem clarear os cabelos: a cloroquina tem efeito tóxico na síntese da feomelanina, com acúmulo de melanossomos pobremente melanizados. Afeta indivíduos com cabelos loiros ou ruivos. Os cabelos começam a ficar mais claros 3 a 4 meses após início do tratamento, afetando principalmente as têmporas e as sobrancelhas.[410] Outras drogas que podem clarear os pelos/cabelos: etretinato; ciclosporina A (poliose); hidroquinona; interferon-α;[411] entre outros.

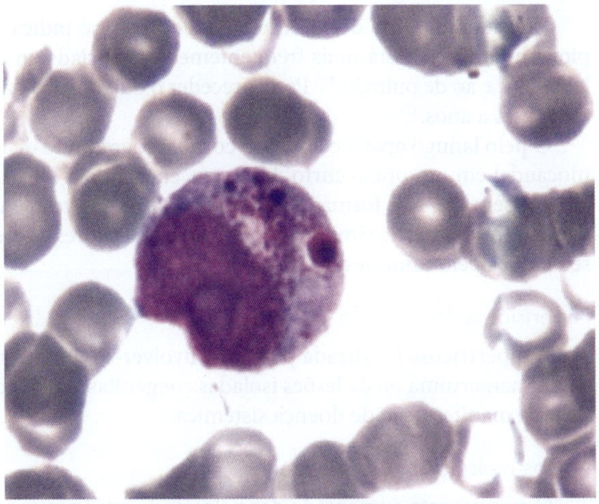

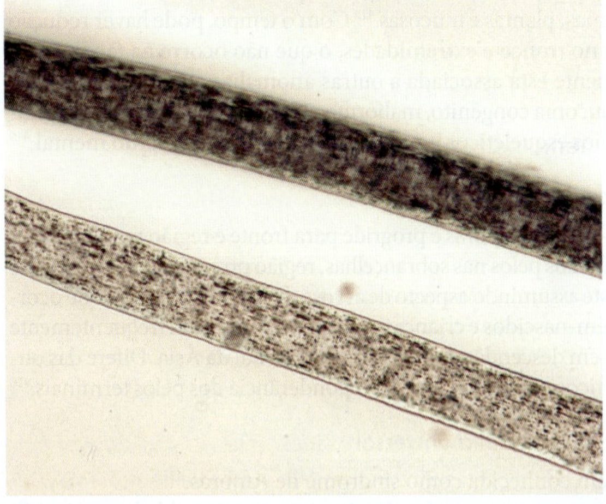

■ **Figura 54.53** Síndrome de Chediak-Higashi. **(A)** Microscopia de luz de sangue periférico: grânulos de maior tamanho no citoplasma de neutrófilo; **(B)** microscopia de luz: grânulos de melanina distribuídos difusamente na haste.

Fatores nutricionais

Na síndrome de Menkes, a deficiência de cobre leva à diminuição da cor dos cabelos. No kwashiorkor, os cabelos tornam-se mais claros apresentando o sinal da bandeira.[406]

Doenças metabólicas

Fenilcetonúria é uma desordem autossômica recessiva causada pela deficiência da enzima fenilalanina hidroxilase. Pode ocorrer retardo mental, hipopigmentação da pele, olhos e cabelos. Tratamento com tirosina causa normalização da cor em 1 a 2 meses.[412]

Fatores exógenos

Podem produzir colorações anormais dos cabelos. A principal causa são os metais. Cabelos esverdeados são vistos em fios claros (brancos, grisalhos ou loiros), principalmente pela deposição de cobre presente nas piscinas;[413] mas pode ter ainda como causa o cromo, cobalto, minoxidil, níquel e coaltar. Cabelos azulados são devidos ao cobalto.[412] Cabelos amarelados podem resultar de antralina, minoxidil e resorcina, além de serem mais prevalente em fumantes.[412] Existem relatos de cabelos esverdeados, amarelados e castanho-alaranjados com o uso do xampu de sulfeto de selênio.[414-415] Como tratamento, deve-se afastar o agente causador, cortar os fios afetados e usar xampus com agentes quelantes (p. ex., EDTA sódico, D-penicilamina).[413]

Hipertricose e hirsutismo

Hipertricose

A hipertricose é definida como o crescimento excessivo de pelos em determinadas áreas do corpo, que independem da ação dos androgênios. Afeta ambos os sexos e pode envolver os pelos lanugos, velos e terminais.[416] Pode ser classificada de acordo com a idade de início em congênita ou adquirida, e pela extensão do acometimento, em generalizada ou localizada. Apresenta-se como achado isolado ou associado a outras anormalidades.

O padrão anormal do crescimento dos pelos não está relacionado à formação da haste, mas a duração aumentada da fase anágena. Os mecanismos permanecem desconhecidos, sendo disponíveis apenas modelos animais para estudo dos possíveis genes relacionados.[417]

Hipertricose generalizada primária

Hipertricose lanuginosa congênita (HLC)

Herdada de forma autossômica dominante, tem expressividade variável.[418] Está associada a anormalidades no cromossomo 8q. Um terço dos casos é esporádico.

Pode estar presente ao nascimento ou desenvolver-se na infância.[417] Nessa entidade, não há substituição do lanugo por pelos velos. O corpo é recoberto por pelos finos, prateados a loiros, que atingem até 10 cm de comprimento. O couro cabeludo e supercílios tem pelos terminais. Poupa palmas, plantas e mucosas.[418] Com o tempo, pode haver redução do lanugo no tronco e extremidades, o que não ocorre na face.

Raramente está associada a outras anomalias como hipo ou anodontia, glaucoma congênito, malformações da orelha, estenose do piloro, distúrbios esqueléticos e, com menor frequência, retardo mental.[419]

Hipertricose pré-puberal

Inicia-se nas têmporas e progride para fronte e região pré-auricular. Há aumento dos pelos nas sobrancelhas, região proximal dos membros e dorso,[420] este assumindo aspecto de árvore de Natal invertida. Pode ocorrer em recém-nascidos e crianças saudáveis, sendo mais frequentemente observada em descendência mediterrânea ou Sul da Ásia. Difere das outras hipertricoses congênitas pela preponderância dos pelos terminais.[416]

Hipertricose congênita universal

Também conhecida como síndrome de Ambras.[421]

Tem herança autossômica dominante e expressividade variável.[421]

O corpo todo é coberto por pelos finos longos, exceto palmas, plantas, dorso das falanges e mucosas. A acentuação dos pelos na face, orelhas e ombros é característica. Os pelos costumam ser claros, exceto no couro cabeludo, cílios, sobrancelhas e pelos axilares que se apresentam escuros. Anormalidades dentárias têm sido associadas.[421]

Outras hipertricoses generalizadas primárias

Existem várias doenças que se apresentam com hipertricose generalizada. Pode estar associada a outras anormalidades ou fazer parte de uma síndrome complexa.

Entre as anormalidades, pode haver associação com a fibromatose gengival, osteocondrodisplasia e amaurose congênita. Na hipertricose associada à fibromatose gengival, o crescimento excessivo dos pelos pode ter início ao nascimento, mas metade dos casos ocorre na puberdade. Tem herança autossômica dominante e patogênese desconhecida. As gengivas são róseas, firmes e de aspecto nodular. Falhas na erupção dos dentes podem estar relacionadas a abcessos periodontais. As complicações estão relacionadas com a mastigação, respiração e fala. As alterações gengivais podem ser tratadas cirurgicamente, mas recorrência é a regra.[417]

A hipertricose faz parte das seguintes síndromes: de Cornelia de Lange; de Lawrence-Seip; Rubistein-Taybi; de Gorlin-Chaudhry-Moss; de Winchester; POEMS (polineuropatia, organomegalia, endocrinopatia, gamopatia monoclonal e alterações da pele); leprechaunismo/mucopolissacaridoses; porfirias; entre outras.[416]

Hipertricose generalizada adquirida

Hipertricose induzida por drogas

A utilização de certos medicamentos implica no crescimento de pelos intermediários. Os mais comumente envolvidos são a fenitoína, ciclosporina e minoxidil.[422] Também podem ocorrer com corticosteroides, diazóxidos, interferon 2-α, latanoprost, penicilamina, psoralenos, estreptomicina e zidovudina.[417] Pode ocorrer após 3 meses do uso da fenitoína, sendo mais prevalente em mulheres. Afeta principalmente a região extensora dos membros, face e tronco. Pode ser associada à acne e hiperplasia gengival.[416] Com a ciclosporina, 60% dos pacientes são acometidos nos primeiros 6 meses. A hipertricose relacionada à droga é reversível com a sua suspensão e a resolução depende principalmente da duração do ciclo pilar no local afetado.[416] A patogênese é desconhecida, sendo um dos mecanismos propostos a hiperpolarização dos canais de potássio do folículo piloso, acarretando aumento na duração do crescimento do pelo.[423]

Hipertricose secundária a doenças adquiridas

Entre as desordens sistêmicas, temos a porfiria hepática induzida por substâncias químicas como hexaclorobenzeno, injúrias cerebrais, anorexia nervosa e má nutrição, hipotireoidismo juvenil, dermatomiosite juvenil e síndrome da imunodeficiência adquirida[416] (AIDS).

Hipertricose lanuginosa adquirida

Considerada uma dermatose paraneoplásica, é indicativa de um pior prognóstico. Está mais frequentemente associada ao câncer colorretal[424] e ao de pulmão.[425] Pode preceder o diagnóstico da neoplasia em meses a anos.[426]

O pelo lanugo aparece em todo corpo, progredindo de forma craniocaudal em um prazo curto de tempo, chegando a crescer até 2 a 3 cm por semana. Nas formas leves, pode estar presente apenas na face dando uma aparência simiesca. Acredita-se que fatores de crescimento secretados pelo tumor estariam envolvidos.[426]

Hipertricose localizada primária

A hipertricose localizada pode desenvolver-se como componente de um hamartoma ou de lesões isoladas congênitas, assim como parte de uma manifestação de doença sistêmica.

Nevos melanocíticos congênitos

O crescimento aumentado dos pelos pode estar presente ao nascimento, mas costuma ser mais acentuado na infância. Ocorre em 95% dos nevos melanocíticos congênitos gigantes.[427]

Nevo de Becker

É um hamartoma que afeta predominantemente homens jovens. Caracteriza-se por uma mancha pigmentada irregular localizada no ombro, superfície anterosuperior do tórax ou região escapular. Durante a puberdade, pelos escuros e grossos surgem na lesão e nem sempre coincidem com a área pigmentada.[416]

Hipertricose nevoide

Caracterizado pelo crescimento de pelos terminais em uma área circunscrita de pele aparentemente normal.[427] Pode acometer couro cabeludo. Provavelmente representa uma condição nevoide do folículo piloso.

Hipertricose localizada simétrica

O espectro dessa entidade incluem:[416]

a) **Hipertricose cubital:** também conhecida como síndrome dos cotovelos peludos.

O modo de herança permanece desconhecido, com relatos de autossômica dominante, autossômica recessiva ou esporádica por mosaicismo somático.[428]

Pode estar presente ao nascimento ou desenvolver-se na infância. Caracterizada pela presença do pelo lanugo na superfície extensora dos cotovelos de forma simétrica, podendo estender-se da metade distal do braço até metade proximal do antebraço.[417]

A baixa estatura é a mais frequente associação.[428]

Tem resolução espontânea na puberdade. Geralmente não está associada a outras anormalidades, sendo um problema estético.[417]

b) **Hipertricose cervical anterior e posterior:** a hipertricose cervical anterior costuma ter herança autossômica recessiva, enquanto a posterior autossômica dominante.[416]

Presente ao nascimento. Na hipertricose cervical anterior, há um tufo de pelos terminais 1 a 4 cm acima da fúrcula esternal. Pode estar associada a neuropatias sensitivas e motoras. Na hipertricose cervical posterior, os tufos estão localizados sobre as vértebras cervicais e pode estar associada à cifoescoliose.[416-417]

c) **Disrafismo espinhal:** o fechamento anormal do tubo neural leva a defeitos na coluna vertebral e/ou medula espinhal. Quando presentes, lesões dermatológicas na região da linha média dorsal devem chamar a atenção para investigação clínica e radiológica de defeitos vertebrais ocultos.[429]

A "cauda de Fauno" é uma alteração congênita caracterizada pela presença de um tufo de pelos terminais na região lombossacra e é o sinal mais frequente da espinha bífida e diastematomielia.[417] Como a coluna vertebral cresce de forma desproporcional à medula espinhal, bandas fibróticas que conectam a pele a teca espinhal tensionam-na, podendo resultar em anormalidades neurológicas.[417]

Um tufo de pelos congênitos, localizado ao redor de uma lesão de aplasia *cutis*, ou tecido nervoso ectópico no couro cabeludo ("sinal do colar de pelos") podem indicar disrafismo craniano ou fechamento incompleto do tubo neural.[416,429]

Outras hipertricoses localizadas primárias

Hipertricose auricular (evidente na infância ou adolescência), hipertricose das sobrancelhas (na adolescência, ocupando a área da glabela), politelia pilosa (tufos de pelos ao longo da linha mamária, não associados à pigmentação da pele, estruturas da aréola ou mamilo) e palmas e plantas peludas (autossômica dominante, com pelos em áreas que normalmente são desprovidas de folículos pilosos).[427]

Hipertricose localizada adquirida

Nos locais sujeitos a traumas, irritações, inflamações e fricções repetidas, os pelos podem tornar-se mais grossos e longos.[423]

O tratamento depende do grau de hipertricose e principalmente do quanto a condição interfere na qualidade de vida do paciente.[417] Como a hipertricose é um fenômeno independente da ação de androgênios, o uso de drogas sistêmicas não é justificado. Podem ser realizados: clareamento dos pelos; raspagem com gilete; e extração dos pelos com ceras, cremes depilatórios, eletrólise, luz intensa pulsada e *lasers* como Nd:YAG, diodo, alexandrita e rubi.

Hirsutismo

Considerações gerais

O hirsutismo é definido como a presença, na mulher, de pelos terminais em áreas anatômicas características de distribuição masculina, também chamadas de androgênio dependentes[430-431] (Figura 54.54). Acomete cerca de 5 a 10% das mulheres em idade reprodutiva.[432-433] Deve ser encarado como um sinal clínico, e não uma doença.

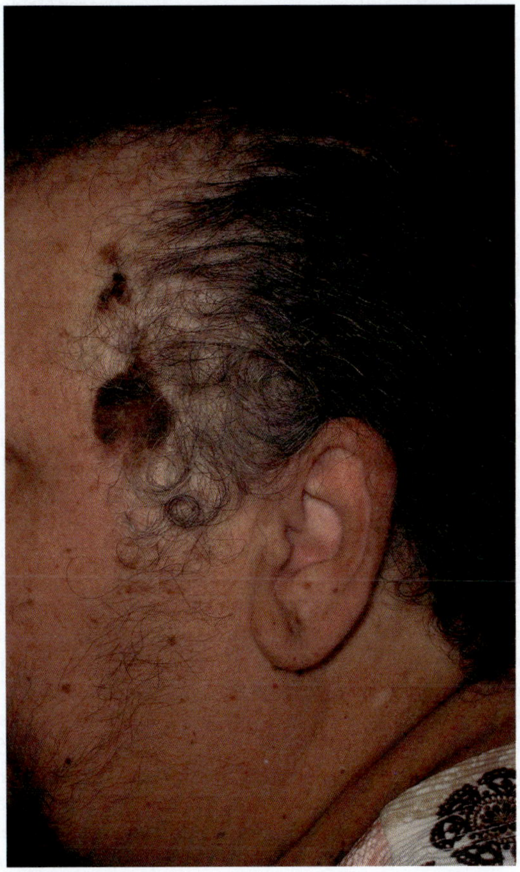

Figura 54.54 Hirsutismo.

Etiopatogenia

Pode ter origem ovariana, adrenal, endocrinológica central, induzido por drogas ou idiopática.[433]

Em mulheres, 40 a 50% da testosterona tem origem ovariana e adrenal. O restante é resultado da conversão periférica dos precursores androgênicos como a androstenediona. Já o sulfato de dehidroepiandrosterona (SDHEA) é produzida principalmente pelo córtex adrenal.[432]

O hirsutismo é resultado da interação dos andrógenos circulantes e da sensibilidade do folículo piloso ao andrógeno.[434] Assim, a severidade do hirsutismo pode não se correlacionar com os níveis circulantes.[432-433,435] Há pacientes com hirsutismo idiopático severo e níveis de androgênio normais; e mulheres com hiperandrogenismo severo sem hirsutismo.[430,432] Já a ocorrência de distúrbios metabólicos e o risco cardiovascular correlaciona-se com a severidade do hiperandrogenismo.[436-437]

Pode ser dividido de acordo com os mecanismos que levam ao hirsutismo em: por produção excessiva de androgênios (ovários/adrenais), aumento da sensibilidade cutânea aos andrógenios circulantes e por alteração no transporte/metabolismo dos androgênios (Gráfico 54.3).[431,434]

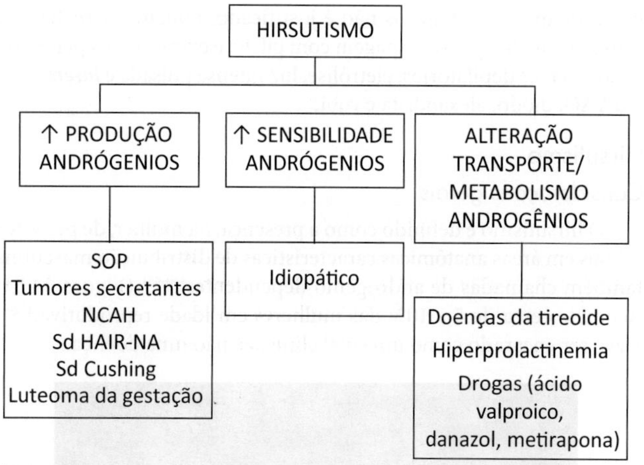

■ **Gráfico 54.3** Causas de hirsutismo.

1. Hirsutismo secundário à produção excessiva de androgênios pelos ovários e adrenais:
   - Síndrome dos ovários (SOP) é a causa mais comum. Sua prevalência é de 4 a 12% nas mulheres e de 70 a 80% entre as hirsutas.[438] Em 2003, o Consenso de Rotterdam definiu a SOP como uma síndrome de disfunção ovariana com características cardinais de hiperandrogenismo e morfologia policística dos ovários. Nesse encontro, foram revisados os critérios diagnósticos, e a SOP foi definida como a presença de dois dos três critérios a seguir: oligo ou anovulação; sinais bioquímicos e/ou clínicos de hiperandrogenismo; e ovários policísticos. É considerado ovário policístico aquele com 12 ou mais folículos medindo 2 a 9 mm de diâmetro em cada ovário e/ou aumento do volume ovariano maior que 10 mL.[439] As manifestações clínicas incluem irregularidade menstrual, sinais de excesso de androgênios e obesidade,[431] mas nem sempre presentes.[440] Resistência insulínica é frequente, ocorrendo em mais da metade das mulheres, obesas ou não.[439,441] O risco é 3 a 7 vezes maior de desenvolver diabetes tipo 2, além do maior risco cardiovascular.[432]
   - **Obesidade:** as pacientes também podem apresentar resistência insulínica relacionada ao peso. Nesse caso, há uma história de ganho de peso e sinais como acantose nigricante, intolerância à glicose e alterações no perfil lipídico. Muitas dessas pacientes terão SOP. A obesidade é uma das principais causas de resistência insulínica e hiperinsulinemia, o que leva a um aumento na secreção de andrógenos pelo ovário e adrenal e inibe a síntese hepática de SHBG, aumentando os níveis de testosterona livre.[440] O tratamento primário deve visar a redução do peso.[442]
   - Os tumores secretantes de androgênios são raros (0,2% dos casos).[440] A suspeição ocorre quando o início é súbito e há rápida progressão do hirsutismo com virilização.[431] Massa abdominal ou pélvica pode ser palpada.[440] Adenomas virilizantes adrenais são raros. Os adenocarcinomas costumam ser maiores e secretam outros hormônios além da testosterona, como glicocorticosteroides e estrógenos. Entre os tumores ovarianos, podem provocar virilização: o arrenoblastoma (tumor de células de Leydig/Sertoli), tumor de células lipoides e tumor de células hilares.[442] A testosterona sérica encontra-se em níveis bem-elevados (> 150 ng/dL) e os exames de imagem são necessários para localizar a origem adrenal ou ovariana do tumor.[431]
   - Na hiperplasia adrenal congênita forma não clássica (NCAH), há deficiência parcial na 21-α-hidroxilase (CYP21) em 90% dos casos. Essa enzima é responsável pela conversão da 17-hidroxiprogesterona (17OHPG) em 11-deoxicortisol.[432] A redução da síntese do cortisol leva ao aumento do ACTH e estímulo da esteroidogênese adrenal, resultando em aumento da síntese de andrógenos e da 17OHPG. Como a redução da atividade enzimática é parcial, a síntese de aldosterona não é prejudicada, não apresentando a síndrome perdedora de sal e nem genitália ambígua ao nascimento. Considerada uma desordem autossômica recessiva,[439] afeta cerca de 2 a 8% das mulheres hirsutas.[443] Costuma ser assintomática até a puberdade,[440] quando apresentam sintomas de hiperandrogenismo como hirsutismo, acne, infertilidade, alopecia e amenorreia/oligomenorreia primária, a depender da severidade da deficiência.[444] É confirmada pelo aumento da 17OHPG basal sérica e/ou após teste de estímulo com ACTH (cortrosina).[431]
   - Acantose nigricante com resistência insulínica e hiperandrogenemia (síndrome HAIR-AN).[433]
   - Síndrome de Cushing.
   - **Gestação:** nas mulheres em idade reprodutiva que se apresentam com amenorreia, deve ser considerada a possibilidade de gestação. O hirsutismo da gestação pode ser consequência do luteoma da gestação ou da deficiência da aromatase no feto/placenta.[432]

   Nota: Além da produção excessiva de andrógenos pelos ovários ou adrenais, também deve ser excluído uso de andrógenos exógenos ou esteroides anabolizantes.[434]
2. Hirsutismo secundário à alteração do transporte/metabolismo dos androgênios:
   - Doenças da tireoide,[440] hiperprolactinemia,[440] drogas (ácido valproico, danazol, metirapona entre outras).
3. Hirsutismo por aumento da sensibilidade cutânea aos androgênios circulantes:
   - **Hirsutismo idiopático**: é a segunda maior causa, ocorrendo em até 15% das mulheres hirsutas.[433] Não há alterações clínicas ou laboratoriais.[431] É um diagnóstico de exclusão.[440] Ocorre provavelmente por um aumento na conversão da testosterona em dihidrotestosterona (DHT) e/ou por aumento na sensibilidade dos receptores andrógenos nos folículos pilosos.[443,445]

Aspectos clínicos

Apresenta-se como queixa isolada ou acompanhada de outros sinais de hiperandrogenismo (p. ex., acne, seborreia, alopecia), virilização (p. ex., hipertrofia do clitóris, aumento da massa muscular, modificação do tom de voz), distúrbios menstruais, infertilidade e alterações metabólicas.[431]

A avaliação clínica é fundamental para elaborar as hipóteses diagnósticas e direcionar a investigação complementar.[446] Na anamnese, devem ser pesquisados dados referentes ao desenvolvimento dos caracteres sexuais secundários, idade de início do hirsutismo, história familiar e o modo de instalação (progressivo ou abrupto).[442] Verificar ainda data da menarca, duração e periodicidade dos ciclos menstruais. Atentar se há desregulação da função ovulatória, como história crônica de oligomenorreia (ciclos ≥ 35 dias ou < 6 ciclos/ano) ou amenorreia (ausência de menstruação por três ciclos menstruais teóricos). Levar em consideração que 15 a 40% das pacientes com hirsutismo tem ciclos regulares, mas anovulatórios.[430,432] Também é importante a origem étnica, história medicamentosa, antecedentes familiares, se há sintomas de disfunção tireoideana ou adrenal e de hipoestrogenismo.[446]

O exame físico deve ser completo, incluindo avaliação do índice de massa corporal (IMC), a distribuição e a pigmentação dos pelos corporais e se há outros sinais de hiperandrogenismo ou virilização.[431,443]

Existem tabelas que classificam o hirsutismo de forma semiquantitativa e são utilizadas tanto na avaliação inicial como na evolução clínica. Aparenta ser a avaliação mais sensível e específica da ação do andrógeno na unidade pilossebácea feminina. A mais usada e considerada padrão-ouro é o escore de Ferriman-Gallwey (EFG) modificado[443] que avalia nove regiões, incluindo lábio superior (porção cutânea), mento, tórax anterior, dorso superior e inferior, abdome superior e inferior, braços e coxas. Cada região é pontuada de zero a 4, em que zero indica a ausência de pelos terminais e 4 indica pilificação comparável à de adultos masculinos saudáveis bem-virilizados. A soma final varia de zero a 36, sendo considerado hirsutismo leve de 8 a 15 pontos, e severo se acima de 15 pontos.[434] A maior parte dos autores considera um escore ≥ 8 como indicativo de hirsutismo, mas este valor pode variar de acordo com os grupos populacionais. Por exemplo, em mulheres brancas ou negras considera-se EGF > = 8, já em mulheres hispânicas e do Oriente Médio > = 9 a 10.[434,440] Assim, como os pelos terminais têm variabilidade étnica e racial, o valor de corte deve ser estabelecido de acordo com a população estudada. Não deve ser usado como ferramenta isolada, já que muitas mulheres podem não apresentar hirsutismo, mas têm características de excesso de androgênios como acne e alopecia.[430] Para pontuação, é solicitado que a paciente não faça procedimentos com *laser* ou eletrólise por 3 meses, nem use ceras por 1 mês ou raspe os pelos nos 5 dias que antecedem o exame. Geralmente, se o hirsutismo é leve e os ciclos menstruais regulares, a causa mais provável é a idiopática.[433]

Exames laboratoriais

Segundo o último *guideline* da Sociedade de Endocrinologia de 2018, recomenda-se a triagem com a dosagem da testosterona total para todas as mulheres com pontuação positiva para hirsutismo definida como pontuação EGF > = 8 em mulheres brancas ou negras, EGF > = 2 a 7 em mulheres asiáticas dependendo da etnia, e EGF > = 9 a 10 em mulheres hispânicas e do Oriente Médio. Quando há condições clínicas em que se suspeita de hiperandrogenismo (por exemplo, oligomenorreia ou hirsutismo severo), tanto a testosterona total matinal quanto a livre devem ser medidas.[434]

Há uma certa limitação em definir excesso de androgênios pela mensuração do nível plasmático, tanto pela falta de acurácia quanto pela multiplicidade de métodos diagnósticos usados. Além disso, há uma ampla variabilidade na população normal.[439]

É recomendado obter uma medição aleatória da testosterona total seguida de uma medição confirmatória da testosterona total e livre no início da manhã no 4º ao 10º dia do ciclo menstrual, quando os níveis estão mais altos. Ensaios mais confiáveis usam extração e cromatografia seguidas de espectroscopia de massa ou imunoensaio para medir a testosterona total.[447-448] Quando a testosterona total está acima de 200 ng/dL, a paciente costuma apresentar sintomas de virilização concomitantes e as causas mais frequentes são as neoplasias de ovário e adrenal. Na suspeita de neoplasia, devem ser realizados exames de imagem para identificação da lesão.[449]

Além disso, a globulina ligadora de hormônios sexuais (SHBG) deve ser medida para obter uma medida calculada em vez de direta da testosterona livre.[447-448]

A SHBG é marcadora de resistência insulínica em mulheres e, quando baixa, há aumento no risco de desenvolver diabetes tipo 2.[440] O valor de mensurar a androstenediona[439] e o SDHEA ainda é incerto.[432] Níveis elevados de SDHEA indicam etiologia adrenal. Para descartar hiperplasia adrenal congênita, solicita-se a 17OHPG.

Para mulheres com hirsutismo e outros sinais sugestivos de SOP, é necessário avaliar a glicemia e o risco cardiovascular por meio da mensuração da pressão arterial, índice de massa corpórea, lipidograma, teste de tolerância à glicose (TTG). Não é unânime que se peça de rotina o TTG, sendo que, para alguns autores, deva ser solicitado somente se pacientes obesas com IMC ≥ 27 kg/m,[417,439] idade maior que 40 anos, história pessoal de diabetes gestacional ou história familiar de diabetes tipo 2.[430] As evidências de associação desses riscos e o hirsutismo idiopático ou hiperandrogenismo idiopático leve são indeterminadas. Nas mulheres com oligo/anovulação, é relevante avaliar os níveis de estradiol e hormônio folículo estimulante (FSH) sérico para excluir hipogonadismo hipogonadotrópico ou falência ovariana precoce. A SOP é parte de um espectro de anovulação normoestrogênica e normogonadotrófica. Os níveis do hormônio luteinizante (LH) estão aumentados em 60% das mulheres com SOP, enquanto a razão LH/FSH está elevada em 95%.[439] A ultrassonografia é importante para avaliar a morfologia do ovário, sendo preferível a ultrassonografia transvaginal, especialmente em obesas.[439] Deve ser realizada, se possível, na fase folicular precoce (3º a 5º dia do ciclo menstrual se regular ou no 3º ao 5º dia após indução com progestágenos).

Prolactina deve ser mensurada se galactorreia ou irregularidade menstrual presente.

Tratamento

A escolha da terapia será de acordo com a causa subjacente. Assim, síndrome de Cushing, hiperprolactinemia e outras endocrinopatias que podem cursar com hirsutismo devem ter seu tratamento específico realizado.

A terapia específica para formas virilizantes da hiperplasia adrenal congênita é a reposição de glicocorticosteroides. Deve ser iniciada em baixas dose se 17OHPG plasmática estiver entre 300 e 500 ng/dL.[442]

Para tumores produtores de androgênios, tanto ovarianos como adrenais, o tratamento é cirúrgico.[446]

Neste capítulo, será dado enfoque ao tratamento da SOP e do hirsutismo idiopático por serem as principais causas.

No tratamento do hirsutismo, a percepção subjetiva da paciente deve ser levada sempre em consideração, sem basear a abordagem somente na extensão do acometimento. Quando o quadro for leve, técnicas cosméticas podem ter efeito satisfatório. Já quando moderado ou severo, abordagem farmacológica é requerida. Os pilares do tratamento devem ser diminuir a secreção/ação dos andrógenos por meio de medicamentos e remover os pelos terminais já presentes. A remoção pode ser feita por técnicas descritas na hipertricose, pelo menos nos primeiros meses até que os tratamentos farmacológicos tenham efeito nos pelos.[430]

Monoterapia com contraceptivos orais com atividade antiandrogênica é considerada 1ª linha no tratamento do hirsutismo nas mulheres pré-menopausadas.[434] Se não houver melhora, pode-se associar outro antiandrogênio.[442] Antes de trocar ou associar outra droga, é prudente que se espere pelo menos de 6 a 9 meses. Se associado à resistência à insulina, podem ser usadas medicações sensibilizadoras da insulina.[433]

Os anticoncepcionais orais (ACO) são compostos de um estrógeno e uma progesterona. Suprimem a síntese de androgênio pelos ovários mediante inibição na secreção gonadotrófica pela pituitária.[430] O estrógeno estimula a produção da SHBG[441] e modifica a ligação da DHT ao seu receptor.[450] A diminuição nos níveis de andrógenos livres circulantes resulta em melhora do hirsutismo. Apesar das diferentes formulações, contraceptivos de baixas dosagem contendo um progestágeno neutro de baixa androgenicidade (desogestrel e gestodeno) ou um antiandrogênico (acetato de ciproterona (CPA), acetato de clormadinona (CMA), dienogeste ou drosperinona) podem ser usados porque todos eles diminuem os níveis de testosterona. Se a resposta clínica com o progestágeno neutro for insatisfatória, a troca para um com efeito antiandrogênio pode ser útil.[430,450]

Para alguns autores, as doses dos contraceptivos orais devem ser altas o suficiente para suprimir completamente o LH e FSH plasmático, o que nem sempre se consegue com as pílulas de baixa dosagem, designadas somente para suprimir o LH que surge no meio do ciclo. Assim, LH e o FSH continuam circulando em níveis suficientes para estimular a produção androgênica pelo ovário. A melhor escolha seriam as pílulas que contêm 30 μg de etinilestradiol e 1 mg de um progestágeno sintético. Pelo conhecido aumento do risco de trombose venosa, alguns médicos optam pelas de baixa dosagem. Mensuração plasmática da testosterona livre e do FSH plasmático podem ser úteis indicadores da supressão gonadotrófica.

O CPA é derivado da 17-hidroxipregnenolona e age como antagonista androgênico e fraco agonista glicocorticosteroide.[442] Compete com a DHT pelo seu receptor e reduz níveis de LH.[451] Em mulheres com útero, o CPA deve ser combinado com um estrogênio em virtude de sua atividade progestagênica. Além disso, quando o CPA é usado isoladamente, pode causar feminilização do feto masculino e alterações menstruais. A drospirenona é um derivado da 17-alfaespironolactona, com atividade antiandrogênica, progestágena e antialdosterônica. Uma dose de 3 mg de drospirenona é equivalente a 25 mg de espironolactona e 1 mg de CPA.[430] Recentemente, ACO contendo drospirenona foi associado com um aumento na incidência de trombose venosa profunda.[452]

Os antiandrogênios são drogas aparentemente eficazes, mas as evidências que suportam seu uso são relativamente fracas.[451] Não há evidências suficientes para estabelecer uma escala de eficácia entre essas drogas. Alguns estudos comparativos não encontraram diferenças, enquanto outros mostraram a flutamida como a droga de maior eficácia e a finasterida como a de menor.[430] Seu uso deve estar sempre associado a um método de contracepção pelo risco de feminilização de fetos masculinos.[442] A espironolactona e a flutamida agem antagonizando o receptor de androgênio, já a finasterida age sistemicamente por inibição enzimática.[433,451]

A espironolactona é um antagonista da aldosterona e do receptor androgênico. Indicada na dose de 100 a 200 mg/dia. Mais efetiva se combinada com contraceptivos orais. Quando isolada, pode causar irregularidades menstruais.[442] Não deve ser usada em pacientes com insuficiência renal e hipercalemia.

A flutamida é um antiandrogênio puro não esteroidal. Atua somente no receptor androgênico, sendo um inibidor competitivo da ação do andrógeno.[442] A dose usual é 250 a 500 mg/dia.[442] Em razão do potencial de toxicidade hepática,[451] a Anvisa proibiu seu uso, sendo liberado atualmente apenas para o câncer avançado de próstata.

A finasterida inibe a enzima 5-α-redutase tipo II, diminuindo a quantidade de hormônio disponível para interação com o receptor androgênico. É usada na dose de 2,5 a 5 mg/dia. Pode diminuir o escore de hirsutismo em até 60%.[430] Foi equiparável ao uso de ACO (etinilestradiol e CPA) em um período de 9 meses.[453]

A eflornitina é um inibidor ornitinadescarboxilase irreversível. Tem função de reduzir a velocidade de crescimento do pelo. É usada topicamente em creme a 13,9% para tratamento dos pelos indesejados na face. Além de não aprovada para tratamento dos pelos terminais de outros locais, seu custo alto é outra desvantagem.[430] Quando o tratamento é descontinuado, os pelos retornam a característica inicial em 8 semanas. Não está disponível no Brasil.

À exceção do CPA e da espironolactona em alguns países, os antiandrógenos não são aprovados para tratamento do hirsutismo e são usados *off-label*.

Uma outra classe de drogas são os agentes sensibilizantes de insulina. Nos pacientes normoglicêmicos, diminuem os níveis de insulina enquanto a glicemia permanece inalterada. Tem a função de melhorar a ação da insulina. A metformina reduz a produção hepática de glicose além de diminuir os níveis de insulina. Sua dose padrão é 500 mg, 3 vezes por dia. As tiazolidinedionas diminuem a resistência à insulina,[442] melhorando sua ação no fígado, musculoesquelético e tecido adiposo. Ambos diminuem a biossíntese adrenal e ovariana de androgênios, aumentando os níveis da SHBG e melhorando a secreção de gonadotrofinas.[433] Não são liberados em bula para tratamento do hirsutismo ou SOP.[454] Seu uso não tem sido recomendado no hirsutismo, pois seus resultados não se mostraram efetivos.[434,455]

Para pacientes com resistência insulínica relacionada ao peso, a perda de peso deve ser estimulada até que ciclos mensais regulares sejam estabelecidos. Se houver falha nesse método, terapia farmacológica pode ser realizada com metformina e tiazolidinedionas.

Os análogos do hormônio liberador de gonadotropina (GnRH), como o acetato de leuprolide, suprime a função hipofisária e gonadal pela redução dos níveis de LH e FSH. Usados nas formas graves de hiperandrogenismo ovariano e na Síndrome HAIR-AN.

Cosmiatria capilar

Os cabelos sempre foram uma grande preocupação para o ser humano. É uma das poucas características físicas que pode ser facilmente mudada, tanto na forma, comprimento, como na cor, criando estilos totalmente diferentes. Até certo ponto, pode expressar nossa personalidade.[456]

Atualmente, com a evolução dos produtos químicos e das promessas de seus resultados, muitos pacientes, durante a consulta médica, perguntam quais produtos seriam mais adequados para seu tipo de cabelo, além de pedirem esclarecimentos sobre procedimentos como tinturas, descolorações, alisamentos e permanentes.

Há certa tendência de que produtos profissionais de cuidados com os cabelos tornem-se de mais fácil acesso para uso doméstico. É importante que o dermatologista esteja familiarizado tanto para indicá-los como para tratar respectivos danos.

Xampus

A principal função do xampu é a limpeza do couro cabeludo e, secundariamente, dos cabelos, embora grande parte dos consumidores acredite ser o inverso.[457]

O agente responsável pela limpeza é chamado de detergente ou surfactante. Age reduzindo a superfície de tensão entre a água e as impurezas, facilitando sua remoção. Para que isso ocorra, é dotado de uma estrutura molecular com grupamentos hidrofílicos e lipofílicos.[425] O final lipofílico liga-se ao sebo e à sujeira, permanecendo no centro da micela. Na superfície externa da micela, os finais hidrofílicos permitem que essa estrutura seja enxaguada com a água.[457-459]

Surfactantes são classificados de acordo com o grupo polar hidrofílico em: aniônicos; catiônicos; anfotéricos; e não iônicos.[458,460] Cada grupo tem diferente capacidade de limpeza e condicionamento. Isso determinará qual xampu será mais apropriado para cada paciente.[461]

Os surfactantes podem ser:

- **Aniônicos:** têm o grupo polar carregado negativamente. São os mais utilizados na fabricação dos xampus, pelo baixo custo e pelo bom poder de limpeza. A desvantagem é a aparência estética da haste que se torna mais seca, áspera, sujeita à eletricidade estática e difícil de desembaraçar.[461]

O primeiro detergente listado no rótulo do produto é o limpador primário, que está em mais alta concentração. Ainda podem estar presentes na formulação limpadores secundários e terciários, que apesar de não apresentarem um bom poder de limpeza, são importantes para garantir estabilidade da espuma, viscosidade e diminuir o ressecamento causado pelo limpador primário. O lauril sulfato é um dos surfactantes aniônicos mais utilizados como detergente primário, pois funciona bem, independentemente da dureza da água, produz rica espuma e é facilmente enxaguado. Geralmente são usados nos xampus para cabelos oleosos. O lauril éter (*laureth*) sulfato, também é um limpador primário, mas como não resseca tanto a haste, é usado nos xampus para cabelos normais a secos.[457,461] O lauril éter sulfosuccinato de sódio tem um poder de limpeza menor que o dos anteriores, e pode ser utilizado como limpador secundário. Ainda entre os surfactantes aniônicos, existem aqueles que tem um poder de limpeza baixa e são menos irritativos, como os isetionatos e os glutamatos que podem ser usados nos xampus para couro cabeludo sensível.[462]

- **Catiônicos:** são compostos de amônio quaternário carregados positivamente. Como a queratina é uma estrutura que pode apresentar carga negativa, os surfactantes ligam e permanecem após o enxágue.[460] Cabelos danificados têm maior número de cargas negativas e, assim, têm mais ligações com o amônio quaternário do que o cabelo normal.[460] Têm propriedades antiestáticas, facilitando o pentear. São limpadores pobres e produzem pouca espuma.[459-460] São exemplos de surfactantes catiônicos o cloreto de cetrimônio e o de behentrimônio, ambos amônios quaternários.[458]
- **Anfotéricos:** contêm carga positiva e negativa dependendo do pH do meio. Comportam como catiônicos em pH baixo e como aniônicos em pH alto.[460] Não irritam os olhos, sendo usados nos xampus de bebês.[457] Pela capacidade de condicionamento, também são indicados para cabelos finos e quimicamente tratados.[461] A betaína é um exemplo de surfactante anfotérico.[457-458,460-461]
- **Não iônicos:** não têm carga.[461] São os mais suaves e formam pouca espuma.[460] Em combinação com os anfotéricos, podem ser usados nos xampus de bebês.[458] São surfactantes não iônicos: alquilpoliglucosídeos (APGs); e alcanolamidas.[457]

Existem vários tipos de xampus no mercado:

- **Xampu para cabelos normais:** indicado para pessoas com moderada produção de sebo e cabelos virgens de tratamento químico. Tem o lauril éter sulfato como limpador primário principal.[461-463]
- **Xampu para cabelos secos e danificados:** necessita de uma limpeza leve e condicionamento maior. Detergentes como o lauril éter sulfato são utilizados associados a um anfótero ou não iônico. A adição de

silicone, na forma de dimeticona, permite que, após a remoção dos resíduos, o silicone permaneça cobrindo a haste, deixando os fios mais brilhantes, suaves e livres da eletricidade estática.[461]

- **Xampu para cabelos oleosos:** destinado para remoção do sebo por meio de detergentes potentes e com mínima capacidade condicionante. Um exemplo de detergente empregado é o lauril sulfato.[461]
- **Xampu para uso diário:** deve conter detergentes leves e geralmente não apresenta agentes condicionantes. Se necessário, pode ser usado um condicionador após a lavagem com xampu.[461]
- **Xampu de limpeza profunda ou antirresíduos:** consegue remover resíduos depositados na haste como silicones, óleos minerais, laquê, mousse, gel, entre outros. Os xampus para uso diário e o para cabelos secos não conseguem remover o filme criado por esses produtos, acumulando-se na haste o que deixa os cabelos com aspecto duro e sujo. Para remover esse filme formado é necessário um detergente forte como o lauril sulfato ou lauril éter sulfato. Podem ser usados 1 vez por semana.[461,464]
- **Xampu de bebê/infantil:** não irrita os olhos e contém detergentes suaves. Usa detergentes do grupo anfotérico como as betaínas.[461]
- **Xampu com medicações:** designado para atingir outro objetivo além da limpeza, como aliviar prurido e descamação. Pode conter derivados de alcatrão, ácido salicílico, sulfeto de selênio, piritionato de zinco, ciclopirox olamina, cetoconazol, entre outros.[461]
- **Xampu sem sal:** livres de cloreto de sódio (NaCl). O NaCl é usado para controle da viscosidade.[464]
- **Xampu antiqueda:** atua somente na queda dos cabelos por quebra dos fios. Age apenas na haste, e não no ciclo capilar. Usa o lauril éter sulfato combinado com um surfactante mais suave (p. ex., anfotérico). Devem ser associados agentes condicionantes.[457]
- **Xampu para couro cabeludo sensível:** os xampus podem ser um dos fatores de piora do couro cabeludo sensível.[465] No mercado, os xampus para este fim costumam ter um pH semelhante ao do couro cabeludo, com surfactantes menos agressivos como os sarcosinatos e sem corantes para minimizar o risco de irritação.

Condicionadores

Desenvolvidos com objetivo de mimetizar o sebo, deixando os cabelos maleáveis, brilhantes e macios. Tentam reparar temporariamente danos por traumas químicos e mecânicos como escovação excessiva, uso de secadores, tinturas, permanentes e alisamentos.[457] O ingrediente mais usado é o silicone.[463-464]

Melhoram a maleabilidade por diminuir a eletricidade estática. Os cabelos quando penteados, ficam carregados negativamente, repelindo os fios entre si. Os condicionadores depositam cargas positivas, neutralizando-as e, assim, diminuindo o aspecto frisado.[456] Deixam a superfície mais lisa por preencher espaços entre as escamas cuticulares, o que leva ao aumento do brilho por maior reflexão da luz.[459,463] Quanto mais sítios aniônicos disponíveis (p. ex., cabelos danificados quimicamente), maior a ligação dos derivados catiônicos, resultando em uma superfície homogênea.[460]

A interação dos polímeros do condicionador e da ceratina depende das cargas elétricas e do tamanho das moléculas. Os polímeros de baixo peso molecular difundem-se no interior da fibra, enquanto os de alto ficam na superfície desta.[464]

Os agentes condicionantes mais comuns são:

- **Compostos de amônio quaternário:** são surfactantes catiônicos. Neutralizam a carga negativa dos cabelos, diminuindo a eletricidade estática. Essa atração entre as cargas permite que o produto permaneça na haste após o enxágue. Pela maior aderência das escamas cuticulares, aumentam o brilho. São indicados para cabelos quimicamente tratados e aplicados após a lavagem com xampu e, depois, enxaguados.[463]
- **Formadores de filme:** atuam cobrindo a haste com uma fina camada de polímero. Preenche defeitos na cutícula formando uma superfície lisa. Também elimina a eletricidade estática por sua natureza catiônica. Por cobrirem o fio, podem resultar em um espessamento leve. Comumente empregados depois da lavagem com o xampu e depois não enxaguados.[463]
- **Agentes condicionantes proteicos:** o dano à haste cria espaços que podem ser preenchidos por proteínas hidrolisadas presentes em máscaras e condicionadores, o que melhora a resistência do fio em até 5%.[457] As proteínas são hidrolisadas para atingir um tamanho pequeno capaz de penetrar na haste. Esse processo é reversível, ou seja, essas proteínas sairão na próxima lavagem.[463] Melhoram temporariamente as pontas duplas. Na tricoptilose, há perda da cutícula distal e exposição do córtex. As proteínas são atraídas pela ceratina, uma propriedade conhecida como "substantividade", e aderem a esta até a próxima lavagem.[457] São usados em condicionadores instantâneos e nos sem enxágue.[463]
- **Silicones:** formam uma fina camada que cobre o fio permanecendo após enxágue. É um polímero catiônico.[460,463] São exemplos de silicones a dimeticona, a ciclopentasiloxane e a amodimeticona. Protegem o fio de altas temperaturas, pois difundem o calor ao longo da fibra, por isso também são usados com a função de protetor térmico da haste.[464]

Existem alguns tipos de condicionadores disponíveis no mercado:

- **Condicionadores instantâneos:** após a lavagem com xampu e enxágue, são deixados por 3 a 5 minutos, e novamente enxaguados. Apesar de ficarem por curto período, provêm condicionamento e facilitam o desembaraçar por deixar a cutícula lisa diminuindo o atrito.[457] Podem ser indicados para todos os tipos de cabelo, principalmente para os cabelos quimicamente tratados. O agente condicionante mais utilizado é o amônio quaternário.[463] Também são usados em menor quantidade os formadores de filme e as proteínas.[456]
- **Condicionadores profundos ou máscaras:** são formulações na forma de creme com uma textura mais espessa que o do condicionador. Apresentam na sua composição os amônios quaternários, manteigas e óleos que dão emoliência à haste e hidratantes como o pantenol. Podem ainda conter proteínas hidrolisadas além de outros ativos. São usados após a lavagem com o xampu e devem ser deixados por 3 a 5 minutos, e novamente enxaguados.[456] Tem função de tratamento da haste, restaurando temporariamente a integridade físico-química e assim melhorando a aparência estética.[460] São indicados para cabelos secos e com danos. Quem determina a frequência do uso das máscaras é o dano do fio.[463]
- **Condicionadores sem enxágue (*leave in*):** aplicados após o enxágue dos cabelos e deixados até a próxima lavagem.[456-457] Contêm os chamados formadores de filme.[457,460] Facilitam o ato de pentear os cabelos e auxiliam na sua estilização.[460]

As reações adversas a xampus e condicionadores são raras já que estes entram em contato com a pele por curto período e logo são enxaguados. A reação adversa mais comum é o contato acidental com as membranas mucosas, principalmente os olhos.[461] Apesar de pouco frequentes, os xampus e condicionadores podem causar reações alérgicas. Podem ocorrer nas laterais da face (pré-auricular e mandibular) e da região cervical num padrão chamado de enxágue, que é por onde o produto escorre. É mais comum o acometimento da face do que do couro cabeludo. Os alérgenos mais envolvidos são: betaína, fragrâncias e conservantes como a metilisotiazolinona.[466]

Cosméticos capilares

Os produtos utilizados para estilizar os cabelos, além do benefício estético, podem, até certo ponto, mascarar uma rarefação dos cabelos. Além de adicionar volume, mantêm os cabelos longe do couro cabeludo, dando uma ilusão de couro cabeludo preenchido.[457] Por criar ligações longitudinais temporárias entre fios adjacentes, permitem ao cabelo desafiar a gravidade.[459] São removidos com a lavagem e devem ser reaplicados quando molhados ou se as pontes forem quebradas (p. ex., na escovação). Podem ser aplicados diariamente.[457] São eles:

- **Laquê:** *spray* que permite estilizar os cabelos mantendo-os na posição desejada. Empregam copolímeros como PVP, dando rigidez ao fio e criando pontes temporárias entre as hastes. PVP é uma resina solúvel em água, facilmente removida com a lavagem.[459,463]
- **Gel:** similar ao laquê (PVP). Aplicado nos cabelos úmidos e espalhados, forma uma fina camada. A fixação varia de leve a intensa.[463]

- **Cera:** formada de polímeros que amolecem na temperatura corporal. Também usada para fixação dos cabelos.[463]
- **Mousse:** na forma de espuma, pode ser aplicado no cabelo úmido ou seco. Formado por copolímeros mais leves e dá uma fixação mais suave.[463]
- **Pomada:** utilizada para alisar, condicionar, hidratar e adicionar brilho aos cabelos. São cremes ou unguentos que contêm *petrolatum*, ceras, lanolina e óleos vegetais e minerais.[463]

Fotoprotetores

Os cabelos apresentam dois pigmentos, eumelanina e feomelanina, que dão a tonalidade marrom e avermelhada respectivamente. Um terceiro pigmento chamado "oximelanina" é encontrado quando o cabelo é exposto à luz solar, sendo produto da fotodegradação. Quanto maior a quantidade de oximelanina, maior é o fotoenvelhecimento da haste.[467] A radiação ultravioleta (UV) leva ao dano dos lipídeos, resultando em cabelos opacos e secos e, por aumentar a ruptura das pontes dissulfeto, tornam-se quebradiços.[468]

Os pigmentos naturais da haste são a única fonte de fotoproteção endógena. Exposição dos cabelos à luz solar leva ao clareamento. Cabelos menos pigmentados são mais suscetíveis ao dano induzido pelo UV.[467]

No mercado, existem xampus com fotoprotetores designados para cabelos com coloração. Como a radiação UVA altera a cor dos cabelos tingidos, esses xampus objetivam aumentar a durabilidade da cor. Em virtude do curto período de contato e por serem enxaguados completamente, seu efeito é limitado.[467]

O uso de fotoprotetores para os cabelos continua sendo um desafio. Além da imensa superfície, deve ter afinidade química com a cutícula para cobrir todos os fios sem deixar uma aparência gordurosa ou pesada.[467]

Colorações

- **Colorações** são técnicas usadas para alterar a cor natural dos cabelos ou camuflar os fios grisalhos.[463] Vários tipos de tinturas foram desenvolvidos e são classificados de acordo com a permanência nos cabelos.[469]
  - **Gradativa:** conhecida como "tintura progressiva" ou "tintura metálica", requer repetidas aplicações com escurecimento gradual da haste. Emprega sais de metais solúveis em água, que, ao reagirem com a cisteína, depositam-se na haste.[459] Entre os metais, podem ser utilizados chumbo, prata e o bismuto.[469] Tem baixo custo e pode ser aplicada em casa.[459] É necessário uso contínuo e o resultado final é variável. É aconselhável não usar outras formas de tinturas que utilizem mecanismos oxidativos nem fazer permanentes/alisamentos, já que, na presença do metal, pode ocorrer quebra da haste. O uso repetido traz danos à haste.[463]
  - **Temporária:** suas partículas são grandes o suficiente para não penetrarem na cutícula e ficam adsorvidas na sua superfície, por isso é facilmente removida na primeira lavagem e não causa dano à haste. Pode ser usada por pessoas alérgicas à parafenilenodiamina. Tem várias cores além das tradicionais, como verde, azul, vermelho ou roxo. Pode ser vendida na forma de xampu, *spray*, mousse e gel. Deve ser reaplicada a cada lavagem.[459,463,469]
  - **Semipermanente (tonalizante):** substâncias de baixo peso molecular derivada do coaltar (diaminas, aminofenóis, fenóis). Difunde-se no córtex,[469] permanecendo nos cabelos por 6 a 10 lavagens.[463] Capaz de cobrir os brancos desde que sejam menos do que 50% do total dos fios. Não tem a capacidade de clarear nem de escurecer mais do que três tons da cor natural.[456,463]
  - **Permanente:** a mais usada, correspondendo a 70% das tinturas comercializadas.[456] Pode tanto escurecer como clarear os cabelos. O pH alcalino da solução, em razão da presença do hidróxido de amônia, permite que a tintura permanente penetre na haste e forme grandes moléculas de cor por uma reação de oxidação entre parafenilenodiamina, para-aminofenóis, paratoluenodiamina e o peróxido de hidrogênio. Estas grandes moléculas de cor não conseguem passar pela cutícula, por isso o efeito é permanente. Cobre 100% dos fios brancos. Recomenda-se a cada 4 a 6 semanas retocar a porção dos fios que cresceu nesse período (popularmente chamados de "raízes").[463] Por muitos anos, a principal diferença entre as tinturas e os tonalizantes era a presença da amônia no primeiro, criando um pH mais alcalino e, portanto, penetrando e causando mais dano à haste. Hoje em dia, existem no mercado as tinturas permanentes sem amônia, que utilizam uma substância com o pH menos alcalino que o da amônia. Apesar do nome permanente, costumam durar de 10 a 12 lavagens.[469]

Entre os componentes das tinturas, a parafenilenodiamina é uma das principais causas de dermatite de contato alérgica. Essa substância está presente nos testes de contato (bateria-padrão) e por isso, é prudente realizá-los antes do uso. Pode estar presente nas tinturas semipermanentes e permanentes.[470]

Já sobre o chumbo presente principalmente nas tinturas metálicas, em 2004, a Agência Internacional de Pesquisa do Câncer (IARC) realizou um estudo sobre o acetato de chumbo e concluiu que a exposição ocupacional (cabeleireiros) recebeu classificação 2A (provavelmente cancerígeno) e que o uso pessoal de tinturas capilares foi classificado como 3 (não classificado como carcinogênico em humanos). Em 2005, proibiram-se a utilização do acetato de chumbo em produtos cosméticos e também a sua comercialização (resolução Anvisa RDC 215/05).[471] Após revisão sobre segurança do produto, seu uso foi novamente liberado em março de 2013 (RDC 15/2013). Pode ser ser usado em tinturas capilares na concentração máxima de 0,6%, devendo sempre ser estampado no rótulo a presença do metal.[472]

Além do chumbo, a resolução RDC 215/05 também estabelece que a amônia (NH3) pode ser usada até a concentração máxima de 6% no produto final. Deve trazer no rótulo "contém amônia" se a concentração for acima de 2%. Já com o peróxido de hidrogênio, o produto final deve apresentar no máximo a concentração de 12% de peróxido de hidrogênio (40 volumes).[471]

Atualmente, as tinturas são consideradas seguras,[456] não havendo um aumento na incidência de câncer de bexiga[473] ou hematológico.[474]

Durante a gestação e a lactação, não se recomenda o uso de nenhum procedimento químico (tinturas, permanentes, alisamentos), pois os estudos são conflitantes e não há unanimidade em relação à segurança do concepto nesse período.[464,475]

Descoloração

- **Luzes, mechas:** a despigmentação dos cabelos pode ser parcial ou total. O clareamento é uma reação alcalina oxidativa, sendo o peróxido de hidrogênio o maior oxidante nesse processo. Para clarear os cabelos, costuma-se usar uma solução alcalina (pH 9 a 11) contendo amônia e peróxido de hidrogênio,[469] que é aplicada nos cabelos secos. Podem ser utilizados potencializadores como o persulfato de amônio que aceleram a reação e permitem atingir um grau de descoloração maior do cabelo. Depois, é removida com um xampu de pH ácido com surfactante fraco, reduzindo o edema cuticular. Após processo de clareamento, cada fio perde de 2 a 3% do seu peso porque a ação oxidante não é seletiva, destrói também pontes de enxofre da queratina, o que resulta na diminuição da força tênsil e aumento da quebra.[463] O cabelo torna-se poroso pela perda das escamas cuticulares, além de áspero, indisciplinado e opaco.[459]

Alisamentos e permanentes

As alterações da forma do cabelo são obtidas pela quebra das ligações químicas que compõem a queratina. Essas ligações podem ser fortes (pontes dissulfeto) ou fracas (pontes de hidrogênio, ligações iônicas, forças de Van der Waals).[464] As ligações fracas são rompidas ao molhar os cabelos e estilizá-los com uma escova ou bigudins. O novo formato durará até que o cabelo seja molhado novamente, na lavagem seguinte ou gradualmente pela umidade do ar.[456]

Os alisamentos e as ondulações permanentes compartilham processos químicos semelhantes, como o uso do tioglicolato, diferenciando-se apenas no resultado final obtido pela forma dada aos cabelos.

Alisamentos

Os alisamentos são classificados de acordo com a duração em temporários e permanentes. Os temporários utilizam métodos mecânicos como a piastra (chapinha), que é um dispositivo de metal aquecido com a eletricidade, composto de duas chapas, entre as quais os cabelos serão prensados e alisados.[463] Modificam apenas as ligações fracas de hidrogênio, duram até a lavagem seguinte.[459] Já os alisamentos permanentes visam romper as pontes dissulfeto utilizando compostos como hidróxido de sódio, lítio e potássio, hidróxido de guanidina, bissulfitos e tioglicolato de amônia ou etanolamina.[464] O hidróxido de sódio e de guanidina são os mais efetivos.[456]

Os produtos com hidróxido de sódio (soda) são altamente alcalinos. Sua concentração varia de 5 a 10%, gerando um pH próximo de 13, muito danoso ao fio. Já os com hidróxido de guanidina apresentam um pH e um potencial irritativo menor.[464] Agem em um processo conhecido como lantionização, que é a substituição de um terço do conteúdo de cistina por lantionina, ocasionando a perda de um dos enxofres da ponte dissulfeto. No pH acima de 9, a emulsão edemacia o fio, as cutículas se abrem e permitem que o agente alcalino penetre nas fibras capilares. Em contato com o córtex, o produto reage com a ceratina e quebra as pontes dissulfeto, deixando o fio esticado.[459] Em seguida, os cabelos são lavados com xampu de pH ácido, entre 4,5 e 6, interrompendo o processo.[476] Uma vez realizado esse procedimento, não podem ser alisados novamente, pois há risco de quebra do fio.[464]

No Brasil, o tioglicolato de amônio ou de etanolamina é a substância mais utilizada para esse fim.[464,476] Pela Anvisa, seu uso é liberado para alisamentos na concentração de 8 (caseiro) a 11% (profissional) em pH de 9 a 9,5.[471] O pH alcalino da solução é alcançado em virtude da amônia ou do hidróxido de amônio, fazendo a substância chegar ao córtex. Nesse local, há clivagem das pontes dissulfeto pelo agente redutor, no caso o tioglicolato. Uma vez quebradas, são rearranjadas em novas pontes com o auxílio das mãos ou de um pente, deixando o cabelo no formato esticado.[464] Depois, ele é lavado e neutralizado com uma solução contendo um agente oxidante, como o peróxido de hidrogênio, que liga novamente as unidades de cisteína, molda o cabelo no formato escolhido e faz as escamas cuticulares voltarem à posição inicial.[456]

O termo "relaxamento" significa "soltar"o cacho. Pode ser feito com o hidróxido de guanidina e mais comumente com o tioglicolato.[464] Deve ser feito teste em uma mecha para avaliar a resistência da haste.

A aplicação de qualquer tintura ou tonalizante pode ser realizada 15 dias após o processo de alisamento com o tioglicolato.[464-465]

A cada dia, surgem no mercado novos tipos de "escovas", que nada mais são que um produto para alisamento com acréscimo de agentes que hidratam os cabelos. Por exemplo, a escova de chocolate consiste de um alisante mais o benefício dos ácidos graxos presentes no cacau; a escova de morango alia as vantagens da vitamina C extraídas da fruta; a marroquina, a argila branca e o óleo de cacau. Todas levam ao dano da haste.

Vêm sendo usado clandestinamente alisantes à base de formol, pelo efeito rápido, brilho intenso e baixo custo do produto. O formol é o formaldeído em solução a 37%, cuja venda está proibida no Brasil. É misturada em queratina líquida e aplicada nos fios. O formaldeído se liga tanto às proteínas da cutícula como aos aminoácidos hidrolisados da solução de ceratina, e forma um filme endurecedor e impermeável ao longo do fio. O cabelo, apesar de brilhante, encontra-se desidratado e enfraquecido. Para ter um efeito alisante deve ser empregado em concentrações de 20 a 30%.[464] Em 2009, foi publicada uma resolução que proíbe a comercialização do formol em estabelecimentos como farmácia, drogarias, mercados e lojas de conveniência. A finalidade dessa resolução foi restringir o uso como alisante capilar e, assim, proteger a saúde dos profissionais cabeleireiros e consumidores.[477] O formol é solúvel em água e é volátil, sendo rapidamente absorvido no trato respiratório e gastrointestinal. Pode causar dermatites de contato, ardência e lacrimejamento dos olhos, dispneia, tosse, cefaleia, ardência e prurido na mucosa nasal em razão do contato direto com a pele ou com o vapor. Em 2004, a IARC classificou o formol como carcinogênico (grupo 1), tumorigênico e teratogênico.[478]

Após a proibição do formol, outros alisantes ácidos como o ácido glioxílico e ácido glioxílico associado à carbocisteína começaram a ser usados. Assim como o formol, todos eles necessitam de uma fonte de calor como a chapinha (piastra) para dar o efeito liso.

O formol tem seu uso liberado pela Anvisa como conservante, com limite máximo de 0,2% e apenas durante a fabricação do produto. Nesta concentração o formol não alisa. Após isso, qualquer acréscimo, independentemente da concentração, é considerado infração sanitária e crime hediondo segundo o Código Penal. Produtos que contêm mais do que 0,05% de formaldeído devem ter no rótulo a informação "contém formaldeído" pelo potencial alergênico dessa substância.[479]

Todos os produtos aplicados nos alisamentos são regulamentados pela Anvisa, devendo ter seu registro estampado no rótulo. É recomendável que o consumidor ateste a veracidade da informação mediante consulta no site da agência. Atualmente, segundo a última RDC 409/2020 e IN98/2021 os alisantes liberados para uso são os hidróxidos de lítio, sódio e cálcio, e o tioglicolato. Estão proibidos o formol e o glutaraldeído, e sob análise o ácido glioxílico e seus derivados como o ácido glioxílico associado à carbocisteína.[480-481]

Permanentes

Geralmente são utilizados agentes redutores como o tioglicolato, da mesma forma que os alisamentos, mas em vez de deixar os cabelos lisos, enrola-os.

Métodos de camuflagem (adereços e maquiagem)

A queda de cabelos é um problema comum e pode impactar na autoestima. Muitos pacientes procuram médicos para aconselhamento sobre quais opções existem para esconder ou diminuir a aparência rarefeita dos cabelos, antes de partir para um método cirúrgico como o transplante de cabelos. Para essa finalidade, existem os agentes de camulflagem e as próteses (perucas, apliques e extensões).[482]

Agentes de camuflagem

Um dos principais motivos que levam o paciente a procurar auxílio, é quando ele enxerga o couro cabeludo por entre os fios de cabelo. Os agentes de camuflagem diminuem esse contraste de cor entre cabelos e couro cabeludo, dando uma percepção visual de maior densidade capilar. São eles:

- **Fibras capilares tópicas:** fibras de ceratina carregadas positivamente que se ligam aos cabelos. Polvilhados sobre a área desejada, que deve ter pelo menos alguns fios, e esses precisam estar secos. São usados uma vez/dia. Podem ser usados ceratina da lã, *rayon* ou o próprio cabelo humano.
- **Pós:** aplicados com uma esponja úmida no couro cabeludo, cobrindo não só este, mas também os pelos velos, dando uma aparência de maior densidade. Em seguida, os cabelos são escovados, permitindo uma distribuição mais uniforme. São resistentes à água.
- **Loções de camuflagem:** têm a mesma função que os pós, mas em outro veículo.
- ***Sprays* de camuflagem:** mais rápidos e fáceis de aplicar, podem ser usados em cabelos secos ou úmidos.
- **Tatuagem do couro cabeludo:** pequenos pontos, lembrando óstios foliculares, são tatuados no couro cabeludo. É uma opção permanente de camuflagem.

Próteses capilares

- **Perucas:** os fios são costurados na base ou amarrados manualmente. As de cabelos humanos têm um aspecto mais natural, mais duradouras (2 a 4 anos), mas com custo maior. As de fibras sintéticas são mais leves, mais baratas e de fácil manutenção, mas não podem ser submetidas a processos químicos que mudem sua forma ou cor, além de durarem menos (6 meses a 1 ano). São presas na cabeça através de fitas adesivas ou pentes. Podem ser feitas de forma personalizada, com uma base de silicone ou poliuretano fixa a vácuo. Devem ser lavadas a cada 4 a 14 dias com água morna e de acordo com as instruções do fabricante.

- **Apliques:** utilizados para cobrir áreas localizadas de alopecia.[483] São anexados aos cabelos por fitas, colas, grampos ou tramas.
- **Extensões de cabelos:** têm a função de acrescentar mais volume ou comprimento aos cabelos.[483] Popularmente conhecidas como *megahair*. Fios de cabelos sintéticos ou humanos são anexados aos fios do couro cabeludo por tranças, colas de ceratina, costura ou grampos. Em geral, duram 2 meses,[483] mas podem durar mais de acordo com os cuidados.[482] Podem agravar alopecias pela tração/tensão que exercem.

Alopecias induzidas

Líquen simples crônico

O líquen simples crônico (LSC) ou neurodermite[484] do couro cabeludo é uma desordem crônica caracterizada por prurido e escoriações, que levam à liquenificação e, muitas vezes, à alopecia.[485] Manifesta-se como lesão única ou como placas com fratura das hastes, raramente com crostas hemáticas[486] (Figura 54.55 A). A pele geralmente está espessada, liquenificada e hipercrômica (hipercromia pós-inflamatória).[487] O diagnóstico diferencial é feito com tricotilomania, psoríase e tinha do couro cabeludo,[485,488] e as dermatites atópica e de contato podem ser desencadeantes ou agravantes do quadro.[488] Frequentemente, o estímulo inicial ao prurido é desconhecido, mas acredita-se que a ansiedade e a compulsão sejam fatores perpetuantes.[484] A tricoscopia mostra quebra das hastes próxima à emergência dos fios no couro cabeludo, além dos característicos pelos em vassoura, em que uma haste é fragmentada longitudinalmente em duas ou mais porções finas[485] (Figura 54.55 B). A histopatologia, quando realizada com cortes horizontais, mostra acantose importante da bainha radicular externa, formando as chamadas "rodas de engrenagem" ao nível do infundíbulo, e pode surpreender uma haste fragmentada ao meio, permeada por sangramento, que recebe o nome de "sinal do hambúrguer"[485] (Figura 54.55 C). Como tratamento, deve-se evitar a manipulação do local, e usar anti-histamínicos orais e corticosteroides tópicos de alta potência em solução alcoólica, creme ou pomada,[489,490] ou corticosteroides intralesionais. Existem relatos, ainda, do uso de capsaicina e tacrolimus tópicos, com bons resultados.[491-493] Eventualmente, podem ser necessários ansiolíticos.

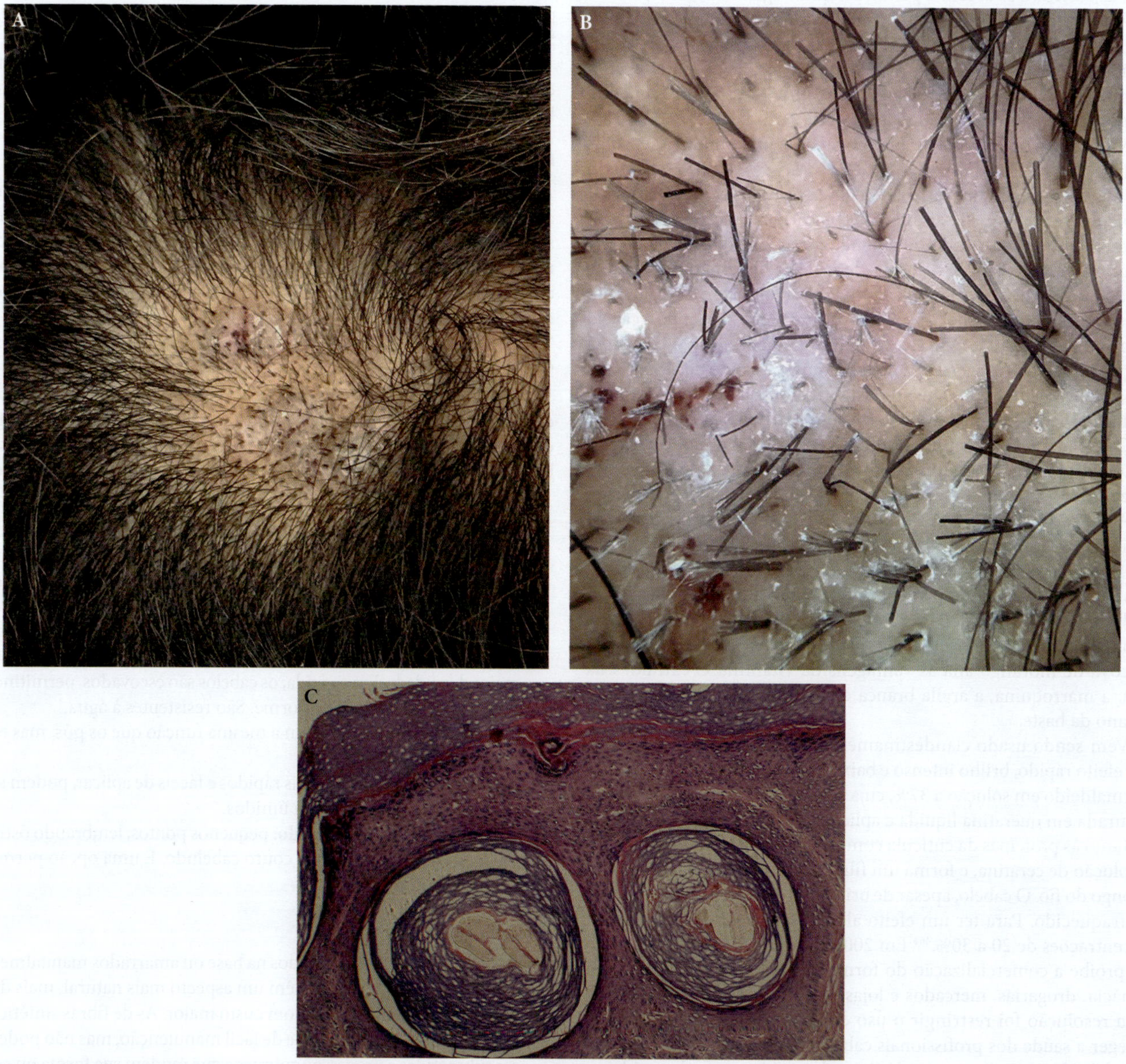

■ **Figura 54.55** Líquen simples crônico no couro cabeludo. **(A)** Apresentação clínica: placa de alopecia incompleta com pelos fraturados e áreas de liquenificação da pele; **(B)** achados dermatoscópicos: fios com fraturas longitudinais chamados "pelos em vassoura" sobre pele com sinais de liquenificação e crostas hemáticas; **(C)** achados histopatológicos: acantose da bainha radicular externa infundibular (em roda de engrenagem) e hastes com fratura longitudinal (sinal do hambúrguer).

Fonte: Cortesia: Dra. Dulcilea Ferraz.

Tricotilomania

A tricotilomania (TTM) é um distúrbio de comportamento, compulsivo, crônico, no qual há um impulso incontrolável de se arrancar os cabelos ou pelos, resultando em placa de alopecia secundariamente.[494-496] Acomete cerca de 1% (0,5 a 2%) da população adulta, e sua incidência pode ser ainda maior, visto que muitos pacientes a ocultam, por constrangimento.[497-498]

A etiologia da TTM ainda não é bem conhecida, parece ser a interação de fatores genéticos, sociais, psicológicos e neurobiológicos.[498] É mais comum no sexo feminino, com idade de início geralmente dos 6 aos 9 anos, e predomínio entre crianças de 9 a 13 anos.[499-501] O couro cabeludo, principalmente o vértex e a região parietal, é o local mais afetado,[496,502] mas sobrancelhas e cílios, barba, pelos pubianos e corporais também podem ser acometidos.[494,496,502] O quadro clínico se caracteriza por placas de alopecia multifocais e irregulares, às vezes de aspecto geográfico ou bizarro, com apenas rarefação capilar, não lisas, com fios quebrados de vários tamanhos (Figura 54.56 A). Os fios telógenos são puxados com facilidade, ao passo que os anágenos requerem certo esforço, podendo ser quebrados em vários comprimentos, o que gera fios de tamanhos diversos.[494,496] O teste de tração é negativo. Pode haver escoriações e sangramento. Onicofagia pode estar associada. A tricoscopia revela pelos quebrados, de variadas formas e tamanhos, pelos enrolados, em "vassoura ou escova", pelos em "V" ou "bailarina", pelos em chama, e em tulipa. Pontos amarelos são raros, e os velos são mantidos.[494,502-503] Em suma, trata-se do que chamamos de "dermatoscopia suja", com vários elementos, principalmente pelos de diversos tamanhos (Figura 54.56 B). A histologia revela alopecia não cicatricial, com aumento de telógenos, tricomalácia e presença de grumos de melanina (*pigment casts*) no canal folicular[101,495] (Figura 54.56 C). O diagnóstico diferencial deve ser feito com alopecia areata, tinha, alopecia androgenética em alguns casos e sífilis.[496,504] Acredita-se que, nos distúrbios obsessivo-compulsivos, como a TTM, há desregulação da transmissão do glutamato, o que seria responsável pelo comportamento repetitivo, e altos níveis de glutamato levariam a um aumento do estresse oxidativo, que se correlacionaria com a gravidade dos sintomas. Dessa forma, o tratamento pode ser feito com N-acetilcisteína, um agente modulador do glutamato, que atuaria normalizando a transmissão glutaminérgica e reduzindo o estresse oxidativo.[497,505] Ademais, podem ser utilizados os inibidores de recaptação de serotonina, os antidepressivos tricíclicos e a psicoterapia.[498]

Tinha do couro cabeludo

A tinha do couro cabeludo é uma dermatofitose causada em nosso meio especialmente pelos fungos *Microsporum (M. canis* e *gypseum)* e *Trichophyton tonsurans*, que afeta crianças pré-escolares, escolares, e raramente ocorre em adultos.[496,506-507] As lesões se manifestam como placas de alopecia com descamação e tonsura dos pelos, em geral com poucos sinais inflamatórios (Figura 54.57 A), a não ser no quérion (ou *kerion celsi*), em que os sinais flogísticos mimetizam até foliculite abscedante.[508-509] O quérion geralmente se manifesta como placa única, bem-delimitada, dolorosa, com intensa reação inflamatória, drenagem purulenta (Figura 54.57 B) e até linfadenomegalia. É o resultado de uma intensa hipersensibilidade à infecção dermatofítica, mostrando, à histologia, um infiltrado inflamatório neutrofílico e/ou granulomatoso,

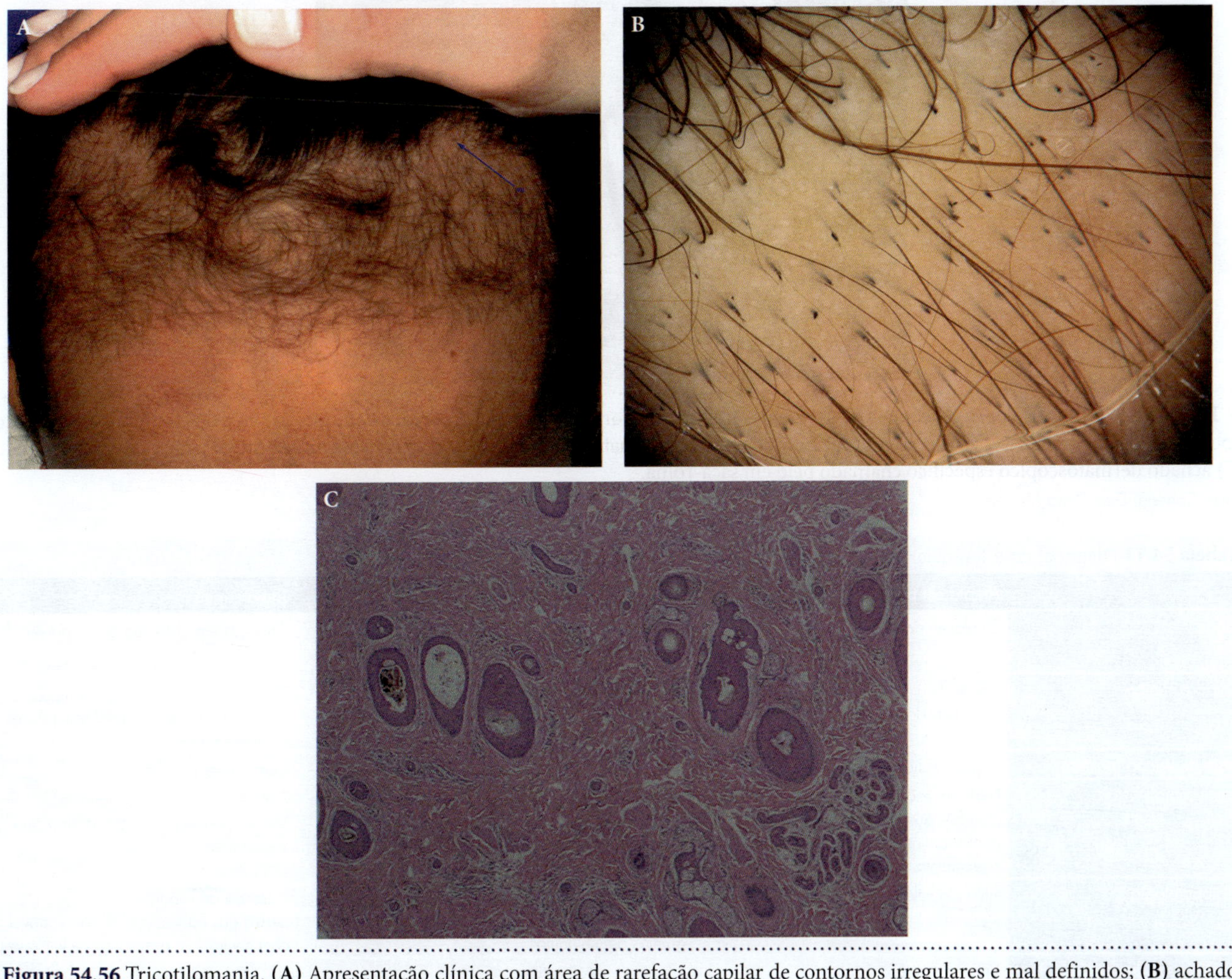

■ **Figura 54.56** Tricotilomania. **(A)** Apresentação clínica com área de rarefação capilar de contornos irregulares e mal definidos; **(B)** achados dermatoscópicos com muitos pontos pretos e fios quebrados em diferentes tamanhos; **(C)** achados histopatológicos com presença de grumo de melanina intrafolicular, tricomalácia e aumento de telógenos (HE 40 x).

e, nos estágios tardios, cicatriz fibrótica, evoluindo com alopecia cicatricial, caso o tratamento não seja precoce.[484,510-511] A tricoscopia da tinha do couro cabeludo auxilia imensamente no diagnóstico e mostra pelos em vírgula, em saca-rolhas (Figura 54.57 C) e o código Morse (interrupções nos pelos), que são os mais característicos, além de pontos pretos, pelos em zigue-zague e pelos em "i".[512] Além da tricoscopia, o diagnóstico é confirmado pelo exame micológico direto e pela cultura para fungos.[513] Já há relatos de acompanhamento do tratamento dos casos de tinha do couro cabeludo através da tricoscopia, e da correlação entre a tricoscopia e a cultura micológica.[514-517] O diagnóstico diferencial é feito com alopecia areata, tricotilomania[506] (Tabela 54.11), e até sífilis em alguns casos.[504] O tratamento das tinhas do couro cabeludo é feito com griseofulvina ou terbinafina oral, sendo que nas microspóricas prefere-se a primeira e, nas tricofíticas, a terbinafina.[506,513]

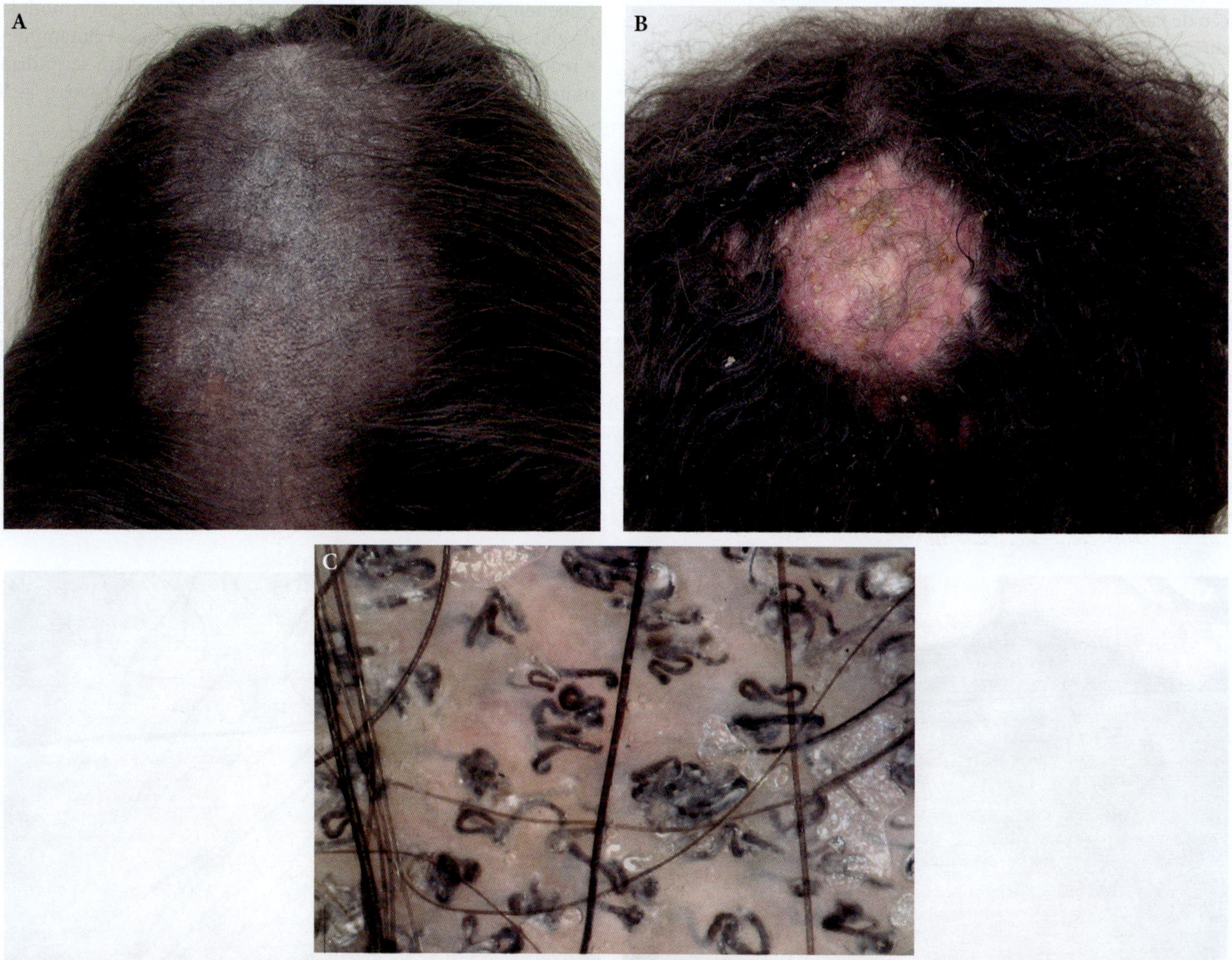

■ **Figura 54.57** Tinha do couro cabeludo. **(A)** Apresentação clínica da forma tonsurante com placa de alopecia com pelos fraturados, descamação e poucos sinais inflamatórios; **(B)** apresentação clínica da forma inflamatória (*kerion celsi*) com eritema difuso importante e crostas melicéricas; **(C)** achado dermatoscópico específico chamado pelo em saca-rolha.

Fonte: Cortesia: Dra. Olivia Meneses.

Tabela 54.11 Diagnóstico diferencial entre alopecia areata em placas, tricotilomania e *tinea capitis*.

	Areata em placas	Tricotilomania	Tinea capitis
Idade	Qualquer idade	Início dos 6 aos 9 anos, com predomínio da doença dos 9 aos 13 anos	Crianças em idade escolar e pré-escolar
Quadro clínico	Placas de alopecia redondas, em geral lisas, bem-delimitadas	Placas de alopecia multifocais e irregulares, de aspecto geográfico ou bizarro, não lisas, com fios quebrados de vários tamanhos	Placas de alopecia com descamação e tonsura dos pelos, em geral com poucos sinais inflamatórios
Teste de tração (*pulltest*)	Positivo se há atividade da doença	Negativo	Geralmente positivo
Tricoscopia	Pelos em exclamação, em tulipa, afilados, quebrados, em zigue-zague, pontos pretos, amarelos, pelos de crescimento rápido, velos	Pelos quebrados, em chama, em tulipa, em V e em vassoura, pontos amarelos, velos mantidos	Pelos em vírgula, em saca-rolhas, código Morse, pontos pretos, pelos em zigue-zague e em "i"
Histopatologia	Infiltrado inflamatório linfocíticoperibulbar	Alopecia não cicatricial, com manutenção dos velos e das glândulas sebáceas, tricomalácia e grumos de melanina	Presença de esporos e, às vezes, hifas dentro das hastes, inflamação variável, com neutrófilos, eosinófilos ou linfócitos(1)
Diagnóstico diferencial	Tinha, TTM, LES, sífilis	AA, tinha, AAG, sífilis	AA, TTM, sífilis

AA: alopecia areata, AAG: alopecia androgenética; LES: lúpus eritematoso sistêmico; TTM: tricotilomania.
Fonte: Sperling L. An atlas of hair pathology with clinical correlations. New York: The Parthenon Publishing Group; 2003.

Alopecia de tração

A alopecia de tração é um tipo de alopecia traumática, geralmente nas margens do couro cabeludo, secundária à aplicação de tensão crônica e repetitiva aos fios de cabelo.[496,513] É mais comum em mulheres e crianças afrodescendentes em virtude da utilização dos métodos de alisamento e modelagem dos cabelos.[63,108,512,514] Entretanto, pode ser encontrada em qualquer população que imponha tração nos cabelos, por exemplo, nas bailarinas, no uso constante de "rabos de cavalo" apertados[515-518] ou de tranças, uso de toucas para dormir, uso de " bobs" (rolinhos) nos cabelos,[519-520] nos judeus que fazem uso intenso de quipás,[521] nos povos islâmicos e indianos, pelo uso de turbantes,[522] nas enfermeiras,[515-517] nos japoneses[515,523] e até no vértex, pelo uso de cabelos extremamente longos.[524] A maioria dos pacientes é assintomática, com história de rarefação progressiva das margens dos cabelos. A alopecia de tração não marginal é menos frequente, e depende do estilo de cabelo utilizado.[524-525] Alguns pacientes podem apresentar eritema perifolicular, tricodínia, pápulas e pústulas e na região da tração.[526] O "sinal da franja" é frequente e designa a persistência dos fios menores, que não podem ser tracionados, na borda do couro cabeludo[105,532] (Figura 54.58 A). A tricoscopia revela diâmetros foliculares diversos, perda das aberturas foliculares, pelos velos,[513] *casts* ou cilindros foliculares,[513,528,532] pelos circulares, pelos quebrados, pontos amarelos e pretos, dependendo da fase em que se encontra a alopecia de tração[513,533] (Figura 54.58 B). Em geral, os *casts* são sinal de que a tração ainda está em curso, de forma moderada e constante, podendo a alopecia progredir[528] (Figura 54.58 C). À histologia, as lesões iniciais mostram aumento do número de catágenos e de telógenos, e, a seguir, redução do número de folículos e aumento do número de velos,[105,208,529] o que pode resultar em alopecia permanente.[496,526] As glândulas sebáceas, em geral, estão preservadas (Figura 54.58 D) e pode haver tricomalácia.[105,208] O diagnóstico diferencial é feito com alopecia areata,[530,533] tricotilomania,[512] alopecia cicatricial central centrífuga,[208] alopecia frontal fibrosante.[513] Como tratamento, é fundamental interromper a tração[526,528] e o minoxidil tópico pode ser usado.[209,526] Mais recentemente, o minoxidil oral vem sendo utilizado com bons resultados,[534] além do transplante capilar em casos mais extensos e crônicos.[105,527,531]

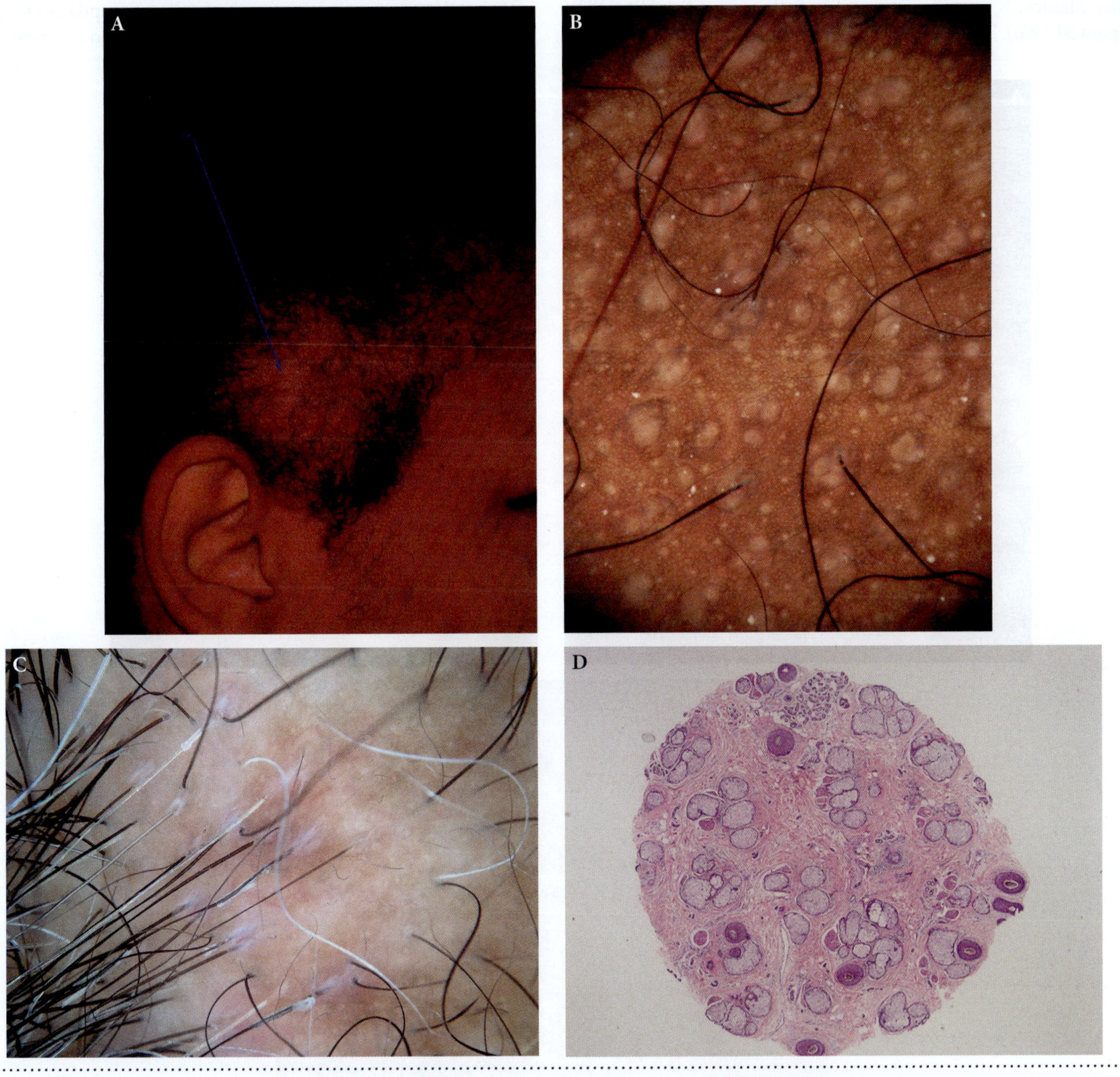

■ **Figura 54.58** Alopecia de tração. (**A**) Apresentação clínica: placa de alopecia de aspecto não cicatricial acometendo a região supra-auricular com preservação dos pelos da linha de implantação (sinal da franja); (**B**) achados dermatoscópicos em lesão residual mostrando diminuição do número de fios, presença de pontos amarelos e pelos velos (videodermatoscópio 32 x); (**C**) achados dermatoscópicos em lesão com tração atual mostrando cilindros capilares (*casts*) e eritema peripilar nos fios tracionados (dermatoscópio 20 x); (**D**) achados histopatológicos: presença de unidades foliculares sem folículo e preservação das glândulas sebáceas; miniaturização folicular (HE 20 x).

Alopecia de pressão

A alopecia de pressão refere-se a um grupo de alopecias cicatriciais e não cicatriciais que se seguem a um período de imobilização do couro cabeludo.[535-536] Os fatores de risco descritos são a posição de Trendelenburg, a obesidade, os distúrbios psíquicos, a hipotensão ou a hipoperfusão intraoperatória, a anemia, a acidose e o uso de vasoconstritores.[537-539] A patogênese se deve a áreas de isquemia, semelhante ao processo que ocorre na úlcera de pressão, sendo que a duração da pressão parece ser mais importante do que a sua intensidade.[536-538] Geralmente, ocorre na região occipital algumas semanas após cirurgias prolongadas em anestesia geral, em especial cirurgias cardíacas,[536] ou internação em unidades de terapia intensiva. Mais recentemente, foi relatada na posição de pronação utilizada no tratamento da covid-19 grave.[540] Já foi descrita após uso de certos aparelhos ortodônticos[536] ou posição inadequada ao assistir TV.[541,542] Em geral, o grau de hipóxia[543] é que define se o quadro será cicatricial ou não.[535] As placas podem se iniciar com certo eritema, dolorimento local, evoluir para ulceração e necrose (Figura 54.59 A), mas há pacientes apenas com áreas de alopecia, assintomáticos, sem outros sinais.[536] À tricoscopia, pode haver pelos afilados,[543] pontos pretos, pelos quebrados e distróficos[537,544] (Figura 54.59 B). Tortelly e colaboradores sugerem que a presença de velos ou pelos finos nestas placas de alopecia seja um achado sugestivo para o diagnóstico, visto que a pressão e isquemia se daria em formato de cone e afetaria tecidos mais profundos.[545] Outros autores sugerem a presença de pontos pretos semelhantes a comedões ou *plugs* ceratóticos como achados típicos da alopecia de pressão.[546-547] Não há achados histopatológicos específicos,[536,548] eles podem se assemelhar à alopecia areata e tricotilomania, com grumos de melanina, folículos em catágeno, melanófagos e corpos apoptóticos[536-537,543,548] (Figura 54.59 C) ou até fibrose, com diminuição do número de folículos.[536,548] O diagnóstico diferencial se dá com alopecia areata, tricotilomania[543,548] e quérion.[548] O reposicionamento dos pacientes é recomendado como medida profilática.[535-536,539,548] Há relato de uso de minoxidil a 2%[548-549] e de corticosteroides tópicos, sem grande eficácia.[548] Os casos não cicatriciais evoluem com repilação espontânea em alguns meses.[548]

Alopecia pós-radioterapia

A alopecia pós-radioterapia pode ser cicatricial e sua extensão e gravidade dependem da dose e das características da radiação.[550] Em geral, ocorre após radioterapia para neoplasias, que induz a um eflúvio telógeno e anágeno, e pode resultar em epilação temporária, permanente – em geral, com doses de radiação maiores do que

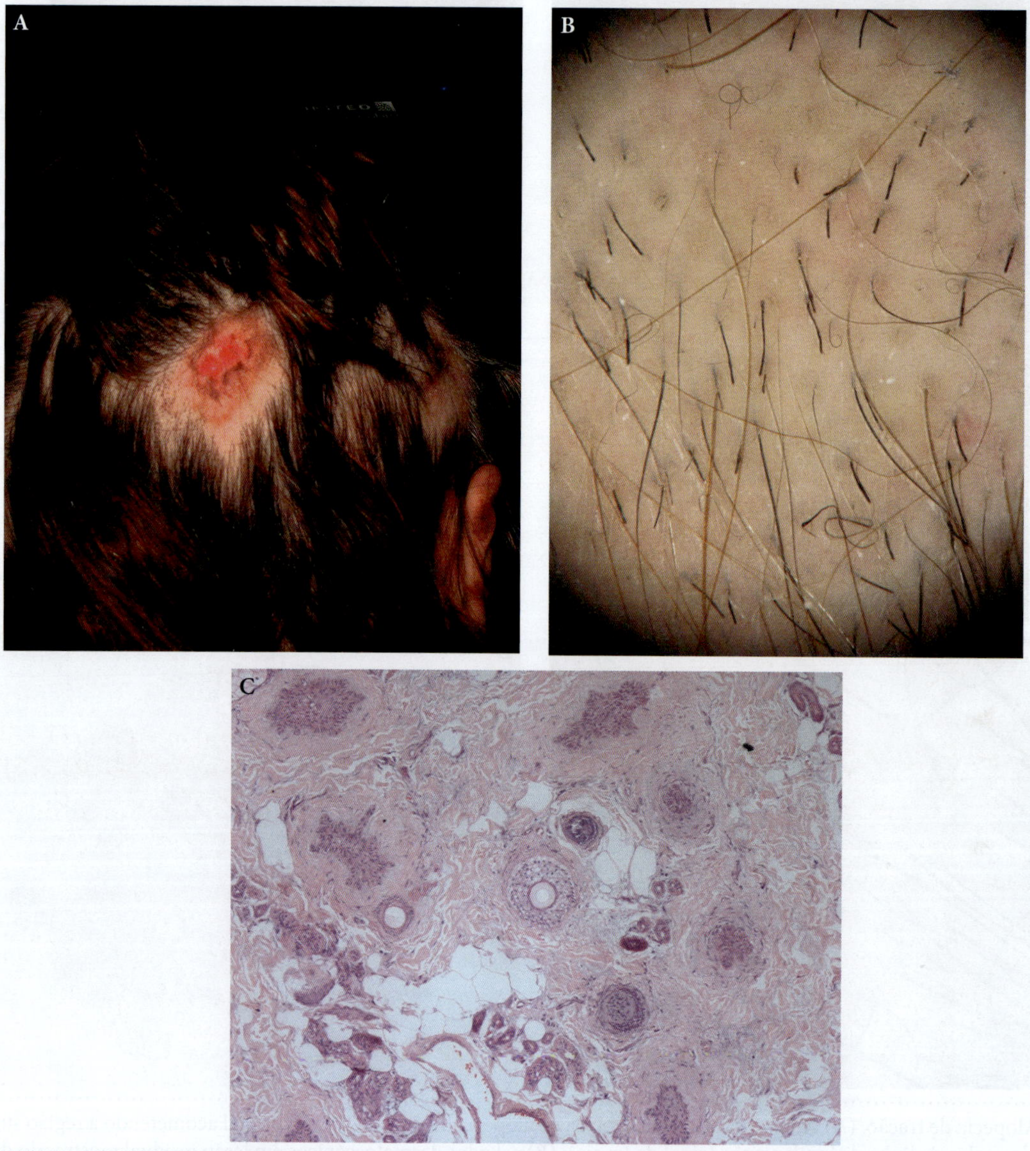

■ **Figura 54.59** Alopecia de pressão. (**A**) Apresentação clínica: placa de alopecia com ulceração central; (**B**) achados dermatoscópicos mostrando pelos distróficos quebrados com afinamento proximal, pontos amarelos e pretos e alguns pelos velos (videodermatoscópio 32 x); (**C**) achados histopatológicos: presença de numerosas unidades germinativas telógenas (HE 40 x).

3Gy[551-552] – ou até necrose do tecido. O couro cabeludo é mais sensível à alopecia do que o restante do corpo, pela alta atividade mitótica da matriz anágena, e é pior nos cabelos claros.[552] Manifesta-se como placas de alopecia de formas geométricas confinadas às áreas que receberam a radiação[551-553] (Figura 54.60 A). Nos casos mais graves, pode haver lesões cutâneas, com poiquilodermia, úlceras necróticas e cicatrizes.[550] A alopecia pós-radioterapia com duração de mais de seis meses é chamada de alopecia persistente induzida por radiação.[554] Tabagismo, desnutrição, diabetes, hipertireoidismo e doenças do tecido conjuntivo, além de algumas drogas como metotrexato, doxorrubicina, bleomicina etc., tornam os efeitos da radiação mais intensos.[552] A tricoscopia, nos casos não cicatriciais, assemelha-se muito à encontrada na alopecia areata (pontos pretos, amarelos, pelos velos, pelos quebrados, enrolados), pois se trata de um eflúvio anágeno e pode apresentar, também, pelos em chama (*flame hairs*), que são frequentes na tricotilomania (Figura 54.60 B). Já nas fases cicatriciais, o que se nota é a tricoscopia de uma alopecia cicatricial. A mesma similaridade ocorre na histologia. O diagnóstico diferencial se faz com alopecia areata e alopecias cicatriciais.[552] As alopecias pós-radioterapia não cicatriciais, em geral, repilam em 2 a 4 semanas. Nos casos cicatriciais, o tratamento pode ser feito com transplante capilar ou com cirurgias reducionais.[550]

Alopecia pós-quimioterapia

A alopecia pós-quimioterapia (QT) pode ocorrer secundariamente a um eflúvio telógeno ou anágeno.[555] No eflúvio telógeno, raramente acomete mais de 50% do couro cabeludo, e o metotrexato, os retinoides e o 5-fluoruracil são as principais drogas. Já no eflúvio anágeno, a queda é intensa, acometendo os folículos em atividade anágena, ou seja, mais de 80% dos fios, sendo total ou universal. Tendo em vista que os folículos pilosos do couro cabeludo são a região do corpo humano com mais intensa replicação de células, estas são intensamente afetadas pelos quimioterápicos.[553,555] O couro cabeludo é a localização mais frequente, mas qualquer área pilosa pode ser afetada. O padrão de queda pode ser em placas, mas a alopecia difusa é mais frequente, a depender da distribuição dos fios em anágeno.[556] Esta alopecia é, em geral, temporária, com repilação em 4 a 6 semanas,[553,557] muitas vezes com fios de textura ou cor diferentes.[77,556,558] No eflúvio telógeno, a repilação leva, em geral, 3 meses após o término do eflúvio. Entretanto, existe a alopecia permanente pós-quimioterapia, definida com a não repilação dentro de 6 meses após o término do tratamento. As principais drogas envolvidas nos casos permanentes são o bussulfano e a ciclofosfamida, muito utilizadas nos transplantes de medula óssea,[77,553] mas há relatos do docetaxel, paclitaxel, carboplatina, tiotepa, trastuzumabe, melfalan e tamoxifeno.[553,557,559-560] Além do tipo de quimioterápico, outros fatores de risco seriam a dose e a combinação de vários medicamentos citotóxicos. Idade, comorbidades e fatores nutricionais também parecem ter interferência na gravidade da alopecia.[561] A tricoscopia da alopecia pós-QT do tipo eflúvio anágeno, como tal, assemelha-se à tricoscopia da alopecia areata, em que o dano se dá ao bulbo piloso, com pontos pretos, amarelos, pontos de exclamação, pelos em cotovelo,[562] em geral, com sinais muito exuberantes, na fase ativa da queda de cabelos.[561] Postula-se que a alopecia permanente pós-QT ocorra por separação das células da matriz germinativa ou por toxicidade direta às células do bulge (*stem cells*).[79,557] A histologia desses casos é variável, com aumento do número de velos, ausência de fibrose e discreto ou ausente infiltrado inflamatório perifolicular.[77,557,559,563] Tem sido utilizado o resfriamento do couro cabeludo (*scalp cooling*) durante as sessões de QT em uma tentativa de prevenção à alopecia permanente, com resultados promissores, contudo, estudos de longo prazo ainda são necessários.[78,555-556,561] Não há tratamento efetivo para alopecia permanente pós-QT[553,559] e o uso de próteses pode aliviar o sofrimento desses pacientes até que a repilação ocorra.[555] O uso do minoxidil tópico pode ser tentado, para auxiliar na repilação mais rápida.[555-556] Mais recentemente, o uso de minoxidil oral em baixas doses tem mostrado resultados promissores.[564-565]

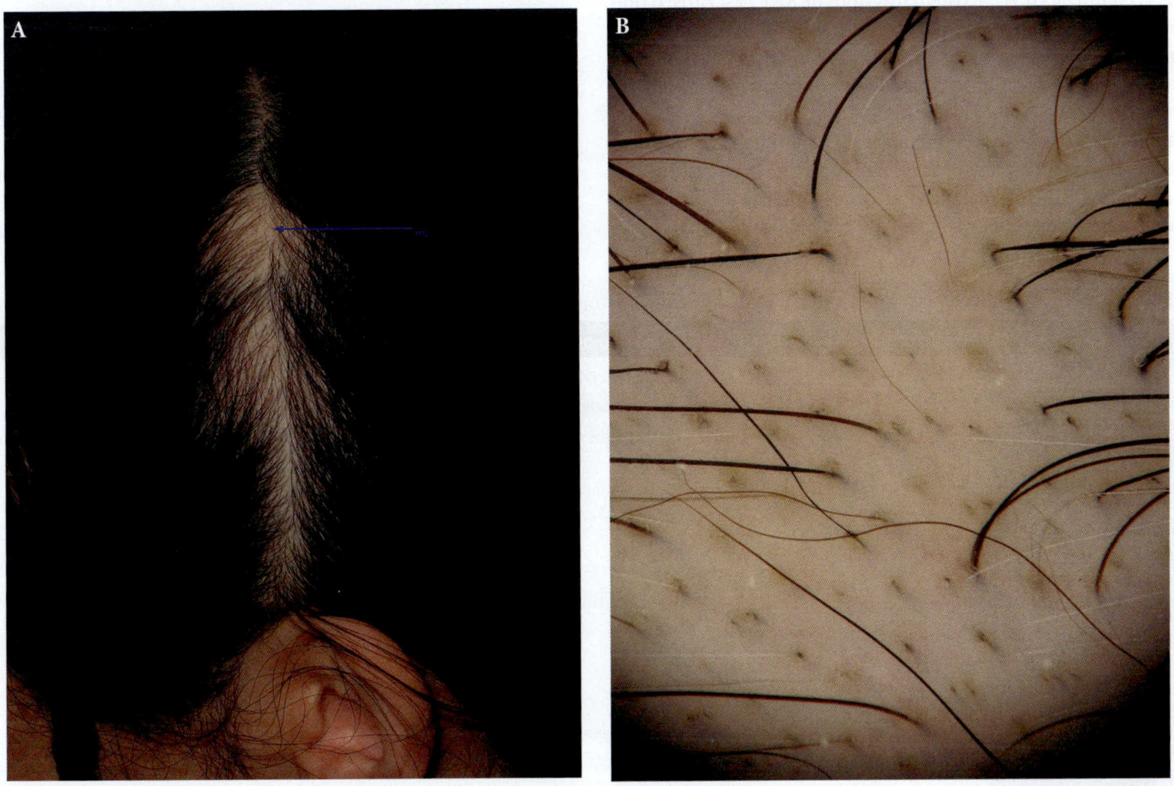

■ **Figura 54.60** Alopecia por radioterapia. (**A**) Apresentação clínica: placa de alopecia não cicatricial em região recentemente irradiada do couro cabeludo; (**B**) achados dermatoscópicos em região recentemente irradiada mostrando pelos com afinamento proximal, pontos pretos e amarelos (videodermatoscópio 32 x).

Alopecias infantis

Síndrome do anágeno curto (Tabela 54.12)

A síndrome do anágeno curto é uma alteração no crescimento dos cabelos que se apresentam curtos (menores que 6 cm), sem crescimento satisfatório, mas sem alterações na haste ou textura[566-567] e é percebida por volta dos 2 a 4 anos de idade.[567] A maioria dos casos relatados na literatura é de meninas caucasianas de cabelos claros e é esporádica, mas há casos familiares que sugerem herança autossômica dominante.[567-568] Trata-se de síndrome subdiagnosticada, principalmente quando ocorre em meninos e benigna, principalmente quando ocorre em meninos, com melhora espontânea na época da puberdade.[569] Geralmente não há outras alterações relacionadas, havendo alguns raros relatos de associação com displasia tricodental, hipotricose congênita e esclerodermia linear.[570-571] Os fios mostram pontas afiladas, sem a presença de pontas abruptas, demonstrando ausência de corte[566,573] e o teste de tração geralmente é positivo para fios telógenos.[572-574] Em razão da curta duração da fase anágena, ocorre sincronização dos fios em telógeno, produzindo episódios de queda acentuada dos cabelos.[566,573] A tricoscopia não mostra alterações significativas, a não ser um leve afinamento que pode estar presente. Ao tricograma, nota-se redução na proporção anágenos/telógenos; e o principal diagnóstico diferencial se dá com a síndrome dos anágenos frouxos, que mostra ausência de fios telógenos e muitos anágenos sem a bainha radicular externa.[566,572-574] O minoxidil tópico, por aumentar a fase anágena, pode ser utilizado no tratamento.[572-573]

Síndrome do anágeno frouxo (Tabela 54.12)

A síndrome do anágeno frouxo (SAF) caracteriza-se por fios facilmente extraídos, de forma indolor, sem fragilidade da haste, sem quebra.[575-576] O início das manifestações ocorre geralmente entre os 2 e 6 anos de idade, e são mais frequentemente notadas em meninas, provavelmente porque usam os cabelos mais longos.[576] A queixa é de que os cabelos não crescem. Os cabelos são curtos, geralmente claros, esparsos, finos, algo emaranhados, mas cobrem adequadamente o couro cabeludo[575] (Figura 54.61 A). Existem três tipos de SAF descritos: o tipo A, em que os cabelos não crescem e são esparsos; o tipo B, em que há cabelos rebeldes em placas ou de forma difusa; e o tipo C, em que os cabelos têm aparência normal, mas há queda aumentada de fios anágenos frouxos, e ocorre geralmente em adultos.[577] O quadro é esporádico, mas há herança autossômica dominante com penetrância incompleta descrita em algumas séries.[576,578,580] A tração suave (*pull test*) mostra fios anágenos com ausência das bainhas radiculares interna e externa, em aspecto de "meia frouxa", sem telógenos[575-576] (Figura 54.61 B). Esses fios podem ser encontrados em pessoas normais, especialmente em crianças,[581] mas o tricograma da SAF revela mais de 70% de anágenos frouxos.[576,579-580] Algumas doenças apresentam, entre as suas características, a presença de fios anágenos frouxos, como alopecia areata, síndrome de Noonan, síndrome dos cabelos impenteáveis, cabelos lanosos, displasia ectodérmica hiperidrótica, coloboma ocular, síndrome tricorrinofalangeana.[582-584] A patogênese ainda não é totalmente compreendida, mas parece se dever à queratinização prematura da bainha radicular interna, resultando na adesão defeituosa entre a cutícula e esta bainha.[575-576,579,584] A bainha radicular interna, ao nível do bulbo, normalmente fornece suporte de ancoragem para os fios anágenos. Ao contrário dos folículos anágenos normais que apresentam células da bainha radicular interna e da cutícula densas, compactas e bem orientadas, os fios na SAF exibem vacuolização e edema intercelular das células de Huxley, e alterações disceratóticas nas células de Henle e na haste. Estas alterações interrompem a interdigitação das células da cutícula e da bainha radicular interna, resultando em cabelos facilmente arrancados por pequenos traumas. Como o restante da estrutura folicular não está envolvido na SAF, o fio se substitui normalmente e o crescimento é imediato. Clinicamente, isso se apresenta como "queda" frequente de cabelo e uma aparência geral de afinamento.[583] A tricoscopia pode revelar pontos amarelos solitários e estruturas retangulares granulares também solitárias, além de um número aumentado de unidades foliculares com um único fio.[577] À microscopia, pode-se observar edema vacuolar das células da bainha radicular interna e queratinização irregular da cutícula.[584] O diagnóstico diferencial se faz com tricotilomania e eflúvio telógeno[576,578] e síndrome dos anágenos curtos. Há melhora parcial e progressiva na adolescência, com manutenção ainda de fios frouxamente ancorados na idade adulta, mas que podem se tornar mais grossos e longos;[575-576,580-581] não há tratamento efetivo descrito,[501] mas o minoxidil tópico, por prolongar a fase anágena, pode melhorar o aspecto dos cabelos.[580,584] Recentemente, trabalhos têm demonstrado o potencial efeito do minoxidil oral em baixas doses para estes casos.[585-587] Os cabelos devem ser tratados gentilmente, evitando-se procedimentos agressivos.[583]

Hipotricoses e atriquias

A alopecia universal corresponde a um grupo complexo e heterogêneo de doenças, cujo principal representante é a alopecia areata, mas as doenças genéticas têm papel importante nas alopecias infantis, das quais discutiremos algumas a seguir.

As hipotricoses podem ser divididas em sindrômicas e não sindrômicas. A hipotricose não sindrômica geralmente se manifesta com queda de cabelos na ausência de qualquer manifestação cutânea ou

Tabela 54.12 Diagnóstico diferencial entre síndrome do anágeno curto, síndrome dos anágenos frouxos e síndrome tricorrinofalangeana.

	Sd. dos anágenos frouxos	Sd. do anágeno curto	Sd. tricorrinofalangeana
Idade	2 a 6 anos	Percebido por volta dos 2 a 4 anos de idade	Congênita
Herança	Esporádica, relato de caso de AD	Esporádica, relato de caso de AD	AD no tipo I e esporádica no tipo II
Características clínicas	Fios facilmente extraídos, cabelos com crescimento insatisfatório, curtos, geralmente claros e finos	Cabelos curtos, de crescimento insatisfatório	Nariz em pera, filtro longo, lábios superiores finos, cabelos curtos, finos, esparsos, despigmentados, braquidactilia
Anormalidades associadas	Não	Geralmente não	Baixa estatura, displasia de quadril, microcefalia, anormalidades endócrinas, renais, refluxo ureteral, cardiopatia
Teste de tração (*pull test*)	Positivo para fios anágenos com ausência de bainhas radiculares interna e externa, em aspecto de meia frouxa	Negativo	Negativo, pode ser positivo por quebra
Alteração de haste	Não	Não	Pode haver tricorrexe nodosa e tricoptilose
Alteração de textura	Cabelos emaranhados	Não	Cabelos finos, secos
Tricoscopia	Sem alterações	Sem alterações	Pode haver tricorrexe nodosa e tricoptilose
Diagnóstico diferencial	TTM e eflúvio telógeno	SAF	Displasias ectodérmicas
Observações	Melhora parcial e progressiva na adolescência	O tricograma mostra redução da proporção A/T. Relatos de melhora espontânea na puberdade	

TTM: tricotilomania; AD: autossômica dominante; AR: autossômica recessiva; proporção A/T: anágenos/telógenos; Sd.: síndrome; SAF: síndrome do anágeno frouxo.

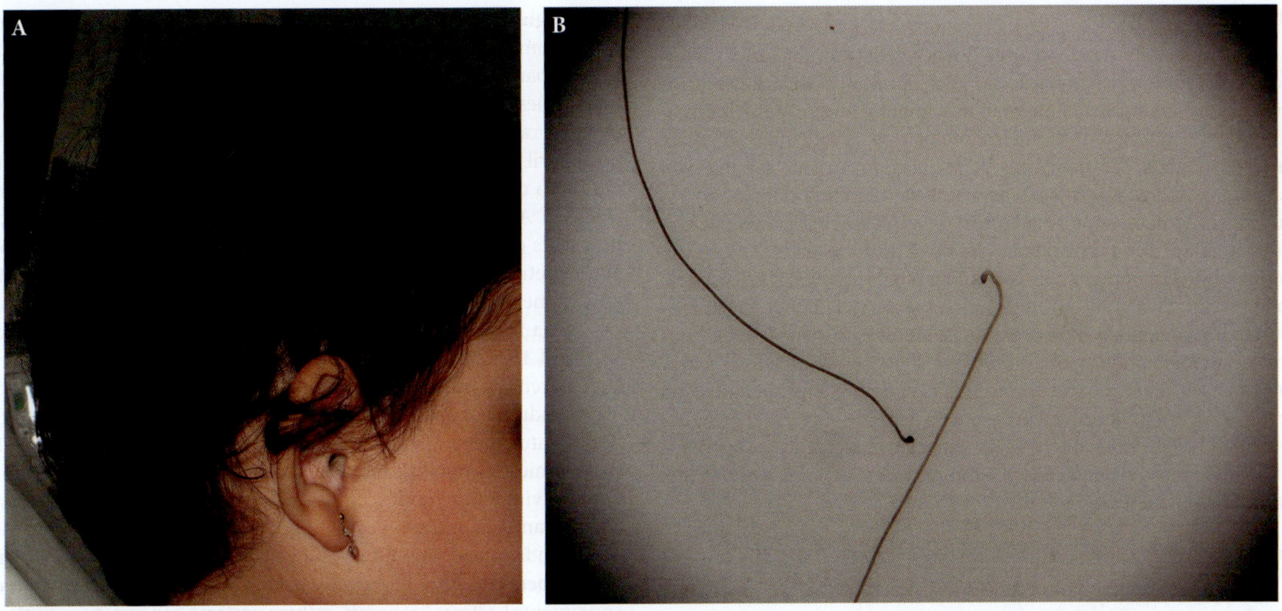

■ **Figura 54.61** Síndrome dos anágenos frouxos. **(A)** Apresentação clínica: cabelos que não crescem e desordenados; **(B)** teste de tração leve com pelos anágenos sem bainha extraídos sem dor (videodermatoscópio 32 x).

extracutânea. Pode ser herdada de forma autossômica dominante ou recessiva. A hipotricose não sindrômica dominante é causada por mutações nos genes *CDSN*, *APCDD1* ou *SNRPE*, enquanto a hipotricose recessiva não sindrômica resulta de mutações bialélicas nos genes *LSS*, *KRT25*, *LPAR6*, *LIPH* ou *DSG4*. Alguns tipos de hipotricose envolvem exclusivamente o couro cabeludo, enquanto outras envolvem também os pelos do corpo.[588-589]

Hipotricose simples (Tabela 54.13)

O termo hipotricose simples engloba doenças genéticas dos cabelos, que pode se manifestar de forma limitada ao couro cabeludo ou disseminadamente, com todos os pelos do corpo afetados.[590-591] Geralmente são autossômicas dominantes, mas podem ocorrer formas recessivas.[591] A forma mais comum, a hipotricose tipo 2[589] (OMIM 146520) resulta de mutações heterozigotas no gene *CDSN* que codifica corneodesmosina. Parece que a corneodesmosina mutante seja tóxica para os folículos pilosos, resultando em hipotricose.[588] A criança, usualmente, nasce com os cabelos normais e apresenta uma perda progressiva permanente, não cicatricial, resultando em alopecia quase total até a 3ª década de vida, sem outras anormalidades associadas.[496] Podem persistir fios esparsos, finos, curtos e as hastes não apresentam alterações estruturais. Existem variações fenotípicas.[496] O diagnóstico diferencial deve ser feito com hipotricose de Marie-Unna e atriquia congênita. Não há tratamento efetivo, mas estudos sugerem que a gentamicina tópica possa ser considerada um tratamento potencial.[496,588]

Tabela 54.13 Atriquias e hipotricoses.

	Hipotricose simples	Atriquia com pápulas	Hipotricose hereditária de Marie-Unna
Idade	Congênita	Criança nasce com cabelos e apresenta alopecia permanente ao longo do primeiro ano de vida	Congênita
Herança	Geralmente AD	AR	AD
Alteração genética associada	Mutação nos genes CDSN, RPL21, APCDD1	Perda de função do gene *Hairless*	Hiperfunção do gene *Hairless*
Características clínicas	Criança nasce com os cabelos normais e apresenta perda progressiva permanente, não cicatricial, que se inicia por volta dos 5 anos e evolui até a 3ª década. O fenótipo é variável	Alopecia geralmente universal, com pápulas disseminadas que são cistos de queratina	Cabelos esparsos ao nascimento, que crescem na infância e há perda na puberdade. Cabelos enrolados, grossos, indisciplinados, "em arame", e padrão de alopecia semelhante ao da AAG
Anormalidades associadas	Não	Não	Ceratose folicular e lesões do tipo mília
Teste de tração (*pulltest*)			Múltiplos anágenos
Alteração de haste	Não	Não	Sim
Alteração de textura	Fios finos		Sim
Tricoscopia	Sem alterações, podendo haver tricorrexe nodosa e tricoptilose	Aberturas foliculares vazias	Hastes com variações no diâmetro, rodadas e curvas
Diagnóstico diferencial	Hipotricose de Marie-Unna e atriquia congênita	AA universal, alopecia por raquitismo resistente à vitamina D, sd KID, KFSD, displasia ectodérmica	AA, AAG, atriquia com pápulas, hipoticose simples

AAG: alopecia androgenética; AD: autossômica dominante; AR: autossômica recessiva; KFSD: queratose folicular espinulosa decalvante; KID: *Keratitis- ichthyosis-deafness;* S: síndrome.

Atriquia com pápulas

A atriquia com pápulas é uma doença genética rara, autossômica recessiva, causada por mutação no gene *hairless* (OMIM 209500). A criança apresenta pelos lanugos ao nascimento, mas os perde permanentemente ao longo do primeiro ano, já que os folículos, ao entrar na fase catágena, são incapazes de reciclar novamente e entrar em anágeno. Isto leva à formação de cistos de queratina dentro das estruturas foliculares, que se manifestam clinicamente como pápulas disseminadas,[592] com início por volta dos 2 anos de idade[496] e que vão aumentando em número com o crescimento da criança. A tricoscopia pode revelar apenas aberturas foliculares (Figura 54.62 A). O padrão-ouro para o diagnóstico é a detecção de mutação no gene *hairless*, mas a histopatologia pode auxiliar muito em situações em que esse exame não pode ser realizado, revelando ausência de folículos terminais ou de infiltrado inflamatório e a presença de cistos de queratina[592] (Figura 54.62 B). O diagnóstico diferencial é feito com alopecia areata universal e com atriquia associada a raquitismo resistente à vitamina D.[496] Não há tratamento efetivo.

Hipotricose hereditária de Marie-Unna (Tabela 54.13)

A hipotricose hereditária de Marie-Unna (OMIM 146550) é uma rara doença autossômica dominante, que cursa geralmente com anormalidade isolada da estrutura da haste e da densidade dos cabelos, que são esparsos ao nascimento, com textura grossa, e crescem na infância, com potencial perda na puberdade.[496,593] Trata-se de alopecia não cicatricial,[593] em que a presença de cabelos enrolados, indisciplinados, às vezes até chamados cabelos "em arame" é importante para o diagnóstico. O padrão de alopecia pode se assemelhar ao da androgenética, com perda na região do vértex e/ou região frontoparietal.[594-595] Sobrancelhas, cílios e pelos corporais e sexuais secundários são escassos ou ausentes.[593] Mais raramente, ceratose folicular e lesões faciais do tipo mília podem estar associadas.[496,593] O teste de tração pode mostrar múltiplos anágenos.[593] Mutação do gene U2HR (*hairless*) com hiperfunção no cromossomo 8p21 foi identificada como causa da doença.[595] À dermatoscopia observam-se hastes com variações no diâmetro, rodadas e curvadas, que as deixam distantes do couro cabeludo. À microscopia eletrônica observam-se fios achatados, com sulco longitudinal, perda parcial ou total da cutícula e torção longitudinal em intervalos irregulares.[596] O diagnóstico diferencial é feito com alopecia areata, alopecia androgenética, atriquia com pápulas e hipotricose simples.[496,593,595] Não há tratamento efetivo descrito.[496]

Síndrome tricorrinofalangeana (Tabela 54.12)

Trata-se de rara síndrome genética caracterizada por tríade de alterações dos cabelos, anormalidades craniofaciais e esqueléticas.[597] A síndrome tricorrinofalangeana (STRF) divide-se em dois subgrupos essencialmente, sendo que ambos os tipos são identificados por morfologia facial típica (nariz em pera, filtro longo, lábios superiores finos), com características ectodérmicas distintas como cabelos curtos, finos, esparsos, despigmentados, unhas distróficas e mamas pequenas; e alterações esqueléticas como baixa estatura, braquidactilia com desvio ulnar ou radial dos quirodáctilos e epífises em cone, além de displasia do quadril.[597-598] Sua exata prevalência não é conhecida, provavelmente em razão do subdiagnóstico, pela grande variabilidade das manifestações.[599] A STRF tipo I (Síndrome de Giedion - OMIM 190350), o tipo mais comum, apresenta herança autossômica dominante, com alta penetrância e expressividade variável, retardo do crescimento, encurtamento moderado dos metacarpos e as alterações ectodérmicas acima relatadas. Já a STRF tipo II (Síndrome de Langer-Giedion - OMIM 150320), esporádica, apresenta, além das características relatadas, retardo mental, exostoses múltiplas de ossos tubulares longos, osteocondromas ou microcefalia. Alguns autores ainda incluem a STRF tipo III (atualmente apenas um espectro da STRF I[597] - OMIM 190351), autossômica dominante, em que haveria as características do tipo I, desenvolvimento neurológico normal, retardo no crescimento grave e encurtamento intenso das falanges e metacarpos.[597,600-603] A STRF pode, ainda que raramente, estar associada a anormalidades endócrinas (diabetes *mellitus*, hipotireoidismo e deficiência de hormônio de crescimento), alterações renais, refluxo ureteral, cardiopatia e displasia óssea.[602-604] O diagnóstico é clínico-radiológico, e o diagnóstico diferencial é feito com outras alterações dos cabelos, nariz e membros (p. ex., síndrome cabelo-cartilagem, síndrome óculo-dento-digital, síndrome Ellis-Van Creveld, síndrome de Larsen, displasia hidrótica ectodérmica - síndrome de Clouston, e síndrome de Coffin- Siris).[597,605-606] O manejo é feito apenas com suporte para as queixas apresentadas.

Displasias ectodérmicas

As displasias ectodérmicas compreendem um grupo extenso e diverso de mais de 170 doenças, em que há alterações em duas ou mais estruturas ectodérmicas, uma das quais envolve cabelos, dentes, unhas ou glândulas sudoríparas. Outros órgãos derivados do ectoderma embrionário incluem glândulas mamárias, sistema nervoso central, orelha externa, melanócitos, córnea, conjuntiva e aparelho lacrimal.[607-609] São distúrbios de um único gene com um modo de herança variável.[609] Pode haver alopecia por anormalidades na haste, com fragilidade, ou por hipotricose. Os cabelos em geral são encaracolados, esparsos, finos, e as sobrancelhas e cílios malformados ou ausentes.[496]

Alopecia triangular congênita (Tabela 54.14)

A alopecia triangular congênita ou alopecia triangular temporal (ATT) ou nevo de Brauer é uma alopecia não cicatricial, benigna, não progressiva, não inflamatória, que se manifesta em geral dos 2 aos 5 anos de idade e cuja causa é desconhecida. Muitas vezes subdiagnosticada, sua incidência na população geral ainda não é determinada.

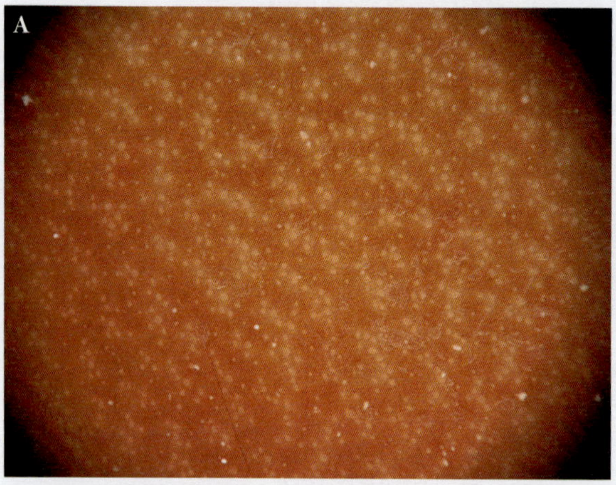

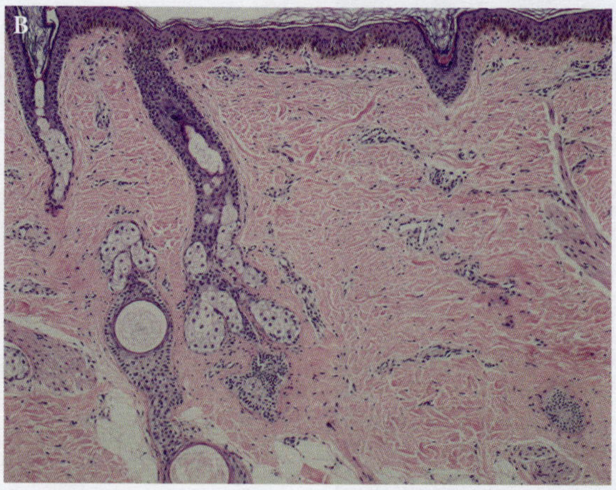

■ **Figura 54.62** Atriquia com pápulas. **(A)** Achados dermatoscópicos mostrando óstios foliculares preservados (videodermatoscópio 32 x); **(B)** achados histopatológicos: cistos triquilemais dentro de estruturas foliculares incompletas (HE 100 x).

Apresenta-se como placa triangular, redonda ou oval, geralmente assintomática, na região frontotemporal (Figura 54.63 A) e raramente já se manifesta ao nascimento, sendo assim, preferível o termo alopecia triangular temporal. Em raros casos, foi descrita sua apresentação em localizações atípicas como na região parietal, occipital e no supercílio. O teste de tração é negativo. Pode estar associada à síndrome de Down, síndrome do nevo da íris, facomatose pigmentovascular, aplasia cutânea congênita, leuconíquia, retardo mental, epilepsia e anormalidades cardíacas, dentárias e ósseas. A tricoscopia é de grande auxílio no diagnóstico e mostra a presença de velos e pelos brancos em uma região de pele normal, sem pontos amarelos, pelos em exclamação ou pontos pretos (Figura 54.63 B). A histologia mostra número normal de folículos, com aumento do número de folículos velos (Figura 54.63 C). Os principais diagnósticos diferenciais são feitos com alopecia areata, tricotilomania, aplasia cutânea congênita, alopecia de tração, tinha e nevo sebáceo. Não é necessário tratamento. É importante esclarecer os pais sobre a benignidade da lesão, evitando, assim, tratamentos intempestivos e iatrogenias. O minoxidil tópico pode ser tentado para aumentar a espessura dos fios e diminuir a área de alopecia, com recidiva ao cessar o seu uso. Em geral, quando esteticamente indesejável, o transplante capilar ou a cirurgia reducional são opções mais resolutivas.[496,610,614]

Aplasia cutânea congênita (Tabela 54.14)

A aplasia cutânea congênita (ACC) é uma rara malformação congênita (OMIM 107600), caracterizada pela ausência de pele em placa, preferencialmente no couro cabeludo.[615] Por volta de 15% dos defeitos do couro cabeludo também afetam o crânio. Pode ocorrer como defeito isolado ou estar associada a outras anormalidades.[496] Os defeitos neurológicos mais frequentemente vistos nesses pacientes são a heterotopia de meninges e a meningocele atrésica, resultando na sugestão dos autores para propedêutica de imagem neurológica a todos os pacientes com aplasia cutânea congênita.[616] A patogênese ainda não é conhecida.[617] Ao nascimento pode haver bolha ou úlcera e, depois, a placa se apresenta com membrana fina sem anexos, sob a qual podem eventualmente ser visualizadas as estruturas subjacentes (Figura 54.64 A). Frieden classificou a ACC em nove tipos de acordo com a localização, anormalidades concomitantes e causas. O tipo I é a ACC do couro cabeludo sem múltiplas anormalidades, o mais comum; o tipo II, a ACC do couro cabeludo com anormalidades dos membros; o tipo III, ACC do couro cabeludo associada a nevos epidérmicos e organoides; o tipo IV, ACC sobrejacente a malformações embriológicas; o tipo V, ACC associada a feto papiráceo ou infartos placentários; o tipo VI, ACC associada à epidermólise bolhosa; o tipo VII, ACC localizada nas extremidades sem formação de bolhas e sem anormalidades associadas; o tipo VIII, ACC causada por teratógenos específicos; e o tipo IX, ACC associada a malformações sindrômicas.[618] À tricoscopia, podem-se notar ausência de estruturas foliculares, aumento do calibre dos vasos (Figura 54.64 B), e hastes foliculares arranjadas radialmente na periferia, com bulbos intensamente pigmentados, típicos de pelos anágenos no centro, vistos por transparência (padrão em *starburst*).[619] A histologia, raramente realizada, mostra ausência de estruturas foliculares e anexiais, com uma fina camada de colágeno na derme.[615] O diagnóstico diferencial é feito com o nevo sebáceo[615] e esclerodermia localizada.[396] As lesões pequenas em geral não necessitam tratamento, ao passo que as maiores podem requerer cirurgias complexas.[617]

Tabela 54.14 Alopecias congênitas localizadas.

	Alopecia triangular temporal	Aplasia cutânea congênita
Idade	Percebida por volta dos 2-5 anos de idade	Congênita
Herança	Geralmente esporádica	Geralmente esporádica, mas pode ser AD e, mais raramente, AR
Características clínicas	Placa triangular, redonda ou oval, de rarefação, na região frontotemporal	Bolha ou úlcera no couro cabeludo ao nascimento, e, posteriormente placa com membrana fina, transparente
Anormalidades associadas	Geralmente não há, mas pode estar associada a: sd Down, sd do nevo da íris, facomatose pigmentovascular, aplasia cutânea congênita, retardo mental, epilepsia, anormalidades cardíacas, dentárias e ósseas	Podem não estar presentes, mas há inúmeras, de diversos órgãos, relatadas como associadas. As principais são alterações neurológicas, como heterotopia de meninges e meningocele atrésica.
Tricoscopia	Velos e pelos brancos	Ausência de estruturas foliculares no centro da placa, aumento do calibre dos vasos, hastes arranjadas radialmente na periferia, com bulbos intensamente pigmentados
Diagnóstico diferencial	AA, TTM, aplasia cutânea congênita, alopecia de tração	Nevo sebáceo e esclerodermia localizada

AD: autossômica dominante; AR: autossômica recessiva; sd: síndrome.

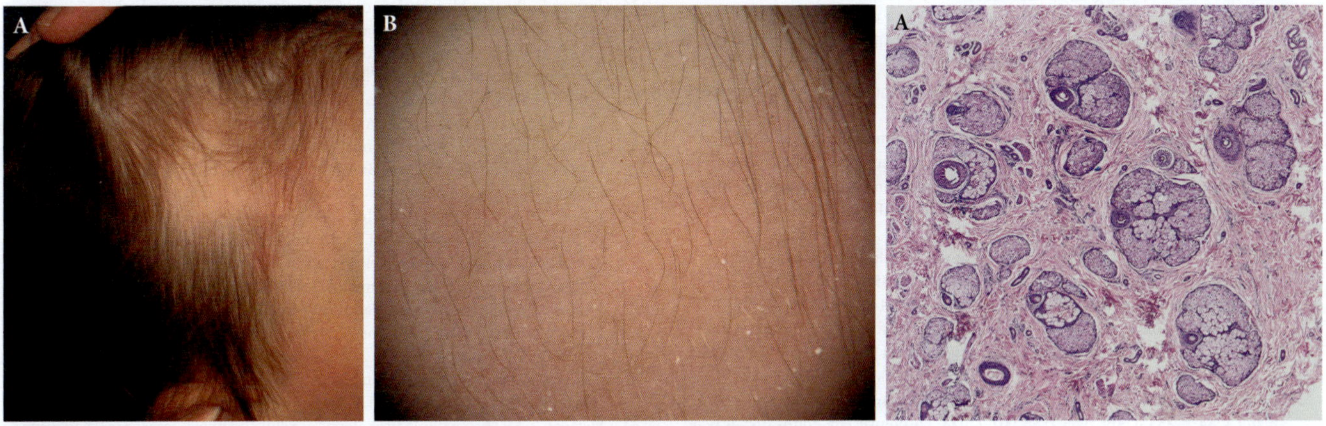

Figura 54.63 Alopecia triangular temporal. **(A)** Apresentação clínica: placa de alopecia não cicatricial de formato arredondado em região temporal; **(B)** achados dermatoscópicos no centro da lesão mostrando numerosos pelos velos e finos (videodermatoscópio 32 x); **(C)** achados histopatológicos: densidade normal de unidades foliculares compostas em sua maioria por um folículo velo ou intermediário isolado com glândula sebácea (HE 40 x).

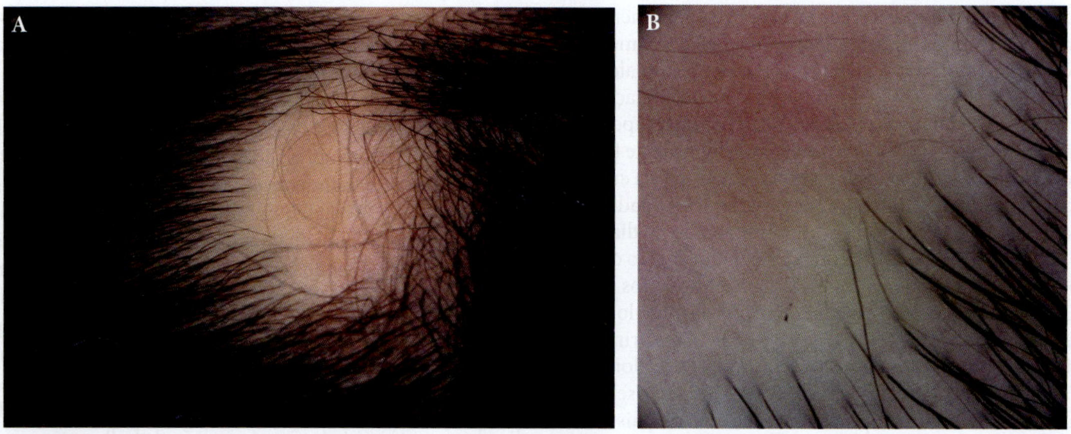

■ **Figura 54.64** Aplasia cútis congênita. (**A**) Apresentação clínica: placa de alopecia de aspecto cicatricial em região de vértex; (**B**) achados dermatoscópicos mostrando rede vascular por transparência (dermatoscópio 20 x).

Referências bibliográficas

1. St-Jacques B et al. Sonic hedgehog signaling is essential for hair development. Curr Biol 1998;8(19):1058-1068.
2. Glover JD et al. Hierarchical patterning modes orchestrate hair follicle morphogenesis. PLoS Biol 2017;15(7):31.
3. Schneider MR, Schmidt-Ullrich R, Paus R. The Hair Follicle as a Dynamic Miniorgan. Curr Biol 2009;19(3):R132-R142.
4. Sprecher E. Genetic hair and nail disorders. Clin Dermatol 2005;23(1):47-55.
5. Stenn KS, Paus R. Controls of hair follicle cycling. Physiol Rev 2001;81(1):449-494.
6. Kim JE et al. Phototrichogram analysis of normal scalp hair characteristics with aging. Eur J Dermatol 2004;23(6):849-856.
7. Robbins C et al. What women want – quantifying the perception of hair amount: an analysis of hair diameter and density changes with age in caucasian women. Br J Dermatol 2013;167(2):324-332.
8. Headington JT. Transverse microscopic anatomy of the human scalp – a basis for a morphometric approach to disorders of the hair follicle. Arch Dermatol 1984;120(4):449-456.
9. Poblet E, Jimenez F, Ortega F. The contribution of the arrector pili muscle and sebaceous glands to the follicular unit structure. J Am Acad Dermatol 2004;51(2):217-222.
10. Vogt A, Mcelwee KJ, Blume-Peytavi U. Biology of the hair follicle. In: Blume-Peytavi U, Tosti A et al., editors. Hair Growth and Disorders. 1st. Berlin: Springer, 2008. cap. 1.
11. Ibrahim I, Wright EA. A quantitative study of hair-growth using mouse and rat vibrissal follicles. 1. Dermal papilla volume determines hair volume. J Embryol Exp Morphol 1982 dec;72:209-224.
12. Randall VA. The endocrine control of the hair follicle. In: Blume-Peytavi, B, Tosti A et al., editors. Hair Growth and Disorders. Berlin: Springer, 2008. cap. 2.
13. Vogt A, McElwee KJ, Blume-Peytavi U. Biology of the hair follicle. In: Blume-Peytavi U, Tosti A, Whiting DA, Trüeb RM (eds.). Hair Growth and Disorders. Springer--Verlag Berlin Heidelberg. 2008. doi10.1007/978-3-540-46911-7.
14. Kligman AM. The human hair cycle. J Invest Dermatol 1959;33(6):307-316.
15. Stenn K. Exogen is an active, separately controlled phase of the hair growth cycle. J Am Acad Dermatol 2005;52(2):374-375.
16. Rebora A, Guarrera M. Kenogen – A new phase of the hair cycle? Dermatology 2002;205(2):108-110.
17. Paus R, Nickoloff BJ, Ito T. A 'hairy' privilege. Trends Immunol 2005;26(1):32-40.
18. Robbins C et al. What women want – quantifying the perception of hair amount: an analysis of hair diameter and density changes with age in caucasian women. British Journal of Dermatology, v. 167, n. 2, p. 324-332, Aug 2012. ISSN 0007-0963. Disponível em: <<Go to ISI>://WOS:000306805200016>.
19. Kim JE et al. Phototrichogram analysis of normal scalp hair characteristics with aging. European Journal of Dermatology, v. 23, n. 6, p. 849-856, Nov-Dec 2013. ISSN 1167-1122. Disponível em: <<Go to ISI>://WOS:000331460000015>.
20. Cohen B. The cross-section trichometer: A new device for measuring hair quantity, hair loss, and hair growth. Dermatologic Surgery, v. 34, n. 7, p. 900-911, Jul 2008. ISSN 1076-0512. Disponível em: <<Go to ISI>://WOS:000257716400006>.
21. Barman JM, Astore I, Pecoraro V. The normal trichogam of the adult. J Invest Dermatol, v. 44, p. 233-6, Apr 1965. ISSN 0022-202X. Disponível em: <https://www.ncbi.nlm.nih.gov/pubmed/14282465>.
22. Panhard S, Lozano I, Loussouarn G. Greying of the human hair: a worldwide survey, revisiting the '50' rule of thumb. British Journal of Dermatology, v. 167, n. 4, p. 865-873, Oct 2012. ISSN 0007-0963. Disponível em: <<Go to ISI>://WOS:000309391100022>.
23. Tobin DJ. The cell biology of human hair follicle pigmentation. Pigment Cell & Melanoma Research, v. 24, n. 1, p. 75-88, Feb 2011. ISSN 1755-1471. Disponível em: <<Go to ISI>://WOS:000286210400016>.
24. McDonald KA et al. Hair pull test: Evidence-based update and revision of guidelines. J Am Acad Dermatol 2017;76(3):472-477.
25. Dhurat R, Saraogi P. Hair Evaluation Methods: Merits and Demerits. Int J Trichology 2009;1:108-19.
26. Saraogi PP, Dhurat RS. Automated Digital Image Analysis (TrichoScan®) for Human Hair Growth Analysis: Ease versus Errors. Int J Trichology 2010;2(1):5-13.
27. Rebora A et al. Distinguishing androgenetic alopecia from chronic Telogen effluvium when associated in the same patient – A simple noninvasive method. Arch Dermatol 2005;141(10):1243-1245.
28. Miteva M, Tosti A. Dermatoscopy of hair shaft disorders. J Am Acad Dermatol 2013;68(3):473-481.
29. Rudnicka L et al. Hair Shafts in Trichoscopy: Clues for Diagnosis of Hair and Scalp Diseases. Dermatol Clin 2013;31(4):695.
30. Rakowska A et al. Trichoscopy in genetic hair shaft abnormalities. J Dermatol Case Rep, 2008 Jul;2(2):14-20.
31. Rudnicka L, Rakowska A, Olszewska M. Trichoscopy How It May Help the Clinician. Dermatol Clin 2013;31(1):29.
32. Miteva M, Tosti A. Hair and scalp dermatoscopy. J Am Acad Dermatol 2012; 67(5):1040-1048.
33. Inui S, Nakajima T, Itami S. Scalp dermoscopy of androgenetic alopecia in Asian people. J Dermatol 2009;36(2):82-5.
34. Inui S et al. Clinical significance of dermoscopy in alopecia areata: analysis of 300 cases. Int J Dermatol 2008;47(7):688-693.
35. Lacarrubba F et al. Videodermatoscopy enhances diagnostic capability in some forms of hair loss. Am J Clin Dermatol 2004;5(3):205-208.
36. Pirmez R, Pineiro-Maceira J, Sodre CT. Exclamation marks and other trichoscopic signs of chemotherapy-induced alopecia. Austr J Dermatol 2013;54(2):129-132.
37. Lee DY et al. The use of dermoscopy for the diagnosis of trichotillomania. J Eur Acad Dermatol Venereol 2009;23(6):731-732.
38. Tosti A et al. Follicular Red Dots A Novel Dermoscopic Pattern Observed in Scalp Discoid Lupus Erythematosus. Arch Dermatol 2009;145(12):1406-1409.
39. Pirmez R et al. Follicular red dots: a normal trichoscopy feature in patients with pigmentary disorders? Anais Brasileiros de Dermatologia 2013 May-Jun;88(3): 459-461.
40. Lanuti E et al. Trichoscopy and histopathology of follicular keratotic plugs in scalp discoid lupus erythematosus. Int J Trichology 2012;4(1):36-8.
41. Kossard S, Zagarella S. Spotted cicatricial alopecia in dark skin. A dermoscopic clue to fibrous tracts. Australas J Dermatol 1993;34(2):49-51.
42. Rakowska A. Trichoscopy (hair and scalp videodermoscopy) in the healthy female. Method standardization and norms for measurable parameters. J Dermatol Case Rep, 2009;3(1):14-9.
43. Rakowska A et al. Dermoscopy in female androgenic alopecia: method standardization and diagnostic criteria. Int J Trichology 2009;1(2):123-30.
44. Stefanato CM. Histopathology of alopecia: a clinicopathological approach to diagnosis. Histopathology, v. 56, n. 1, p. 24-38, Jan 2010. ISSN 0309-0167. Disponível em: <<Go to ISI>://WOS:000273065500003>.
45. Headington JT. Transverse microscopic anatomy of the human scalp – A basis for a morphometric approach to disorders of the hair follicle. Archives of Dermatology,

v. 120, n. 4, p. 449-456, 1984. ISSN 0003-987X. Disponível em: <<Go to ISI>://WOS:A1984SK77600007>.

46. Bergfeld WF, Mulinari-Brenner F. Shedding: how to manage a common cause of hair loss. Cleve Clin J Med 2001;68(3):256-61.
47. Werner B, Mulinari-Brenner F. Clinical and histological challenge in the differential diagnosis of diffuse alopecia: female androgenetic alopecia, telogen effluvium and alopecia areata – part I. An Bras Dermatol 2012;87(5):742-7.
48. Rebora A. Intermittent Chronic Telogen Effluvium. Skin Appendage Disorders 2017;3:36-8.
49. Kligman AM. Pathologic dynamics of human hair loss. I. Telogen effuvium. Arch Dermatol 1961;83:175-98.
50. Headington JT. Telogen effluvium. New concepts and review. Arch Dermatol 1993;129(3):356-63.
51. Pillans PI, Woods DJ. Drug-associated alopecia. Int J Dermatol 1995;34(3):149-58.
52. Whiting DA. Chronic telogen effluvium: increased scalp hair shedding in middle--aged women. J Am Acad Dermatol 1996;35(6):899-906.
53. Rebora A. Proposing a Simpler Classification of Telogen Effluvium. Skin Appendage Disord 2016;2:35-8.
54. Mulinari-Brenner F, Bergfeld WF. Hair loss: diagnosis and management. Cleve Clin J Med 2003;70(8):705-6, 709-10, 712.
55. Rebora A. Telogen Effluvium. Dermatology 2018;195(3):209-212.
56. Werner B, Mulinari-Brenner F. Clinical and histological challenge in the differential diagnosis of diffuse alopecia: female androgenetic alopecia, telogen effluvium and alopecia areata – part II. An Bras Dermatol 2012;87(6):884-90.
57. Rebora A. Alopecia areata incognita. J Am Acad Dermatol (United States) 2011;65:1228.
58. Sinclair R. There is no clear association between low serum ferritin and chronic diffuse telogen hair loss. Br J Dermatol 2002;147(5):982-4.
59. Ong KH et al. Accuracy of various iron parameters in the prediction of iron deficiency in an acute care hospital. Ann Acad Med Singapore 2005;34(7):437-40.
60. Rushton DH. Nutritional factors and hair loss. Clin Exp Dermatol 2002;27(5):396-404.
61. Cheung EJ, Sink JR, English III JC. Vitamin and Mineral Deficiencies in Patients With Telogen Effluvium: A Retrospective Cross-Sectional Study. J Drugs Dermatol 2016;15(10):1235-1237.
62. Mulinari-Brenner F. Avaliação quantitativa em cortes histológicos transversais do couro cabeludo. 2006.
63. Mirallas O, Grimalt R. The Postpartum Telogen Effluvium Fallacy. Skin Appendage Disord 2016;1(4):198-201.
64. Budde J et al. [Systemic therapy of diffuse effluvium and hair structure damage]. Hautarzt 1993;44(6):380-4.
65. Petri H, Pierchalla P, Tronnier H. [The efficacy of drug therapy in structural lesions of the hair and in diffuse effluvium – comparative double blind study]. Schweiz Rundsch Med Prax 1990;79(47):1457-62.
66. Arnaud J et al. Zinc status in patients with telogen defluvium. Acta Derm Venereol 1995;75(3):248-9.
67. Gilmore S, Sinclair R. Chronic telogen effluvium is due to a reduction in the variance of anagen duration. Australas J Dermatol 2010;51(3):163-7.
68. Mulinari-Brenner F, Bergfeld WF. Hair loss: an overview. Dermatol Nurs 2001;13(4):269-72.
69. Schilli MB, Paus R, Menrad A. Reduction of intrafollicular apoptosis in chemotherapy--induced alopecia by topical calcitriol-analogs. J Invest Dermatol 1998;111(4):598-604.
70. McGarvey EL et al. Psychological sequelae and alopecia among women with cancer. Cancer Pract 2001;9(6):283-9.
71. Tobin DJ et al. Do hair bulb melanocytes undergo apoptosis during hair follicle regression (catagen)? J Invest Dermatol 1998;111(6):941-7.
72. Levantine A, Almeyda J. Drug reactions. 23. Drug induced alopecia. Br J Dermatol 1973;89(5):549-53.
73. Dean JC, Salmon SE, Griffith KS. Prevention of doxorubicin-induced hair loss with scalp hypothermia. N Engl J Med 1979;301(26):1427-9.
74. Rugo HS et al. Association Between Use of a Scalp Cooling Device and Alopecia After Chemotherapy for Breast Cancer. JAMA 2017;317(6):606-614.
75. Hood AF. Cutaneous side effects of cancer chemotherapy. Med Clin North Am 1986;70(1):187-209.
76. Pirmez R, Pineiro-Maceira J, Sodre CT. Exclamation marks and other trichoscopic signs of chemotherapy-induced alopecia. Australas J Dermatol 2013;54(2):129-32.
77. Basilio FM et al. Clinical and histological study of permanent alopecia after bone marrow transplantation. An Bras Dermatol 2015,90(6):814-21.
78. Shah VV et al. Scalp hypothermia as a preventative measure for chemotherapy--induced alopecia: A review of controlled clinical trials. J Eur Acad Dermatol Venereol Oct 2017.
79. Dunnill CJ et al. A Clinical and Biological Guide for Understanding Chemotherapy--Induced Alopecia and Its Prevention. Oncologist 2018;23(1):84-96.
80. Balsari AL et al. Protection against doxorubicin-induced alopecia in rats by liposome--entrapped monoclonal antibodies. Faseb J 1994;8(2):226-30.
81. Duvic M et al. A randomized trial of minoxidil in chemotherapy-induced alopecia. J Am Acad Dermatol 1996;35(1):74-8.
82. Miteva M et al. Permanent alopecia after systemic chemotherapy: a clinicopathological study of 10 cases. Am J Dermatopathol 2011;33(4):345-50.
83. Alkhalifah A et al. Alopecia areata update: part I. Clinical picture, histopathology, and pathogenesis. J Am Acad Dermatol 2010;62(2):177-88.
84. Elston DM et al. Migratory poliosis: A forme fruste of alopecia areata? J Am Acad Dermatol 2000;42(6):1076-7.
85. Miteva M et al. Histopathologic features of alopecia areata incognito: a review of 46 cases. J Cutan Pathol 2012;39(6):596-602.
86. Kasumagic-Halilovic E, Prohic A. Nail changes in alopecia areata: frequency and clinical presentation. J Eur Acad Dermatol Venereol (England).
87. Ganjoo S, Thappa DM. Dermoscopic evaluation of therapeutic response to an intra-lesional corticosteroid in the treatment of alopecia areata. Indian J Dermatol Venereol Leprol 2013;79(3):408-17.
88. Rudnicka L et al. Trichoscopy update 2011. J Dermatol Case Rep, 2011;5(4):82-8.
89. Moftah NH et al. ULBP3: a marker for alopecia areata incognita. Arch Dermatol Res 2016;308(6):415-21.
90. Wohlmuth-Wieser I et al. Childhood alopecia areata-Data from the National Alopecia Areata Registry. Pediatr Dermatol Jan 15 2018.
91. Lenane P, Pope E, Krafchik B. Congenital alopecia areata. J Am Acad Dermatol 2005;52(2 Suppl 1):8-11.
92. Huang KP et al. Autoimmune, Atopic, and Mental Health Comorbid Conditions Associated With Alopecia Areata in the United States. JAMA Dermatol 2013:1-5
93. Thompson JM et al. The Role of Micronutrients in Alopecia Areata: A Review. Am J Clin Dermatol 2017;18(5):663-679.
94. Park H et al. The therapeutic effect and the changed serum zinc level after zinc supplementation in alopecia areata patients who had a low serum zinc level. Ann Dermatol 2009;21(2):142-6.
95. Alkhalifah A et al. Alopecia areata update: part II. Treatment. J Am Acad Dermatol 2010;62(2):191-202, quiz 203-4.
96. Hammerschmidt M, Mulinari Brenner F. Efficacy and safety of methotrexate in alopecia areata. An Bras Dermatol 2014;89(5):729-34.
97. Rangwala S, Rashid RM. Alopecia: a review of laser and light therapies. Dermatol Online J 2012;18(2):3.
98. Miteva M, Tosti A. Treatment options for alopecia: an update, looking to the future. Expert Opin Pharmacother 2012;13(9)1271-81.
99. Ito T. Advances in the management of alopecia areata. J Dermatol 2012;39(1):11-7.
100. Shoenfeld N et al. Tricotillomania: pathopsychology theories and treatment possi-bilities. Isr Med Assoc J 2012;14(2):125-9.
101. Bergfeld W et al. The combined utilization of clinical and histological findings in the diagnosis of trichotillomania. J Cutan Pathol 2002;29(4):207-14.
102. Miteva M, Tosti A. Hair and scalp dermatoscopy. J Am Acad Dermatol 2012;67(5):1040-8.
103. Özcan D, Seçkin D. N-Acetylcysteine in the treatment of trichotillomania: remarkable results in two patentizas. J Eur Acad Dermatol Venereol. 2016;30(9):1606-8.
104. Barroso LAL, Sternberg F, Souza MNIF, Nunes GJB. Trichotillomania: a good response to treatment with N-acetylcysteine. An Bras Dermatol. 2017;92(4):537-9.
105. Samrao A et al. The "Fringe Sign" – A useful clinical finding in traction alopecia of the marginal hair line. Dermatol Online J 2011;17(11):1.
106. Khumalo NP, Ngwanya RM. Traction alopecia: 2% topical minoxidil shows promise. Report of two cases. J Eur Acad Dermatol Venereol 2007;21(3):433-4.
107. Khumalo NP et al. Marginal traction alopecia severity score: development and test of reliability. J Cosmet Dermatol 2007;6(4):262-9.
108. Rucker Wright D et al. Hair care practices and their association with scalp and hair disorders in African American girls. J Am Acad Dermatol 2011;64(2):253-62.
109. Tsuboi R et al. Guidelines for the management of androgenetic alopecia (2010). J Dermatol 2012;39(2):113-20.
110. Blumeyer A et al. Evidence-based (S3) guideline for the treatment of androgenetic alopecia in women and in men. J Dtsch Dermatol Ges 2011;9(Suppl 6):S1-57.
111. Blume-Peytavi U et al. S1 guideline for diagnostic evaluation in androgenetic alopecia in men, women and adolescents. Br J Dermatol 2011;164(1):5-15.
112. Futterweit W et al. The prevalence of hyperandrogenism in 109 consecutive female patients with diffuse alopecia. J Am Acad Dermatol 1988;19(5Pt1):831-6.
113. Rathnayake D, Sinclair R. Male androgenetic alopecia. Expert Opin Pharmacother 2010;11(8):1295-304.
114. Inui S, Nakajima T, Itami S. Coudability hairs: a revisited sign of alopecia areata assessed by trichoscopy. Clin Exp Dermatol 2010;35(4):361-5.
115. Leyden J et al. Finasteride in the treatment of men with frontal male pattern hair loss. J Am Acad Dermatol 1999;40(6Pt1):930-7.
116. Gupta AK, Charrette A. Topical Minoxidil: Systematic Review and Meta-Analysis of Its Efficacy in Androgenetic Alopecia. Skinmed 2015;13(3):185-9.
117. Blume-Peytavi U et al. S1 guideline for diagnostic evaluation in androgenetic alopecia in men, women and adolescents. Br J Dermatol 2011;164(1):5-15.
118. Olsen EA et al. Global photographic assessment of men aged 18 to 60 years with male pattern hair loss receiving finasteride 1 mg or placebo. J Am Acad Dermatol 2012;67(3):379-86.
119. Giordano S, Romeo M, Lankinen P. Platelet-rich plasma for androgenetic alopecia: Does it work? Evidence from meta analysis. J Cosmet Dermatol 2017;16(3):374-381.
120. Gupta AK, Carviel JL. Meta-analysis of efficacy of platelet-rich plasma therapy for androgenetic alopecia. J Dermatolog Treat 2017;28(1):55-58.
121. Najem I, Chen H. Use of low-level laser therapy in treatment of the androgenic alopecia, the first systematic review. J Cosmet Laser Ther 2017:1-6.
122. Stillman L. Reply to: The use of low-level light for hair growth: Part I. J Cosmet Laser Ther 2010;12(2):116.

123. Saxena K, Savant SS. Body to Scalp: Evolving Trends in Body Hair Transplantation. Indian Dermatol Online J 2017;8(3):167-175.
124. Rose PT. The latest innovations in hair transplantation. Facial Plast Surg 2011;27(4):366-77.
125. Melo DF, Cortez de Almeida RF, Frattini SC, Santos LDN, Ramos PM. Minimally invasive procedures for the management of female pattern hair loss. J Cosmet Dermatol. 2022 Nov;21(11):5405-5408. doi: 10.1111/jocd.15160. Epub 2022 Jun 25. PMID: 35713007.
126. Kanti V et al. Evidence-based (S3) guideline for the treatment of androgenetic alopecia in women and in men – short version. J Eur Acad Dermatol Venereol 2018;32(1):11-22.
127. Finner AM, Shapiro J. Secondary cicatricial and other permanent alopecias. In: Blume-Peytavi U, Tosti A et al., editors. Hair Growth and Disorders. Berlin: Springer, 2008. cap. 12.
128. Rongioletti F, Christana K. Cicatricial (Scarring) Alopecias An Overview of Pathogenesis, Classification, Diagnosis, and Treatment. Am J Clin Dermatol 2012;13(4):247-260.
129. Harries MJ, Paus, R. The Pathogenesis of Primary Cicatricial Alopecias. Am J Pathol 2010;77(5):2152-2162.
130. Olsen EA et al. Summary of North American Hair Research Society (NAHRS)--sponsored Workshop on Cicatricial Alopecia, Duke University Medical Center, February 10 and 11, 2001. J Am Acad Dermatol 2003;48(1):103-10.
131. Ross EK, Shapiro J. Primary cicatricial alopecia. In: Blume-Peytavi U, Tosti A et al., editors. Hair growth and disorders. Berlin: Springer, 2008. cap. 11.
132. Zinkernagel MS, Trueb RM. Fibrosing alopecia in a pattern distribution – Patterned lichen planopilaris or androgenetic alopecia with a lichenoid tissue reaction pattern? Arch Dermatol 2000;136(2):205-211.
133. Mirmirani P et al. Primary cicatricial alopecia: histopathologic findings do not distinguish clinical variants. J Am Acad Dermatol 2005;52(4):637-43.
134. Adamson HG. Lichen pilaris, seu spinulosus. Br J Dermatol 1905;17:39-54.
135. Assouly P, Reygagne P. Lichen planopilaris: update on diagnosis and treatment. Semin Cutan Med Surg 2009;28(1):3-10.
136. Bellet JS et al. Keratosis follicularis spinulosa decalvans in a family. J Am Acad Dermatol 2008;58(3):499-502.
137. Karnik P et al. Hair Follicle Stem Cell-Specific PPAR gamma Deletion Causes Scarring Alopecia. J Invest Dermatol 2009;129(5):1243-1257.
138. Mirmirani P, Karnik P. Lichen Planopilaris Treated With a Peroxisome Proliferator--Activated Receptor gamma Agonist. Arch Dermatol 2009;145(12):1363-1366.
139. Baibergenova A, Walsh S. Use of Pioglitazone in Patients with Lichen Planopilaris. J Cutan Med Surg 2012;16(2):97-100.
140. Morais KL et al. Lichen planopilaris with pustules: a diagnostic challenge. Skin Appendage Disorders 2018;4:61-66.
141. Cevasco NC et al. A case-series of 29 patients with lichen planopilaris: The Cleveland Clinic Foundation experience on evaluation, diagnosis, and treatment. J Am Acad Dermatol 2007;57(1):47-53.
142. Chiang C et al. Hydroxychloroquine and lichen planopilaris: efficacy and introduction of Lichen Planopilaris Activity Index scoring system. J Am Acad Dermatol 2010;62(3):387-92.
143. Duque-Estrada B et al. Dermoscopy patterns of cicatricial alopecia resulting from discoid lupus erythematosus and lichen planopilaris. An Bras Dermatol 2010;85(2):179-83.
144. Bormate AB, Price VH, McCalmont TH. Reassessing the histopathology of primary cicatricial alopecias: an evaluation of 256 biopsies. J Invest Dermatol 2013;133(5): 1403-1403.
145. Saceda-Corralo D et al. Clinical Description of Frontal Fibrosing Alopecia with Concomitant Lichen Planopilaris. Skin Appendage Disorders, v. 4, p. 105-107, 2018.
146. Strowd LC et al. Cicatricial Alopecia in Identical Twin Lumbee Native American Women. Skin Appendage Disorders 2018;4:108-111.
147. Miteva M et al. Alopecia Universalis Associated with Cutaneous T Cell Lymphoma. Dermatology 2014;229(2):65-69.
148. Castori M et al. Clinical and genetic heterogeneity in keratosis follicularis spinulosa decalvans. Eur J Med Genet 2009;52(1):53-58.
149. Stefanato CM. Histopathology of alopecia: a clinicopathological approach to diagnosis. Histopathology 2010;56(1):24-38.
150. Tandon YK et al. A histologic review of 27 patients with lichen planopilaris. J Am Acad Dermatol 2008;59(1):91-98.
151. Al-Zaid T et al. Sebaceous gland loss and inflammation in scarring alopecia: A potential role in pathogenesis. J Am Acad Dermatol 2011;65(3):597-603.
152. Mehregan DA, van Hale HM, Muller SA. Lichen planopilaris: clinical and pathologic study of forty-five patients. J Am Acad Dermatol 1992;27(6Pt1):935-42.
153. Spring P, Spanou Z, De Viragh PA. Lichen planopilaris treated by the peroxisome proliferator activated receptor-gamma agonist pioglitazone: Lack of lasting improvement or cure in the majority of patients. J Am Acad Dermatol 2013;69(5): 830-832.
154. Racz E et al. Treatment of frontal fibrosing alopecia and lichen planopilaris: a systematic review. J Eur Acad Dermatol Venereol 2013;27(12):1461-1470.
155. Spano F, Donovan JC. Efficacy of oral retinoids in treatment-resistant lichen planopilaris. J Am Acad Dermatol 2014;71(5):1016-1018.
156. Naeini FF, Saber M, Asilian A, Hosseini SM. Clinical Efficacy and Safety of Methotrexate versus Hydroxychloroquine in Preventing Lichen Planopilaris Progress: A Randomized Clinical Trial. Int J Prev Med. 2017 May 25;8:37. doi: 10.4103/ijpvm.IJPVM_156_17. PMID: 28584619; PMCID: PMC5450502.
157. Fatemi Naeini F, Mohaghegh F, Jelvan M, Asilian A, Saber M. Cyclosporine or methotrexate, which one is more promising in the treatment of lichen planopilaris? A comparative clinical trial. Int Immunopharmacol. 2020 Sep;86:106765. doi: 10.1016/j.intimp.2020.106765. Epub 2020 Jul 13. PMID: 32674048.
158. Kossard S. Postmenopausal frontal fibrosing alopecia – scarring alopecia in a pattern distribution. Arch Dermatol 1994;130(6):770-774.
159. MacDonald A, Clark C, Holmes S. Frontal fibrosing alopecia: a review of 60 cases. J Am Acad Dermatol 1994;67(5):955-61.
160. Aldoori N et al. Frontal fibrosing alopecia: possible association with leave-on facial skin care products and sunscreens; a questionnaire study. Br J Dermatol 2016;175(4):762-767.
161. Vañó-Galván S et al. Frontal fibrosing alopecia: A multicenter review of 355 patients. J Am Acad Dermatol 2014;70(4):670-678.
162. Georgala S et al. Treatment of postmenopausal frontal fibrosing alopecia with oral dutasteride. J Am Acad Dermatol 2009;61(1):157-158.
163. Ladizinski B et al. Frontal fibrosing alopecia: a retrospective review of 19 patients seen at Duke University. J Am Acad Dermatol 2013;68(5):749-55.
164. Debroy-Kidambi A et al. Frontal fibrosing alopecia in men – an association with facial moisturisers and sunscreens. Br J Dermatol jan 2017.
165. Dhana A, Gumedze F, Khumalo NP. Regarding 'Frontal fibrosing alopecia: possible association with leave-on facial skincare products and sunscreens; a questionnaire study'. Br J Dermatol 2017;176(3):836-837.
166. Rudnicka L, Rakowska A. The increasing incidence of frontal fibrosing alopecia. In search of triggering factors. J Eur Acad Dermatol Venereol 2017;31(10):1579-1580.
167. Anstey A. Frontal fibrosing alopecia: possible association with leave-on facial skincare products and sunscreens. Br J Dermatol 2016;175(4):663.
168. Donati, A. Frontal fibrosing alopecia and sunscreens: cause or consequence? Br J Dermatol 2016;175(4):675-676.
169. Aldoori N et al. Frontal fibrosing alopecia: there is no statistically significant association with leave-on facial skin care products and sunscreens: reply from the authors. Br J Dermatol Sep 2016.
170. Strazzulla LC et al. Response to 'Frontal fibrosing alopecia in men: an association with facial moisturizers and sunscreens'. Br J Dermatol 2017;177(1):323-323.
171. Moreno-Arrones OM et al. Frontal fibrosing alopecia: clinical and prognostic classification. J Eur Acad Dermatol Venereol 2017;31(10):1739-1745.
172. Dlova NC. Frontal fibrosing alopecia and lichen planus pigmentosus: is there a link? Br J Dermatol 2013;168(2):439-442.
173. López-Pestaña A et al. Facial lesions in frontal fibrosing alopecia (FFA): Clinicopathological features in a series of 12 cases. J Am Acad Dermatol 2015;73(6):987.e1-6.
174. Donati A et al. Facial Papules in Frontal Fibrosing Alopecia Evidence of Vellus Follicle Involvement. Arch Dermatol 2011;147,(12):1424-1427.
175. Romiti R et al. Clinical and Histopathological Findings of Frontal Fibrosing Alopecia-Associated Lichen Planus Pigmentosus. Skin Appendage Disorders 2017;3(2):59-63.
176. Chew AL et al. Expanding the spectrum of frontal fibrosing alopecia: A unifying concept. J Am Acad Dermatol 2010;63(4):653-660.
177. Pirmez R et al. It's not all traction: the pseudo 'fringe sign' in frontal fibrosing Alopecia. Br J Dermatol 2015;173(5):1336-8.
178. Lacarrubba F, Micali G, Tosti, A. Absence of vellus hair in the hairline: a videodermatoscopic feature of frontal fibrosing alopecia. Br J Dermatol 2013;169(2):473-4.
179. Gavioli CFB et al. Frontal fibrosing alopecia etiology: do environmental and behavioral factors play a role? World Congress of Hair Reasearch. Miami, USA: Poster 077 p. 2015.
180. Anzai A et al. Isolated eyebrow loss in frontal fibrosing alopecia: relevance of early diagnosis and treatment. Br J Dermatol 2016;175(5):1099-1101.
181. Poblet E et al. Frontal fibrosing alopecia versus lichen planopilaris: a clinicopathological study. Int J Dermatol 2006;45(4):375-80.
182. Rakowska A et al. Efficacy of Isotretinoin and Acitretin in Treatment of Frontal Fibrosing Alopecia: Retrospective Analysis of 54 Cases. J Drugs Dermatol 2017;16(10): 988-992.
183. Pirmez R et al. Successful Treatment of Facial Papules in Frontal Fibrosing Alopecia with Oral Isotretinoin. Skin Appendage Disorders 2017;3(2):111-113.
184. Piccardi G. Cheratosi spinulosa del capillizio a suoi rapporti con al pseudo-pelade di Brocq. Giornale Italiano della Malattie Veneree e della Pelle 1914;49:416.
185. Little EG. Folliculitis Decalvans et Atrophicans. Proc R Soc Med 1915;8:139-41.
186. Bardazzi F et al. Graham Little-Piccardi-Lasseur syndrome following HBV vaccination. Acta Derm Venereol 1999;79(1):93.
187. Gutierrez JV et al. Graham Little-Piccardi-Lassueur syndrome associated with androgen insensitivity syndrome (testicular feminization). J Eur Acad Dermatol Venereol 2004;18(4):463-466.
188. Viglizzo G, Verrini A, Rongioletti F. Familial Lassueur-Graham-Little-Piccardi syndrome. Dermatology 2004;208(2):142-144.
189. Zegarska B et al. Graham-Little syndrome. Acta Dermatovenerol Alp Pannonica Adriat 2010;19(3):39-42.
190. Kakizaki P et al. Síndrome de Graham-Little-Piccardi-Lassueur: variante disseminada de líquen plano folicular. Dermatol Online J 2015;21(7).
191. Turegano MM, Sperling LC. Lichenoid folliculitis: A unifying concept. J Cutan Pathol 2017;44(7):647-654.
192. Olsen EA. Female pattern hair loss and its relationship to permanent/cicatricial alopecia: a new perspective. J Investig Dermatol Symp Proc 2005;10(3):217-21.
193. Abbasi A et al. A New Subtype of Lichen Planopilaris Affecting Vellus Hairs and Clinically Mimicking Androgenetic Alopecia. Dermatol Surg 2016;42(10):1174-1180.
194. Jerjen R, Pinczewski J, Sinclair R, Bhoyrul B. Clinicopathological characteristics and treatment outcomes of fibrosing alopecia in a pattern distribution: A retrospective cohort study. J Eur Acad Dermatol Venereol. 2021 Dec;35(12):2440-2447. doi: 10.1111/jdv.17604. Epub 2021 Sep 28. PMID: 34415628.

195. Brocq L, Lenglet E, Ayrignac J. Recherches sur l'alopecie atrophiante, variete pseudo--pelade. Ann Dermatol Syphil 1905;6:1-32, 97-127, 209-237.
196. Amato L et al. Cicatricial alopecia; a dermatopathologic and immunopathologic study of 33 patients (pseudopelade of Brocq is not a specific clinico-pathologic entity). Int J Dermatol 2002;41(1):8-15.
197. Yu M et al. Lichen planopilaris and pseudopelade of Brocq involve distinct disease associated gene expression patterns by microarray. J Dermatol Science 2010;57(1): 27-36.
198. Alzolibani AA et al. Pseudopelade of Brocq. Dermatologic Therapy 2008;21(4): 257-263.
199. Callender VD, Onwudiwe O. Prevalence and Etiology of Central Centrifugal Cicatricial Alopecia. Arch Dermatol 2011;147(8):972-974.
200. Khumalo NP, Gumedze F. Traction: risk factor or coincidence in central centrifugal cicatricial alopecia? Br J Dermatol 2012;167(5):1191-3.
201. Horenstein MG, Simon J. Investigation of the hair follicle inner root sheath in scarring and non-scarring alopecia. J Cutan Pathol 2007;34(10):762-768.
202. Dlova NC et al. Autosomal dominant inheritance of central centrifugal cicatricial alopecia in black South Africans. J Am Acad Dermatol 2014;70(4):679-U261.
203. Summers P, Kyei A, Bergfeld W. Central centrifugal cicatricial alopecia – an approach to diagnosis and management. Int J Dermatol 2011;50,(12):1457-1464.
204. Olsen EA et al. Central hair loss in African American women: Incidence and potential risk factors. J Am Acad Dermatol 2011;64(2):245-252.
205. Abraham LS et al. Pinpoint white dots in the scalp: Dermoscopic and histopathologic correlation. J Am Acad Dermatol 2010;63(4):721-722.
206. Miteva M, Tosti A. Dermatoscopic features of central centrifugal cicatricial alopecia. J Am Acad Dermatol 2014;71(3):443-449.
207. Davis EC et al. Differentiating central centrifugal cicatricial alopecia and androgenetic alopecia in african american men: report of three cases. J Clin Aesthet Dermatol 2012;5(6):37-40.
208. Miteva M, Tosti A. 'A detective look' at hair biopsies from African-American patients. Br J Dermatol 2012;166(6):1289-94.
209. Boer A, Guo Y, Ackerman Ab. Alopecia Mucinosa Is Mycosis Fungoides. Am J Dermatopathol 2004;26(1):33-52.
210. Ross EK, Tan E, Shapiro J. Update on primary cicatricial alopecias. J Am Acad Dermatol 2005;53(1):1-37.
211. Mehregan DA, Gibson LE, Muller SA. Follicular mucinosis – histopathologic review of 33 cases. Mayo Clin Proc 1991;66(4):387-390.
212. Hempstead RW, Ackerman AB. Follicular mucinosis – a reaction pattern in follicular epithelium. Am J Dermatopathol 1985;7(3):245-257.
213. Otberg N et al. Diagnosis and management of primary cicatricial alopecia: part I. Skinmed 2008;7(1):19-26.
214. Siemens H. Keratosis follicularis spinulosa decalvans. Arch Dermatol Syphilol 2008;151:384-387.
215. Alfadley A et al. Two brothers with keratosis follicularis spinulosa decalvans. J Am Acad Dermatol 2002;47(5):S275-S278.
216. Oranje AP, Vanosch LDM, Oosterwijk JC. Keratosis pilaris atrophicans – one heterogeneous disease or a symptom indifferent clinical entities. Arch Dermatol 1994;130(4):500-502.
217. Gimelli G et al. Gene dosage of the spermidine/spermine N-1-acetyltransferase (SSAT) gene with putrescine accumulation in a patient with a Xp21.1p22.12 duplication and keratosis follicularis spinulosa decalvans (KFSD). Human Genet 2002;111(3):235-241.
218. Di Lernia V, Ricci C. Folliculitis spinulosa decalvans: An uncommon entity within the keratosis pilaris atrophicans spectrum. Pediatric Dermatology 2006;23(3):255-258.
219. Baden HP, Byers HR. Clinical findings, cutaneous pathology, and response to therapy in 21 patients with keratosis pilaris atrophicans. Arch Dermatol 1994;130(4):469-475.
220. Callaway SR, Lesher JL. Keratosis pilaris atrophicans: Case series and review. Pediatr Dermatol 2004;21(1):14-17.
221. Yun SJ et al. Cross-sectional study of hair loss patterns in 122 Korean systemic lupus erythematosus patients: A frequent finding of non-scarring patch alopecia. J Dermatol 2007;34(7):451-455.
222. Jablonska S, Blaszczyk M. Lupus erythematosus. What's new? J Eur Acad Dermatol Venereol 2001;15(2):103-105.
223. Diamond B et al. Moving towards a cure: blocking pathogenic antibodies in systemic lupus erythematosus. J Int Medicine 2011;269(1):36-44.
224. Hordinsky M. Cicatricial alopecia: discoid lupus erythematosus. Dermatol Ther 2008;21(4):245-248.
225. Quinquaud E. Bull Mem Soc Med Paris 1888;5:395-398.
226. Annessi G. Tufted folliculitis of the scalp: a distinctive clinicohistological variant of folliculitis decalvans. Br J Dermatol 1998;138(5):799-805.
227. Matard B et al. First evidence of bacterial biofilms in the anaerobe part of scalp hair follicles: a pilot comparative study in folliculitis decalvans. J Eur Acad Dermatol Venereol 2013;27(7):853-860.
228. Matard B, Cavelier-Balloy B, Reygagne P. Epidermal psoriasiform hyperplasia, an unrecognized sign of folliculitis decalvans: A histological study of 26 patients. J Cutan Pathol 2017;44(4):352-357.
229. Paquet P, Pierard GE. Dapsone treatment of folliculitis decalvans. Annales de Dermatologie et de Venereologie 2004;131(2):195-197.
230. Powell J, Dawber RPR. Successful treatment regime for folliculitis decalvans despite uncertainty of all aetiological factors. Br J Dermatol 2004;144(2):428-429.
231. Powell J, Dawber RPR, Gatter K. Folliculitis decalvans including tufted folliculitis: clinical, histological and therapeutic findings. Br J Dermatol 1999;140(2):328-333.
232. Otberg N et al. Folliculitis decalvans. Dermatol Ther 2008;21(4):238-244.
233. Spitzer L. Dermatitis follicularis capitis et perifolliculitis conglobata. Dermatl Ztchr, v. 10, p. 109, 1903.
234. Hoffman E. Perifolliculitis capitis abscedens et suffodiens. Dermatol Ztchr 1908;15:122-123.
235. Scheinfeld NS. A case of dissecting cellulitis and a review of the literature. Dermatol Online J 2003;9(1):8.
236. Segurado-Miravalles G et al. Epidemiology, clinical presentation and therapeutic approach in a multicentre series of dissecting cellulitis of the scalp. J Eur Acad Dermatol Venereol 2017;31(4):E199-E200.
237. Badaoui A et al. Dissecting cellulitis of the scalp: a retrospective study of 51 patients and review of literature. Br J Dermatol 2016;174(2):421-423.
238. Verzi AE, Lacarrubba F, Micali G. Heterogeneity of trichoscopy findings in dissecting cellulitis of the scalp: correlation with disease activity and duration. Br J Dermatol 2017;177(6):E331-E332.
239. Tosti A, Torres F, Miteva M. Dermoscopy of early dissecting cellulitis of the scalp simulates alopecia areata. Actas Dermosifiliogr 2013;104(1):92-3.
240. Segurado-Miravalles G et al. Trichoscopy of dissecting cellulitis of the scalp: Exclamation mark hairs and white dots as markers of disease chronicity. J Am Acad Dermatol 2016;75(6):1267-1268.
241. Lacarrubba F, Micali G. Regarding trichoscopy of dissecting cellulitis of the scalp. J Am Acad Dermatol 2017;76(6):1.
242. Schewachmillet M, Ziv R, Shapira D. Perifolliculitis capitis abscedens et suffodiens treated with isotretinoin (13-cis-retinoic acid). J Am Acad Dermatol 1986;15(6): 1291-1292.
243. Brandt HRC et al. Perifolliculitis capitis abscedens et suffodiens successfully controlled with infliximab. Br J Dermatol 2008;159(2):506-507.
244. Navarini AA, Trueb RM. 3 Cases of Dissecting Cellulitis of the Scalp Treated With Adalimumab Control of Inflammation Within Residual Structural Disease. Arch Dermatol 2010;146(5):517-520.
245. Khumalo NP et al. Hairdressing and the prevalence of scalp disease in African adults. Br J Dermatol 2007;157(5):981-988.
246. Sperling LC et al. Acne keloidalis is a form of primary scarring alopecia. Arch Dermatol 2000;136(4):479-484.
247. Khumalo NP, Gumedze F, Lehloenya R. Folliculitis keloidalis nuchae is associated with the risk for bleeding from haircuts. Int J Dermatol 2011;50(10):1212-1216.
248. Kossard S, Collins A, McCrossin I. Necrotizing lymphocytic folliculitis – the early lesion of acne necrotica (varioliformis). J Am Acad Dermatol 2011;16(5):1007-1014.
249. Fisher DA. Acne necroticans (varioliformis) and staphylococcus-aureus. J Am Acad Dermatol 1988;18(5):1136-1137.
250. Zirn JR, Scott RA, Hambrick GW. Chronic acneiform eruption with crateriform scars – Acne necrotica (varioliformis) (necrotizing lymphocytic folliculitis). Arch Dermatol 1996;132,(11):1367.
251. Pitney LK, O'Brien B, Pitney MJ. Acne necrotica (necrotising lymphocytic folliculitis); An enigmatic and under recognised dermatosis. Austr J Dermatol 2016;57:14.
252. Pye RJ, Peachey RDG, Burton JL. Erosive pustular dermatosis of the scalp. Br J Dermatol 1979;100(5):559-566.
253. Lanigan SW, Cotterill JA. Erosive pustular dermatosis – a common development in atrophic skin. Br J Dermatol 1987;117:15.
254. Broussard KC et al. Erosive pustular dermatosis of the scalp: A review with a focus on dapsone therapy. J Am Acad Dermatol 2012;66(4):680-686.
255. Laffitte E, Panizzon RG, Saurat JH. Delayed wound healing on the scalp following treatment of actinic keratoses: Erosive pustular dermatosis of the scalp. Dermatol Surg 2004;30(12):1610.
256. Jourdan M et al. A case associating an erosive pustular dermatosis of the legs and scalp. Case Rep Dermatol 2012;4(3):186-91.
257. Starace M, Patrizi A, Piraccini BM. Visualization of Hair Bulbs through the Scalp: A Trichoscopic Feature of Erosive Pustular Dermatitis of the Scalp. Int J Trichology 2016;8(2):91-3.
258. Allevato M et al. Erosive pustular dermatosis of the scalp. Int J Dermatol 2009;48(11):1213-1216.
259. Mirmirani P, Huang KP, Price VH. A practical, algorithmic approach to diagnosing hair shaft disorders. Int J Dermatol 2011;50(1):1-12.
260. Miteva M, Tosti A. Dermatoscopy of hair shaft disorders. J Am Acad Dermatol 2013;68(3):473-81.
261. Summerly R, Donaldson EM. Monilethrix. A family study. Br J Dermatol 2013;74:387-91.
262. Birch-Machin MA et al. Mapping of monilethrix to the type II keratin gene cluster at chromosome 12q13 in three new families, including one with variable expressivity. Br J Dermatol 1997;137(3):339-43.
263. Korge BP et al. Identification of novel mutations in basic hair keratins hHb1 and hHb6 in monilethrix: implications for protein structure and clinical phenotype. J Invest Dermatol 1999;113(4):607-12.
264. De Lencastre A, Tosti A. Monilethrix. J Pediatr 2012;161(6):1176.
265. Zlotogorski A et al. An autosomal recessive form of monilethrix are caused by mutations in DSG4: clinical overlap with localized autosomal recessive hypotrichosis. J Invest Dermatol 2006;126(6):1292-6.
266. Schaffer JV, Bazzi H, Vitebsky A, Witkiewicz A, Kovich OI, Kamino H, Shapiro LS, Amin SP, Orlow SJ, Christiano AM. Mutations in the desmoglein 4 gene underlie localized autosomal recessive hypotrichosis with monilethrix hairs and congenital scalp erosions. J Invest Dermatol. 2006 Jun;126(6):1286-91.

267. Vikramkumar AG, Kuruvila S, Ganguly S. Monilethrix: a rare hereditary condition. Indian J Dermatol 2013;58(3):243.
268. Liu CI, Hsu CH. Rapid diagnosis of monilethrix using dermoscopy. Br J Dermatol 2008;159(3):741-3.
269. Antoniali D, Westin AT, Cruz FAM, Simão JCL. Moniletrix of the scalp from almost normal aspect to total alopecia: variable intrafamilial expressiveness. An Bras Dermatol. 2021 Sep-Oct;96(5):569-573.
270. Rogers M. Hair shaft abnormalities: Part I. Australas J Dermatol 1995;36(4):179-84.
271. De Berker D, Dawber RP. Variations in the beading configuration in monilethrix. Pediatr Dermatol 1992;9(1):19-21.
272. De Berker D, Ferguson DJ, Dawber RP. Monilethrix: a clinicopathological illustration of a cortical defect. Br J Dermatol 1992;128(3):327-31.
273. Ito M et al. Pathogenesis of monilethrix: computer stereography and electron microscopy. J Invest Dermatol 1990;95(2):186-94.
274. Ruiz-Villaverde R et al. Pseudomonilethrix type II and pili bifurcati. J Eur Acad Dermatol Venereol 2006;20(7):889-90.
275. Zitelli JA. Pseudomonilethrix. An artifact. Arch Dermatol 1986;122(6):688-90.
276. Saxena U, Ramesh V, Misra RS. Topical minoxidil in monilethrix. Dermatologica 1991;182(4):252-3.
277. Rossi A et al. Monilethrix treated with minoxidil. Int J Immunopathol Pharmacol 2011;24(1):239-42.
278. Sinclair R. Treatment of monilethrix with oral minoxidil. JAAD Case Rep. 2016 May 26;2(3):212-5.
279. De Berker D, Dawber, RP. Monilethrix treated with oral retinoids. Clin Exp Dermatol 1991;16(3):226-8.
280. Karincaoglu Y et al. Monilethrix: improvement with acitretin. Am J Clin Dermatol, v. 6(6):407-10, ISSN 1175-0561 (Print).
281. Gebhardt M et al. Monilethrix – improvement by hormonal influences? Pediatr Dermatol 2005;16(4):297-300.
282. Maruyama T et al. Pathogenesis in pili torti: morphological study. J Dermatol Sci 2005;7 Supp:S5-12.
283. Mirmirani P, Samimi SS, Mostow E. Pili torti: clinical findings, associated disorders, and new insights into mechanisms of hair twisting. Cutis 2009;84(3):143-7.
284. Selvaag E. Pili torti and sensorineural hearing loss. A follow-up of Bjornstad's original patients and a review of the literature. Eur J Dermatol 2000;10(2):91-7.
285. Robinson GC, Johnston MM. Pili torti and sensory neural hearing loss. J Pediatr 1967;70(4):621-3.
286. Kremer N, Martinez H, Leshem YA, Hodak E, Zer A, Brenner B, Amitay-Laish I. The trichoscopic features of hair shaft anomalies induced by epidermal growth factor receptor inhibitors: A case series. J. Am. Lacan. Dermatol. 2020 doi: 10.1016/j.jaad.2020.03.055.
287. Pirmez R, Piñeiro-Maceira J, Gonzalez CG, Miteva M. Loose Anchoring of Anagen Hairs and Pili Torti due to Erlotinib. Int. J. Trichol. 2016;8:186-187.
288. Caneppele S, Mazereeuw-Hautier J, Bonafé JL. Sodium valproate-induced kinky hair syndrome. Ann. Dermatol. Venereol. 2001;128:134-135.
289. Hoffmann A, Waśkiel-Burnat A, Żółkiewicz J, Blicharz L, Rakowska A, Goldust M, Olszewska M, Rudnicka L. Pili Torti: A Feature of Numerous Congenital and Acquired Conditions. J Clin Med. 2021 Aug 30;10(17):3901.
290. Burk C et al. Netherton syndrome and trichorrhexis invaginata – a novel diagnostic approach. Pediatr Dermatol 2008;25(2):287-8.
291. Ahn H, Yoon RK. Netherton syndrome: dental considerations. J Clin Pediatr Dent 2009;34(1):77-9.
292. Descargues P et al. Spink5-deficient mice mimic Netherton syndrome through degradation of desmoglein 1 by epidermal protease hyperactivity. Nat Genet 2005;37(1): 56-65.
293. Boskabadi H, Maamouri G, Mafinejad S. Netherton syndrome, a case report and review of literature. Iran J Pediatr 2013;23(5):611-2.
294. Sun JD, Linden KG. Netherton syndrome: a case report and review of the literature. Int J Dermatol 2013;45(6):693-7.
295. Rakowska A et al. Hair shaft videodermoscopy in netherton syndrome. Pediatr Dermatol 2009;26(3):320-2.
296. Pietrzak A et al. Steatocystoma multiplex with hair shaft abnormalities. J Dermatol 2015;42(5):521-3.
297. Powell J et al. Netherton's syndrome: increased likelihood of diagnosis by examining eyebrow hairs. Br J Dermatol, v. 141(3):544-6, Sep. ISSN 0007-0963 (Print).
298. Rogers M. Hair shaft abnormalities: Part II. Australas J Dermatol 1999;37(1):1-11.
299. Pruszkowski A et al. Neonatal and infantile erythrodermas: a retrospective study of 51 patients. Arch Dermatol 2000;136(7):875-80.
300. Allen A et al. Significant absorption of topical tacrolimus in 3 patients with Netherton syndrome. Arch Dermatol 2001;137(6):747-50.
301. Fontao L et al. Infliximab infusions for Netherton syndrome: sustained clinical improvement correlates with a reduction of thymic stromal lymphopoietin levels in the skin. J Invest Dermatol 2011;131(9):1947-50.
302. Roda A et al. Infliximab therapy for Netherton syndrome: A case report. JAAD Case Rep 2017;3(6):550-552.
303. Yalcin AD. A case of netherton syndrome: successful treatment with omalizumab and pulse prednisolone and its effects on cytokines and immunoglobulin levels. Immunopharmacol Immunotoxicol 2016;38(2):162-6.
304. Zelieskova M, Banovcin P, Kozar M, Kozarova A, Nudzajova Z, Jesenak M. A Novel SPINK5 Mutation and Successful Subcutaneous Immunoglobulin Replacement Therapy in a Child With Netherton Syndrome. Pediatr Dermatol. 2020;37(6):1202-4.
305. Roda Â, Mendonça-Sanches M, Travassos AR, Soares-de-Almeida L, Metze D. Infliximab therapy for Netherton syndrome: a case report. JAAD Case Rep. 2017 Nov;3(6):550-2.
306. Volc S, Maier L, Gritsch A, Aichelburg MC, Volc-Platzer B. Successful treatment of Netherton syndrome with ustekinumab in a 15-year-old girl. Br J Dermatol. 2020 Jul;183(1):165-7.
307. Fontao L, Laffitte E, Briot A, Kaya G, Roux- Lombard P, Fraitag S et al. Infliximab infusions for Netherton syndrome: sustained clinical improvement correlates with a reduction of thymic stromal lymphopoietin levels in the skin. J Invest Dermatol. 2011 Sep;131(9):1947-50.
308. Luchsinger I, Knöpfel N, Theiler M, Bonnet des Claustres M, Barbieux C, Schwieger--Briel A et al. Secukinumab therapy for Netherton syndrome. JAMA Dermatol. 2020 Aug;156(8):907-11.
309. Sübmuth K, Traupe H, Loser K, Ständer S, Kessel C, Wittkowski H et al. Response to dupilumab in two children with Netherton syndrome: improvement of pruritus and scaling. J Eur Acad Dermatol Venereol. 2021 Feb;35(2):e152–5.
310. Yalcin AD. A Case of Netherton Syndrome: Successful Treatment With Omalizumab and Pulse Prednisolone and Its Effects on Cytokines and Immunoglobulin Levels. Immunopharmacol Immunotoxicol. 2016;38(2):162-6. doi: 10.3109/08923973.2015.11 15518.
311. Andreasen TH, Karstensen HG, Duno M, Lei U, Zachariae C, Thyssen JP. Successful Treatment With Dupilumab of an Adult With Netherton Syndrome. Clin Exp Dermatol. 2020;45(7):915-7. doi: 10.1111/ced.14317.
312. Price VH et al. Trichothiodystrophy: sulfur-deficient brittle hair as a marker for a neuroectodermal symptom complex. Arch Dermatol 1980;116,(12):1375-84.
313. Cheng S, Stone J, De Berker D. Trichothiodystrophy and fragile hair: the distinction between diagnostic signs and diagnostic labels in childhood hair disease. Br J Dermatol 2009;161(6):1379-83.
314. Faghri S et al. Trichothiodystrophy: a systematic review of 112 published cases characterises a wide spectrum of clinical manifestations. J Med Genet 2008;45(10):609-21.
315. Giglia-Mari G et al. A new, tenth subunit of TFIIH is responsible for the DNA repair syndrome trichothiodystrophy group A. Nat Genet 2004;36(7):714-9.
316. Hashimoto S, Egly JM. Trichothiodystrophy view from the molecular basis of DNA repair/transcription factor TFIIH. Hum Mol Genet 2004;18(R2):R224-30.
317. Liang C et al. Characterization of tiger-tail banding and hair shaft abnormalities in trichothiodystrophy. J Am Acad Dermatol 2005;52(2):224-32.
318. Liang C et al. Structural and molecular hair abnormalities in trichothiodystrophy. J Invest Dermatol 2006;126(10):2210-6.
319. Sperling LC, Digiovanna JJ. "Curly" wood and tiger tails: an explanation for light and dark banding with polarization in trichothiodystrophy. Arch Dermatol 2003;139(9):1189-92.
320. Brusasco A, Restano L. The typical 'tiger tail' pattern of the hair shaft in trichothiodystrophy may not be evident at birth. Arch Dermatol 1997;133(2):249.
321. Itin PH, Fistarol SK. Hair shaft abnormalities – clues to diagnosis and treatment. Dermatology 2005;211(1):63-71.
322. Singh G, Miteva M. Prognosis and Management of Congenital Hair Shaft Disorders with Fragility-Part I. Pediatr Dermatol 2016;33(5):473-80.
323. Lunnemann L et al. Hair-shaft abnormality in a 7-year-old girl. Trichorrhexis nodosa dueto biotinidase deficiency. JAMA Dermatol 2013;149(3):357-63.
324. Fichtel JC, Richards JA, Davis LS. Trichorrhexis nodosa secondary to argininosuccinicaciduria. Pediatr Dermatol 2007;24(1):25-7.
325. Kharkar V et al. Trichorrhexis nodosa with nail dystrophy: diagnosis by dermoscopy. Int J Trichology 2011;3(2):105-6.
326. Mirmirani P. Ceramic flat irons: improper use leading to acquired trichorrhexis nodosa. J Am Acad Dermatol 2010;62(1):145-7.
327. Dandale AL et al. Trichorrhexis nodosa due to repetitive trivial trauma. Indian J Dermatol Venereol Leprol2017;83(6):683.
328. Donati A, Vincenzi C, Tosti A. Acute hair loss in phenylketonuria. J Eur Acad Dermatol Venereol 2009;23(5):613-5.
329. Martinez de Lagran Z, Gonzalez-Hermosa MR, Diaz-Perez JL. [Localized trichorrhexis nodosa]. Actas Dermosifiliogr 2009;100(6):522-4.
330. Martin AM, Sugathan P. Localised acquired trichorrhexis nodosa of the scalp hair induced by a specific comb and combing habit – a report of three cases. Int J Trichology 2011;3(1):34-7.
331. Lurie R et al. Trichorrhexis nodosa: a manifestation of hypothyroidism. Cutis 1996;57(5):358-9.
332. Haskin A, Kwatra SG, Aguh C. Breaking the cycle of hair breakage: pearls for the management of acquired trichorrhexis nodosa. J Dermatolog Treat 2017;28(4): 322-326.
333. Werner K, St-Surin-Lord S, SperlinG LC. Pili annulati associated with hair fragility: cause or coincidence? Cutis 2013;91(1):36-8.
334. Hofbauer GF et al. Acquired hair fragility in pili anulati: causal relationship with androgenetic alopecia. Dermatology 2001;203(1):60-2.
335. Green J et al. A gene for pili annulati maps to the telomeric region of chromosome 12q. J Invest Dermatol 2004;123(6):1070-2.
336. Osorio F, Tosti A. Pili annulati – what about racial distribution? Dermatol Online J 2012;18(8):10.
337. Price VH, Thomas RS, Jones FT. Pili annulati. Optical and electron microscopic studies. Arch Dermatol 1968;98(6):640-7.
338. Hutchinson PE, Cairns RJ, Wells RS. Woolly hair. Clinical and general aspects. Trans St Johns Hosp Dermatol Soc 1974;60(2):160-77.

339. Torres T, Machado S, Selores M. [Generalized woolly hair: case report and literature review]. An Bras Dermatol 2010;85(1):97-100.
340. Tanahashi K et al. Prevalent founder mutation c.736T>A of LIPH in autosomal recessive woolly hair of Japanese leads to variable severity of hypotrichosis in adulthood. J Eur Acad Dermatol Venereol 2013;27(9):1182-4.
341. Akiyama M. Isolated autosomal recessive woolly hair/hypotrichosis: genetics, pathogenesis and therapies. J Eur Acad Dermatol Venereol. 2021 Sep;35(9):1788-1796.
342. Singh SK et al. Familial woolly hair: a rare entity. Int J Trichology 2013;4(4):288-9.
342a Gomes TF, Guiote V, Henrique M. Woolly hair nevus: case report and review of literature. Dermatol Online J. 2020 Jan 15;26(1):13030/qt5nq8f75q. PMID: 32155026.
343. Bovenmyer DA. Woolly hair nevus. Cutis 1979;24(3):322-5.
344. Jacobsen KU, Lowes M. Woolly hair naevus with ocular involvement. Report of a case. Dermatologica 1975;151(4):249-52.
345. Al-Harmozi SA, Mahmoud SF, Ejeckam GC. Woolly hair nevus syndrome. J Am Acad Dermatol 1992;27(2Pt1):259-60.
346. Calderon P, Otberg N, Shapiro J. Uncombable hair syndrome. J Am Acad Dermatol 2009;61(3):512-5.
347. Kuhn CA et al. Acquired uncombable hair. Arch Dermatol 1993;129(8):1061-2.
348. Shelley WB, Shelley ED. Uncombable hair syndrome: observations on response to biotin and occurrence in siblings with ectodermal dysplasia. J Am Acad Dermatol 1985;13(1):97-102.
349. Jarell AD, Hall MA, Sperling LC. Uncombable hair syndrome. Pediatr Dermatol 2007,24(4):436-8.
350. Boccaletti V et al. Familial Uncombable Hair Syndrome: Ultrastructural Hair Study and Response to Biotin. Pediatr Dermatol 2007;24(3):E14-6.
351. Echeverria XP et al. Hair shaft abnormalities. Pili bifurcati: a scanning electron microscopy analysis. Pediatr Dermatol 2007;26(2):169-70.
352. Camacho FM et al. The different faces of pili bifurcati. A review. Eur J Dermatol 2000;10(5):337-40.
353. Brown VM, Crounse RG, Abele DC. An unusual new hair shaft abnormality: "bubble hair". J Am Acad Dermatol 1986;15(5Pt2):1113-7.
354. Li YM, Diaz-Perez JA, Obayomi A, Galimberti F, Romanelli P, Tosti A. A review of bubble hair deformity. Int J Dermatol. 2022 Apr 29. doi: 10.1111/ijd.16200.
355. Detwiler SP et al. Bubble hair. Case caused by an overheating hair dryer and reproducibility in normal hair with heat. J Am Acad Dermatol 1994;30(1):54-60.
356. Gummer CL. Bubble hair: a cosmetic abnormality caused by brief, focal heating of damp hair fibres. Br J Dermatol. 1994 Dec;131(6):901-3.331.
357. Alessandrini A, Starace M, Bruni F, Piraccini BM. Bubble Hair and the Usefulness of Trichoscopy. Dermatol Pract Concept. 2020 Oct 26;10(4):e2020081.
358. Albers LN, Maley AM, MacKelfresh JB. Blowing Bubbles: Dermoscopy of Bubble Hair. Int J Trichology. 2017 Jul-Sep;9(3):122-123.
359 Elston DM et al. Bubble hair. J Cutan Pathol 1992;19(5):439-44.
360. Albers LN, Maley AM, Mackelfresh JB. Blowing Bubbles: Dermoscopy of Bubble Hair. Int J Trichology 2017;9(3):122-123.
361. Brown AC et al. A congenital hair defect: trichoschisis with alternating birefringence and low sulfur content. J Invest Dermatol 1970;54(6):496-509.
362. MacDonald A, Holmes S. Acquired progressive kinking of hair affecting the scalp and eyelashes in an adult woman. Clin Exp Dermatol 2011;36(8):882-4.
363. Balsa RE, Ingratta SM, Alvarez AG. Acquired kinking of the hair: a methodologic approach. J Am Acad Dermatol 1986;15(5Pt2)1133-6.
364. Tran JT, Lucky AW, Subramaniam S. What syndrome is this? Acquired progressive kinking of the hair. Pediatr Dermatol 2004;21(3):265-8.
365. Ormerod AD et al. A Family With Diffuse Partial Woolly Hair. Br J Dermatol 1987;116(3):401-5.
366. Ferrando J, Grimalt R. Acquired partial curly hair. Eur J Dermatol 1999;9(7):544-7.
367. Panhard S, Lozano I, Loussouarn G. Greying of the human hair: a worldwide survey, revisiting the '50' rule of thumb. Br J Dermatol 2012;167(4):865-73.
368. Tobin DJ, Paus R. Graying: gerontobiology of the hair follicle pigmentary unit. Exp Gerontol 2001;36(1):29-54.
369. McDonough PH, Schwartz RA. Premature hair graying. Cutis 2012;89(4):161-5.
370. Videria IFS, Magina S. Mechanisms regulating melanogenesis. An Bras Dermatol 2013;88(1):76-83.
371. Adhikari K et al. A genome-wide association scan in admixed Latin Americans identifies loci influencing facial and scalp hair features. Nat Commun 2016;7:10815.
372. Commo SF et al. Impact of homozygosity of R151C variant of MC1r in human hair follicle melanocytes. J Invest Dermatol 2008;128(5):1319-22.
373. Commo S, Gaillard O, Bernard BA. Human hair greying is linked to a specific depletion of hair follicle melanocytes affecting both the bulb and the outer root sheath. Br J Dermatol 2004;150(3):435-43.
374. Seiberg M. Age-induced hair greying – the multiple effects of oxidative stress. Int J Cosmet Sci 2004;35(6):532-8.
375. O'Sullivan JDB, Nicu C, Picard M, Chéret J, Bedogni B, Tobin DJ, Paus R. The biology of human hair greying. Biol Rev Camb Philos Soc. 2021 Feb;96(1):107-128.
376. Hollfelder B et al. Chemical and physical properties of pigmented and non-pigmented hair ('grey hair'). Int J Cosmet Sci 1995;17(2):87-9.
377. Lovering S et al. Hair repigmentation associated with thalidomide use for the treatment of multiple myeloma. BMJ Case Rep Jul 21 2016;2016.
378. Dasanu CA, Mitsis D, Alexandrescu DT. Hair repigmentation associated with the use of lenalidomide: graying may not be an irreversible process! J Oncol Pharm Pract 2013;19(2):165-9.
379. Cheng YP, Chen HJ, Chiu HC. Erlotinib-induced hair repigmentation. Int J Dermatol 2014;53(1):e55-7.
380. Tintle SJ et al. Repigmentation of hair following adalimumab therapy. Dermatol Online J 2015;21(6).
381. Nagase K, Inoue T, Narisawa Y. Manifest hair repigmentation associated with etretinate therapy. J Dermatol 2017;44(3):e34-e35.
382. Triwongwaranat D, Thuangtong R, Arunkajohnsak S. A review of the etiologies, clinical characteristics, and treatment of canities. Int J Dermatol. 2019 Jun;58(6):659-666.
383. Zubiaur A, Jiménez-Blázquez E, Moreno-Arrones OM, Melgar-Molero V. Localized grey hair repigmentation (canities reversal) in patients with frontal fibrosing alopecia. J Eur Acad Dermatol Venereol. 2021 Jun;35(6):e408-e410.
384. Rivera N et al. Hair Repigmentation During Immunotherapy Treatment With an Anti-Programmed Cell Death 1 and Anti-Programmed Cell Death Ligand 1 Agent for Lung Cancer. JAMA Dermatol 2017;153(11):1162-1165.
385. Zarafonetis CJ. Darkening of gray hair during para-amino-benzoic acid therapy. J Invest Dermatol 1950;15(6):399-401.
386. Sieve BF. Clinical Achromotrichia. Science 1941;94(2437):257-8.
387. Tobin DJ, Cargnello JA. Partial reversal of canities in a 22-year-old normal Chinese male. Arch Dermatol 1993;129(6):789-91.
388. Dominguez-Gerpe L, Araujo-Vilar D. Prematurely aged children: molecular alterations leading to Hutchinson-Gilford progeria and Werner syndromes. Curr Aging Sci 2008;1(3):202-12.
389. Jimbow K et al. Increased sensitivity of melanocytes to oxidative stress and abnormal expression of tyrosinase-related protein in vitiligo. Br J Dermatol 2001;144(1):55-65.
390. Noppakun N, Swasdikul D. Reversible hyperpigmentation of skin and nails with white hair due to vitamin B12 deficiency. Arch Dermatol 1986;122(8):896-9.
391. van Beek N et al. Thyroid hormones directly alter human hair follicle functions: anagen prolongation and stimulation of both hair matrix keratinocyte proliferation and hair pigmentation. J Clin Endocrinol Metab 2008;93(11):4381-8.
392. Kumar AB, Shamim H, Nagaraju U. Premature Graying of Hair: Review with Updates. Int J Trichology. 2018 Sep-Oct;10(5):198-203.
393. Restano L et al. Heterochromia of the scalp hair: a result of pigmentary mosaicism? J Am Acad Dermatol 2001;45(1):136-9.
394. Qiao J, Fang H. Heterochromia of the scalp hair. CMAJ 2010;182(18):E862.
395. Jung KE et al. Presence of iron in segmented heterochromia of the scalp hair without iron-deficiency anaemia. Clin Exp Dermatol 2012;37(7):790-2.
396. Sato S et al. Segmented heterochromia in black scalp hair associated with iron--deficiency anemia. Canities segmentata sideropaenica. Arch Dermatol, 1989;125(4):531-5.
397. Kocak AY et al. Heterochromia of the Scalp Hair Following Blaschko Lines: Four Cases. Pediatr Dermatol 2015;32(5):740-1.
398. Oiso N et al. Piebaldism. J Dermatol 2013;40(5):330-5.
399. Fleischman RA. Human piebald trait resulting from a dominant negative mutant allele of the c-kit membrane receptor gene. J Clin Invest 1992;89(6):1713-7.
400. Thomas I et al. Piebaldism: an update. Int J Dermatol 2004;43(10):716-9.
401. Waardenburg PJ. A new syndrome combining developmental anomalies of the eyelids, eyebrows and nose root with pigmentary defects of the iris and head hair and with congenital deafness. Am J Hum Genet 1951;3(3):195-253.
402. Omar ED, Rivitti-Machado MCM. Você conhece esta síndrome? Síndrome de Waardenburg (SW) tipo 2B. An Bras Dermatol 2007;82(2):186-9.
403. Dessinioti C et al. A review of genetic disorders of hypopigmentation: lessons learned from the biology of melanocytes. Exp Dermatol 2009;18(9)741-9.
404. GT, F et al. Você conhece esta síndrome? An Bras Dermatol 2011;86(5):1029.
405. Robinson A, Jones W. Changes in scalp hair after cancer chemotherapy. Eur J Cancer Clin Oncol 2011;25(1):155-6.
406. Heath ML, Sidbury R. Cutaneous manifestations of nutritional deficiency. Curr Opin Pediatr 2006;18(4):417-22.
407. Bellandi S et al. Repigmentation of hair after latanoprost therapy. J Eur Acad Dermatol Venereol 2011;25(12):1485-7.
408. Hampson JP et al. Tamoxifen-induced hair colour change. Br J Dermatol 1995;132(3):483-4.
409. Tosti A, Pazzaglia M. Drug reactions affecting hair: diagnosis. Dermatol Clin 2007;25(2):223-31, vi.
410. Di Giacomo TB, Valente NY, Nico MM. Chloroquine -induced hair depigmentation. Lupus 2009;18(3):264-6.
411. Guillot B et al. A prospective study of cutaneous adverse events induced by low-dose alpha-interferon treatment for malignant melanoma. Dermatology 2004;208(1):49-54.
412. Tosti APM. Disorders of hair pigmentation. In: Tosti APM, editors. Diagnosis and Treatment of Hair Disorders. Taylor & Francis, 2006. cap. Hair Shaft Disorders, p.15-23.
413. Melnik BC et al. Green hair: guidelines for diagnosis and therapy. J Am Acad Dermatol 1986;15(5pt1):1065-8.
414. Fitzgerald EA, Purcell SM, Goldman HM. Green hair discoloration due to selenium sulfide. Int J Dermatol 1997;36(3):238-9.
415. Gilbertson K et al. Scalp discoloration from selenium sulfide shampoo: a case series and review of the literature. Pediatr Dermatol 2012;29(1):84-8.
416. Trueb RM. Causes and management of hypertrichosis. Am J Clin Dermatol 2002;3(9):617-27.
417. Vashi RA, Mancini AJ, Paller AS. Primary generalized and localized hypertrichosis in children. Arch Dermatol 2001;137(7):877-84.

418. Bondeson J, Miles AE. The hairy family of Burma: a four generation pedigree of congenital hypertrichosis lanuginosa. J R Soc Med 1996;89(7):403-8.
419. Mendiratta V, Harjai B, Gupta T. Hypertrichosis lanuginosa congenita. Pediatr Dermatol 2008;25(4):483-4.
420. Barth JH, Wilkinson JD, Dawber RP. Prepubertal hypertrichosis: normal or abnormal? Arch Dis Child 1988;63(6):666-8.
421. Baumeister FA et al. Ambras syndrome: delineation of a unique hypertrichosis universalis congenita and association with a balanced pericentric inversion (8) (p11.2; q22). Clin Genet 1993;44(3):121-8.
422. Gargallo V et al. Generalized Hypertrichosis Due to Topical Minoxidil. Actas Dermosifiliogr 2015;106(7):599-600.
423. Kerchner KRM. A. Hirsutism and Hypertrichosis. In: Mcmichael AJHM, editors. Hair and Scalp Diseases Medical, Surgical and Cosmetic Treatments. Informa Healthcare 2008.
424. Davies RA et al. Acquired hypertrichosis lanuginosa as a sign of internal malignant disease. Can Med Assoc J 1978;118(9):1090, 1095-6.
425. Knowling MA et al. Hypertrichosis lanuginosa acquisita associated with adenocarcinoma of the lung. Can Med Assoc J 1982;126(11):1308-10.
426. Silva JA et al. Paraneoplastic cutaneous manifestations: concepts and updates. An Bras Dermatol 2013;88(1):9-22.
427. Tosti APM. Hypertrichosis. In: Tosti APM, editors. Diagnosis and Treatment of Hair Disorders. Taylor & Francis 2006:79-88.
428. Tng VE, De Zwaan S. Hypertrichosis cubiti, a case report and literature review. Clin Case Rep 2016;4(2):138-42.
429. Bessis D et al. The scalp hair collar and tuft signs: A retrospective multicenter study of 78 patients with a systematic review of the literature. J Am Acad Dermatol 2017;76(3):478-487.
430. Escobar-Morreale HF et al. Epidemiology, diagnosis and management of hirsutism: a consensus statement by the Androgen Excess and Polycystic Ovary Syndrome Society. Hum Reprod Update 2012;18(2):146-70.
431. Projeto Diretrizes (Associação Médica Brasileira e Conselho Federal de Medicina): Hirsutismo: Diagnóstico. 2006. Acesso em: https://diretrizes.amb.org.br/_BibliotecaAntiga/hirsutismo-diagnostico.pdf.
432. Somani N, Harrison S, Bergfeld WF. The clinical evaluation of hirsutism. Dermatol Ther 2008;21(5):376-91.
433. Lume-Peytavi U. How to diagnose and treat medically women with excessive hair. Dermatol Clin 2013;31(1):57-65.
434. Martin KA, Anderson RR, Chang RJ, Ehrmann DA, Lobo RA, Murad MH, Pugeat MM, Rosenfield RL. Evaluation and Treatment of Hirsutism in Premenopausal Women: An Endocrine Society Clinical Practice Guideline. J Clin Endocrinol Metab. 2018 Apr 1;103(4):1233-1257.
435. Legro RS et al. Total testosterone assays in women with polycystic ovary syndrome: precision and correlation with hirsutism. J Clin Endocrinol Metab 2010;95(12): 5305-13.
436. Wild RA et al. Assessment of cardiovascular risk and prevention of cardiovascular disease in women with the polycystic ovary syndrome: a consensus statement by the Androgen Excess and Polycystic Ovary Syndrome (AE-PCOS) Society. J Clin Endocrinol Metab 2010;95(5):2038-49.
437. Rotterdam EA-SPCWG. Revised 2003 consensus on diagnostic criteria and long-term health risks related to polycystic ovary syndrome (PCOS). Hum Reprod 2004;19(1):41-7.
438. Carmina E et al. Extensive clinical experience: relative prevalence of different androgen excess disorders in 950 women referred because of clinical hyperandrogenism. J Clin Endocrinol Metab 2006;91(1):2-6.
439. Rotterdam EA-SPCWG. Revised 2003 consensus on diagnostic criteria and long-term health risks related to polycystic ovary syndrome. Fertil Steril 2004;81(1):19-25.
440. Liu K, Motan T, Claman P. No. 350-Hirsutism: Evaluation and Treatment. J Obstet Gynaecol Can 2017;39(11):1054-1068.
441. Machado RBFC, Melo NR. Propriedades antiandrogênicas dos contraceptivos orais no tratamento da síndrome dos ovários policísticos. RBM 2009Ago;(66):3-10.
442. Loriaux DL. An approach to the patient with hirsutism. J Clin Endocrinol Metab 2012;97(9):2957-68.
443. Blume-Peytavi U et al. European Consensus on the evaluation of women presenting with excessive hair growth. Eur J Dermatol 2009;19(6):597-602.
444. Moran C et al. 21-Hydroxylase-deficient nonclassic adrenal hyperplasia is a progressive disorder: a multicenter study. Am J Obstet Gynecol 2000;183(6):1468-74.
445. Azziz R, Carmina E, Sawaya ME. Idiopathic hirsutism. Endocr Rev 2000;21(4):347-62.
446. Spritzer P. Revisitando o Hirsutismo. Arq Bras Endocrinol Metab 2002;46:127-136.
447. Rosner W, Auchus RJ, Azziz R et al. Utility, limitations, and pitfalls in measuring testosterone. J Clin Endocrinol Metab. 2007; 92(2):405-413.
448. Mimoto MS, Oyler JL, Davis AM. Evaluation and Treatment of Hirsutism in Premenopausal Women. JAMA. 2018 Apr 17;319(15):1613-1614.
449. Brodell LA, Mercurio MG. Hirsutism: Diagnosis and management. Gend Med 2010;7(2):79-87.)
450. Harper JC. Should dermatologists prescribe hormonal contraceptives for acne? Dermatol Ther 2009;22(5):452-7.
451. Swiglo BA et al. Clinical review: Antiandrogens for the treatment of hirsutism: a systematic review and metaanalyses of randomized controlled trials. J Clin Endocrinol Metab 2008;93(4):1153-60.
452. Lidegaard O et al. Risk of venous thromboembolism from use of oral contraceptives containing different progestogens and oestrogen doses: Danish cohort study, 2001-9. BMJ 2011;343:d6423.
453. Beigi A, Sobhi A, Zarrinkoub F. Finasteride versus cyproterone acetate-estrogen regimens in the treatment of hirsutism. Int J Gynaecol Obstet 2004;87(1):29-33.
454. Blume-Peytavi U, Hahn S. Medical treatment of hirsutism. Dermatol Ther 2008;21(5):329-39.
455. Cosma M et al. Clinical review: Insulin sensitizers for the treatment of hirsutism: a systematic review and metaanalyses of randomized controlled trials. J Clin Endocrinol Metab 2008;93(4):1135-42.
456. Bolduc C, Shapiro J. Hair care products: waving, straightening, conditioning, and coloring. Clin Dermatol 2001;19(4):431-6.
457. Draelos ZD. Shampoos, conditioners, and camouflage techniques. Dermatol Clin 2013;31(1):173-8.
458. Trueb RM. Shampoos: ingredients, efficacy and adverse effects. J Dtsch Dermatol Ges 2013;5(5):356-65.
459. Gray J. Hair care and hair care products. Clin Dermatol 2001;19(2):227-36.
460. Bouillon C. Shampoos and hair conditioners. Clin Dermatol 1988;6(3):83-92.
461. Draelos ZD. Essentials of Hair Care often Neglected: Hair Cleansing. Int J Trichology 2010;2(1):24-9.
462. Cornwell PA. A review of shampoo surfactant technology: consumer benefits, raw materials and recent developments. Int J Cosmet Sci. 2018 Feb;40(1):16-30.
463. Draelos ZD. Hair Care – Ann Illustrated Dermatologic Handbook. Taylor & Francis 2005.
464. Abraham LSMA, Moura LH, Dias FRG, Addor FAS. Tratamentos estéticos e cuidados dos cabelos: uma visão médica (parte 2). Surgical & Cosmetic Dermatology 2009;1(4):178-185.
465. Misery L, Sibaud V, Ambronati M, Macy G, Althusser S, Taieb C. Sensitive scalp: does this condition exist? An epidemiological study. Contact Dermatitis. 2008 Apr;58(4):234-8.
466. Warshaw EM, Ruggiero JL, DeKoven JG, Maibach HI, Atwater AR, Taylor JS, Zug KA, Reeder MJ, Silverberg JI, Sasseville D, Fowler JF Jr, Fransway AF, Pratt MD, Belsito DV, DeLeo VA. Contact Dermatitis Associated With Hair Care Products: A Retrospective Analysis of the North American Contact Dermatitis Group Data, 2001-2016. Dermatitis. 2022 Jan-Feb 01;33(1):91-102.432.
467. Draelos ZD. Sunscreens and hair photoprotection. Dermatol Clin 2006;24(1):81-4.
468. Dawber R. Hair: its structure and response to cosmetic preparations. Clin Dermatol 1996;14(1):105-12.
469. Abraham LSMA, Moura LH, Dias FRG. Tratamentos estéticos e cuidados dos cabelos: uma visão médica (parte 1). Surgical & Cosmetic Dermatology 2009;1(3):130-136.
470. Alghamdi KM, Moussa NA. Local side effects caused by hair dye use in females: cross-sectional survey. J Cutan Med Surg 2012;16(1):39-44.
471. ANVISA, ANDVS. Resolução RDC nº 215, de 25 de julho de 2005. 2005. Disponível em: <http://www.cosmeticsonline.com.br/ct/painel/fotos/assets/uploads/regulatorios/d194c-rdc-215.pdf>. Acesso em: 10 de janeiro.
472. ANVISA, ANDVS. Anvisa regulamenta uso de chumbo e outras substâncias em cosméticos. 2013. Disponível em: <http://portal.anvisa.gov.br/resultado-de-busca?p_p_id=101&p_p_lifecycle=0&p_p_state=maximized&p_p_mode=view&p_p_col_id=column-1&p_p_col_count=1&_101_struts_action=%2Fasset_publisher%2Fview_content&_101_assetEntryId=2672566&_101_type=content&_101_groupId=219201&_101_urlTitle=anvisa-regulamenta-uso-de-chumbo-e-outras-substancias-em-cosmeticos&inheritRedirect=true>. Acesso em: 10 de janeiro.
473. Kelsh MA et al. Personal use of hair dyes and risk of bladder cancer: a meta-analysis of epidemiologic data. Cancer Causes Control 2008;19(6):549-58.
474. Koutros S et al. Use of hair colouring products and risk of multiple myeloma among US women. Occup Environ Med 2009;66(1):68-70.
475. Blackmore-Prince C et al. Chemical hair treatments and adverse pregnancy outcome among Black women in central North Carolina. Am J Epidemiol 1999;149(8):712-6.
476. De Sa Dias TC et al. Relaxing/straightening of Afro-ethnic hair: historical overview. J Cosmet Dermatol 2007;6(1):2-5.
477. ANVISA, ANDVS. Resolução – RDC nº 36 de 17 de junho de 2009. 2009. Disponível em: <http://www.saude.mg.gov.br/images/documentos/RESOLUCAO%20RDC-36-%20de%2017%20de%20junho%20de%202009%20FORMOL.pdf>. Acesso em: 10 janeiro.
478. INCA, INDC. Formol ou formaldeído. Disponível em: <http://www1.inca.gov.br/conteudo_view.asp?ID=795#>. Acesso em: 10 de janeiro.
479. ANVISA, ANDVS. Resolução RDC nº 29 de 1 de junho de 2012. 2012. Disponível em: <http://portal.anvisa.gov.br/documents/10181/3285739/RDC_29_2012_.pdf/c74fbb1a-c98b-4899-81ae-7ad9e18d807e>. Acesso em: 10 de janeiro.
480. http://antigo.anvisa.gov.br/documents/10181/3317277/RDC_409_2020_COMP.pdf/9f8b3181-ca5a-48bb-b483-4dbe8313f41b.
481. http://antigo.anvisa.gov.br/documents/10181/6165777/IN_98_2021_COMP.pdf/3d5254ab-8ee1-413b-a437-e1c4c3f44aa6.
482. Donovan JC et al. A review of scalp camouflaging agents and prostheses for individuals with hair loss. Dermatol Online J 2012;18(8):1.
483. Banka N et al. Wigs and hairpieces: evaluating dermatologic issues. Dermatol Ther 2012;25(3):260-6.
484. Sampaio S, Rivitti E. Dermatologia. 3ª ed. São Paulo: Artes Médicas, 2008.

485. Quaresma MV, Mariño Alvarez AM, Miteva M. Dermatoscopic-pathologic correlation of lichen simplex chronicus on the scalp: 'broom fibres, gear wheels and hamburgers'. J Eur Acad Dermatol Venereol 2016;30(2):343-5.
486. Stillians AW. Lichen simplex of the scalp. Arch Derm Syphilol 1926;13(6):819-21.
487. Starace M, Iorizzo M, Mandel VD, Bruni F, Misciali C, Apalla Z et al. Scalp dysaesthesia and lichen simplex chronicus: diagnostic and therapeutic update with literature review. Clin Exp Dermatol. 2022;47(1):3-8.
488. Sinclair R, Tai YJ. Disorders of the Scalp. In: Blume-Peytavi U, Tosti A et al., editors. Hair Growth and Disorders. Berlin: Springer-Verlag, 2008.
489. Quaresma MV, Mariño Alvarez AM, Miteva M. Dermatoscopic-pathologic correlation of lichen simplex chronicus on the cascal 'broom fibres, gear wheels and hamburgers'. J Eur Acad Dermatol Venereol. 2016;30(2):343-5.
490. Sinclair R, Tai YJ. Disorders of the Scalp. In: Blume-Peytavi U, Tosti A, Whiting D, Trüeb R, editors. Hair Growth and Disorders. Berlin: Springer-Verlag; 2008.
491. Starace M, Iorizzo M, Mandel VD, Bruni F, Misciali C, Apalla Z et al. Scalp dysaesthesia and lichen simplex chronicus: diagnostic and therapeutic update with literature review. Clin Exp Dermatol. 2022;47(1):3-8.
492. Muylaert BPB, Borges MT, Michalany AO, Scuotto CRC. Lichen simplex chronicus on the scalp: exuberant clinical, dermoscopic, and histopathological findings. An Bras Dermatol. 2018;93(1):108-10.
493. Juarez MC, Kwatra SG. A systematic review of evidence based treatments for lichen simplex chronicus. J Dermatolog Treat. 2021;32(7):684-92.
494. Pinto AC et al. Trichotillomania: a case report with clinical and dermatoscopic differential diagnosis with alopecia areata. An Bras Dermatol 2017;92(1):118-120.
495. Barroso LAL et al. Trichotillomania: a good response to treatment with N-acetylcysteine. An Bras Dermatol 2017;92(4):537-539.
496. Bartels NG, Blume-Peytavi U. Hair Loss in Children. In: Blume-Peytavi, U, Tosti A et al., editors. Hair Growth and Disorders. Berlin: Springer, 2008.
497. Barroso LAL, Sternberg F, Souza MNIF, Nunes GJB. Trichotillomania: a good response to treatment with N-acetylcysteine. An Bras Dermatol. 2017;92(4):537-9.
498. Melo DF, Lima CDS, Piraccini BM, Tosti A. Trichotillomania: What Do We Know So Far? Skin Appendage Disord. 2022;8(1):1-7.
499. Pinto AC, Andrade TC, Brito FF, Silva GV, Cavalcante ML, Martelli AC. Trichotillomania: a case report with clinical and dermatoscopic differential diagnosis with alopecia areata. An Bras Dermatol. 2017;92(1):118-20.
500. Abraham LS, Torres FN, Azulay-Abulafia L. Dermoscopic clues to distinguish trichotillomania from patchy alopecia areata. An Bras Dermatol. 2010;85(5):723-6.
501. Rakowska A, Slowinska M, Olszewska M, Rudnicka L. New trichoscopy findings in trichotillomania: flame hairs, V-sign, hook hairs, hair powder, tulip hairs. Acta Derm Venereol. 2014;94(3):303-6.
502. Abraham LS, Torres FN, Azulay-Abulafia L. Dermoscopic clues to distinguish trichotillomania from patchy alopecia areata. An Bras Dermatol 2010;85(5):723-6.
503. Rakowska A et al. New trichoscopy findings in trichotillomania: flame hairs, V-sign, hook hairs, hair powder, tulip hairs. Acta Derm Venereol 2014;94(3):303-6.
504. Tognetti L et al. Syphilitic alopecia: uncommon trichoscopic findings. Dermatol Pract Concept 2017;7(3):55-59.
505. Özcan D, Seçkin D. N-Acetylcysteine in the treatment of trichotillomania: remarkable results in two patients. J Eur Acad Dermatol Venereol. 2016;30(9):1606-8.
506. Chen X et al. Systemic antifungal therapy for tinea capitis in children: An abridged Cochrane Review. J Am Acad Dermatol 2017;76(2):368-374.
507. Veasey JV, Miguel BAF, Mayor SAS, Zaitz C, Muramatu LH, Serrano JA. Epidemiological profile of tinea capitis in São Paulo City. An Bras Dermatol. 2017;92(2):283-4.
508. Twersky JM, Sheth AP. Tinea capitis mimicking dissecting cellulitis: a distinct variant. Int J Dermatol 2005;44(5):412-4.
509. Torok RD, Bellet JS. Tinea capitis mimicking dissecting cellulitis. Pediatr Dermatol 2013;30(6):753-4.
510. Isa-Isa R, Arenas R, Isa M. Inflammatory tinea capitis: kerion, dermatophytic granuloma, and mycetoma. Clin Dermatol 2010;28(2):133-6.
511. Arenas R, Toussaint S, Isa-Isa R. Kerion and dermatophytic granuloma. Mycological and histopathological findings in 19 children with inflammatory tinea capitis of the scalp. Int J Dermatol 2006;45(3):215-9.
512. Rudnicka L, Olszewska M, Rakowska A. Atlas de Tricoscopia. Rio de Janeiro: Dilivros, 2014.
513. Gupta AK, Friedlander SF, Simkovich AJ. Tinea capitis: An update. Pediatr Dermatol. 2022;39(2):167-72.
514. Afifi L, Oparaugo NC, Hogeling M. Review of traction alopecia in the pediatric patient: Diagnosis, prevention, and management. Pediatr Dermatol. 2021;38 Suppl 2:42-8.
515. Khumalo NP, Callender VD. African Hair. In: Blume-Peytavi U, Tosti A, Whiting DA, Trüeb R, editors. Hair Growth and Disorders. Berlin: Springer; 2008.
516. Ozçelik D. Extensive traction alopecia attributable to ponytail hairstyle and its treatment with hair transplantation. Aesthetic Plast Surg. 2005;29(4):325-7.
517. Tosti A, Miteva M, Torres F, Vincenzi C, Romanelli P. Hair casts are a dermoscopic clue for the diagnosis of traction alopecia. Br J Dermatol. 2010;163(6):1353-5.
518. Samrao A, Chen C, Zedek D, Price VH. Traction alopecia in a ballerina: clinicopathologic features. Arch Dermatol. 2010;146(8):930-1.
519. Khumalo NP, Ngwanya RM. Traction alopecia: 2% topical minoxidil shows promise. Report of two cases. J Eur Acad Dermatol Venereol. 2007;21(3):433-4.
520. Samrao A, McMichael A, Mirmirani P. Nocturnal Traction: Techniques Used for Hair Style Maintenance while Sleeping May Be a Risk Factor for Traction Alopecia. Skin Appendage Disord. 2021;7(3):220-3.
521. Yosefy C, Ronnen M, Edelstein D. Pseudo alopecia areata caused by skull-caps twitter metal pin fasteners used by Orthodox Jews in Israel. Clin Dev Immunol. 2003;10(2-4):193-5.
522. Polat M. Evaluation of clinical signs and early and late trichoscopy findings in traction alopecia patients with Fitzpatrick skin type II and III: a single-center, clinical study. Int J Dermatol. 2017;56(8):850-5.
523. Ahdout J, Mirmirani P. Weft hair extensions causing a distinctive horseshoe pattern of traction alopecia. J Am Acad Dermatol. 2012;67(6):e294-5.
524. Lobato-Berezo A, Tormo-Mainar S, Pujol RM. Rapunzel Alopecia: A Peculiar Form of Non-Marginal Traction Alopecia Secondary to Excessively Long Hair. Skin Appendage Disord. 2020;6(5):323-5.
525. Sharquie KE, Schwartz RA, Aljanabi WK, Janniger CK. Traction Alopecia: Clinical and Cultural Patterns. Indian J Dermatol. 2021;66(4):445.
526. Khumalo NP, Callender VD. African Hair. In: Blume-Peytavi U, Tosti A et al. editors. Hair Growth and Disorders. Berlin: Springer, 2008.
527. Ozçelik D. Extensive traction alopecia attributable to ponytail hairstyle and its treatment with hair transplantation. Aesthetic Plast Surg 2005;29(4):325-7.
528. Tosti A et al. Hair casts are a dermoscopic clue for the diagnosis of traction alopecia. Br J Dermatol 2010;163(6):1353-5.
529. Samrao A et al. Traction alopecia in a ballerina: clinicopathologic features. Arch Dermatol 2010;146(8):930-1.
530. Yosefy C, Ronnen M, Edelstein D. Pseudo alopecia areata caused by skull-caps with metal pin fasteners used by Orthodox Jews in Israel. Clin Dev Immunol 2003; 10(2-4)193-5.
531. Ahdout J, Mirmirani P. Weft hair extensions causing a distinctive horseshoe pattern of traction alopecia. J Am Acad Dermatol 2012;67(6):e294-5.
532. Aguado Lobo M, Jiménez-Reyes J. Traction alopecia. Int J Dermatol 2018;57(2): 231-232.
533. Barbosa AB et al. Patchy Traction Alopecia Mimicking Areata. Int J Trichology 20157(4):184-6.
534. Kim SR, Craiglow BG. Treatment of traction alopecia with oral minoxidil. JAAD Case Rep. 2022;23:112-3.
535. Loh SH, Lew BL, Sim WY. Pressure alopecia: clinical findings and prognosis. J Am Acad Dermatol 2015;72(1):188-9.
536. Davies KE, Yesudian P. Pressure alopecia. Int J Trichology 20124(2):64-8.
537. Papaiordanou F et al. Trichoscopy of Noncicatricial Pressure-induced Alopecia Resembling Alopecia Areata. Int J Trichology 2016;8(2):89-90.
538. Chang ZY et al. Postoperative permanent pressure alopecia. J Anesth 2016;30(2): 349-51.
539. Khokhar RS et al. Pressure-induced alopecia in pediatric patients following prolonged urological surgeries: The case reports and a review of literature. Anesth Essays Res 2015;9(3):430-2.
540. Perry T, Rosen H, Pettit C, Trinidad JC. Pressure-induced alopecia due to proning in COVID-19. Dermatol Ther. 2021;34(2):e14764.
541. Thiem A, Kütt S, Hamm H. 'Television alopecia': a rare cause of pressure alopecia. J Eur Acad Dermatol Venereol 2016;30(3):504-5.
542. Thiem A, Kütt S, Hamm H. 'Television alopecia': a rare cause of pressure alopecia. J Eur Acad Dermatol Venereol 2016;30(3):504-5.
543. Thiem A, Kütt S, Hamm H. 'Television alopecia': a rare cause of pressure alopecia. J Eur Acad Dermatol Venereol 2016;30(3):504-5.
544. Sano DT et al. Headband pressure alopecia: clinical, dermoscopy, and histopathology findings in four patients. Int J Dermatol 2018;57(2):237-239.
545. Tortelly VD, Melo DF, Ghedin BS, Lima CDS, Garcia TU, Barreto TM. Pressure-Induced Alopecia: Presence of Thin Hairs as a Trichoscopic Clue for the Diagnosis. Skin Appendage Disord. 2020 Jan;6(1):48-51.
546. Porriño-Bustamante ML, Arias-Santiago S, Fernández-Pugnaire MA. Trichoscopic Findings in Pressure Alopecia: Report of Two Cases and Review of the Literature. Int J Trichology. 2021;13(6):34-5.
547. Neema S, Vashisht D, Yadav AK, Sinha A, Radhakrishnan S. Trichoscopy of Pressure--Induced Alopecia and Areata: A Comparative Study. Int J Trichology. 2022;14(1):17-20.
548. Domínguez-Auñón JD et al. Pressure alopecia. Int J Dermatol 2004;43,(12):928-30.
549. Mirza RA, Spillane EL, Thomas B. What is your diagnosis? Pressure alopecia. Cutis 2012;90(5):224, 232.
550. Finner AM, Shapiro J. Secondary Cicatricial an Permanent Alopecias. In: Blume--Peytavi U, Tosti A et al., editors. Hair Groth and Disorders. Berlin: Springer, 2008.
551. Cho S et al. Dermoscopic findings in radiation-induced alopecia after angioembolization. Dermatology 2014;229(2):141-5.
552. Ounsakul V, Iamsumang W, Suchonwanit P. Radiation-Induced Alopecia after Endovascular Embolization under Fluoroscopy. Case Rep Dermatol Med 2016:8202469.
553. Haider M, Hamadah I, Almutawa A. Radiation- and chemotherapy-induced permanent alopecia: case series. J Cutan Med Surg 2013;17(1):55-61.
554. Phillips GS, Freret ME, Friedman DN, Trelles S, Kukoyi O, Freites-Martinez A et al. Assessment and Treatment Outcomes of Persistent Radiation-Induced Alopecia in Patients With Cancer. JAMA Dermatol. 2020;156(9):963-72.
555. Yeager CE, Olsen EA. Treatment of chemotherapy-induced alopecia. Dermatol Ther 2011;24(4):432-42.
556. Chon SY et al. Chemotherapy-induced alopecia. J Am Acad Dermatol 2012;67(1): e37-47.
557. Tallon B, Blanchard E, Goldberg LJ. Permanent chemotherapy-induced alopecia: case report and review of the literature. J Am Acad Dermatol 2010;63(2):333-6.

558. West HJ. Chemotherapy-Induced Hair Loss (Alopecia). JAMA Oncol 2017;3(8):1147.
559. Palamaras I et al. Permanent chemotherapy-induced alopecia: a review. J Am Acad Dermatol 2011;64(3):604-6.
560. Tosti A et al. Docetaxel and permanent alopecia. J Am Acad Dermatol 2013;68(5):e151.
561. Silva GB, Ciccolini K, Donati A, Hurk CVD. Scalp cooling to prevent chemotherapy--induced alopecia. An Bras Dermatol. 2020;95(5):631-7.
562. Pirmez R, Piñeiro-Maceira J, Sodré CT. Exclamation marks and other trichoscopic signs of chemotherapy-induced alopecia. Australas J Dermatol. 2013;54(2):129-32.
563. Tallon B, Blanchard E, Goldberg LJ. Permanent chemotherapy-induced alopecia: histopathologic criteria still to be defined. J Am Acad Dermatol 2013;68(5):e151-2.
564. Yang X, Thai KE. Treatment of permanent chemotherapy-induced alopecia with low dose oral minoxidil. Australas J Dermatol. 2016;57(4):e130-e2.
565. Lyakhovitsky A, Segal O, Maly A, Zlotogorski A, Barzilai A. Permanent chemotherapy--induced alopecia after hematopoietic stem cell transplantation treated with low-dose oral minoxidil. JAAD Case Rep. 2022;22:64-7.
566. Giacomini F, Starace M, Tosti A. Short anagen syndrome. Pediatr Dermatol 2011;28(2):133-4.
567. Herskovitz I et al. Short anagen hair syndrome. Int J Trichology 2013;5(1):45-6.
568. Herskovitz I, de Sousa IC, Simon J, Tosti A. Short anagen hair syndrome. Int J Trichology. 2013;5(1):45-6.
569. Giacomini F, Starace M, Tosti A. Short anagen syndrome. Pediatr Dermatol. 2011;28(2):133-4.
570. Thai KE, Sinclair RD. Short anagen hair with persistent synchronized pattern of scalp hair growth. J Am Acad Dermatol. 2003;49(5):949-51.
571. Antaya RJ, Sideridou E, Olsen EA. Short anagen syndrome. J Am Acad Dermatol. 2005;53(2 Suppl 1):S130-4.
572. Antaya RJ, Sideridou E, Olsen EA. Short anagen syndrome. J Am Acad Dermatol 2005;53(2Suppl1):S130-4.
573. Doche I et al. Short anagen syndrome in a girl with curly dark hair and consanguineous parents. J Am Acad Dermatol 2012;67(6):e279-80.
574. Starace M, Gurioli C, Carpanese MA, Bruni F, Piraccini BM, Patrizi A, et al. Short anagen syndrome: A case series and algorithm for diagnosis. Pediatr Dermatol. 2021;38(5):1157-61.
575. Price VH, Gummer CL. Loose anagen syndrome. J Am Acad Dermatol 1989;20(2Pt1):249-56.
576. Ferreira GNM, Valente NYS, Romiti R. Do you know this syndrome? An Bras Dermatol 2006;81(4):381-383.
577. Rakowska A et al. Trichoscopy findings in loose anagen hair syndrome: rectangular granular structures and solitary yellow dots. J Dermatol Case Rep 2015;9(1):1-5.
578. Baden HP, Kvedar JC, Magro CM. Loose anagen hair as a cause of hereditary hair loss in children. Arch Dermatol 1992;128(10):1349-53.
579. Chong AH, Sinclair R. Loose anagen syndrome: a prospective study of three families. Australas J Dermatol 2002;43(2):120-4.
580. Tosti A, Piraccini BM. Loose anagen hair syndrome and loose anagen hair. Arch Dermatol 2002;138(4):521-2.
581. Olsen EA, Bettencourt MS, Coté NL. The presence of loose anagen hairs obtained by hair pull in the normal population. J Investig Dermatol Symp Proc 1999;4(3):258-60.
582. Mirmirani P, Uno H, Price VH. Abnormal inner root sheath of the hair follicle in the loose anagen hair syndrome: an ultrastructural study. J Am Acad Dermatol. 2011;64(1):129-34.
583. Maxfield L, Cook C. Loose Anagen Syndrome. StatPearls 2022.
584. Mirmirani P, Uno H, Price VH. Abnormal inner root sheath of the hair follicle in the loose anagen hair syndrome: an ultrastructural study. J Am Acad Dermatol 2011;64(1):129-34.
585. Jerjen R, Koh WL, Sinclair R, Bhoyrul B. Low-dose oral minoxidil improves global hair density and length in children with loose anagen hair syndrome. Br J Dermatol. 2021;184(5):977-8.
586. Villani A, Fabbrocini G, Ocampo-Candiani J, Ruggiero A, Ocampo-Garza SS. Review of oral minoxidil as treatment of hair disorders: in search of the perfect dose. J Eur Acad Dermatol Venereol. 2021;35(7):1485-92.
587. Cranwell WC, Sinclair R. Loose anagen hair syndrome: Treatment with systemic minoxidil characterised by marked hair colour change. Australas J Dermatol. 2018;59(4):e286-e7.
588. Peled A, Samuelov L, Sarig O, Bochner R, Malki L, Pavlovsky M et al. Treatment of hereditary hypotrichosis simplex of the scalp with topical gentamicin. Br J Dermatol. 2020;183(1):114-20.
589. Hayashi R, Shimomura Y. Update of recent findings in genetic hair disorders. J Dermatol. 2022;49(1):55-67.
590. Li M et al. A recurrent mutation in the APCDD1 gene responsible for hereditary hypotrichosis simplex in a large Chinese family. Br J Dermatol 2012;167(4):952-4.
591. Bennàssar A, Ferrando J, Grimalt R. Congenital atrichia and hypotrichosis. World J Pediatr 2011;7(2):111-7.
592. Rocha VB et al. Atrichia with Papular Lesions: Importance of Histology at an Early Disease Stage. Skin Appendage Disord 2018;4:129-130.
593. Srinivas SM, Hiremagalore R. Marie-unna hereditary hypotrichosis. Int J Trichology 2014;6(4):182-4.
594. Mansur AT et al. Marie Unna hereditary hypotrichosis: a Turkish family with loss of eyebrows and a U2HR mutation. Am J Med Genet A 2010;152A(10):2628-33.
595. Redler S et al. Marie Unna hereditary hypotrichosis: identification of a U2HR mutation in the family from the original 1925 report. J Am Acad Dermatol 2011;64(4): e45-50.
596. Yun SK et al. Identification of a novel U2HR mutation in a Korean woman with Marie Unna hereditary hypotrichosis. Int J Dermatol 2014;53(11):1358-61.
597. Maas S et al. Trichorhinophalangeal Syndrome. In: Pagon R, Adam M et al., editors. GeneReviews® [Internet]. Seattle (WA): University of Washington, 2017 Apr 20.
598. Araújo I, Scherrer M, Carmo C. Síndrome Trico-rino-falangiana. An Bras Dermatol 1983;58(5):215-18.
599. Simonetti O, Radi G, Molinelli E, Diotallevi F, Offidani A. Trichorhinophalangeal syndrome: a case report and brief literature review. Acta Dermatovenerol Alp Pannonica Adriat. 2022;31(1):43-6.
600. Narayanan R, Chennareddy S. Crooked fingers and sparse hair: an interesting case of trichorhinophalangeal syndrome type 1. BMJ Case Rep 2015;2015.
601. Jeon J, Kim JH, Oh CH. Trichorhinophalangeal syndrome type I – clinical, microscopic, and molecular features. Indian J Dermatol Venereol Leprol 2014;80(1):54-7.
602. Vaccaro M, Guarneri C, Blandino A. Trichorhinophalangeal syndrome. J Am Acad Dermatol 2005;53(5):858-60.
603. Vaccaro M et al. Trichorhinophalangeal Syndrome. Open Access Maced J Med Sci 2017;5(4):486-489.
604. Foryś-Dworniczak E, Zajdel-Cwynar O, Kalina-Faska B, Małecka-Tendera E, Matusik P. Trichorhinophalangeal syndrome as a diagnostic and therapeutic challenge for paediatric endocrinologists. Pediatr Endocrinol Diabetes Metab. 2019;25(1):41-7.
605. Maas S, Shaw A, Bikker H, Hennekam R. Trichorhinophalangeal Syndrome. In: Pagon R, Adam M, Ardinger H, Wallace S, Amemiya A, Bean L et al., editors. GeneReviews® [Internet]. Seattle (WA): University of Washington; 2017 Apr 20.
606. Foryś-Dworniczak E, Zajdel-Cwynar O, Kalina-Faska B, Małecka-Tendera E, Matusik P. Trichorhinophalangeal syndrome as a diagnostic and therapeutic challenge for paediatric endocrinologists. Pediatr Endocrinol Diabetes Metab. 2019;25(1):41-7.
607. Bartels NG, Blume-Peytavi U. Hair Loss in Children. In: Blume-Peytavi U, Tosti A, Whiting DA, Trüeb R, editors. Hair Growth and Disorders. Berlin: Springer; 2008.
608. Bennàssar A, Ferrando J, Grimalt R. Congenital atrichia and hypotrichosis. World J Pediatr. 2011;7(2):111-7.
609. Majmundar V, Baxi K. Ectodermal Dysplasia. StatPearls 2022.
610. Yin Li VC, Yesudian PD. Congenital Triangular Alopecia. Int J Trichology 2015;7(2):48-53.
611. Leung AK, Barankin B. Incidence of congenital triangular alopecia. An Bras Dermatol 2016;91(4):556.
612. Karadağ Köse Ö, Güleç AT. Temporal triangular alopecia: significance of trichoscopy in differential diagnosis. J Eur Acad Dermatol Venereol 2015;29(8):1621-5.
613. Campos JG et al. Use of dermoscopy in the diagnosis of temporal triangular alopecia. An Bras Dermatol 2015;90(1):123-5.
614. Fernández-Crehuet P et al. Clinical and trichoscopic characteristics of temporal triangular alopecia: A multicenter study. J Am Acad Dermatol 2016;75(3):634-637.
615. Damiani L et al. Dermoscopic Findings of Scalp Aplasia Cutis Congenita. Skin Appendage Disord 2017;2(3-4):177-179.
616. Bessis D et al. The scalp hair collar and tuft signs: A retrospective multicenter study of 78 patients with a systematic review of the literature. J Am Acad Dermatol 2017;76(3):478-487.
617. Alexandros B et al. Aplasia cutis congenita: Two case reports and discussion of the literature. Surg Neurol Int 2017;8:273.
618. Yang MY, Ha DL, Kim HS, Ko HC, Kim BS, Kim MB. Aplasia cutis congenita in Korea: Single center experience and literature review. Pediatr Int. 2020;62(7):804-9.
619. Verzì AE, Lacarrubba F, Micali G. Starburst hair follicles: A dermoscopic clue for aplasia cutis congenita. J Am Acad Dermatol 2016;75(4):e141-e142.

Antonella Tosti • Nilton Di Chiacchio • Cristina Diniz Borges Figueira de Mello

Afecções das Unhas

■ UNHAS

Aparelho ungueal

O aparelho ungueal situa-se na extremidade distal do dorso dos dígitos. Logo abaixo se encontra o periósteo da falange distal que, pela proximidade, afeta diretamente esta estrutura que a superpõe. O grau de curvatura transversal da unha é determinado pelo formato desta estrutura óssea.

O aparelho ungueal é formado por 4 estruturas epiteliais especializadas (pregas ungueais, matriz, leito e hiponiquio) e pela lâmina ungueal que é uma estrutura córnea (Figura 55.1).

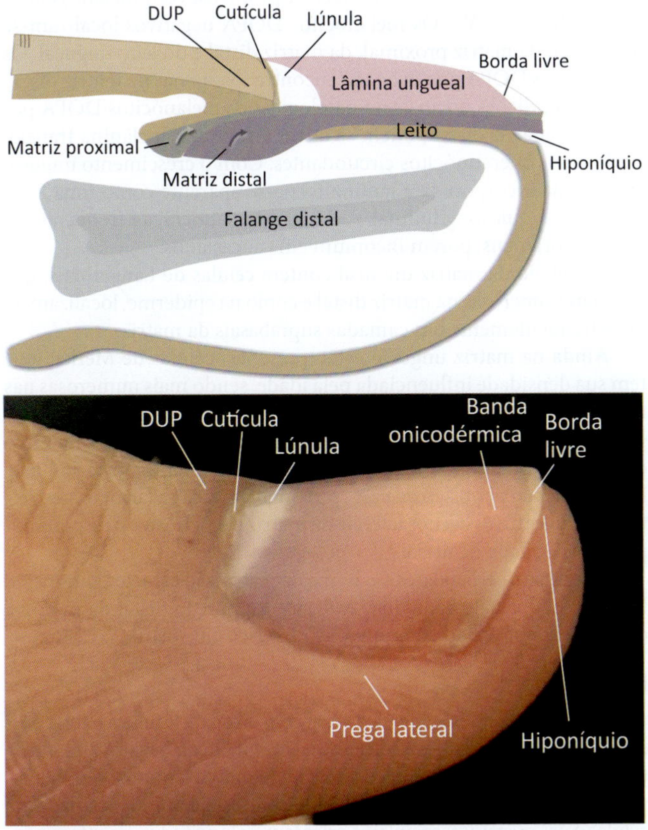

■ **Figura 55.1** Figuras ilustrativas do aparelho ungueal. DUP: prega ungueal proximal.

Embriologicamente o desenvolvimento deste aparelho inicia-se durante a 9ª semana de vida intrauterina, quando ocorre a formação do broto ungueal,[1] este se caracteriza por uma área de formação da unha na porção distal do dorso dos dedos. A porção proximal desta estrutura cresce e se funde à derme profundamente dando origem à matriz ungueal, que até a 15ª semana de vida intrauterina, tem seu desenvolvimento completo dando início à produção da lâmina ungueal.

A lâmina ungueal é uma estrutura rígida e translúcida, constituída por material córneo anucleado formado pela maturação e queratinização do epitélio da matriz ungueal que progride intimamente ligada e sobre o leito ungueal. O estrato córneo do leito ungueal contribui com a formação da porção ventral da lâmina.[2,3] A lâmina ungueal é retangular e curvada ao longo de seu eixo transversal e longitudinal, mais acentuadamente nos pododáctilos. A superfície é lisa e pode apresentar alterações de relevo longitudinais. Sua transparência permite a visualização da vascularização do leito conferindo-lhe a coloração rosada.

Em alguns dedos, mais aparentemente nos primeiros, situa-se na parte proximal da unha a lúnula. Correspondente à porção distal da matriz, vista como uma área semilunar de coloração branca que representa uma área de fraca adesão da lâmina ao epitélio subjacente.

A lâmina ungueal é delimitada pelas pregas laterais e proximal enquanto sua borda livre se destaca do leito formando o hiponíquio (Figura 55.2).

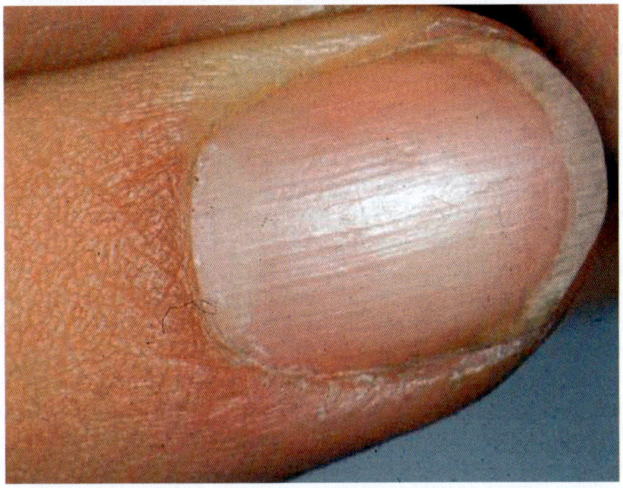

■ **Figura 55.2** Coloração branca da porção distal da lâmina, correspondente ao hiponíquio.

Mais de 90% das unhas das mãos apresentam na porção distal uma fina faixa transversal esbranquiçada denominada "banda onicocórnea" a qual delimita a área de adesão da lâmina ao leito e constitui uma barreira natural de defesa contra agentes físicos, químicos ou biológicos. Quando essa barreira é quebrada, ocorre a onicólise, ou seja, o descolamento da lâmina do leito, a onicólise. A banda onicocórnea é delimitada proximalmente por outra banda de coloração rósea, de 1 a 1,5 mm de largura, a banda onicodérmica.[4]

O tamanho das unhas é variável entre os dedos. A maior unha é a do hálux que recobre por volta de 50% do dorso do dedo.

As unhas desempenham importantes funções como aumento da sensibilidade tátil, envolvida em atividades manuais de precisão, proteção mecânica da falange distal e estética do dígito. As unhas dos pododáctilos ainda desempenham função biomecânica para os pés, motivo pelo qual podem comumente estar envolvidas em doenças que afetam a deambulação.

Prega ungueal proximal

A prega ungueal proximal é uma dobra cutânea que apresenta uma porção dorsal e outra ventral. A porção dorsal tem anatomia semelhante à pele do dorso do dedo, porém desprovida de anexos pilossebáceos; a porção ventral, não aparente, recobre um quarto da parte proximal da lâmina e tem continuidade com a matriz ungueal. O limite entre a porção ventral desta prega e a matriz é reconhecido histologicamente pela presença da camada granulosa, ausente na matriz.

A cutícula é formada pela camada córnea da prega ungueal proximal e adere-se firmemente a superfície da lâmina ungueal, impedindo a separação entre a lâmina e a prega. Sua integridade garante a proteção da matriz contra o ambiente.

A derme da prega ungueal proximal é altamente vascularizada por capilares paralelos à superfície cutânea e entre si, direcionados à lâmina ungueal. Os ramos aferentes e eferentes destes capilares são muito próximos e formam alças distais de formato regular.[5]

Matriz ungueal

A matriz ungueal constitui-se por um epitélio especializado localizado sobre a metade distal da última falange do dedo. Pode ser vista integralmente, uma vez que a prega ungueal proximal seja rebatida cirurgicamente. Apresenta o formato em "U" com a parte convexa voltada para a porção distal.

Em cortes longitudinais, a matriz é composta de uma porção dorsal, por um ápice e por uma porção ventral. Em razão da intensa atividade mitótica dos queratinócitos situados na camada basal, a queratinização ocorre sem que a camada granulosa se forme. Estes queratinócitos produzem queratina "mole" e "dura". *In vivo* o epitélio da área apical produz ambos os tipos de queratina, a porção dorsal produz queratina dura e a porção ventral queratina mole. Estes queratinócitos podem modificar seu tipo de diferenciação de acordo com alguns estudos.[6,7]

Ao serem cultivados *in vitro*, os queratinócitos da matriz apresentam reduzido coeficiente núcleo/citoplasma e alto coeficiente eucromatina/heterocromatina, maiores dimensões do que os queratinócitos da pele não anexial, assim como maior atividade mitótica.[8] A zona queratógena, onde os queratinócitos iniciam a queratinização é identificável em cortes histológicos como uma área eosinofílica onde há fragmentação nuclear e condensação do citoplasma[1] (Figura 55.3). As enzimas DNA e RNAase destroem os fragmentos nucleares antes que a lâmina seja completamente formada, porém. Em certas condições, estes fragmentos permanecem dentro da lâmina e se tornam visíveis como áreas de leuconíquia. Como estas enzimas permanecem ativas na lâmina queratinizada, é frequente que a área de leuconíquia desapareça antes de alcançar a borda livre da unha.

Diferentemente da epiderme onde a diferenciação e a queratinização ocorrem na vertical, as células da matriz o fazem em sentido oblíquo, dirigindo-se anteriormente e para o alto. Desta forma, a queratinização do epitélio da matriz proximal (porção distal e do ápice) produz a lâmina dorsal (dois terços superiores da lâmina) e a queratinização da matriz distal (porção ventral) produz a lâmina ventral (um terço inferior da lâmina) (Figura 55.1).

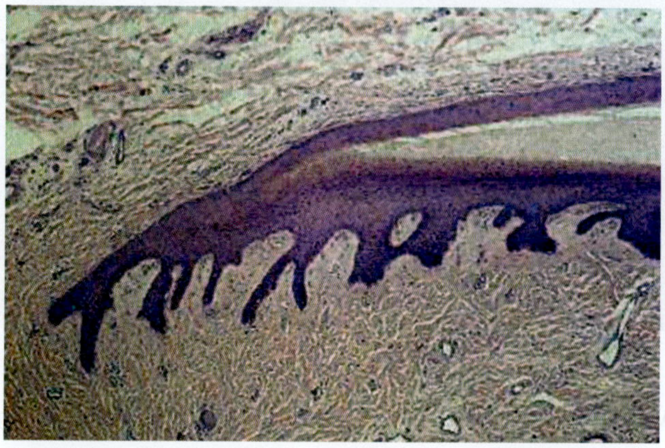

■ **Figura 55.3** Zona queratógena: início do processo de queratinização das células da matriz.

Em alguns dedos das mãos, a prega ungueal proximal não cobre completamente a matriz distal e esta é visível abaixo da lâmina transparente como uma área esbranquiçada em forma de meia-lua, a lúnula (Figura 55.2).[9]

O epitélio da matriz contém melanócitos que normalmente se encontram quiescentes, mas contém componentes enzimáticos necessários para a síntese de melanina.[10] Os melanócitos da unha são mais numerosos da matriz distal, onde apresentam dendritos e presentes nas camadas suprabasais do epitélio, às vezes em grupos de 2 a 4 células. Provavelmente, esta localização dos melanócitos é consequência da distribuição peculiar das moléculas de adesão no epitélio da matriz, onde a integrina $\alpha_3\beta_1$, reguladora da adesão entre melanócitos e queratinócitos é expressa em nível suprabasal.[11] Anticorpos marcadores da atividade da enzima tirosinase e outras da mesma família demonstram duas populações diferentes de melanócitos na unha: os "inativáveis" DOPA negativos, cujos melanossomos encontram-se em estádio I e II, e os melanócitos "ativáveis" DOPA positivos, com melanossomos em estádio III e IV.[12] Os melanócitos DOPA negativos localizam-se no epitélio da matriz proximal, da matriz distal e do leito ungueal. Os melanócitos DOPA positivos são encontrados apenas na matriz distal.

Em condições normais ou patológicas os melanócitos DOPA positivos da matriz distal podem se ativar e produzir melanina transferindo-a aos queratinócitos circundantes. Com o crescimento ungueal a melanina incorporada à lâmina torna-se aparente como uma faixa de melanoníquia longitudinal. A ativação melanocítica é frequente em negros e orientais, porém incomum em caucasianos.

O epitélio da matriz ungueal contém células de Langerhans, que são mais numerosas na matriz distal e como na epiderme, localizam-se mais frequentemente nas camadas suprabasais da matriz.

Ainda na matriz ungueal estão presentes células de Merkel, que tem sua densidade influenciada pela idade, sendo mais numerosas nas unhas do feto que nas do adulto.[13,14]

A derme da matriz proximal é constituída por tecido conjuntivo denso que forma uma estrutura tendínea, o ligamento posterior. Este liga a matriz ao periósteo da parte proximal da terceira falange. A estreita conexão entre os cornos laterais da matriz e o periósteo é responsável pela convexidade da unha.

As cristas interpapilares da derme da matriz são caracteristicamente longas e de formato radicular. A derme da porção distal da matriz é constituída por tecido conjuntivo frouxo rico em vasos.

Leito ungueal

O leito ungueal estende-se da margem distal da lúnula à banda onicodérmica e é visível através da lâmina. O epitélio do leito é intimamente aderido a esta e destaca-se da derme quando a lâmina é removida.

O epitélio da lâmina ungueal é fino e constituído por 1 a 5 camadas de células. Suas cristas interpapilares orientam-se longitudinalmente e se interpõem entre as papilas dérmicas subjacentes. Por esta razão, os capilares do leito ungueal orientam- se na mesma direção longitudinal (Figura 55.4).

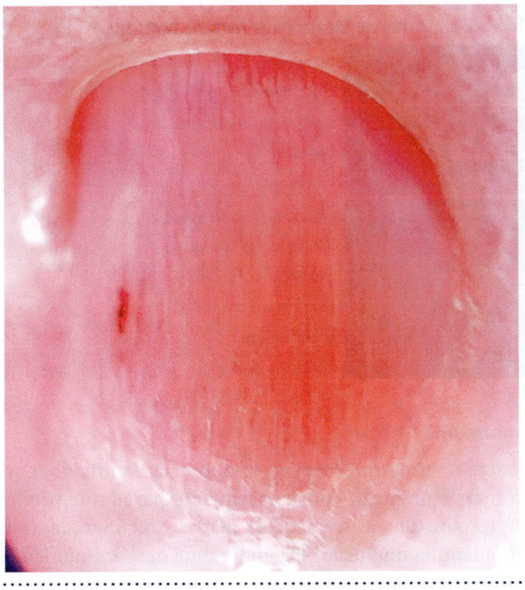

■ **Figura 55.4** Orientação longitudinal dos capilares do leito ungueal.

Em condições normais, a queratinização do leito ocorre sem a formação de uma camada granulosa[1] e produz uma fina camada córnea aderente à porção ventral da lâmina.[16,17] Esta porção da lâmina é facilmente identificável nos cortes histológicos por sua discreta eosinofilia que contrasta com a ausência nas outras camadas. A derme do leito tem uma estrutura característica de sulcos e cristas longitudinais que vão da lúnula ao hiponíquio e apresenta uma rica rede de fibrilas conjuntivas organizadas em faixas ancoradas no periósteo subjacente. A orientação longitudinal dos capilares confere o aspecto em "estilhaços" nas hemorragias do leito.

Hiponíquio

O hiponíquio corresponde à área anatômica situada entre o leito ungueal e o sulco distal, correspondendo ao local onde a lâmina se destaca dos tecidos subjacentes. O hiponíquio é estruturalmente similar à pele palmar e plantar e se torna queratinizado com a formação de uma camada granulosa. A camada córnea do hiponíquio se acumula abaixo da borda livre da unha.

O hiponíquio não é normalmente visível por ser recoberto pela lâmina, mas pode se tornar evidente em indivíduos onicofagistas.

Vasos e nervos

O aparelho ungueal é ricamente vascularizado. As artérias digitais, que correm nas laterais dos dedos, dão origem a ramos que irrigarão tanto a matriz quanto o leito. A matriz possui dois sistemas vasculares distintos. O leito ungueal contém um grande número de corpos glômicos (10 a 20 cm^2), estruturas neurovasculares encapsuladas (com 1 a 4 anastomoses arteriovenosas) e terminações nervosas. Os corpos glômicos são importantes na regulação adaptativa da vascularização dos dedos à temperatura externa.

Os nervos cutâneos sensitivos, que originam os ramos dorsais dos nervos digitais, correm paralelos aos vasos.

■ CARACTERÍSTICAS FISICOQUÍMICAS

A lâmina ungueal, analogamente ao pelo, constitui-se principalmente de proteínas filamentosas de baixo teor de enxofre (queratina) imersas em uma matriz amorfa. Esta matriz é composta por proteínas de alto teor de enxofre ricas em cistina. A lâmina contém também água, lipídeos e oligoelementos.

As queratinas da unha contêm 80% a 90% de queratina dura (do tipo pilar) e 10% a 20% de queratina mole (do tipo epidérmica).[18] Os filamentos de queratina estão dispostos transversa e paralelamente à superfície da lâmina. A orientação transversal dos filamentos de queratina faz com que as unhas sejam mais suscetíveis a fraturas transversais que às fraturas longitudinais. Em condições normais, 18% do peso da lâmina ungueal correspondem à água situada principalmente na porção intermediária.[19] O conteúdo de água da unha é extremamente variável, pois a unha é muito porosa e se desidrata rapidamente. Quanto mais longa a unha, mais rápido é este processo. Quando o conteúdo de água cai abaixo de 18% a unha se torna frágil e se este nível ultrapassa 30%, a unha se torna opaca e mole.

A lâmina é composta de menos de 5% de lipídeos, sobretudo colesterol, e traços de oligoelementos, particularmente ferro, zinco e cálcio. Os oligoelementos não contribuem para a rigidez da unha.[20]

A lâmina ungueal é dura, elástica, flexível e resistente. A dureza e a resistência se devem ao alto conteúdo de queratina dura e de proteínas ricas em enxofre; a elasticidade e flexibilidade são atribuíveis à presença de água e aumentam com a hidratação da lâmina.[21] A dupla curvatura da lâmina ungueal, no eixo transversal e no longitudinal, também aumenta a resistência aos traumas mecânicos.[22] A resistência da unha também é determinada pelo arranjo e adesão dos queratinócitos em diversas porções da lâmina e pela orientação dos filamentos de queratina no interior dos onicócitos da lâmina.[23]

À microscopia eletrônica, os onicócitos da porção dorsal da lâmina aparecem achatados, com seu menor diâmetro perpendiculares à superfície da unha e fortemente aderidos. Suas dimensões médias são de 34 μm de comprimento, 64 μm de largura e 2,2 μm de altura.[24] A íntima coesão intercelular torna esta parte da lâmina cortante e dura, porém inelástica e frágil.

Os onicócitos da porção ventral da lâmina apresentam membrana plasmática muito recortada e por isso tem a superfície celular visivelmente aumentada em comparação ao volume. As suas dimensões médias são de 40 μm de comprimento, 53 μm de largura e 5,5 μm de altura. A adesão celular é garantida por junções similares às junções intermediárias. Esta porção da lâmina confere à unha flexibilidade e elasticidade.

A porção profunda da lâmina é fina e constitui-se de queratina mole, que é derivada da queratinização do leito e responsável pela firme adesão da lâmina ao leito. O limite entre a porção dorsal e a ventral constitui um ponto de clivagem natural, onde se observam os fenômenos de esfacelamento da lâmina.[22] Por suas características físico-químicas, a lâmina tem permeabilidade diferente da camada córnea. Naquela penetram facilmente moléculas hidrofílicas e de pequenas dimensões, enquanto substâncias lipofílicas dificilmente o fazem. Os veículos que aumentam a penetração dos fármacos através da camada córnea não o fazem na unha.[25]

Crescimento da unha

A produção da lâmina ungueal é ininterrupta durante a vida. As unhas das mãos crescem mais rapidamente que as dos pés, numa velocidade média de 3 mm/mês (0,1 mm/dia, ou seja, um terço da velocidade de crescimento dos cabelos, que é de 0,35 mm/dia) e as dos pés 1 mm/mês.

A substituição completa de uma unha das mãos requer de 100 a 180 dias (6 meses). Após a avulsão mecânica da lâmina, cerca de 40 dias se passam até que a nova lâmina surja na prega ungueal proximal. Outros 120 dias se passam até a lâmina alcançar a extremidade do dedo. A substituição completa de uma unha dos pés requer 12 a 18 meses. A lenta velocidade de crescimento da unha atrasa a evidenciação de doenças da matriz ungueal e retarda o desaparecimento de sinais ungueais após sua cura.

A velocidade de crescimento da unha depende da atividade mitótica das células da matriz e varia individualmente e entre os dedos de um mesmo indivíduo. Ao nascermos, o crescimento é lento aumentando durante os primeiros anos de vida e alcança seu pico máximo entre a 2ª e 3ª décadas de vida, diminuindo bruscamente após os 50 anos.[26] A velocidade de crescimento pode também ser influenciada por diversos fatores, por exemplo, em algumas doenças sistêmicas, na desnutrição, nas doenças vasculares ou neurológicas periféricas. Nos pacientes em tratamento antineoplásico é possível observar reduzida velocidade de crescimento ungueal. Na síndrome das unhas amarelas a parada de crescimento é um sinal típico.

Em contrapartida, a velocidade de crescimento aumentada pode ser observada na gravidez, em traumatismos dos dedos, na psoríase[27] e na onicofagia. O uso de retinoides orais e itraconazol também podem acelerar o crescimento ungueal. A velocidade aumentada de crescimento pode estar associada a maiores irregularidades longitudinal no relevo da lâmina.

Com o crescimento lento, as unhas mantêm longamente os sinais de seu acometimento no curso de diversas doenças, e podem por isso ser úteis na obtenção de informações sobre doenças que ocorreram muito antes de sua observação clínica.

Inúmeros fármacos, drogas e venenos ficam retidos na unha e seus fragmentos servem para monitorar eventuais exposições a essas substâncias e outros químicos. Para esta finalidade, utiliza-se, preferencialmente, a unha do hálux, que tem menor velocidade de crescimento.

Em algumas doenças metabólicas a análise de fragmentos da lâmina ungueal pode prover informações úteis quanto ao diagnóstico e terapêutica.[28]

A análise de fragmentos ungueais pode ser também utilizada para análises genéticas e para a tipagem sanguínea.[29]

■ LESÕES ELEMENTARES

Patologias que afetam as unhas imprimem sinais clínicos que variam de acordo com a parte do aparelho ungueal envolvida.

O reconhecimento de lesões elementares da unha é fundamental para determinar a porção do aparelho ungueal a ser tratada ou onde uma biópsia deve ser efetuada nos casos em que haja necessidade de exame histológico.

Alterações ungueais consequentes a alterações na função da matriz

Linhas de Beau

São sulcos transversais mais profundos na parte central da lâmina. Ocorrem por uma desaceleração temporária da atividade mitótica da matriz proximal, com consequente produção de uma placa mais fina.[30,31] A profundidade deste sulco indica a gravidade do dano que acometeu a matriz e sua largura é função da duração do evento patológico. A margem distal da linha de Beau é bem delimitada quando a matriz é acometida por algum dano agudo; em caso de dano gradual seu limite é menos preciso.[20] A data do evento desencadeante pode ser estimada considerando a velocidade de crescimento da unha e a distância que existe entre a linha de Beau e a cutícula.

As linhas de Beau decorrem de microtraumatismos, afecções dermatológicas da matriz ou de doenças sistêmicas. Neste último caso, acometem todas as unhas e estão localizadas a um mesmo nível em relação ao comprimento da unha (Figura 55.5). Múltiplas linhas de Beau numa mesma unha indicam dano reincidente ao longo do tempo (Quadro 55.1).

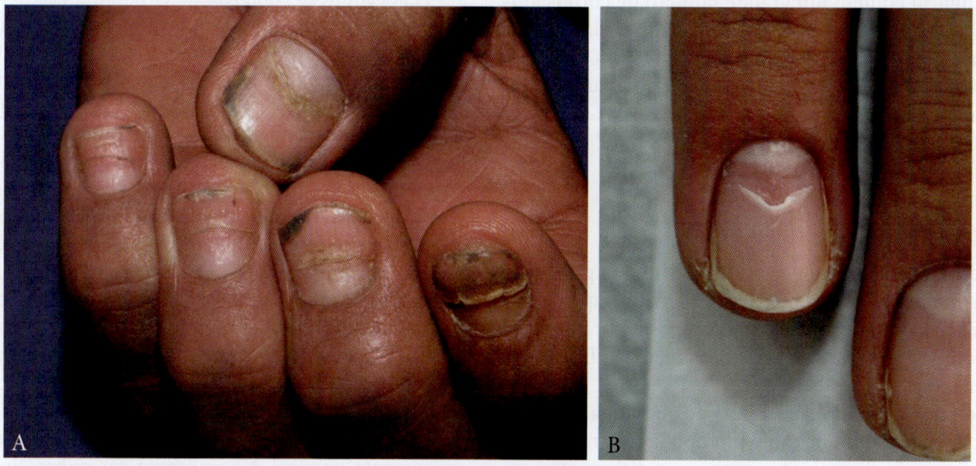

■ **Figura 55.5** **(A)** Múltiplas linhas de Beau secundárias a surto agudo de síndrome de Reiter, **(B)** linha de Beau após trauma de uma única unha.

Quadro 55.1 Linhas de Beau: causas mais comuns.

Traumáticas	Manicure
	Onicotilomania
Dermatológicas	Dermatite de contato
	Eritrodermia
	Paroníquia
Afecções sistêmicas	Doenças infecciosas
	Intervenções cirúrgicas
	Quimioterapia antineoplásica
	Dismenorreia
	Hipertermia
	Isquemia periférica

Onicomadese

Decorre de uma interrupção temporária da atividade mitótica de toda matriz ungueal, com consequente parada de produção da placa. Após o insulto, a atividade da matriz é recuperada, voltando a produzir a lâmina ungueal.[31] Há então uma descontinuidade entre a lâmina antiga e a placa nova recém-formada. Sua largura é proporcional à duração do evento mórbido que acometeu a matriz. A lâmina ungueal distal à onicomadese (lâmina antiga) permanece aderida ao leito sendo progressivamente eliminada com o crescimento da unha (Figura 55.6). A onicomadese tem as mesmas causas que resultam nas linhas de Beau; mas neste caso, a intensidade do dano ocorrido na matriz é mais grave.

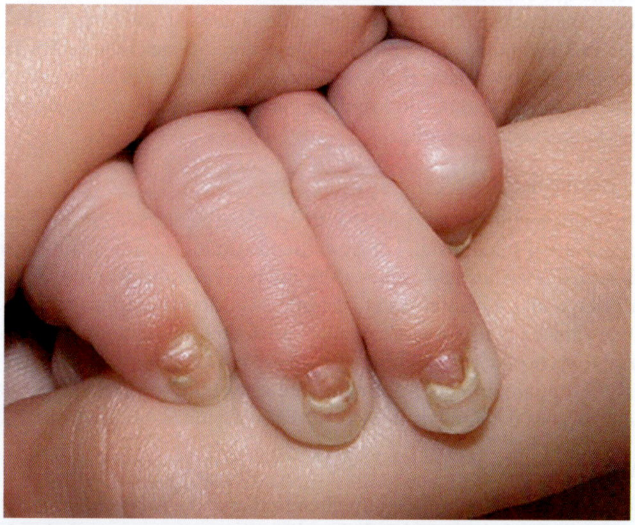

■ **Figura 55.6** Onicomadese.

Pitting (depressões cupuliformes)

O *pitting* se caracteriza por depressões cupuliformes crivadas na lâmina ungueal de amplitude e profundidade variáveis (Figura 55.7). Este processo é consequência da alteração na queratinização da matriz proximal com persistência de pequenos agrupamentos de células paraqueratósicas sobre a superfície da lâmina.[1] Estes aglomerados de células paraqueratósicas são pouco aderentes e se descolam facilmente, deixando pequenas depressões.

Doenças que podem provocar *pittings* são, em ordem de frequência, a psoríase, a alopecia areata e o eczema. Na psoríase, as depressões são tipicamente profundas, de dimensões variáveis e com disposição irregular. Na alopecia areata, as depressões são superficiais e sua distribuição é geométrica.

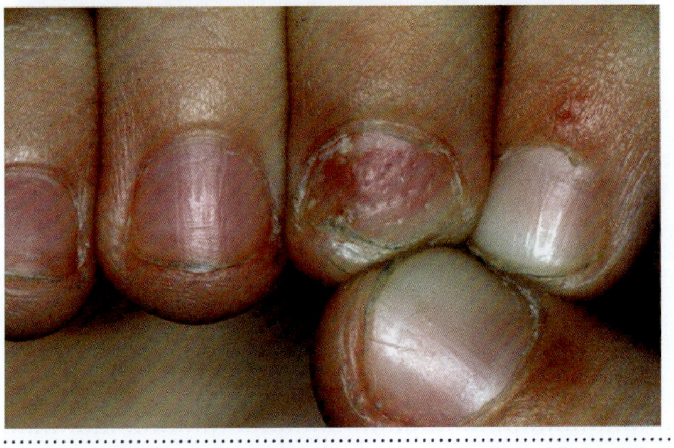

■ **Figura 55.7** *Pitting.*

Fissuras e estrias longitudinais

Mesmo as unhas normais frequentemente apresentam relevos longitudinais sutis que aumentam com o passar dos anos. Relevos que percorrem o comprimento da unha com aspecto de "coroa de rosário" são particularmente frequentes nos idosos e nos pacientes com artrite reumatoide. A acentuação destes sulcos associa-se à fragilidade ungueal.

As fissuras longitudinais profundas são a expressão clínica de dano na matriz ungueal proximal e podem ser causadas por líquen plano ungueal, insuficiência vascular, traumatismos e tumores que se localizam sobre a matriz ou a comprimem.

Distrofia mediana canaliforme[32,33]

A distrofia mediana canaliforme (distrofia ungueal mediana ou distrofia canaliforme de Heller) é uma alteração da lâmina ungueal que se apresenta como um sulco longitudinal na linha média ou cristas transversais inclinadas para trás em um padrão de árvore de Natal (Figura 55.8). A alteração ungueal é adquirida, secundária a microtraumas da matriz ungueal, idiopática, ou raramente, secundária ao uso de isotretinoína.

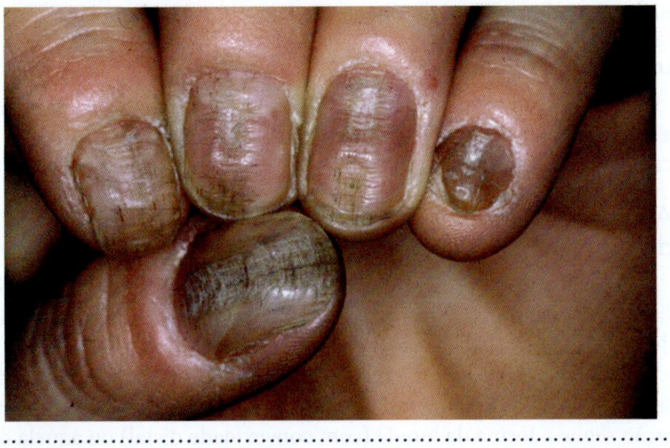

■ **Figura 55.8** Distrofia mediana traumática.

O hábito de cutucar a prega ungueal proximal (*habit tic deformity*) pode resultar em uma distrofia ungueal semelhante. As condições podem coexistir e alguns autores acreditam ser variantes do mesmo distúrbio. A distrofia mediana envolve mais comumente os primeiros dedos das mãos e frequentemente está associada com macrolúnula, alterações da cutícula e paroníquia.

Traquioníquia

O termo "traquioníquia" se refere à presença de múltiplas estrias longitudinais sutis, paralelas, em geral recobertas por descamação fina que confere à lâmina um aspecto rugoso. A traquioníquia, conhecida também como distrofia das vinte unhas, é consequência de um insulto inflamatório de intensidade moderada sobre a matriz proximal. Mais frequentemente, a traquioníquia é provocada por alopecia areata, líquen plano e psoríase.

Leuconíquia verdadeira

A leuconíquia verdadeira é consequente a afecções que causam a queratinização alterada da matriz distal com persistência de focos de células paraqueratósicas na porção ventral da lâmina. A difração da luz pelos onicócitos paraqueratósicos faz com que cada foco de paraqueratose corresponda a uma mancha de coloração branca opaca. A superfície da lâmina é normal e a tonalidade não desaparece à digitopressão (Figura 55.9). As áreas de leuconíquia verdadeira se deslocam distalmente com o crescimento da unha e, em geral, desaparecem antes de alcançar a borda livre da unha, já que os núcleos das células paraqueratósicas sofrem lise enzimática no interior da lâmina queratinizada.[1]

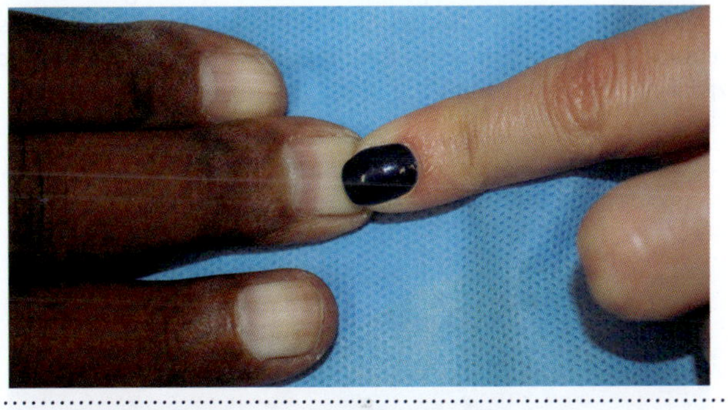

■ **Figura 55.9** Leuconíquia verdadeira.

Clinicamente, a leuconíquia verdadeira pode se apresentar morfologicamente de três formas:[34]

a) **Leuconíquia puntata:** característica da infância, manifesta-se como pequenas placas consequentes a microtraumas repetitivos.
b) **Leuconíquia estriada:** mais frequente no sexo feminino, caracteriza-se por múltiplas faixas transversais paralelas. Na maioria das vezes é consequente a manipulação agressiva por manicures.
c) **Leuconíquia total:** rara, acomete de maneira relativamente homogênea toda a lâmina ungueal. Às vezes é hereditária, podendo estar presente desde o nascimento ou surgir mais tardiamente.

A onicomicose subungueal proximal causa a leuconíquia verdadeira pela presença de hifas fúngicas nos estratos ventrais da lâmina.

A leuconíquia verdadeira por alterações da lâmina deve ser diferenciada da leuconíquia aparente, em que a coloração branca ocorre por alterações do leito ungueal, visíveis através da lâmina transparente. Neste caso a alteração não progride distalmente com o crescimento da unha.

Coilioníquia (unhas em colher)

A lâmina é afilada e de formato côncavo (Figura 55.10). É um processo fisiológico na criança, sobretudo nas unhas dos pés. Em adultos, pode ser consequência de alterações dermatológicas que provocam o afilamento da lâmina, estar relacionada com a ocupação profissional (traumas repetidos, contato com agentes químicos) ou, mais raramente, ser consequente à anemia ferropriva.

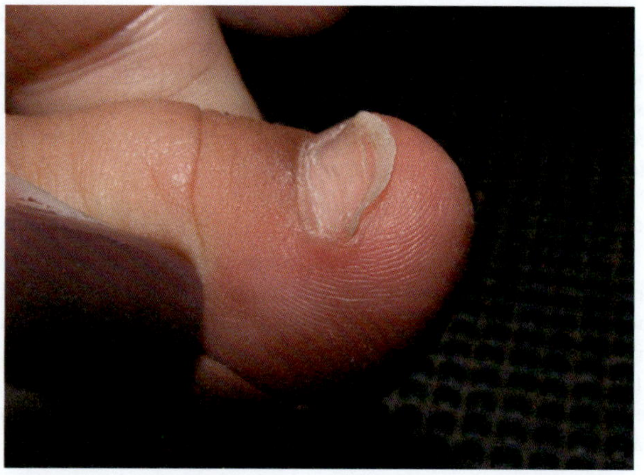

■ **Figura 55.10** Coiloníquia.

Alterações ungueais consequentes ao processo patológico no leito ungueal

Hemorragia em lascas

Esta alteração apresenta-se como linha afiladas longitudinais de coloração vermelho-acastanhada e largura maior ou igual a 1 mm (Figura 55.11). Geralmente localizadas na porção distal e seu formato atribui-se à orientação longitudinal dos capilares do leito. Comumente de origem traumática, podem ser observadas também na psoríase e em onicomicoses. Raramente representam sinais de patologias sistêmicas (triquinose, endocardite bacteriana, LES). Esta possibilidade deve ser aventada quando as hemorragias acometem várias unhas e estão localizadas na porção proximal.[35]

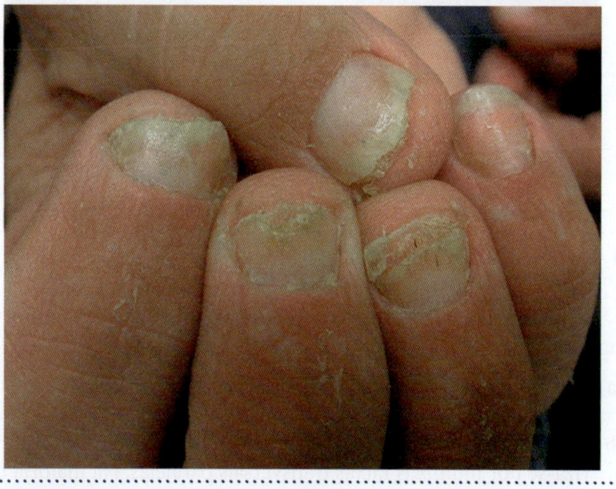

■ **Figura 55.11** Hemorragias em lascas.

Onicólise

É um processo de descolamento da lâmina ungueal de seu leito. Atinge a borda livre ou as laterais da lâmina. A área onicolítica apresenta coloração esbranquiçada pela presença de ar neste espaço criado. A porção da lâmina descolada pode assumir coloração castanho-esverdeada se o espaço for colonizado por bactérias que produzem substâncias cromógenas (*Pseudomonas aeruginosa*) (Figura 55.12).

A onicólise pode ser idiopática, um sinal de doenças dermatológicas ou sistêmicas ou efeito colateral de alguns fármacos.[36] Nos pés é, quase exclusivamente, de origem traumática ou micótica.

A onicólise idiopática é uma condição bastante comum nas donas de casa, pelo contato frequente e prolongado com água, detergentes e outras substâncias irritantes.

A manipulação excessiva da região ungueal por manicures é outra causa de onicólise. Nesta circunstância, a margem proximal da área descolada tem contorno irregular.

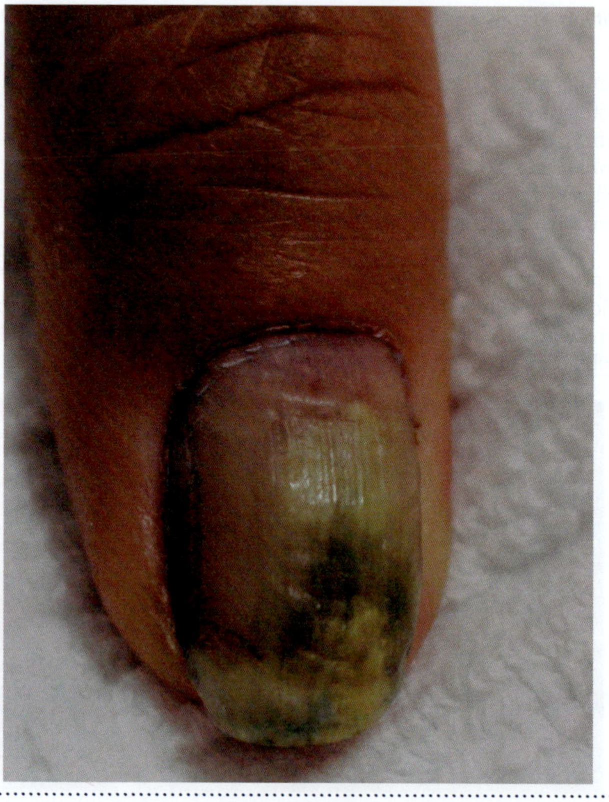

■ **Figura 55.12** Onicólise com colonização secundária por *Pseudomonas aeruginosa.*

A onicólise também é um sinal de psoríase e de onicomicose.

Quando ocorre em apenas um dígito, a onicólise deve sempre ser avaliada para exclusão de tumores do aparelho ungueal.

Frente a esta alteração é sempre oportuna a remoção da área descolada da lâmina para exploração do espaço subungueal.

Foto-onicólise

Na foto-onicólise o descolamento da lâmina ocorre por exposição das unhas à radiação ultravioleta. Inúmeros fármacos, especialmente as tetraciclinas e os psoralênicos, são responsáveis por provocar esta afecção por mecanismos fototóxicos ou fotoalérgicos.

Hiperqueratose subungueal

Ocorre como consequência de afecções inflamatórias que modificam a queratinização do leito e/ou hiponíquio. Clinicamente, a porção distal da lâmina ungueal apresenta-se espessa e elevada por acúmulo de escamas mais ou menos aderentes.

As causas mais comuns são psoríase, onicomicose, traumatismo e eczema crônico de contato. Por vezes, é ser observado na escabiose norueguesa, raramente na Doença de Darier e no líquen plano.

Leuconíquia aparente

A coloração branca das unhas decorre da palidez do leito e não a alterações da lâmina. A área de leuconíquia aparente não segue o crescimento da unha.

Alterações ungueais consequentes à deposição de pigmentos

Na avaliação de possíveis alterações de coloração das unhas necessariamente examina-se todas as 20 unhas com os dedos em posição de repouso.

Ao se deparar com uma pigmentação da lâmina é importante observar se, com o crescimento da unha, o limite proximal da pigmentação segue a forma da lúnula (com convexidade distal) ou aquela da cutícula (com concavidade distal). No primeiro caso, a pigmentação se refere a afecções gerais ou a agentes farmacológicos administrados por via sistêmica; no secundo caso, a agentes externos (p. ex., nicotina, fármacos tópicos).

Melanoníquia longitudinal[37-60]

Melanoníquia é definida como pigmentação escura da lâmina ungueal secundária ou não à presença de melanina. A melanoníquia, que tem como causa a melanina produzida pela matriz, quase sempre se apresenta como uma faixa longitudinal de pigmento que se estende da prega ungueal proximal até a borda livre da placa e, por isso, é chamada "melanoníquia longitudinal" (Figura 55.13).

Melanoníquia longitudinal pode ser causada por doenças não malignas que incluem nevo ou lentigo da matriz ungueal ou ativação de melanocítica (hipermelanose), secundária a alterações inflamatórias, traumáticas ou iatrogênicas da placa. A maior relevância reside no fato que esta alteração pode indicar um estágio inicial do melanoma subungueal e seu diagnóstico continua se mostrando desafiador para os dermatologistas.

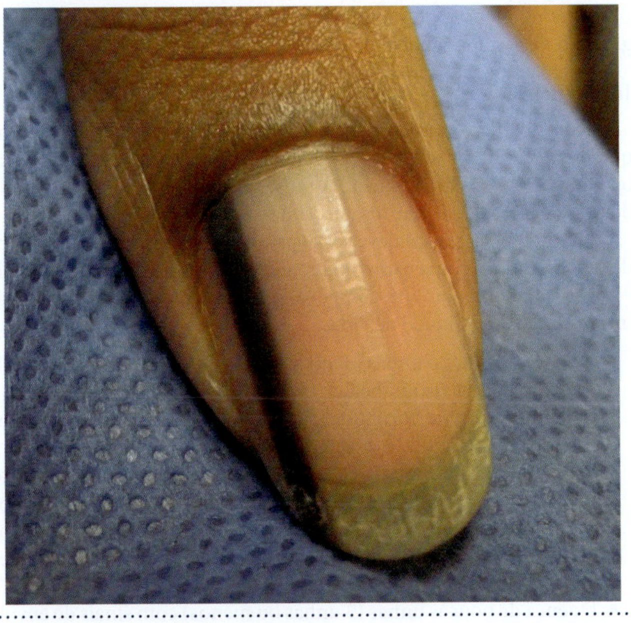

■ **Figura 55.13** Melanoníquia longitudinal.

A história clínica, características clínicas preocupantes, a regra do ABCDEF, a dermatoscopia da lâmina ungueal, da matriz e do leito podem ajudar no diagnóstico, mas o exame histológico continua sendo padrão-ouro para o diagnóstico do melanoma.

História

Em adultos, uma história clínica de escurecimento ou alargamento da lesão, história familiar de melanoma e idade devem ser inquiridos. A ingestão de medicamentos e traumas prévios também são importantes (o trauma é comumente reportado em pacientes com melanoma ungueal, ainda que seu papel na patogênese ainda não tenha sido estabelecido).

Características clínicas

Em adultos, o aparecimento súbito de uma faixa pigmentada na unha requer sempre uma avaliação cuidadosa. Tamanho, cor e bordas da faixa são características importantes a serem consideradas. Características alarmantes incluem faixas enegrecidas não homogêneas com bordas borradas e linhas de diferentes cores, pigmentação da pele periungueal, conhecida como sinal de Hutchinson (Figura 55.14), a presença de fissuras ou rachaduras na lâmina e o rápido alargamento da faixa com a porção proximal mais larga que a distal (formato triangular). Em crianças, de outra forma, esses sinais são comuns nos nevos e o melanoma ungueal é excepcional.

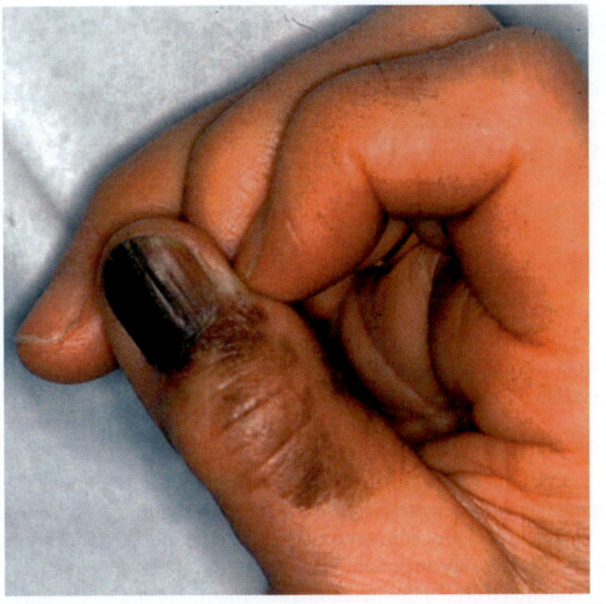

■ **Figura 55.14** Melanoma: sinal de Hutchinson.

Levi e colaboradores descreveram uma regra para tentar melhorar a detecção precoce de melanoma subungueal – a regra ABCDEF. Nesta regra as letras correspondem respectivamente à: A (*Age*): corresponde à idade, sendo que o pico de incidência se dá nas idades de 40 a 70 anos; B (*Band*): corresponde da faixa marrom até a negra com largura de 3 mm ou mais e bordas borradas; C (*Change*): corresponde à mudança em cor ou tamanho da faixa pigmentada; D (*Digit*) corresponde ao dedo acometido, sendo que o polegar da mão dominante e hálux são os dedos mais comumente envolvidos; E (*Extension*): extensão da lesão para a região periungueal (sinal de Hutchinson); F (*Familiar history*) corresponde à história familiar ou pessoal de melanoma. Embora inclua importantes fatores de risco, a regra do ABCDEF não aumenta a acurácia diagnóstica de melanomas subungueais.

A dermatoscopia permite melhor visualização dos achados clínicos. Linhas irregulares marrons ou pretas, linhas não paralelas, bordas mal definidas, largura maior que 3 mm, distrofia da placa, ulceração e sinal de Hutchinson são altamente sugestivos de melanoma, porém não são diagnósticos. A dermatoscopia da borda livre da unha distal ajuda a determinar a localização anatômica da pigmentação da unha. Quando a pigmentação tem origem na matriz ungueal proximal à pigmentação localiza-se na parte superior da borda distal da unha, enquanto a pigmentação na borda inferior se origina da matriz ungueal distal.

A biópsia excisional é indicada para o diagnóstico definitivo de todas as lesões suspeitas. A biópsia da matriz pela técnica de *shaving*, chamada mais corretamente de "excisão tangencial", é a melhor escolha para excisão evitando uma cicatriz permanente. A excisão pode ser guiada por dermatoscopia intraoperatória, que permite a visualização direta da pigmentação na matriz afetada durante o procedimento, aumentando a acurácia diagnóstica e auxiliando na delimitação das margens cirúrgicas.

Diagnóstico diferencial

Pigmentos exógenos, bactérias (p. ex., Pseudonomas), fungos e sangue podem ser responsáveis por pigmentação escura da placa de origem não melânica. A dermatoscopia permite melhor visualização da pigmentação e, em casos duvidosos, a histologia da lâmina ungueal (*clipping*) pode auxiliar no diagnóstico dessas condições.

Melanoníquia friccional (Quadro 55.2) é frequente em idosos com anomalias ortopédicas dos pés e acomete principalmente 4º e 5º pododáctilos. A placa apresenta uma faixa de melanoníquia decorrente da ativação pós-traumática dos melanócitos ungueais.

Quadro 55.2 Afecções sistêmicas que causam melanoníquia.

Doença de Addison	
Acromegalia	
Síndrome de Cushing	
Hipertireoidismo	
AIDS	
Afecções carenciais	Carência de vitamina B12
	Carência de ácido fólico
	Anemia perniciosa

Uma melanoníquia estriada com múltiplas faixas ou uma melanoníquia transversal que acomete mais de um dedo pode ser observada na AIDS ou raramente na evolução de endocrinopatias.

Tratamento

O tratamento das melanoníquias depende da etiologia da lesão pigmentar e do paciente. Nas lesões benignas a conduta deve ser expectante. Quando o procedimento cirúrgico é escolhido, os pacientes têm de ser avisados sobre a possibilidade de distrofia da lâmina ungueal. No tratamento cirúrgico do melanoma subungueal *in situ* a cirurgia conservadora, em que todo o aparelho ungueal é removido, preservando a falange, vem se demonstrando eficaz e com menor morbidade quando comparadas às cirurgias radicais.

ONICOPATIAS

Doenças dermatológicas

Numerosas dermatoses podem acometer as unhas além da pele; e estas podem, em alguns casos, representar a única localização da doença.

Psoríase[61-79]

A prevalência das alterações ungueais nos pacientes com psoríase varia de 10% a 55%. O acometimento ungueal é menos frequente nas crianças (7% a 13%), mas pode estar presente em 70% dos pacientes com psoríase artropática.

A psoríase acomete com mais frequência as unhas das mãos que as dos pés, onde as alterações ungueais são, em geral, pouco específicas. As manifestações clínicas da psoríase ungueal relacionam-se à localização da doença nos diferentes componentes da unha.

As depressões cupuliformes, ou *pitting*, são as alterações ungueais mais frequentes da psoríase e são secundárias à manifestação da doença na matriz distal. São caracterizadas por depressões profundas, de formato irregular e distribuição heterogênea, sobre a superfície da placa (Figura 55.7). Muito raras nos pés, elas podem ser o único sinal de uma psoríase ungueal ou podem se associar a outras manifestações ungueais da doença.

O envolvimento da matriz pela psoríase pode determinar também alterações na superfície da lâmina de aspecto e gravidade variáveis. As alterações mais frequentemente encontradas são sulcos transversais, fissuras longitudinais e depressões superficiais. O *crumbling* ocorre quando a psoríase acomete toda a matriz difusamente e por um período prolongado. Como consequência, a lâmina ungueal torna-se friável.

Na psoríase, as hemorragias em lascas, mais frequentes nos dedos das mãos, são localizadas na porção distal da lâmina e são consequência do acometimento psoriático das alças capilares do leito ungueal.

As manchas salmão resultam do acometimento do leito ungueal pela psoríase e são visíveis através da placa transparente como áreas de contornos irregulares e coloração amarelada ou rosa salmão. São características da psoríase ungueal. Se localizada no centro da placa, as manchas salmão são geralmente pequenas, arredondadas ou ovais. Quando associadas à onicólise (acometimento do hiponíquio), se apresentam como uma faixa rosa salmão na margem proximal da área onicolítica (Figura 55.15).

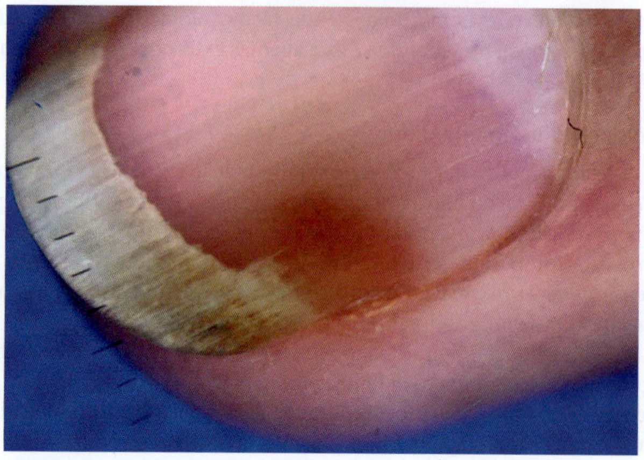

Figura 55.15 Psoríase ungueal: mancha salmão na borda da onicólise.

A hiperqueratose subungueal é consequência do envolvimento psoriático do leito e do hiponíquio. Se caracteriza por acúmulo progressivo de escamas abaixo da porção distal da placa.

Tratamento

Todos os pacientes com psoríase ungueal devem evitar traumas que favorecem, por meio do fenômeno de Koëbner, o aparecimento ou agravam a psoríase ungueal. A presença de onicomicose associada deve ser descartada e, se presente, tratada prontamente.

O tratamento tópico deve ser considerado na presença da doença de poucas unhas, com envolvimento de 3 ou menos unhas, sem envolvimento articular, sem (ou com leve) psoríase cutânea e sem impacto importante na qualidade de vida.

- Doença de poucas unhas (3 unhas ou menos) com sinais de envolvimento da matriz ungueal
  - **Primeira linha:** corticosteroides tópicos, associados aos análogos de vitamina D, e injeções intralesionais de esteroides.
  - **Segunda linha:** corticosteroides tópicos isolados (propionato de clobetasol, pomada 0,05%), análogos da vitamina D isolados (pomada calcipotriol, tacalcitol e calcitriol), retinoides tópicos (tazaroteno, gel 0,1%), tacrolimus 0,1% em pomada ou agentes ou ceratolíticos.
- Doença de poucas unhas (3 unhas ou menos) com sinais de envolvimento isolado do leito ungueal
  - Agentes tópicos (corticosteroides com ou sem vitamina D, retinoides e tacrolimus 0,1%) ou injeções intralesionais. Em caso de onicólise e de hiperqueratose do leito, remover a parte da placa descolada para a aplicação da medicação tópica.

Melhores resultados são observados com corticosteroides tópicos superpotentes, uma vez ao dia, em esquema intermitente. Quando a opção for por uso diário, contínuo, a duração máxima do tratamento deve ser de 1 mês, sob oclusão, ou 2 meses sem oclusão, para evitar os possíveis efeitos adversos do seu uso crônico (atrofia, telangiectasias, taquifilaxia, entre outros).

O tratamento intralesional da psoríase ungueal pode ser feito com corticosteroides ou metotrexato. As infiltrações no leito ungueal devem ser realizadas sob anestesia local. As infiltrações na matriz ungueal podem ser realizadas sob anestesia local, tópica e até sem anestesia. As infiltrações podem ser repetidas a cada 4 a 8 semanas. Na ausência de resposta clínica após 3 a 6 sessões, a mudança de tratamento deve ser considerada. A solução de acetonido de triancinolona é o corticosteroide de preferência, e deve ser usado em uma concentração de 2,5 a 10 mg/mL, e o volume de 0,05 a 0,1 mL por dígito. Os principais efeitos adversos são: dor, discromias, hematomas subungueais, atrofia e teleangiectasias. Já o metotrexato intralesional deve ser usado na dose de 25 mg/mL, com volume de 0,1 mL por dígito e o principal efeito adverso dessa terapêutica é a dor.

Embora não haja um limiar definido para o início do tratamento sistêmico, este deve ser considerado quando houver coexistência de doença cutânea moderada a grave, artrite psoriásica ou envolvimento de mais de 3 unhas. Os agentes sistêmicos convencionais (ciclosporina, metotrexato e acitretina), biológicos e pequenas moléculas são eficazes para o tratamento da psoríase ungueal com envolvimento ungueal significativo ou comprometimento da qualidade de vida.

Psoríase pustulosa e acrodermatite contínua de Hallopeau[59-60]

A psoríase pustulosa, tanto a variedade generalizada como a forma palmoplantar, pode acometer também o aparelho ungueal.

Na acrodermatite contínua de Hallopeau o acometimento ungueal é frequente. Trata-se de erupção pustulosa estéril que acomete um ou mais dedos. O paciente apresenta tipicamente lesões pustulosas recorrentes no leito, na matriz e/ou nos tecidos periungueais (Figura 55.16). Quando em remissão observa-se descamação discreta do leito e/ou dos tecidos periungueais. A afecção pode causar a destruição definitiva da matriz com perda parcial ou total da lâmina ungueal. A doença é caracteristicamente crônica e recalcitrante por natureza, e a melhora espontânea é raramente observada. Não há estudos controlados para avaliar os diferentes tratamentos (corticosteroides tópicos e orais, análogos tópicos de vitamina D, 5-fluorouracil tópico, inibidores de calcineurina, retinoides tópicos e sistêmicos, ciclosporina, metotrexato e fototerapia), que apresentam resultados ambíguos. Os agentes biológicos oferecem uma nova opção de tratamento com resultados extremamente positivos, especialmente em casos recalcitrantes e refratários.

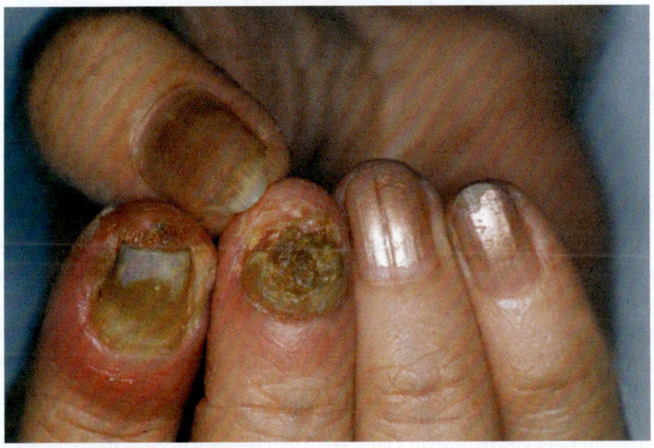

■ **Figura 55.16** Acrodermatite contínua de Hallopeau.

Paraqueratose pustulosa[80-82]

Esta doença acomete principalmente crianças, especialmente meninas com menos de cinco anos de idade e envolve, geralmente, um único dígito, normalmente das mãos.

A unha apresenta hiperqueratose subungueal e onicólise. Pode associar-se a um leve *pitting*. Em geral observam-se leve eritema e descamação dos tecidos periungueais

A paraqueratose pustulosa na maioria das vezes tem remissão espontânea, e corticosteroides tópicos podem ser usados para melhorar a dor e a inflamação.

Líquen plano[63,83-85]

Aproximadamente 10% dos pacientes com líquen plano apresentam alterações ungueais. Não é raro, entretanto, que a doença acometa exclusivamente as unhas ou apresente-se com sintomas proeminentes neste local, com acometimento mucoso discreto.

As manifestações clínicas do líquen plano ungueal dependem da localização desta doença no aparelho ungueal; com mais frequência, o processo inflamatório acomete a matriz. Clinicamente, observa-se afinamento da lâmina com a presença de fissuras longitudinais, que, em geral, determinam a fragmentação da borda livre (Figura 55.17). Raramente apresenta-se com o aspecto clínico de traquioníquia. Se não tratado, o líquen plano da matriz pode causar destruição focal do aparelho ungueal com formação de pterígio dorsal. O pterígio caracteriza-se por uma expansão da prega ungueal proximal de forma irregularmente triangular, com ápice na região distal, e acomete uma porção razoavelmente ampla da unha (Figura 55.18). Esta alteração ungueal é irreversível, pois se trata de uma cicatriz.

Quando acomete o leito ungueal, o líquen plano produz onicólise e hiperqueratose subungueal.

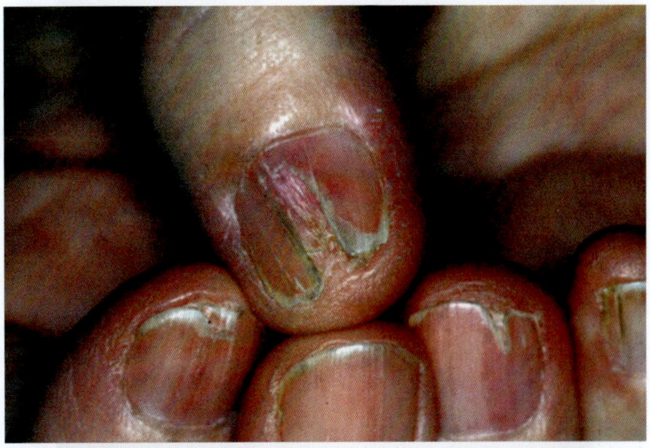

■ **Figura 55.17** Líquen plano.

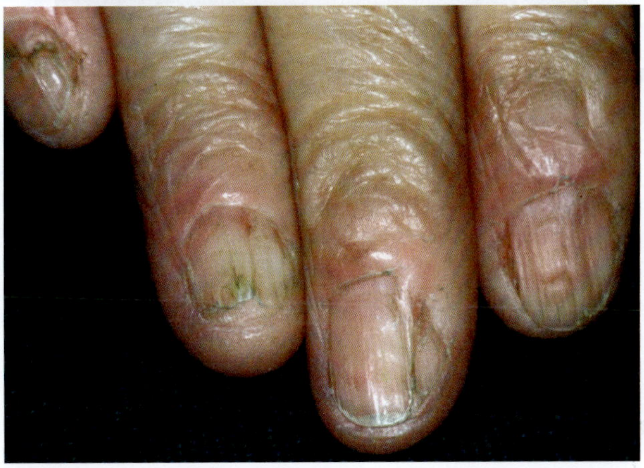

■ **Figura 55.18** Líquen plano: pterígio.

Tratamento

O líquen plano da matriz ungueal necessita de tratamento agressivo a fim de evitar resolução cicatricial do processo.

1. Corticosteroides sistêmicos (prednisona 0,5 mg/kg em dias alternados, acetonido de triamcinolona 40 mg IM cada 20 a 30 dias) por 4 a 6 meses.
2. Corticosteroides intralesional (acetonido de triamcinolona 5 a 10 mg/ml) quando acometer menos de 3 unhas.
3. Tacrolimus 0,1% em unguento, aplicado topicamente 2 vezes ao dia, mostrou-se efetivo quando usado por um período médio de 6 meses em um pequeno estudo com 5 pacientes.

Alopecia areata[86,87]

Os pacientes com alopecia areata podem apresentar alterações ungueais, que são mais frequentes nas crianças, nos pacientes de sexo masculino e na alopecia areata grave (Figura 55.19). Os principais achados são *pitting* geométrico (Figura 55.20) (depressões cupuliformes superficiais, pequenas e regularmente distribuídas, formando figuras geométricas), eritrolúnula (manchas eritematosas de formatos irregulares) e traquioníquia (placa difusamente opaca e rugosa, mais frequentes em crianças e podem preceder o acometimento do couro cabeludo por anos). Estes achados revelam o acometimento inflamatório da matriz ungueal.

Outras alterações ungueais associadas são leuconíquia puntata, linhas de Beau e onicomadese.

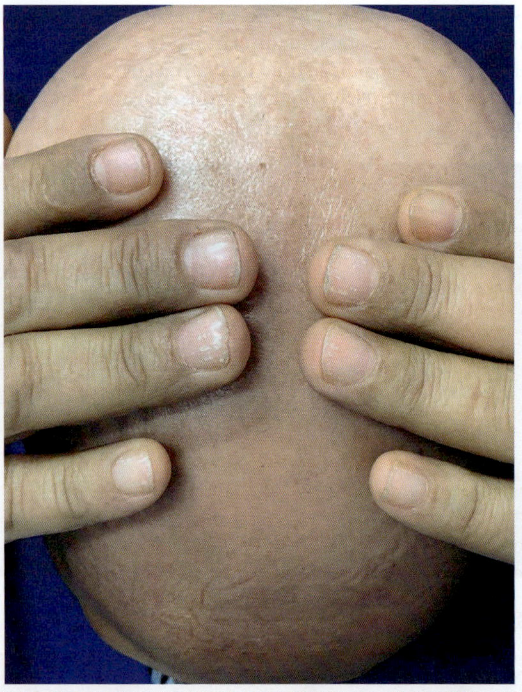

■ **Figura 55.19** Alopecia areata grave com alterações ungueais.

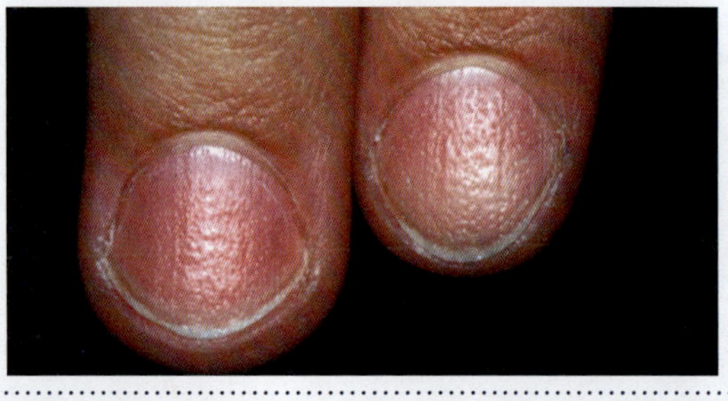

■ **Figura 55.20** *Pitting* geométrico da alopecia areata.

Tratamento

As alterações ungueais da alopecia areata se resolvem espontaneamente. Não é necessário tratamento.

Distrofia das 20 unhas[88,89]

As unhas acometidas apresentam sulcos longitudinais que resultam no aspecto rugoso de toda a lâmina ungueal, que se torna fina, opaca e quebradiça (Figura 55.21). Esta condição pode afetar 1 ou todas as 20 unhas, portanto, o termo "distrofia das 20 unhas" não deve ser utilizado. Pode ser um sinal de diversas doenças inflamatórias que alteram a queratinização da matriz ungueal; entre elas, traquioníquia idiopática (em crianças), alopecia areata, psoríase e líquen plano (estas últimas podem aparecer em crianças ou adultos).

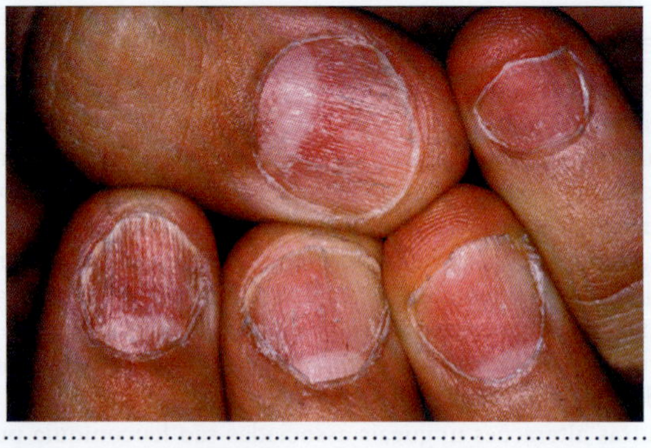

■ **Figura 55.21** Traquioníquia.

Tratamento

Metade dos casos regride espontaneamente e não costuma responder aos tratamentos convencionais.

Doença de Darier[62,90]

As alterações ungueais desta doença são patognomônicas. A lâmina ungueal apresenta tanto estrias longitudinais vermelhas (lesões precoces) como estrias longitudinais brancas (lesões tardias) A borda livre correspondente apresenta em geral hiperqueratose cuneiforme do leito, que determina a formação de uma fissura. Às vezes, a hiperqueratose do leito pode ser intensa e causar deformidade importante da unha.

Tratamento

As manifestações ungueais não respondem ao tratamento com retinoides.

Dermatite de contato

A dermatite de contato (irritativa ou alérgica) frequentemente envolve as unhas. Em geral as manifestações clínicas estão relacionadas ao hiponíquio e à porção distal do leito, que provocam hiperqueratose subungueal associada à onicólise. Podem ser encontradas também hemorragias em lascas consequentes a microtraumatismos repetitivos. A dermatite de contato do dorso dos dedos pode envolver a matriz ungueal, causando aparecimento de linhas de Beau, *pitting* e outras alterações da superfície da lâmina. Pode ainda acometer a prega ungueal proximal, provocando paroníquia crônica.

Tratamento

1. Evitar contato com a substância irritante ou sensibilizante.
2. Corticosteroides tópicos.

Doenças bolhosas

Tanto o pênfigo vulgar como o penfigoide bolhoso podem acometer as unhas. As lesões bolhosas são, geralmente, limitadas à porção ventral da prega ungueal proximal, portanto se manifestam clinicamente com paroníquia aguda que simula paroníquia bacteriana. Repetidos episódios bolhosos alteram a queratinização da matriz e podem gerar linhas de Beau ou onicomadese.

Quando a região ungueal é afetada pela síndrome de Stevens-Johnson e/ou pela síndrome de Lyell, frequentemente ocorre destruição da matriz e formação de pterígio dorsal.

■ DOENÇAS INFECCIOSAS

Paroníquia aguda

A etiologia pode ser bacteriana ou, mais raramente, viral (*Herpes simplex*). As manifestações clínicas, em geral precedidas por trauma, manifestam-se agudamente com edema, dor e eritema do dedo acometido, que é caracteristicamente quente ao toque (Figura 55.22). A compressão do dedo pode resultar na eliminação de pus da prega ungueal.

Tratamento

1. Drenagem da coleção purulenta.
2. Medicações antissépticas.
3. Terapia antibiótica dirigida ou terapia antiviral.

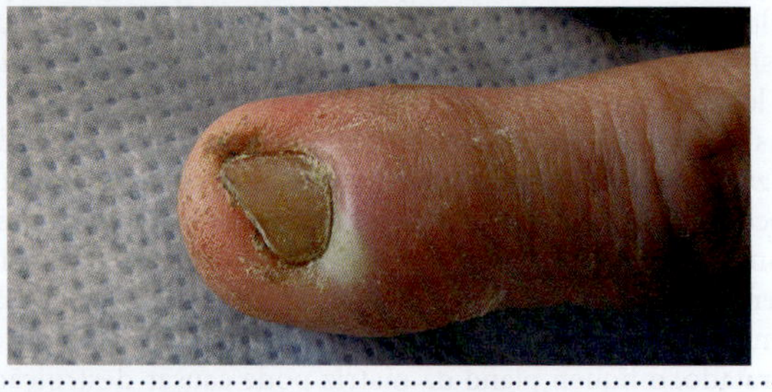

■ **Figura 55.22** Paroníquia aguda: edema e eritema e coleção purulenta da prega ungueal proximal.

Herpes simples[91]

Tanto a primo-infecção como a infecção recorrente causada pelo vírus *Herpes simplex* podem se localizar no aparelho ungueal. Quando a doença acomete o leito ou a face ventral da prega ungueal o diagnóstico não é fácil até o aparecimento das vesículas (Figura 55.23). Uma história de episódios semelhantes no mesmo dedo deve sempre gerar suspeita de herpes simples ungueal.

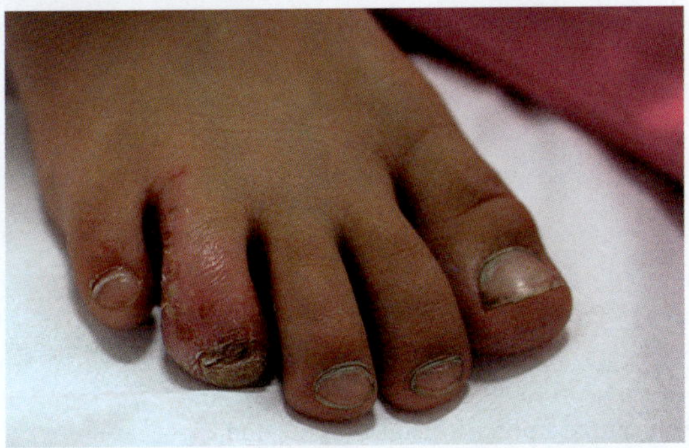

■ **Figura 55.23** Herpes simples.

Verrugas[91-94]

São causadas pelo vírus do papiloma humano (HPV). Acometem mais frequentemente as lâminas ungueais laterais. As verrugas subungueais têm origem no hiponíquio e crescem em direção ao leito, resultando em onicólise, a qual deve ser retirada para permitir a visualização da lesão verrucosa (Figura 55.24).

Seu diagnóstico é clínico e, tendo em vista que a doença de Bowen e o carcinoma espinocelular podem se manifestar com lesões que clinicamente se assemelham a uma verruga, em casos recidivantes ou de longa duração está indicado a biópsia e exame histopatológico.

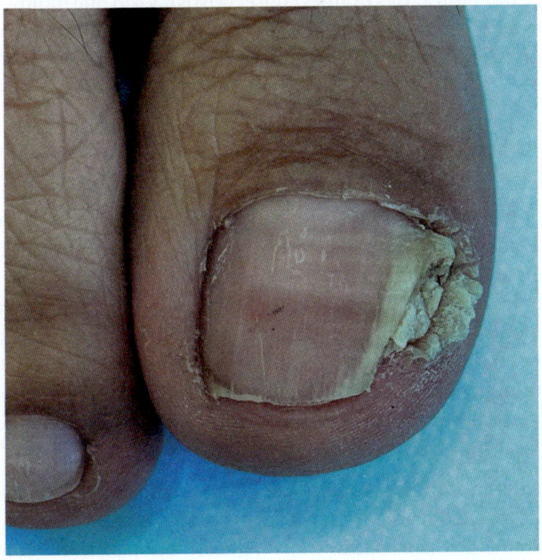

■ **Figura 55.24** Verruga do leito ungueal causando área de onicólise.

Tratamento

O tratamento de verrugas da unidade ungueal é desafiador em razão das baixas taxas de cura e das altas taxas de recorrência.

1. Tópicos contendo ácido salicílico, crioterapia, eletrocoagulação, *laser*.

Em caso de verrugas múltiplas recidivantes:

2. Escarificação e aplicação de bleomicina (1 U/mL solução fisiológica), ou injeção intralesional.
3. Imunoterapia tópica com agentes sensibilizantes (ácido esquárico, difenciprona).

Onicomicose[95-108]

É a infecção fúngica das unhas. Corresponde à doença mais comum das unhas e sua prevalência aumenta significativamente com a idade, sendo muito frequente nos idosos. Outros fatores predisponentes são diabetes, imunossupressão, traumas, psoríase, alterações da circulação periférica e a presença de *Tinea pedis.*

Os fungos mais comuns causadores de onicomicose são os dermatófitos, e entre estes o *Trichophyton rubrum* e o *Trichophyton mentagrophytes.* Contudo, nos últimos anos, os casos de onicomicose causados por fungos não dermatófitos, como o *Scopulariopsis brevicaulis,* o Acremonium sp. e o Fusarium sp. têm se tornado mais frequentes.

A onicomicose por dermatófitos pode se apresentar de quatro formas clínicas: 1) onicomicose subungueal distal, 2) onicomicose branca superficial, 3) onicomicose subungueal proximal, 4) onicomicose endonix.

1. **Onicomicose subungueal distal:** forma clínica mais frequente, os fungos parasitam inicialmente a queratina do hiponíquio e depois invadem a porção ventral da lâmina. A fonte de infecção é, geralmente, a epiderme palmar ou plantar, onde o dermatófito reside sem causar manifestações clínicas, ou provocando somente uma leve descamação. A onicomicose se inicia na margem distal da unha com hiperqueratose subungueal, sendo esta expressão da reação inflamatória do leito à invasão fúngica, que tende a se expandir perifericamente, sobretudo no sentido proximal. A porção distal da lâmina ungueal se eleva e descola do leito hiperqueratósico, formando uma área de onicólise (Figura 55.25). Se não tratada, a onicomicose subungueal distal se expande progressivamente até acometer toda a unha (onicomicose total). A onicomicose subungueal distal acomete mais frequentemente as unhas dos pés. Geralmente, as onicomicoses das mãos são unilaterais e associam-se à onicomicose dos pés (síndrome uma mão – dois pés).

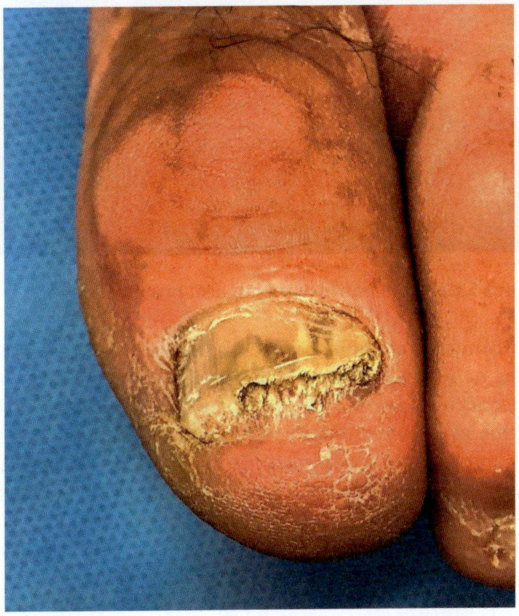

■ **Figura 55.25** Onicomicose subungueal distal.

2. **Onicomicose branca superficial:** acomete as unhas dos pés e em 90% dos casos é causada por *T. interdigitale*. Na onicomicose branca superficial, as hifas fúngicas parasitam desde o início e exclusivamente a porção mais superficial da lâmina ungueal, resultando na formação de uma placa de cor branca opaca, de superfície irregular e friável (Figura 55.26). Cada uma das pequenas placas corresponde a uma colônia fúngica que cresce sobre a superfície da unha, sem invadir a profundidade. A onicomicose branca superficial associa-se frequentemente à tinha do pé variedade interdigital (pé de atleta).

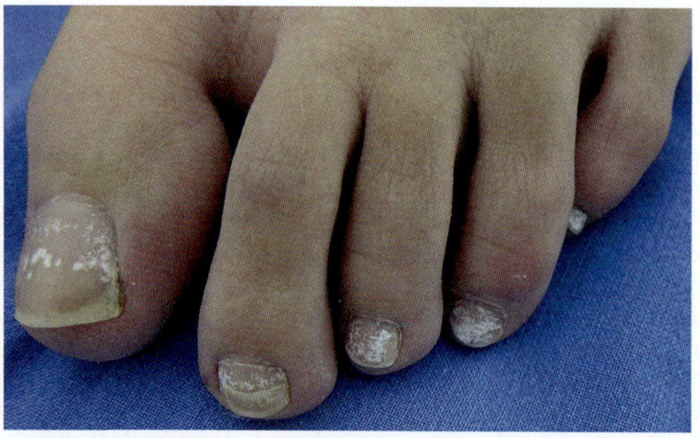

■ **Figura 55.26** Onicomicose superficial branca.

3. **Onicomicose subungueal proximal:** os fungos atingem a matriz da unha e, posteriormente, a lâmina ungueal, a partir da prega ungueal proximal. A camada mais profunda da porção proximal da lâmina, portanto, é a primeira a ser parasitada (Figura 55.27). A superfície da lâmina parece normal enquanto não é invadida pela colônia fúngica. A onicomicose subungueal proximal é quase sempre causada pelo *T. rubrum*. Muito rara antes da epidemia da AIDS, esta variedade de onicomicose tornou-se bastante frequente nos pacientes imunodeprimidos. A presença desta forma de onicomicose indica suspeita de possível imunodepressão.

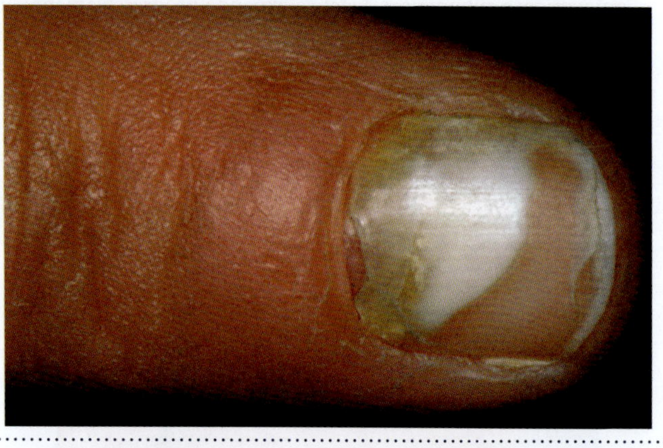

■ **Figura 55.27** Onicomicose subungueal proximal.

4. **Onicomicose endonix:** caracterizada pela invasão intensa da lâmina na ausência do acometimento do leito ungueal. Este tipo de onicomicose é causado pelo *Trichophyton soudanense* e pelo *Trichophyton violaceum*. Clinicamente as unhas afetadas apresentam-se esbranquiçadas e opacas, mas não há alterações na superfície da placa ou hiperqueratose, e a placa permanece firmemente aderida ao leito. É provável que, nesta variedade de onicomicose, os dermatófitos alcancem a unha através da pele plantar, mas em vez de colonizarem o leito, como na onicomicose subungueal distal, invadem diretamente a lâmina ungueal, provavelmente por causa da sua grande afinidade por queratina dura.

As onicomicoses por fungos não dermatófitos são relativamente raras, perfazendo de 3% a 6% de todas as infecções fúngicas da unha. As onicomicoses por *Scopulariopsis brevicaulis* acometem quase exclusivamente a unha dos háluces e privilegia unhas já afetadas por patologias distróficas ou trauma. O *Scopulariopsis brevicaulis* pode ser causa tanto de onicomicose subungueal distal, clinicamente indistinguível de uma infecção por dermatófito, quanto de onicomicose subungueal proximal associada a inflamação da prega ungueal (Figura 55.28). A onicomicose por *Fusarium* sp. manifesta-se como onicomicose subungueal distal associada a alterações inflamatórias dos tecidos periungueais. Nos indivíduos imunodeprimidos pode ocorrer complicação com septicemia por *Fusarium*. O *Acremonium* pode ser causa tanto de onicomicose branca superficial como de onicomicose subungueal distal. As onicomicoses causadas por *Scytalidium* sp., que não são descritas na Itália, acometem quase exclusivamente populações provenientes de áreas tropicais e subtropicais. As manifestações clínicas são indistinguíveis da onicomicose subungueal distal causada pelo *T. rubrum*.

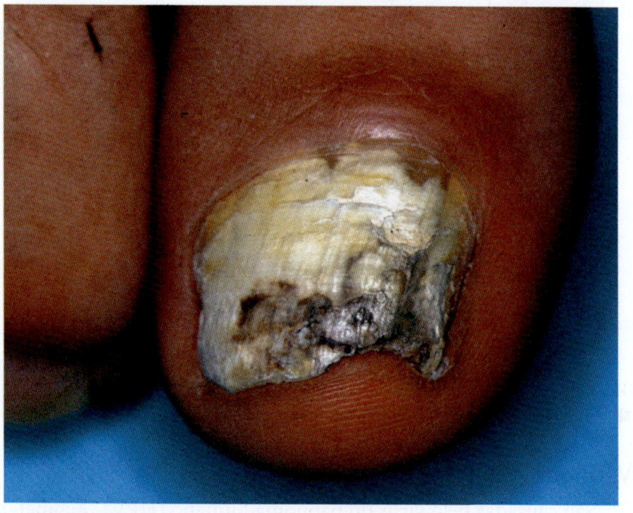

■ **Figura 55.28** Onicomicose por *Scopulariopsis brevicaulis*.

O diagnóstico de onicomicose se baseia na presença de filamentos fúngicos ao exame microscópico direto, no isolamento e na identificação em cultura do fungo responsável ou no exame anatomopatológico (coloração com ácido periódico de Schiff-PAS).

O diagnóstico de onicomicose por fungo não dermatófito se baseia no achado do fungo ao exame microscópico e no seu isolamento repetidamente na cultura (três exames consecutivos). Visto que muitos fungos não dermatófitos não crescem em presença de actidione, as culturas devem ser efetuadas em meios isentos deste antibiótico.

Tratamento

Tratamento tópico (onicomicose branca superficial e onicomicose subungueal distal inicial).

- Na onicomicose branca superficial basta retirar mecanicamente (curetagem) a porção da lâmina acometida e aplicar qualquer antimicótico tópico.
- A onicomicose subungueal distal limitada à extremidade da placa de poucas unhas (< 3) pode ser tratada com antifúngicos tópicos em esmalte (amorolfina 5% ou ciclopirox a 8%) ou loção. Outros antifúngicos tópicos mais modernos (tioconazole 28%, bifonazole 1% e tavaborole 5%) são opções promissoras, porém ainda não estão disponíveis em todos os países.

Alguns antifúngicos tópicos tais como tioconazole 28%, ciclopirox 8% esmalte, ciclopirox 8% com hydroxypropyl chitosan (biopolímero com sistema de dispensação transungueal), bifonazole 1% com ureia 40% em unguento para avulsão química da unha, efinaconazole 10% solução e tavaborole 5% em solução não estão disponíveis em todos os países.

Tratamento sistêmico (onicomicose subungueal distal e onicomicose subungueal proximal):

- Terbinafina 250 mg/dia por 2 meses (onicomicose das mãos) ou 4 meses (onicomicose dos pés).
- Itraconazol 400 mg/dia (às refeições) durante 7 dias ao mês por 2 meses (onicomicose das mãos) ou 4 meses (onicomicose dos pés).

Recursos como *lasers* não contam com diretrizes definitivas e os resultados de eficácia apresentam a maior variação entre todas as opções disponíveis, portanto requerem mais pesquisas para se determinar sua eficácia.

A *Candida albicans* invade a lâmina ungueal exclusivamente em pacientes imunocomprometidos. A onicomicose por *Candida* é relativamente frequente na AIDS e na candidíase mucocutânea crônica. Clinicamente, as unhas afetadas apresentam-se distróficas e espessadas. É frequente o acometimento dos tecidos periungueais com eritema e edema da prega ungueal proximal.

Está indicado uso de itraconazol 200 mg/dia durante 1 a 6 meses.

Escabiose

Na escabiose norueguesa, as unhas apresentam alterações psoriasiformes com intensa hiperqueratose subungueal.

A escabiose comum não provoca alterações das unhas, porém a região subungueal representa uma reserva parasitária que pode resultar na persistência de focos epidêmicos.

ONICODISTROFIA DE ORIGEM EXÓGENA OU TRAUMÁTICA

Unhas frágeis[109-112]

Afecção comum que afeta cerca de 20% da população. A fragilidade ungueal ocorre da desidratação da lâmina ungueal e é, portanto, favorecida pela lavagem frequente e pelo contato com substâncias químicas. É possível que a deficiência de oligoelementos e vitaminas contribuam para seu desenvolvimento.

A fragilidade ungueal pode se manifestar de várias maneiras diferentes:

1. **Onicosquizia lamelar:** a porção distal da lâmina ungueal se esfacela seguindo o plano de clivagem natural que separa a porção superficial da porção intermediária da lâmina. As camadas mais superficiais se destacam daquelas mais profundas e a unha se torna frágil e se despedaça por sua borda livre (Figura 55.29).

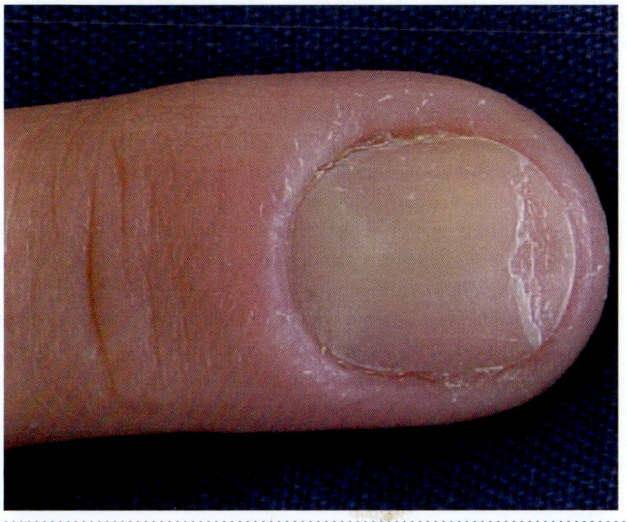

Figura 55.29 Onicosquizia lamelar.

2. **Fraturas transversais parciais:** estas fraturas se originam na margem lateral da parte distal da lâmina e são mais comuns em indivíduos que mantém as unhas longas. A linha de fratura segue a orientação transversal das fibras de queratina no interior da lâmina.
3. **Afinamento progressivo** da porção central da lâmina com fissuras em cunha na borda livre.
4. **Friabilidade das camadas mais superficiais da unha:** acomete geralmente porções limitadas da lâmina ungueal. É observada nas lâminas acometidas pela onicomicose branca superficial, mas pode ser também consequência de traumatismos químicos ou do uso prolongado de esmalte nas unhas.
5. **Friabilidade total da unha:** toda lâmina se apresenta friável e se desintegra em fragmentos de pequenas dimensões. Este quadro é típico da psoríase e da onicomicose total.

Tratamento

1. Manter as unhas curtas e evitar atividades manuais que favoreçam a desidratação da unha; calçar luvas de algodão por baixo das luvas de borracha.
2. Aplicação frequente de umectantes.
3. Biotina 5 mg/dia durante 6 meses.
4. Evitar uso frequente de esmaltes e cosméticos ungueais.

Onicólise idiopática[62,113]

A onicólise idiopática tem etiopatogenia multifatorial: microtraumas, contato com água e detergentes, exposição a ambientes úmidos, exposição a solventes e/ou substâncias irritantes. É muito frequente nas donas de casa e em algumas categorias profissionais como no ramo alimentício.

A parte da lâmina descolada apresenta coloração esbranquiçada pela presença de ar no espaço subungueal (Figura 55.30). Retirando-se a lâmina, o leito se apresenta com colorido róseo e sem hiperqueratose. O espaço criado pela onicólise é frequentemente colonizado por micro-organismos, sobretudo bactérias (*Pseudomonas aeruginosa*) e leveduras, que por vezes produzem uma substância cromógena que confere à lâmina coloração verde escura. Também é frequente o encontro de materiais externos com os quais o paciente teve contato.

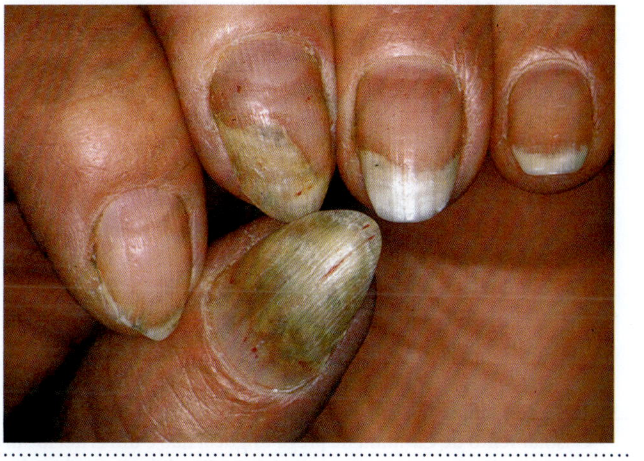

Figura 55.30 Onicólise idiopática.

Tratamento

1. Manter as unhas curtas e adotar o uso de luvas de algodão por baixo das luvas de borracha para evitar contato com água ou produtos químicos.
2. Enxugar rigorosamente as mãos após cada imersão em água (pode-se utilizar secador de cabelos), evitar traumas.
3. Retirar a parte da lâmina descolada.
4. Aplicar diariamente um tópico antisséptico sobre o leito.

Paroníquia crônica[50,62,113]

A paroníquia crônica é uma afecção inflamatória da prega ungueal proximal de curso crônico recidivante que acomete sobretudo mulheres adultas. O desenvolvimento da doença, que quase sempre apresenta etiologia irritativa ou alérgica, é precedido pela destruição da cutícula por um agente mecânico ou químico. A ausência da cutícula, que normalmente prende a prega ungueal proximal à superfície da lâmina, permite que micro-organismos (bactérias, *Candida albicans*) e partículas ambientais penetrem abaixo da prega ungueal provocando uma reação inflamatória tanto na prega como na matriz.

Clinicamente, a prega ungueal se apresenta edemaciada, eritematosa e descolada da lâmina. A cutícula é ausente. A lâmina frequentemente apresenta alterações de superfície consequentes ao dano inflamatório da matriz (Figura 55.31). É comum a formação de pequenos abscessos dolorosos que drenam espontaneamente. Coloração esverdeada da margem lateral indica colonização secundária por *Pseudomonas*.

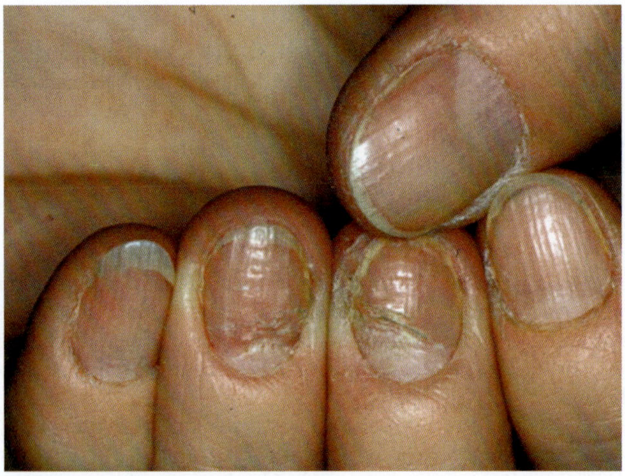

■ **Figura 55.31** Paroníquia crônica: alterações da superfície da lâmina.

De acordo com sua etiopatogenia, as paroníquias crônicas podem ser esquematicamente classificadas em 4 tipos:

1. **Paroníquia alérgica de contato:** rara, em geral provocada por medicações tópicas, compostos de látex e óleos minerais.
2. **Paroníquia de hipersensibilidade imediata:** acomete principalmente profissionais do ramo alimentício e donas de casa. Em geral este tipo é causado por hipersensibilidade de contato a alérgenos alimentares.
3. **Paroníquia irritativa de contato:** muito frequente nas donas de casa, é decorrente de contato repetitivo com substâncias irritantes. Em algumas categorias profissionais (cabeleireiros, jardineiros, metalúrgicos) pode ser causada pela penetração de pequenos corpos estranhos, como fragmentos de cabelos, espinhos ou de metais sob a prega ungueal.
4. **Paroníquia por *Candida*:** rara, é associada a onicólise proximal por *Candida*.

A diferenciação entre estes 4 tipos de paroníquia crônica requer a execução de exames alergológicos e microbiológicos.

O isolamento de *Candida* na prega ungueal não é um critério suficiente para o diagnóstico da paroníquia por *Candida*, pois a levedura é comumente isolada em todos os tipos de paroníquia crônica (cerca de 60% dos casos).

Tratamento

Evitar traumas, ambiente úmido, substâncias químicas; calçar luvas de algodão sob as luvas de borracha.

Paroníquia de contato, paroníquia de hipersensibilidade imediata:

- Aplicação de corticosteroide tópico de média potência à noite e antisséptico tópico pela manhã.
- Corticosteroides sistêmicos (metilprednisolona 20 mg/dia) durante 7 a 10 dias nos casos com intensa reação inflamatória.

Antifúngicos sistêmicos não são eficazes mesmo que a cultura seja positiva para Candida.

Paroníquia por Candida:

- Aplicação diária de um antifúngico tópico.
- Itraconazol 200 mg/dia durante 15 dias.

Em casos resistentes ao tratamento clínico, a excisão cirúrgica da dobra proximal em "meia-lua" está indicada.

Onicocriptose (unha encravada)[62,99,114]

Na onicocriptose, a lâmina ungueal penetra nos tecidos periungueais, criando uma reação inflamatória, o que resulta em dor e possível formação de tecido de granulação. Existem três tipos principais: onicocriptose lateral (mais comum); onicocriptose distal; e onicocriptose proximal; ou retroníquia (Figura 55.32).

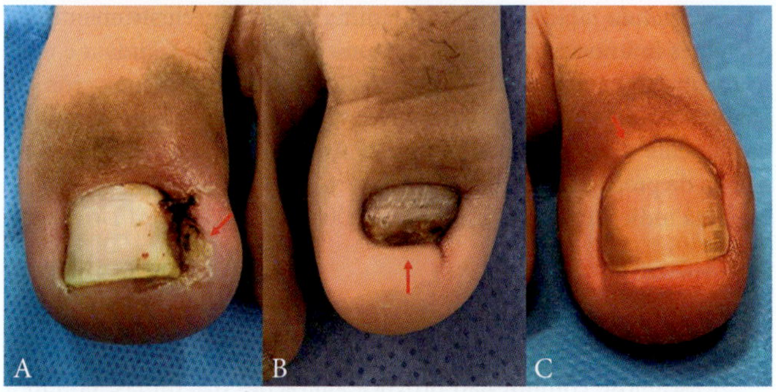

■ **Figura 55.32** Onicocriptose. **(A)** lateral, **(B)** distal, **(C)** proximal (retroníquia).

1. **Onicocriptose lateral:** geralmente ocorre por penetração da espícula ungueal na prega lateral e secundária reação de corpo estranho. As principais causas são: corte incorreto da placa (com cantos arredondados), uso de calçados mal ajustados (bico fino, ponta rígida), traumas (atividade esportiva), deformidades congênitas ou adquiridas dos pés (hálux valgo), fármacos (retinoides sistêmicos, inibidores do receptor do fator de crescimento epidérmico (EGFR)) ou hipertrofia das pregas laterais. Apresenta 3 estágios de severidade (Quadro 55.3).

Quadro 55.3 Estádios da onicocriptose lateral.

Estádios	Índice de severidade de Heifetz
I	Leve eritema e edema das pregas ungueais
II	Inflamação intensa com eritema, edema, exsudação e secreção serupurulenta
III	Inflamação crônica, com presença de tecido de granulação e hipertrofia dos tecidos periungueais

2. **Onicocriptose distal:** consequente à avulsão traumática ou cirúrgica da placa. Com perda da contrapressão exercida pela placa, a pele do hiponíquio se eleva e forma uma barreira que impede a nova unha de alcançar o sulco distal.
3. **Onicocriptose proximal (retroníquia):** forma incompleta da onicomadese em que ocorre um desalinhamento entre a placa nova, recém-formada, e a antiga, que falha em progredir em direção a ponta da unha. Geralmente a placa antiga fica aderida pelos cornos laterais ou distalmente (encravamento distal), e a unha nova cresce por baixo dessa, com possível empilhamento de lâminas ungueais. Paroníquia crônica, xantoníquia, parada de crescimento da placa e empilhamento de lâminas ungueais são característicos. O trauma é o principal fator precipitante (calçados apertados, pisões), porém outros fatores como doenças sistêmicas que podem resultar em onicomadese também são reportados.

Tratamento

- **Onicocriptose lateral:** estádio I – conservador (corticosteroides tópicos sob oclusão, esparadrapagem); estádios II e III – matricectomia lateral cirúrgica ou cantectomia com fenolização do canto lateral da matriz associada a curetagem do tecido periungueal.
- **Onicocriptose distal:** tratamento cirúrgico com as técnicas de Howard-Dubois (casos moderados) ou super "U" (casos graves). O tratamento conservador com esparadrapagem da ponta do dedo pode ser tentado em casos leves e iniciais.
- **Onicocriptose proximal (retroníquia):** avulsão proximal da placa.

Hematoma subungueal

Mais comumente em decorrência de um trauma agudo pode, sobretudo nos pés, ser provocado por microtraumas repetitivos (calçados inadequados, atividades esportivas). O hematoma apresenta coloração variável do vermelho ao preto e é geralmente localizado na porção proximal da lâmina, mas pode acometer toda a unha (Figura 55.33). A lesão migra distalmente conforme o crescimento da lâmina.

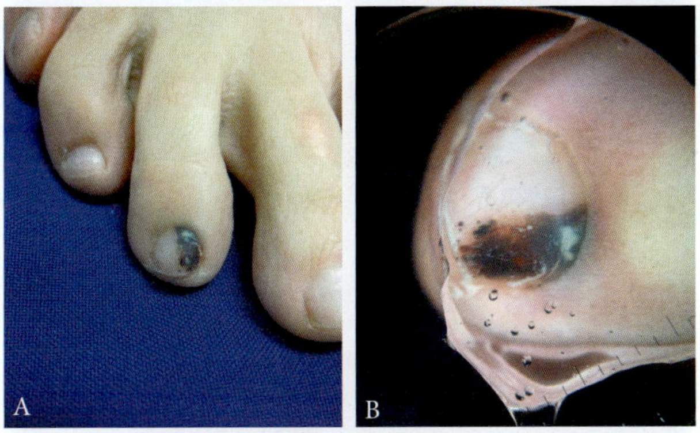

■ **Figura 55.33** Hematoma subungueal. (**A**) visão clínica, (**B**) dermatoscopia com estrias e glóbulos.

Tratamento

A drenagem imediata da coleção hemática em casos com dor intensa é essencial para evitar um dano compressivo à matriz.

Onicogrifose

Acomete quase exclusivamente as unhas dos pés, em geral o hálux de indivíduos idosos, portadores de doenças vasculares periféricas ou afecções ortopédicas nos pés. Na onicogrifose, metade da matriz cresce mais rapidamente que outra. O crescimento da unha é, portanto, assimétrico. A lâmina ungueal, espessada e deformada, se recurva lateralmente aderindo-se ao artelho na direção do local de menor crescimento (Figura 55.34). Nos casos nos quais a intensa dureza da unha torna difícil o corte, seu comprimento pode alcançar vários centímetros.

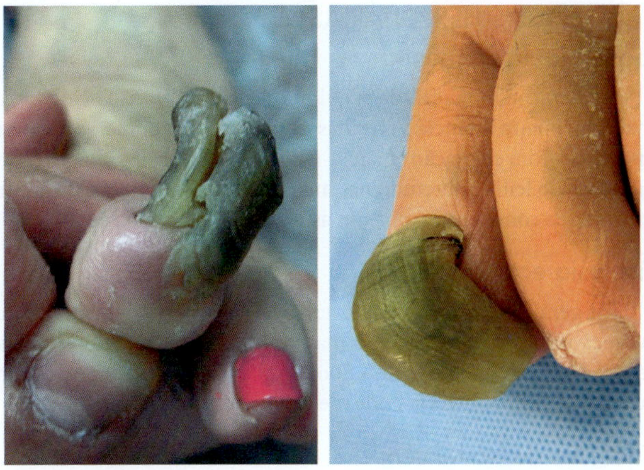

■ **Figura 55.34** Onicogrifose.

Tratamento

1. Avulsão química da lâmina com creme de ureia a 40%.
2. Onicoabrasão mecânica.
3. Corte regular da unha.

Hipercurvatura ungueal

Deformidade ungueal é quando a placa desenvolve um aumento da curvatura transversal, provocando uma deformidade que comprime o leito abaixo da placa, consequentemente causando dor. Pode ser hereditária ou adquirida. Existem três tipos de deformidade: unha em telha, em que há um aumento simétrico da curvatura desde a região proximal até a distal; unha em pinça, em que o aumento da curvatura é gradativamente maior da região proximal para distal; e, unha dobrada, em que há uma angulação abrupta da região lateral da lâmina ungueal (Figura 55.35). A radiografia do dedo pode evidenciar a presença de alterações ósseas. O tratamento está indicado em caso de dor e pode ser feito de maneira conservadora (esparadrapagem, onicoabrasão, órteses ungueais) ou cirúrgica.

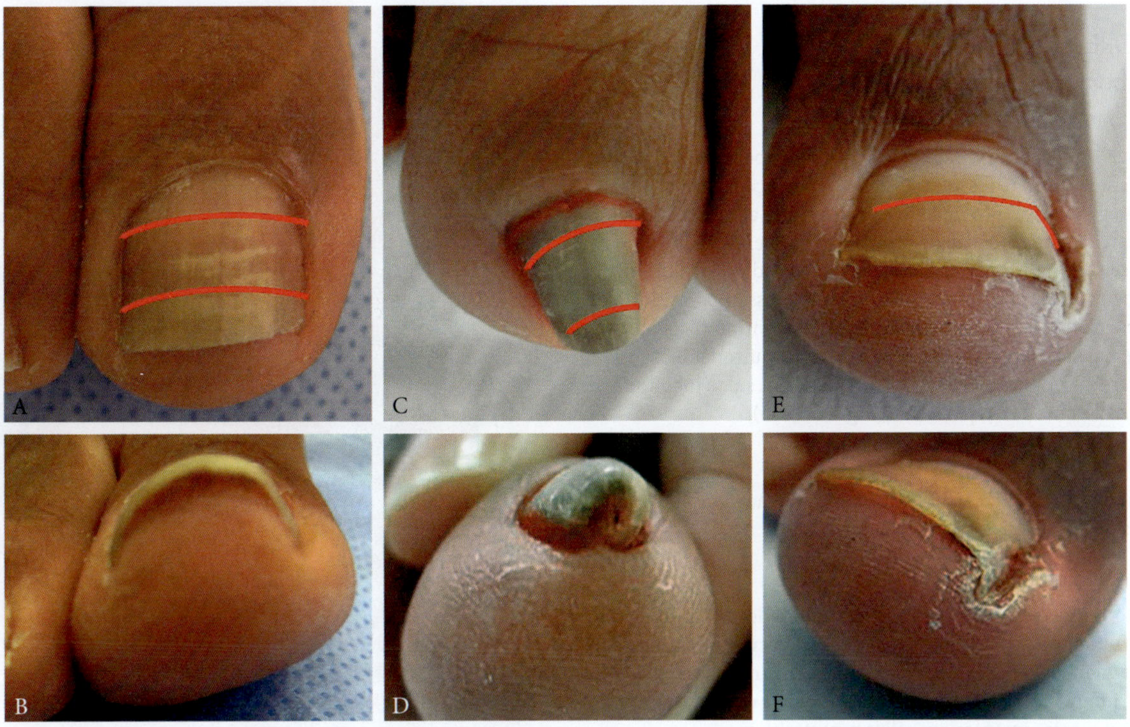

■ **Figura 55.35** Hipercurvatura ungueal. (**A**) unha em telha (unha curvada simetricamente), (**B**) unha em telha, aspecto distal, (**C**) unha em pinça (pinçamento progressivo do leito), (**D**) unha em pinça, visão distal, (**E**) unha dobrada, (**F**) unha dobrada visão disto-lateral.

■ DOENÇAS HEREDITÁRIAS

Paquioníquia congênita

As alterações ungueais da paquioníquia congênita são evidentes ao final da primeira infância. As unhas, extremamente duras, se mostram espessadas, com coloração amarelo-escura e elevadas por intensa hiperqueratose do leito. Sobretudo nas mãos, as margens laterais da lâmina se curvam e conferem à unha um aspecto em telha/pinça.

Displasia ectodérmica

Em geral as lâminas se apresentam espessadas, deformadas, de coloração amarelo-acastanhado, mas eventualmente podem ser finas e frágeis. Frequentemente os dois tipos de alteração são vistos no mesmo paciente. A onicodistrofia pode melhorar com o crescimento.

Síndrome de Iso-Kikuchi[115]

As manifestações ungueais acometem tipicamente o dedo indicador, com anoníquia, microníquia ou polioníquia. Anomalias mais raras são a hemionicogrifose, o desalinhamento da unha e alterações da forma da lúnula. Característico da síndrome é a elevação maior da metade radial da unha. O diagnóstico é confirmado por exame radiológico que mostra bifurcação em Y da falange ungueal, evidente nas projeções laterais do dedo. Em geral as anomalias ósseas são bilaterais, mesmo quando a onicodisplasia é unilateral.

Síndrome unha-patela[116]

As alterações ungueais são constantes e presentes desde o nascimento. Bilaterais e simétricas acometem, sobretudo, os dedos das mãos com predileção pelos polegares. A lâmina é ausente ou simplesmente hipoplásica. A lúnula pode ter uma forma triangular. A radiografia do esqueleto mostra tipicamente ausência ou hipoplasia das patelas (rótulas).

Epidermólise bolhosa[117]

Nas epidermólises bolhosas é frequente o grave acometimento do aparelho ungueal com completa destruição das unhas. Na epidermólise bolhosa juncional distrófica progressiva, as manifestações ungueais tipicamente precedem o surgimento das lesões cutâneas.

■ TUMORES[99,118-123]

Tumores benignos

Pseudocisto mixoide

Pode ser localizado sob a unha ou na região periungueal, sendo mais frequente no dorso dos dedos, entre a articulação interfalangeana distal e a prega ungueal proximal. É comum haver alterações degenerativas na articulação interfalangeana correspondente. Clinicamente apresenta-se como um nódulo normocrômico, de diâmetro inferior a um centímetro, compressível e indolor. Sua expressão pode eliminar um líquido gelatinoso. Mais prevalente no sexo feminino, localiza-se geralmente nas mãos, particularmente no 2º e 3º quirodáctilos, onde, por compressão da matriz, causa a formação de um sulco longitudinal na porção da lâmina correspondente (Figura 55.36).

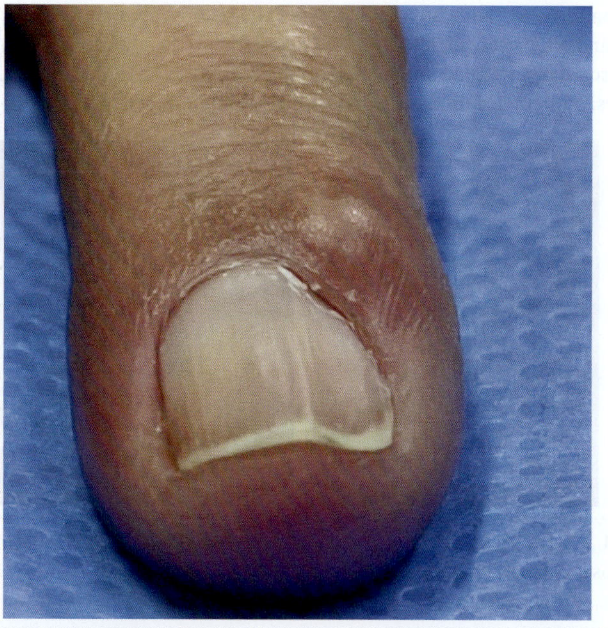

■ **Figura 55.36** Pseudocisto mixoide na prega ungueal com sulco longitudinal da placa.

Tratamento

Pode ser excisado cirurgicamente, com infiltração local de corticosteroides ou substâncias esclerosantes.

Queratoacantoma

É muito raro e quase sempre localizado no polegar ou indicador. Surge como uma pequena pápula subungueal de crescimento rápido (1 a 2 cm em 4 a 8 semanas). A dor é geralmente muito intensa e os tecidos periungueais se tornam edemaciados. O raio X simples da falange distal mostra imagem em cálice característica.

A regressão espontânea da lesão é excepcional e o tratamento é cirúrgico.

Fibroma periungueal/fibroqueratoma

O fibroqueratoma digital adquirido é um tumor benigno que se apresenta como lesão nodular firme normocrômica com uma ponta ceratótica. Geralmente surgem abaixo da prega ungueal proximal, podendo resultar em um sulco longitudinal da placa por compressão da matriz. Raramente apresentam localização subungueal. Tumores de Köenen são fibromas periungueais múltiplos e um sinal característico da esclerose tuberosa (Figura 55.37). A remoção cirúrgica, com dissecção do tumor desde a sua origem é o tratamento de escolha.

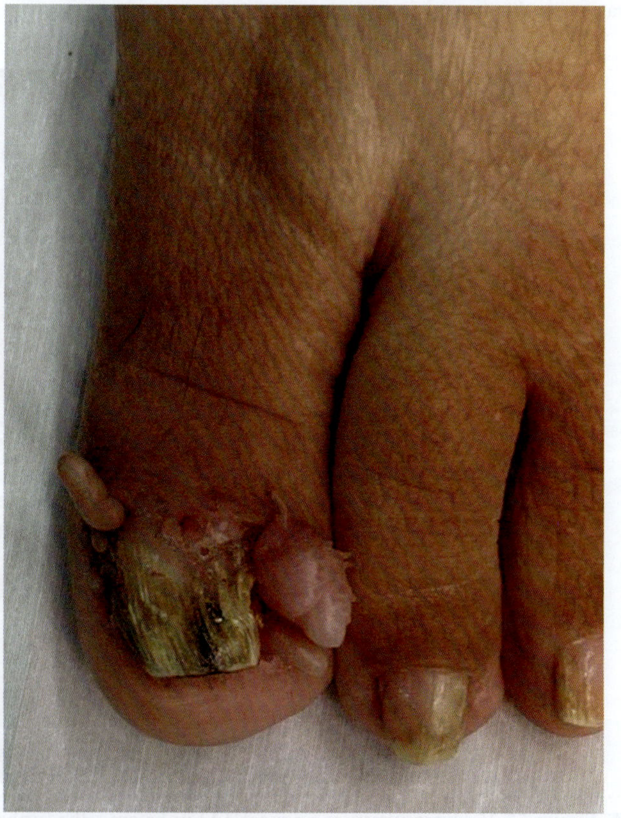

■ **Figura 55.37** Tumores de Köenen em paciente com esclerose tuberosa.

Granuloma piogênico

É uma neoformação angiomatosa, de cor vermelho vivo, consistência amolecida e crescimento indolente, geralmente consequente a um trauma ou à uma infecção (Figura 55.38). Pode se localizar tanto na prega ungueal como no leito.

Deve ser diferenciado do tecido de granulação presente na unha encravada.

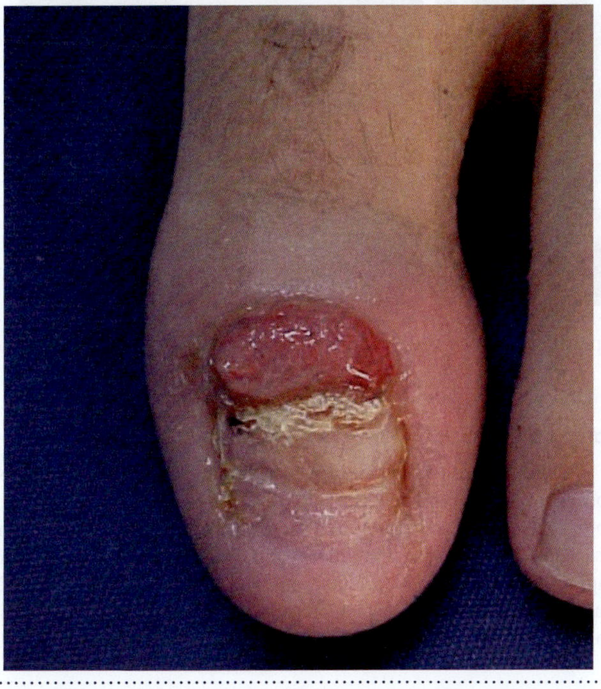

■ **Figura 55.38** Granuloma piogênico subungueal secundário a trauma.

Exostose subungueal

Trata-se de um tumor benigno de origem osteocondral que resulta em neoformação dos tecidos da falange terminal, acometendo secundariamente o aparelho ungueal. Afeta mais comumente os jovens e se localiza principalmente nos pés, sobretudo nos háluces, raramente, entretanto, acometendo as mãos. O trauma pregresso no dedo envolvido pode ter um papel no desenvolvimento da lesão, apesar de sua causa ser incerta. Apresenta-se clinicamente como um nódulo de consistência endurecida e cor branco amarelada, que eleva a borda livre ou as margens laterais da placa (Figura 55.39). Na dermatoscopia observam-se teleangiectasias e o colarete hiperceratótico ao redor da lesão é mais bem observado. A lesão pode ser dolorosa, sobretudo à deambulação. A radiografia confirma o diagnóstico e o tratamento é cirúrgico com remoção da lesão em sua base.

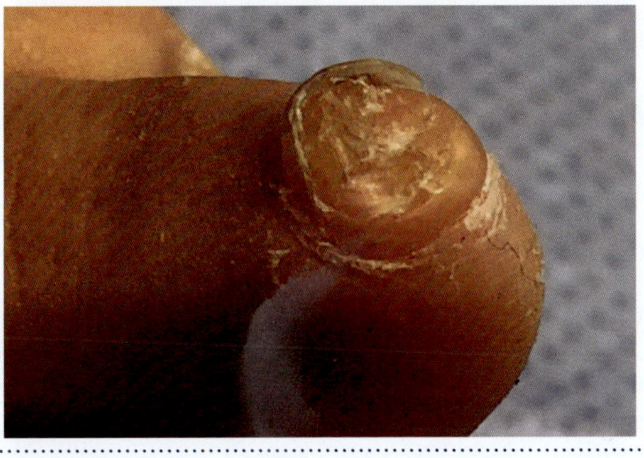

■ **Figura 55.39** Exostose subungueal com colarete hiperceratótico ao redor da lesão.

Tumor glômico

É uma neoplasia vascular benigna rara que se origina das células musculares lisas modificadas presentes nos corpos glômicos (anastomoses arteriovenosas responsáveis por termorregulação). Ocorre comumente nas mãos e pés, onde os corpos glômicos são os mais prevalentes e em mulheres na meia-idade. A lesão é caracteristicamente associada à dor aguda precipitada pela pressão da região do tumor (sinal de Love), ou por mudanças de temperatura. A dor é frequentemente irradiada para todo artelho e aliviada com a diminuição do fluxo sanguíneo após inflar o manguito do aparelho de pressão (sinal de Hildreth). Clinicamente, o tumor glômico é, em geral, visível através da lâmina ungueal translúcida como uma mácula eritemato-azulada no leito ungueal (Figura 55.40) e raramente eritroníquia (quando em topografia da matriz). Por vezes o exame direto não permite a visualização da lesão e o único indício clínico do diagnóstico é a dor intensa. Nestes casos a ultrassonografia de alta frequência ou a ressonância magnética estão indicadas.

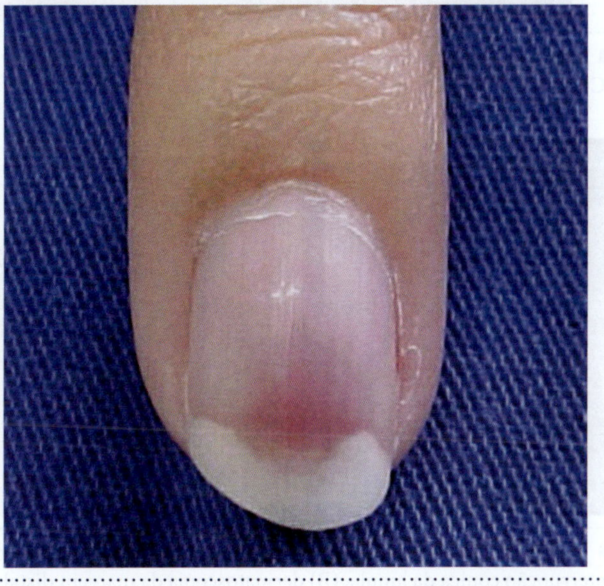

■ **Figura 55.40** Tumor glômico.

Tratamento

O tratamento de escolha é a exérese cirúrgica total da lesão após rebatimento da lâmina ungueal.

Onicomatricoma

É um tumor benigno da matriz ungueal formado por digitações fibroepiteliais que resultam em espessamento da placa, hipercurvatura, xantoníquia e hemorragias em lascas. (Figura 55.41 A). Pequenos orifícios (em favo de mel) podem ser vistos à dermatoscopia da borda livre da placa (Figura 55.41 B). O diagnóstico pode ser confirmado pelo exame de ressonância magnética ou anatomopatológico da placa (*clipping* ungueal). A avulsão cirúrgica da lâmina ungueal revela o tumor viloso, de aspecto digitiforme, que deve ser removido cirurgicamente. A lâmina ungueal apresenta as impressões negativas do tumor.

Onicopapiloma

Tumor ungueal benigno do leito e matriz distal, de etiologia desconhecida. Comumente se apresenta como eritroníquia longitudinal, que pode estar associada a hemorragias em lascas, hiperqueratose subungueal distal focal, entalhe ou onicólise em V distal e uma interrupção cônica da lúnula (Figura 55.42 A). Pode manifestar-se, no entanto, como leuconíquia ou melanononíquia longitudinal. A dermatoscopia da margem distal da lâmina ungueal mostra uma massa ceratótica subungueal (Figura 55.42 B), entalhe da lúnula, além de melhor visualização dos achados clínicos como hemorragia em lascas e banda longitudinal.

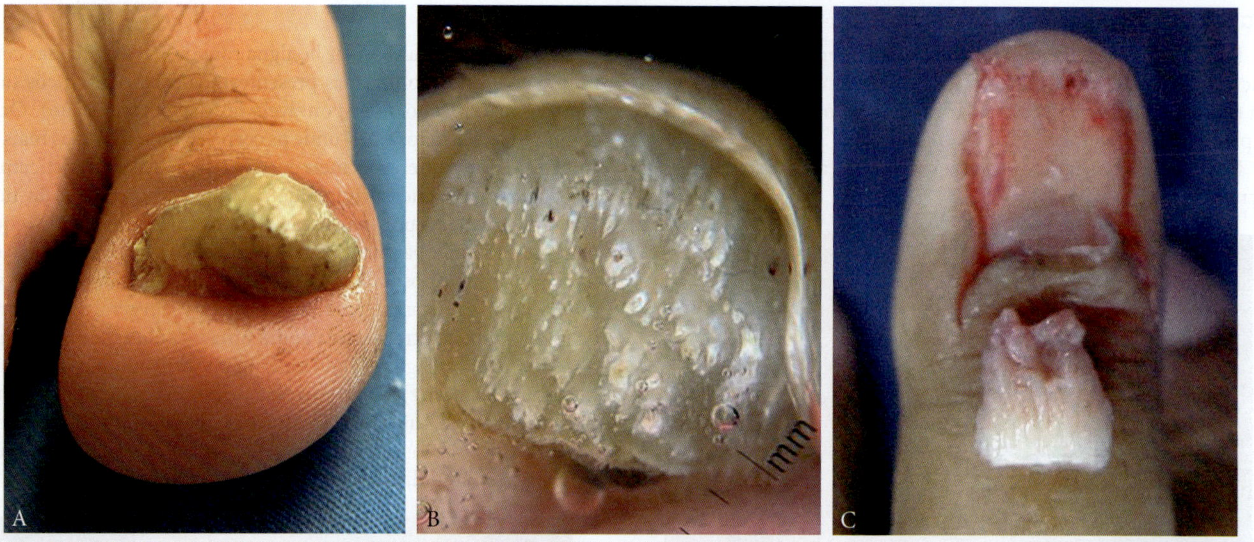

■ **Figura 55.41** Onicomatricoma. (**A**) Aspecto clínico. (**B**) Dermatoscopia da borda livre da placa revelando os orifícios característicos. (**C**) Tumor após exérese.

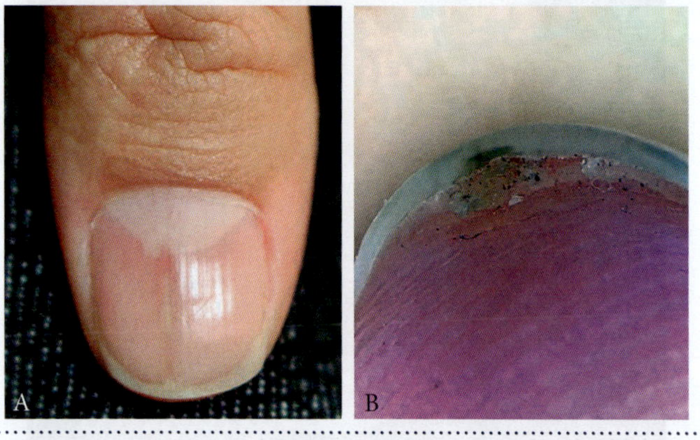

■ **Figura 55.42** Onicopapiloma. (**A**) leucoeritroníqua longitudinal com interrupção cônica da lúnula. (**B**) dermatoscopia da margem distal da placa com massa hiperceratótica subungueal.

Recomenda-se o seguimento clínico e fotográfico e a biópsia excisional longitudinal está indicada sempre que houver alargamento da lesão ou para exclusão de outros diagnósticos como carcinoma espinocelular.

Tumores malignos[117,118,124-126]

Carcinoma espinocelular

O carcinoma espinocelular tem origem no leito ou nos tecidos periungueais e, geralmente, representa a evolução de uma lesão pré-cancerosa, como radiodermite ou doença de Bowen. É mais frequente nos dedos das mãos. As infecções por HPV parecem ter um papel importante na etiopatogenia desta neoplasia.

O início do tumor frequentemente é doloroso; em geral, o dedo afetado apresenta, no início, área de onicólise, lesão verrucosa, eritroníquia ou inflamação dos tecidos periungueais que simulam uma paroníquia. Somente após seu crescimento lento assume um aspecto noduloulcerativo ou vegetante e determina a destruição da placa. O carcinoma espinocelular do aparelho ungueal e, em particular, o carcinoma verrucoso e o epitelioma cuniculatum são frequentes causas de alterações osteolíticas nas falanges.

A lesão deve ser tratada cirurgicamente com margens e a cirurgia micrográfica de Mohs é uma excelente opção terapêutica.

Sarcoma de Kaposi

O aparelho ungueal pode ser acometido tanto pelo sarcoma de Kaposi esporádico como pelo sarcoma de Kaposi epidêmico. A neoplasia pode se localizar no leito ou nos tecidos periungueais. Clinicamente, o sarcoma de Kaposi se manifesta como máculas e nódulos de aspecto angiomatoso. As lesões localizadas no leito são visíveis por transparência através da lâmina. Com seu crescimento, podem causar onicólise e posteriormente resultar na destruição da lâmina ungueal.

■ SINTOMAS UNGUEAIS DE DOENÇAS SISTÊMICAS[127-129]

O exame detalhado das unhas pode eventualmente fornecer elementos úteis para o diagnóstico precoce de algumas afecções sistêmicas.

Unhas hipocráticas (*clubbing*)

São caracterizados por espessamento dos tecidos moles das falanges distais fazendo com que os dedos assumam a forma de baqueta de tambor (Figura 55.43). As unhas se tornam arredondadas com um aspecto de vidro de relógio e o ângulo entre a prega ungueal proximal e a lâmina ultrapassa os 180°. A hiperplasia do tecido fibrovascular dérmico torna a base da unha extremamente móvel. O hipocratismo digital pode ser uma condição idiopática, ou expressão de uma afecção cardiovascular, broncopulmonar ou gastrointestinal (Quadro 55.4).

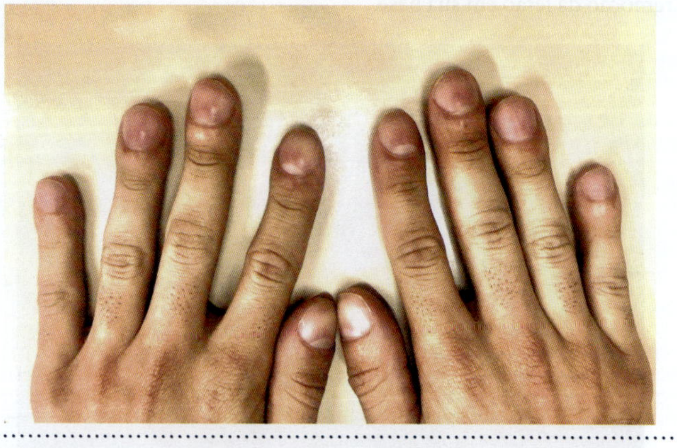

■ **Figura 55.43** Unhas hipocráticas.

Quadro 55.4 Afecções sistêmicas que causam hipocratismo digital.

Cardiovasculares	▪ Aneurisma aórtico* ▪ Cardiopatias congênitas**
Broncopulmonares***	▪ Neoplasias torácicas ▪ Broncopneumopatias crônicas ▪ Abscessos pulmonares ▪ Aspergillose ▪ Blastomicose ▪ Bronquiectasia ▪ Enfisema ▪ Tuberculose
Gastrointestinais	▪ Uso abusivo de laxativos ▪ Cirrose hepática ▪ Colite ulcerativa ▪ Diarreia bacilar ▪ Doença celíaca ▪ Doença de Crohn ▪ Neoplasias ▪ Parasitoses ▪ Pólipos ▪ Tuberculose

*Unilaterais.

**Associadas à cianose.

***Associadas a osteoartropatia hipertrófica.

Síndrome das unhas amarelas[130,131]

Trata-se de doença rara caracterizada por alterações ungueais associadas a linfedema e/ou afecções crônicas do trato respiratório (p. ex., derrame pleural, bronquiectasias, pneumonias recorrentes, bronquite e sinusite crônica). O crescimento das unhas é lento ou totalmente ausente. As lâminas ungueais possuem coloração variável de amarelo claro a amarelo esverdeado e apresentam um aumento da curvatura laterolateral e anteroposterior. A cutícula é ausente e em grande parte dos casos há onicólise associada (Figura 55.44). Eventualmente é uma condição paraneoplásica.

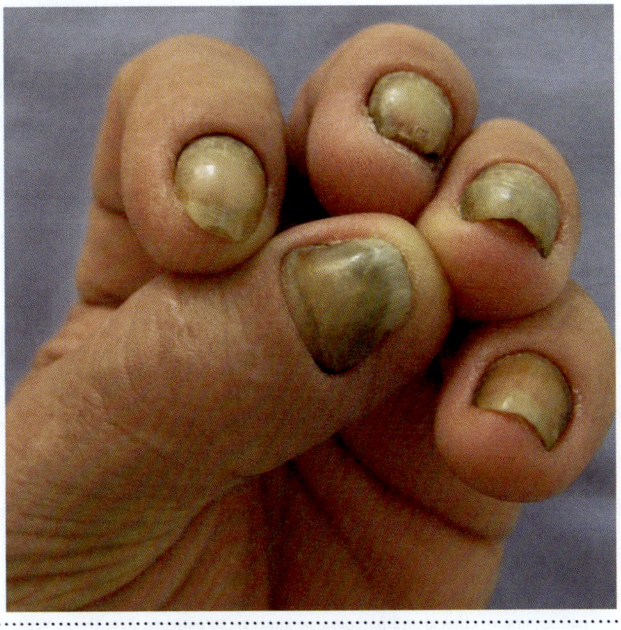

■ **Figura 55.44** Síndrome das unhas amarelas.

Tratamento

1. Vitamina E 600 a 1.200 UI/dia durante vários meses.
2. Itraconazol 400 mg/dia durante 1 semana por mês por 6 meses. A eficácia do itraconazol na síndrome das unhas amarelas é relacionada à sua capacidade de estimular o crescimento da unha.

Leuconíquia aparente[130]

Unhas de Terry

Leuconíquia aparente que acomete toda unha com exceção de um arco distal de 1 a 2 mm (Figura 55.45). Apesar de ser considerada por muitos autores um sinal patognomônico de cirrose hepática, podem na realidade ser observadas frequentemente em indivíduos normais.

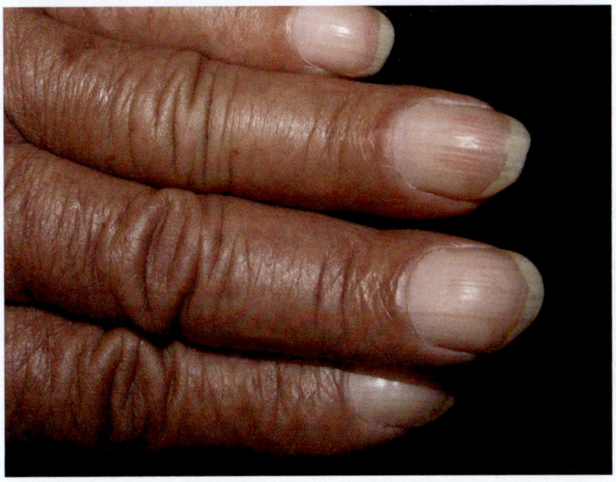

■ **Figura 55.45** Unhas de Terry.

Unhas meio a meio

Leuconíquia aparente que acomete a metade proximal da unha e apresenta uma coloração vermelho escura na metade distal. Muitas vezes associadas à hiperuricemia, são sinal característico de insuficiência renal crônica.

Linhas de Muehrcke

Leuconíquia aparente em múltiplas faixas transversais. São efeito colateral frequente da quimioterapia antineoplásica e um sinal característico de hipoalbuminemia (síndrome nefrótica).

Acroqueratose paraneoplásica de Bazex[131,132]

É caracterizada por alterações psoriasiformes que acometem unhas e regiões periungueais, face (nariz e pavilhões auriculares) e regiões palmoplantares.

A acroqueratose paraneoplásica de Bazex é um sinal precoce de neoplasia principalmente dos tratos respiratório e gastrointestinal. As manifestações cutâneas melhoram ou regridem totalmente com a cura do tumor.

Sinais ungueais das colagenopatias

Alterações dos capilares da prega ungueal[133,134]

São detectáveis ao exame dermatoscópico (com gel ou óleo de imersão) dos capilares da prega ungueal proximal, preferencialmente no 4º ou 3º quirodáctilo. Na esclerodermia sistêmica e na dermatomiosite é típico observar rarefação e dilatação dos capilares. Na dermatomiosite estas alterações se associam frequentemente à micro-hemorragias da cutícula. No lúpus eritematoso sistêmico, a densidade capilar é normal, porém os capilares se apresentam dilatados e tortuosos com aspecto semelhante ao um glomérulo.

Pterígio ungueal invertido[135,136]

É um sinal clínico característico da esclerodermia. Lesões isquêmicas repetidas no hiponíquio determinam o desaparecimento do sulco ungueal distal, pois a pele do hiponíquio se torna aderida à superfície ventral da lâmina. Os pacientes tipicamente referem dor ao corte das unhas.

1. Zaias N. The nail in health and disease. 2nd Ed. Appleton & Lange, Norwalk, CT, 1990.
2. Johnson M, Comaish JS, Shuster S. Nail is produced by the normal nail bed: a controversy resolved. Br J Dermatol 125: 27-29, 1991.
3. Johnson M, Shuster S. Determination of nail thickness and length. Br J Dermatol 130: 195-198, 1994.
4. Sonnex TS, Griffiths WAD, Nicol WJ. The nature and significance of transverse white band of human nails. Sem Dermatol 10: 12-16, 1991.
5. Tosti A. The nail apparatus in collagen disorders. Sem Dermatol 10: 71-76, 1991.
6. Kitahara T, Ogawa H. Coexpression of keratins characteristic of skin and hair differentiation in nail cells. J Invest Dermatol 100: 171-175, 1993.
7. Kitahara T, Ogawa H. Variation of differentiation in nail and bovine hoof cells. J Invest Dermatol 102: 725-729, 1994.
8. Picardo M, Tosti A, Marchese C et al. Characterization of cultured nail matrix cells. J Am Acad Dermatol 30: 434-440, 1994.
9. Cohen PR. The lunula. J Am Acad Dermatol 34: 943-953, 1996.
10. Tosti A, Cameli N, Piraccini BM et al. Characterization of nail matrix melanocytes using anti-PEP1, anti-PEP8, TMH-1 and HMB-45 antibodies. J Am Acad Dermatol 31: 193-196, 1994.
11. Cameli N, Picardo M, Tosti A et al. Expression of integrins in human nail matrix. Br J Dermatol 130: 583-588, 1994.
12. Perrin Ch, Michiels JF, Pisani A et al. Anatomic distribution of melanocytes in normal nail unit. Am J Dermatopathol 19: 462-467, 1997.
13. Moll I, Moll R. Merkel cells on ontogenesis of human nails. Arch Dermatol Res 285: 366-377, 1993.
14. Cameli N, Ortonne JP, Picardo M et al. Distribution of the Merkel cells in the nail matrix of the adult human nail. Br J Dermatol, in corso di stampa.
15. De Berker D, Augus B. Proliferative compartment in the normal nail unit. Br J Dermatol 135: 555-559, 1996.
16. Achten G, Parent D. The normal and pathologic nail. Int J Dermatol 1983;22:556-65.
17. Gonzàlez-Serva A. Structure and function. In Scher RK, Daniel III CR. Nails: Therapy, diagnosis, surgery. 2nd Ed. WB Saunders Company, Philadelphia, 1997: 12-31.
18. Lynch MH, O' Guin WM, Hardy C et al. Acid and basic hair/nail ("hard") keratins: their localization in upper cortical and cuticle cells of the human hair follicle and their relationship to "soft" keratins. J Cell Biol 103: 2593-2606, 1986.
19. Jemec GBE, Serup J. Ultrasound structure of the human nail plate. Arch Dermatol 125: 643-646, 1989.
20. Runne U, Orfanos CE. The human nail. Curr Probl Derm 9: 102-149, 1981.
21. Finlay AY, Frost P, Keith AD et al. An assessment of factors influencing flexibility of human fingernails. Br J Dermatol:103: 357-365, 1980.
22. Forslind B. Biophysical studies of the normal nail. Acta Dermatovenereol (Stockh) 50: 161-168, 1970.
23. Young RW, Newman SB, Capott RJ. Strength of fingernails. J Invest Dermatol 44: 358-360, 1965.
24. Achten G, André J, Laporte M. Nails in light and electron microscopy. Sem Dermatol 10: 54-64, 1991.
25. Mertin D, Lippold BC. In-vitro permeability of the human nail and of a keratin membrane from bovine hooves: prediction of the penetration rate of antimycotics through the nail plate and their efficacy. J Pharm Pharmacol 49: 866-872, 1997.
26. Bean WB. Nail growth: 30 years of observation. Arch Intern Med 134: 497-502, 1974.
27. Dawber RPR. The ultrastructure and growth of human nails. Arch Dermatol Res 269: 197-204, 1980.
28. Tosti A, Baran R, Dawber RPR. The nail in systemic diseases and drug-induced changes. In: Baran R, Dawber RPR. Diseases of the nails and their management. 2nd Ed. Blackwell Scientific Publications, Oxford, 1994: 175-261.
29. Kanesheige T, Takagi K, Nakamura S et al. Genetic analysis using fingernail DNA. Nucleic Acid Res 20: 5489-5490, 1992.
30. Piraccini BM, Cameli N, Gaddoni G et al. Distrofia ungueale mediana di Leclercq: descrizione di un caso. G Ital Dermatol Venereol 127: 301-304, 1992.
31. Braswell MA, Daniel CR 3rd, Brodell RT. Beau lines, onychomadesis, and retronychia: A unifying hypothesis. J Am Acad Dermatol. 2015 Nov;73(5):849-55.
32. Halteh P, Scher RK, Lipner SR. Onychotillomania: Diagnosis and Management. Am J Clin Dermatol. 2017 Dec;18(6):763-770.
33. Rieder EA, Tosti A. Onychotillomania: An underrecognized disorder. J Am Acad Dermatol. 2016 Dec;75(6):1245-1250.
34. Zaun H. Leukonychias. Sem Dermatol 10: 17-20, 1991.
35. Klikpatrick ZM, Greenberg PA, Sanford JP. Splinter haemorrhages, their clinical significance. Arch Int Med 115: 730-735, 1965.
36. Daniel III CR. Onycholysis: an overview. Sem Dermatol 10: 34-40, 1991.
37. Baran R, Kechijian P. Longitudinal melanonychia (melanonychia striata): Diagnosis and management. J Am Acad Dermatol. 1989;21:1165-75.
38. Braun RP, Baran R, Le Gal FA et al. Diagnosis and management of nail pigmentations. J Am Acad Dermatol 56:835-47, 2007.
39. Di Chiacchio N, Hirata SH, Enokihara MY et al. Dermatologists' accuracy in early diagnosis of melanoma of the nail matrix. Arch Dermatol. 2010;146:382-7.
40. Baran R, Kechijian P. Hutchinson's sign: a reappraisal. J Am Acad. Dermatol 34: 87-90, 1996.
41. Levit EK, Kagen MH, Scher RK et al. The ABC rule for clinical detection of subungual melanoma.J Am Acad Dermatol. 42(2 Pt 1):269-74, 2000 Feb.
42. Thomas L, Dalle S. Dermoscopy provides useful information for the management of melanonychia striata. Dermatologic Therapy, Vol. 20, 3–10, 2007.
43. Di Chiacchio ND, de Farias DC, Piraccini BM et al. Consensus on melanonychia nail plate dermoscopy. An Bras Dermatol. 2013; 88(2): 309-13.
44. Hirata SH, Yamada S, Enokihara MY et al. Patterns of nail matrix and bed of longitudinal melanonychia by intraoperative dermatoscopy.J Am Acad Dermatol. 2011 Apr 28.
45. Goettmann-Bonvallot S, André J, Belaich S. Longitudinal melanonychia in children: a clinical and histopathologic study of 40 cases. J Am Acad Dermatol. 1999 Jul;41(1):17-22.
46. Tosti A, Baran R, Piraccini BM et al. Nail matrix nevi: a clinical and pathological study of 22 patients. J Am Acad Dermatol 34: 765-771, 1996.
47. Ruben BS. Pigmented lesions of the nail unit: clinical and histopathologic features. Semin Cutan Med Surg. 2010; 29(3): 148-58.
48. Haneke E. Surgical therapy of acral und subungual melanomas. In Rompel R, Petres J, eds: Surgical and Oncological Dermatology. Proceedings of Surgical and Oncological Dermatology, Springer, Berlin 1999; vol 15:210-214.
49. Di Chiacchio N, Loureiro WR, Michalany NS et al. Tangential Biopsy Thickness versus Lesion Depth in Longitudinal Melanonychia: A Pilot Study. Dermatol Res Pract. 2012; 2012:353864.
50. Tosti A, Piraccini BM. Paronychia. In: Amin S, Lahti A, Maibach HI. Contact Urticaria Syndrome, CRC Press LLC, Boca Raton 1997, 267-278.
51. Tosti A., Baran R, Piraccini BM et al. Nail matrix nevi: a clinical and pathological study of 22 patients. J Am Acad Dermatol 34: 765-771, 1996.
52. Kikuchi I, Inowe S, Sakaguchi E et al. Regressing nevoid melanosis in childhood. Dermatology 186: 88-93, 1993.
53. Tosti A, Baran R, Morelli R et al. Progressive fading of longitudinal melanonychia due to a nail matrix nevus in a child. Arch Dermatol 130: 1076-1077, 1984.
54. Hirata SH, Yamada S, Almeida FA et al. Dermoscopic examination of the nail bed and matrix. International Journal of Dermatology 45:28–30, 2006.
55. Jellinek N. Nail matrix biopsy of longitudinal melanonychia: diagnostic algorithm including the matrix shave biopsy. J Am Acad Dermatol;56(5):803-10, 2007 May.
56. Dawber RP, Colver GB. The spectrum of malignat melanoma of the nail apparatus. Sem Dermatol 10: 82-87, 1991.
57. Alessandrini A, Dika E, Starace M et al. Diagnosis of Melanonychia. Dermatol Clin. 2021 Apr;39(2):255-267.
58. Darmawan CC, Ohn J, Mun JH et al. Diagnosis and treatment of nail melanoma: a review of the clinicopathologic, dermoscopic, and genetic characteristics. J Eur Acad Dermatol Venereol. 2022 May;36(5):651-660.
59. Zhang J, Yun SJ, McMurray SL, Miller CJ. Management of Nail Unit Melanoma. Dermatol Clin. 2021 Apr;39(2):269-280.
60. Ko D, Oromendia C, Scher R, Lipner SR. Retrospective single-center study evaluating clinical and dermoscopic features of longitudinal melanonychia, ABCDEF criteria, and risk of malignancy. J Am Acad Dermatol 2019; 80: 1272–1283.
61. Zaias N. Psoriasis of the nail. A clinical-pathological study. Arch Dermatol 99: 567-579, 1969.
62. Zaias N. The nail in health and disease. 2nd Ed. Appleton & Lange, Norwalk, 1990.
63. Tosti A, Morelli R, Bardazzi F et al. Psoriasi ungueale. In: Dubertret L. Psoriasi. ISED, Brescia, 1993, 201-207.
64. de Berker DAR, Lawrence CM. A simplified protocol of steroid injection for psoriatic nail dystrophy. Br J Dermatol 138: 90-95, 1998.
65. Tosti A, Piraccini BM, Cameli N et al. Calcipotriol ointment in nail psoriasis: a controlled double-blind study versus betamethasone dipropionate + salicylic acid. Br J Dermatol, in corso di stampa.
66. Jiaravuthisan MM, Sasseville D, Vender RB et al. Psoriasis of the nail: Anatomy, pathology, clinical presentation, and a review of the literature on therapy. J Am Acad Dermatol 57:1-27, 2007.
67. Sánchez-Regaña M, Umbert P. Diagnosis and Management of Nail Psoriasis. Actas Dermosifiliogr 99:34-43, 2008.
68. Lawry M. Biological therapy and nail psoriasis. Dermatologic Therapy, Vol. 20, 60-67, 2007.
69. Tosti A, Ricotti C, Romanelli P, Cameli C, Piraccini BM. Evaluation of the Efficacy of Acitretin Therapy for Nail Psoriasis. Arch Dermatol. 2009 Mar;145(3):269-71.
70. Iorizzo M, Dahdah M, Vincenzi C, Tosti A. Videodermoscopy of the hyponychium in nail bed psoriasis. J Am Acad Dermatol. 2008 Apr;58(4):714-5.
71. Piraccini BM, Fanti PA, Morelli R et al. Hallopeau's acrodermatitis continua of the nail apparatus: clinical and pathological study of 20 patients. Acta Derm Venereol (Stockh) 74: 65-67, 1994.
72. Parrish CA, Sobera JA, Elewski BE. Modifications of the nail psoriasis severity index. J Am Acad Dermatol 2005: 53: 745–746.
73. Sarıcaoglu H, Oz A, Turan H. Nail psoriasis successfully treated with intralesional methotrexate: case report. Dermatology 2011: 222 (1): 5–7.
74. Fernández-Guarino M, Harto A, Sánchez-Ronco M, García-Morales I, Jaén P. Pulsed dye laser vs. photodynamic therapy in the treatment of refractory nail psoriasis: a comparative pilot study. J Eur Acad Dermatol Venereol 2009: 23 (8): 891–895.
75. Nguyen CM. Improvement of Nail and Scalp Psoriasis Using Apremilast in Patients With Chronic Psoriasis: Phase 2b and 3, 52-Week Randomized, Placebo-Controlled Trial Results. J Drugs Dermatol. 2016 Mar;15(3):272-6.

76. Crowley JJ et al. Treatment of nail psoriasis: best practice recommendations from the Medical Board of the National Psoriasis Foundation. JAMA Dermatol. 2015 Jan;151(1):87-94.
77. Reich K, Nestle FO, Papp K et al. EXPRESS study investigators. Infliximab induction and maintenance therapy for moderate-to-severe psoriasis: a phase III, multicentre, double-blind trial. Lancet 2005: 366 (9494): 1367–1374.
78. Thomas L, Azad J, Takwale A. Management of nail psoriasis. Clin Exp Dermatol. 2021 Jan;46(1):3-8. doi: 10.1111/ced.14314.
79. Rigopoulos D, Baran R, Chiheb S et al. Recommendations for the definition, evaluation, and treatment of nail psoriasis in adult patients with no or mild skin psoriasis: A dermatologist and nail expert group consensus. J Am Acad Dermatol. 2019 Jul;81(1):228-240.
80. Burden AD, Kemmet D. The spectrum of nail involvement in palmoplantar pustulosis. Br J Dermatol 134: 1079-1082, 1996.
81. Tosti A, Peluso AM, Zucchelli V. Clinical feature and long term follow-up of 20 cases of parakeratosis pustulosa. Ped Dermatol, in corso di stampa.
82. Hjorth N, Thompsen K. Parakeratosis pustulosa. Br J Dermatol 79: 527, 1967.
83. Tosti A, Peluso AM, Fanti PA et al. Nail lichen planus: clinical and pathologic study of 24 patients. J Am Acad Dermatol 28: 724-730, 1993.
84. Ujiie H, Shibaki A, Akiyama M, Shimizu H. Successful treatment of nail lichen planus with topical tacrolimus. Acta Derm Venereol 2010: 90 (2): 218–219.
85. Iorizzo M, Tosti A, Starace M et al. Isolated nail lichen planus: An expert consensus on treatment of the classical form. J Am Acad Dermatol. 2020 Dec;83(6):1717-1723.
86. Tosti A, Fanti PA, Morelli R et al. Trachyonychia associated with alopecia areata: a clinical and pathological study. J Am Acad Dermatol 25: 266-270, 1991.
87. Tosti A., Morelli R, Bardazzi F et al. Prevalence of nail abnormalities in children with alopecia areata. Ped Dermatol 11: 112-115, 1994.
88. Hazelrigg DE, Duncan WC, Jarrat M. Twenty-nail dystrophy of childhood. Arch Dermatol 113: 73-75, 1977.
89. Tosti A, Piraccini BM. Trachyonychia, or twenty nail dystrophy. Current Op Dermatol 3: 83-86, 1996.
90. Ronchese F. The nail in Darier's disease. Arch Dermatol 91: 617-618, 1965.
91. Iorizzo M, Pasch MC. Bacterial and Viral Infections of the Nail Unit. Dermatol Clin. 2021 Apr;39(2):245-253.
92. Shelley WB, Shelley ED. Intralesional bleomycin sulfate therapy for warts: a novel bifurcate needle puncture technique. Arch Dermatol 127: 234-236, 1991.
93. Iijima S, Otsuka F. Contact immunotherapy with squaric acid dibuthylester for warts. Dermatology 187: 115-118, 1993.
94. Rampen FHJ, Stejlen PM. Diphencyprone in the management of refractory palmoplantar and periungual warts: an open study. Dermatology 193: 236-238, 1996.
95. Zaias N. Onychomycosis. Arch Dermatol 105: 263-274, 1972.
96. Haneke E. Fungal infection of the nail. Sem Dermatol 10: 41-53, 1991.
97. Tosti A, Piraccini BM. Le onicomicosi. Atlante a colori. Medhoc, Milano, 1996.
98. Lasagni A. Atlante di micologia. UTET Periodici Scientifici, Milano, 1996.
99. Baran R, Dawber RPR, Haneke E et al. A text atlas of nail disorders. Martin Dunitz Ltd, London, 1996.
100. Tosti A, Piraccini BM. Treatment of onychomycosis: a European experience. Dermatologic Therapy 3: 66-72, 1997.
101. Tosti A, Piraccini BM, Stinchi C et al. Onychomycosis due to Scopulariopsis brevicaulis: clinical features and response to systemic antifungals. Br J Dermatol 135: 799-802, 1996.
102. Baran R, Tosti A, Piraccini BM. Uncommon clinical patters of Fusarium nail infection: report of three cases. Br J Dermatol 136: 424-427, 1997.
103. Asz-Sigall D, Tosti A, Arenas R. Tinea Unguium: Diagnosis and Treatment in Practice. Mycopathologia. 2017 Feb;182(1-2):95-100.
104. Gilaberte Y, Aspiroz C, Martes MP et al. Treatment of refractory fingernail onychomycosis caused by nondermatophyte molds with methylaminolevulinate photodynamic therapy. J Am Acad Dermatol. 2011;65:669–71.
105. Francuzik W, Fritz K, Salavastru C. Laser therapies for onychomycosis—critical evaluation of methods and effectiveness. J Eur Acad Dermatol Venereol. 2016;30:936–42.
106. Espírito-Santo GAD et al. 1340nm LASER Therapy for onychomycosis: Negative Results of Prospective Treatment of 72 Toenails and a Literature Review. J Clin Aesthet Dermatol. 2017 Aug;10(8):56-61.
107. Vanstone S et al. Precise laser poration to control drug delivery into and through human nail. J Control Release. 2017 Oct 16;268:72-77.
108. Gupta AK, Stec N, Summerbell RC et al. Onychomycosis: a review. J Eur Acad Dermatol Venereol. 2020 Sep;34(9):1972-1990.
109. Baran R. Modification of the nail surface. In: Pierre M. The nail. Churchill Livingstone, NY, 1981, 26-29.
110. Scher RK, Bodian AB. Brittle nails. Sem Dermatol 10: 21-25, 1991.
111. Hochm LG, Scher RK, Meyerson MS. Brittle nails: patient's response to daily biotin supplementation. Cutis 51: 303-305, 1992.
112. Lubach D, Beckers P. Wet working conditions increase brittleness of nails, but not cause it. Dermatology 185: 120-122, 1992.
113. Daniel III CR, Daniel MP, Daniel CM. Chronic paronychia and onycholysis: a thirteen year experience. Cutis 58: 397-401, 1996.
114. Braswell MA, Daniel CR 3rd, Brodell RT. Beau lines, onychomadesis, and retronychia: A unifying hypothesis. J Am Acad Dermatol. 2015 Nov;73(5):849-55.
115. Kikuchi I. Congenital onychodysplasia of the index fingers: a case involving the thumbnails. Sem Dermatol 10: 7-11, 1991.
116. Daniel CR, Osment LS, Noojin RO. Triangular lunulae. A clue to nail-patella syndrome. Arch Dermatol 116: 448-449, 1980.
117. Bruckner-Tuderman L, Schnyder UW et al. Nail changes in epidermolysis bullosa: clinical and pathogenetic considerations. Br J Dermatol 132: 339-344, 1995.
118. Baran R, Haneke E. Tumours of the nail apparatus and adjacent tissues. In: Baran R, Dawber RPR. Diseases of the nails and their management. 2nd Ed. Blackwell Scientific Publications, Oxford, 1994, 417-497.
119. Hare AQ, Rich P. Nail Tumors. Dermatol Clin. 2021 Apr;39(2):281-292.
120. Guidetti MS, Stinchi C, Vezzani C et al. Subungual exostosis of a finger resembling pterygium inversum unguis. Dermatology 193: 354-355, 1996.
121. Lemont H, Christman RA. Subungual exostosis and nail disease and radiological aspects. In Scher RK, Daniel III CR. Nails: therapy, diagnosis, surgery. 2nd Ed. WB Saunders, Philadelphia, 1997, 317-325.
122. Tosti A, Schneider SL, Ramirez-Quizon MN et al. Clinical, dermoscopic, and pathologic features of onychopapilloma: A review of 47 cases. J Am Acad Dermatol. 2016 Mar;74(3):521-6.
123. Delvaux C, Richert B, Lecerf P, André J. Onychopapillomas: a 68-case series to determine best surgical procedure and histologic sectioning. J Eur Acad Dermatol Venereol. 2018 Nov;32(11):2025-2030.
124. Donati P, Venuti A, Amantea A et al. 1992. Il papilloma virus tipo 16 nel carcinoma bowenoide del dito. G Ital Dermatol Venereol 127: 7-9, 1992.
125. Tosti A, Morelli R, Fanti PA et al. Carcinoma cuniculatum of the nail apparatus: report of 3 cases. Dermatology 186: 217-221, 1993.
126. Tosti A, La Placa M, Fanti PA et al. Human papillomavirus type 16-associated periungual squamous cell carcinoma in a patient with Acquired Immune Deficiency Syndrome. Acta Derm Venereol (Stockh) 74:478-479, 1994.
127. Braverman IM. Skin signs of systemic disease. WB Saunders, Philadelphia, 1998.
128. Daniel III CR, Scher RK. Nail changes secondary to systemic drugs and ingestants. In: Scher RK, Daniel III CR. Nails: Therapy, diagnosis and surgery. WB Saunders, Philadelphia, 1997, 251-61.
129. Tosti A., Baran R, Dawber RPR. The nail in systemic diseases and drug-induced changes. In: Baran R, Dawber RPR. Diseases of the nails and their management. 2nd Ed. Blackwell Scientific Publications, Oxford, 1994, 175-261.
130. Samman PD. The yellow nail syndrome (report on 55 cases). Trans St Johns Hosp Dermatol Soc 59: 37-38, 1973.
131. Bazex A, Dupré A, Cristol B et al. Onychose paranéoplasique, forme localisée d'acrokératose paranéoplasique. Bull Soc Fr Dermatol Syphil 80: 117-118, 1973.
132. Pecora AL, Landsman L, Imgrund SP et al. Acrokeratosis paraneoplastica (Bazex' Syndrome). Arch Dermatol 119: 820-86, 1983.
133. Tosti A. The nail apparatus in collagen disorders. Sem Dermatol 10: 71-76, 1991.
134. Starace M, Alessandrini A, Piraccini BM. Dermoscopy of the Nail Unit. Dermatol Clin. 2021 Apr;39(2):293-304.
135. Caputo R, Prandi G. Pterygium inversus unguis. Arch Dermatol 108: 817-818, 1973.
136. Caputo R, Cappio F, Rigoni C et al. Pterygium inversus unguis. Arch Dermatol, 129: 1307-1309, 1993.

Heron Fernando de Sousa Gonzaga • Bruna Lavinas Sayed Picciani • Maria Lúcia Jorge de Sousa Gonzaga • Eliane Pedra Dias • Maria Augusta Jorge

Afecções da Mucosa Oral

O termo "estomatologia" vem do grego, *stómato* – boca, e *lógos* – estudo. Estomatologia é a especialidade que tem como objetivo a prevenção, o diagnóstico, o prognóstico e o tratamento das doenças próprias da boca e suas estruturas anexas, das manifestações orais de doenças sistêmicas, bem como o diagnóstico e a prevenção de doenças sistêmicas.[1]

A Estomatologia compreende o estudo do aparelho estomatognático. Este aparelho consiste nos ossos maxilares, musculatura facial, músculos da mastigação, tegumento mucoso e várias estruturas especializadas (dentes, glândulas salivares e língua), todas as quais complementam suas funções. O aparelho estomatognático como unidade cumpre várias funções que em geral incluem: 1) mastigação e início da deglutição; 2) fala e articulação; 3) respiração; 4) preensão; e 5) gratificação sensorial e psíquica.[2] Talvez o elemento estrutural mais importante do sistema estomatognático seja o tegumento mucoso. Ele forma uma interface de contacto entre o meio interno e os fatores físicos, químicos e biológicos do ambiente. Sua função mais importante é necessariamente a proteção, formando uma barreira contra fatores ambientais adversos na cavidade oral.[2]

A Estomatologia é uma especialidade da Odontologia e subespecialidade de áreas da Medicina, na qual atuam diversos profissionais, como, dermatologistas, otorrinolaringologistas e cirurgiões de cabeça e pescoço.[3] É uma área de atuação diversificada e dinâmica, que exige do profissional conhecimento em ciências médicas, odontológicas e básicas, para tratar a infinidade de doenças orais que podem refletir processos locais ou manifestações orais de doenças sistêmicas.[4]

Na clínica médica, o exame oral deve ter a mesma importância que o exame cardíaco, torácico, abdominal, neurológico e, mais especificamente na Dermatologia, torna-se prática obrigatória para seu exercício. O exame oral pode dar vários elementos para se diagnosticar doenças dermatológicas e sistêmicas. Além da ocorrência de doenças exclusivamente bucais, várias doenças tegumentares e sistêmicas apresentam manifestações bucais.[3]

Para o médico dermatologista é importante o conhecimento das doenças orais, pois poderá ser o primeiro profissional a se confrontar com pacientes apresentando estas doenças, sendo necessário o diagnóstico e muitas vezes, encaminhamento dos mesmos para centros de referência.[3]

Abordaremos neste capítulo, considerações sobre a estrutura da mucosa oral, padronização do exame físico e características clínicas, diagnósticas e terapêuticas das principais doenças que acometem o tegumento mucoso.

MUCOSA ORAL

Mucosa é o conjunto de estruturas que reveste uma cavidade ou uma superfície, quando esta cavidade ou superfície se encontra num meio úmido. Toda mucosa é constituída por um epitélio e uma lâmina própria de tecido conjuntivo, subjacente ao epitélio.[5]

Padrão clínico normal da cavidade oral

A cavidade oral é a porção inicial do tubo digestório, limitado anterolateralmente pelos lábios e mucosa jugal (bochechas), superiormente pelo palato e inferiormente pelo soalho da cavidade oral. Comunica-se com o meio exterior por meio da rima oral e com a faringe pelo istmo orofaríngeo ou istmo das fauces.[6] Com isso, a cavidade oral é dividida pelos arcos dentais quando presente ou rebordo alveolar, quando os arcos dentais estão ausentes, em uma porção anterior; o vestíbulo oral, delimitada por lábios e bochechas, outra posteriormente denominada "cavidade oral propriamente dita".[6] Apresenta várias áreas clinicamente definidas e diferentes tipos histológicos característicos de uma membrana mucosa. A mucosa se continua exteriorizando com o tegumento cutâneo e interiormente, com a mucosa bucofaríngea e nasofaríngea, embora seja interrompida por pregas dos condutos das glândulas salivares maiores e menores e, ao redor de cada dente erupcionado.[2]

Variedade morfológica da mucosa oral

A mucosa oral consiste num epitélio escamoso estratificado que recobre uma lâmina própria e quase sempre, uma camada submucosa. A camada mucosa difere do tegumento cutâneo na sua cor, textura, composição e atua como lubrificante e cobertura protetora. As modificações da estrutura histológica observada nos diversos locais refletem em grande parte nas necessidades funcionais da área.[2] Baseando-se neste conceito, a mucosa oral tem sido classificada em mucosa mastigatória ou funcional, de revestimento e especializada.[5] A mucosa mastigatória está presente na gengiva e no palato duro anterior. A mucosa de revestimento compreende a superfície mais extensa da mucosa oral e inclui a mucosa labial e oral propriamente dita, com suas dobras vestibulares e alveolares, a mucosa do soalho da boca, face ventral da língua, mucosa do palato duro posterior, palato mole e úvula. A mucosa do dorso da língua é especializada. Clinicamente, certas áreas anatômicas específicas podem se reconhecer facilmente: lábios, mucosa labial e jugal, soalho da boca, dorso e ventre da língua, palato duro e mole, pilares amigdalianos e gengivas.[5]

Lábios

Os lábios consistem em duas pregas musculomembranosas móveis que delimitam a rima oral. Estão cobertos por mucosa nas suas superfícies interiores e de aposição, embora exteriormente se encontre o tegumento cutâneo. A linha de demarcação, entre estes dois tegumentos diferentes, é a união muco cutânea, a qual é chamada com frequência "vermelhão". A mucosa labial é a parte da mucosa de revestimento que recobre os 12 dentes anteriores superiores e inferiores. Esta se estende desde o prolábio até a prega mucolabial ou vestíbulo, caminhando acima até o rebordo alveolar, onde se une a gengiva na união mucogengival e incorpora os freios labiais superior e inferior na linha média.[6]

O limite lateral do lábio superior é formado pelo sulco nasolabial que se estende lateralmente, por uma curta distância, a partir da asa do nariz, até o ângulo da boca. Uma ligeira depressão vertical rasa, ao longo da linha central, entre o nariz e a margem avermelhada, é chamada "filtro" (arco do cupido). Imediatamente abaixo do filtro encontra-se o tubérculo labial, uma protuberância volumosa de tamanho variável na zona avermelhada. O lábio inferior é separado do mento pelo sulco labiomentual. Os dois lábios conectados lateralmente pelas comissuras dos lábios, pregas delgadas de tecido que podem ser facilmente visualizadas quando a boca está ligeiramente aberta. Ocasionalmente existe uma ligeira depressão no centro da comissura dos lábios, conhecida como depressão da comissura dos lábios. A rima da boca é uma zona situada entre lábios superior e inferior que pode estar aberta ou fechada, quando os dois lábios estão em contato. Os lábios se desenvolvem a partir de várias origens, incluindo o processo nasal mediano (segmento intermaxilar), o processo maxilar e o processo mandibular. Muitas das estruturas descritas anteriormente são remanescentes da fusão dessas origens embrionários e se tornam, frequentemente, mais pronunciadas com o avanço da idade.[6]

Vestíbulo

O vestíbulo é uma fenda ou espaço formado entre os lábios e as bochechas externamente e os dentes e a gengiva dos arcos dentais quando os dentes estão em oclusão. A porção lateral do vestíbulo é chamada "vestíbulo da boca", enquanto a porção anterior na região dos lábios é chamada "vestíbulo labial". As pregas mucobucais e/ou mucolabiais (fórnice) representam o ponto de transição entre a mucosa vestibular e a mucosa alveolar, ambas denominadas de acordo com a região. A fossa incisiva se localiza no vestíbulo labial superior e é uma depressão rasa superior ao dente incisivo. A protuberância que se estende para o vestíbulo labial, a partir do processo alveolar, sobre a raiz do dente canino superior, é chamada de eminência alveolar do dente canino, enquanto a depressão rasa adjacente é chamada "fossa canina". Reflexões adicionais da mucosa labial aparecem como pregas teciduais na linha central, que unem os lábios superior e inferior a gengiva, são os frênulos dos lábios.[7]

■ MUCOSA JUGAL

A mucosa jugal, bilateralmente, continua-se desde a mucosa labial e as comissuras labiais, posteriormente até a rafe pterigomandibular e analogamente se estende até o vestíbulo e os rebordos alveolares para se unir a gengiva na união mucogengival. A mucosa jugal está em aposição com os dentes posteriores (bicúspides dos pré-molares e molares) e cobre o músculo bucinador. A cor da mucosa jugal e labial é rosada.[2]

Soalho da boca

Do ponto de vista anatômico, o soalho da cavidade oral é formado pelo músculo milo-hioideo. Este representa um diafragma incompleto separando a cavidade oral, acima, do pescoço, abaixo. Acima deste localiza-se o músculo gênio-hioideo e acima deste, a língua. As glândulas salivares submandibulares e sublinguais se relacionam com o músculo milo-hioideo. A glândula sublingual é mais anterior e se localiza acima do músculo, enquanto a glândula submandibular tem um lobo superficial, maior, que se localiza abaixo do músculo, e um processo profundo, que contorna a borda posterior do músculo milo-hioideo e repousa sobre este. Do processo profundo da glândula submandibular se origina o ducto submandibular que desemboca na região anterior do soalho da cavidade oral.[7]

A língua ocupa grande parte do soalho da cavidade oral, encontrando-se a sua face inferior presa a este soalho por uma dobra da mucosa que constitui o freio lingual. Lateralmente ao freio lingual, a mucosa oral reveste as glândulas sublinguais subjacentes, formando de cada lado as pregas sublinguais. As glândulas sublinguais desembocam diretamente através de pequenos ductos ao longo desta prega. Medialmente na prega sublingual, próximo ao freio lingual, uma elevação da mucosa constitui a papila sublingual, local de desembocadura do ducto submandibular.[7]

A língua é um órgão muscular que exerce funções importantes na gustação, mastigação, sucção, deglutição e na fonação. A língua está fixada por feixes musculares à mandíbula, ao osso hioide e ao processo estiloide do temporal. Está constituída por músculos intrínsecos, responsáveis pela forma da língua, e por músculos extrínsecos, importantes nos movimentos do órgão. A língua apresenta uma parte fixa, a raiz ou base da língua e uma parte livre, o corpo da língua, o qual apresenta face dorsal (superior) e inferior, bordas e ápice. O ápice da língua é a parte que se relaciona com os incisivos, e as bordas da língua se relacionam de cada lado com os arcos dentais. A face dorsal também denominada "dorso da língua" é convexa e, relaciona-se com o palato. Seus dois terços anteriores localizam-se na cavidade oral, constituindo a parte oral da língua; ao passo que o terço posterior, volta-se para a orofaringe, constituindo a parte faríngea da língua. Estas duas porções estão separadas por um sulco em forma de "V", o sulco terminal em cujo vértice, apresenta-se o forâme cego (vestígio embrionário do ducto tireoglosso). A mucosa da parte oral do dorso da língua é espessa e firmemente aderida ao córion subjacente. Apresenta o sulco mediano da língua, desde o ápice até o forâme cego, e elevações da mucosa que constituem as papilas linguais. São descritas as papilas filiformes, fungiformes, folhadas e circunvaladas. As papilas filiformes são projeções pontiagudas dispersas ao longo do dorso e ápice da língua. Elas são as únicas papilas não associadas a botões gustativos. Estas dão à língua o aspecto aveludado e a coloração rósea. As papilas fungiformes são projeções arredondadas dispostas isolada e irregularmente ao longo desta face. Caracterizam-se pela coloração mais avermelhada que as destaca no dorso da língua. Em humanos, as papilas folhadas são as menores e se dispõem posteriormente próximas às bordas da língua perto do sulco terminal ("V" lingual). As papilas circunvaladas são projeções arredondadas maiores, dispostas em número variável, geralmente de 8 a 12, ao longo do "V" lingual. Apresentam-se circundadas por um sulco profundo e circular; nas paredes deste sulco se descrevem numerosos botões gustativos, bem como a desembocadura de glândulas serosas. A parte faríngea da língua, situada posteriormente ao sulco terminal ("V" lingual) só pode ser inspecionada com o auxílio de um espelho ou abaixando a língua com uma espátula. Caracteriza-se pela presença de folículos linfáticos que são coletivamente denominados "tonsila lingual". A mucosa desta porção do dorso da língua se reflete posteriormente para a cartilagem epiglótica da laringe, formando a prega glossoepiglótica mediana e para a parede lateral da faringe como prega glossoepiglótica lateral. O espaço situado de cada lado entre as pregas constitui a valécula epiglótica. Apresenta mucosa lisa, desprovida de papilas e conectada ao soalho por uma dobra da mucosa, o freio lingual. Este freio, quando curto, pode acarretar distúrbios na articulação da palavra (língua presa). A mucosa da face inferior da língua apresenta de cada lado do freio lingual uma dobra da mucosa com fímbrias, a prega franjada. A mucosa desta região é fina e deixa transparecer os vasos profundos da língua, em especial a veia profunda da língua, em tom arroxeado. Nesta região, estão ainda presentes glândulas salivares menores (linguais). A raiz da língua é a parte que fixa a língua ao soalho da boca e fica sobre os músculos gênio-hioideo e milo-hioideo. Alguns autores consideram o corpo da língua como a parte oral, e a raiz da língua, a parte faríngea.[6,7]

Glândulas salivares

As glândulas salivares maiores, glândulas parótidas, submandibulares e sublinguais, juntamente com as glândulas salivares menores são responsáveis pela produção da saliva, lançada na cavidade oral. A saliva umedece e lubrifica a boca e os alimentos. Possui a amilase salivar, enzima que inicia a digestão de carboidratos. A saliva tem função tampão, controlando o pH da cavidade oral, sendo um importante mecanismo de controle de cárie. A glândula parótida é a maior das três glândulas salivares e é uma glândula exócrina composta acinosa, sendo exclusivamente serosa. A glândula submandibular é classificada como uma glândula exócrina composta tubuloacinosa mista, predominantemente serosa. Sendo a glândula sublingual a menor das três glândulas salivares maiores, é uma glândula exócrina composta tubuloacinosa mista do tipo predominantemente mucoso.[6]

Gengiva

A gengiva consiste numa membrana mucosa, estreitamente adaptada ao processo alveolar que circunda os dentes e constantemente está submetida ao esforço mastigatório. Apresenta textura mais firme, cor mais rósea e recobre e protege o órgão dental e seu alvéolo. Divide-se ainda em gengiva marginal ou inserida.[7]

Palato

O palato representa o teto da cavidade oral e é subdividido em palato duro, que abrange os dois terços anteriores, e palato mole, o terço posterior restante. Uma parte do esqueleto ósseo do palato duro é revestida pelo mucoperiósteo, enquanto a mucosa recobre o palato mole muscular. Anterolateralmente, a mucosa palatina se funde com as mucosas gengival e alveolar que envolvem a superfície lingual dos dentes maxilares. Posterior e lateralmente, o palato se funde com os pilares anteriores e posteriores das fauces. A margem posterior livre do palato mole termina na úvula, direcionada para baixo e localizada na linha média. O véu palatino é a porção do palato mole que é representada, posteriormente, pela margem livre das fauces e, lateralmente, pelos pilares das fauces. O mucoperiósteo apresenta algumas características especializadas em sua superfície, principalmente na porção anterior. Uma rafe do palato mediana, resultante da fusão das placas palatinas, durante o desenvolvimento, pode ser vista no palato duro. Localizada na linha média do palato, situa-se uma pequena proeminência superficial com formato elipsoide, chamada "papila incisiva". Essa estrutura recobre a abertura oral do canal incisivo pelo qual passam os nervos e as artérias nasopalatinas, em direção à parte anterior do palato. Esse ponto é uma referência importante para a anestesia da região anterior do palato. Posteriormente a essa região existe uma série de pregas transversais que parecem irradiar-se a partir da papila incisiva. Essas pregas palatinas são estruturas remanescentes nos seres humanos, mas em alguns animais inferiores exercem funções acessórias de mastigação e sensitivas especiais. Lateralmente a essa área do palato e inferiormente à mucosa que a recobre, situa-se a região adiposa. Em direção posterior, a região adiposa é substituída por uma região glandular que inclui as glândulas palatinas menores que secretam muco e que se estendem até o palato mole. Próximo à linha média e imediatamente atrás do palato duro se encontra a fóvea palatina, uma pequena depressão que recebe os duetos de algumas das glândulas palatinas provenientes dos palatos duro e mole.[7]

Área tonsilar ou amigdaliana

A área tonsilar ou amigdaliana está formada bilateralmente pelos arcos palatoglosso e palatofaríngico, ou os pilares anterior e posterior das fauces, respectivamente. Estes arcos são saliências dos músculos subjacentes de mesmo nome e entre os arcos, a fossa tonsilar é uma depressão que a loja a tonsila palatina.[7]

■ MUCOSA MASTIGATÓRIA

Sujeita ao atrito, pressão, às forças mastigatórias. Encontra-se na região de palato duro e gengiva.

■ MUCOSA ESPECIALIZADA

O dorso da língua está recoberto por um tipo especializado de mucosa diferente de todas as outras áreas da boca. A mucosa dos dois terços anteriores é áspera e está recoberta por numerosas projeções, as papilas. Existem três tipos de papilas: as filiformes (mais numerosas e de distribuição uniforme), as fungiformes (de 150 a 400, concentradas no ápice e bordas) e as caliciformes (geralmente não mais que 6 a 15, ao longo do sulco terminal). A base da língua está recoberta por uma mucosa lisa, embora elevada por numerosos agregados do tecido linfoide do córion. Eles são o tecido tonsilar lingual. As bordas laterais da língua têm frequentemente um aspecto denteado. Na sua borda posterior, ao redor das papilas circunvaladas, podem existir várias massas irregulares e mais ou menos pedunculadas, que se chamam "papilas foliadas".[2,5]

O paladar é função dos corpúsculos gustativos localizados na boca. Sua importância reside no fato de permitir selecionar os alimentos segundo o desejo do indivíduo e também, talvez, segundo as necessidades tissulares, quanto às substâncias nutritivas específicas. A partir de estudos psicológicos, acredita-se, por via de regra, que existam, quando menos, quatro sensações gustativas primárias: ácido, salgado, doce e amargo; porém sabemos que um indivíduo pode perceber centenas de sabores diferentes. Supõe-se que sejam combinações das quatro combinações primárias.[8]

No fim do século XVI eram reconhecidos nove gostos "básicos". Em meados do século XVIII esse número aumentou, havendo adição de novos gostos e eliminação de alguns antigos. Um refinamento gradual da lista, pela eliminação de subcategorias com componentes que podiam ser atribuídos a estímulo não exclusivamente químico, ocorreu ao correr dos anos. Atualmente se reconhece quatro dimensões fundamentais da gustação: salgado, acre ou ácido, doce e amargo. Essas sensações básicas foram descritas por Fick em 1864. A aceitação delas vem sendo fortalecida por diversas evidências ao longo do tempo.[8]

Corpúsculos gustativos

Tem o diâmetro de aproximadamente 1/30 de milímetro e um comprimento de mais ou menos 1/16 de milímetro. O corpúsculo gustativo compõe-se de perto de menos de 40 células epiteliais modificadas, as células gustativas. Estas células estão sendo sempre substituídas por divisão mitótica das células epiteliais vizinhas, de modo que umas são novas e outras são maduras; as células maduras dirigem-se para o centro do corpúsculo e logo são dissolvidas. O período de vida de cada célula gustativa é de uns 10 dias. As extremidades mais externas das células gustativas dispõem-se ao redor de uma pequena cavidade chamada "poro gustativo". Da ponta de cada célula gustativa, diversas microvilosidades, ou pelos gustativos, de 2 a 3 micrômetros de comprimento e 0,2 micrômetros o de espessura, fazem protusao para fora através do poro gustativo para a cavidade da boca. Essas microvilosidades proporcionam a superfície receptora para o gosto.[8]

Entre as células gustativas há uma rede terminal ramificada de várias *fibras nervosas gustativas* estimuladas pelas células gustativas. Estas fibras se introduzem na profundidade das pregas das membranas das células gustativas, de modo que há um contato muito íntimo entre as células gustativas e os nervos. Diversos corpúsculos gustativos podem ser inervados pela mesma fibra gustativa.[8]

Localização dos corpúsculos gustativos

Os corpúsculos gustativos se encontram em três dos quatro tipos diferentes de papilas linguais, do seguinte modo: (1) Grande número dos corpúsculos está nos níveis das papilas circunvaladas que formam uma linha em V na parte posterior da língua. (2) Há um número moderado de corpúsculos gustativos nas papilas fungiformes em toda a superfície da língua. (3) Existe um número reduzido nas papilas folhadas nas pregas ao lado das superfícies póstero-laterais da língua. Existem também outros corpúsculos gustativos localizados nos pilares das amígdalas e em outros pontos em torno da nasofaringe, incluindo uns poucos na própria parede faríngea posterior. Os adultos têm cerca de 10 mil corpúsculos gustativos, e as crianças um pouco mais. Em geral, após 45 anos de idade, muitos dos corpúsculos gustativos começam a se degenerar com rapidez, fazendo com que a sensação do gosto se torne cada vez menos crítica.[8]

Quanto ao gosto, tem particular importância a tendência dos corpúsculos gustativos que servem para as sensações primárias particulares se localizarem em zonas especiais. Um dos corpúsculos para o sabor doce se localiza principalmente na superfície anterior e na ponta da língua; os corpúsculos para sabor salgado e para o sabor ácido nos dois lados laterais da língua e os corpúsculos de sabor amargo nas papilas circunvaladas na parte posterior da língua.[8]

Papilas filiformes

Encontram-se difusas na língua. São projeções de epitélio, com camada de queratina maior do que nas outras regiões. Na língua humana, a quantidade de queratina não é muito grande. Recobrem a porção anterior do dorso da língua, têm forma de cone, e são recobertas por epitélio ceratinizado sustentado por um centro de tecido conjuntivo.[5]

Papilas fungiformes

Apresentam aspecto de fungo, como projeção sobre a superfície lingual. Estão espalhadas pelo dorso da língua, mas são mais numerosas na ponta e nas margens laterais. O número varia de 150 a 400; têm forma de cogumelo e são recobertas por epitélio não ceratinizado com cerca de 0,07 mm de espessura. Têm uma base estreita e uma parte apical mais dilatada, assumindo a forma de um cogumelo. Estão entremeadas com as papilas filiformes.[5]

ASPECTOS CLÍNICOS: DIFERENÇAS ENTRE MUCOSA ORAL E PELE

Embora a mucosa oral apresente semelhanças e esteja em continuação à pele, dela difere consideravelmente em aparência. Geralmente a mucosa oral é mais corada, o que torna óbvio nos lábios, onde a borda vermelha contrasta com a tonalidade da pele. Esta coloração representa o efeito combinado de inúmeros fatores, como espessura epitelial, vasos sanguíneos, grau de ceratinização e quantidade de melanina no epitélio. A coloração fornece informações clínicas sobre a condição de saúde da mucosa; os tecidos inflamados são mais avermelhados, enquanto os tecidos sadios se apresentam róseo-pálidos.[5]

Outras características que diferenciam mucosa oral e pele são a superfície úmida da primeira, assim como a ausência de anexos (fâneros). A pele contém inúmeros folículos pilosos, glândulas sebáceas e sudoríparas, enquanto o principal componente glandular da mucosa são as glândulas salivares menores. Estas estão concentradas em várias regiões da cavidade oral, onde a abertura de seus ductos pode ser identificada na superfície da mucosa durante o exame físico. As glândulas sebáceas, apesar de serem estruturas dérmicas anexas, estão presentes na cavidade oral em aproximadamente dois terços dos adultos, principalmente na mucosa jugal e lábio superior. Sua aparência é de pontos amarelados, chamados "grânulos de Fordyce" ou "síndrome de Fordyce" (Figura 56.1), embora não represente uma lesão.[5,9]

Embora a superfície da mucosa oral tenda a ser mais lisa e a apresentar menor número de pregas do que a pele, ao exame físico torna-se prontamente visíveis algumas características topográficas. As mais óbvias são as papilas do dorso da língua, o aspecto pontilhado da gengiva e as rugas transversais do palato duro. Alguns indivíduos apresentam uma linha branca ceratótica, chamada "linha alba", ao longo da mucosa jugal paralela à linha de oclusão dos dentes (Figura 56.2).

Esta linha é uma alteração comum e está associada a trauma por fricção ou sucção da mucosa entre as superfícies dentárias.[5]

A mucosa oral varia de acordo com a região em textura e firmeza. A mucosa de revestimento dos lábios e mucosa jugal, por exemplo, é macia e flexível, enquanto na gengiva e no palato duro, firme e imóvel. Estas diferenças refletem na realização dos procedimentos clínicos, principalmente em relação à aplicação de fármacos locais e a confecção de biópsia.[5]

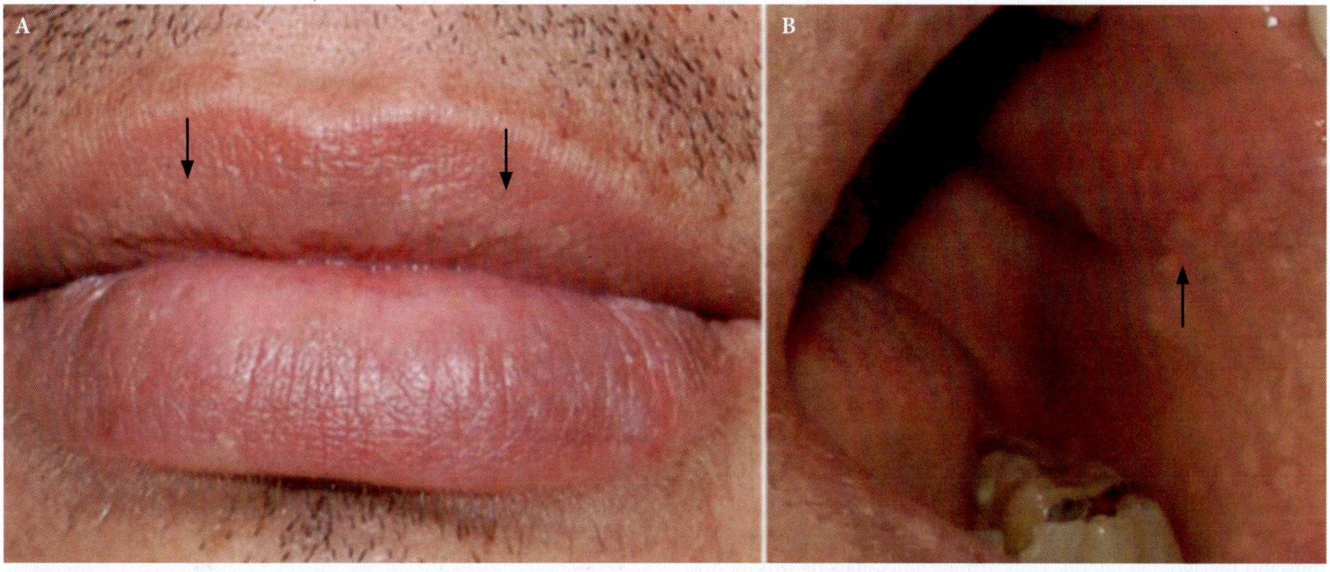

Figura 56.1 Aspectos clínicos dos grânulos de Fordyce em lábio superior **(A)** e em mucosa jugal **(B)**.

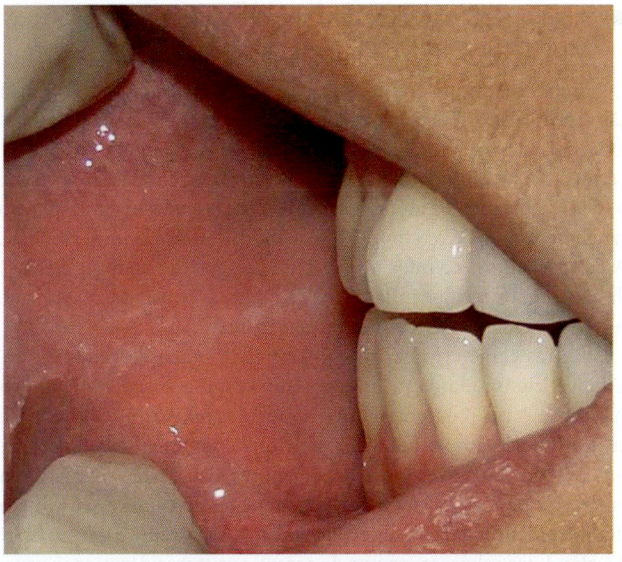

■ **Figura 56.2** Aspectos clínicos da linha alba: linha branca ao longo da mucosa jugal paralela ao plano oclusal dos dentes.

■ EXAME FÍSICO: EXTRAORAL E INTRAORAL

O exame físico sucede a anamnese e objetiva a pesquisa de sinais, que somados aos sintomas obtidos na anamnese, compõem o exame clínico necessário à construção da hipótese diagnóstica. O exame físico é constituído de exame extraoral e intraoral. No exame físico, utiliza-se fundamentalmente os sentidos naturais do profissional, sendo as manobras clássicas: inspeção, palpação, percussão, auscultação e olfação. Este deve ser feito em local bem iluminado, com o auxílio do refletor ou qualquer outro método auxiliar.[4,10]

O exame extraoral avalia as estruturas da cabeça e do pescoço. Deve-se observar a cabeça, face e pescoço, a fim de identificar assimetria facial e mudanças de contorno, cor e textura da pele. A palpação dos linfonodos da região da cabeça e pescoço deve ser realizada, apresentando alto valor diagnóstico. Normalmente um linfonodo não é palpável e mede cerca de 0,5 cm de diâmetro.[4,10]

Linfonodos da cabeça

Os linfonodos da cabeça são extracranianos, porque a parte central do sistema nervoso não possui vasos linfáticos ou linfonodos. O padrão geral dos linfonodos da cabeça é que eles são regionalizados em vários grupos para drenar as porções posterior e anterolateral do couro cabeludo, bem como as partes superficial e profunda da face. Entre este grupamento de linfonodos, podemos citar os seguintes grupos: linfonodos occipitais, linfonodos mastoideos (pós-auriculares), linfonodos pré-auriculares (parotídeos superficiais).[7]

Linfonodos da face

Os linfonodos da face são subdivididos em parotídeos, superficiais e profundos da face. Os linfonodos parotídeos (10 a 15) formam dois grupos: os incluídos no interior da glândula e os situados profundamente à glândula, adjacentes à parede da faringe. Já os linfonodos superficiais da face (acima de 12), dispostos ao longo da artéria e da veia facial, são os linfonodos maxilares (infraorbitais) adjacentes ao forâme infraorbital; o(s) linfonodo(s) oral(is), acima/dentro do corpo adiposo da bochecha, sobre o músculo bucinador; e os linfonodos mandibulares (2 a 3), ao longo da artéria e veia faciais, ao redor do músculo masseter. Os linfonodos profundos da face seguem o trajeto da artéria maxilar na fossa infratemporal, superficialmente ao músculo pterigoideo lateral. Dois grupos adicionais de linfonodos profundos são importantes: linfonodos linguais (2 a 3), apoiados sobre a face superficial do músculo hioglosso; e linfonodos retrofaríngeos (2 a 3), localizados na fáscia bucofaríngea, atrás da faringe, na altura da primeira vértebra cervical)[7].

Linfonodos do pescoço

Linfonodos do pescoço estão dispostos em vários grupos: linfonodos cervicais anteriores, submentuais, submandibulares, cervicais superficiais e cervicais profundos. Os linfonodos cervicais anteriores são inconstantes e compreendem dois grupos, superficial e profundo, em frente às vísceras do pescoço. O grupo superficial está localizado em um alinhamento irregular ao longo do trajeto da veia jugular anterior. O grupo profundo está subdividido em quatro pequenas cadeias: linfonodos paratraqueais, linfonodos infra-hioideos, linfonodos pré-traqueais e os linfonodos pré-laríngeos. Já os mais importantes durante o exame de palpação do pescoço são os linfonodos submentuais, localizados entre os ventres anteriores dos músculos digástricos direito e esquerdo. Os linfonodos submandibulares estão localizados no trígono submandibular, bem próximo à glândula submandibular. Embora constituam uma cadeia de três a seis linfonodos, o único linfonodo constante está situado no sulco facial da mandíbula, associado à artéria facial. Os linfonodos cervicais superficiais podem ser encontrados adjacentes à veia jugular externa, à medida que ela passa superficialmente ao músculo esternocleidomastoideo.

Linfonodos cervicais profundos são numerosos e formam uma cadeia ao longo da bainha carótica. Esses linfonodos são os mais importantes, pois, em última análise, recebem toda a linfa proveniente da cabeça e do pescoço. Seus vasos eferentes formam o tronco jugular que drena a linfa coletada do ducto linfático direito (ou no ducto torácico, no lado esquerdo), para retornar ao sistema circulatório. Esses linfonodos cervicais profundos se mantêm paralelos à bainha carótica durante todo o seu trajeto. Os linfonodos deste grupo podem ser convenientemente organizados em dois subgrupos: linfonodos cervicais profundos superiores e inferiores. Com relação aos linfonodos cervicais profundos superiores, alguns dos quais são grandes e formam uma cadeia ao redor da veia jugular interna, estendendo-se do processo mastoide até a margem superior do trígono clavipeitoral. O linfonodo mais superior deste grupo é o volumoso linfonodo jugulodigástrico (tonsilar), localizado entre o ventre posterior do músculo digástrico e a veia jugular interna. Esse linfonodo é de particular importância no diagnóstico clínico. E relação aos linfonodos cervicais profundos inferiores, estes estão situados no trígono clavipeitoral. Os linfonodos deste grupo estão em grande associação com o plexo braquial, a artéria e veia subclávias e o músculo omo-hioideo. Um grande e constante linfonodo deste grupo, localizado nas proximidades do tendão intermédio do músculo omo-hioideo, é o linfonodo jugulo-omo-hioideo (este linfonodo está localizado no limite entre os linfonodos cervicais profundos superiores e inferiores; portanto, há divergência nas referências a esse linfonodo).[7]

Algumas cadeias linfáticas devem ser palpadas (Figura 56.3), sendo necessário relaxar a musculatura da área. Os linfonodos são avaliados quanto à consistência, mobilidade, superfície e sensibilidade. Classicamente, é importante diferenciar se o acometimento do linfonodo é de origem inflamatória ou tumoral (Quadro 56.1).[10-12]

Quadro 56.1 Características clínicas dos linfonodos inflamatórios e tumorais.

Características	Inflamatório	Tumoral
Consistência	Borrachoide	Pétreo
Mobilidade	Móvel	Fixo
Superfície	Lisa	Irregular
Sensibilidade	Dolorido	Indolor

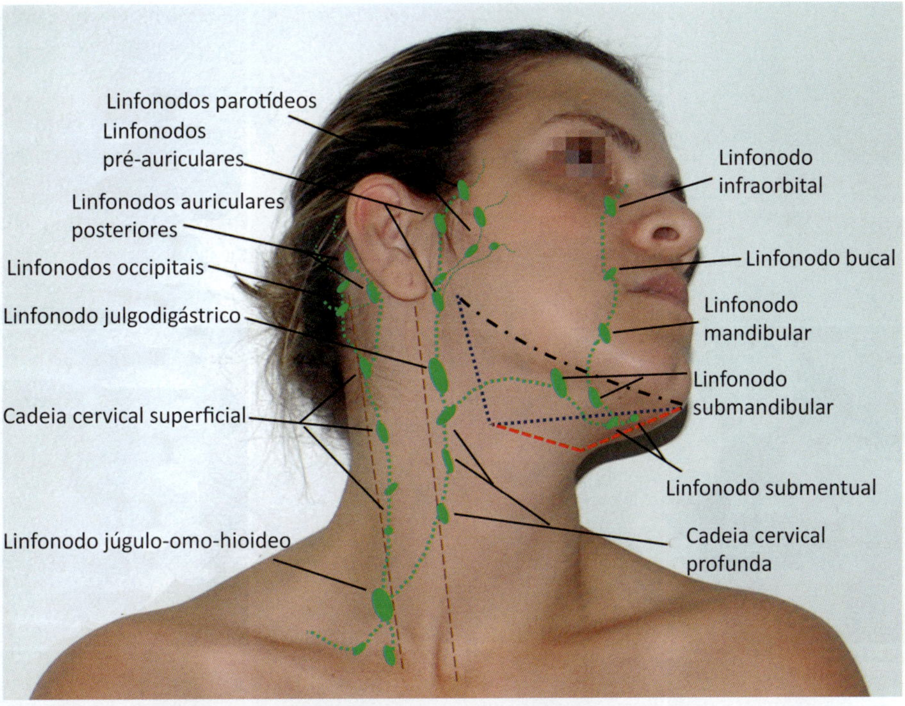

■ **Figura 56.3** Esquema ilustrativo das cadeias linfáticas que devem ser palpadas durante o exame extraoral.
Esquema cedido pelo Professor Geraldo Silva Junior.

O exame oral deve constar da observação das estruturas peribucais, abertura oral e inspeção dos lábios, mucosa jugal, gengiva, palato duro, palato mole, úvula e região amigdaliana, língua (dorso, ventre, terço posterior e porções laterais) e soalho oral. As estruturas dentárias devem ser examinadas, especialmente quanto ao seu grau de preservação e higiene.[3]

■ PADRONIZAÇÃO DO EXAME INTRAORAL

Este exame deve ser feito de maneira ordenada e completa, examinando-se pausadamente cada estrutura com a certeza de não ter omitido nenhum detalhe. O paciente deve estar sentado confortavelmente com a cabeça posicionada de tal modo que o examinador possa ter condições ideais de acesso a todas as áreas a serem examinadas.[10]

Boraks (2011) padronizou a ordem do exame oral, indicando a que deve ser seguida. Para o autor, deve-se examinar primeiro os lábios e a seguir, fundo de sulco, mucosa alveolar, gengiva inserida, gengiva livre, papila interdental, mucosa jugal, língua, soalho oral, palato duro e palato mole. Acreditamos que esta ordem não precisa, necessariamente, ser seguida, mas seria interessante que o examinador padronizasse uma ordem, para que nunca se esquecesse de examinar nenhuma parte da boca.[3]

A partir da nossa experiência clínica, padronizamos uma técnica de realização do exame intraoral. Para tanto, utilizamos duas espátulas de madeira, descartáveis, e segurando-as com as duas mãos, fazemos movimentos sucessivos, para melhor expor as várias estruturas da cavidade oral. Iniciamos o exame pela parte cutânea dos lábios e em seguida, realizamos o exame intraoral propriamente dito, sempre no sentido anti-horário. Primeiramente examinamos a parte mucosa dos lábios, seguindo então, ao exame de toda cavidade intraoral, iniciando-se pelo fundo de sulco, formado pela mucosa labial e jugal com a mucosa alveolar do lado superior esquerdo, vindo em direção à linha média superior até o lado direito. Na sequência, examinamos a mucosa jugal direita, fundo de sulco direito, médio e esquerdo inferior até a mucosa jugal esquerda. Incluímos nesta fase, o exame de toda a gengiva inserida e livre. Segue-se o exame do palato duro e mole, pilares amigdalianos, amígdalas, úvula e dorso da língua. Pedimos para o paciente fletir a língua do lado esquerdo e direito para examinar as bordas laterais e da mesma forma, para o exame do ventre da língua. Com a língua fletida, examinamos também o soalho da boca (Figura 56.4).[3]

Lesões fundamentais dos tecidos moles orais

As lesões fundamentais caracterizam clinicamente as alterações morfológicas da região acometida, a partir das quais, juntamente, com os outros dados, pode-se formular as hipóteses diagnósticas. De acordo com a evolução clínica são divididas em primárias e secundárias. As primárias representam as alterações que se manifestam inicialmente, e as secundárias resultam das modificações das primárias. Como exemplo, podemos citar uma vesícula que, ao se romper, origina uma úlcera. Assim, dependendo da fase clínica da lesão, o diagnóstico será dificultado.[11,12] Atualmente, existem diversas classificações, sendo mais utilizada a classificação segundo o aspecto clínico (Quadro 56.2, Figura 56.5).

Para se descrever uma lesão, deve-se lembrar que o examinador precisa ser o mais claro, correto e completo possível, observando e transcrevendo todos os sinais colhidos, com riqueza de detalhes.[10]

Quanto ao diâmetro das lesões, como pápula e vesícula, verificamos uma variação dependendo do autor. Acreditamos ser mais apropriado registrar um tamanho absoluto independente do autor padronizado, para fins, tanto de diagnóstico, como de acompanhamento.[3]

■ VIDEOROSCOPIA

A tecnologia de vídeo tem provocado um profundo impacto em várias áreas, como nas técnicas endoscópicas sofisticadas usadas na Medicina. Na Estomatologia, o rápido avanço desta tecnologia também tem oferecido vantagens por meio do sistema da videocâmera oral, que foi introduzido em 1987.[14,15] Embora a boca seja de fácil acesso, é frequente que aspectos das lesões orais não consigam ser visualizados no exame físico simples, sendo essencial o uso da videoroscopia, que é um exame similar a dermatoscopia, amplificando a imagem e usando intensa iluminação para observar a cavidade oral (Figura 56.6).[14,15]

Ludlow e colaboradores (2000) utilizaram a videocâmera oral num estudo comparativo entre duas formulações para cicatrização de úlcera aftosa recorrente, com o objetivo de arquivar e reproduzir as aparências

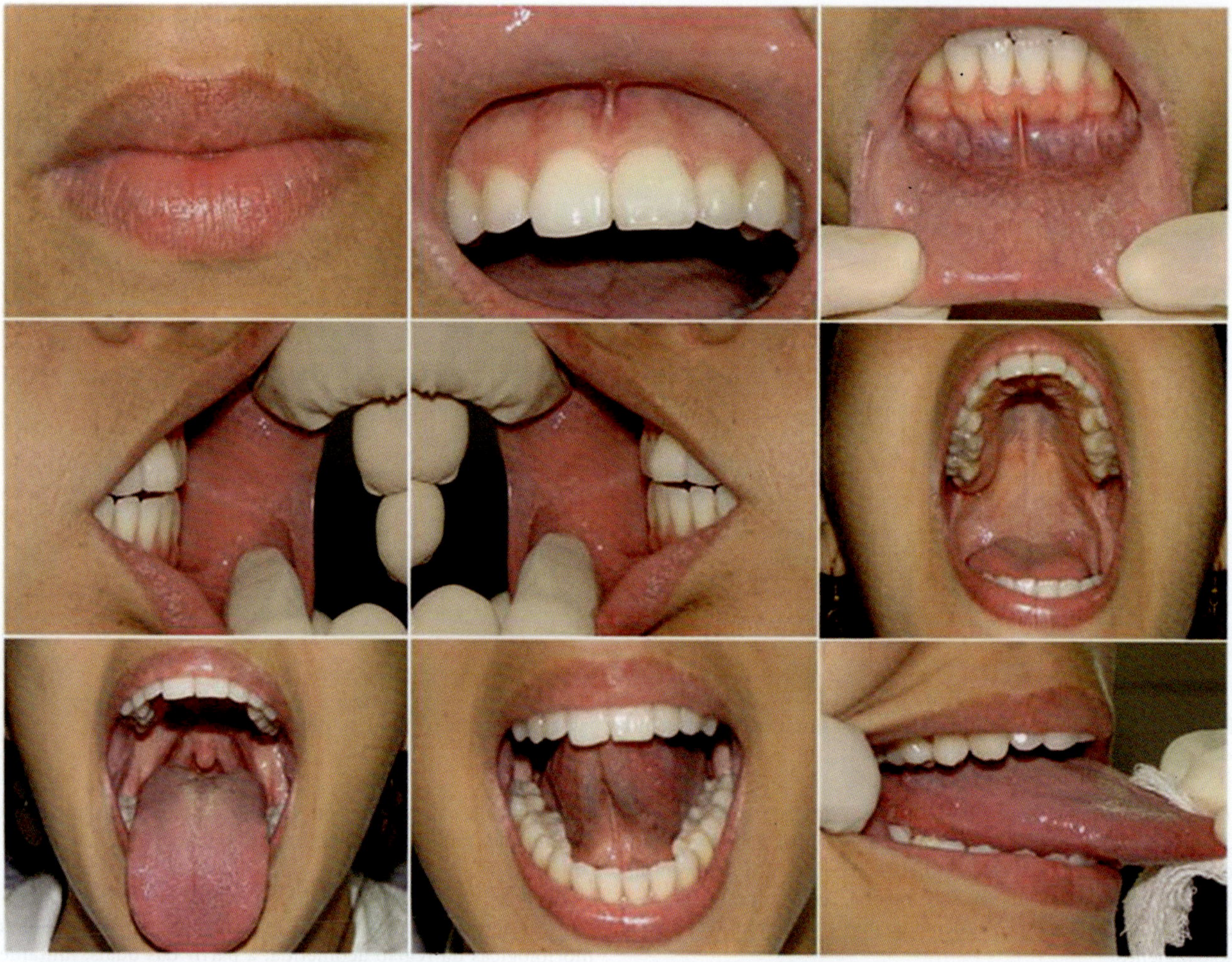

■ **Figura 56.4** Esquema demonstrando padronização do exame oral.
Fonte: Manual de Exame Estomatológico para o Clínico Geral; Pós-graduação em Patologia – UFF. Dra. Samira Fraga.

das lesões, por meio de medidas precisas e documentação da sequência de cicatrização da lesão. Neste estudo, a videocâmera oral promoveu excelente observação e reprodução das lesões aftosas, possibilitando uma revisão mais cuidadosa das lesões em condições uniformes e sem necessitar da presença do paciente, permitindo concluir que a videocâmera oral tem grande valor no estudo da cicatrização das úlceras.[17]

Conde e Dias (2007) relataram pela primeira vez a utilização de uma videocâmera oral no exame físico intraoral (videoroscopia) e a compararam com o colposcópio neste propósito. Concluíram que ambos os instrumentos facilitam a observação de características da superfície tecidual (contorno e cor) e da rede vascular (possibilidade de observação dos vasos, padrão e direção vascular). Entretanto, o uso da videocâmera oral foi considerado mais vantajoso do que o uso do colposcópio no que diz respeito à obtenção do foco, ao aumento obtido, ao conforto do paciente durante o exame, ao acesso a todas as regiões da boca, ao registro e ao processamento das imagens e ao custo do aparelho.[18]

As mesmas regiões anatômicas já citadas no exame físico intraoral devem ser avaliadas, sendo as imagens do exame observadas na tela. O aparelho é conectado a um notebook que possui o software necessário para o funcionamento. O monitor permite a observação do exame em seu tempo real, a imagem pode ser capturada e diretamente transferida para o computador.[16] Miranda e Dias (2011) realizaram a videoroscopia, utilizando um microscópio digital da marca Avantscope Maxx®, com taxa de ampliação de 50x, para avaliação da queilite actínica. Concluíram que a videoroscopia fornece imagens não vistas pela oroscopia e o resultado da videoroscopia se compatibiliza melhor com o resultado do teste de azul de toluidina, da citopatologia e histopatologia que a oroscopia (Figura 56.7).[19]

Quadro 56.2 Lesões elementares na propedêutica estomatológica.

Lesões	Definições
Mácula ou mancha	Modificação da coloração normal da mucosa, sem elevação ou depressão. Pode ser hipocrômica (clara) ou hipercrômica (escura)
Placa	É uma ligeira elevação, mais extensa do que espessa, em geral branca, e que não se desprende à raspagem
Pápula	É uma elevação circunscrita, de conteúdo sólido, menor ou igual a 5 mm de diâmetro
Nódulo	É uma elevação circunscrita, de conteúdo sólido, maior que 5 mm de diâmetro
Vesícula	É uma elevação circunscrita, de conteúdo líquido, menor ou igual a 5 mm de diâmetro
Bolha	É uma elevação circunscrita, de conteúdo líquido, maior que 5 mm de diâmetro
Pústula	Vesícula ou bolha preenchida por exsudato purulento
Erosão	É a perda parcial do epitélio sem exposição do tecido conjuntivo
Fissura	Forma de erosão linear, semelhante a um sulco
Úlcera	É a perda total do epitélio com exposição do tecido conjuntivo

Definição das lesões fundamentais, segundo Marcucci (2005) e Neville (2009).

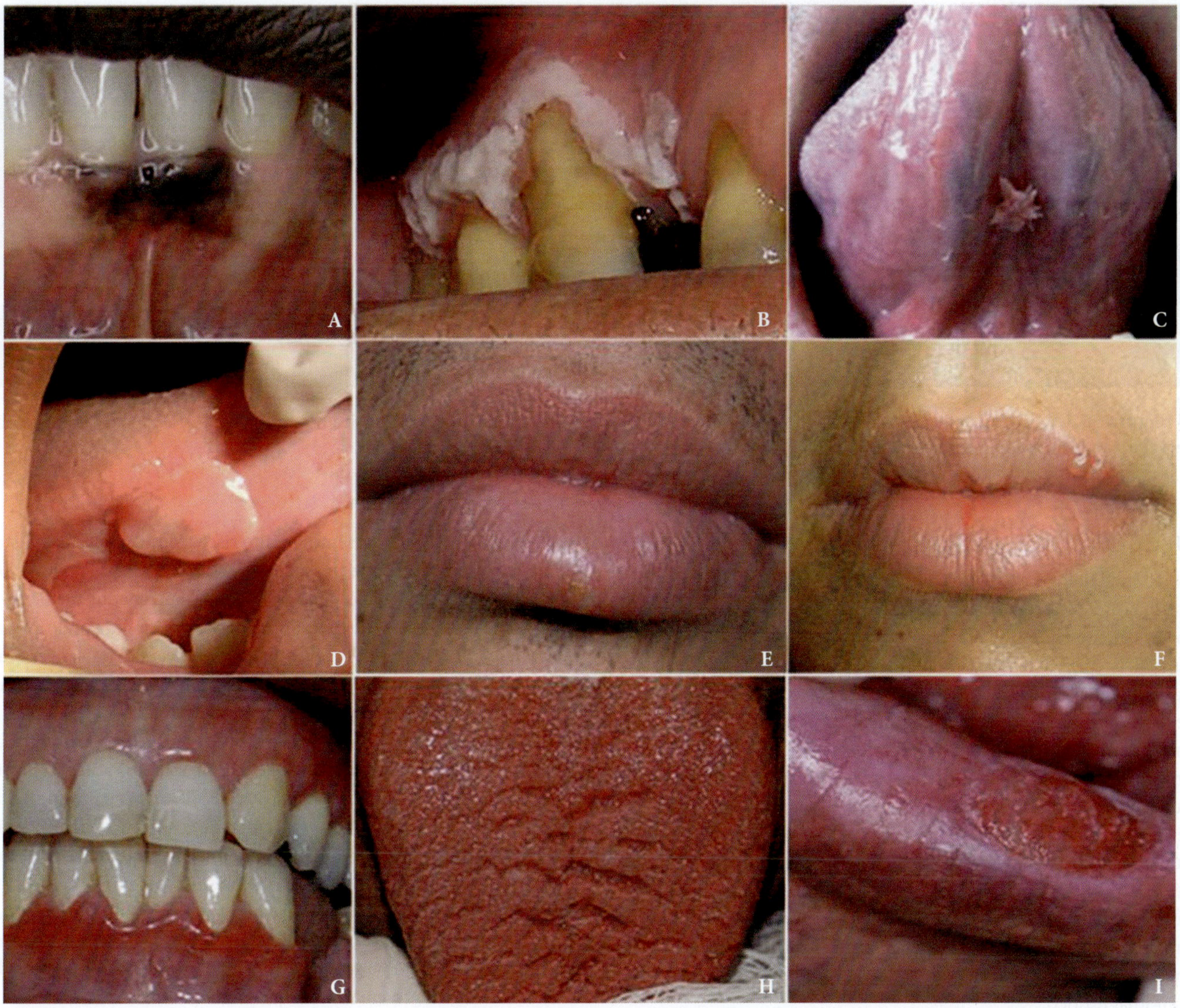

■ **Figura 56.5** Aspectos clínicos das principais lesões: **(A)** mancha; **(B)** placa; **(C)** vegetação; **(D)** nódulo; **(E)** vesícula; **(F)** bolha; **(G)** erosão; **(H)** fissura; **(I)** úlcera.

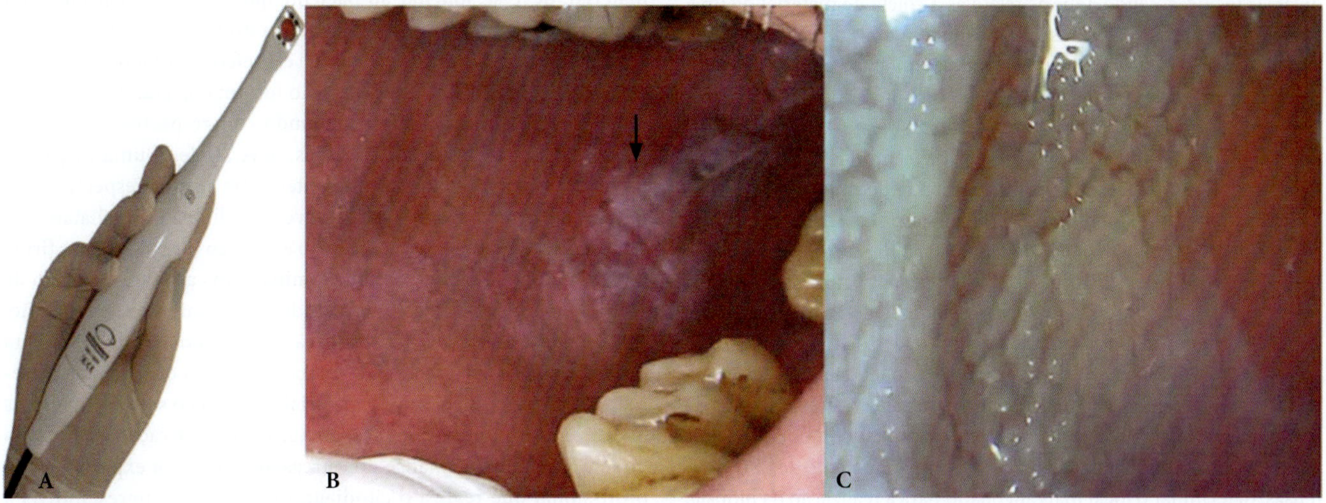

■ **Figura 56.6** Videoroscopia (aumento de 28 x): **(A)** videocâmera intraoral; **(B)** aspecto clínico do líquen plano na oroscopia; **(C)** aspecto mais nítido da lesão de líquen plano em aumento de 28 x.

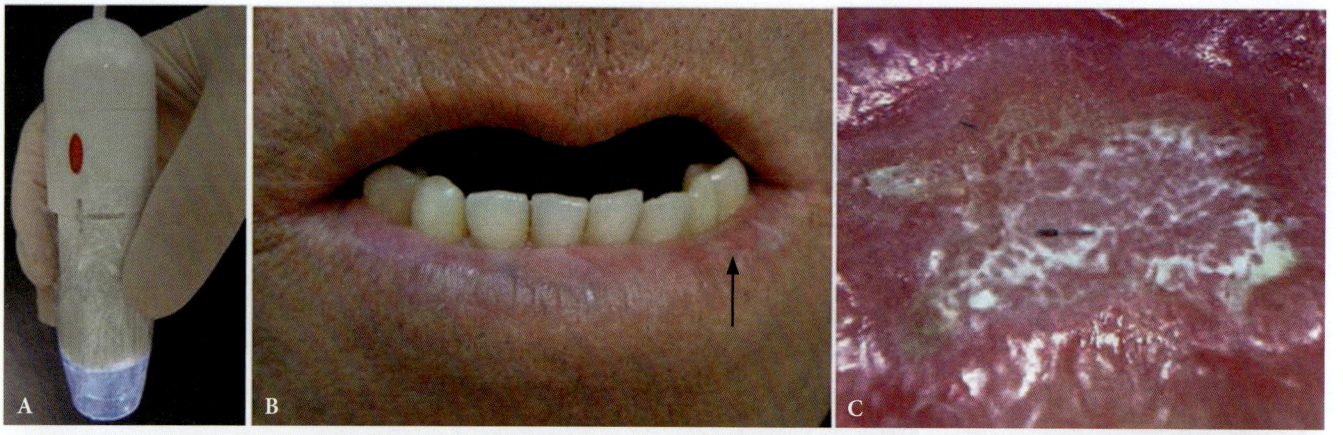

■ **Figura 56.7** Videoroscopia: **(A)** Maxx Microscópio digital. **(B)** Aspecto clínico da queilite actínica na oroscopia. **(C)** Aspecto de úlcera observada na videoroscopia com aumento de 50X.

■ CITOPATOLOGIA ORAL

A citopatologia é o método diagnóstico que se fundamenta na análise microscópica de células contidas em material obtido por diferentes formas. A citologia esfoliativa, analisa células que se descamam de uma superfície epitelial, em razão do processo de multiplicação constante das células da camada basal. A partir da coleta, o material obtido pode ser imediatamente depositado em uma lâmina de vidro (esfregaço) e imerso em solução fixadora (álcool) ou ser imediatamente colocado em solução fixadora para posterior processamento em citocentrífuga ou técnicas de monocamadas (citologia em meio líquido). Após a obtenção da lâmina, é possível a análise das características do material, que inclui as células-alvo e demais componentes presentes, como as células inflamatórias, hemácias, fibras e fibrina. Uma análise inicial pode ser feita por um citotécnico, que irá excluir as lâminas dentro dos limites da normalidade e encaminhar para o citopatologista (patologista médico ou dentista) para a avaliação e a classificação da lesão, ou seja, o citodiagnóstico.

A citopatologia é um método executado em três fases: coleta do material; processamento da amostra; análise, avaliação e elaboração de laudo profissional. A coleta do material pode ser feita por meio de diversas técnicas, sendo aquelas relativas à coleta de material de uma superfície corporal (p. ex., raspado de mucosa oral) de fácil execução, rápida, de baixo custo, relativamente indolor, inócua e bem aceita pelos pacientes; já aquelas obtidas por punção ou por endoscópios, exigem treinamento especializado. Mas, independentemente da técnica, é fundamental o planejamento, pois a escolha da técnica de coleta depende do material a ser coletado e, principalmente, do objetivo da coleta. O processamento é igualmente variável, com técnicas manuais, de baixo custo, ou automatizadas, de custo variável. A terceira fase é a de maior complexidade e custo, pois deve ser feita por patologista (médico ou dentista especializado). A citopatologia pode definir diagnósticos, excluir hipóteses clínicas, sugerir possibilidades de investigação por outros métodos ou sugerir condutas, podendo ainda ser utilizada na revisão periódica de pacientes de risco para câncer oral, avaliação de novas lesões em áreas de câncer previamente tratado (a fim de excluir recidiva ou uma nova lesão primária), acompanhamento de lesões extensas, determinar o local mais adequado para a realização da biópsia, presença de contraindicação para a realização da biópsia, pacientes com fobias que se recusam a realizar a biópsia, lesões vermelhas, doenças de etiologia viral, infecções fúngicas e controle de cura.[20-25]

Nesse contexto, os pacientes de alto risco, como tabagista, etilistas e, principalmente, os que possuem lesões epiteliais precursoras ou que já apresentaram câncer oral, podem ser beneficiados mediante o controle realizado por este método não invasivo, em que pode avaliar repetidamente a presença ou eventual recorrência de um câncer oral. A introdução da citopatologia pode viabilizar a detecção de câncer precoce e a diminuição do tempo de atraso de diagnóstico.[23,24]

Para a realização do raspado da mucosa oral o material necessário constitui-se de anestésico tópico por dois minutos antes da coleta (maior conforto para o paciente); escova de coleta ou espátula de metal (n. 24); lâminas de vidro com extremidade fosca para identificação (iniciais do paciente, data, local específico); lápis; frasco plástico com divisórias apropriado para fixação (álcool etílico a 95º) e transporte das lâminas com os esfregaços; e requisição do exame (Figura 56.8).[26] Caso o material seja fixado em meio líquido, basta realizar a raspagem adequada e realizar movimentos rotatórios para que o material contido no instrumento de coleta seja adequadamente transferido.

Alguns fatores podem influenciar na qualidade da amostra e no diagnóstico final ao se utilizar o método de raspagem da mucosa oral e, alguns cuidados devem ser tomados. Antes de realizar a coleta do material, deve-se solicitar ao paciente que faça um bochecho com água. Se a área de raspagem é branca (ceratinizada) a raspagem deve ser bem mais vigorosa que o habitual e, preferencialmente, feita com a espátula de metal (n. 24). Se a lesão for uma úlcera, deve ser feito uma raspagem da borda e outra do fundo, com respectivos esfregaços identificados. Se forem várias lesões, deve ser feito uma raspagem de cada, principalmente nas diferentes entre si, e os respectivos esfregaços identificados. A lâmina deve estar limpa e imediatamente imersa no fixador após a execução do esfregaço (pressão suave, firme e unidirecional ao longo de toda lâmina). No caso de realização de mais de um método de coloração, indicar na lâmina e na requisição. A coleta de material para investigação de *Candida* sp. deve ser feita sempre que possível, sendo a coloração pelo PAS ou Gram as preferenciais. O processamento do material e coloração são fases técnicas que devem ser supervisionadas, pois artefatos de fixação e coloração podem prejudicar a análise do esfregaço. Por fim, a experiência do profissional que realiza o citodiagnóstico, sendo imprescindível a formação em Patologia oral e integração com a Estomatologia.[23,26] A emissão do laudo deve seguir as normas da ética e responsabilidade profissional e civil.

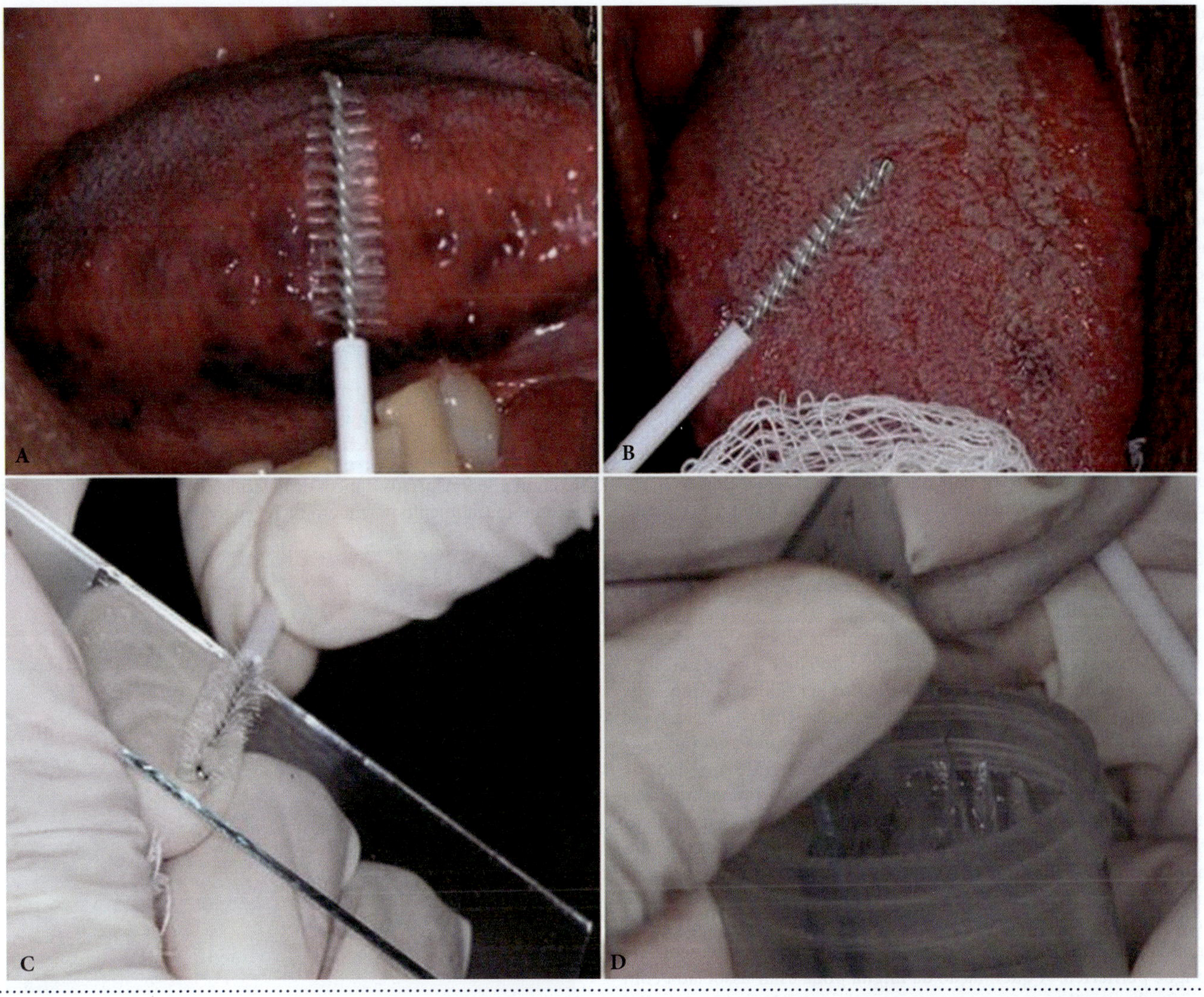

■ **Figura 56.8** Confecção de raspados e esfregaços de língua para exame citopatológico: (**A** e **B**) Raspados em dorso e borda de língua. (**C**) Confecção do esfregaço. (**D**) Fixação do esfregaço em álcool a 95 °C.

■ HISTOPATOLOGIA ORAL

O exame histopatológico é realizado frequentemente nas lesões orais; sendo obtido o diagnóstico histopatológico a partir da realização de uma biópsia, incisional ou excisional. A biópsia incisional, deve ser feita, preferencialmente em lesões extensas ou com suspeita de malignidade. O planejamento é muito importante, sendo a escolha da área da biópsia um fator facilitador ou dificultador do diagnóstico histopatológico. Durante a realização da biópsia, o material não deve ser pinçado, principalmente por pinça dente de rato, pois este procedimento frequentemente causa artefatos, dificultando ou até mesmo impossibilitando o diagnóstico histopatológico. Pode-se utilizar, com delicadeza, a pinça anatômica ou uma agulha para apoiar o material, permitindo a secção na base, feita preferencialmente com uma tesoura de ponta fina e romba. O fragmento obtido deve ser delicadamente colocado por sua face cruenta sobre papel filtro e, após alguns segundos (adesão entre a face cruenta e o papel filtro), imerso em formol a 10%, obrigatoriamente tamponado ou salina (fórmula para 1 litro: 900 mL de soro fisiológico + 100 mL de formol 40%). O volume do formol deve ser 8 a 10 vezes o volume da biópsia.

O material a ser examinado, seja uma biópsia (exame histopatológico) ou um esfregaço (exame citopatológico), deve ser encaminhado para um Laboratório de Anatomia Patológica e Citopatologia, acompanhado de uma requisição adequadamente preenchida e com letra legível. A referência a exames anteriores é imprescindível, bem como aspectos de outros exames complementares que possam auxiliar na interpretação histopatológica. O cuidado e a valorização destes procedimentos, de baixa complexidade, mas de alta responsabilidade, serão fundamentais para a qualidade do processamento técnico e consequente rapidez na interpretação histopatológica ou citopatológica e conclusão diagnóstica.[26]

■ MANIFESTAÇÕES E APRESENTAÇÕES ORAIS NAS DOENÇAS

Doenças próprias da boca, manifestações de doenças sistêmicas ou de outros órgãos podem ser diagnosticadas por meio do exame oral.[27,28] Marcondes e colaboradores (1976) descrevem que dependendo da região oral afetada, suspeitas clínicas devem ser levantadas. Assim, os lábios podem apresentar deformações congênitas (fissura labial) ou adquiridas, decorrentes de processos locais (cancro sifilítico, ulcerações neoplásicas, fissuras das comissuras por deficiências vitamínicas, herpes labial), ou processos gerais que podem provocar seu aumento, seja por hiperplasia, como acromegalia, seja por edema, como na síndrome nefrótica, insuficiência cardíaca, hipotireoidismo e processos alérgicos. As gengivas e os dentes podem ser sede de alterações consequentes a doenças sistêmicas, como sífilis congênita (dentes com entalhes semilunares), intoxicações pelo chumbo e bismuto (linha de Burton), hiperplasia gengival (leucemias e usuários de dilantínicos – Figura 56.9). O exame da língua tem importância, porque pode revelar alterações sugestivas de certas doenças. Na escarlatina, ela se apresenta eritematosa e com hipertrofia das papilas (língua em framboesa); na anemia perniciosa e no escorbuto, é pálida, lisa e despapilada (língua careca); no hipotireoidismo, a língua aumenta muito em volume, chegando a se exteriorizar, e, na desidratação, apresenta-se seca. Na mucosa oral, por vezes, pode-se observar certas alterações, como manchas de Köplik, que são consideradas patognomônicas do sarampo; hiperemias da garganta (faringites) e, raramente, perfuração do palato mole, de origem luética.[27-29]

Doenças autoimunes e inflamatórias, como síndrome de Sjögren, doença de Crohn e lúpus eritematoso, manifestam-se frequentemente em seus estágios iniciais na mucosa oral, sendo essencial o exame oral minucioso do paciente.[28] A mucosa oral pode ser extensivamente comprometida nas colagenoses e em alguns casos, é o local de apresentação das manifestações. A estimativa de que 25% dos casos de lúpus eritematoso apresentam manifestações orais provavelmente é baixa, considerando que a boca não é cuidadosamente examinada.[28]

A mucosa oral está comprometida em muitas doenças metabólicas e as lesões orais podem ocorrer no início do curso e ser a causa da procura à consulta, pelo paciente. A doença periodontal é frequente no diabetes, particularmente em crianças. A gengivite marginal é mais comumente vista, mas pode se manifestar como uma inflamação gengival generalizada (Figura 56.10).[30] Uma grande variedade de discrasias sanguíneas produzem alterações nas membranas mucosas orais, que muitas vezes aparecem no início, ou somente quando as manifestações clínicas estão bem estabelecidas. O paciente com anemia ferropriva pode se queixar de boca seca e uma queimação na língua, antes de se desenvolver quaisquer alterações mucosas visíveis. Posteriormente, a língua se torna lisa e despapilada (Figura 56.11). Na anemia perniciosa, os sintomas orais podem preceder alterações no sangue periférico. A queimação da língua pode estar associada com atrofia das papilas e a mucosa apresenta uma coloração vermelha intensa. Pode ocorrer uma lobulação na superfície da língua. Erosões na superfície oral não são raras. A glossite responde prontamente à vitamina B12.[27]

Nas leucemias agudas, as alterações orais são frequentemente dramáticas. A hiperplasia gengival é característica e pode ser extensa. O paciente pode apresentar gengivite necrosante aguda. Sangramento espontâneo ocorre na gengiva ou em outras regiões da mucosa oral, as quais petéquias, equimoses e úlceras são frequentes. Nas leucemias crônicas pode ocorrer ulceração na mucosa oral, mas a hiperplasia gengival é menos frequente.[27]

Úlceras dolorosas e não dolorosas, são relativamente comuns na mucosa oral e nos lábios, ocorrendo frequentemente em indivíduos jovens. Pacientes saudáveis podem ter uma variante mais severa, como a ulceração aftosa "major", lesões recorrentes de estomatite aftosa ou gengivoestomatite herpética. Outros pacientes podem apresentar herpes labial recorrente ou candidíase oral crônica, e nestes pacientes, um estado de imunodeficiência deve ser considerado.[31] Em pacientes que apresentam úlceras indolores na mucosa oral, que não cicatrizam em 14 dias, indicam a necessidade de investigação do câncer oral.[32]

A boca também é importante na avaliação de iatrogenias, como as alterações que podem seguir o uso de antibióticos. Quatro tipos de reações, induzidas por diferentes mecanismos, podem ser vistas em pacientes recebendo antibióticos, entre estas, a língua pilosa, estomatite generalizada com glossite atrófica dolorosa, candidíase oral pseudomembranosa e estomatite alérgica.[33]

Tanto a pele como a mucosa oral originam do mesmo folheto embrionário, a ectoderme, explicando a relação entre as doenças cutâneas primárias e a mucosa oral. É especialmente importante reconhecer

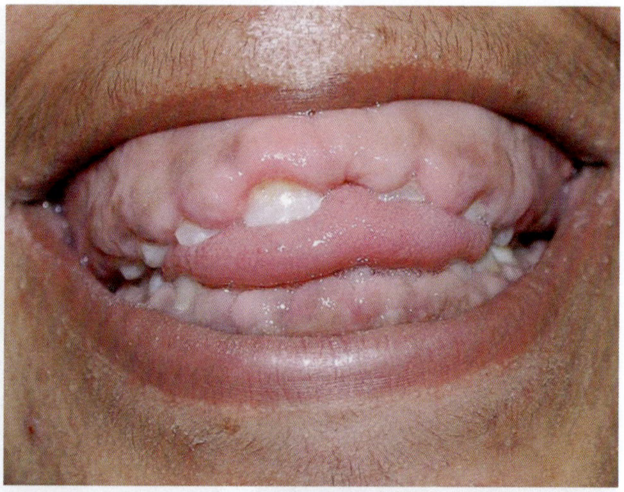

Figura 56.9 Aspectos clínicos da hiperplasia gengival associada ao uso de fenitoína: aumento normocrômico gengival generalizado.

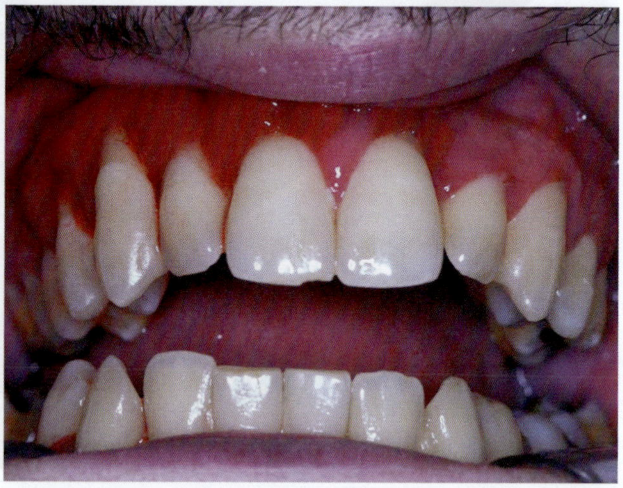

Figura 56.10 Aspectos clínicos da gengivite associada ao diabetes: gengiva vestibular eritematosa, sangrante e edemaciada.

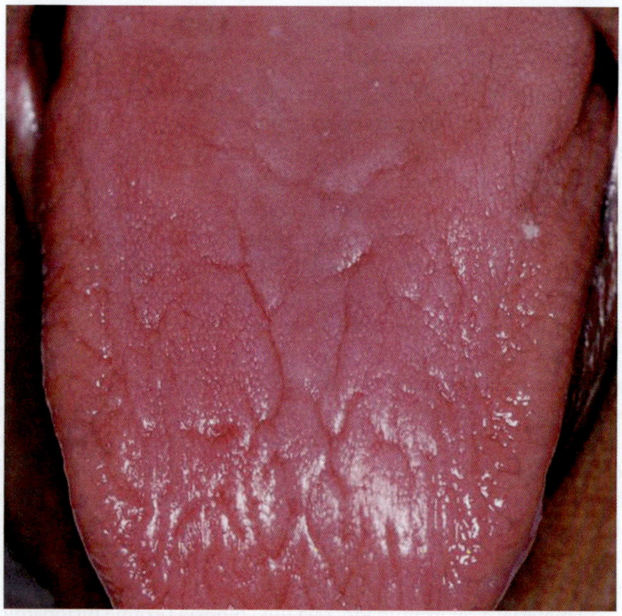

Figura 56.11 Aspectos clínicos da língua atrófica associada à anemia ferropriva: atrofia das papilas no dorso de língua, conferindo aspecto liso e brilhante, chamado "língua careca".

que algumas dermatoses não só apresentam lesões concomitantes na mucosa oral, mas que também o aparecimento de algumas das doenças pode ser precedido por estas. O estomatologista pode estar em posição de estabelecer o diagnóstico de uma doença dermatológica, antes do estabelecimento das lesões cutâneas.[27]

No entanto, em regra, mesmo na Dermatologia, a avaliação da mucosa oral se restringe às doenças que classicamente são precedidas ou estão associadas às lesões orais, como pênfigo vulgar, penfigoide cicatricial, líquen plano, erupção liquenoide e eritema multiforme.[28]

Doenças dermatológicas que não se encontram neste grupo clássico "dermatológico-estomatológico", em regra, não são submetidas à avaliação oral. A ausência de trabalhos sobre avaliação oral em pacientes dermatológicos dificulta a comparação com os realizados em doenças, que classicamente não apresentam alterações orais. Marcucci e colaboradores (1976) realizaram avaliação oral em portadores de pênfigo foliáceo, grupo este classicamente não associado a comprometimento oral. Os autores confirmam o não envolvimento oral, encontrando apenas uma alta prevalência de leucoedema e ceratose.[34]

■ MANIFESTAÇÕES ORAIS DE DOENÇAS DERMATOLÓGICAS

Neste tópico do capítulo, apresentaremos as manifestações orais de doenças cutâneas que classicamente apresentam comprometimento oral concomitante ou que antecede a apresentação clínica cutânea.

Psoríase e condições associadas: língua geográfica, estomatite migratória e língua fissurada

A psoríase é uma doença cutânea inflamatória crônica, recorrente, com uma base genética e imunológica.[35,36] É extremamente frequente, afetando 2% a 3% da população mundial, e importante na prática clínica.[36]

Esta doença se caracteriza por um defeito no ciclo normal do desenvolvimento epidérmico, causando uma hiperproliferação, com maturação alterada das células, sendo caracterizada por um distúrbio da proliferação e diferenciação dos ceratinócitos associados a uma ativação imune inapropriada, mediada por células T, com predominância de células T CD8+ na epiderme e células T CD4+ na derme, com produção de citocinas do tipo 1, alteração vascular e angiogênese. Apresenta um infiltrado leucocitário, composto de linfócitos T ativados na derme e neutrófilos nos microabscessos epidérmicos.[37,38] As células T são consideradas o principal constituinte do infiltrado inflamatório, sendo responsáveis pelos primeiros eventos na lesão psoriásica, induzindo a hiperproliferação epidérmica e distúrbios na ceratinização. Recentemente foram descritos novos mediadores ligados à psoríase, como linfócito T-helper 17 e interleucina 23.[39]

As formas clínicas da psoríase são a psoríase numular, gutata, invertida, artropática, palmoplantar, pustulosa e eritrodérmica.[40,41] A doença pode ser localizada ou generalizada, comprometendo quase toda a pele. Apresenta curso imprevisível, com melhora ou exacerbação espontânea das lesões. A psoríase pode aparecer em qualquer idade, com igual frequência, em homens e mulheres.[41,42]

Estudos epidemiológicos têm se restringido às informações de prevalência da psoríase em alguns países e grupos étnicos. Nos Estados Unidos, a prevalência da doença varia de 0,27% a 2,3%; no norte da Europa de 1,5% a 2% e na população japonesa de 0,05% a 0,1%. É relativamente rara entre negros e nos índios da Bolívia, Equador, Peru e Venezuela.[36]

Jorge e colaboradores (2010),[43] investigando 6 mil pacientes dermatológicos, determinaram a prevalência da psoríase cutânea numa população brasileira do Estado de São Paulo em 2,1%. Estudando as características desta população psoriásica, Jorge[44] constatou que a psoríase ocorria predominantemente em indivíduos de raça branca (90,3%) sem predileção com relação ao sexo. Com relação à média de idade inicial da doença, foi verificado que para as mulheres esta média era de 23,91 anos e para os homens, de 29,36 anos.

Na sua forma mais prevalente, a psoríase vulgar, suas lesões se apresentam como placas eritematosas de limites bem precisos com halo periférico claro (halo de Woronoff), descamativas, ocorrendo no couro cabeludo, unhas, cotovelos, joelhos e, com menor frequência, nas mucosas (Figura 56.12).[41]

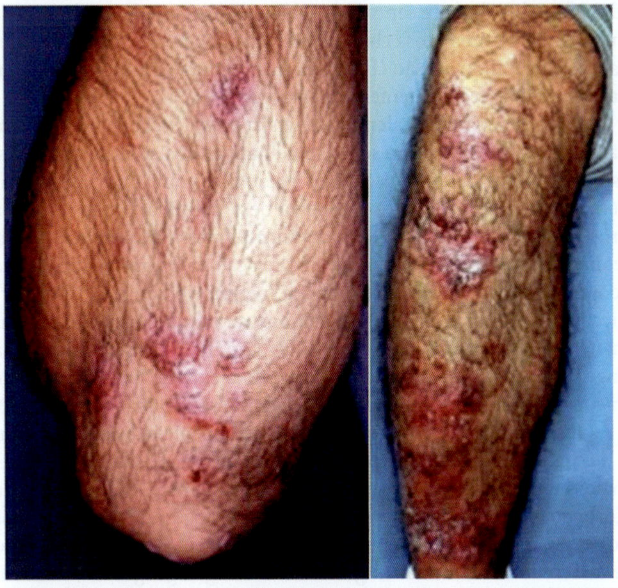

■ **Figura 56.12** Aspectos clínicos clássicos da psoríase cutânea.

A ocorrência de lesões orais na psoríase é um fato pouco referido na literatura e ainda é controverso.[45-49] O primeiro autor a relatar comprometimento oral na psoríase foi Schultz, em 1898, onde apresentou três casos de psoríase na mucosa jugal associados com lesões cutâneas.[50] No entanto, Oppeinhein, em 1903, deu crédito à psoríase oral, quando confirmou o diagnóstico clínico por meio de exame microscópico.[51] Os locais da mucosa oral onde têm sido observadas estas lesões são mucosa jugal, mucosa labial, parte cutânea dos lábios, palato duro, palato mole, recesso piriforme, soalho oral, gengiva, epiglote, língua e mucosa vestibular. Observa-se grande variabilidade na apresentação das lesões orais psoriásicas. Estas lesões têm sido descritas como estrias, placas brancas, manchas branco-acinzentadas, escamas brancas e micáceas, eritema na mucosa, eritema mosqueado, placas eritematosas, placas marrom-escuras, ulcerações, pústulas, erosões, bolhas, lesões atróficas, pápulas e áreas pontilhadas e granulosas.[49,52-56]

Gonzaga e Consolaro (1993) especulam se a prevalência de lesões orais específicas não seria muito maior do que a relatada, pelo fato de que, em regra, os pacientes psoriásicos não são submetidos a um exame oral completo e minucioso.[57]

Um fato bem interessante são as lesões orais que decorrem das medicações utilizadas no tratamento da psoríase. Picciani e colaboradores (2021) mostraram um caso de candidíase oral atípica associada em paciente psoriásico utilizando secuquinumabe. Este medicamento é um anticorpo monoclonal humano que visa e bloqueia a interleucina 17A (IL-17A), que desempenha um papel fundamental na proteção do hospedeiro contra infecções fúngicas. Os pacientes tratados com secuquinumabe podem desenvolver candidíase oral.[58]

Língua geográfica

A língua geográfica foi descrita pela primeira vez por Rayer, em 1831, que a denominou "pitiríase da língua". Desde então, um grande número de sinônimos tem sido usado para designá-la, incluindo "tinha da língua", "psoríase lingual", "escoriação crônica da língua", e um número variado de designações que descrevem a aparência e a característica da condição. Estas designações incluem "língua geográfica", *annulus migrans*, "eritema migrans", "glossite superficial migratória", "glossite areata migrans", "glossite migratória benigna", "eritema migratório lingual", "glossite areata esfoliativa". No entanto, as denominações mais comumente empregadas são "língua geográfica" ou "glossite migratória benigna".[58,59]

A aparência da língua nesta condição varia marcadamente, ocorrendo períodos de exacerbações e remissões. Na fase ativa, observam-se áreas profundamente eritematosas, de forma serpiginosa ou circular, nas quais as papilas fungiformes são proeminentes, enquanto as papilas filiformes dificilmente são vistas. Delineando estas áreas, observa-se uma margem eritematosa clara, seguida de uma borda amarelada, elevada, demarcando a lesão (Figura 56.13). O dorso e a margem lateral da língua estão frequentemente afetados.[60,61]

A língua geográfica, além de ter a sua prevalência aumentada em pacientes psoriásicos, apresenta semelhanças nos sinais e sintomas, aspectos etiológicos, microscópicos e genéticas com a psoríase, e também, não apresentam a etiopatogenia bem definida, o que reforça a proposição desta condição ser uma forma frustra da psoríase. Diante disso, vários autores sugerem uma relação da psoríase com língua geográfica, língua fissurada e eritema migratório benigno.[46,49,54,55,62-70] Picciani e colaboradores (2019) demonstraram que o processo inflamatório e a imunomarcação de IL-6, IL-17 e IL-23 são semelhantes na língua geográfica e na psoríase, sugerindo a existência de um tipo de língua geográfica que representa uma manifestação oral da psoríase.[64]

Observa-se semelhança das lesões fundamentais da psoríase com a língua geográfica. As lesões cutâneas da psoríase são lesões eritematosas, descamativas, desencadeadas geralmente pelo fenômeno de Köebner, podendo permanecer localizadas em determinados segmentos do corpo, mas geralmente migrando para diferentes segmentos, como se fossem lesões cutâneas migratórias. Na língua geográfica, também se observam lesões eritematosas, despapiladas, o que corresponderia à descamação cutânea, e estas lesões são classicamente migratórias, como na psoríase. A mordida e o processo de mastigação podem desencadear o fenômeno de Köebner no nível da língua. Ambas as condições apresentam lesões eritematosas, descamação correspondente a despapilamento e lesões migratórias. Picciani e colaboradores (2017) avaliaram clinicamente lesões de língua geográfica em pacientes psoriásicos e não psoriásicos. Os autores demonstraram que as lesões em pacientes com psoríase são assintomáticas, em grande quantidade e com halo branco fino. Os mesmos reforçam a importância do exame oral minucioso, buscando a distinção entre a língua geográfica e psoríase oral.[68] Em razão dessa semelhança clínica, Picciani e colaboradores (2020) desenharam um estudo para desenvolver o índice de gravidade para a língua geográfica com base no Índice de Área e Gravidade da Psoríase (PASI). Este índice permite avaliar a gravidade das lesões de modo fácil e confiável, sendo indicado como primeiro passo para a interpretação da condição em rotinas clínicas e ensaios clínicos.[63] À semelhança macroscópica, acrescenta-se a semelhança microscópica, descrita entre as duas condições.[45,67,69,70]

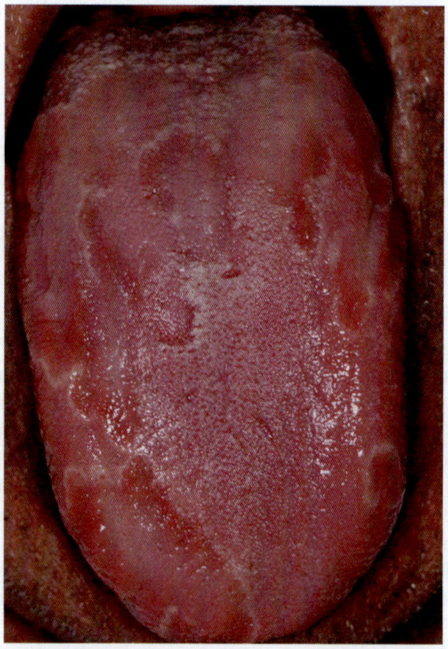

■ **Figura 56.13** Aspectos clínicos da língua geográfica: áreas eritematosas com atrofia das papilas filiformes, delimitadas por halo branco circinado no dorso de língua.

Lever e Lever (2005) descreveram os seguintes achados microscópicos patognomônicos da psoríase cutânea, oral e língua geográfica: aumento regular da camada espinhosa com espessamento de porções mais baixas; espessamento e edema das papilas; diminuição relativa das porções suprapapilares do estrato de Malpighi com presença ocasional de uma pequena pústula espongiforme; ausência de camada granulosa; paraceratose; presença de microabscesso de Munro; infiltrado inflamatório mononuclear na derme e submucosa (Figura 56.14).[70] A presença de neutrófilos agregados em meio às células paraceratóticas – microabscessos de Munro – ou nas camadas mais superiores da epiderme (camada granulosa e espinhosa) – pústulas espongiformes de Kogoj – são o que verdadeiramente possibilitam o diagnóstico de psoríase e língua geográfica (Figura 56.15),[71]

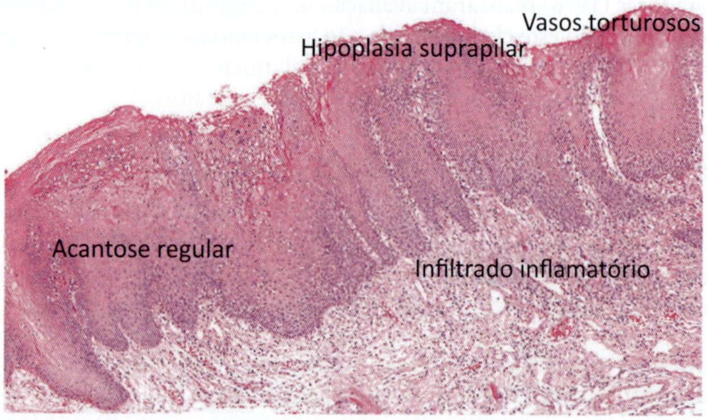

■ **Figura 56.14** Principais aspectos histopatológicos da psoríase e língua geográfica: corte histológico apresentando hipoplasia suprapapilar, paraceratose, exocitose de neutrófilos, vasos tortuosos e infiltrado predominantemente linfocitário (10x Aperio®).

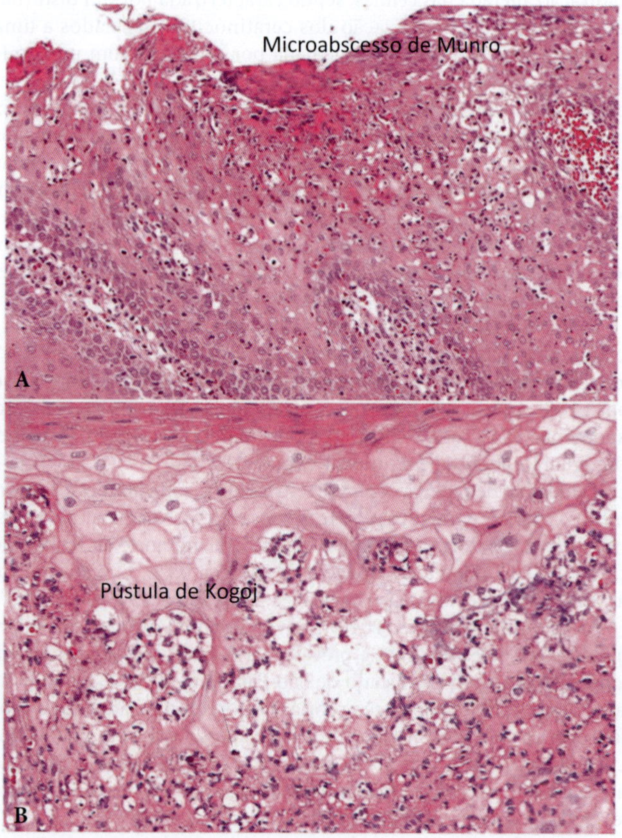

■ **Figura 56.15** Aspectos histopatológicos da psoríase e língua geográfica: corte histológico exibindo intensa **(A)** coleção de neutrófilos na camada córnea (microabscesso de Munro, 20x Aperio®) e **(B)** abaixo da camada córnea (pústula de Kogoj, 40x Aperio®).

Femiano (2001) comparou dois grupos de pacientes, um deles, constituído por 20 indivíduos acometidos por psoríase cutânea e lesões na mucosa oral semelhantes à língua geográfica, e outro grupo composto por 20 indivíduos, sendo estes acometidos apenas por língua geográfica. Biópsias das lesões orais foram realizadas. No primeiro grupo, todos os espécimes analisados apresentaram características histopatológicas típicas de psoríase. No segundo grupo, estas características foram observadas em 80% dos pacientes. O autor considerou que a língua geográfica seria uma expressão oral verdadeira da psoríase.[69]

Um paralelo também pode ser feito com relação aos sintomas. O prurido e o ardor nos pacientes com psoríase correspondem ao ardor, intensificado por alimentos condimentados, quentes e frutas cítricas, na língua geográfica.[45]

O estresse emocional é relatado como fator desencadeante em ambas as condições. Tanto a psoríase, quanto a língua geográfica, frequentemente têm sido associadas a doenças psicossomáticas.[45,72] Gonzaga e colaboradores (2015) avaliaram a associação do álcool, tabaco e estresse em 129 pacientes psoriásicos, 399 pacientes com língua geográfica e 5.472 indivíduos saudáveis. Os autores demonstraram alto consumo de álcool em pacientes psoriásicos e forte relação da psoríase e língua geográfica com estresse emocional. Concluindo que as interações entre os fatores ambientais e psoríase são diferentes das interações que ocorrem com a língua geográfica; sugerindo que essas diversidades entre as interações podem ser responsáveis por diferentes tipos de manifestações da mesma doença.[72]

Estudando a associação da língua geográfica com a psoríase, em 1991, examinamos 306 pacientes, sendo 118 psoriásicos, 88 portadores de língua geográfica e 100 pacientes com outras doenças. Os pacientes foram submetidos a exame clínico geral, dermatológico e estomatológico completos. Observamos que a prevalência da língua geográfica foi maior no grupo psoriásico (13,6%) do que no grupo-controle (3%), bem como a língua fissurada (36,4% e 12%, respectivamente). Também verificamos inversão na prevalência da psoríase e língua geográfica com relação à idade; nas faixas etárias mais avançadas, a psoríase (88,9% com mais de 20 anos); nas faixas etárias mais precoces, a língua geográfica (60% com menos de 20 anos). Os antecedentes familiares positivos e o estresse emocional apresentaram frequência aumentada nos grupos de pacientes portadores de psoríase e de língua geográfica. As queixas mais frequentes na psoríase foram o prurido e o ardor (presentes respectivamente em 86,4% e 55%); na língua geográfica o sintoma mais frequente foi o ardor, presente em 53,4% dos casos. A pesquisa de doenças anteriores, tabagismo e etilismo, mostrou uma prevalência aumentada no grupo com psoríase em relação ao grupo com língua geográfica. Concluímos que a língua geográfica pode ser uma forma frustra da psoríase que a precederia, havendo ou não simultaneidade posterior. O traço clínico comum entre as duas condições são os fatores desencadeantes, especialmente o estresse emocional, a ocorrência familiar, bem como a forma de estabelecimento de suas lesões fundamentais.[45] Somado a isso, já foi demonstrado que a língua geográfica é um marcador de gravidade da psoríase, apresentando a frequência elevada em casos graves e exacerbação paralela com as manifestações cutâneas.[73]

Já a estomatite geográfica, ou também chamada "eritema migratório benigno" é uma condição incomum similar à língua geográfica, que ocorre em outros locais da mucosa oral, exceto na língua (Figura 56.16).[58,67]

A presença de casos familiares na psoríase e na língua geográfica sugere uma base genética, bem como herança do tipo poligênico tem sido sugerida em ambas as condições.[58]

Eidelman e colaboradores (1976) estudaram a ocorrência familial da língua fissurada (ou escrotal) e geográfica em pais e irmãos de pacientes com língua geográfica, língua fissurada ou com as duas condições. Os autores sugerem que tanto a língua fissurada quanto a língua geográfica são condições hereditárias, com um modo poligênico de transmissão.[74]

Um dos fatores genéticos envolvidos na psoríase situa-se no complexo antígeno leucocitário humano (HLA). Trata-se de uma doença autoimune mediada por linfócitos T, apresentando anormalidades bioquímicas, imunológicas, inflamatórias e vasculares. Um dos fatores genéticos envolvidos na suscetibilidade à psoríase situa-se no complexo MHC (*Major Histocompatibility Complex*). O MHC é uma região cromossômica localizada no braço curto do cromossomo 6, onde se localizam os genes HLA, que codificam os antígenos HLA. Nessa mesma região, além dos genes que codificam as moléculas HLA classe I e II, existe outros genes entre os quais os genes responsáveis pela codificação de proteínas do sistema complemento (C2, C4 e fator B), enzimas, como a 21-hidroxilase e as enzimas glicolisadoras de moléculas HLA, fator de necrose tumoral alfa e beta (TNF-α e TNF-β), receptor para interferon gama (IFN-γ), além de muitos outros genes, cujos produtos ainda não foram definidos.[75,76] Foram descritas muitas associações importantes entre antígenos HLA e diversas doenças.[77]

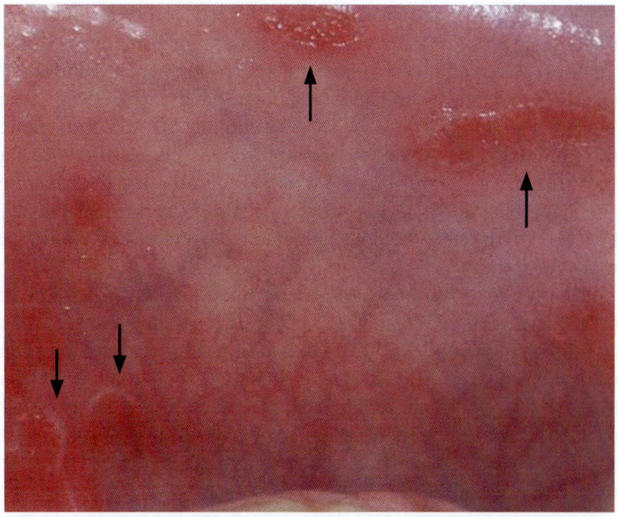

■ **Figura 56.16** Aspectos clínicos do eritema migratório benigno: áreas eritematosas bem delimitadas por halo branco em mucosa labial inferior.

A associação de antígenos HLA com psoríase tem sido extensivamente investigada. Associações com HLA A1, B13, B17, B37, C*06, C*07 e DR7 têm sido descritas em populações caucasoides,[78-80] enquanto associações com HLA A1, A2, B13, B17, B37, B39, B46, C*06, C*07 e C*11 têm sido observadas em pacientes japoneses.[81] O HLA C*06 apresenta, particularmente, uma forte associação, independente das diferenças raciais ou grupos étnicos, sugerindo que o próprio C*06 ou um gene em forte desequilíbrio de ligação com o mesmo é o gene de suscetibilidade à psoríase.[82]

Leituras do genoma estabeleceram a presença de um *locus* de suscetibilidade à psoríase no complexo HLA localizado no cromossomo 6p21.3, além de uma alteração na própria molécula. No HLA C*06 de pacientes foi constatada a substituição do aminoácido alanina pela tirosina na posição 73, na fenda de ligação do antígeno com a molécula, sugerindo que o local de encaixe é importante na patogenia da doença, uma vez que o fenômeno de restrição pelas moléculas de classe I para ceratinócitos e sinóvia sugere o envolvimento de peptídeos locais, antígenos ou superantígenos.[83,84] No entanto, a proporção de psoriásicos HLA C*06 positivos e risco relativo associado varia substancialmente em diferentes populações (Quadro 56.3).

Quadro 56.3 Frequência de fenótipos HLA-C*06 em indivíduos portadores de psoríase e risco relativo em populações mundiais.[81]

População	Frequência (%)	Risco relativo	Referências
Brasileira	59	10	Gonzaga et al., 1996[62]
Britânica	47	3,5	Mallon et al., 1997[85]
Chinesa	17	19,8	Cao et al., 1993[86]
Dinamarquesa	47	12,9	Marcusson et al., 1981[87]
Finlandesa	46	11,5	Tiilikainen et al., 1980[88]
Grega	36	3,3	Economidou et al., 1985[89]
Israelense	25	1,5	Roitberg-Tamburg et al., 1994[82]
Italiana	33	3,5	Nini et al., 1989[90]
Japonesa	8	12,7	Asahina et al., 1991[81]

Com relação à investigação das especificidades HLA em portadores de língua geográfica, a revisão da literatura, mostrou apenas quatro trabalhos. Marks e Tait, em 1980, estudaram as frequências do HLA-A e -B em 95 pacientes australianos com língua geográfica e encontraram frequência aumentada de HLA-B15. No entanto, quando os pacientes foram divididos em atópicos e não atópicos, nenhuma diferença significante entre as frequências HLA na população normal e pacientes com língua geográfica não atópicos foi encontrada, permitindo concluir que o HLA-B15 esteja preferencialmente relacionado à atopia do que língua geográfica.[91]

Fenerli e colaboradores (1993) determinaram o HLA-A, -B e -DR em 50 pacientes gregos com língua geográfica. Encontraram frequências aumentadas de HLA-DR5 e HLA-DR6, e frequências diminuídas de HLA-B51(5) e HLA-DR2 entre os pacientes. Todas estas diferenças, entretanto, não permaneceram estatisticamente significantes após a correção do valor de *p* para o número de alelos investigados. Neste trabalho não foram observadas frequências aumentadas de HLA -B13 ou -B17 nos pacientes com língua geográfica.[92]

Gonzaga e colaboradores (1996), considerando a hipótese de que a língua geográfica poderia representar uma manifestação verdadeira da psoríase, ao invés de uma doença associada, raciocinaram que a língua geográfica deveria apresentar as mesmas associações HLA observadas na psoríase, particularmente com C*06. Encontraram HLA-C*06 em 32 (43,7%) pacientes com língua geográfica, e em 22 (59,1%) pacientes com psoríase, sem língua geográfica, doze indivíduos (6%) do grupo-controle apresentavam HLA-C*06. Concluíram ser esta a primeira descrição da associação HLA-C*06 com língua geográfica e consideraram que este achado reforça o conceito da relação etiopatogênica desta doença e psoríase vulgar.[62]

Picciani e colaboradores (2015) mostraram pela primeira vez a associação entre a língua geográfica e o alelo HLA-B*58 e confirmou a associação entre o alelo HLA-B*57 e psoríase. O equivalente sorológico para estes alelos (HLA-B*57 e -B*58) é o antígeno HLA B17. Possivelmente, este fato pode explicar a associação da psoríase e língua geográfica, respectivamente com estes alelos.[93]

Jorge e colaboradores (2017) realizaram um estudo sobre herdabilidade na psoríase e na língua geográfica. Considerando que os fatores ambientais podem ser importantes na expressão da doença, esse estudo pode determinar o quanto a variabilidade fenotípica dessas doenças é decorrente do genótipo ou do ambiente. Foi demonstrado uma alta prevalência dessa lesão oral no grupo com psoríase (16%). O estudo de herdabilidade foi de 38,8% para psoríase e 36,6% para glossite migratória benigna, ambas com herdabilidade média.[94]

Língua fissurada

Outra condição frequentemente associada à psoríase é a língua fissurada. Esta condição se manifesta clinicamente por numerosos pequenos sulcos ou ranhuras na superfície dorsal, irradiando-se geralmente de um sulco central na linha média da língua.[13] Esta condição recebeu várias designações, incluindo-se "língua fissurada", "língua *fissuratum*", "língua escrotal", "língua plicata", "língua dissecada", "língua fendida", "língua em trincheira". No entanto, o nome mais comumente empregado é língua fissurada.[13]

Frequentemente a língua fissura é indolor, exceto nos casos em que restos alimentares se acumulam nos sulcos, gerando ardência. A aparência da língua nesta condição pode ter padrões muito variados. O tipo mais frequente tem uma fissura central marcada, disposta em sentido anteroposterior, da qual irradiam lateralmente fissuras menores, como as nervuras de uma folha. Outros tipos são o cerebriforme e o transverso (Figura 56.17). As fissuras podem ser relativamente superficiais ou então podem ser profundas, caso em que se verifica o acúmulo de detritos alimentares, que pode resultar em infecção secundária.[95,96]

A maioria dos estudos epidemiológicos de língua fissurada indica uma prevalência que varia de 1,08% a 30,5%.[98-101] A etiologia e a patogenia da língua fissurada permanecem obscuras. Muitas vezes tem sido descrita como uma anomalia do desenvolvimento. No entanto, é encontrada mais frequentemente em pacientes idosos do que em jovens, o que levanta dúvidas quanto à sua natureza congênita.[10] Tem sido demonstrada associação da língua fissurada com várias doenças sistêmicas e síndromes. Deficiência de niacina, diabete *mellitus*, xerostomia, sífilis, síndrome de Down e febre tifoide são formas mencionadas por Afonsky (1950)[102] e anemia perniciosa por Jones (1973).[103] A língua fissurada é também considerada um dos achados de algumas síndromes, sendo as mais frequentes, a síndrome de Melkersson-Rosenthal e a síndrome de Down.[10] Recentemente, a língua fissurada foi citada como uma das manifestações orais da covid-19.[104a]

Gonzaga e colaboradores (2019) avaliaram os níveis de ansiedade por meio do Inventário de Ansiedade Traço-Estado (IDATE), em 48 pacientes com língua fissurada e 47 participantes saudáveis. Não encontrando diferenças estatisticamente significativas entre os grupos em relação aos escores de ansiedade-estado e ansiedade-traço, concluindo que a ansiedade, como fator ambiental, pode não desempenhar um papel significativo no desenvolvimento de língua fissurada. Considerando a língua fissurada como uma doença multifatorial, provavelmente um componente genético é necessário para sua manifestação.[99]

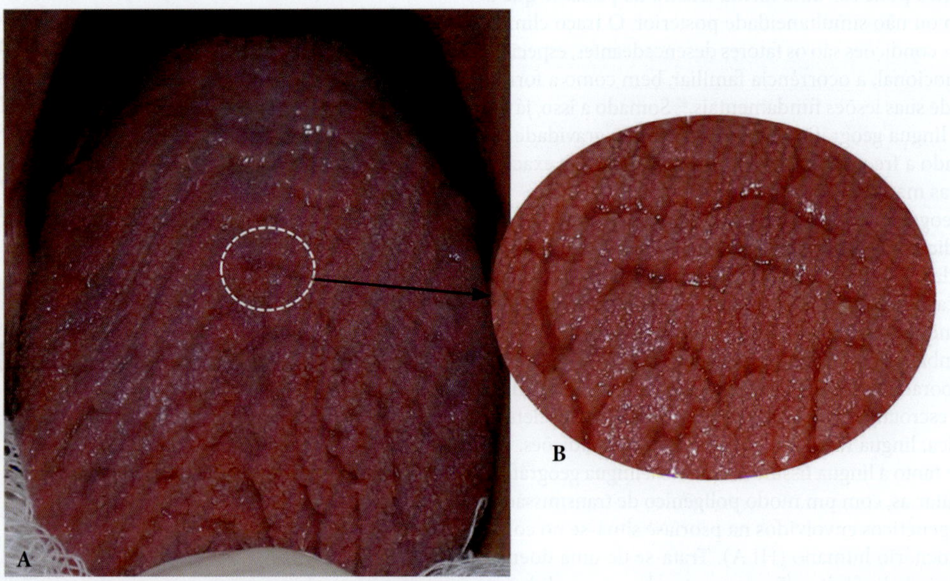

■ **Figura 56.17** Aspectos clínicos da língua fissurada. **(A)** Múltiplas fissuras rasas e profundas, gerando aspecto "cerebriforme". **(B)** Imagem em maior aumento, mostrando a profundidade das fissuras e aumento das papilas.

Gonzaga e colaboradores (2013) pesquisaram as frequências de antígenos HLA -A, -B, -C e -DR em 33 pacientes com diagnóstico de língua fissurada, sem língua geográfica ou psoríase. O principal objetivo era verificar se a língua fissurada também apresentava associação com HLA-C*06, o principal antígeno HLA associado à psoríase e língua geográfica, conforme já demonstrado. A comparação das frequências dos antígenos HLA observadas nos grupos de pacientes com as determinadas em controles não revelou associação com nenhum dos alelos pesquisados, exceto uma diminuição da frequência de HLA-A*01. Este achado sugere uma proteção contra a manifestação clínica da língua fissurada. Considerou-se que frequências diminuídas de HLA-A*01 em pacientes com língua fissurada possam ser fatores de proteção. Estudos posteriores com um número maior de pacientes serão necessários antes de considerar estes antígenos como marcadores de resistência à doença. O antígeno HLA-C*06 foi detectado em 7,57% dos pacientes com língua fissurada e 10,42% dos controles, sendo estas diferenças não significantes.[104]

A investigação das especificidades HLA-C e língua fissurada é, tanto quanto pudemos investigar, pioneira no mundo. Nossa revisão da literatura, concernente a HLA e língua fissurada, detectou somente um trabalho sobre o assunto. Kalifatidis e colaboradores (2010) pesquisaram as especificidades HLA em pacientes gregos com diagnóstico de língua fissurada, sendo os mesmos tipificados para HLA-DRB1*. Os resultados mostraram uma frequência aumentada para HLA-DRB1*08, HLA-DRB1*14, HLA-DRB1*11 e HLA-DRB1*16 e uma frequência diminuída para HLA-DRB1*03 e HLA-DRB1*07.[105] Estas associações não foram encontradas na nossa amostragem. É interessante notar que aparentemente os autores deste trabalho não consideraram a relação clínica entre língua fissurada, língua geográfica e psoríase e, portanto, não valorizaram a importância da pesquisa de antígenos da série HLA-C, particularmente do antígeno HLA-C*06.

A associação de diferentes doenças com o mesmo antígeno HLA não indica, necessariamente, relação etiopatogênica entre elas. Valorizamos, entretanto, o achado da ausência da associação de HLA-C*06 com a língua fissurada, pois esta doença é descrita como associada clinicamente à psoríase e língua geográfica. A psoríase e a língua geográfica são as únicas doenças até hoje descrita com forte associação com o antígeno HLA-C*06.[104]

Outro aspecto interessante a respeito da língua fissurada é sua associação com língua geográfica em 18% a 44,82% dos casos.[55,98,106] A verificação de prevalência maior de língua fissurada nos pacientes com língua geográfica, do que de língua geográfica nos pacientes com língua fissurada, levou Chosack e colaboradores (1974) a sugerirem que a língua fissurada se desenvolve mais como sequela do que simultaneamente ao desenvolvimento da língua geográfica.[107]

A ausência de associação de língua fissurada (em pacientes sem língua geográfica) com HLA-C*06 vem reforçar a proposta de que esta, quando associada com língua geográfica, representa uma sequela e não ser indicação de fator genético comum na tríade língua geográfica - língua fissurada - psoríase.[104]

■ DOENÇAS VESICOBOLHOSAS

Pênfigos

O pênfigo é uma doença autoimune mucocutânea caracterizada pela formação de autoanticorpos contra caderinas desmossômicas e desmogleínas intraepiteliais, gerando a perda de adesão célula-célula, formando bolhas intraepiteliais. Pode se apresentar nos subtipos vulgar, foliáceo, vegetante, eritematoso, paraneoplásico e medicamentoso. O pênfigo vulgar é o tipo mais comum, representando cerca de 80% dos casos.[108,109]

Uma variante do pênfigo vulgar é o pênfigo vegetante, constituindo 1% a 2% dos casos de pênfigo. Nesta variante o envolvimento oral é raro, afetando principalmente a pele.[110] O pênfigo foliáceo e sua variante, o pênfigo eritematoso se apresentam como lesões cutâneas, raramente envolvendo as mucosas. A forma endêmica do pênfigo foliáceo, chamada "fogo selvagem", atinge principalmente países da América do Sul, sobretudo nas áreas rurais do Centro-Oeste brasileiro, em cidades com altitudes entre 500 e 800 metros.[111]

Alguns medicamentos têm sido relacionados com o desenvolvimento do pênfigo, como a penicilamina, o captopril e a penicilina. Nestes casos, podemos diagnosticar o pênfigo medicamentoso.[112]

Em virtude da maior prevalência do pênfigo vulgar frente aos outros tipos e pela exuberância de suas manifestações orais, discorreremos sobre ele. Suas manifestações orais podem ser os primeiros sinais da doença.

Pênfigo vulgar

O pênfigo vulgar é uma doença rara, apresentando incidência em torno de 0,5 a 3,2 casos novos por 100 mil pessoas por ano segundo estudo de Williams (1989)[113] e 0,1 a 0,5 em 100 mil por ano, segundo Becker e Gaspari (1993)[112] e Gupta (2011).[114]

Esta doença acomete, principalmente, pessoas entre 50 e 60 anos de idade, sendo raro em crianças e adolescentes.[114,115a] Um pequeno número de casos de pênfigo em neonatos tem sido descrito.[115] Alguns autores relataram distribuição igual entre os sexos;[116] no entanto, outros mostraram predomínio do sexo feminino.[114] Com relação à etnia, a ocorrência dessa doença tem sido relatada como mais comum em judeus, principalmente do tipo Ashkenazic, do que em outros grupos étnicos.[117]

O processo patológico é mediado por autoanticorpos (IgG) que têm como alvo glicoproteínas localizadas no terço inferior da epiderme e mucosa, que são responsáveis pela adesão celular intraepitelial, em particular as desmogleínas 3 e em menor escala desmogleína 1.[118]

O pênfigo vulgar comumente afeta a mucosa oral, muitas vezes sendo o primeiro sítio afetado, correspondendo a 2% de todas as lesões ulcerativas intraorais.[119] A boca pode ser o único local afetado em 50% dos pacientes.[119] A mucosa oral pode representar o sítio inicial em 56% a 75% dos casos.[118]

O início da manifestação oral é geralmente insidioso, muitas vezes aparece como ulcerações inespecíficas que regridem dentro de algumas semanas com novas lesões surgindo em outro local. Clinicamente, as lesões orais são caracterizadas por bolhas que se rompem rapidamente, em razão de traumas, principalmente decorrentes da função mastigatória.[120] Subsequentemente à ruptura da bolha, observa-se erosões e úlceras dolorosas (Figura 56.18), frequentemente no palato, gengiva, dorso de língua e mucosa jugal.[119] O envolvimento gengival pode ser caracterizado por intenso eritema e descamação generalizado, sendo chamado "gengivite descamativa". Este quadro também pode ser observado no penfigoide e líquen plano. Em crianças, a presença de lesões orais é uma característica predominante, onde as lesões cutâneas são raras.[119] A extensão da doença para o esôfago, faringe e laringe pode ocorrer, com o paciente apresentando dor orofaringeana e disfagia.[118] A infecção pelo vírus herpes simples (HSV) tem sido relatada associada a lesões de pacientes acometidos por pênfigo vulgar, principalmente em pacientes controlados com terapia imunossupressora, que passam a apresentar abruptamente lesões orais ulceradas e dolorosas.[121]

Uma forma rara de pênfigo é a paraneoplásica, que, como o termo sugere, está associada a uma doença subjacente neoplásica, principalmente de origem linforreticular. As lesões podem se desenvolver antes ou após o surgimento da neoplasia maligna.[122]

No pênfigo pode estar presente o sinal de Nikolsky, descrito como o aparecimento de bolhas em áreas normais após a aplicação de uma ligeira pressão. No entanto, este sinal não é específico do pênfigo vulgar, podendo aparecer em pacientes com outros tipos de doenças bolhosas.[123]

Na pele, o pênfigo vulgar se apresenta como bolhas em área não inflamada. Essas bolhas se rompem facilmente deixando áreas ulceradas

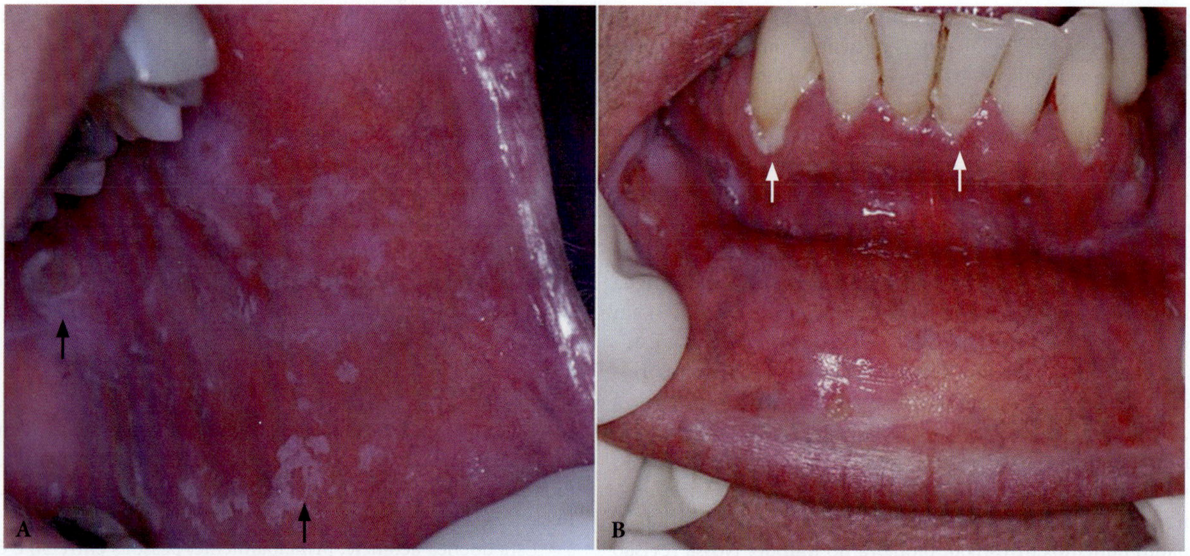

■ **Figura 56.18** Aspectos clínicos do pênfigo vulgar: erosões e úlceras em mucosa jugal (**A**) e mucosa labial inferior. (**B**) Observam-se áreas de acúmulo de biofilme dentário em razão da dificuldade de higienização.

e acometem principalmente a região de tronco, cabeça e pescoço, e em estágio mais avançado a axila. As ulcerações frequentemente coalescem deixando extensas áreas expostas, provocando intensa sensação de queimação.[114] O sinal de Nikolsky, como nas lesões intraorais, é frequentemente positivo.[123]

Como as lesões intraorais geralmente representam as primeiras manifestações do pênfigo vulgar, o diagnóstico precoce e o tratamento adequado irão prevenir o envolvimento cutâneo.[114]

Lesões oculares também podem estar presentes, no entanto tendem a ser brandas, apresentando apenas uma conjuntivite sem sinais de cicatrização.[114]

O diagnóstico definitivo de pênfigo vulgar não pode ser feito apenas pelas características clínicas, pois várias outras doenças cutâneas e orais se manifestam da mesma maneira. Entre as doenças orais citamos o líquen plano erosivo, o penfigoide bolhoso e o eritema multiforme.[124]

O diagnóstico de pênfigo vulgar é realizado principalmente por meio do exame histopatológico de uma biópsia perilesional ou de uma bolha intacta. Demonstração de depósitos imunes, especialmente IgG e C3, no epitélio intercelular por imunofluorescência direta é um método confiável e bastante utilizado para complementar o diagnóstico de pênfigo. A imunofluorescência indireta também pode ser utilizada, entretanto, apresenta menor sensibilidade.[125]

O aspecto microscópico característico do pênfigo vulgar é a presença de bolha intraepitelial de localização suprabasal. Observa-se acantólise decorrente da perda de adesão entre as células da camada espinhosa. As células acantolíticas podem ser vistas "flutuando" no líquido presente no interior da bolha. Estas células, chamadas "células de Tzanck", possuem forma arredondada, núcleo claro, nucléolo evidente e citoplasma eosinofílico, em coloração de hematoxilina e eosina.[125] A camada basal não se encontra alterada, permanecendo aderida à membrana basal (Figura 56.19). Durante o desenvolvimento da lesão, há ausência de inflamação, tanto no conjuntivo quanto no epitélio. As áreas de acantólise são pequenas e separadas no início do quadro, e tendem a se fusionar formando grandes bolhas, com as primeiras camadas do epitélio separadas da basal dando aspecto de "pedras de túmulo" segundo Director (1952).[126]

Na maioria dos pacientes apenas a mucosa oral está afetada, por vezes retardando o diagnóstico, em razão da dificuldade anatômica e da escolha da lesão a ser biopsiada. Diante disso, alguns estudos têm mostrado que a citopatologia oral é um método seguro, rápido e barato para o diagnóstico de pênfigo vulgar. As células acantolíticas também são identificadas na citopatologia, podendo ser observadas isoladamente e/ou em pequenos grupamentos, apresentando núcleo arredondado com nucléolos proeminentes e citoplasma basofílico. A citopatologia apresenta algumas vantagens em relação à biópsia e, igualmente, o material pode ser utilizado para imunofluorescência, aumentando a acurácia do exame (Figura 56.20). Como vantagens, citamos a possibilidade de coletar material de diferentes áreas; coleta indolor com uso de anestésico tópico; maior facilidade de obtenção de material suficiente para análise, uma vez que a biópsia está sujeita a maior número de interferências artefatuais (perda do teto da bolha, má inclusão, escolha inadequada da área de biópsia); exame rápido e barato e, se necessário, confirmação do diagnóstico por imunofluorescência direta, com utilização de um único anticorpo, anti-IgG.[127,128]

Antes do advento dos corticosteroides, essa doença era frequentemente fatal, com índice de mortalidade em torno de 90%, causada principalmente por infecção e perda de eletrólitos. Atualmente, este número varia em torno de 10%.[13]

O tratamento consiste na supressão do processo autoimune, por meio da administração de corticosteroides sistêmicos, como a prednisona, e medicamentos imunossupressores adjuvantes, como azatioprina, ciclofosfamida, ciclosporina, metotrexato, dapsona, e sais de ouro. Outras terapias têm sido relatadas como efetivas em alguns casos. Entre estas, destacam-se a plasmaférese, fotoforese extracorporal e prostaglandinas orais.[129]

No início do tratamento, deve-se encontrar uma dose mínima efetiva de corticosteroide para cada paciente, visando minimizar os efeitos colaterais. O tratamento preconizado para o pênfigo vulgar é 150 mg de prednisona oral por dia, no entanto essa dose pode ser aumentada em casos mais severos para 360 mg. Atualmente, pacientes que apresentam doença moderada, devem ser tratados inicialmente com doses mais baixas, como 40 a 60 mg por dia e, em casos leves, associar 20 mg de prednisona por dia com corticosteroides tópicos, como betametasona 0,5 mL/5 mL elixir, 4 vezes ao dia. Havendo remissão das lesões, a dose diária de corticosteroide deve ser diminuída gradativamente. Em casos, que não há resolução com corticosteroides, pode ser usado isolado ou combinado, outros imunossupressores como micofenolato, azatioprina e ciclosporina.[130,131] A combinação do corticosteroide com outros medicamentos imunossupressores diminui os efeitos adversos dos corticosteroides, gerando uma melhor qualidade de vida para o paciente. Lembrando que o tratamento deve ser sempre acompanhado pelo médico dermatologista.[131]

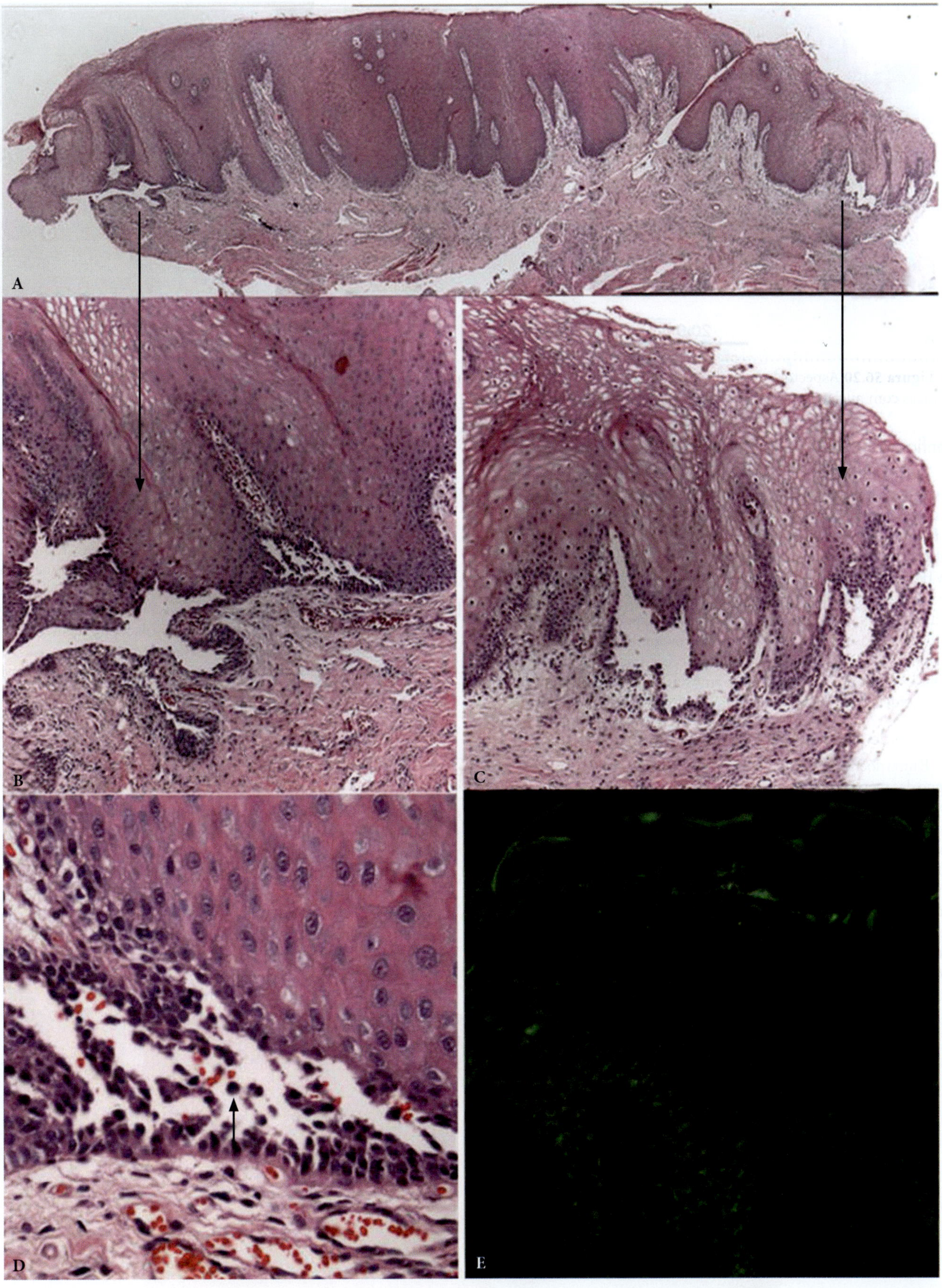

■ **Figura 56.19** Aspectos histopatológicos do pênfigo vulgar: **(A)** Corte histológico apresentando toda extensão da lesão biopsiada. **(B** e **C)** Fotomicrografia em maior aumento revelando fenda intraepitelial. **(D)** Células acantolíticas no interior da fenda intraepitelial. **(E)** Imunofluorescência direta positiva para anti-IgG conjugada com FIT-C em região intraepitelial.

Fonte: Foto cedida pela Profª Albanita Viana de Oliveira.

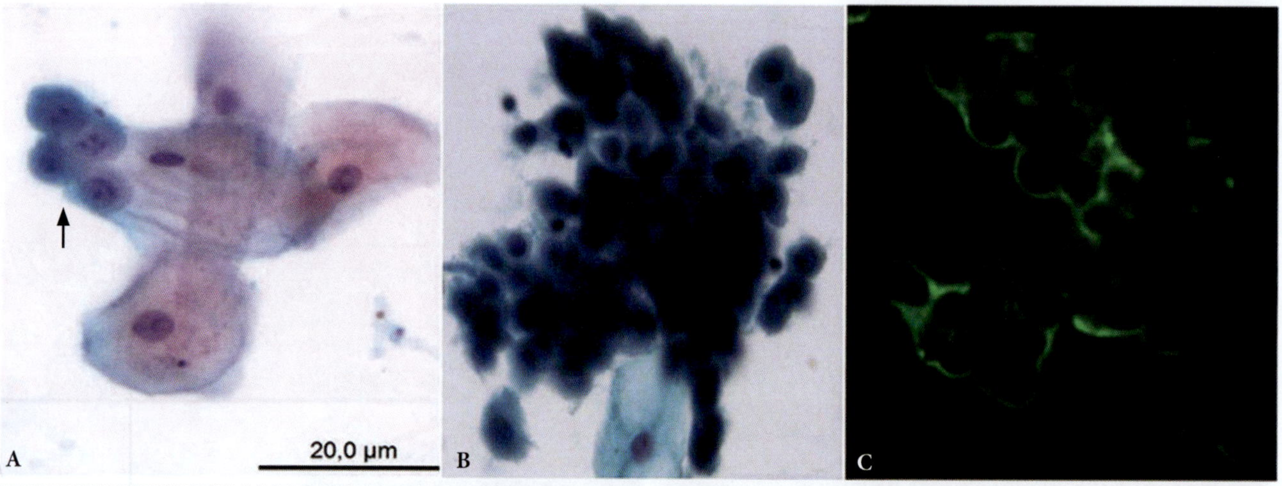

■ **Figura 56.20** Aspectos citopatológicos do pênfigo vulgar (Papanicolaou): **(A)** Células acantolíticas entre células normais. **(B)** Células acantolíticas com nucléolos evidentes. **(C)** Imunofluorescência direta positiva para anti-IgG entre as células acantolíticas.

Penfigoides

Os penfigoides representam um grupo de doenças autoimunes vesicobolhosas subepiteliais com três variantes clínicas: penfigoide das membranas mucosas, penfigoide bolhoso e penfigoide gestacional. A resposta autoimune no penfigoide bolhoso é dirigida contra dois antígenos nos hemidesmossomos: BP180 (antígeno BP 2 ou colágeno XVII) e BP230 (antígeno BP 1). Antígenos múltiplos estão incluídos no penfigoide das membranas mucosas: BP180, BP230, laminina-5, laminina-6 e a subunidade de integrina B4. No penfigoide gestacional, autoanticorpos são principalmente reativos contra o antígeno BP180.[132] O nome "penfigoide" é derivado do grego e significa "semelhante à bolha".[133] Neste capítulo, descreveremos as duas principais formas de penfigoide: penfigoide das membranas mucosas e penfigoide bolhoso.

Penfigoide das membranas mucosas

É uma doença vesicobolhosa rara, também chamado "penfigoide benigno das membranas mucosas" e "penfigoide cicatricial". Caracteriza-se por acometer principalmente as mucosas oculares e orais, provocando lesões resistentes ao tratamento que podem gerar cicatrizes.[134] Também podem ser observadas, além dessas manifestações, comprometimento cutâneo, nasofaríngeo, laríngeo, esofágico e genital.[134b] Apresenta incidência de 1 caso novo por 1 milhão de pessoas por ano, sendo as mulheres mais afetadas que os homens em uma proporção de 2:1. Ocorre mais frequentemente em idosos, com média de idade de 60 a 80 anos. Não há predileção por raça, entretanto, alguns estudos mostraram uma associação com antígeno leucocitário humano HLADQB1*0301.[134]

As lesões geralmente são restritas as mucosas oculares e orais, entretanto, a pele pode ser acometida, principalmente, na região de cabeça e tronco superior, sendo caracterizada por bolhas e erosões. Os pacientes que têm apenas lesões orais apresentam excelente prognóstico e as cicatrizes podem não ocorrer.[135] As lesões orais se iniciam como vesículas ou bolhas que podem ser clinicamente observadas. Após o rompimento das lesões, formam-se áreas de erosão e úlceras dolorosas que podem estar recobertas pseudomembrana (Figura 56.21). As lesões podem ocorrer de maneira difusa por toda mucosa oral, incluindo gengiva, mucosa labial, palato e língua; ou de modo isolado, frequentemente na gengiva, sendo chamada "gengivite descamativa".[136]

O envolvimento ocular representa a complicação mais significativa, podendo ser a única região acometida. Cerca de 25% dos pacientes que apresentam lesões orais, também terão lesões oculares; sendo essencial encaminhar os pacientes com lesão oral ao oftalmologista.[135] A fase inicial é sutil, apresentando sintomas como queimação, ressecamento e fotofobia. A progressão da doença pode ser lenta, demorando vários anos, e pode, inicialmente, afetar um olho e gradualmente envolver o outro. A fibrose subconjuntival é a primeira manifestação. Com a progressão da doença ocorre um aumento da inflamação da conjuntiva e erosão. O recorrente processo inflamatório da conjuntiva e a tentativa de cicatrização resultam em aderências entre as conjuntivas bulbar e conjuntival, chamadas "simbléfaros". A cicatrização pode everter a pálpebra para dentro (entrópio), fazendo com que os cílios fiquem em contato com a córnea e o globo ocular (triquíase). Em fase mais tardia da doença, há produção de queratina em defesa aos traumas ou total cicatrização entre as pálpebras inferior e superior, gerando perda de visão.[134]

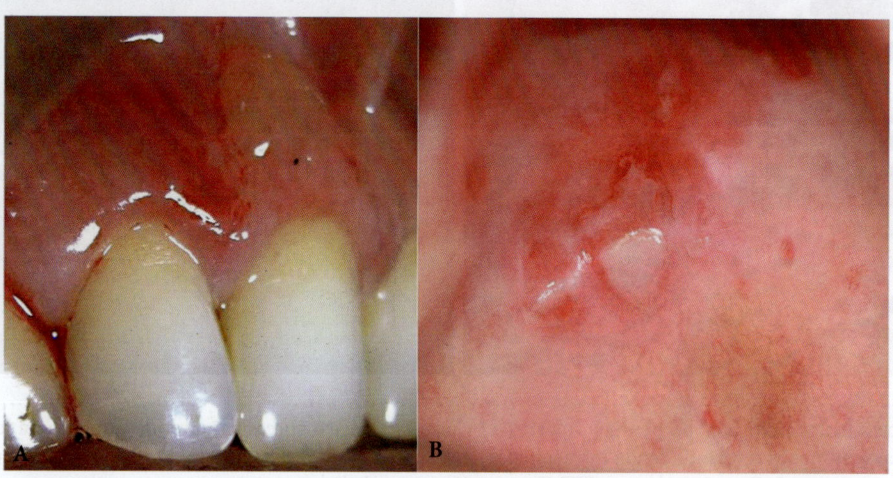

■ **Figura 56.21** Aspectos clínicos do penfigoide: úlceras e erosões em gengiva vestibular superior **(A)** e palato **(B)**.

O diagnóstico diferencial do penfigoide das membranas mucosas inclui, principalmente, o pênfigo vulgar, penfigoide bolhoso, eritema multiforme e lúpus eritematoso bolhoso. O diagnóstico de penfigoide é realizado por meio do exame histopatológico de uma biópsia perilesional ou de uma bolha intacta. O aspecto histopatológico característico do penfigoide é a presença de bolha subepitelial, havendo uma separação entre o epitélio e o tecido conjuntivo. Um leve infiltrado inflamatório linfocitário pode estar presente na submucosa (Figura 56.22).[135] Demonstração de depósitos imunes lineares, especialmente IgG, IgA e C3, na membrana basal por imunofluorescência direta é encontrado em 90% dos casos, sendo um método bastante utilizado para auxiliar no diagnóstico de penfigoide. A imunofluorescência indireta é positiva em apenas 5% dos casos.[135]

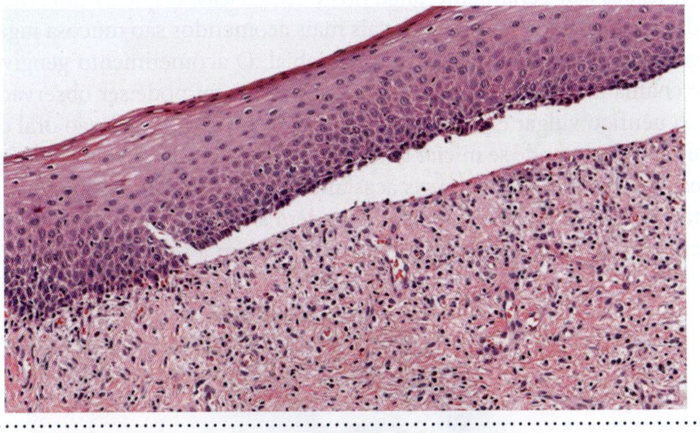

Figura 56.22 Aspectos histopatológicos do penfigoide: corte histológico mostrando a disjunção entre o epitélio e o tecido conjuntivo, formando a fenda subepitelial.

Os pacientes devem ser subdivididos em duas categorias clínicas para a escolha do melhor tratamento: a) pacientes com lesões apenas na mucosa oral; b) pacientes com lesões cutâneas, oculares ou genitais. Para o primeiro grupo de pacientes com a doença mais branda, o tratamento inicial deve ser com corticosteroide tópico, como dexametasona elixir em pacientes com lesões disseminadas ou furoato de mometasona em pacientes com lesões localizadas. Em pacientes com a doença moderada a grave, dapsona (50 a 200 mg), e uma dose baixa de prednisona (0,5 mg/kg) deve ser realizada diariamente. Se não houver resposta satisfatória com este esquema terapêutico, em seguida, um imunossupressor, como azatioprina (100 a 150 mg), ou o micofenolato de mofetil (1 g), podem ser adicionados aos regimes terapêuticos. Recentemente, tem sido utilizado experimentalmente tacrolimus tópico com algum sucesso em pacientes com lesões orais e genitais.[137] Para o segundo grupo de pacientes, um plano de tratamento mais agressivo é recomendado, com o uso de medicamentos como dapsona, corticosteroides sistêmicos, azatioprina micofenolato mofetil e ciclofosfamida. Para pacientes com progressão lenta a moderada da doença, pode ser utilizado dapsona (50 a 200 mg), acrescido de corticosteroides sistêmicos (1 mg/kg) e um imunossupressor como azatioprina (100 a 150 mg) ou micofenolato mofetil (1 a 1,5 g). Para os pacientes com progressão rápida da doença, a utilização de ciclofosfamida (1 a 2 mg/kg) associada a corticosteroides sistêmicos (1 a 1,5 mg/kg) é indicada, em virtude do início de ação mais rápido.[135] Atualmente, alguns casos tratados com sucesso com uso dos biológicos, principalmente rituximabe, foram relatados.[138]

Nos pacientes que apresentam lesões gengivais a utilização de moldeiras de silicones com o corticosteroide tópico, representam uma boa opção pela dificuldade em colocar e manter a medicação nessa região. Pode ser utilizado gel de hidrocortisona 1% com lidocaína a 0,5% por 30 minutos, 3 vezes ao dia, após a higiene oral. Além disso, os sinais e sintomas são frequentemente agravados pela presença de placa dentária. Por esse motivo, todos pacientes devem ser orientados quanto à necessidade de tratamento periodontal periódico, para controle de biofilme dentário e raspagem e polimento coronário.[139]

Estes pacientes devem ser sempre acompanhados pelo médico dermatologista, para que haja uma monitorização minuciosa dos efeitos colaterais dos medicamentos e das lesões cutâneas.

Penfigoide bolhoso

O penfigoide bolhoso constitui a mais frequente doença autoimune bolhosa subepidérmica, estando associada com autoanticorpos dirigidos contra os antígenos de BP180, também chamado "BPAG2", ou "colágeno tipo XVII" e "BP230" (BPAG1-e), componentes dos hemidesmossomos. Diferentemente, do penfigoide das membranas mucosas, o curso clínico é mais limitado e acomete preferencialmente a pele.[133] Apresenta incidência de 6 a 12 casos novos por 1 milhão de pessoas por ano, sem predileção por raça e sexo, ocorre mais frequentemente em idosos, acima dos 70 anos. Na população acima de 80 anos de idade, a incidência é de 150 a 180 casos novos por 1 milhão de pessoas por ano.[140]

Caracteristicamente, o penfigoide bolhoso se inicia com uma lesão pruriginosa intensa, seguida de erupção generalizada com formação de bolhas. As vesículas e bolhas se desenvolvem em pele aparentemente normal ou eritematosa, em conjunto, com placas eritematosas de padrão anular. As bolhas são tensas, contendo líquido claro em seu interior e podem persistir por vários dias, deixando áreas de erosão e crosta. As lesões são distribuídas simetricamente e predominam no tronco, abdome e extremidades proximais. O comprometimento da mucosa oral é incomum, sendo observado em 10% a 30% dos pacientes. Outras mucosas, como dos olhos, nariz, faringe, esôfago e anogenital, raramente são afetadas. As lesões orais se iniciam como bolhas, entretanto, rapidamente se rompem, deixando áreas de erosão extensa.[13]

O diagnóstico baseia-se nos aspectos clínicos, histopatológicos e imunológicos. A biópsia deve ser realizada em tecido perilesional ou em uma área contendo uma bolha intacta. A análise histopatológica permite identificar a presença de bolha subepitelial, com separação entre o epitélio e o tecido conjuntivo. Um moderado infiltrado inflamatório misto superficial, apresentando eosinófilos, pode estar presente no tecido conjuntivo. A imunofluorescência direta revela uma banda linear de imunorreação, especialmente IgG e C3, na membrana basal em 90% a 100% dos casos.[133] Em cerca de 80% a 85% dos pacientes, a imunofluorescência indireta mostra a presença de IgG circulante que se liga normalmente ao epitélio.[133] Aspectos clínicos como idade de acometimento maior que 70 anos, não envolvimento da mucosa oral e região de cabeça e pescoço, podem ajudar a diferenciar o penfigoide bolhoso do penfigoide das membranas mucosas.[141]

O fármaco de escolha para o início do tratamento continua sendo os corticosteroides. Para pacientes com doença severa, a prednisona oral, na dosagem de 0,5 a 1 mg/kg, geralmente controla a doença no prazo de 3 semanas. Esta dose é progressivamente reduzida ao longo de um período de 6 a 9 meses. Praticamente, sempre que possível, o uso de corticosteroides tópicos deve ser realizado de maneira isolada ou combinado com baixas doses de prednisona oral.[142] Caso os corticosteroides isolados não controlem a doença ou quando contraindicados, outros medicamentos imunossupressores, como azatioprina, micofenolato de mofetil, metotrexato e ciclofosfamida podem ser utilizados. A escolha de um imunossupressor depende dos efeitos colaterais, da condição geral do paciente, da experiência do médico com o medicamento e o custo.[142] Finalmente, em todos os pacientes, é importante realizar todas as medidas destinadas a prevenir as complicações das lesões cutâneas, orais e do tratamento.[143]

Líquen plano

O líquen plano é uma doença autoimune cutaneomucosa, mediada por linfócitos T, afetando 1% a 2% da população.[144] Esta doença de etiologia desconhecida foi descrita pela primeira vez em 1869 pelo médico inglês Erasmus Wilson.[145] Louis-Frédéric Wickham acrescentou à descrição da lesão *stries et punctuations grisatres* (estrias e pontos acinzentados), denominados "estrias de Wickham", em 1895.[146] Ocorre na maioria dos casos entre 30 e 60 anos de idade, afetando mais mulheres que os homens em uma proporção de 2:1.[144] A possibilidade de alteração autoimune mediada por células, precipitada por fatores endógenos ou exógenos, resultando em uma resposta alterada a autoantígenos, tem sido levantada em vários estudos, especialmente nos casos em que o líquen plano está associado com uma ou mais doenças autoimunes. As células T ativadas, associadas ao aumento da produção de citocinas Th1, aumentam a expressão de moléculas de adesão intercelulares nas células de Langerhans e macrófagos, resultando na apresentação de antígenos do complexo maior de histocompatibilidade pelos ceratinócitos, gerando degeneração e apoptose dos ceratinócitos. A etiologia permanece desconhecida, mas vários fatores etiológicos têm sido sugeridos, como: estresse emocional, diabetes, doenças autoimunes, predisposição genética e hepatite C.[37,147] Alguns autores sugerem uma possível associação entre covid-19 e líquen plano oral como desencadeante ou exacerbação.[147b,147c] Também foi descrita a vacina da covid-19 como desencadeante ou possível reação adversa do líquen plano oral.[147d,147e]

A apresentação cutânea do líquen plano se caracteriza por pápulas pruriginosas, brilhantes e de coloração púrpura. Estas pápulas retêm as linhas da pele e são descritas como com forma poligonal. As pápulas individuais variam em tamanho de um centímetro ou mais de diâmetro e podem estar intimamente agregadas ou dispersas. Embora o tamanho da pápula seja frequentemente uniforme em cada paciente, isto não necessariamente ocorre, e pápulas diminutas e grandes podem se encontrar misturadas em certos casos. Sobre a superfície, pode se observar linhas brancas, conhecida como "estrias de Wickham".[37,147]

Cerca de 50% a 70% dos pacientes com lesões cutâneas apresentam lesões orais, podendo acometer somente a mucosa oral em 20% a 30% dos pacientes.[37,148] Estima-se que a frequência do líquen plano oral varie entre 0,5% e 4%.[147]

As lesões orais possuem seis formas clínicas clássicas: reticular, erosiva, atrófica, em placa, papular e bolhosa, podendo ocorrer de maneira isolada ou simultânea.[149] As variantes clínicas mais comuns são as formas reticular, tipo placa e erosiva. As manifestações clínicas destas variantes correspondem à presença de estrias brancas de aspecto rendilhado, placas brancas e presença de áreas eritematosas e ulceradas, que também podem estar associadas às áreas brancas, respectivamente. As lesões são geralmente bilaterais e simétricas, o que as diferencia das reações liquenoides. Os locais mais acometidos são mucosa jugal, gengiva, dorso da língua e mucosa labial. O acometimento gengival é chamado "gengivite descamativa", que também pode ser observado no pênfigo vulgar e penfigoide (Figura 56.23).[136,150,151] A lesão oral do líquen plano pode se iniciar como uma pápula branca, evoluindo com estrias, podendo haver áreas acastanhadas de incontinência pigmentar. As lesões no dorso de língua tendem a ser espessas e confluentes em placas. As lesões de longa duração tendem a se tornar atróficas e

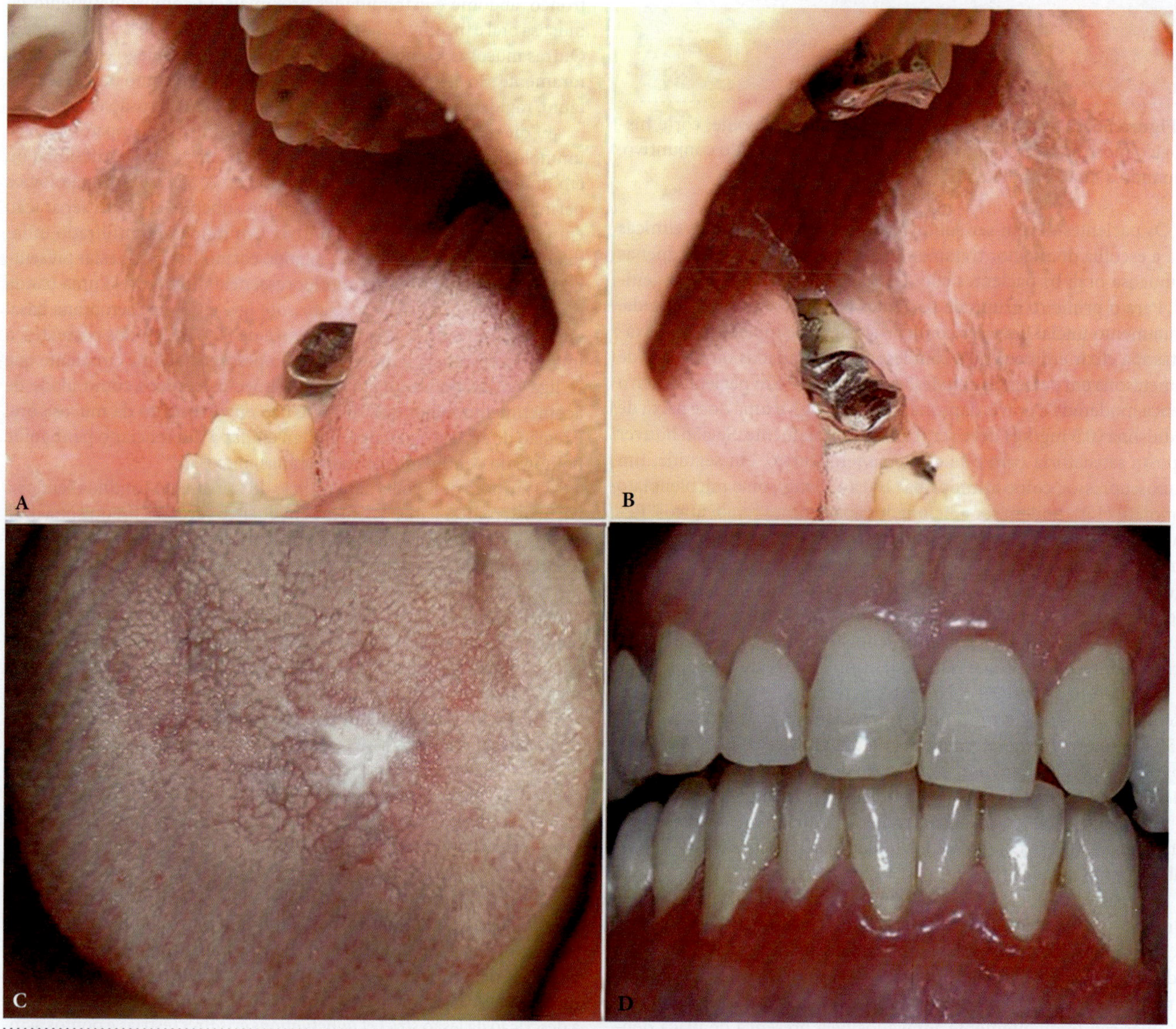

■ **Figura 56.23** Aspectos clínicos do líquen plano: estrias brancas de aspecto rendilhado em mucosa jugal direita (**A**) e esquerda (**B**). (**C**) Placa branca no dorso da língua e (**D**) eritema gengival, caracterizando a gengivite descamativa.
Fonte: Fotos cedidas pela Dra. Juliana Tristão Werneck.

dolorosas, exibindo períodos de exacerbação e remissão espontânea.[150] Alguns estudos detectaram presença de *Candida* spp. em 37% a 50% dos casos de líquen plano oral, sendo a prevalência aumentada na forma erosiva, associada a exacerbação dos sintomas.[152]

O diagnóstico do líquen plano é realizado pelos aspectos clínicos e histopatológicos. O diagnóstico diferencial inclui reações liquenoides a medicamentos ou materiais dentários, leucoplasia, lúpus eritematoso e doença do enxerto *versus* hospedeiro em pacientes transplantados de medula óssea.[13,147] Embora a Organização Mundial de Saúde tenha classificado o líquen plano oral como uma lesão cancerizável, a literatura permanece controversa com relação às taxas de transformação maligna das lesões. Estas variam de 0% a 5,3% em períodos de 3 a 6 anos de acompanhamento.[150] O diagnóstico preciso do líquen plano oral é muito importante, considerado vários autores terem afirmado ser uma condição pré-cancerosa da mucosa oral, sem qualquer outra condição concomitante. Além disso, é possível que a ocorrência do líquen plano comprovado por biópsia seja menos frequente do que se acreditava previamente. O diagnóstico do líquen plano tem sido realizado frequentemente sem preencher totalmente os critérios diagnósticos necessários e, portanto, com dados que falham em satisfazer os princípios diagnósticos aceitos. Este dado reforça a importância do exame histopatológico em todos os casos.[150]

Os aspectos histopatológicos são típicos, entretanto não específicos, já que, principalmente, as reações liquenoides também podem apresentar padrão histopatológico semelhante. Os achados histopatológicos clássicos constituem graus variados de ortoceratose e paraceratose, degeneração hidrópica da camada basal, presença de corpúsculos de Civatte nas camadas basal e suprabasal do epitélio, projeções das cristas epiteliais com aparência de dentes de serra (pouco evidente nas lesões orais), incontinência pigmentar e infiltrado inflamatório linfocitário, caracteristicamente disposto em banda subepitelial (Figura 56.24).[147]

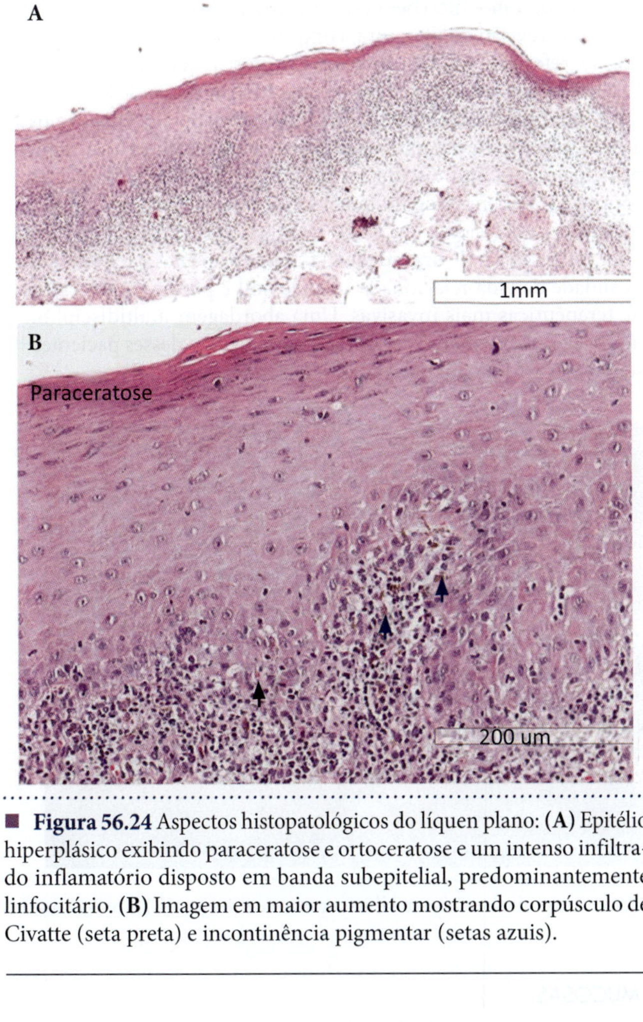

■ **Figura 56.24** Aspectos histopatológicos do líquen plano: **(A)** Epitélio hiperplásico exibindo paraceratose e ortoceratose e um intenso infiltrado inflamatório disposto em banda subepitelial, predominantemente linfocitário. **(B)** Imagem em maior aumento mostrando corpúsculo de Civatte (seta preta) e incontinência pigmentar (setas azuis).

A imunofluorescência direta é positiva em 66% dos casos de líquen plano oral, demonstrando depósitos de IgA, IgG, IgM ou C3 ao longo da zona da membrana basal, além de fibrinogênio na membrana basal em padrão desordenado.[153] Depósitos de IgM são frequentemente encontrados nos corpos citoides subepiteliais.[37]

O tratamento do líquen plano oral é destinado a controlar os sintomas, considerando a extensão das lesões e a gravidade dos sintomas. Lesões assintomáticas podem ser apenas acompanhadas. Frequentemente, são as manifestações erosivas que necessitam de tratamento, em razão da acentuada dor. O medicamento de primeira escolha é o corticosteroide tópico, em forma de bochechos ou pomadas, com aplicações de 3 a 4 vezes ao dia. O uso do corticosteroide tópico deve ser reduzido gradativamente de acordo com a melhora dos sintomas e do quadro clínico. Em casos mais agressivos, se faz necessário a utilização de corticosteroides sistêmicos.[154] Outros agentes terapêuticos têm sido utilizados no tratamento do líquen plano oral como retinoides, ciclosporina, laserterapia e fototerapia.[155] Recentemente, alguns estudos relataram a eficácia da aplicação da pomada de tacrolimus na concentração de 0,1%, 2 vezes ao dia, até remissão ou alívio sintomático das lesões. Entretanto, esta medicação tem efeito carcinogênico, podendo aumentar a frequência de aparecimento de carcinomas no líquen plano oral.[156] O acompanhamento destes pacientes é fundamental, para monitorização dos efeitos adversos do esquema terapêutico e pelo possível potencial de malignização da doença.[157]

Gonzaga e colaboradores (1999) realizaram um estudo para determinar a prevalência de comprometimento da mucosa oral em pacientes brasileiros com líquen plano cutâneo. Neste trabalho, 45 pacientes com líquen plano cutâneo e 100 pacientes com outras doenças foram examinados clinicamente. Somente 22,2% apresentavam concomitantemente líquen plano oral. A importância deste estudo foi o fato de que estes pacientes procuraram o atendimento pelo comprometimento cutâneo e não sabiam previamente se apresentavam comprometimento oral simultâneo. Situação que claramente difere de outros autores da literatura, em que os pacientes procuraram o atendimento por apresentarem queixas orais.[158]

Lúpus eritematoso

O lúpus eritematoso é uma doença autoimune crônica comum, ocorrendo mais no sexo feminino entre a segunda e terceira década de vida.[159,160] A prevalência varia de 14 a 50/100.000 habitantes em estudos norte-americanos. O lúpus eritematoso sistêmico se caracteriza pela produção de autoanticorpos que afetam os rins, células sanguíneas, coração, sistema nervoso central e, principalmente, a pele.[161] A etiologia ainda é incerta, sendo considerada uma doença multifatorial com a participação de fatores hormonais, genéticos e externos.[162]

Classicamente, o lúpus eritematoso tem sido dividido em sistêmico e cutâneo. A forma sistêmica é grave, envolve vários sistemas e apresenta diversas manifestações cutâneas e orais. O lúpus cutâneo é mais limitado, acometendo principalmente a pele e mucosa oral. De acordo com o comprometimento cutâneo, o lúpus eritematoso ainda é subdividido em crônico (discoide) e subagudo.[163] As lesões cutâneas são as mais frequentes e costumam ser a primeira manifestação da doença. As lesões cutâneas podem ser não específicas, incluindo vasculite cutânea, fenômeno de Raynaud e alopecia não cicatricial reticular. As lesões específicas são classificadas com base na morfologia clínica somada a subsídios histológicos específicos, compreendendo três formas: lúpus eritematoso cutâneo crônico, cutâneo subagudo e cutâneo agudo.[164,165]

O diagnóstico de lúpus eritematoso baseia-se em quatro ou mais dos onze critérios definidos pelo American College of Rheumatology, sendo o acometimento oral um dos critérios de diagnóstico definidos.[166] A prevalência das lesões orais varia de 9% a 45%.[167] Alguns autores relatam que a frequência das manifestações orais é maior no lúpus cutâneo do que no sistêmico. De frequência variável, as úlceras presentes em pacientes com lúpus apresentam dimensões variadas, com períodos de exacerbação e remissão, que podem ser influenciados pela terapêutica, podendo a lesão oral ser a primeira manifestação da doença. Alguns estudos demonstram que a presença de lesões orais é preditiva para a atividade da doença.[163,168]

Diversos nomes são empregados para descrever as lesões orais, como "lesões orais discoides", "queilite lúpica", "placas ulcerativas", "placas em favo de mel", "lesões líquen-plano símile", entre outros; demonstrando a variação nas manifestações clínicas.[163]

A apresentação oral mais frequente do lúpus eritematoso é a lesão discoide, caracterizada por mancha eritematosa, arredondada, que pode exibir centro atrófico ou ulcerado, com estrias brancas irradiando e telangiectasia na periferia (Figura 56.25). Acometem comumente o palato, mucosa jugal e língua, de maneira assimétrica. Estas lesões apresentam como diagnóstico diferencial principal, o líquen plano. Estão presentes em presente em 11% a 40% de pacientes com lúpus sistêmico e em 20% a 25% dos pacientes com lúpus eritematoso cutâneo crônico. A maioria dos pacientes com lesões orais terá simultaneamente lesões cutâneas. Os lábios podem estar envolvidos e, clinicamente, notam-se lesões discoides bem delimitadas ou lesões difusas, sendo designadas por alguns autores, como "queilite lúpica" (Figura 56.26).[168,169]

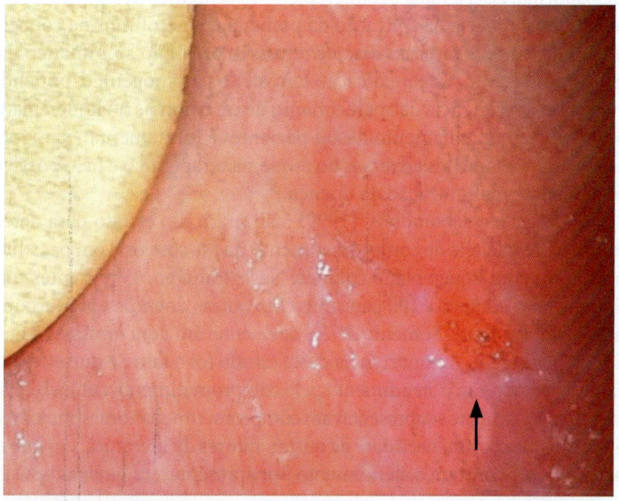

■ **Figura 56.25** Aspectos clínicos do lúpus eritematoso: úlcera circundada por estrias brancas em mucosa jugal direita.

A lesão oral aguda compreende diversas apresentações clínicas e correspondem às manifestações do lúpus eritematoso cutâneo agudo. Apresentam-se como máculas eritematosas ou petequiais, erosões ou ulcerações na mucosa, comumente no palato.[163] Há uma variante rara, onde as lesões são generalizadas e têm um aspecto de bolhas erosivas semelhantes à doença de Stevens-Johnson ou necrólise epidérmica tóxica.[163,170] A lesão oral subaguda se caracteriza por manchas eritematosas arredondadas e levemente deprimidas, mais comuns no palato. Ocorrem frequentemente em regiões expostas ao sol, quando as manifestações intraorais raramente estão presentes. As lesões regridem após o tratamento sem deixar cicatrizes, mas produzem áreas de hipopigmentação.[163]

Outras manifestações orais podem ser observadas, como doença periodontal, desordens na articulação temporomandibular (artralgias e artrites), higiene oral deficiente em decorrência de lesões dolorosas, ardência oral, xerostomia.[171] Entre os diagnósticos diferenciais, encontra-se líquen plano, pênfigo vulgar, penfigoide, eritema multiforme, reação medicamentosa e eritroplasia.[172]

O diagnóstico é realizado por meio da biópsia associada à história clínica do paciente. O exame histopatológico revela paraceratose ou ortoceratose, degeneração vacuolar da membrana basal, infiltrado mononuclear superficial (liquenoide) e perivascular profundo; e vasculite.[172] Ainda, observa-se espessamento da membrana basal (mais evidente com a coloração de PAS), característica que difere do líquen plano oral, principal diagnóstico diferencial do lúpus eritematoso (Figura 56.27).[167] A distinção histopatológica entre lesões do lúpus cutâneo agudo, subagudo e crônico está na intensidade do envolvimento epitelial, na gravidade do dano folicular, na natureza e no nível do infiltrado inflamatório no tecido conjuntivo.[173]

O tratamento, além de medicamentoso, baseia-se em algumas medidas gerais, como evitar exposição solar e tabagismo, e apoio psicológico. A terapia medicamentosa deve ser individualizada para cada paciente e dependerá dos órgãos ou sistemas acometidos, e da gravidade desses acometimentos. Independente do órgão ou sistema afetado, o uso contínuo de antimaláricos (difosfato de cloroquina: 4 mg/kg/dia ou sulfato de hidroxicloroquina: 6 mg/kg/dia) é indicado com a finalidade de reduzir a atividade da doença e tentar poupar o uso de corticosteroide. Além dos antimaláricos, os glicocorticosteroides são os medicamentos mais utilizados no tratamento, e a dose varia de acordo com a gravidade da doença. As lesões orais frequentemente respondem ao tratamento sistêmico. Em casos que não haja resposta, o uso de corticosteroides tópicos é indicado. Além disso, é importante que o paciente seja acompanhado periodicamente, em virtude das complicações da doença e do tratamento, como infecções oportunistas e doença periodontal.[28,163,174]

Uma revisão da literatura, conduzida por Benli e colaboradores (2021), reforça o descrito anterior. Ela mostra que os pacientes com LES estão mais em risco de comprometimento da saúde bucal e dentária, exibindo maior risco de doenças periodontais e distúrbios da articulação temporomandibular. O uso de medicamentos sistêmicos, principalmente imunossupressores e anticoagulantes em pacientes com LES, também pode influenciar no manejo bucal. Os resultados reforçam a necessidade de realizar, em uma fase precoce da doença, uma gestão da saúde oral adequada desses pacientes para melhorar a qualidade de vida relacionada à saúde oral e prevenir a necessidade de terapêuticas mais invasivas. Uma abordagem multidisciplinar é necessária para o manejo odontológico e médico desses pacientes,[174b] sendo então fundamental o papel da Dermatologia.

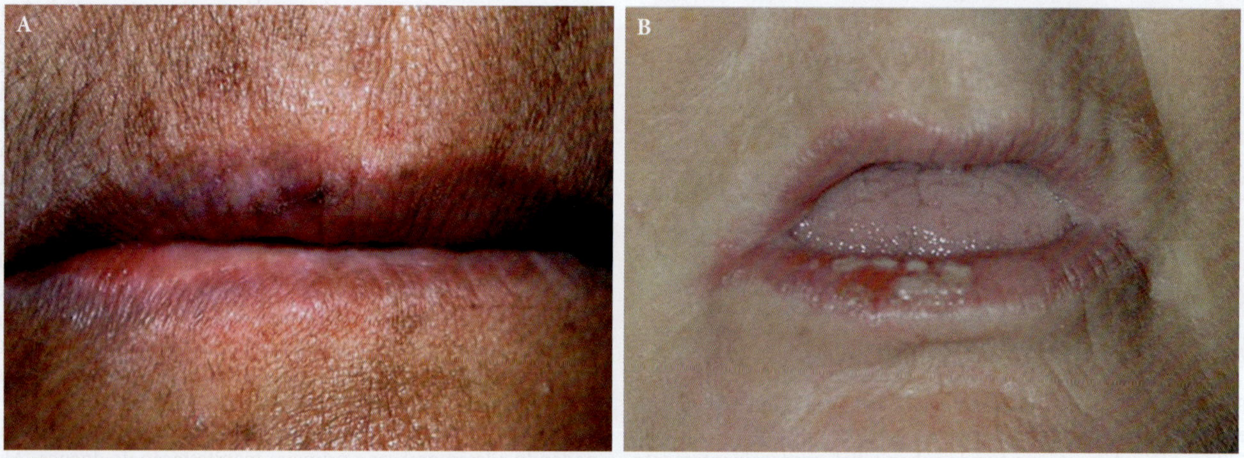

■ **Figura 56.26** **(A)** Aspectos clínicos da queilite lúpica: manchas hipocrômicas e áreas cicatriciais em lábio superior e inferior. **(B)** Áreas erosadas e ulceradas em vermelhão de lábio inferior.

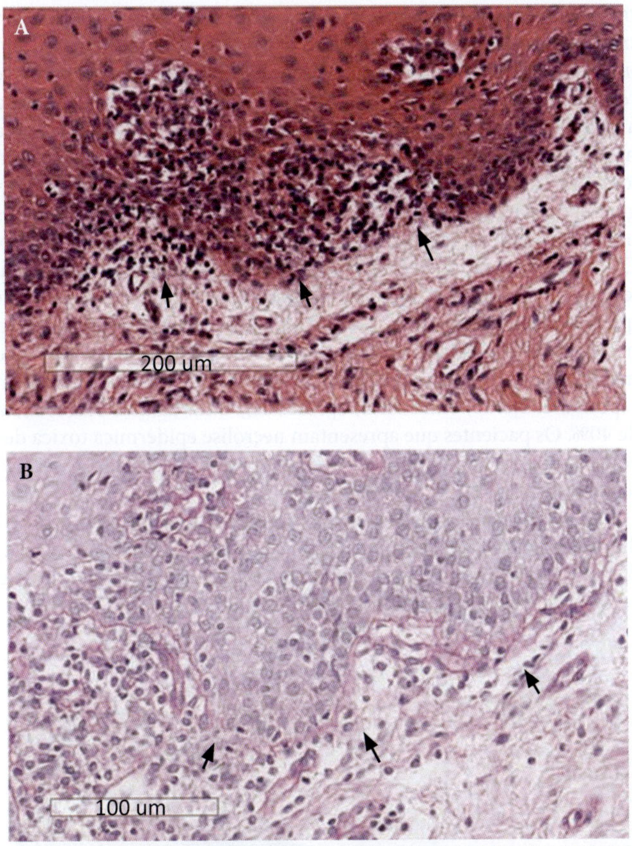

■ **Figura 56.27** Aspectos histopatológicos do lúpus eritematoso: **(A)** Corte histológico exibindo infiltrado mononuclear liquenoide na interface epitélio conjuntivo. **(B)** Coloração especial positiva para o ácido periódico de Schiff (PAS), mostrando espessamento da membrana basal.

Eritema multiforme

Eritema multiforme é uma rara desordem inflamatória aguda mucocutânea, mais prevalente em homens jovens entre 20 e 40 anos. A etiologia é desconhecida, embora seja considerado como uma doença autoimune, resultante de uma reação mediada por células T que reagem com antígenos (virais, bacterianos, farmacológicos ou químicos), resultando em um ataque imunológico citotóxico nos ceratinócitos, gerando posterior formação de vesículas sub e intraepitelial. Os ceratinócitos sofrem necrose e apoptose celular. Pode estar associado a infecções virais, especialmente pelo vírus do herpes simples (HSV) e de outros herpesvírus (varicela-zóster, citomegalovírus, Epstein-Barr vírus); e infecções bacterianas, causadas pelo *Mycoplasma pneumoniae*. Uma variedade de medicamentos pode também precipitar o eritema multiforme como penicilina, sulfonamidas, barbitúricos, cefalosporinas, anti-inflamatórios não esteroidais. Fatores genéticos podem representar um fator predisponente em alguns pacientes, sendo relatada associação com HLA-B35, HLA-B62, HLA-DR53 e HLA-DRQB1.[13,37,175,176]

O estudo da associação entre eritema multiforme e doença por coronavírus 2019 (covid-19) foi conduzida por Bernado e colaboradores (2021) por meio de uma revisão sistemática. Os autores observaram que o eritema multiforme parece afetar pacientes com menos de 30 anos ou mais de 55. Raramente, alguns medicamentos usados no manejo do covid-19 podem induzir o quadro, especialmente a hidroxicloroquina. Os três grupos de pacientes parecem ter diferentes características clínicas e cursos. A partir desses dados, os autores propõem que as erupções do eritema multiforme ligadas ao covid-19 podem ser divididas em três tipos: o tipo juvenil (afetando pacientes com menos de 30 anos), o tipo mais idoso (afetando pacientes com mais de 55 anos) e o tipo induzido por medicamentos.[176b]

Alguns casos, principalmente com comprometimento mucoso, podem apresentar sintomas prodrômicos de mal-estar, febre e mialgia; 1 semana antes do início das manifestações clínicas. As lesões são autolimitantes, havendo resolução entre 2 a 6 semanas, podendo ocorrer recorrência em 20% dos casos.[13,177]

As lesões cutâneas ocorrem em mais de 50% dos casos, sendo distribuídas simetricamente em forma de pápulas ou manchas eritematosas nas áreas extensoras e extremidades.[177] Algumas lesões são caracterizadas por aspecto concêntrico com uma zona central eritematosa rodeada por um halo periférico rosa pálido, lembrando um alvo ou um olho de boi. As manifestações orais são comuns, ocorrendo em 60% a 70% dos pacientes que apresentam lesão cutânea e em 40% dos casos pode acometer apenas a mucosa oral. As lesões orais são difusas e generalizadas, caracterizando-se por manchas eritematosas que evoluem rapidamente para erosões ou úlceras planas e de bordas rasas. A mucosa labial, mucosa jugal, língua, soalho e palato mole são as regiões mais acometidas (Figura 56.28). Apenas o lábio pode ser envolvido, apresentando edema, fissuras e crostas hemorrágicas.[13,177,178]

De acordo com a severidade da doença, o eritema multiforme pode ser dividido em três categorias: eritema multiforme menor, eritema multiforme maior ou síndrome de Stevens-Johnson e necrólise epidérmica tóxica. Alguns autores sugerem outra classificação, de acordo com as manifestações clínicas, como eritema multiforme menor, com comprometimento cutâneo; e eritema multiforme maior, quando também há acometimento mucoso.[177,178]

O eritema multiforme menor é considerado a forma mais leve da doença, caracterizado por lesões cutâneas típicas em alvo, podendo estar acompanhadas por prurido e mal estar.[178] Em alguns casos pode ocorrer comprometimento de uma única mucosa, como a mucosa oral.[179] Frequentemente, as lesões orais antecedem o aparecimento das lesões cutâneas ou podem representar a região envolvida. As manifestações intraorais acometem geralmente as áreas não queratinizadas, ocorrendo como manchas eritematosas, erosões e úlceras planas generalizadas. Os lábios são também frequentemente afetados, apresentando intenso eritema, edema, sangramento e áreas crostosas. Quando o comprometimento é apenas intraoral, o diagnóstico pode ser dificultado em razão da semelhança de lesões como pênfigo, penfigoide e líquen plano. Apesar de ser considerado autolimitante e leve, o eritema multiforme menor oral pode ser grave, em casos de desidratação, em decorrência da dificuldade de alimentação.[180]

O eritema multiforme maior ou Síndrome de Stevens-Johnson é uma forma mais severa, caracterizado pelo acometimento de várias membranas mucosas, como a ocular, oral, genital, laringe e esôfago.[179] Em cerca de 30% dos casos, os sintomas prodrômicos podem ocorrer dentro de 1 a 3 semanas antes do início das manifestações mucocutâneas. As lesões cutâneas são semelhantes às lesões do eritema menor, entretanto, podem afetar uma área mais extensa.[180] As alterações oculares são semelhantes as do penfigoide cicatricial, podendo ocorrer formação de simbléfaro.[181] Embora haja a distinção entre a forma menor e maior, o valor clínico desta separação tem sido questionado. Um estudo de pacientes com eritema multiforme recorrente demonstrou que em 90% dos casos apenas uma mucosa foi afetada no primeiro episódio, entretanto, em acometimentos seguintes esta proporção foi para 61%; concluindo que o eritema menor pode vir a apresentar-se como maior em episódios subsequentes, estando estes fortemente ligados.[180]

A necrólise epidérmica tóxica ou doença de Lyell é uma rara e severa entidade, com mortalidade elevada, caracterizada por extensa formação de bolhas e descamação da pele geralmente induzida. Podem ocorrer sintomas prodrômicos como tosse, dor de garganta, queimação nos olhos, febre e mal-estar, ocorrendo um a dois dias antes das lesões cutâneas e mucosas. A mucosa oral é acometida em quase todos os casos, caracterizada por formação de bolhas e erosões na gengiva.[13,178,180]

O diagnóstico do eritema multiforme é eminentemente clínico, sendo em alguns casos, necessário a realização de biópsia. A biópsia deve ser realizada em tecido perilesional, sendo revelado no exame histopatológico espongiose, formação de vesículas intraepiteliais ou subepiteliais associadas à degeneração e necrose dos queratinócitos da camada basal. Observa-se também infiltrado linfocitário intenso com ocasionais eosinófilos e neutrófilos, abaixo da membrana basal e perivascular (Figura 56.29). A imunofluorescência direta e indireta é geralmente inconclusiva, sendo indicada para excluir outras doenças vesicobolhosas. Os exames sorológicos não auxiliam no diagnóstico, entretanto, elevação nas gamaglobulinas, na velocidade de sedimentação e eosinofilia, podem ser encontradas em casos severos. O diagnóstico do herpesvírus é importante para que possa ser executada a conduta terapêutica adequada, podendo ser realizado pelo exame citopatológico ou reação em cadeia da polimerase (PCR).[177-180]

A regressão espontânea pode ocorrer na forma menor em 2 a 3 semanas e em até 6 semanas nas formas maiores e mais severas.[182] Não há tratamentos definidos, sendo importante, introduzir terapia de suporte, como dieta líquida, suporte nutricional e higiene oral com 0,12% de clorexidina solução. O paciente deve ser avaliado pelo dermatologista e oftalmologista. Os fatores precipitantes devem ser identificados e tratados ou suspensos no caso de drogas, cosméticos ou alimentos. Agentes antimicrobianos como tetraciclina podem ser indicados nos casos de eritema relacionado com *Micoplasma pneumoniae*. A utilização de aciclovir na presença de infecção por herpesvírus é recomendado. O uso de corticosteroides é controverso, sendo indicada a forma tópica para o eritema menor e sistêmica nos casos de eritema maior. A prednisolona 0,5 a 1,0 mg/kg por dia, reduzindo a dose ao longo de 7 a 10 dias, ou associada com azatioprina, é recomendada. Alguns autores relatam que os corticosteroides só deverão ser ministrados nas primeiras 48 horas, não se mostrando benéficos após esse período. Outros medicamentos como ciclofosfamida, dapsona, ciclosporina, levamisol e talidomida, também já foram utilizados. Deve-se ressaltar que infecções oportunistas, como candidíase, podem ocorrer, sendo necessário diagnóstico e tratamento. O eritema multiforme menor e maior apresentam bom prognóstico pelo fato das lesões regredirem espontaneamente, entretanto, apresentam uma taxa de recorrência de 40%. Os pacientes que apresentam necrólise epidérmica tóxica devem ser internados o mais breve possível em uma unidade de terapia intensiva.[177-180]

Ressalta-se que estes pacientes preferencialmente deverão ser atendidos por uma equipe multiprofissional, quando o profissional da Medicina interna terá um papel fundamental na manutenção do quadro geral, em especial do equilíbrio hidroeletrolítico.

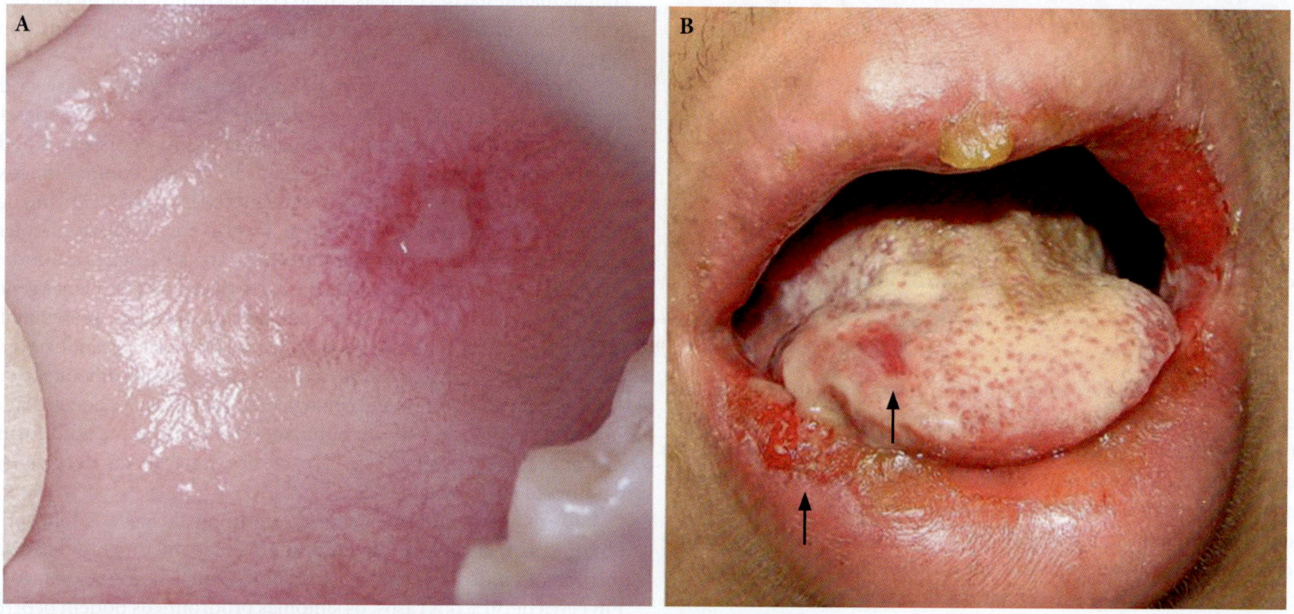

■ **Figura 56.28** Aspectos clínicos do eritema multiforme: **(A)** Úlcera recoberta por pseudomembrana em mucosa jugal direita. **(B)** Áreas erosadas e ulceradas recobertas por crostas amareladas em vermelhão de lábio inferior e por pseudomembrana em dorso de língua.

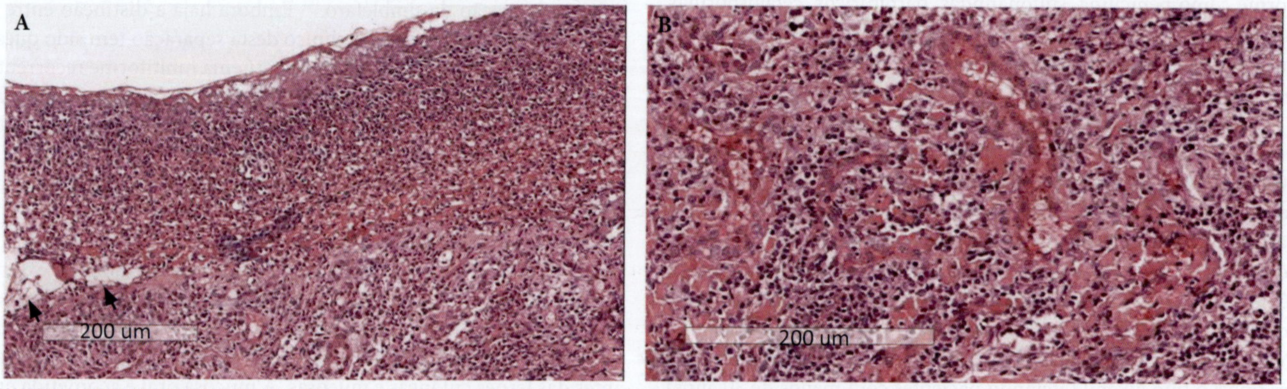

■ **Figura 56.29** Aspectos histopatológicos do eritema multiforme: **(A)** Tecido perilesional mostrando inflamação intensa e formação de vesícula intra e subepitelial. **(B)** Fragmento em maior aumento exibe intenso infiltrado inflamatório perivascular.

■ DOENÇAS INFECCIOSAS

Doenças viróticas

Herpes simples

A gengivoestomatite herpética primária e o herpes simples recidivante são doenças causadas pelo *Herpesvírus hominis* (Herpesvírus simples), sendo a virose oral mais comum.[183] O Herpesvírus simples pertence ao grupo dos vírus DNA, sendo envolto por envelope constituído por lipídios, poliaminas e 12 glicoproteínas.[10] Existem dois tipos de Herpesvírus simples, que são identificados: HSV-1 e HSV-2. O HSV-1 é mais comumente transmitido durante a infância, enquanto o HSV-2 é transmitido após a puberdade, usualmente pelo contato sexual. Ambos os vírus, HSV-1 e HSV-2 podem produzir lesões orais e periorais. Entretanto, frequentemente o HSV-1 é mais encontrado nas lesões orais e periorais e o HSV-2 nas lesões genitais.[183] As lesões são clinicamente indistinguíveis. O vírus costuma ser considerado um vírus dermotrópico porque tem necessidade de resistir no interior de células de origem ectodérmica, como mucosas, olhos, sistema nervoso central e, principalmente, derme.[184]

A maioria dos estudos epidemiológicos de herpes simples indica uma prevalência que varia de 19,4% a 32,9% da população.[183,185] O único reservatório conhecido do HSV é o homem, sendo considerada uma infecção universal. Tem-se calculado que existem anticorpos circulantes para o HSV-1 em 70% a 90% de todos os adultos e 20% a 30% para o HSV-2.[183]

O HSV na saliva tem sido considerado como tendo um importante papel na transmissão horizontal da doença. Este vírus foi detectado pela técnica de PCR (reação em cadeia de polimerase) em 47 (4,7%) de 1.000 amostras de saliva de pacientes, comparados com 27 (2,7%), quando os vírus foram isolados por técnica convencionais. Este trabalho demonstra como pode ser alto o risco de transmissão horizontal da doença.[186] Recente estudo brasileiro, com crianças infectadas pelo vírus da imunodeficiência adquirida, encontrou uma prevalência de 4% para HSV-1 e 2% para HSV-2 na mucosa oral.[183]

O HSV é neurotrópico. Após sua entrada no organismo, dissemina-se para as vias nervosas, instalando-se e permanecendo em latência nos nervos periféricos, gânglios nervosos e principalmente no gânglio trigeminal.[183]

As lesões do herpes simples dependem da imunidade do hospedeiro e da cepa viral adquirida. A primo-infecção herpética compromete indivíduos que nunca tiveram contato prévio com o vírus, acometendo na sua grande maioria, crianças. A infecção é, na maioria das vezes, subclínica, tornando-se o indivíduo infectado portador do vírus sem apresentar sintomas ou se manifesta por meio de sintomatologia inespecífica. Eventualmente, ocorrem casos que apresentam gravidade.[187]

A primo-infecção herpética, também chamada "gengivoestomatite herpética primária", raramente ocorre antes dos primeiros 6 meses de vida, em decorrência dos recém-nascidos manterem elevados títulos de anticorpos maternos. Esta forma clínica ocorre frequentemente em crianças e adultos jovens, apresentando dois picos de prevalência entre 6 meses e 5 anos de idade e aos 20 anos. A maioria dos casos em crianças é assintomática ou apresenta sintomas leves, como um resfriado, o que dificulta o diagnóstico desta condição. Estudos indicam que 60% a 75% das infecções primárias são sintomáticas. Este aumento da porcentagem se deve a uma maior atenção e frequência de exames nos afetados, resultando em um maior controle da doença. A maioria dos casos, na realidade, não era diagnosticada e não subclínica, como se acreditava anteriormente.[183,188]

A infecção neonatal, habitualmente, é causada pelo tipo 2, apesar de ser possível, em alguns casos, pelo tipo 1. Ela ocorre durante o parto pela presença do vírus no trato genital materno.[187]

A gengivoestomatite herpética primária aparece após um período de incubação de 3 a 9 dias. O quadro clínico é complexo, iniciando-se por mal-estar geral, febre, irritabilidade, cefaleia, perda de apetite e linfadenopatia. A seguir, surgem as manifestações orais, quase sempre precedidas de inflamação gengival, representadas por formação de vesículas de 2 a 5 mm de diâmetro, especialmente nas gengivas, língua, palato e face interna do lábio. As formações vesiculares se rompem dando lugar a ulcerações semelhantes às aftas vulgares, de fundo branco-amarelado, circundadas por zona eritematosa e edemaciada, sendo extremamente dolorosas. Com o evoluir da doença, frequentemente aparecem lesões na pele perioral, narinas perinasal que formam, após o rompimento da vesícula, crostas de aspecto verrucoso.[188] Algumas vezes, apresenta uma aparência semelhante à gengivite ulceronecrosante aguda, embora raramente ocorra a destruição da gengiva. A faringe pode estar atingida. As lesões persistem por 6 a 16 dias e reparam sem formação de cicatriz.[37,187] As lesões devem ser diferenciadas de outras doenças como estomatite aftosa, mononucleose infecciosa, eritema multiforme menor, gengivite ulcerativa necrosante e varicela.[187]

Após a primo-infecção, o Herpesvírus simples se torna latente nos gânglios sensoriais e frequentemente reativa quando ocorrem alterações imunológicas e outros fatores desencadeantes. A maioria das infecções representa reativação do HSV latente e o vírus pode se disseminar por contacto com lesões infectadas ou secreções. A viremia por HSV pode provocar lesões viscerais ou do sistema nervoso central e, ocasionalmente, podem ser fatais.[187]

O herpes simples recidivante, geralmente se manifesta em torno dos 15 anos de idade, sendo que os surtos declinam após os 25 anos. O vírus, após o primeiro contato, parece permanecer latente no interior de células epiteliais, sendo que as recidivas representam uma ativação do vírus residual e não uma reinfecção. O mecanismo pelo qual se produz a ativação do micro-organismo é ainda bastante obscuro, frente ao fato de que mais de 90% da população de baixo poder aquisitivo e cerca de 50% de universitários apresentam elevadas titulagens séricas de anticorpos contra o vírus. As recidivas têm sido relacionadas com decréscimo na produção de gamaglobulinas, o que facilitaria um aumento da síntese viral. Outros autores acreditam que o vírus forme cápsulas glicoproteicas protetoras, impedindo a ação dos anticorpos a qual, quando rompida por fatores os mais variados possíveis e muito pouco conhecidos, permitiria a ação antígeno-anticorpo e o aparecimento de lesões.[188]

A forma recidivante da doença, frequentemente, está associada a traumatismo, fadiga, menstruação, gravidez, infecção do trato respiratório, perturbação emocional, alergia, exposição à luz solar ou lâmpada ultravioleta, ou distúrbios gastrointestinais. O mecanismo, pelo qual estes vários fatores provocam o aparecimento das lesões é desconhecido.[187]

O estudo recente em uma população hospitalar observou a prevalência da ocorrência de herpes simples tipo 1 no grupo com covid-19 de 2,81% em comparação a 0,77% no grupo sem covid-19, fazendo os autores concluírem que o vírus do herpes simples tipo 1 está fortemente associado à infecção por covid-19.[187b]

O herpes simples recidivante pode ocorrer a intervalos extremamente variáveis, variando de meses a anos. As lesões podem se desenvolver nos lábios (herpes labial recidivante) ou no interior da boca. Em cerca de 40% a 60% dos pacientes, as lesões são precedidas por sintomas prodrômicos, como ardência, formigamento, parestesia, tumefação, ou, discreta sensibilidade no local que aparecem subsequentemente as vesículas. Estas vesículas geralmente são pequenas (1 mm ou menos de diâmetro), tendem a coalescer para formar lesões um tanto maiores. As vesículas, cinzentas ou brancas, rompem-se rapidamente, deixando uma ulceração vermelha pequena, às vezes com um ligeiro halo eritematoso. Nos lábios, as vesículas rompidas ficam cobertas com uma crosta acastanhada (Figura 56.30). A intensidade da dor é bastante variável.[188]

As lesões herpéticas intraorais recidivantes, desenvolvem-se quase invariavelmente na mucosa ceratinizada ligada firmemente ao periósteo. Raramente ocorrem na mucosa móvel, ao contrário da estomatite aftosa recidivante a qual, quase invariavelmente ocorre somente na mucosa móvel. Assim, a localização mais comum das lesões herpéticas intraorais recidivantes é no palato duro e na gengiva inserida ou crista alveolar. O herpes labial raramente é observado concomitante com as lesões intraorais.[187] As lesões podem ocorrer tanto no lábio, como na mucosa oral, contudo, são extremamente raras intraoralmente quando

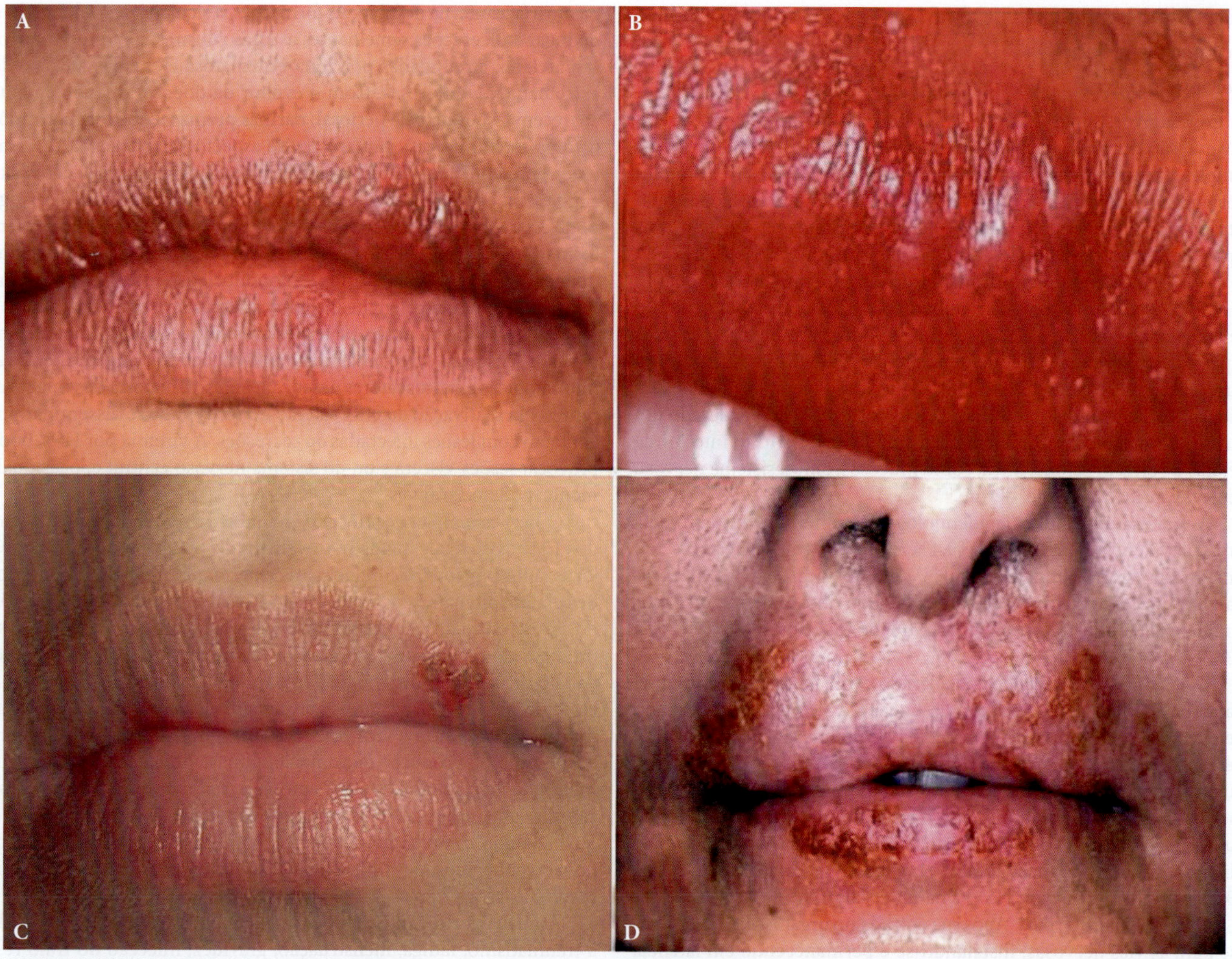

■ **Figura 56.30** Aspectos clínicos do herpes labial: (**A** e **B**) Múltiplas vesículas em lábio superior. (**C**) Crostas amareladas recobrindo área das vesículas rompidas em lábio superior. (**D**) Vesículas e crostas disseminadas em região labial e parte cutânea do lábio.

comparadas com as labiais. Cerca de 12 a 24 horas antes do aparecimento das vesículas, desenvolve-se uma sensação de hiperestesia ou ardor na região. As vesículas são sempre múltiplas, pequenas (cerca de 1 mm), formando grupos que tendem a coalescer. Estas rapidamente se rompem liberando um líquido branco-amarelado, formando crostas, tornando-se aderentes (Figura 56.31). A presença de edema e eritema é comum. Os sintomas são variáveis, sendo mais intenso quando atinge a comissura. As lesões reparam geralmente entre 7 e 10 dias, sem deixar cicatriz.[187] A presença da associação entre a estomatite aftosa recorrente e o herpes simples labial levou alguns autores a suspeitarem que o *Herpesvírus hominis* estivesse envolvido na patogenia da estomatite aftosa. Gonzaga e colaboradores (1995), avaliando 50 pacientes portadores de estomatite aftosa recorrente, observaram a presença do herpes simples em 24% dos pacientes.[189]

Nos pacientes com a síndrome da imunodeficiência adquirida, as infecções pelo vírus do herpes simples tendem a serem mais severas e generalizadas.[190] As infecções pelo HSV orais e periorais são comuns em indivíduos HIV positivos ou com AIDS. As lesões podem ser persistentes e disseminar regionalmente, produzindo ulcerações extensas. A infecção pelo HSV, nestes pacientes imunocomprometidos, é mais comum nos lábios, gengiva, palato e língua, mas pode comprometer outras superfícies mucosas com dor, úlceras orais não cicatrizantes, que persistem por vários meses. Em pacientes imunocomprometidos, foi descrita uma forma clínica de herpes crônico em dorso de língua, denominada "glossite herpética geométrica", sendo caracterizada por fissura central profunda com múltiplas fissuras periféricas, bastante sintomática.[191]

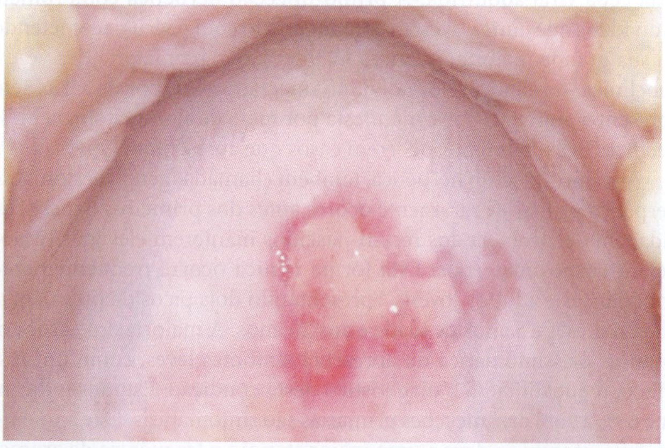

■ **Figura 56.31** Aspectos clínicos do herpes intraoral: úlcera plana recoberta por pseudomembrana circundada por halo eritematoso em palato duro.

Pesquisas sugerem que os antígenos HLA podem ter um papel na patogênese do herpes simples recorrente, proporcionando reforço à hipótese de que fatores genéticos influenciem a resposta imunológica ao HSV-1.[192]

Alguns autores relatam que o eritema multiforme oral recorrente pode estar associado ao herpes simples.[193] Uma série de 82 pacientes com eritema multiforme cutâneo recorrente foi examinada para determinar a incidência e natureza de lesões orais. Em 60% dos casos, estes ataques seguiram um episódio de infecção pelo herpes simples durante a quinzena precedente.[180] Cheriyan e Patterson (1996) também atribuíram ao herpesvírus uma das causas de eritema multiforme e síndrome de Stevens-Johnson.[194]

O diagnóstico da infecção herpética é realizado pela anamnese e aspectos clínicos, entretanto, a confirmação diagnóstica laboratorial pode ser necessária. Uma variedade de métodos pode ser utilizada para confirmar o diagnóstico, como citopatologia, histopatologia, cultura e PCR. A cultura não é muito utilizada, pois seu o resultado positivo não significa presença de doença. A citopatologia oral é o procedimento menos invasivo e de melhor custo-benefício. Para o diagnóstico da mucosite por herpes pela citopatologia, a área preferencial de coleta é na vesícula. Entretanto, na ausência de vesículas, o raspado deve ser feito na margem da úlcera, onde o epitélio está presente e geralmente com várias áreas exibindo ceratinócitos com efeito citopático HSV: células degeneradas, citomegalia, multinucleação, amoldamento nuclear e núcleo em vidro fosco (Figura 56.32).[187,195] As células infectadas tornam-se balonizadas, exibem aumento no volume citoplasmático e nuclear, multinucleação e amoldamento, marginação da cromatina e, por vezes, a inclusão citoplasmática eosinofílica (inclusão tipo Cowdry). No córion subjacente há um infiltrado inflamatório constituído por linfócitos, neutrófilos, histiócitos, eosinófilos e plasmócitos. Na fase de ulceração, o exsudato fibrinoleucocitário recobre o fundo da lesão e as características alterações desaparecem ou são ainda observadas na margem da lesão, caso a infecção ainda esteja em atividade replicativa. A cuidadosa observação nos remeterá ao infiltrado peri e intraneural. Nos indivíduos com severa imunossupressão há extensa necrose epitelial com infecção de numerosos ceratinócitos, o que leva a uma maior persistência da fase ulcerada e a possibilidade de realizar o diagnóstico pela citopatologia por um maior tempo que nos imunocompetentes. Contudo, em bases morfológicas, o HSV-1 não pode ser diferenciado do HSV-2 ou das infecções pelo herpes-zóster.[195]

Nas lesões herpéticas primárias (gengivoestomatite), a melhor terapia ainda é a sintomática e de suporte, como dieta líquida, repouso, lavagens orais e antipiréticos, aguardando a resolução natural da doença.[187] Deve-se respeitar a anorexia do paciente, não se esquecendo da avaliação sistêmica, pois a queda do estado geral dos pacientes os torna predispostos a outros processos infecciosos gerais. Havendo evidência de infecção bacteriana associada, está indicada a antibioticoterapia sistêmica e ou tópica.[196] Varandas (1997) discute a necessidade de se estabelecer o diagnóstico correto, pois este determinará consequentemente a terapia adequada. A confusão com outros diagnósticos, como a ulceração aftosa recorrente, pode indicar a adoção de medicamentos, como corticosteroides, que agravarão o quadro.[197]

O tratamento da maioria das lesões herpéticas é considerado conservativo e paliativo. O alívio dos sintomas para o herpes labial e do panarício herpético é o tratamento de escolha, porque estas manifestações geralmente são autolimitantes. A propensão do herpes recorrer, provavelmente, indica infecções persistentes para a vida toda. Sob nenhuma circunstância os esteroides deveriam ser usados, porque podem permitir que o vírus se dissemine.[187] Em alguns casos, principalmente na fase prodrômica, podem ser utilizados os medicamentos antivirais. Poucos antivirais específicos são válidos até o momento. Um medicamento – o aciclovir – é efetivo no tratamento de lesões genitais e quando encontradas em pacientes imunocomprometidos. Em casos severos, o aciclovir 200 mg comprimido, 5 vezes ao dia, por 5 a 7 dias, pode ser utilizado.[198] O aciclovir 5% creme pode reduzir os sintomas e a duração das lesões herpéticas, no entanto, não parece reduzir a frequência das recorrências e parece ter efeito limitado, principalmente se a lesão já estiver estabelecida.[199]

O aciclovir é a terapia padronizada para a profilaxia de pacientes com risco para a reativação do HSV e para a terapia propriamente dita. É uma purina análoga, que é preferencialmente fosforilada pela enzima timidina quinase na forma trifosfatada, podendo inibir a DNA polimerase do HSV, mais que a enzima hospedeira. Os trifosfatos formados podem inibir a polimerase diretamente, ou produzindo DNA aberrante, ou causando terminação na cadeia de DNA.[182] O resultado final é a interrupção da síntese do DNA do vírus e a preservação relativa da síntese do DNA da célula.[187] Pacientes não imunocomprometidos têm mostrado serem adequadamente protegidos pela profilaxia com doses menores de aciclovir (200 a 600 mg/dia), e no primeiro ano após transplante de medula óssea, pacientes transplantados, suscetíveis a HSV, podem ser similarmente protegidos.[200]

A resistência viral ao aciclovir pode se desenvolver por alteração na quantidade ou na função da timidina quinase viral e ou DNA polimerase. A maioria dos casos isolados de resistência do HSV ao aciclovir são deficientes a timidina quinase. Por ser comum a prática dos pacientes HIV positivos em usar aciclovir por longos períodos em baixas doses, algumas vezes por automedicação, os efeitos destas práticas sobre infecções e resistência do HSV precisam ser examinados.[200]

Para o herpes associado ao eritema multiforme, o aciclovir pode ser o tratamento de escolha.[199] Há um aumento da evidência de que o aciclovir administrado profilaticamente pode ser efetivo na prevenção do eritema multiforme recorrente, mesmo naqueles pacientes, nos quais não se demonstrou nenhuma associação clínica com infecções pelo HSV. Entretanto, alguns pacientes são refratários a este tratamento e uma pequena proporção, pode responder a antimaláricos, como

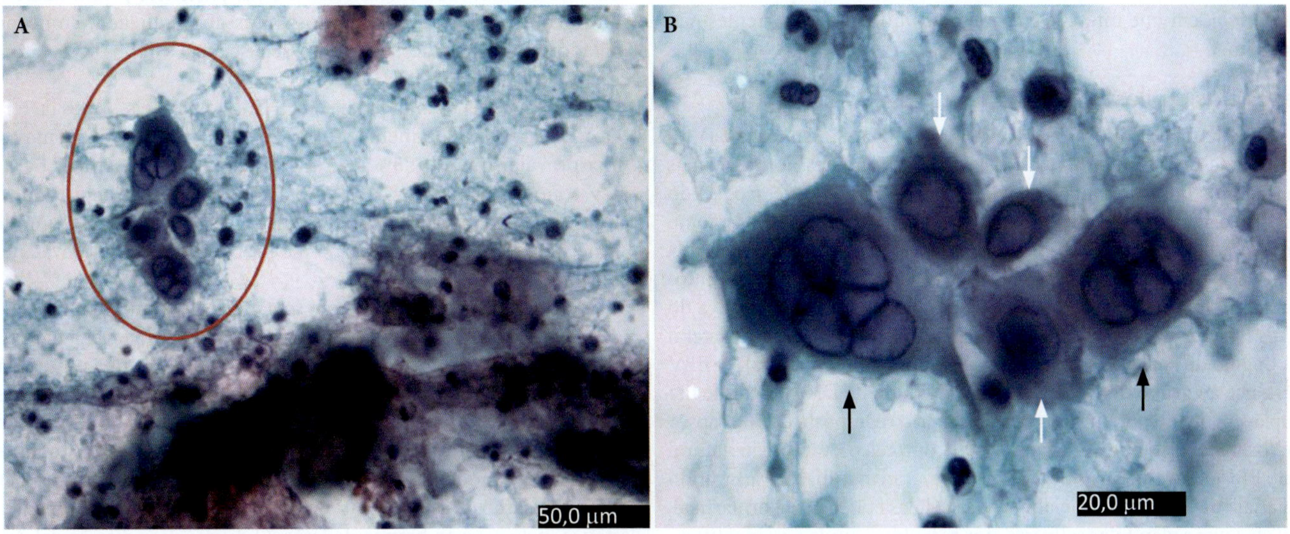

■ **Figura 56.32** Aspectos citopatológicos do herpes simples (papanicolaou): **(A)** Esfregaço mostrando exsudato fibrinoleucocitário e agrupamento de células balonizantes. **(B)** No maior aumento, exibem-se células balonizantes, aumento de volume citoplasmático e nuclear, multinucleação, amoldamento e aspecto de vidro fosco.

mepacrina ou hidrocloroquina. A azatioprina tem sido relatada como bem-sucedida no tratamento da maioria das formas de eritema multiforme recorrente que são refratárias a outros tipos de tratamento.[180]

Os HSV variam quanto à sua sensibilidade ao aciclovir. Esta característica somada à biodisponibilidade relativamente baixa do aciclovir, quando administrada por via oral, indica a necessidade de altas doses ou de administração intravenosa do fármaco para se obter o tratamento eficaz das infecções causadas pelos herpesvírus menos sensíveis, como o vírus varicela-zóster e o citomegalovírus.[201] Estas características levaram ao desenvolvimento de outros medicamentos, que proporcionam um aumento da biodisponibilidade do aciclovir, como o valaciclovir e o penciclovir.[202]

A isotretinoína (13-cis-ácido retinoico) é um dos retinoides sintetizados, derivados da vitamina A. Embora aprovado inicialmente nos Estados Unidos para o tratamento da acne nódulo cística, este retinoide tem sido usado para o tratamento de várias condições. Os derivados da vitamina A têm mostrado ter atividade virucida *in vivo* e *in vitro*.[203] Kanzler e Rasmussen (1988) observaram num paciente com HSV recidivante, em tratamento por acne cística, com isotretinoína por 4 meses, nenhuma recorrência das lesões de herpes por 12 meses. A partir desta observação, avaliaram 10 pacientes com história de herpes recorrente cutâneo-oral ou genital, submetidos à isotretinoína sistêmica. O seguimento de um ano mostrou que 60% dos pacientes tiveram melhora do quadro (ausência ou diminuição de recorrência). Os autores não orientam o uso da isotretinoína, em razão de seus efeitos colaterais, mas acreditam que o uso, num período pequeno, pode reduzir a frequência da recorrência num pequeno grupo de pacientes, com recorrências frequentes de herpes simples.[203] Acreditamos ser interessante observar nos pacientes adolescentes, com acne e herpes recidivante simultaneamente, quando estiverem em tratamento com a isotretinoína, a diminuição da recorrência do herpes.[196]

Recentes estudos têm demonstrado a terapia fotodinâmica com solução de azul de metileno 0,01%, associado ao *laser* de baixa potência, uma opção eficaz. Entretanto, as vesículas devem ser drenadas antes da aplicação do corante e do *laser*, pois a aplicação do *laser* nas vesículas pode aumentar a proliferação viral, agravando o quadro.[204]

Wheeler (1988), discutindo as dificuldades no controle do herpes, acredita que medidas de saúde pública falharão, por requererem mudanças no estilo de vida das pessoas. Os antivirais não eliminarão os vírus latentes dos gânglios infectados. As pessoas infectadas podem ser reinfectadas, superinfectadas ou autoinoculadas, originando sérias questões se as vacinas conseguiriam erradicar a doença, embora poderiam controlar algumas das sérias manifestações e limitar em parte a disseminação. O problema da erradicação do herpes é diferente da varíola, em que infecções latentes com infecções recorrentes não existiam.[202]

Leucoplasia pilosa oral

A leucoplasia pilosa oral (OHL – Oral Hairy Leukoplakia) foi observada pela primeira vez, em 1981, em pacientes homossexuais masculinos que apresentavam evidência de imunossupressão, sendo descrita originalmente em por Greenspan e colaboradores (1984), como uma lesão branca, mais comum na porção lateral da língua, aderida à mucosa, de superfície corrugada ou pilosa, frequentemente assintomática.[205] É uma lesão epitelial decorrente da infecção replicativa do vírus Epstein-Barr (EBV), com ocorrência particular na borda lateral da língua, de fácil acesso à investigação clínica e laboratorial. O EBV pertence ao grupo do herpes vírus, constituído de DNA linear de fita dupla, envolvido por um capsídeo icosaédrico composto de 162 capsômeros, recoberto por um envoltório glicoproteico. A infecção natural pelo EBV ocorre em mais de 90% da população mundial, é transmitido pela saliva, infectando inicialmente as células epiteliais da orofaringe, nasofaringe e glândulas salivares, por receptores ainda não identificados, onde frequentemente ocorre replicação.[206] A infecção primária resulta na infecção latente, a qual pode produzir seis antígenos nucleares (EBNA-1, EBNA-2, EBNA-3A, EBNA-3B, EBNA-3C e EBNA-LP), três antígenos de latência de membrana (LMP-1, LMP2A e LMP2B) e pequenos fragmentos de RNAs (EBER1 e EBER 2). Estudos genéticos com EBV recombinantes demonstraram que o EBNA-2, EBNA-3A, EBNA-3C e LMP1 são essenciais para a imortalização de células B *in vitro*. A infecção primária ocorre geralmente na infância ou adolescência, sendo a saliva a principal via de transmissão. Na maioria dos casos se apresenta assintomática, permanecendo latente por toda a vida do indivíduo, o qual desenvolve anticorpos tipo IgG contra o vírus. A infecção também pode se manifestar como uma desordem benigna linfoproliferativa autolimitada, conhecida como mononucleose infecciosa. Após a infecção primária, o indivíduo soropositivo apesar de ser saudável, elimina partículas virais e possui anticorpos IgG em secreções orofaríngeas.[207] A replicação do EBV no epitélio escamoso oral é marcada pela expressão da proteína transativadora do EBV (BZLF1) e pela intensa transcrição com o aumento da replicação do DNA e produção de proteínas tardias ou replicativas, as quais incluem antígenos do capsídio e glicoproteínas (EA, VCA, MA) e a proteína para o receptor do EBV.[206] A replicação do EBV induz alterações na proliferação e diferenciação escamosa em intensidade diretamente proporcional ao número de células envolvidas na infecção replicativa, gerando diferentes padrões evolutivos. Como a replicação do EBV é dependente da diferenciação escamosa, as camadas epiteliais média e superficial correspondem ao local de expressão dos efeitos citopáticos. Clinicamente, apresenta-se como uma placa branca bilateral na língua e menos frequentemente na mucosa jugal, labial, soalho de boca, palato mole e mucosa orofaríngea. Não foi observada em qualquer outra região do corpo humano e a predileção pela região lateral da língua ainda não está esclarecida, mas investigações apontam a presença de receptores para o EBV precisamente nas áreas prioritárias de manifestação clínica.[208]

Até o ano de 1989, a OHL era diagnosticada exclusivamente em homossexuais e bissexuais masculinos com SIDA. A partir desta época, houve uma mudança em relação ao perfil do paciente soropositivo para o HIV e outros grupos de risco começaram a ser identificados, como os usuários de drogas injetáveis, os hemofílicos, os receptores de transfusão sanguínea e as mulheres parceiras de homens infectados pelo HIV.[209,210] Em 1990, as lesões orais continuavam a representar uma indicação precoce de imunossupressão e a OHL estava sendo relatada como uma das manifestações mais comuns em pacientes com infecção por HIV. A partir desta época, a OHL começa a ser encontrada em pacientes heterossexuais de ambos os sexos, sendo classificada, em 1991, como uma lesão oral frequentemente associada à infecção por HIV.[210,211] Estudo retrospectivo realizado por Almazyad e colaboradores (2021) demonstrou que a leucoplasia pilosa oral não é observada exclusivamente em pacientes profundamente imunocomprometidos. A imunossupressão localizada, como por inaladores de esteroides, e a imunossenescência são possíveis fatores contribuintes.[211b]

A prevalência e a incidência da OHL são variáveis. Antes da terapia antirretroviral altamente ativa (HAART), os estudos apontavam uma prevalência entre 5% e 45% das pessoas soropositivas para o HIV e, nos pacientes com a doença avançada, a prevalência poderia atingir até 80% dos indivíduos. Após a HAART, observa-se um declínio nos relatos da prevalência da OHL, estimando a prevalência entre 2,8% e 26,6%.[209,211]

A lesão pode, inicialmente, apresentar-se como uma pequena placa branca não destacável lisa achatada ou ligeiramente elevada em relação à superfície da mucosa. À medida que evolui, assume um padrão vertical, corrugado, estriado ou pregueado e, em alguns casos, torna-se proeminente e com finas projeções na porção mais superficial, conferindo um aspecto de pelo (Figura 56.33).[209,212] A OHL costuma ser assintomática, podendo apresentar desconforto em relação ao aspecto piloso, sensação de aspereza, ardência ou dor e a queixa, geralmente, é estética, pelo aspecto branco da lesão. O diagnóstico diferencial deve ser feito com várias lesões brancas, como, entre outras, a candidíase hiperplásica, a leucoplasia, a ceratose, o nevo branco esponjoso e o líquen plano.[13,209]

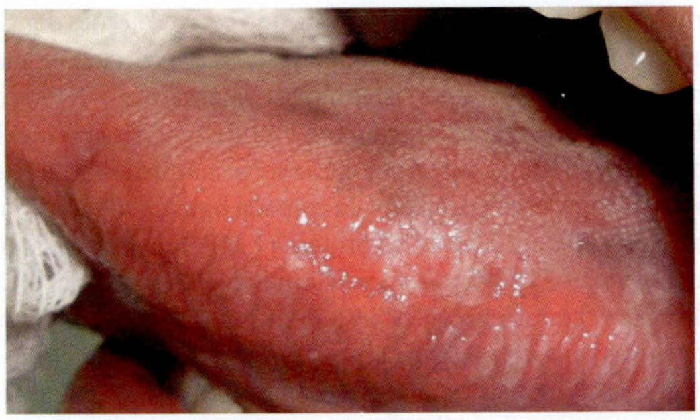

■ **Figura 56.33** Aspectos clínicos da leucoplasia pilosa: placa branca corrugada e pregueada ao longo da borda lateral de língua.

Embora a identificação do EBV só seja possível por meio de métodos complexos e de custo elevado, na infecção replicativa epitelial os efeitos citopáticos são expressivos e podem ser identificados morfologicamente por exames histopatológico e citopatológico. O exame histopatológico revela hiperceratose, paraceratose, acantose, papilomatose, presença de células claras com alterações nucleares na camada espinhosa (inclusão tipo Cowdry A, vidro fosco e núcleo "em colar") e discreto infiltrado inflamatório intraepitelial e no tecido conjuntivo subjacente (Figura 56.34). As alterações citopáticas do vírus são clássicas, resultando no diagnóstico pela histopatologia ou citopatologia. A identificação de um padrão morfológico sem manifestação clínica foi feita por Dias e colaboradores (2000), ao relatarem os aspectos histopatológicos e citopatológicos da infecção subclínica pelo EBV e, em 2001, os aspectos histopatológicos diferenciais entre a infecção clínica e subclínica. Os achados relativos à OHL subclínica, caracterizavam-se por uma leve acantose, presença de células claras, ausência de paraceratose e papilomatose, hiperplasia da camada basal e alterações nucleares (Cowdry A, vidro fosco e núcleo em colar).[21,213,214]

O exame citopatológico é um método simples, efetivo e de baixo custo para o diagnóstico da OHL, a partir da identificação das alterações nucleares. Dias e colaboradores (2000), objetivando avaliar a eficácia da citopatologia no diagnóstico da OHL, coletaram amostras de 30 pacientes com SIDA que apresentavam lesões na borda da língua compatíveis com OHL. Os esfregaços foram obtidos por meio da raspagem com espátula de madeira e corados pela técnica de Papanicolau. As alterações nucleares foram facilmente identificadas nas amostras obtidas, principalmente núcleo em vidro fosco e em colar, as inclusões Cowdry tipo A, ainda que presentes na maioria dos casos, raras e de difícil identificação nos esfregaços As alterações nucleares foram facilmente identificadas em 100% dos casos, o que levou os autores a preconizarem, pela necessidade da precisão no diagnóstico da OHL, como fator indicativo de realização de sorologia para o HIV e no prognóstico da SIDA, uma ampla divulgação da citopatologia como método de escolha para o diagnóstico de lesões clinicamente suspeitas de OHL.[213] Em 2012, Dias e colaboradores relataram o papel da citopatologia no diagnóstico do HIV a partir da identificação de leucoplasia pilosa oral.[21]

Frequentemente o tratamento não é necessário, sendo indicado em casos que apresentem desconforto ou queixa estética. Retinoides ou podofilina resulta em remissão temporária da lesão.[13] Em pacientes ditos como saudáveis, é importante que seja realizado investigação minuciosa para eliminar a possibilidade de imunocomprometimento. Em pacientes HIV positivo, representa um sinal de progressão da doença.[21] No ano de 2017, autores brasileiros destacam que a leucoplasia pilosa, em pacientes HIV positivo, pode apresentar mudanças nas características clínicas, dificultando o diagnóstico clínico. Portanto, é essencial o uso de outras ferramentas, como a hibridização *in situ* para o diagnóstico definitivo da leucoplasia pilosa.[215]

Lesões orais associadas ao papilomavírus humano

Os papilomavírus humanos (HPV) pertencem à família *Papillomaviridae* e têm como alvo as células basais de epitélios escamosos. São vírus pequenos, não envelopados, com um genoma de dupla fita de DNA circular, formado por capsídeo icosaédrico, sendo partículas intracelulares obrigatórias, com tropismo específico para os ceratinócitos.[216] Fazem parte de um grupo antigo e altamente bem-sucedido de vírus que coevoluíram com seu hospedeiro para se replicar em nichos anatômicos específicos do epitélio estratificado. Eles se replicam persistentemente em células em divisão, sequestram os principais processos celulares do hospedeiro para manipular o ambiente celular e escapar da detecção imunológica e produzem vírions em células terminalmente diferenciadas que são eliminadas do hospedeiro.[216b]

Já foram descritos mais de 200 tipos de HPV, sendo alguns responsáveis pelas lesões epiteliais proliferativas benignas e malignas nas mucosas genital e oral.[216] O HPV infecta os ceratinócitos da camada basal a partir de abrasões ou fissuras, após um trauma ou microtrauma, migrando para o núcleo celular sem integração ao DNA.[217] No entanto, a maioria dos HPVs causa infecções assintomáticas e inaparentes, a menos que o sistema imunológico seja comprometido.[216b] O HPV começa a replicação na célula hospedeira e são distribuídos entre as células filhas, juntamente, com a divisão da célula basal. O HPV se integra ao DNA genômico da célula hospedeira e impede a parada do ciclo celular, migrando para as camadas superficiais do epitélio.[216] A infecção da pele e/ou da mucosa pelo HPV podem gerar três condições, dependendo da interação hospedeiro-vírus. São latência, lesão subclínica e doença clínica. O estado latente é quando não há lesão, mas, há detecção do DNA do HPV; o estado subclínico ocorre quando há lesão detectada por colposcopia ou microscopia óptica e DNA do HPV; e a doença clínica, quando há lesão clínica e DNA do HPV.[217] Haukioja e colaboradores (2017) relataram que a infecção oral persistente por HPV está associada a uma baixa concentração de metaloprotienase 8 salivar, indicando falha na defesa anti-inflamatória. Os autores ainda destacam que a infecção persistente pelo HPV pode ser um pré-requisito para o desenvolvimento do câncer oral.[218]

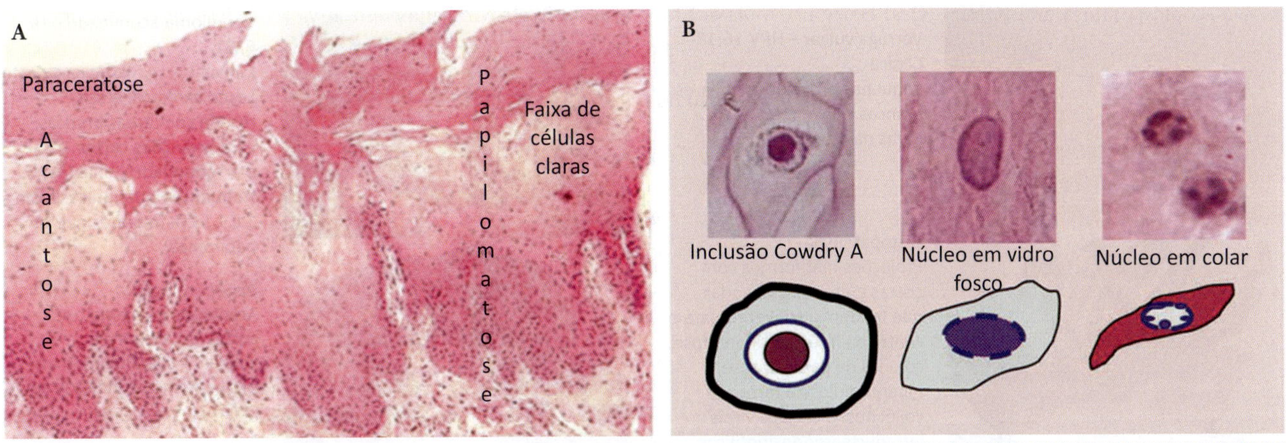

■ **Figura 56.34** Aspectos histopatológicos da leucoplasia pilosa: **(A)** Corte histológico exibindo paraceratose, acantose, papilomatose e presença de células claras. **(B)** Esquema representativo das alterações citopáticas do EBV, Cowdry A, vidro fosco e núcleo "em colar".

A infecção da mucosa oral ainda não está totalmente esclarecida, podendo a infecção ocorrer durante a gravidez, parto normal, por autoinoculação ou sexo oral. Nas lesões orais já foram observados aproximadamente 25 tipos de HPV, estando relacionados os tipos 6/11 com as lesões benignas e 16/18 aos carcinomas orais. Entretanto, seu papel na carcinogênese oral é ainda controverso, sendo principalmente relacionados com os carcinomas de orofaringe.[217]

As lesões benignas orais associadas ao HPV não são tão frequentes quanto às cutâneo-genitais e constituem o papiloma escamoso, verruga vulgar, condiloma acuminado e hiperplasia epitelial focal (Figura 56.35).[13] Em pacientes soropositivos, apesar da diminuição da prevalência das lesões oral em função do uso dos antirretrovirais, as lesões por HPV parecem estar aumentando.[219]

Papiloma escamoso

É uma proliferação benigna do epitélio escamoso, associado principalmente aos vírus HPV 6,11,13,16,18, 40,114,119,168, sendo a lesão papilar oral mais comum.[13] Se todos os papilomas são de etiologia viral, está aberta a questão. Pesquisa de HPV por técnicas moleculares mostrou 62% dos papilomas escamosos positivos para HPV, sendo também associado ao trauma.[220] O papiloma escamoso oral é mais comumente diagnosticado em adultos na faixa etária dos 30 a 50 anos de idade. Os sítios comumente acometidos são língua e palato.[13,221-223] Clinicamente, apresenta-se como uma lesão exofítica pediculada, assintomática, de consistência elástica e com projeções papilares esbranquiçadas digitiformes. As lesões podem apresentar uma variação na coloração da superfície que depende do tempo de evolução e da área de ceratinização superficial. São comumente solitários e de rápido crescimento, atingindo um tamanho de 0,5 cm, mas podem chegar a 3 cm, tornando difícil sua distinção das verrugas vulgares e dos condilomas acuminados. O aspecto morfológico é caracterizado por proliferação de epitélio escamoso estratificado com projeções digitiformes com eixo conjuntivo fibrovascular, podendo exibir infiltrado inflamatório com predominância de linfócitos. A hiperceratose é um achado comum, contudo a camada de ceratinização pode ser fina ou mesmo inexistente. As demais características histopatológicas correspondem à acantose, papilomatose, paraceratose, hiperplasia da camada basal e halos perinucleares (Figura 56.35). A identificação da proteína LMP-1 da fase de latência do EBV, bem como do DNA-EBV em papilomas de pacientes com SIDA, tem sugerido a participação etiológica destes vírus na patogenia dos papilomas ou pelo menos uma coinfecção com o HPV.[13,221-223]

O tratamento consiste na excisão, incluindo a base da mucosa na qual se insere a haste do pedículo. A remoção jamais deve ser feita por uma incisão através do pedículo.[13,224] Os papilomas múltiplos tendem a recorrer após a excisão cirúrgica.[224] Como opção de tratamento, Luomanen (1992) sugere a utilização do *laser* de CO_2.[225]

Verruga vulgar

A verruga vulgar, excepcionalmente, acomete a boca, sendo mais frequente na parte cutânea do lábio ou comissura labial. Está associada aos HPV 1, 2, 4, 26, 27, 29, 41, 57, 65 e constitui uma lesão verrucosa, que ocorre comumente na infância. Clinicamente, é caracterizada por pápula ou nódulo com projeções digitiformes brancas e firmes, séssil ou pedunculada e, geralmente, é menor que 5 mm. Os aspectos histopatológicos correspondem a hiperplasia epitelial ondulante, com predomínio da papilomatose em relação à acantose; direcionamento centrípeto das cristas epiteliais, acentuada hiperceratose e paraceratose localizada, particularmente, nos ápices das projeções papilares, hipergranulose e numerosas inclusões basofílicas e halos perinucleares (Figura 56.36). O tratamento de escolha é a excisão cirúrgica, incluindo a base da lesão. Em crianças, podem desaparecer espontaneamente e não apresentam transformação maligna.[13,219]

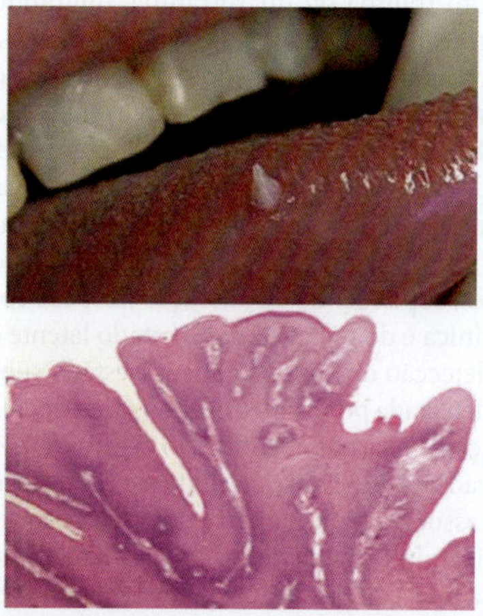

Papiloma escamoso oral – HPV 2, 6, 11, 57
Lesão exofítica, com numerosas projeções difitiformes.
Solitária, em média com 0,5 cm.

Histopatologia
Projeções digitiformes, com eixo de tecido conjuntivo fibrovascular mais longos que nos condilomas. Papilomatose > acantose, halos perinucleares e coilocitoses focais.

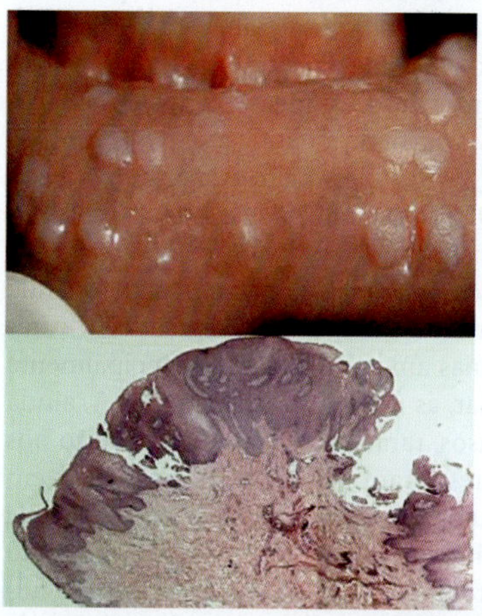

Hiperplasia epitelial focal – HPV 13, 32
Clínica
Pápulas múltiplas, com 0,2 a 0,5 mm.

Histopatologia
Acantose abrupta. Cristas interpapilares largas, confluentes e, algumas vezes, claviformes. Paraceratose, células claras e espongiose. Coilocitose e inclusões virais incomuns. Ocasionalmente identifica-se um núcleo alterado, que lembra uma figura mitótica (célula mitosoide).

■ **Figura 56.35** Aspectos clínicos e histopatológicos das lesões associadas ao papilomavírus humano (HPV) e hiperplasia epitelial focal.

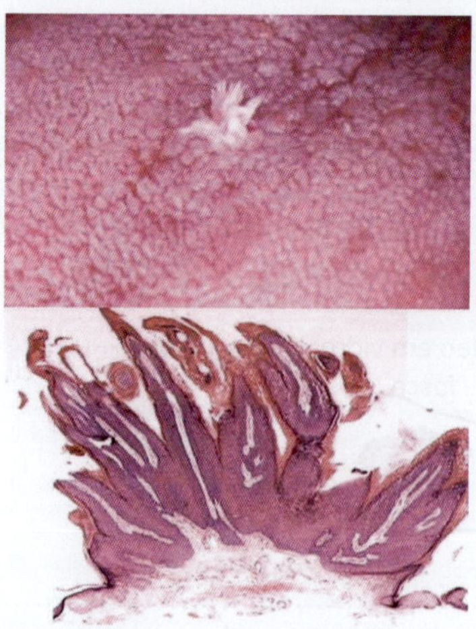

Verruga vulgar – HPV 16,18
Clínica
Pequenas projeções papilares brancas
Raras na mucosa

Histopatologia
Projeções difitiformes com cristas epiteliais alongadas que tendem a convergir para o centro da lesão, papilomatose, colunas de paraceratose, hipergranulose e raros coilócitos. Inclusões virais intranucleares eosinofílicas.

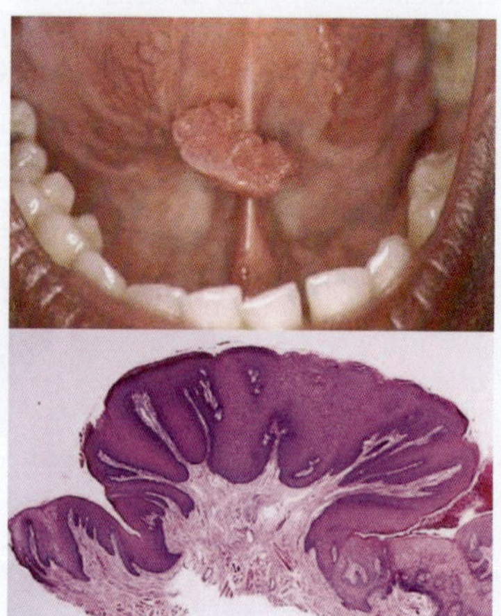

Condiloma acuminado – HPV 6, 11
Clínica
Lesão exófitica, séssil, rosada com áreas brancas, com projeções curtas e arredondadas, mais frequentemente únicas, com 1 a 1,5 cm (maiores que os papilomas).

Histopatologia
Acantose > papilomatose, cristas epiteliais mais amplas. A coilocitose é mais frequentemente indicada em várias áreas da lesão.

■ **Figura 56.36** Aspectos clínicos e histopatológicos das lesões associados à verruga vulgar e ao condiloma acuminado.

Condiloma acuminado

O condiloma acuminado é reconhecido desde a antiguidade, sendo associado aos tipos virais 6, 11, 30, 42, 43, 44, 45, 51, 52, 54. Pode-se encontrar mais de um subtipo na mesma lesão. Representa uma lesão sexualmente transmissível, ocorrendo frequentemente na região anogenital, boca e laringe. O período de incubação, após o contato sexual ou autoinoculação, varia de 1 a 3 meses. O condiloma oral passou a ser mais relatado com o aumento das práticas de sexo oral. Clinicamente, caracteriza-se por lesão séssil, rósea, bem delimitada, exofítica com projeções de superfície arredondadas e curtas, com diâmetro variável de 1 a 1,5 cm, gerando um aspecto semelhante a couve-flor. Frequentemente, acomete a mucosa labial, palato mole e freio lingual. O quadro histopatológico é semelhante ao das verrugas vulgares e incluem acantose, que predomina sobre a papilomatose, paraceratose, halos perinucleares e coilocitose em número variável (Figura 56.36).[223,226,227] O tratamento de eleição é a excisão cirúrgica. A remoção deve ser realizada pelo risco de contaminação. A utilização do *laser* de CO_2 e o bisturi elétrico para remoção é questionada, pois o vírus pode ser disseminado pelas microgotas de aerossóis, geradas por meio da vaporização do tecido.[228]

Hiperplasia epitelial focal

A hiperplasia epitelial focal, também chamada "doença de Heck", é uma lesão rara que foi descrita pela primeira vez (1894) em esquimós da Groelândia. Atualmente, sabe-se que está presente em muitas populações e está associada aos HPV 13 e 32. Estudos têm indicado aumento da prevalência em pacientes soropositivos.[229] Ocorre frequentemente em adultos jovens, caracterizando-se por múltiplas pápulas ou nódulos planos normocrômicos que coalescem. São assintomáticas, localizando-se principalmente nas mucosas jugal e labial.[229] O exame histopatológico revela acantose abrupta, presença de células mitosoides, cristas epiteliais largas, confluentes e em forma de "taco de golfe". O espessamento do epitélio, que se estende para a superfície externa da lesão com as cristas epiteliais, apresenta-se na mesma profundidade das cristas epiteliais normais adjacentes. Observa-se edema nas papilas conjuntivas e infiltrado inflamatório mononuclear (Figura 56.36).[229-231] O acompanhamento das lesões pode representar a melhor opção, uma vez que pode haver inúmeras lesões e exibem potencial de regressão espontânea. A excisão cirúrgica é realizada para confirmação diagnóstica e em casos de comprometimento estético ou funcional. O risco de recidiva das lesões é baixo e não apresentam potencial de transformação maligna.[229-231]

■ DOENÇA BACTERIANA

Sífilis

A sífilis é uma doença sistêmica contagiosa causada pelo Treponema pallidum, uma espiroqueta anaeróbia, sendo o homem o único hospedeiro.[232,233] O número de casos notificados ainda aumenta em todo o mundo e, no Brasil, o Programa Nacional de Doenças Sexualmente Transmissíveis estima uma incidência anual de 937 mil casos novos de sífilis na população sexualmente ativa.[234] A transmissão da doença pode ser sexual, sendo chamada "sífilis adquirida", ou vertical, via placenta, sendo denominada "sífilis congênita".[232,233] O micro-organismo penetra nas mucosas íntegras e pele exposta, havendo multiplicação e disseminação do mesmo pelas vias sanguínea e linfática, comprometendo diversos órgãos. O período de incubação da sífilis é de 21 a 30 dias após o contato inicial com o micro-organismo e pode variar de 10 a 90 dias, dependendo da virulência da espiroqueta e da resposta do hospedeiro. A doença é classificada em precoce, sendo constituída pelos estágios primário, secundário e latente; e em tardia ou terciária.[233]

As manifestações orais da sífilis podem mimetizar uma variedade de processos infecciosos, neoplásicos ou imunomediados, tanto clinicamente quanto histopatologicamente. Esse grande espectro de aparências pode criar um desafio diagnóstico para o clínico e/ou patologista, resultando em atrasos ou erros de diagnóstico.[234b] A sífilis primária é caracterizada pela presença da lesão no local da inoculação do micro-organismo, sendo a lesão chamada "cancro". O cancro se inicia após 3 a 90 dias do contato inicial, como uma pápula, frequentemente única, que desenvolve uma úlcera central de borda endurecida e indolor. Frequentemente acometem a mucosa genital e a mucosa oral.[235] As manifestações orais frequentemente são encontradas nos lábios, língua, palato e gengiva. Alguns pacientes podem apresentar linfoadenopatia regional e esplenomegalia.[236] As lesões podem regredir sem tratamento no período de 3 a 8 semanas.[234] O principal diagnóstico diferencial do cancro oral é o carcinoma de células escamosas, tendo o exame histopatológico papel fundamental na definição diagnóstica.[237] A fase primária não ocorre quando a transmissão é via corrente sanguínea, por exemplo, através de agulhas contaminadas ou transfusão sanguínea.[237]

A sífilis secundária resulta da disseminação hematogênica, após 2 a 10 semanas do contato inicial com o micro-organismo. Neste estágio, ocorrem sinais e sintomas sistêmicos como febre, dor de garganta, anorexia, cefaleia, linfoadenopatia e lesões mucocutâneas disseminadas. As lesões da sífilis secundária podem se manifestar de diversas formas, mimetizando outras doenças.[235,236] As manifestações cutâneas acometem 75% dos pacientes, manifestando-se como uma erupção macular eritematosa e assintomática, chamada "roséola sifilítica".[235] As lesões orais são principalmente associadas com a fase secundária, ocorrendo em 30% dos pacientes e podem representar a primeira manifestação da sífilis. As lesões são mais disseminadas que as manifestações orais do estágio primário e apresentam aspecto clínico variado, dificultando o diagnóstico.[237] A lesão oral mais frequente é conhecida como placa mucosa, que corresponde a múltiplas placas dolorosas cobertas por pseudomembrana acinzentada, delimitadas por uma área de eritema, localizadas em palato mole, língua, mucosa jugal e mucosa labial (Figura 56.37). Posteriormente, áreas de úlcera podem ser observadas nas placas mucosas. Outra lesão oral, menos comum, que pode estar presente na fase secundária é o condiloma *latum* ou condiloma plano. Estas lesões são caracterizadas por pápulas ou nódulos semelhantes aos papilomas escamosos, acometendo frequentemente áreas quentes e úmidas, como regiões anogenital e oral.[235] As lesões orais apresentam diversos diagnósticos diferenciais como pênfigo vulgar, micoses profundas, candidíase, eritema migratório benigno, leucoplasia e líquen plano.[237] Em pacientes HIV positivos, a sífilis secundária pode ser mais agressiva sendo chamada "lues maligna". As lesões orais e cutâneas são mais atípicas e disseminadas.[236]

Se não houver tratamento, há a regressão da sífilis secundária entre 3 e 12 semanas, iniciando o estágio latente. Neste estágio, o paciente não apresenta sinais e sintomas da infecção, pois há controle imunológico e baixos níveis de micro-organismos, podendo durar vários anos. Apenas, 15% a 40% dos pacientes desenvolverão a sífilis terciária.[236]

A sífilis terciária acomete progressivamente múltiplos órgãos, principalmente os sistemas nervoso e vascular. A manifestação clássica ocorre a partir de uma inflamação granulomatosa, denominada "goma".[238] Esta lesão é caracterizada por nódulos ou úlceras destrutivas, que podem envolver pele, ossos, órgãos internos e mucosas. As lesões orais ocorrem comumente no palato e na língua. Alguns pacientes podem apresentar uma condição chamada "glossite luética" que corresponde à perda das papilas filiformes e áreas de erosão no dorso de língua. Esta lesão já foi considerada pré-maligna, entretanto, alguns autores relataram que a possibilidade de transformação maligna era decorrente dos agentes carcinogênicos (arsênio e metais pesados), antigamente utilizados no tratamento da sífilis, não havendo associação com a lesão sifilítica. Atualmente, como o tratamento já está bem estabelecido, raramente, os pacientes chegam a essa fase.[239]

A sífilis congênita é transmitida para a criança a partir da gestante infectada. A incidência de sífilis congênita teve um aumento de 4 a 5 vezes nos últimos 10 anos.[240] A transmissão pode ocorrer em qualquer período da gravidez via placenta, ou pode acontecer durante o parto, caso haja lesões genitais na progenitora. As taxas de transmissão vertical são de 70% a 100% em sífilis primária, 67% em sífilis secundária, 40% a 83% em sífilis latente precoce (até um ano da latência) e 10% em sífilis latente tardia.[239]

A sífilis congênita pode ser classificada em recente, quando há manifestação nos primeiros dois anos de vida; e tardia, quando se manifesta após o segundo ano de vida, frequentemente, na puberdade. A transmissão materna nos dois primeiros estágios geralmente resulta em aborto, natimorto ou criança com malformações congênitas. Sinais e sintomas da infecção como linfoadenopatia, febre, erupções cutâneas maculopapulares, hepatoesplenomegalia, glomerulonefrite e alterações ósseas são observados ao nascimento ou a partir da 2ª semana de vida. Na fase tardia, frequentemente se observa alterações dentárias, ósseas e do sistema nervoso. A tríade de Hutchinson representada por dentes de Hutchinson, surdez e ceratite ocular intersticial é característica para o diagnóstico de sífilis congênita. A infecção altera a formação dos primeiros molares permanentes, que apresentam projeções bulbosas na superfície oclusal e estreitamento do terço oclusal, sendo chamados "molares em amora" ou "molares de Moon". Altera também a formação dos incisivos superiores, que apresentam um aumento do diâmetro mesiodistal no terço médio e ausência do lóbulo central de desenvolvimento, gerando um aspecto semelhante a um barril ou a uma chave de fenda, sendo chamados incisivos de Hutchinson. Esses aspectos somados às outras alterações podem indicar um diagnóstico de sífilis congênita.[239,240]

O diagnóstico de sífilis deve ocorrer a partir do exame clínico associado aos exames sorológicos e histopatológicos. A seleção do exame depende da fase da doença.

O exame histopatológico frequentemente não é utilizado, entretanto, é uma excelente opção para o diagnóstico da sífilis a partir das lesões orais e, principalmente, em lesões cutaneomucosas pouco típicas. A lesão primária (úlcera) contém um infiltrado inflamatório predominantemente constituído por plasmócitos, com macrófagos e linfócitos dispostos aleatoriamente e uma endarterite proliferativa. A endarterite é identificável em todas as fases e começa com a ativação e proliferação das células endoteliais, progredindo para a fibrose da íntima. Na sífilis secundária, as lesões vermelhas contêm muitas bactérias, sendo as mais contagiosas, e os aspectos histopatológicos são semelhantes aos da primária, embora a inflamação seja menos intensa. A expressão de uma inflamação granulomatosa caracteriza a sífilis terciária. As chamadas "gomas sifilíticas" têm necrose de coagulado central e margens compostas por macrófagos e fibroblastos envolvidos por numerosos leucócitos mononucleares, principalmente plasmócitos, sendo os treponemas escassos e difíceis de demonstrar.

Em lesões orais nas fases primárias e secundárias, o epitélio apresenta acantose, espongiose e exocitose de neutrófilos com formação de microabscessos. No centro da lesão, o epitélio está ausente, permitindo exposição do conjuntivo. O tecido conjuntivo apresenta intenso infiltrado inflamatório predominantemente plasmocitário e perivascular. Observam-se endo e periarterite com edema e hiperplasia das células endoteliais com consequente redução do lúmen vascular (Figura 56.38).

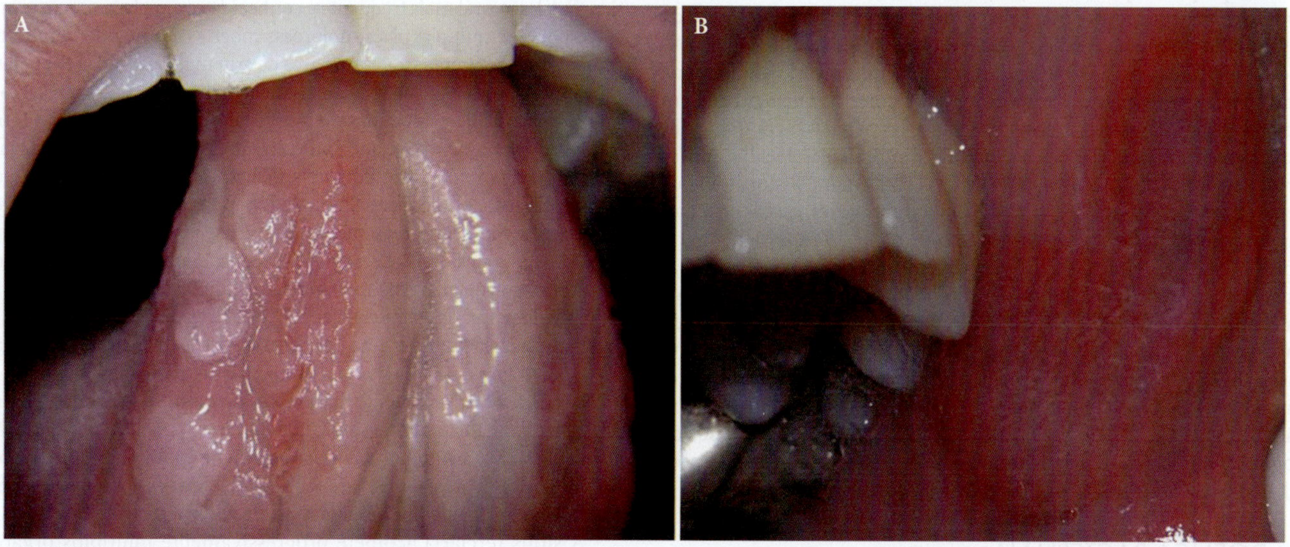

■ **Figura 56.37** Aspectos clínicos da sífilis secundária: **(A)** Placas brancas bem delimitadas no ventre de língua. **(B)** Placa delimitada por halo eritematoso na retrocomissura esquerda.

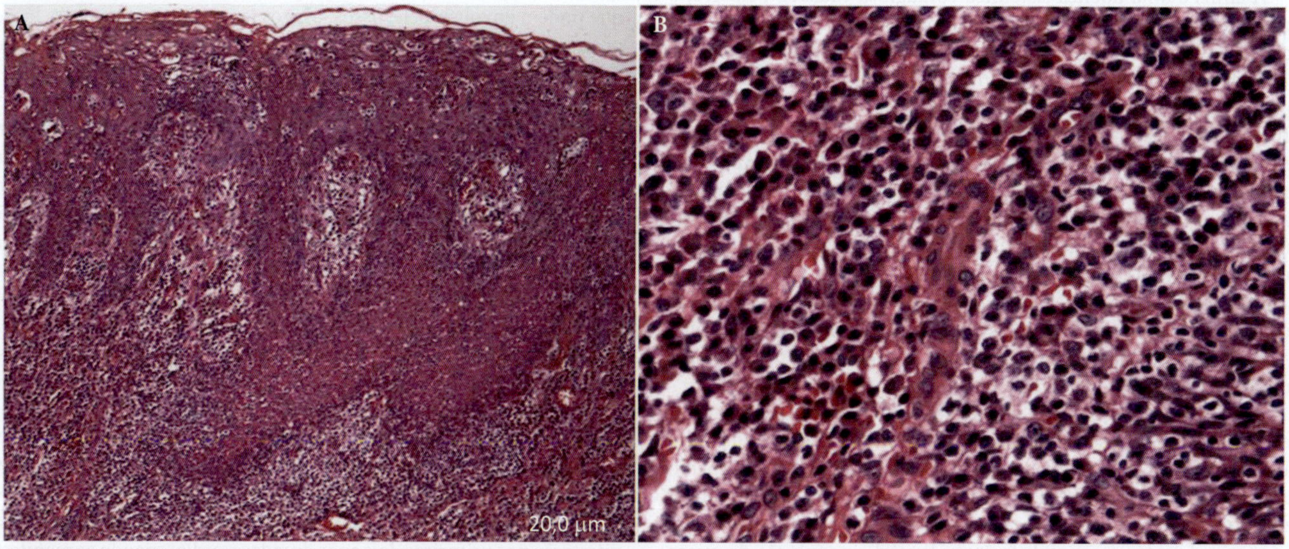

■ **Figura 56.38** Aspectos histopatológicos da sífilis: **(A)** Epitélio hiperplásico apresentando paraceratose, acantose e papilomatose. **(B)** Em maior aumento, exibe-se intenso infiltrado inflamatório crônico, composto por linfócitos e plasmócitos, apresentando um padrão perivascular.

A histopatologia pode apresentar grande variabilidade, assim como as manifestações clínicas, entretanto, algumas características são frequentes. Nas duas primeiras fases, métodos de coloração pela prata (Warthin-Starry ou de Steiner), imunofluorescência direta e imunohistoquímica podem detectar facilmente espiroquetas nas lesões orais biopsiadas (Figura 56.39). Na sífilis terciária, observa-se hiperplasia pseudoepiteliomatosa e focos de inflamação com coleções de histiócitos, células gigantes multinucleadas e as espiroquetas não são encontradas em métodos de coloração especial.[235,241,242]

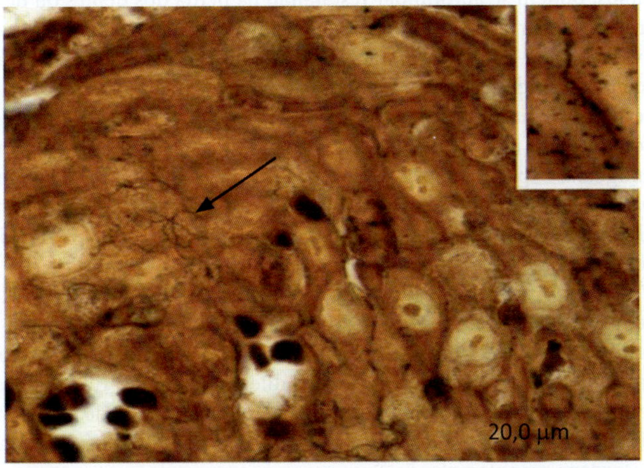

Figura 56.39 Coloração de Warthin-Starry exibindo micro-organismos dispersos do tipo espiroquetas, lembrando saca-rolhas.

Os testes sorológicos são amplamente utilizados, em razão dos bons resultados, razoáveis custos e familiaridade à prática clínica. Além disso, podem ser utilizados no acompanhamento do paciente. Os testes são divididos em duas categorias: não treponêmicos e treponêmicos. Os testes não treponêmicos medem imunoglobulinas IgG e IgM, anticorpos fosfolipídeos formados pelo hospedeiro e os testes treponêmicos utilizam *Treponema pallidum* e seus componentes como antígeno. Os testes de anticorpos não treponêmicos (VDRL – Pesquisa Laboratorial de Doenças Venéreas e RPR – Reação Plasmática Rápida) são de baixo custo, rápidos e úteis como indicador de atividade da doença. Na fase primária são menos sensíveis, só se tornando positivos a partir da 4ª a 8ª semana após a aquisição da infecção e apresentam variação na reatividade. Na fase secundária, a sensibilidade do teste aproxima-se de 100%, mas, na fase terciária a sensibilidade é reduzida em até 25%. Entretanto, falsos negativos podem ocorrer em qualquer fase, principalmente em pacientes HIV positivos, gestantes, com hanseníase e outras condições. Os testes treponêmicos são mais específicos e sensíveis, determinando os anticorpos antitreponemas pelo FTA-ABS (anticorpo treponêmico fluorescente) e o TPHA (hemaglutinação do *Treponema pallidum*). O FTA-ABS é o teste específico mais utilizado, entretanto, não é possível realizar correlação com atividade da doença e, geralmente persistem positivos por toda a vida, apesar da terapêutica adequada. Resultados falsos negativos são raros e falsos positivos ocorrem em 0,35% dos casos.[236,238,241,243]

A penicilina benzatina é o medicamento de escolha para o tratamento da sífilis e a dose dependerá da fase da doença e do estado imunológico do paciente. Na sífilis primária, pode ser utilizado 2.400.000 UI, intramuscular em dose única. Na sífilis secundária e latente recente, a dose 4.800.000 UI, intramuscular dividida em 2 doses semanais, é indicada. Em sífilis terciária e latente tardia, recomenda-se a dose de 7.200.000 UI, intramuscular dividida em 3 doses semanais. O paciente deve ser acompanhado por meio dos exames sorológicos por seis a doze meses após o tratamento.[236,239]

A sífilis pode ser identificada através das lesões orais, destacando a importância do conhecimento das manifestações orais e da realização da biópsia, para que possa ser executado diagnóstico e tratamento precoce.[242,244-246]

DOENÇAS FÚNGICAS

A Micologia é um capítulo de grande interesse para os profissionais que atuam na Estomatologia e Dermatologia. São várias as micoses que podem comprometer a cavidade oral. Entre elas, as mais comuns são a paracoccidioidomicose e a candidíase.

Paracoccidioidomicose

A paracoccidioidomicose (PCM) é uma micose sistêmica causada pelo fungo *Paracoccidioides brasiliensis*. Em 1908, Lutz descreveu esta micose que pouco depois foi denominada "blastomicose brasileira", mudando-se para "blastomicose sul-americana" ou "micose de Lutz", quando passou a ser verificada em outros países sul-americanos. A ocorrência em países norte-americanos, na Europa, na África e na Ásia tornou as últimas denominações inapropriadas, concordando-se no Simpósio realizado, em 1971, sobre a micose pela Organização Pan-Americana de Saúde, em Medellín, que a melhor designação seria "paracoccidioidomicose".[246]

É uma doença granulomatosa causada pelo *Paracoccidioides brasiliensis*, fungo dimorfo, facilmente encontrado quando em atividade patogênica nas secreções, excreções, raspados de tecidos ou no interior das lesões sob forma celular arredondada (elementos leveduriformes), com membrana de duplo contorno, multiplicando-se por brotamento simples ou múltiplo. Este processo de reprodução é denominado "criptoesporulação". Vencida a resistência imunológica do paciente a criptoesporulação facilitada resulta na formação de inúmeras células filhas ao redor da célula mãe, originando o aspecto peculiar classicamente comparado a uma "roda de leme". O segundo aspecto morfológico é a forma filamentosa representada por hifas septadas, com clamidósporos intercalares e terminais e raras microconídias laterais sésseis ou pediculadas, como o fungo se apresenta em cultura à temperatura ambiente.[246,247]

A paracoccidioidomicose tem sido assinalada apenas em países latino-americanos continentais situados entre 23º norte e 34º sul, com exceção da Nicarágua, Guiana, Suriname e Chile. As áreas endêmicas situam-se em regiões de florestas tropicais e subtropicais. Representa a micose profunda mais comum na América do Sul, onde o maior número de casos pertence ao Brasil, Venezuela e Colômbia. Mais de 40 casos da micose foram diagnosticados fora da América latina, porém todos eles relacionados a pacientes que anteriormente, viveram ou viajaram para algum país da área endêmica.[246]

A infecção por *Paracoccidioides brasiliensis* é adquirida nas duas primeiras décadas da vida, com um pico de incidência entre 10 e 20 anos de idade. Entretanto, as formas progressivas da doença são incomuns neste grupo. Estas formas ocorrem mais frequentemente em adultos entre 30 e 50 anos de idade e a quase totalidade dos pacientes são homens que mantêm contato frequente com a natureza. Na criança, a infecção e a doença ocorrem igualmente em ambos os sexos; há ligeiro predomínio do sexo masculino entre pacientes jovens; e, há predomínio absoluto do sexo masculino entre adultos com as formas progressivas da micose.[246]

O fungo penetra no hospedeiro, na sua forma miceliana (forma em que se encontra no ambiente – 22 a 23°C), contendo quitina e β 1-3 glucana. Provoca uma inflamação aguda e se o reconhecimento imunológico for eficiente, ocorre a fagocitose com a ação da β 1-3 glucanase dos polimorfonucleares (PMNs), resultando na destruição do fungo pelos PMNs e então, a cura. Se o reconhecimento imunológico for deficiente, a fagocitose é retardada ou ineficiente. Ocorre a adaptação do fungo da forma miceliana para a forma leveduriforme, sendo que esta não mais apresenta a β 1-3 glucana e sim a α 1-3 glucana. San Blás e colaboradores (1976) demonstraram que a capacidade antigênica e a virulência do *P. brasiliensis* são devidas a α 1-3 glucana da membrana celular. Portanto, não ocorre a destruição do fungo pelos PMNs, resultando no desenvolvimento da paracoccidioidomicose-doença.[248]

A doença difere marcadamente de acordo com a gravidade, as manifestações clínicas e a resposta imune do hospedeiro. Fatores de virulência fúngica e moléculas de adesão são determinantes para entrada, latência, escape e invasão imunológica e disseminação no hospedeiro. Neutrófilos e macrófagos desempenham um papel primordial na defesa de primeira linha contra o fungo por meio do reconhecimento de antígenos por receptores de padrões, ativando sua maquinaria microbicida. Além disso, a evolução clínica da doença está fortemente associada à variabilidade das citocinas e imunoglobulinas produzidas pelas células T e B. Enquanto os mecanismos que mediam a suscetibilidade ou a resistência à infecção são ditados pelo sistema imunológico, alguns fatores genéticos podem alterar a expressão gênica e seus produtos finais e, portanto, modular a forma como o organismo responde à infecção e lesão.[248b]

Inalados os propágulos de *P. brasiliensis* (do solo ou vegetais), estes chegam aos alvéolos onde são fagocitados por macrófagos alveolares e incorporados ao parênquima, determinando um foco inflamatório. Subsequentemente, o fungo alcança os linfonodos hilares e mediastinais pelos linfáticos e provoca novo foco inflamatório. Estabelece-se, assim, o complexo primário pulmonar. Concomitantemente à invasão dos linfonodos, ocorre disseminação hematogênica a outros órgãos, como para suprarrenal. No hospedeiro normal, estimulada a imunidade celular, estes focos inflamatórios sofrem necrose com caseificação, são encapsulados por fibrose e, por vezes, impregnam-se de cálcio. Evoluem, então, para a cura. Nas lesões espontaneamente regressivas podem ficar contidos elementos fúngicos viáveis, em quiescência (latência). No entanto, quando a infecção primária ocorre em hospedeiros com defeito imunitário, as lesões assumem caráter progressivo, causando doença grave e de curso agudo.[249]

A paracoccidioidomicose, como usualmente é vista no adulto, resulta da reativação de lesão quiescente. Provavelmente a idade seja o fator de risco mais importante na reativação.[250]

Os primeiros casos de paracoccidioidomicose descreviam como primárias as lesões da mucosa oral ou faringe. Aceita-se atualmente que a forma primária da doença seja sempre a pulmonar. Os trabalhadores rurais têm o hábito frequente de mastigar folhas de vegetais ou de limpar os dentes com fragmentos de plantas, podendo, eventualmente, veicular para a orofaringe formas infectantes do parasito. A infecção pode se difundir para qualquer órgão ou sistema, como os pulmões, gânglios linfáticos, mucosa do trato respiratório superior, trato digestivo, pele, glândulas suprarrenais, sistema nervoso central e mucosa oral.[250]

Manifestações orais da paracoccidioidomicose

Em decorrência da variedade das manifestações, o diagnóstico clínico é dificultado, sendo a lesão oral um indicador seguro e fácil da doença. Sendo assim, é de extrema importância o estudo das manifestações orais da paracoccidioidomicose pelo fato das lesões poderem envolver, especialmente a cabeça e o pescoço; tipicamente a pele da face, a mucosa nasal e a mucosa oral.[251] Gonzaga e colaboradores (1995) apresentaram uma revisão da literatura sobre as manifestações orais da paracoccidioidomicose.[252]

A paracoccidioidomicose é marcada por uma forte predileção pelo homem; no entanto, algumas mulheres desenvolveram a doença e apresentam acometimento oral. Estudo de revisão publicado em 2020 mostrou que a paracoccidioidomicose em mulheres é rara; alguns casos apresentavam alterações sistêmicas no momento do diagnóstico, sendo mais descritos como infecção pelo HIV, gravidez e depressão.[252b]

As lesões orais da paracoccidioidomicose representam lesões secundárias, sendo o envolvimento pulmonar primário.[253] Estas lesões são observadas em 80% dos pacientes, podendo ser o primeiro sinal que leva o paciente a procurar atendimento. Mesmo sendo elevada a frequência em nosso meio, informações sobre as manifestações orais são escassas.[255]

Os principais tipos de manifestações orais da paracoccidioidomicose são estomatite ulcerosa moriforme, macroqueilite, periodontite "oculta" e granuloma periapical. A mais importante manifestação oral da doença, pela sua frequência, é a estomatite ulcerosa moriforme. Esta foi assim descrita em 1936, por Aguiar Pupo, pela semelhança do processo ulceroinfiltrativo com as finas granulações do fruto do morango e da amoreira. Tipicamente, esta lesão é uma alteração granulomatosa, acometendo principalmente a gengiva, mucosa labial, soalho da boca e palato.[252,254,255,260]

As ulcerações orais evoluem, lenta ou rapidamente, por áreas extensas, apresentam base granulomatosa, com pontilhado hemorrágico (Figura 56.40). Estas lesões podem se estender a pele ao redor dos lábios, podem se aprofundar resultando na perda dos dentes ou destruindo as estruturas faríngeas; podem também tornar-se hiperplásicas, evidenciando-se como ulcerações vegetantes. As lesões são extremamente doloridas, acompanhadas de disfagia, dispneia e sialorreia. Em certos casos, há propagação nasal, para a faringe e mesmo para a laringe, com disfonia, acompanhadas de tosse e hemoptise. Infecção oculta das amígdalas explica, muitas vezes, a localização ganglionar, com adenopatias regionais que se estendem do pescoço às axilas, simulando em alguns casos, a doença de Hodgkin. Na presença de lesões orais pode ser observado linfadenopatia cervical.[255,261]

Em muitos casos, as lesões orais de paracoccidioidomicose são semelhantes às manifestações do carcinoma oral, sendo essencial a utilização de métodos adicionais para o diagnóstico definitivo. Outras doenças constituem diagnóstico diferencial, como tuberculose, leishmaniose, coccidioidomicose, histoplasmose, linfoma de Hodgkin, sífilis, granulomatose de Wegner, sarcoidose, actinomicose e outras desordens granulomatosas.[255]

Uma das manifestações mais exuberantes da paracoccidioidomicose oral é a macroqueilite, consistindo num aumento volumétrico e tumefação labial. A macroqueilite, principalmente do lábio superior, apresenta além do edema, ulcerações superficiais, finamente vegetantes e levam residualmente a edema, fibrose e cicatrizes.[246,256] Pode se apresentar resultante de uma queilite específica[257] ou de queilite glandular simples[258] (Figura 56.40).

Fonseca (1957), com base em pesquisa clínica e anatomopatológica, acrescenta às formas anatomoclínicas até então existentes, a peridontite paracoccidiódica "oculta", na qual as lesões periodontais, causadas pela micose, não correspondem ao aspecto moriforme nas gengivas. A localização periodontal do fungo nem sempre se traduz clinicamente pelo aparecimento de gengivite ulcerosa moriforme. A moléstia pode evoluir em profundidade, em virtude das condições de drenagem linfática do periodonto, sem causar alterações nas vertentes externas das gengivas. Constituem elementos essenciais à caracterização clínica dessa periodontopatia, a mobilidade franca dos dentes, sobrevindo, rapidamente, o quadro radiológico de completa destruição do processo alveolar e esclerosante concomitante no corpo dos maxilares.[260,262] Com menor frequência, encontramos referência a dentes cariados como porta de entrada do fungo, através da polpa lesada.[255,259]

Com menor frequência, encontramos referência a dentes cariados como porta de entrada do fungo, através da polpa lesada e a presença de *P. brasiliensis* em granulomas periapicais.[259]

O diagnóstico clínico deverá ser confirmado por métodos adicionais, que permitem a observação da levedura, por exame direto, histopatológico ou citopatológico. O exame histopatológico revela hiperplasia pseudoepiteliomatosa, microabscessos e espongiose. No conjuntivo há um intenso infiltrado inflamatório misto, com linfócitos, plasmócitos, neutrófilos e eosinófilos, entremeados por macrófagos, células epitelioides e células gigantes multinucleadas, no interior das quais, com frequência, observa-se o fungo. A observação do fungo completa o diagnóstico, que se apresenta na forma de levedura de dupla parede, birrefringente, geralmente envolvidos por múltiplos brotamentos, formando estruturas semelhantes à "leme de marinheiro" ou "orelha do Mickey Mouse" (Figura 56.41). Sua visualização é facilitada pela coloração com a impregnação pela prata com Gomori-Grocott.[255] Para Grocott (1955), a impregnação pela prata metanamina se mostra superior quando empregada para diagnóstico de lesões fúngicas, facilitando a visualização do fungo.[263] A citopatologia oral é um exame que vem sendo utilizado com muito sucesso para o diagnóstico de paracoccidioidomicose, apresentando maior especificidade que a histopatologia, pois possibilita coleta de material em extensas áreas e rápido diagnóstico (se necessário em três horas). Além disso, é um exame menos invasivo, rápido, de baixo custo e de fácil coleta. A citopatologia demonstra claramente as estruturas fúngicas com membrana birrefringente, brotamentos e a presença de neutrófilos (Figura 56.42).[20] Os exames sorológicos podem ajudar no diagnóstico e apresentam aplicação durante e após o tratamento.[252]

O tratamento do paciente com paracoccidioidomicose depende da gravidade, incluindo o uso de antifúngicos, suporte nutricional, tratamento das comorbidades e a prevenção de infecções oportunistas. Os medicamentos mais utilizados são fluconazol, cetoconazol, itraconazol e anfotericina B. O uso de fluconazol apresenta bons resultados, sabendo que 80% da sua dose é excretada na urina. Pacientes com doença grave requerem anfotericina B intravenosa ou cetoconazol, potencialmente combinado com sulfonamida. No início do tratamento, os pacientes devem ser submetidos mensalmente à avaliação clínica, sorológica e radiológica. Esta fase termina com a resolução da lesão clínica e normalização da velocidade de hemossedimentação. Após esse período, os pacientes podem ser acompanhados trimestralmente. Não há um consenso sobre o tempo de tratamento e os critérios de cura a serem avaliados.[262,264]

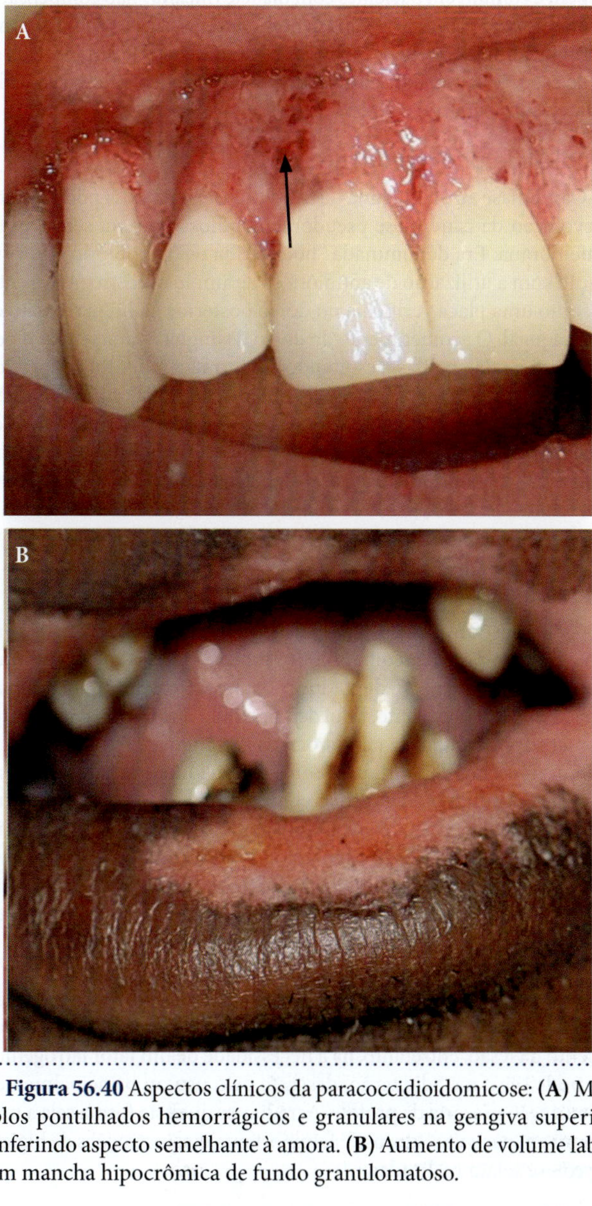

■ **Figura 56.40** Aspectos clínicos da paracoccidioidomicose: **(A)** Múltiplos pontilhados hemorrágicos e granulares na gengiva superior, conferindo aspecto semelhante à amora. **(B)** Aumento de volume labial com mancha hipocrômica de fundo granulomatoso.

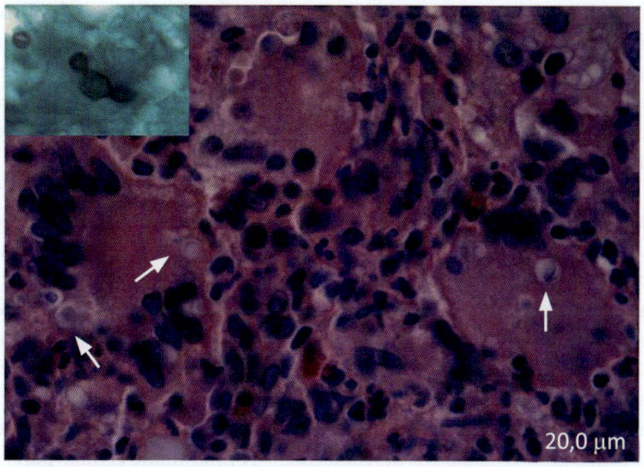

■ **Figura 56.41** Aspectos histopatológicos da paracoccidioidomicose: Inflamação granulomatosa, caracterizada por células gigantes multinucleadas, mostrando leveduras do *P. brasiliensis* (setas) dentro do citoplasma da célula gigante. A coloração pelo Grocott-Gomori metamina de prata (quadro superior à esquerda) ilustra múltiplos brotamentos, resultando em uma semelhança descrita como "orelha de Mickey Mouse".

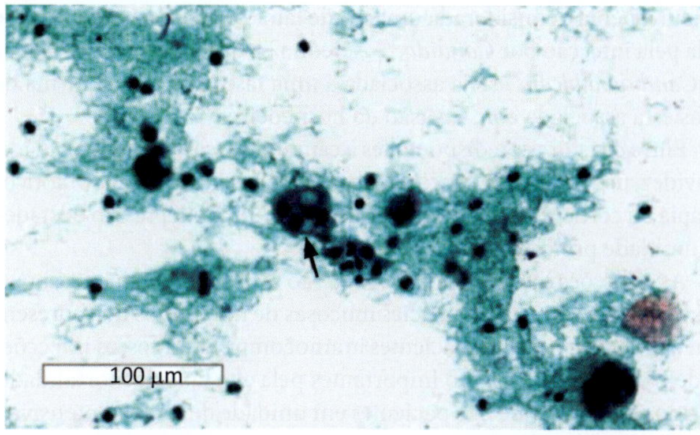

■ **Figura 56.42** Aspectos citopatológicos da paracoccidioidomicose: esfregaço demonstrando estruturas fúngicas com membrana birrefringente (seta) no interior da célula gigante multinucleada.

■ CANDIDÍASE

Os termos utilizados na literatura para denominar infecção oral por fungos, especialmente, pela *Candida albicans*, são "candidíase" ou "candidose". Alguns autores preferem usar o termo "candidose" em razão do sufixo "ose" ser utilizado para denominar outras infecções fúngicas, como blastomicose e paracoccidioidomicose. O sufixo "íase" se encontra amplamente sedimentado, entretanto, geralmente reflete uma infecção por protozoários, como na giardíase. Antigamente o termo utilizado para designar a candidíase era "monilíase", porém o seu uso é considerado impróprio por ser derivado da designação arcaica *Monilia albicans*.[265,266]

A candidíase é uma doença comum descrita desde os tempos de Hipócrates, tendo sido considerada como uma doença de idosos ou muito jovens. Entretanto, desde a década de 1980, o interesse aumentou por estas infecções, em razão do aumento da prevalência, associado principalmente ao crescente número de infecção pelo HIV e epidemia de SIDA. Atualmente, adultos jovens aparentemente saudáveis, apresentam candidíase.[267,268] É considerada a infecção fúngica mais comum em humanos, sendo a *Candida albicans*, a principal espécie de Candida envolvida na infecção, ocorrendo em 50% a 60% dos casos.[266] Outras espécies envolvidas são a *Candida glabrata* (15% a 20%), *C. parapsilosis* (10% a 20%), *C. tropicalis* (6% a 12%), *C. pseudotropicalis* (< 5%), *C. guilliermondi* (< 5%), *C. krusei* (< 5%), *C. lusitaniae* (< 5%), *C. dubliniensis* (< 5%).[269] A *Candida albicans* é um fungo dimórfico, que se apresenta na forma de leveduras ou na forma de hifa. A forma de levedura ou blastóporo se apresenta oval ou esférica e pode gerar brotos e hifas. A hifa é uma estrutura filamentosa ou tubular, contêm septos e ausência de constrições. A mudança na morfologia da *Candida albicans* de levedura para hifa pode ser decorrente de uma variação da temperatura corporal e de pH. As pseudo-hifas são variação do crescimento do fungo, que resulta em leveduras alongadas e unidas entre si.[270,271]

A prevalência de Candida na boca de pacientes clinicamente normais varia de 3% a 48%, sendo encontrada em crianças saudáveis, adultos jovens e em uma prevalência maior, nos pacientes hospitalizados.[272] As espécies de Candida fazem parte da microbiota normal dos indivíduos sadios, residindo como comensais. A transição da *Candida* do comensal para patógeno é frequentemente associado a fatores de virulência do micro-organismo e fatores predisponentes do hospedeiro.[273] As defesas do hospedeiro contra a infecção fúngica incluem a pele e as mucosas intactas, a imunidade humoral e celular, a proliferação epitelial e a descamação.[267] A imunidade celular parece ser mais crítica nas defesas do hospedeiro contra micro-organismos fúngicos que a imunidade humoral. Anormalidades na imunidade humoral não têm resultado em especial suscetibilidade à candidíase. Alterações na função das células T, imunidade celular, causam uma incidência aumentada da infecção fúngica. O fenômeno é bem conhecido por ocorrer em pacientes com aplasia tímica congênita (síndrome de DiGeorge) e naqueles com síndrome da imunodeficiência adquirida. A neutropenia é considerada um grande fator predisponente a risco de vida pela infecção por *Candida*.[268] Acredita-se que a forma de levedura da *Candida albicans* esteja associada a uma fase inócua, já a forma de hifas está associada com invasão do hospedeiro.[271]

Entre os fatores predisponentes à candidíase temos prematuridade, gravidez, uso de anticoncepcionais orais, diabetes *mellitus*, antibioticoterapia ou corticosteroideterapia prolongada, imunodepressão e estados de umidade prolongada.[37]

As infecções causadas por *Candida* são mais frequentemente superficiais, ocorrendo nas superfícies mucosas de indivíduos que apresentam debilitação leve. Em pacientes imunocomprometidos, as infecções podem ser sistêmicas e são importantes pela alta taxa de mortalidade. Estudos mostram que nos pacientes em unidade de terapia intensiva a taxa de mortalidade para os indivíduos com candidíase sistêmica é de aproximadamente 30% a 50% dos casos.[270] O quadro clínico assume características peculiares de acordo com a localização, podendo se manifestar como candidíase intertriginosa, ungueal e periungueal, vaginites e balanites, candidíase granulomatosa, visceral e oral.[37,41]

Candidíase oral

A candidíase é a infecção fúngica oral mais comum.[268] Muitos fatores predisponentes têm sido identificados no desenvolvimento da candidíase oral, e frequentemente podem complicar o diagnóstico e o tratamento da doença. Estes fatores são conhecidos e incluem medicamentos como os antibióticos de amplo espectro, medicamentos imunomoduladores e drogas xerogênicas; hipossalivação; prótese oral; diabetes e outras condições imunossupressoras.[267,269,274,275] Em adição, evidências sugerem que diferenças inatas no comportamento fenotípico do fungo podem ter um papel importante nos padrões de virulência dos agentes da candidíase oral.[276]

A candidíase oral é uma manifestação comum em uma variedade de imunodeficiências. Tanto o sistema imunológico humoral, quanto o mediado por células participam na prevenção e eliminação de infecções fúngicas na regiões oral e perioral. A redução da função, ou um defeito no sistema imunológico, aumenta a suscetibilidade de um indivíduo a essas infecções.[267] Nos pacientes infectados pelo HIV, a candidíase ocorre em mais de 60% dos pacientes e em mais de 80% dos pacientes diagnosticados com AIDS. A redução é observada em indivíduos submetidos à terapia antiviral. Embora o HIV possa afetar vários tipos celulares, a diminuição progressiva dos linfócitos T CD4 provavelmente contribui para o aumento da suscetibilidade a infecções oportunistas nesses pacientes.[277,27] A candidíase oral foi também referida como uma das manifestações orais da doença covid-19.[104a]

A candidíase oral se manifesta de diversas formas clínicas e pode afetar uma ou mais superfícies mucosas. Segundo a classificação de Lehner, a candidíase oral é classificada como candidíase pseudomembranosa aguda, candidíase atrófica aguda, candidíase atrófica crônica (estomatite por dentadura), queilite angular (perleche), candidíase mucocutânea crônica, candidíase crônica hiperplásica (candidíase leucoplásica) e atrofia central papilar da língua ou glossite romboidal média (Figura 56.43).[268,279]

Candidíase pseudomembranosa aguda

A candidíase pseudomembranosa aguda, também conhecida como "sapinho" é caracterizada pela presença de placas brancas ligeiramente elevadas, que se assemelham à nata de leite ou leite coalhado. As placas são compostas por hifas fúngica, células epiteliais descamadas, fragmentos de tecido necrótico, células inflamatórias, bactérias, ceratina e fibrina. A remoção dessas placas pode ser feita pela fricção de uma gaze ou pela raspagem com um abaixador de língua. Uma vez removida a pseudomembrana, o fundo da lesão poderá se apresentar eritematoso ou erosado. As lesões podem acometer qualquer área da mucosa oral, porém são mais frequentes na língua, mucosa jugal e palato mole. Em alguns casos foram descritos sintomas, que consistem em ardência, gosto desagradável na boca e disfagia.[13,280]

A doença pode ocorrer em qualquer idade. Cerca de 5% dos recém-nascidos e 10% dos idosos debilitados são acometidos. Está infecção também é comum em pacientes com diabetes *mellitus* não compensado, infectados pelo HIV e SIDA, pacientes com doenças terminais, como leucemia e outras doenças malignas e fazendo uso de antibióticos de amplo espectro ou de corticosteroides. O diagnóstico diferencial inclui a leucoplasia, ceratose e líquen plano.[268,279]

Candidíase atrófica aguda

Candidíase atrófica aguda ou candidíase eritematosa pode resultar da evolução da candidíase pseudomembranosa, porém, sem a pseudomembrana. Era denominada "boca ferida pelo antibiótico" por sua relação com a utilização de antibióticos de amplo espectro. Apresenta-se como uma placa vermelha no dorso posterior da língua, palato ou mucosa jugal. O acometimento do dorso de língua é caracterizado pela perda difusa das palilas, resultando na formação de uma superfície lisa e eritematosa com sensação de queimação.[13] Esta forma também tem sido encontrada em pacientes usando corticosteroides tópicos ou inalantes com corticosteroides para asma.[268,279] O diagnóstico diferencial inclui o líquen plano, mucosite oral, deficiência nutricional de vitamina B12, folato e ferro.[269]

Candidíase atrófica crônica (estomatite por dentadura)

Candidíase atrófica crônica consiste em uma lesão eritematosa no palato, restrito a área de contato com a prótese. Alguns autores utilizam o termo "estomatite por dentadura" como sinônimo de "candidíase atrófica crônica", entretanto, já foi demonstrado que pode haver casos de estomatite por dentadura não associada à *Candida*.[267,281] Santos (2013) avaliou a presença de candidíase em 196 indivíduos portadores de psoríase, encontrando o diagnóstico clínico de estomatite por dentadura em 24 pacientes (12%). Destes, em apenas 7 (29%) a candidíase no palato foi confirmada pela citopatologia, concluindo que pode haver casos de estomatite por dentadura não associada à Candida. A lesão pode ocorrer por uma reação alérgica ao monômero da prótese, placa bacteriana, trauma, uso contínuo da prótese e hipossalivação.

As lesões são frequentemente assintomáticas, entretanto alguns pacientes podem se queixar de dor leve ou uma sensação de queimação. A infecção por *Candida albicans*, exerce o papel principal no desenvolvimento da lesão, entretanto, há a necessidade de um fator iatrogênico, que pode ser a má adaptação, desgaste pelo uso ou principalmente a higienização precária da prótese. Acredita-se que esta forma seja a mais comum em pacientes idosos.[282] É importante que instruções de higiene da prótese sejam realizadas.

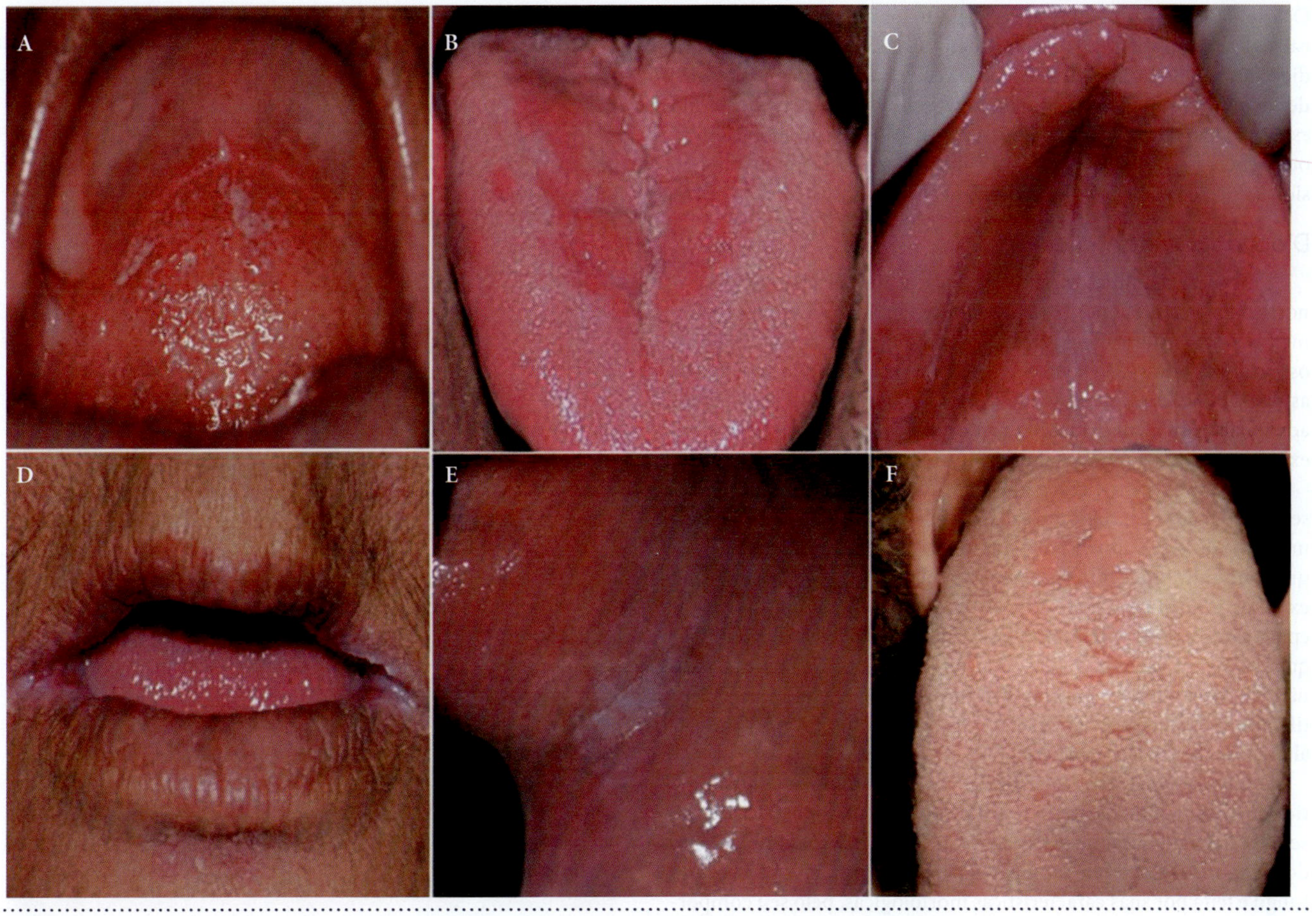

■ **Figura 51.43** Aspectos clínicos da candidíase: (**A**) Candidíase pseudomembranosa aguda. (**B**) Candidíase atrófica aguda. (**C**) Candidíase atrófica crônica. (**D**) Queilite angular. (**E**) Candidíase crônica hiperplásica. (**F**) Atrofia central papilar da língua.

Queilite angular (perleche)

A queilite angular se manifesta como fissuras eritematosas sintomáticas e descamação das comissuras labiais, podendo ocorrer em qualquer idade. Muitas vezes está associada ou é um sinal de candidíase atrófica aguda. Tem sido associada com infecção por Candida, Staphylococcus cutâneo ou infecção por Streptococcus, deficiências nutricionais isoladas, particularmente de vitamina B12 ou de ferro, e respiração oral. Em crianças, a lesão está associada com hábito de lamber o lábio, chupar o dedo, ou morder os cantos da boca, enquanto em pacientes mais idosos, ocorre a partir da perda da dimensão vertical facial por uso prolongado de próteses orais, podendo causar acúmulo de saliva e um ambiente úmido, que predispõe o supercrescimento da *Candida*.[266,269] A queilite angular é observada em indivíduos jovens com infecção pelo HIV, possivelmente em razão da imunidade diminuída. O diagnóstico preciso é essencial, para que o tratamento seja executado de modo eficaz. Na infecção secundária por *Candida*, a queilite deve ser tratada com antifúngicos tópicos. Nos casos de queilite angular resultante da perda de dimensão vertical, o restabelecimento da oclusão dentária está indicado.[268,279]

Candidíase mucocutânea crônica

A "candidíase mucocutânea crônica" é um termo utilizado para caracterizar um grupo de desordens raras, em que há infecção mucocutânea crônica por *Candida*.[277] Esta forma de candidíase é resistente ao tratamento e o seu início, geralmente, ocorre na infância ou nas duas primeiras décadas de vida. Em geral, quanto mais grave for à candidíase e mais disseminados forem os sítios envolvidos, maior será a probabilidade de ser identificado um defeito imunológico. Estudos sugerem que defeitos na produção de citocinas (interleucina-2 e interferon-gama) e redução nos níveis séricos de IgG2 e IgG4, representem uma das principais causas da infecção.[13] Mais de 90% dos pacientes apresentam lesões orais, representadas por placas brancas espessas que caracteristicamente não se destacam com a raspagem.[277] O espectro de severidade para estas condições é amplo.[283] Há uma história familiar em 20% dos casos (padrão autossômico dominante) e existe uma associação com endocrinopatia em 50% (diabete *mellitus*, hipertireoidismo, hipotireoidismo, hiperparatireoidismo, insuficiência adrenal).[268,279]

Candidíase crônica hiperplásica (candidíase leucoplásica)

A candidíase crônica hiperplásica ou candidíase leucoplásica é resultado de infecções crônicas por Candida, que produzem uma resposta tecidual hiperplásica. As lesões se apresentam como placas brancas, assintomáticas, que não podem ser removidas pela raspagem, bem demarcadas, ligeiramente elevadas e que variam desde discretas a grandes lesões. As lesões também podem se apresentar como áreas mescladas de vermelho e branco, caracterizando, a forma nodular ou salpicada. Essas lesões ocorrem com maior frequência na região anterior da mucosa jugal e menos frequente na borda lateral de língua. O reconhecimento dessas lesões é importante, pois existem relatos de 15% de chance de transformação maligna.[268,269,279]

Atrofia central papilar da língua (glossite romboidal mediana)

É uma desordem benigna, incomum da região central do dorso da língua. Antigamente chamada "glossite romboidal mediana", é caracterizada por uma área de atrofia papilar, que se apresenta de forma elíptica ou losangular, simetricamente central na linha média da língua.

Ocasionalmente, apresenta-se com aspecto lobular e hiperplásico, localizada anteriormente às papilas circunvaladas.[13,284] Embora esta condição tenha sido formalmente explicada como uma falha embriológica de involução do tubérculo ímpar, uma pesquisa em mais de 10 mil escolares não relatou nenhum único caso e, não há caso conhecido de ocorrência no nascimento.[285] Esta condição mais recentemente tem sido associada a infecções pela *Candida albicans.*[286]

Diagnóstico da candidíase

Embora a candidíase oral tenha diversas formas clínicas, o diagnóstico em geral tem por base os aspectos clínicos e sintomas, juntamente com a história clínica.[269,287] Na candidíase pseudomembranosa, os aspectos clínicos são bem reconhecidos. O mesmo não ocorre com as outras formas clínicas, sendo necessária a utilização de métodos adicionais para a confirmação diagnóstica.[266] Os métodos incluem o exame direto, a cultura, o exame histopatológico e a citopatologia.[195,288]

No exame direto é realizado um esfregaço da área afetada. Em seguida o material é colocado sobre uma lâmina de vidro, adicionado uma gota de hidróxido de potássio (KOH) de 10% a 20%, coberto por uma lamínula, aquecido suavemente à chama do bico de Bunsen e examinado ao microscópio. Com esta técnica o KOH destrói as células epiteliais do esfregaço, permitindo a visualização das leveduras e hifas, que são mais resistentes. As desvantagens da técnica são os preparados não serem preservados para registro permanente, dificuldade na identificação dos micro-organismos e, a técnica não permitir identificar alterações nas células epiteliais.[13,279]

A cultura dos fungos é, em geral, imprescindível para o diagnóstico de diversos fungos. Nesta técnica é utilizado um meio de cultura, sendo o ágar Sabouraud dextrose, o mais empregado para isolamento dos fungos pelo fato dele ser seletivo para fungos. A identificação do fungo é feita por suas características morfológicas, pelo seu comportamento bioquímico e por sua estrutura antigênica. Entretanto, na candidíase oral, uma cultura positiva na ausência de outros sinais e sintomas, não implica necessariamente na presença de doença, já que os esporos de *Candida* podem ser encontrados na flora normal oral. O isolamento do fungo na cultura deve ser apoiado pela demonstração de hifas e pseudo-hifas associado às alterações inflamatórias. Além de não ser acessível, na maioria dos serviços, apresenta demora no resultado.[289,290]

O padrão histopatológico da candidíase oral depende da forma clínica da infecção biopsiada. Em geral é observado aumento da espessura da camada de paraceratina, na superfície da lesão, e um aumento das cristas epiteliais. Geralmente um infiltrado inflamatório crônico é visto no tecido conjuntivo subjacente. Comumente, são identificadas pequenas coleções de neutrófilos (microabscessos) na camada de paraceratina e na camada de células espinhosas próximo aos micro-organismos (Figura 56.44). O diagnóstico de candidíase é dado por meio da observação de hifas e pseudo-hifas no estrato córneo com o uso da coloração de hematoxilina e eosina, sendo a visualização facilitada significativamente pelo uso da coloração com o ácido periódico de Schiff – PAS (Figura 56.45). A biópsia é particularmente útil para o diagnóstico da candidíase crônica hiperplásica. Na candidíase mucocutânea crônica, as características histopatológicas são semelhantes às descritas anteriormente, no entanto, as lesões costumam apresentar mais acantose e hiperceratose.[13,195,290]

O teste terapêutico é uma medida diagnóstica amplamente utilizada, que consiste na prescrição de antifúngico tópico, juntamente com o acompanhamento do profissional. Na remissão da lesão, após o tratamento, que varia de 7 a 14 dias, pode-se dizer que a mesma estava associada à candidíase. Entretanto, a regressão da lesão pode decorrer de outros fatores, como o potencial antimicrobiano de alguns antifúngicos tópicos que são prescritos para candidíase oral.[279]

O exame citopatológico é realizado a partir do envio de material coletado por meio da raspagem da lesão com uma espátula de metal ou escova plástica tipo endocervical. Os esfregaços revelam os aspectos característicos da candidíase: células ceratinizadas agrupadas, sobrepostas, refletindo a paraceratose e associadas às células inflamatórias, predominantemente, os polimorfonucleares. O diagnóstico é definido pela identificação de hifas, pseudo-hifas e esporos, em particular na coloração pelo PAS (Figura 56.46). A citopatologia, pela sua alta especificidade e sensibilidade, deve ser utilizada como método diagnóstico de rotina, bem como critério de cura na candidíase.[21,25,195,291]

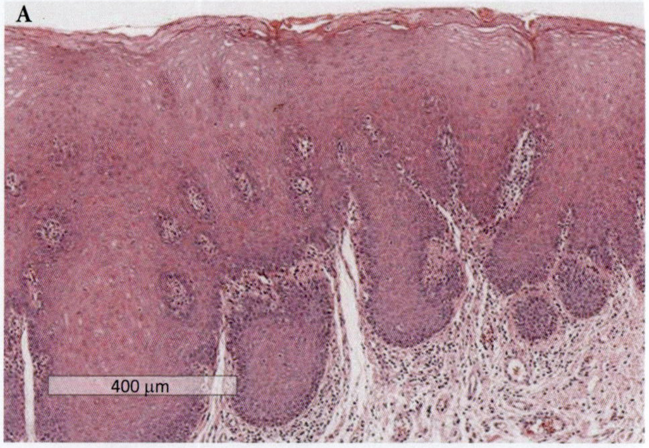

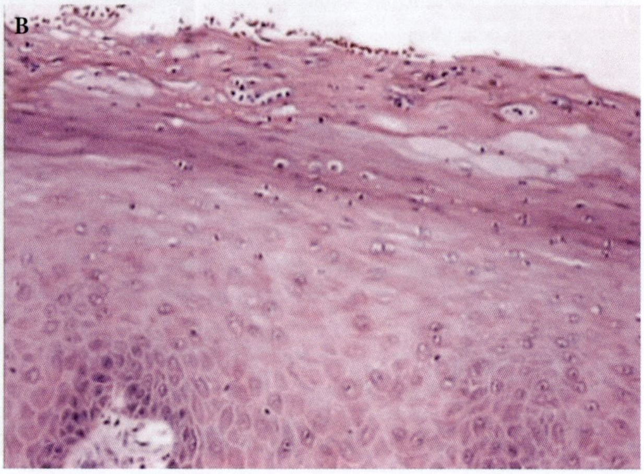

■ **Figura 56.44** Aspectos histopatológicos da candidíase: **(A)** Corte histológico apresentando paraceratose, acantose e infiltrado inflamatório crônico no tecido conjuntivo subjacente. **(B)** Imagem exibe, na camada de paraceratina, formação de microabscessos neutrofílicos.

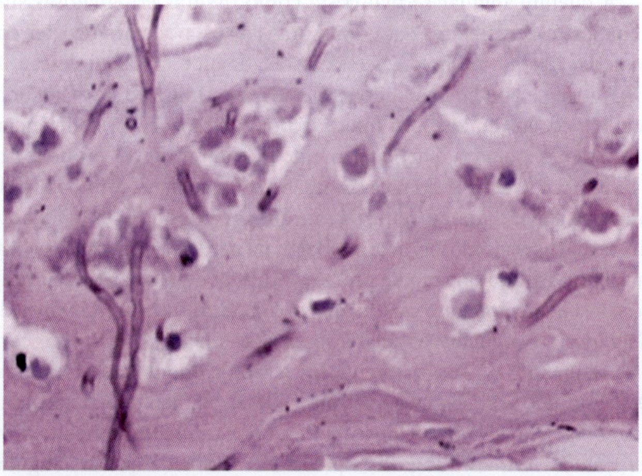

■ **Figura 56.45** Coloração pelo ácido periódico de Schiff (PAS) exibindo hifas e esporos de *Candida* penetrando na camada córnea.

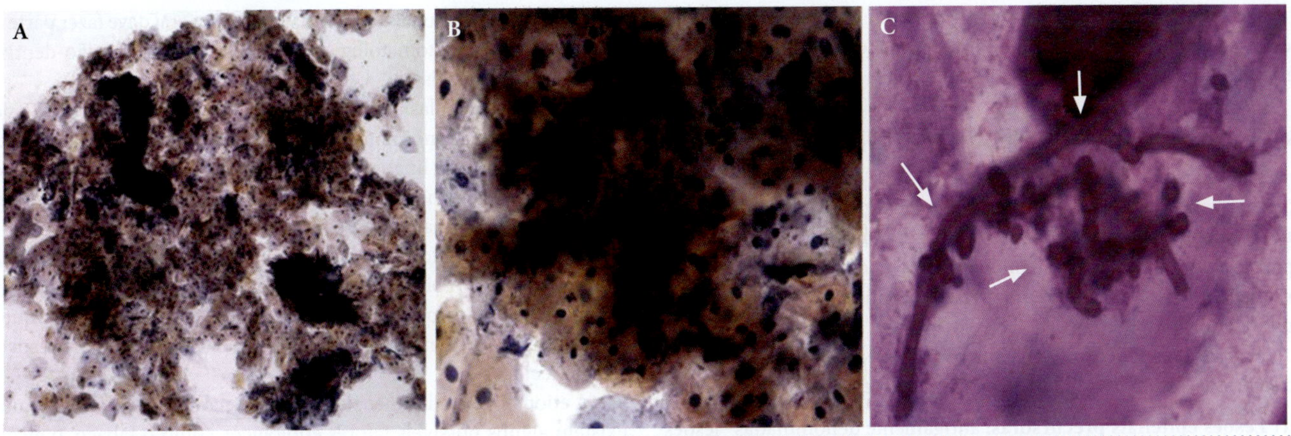

■ **Figura 56.46** Aspectos citopatológicos da candidíase: (**A**) Células ceratinizadas agrupadas e associadas às células inflamatórias. (**B**) Células intensamente ceratinizadas sobrepostas, refletindo a paraceratose. (**C**) Coloração pelo ácido periódico de Schiff (PAS), exibindo hifas, pseudo-hifas e esporos de *Candida*.

Tratamento da candidíase oral

O tratamento da candidíase oral pode ser feito por meio da utilização de medicamentos antifúngicos tópicos ou sistêmicos. A escolha do medicamento é ditada por vários fatores, como a história médica do paciente, comprometimento oral, sintomas, grau de cooperação e preferência do paciente.[267]

A nistatina é um antifúngico da classe dos poliênicos, sendo, provavelmente, o mais popular agente para o tratamento de infecções fúngicas superficiais causadas pela *Candida albicans*. Está disponível sob a forma de cremes, comprimidos, suspensões, enxaguatórios orais, géis e pastilhas. A suspensão de nistatina contém açúcar, devendo ser utilizada por curtos períodos de tempo, principalmente nos pacientes com hipossalivação pelo risco do desenvolvimento de cáries. Alguns autores relatam que a utilização da nistatina oral suspensão é relativamente ineficaz em razão do curto tempo de contato com a mucosa oral. As pastilhas de nistatina são formulações adoçadas de melhor aceitação pelo paciente e apresentam longa duração. Diante disso, ela pode ser considerada um agente fungicida melhor do que a suspensão. Apresenta bons resultados quando utilizada no tratamento de estomatite protética associada à *Candida* e na prevenção da recorrência da candidíase oral em pacientes infectados pelo HIV. No entanto, assim como a suspensão, as pastilhas também apresentam risco de desenvolvimento de cárie dentária. Outras precauções incluem o uso em pacientes com diabetes mal controlado.[292,293]

A anfotericina B, também pertencente ao grupo dos poliênicos, está disponível para aplicação oral como pomada, suspensões, cremes e pastilhas. A anfotericina B de uso sistêmico apresenta efeitos adversos graves como a nefrotoxicidade. A hipocalemia e anemia discreta também são comuns. Outros efeitos adversos raros incluem reações de hipersensibilidade, incluindo anafilaxia, febre e dor de cabeça, vômitos, anorexia, dor nas costas convulsões e tromboflebite também foram relatados. Para reduzir a nefrotoxicidade das preparações convencionais de anfotericina B no tratamento da candidíase sistêmica, foram introduzidas, recentemente, as formulações lipídicas, anfotericina lipossomal.[279]

Os antifúngicos azólicos são classificados em dois grupos: os imidazólicos e os triazóis. Os imidazólicos são o clotrimazol, econazole, fenticonazole, isoconazol, etoconazole, miconazol, sulconazole e tioconazol. Já os triazóis são o fluconazol e itraconazol. Estes são cada vez mais utilizados no tratamento da candidíase oral.[292]

O clotrimazol é principalmente fungistático e muito utilizado no manejo da candidíase superficial da mucosa oral, vaginal e cutânea. O creme de clotrimazol é eficaz no tratamento da queilite angular, por apresentar sua atividade antifúngica e antibacteriana. São raros os efeitos adversos do clotrimazol, quando utilizado topicamente. É formulado com um sabor mais agradável, quando comparado ao da nistatina, sendo assim melhor aceito pelos pacientes.[292]

O miconazol além de ter um amplo espectro de atividade contra fungos como a *Candida albicans*, também é eficaz contra algumas bactérias. Ele pode ser administrado por via tópica, via intravenosa ou intratecal. O miconazol é eficaz em todos os tipos de candidíase oral, incluindo a mucocutânea crônica. A aplicação tópica do miconazol é também efetiva para o tratamento de lesões de queilite angular. São poucos e incomuns os efeitos adversos apresentados, diante da utilização tópica do miconazol. O miconazol na forma de gel, 20 mg\mL vem sendo utilizado com muito sucesso no tratamento da candidíase oral.[294,295]

O cetoconazol foi o primeiro antifúngico desenvolvido que pode ser absorvido pelo trato gastrointestinal, favorecendo assim, o tratamento sistêmico por via oral. Não é o fármaco de primeira escolha para o tratamento primário da candidíase oral, no entanto, os triazóis como fluconazol estão sendo cada vez mais utilizados para esta finalidade. Sua principal indicação é para o tratamento secundário da candidíase oral, como na candidíase mucocutânea crônica. Os efeitos colaterais mais comuns do cetoconazol são intolerância gastrointestinal. Foi relatado durante o uso de cetoconazol efeitos como hepatotoxicidade fatal e nefrotoxicidade.[294]

Os triazóis representam um grupo novo de antifúngicos. O fluconazol é ativo contra a *C. albicans*, porém as espécies *C. krusei* e *C. glabrata* são resistentes. Pode ser administrado por via oral, onde apresenta excelente absorção, ou por via intravenosa. O que distingue fluconazol de muitos outros azóis é excelente absorção no trato gastrointestinal. Ao contrário de outros azóis, o fluconazol não é metabolizado em humanos e é excretado através dos rins, com aproximadamente 80% inalterado. Por isso, que o fluconazol tem um efeito quase insignificante na função hepática em comparação com outros azóis, que são metabolizados principalmente no fígado, resultando na possível hepatotoxicidade. Ele tem sido considerado o medicamento de escolha para o tratamento da candidíase sistêmica, principalmente em pacientes imunocomprometidos. Pode ser utilizado um comprimido de 150 mg ao dia por 5 a 10 dias.[279,296]

O itraconazol é eficaz em várias micoses superficiais, incluindo candidíase oral por *Candida albicans*, assim como causadas por *C. krusei* e *C. glabrata*. Estes são resistentes ao fluconazol, sendo assim, o itraconazol é uma excelente alternativa, para os pacientes resistentes. Ele está apresentado nas formas de cápsulas e solução oral. O itraconazol é bem tolerado, embora distúrbios gastrointestinais, cefaleia e tontura têm sido relatados.[297]

A citopatologia oral pode ser utilizada para o acompanhamento destes pacientes, sendo o resultado negativo, considerado como critério de cura.[25]

LESÕES POTENCIALMENTE MALIGNAS

A Organização Mundial da Saúde (OMS), em 1997, definiu "lesões pré-cancerosas" como um tecido morfologicamente alterado, no qual o câncer é mais provável de ocorrer do que em sua contraparte aparentemente normal, e as "condições pré-cancerosas", como um estado generalizado associado a um risco de câncer significantemente aumentado.[298]

As apresentações clínicas da mucosa oral, reconhecidas como pré-cancerosas, foram divididas pela OMS (2005) em dois grupos:[299]

a) **Lesões epiteliais precursoras:** antigamente denominadas "lesões pré-cancerosas" ou "pré-malignas", que são definidas como um epitélio alterado com uma maior tendência à progressão para carcinoma de células escamosas (CCE), compreendendo a leucoplasia, a eritroplasia e as lesões mistas (leucoeritroplasias ou eritroleucoplasias).[299] A queilite actínica foi também considerada como lesão epitelial precursora.[13,298]
b) **Condições pré-cancerosas**: um estado clínico generalizado, associado com um significante aumento no risco de desenvolver um CCE. Atrofia epitelial, aumento na atividade mitótica e mecanismo de reparo epitelial debilitado são características fundamentais para condições pré-cancerosas de diferentes etiologias. As condições pré-cancerosas são: deficiência de ferro, líquen plano oral, fibrose submucosa oral, sífilis, xeroderma pigmentoso, lúpus eritematoso e epidermólise bolhosa distrófica.[299]

Um grupo internacional composto de especialistas no campo da Epidemiologia, Medicina Oral, Patologia e Biologia Molecular interessados em câncer oral e pré-câncer, coordenados pela WHO (World Health Oraganization) e Collaborating Centre for Oral Cancer and Precancer, reuniu-se em Londres em maio de 2005, para discutir conceitos, terminologia, classificações, história natural, patologia e marcadores moleculares e também para uma análise crítica do conhecimento do que seja tradicionalmente chamado "lesões pré-cancerosas" e "condições da mucosa oral". Chegou-se a um consenso sobre o emprego da terminologia "desordens potencialmente malignas", incluindo entre elas a leucoplasia, eritroplasia, palato do fumante invertido, líquen plano oral, fibrose submucosa oral, queilite actínica, lúpus eritematoso discoide, desordens hereditárias, como a disceratose congênita e epidermólise bolhosa.[300]

A prevalência destas lesões varia de 2% a 3%, estando a maioria associada ao uso prévio ou atual do tabaco, embora cerca de 10% das lesões parecem não ter uma causa conhecida.[300]

Abordaremos as principais lesões potencialmente malignas, que correspondem a leucoplasia, a eritroplasia e a queilite actínica.

Leucoplasia

A OMS define a leucoplasia como "uma lesão predominantemente branca da mucosa oral, que não pode ser caracterizada como qualquer outra lesão definível".[298,301] Na reunião coordenada pela OMS, em 2005, o conceito de leucoplasia oral foi modificado: "o termo leucoplasia deve ser usado para identificar placas brancas de risco incerto, tendo-se excluído outras doenças ou desordens conhecidas que não carregam um risco aumentado para o câncer".[300]

A leucoplasia é a lesão epitelial precursora oral mais comum. Afeta predominantemente pessoas acima de 40 anos, brancas e com forte predileção para o sexo masculino. A prevalência aumenta rapidamente com a idade, especialmente em homens, e uma porcentagem alarmante de 8% dos homens acima de 70 anos de idade é afetada.[13] Em virtude da sua alta frequência é de extrema importância o conhecimento desta condição por profissionais da saúde, cujo exame oral deve fazer parte de sua atuação, como estomatologista, dermatologista, cirurgião-dentista e otorrinolaringologista.

O termo "leucoplasia" foi utilizado pela primeira vez em 1877, por Schwimmer, para denominar uma lesão branca, idiopática, localizada na mucosa jugal e na língua. Segundo Warnakulasuriya e colaboradores (2007), um diagnóstico provisório de leucoplasia é feito quando uma lesão predominantemente branca ao exame físico, não pode ser claramente diagnosticada como nenhuma outra doença ou desordem da mucosa bucal. A biópsia é obrigatória para o diagnóstico definitivo, sendo excluído qualquer fator casual. Alguns autores afirmam que o termo é clínico não implicando uma alteração histopatológica específica do tecido.[302]

A etiopatogenia da leucoplasia permanece desconhecida, contudo, existem alguns possíveis fatores etiológicos como o tabaco, o álcool, colutórios ou cremes dentais a base de sanguinária, radiação ultravioleta e micro-organismos.[13] Alguns estudos relatam outros fatores como presença de *Candida* e do papilomavírus humano.[300]

O hábito de fumar tabaco parece ser o maior responsável para o desenvolvimento de leucoplasias. Mais de 80% das leucoplasias ocorrem em tabagistas. A associação com o consumo de álcool ainda não está esclarecida, parecendo este atuar como um fator sinérgico ao tabaco.[300]

A *Candida* pode colonizar as células superficiais da mucosa oral, frequentemente produzindo uma placa granular e espessa cuja coloração é uma mistura de branco e vermelho.[13,303] Os termos "leucoplasia por cândida" e "hiperplasia por cândida" são usados para descrever estas lesões, e a biópsia deve mostrar mudanças displásicas ou hiperplásicas. Não se sabe se esta levedura produz displasia ou se infecta secundariamente o epitélio previamente afetado, mas algumas destas lesões desaparecem ou se tornam menos extensivas após a terapia antifúngica.[13]

O papilomavírus humano (HPV), nos subtipos HPV-16 e HPV-18, em particular, tem sido identificado em algumas leucoplasias orais. Esses vírus, infelizmente, também podem ser encontrados em células epiteliais normais, e, por isso, sua presença talvez seja uma simples coincidência.[300]

As leucoplasias são lesões isoladas, que podem ter a aparência clínica variada e tendem a mudar com o tempo. As lesões iniciais e brandas são placas brancas-acinzentadas, levemente elevadas, que ocorrem frequentemente nos lábios, mucosa jugal e gengiva.[304]

Clinicamente, são reconhecidos alguns tipos de leucoplasia que diferem quanto ao aspecto e comportamento clínico: leucoplasia delgada ou branda, leucoplasia espessa ou homogênea, leucoplasia nodular ou granular, leucoplasia verrucosa ou verruciforme e leucoplasia verrucosa proliferativa.[13] Warnakulasuriya e colaboradores (2007) classificaram as leucoplasias em homogêneas e não homogêneas de acordo com os aspectos clínicos.[302] A classificação clínica de leucoplasia homogênea compreende os aspectos de leucoplasias planas, corrugadas, pregueadas ou rugosas, enquanto as leucoplasias não homogêneas se caracterizam por aspecto verrucoso, nodular, ulcerado ou eritroleucoplásico (Figura 56.47).[298] A distinção deve ser feita entre a leucoplasia homogênea, considerada com baixo risco de transformação maligna, e a leucoplasia não homogênea, salpicada ou nodular, que invariavelmente predizem uma transformação maligna.[305]

A leucoplasia verrucosa proliferativa (LPV) é uma forma agressiva de leucoplasia, caracterizada por placa branca verrucosa disseminada, com alto índice de transformação maligna. Esta forma é rara entre as variações de leucoplasia, e tem uma forte predileção pelo sexo feminino (razão homem-mulher de 1:4) e mínima associação com o uso do tabaco.[13,302] A LVP se inicia como placas brancas, com crescimento persistente, eventualmente se tornando exofítica e verrucosa, acometendo vários locais da mucosa oral. À medida que as lesões progridem, podem passar para um estágio no qual não podem ser distinguidas do

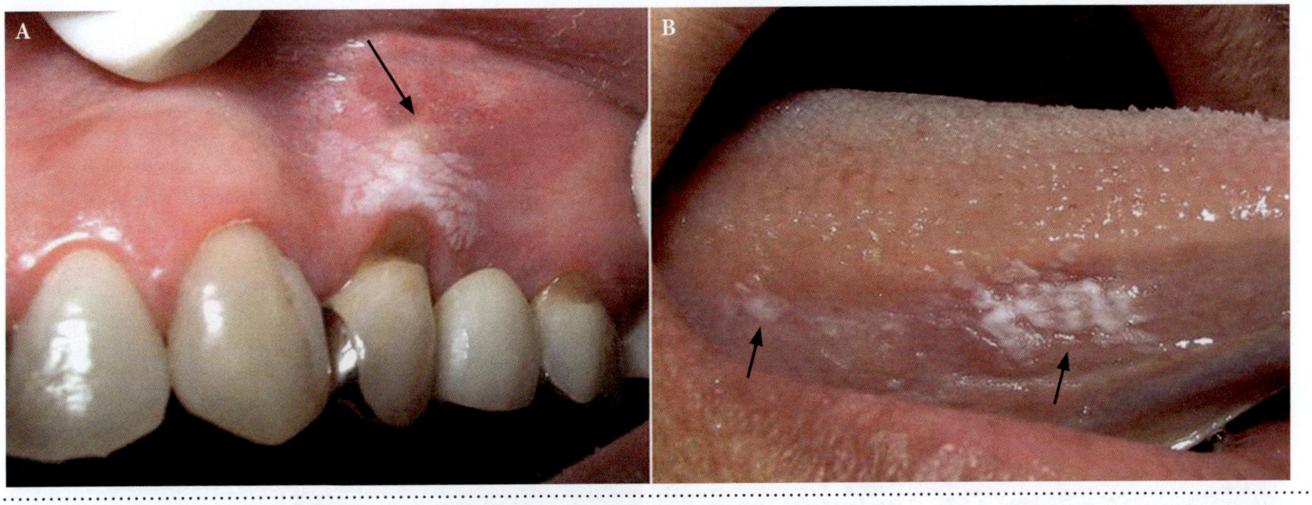

■ **Figura 56.47** Aspectos clínicos da leucoplasia: **(A)** Leucoplasia homogênea, caracterizada por placa branca rugosas em margem gengival vestibular superior. **(B)** Leucoplasia não homogênea, apresentando placa branca de aspecto verrucoso e nodular em borda lateral direita de língua.

carcinoma verrucoso, mas, posteriormente, desenvolvem, em geral, mudanças displásicas e se transformam em carcinomas de células escamosas. O tratamento deve ser mais agressivo envolvendo remoção de quantidade suficiente de tecido conjuntivo, em razão da natureza invasiva desta lesão e do alto índice de recorrência.[302]

As lesões com aspecto misto de placas brancas e vermelhas são denominadas "eritroleucoplasias" ou "leucoplasias salpicadas" e apresentam alto risco de malignização (Figura 56.48).[300,302] Estas lesões devem ser observadas com um alto grau de suspeição, porque têm uma alta incidência de alteração epitelial precursora ou maligna, com mais de 20% dos casos progredindo para câncer em 10 anos, sem tratamento. Quando se realiza uma biópsia dessas lesões, devem ser retiradas amostras das duas áreas, vermelha e branca.[13,300]

Os aspectos histopatológicos da leucoplasia podem variar de lesão para lesão e dentro de uma mesma lesão, sendo necessária a realização de biópsia para se confirmar a correta natureza da lesão. As características histopatológicas das leucoplasias são bastante variadas, podendo apresentar hiperplasia, ceratose, acantose, displasia, carcinoma *in situ* e carcinoma de células escamosas (Figura 56.49). A maioria dos casos de leucoplasia representam histopatologicamente ceratose em resposta a um irritante ou são assintomáticas, mas aproximadamente 20% das lesões leucoplásicas mostram evidência de displasia ou carcinoma no primeiro reconhecimento clínico. No entanto, alguns sítios anatômicos (soalho de boca e ventre da língua) têm uma porcentagem de displasia ou carcinoma de 45%.[13]

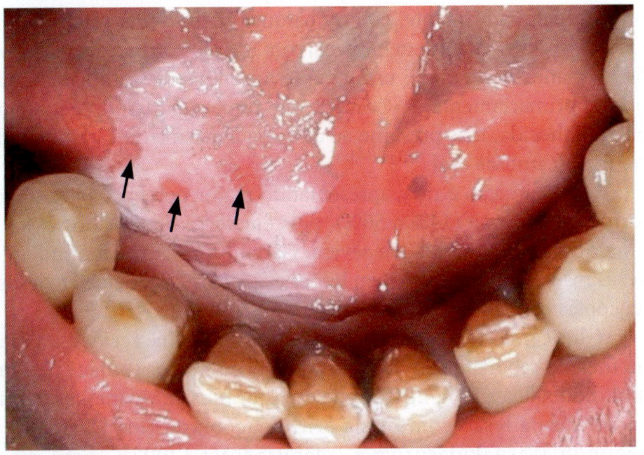

■ **Figura 56.48** Aspectos clínicos da leucoeritroplasia: lesão mista, apresentando placa branca entremeada por áreas eritematosas (setas pretas) no soalho da boca.

A displasia epitelial pode ser classificada em leve, moderada e intensa, dependendo do grau de alteração no epitélio. No entanto, está classificação é bastante questionável, não correspondendo à clínica. Na histopatologia, observa-se estratificação irregular do epitélio, hiperplasia da camada basal, cristas epiteliais em forma de gota, mitoses em maior número e, por vezes, atípicas; perda da relação núcleo-citoplasma, ceratinização de células isoladas ou de grupos de células na camada espinhosa, pleomorfismo nuclear e celular, perda de aderência epitelial intercelular e perda da polaridade das células basais. Quando estas alterações comprometem toda a espessura epitelial, a lesão é denominada "carcinoma *in situ*" e, no momento em que estas células epiteliais atípicas provocam o rompimento da membrana basal e invadem o tecido conjuntivo, a lesão passa a ser designada "carcinoma de células escamosas".[300,306]

As leucoplasias nem sempre exibem displasia epitelial. O epitélio displásico ou carcinoma invasivo é encontrado em apenas 5% a 25% dos casos de leucoplasias e o potencial de transformação maligna das leucoplasias orais varia de 0,13% a 17,5%. Já nos casos de displasia epitelial moderada e severa, o potencial de transformação maligna é de 4% a 11% e de 20% a 35%, respectivamente.[300]

A técnica de imunohistoquímica vem sendo utilizado no diagnóstico de lesões cancerizáveis, para evidenciar lesões ainda não detectáveis, auxiliando na prevenção do câncer oral. Liu e Klein-Szanto (2000) relatam que o aumento da expressão de PCNA, Ki-67 e Cilclina D1, é diretamente proporcional ao aumento do grau de displasia.[307]

Durante o exame físico, existem lesões que podem parecer clinicamente como uma leucoplasia. Para o diagnóstico diferencial, deve-se levar em consideração se a lesão pode ser removida com gaze ou com uma espátula. Se for removida facilmente, provavelmente se trata de candidíase pseudomembranosa. Se a lesão for bilateral e estiver associada a lesões cutâneas, o líquen plano e o lúpus eritematoso deverão ser incluídos no diagnóstico diferencial.[306] Nos casos de história de trauma crônico e uso de tabaco, a ceratose friccional ou a associada ao tabaco, deverão ser consideradas. Também devem ser incluídas no diagnóstico diferencial a leucoplasia pilosa oral, leucoedema, linha alba e nevo branco esponjoso.[300,306]

A biópsia é mandatória e o diagnóstico definitivo é realizado quando os fatores etiológicos, exceto tabaco, são eliminados e a histopatologia não demonstra outra lesão específica.[302] A seleção do sítio a ser biopsiado é uma etapa crítica, pois as características histopatológicas podem variar em lesões não uniformes. Se somente áreas onde poucas alterações celulares estão presentes forem biopsiadas, este padrão será considerado representativo da lesão como um todo, mesmo que hajam áreas com alterações celulares mais severas e o tratamento adequado não será estabelecido.[308] A videoroscopia oral pode ser utilizada com o

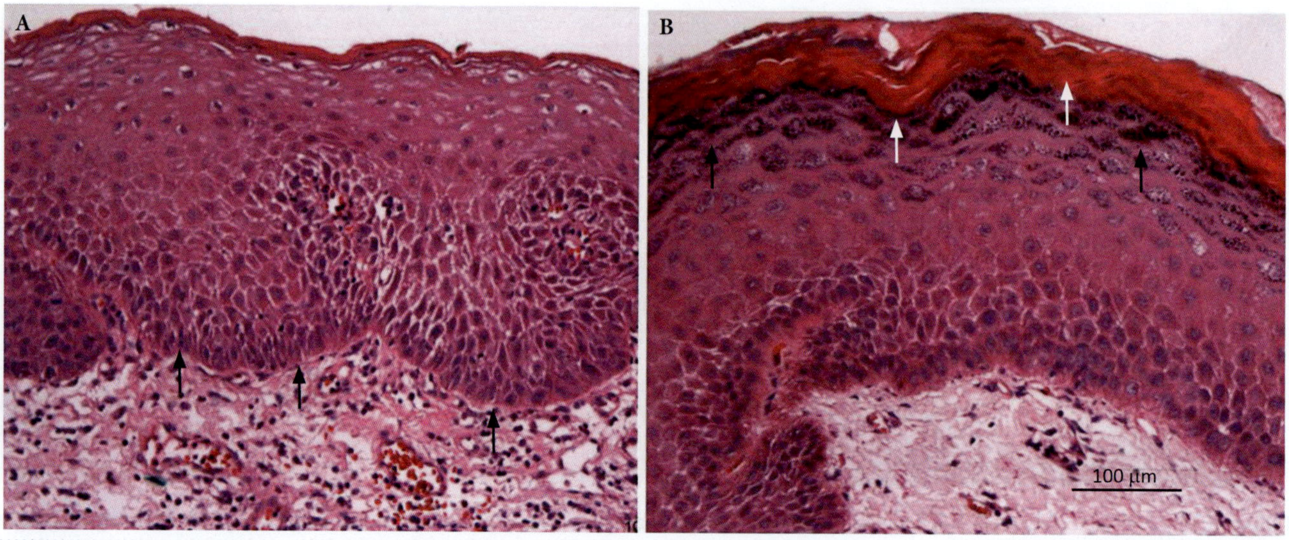

■ **Figura 56.49** Aspectos histopatológicos da leucoplasia: **(A)** Epitélio escamoso estratificado hiperplásico com paraceratose e acantose. As células da camada basal se apresentam desorganizadas com os núcleos hipercromáticos e pleomorfismo, exibindo displasia epitelial leve. **(B)** No maior aumento, observa-se uma espessa camada de ceratina (setas brancas) e epidermização (setas pretas).

objetivo de auxiliar o diagnóstico, fazer o acompanhamento das lesões, escolher a melhor conduta terapêutica e auxiliar na escolha da melhor área a ser biopsiada.[16,18]

O teste do azul de toluidina também pode ser utilizado para auxiliar na escolha da área de biópsia incisional.[309] A citopatologia oral também é um exame que pode ser realizado para acompanhamento e diagnóstico das lesões. Em caso de lesões pequenas, pode ser realizada biópsia excisional com margem de segurança. Em lesões maiores, deve-se escolher áreas onde a leucoplasia está mais espessa ou em áreas vermelha-esbranquiçadas, presentes nas eritroleucoplasias. Lumerman e colaboradores (1995) sugerem que seja realizada a biópsia em diversos locais da lesão, na tentativa de diminuir a margem de erros.[304]

O objetivo principal do tratamento é evitar a transformação da leucoplasia para um carcinoma. A escolha do tratamento deve ser realizada com base na história da lesão, evolução clínica e aspectos histopatológicos. As opções de tratamento são biópsia, remoção de fatores de risco, tratamento medicamentoso e remoção cirúrgica. A excisão cirúrgica total da lesão se apresenta como o tratamento mais adequado, pois permite uma avaliação de todo o tecido.[310] Lumerman e colaboradores[304] (1995) observaram que 82% dos pacientes foram curados após excisão cirúrgica. Recorrências após a excisão cirúrgica da lesão são incomuns.[311]

A crioterapia tem sido descrita como uma opção de tratamento cirúrgico. Entretanto, há algumas desvantagens, como a falta do controle visual sobre a extensão e profundidade do tratamento, a inviabilidade de se obter uma peça cirúrgica para o exame histopatológico adicional e a ocorrência de dor e edema nas duas primeiras semanas pós-operatórias, podendo estas ocorrências inviabilizar sua indicação.[306]

A cirurgia com *laser* de CO_2 também pode ser utilizada. Alguns autores relatam que quando comparado a uma cirurgia convencional, o *laser* de CO_2 tem certas vantagens, especialmente quando grandes áreas de epitélio são comprometidas.[306] A morbidade é reduzida em razão das propriedades da energia a *laser*, no entanto, este procedimento necessita de ambiente especial e seu custo operacional é muito alto, principalmente considerando o poder aquisitivo da população brasileira. Em uma porcentagem significativa de casos (20% a 35%) tem sido constatada a recorrência, sendo o lábio a principal região.[301]

Saito e colaboradores (2001) acompanharam 142 pacientes com leucoplasia oral por 4 anos. A análise histopatológica inicial revelou sete (5%) casos com displasia epitelial severa, 36 (25%) com displasia moderada, 48 (34%) com displasia leve e 51 (36%) de ceratose sem displasia epitelial. Excisão cirúrgica total foi realizada em 75 lesões, criocirurgia em 16 e os outros 51 pacientes foram acompanhados sem receberem tratamento cirúrgico. Observaram que nove (6%) pacientes apresentaram transformação maligna, sendo o grupo das lesões tratadas pela criocirurgia o mais afetado (4/16), seguido do grupo sem tratamento cirúrgico (4/51) e apenas 1/75 das lesões excisadas cirurgicamente. Concluíram que não há relação entre o grau de displasia epitelial e o risco de transformação maligna, pois dos casos com displasia epitelial severa, nenhum evoluiu para o carcinoma de células escamosas e 2/51 leucoplasias sem displasia epitelial apresentaram transformação maligna. Ressaltaram também que todos os pacientes com leucoplasia devem ser acompanhados regularmente, independente do grau de displasia epitelial e que a excisão cirúrgica total pode reduzir o risco de evolução para o câncer.[312]

Tendo em vista as informações apresentadas, concluímos que é de suma importância que os profissionais da saúde, em especial dermatologistas e cirurgiões-dentistas, conheçam esta lesão, para que possam realizar um diagnóstico preciso e precoce, assim como um tratamento adequado, contribuindo desta maneira, para a diminuição da incidência do câncer oral.[313]

Eritroplasia

Quanto à eritroplasia, mantem-se a definição da OMS de 1978 como "uma mancha vermelha que não pode ser caracterizada clínica ou histopatologicamente, como qualquer outra doença definida".[298] Ocorre principalmente em homens, com um pico de prevalência entre 65 e 74 anos de idade. É usualmente uma lesão assintomática, que ocorre primariamente em homens que fumam cigarros. A etiologia é desconhecida, mas presume-se que seja a mesma do carcinoma de células escamosas oral.[13,314]

Essa condição é rara, apresentando maior potencial para transformação maligna (14% a 50%), pois em cerca de 90% dos casos é uma displasia moderada ou severa. Carcinomas são encontrados 17 vezes mais frequentemente em lesões eritroplásicas do que em lesões leucoplásicas.[13,298,315]

Clinicamente, é caracterizada como mancha vermelha plana ou mesmo rebaixada em relação ao nível da mucosa adjacente normal. Pode haver uma mistura de áreas brancas e vermelhas, o que caracteriza a lesão como uma eritroleucoplasia (Figura 56.50)[314] Segundo Warnakulasuriya e colaboradores (2007), como diagnóstico diferencial devem ser considerados líquen plano erosivo, lúpus eritematoso, penfigoide, candidíase eritematosa e reação de hipersensibilidade.[302]

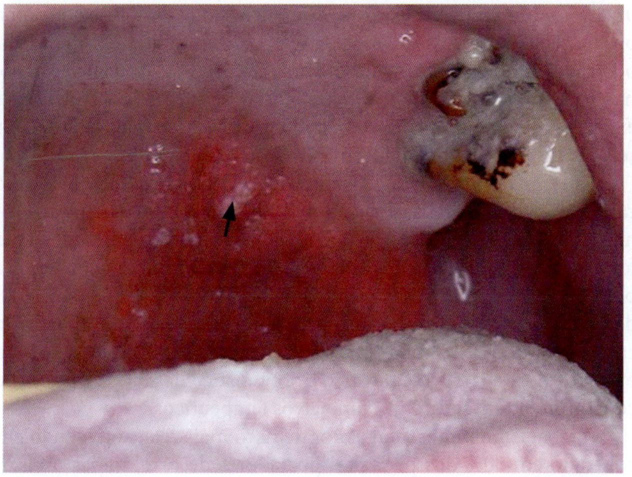

■ **Figura 56.50** Aspectos clínicos da eritroplasia: mancha eritematosa no palato mole com pequenas placas brancas (seta preta).

Esta lesão tem sido encontrada numa grande proporção de carcinomas orais invasivos em estágio inicial. O palato mole, a face ventral da língua e o soalho da boca são os sítios mais prováveis de desenvolvimento de eritroplasia, mas qualquer parte da mucosa oral pode ser afetada.[13,298]

A avaliação microscópica da eritroplasia revela que 60% a 90% são displasias epiteliais, carcinomas *in situ*, ou carcinomas de células escamosas.[302] Consequentemente, eritroplasia oral deve ser observada com um alto grau de suspeição ou biopsiada rotineiramente para avaliação histopalógica.[315,316] Três características microscópicas da eritroplasia explicam a coloração profundamente vermelha da lesão:

- **Primeira:** eritroplasia não apresenta ou pode apresentar uma fina camada de ceratina superficial que, normalmente, difundi a vermelhidão emanada pela vascularização.
- **Segunda:** o remanescente da camada epitelial que normalmente cobre o tecido conjuntivo é frequentemente reduzido em densidade; então, os vasos sanguíneos normalmente presentes no tecido conjuntivo são mais visíveis pela superfície do que pela mucosa normal.
- **Terceira:** na maioria das eritroplasias, o tamanho e número das estruturas vasculares aumentam em resposta a inflamação associada com o epitélio diminuído e neoplásico (Figura 56.51).

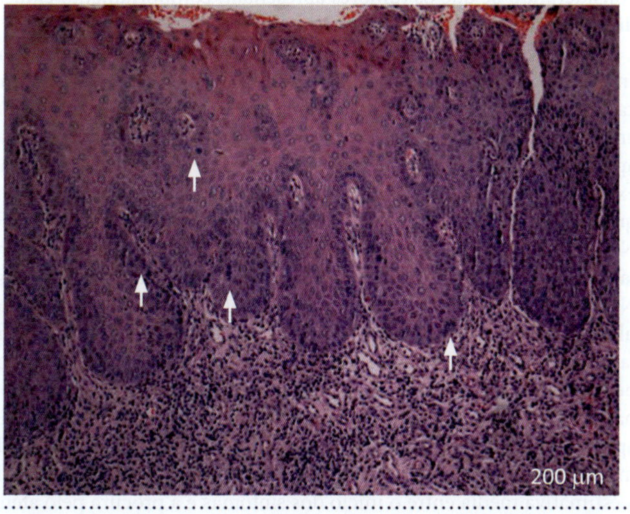

■ **Figura 56.51** Aspectos histopatológicos da eritroplasia: epitélio escamoso estratificado hiperplásico, exibindo uma pequena camada de ceratina superficial, difundida na vermelhidão emanada pela vascularização. As células da camada basal apresentam-se em organização desordenada, exibindo alterações displásicas, estendendo-se até a porção central do epitélio, caracterizada por hipercromatismo nuclear e pleomorfismo (setas brancas).

Numa grande investigação clinicopatológica, 90% das lesões eritroplásicas representaram histopatologicamente a displasia epitelial severa, carcinoma *in situ* ou carcinoma de células escamosas superficialmente invasivo.[13,304]

As lesões vermelhas na mucosa oral, especialmente aquelas no soalho da boca, bem como no ventre e parte lateral da língua, devem ser vistas com desconfiança, e a biópsia deve ser feita. Se uma fonte de irritação puder ser identificada e removida, a biópsia dessa lesão poderá ser retardada por 2 semanas, para dar tempo que uma lesão inflamatória, clinicamente semelhante, possa regredir.[13,315]

Queilite actínica

A queilite actínica é uma doença localizada nos lábios, potencialmente maligna, originada da exposição excessiva e/ou por longo tempo ao componente ultravioleta da radiação solar.[13,298,302] Sabe-se que os fatores que influenciam o seu desenvolvimento são a frequência da exposição aos raios solares, a intensidade dos raios solares e o grau de pigmentação cutânea.[317] A queilite actínica ocorre frequentemente em indivíduos com idade superior aos 45 anos, de cor de pele clara e no lábio inferior. Tem forte predileção pelo sexo masculino, chegando a uma razão de homem-mulher de 10:1, em alguns estudos.[13] É relatado que a taxa de transformação maligna varia de 10% a 20%.[318]

Os aspectos clínicos iniciais são discretos, incluindo atrofia do vermelhão do lábio inferior e escurecimento do limite dermatomucoso. Nesta fase, a maioria dos pacientes, não procura atendimento por não perceber as alterações, dificultando o diagnóstico. À medida que a lesão progride, áreas eritemosas desenvolvem-se nas porções mais ressecadas do vermelhão. Estas mesmas áreas podem parecer lesões leucoplásicas, especialmente quando se estendem para a mucosa labial (Figura 56.52). Em fases mais avançadas, observa-se a presença de úlcera.[318]

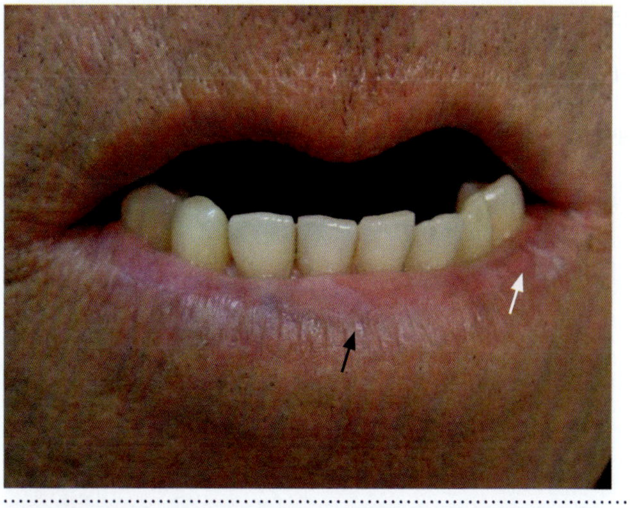

■ **Figura 56.52** Aspectos clínicos da queilite actínica: atrofia do vermelhão, apagamento do limite dermatomucoso, placas brancas (seta preta) e áreas eritematosas (seta branca) no lábio inferior.
Fonte: Foto cedida pela Dra. Ana Maria de Oliveira Miranda.

Os aspectos clínicos nem sempre permitem distingui-la de um carcinoma em estágio inicial, sendo importante à realização do exame histopatológico para correto e precoce diagnóstico.[319] O diagnóstico definitivo é realizado pelo exame clínico, confirmação de exposição aos raios solares e biópsia, considerada padrão-ouro na conclusão do diagnóstico.[13,320]

Com relação aos aspectos histopatológicos encontrados, nota-se um aumento da camada de ceratina com paraceratose ou ortoceratose, atrofia das células da camada espinhosa, presença de infiltrado inflamatório no tecido conjuntivo e elastose solar.[318] A histopatologia varia em relação a quantidade da elastose, da espessura do epitélio e em função do grau de displasia.[321] A elastose solar é considerada uma alteração irreversível nas fibras colágenas, com presença de infiltrado discreto de células de processo inflamatório crônico no tecido conjuntivo subjacente, sendo considerado um achado universal (Figura 56.53). Para alguns autores, o diagnóstico está atrelado à presença da elastose solar.[13,24]

Somando ao exame clínico, temos como método auxiliar no diagnóstico de lesões orais, a videoroscopia, análise similar à dermatoscopia. Representa um método não invasivo que permite a avaliação in vivo das microestruturas do epitélio não visíveis a olho nu, sendo a videoroscopia realizada por uma videocâmera, que revela condições que não são observadas no exame físico convencional mesmo com o uso de lupas. Algumas pesquisas têm sido realizadas com a videocâmera em lesões orais e bons resultados têm sido obtidos. O uso de ampliação óptica e ampla iluminação com captura de imagens proporcionam uma ajuda valiosa no diagnóstico precoce de desordens potencialmente malignas.[16,18,19] Embora a grande contribuição que esse método de exame complementar possa trazer, mais estudos serão necessários para comprovação da videoroscopia como método auxiliar para o diagnóstico, acompanhamento desse tipo de lesão e indicador na escolha do melhor local de biópsia.[318,322,323]

O tratamento da queilite actínica deve sempre se basear nos aspectos clínicos e histopatológicos. Lesões em fase inicial, sem displasia ou com displasia epitelial leve, podem ser acompanhadas e devem ser instituídas medidas preventivas, como evitar exposição solar e uso de protetor labial. Em lesões mais avançadas, o tratamento curativo está indicado. Este tipo de tratamento objetiva eliminar o epitélio lesionado, existindo inúmeras modalidades. O fluorouracil-creme a 5% é bastante utilizado com bons resultados e poucos danos. A vermelhectomia, que é a remoção do vermelhão do lábio é uma técnica com alto índice de sucesso, entretanto, pode deixar cicatrizes.[13,321] Diversos estudos relatam a eficácia da terapia fotodinâmica no tratamento da queilite actínica, sendo realizado com uma combinação de ácido 5-aminolevulínico (5-ALA) e luz azul.[321,324]

Recentemente foi realizada uma revisão sistemática avaliando a eficácia da terapia fotodinâmica no tratamento das lesões orais potencialmente malignas e do carcinoma de células escamosas, concluindo que esta terapia é bastante eficaz e promissora.[324]

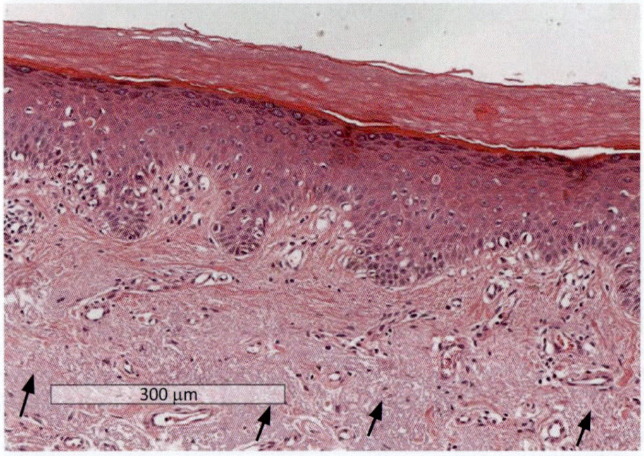

■ **Figura 56.53** Aspectos histopatológicos da queilite actínica: epitélio escamoso estratificado exibindo ortoceratose, epidermização, espongiose, displasia epitelial leve e elastose solar (setas pretas).

■ LESÃO MALIGNA

Carcinoma de células escamosas

O câncer oral está entre os dez mais comuns cânceres e mais de 90% das neoplasias malignas da boca corresponde aos carcinomas de células escamosas.[13,299,325] O Instituto Nacional de Câncer (INCA) estimou para o ano de 2012, a ocorrência de 14.170 novos casos de câncer de boca no Brasil, configurando um sério problema para saúde pública.[326]

O carcinoma de células escamosas, também chamado "carcinoma espinocelular", é definido pela OMS como uma neoplasia epitelial invasiva, com graus variados de diferenciação escamosa e com uma propensão para metástases extensas e precoces em nódulos linfáticos, ocorrendo predominantemente em homens usuários de tabaco e álcool nas 5ª e 6ª décadas de vida.[299] É multifatorial, apresentando tanto fatores extrínsecos, quanto intrínsecos, sendo provável que mais de um fator seja necessário para gerar a transformação maligna.[13,327]

Entre os fatores etiológicos mais fortemente relacionados com o câncer oral, estão o tabaco, álcool, radiação, infecções e irritação crônica, sendo o tabagismo e o álcool os fatores de risco dominantes, com forte sinergismo.[13,328] Fatores intrínsecos, como desnutrição ou anemia por deficiência de ferro, também são apontados.[13,328] A hereditariedade parece não desempenhar um papel importante na causalidade do carcinoma oral.[329] Alguns MicroRNAs estão sendo descritos como biomarcadores para o diagnóstico e prognóstico desta lesão, podendo constituir em um futuro próximo alvos terapêuticos.[330]

O tabagismo representa o fator de risco mais relevante, sendo encontrado em 80% dos pacientes portadores de carcinomas orais.[331] Com relação ao etilismo, não está definido se este por si só, seria capaz de desenvolver o câncer oral.[332] A identificação do álcool, como fator carcinogênico, não foi verificada experimentalmente. Entretanto, o álcool parece ser um potencializador para outros agentes etiológicos, especialmente o tabaco, pelo aumento da permeabilidade da membrana celular.[332] A ação carcinogênica do álcool é atribuída principalmente a um de seus metabólitos, o acetaldeído, que tem a capacidade de causar mutações no DNA da célula com as quais entra em contato.[333] Uma evidência indireta do papel do álcool, na produção do câncer oral, inclui o fato de que aproximadamente um terço dos pacientes masculinos com câncer oral é grande usuário de álcool.[334]

O papilomavírus humano (HPV) tem sido associado aos carcinomas de cabeça e pescoço, principalmente, em casos de mulheres jovens não tabagistas e etilistas.[335] O DNA do HPV tem sido encontrado na mucosa oral normal e anticorpos contra o HPV também foram encontrados na saliva e sangue periférico de indivíduos saudáveis. No entanto, o papel do HPV no desenvolvimento dos carcinomas de cabeça e pescoço permanece controverso. Alguns estudos demonstram que a infecção pelo HPV está relacionada com carcinomas de orofaringe, principalmente nas regiões de tonsilas e base de língua.[331,336]

O carcinoma oral pode ocorrer em diversas regiões, sendo os locais mais acometidos a língua, o lábio inferior e o soalho. A língua corresponde a 44% dos casos, seguido pelo soalho oral com 16%. A localização anatômica é considerada um fator de influência no prognóstico, considerando-se que os tumores apresentam comportamento clínico diferente, conforme a sua localização.[337,338]

O principal sinal é o aparecimento de úlceras que não cicatrizam (mais de 15 dias), e que podem se manifestar como manchas brancas (leucoplasia) e/ou, manchas vermelhas (eritroplasias), estas ainda em fase inicial da doença (Figura 56.54). As lesões mais avançadas se apresentam como úlceras de bordas elevadas e endurecidas ou massas exofíticas, irregulares de coloração que pode variar de acordo com a quantidade de ceratina produzida e da vascularização (Figura 56.55).[325] Nos lábios, a forma exofítica é mais comum, apresentando comportamento biológico mais favorável em relação às outras apresentações. Nas outras partes da cavidade oral, principalmente na língua, a forma ulcerada é comum. Inicialmente o paciente não apresenta sintoma. Em fases avançadas, ocorre dor, halitose, disfonia, disfagia, sangramento, perda de peso, dificuldade para abrir a boca e mastigar e, linfadenopatia cervical.[13,338] Em 30% dos pacientes, nota-se linfonodos palpáveis apresentando metástase e, naqueles que não apresentam este sinal, mais de 25% desenvolverão metástases dentro de 2 anos.[325] No Brasil, a estimativa média entre o início dos sintomas e a procura pelo atendimento é de 4 a 6 meses.[326]

O diagnóstico definitivo é feito por meio do exame histopatológico, sendo caracterizado por ilhas e cordões invasivos de células epiteliais escamosas malignas. A invasão é caracterizada pela extensão irregular do epitélio da lesão através da membrana basal para dentro do tecido conjuntivo subepitelial. Células escamosas epiteliais e ninhos ou ilhas de células são observados crescendo dentro do tecido conjuntivo sem ligação com o epitélio da superfície (Figura 56.56). O epitélio é capaz de induzir a formação de novos vasos e, ocasionalmente, fibrose.[13] O grau histopatológico das neoplasias é outro dado importante para avaliar a agressividade e o prognóstico. A classificação histopatológica de malignidade proposta pela OMS, em 2005, baseou-se no grau de diferenciação celular e permitiu o agrupamento dessa neoplasia maligna em três categorias (pouco, moderadamente e bem diferenciados). Os tipos bem diferenciados foram assim denominados, quando sua arquitetura tecidual se assemelhou a um padrão normal de epitélio escamoso. Já aqueles que se mostraram pouco diferenciados, caracterizaram-se pelo predomínio de células imaturas, numerosas mitoses típicas e atípicas, bem como mínima ceratinização. Os carcinomas moderadamente diferenciados apresentaram certo grau de pleomorfismo nuclear, atividade mitótica e pouca ceratinização.[299]

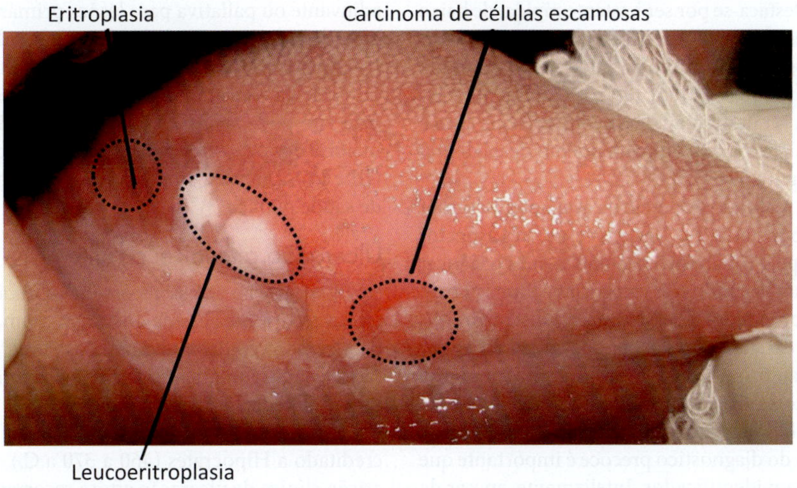

■ **Figura 56.54** Aspectos clínicos de lesão na borda lateral direita da língua, apresentando áreas de eritroplasia, leucoeritroplasia e carcinoma de células escamosas.

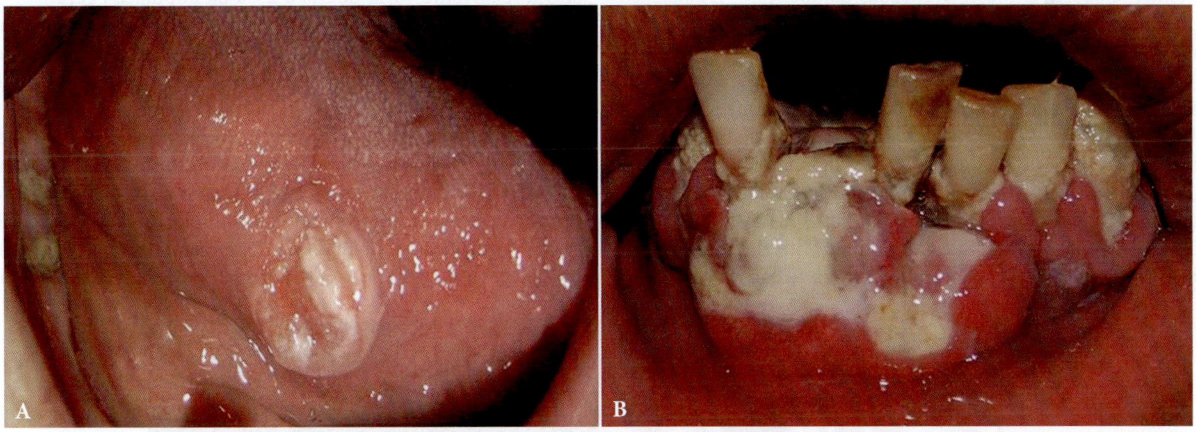

■ **Figura 56.55** Aspectos clínicos do carcinoma de células escamosas: **(A)** Úlcera de bordas elevadas na borda lateral direita e ventre da língua. **(B)** Massa exofítica e irregular com áreas amareladas na gengiva e rebordo inferior.

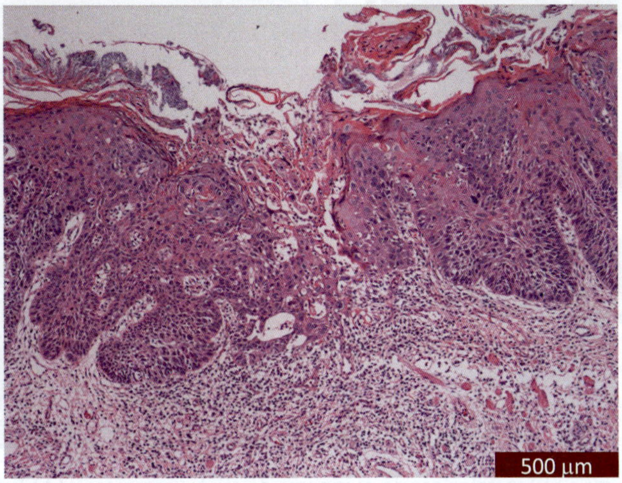

■ **Figura 56.56** Aspectos histopatológicos do carcinoma de células escamosas: corte histológico exibindo epitélio escamoso estratificado, apresentando células displásicas invadindo a lâmina própria.

O teste com o azul de toluidina pode ser utilizado para auxiliar na escolha da área da biópsia. O azul de toluidina é um corante catiônico que apresenta afinidade pelo DNA dos núcleos celulares e pelo RNA presente no citoplasma, os quais fixam o corante e coram-se. Em lesões malignas, a coloração é bem evidente pela forte afinidade do corante por estas áreas.[309] Outro método para diagnóstico tumoral é a citopatologia, que é um método utilizado de maneira segura e confiável na definição diagnóstica em outras áreas corporais, porém pouco utilizado no diagnóstico de lesões orais. Destaca-se por ser bastante rápida, de baixo custo, não invasiva, por apresentar alta especificidade e sensibilidade. Dessa forma, na Estomatologia, a citopatologia pode ser um método diagnóstico bastante útil, devendo ser praticado rotineiramente para diagnosticar lesões tumorais, já que apresenta boa concordância com o exame histopatológico e também para acompanhamento de pacientes que estão em tratamento (Figura 56.57).[23,339]

O estadiamento clínico é realizado por meio da avaliação do tumor e da extensão e disseminação metastática. Neste sistema, três aspectos são avaliados e classificados pela União Internacional contra o Câncer (UICC), a qual estadia o tumor segundo três categorias – Tamanho do tumor (T), Metástase para linfonodos (N) e Metástase à distância (M), (TNM). Melhor prognóstico e tratamento são obtidos quando o tumor está nas fases iniciais.[340] Portanto, o estadiamento clínico no momento do diagnóstico é um dos fatores mais importantes e fidedignos para o diagnóstico do câncer oral.[341] Segundo Scott (2005), para que haja uma facilitação no momento do diagnóstico precoce é importante que os fatores predisponentes sejam identificados. Infelizmente, apesar da maioria dos tumores primários na região de cabeça e pescoço possa ser facilmente visualizada pelo exame cuidadoso da região, seu diagnóstico frequentemente ocorre em fases avançadas da doença.[338] É consenso que o prognóstico de pacientes com câncer em cabeça e pescoço em estágios avançados da doença (estadiamento clínico III e IV) seja pior do que aquele diagnosticado em estágios iniciais (I e II).[341] As chances de cura e melhora na qualidade de vida dos pacientes aumentam quando o diagnóstico precoce for realizado.[342] Um dos mais importantes objetivos dos serviços de saúde pública é o diagnóstico precoce do câncer, o que proporciona um melhor prognóstico e redução no custo de tratamento. O Brasil, um dos países com uma das mais altas taxas de câncer oral do mundo, carece de um programa que de fato atenda às necessidades de prevenção e diagnóstico precoce do câncer de boca.[343]

O tratamento é guiado pelo estágio clínico da doença, localização do tumor, possibilidades de recorrência da doença e efeitos colaterais.[325] Consiste em ampla (radical) excisão cirúrgica, radioterapia, ou uma combinação de cirurgia e radioterapia.[13] A cirurgia permanece como primeira opção de tratamento do câncer oral, devendo a radioterapia ser indicada quando a lesão não é removida cirurgicamente com margem de segurança ou, quando o tumor se apresenta em fase avançada no momento do diagnóstico.[330] A quimioterapia adjuvante ou paliativa para lesões primárias de câncer oral é utilizada quando as lesões não podem ser removidas.[330]

Apesar dos avanços na Medicina, a taxa de sobrevida dos portadores de câncer oral, continua baixa, podendo variar de 30% a 64%. Este fato pode ser atribuído ao diagnóstico tardia da doença, onde a maioria dos pacientes apresenta estádios clínicos avançados da doença (III e IV). Diante disso, o câncer oral permanece como um problema de saúde pública.[343-345]

Ulceração aftosa recorrente

A ulceração aftosa recorrente, também denominada "estomatite aftosa recorrente", é uma doença comum, caracterizada pela presença de ulceração recorrente da mucosa oral.[346] De todos os tipos de ulcerações não traumáticas que afetam as mucosas, as úlceras aftosas são, provavelmente, as mais frequentes.[347-349]

O primeiro uso do termo *aphthai* em relação a doenças da boca é creditado a Hipócrates (460 a 370 a.C.). No entanto, a primeira descrição clínica de ulceração aftosa recorrente surgiu em 1888, realizada por Mikulicz e Kummel.[350]

Estudos epidemiológicos indicam que a prevalência da ulceração aftosa recorrente varia de 5% a 25% na população geral,[350,351] sendo maior no sexo feminino que no sexo masculino. Em crianças, é a forma mais comum de ulceração oral, e o pico da idade de início está entre 10 e 19 anos.[350] Após a infância, todos os grupos etários podem ser afetados.[352]

Apesar do termo "afta" se referir simplesmente à presença de uma úlcera não definida, a doença "estomatite aftosa" pode aparecer como lesões localizadas na mucosa oral ou como componentes de doenças vesicoulcerativas, comprometendo múltiplos órgãos. As causas desta afecção ainda permanecem pouco compreendidas e a dificuldade em se estabelecer a exata natureza da "estomatite aftosa" se deve em parte aos

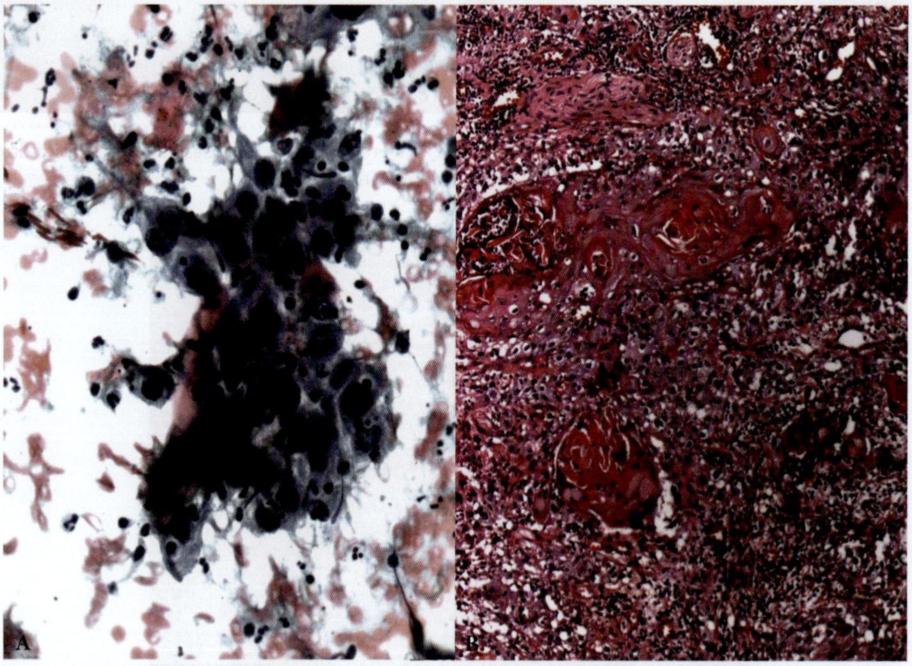

■ **Figura 56.57** Aspectos citopatológicos e histopatológicos do carcinoma de células escamosas: **(A)** Esfregaço exibindo células epiteliais displásicas, apresentando pleomorfismo, hipercromatismo e nucléolos evidentes (40 x). **(B)** Fotomicrografia mostrando ilhas de epitélio escamoso com formação de pérolas de ceratina (40 x).

achados histopatológicos inespecíficos e a ausência de qualquer causa identificável reproduzível, endógena e exógena.[348,350,353] Há evidências de que uma vasculite possa ter um papel na etiologia da ulceração aftosa recorrente.[354] A ulceração não pode ser prevenida e o tratamento é sintomático.[350]

Existem inúmeras propostas de mecanismos etiológicos para a ulceração aftosa recorrente, incluindo: fatores locais como pequenos traumas, escovação dos dentes, alimentos abrasivos; estresse;[352,355-357] fatores sistêmicos, microbianos, nutricionais e menstruação,[357] havendo comprovação científica de sua associação com fatores imunológicos e genéticos.[358]

Uma possível etiologia viral tem sido sugerida por vários autores, como herpes simples,[189,353,359] herpes-zóster,[360] HIV[361,362] e citomegalovírus humano.[363] Katz e Yue (2020) estudando a associaçao entre covid-19 e ulceração aftosa recorrente encontraram uma associação significativa; entretanto, acreditam que estudos longitudinais e laboratoriais adicionais são necessários para estabelecer uma relação de causa e efeito entre essas duas condições.[363b]

Em alguns casos como na síndrome de Behçet a ulceração aftosa recorrente representa a característica central desta doença multissistêmica[364]. Entretanto, para alguns autores, para que o paciente se enquadre como portador de ulceração aftosa recorrente, devem ser excluídos sinais de doença sistêmica associada, como doença de Behçet ou doença celíaca.[358,365] Outros autores sugerem etiologia nutricional como deficiência em ácido fólico, vitamina B12, B1 (tiamina) e ferro.[366,367]

Com relação aos aspectos genéticos, é classificada como multifatorial,[358] apresentando também um padrão familiar,[368] quando se compara gêmeos fraternos e idênticos.[369] Vários autores atribuíram uma associação com antígenos HLA.[353,358,370]

Nos locais das úlceras, a molécula de adesão vascular-1 (VCAM-1), E-selectina e a molécula de adesão intercelular-1 (ICAM-1) estão fortemente expressas nos vasos sanguíneos, e a ICAM-1 nos queratinócitos. A expressão destas moléculas poderia promover o acúmulo de leucócitos e a invasão do epitélio. Deste modo, os polimorfismos nestes genes candidatos poderiam contribuir para a suscetibilidade da ulceração aftosa recorrente.[371]

A maioria dos pesquisadores divide as úlceras em três categorias: úlceras aftosas *major* (Figura 56.58), *minor* (Figura 56.59) e herpetiformes. As úlceras aftosas *major* são lesões com mais de 10 mm (10% dos casos) e as *minor*, com menos de 10 mm (80% dos casos).[353,372] As aftas herpetiformes constituem 10% dos casos e são caracterizadas pela ocorrência de mais ou menos 100 úlceras, usualmente de cerca de 1 a 2 mm de diâmetro.[353] Todas são consideradas como parte do mesmo espectro da doença.[347]

Clinicamente, apresentam-se como úlceras recidivantes dolorosas e por vezes, os pacientes manifestam sintomas prodrômicos de formigamento ou ardência antes do aparecimento das lesões.[347] Consistem na perda súbita do tecido normal da mucosa oral, sendo redondas ou ovaladas, com halo eritematoso. Para que o paciente se enquadre como portador da condição, deve apresentar estas lesões orais em períodos quinzenais a mensais, por mais de um ano de duração.[358] O tempo de duração da ulceração é de aproximadamente 10 a 14 dias e, um paciente pode ter um, dois ou mais episódios por ano.[357]

Caracteristicamente, as úlceras se localizam na mucosa vestibular e jugal, língua, fauces, palato mole e soalho da boca. A ocorrência destas lesões na gengiva inserida e no palato duro é rara, fornecendo assim, um sinal clínico importante para diferenciar as úlceras aftosas das úlceras herpéticas secundárias. Nos pacientes com SIDA, contudo, podem ocorrer úlceras semelhantes a aftas em qualquer local da mucosa.[347] O diagnóstico é geralmente feito se baseando na história clínica e no exame físico do paciente.[350] Não há nenhuma característica microscópica diagnóstica nas úlceras aftosas.[347]

O tratamento atual das lesões é bastante variado, já que não existe um fator causal bem determinado, e baseia-se no alívio dos sintomas da doença, variando, desde o uso de produtos naturais, como a própolis, passando por anti-inflamatórios,[358] analgésicos, antimicrobianos e imunomoduladores,[350] até à aplicação do *laser* de baixa potência. A efetividade completa do tratamento só será possível quando determinada com precisão a causa dessa doença.[358]

Em pacientes com úlceras aftosas raras ou ocasionais, nenhum tratamento é necessário, porque o desconforto é mínimo. Entretanto, quando os pacientes são mais severamente afetados, várias formas de tratamento podem proporcionar controle significante, mas não necessariamente curativas.[347]

Em razão das úlceras aftosas serem comumente relacionadas a um defeito imunológico, os tratamentos logicamente incluem fármacos que podem manipular ou regular a resposta imunológica. Nesta categoria, os corticosteroides oferecem a melhor chance para contenção da doença. Nos pacientes severamente afetados, os esteroides sistêmicos podem ser usados, mas nos casos discretos e moderados, somente a terapia tópica parece ser justificada.[347] Os corticosteroides tópicos podem ser usados em *orabase*, quando o acesso à aplicação é fácil e as lesões são de pequeno número. Também podem ser feitos bochechos com corticosteroides em forma de xarope, quando as lesões são múltiplas ou de difícil acesso, como as que ocorrem no palato mole e úvula, como dexametasona elixir.[373]

A avaliação do controle da dor e cura das úlceras, com a aplicação de placas bioadesivas de hidrogel, feitas por derivados de celulose, mostrou uma significante redução da dor e tempo de cura.[374]

Dois diferentes tipos de pastas dentais foram avaliados no desencadeamento da ulceração aftosa (pastas com detergentes lauril sulfato sódico e cocoamidopropil-betaína). Um aumento significativo da frequência das aftas foi observado em pacientes usuários de pastas com lauril sulfato sódico, quando comparados com aqueles que utilizaram cocoamidopropil-betaína ou controle livre de detergente. Pastas livres de lauril sulfatos sódicos podem ser recomendadas para os pacientes com esta condição.[375]

Pacientes com ulceração aftosa recorrente resultante de condições sistêmicas deveriam ser encaminhados para tratamento de suas doenças

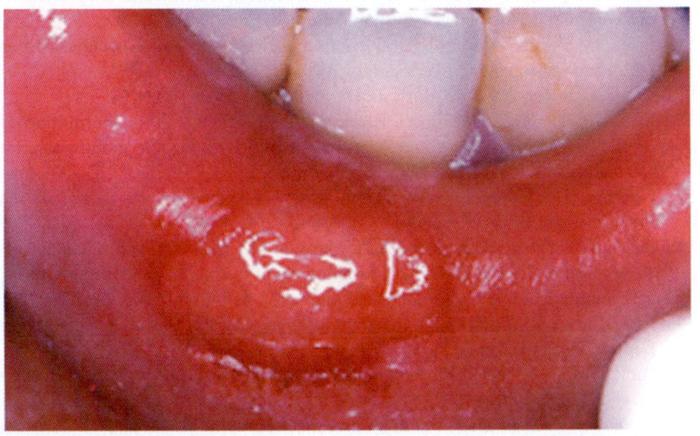

■ **Figura 56.58** Úlcera aftosa *major* na mucosa labial inferior.

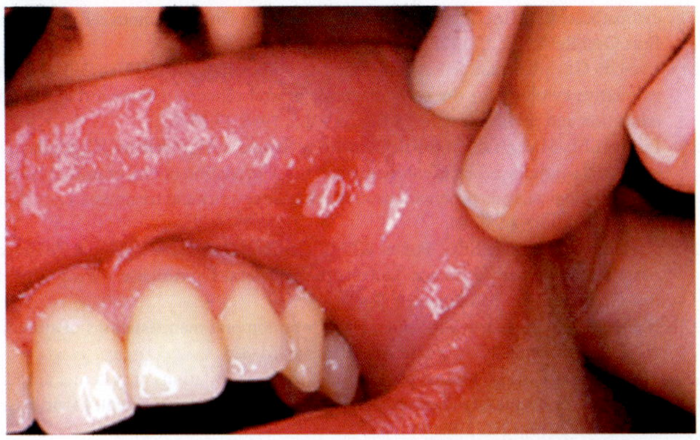

■ **Figura 56.59** Úlcera aftosa *minor* na mucosa labial superior.

de base. Se o estresse emocional for um cofator importante, deveria ser indicado um acompanhamento psicoterápico, com psicólogos e/ou psiquiatras.[350]

Podemos concluir neste capítulo, que a mucosa oral pode estar extensivamente comprometida em várias doenças e, em alguns casos, é o local de apresentação dos sinais e sintomas. A prevalência destas alterações pode ser baixa, considerando que os pacientes não são cuidadosamente examinados. A cavidade oral está comprometida em muitas doenças e as lesões bucais podem ocorrer no início do curso e ser a causa da procura à consulta pelo paciente. Acreditamos que seria importante a conscientização dos profissionais da saúde para a realização do exame oral padronizado, como rotina, a fim de que o paciente possa ser atendido de maneira integral, podendo-se assim, detectar e tratar eventuais doenças que esteja apresentando.

Referências bibliográficas

1. Conselho Federal de Odontologia. Resolução 181/92. In: CFO 1992.
2. Archards H. Biología del tegumento bucal humano. 1ª Ed. Buenos Aires: Panamericana; 1980.
3. Gonzaga HFS, Gonzaga LHS, Costa CAS. Importance of buccal exam in Medical Clinic. J Bras Med 1997; 73:105-14.
4. Silverman S, Eversole LR, Truelove EL. Fundamentos em Medicina Oral. 1ª Ed. Rio de Janeiro: Guanabara Koogan; 2004.
5. Nanci A. Ten Cate Histologia Oral. 3ª Ed. São Paulo: Elsevier; 2008.
6. Texeira LMS, Reher P, Reher VGS. Anatomia Aplicada à Odontologia. 3ª Ed. Rio de Janeiro: Guanabara Koogan; 2008.
7. Hiatt JL, Gartner LP. Anatomia: Cabeça & Pescoço. 4ª Ed. Rio de Janeiro: Guanabara Koogan; 2011.
8. Guyton AC, Hall JE. Tratado de Fisiologia Médica. 12ª Ed. Elsevier; 2011.
9. Olivier JH. Fordyce granules on the prolabial and oral mucous membranes of a selected population. SADJ 2006; 61:72-4.
10. Boraks S. Medicina bucal: tratamento clínico-cirúrgico das doenças bucomaxilofaciais. 1ª Ed. São Paulo: Artmed; 2011.
11. Marcucci G. Fundamentos de Odontologia: Estomatologia. 1ª Ed. São Paulo: Guanabara Koogan; 2005.
12. Kignel S. Estomatologia: bases do diagnóstico para o clínico geral. 1ª Ed. São Paulo: Santos; 2007.
13. Neville BW, Damm DD, Allen CM, Bouquot JE. Patologia Oral e Maxilofacial. 3ª Ed. Rio de Janeiro: Elsevier; 2009.
14. Bonner P. Intraoral video camera systems. Dent Today 1992; 11:72-5.
15. Goldstein RE. Intraoral camera helps predict and prevent tooth loss. Tex Dent J 2001; 118:235-8.
16. Conde DC, Calandro TLL, Campos IT, Dias EP. The intraoral video camera: a diagnostic tool in the exam of patient with increased oral cancer risk. Rev Clín Pesq Odontol 2010; 6:49-55.
17. Ludlow JB, Kutcher MJ, Samuelson A. Intraoral digital imaging documenting recurrent aphthous ulcer healing in 2-octyl cyanoacrylate versus sham-treated lesions. Oral Surg Oral Med Oral Pathol Oral Radiol Endod 2000; 89:425-31.
18. Conde DC, Dias EP. Estudo comparativo entre o colposcópio e a vídeo-câmera como instrumentos auxiliares no exame físico dos tecidos moles da boca. Rev ABO Nac 2007; 15:28-31.
19. Miranda AMO, Picciani BLS, Calandro TLL, Rodrigues FR, Dias EP. Queilite actínica: avaliação clínica, videoroscópica, citopatológica e histopatológica. Int J Dent 2011; 11:155.
20. Cabral LA, Lima CF, Coutinho MLO, Brandão AA, Almeida JD. Oral exfoliative cytology for the diagnosis of paracoccidoidomycosis in a patient with human immunodeficiency virus: a case report. Acta Cytol; 54:1127-9.
21. Dias EP, Picciani BLS, Santos VCB, Silva-Junior GO, Cantisano MH, Silva-Junior A. The advantages of oral cytopathology in the early diagnosis of HIV/AIDS: three case reports. Acta Cytol; 56:453-6.
22. Endo H, Rees TD, Kuyama K, Matsue M, Yamamoto H. Use of oral exfoliative cytology to diagnose desquamative gingivitis: a pilot study. Quintessence Int 2008; 39: 152-61.
23. Fontes KB, Cunha KS, Rodrigues FR, da Silva LE, Dias EP. Concordance between cytopathology and incisional biopsy in the diagnosis of oral squamous cell carcinoma. Braz Oral Res 2013; 27:122-7.
24. Kaugars GE, Silverman S, Ray AK, Page DG, Abbey LM, Burns JC et al. The use of exfoliative cytology for the early diagnosis of oral cancers: is there a role for it in education and private practice? J Cancer Educ 1998; 13:85-9.
25. Picciani BL, Michalski-Santos B, Carneiro S, Sampaio AL, Avelleira JC, Azulay DR et al. Oral candidiasis in patients with psoriasis: Correlation of oral examination and cytopathological evaluation with psoriasis disease severity and treatment. J Am Acad Dermatol 2013; 68:986-91.
26. Calandro TLL, Fraga SRG, Fontes KBFC, Campos IT, Dias EP. Manual de exame estomatológico para o clínico. Universidade Federal Fluminense – Programa de Pós-Graduação em Patologia; 2008.
27. Islam NM, Bhattacharyya I, Cohen DM. Common oral manifestations of systemic disease. Otolaryngol Clin North Am 2011; 44:161-82.
28. Mays JW, Sarmadi M, Moutsopoulos NM. Oral manifestations of systemic autoimmune and inflammatory diseases: diagnosis and clinical management. J Evid Based Dent Pract 2012; 12:265-82.
29. Marcondes RA. Dental care of the cardiac patient. Ars Curandi Odontol 1976; 2:3-8.
30. Babu NC, Gomes AJ. Systemic manifestations of oral diseases. J Oral Maxillofac Pathol 2011; 15:144-7.
31. Rogers RS. Common lesions of the oral mucosa. A guide to diseases of the lips, cheeks, tongue, and gingivae. Postgrad Med 1992; 91:141-8.
32. Ehlinger P, Fossion E, Vrielinck L. Carcinoma of the oral cavity in patients over 75 years of age. Int J Oral Maxillofac Surg 1993; 22:218-20.
33. Rook A WD, Ebling FJG, Champion RH, Burton JL. Textbook of dermatology. London: Blackwell Scientific; 1986.
34. Marcucci G, Tommasi AF, Fonseca JB. Pemphigus foliaceus--stomatologic aspects, clinical, mycological, cytological, histological and histochemical study. 1- Clinical study. Ars Curandi Odontol 1976; 3:2-4.
35. Bos JD, De Rie MA. The pathogenesis of psoriasis: immunological facts and speculations. Immunol Today 1999; 20:40-6.
36. Parisi R, Symmons DP, Griffiths CE, Ashcroft DM. Global epidemiology of psoriasis: a systematic review of incidence and prevalence. J Invest Dermatol 2013; 133:377-85.
37. Rivitti & Sampaio. Dermatologia. São Paulo: Artes Médicas; 2007. p. 232, 287-294.
38. Sabat R, Philipp S, Hoflich C, Kreutzer S, Wallace E, Asadullah K et al. Immunopathogenesis of psoriasis. Exp Dermatol 2007; 16:779-98.
39. Lowes MA, Russell CB, Martin DA, Towne JE, Krueger JG. The IL-23/T17 pathogenic axis in psoriasis is amplified by keratinocyte responses. Trends Immunol 2013; 34:174-81.
40. Griffiths CE. Psoriasis: future research needs and goals for the twenty-first century. Dermatol Clin 2004; 22:493-9.
41. Azulay DR, Azulay RD. Dermatologia. Rio de Janeiro: Guanabara Koogan; 2008.
42. Al-Kudwah AJ, Feldman SR. Management of psoriasis. South Med J 2009; 102:631-6.
43. Jorge MA, Gonzaga HFS, Barbosa CA, Tomimori J. Study of incidence and heritability of psoriasis and benign migratory glossitis in a population of the State of São Paulo, Brazil. J Eur Acad Dermatol Venereol 2010; 24: 29.
44. Jorge MA. Estudo genético e epidemiológico da psoríase cutânea e da língua geográfica numa população do Estado de São Paulo (tese). São Carlos: FCBSC / UFSCar; 2000.
45. Gonzaga HFS. Estudo clínico sobre a relação da psoríase com alterações da mucosa bucal. In: Mestrado – Faculdade de Odontologia de Bauru; 1991.
46. Picciani BL, Silva-Junior GO, Michalski-Santos B, Avelleira JC, Azulay DR, Pires FR et al. Prevalence of oral manifestations in 203 patients with psoriasis. J Eur Acad Dermatol Venereol 2011; 25:1481-3.
47. Pisanty S, Ship, II. Oral psoriasis. Oral Surg Oral Med Oral Pathol 1970; 30:351-5.
48. Ulmansky M, Michelle R, Azaz B. Oral psoriasis: report of six new cases. J Oral Pathol Med 1995; 24:42-5.
49. Yesudian PD, Chalmers RJ, Warren RB, Griffiths CE. In search of oral psoriasis. Arch Dermatol Res 2011; 304:1-5.
50. Dore SE. Psoriasis affecting Mucous Membrane of Lip in a Girl aged 17. Proc R Soc Med 1924; 17:84.
51. White DK, Leis HJ, Miller AS. Intraoral psoriasis associated with widespread dermal psoriasis. Oral Surg Oral Med Oral Pathol 1976; 41:174-81.
52. Ariyawardana A, Tilakaratne WM, Ranasinghe AW, Dissanayake M. Oral psoriasis in an 11-year-old child: a case report. Int J Paediatr Dent 2004; 14:141-5.
53. Blankinship MJ, Tejasvi T, Ellis CN. Psoriasis of the lips: an uncommon presentation of a common dermatologic condition. Skinmed 2012; 10:130-2.
54. Brice DM, Danesh-Meyer MJ. Oral lesions in patients with psoriasis: clinical presentation and management. J Periodontol 2000; 71:1896-903.
55. Bruce AJ, Rogers RS. Oral psoriasis. Dermatol Clin 2003; 21:99-104.
56. Reis V, Artico G, Seo J, Bruno I, Hirota SK, Lemos C et al. Psoriasiform mucositis on the gingival and palatal mucosae treated with retinoic-acid mouthwash. Int J Dermatol 2013; 52:113-5.
57. Gonzaga HFS, Consolaro A. Qual a importância do exame bucal na psoríase? An Bras Dermatol 1993; 135:368-70.
58. Picciani BLS, Dziedzic A, Werneck JT, Marinho MA, Dick TNA, Quintanilha NR et al. Atypical oral candidiasis in a psoriatic patient during targeted immunotherapy with an interleukin 17 inhibitor (secukinumab). BMC Oral Health 2021;21:292.
59. Pass B, Brown RS, Childers EL. Geographic tongue: literature review and case reports. Dent Today 2005; 24:6-7.
60. Jainkittivong A, Langlais RP. Geographic tongue: clinical characteristics of 188 cases. J Contemp Dent Pract 2005;6: 123-35.
61. Ferreira AO, Marinho RT, Velosa J, Costa JB. Geographic tongue and tenofovir. BMJ Case Rep 2013; 17.

62. Gonzaga HF, Torres EA, Alchorne MM, Gerbase-Delima M. Both psoriasis and benign migratory glossitis are associated with HLA-Cw6. Br J Dermatol 1996; 135: 368-70.
63. Picciani BLS, Santos LR, Teixeira-Souza T, Dick TNA, Carneiro S, Pinto JMN et al. Geographic tongue severity index: A new and clinical scoring system. Oral Surg Oral Med Oral Pathol Oral Radiol 2020; 129:330-8.
64. Picciani BLS, Domingos TA, Teixeira-Souza T, Fausto-Silva AK, Dias EP, Carneiro S. Evaluation of the Th17 pathway in psoriasis and geographic tongue. An Bras Dermatol 2019; 94:677-83.
65. Hernandez-Perez F, Jaimes-Aveldanez A, Urquizo-Ruvalcaba Mde L, Diaz-Barcelot M, Irigoyen-Camacho ME, Vega-Memije ME et al. Prevalence of oral lesions in patients with psoriasis. Med Oral Patol Oral Cir Bucal 2008; 13:703-8.
66. Costa SC, Hirota SK, Takahashi MD, Andrade H, Migliari DA. Oral lesions in 166 patients with cutaneous psoriasis: a controlled study. Med Oral Patol Oral Cir Bucal 2009; 14:e371-5.
67. Picciani B, Silva-Junior G, Carneiro S, Sampaio AL, Goldemberg DC, Oliveira J et al. Geographic stomatitis: an oral manifestation of psoriasis? J Dermatol Case Rep 2012; 6:113-6.
68. Picciani B, Santos VC, Teixeira-Souza T, Izahias LM, Curty Á, Avelleira JC et al. Investigation of the clinical features of geographic tongue: unveiling its relationship with oral psoriasis. Int J Dermatol 2017; 56:421-7.
69. Femiano F. Geographic tongue (migrant glossitis) and psoriasis. Minerva Stomatol 2001; 50:213-7.
70. Lever & Lever: Histopatologia da Pele: Guanabara Koogan; 2005. p. 185-8.
71. De Rosa G, Mignogna C. The histopathology of psoriasis. Reumatismo 2007; 59:46-8.
72. Gonzaga HF, Chaves MD, Gonzaga LH, Picciani BL, Jorge MA, Dias EP, Tomimori, J. Environmental factors in benign migratory glossitis and psoriasis: retrospective study of the association of emotional stress and alcohol and tobacco consumption with benign migratory glossitis and cutaneous psoriasis. J Eur Acad Dermatol Venereol 2015; 29:533-6.
73. Picciani BL, Souza TT, Santos Vde C, Domingos TA, Carneiro S, Avelleira JC et al. Geographic tongue and fissured tongue in 348 patients with psoriasis: correlation with disease severity. Scientific World Journal 2015; 2015:564326.
74. Eidelman E, Chosack A, Cohen T. Scrotal tongue and geographic tongue: polygenic and associated traits. Oral Surg Oral Med Oral Pathol 1976; 42:591-6.
75. Campbell RD, Trowsdale J. Map of the human MHC. Immunol Today 1993; 14:349-52.
76. Trowsdale J. Genomic structure and function in the MHC. Trends Genet 1993; 9:117-22.
77. Gerbase-delima MMC. Complexo HLA e doenças. Rev Bras Alerg Imunol 1989; 12:185-90.
78. Cassia FF, Carneiro SC, Marques MT, Pontes LF, Filgueira AL, Porto LC. Psoriasis vulgaris and human leukocyte antigens. J Eur Acad Dermatol Venereol 2007; 21:303-10.
79. Magalhaes RF, Biral AC, Pancoto JA, Donadi EA, Mendes CT, Jr., Magna LA et al. Human leukocyte antigen (HLA) and single nucleotide polymorphisms (SNPs) tumor necrosis factor (TNF)-alpha -238 and -308 as genetic markers of susceptibility to psoriasis and severity of the disease in a long-term follow-up Brazilian study. Int J Dermatol 2010; 49:1133-40.
80. Liu Y, Krueger JG, Bowcock AM. Psoriasis: genetic associations and immune system changes. Genes Immun 2007; 8:1-12.
81. Asahina A, Akazaki S, Nakagawa H, Kuwata S, Tokunaga K, Ishibashi Y et al. Specific nucleotide sequence of HLA-C is strongly associated with psoriasis vulgaris. J Invest Dermatol 1991; 97:254-8.
82. Roitberg-Tambur A, Friedmann A, Tzfoni EE, Battat S, Ben Hammo R, Safirman C et al. Do specific pockets of HLA-C molecules predispose Jewish patients to psoriasis vulgaris? J Am Acad Dermatol 1994; 31:964-8.
83. Nair RP, Stuart P, Henseler T, Jenisch S, Chia NV, Westphal E et al. Localization of psoriasis-susceptibility locus PSORS1 to a 60-kb interval telomeric to HLA-C. Am J Hum Genet 2000; 66:1833-44.
84. Valdimarsson H, Baker BS, Jonsdottir I, Powles A, Fry L. Psoriasis: a T-cell-mediated autoimmune disease induced by streptococcal superantigens? Immunol Today 1995; 16:145-9.
85. Mallon E, Bunce M, Wojnarowska F, Welsh K. HLA-CW*0602 is a susceptibility factor in type I psoriasis, and evidence Ala-73 is increased in male type I psoriatics. J Invest Dermatol 1997; 109:183-6.
86. Cao K, Song FJ, Li HG, Xu SY, Liu ZH, Su XH et al. Association between HLA antigens and families with psoriasis vulgaris. Chin Med J (Engl) 1993; 106:132-5.
87. Marcusson JA, Johannesson A, Moller E. HLA-A,B,C and DR antigens in psoriasis. Tissue Antigens 1981; 17:525-9.
88. Tiilikainen A, Lassus A, Karvonen J, Vartiainen P, Julin M. Psoriasis and HLA-Cw6. Br J Dermatol 1980; 102:179-84.
89. Economidou J, Papasteriades C, Varla-Leftherioti M, Vareltzidis A, Stratigos J. Human lymphocyte antigens A, B, and C in Greek patients with psoriasis: relation to age and clinical expression of the disease. J Am Acad Dermatol 1985; 13:578-82.
90. Nini G, Bianchi L, Iraci S, Camplone G, Spagnuolo A, Adorno D et al. HLA antigens and infantile psoriasis. Acta Derm Venereol Suppl (Stockh) 1989; 146:59-62.
91. Marks R, Taitt B. HLA antigens in geographic tongue. Tissue Antigens 1980; 15:60-2.
92. Fenerli A, Papanicolaou S, Papanicolaou M, Laskaris G. Histocompatibility antigens and geographic tongue. Oral Surg Oral Med Oral Pathol 1993; 76:476-9.
93. Picciani BL, Domingos TA, Teixeira-Souza T, Santos Vde C, Gonzaga HF, Cardoso--Oliveira J et al. Geographic tongue and psoriasis: clinical, histopathological, immunohistochemical and genetic correlation – a literature review. An Bras Dermatol 2016; 91:410-21.
94. Jorge MA, Gonzaga HFS, Tomimori J, Picciani BLS, Barbosa CA. Prevalence and heritability of psoriasis and benign migratory glossitis in one Brazilian population. An Bras Dermatol 2017; 92:816-9.
95. Binmadi NO, Jham BC, Meiller TF, Scheper MA. A case of a deeply fissured tongue. Oral Surg Oral Med Oral Pathol Oral Radiol Endod 2010; 109:659-63.
96. Kullaa-Mikkonen A, Sorvari TE. A scanning electron microscopic study of fissured tongue. J Oral Pathol 1986; 15:93-7.
97. Picciani BLS, Souza TT, Pessoa TM, Izahias LMS, Pinto JMN, Azulay DR et al. Fissured tongue in patients with psoriasis. J Am Acad Dermatol 2018; 78:413-4.
98. Gonzaga HFS, Oliveira MRB, Nordi PP, Pires RH, Milori SA, Afonso Jr W et al. Estudo da prevalência da língua geográfica e fissurada em escolares de Araraquara. Rev Odontol UNESP 1994; 23:339-46.
99. Gonzaga HFS, Oliveira LR, Picciani BLS, Gonzaga MLJS, Jorge MA, Tomimori J. Investigation of the psychological factors associated with fissured tongue. Rev Gaúch Odontol 2019; 67:e2019001.
100. Al-Mobeeriek A, Al Dosari AM. Prevalence of oral lesions among Saudi dental patients. Ann Saudi Med 2009; 29:365-8.
101. Koay CL, Lim JA, Siar CH. The prevalence of tongue lesions in Malaysian dental outpatients from the Klang Valley area. Oral Dis 2011; 17:210-6.
102. Afonsky D. Oral aspect of vitamin B complex deficiency. Oral Surg Oral Med Oral Pathol 1950; 3:1299-330.
103. Jones JH. The oral mucous membrane markers of internal disease. Br Dent J 1973; 134:81-7.
104a. Iranmanesh, B.; Khalili, M. Amiri, R; Zartab, H. Aflatoonian, M. Oral manifestations of COVID-19 disease: A review article. Dermatol Ther. 2021; 34(1):e14578.
104. Gonzaga HF, Marcos EV, Santana FC, Jorge MA, Tomimori J. HLA alleles in Brazilian patients with fissured tongue. J Eur Acad Dermatol Venereol 2013; 27: e166-70.
105. Kalifatidis A, Albanidou-Farmaki E, Daniilidis M, Markopoulos AK, Karyotis N, Antoniades DZ. HLA alleles and fissured tongue. Int J Immunogenet 2010; 37:509-11.
106. Gonzaga HFS, Gonzaga LHS, Costa CAS. Aspectos epidemiológicos e etiológicos na língua geográfica. Rev Odontol UNESP 1995; 24:169-77.
107. Chosack A, Zadik D, Eidelman E. The prevalence of scrotal tongue and geographic tongue in 70,359 israeli school children. Community Dent Oral Epidemiol 1974; 2:253-7.
108. Bastuji-Garin S, Souissi R, Blum L, Turki H, Nouira R, Jomaa B et al. Comparative epidemiology of pemphigus in Tunisia and France: unusual incidence of pemphigus foliaceus in young Tunisian women. J Invest Dermatol 1995; 104:302-5.
109. Lotti R, Marconi A, Pincelli C. Apoptotic pathways in the pathogenesis of pemphigus: targets for new therapies. Curr Pharm Biotechnol 2012; 13:1877-81.
110. Apalla Z, Sotiriou E, Lazaridou E, Manousari A, Trigoni A, Papagarifallou I et al. Pemphigus vegetans of the tongue: a diagnostic and therapeutic challenge. Int J Dermatol 2013; 52:350-1.
111. Di Zenzo G, Zambruno G, Borradori L. Endemic pemphigus foliaceus: towards understanding autoimmune mechanisms of disease development. J Invest Dermatol 2012; 132:2499-502.
112. Becker BA, Gaspari AA. Pemphigus vulgaris and vegetans. Dermatol Clin 1993; 11:429-52.
113. Williams DM. Vesiculobullous mucocutaneous disease: pemphigus vulgaris. J Oral Pathol Med 1989; 18:544-53.
114. Gupta VK, Kelbel TE, Nguyen D, Melonakos KC, Murrell DF, Xie Y et al. A globally available internet-based patient survey of pemphigus vulgaris: epidemiology and disease characteristics. Dermatol Clin 2011; 29:393-404, vii-iii.
115a. Lamboglia, A.L.C.; Gubitosi, A.M.; Bakerdjian, C.G.; Larraz. G.G. Pemphigus vulgaris in pediatrics. Rev Chil Pediatr., 2018; 89(5):650-654.
115. Merlob P, Metzker A, Hazaz B, Rogovin H, Reisner SH. Neonatal pemphigus vulgaris. Pediatrics 1986; 78:1102-5.
116. Korman N. Pemphigus. J Am Acad Dermatol 1988; 18:1219-38.
117. Ahmed AR, Wagner R, Khatri K, Notani G, Awdeh Z, Alper CA et al. Major histocompatibility complex haplotypes and class II genes in non-Jewish patients with pemphigus vulgaris. Proc Natl Acad Sci U S A 1991; 88:5056-60.
118. Ishii N, Maeyama Y, Karashima T, Nakama T, Kusuhara M, Yasumoto S et al. Immunoserological analyses of 55 patients with pemphigus at the Dermatological Department of Kurume University Hospital: an 11-year retrospective study (1996-2006). Int J Dermatol 2008; 47: 1321-2.
119. Robinson JC, Lozada-Nur F, Frieden I. Oral pemphigus vulgaris: a review of the literature and a report on the management of 12 cases. Oral Surg Oral Med Oral Pathol Oral Radiol Endod 1997; 84:349-55.
120. Fortuna G, Mignogna MD. Clinical guidelines for the use of adjuvant triamcinolone acetonide injections in oro-pharyngeal pemphigus vulgaris: the oral medicine point of view. J Oral Pathol Med 2011; 40:359-60.
121. Oliveira DP, Moura HH, Janini ME, Fernandes NC, Santos N. Diagnosis and treatment of persistent oral lesions caused by herpesvirus in a patient with pemphigus vulgaris. Int J Dermatol 2011; 50:335-9.
122. Caneppele-Carel S, Mazereeuw-Hautier J, Bazex J. [Developments on paraneoplasic pemphigus]. Ann Dermatol Venereol 2001; 128:561-6.
123. Uzun S, Durdu M. The specificity and sensitivity of Nikolskiy sign in the diagnosis of pemphigus. J Am Acad Dermatol 2006; 54:411-5.
124. Shamim T, Varghese VI, Shameena PM, Sudha S. Pemphigus vulgaris in oral cavity: clinical analysis of 71 cases. Med Oral Patol Oral Cir Bucal 2008; 13:E622-6.

125. Venugopal SS, Murrell DF. Diagnosis and clinical features of pemphigus vulgaris. Immunol Allergy Clin North Am 2012; 32:233-43.
126. Director W. Pemphigus vlugaris; a clinicopathologic study. AMA Arch Derm Syphilol 1952; 65:155-69.
127. Ruocco E, Brunetti G, Del Vecchio M, Ruocco V. The practical use of cytology for diagnosis in dermatology. J Eur Acad Dermatol Venereol 2010; 25:125-9.
128. Mokhtari M, Rasolmali R, Kumar PV. Pemphigus vulgaris of skin: cytological findings and pitfalls. Acta Cytol 2012; 56:310-4.
129. Bystryn JC, Steinman NM. The adjuvant therapy of pemphigus. An update. Arch Dermatol 1996; 132:203-12.
130. Mignogna MD, Fortuna G, Leuci S. Oral pemphigus. Minerva Stomatol 2009; 58:501-18.
131. Madala J, Bashamalla R, Kumar MP. Current concepts of pemphigus with a deep insight into its molecular aspects. J Oral Maxillofac Pathol 2017; 21:260-3.
132. Ljubojevic S, Lipozencic J. Autoimmune bullous diseases associations. Clin Dermatol 2012; 30:17-33.
133. Lipsker D, Borradori L. 'Bullous' pemphigoid: what are you? Urgent need of definitions and diagnostic criteria. Dermatology 2010; 221:131-4.
134. Kourosh AS, Yancey KB. Pathogenesis of mucous membrane pemphigoid. Dermatol Clin 2011; 29:479-84.
134b. Madgar, O.; Baniel, A.; Yarom, N.; Glikson, E.; Zeeli, T.; Sprecher, E.; Alon, E.E. Mucous membrane pemphigoid-otorhinolaryngological manifestations: a retrospective cohort study. Eur Arch Otorhinolaryngol. 2020; 277(3):939-945.
135. Chan LS, Ahmed AR, Anhalt GJ, Bernauer W, Cooper KD, Elder MJ et al. The first international consensus on mucous membrane pemphigoid: definition, diagnostic criteria, pathogenic factors, medical treatment, and prognostic indicators. Arch Dermatol 2002; 138:370-9.
136. Alessi SS, Nico MM, Fernandes JD, Lourenco SV. Reflectance confocal microscopy as a new tool in the in vivo evaluation of desquamative gingivitis: patterns in mucous membrane pemphigoid, pemphigus vulgaris and oral lichen planus. Br J Dermatol 2013; 168:257-64.
137. Gunther C, Wozel G, Meurer M, Pfeiffer C. Topical tacrolimus treatment for cicatricial pemphigoid. J Am Acad Dermatol 2004; 50:325-6.
138. Foster CS, Chang PY, Ahmed AR. Combination of rituximab and intravenous immunoglobulin for recalcitrant ocular cicatricial pemphigoid: a preliminary report. Ophthalmology 2010; 117:861-9.
139. Gagari E, Damoulis PD. Desquamative gingivitis as a manifestation of chronic mucocutaneous disease. J Dtsch Dermatol Ges 2011; 9:184-8.
140. Marazza G, Pham HC, Scharer L, Pedrazzetti PP, Hunziker T, Trueb RM et al. Incidence of bullous pemphigoid and pemphigus in Switzerland: a 2-year prospective study. Br J Dermatol 2009; 161:861-8.
141. Vaillant L, Bernard P, Joly P, Prost C, Labeille B, Bedane C et al. Evaluation of clinical criteria for diagnosis of bullous pemphigoid. French Bullous Study Group. Arch Dermatol 1998; 134:1075-80.
142. Joly P, Roujeau JC, Benichou J, Delaporte E, D'Incan M, Dreno B et al. A comparison of two regimens of topical corticosteroids in the treatment of patients with bullous pemphigoid: a multicenter randomized study. J Invest Dermatol 2009; 129:1681-7.
143. Di Zenzo G, Della Torre R, Zambruno G, Borradori L. Bullous pemphigoid: from the clinic to the bench. Clin Dermatol 2012; 30:3-16.
144. Sharma A, Bialynicki-Birula R, Schwartz RA, Janniger CK. Lichen planus: an update and review. Cutis 2012; 90:17-23.
145. EW. On lichen planus. J Cutan Med Dis Skin 1869; 3:117-32.
146. Steffen C, Dupree ML. Louis-Frederic Wickham and the Wickham's striae of lichen planus. Skinmed 2004; 3:287-9.
147. Ismail SB, Kumar SK, Zain RB. Oral lichen planus and lichenoid reactions: etiopathogenesis, diagnosis, management and malignant transformation. J Oral Sci 2007; 49:89-106.
147b. Saleh, W.; Shawky, E.; Halim, G.A.; Ata, F. Oral lichen planus after COVID-19, a case report. Ann Med Surg (Lond). 2021; 72:103051.
147c. Sood, A.; Raghavan, S.; Batra, P.; Sharma, K.; Talwar, A. Rise and exacerbation of oral lichen planus in the background of SARS-CoV-2 infection. Med Hypotheses. 2021;156:110681.
147d. Raccampo, L.; Sembronio, S.; Tel, A.; Cacitti, V.; Robiony, M. Oral lichen planus arising after BNT162b2 mRNA COVID-19 vaccine: report of 2 cases. Oral Surg Oral Med Oral Pathol Oral Radiol. 2022; 11;134(3): e54-e57.
147e. Hertel, M.; Schmidt-Westhausen, A.M.; Wendy, S.; Hedland, M.; Nahles, S.; Preissner, R.; Saskia Preissner, S. Onset of Oral Lichenoid Lesions and Oral Lichen Planus Following COVID-19 Vaccination: A Retrospective Analysis of about 300,000 Vaccinated Patients. Vaccines (Basel). 2022 Mar 20; 10(3):480.
148. Gumru B. A retrospective study of 370 patients with oral lichen planus in Turkey. Med Oral Patol Oral Cir Bucal 2013; 18:e427-32.
149. Vincent SD, Fotos PG, Baker KA, Williams TP. Oral lichen planus: the clinical, historical, and therapeutic features of 100 cases. Oral Surg Oral Med Oral Pathol 1990; 70:165-71.
150. Parashar P. Oral lichen planus. Otolaryngol Clin North Am2011; 44:89-107.
151. van der Waal I. Oral lichen planus and oral lichenoid lesions; a critical appraisal with emphasis on the diagnostic aspects. Med Oral Patol Oral Cir Bucal 2009; 14:E310-4.
152. Artico G, Freitas R, Santos Filho A, Benard G, Romiti R, Migliari D. Prevalence of Candida spp., xerostomia, and hyposalivation in oral lichen planus – A controlled study. Oral Dis 2013.
153. Sano SM, Quarracino MC, Aguas SC, Gonzalez EJ, Harada L, Krupitzki H et al. Sensitivity of direct immunofluorescence in oral diseases. Study of 125 cases. Med Oral Patol Oral Cir Bucal 2008; 13:E287-91.
154. Schlosser BJ. Lichen planus and lichenoid reactions of the oral mucosa. Dermatol Ther 2010; 23:251-67.
155. Nico MM, Fernandes JD, Lourenco SV. Oral lichen planus. An Bras Dermatol 2011; 86:633-41.
156. Gonzalez-Moles MA, Scully C, Gil-Montoya JA. Oral lichen planus: controversies surrounding malignant transformation. Oral Dis 2008; 14:229-43.
157. Shen ZY, Liu W, Zhu LK, Feng JQ, Tang GY, Zhou ZT. A retrospective clinicopathological study on oral lichen planus and malignant transformation: analysis of 518 cases. Med Oral Patol Oral Cir Bucal 2012; 17:e943-7.
158. Gonzaga HFS, Buso L, Barbosa C, Jorge MA Prevalence of oral lichen planus in brazilian patients with cutaneous lichen planus. Journal of Applied Oral Science 1999; 7:73-5.
159. Nath SK, Namjou B, Hutchings D, Garriott CP, Pongratz C, Guthridge J et al. Systemic lupus erythematosus (SLE) and chromosome 16: confirmation of linkage to 16q12-13 and evidence for genetic heterogeneity. Eur J Hum Genet 2004; 12:668-72.
160. Jimenez S, Garcia-Criado MA, Tassies D, Reverter JC, Cervera R, Gilabert MR et al. Preclinical vascular disease in systemic lupus erythematosus and primary antiphospholipid syndrome. Rheumatology 2005; 44:756-61.
161. Cooper GS, Gilbert KM, Greidinger EL, James JA, Pfau JC, Reinlib L et al. Recent advances and opportunities in research on lupus: environmental influences and mechanisms of disease. Environ Health Perspect 2008; 116:695-702.
162. Herrmann M, Voll RE, Kalden JR. Etiopathogenesis of systemic lupus erythematosus. Immunol Today 2000; 21:424-6.
163. Nico MM, Vilela MA, Rivitti EA, Lourenco SV. Oral lesions in lupus erythematosus: correlation with cutaneous lesions. Eur J Dermatol 2008; 18:376-81.
164. Racila DM, Sontheimer CJ, Sheffield A, Wisnieski JJ, Racila E, Sontheimer RD. Homozygous single nucleotide polymorphism of the complement C1QA gene is associated with decreased levels of C1q in patients with subacute cutaneous lupus erythematosus. Lupus 2003; 12:124-32.
165. High WA, Costner MI. Persistent scarring, atrophy, and dyspigmentation in a preteen girl with neonatal lupus erythematosus. J Am Acad Dermatol 2003; 48:626-8.
166. Hochberg MC. Updating the American College of Rheumatology revised criteria for the classification of systemic lupus erythematosus. Arthritis Rheum 1997; 40:1725.
167. Lourenco SV, Nacagami Sotto M, Constantino Vilela MA, Rodrigues Goncalves de Carvalho F, Rivitti EA, Menta Simonsen Nico M. Lupus erythematosus: clinical and histopathological study of oral manifestations and immunohistochemical profile of epithelial maturation. J Cutan Pathol 2006; 33:657-62.
168. Orteu CH, Buchanan JA, Hutchison I, Leigh IM, Bull RH. Systemic lupus erythematosus presenting with oral mucosal lesions: easily missed? Br J Dermatol 2001; 144:1219-23.
169. Burge SM, Frith PA, Juniper RP, Wojnarowska F. Mucosal involvement in systemic and chronic cutaneous lupus erythematosus. Br J Dermatol 1989; 121:727-41.
170. Weinberg MA, Insler MS, Campen RB. Mucocutaneous features of autoimmune blistering diseases. Oral Surg Oral Med Oral Pathol Oral Radiol Endod 1997; 84:517-34.
171. Albilia JB, Lam DK, Clokie CM, Sandor GK. Systemic lupus erythematosus: a review for dentists. J Can Dent Assoc 2007; 73:823-8.
172. Lopez-Labady J, Villarroel-Dorrego M, Gonzalez N, Perez R, Mata de Henning M. Oral manifestations of systemic and cutaneous lupus erythematosus in a Venezuelan population. J Oral Pathol Med 2007; 36:524-7.
173. Lourenco SV, de Carvalho FR, Boggio P, Sotto MN, Vilela MA, Rivitti EA et al. Lupus erythematosus: clinical and histopathological study of oral manifestations and immunohistochemical profile of the inflammatory infiltrate. J Cutan Pathol 2007; 34:558-64.
174. Sato EI, Costallat LTL, Silva NA, Brenol JCT, Mittermayer BS, Szajubok JCM et al. Consenso brasileiro para o tratamento do lúpus eritematoso sistêmico. Rev Bras Reumatol 2002; 42:362-70.
174b. Benli, M.; Batool, F.; Stutz, C.; Petit, C.; Jung, S.; Huck, O. Orofacial manifestations and dental management of systemic lupus erythematosus: A review. Oral Dis. 2021; 27(2):151-167.
175. Rivera Irigoin R, Nicolau Ramis J, Terrasa Sagrista F, Masmiquel Comas L. [Rosuvastatine-induced erythema multiform]. Med Clin 2013; 140:523-4.
176. Malo A, Kampgen E, Wank R. Recurrent herpes simplex virus-induced erythema multiforme: different HLA-DQB1 alleles associate with severe mucous membrane versus skin attacks. Scand J Immunol 1998; 47:408-11.
176b. Bennardo, L.; Nisticò, S.P.; Dastoli, S.; Eugenio Provenzano, E.; Napolitano, M.; Silvestri, M.; Passante, M.; Patruno, C. Erythema Multiforme and COVID-19: What Do We Know? Medicina (Kaunas); 2021, 16:57(8):828.
177. Kohli PS, Kaur J. Erythema multiforme-oral variant: case report and review of literature. Indian J Otolaryngol Head Neck Surg 2011; 63:9-12.
178. Ayangco L, Rogers RS. Oral manifestations of erythema multiforme. Dermatol Clin 2003; 21:195-205.
179. Huff JC, Weston WL, Tonnesen MG. Erythema multiforme: a critical review of characteristics, diagnostic criteria, and causes. J Am Acad Dermatol 1983; 8:763-75.
180. Farthing PM, Maragou P, Coates M, Tatnall F, Leigh IM, Williams DM. Characteristics of the oral lesions in patients with cutaneous recurrent erythema multiforme. J Oral Pathol Med 1995; 24:9-13.
181. de Roux Serratrice C, Serratrice J, Granel B, Weiller-Merli C, Rey J, Lepidi H et al. Stevens-Johnson syndrome followed by Gougerot-Sjogren syndrome. Presse Med 2001; 30:531-2.
182. Katz J, Livneh A, Shemer J, Danon YL, Peretz B. Herpes simplex-associated erythema multiforme (HAEM): a clinical therapeutic dilemma. Pediatr Dent 1999; 21:359-62.

183. Bernstein DI, Bellamy AR, Hook EW, Levin MJ, Wald A, Ewell MG et al. Epidemiology, clinical presentation, and antibody response to primary infection with herpes simplex virus type 1 and type 2 in young women. Clin Infect Dis 2013; 56:344-51.
184. Arduino PG, Porter SR. Oral and perioral herpes simplex virus type 1 (HSV-1) infection: review of its management. Oral Dis 2006; 12:254-70.
185. Axell T, Liedholm R. Occurrence of recurrent herpes labialis in an adult Swedish population. Acta Odontol Scand 1990; 48: 119-23.
186. Tateishi K, Toh Y, Minagawa H, Tashiro H. Detection of herpes simplex virus (HSV) in the saliva from 1,000 oral surgery outpatients by the polymerase chain reaction (PCR) and virus isolation. J Oral Pathol Med 1994; 23:80-4.
187. Arduino PG, Porter SR. Herpes Simplex Virus Type 1 infection: overview on relevant clinico-pathological features. J Oral Pathol Med 2008; 37:107-21.
187b. Katz, J.; Yue, S.; Xue, W. Herpes simplex and herpes zoster viruses in COVID-19 patients Ir J Med Sci. 2022; 191(3):1093-1097.
188. Huber MA. Herpes simplex type-1 virus infection. Quintessence Int 2003; 34: 453-67.
189. Gonzaga HFS, Costa CAS, Spolidório LC, Osaki L, Naka, P. Avaliação sistêmica de paciente portador de ulceração aftosa recorrente. Rev Odontol UNESP 1995; 24:253-62.
190. Roustan Gullon G, Hospital Gil M, Roca Arbones V, Valls Jimenez V, Sanchez Yus E, Robledo Aguilar A. Herpes simplex infections in patients with AIDS. Rev Clin Esp 1990; 186:224-6.
191. Cohen PR, Kazi S, Grossman ME. Herpetic geometric glossitis: a distinctive pattern of lingual herpes simplex virus infection. South Med J 1995; 88:1231-5.
192. Maccario R, Comoli P, Percivalle E, Montagna D, Locatelli F, Gerna G. Herpes simplex virus-specific human cytotoxic T-cell colonies expressing either gamma delta or alpha beta T-cell receptor: role of accessory molecules on HLA-unrestricted killing of virus-infected targets. Immunology 1995; 85:49-56.
193. Kamala KA, Ashok L, Annigeri RG. Herpes associated erythema multiforme. Contemp Clin Dent 2011; 2:372-5.
194. Cheriyan S, Patterson R. Recurrent Stevens-Johnson syndrome secondary to herpes simplex: a follow up on a successful management program. Allergy Asthma Proc 1996; 17:71-3.
195. Dias EP, Torres S. Clinical anatomopathological and cytopathological aspects of oral lesions in HIV infection. In:.ATLAIDS – Atlas of pathology of the acquired immunodeficiency syndrome. Rio de Janeiro: Atheneu; 2010; 95-103.
196. Gonzaga HFS, Gonzaga LHS, Costa CAS, Spolidório LC, Jorge MA. Doenças da boca na infância II: Infecções viróticas pelo Herpesvírus hominis (Herpesvírus simples). Pediatria atual, 10(8): 25-38, 1997.
197. Varandas ETV. Gengivoestomatite herpética aguda primária. Rev. APCD 1997; 51: 42-4.
198. Mjos DP, Miller RI. Viral disease in dentistry: current concerns for the dentist. Gen Dent 1988; 36:108-12.
199. Zunger SR. Viral lesions of the oral cavity: a review. N Y State Dent J 1986; 52:65, 8, 70.
200. Epstein JB, Scully C. Herpes simplex virus in immunocompromised patients: growing evidence of drug resistance. Oral Surg Oral Med Oral Pathol 1991; 72:47-50.
201. Balfour HH, Jr., Chace BA, Stapleton JT, Simmons RL, Fryd DS. A randomized, placebo-controlled trial of oral acyclovir for the prevention of cytomegalovirus disease in recipients of renal allografts. N Engl J Med 1989; 320:1381-7.
202. Wheeler CE, Jr. The herpes simplex problem. J Am Acad Dermatol 1988; 18:163-8.
203. Kanzler MH, Rasmussen JE. Isotretinoin therapy for recurrent herpes simplex lesions. Arch Dermatol 1988; 124:323-5.
204. Marotti J, Aranha AC, Eduardo Cde P, Ribeiro MS. Photodynamic therapy can be effective as a treatment for herpes simplex labialis. Photomed Laser Surg 2009; 27:357-63.
205. Greenspan D, Greenspan JS, Conant M, Petersen V, Silverman S, Jr, de Souza Y. Oral "hairy" leucoplakia in male homosexuals: evidence of association with both papillomavirus and a herpes-group virus. Lancet 1984; 2:831-4.
206. Cruchley AT, Murray PG, Niedobitek G, Reynolds GM, Williams DM, Young LS. The expression of the Epstein-Barr virus nuclear antigen (EBNA-I) in oral hairy leukoplakia. Oral Dis 1997; 3 Suppl 1:S177-9.
207. Walling DM, Ray AJ, Nichols JE, Flaitz CM, Nichols CM. Epstein-Barr virus infection of Langerhans cell precursors as a mechanism of oral epithelial entry, persistence, and reactivation. J Virol 2007; 81:7249-68.
208. Silverman S, Jr. AIDS update. Oral manifestations and management. Dent Clin North Am 1991; 35:259-67.
209. Itin PH. Oral hairy leukoplakia--10 years on. Dermatology 1993; 187:159-63.
210. Greenspan D, Greenspan JS, Overby G, Hollander H, Abrams DI, MacPhail L et al. Risk factors for rapid progression from hairy leukoplakia to AIDS: a nested case--control study. J Acquir Immune Defic Syndr 1991; 4:652-8.
211. Tukutuku K, Muyembe-Tamfum L, Kayembe K, Odio W, Kandi K, Ntumba M. Oral manifestations of AIDS in a heterosexual population in a Zaire hospital. J Oral Pathol Med 1990; 19:232-4.
211b. Almazyad, A.; Alabdulaaly, L.; Noonan, V.; Woo, S.B. Oral hairy leukoplakia: a series of 45 cases in immunocompetent patients. Oral Surg Oral Med Oral Pathol Oral Radiol. 2021; 132(2):210-216.
212. Dias EP, Israel MS, Silva Junior A, Maciel VA, Gagliardi JP, Oliveira RH. Prevalence of oral hairy leukoplakia in 120 pediatric patients infected with HIV-1. Braz Oral Res 2006; 20:103-7.
213. Dias EP, Rocha ML, Silva Junior A, Spyrides KS, Ferreira SM, Polignano GA et al. Oral hairy leukoplakia. Histopathologic and cytopathologic features of a subclinical phase. Am J Clin Pathol 2000; 114:395-401.
214. Dias EP, Spyrides KS, Silva Junior AS, Rocha ML, da Fonseca EC. [Oral hairy leukoplakia: histopathologic features of subclinical stage]. Pesqui Odontol Bras 2001; 15:104-11.
215. Martins LL, Rosseto JHF, Andrade NS, Franco JB, Braz-Silva PH, Ortega KL. Diagnosis of Oral Hairy Leukoplakia: The Importance of EBV In Situ Hybridization. Int J Dent. 2017;2017:3457479.
216. Hebner CM, Laimins LA. Human papillomaviruses: basic mechanisms of pathogenesis and oncogenicity. Rev Med Virol 2006; 16:83-97.
216b. McBride, A.A. Human papillomaviruses: diversity, infection and host interactions. Nat Rev Microbiol. 2022; 20(2):95-108.
217. Fehrmann F, Laimins LA. Human papillomaviruses: targeting differentiating epithelial cells for malignant transformation. Oncogene 2003; 22:5201-7.
218. Haukioja A, Tervahartiala T, Sorsa T, Syrjänen S. Persistent Oral Human Papillomavirus (HPV) Infection is Associated with Low Salivary Levels of Matrix Metalloproteinase 8 (MMP-8). J Clin Virol. 2017; 97:4-9.
219. Cameron JE, Hagensee ME. Oral HPV complications in HIV-infected patients. Curr HIV/AIDS Rep 2008; 5:126-31.
220. Young SK, Min KW. In situ DNA hybridization analysis of oral papillomas, leukoplakias, and carcinomas for human papillomavirus. Oral Surg Oral Med Oral Pathol 1991; 71:726-9.
221. Singh AP, Jain S, Chaitra TR, Kulkarni AU. Oral squamous papilloma: report of a clinical rarity. BMJ Case Rep 2013; 2013.
222. Carneiro TE, Marinho SA, Verli FD, Mesquita AT, Lima NL, Miranda JL. Oral squamous papilloma: clinical, histologic and immunohistochemical analyses. J Oral Sci 2009; 51:367-72.
223. Dos Reis HL, Rabelo PC, de Santana MR, Ferreira DC, Filho AC. Oral squamous papilloma and condyloma acuminatum as manifestations of buccal-genital infection by human papillomavirus. Indian J Sex Transm Dis 2009; 30:40-2.
224. Zonta MA, Monteiro J, Santos Jr G, Pignatari AC. Oral infection by the Human Papilloma Virus in women with cervical lesions at a prison in Sao Paulo, Brazil. Braz J Otorhinolaryngol 2012; 78:66-72.
225. Luomanen M. Experience with a carbon dioxide laser for removal of benign oral soft-tissue lesions. Proc Finn Dent Soc 1992; 88:49-55.
226. Dias EP, Barcelos JM, Fonseca EF, Basso NG. Congenital papillomas and papillomatoses associated with the human papilloma virus (HPV)-report on 5 cases. Sao Paulo Med J 1995; 113:957-63.
227. Anderson KM, Perez-Montiel D, Miles L, Allen CM, Nuovo GJ. The histologic differentiation of oral condyloma acuminatum from its mimics. Oral Surg Oral Med Oral Pathol Oral Radiol Endod 2003; 96:420-8.
228. Dias AS. Androscopy and treatment of human papillomavirus (HPV) with CO2 laser surgery. J Clin Laser Med Surg 1994; 12:277-80.
229. Borborema-Santos CM, Castro MM, Santos PJ, Talhari S, Astolfi-Filho S. Oral focal epithelial hyperplasia: report of five cases. Braz Dent J 2006; 17:79-82.
230. Feller L, Khammissa RA, Wood NH, Malema V, Meyerov R, Lemmer J. Focal epithelial hyperplasia (Heck disease) related to highly active antiretroviral therapy in an HIV-seropositive child. A report of a case, and a review of the literature. SADJ 2010; 65:172-5.
231. Lopez-Jornet P, Camacho-Alonso F, Berdugo L. Oral focal epithelial hyperplasia. N Y State Dent J 2010; 76:54-5.
232. Woods CR. Syphilis in children: congenital and acquired. Semin Pediatr Infect Dis 2005; 16:245-57.
233. Lafond RE, Lukehart SA. Biological basis for syphilis. Clin Microbiol Rev 2006; 19:29-49.
234. Stamm LV, Mudrak B. Old foes, new challenges: syphilis, cholera and TB. Future Microbiol 2013; 8:177-89.
234b. Smith, M.H.; Vargo, R.J.; Bilodeau, E.A. Oral Manifestations of Syphilis: a Review of the Clinical and Histopathologic Characteristics of a Reemerging Entity with Report of 19 New Cases. Head Neck Pathol. 2021;15(3):787-795.
235. Ficarra G, Carlos R. Syphilis: the renaissance of an old disease with oral implications. Head Neck Pathol 2009; 3:195-206.
236. Domantay-Apostol GP, Handog EB, Gabriel MT. Syphilis: the international challenge of the great imitator. Dermatol Clin 2008; 26:191-202.
237. Kelner N, Rabelo GD, Perez DE, Assuncao JN, Jr., Witzel AL, Migliari DA et al. Analysis of nonspecific oral mucosal and dermal lesions suggestive of syphilis: a report of 6 cases. Oral Surg Oral Med Oral Pathol Oral Radiol 2012.
238. Lautenschlager S. Diagnosis of syphilis: clinical and laboratory problems. J Dtsch Dermatol Ges 2006; 4:1058-75.
239. Little JW. Syphilis: an update. Oral Surg Oral Med Oral Pathol Oral Radiol Endod 2005; 100:3-9.
240. Simms I, Broutet N. Congenital syphilis re-emerging. J Dtsch Dermatol Ges 2008; 6:269-72.
241. Compilato D, Amato S, Campisi G. Resurgence of syphilis: a diagnosis based on unusual oral mucosa lesions. Oral Surg Oral Med Oral Pathol Oral Radiol Endod 2009; 108:e45-9.
242. Czerninski R, Pikovski A, Meir K, Casap N, Moses AE, Maly A. Oral syphilis lesions--a diagnostic approach and histologic characteristics of secondary stage. Quintessence Int 2011; 42:883-9.
243. Ratnam S. The laboratory diagnosis of syphilis. Can J Infect Dis Med Microbiol 2005; 16:45-51.
244. Santos VCB, Picciani BLS, Cunha KSG, Souza TT, Domingos TA, Garrido RQG et al. Diagnosis of secondary syphilis through oral lesions in two patients with negative serology: case reports. DST J bras doenças sex transm 2015; 27:54-7.

245. Soares AB, Gonzaga HFS, Jorge MA, Barraviera SCS. Oral manifestations of syphilis: a review. J Venom Anim Toxins incl Trop Dis 2004; 10(1): 2-9.
246. Lopes Neto JM, Severo LM, Mendes RP, Weber SA. Sequelae lesions in the larynxes of patients with paracoccidioidomycosis. Braz J Otorhinolaryngol 2011; 77:39-43.
247. San-Blas G, San-Blas F. Paracoccidioides brasiliensis: cell wall structure and virulence. A review. Mycopathologia 1977; 62:77-86.
248. San-Blas F, San-Blas G, Cova LJ. A morphological mutant of Paracoccidioides brasiliensis strain IVIC Pb9. Isolation and wall characterization. J Gen Microbiol 1976; 93:209-18.
248b. Cezar-Dos-Santos, F.; Assolini, J.P.; Okuyama, N.C.M.; Viana, K.F.; Oliveira, K.B.; Itano, E.N. Unraveling the susceptibility of paracoccidioidomycosis: Insights towards the pathogen-immune interplay and immunogenetics. Infect Genet Evol. 2020; 86:104586.
249. Londero AT & Melo IS – Paracoccidioidomicose (Blastomicose sul-americana; Doença de Lutz-Splendore-Almeida). J Bras Med 1988; 55(3): 98-111.
250. Borges-Walmsley MI, Chen D, Shu X, Walmsley AR. The pathobiology of Paracoccidioides brasiliensis. Trends Microbiol 2002; 10:80-7.
251. Azenha MR, Caliento R, Brentegani LG, de Lacerda SA. A retrospective study of oral manifestations in patients with paracoccidioidomycosis. Braz Dent J 2012; 23:753-7.
252. Gonzaga HFS, Oliveira MRB, Costa CAS, Spolidorio LC, Lia RCC. Infecções Micóticas na Cavidade Bucal. J Bras Med 1995; 69:168-76.
252b. Costa, M.C.; Carvalho, M.M.; Sperandio F.F. et al. Oral Paracoccidioidomycosis affecting women: A systematic review. Mycoses. 2021; 64(2):108-122.
253. Davel G, Canteros CE. Epidemiological status of mycoses in the Argentine Republic. Rev Argent Microbiol 2007; 39:28-33.
254. Negroni R & Robles AM -El valor pronóstico de la prueba cutânea en paracoccidioidomicoses. Med Cutan ibero latinoamer 1974; 2: 453-7.
255. Brazao-Silva MT, Andrade MF, Franco T, Ribeiro RI, Silva Wdos S, Faria G et al. Paracoccidioidomycosis: a series of 66 patients with oral lesions from an endemic area. Mycoses 2011; 54:e189-95.
256. Grispan D – Enfermidades de la boca. Mundi, Buenos Aires 1970; p. 1211-25.
257. Ramos e Silva V – Sobre as macroqueilites, especialmente as macroqueilites parasitárias da blastomicose sul-americana. J Bras Med 1967; 13:435-9.
258. Padilha-Gonçalves A – Da freqüência do aspecto de queilite glandular simples na blastomicose brasileira. An Bras Derm Sif 1946; 21: 133-46.
259. Tommasi AF – Diagnóstico em patologia bucal. São Paulo, Pancast, 1989; p. 89, 177-229.
260. Silva CO, Almeida AS, Pereira AA, Sallum AW, Hanemann JA, Tatakis DN. Gingival involvement in oral paracoccidioidomycosis. J Periodontol 2007; 78:1229-34.
261. Paniago AM, Aguiar JI, Aguiar ES, da Cunha RV, Pereira GR, Londero AT et al. [Paracoccidioidomycosis: a clinical and epidemiological study of 422 cases observed in Mato Grosso do Sul]. Rev Soc Bras Med Trop 2003; 36:455-9.
262. Abreu e Silva MA, Salum FG, Figueiredo MA, Cherubini K. Important aspects of oral paracoccidioidomycosis--a literature review. Mycoses 2013; 56: 189-99.
263. Grocott RG. A stain for fungi in tissue sections and smears using Gomori's methenamine-silver nitrate technic. Am J Clin Pathol 1955; 25:975-9.
264. Ramos ESM, Saraiva Ldo E. Paracoccidioidomycosis. Dermatol Clin 2008; 26:257-69.
265. Zomorodian K, Haghighi NN, Rajaee N, Pakshir K, Tarazooie B, Vojdani M et al. Assessment of Candida species colonization and denture-related stomatitis in complete denture wearers. Med Mycol 2011; 49:208-11.
266. Sharon V, Fazel N. Oral candidiasis and angular cheilitis. Dermatol Ther 2010; 23:230-42.
267. Farah CS, Lynch N, McCullough MJ. Oral fungal infections: an update for the general practitioner. Aust Dent J 2010; 55 Suppl 1:48-54.
268. Reichl RB. Oral candidiasis: an old disease of growing concern. Gen Dent 1990; 38:114-20.
269. Akpan A, Morgan R. Oral candidiasis. Postgrad Med J 2002; 78:455-9.
270. Vazquez JA. Invasive fungal infections in the intensive care unit. Semin Respir Crit Care Med 2010; 31:79-86.
271. Hube B. From commensal to pathogen: stage- and tissue-specific gene expression of Candida albicans. Curr Opin Microbiol 2004; 7:336-41.
272. Arendorf TM, Walker DM. The prevalence and intra-oral distribution of Candida albicans in man. Arch Oral Biol 1980; 25:1-10.
273. Qi QG, Hu T, Zhou XD. Frequency, species and molecular characterization of oral Candida in hosts of different age in China. J Oral Pathol Med 2005; 34:352-6.
274. Ellepola AN, Samaranayake LP. Inhalational and topical steroids and oral candidosis: a mini review. Oral Dis 2001; 7:211-6.
275. Scully C. Drug effects on salivary glands: dry mouth. Oral Dis 2003; 9:165-76.
276. Fotos PG, Vincent SD, Hellstein JW. Oral candidosis. Clinical, historical, and therapeutic features of 100 cases. Oral Surg Oral Med Oral Pathol 1992; 74:41-9.
277. Farah CS, Ashman RB, Challacombe SJ. Oral candidosis. Clin Dermatol 2000; 18: 553-62.
278. Umadevi KM, Ranganathan K, Pavithra S, Hemalatha R, Saraswathi TR, Kumarasamy N et al. Oral lesions among persons with HIV disease with and without highly active antiretroviral therapy in southern India. J Oral Pathol Med 2007; 36:136-41.
279. Allen CM. Diagnosing and managing oral candidiasis. J Am Dent Assoc 1992; 123: 77-8, 81-2.
280. Samaranayake LP, Keung Leung W, Jin L. Oral mucosal fungal infections. Periodontol 2000 2009; 49:39-59.
281. Lombardi T, Budtz-Jorgensen E. Treatment of denture-induced stomatitis: a review. Eur J Prosthodont Restor Dent 1993; 2:17-22.
282. Iacopino AM, Wathen WF. Oral candidal infection and denture stomatitis: a comprehensive review. J Am Dent Assoc 1992; 123:46-51.
283. Liu X, Hua H. Oral manifestation of chronic mucocutaneous candidiasis: seven case reports. J Oral Pathol Med 2007; 36:528-32.
284. Scully C, el-Kabir M, Samaranayake LP. Candida and oral candidosis: a review. Crit Rev Oral Biol Med 1994; 5:125-57.
285. Baughman R. Median rhomboid glossitis: a developmental anomaly? Oral Surg Oral Med Oral Pathol 1971; 31:56-65.
286. van der Waal I, Beemster G, van der Kwast WA. Median rhomboid glossitis caused by Candida? Oral Surg Oral Med Oral Pathol 1979; 47:31-5.
287. Ruhnke M, Rickerts V, Cornely OA, Buchheidt D, Glockner A, Heinz W et al. Diagnosis and therapy of Candida infections: joint recommendations of the German Speaking Mycological Society and the Paul-Ehrlich-Society for Chemotherapy. Mycoses 2011; 54:279-310.
288. Byadarahally Raju S, Rajappa S. Isolation and identification of Candida from the oral cavity. ISRN Dent 2011; 2011:487921.
289. Terai H, Shimahara M. Usefulness of culture test and direct examination for the diagnosis of oral atrophic candidiasis. Int J Dermatol 2009; 48:371-3.
290. Williams DW, Lewis MA. Isolation and identification of Candida from the oral cavity. Oral Dis 2000; 6:3-11.
291. Braz-Silva PH, Magalhaes MH, Hofman V, Ortega KL, Ilie MI, Odin G et al. Usefulness of oral cytopathology in the diagnosis of infectious diseases. Cytopathology 2010; 21:285-99.
292. Greenspan D. Treatment of oropharyngeal candidiasis in HIV-positive patients. J Am Acad Dermatol 1994; 31:S51-5.
293. Watanabe K. [Antifungal agents]. Nihon Rinsho 1990; 48:2222-7.
294. Rhodus NL. Treatment of oral candidiasis. Northwest Dent 2012; 91:32-3.
295. Banting DW, Greenhorn PA, McMinn JG. Effectiveness of a topical antifungal regimen for the treatment of oral candidiasis in older, chronically ill, institutionalized, adults. J Can Dent Assoc 1995; 61:199-200, 3-5.
296. White TC, Marr KA, Bowden RA. Clinical, cellular, and molecular factors that contribute to antifungal drug resistance. Clin Microbiol Rev 1998; 11:382-402.
297. Andriole VT. Current and future antifungal therapy: new targets for antifungal therapy. Int J Antimicrob Agents 2000; 16:317-21.
298. Pindborg JJ RP, Smith CJ. Histological typing of cancer and precancer of the oral mucosa. Berlin: Springer; 1997.
299. Barnes L., Eveson JW, Reichart P, Sidransky D. Word Health Organization Classification of Tumours. Head and Neck Tumours. IARC Press: Lyon, 2005.
300. Napier SS, Speight PM. Natural history of potentially malignant oral lesions and conditions: an overview of the literature. J Oral Pathol Med 2008; 37:1-10.
301. van der Waal I, Schepman KP, van der Meij EH, Smeele LE. Oral leukoplakia: a clinicopathological review. Oral Oncol 1997; 33:291-301.
302. Warnakulasuriya S, Johnson NW, van der Waal I. Nomenclature and classification of potentially malignant disorders of the oral mucosa. J Oral Pathol Med 2007; 36:575-80.
303. Reibel J. Prognosis of oral pre-malignant lesions: significance of clinical, histopathological, and molecular biological characteristics. Crit Rev Oral Biol Med 2003; 14:47-62.
304. Lumerman H, Freedman P, Kerpel S. Oral epithelial dysplasia and the development of invasive squamous cell carcinoma. Oral Surg Oral Med Oral Pathol Oral Radiol Endod 1995; 79:321-9.
305. Kuffer R, Lombardi T. Premalignant lesions of the oral mucosa. A discussion about the place of oral intraepithelial neoplasia (OIN). Oral Oncol 2002; 38:125-30.
306. Wright JM. Oral precancerous lesions and conditions. Semin Dermatol 1994; 13:125-31.
307. Liu SC, Klein-Szanto AJ. Markers of proliferation in normal and leukoplakic oral epithelia. Oral Oncol 2000; 36:145-51.
308. Epstein JB, Zhang L, Rosin M. Advances in the diagnosis of oral premalignant and malignant lesions. J Can Dent Assoc 2002; 68:617-21.
309. Meltzer C. Surgical management of oral and mucosal dysplasias: The case for laser excision. J Oral Maxillofac Surg 2007; 65:293-5.
310. Ephros H, Samit A. Leukoplakia and malignant transformation. Oral Surg Oral Med Oral Pathol Oral Radiol Endod 1997; 83:187.
311. van der Waal I, Axell T. Oral leukoplakia: a proposal for uniform reporting. Oral Oncol 2002; 38:521-6.
312. Saito T, Sugiura C, Hirai A, Notani K, Totsuka Y, Shindoh M et al. Development of squamous cell carcinoma from pre-existent oral leukoplakia: with respect to treatment modality. Int J Oral Maxillofac Surg 2001; 30:49-53.
313. Soares AB, Gonzaga HFS, Coletta RD, Di Hipólito O. Leucoplasia: Revisão da literatura. J Bras Med 2002; 83:13-6.
314. van der Waal I. Potentially malignant disorders of the oral and oropharyngeal mucosa; terminology, classification and present concepts of management. Oral Oncol 2009; 45:317-23.
315. Reichart PA, Philipsen HP. Oral erythroplakia--a review. Oral Oncol 2005; 41:551-61.
316. Hashibe M, Mathew B, Kuruvilla B, Thomas G, Sankaranarayanan R, Parkin DM et al. Chewing tobacco, alcohol, and the risk of erythroplakia. Cancer Epidemiol Biomarkers Prev 2000; 9:639-45.
317. Cavalcante AS, Anbinder AL, Carvalho YR. Actinic cheilitis: clinical and histological features. J Oral Maxillofac Surg 2008; 66:498-503.
318. Markopoulos A, Albanidou-Farmaki E, Kayavis I. Actinic cheilitis: clinical and pathologic characteristics in 65 cases. Oral Dis 2004; 10:212-6.
319. Main JH, Pavone M. Actinic cheilitis and carcinoma of the lip. J Can Dent Assoc 1994; 60:113-6.

320. Williams PM, Poh CF, Hovan AJ, Rosin MP. Evaluation of a suspicious oral mucosal lesion. J Can Dent Assoc 2008; 74:275-80.
321. Dufresne RG, Jr., Curlin MU. Actinic cheilitis. A treatment review. Dermatol Surg 1997; 23:15-21.
322. Diniz-Freitas M, Garcia-Garcia A, Crespo-Abelleira A, Martins-Carneiro JL, Gandara-Rey JM. Applications of exfoliative cytology in the diagnosis of oral cancer. Med Oral 2004; 9:355-61.
323. Huber MA, Terezhalmy GT. The patient with actinic cheilosis. Gen Dent 2006; 54:274-82.
324. Gondivkar SM, Gadbail AR, Choudhary MG, Vedpathak PR, Likhitkar MS. Photodynamic treatment outcomes of potentially-malignant lesions and malignancies of the head and neck region: A systematic review. J Investig Clin Dent. 2017 May 8. [Epub ahead of print]
325. Scully C, Felix DH. Oral medicine-update for the dental practitioner oral cancer. Br Dent J 2006; 200:13-7.
326. INCA. Incidência de câncer no Brasil. Instituto Nacional do Câncer 2012: 118.
327. Agra IM, Carvalho AL, Pinto CA, Martins EP, Filho JG, Soares FA et al. Biological markers and prognosis in recurrent oral cancer after salvage surgery. Arch Otolaryngol Head Neck Surg 2008; 134:743-9.
328. Warnakulasuriya S. Significant oral cancer risk associated with low socioeconomic status. Evid Based Dent 2009; 10:4-5.
329. Acha-Sagredo A, Ruesga MT, Rodriguez C, Aguirregaviria JI, de Pancorbo MM, Califano JA et al. p53 mutation is rare in oral mucosa brushings from patients previously treated for a head and neck squamous cell carcinoma. Oral Oncol 2009; 45:661-4.
330. Zhang H, Li T, Zheng L, Huang X. Biomarker MicroRNAs for Diagnosis of Oral Squamous Cell Carcinoma Identified Based on Gene Expression Data and MicroRNA-mRNA Network Analysis. Comput Math Methods Med. 2017; 2017:9803018.
331. Scully C. Oral cancer aetiopathogenesis; past, present and future aspects. Med Oral Patol Oral Cir Bucal 2011; 16:e306-11.
332. Reichart PA. Identification of risk groups for oral precancer and cancer and preventive measures. Clin Oral Investig 2001; 5:207-13.
333. Marichalar-Mendia X, Rodriguez-Tojo MJ, Acha-Sagredo A, Rey-Barja N, Aguirre-Urizar JM. Oral cancer and polymorphism of ethanol metabolising genes. Oral Oncol 2010; 46:9-13.
334. Zygogianni AG, Kyrgias G, Karakitsos P, Psyrri A, Kouvaris J, Kelekis N et al. Oral squamous cell cancer: early detection and the role of alcohol and smoking. Head Neck Oncol 2011; 3:2.
335. Hashibe M, Brennan P, Chuang SC, Boccia S, Castellsague X, Chen C et al. Interaction between tobacco and alcohol use and the risk of head and neck cancer: pooled analysis in the International Head and Neck Cancer Epidemiology Consortium. Cancer Epidemiol Biomarkers Prev 2009; 18:541-50.
336. Smith EM, Ritchie JM, Summersgill KF, Klussmann JP, Lee JH, Wang D et al. Age, sexual behavior and human papillomavirus infection in oral cavity and oropharyngeal cancers. Int J Cancer 2004; 108:766-72.
337. Onizawa K, Nishihara K, Yamagata K, Yusa H, Yanagawa T, Yoshida H. Factors associated with diagnostic delay of oral squamous cell carcinoma. Oral Oncol 2003; 39:781-8.
338. Scott SE, Grunfeld EA, McGurk M. The idiosyncratic relationship between diagnostic delay and stage of oral squamous cell carcinoma. Oral Oncol 2005; 41:396-403.
339. Mehrotra R, Gupta A, Singh M, Ibrahim R. Application of cytology and molecular biology in diagnosing premalignant or malignant oral lesions. Mol Cancer 2006; 5:11.
340. Vilela LD, Allison PJ. An investigation of the role of sense of coherence in predicting survival among Brazilians with head and neck cancer. Oral Oncol 2010; 46:531-5.
341. Seoane-Romero JM, Vazquez-Mahia I, Seoane J, Varela-Centelles P, Tomas I, Lopez-Cedrun JL. Factors related to late stage diagnosis of oral squamous cell carcinoma. Med Oral Patol Oral Cir Bucal 2012; 17:e35-40.
342. Kowalski LP, Franco EL, Torloni H, Fava AS, de Andrade Sobrinho J, Ramos G et al. Lateness of diagnosis of oral and oropharyngeal carcinoma: factors related to the tumour, the patient and health professionals. Eur J Cancer B Oral Oncol 1994; 30B:167-73.
343. Abdo EN, Garrocho Ade A, Barbosa AA, Oliveira EL, Franca-Filho L, Negri SL et al. Time elapsed between the first symptoms, diagnosis and treatment of oral cancer patients in Belo Horizonte, Brazil. Med Oral Patol Oral Cir Bucal 2007; 12:E469-73.
344. Borges FT, Garbin CA, Carvalhosa AA, Castro PH, Hidalgo LR. [Oral cancer epidemiology in a public laboratory in Mato Grosso State, Brazil]. Cad Saude Publica 2008; 24:1977-82.
345. Antunes JL, Borrell C, Perez G, Boing AF, Wunsch-Filho V. Inequalities in mortality of men by oral and pharyngeal cancer in Barcelona, Spain and Sao Paulo, Brazil, 1995-2003. Int J Equity Health 2008; 7:14.
346. Pindborg JJ. Disorders of the oral cavity and lips. In: Rook A, Wilkison DS, Ebling FJG, Champion RH, Burton JL – Textbook of dermatology. 4.ed. London, Blackwell Scientific, 1986. p. 2075-129.
347. Regezi, J.A.; Sciuba, J.J. Oral pathology: clinical-pathology correlations. Philadelphia, WB Saunders, 2000. p. 42-8.
348. Aminabadi NA. Recurrent aphthous stomatitis may be initiated by traumatic epithelial implantation and sustained by localized pathergic status. MedHypotheses 2008; 70(3):522-4.
349. Liang MW, Neoh CY. Oral aphthosis: management gaps and recent advances. Ann Acad Med Singapore 2012; 41(10):463-70.
350. SHIP, J.A. Recurrent afhthous stomatitis. Oral Surg 1996; 81: 141-7.
351. Bhatnagar P, Rai S, Bhatnagar G, Kaur M, Goel S, Prabhat M. Prevalence study of oral mucosal lesions, mucosal variants, and treatment required for patients reporting to a dental school in North India: In accordance with WHO guidelines. J Family Community Med. 2013 Jan; 20(1):41-8.
352. Ferguson MM, Carter J, Boyle P. An epidemiological study of factors associated with aphtae in women. J Oral Med 1984; 39(4): 212-7.
353. Vicente M, Soria A, Mosquera A, Perez J, Lamas A, Castellani T, Ramos A. Immunoglobulin G subclass measuremrnts in recurrent aphtous stomatitis. J Oral Pathol Med 1996; 25: 538-40.
354. Healy Cm, Carvalho D, Pearson Jd, Thomhill Mh. Raised anti-endothelial cell autoantibodies (AECA), but not anti-neutrophil cytoplasmic autoantibodies (anca), in recurrent oral ulceration modulation of AECA binding by tumour necrosis factoalpha (TNF-alpha) and interferon-gamma (INF-gamma). Clin Exp Immunol 1996; 106(3): 523-8.
355. Ship Ii, Morris Al, Surocher RT, Burket LW. Recurrent afhtous ulceration in a professional school student population. IV-Twelve month study of natural disease patterns. Oral Surg 1961; 14: 30-39.
356. McCartan BE, Lamey Pj, Wallace AM. Salivary cortisol and anxiety in recurrent aphthous stomatitis. J Oral Pathol Med 1996; 25(7): 357-9.
357. Woods Ma, Mohammad Ar, Turner Je, Mincer HH. Oral ulcerations. Quintessence Int 1990; 21(2): 141-51.
358. Costa GBF, Castro JFL. Etiologia e tratamento da estomatite aftosa recorrente – revisão de literature. Etiology and treatment of recurrent aphthous stomatitis – literature review. Medicina (Ribeirão Preto) 2013; 46(1): 1-7. Disponível em: <Http: www.fmr/revista> Acesso em: 5/7/2013.
359. Eglin RP, Hehner T, Subak-Sharpe JH. Detection of RNA complementary to herpes simplex virus in mononuclear cells from patients with Behcet's syndrome and recurrent oral ulcers. Lancet 1982; 2: 1356-60.
360. Pedersen, A. Acyclovir in the prevention of severe aphtous ulcers. Arch Dermatol 1992; 128(1): 119.
361. McPhail LA, Greespan D, Greespan JS. Recurrent aphtous ulcers in association with HIV infection. Oral Surg 1992; 73(3): 283-8.
362. Rosenstein Di, Chiodo Gt, Bartley MH. Treatment recurrent aphtous ulcers in patients with AIDS. J Acad Dent Ass 1991; 122: 66-8.
363. Sun A, Chang Jg, Kao Cl, Liu By, Wang Jt, Chu Ct, Yuan Jh, Chiang CP. Human cytomegalovirus as a potential etiologic agent in recurrent aphtous ulcers and Behcet's disease. J Oral Pathol Med 1996; 25(5): 212-8.
363b. Katz, J.; Yue, S. Increased odds ratio for COVID-19 in patients with recurrent aphthous stomatitis. J Oral Pathol Med. 2021; 50(1):114-117.
364. Rees Td, Binnie WH. Recurrent aphthous stomatitis. Dermatol Clin 1996; 14(2): 243-56.
365. Scully C, Gorsky M, Lozada-Nur F. The diagnosis and management of recurrent aphthous stomatitis: a consensus approach. J Am Dent Assoc 2003; 134:200-7.
366. Boisnic S, Tovaru S. Bilan et traitement des afhtoses buccales. Ann Dermatol Venereol 1991; 118:53-9.
367. Haisraeli-Shalish M, Livneh A, Katz J, Doolman R, Sela BA. Recurrent aphthous stomatitis and thiamine deficiency. Oral Surg 1996; 82(6): 634-6.
368. Ship II. Inheritance of aphtous ulcers: of the mouth. J Dent Res 1965; 44: 837-44.
369. Miller Mf, Garfunkel Aa, Ram Cc, Ship II. Inheritance patterns in recurrent aphtous ulcers: twin and pedigree data. Oral Surg 1977; 43: 886-91.
370. Sun A, Hsieh Pr, Chu Ct, Wu YC. Strong association of HLA-Drw9 in chinese patients with recurrent oral ulcers. J Am Acad Dermatol 1991; 24(2): 195-8.
371. Alkhateeb A, Karasneh J, Abbadi H, Hassan A, Thornhill M. Association of cell adhesion molecule gene polymorphisms with recurrent aphthous stomatitis. J Oral Pathol Med. 2013; 18.
372. Challacombe SJ, Shirlaw PJ. Oral ulceration; when to treat, refer or ignore. Dental update 1991; 11: 368-73.
373. Gonzaga HFS, Gonzaga LHS, Costa CAS, Spolidório LC, Jorge MA. Doenças da boca na infância III: Ulceração aftosa recorrente. Pediatria atual 1997; 10(11/12): 11-6.
374. Mahdi AB, Coulter WA, Woolfson AD, Lamey PJ. Efficacy of bioadhesive patches in treatment of recurrent aphthous stomatitis. J Oral Pathol Med 1996; 25(8): 416-9.
375. Herlofson BB; Barkvoll P. The effect of two toothpaste detergents on the frequency of recurrent aphthous ulcers. Acta Odontol Scand 1996; 54(3):150-3.

PARTE 5

Afecções Infecciosas e Infestações

Andre Avelino Costa Beber • Daniela Da Pieve • Larissa Reghelin Comazzetto • Tatzie Boeck de Arruda dos Santos • Vanessa Thomé

Dermatoviroses

ASPECTOS GERAIS

Os vírus são organismos acelulares, que infectam e dependem inteiramente de uma célula hospedeira para sua replicação, pois são estruturas muito simples que não possuem metabolismo e aparato celular independente.

De modo geral, as doenças virais podem acometer qualquer órgão ou sistema do indivíduo infectado, mas cada vírus tem especificidade para infectar determinados tecidos. Entretanto, muitos desses agentes, comprometendo qualquer órgão do nosso corpo, sendo por ação direta, ou via sistema imunológico, acabam por apresentar na sua evolução, manifestações cutâneas.

As denominadas dermatoviroses consistem em um grupo heterogêneo de doenças caracterizadas por etiologia viral e por apresentarem como principal sítio de acometimento a pele. As doenças que fazem parte deste grupo apresentam diferentes graus de severidade e ampla variedade de manifestações clínicas, nem sempre específicas. As infecções virais podem ser assintomáticas ou podem apresentar-se clinicamente como quadros benignos e autolimitados ou como doenças crônicas e recorrentes, algumas com potencial de graves complicações.

Em muitas erupções cutâneas, a sobreposição de características clínicas, a inespecificidade de algumas manifestações e a necessidade de exames complementares tornam difícil o estabelecimento do diagnóstico etiológico preciso. Isso reforça a necessidade do estudo das características morfológicas, da epidemiologia e do curso clínico das diferentes erupções virais, para que se possa chegar ao diagnóstico dessas doenças.

As dermatoviroses podem ocorrer em qualquer idade, sendo muito comuns durante a infância e a adolescência. É importante considerar que a clínica de uma mesma infecção viral pode variar bastante de acordo com a idade e o *status* imunológico do indivíduo acometido.

Este capítulo propõe-se ao estudo das doenças cutâneas causadas por herpesvírus humano, papilomavírus humano, enterovírus, e dos quadros de sarampo, rubéola, eritema infeccioso, síndrome de Gianotti-Crosti, varíola, vaccínia, cowpox, nódulos de Orf e dos ordenhadores, molusco contagioso e das doenças priônicas.

INFECÇÕES POR HERPESVÍRUS HUMANO

A família *Herpesviridae* é um grupo extenso e heterogêneo de vírus, também conhecidos como herpesvírus, mas que compartilham a mesma estrutura de *vírion*. Esta partícula viral infectante consiste em um núcleo, formado por uma fita dupla de DNA, circundado por um capsídeo icosaédrico com 162 capsômeros, que é envolto por uma matriz proteica chamada tegumento e este é coberto por uma membrana lipídica chamada envelope.[1]

A patogênese das infecções por herpesvírus apresenta uma sequência característica e bem definida: infecção primária, período de latência e reativações. Todos os herpesvírus possuem a capacidade de permanecer em latência por longo tempo no hospedeiro. As reativações podem ser clínicas ou subclínicas e localizadas ou sistêmicas, e caracterizam-se por destruição irreversível da célula hospedeira infectada.

Atualmente são reconhecidos 8 tipos de herpesvírus que infectam o ser humano, agrupados no termo herpesvírus humanos (*human herpes viruses* ou HHV): vírus do herpes simples tipo 1 e 2 (HSV-1 e HSV-2), vírus varicela-zóster (VZV), vírus Epstein-Barr (EBV), citomegalovírus (CMV), HHV-6, HHV-7 e o herpesvírus associado ao Sarcoma de Kaposi (KSHV ou HHV-8). Alguns autores levantaram a hipótese de que o HHV-6 são dois diferentes vírus, sugerindo uma divisão em HHV-6 A e HHV-6 B.[2]

De acordo com algumas características, a família *Herpesviridae* é classificada em três subgrupos:

1. ***Alphaherpesviridae***: apresentam ciclo vital curto, replicação rápida em cultura de células, capacidade de infectar diferentes tecidos, com extenso efeito citopático e efeito lítico. Estabelecem latência principalmente nos gânglios sensitivos.
2. ***Betaherpesviridae***: ciclo de vida longo, replicação lenta em meios de cultura e, frequentemente, apresentam citomegalia. Estabelecem latência em glândulas secretórias, tecidos linforreticular e renal.
3. ***Gammaherpesviridae***: tropismo por células linfocitárias e epiteliais. São vírus com importante potencial oncogênico.

Os herpesvírus humanos discutidos neste capítulo são descritos no Quadro 57.1.

VÍRUS DO HERPES SIMPLES (HSV)

Epidemiologia

Compreende os subtipos herpesvírus 1 e 2. A soroprevalência em adultos na quarta década de vida chega a 90% da população mundial, influenciada por fatores como sexo, idade e localização geográfica, e é maior em populações de menor nível socioeconômico. O HSV-1 está predominantemente relacionado a infecções orolabiais (80% a 90% dos casos), enquanto o HSV-2 está principalmente associado à infecção genital (70% a 90% dos casos), embora o HSV-1 esteja modificando essa estatística, tornando-se, nas infecções genitais, mais prevalente do que HSV-2 em regiões como Estados Unidos e Reino Unido.[3]

Quadro 57.1 Herpesvírus humanos.

Herpesvírus humano	Sinônimo	Classificação	Principal manifestação clínica
Herpesvírus humano 1 (HHV-1)	Herpesvírus *simplex* tipo 1 (HSV-1)	*Alphaherpesviridae*	Herpes não genital > genital
Herpesvírus humano 2 (HHV-2)	Herpesvírus *simplex* tipo 2 (HSV-2)	*Alphaherpesviridae*	Herpes genital > não genital
Herpesvírus humano 3 (HHV-3)	Vírus varicela-zóster (VZV)	*Alphaherpesviridae*	Varicela Herpes-zóster
Herpesvírus humano 4 (HHV-4)	Vírus Epstein-Barr (EBV)	*Gamaherpesviridae*	Mononucleose infecciosa
Herpesvírus humano 5 (HHV-5)	Citomegalovírus (CMV)	*Betaherpesviridae*	Complicações graves no feto Exantema no adulto
Herpesvírus humano 6 (HHV-6)		*Betaherpesviridae*	Exantema súbito
Herpesvírus humano 7 (HHV-7)		*Betaherpesviridae*	Exantema súbito Pitiríase rósea
Herpesvírus humano 8 (HHV-8)	Herpesvírus associado ao sarcoma de Kaposi (KSHV)	*Gamaherpesviridae*	Sarcoma de Kaposi

O herpes genital representa uma das doenças sexualmente transmissíveis (DST) mais comuns no mundo todo. Nos Estados Unidos, 21% a 25% da população adulta tem sorologia positiva para o HSV-2 e, destes, mais da metade não apresentam foco clinicamente aparente, embora continuem apresentando potencial de transmissão do vírus. Os fatores de risco para infecção genital incluem idade adulta, sexo feminino, baixo nível socioeconômico e de escolaridade, início precoce de atividade sexual, multiplicidade de parceiros sexuais e presença de outras DST, como o HIV.[4]

Etiopatogenia

HSV-1 e 2 são patógenos ubíquos transmitidos através do contato direto com lesões ativas ou com secreções mucocutâneas de indivíduos assintomáticos em fase replicativa do vírus, infectando mucosas ou áreas da pele com soluções de continuidade. É importante ressaltar que indivíduos assintomáticos portadores do vírus continuam apresentando capacidade de transmissão da doença.[4]

O vírus replica-se na superfície à qual foi inoculado e percorre um fluxo axonal retrógrado em direção à raiz nervosa dorsal, onde se torna latente. Após atingir o gânglio sensorial, pode permanecer em latência por todo o tempo de vida do indivíduo infectado ou reativar intermitentemente, dependendo da imunidade celular que controla a replicação do vírus.[2]

O termo *herpes* tem origem grega e significa "rastejar", e deu nome à doença em virtude desta característica de disseminação marginal das lesões cutâneas.

O HSV-1 está relacionado principalmente a lesões orais, orofaríngeas, faciais, oculares e encefálicas, enquanto o HSV-2 é responsável principalmente pelas infecções anogenitais, tendo como principal via de transmissão a sexual.

No mesmo sítio de inoculação, o HSV-1 e o HSV-2 geram doença idêntica na infecção primária. No herpes genital, no entanto, o HSV-2 parece estar associado a maior frequência de recorrências posteriores em comparação ao HSV-1. A infecção por qualquer um dos HSV não gera imunidade para proteger do contágio pelo outro HSV.

Apesar de possível na ausência de lesões, o risco de transmissão do herpes genital é maior durante a presença de lesões ou pródromos, e os pacientes devem ser alertados para abstinência sexual durante estes períodos. A eficácia do uso de preservativo para prevenir a transmissão sexual não é bem estabelecida.[5]

Manifestações clínicas

As manifestações clínicas são diversas e variam de acordo com a natureza do episódio (primoinfecção ou recorrência) e com a imunidade do hospedeiro.

A maioria das infecções primárias ocorrem de maneira assintomática e, quando sintomática, dois tipos de apresentações são possíveis para infecção por HSV. Uma *primoinfecção primária* por HSV refere-se ao primeiro episódio de herpes em um indivíduo soronegativo para ambos os HSV. A *primoinfecção não primária* refere-se à aquisição de um segundo HSV por uma pessoa já infectada pelo outro HSV. Primoinfecções primárias são mais graves, muitas vezes associadas a sinais e sintomas gerais, bem como a maior duração do quadro.

As lesões mucocutâneas do herpes simples são precedidas por período de incubação de 3 a 7 dias, e podem ser antecedidas por febre e linfadenopatia local. Comumente estão presentes pródromos locais de dor, prurido ou parestesia local. As lesões típicas apresentam-se como vesículas umbilicadas, de conteúdo inicialmente límpido, agrupadas, dispostas como um "cacho de uva", sobre base eritematosa. Estas lesões geralmente progridem para erosões e pústulas com finas crostas, e involuem espontaneamente em poucos dias, com cura total do processo em torno de 2 semanas. A dor é de intensidade variável.[2]

Após a primoinfecção o vírus torna-se latente, podendo ocorrer reativações clínicas ou subclínicas, sendo que os episódios sintomáticos geralmente apresentam lesões semelhantes às da primoinfecção, mas geralmente menos extensos e sintomáticos, além de menos duradouras. A periodicidade da recorrência varia muito de indivíduo para indivíduo, e num mesmo indivíduo, ao longo do tempo. As recorrências podem ocorrer espontaneamente ou ser desencadeadas por diversos fatores, como estresse emocional, febre, injúria local, condições de imunossupressão e exposição à radiação ultravioleta. Formas graves sistêmicas de recorrência da infecção clínica podem ocorrer em imunodeprimidos.[1]

■ APRESENTAÇÕES CLÍNICAS DO HERPES SIMPLES

Herpes simples não genital

No herpes simples não genital a primoinfecção ocorre mais comumente em crianças menores de 10 anos de idade, com manifestações mínimas ou assintomáticas, tornando-se o indivíduo portador do vírus. Quando sintomática, é comum o quadro de gengivoestomatite, que pode manifestar lesões vesico-erosivas ou quadros mais graves com pródromos de linfadenopatia, mal-estar, anorexia e febre alta. A criança apresenta inquietação, sialorreia e dificuldade para alimentar-se. As gengivas ficam edemaciadas, inflamadas e sangram facilmente. Há vesículas que exulceram ou ulceram e formando placas branco amareladas como uma pseudomembrana. Além dos lábios e da cavidade oral, a orofaringe também pode ser acometida. A febre melhora após 3 a 5 dias e ocorre regressão do quadro em cerca de 2 a 3 semanas, podendo estender-se até 6 semanas. No adulto a erupção é mais frequente nos lábios, exibindo um quadro mais extenso do que nas recorrências (Figura 57.1).

As lesões recorrentes são mais frequentes nos lábios. Acometimento da região perioral, mucosa nasal, mucosa oral e regiões malares não são incomuns, e as manifestações podem ocorrer em qualquer área de pele ou mucosa previamente infectada. As lesões características são vesículas agrupadas sobre base eritematosa, que podem se tornar pustulosas e ulcerar (Figura 57.2). Prurido, queimação ou ardor podem preceder as lesões por horas ou dias. Em geral não há manifestações sistêmicas e as lesões são menos exuberantes e mais localizadas. Há resolução das lesões em 5 a 10 dias, sem deixar cicatrizes.

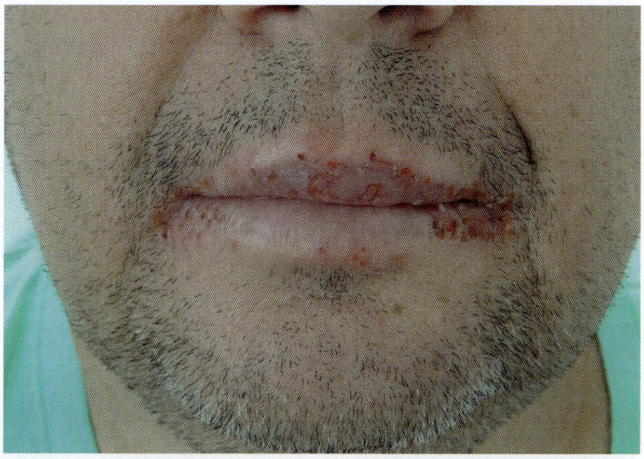

■ **Figura 57.1** Herpes não genital. Primoinfecção.

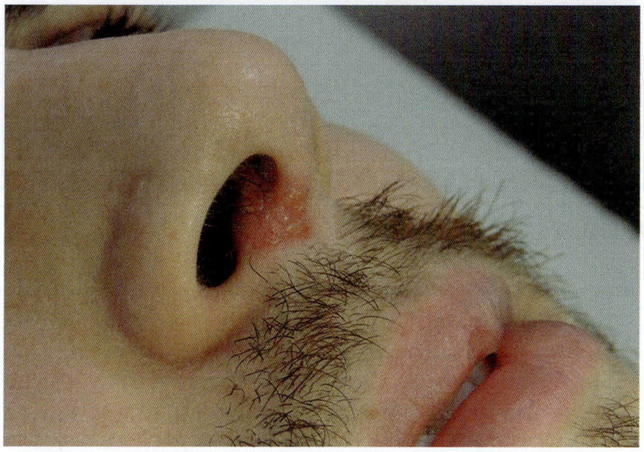

■ **Figura 57.2** Herpes não genital. Recidiva na região nasal.

Em imunocomprometidos os surtos tendem a ser mais dolorosos prolongados, e acometem a cavidade oral e outras áreas da face mais frequentemente.[6]

Herpes genital

A primoinfecção do herpes genital causa uma balanite, vulvite ou vaginite dolorosas que podem durar por 2 a 3 semanas se não tratadas. Quadros mais extensos apresentam lesões comprometendo toda a área genital, região pubiana e glúteos. O período de incubação dura em torno de 6 dias, e as lesões cutaneomucosas podem ser precedidas por mal-estar geral e febre. A localização do quadro varia de acordo com o tipo de prática sexual do indivíduo, e pode ser na genitália e/ou na região anorretal.

Em mulheres, as lesões são geralmente numerosas, edematosas e bastante dolorosas, comumente atingem a vulva e a vagina, podem progredir para as nádegas e o períneo e até progredir para uma cervicite ulcerativa grave (Figura 57.3). Cistite e uretrite podem estar presentes, e a dor intensa pode ocasionar paresia transitória da bexiga com retenção urinária.

É importante salientar que o herpes genital é, individualmente, o maior fator de risco para transmissão do HIV, com estudos mostrando um aumento de 3 vezes no risco do contágio pelo HIV.[7]

No genital masculino, além da glande, pode ocorrer vesículas e úlceras no prepúcio, dorso do pênis e períneo, além de uretrite com disúria intensa e secreção hialina (Figura 57.4).

É comum o acometimento da região perianal e o desenvolvimento de proctite, manifestando-se com dor e descarga purulenta. Em indivíduos infectados pelo HIV a ulceração pode tornar-se crônica (Figura 57.5).

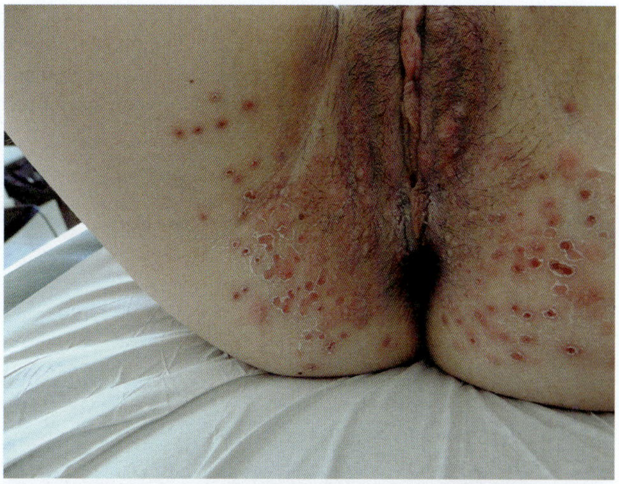

■ **Figura 57.3** Primoinfecção por HSV na região genital feminina.

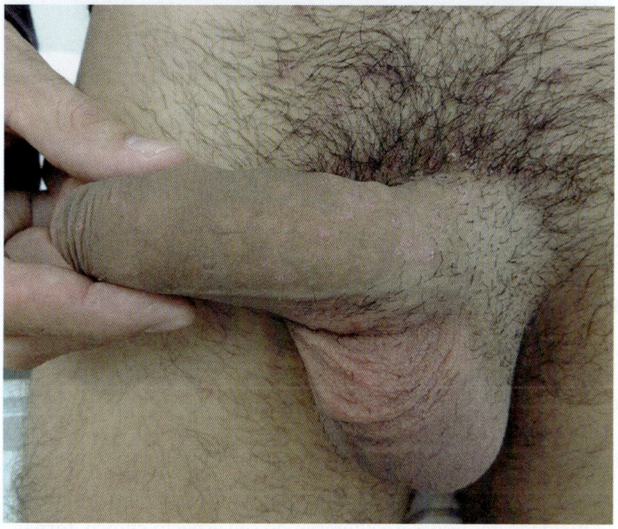

■ **Figura 57.4** Primoinfecção por HSV na região genital masculina.

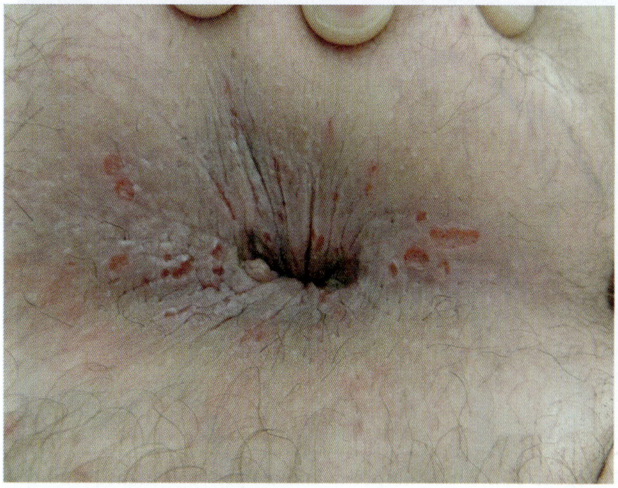

■ **Figura 57.5** Herpes perianal.

Complicações são mais comuns em mulheres, ocorrendo em até 20% destas, e compreendem lesões extragenitais, retenção urinária e meningite asséptica. Em virtude do curso prolongado e ao potencial de complicações, o tratamento é indicado nestes casos, e deve ser iniciado o mais precocemente possível.

Recidivas são comuns no herpes genital, e sua frequência está relacionada à severidade da infecção primária, variando muito de indivíduo para indivíduo. O quadro consiste de pequenas vesículas e pústulas sobre base eritematosa, que sofrem ruptura, geralmente em número limitado e resolução em 1 semana (Figura 57.6).

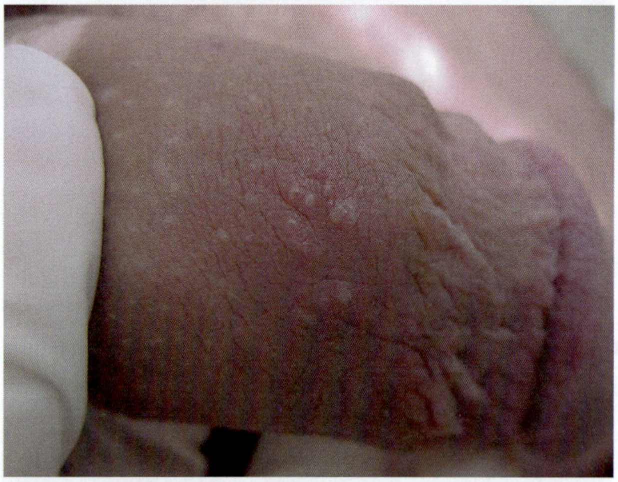

■ **Figura 57.6** Herpes genital recidivante.

A doença genital primária é geralmente mais sintomática do que a oral, e o contágio ocorre no adolescente ou adulto jovem, após o início da atividade sexual.

■ FORMAS ESPECIAIS DE INFECÇÃO POR HSV

Apesar da maior prevalência da doença nas regiões orolabial e anogenital, o contágio pode ocorrer em qualquer região da pele ou das mucosas. Também são frequentes apresentações atípicas relacionadas a fatores próprios do hospedeiro, como faixa etária, tratamentos inadequados ou imunodepressão.[8] São exemplos disso:

- **Iatrogênica:** o uso de corticosteroides tópicos pode indicar cronicidade das lesões e a alteração do seu aspecto clínico, tornando difícil seu diagnóstico (Figura 57.7).

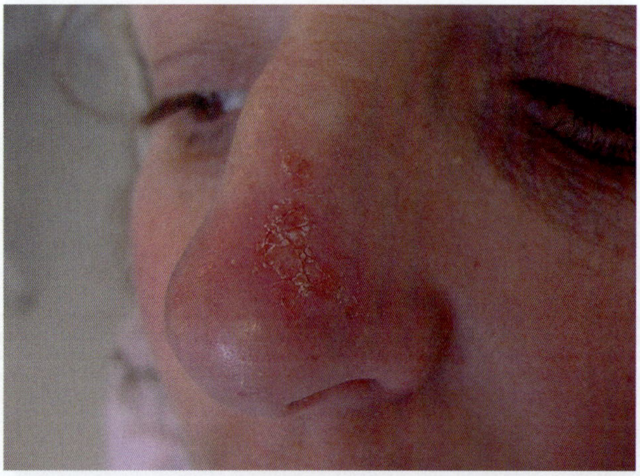

■ **Figura 57.7** Lesão herpética crônica pelo uso inadequado de corticosteroide tópico.

- **Ceratoconjuntivite herpética:** a primoinfecção herpética nos olhos apresenta-se como ceratoconjuntivite uni ou bilateral com opacidade e erosões na córnea. Podem ser encontradas vesículas na pele ao redor e edema de pálpebras. O tempo de duração é de 2 a 6 semanas e pode ocasionar cegueira quando há ulcerações profundas.
- ***Herpes gladiatorum*:** termo usado para descrever lesões herpéticas geralmente localizadas na região cervical, ombros e tórax, que seriam inoculadas a partir de focos orolabiais em atletas de modalidades de luta.
- **Panarício herpético:** também chamado de herpes digital, apresenta quadro de lesões vesiculares nos dedos das mãos, acompanhadas de dor e edema (Figura 57.8). O contágio acontece principalmente em bebês, que durante a amamentação tocam em lesões presentes na região orolabial das suas mães. Também ocorre em profissionais da saúde que entram em contato com pacientes sem o uso de luvas.

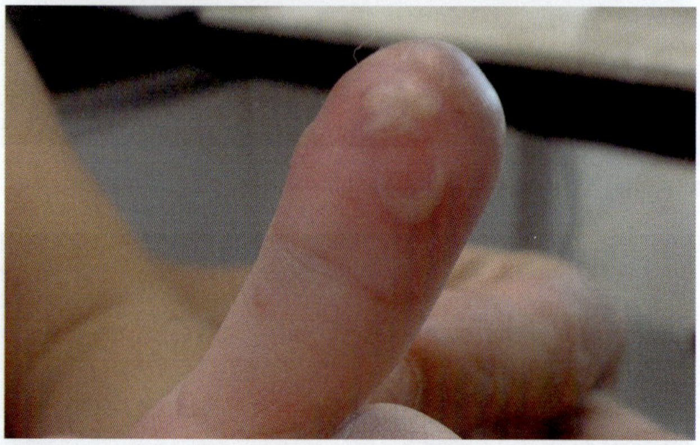

■ **Figura 57.8** Panarício herpético.

- **Eczema herpético ou erupção variceliforme de Kaposi:** é uma complicação que ocorre em pacientes com barreira cutânea comprometida – mais comumente em pacientes com dermatite atópica, mas também em portadores de doenças bolhosas, grandes queimados, ictioses e micose fungoide. Mais frequentemente na face, relacionado ao HSV-1. Caracteriza-se por lesões erosadas e crostosas, mais evidentes que as vesículas, que são mais frequentes na face e geralmente relacionadas ao HSV-1. É comum ocorrer sobreposição de infecção bacteriana ou disseminação do quadro.
- **Foliculite herpética:** surgimento abrupto de vesículas e pústulas foliculares, geralmente relacionado ao ato de barbear com lâmina, apresentando-se na área da barda em homens ("sicose herpética"). Geralmente é causado pelo HSV-1.
- **Eritema multiforme:** tem como um dos principais desencadeantes o HSV, sendo responsável por cerca de 80% dos casos recorrentes. As lesões em alvo, principalmente nas pernas e braços, aparecem cerca de 10 dias após a reativação viral, durando cerca de 2 semanas. Geralmente não há sintomas sistêmicos associados.[4]
- **Meningoencefalite herpética:** ocorre na primoinfecção em 1% a 2% dos pacientes em virtude da viremia. Pode ter alta mortalidade e morbidade e deixar sequelas neurológicas nos sobreviventes.
- **Herpes simples neonatal:** ocorre com a contaminação da criança no momento do parto, geralmente por HSV-2. Apresenta risco mais elevado em gestantes que adquirem a infecção na região genital no período periparto, sendo baixo o risco em casos de herpes genital recorrente. O quadro inicia em torno de 5 dias de vida do recém-nascido, apresentando lesões localizadas ou disseminadas, mais em couro cabeludo e tronco, podendo haver comprometimento ocular, de cavidade oral ou de múltiplos órgãos, bem como do SNC. A mortalidade é alta sem tratamento (> 50%) e, nos sobreviventes, é comum a ocorrência de sequelas neurológicas e/ou oculares.
- **Infecção herpética congênita:** a infecção intrauterina pelo HSV-2 pode causar defeitos congênitos ou abortamentos. O risco de transmissão é maior até a 20ª semana de gestação e podem ocorrer vesículas, cicatrizes, coriorretinite, microftalmia, catarata, microcefalia, calcificação intracraniana, convulsão e encefalomalacia. O herpes simples é uma das causas da síndrome TORCH, que engloba várias doenças (toxoplasmose, sífilis, rubéola, CMV, hepatites virais, HIV e outras, como varicela, parvovírus B19 e enterovírus), que

acometem a gestante, mesmo que de maneira assintomática e que seus agentes podem ultrapassar a barreira placentária, causando doença no concepto.

Em imunodeprimidos as lesões tendem a apresentar maior gravidade e cronicidade, e podem manifestar-se como ulcerações extensas, lesões vegetantes e exofíticas, podendo acometer mais de um local ou até mesmo serem disseminadas. Além disso, é relativamente comum nesses pacientes o isolamento de cepas resistentes ao aciclovir. Pode haver comprometimento sistêmico, principalmente dos tratos gastrointestinal e respiratório.[9]

Diagnóstico

Na maioria dos casos, o diagnóstico é clínico, com base na história clínica e exame das lesões, porém, pode haver necessidade de confirmação com exames laboratoriais em lesões atípicas em imunossuprimidos.[10]

A etiologia viral pode ser confirmada pelo teste do esfregaço de Tzanck ou pelo exame anatomopatológico. O teste do esfregaço de Tzanck consiste na feitura de uma lâmina com o raspado do assoalho de uma vesícula ou erosão recente, corada pelo Giemsa, Leishman ou HE. O exame positivo mostra células epiteliais gigantes multinucleadas, que são também encontradas nas infecções pelo VZV. Atualmente, para um diagnóstico inicial rápido de infecção por HSV tem sido usado testes de imunofluorescência direta para detecção de antígenos virais em esfregaços colhidos de lesões. A vantagem deste método em relação à citodiagnose de Tzanck é que ela faz distinção entre infecção por HSV e VZV e é um método mais sensível.

A confirmação do agente causal é obtida através de cultura viral, que é o método padrão-ouro, ou por reação em cadeia de polimerase (PCR).

Este último tornou-se o método de escolha para detecção de encefalite herpética e meningite asséptica, através da pesquisa do DNA do vírus no líquor.[10]

Exames sorológicos apresentam alta sensibilidade e especificidade, mas tem utilidade limitada considerando a alta prevalência de indivíduos soropositivos na população geral.

A sorologia IgM para HSV pode aumentar a possibilidade de detectar uma infecção recente, enquanto os níveis de IgG ainda são indetectáveis, embora também possam ser negativos durante o início do quadro. No entanto, IgM também pode ser positivo durante uma reativação da doença e não pode ser usado para distinguir uma infecção primária de uma recorrência. Em função dessas limitações, IgM para HSV tem uso limitado na rotina diagnóstica e não pode ser recomendado na prática clínica.

A sorologia IgG é negativa na manifestação inicial da doença (período janela) e se torna detectável de 2 semanas a 3 meses após o início dos sintomas, persistido positiva definitivamente.[11]

Para confirmar infecção recente devem ser colhidas amostras sorológicas na fase aguda e convalescente (2 a 4 semanas após). A elevação dos títulos em 4 vezes ou mais entre a fase aguda e convalescente indica infecção recente. Na recorrência, somente pequena parte dos pacientes apresentam aumento na titulação destes anticorpos. Há necessidade de cuidado ao avaliar sorologias negativas, pois na fase tardia após infecção primária, os títulos de anticorpos tendem a reduzir e podem ser indetectáveis.

O exame sorológico pode ser útil para parceiros de pacientes com herpes genital, a fim de orientar adequadamente quando à transmissibilidade. Assim, casais sorodiscordantes deverão ser devidamente aconselhados sobre medidas para reduzir o risco de transmissão.[8]

Na histopatologia (Figura 57.9) o dano citopático se revela inicialmente na epiderme, com palidez e edema do citoplasma dos queratinócitos; os núcleos mostram marginação da cromatina resultando num aspecto em vidro fosco. Os queratinócitos infectados fusionam-se formando células gigantes multinucleadas, características da infecção. Espongiose e edema intracelular estão presentes na epiderme e também no epitélio dos folículos pilosos. Podem ocorrem inclusões eosinofílicas intranucleares, rodeadas por um halo claro. Os queratinócitos infectados caracteristicamente apresentam edema intracelular, levando à degeneração balonizante, própria das vesículas virais. As células balonizadas podem torna-se acantolíticas ou romper suas membranas resultando em degeneração reticular.[12]

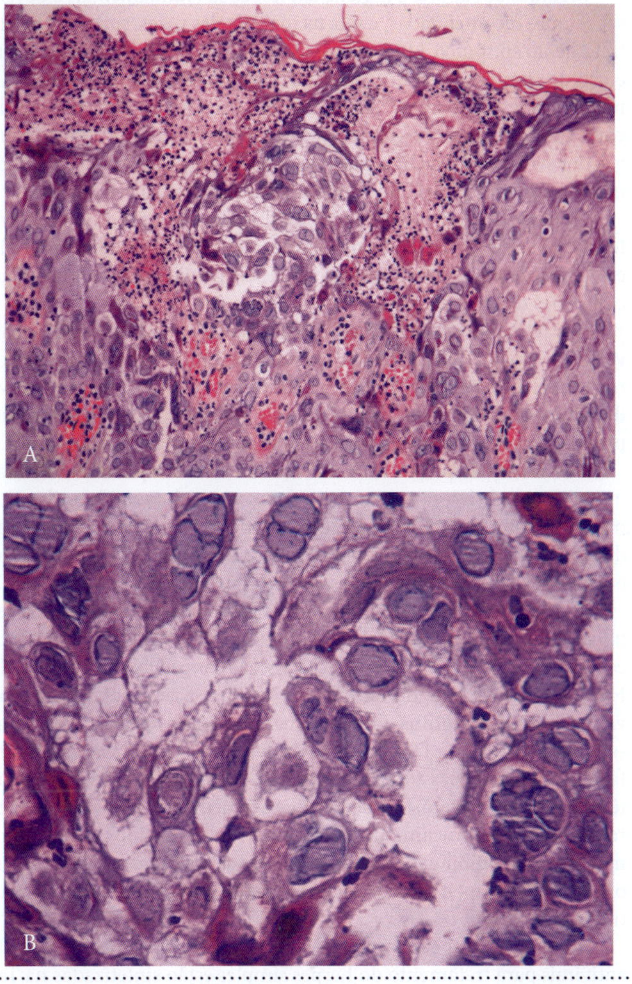

■ **Figura 57.9** **(A)** Infecção por HSV: aumento panorâmico mostra uma vesícula intraepidérmica multiloculada. **(B)** Infecção por HSV: a vesícula intraepidérmica mostra várias células gigantes multinucleadas, cujos núcleos exibem amoldamento e marginação da cromatina. Observa-se ainda degeneração balonizante, degeneração reticular e acantólise.

Fonte: Cortesia Dra. Ivanir Spezia Melo.

Diagnóstico diferencial

As lesões orolabiais da primoinfecção devem ser diferenciadas de estomatite aftosa, pênfigo vulgar, eritema multiforme, síndrome de Stevens-Johnson, herpangina, doença pé-mão-boca. As lesões acometendo apenas face e lábios devem ser diferenciadas do impetigo.

O herpes genital deve ser diferenciado principalmente de outras doenças sexualmente transmissíveis, como cancro sifilítico, cancroide ou linfogranuloma venéreo. Outras condições a serem lembradas são líquen plano erosivo, líquen escleroso, dermatite atópica e uretrite.

Tratamento

Uma avaliação dos sinais e sintomas clínicos e do *status* de saúde geral do paciente é essencial para o sucesso das intervenções terapêuticas da infecção por HSV. Também são importantes na definição do tratamento considerar o sítio acometido e se o quadro é decorrente de primoinfecção ou de recorrência. O tratamento tem como objetivo não a erradicação do vírus, mas sim a prevenção da transmissão, a supressão de recorrências, a atenuação do curso clínico, a redução de complicações e a promoção da saúde.[6]

A terapia antiviral pode não ser necessária, uma vez que a erupção é autolimitada. O processo de cura espontâneo tem início nas primeiras 24 horas após o início do quadro, e quando o tratamento farmacológico é indicado ou solicitado, deve ser iniciado o mais precocemente possível para garantir o maior benefício terapêutico.

Medidas de suporte e higiene das lesões são fundamentais e devem ser sempre recomendadas, e são, na maioria das vezes, suficientes para tratamento episódico. Limpeza com soluções salinas ou água e sabonete e uso de compressas com antissépticos são de grande valor, especialmente nas lesões genitais. Alívio dos sintomas locais pode ser obtido com o uso de anestésicos tópicos, sendo preferível uso da lidocaína em gel, por ser menos sensibilizante que a benzocaína. Ingesta de alimentos frios (na doença orolabial) e compressas frias também são válidas.[8]

Os antivirais utilizados na primoinfecção e nos episódios recorrentes orolabiais ou genitais são os mesmos, sendo a via de administração e o tempo de tratamento determinados pela gravidade da doença e das condições do paciente.

O tratamento com medicações tópicas, nas apresentações disponíveis de aciclovir 5% e fanciclovir 1%, podem ser utilizados nos episódios recorrentes de menor gravidade. Entretanto, essa via é menos efetiva do que os tratamentos sistêmicos e não é indicada para tratamento supressivo, por não atingir sítios de replicação viral além da lesão visível.[13]

Nas infecções primárias e recorrentes não complicadas, o tratamento mais efetivo são os antivirais por via oral. Quando utilizados precocemente, preferencialmente dentro de 48 horas do início do quadro (período de maior replicação viral), reduzem o tempo de sintomas e o potencial de transmissão.[14]

O aciclovir é um análogo de nucleosídeo potente inibidor da replicação viral, e é o antiviral mais antigo e mais utilizado. Apresenta especificidade em inibir a replicação apenas das células infectadas pelo HSV, em decorrência do fato de sofrer catalisação por uma enzima viral específica (timidina quinase), quando é então fosforilada e torna-se capaz de inibir a DNA polimerase viral. A curta meia-vida deste fármaco exige várias tomadas ao dia. O fanciclovir e o valaciclovir têm o mesmo mecanismo de ação e são medicamentos precursores relacionados quimicamente ao aciclovir. Estes últimos apresentam maior biodisponibilidade e absorção via oral, facilitando as doses orais, o que pode compensar seus maiores custos e garantir a aderência ao tratamento.[13]

As opções terapêuticas e as dosagens tradicionais dos principais antivirais para tratamento do herpes simples estão sintetizadas na Tabela 57.1.

Tabela 57.1 Tratamento do herpes simples.

Primoinfecção em imunocompetentes	Aciclovir 200 mg, 5 vezes por dia, ou 400 mg, 3 ou 5 vezes por dia, por 7 a 10 dias. Crianças: 15 mg/kg/dose Valaciclovir 500 a 1.000 mg/dia, por 7 dias Fanciclovir 250 mg, 3 vezes por dia, por 7 a 10 dias
Recorrência em imunocompetentes	Aciclovir 400 mg, 3 vezes por dia, ou 200 mg, 5 vezes por dia, por 5 dias Valaciclovir 1 g/dia, por 5 dias Fanciclovir 125 mg, 2 vezes por dia, por 5 dias
Infecção em imunocomprometidos	Aciclovir 400 mg, 3 vezes por dia, ou 200 mg, 5 vezes por dia, ou 5 a 10 mg/kg IV, de 8 em 8 horas, até melhora das lesões Valaciclovir 500 a 1.000 mg, 2 vezes por dia, até melhora das lesões Fanciclovir 500 mg, 2 vezes por dia, até melhora das lesões[2,6]
Terapia supressiva crônica	Aciclovir 400 mg, 2 vezes por dia Valaciclovir 500 a 1.000 mg/dia Fanciclovir 250 mg, 2 vezes por dia
Eczema herpético	Aciclovir 15 mg/kg (máximo 400 mg), 3 a 5 vezes por dia, por 7 a 14 dias. Considerar IV se generalizada Valaciclovir 1 g, 2 vezes por dia, por 7 a 14 dias Fanciclovir 500 mg, 2 vezes por dia, por 7 a 14 dias

Posologia para uso oral, a menos que indicado o uso intravenoso (IV).

No tratamento das recorrências, os esquemas de terapia ultracurtos, (1 a 3 dias), demonstrados na Tabela 57.2, são preferidos por alguns autores, por facilitar a posologia e a aderência ao tratamento. Para assegurar o início precoce do tratamento, o paciente pode ser instruído a armazenar ou carregar consigo determinada quantidade de medicamentos, suficientes para dar início ao tratamento quando ele for necessário, de preferência ainda na fase prodrômica.[15]

Tabela 57.2 Tratamento ultracurto.

Medicação	Dose
Aciclovir	800 mg, 3 vezes por dia, por 2 dias
Fanciclovir	1.000 mg, 2 vezes por dia, por 1 dia
Valaciclovir	500 mg, 2 vezes por dia, por 3 dias

Antivirais intravenosos são indicados nos casos de infecção herpética neonatal, infecções severas em imunocomprometidos, eczema herpético severo e na presença de complicações sistêmicas, como meningoencefalite.[2] Aciclovir intravenoso pode ser utilizado na dose de 10 a 20 mg/kg, 2 vezes por dia. Resistência ao aciclovir pode ocorrer, principalmente nos pacientes imunocomprometidos, exigindo tratamento com outros medicamentos intravenosos, como o foscarnet (40 mg/kg IV, a cada 8 a 12 horas, por 14 a 21 dias) ou o cidofovir (5 mg/kg/semana IV, por 2 semanas, e após em semanas alternadas). Ambas as medicações são nefrotóxicas, necessitando hidratação e monitorização da função renal.[8]

A terapia supressiva crônica está indicada para pacientes, com herpes genital ou não genital, que apresentam seis ou mais episódios por ano. Este esquema terapêutico visa reduzir o risco de transmissibilidade da infecção e melhora da qualidade de vida do indivíduo acometido. As mesmas medicações utilizadas no tratamento episódico (Tabela 57.1) são utilizadas em esquemas contínuos, por tempo indeterminado, que varia de 4 a 12 meses nos estudos já realizados.[14] Estudos recentes têm demonstrado que virtualmente qualquer paciente pode beneficiar-se da terapia supressiva, e a decisão de utilizá-la deve basear-se, não apenas na frequência das recorrências, mas também no impacto que elas representam para cada indivíduo e na necessidade de prevenir a transmissão viral, contrabalanceadas pelo custo e inconveniência do tratamento.[16]

Além de reduzir a frequência de recorrências clínicas, a terapia supressiva pode reduzir significativamente os episódios assintomáticos de eliminação viral, sendo benéfica na prevenção da transmissão do herpes genital para parceiros suscetíveis. A partir do exame sorológico, pode-se constatar suscetibilidade de parceiros sexuais, e assim avaliar o benefício da terapia supressiva e orientar adequadamente quando à transmissibilidade. Casais sorodiscordantes deverão ser devidamente aconselhados também sobre outras medidas para reduzir o risco de transmissão.

Cursos curtos de terapia supressiva podem ser indicados para prevenir manifestações clínicas em algumas situações especiais, como férias, viagens, realização de exames etc. Nestes casos, deve-se considerar que o efeito supressivo ocorre após pelo menos 5 dias de uso do antiviral na dose preconizada.

Existem novos medicamentos em estudo, visando diminuir o a gravidade das crises e o risco de transmissão do vírus. Um estudo recentemente publicado sugeriu eficácia aproximada de 51% do tenofovir em gel aplicado topicamente antes das relações sexuais para redução da transmissão do HSV-2 em mulheres sul-africanas.[17]

Pritelivir é um novo medicamento que inibe a replicação viral através da inibição da enzima helicase-primase, que não requer ativação por fosforilação. Um estudo recente com 156 participantes mostrou superioridade em relação ao placebo em reduzir a replicação viral e a quantidade de dias com lesões, em pacientes com história de herpes genital recorrente sem comorbidades, com melhores resultados na dose de 75 mg/dia.[18]

Atualmente, não há vacinas disponíveis para a infecção por HSV, mas há muitos modelos vacinais em estágios de desenvolvimento. Estão sendo desenvolvidas com o objetivo de prevenir a infecção por HSV-2 e de tratar pessoas com infecção genital recorrente por HSV-2. A maioria das pesquisas está relacionada ao tipo HSV-2, mas os estudos também revelam benefícios na prevenção ou tratamento da infecção por HSV-1, dada a homologia entre esses vírus.[19]

Uma vacina ideal objetiva prevenir a ocorrência de lesões genitais, de infecções subclínicas assintomáticas, reduzindo, dessa forma, o risco de herpes neonatal e de transmissão inadvertida aos parceiros. Três ensaios em humanos, de fase 3, foram conduzidos nos últimos 20 anos, mas nenhum atingiu seu desfecho primário. Além disso, uma melhor avaliação do impacto e do custo-benefício da vacinação contra o HSV ainda é necessária, bem como estudos abrangendo populações maiores e mais heterogêneas.[20]

■ CASOS ESPECIAIS

Herpes recalcitrante em imunocomprometidos

O herpes crônico é definido como lesões com duração superior a 4 semanas e refratárias ao tratamento anti-herpético de primeira linha, descrito principalmente em pacientes HIV/AIDS, mas possível também em outras condições de imunossupressão. Apresenta-se sob duas formas clínicas: ulcerativa e pseudotumoral (ou granulomatosa ou hipertrófica). Esse diagnóstico deve ser considerado em todo paciente HIV com baixa contagem de CD4 (especialmente < 50 células/mm^3) ou com início recente de terapia antirretroviral (TARV) que se apresente com ulcerações ou vegetações persistentes nas regiões genital ou perianal.

A suspeita clínica deve ser confirmada por PCR, cultura viral ou exame histopatológico. Teste de sensibilidade *in vitro* do HSV deve ser realizado quando disponível.[9]

A abordagem do herpes crônico inclui o tratamento antirretroviral e de outras condições subjacentes que possam dificultar a restauração mucocutânea, como desnutrição, anemia ou superinfecção bacteriana. Além disso, antes da substituição do aciclovir por outra medicação, é mandatório que se troque o aciclovir VO pelo aciclovir EV, somente na falha desse é que se procederá a substituição do aciclovir.

A resistência ao aciclovir é geralmente causada por uma mutação do gene que codifica a tirosina-quinase, que é a enzima viral responsável por fosforilar o aciclovir em sua forma ativa. As cepas de HSV parcialmente resistentes ao aciclovir podem responder a altas doses de aciclovir ou de outros análogos de nucleosídeos intravenosos; cepas com resistência completa ao aciclovir não respondem ao valaciclovir nem ao ganciclovir, e a maioria também não responde ao fanciclovir. Para estes casos, o uso de cidofovir ou foscarnet são recomendados, pois não dependem da fosforilação pela tirosina-quinase.

A demonstração dessa resistência é de difícil, assim como o uso dessas medicações substitutivas ao aciclovir, na prática clínica. Estudos têm demonstrado sucesso no tratamento das lesões hipertróficas e recalcitrantes causadas por HSV com aciclovir EV, associado a imiquimode 5% creme aplicado topicamente nas lesões, com um nível de cura que permite indicar esse como o tratamento de escolha nos casos de herpes irresponsível a monoterapia com análogos de nucleosídeos.[21,22]

Sendo assim, uma estratégia razoável para abordar lesões de herpes crônico refratário ao tratamento padrão seria iniciar com aumento da dose dos antivirais (aciclovir 800 mg, 5 vezes por dia; valaciclovir 1 g, 2 vezes por dia; fanciclovir 750 mg, 2 vezes por dia), substituição por terapia endovenosa, e a associação de imiquimode. Nas lesões não acessíveis há indicação do uso de cidofovir ou foscarnet intravenosos. O tempo de uso destes medicamentos varia conforme a resposta clínica, e deve ser mantido até a obtenção de resolução clínica.[8]

Vírus varicela-zóster (HHV-3 ou VZV)

O vírus varicela-zóster é o causador de duas doenças, a varicela e o herpes-zóster, também chamadas popularmente por catapora e cobreiro, respectivamente. A varicela é altamente contagiosa, atinge uma faixa etária mais jovem, com predomínio em crianças menores de 10 anos. Já o herpes-zóster, que é o resultado da reativação viral, acomete mais adultos e idosos após a sexta década de vida com quadro de maior morbidade.[23,24]

Epidemiologia

O VZV está presente em todo o mundo. Dados dos Estados Unidos mostram que mais de 95% da sua população é soropositiva para este vírus.

A Organização Mundial da Saúde (OMS) estima que ocorram em todo o mundo 140 milhões de casos de varicela, acarretando 4,2 milhões de hospitalizações e 4.200 óbitos a cada ano.[25,26]

A varicela é uma infecção altamente contagiosa, que ocorre predominantemente em crianças menores de 10 anos, chegando a 90% dos casos nessa faixa etária.[27] O risco de adquirir a doença é maior quanto mais próximo é o contato com o indivíduo infectado. A doença apresenta pico de incidência no inverno e na primavera em populações de climas temperados, as epidemias ocorrem a cada 2 a 5 anos. Antes da introdução da vacina contra o vírus, as taxas mundiais eram estimadas em 4 milhões de casos por ano, incluídas todas as faixas etárias. Esses números diminuíram drasticamente após o início da administração da vacina, que foi validada nos Estados Unidos em 1995, com um decréscimo na incidência de 97% entre 1995 e 2010.[28] No Brasil, cerca de 602 mil casos foram relatados entre 2012 e 2017, com 38 mil hospitalizações.[27]

As formas mais graves costumam ocorrer em maiores de 12 anos de idade, pacientes imunossuprimidos ou com imunodeficiências, exposição fetal entre 8 e 26 semanas de gestação e exposição fetal a infecção materna desde 5 dias antes até 2 dias após o parto.[29]

O herpes-zóster ocorre em pessoas previamente infectadas pela varicela, mais frequentemente em adultos acima de 60 anos de idade, mas podendo acometer qualquer faixa etária. Dados dos Estados Unidos mostram incidência anual de 1 milhão de casos e estima-se que cerca de 30% da população será acometida pela doença e destas 10% desenvolverão neuralgia pós-herpética (NPH).[30]

Um estudo recente mostrou uma incidência de 9,92 casos em cada 1 mil pessoas por ano, aumentando para 13,99 por 1 mil pessoas com idade superior a 80 anos e uma taxa de mortalidade de 0,23 por 1 mil pessoas. O mesmo estudo analisou a incidência de recorrência de herpes-zoster em adultos maiores de 50 anos, imunocompetentes e não vacinados, que foi de 10,96 por 1 mil pessoas por ano, com média de 5,6 anos de seguimento. A incidência de recorrência diminuiu gradativamente com o aumento da idade, enquanto no grupo de 50 a 54 anos foi de 12,74 por 1 mil pessoas ao ano, no grupo de 80 anos ou mais esse número caiu para 8,92. Este estudo não apresenta evidências de que um episódio de HZ previna uma nova ocorrência.[31]

Artrite reumatoide, lúpus eritematoso sistêmico, doença inflamatória intestinal, doença pulmonar obstrutiva crônica, asma, doença renal crônica, depressão, diabete *melittus* tipo 1 e imunossupressão grave também representam maior risco para o aparecimento de herpes-zóster. A maioria dos casos ocorre em adultos imunocompetentes, mas a incidência em pacientes HIV positivos é 4 a 11 vezes maior do que em pacientes soronegativos. E nestes, um baixo número de células CD4 e uma alta carga viral aumentam a incidência. Estudos têm demonstrado que história familiar positiva para herpes-zóster também é fator de risco para a doença, que envolve mecanismos genéticos envolvendo HLA-A 118.[32]

Em crianças, o risco de desenvolver a doença aumenta naquelas que tiveram varicela com menos de 1 ano de idade, incluindo varicela intrauterina. Além disso, foi relatada uma maior incidência de HZ em crianças vacinadas após os 5 anos de idade em comparação com aquelas vacinadas entre 12 e 18 meses.[33]

Após a introdução da vacina contra a varicela não se observou redução significativa nos casos de herpes-zóster. Isso pode ser explicado em parte pelo fato de o HZ ser uma manifestação tardia do vírus, em uma população que não se beneficiou da vacina.

É importante lembrar que a vacina contra varicela é uma vacina de vírus vivo atenuado, portanto, o vírus vacinal, embora com menor frequência, também pode causar HZ.

Etiopatogenia

O vírus varicela-zóster é um vírus neurotrópico envelopado, DNA de fita dupla, pertence à família *Herpetoviridae* e à subfamília *Alphaherpesvirinae*, tendo como reservatório específico o homem, apesar de alguns mamíferos poderem carregar o vírus latente.

A varicela é altamente contagiosa, transmitida através do contato com pessoas contaminadas, que eliminam o vírus por via respiratória (perdigotos), pelo contato direto com a secreção das lesões cutâneas, pela via transplacentária, durante uma transfusão de sangue ou pelo contato com pessoa com herpes-zóster. A transmissão inicia 1 a 2 dias antes do surgimento do exantema e segue até que todas as lesões estejam no estágio de crosta. O período de incubação pode variar de 10 a 21 dias.

Após o contato, através da via inalatória, ocorre infecção da mucosa respiratória, replicação nos linfonodos regionais e o vírus é transportado ao fígado e baço, o que consiste na primeira viremia. Durante a segunda viremia o vírus é transportado via células endoteliais capilares para a pele e membranas mucosas, de onde migra posteriormente para as células ganglionares da raiz dorsal. O vírus pode permanecer latente após essa infecção ou após a vacinação.[29]

O herpes-zóster possui a característica de ser significativamente menos contagioso que a varicela, ocorrendo a transmissão pelo contato direto com os fluidos das lesões cutâneas. O vírus possui neurotropismo, podendo manter a infecção latente por longos períodos, os principais locais que o vírus se aloja são os gânglios dos nervos cranianos, gânglios das raízes dorsais e gânglios autonômicos do neuroeixo. Além dos fatores de risco já citados, o herpes-zóster pode ser desencadeado pelo estresse, trauma, imunossupressão ou febre.

Um estudo caso-controle mostrou redução do risco de HZ associado à exposição familiar à varicela, com efeitos protetores duradouros. A redução de casos foi de 33% no período de 2 anos e até 27% em 10 a 20 anos, o que reforça a teoria do reforço exógeno.[34]

Apresentação clínica

A varicela (Figura 57.10) apresenta pródromos de febre, mal-estar, cefaleia e febre 1 a 2 dias antes do surgimento de um exantema vesicular. A febre dura em torno de 3 a 5 dias. As lesões iniciam na face e em couro cabeludo e progridem para tronco e extremidades. De início, são maculopápulas eritematosas e bastante pruriginosas, após surgem vesículas com conteúdo seroso claro e, por fim, formam-se crostas. As crostas podem ter duração de até 2 semanas e, após a cura, podem evoluir para cicatrizes. Pode acometer membranas mucosas como orofaringe, conjuntiva e região genital, sendo esse achado inicial e característico, que permite um diagnóstico precoce da doença. O paciente apresenta caracteristicamente lesões em vários estágios de evolução, já que novas lesões podem surgir até 7 dias após o início do quadro. Geralmente, são observadas de 250 a 500 vesículas, podendo passar de 1 mil. Em crianças saudáveis a infecção é benigna e autolimitada, evoluído para a cura dentro de 7 a 10 dias.

Embora na maioria dos casos a doença se apresente numa forma benigna e autolimitada, podem ocorrer casos de maior morbidade e mortalidade. Esses casos são mais comuns em crianças imunocomprometidas, desnutridas e nas menores de 1 ano.[27] Em adultos e em indivíduos imunodeprimidos, a varicela pode se apresentar com um quadro de febre de maior duração, com um maior número de lesões e com um maior potencial de infecção secundária e de progressão para complicações sistêmicas, como pneumonia, hepatite e encefalite.

A complicação mais comum da varicela é a infecção secundária das lesões cutâneas por bactérias Gram-positivas. A pneumonia associada à varicela é mais comum em adultos e em indivíduos imunocomprometidos. O acometimento do sistema nervoso central, embora raro, pode ocorrer. Nesses casos, pode se manifestar como ataxia cerebelar, encefalite e síndrome de Reye, sendo a última geralmente associada ao uso de ácido acetilsalicílico. Além disso, outras raras complicações da varicela já foram descritas e incluem púrpura, trombocitopenia, AVC isquêmico, trombose venosa cerebral, mielite transversa, síndrome de Guillain-Barré, alterações oculares (uveíte anterior unilateral, lesão córnea, neurite óptica, necrose retiniana aguda e esclerite necrosante), miocardite, nefrite, pancreatite, orquite, artrite e hepatite.[2,27,29,35]

A infecção por VZV durante a gravidez está associada a complicações potencialmente graves, incluindo pneumonia por varicela, síndrome de varicela congênita e varicela neonatal. Aproximadamente 10% a 20% das mulheres grávidas infectadas agudamente com varicela desenvolverão pneumonia. A morbidade e a mortalidade relacionadas à pneumonia por varicela são maiores entre as gestantes do que na população adulta geral. As estimativas de mortalidade relacionadas à pneumonia por varicela se aproximam de 50% em mulheres grávidas, em comparação com aproximadamente 11% entre adultos saudáveis.

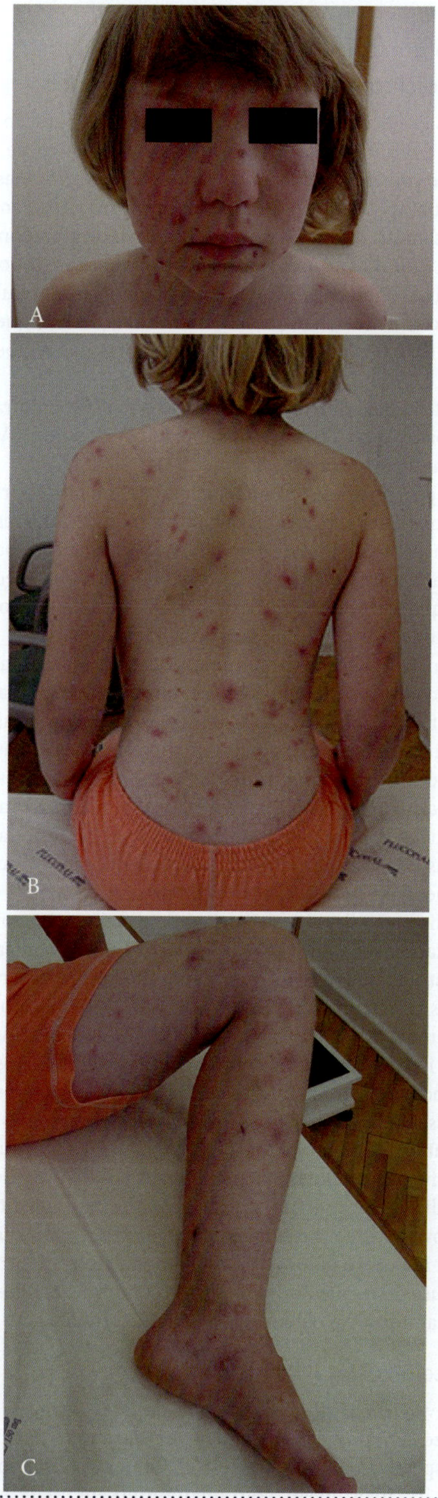

Figura 57.10 Varicela.

A síndrome da varicela congênita é uma complicação relacionada à infecção materna pelo VZV que ocorre nas primeiras 20 semanas de gestação. As características clínicas da síndrome da varicela congênita incluem lesões fetais na pele, hipoplasia de membros, anormalidades neurológicas e distúrbios oculares. Estudos prospectivos na América do Norte e na Europa sugerem que a síndrome da varicela congênita ocorre em 1% a 2% dos bebês nascidos de mães que tiveram infecção por varicela nas primeiras 20 semanas de gravidez.[23]

A infecção neonatal por varicela pode ocorrer como resultado da infecção materna por varicela no final da gravidez, antes que a imunidade passiva possa ser transmitida da mãe para o bebê. A aquisição da varicela neonatal ocorre por uma das três vias: 1) transmissão transplacentária; 2) infecção ascendente por lesões no canal vaginal; ou 3) o trato respiratório neonatal após o nascimento. Acredita-se que a transmissão transplacentária de VZV da mãe para o feto seja responsável pela infecção por varicela que ocorre em neonatos nos primeiros 12 dias de vida, enquanto a exposição pós-natal ao VZV é responsável pela infecção por varicela em neonatos mais velhos (entre 12 e 28 dias após o nascimento). A infecção neonatal por varicela está associada a uma baixa taxa de mortalidade geral, mas o risco de mortalidade é maior entre bebês prematuros.[23]

O herpes-zóster, que consiste na reativação da infecção latente da varicela, na maioria das vezes inicia-se com pródromos de neuralgia (dor intensa, prurido ou formigamento), que antecedem o surgimento das lesões cutâneas em 1 a 5 dias. As lesões caracterizam-se por vesículas agrupadas em base eritematosa, que seguem a distribuição de um dermátomo, geralmente sem ultrapassar a linha média (Figura 57.11). Casos raros manifestam-se com dor sem lesões cutâneas, ao qual é chamado de *zoster sine herpete* (isto é, zóster sem erupção cutânea). As lesões apresentam remissão em 2 a 4 semanas e a maioria dos pacientes não apresenta sintomas sistêmicos significativos.[27]

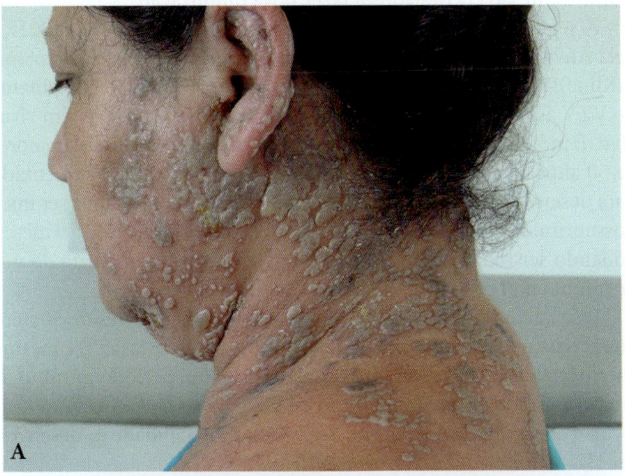

A

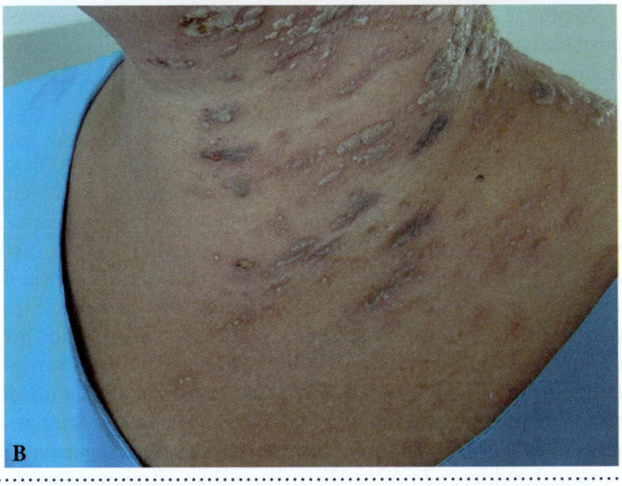

B

■ **Figura 57.11** Herpes-zóster.

As áreas mais acometidas são o tórax, crânio (com destaque ao nervo trigêmeo), região lombar e cervical. O acometimento ocular deve ser suspeitado pelo risco de cegueira. Lesões em asa nasal podem sugerir acometimento oftalmológico mesmo antes de surgirem lesões na região dos olhos. O herpes-zóster oftálmico normalmente apresenta-se com vesículas em base eritematosa em região periorbital, edema palpebral e edema conjuntival. Dor ocular ou visão turva podem indicar necrose da retina. A avaliação por um oftalmologista é indicada sempre que houver suspeita de acometimento ocular. Quando a reativação ocorre no gânglio geniculado, é chamada de síndrome de Ramsay-Hunt e caracteriza-se por lesões em canal auditivo, língua e/ou palato duro, podendo ocorrer paralisia do nervo facial. O acometimento neurológico pode se manifestar por alteração do estado mental, cefaleia, déficit focal, paresia, fraqueza muscular, ataxia e tremores, o que pode corresponder a vasculopatia, mielopatia, radiculopatia ou cerebelite.[24]

Outras complicações do herpes-zóster podem ocorrer no local da erupção, como a superinfecção bacteriana por *Staphylococcus aureus* e *Streptococcus pyogenes*, hiperpigmentação e evolução para cicatriz cutânea. Outra possível complicação é o fenômeno isotópico de Wolf, no qual aparecem lesões de outras dermatoses na área de erupção do HZ, como psoríase, granuloma anular, sarcoidose e outras,[36] além da neuralgia pós-herpética (NPH), que será citada posteriormente.

Diagnóstico e exames complementares

O diagnóstico da varicela e do herpes-zóster é clínico, com base na anamnese e exame físico, que mostra as características das lesões e a sua distribuição. A confirmação diagnóstica pode exigir outros métodos, que incluem o esfregaço de Tzanck, sorologia, cultura viral, imunofluorescência direta, imunofluorescência indireta, reação por cadeia de polimerase (PCR), realizados com material coletado do fluido das vesículas, crostas das lesões, swab da pele ou da orofaringe, fluido cerebrospinal, amostras de tecidos, saliva ou sangue. Para resultados mais rápidos, podemos dispor do esfregaço de Tzanck e a imunofluorescência direta. No esfregaço de Tzanck encontramos células epiteliais gigantes multinucleadas, o que não diferencia a infecção do vírus varicela-zóster da infecção pelo herpes simples. A imunofluorescência direta diferencia a infecção pelo VZV do HSV e é mais sensível que a cultura, porém menos que a PCR. A PCR é a mais indicada pela sua elevada sensibilidade e especificidade. A cultura é a mais específica, porém demora cerca de 1 semana para o resultado, o que a torna inviável para indicar a terapia antiviral.[24,37]

Diagnóstico diferencial

O diagnóstico diferencial da varicela inclui exantema vesicular ocasionado por enterovírus ou *Staphylococcus aureus*, herpes simples, mordidas de insetos, eritema multiforme, escabiose, urticária papular, farmacodermia, dermatite de contato, dermatite herpetiforme, síndrome de Stevens-Johnson, psoríase gutata, pitiríase liquenoide, sífilis, varíola e histiocitose congênita.

O herpes-zóster deve ser diferenciado de herpes simples, varíola, dermatite de contato, impetigo, celulite, picadas de inseto, candidíase, doenças bolhosas autoimunes, dermatite herpetiforme, farmacodermias e síndrome de Sweet.

Tratamento

O manejo da varicela deve incluir desde cuidados de higiene com as lesões até medicamentos antivirais. Indica-se limpeza das lesões através de banhos e soluções adstringentes tópicas e evitar as coçaduras das lesões com as unhas pelo risco de contaminação e infecção bacteriana. Para os sintomas de febre, dor ou prurido, podemos dispor de acetaminofeno, anti-inflamatórios não esteroidais e anti-histamínicos, além de soluções com calamina.[32]

O uso do aciclovir na varicela está liberado pelo FDA para crianças acima de 2 anos de idade e adultos pelo potencial de diminuir o tempo da infecção e a gravidade. Idealmente ele deve ser iniciado em até 24 horas do surgimento das lesões cutâneas, com margem até 72 horas. Em adultos, pelo maior risco de gravidade, o tratamento com antivirais é sempre recomendado. Em crianças de 2 a 16 anos, utiliza-se 20 mg/kg 4 vezes por dia por 5 dias, com máximo de 800 mg/dia.[2,4] Acima de 16 anos, 800 mg, 5 vezes por dia por 5 dias.[24]

Nas lesões do herpes-zóster podemos fazer uso de acetato de alumínio ou solução de Burow. Para a dor pode-se utilizar as mesmas medicações que para a varicela, porém muitas vezes, em razão da sua maior intensidade, precisamos incluir novas medicações, como opioides e tramadol. Opções de opioides para dor moderada a severa incluem codeína, hidrocodona, oxicodona, metadona e morfina. O uso do aciclovir, assim como na varicela, diminui o tempo de duração, a gravidade da infecção e a dor, mas não há evidências que possa prevenir a NPH.[38] É indicado que o seu início seja em até 72 horas, porém aceita-se que a introdução ocorra dentro da 1ª semana. As indicações formais para o uso do aciclovir incluem adultos imunocompetentes acima de 50 anos de idade com sintomas moderados a severos, herpes-zóster oftálmico, herpes-zóster disseminado, pacientes imunocomprometidos. Os antivirais e as doses disponíveis estão resumidos na Tabela 57.3. Em casos de doença grave, acometimento do sistema nervoso central, varicela-zóster disseminada ou herpes-zóster em pacientes imunocomprometidos, indica-se aciclovir IV. Em crianças menores de 12 anos a dose do aciclovir aumenta para 20 mg/kg. Em casos de resistência ao aciclovir, o paciente se beneficiará do uso de foscarnet 40 mg/kg IV a cada 8 horas por 10 dias. Aprovado em alguns países, o brivudin 125 mg VO uma vez ao dia por 7 dias é outra opção. Em casos de acometimento ocular ou auditivo, o oftalmologista e o otorrinolaringologista devem ser consultados. Para o herpes-zóster com acometimento da retina, o aciclovir IV é preferível ao VO.[29]

Tabela 57.3 Tratamento da varicela e do herpes-zóster.

Faixa etária	Doença	Dose do antiviral
2 a 16 anos	Varicela	Aciclovir 20 mg/kg, VO, 4 vezes por dia, por 5 dias (máximo: 800 mg/dia)
< 12 anos	Herpes-zóster	Aciclovir 20 mg/kg, IV, 8 em 8 horas, por 7 a 10 dias
> 16 anos	Varicela e herpes-zóster	Aciclovir 800 mg, VO, 5 vezes por dia, por 5 a 7 dias
		Valaciclovir 1 g, VO, 3 vezes por dia, por 7 dias
		Fanciclovir 500 mg, VO, 3 vezes por dia, por 7 dias
		Aciclovir 10 mg/kg, IV, 8 em 8 horas, por 7 a 10 dias
		Foscarnet 40 mg/kg, IV, 8 em 8 horas, por 10 dias
		Brivudin 125 mg, VO, 1 vez por dia, por 7 dias

Dose dos antivirais recomendada conforme a doença e a faixa etária.

Prevenção

Vacina

- **Para varicela:** para a prevenção da doença e das formas graves de varicela, o *Advisory Committee on Immunization Practices* (ACIP) recomenda 2 doses da vacina de VZV vivo atenuado, cepa de Oka, com taxa de soroconversão de até 96% em crianças saudáveis.[39] A primeira dose deve ser administrada entre os 12 e os 15 meses de idade e a segunda dose entre os 4 e 6 anos. Essa segunda dose da vacina pode ser combinada com a vacina do sarampo, caxumba e rubéola (tríplice viral), formando a vacina tetraviral. Em crianças menores de 13 anos, a segunda dose da vacina deve ser realizada com um intervalo de 3 meses ou mais da primeira dose. Em maiores de 13 anos, as doses devem ter um intervalo de 4 a 8 semanas. O ACIP enfatiza a importância da vacina em situações especiais, que incluem profissionais da saúde, cuidadores de pessoas imunocomprometidas, professores, cuidadores de crianças, estudantes universitários, pacientes institucionalizados ou trabalhadores dessas instituições, militares e pessoas que farão viagens internacionais. A vacina para varicela é contraindicada em gestantes, discrasias sanguíneas, leucemia, linfoma, neoplasias malignas da medula óssea ou sistema linfático, em uso de medicamentos em doses imunossupressoras, portadores de doenças graves, história de anafilaxia ou reação anafilactoide a gelatina, neomicina ou a outro componente da vacina e história de ter recebido hemácias, plasma ou imunoglobulina nos últimos 3 a 11 meses.[40] A profilaxia pós-exposição deve ser realizada com a vacina nas pessoas que não apresentam evidência de imunidade e em pacientes suscetíveis, idealmente até 3 a 5 dias após a exposição para prevenção da doença ou das formas graves.[36]
- **Vacina para HZ:** a primeira vacina desenvolvida para profilaxia do herpes-zóster, conhecida mundialmente como Zostavax® (Merck), é uma vacina de vírus vivo atenuado, e demonstrou diminuição na incidência da doença de 50% no grupo vacinado em relação ao grupo não vacinado, além de mais de 65% de redução na ocorrência de NPH no grupo vacinado. É aplicada em dose única em adultos maiores de 60 anos de idade. Entre os 50 e 59 anos, seu uso ainda é controverso pela perda de sua eficácia ao longo de 10 anos, chegando a apenas 21%. Contraindicações à vacina contra o herpes-zóster incluem imunodepressão (p. ex., infecção pelo HIV com células CD4 menor de 200/mm^3, malignidades hematológicas ou linfáticas e em uso de terapia imunossupressora), infecção aguda pelo herpes-zóster ou doença aguda severa em atividade.[41]

Apesar de ainda ser comercializada no Brasil, essa vacina teve sua comercialização descontinuada nos Estados Unidos e os pacientes que a utilizaram são encorajados a fazer nova imunização.

A segunda e mais recente vacina aprovada, pelo FDA em 2017 e pela Anvisa em 2021, é registrada com o nome Shingrix® (GlaxoSmithKline). É uma vacina que contêm uma glicoproteína E recombinante do VZV associadas a um sistema adjuvante, ou seja, não contém vírus vivo. É indicada para todos os indivíduos imunocompetentes maiores de 50 anos e para pessoas a partir dos 18 anos com risco aumentado para desenvolverem HZ (imunodeprimidas ou que venham a ser imunossuprimidas). São 2 doses, com intervalo de aplicação de 2 a 6 meses, podendo ser reduzido para 1 mês se há necessidade imediata do uso de imunossupressores.

Essa vacina é indica até mesmo para pessoas maiores de 50 anos que já fizeram a vacina com vírus vivo atenuado (Zostavax®) e mesmo para pacientes que já tiveram HZ. Não existe um período mínimo de tempo definido entre um episódio de HZ e o uso da vacina.[42]

Foi observada uma redução de 95% na probabilidade de desenvolver HZ e de 90% de desenvolver NPH.[42]

Nenhuma das duas vacinas é indicada para prevenção de varicela, nem para o tratamento do HZ e da NPH e não devem ser administradas durante episódios agudos dos mesmos.

Imunoglobulina para varicela-zóster

A imunoglobulina varicela-zóster (VZIG), que é a profilaxia através de anticorpos passivos, proporciona imunidade passiva temporária, deve ser administrada em até 96 horas após a exposição e tem duração de 3 semanas. Está indicada como profilaxia nos casos de paciente imunocomprometidos ou gestantes sem evidência de imunidade para varicela-zóster, recém-nascidos nos quais a mãe teve varicela 2 dias antes até 5 dias após o parto, recém-nascidos prematuros de 28 semanas ou mais em que foram expostos à varicela durante o período neonatal com mãe sem evidência de imunidade, recém-nascidos prematuros com menos de 28 semanas ou com peso menor que 1.000 g que foram expostos durante o período neonatal.[24,29] A imunoglobulina é administrada em dose única intramuscular, conforme a Tabela 57.4.

Tabela 57.4 Imunoglobulina para varicela-zóster.

Peso	Dose
Abaixo de 2 kg	62,5 UI
2,1 a 10 kg	125 UI
+ 10 kg	625 UI

Intramuscular em dose única.

Neuralgia pós-herpética

A neuralgia pós-herpética (NPH) é a complicação mais comum do herpes-zóster, é definida por dor que persiste mais de 3 meses após a resolução das lesões cutâneas.[2] A incidência é estimada em 9% a 34%, e o risco é maior nos mais idosos, no herpes-zóster com dor aguda intensa, na erupção cutânea mais exacerbada, no herpes oftálmico e em pacientes com pródromos de dor intensa. Geralmente a dor é resistente aos analgésicos habitualmente utilizados, assim algumas alternativas tornam-se necessárias.[43]

As opções terapêuticas na NPH estão listadas na Tabela 57.5.

Tabela 57.5 Opções terapêuticas para NPH.

Medicamentos	Observação
Amitriptilina 10 mg/dia (inicial) até 50 a 100 mg/dia	Antidepressivos tricíclicos são eficazes no tratamento da dor crônica. Devem ser iniciados em doses baixas. É necessário um eletrocardiograma de base
Nortriptilina 10 a 25 mg/dia (inicial) até 30 a 75 mg/dia	
Desipramina 10 a 25 mg/dia (inicial) até 50 a 150 mg/dia	
Duloxetina e venlafaxina	Inibidores da receptação de serotonina e da noradrenalina são eficazes no tratamento da dor crônica
Pregabalina 150 a 300 mg/dia até 600 mg/dia	Anticonvulsivante com boa aceitação pelo paciente
Gabapentina até 1.800 mg/dia divididos em 3 tomadas diárias	
Carbamazepina e ácido valproico	Anticonvulsivantes com menor aceitação pelos pacientes
Opioides	Boa opção, necessitando profilaxia concomitante para constipação
Tramadol	Risco de síndrome colinérgica se administrado concomitantemente aos inibidores da receptação de serotonina ou antidepressivos tricíclicos
Lidocaína tópica 5%	Possui pouca absorção sistêmica e reduz significativamente a dor e alodinia
Capsaicina	Após aplicação repetida no local, causa depleção de substância P e outros neuropeptídios das fibras nociceptivas, o que causa analgesia. Em função da possibilidade de irritação local e ardência, é indicado seu uso após tratamento com lidocaína
Outros tratamentos	**Observação**
Bloqueio epidural, injeção intratecal e simpatectomia	Não tem mostrado custo-benefício favorável, em razão dos efeitos adversos apresentados
Estimulação da medula espinhal	Resultados animadores na dor intratável e na incidência de NPH
Aplicação de toxina botulínica	Redução na dor e melhora da qualidade do sono, com duração de cerca de 3 a 4 meses

Fonte: Adaptado de Schtzer-Weissmann.[44]

Vírus Epstein-Barr (HHV-4)

Introdução

O vírus Epstein-Barr (EBV, HHV-4) é um membro da família *Gamaherpesviridae* e é um dos mais ubíquos vírus conhecidos a infectar a espécie humana. O vírus infecta preferencialmente linfócitos B e tem como resultado um amplo espectro de doenças mucocutâneas e sistêmicas, variando de doença autolimitada a malignidades agressivas.

Dois diferentes tipos de EBV foram identificados: EBV-1 e EBV-2. Eles compartilham entre 70% e 85% da mesma sequência genética, ambos causam infecção definitiva e não há diferença entre a doença causada por um ou outro. Em temos de distribuição geográfica, o EBV-1 tem distribuição mundial enquanto o EBV-2 é encontrado mais frequentemente na África. Pode ocorrer infecção por ambos, especialmente em indivíduos imunossuprimidos.[45]

Epidemiologia

O EBV possui alta prevalência epidemiológica, infectando mais de 95% dos indivíduos até a idade adulta, no mundo todo. O homem é o único reservatório do vírus. Nos países em desenvolvimento, a transmissão ocorre quase universalmente na infância.[45-47] É transmitido primariamente pela saliva de indivíduos infectados, sendo por isso a doença por ele causada conhecida como "doença do beijo".

Etiopatogenia

Os humanos são os únicos reservatórios conhecidos de EBV. O vírus é transmitido através da saliva, e após a inoculação na cavidade oral, o vírus infecta células epiteliais da mucosa da orofaringe. Em sequência, ocorre a multiplicação viral intracelular, lise celular e a liberação de vírions que se disseminam para estruturas contíguas, incluindo as glândulas salivares e os tecidos linfoides da orofaringe.

Durante o período de incubação de 30 a 50 dias, a replicação viral contínua resulta em viremia, e ocasiona sintomas de faringite, febre e linfadenopatias, com maior ou menor intensidade.

O vírus é secretado pela saliva em alta concentração por mais de 6 meses após a infecção primária. A infecção tende a ser branda e com sintomas inespecíficos em crianças menores de 4 anos de idade, e manifesta-se geralmente como um quadro denominado mononucleose infecciosa (MI) nos adolescentes e adultos jovens. O vírus é detectável no leite materno e nas secreções genitais masculina e feminina, mas não se conhece a importância epidemiológica dessas formas de transmissão.[45]

O principal alvo celular do EBV é o linfócito B. A glicoproteína gp350/220 do envelope do EBV se liga ao receptor de superfície CD21 do linfócito B, induzindo ativação celular. O EBV é capaz de infectar uma variedade de outras células, incluindo linfócitos T, células *natural killers* (NK), macrófagos e monócitos, além de células musculares lisas e endoteliais. A consequência patológica dessa infecção não é clara, embora o EBV tenha sido encontrado em células musculares lisas de leiomiossarcomas que se desenvolveram em pacientes imunocomprometidos.[48]

Os indivíduos imunocompetentes, com resposta imunológica celular preservada, conseguem evitar a replicação do vírus nas células infectadas, considerado o verdadeiro estado de latência. Em imunocomprometidos, ocorre falha no controle da replicação das células cronicamente infectadas pelo vírus, que permanecem expressando suas proteínas, levando ao risco de doenças linfoproliferativas relacionadas à infecção. Pode ocorrer reativações do vírus latente presente em linfócitos infectados na orofaringe, ocasionando excreções virais durante toda a vida do hospedeiro.[46]

Durante a infecção primária, tanto a imunidade celular quanto a humoral são estimuladas, sendo a produção de anticorpos contra as proteínas virais importantes para o diagnóstico da infecção por EBV.

EBV foi o primeiro vírus humano associado a oncogenicidade. Ele tem sido associado a um grande grupo de doenças linfoproliferativas, como linfoma de Burkitt, granulomatose linfomatoide, linfomas de células B e T, linfoma de Hodgkin, entre outras, além de neoplasias de órgãos sólidos, como carcinoma nasofaríngeo, carcinoma gástrico e leiomiossarcoma.[48]

Manifestações clínicas

A mononucleose infecciosa (MI) é a manifestação que ocorre após a primoinfecção pelo EBV em cerca de 30% a 50% dos infectados e ocorre mais caracteristicamente em indivíduos entre 15 e 25 anos de idade. Após um período de incubação de 30 a 50 dias, surge uma tríade de febre, faringite e linfonodomegalia (especialmente cervical) em mais de 80% dos casos. Comumente estão associados cefaleia, mal-estar e fadiga, e a febre pode perdurar por até mais de 10 dias. Em pelo menos 50% dos casos, pode ocorrer esplenomegalia, acompanhada ou não de hepatomegalia. Raramente ocorre ruptura esplênica, que pode ser fatal. A exsudação faríngea muitas vezes torna-se cinza-esbranquiçada e podem surgir petéquias no palato mole. Podem ainda estar associados náusea, vômito, anorexia, artralgias e tosse. Os sintomas geralmente resolvem-se em cerca de 2 a 4 semanas, podendo a linfadenopatia e a fadiga, perdurar por até 6 meses.

A manifestação cutânea da MI é uma erupção morbiliforme, que ocorre em até 15% dos casos, localizada no tronco e membros superiores podendo disseminar-se para face e extremidades inferiores, com duração média de 7 dias.[49]

Muito característico e frequente na MI é a ocorrência de um exantema maculopapular pruriginoso em decorrência da administração de antibióticos, prescritos, na maioria das vezes, pela atribuição do quadro à faringite estreptocócica. Foi primeiramente observado com uso de ampicilina (ocorrendo em até 95% dos casos), e ocorre menos comumente com cefalosporinas, penicilinas ou amoxicilina. Ela surge 7 a 10 dias após a administração do antibiótico e caracteriza-se por um exantema morbiliforme (Figura 57.12), pruriginoso, que sofre descamação após 1 semana. Acredita-se que esta reação medicamentosa esteja relacionada à existência de anticorpos IgM e IgG na infecção por EBV, que reagiriam contra os medicamentos administrados.[49]

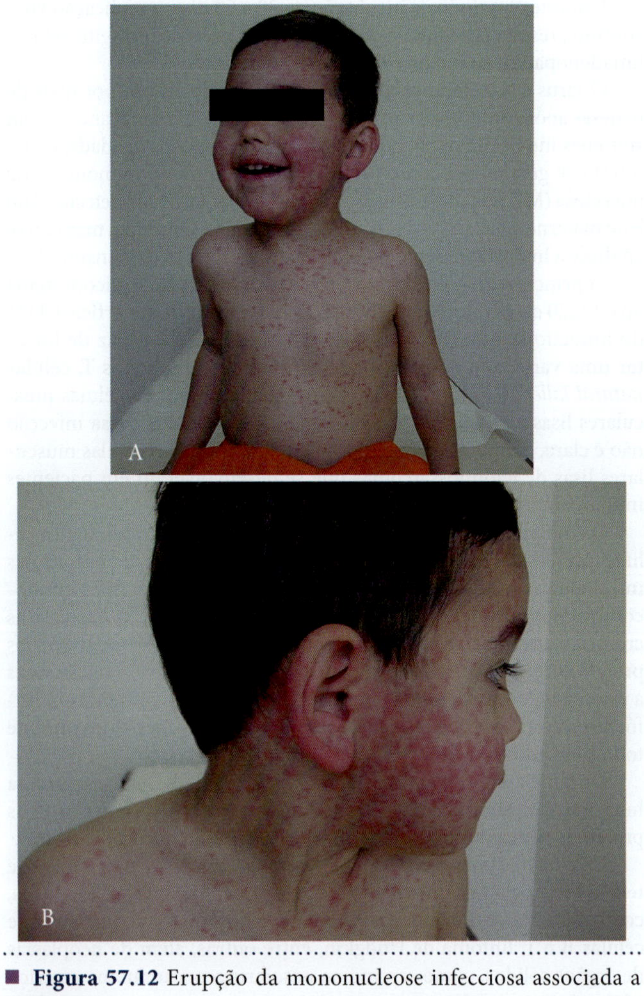

■ **Figura 57.12** Erupção da mononucleose infecciosa associada a antibiótico.

É possível a ocorrência de certas complicações como ruptura esplênica após trauma (0,2% dos adultos afetados), alargamento do tecido linfoide da orofaringe levando a obstrução das vias aéreas, hepatite, trombocitopenia e púrpura trombocitopênica associada à CIVD, anemia hemolítica, glomerulonefrite e distúrbios do sistema nervoso central (Guillain-Barré, paralisia facial, meningite asséptica e encefalite).[47]

Outras manifestações decorrentes da infecção pelo EBV, relacionadas a infecção aguda ou crônica/reativação viral são:

- **Úlceras de Lipschütz:** úlceras genitais dolorosas, de surgimento abrupto, não relacionadas a transmissão sexual. Ocorrem como complicação da infecção aguda em meninas adolescentes ou pré-púberes, são geralmente localizadas na região dos pequenos lábios. É importante a diferenciação com DSTs e a exclusão de possível abuso sexual.[50]
- **Leucoplasia pilosa oral:** alteração benigna relacionada à imunossupressão, sendo doença indicativa de progressão para a AIDS em indivíduos HIV positivos. Se apresentam como placas brancas ou cinzentas, firmemente aderidas a mucosa da região dorsal ou lateral da língua. São, na maioria das vezes, assintomáticas.
- **Síndrome de Gianotti- Crosti:** o EBV tem aumentado sua incidência como causa desse distúrbio[51] (ver síndrome de Gianotti- Crosti neste capítulo).
- **Outras manifestações cutâneas relacionadas ao EBV:** hidroa vaciniforme, eritema multiforme, eritema nodoso, eritema anular centrífugo, pitiríase liquenoide, síndrome DRESS, púrpura vasculítica, entre outras.[45,46]
- **Doenças neoplásicas associadas ao EBV:** carcinoma de orofaringe, linfomas de células B e T, linfoma de células NK, linfoma de Burkitt (em especial a forma endêmica africana), linfoma de Hodgkin e síndrome hemofagocítica. Ainda é controversa a relação de causa do EBV com linfomas T cutâneos.[52,53]

Diagnóstico e exames laboratoriais

Algumas alterações laboratoriais auxiliam na confirmação da suspeita clínica, embora não sejam patognomônicas. O hemograma mostra linfocitose elevada, com 20% a 40% de linfócitos atípicos, além de trombocitopenia. Pode ocorrer elevação leve a moderada das transaminases em 50% dos pacientes.

A presença de anticorpos heterófilos com titulação > 1:40 é considerada positiva para MI. O método mais utilizado para detecção destes anticorpos é um teste rápido qualitativo conhecido como monoteste – um ensaio de aglutinação do látex, com sensibilidade de 85% e especificidade próxima de 100%. Apesar desta alta sensibilidade e especificidade, apresenta importantes limitações. O teste pode ser falso negativo na 1ª semana da doença, em crianças menores de 4 anos de idade e em cerca de 10% dos pacientes de mononucleose. Falsos positivos são relatados em algumas doenças, como rubéola, malária, primoinfecção pelo HIV.

A infecção aguda pelo EBV é caracterizada por uma rápida elevação de IgM e IgG contra o antígeno do capsídeo viral (VCA). Anti-VCA IgM é o melhor e mais específico teste sorológico para confirmação da infecção primária pelo EBV, e sua produção já inicia antes do surgimento dos sintomas e permanece positivo por até 3 meses. Os picos de IgG-VCA aparecem mais tardiamente na fase aguda, e regridem após várias semanas ou meses, ou podem permanecer detectáveis durante toda a vida.[45]

Pontos-chave para a investigação laboratorial de infecção por EBV
Mais de 10% dos pacientes com MI apresentam monoteste negativo
Para suspeita de infecção primária por EBV, o monoteste deve ser realizado. Quando negativo, proceder à coleta de sorologia para EBV, se houver forte suspeição clínica
Hibridização *in situ* é considerada o padrão-ouro para detecção do RNA viral e localização de EBV latente em amostras de tecido

Diagnóstico diferencial

A MI deve ser diferenciada de outras infecções virais que apresentem exantema cutâneo, linfadenopatias e faringite, como infecção aguda estreptocócica, CMV, toxoplasmose, HHV-6, hepatite viral aguda, síndrome retroviral aguda pelo HIV, sendo necessária combinação da clínica com exames laboratoriais para o diagnóstico.

Tratamento

O tratamento de suporte é suficiente para a maioria dos pacientes acometidos pela MI, com medicação para controle dos sintomas, hidratação e nutrição adequadas. Repouso relativo é recomendado, mas sem necessidade de restrição ao leito. O aciclovir apesar de reduzir a replicação viral não mostrou alteração no curso da infecção de maneira significativa.[47]

Um estudo mostrou que o valaciclovir utilizado por 1 ano em pacientes cronicamente infectados pelo EBV reduziu a frequência de linfócitos B infectados detectados no sangue periférico comparado com os controles sem tratamento, e os autores estimaram que seriam necessários 11 anos de tratamento diário para cura da infecção em um indivíduo.[54]

O uso de corticosteroides é reservado para casos complicados de MI, como obstrução de vias aéreas superiores, anemia hemolítica e trombocitopenia, em razão dos seus efeitos adversos. Porém, tanto para casos complicados quanto para casos sem gravidade, o seu uso carece de estudos com maior nível de evidência embasando seu uso.[47]

A terapia celular com linfócitos T citotóxicos específicos para EBV tem sido estudada em pacientes com malignidades associadas ao EBV, sendo designada como terapia inovadora de distúrbios linfoproliferativos refratários pós-transplante pela Food and Drug Administration dos Estados Unidos desde 2015.[55]

Embora vários antivirais tenham comprovado inibir a replicação do EBV *in vitro*, obtiveram sucesso limitado clinicamente e até o momento nenhum antiviral foi aprovado. A terapia anti-EBV continua sendo uma grande necessidade médica não atendida, em particular para pacientes imunocomprometidos. Uma nova estratégia que poderia ser usada para combater infecções produtivas e latentes por EBV é por meio de técnicas de edição de genoma viral, mas ainda há muito trabalho a ser feito para mostrar sua eficácia. Uma variedade de vacinas contra o EBV vem sendo desenvolvida, buscando implementar o mesmo controle imunológico que protege os portadores saudáveis de EBV, mas ainda necessita de validação.[56]

Citomegalovírus (CMV)

Introdução

Esse vírus foi primeiramente observado em fetos natimortos e é a causa mais comum de infecção intrauterina nos seres humanos. É considerada a principal causa infecciosa de surdez congênita e retardo mental, fazendo parte das doenças congênitas conhecidas como TORCH. Em hospedeiros imunocompetentes, 95% das infecções são assintomáticas ou subclínicas. Recém-nascidos e imunodeprimidos são considerados populações de risco para infecções clínicas graves.[2]

Epidemiologia

Também denominado herpesvírus humano tipo 5 (HHV-5), o citomegalovírus (CMV) é um DNA vírus endêmico no mundo todo. A infecção é inversamente proporcional ao nível socioeconômico populacional, chegando a até 100% em países subdesenvolvidos e cerca de 60% a 70% em países desenvolvidos. O risco de aquisição da infecção é maior na infância (especialmente crianças que frequentam creches) e na adolescência, bem como durante o período de atividade sexual. A transmissão do CMV por transfusão sanguínea pode ocorrer em cerca de 3% das unidades de sangue transfundidas, em decorrência da presença de leucócitos infectados. A prevalência de infecções clinicamente evidentes aumentou com as crescentes condições de imunodepressão (como infecções pelo HIV, transplantes de órgãos, tratamentos imunossupressores), consistindo em uma importante causa de morbimortalidade nessas populações. A doença congênita ocorre em cerca de 0,5% a 2% das gestações.[57]

Etiopatogenia

O CMV é transmitido através de saliva, sangue, urina, leite materno, sêmen e fluidos cérvico-vaginais, órgãos sólidos ou células-tronco transplantadas. A transmissão vertical é mais provável durante uma infecção primária da mãe (cerca de 40%, contra < 1% de infecção em caso de infecção recorrente), ocorrendo principalmente por transmissão transplacentária, precocemente na gestação. Após a infecção, apresenta incubação de 4 a 8 semanas e dissemina-se pelo corpo através da infecção de leucócitos. Apresenta tropismo por diversas células (endoteliais, epiteliais, musculares lisas, macrófagos e neuronais). O vírus torna-se latente e podem ocorrer reativações temporárias, na maioria das vezes assintomáticas, com eliminação viral pela saliva ou urina, possibilitando a transmissão do CMV. A imunidade celular, mediada principalmente por linfócitos T CD8 apresenta papel principal no controle imunológico da infecção. Em condições de debilidade imunológica, a replicação viral persistente leva a viremia sustentada e disseminação viral para diversos órgãos, ocasionando lesão celular e resposta inflamatória que ocasiona as manifestações clínicas.[58]

Pode ainda ocorrer reinfecção por outro tipo antigênico de CMV, com características similares ao quadro de reativação viral. Em crianças e adultos imunocompetentes os órgãos mais frequentemente infectados são os tecidos linfoides, enquanto nos imunocomprometidos, pode afetar também retina, pulmões, fígado e trato gastrointestinal. A infecção congênita e neonatal comumente envolve o sistema nervoso.[57]

Manifestações clínicas

A clínica varia amplamente entre imunocompetentes e imunocomprometidos. Nos imunocompetentes, a infecção aguda em cerca de 90% dos casos é assintomática, e quando sintomática, manifesta-se como uma síndrome semelhante a mononucleose pelo EBV, com febre, mialgias, faringite não exsudativa, linfadenopatias e exantema cutâneo morbiliforme, urticariforme ou purpúrico. Pode ocorrer hepatoesplenomegalia. Um exantema cutâneo, a semelhança do ocorrido na infecção pelo EBV, pode aparecer após o uso de ampicilina ou outros antibióticos em cerca de 80% a 100% dos casos. Quadro semelhante também é observado após transfusão sanguínea com sangue contaminado pelo CMV. Alterações laboratoriais como linfocitose, trombocitopenia e elevação de transaminases hepáticas podem ocorrer. O quadro é autolimitado e geralmente benigno, ocorrendo raramente complicações como hepatite fulminante, síndrome de Guillain-Barré, encefalite, meningite, retinite, miocardite, pneumonia, alterações gastrointestinais e anormalidades hematológicas (anemia hemolítica e pancitopenia). Quando há comprometimento da imunidade celular ocorre replicação e disseminação viral persistente, causando lesões na infecção primária, e, principalmente, na reativação/recorrência da infecção. As principais manifestações nos pacientes HIV positivos ocorrem com níveis de CD4 abaixo de 100, e consistem em coriorretinite, úlceras esofágicas, colite, pneumonite, acometimento de adrenais e SNC. A mortalidade pode ser alta (até 80%). Em transplantados, pode ocorrer reativação viral pela imunossupressão necessária pós transplante ou por infecção adquirida de órgão de doador infectado para receptor soronegativo. As manifestações mais prevalentes e de maior gravidade são do trato gastrointestinal e pneumonite intersticial. A infecção congênita pelo CMV pode ser assintomática ao nascimento, sendo que apenas 10% dos recém-nascidos manifestando sintomas, como icterícia, hepatoesplenomegalia, anomalias cardiovasculares e gastrointestinais, coriorretinite e calcificações intracerebrais, constituindo a chamada doença de inclusão citomegálica. Muitos casos assintomáticos ao nascimento podem apresentar sequelas posteriores, sendo uma das principais causas infecciosas de surdez neurossensorial e retardo mental. Manifestações cutâneas podem ser ou não específicas da infecção, sendo as primeiras mais relacionadas a imunossupressão. As não específicas são o exantema da infecção aguda (descrito anteriormente) e lesões da doença de inclusão citomegálica, como petéquias, púrpuras, icterícia e lesões papulonodulares relacionadas a hematopoiese na derme (lesões *blueberry muffin*). As lesões específicas da citomegalovirose, mais comuns em imunocomprometidos, são ulcerações, principalmente na região anogenital e coxas. Lesões cutâneas disseminadas nodulares, verrucosas, morbiliformes, urticariformes e bolhosas são também descritas relacionadas ao CMV. Muitas destas lesões estão associadas à infecção por HSV, principalmente em pacientes HIV positivos,[59] e estudos na literatura questionam o real papel do CMV em muitas lesões cutâneas em que é encontrado.[60]

Diagnóstico e exames complementares

O diagnóstico é realizado mediante suspeita clínica e confirmação da etiologia através de exames laboratoriais. A cultura do CMV, realizada em fibroblastos humanos, realizada por coleta de material de lesões de órgãos afetados ou por amostra de sangue, urina, líquor, sêmen ou fluido cérvico-vaginal é considerada padrão-ouro, porém é demorada, necessitando ao menos 2 semanas para resultado. Em lesões de cavidade oral, pode não ser específica, em virtude da possível excreção do vírus de outras regiões do TGI superior. A histopatologia é de grande valor, e mostra as alterações citopáticas do CMV na hematoxilina-eosina (HE), como células endoteliais alargadas, com inclusões intranucleares características, sendo o achado de células em "olhos de coruja" considerado patognomônico da infecção. Embora específico, esse achado possui menor sensibilidade do que a cultura. Microscopia eletrônica não apresenta capacidade de diferenciação com demais herpesvírus. A PCR é bastante específica e rápida, porém não distingue infecção primária de reativação. As sorologias específicas podem auxiliar na distinção entre infecção recente ou reativação, as primeiras por detecção de anticorpos IgM e IgG em altos títulos e a última por detecção apenas de IgG. Sorologia também é útil na avaliação da infecção congênita, pela presença de anticorpos IgM no recém-nascido.[2,57]

Diagnóstico diferencial

O diagnóstico diferencial é feito com MI por EBV, toxoplasmose aguda, hepatites virais agudas, síndrome retroviral aguda pelo HIV e síndrome DRESS nas infecções agudas. As lesões cutâneas ulcerosas devem ser distinguidas de herpes simples. Como podem ocorrer diversas manifestações cutâneas atípicas, deve-se sempre considerar a possibilidade da infecção frente a quadros dermatológicos disseminados em imunocomprometidos.

Tratamento

O quadro agudo em imunocompetentes geralmente não necessita tratamento, por ser autolimitado e benigno, consistindo apenas em suporte. O tratamento em imunossuprimidos consiste em profilaxia pré e pós-transplante em pacientes suscetíveis a infecção, e tratamento propriamente dito em pacientes com manifestações da doença ativa. Os medicamentos utilizados são ganciclovir e valganciclovir, o primeiro de uso intravenoso e o segundo de uso via oral, por cerca de 14 a 21 dias. Na infecção congênita, também são usados os mesmos medicamentos nos neonatos sintomáticos, por 6 semanas.[61] Um estudo recente mostrou benefício moderado do uso de valganciclovir por 6 meses nos desfechos de perda auditiva e alterações neurológicas em comparação com 6 semanas de tratamento.[61,62] Infecções resistentes ao ganciclovir e valganciclovir podem ser tratadas com foscarnet ou cidofovir. Imunoglobulina anti-CMV pode ser usada em casos de maior gravidade para profilaxia ou tratamento, em associação com os antivirais.

Entre as novas terapias aprovadas para infecção por CMV, está o letermovir, um antiviral que age inibindo o complexo terminase viral. Após ensaios clínicos bem-sucedidos de fase III, foi recentemente aprovado para o tratamento profilático de CMV em pacientes transplantados nos Estados Unidos, Canadá e União Europeia. Outro medicamento promissor desenvolvido é o maribavir, que atua contra a quinase viral UL97 e apresenta hematotoxicidade e nefrotoxicidade reduzidas em comparação com ganciclovir e valganciclovir.[63]

Várias vacinas experimentais contra CMV vem sendo desenvolvidas e testadas, tanto de vírus vivos quanto inativados, e tem como principais alvos genes vetorizados de CMV, em particular a subunidade gB e a fosfoproteína do tegumento 65 (pp65). Estas demostraram ser seguras e evidenciaram uma notável proteção contra a doença por CMV em pacientes transplantados de órgãos sólidos, sugerindo a importância dos anticorpos nessa situação. Além disso, a vacina a partir da glicoproteína B, quando combinada com adjuvante, produziu bons níveis de anticorpos neutralizantes em humanos após três injeções durante um período de 6 meses. Este regime foi testado duas vezes em comparação com placebo em mulheres jovens naturalmente expostas ao CMV, e em ambos os casos houve redução moderada na aquisição, porém os anticorpos desapareceram rapidamente. Ainda existem diversos questionamentos sobre a viabilidade de uma vacina contra o CMV, sendo necessários mais estudos para desenvolver a vacina ideal.[63,64]

■ HERPESVÍRUS HUMANO 6 (HHV-6)/EXANTEMA SÚBITO

Sinônimos – *Roseola infantum*, sexta doença

O HHV-6 é o agente etiológico do exantema súbito, que consiste em doença febril aguda associada a exantema maculopapular característico, uma das mais frequentes em crianças abaixo dos 3 anos de idade. O HHV-6 possui duas variantes encontradas: o HHV-6A e o HHV-6B. A variante B é o principal causador do exantema súbito, enquanto o papel da variante A ainda não se mostra completamente elucidado, sendo este mais comumente encontrado em imunocomprometidos. Embora o HHV-6 geralmente cause doença benigna em longo prazo, o vírus permanece latente e pode constituir quadro de risco grave se for reativado em contexto de imunossupressão.[65,66]

Epidemiologia

O HHV-6 (A e B) é um vírus encontrado em todo o mundo. A infecção geralmente é adquirida na infância, entre os 6 meses e os 3 anos de idade, com pico de incidência entre 6 e 12 meses, quando a proteção imunológica, proveniente dos anticorpos maternos, cai significativamente. Até 30% dos pacientes apresentam o quadro clínico típico do exantema súbito na primoinfecção, enquanto em aproximadamente 20% dos casos a doença é assintomática. Dados de populações adultas de países desenvolvidos demonstram que a infecção nesta faixa etária supera os 90%.[67] O vírus frequentemente é detectado na saliva de humanos e nas glândulas salivares, o que sugere esse meio como o principal veículo de transmissão.[68]

Etiopatogenia

O HHV-6 é um vírus DNA de dupla hélice, do gênero *Roseolovirus* e membro da subfamília *Betaherpesviridae*. A transmissão ocorre pela via oral, acredita-se que pela saliva enquanto a amamentação não parece desempenhar nenhum papel na transmissão de HHV-6A e HHV-6B. O período de incubação pode variar de 10 a 15 dias. O vírus se replica nas glândulas salivares, linfonodos satélites da orofaringe, tonsilas e linfonodos cervicais, podendo ocorrer disseminação sistêmica da infecção pela via hematogênica. Após a infecção primária, o vírus permanece latente nos linfócitos T CD4, com potencial para reativação principalmente nos indivíduos imunossuprimidos. Na infecção primária, o vírus pode ser detectado no sangue periférico, na saliva e no líquor e alojar-se no sistema nervoso central, fígado, glândulas salivares, tonsilas e endotélio. Os estudos sorológicos indicam que o HHV-6 também é transmitido por tecidos transplantados.[68-70]

Apresentação clínica

O exantema súbito é a doença causada pelo HHV-6 durante a primoinfecção sintomática. Tem curso benigno, raramente ocasionando significativa morbidade. Clinicamente se caracteriza por um período de febre alta (39 a 40 °C), que dura de 3 a 5 dias. Após este período a febre cede e surge o exantema, que pode iniciar-se logo após o desaparecimento da febre ou até 3 dias após. São máculas ou pápulas róseas, não descamativas e não pruriginosas, de 2 a 3 mm e que desaparecem à digitopressão. Tipicamente inicia no tronco e no pescoço e, posteriormente, espalha-se para a face, membros superiores e membros inferiores, dura de 1 a 2 dias e desaparece sem deixar sequelas. Algumas outras manifestações podem ser observadas durante o curso da doença, como diarreia, tosse, linfadenopatia cervical, retroauricular e occipital, edema palpebral e pápulas eritematosas no palato mole ou na úvula (manchas de Nagayama).[2,71]

A complicação mais comum do exantema súbito são as convulsões febris, ocorrendo em torno de 10% a 15% dos casos. As complicações graves são raras, porém são relatados casos de hepatite, trombocitopenia, síndrome mononucleose-*like*, colite, gastroenterite, miocardite, convulsão febril, meningoencefalite, aplasia de medula óssea e rejeição de tecidos transplantados.[68]

Postula-se que o HHV-6, assim como o HHV-7, tenha papel na gênese da pitiríase rósea e da DRESS, além de outras condições como Síndrome de Stevens-Johnson, púrpura trombocitopênica, púrpura *fulminans*, síndrome luvas e meias, esclerodermia e síndrome de Gianotti-Crosti.

Diagnóstico e exames complementares

O diagnóstico é clínico, pela história de febre alta por 3 a 5 dias que cede quando do surgimento do exantema característico. Exames laboratoriais raramente são necessários. Na maioria dos pacientes com exantema súbito, quando surge a erupção, a viremia está resolvida. Na infecção aguda, a presença de anticorpos IgM confirma o diagnóstico. Já na reativação, o aumento de 4 vezes nos títulos de IgG em amostras sequenciais confirma retrospectivamente o diagnóstico. Em casos complicados ou em pacientes imunocomprometidos, podem ser necessárias outras técnicas, como reação de cadeia de polimerase, microscopia eletrônica e cultura viral, sendo esta o padrão-ouro na infecção ativa. Exames laboratoriais na infecção aguda podem demonstrar leucocitose e trombocitopenia durante o período de febre e leucopenia após a sua resolução, linfopenia, neutropenia e elevação das transaminases.[68]

Diagnóstico diferencial

O diagnóstico diferencial é realizado com as doenças que cursam com febre e exantema, como rubéola, escarlatina, sarampo, varicela e eritema infeccioso.

Farmacodermia também deve ser considerada como importante diagnóstico diferencial, principalmente em crianças com febre que são tratadas com antibióticos e, em seguida, desenvolvem exantema, que costuma ter duração maior nas reações adversas a medicamentos, assim como apresentar prurido associado, que não costuma estar presente na roséola.[72]

Tratamento

O tratamento é realizado através do suporte farmacológico com o uso de antipiréticos, já que a doença costuma apresentar um curso benigno e autolimitado. Associa-se também a hidratação, além de cuidados com a higiene.

Em pacientes imunodeprimidos, as terapias antivirais com ganciclovir e foscarnet podem ser uma opção para os casos de infecção complicada.[48,73]

■ HERPESVÍRUS HUMANO 7 (HHV-7)

O herpesvírus humano 7 (HHV-7) pertence ao gênero *Roseolovirus* e à subfamília *Betaherpesviridae* com tropismo pelos linfócitos T CD4. É transmitido pela saliva e a sua replicação ocorre nas glândulas salivares. O HHV-7 foi isolado pela primeira vez em 1990 em linfócitos T CD4 através da incubação do sangue de um doador saudável. Posteriormente, em paciente com síndrome da fadiga crônica e também no sangue de pacientes com exantema súbito.[74] Estudos recentes sugerem a relação desse vírus com a pitiríase rósea.[66,69]

O HHV-7 é um vírus de distribuição mundial e com elevada prevalência em crianças menores de 6 anos de idade. Estudos relataram a presença do vírus nas glândulas salivares e na saliva de até 80% a 90% da população. O vírus é relacionado, conjuntamente com o HHV-6, na etiologia do exantema súbito e sugere-se o envolvimento de ambos na pitiríase rósea. Estudos realizaram análise de tecidos e sangue de pacientes com pitiríase rósea e obtiveram resultados sugestivos de infecção pelo HHV-6 e HHV-7, porém outros observaram maior prevalência dos vírus em controles que em casos. Em função da elevada prevalência dos dois vírus na população mundial, a associação deles com a pitiríase rósea permanece em discussão. O HHV-7 parece ter associação também com o líquen plano, considerando a presença mais frequente do vírus em biópsia da lesão que em pele saudável.[75] Ainda pode estar relacionado à doença do enxerto versus hospedeiro e à reação a medicamentos com eosinofilia e sintomas sistêmicos (DRESS).[2,76]

Não existem tratamentos disponíveis para a infecção pelo HHV-7.

■ HERPESVÍRUS HUMANO 8 (HHV-8)

Introdução

O herpesvírus humano 8 (HHV-8), também conhecido como herpesvírus associado ao sarcoma de Kaposi (KSHV), está relacionado à etiologia do sarcoma de Kaposi (SK) e de outras desordens linfoproliferativas, como a doença de Castleman multicêntrica e o linfoma efusivo pleural, mais comumente encontradas em pacientes imunocomprometidos, especialmente pelo vírus HIV.[77,78]

O sarcoma de Kaposi (SK) foi pela primeira vez descrito em 1872 por Moritz Kaposi como um tumor de extremidades entre homens idosos, forma esta apresentação clínica conhecida como forma clássica do SK. O SK ocorria também com relativa frequência na África subsaariana nos anos de 1950 a 1970, antes mesmo da epidemia da AIDS.[79]

Epidemiologia

Em 1981, um aumento inesperado de casos de SK entre homens jovens que praticavam sexo com homens nos Estados Unidos foi o prenúncio da epidemia de AIDS. Em 1994 o HHV-8 foi isolado a partir de lesões de SK em pacientes HIV/AIDS, e assim pode ser estabelecida a relação causal entre o HHV-8 e o SK. Entre 20% e 50% dos pacientes com AIDS desenvolveram SK no início da epidemia da AIDS nos Estados Unidos, e a doença é considerada malignidade definidora de AIDS.[79]

A incidência do SK associado ao HIV declinou significativamente após a introdução da terapia antirretroviral combinada (TARV) em 1996, mas continua sendo a neoplasia maligna mais comum em pacientes infectados pelo HIV. A forma clássica continua ocorrendo nas regiões endêmicas para o HHV-8, e o SK é ainda um grave problema de saúde pública na África Subsaariana, onde o acesso à TARV é restrito.[77] Chega a representar cerca de 50% dos tumores diagnosticados em homens em alguns países da África central.[80]

Etiopatogenia

A patogênese dos tumores associados ao HHV-8 envolve a capacidade do vírus de infectar células endoteliais linfáticas e vasculares e induzir a reprogramação transcricional de certos genes humanos, muitos deles com propriedades imunológicas e angiogênicas. O HHV-8 é causa necessária, mas não suficiente, para o desenvolvimento do SK, pois apenas uma pequena parte dos infectados pelo HHV-8 desenvolverão tumores associados.

Em adultos, o principal modo de transmissão do vírus é a via sexual. O coito anal receptivo é o principal fator de risco, visto que a soroprevalência do HHV-8 é maior em homens homossexuais do que entre mulheres HIV-positivo. O número de parceiros sexuais eleva proporcionalmente o risco de adquirir o vírus. Tanto a saliva quanto o sêmen infectados são carreadores do vírus, sendo a carga viral muito maior na primeira. Nas áreas endêmicas, a transmissão ocorre principalmente durante a infância, pela via horizontal não sexual mais do que pela via vertical. A convivência domiciliar com soropositivos para HHV-8 e baixo nível socioeconômico e sanitário são importantes fatores de risco neste cenário. Formas menos comuns, mas possíveis de transmissão são através de transfusão sanguínea e de órgão sólido transplantado.[81]

Apresentação clínica

Quatro variantes do SK foram descritas: forma clássica, forma relacionada ao HIV/AIDS (ou SK epidêmico), forma relacionada à imunossupressão e forma endêmica-africana. Todas elas compartilham das mesmas lesões cutâneas: pápulas, placas ou nódulos vermelhos, castanhos ou violáceos, frequentemente associados a edema. No entanto, as variadas formas clínicas apresentam diferenças significativas referentes ao curso clínico.[2]

A forma clássica, anteriormente citada, é mais comum em homens idosos do Mediterrâneo ou descendentes de povos da Europa Oriental, e apresenta-se como múltiplas pápulas eritemato-violáceas discretas nas extremidades distais dos membros inferiores. Estas lesões coalescem, formando placas e nódulos que podem adquirir coloração castanho-enegrecido e aspecto hiperqueratótico ou eczematoso. Esta variante clínica apresenta evolução benigna, sendo que os indivíduos afetados geralmente evoluem a óbito por causas não relacionadas.[66]

O SK endêmico ocorre na África, em crianças e adultos jovens. Apresenta quatro subtipos: nodular, linfoadenopático, florido e infiltrativo. O subtipo nodular ocorre como pequeno número de nódulos cutâneos bem delimitados e tem curso benigno, de lenta evolução. O subtipo linfoadenopático acomete principalmente linfonodos, é mais comum em crianças e mais agressivo. Os subtipos florido e infiltrativo apresentam grande número de lesões cutâneas em um ou mais membros, e são muito agressivos e podem disseminar-se profundamente no tecido subcutâneo, músculos e ossos[2] (Figura 57.13).

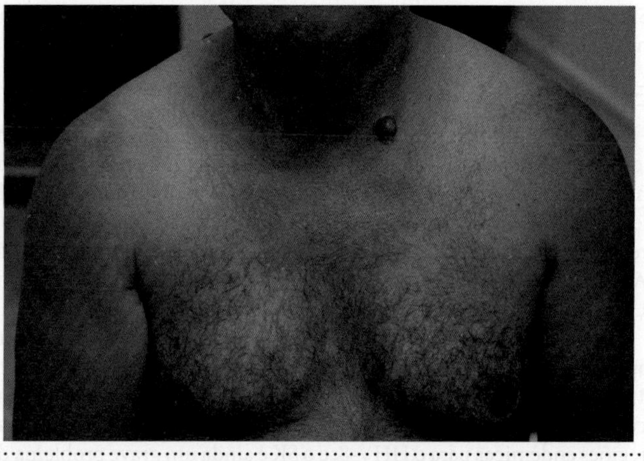

■ **Figura 57.13** Sarcoma de Kaposi em paciente HIV negativo.

O SK associado à AIDS manifesta-se com máculas, manchas ou pápulas amplamente distribuídas, que podem ocasionalmente tornar-se vegetantes ou ulceradas. Envolvimento da cavidade oral e da face ocorrem mais frequentemente do que no SK clássico, o que pode ser um dos indicativos da infecção pelo HIV. Esta variante tende a envolver mucosas, pulmão e trato gastrointestinal (principalmente estômago e duodeno). Cerca de 80% dos pacientes soropositivos para o HIV com SK terão envolvimento do trato gastrointestinal. Lesões orais resultam em dificuldades de alimentação e de fonação; envolvimento gastrointestinal pode manifestar-se como náuseas, vômitos, hemorragias, perfuração ou obstrução intestinal. Doença pulmonar pode provocar tosse crônica, dispneia e broncoespasmo. O curso clínico é variável, e o prognóstico é variável de acordo com o grau de imunossupressão e o estado geral de saúde do paciente. Podem ocorrer recidivas ou agravos com a introdução da TARV, como parte da síndrome de reconstituição imune.[80]

O SK associado à imunossupressão desenvolve-se em pacientes após transplante de órgãos sólidos ou em uso de terapia imunossupressora por diversas doenças. As manifestações cutâneas são semelhantes às da forma clássica, mas o sítio de acometimento é muito variável. É por natureza mais agressivo e tende a acometer linfonodos, mucosas e vísceras, mesmo na ausência de lesões cutâneas detectáveis. O prognóstico, assim como no SK associado à AIDS, é muito mais reservado, comparado à forma clássica.[80]

Diagnóstico e exames complementares

O diagnóstico do SK é confirmado por biópsia da lesão cutânea suspeita, necessário para o diagnóstico definitivo. A sorologia para o HHV-8 não é necessária. A detecção qualitativa por PCR do HHV-8 mostra aplicação clínica limitada, podendo ser útil para orientar o diagnóstico dos distúrbios linfoproliferativos associados.[82]

Por se tratar de uma neoplasia maligna, o paciente com diagnóstico de SK deve ser avaliado do ponto de vista oncológico.

O exame físico completo com inspeção da cavidade oral e pesquisa de sangue oculto nas fezes são essenciais para todos os pacientes. Aqueles que apresentarem sintomas gastrointestinais, pesquisa de sangue oculto nas fezes positiva ou anemia ferropriva inexplicada devem realizar exame endoscópico do trato digestivo. Pacientes com sintomas respiratórios devem ser submetidos a exame de imagem do tórax e fibrobroncoscopia, assim como pacientes com linfadenopatia ou sintomas B devem realizar tomografia de região cervical, tórax, abdome e pelve para pesquisa de forma linfadenopática ou de neoplasia linfoproliferativa associada ao HHV-8.[79]

Histopatologia

Alterações histológicas angioproliferativas características incluem uma combinação variada de células fusiformes, proliferação aberrante de vasos sanguíneos com extravasamento de eritrócitos e infiltrados inflamatórios, com particularidades características de cada fase evolutiva das lesões. A imunohistoquímica é geralmente realizada para confirmação do diagnóstico, através de anticorpos contra o antígeno nuclear latente (LANA), que podem demonstrar a presença do HHV-8 entre as células fusiformes. As células fusiformes do SK representam células endoteliais infectadas pelo HHV-8 proliferantes, que sofreram reprogramação e diferenciação.[79]

Diagnóstico diferencial

Inclui a acroangiodermatite (pseudossarcoma de Kaposi), a angiomatose bacilar, equimoses, hemangioma, angiossarcoma, granuloma piogênico e pseudolinfoma/linfoma.

Tratamento

O objetivo da terapia específica do SK em todos os pacientes é melhorar os sintomas e a qualidade de vida e retardar a progressão da doença.[83] Para pacientes com SK associado à AIDS ou qualquer imunossupressão, recomenda-se corrigir a imunodeficiência quando possível. TARV para controle da viremia é mandatória e pode ser suficiente em pacientes com AIDS e doença limitada.[79]

Para doença limitada e de lenta evolução em imunocompetentes, a conduta pode ser expectante, caso o paciente não manifeste incômodo pelas lesões. Lesões localizadas sintomáticas podem ser abordadas com uso de injeção intralesional de vimblastina ou interferon-alfa, alitretinoína tópica, nitrogênio líquido, terapia a *laser* ou radioterapia. Excisão cirúrgica raramente é indicada, a não ser para diagnóstico histopatológico ou para remoção de lesão específica muito sintomática ou perigosa, em função de sua localização (p. ex., no meato uretral ou na via aérea).[83]

A terapia sistêmica é indicada nos casos de acometimento extracutâneo e na doença cutânea rapidamente progressiva, volumosa ou que ocasiona dor, linfedema, limitação funcional ou estresse emocional. As antraciclinas lipossomais (doxorrubicina ou daunorrubicina) são terapia de primeira escolha. A terapia de segunda linha usa o paclitaxel, e alternativas incluem a vincristina, vimblastina, vinorelbina, bleomicina e o etoposídeo. Interferon-alfa, interleucina-2, talidomida e outras abordagens imunoestimulatórias têm sido avaliadas. O agente mais estudado é o INF-alfa, uma citocina com atividade imunomodulatória, antiviral e antiangiogênica, e tem sido utilizado como uma opção terapêutica no SK associado à AIDS com doença limitada e contagem de CD4 preservada. Agentes anti-herpéticos não têm mostrado boa atividade no tratamento do SK estabelecido.[79]

INFECÇÕES POR PAPILOMAVÍRUS HUMANO

Papilomavírus constituem um grande grupo de DNA vírus que são amplamente distribuídos em animais e humanos. A infecção das células da camada basal da epiderme pode resultar em proliferações epidérmicas não cancerosas ou cancerosas. As proliferações epidérmicas benignas incluem as verrugas vulgares, verrugas plantares, verrugas planas e verrugas anogenitais. As degenerações neoplásicas são mais frequentes nas mucosas genital, anal e da orofaringe, embora também possa ocorrer na pele, em determinadas situações como a epidermodisplasia verruciforme.[84]

Epidemiologia

As verrugas cutâneas ocorrem mais em crianças, adolescentes e adultos jovens, sendo sua prevalência estimada entre 3% e 20% nas crianças em idade escolar decrescendo com o aumentar da idade. O papilomavírus humano (HPV) é encontrado globalmente e sua transmissão ocorre por contato direto interpessoal e contato indireto através de objetos e superfícies contaminadas, como em áreas de piscinas.[85,86]

É frequente a presença de lesões em indivíduos da mesma escola ou família, sendo frequente a observação de mais indivíduos infectados no mesmo domicílio.[87] A transmissão ocorre ainda por autoinoculação do HPV de áreas afetadas para áreas sadias e perilesionais, o que pode explicar a alta recorrência das lesões. Possuem grande importância clínica nos imunodeprimidos, nos quais as lesões costumam ser mais extensas e com curso mais prolongado. É fato relevante que, pela ausência do envelope viral, o HPV é resistente ao calor, a dessecação e mesmo a vaporização por *laser*, fato que permite a existência de partículas virais infectantes nos resíduos biológicos, em diversos métodos utilizados para tratamento dessas lesões.[86]

A infecção anogenital ocorre geralmente através das relações sexuais e a prevalência depende muito da população estudada. Estimativas dos Estados Unidos apontam que em torno de 20% a 45% das mulheres jovens estão infectadas por HPV, e que 20 milhões de pessoas tenham infecção genital pelo HPV. Os principais fatores de risco são início precoce da atividade sexual e quantidade de parceiros ao longo da vida.[85]

No Brasil, uma metanálise recente realizada por Colpani e colaboradores, que incluíram mais de 50 mil indivíduos de todas as idades, mostrou uma alta prevalência de HPV nas amostras obtidas nas mucosas. O estudo demonstrou positividade do achado em 36,21% dos indivíduos na região peniana, 25,68% na região anal, 24,41% na região cervical uterina e 11,89% na mucosa oral.[88]

Outro estudo brasileiro, multicêntrico e de base comunitária em jovens não vacinados, detectou HPV de alto risco (HPV AR) em 35,2% dos indivíduos, predominando em mulheres. Contudo, quando foram analisados jovens sexualmente ativos, esse percentual chegou a 53,5% para todos os tipos de HPV, para ambos os sexos.[89]

A maioria das infecções por HPV, mesmo dos subtipos oncogênicos, se resolvem espontaneamente. Ou seja, a maioria das mulheres infectadas não vai desenvolver câncer do trato genital. O pico de incidência do HPV é aos 25 anos, idade a partir da qual a prevalência diminui, atingindo um platô entre os 30 e 35 anos. Entre as mulheres infectadas, a persistência do HPV, principalmente do subtipo 16, é o mais importante fator de risco para o desenvolvimento do câncer.[90]

A ocorrência de verrugas na região genital de crianças é pouco comum, podem ocorrer pela transmissão durante o parto, por contatos familiares ou por autoinoculação de verrugas cutâneas. Porém, a suspeita de abuso sexual sempre deve ser considerada e devidamente investigada pelo profissional da saúde.[85]

Etiopatogenia

O HPV é um DNA vírus de cadeia dupla não envelopado. O capsídio é a cobertura viral que, além de proteção ao DNA viral, permite sua ligação as células alvo no processo de infecção. O vírus entra nas células epiteliais basais através de microabrasões nas camadas mais superficiais da pele, que servem como barreira mecânica ao micro-organismo. Após penetração no queratinócito basal, o DNA viral é incorporado ao material genômico da célula, iniciando sua replicação. A resposta imunológica celular é a via mais importante no controle imunológico da infecção pelo HPV, o que explica a persistência da infecção e lesões mais exuberantes em pacientes deficientes dessa resposta, como os infectados pelo HIV. Até 90% das verrugas cutâneas desaparecem espontaneamente em 2 anos. A resposta imunológica humoral parece não desempenhar papel importante no controle imunológico da infecção.[85,86]

São conhecidos até o momento mais de 120 tipos de HPV completamente caracterizados, que causam diferentes doenças na pele e nas mucosas. Associação do HPV com desenvolvimento de CEC em imunocompetentes é sugerida, mas ainda não é bem estabelecida.

A Tabela 57.6 descreve as manifestações clínicas mais comum e os principais tipos de HPV relacionados a elas.[86,91]

Tabela 57.6 Principais manifestações clínicas relacionadas ao HPV.

Lesão cutânea	Genótipos mais frequentes
Verrugas vulgares, plantares	1, 2
Verruga plana	3, 10
Epidermodisplasia verruciforme	3, 5, 8
Lesão mucosa	
Doença de Heck	13, 32
Papilomas orais	2, 6, 7, 11
Condiloma acuminado	6, 11
Tumor de Buschke-Lowestein	6, 11
Papulose bowenoide	16, 18
Eritroplasia de Queyrat	16, 18
Neoplasias mucosas	16, 18

Apresentação clínica

A maturação normal dos queratinócitos epidérmicos leva a formação de queratina, que tem espessura variável nas diferentes topografias da pele. A infecção do queratinócito basal pelo HPV leva ao um aumento do *turnover* celular, com consequente aumento da espessura da epiderme (papilomatose) e queratinização das lesões (hiperqueratose), dando a essas lesões a característica clínica de lesões espessadas, salientes e crostosas. Em geral a classificação clínica das lesões por HPV se baseia na sua morfologia e localização anatômica. Assim, as doenças causadas por HPV serão descritas, de maneira didática, em dois grupos distintos: as infecções da pele e as infecções mucosas. Porém vale lembrar que, algumas vezes, os HPV que infectam a pele podem ser encontrados nas lesões mucosas, e menos comumente o inverso também pode ser observado.

Apresentações cutâneas

- **Verruga vulgar:** são lesões em pápulas ou placas hiperceratóticas, localizadas mais frequentemente em regiões de trauma, como nos dedos e na face dorsal das mãos (Figura 57.14) e pés, ou ainda em joelhos e cotovelos. Apresentam à dermatoscopia, pontos eritematosos ou pretos correspondendo a capilares dilatados e/ou trombosados (Figura 57.15), sendo importante sinal para diagnóstico. Verrugas filiformes podem ocorrer em áreas periorificiais da face (Figura 57.16). São causadas por HPV 1, 2, 4, 27 ou 54. "Verruga do açougueiro" ocorre em profissionais que lidam com processamento de carnes e peixes, são lesões extensas nos dedos e periungueais, relacionadas ao HPV 7.[85]

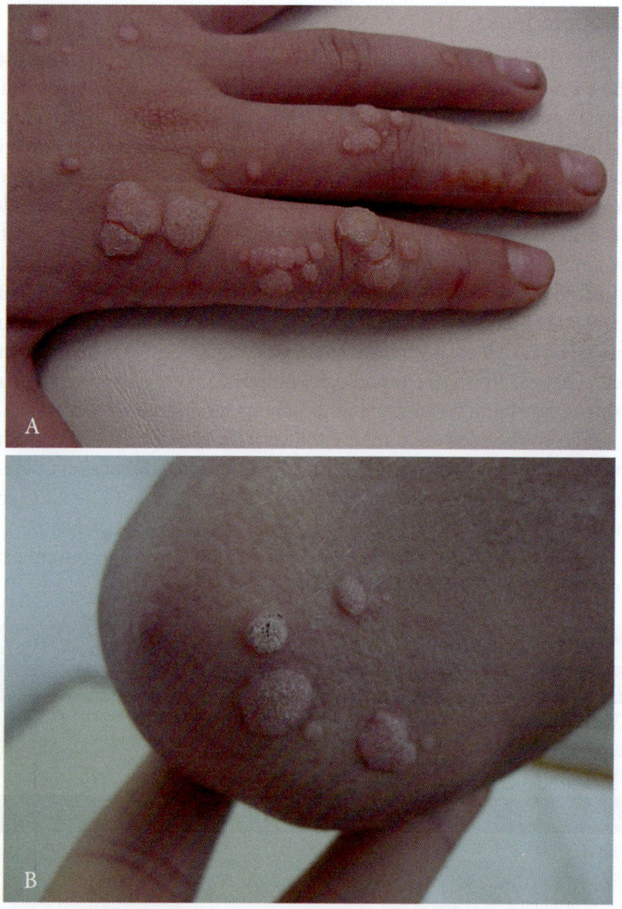

■ **Figura 57.14** **(A** e **B)** Verrugas vulgares.

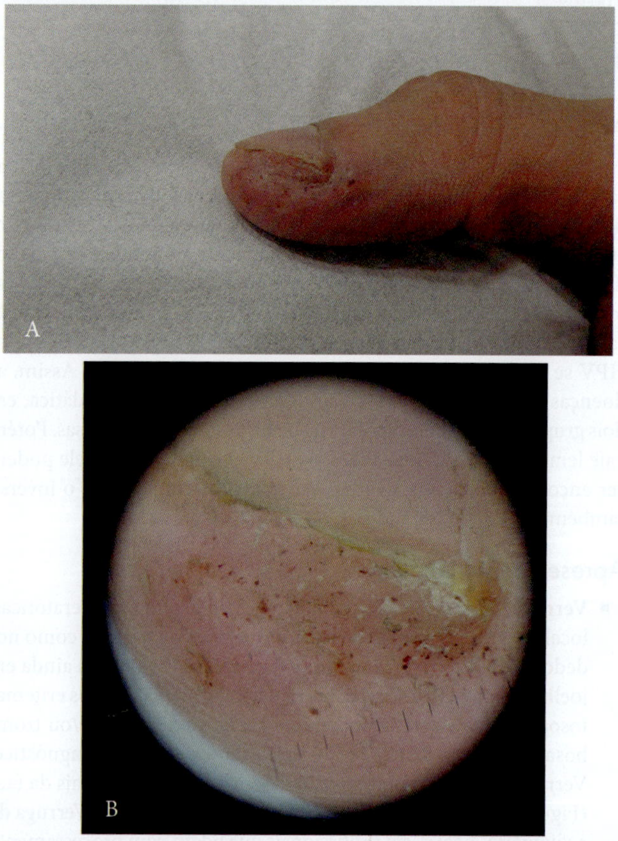

■ **Figura 57.15** **(A)** Verruga periungueal. **(B)** Dermatoscopia demonstrando a vascularização da verruga.

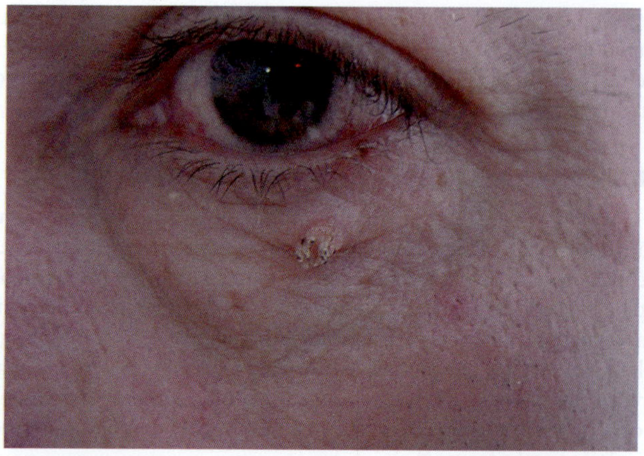

■ **Figura 57.16** Verruga filiforme.

- **Verrugas planas:** pápulas cor da pele ou discretamente hipercrômicas ou róseas, pouco elevadas, achatadas, geralmente localizadas na face, dorso das mãos e dos pés e nos braços (Figura 57.17). Comum predominantemente em crianças e mulheres adultas. Dois fenômenos estão frequentemente relacionados a essa manifestação clínica: a regressão das lesões, precedido de exantema e edema nas áreas acometidas; e o fenômeno isomórfico de Koëbner, pelo surgimento de verrugas em trajeto linear, em função de pequenos traumas e escoriações. São associados os HPV 3 ou 10 e menos frequentemente aos HPV 28 e 29.[86]

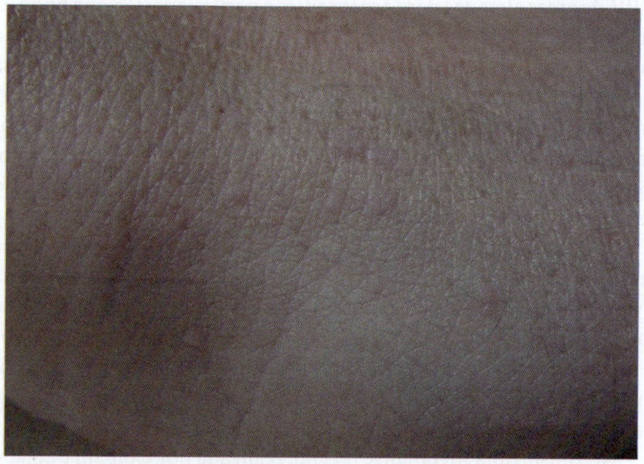

■ **Figura 57.17** Verrugas planas.

- **Verrugas plantares:** raramente ocorre em crianças menores de 5 anos. São pápulas espessas, com bordas discretamente elevadas e centro deprimido com capilares trombosados (Figura 57.18).

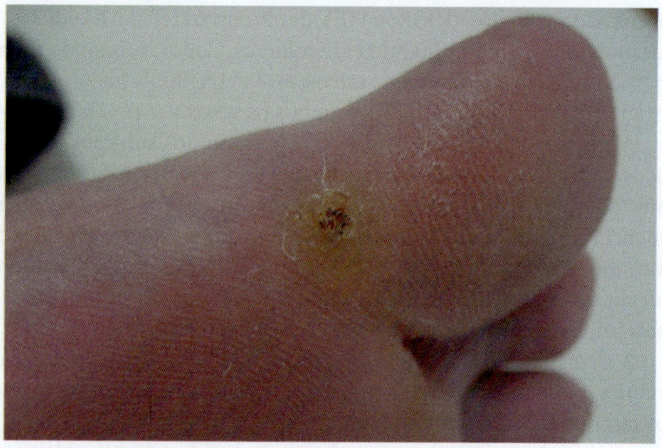

■ **Figura 57.18** Verrugas plantares.

Essas características levaram as verrugas plantares a serem popularmente conhecidas por "olho de peixe". As lesões lisas, circunscritas e pouco dolorosas são chamadas de clavus. As lesões formadas por pápulas coalescentes, agrupadas, com crescimento superficial, são conhecidas como verrugas em mosaico (Figura 57.19). Mirmécia é o termo usado para as verrugas plantares em que as lesões apresentam crescimento endofítico, penetrante, em função da pressão exercida pelo ortostatismo, causando importante desconforto ao caminhar (Figura 57.20).

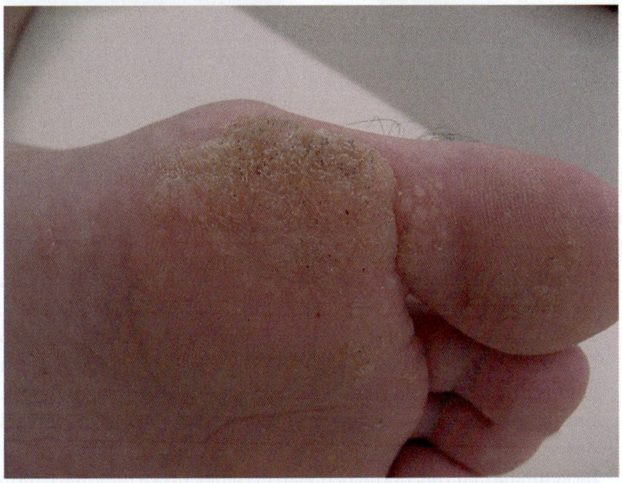

■ **Figura 57.19** Verrugas em mosaico.

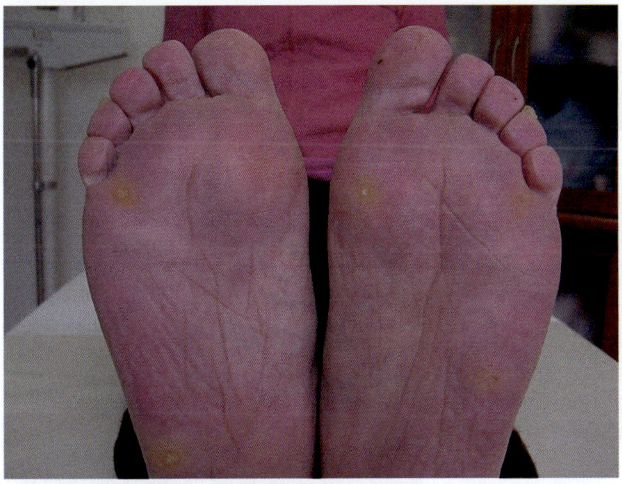

■ **Figura 57.20** Mirmécia.

- **Epidermodisplasia verruciforme:** consiste em um distúrbio genético autossômico recessivo raro, no qual existe uma suscetibilidade a infecção por certos tipos de HPV que normalmente não produzem lesões clínicas em indivíduos sem a doença. Os tipos 5 e 8 são os mais frequentemente relacionados ao desenvolvimento de neoplasias cutâneas, principalmente nas áreas fotoexpostas. Caracteristicamente, os pacientes apresentam lesões papulares planas disseminadas, confluentes, rosadas, muitas vezes se assemelhando a pitiríase versicolor (Figura 57.21), mas podem apresentar diversos tipos distintos de verrugas cutâneas. Precocemente, aparecem lesões de ceratose actínica com transformação gradual para carcinoma[86] (Figura 57.22).

Apresentações mucosas

A infecção das mucosas ocorre no trato anogenital e aerodigestivo superior, sendo a forma mais comum de transmissão a relação sexual. São observados mais de 40 tipos de HPV para as infecções de mucosas. O principal aspecto clínico observado são pápulas róseas vegetantes nas topografias supracitadas.[85]

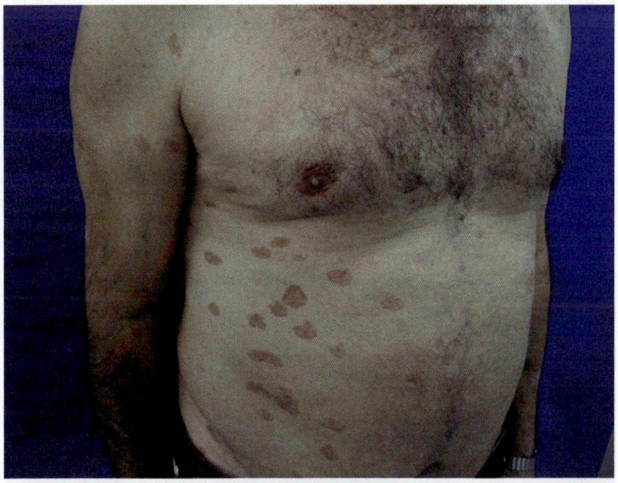

■ **Figura 57.21** EV simulando pitiríase versicolor.

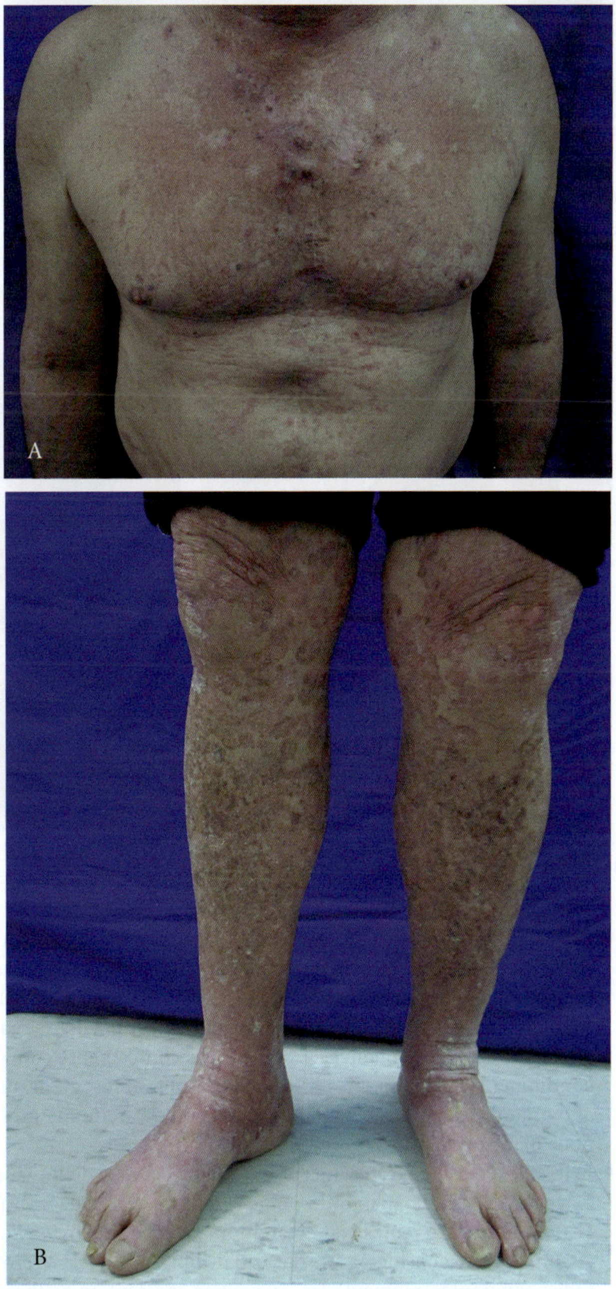

■ **Figura 57.22** (**A** e **B**) EV.

- **Papilomas orais:** são os tumores benignos mais comuns da mucosa oral. As verrugas vulgares podem contaminar os lábios a partir do hábito de sucção dos dedos ou por onicofagia (Figura 57.23). Essas podem se tornar verrucosas na língua e palato duro que são epitélios queratinizados. Também podem ocorrer por HPV 6 e 11, quando a transmissão é sexual (Figura 57.24). Na doença de Heck (hiperplasia epitelial focal), ocorrem múltiplas pápulas na mucosa oral. É encontrada mais comumente em esquimós e índios da América do Norte e está associada ao HPV 13 ou 32.[86]

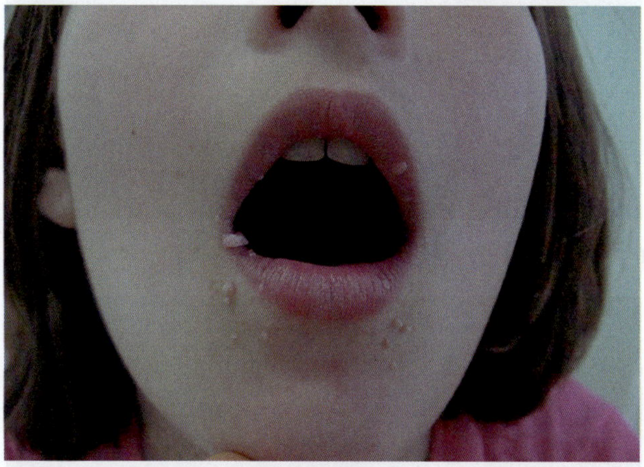

Figura 57.23 Verrugas orais por autoinoculação a partir das lesões das mãos (mesma paciente da Figura 57.14A).

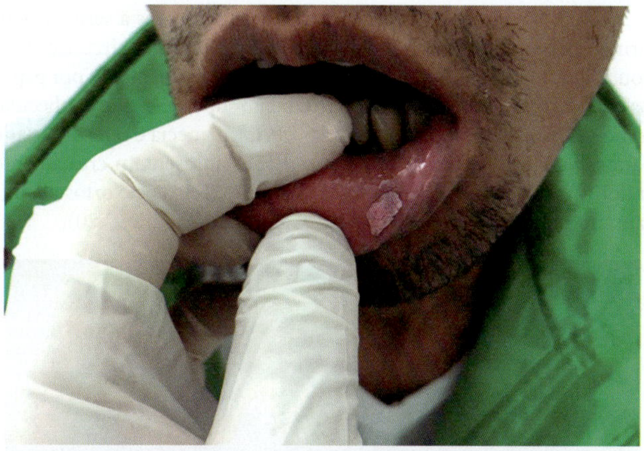

Figura 57.24 Verruga oral adquirida por contato sexual.

- **Condiloma acuminado:** são as verrugas anogenitais. Apresentam-se como papilomas ou verrugas acuminadas, são normocrômicos, acastanhados ou esbranquiçados, sésseis, de superfície lisa e exofíticos. Não apresentam o aspecto ceratótico como nas verrugas cutâneas. A coloração esbranquiçada geralmente ocorre em áreas úmidas e de maceração, muitas vezes podendo passar despercebidas. As lesões podem ter de um a vários milímetros. É encontrado na genitália externa, períneo, região perianal, prega inguinal e monte pubiano. Algumas vezes pode estender-se para vagina, uretra ou canal anal[92] (Figura 57.25).

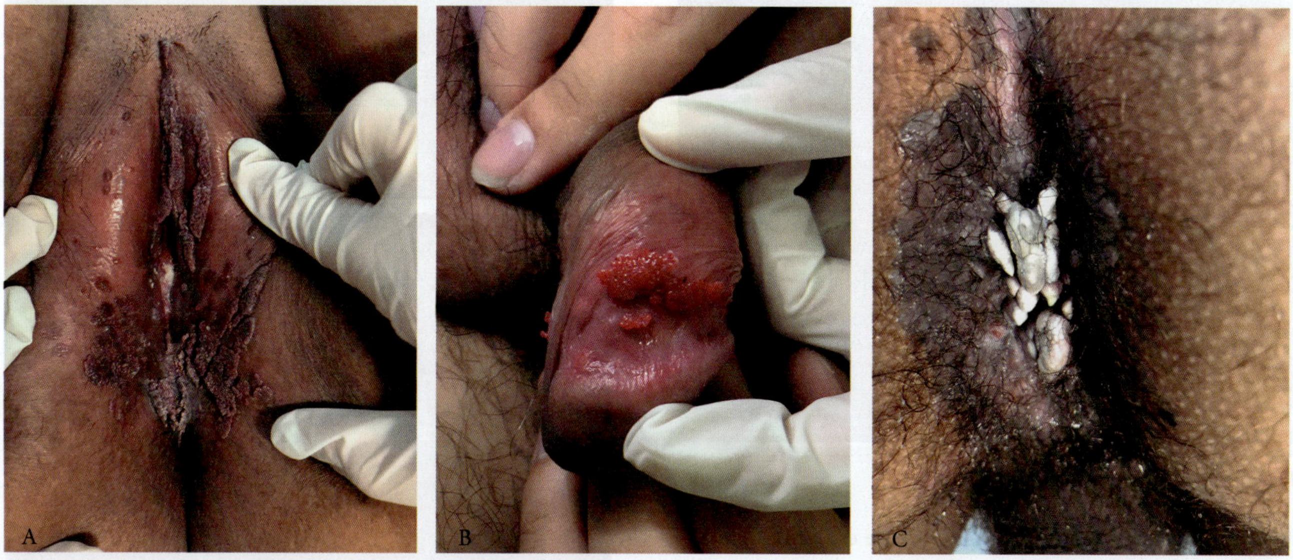

Figura 57.25 (A, B e C) Condilomas acuminados.

- **Papulose bowenoide:** são múltiplas pápulas ou placas confluentes e pigmentadas (marrom-avermelhadas) encontradas na genitália externa, períneo e região perianal (Figura 57.26). Acometem predominantemente adultos jovens com vida sexual ativa. Muitas vezes podem ser confundidas clinicamente com o condiloma acuminado, mas histologicamente representam um alto grau de lesão intraepitelial escamosa ou o carcinoma espinocelular *in situ*.[93]
- **Eritroplasia de Queyrat:** é uma placa eritematosa bem delimitada e aveludada na pele glabra do pênis (Figura 57.27) e da vulva. Histologicamente representa o carcinoma espinocelular *in situ*. Assim, deve-se considerar a realização de biópsia em lesões erosadas, sangrantes, pigmentadas ou que não apresentam melhora ao tratamento.[93]

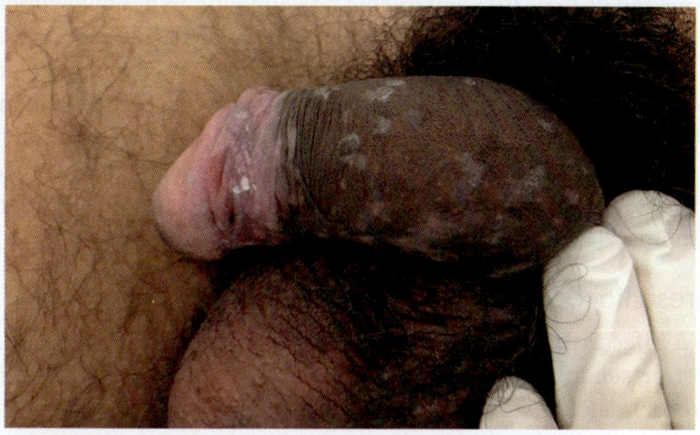

Figura 57.26 Papulose bowenoide.

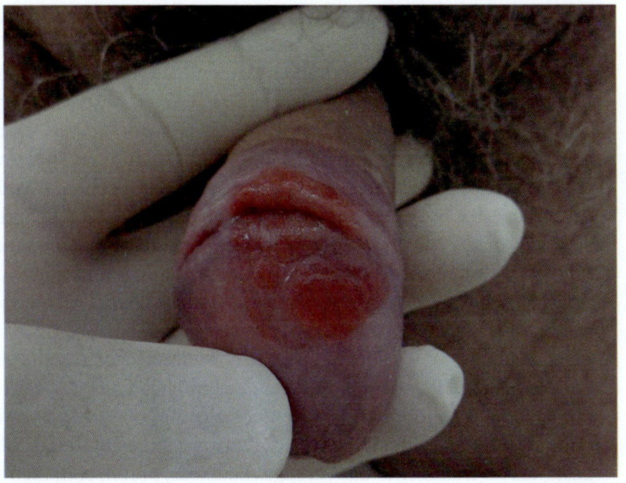

■ **Figura 57.27** Eritroplasia de Queyrat.

- **Papilomatose oral florida (tumor de Ackerman):** são múltiplas verrugas confluentes na cavidade oral e nasal. Os tipos de HPV envolvidos são o 6 e o 11. Está relacionada a tabagismo, irradiação e inflamação crônica. Pode apresentar evolução para carcinoma verrucoso.[85]
- **Papilomatose respiratória recorrente:** lesões exofíticas na laringe e subglote, mais frequentemente nas zonas de transição entre o epitélio escamoso e o epitélio ciliado. Eventualmente estende-se à traqueia distal, aos brônquios e à área broncoalveolar. As manifestações são rouquidão, estridor e angústia respiratória. O diagnóstico é estabelecido através da laringoscopia. Relacionada com o HPV 6 e 11. Lesões crônicas podem evoluir para o carcinoma espinocelular.[85]
- **Tumor de Buschke-Löwenstein:** faz parte do grupo dos carcinomas verrucosos. É um tumor raro da região anogenital associado aos HPV de baixo risco 6 e 11. Se apresenta como grandes massas tumorais, exofíticas, em couve-flor, infiltradas, com formação de abscessos, fístulas e drenagem de secreção com odor pútrido. Tem grande capacidade de invasão e destruição local, mas raramente metastatizam. A biópsia deve ser realizada profundamente para excluir neoplasia, já que nos extratos superiores da lesão os achados histológicos são indistinguíveis do condiloma acuminado. A cirurgia radical geralmente é curativa, porém na doença recorrente as taxas de mortalidade são elevadas.[85,93]

Diagnóstico e exames complementares

Na maioria dos casos, o diagnóstico de verrugas cutâneas é realizado ao exame dermatológico. Com auxílio da dermatoscopia, é possível visualizar os pontos vermelhos ou pretos, correspondentes aos capilares dilatados e/ou trombosados, típicos das lesões pelo HPV (Figura 57.15B). O exame anatomopatológico, a tipagem viral ou outros exames complementares são utilizados em casos duvidosos ou para excluir displasias ou malignidade.

O anatomopatológico é bastante variável, em virtude do amplo número de apresentações clínicas (Figuras 57.28 e 57.29). Quando as lesões são ativas observamos presença de coilocitose (vacuolização do citoplasma), acantose e papilomatose. Detalhes da histopatologia nos diferentes tipos de verrugas virais estão detalhados no Quadro 57.2.

Diagnóstico diferencial

Nas lesões cutâneas, os principais diagnósticos diferenciais a serem considerados são as queratoses actínicas, corno cutâneo de outras etiologias, CEC, ceratoacantoma, calos palmoplantares, lesões hiperceratóticas relacionadas a psoríase e líquen plano hipertrófico, queratodermias palmoplantares. Lesões planas podem ser fazer diferenciação com pápulas de Gottron da dermatomiosite, bem como líquen plano ou líquen nítido.

Nas lesões mucosas devem ser diferenciados do condiloma plano da sífilis secundária, molusco contagioso, pápulas peroladas penianas em homens e papilomatose vestibular em mulheres, glândulas sebáceas do prepúcio e do lábio maior, cisto epidermoide, esteatocistoma ou angioqueratomas do escroto.

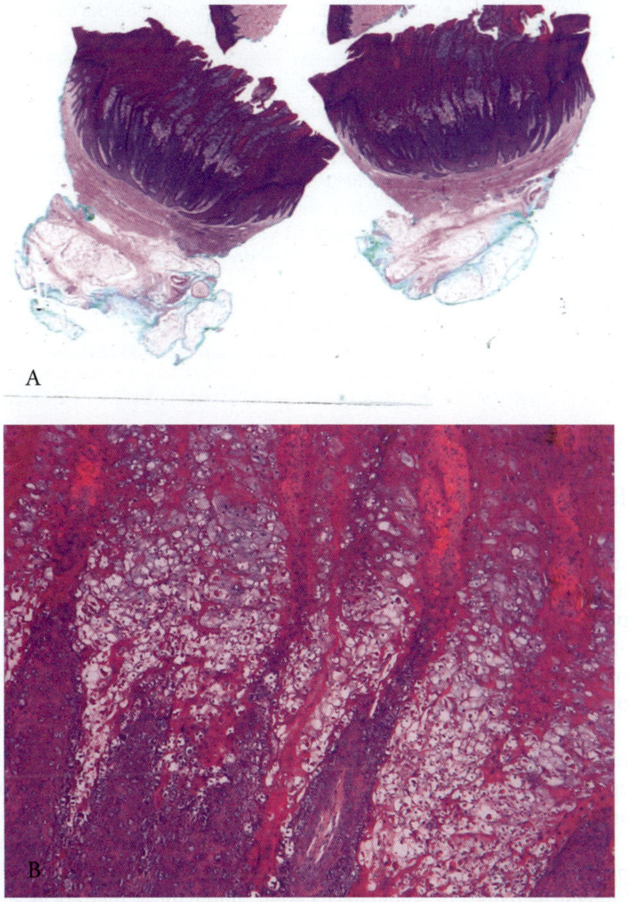

■ **Figura 57.28** (**A**) Verruga vulgar: na imagem panorâmica a epiderme mostra papilomatose com acentuada hiperqueratose e acantose verruciforme, na qual os cones epidérmicos convergem para o centro da lesão. (**B**) Em grande aumento observa-se hipergranulose e vacuolização dos queratinócitos superficiais.

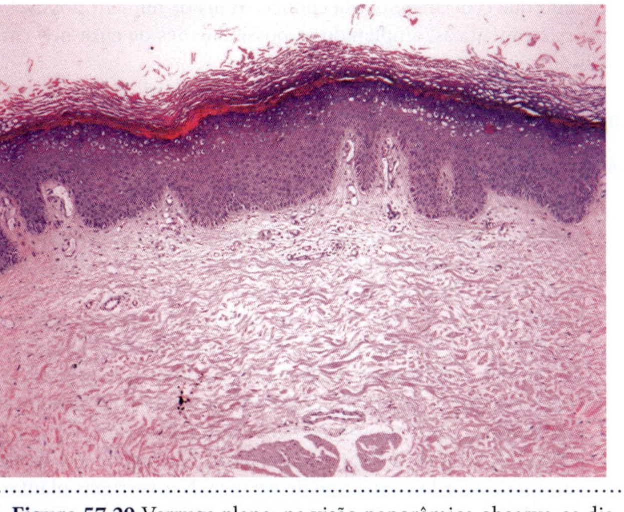

■ **Figura 57.29** Verruga plana: na visão panorâmica observa-se discreta papilomatose, hiperqueratose em tramado de cesta e numerosos queratinócitos vacuolizados, formando faixa superficial em epiderme com acantose.

Quadro 57.2 Achados histopatológicos nas verrugas virais.

Lesão clínica	Achados histopatológicos
Verruga vulgar e verruga plantar	▪ Hiperqueratose ▪ Paraqueratose no topo das papilas ▪ Papilomatose ▪ Acantose verruciforme, com convergência dos cones ▪ Hipergranulose ▪ Vacuolização das células escamosas superiores com proeminentes grânulos querato-hialinos ▪ Capilares dilatados nas papilas dérmicas
Verrugas planas	▪ Hiperqueratose em tramado de cesta (*basket-weave*) ▪ Paraqueratose geralmente ausente ▪ Papilomatose discreta ou ausente ▪ Hipergranulose ▪ Queratinócitos vacuolados na camada Malpighiana
Verrugas anogenitais	▪ Configuração polipoide ▪ Hiperplasia epidérmica ▪ Paraqueratose focal em invaginações da epiderme ▪ Coilocitose ▪ Disqueratose

Fonte: Adaptado de Cockerell et al.[12]

Tratamento

Para a abordagem terapêutica das lesões, cada paciente e caso deve ser individualizado, levando-se em conta o número de lesões, sua localização, tolerância a dor do paciente, risco de cicatrizes e custo para o paciente, além da experiência do profissional. Não existe um fármaco antiviral específico para o HPV; existem inúmeras modalidades de tratamentos, porém, poucas delas com estudos bem delineados embasando o uso na literatura.

Não há tratamento antiviral específico para o HPV. A abordagem mais utilizada para o tratamento das verrugas é danificar ou destruir o epitélio infectado. O objetivo é induzir a morte celular e a exposição dos antígenos virais ao sistema imunológico, induzindo uma resposta imune.

Em lesões minimamente sintomáticas, em pacientes imunocompetentes, pode-se apenas manter uma conduta expectante, pela possibilidade de regressão espontânea. Lesões sintomáticas, inestéticas, em pacientes imunodeprimidos ou com risco de malignização podem ser tratadas por diversos métodos.[94]

É importante esclarecer ao paciente que a resposta ao tratamento, em qualquer das modalidades citadas, varia individualmente. Os estudos epidemiológicos mostram tanto que existe uma boa proporção de cura, assim como de insucesso, com qualquer um dos métodos, exigindo que o dermatologista conheça o maior número possível de opções terapêuticas, ampliando as possibilidades de cura nos casos mais difíceis.

O Quadro 57.3 resume os principais agentes utilizados no tratamento das verrugas virais.

Agentes destrutivos químicos

- **Ácido salicílico:** é o mais comumente utilizado em formulações para tratamentos de verrugas cutâneas e o que possui estudos com maior nível de evidência até o momento. Promove exfoliação de células epiteliais. Irritante em altas concentrações, o que pode promover um efeito adicional de estimulação da resposta imunológica do indivíduo afetado. É utilizado em uma diversidade de veículos (colódio, pomadas, géis, emplastros e cremes), em concentrações de 10% a 50%. Pode ser associado a outras substâncias queratolíticas, mais usualmente com o ácido lático entre 4% e 17%.[95] Variações na forma de aplicação, concentração e veículo variam de acordo com o tipo de verruga. Nas verrugas plantares ou vulgares mais espessas, otimiza-se o tratamento com prévia exfoliação mecânica com lixas da região a ser tratada. Deve-se ter o cuidado de proteger a pele ao redor da lesão antes da aplicação para evitar irritações e erosões.
- **Ácido tricloroacético (ATA):** o ácido tricloroacético destrói as lesões verrucosas através de coagulação química de proteínas do tecido, e é classicamente usado no tratamento de verrugas genitais, nas concentrações de 80% a 90%, com evidências escassas para o uso em verrugas não genitais. Deve ser aplicado apenas sobre as lesões com uso de cotonete, sendo aconselhado que as áreas cutâneas sadias adjacentes sejam protegidas com vaselina. A aplicação deve ser realizada por profissionais de saúde, pois quando aplicadas inadvertidamente em excesso podem causar queimaduras químicas. O ácido tricloroacético pode ser usado com segurança no tratamento de verrugas genitais em gestantes. Geralmente são necessárias aplicações semanais por cerca de 4 a 6 semanas, ou até o desaparecimento das lesões. De acordo com ensaio clínico realizado em mulheres, ATA apresentou taxa de eliminação de 70%. Não é indicado para condilomas acuminados gigantes ou espessos, pois pode não haver resposta à terapia. Outros agentes químicos são descritos no tratamento das verrugas cutâneas, porém com menor nível de evidência na literatura, como cantaridina, fenol, nitrato de prata 10%, ácido glicólico 5%, ácido pirúvico 70%, ácido cítrico e ácido fórmico.[94,95]
- **Cantaridina:** é um agente vesicante que causa acantólise, apresentando risco reduzido de cursar com cicatrizes em razão do seu mecanismo de ação. A aplicação é praticamente indolor, podendo surgir desconforto apenas 24 horas após. É altamente tóxica se administrada sistemicamente, devendo ser aplicada apenas em consultório. A concentração mais utilizada é a de 0,7%. Vakharia e colaboradores mostraram alta eficácia para o tratamento de verrugas plantares em adultos e crianças, com uso de uma formulação contendo cantaridina, ácido salicílico e podofilotoxina. Entretanto esse resultado precisa ser confirmado em novos estudos. É agente de segunda linha no tratamento de verrugas anogenitais, não tem superioridade de cura em relação a outras terapêuticas.[96,97] Não é disponível no Brasil.

O uso de fenol 80%, em combinação com ácido nítrico fumegante, após curetagem ou desbridamento das verrugas palmo plantares de difícil tratamento, apesar de ser do conhecimento dos dermatologistas brasileiros[98,99] e, na experiência dos autores demonstrar bons resultados nas verrugas recalcitrantes, irresponsíveis aos tratamentos mais comumente empregados, encontra pouco respaldo na literatura médica internacional, com raros artigos citando essas opções terapêuticas.[100,101]

Quadro 57.3 Classificação dos principais agentes terapêuticos nas verrugas virais.

Destrutivos químicos	▪ Ácido salicílico ▪ Ácido tricloroacético ▪ Ácido glicólico ▪ Cantaridina ▪ Fenol ▪ Ácido nítrico fumegante ▪ Nitrato de prata
Destrutivos físicos	▪ Crioterapia (nitrogênio líquido) ▪ Curetagem ▪ Eletrodissecção/eletrocauterização ▪ Exérese ▪ *Laser* (*pulse dye*, Nd:Yag, CO_2) ▪ Terapia fotodinâmica
Antiproliferativos	▪ Podofilina/podofilotoxina ▪ 5-Fluoracil ▪ Bleomicina ▪ Retinoides
Imunoestimuladores	▪ Imiquimode ▪ Sulfato de zinco ▪ Imunoterapia intralesional ▪ Difenciprona

Agentes destrutivos físicos

- **Crioterapia:** é a forma mais comumente utilizada para tratamento das verrugas, tanto cutâneas quanto mucosas. É utilizado nitrogênio líquido a -196 °C, ou ainda dióxido de carbono. Pode ser aplicado com *spray* ou contato com haste de algodão, com evidências mostrando igual eficácia entre ambas. Causa dano irreversível às membranas celulares por congelamento, com inflamação e estímulo à resposta imunológica celular. Em geral, a aplicação deve ser mantida de 10 a 30 segundos, dependendo da região tratada, seguida da formação de um halo perilesional de cerca de 1 a 2 mm. O tempo de congelamento varia de 10 a 15 segundos até 30 segundos ou mais, em aplicações mais agressivas. Após descongelamento, repete-se a aplicação. Recomenda-se intervalos de 2 a 3 semanas entre cada aplicação, até completa resolução. Sua eficácia é comparável à do ácido salicílico, inclusive com evidências mostrando melhores resultados com a combinação de ambas as terapias. Apesar dos efeitos adversos, que incluem dor na aplicação (limitando o seu uso em crianças), desconforto pela inflamação pós aplicação (paciente deve ser alertado para a ocorrência de bolhas e eritema), hiper ou hipocromia (principalmente em pacientes de fototipos elevados) e formação de cicatrizes, é o método de eleição na maioria das verrugas cutâneas e nos condilomas acuminados.[94,95,102]
- **Tratamento cirúrgico:** as opções de tratamento cirúrgico consistem em procedimentos excisionais e ablativos. A excisão cirúrgica apresenta maiores benefícios em verrugas anogenitais exofíticas grandes (maiores de 1 cm). Independentemente do método escolhido deve-se manter o controle da profundidade da destruição da lesão, geralmente até a derme superficial. Embora estudos randomizados relatem altas taxas de sucesso para a excisão, até um terço dos pacientes apresentam recorrência. Apresenta como desvantagens a hipo ou hiperpigmentação persistente, cicatrizes e a necessidade de anestesia local nas áreas tratadas com ablação.[103]
- **Eletrocauterização:** as verrugas anogenitais podem ser destruídas com eletrocauterização após infiltração de anestésico local. De modo similar a excisão cirúrgica, altas taxas de cura foram relatadas, mas com possível recorrência, além do risco de cicatrizes inestéticas. Recomenda-se cautela no tratamento de verrugas anais, pela possibilidade de lesão em esfíncter anal. É descrito baixo risco de transmissão do HPV para mucosa nasal e oral de profissionais de saúde durante a eletrocirurgia, sendo recomendado a realização do procedimento em sala bem ventilada com exaustor.[104]
- ***Laser*:** produzem energia luminosa que é absorvida pela água dos tecidos das lesões verrucosas, causando danos térmicos. O *laser* de CO_2 é o mais comumente utilizado para tratamento de verrugas anogenitais. A ablação a *laser* é preferida nas lesões extensas e multifocais por preservar a anatomia da região genital, especialmente vulvar. As complicações potenciais incluem dor persistente, fissuras anais e cicatrizes.[105]
- **Terapia fotodinâmica (TFD):** alguns estudos, com diferentes protocolos, sugerem a eficácia do tratamento utilizando ALA 10% a 20% para verrugas recalcitrantes. Efeito adverso importante é a dor durante o procedimento.[94,106,107]

Antiproliferativos

- Podofilina e podofilotoxina: a primeira não é mais recomendada pelo potencial de toxicidade e grande irritação local. A podofilotoxina, componente ativo da podofilina, é utilizada para tratamento de verrugas anogenitais, mas tem seu uso em verrugas cutâneas limitado, provavelmente por seu menor potencial de penetração nas lesões de queratina espessa típica dessas verrugas, sendo pouco utilizada. Nas verrugas genitais, não deve ultrapassar a quantidade de 0,5 mL de solução aplicada nas lesões ou área tratada maior que 10 cm^2, em razão do potencial efeito adverso de dor no local da aplicação.[94] Atualmente não está disponível no Brasil.
- 5-Fluoracil: bloqueia a síntese de DNA, prejudicando a divisão celular das células basais. Pode ser utilizado em creme na concentração de 5% por 4 a 12 semanas, com melhores resultados se usado sob oclusão. Pode ser associado ao ácido salicílico a 10%. Associação com crioterapia não parece melhorar os resultados. Pode causar irritação intensa e erosões nas áreas tratadas, com formação posterior de hiperpigmentação ou menos frequente, hipopigmentação.[95]
- Bleomicina: é um agente antineoplásico com indicações em bula para linfoma de Hodgkin, linfoma não Hodgkin, derrame pleural maligno, alguns tipos de carcinoma de testículo e CEC de orofaringe, genitais (incluindo colo uterino) e pele, mas que tem sido utilizado por via intralesional em verrugas vulgares com uma taxa de cura muito variável (14% a 99%). A administração é muito dolorosa e produz necrose na região aplicada que pode ser excessiva. É contraindicada na gestação e amamentação.[84]
- Retinoides: agem sobre a replicação e diferenciação dos queratinócitos, reduzindo a replicação viral e diminuindo a espessura das lesões. Podem ser utilizados topicamente, como a tretinoína e o adapaleno nas verrugas planas, enquanto acitretina e isotretinoína são usados por via oral para pacientes imunodeprimidos com quadros graves de verrugas disseminadas.[66,84]
- Cidofovir: análogo nucleosídico que inibe a replicação viral. É usado topicamente, com alguns casos descritos de uso sistêmico em imunocomprometidos. Creme contendo de 1% a 3% pode ser usado 5 vezes na semana em semanas alternadas por cerca de 8 semanas. Parece ser bem tolerado topicamente, mas o uso sistêmico pode causar nefrotoxicidade e neutropenia. Seu uso é *off-label* para tratamento de verrugas cutâneas.[84]

Imunoestimuladores

- Imiquimode: bem conhecido para tratamento de verrugas anogenitais, tem seu uso descrito para tratamento de verrugas não genitais persistentes, ou seja, na falha terapêutica das outras modalidades. Estimula a resposta inflamatória contra os queratinócitos infectados através da indução da produção de interferon-alfa, IL-12, TNF-α, com estímulos das células NK. Estudos com menor nível de evidência mostraram mais de 50% de melhora das lesões, com aplicações 2 vezes por dia por no máximo 24 semanas. É geralmente utilizado em creme a 5%. Como efeitos colaterais, estão desconforto por irritação e erosões na região da aplicação durante o tratamento.[84,94]
- Sulfato de zinco: seu mecanismo de ação não é bem estabelecido, mas é sabido que o zinco possui papel importante na função leucocitária e atividade das células NK. Pode ser usado tópico ou sistemicamente, porém sem estudos consistentes na literatura embasando seu uso. São descritos tratamentos com tópicos a 5% a 20% e suplementação oral (10 mg/kg/dia).[84,94]
- Difenciprone: induz a estimulação de hipersensibilidade local, estimulando a resposta imunológica contra as lesões do HPV. Sua eficácia foi mostrada em alguns estudos retrospectivos. A aplicação da difenciprone 0,001% na pele glabra e 0,0001% nas outras regiões demonstrou boa resposta nos pacientes previamente sensibilizados. Pode provocar eritema, descamação, prurido e desconforto, bem como em alguns casos eczema de contato alérgico além da área da aplicação.[108,109]
- Imunoterapia intralesional: age através da estimulação da resposta imunológica celular após aplicação dos antígenos por via intralesional. São descritos tratamentos com uso de antígenos de cândida, tuberculina, tricofitina, vacina para sarampo, rubéola e caxumba, entre outros, com resultados satisfatórios em alguns estudos. Pode causar sintomas sistêmicos como febre e mialgias.[94,110-112]

Especificamente sobre as verrugas genitais uma revisão sistemática mostrou que a taxa de resposta completa foi maior quando as terapias foram administradas pelo profissional da saúde (92%), em relação as terapias autoadministradas pelo paciente (56%), mas a taxa de recorrência foi menor para tratamentos administrados pelo paciente (6%) do que para terapias administradas pelo provedor (29%).[113]

Prevenção

Em 2006 dois grandes estudos foram publicados, mostrando a segurança e a eficácia de duas vacinas para prevenção da infecção pelos principais subtipos do HPV responsáveis pelo câncer cervical. A vacina bivalente (Cervarix®, GSK) protegendo para os HPV 16 e 18[114] e a quadrivalente (Gardasil®, Merck), que além destes, protegem também para o 6 e o 11, que são os subtipos mais relacionados às verrugas genitais.[115] Importante salientar que a vacina bivalente teve sua produção descontinuada e não é mais disponível.

As vacinas foram inicialmente indicadas para meninas de 9 aos 13 anos, mas com possibilidade da vacinação para mulheres até 26 anos. Posteriormente a vacina quadrivalente foi indicada também para meninos de 9 aos 13 anos, com possibilidade de vacinação para homens de até 26 anos. No Brasil, o Ministério da Saúde, via Programa Nacional de Imunizações, disponibiliza pelo SUS a vacinação para meninas dos 9 aos 14 anos e meninos de 11 a 14 anos, com 2 doses da vacina quadrivalente, com 6 meses de intervalo entre as doses.

A vacinação também está disponível para adultos imunodeprimidos, transplantados de órgãos sólidos, de medula óssea ou pacientes oncológicos e para pessoas vivendo com HIV/AIDS. Para esses são recomendadas 3 doses da vacina quadrivalente, aos 0, 2 e 6 meses. Esse esquema é disponibilizado pelo Programa Nacional de Imunização (PNI) para homens até os 26 anos e para as mulheres até os 45 anos.[116]

A formação de anticorpos após a vacinação é maior entre os indivíduos mais jovens, o que justifica o uso de apenas 2 doses, e não 3, como os adultos. Somado a isso, a vacinação antes do início da vida sexual ativa, numa população ainda não expostos ao HPV, confere um grande grau de proteção. A eficácia dessas vacinas para prevenir a infecção e o surgimento de lesões displásicas relacionadas ao HPV dos subtipos para os quais elas protegem, é muito alta, com índices de proteção acima de 90%. Apesar de o tempo de duração da imunogenicidade ainda não ser conhecido, a eficácia tem se mantido por todo o tempo de acompanhamento das populações vacinadas, dede os estudos iniciais. Já foi relatada a persistência de proteção por até 10 anos com a vacina quadrivalente, não existindo atualmente indicação de vacinas posteriores de reforço.[117-119]

Após o advento dessas vacinas, foi demonstrado que muitos outros cânceres, além do câncer cervical, estão relacionados aos HPV 16 e 18. Assim, a vacina protege também para o câncer da vagina, vulva, pênis, ânus, reto e da orofaringe e outros que possam vir a ser causados por esses HPV.[120]

A discussão acerca do uso da vacina, além do custo, é que os subtipos virais para os quais elas fornecem proteção correspondem a aproximadamente 70% dos cânceres do colo do útero. Isso é, aproximadamente 30% das neoplasias do colo do útero são causadas por outros HPV de alto grau, que não o 16 e o 18, o que torna necessária a manutenção de todo o esquema de rastreio, com base no Papanicolau, existente atualmente.[121]

A partir disso, em 2015 foi apresentada a vacina 9-valente para HPV (Gardasil-9®), que além dos subtipos 6, 11, 16 e 18, protege também para os subtipos 31, 33, 45, 52 e 58. A adição desses subtipos eleva a proteção da vacina para mais de 90% dos casos de câncer do colo do útero, com pequenas variações, conforme a população estudada. A população e a posologia para a qual ela está indicada é a mesma da vacina quadrivalente, com 2 ou 3 doses, dependendo da população alvo. Essa vacina ainda não é disponível no Brasil.[122]

Ainda acerca da prevenção de verrugas em imunossuprimidos, um aspecto relevante a ser considerado quando possível, é a classe de imunossupressor a ser usado em pacientes transplantados: os inibidores de calcineurina, como ciclosporina, pimecrolimus e tacrolimus estão associados ao desenvolvimento de verrugas, principalmente se associados a azatioprina, enquanto os inibidores de mTOR, como sirolimus, temsirolimus e everolimus, estão relacionados a melhora e diminuição das verrugas e das malignidades associadas.[123]

■ INFECÇÕES POR ENTEROVÍRUS

Introdução

Os enterovírus são compostos por cerca de 70 sorotipos, pertencentes à família *Picornaviridae*, estão presentes no mundo todo. Esses vírus são responsáveis por um grande espectro de doenças e costumam acometer mais as crianças.[124]

Epidemiologia

Os enterovírus são ubíquos e podem causar doenças em qualquer grupo etário, porém são mais comuns em crianças de 1 a 4 anos de idade.[125] As infecções por enterovírus podem ocorrer durante todo o ano, mas o maior número de casos e as epidemias ocorrem no verão e outono. Os grupos de maior risco são os que vivem em aglomerações, os de baixo nível socioeconômico e as crianças.[126]

Etiopatogenia

Os enterovírus são pequenos vírus RNA de fita simples, não envelopados, da família *Picornaviridae*. São compostos por cerca de 70 sorotipos, incluindo ecovírus, coxsackievírus A e B, enterovírus 68 a 71 e poliovírus. Provocam doenças variadas, alguns possuindo tropismo por determinados tecidos, porém não de maneira específica. A transmissão ocorre entre humanos por via fecal-oral, respiratória e da mãe para o filho durante e após o parto. O período de incubação varia de 3 a 6 dias. Após o contato inicial, através da mucosa respiratória ou do trato digestivo inferior, o vírus se replica nos tecidos linfoides e se dissemina por via hematogênica, causando a viremia menor. Posteriormente o vírus atinge o sistema nervoso central, coração, fígado, pulmões, suprarrenais e pele, passando para a fase dos sintomas clínicos. Quando o vírus se replica nestes sítios, ocorre a chamada viremia maior.[124,127]

Apresentação clínica

As manifestações clínicas da infecção por enterovírus são bastante variadas, desde uma infecção respiratória simples até uma meningite asséptica. Entre as infecções brandas, observamos febre com ou semexantema, síndrome mão-pé-boca, herpangina, pleurodinia, faringite, conjuntivite e crupe.[125] Entre as infecções graves, meningite, encefalite, paralisia aguda, sepse neonatal, miocardite, pericardite, hepatite e infecções crônicas em pacientes imunodeprimidos.[128]

■ DOENÇA MÃO-PÉ-BOCA

A síndrome mão-pé-boca é causada por diversas cepas de enterovírus, mais comumente pelo coxsackievírus A16 (CVA16), A6 (CVA6), A10 (CVA10) e enterovírus A71 (EVA71) e acomete preferencialmente crianças menores de 10 anos de idade.[129-131]

A doença pode apresentar pródromos de febre, mal-estar, tosse, perda de apetite, dor abdominal, mialgia ou febre odinofagia por 12 a 36 horas. Esses sintomas são geralmente autolimitados, resolvendo-se em 48 horas.[131] Um a dois dias após o início dos sintomas, aparecem lesões dolorosas na boca, língua, palato, pilares amigdalianos anteriores e mucosa oral. Quando rompidas, essas vesículas formam úlceras dolorosas que se resolvem em 5 a 7 dias.[126,127] Após o aparecimento das lesões orais, surgem vesículas com eritema adjacente nas mãos e pés (Figura 57.30), que não coçam e podem ser dolorosas, desaparecendo em 7 a 10 dias.

Menos comumente estas lesões podem ser máculas, pápulas ou vesículas agrupadas e localizarem-se nos glúteos e região genital.[131]

O diagnóstico na maioria das vezes é clínico, com base nas características das lesões a na sua localização. No caso de complicações, pode ser necessário a confirmação etiológica através da reação de cadeira de polimerase (PCR) de secreções da garganta, fezes ou vesículas.[132] Pode ocorrer onicomadese em até 4 semanas após a infecção em função da parada de crescimento da matriz ungueal.[127,131]

O diagnóstico diferencial inclui condições associadas a lesões orais como úlceras aftosas e gengivoestomatite herpética primária por herpes simples e/ou condições associadas a exantema maculopapular ou vesicular como urticária papular por picada de insetos, varicela, eritema multiforme e eczema herpético.[133]

As complicações são raras e envolvem o sistema cardiopulmonar e neurológico. Estudos na China mostraram a ocorrência de uma forma neurológica grave, 2 a 5 dias após o início da febre em cerca de 1% dos pacientes, a taxa de mortalidade é de 0,03%, o vírus identificado em 90% dos óbitos foi o EV71, e a faixa etária mais acometida foi entre os 12 e os 23 meses. As complicações neurológicas mais observadas são encefalite, meningite e encefalomielite.[126,134,135]

Acredita-se também que a infecção do sistema nervoso central pode gerar comprometimento neurológico permanente e um estado de infecção persistente que pode estar relacionado à patogênese de doenças neurodegenerativas.[129,136]

Medicamentos antivirais não estão indicados e o tratamento é de suporte, garantindo hidratação adequada e alívio da dor e febre. O uso de lidocaína tópica para as lesões orais não é recomendado em função da falta de evidência da eficácia e pelos riscos associados, principalmente em crianças.[133]

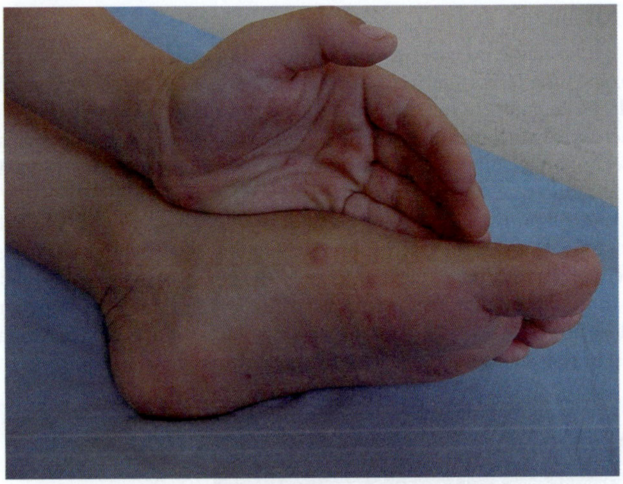

■ **Figura 57.30** Lesões nas mãos e nos pés da doença mão-pé-boca.

■ HERPANGINA

A herpangina, outra enterovirose frequente, pode ser causada por múltiplos sorotipos de enterovírus, sendo os mais frequentes: coxsackie A1-6, A8, A10 e A22. O período de incubação varia de 1 a 10 dias.

Acomete crianças de 3 a 10 anos com pródromos de febre, cefaleia, mal-estar e dor em região cervical, seguido pelo aparecimento de lesões orais dolorosas em 2 a 3 dias. Estas costumam ser pápulas, que evoluem para vesículas e posteriormente úlceras no palato mole, úvula, tonsilas, faringe e mucosa oral, acompanhadas por faringite eritematosa. A febre costuma ser alta (38,9 a 40 ºC) e tem remissão espontânea em cerca de 4 dias. As lesões orais desaparecem em torno de 7 dias.[127] Complicações são raras e quase exclusivamente ocorrem pelo enterovírus A71.

O diagnóstico é clínico, com base na localização e na aparência característica das lesões orais. Em caso de complicações, como romboencefalite, paralisia aguda flácida e meningite asséptica, pode ser necessária a confirmação etiológica através de cultura, sorologia ou reação por cadeia de polimerase. A sorologia possui utilidade limitada em virtude do tempo para o resultado e da diversidade de sorotipos. A PCR é o método de escolha por possuir elevada sensibilidade e especificidade, além de ser rápida, necessitar de pequenas amostras e detectar o vírus no líquido cerebroespinhal.[124]

O diagnóstico diferencial é amplo e realizado conforme a manifestação clínica da enterovirose. Pode-se incluir urticária papular, impetigo, sarampo, rubéola, escarlatina, roséola, pitiríase rósea, estomatite aftosa, eritema multiforme, gengivoestomatite herpética, farmacodermia, entre outras.

A maioria das enteroviroses são autolimitadas e o tratamento consiste em medidas de suporte e das complicações, caso ocorram. Nas infecções graves pelo EV71, estudos *in vitro*, mostraram benefício do uso da imunoglobulina G (IgG), subclasse IgG3.[131] O Pleconaril, um antiviral, que atua na ligação à proteína do capsídeo viral e possui um amplo espectro, vem sendo estudado para uso em infecções graves, mostrando resultados satisfatórios.[137]

■ INFECÇÕES POR MIXOVÍRUS – SARAMPO

Introdução

O sarampo foi primeiramente descrito como uma entidade distinta dos outros exantemas em 900 a.C., pelo médico persa Muhammad Rhazes.[71] É uma doença viral exantemática extremamente contagiosa distribuída em todo o mundo. Após a introdução da vacina em 1963, o perfil de incidência, morbidade e mortalidade diminuíram drasticamente, porém persistindo entre as 10 doenças infecciosas de maior mortalidade no mundo.[127]

Epidemiologia

Conforme publicação da Organização Mundial da Saúde, em 2019, o número de casos notificados de sarampo atingiu o maior número desde 1996, aumentando para 869.770 casos da doença. O número de óbitos aumentou quase 50% desde 2016, totalizando cerca de 207.500 mortes neste mesmo ano. No ano de 2019, foram notificados 1282 casos de sarampo em 31 estados dos Estados Unidos, sendo a maioria em pessoas não vacinadas.[138] Neste mesmo ano, o Brasil perdeu a certificação de eliminação do vírus concedida em 2016 pela Organização Pan-Americana da Saúde, com a confirmação de 20.901 casos. Em 2021, foram notificados 2.306 casos suspeitos de sarampo no país, destes 688 foram confirmados nos estados do Amapá, Pará, Alagoas, São Paulo, Ceará e Rio de Janeiro. O maior número foi registrado no Amapá, com 78,9% dos casos em 13 municípios. A taxa de mortalidade foi maior em crianças menores de um ano de idade.[139]

A pandemia por covid-19 teve grande impacto nos programas de vacinação e nos sistemas de vigilância epidemiológica, o que pode ter influenciado nos baixos números de casos a partir do ano de 2019. Foi observado diminuição da cobertura vacinal em 27 países da região das Américas, sendo os menores números no Suriname, Venezuela, Panamá, Belize e República Dominicana.[140]

Os riscos de contrair a doença estão associados ao contato e viagens às áreas endêmicas ou epidêmicas. Em climas temperados as epidemias costumam ocorrer no final do inverno e início da primavera e nos climas tropicais no período das chuvas. Porém o principal risco de contaminação ocorre nos pacientes que não realizaram a vacina. Dados dos Estados Unidos mostram que boa parte dos casos de sarampo ocorreram em pessoas propositadamente não vacinadas.[141]

Etiopatogenia

O sarampo é causado por um vírus RNA, envelopado, de hélice simples, com 19 genótipos, membro da família *Paramyxoviridae* e do gênero *Morbillivirus*. Possui duas membranas proteicas que medeiam a entrada na célula hospedeira, a hemaglutinina que fixa o vírus na célula hospedeira e proteínas de fusão, responsáveis pela fusão da membrana viral na célula, penetração do vírus e hemólise.[71]

O vírus é extremamente contagioso, sendo que após a exposição, 90% dos indivíduos suscetíveis irão desenvolver a doença.

O contato com o vírus ocorre pelo ar, de uma pessoa a outra, através de grandes gotículas de saliva e menos comumente por pequenas partículas de aerossol ao tossir, espirrar, falar ou respirar. O vírus expelido pode permanecer vivo por até 2 horas em superfície ou no ar. O homem é o reservatório e a fonte de infecção. O período de incubação varia de 7 a 18 dias, com média de 10 dias até o aparecimento da febre e 14 dias até o início do exantema. O período de transmissão inicia 4 dias antes do surgimento do exantema e perdura por até 4 dias após o desaparecimento. Porém, pacientes imunodeprimidos podem transmitir o vírus por períodos mais prolongados.[71]

A penetração ocorre na mucosa do trato respiratório superior. A replicação viral inicia neste sítio e nos linfonodos, causando após 2 a 3 dias a primeira viremia. O vírus alcança o sistema reticuloendotelial, de onde se dissemina após 5 a 7 dias, numa segunda viremia, para o trato respiratório e outros órgãos.

Mães, previamente vacinadas, podem passar ao recém-nascido anticorpos através da imunidade induzida pela vacina.[127]

Apresentação clínica

O sarampo possui duas apresentações clínicas, a clássica e a atípica. O sarampo clássico possui uma evolução em estágios. No período prodrômico, cerca de 10 dias após a infecção, o paciente inicia com febre, tosse produtiva, coriza, conjuntivite não purulenta, fotofobia, aumento discreto dos linfonodos cervicais, dor abdominal (pelo aumento dos linfonodos intra-abdominais) e surgimento de manchas brancas com halo eritematoso na mucosa oral, conhecidas como sinal de Koplik. O segundo estágio é o do exantema, que surge 2 a 4 dias após o início da febre, quando os demais sintomas se acentuam. É caracteristicamente maculopapular, avermelhado e com distribuição cefalocaudal, inicia na região retroauricular e na face, segue para o tronco e extremidades, com duração de 5 a 6 dias. A terceira fase é o período de convalescença ou de descamação furfurácea, quando as manchas desaparecem, através de uma descamação fina, desaparecendo na mesma ordem que surgiram. Algumas crianças podem apresentar inapetência, diarreia e linfadenopatia.[71,127]

Em pessoas previamente vacinadas, esses sinais e sintomas podem ser leves ou até estarem ausentes, caracterizando o sarampo atípico. O sarampo atípico ocorre em indivíduos com imunidade parcial ao vírus. Foi relatado em pacientes vacinados com vacinas de vírus vivo atenuado ou morto (utilizadas na década de 1960), em não vacinados e em imunocomprometidos. Cursa com febre, pneumonia, derrame pleural, edema e exantema, este maculopapular ou petequial com surgimento inicial nas extremidades, mãos e pés, sendo raro atualmente.[142]

As complicações são mais comuns em menores de 5 anos ou maiores de 20 anos de idade, mulheres grávidas, imunodeprimidos e desnutridos, em especial, crianças com deficiência de vitamina A. As mais comuns envolvem o trato respiratório, como pneumonia e otite média, e o trato gastrointestinal, como diarreia. A pneumonia pode ser desencadeada pelo próprio vírus do sarampo, mas frequentemente é secundária a infecção bacteriana.[143]

A deficiência de vitamina A, além de estar associada a maior risco de complicações, relaciona-se com maior gravidade da doença. Na gravidez, a infecção pelo vírus do sarampo não está associada a nenhuma síndrome congênita, mas pode aumentar o risco de aborto, baixo peso ao nascer e morte materna e fetal.[142]

Existem três complicações no sistema nervoso central que são raras, mas extremamente graves. A encefalomielite disseminada aguda é uma doença inflamatória desmielinizante, que o corre em cerca de 1 a cada 1 mil pessoas com sarampo, geralmente dentro de 2 semanas da infecção. Apresenta-se com febre, fadiga, cefaleia, náuseas e vômitos e em casos mais graves, com convulsões, coma e morte. Outra complicação é a encefalite com corpúsculos de inclusão, que acomete pacientes imunocomprometidos após 6 a 12 meses da infecção. É caracterizada por declínio cognitivo, convulsões, podendo haver cegueira ou perda de audição, com rápida evolução para coma e óbito. A terceira é a panencefalite esclerosante subaguda, doença inflamatória neurodegenerativa, relacionada à persistência e mutação do vírus do sarampo, que acomete 1:10.000 a 1:100.000 casos após 5 a 10 anos da infecção. É mais frequente em indivíduos que tiveram a infecção abaixo dos 2 anos de idade e é caracterizada por progressiva deterioração cognitiva e motora, evoluindo para óbito.[142]

Diagnóstico

Conforme o Ministério da Saúde, é considerado caso suspeito de sarampo, todo paciente que apresentar febre e exantema maculopapular morbiliforme de direção cefalocaudal, acompanhados de um ou mais dos seguintes sinais e sintomas: tosse e/ou coriza e/ou conjuntivite, independentemente da idade e situação vacinal.

Para confirmação, é realizado sorologia, utilizando-se a técnica de ensaio imunoenzimático (Elisa) para detecção de anticorpos IgM específicos, soroconversão ou aumento na titulação de anticorpos IgG (aumento em mais de 4 vezes em coletas seriadas). A detecção de anticorpos IgM na fase aguda da doença ocorre desde os primeiros dias até 4 semanas após o aparecimento do exantema. O vírus também pode ser encontrado por PCR em amostras de orofaringe, nasofaringe, urina, líquor ou em tecidos do corpo (óbito), apresentando sensibilidade próxima de 100%. Recomenda-se a coleta até o sétimo dia a partir do início do exantema, preferencialmente, nos 3 primeiros dias, com prazo máximo de até 10 dias para realizar a identificação viral.[144]

Diagnóstico diferencial

O diagnóstico diferencial é realizado com outras doenças que cursam com exantema maculopapular, como rubéola, eritema infeccioso, roséola, enteroviroses, mononucleose infecciosa, infecção por citomegalovírus, síndrome do choque tóxico estafilocócico, escarlatina, doença de Kawasaki, infecção aguda pelo HIV, dengue, sífilis secundária e hepatite B.

Tratamento

O tratamento consiste em cuidados de suporte, uma vez que não existe uma terapia antiviral específica. É orientado cuidados com hidratação, suporte nutricional, higiene dos olhos, da pele e das vias aéreas e medicamentos antitérmicos. Em caso de infecções bacterianas secundárias como otite média ou pneumonia, deve ser feito uso de antibióticos conforme perfil de resistência.

A Organização Mundial da Saúde (OMS) recomenda o uso de vitamina A para crianças menores de 5 anos de idade nos países em desenvolvimento, pois o uso está associado a diminuição de mortalidade e morbidade.[145] Deve ser administrada uma vez ao dia, por 2 dias (uma dose no dia da suspeita e uma no dia seguinte). As doses recomendadas estão resumidas na Tabela 57.7.

Tabela 57.7 Dosagens recomendadas de vitamina A.

Crianças menores de 6 meses de idade	50.000 UI/dia
Crianças entre 6 e 11 meses de idade	100.000 UI/dia
Crianças com 12 meses de idade ou mais	200.000 UI/dia

Prevenção

A vacina contra o sarampo é a tríplice viral que, além do sarampo, previne também contra rubéola e caxumba (MMR, do inglês: *Measles, Mumps* e *Rubella*). A primeira dose deve ser tomada aos 12 meses de idade. Aos 15 meses, é necessária uma dose da vacina tetraviral, que corresponde à segunda dose da vacina tríplice viral mais uma dose da vacina contra a varicela. Caso haja atraso na vacinação, crianças de até 4 anos 11 meses e 29 dias ainda podem receber a vacina com o componente varicela. A partir dos 5 anos até os 29 anos de idade, deverão ser administradas 2 doses da vacina tríplice viral, com intervalo de pelo menos 30 dias entre as doses. Pessoas de 30 a 59 anos de idade devem receber uma só dose da vacina tríplice viral, caso não tenham sido vacinadas na idade correta. Trabalhadores da saúde devem receber duas doses da vacina tríplice viral. Casos suspeitos de sarampo, gestantes, imunodeprimidos, crianças abaixo dos 6 meses de idade e pacientes com história de reação alérgica grave após aplicação de dose anterior ou a algum de seus componentes não devem receber a vacina.

A vacinação de bloqueio deve ser realizada em até 72 horas após o contato com caso suspeito ou confirmado de sarampo, abrangendo os contatos a partir dos 6 meses de idade e considerando o histórico vacinal conforme o esquema preconizado pelo Programa Nacional de Imunizações, citado anteriormente. A dose de bloqueio em crianças de 6 a 12 meses não é válida para a rotina de vacinação, devendo-se manter as vacinas aos 12 e 15 meses.

A imunização passiva com uso de imunoglobulina deve ser considerada se a vacinação for contraindicada e deve ser realizada no período de até 6 dias da exposição. A dose intramuscular é de 0,5 mL/kg de peso com dose máxima de 15 mL.

A doença é de notificação compulsória nacional e deve ser notificado todo caso suspeito de sarampo em até 24 horas.[144]

RUBÉOLA

A rubéola é uma doença viral altamente contagiosa que afeta tanto crianças quanto adultos. Embora geralmente de curso benigno, a infecção intrauterina no primeiro trimestre da gestação acarreta graves complicações, incluindo aborto, natimortalidade e a síndrome da rubéola congênita (SRC).[146]

Epidemiologia

A incidência da rubéola reduziu enormemente desde que a vacina foi lançada, em 1969. Em 2006, 58% dos países no mundo já contavam com programa de imunização contra rubéola, incluindo 100% dos países industrializados. Em 2020, 173 países (89%) haviam introduzido vacinação contra a rubéola, com 84 (43%) dos países eliminando a transmissão do vírus.[147,148]

No entanto, ainda há inúmeros registros de epidemias da doença pelo mundo. Na Polônia, em 2013, houve surto de rubéola em homens adultos, resultado do restrito programa de vacinação estabelecido antes de 2004, que cobria apenas meninas de 13 anos.[149] Por motivo semelhante, ocorreu surto em homens de meia idade no Japão e na China em 2012.[150] No Brasil, houve um surto de rubéola no Rio Grande do Sul em 2005 e, nos anos de 2006 e 2007, elevados incrementos no número de casos confirmados e surtos nos estados do Rio de Janeiro, Minas Gerais, Ceará e São Paulo. Com intensificação da vigilância epidemiológica e campanha de vacinação de bloqueio ampliada em 2008, houve redução do número de casos, com o último caso de rubéola registrado neste ano no país e o último caso de SRC registrado em 2009. Em 2015 declarou-se eliminação da circulação do vírus da rubéola no Brasil.[151]

Etiopatogenia

A rubéola é causada por um RNA-vírus do gênero *Rubivírus*, pertencente à família *Togaviridae*. A transmissão ocorre através de gotículas de secreções nasofaríngeas de pessoas infectadas, que são transmissoras a partir de 5 a 7 dias antes e até 7 dias após o início do exantema.[146] Pacientes hospitalizados devem permanecer em isolamento por 7 dias, assim como crianças devem ser afastadas das atividades escolares por 7 dias após o início do exantema. Crianças acometidas pela SRC podem permanecer transmissoras durante todo o primeiro ano de vida.[127]

Apresentação clínica

Após o período de incubação, que varia de 14 a 21 dias, o quadro inicia com sintomas prodrômicos inespecíficos, como febre baixa, tosse, artralgia e sintomas respiratórios altos.

O exantema da rubéola é caracteristicamente maculopapuloso com eritema discreto, que inicia na face e progride para o tronco e extremidades nas primeiras 24 horas. O exantema é discreto e tende a regredir em 2 a 3 dias, sem descamação – diferentemente do que ocorre no sarampo.

Pode ocorrer linfadenopatia pós-auricular e suboccipital dolorosa, assim como a ocorrência de máculas petequiais eritematosas no palato mole (manchas de Forchheimer) e conjuntivite, porém mais da metade dos pacientes são assintomáticos. Adolescentes e adultos são mais propensos a apresentar quadro sintomático e febre associada. Entre adultos infectados, poliartralgia transitória ou poliartrite ocorrem com maior frequência, particularmente em mulheres, podendo ocorrer tanto no período prodrômico, como durar de 2 a 3 semanas após o exantema ter desaparecido, não sendo necessário nenhum tratamento específico.[127,146,152]

SÍNDROME DA RUBÉOLA CONGÊNITA

O vírus da rubéola é ainda um importante problema de saúde pública em decorrência dos efeitos teratogênicos, do risco de aborto e da natimortalidade ocasionados pela infecção materna durante a gestação, especialmente nos países sem cobertura universal de vacinação.[153,154]

Na infecção materna, o vírus atravessa a placenta e pode infectar o feto em desenvolvimento, com efeitos devastadores quando a infecção ocorre no primeiro trimestre. Em gestantes infectadas que desenvolvem exantema nas primeiras 12 semanas de gestação a frequência de infecção congênita é maior do que 80%, declinando após, sendo que após a 16ª semana de gestação não há risco de desenvolvimento da SRC.[153]

As manifestações da SRC podem estar presentes ao nascimento ou aparecer após meses ou anos de vida, e incluem exantema purpúrico, hepatoesplenomegalia, lesões ósseas, defeitos oculares e auditivos que podem resultar em cegueira e surdez, além de anomalias cardiovasculares e no sistema nervoso central, como microcefalia e retardo mental. Em países sem cobertura vacinal adequada, a SRC é a maior causa não genética de surdez congênita. Alterações imunes estão associadas ao desenvolvimento de diabetes *mellitus* tipo 1 como manifestação tardia da SRC.[155]

Diagnóstico

A suspeita clínica de rubéola deve ser sempre confirmada por sorologia. Uma elevação de IgM específica para rubéola ou elevação igual ou superior a 4 vezes da IgG específica em intervalo de 2 semanas são geralmente diagnósticas. Falsos positivos podem ocorrer no curso de outras infecções virais e o teste de avidez para IgG pode ser útil – baixa avidez de IgG pode ser vista nas infecções primárias recentes e alta avidez é associada com infecção passada ou reinfecção. Além disso, o fator reumatoide pode ser positivo nos pacientes com rubéola.

Através da PCR, o vírus pode ser detectado em secreções nasofaríngeas e na urina.[146] Para a infecção congênita, o método diagnóstico de escolha é a cultura viral da nasofaringe e, após o quinto mês de vida, pode-se realizar teste sorológico.[71]

Diagnóstico laboratorial da rubéola
Elevação de IgM-específica
Elevação de IgG-específica ≥ 4 vezes em intervalo de 2 semanas

Diagnóstico diferencial

O diagnóstico diferencial se faz com outras causas de exantemas febris. Infecção por parvovírus B19, HHV-6, dengue e sarampo devem ser considerados, de acordo com a faixa etária e a área geográfica.[155]

Abordagem terapêutica

O tratamento tanto para a forma adquirida quanto congênita é sintomático e de suporte. Até o momento, não há terapia antiviral eficaz disponível.

Vacinação

A vacina contra rubéola é a tríplice viral (MMR) já citada anteriormente. É altamente eficaz, e permanece como principal estratégia para controle e eliminação da rubéola e da SRC. A MMR é utilizada na primeira dose, que é recomendada aos 12 meses. Para a segunda dose, que é recomendada aos 15 meses, é utilizada a vacina tetraviral, que além do sarampo, rubéola e caxumba, já inclui também o imunizante para a varicela. A vacina confere imunidade por cerca de 20 anos, porém, por menor tempo do que a imunidade adquirida após infecção, o que explica maior suscetibilidade entre mulheres em fase reprodutiva que só foram vacinadas na infância. Justifica-se assim a recomendação de dose adicional da vacina no final da adolescência como parte do programa de imunização.[156]

No Brasil a partir de 2017 houve a introdução de uma dose adicional para a população de 20 a 29 anos, buscando-se a correção da falha vacinal nesse grupo, já citada anteriormente nesse capítulo, no tópico sobre sarampo. Adultos de 30 a 59 anos, independente do seu *status* vacinal podem receber uma dose da MMR. Para os profissionais da saúde, na faixa etária de 30 a 59 anos, a recomendação é 2 doses, com intervalo mínimo de 1 mês.[151]

■ INFECÇÃO POR PARVOVÍRUS

A família *Parvoviridae* contém duas subfamílias: *Parvoriniae*, que abrange os vírus que infectam mamíferos e aves e *Densovirinae*, que inclui os que infectam artrópodes. A subfamília *Parvoriniae* divide-se em oito gêneros, sendo *Eritroparvovírus* o gênero do parvovírus B19, vírus de interesse médico. Foi identificado no Reino Unido, em 1975, por microscopia eletrônica durante avaliação de testes para hepatite B. Ganhou este nome em razão do rótulo usado no frasco que continha a amostra de plasma a partir do qual o vírus foi isolado. Sua primeira associação com doença humana foi em 1981. Embora a maioria dos casos de infecção por parvovírus B19 (PVB19) seja assintomática, o eritema infeccioso ou quinta doença, é uma das manifestações clínicas mais importantes.[157]

Epidemiologia

A infecção por PVB19 é mais comum na infância, e a soropositividade é encontrada em cerca de metade dos adolescentes até 15 anos e em mais de 80% da população idosa. A distribuição é global, com maior incidência no inverno e primavera, e pequenas epidemias ocorrem em padrão cíclico a cada 6 anos, aproximadamente.[146,158]

Etiopatogenia

O PVB19 é o único parvovírus conhecido a infectar seres humanos. É um vírus de DNA icosaédrico de hélice única e não envelopado com 22 a 26 nm. Replica-se em células mieloides proliferantes da medula óssea e fígado fetal, inibindo a eritropoiese, resultando em alterações hematológicas variadas, mais graves em pacientes com hemoglobinopatias, conhecidas como crise aplásica transitória. A resposta humoral é dominante na infecção por parvovírus B19 e a produção de anticorpos inicia com o desaparecimento do vírus no plasma sanguíneo. Anticorpos IgG parecem conferir proteção prolongada contra reinfecção.[158]

O vírus é transmitido através de gotículas do trato respiratório eliminadas por pacientes em fase de viremia. Transmissão vertical pode ocorrer em 30% das gestantes infectadas, especialmente no segundo trimestre de gestação, e a infecção fetal pode ocasionar aborto, morte fetal, anemia grave e hidropisia fetal.[158] Menos comumente, pode ocorrer transmissão através de transfusão sanguínea ou transplante de medula óssea.[159]

■ ERITEMA INFECCIOSO

O eritema infeccioso é a apresentação clínica mais comum da infecção por PVB19. O período de incubação varia de 6 a 18 dias. A viremia dura de 7 a 10 dias após a exposição e cursa com reticulocitopenia, cessando com o surgimento de anticorpos anti-B19 IgM em torno do décimo dia. Uma semana após surgem anticorpos IgG, quando se iniciam as manifestações dermatológicas. É importante observar que pacientes que apresentam o exantema não são mais contagiosos, pois a viremia já cessou.[159]

Pródromos de febre baixa e sintomas gripais podem estar presentes, coincidindo com a fase de replicação viral. Duas a três semanas depois surge o exantema característico, que inicia com eritema macular proeminente nas bochechas, poupando a crista nasal e a região perioral, popularmente conhecido como "face esbofeteada" (Figura 57.31).

O segundo estágio ocorre 1 a 4 dias após, com máculas e pápulas eritematosas em padrão rendilhado principalmente nos membros, menos intenso no tronco (Figura 57.32). Este exantema é evanescente, dura de 1 a 3 semanas, e pode recorrer com exposição ao sol ou ao calor.[127]

Artralgia ou artrite ocorre em 10% dos casos de eritema infeccioso, acometendo pequenas articulações das mãos, punhos, tornozelos e joelhos. Também possuem caráter autolimitado. Em adultos, o exantema é mais sutil, e as manifestações sistêmicas e articulares mais proeminentes.[159]

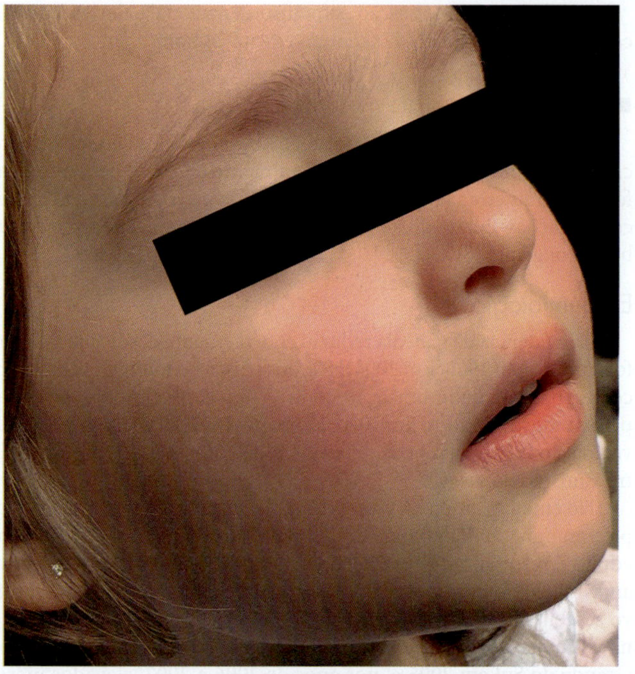

■ **Figura 57.31** Eritema infeccioso, face esbofeteada.

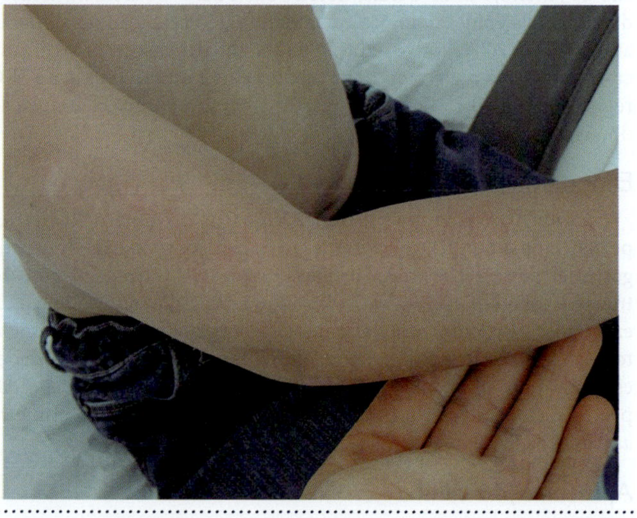

■ **Figura 57.32** Eritema infeccioso, lesões rendilhadas nos braços.

Pacientes com crise aplásica transitória apresentam-se com palidez, fraqueza e letargia secundárias a anemia grave. Na maioria dos casos o quadro é autolimitado, com restabelecimento da eritropoiese logo que a viremia diminui, geralmente dentro de 1 a 2 semanas. No entanto, em casos raros, pode ser fatal pela anemia grave que precipita quadros de insuficiência cardíaca congestiva, acidente vascular cerebral e sequestro agudo esplênico.

Existem também quadros subagudos e crônicos, especialmente em pacientes imunossuprimidos, que não possuem resposta imune adequada para combater a viremia. Nestes casos há aplasia ou hipoplasia permanente das células eritroides, cursando com anemia crônica.[158]

Diagnóstico e exames complementares

O diagnóstico baseia-se nas características clínicas, e a sorologia pode ser útil em casos atípicos ou severos. Imunoensaio enzimático para IgG e IgM específicas possuem alta sensibilidade e especificidade. A detecção de IgM é mais útil clinicamente, pois permanece positiva por até 2 a 3 meses após a infecção aguda. Técnicas de hibridização de DNA e PCR são particularmente úteis para pacientes imunocomprometidos.[127,159]

Anemia, reticulocitopenia, trombocitopenia ou até mesmo pancitopenia podem estar presentes. A biópsia cutânea não tem grande utilidade no diagnóstico.[159]

Diagnóstico diferencial

Os diagnósticos diferenciais do eritema infecioso incluem outras infecções que se apresentam com exantema, como rubéola, roséola, sarampo e infecções por estreptococos do grupo A.

Abordagem terapêutica

O tratamento da infecção por parvovírus B19 é sintomático e de suporte. Não há terapia antiviral específica, e a maioria das infecções são autolimitadas.

Anti-inflamatórios não esteroidais podem ser usados nos casos de artropatia sintomática. Em pacientes imunocomprometidos com risco de graves complicações, a imunoglobulina endovenosa pode ser uma opção para tratamento da anemia, auxiliando na recuperação da hematopoiese.

Um aspecto importante para todos os pacientes é a identificação de contato recente com populações de risco para doença grave, para orientação e monitoramento dos expostos. Populações vulneráveis incluem aqueles com doenças hematológicas, imunossuprimidos e gestantes.[159]

SÍNDROME PURPÚRICO-PAPULAR EM "LUVAS E MEIAS"

A síndrome purpúrico-papular em luvas e meias foi primariamente descrita em 1990 e possui poucos casos relatados na literatura. Parvovírus B19 tem sido descrito como o agente causador da doença em dois terços dos casos. Outras etiologias infecciosas já foram relatadas, como o coxsackievírus B6 e o HHV-6.[127]

Ocorre geralmente em adultos jovens, com maior incidência na primavera, e caracteriza-se por edema e eritema nas palmas das mãos e plantas dos pés, com petéquias e púrpura. Os pacientes queixam-se de sensação de queimação e prurido nesses locais. Envolvimento de outros sítios como cotovelos, joelhos, porção interna da coxa, nádegas, genitália e mucosa oral também já foram relatados.[160]

Enantema erosivo e petéquias no palato, faringe e língua podem estar presentes, além de sintomas sistêmicos brandos, como astenia, febre baixa, mialgias e linfadenopatias. Em pacientes saudáveis, evolui com resolução espontânea dentro de 1 a 2 semanas e o tratamento é de suporte. Em indivíduos imunocomprometidos a doença pode ser mais duradoura e desencadear anemia e prurido persistentes.[127]

O diagnóstico baseia-se nos achados clínicos e pode ser corroborado por achados laboratoriais como leucopenia, anemia, trombocitopenia e elevação de enzimas hepáticas. A confirmação diagnóstica com sorologia pode ser necessária nos casos de crise aplásica ou nas infecções em pacientes imunossupressos.[160]

O diagnóstico diferencial inclui síndrome de Gianotti-Crosti, doença mão-pé-boca, eritema multiforme, púrpura de Henoch-Shonlein, doença de Kawasaki.[161]

Há evidências de que a doença ocorra durante a fase de viremia e pode, portanto, ser contagiosa na fase clínica[127]

Em razão do seu caráter autolimitado, o tratamento é de suporte, com analgésicos e anti-inflamatórios para alívio da dor e febre. Em raros casos há necessidade de transfusão sanguínea ou imunoglobulina intravenosa.[160]

SÍNDROME DE GIANOTTI-CROSTI – ACRODERMATITE PAPULOSA INFANTIL

Epidemiologia

A síndrome de Gianotti-Crosti, ou acrodermatite papular da infância, é uma dermatose autolimitada, de início agudo e distribuição caracteristicamente acral, que acomete preferencialmente crianças na faixa etária entre 2 e 6 anos, e mais raramente adultos jovens. Apresenta distribuição mundial e tende a predominar na primavera e no início do verão.[162]

Embora seja uma dermatose incomum, cinco epidemias já foram registradas. Três delas ocorreram no Japão, com maior número de pessoas acometidas e forte associação com HBV. Outras duas, com menor número de pacientes, ocorreram na Índia e na Itália – nesta última, todos os casos foram associados ao EBV.[163] A síndrome de Gianotti-Crosti ocorre em todo o mundo, porém sua prevalência e incidência são desconhecidas, sendo provavelmente subdiagnosticada.[164]

Essa erupção tem sido associada a uma variedade de agentes infecciosos e é considerada por alguns autores não como uma virose, mas como uma reação associada a infecções virais e imunizações.[165]

Etiopatogenia

Embora o mecanismo fisiopatológico não esteja totalmente esclarecido, acredita-se que o exantema seja uma resposta cutânea a determinados gatilhos imunológicos, através de uma reação de hipersensibilidade do tipo IV contra antígenos – virais, bacterianos ou imunizações recentes.[127]

A síndrome foi classicamente descrita em associação ao HBV, mas hoje o EBV é o agente mais comumente identificado. Outros agentes virais, bacterianos e vacinas, passíveis de relação causal, estão descritos no Quadro 57.4.[166] Quanto à relação com imunizações, a incidência de SGC parece ser maior com vacinas combinadas ou quando há infecção viral presente no momento da vacinação – sugerindo que talvez mais de um estímulo imune seja necessário para o desenvolvimento da síndrome.[167,168]

Há evidências que mostram alta prevalência de dermatite atópica, história familiar de atopia e de níveis elevados de IgE total e específica entre os casos de SGC, sugerindo a atopia como fator predisponente.[169]

Quadro 57.4 Agentes associados à SGC.

Virais
Vírus Epstein-Barr
Hepatites A, B e C
Citomegalovírus
HHV-6
Coxsackievírus A16, B4 e B5
Parvovírus B19
Molusco contagioso
Poxvírus
Rotavírus
Vírus sincicial respiratório
Echovírus
Vírus da caxumba
Parainfluenza
HIV
Bacterianos
Streptococcus do grupo A
Mycoplasma pneumoniae
Borrelia burgdorferi
Bartonella henselae
Pós-vacinação
Influenza
MMR
Hepatites A e B
DPT
Poliomielite oral
BCG
Haemophilus influenzae tipo B

Apresentação clínica

O quadro é caracterizado por início abrupto de pápulas ou seropápulas múltiplas, monomórficas, róseas ou eritemato-acastanhadas, que se tornam confluentes. A distribuição é simétrica na face, nas nádegas e nas extremidades – especialmente faces extensoras. As lesões são geralmente assintomáticas, mas ocasionalmente apresentam prurido (Figura 57.33).[162]

As mucosas, o tronco, as palmas e as plantas são habitualmente poupadas, embora alguma extensão para o tronco não exclua o diagnóstico. A erupção persiste por mais de 6 semanas em uma grande proporção dos pacientes, mas a resolução completa geralmente ocorre em até 2 meses, com descamação pitiriasiforme.

O quadro cutâneo pode ser precedido por um quadro de infecção de vias aéreas superiores ou diarreia. O exantema pode ser acompanhado de febre baixa, linfadenopatia de localização variável (cervical, inguinal ou axilar) e hepatomegalia. Fenômeno de Koëbner pode estar presente. A recorrência é rara.[162,163]

Diagnóstico

O diagnóstico é clínico, pela presença de lesões compatíveis com distribuição característica. Biópsia cutânea geralmente não é necessária. Os achados histopatológicos são inespecíficos e incluem acantose epidérmica, hiperceratose e infiltrado linfo-histiocitário perivascular na derme, com dilatação de capilares dérmicos. Investigação para hepatites ou identificação do agente causal geralmente não é necessária, mas pode ser indicada em casos selecionados.[163]

Diagnóstico diferencial

SGC faz diagnóstico diferencial com outros exantemas virais, erupções por medicamentos, eritema multiforme, eczema herpético, púrpura de Henoch-Schönlein, síndrome das luvas e meias papulares-purpúricas, doença de Kawasaki, doença mão-pé-boca, líquen plano, urticária papular e dermatite atópica.

Abordagem terapêutica

Não é necessário nenhum tratamento específico, em virtude do seu caráter de benignidade.

Anti-histamínicos orais ou antipruriginosos tópicos podem ser úteis para alívio sintomático. A efetividade dos corticosteroides tópicos não é bem estabelecida. A ribavirina tem sido utilizada em casos prolongados ou debilitantes, mas necessita de mais estudos quanto a sua eficácia.[162,166]

Nos casos induzidos por vacina, não há contraindicação para doses subsequentes.[170]

■ INFECÇÕES POR POXVÍRUS

Varíola

Introdução

Os primeiros relatos da doença datam de 1500 a.C. e, até o século passado, a varíola assolou a humanidade e foi responsável por mais de meio milhão de mortes por ano apenas na Europa medieval. Alguns autores a consideram a pior epidemia do mundo até o momento.[171,172]

O último caso de varíola registrado ocorreu em 1977, e em 1980 a doença foi declarada erradicada pela WHO, após uma grande campanha de vacinação global durante as décadas de 1960 e 1970.[171]

Etiologia

A varíola é causada pelo *Poxvírus variolae*, um *Orthopoxvirus* da família *Poxviridae*. Infecta exclusivamente o ser humano, é altamente contagiosa e cursa com altos índices de mortalidade.

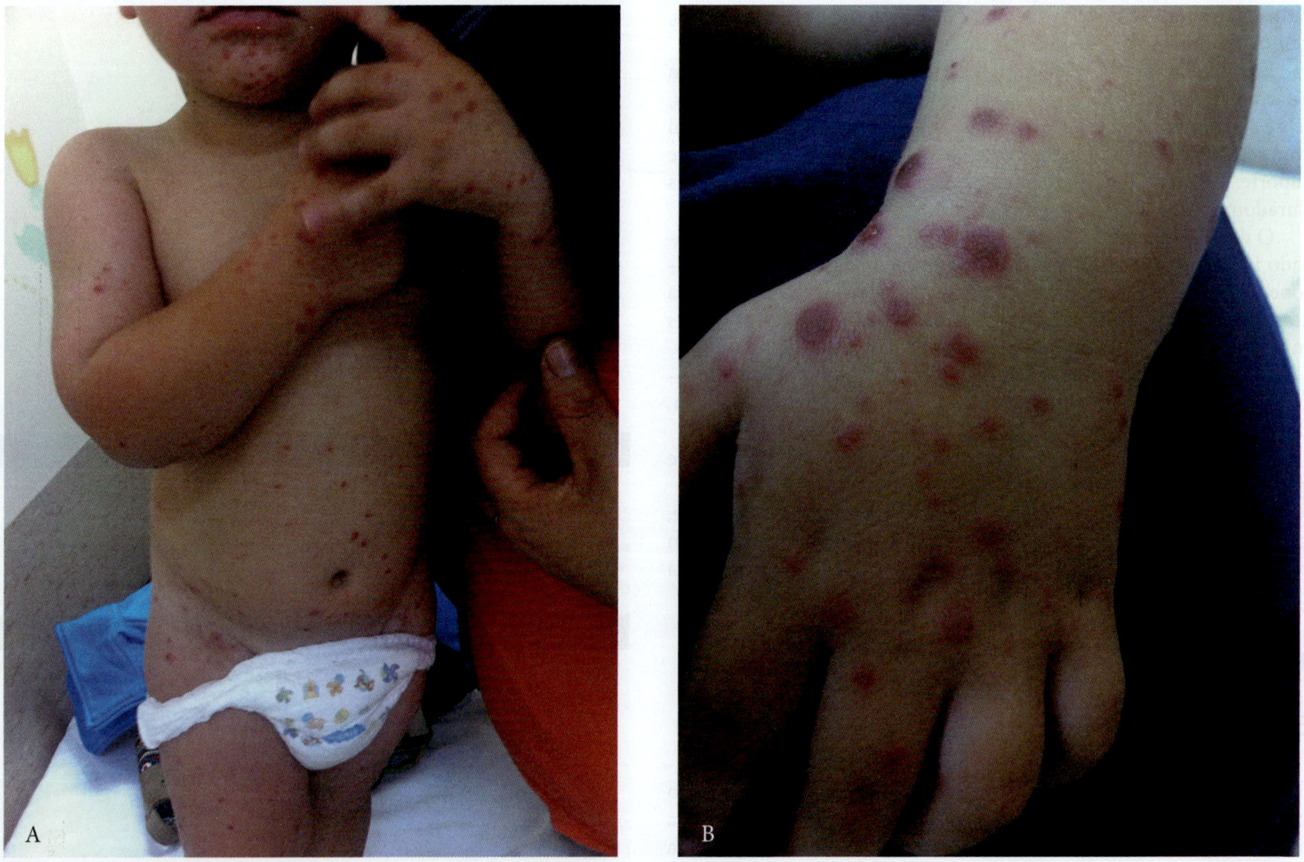

A B

■ **Figura 57.33** (**A** e **B**) Síndrome de Gianotti-Crosti.

Clínica

A transmissão da varíola ocorre através de gotículas ou aerossóis e, menos comumente, através do material das vesículas. Após um período de incubação de 10 a 14 dias iniciam pródromos de febre e sintomas constitucionais. Após 1 a 4 dias do início da febre surge o exantema, que apresenta distribuição centrífuga e inicia como máculas e pápulas, como progressão para vesículas umbilicadas, pústulas e crostas, sucessivamente, durante cerca de 2 semanas. O paciente é contagioso a partir do início do exantema, e o período de transmissibilidade cessa com a regressão das crostas.[173]

A letalidade da doença aproxima-se de 25%, e podem ocorrer complicações cicatriciais severas, como cegueira.[171]

- **Diagnóstico:** a suspeição é clínica e o diagnóstico pode ser feito por sorologia, cultura de células, PCR ou microscopia eletrônica. Casos suspeitos devem ser imediatamente notificados às autoridades.[173]
- **Tratamento:** não há tratamento específico aprovado, embora dois medicamentos - tecovirimat e cidofovir lipossomal - estejam em fase de teste, e podem ser úteis em caso de novos surtos da doença.[173]
- **Vacina:** em virtude da erradicação da doença, bem como aos eventos adversos relacionados a vacina, a vacinação é restrita aos meios militares e de pesquisa diretamente relacionada ao vírus.[171]

Efeitos adversos da vacina contra a varíola
▪ Vaccínia progressiva: necrose na área da vacina
▪ Vaccínia generalizada: lesões cutâneas dispersas, não necessariamente relacionadas ao local da vacina
▪ Eczema *vaccinatum*: disseminação local ou generalizada do vírus em pacientes atópicos
▪ Miocardite/pericardite
▪ Encefalite

Monkeypox

Monkeypox, a varíola do macaco, é uma doença zoonótica rara, reconhecida inicialmente no Congo e episodicamente relatada nas regiões central e ocidental da África. Estudos recentes têm relatado a preocupação com o surgimento de casos de monkeypox em humanos, fora dessa região. Há casos relatados na Europa, América do Norte e Austrália.[174-176] É causada pelo vírus monkeypox, que pertence à família *Poxviridae*, subfamília *Chordopoxvirinae* e gênero *Orthopoxvirus*,[177] de quem o vírus da varíola humana está filogeneticamente próximo.

Os casos relatados até agora não têm ligações de viagem estabelecidas para uma área endêmica, sugerindo que a transmissão seja inter-humana. Com base nas informações atualmente disponíveis, os casos foram identificados principalmente, mas não exclusivamente, entre homens que fazem sexo com homens (HSH).[178]

A varíola dos macacos resulta em uma doença semelhante à varíola. Os sintomas incluem febre, mal-estar, dor de cabeça e, às vezes, dor de garganta e tosse. Uma característica distintiva da varíola dos macacos da varíola humana é a linfadenopatia, intensa e em várias cadeias linfonodais. Isso geralmente ocorre com o início da febre, 1 a 2 dias antes do início do exantema ou raramente com o início do exantema.

Dados históricos indicaram que a vacinação contra a varíola com o vírus vaccínia (outro *ortopoxvirus*) confere proteção de aproximadamente 85% contra a varíola dos macacos.[179] Entretanto, após a erradicação da varíola em 1980, a vacinação de rotina contra a varíola não é mais indicada, e já se passaram quatro décadas desde qualquer programa de vacinação para *ortopoxvirus*,[180] ou seja, não existem mais populações imunologicamente protegidas para esses vírus, o que facilitaria uma eventual disseminação inter-humana da doença.

A OMS considera provável a identificação de mais casos e a posterior disseminação nos países que já relataram casos e para outros países. Qualquer paciente com suspeita da varíola do macaco deve ser investigado e, se confirmado, isolado até a completa resolução das crostas. Os países devem estar alertas para sinais relacionados a pacientes que apresentam erupção cutânea atípica que progride em estágios sequenciais – máculas, pápulas, vesículas, pústulas, crostas, no mesmo estágio de desenvolvimento em diversas áreas do corpo – que podem estar associados a febre, linfonodos aumentados, dor nas costas e dores musculares.[178]

Vaccínia

O vírus da vaccínia (VACV) e o vírus cowpox são agentes causadores de doença em bovinos, e apresentam reatividade sorológica cruzada com outros membros da família *Poxviridae*. A doença bovina cursa com lesões no úbere da vaca e pode ser transmitida ao homem através do contato direto durante a ordenha, resultando em lesões nos locais de contato, geralmente mãos e braços.[181]

Em 1796, o médico inglês Edward Jenner observou que trabalhadores que entravam em contato com animais pacientes não adquiriam a varíola ou apresentavam uma forma mais branda da doença. Esta constatação levou à criação de um método de imunização a partir da inoculação de material coletado das lesões de bovinos, que foi denominado *vaccination*, derivado do latim *Vacca*.[182,183]

Sendo assim, a vacina tradicional para varíola contém o VACV e é administrada via escarificação da pele, causando uma infecção localizada pelo VACV que estimula o sistema imunológico. Embora altamente efetiva, a capacidade replicativa do vírus pode gerar infecção generalizada e efeitos adversos importantes.[184]

A partir dessas considerações, o uso rotineiro da vacina para varíola foi interrompido após a erradicação da doença. Isso traz preocupação quanto às chances de reaparecimento da varíola a partir de cepas preservadas em laboratórios, pois a maioria da população é suscetível. Há grande temor quanto à utilização do vírus da varíola como arma biológica em guerras ou ataques terroristas.[173]

Novas vacinas com vírus atenuados têm sido estudadas, com bom perfil de segurança para pacientes atópicos ou infectados pelo HIV, populações mais propensas a desenvolver efeitos adversos à vacina tradicional.[184,185]

Cowpox

Cowpox é uma dermatozoonose rara que, apesar do seu nome, acomete principalmente gatos e humanos. A doença é causada pelo Cowpox vírus (CPXV), um vírus pertencente ao gênero *Orthopoxvirus* e intimamente relacionado aos demais pertencentes deste grupo, como os vírus da vaccínia, da varíola e o monkeypox vírus. A doença é geralmente autolimitada, exceto em imunocomprometidos e pacientes atópicos, que podem desenvolver forma severa e até mesmo fatal da doença.[186]

CPXV é transmitido para o homem através do contato direto com animais infectados. Acreditava-se inicialmente que o gado era o reservatório natural do vírus. Hoje considera-se que roedores selvagens são os verdadeiros reservatórios, transmitindo-o para animais domésticos, principalmente gatos, que por sua vez transmitem a doença ao homem.[187,188]

A eliminação da varíola nas décadas de 1970 e 1980 levou à supressão dos casos de cowpox pela reatividade cruzada com o VACV. Atualmente, com o fim da vacinação contra varíola, o número de casos de cowpox em humanos vem aumentando. A doença é mais prevalente na Europa, na Rússia, e nas regiões central e norte da Ásia.[186]

O vírus infecta o homem através de abrasões cutâneas, causando lesões que iniciam como máculas e evoluem em estágios sucessivos para pápula, vesícula, pústula e úlcera, culminando em escaras, durante um período de 2 semanas. A localização se dá principalmente nas mãos e na face. O período de incubação varia de 7 a 12 dias. Linfadenopatia e sintomas como mialgia, cefaleia, náuseas são comuns. O diagnóstico pode ser feito por meio de PCR, isolamento do vírus, sorologia e microscopia eletrônica.[187]

Não há tratamento específico estabelecido. Cidofovir tem demonstrado eficácia nos testes *in vitro* e pode ser uma opção em casos complicados.[186]

Doença de Orf ou ectima contagioso

A doença de Orf, ou ectima contagioso, é uma zoonose causada pelo vírus Orf, um parapoxvírus que infecta ovelhas e cabras e, eventualmente, humanos. A transmissão ocorre através de contato direto ou indireto com animais infectados ou objetos contaminados.[189]

As lesões costumam se apresentar no dorso das mãos e dedos, mas outros locais como face, axila e genitais já foram descritos. Pacientes imunocompetentes geralmente possuem uma única lesão que evolui classicamente por 6 estágios. Inicia como uma mácula ou pápula eritematosa 3 a 7 dias após a inoculação, a qual evolui com centro necrótico circundado por halo eritematoso. Após, inicia a fase aguda caracterizada por nódulo exsudativo com umbilicação central. Em seguida, o nódulo forma crosta na fase regenerativa. Na sequência a lesão adquire característica de papiloma, evoluindo para o estágio de regressão, geralmente sem deixar cicatrizes. O curso da infecção leva de 6 a 8 semanas. Sintomas constitucionais podem estar presentes como febre, cansaço e linfadenopatia.[190]

Pacientes imunossuprimidos podem apresentar lesões atípicas, muito dolorosas, persistentes e grandes.

As complicações associadas incluem infecção bacteriana secundária, erisipela e linfangite. A doença de Orf pode induzir reações imunológicas secundárias como eritema multiforme. Estima-se que 7% a 18% dos pacientes desenvolvem essa manifestação, a qual geralmente inicia 2 a 4 semanas após a lesão inicial.[191]

O diagnóstico é realizado através da apresentação clínica clássica, associado aos dados epidemiológicos de contato com animais. Em alguns casos pode ser realizado biópsia, sendo os achados variáveis a depender do estágio da lesão.[191]

O diagnóstico diferencial inclui nódulo dos ordenhadores, leishmaniose cutânea, antraz cutâneo, furúnculo, tularemia, granuloma piogênico.

Em razão do caráter autolimitado da doença, nenhum tratamento específico é necessário para indivíduos imunocompetentes. Há a recomendação de uso de antissépticos para a prevenção de infecção bacteriana secundária. Pacientes imunocomprometidos podem desenvolver lesões grandes e persistentes, as quais necessitarão de alguma intervenção. É descrito na literatura o uso de crioterapia, curetagem, imiquimode ou cidofovir tópico.[190]

▪ NÓDULO DOS ORDENHADORES OU PSEUDOVARÍOLA

Causada pelo vírus paravaccínia – outro parapoxvírus – é clínica e histologicamente muito semelhante à doença de Orf, sendo estes quadros diferenciados por dados epidemiológicos. A primeira é endêmica em bovinos e a segunda entre ovinos e caprinos.[189]

O diagnóstico baseia-se na clínica associada a histórico de contato com animais. Em casos duvidosos, pode ser confirmado por histopatológico, microscopia eletrônica, sorologia ou PCR do fluido lesional.[127,190]

O tratamento é de suporte, já que costuma regredir espontaneamente dentro de aproximadamente 6 semanas. O imiquimode tópico pode ser utilizado em casos selecionados. Pastores, açougueiros, veterinários e fazendeiros são ocupações de risco para estas doenças, e o uso adequado de luvas é a principal medida preventiva.[127,190]

▪ MOLUSCO CONTAGIOSO

Epidemiologia

O molusco contagioso (MC) é uma doença que acomete preferencialmente crianças, com o pico de incidência entre 1 e 4 anos de idade. Apesar de menos comum, pode acometer adolescentes e adultos, nesses casos a doença geralmente está associada à transmissão sexual e à imunodepressão (p. ex., em pacientes com AIDS), quando o quadro tende a ser mais grave e difuso.[192]

A incidência anual, englobando todas as faixas etárias, é estimada em 2,01 a cada 1 mil pacientes. Já no grupo de 1 a 4 anos, encontra-se em 10,2 a cada 1 mil pacientes. A prevalência mundial geral é de 5% a 7,5% e nos pacientes imunocomprometidos fica entre 5% e 18% e parece ser maior em climas quentes. Especificamente nos pacientes HIV positivo, a prevalência aumenta significativamente, atingindo valores de até 33% em pacientes com contagem de células CD4+ abaixo de 100 mL.[193]

A doença está associada à dermatite atópica, as lesões tendem a surgir nas áreas de dermatite ou de eczema e as crianças portadoras de dermatite atópica podem ter uma apresentação mais disseminada.[127] A relação entre dermatite atópica e molusco contagioso pode ser explicada pela quebra da barreira cutânea somada às mudanças imunológicas dos pacientes atópicos. Osio e colaboradores sugerem que o uso frequente de corticosteroides tópicos e inibidores da calcineurina possa ser considerado como fator contribuinte para o aparecimento das lesões virais nesses pacientes. Em longo prazo, a história natural do molusco contagioso parece não diferir entre crianças com e sem diagnóstico de dermatite atópica.[194]

Outras associações do molusco são observadas em crianças que frequentam piscinas, em portadores de doenças que comprometam a imunidade ou uso de medicamentos imunossupressores.[195]

Etiopatogenia

O molusco contagioso é causado por um DNA vírus da família *Poxvírus* e gênero *Molluscipox*. Entre os quatro subtipos identificados, o genótipo 1 é o responsável por cerca de 90% dos casos relatados nos Estados Unidos. A transmissão ocorre pelo contato direto com a pele da pessoa contaminada (o qual pode ser através da relação sexual), por fômites (toalhas, piscinas) ou por autoinoculação. O período de incubação varia de 7 dias a 3 meses e a transmissão ocorre enquanto existirem as lesões. A doença apresenta um curso indolente e tende a desaparecer espontaneamente em até 2 anos.[193]

Apresentação clínica

As lesões características do MC são pápulas róseas de 1 a 10 mm, indolores, geralmente múltiplas e com umbilicação central. Acomete mais frequentemente a face, pálpebras, regiões axilares, fossa antecubital e poplítea, tronco e extremidades (Figura 57.34). Quando acomete a mucosa, os sítios mais comuns são a região perianal, orbital e oral. Lesões genitais ocorrem em adolescentes e adultos; quando observadas em crianças podem sugerir abuso sexual. A doença é rara em palmas e plantas.[71]

Diagnóstico

O diagnóstico é clínico através da história e da avaliação do aspecto das lesões. A dermatoscopia pode ser útil durante o exame físico (Figura 57.35), sendo possível visualizar o orifício da umbilicação central e padrões vasculares característicos como vasos em coroa, puntiforme e radial, além do padrão combinado em flor.[196, 197]

Quando necessário, pode-se realizar biópsia, que através da coloração com eosina e hematoxilina revela queratinócitos contendo corpos de inclusão citoplasmática eosinofílicos, também conhecidos como corpos de Henderson-Paterson.[198]

Exames complementares

Em alguns casos sugere-se investigação de imunodeficiência, como em apresentações atípicas, lesões disseminadas, lesões na face de adulto, lesões que não respondem ao tratamento ou molusco contagioso gigante.

Diagnóstico diferencial

O diagnóstico diferencial varia conforme a faixa etária, o estado imunológico e a localização das lesões e está sintetizado no Quadro 57.5.

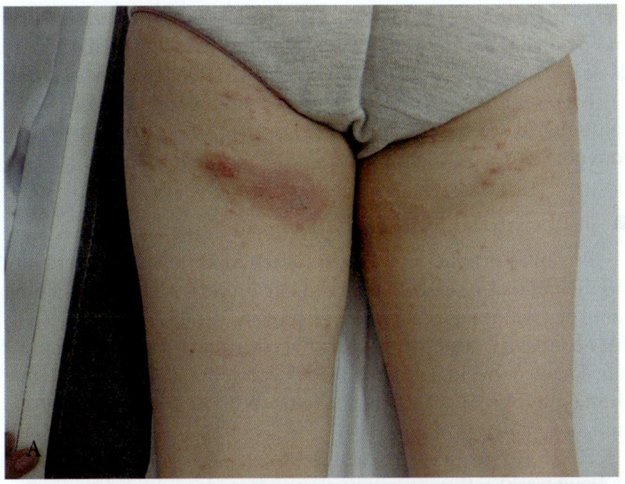

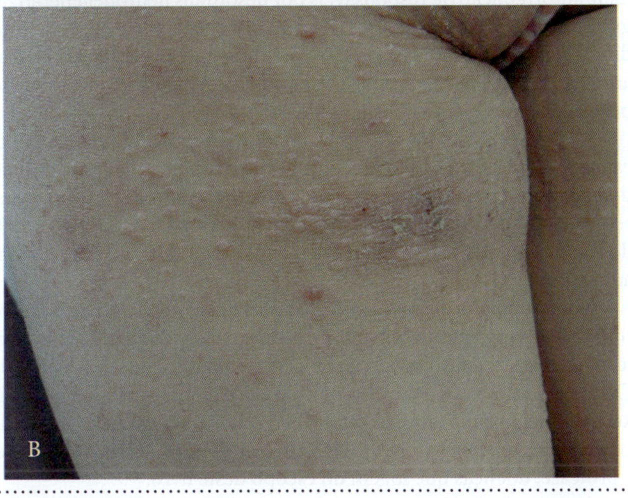

■ **Figura 57.34 (A e B)** Molusco contagioso em criança com dermatite atópica.

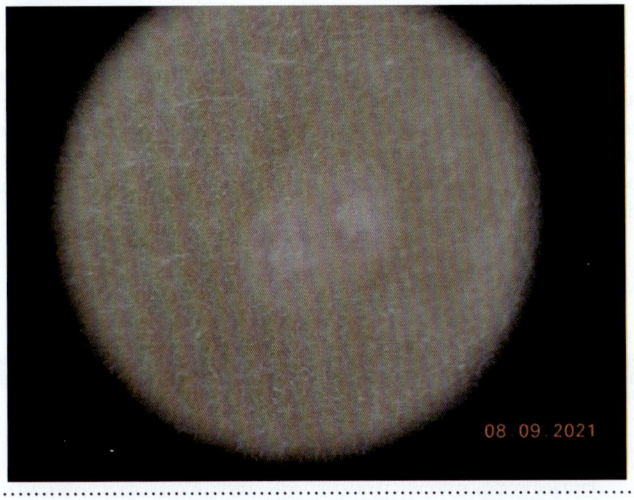

■ **Figura 57.35** Dermatoscopia do molusco contagioso.

Tratamento

Uma recente revisão da Cochrane sobre as diversas opções terapêuticas mostrou que, até o momento, não existem evidências científicas fortes que demonstrem superioridade de um tratamento sobre outro. Em pacientes imunocompetentes pode-se optar pelo tratamento expectante aguardando a resolução espontânea das lesões. Nesses pacientes, a indicação de tratamento se baseia na presença de sintomas, na preocupação cosmética, na intenção de limitar a transmissão e para prevenção de traumas, sangramentos e infecções secundárias.[199]

É importante realizar o exame de toda a pele do paciente a fim de identificar todas as lesões de molusco, pois o tratamento incompleto pode resultar na permanência da autoinoculação.

Complicações locais como inflamação, prurido, eczema e infecção bacteriana secundária devem ser tratadas antes de uma intervenção específica para a lesão viral.

O tratamento do MC pode ser classificado em farmacológico e não farmacológico. As opções farmacológicas são variadas e muitas delas se baseiam em pequenas séries de caso, ou mesmo relatos únicos, relacionados a dificuldade do uso de métodos que possam causar dor em crianças, ou a impossibilidade do tratamento do grande número de lesões. Esses estudos mostram resultados diversos, sugerindo que em longo prazo os tratamentos farmacológicos e não farmacológicos tenham eficácia semelhantes, mas a resposta imediata é significativamente maior quando são usadas as opções não farmacológicas.

A cantaridina 0,7% a 0,9% é uma toxina extraída de coleópteros e tem a capacidade de induzir acantólise, produzindo bolhas na pele. Deve ser aplicada pelo médico com auxílio de um aplicador com a ponta de algodão e o local deve ser enxaguado abundantemente 4 horas após a aplicação. É esperado que surja uma bolha no local da aplicação, seguido do desaparecimento da lesão sem deixar cicatriz. Se necessário, o processo pode ser repetido 3 a 4 semanas depois. É contraindicada para lesões na face, genitália e região perianal e deve ser evitado seu uso em muitas lesões.[200]

A podofilotoxina em creme a 0,5% é uma medicação antiviral, com propriedades antimitóticas. Recomenda-se a aplicação 2 vezes ao dia por 3 dias consecutivos com pausa de 4 dias, por até 4 semanas e pode ser autoaplicada.[201]

O peróxido de benzoíla 10% em creme provoca irritação local que induz danos à membrana viral. É aplicado 2 vezes ao dia por 4 semanas. O uso desse medicamento, e também dos retinoides tópicos, é limitado a poucos estudos, pois seu uso é limitado pelo grau de irritação cutânea que eles induzem,[202] inclusive com uma revisão da literatura sugerindo que as evidências atuais não recomendam o seu uso.[203]

O ácido salicílico é um agente queratolítico que pode ser usado na formulação em gel a 12%. Pode ser aplicado em cada lesão uma a 2 vezes por dia por 4 semanas. Também pode ser usado em combinação com ácido láctico. É comum haver irritação cutânea no local da aplicação.[204]

O imiquimode a 5% em creme é um imunomodulador tópico que induz produção local de citocinas pró-inflamatórias. Geralmente é aplicado a noite e o local deve ser enxaguado pela manhã, 3 vezes na semana, até a cura clínica ou até no máximo 16 semanas. Tem como vantagens o fato de ser disponível no mercado nacional e a facilidade da aplicação. Apesar de alguns estudos sugerirem uma boa taxa de resposta a essa terapêutica,[205,206] outros autores consideram que esse medicamento não apresenta superioridade em relação ao placebo e não deveria mais ser considerada uma opção terapêutica no MC.[203,207,208]

Quadro 57.5 Diagnóstico diferencial conforme a faixa etária, a condição imunológica e a localização.

População geral	< 18 anos	Imunocomprometidos	Lesões genitais
▪ Cistos ▪ Abscessos ▪ Carcinoma basocelular ▪ Corno cutâneo ▪ Ceratoacantoma ▪ Verruga vulgar	▪ Nevos ▪ Xantogranuloma juvenil ▪ Milium ▪ Ceratose pilar	▪ Penicilinose ▪ Criptocococose ▪ Histoplasmose ▪ Coccidioidomicose ▪ *Pneumocystis carini* ▪ Aspergilose	▪ Glândula sebácea ectópica ▪ Linfangioma circunscrito vulvar ▪ Condiloma acuminado

A solução de hidróxido de potássio a 5% ou 10% deve ser aplicada pelos pais, (protegendo a área ao redor com vaselina ou esparadrapo) usando um palito com a extremidade coberta por uma fina camada de algodão, à noite e enxaguado pela manhã, 3 vezes na semana, por 12 semanas ou até a cura completa das lesões. É frequente a sensação de queimação no local da aplicação, o que pode ser diminuída ao usar a concentração de 5%.[209]

A cimetidina é um anti-histamínico que possui algumas propriedades imunomoduladoras. Seu uso é questionável em virtude de estudos com conclusões conflitantes. A dose usada na maioria dos estudos é de 40 mg/kg por dia, que pode ser dividida em 2 a 3 doses, por 2 meses. Possui muitos efeitos adversos como náuseas, vômitos, diarreia, dor abdominal, cefaleia, tontura.[210]

Em pacientes imunocomprometidos com doença refratária foi relatado o uso de cidofovir intravenoso ou tópico (1% ou 3%). O creme a 3% é usado uma vez ao dia em cada lesão, 5 vezes na semana, por 8 semanas. As lesões localizadas fora da face podem ser ocluídas por 12 horas.[211] O creme a 1% é usado uma vez ao dia, 5 dias por semana, por 2 semanas e repetido após um mês se necessário.[212] A dose intravenosa é de 3 a 5 mg/kg semanalmente por 1 a 2 semanas, seguindo de infusões a cada 2 semanas. Quatro a nove infusões parecem ser necessárias para o tratamento completo. A toxicidade renal é um dos efeitos adversos da medicação sistêmica.[213]

Opções não farmacológicas incluem a crioterapia e a curetagem. Esses são os métodos de eleição para adultos imunocompetentes e gestantes. A limitação do seu uso em crianças é o entendimento destas em relação ao procedimento e a dor, e eventual sangramento, por eles induzidos. A crioterapia é o tratamento de escolha por muitos médicos. É realizada no consultório, com aplicação do nitrogênio líquido por 10 a 20 segundos, em dois ciclos, podendo ser repetido em uma a três sessões. O procedimento provoca dor o que é um limitante para a realização em crianças. Em indivíduos de fototipo mais alto pode deixar hipopigmentação residual.[205]

A curetagem é um tratamento rápido e confiável. É realizado com anestesia tópica e pode deixar uma cicatriz, por isso geralmente é indicado para um número reduzido de lesões e contraindicado para lesões genitais.[71]

O uso da luz pulsada de 585 nm vem sendo descrito em alguns estudos pequenos. É descrito o uso de um único pulso para cada lesão (duração de 0,45 ms, diâmetro do *spot* de 7 mm, com energia de 6 a 7 J/cm^2) após aplicação da anestesia tópica. Pode ser repetido 2 a 3 semanas depois caso seja necessário.[214]

A transmissão vertical do molusco contagioso é rara, com poucos relatos na literatura. Existe a chance teórica de transmissão durante o parto, caso a gestante tenha lesões genitais, uma vez que a transmissão se dá pelo contato. No entanto, estudos de epidemiologia mostraram que é extremamente incomum descrição da doença em menores de um ano de idade. Em razão da toxicidade do tratamento farmacológico, dá-se preferência às terapias de curetagem ou crioterapia nesses casos.[203]

A prevenção é realizada evitando a manipulação das lesões, o uso comunitário de objetos com pessoas contaminadas e o contato direto com portadores da doença.

INFECÇÕES POR PRÍONS

Proteínas priônicas (PrP) são proteínas pertencentes à estrutura das membranas celulares, naturalmente presentes em células animais como neurônios e queratinócitos. A proteína priônica pode ocorrer sob duas conformações estruturais conhecidas, uma que é normal (com função desconhecida) designada PrPc (proteína priônica dominante), e uma que resulta em doença, chamada PrPSc (Sc provenientes da palavra *Scrapie*).[215]

PrPSc são pequenas partículas proteicas infecciosas com capacidade autorreplicativa, responsáveis por desordens neurodegenerativas graves em animais e humanos. A proteína infectante é capaz de modificar a estrutura espacial da PrPc naturalmente presente nas células animais. Esta nova conformação da proteína é insolúvel, resistente às proteases e tóxica para as células afetadas.

A incidência de doenças relacionadas aos príons é relativamente estável no mundo todo, e tem sido estimada em 1 caso por milhão de habitantes anualmente. As formas mais comuns são esporádicas, representando 85% dos casos, enquanto aproximadamente 10% a 15% dos casos são formas hereditárias e menos de 2% dos casos são formas adquiridas.[216]

Nos animais, os príons são causadores do *Scrapie*, a doença protótipo deste grupo, que afeta ovelhas e cabras, e da encefalopatia espongiforme bovina (doença da vaca louca). Em humanos, causam a doença de Creutzfeld-Jakob (DCJ), a síndrome de Gertsmann-Straussler-Scheinker (GSS), a insônia familiar fatal (IFF), o kuru, a angiopatia amiloide cerebral causada por príons (AAC-PrP) e a prionopatia variável sensível à protease, doenças que fogem do escopo deste livro.

A transmissão ocorre através do contato direto com materiais derivados de cérebro e córnea afetados, como a transmissão do kuru através do canibalismo entre tribos na Nova Guiné e da DCJ pela ingestão de carne bovina contaminada.[217]

A transmissão iatrogênica pode ocorrer através da manipulação cirúrgica com instrumentos contaminados. Os príons são capazes de aderir a superfícies metálicas e são extremamente resistentes aos métodos convencionais de descontaminação. Produtos de origem bovina utilizados em saúde, como meios de cultura de células, categute e implantes de colágeno utilizados na Dermatologia, apresentam risco real de transmissão da doença.[218]

Referências bibliográficas

1. Kukhanova, M.K., A.N. Korovina, and S.N. Kochetkov, Human herpes simplex virus: life cycle and development of inhibitors. Biochemistry (Mosc), 2014. 79(13): p. 1635-52.
2. Downing C, M.N., Sra K, Tyring SK, Human Herpesviruses, in Dermatology, S.J. Bolognia JL, Cerroni L, Editor. 2018, Elsevier. p. 1400-1424.
3. Dabestani, N et al. Time Trends in First-Episode Genital Herpes Simplex Virus Infections in an Urban Sexually Transmitted Disease Clinic. Sex Transm Dis, 2019. 46(12): p. 795-800.
4. Fatahzadeh, M. and R.A. Schwartz, Human herpes simplex virus infections: epidemiology, pathogenesis, symptomatology, diagnosis, and management. J Am Acad Dermatol, 2007. 57(5): p. 737-63; quiz 764-6.
5. Patel, R., Genital herpes. Sex Transm Infect, 2017. 93(6): p. 444.
6. Cunningham, A et al. Current management and recommendations for access to antiviral therapy of herpes labialis. J Clin Virol, 2012. 53(1): p. 6-11.
7. Freeman, E.E et al. Herpes simplex virus 2 infection increases HIV acquisition in men and women: systematic review and meta-analysis of longitudinal studies. AIDS, 2006. 20(1): p. 73-83.
8. Patel, R et al. 2017 European guidelines for the management of genital herpes. Int J STD AIDS, 2017. 28(14): p. 1366-1379.
9. Barde, C et al. Management of resistant mucocutaneous herpes simplex infections in AIDS patients: a clinical and virological challenge. HIV Med, 2011. 12(6): p. 367-73.
10. Arshad, Z et al. Tools for the Diagnosis of Herpes Simplex Virus 1/2: Systematic Review of Studies Published Between 2012 and 2018. JMIR Public Health Surveill, 2019. 5(2): p. e14216.
11. LeGoff, J., H. Pere, and L. Belec, Diagnosis of genital herpes simplex virus infection in the clinical laboratory. Virol J, 2014. 11: p. 83.
12. Cockerell CJ, L.J., Viral Infections, in Dermatopathology, C.A. Barnhill RL, Magro CM, Piepkorn MW, Editor. 2010, McGrawHill. p. 22.

13. Cernik, C., K. Gallina, and R.T. Brodell, The treatment of herpes simplex infections: an evidence-based review. Arch Intern Med, 2008. 168(11): p. 1137-44.
14. Le Cleach, L et al. Oral antiviral therapy for prevention of genital herpes outbreaks in immunocompetent and nonpregnant patients. Cochrane Database Syst Rev, 2014(8): p. CD009036.
15. Abudalu, M et al. Single-day, patient-initiated famciclovir therapy versus 3-day valacyclovir regimen for recurrent genital herpes: a randomized, double-blind, comparative trial. Clin Infect Dis, 2008. 47(5): p. 651-8.
16. Cole, S., Herpes Simplex Virus: Epidemiology, Diagnosis, and Treatment. Nurs Clin North Am, 2020. 55(3): p. 337-345.
17. Abdool Karim, S.S et al. Tenofovir Gel for the Prevention of Herpes Simplex Virus Type 2 Infection. N Engl J Med, 2015. 373(6): p. 530-9.
18. Wald, A et al. Helicase-primase inhibitor pritelivir for HSV-2 infection. N Engl J Med, 2014. 370(3): p. 201-10.
19. Spicknall, I.H et al. Review of mathematical models of HSV-2 vaccination: Implications for vaccine development. Vaccine, 2019. 37(50): p. 7396-7407.
20. Egan, K et al. Vaccines to prevent genital herpes. Transl Res, 2020. 220: p. 138-152.
21. Barroso Dos Reis, H.L et al. Hypertrophic genital herpes in an HIV-infected female patient: Imiquimod as an alternative treatment. Int J Infect Dis, 2020. 95: p. 153-156.
22. Siqueira, S.M et al. Vegetative chronic genital herpes with satisfactory response to imiquimod. An Bras Dermatol, 2019. 94(2): p. 221-223.
23. Lachiewicz, A.M. and M.L. Srinivas, Varicella-zoster virus post-exposure management and prophylaxis: A review. Prev Med Rep, 2019. 16: p. 101016.
24. Sauerbrei, A., Diagnosis, antiviral therapy, and prophylaxis of varicella-zoster virus infections. Eur J Clin Microbiol Infect Dis, 2016. 35(5): p. 723-34.
25. Takaya, S et al. Varicella in Adult Foreigners at a Referral Hospital, Central Tokyo, Japan, 2012-2016. Emerg Infect Dis, 2020. 26(1): p. 114-117.
26. Varicella and herpes zoster vaccines: WHO position paper, June 2014--Recommendations. Vaccine, 2016. 34(2): p. 198-199.
27. Silva, H et al. Number of Cases of Varicella and Hospitalization in a Pediatric Reference Hospital in Brazil after Introducing the Vaccine. Rev Paul Pediatr, 2021. 39: p. e2019215.
28. Baxter, R et al. Impact of vaccination on the epidemiology of varicella: 1995-2009. Pediatrics, 2014. 134(1): p. 24-30.
29. Whitley, R.J., Chickenpox and Herpes zoster (Varicella-Zoster Virus), in Mandell, Douglas, and Bennett's Principles and Practice of Infectious Disease, J.E.D. Bennett, R.; Blaser, M.J.;, Editor. 2015, Elsevier Saunders: Philadelphia. p. 1731.
30. Munoz-Quiles, C et al. Herpes zoster risk and burden of disease in immunocompromised populations: a population-based study using health system integrated databases, 2009-2014. BMC Infect Dis, 2020. 20(1): p. 905.
31. Tseng, H.F et al. The Epidemiology of Herpes Zoster in Immunocompetent, Unvaccinated Adults >/=50 Years Old: Incidence, Complications, Hospitalization, Mortality, and Recurrence. J Infect Dis, 2020. 222(5): p. 798-806.
32. Marra, F et al. Risk Factors for Herpes Zoster Infection: A Meta-Analysis. Open Forum Infect Dis, 2020. 7(1): p. ofaa005.
33. Quesada, D et al. Pediatric Herpes Zoster. Clin Pract Cases Emerg Med, 2020. 4(1): p. 32-34.
34. Forbes, H et al. Risk of herpes zoster after exposure to varicella to explore the exogenous boosting hypothesis: self controlled case series study using UK electronic healthcare data. BMJ, 2020. 368: p. l6987.
35. Lee, S.C et al. Vision loss in an immunocompetent child post varicella infection: A case report. Malays Fam Physician, 2020. 15(1): p. 54-57.
36. Macartney, K., A. Heywood, and P. McIntyre, Vaccines for post-exposure prophylaxis against varicella (chickenpox) in children and adults. Cochrane Database Syst Rev, 2014(6): p. CD001833.
37. Levin, M.J., A. Weinberg, and D.S. Schmid, Herpes Simplex Virus and Varicella-Zoster Virus. Microbiol Spectr, 2016. 4(3).
38. Chen, N et al. Antiviral treatment for preventing postherpetic neuralgia. Cochrane Database Syst Rev, 2014(2): p. CD006866.
39. CDC. Routine Varicella Vacination. Available from: https://www.cdc.gov/vaccines/vpd/varicella/hcp/index.html.
40. CDC. Contraindications and Precautions for Varicella Vaccination. Available from: https://www.cdc.gov/vaccines/vpd-vac/varicella/hcp-contraindications.htm.
41. Oxman, M.N et al. A vaccine to prevent herpes zoster and postherpetic neuralgia in older adults. N Engl J Med, 2005. 352(22): p. 2271-84.
42. Dooling, K.L et al. Recommendations of the Advisory Committee on Immunization Practices for Use of Herpes Zoster Vaccines. MMWR Morb Mortal Wkly Rep, 2018. 67(3): p. 103-108.
43. Jeon, Y.H., Herpes Zoster and Postherpetic Neuralgia: Practical Consideration for Prevention and Treatment. Korean J Pain, 2015. 28(3): p. 177-84.
44. Schutzer-Weissmann, J. and P. Farquhar-Smith, Post-herpetic neuralgia - a review of current management and future directions. Expert Opin Pharmacother, 2017. 18(16): p. 1739-1750.
45. Hall, L.D et al. Epstein-Barr virus: dermatologic associations and implications: part I. Mucocutaneous manifestations of Epstein-Barr virus and nonmalignant disorders. J Am Acad Dermatol, 2015. 72(1): p. 1-19; quiz 19-20.
46. Fernandez-Flores, A., Epstein-Barr virus in cutaneous pathology. Am J Dermatopathol, 2013. 35(8): p. 763-86.
47. Luzuriaga, K. and J.L. Sullivan, Infectious mononucleosis. N Engl J Med, 2010. 362(21): p. 1993-2000.
48. Eminger, L.A et al. Epstein-Barr virus: dermatologic associations and implications: part II. Associated lymphoproliferative disorders and solid tumors. J Am Acad Dermatol, 2015. 72(1): p. 21-34; quiz 35-6.
49. Di Lernia, V. and Y. Mansouri, Epstein-Barr virus and skin manifestations in childhood. Int J Dermatol, 2013. 52(10): p. 1177-84.
50. Barrett, M.M et al. Lymphocytic Arteritis in Epstein-Barr Virus Vulvar Ulceration (Lipschutz Disease): A Report of 7 Cases. Am J Dermatopathol, 2015. 37(9): p. 691-8.
51. Marcassi, A.P et al. Atypical Gianotti-Crosti syndrome. An Bras Dermatol, 2018. 93(2): p. 265-267.
52. Jin, Q et al. Epstein-Barr Virus Infection and Increased Sporadic Breast Carcinoma Risk: A Meta-Analysis. Med Princ Pract, 2020. 29(2): p. 195-200.
53. Fukayama, M et al. Thirty years of Epstein-Barr virus-associated gastric carcinoma. Virchows Arch, 2020. 476(3): p. 353-365.
54. Hoshino, Y et al. Long-term administration of valacyclovir reduces the number of Epstein-Barr virus (EBV)-infected B cells but not the number of EBV DNA copies per B cell in healthy volunteers. J Virol, 2009. 83(22): p. 11857-61.
55. Bollard, C.M et al. Sustained complete responses in patients with lymphoma receiving autologous cytotoxic T lymphocytes targeting Epstein-Barr virus latent membrane proteins. J Clin Oncol, 2014. 32(8): p. 798-808.
56. Andrei, G., E. Trompet, and R. Snoeck, Novel Therapeutics for Epstein(-)Barr Virus. Molecules, 2019. 24(5).
57. Drago, F et al. Cytomegalovirus infection in normal and immunocompromised humans. A review. Dermatology, 2000. 200(3): p. 189-95.
58. Dupont, L. and M.B. Reeves, Cytomegalovirus latency and reactivation: recent insights into an age old problem. Rev Med Virol, 2016. 26(2): p. 75-89.
59. Choi, Y.L et al. Characteristics of cutaneous cytomegalovirus infection in non-acquired immune deficiency syndrome, immunocompromised patients. Br J Dermatol, 2006. 155(5): p. 977-82.
60. Dauden, E et al. Mucocutaneous presence of cytomegalovirus associated with human immunodeficiency virus infection: discussion regarding its pathogenetic role. Arch Dermatol, 2001. 137(4): p. 443-8.
61. Marsico, C. and D.W. Kimberlin, Congenital Cytomegalovirus infection: advances and challenges in diagnosis, prevention and treatment. Ital J Pediatr, 2017. 43(1): p. 38.
62. Kimberlin, D.W et al. Valganciclovir for symptomatic congenital cytomegalovirus disease. N Engl J Med, 2015. 372(10): p. 933-43.
63. Krishna, B.A., M.R. Wills, and J.H. Sinclair, Advances in the treatment of cytomegalovirus. Br Med Bull, 2019. 131(1): p. 5-17.
64. Plotkin, S.A. and S.B. Boppana, Vaccination against the human cytomegalovirus. Vaccine, 2019. 37(50): p. 7437-7442.
65. Pantry, S.N. and P.G. Medveczky, Latency, Integration, and Reactivation of Human Herpesvirus-6. Viruses, 2017. 9(7).
66. Wolz, M.M., G.F. Sciallis, and M.R. Pittelkow, Human herpesviruses 6, 7, and 8 from a dermatologic perspective. Mayo Clin Proc, 2012. 87(10): p. 1004-14.
67. Olson, C.A et al. Gastroenteritis, Hepatitis, Encephalopathy, and Human Herpesvirus 6 Detection in an Immunocompetent Child: Benefits and Risks of Syndromic Multiplex Molecular Panel Testing. J Pediatr, 2019. 212: p. 228-231.
68. Agut, H., P. Bonnafous, and A. Gautheret-Dejean, Laboratory and clinical aspects of human herpesvirus 6 infections. Clin Microbiol Rev, 2015. 28(2): p. 313-35.
69. Agut, H., P. Bonnafous, and A. Gautheret-Dejean, Update on infections with human herpesviruses 6A, 6B, and 7. Med Mal Infect, 2017. 47(2): p. 83-91.
70. Hill, J.A., R.H. Sedlak, and K.R. Jerome, Past, present, and future perspectives on the diagnosis of Roseolovirus infections. Curr Opin Virol, 2014. 9: p. 84-90.
71. Ramdass, P., S. Mullick, and H.F. Farber, Viral Skin Diseases. Prim Care, 2015. 42(4): p. 517-67.
72. Ely, J.W. and M. Seabury Stone, The generalized exantema: part I. Differential diagnosis. Am Fam Physician, 2010. 81(6): p. 726-34.
73. Prichard, M.N. and R.J. Whitley, The development of new therapies for human herpesvirus 6. Curr Opin Virol, 2014. 9: p. 148-53.
74. Ablashi, D.V et al. Human herpesvirus-7 (HHV-7): current status. Clin Diagn Virol, 1995. 4(1): p. 1-13.
75. Nahidi, Y et al. Association of classic lichen planus with human herpesvirus-7 infection. Int J Dermatol, 2017. 56(1): p. 49-53.
76. Kosuge, H., HHV-6, 7 and their related diseases. J Dermatol Sci, 2000. 22(3): p. 205-12.
77. Kaplan, L.D., Human herpesvirus-8: Kaposi sarcoma, multicentric Castleman disease, and primary effusion lymphoma. Hematology Am Soc Hematol Educ Program, 2013. 2013: p. 103-8.
78. Mortazavi, Y et al. The Kaposi's Sarcoma-Associated Herpesvirus (KSHV) gH/gL Complex Is the Predominant Neutralizing Antigenic Determinant in KSHV-Infected Individuals. Viruses, 2020. 12(3).
79. Bhutani, M et al. Kaposi sarcoma-associated herpesvirus-associated malignancies: epidemiology, pathogenesis, and advances in treatment. Semin Oncol, 2015. 42(2): p. 223-46.
80. Martinelli, P.T. and S.K. Tyring, Human herpesvirus 8. Dermatol Clin, 2002. 20(2): p. 307-14, vii-viii.
81. Bender Ignacio, R.A et al. Patterns of human herpesvirus-8 oral shedding among diverse cohorts of human herpesvirus-8 seropositive persons. Infect Agent Cancer, 2016. 11: p. 7.
82. Jary, A et al. Usefulness of Kaposi's Sarcoma-Associated Herpesvirus (KSHV) DNA Viral Load in Whole Blood for Diagnosis and Monitoring of KSHV-Associated Diseases. J Clin Microbiol, 2018. 56(6).

83. Gupta, K et al. A case of classic Kaposi sarcoma in an immunocompetent human immunodeficiency virus-negative Dominican man. SAGE Open Med Case Rep, 2020. 8: p. 2050313X20938249.
84. Kollipara, R et al. Advancements in Pharmacotherapy for Noncancerous Manifestations of HPV. J Clin Med, 2015. 4(5): p. 832-46.
85. Kirnbauer R, L.P., Human Papillomaviruses, in Dermatology, S.J. Bolognia JL, Cerroni L., Editor. 2018, Elsevier. p. 1383-1399.
86. Cubie, H.A., Diseases associated with human papillomavirus infection. Virology, 2013. 445(1-2): p. 21-34.
87. Bruggink, S.C et al. Warts transmitted in families and schools: a prospective cohort. Pediatrics, 2013. 131(5): p. 928-34.
88. Colpani, V et al. Prevalence of human papillomavirus (HPV) in Brazil: A systematic review and meta-analysis. PLoS One, 2020. 15(2): p. e0229154.
89. Wendland, E.M et al. Prevalence of HPV infection among sexually active adolescents and young adults in Brazil: The POP-Brazil Study. Sci Rep, 2020. 10(1): p. 4920.
90. Moscicki, A.B et al. Updating the natural history of human papillomavirus and anogenital cancers. Vaccine, 2012. 30 Suppl 5: p. F24-33.
91. Bruggink, S.C et al. Cutaneous wart-associated HPV types: prevalence and relation with patient characteristics. J Clin Virol, 2012. 55(3): p. 250-5.
92. Wang, J et al. Role of human papillomavirus in cutaneous squamous cell carcinoma: a meta-analysis. J Am Acad Dermatol, 2014. 70(4): p. 621-9.
93. Stamm, A.W., K.C. Kobashi, and K.B. Stefanovic, Urologic Dermatology: a Review. Curr Urol Rep, 2017. 18(8): p. 62.
94. Sterling, J.C et al. British Association of Dermatologists' guidelines for the management of cutaneous warts 2014. Br J Dermatol, 2014. 171(4): p. 696-712.
95. Dall'oglio, F et al. Treatment of cutaneous warts: an evidence-based review. Am J Clin Dermatol, 2012. 13(2): p. 73-96.
96. Vakharia, P.P et al. Efficacy and Safety of Topical Cantharidin Treatment for Molluscum Contagiosum and Warts: A Systematic Review. Am J Clin Dermatol, 2018. 19(6): p. 791-803.
97. Recanati, M.A et al. Cantharidin is Superior to Trichloroacetic Acid for the Treatment of Non-mucosal Genital Warts: A Pilot Randomized Controlled Trial. Clin Exp Obstet Gynecol, 2018. 45(3): p. 383-386.
98. Rivitti EA. Manual de dermatologia clínica de Sampaio e Rivitti. 2014, São Paulo: Artes Médicas.
99. Saúde., B.M.d.S.S.d.P.d., Dermatologia na Atenção Básica de Saúde, D.d.A. Básica, Editor. 2002: Brasilia.
100. Heaton, C.L., H.F. Lichti, and M. Weiner, The revival of nitric acid for the treatment of anogenital warts. Clin Pharmacol Ther, 1993. 54(1): p. 107-11.
101. Banihashemi, M et al. Efficacy of 80% phenol solution in comparison with cryotherapy in the treatment of common warts of hands. Singapore Med J, 2008. 49(12): p. 1035-7.
102. Bertolotti, A et al. Cryotherapy to treat anogenital warts in nonimmunocompromised adults: Systematic review and meta-analysis. J Am Acad Dermatol, 2017. 77(3): p. 518-526.
103. Lacey, C.J et al. 2012 European guideline for the management of anogenital warts. J Eur Acad Dermatol Venereol, 2013. 27(3): p. e263-70.
104. Kofoed, K et al. Low prevalence of oral and nasal human papillomavirus in employees performing CO2-laser evaporation of genital warts or loop electrode excision procedure of cervical dysplasia. Acta Derm Venereol, 2015. 95(2): p. 173-6.
105. Widschwendter, A et al. Recurrence of genitals warts in pre-HPV vaccine era after laser treatment. Arch Gynecol Obstet, 2019. 300(3): p. 661-668.
106. Stender, I.M. and H.C. Wulf, Photodynamic therapy of recalcitrant warts with 5-aminolevulinic acid: a retrospective analysis. Acta Derm Venereol, 1999. 79(5): p. 400-1.
107. Huang, K et al. Successful treatment of recalcitrant plantar warts: Pretreatment with superficial shaving is vital before photodynamic therapy. Photodiagnosis Photodyn Ther, 2019. 27: p. 216-217.
108. Leerunyakul, K et al. A comprehensive review of treatment options for recalcitrant nongenital cutaneous warts. J Dermatolog Treat, 2022. 33(1): p. 23-40.
109. Leeyaphan, C., P. Tantrapornpong, and P. Ungprasert, The efficacy of diphencyprone immunotherapy for the treatment of cutaneous warts: a systematic review and meta-analysis. J Dermatolog Treat, 2021. 32(6): p. 658-662.
110. Mohammed, Y.F et al. Comparative study of intralesional tuberculin protein purified derivative (PPD) and intralesional measles, mumps, rubella (MMR) vaccine for multiple resistant warts. J Cosmet Dermatol, 2021. 20(3): p. 868-874.
111. Nofal, A. and E. Nofal, Intralesional immunotherapy of common warts: successful treatment with mumps, measles and rubella vaccine. J Eur Acad Dermatol Venereol, 2010. 24(10): p. 1166-70.
112. Nofal, A et al. Treatment of recalcitrant warts with intralesional measles, mumps, and rubella vaccine: a promising approach. Int J Dermatol, 2015. 54(6): p. 667-71.
113. Bertolotti, A et al. Local management of anogenital warts in immunocompetent adults: Systematic review and pooled analysis of randomized-controlled trial data. J Am Acad Dermatol, 2019. 81(5): p. 1203-1204.
114. Paavonen, J et al. Efficacy of a prophylactic adjuvanted bivalent L1 virus-like-particle vaccine against infection with human papillomavirus types 16 and 18 in young women: an interim analysis of a phase III double-blind, randomised controlled trial. Lancet, 2007. 369(9580): p. 2161-2170.
115. Group, F.I.S., Quadrivalent vaccine against human papillomavirus to prevent high-grade cervical lesions. N Engl J Med, 2007. 356(19): p. 1915-27.
116. Brasil, M.d.S., Calendário Nacional de Imunizações, P.N.d. Imunizações, Editor. 2022.
117. Haghshenas, M.R et al. Efficacy of Human Papillomavirus L1 Protein Vaccines (Cervarix and Gardasil) in Reducing the Risk of Cervical Intraepithelial Neoplasia: A Meta-analysis. Int J Prev Med, 2017. 8: p. 44.
118. Huh, W.K et al. Final efficacy, immunogenicity, and safety analyses of a nine-valent human papillomavirus vaccine in women aged 16-26 years: a randomised, double-blind trial. Lancet, 2017. 390(10108): p. 2143-2159.
119. de Oliveira, C.M., J. Fregnani, and L.L. Villa, HPV Vaccine: Updates and Highlights. Acta Cytol, 2019. 63(2): p. 159-168.
120. Saraiya, M et al. US assessment of HPV types in cancers: implications for current and 9-valent HPV vaccines. J Natl Cancer Inst, 2015. 107(6): p. djv086.
121. Roteli-Martins, C.M et al. Prevalence of human papillomavirus infection and associated risk factors in young women in Brazil, Canada, and the United States: a multicenter cross-sectional study. Int J Gynecol Pathol, 2011. 30(2): p. 173-84.
122. Joura, E.A et al. A 9-valent HPV vaccine against infection and intraepithelial neoplasia in women. N Engl J Med, 2015. 372(8): p. 711-23.
123. Varada, S et al. Management of cutaneous human papillomavirus infection in immunocompromised patients. Curr Probl Dermatol, 2014. 45: p. 197-215.
124. Stalkup, J.R. and S. Chilukuri, Enterovirus infections: a review of clinical presentation, diagnosis, and treatment. Dermatol Clin, 2002. 20(2): p. 217-23.
125. Sawyer, M.H., Enterovirus infections: diagnosis and treatment. Semin Pediatr Infect Dis, 2002. 13(1): p. 40-7.
126. Yao, X et al. Epidemiological and etiological characteristics of herpangina and hand foot mouth diseases in Jiangsu, China, 2013-2014. Hum Vaccin Immunother, 2017. 13(4): p. 823-830.
127. Mancini AJ, S.-A.A., Sidbury R., Other viral disease, in Dermatology, S.J. Bolognia JL, Cerroni L, Editor. 2018, Elsevier. p. 1425-1446.
128. Majer, A., A. McGreevy, and T.F. Booth, Molecular Pathogenicity of Enteroviruses Causing Neurological Disease. Front Microbiol, 2020. 11: p. 540.
129. Gonzalez, G et al. Enterovirus-Associated Hand-Foot and Mouth Disease and Neurological Complications in Japan and the Rest of the World. Int J Mol Sci, 2019. 20(20).
130. Mirand, A. and H. Peigue-Lafeuille, [Clinical characteristics and course of hand, foot, and mouth disease]. Arch Pediatr, 2017. 24(10): p. 1036-1046.
131. Nassef, C., C. Ziemer, and D.S. Morrell, Hand-foot-and-mouth disease: a new look at a classic viral exantema. Curr Opin Pediatr, 2015. 27(4): p. 486-91.
132. de Crom, S.C et al. Enterovirus and parechovirus infection in children: a brief overview. Eur J Pediatr, 2016. 175(8): p. 1023-9.
133. Saguil, A et al. Hand-Foot-and-Mouth Disease: Rapid Evidence Review. Am Fam Physician, 2019. 100(7): p. 408-414.
134. Xing, W et al. Hand, foot, and mouth disease in China, 2008-12: an epidemiological study. Lancet Infect Dis, 2014. 14(4): p. 308-318.
135. Liu, S.L et al. Comparative epidemiology and virology of fatal and nonfatal cases of hand, foot and mouth disease in mainland China from 2008 to 2014. Rev Med Virol, 2015. 25(2): p. 115-28.
136. Chen, B.S et al. Enterovirus and Encephalitis. Front Microbiol, 2020. 11: p. 261.
137. Abzug, M.J et al. A Randomized, Double-Blind, Placebo-Controlled Trial of Pleconaril for the Treatment of Neonates With Enterovirus Sepsis. J Pediatric Infect Dis Soc, 2016. 5(1): p. 53-62.
138. Patel, M.K et al. Progress Toward Regional Measles Elimination - Worldwide, 2000-2019. MMWR Morb Mortal Wkly Rep, 2020. 69(45): p. 1700-1705.
139. Ministério da Saúde, B., Boletim Epidemiológico - Vigilância epidemiológica do sarampo no Brasil – semanas epidemiológicas 1 a 52 de 2021. 2022: Brasil.
140. Organization., P.A.H.O.W.H., Epidemiological Update: Measles. 2021, PAHO/WHO: Washington, D.C.
141. Phadke, V.K et al. Association Between Vaccine Refusal and Vaccine-Preventable Diseases in the United States: A Review of Measles and Pertussis. JAMA, 2016. 315(11): p. 1149-58.
142. Hubschen, J.M., I. Gouandjika-Vasilache, and J. Dina, Measles. Lancet, 2022. 399(10325): p. 678-690.
143. Moss, W.J., Measles. Lancet, 2017. 390(10111): p. 2490-2502.
144. Saúde., M.d.S.d.B.S.d.V.e., Guia de Vigilância em Saúde D.d.A.E.d.V.e. Saúde., Editor. 2021: Brasilia.
145. WHO. Measles. 2019; Available from: https://www.who.int/csr/don/26-november-2019-measles-global_situation/en/.
146. Alter, S.J et al. Common childhood viral infections. Curr Probl Pediatr Adolesc Health Care, 2015. 45(2): p. 21-53.
147. Grant, G.B et al. Progress Toward Rubella and Congenital Rubella Syndrome Control and Elimination - Worldwide, 2000-2018. MMWR Morb Mortal Wkly Rep, 2019. 68(39): p. 855-859.
148. Plotkin, S.A., Rubella Eradication: Not Yet Accomplished, but Entirely Feasible. J Infect Dis, 2021. 224(12 Suppl 2): p. S360-S366.
149. Korczynska, M.R. and I. Paradowska-Stankiewicz, Rubella in Poland in 2013. Przegl Epidemiol, 2015. 69(2): p. 213-8, 341-3.
150. Zhu, Z et al. Imported Genotype 2B Rubella Virus Caused the 2012 Outbreak in Anqing City, China. PLoS One, 2015. 10(9): p. e0139173.
151. Ministério da Saúde, B., Rubéola. 2021.
152. JGH, D., Habif's Clinical Dermatology A Color Guide to Diagnosis and Therapy. 2019, 7th.
153. Martinez-Quintana, E et al. Congenital rubella syndrome: a matter of concern. Rev Panam Salud Publica, 2015. 37(3): p. 179-86.

154. Kaushik, A., S. Verma, and P. Kumar, Congenital rubella syndrome: A brief review of public health perspectives. Indian J Public Health, 2018. 62(1): p. 52-54.
155. Banatvala, J.E. and D.W. Brown, Rubella. Lancet, 2004. 363(9415): p. 1127-37.
156. Avila Moura, A., M.J. de Mello, and J.B. Correia, Serological statuses of pregnant women in an urban Brazilian population before and after the 2008 rubella immunization campaign. Vaccine, 2016. 34(4): p. 445-50.
157. Landry, M.L., Parvovirus B19. Microbiol Spectr, 2016. 4(3).
158. Young, N.S. and K.E. Brown, Parvovirus B19. N Engl J Med, 2004. 350(6): p. 586-97.
159. Katta, R., Parvovirus B19: a review. Dermatol Clin, 2002. 20(2): p. 333-42.
160. Fruhauf, J., C. Massone, and R.R. Mullegger, Bullous papular-purpuric gloves and socks syndrome in a 42-year-old female: molecular detection of parvovirus B19 DNA in lesional skin. J Am Acad Dermatol, 2009. 60(4): p. 691-5.
161. Gutermuth, J et al. Papular-purpuric gloves and socks syndrome. Lancet, 2011. 378(9786): p. 198.
162. Llanora, G.V., C.M. Tay, and H.P. van Bever, Gianotti-Crosti syndrome: case report of a pruritic acral exanthema in a child. Asia Pac Allergy, 2012. 2(3): p. 223-6.
163. Chuh, A et al. Gianotti-Crosti syndrome, pityriasis rosea, asymmetrical periflexural exanthem, unilateral mediothoracic exanthem, eruptive pseudoangiomatosis, and papular-purpuric gloves and socks syndrome: a brief review and arguments for diagnostic criteria. Infect Dis Rep, 2012. 4(1): p. e12.
164. Jindal, T. and V.K. Arora, Gianotti-crosti syndrome. Indian Pediatr, 2000. 37(6): p. 683-4.
165. Nelson, J.S. and M.S. Stone, Update on selected viral exanthems. Curr Opin Pediatr, 2000. 12(4): p. 359-64.
166. Zawar, V. and A. Chuh, Efficacy of ribavirin in a case of long lasting and disabling Gianotti-Crosti syndrome. J Dermatol Case Rep, 2008. 2(4): p. 63-6.
167. Retrouvey, M., L.H. Koch, and J.V. Williams, Gianotti-Crosti syndrome after childhood vaccination. Pediatr Dermatol, 2012. 29(5): p. 666-8.
168. Cocciolone, R et al. Atypical Gianotti-Crosti syndrome in two HIV and hepatitis B co-infected adults. Australas J Dermatol, 2011. 52(1): p. 32-6.
169. Ricci, G et al. Gianotti-Crosti syndrome and allergic background. Acta Derm Venereol, 2003. 83(3): p. 202-5.
170. Metelitsa, A.I. and L. Fiorillo, Recurrent Gianotti-Crosti syndrome. J Am Acad Dermatol, 2011. 65(4): p. 876-7.
171. Tegnell, A., B. Wahren, and F. Elgh, Smallpox--eradicated, but a growing terror threat. Clin Microbiol Infect, 2002. 8(8): p. 504-9.
172. Medcalf, S et al. Smallpox Vaccination of Laboratory Workers at US Variola Testing Sites. Emerg Infect Dis, 2015. 21(8): p. 1437-9.
173. Adalja, A.A., E. Toner, and T.V. Inglesby, Clinical management of potential bioterrorism-related conditions. N Engl J Med, 2015. 372(10): p. 954-62.
174. Kozlov M. Monkeypox outbreaks: 4 key questions researchers have. Nature, 2022.
175. Adler, H et al. Clinical features and management of human monkeypox: a retrospective observational study in the UK. Lancet Infect Dis, 2022.
176. Yang, Z., Monkeypox: a potential global threat? J Med Virol, 2022.
177. Bunge, E.M et al. The changing epidemiology of human monkeypox-A potential threat? A systematic review. PLoS Negl Trop Dis, 2022. 16(2): p. e0010141.
178. WHO, Multi-country monkeypox outbreak in non-endemic countries. 2022.
179. Fine, P.E et al. The transmission potential of monkeypox virus in human populations. Int J Epidemiol, 1988. 17(3): p. 643-50.
180. Jezek, Z., L.N. Khodakevich, and J.F. Wickett, Smallpox and its post-eradication surveillance. Bull World Health Organ, 1987. 65(4): p. 425-34.
181. Figueiredo Pde, O et al. Evaluating anti-Orthopoxvirus antibodies in individuals from Brazilian rural areas prior to the bovine vaccinia era. Mem Inst Oswaldo Cruz, 2015. 110(6): p. 804-8.
182. Jenson, A.B., S.J. Ghim, and J.P. Sundberg, An inquiry into the causes and effects of the variolae (or Cow-pox. 1798). Exp Dermatol, 2016. 25(3): p. 178-80.
183. Hajj Hussein, I et al. Vaccines Through Centuries: Major Cornerstones of Global Health. Front Public Health, 2015. 3: p. 269.
184. Greenberg, R.N et al. A Multicenter, Open-Label, Controlled Phase II Study to Evaluate Safety and Immunogenicity of MVA Smallpox Vaccine (IMVAMUNE) in 18-40 Year Old Subjects with Diagnosed Atopic Dermatitis. PLoS One, 2015. 10(10): p. e0138348.
185. Voigt, E.A., R.B. Kennedy, and G.A. Poland, Defending against smallpox: a focus on vaccines. Expert Rev Vaccines, 2016. 15(9): p. 1197-211.
186. Vorou, R.M., V.G. Papavassiliou, and I.N. Pierroutsakos, Cowpox virus infection: an emerging health threat. Curr Opin Infect Dis, 2008. 21(2): p. 153-6.
187. Pelkonen, P.M et al. Cowpox with severe generalized eruption, Finland. Emerg Infect Dis, 2003. 9(11): p. 1458-61.
188. Fassbender, P et al. Generalized Cowpox Virus Infection in a Patient with HIV, Germany, 2012. Emerg Infect Dis, 2016. 22(3).
189. Brito HS, T.E., Aranha J., Doença de Orf. Revista SPDV, 2015. 73(2): p. 3.
190. Al-Qattan, M.M., Orf infection of the hand. J Hand Surg Am, 2011. 36(11): p. 1855-8.
191. Bergqvist, C., M. Kurban, and O. Abbas, Orf virus infection. Rev Med Virol, 2017. 27(4).
192. Dohil, M.A et al. The epidemiology of molluscum contagiosum in children. J Am Acad Dermatol, 2006. 54(1): p. 47-54.
193. Olsen, J.R et al. Epidemiology of molluscum contagiosum in children: a systematic review. Fam Pract, 2014. 31(2): p. 130-6.
194. Osio, A et al. Clinical characteristics of molluscum contagiosum in children in a private dermatology practice in the greater Paris area, France: a prospective study in 661 patients. Dermatology, 2011. 222(4): p. 314-20.
195. Patient Perspectives: Molluscum Contagiosum. Pediatr Dermatol, 2015. 32(6): p. e326-7.
196. Ianhez, M et al. Dermoscopic patterns of molluscum contagiosum: a study of 211 lesions confirmed by histopathology. An Bras Dermatol, 2011. 86(1): p. 74-9.
197. Piccolo, V., Update on Dermoscopy and Infectious Skin Diseases. Dermatol Pract Concept, 2020. 10(1): p. e2020003.
198. Chen, X., A.V. Anstey, and J.J. Bugert, Molluscum contagiosum virus infection. Lancet Infect Dis, 2013. 13(10): p. 877-88.
199. van der Wouden, J.C et al. Interventions for cutaneous molluscum contagiosum. Cochrane Database Syst Rev, 2017. 5: p. CD004767.
200. Silverberg, N.B., R. Sidbury, and A.J. Mancini, Childhood molluscum contagiosum: experience with cantharidin therapy in 300 patients. J Am Acad Dermatol, 2000. 43(3): p. 503-7.
201. Syed, T.A., S. Lundin, and M. Ahmad, Topical 0.3% and 0.5% podophyllotoxin cream for self-treatment of molluscum contagiosum in males. A placebo-controlled, double-blind study. Dermatology, 1994. 189(1): p. 65-8.
202. Forbat, E., F. Al-Niaimi, and F.R. Ali, Molluscum Contagiosum: Review and Update on Management. Pediatr Dermatol, 2017. 34(5): p. 504-515.
203. Edwards, S et al. 2020 European guideline on the management of genital molluscum contagiosum. J Eur Acad Dermatol Venereol, 2021. 35(1): p. 17-26.
204. Leslie, K.S., G. Dootson, and J.C. Sterling, Topical salicylic acid gel as a treatment for molluscum contagiosum in children. J Dermatolog Treat, 2005. 16(5-6): p. 336-40.
205. Al-Mutairi, N et al. Comparative study on the efficacy, safety, and acceptability of imiquimod 5% cream versus cryotherapy for molluscum contagiosum in children. Pediatr Dermatol, 2010. 27(4): p. 388-94.
206. Theos, A.U et al. Effectiveness of imiquimod cream 5% for treating childhood molluscum contagiosum in a double-blind, randomized pilot trial. Cutis, 2004. 74(2): p. 134-8, 141-2.
207. Sterling, J., Treatment of warts and molluscum: what does the evidence show? Curr Opin Pediatr, 2016. 28(4): p. 490-9.
208. Katz, K.A., Dermatologists, imiquimod, and treatment of molluscum contagiosum in children: righting wrongs. JAMA Dermatol, 2015. 151(2): p. 125-6.
209. Romiti, R., A.P. Ribeiro, and N. Romiti, Evaluation of the effectiveness of 5% potassium hydroxide for the treatment of molluscum contagiosum. Pediatr Dermatol, 2000. 17(6): p. 495.
210. Dohil, M. and J.S. Prendiville, Treatment of molluscum contagiosum with oral cimetidine: clinical experience in 13 patients. Pediatr Dermatol, 1996. 13(4): p. 310-2.
211. Toro, J.R et al. Topical cidofovir: a novel treatment for recalcitrant molluscum contagiosum in children infected with human immunodeficiency virus 1. Arch Dermatol, 2000. 136(8): p. 983-5.
212. Calista, D., Topical cidofovir for severe cutaneous human papillomavirus and molluscum contagiosum infections in patients with HIV/AIDS. A pilot study. J Eur Acad Dermatol Venereol, 2000. 14(6): p. 484-8.
213. Erickson, C., M. Driscoll, and A. Gaspari, Efficacy of intravenous cidofovir in the treatment of giant molluscum contagiosum in a patient with human immunodeficiency virus. Arch Dermatol, 2011. 147(6): p. 652-4.
214. Binder, B et al. Treatment of molluscum contagiosum with a pulsed dye laser: Pilot study with 19 children. J Dtsch Dermatol Ges, 2008. 6(2): p. 121-5.
215. Lupi, O., Prions in dermatology. J Am Acad Dermatol, 2002. 46(5): p. 790-3.
216. Huang, W.J., W.W. Chen, and X. Zhang, Prions mediated neurodegenerative disorders. Eur Rev Med Pharmacol Sci, 2015. 19(21): p. 4028-34.
217. Serrano, A., J. Liebner, and J.K. Hines, Cannibalism, Kuru, and Mad Cows: Prion Disease As a "Choose-Your-Own-Experiment" Case Study to Simulate Scientific Inquiry in Large Lectures. PLoS Biol, 2016. 14(1): p. e1002351.
218. Carruthers, J. and A. Carruthers, Mad cows, prions, and wrinkles. Arch Dermatol, 2002. 138(5): p. 667-70.

Francisca Regina Oliveira Carneiro • Juarez Antônio Simões Quaresma

Zikavirose, Dengue e Febre Chikungunya

■ INTRODUÇÃO

São doenças infecciosas, cujos agentes etiológicos são arbovírus (vírus transmitidos por artrópodes/*arthropod* ***borne virus***). Consideradas reemergentes, pois foram descritas há muitos anos e atualmente apresentam aumento na sua incidência e gravidade.[1,2]

A ocorrência no Brasil de um grande número de casos de zika, dengue e chikungunya nos últimos anos, especialmente com grande repercussão neurológica associada ao elevado número de crianças com microcefalia provavelmente relacionado ao zikavírus, torna necessário o entendimento dessas doenças virais por todos.[3]

A cocirculação desses agentes registrada em alguns países como o Brasil é justificada, primeiro, pela relação entre eles, especialmente o zikavírus e o vírus da dengue que pertencem à mesma família, como também por partilharem do mesmo vetor, pois todas são transmitidas principalmente por mosquitos do gênero Aedes, especialmente a espécie *Ae. aegypti*.[1-3]

O *Aedes aegypti*, encontra-se adaptado ao meio urbano e periurbano, ocorrendo nas regiões tropicais e subtropicais das Américas, Ásia e africana, sendo observado em mais de 100 países, incluindo mais recentemente todos os países do Continente Americano. Tem grande antropofilia, picando, em geral, o homem durante o dia e seu criadouro são os reservatórios artificiais de água limpa, embora suas larvas já tenham sido encontradas também em coleções de água poluída. Encontra-se adaptado ao meio urbano e periurbano.[1]

■ ZIKAVIROSE

Histórico

Estudos filogenéticos sugerem que provavelmente o zikavírus (ZKV) surgiu na África em 1920, onde mantém o seu ciclo natural entre espécies silvestres de mosquitos e macacos.[2]

O primeiro isolamento ocorreu em 1947 em macacos Rhesus, durante um estudo sobre o ciclo da febre amarela em uma floresta denominada "Zika", em Uganda, na África.[3]

Em humanos, o primeiro isolamento foi relatado em 1954, na Nigéria. Depois desse caso, poucos relatos isolados ocorreram em países africanos e asiáticos, a maioria deles detectada durante inquéritos de febre amarelada, sempre associados a quadros clínicos leves até a primeira epidemia em 2007, na Micronésia.[2-5]

Foi em maio de 2015 o primeiro registro do vírus no Brasil, onde até o início de 2016 mais de 1,5 milhão de pessoas havia sido infectada. No mesmo ano, houve o registro de casos autóctones em outros países da América do Sul, Norte e Central.[6]

Etiologia

O Zikavírus pertence ao gênero Flavivírus, família Flaviviridae, e apresenta estreita relação com vários vírus como o da dengue, da febre do oeste do Nilo, da febre amarela e da encefalite japonesa entre outros.[6-8]

Na Figura 58.1, está ilustrado um esquema da filogenética dos flavivírus.

É RNA de fita simples e polaridade positiva, com cerca de 11 mil nucleotídeos. Os vírions têm aproximadamente 60 nm de tamanho e formato esférico.[2]

Seu genoma é codificado por proteína única com aproximadamente 3.400 aminoácidos que, quando estão no hospedeiro, são processados por proteases virais, transformando-se em dez diferentes proteínas, sendo três estruturais e sete não estruturais.[2,4]

Existem um único sorotipo e três linhagens genéticas representadas pelos genótipos africano ocidental, africano oriental e asiático. As linhagens africanas são responsáveis pelos surtos no continente africano e parecem ser mantidas via transmissão silvestre entre primatas não humanos e o mosquito, sendo o homem o hospedeiro acidental.[2]

Já o genótipo asiático é responsável pelas epidemias na Micronésia, na Polinésia, ilhas do Pacífico e no Brasil. Nessa linhagem, o homem tem se tornado o hospedeiro proeminente, sendo sugerido que, na evolução, essa linhagem tenha adquirido a habilidade de sustentar a transmissão em um ciclo endêmico urbano e periurbano, permitindo ao homem ser o portador multiplicador do vírus e a fonte de infecção para os mosquitos (Figura 58.2).[2]

Epidemiologia

Desde o seu primeiro isolamento em humanos, como já foi referido, o zikavírus, por quase meio século, foi apenas associado a casos esporádicos, especialmente na África. O primeiro surto de real importância foi observado em 2007, na ilha Yap, na região da Micronésia, onde o quadro clínico apresentado pelos pacientes tinha semelhanças com a dengue, porém acompanhado de artralgias, febre e conjuntivite além do *rash* cutâneo.[1,2,6,7]

Entre 2013 e 2014, ocorreu uma grande epidemia na Polinésia Francesa, atingindo quase 20% da população local. Epidemia esta seguida de casos nas Ilhas Cook, da Páscoa, Nova Caledônia e Salomão.[6-7]

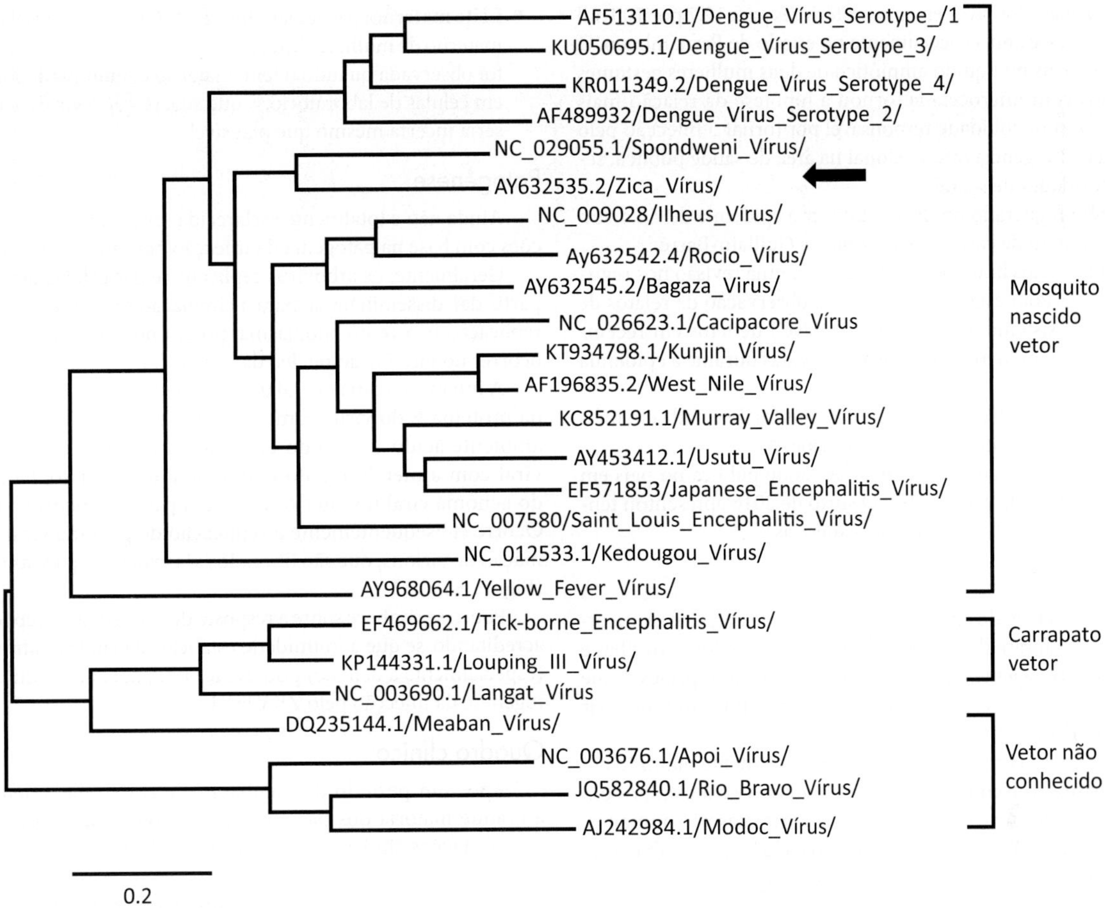

■ **Figura 58.1** Filogenética dos flavivírus.

Fonte: Adaptada de Saiz JC, Vázquez-Calvo A, Blázquez AB, Merino-Ramos T, Escribano-Romero E, Martín-Acebes MA. Front Microbiol. 2016;7:496.

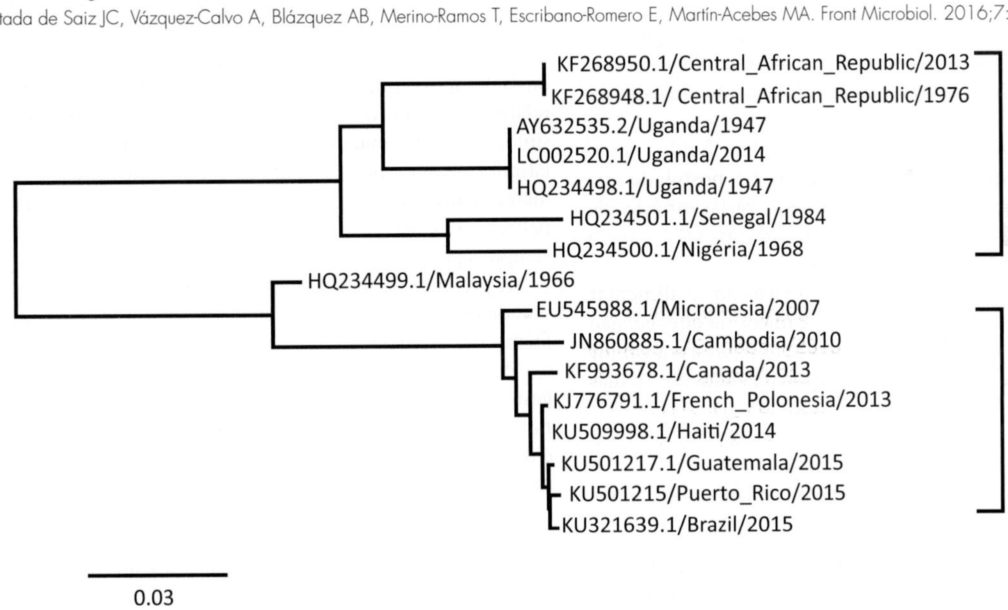

■ **Figura 58.2** Genótipos do zikavírus.

Fonte: Adaptada de Saiz JC, Vázquez-Calvo A, Blázquez AB, Merino-Ramos T, Escribano-Romero E, Martín-Acebes MA. Front Microbiol. 2016;7:496.

Entrou no Brasil provavelmente em 2013, associado à chegada de turistas da região do Pacífico que vieram para a Copa das Confederações, evento esportivo que antecedeu a Copa do Mundo de Futebol, em 2014.[3]

Os primeiros casos autóctones brasileiros foram registrados na região Nordeste, em 2015.[3]

A partir de então, um grande número de casos foi registrado no país, no entanto a epidemia brasileira ganhou destaque mundial quando as respectivas autoridades registraram, no final de 2015, uma possível associação entre os casos de zika e o aumento alarmante do número de pacientes com microcefalia pré-natal, cuja taxa de incidência saltou de

5,5 por 100 mil nascidos vivos em anos anteriores para 12,7 por 100 mil nascidos vivos nesse ano, especialmente no estado de Pernambuco. O isolamento do vírus no líquido amniótico de duas mulheres gestantes mães de filhos com microcefalia tornou a hipótese da relação mais forte, sendo essa possibilidade responsável por tornar a infecção pelo zikavírus uma emergência internacional na área de saúde pública, segundo as autoridades de saúde.[3]

Foi também registrado no Brasil, durante a epidemia de Zika, um aumento do número de casos de síndrome de Guillain-Barré.[2,3]

Depois dos relatos brasileiros, foi realizada uma revisão nos registros dos casos da Polinésia Francesa, com a observação de relatos de malformação no sistema nervoso central (SNC) de fetos em recém-nascidos (RN) de mulheres que estavam grávidas durante a epidemia na região.[3]

Desde 2016, a circulação autóctone do vírus foi detectada em mais de 20 países do continente americano e Caribe.[2,6,7]

A doença foi declarada emergência de saúde pública no país em 2015 e mundial pela OMS em 2016.[6] O surto de 2016 apresentou tendência de declínio em 2017 e 2018 nas Américas.[6,7]

Reservatórios

O ZKV já foi detectado em diferentes espécies de macacos. Anticorpos contra o vírus foram detectados em morcegos, roedores, ovelhas e cabras, no entanto o agente não foi ainda isolado dessas espécies, o que não deixa claro se outras espécies que não primatas possam funcionar como reservatórios.[2]

Na África, como já referido, o vírus é provavelmente mantido em um ciclo silvestre envolvendo primatas não humanos e o mosquito com o ciclo epizoótico nos macacos. Em áreas sem primatas não humanos, como a Polinésia Francesa, é provável que o ciclo se mantenha entre homem – mosquito – homem, sugerindo que o agente se adaptou ao homem como reservatório.[2]

Vetores

São os mosquitos especialmente do gênero Aedes (Stegomyia), sendo as espécies principais *A. aegypiti*, *A. africanus*, *A. albopictus*, *A. hensilli* e *A. polynesiensis*. O vírus também já foi isolado em espécies de Culex e Anopheles.[2,3,6]

Esses vetores encontram-se mundialmente distribuídos e são espécies nativas de zonas tropicais e subtropicais.[6] É postulado que a manutenção enzoótica do vírus ocorra entre as várias espécies de mosquito, porém a transmissão para o homem se dá apenas por meio de um grupo de espécies, especialmente Aedes.[2,8,9]

O mosquito se torna capaz de adquirir o vírus ao se alimentar através da picada em paciente com sintomas clínicos da doença, não se sabendo ao certo em quanto tempo o mosquito passa a transmitir o vírus, acreditando-se esse período ser de aproximadamente 10 dias após o repasto.[2,10,11]

Transmissão

Além da primária que ocorre a partir da picada do mosquito, outras formas de transmissão são descritas:[2]

- **Perinatal:** pode haver a transmissão do vírus através da placenta durante a gestação, no entanto o mecanismo não é totalmente esclarecido. O vírus já foi detectado no líquido amniótico, em sangue e tecidos de RN.[2,7]
- **Sexual:** o RNA viral, inclusive, já foi isolado no sêmen em períodos superiores a 188 dias após o início dos sintomas clínicos, sugerindo que esse tipo de transmissão é potencialmente mais prolongada do que a primária. Pode ser transmitida entre ambos os sexos, porém a frequência é considerada maior do homem para a mulher.[1,2,7]
- **Transfusional:** casos de transmissão por sangue foram descritos no Brasil e parece que o vírus pode permanecer no sangue por um período superior a 2 meses.[2,7]
- **Leite materno:** partículas virais e RNA viral foram isolados no leite materno de mulheres infectadas. No entanto, a replicação viral não foi observada quando o leite materno contaminado foi inoculado em células de laboratório, o que sugere que a via do leite materno seria incerta mesmo que plausível.[2]

Patogênese

Ainda não é totalmente esclarecida sendo a maioria das informações com base na patogenia da infecção por outros flavivírus.[1,2]

Geralmente, os arbovírus replicam-se nas células dendríticas e, a partir daí, disseminam-se para a circulação sanguínea. Em geral, essa replicação ocorre no citoplasma, porém no caso do ZKV, ela parece ocorrer no interior do núcleo da célula.[1,2]

A interação com as células do hospedeiro ocorreria via interação da proteína E do vírus com os fatores de adesão do hospedeiro. O ambiente ácido dentro do endossoma causa a fusão do envelope viral com a membrana do endossoma e, com isso, há a liberação do genoma viral no interior da célula para que ocorra a translação. Ocorre subsequentemente a replicação do genoma viral com a formação de virírons, que são liberados via exocitose para as redondezas (Figura 58.3).[1-3]

Pouco se conhece sobre a resposta do hospedeiro à replicação viral, acreditando-se que a imunidade estabelecida contra outros flavivírus (especialmente a dengue) poderia ter um papel na modulação da patogênese da infecção pelo ZKV.[1,2,12,13]

Quadro clínico

Após um período de incubação de aproximadamente 10 dias, a grande maioria dos pacientes é assintomática, sendo observadas manifestações clínicas apenas em cerca de 20% dos infectados pelo ZKV.[1-4]

Os principais sintomas descritos são febre (baixa, autolimitada, que desaparece 1 a 2 dias após o surgimento do exantema), cefaleia, fadiga, astenia, dor retro-orbital, artralgias com ou sem edema articular.

O *rash* é o critério clínico de maior sensibilidade para a suspeição de infecção pelo ZKV, sendo o critério de definição de caso. Surge no 3º ou 4º dia após o início dos sintomas, muito embora alguns pacientes o relatem desde o 1º dia ou até mesmo antes do surgimento de qualquer sintomatologia. É maculopapuloso podendo ser morbiliforme ou escarlatiniforme, geralmente pruriginoso, iniciando na face e/ou no tronco, disseminando-se para as extremidades, poupando, em geral, regiões palmares e plantares. Tem evolução autolimitada, desaparecendo, quase sempre, após um período de 1 a 2 semanas.[1-4]

A presença de *rash* e de microcefalia durante a gestação é considerada critério com sensibilidade suficiente para a pesquisa de malformações cerebrais.[1-4]

No que se refere à correlação entre a presença do *rash* e a idade gestacional, é descrito que quanto mais cedo surge o exantema menor, é a circunferência cefálica observada ao nascimento. Também é descrito que, quando o *rash* ocorre no 3º trimestre de gravidez, há uma associação com malformações cerebrais mesmo com tamanho de circunferências normais.[1-4]

No período neonatal, a presença de *rash* não é comum, sendo que a infeção pelo ZKV deverá ser investigada se, nas primeiras 2 semanas de vida, o RN apresentar dois ou mais dos seguintes critérios: febre; *rash*; conjuntivite ou artralgias ou ser filho de mãe que vive ou viajou para área afetada pelo vírus em até 2 semanas antes do parto.[1-4]

Pode cursar também com petéquias em palato duro, dor abdominal, náuseas e vômitos. Merecem destaque as repercussões neurológicas possivelmente associadas à infecção pelo ZKV, que são, do ponto de vista clínico, as mais importantes.

Assim, os destaques são a **síndrome de Guillain-Barré**, uma neuropatia inflamatória, autoimune que evolui com fraqueza muscular, associada com frequência à infecção pelo vírus, e a **microcefalia**, considerada quando o perímetro cefálico é menor que 2 ou mais desvios-padrão indicados para o sexo, a idade ou o período gestacional.[1,2]

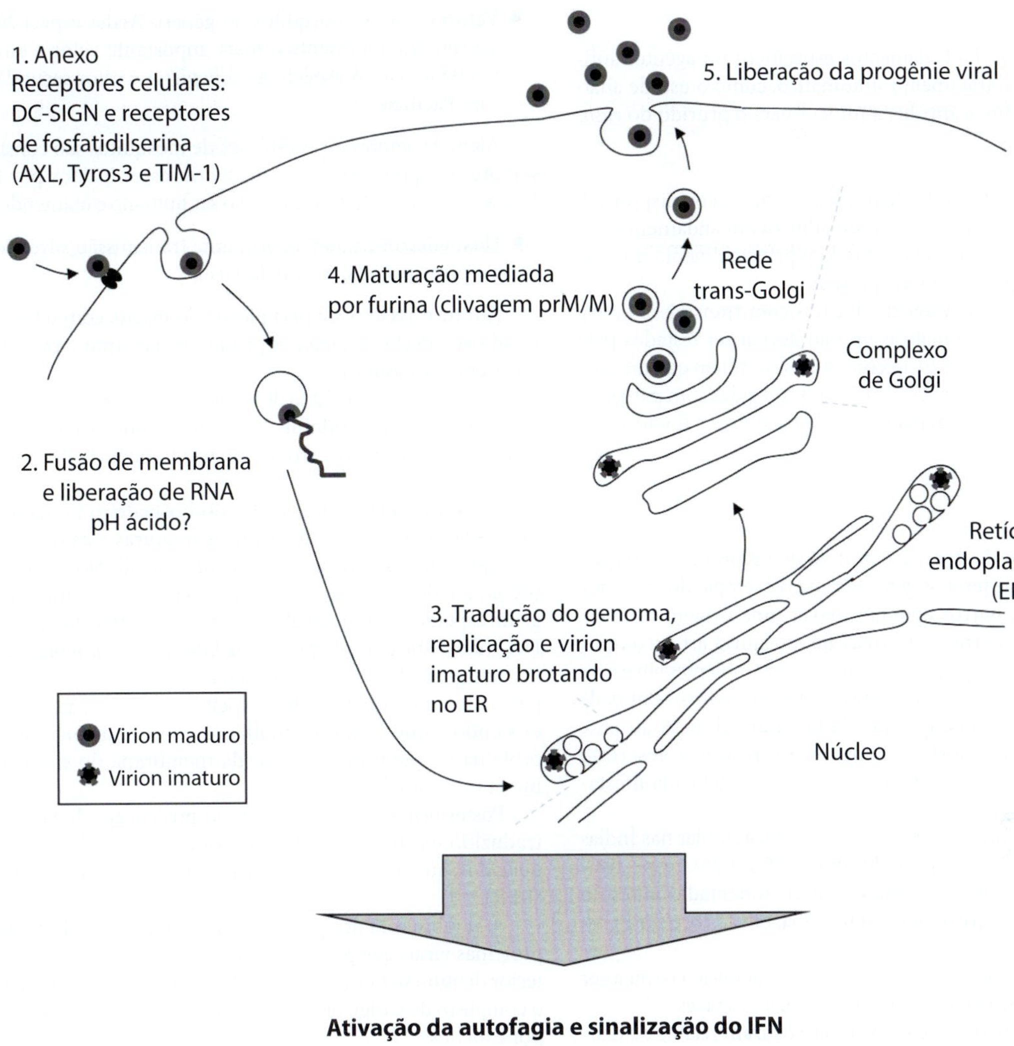

■ **Figura 58.3** Ciclo de vida intracelular do ZKV.

Fonte: Adaptada de Saiz JC, Vázquez-Calvo A, Blázquez AB, Merino-Ramos T, Escribano-Romero E, Martín-Acebes MA. Front Microbiol. 2016;7:496.

Diagnóstico

- **Sorologia:** em virtude da intensa reatividade cruzada entre as diversas espécies de flavivírus, a sorologia não é o padrão-ouro.
- **Diagnóstico virológico/molecular:** pode ser realizado por meio das técnicas de cultivo celular (para o isolamento do agente), detecção do genoma RNA viral (mediante teste da reação em cadeia da polimerase-transcrição reversa (RT-PCR) e o mesmo teste em tempo real) ou detecção de antígenos virais (enzimaimunoensaio [Elisa]).[1,2]

Considera-se um caso confirmado de Zika se houver pelo menos um dos critérios laboratoriais a seguir:[14]

a) Detecção de RNA do Zikavírus ou antígenos em amostras clínicas.
b) Detecção de anticorpos IgM específicos para o Zikavírus em amostras de soro e confirmação por teste de neutralização.
c) Soroconversão ou aumento de 4 vezes dos títulos específicos do Zikavírus em amostras pareadas.

Diferenciais

Os principais devem ser com a dengue e a Chikungunya (Tabela 58.1).[1,2]

Tabela 58.1 Diagnóstico diferencial entre os exantemas da dengue, zikavirose e chikungunya.

	Período de incubação	Tipo de exantema	Período entre os sintomas e o surgimento do exantema	Evolução do exantema	Prurido
Dengue	4 a 7 dias	**Dengue clássica:** Inicial: eritema transitório na face Secundário: macular ou morbiliforme Menos comum: eritema generalizado, confluente com áreas de pele sã de permeio **Dengue hemorrágica:** petéquias, púrpuras e equimoses	Inicial: 24 a 48 horas Secundário: 3 a 5 dias	Inicial: surge na face e porção superior do tronco Secundário: inicia-se pelo tronco; depois, dissemina-se pela face e extremidades	Presente
Zikavirose	Desconhecido	Morbiliforme	3 a 4 dias	Inicia-se no dorso ou região cervical; depois, dissemina-se	Pode estar presente
Chikungunya	2 a 4 dias	Morbiliforme, escarlatiniforme ou macular, podendo ocorrer lesões ulceradas em áreas intertriginosas e hipermelanose na face e mãos	48 horas	Inicia-se no tronco, podendo comprometer extremidades	Pode estar presente

Tratamento

Até o momento não há tratamentos específicos ou agentes antivirais. Recomenda-se o tratamento sintomático, como o uso de analgésicos para a febre e dor, e anti-histamínicos para o prurido do *rash*.

Profilaxia

Nenhuma vacina efetiva está atualmente licenciada ou disponível, existindo plataformas vacinais em estudo clínicos em andamento.[7]

As medidas preventivas ainda se baseiam principalmente no controle dos vetores e na prevenção das picadas.[7]

Gestantes devem evitar viagem a lugares com transmissão ativa do vírus, e se viajarem sintomáticas ou não devem ser testadas pelo menos 2 semanas após o retorno. Recomenda-se também que durante a gestação sejam evitadas relações sexuais desprotegidas com parceiros que tenham história de viagem para áreas de risco para a doença.[15]

■ DENGUE

Histórico

A origem do vírus da dengue é motivo de intensa especulação, havendo indícios de que teria origem africana, a exemplo do seu vetor principal *Ae. aegypti*, outros apontam haver uma origem asiática. Inicialmente, parecia se tratar de vírus de mosquito arbóreo, que, depois, teria se adaptado a pequenos primatas em ambientes silvestres e, com o desmatamento, saiu das florestas. Os primeiros relatos de uma doença semelhante à dengue são da literatura chinesa durante as dinastias Chin, Tang e Norte de Sung. Nesses relatos, a descrição clínica incluía febre, erupção cutânea, artralgia mialgia e manifestações hemorrágicas.[16,18]

Alguns séculos depois, existem relatos de doença similar nas Índias Ocidentais francesas e no Panamá, durante 1635 e 1699, respectivamente, sendo que as ocorrências mais bem-documentadas antes do isolamento dos agentes ocorreram na Filadélfia, em 1778, e no Egito, em 1779.[19,20]

Só durante a Segunda Guerra, a gravidade da doença passou a ser reconhecida com o registro de formas hemorrágicas graves.[19,20]

Nas Américas, ainda no século XVIII, já existiram relatos de dengue, sendo descritas várias epidemias. Reemergiu nas Américas, em 1981, produzindo epidemias com maneira hemorrágicas graves em Cuba. Nesse mesmo período, foi identificada no Brasil, em Boa Vista, Roraima. Ressurge em 1986, no Rio de Janeiro, quando passou a incidir de maneira endêmico-epidêmica, anualmente no País, até os dias de hoje.[16,18,21,22]

Etiologia

O vírus da dengue (VDEN) pertence à família Flaviviridae, gênero Flavivirus, compreendendo quatro sorotipos: VDEN-1; VDEN-2; VDEN-3; e VDEN-4, que são geneticamente distintos e compartilham uma identidade limitada quanto aos aminoácidos.[20]

O seu genoma é formado por um RNA de fita simples, polaridade positiva com aproximadamente 11 kb. Suas partículas virais apresentam de 50 a 55 nm de diâmetro, com estrutura tridimensional, dando forma icosaédrica.[20]

Como os vírus pertencentes à família Flaviviridae, tem três proteínas estruturais (C – capsídeo; prM – pré-membrana; E – envelope) no terminal N e sete não estruturais (NS1-NS2A-NS2B-NS3-NS4A-NS4B-NS5) no terminal C.[20]

Epidemiologia

A dengue é considerada a doença transmitida por mosquitos mais importante mundialmente do ponto de epidemiológico, com uma estimativa de que existam 3,6 bilhões de pessoas em risco para infecção, 400 milhões de novas infecções e 100 milhões de casos novos sintomáticos por ano no mundo.[20]

No Brasil tem uma sazonalidade característica no verão, pois, com o aumento da temperatura e das chuvas, há aumento de vetores, com consequente aumento da transmissão e do número de casos.[20]

- **Vetores:** são os mosquitos do gênero Aedes especialmente o *Ae. aegypti* que representa o mais importante vetor e talvez o único nas Américas. A espécie *Ae. albopictus* é vetor secundário na Ásia e no Pacífico.[20-22]

Além de vetores essas espécies de mosquitos são consideradas reservatórios, pois, uma vez infectados, esses insetos por toda a vida ficarão transmitindo o vírus para o ser humano e mantendo a doença.[20]

- **Hospedeiro:** embora ocorra uma transmissão silvestre, o homem é o principal hospedeiro do vírus.[20]

A transmissão se dá pela picada do inseto, com o hospedeiro tornando-se infectante logo nos primeiros dias após a picada em função da viremia sanguínea.

Como a grande maioria dos criadouros do mosquito está localizada no domicílio e no peridomicílio, e, em virtude dos hábitos diurnos do vetor, a transmissão ocorre com maior frequência dentro ou próximo ao domicílio.

Após a picada, várias células do hospedeiro humano podem ser infectadas, entre elas as dendríticas imaturas e as de Langerhans da pele que apresentam várias moléculas de adesão reconhecidas pela proteína E do vírus, entre as quais a denominada "molécula não integrina captadora da molécula de adesão 43 intercelular 3 específica de DC" (*dendritic cell-specific intracellular adhesion molecule-3-grabbing non-integrin*, DC-SING). Essa interação resulta na internalização da partícula viral por meio da endocitose, em que, após a acidificação dos endossomos, há uma mudança conformacional irreversível na proteína E, que provoca fusão da membrana do endossoma com a membrana viral.[16,20]

Posteriormente, há liberação do nucleocapsídeo e o RNA viral é traduzido em uma poliproteína com aproximadamente 3.400 aminoácidos, que será direcionada para o retículo endoplasmático rugoso (RER).[16,20]

A combinação das proteases virais e do hospedeiro dá origem às proteínas virais que provocarão a formação de partículas virais no interior do lúmen do RER, que, posteriormente, serão direcionadas para o complexo de Golgi, onde sofrem maturação com posterior liberação por exocitose.[16,20]

Clínica

As manifestações clínicas da dengue apresentam um grande espectro que vai desde quadros assintomáticos ou de febre indiferenciada até formas graves hemorrágicas e/ou choque e dengue com complicações.[20,21]

Dengue clássica

Inicia-se com febre alta de intensidade variável associada a dor retro-orbitária, cefaleia intensa predominantemente frontal, mialgia, astenia, calafrios, artralgia e prostração. Podem também ser relatados vômitos e dor abdominal.[21-23]

As manifestações cutâneas ocorrem em 50% a 80% dos pacientes sintomáticos. Inicia-se por um eritema transitório em face, pescoço e tronco que surge dentro de 24 a 28 horas após o início dos sintomas gerais.[21-23]

O *rash* secundário surge 3 a 6 dias após os primeiros sintomas, sendo usualmente macular mobiliforme ou escarlatiniforme, envolve face, abdome, tronco e extremidades, poupando regiões palmo plantares. Em alguns pacientes, o exantema torna-se confluente com áreas brancas de pele sã de permeio configurando o aspecto de "ilhas brancas em um mar vermelho" (Figura 58.4). Podem também ocorrer petéquias isoladas.[21-23]

O *rash* inicial é associado à dilatação capilar e o secundário, considerado uma resposta imunológica do hospedeiro ao vírus. Prurido está, em geral, presente e, em 30% dos pacientes, ocorrem lesões mucosas, especialmente em mucosa oral. O quadro é autolimitado evoluindo, frequentemente com descamação na resolução. Raramente persiste por mais de 2 semanas. Parece não haver relação da presença do exantema com curso mais prolongado e pior prognóstico nos pacientes com dengue clássica.[17]

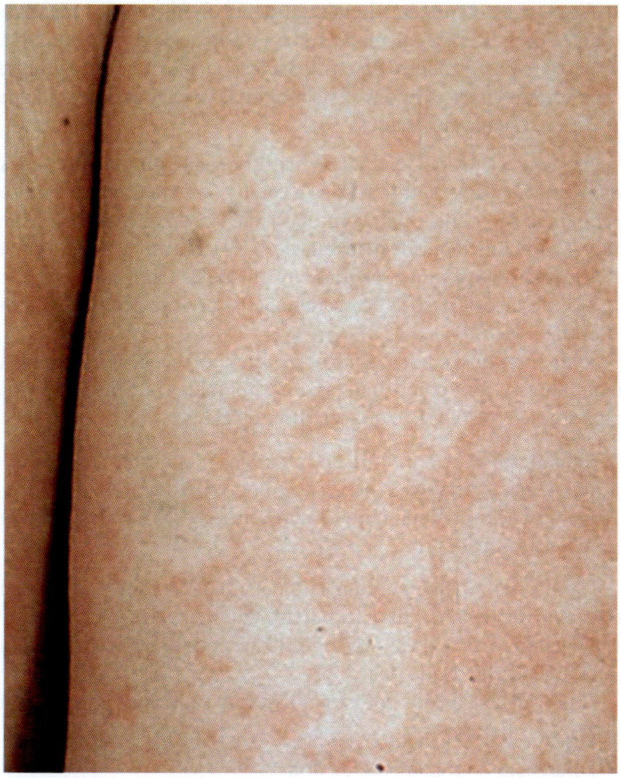

■ **Figura 58.4** Exantema confluente com áreas brancas de pele.

Febre hemorrágica da dengue (FHD) e síndrome do choque por dengue (SCD)

Caracterizadas por manifestações clínicas iniciais semelhantes à forma clássica da doença, seguidas, a partir do 4º ao 6º dia de doença, do surgimento de sintomas como dor abdominal intensa, vômitos importantes, hepatomegalia dolorosa, desconforto respiratório, letargia e derrames cavitários (pleural, pericárdico, ascite).[21-23]

A confirmação desses casos é realizada pela presença de febre de 7 dias ou menos, com tendências a manifestações hemorrágicas associadas à trombocitopenia (< 100.000/mm³).

Diagnóstico

Clínico

É definido como caso de dengue "todo paciente que apresente doença febril aguda com duração de até 7 dias, acompanhada de pelo menos dois dos sintomas, como cefaleia, retro-orbitária, mialgias, artralgias, prostração ou exantema, associados ou não à presença de hemorragias. Além de ter estado, nos últimos 15 dias, em área onde esteja ocorrendo transmissão de dengue ou tenha a presença de *Aedes aegypti*".[23]

Na anamnese, devem ser levadas em consideração as seguintes informações:[20-23]

- **História da doença atual:** cronologia dos sinais e sintomas; caracterização da curva febril (estabelecer a data de início da febre); pesquisa de sinais de alarme; pesquisa de manifestações hemorrágicas: hematêmese, melena, por exemplo.
- **Epidemiologia:** presença de casos semelhantes no local de moradia ou de trabalho; história de deslocamento nos últimos 15 dias para área de transmissão de dengue.

Já no exame físico é importante observar as seguintes alterações:

a) Inspeção: destacar a pesquisa de edema subcutâneo (palpebral, de parede abdominal e de membros), assim como manifestações hemorrágicas na pele, mucosas e esclera. Deve também ser avaliado o estado de hidratação.
b) Verificar a pressão arterial em duas posições, pulso, enchimento capilar, frequência respiratória, temperatura e peso.
c) Segmento torácico: pesquisar sinais de desconforto respiratório e de derrame pleural e pericárdico.
d) Segmento abdominal: pesquisar hepatomegalia, dor e ascite.
e) Sistema nervoso: pesquisar sinais de irritação meníngea, nível de consciência, sensibilidade e força muscular.

Laboratorial

- **Virológico:** isolamento do vírus, PCR-RT. Realizado com sangue ou soro do paciente colhido preferencialmente até o 5º dia de evolução dos sintomas.[20-23]
- **Sorológico:** método Elisa, deve ser solicitado a partir do 6º dia do início dos sintomas.[20-23]

Diferencial

Exantemas virais, zikavirose, febre chikungunya, hepatites virais, arboviroses, escarlatina, doença de Henoch-Schonlein, doença de Kawasaki, púrpura autoimune, farmacodermias, entre outras.[20-23]

Tratamento

Não existem tratamentos específicos para a dengue, sendo recomendado suporte clínico e sintomático, evitando-se aspirina e anti-inflamatórios não hormonais.[16,20] Pacientes com quadros graves devem ser internados para acompanhamento da evolução.

Profilaxia

Não há até o momento vacinas disponíveis, sendo o controle de picadas e do vetor as medidas a serem seguidas.[16,20]

■ CHIKUNGUNYA OU FEBRE CHIKUNGUNYA

Histórico

O vírus da febre chikungunya (CHIKV) foi isolado pela primeira vez em humanos em 1952, durante um surto de doença febril que afetou a área costeira de Muawiya, Makondo e Rondo, atualmente Tanzânia.[24,25]

O nome "chikungunya" vem da língua Makonde, dialeto falado na Tanzânia, que quer dizer "curvar-se ou ficar contorcido", uma alusão à postura adotada pelos pacientes em decorrência da dor articular característica da doença.[24,25]

Etiologia

O vírus pertence à família Togaviridae, gênero Alphaviridae, constituído por um RNA de fita simples e polaridade positiva, com aproximadamente 12 kb de comprimento.[25,26]

O genoma tem duas ORF (*open reading frame*), conhecidas como fase de abertura de leitura: 5'ORF traduz do RNA genômico e codifica as proteínas não estruturais nsP1, nsP2e npsP4 e a 3'ORF traduz do RNA subgenômico e codifica a poliproteína, que é processada em proteínas estruturais capsídeo, envelope (E1 e E2) e dois peptídeos (E3 e 6K).[25,26]

Sua partícula viral é de formato esférico, tendo aproximadamente 70 nm de diâmetro.

Os genótipos identificados até o momento do CHIKV compreendem o ECSA (Leste-Centro-Sul Africano), Oeste Africano, Asiático. A linhagem do oceano Índico, conhecida como IOL, é considerada descendente da ECSA.[25,26]

Epidemiologia

Desde sua primeira identificação em 1952, muitas epidemias pequenas foram registradas periodicamente em vários países, especialmente na África. A primeira grande epidemia ocorreu no Quênia, com disseminação para várias ilhas do Oceano Índico, para a Índia e Sudeste da Ásia.[25,26]

Nas Américas, até outubro de 2013, todos os casos eram importados, quando houve o relato de um caso autóctone na ilha de Saint Martin.[25-27]

No Brasil, o primeiro caso autóctone foi registrado em setembro de 2014, no Amapá, e, no mesmo mês, uma epidemia foi relatada em Feira de Santana, na Bahia.[25-27]

Vetores: mosquitos do gênero *Aedes*, especialmente o *Aedes aegypti*, sendo o *Aedes albopictus* o segundo mais importante transmissor. Outras espécies que já foram associadas com menor frequência: *Eretmapotides chrysogaster*; *Culex annulirostris*; *Mansonia uniformis*; *Anopheles stephensi*; e *Opifex fuscus*.[25-27]

Transmissão: além da transmissão pela picada do mosquito, a vertical já foi descrita na Ilha Reunion, onde a viremia intraparto foi detectada, com 49% dos recém-nascidos sendo infectados. A possibilidade de contaminação pela transfusão de sangue já foi observada com outros arbovírus e o CHIKV já foi observado durante estudos epidemiológicos em populações de doadores.[26,28]

Patogenia

Após a inoculação do vírus pela picada do inseto, moléculas com propriedades anti-hemostáticas e imunomoduladoras da saliva do mosquito facilitam a penetração do agente nas células. Após a formação do endossoma, uma alteração no pH promove mudanças no envelope viral que provoca a fusão da membrana viral com a membrana do endossoma, resultando na liberação do capsídeo viral no citoplasma, onde as proteínas do capsídeo associam-se para formar o nucleocapsídeo que incorpora o RNA. As proteínas são, então, transportadas para o retículo endoplasmático e complexo de Golgi e, daí, para a membrana celular do hospedeiro e, posteriormente, são liberadas para a circulação e para os órgãos-alvos da infecção.[27-30]

Clínica

Após um período de incubação que varia entre 1 e 12 dias com média de 3 a 7 dias, inicia-se o quadro clínico, que é dividido em três estágios.[26,28,29]

1. **Agudo:** sintomático em cerca de 80% dos pacientes. Dura, em geral, 7 a 14 dias sendo caracterizado pelos seguintes sintomas:
   - Febre alta.
   - Poliartralgias/poliartrite: sintomatologia mais frequente, sendo caracteristicamente simétrica e bilateral. Compromete mãos, pulsos, tornozelos e pés (Figura 58.5). É também relatada rigidez matinal em articulações distais como as interfalangianas de mão e pés. Pode ser acompanhada ou não de edema.

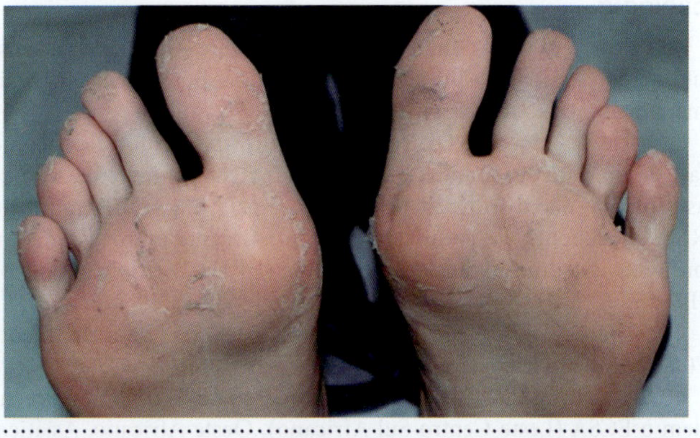

■ **Figura 58.5** Presença de escamação assintomática em região plantar secundária ao edema de extremidades.

   - Mialgia: mais frequentemente observada em braços, antebraços e coxas.
   - Fotofobia.
   - Astenia.
   - Cefaleia.
   - Manifestações cutâneas: ocorrem em cerca de 50% a 80% dos pacientes sintomáticos, sendo quadro mais frequentemente observado um exantema maculoso morbiliforme que surge 1 a 5 dias após o início dos sintomas gerais. Inicia-se em membros superiores, face e tronco com envolvimento menos frequente dos membros inferiores. É, em geral, mais exuberante do que o da dengue. Desaparece em geral dentro de 7 a 10 dias sem deixar nenhuma sequela. Já foram descritas lesões vesicobolhosas associadas ao exantema especialmente em crianças.

Existem relatos de quadros de urticária generalizada, hipermelanose de mãos e face, xerose, lesões ulceradas em áreas intertriginosas (pênis, região perianal e bolsa escrotal), úlceras semelhantes a aftas em mucosa oral, linfedema de distribuição acral e exacerbação de dermatoses preexistentes como a psoríase no curso dessa infecção.

Manifestações inespecíficas: adenopatia cervical, náuseas, vômitos e diarreia.

Podem ser observados quadros mais graves especialmente em paciente idosos, com comprometimento do SNC, trato respiratório e urinário, além de piora de doenças preexistentes.

2. **Subagudo:** após o 21º dia do início das manifestações clínicas e que persiste por até 3 meses. O comprometimento articular é a manifestação predominante e ocorre em mais de 50% dos pacientes infectados pelo vírus.

Caraterizado pela persistência da artralgia, artrite, podendo ser acompanhado de tenossinovite, bursite, entesite, periostite.

O quadro ocorre de modo contínuo e persistentes ou intermitentemente sendo agravado pelo frio.

A prevalência da dor pode estar associada a vários fatores, como:

- Suscetibilidade genética.
- Diferenças no tratamento da dor.
  - Idade: mais prevalente acima dos 40 anos.
  - Sexo: mais comum em mulheres.
- Falta de repouso nos primeiros dias de doença.
- Comorbidades musculoesqueléticas.

Pode ocorrer também agravamento de doenças articulares anteriores, edema e compressão neural principalmente ulnar, medial e tibial, dor neuropática, rigidez matinal e fenômeno de Raynaud. Além de manifestações não específicas como fadiga crônica, alopecia, depressão e ansiedade.

3. **Crônico:** definido como a persistência da sintomatologia articular por mais de 3 meses. O quadro articular é de artralgia/artrite bilateral e simétrica podendo ter caráter migratório, com dor intermitente ou constante. Pode também ser observado edema sem aumento da temperatura local e eritema.

Pacientes na fase crônica podem evoluir para cura espontânea ou após tratamento sem sequelas, para persistência dos sintomas clínicos, para quadros severos de processos inflamatórios ou degenerativos.

Estudos demonstram que 80% a 90% dos pacientes têm dor por pelo menos 6 semanas e 10% continuam com dor 2 a 3 anos após a fase aguda.

A tenossinovite, nessa fase, é sintoma frequente, usualmente envolve dois ou mais tendões sendo comum o comprometimento dos extensores e flexores do punho, tornozelo e dedos.[26,28,30]

Diagnóstico

Um caso de chikungunya é definido pelos seguintes critérios:[26,28]

a) Clínico: febre de aparecimento súbito > 38,5 °C e dor intensa/artrite de aparecimento agudo não explicada por outras situações clínicas.
b) Epidemiológico: residente ou visitante em área endêmica ou epidêmica da doença 15 dias antes do aparecimento dos sintomas ou conexão epidemiológica com caso confirmado.
c) Laboratorial
   - Isolamento do vírus na cultura: pode ser feito após o 8° dia de infecção. O agente provoca um efeito citopático após o 3º dia de inoculação, sendo os principais meios células Vero, BHK-1 e HeLa.

- PCR em tempo real (PCR-RT): pode ser feito no e após o 7º dia do surgimento dos sintomas.
- Elisa: IgM (a partir do 5º dia após o aparecimento dos sintomas), IgG (alguns dias após). Pode haver reação cruzada com alguns vírus como o Mayaro.

Tratamento

a) Fase aguda[26,28]
- Analgésicos: dipirona (1 g oral, 4 vezes ao dia) e paracetamol (6 mg/kg/dia, 4 vezes ao dia), isolados ou em combinação.
- Alérgicos a dipirona: tramadol 50 a 100 mg, 2 a 4 vezes ao dia.
- Opioides fracos podem ser utilizados em alguns casos.
- Devem ser evitados anti-inflamatórios não hormonais e salicilatos.
- Corticosteroides também não são recomendados nessa fase.
- Hidratação e repouso absoluto.

b) Fase subaguda
- Anti-inflamatórios não hormonais.
- Anticonvulsivantes.
- Antidepressivos.
- Prednisona ou prednisolona: controle da dor moderada ou severa ou com contraindicação a anti-inflamatórios.

c) Fase crônica: analgésicos, opioides, anti-inflamatórios, corticosteroides, antimaláricos, metotrexato podem ser usados para controle da dor.

Profilaxia

Ainda não existem vacinas disponíveis, sendo as medidas preventivas com base principalmente no controle dos vetores e na prevenção das picadas.[26,28]

Referências bibliográficas

1. Ngono AE, Shresta S. Immune Response to Dengue and Zika. Annual Review of Immunology. Annual Review of Immunology. 2018;36:10.1-10.30.
2. Musso D, Gubler D. Zika Virus Clin Microbiol Review.2016;29:487-524.
3. Duffy MR, Chen TH, Hancock WT, Powers AM, Kool JL, Lanciotti RS et al. Zika virus outbreak on Yap Island, Federated States of Micronesia. The New England journal of medicine. 2009;360(24):2536-43.
4. Faria Jr. N et al. Zika virus in the Americas: Early epidemiological and genetic findings. Science 2016;352(6283):345-349. doi: 10.1126/science.aaf5036.
5. Griffin DE. Alphaviruses. In Fields Virology. 6th edition, Knipe DM, Honley PM (ed.). Philadelphia: Lippincott, 2013. p.651-686.
6. Plourde AR, Bloch EM. A literature Review of Zika Virus. Emerg Infect Dis.2016;22(7): 1185-92.
7. Pielnaa P et al. Zika virus-spread, epidemiology, genome, transmission cycle, clinical manifestations, associated challenges, vaccine and antiviral drugs developmente. Virology 2020; 543:34-42
8. Oliveira CS, Vasconcelos PFC. Microcephaly and Zika virus. J Pediatr 2016;92(2): 103-105.
9. He A, Brasil P, Siqueira AM, Calvet GA, Kwatra SG. The emerging Zika virus threat: a guide for dermatologist. Am J Clin Dermatol. 2017;18(2):231-236.
10. Nawas J et al. Emerging infectious diseases with cutaneous manifestations. J Am Acad Dermatol 2016;75:1-16.
11. Ferraris P, Yssel H, Miss;e D. ZikaVirus indfection: na update.MIcrobes Infect 2019;21(8-9):353-60.
12. Gérardin P et al. Zika rash and incresead risk of congenital brain abnormalities. Lancet 2017;389:151-2.
13. Dasti JI. Zika virus infections: an overview of current scenario. Asian Pacific of tropical medicine 2016;9:621-5.
14. Inmail T; European Center for Disease Prevention and Controil (ECDC).ECDC proprosed case definition for surveillance of zika virus infection. Disponível em: https://www.ecdc.europa.eu/en/zika-virus-infection/surveillance-and-disease-data/case-definition. Acesso em 10 jul 2022.
15. Sampathkumar P. Sanchez JL. Zika vírus in the America: a review for clinicans. Mayo Clin Proc. 2016;91:514-21.
16. Harapan H, Michie A, Sasmono RT, Imrie A. Dengue: a minireview. Viruses. 2020,30:12(8):829.
17. Huang HW, Tseng HC, Lee CH, Chuang HY, Lin SH. Clinical significance rash in dengue fever: a focus on discomfort, complications, and disease outcome. Asian Pacific of tropical medicine 2016;9:713-8.
18. Castillo AS, Pham Ak, Dinulos JG. Cutaneous manifestations of systemic viral diseases in neonates: an update. Curr Opin Pediatr 2017;29:240-8.
19. Lupi O, Tyring SK. Tropical dermatology: viral tropical diseases. J Am Acad Dermatol 2003;49:979-1000.
20. Guzman MG, Harris E. Dengue. Lancet 2015;385:453-65 PAHO. (2016). Dengue – Guidelines for patient care in the region of the Americas. Pan American Health Organization, Washington DC. 115p.
21. Brasil. Ministério da Saúde. Secretaria de Vigilância em Saúde. Departamento de Vigilância das Doenças Trans missíveis. Dengue: diagnóstico e manejo clínico: adulto e criança [recurso eletrônico]/Ministério da Saúde, Secretaria de Vigilância em Saúde, Departamento de Vigilância das Doenças Transmissíveis. 5. ed. Brasília: Ministério da Saúde, 2016.
22. Yacoub S, Wills B. Dengue: an update for clinicians workingin a non-endemic areas. Clinical Medicine 2015;15:82-5.
23. Pincus LB, Grossmna ME, Fox LP. The exanthem of dengue fever: clinical features of two US tourists traveling abroad. J Am Acad Dermatol 2008;58:303-16.
24. Halstead S. Reappearence of Chikungunya, formerly called dengue in the Américas. Emerging infectious disease 2015;45:557-61.
25. Chaves TSS et al. Travelers as sentinels for a Chikungunya fever, Brazil. Emerging infectious disease 2012;18:529-30.
26. Peterson LR, Powers AM. Chikungunya: epidemiology [version 1; referees: 2 approved] F1000Research 2016, 5(F1000 Faculty Rev):82 (doi: 10.12688/f1000research.7171.1).
27. Teixeira MG, Andrade A, Costa MC, Castro J, Oliveira F, Borges C, Maia M, Santana E, Nunes BT, Vasconcelos PFC. Chikungunya outbreak in Brazil by African Genotype. Emerg Infect Dis 2015;21:906-908.
28. Tsetsarkin KA, McGee CE, Volk SM, Higgs S. Epistatic roles of E2 glycoprotein mutations in adaption of Chikungunya virus to Aedes albopictus and Aedes aegypti. PLoS One 2009;4:e6835.
29. Vu DM, Jungkind D, LaBeaud AD. Chikungunya Virus. Clin Lab Med 2017;37:371-82.
30. Tanay A. Chikungunya virus and autoimmunity. Curr Opin Rheumatol 2017;29: 389-93.

59 capítulo

Francisca Regina Oliveira Carneiro

Doenças Exantemáticas da Infância e da Adolescência

INTRODUÇÃO

Exantema é definido como uma erupção cutânea (*rash*) que pode ser associada a lesões mucosas (enantema), febre ou outros sintomas sistêmicos.[1-3] Pode ter como etiologias agentes infecciosos e reações adversas a drogas.[1,3-6]

De uma maneira didática, os exantemas podem ser classificados como:[1,4-6]

a) **Clássicos:** todos de origem infecciosa, a grande maioria viral. Fazem parte desse grupo:
   1. sarampo;
   2. rubéola;
   3. varicela;
   4. escarlatina;
   5. eritema infeccioso (5ª doença);
   6. exantema súbito (6ª doença).

b) **Atípicos:** também denominados exantemas paravirais, são quadros de diferentes etiologias que incluem agentes infecciosos e drogas.

Usualmente, o quadro se inicia de maneira súbita e rapidamente se dissemina pelo tegumento, sendo, em geral, de padrão monomorfo, com maculopapuloso o mais frequentemente observado.[2,7]

A anamnese e o exame físico são etapas fundamentais no diagnóstico que é, em geral, clínico, com o laboratorial na maioria das vezes utilizado para o diferencial e a confirmação etiológica.[1-3]

No Quadro 59.1, alguns dados importantes que devem ser colhidos durante a anamnese e no exame físico.[2]

Os exantemas de origem infecciosa, por serem os mais frequentemente observados nas crianças e nos adolescentes, serão o foco deste capítulo.

Quadro 59.1 Dados importantes para o diagnóstico dos exantemas na anamnese e no quadro clínico do paciente.

Perguntas a serem respondidas na anamnese	Dados clínicos importantes
▪ Quando as lesões surgiram? ▪ Onde as lesões iniciaram-se? ▪ As mucosas estão comprometidas? ▪ Houve algum sintoma prodrômico? ▪ Houve alguma infecção associada (respiratória, gastrointestinal)? ▪ Algum comunicante com o mesmo tipo de lesão (familiares, colegas de escola)? ▪ Como está a vacinação do paciente? ▪ Qual a doença da quadra infantil que o paciente já apresentou? ▪ Há alguma condição preexistente, como "alergias"? ▪ Quais as medicações em uso (antes do quadro, medicação de uso contínuo)? ▪ Paciente esteve em alguma região tropical ou subtropical nas últimas semanas? Realizou alguma viagem?	▪ Como está o estado geral do paciente? ▪ Há febre? ▪ Há linfadenopatia? ▪ Há prurido? ▪ Há sintoma doloroso? ▪ Há algum comprometimento extracutâneo? ▪ Qual a morfologia e distribuição do exantema?

Fonte: Fölster-Holst R. Infectious exanthemas in childhood. Journal of the German Society of Dermatology. 2020;18 (10):1128-55.

SARAMPO

Conceito

Doença infecciosa, febril, aguda, sistêmica e de alta taxa de transmissão provocada pelo vírus do sarampo.[8]

Epidemiologia

A transmissão ocorre mais frequentemente por gotículas respiratórias a curtas distâncias, ou por partículas de aerossóis suspensas no ar por até 2 horas.[1,4]

O período de incubação é de cerca de 10 dias, até o surgimento da febre, ou de 14 dias até o exantema.[8-10]

Já o período de transmissão é maior na fase prodrômica, antes do surgimento da erupção, o que coincide com o nível elevado da presença do vírus no trato respiratório e da viremia. Em geral, considera-se o paciente como infectante quatro dias antes até quatro dias após o surgimento do *rash*, sendo períodos infecciosos longos considerados raros e improváveis.[8,9]

O número reprodutivo básico (R0), é utilizado na epidemiologia para definir o quão contagiosa é a doença. No caso do sarampo, o R0 é considerado alto por ser estimado entre 9 e 18.[8]

O homem é o único reservatório e a transmissão endêmica possui padrão temporal típico caracterizado por epidemias anuais sazonais sobrepostas a ciclos epidêmicos de 2 a 5 anos, resultantes do acúmulo de pessoas suscetíveis que não foram vacinadas ou que não responderam imunologicamente à imunização, associadas a coortes de nascimentos sucessivos, com subsequente declínio no número de pessoas suscetíveis após um surto.[8-11]

A taxa de natalidade influencia diretamente, sendo característico que localidades com altas taxas apresentem grandes surtos irregulares.[8]

Acomete ambos os sexos igualmente, sendo as crianças de baixa idade as mais suscetíveis.[8]

Os anticorpos maternos protegem as crianças nos primeiros meses de vida e podem também interferir nas respostas à vacina, e desaparecem em torno dos 6 meses de idade. Os filhos de mães vacinadas tornam-se mais suscetíveis ao vírus em idade mais jovem do que aqueles nascidos de mulheres com histórico de infecção pelo vírus. Antes da introdução da vacina do sarampo, a maioria dos indivíduos adoecia até os 15 anos de idade.[8,12,13]

A idade média dos casos é, então, diretamente influenciada pela taxa de declínio dos anticorpos maternos, idade em que se adquire a imunidade pela vacinação, e pela taxa de contato entre infectados e suscetíveis. Em ambientes urbanos densamente povoados com baixa cobertura de vacinação, acomete principalmente bebês e pré-escolares. Em locais em que a cobertura vacinal aumenta, ou a densidade populacional diminui, a doença se desloca para as crianças escolares e pré-adolescentes.[13]

A amamentação tem um efeito protetivo, já que o leite materno possui maior nível de anticorpos contra a hemaglutinina do vírus do que o sangue.[2]

O sarampo é, desde 1968, doença de notificação compulsória, com a ocorrência de algumas epidemias, e até o final da década de 1970, essa doença era uma das principais causas infecciosas de óbitos, sobretudo em menores de 5 anos.[8]

Com o aumento da cobertura vacinal nas décadas seguintes, um declínio no número de casos foi observado. Em 1992, foi implementada a meta de eliminação da doença para o ano de 2000, e a doença passou a ser controlada, de modo que os últimos casos autóctones no Brasil foram observados no Mato Grosso do Sul.[8]

Em 2016, o Brasil recebeu a certificação da eliminação do vírus do sarampo, que foi perdida em 2019, após a franca circulação do vírus no país. A partir desse ano, começaram a ocorrer novos surtos da doença, que se mantém até as datas atuais.

Etiologia

O vírus do sarampo pertence ao gênero Morbillivirus e a família Paramyxoviridae, com genoma de RNA fita simples, não segmentado, de orientação negativa com cerca de 16 mil nucleotídeos, com virions são esféricos, diâmetro que varia de 100 a 250 μm e são constituídos de capsídeo de simetria helicoidal, pleomórfico, envolto em envelope lipídico derivado da célula hospedeira.[12-14]

Possui seis unidades de transcrição que codifica seis proteínas estruturais (nucleoproteína, fosfoproteína, matriz, fusão, hemaglutinina e proteína grande) e duas proteínas não estruturais (V e C).[12]

As proteínas hemaglutinina (H) e a de fusão (F) estão expostas na superfície do envelope do vírus, sendo as principais responsáveis pela adesão e fusão vírus as células do hospedeiro.[12]

São reconhecidos atualmente pela Organização Mundial da Saúde (OMS) 8 clades do vírus (A, B1-3, C1-3, D1-11, E, F, G1-3 e H1-2) de 24 cepas de referência genotípica, com 6 desses (B3, D4, D8, D9, G3 e H1) considerados como ativos. Os genótipos B3 e D8 são considerados como os responsáveis pelo maior número de casos mundiais na atualidade.[8-10]

Patogênese

A transmissão se dá por meio de gotículas respiratórias ou partículas aerossolizadas. O vírus é facilmente inativado pelo calor, luz, pH extremo e éter, e sobrevive por um curto período de tempo no ar, nos objetos e nas superfícies.[14,15]

Os receptores celulares responsáveis pela invasão do vírus são: o CD150 (ou SLAM, em inglês, *signalling lymphocyte activation molecule*) existente nos linfócitos T e B, células dendríticas, entre outras, a nectina-4 ou *poliovirus receptor-related protein* 4, observada na membrana basal das células epiteliais e o CD46 usado apenas nas linhagens atenuadas.[15,16]

As células epiteliais respiratórias, classicamente consideradas as células-alvo iniciais da infecção no trato respiratório por não expressarem CD150 ou nectina-4 em sua superfície apical, parecem não participar do principal mecanismo inicial. Estudos *in vivo* com primatas não humanos identificaram que potenciais células-alvo iniciais seriam as células mieloides CD11c+, provavelmente macrófagos alveolares e células dendríticas, nos pulmões e na submucosa respiratória.[8,11]

Os mecanismos iniciais de entrada seriam, portanto, a infecção de células CD150+ nos espaços alveolares ou a ligação a células dendríticas submucosas no lúmen do trato respiratório.[8]

A infecção das células mieloides ou linfoides da conjuntiva é proposta como via de entrada alternativa para o agente, portanto a proteção dos olhos durante o contato com pacientes com sarampo parece ser importante para a redução do risco de infecção.[8]

A partir da infecção ocorreria migração para os tecidos linfoides associados aos brônquios e para os gânglios linfáticos, onde ocorreria a replicação em massa do agente e amplificação da infecção. A disseminação da infecção ocorre predominantemente pela transmissão célula a célula.[8,10,12,14,15]

Após o comprometimento generalizado de tecidos linfoides, os linfócitos e as células dendríticas na pele e na submucosa são infectados e transmitem o vírus para as células epiteliais e ceratinócitos vizinhos nectina-4+, que podem formar homodímeros e heterodímeros em junções de célula a célula, sendo a ruptura dos heterodímeros facilitadores da propagação viral.[8-10]

As células imunes circulantes CD150+ infectadas promovem a disseminação sistêmica da infecção para outros órgãos e tecidos, como trato gastrointestinal, rim, fígado e, mais raramente, infectam células endoteliais, neurônios, astrócitos e oligodendrócitos.[8,10,17]

A resposta imune inata do hospedeiro ocorre na fase prodrômica, com a supressão da produção de interferon pelas proteínas V e C do vírus, de modo a facilitar a replicação viral. A imunidade adaptativa promove a resposta humoral, com a produção de anticorpos IgM que surgem no momento da erupção cutânea e persistem por 6 a 8 semanas e, posteriormente, anticorpos IgG, principalmente contra a nucleoproteína. Essas respostas celulares são fundamentais para a eliminação do vírus.[8,10,17,18]

O sarampo é considerado uma infecção imunossupressora, pois respostas imunológicas deficientes nos pacientes com sarampo podem torná-los mais suscetíveis a infecções bacterianas e virais secundárias, porém o mecanismo dessa imunossupressão ainda não está totalmente esclarecido sendo descritos como possíveis responsáveis a diminuição das respostas proliferativas dos linfócitos, a resposta Th2 durante a convalescença, o aumento da IL-10 e, mais recentemente, a proliferação de linfócitos específicos do vírus do sarampo que substituem o repertório de células de memória já estabelecido, o que leva à chamada "amnésia imunológica" e à consequente suscetibilidade aos antígenos previamente encontrados, inclusive antígenos vacinais.[8,13]

Clínica

O quadro clínico inicia-se após um período de incubação de 7 a 21 dias, com média de 10 dias, e febre acompanhada de pelo menos um dos três sintomas: tosse, coriza e/ou conjuntivite.[8]

A doença ocorre caracteristicamente em três fases:

1. **Prodrômica ou "catarral":** dura em torno de 5 a 7 dias, com febre alta, acima de 38,5 °C, contínua, acompanhada de coriza, lacrimejamento, conjuntivite, fotofobia e tosse incialmente seca e, logo após, produtiva. Podem ocorrer outros sintomas, como dor abdominal, diarreia, vômitos e linfadenopatia, especialmente cervical. Ao final dessa fase, surgem as manchas de Koplik, que são patognomônicas e caracterizadas por pequenas pápulas brancas com halo eritematoso, localizadas na mucosa bucal à altura do terceiro molar, que permanecem por 1 a 2 dias até o surgimento do exantema.[8,11,18]

2. **Exantemática:** inicia 3 a 4 dias após o início da febre, com o surgimento do *rash* maculopapuloso morbiliforme na região da face e retro auricular, com posterior disseminação cefalopodálica para o tronco e extremidades. Em crianças desnutridas, as lesões podem ser hipercrômicas e evoluir com escamas. Nas crianças soropositivas, em virtude da depleção imunológica, o aparecimento da erupção pode ser retardado. Cursa com piora da febre, coriza e tosse.[8,18,19]
3. **Convalescência:** em pacientes sem complicações, os sintomas melhoram cerca de uma semana após o início do exantema, como o desaparecimento da febre, e permanência da tosse por mais alguns dias.

As complicações podem ocorrer principalmente em bebês, adultos com mais de 20 anos, gestantes, imunossuprimidos ou subnutridos, particularmente com hipovitaminose A, sendo a otite média a mais frequentemente observada, em especial nas crianças menores de 5 anos.[8]

A maioria dos óbitos é associada à pneumonia, que pode ser desencadeada pelo próprio vírus (pneumonia de células gigantes de Hecht) ou por patógenos secundários bacterianos ou virais. São também descritas a laringotraqueobronquite ou crupe viral, a ceratoconjuntivite e os quadros diarreicos.[8-10]

As complicações do sistema nervoso central são raras, porém graves. As três principais são: a encefalomielite aguda disseminada, a encefalite de inclusão do sarampo e a panencefalite esclerosante subaguda.[8,9]

O sarampo em gestantes pode estar associado ao maior risco de aborto espontâneo, morte fetal intrauterina e baixo peso ao nascer.[8]

Diagnóstico

Clínico

Deve ser suspeitado em pacientes com febre e exantema maculopapular morbiliforme acompanhados de um ou mais dos seguintes sinais e sintomas: tosse e/ou coriza e/ou conjuntivite, independentemente da idade e situação vacinal; ou indivíduos suspeitos com história de viagem para locais com circulação do vírus do sarampo, nos últimos 30 dias, ou de contato, no mesmo período, com alguém que viajou para local com circulação viral.[8,9]

Laboratorial

a) **Detecção de anticorpos IgM específicos do vírus do sarampo:** deve ser realizada a partir do 4º dia do início do exantema. Esses anticorpos atingem o pico de expressão em 1 a 3 semanas após o surgimento do exantema e diminuem seus níveis em 4 a 8 semanas.[8,17]
b) **Biologia molecular (RT-PCR):** exame utilizado para a detecção do RNA viral em amostras de urina e *swabs* combinados do oro e nasofaringe, que devem ser coletadas até o 7º dia a partir do início do exantema – preferencialmente, nos 3 primeiros dias. Possibilita conhecer o genótipo do vírus, diferenciar um caso autóctone de um importado e diferenciar o vírus selvagem do vacinal.[8,17]
c) **Detecção de anticorpos IgG:** utilizado para confirmar a infecção aguda, quando ocorrer um aumento igual ou superior a 4 vezes do título de IgG entre a fase aguda e a convalescência.[8,10,17]

Segundo o Ministério da Saúde, a conduta para classificar um caso suspeito de sarampo tem relação direta com o período em que a amostra foi coletada e está representado na Figura 59.1.[9]

Diferencial

Principalmente com os exantemas virais rubéola, exantema súbito, dengue, chikungunya, zikavirose, enteroviroses, mononucleose e infecção pelo parvovírus B19, entre outras doenças, a considerar-se a situação epidemiológica local.[8,11,18]

Tratamento

É basicamente com terapia de suporte com hidratação, antipiréticos, repouso e correção de possíveis déficits nutricionais, além do reconhecimento e do tratamento precoce de infecção secundárias.[8,9,14]

A OMS e o Ministério da Saúde recomendam a administração de palmitato de retinol (vitamina A) durante 2 dias consecutivos (1 dose no dia do diagnóstico e outra no dia seguinte) nas doses a seguir:[8,9,14]

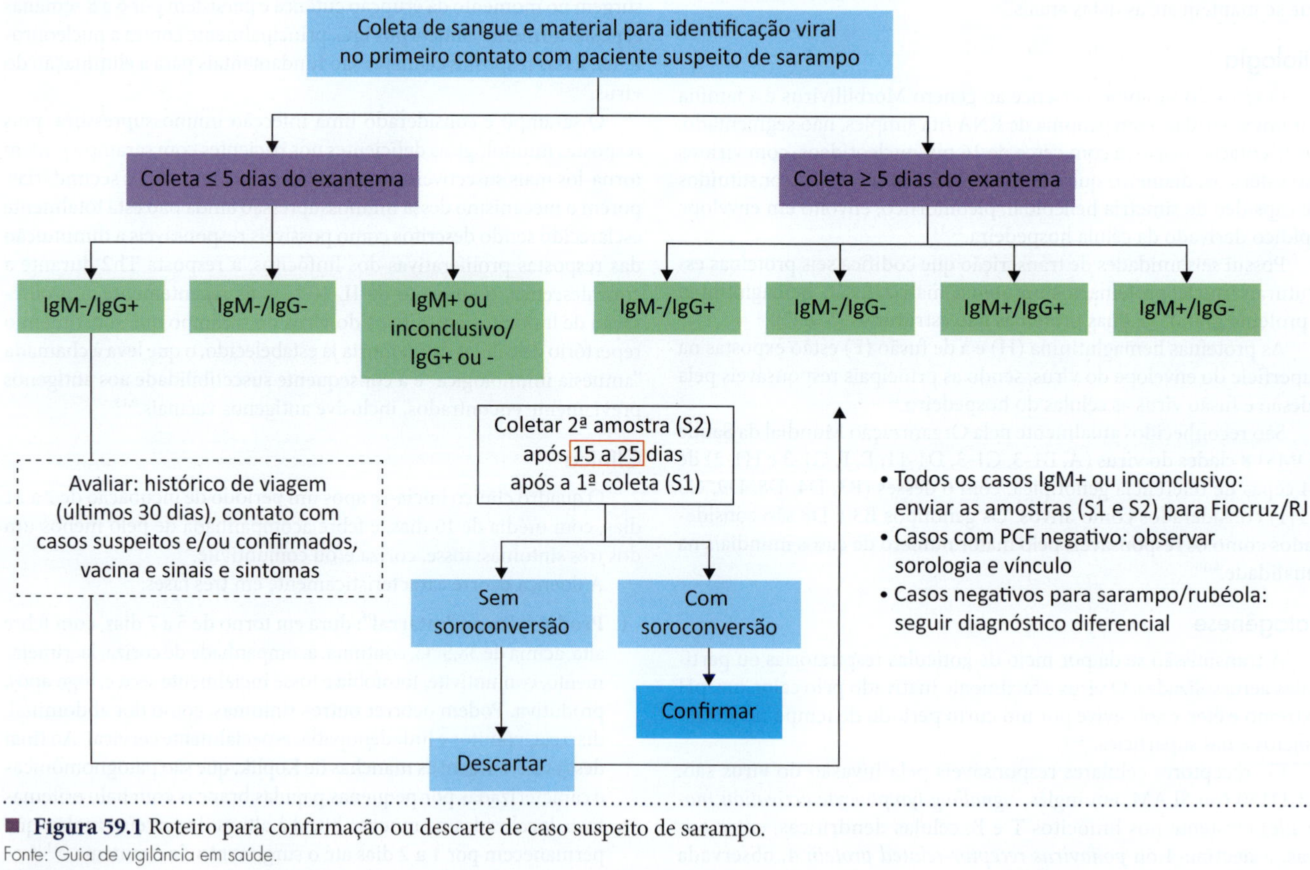

■ **Figura 59.1** Roteiro para confirmação ou descarte de caso suspeito de sarampo.
Fonte: Guia de vigilância em saúde.

- **Menores de 6 meses de idade:** 50.000 UI.
- **Com 6 a 11 meses e 29 dias:** 100.000 UI.
- **Maiores de 12 meses:** 200.000 UI.

Em casos de suspeita de deficiência dessa vitamina, deve ser realizada uma terceira dose de 2 a 4 semanas depois.[8,9,14]

O uso da vitamina A tem por finalidade de redução da mortalidade e prevenção das complicações em todas as crianças com sarampo, especialmente nas de idade abaixo dos 2 anos. O mecanismo de ação ainda não é totalmente esclarecido, uma vez que se acredita que a ação da vitamina A sobre o *turnover* celular do trato respiratório e intestinal é importante.[8,9,14]

Não há tratamentos antivirais preconizados para o sarampo, e já existem relatos do uso de ribavirina e interferon na literatura sem doses-padrão preconizadas.

O uso de antibióticos de modo profilático não é recomendado pela maioria dos autores.[8,9,14]

As complicações devem ser tratadas conforme os esquemas padrões, de acordo com a etiologia.[8,9,14]

Profilaxia

A vacinação é a medida preventiva principal, tem alta eficácia e, atualmente, as licenciadas são de vírus atenuado e podem ser administradas em associação com a rubéola e a caxumba (tríplice viral), ou tetraviral que protege, ainda, contra a varicela.[8,9,14]

Em virtude do vírus do sarampo ser antigenicamente monotípico, as vacinas atenuadas de um único genótipo podem permanecer protetoras em todo o mundo, e não há necessidade do desenvolvimento de novas vacinas. Ela induz imunidade humoral e celular, muito semelhante à produzida pela infecção natural pelo vírus selvagem, com os anticorpos que podem ser detectados em 12 a 15 dias após a vacinação, com picos entre 21 e 28 dias, e com permanência de, no mínimo, 20 anos.[8]

No esquema preconizado pela OMS, a primeira dose da vacina contra o sarampo deve ser administrada aos 9 meses de idade em localidades com taxas endêmicas da doença, e pode ser adiantada para 6 meses durante os surtos, para refugiados, populações com deslocamento internos, crianças infectadas e expostas ao HIV e as com alto risco de contrair sarampo.[8]

A idade de 9 meses é considerada como padrão em virtude de que, quando é administrada antes, uma proporção menor de vacinados irá desenvolver a imunidade protetora em função do efeito inibidor dos anticorpos maternos e também da imaturidade imunológica. As taxas de proteção são de cerca de 85% quando a primeira dose é administrada aos 9 meses, e de 95% aos 12 meses, o que pode ser maior aos 12 a 15 meses; no entanto, a administração tardia da vacina só deve ser realizada em ambientes em que o risco para a doença é considerado baixo.[8,9]

Crianças soropositivas devem ser revacinadas após a utilização de terapia antirretroviral, que leva a reconstituição imunológica em função da falha em manter os níveis de anticorpos protetores.

Os efeitos colaterais da vacina são incomuns, sendo principalmente estados febris, *rash* e dores articulares de pouca repercussão clínica e autolimitados.[8]

A segunda dose é fundamental para alcançar os níveis de proteção populacional necessários para interromper a transmissão do vírus. Quando a primeira dose é aos 9 meses, a segunda dose pode ser administrada aos 15 a 18 meses de idade. Em países com baixo de nível de transmissão nos quais a primeira dose ocorre aos 12 meses, a segunda dose pode ser feita aos 15 a 18 meses de idade ou na entrada da escola.[8]

A imunidade de grupo contra a doença só ocorre quando a cobertura vacinal com duas doses está entre 93% e 95% da população.[8]

Todo caso suspeito de sarampo deve ser notificado em até 24 horas por meio do preenchimento da ficha de notificação/ investigação de doenças exantemáticas febris sarampo/rubéola.[9,10]

■ RUBÉOLA

Conceito

Doença exantemática aguda, de etiologia viral, alta contagiosidade, que possui grande importância epidemiológica em virtude da possibilidade da ocorrência da síndrome da rubéola congênita (SRC), que atinge o feto ou recém-nascido de mães que se infectaram durante a gestação.[19,20]

Etiologia

Causada por vírus RNA, de cadeia simples, com envelope, pertencente à família Mantonaviridae, sendo o único membro do gênero Rubivírus.[19-21] O genoma viral codifica cinco proteínas, com duas não estruturais (P90 e P150) e três estruturais (duas glicoproteínas, E1 e E2 e uma proteína do capsídeo). A E1 contém os determinantes antigênicos que vão induzir a resposta imunológica.[20-22]

Epidemiologia

Possui distribuição universal, e o homem é o único hospedeiro. Na ausência de vacinação, a idade média de acometimento se dá entre 5 e 9 anos, com picos anuais no final do inverno e na primavera, e grandes epidemias a cada 3 a 9 anos.[19-21] Após a introdução da vacina aos 12 e 15 meses de idade, houve um deslocamento da faixa etária acometida para idades mais velhas, como adolescentes e adultos jovens.[19,22,23]

O contágio ocorre de uma pessoa a outra por contato direto ou por gotículas das secreções das vias aéreas de uma pessoa infectada. Pode ser transmitida por uma pessoa com infeção subclínica ou assintomática, com maior contágio quando do surgimento do exantema, porém a eliminação do vírus pode ocorrer no período de 7 dias antes e 7 dias após o início da erupção cutânea.[19,22,23]

A infecção pelo vírus da rubéola no período entre 12 dias após a concepção e as primeiras semanas de gestação (usualmente nas primeiras 8 a 12 semanas, e pode chegar até 20 semanas) pode resultar em aborto, prematuridade ou síndrome da rubéola congênita.[19-24]

Crianças com a SRC podem eliminar o vírus até um ano de vida e transmitir o vírus para pessoas suscetíveis.[19,22-25]

Patogênese

Após o contágio, ocorre a implantação primária na nasofaringe, onde o vírus se replica, com posterior disseminação para os linfonodos locais e viremia, que cursa com o comprometimento de outros órgãos, como pele, fígado, pulmões e trato gastrointestinal.[23]

Na mulher grávida, a infecção da placenta ocorre durante a viremia, de modo a ocasionar ou não, o comprometimento fetal, que pode resultar na destruição das células fetais, assim como a interrupção da divisão celular. Esse processo infeccioso fetal geralmente é persistente, o que ocasiona perda da acuidade auditiva, anormalidades cardíacas, oculares e do cérebro.[22]

Clínica

Rubéola adquirida

Após o período de incubação, que varia de 14 a 21 dias, surge a linfoadenomegalia, principalmente occipital e retroauricular. A viremia ocorre ao final da segunda semana e, então, surgem os sintomas do período prodrômico, caracterizado por febre baixa (menor que 39 °C), mal-estar e conjuntivite leve.[22]

O exantema surge 14 a 17 dias após a exposição, sendo maculopapular, róseo, não coalescente, que se inicia na face e no pescoço, em dois terços dos casos. Em crianças pequenas, o exantema costuma ser a primeira manifestação clínica.[12] Depois de cerca de 3 dias o exantema, ao mesmo tempo que progride de maneira cefalopodálica, começa a clarear (Figuras 59.2 e 59.3). A duração média da erupção é de 3 dias e pode cursar ocasionalmente com prurido.[22,23]

Pode ser acompanhado de artrites e artralgias, incomum na criança, e ocorre especialmente em mulheres jovens, associado à replicação viral ou à latência na membrana sinovial. Esses sintomas podem permanecer por cerca de um mês, sendo rara a cronificação. Compromete preferencialmente dedos, punhos e joelhos.[22-25]

Também é descrito o surgimento de pequenas máculas eritematosas com petéquias no palato mole (sinal de Forschheimer) que não são patognomônicas da doença.[25,26]

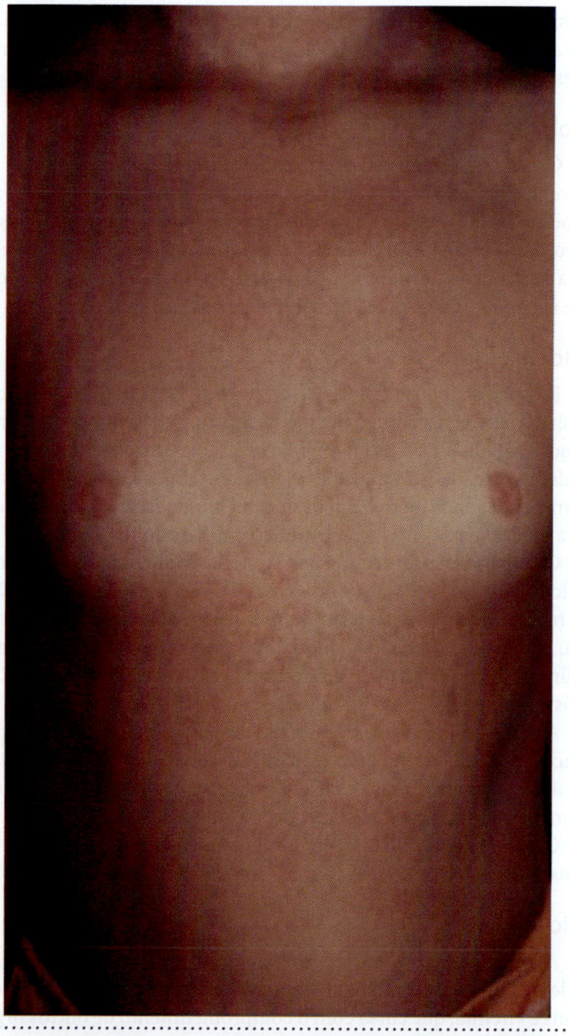

Figura 59.2 Rubéola – detalhe do exantema.

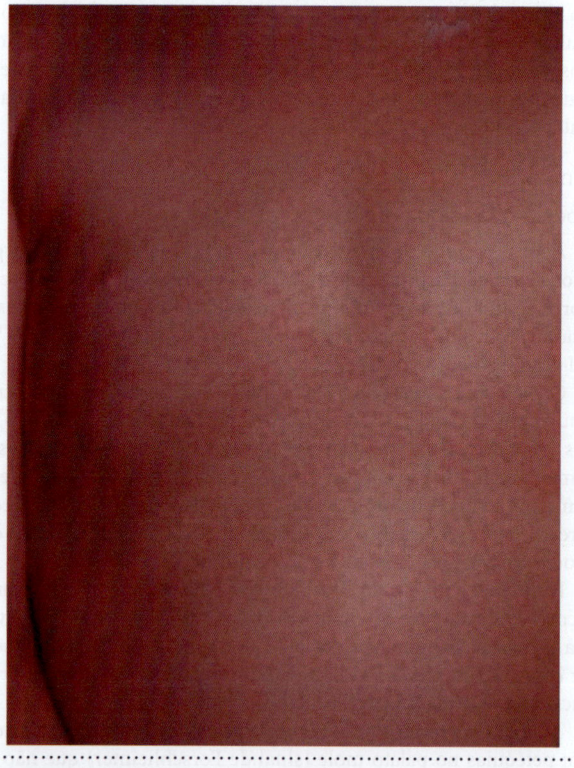

Figura 59.3 Rubéola – detalhe do exantema.

Complicações menos frequentes podem ser observadas, como hemorragias, orquite, orquialgia e encefalite, que pode ser fatal.[12] Casos raros de panencefalite progressiva e síndrome de Guillain-Barré têm sido relatados.[25,26]

Síndrome da rubéola congênita (SRC)

O risco da transmissão ao feto do vírus da rubéola é maior nas primeiras semanas, com cerca de 90% nas primeiras 10 semanas e declina-se nas próximas 4 semanas, de modo que entre 16 e 20 semanas, somente surdez tem sido descrita como complicação.[19,20]

A SRC é caracterizada por uma série de anormalidades, que inclui as que interferem na organogênese e as que levam a reações inflamatórias em vários órgãos, como fígado e baço (Quadro 59.2).[19,20]

Rubéola na pré-concepção raramente resulta em infecção fetal, mas o exantema que ocorre durante os primeiros 12 dias após a última menstruação apresenta risco.[21]

O dano causado pela infecção pelo vírus da rubéola não se restringe ao período fetal, já que algumas alterações, como glaucoma, catarata, descolamento de retina, problemas esofagianos, autismo, diabetes, tireoidites e outras doenças autoimunes, têm sido descritas após o nascimento e até mesmo tardiamente.[19,20]

Quadro 59.2 Manifestações clínicas da SRC.

Catarata	Retardo mental
Retinite	Autismo
Microftalmia	Crescimento intrauterino retardado
Glaucoma	Rarefações metafisárias
Surdez coclear	Hepatoesplenomegalia
Impercepção auditiva central	Púrpura trombocitopênica
Ducto arterioso patente	Pneumonite intersticial
Estenose da artéria pulmonar periférica	Nódulos azulados na pele – hematopoese extramedular (lesões tipo *blueberry muffin*)
Encefalite	Tardia: ▪ diabetes ▪ hipotireoidismo
Microcefalia	

Diagnóstico

Exames laboratoriais

Rubéola adquirida ou pós-natal

A detecção de imunoglobulina específica-IgM indica infeção pós-natal recente, mas tanto resultados falso-positivos quanto falso-negativos podem ocorrer, o que requer um exame em laboratório especializado de referência. A maioria dos casos pós-natais são IgM positivos após 5 dias do início dos sintomas. O aumento de 4 vezes ou mais de títulos de IgG entre a fase aguda e de convalescência ou a soroconversão de IgG entre essas fases indicam infeção recente. O soro da fase aguda deve ser colhido o mais precocemente possível ao aparecimento do exantema.[20]

SRC

Confirmada pela detecção de anticorpos IgM específicos nos primeiros 6 meses de vida, ou de anticorpos IgG específicos em títulos estáveis ou crescentes nos primeiros sete a 11 meses de vida. O diagnóstico, após o primeiro ano de vida, é mais difícil, em função da vacinação de rotina aos 12 meses com a MMR, o que torna o teste sorológico pouco preciso. O isolamento viral, apesar de diagnóstico, só é possível em uma pequena proporção de crianças infectadas congenitamente e que ainda eliminam o vírus.[23]

Como regra geral, tanto os anticorpos IgM específicos quanto os IgG específicos devem ser solicitados, na rubéola congênita e pós-natal, pois são complementares.[23]

O vírus pode ser isolado por inoculação do espécime colhido por *swab* nasal ou de orofaringe em cultura celular apropriada. Pode-se detectar o RNA viral pela técnica *reverse-transcriptase polymerase chain reaction* (RT-PCR) em amostras colhidas da orofaringe, narina ou urina.[23]

O teste de avidez da IgG não é um exame de rotina, sendo disponibilizado em laboratórios especializados. A presença de IgG de baixa avidez está associada à infeção recente, e a presença de IgG de alta avidez indica infeção passada, reinfeção ou vacinação prévia.[23]

O Quadro 59.3 resume os exames para o diagnóstico da rubéola adquirida e congênita.[24]

Histopatologia

As alterações são inespecíficas e pouco auxiliam no diagnóstico. Podem ser observados infiltrado perivascular superficial e leve espongiose.[24]

Diagnóstico diferencial

Os principais diagnósticos da rubéola adquirida devem englobar outros exantemas virais e quadros de reações adversas a drogas.

A SRC deve ser diferenciada de outras infecções congênitas, conhecidas pelo acrônimo ToRCHES (To: toxoplasmose, R: rubéola, C: citomegalovírus, H: herpes simples vírus, E: enterovírus e S: sífilis).[24]

Tratamento

Não há tratamento antiviral específico, que pode ser sintomático e de suporte.[19,24]

Profilaxia

A vacina atual é do vírus vivo atenuado da rubéola (cepa Wistar RA27/3), administrada por via subcutânea e associada aos vírus atenuados do sarampo e da caxumba (MMR ou tríplice viral) ou aos vírus atenuados do sarampo, caxumba e varicela (MMRV ou tetraviral).[19-21]

A produção de anticorpos ocorre em mais de 95% dos pacientes após a primeira dose aos 12 meses de idade em diante.

Apesar de conferir uma imunidade duradoura, podem ocorrer casos de reinfeção assintomática ou sintomática (rara).[20,21] A segunda dose é administrada em função da necessidade da segunda dose do sarampo e da caxumba. Este procedimento aumenta a segurança contra falha vacinal.[20]

A vacina MMR ou tríplice viral pode ser administrada a partir dos 12 meses de idade e a MMRV ou tetraviral, aos 15 meses (para quem já recebeu a primeira dose da MMR ou tríplice viral) até os 12 anos de idade.[21]

Febre pode ocorrer em 5% dos casos entre o sexto e 12º dia pós-vacinal. Exantema pode ocorrer em 5% dos casos. Outras reações menos frequentes são: dor articular, parestesia transitória em braços e pernas.[20,21]

São contraindicações ao uso da vacina: mulheres grávidas, pacientes em uso de corticosteroides em doses elevadas (2 mg/kg/dia ou 20 mg/dia de prednisona ou mais) por mais de 14 dias, em uso de imunobiológicos, imunossuprimidos e registro de anafilaxia na dose anterior.[21,22]

VARICELA

Conceito

Doença infecciosa de alta transmissibilidade causada pela infecção primária do vírus varicela-zóster (VZV).[27]

Epidemiologia

Tem distribuição mundial, sendo endêmica em populações em tamanho suficiente para sustentar transmissão durante o ano todo, com surtos epidêmicos que ocorrem a cada 2 a 3 anos.[1,2,27]

O vírus tem cinco clades que possuem distribuição geográfica diferente, as clades 1, 3 e 5 são de origem europeia, a 2 inclui cepas asiáticas e a 4, cepas africanas.[1-3,5,27]

A incidência varia entre 13 e 16 casos por 1.000 pessoas/ano com importante variação anual.[1-3,5,27]

A faixa etária mais comprometida também é variável, em climas e entre 5 e 9 anos, com incidência anual superior que 100 casos a cada 1.000 crianças; consequentemente, uma proporção > 90% da população infecta-se antes da adolescência e somente 5% a 10% dos adultos permanecem suscetível. Já em climas tropicais, a doença ocorre em faixas etárias maiores que a idade escolar, com um grande número de casos em adultos. Essas diferenças podem estar relacionadas a fatores inerentes ao vírus, como a sua inativação pelo calor ou umidade ou fatores que afetam o risco de exposição.[1-3,5,27]

A doença apresenta caráter sazonal, com maior número de casos durante o inverno e a primavera.[1-3,5,27]

Etiologia

O vírus varicela-zóster (VZV) ou herpesvírus humano 3 é de genoma DNA de fita dupla, que infecta apenas humanos, sem reservatório animal. Seu principal alvo são linfócitos T, células epiteliais e ganglionares onde, após a infecção primária, permanece em latência.[1-3,5,27]

Patogênese

A transmissão ocorre pela via área com um alto grau de transmissibilidade. Pode também ocorrer pela pele, por meio das vesículas que contêm em seu interior uma concentração viral elevada.[1,27]

Após a transmissão para indivíduos suscetíveis, o VZV prolifera nas tonsilas, infecta células T que disseminam a infecção para a pele e outros órgãos.[1,27]

Inicialmente, a imunidade inata retarda a multiplicação viral na pele, uma vez que permite um tempo para que a imunidade adaptativa se desenvolva. Eventualmente, a resposta da imunidade inata cutânea não é suficiente e, consequentemente, há uma intensa replicação viral na pele e, por vezes, em outros órgãos, o que desencadeia o *rash* da varicela.[27]

Clínica

Após um período de incubação de 14 a 21 dias, há o período prodrômico com febre, fadiga e cefaleia, que é seguido pelo surgimento de exantema que se inicia na linha de implantação do cabelo e se dissemina em sentido cefalopodálico com uma distribuição centrípeta.[1-3,5,27]

As lesões são, inicialmente, pápulas que rapidamente evoluem para vesículas e crostas acompanhadas de prurido. Caracteristicamente, as

Quadro 59.3 Diagnóstico laboratorial da rubéola adquirida e congênita.

Teste	Espécime	Quando positivo	
		Rubéola adquirida	Rubéola congênita
Isolamento vírus	Faringe, urina, sangue	Primeira semana de doença	Ao nascimento, declina a seguir
RT-PCR	Fluido amniótico, placenta	Não se aplica	Por toda a gravidez
IgM anticorpo	Soro	Até 2 meses após a doença	Ao nascimento e primeiro ano de vida
IgG anticorpo: elevação	Soro	Aumento de 4 vezes entre fase aguda e convalescente	Não se aplica
IgG anticorpo baixa avidez	Soro	Até 2 meses da doença	Ao nascimento e anos mais tarde
IgG anticorpo persistência	Soro	Não se aplica	

Fonte: Reef SE, Plotkin SE, 2013.

vesículas estão sob base eritematosa e há polimorfismo com manifestação sincrônica de lesões recentes e tardias (Figura 59.4). Podem evoluir com cicatrizes e infecções secundária.[1-3,5,27]

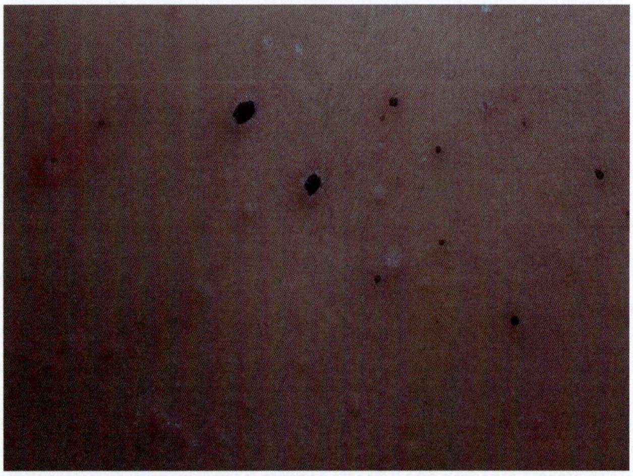

■ **Figura 59.4** Varicela – detalhe do sincronismo entre lesões recentes (vesículas) e antigas (crostas) na mesma região.

São descritas principalmente em imunossuprimidos complicações, como meningite, encefalite, síndrome de Guillain-Barré, glomerulonefrite, ceratite, hepatite e manifestações hematológicas, especialmente púrpura trombocitopênica.[1-3,5,27]

Em indivíduos imunizados contra o vírus varicela-zóster, pode ser observado um quadro de exantema maculopapuloso com poucas vesículas que evoluem sem sintomas gerais, inclusive a febre.[1-3,5,27]

A reativação do VZV leva ao surgimento do Herpes-zóster, quadro caracterizado pela presença de dor, prurido, sensação de "queimação" ou hiperestesia, que é seguida em 2 a 3 dias do surgimento de vesículas sobre base eritematosa em arranjo linear que segue um dermátomo, preferencialmente cervical e sacral na infância. Acredita-se que varicela em idades precoces está associada à suscetibilidade alta de desenvolvimento do zóster ainda na infância ou no adulto jovem. A neuralgia pós-herpética frequente em adultos é considerada rara em crianças e adolescentes.[1-3,5,27]

Diagnóstico

As características clínicas permitem usualmente o diagnóstico, sendo o laboratório, em geral, desnecessário, e pode ser útil apenas em casos duvidosos ou em imunossuprimidos. Nesses casos, a detecção do vírus por meio das técnicas de PCR, imunofluorescência direta e pela técnica de hibridização de DNA podem ser solicitadas.[1-3,5,27]

No diagnóstico diferencial, estão incluídos herpes simples disseminado, doença da mão-pé-boca generalizada e pitiríase liquenoide e varioliforme aguda (PLEVA).[1-3,5,27]

Já no diferencial do zóster, deve ser considerado o impetigo bolhoso, eczema de contato, eczema atópico entre outras dermatoses.[1-3,5,27]

Tratamento

O tratamento é sintomático. O aciclovir pode ser utilizado para diminuir o período de duração da doença, e deve ser iniciado em até 24 horas após o surgimento das lesões cutâneas, especialmente em pacientes de alto risco de complicações, como idosos, pacientes com doenças crônicas cutâneas ou pulmonares e os em uso crônico de salicilatos. Em pacientes imunossuprimidos, é recomendada a utilização endovenosa do aciclovir.[1-3,5,27]

O aciclovir é o único tratamento aprovado para o tratamento do zóster em crianças, e deve ser utilizado por via oral, ou endovenosa em caso de imunossupressão.[1-3,5,27]

■ ESCARLATINA

Conceito

Doença exantemática associada ao *Streptococcus pyogenes* (estreptococos do grupo A), usualmente associada à faringite exsudativa.[28,29]

Epidemiologia

É considerada uma doença da infância, mais comum entre os 5 e 15 anos de idade. Crianças com contato próximo a indivíduos infectados estão em maior risco de infecção. Não há predileção por sexo. Em algumas regiões, o número de casos aumenta durante o início do período escolar e estações mais frias do ano.[1,2,28,29]

Etiologia

O agente etiológico é uma bactéria Gram-positiva, o *Streptococcus pyogenes* (estreptococos do grupo A).[1,2,28,29]

Patogênese

O agente se dissemina por contato com mucosa, saliva ou com superfícies contaminadas. Indivíduos sintomáticos transmitem a doença 2 a 3 semanas após o surgimento dos sintomas, senão houver o tratamento adequado. Portadores assintomáticos possuem baixo risco de serem infectantes.[28-30]

O exantema da escarlatina foi originalmente considerado como resultado da toxicidade primária, no entanto, atualmente, o mecanismo mais aceito é de que se trata de uma reação de hipersensibilidade tardia adquirida do hospedeiro aos antígenos do estreptococos. Essa hipótese é favorecida em virtude de que indivíduos sem exposição prévia ao *S. pyogenes* não desenvolvem o quadro cutâneo (Figuras 59.5 e 59.6).

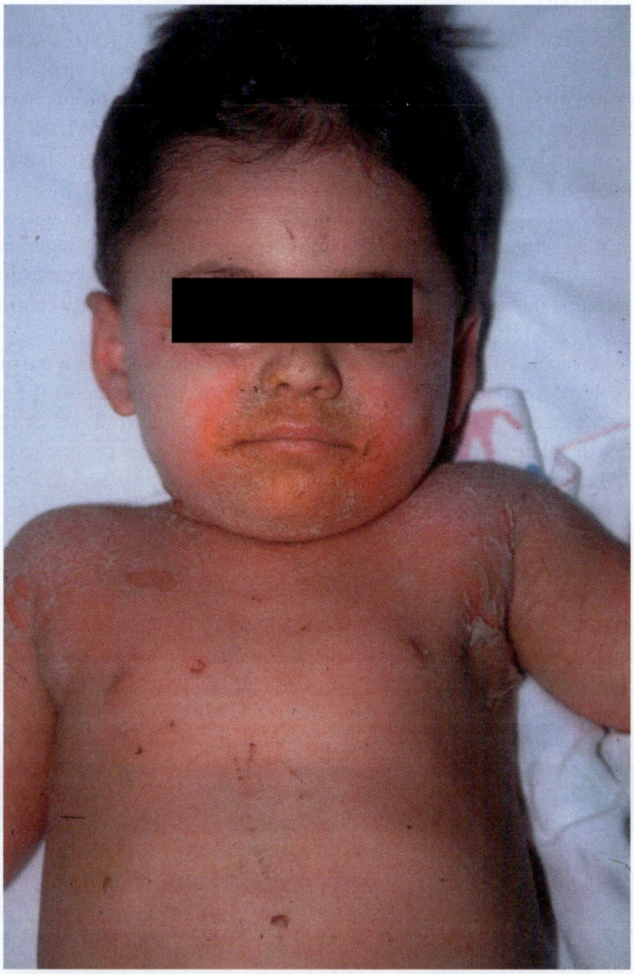

■ **Figura 59.5** Escarlatina.
Fonte: Cortesia do Dr. Paulo Emerich (ES).

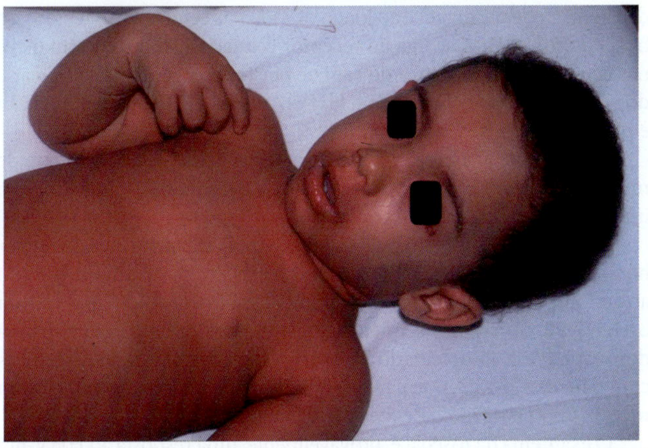

■ **Figura 59.6** Escarlatina.
Fonte: Cortesia do Dr. Paulo Emerich (ES).

O aumento da reatividade cutânea leva a uma rápida e extensa liberação de citocinas. Ainda não está bem esclarecido como o agente codificaria e produziria os superantígenos que ativam a imunidade adaptativa.[30,31]

Clínica

Caracterizada pelo surgimento abrupto de febre, mal-estar geral, associados a faringite ou tonsilite e língua com aumento das papilas que se tornam eritematosas, o que dá à língua o "aspecto de morango".[1,2,28-30]

Dois dias após o início dos sintomas, surge *rash* papuloso, eritematoso e de aspecto "áspero" (semelhante à lixa). Inicia-se no tronco, nas axilas e virilhas, e depois se dissemina para as extremidades, usualmente poupando palmas e plantas. É comum a observação de linhas de acentuação do *rash* nas áreas de dobras de flexão, principalmente no pescoço, fossa antecubital e virilha, o que se dá pelo acúmulo de pápulas ao redor das áreas de pressão. O quadro dura, em geral, 7 dias, seguido do surgimento de escamas que podem durar até 2 semanas em alguns casos.[1,2,28,29]

O quadro, quando bem conduzido, tem boa resolução. Complicações que podem ocorrer são de natureza supurativa (fasciite necrotizante, sinusite, abscessos de faringe, septicemias, entre outras) ou não supurativas (febre reumática, artrite reativa pós-estreptocócica, glomerulonefrite aguda, síndrome tóxica estreptocócica, entre outras).[1,2,28,29]

Diagnóstico

Na maioria dos casos, a clínica é suficiente, e em alguns casos, quando houver dúvidas no diagnóstico, pode ser realizada cultura do *swab* da orofaringe.[1,2,28,29]

No diferencial, podem ser incluídos o sarampo, rubéola e doença mão-pé-boca.[1,2,28,29]

Tratamento

Deve ser realizado com antibióticos, sendo a penicilina e amoxacilina a primeira linha de tratamento. Pacientes com contraindicações a esses antibióticos podem fazer uso de cefalosporinas, azitromicina, claritromicina, clindamicina ou eritromicina.[1,2,28,29]

Profilaxia

Não há medidas profiláticas eficazes bem estabelecidas. O uso profilático de antibióticos não é recomendado.[1,2,28,29]

■ ERITEMA INFECCIOSO

Conceito

Também conhecido como quinta doença, é um exantema viral comum na infância, causado pelo parvovírus B19.[2,3-5]

Epidemiologia

Possui distribuição mundial, com soroprevalência que aumenta conforme a faixa etária: 15% na idade pré-escolar, 50% no adulto jovem e 85% em idades mais avançadas, o que corresponde a infecções prévias.

A transmissão ocorre por via respiratória, por meio de gotículas respiratórias e, mais raramente, pelo sangue contaminado, ou por transmissão vertical.[2-5,32]

A infecção ocorre mais frequentemente durante o inverno e início da primavera. Epidemias ocorrem tipicamente a cada 3 a 4 anos, especialmente em crianças. O risco da ocorrência em adultos é maior naqueles que trabalham com crianças, como educadores e babás.[2-5,7,32,33]

Etiologia

O agente etiológico é o parvovírus B19, de genoma DNA de banda simples, sem envelope, pertencente à família Parvoviridae e ao gênero Erythovirus.[2-5,7]

Possui duas proteínas no capsídeo (VP1 e VP2) e uma não estrutural (NS1), que infecta apenas mamíferos. Por não possuírem capa lipídica, são altamente resistentes ao calor e a detergentes.[32,33]

Clínica

O período de incubação é de 4 a 14 dias, e pode se estender até 21 dias, após o qual surgem febre baixa, cefaleia, coriza e náuseas, sintomas seguidos em cerca de 1 a 4 dias do surgimento do exantema, que se inicia com um *rash* eritematoso facial (fácies "esbofeteada") que, posteriormente, dissemina-se para tronco e extremidades (Figura 59.7). O *rash* persiste por 1 a 6 semanas, e pode ser exacerbado pela exposição ao sol, ao calor, aos exercícios e ao estresse. A infecção é autorresolutiva na maioria dos pacientes sem sequelas. Prurido, linfadenopatia e *rash* de padrão papuloso, pruriginosos e vesiculoso podem ser observados em crianças mais velhas.[7,33]

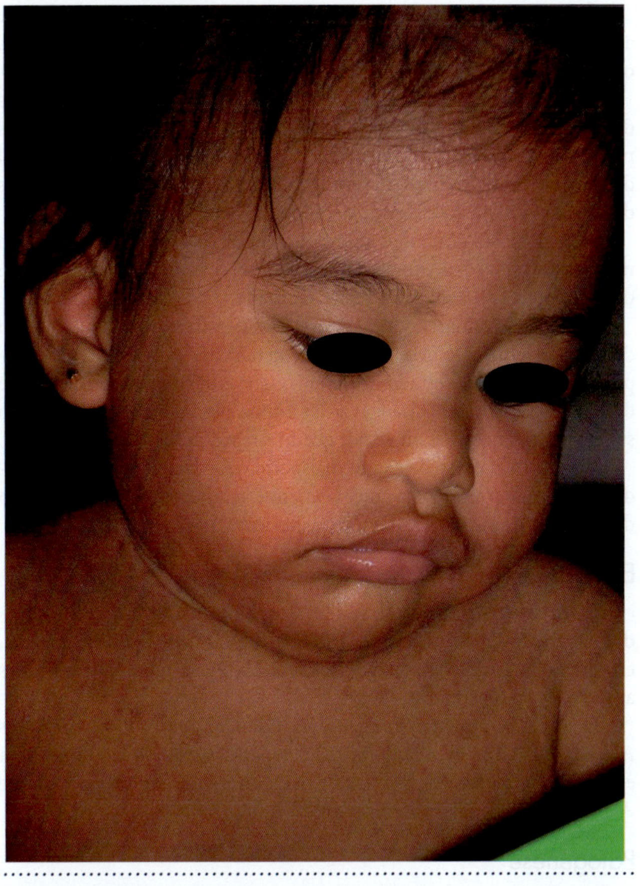

■ **Figura 59.7** Eritema infeccioso – detalhe do aspecto de fácies "esbofeteada", característico da doença.

Artralgias, especialmente em joelhos e tornozelos, podem ser observadas em crianças após a infecção, no entanto, são mais comuns em adolescentes e adultos.[7]

O vírus pode precipitar quadros de aplasia medular em pacientes com quadros de anemias hemolíticas crônicas.[7]

A infecção durante a gestação pode causar o aborto e a hidropisia fetal.[7]

Diagnóstico

Pode ser realizado por meio da detecção viral pelo PCR, que indica infecção aguda ou persistente. A sorologia IgM torna-se positiva dentro de 10 a 12 dias da infecção, e pode permanecer detectável por aproximadamente 3 a 4 meses. A sorologia IgG é detectada após 2 semanas de doença, e permanece positiva pelo restante da vida do paciente.[33]

Caso ocorra a infecção durante a gestação, recomenda-se o acompanhamento com ultrassonografia para a detecção da hidropisia fetal.[33]

Tratamento

No paciente imunocompetente, a infecção é autolimitada e somente o tratamento sintomático é necessário. Medidas como transfusão sanguínea e imunoglobulina endovenosa podem se fazer necessárias em quadros mais graves, como nos imunossuprimidos. Em fetos com hidropisia fetal, transfusões de hemácias intrauterina podem diminuir a mortalidade.[1-3,33]

■ EXANTEMA SÚBITO

Conceito

Doença exantemática aguda febril, comum na infância, também denominada *Roseola infantum*, 6ª doença, "doença dos 3 dias de febre", associada à infecção primária do herpes vírus humano 6 (HHV-6) e, menos frequentemente, o HHV-7.[29]

Epidemiologia

É considerado o exantema mais comum da infância, uma vez que a quase totalidade dos casos ocorre antes dos 3 anos de idade. Ambos os agentes são altamente soroprevalentes mundialmente.[1-3,29]

A infecção primária pelo HHV-6 é adquirida entre os 6 e 12 meses de idade, provavelmente associada à perda dos anticorpos maternos protetores. A taxa de soropositividade ao HHV-6 em crianças até o final do primeiro ano de vida é de cerca de 60%, e de quase 100% aos 3 anos de idade, com média de idade para infecção de 9 meses.[1-3,29]

Já com o HHV-7, a infecção primária ocorre, geralmente, um pouco mais tarde, com idade mediana de 26 meses, e atinge a taxa de > 90% de soroprevalência aos 6 a 10 anos de idade.[1-3,29]

A infecção primária por HHV-6 é considerada a causa mais comum de quadros febris que necessitam de hospitalização em lactentes, e é responsável por 20% dos estados febris em crianças de 6 a 12 meses de idade e de convulsões febris em crianças até os 2 anos. Na maioria, os quadros são subclínicos ou manifestam-se por quadros febris indiferenciados.

O quadro clássico de exantema súbito ocorre em 20% dos infectados, com igual prevalência entre homens e sendo descrito um aumento dos casos durante a primavera e o outono.[1-3,29]

Etiologia

Os agentes pertencem ao gênero Roseolovirus, família Herpesviridae, e subfamília Betaherpesvírus, são de genoma DNA de fita dupla, envelopados, linfotrópicos que ficam em latência nas células imunes após a infecção primária.

O HHV-6, o principal agente da doença, possui duas variantes A e B, que compartilham em mais de 90% a sequência, porém têm epidemiologia e aspectos imunológicos diferentes, apenas a variante A está associada ao exantema súbito.[29]

Patogênese

Durante a infecção primária, o HHV-6/7 podem ser isolados de células mononucleares sanguíneas. Após a viremia inicial, há o período de latência que permanece ao longo da vida nas células e nos tecidos do hospedeiro. HHV-6 se liga ao receptor celular CD4620, e permanece nas células mononucleares do sangue periférico, da glândula salivar e do sistema nervoso central. Já o HHV-7 utiliza o CD4 para a infecção e para a latência nos linfócitos T.[29]

A transmissão ocorre para ambos os agentes, principalmente de maneira horizontal por gotículas de saliva a partir de um indivíduo infectado, principalmente familiares.[29]

Pode ocorrer a transmissão vertical por via transplacentária ou por herança de um ou ambos os pais, pois o HHV-6 pode estar integrado ao genoma em 0,2% a 3% da população. Essa integração é apenas com o HHV-6 e ocorre nas sequências teloméricas da linha germinativa do hospedeiro, já detectado em várias localizações cromossômicas com o lócus 17p13.3, que parece ser o principal. Parece ser apenas um mecanismo patogênico de persistência viral.[29]

O exantema da roséola é, provavelmente, uma resposta ao HHV-6/7 sistemicamente ativo mais do que o resultado de infecção viral direta das células da pele.[29]

Clínica

Inicia-se com quadro febril de temperaturas caracteristicamente elevadas, frequentemente > 39,5 °C, constante ou intermitente, que geralmente persiste por um período de 3 a 5 dias, com relatos de até 9 dias de febre. Na maioria dos casos, o estado geral da criança é mantido, a não ser por irritabilidade durante as temperaturas mais altas.[1-3,29]

O exantema surge subitamente, na maioria das vezes, após a resolução da febre, e pode, em alguns casos ser acompanhado de febre por até 3 dias. Caracteristicamente, é maculoso ou papuloso com lesões róseas, tênues, predominantemente no pescoço e tronco, embora possa se estender para o rosto e extremidades. Não é pruriginoso, nem evolui com descamação, dura em média de 1 a 2 dias, e pode, entretanto, ser fugaz, de modo a desaparecer em poucas horas.[1-3,29]

Nesse período, pode cursar com diarreia, sintomas respiratórios (como tosse), edema de pálpebras edemaciadas, dor de ouvido e linfadenopatia cervical. Pode haver comprometimento de mucosa oral, com a presença no palato mole e úvula de pápulas eritematosas, denominadas manchas de Nagayama.[1-3,29]

A maioria dos pacientes evolui sem complicações, no entanto, em 10% a 15% podem ser relatadas, durante o período febril, convulsões, e não está claro se elas resultam da invasão direta do SNC pelos vírus ou se são meramente relacionadas a características da febre com altas temperaturas que rapidamente se elevam. Como a detecção de DNA viral no LCR de crianças afetadas é infrequente, a segunda hipótese é considerada como a mais provável. Quadros de encefalite, encefalopatia, síndrome hemofagocítica fatal e hepatite fulminante são raramente relatados.[1-3,29]

A reativação da infecção latente é mais comum em hospedeiros imunocomprometidos, sendo associada no HHV-6 com comprometimento do SNC ao surgimento de quadros de encefalite, meningite e esclerose múltipla. Há relatos também de miocardite, síndrome da fadiga crônica e hepatite de células gigantes. Há uma tendência de reativação do HHV-6B após transplante de células-tronco ou órgãos sólidos, com o surgimento de doença febril com manifestações como encefalite, hepatite, pneumonite e doenças gastrointestinais no primeiro mês pós-transplante.[1-3,29]

Em indivíduos imunocompetentes, a reativação do HHV-6/7 tem sido implicada em algumas doenças cutâneas ou sistêmicas, como a pitiríase rósea, síndrome de hipersensibilidade cutânea induzida por drogas (DIHS) e a síndrome de DRESS.[1-3,29]

Diagnóstico

As características clínicas são, em geral, suficientes para o diagnóstico, com o laboratório reservado para o uso em imunossuprimidos ou em casos que cursam com complicações sistêmicas graves. Leucopenia, com linfopenia e neutropenia são tipicamente observadas, com resolução em cerca de uma semana. É comum também a elevação das transaminases hepáticas. A IgM anti-HHV pode ser observada já na primeira semana da doença, com a IgG positivada em cerca de 2 semanas e permanecer pelo resto da vida. Pode ser utilizada a técnica de PCR em tempo real para detectar DNA em fluidos e tecidos corporais, bem como para estimar a carga viral; no entanto, a maior dificuldade é diferenciar a infecção primária da latente, reativada ou cromossomicamente integrada, que pode gerar a necessidade de exames laboratoriais mais complexos que, em geral, não estão disponíveis na prática médica de rotina.[1-3,29]

As principais diferenças são os exantemas virais febris, como sarampo, rubéola e escarlatina, associados ao enterovírus e adenovírus, reações adversas a droga e a síndrome DIHS/DRESS.[1-3,29]

Tratamento

Cuidados de suporte, como hidratação e antipiréticos são, em geral, suficientes. Em algumas situações, há necessidade de anticonvulsivantes. Uso de antivirais, como foscarnet, ganciclovir ou cidofovir pode beneficiar imunocomprometidos e pacientes com manifestações sistêmicas graves.[1-3,29]

Profilaxia

Não há vacina disponível, medidas de higiene, como a lavagem das mãos, são importantes para diminuir a disseminação da doença.[1-3,29]

SÍNDROME DE GIANOTTI-CROSTI

Conceito

Também denominada acrodermatite papulosa da infância, foi descrita pela primeira vez por Ferdinando Gianotti e Agostino Crosti, em 1955, e é associada ao vírus da hepatite B.

Epidemiologia

Sua incidência é considerada rara, provavelmente associada ao subdiagnóstico. Pode ocorrer em crianças entre 6 meses e 14 anos, sendo mais comum entre o primeiro e sexto ano de idade. Na infância, não há predileção por sexo, porém, quando ocorre em adolescente, predominantemente é no sexo feminino.[1-3,34]

Etiologia

Atualmente, são consideradas como etiologias principais, além do vírus da hepatite B, o vírus Epstein-Barr. Também são descritos casos associados ao citomegalovírus, enterovírus, coxsackievírus, parvovírus B19, sincicial respiratório, vírus da hepatite A, rotavírus, vírus do herpes simples, HPV, herpesvírus humano 6, vírus da parainfluenza, bactérias como *Mycoplasma pneumoniae* e estreptococos beta-hemolítico, além de casos após vacinas.[1-3,34]

Clínica

É caracterizada pelo surgimento súbito de erupção simétrica monomórfica de pápulas ou pápulo-vesículas, pequenas, firmes, isoladas, agrupadas ou coalescentes, normocrômicas, eritematosas ou de coloração marrom, localizadas nas bochechas, orelhas e superfícies extensoras dos braços, pernas e nádegas, e que poupam, usualmente, palmas e plantas (Figura 59.8). Ocasionalmente, podem se tornar hemorrágicas ou purpúricas, especialmente nas áreas sujeitas a traumas, sendo mais observadas nos casos associados à infecção pelo HBV.[1-3,34]

Não comprometem caracteristicamente unhas e mucosas. O prurido é usualmente de intensidade média a moderada, o que pode, no entanto, estar ausente ou ser de grande intensidade.[1-3,34]

Em fase iniciais, pode ser visualizada uma erupção transitória no dorso, abdome e tronco, com a presença do fenômeno de Köebner.[1-3,34]

Um quadro prodrômico associado à doença base pode ser observado na semana que antecede as lesões, e pode cessar após o surgimento dessas lesões ou permanecer. Pode cursar com linfadenopatia e hepatomegalia, sendo raro a esplenomegalia.[1-3,34]

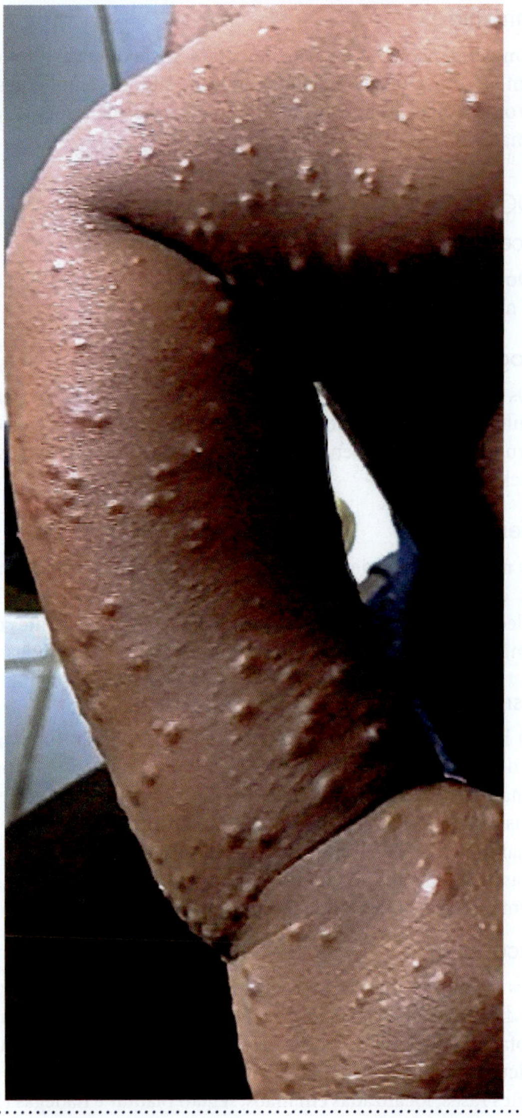

Figura 59.8 Síndrome de Gianoti-Crosti – exantema papuloso nos braços.

O prognóstico é, em geral, excelente, uma vez que a resolução completa do exantema usualmente desaparece em período que varia entre 10 dias e 6 meses (mais frequentemente 2 a 8 semanas), porém pode perdurar por até um ano. Alguns casos, após o exantema, permanecem máculas hipopigmentadas ou hiperpigmentadas que podem perdurar por períodos superiores a 6 meses. A linfadenopatia ou hepatomegalia, caso esteja presente, em geral, regride depois do quadro cutâneo. A recorrência do quadro, apesar de já ter sido descrita, é incomum.[1-3,34]

Diagnóstico

É usualmente clínico. A histopatologia não é característica, mas sugestiva, pois são observadas a presença de espongiose discreta e a exocitose de células mononucleraes na epiderme, além de infiltrado linfocítico perivascular superficial, sendo comum alteração vacuolar da camada basal, com edema das papilas dérmicas e extravasamento de hemácias.[1-3,34]

Outras alterações, como aumento das transaminases, linfocitose ou linfopenia, podem ser observadas quando associadas a quadros de hepatite.[1-3,34]

O diferencial pode incluir picada de insetos, pustulose eosinofílica da infância, líquen plano, pitiríase liquenoide, dermatite atópica, reações adversas a drogas, urticaria, dermatite herpetiforme, eritema multiforme e, nas lesões purpúricas, quadros como púrpura de Henoch-Schönlein podem estar entre os diferenciais.[1-3,34]

Tratamento

Em geral, não é necessário, pois trata-se de doença autolimitada. Podem ser utilizados como tratamento de suporte emolientes, corticosteroides tópicos e anti-histamínicos em casos de lesões de aspecto inflamatório.[1-3,34]

■ DOENÇA MÃO-PÉ-BOCA (DMPB)

Conceito

Doença viral descrita, inicialmente, na década de 1950, em um surto no Canadá.[1,3,6,7,35]

Etiologia

Os agentes etiológicos são vírus RNA, sem envelope, pertencentes à família Picornaviridae, especificamente os enterovírus e os coxsackievírus. Os mais frequentemente descritos são o enterovírus 71 e o coxsackievírus 16.[1,3,6,7,35]

Epidemiologia

A maioria dos pacientes está na faixa etária abaixo dos 10 anos de idade, com a maior incidência nos primeiros 5 anos de vida. Não há predileção por sexo. Sazonalidade, com casos mais frequentes durante a primavera e o verão que são descritos em zonas temperadas.[1,3,6,7,35]

Transmissão

O homem é o único reservatório e a transmissão inter-humana pode ocorrer pela via fecal-oral, oral-oral ou respiratória. A primeira semana de doença é a de maior taxa de contagiosidade, no entanto, o vírus pode permanecer viável nas fezes por um período de até 4 a 8 semanas. O risco de transmissão intradomiciliar pode chegar a 80% nos casos associados ao enterovírus 71. Baixas condições de higiene aumentam a transmissibilidade.[1,3,6,7,35]

Clínica

Os sintomas surgem após um período de incubação que varia entre 3 e 7 dias. A forma clássica ocorre com febre baixa, mal-estar geral, odinofagia e surgimento posterior de *rash* maculopapuloso ou papulovesiculoso de halo eritematoso, que evoluem para vesículas e exulcerações rasas, localizadas em mãos, região plantar e nádegas (Figuras 59.9, 59.10 e 59.11). Na mucosa oral ocorre enantema com exulcerações rasas, dolorosas localizadas na porção posterior da cavidade oral, preferencialmente no palato mole, que podem também comprometer a língua e a gengiva. A febre desaparece em 48 horas e as lesões cutâneo mucosas em cerca de 7 a 10 dias.[1,3,6,7,35]

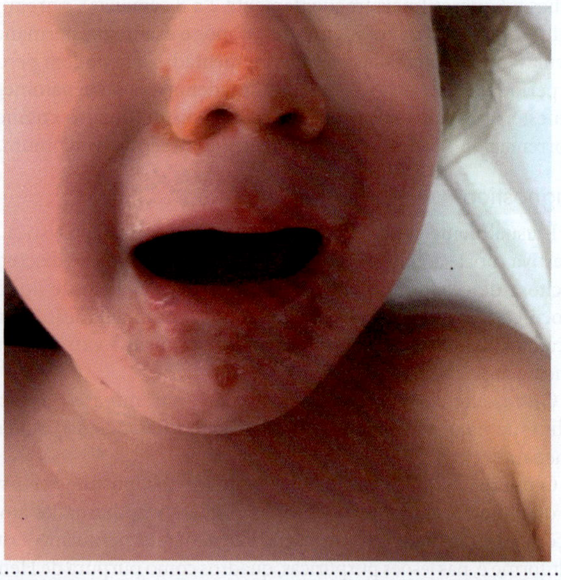

■ **Figura 59.9** Doença mão-pé-boca – pápulas e vesículas na área perioral.

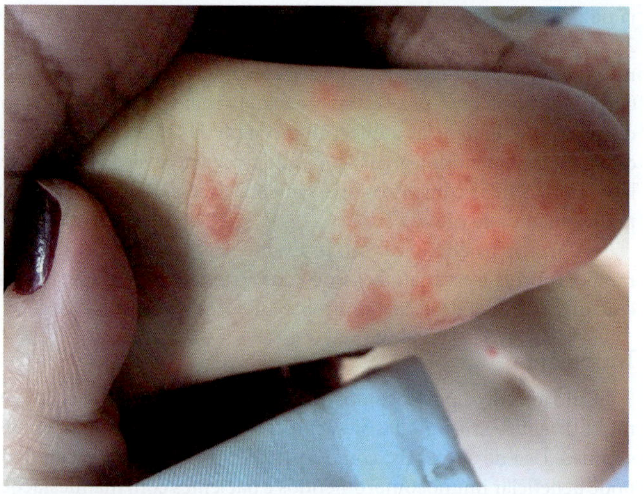

■ **Figura 59.10** Doença mão-pé-boca – pápulas e vesículas no pé.

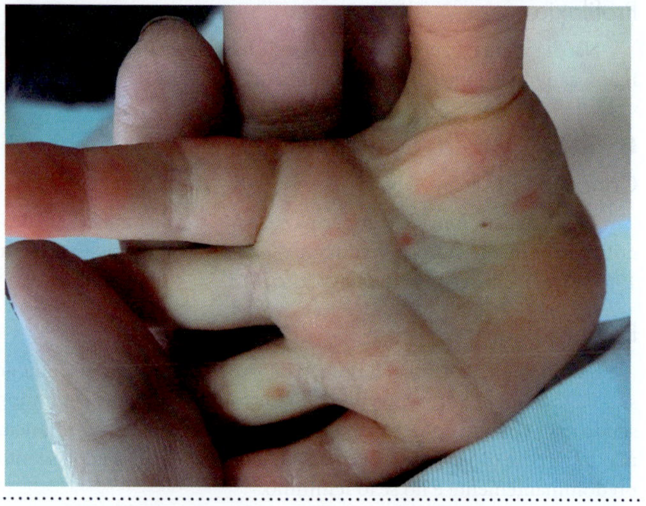

■ **Figura 59.11** Doença mão-pé-boca – pápulas e vesículas na mão.

Nos adultos, o quadro é, em geral, assintomático, e pode, quando sintomático, restringir-se às lesões orais que mimetizam um quadro de herpes simples oral.[1,3,6,7,35]

Quadros atípicos são descritos especialmente em crianças com idades até dois anos, em geral, associados ao cocksackie A6 e A16, cujas lesões comprometem áreas normalmente poupadas na forma clássica, como tronco e região genital. Podem surgir lesões hemorrágicas, purpúricas, bolhas, pústulas, quadros Gianoti-Crosti símile, com sintomas gerais mais frequentes e de maior intensidade.[1,3,6,7,35]

Nos pacientes atópicos, as lesões atípicas comprometem preferencialmente áreas de dermatite atópica prévia ou ativa, quadro também denominado eczema *coxsackium*.[1,3,6,7,35]

Podem ocorrer onicomadese e linhas de Beau.[1,3,6,7,35]

A evolução é autolimitada, com o desparecimento das lesões que podem evoluir com escamas nas regiões palmoplantares.[1,3,6,7,35]

As complicações podem ocorrer especialmente nas formas atípicas, que podem ser graves e de alta letalidade. São descritos quadros neurológicos (meningite asséptica, paralisia aguda flácida e encefalite), pulmonares (edema e hemorragia), além de falência cardiorrespiratória.[35]

Febre alta persistente e neutrofilia são achados que levam à suspeição de quadros mais graves.[35]

Diagnóstico

É eminentemente clínico, e pode, em alguns casos, ser utilizada a sorologia para enterovírus ou coxsackievírus para confirmação do diagnóstico.[1,3,6,7,35]

O diferencial é principalmente realizado com estomatite aftosa, síndrome de Behçet, herpangina, gengivoestomatite herpética e pênfigo vulgar. No caso das lesões cutâneas, os outros exantemas virais, dermatite atópica, eritema multiforme, impetigo, síndrome de Stevens-Johnson e escabiose estão entre os principais diferenciais.[1,3,6,7,35]

Tratamento

É de suporte e direcionado ao alívio da dor, à diminuição da febre e à hidratação. Em quadros graves com risco de vida, pode ser necessária a utilização de imunoglobulina endovenosa.[7,35]

Profilaxia

Cuidados com a higiene, especialmente das mãos, evitar o contato com os pacientes, cuidados com os fômites são algumas das medidas profiláticas que podem ser adotadas. Não há vacinas ou quimioprofilaxia disponíveis.[7,35]

Prognóstico

A doença é, em geral, autolimitada, com baixa letalidade nos casos sem complicações, no entanto, recentemente quadros com óbitos em decorrência de complicações cardiopulmonares e neurológicas têm sido relatados em alguns países.[7,35]

■ PITIRÍASE RÓSEA

Conceito

Quadro de evolução clínica característica, autolimitado, de provável etiologia viral, que ocorre predominantemente após a adolescência, sobretudo em adultos.[36]

Epidemiologia

Possui distribuição universal, com a maioria dos casos observadas entre os 10 e 35 anos de idade, e raramente observada antes dos oito anos. Tem predileção por peles de fotótipo mais alto sem predileção por sexo. Pode ocorrer aumento do número de casos durante o inverno em algumas regiões.[1,2,5,36]

Etiologia

Ainda não está bem definida, sendo sugerida uma provável etiologia viral em virtude da observação de partículas semelhantes a vírus de localização intranuclear e intracitoplasmática em alguns pacientes, além do curso clínico que sugere transmissão de natureza infecciosa.[1,2,5,36]

Os agentes mais comumente relacionados são o HHV-6 e o HHV-7, no entanto, os estudos não são robustos.[1,2,5,36]

Há também relatos de associação com vacinas (hepatite B, BCG, papilomavírus, difteria, sarampo e pneumocócica).[1,2,5,36]

Clínica

Após período prodrômico que cursa com sintomas gerais brandos, surge caracteristicamente placa eritematosa única denominada "medalhão" ou "placa-mãe", ovalada, com escamas na periferia que formam um colarete, de diâmetro entre de 3 e 4 cm, localizada predominantemente no tronco. Essa placa permanece como a única manifestação por até 2 semanas, quando surge um *rash* composto de lesões semelhantes, porém menores que a inicial, dispostas ao longo das linhas de tensão da pele (Linhas de Langer) e do tronco, que podem se estender para porção distal dos braços e das coxas (Figuras 59.12 e 59.13). Essas lesões continuam a surgir por um período superior a 6 semanas.[1,2,5,36]

No tórax superior, em virtude da disposição típica, o exantema assume um padrão em "V", também denominado "em árvore de natal".[1,2,5,36]

O prurido pode estar presente, porém não é comum ser de grande intensidade.[1,2,5,36]

Formas atípicas podem ocorrer com distribuição, morfologia e número de lesões diferentes. Na denominada "gigante de Darier", as lesões são em menor número, porém de maiores dimensões. A inversa compromete preferencialmente a face, axila e virilha, e na "de Vidal" as lesões são grandes e localizadas na axila e na região inguinal. Também podem ser observados quadros eritema-multiforme símile, papulosos, hipopigmentados e foliculares.[1,2,5,36]

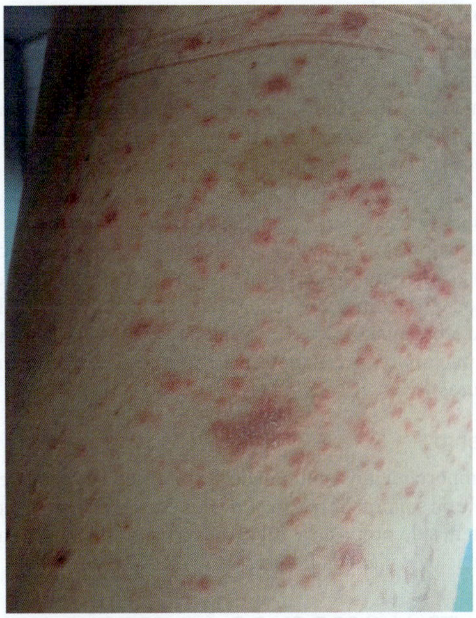

■ **Figura 59.12** Pitiríase rósea – exantema com disposição no sentido das linhas de clivagem da pele, com destaque especial para a lesão "em medalhão".

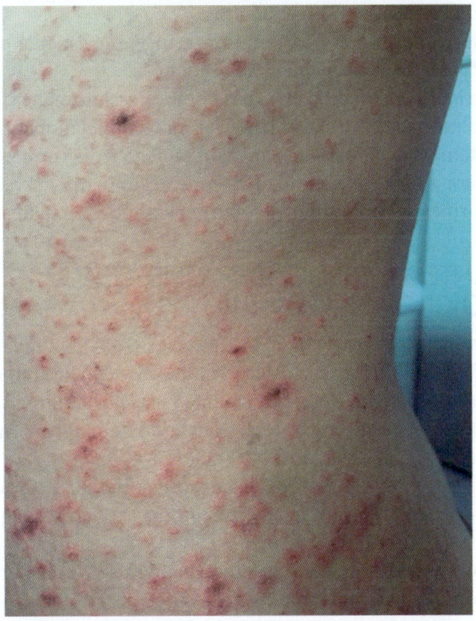

■ **Figura 59.13** Pitiríase rósea – exantema com disposição no sentido das linhas de clivagem da pele.

Nas crianças, alguns aspectos são mais frequentemente observados, como o comprometimento facial nas de raça negra, envolvimento de couro cabeludo, lesões em mucosa oral, pigmentação pós-inflamatória e menor tempo de duração das lesões.[1,2,5,36]

Quando ocorre em mulheres grávidas, pode aumentar o risco de aborto.[1,2,5,36]

O quadro é autolimitado, no entanto, há registros de recidiva com ausência da "lesão medalhão", com lesões menores em tamanho e em número que as do primeiro episódio. A recidiva ocorre tipicamente em até 18 meses do quadro inicial e a sua taxa de prevalência gira em torno de 1,8% a 3,7%.[1,2,5,36]

Diagnóstico

Essencialmente clínico, em casos duvidosos pode ser útil o histopatológico, que usualmente revela paraceratose focal, acantose, espongiose com infiltrado de linfócitos, monócitos e eosinófilos com discreto extravasamento de hemácias na derme.[1,2,5,36]

O diferencial deve incluir sífilis secundária, eczema numular, pitiríase versicolor, psoríase gutata, parapsoríase em placa, pitiríase liquenoide crônica, *tinea corporis* e os exantemas pitiríase rósea símile associados a vacinas/drogas (inibidores da enzima de conversão da angiotensina, hidroclorotiazida, aspirina, barbitúricos, captopril, omeprazol, terbinafina, metronidazol, allopurinol, D-penicilinamina, vacina da febre amarela, BCG, vacina da hepatite B, da influenza, da rubéola, pneumocócica, etanercepte e rituximabe estão entre as principais causas).[1,2,5,36]

Tratamento

O comportamento autolimitado permite que a conduta seja apenas expectante ou sintomática na maioria dos pacientes. Para quadros mais severos, tem sido proposta a utilização da eritromicina e de antivirais, como o aciclovir, além da fototerapia UVB-NB.[1,2,5,36]

■ EXANTEMA ASSOCIADO À INFECÇÃO PELO VÍRUS EPSTEIN-BARR

O Epstein-Barr é um vírus DNA de fita dupla, com alta soroprevalência na população mundial, uma vez que chega chegando a taxas de 80% em crianças e 95% em adultos.

A infecção primária ocorre na orofaringe e se estende para os tecidos linfoides, células epiteliais e monócitos.[1,2,7]

Em crianças, a infecção primária pode ser assintomática, no entanto, na adolescência pode haver febre, faringite, linfadenopatia, astenia e um exantema maculopapuloso inicialmente no tronco, que se estende depois para a face e extremidades. Podem também ocorrer quadros urticariformes, escarlatiniformes, purpúricos ou vesiculares.[1,2,7]

■ EXANTEMA ASSOCIADO À INFECÇÃO PELO CITOMEGALOVÍRUS

O citomegalovírus (HHV-5) é um vírus DNA de dupla fita, pertencente à família Herpesviridae, de alta prevalência mundial, cuja transmissão ocorre predominantemente pela saliva, por via transplacentária, leite materno, ato sexual, transfusão de sangue e transplante de medula óssea ou de órgãos.[1,2,7]

Assim como todos os vírus dessa família, possui a capacidade de permanecer em latência sem causar sintomas, a não ser em casos de reativação da infecção.[1,2,7,37]

Os exantemas associados ao citomegalovírus são, em geral, de padrão morbiliformes, petequial ou purpuriforme.[1,2,7,37]

■ EXANTEMA PERIFLEXURAL ASSIMÉTRICO DA INFÂNCIA

Conceito

Também conhecido como exantema látero-torácico unilateral, compromete preferencialmente crianças, sendo caracterizado por sua distribuição assimétrica.[1,2,5]

Epidemiologia

Ocorre preferencialmente em crianças entre 1 e 5 anos de idade, com predominância no sexo feminino e maior ocorrência dos casos na primavera e no verão.[1,2,5]

Etiologia

Ainda não está totalmente esclarecida, com relatos de associação com agentes virais, como parvovírus B19, HHV-6, HHV-7, vírus da parainfluenza, Epstein-Barr e adenovírus. São descritos também casos associados a infecções bacterianas.[1,2,5,7]

Clínica

As lesões surgem próximas a uma axila ou, menos frequentemente, à dobra inguinal e têm disseminação centrífuga, pois permanecem unilateralmente ou pelo menos assimétricas com menor envolvimento contralateral. O exantema é, inicialmente, de pápulas discretamente eritematosas, com o surgimento posterior de placas eritematosas separadas por áreas de pele sã, que envolvem o tórax e se estendem para a face interna dos braços, do flanco e, mesmo frequentemente, da coxa. Linfadenopatia inguinal ou axilar pode ser observada. O envolvimento bilateral pode ocorrer com a evolução do quadro.[1,2,5,7]

As lesões usualmente desaparecem após algumas semanas.[1,2,5,7]

Diagnóstico

É clínico e deve ser diferenciado da dermatite de contato, dermatite flexural, tinea, pitiríase rósea inversa, pustulose exantemática aguda e escarlatina.[1,2,5,7]

Tratamento

O quadro é, em geral, assintomático com resolução espontânea, e não necessita de tratamento.[1,2,5,7]

■ SÍNDROME PÁPULO-PURPÚRICA EM LUVAS E MEIAS

Conceito

Exantema acral agudo que pode ocorrer em crianças, sendo mais comum no adulto jovem.[1-3,5,7]

Epidemiologia

Possui distribuição mundial, e compromete ambos os sexos, sendo mais frequentemente observada em adultos jovens, com alguns casos em crianças. É descrita como mais frequente na primavera e no verão.[1-3,5,7]

Etiologia

O parvovírus B19 foi o primeiro agente etiológico identificado e ainda permanece como o mais frequente, porém pode também ser associada ao coxcsakievírus, citomegalovírus, vírus do sarampo, Epstein-Barr e o vírus da hepatite B.[1-3,5,7]

Clínica

Ocorre o surgimento abrupto de exantema eritematoso simétrico, doloroso, com edema de mãos e pés que rapidamente evolui para o surgimento de pápulas purpúricas confluentes e petéquias. As lesões são bem delimitadas nos tornozelos e punhos, o que dá a definição de "em luvas e meias". O quadro pode se estender, de modo a comprometer face, cotovelos, joelhos, nádegas e genitália.[1-3,5,7]

Lesões mucosas, como petéquias, vesículas e erosões, podem ser observadas nos palatos duro e mole, na faringe, na língua e na mucosa labial.[1-3,5,7]

Sintomas constitucionais, como febre, mal-estar geral, anorexia e linfadenopatia, podem ocorrer preferencialmente antes do surgimento do exantema acral.

As lesões resolvem espontaneamente em 1 a 2 semanas, geralmente sem complicações. Alguns pacientes, cujo quadro é associado ao parvovírus B19, podem evoluir com alterações hematológicas e, em casos de gestantes, pode haver risco de hidropisia e morte fetal.[1-3,5,7]

Diagnóstico

O aspecto clínico é bastante sugestivo, o que permite o diagnóstico. O diferencial pode ser feito com pitiríase rubra pilar, Kawasaki e menigococcemia.[1-3,5,7]

Tratamento

O quadro é autolimitado, e não há necessidade de tratamento, a não ser sintomáticos.[1-3,5,7]

PSEUDOANGIOMATOSE ERUPTIVA

Conceito

Exantema incomum, autolimitado, de ocorrência na infância, que se caracteriza pelo surgimento de pápulas angiomatoides.[1-3,5,7]

Epidemiologia

Possui distribuição universal, com ocorrência predominantemente em crianças, sem predileção por sexo, e sem sazonalidade descrita.[1-3,5,7]

Etiologia

Ainda é desconhecida, e já foi associada a echovírus, coxsackie B, adenovírus, citomegalovírus, Epstein-Barr, picadas de insetos, imunossupressão e neoplasias.[1-3,5,7]

Clínica

Pode ocorrer, em alguns pacientes, pródomo de febre moderada, diarreia e manifestações respiratórias.[1-3,5,7]

O quadro mais comum é do surgimento abrupto de pápulas vermelho brilhantes, de diâmetro que varia entre 2 e 4 mm, angiomatoides, circundadas por halo pálido localizadas no tronco, em extremidades e na face, onde pode ter configuração anular sem o halo pálido. As lesões são assintomáticas e o quadro é autolimitado, com desaparecimento das lesões em até 3 semanas, no entanto, há relatos de evoluções mais arrastadas, com duração de 3 a 4 meses. Há também descrições de recorrências.[1-3,5,7]

Diagnóstico

O diagnóstico clínico pode ser complementado pelo histopatológico, que revela infiltrado linfocitário perivascular com ectasia de capilares na derme superficial, com edema endotelial sem proliferação vascular.[1-3,5,7]

Hemangiomas múltiplos, telangectasias, angiomatose bacilar, granuloma piogênico, "aranhas vasculares", mancha de Bier estão entre os principais diagnósticos diferenciais.[1-3,5,7]

Tratamento

Quadro autorresolutivo, sem necessidade de tratamento.[1-3,5,7]

DOENÇA DE KAWASAKI

Conceito

Quadro de vasculite de vasos de médio calibre, com predileção pelas artérias coronarianas, considerada como a causa mais comum de cardiopatia adquirida na infância, que cursa com exantema na maioria dos casos.[38]

Epidemiologia

Ocorre com maior frequência na faixa etária entre 6 meses e 5 anos de idade, com predomínio do sexo masculino e aumento da incidência durante o inverno e a primavera.[7,38]

Etiologia

Ainda é desconhecida, embora supostamente associada a infecções virais (Epstein-Barr e adenovírus) e ao *Mycoplasma pneumoniae*.[7,38]

Clínica

Cursa com febre tipicamente abrupta, elevada, não remitente, que pode perdurar por mais de 5 dias, sendo esse o critério maior do diagnóstico. Outros achados incluem: conjuntivite bilateral, edema de faringe e lábios, fissuras labiais, língua em morango, eritema e edema nas mãos e pés com descamação, e adenomegalia cervical.[7,38]

O exantema pode ser maculoso, escarlatiniforme, morbiliforme, urticariforme, eritema multiforme símile ou eritrodérmico. Inicia-se pelo tronco, pode confluir na região perineal e ser acompanhado de prurido (Figura 59.14).[7,38]

Outras manifestações que podem ocorrer são meningite asséptica, paralisia do nervo facial, otite média, sintomas respiratórios, pancreatite, artrite e uretrite.[7,38]

As alterações cardiovasculares são relacionadas à vasculite das coronárias, e que podem levar inclusive ao desenvolvimento de aneurismas. Os sintomas podem ser de arritmia cardíaca, insuficiência cardíaca, isquemia do miocárdio e alterações valvulares.[7,38]

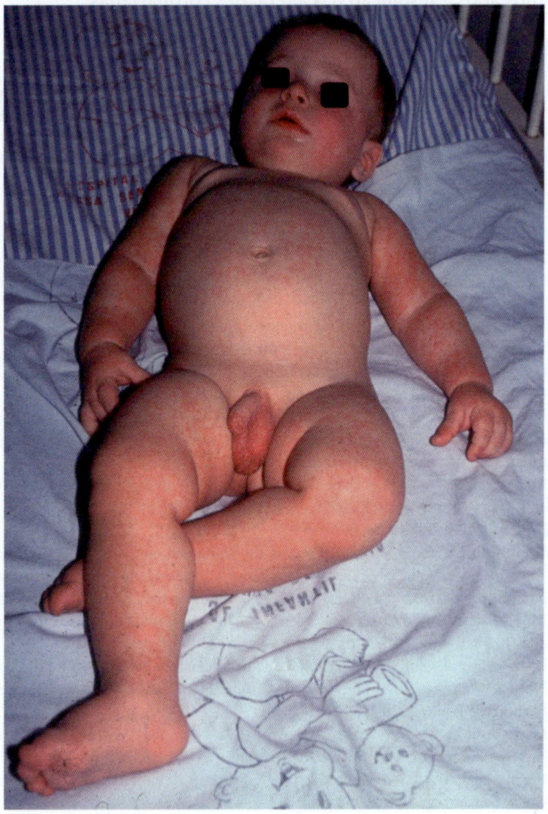

Figura 59.14 Doença de Kawasaki.
Fonte: Cortesia do Dr. Paulo Emerich (ES).

Diagnóstico

É realizado a partir da presença do critério maior e de quatro critérios menores relacionados no Quadro 59.4.

Quadro 59.4 Critérios diagnósticos da síndrome de Kawasaki.

Critérios	Manifestações clínicas
Maior	Febre: início abrupto, temperatura alta, não remissiva, que dura 5 dias ou mais
Menores	Conjuntivite bilateral
	Alterações de mucosa oral: edema de faringe e lábios, fissura labiais, língua "em morango"
	Alterações da extremidades distais: eritema e edema agudos das mãos e pés e descamação
	Erupção cutânea polimorfa: macular, escarlatiniforme, morbiliforme, eritema multiforme símile, urticariforme ou eritrodermia
	Ademomegalia cervical: linfonodos ≥ 1,5 cm de diâmetro

Fonte: Singh S, Jindal AK, Pilania RK. Diagnosis of Kawasaki disease. Int J Rheum Dis. 2018;21(1):3644.

O laboratório deve incluir hemograma, provas inflamatórias, enzimas hepáticas, provas da função renal, eletrocardiograma e exames de imagem cardiológicas, como o ecocardiograma, angioressonância coronariana e angiografia coronária, que são importantes para o diagnóstico precoce das alterações cardíacas.[7,38]

Tratamento

Inclui a administração endovenosa da imunoglobulina em dose de 2 g/kg por um período de 8 a 12 horas. Aspirina em altas doses pode ser recomendada para tentar controlar a febre. Corticosteroides sistêmicos podem ser uma alternativa para casos não responsivos à imunoglobulina.[7,38]

Pacientes com alterações cardíacas devem ser seguidos por um a dois anos após a resolução das alterações coronarianas.[7,38]

MENINGOCOCCEMIA

O exantema associado à infecção meningocócica é descrito como "*rash* com maculopápulas e febre dos adultos", e pode ocorrer em crianças com *rash* hemorrágico que se inicia nas extremidades, que usualmente indicam a presença de sepse.[7]

Referências bibliográficas

1. Drago F et al. Contemporary infectious exanthems: an update. Future Microbiol. 2017;12:171-93.
2. Fölster-Holst R. Infectious exanthems in childhood. J Dtsch Dermatol., 2020;18(10):1128-1155.
3. Knöpfel N.Viral exanthems in children: A great imitator.Clinics in Dermatology. 2019; 37:213-26.
4. Fölster-Holst R, Kreth HW. Viral exanthems in childhood – infectious (direct) exanthems. Part 1: Classic exanthems.J Dtsch Dermatol. 2009;7(4):309-16.
5. Fölster-Holst R, Kreth HW. Viral exanthems in childhood – infectious (direct) exanthems. Part 2: Other viral exanthems.J Dtsch Dermatol. 2009;7(5):414-9.
6. Fölster-Holst R, Kreth HW. Viral exanthems in childhood – infectious (direct) exanthems. Part 3: Parainfectious exanthems and those associated with virus-drug interactions. J Dtsch Dermatol. 2009;7(6):506.
7. Muzumdar S, Rothe MJ, Grant-Kels,JM. The rash with Maculopapules and fever in children. J Clin Dermatol. 2009; 37(2):119-128.
8. Moss WJ. Measles. Lancet.2017; 390: 2490–2502.
9. Brasil. Ministério da Saúde. Secretaria de Vigilância em Saúde. Departamento de Vigilância das Doenças Transmissíveis. Coordenação-Geral do Programa Nacional de Imunizações. Manual de Normas e Procedimentos para Vacinação. 1. ed. Brasília: Ministério da Saúde; 2014. Modo de acesso: http://bvsms.saude.gov.br/bvs/publicacoes/manual_procedimentos_vacinacao.pdf.
10. Bozzola E et al. Global Measles Epidemic Risk: Current Perpectives on the Growing Need for Implementing Digital Communication Strategies.Risk Management and Healthcare Policy 2020;13:2819-26.
11. Misin A et al. Measles: An overview of a Re-emerging Disease in Children and Immunocompromised Patients. Microorganisms 2020;9:276.
12. Fukuhara H, Mwaba MH and Maenaka K. Structural characteristics of measles virus entry. Current opinion in Virology 2020;52-8.
13. Vassantachart JM et al. Art of prevention: The importance of measless recognition and vaccination. Int J Womens Dermatol. 2019 Jul 8;6(2):89-93.
14. Strebel PM, Orenstein WA.Measles. N Engl J Med. 2019 Jul 25;381(4):349-357.
15. Laksono BM, de Vries RD, McQuaid S, Duprex WP, de Swart RL. Measles Virus Host Invasion and Pathogenesis. Viruses 2016 Jul 28;8(8):210.
16. Griffin DE. Measles Immunity and Imunosupression. Current opinion in Virology 2021;46:9-14.
17. Dunn JJ et al. Measles is back – Considerations for laboratory diagnosis. J Clin Virol 2020;128:104430.
18. BM Laksono et al. Measles skin rash: infection of lymphoid and myeloid cells in the dermis preceds viral dissemination to the epidermis. PLOS Pathogenesis PLoS Pathog 2020 Oct 8;16(10):e1008253.
19. Lanzieri T, Haber P, Icenogle JP, Patel M. Rubella In: Hamborsky J, Kroger A, Wolfe S, editors. Epidemiology and Prevention of Vaccine-Preventable Diseases The Pink Book: Course Textbook. 13th ed. Washington, DC: Public Health Foundation; 2015. Modo de acesso: www.cdc.gov/vaccines/pubs/pinkbook/index.html p. 325-38.
20. Campanha de Vacinação contra a Rubéola. Ministério da Saúde. Centro Cultural da Saúde. Revista da Vacina. Acesso em 20/03/2021 Disponível em: http://www.ccms.saude.gov.br/revolta/campanha5.html.
21. World Health Organization. Rubella vaccines: WHO position paper – July 2020. Weekly Epidemiological Record 2018;95:306-24.
22. Lambert N, Strebel P, Orenstein W, Icenogle J, Poland GA. Rubella. Lancet (London, England). 2015;385:2297-307.
23. Bouthry E, Picone O, Hamdi G, Grangeot-Keros L, Ayoubi JM, Vauloup-Fellous C. Rubella and pregnancy: diagnosis, management and outcomes. Prenat Diagn. 2014;34:1246-53.
24. Reef SE, Plotkin SA. Rubella vaccine. In: Plotkin SA, Orenstein WA, Offit PA, editors. Vaccines. 6th ed. London: W.B. Saunders; 2013. p. 688-717.
25. Andrade GMQ, Carvalho AL, Romanelli RMC. Infecções congênitas. In: Freire LMS, editor. Diagnóstico diferencial em pediatria. Rio de Janeiro: Guanabara Koogan; 2008. p. 743-56.
26. American Academy of Pediatrics. Rubella In: Kimberlin DW, Brady MT, Jackson MA, Long SS, editors. Red Book: 2018 Report of the Committee on Infectious Diseases. 31st ed: American Academy of Pediatrics; 2018. p. 705-11.
27. Gershon AA et al. Varicella Zoster vírus infection. Nat Rev Dis Primers. 2017;1:15016.
28. Basetti S, Hodgson J, Rawson TM, Majeed A. Scar;et fever: a guide for general practitioners. London Journal of Primary Care. 2017; 9(5): 77-79.
29. Roseola infantum and its causal human herpesviruses.Int J Dermatol. 2014;53:397-403.
30. Herdman MT et al. Clinical management and impact of scarlet fever in the modern era: findings from a cross-sectional study of cases in London, 2018-2019.BMJ Open. 2021; 24:11(12):e057772.
31. Hurst JR, Brouwer S, Walker MJ, McCormick JK. Streptococcal superantigens and the return of scarlet fever. PLoS Pathog.2021; 30:17e1010097.
32. Vafaie J, Schwartz RA. Erythema infectiosum. J Cutan Med Surg. 2005;9(4):159-61.
33. Mandel,ED. Erythema infectiosum: recognizing the many faces of fifth disease. JAAPA; 2009, 22:42-6.
34. Afonso A, Cachão J, Pinto Jr, VL, Gouveia T. Gianotti-Crosti syndrome: a challenging exanthema. BMJ Case report.2021;14:e240747.
35. Esposito S, Principi N. Hand, foot and mouth disease: current knowledge on clinical manifestations, epidemiology, aetiology and prevention. Eur J Clin Microbiol Infect Dis. 2018 Mar;37(3):391-398.
36. Villalon-Gomez JM. Pityriasis Rosea: diagnosis and treatment.AAFP.2018;97:38-44.
37. Drozd B et al. Cutaneous cytomegalovirus manifestations, diagnosis, and treatment: a review.2019;25: 1C3030/qt84f936cp.
38. Singh S, Jindal AK, Pilania RK.Diagnosis of Kawasaki disease.Int J Rheum Dis. 2018;21(1):36-44.

Jackson Machado-Pinto • Luiza Laborne Sousa Pinto Kalil

Infecções Bacterianas da Pele

INTRODUÇÃO

As infecções bacterianas da pele têm extrema importância na prática clínica e em especial na prática dermatológica, não só por sua grande prevalência como também pelo grande potencial mórbido que carregam. Suas complicações, embora muitas vezes previsíveis, têm a possibilidade de ser graves e acarretar consequências desastrosas para o paciente. São processos que podem acometer a pele primariamente sã ou complicar processos de outras etiologias, para o que se utiliza a expressão "infecção secundária". No presente capítulo, serão abordados os processos bacterianos que acometem a pele, bem como aqueles em que se suspeita de etiologia bacteriana, mas não se conseguiu ainda identificar o agente, como a doença de Kawasaki. Serão também discutidas doenças sabidamente não bacterianas, porém abordadas junto das doenças bacterianas, de acordo com sua classificação, como, por exemplo, as pseudofoliculites.

PIODERMITES

Histórico

Desde o início do século XX, o *Staphylococcus aureus* vem sendo reconhecido como um dos patógenos bacterianos humanos mais importantes e letais. Até o advento dos antibióticos, mais de 80% dos pacientes com bacteremia por esse agente morriam, apesar da boa saúde e ausência de doenças anteriores. Embora as infecções causadas pelos *S. aureus* coagulase-positivos fossem geralmente reconhecidas pela sua natureza potencialmente letal, os estafilococos coagulase-negativos eram considerados comensais avirulentos da pele, incapazes de produzir doença nos seres humanos. Entretanto, nos últimos 20 anos, as infecções por aqueles coagulase-negativos surgiram como uma das principais complicações do progresso médico. Hoje, são os patógenos mais comumente isolados em dispositivos de demora, constituindo a principal causa de bacteremia hospitalar nos Estados Unidos. Essa superioridade dos estafilococos como patógenos hospitalares proeminentes também tem sido associada a um aumento significativo na proporção dos micro-organismos isolados que se mostram resistentes a múltiplos agentes microbianos. Se tal tendência continuar, poderemos ser forçados a nos deparar novamente com graves infecções estafilocócicas da era pré-antibiótica que os manuais relegaram, há muito tempo, à história da Medicina.[1]

IMPETIGO

Histórico

Entre 1940 e meados da década de 1960, o impetigo não bolhoso nos Estados Unidos apresentava uma etiologia estafilocócica primária. Já, nos anos de 1970, os estreptococos se tornaram o patógeno predominante. Estudos prospectivos da época demonstravam que as lesões iniciais possuíam culturas bacterianas com crescimento isolado de *Streptococcus pyogenes* em 36%, contra 9% de *S. aureus*. Contudo, a partir da década de 1980, os estafilococos retomaram a liderança incidental; e hoje são responsáveis por aproximadamente 80% dos cultivos de lesões não bolhosas. Além disso, pesquisas recentes demonstram que regimes terapêuticos antiestafilocócicos produzem uma taxa de cura superior ao emprego de antibióticos betalactâmicos.[1]

Epidemiologia

O impetigo representa uma infecção bacteriana de alta contagiosidade das camadas superficiais da epiderme.[2] A doença possui três formas distintas: impetigo bolhoso, impetigo não bolhoso (ou impetigo contagioso de Tilbury Fox) e o impetigo comum.[3] O *Staphylococcus aureus* e os estreptococos beta-hemolíticos do grupo A (*Streptococcus pyogenes)* são os principais agentes etiológicos.[2]

Apesar de ser considerada uma doença primária da pele íntegra, o impetigo pode ocorrer por uma infecção secundária em tecido cutâneo traumatizado ou doente, o que é referido como dermatite impetiginizada. O impetigo raramente progride para uma infecção sistêmica. No entanto, a glomerulonefrite pós-estreptocócica é uma complicação rara nos casos infectados pelo *S. pyogenes*. O uso de antibióticos orais não previne o desenvolvimento das complicações renais.[4]

Aproximadamente, 30% da população geral possui a cavidade nasal colonizada pelo *S. aureus*. Alguns desses indivíduos podem sofrer episódios recorrentes da doença no nariz ou lábios. A bactéria dissemina-se através do nariz para a pele normal em sete a 14 dias e as lesões de impetigo aparecem sete a 14 dias após.[4] Outros 20% a 40% dos indivíduos são colonizados também pelo *S. aureus* na região do períneo e, menos comumente, nas axilas, faringe e mãos.[5] Aqueles que são carregadores permanentes do agente servem como reservatório da infecção para outras pessoas. A maioria da população possui o *S. aureus* como integrante da flora normal e indivíduos atópicos ou com outras condições inflamatórias possuem a pele colonizada por esse micro-organismo. Há estudos que mostram uma taxa de 60% a 90% de colonização em casos de dermatite atópica.[4] Fatores que modificam a flora residente e favorecem a colonização transitória incluem: aumento da temperatura, presença de umidade ou doença cutânea anterior, a idade do paciente e o uso prévio de antibióticos.[5]

O impetigo é uma doença comum, correspondendo a aproximadamente 10% das doenças cutâneas em clínicas pediátricas, e é, ainda, a infecção bacteriana de pele mais frequente em crianças.[5] Atinge ambos os sexos igualmente e em todas as idades, tendo pico de incidência durante os meses do verão e outono. Aqueles menores de 6 anos possuem uma incidência maior do que os adultos e o subtipo bolhoso é mais frequente em neonatos e lactentes. A forma não bolhosa é típica da faixa etária entre 2 e 5 anos.[2]

A bactéria não penetra pela pele intacta. Entretanto, ao menor trauma, ela se torna apta a colonizar. Crianças tornam-se infectadas pelo contato com outras crianças ou através de fômites: livros, brinquedos, pentes ou escovas. Por sua vez, os adultos usualmente desenvolvem a infecção após contato com crianças, porém aparelhos de barbear, utensílios de higiene pessoal ou usados em salões de beleza e outros exercem importante papel também como fômites. Ainda, quadros de *larva migrans* cutânea podem preceder o impetigo. Populações específicas, como os moradores de rua e as crianças que receberam transplantes de órgãos, possuem risco aumentado da doença.[3]

Etiologia

A forma não bolhosa é uma doença primária da pele causada pelo *Streptococcus pyogenes*, principalmente do grupo A, e pelo *Staphylococcus aureus*, podendo ambos os micro-organismos coexistir em um mesmo momento no sítio afetado.[3] A infecção por *S. aureus* pode ser precedida por uma infecção primária causada por estreptococos. Os estafilococos meticilina-resistentes, adquiridos em ambiente hospitalar ou na comunidade, também podem ser encontrados como agentes etiológicos do impetigo não bolhoso. Infecções por estreptococos do grupo B estão associadas ao impetigo do recém-nascido, seja por ruptura prematura de membranas (pré-natal), seja por infecção pré-parto.[2]

Lesões cutâneas do impetigo não bolhoso com cultura positiva estafilocócica são indistinguíveis clinicamente daquelas cuja cultura tem crescimento isolado dos estreptococos. Enquanto o *S. aureus* pode ser encontrado em qualquer idade, o *S. pyogenes* é mais frequente em crianças pré-escolares, habitualmente nos menores de 2 anos e residentes em áreas endêmicas.[5]

Há evidências que indicam que o *S. aureus* é atualmente o patógeno mais prevalente nas duas formas de impetigo nos Estados Unidos e na Europa, enquanto o *S. pyogenes* é mais frequente nos países em desenvolvimento. A maioria das infecções inicia-se como infecção estreptocócica, porém torna-se estafilocócica com a evolução.[2]

Após a introdução dos estreptococos na pele, pode haver eventualmente a disseminação para o trato respiratório.[6] Porém, raramente há sintomas de faringite estreptocócica, pois as doenças são causadas por cepas diferentes de bactérias.[2] No caso dos estafilococos, ocorre inicialmente a colonização da mucosa nasal e, a partir dessa, há a contaminação da pele.[6]

O quadro bolhoso tem como agente etiológico o *S. aureus* coagulase positivo, do fago grupo II em 80% dos casos, e 60% do tipo 71, associado também à síndrome estafilocócica da pele escaldada e à síndrome do choque tóxico.[5] Algumas cepas são usualmente resistentes à penicilina e podem sê-lo, também, à eritromicina. Em 20% dos casos, são isolados micro-organismos tipo MRSA (meticilina-resistentes). Esses podem ser adquiridos na comunidade ou em ambiente hospitalar, sendo a última a forma mais comum. A aquisição comunitária é mais frequente em populações prisionais, de hospitais-dia, grupos de atletas, além de pacientes diabéticos ou com outras doenças cutâneas.[2]

Os micro-organismos podem ser transmitidos de um indivíduo para o outro através do contato direto das mãos, ou através de superfícies de contiguidade criadas por doenças cutâneas (dermatite atópica, dermatofitoses, varicela, herpes simples), queimaduras, cirurgias, traumas, radioterapia ou picadas de insetos.[2] As bactérias não são capazes de penetrar no epitélio íntegro em função da ausência de receptores de fibronectina nessa superfície. Porém, o rompimento da barreira epidérmica expõe tais receptores e propicia a contaminação.[5] A imunossupressão induzida por medicações (corticosteroides sistêmicos, retinoides orais, quimioterapia), doenças sistêmicas (AIDS, diabetes *mellitus*), abuso de drogas ou diálises predispõem ao crescimento bacteriano.[2]

Aspectos imunológicos

O quadro bolhoso do impetigo, tipo menos comum da doença, possui como agente etiológico o *S. aureus* do grupo II, gram-positivo, coagulase positivo, quase sempre do fago 71. É capaz de produzir exotoxinas esfoliativas extracelulares, chamadas de A e B. A primeira tem como alvo a desmogleína 1, responsável pela adesão celular. Recentemente, foi identificada a toxina D em 10% dos estafilococos. Essa é causadora da perda da adesão na derme superficial, e consequentemente da clivagem ao nível da camada granulosa. As exotoxinas agem também como superantígenos, atuando localmente e ativando os linfócitos T. Já a coagulase mantém o processo localizado na epiderme superior, através da produção de trombos de fibrina. Diferentemente do impetigo não bolhoso, as lesões podem ocorrer em pele sã.[2]

Atualmente, o *S. aureus* é também o principal patógeno responsável pelo quadro não bolhoso em 50% a 60% dos casos. Além disso, 20% a 45% ocorrem através da combinação de *S. aureus* e *S. pyogenes*. Em nações em desenvolvimento, esse último ainda é a causa mais comum, porém a produção de toxinas bacterianas tóxicas aos estreptococos explicaria o achado apenas de estafilococos em lesões predominantemente causadas por estreptococos.[2] Entre as cepas estreptocócicas do grupo A, o tipo D está mais relacionado ao quadro de impetigo, enquanto os tipos A, B e C levam mais frequentemente à faringite.[3]

A dosagem de anticorpos antidesoxirribonuclease (antiDNase) B é o teste de escolha para a detecção de impetigo estreptocócico anterior. Nos casos não complicados ou associados à glomerulonefrite aguda, 67% e 92% respectivamente, possuem elevações nos títulos desse teste. Por outro lado, impetigos não bolhosos causados por estreptococos apresentam pouco ou nenhum aumento de antiestreptolisina O (ASO). A antiDNase B produz uma maior resposta após infecções cutâneas, enquanto a ASO se encontra mais elevada após faringites. Os níveis de anti-hialuronidase também são superiores a detecção de antiestreptolisina na documentação de estreptococias de pele. A combinação das dosagens de antiDNase e ASO parece ser o método mais efetivo nesses casos.[5]

Quadro clínico

O impetigo não bolhoso se inicia como uma mácula eritematosa de 2 a 5 mm, que rapidamente evolui para vesícula ou pústula (Figura 60.1) e se rompe, deixando crostas e exsudação amarelada sobre a erosão[2] (Figura 60.2). Há eritema mínimo ou ausente ao redor, dor discreta e prurido ocasional.[5] As lesões ocorrem na pele sã, traumatizada ou superimposta à condição cutânea preexistente (escabiose, varicela, dermatite atópica, por exemplo) e se disseminam rapidamente.[2] É comum o aparecimento de lesões satélites, que podem permanecer isoladas ou coalescer.[6] O nariz, a boca e áreas expostas são os locais mais atingidos, sendo que as palmas das mãos e plantas dos pés são poupadas. Sintomas constitucionais, dor de garganta e febre estão usualmente ausentes. Pode haver linfadenopatia regional localizada e os nódulos tendem a ser dolorosos.[1] A leucocitose está presente em 50% dos casos, aproximadamente.[5]

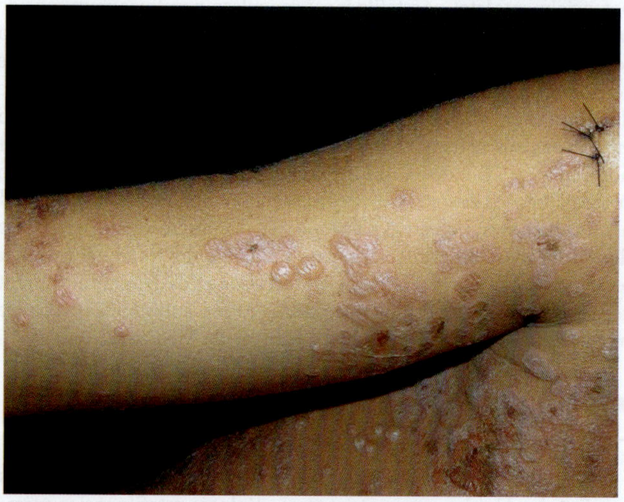

Figura 60.1 Impetigo com lesões vesiculosas.

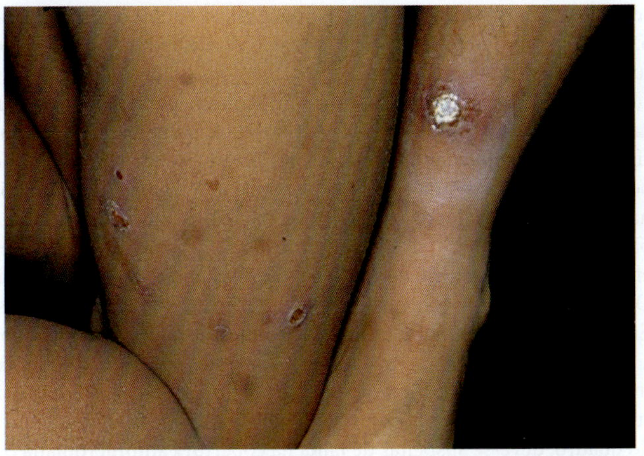

■ **Figura 60.2** Impetigo com erosão e crostas.

Na forma bolhosa, as lesões características são vesículas, que se transformam em bolhas superficiais flácidas, menores de 1 centímetro e com mínimo de eritema ao redor. A evolução é aguda, com ruptura das lesões deixando um colarete de descamação na periferia e erosões centrais cobertas por crostas lisas, semelhantes a películas de verniz.[204] Bolhas íntegras não são frequentes e, se presentes, exibem sinal de Nikolsky negativo. A pele sã pode ser atingida, assim como a pele previamente doente.[2] As lesões podem ser localizadas ou disseminadas (Figura 60.3), sendo frequentemente encontradas na face e extremidades,[204] mas podem estar em qualquer lugar do corpo. Linfadenopatia regional é geralmente ausente.[5] Em crianças pequenas ou em quadros extensos estão associados febre, mal-estar, fraqueza e diarreia.[204] Raramente há sinais de pneumonia, artrite séptica, osteomielite[2] e meningite.[3] Considera-se o impetigo bolhoso uma manifestação localizada da síndrome estafilocócica da pele escaldada.[5]

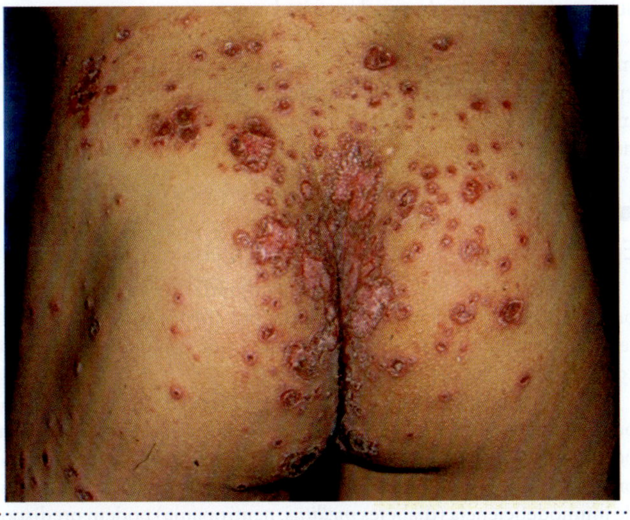

■ **Figura 60.3** Impetigo com lesões disseminadas.

O impetigo comum, ou impetigo secundário, representa uma complicação de doenças cutâneas que rompem a barreira da pele ou sistêmicas que provocam imunodepressão, como diabetes *mellitus* e AIDS. Herpes simples, dermatites vesiculosas agudas, pediculose, escabiose e picadas de inseto comumente são complicadas por quadros de impetigo. A apresentação clínica é similar às outras formas, exibindo eritema, vesículas, pústulas e crostas amareladas.[3]

Usualmente, as lesões são assintomáticas, mas podem ocorrer prurido e dor local. A infecção pode se disseminar por contiguidade ou distalmente, através de inoculação direta. Recidivas ocorrem em indivíduos expostos a pessoas carreadoras de estreptococos e estafilococos ou portadoras de pioderma.[5]

Fatores ambientais são importantes na contaminação da pele pelos patógenos e possuem aspectos determinantes na doença. O ambiente úmido e quente, a má higiene pessoal e profissional, a aglomeração de pessoas e o contato esportivo expondo o indivíduo às bactérias são responsáveis pela colonização. Além disso, as imunodeficiências, o abuso de drogas, as doenças cutâneas, feridas cirúrgicas, picadas de inseto, queimaduras e abrasões criam ambiente favorável à infecção bacteriana.[2]

Nas três formas de impetigo, após a cura das vesicobolhas e do aparecimento da crosta, a cura central e a extensão periférica podem provocar circinação, mimetizando infecção fúngica superficial.[204]

Os casos não complicados se curam sem deixar sequelas.[5] Raramente, as lesões evoluem com cicatrizes de hipo ou hiperpigmentação pós-inflamatória. Nos quadros bolhosos, pode ocorre desenvolvimento de celulite, linfangite, bacteremia com consequente pneumonite, artrite séptica ou septicemia, a partir do impetigo.[2] Não há correlação entre o número de lesões e o envolvimento clínico de linfáticos ou o desenvolvimento de celulite estreptocócica. Linfadenite supurativa, psoríase gutata e escarlatina são possíveis ocasionalmente.[5] Nesses casos, há necessidade de internação hospitalar e uso de antibióticos por via endovenosa. Se as toxinas esfoliativas atingirem os vasos sanguíneos, há risco da síndrome estafilocócica da pele escaldada, mais comum em crianças pequenas e pessoas incapazes de produzir anticorpos contra as toxinas.[2] Hemoculturas positivas são raras após infecções cutâneas, sendo mais frequentes em decorrência de quadros respiratórios.[5]

Formas não bolhosas evoluem para glomerulonefrite aguda em 2% a 5% dos indivíduos infectados por estreptococos. Crianças de 2 a 4 anos são mais atingidas[2] e apresentam sinais da doença entre 18 a 20 dias após as lesões do impetigo, tempo superior àquele causado pela faringite estreptocócica. Proteinúria e hematúria transitórias podem ocorrer durante a doença cutânea, mas se resolvem antes do envolvimento renal. Esse ocorre em função da deposição de imunocomplexos na região subendotelial do capilar glomerular, que induzem a um processo inflamatório na membrana basal, com perda da barreira física dos capilares.[204] O uso de antibióticos não previne a inflamação renal, mas limita a disseminação dos patógenos.[2] As cepas estreptocócicas que mais frequentemente afetam os rins incluem os sorotipos 1, 4, 12, 25 e 49. Nas crianças, a infecção normalmente evolui sem sequelas, porém os efeitos podem ser mais pronunciados nos adultos.[7] O comprometimento dos rins pode variar de hematúria assintomática microscópica com função renal preservada até insuficiência renal aguda.[204]

Adicionalmente, ainda pode haver evolução da lesão cutânea para ectima, escarlatina, erisipela e, menos frequentemente, para endocardite bacteriana.[2] A febre reumática aguda não ocorre como consequência do impetigo estreptocócico.[5]

Diagnóstico laboratorial e diferencial

O diagnóstico é usualmente clínico. O Gram e a cultura bacteriana são realizados nos casos de suspeita de MRSA, ausência de melhora com os antibióticos utilizados, pela presença de glomerulonefrite pós-estreptocócica (Wanat et al., 2017). A cultura bacteriana é necessária nos casos de suspeita de MRSA, ausência de melhora com os antibióticos utilizados, ou presença de glomerulonefrite pós-estreptocócica. A coleta é feita no exsudato, que sobrepõe as crostas.[2]

Leucocitose está presente em aproximadamente 50% dos casos e os anticorpos antidesoxirribonuclease (antiDNase) B estão elevados em indivíduos com infecção estreptocócica. O exame de urina de rotina pode ser importante nas pessoas que evoluem com edema e hipertensão, e consequentemente glomerulonefrite aguda pós-estreptocócica. Hematúria, proteinúria e cilindrúria são indicadores de envolvimento renal.[2]

Testes sorológicos estreptocócicos não são úteis no diagnóstico do impetigo. Os lipídios cutâneos são supressores da resposta à estreptolisina O, e por isso a produção de antiestreptolisina O é fraca.[482] A dosagem de antiDNase B e anti-hialuronidase são mais confiáveis e indicam infecção causada pelo estreptococo do grupo A. Vale ressalvar que os testes sorológicos são úteis na definição dos casos passíveis de evolução para glomerulonefrite pós-estreptocócica.

Para afastar a hipótese de dermatofitose bolhosa, é indicado o exame micológico direto com hidróxido de potássio. A preparação de Tzanck ou cultura viral são úteis para excluir infecções por *Herpes simplex*.[2] Outros diagnósticos diferenciais possíveis com a forma contagiosa são: dermatite atópica, candidíase cutânea, dermatite de contato alérgica ou por irritante primário, picadas de insetos, pediculose, escabiose, varicela, lúpus eritematoso discoide da criança,[3] síndrome da pele escaldada, dermatite herpetiforme, eritema multiforme, penfigoide bolhoso e pênfigo vulgar.[204]

Por vezes, a exclusão de algumas hipóteses só poderá ser feita por meio do estudo anatomopatológico. No impetigo bolhoso, há pouca ou nenhuma célula inflamatória presente na bolha, e um infiltrado polimorfonuclear ocupa a derme superior. Às vezes, observa-se acantólise na camada granulosa. Casos não bolhosos possuem vesicopústulas, contendo neutrófilos e cocos gram-positivos, na epiderme superior, frequentemente no estrato córneo. Espongiose e infiltrado dérmico intenso de neutrófilos e linfócitos estão presentes.[2] Pode haver ainda edema papilar.[5] Esse é um diagnóstico histológico de compatibilidade.[2] Na ausência de cultura bacteriana positiva, pode ser difícil a diferenciação histológica de pênfigo foliáceo. Histologicamente, a dermatose pustulosa subcórnea também pode ser indistinguível, porém a clínica exibe pústulas com trajeto serpiginoso no abdome, axilas e região inguinal.[5] Menos comumente vê-se confusão diagnóstica com: herpes-zóster, quérion, erupção fixa bolhosa por droga, e *incontinentia pigmenti* no estágio vesiculoso.[2]

A identificação dos indivíduos carreadores do *S. aureus* pode ser feita através da cultura bacteriana de *swab* nasal. Caso ela seja negativa em indivíduos com episódios recorrentes de impetigo, faz-se a cultura de material obtido nas axilas, faringe ou períneo.

Tratamento

A cicatrização espontânea raramente ocorre. Se não tratada a doença, algumas lesões isoladas podem se resolver, porém é possível o surgimento de novas lesões em alguma outra parte do corpo.[2]

É essencial a limpeza e remoção das crostas com água morna ou solução antisséptica 2 a 3 vezes ao dia. Se houver dificuldade na retirada, elas podem ser previamente amolecidas com óleo ou vaselina.[6] A boa higiene com antibacterianos, como a clorexidina, pode prevenir a disseminação das lesões e recidivas.[2]

Antibióticos são a principal medida terapêutica e devem garantir cobertura suficiente para *S. aureus* e *S. pyogenes*. Infecções comunitárias por MRSA manifestam-se, mais comumente, como foliculites ou abscessos do que propriamente como impetigo. As drogas betalactâmicas parecem ser as mais apropriadas para a terapêutica empírica da doença.[2] A seleção do melhor antibiótico deve avaliar os seguintes conceitos: fácil administração, baixo potencial de efeitos adversos, altas concentrações da droga no local da infecção, baixo risco de desenvolvimento de resistência bacteriana ou resistência cruzada com outros agentes, estrutura química e mecanismos de ação não relacionados a outros antibióticos, atividade contra os patógenos mais frequentes, utilidade com agente isolado, pouca ou nenhuma interferência na flora residente da pele e do intestino, e preço competitivo.[5]

Antibióticos tópicos são usados em pacientes como poucas ou pequenas lesões 2 a 3 vezes ao dia, por 7 a 10 dias. A mupirocina é útil para tratamento tanto das infecções como dos indivíduos carreadores crônicos,[2] e apresenta a hipersensibilidade de contato como efeito adverso mais comum.[5] Infelizmente, a resistência a esse antimicrobiano é crescente e pode ser necessária a introdução de outra droga. O retapamulin e o ácido fusídico possuem excelente espectro de ação, baixa resistência[2] e poucos efeitos colaterais. Recomenda-se a aplicação tópica 2 vezes ao dia, por 5 dias ou mais.[204] A bacitracina, neomicina e polimixina B possuem eficácia questionável e estudos demonstram algumas falhas terapêuticas.[441] Além disso, em alguns casos são capazes de causar dermatite de contato. Alternativas ao tratamento tópico de lesões localizadas são peróxido de hidrogênio,[3] violeta de genciana e viofórmio.[7] A ozenoxacina é uma nova quinolona, de aplicação tópica, que foi aprovada em 2017 pelo FDA para o tratamento de impetigo. É segura para o uso em adultos e crianças e eficaz contra o *S. pyogenes* e *S. aureus*, inclusive MRSA e cepas resistentes à mupirocina e ao ácido fusídico (Rosen et al., 2018).

A terapia sistêmica antimicrobiana é indicada para lesões disseminadas ou pacientes imunocomprometidos. Empiricamente, cefalosporinas, penicilinas semissintéticas ou betalactâmicos com inibidores de betalactamases,[2] como a oxacilina, cefalexina, e amoxicilina-clavulonato,[3] são recomendados. A cefalexina parece ser a droga de escolha para o tratamento de crianças com impetigo. A eritromicina pode ser eficaz, porém, em função de altas taxas de resistência, deve ser evitada. Outros macrolídeos, como azitromicina e claritromicina, são efetivos. Entretanto, possuem maior custo,[3] e são indicados a pacientes alérgicos à penicilina.[6] A resolução das lesões é esperada entre 7 e 10 dias do tratamento,[2] não havendo evidências de que a terapia por 10 dias seja superior à de 7 dias.[4] Se após período mais curto não houver melhora do quadro, deve-se suspeitar de falha na cobertura antimicrobiana ou resistência à medicação. Nesses casos, novas culturas bacterianas devem ser solicitadas e, de acordo com os resultados, outros agentes serão iniciados e mantidos por mais 7 dias. A eficácia da sulfametoxazol-trimetoprima para infecções estreptocócicas permanece incerta, mas estudos recentes mostraram que essa droga pode ser usada como alternativa à terapia injetável com penicilinas.[442]

Caso a cultura bacteriana revele ser a infecção por MRSA, a terapia de primeira linha será com vancomicina, linezolida e teicoplamina.[3] Alternativas antibióticas são as tetraciclinas, sulfametoxazol-trimetoprima, clindamicina ou fluorquinolonas.[2]

Se o prurido for significativo, anti-histamínicos podem ser prescritos a fim de minimizar a manipulação das lesões. Evitar o trauma da pele permite prevenir ou limitar a disseminação do impetigo por autoinoculação.[2]

Crianças em tratamento há mais de 24 horas podem retornar às atividades escolares sem risco de transmissão. Porém, as lesões secretantes devem ser cobertas.

O acompanhamento por nefrologista é aconselhável, em caso de sinais e sintomas de glomerulonefrite.[2]

Tratando-se de prevenção, a suplementação de zinco nos dois últimos semestres de gravidez reduz a frequência e a duração do impetigo em crianças, particularmente naquelas de baixo peso ao nascer. Dois mecanismos são responsáveis por esse fato: o aumento da função imunológica *in utero* e a melhora da função de barreira epidérmica pelo íon.[3]

■ ECTIMA

Epidemiologia

O ectima é uma infecção piogênica primária da pele, caracterizada pela formação de ulcerações superpostas por crostas espessas e aderentes.[8] O processo estende-se para a derme e por isso pode ser referido como uma forma profunda do impetigo.[9]

A lesão tem início similar à do impetigo superficial. Estreptococos beta-hemolíticos do grupo A são os germes causadores primários ou podem infectar secundariamente feridas preexistentes. Danos teciduais prévios (escoriações, picadas de insetos, dermatites, escabiose) e estados de imunodeficiência (diabetes *mellitus*, neutropenia) podem predispor os indivíduos ao desenvolvimento do ectima. A colonização dos estreptococos na pele é facilitada por aglomerações, ambientes fechados e úmidos, e de higiene insuficiente.[9] Nos países em desenvolvimento, a desnutrição também aparece como fator predisponente. Muitas dessas condições podem coexistir com o uso abusivo de drogas.[10]

A incidência mundial exata é desconhecida, não há predisposição por sexo ou raça. Há predileção pelo acometimento de crianças e indivíduos idosos;[9] porém nas regiões tropicais, onde a doença é mais comum, pode ocorrer em qualquer idade.[8]

Raramente ela provoca sintomas sistêmicos e bacteremia. As lesões são dolorosas e às vezes associadas à linfadenopatia. Complicações como linfangite e celulite podem ocorrer. A evolução para glomerulonefrite aguda pós-estreptocócica acontece em aproximadamente 1% dos casos.[9]

Etiologia

A etiologia bacteriana do ectima é similar à do impetigo. Os estreptococos beta-hemolíticos do grupo A e os estafilococos coagulase positiva são os micro-organismos mais comuns.[10] A doença é considerada uma infecção estreptocócica; obtêm-se mais frequentemente culturas bacterianas do *Streptococcus pyogenes* isolado, no seu estágio inicial. EsSe pode, inclusive, complicar ulcerações superficiais preexistentes. Com o evoluir do processo, em aproximadamente metade dos casos se isolam, como agentes possivelmente sinérgicos, os estreptococos e o *Staphylococcus aureus*.[8] Em alguns pacientes são encontrados estreptococos e estafilococos juntos ou apenas Staphylococcus sp.[8]

Quadro clínico

O ectima usualmente tem início nos membros inferiores e extremidades de crianças, diabéticos ou idosos com higiene precária. A lesão inicial é uma vesícula ou pústula sobrejacente à área de pele inflamada eritematosa. Ela estende-se profundamente para a derme formando uma ulceração, que será coberta por crostas aderentes[9] (Figuras 60.4 e 60.5). Essas são amarelo-acinzentadas, mais grossas e secas do que no impetigo. Retiradas as crostas, há exposição de úlcera purulenta de bordas enduradas e aréola eritematoedematosa.[10]

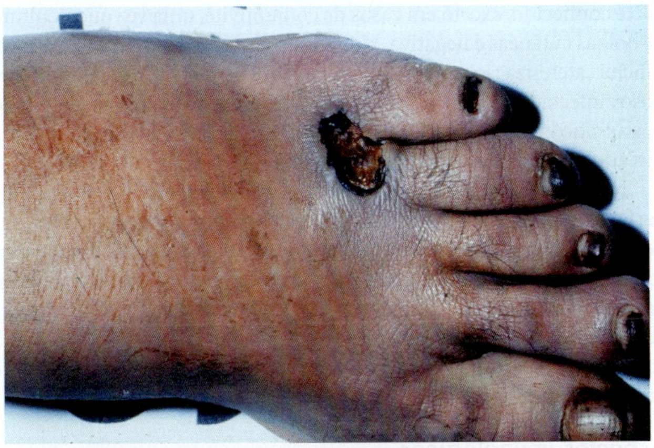

■ **Figura 60.4** Ectima com úlcera profunda.

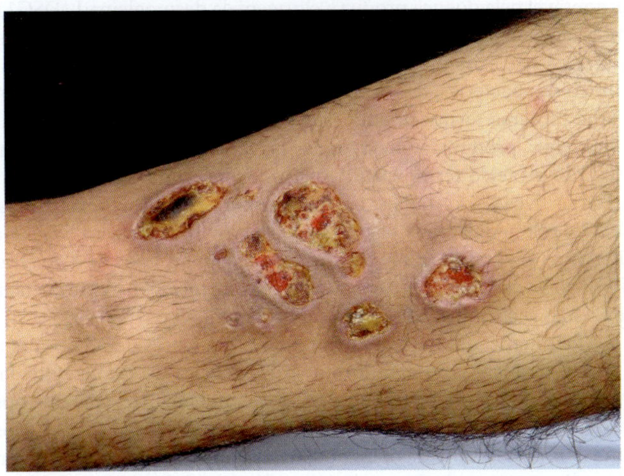

■ **Figura 60.5** Ectima com úlceras recobertas por crostas amareladas.

As lesões podem ser estáveis em tamanho, resolvendo-se espontaneamente, ou podem progredir atingindo o tamanho de 0,5 a 3 cm de diâmetro.[9] A cicatrização é lenta, após algumas semanas, e comumente deixa uma cicatriz no local (Figura 60.6). Em geral, a doença produz poucas lesões, mas podem surgir novas úlceras por autoinoculação ao longo do tempo. Os glúteos, coxas e pernas são os locais mais acometidos.[10]

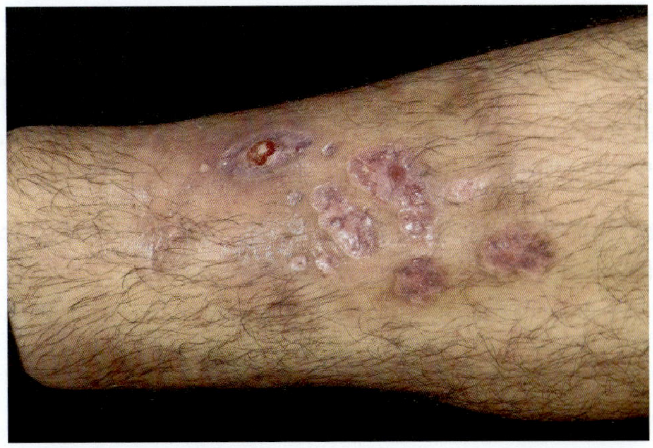

■ **Figura 60.6** Ectima – lesões cicatriciais.

Na maioria das vezes, o prognóstico é favorável, com boa resposta aos antibióticos em algumas semanas. A doença raramente produz sintomas sistêmicos. Entretanto, complicações invasivas de infecções estreptocócicas, como erisipela, celulite, gangrena, linfangite, linfadenite supurativa e bacteremia podem ocorrer. Outras complicações são as não supurativas, como febre reumática e glomerulonefrite aguda pós-estreptococia, menos comuns, mas possíveis. A administração de antibióticos, mesmo que precoce, parece não reduzir a incidência dessas complicações.[9]

Os piodermas por *S. aureus* não tratados podem deixar sequelas graves, como: celulites, linfangites, bacteremia, osteomielite e endocardite bacteriana aguda. Alguns desses germes produzem exotoxinas capazes de causar síndrome da pele escaldada estafilocócica ou síndrome do choque tóxico.[9]

Diagnóstico laboratorial e diferencial

O diagnóstico é clínico. Entretanto, lesões mais resistentes ao tratamento podem exigir a coleta de secreção para cultura e antibiograma. O estudo anatomopatológico não é obrigatório, mas torna-se útil para a exclusão dos diagnósticos diferenciais. A lesão de ectima mostra necrose epidérmica e inflamação. Há infiltrado inflamatório perivascular granulomatoso superficial e profundo na derme, além de edema endotelial. Uma crosta extensa cobre a superfície da úlcera.[9]

Diagnósticos diferenciais se impõem com todas as doenças ulceradas ou purulentas e crostosas. A diferenciação do impetigo nem sempre é possível, porém as duas doenças possuem etiologia e, consequentemente, tratamentos semelhantes. Outras infecções menos comuns, mas passíveis de confusão diagnóstica, são ectima gangrenoso, leishmaniose, micobacteriose por *M. marinum*, tubercúlides papulonecróticas, esporotricose, tungíase[9] e úlceras de estase.[204]

Doenças inflamatórias ou tumorais também devem ser excluídas, em função da apresentação clínica similar. Entre elas, estão picadas de insetos, papulose linfomatoide e pioderma gangrenoso.[9]

Ainda há que se considerar doenças menos comuns, como difteria cutânea; infecções bacterianas, virais ou fúngicas profundas, e úlceras venosas ou arteriais por insuficiência vascular.[9]

Tratamento

A melhora da higiene e da nutrição, além do tratamento da escabiose e outras doenças de base, são muito importantes.[3] As lesões devem ser limpas com sabões antissépticos, toalhas, lençóis e roupas trocados com frequência. A remoção das crostas pode ser realizada durante o banho ou por meio de compressas úmidas.[9]

A antibioticoterapia tópica não é o tratamento de escolha, mas pode ser realizada em ectimas localizados, sendo a primeira escolha a mupirocina creme.[204] A duração do tratamento varia, pois pode exigir algumas semanas para a resolução completa.

Lesões mais extensas requerem antibióticos sistêmicos. As penicilinas são mais adequadas para o início do tratamento, podendo ser injetáveis, como a penicilina benzatina, ou de uso oral, como a cefalexina.[443] Com o objetivo de tratar infecções estafilocócicas secundárias, são úteis também a dicloxacilina, oxacilina, e clindamicina. Antibióticos parenterais devem ainda ser considerados, se ocorrerem sinais sistêmicos e/ou infecção disseminada. Da mesma forma, a medicação tópica pode ser usada como adjuvante à terapêutica sistêmica.[9]

■ SÍNDROME ESTAFILOCÓCICA DA PELE ESCALDADA

Histórico

A síndrome estafilocócica da pele escaldada é causada pela liberação de exotoxinas nas infecções cutâneas e sistêmicas do *Staphylococcus aureus*. É observada mais frequentemente em recém-nascidos, lactentes e crianças, raramente em adultos.

O barão Gotfried Ritter von Rittershein descreveu inicialmente a doença em recém-nascidos no ano de 1878 e nomeou-a dermatite esfoliativa do neonato. Mais tarde, foi renomeada como doença de Ritter. Após a descrição inicial, houve redução na incidência da doença, provavelmente pela melhora da higiene dessa faixa etária. Em 1956, Lyell criou o termo necrólise epidérmica tóxica e relatou quatro casos com quadros semelhantes aos da síndrome da pele escaldada, erroneamente agrupando as duas desordens com fisiopatologia similar. Em 1970, Melish e Glasgow descobriram a etiologia estafilocócica da doença de Ritter, através da cultura de *Staphylococcus aureus* da pele de modelos animais. A partir desse momento, a entidade recebeu o nome de síndrome estafilocócica da pele escaldada. A seguir, foram publicadas várias evidências científicas da diferenciação entre a necrólise epidérmica tóxica e a síndrome da pele escaldada.[11]

O primeiro caso da estafilococia em adultos foi descrito em 1972. Nessa faixa etária, a entidade é muito rara e usualmente ocorre em indivíduos predispostos, embora nem todos os acometidos possuam doenças prévias.[11] Usualmente, ela ocorre em indivíduos predispostos, embora nem todos os acometidos possuam doenças prévias.[11]

Epidemiologia

A síndrome estafilocócica da pele escaldada é uma dermatite esfoliativa mediada por toxinas. A condição faz parte do grupo de doenças bolhosas que possui gravidade variável, desde o impetigo bolhoso localizado até a estafilococia bolhosa, na qual ocorrem bolhas superficiais e esfoliação cutânea dolorosa com eritema.[12]

O *Staphylococcus aureus* é um micro-organismo transitório e patogênico para a pele. Porém, 20% a 40% da população geral, aproximadamente, possuem a mucosa nasal, mãos, axilas e períneo colonizados por esse micro-organismo, na ausência de qualquer evento patogênico.[12] Em certas circunstâncias, contudo, essa bactéria pode expressar aspectos virulentos, como a secreção de ácido teicoico e proteínas de superfície que promovem a aderência ao tecido humano e a redução da função neutrofílica e da resposta imunológica mediada por anticorpos.[13]

A doença apresenta manifestações cutâneas típicas: bolhas de conteúdo fluido estéril e infecção estafilocócica a distância. A incidência elevada na faixa etária mais jovem pode estar relacionada a um menor *clearance* renal das toxinas e a uma imaturidade imunológica.[13] Procedimentos intrauterinos e amniocentese representam fatores de risco para a infecção em prematuros.[12]

Crianças negras são menos predispostas à síndrome da pele escaldada. Quanto ao sexo, há predominância masculina em relação a mulheres de 2:1 em casos esporádicos, e de até 4:1 nas epidemias.[12]

Aproximadamente 5% dos estafilococos isolados de cultura em laboratórios hospitalares secretam exotoxinas esfoliativas. A colonização por essas bactérias é maior em neonatos, sendo 3% de carreadores assintomáticos. Estudos com gestantes no período perinatal encontraram 1% da população assintomática colonizada por *S. aureus* produtor de toxinas em narinas, axilas e períneo. Apesar das taxas de colonização elevadas, a síndrome estafilocócica da pele escaldada é incomum.[11]

Adultos também podem desenvolver a doença se existem fatores predisponentes, sendo a metade dos casos acima de 60 anos.[12] Estudos com animais revelaram que as toxinas são excretadas pelo rim e a disfunção renal pode agravar a doença. Além disso, pacientes em diálise possuem taxa de colonização bacteriana 3 vezes maior. Foi descrito um caso da síndrome em indivíduos usando drogas anti-inflamatórias não esteroides, responsáveis pelo crescimento estafilocócico e prejuízo da função renal.[11]

Pacientes adultos imunocomprometidos apresentam o quadro em função de supercrescimento bacteriano e sepse. A imunossupressão facilita a proliferação bacteriana, e a produção de exotoxinas pode ser resultante do uso de drogas imunossupressivas, déficits na imunidade celular, HIV, uso crônico de álcool ou drogas, malignidades ou doenças crônicas como o diabetes *mellitus*. A caquexia secundária também participa da fisiopatogenia.[11] Adicionalmente, estudos em humanos mostraram relação linear entre o número de organismos existentes na pele e as taxas de infecção.

Etiologia

A síndrome estafilocócica da pele escaldada acomete pacientes com infecções ocultas ou conhecidas colonizações por *S. aureus*, produtor de exotoxinas esfoliativas. A maioria das cepas isoladas pertence ao fago grupo II e são dos subtipos 3A, 3B, 3C, 55 e 71. Raramente a doença pode ser causada pelos grupos I e III de estafilococos.[11]

A transmissão da bactéria para crianças é possível por portadores assintomáticos, cuja identificação é importante, muitas vezes em ambientes hospitalares. O sítio de infecção em faixas etárias menores usualmente não é conhecido, exceto em casos de conjuntivite, uma vez que a cultura de bolhas cutâneas é negativa. Nos adultos, o local da infecção é variável e inclui cateterização cardíaca, abscessos, artrite séptica, *shunts* arteriovenosos infectados e locais de injeção parenteral. Parte dos pacientes não possui sítio evidente. O *S. aureus* pode ser isolado do sangue da maioria dos adultos com a síndrome, mas apenas em 3% das crianças.[11]

Na fase inicial da invasão, os estafilococos aderem à pele ou à superfície mucosa e rompem a barreira epitelial composta pelas estruturas de adesão celular, desmossomos e junções de aderência. Desde esse momento, a bactéria utiliza-se de várias estratégias para sobreviver, proliferar-se, disseminar-se e persistir no hospedeiro. Muitos autores acreditam que os *S. aureus* são capazes de evitar a opsonização pelo complemento, diminuir a quimiotaxia dos neutrófilos e a fagocitose, e inibir as respostas imunológicas humoral e celular.[13]

Aspectos imunológicos

Amagai e colaboradores demonstraram que a exotoxina esfoliativa responsável pela doença produz a clivagem da desmogleína 1 (DSG1), importante proteína desmossomal das camadas superiores da epiderme. A secreção de exotoxinas ocorre durante a fase de crescimento logarítmico das bactérias. São conhecidos dois tipos: ETA e ETB. A ETA é uma proteína termicamente estável, codificada por cromossomas bacterianos, produzida por 89% das bactérias isoladas. A ETB é um derivado proteico termolábel de plasmídeos, produzida por 4% das bactérias. Nos 7% restantes, há cossecreção de ambas as exotoxinas. Cerca de 80% das cepas bacterianas do fago II produzem ETA. Há diferenças geográficas na incidência dos diferentes tipos de *S. aureus*. No Japão, os estafilococos secretam principalmente ETB. A prevalência de toxinas B encontra-se em constante aumento.[11]

Atualmente, acredita-se que a ETB é mais prevalente do que a ETA em crianças com a síndrome estafilocócica da pele escaldada, considerando o aumento da virulência e abundância dessa toxina nos casos de infecção generalizada. A origem da exotoxina B de plasmídeos contribui, pois múltiplas cópias podem ser obtidas do gene codificador. Além disso, na população geral há uma menor produção de anticorpos anti-ETB, o que explica sua relação com os casos mais graves.[12]

Estudos imunohistoquímicos mostram que a exotoxina A se liga à filagrina dos grânulos de querato-hialina dos ceratinócitos da camada granulosa. A filagrina age como uma ancoragem intracelular para os desmossomos. Assim, surgiu a hipótese de que a clivagem epidérmica fosse consequente à ruptura dos desmossomos por ação proteolítica das toxinas. Experimentos em animais reproduziram as bolhas epidérmicas da síndrome, através da injeção subcutânea do sobrenadante de culturas de *S. aureus*.[11]

Recentemente, pesquisadores encontraram outra toxina produzida pela bactéria, a ETD, que se liga e degrada especificamente a desmogleína 1.[12] Ela é mais rara nos casos de síndrome estafilocócica da pele escaldada, e sua presença está relacionada a infecções profundas como furúnculos e abscessos cutâneos. Os estafilococos são também capazes de secretar leucotoxinas, substâncias altamente específicas contra neutrófilos, monócitos e macrófagos. Como exemplo, há a PVL (Panton-Valentine leucocidina), associada a estafilococia grave, infecções profundas, furunculose e pneumonia necrosante em crianças e jovens.[13]

Suspeita-se que a desmogleína 1 seja o antígeno de ligação das exotoxinas esfoliativas, pela similaridade histológica entre a pele escaldada e o pênfigo foliáceo. A injeção de ETA na pele neonatal e a posterior realização de imunofluorescência direta com anticorpos de ligação à desmogleína 1 e desmogleína 3 mostram redução, ruptura e coloração positiva para a desmogleína 1. Contudo, ainda não é conhecido o mecanismo exato da proteólise resultante da ligação da ETA com a desmogleína 1.[11]

Uma diferente teoria aponta para a possibilidade de as duas toxinas agirem como superantígenos, porém a ausência de infiltrado inflamatório na histologia não dá suporte a essa alternativa.[11] Outros autores acreditam que as exotoxinas agiriam como ativadoras de macrófagos na produção de interleucina 6 e fator de necrose tumoral alfa. Essa atividade inflamatória da ETA estaria separada da atividade epidermolítica, explicando os efeitos sistêmicos diretamente ligados à liberação da toxina.[12]

Apesar da prevalência das exotoxinas, outros fatores são necessários para a ocorrência da doença. Adultos sadios raramente desenvolvem o quadro. Uma explicação seria a formação de anticorpos contra ETA e ETB, que comprometeriam o efeito das toxinas. Certamente, 91% dos adultos possuem essa proteção. Foi encontrada em 88% dos cordões umbilicais a presença de anticorpos contra ETA, refletindo a transmissão materno-fetal. Entretanto, apenas 30% dos bebês com idade entre 3 meses e 2 anos apresentam sorologia positiva, crescente com a idade, sendo que dos 2 aos 5 anos já têm 42% de positividade. Nos pacientes portadores da síndrome estafilocócica da pele escaldada, os anticorpos estão inicialmente ausentes e aparecem durante a fase de convalescência. Em contraste, no impetigo bolhoso há proteção imunológica circulante durante toda a doença.[11]

Quadro clínico

Pródromos comuns, como faringite, otite média e conjuntivite, usualmente precedem a doença em crianças abaixo de 5 anos.[12] A conjuntivite pode ser intensa e provocar edema periorbital e secreção purulenta, no que a cultura confirmará a etiologia estafilocócica.[11] Em 24 a 48 horas, aparecem febre, mal-estar, irritabilidade e placas eritematosas extremamente dolorosas na face, pescoço, axilas e períneo (Figura 60.7). O *rash* torna-se progressivo e evolui de escarlatiniforme a erupção bolhosa. Nesse estágio, o sinal de Nikolsky é positivo.[2] As flexuras são comumente afetadas (Figura 60.8), mas também grandes regiões do corpo, menos as mucosas, geralmente poupadas. As bolhas rompem-se com facilidade e revelam uma base eritematosa e brilhante, o que confere o aspecto de pele escaldada.[11] A perda de líquido por evaporação de grandes áreas está associada à perda hídrica aumentada e à desidratação. Não há acometimento de mucosas.[204]

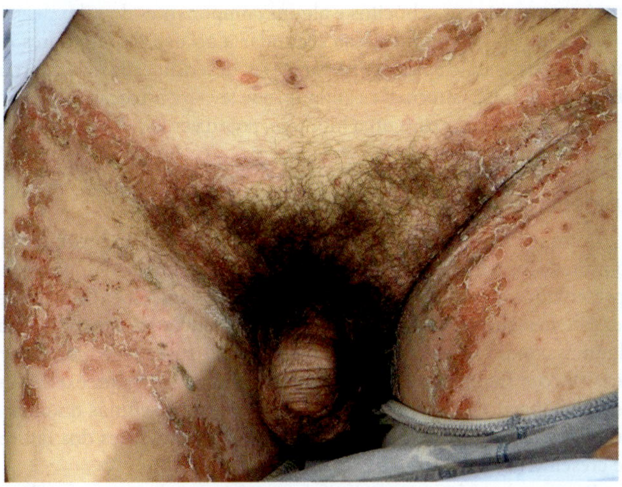

Figura 60.7 Síndrome da pele escaldada – lesão em períneo.

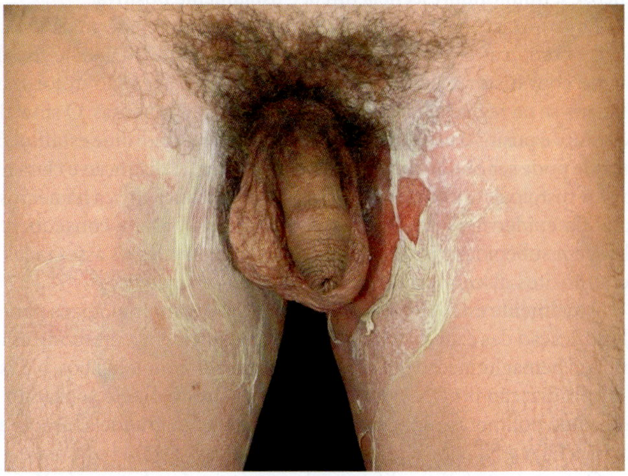

Figura 60.8 Lesões bolhosas no períneo.

Apesar do quadro clínico dramático, o processo habitualmente evolui com descamação superficial e resolução completa em 5 a 7 dias.[12] A cicatrização ocorre sem deixar cicatrizes.[11] Nos adultos, é frequente a progressão para pneumonia e bacteremia com piora do prognóstico.[12]

Uma forma abortiva da doença, conhecida como escarlatiniforme, inicia-se com eritrodermia e progride para descamação, sem a ocorrência de bolhas.[12] O impetigo bolhoso representa a forma localizada da doença; é causado pela inoculação direta dos estafilococos, resultando numa liberação local da exotoxina esfoliativa. A pele ao redor do impetigo encontra-se inflamada e coberta por exsudação serosa, responsável pela formação da crosta amarelada rica em bactérias. A resposta do hospedeiro, nesses casos, limita-se à reação inflamatória localizada. Entretanto, os casos de doença de Ritter resultam da circulação sistêmica dessas toxinas e consequente erupção generalizada. Esse fato mostra a relação entre essa doença impetigo bolhoso; a quantidade de exotoxinas e sua ação local ou sistêmica definirá a extensão do quadro clínico.[11]

A síndrome estafilocócica da pele escaldada parece ocorrer apenas uma vez e, se tratada adequadamente com antibióticos, apresenta boa resolução em alguns dias. A formação extensa de bolhas é típica de adultos e pode ser complicada por hipotermia, hipotensão, distúrbios eletrolíticos, neutropenia, estresse respiratório, infecção secundária cutânea,[11] celulite e pneumonia.[12] A sepse é uma complicação fortuita da doença.[11]

Diagnóstico laboratorial e diferencial

O diagnóstico da síndrome estafilocócica da pele escaldada é com base nos achados clínicos, histológicos e microbiológicos. Clinicamente, encontram-se áreas de eritema, descamação e formação de bolhas flácidas. O estudo anatomopatológico é fundamental. A cultura positiva para *S. aureus* e o isolamento das exotoxinas esfoliativas A e B corroboram ainda mais a definição. A imunofluorescência direta e indireta são necessárias para a exclusão de pênfigo foliáceo.[11]

A cultura bacteriana de conteúdo de bolhas intactas é geralmente estéril, não contribuindo para o diagnóstico laboratorial. Esse achado é consistente com a disseminação hematogênica da toxina a distância. Dessa forma, a coleta do material deve ser feita na conjuntiva, nasofaringe, fezes, ou focos piogênicos. Hemoculturas quase sempre negativas em crianças podem ser positivas em adultos.[12]

A histopatologia da doença é típica. Erosões da pele resultam da clivagem subcórnea ao nível da camada granulosa em função da acantólise intraepidérmica. Há pouca ou nenhuma célula inflamatória ou necrótica na epiderme e derme.[12] A microscopia eletrônica confirma a perda dos desmossomos entre os ceratinócitos do estrato granuloso.[11] Esses achados são similares àqueles do impetigo bolhoso, embora no último haja infiltrado inflamatório de neutrófilos.[11]

Pênfigo foliáceo e pênfigo por IgA também apresentam clivagem subcórnea, entretanto estão associadas a infiltrado inflamatório dérmico, e a imunofluorescência direta é usualmente positiva.[11]

Em contraste com a pele escaldada, a necrólise epidérmica tóxica ocorre como casos isolados, em pacientes acima de 20 anos e usualmente com história de ingestão de drogas. As lesões são dolorosas, iniciam-se na região acral e envolvem membranas mucosas. O sinal de Nikolsky é positivo nas duas entidades, porém na síndrome estafilocócica ele pode ser obtido também em pele normal. A distinção é clara no exame histológico: nos casos de necrólise epidérmica tóxica há necrose total da epiderme, vacuolização da membrana basal e consequente clivagem subepidérmica, além de células mononucleares associadas à ceratinócitos disceratóticos (necrose satélite) no epitélio.

Atualmente estão disponíveis novos métodos imunológicos para a identificação das exotoxinas esfoliativas. Eles incluem a imunodifusão dupla, a hemaglutinação em látex, os ensaios radioimunológicos, o Elisa e a hibridização do DNA. Métodos moleculares biológicos usando a reação de polimerase em cadeia determinam com grande acurácia as toxinas ETA e ETB.[11]

Outros diagnósticos diferenciais possíveis são: doença de Kawasaki, escarlatina, síndrome de Stevens-Johnson e síndrome do choque tóxico. O abuso de crianças deve ser considerado, em caso de história desconexa e atividade suspeita dos pais ou cuidadores.[12]

É importante a investigação dos contatos na busca por possíveis portadores assintomáticos da bactéria.[12]

Tratamento

O diagnóstico precoce e o tratamento imediato com antibióticos parenterais, como a oxacilina, são essenciais,[11] assim como o suporte inicial hidroeletrolítico em decorrência ruptura da barreira epidérmica.[12] Todas as cepas de *Staphylococcus aureus* isoladas e descritas foram resistentes a penicilinas, mas são usualmente sensíveis às penicilinas semissintéticas. A terapêutica venosa pode ser substituída por medicações orais após a melhora do quadro.[12]

Os pacientes com doença limitada podem ser manejados em casa, com antibióticos orais ou tópicos. A terapia tópica deve constituir-se em ácido fusídico, como tratamento de primeira linha, ou mupirocina e retapamulina, em casos comprovados de resistência bacteriana. O tratamento oral de escolha é realizado com penicilina semissintética, como a oxacilina por via intravenosa, 50 a 100 mg/kg/dia em recém-nascidos e 100 a 200 mg/kg/dia em adultos.[204] Algumas outras drogas, como linezolida, quinupristina-dalfopristina, daptomicina e flucloxacilina, têm demonstrado eficácia significativa contra bactérias gram-positivas resistentes.[204] A resistência a clindamicina não é rara (Yang et al., 2021).

As bolhas não devem ser rompidas. Áreas erodidas podem ser cobertas por emolientes à base de petrolatum e curativos com gaze, o que reduz o trauma na pele. Antibióticos tópicos e antissépticos oculares são úteis no caso de conjuntivites.[11] A lubrificação cutânea com emolientes é importante para diminuir o prurido e a dor.[12]

No caso de danos intensos à pele, o tratamento deve ser realizado em ambiente de terapia intensiva para a monitorização da temperatura, pressão arterial, dor, nutrição, equilibrio hidroeletrolítico e risco de infecção generalizada. O isolamento no período inicial previne a transmissão de micro-organismos por outros pacientes. Conforto e tranquilidade reduzem a possibilidade de aumentos da pressão arterial por estresse. A dor é a maior causa de morbidade e exige analgesia adequada, inclusive com opioides, se necessário. A instabilidade térmica é resultado da gravidade da infecção, ou de vasodilatação periférica. Perdas fluidas requererm reposição oral ou parenteral. A duração da doença é geralmente curta, mas em alguns casos a recuperação é lenta, exigindo suporte nutricional. As áreas de pele erodidas estão em grande risco de infecção secundária e devem receber cuidados asssépticos.[11]

Corticosteroides são contraindicados no tratamento da síndrome estafilocócica da pele escaldada e estão associados à piora do quadro.[11]

Novas alternativas terapêuticas estão sendo desenvolvidas após o melhor conhecimento das exotoxinas. A infusão de anticorpos anti-ET em camundongos mostrou redução da progressão para esfoliação há duas décadas. Porém, só agora está sendo testada em humanos. Modelos animais demonstraram que concentrações inibitórias de clindamicina impedem a secreção de toxinas por estafilococos resistentes ou sensíveis. Além disso, agentes anti-inflamatórios, como a pentoxifilina, também são capazes de inibir a atividade inflamatória do organismo contra as ET. Contudo, poucas evidências clínicas dão embasamento a tais condutas. A interrupção da progressão da doença é observada quando há associação com molusco contagioso, possivelmente em decorrência interferência da anticitocina viral, semelhante à interleucina 18. Assim, a ação de novas drogas com base nessa ação inflamatória das citocinas pode ser valiosa.[12]

O rastreamento populacional é considerado quando surgem casos simultâneos. *Swabs* nasais ou de peles erodidas de possíveis portadores assintomáticos devem ser realizados.[1] Fundamental é a identificação de profissionais da área de saúde colonizados ou infectados por *S. aureus* toxigênicos, visando à interrupção do ciclo de transmissão.[12]

A mortalidade da pele escaldada em crianças é de aproximadamente 4% e está associada a envolvimento extenso da pele, sepse e distúrbios hidroeletrolíticos.[11] Em contraste, os adultos apresentam mortalidade maior do que 60%, e têm maior chance de evoluir com complicações cardíacas, sepse, insuficiência respiratória aguda, falência renal e infecções do trato urinário (Patel et al., 2019).

■ FOLICULITES

Introdução

As foliculites são inflamações dos folículos pilosos causadas por infecção, irritação química ou lesão física.[204] A definição é dada histologicamente pela presença de células inflamatórias na parede e no óstio folicular, formando uma pústula. O tipo de célula inflamatória vai variar de acordo com a etiologia da foliculite e com o estágio do fragmento de biópsia obtido, ou ambos. A inflamação pode ser limitada às estruturas superficiais, como o infundíbulo, ou atingir também a profundidade do folículo. Inflamações profundas podem ter origem em foliculites superficiais crônicas ou lesões manipuladas e resultam na formação de cicatrizes.[15]

Perifoliculite, por sua vez, é definida pela presença de células inflamatórias nos tecidos perifoliculares e até na derme reticular. Ambas as inflamações foliculares podem se manifestar juntas ou independentemente, como resultado da ruptura folicular e irritação.[15]

Etiologicamente, a inflamação folicular resulta da infecção local ou do trauma e oclusão. A foliculite eosinofílica difere daquelas de origem infecciosa, porque é causada pelo direcionamento do processo autoimune contra os sebócitos e alguns componentes do sebo.[15]

A erupção papulopustulosa secundária ao uso de inibidores do fator de crescimento epidérmico parece ser desencadeada pela diferenciação epidérmica anormal resultante, que leva a obstrução folicular e inflamação. Essa é apenas uma hipótese, pois o verdadeiro mecanismo permanece desconhecido.[15]

Epidemiologia

A foliculite superficial é comum, porém, por ser um processo autolimitado, os pacientes raramente procuram um médico. Aqueles que apresentam o quadro com mais frequência possuem lesões recorrentes, persistentes ou profundas. Apesar de a incidência ser desconhecida, algumas condições tornam os indivíduos mais suscetíveis, como barbear-se com frequência, imunossupressão, dermatoses preexistentes, uso prolongado de antibióticos, roupas oclusivas, climas quentes e úmidos, diabetes *mellitus*, obesidade e uso de inibidores dos fatores de crescimento epidérmico.[15]

Pessoas de todas as raças e faixas etárias podem ser afetadas.[15] Entretanto, no caso da pseudofoliculite, a doença é mais comum em indivíduos da raça negra. Na maioria das vezes, não há predileção sexual, mas as mulheres possuem maior risco de foliculite pitirospórica. Japoneses e homens apresentam maior incidência de foliculite eosinofílica.[204]

Etiologia e quadro clínico

O paciente tipicamente informa o início agudo de pápulas e pústulas associadas a prurido e desconforto leves. As foliculites são tradicionalmente divididas em superficiais e profundas. A foliculite superficial apresenta múltiplas pequenas pápulas e pústulas com base eritematosa e orifício folicular central, apesar de o pêlo não ser sempre visualizado. Formas profundas causam dor mais intensa e eventualmente drenagem purulenta. Ocasionalmente, formam-se nódulos flutuantes. As principais áreas atingidas são a face, o couro cabeludo, as coxas, as axilas e a região inguinal. A possível oclusão através de roupas parece ser fator predisponente. Lesões recorrentes e persistentes resultam em cicatrizes e alopecia.[15]

A forma mais comum de foliculite superficial infecciosa é o impetigo de Bockhart, causado pelo *Staphylococcus aureus*. São pápulas ou pústulas foliculares eritematosas, principalmente no couro cabeludo de crianças, área da barba (Figura 60.9), axilas e nádegas de adultos. A pústula não interfere no crescimento dos pelos ou cabelos do couro cabeludo.[204] O hordéolo ou terçol representa uma foliculite superficial também causada pelo *S. aureus*, que só difere das lesões típicas pela sua localização nas pálpebras. Quando o envolvimento folicular é mais extenso, formam-se abscessos dérmicos com pelos no centro. Essa condição localizada na face é chamada de sicose[15] (Figura 60.10).

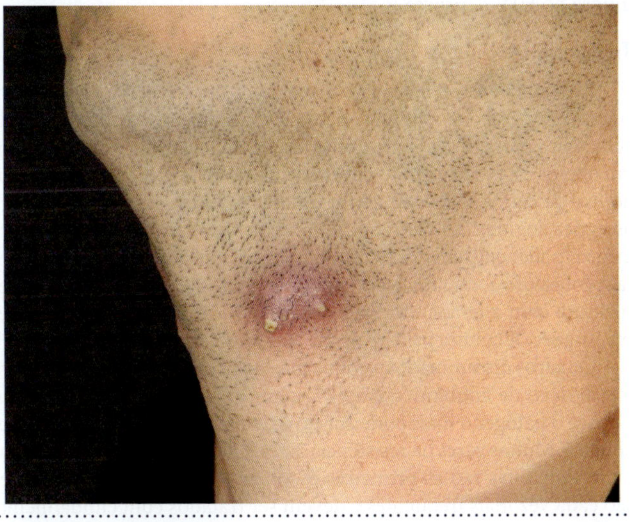

■ **Figura 60.9** Foliculite no pescoço.

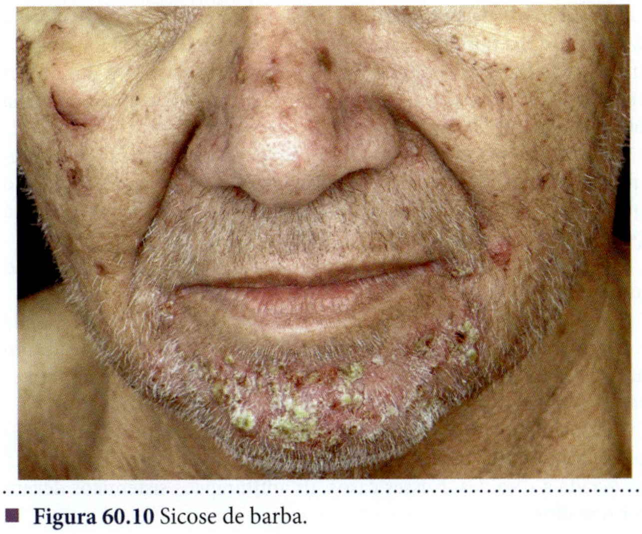

■ **Figura 60.10** Sicose de barba.

Foliculites causadas por agentes bacterianos gram-negativos ocorrem em pacientes em uso crônico de antibióticos. Há um desequilíbrio entre a flora normal da pele e as bactérias gram-negativas (*Enterobacter, Klebsiella, Escherichia, Serratia* e *Proteus*), em favor das últimas. Essas lesões se manifestam como múltiplas pústulas, principalmente na região nasal. A foliculite por *Pseudomonas* ou foliculite úmida aparece 8 a 48 horas após o contato com águas contaminadas, através de pústulas e pápulas concentradas nas áreas da roupa de banho. Está associada a sinais sistêmicos, como febre, cefaleia, dor de garganta, mal-estar e distúrbios gastrointestinais. A condição, autolimitada, é resolvida em 7 a 14 dias.[15]

A etiologia das foliculites é diversa e numerosa. Infecções, fricção, trauma folicular, excesso de transpiração e oclusão estão incluídos entre as causas e fatores predisponentes. Contudo, alguns quadros permanecem com a origem idiopática. Pacientes imunodeprimidos, predispostos a injúrias cutâneas ou dermatoses, e os obesos têm maior risco.[15]

Apesar de as complicações serem incomuns, pode ocorrer celulite, furunculose e perda permanente cicatricial dos pelos.[15]

Diagnóstico laboratorial e diferencial

Estudos laboratoriais são na maioria das vezes desnecessários, pois o diagnóstico é com base na história e no exame clínico. Casos resistentes a terapêuticas habituais exigem a coleta de material para cultura bacteriana, preparação com KOH ou até estudo anatomopatológico. A coloração pelo Gram é realizada na secreção de pústula íntegra e usualmente demonstra cocos gram-positivos, compatíveis com a etiologia mais comum, a estafilocócica. Espécies de *Pseudomonas* são cultivadas, no caso de foliculites por gram-negativos. Em quadros crônicos, deve-se investigar a colonização familiar nasal pelo *Staphylococcus aureus*.

Os diagnósticos diferenciais das foliculites são inúmeros e incluem desde dermatoses infecciosas até condições autoimunes e inflamatórias.[15]

A foliculite pitirospórica é observada tipicamente em adultos jovens com leve predominância feminina. As lesões são pequenas pápulas ou pústulas uniformes e pruriginosas no dorso, tórax e ombros. Sua ocorrência é mais frequente em climas quentes e úmidos, em pacientes imunocomprometidos ou em uso prolongado de antibióticos. Essa erupção é causada pela infecção folicular pela *Malassezia furfur.*[15] É um diagnóstico diferencial importante das foliculites bacterianas.

Uma forma incomum de foliculite resulta do crescimento excessivo do ácaro *Demodex* ou por uma hipersensibilidade a ele adquirida. Na pele, manifesta-se como eritema difuso e pápulas ou pústulas foliculares. Outro quadro incomum é a foliculite causada pela infecção por *Herpes simplex*. Os vírus tipo 1 ou 2 são encontrados na área adjacente à lesão e se disseminam na face ao barbear-se. As vesículas podem ser agrupadas ou difusas. O vírus da varicela-zóster também é capaz de infectar primariamente o folículo. Os pacientes apresentam placas eritematosas distribuídas nos dermátomos, porém vesículas não ocorrem. A confirmação do diagnóstico exige biópsia.[15]

As foliculites, ainda, podem ter etiologia não infecciosa por trauma folicular, oclusão ou simplesmente idiopática. Como exemplo, a pseudofoliculite da barba, que é causada pela reentrada do folículo na pele adjacente ao óstio folicular, que representa um corpo estranho e desencadeia a inflamação. Ocorre resolução espontânea se o pelo for extraído ou se houver formação de granulomas de corpo estranho crônicos, com consequentes cicatrizes. A acne queloidiana da nuca é uma condição similar, que apresenta foliculite e perifoliculite intensas na região occipital do couro cabeludo e nuca. O seu potencial de deixar cicatrizes hipertróficas e/ou queloidianas é bastante alto.[15]

A acne representa uma forma de foliculite não infecciosa. A inflamação folicular, nesses casos, ocorre como evento secundário resultante da obstrução folicular por ceratinização anormal. O sebo ocupa o folículo e as bactérias comensais (*Propionibacterium acnes*) produzem o excesso de ácidos graxos livres, o que desencadeia a inflamação folicular.[15]

A pustulose exantemática aguda generalizada (PEAG) e a hipersensibilidade a anticonvulsivantes são manifestações agudas na forma de erupção pustulosa, que aparecem pouco tempo depois do uso de medicações. Apesar de as lesões de PEAG serem mais frequentemente pústulas não foliculares, ambas as entidades podem apresentar quadro folicular ou não folicular.[15]

A erupção papulopustular causada pelo uso de inibidores dos fatores de crescimento epidérmico (EGF-R) é uma entidade relativamente rara, que consiste em lesões foliculares na face, dorso superior e tórax após as duas primeiras semanas do uso da medicação. Localmente, ocorre prurido, dor e descamação. As lesões são observadas em 90% dos pacientes concomitantemente à medicação, e sua presença está relacionada a uma resposta positiva à quimioterapia.[15]

Outra forma de foliculite não infecciosa é a foliculite eosinofílica (Figura 60.11) que se manifesta através de pústulas pruriginosas em três diferentes situações clínicas. A descrição original, também chamada de doença de Ofuji, ocorre em japoneses homens com média de idade de 30 anos. As lesões iniciais são pápulas ou pústulas discretas, que coalescem, formando placas circinadas com pústulas na periferia e centro claro. A face, dorso e a superfície extensora dos braços são os locais mais atingidos. Ocorre resolução espontânea em sete a 10 dias; pode haver eosinofilia periférica. A segunda apresentação clínica atinge pacientes HIV positivos ou com outras condições imunossupressoras. Homens com contagem de CD4 menor que 300 são os principais afetados. Pápulas foliculares na face, couro cabeludo e tronco superior são persistentes, mas sem configuração anular. A terceira forma clínica da doença ocorre em crianças nas primeiras 24 horas ou semanas de vida. Novamente, o sexo masculino está mais frequentemente envolvido. A condição é autolimitada, porém alguns casos persistem em um curso cíclico por meses ou anos. As lesões afetam o couro cabeludo e as sobrancelhas e podem, também, estar associadas à eosinofilia periférica.[15]

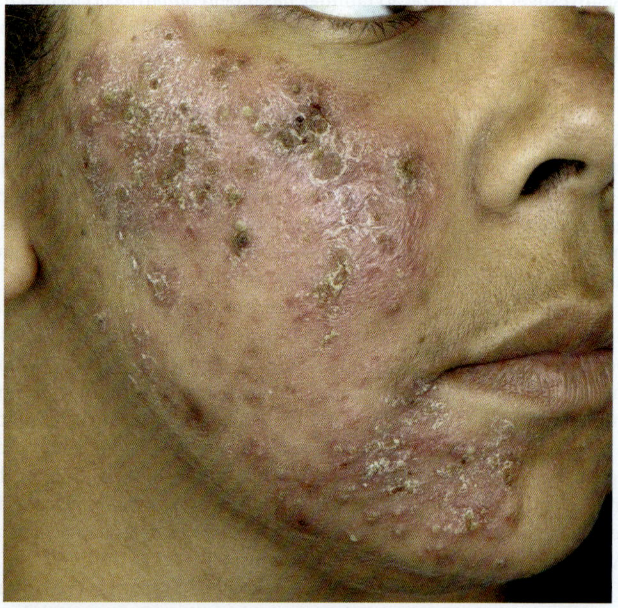

■ **Figura 60.11** Foliculite eosinofílica.

O exame micológico direto e a cultura para fungos são úteis no diagnóstico de infecções por dermatófitos; porém, no caso de foliculite pitirospórica, as hifas são mais bem visualizadas no exame histopatológico. Culturas virais ou fragmentos de biópsia identificam as foliculites causadas pelo herpes vírus.[15]

Biópsias pequenas (3 a 4 mm) de lesões ativas são recomendadas nos casos atípicos ou resistentes à terapêutica. Histologicamente, todos os casos de foliculites superficiais exibem aparência similar com infiltrado inflamatório moderado a intenso no óstio folicular e nas regiões superiores do folículo. Inicialmente, as células inflamatórias se restringem a neutrófilos; mais tarde, o infiltrado torna-se misto, também com linfócitos e macrófagos. Nos casos infecciosos, os micro-organismos podem ser identificados nos folículos. Algumas vezes, a lesão se estende profundamente para atingir todo o aparelho folicular e a derme adjacente, formando um abscesso. Na perifoliculite, ocorre inflamação apenas na área imediatamente ao redor do folículo.[15]

Pacientes com foliculite eosinofílica apresentam coleções de eosinófilos e linfócitos ao redor dos pelos superficialmente, além de espongiose eosinofílica e perifoliculite leve. No sangue periférico, pode haver leucocitose, eosinofilia e aumento dos níveis de IgE. Esse tipo de foliculite pode estar associado à mucinose folicular.[15]

Os achados histológicos da erupção papulopustulosa por EGF-R são semelhantes aos de qualquer foliculite superficial. A maioria dos casos é estéril, mas pode haver associação com infecção por *Staphylococcus aureus*.[15]

A acne vulgar, apesar de ser considerada uma forma de foliculite, deve ser diferenciada dos outros tipos pela diversidade de tratamento. A localização, presença de comedões e a hipersecreção sebácea são características auxiliares para a definição do processo acneico.[16] Erupções acneiformes também são passíveis de confusão diagnóstica. Nesse caso, há história de uso de drogas (brometos, fluoretos, corticosteroides, antineoplásicos) e início abrupto sem comedões.[17] A candidose folicular apresenta pústulas foliculares e erosões crostosas similares às foliculites bacterianas. Os dois quadros são diferenciados apenas pelo exame micológico direto.[18] Lesões pustulosas assépticas com formato serpinginoso ou anular caracterizam a síndrome de Sneddon-Wilkinson. Pústulas foliculares isoladas, nessa entidade, podem ser confundidas com foliculites.[19]

Outras condições a serem lembradas como diagnósticos diferenciais são coccidioidomicose, dermatite de contato por irritante primário, eritema tóxico neonatal, picadas de inseto, doença de Fox-Fordyce, síndrome de Graham-Little-Piccardi-Lassueur, reação id, mílio coloide, miliária, urticária papulosa, dermatite perioral, erupção papulopruriginosa do HIV e rosácea.[15]

Tratamento

Para foliculites recorrentes não complicadas, orientar a higiene, com o emprego de sabonetes antissépticos e lavagem adequada das mãos, pode ser a única medida necessária. As infecções foliculares são mais comuns em obesos e a perda de peso deve ser encorajada. Quadros relacionados ao uso de certas roupas úmidas ou peças esportivas exigem a limpeza asséptica dos itens. Lesões refratárias e profundas com suspeita infecciosa exigem tratamento empírico com antibióticos tópicos ou orais, que garantam cobertura contra micro-organismos gram-positivos. Se não houver melhora com a terapêutica habitual, a etiologia do processo deve ser investigada. A cultura para bactérias com antibiograma é fundamental.[15]

Quadros disseminados e com extensão para a derme apontam para a indicação de antibioticoterapia sistêmica. O *Staphylococcus aureus*, por ser o patógeno mais comum, é o principal micro-organismo a ser coberto. Muitas vezes há resistência à penicilina. Assim, cefalosporinas e dicloxacilinas são as primeiras escolhas. Germes multirresistentes são cada vez mais frequentes e devem ser tratados com clindamicina, sulfametoxazol-trimetoprima, minociclina ou linezolida.[15]

Lesões recalcitrantes e recorrentes são possíveis, em decorrência colonização nasal do indivíduo pelo estafilococo. A mupirocina tópica 2 vezes por dia durante 5 dias elimina o estado de carreador assintomático. Os familiares também podem ser colonizados e devem ser tratados com o mesmo esquema tópico anterior ou com rifampicina 600 mg/dia por 10 dias.[15]

Foliculites por *Pseudomonas* são em geral autolimitadas e não requerem tratamento. Contudo, em pacientes imunocomprometidos o quadro pode ser persistente. Neses casos, está indicada a ciprofloxacina por via oral.[15]

As condutas terapêuticas para as outras formas de foliculite são as seguintes:

A foliculite eosinofílica pustulosa (doença de Ofuji) não responde a antibióticos sistêmicos. O tratamento de primeira linha é realizado através da indometacina (50 mg/dia). Outras terapias incluem fototerapia UVB, minociclina, dapsona, esteroides ou colchicina.[15]

A foliculite pitirospórica inicialmente responde a antifúngicos tópicos, como creme ou xampu de cetoconazol, mas frequentemente está associada a recaídas. Nesses casos, os antifúngicos sistêmicos devem ser tentados.

Já a foliculite herpética responde bem a valaciclovir, famciclovir ou aciclovir.[15] Erupção papular associada com inibidores de EGF-R é autolimitada e se resolve com a interrupção da quimioterapia. Em pacientes que necessitam de tratamento, antibióticos tópicos, corticosteroides tópicos ou antibióticos orais, em particular tetraciclinas, podem ser administrados.[15]

■ FOLICULITE PERFURANTE

Na foliculite perfurante clássica, ocorre o desenvolvimento de pápulas ceratóticas foliculares, particularmente na superfície extensora dos membros. Microscopicamente, a desordem caracteriza-se pela ruptura da porção infundibular do folículo com eliminação transfolicular ou transepidérmica de elementos do tecido conjuntivo ou restos celulares.[20]

A condição pode ser um achado isolado, não relacionado a outras desordens, ou estar associada à insuficiência renal crônica. Esse tipo de foliculite é muito próximo, se não idêntico, às dermatoses perfurantes adquiridas que ocorrem na doença renal crônica. A doença de Kyrle (*hiperkeratosis follicularis et parafollicularis in cutem penetrans*) provavelmente representa uma forma exagerada da foliculite perfurante. Além disso, outra alteração de eliminação transepidérmica, a *elastosis perforans serpiginosa*, ocasionalmente pode envolver a unidade folicular.[20]

Epidemiologia

A incidência da foliculite perfurante não é conhecida, mas sabe-se que a condição não é incomum. Nos Estados Unidos, mais precisamente em Michigan, 50 novos casos foram descritos durante 2 anos de observação no início da década de 1970. Porém, após essa data houve um declínio na incidência. Ao redor do mundo, a prevalência e incidência parecem comparáveis às observadas nos Estados Unidos.[20]

A morbidade está associada à aparência das lesões e ao prurido ocasionalmente presente. Apesar de o quadro cutâneo ser insignificante, taxas substanciais de morbidade e mortalidade ocorrem em decorrência condições primárias associadas, como diabetes *mellitus* e insuficiência renal crônica.[20]

Ainda não foram identificadas predileções raciais. Entretanto, um estudo encontrou alta incidência da doença de Kyrle entre os americanos descendentes de africanos com insuficiência renal. O acometimento sexual é igualitário entre homens e mulheres, e atinge principalmente indivíduos entre 20 e 40 anos.[20]

Etiologia

Em um grande número de casos a origem é idiopática. Contudo, associações específicas são observadas, algumas delas aparentemente coincidentes. A relação entre a foliculite perfurante e a insuficiência renal crônica (dependente de diálise ou não) é relativamente comum, o que sugere uma ligação patogênica. A associação com diabetes *mellitus* também é descrita com alguma frequência. Outras condições passíveis de relação, porém menos comuns, são: colangite esclerosante, hipertensão arterial, arteriosclerose cardiovascular, acantose *nigricans*, psoríase e frinoderma.[20]

O conceito de penetração extrínseca de rolha de ceratina na epiderme está desacreditado, também na doença de Kyrle. A ceratinização prematura anormal é uma possível explicação, proposta por Carter e colaboradores. Parece haver participação da fibronectina nesse mecanismo. Além disso, existe a hipótese de uma alteração primária do tecido conectivo ou do depósito de materiais estranhos na derme superficial, com subsequente engolfamento e eliminação através do epitélio folicular.[20]

Evidências sugerem o papel de pelos recurvados na patogênese do processo. Mehregan foi o primeiro a propor o início da eliminação transepidérmica por meio da penetração na parede dos folículos. Estudos ultraestruturais sustentam essa hipótese, com base no encontro de fragmentos da bainha folicular nos canais transepidérmicos, mesmo em pacientes nos quais não se evidenciou envolvimento folicular. Fatores que induzem à formação de pelos em espiral incluem a hipercerato-se folicular e a dermatite de contato. Ocasionalmente, identifica-se foliculite perfurante em pacientes com ceratose pilar. Adicionalmente, o trauma, em decorrência do prurido, parece ter papel significativo no desenvolvimento das lesões.[20]

Quadro clínico

As pápulas tipicamente se concentram em áreas pilosas das extremidades e glúteos. As lesões podem ser assintomáticas, apesar de o prurido ser uma característica comum, especialmente em pacientes renais crônicos. Ocorre resolução espontânea ou persistência do quadro por meses ou anos. Foi descrita a remissão após transplante renal em paciente dialítico.[20]

Lesões primárias consistem em pápulas descamativas, foliculocêntricas, de 2 a 8 mm com tampões ceratóticos centrais e graus variáveis de eritema.[21] A compressão da pápula pode induzir à liberação de ceratina, pelos recurvados ou fragmentos de pelo. O fenômeno de Koebner não é usualmente demonstrável, mas a configuração linear pode estar presente. Um caso de foliculite perfurante generalizado e progressivo foi associado a eritrodermia, ceratoderma de palmas e plantas, alopecia de sobrancelhas e cílios e alterações ungueais. Icterícia é observada em indivíduos com doença hepática primária.[20]

São complicações potenciais: infecção secundária das lesões por trauma ou outros fatores; disseminação do quadro apesar da terapêutica; e efeitos adversos ao tratamento, como irritação por retinoides tópicos ou atrofia e telangiectasias por uso abusivo de corticosteroides.[20]

Diagnóstico laboratorial e diferencial

A suspeita diagnóstica é clínica, mas a confirmação é histopatológica. Estudos da função renal, incluindo exame de urina de rotina, creatinina sérica e *clearance* de creatinina são fundamentais para o acompanhamento e diagnóstico de doença renal primária. Glicemia ou curvas glicêmicas estão indicadas no caso de diabetes *mellitus* associado. Métodos de imagem não são aplicáveis.[20]

A biópsia cutânea é realizada quando não se identifica a natureza da erupção folicular, ou com objetivo de excluir vasculites, processo infeccioso ou erupção por droga. Além disso, o estudo anatomopatológico é útil para distinguir a foliculite perfurante de outras desordens foliculares, como foliculite irritativa, foliculite acneiforme e foliculite infecciosa. Os achados são focais e podem ser perdidos se o fragmento for incompletamente seccionado, o que resulta em diagnósticos não específicos. Para evitar essa situação, a biópsia deve conter toda a lesão e múltiplas secções do espécime.[20] Histologicamente, o folículo exibe ruptura focal da parede lateral com formação de canal transepidérmico. Tampões paraceratóticos luminais são eventuais. Elementos do tecido conectivo, incluindo colágeno e elastina, além de células inflamatórias em número variável são vistos no lúmen folicular ou nos canais transfoliculares, misturados à queratina paraceratótica. Em alguns casos, são encontrados também nessas localizações bainhas pilosas ou fragmentos de pelos. A derme ao redor dos folículos, tipicamente, mostra inflamação discreta e fibrose focal.[20]

Os principais diagnósticos diferenciais devem ser realizados com as doenças perfurantes. A elastose perfurante serpiginosa, além de ser uma condição mais frequente em homens, é diferenciada pela sua conformação arciforme e capacidade de deixar cicatriz. No caso da colagenose reativa perfurante, a doença ocorre em surtos e desaparece sem deixar sequelas. A doença de Kyrle, apesar de ser considerada por alguns uma forma difusa de foliculite perfurante, raramente possui lesão renal associada.[22] Outras desordens passíveis de confusão diagnóstica são: erupções acneiformes, manifestações dermatológicas de doença renal, foliculite por gram-negativo, ceratose pilar e foliculite pitirospórica.[20]

O elemento mais importante para o diagnóstico é a identificação clínica e histológica da unidade folicular como o local primário da inflamação.[22]

Tratamento

Os esforços terapêuticos primários devem ser dirigidos para as doenças sistêmicas associadas. Loções calmantes podem ser úteis para pacientes com queixa de prurido intenso. Além disso, a irradiação com raios UVB é em geral benéfica no controle desse sintoma.[20]

O tratamento da lesão cutânea é difícil. Apesar de a condição não ser incomum, não há estudos terapêuticos controlados disponíveis. Betacarotenos via oral, ceratolíticos, terapias antiacne e corticosteroides tópicos são muitas vezes pouco efetivos. Hurwitz descreveu, com boa resposta, a combinação de agentes antiestafilocócicos, fototerapia e corticosteroides tópicos no controle da doença em pacientes renais crônicos. A tretinoína 0,1% creme leva à resolução de algumas lesões, mas não impede o desenvolvimento de outras. A despeito do resultado negativo isolado dos retinoides aromáticos, esses agentes são úteis para determinados pacientes com foliculite perfurante. Contudo, a experiência com essa medicação não é suficiente para recomendação. Estudos recentes mostram boas respostas com a fototerapia UVB de banda estreita. 2 a 3 sessões semanais com dose inicial de 400 mJ/cm^2 e dose máxima de 1.500 mJ/cm^2 levaram à resolução completa após 10 a 15 sessões. Algumas recorrências foram observadas.[20]

O transplante renal está indicado em pacientes selecionados, nos quais a foliculite perfurante se encontra associada à insuficiência renal crônica. Há relatos de resolução do quadro cutâneo após a melhora da função renal, contudo o procedimento deve ser com base nas condições gerais do paciente.[20]

Estudos recentes demonstram que uma combinação de terapia antiestafilocócica e loção tópica de corticosteroides pode ajudar a controlar a foliculite perfurante em pacientes com insuficiência renal crônica.[20]

■ FOLICULITE DISSECANTE DO COURO CABELUDO

Histórico

Condição também conhecida como *folliculitis et perifolliculitis capitis abscedens et suffodiens*, representa uma doença supurativa do couro cabeludo, de etiologia desconhecida. Spitzer foi o primeiro a descrever a entidade em 1903 e Hoffman a nomeou descritivamente como *suffodiens* (origem do latim *suffodio* – cavar profundamente).[24]

Epidemiologia

A foliculite dissecante é uma doença rara, crônica e supurativa do couro cabeludo.[25] Ocorre predominantemente em homens negros entre a segunda e a quarta década de vida. Porém, indivíduos brancos e mulheres também podem ser afetados. Clinicamente, a evolução é imprevisível com recorrências frequentes, mas é possível a resolução espontânea.[24]

A prevalência e incidência não são conhecidas, mas a doença parece ser incomum, de curso crônico e recidivante, sem ameaça à vida.[24]

Etiologia

A condição está, ocasionalmente, associada à acne conglobata, hidradenite supurativa e cisto pilonidal, o que sugere um mecanismo patogênico semelhante entre as entidades. A oclusão folicular foi proposta como etiologia em comum.[25] A retenção de material dilata o folículo e causa sua ruptura, liberando restos de queratina, micro-organismos e fragmentos dos pelos danificados. Tal processo desencadeia a resposta inflamatória neutrofílica e granulomatosa. A frequência concomitante das doenças é referida como tríade ou tétrade da oclusão folicular.[24] Existe um padrão de herança genética com descrição de casos concomitantes em gêmeos monozigóticos (Díaz-Pérez et al., 2020).

A infecção bacteriana representa um evento secundário,[24] visto que a resposta aos antibióticos é em geral desapontadora.[24-25] A maior parte das culturas bacterianas é estéril. Entretanto, se isolados, os principais agentes são: *Staphylococcus aureus*, *Staphylococcus epidermidis*, e *Staphylococcus albus*.[24]

Quadro clínico

A manifestação inicial é uma simples foliculite localizada no vértex ou região occipital do couro cabeludo. As pústulas foliculares rapidamente se confluem formando abscessos e sinus. Com a evolução, surgem nódulos, de poucos milímetros a muitos centímetros, firmes e flutuantes. Esses, quando pressionados, liberam fluido seropurulento ou substância gelatinosa. Lesões em diferentes estágios persistem por muitos anos e causam alopecia cicatricial. Ocorre perda dos pelos na superfície dos nódulos e rarefação pilosa entre as áreas inflamadas[24] (Figuras 60.12 e 60.13). A tricoscopia da doença é variada e heterogênea, sendo o sinal mais específico a presença de pontos amarelos tridimensionais (Diaz-Perez et al., 2020).

A foliculite dissecante possui uma forte tendência a recorrer. Cursos crônicos e recidivantes podem complicar com o desenvolvimento de carcinomas escamosos no local e cicatrizes queloidinas. A recuperação completa é uma evolução rara.[24-25]

Usualmente, não há sinais sistêmicos e linfadenomegalia regional é rara. Foi descrita associação com espondiloartropatia e ceratite marginal.[24]

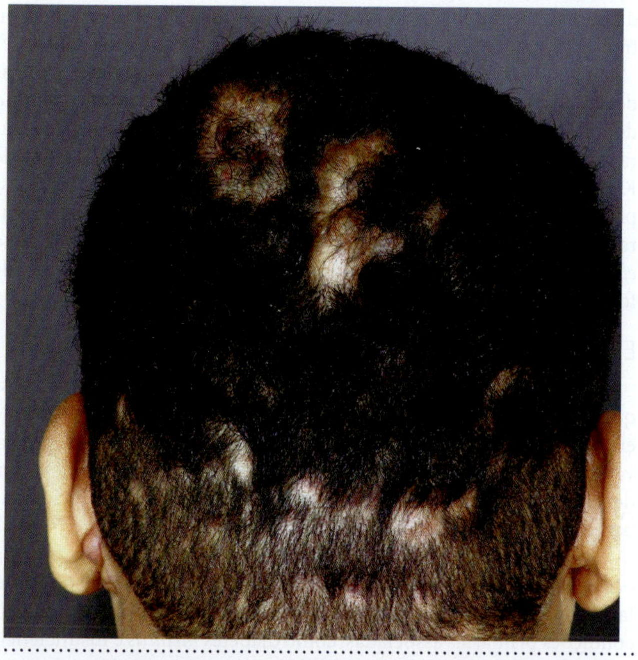

■ **Figura 60.12** Foliculite dissecante do couro cabeludo.

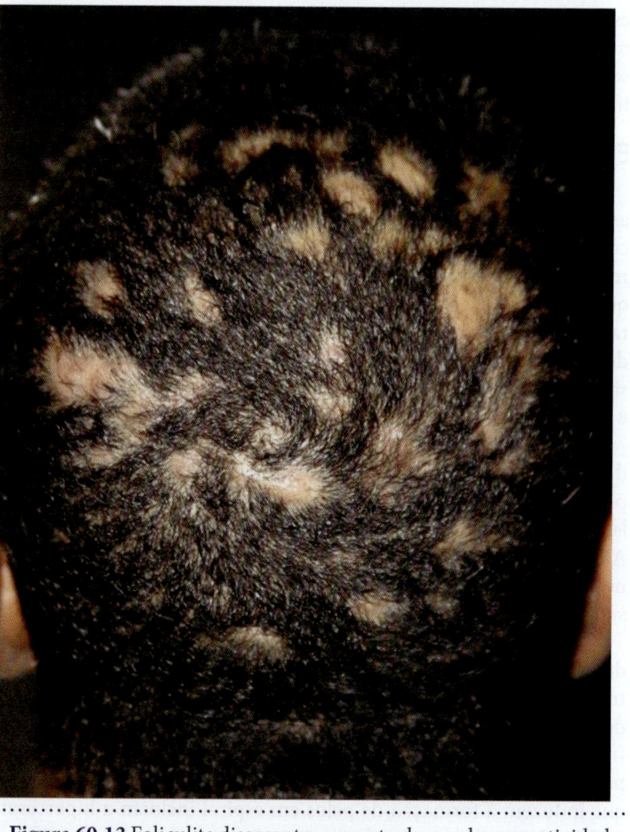

■ **Figura 60.13** Foliculite dissecante – aspecto do quadro sem atividade.

Diagnóstico laboratorial e diferencial

O diagnóstico não é difícil. A história de curso clínico prolongado e a alopecia cicatricial resultante são características importantes para a definição.[25] A cultura bacteriana da secreção supurativa é fundamental para o tratamento da infecção secundária, causada principalmente pelo *S. aureus*.[24]

Histologicamente, o quadro depende do estágio da lesão.[24] Foliculite e perifoliculite destroem os folículos pela reação inflamatória.[25] Lesões inicialmente se caracterizam por infiltrado celular denso de neutrófilos, linfócitos, histiócitos e plasmócitos. Abscessos podem estar presentes na derme e no subcutâneo. Estágios mais avançados exibem granulomas crônicos contendo linfócitos, plasmócitos e células gigantes tipo corpo estranho. Com a evolução, aparecem fibrose e cicatrizes.[24] A epiderme é atrófica.[25]

Na diagnose diferencial, devem ser lembradas a acne queloidiana da nuca e a *tinea capitis*. A primeira pode ser diferenciada pela localização e presença de queloides confluentes. No caso de foliculites dissecantes evoluindo com cicatrizes hipertróficas a diferenciação pode ser difícil. As lesões causadas por dermatófitos possuem exame micológico direto positivo e boa resposta a antifúngicos. Outras condições a serem consideradas são pseudopelada de Brocq e foliculite decalvante.[24]

Tratamento

Muitos métodos e terapêuticas já foram testados no tratamento da foliculite dissecante, com resultados desapontadores em sua maioria. A isotretinoína por via oral pode ser considerada o tratamento de escolha. Reduz a retenção folicular e mostra-se efetiva com cursos longos na dosagem de 1 a 0,75 mg/kg/dia por 4 a 7 meses. Para evitar recorrências, a medicação é mantida por 4 meses após a melhora clínica da doença. A droga produz diminuição da coesão e hiperproliferação anormal dos ceratinócitos, bem como do potencial maligno de degeneração e modulação da diferenciação do epitélio.[24]

Corticosteroides intralesionais podem ser injetados dentro de nódulos ou sinus, para redução da inflamação, da gravidade da cicatrização e da perda de pelos. Contudo, o benefício é temporário e o procedimento é considerado apenas paliativo.[24]

A epilação a *laser* (diodo, CO_2 ou *laser* de rubi) é descrita com sucesso. Recentemente, uma técnica de radioterapia externa está sendo usada com eficácia. A exérese cirúrgica das lesões deve ser considerada em casos graves e recalcitrantes, sendo que, para alguns autores, a retirada extensa das áreas afetadas e a colocação de enxertos constitui o tratamento prioritário.[24]

A infecção bacteriana secundária deve ser tratada de acordo com o resultado da cultura. Porém, a resposta à antibioticoterapia, a não ser de longa duração, costuma ser desapontadora.[25] De acordo com o relato de casos, os antibióticos como a doxiciclina, ciprofloxacina, rifampicina e dapsona têm sido usados com sucesso. Agentes biológicos, tais como adalimumabe e infliximabe, recentemente também foram empregados com melhora. Combinações de isotretinoína oral e rifampicina ou dapsona ainda são relatadas como promissoras em casos refratários.[24]

Sulfato de zinco 400 mg 3 vezes ao dia por 12 semanas, seguido por metade da dose por mais 10 semanas, resultou em melhora completa com crescimento pilar satisfatório em um paciente. A combinação de ácido fusídico, por via oral ou tópica, e zinco por via oral provou ser útil, especialmente se o zinco for mantido por 6 meses.[25]

A prednisona, por via oral, na dose de 60 mg/dia, inicialmente em combinação com antibióticos, produz uma melhora rápida. Entretanto, o corticosteroide deve ser gradualmente reduzido até a dose de 5 mg em dias alternados quando há resolução completa e crescimento dos pelos.[25]

Como a etiologia da doença não é conhecida, nenhum tratamento completamente efetivo está disponível.[24]

■ FOLICULITE DECALVANTE

Epidemiologia

A foliculite decalvante é uma forma de foliculite de caráter crônico, cuja fisiopatologia envolve uma resposta inflamatória anormal à agentes infecciosos, especialmente ao *Staphylococcus aureus*.[25] Ocorre destruição dos folículos pilosos, resultando em alopecia cicatricial.[26,204]

Ambos os sexos podem ser acometidos, porém as mulheres são atingidas após os 40 anos, enquanto os homens o são a partir da puberdade. As áreas pilosas, como a região pubiana, barba, couro cabeludo e face interna da coxa, representam os possíveis locais de acometimento.[25]

Etiologia

A invasão bacteriana representa o mecanismo de produção das lesões, mas são desconhecidas as causas da atrofia e intensa destruição folicular. Estafilococos são os germes mais frequentemente isolados em culturas. Contudo, germes gram-negativos também são agentes comuns.[26]

A fisiopatologia do processo infeccioso é com base no déficit de proteção imunitária, que possibilita a invasão bacteriana folicular e consequente formação de pústulas e alopecia cicatricial.[25] Há controvérsias quanto à patogênese da foliculite decalvante. Discute-se se se trata apenas de uma manifestação crônica das foliculites bacterianas ou de uma complicação decorrente de alteração na resposta imunológica celular e quimiotaxia de neutrófilos.[27]

Aspectos imunológicos

O desequilíbrio entre a flora saprófita da pele (*Propionibacterium acne, Staphylococcus epidermidis, Demodex folliculorum, Malassezia furfur*) e os micro-organismos patogênicos representa uma das causas fundamentais para a infecção pilosa. Proteínas antimicrobianas, secretadas juntamente com a secreção sebácea, são responsáveis por esse equilíbrio. Além disso, déficit na produção de betadefesinas, anomalias nas citocinas produzidas por polimorfonucleares e distúrbios na quimiotaxia são fatores contribuintes para a infecção.[26]

Quadro clínico

Clinicamente, as lesões são pústulas foliculares confluentes e recorrentes. Formam-se placas eritematosas com eritema na periferia e alopecia central.[26] Podemos encontrar tufos capilares, nódulos flutuantes, queloides e adenopatia satélite.[26-27] Estágios avançados exibem área cicatricial com lesões pustulosas ativas.[29] A tricoscopia inclui achados de cabelo em tufos, eritema perifolicular e hiperceratose folicular (Fernandez-Crehuet et al., 2016). O curso é crônico e progressivo, levando à alopecia cicatricial extensa. O processo recebe denominações que espelham sua localização: quando ocorre no couro cabeludo, denomina-se foliculite decalvante do couro cabeludo; nos membros inferiores, foliculite decalvante de Arnozan-Dubreuilh; e na barba, sicose lupoide[27] (Figura 60.14).

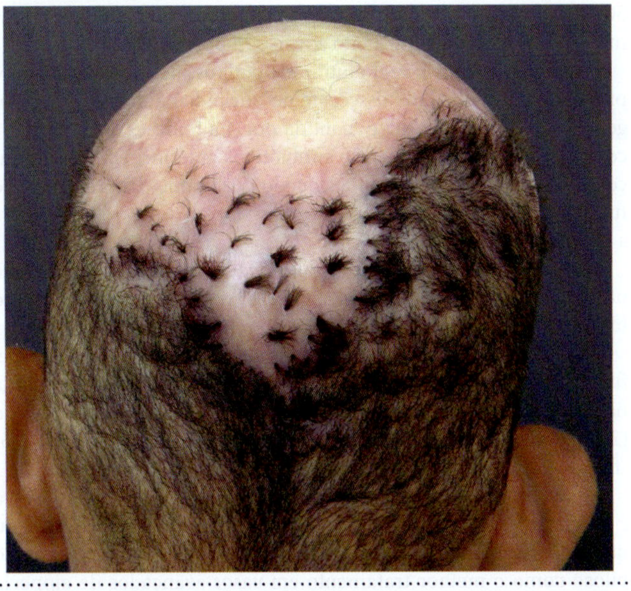

■ **Figura 60.14** Foliculite decalvante.

Diagnóstico laboratorial e diferencial

O diagnóstico é com base no quadro clínico, histopatológico e laboratorial (por meio da cultura bacteriana). A maior parte do material cultivado isola o *Staphylococcus aureus* como agente infectante. O exame micológico direto é útil na diagnose diferencial com tinhas do couro cabeludo. Outras foliculites infecciosas por herpes vírus, *Demodex* ou *Candida* também produzem lesões semelhantes à foliculite bacteriana.[26] Ainda há que se lembrar das outras formas de alopecia cicatricial como: foliculite abscedante, lúpus discoide e tinha favosa.[204]

Histologicamente, quadros iniciais exibem folículos com pústulas e abscesso central ao nível do infundíbulo baixo e alto. Lesões tardias, por sua vez, apresentam inflamação perifolicular com infiltrado predominantemente de linfócitos, além de alguns plasmócitos, neutrófilos, eosinófilos e células gigantes. Pode haver, ainda, hiperceratose epidérmica e tampão folicular. Com a evolução, há destruição folicular secundária à cicatrização difusa da derme e inflamação menos pronunciada com infiltrado de linfócitos, macrófagos e algumas células gigantes.[29] Ocorre fusão marcante dos folículos e perda do epitélio sebáceo.[28]

Doenças do tecido conectivo, como o lúpus eritematoso discoide ou lúpus sistêmico, podem apresentar-se com lesões pustulosas, principalmente na face. Contudo, a cultura é negativa e o estudo anatomopatológico pode ser conclusivo para colagenose. As histiocitoses pustulosas são outro diagnóstico diferencial importante. Nessas, a biópsia cutânea exibe infiltrado inflamatório intenso de histiócitos. Outras condições a serem excluídas são: foliculite dissecante do couro cabeludo, pseudopelada de Brocq e lúpus vulgar.[26-27]

Tratamento

O tratamento clínico é difícil. Os métodos terapêuticos disponíveis levam a resultados inconstantes e altos índices de recidiva. Antibióticos, por via oral ou tópica, são utilizados para reduzir o processo inflamatório e eliminar o estado de portador assintomático do paciente. Drogas de amplo espectro, como penicilinas, cefalosporinas, eritromicina, clindamicina, claritromicina, fluoroquinolonas e rifampicina, por períodos prolongados, podem ser o tratamento de escolha. A doxiciclina, 100 a 200 mg por dia por 6 meses, é preconizada em casos de recidiva. Estafilococos resistentes podem exigir a combinação de medicações.[26] Há relatos sobre a eficácia da associação de clindamicina, 300 mg/dia, e rifampicina, 300 mg/dia de 12 em 12 horas por 2 meses.[27] A antibioticoterapia local com mupirocina ou ácido fusídico é adjuvante.[26]

O zinco possui propriedades anti-inflamatórias. Sua carência diminui a fagocitose de bactérias pelos polimorfonucleares, a ação das células NK e os linfócitos circulantes. A suplementação de sulfato de zinco, na dose de 300 a 400 mg/dia, ou glucanato de zinco, na dose de 30 mg/dia, reduz as recidivas após o tratamento com antibióticos. A intolerância gástrica é um efeito adverso importante.[26]

A isotretinoína via oral é utilizada com os mesmos mecanismos propostos para foliculite dissecante ou queloidiana da nuca. A dosagem de 0,5 a 1 mg/kg/dia é mantida por 4 a 5 meses, com melhora completa das lesões. O uso de antibióticos anteriormente à contracepção e o acompanhamento adequado dos exames laboratoriais são fundamentais. Há quem recomende o uso tópico de isotretinoína para a prevenção da foliculite.[26]

Os corticosteroides possuem propriedades anti-inflamatórias e são utilizados associados ou após o tratamento antimicrobiano. A aplicação intralesional é útil no caso de fístulas ou cicatrizes queloidianas.[26]

A dapsona, por sua ação antimicrobiana, anti-inflamatória e papel fundamental no metabolimo dos polimorfonucleares, pode ser usada na dosagem de 75 a 100 mg/dia por 4 a 6 meses. Doses de manutenção (25 mg/dia) são necessárias em caso de recidivas. Os níveis da glicose-6-fosfato desidrogenase devem ser dosados antes do tratamento.[26]

A drenagem de nódulos ou abscessos durante o curso da doença é importante como estratégia de prevenção de cicatrizes extensas ou queloidianas. Alguns cirurgiões indicam a correção cirúrgica e enxerto piloso como o melhor tratamento em casos avançados de alopecia cicatricial.[26]

Técnicas de radioterapia estão sendo utilizadas em casos resistentes ao tratamento convencional, com redução dos efeitos inflamatórios crônicos. Os pacientes que receberam a terapêutica obtiveram menor impacto psicológico e menor risco de degeneração neoplásica. Contudo, é necessário ter prudência em decorrência ausência de grandes estudos epidemiológicos.[26]

O *laser* ablativo de CO_2 é uma opção alternativa para áreas em atividade ou queloidianas, com posterior cicatrização por segunda intenção. A epilação a *laser* através de aparelhos de diodo ou rubi é eficaz em casos recidivantes e já cicatriciais.[26]

Novas opções terapêuticas foram descritas nos últimos anos, com alguns resultados promissores principalmente no uso da terapia fotodinâmica. Tratamentos com menores evidências incluem tacrolimus, imunoglobulina, adalimumabe e infliximabe. (Rambhia et al., 2019).

Por fim, o transplante de cabelos nas áreas de alopecia deve ser proposto para indivíduos psicologicamente afetados pela doença.[26]

■ FOLICULITE QUELOIDIANA DA NUCA

Epidemiologia

É uma foliculite crônica que acomete principalmente indivíduos da raça negra após a adolescência. Os homens são mais acometidos do que as mulheres e a localização occipital ou na nuca é fator fundamental para a definição da doença.[26,204]

Os indivíduos afetados apresentam politriquia, isto é, fusão de folículos na superfície da pele, dos quais emergem dois ou mais pelos.[27] A associação com foliculite decalvante em outras áreas é possível, mas é rara.[26]

Etiologia

A patogênese é desconhecida, mas possui aspectos em comum com outras foliculites cicatriciais.[204] Alguns fatores favorecem a doença, como o traumatismo no local, uso de colares apertados ou pomadas.[204] Em geral, o paciente não apresenta história familiar da doença ou história pessoal de tendência a queloides (Bolduc et al., 2016). A pseudofoliculite após o ato de barbear-se predispõe à formação de pústulas cicatriciais. O *Staphylococcus aureus* é incriminado como fator microbiano etiológico,[26] apesar de bactérias gram-negativas também poderem estar presentes. O processo se inicia como foliculite profunda e evolui para fibrose e cicatrizes queloidianas.[27]

Quadro clínico

A lesão fundamental é papulopustulosa folicular, quase sempre acompanhada de inflamação ao redor e cicatrizes hipertróficas. Com a evolução, podem surgir abscessos e nódulos. Caracteristicamente, o processo leva à formação de lesões queloidianas isoladas ou confluentes, o que resulta em áreas extensas de alopecia cicatricial. A localização occipital ou na nuca é imprescindível para a definição da doença[26] (Figuras 60.15 e 60.16).

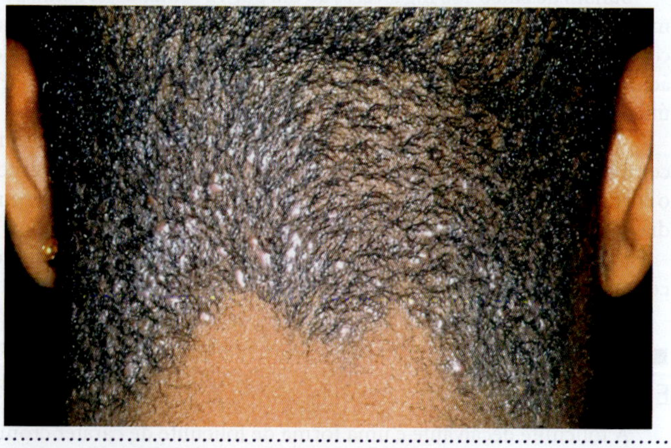

■ **Figura 60.15** Foliculite queloidiana da nuca.

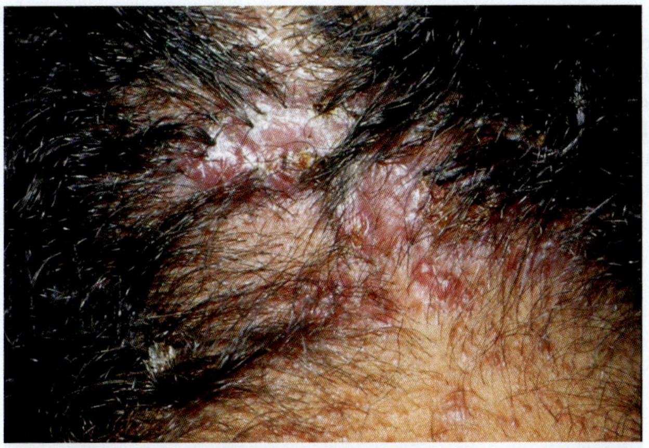

■ **Figura 60.16** Foliculite queloidiana da nuca.

Diagnóstico laboratorial e diferencial

A diagnose é clínica. Culturas bacterianas e antibiogramas devem ser solicitados para orientação terapêutica em casos resistentes ao tratamento antimicrobiano convencional. O estudo anatomopatológico é desnecessário na maioria dos casos. Quando realizado, observa-se inflamação dérmica intensa com presença de plasmócitos, fibrose, fistulas e estruturas foliculares deformadas.[27]

Os principais diagnósticos diferenciais são foliculite dissecante e decalvante do couro cabeludo.[27]

Tratamento

A entidade é de difícil tratamento. Localmente, indica-se a remoção dos pelos encravados, a drenagem de eventuais abscessos e a aplicação de antibióticos tópicos. A retirada dos fatores traumatizantes locais é fundamental. O uso de corticosteroides tópicos ou intralesionais está indicado no caso de lesões fibrosantes ou queloidianas.[26] O uso diário de xampus antibacterianos ou queratolíticos parece ajudar.

Crioterapia pode ser usada para diminuir o tamanho das pápulas fibróticas, com cerca de 25 segundos de congelamento, associadas ou não às injeções intralesionais (Bolduc et al., 2016).

A antibioticoterapia deve ser orientada por antibiograma e mantida por períodos prolongados. As tetraciclinas são boas opções terapêuticas.[26] Em casos resistentes, pode-se associar a radioterapia ou eletrocoagulação e cirurgia convencional para ressecção de todas as lesões.[27] Outras alternativas incluem o uso de retinoides tópicos ou imiquimode. Alguns casos parecem responder à isotretinoína (Bolduc et al., 2016).

■ SICOSE

Epidemiologia

Sicose é uma infecção piogênica subaguda ou crônica, que envolve toda a extensão do folículo piloso da área da barba. Se houver destruição folicular, clinicamente há formação de cicatrizes e o termo sicose lupoide ou eritema sicosiforme pode então ser aplicado. A foliculite decalvante representa o mesmo processo, porém no couro cabeludo.[25]

A doença ocorre unicamente nos homens e após a puberdade, sendo a maioria dos casos entre a terceira e a quarta décadas de vida.[25]

Etiologia

O *Staphylococcus aureus* representa o organismo infectante da lesão. O mesmo fago bacteriano é encontrado na flora nasal de indivíduos carreadores assintomáticos. Fatores constitucionais desconhecidos podem determinar a maior suscetibilidade à infecção ou uma penetração mais profunda do micro-organismo no óstio folicular.[25]

A maioria dos pacientes possui alta atividade seborreica com lesões faciais, no couro cabeludo ou blefarite crônica. Profissionalmente, trabalhadores de ambientes fechados apresentam maior número de lesões do que aqueles que têm atividades em ambientes abertos.[25] Infecções por fungos dermatófitos também são capazes de desencadear a doença.[204]

Quadro clínico

A lesão elementar é uma pápula ou pústula folicular, eritematosa com pelo central. Folículos vizinhos são envolvidos pelo edema perifolicular e podem coalescer. Dessa forma, surgem placas pustulosas e edematosas, as quais recebem o nome de sicose. Formas subagudas apresentam lesões disseminadas na face ou agrupadas sobre os lábios superiores e ângulos da mandíbula.[25]

O quadro possui duração variável e os períodos de piora ocorrem em intervalos irregulares ao longo de meses ou anos. Lesões crônicas típicas exibem placas confluentes, especialmente na região supralabial e mento, e podem persistir por longos períodos. Não há evidência de cicatrização e perda dos pelos, porém descamação e crostas são frequentes.[25]

Na sicose lupoide, os folículos são destruídos pelas cicatrizes e pápulas ou pústulas ativas são visualizadas na periferia de áreas atróficas. O aspecto lupoide é garantido pela formação de granulomas inflamatórios. O processo usualmente se inicia na região pré-auricular ou no mento e se estende em todas as direções de maneira irregular. O couro cabeludo pode ser envolvido. Raramente, ocorrem lesões similares nas axilas, virilhas, coxas e braços. O quadro possui taxas de extensão variável, porém tende a persistir indefinidamente.[25]

Diagnóstico laboratorial e diferencial

O diagnóstico é clínico, porém muitos diagnósticos diferenciais devem ser excluídos. A pseudofoliculite da barba apresenta pápulas ou pústulas disseminadas na região cervical e ângulos da mandíbula, porém não há coalescência. A sicose micótica ou quérion da barba possui clínica muito semelhante à forma bacteriana e por isso o exame micológico direto é fundamental para a exclusão daquelas possibilidades diagnósticas.[25]

A forma lupoide raramente simula o lúpus vulgar. Entretanto, a presença de pústulas estabelece o diagnóstico. O estudo anatomopatológico pode ser necessário em casos de dúvida.[25]

Ao exame histopatológico, a lesão sicosiforme apresenta a parede folicular invadida pelos polimorfonucleares e a região perifolicular possui infiltrado granulomatoso crônico. Linfócitos, plasmócitos, histiócitos e células gigantes são encontrados. As glândulas sebáceas ou todo o aparelho folicular podem ser destruídos e substituídos pela fibrose e cicatrizes.[25]

Tratamento

As formas subagudas são facilmente controladas com a aplicação de antibióticos tópicos, principalmente mupirocina.[204] Contudo, as lesões recorrem quando o uso é interrompido. Se o *swab* nasal indicar que se trata de um indivíduo carreador crônico, deve ser realizada a desinfecção desse local.[25]

Formas crônicas não respondem tão bem aos antibióticos tópicos, mas a combinação com esteroides pode aumentar essa eficácia. O tempo de uso é indefinido e contínuo até a melhora do quadro. Sensibilizantes potentes, como a neomicina, devem ser evitados. Casos resistentes exigem a cultura das lesões e antibiogramas para a definição da antibioticoterapia, a ser mantida por 10 a 14 dias.[25]

A doença extensa é tratada com antibióticos orais, como dicloxacilina ou cefalexina, no mínimo por 2 semanas ou até que todos os sinais de inflamação tenham desaparecido. As recidivas não são incomuns e requerem um curso adicional de antibióticos orais.[204]

■ FURÚNCULO E ANTRAZ

Epidemiologia

Furúnculo e antraz são infecções foliculares progressivas profundas e extensivas para além do folículo. Comumente conhecidos como abscessos, são lesões dolorosas, em regiões pilosas. O aparecimento anterior à puberdade é raro.[30]

Nenhum fator patogênico importante relacionado a infecções endógenas foi associado a furúnculos e foliculites. Parece provável que uma gama de enzimas potencialmente danosas à pele, como hemolisinas e leucocidinas, esteja envolvida na patogênese.[31]

O homem é o reservatório do *Staphylococcus aureus* e, quando portador crônico assintomático, representa a principal fonte de disseminação da bactéria.[32] A maioria da população possui o *S. aureus* como integrante da flora normal.[5] No recém-nascido, a colonização se faz com facilidade nas narinas, períneo, umbigo, pele e trato gastrointestinal. Nas crianças maiores e no adulto, a colonização ocorre principalmente nas narinas, e posteriormente o germe atinge a pele. A transmissão do micro-organismo é feita através das mãos ou por contato íntimo. Nos hospitais, a manipulação de lesões cutâneas, clinicamente infectadas ou não, pode constituir importante veículo de disseminação, o que reforça a necessidade da manutenção de um rigoroso esquema de prevenção nessas instituições.[32]

Indivíduos atópicos ou com outras condições inflamatórias possuem maior taxa de colonização por esse micro-organismo.[34] O principal fator de risco para furunculoses é a história familiar positiva, porém é preciso considerar casos de anemia, antibioticoterapia prévia, multiplicidade de lesões, higiene pessoal, doenças de pele associadas,[204] aumento da temperatura corporal, presença de umidade e idade do paciente.

Etiologia

O patógeno habitual é o *Staphylococcus aureus*.[30] A infecção por essa bactéria tem, na pele e em seus anexos, órgãos de manifestação frequente, seja por ação direta do micro-organismo, seja através das toxinas por eles produzidas. Entre as espécies de estafilococos, são consideradas patogênicas para o homem as coagulase- positivas pertencentes ao grupo II.[32]

Para que ocorra infecção, é necessário que haja um desequilíbrio na interação entre a bactéria e o organismo hospedeiro. Portanto, não basta que o indivíduo seja colonizado para ser infectado. A microflora residente na pele exerce papel regulador importante; assim, quando modificada através do aumento da umidade ou por outros processos patológicos, tende a haver esse desequilíbrio que favorece a infecção.[32]

Nos recém-nascidos, a ausência de uma microflora plenamente desenvolvida favorece as infecções estafilocócicas. Falhas do sistema imunológico são responsáveis por quadros recorrentes, por vezes graves, em função de defeitos de quimiotaxia (síndrome de Wiskott-Aldrich, síndrome de Chediak-Higashi, síndrome de Down, artrite reumatoide, diabetes *mellitus* descompensado, infecções bacterianas graves); déficits de opsonização (hipogamaglobulinemias); e defeitos nos polimorfonucleares (leucemias linfoblásticas e mieloides). Além disso, danos tissulares, como traumatismos e cirurgias, são importantes na gênese das infecções estafilocócicas.[32]

Aspectos imunológicos

Os estafilococos são capazes de secretar leucotoxinas, substâncias altamente específicas contra neutrófilos, monócitos e macrófagos. Há, por exemplo, a PVL (Panton-Valentine leucocidina) associada a estafilococia grave, infecções profundas, furunculose e pneumonia necrosante em crianças e adultos jovens. Os furúnculos causados por organismos PVL-positivos são múltiplos e associados a eritema mais intenso ao redor das lesões. O gene PVL é detectado em menos de 5% dos *S. aureus* isolados de pacientes clinicamente doentes e possui maior prevalência entre jovens sem doenças prévias. Idosos com complicações sistêmicas, como diabetes *mellitus*, leucemias e doenças autoimunes, geralmente são infectados por bactérias PVL-negativas.[33]

Quadro clínico

O furúnculo é uma infecção do aparelho pilossebáceo, que evolui com reação inflamatória intensa e necrose. Inicia-se por um nódulo eritematoso quente, que posteriormente se torna flutuante, mostrando ponto purulento junto ao pelo, também chamado de carnicão. Nessa localização, é eliminado pus e material necrótico. É mais raro na infância e tende a aumentar em frequência a partir da puberdade.[32]

Acomete qualquer região pilosa do corpo, porém possui predileção por áreas de fricção, como face (Figura 60.17) pescoço, axilas, regiões glúteas e abdome inferior. Tipicamente, a massa flutuante se rompe para a superfície espontaneamente ou através de incisão[30] (Figura 60.18).

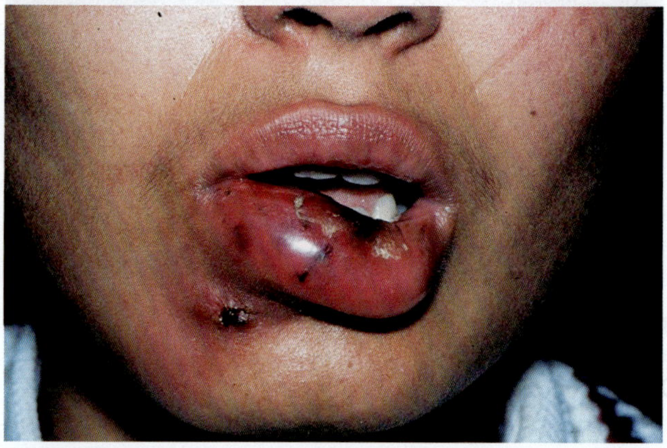

■ **Figura 60.17** Abscesso acometendo o lábio.

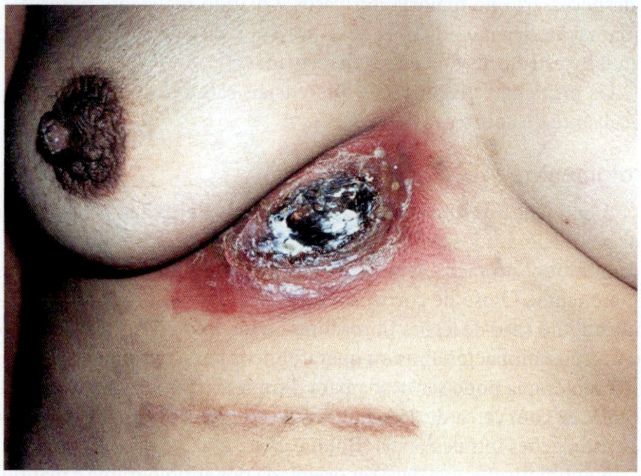

■ **Figura 60.18** Abscesso inframamário.

O antraz representa a infecção de vários folículos pilossebáceos próximos. O processo inflamatório é intenso e profundo, atingindo até o subcutâneo.[32,204] Os pelos confluem formando massa eritematosa, profunda e dolorosa. Usualmente, ocorre a abertura e drenagem da lesão para a superfície através de múltiplos orifícios,[30] deixando área cruenta que cicatriza por segunda intenção. Localiza-se com mais frequência na nuca, nos ombros, no dorso e nas coxas. Ocorre predomínio em pessoas idosas e imunossuprimidas.[32] Sintomas constitucionais, como febre e mal-estar, podem estar associados ao quadro. Contudo, são raramente vistos nos casos de furúnculo.[30]

Vinte e cinco por cento dos portadores de furúnculos evoluem para o quadro denominado furunculose recorrente, caracterizado pelo aparecimento de lesões múltiplas recidivantes. Alguns trabalhos sugerem a regressão espontânea de 75% dos casos em 2 anos. Trata-se, no entanto, de um processo extremamente incômodo para o paciente e sua família, e de difícil resolução pelo médico. É possível que fatores bacterianos desempenhem algum papel nas infecções cutâneas recorrentes pelo estafilococo. Contudo, deve-se suspeitar e investigar possíveis problemas no sistema imunitário do indivíduo.[32]

Os furúnculos podem, ainda, complicar dermatoses secundariamente infectadas, como a pediculose e a escabiose.[35]

Diagnóstico laboratorial e diferencial

O quadro clínico é típico. Na diagnose laboratorial, faz-se exame bacteriológico e antibiograma, mais com a finalidade de orientar o tratamento do que para confirmação diagnóstica.[6] Isso é especialmente verdadeiro para os casos crônicos e recidivantes, em que exista suspeita de infecções hospitalares, e para os quadros graves.[32]

O exame histopatológico não constitui rotina para diagnóstico da doença. Há formação de abscesso perifolicular composto principalmente por neutrófilos. O folículo pilossebáceo é destruído pelo processo inflamatório.[32] Ocorre necrose perifolicular com material fibrinótico e muitos polimorfonucleares. No tecido subcutâneo profundo, forma-se abscesso grande com a presença de bactérias gram-positivas.[36]

As erupções medicamentosas por halogenados, acne, periporite, hidrosadenite e miíase furunculoide representam diagnósticos diferenciais aos furúnculos. A história de uso de drogas é decisiva para a confirmação de erupções medicamentosas. A distribuição e o ambiente das lesões desfazem as dúvidas com relação à acne e periporite. No caso de hidrosadenite inicial, a diferenciação diagnóstica pode ser extremamente difícil, repousando quase exclusivamente na evolução do quadro. Em cursos mais crônicos, a recorrência e a localização das lesões, aliadas à formação de cicatrizes retráteis, dirigem o diagnóstico.

A miíase furunculoide apresenta componente inflamatório menos intenso que os furúnculos, além de pertuito central na lesão e uma larva em seu interior. Embora essa larva nem sempre esteja visível, seu movimento é transmitido para o líquido que a cerca e pode frequentemente ser observado, decidindo o diagnóstico.[32]

Tratamento

A higiene da pele deve ser feita com água e sabões antissépticos, clorexidina ou solução aquosa de permanganato de potássio. O material purulento é absorvido pela gaze do curativo, que deve ser trocado com frequência para que não haja contato com tecidos sadios. Calor local promove alívio e facilita a drenagem espontânea.[32] É conveniente manter secas as regiões do corpo habitualmente úmidas, o que inibe o crescimento bacteriano. Desodorantes e antiperspirantes são usados com esse objetivo.[35] Roupas contaminadas devem ser trocadas com frequência e lavadas separadamente.[32]

Processos sistêmicos predisponentes devem ser pesquisados e, se presentes, corrigidos. Fatores externos, como exposição a agentes químicos industriais, particularmente óleos, pressão excessiva de roupas e cintos deverão ser afastados. A obesidade, hiperidrose e pelos encravados, que facilitam a infecção, devem receber tratamento necessário.[35]

É importante manter boas condições gerais do paciente, tratando os processos intercorrentes e medicando febre e dor. O tratamento local através de medicações tópicas é recomendado aos pacientes com menor número de lesões. A administração de antibióticos sistêmicos se faz em casos febris, toxêmicos ou de repetição causados pela infecção aguda.[32]

Antibióticos tópicos são usados em pacientes com poucas ou pequenas lesões, 2 a 3 vezes ao dia por 7 a 10 dias. A mupirocina é útil para tratamento tanto das infecções como dos indivíduos carreadores crônicos, e apresenta a hipersensibilidade de contato como efeito adverso mais comum. O retapamulin e o ácido fusídico possuem excelente espectro de ação, baixa resistência e poucos efeitos colaterais. A bacitracina possui eficácia questionável, uma vez que os estudos demonstraram algumas falhas terapêuticas.[34] A aplicação ocorre sobre as lesões e em outros possíveis sítios colonizados pelos estafilococos. Os veículos variam entre creme, pomada ou loção. Evita-se o uso de neomicina e gentamicina pelo risco de sensibilização.[32]

As lesões não devem sofrer expressão e é contraindicada a drenagem cirúrgica precoce. Cuidados especiais devem ser tomados nos casos de furúnculos na face, especialmente nas regiões nasolabiais, em decorrência do risco de disseminação da infecção pelas veias emissárias da face para o seio cavernoso. Pacientes com lesões faciais devem permanecer em repouso no leito e receber antibióticos por via parenteral.[32]

Em furúnculos ou antraz está indicada a drenagem ou pequena incisão quando ocorrer flutuação da pele, com aspecto brilhante e ponto central purulento. Uma incisão mais profunda do que a pseudocápsula, formada ao redor da lesão, deve ser evitada. As loculações presentes devem ser rompidas com pinças hemostáticas. Coloca-se um dreno na região e faz-se um curativo com gaze e iodo.[30]

Casos mais graves exigem antibióticos parenterais, como a dicloxacilina (250 a 500 mg 4 vezes ao dia, por 10 dias) ou as cefalosporinas de primeira geração (cefazolina, 250 a 500 mg 4 vezes ao dia, por 10 dias).[204] O médico deve estar atento à possível evolução para abscessos ou fasciite necrosante. Essas condições requerem desbridamento cirúrgico imediato.[30]

Descreve-se resultado favorável com a administração de cloxacilina, 500 mg a cada 6 horas, e rifampicina, na dose de 600 mg/dia, por 10 dias. Em casos resistentes, há relatos de eficácia do uso de rifampicina, 600 mg/dia, ou clindamicina, 150 mg/dia por 3 meses.[35] Pacientes alérgicos a penicilinas podem receber amoxilina/clavulonato e macrolídeos. E aqueles com suspeita de infecções por MRSA receberão ciprofloxacina, minociclina, sulfametoxazol-trimetoprima ou vancomicina.[204]

Recentemente, a infecção por MRSA adquirida na comunidade tem se tornado um evento frequente, mesmo em pacientes sem fatores de risco, causando lesões dermatológicas, como furunculose refratária em adultos jovens. Muitas drogas, como linezolida e quinupristina-dalfopristina, têm demonstrado eficácia significativa contra bactérias gram-positivas resistentes. O uso desses medicamentos deve ser prudente para evitar resistência pelo uso excessivo.[443]

Os quadros recorrentes exigem a suspeita de contaminação nasal do indivíduo por cepas patogênicas ou a colonização através de familiares aparentemente sãos. Recomenda-se a realização de cultura bacteriana com antibiograma do paciente e de seus contatos mais íntimos.[32]

PSEUDOFOLICULITE

Histórico

Essa condição dermatológica foi pela descrita pela primeira vez por Fox, em 1908. Em 1956, Strauss e Kligman nomearam-na "pseudofoliculite da barba". A exacerbação da doença pelo ato de barbear tornou a pseudofoliculite um problema social nos Estados Unidos, nos anos de 1960 e 1970, em decorrência do grande número de soldados afro-americanos no exército, onde era exigido o rosto sempre limpo e barbeado. No mínimo 45% dos servidores negros eram afetados pela condição. Assim, ficou conhecido o termo *shaving bumps* entre os militares.[37]

Epidemiologia

A pseudofoliculite da barba, também conhecida como *pili incarnati* ou foliculite traumática da barba, é uma condição dermatológica comum que afeta homens e mulheres de origem afro-americana ou hispânica, com pelos encurvados. É infrequente em homens caucasianos. A doença não representa uma foliculite verdadeira e não há envolvimento de micro-organismo na etiopatogenia. O formato do pelo, natureza de crescimento e direção, aliados ao processo inflamatório deflagrado pelo ato de barbear-se, compõem as bases etiológicas. Após a tonsura dos pelos, a fina extremidade restante do folículo rompe a barreira da estrutura pilosa e penetra novamente na epiderme. Por definição, a pseudofoliculite ocorreria apenas na área da barba, contudo o mesmo mecanismo de lesão ocorre em outras áreas barbeadas, como couro cabeludo, virilhas, axilas e pernas.[37]

Um estudo com soldados do exército americano incluiu 234 indivíduos e encontrou uma prevalência de 83% entre os recrutas negros.[1] Outros relatos indicam taxas entre 10% e 80%.[2] Dessa forma, a pseudofoliculite representa uma das queixas cutâneas mais comuns da população negra.[37]

A doença ocorre em homens e mulheres no período pós-puberal com idade média de 14 a 25 anos. Mulheres são usualmente acometidas durante a perimenopausa em decorrência das alterações hormonais, com o aumento do crescimento de pelos na região da barba. Aquelas portadoras de hirsutismo são atingidas em idade inferior.[37]

Etiologia

A estrutura e direção de crescimento dos pelos nos indivíduos afetados possuem papel central na clínica da doença. Existem quatro tipos de pelos: retos, recurvados, helicoidais e espirais. Os helicoidais possuem diâmetros constantes, enquanto os espirais apresentam diminuição do diâmetro nas extremidades. Pacientes negros, tipicamente, possuem pelos espirais ou helicoidais, com formato elíptico e afilado quando comparados aos tipos retos. Os recurvados são os mais finos e produzidos por folículos curvos. A população negra possui maior número de folículos pilosos recurvados e em ângulo obliquo com a epiderme.[37]

Na patogênese da pseudofoliculite, dois mecanismos devem ser identificados: a penetração transfolicular e extrafolicular.[38] No primeiro caso, o indivíduo realiza o ato de barbear com a pele esticada e o pelo é cortado muito próximo da superfície e se retrai com a pele relaxada. Assim, ele se curva e penetra na parede folicular. A reação inflamatória desenvolvida é expressa clinicamente com uma pápula. O segundo mecanismo envolve a natureza curva do pelo, que após crescimento extraepidérmico penetra novamente na pele, causando invaginação epidérmica e, por último, penetração na derme.[39] Pinkus descreveu o fenômeno do pelo em arco na pseudofoliculite da barba. À medida que cresce, o pelo forma um *loop* e entra novamente na epiderme.[40]

Outra causa de penetração transfolicular é a remoção de pelos por pinças, o que leva à fragmentação do fio abaixo da epiderme e ruptura da parede folicular.[40]

Manifestações semelhantes são vistas em homens e mulheres que se barbeiam, depilam ou usam outros métodos para remoção de pelos nos lábios superiores, pescoço, axilas, virilhas e pernas. Nas mulheres, as áreas mais atingidas são as axilas e virilhas, em decorrência da maior frequência de remoção.[204] Descendentes afro-americanos e hispânicos do sexo feminino portadores de hirsutismo ou hipertricose na face possuem taxas de pseudofoliculite da barba semelhantes aos homens. Indíviduos com manifestações de crescimento excessivo dos pelos devem ser investigados e receber o tratamento adequado.[37]

Quadro clínico

A apresentação mais comum caracteriza-se por pápulas e pústulas na região da barba. A face anterior do pescoço, a área mandibular, o mento e as regiões malares são os locais mais afetados. Nas mulheres, as lesões típicas ocorrem no mento e virilhas depiladas, enquanto nos homens o local mais comum é o pescoço.[37]

Inexplicavelmente, as regiões do lábio superior e nuca são raramente acometidas.[4] Tais achados sugerem que a apresentação clínica da doença varia entre os sexos conforme o local de acometimento, duração e gravidade. Esses aspectos devem sempre ser considerados na abordagem clínica e terapêutica, em função das possíveis implicações psicossociais.[37]

Pápulas eritematosas ou hiperpigmentadas foliculares representam a lesão característica. O tamanho varia de 2 a 4 mm, e ocasionalmente são encontrados pelos sobre as pápulas. Pústulas e papulopústulas são lesões secundárias, que ocorrem como resultado da infecção por *Staphylococcus epidermidis*. Micro-organismos patogênicos, apesar de menos comuns, podem aparecer nas culturas e devem ser tratados adequadamente. Hiperpigmentação pós-inflamatória e queloides podem ocorrer no caso de inflamação crônica.[37]

A doença é classificada, segundo Dunn, em relação ao número e gravidade das lesões (Tabela 60.1). Essa classificação tem sido usada com sucesso no acompanhamento do tratamento, com base na documentação do número e localização das pápulas.[37]

Tabela 60.1 Classificação de Dunn quanto ao número e a gravidade das lesões.

Grau	Número de lesões	Severidade
0	Nenhuma	Ausência de lesões
1	< 10/área	Pápulas
2	10 a 20/área	Pápulas com pústulas isoladas
3	20 a 30/área	Pápulas com pústulas grandes e inflamação moderada
4	> 30/área	Pápulas com pústulas disseminadas e inflamação severa

A pseudofoliculite geralmente não causa problemas sérios ao indivíduo, mas as lesões podem ser esteticamente desfigurantes. As pápulas não tratadas resultam em cicatrizes hipercromias pós-inflamatórias, infecções secundárias e até queloides.[38]

Diagnóstico laboratorial e diferencial

O diagnóstico de pseudofoliculite é feito de acordo com os aspectos clínicos e localização das lesões. Os métodos utilizados para remoção de pelos merecem atenção especial. A maioria das mulheres realiza a retirada mecânica por pinça na região da barba, enquanto os homens utilizam principalmente as lâminas de barbear.[37]

As lesões típicas obtidas de biópsias da lesão mostram leucócitos mono e polimorfonucleares perifoliculares. A cultura bacteriana, à exceção da flora normal, é usualmente estéril, a não ser em casos de infecções secundárias por micro-organismos patogênicos.[37]

As alterações histopatológicas são consequência da penetração da borda livre do pelo na pele. O resultado é uma invaginação da epiderme acompanhada de neutrófilos, e ocasionalmente a formação de microabscessos intraepiteliais. A profundidade depende da penetração do pelo. Quanto mais fundo ele penetra na derme, mais severa é a reação inflamatória ao redor. Ocorre o desenvolvimento de abscessos e uma reação de corpo estranho ao redor do pseudofolículo. Ainda podem ser observados granulomas e fibrose.[37]

São diagnósticos diferenciais de pseudofoliculite: foliculite verdadeira (inflamação do folículo com evidências de infecção primária), acne vulgar, tinha da barba, impetigo e sarcoidose papulosa. No caso de foliculite verdadeira, ocorre crescimento bacteriano na cultura para bactérias de material colhido da lesão, diferentemente do que ocorre na pseudofoliculite, positiva apenas em caso de infecção secundária. Foliculite traumática (inflamação do folículo sem evidência de infecção ou penetração folicular) ocorre como resultado de um barbear rente à pele e clinicamente se expressa como escoriações e pápulas eritematosas foliculares pequenas. Essa condição se resolve em 1 a 2 dias após o barbear, em contraste com a pseudofoliculite que permanece por pelo menos uma semana.[37] As lesões da sarcoidose são eritematoinfiltradas e podem exigir biópsia e exame histopatológico para sua diferenciação.[38]

A distinção de acne vulgar é possível pela presença de comedos e lesões papuloacneifomes em outras regiões além da barba. Placas eritematodescamativas anulares caracterizam a tinha da barba. A distribuição unilateral e a cultura para fungos positiva confirmam o diagnóstico e afastam a pseudofoliculite.[37]

A acne queloidiana da nuca possui o mesmo mecanismo patogênico da pseudofoliculite e por isso é considerada um diagnóstico diferencial. Contudo, a localização das lesões e o tratamento são diferentes.[40]

A diferenciação com sicose pode ser difícil. Porém, nessa última as lesões são confluentes e predominam pústulas perifoliculares. A tonsura dos pelos melhora o quadro, enquanto na pseudofoliculite ocorre piora.[40]

Tratamento

Após a descrição da patogênese, fica claro que o principal tratamento é a prevenção. Primeiro, deve-se suspender a remoção de pelos por lâmina ou outros métodos. A cura completa ocorre em 2 a 6 semanas sem se barbear, porém 10% a 20% dos pacientes mantêm lesões inflamatórias após a suspensão e não podem esperar todo esse tempo.[37]

Em segundo lugar, é importante entender que medidas eficazes em um paciente nem sempre serão úteis para todos. Isso implica a realização de várias tentativas terapêuticas, até encontrar a melhor opção para cada um.[40]

Várias técnicas têm sido descritas e recomendadas para liberação dos pelos curvos. A limpeza do rosto com água morna e sabonetes antissépticos em movimentos circulares minutos antes de se barbear promove uma leve tração e pode se útil. Os antissépticos ajudam a reduzir o risco de infecção secundária. Uma tração mais efetiva é obtida através do uso de buchas de poliéster ou sabonetes abrasivos.[37] O uso de espumas de barbear cremosas minutos antes da tonsura também ajuda na lubrificação e liberação dos pelos encurvados e aderentes à pele.[444]

Para homens adeptos à face sempre limpa e sem pelos, existem maneiras de reduzir o risco da doença. O tipo de instrumento usado para barbear e a técnica apropriada são elementos fundamentais na prevenção. Evitar proximidade da pele com a lâmina é a medida mais importante.[37] Por essa razão, as populares lâminas duplas ou triplas não são recomendadas. Os pacientes devem ser instruídos a utilizar barbeadores elétricos com três cabeças de rotação e movimentos circulares.[38] Eles possuem instrumentos de proteção que previnem o barbear muito próximo.[37] Para manter a doença sobre controle, o ótimo comprimento dos pelos está entre 0,5 e 1 mm, o que previne a penetração transfolicular e extrafolicular.[40]

Outras recomendações importantes são: lavar a barba com movimentos circulares e abrasivos diariamente; aplicar na região loção pré-barba, que facilita o deslizar da lâmina; evitar a tonsura no sentido contrário ao do crescimento dos pelos; aplicar compressas mornas antes do barbear;[444] não tracionar a pele durante a tonsura; realizar compressas de água fria após o procedimento;[37] usar sempre lâminas novas para evitar o atrito repetido.[39] Sugere-se, ainda, a limpeza da lâmina com água aquecida para evitar a tração dos pelos ao metal. O creme de barbear não parece influenciar a patogênese.[37]

Os cremes depilatórios são outra opção para a remoção dos pelos em pacientes com pseudofoliculite. Os veículos existentes, além de creme, são loções, pós e pastas. O mecanismo de ação é a ruptura das pontes de dissulfeto dos cabelos, resultando na fragmentação do fio. A fratura terminal do pelo ao nível da pele reduz a chance de penetração extrafolicular. O sulfeto de bário e o tioglicolato de cálcio são os ingredientes ativos mais populares como cremes depilatórios. O primeiro deve ser aplicado após a limpeza da face com água e retirado em 5 minutos, junto com os pelos, por espátula. Da mesma forma o segundo, porém após 15 minutos da aplicação.[37] Depois do procedimento, utilizam-se água, emolientes, antibióticos ou esteroides tópicos para diminuir a irritação.[40] As maiores desvantagens são o odor desagradável dos produtos e o ressecamento cutâneo resultante. Novas fórmulas utilizando fragrâncias estão sendo desenvolvidas para mascarar o odor do sulfeto. Para evitar os efeitos irritativos, é recomendável o uso em dias alternados e contra-indicadas as loção alcoólicas.[37]

O creme com hidrocloreto de eflornitina a 13,9% age como inibidor da enzima ornitina descarboxilase, envolvida na divisão celular dos pelos, provocando inibição da taxa de crescimento dos cabelos. Seu uso é frequente para prevenção do crescimento de pelos faciais em mulheres. Aplica-se 2 vezes ao dia, com intervalo mínimo de oito horas entre as aplicações, e retira-se o produto com água após 4 horas. O paciente deve continuar a remover os pelos por pelo menos 8 semanas com esse agente. O efeito colateral mais comum é a irritação local. Os resultados no tratamento da pseudofoliculite são limitados.[37,444]

Agentes tópicos são úteis na diminuição da irritação em pacientes com pseudofoliculite. Emolientes com pH neutro ou ligeiramente ácido, como hidrocortisona creme, ureia 10% e ácido láctico, são benéficos.[37]

Kligman e Mills sugeriram participação da hiperceratose na patogênese da doença. Retinoides tópicos (tretinoína a 0,05% e adapaleno) em creme, gel ou solução reduzem esse efeito e produzem melhora clínica.[37] Contudo, o uso noturno diário pode provocar irritação e piora das lesões.[40] Os alfa-hidroxiácidos, incluindo o ácido glicólico, também diminuem as células hiperceratóticas do infundíbulo folicular e a espessura do estrato córneo. Pelo mesmo mecanismo, reduzem as lesões de pseudofoliculite.[37]

Antibióticos tópicos (clindamicina, eritromicina, peróxido de benzoíla), isolados ou em associação, reduzem a colonização pela flora normal, o que pode agravar a inflamação ou provocar a infecção secundária. A aplicação 1 a 2 vezes ao dia é efetiva apenas em caso de infecção ativa. Em indivíduos com aumento da oleosidade cutânea, o uso de peróxido de benzoíla pode ser a primeira escolha de tratamento.[38]

Peelings químicos, particularmente os de ácido glicólico ou salicílico, são benéficos em alguns pacientes. Os mecanismos são semelhantes aos retinoides tópicos. O ácido salicílico possui ação anti-inflamatória e contribui para a redução da hipercromia pós-inflamatória. Loções clareadoras contendo hidroquinona, ácido azelaico e ácido kójico também podem ser usadas com essa intenção. A crioterapia com nitrogênio líquido tem efeito *peeling-simile*, mas há risco de hipopigmentação por destruição de melanócitos.[37]

Antibióticos orais (tetraciclinas, macrolídeos, penicilinas) em baixas doses por períodos prolongados e corticosteroides sistêmicos devem ser utilizados nos casos moderados a graves para reduzir a inflamação ao redor dos folículos. A escolha do antimicrobiano deve ser guiada pelos resultados da cultura bacteriana. As tetraciclinas são ainda a droga de escolha, na dosagem de 500 a 1.000 mg/dia por 2 a 3 meses. Outras opções da classe são a doxiciclina, 50 a 100 mg/dia, e a minociclina, 50 a 100 mg/dia.[204] Há relatos de melhora com isotretinoína oral. Ocasionalmente, há combinação de terapêuticas.[37]

A técnica de depilação cirúrgica para o tratamento da pseudofoliculite requer incisão da pele até o subcutâneo, seguida de inversão do tecido e remoção dos bulbos foliculares. Pode ocorrer fomação de queloide após o procedimento.[37]

A única forma definitiva de tratamento é a remoção permanente dos folículos pilosos. Os aparelhos de diodo com comprimento de onda de 800 a 810 nm, alexandrita (755 nm) e Nd YAG (1.064 nm) utilizam a melanina dos pelos como cromóforo e são capazes de remover os folículos de pacientes com fototipo I-IV em poucas semanas.[2] Efeitos adversos, que incluem alterações epidérmicas e pigmentares, são mais comuns em fototipos mais altos, em decorrência do tropismo pela melanina.[37]

HIDRADENITE SUPURATIVA (ACNE INVERSA)

Histórico

A hidradenite ou hidrosadenite supurativa (HS) foi tradicionalmente considerada uma disfunção das glândulas apócrinas. A primeira descrição como entidade distinta foi em 1839, quando Velpeau relatou caso de paciente com abscessos superficiais nas axilas, mamas e regiões perianais. Em 1854, Verneuil associou o processo supurativo às glândulas sudoríparas e a doença recebeu o nome atual. Por muitos anos, a condição foi descrita como doença de Verneuil, mais tarde ficou conhecida como hidradenite supurativa.[41]

Em 1922, Schiefferdecker classificou as glândulas sudoríparas em écrinas e apócrinas; e subsequentemente relacionou a HS às últimas. Brunsting, em 1939, descreveu detalhadamente os aspectos histológicos da doença. Ele observou o lúmen das glândulas apócrinas e, no tecido conectivo periglandular, a reação celular primária. Após o detalhamento completo das características clínicas, o autor enfatizou a frequente associação de HS e acne. A observação da ocorrência simultânea de foliculite dissecante do couro cabeludo, acne conglobata e hidroadenite supurativa em um mesmo paciente o levou a afirmar que o evento patogênico central das três condições seria a tendência à hiperceratinização folicular e consequente infecção bacteriana secundária. Pillsbury e colaboradores, em 1956, relacionaram as três desordens com o termo tríade de oclusão folicular. Sua falha, na ocasião, foi a ênfase ao envolvimento das glândulas sudoríparas apócrinas.[41]

No ano de 1975, Plewig e Kligman identificaram o cisto pilonidal como outro componente da síndrome de oclusão folicular, introduzindo o termo acne tétrade. Na mesma ocasião, afirmaram que a hidradenite estaria erroneamente nomeada, em decorrência da ausência de envolvimento apócrino. Em 1989, Plewig e Steger sugeriram a expressão acne invertida, em vez de tríade ou tétrade de oclusão folicular, como mais adequada. A HS tem sido aceita como uma desordem acneiforme que se inicia principalmente com alterações foliculares, e não por infecções nas glândulas sudoríparas.[41,208]

Já que na hidradenite supurativa ocorre um defeito real no epitélio folicular, sugere-se a exclusão de todos os sinônimos da doença, inclusive HS, e sua substituição por acne invertida ou inversa. Essa nomeação associa a patogênese da entidade à acne e reflete o fato de a oclusão folicular ocorrer em localizações inversas à daquela.[41]

Epidemiologia

A acne inversa é um distúrbio do epitélio folicular terminal de regiões apócrinas do tecido cutâneo. Caracteriza-se pela oclusão folicular comedo símile, inflamação recorrente crônica, drenagem mucopurulenta e cicatrizes progressivas.[41]

A prevalência da doença na população geral é de 1%. Contudo, em populações adultas jovens com doença sexualmente transmissível as taxas alcançam os 4%.[41] A acne inversa é provavelmente mais comum do que se imaginava, porém seu diagnóstico é frequentemente ignorado ou esquecido.[42] A distribuição é universal, apesar de ambientes úmidos e quentes contribuírem para o seu desenvolvimento.[41]

Apesar de raras, algumas complicações são descritas; o processo crônico progressivo produz inabilidades em decorrência de queloides, contraturas e imobilidades. Os pacientes se afastam ou possuem dificuldade de convívio social. As taxas de mortalidade são semelhantes às da população geral, porém a autoavaliação do estado de saúde e os parâmetros de morbidade são piores entre os portadores de acne inversa.[41]

Quanto aos efeitos socioeconômicos da doença, Jemec e colaboradores descreveram que o maior problema, em ambos os sexos, é a perda de aproximadamente 2,7 dias de trabalho por ano. Ainda, os autores encontraram uma diferença de morbidade entre homens e mulheres. Essas últimas perdem significativamente mais dias de trabalho (2, 9 dias) do que o sexo masculino (1,7 dia). Isso sugere que elas possuem um quadro clínico mais agressivo ou outros fatores contribuintes. Por outro lado, os homens procuram menos ajuda médica ou especialistas na área, o que corrobora a hipótese de uma evolução mais branda no sexo masculino.[41]

Apesar de a maioria dos autores não descrever predileção racial, é observado aumento da frequência entre os negros, possivelmente em razão sua maior densidade de glândulas apócrinas com relação aos brancos.[41] A prevalência sexual é controversa, porém há maiores relatos entre as mulheres com taxas de 2-5:1 em relação aos homens. Lesões genitofemorais são significativamente mais comuns no sexo feminino, enquanto o acometimento perianal é mais comum no sexo masculino. No caso de lesão axilar, não há predileção sexual.[43] Os múltiplos e grandes comedos, característicos da doença, são comuns a ambos os sexos e distribuídos em todas as regiões. Sugere-se que eles sejam precursores da acne inversa.[41]

A acne inversa atinge indivíduos de 11 a 50 anos de idade, com média de 23 anos.[43] Abaixo de 2% dos pacientes possuem menos de 11 anos, e são extremamente raros os casos antes da puberdade e após a menopausa.[41]

Etiologia

A etiologia exata da acne inversa permanece obscura. Todos os fatores etiológicos propostos, como oclusão folicular, infecção bacteriana, genética, defeitos imunológicos, hormônios, tabagismo e irritantes, são considerados secundários. O evento primário dos folículos pilosos permanece não identificado. Além disso, a pele espessada das áreas acometidas pode ter algum efeito na patogênese da doença.[41]

Acreditava-se que a acne inversa seria uma doença oclusiva e piogênica das glândulas sudoríparas apócrinas, levando à dilatação ductal e estase da secreção glandular.[208] Attanoos e colaboradores descreveram a oclusão dos folículos em quase todos os casos quando comparados aos controles. A inflamação apócrina não ocorre na ausência de foliculite adjacente, o que indica ser aquela um evento secundário.[41]

A hiperceratose folicular é o evento inicial que deflagra a oclusão do infundíbulo, obstrução ocasional secundária do ducto apócrino e promoção da perifoliculite. Essa pode causar ruptura folicular, em razão de inflamação e infecção.[43] Nos estágios mais avançados, a contaminação bacteriana parece ser um fator de risco para a formação de cicatrizes destrutivas e lesões extensas. Uma vez formados os trajetos comunicantes, a infecção secundária é obvia. Os micro-organismos mais comumente isolados são estafilococos coagulase-negativos, particularmente o *Staphylococcus epidermidis*[41] e o *Staphylococcus aureus*. Ainda estreptococos, bactérias gram-negativas e germes anaeróbios podem ser responsáveis pela positividade de culturas obtidas de material das lesões.[43]

A inflamação inicial ocorre pela ruptura do epitélio folicular e tem causa desconhecida, apesar da fricção em áreas intertriginosas ser fator contribuinte. A lesão do epitélio libera material estranho na derme e desencadeia a resposta imunológica com formação de granulomas de corpo estranho. Posteriormente, a colonização bacteriana pode agravar a inflamação.[41]

Como os fatores etiológicos ainda não foram completamente elucidados, a contribuição genética parece ser considerável. A frequência da doença em parentes de primeiro grau dos pacientes com acne invertida é de 34% e já foi proposta uma possível herança autossômica dominante. Recentemente, mutações no gene da conexina 26 foram associadas à tríade de oclusão folicular grave; porém outros estudos moleculares são necessários. A suscetibilidade genética através de antígenos HLA ainda é questionável.[41]

Embora haja suspeita de existir uma relação entre defeitos imunológicos e a acne invertida, nada foi ainda provado. A hipereatividade dos neutrófilos possui importância na patogênese da inflamação crônica, bem como a destruição tecidual consequente à liberação de espécies reativas de oxigênio e proteases ativas. Além disso, defeitos na função dos neutrófilos teriam papel no quadro clínico.[41]

O estímulo androgênico às glândulas apócrinas parece ter papel secundário e controverso na doença. Porém, o início do quadro apenas após a puberdade e a melhora com terapias antiandrogênicas justificam a relação.[208] Além disso, as observações sugerem que baixos níveis de estrógeno predispõem as mulheres à doença ativa. Períodos de piora não refletem a evolução e a possível melhora durante a gravidez não é uma constante.[41]

Hirsutismo e obesidade são achados comuns em mulheres com acne invertida. Por outro lado, as taxas de prevalência da doença em mulheres com hiperandrogenismo não são significativamente diferentes daquelas vistas na população normal. Isso sugere que hirsutismo e obesidade são influentes na doença preexistente, mas não são importantes na patogênese. O aumento do atrito pele a pele em obesos contribui também para a oclusão dos folículos. Ainda, foi proposta uma resposta final anormal aos andrógenos circulantes através da enzima 5-alfa-redutase, mas permanece ainda não definitivamente comprovada.[41]

A influência hormonal é sustentada ainda pela exacerbação do quadro em 50% das pacientes durante o período pré-menstrual, pós-parto ou em uso de anticoncepcionais.[43]

O tabagismo é um dos principais fatores agravantes da doença e deve ser desencorajado. Não se sabe o mecanismo patogênico responsável, mas acredita-se que uma alteração na quimiotaxia dos polimorfonucleares possa contribuir. Irritantes químicos (por exemplo, desodorantes) e mecânicos (depilação e tonsura dos pelos) são fatores de risco, apesar de alguns estudos não comprovarem essa relação. Calor, suor, estresse e menstruação nas mulheres são condições associadas à doença ativa e sua exacerbação. Um estudo observou 32% de piora durante o verão.[41]

A acne invertida raramente é induzida por drogas, mas pode ocorrer com o uso de anticoncepcionais e lítio. Os cânceres de pulmão e boca são mais comuns nos pacientes com acne invertida do que na população geral, talvez pelo maior consumo de tabaco.[41]

Aspectos imunológicos

O evento primário da hidradenite supurativa é a hiperceratose folicular, que leva a oclusão folicular, associada à uma desregulação imunológica (Frew, 2020), que desencadeia uma resposta inflamatória excessiva, com *upregulation* de Th1 e Th17 e participação importante da IL-17 e TNF-α (Saunte et al., 2017).

São encontrados níveis de TNF-α lesionais mais altos nos pacientes com acne invertida, comparados com controles normais e também mais altos dos que os de pacientes com psoríase. Os níveis de TNF-α e IL-17 se correlacionam com a severidade da doença (Goldburg et al., 2020).

As interleucina-12 e interleucina-23 contribuem para a manutenção da inflamação crônica. As interleucina-1, interleucina-36 e interleucina-6 também estão em níveis aumentados, quando comparadas com adultos hígidos.

Com relação a participação do IFN-γ, os estudos ainda são controversos (Goldburg et al., 2020).

Quadro clínico

O início da doença é insidioso e os primeiros sintomas são prurido, eritema e hiperidrose local. Mais tarde, as lesões se tornam dolorosas. A acne invertida habitualmente acomete indivíduos hígidos.[41]

Ocorre predileção pelas áreas intertriginosas, sendo as axilas e regiões inguinoperineais os locais mais acometidos. Outras localizações com folículos pilosos terminais e glândulas apócrinas são ocasionalmente afetadas, como: aréola mamária, sulco inframamário, região periumbilical, couro cabeludo, regiões malares e zigomáticas, nuca, meato acústico externo e ombros.[41]

A extensão e gravidade da doença são variáveis. Alguns pacientes possuem formas leves com envolvimento de apenas uma região, porém a maioria desenvolve lesões em mais de uma localização. Uma ou duas axilas, além da virilha, podem estar acometidas. Geralmente, as regiões mamária, perianal e escrotal, lábios maiores e glúteos são poupados.[41]

Nódulos firmes, de tamanho variável, surgem e se rompem espontaneamente, secretando material purulento[1] (Figura 60.19). O odor pode ser fétido em caso de infecção secundária.[2] Eles possuem tendência a coalescer e infectar, resultando em abscessos agudos. Nesse caso, pode haver resolução temporária ou até progressão para múltiplos abscessos com dor persistente, formação de fístulas e cicatrizes. As lesões cicatrizam com fibrose, com ocasional recorrência nas áreas adjacentes (Figura 60.20). Ainda, glândulas apócrinas coalescentes e infectadas se rompem, criando abscessos subcutâneos com múltiplos pontos de drenagem.[41] Os nódulos inflamados evoluem para traçados sinuosos de drenagem dérmica, que possuem formato linear ou angular de fácil reconhecimento. Essa apresentação mostra a forma persistente nodular da doença. Periodicamente, através desses sinus pode haver secreção de pus e sangue. Se não tratados, os traçados de drenagem podem persistir por anos. Com o tempo, múltiplos abscessos e sinus produzem uma configuração em colmeia no subcutâneo. Ocasionalmente, o envolvimento superficial pode se estender para a fáscia e os músculos, causando fibrose, cicatrizes hipertróficas e induração.[41]

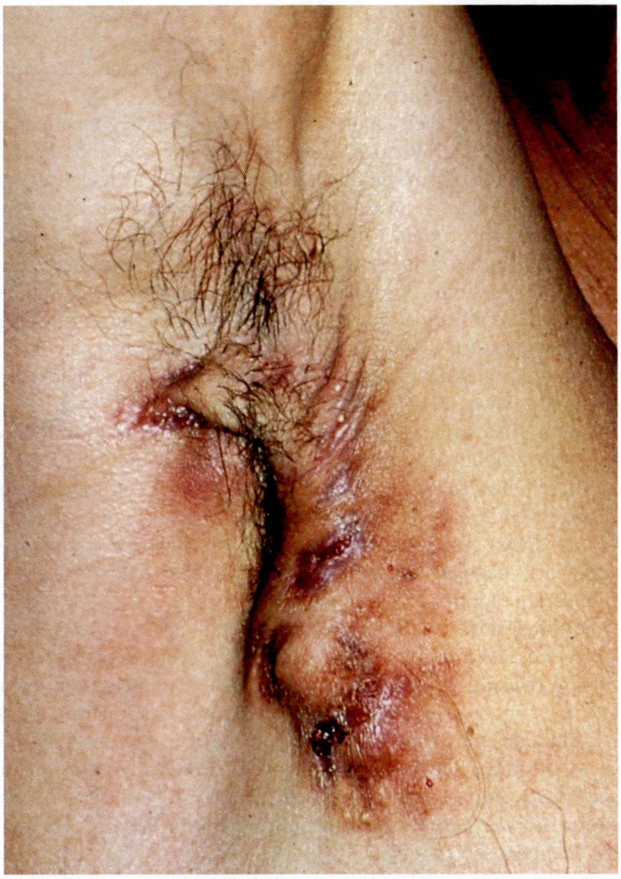

■ **Figura 60.19** Hidradenite axilar.

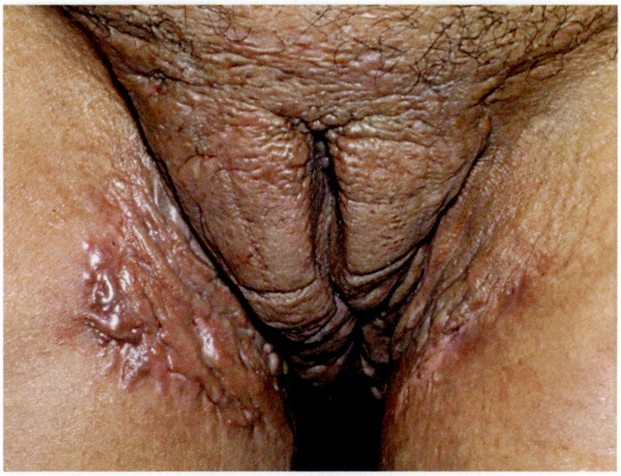

■ **Figura 60.20** Hidradenite – lesões cicatriciais.

Comedos com múltiplas aberturas ou em ponte são característicos da acne invertida. Eles progridem para abscessos e traçados sinuosos. Quando dois orifícios cutâneos distantes se interconectam através de fístula subcutânea, tem-se a lesão em ponte (Figura 60.21). Adenopatia é raramente associada e no caso de lesão grave pode haver destruição das glândulas apócrinas. Com a cronicidade do quadro, eritema, cicatrizes e contraturas largas, semelhantes a um dedo, se desenvolvem. Isso restringe a mobilidade do paciente, limitando a abertura dos braços além do plano horizontal.[41]

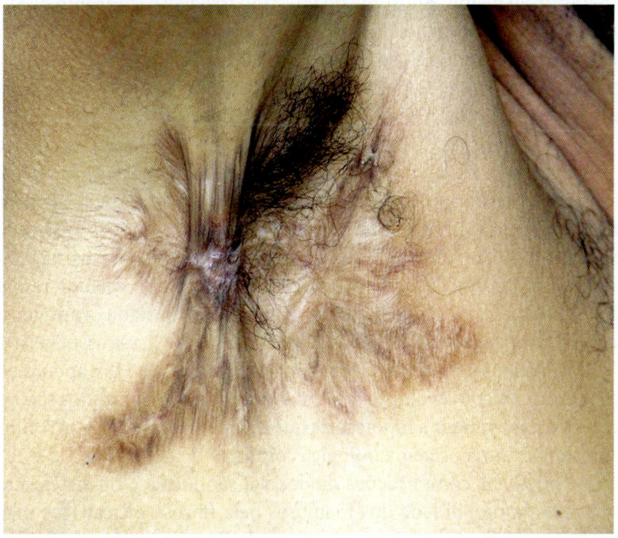

■ **Figura 60.21** Hidradenite com lesão em ponte.

Nas regiões inguinoanogenitais, as lesões infiltradas eritematosas amarronzadas secretam pus, sangue ou secreção aquosa através de numerosas fístulas. No sulco anal, há emergência de pelos entre as cicatrizes hipertróficas (Figura 60.22). A acne invertida de localização perianal é dolorosa e progressivamente leva à destruição da arquitetura normal da pele. O odor fétido é provocado pela exsudação serosa ou francamente purulenta. Esses achados são idênticos às manifestações cutâneas da doença de Crohn. Casos da doença intestinal podem ser precedidos ou complicados pela acne invertida. Church e colaboradores descreveram a coexistência de hidradenite supurativa e doença de Crohn em 39% dos pacientes examinados, o que parece ser mediado pela predisposição genética e constitucional da hidradenite em pacientes com doença de Crohn retal. Uma condição pode mascarar ou agravar a outra. Assim, pacientes duplamente doentes são mais propensos a sepse persistente e necessitam mais frequentemente de proctocolectomias.[41]

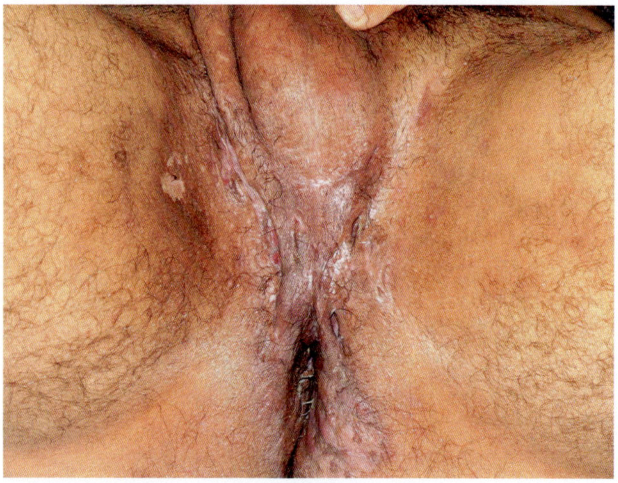

■ **Figura 60.22** Hidradenite em região perineal.

Pacientes com lesões crônicas, também chamadas de hidradenite supurativa granulomatosa, assim como 60% dos pacientes com doença de Crohn apresentam granulomas epitelioides não caseosos, o que sugere que ambas as condições são inflamatórias crônicas.[41]

A teoria da origem folicular da HS é suportada pela associação dessa às inúmeras outras condições em que ocorre a oclusão dos poros. Elas incluem: doença de Fox-Fordyce, acantose nigricante, pitiríase rubra pilar, esteatocistoma múltiplo,[41] doença de Dowling-Degos,[3] síndrome de Down, doença de Graves, tireoidite de Hashimoto, herpes simples, hiperandrogenismo, síndrome do intestino irritável e síndrome de Sjögren.[42] Pacientes com associação de HIV e ptiríase rubra pilar podem desenvolver ainda acne conglobata, HS e líquen espinuloso. O quadro recebeu o nome de HIV associado à síndrome folicular e não possui patogênese definida.[41]

A coexistência de HS e artropatia possui características clínicas variáveis, que vão da artrite pauciarticular assimétrica à poliartrite simétrica e/ou síndrome de poliartralgia. Tipicamente, a doença envolve grandes articulações das extremidades, particularmente os joelhos. O esqueleto axial também pode estar envolvido. Em muitos casos, há piora do quadro durante exacerbações da HS e melhora no caso de remissão. Acredita-se que respostas imunológicas inapropriadas a antígenos bacterianos possam estar envolvidas na patogênese dessa associação.[41]

O pioderma gangrenoso foi raramente associado à HS e apenas em casos crônicos com evolução de até duas décadas. Mais estudos são necessários para validar a hipótese de que defeitos na função neutrofílica representam uma origem etiológica comum.[41]

As possíveis complicações da doença são locais e/ou sistêmicas. Restrição da mobilidade dos membros pela fibrose e cicatrizes marcantes ocorre particularmente no caso de doença axilar. Na doença perianal, a formação de fístulas é comum, sendo raros os casos de fistulas retais e uretrais. O edema e elefantíase *nostra* pós-infecções estreptocócicas podem ser sobrepostos a lesões de HS, o que provoca distorção e aumento da genitália externa. Além disso, úlceras genitais graves podem causar destruição do prepúcio em homens. Sistemicamente, há risco de infecção disseminada e raros casos de septicemia.[1] Reações inflamatórias crônicas, como anemia, hipoproteinemia, proteinúria, amiloidose, ceratite intersticial e doença renal, são quadros infrequentes.[42]

A incidência de câncer nos pacientes com HS é maior quando comparada à da população normal. Neoplasias cutâneas não melanoma, da mucosa oral e hepática possuem prevalência aumentada. O carcinoma espinocelular (CEC) pode ser uma séria consequência da doença. Ocorre principalmente na região anogenital, possui crescimento endofílico ao longo dos sinus e é de detecção mais difícil. A maioria dos pacientes atingidos apresenta evolução maior de 10 anos, sendo que 3,2% dos quadros perianais irão desenvolver neoplasia entre 20 e 30 anos. Nas mulheres, é possível o envolvimento vulvar, perianal ou do glúteo. O CEC que se origina de áreas cronicamente inflamadas tende a ser mais agressivo do que aquele resultante do dano actínico e está associado à invasão local, recorrência após excisão, metástases a distância e altas taxas de mortalidade. É preciso estar alerta, ainda, ao desenvolvimento de câncer anal e carcinomas mucinosos, que se originam de fístulas na região.[41]

Tardiamente, a drenagem purulenta através dos sinus pode se tornar extensa e provocar a inflamações periódicas.[41]

Em geral, a acne invertida é uma doença crônica, sendo que 90% dos pacientes apresentam atividade do quadro mesmo após 20 anos de evolução. Excepcionalmente, a intervenção cirúrgica pode ser suficiente para interromper o processo. A resolução espotânea é rara.[41]

Diagnóstico laboratorial e diferencial

O diagnóstico é primariamente clínico e o estudo anatomopatológico pouco exigido, especialmente no caso de lesões bem desenvolvidas. Um consenso determinou os três elementos mais importantes para a definição diagnóstica: lesões típicas, características de distribuição e recorrência. As lesões primárias típicas são: pápulas eritematodolorosas menores de 1 centímetro; nódulos eritematodolorosos maiores de 1 centímetro; abscessos dolorosos com pápulas ou nódulos secretantes; contraturas dérmicas e elevações em cordões na pele; comedos com dupla terminação.[41] A localização característica foi determinada tendo em vista os locais mais acometidos: axilas e virilhas. Sendo assim, a acne invertida pode ser diagnosticada se o paciente apresentar os seguintes quadros: doença ativa com uma ou mais lesões primárias nos locais designados e história de três ou mais abaulamentos dolorosos ou secretantes nesses mesmos locais desde os 10 anos; ou doença inativa com história de cinco ou mais abaulamentos dolorosos ou secretantes nos locais designados na ausência de lesões primárias.[41,208] Lesões perianais exigem biópsia para exclusão de carcinoma espinocelular coexistente.[42]

Os diagnósticos diferenciais mais comuns são: actinomicose, doença da arranhadura do gato, erisipela, donovanose e linfogranuloma venéreo. Outros processos patológicos, embora menos comumente considerados, são: abscessos simples, nevo apócrino, infecções no cisto de Bartolin, antraz, doença de Crohn, infecções em cistos epidermoides, linfadenites, tricoepiteliomas múltiplos, tuberculose cutânea, tularemia, colite ulcerativa,[41] furúnculo e cisto pilonidal.[42]

Estudos laboratoriais são úteis na evolução e esclarecimento diagnóstico. Contagem de plaquetas, diferencial de leucócitos, dosagem da proteína C reativa, exame de urina de rotina, ferro sérico e eletroforese de proteínas podem ser esclarecedores, uma vez que pacientes com lesões agudas apresentam níveis elevados de velocidade de hemossedimentação, baixos níveis de ferro e anormalidades eletroforéticas.[41]

A ultrassonografia dos folículos pilosos e derme revela distorções no formato dos folículos, maior diâmetro deles na profundidade e aumento da espessura da derme, o que está de acordo com a patogênese suspeitada da doença e confirma a impressão clínica de ser uma doença profunda, ao invés de superficial.[41]

Culturas bacterianas devem ser realizadas em todas as profundidades das lesões, para minimizar a contaminação com bactérias da superfície. Quase todos os micro-organismos podem ser isolados, incluindo estreptococos, outras bactérias gram-positivas, gram-negativas e bactérias fecais. Porém, os mais frequentes são *Staphylococcus aureus*, estafilococo coagulase-negativo, estreptococos anaeróbios (*Streptococcus milleri*) e espécies de *Bacteroides*.[41,208]

Histologicamente, a alteração fundamental da acne invertida é a hiperceratose do infundíbulo folicular. Foliculite e inflamação perifolicular são achados comuns e acometem aproximadamente dois terços dos casos, com ou sem oclusão folicular. O evento inflamatório inicial é a ruptura do epitélio folicular, o que desencadeia a resposta imunológica e a formação de granulomas de corpo estranho. Posteriormente, a colonização bacteriana pode agravar a inflamação. O infiltrado inflamatório dérmico é composto por neutrófilos, linfócitos, plasmócitos e ocasionalmente eosinófilos.[41]

A inflamação histológica perianexial é menos comum do que a perifolicular. Apocrinite ocorre apenas em processos extensos, em aproximadamente 33% dos casos.[43] Pode haver destruição total da unidade pilossebácea ou apenas das glândulas apócrinas pelos neutrófilos.[41] O subcutâneo exibe fibrose, necrose gordurosa e inflamação.[43]

A presença de granulomas epitelioides, também chamados de granulomas HS, alerta para a possibilidade de coexistência de alguma doença granulomatosa, como doença de Crohn ou sarcoidose. Traçados sinuosos revestidos por epitélio estratificado espesso se estendem para a derme, dissecando por entre o tecido necrótico. Membranas repletas de colesterol e gangliosídeos estão dispersas na derme e carregam células-tronco epiteliais e foliculares. Essas parecem estar envolvidas na formação dos sinus.[41]

O estadiamento clínico da doença possui valor diagnóstico importante. A classificação mais usada é o estadiamento de Hurley (Goldburg et al., 2020). O primeiro estágio é caracterizado por múltiplos ou solitários abscessos sem a formação de cicatrizes ou sinus. O segundo apresenta abscessos recorrentes, uma ou múltiplas lesões separadas por sinus e formação de cicatrizes. Por fim, no terceiro estágio há envolvimento difuso de múltiplos sinus interconectados e abscessos. A uniformidade do estadiamento é fundamental para definir as estratégias de tratamento.[41]

Tratamento

O tratamento ideal para acne invertida deve oferecer uma alta taxa de cura, com baixos índices de recorrência e com mínimas inconveniências e perdas de trabalho.[41] O médico deve enfatizar que a doença não é contagiosa ou causada por má higiene.[42] Recomenda-se a terapêutica precoce e a cirurgia o mais cedo possível, em caso de formação de abscessos, fístulas, cicatrizes ou sinus.[41]

As medidas gerais iniciais são relativas aos fatores agravantes ou precipitantes da doença. Preconiza-se a higiene local diária com sabões antissépticos nas regiões mais atingidas. O uso de agentes antiperspirantes também pode ser útil. A redução do peso em pacientes obesos é fundamental para a melhora e deve ser encorajada. Ambientes úmidos e quentes estão associados a exacerbações e precisam ser evitados.[209] O estresse emocional agrava o quadro, e métodos psicoterapêuticos são importantes para alguns pacientes.[42] A aplicação de compressas mornas com solução de Burrow ou cloreto de sódio, utilização de roupas largas, prática de atividades físicas e suspensão do tabagismo são indicadas.

Os nódulos e abscessos produzidos pela doença podem provocar a dor importante e inflamação com limitação da função do membro. Anti-inflamatórios, incluindo analgésicos opioides podem ser necessários.[41,209]

O impacto psicológico nos pacientes pode ser muito grande, dificultando o convívio social, profissional e pessoal. O odor fétido e o desconforto crônico alteram a sexualidade dos indivíduos afetados e produzem depressão, frustração e isolamento. Nesses casos, apoio psiquiátrico e familiar são fundamentais.[42]

Quadros leves a moderados têm como primeira opção de terapia o uso da clindamicina tópica. Ensaios clínicos randomizados mostraram sua eficácia na redução da inflamação e relativa segurança e tolerabilidade.[42]

Episódios agudos ou recorrentes da doença devem ser tratados com antibióticos sistêmicos, da mesma maneira da acne nódulo-cística. Tetraciclina (1 g/dia), doxiciclina (100 a 200 mg/dia), minociclina (100 mg/dia) ou eritromicina (1 g/dia), combinados ou não a metronidazol, são utilizados por longo período.[209] Contudo, se houver suspeita de superinfecção, é recomendável a realização de cultura bacteriana e antibiograma antes do tratamento. Agentes antiestafilococos são mais indicados na doença axilar, enquanto medicações de amplo espectro devem ser reservadas para lesões perineais. As cefalosporinas são úteis em caso de celulite concorrente ativa.[42,209] Muitos pacientes atingem melhora substancial, porém não há evidências de que essa terapêutica seja capaz de mudar o curso natural da acne invertida. Novos estudos randomizados controlados são necessários para incentivo da prática.[41] Quadros mais graves exigem antibioticoterapia oral por 2 meses ou mais, a fim de prevenir a progressão e a piora pela infecção. A combinação clindamicina oral e rifampicina é uma opção para aqueles não responsivos às tetraciclinas.[446]

Os derivados de vitamina A são antiproliferativos, imunomoduladores e indutores da diferenciação celular. Sua utilização na HS é adjuvante na redução da inflamação antes e após a cirurgia. Alguns pacientes, contudo, alcançam melhora importante com isotretinoína (1 mg/kg/dia) em monoterapia ou após 8 semanas de prednisona e eritromicina via oral. Estudos prospectivos recentes indicam que a resposta aos retinoides é apenas leve a moderada e relaciona-se com a gravidade menor do quadro inicial. Entretanto, outros advogam que o uso prolongado, além dos 4 a 6 meses usuais, seria mais efetivo. Adicionalmente, a acitretina pode ser útil em alguns casos. Estudos prospectivos mostram melhora de até 50% no *score* de gravidade da doença.[447] Ambos os agentes são contraindicados na gravidez.[41]

Outras medicações anti-inflamatórias utilizadas são a sulfona e os corticosteroides sistêmicos. A primeira é efetiva contra a migração de neutrófilos e não possui efeitos teratogênicos. Sua utilização é preferida para mulheres em idade fértil. A prednisona oral, na dose de 40 a 60 mg/dia por 7 a 10 dias, é suficiente para diminuir a inflamação aguda e pode ser útil. Injeções intralesionais, de corticosteroides ou antibióticos, são úteis em quadros localizados e podem ser repetidas a cada 2 a 3 semanas, na ausência de efeitos sistêmicos. A intenção seria acelerar a resolução e diminuir a inflamação local.[445] A prednisona por via oral, na dose de 60 mg/dia, provoca efeitos anti-inflamatórios sistêmicos e é útil nas exacerbações agudas. Doses de manutenção por longos períodos podem oferecer controle clínico.[42]

O tratamento combinado com acetato de ciproterona e etinilestradiol é benéfico em mulheres com HS crônica. Ocorre diminuição significativa da atividade da doença, especialmente nos quadros leves. Entretanto, nem todos os pacientes respondem bem a essa terapêutica. A finasterida, inibidora competitiva da isoenzima 5-alfa-redutase II, também pode ser efetiva.[41,209]

As recentes descobertas sobre as vias imunológicas envolvidas na patogênese da hidradenite supurativa estimularam inúmeros estudos sobre possíveis benefícios alcançados com o uso de agentes biológicos. Atualmente, apenas o inibidor de TNF-α adalimumabe é aprovado pelo FDA para o tratamento da doença, mas existem estudos incluindo diversos biológicos, como outros inibidores de TNF-α (infliximabe), anti-IL-17 (brodalumabe, secukinumabe, ixekizumabe, bimekizumabe), anti-IL-12/IL-23 (guselkumabe, rizakizumabe, ustekinumabe), anti-IL-1 (anakinra, bermekimabe), inibidores de fosfodiesterase-4 (apremilaste) e inibidores de Janus quinase – JAK (tofacitinibe) (Lyons et al., 2020).

A experiência terapêutica com imunossupressores não específicos, como o metotrexato, não ofereceu significativa melhora.[41] A análise do uso da ciclosporina em estudos retrospectivos demonstrou pouco ou nenhum benefício.[449]

As medidas não cirúrgicas são importantes antes e após a cirurgia. Se a doença for diagnosticada e tratada precocemente, as complicações secundárias sistêmicas serão prevenidas e a extensão da cirurgia menor.[41]

O tratamento cirúrgico é condição *sine qua non*, especialmente para pacientes com acne invertida crônica. A excisão total das lesões com margens representa a terapêutica possivelmente definitiva, sendo a ressecção completa da lesão o aspecto mais importante da técnica. As taxas de recorrência em cirurgias agressivas variam de acordo com o local acometido, sendo o maior nível encontrado na região submamária, 50%. Dessa forma, a indicação cirúrgica fica limitada a quadros crônicos em estágios recrudescentes. A recorrência é estimada em 2,5% no período pós-operatório de até 36 meses.[1] Obesidade, excisão insuficiente, maceração significativa da pele e infecções cutâneas crônicas aumentam a incidência de recorrência.[42]

Técnicas cirúrgicas limitadas, como drenagem de abscessos, eletrocoagulação e curetagem vigorosa dos sinus com cicatrização por segunda intenção, são utilizadas em alguns casos. Quadros agudos com drenagem purulenta que exigem alívio imediato são possíveis indicações. Contudo, a inflamação recorrente é inevitável. Procedimentos mais extensos podem requerer posicionamento de enxertos ou retalhos cutâneos/musculocutâneos. Esse tipo de reconstrução deve ser considerado dependendo do tamanho e localização da lesão. Lesões muito grandes para fechamento primário ou enxerto podem ser cobertas por telas de poliuretano, que induzem a formação de tecido de granulação. Alguns autores defendem a cicatrização por segunda intenção quando comparada a outras técnicas, em decorrência de bons resultados estéticos da cicatriz, limpeza adequada do local e menor limitação de movimentos.[41]

A curetagem dos sinus e fístulas é indicada como terapêutica inicial, antes de intervenções definitivas, no caso de doença perianal aguda. A alternativa cirúrgica nesses quadros é a excisão das lesões em pontes, ou seja, dois orifícios conectados por fistula subcutânea. Faz-se uma incisão fusiforme periorificial e em seguida injeta-se corante azulado para visualização do canal. A retirada do tecido fibrótico deve ser em bloco.[41]

Doença crônica e extensa exige remoção não só da área afetada, mas também da zona apócrina glandular adjacente a 2 centímetros da lesão, a fim de minimizar as taxas de recorrência. A definição da região pilossebácea-apócrina é realizada através do teste local com iodo e em seguida amido. Os pequenos pontos pretos indicam os ductos sudoríparos e o aparelho folicular. A excisão do tecido deve ser total e profunda, com o intuito de retirar todos os ductos apócrinos e parte do subcutâneo. A extensão dos sinus é marcada com violeta de metila durante o ato cirúrgico e a ausência de coloração tecidual indica a remoção completa.[41]

A excisão cirúrgica das lesões através de *laser* de CO_2 e a posterior cicatrização por segunda intenção oferecem bons resultados e mínimas complicações. Usualmente, a resolução completa ocorre em 4 a 8 semanas. Acne invertida perianal grave com fístulas complexas é uma boa indicação para o *laser*. O tecido inflamado sofre ablação em camadas até a remoção macroscópica total das lesões. Além de muito efetivo no tratamento dos sinus, esse método ainda é capaz de preservar a função esfincteriana. A bacteremia, como complicação dessa técnica, já foi descrita.[41]

A crioterapia com cicatrização secundária representa outra opção de tratamento. Entretanto, devem ser levados em consideração a dor significativa, o período prolongado de resolução e o maior risco de infecção.[42]

Um estudo sobre a melhora obtida com os tratamentos disponíveis mostrou que um quarto dos pacientes não obtém melhora, seja qual for a medida terapêutica, apesar da duração de aproximadamente 19 anos da doença, o que indica que todos os tratamentos disponíveis, incluindo o cirúrgico, são ainda insastisfatórios.[41]

■ INFECÇÃO POR MRSA

Histórico

A infecção por *Staphylococcus aureus* resistente a meticilina (MRSA) foi inicialmente descrita em 1961, ano da introdução desse antibiótico no mercado. Em 1982, a infecção comunitária por MRSA foi inicialmente observada em usuários de drogas Nos Estados Unidos. Desde a década de 1990, infecções por micro-organismos resistentes a meticilina (penicilina semissintética resistente a betalactamase) são encontrados na comunidade, tornando-se um problema crescente, de proporções epidêmicas em todo o mundo.[128]

Epidemiologia

A prevalência dos *Staphylococcus aureus* resistentes à meticilina vem aumentando significativamente em todos os países, com taxas de resistência tão altas quanto 50% nos Estados Unidos e no continente europeu. Nas unidades de terapia intensiva, especificamente, houve duplicação dos níveis de organismos resistentes no período de 1989 a 2003, atingindo números próximos a 60%.[129] O centro nacional de pesquisa em infecções nosocomiais americano encontrou 31% dos estafilococos hospitalares resistentes a meticilina.[130] Vários fatores de risco foram identificados em pacientes com infecção por MRSA, principalmente aquela adquirida em ambiente hospitalar: uso prévio de antibióticos, atendimento em hospitais-dia, contato com trabalhadores da saúde ou enfermeiras residenciais, residência em ambientes com cuidados hospitalares, diabetes *mellitus*, hospitalização, admissão em centro de tratamento intensivo, uso de drogas endovenosas ou dispositivos invasivos, necessidade de hemodiálise ou diálise peritonial, ventilação mecânica, tubo endotraqueal ou traqueostomia, tubos nasogástricos ou gastrostomia, nutrição por cateter de Foley, nutrição parenteral total, procedimentos cirúrgicos, imunossupressão, doença crônica ou infecção prévia por MRSA,[128] mulheres no período pós-parto.[130] Além disso, a média de idade dos pacientes com infecções comunitárias é de 23 anos, enquanto na transmissão nosocomial é de 68 anos.[130]

Alguns pacientes com infecções cutâneas comunitárias por micro-organismos resistentes não apresentam os fatores de risco relacionados; porém certos grupos parecem apresentar maior risco da infecção, como as crianças (incluindo os recém-nascidos), usuários de drogas, homossexuais, militares, prisioneiros e populações étnicas (nativos do Alasca, índios americanos, aborígenes canadenses, habitantes de ilhas do Pacífico). Recentemente, atletas escolares ou profissionais, particularmente aqueles que participam de competições esportivas, foram identificados como uma população de grande risco para o desenvolvimento de infecções comunitárias por MRSA. Jogadores de futebol são os mais frequentemente atingidos. Entretanto, praticamentes de outros esportes, como basquete, vôlei e canoagem, também sofrem com a doença.[128]

Salgado e colaboradores, em metanálise a respeito dos fatores predisponentes a infecções por MRSA, encontraram 85% dos pacientes infectados na comunidade portadores de algum fator de risco associado, principalmente referente ao estado de saúde (Tabela 60.2). Os autores sugeriram que novos estudos sejam desenvolvidos na população, considerando presença ou ausência de predisposição.[130]

Tabela 60.2 Classificação de infecções por MRSA quanto à transmissão.[130]

Características	MRSA comunitário	MRSA nosocomial
Grupos de risco	Ambientes com aglomeração, atletas, detentos, moradores de rua, baixo nível socioeconômico e minorias étnicas e raciais	Idosos, pacientes em terapia intensiva ou com doenças crônicas, acamados
Síndromes clínicas	Infecções cutâneas e de tecidos moles, bacteremias, infecções respiratórias e urinárias	Pneumonia hospitalar, infecções renais, bacteremias, infecções cutâneas e de tecidos moles
Modo de transmissão	Contato pele a pele, participação em atividades esportivas, coutilização de objetos pessoais, relação sexual entre homens	Hospitalização recente, uso de instrumentos de retenção (p. ex., cateter urinário), história de cirurgia, abuso de drogas

Etiologia e aspectos imunológicos

Infecções adquiridas na comunidade por bactérias resistentes em indivíduos sadios são consideradas hoje um sério problema de saúde pública. As cepas de *S. aureus* se distinguem do MRSA nosocomial pela sua maior capacidade de virulência. Contudo, elas apresentam maior suscetibilidade a antimicrobianos não betalactâmicos, como a clindamicina, sulfametoxazol-trimetoprima e tetraciclinas.[129]

A infecção comunitária por MRSA é também molecularmente distinta da infecção nosocomial. A resistência a meticilina presente no *Staphylococcus aureus* é mediada por um gene resistente à meticilina: mecA. O elemento genético carregador do gene mecA está presente na cascata cromossômica dos estafilococos (SCC). Para *S. aureus*, foram identificados cinco tipos de SCCmec. A infecção hospitalar relaciona-se aos tipos I, II e III. O tipo I não confere resistência a outras drogas, já os tipos II e III estão associados à resistência múltipla. Em contraste, o tipo IV está relacionado à resistência aos betalactâmicos, o que é tipicamente encontrado nas infecções comunitárias por MRSA. Visto possuir o menor tamanho e não estar associado a genes multidrogas-resistentes, o SCCmec IV presumivelmente apresenta maior mobilidade, o que lhe confere uma vantagem em relação à infecção hospitalar e possibilita a rápida disseminação para a comunidade. Recentemente, o tipo V foi descrito predominantemente em infecções comunitárias, não revelando outras resistências (Tabela 60.3).[128,130]

Tabela 60.3 Características moleculares das cepas de MRSA comunitário e nosocomial.

Propriedade	MRSA comunitário	MRSA nosocomial
Tempo da cultura após internação hospitalar	24 a 72 horas	> 72 horas
Tipo de SCCmec	IV, ocasionalmente V	I, II, III
Presença da toxina PVL	Sim > 80%	Não observada

As cepas de MRSA presentes na comunidade, em contraste com as hospitalares, são frequentemente associadas a exotoxinas. A *Panton-Valentine leukocidin* (PVL), ou leucocidina de Panton-Valentine, é a toxina mais comum e letal para os neutrófilos. A PVL é uma potente toxina dermonecrótica, o que confere predileção dessas cepas pela pele e tecidos moles. Além disso, pode estar associada à pneumonia necrosante severa.[128]

Quadro clínico

As lesões cutâneas das infecções comunitárias por MRSA são pleomórficas e comumente se apresentam como abscesso eritematoso, celulite ou ambos. O furúnculo ou abscesso, seguido ou não de celulite, é a apresentação mais frequente. Em geral, as lesões são solitárias, mas múltiplos abscessos podem estar presentes. Relatos de outros quadros, como nódulos ou cistos infectados, também são considerados infecções por *S. aureus* resistente.[128]

Menos frequentemente, as infecções cutâneas apresentam-se como pápulas ou nódulos eritematosos, pústulas eritematosas (foliculite) e/ou placas crostosas (impetigo). Lesões de pele ainda podem ser descritas como úlceras ou feridas infectadas. *S. aureus* resistente já foi cultivado, inclusive, de secreção drenada em paciente com otite externa. Além disso, dermatoses cutâneas crônicas, picadas de insetos ou dermatite atópica podem ser superinfectadas ou impetiginizadas por micro-organismos tipo MRSA.[128,206]

Lesões tipo foliculite possuem incidência variável e, apesar de alguns autores sugerirem predileção dessa morfologia por recém-nascidos, outros estudos mostram grande diversidade na idade de acometimento. A localização também não está bem estabelecida, podendo ocorrer na região periumbilical, tórax, flancos, escroto e outros.[128]

Paroníquia aguda associada ao MRSA foi descrita em pelo menos cinco pacientes. A infecção ocorre através das bordas ungueais ou tecidos moles adjacentes à unha.[128] Outros tipos de infecções causadas por estafilococos resistentes são: otite média, infecção do trato respiratório, bacteremia, sinusites e infecções urinárias.[129]

Manifestações secundárias ou complicações podem resultar da doença cutânea por germes resistentes. Infecções na face, inicialmente como pústulas, podem progredir como celulite orbital bilateral, pansinusite, e até trombose do seio cavernoso, com subsequente perda permanente da visão. Fasciite necrosante, miosite necrosante ou ambos podem ser achados inesperados em pacientes com abscessos cutâneos ou de tecidos moles por MRSA.[128]

A significância clínica de infecções por *S. aureus* resistentes levando a bacteremia está no elevado grau de morbidade quando comparado a infecções estafilocócicas sensíveis. Duas metanálises compararam as taxas de morbidade de lesões por MRSA e por bactérias suscetíveis e mostraram números de 29% a 36% e 12% a 23%, respectivamente.[129]

Diagnóstico laboratorial e diferencial

Lesões cutâneas de infecções comunitárias por MRSA presentes como abscessos eritematodolorosos, são comumente interpretadas como picadas de insetos. Alternativamente, alguns autores acreditam que a lesão é, na verdade, uma picada de aranha ou inseto, que subsequentemente foi infectada por MRSA. Apesar de essa última hipótese ser ocasionalmente possível, é muito mais frequente que o quadro seja uma infecção primária por germes resistentes.[128]

A infecção por *Staphylococcus aureus* é confirmada através da cultura positiva no sangue, tecido ou secreção. Tipicamente, o micro-organismo cresce em meio de cultura bacteriano, mesmo após o uso de antibioticoterapia (ineficaz) prévia. Culturas positivas de *swab* nasal ou faringiano podem ser falsas positivas em decorrência de colonização normal dessas áreas.[205]

Tratamento

A incisão e drenagem são componentes importantes da terapia, especialmente se a infecção se apresenta como um abscesso. Além disso, micro-organismos tipo MRSA podem persistir, mesmo se o indivíduo for submetido à antibioticoterapia adequada, caso a lesão não sofra intervenção cirúrgica ou ruptura espontânea. Alguns estudos prospectivos envolvendo crianças concluíram que a incisão e drenagem sem antibioticoterapia pode ser suficiente em pacientes imunocompetentes com lesão menor que 5 centímetros.[128]

Em contraste, alguns pacientes que desenvolveram lesões mais graves por MRSA a partir de quadro cutâneo são aqueles que sofreram incisão e drenagem sem uso concomitante de antibióticos. Além disso, a pele permanece infectada se for administrada terapia concorrente aos antibacterianos ou se os germes não forem suscetíveis à droga. A recomendação de não associar fármacos pode acarretar, ainda, a recorrência das lesões. Por fim, infecções por MRSA são contagiosas e associadas ao contato íntimo familiar. Por essa razão, além da intervenção cirúrgica apropriada, é recomendado o uso de antibioticoterapia para limitar a área do processo infeccioso.[128]

A instituição da terapêutica sistêmica antimicrobiana pode ser empírica ou orientada pela confirmação da infecção por MRSA através da cultura bacteriana e antibiograma. É recomendada a realização de coleta para cultivo na visita inicial do paciente, especialmente se intervenções cirúrgicas forem necessárias. Caso contrário, a infecção pode progredir, especialmente se tiver sido instituída terapêutica empírica inadequada ao agente bacteriano.[128]

A escolha do antibiótico empírico deve ser guiada pelas seguintes características: tolerabilidade, fácil administração, custo e eficácia. Opções comuns para pacientes não complicados com lesões cutâneas ou de tecidos moles incluem a administração oral de cefalosporinas, penicilinas resistentes a penicilinases, e combinações de betalactâmicos e inibidores de betalactamases. Como os *S. aureus* não resistentes a meticilina continuam sendo mais prevalentes do que os MRSA na maioria das comunidades, quando o paciente é jovem, clinicamente bem e com lesão cutânea discreta, é razoável a administração oral de cefalosporinas de primeira ou terceira geração, penicilinas penicilinases-resistentes (dicloxacilina, por exemplo) ou betalactâmicos com inibidores de betalactamases (amoxicilina/clavulanato). Após a cultura bacteriana, a terapia sistêmica pode ser alterada de acordo com o antibiograma. A duração do tratamento depende da gravidade da infecção, da resposta ao tratamento e dos fatores do hospedeiro. Apesar de o tempo mínimo de terapêutica de 10 a 14 dias ser usualmente suficiente, tratamentos de 2 a 3 semanas de duração podem ser necessários em casos graves, e em pacientes não responsivos ou vulneráveis.[128]

Alguns autores sugerem a terapia empírica com antibióticos não betalactâmicos (sulfametoxazol-trimetroprima, clindamicina, ou tetraciclina) em pacientes com lesões cutâneas não complicadas que apresentam cepas de MRSA comunitárias suscetíveis a essas medicações. Todas essas drogas possuem limitações no tratamento empírico, sendo modificações muitas vezes necessárias após o resultado do antibiograma. A dosagem de 160 a 800 mg de sulfametoxazol-trimetoprima, por via oral a cada 12 horas para adultos, é recomendada como monoterapia ou em combinação com rifampicina, na dose de 600 mg diários, no tratamento presuntivo ou confirmado de infecção cutânea por MRSA, principalmente na suspeita de infecção por *Streptococcus* do grupo A.[206] A possibilidade de reações alérgicas com efeitos hematológicos ou renais e resistência bacteriana, como no caso de estreptococos beta-hemolíticos do grupo A, B, C e G, deve ser considerada. Em nenhuma hipótese a rifampicina deve ser utilizada isoladamente.[130]

A clindamicina, por via oral, na dose de 300 a 400 mg de 6 em 6 horas para adultos, também é efetiva como monoterapia ou combinada à rifampicina no tratamento empírico ou no paciente confirmado para infecção por MRSA comunitária. Além do *S. aureus*, os estreptococos beta-hemolíticos são sensíveis a essa droga, em contraste com o sulfametoxazol-trimetroprima. Entretanto, a clindamicina pode estar associada a graves efeitos colaterais, como a colite pseudomembranosa, e tem apresentado recente aumento na resistência contra os micro-organismos resistentes a meticilina.[128]

Algumas cepas de MRSA presentes na comunidade são ainda suscetíveis às tetraciclinas. A minociclina, por via oral, na dose de 100 mg a cada 12 horas em adultos, e a doxiciclina, também por via oral, na dose de 100 mg a cada 12 horas, sendo tetraciclinas de longa ação, possuem custo baixo, excelente biodisponibilidade oral, boa ação contra estafilococos e boa tolerância. Porém, assim como a sulfona associada à trimetoprima, não possuem atividade contra os estreptococos beta-hemolíticos. As tetraciclinas são contraindicadas em crianças menores de 8 anos e grávidas.[128,206]

A sensibilidade desses germes às fluoroquinolonas é variável. Contudo, algumas cepas, quando submetidas à ciprofloxacina ou levofloxacina em monoterapia, podem desenvolver resistência durante o tratamento. Além disso, essas drogas não devem ser usadas em crianças. Entretanto, novas medicações dessa classe, como gatifloxacina e moxifloxacina, são úteis no tratamento do MRSA comunitário, especialmente em combinação com outros antimicrobianos (Tabela 60.4).[128,130]

Tabela 60.4 Sensibilidade bacteriana de acordo com o modo de aquisição.[130]

Características	MRSA comunitário	MRSA nosocomial
Suscetibilidade antimicrobiana	Sulfametoxazol-trimetoprima; tetraciclina; clindamicina	Sulfametoxazol-trimetoprima
Resistência antimicrobiana	Betalactâmicos (penicilinas, cefalosporinas); macrolídeos fluoroquinolonas	Betalactâmicos (penicilinas, cefalosporinas); macrolídeos; fluoroquinolonas; clindamicina; vancomicina

Para pacientes clinicamente graves, com infecções graves de pele ou tecido subcutâneo supostamente causadas por MRSA, permanece como terapia de primeira linha o uso de vancomicina, por via endovenosa.[206] Porém, concomitantemente, deve ser realizada a confirmação da infecção e do antibiograma através da cultura bacteriana.[128] A recente emergência de cepas com resistência intermediária ou absoluta à vancomicina está limitando o seu uso.[129] Tal resistência é provavelmente resultado da utilização de doses subterapêuticas, que produzem níveis inibitórios insuficientes.[130] Betalactâmicos, como a cefazolina, e penicilinas semissintéticas penicilinases-resistentes, como oxacilina e nafcilina, são bactericidas mais rápidos e eficazes do que a vancomicina contra *S. aureus* não resistentes a meticilina. Dessa forma, a não confirmação de MRSA exige a troca das medicações.[128]

A diminuição da suscetibilidade dos micro-organismos à vancomicina alerta para a necessidade de novos antibióticos com maior potência bactericida. Duas novas classes foram introduzidas: as oxazolidononas e os lipopeptídeos cíclicos. Entre esses novos antiestafilococos estão a linezolida (oxazolidonona), daptomicina (lipopeptídeo cíclico), quinupristina-dalfopristina, teicoplanina, tigeciclina (glicilciclina), telavancina, dalbavancina, oritavancina e MRSA antibetalactamases (ceftarolina e ceftobiprole),[206] desenvolvidos como terapias alternativas para pacientes com infecções resistentes.[129] Eles devem ser instituídos principalmente na suspeita de pneumonia.[206] Além disso, estão sendo pesquisados outros agentes, que no futuro serão úteis no tratamento por MRSA, como ceftobiprole, dalbavancina, oritavancina e telavancina. Os novos antimicrobianos deverão possuir, fundamentalmente, baixo potencial de desenvolvimento de resistência.[129]

A terapêutica tópica das lesões e das regiões potencialmente colonizadas, como as narinas, deve ser incluída na estratégia do tratamento das infecções cutâneas por micro-organismos resistentes. A aplicação de mupirocina a 2% intranasal parece ser o método mais eficaz para descolonização por MRSA. Além disso, os pacientes devem realizar a higiene pessoal com soluções antissépticas ou antimicrobianas, como iodo-povidona (concentração de 10% ou 7,5%), glucanato de clorexidina a 4% ou triclosan (concentrações de 2% ou 0,3%).[128]

Prevenção

Muitos fatores de risco são descritos como possíveis contribuintes para infecção por MRSA comunitário. O contato pele a pele pode ser responsável por uma transmissão secundária, que ocorre potencialmente em muitas situações. Competições esportivas, treinamento de combates, exercícios militares, procedimentos médicos de emergência e até contatos sociais rotineiros são ocasiões propícias para contaminação.[128]

A penetração das bactérias na pele é facilitada pelo contato com epitélios não íntegros. Dessa forma, abrasões e lacerações são capazes de promover a aquisição ou transmissão do MRSA. O compartilhamento de objetos pessoais e roupas sem a higiene necessária representam importantes veículos de transmissão dos micro-organismos. Por fim, ambientes úmidos, principalmente em meses quentes, resultam num maior crescimento e, consequentemente, em contaminação.[128]

A disseminação da infecção por MRSA é prevenida por medidas de higiene pessoal e ambiental e cuidados com a saúde. O comportamento mais eficaz na prevenção é a limpeza adequada das mãos com sabões antibacterianos, água quente, seguida do posterior uso de géis alcoólicos. O banho deve ser regular, sendo que sabonetes, lâminas de barbear, roupas e toalhas não devem ser compartilhados.[128]

Abrasões ou cortes devem ser prontamente lavados com sabões e água e em seguida cobertos por superfícies secas e limpas. Culturas bacterianas devem ser realizadas em lesões potencialmente infectadas. Indivíduos não infectados devem ser afastados daqueles com lesões possivelmente infectadas. Se o quadro cutâneo for secretante, o paciente não deve participar de situações de contato íntimo; além disso, o tratamento deve ser instituído o mais rápido possível, inclusive com o uso de curativos.[128]

Medidas de higiene responsáveis pela limitação da infecção por MRSA comunitária devem ser orientadas aos pacientes em potencial, como atletas, militares, homossexuais, usuários de drogas, prisioneiros, crianças, familiares e profissionais da saúde. Instruções sobre a apresentação das lesões e primeiros cuidados são úteis para indivíduos infectados. A duração e transmissão da doença podem ser minimizadas pelo reconhecimento, cultura e tratamento precoce.[128,206]

No caso de infecções recorrentes, a terapia para descolonização é recomendada. Mupirocina tópica 2% nas axilas, narinas e períneo 2 vezes ao dia por 5 dias, associada à higiene com clorexidina 4% é uma opção. Ocasionalmente, em alguns pacientes faz-se necessário o uso de medicações sistêmicas. Nesses casos, a doxiciclina, por via oral na dose de 100 mg de 12 em 12 horas, ou sulfametoxazol-trimetoprima, na dose de 800/160 mg, associada à rifampicina, 300 mg também 2 vezes ao dia, são boas alternativas.[130,206]

■ ERISIPELA E CELULITES

A erisipela é uma infecção bacteriana da derme com acometimento linfático que frequentemente se localiza nos membros inferiores e face. Já a extensão desse processo inflamatório ao tecido subcutâneo é denominada celulite. Geralmente, em pacientes imunocompetentes, esses processos patológicos são causados por estreptococos beta-hemolíticos do grupo A e, ocasionalmente, por estreptococos dos grupos G, C, B, além de estafilococos.[210,225]

Epidemiologia

A incidência dos casos de erisipela tem aumentado dramaticamente desde a década de 1980. Estudos recentes mostram que a incidência de erisipela e/ou celulite tem variado de 0,2:1.000 indivíduos/ano a 24,6:1.000 indivíduos/ano em diferentes países.[452] O número de admissões hospitalares tem aumentado de forma acentuada nos indivíduos acima de 60 anos de idade e chega a alcançar um índice de 1:1.000 indivíduos/ano.[211]

Com relação às áreas acometidas, a face constituía a localização típica da erisipela, mas atualmente SE observa o predomínio dos membros inferiores (85%) em relação à localização facial (10%).[212]

Com relação ao sexo, há predominância do sexo feminino,[210] exceto nos pacientes jovens, nos quais é vista maior prevalência no sexo masculino.[212]

Estudos epidemiológicos mostram que os principais fatores de risco são obesidade, história de erisipela/celulites de repetição, insuficiência vascular periférica, safenectomia e diabetes *mellitus*.[213,224]

A penetração do patógeno na pele se dá pela presença de soluções de continuidade. Investigadores de estudos de caso-controle demonstraram que as principais portas de entrada são: intertrigo interdigital, dermatofitoses e úlceras de membros inferiores.[214-215]

Etiologia

A maioria dos casos clássicos de erisipelas é causada por estreptococos beta-hemolíticos do grupo A. As infecções causadas pelos estreptococos do grupo B são vistas principalmente em pacientes menores de 3 anos de idade.[216] Ocasionalmente, formas de erisipelas bolhosas, hemorrágicas, necróticas e purulentas podem ocorrer. Nesses casos mais agressivos, possivelmente, os agentes etiológicos implicados são o *Staphylococcus aureus* e bactérias anaeróbicas.[210] Os estudos microbiológicos revelam uma incidência de 10% a 17% para a etiologia estafilocócica, embora alguns autores questionem o caráter patogênico do seu isolamento, sobretudo quando é obtido a partir de amostras de pele.[217] O *Haemophilus influenzae* tipo B é o principal agente etiológico da erisipela facial em pacientes menores de 2 anos.[216]

Nas celulites, os agentes etiológicos predominantes são *S. aureus, S. pyogenes e Streptococcus* do grupo A. Em casos de celulite facial, os agentes predomiantes são os estreptococos beta-hemolíticos e o *S. aureus*.[452] Entretanto, nos pacientes que apresentam comprometimento do sistema vascular venoso ou linfático, as infecções causadas por estreptococos do grupo G predominam. Esses micro-organismos atingem a derme através de uma solução de continuidade, podendo também haver contaminação por via hematogênica.[218]

Na literatura também são relatados casos, principalmente em imunodeprimidos, de infecções erisipela símiles e celulites causadas por *Streptococcus pneumoniae, Pseudomonas aeruginosa, Campylobacter jejuni, Yersinia enterocolitica* e *Klebsiella pneumonia*.[218]

Quadro clínico

Classicamente as erisipelas se iniciam de forma súbita e são acompanhadas de sinais e sintomas sistêmicos como febre (38,5 a 40 °C), calafrios, mal-estar e náusea. Após um período de incubação de 2 a 5 dias, surge uma área eritematosa que progressivamente aumenta de tamanho, podendo atingir de 10 a 15 cm de diâmetro em seu maior eixo. Caracteristicamente, a área acometida apresenta-se quente, dolorosa, edemaciada e com bordas nítidas. Podem existir vesículas, bolhas e pequenas áreas hemorrágicas, especialmente nos idosos (Figuras 60.23 e 60.24) É frequente a presença de linfadenopatia regional e linfangite, o que favorece novos episódios. Quando há resolução do processo, pode ocorrer descamação e hiperpigmentação pós-inflamatória. O local mais comum de acometimento é nas pernas, onde frequentemente são encontradas úlceras, feridas ou intertrigo entre os dedos dos pés, constituindo-se possíveis portas de entrada. O segundo local mais comum para as erisipelas estreptocócicas é a face (Figura 60.25) onde dificilmente se identifica a porta de entrada.

A celulite é um processo inflamatório infeccioso da derme e tecido subcutâneo. Assim como nas erisipelas, as celulites são frequentemente precedidas por sinais e sintomas sistêmicos como febre, mal-estar e calafrios. A região acometida apresenta os sinais clássicos de um processo inflamatório, como calor, dor, edema e eritema. A lesão é bem definida, porém, diferentemente das erisipelas, suas bordas não apresentam limites precisos. Em quadros graves, podem surgir vesículas, bolhas, pústulas e tecidos necróticos. Em crianças, a celulite se localiza preferencialmente na face e região cervical. Nos adultos, os membros inferiores constituem a principal localização dessa infecção. Em usuários de drogas injetáveis, os membros superiores habitualmente são os mais acometidos.

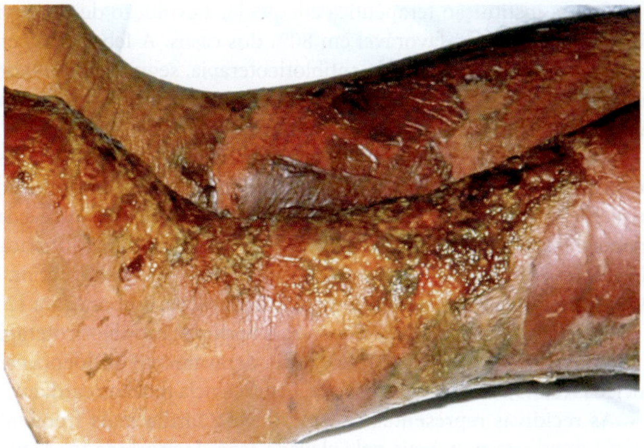

■ **Figura 60.23** Erisipela de membro inferior.

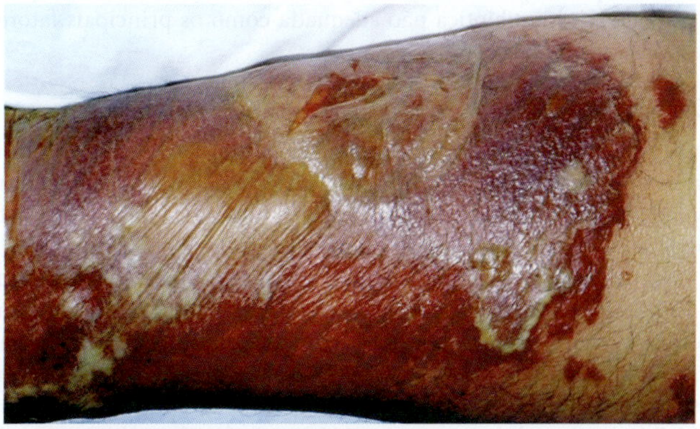

■ **Figura 60.24** Erisipela bolhosa de perna.

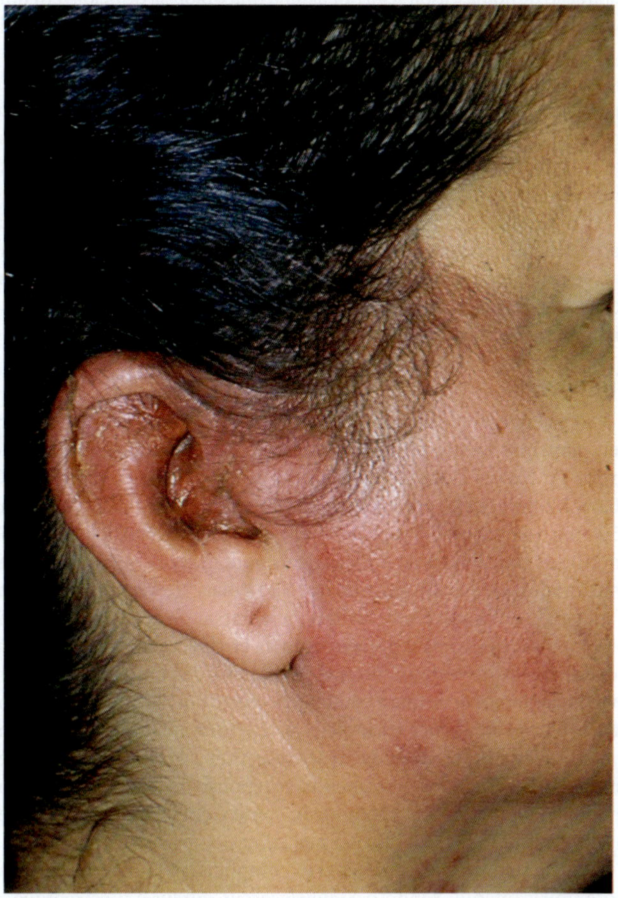

■ **Figura 60.25** Erisipela de face.

Com a instituição terapêutica adequada, a evolução de uma erisipela e/ou celulite é favorável em 80% dos casos. A febre cessa em 48 a 72 horas após o início da antibioticoterapia, seguida da melhora progressiva dos sinais locais, geralmente entre o quarto e o sexto dia. A resolução completa ocorre em 2 semanas.[217]

As complicações precoces são raras. Entre elas, destacam-se o abscesso e/ou necrose (3% a 12%), cujo reconhecimento é importante por requerer frequentemente tratamento cirúrgico. Já o alcoolismo e a demora no início da antibioticoterapia são fatores de risco para a formação de abscesso em quadros de celulite localizada no membro inferior.[226] A trombose venosa profunda é outra complicação, embora rara (2% a 7,8%) e deve ser considerada quando a resposta à antibioticoterapia não for favorável. Além disso, pode haver agravamento de doenças associadas (0,6%): alcoolismo, diabetes, insuficiência renal ou cardíaca.[219]

As recidivas representam a complicação tardia mais frequente (25%), sendo responsáveis pela elevada taxa de morbidade. Alguns estudos apontam a persistência do intertrigo interdigital, o linfedema crônico, a presença de um agente que não o estreptococo do grupo A e a terapêutica antibiótica não adequada como os principais fatores responsáveis.[219,220]

Diagnóstico

O diagnóstico das erisipelas e celulites é essencialmente clínico. Nos casos em que a apresentação inicial é típica e na ausência de comorbidade é desnecessária a avaliação diagnóstica adicional e o paciente pode ser tratado em regime ambulatorial.

Entre os exames laboratoriais de rotina, o leucograma mostra leucocitose com desvio para a esquerda. As hemoculturas são positivas somente em 5% dos casos.[210] A dosagem dos títulos de antiestreptolisina O constitui um bom marcador para infecções cutâneas causadas pelos estreptococos beta-hemolíticos do grupo A.[217]

O isolamento do agente responsável através da cultura de amostras da área afetada, que poderá ser obtida por diversos métodos (por exemplo, aspiração de bolhas, aspiração por agulha fina e biópsia de pele), tem uma baixa sensibilidade (5% a 41%), além de poder ser mal interpretado, dada a possibilidade de haver contaminação pela flora comensal.[221]

A realização de *swab* nos espaços interdigitais pode apresentar o patógeno responsável em 50% dos casos. A grande maioria são estreptococos. De acordo com a literatura, a coleta de material em portas de entrada deve ser sempre considerada em populações onde há alta prevalência de *Staphylococcus aureus* do grupo MRSA.[221]

Os principais diagnósticos diferenciais para as celulites e erisipelas são a fasciite necrosante, angioedema, síndrome de Sweet, eritema infeccioso e erisipeloide. Para as lesões de face, a dermatite de contato, as reações sensibilizantes, a dermatomiosite e o lúpus eritematoso sistêmico devem ser considerados.

Tratamento

O tratamento dos quadros de erisipelas deve ser direcionado para seu principal agente etiológico, o estreptococo beta-hemolítico do grupo A. Nesses casos, os antibióticos de escolha são a penicilina G (0,6 a 1,2 milhões U, por via intramuscular, 2 vezes ao dia), cefalexina (500 mg, por via oral, 4 vezes ao dia) e despacilina (400.000 U, por via intramuscular, 2 vezes ao dia), as quais podem ser administradas ambulatorialmente por um período de 10 a 14 dias.[14] Revisões sistemáticas e metanálises foram desenvolvidas na tentativa de demonstrar o antibiótico mais efetivo para o tratamento da erisipela e não identificaram superioridade de nenhum dos medicamentos disponíveis. Não houve evidências também de que a combinação entre dois antibióticos melhora a evolução da doença (Brindle et al., 2019). A internação hospitalar e medicação intravenosa devem ser reservadas a crianças e pacientes imunocomprometidos. Recomenda-se repouso no leito e elevação dos membros inferiores. Os macrolídeos, como a eritromicina, podem ser usados nos pacientes alérgicos à penicilina.

O tratamento das celulites não complicadas também é realizado empiricamente. Sendo o *Staphylococcus aureus* e o estreptococo do grupo A os agentes etiológicos mais prevalentes, recomenda-se a administração de cefalosporina de primeira geração, como a cefalexina, na dose de 500 mg por via oral 4 vezes ao dia, ou penicilinas penicilinase-resistentes, como a oxacilina, na dose de 1 g por via endovenosa de 4 em 4 horas. No caso de piora clínica ou na presença de um quadro mais grave, deve ser instituído o tratamento com vancomicina ou linezolida. E, da mesma forma que nas erisipelas, a administração dos antibióticos deve ser mantida por um período de no mínimo 10 dias ou até a redução significativa da febre e dos sinais clínicos.[223,227] Os agentes do grupo MRSA incomumente causam celulite e a cobertura sistemática para esses micro-organismos é considerada desnecessária.[453]

Nos pacientes portadores de imunodepressão (por exemplo, diabetes *mellitus* ou AIDS) ou com doença crônica subjacente, os quadros de celulites usualmente são causados por agentes como o *Enterobacter, Escherichia coli, Proteus, Pseudomonas,* estreptococos do grupo B e fungos. Nesses casos, o quadro clínico é mais grave e rapidamente progressivo. Esses pacientes deverão ser tratados em ambiente hospitalar e as penicilinas penicinilase-resistentes ou agentes antimicóticos adequados deverão ser administrados.[217]

Nas crianças menores de 3 anos de idade, a celulite tipicamente localiza-se na face e frequentemente é causada por *Haemophilus influenzae.* Esse quadro deverá ser tratatado com cefalosporinas de terceira geração, como a ceftriaxona nas seguintes doses: 1) para neonatos com até 7 dias de vida, emprega-se a dose de 25 a 50 mg/kg/dia, por via intramuscular ou endovenosa, dividida em duas tomadas; 2) para lactentes e crianças, recomenda-se a dose de 50 a 75 mg/kg/dia, pelas mesmas vias, também em duas tomadas, com dose máxima de 2 g/dia. Essa droga atinge bons níveis no líquor cerebrospinal e, menos frequentemente, apresenta resistência bacteriana em relação às penicilinas de amplo espectro de ação.[223]

Em pacientes com múltiplas recidivas, pode ser indicada a instituição de antibioticoterapia profilática com as seguintes drogas: penicilina G benzatina, na dose de 2,4 milhões de unidades por via intramuscular de 3 em 3 semanas, ou a eritromicina, na dose de 250 mg, por via oral de 12 em 12 horas. Essa profilaxia deve ser prolongada, dado que seu efeito é unicamente supressivo.[217]

Com relação à antibioticoprofilaxia em pacientes imunocompetentes, um estudo de metanálise demonstrou clara efetividade da antibioticoterapia em comparação ao placebo para a prevenção de celulite recorrente de membros inferiores. Houve redução em 69% da recorrência dos casos. Porém, o efeito protetor do antibiótico parece desaparecer após a interrupção da profilaxia.[452]

▪ FASCIITE NECROSANTE

A fasciite necrosante é um quadro infeccioso grave e potencialmente fatal caracterizado por necrose rapidamente progressiva do tecido subcutâneo e fáscia muscular.[228] Mesmo naqueles pacientes para os quais se é instituído uma tratamento agressivo, o que inclui amplo e múltiplos desbridamentos cirúrgicos associados a antibioticoterapia de amplo espectro, a morbidade é alta e caracteriza-se por amputações, e a mortalidade pode atingir índices de 29% caracterizada pela falência de múltiplos órgãos.[454]

Epidemiologia

São descritos aproximadamente de 500 a 1.500 novos casos por ano de fasciite necrosante nos Estados Unidos.[228]

A fasciite necrosante pode acometer qualquer parte do corpo, sendo mais comumente encontrada nos membros inferiores, parede abdominal e períneo. É um quadro resultante da perda da barreira cutânea através de, por exemplo, uma picada de inseto, incisão cirúrgica e pequenas lacerações, favorecendo a penetração de bactérias.[229] Também já foi descrita sua associação a outros quadros clínicos, como varicela, cálculos renais e hérnias encarceradas. A determinação da porta de entrada ou de sua etiologia ocorre somente em 20% dos casos.[230]

Pacientes de qualquer idade podem vir a apresentar fasciite necrosante, mas algumas condições preexistentes podem aumentar o risco, como alcoolismo, uso de drogas injetáveis, diabetes *mellitus*, quadros de imunodepressão, obesidade, doença vascular periférica e tabagismo.

Frequentemente, a causa de morte é a falência múltipla de órgãos secundária a uma septicemia. Estudos mostram que a mortalidade varia de 28% a 30%, sendo que a fasciite necrosante da região do períneo, conhecida como gangrena de Fournier, chega a alcançar índices de letalidade de até 75%.[229]

Etiologia

Nenhum micro-organismo deve ser apontado como responsável único pelo quadro de fasciite necrosante.[229] De acordo com as espécies e o número de micro-organismos identificados, a fasciite necrosante pode ser dividida em quatro subtipos.[455]

A fasciite necrosante do tipo I é de origem polimicrobiana e é a mais frequente, sendo responsável por 50% a 90% dos casos,[455] incluindo bactérias aeróbicas e anaeróbicas, como, por exemplo, os estreptococos, *Staphylococcus aureus, Escherichia coli, Bacterioides* e Clostridium spp.[228] Geralmente, o tipo I é precedido por procedimento cirúrgico ou ferida infectada e os indivíduos portadores de diabetes *mellitus* são aqueles que apresentam maior predisposição.

Já o tipo II é a forma mais comum de fasciite necrosante, acometendo indivíduos de todas as idades. Frequentemente é uma infecção adquirida na comunidade, sendo o principal responsável o estreptococo do grupo A. Acomete principalmente indivíduos jovens e previamente hígidos. Cerca de 50% dos casos não apresentam porta de entrada evidente.[231]

O tipo III é descrito como uma infecção monomicrobiana causada pelas espécies de *Clostridium*, bactérias gram-negativas ou Vibrio spp. (*Vibrio vulnificus*). É caracterizado por uma rápida progressão com falência de múltiplos órgãos em 24 horas, com mortalidade de 35% a 44% mesmo na vigência de tratamento adequado.[455]

O tipo IV é causado por infecção fúngica, frequentemente espécies de Candida spp. e zigomicetos.[455]

Grupos de estudos de infecções de estreptococos do grupo A mostraram que inúmeras substâncias produzidas por esse micro-organismo podem aumentar sua virulência. As proteínas M, próprias desse grupo, são resistentes à fagocitose. A produção de exotoxinas piogênicas, as quais agem como superantígenos, induzem a produção de citocinas, que são as principais mediadoras da febre, choque e dano tecidual. O uso de anti-inflamtatórios não hormonais favorece a progressão da doença por atenuar sinais e sintomas clínicos, atrasando o diagnóstico.[231]

Quadro clínico

A fasciite necrosante inicia-se como um quadro de eritema, edema, calor e dor semelhante a uma celulite. Entretanto, a dor presente é extremamente intensa e desproporcional aos achados físicos, tornando-se um dos sintomas mais característicos dessa fase da doença. O tecido subcutâneo encontra-se endurecido à palpação e seu acometimento se estende além da área do eritema. O leucograma invariavelmente mostra a presença de leucocitose com desvio à esquerda.[228,229]

Em um segundo estágio, o quadro clínico se agrava e o paciente encontra-se toxêmico e com diminuição do sensório. Apesar da antibioticoterapia empregada, a infecção dissemina-se pela presença de uma vasculite séptica e trombose local. A pele eritematosa e purpúrica torna-se azul-acinzentada e bolhas são formadas. Os exames laboratoriais evidenciam a presença de uma azotemia, hiponatremia, hipoalbuminemia, trombocitopenia, hematúria, elevação de CPK e VHS e acidose metabólica.

Num estágio final, as bolhas, presentes em 30% dos casos, apresentam conteúdo hemorrágico, purulento e com odor malcheiroso. A área acometida torna-se anestesiada pela destruição de ramúsculos nervosos. Se bactérias anaeróbicas forem as responsáveis pelo quadro, pode ser notada a presença de crepitação à palpação pela produção gasosa bacteriana. Clinicamente, o paciente encontra-se em choque séptico com a presença de insuficiência cardíaca aguda, síndrome da angústia respiratória aguda e oligúria. Num estudo de metanálise, foi visto que a presença de imunossupressão, hipotermia e hipotensão foram estatisticamente significativas para risco de morte.[232]

Atualmente, os exames de imagens são ferramentes muito valiosas no diagnóstico e acompanhamento do quadro. A tomografia computadorizada mostra sinais fortemente associados à fasciite necrosante, como, por exemplo, a necrose da fáscia. Já a ressonância magnética é o método de escolha por fornecer em alta definição imagens de partes moles.[455]

Diagnóstico diferencial

Num primeiro estágio, pode ser difícil realizar o diagnóstico diferencial entre um quadro de celulite ou de fasciite necrosante. Nesses casos, a ressonância magnética é uma importante ferramenta no auxílio diagnóstico, pois pode determinar o grau de profundidade de tecido acometido. Alguns dados clínicos são importantes por serem mais comuns na fasciite como, por exemplo, dor extenuante desproporcional aos achados físicos, edema rapidamente progressivo, formação de bolhas de conteúdo purulento e hemorrágico, choque séptico, elevação de CPK e alteração do estado mental.[232] Da mesma forma, o pioderma gangrenoso pode assemelhar-se à fasciite necrosante, sendo importante sua diferenciação, já que a abordagem terapêutica da primeira pode agravar o quadro clínico da segunda.

Outros quadros que também podem mimetizar essa moléstia, em sua fase inicial, são traumatismos com formação de hematoma, flebite, bursite e artrite.

Tratamento

Uma vez ocorrida estabilização hemodinâmica, o paciente deverá ser submetido a um extenso debridamento cirúrgico do tecido necrótico, e o procedimento deverá ser repetido quantas vezes forem necessárias para o controle do quadro infeccioso. Em um estudo realizado por Sudarsky e colaboradores, foi relatada queda na mortalidade de 50% naqueles pacientes selecionados para o tratamento cirúrgico precoce.[230] Outro estudo realizado por Freischlag e colaboradores concluíram que há aumento na mortalidade nos casos em que há demora em mais de 24 horas na realização do tratamento cirúrgico.[234,245,246]

Tratamento empírico de amplo espectro deve ser iniciado, visto que a etiologia pode ser polimicrobiana. Após o resultado da bacterioscopia com Gram e cultura da secreção, a antibioticoterapia pode ser direcionada. Sugere-se iniciar com vancomicina ou linezolida, associados a piperaciclina-tazobactam ou um carpapenêmico ou associado a cefalosporina e metronidazol. Para as fasciites necrosantes causadas por Streptococcus do grupo A, é recomendado o uso de penicilina associado a clindamicina (Stevens et al., 2014).

Em pacientes sépticos, o ciprofloxacino deverá ser considerado. A cobertura para *Pseudomonas* deverá ser realizada em pacientes neutropênicos febris, especialmente crianças.[234]

O benefício da terapia hiperbárica permanece controverso. Outros tratamentos ainda em estudos incluem o uso de altas doses de imunoglobulina intravenosa e de fator estimulador do crescimento de granulócitos.[235]

■ ERISIPELOIDE

O erisipeloide é uma infecção cutânea aguda causada por um bacilo gram-positivo conhecido como *Erysipelothrix rhusiopathiae* (anteriormente chamado de *E. insidiosa*).[239]

Epidemiologia

Na natureza, esse micro-organismo pode ser encontrado no solo ou em diversas espécies de animais, como mamíferos, pássaros e peixes, podendo causar quadros infecciosos, especialmente em porcos. Nos seres humanos, a infecção é frequentemente adquirida através do contato direto com objetos ou alimentos contaminados com o bacilo e, por isso, é mais comum em donas de casa, pescadores, cozinheiros, açougueiros e veterinários.[240] Raramente essa infecção pode acometer crianças ou imunodeprimidos.[255]

Quadro clínico

Há três formas clínicas descritas causadas pelo *Erysipelothrix* em seres humanos: infecção aguda localizada, infecção cutânea difusa e infecção generalizada.[240]

A infecção cutânea localizada, também conhecida como erisipeloide de Rosenbach, é a forma mais comum. O período de incubação tem duração média de 1 a 7 dias após a inoculação do agente. As lesões cutâneas apresentam coloração purpúrica ou violeta, são dolorosas e quentes, com margens bem demarcadas e elevadas[241,242] (Figuras 60.26 e 60.27). À medida que a lesão avança perifericamente, a região central torna-se hipocrômica, sem que ocorra descamação ou ulceração.[239] Localiza-se classicamente nas mãos, principalmente nos dedos, poupando as falanges terminais.[240] Os pacientes queixam-se de queimação, prurido e dor local. Alguns pacientes também apresentam linfangite ou sintomas constitucionais. Essa forma é autolimitada e pode entrar em remissão espontânea após um período médio de 2 semanas.[240]

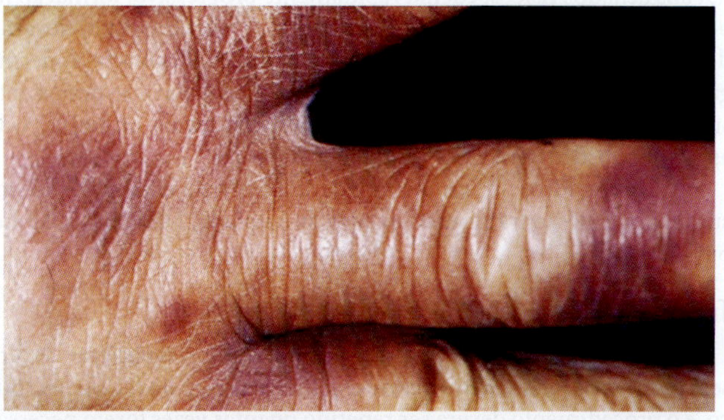

■ **Figura 60.26** Erisipeloide – lesão purpúrica.

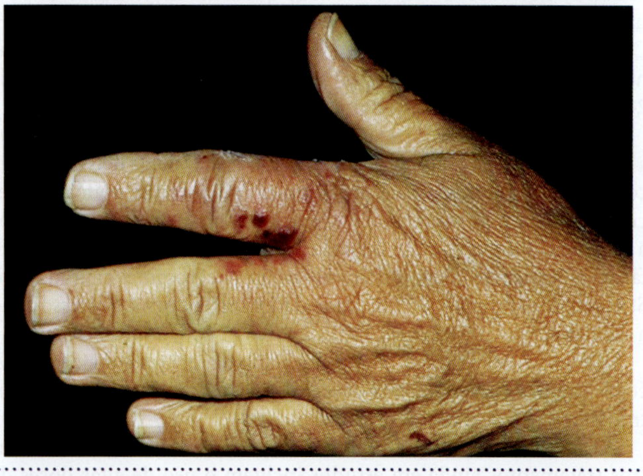

■ **Figura 60.27** Erisipeloide – lesão purpúrica no dedo da mão.

A forma cutânea difusa é descrita como o aparecimento de lesões em diferentes áreas do corpo. Assim como na forma anterior, as lesões são eritemato-violáceas com crescimento centrífugo e resolução central. Apesar de os pacientes apresentarem sintomas constitucionais, as hemoculturas são negativas. Geralmente esse quadro clínico também apresenta resolução espontânea, embora recorrências tenham sido descritas.[243] Na forma sistêmica, o acometimento clínico pode ocorrer na forma de artrite séptica, necrose óssea, infarto cerebral (abscesso), derrame pulmonar e, mais comumente, como endocardite bacteriana. A endocardite, que pode ser aguda ou subaguda, tem predileção pelo sexo masculino.[256,257] A válvula aórtica é a mais frequentemente acometida, sendo que 35% dos pacientes necessitam de troca valvular. Sem antibioticoterapia, a mortalidade chega a atingir 40% dos casos.[456] Os sintomas sistêmicos, como febre e perda de peso, estão presentes. As hemoculturas são geralmente positivas. As lesões cutâneas são polimorfas com áreas centrais de necrose e bordas elevadas ou pápulas perifoliculares disseminadas.[243]

Uma rara complicação que tem sido relatada na literatura médica na última década é o acometimento das articulações. Casos de artrite reativa, osteomielite, infecção em próteses e espondilites têm sido diagnosticados como causados pelo *Erysipelothrix rhusiopathiae.*[456]

Diagnóstico

O bacilo pode ser pesquisado através da coloração pelo método de Gram de material coletado na superfície de lesões cutâneas ou através de material aspirado. A biópsia deve ser realizada na borda da lesão e o material enviado para cultura, apesar de raramente ela ser positiva. Ao exame histopatológico, verifica-se a presença de vasodilatação nas papilas dérmicas e infiltrado inflamatório, com neutrófilos e eosinófilos de distribuição perivascular, na derme. Raramente o micro-organismo é visto à microscopia.

O diagnóstico de erisipeloide deve ser com base essencialmente nos argumentos epidemiológicos e nas características do quadro clínico. O diagnóstico diferencial para a forma cutânea localizada deve incluir: erisipelas, celulites, picadas de insetos e eritema pigmentar fixo.[239]

Tratamento

A penicilina é recomendada na dose de 500 mg, 4 vezes ao dia ou amoxicilina 500 mg, 2 vezes ao dia, por 7 a 10 dias (Stevens et al., 2014). Outras drogas como a eritromicina e o ciprofloxacino são boas alternativas.[239]

Apesar de ser uma infecção autolimitada e com resolução espontânea, o tratamento deve ser instituído, evitando-se, assim, a progressão para a forma sistêmica da doença.

■ ERITRASMA

O eritrasma é uma infecção cutânea superficial, localizada, frequentemente crônica, causada por um grupo inicialmente identificado como bacilo gram-positivo do grupo difterioide, mas que a partir de 1961 foi denominado *Corynebacterium minutissimum.*[247]

Epidemiologia

O eritrasma é uma infecção encontrada em todo o mundo, sendo mais frequente em países de clima tropical. É uma doença que pode ocorrer em qualquer idade, sendo mais comum em adultos do sexo masculino.[248]

O eritrasma interdigital é a infecção bacteriana mais comum dos pés, e se manifesta através da presença de uma maceração crônica assintomática com descamação e fissuras entre os dedos. Alguns estudos mostram que mais de 30% desses pacientes também apresentam infecção associada com dermatófito ou com *Candida albicans*, mais comumente localizada entre o terceiro e o quarto espaço interdigitais.[249,250]

As áreas que mais favorecem o crescimento do *C. minutissimum* são os locais intertriginosos e úmidos, como, por exemplo, as axilas, as regiões inframamárias, os espaços interglúteos e virilhas. Os principais fatores predisponentes são: a presença de um ambiente quente e úmido,[263] falta de higiene, obesidade, hiper-hidrose, imunodepressão e diabetes *mellitus*. Somerville e Lancaster-Smith examinaram 98 pacientes portadores de diabetes *mellitus*, sendo que 44% deles apresentavam eritrasma interdigital. Outro estudo realizado por Henslee e colaboradores mostrou maior incidência dessa infecção em pacientes diabéticos do que com qualquer outra condição clínica associada ($p < 0,01$).[251]

Etiologia

O agente etiológico do eritrasma é o *Corynebacterium minutissimum*, uma bactéria filamentosa gram-positiva. Sua proliferação ocorre na camada córnea.[247]

Quadro clínico

Inicialmente, as lesões de eritrasma se apresentam como áreas assintomáticas, bem definidas, de tamanho e formato irregulares e com coloração avermelhada (Figura 60.28). Posteriormente, essas lesões tornam-se acastanhadas, cobertas por fina descamação e com bordas levemente elevadas em relação à pele circunjacente.[251] (Figuras 60.29 e 60.30) Na forma generalizada, tronco e membros podem ser cobertos por extensa área acastanhada de limites bem definidos.

O prurido não é uma manifestação frequente dessa moléstia. Porém, quando há o acometimento da região perianal, o eritrasma torna-se uma manifestação incomum de prurido anal.[252] Um estudo realizado por Bowyer e McColl mostrou que, dos 81 pacientes avaliados com prurido anal, o eritrasma foi confirmado em 18,5% desses indivíduos através do exame clínico e cultura positiva para o *C. minutissimum*.[253] O eritrasma da vulva também é uma condição pouco usual, sendo frequentemente tratada como infecção por *Candida*.[253]

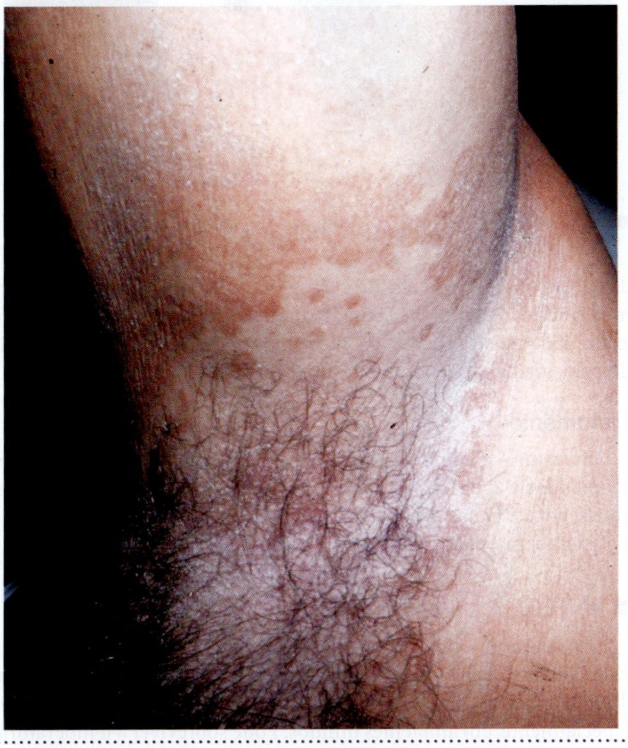

■ **Figura 60.28** Eritrasma – lesões eritematosas da axila.

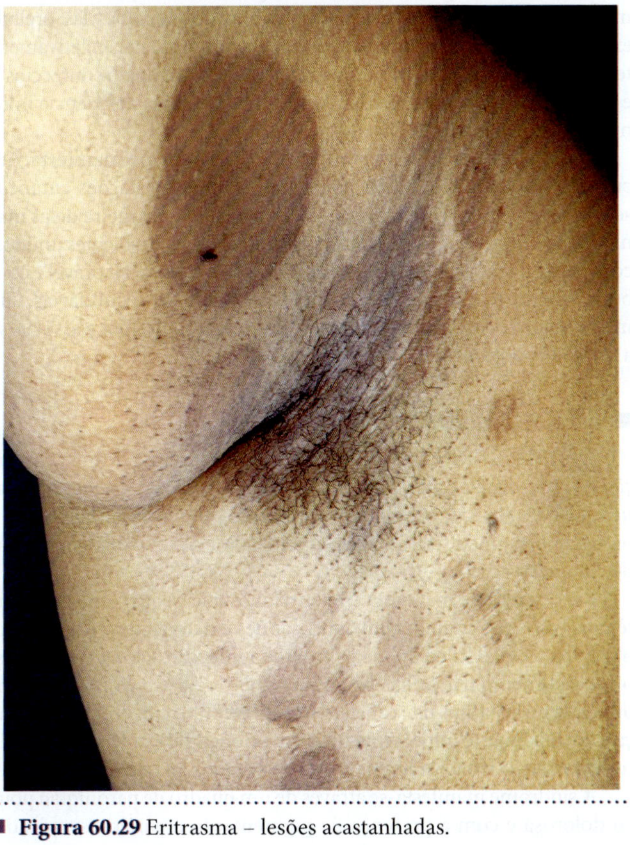

■ **Figura 60.29** Eritrasma – lesões acastanhadas.

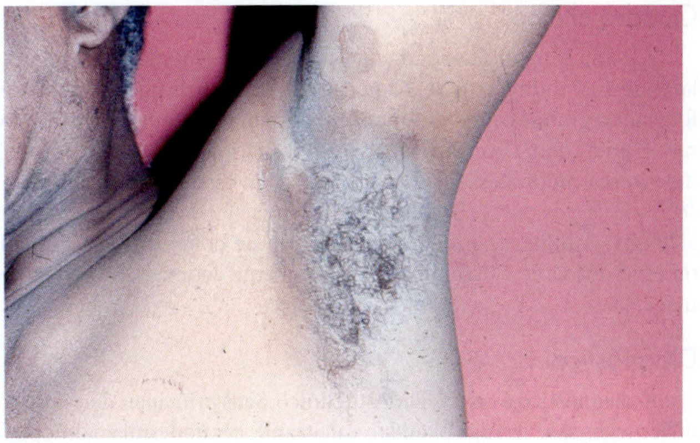

■ **Figura 60.30** Eritrasma axilar.

Diagnóstico

Ao exame direto das escamas da lesão de eritrasma com KOH ou pela coloração pelo método de Gram, observam-se formas cocoides pequenas e filamentos longos.

O resultado da produção de porfirinas por essas bactérias promove o aparecimento de uma fluorescência vermelho-coral-brilhante, vista sob iluminação com lâmpada de Wood (**Vídeo 60.1**). Esse é um método de grande auxílio diagnóstico que ajuda a distinguir, por exemplo, *Tinea pedis* do eritrasma interdigital.[252]

O diagnóstico diferencial também deve ser realizado com psoríase, pitiríase versicolor, dermatite seborreica, dermatofitose e candidíase.[253]

Tratamento

Nas formas localizadas, recomenda-se o uso de ceratolíticos como ácido salicílico a 2% ou 4%. O uso de imidazólicos tópicos, de clindamicina a 2% e de eritromicina a 2% também mostraram ser eficazes. Ainda foi demonstrada a eficácia do tratamento em dose única com claritromicina.[272,273] Em outro estudo comparativo para o tratamento de eritrasma, entre eritromicina, claritromicina e ácido fúsidico, esse último se mostrou ser o mais eficaz para as formas localizadas.[273]

Já para as formas extensas, o tratamento de escolha é a eritromicina, na dose de 250 mg por via oral, de 6 em 6 horas, por 14 dias.

Como medida profilática, é indicado o uso de sabonetes antissépticos e o combate aos fatores predisponentes, porém as recidivas são frequentes.[253]

■ QUERATÓLISE PLANTAR SULCADA

A queratólise plantar sulcada, também conhecida como *keratolysis plantare sulcatum*, é uma infecção bacteriana não inflamatória caracterizada pela presença de depressões tipo crateriformes na camada córnea.[258]

Epidemiologia

A queratólise plantar sulcada é mais comumente encontrada em países de clima tropical, mas também pode ser vista em todo o mundo. Frequentemente se manifesta em esportistas e trabalhadores que usam botas de borracha por longos períodos, sendo considerada uma doença ocupacional. A umidade presente na região plantar pode ser considerada o principal fator etiológico para essa condição.[259]

Etiologia

Diversos actinomicetos podem ser os responsáveis por essa doença, como Actinomyces spp., Nocardia spp., Micromonospora spp., Streptomyces spp., Dermatophilus spp. e Corynebacterium spp.[259]

A hiperidrose presente nas plantas dos pés pode ser considerado um fator importante na proliferação bacteriana. As bactérias produzem enzimas proteolíticas específicas que digerem a camada córnea, levando ao aparecimento das lesões crateriformes.[260]

Quadro clínico

A doença manifesta-se através da presença de inúmeras áreas circulares de 1 a 7 milímetros de diâmetro, que mais tarde podem coalescer, formando grandes erosões e, por fim, desnudando toda a camada córnea. É uma condição crônica, por vezes assintomática. Não há presença de eritema ou processo inflamatório, exceto quando ocorre infecção secundária por outras bactérias. Hiperidrose e odor desagradável são achados comuns, assim como a presença de coloração acastanhada ou esverdeada na camada córnea. Raramente acomete as palmas das mãos.[258]

Diagnóstico

O diagnóstico é essencialmente clínico. Seus principais diagnósticos diferenciais são: verruga plantar recalcitrante, ceratodermia palmoplantar puntata, *Tinea pedis* e eritrasma.[260]

Pelo exame direto corado pelo método de Gram, nota-se a presença de estruturas cocoides e filamentosas. Através de uma biópsia por *shaving*, o exame histopatológico do fragmento de pele corado pelo HE torna possível observar inúmeros micro-organismos presentes na camada córnea. Recentemente, a dermatoscopia foi descrita também como uma ferramenta auxiliar no diagnóstico da queratólise plantar sulcada.[274]

Tratamento

Na queratólise plantar sulcada, recomenda-se como medida mais importante manter os pés secos durante e após o tratamento. Para tanto, é indicado o uso de glutaraldeído e de cloreto de alumínio em soluções alcoólicas. Um estudo realizado com a toxina botulínica mostrou bons resultados naqueles pacientes com quadros de hiperidorse de difícil controle.[263,264] Antibióticos tópicos como a eritromicina a 2% e a clindamicina a 2%, assim como certos imidazólicos, como o clotrimazol e o miconazol, também mostraram ser eficazes.[262]

■ TRICOMICOSE AXILAR

É uma infecção superficial da pele que acomete os pelos axilares e, mais raramente, os pelos pubianos. Caracteriza-se pela formação de nódulos amarelos, vermelhos ou negros ao longo deles.[265]

Epidemiologia

Essa é uma doença típica de países de clima tropical. Não há predileção para sexo ou raça. Higiene pobre e hiperidrose favorecem o seu aparecimento.[266]

Etiologia

O agente etiológico é o *Corynebacterium tenuis,* considerado uma bactéria filamentosa gram-positiva. Estudos de microscopia eletrônica revelaram que seu crescimento ocorre dentro da cutícula capilar, levando ao aparecimento das nodulações.[265]

Quadro clínico

Os pelos apresentam-se envolvidos por concreções sólidas e aderentes. São encontradas três colorações características: amarela (flava), vermelha (rubra) e negra (nigra), sendo a primeira delas a mais frequente (Figura 60.31) De acordo com a coloração presente, pode haver bromidrose. Clinicamente são assintomáticas e não há acometimento cutâneo.[266]

Diagnóstico

O diagnóstico é essencialmente clínico. Ao exame direto do pelo com hidróxido de potássio, observam-se nódulos amorfos com estruturas filamentosas curtas e entrelaçadas. A coloração pelo método de Gram é positiva.[267]

Outro método de fácil execução é a dermatoscopia. Na imagem dermatoscópica, evidenciam-se massas de coloração branco-amareladas aderentes ao pelo e concreções formando um rosário.[483]

O diagnóstico diferencial deve ser realizado com a pediculose púbis, que também acomete os pelos axilares e pubianos, mas, diferentemente

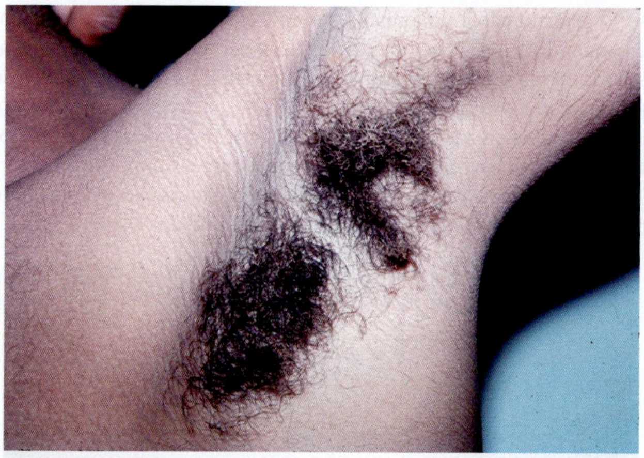

■ **Figura 60.31** Tricomicose axilar.

da tricomicose, a pediculose é caracteristicamente pruriginosa. Outra moléstia a ser lembrada é a piedra branca, cujo exame direto do pelo examinado mostra elementos micelianos perpendiculares à superfície do pelo, formando o nódulo.

Tratamento

Preconiza-se como tratamento a realização de tricotomia dos pelos acometidos e aplicação de álcool iodado, formalina a 1%, e sabonetes antissépticos. O uso de imidazólicos tópicos e cloreto de alumínio a 3 a 5% também é eficaz.[266]

■ INFECÇÃO POR *PSEUDOMONAS*

Pseudomonas aeruginosa é um bacilo gram-negativo aeróbico. Amplamente distribuído na natureza, esse bacilo pode ser encontrado no solo, nas plantas e nos animais. Mas sua proliferação ocorre, especialmente, em ambientes úmidos. Pode sobreviver a temperaturas que variam entre 4 a 42 °C e em locais onde o pH não esteja abaixo de 4,5.[268] De maneira geral, esse micro-organismo não pertence à flora microbiana cutânea, apesar de poder ser encontrado nas axilas, orelhas externas e períneo.[269] É um bacilo que apresenta virulência relativamente baixa, sendo que, para o desenvolvimento de um quadro infeccioso, é necessário haver condições locais favoráveis ou uma deficiência imunológica do hospedeiro.

A infecção por *P. aeruginosa* causa dois tipos de manifestações cutâneas: as infecções cutâneas primárias e manifestações cutâneas secundárias a uma septicemia por *P. aeruginosa*. A primeira delas manifesta-se principalmente em indivíduos hígidos, em ambientes úmidos, com perda da barreira cutânea, apresentando evolução favorável e com bom prognóstico. Com relação às lesões cutâneas secundárias, sua manifestação ocorre em indivíduos imunocomprometidos e associa-se a um pior prognóstico.[269]

■ SÍNDROME DAS UNHAS ESVERDEADAS

Em 1944, Goldman e Fox relataram que a presença de uma coloração esverdeada nas unhas é provocada pela infecção do *Bacillus pyocyaneus (P. aeruginosa)*. Esse micro-organismo produz dois pigmentos: a piocianina, pigmento de cor azul-esverdeada, e a pioverdina, pigmento de coloração amarelo-esverdeada.[270]

Essa entidade é mais vista em indivíduos que frequentemente mantêm as mãos em contato com água, sabões e detergentes. Além disso, o trauma sobre o sulco ungueal favorece a infecção. Por esses motivos, o acometimento das unhas pela *P. aeruginosa* é visto comumente em donas de casa, barbeiros e cabeleireiros. O reconhecimento dessa doença é especialmente importante nos profissionais de saúde pelo risco de transmissão da bactéria aos pacientes debilitados ou imunodeprimidos.

A síndrome manifesta-se através de um quadro de paroníquia pouco dolorosa e com a presença de pigmentação amarelo-esverdeada, azul-esverdeada ou castanho-esverdeada nas unhas (Figura 60.32). Seu diagnóstico diferencial deve ser feito com outras alterações na coloração das unhas, como hematoma subungueal, nevos, melanoma maligno e infecção ungueal por *Aspergillus*.

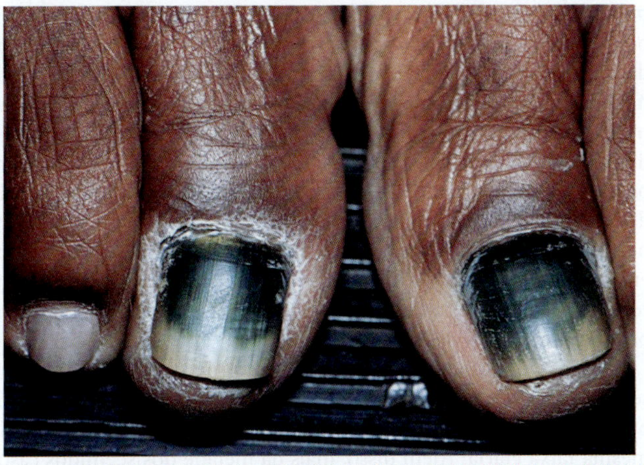

■ **Figura 60.32** Unhas esverdeadas por *Pseudomonas*.

Seu diagnóstico é sugerido pela clínica, mas poderá ser confirmado pelo exame direto com coloração pelo Gram e cultura de material coletado.

Para um tratamento de sucesso, é necessária a correção dos fatores predisponentes como evitar contato direto e frequente com água e umidade e, além disso, recomenda-se o uso de luvas. Raramente é necessária a remoção da unha acometida. O uso de soluções aquosas ou pomadas com bacitracina ou polimixina B 4 vezes ao dia por 1 a 4 meses é preconizado.[270]

■ OTITE EXTERNA E OTITE EXTERNA MALIGNA

Apenas 1% a 2% da flora do canal auditivo externo é composta pela *P. aeruginosa*, mas, em quadros de otite externa, a *Pseudomonas* pode estar presente em até 70% dos casos.[270] Nessas condições, o pavilhão auricular apresenta-se edemaciado, eritematoso, com maceração e drenagem de secreção purulenta esverdeada. Uma dermatite exsudativa na região retroauricular e na parte externa da orelha também podem estar presentes. A membrana timpânica permanece intacta. Caracteristicamente os pacientes apresentam dor importante à palpação da orelha. O tratamento consiste em limpeza dos debris e aplicação de antibióticos tópicos.

A otite externa maligna é uma forma grave de otite externa que acomete principalmente pacientes idosos e diabéticos, e que não é responsiva à terapêutica local. O termo maligno foi descrito por Chandler em 1968 em decorrência de alta mortalidade, acima de 50%, antes da introdução de antibióticos. A *Pseudomonas aeruginosa* é o patógeno responsável por 90% dos casos. Outros micro-organismos, como o *Staphylococcus aureus*, *Proteus mirabillis* e fungos, como o *Aspergillus* e *Candida*, também já foram descritos.[458] E, recentemente, diversos pacientes portadores da síndrome da imunodeficiência adquirida (AIDS) têm manifestado essa patologia.[274] Há acometimento de todo o pavilhão auricular, com dor intensa, drenagem contínua de secreção purulenta e formação de tecido de granulação entre as porções cartilaginosas e ósseas do canal auditivo externo. Pode evoluir com uma série de complicações, entre elas, invasão de cartilagem, ossos, nervos, partes moles, levando a quadros de osteomielite, múltiplas paralisias de nervos cranianos, mastoidite, sepse e trombose do seio sigmoideo. A mortalidade nesses casos pode atingir 50%, sendo que os principais fatores de risco estão em idade acima de 70 anos, diabetes, a ocorrência de paralisia facial e achados positivos na tomografia computadorizada.[459] Para o tratamento da otite externa maligna, a internação hospitalar se faz necessária para a administração de antibióticos endovenosos e cirurgias.[270] A escolha da antibioticoterapia tem sido desafiadora, tendo em vista a dificuldade de se obter cultura positiva associada ao aumento do número de casos de resistência bacteriana pelas *Pseudomonas*. Loh e colaboradores têm preconizado nesses casos a administração de ceftazidima endovenosa associada a fluorquinolonas orais para se atingir um melhor resultado.[459]

■ ECTIMA GANGRENOSO

O ectima gangrenoso é uma manifestação cutânea incomum (1,3% a 13% dos casos) de uma septicemia causada por *Pseudomonas aeruginosa*.[271] No casos de septicemia, o que ocorre é uma vasculite que lesa as paredes médias e adventícias dos vasos sanguíneos, favorencendo a disseminação bacteriana.[460] Os pacientes suscetíveis são aqueles portadores de condições debilitantes, como queimados graves, os em tratamento quimioterápico, imunodeprimidos, neutropênicos[272] com diabetes *mellitus* descompensado, fibrose cística e em estágio terminal.[273]

Inicialmente, o ectima grangrenoso manifesta-se através de poucas lesões na forma de máculas eritematosas nas extremidades ou na área anogenital. Rapidamente, surgem vesículas de conteúdo turvo que evoluem para bolhas, e o tecido circunjacente apresenta-se eritematoso, doloroso e edemaciado. Após o rompimento das bolhas, a lesão ulcera, apresentando fundo cinza enegrecido e halo eritematoso.[271] Geralmente, as lesões ulceradas ocorrem dentro de 12 horas do quadro inicial e podem coexistir lesões em diferentes estágios. Cerca de 57% das úlceras localizam-se na região glútea e perianal, 30% nas extremidades e 12% no tronco e face.[460]

Os principais diagnósticos diferenciais de tal condição incluem, por exemplo, pioderma gangrenoso, vasculite necrosante e crioglobulinemia. Além disso, lesões semelhantes podem ser consequentes a êmbolos sépticos de infecções por *Escherichia coli, Aeromonas hydrophila, Pseudomonas cepacia,* Candida spp., Fusarium e Aspergillus spp. No caso das crianças, o principal diagnóstico diferencial se dá com a púrpura fulminante, causada pela *Neisseria meningitidis*. Nesse caso, as lesões disseminam-se mais rapidamente do que no ectima g angrenoso e, além disso, elas nunca se tornam bolhosas.[460]

Ao exame histopatológico, nota-se a presença de uma vasculite necrosante hemorrágica com bacilos Gram-negativos presentes na parede média e adventícia dos vasos profundos. A íntima desses vasos está poupada.

Se há suspeita clínica de ectima gangrenoso, estão indicadas a citobacteriosocpia pelo método de gram, a imediata realização de biópsia da lesão, cultura da secreção e hemocultura. O tratamento deverá ser sistêmico e instituído rapidamente para o controle da septicemia. Diversos regimes de antibióticos poderão ser adotados, como a associação de aminoglicosídeos e aminopenicilinas anti-*Pseudomonas*, mas a escolha depende do padrão de sensibilidade do antibiograma. Os fatores que favorecem um pior prognóstico são a presença de múltiplas lesões, neutropenia de longa duração e demora na instituição de antibioticoterapia.[270,271]

■ PIODERMA POR *PSEUDOMONAS*

O pioderma por *Pseudomonas* é uma infecção cutânea superficial. Manifesta-se através do surgimento de lesões purulentas esverdeadas, de odor fétido e com bordas maceradas e erosadas. Aparece secundariamente em locais com queimaduras, onfalites, úlceras de decúbito e úlceras cutâneas crônicas. Os fatores que favorecem uma proliferação de *Pseudomonas* incluem o uso de antibióticos de amplo espectro, os quais reduzem a flora microbiana normal, a presença de maceração e fatores inerentes ao próprio hospedeiro. Seu tratamento consiste no debridamento local e uso de antibióticos sistêmicos.[270]

■ PIODERMA BLASTOMICOSE SÍMILE

A infecção cutânea pela *Pseudomonas aeruginosa* também pode provocar o surgimento de um pioderma blastomicose símile. As lesões consistem em grandes placas verrucosas com múltiplas pústulas e de bordas elevadas. Ao exame histopatológico, verifica-se a presença de uma hiperplasia pseudoepiteliomatosa com abscessos e ausência de células gigantes ou fungos. Essas lesões podem ser erroneamente diagnosticadas como blastomicose ou carcinoma espinocelular. Frequentemente, os pacientes portadores dessa doença apresentam comprometimento do seu estado imunológico. O tratamento deve ser realizado com antibióticos sistêmicos orientados pelo antibiograma.[275]

■ INTERTRIGO INTERDIGITAL POR *PSEUDOMONAS*

Normalmente, a pele presente nas regiões interdigitais apresenta uma camada córnea espessa e protetora contra invasão de *Pseudomonas*. Entretanto, quando ocorre infecção por esse micro-organismo, evidencia-se a presença de maceração, exsudação e fissuras na pele associada a uma coloração branco-esverdeada brilhante sob a lâmpada de Wood, decorrente da produção pela *Pseudomonas* de um pigmento hidrossolúvel, a pioverdina. Períodos longos de oclusão ou imersão constante na água podem ser suficientes para lesar a camada córnea, permitindo a invasão, proliferação e, consequentemente, infecção local. Além disso, a inibição da flora gram-positiva ou de dermatófitos pela maceração ou uso de antibióticos permite o desenvolvimento do intertrigo interdigital pela *Pseudomonas*. Para o tratamento, recomenda-se manter o ambiente seco e aplicar antibióticos tópicos.[276]

■ FOLICULITE POR *PSEUDOMONAS*

A foliculite por *Pseudomonas aeruginosa* está associada com a exposição a ambientes contaminados, com água aquecida como, por exemplo, banheiras aquecidas, piscinas aquecidas e jacuzzis.

Manifesta-se pelo aparecimento de lesões pspulopustulosas foliculares localizadas nas partes laterais do tronco, axilas, cintura pélvica, nádegas e áreas suprapúbicas, após 8 a 48 horas de exposição. Essa erupção cutânea tipicamente distribuída é explicada por um possível tropismo da *Pseudomonas* pelas glândulas apócrinas ou pela oclusão proporcionada por roupas de banho. Característicamente, a face e a região cervical são poupadas. Através do exame com a lâmpada de Wood, é possível observar a presença de uma fluorescência esverdeada nas lesões. Já, no exame dermatoscópico, identifica-se a presença de pelos *vellus* no centro de cada pápula, o que não é clinicamente visível, demonstrando a origem foliculocêntrica do *rash*, excluindo, portanto, picadas de insetos e nódulos de escabiose.[461] Os pacientes podem evoluir com sintomas sistêmicos como febre, mal-estar, náuseas e vômitos, otite, faringite, dor no arco mandibular e nas aréolas e linfonodomegalias. Em pacientes imunodeprimidos, a foliculite por *Pseudomonas* pode evoluir para um quadro de ectima gangrenoso. Em indivíduos portadores de AIDS, essa infecção pode provocar o aparecimento de nódulos ou celulites. Já, nos indivíduos imunocompetentes, a duração média dessa foliculite não tratada é de 7 a 15 dias, embora também possa permanecer por semanas. Os sorotipos de *Pseudomonas* mais frequentes nesses casos são: o sorotipo 0 a 11 e, menos comumente, o 0 a 4. Histologicamente observa-se a presença de ruptura do epitélio folicular e um processo inflamatório agudo circunjacente associado a uma vasculite de pequenos vasos. No diagnóstico diferencial, devem ser incluídos: foliculite por *S. Aureus*, picadas de insetos, urticária, granuloma de Majocchi, foliculite eosinofílica, miliária e acne vulgar. O tratamento dessa infecção em imunocompetentes consiste apenas na observação do quadro, já que se trata de uma condição benigna e autolimitada. Em pacientes imunodeprimidos com erupções disseminadas ou recorrentes, recomenda-se a administração de fluorquinolona oral.[277,278]

■ DOENÇA DE KAWASAKI

A doença de Kawasaki acomete principalmente crianças menores de 5 anos de idade, em todo o mundo. É uma vasculite autolimitada aguda, que se tornou a causa mais comum de doença cardíaca adquirida em crianças nos Estados Unidos e Japão. Seu diagnóstico com base em critérios clínicos. Entretanto, em até 20% dos casos, a apresentação clínica mostra-se incompleta ou atípica.[295] Características clínicas e epidemiológicas da doença falam a favor de uma etiologia infecciosa, mas sua causa ainda é desconhecida.[279,296]

Epidemiologia

A doença de Kawasaki acomete quase exclusivamente crianças, sendo que 80% delas são menores de 5 anos de idade.[280]

Apesar de ocorrer em todas as raças, sua frequência é maior na população asiática. No Japão, a incidência anual é em média de 5.500 casos por ano, desde 1987. Foram documentados dois períodos epidêmicos da doença no Japão. Em 1982, foram registrados mais de 15 mil casos novos e, em 1986, mais de 12 mil casos novos foram diagnosticados. A incidência entre homens e mulheres é de 1,35:1, declinando para 1,23:1 durante as epidemias. O pico de aparecimento da doença está entre os 6 e 11 meses de idade. Geralmente, não há distribuição sazonal da doença, porém durante os períodos epidêmicos a doença é mais comum nos meses de inverno. Esse padrão é muito semelhante ao que ocorre em doenças virais, como sarampo e gripe. A doença é incomum em recém-nascidos, sugerindo que, possivelmente, os anticorpos maternos possam protegê-los da doença.[280]

Um estudo em famílias japonesas mostrou que a chance de um segundo caso ocorrer numa mesma família no período de um ano após o primeiro caso é significativamente maior do que numa população da mesma faixa etária. Além disso, mais da metade dos segundos casos ocorreram cerca de 10 dias após o primeiro caso, e 3 em cada 4 casos em irmãos ocorreram na mesma data. Esses achados sugerem que haveria uma exposição a um agente infeccioso comum em indivíduos geneticamente predispostos.[281]

Por razões desconhecidas, epidemias da doença não foram mais registradas no Japão ou em outro país nos últimos 10 anos.[282]

O mais recente levantamento de dados feito em 2012 sobre a doença mostrou um aumento na incidência de 265 novos casos para cada 100 mil crianças, portanto a doença continua a aumentar sua incidência. A maioria desses pacientes encontra-se na faixa etária entre 6 meses de vida e 5 anos de idade, embora também tenham sido registrados casos em crianças maiores de 5 anos e adultos. O predomínio é maior no sexo masculino numa proporção de 1.5:1.[462]

Etiologia

A etiologia da doença de Kawasaki permanece desconhecida. Apesar disso, estudos mostram que um tratamento na fase aguda da doença é capaz de diminuir a incidência de doença coronariana de 25 a 30% para 3% a 5%.[293] Embora os aspectos clínicos e epidemiológicos sugiram fortemente se tratar de uma causa infecciosa, diversos estudos de investigação em microbiologia falharam em demonstrar um agente infeccioso responsável.[279]

Múltiplos agentes infecciosos virais foram sugeridos como agentes etiológicos da doença, como, por exemplo, coxsackie vírus, parainfluenzavírus, vírus sincicial respiratório, chikungunya e citomegalovírus. E estudos recentes mostraram que mais da metade de todos os pacientes tiveram um ou mais vírus respiratórios detectados por técnicas de PCR, mas nada foi provado como sendo efetivamente um agente causador.[462]

Alguns estudos mostraram que certos linfócitos T (Vβ2+ e Vβ8+) são estimulados através de ativação de superantígenos derivados de *Staphylococcus aureus* e de *Streptococcus pyogenes*. Esse estímulo desencadearia uma resposta imunológica, com liberação de citocinas, provocando um descontrole imunológico. Mas outros investigadores falharam em reproduzir tais achados.[294]

Estudos de grupos de genoma para a doença de Kawasaki têm identificados polimorfismos em seis regiões diferentes nos genes em indivíduos portadores da doença. As principais alterações genéticas identificadas até o momento são alterações no FcγR2a, CASP3, HLA II, linfócito B-quinase, inositol 1,4,5-trifostatoquinase C e CD40.[463]

Todavia, se não há um agente etiológico determinado, o diagnóstico torna-se difícil, assim como para a realização de tratamentos e desenvolvimento de métodos de prevenção eficazes.[281] Com o avanço na biologia molecular, espera-se um progresso significativo nas pesquisas sobre a doença.

Quadro clínico

O diagnóstico da doença de Kawasaki é feito no reconhecimento das suas principais características, que incluem a presença de febre e mais quatro dos cinco sinais e sintomas clínicos a seguir:

1. **Conjuntivite bilateral.**
2. **Alterações na mucosa oral:** eritema e fissuras em lábios, língua em framboesa e enantema faringeano.
3. **Alterações nas mãos e pés:** eritema e edema na fase aguda e descamação periungueal na fase subaguda.
4. **Exantema polimorfo:** mculopapuloso, escarlatiniforme e eritema polimorfo símile.
5. **Linfadenopatia cervical.**

Na doença de Kawasaki, a febre é geralmente alta, em torno de 40 °C, e renitente. O 1º dia de febre é considerado o 1º dia de doença, mesmo que os pacientes já tenham evoluído com outros sintomas. A febre tem duração média de uma a 2 semanas, se não for instituído nenhum tratamento. Se os pacientes receberem altas doses de aspirina (80 a 100 mg/kg/dia) e uma dose de imunoglobulina intravenosa (2 g/kg), a febre desaparece em 1 a 2 dias após a instituição desse tratamento.[284]

A conjuntivite é outra manifestação clássica da doença. A conjuntiva bulbar está mais acometida do que a palpebral e, geralmente, não há exsudação. Usualmente se inicia um dia após a febre. A uveíte anterior também pode estar presente ao exame da lâmpada de fenda.[279]

As manifestações na mucosa oral e labial estão presentes na forma de enantema, ressecamento, fissuras, descamação e sangramento dos lábios; enantema da cavidade oral e faringe; e língua em frambroesa. Úlceras orais, exsudatos e manchas de Koplik não são observadas na doença de Kawasaki.

As alterações nas mãos e pés são muito características, sendo que o eritema está localizado nas palmas e plantas. Na fase subaguda da doença, é frequente a presença de descamação periungueal nos dedos das mãos e dos pés. Cerca de um mês após a resolução da doença, é possível observar o aparecimento de sulcos transversais nas lâminas ungueais, as chamadas linhas de Beau.[279]

A erupção pode se apresentar de diversas formas. A mais comum delas é a apresentação maculopapulosa difusa. Também é possível o aparecimento de um exantema escarlatiniforme e eritema polimorfo símile. Não acontecem bolhas e vesículas, embora já tenham sido descritas pústulas na superfície extensora das extremidades.

O último critério diagnóstico é a linfadenopatia cervical, observada em aproximadamente 50% a 75% dos pacientes, contrariamente a outros sinais, que podem estar presentes em até 90% dos casos. Apesar disso, a linfadenopatia cervical é o sinal mais proeminente dessa doença. Os nódulos geralmente apresentam 1,5 cm de diâmetro, o eritema está presente, mas não há supuração.[279]

A doença de Kawasaki deve ser sempre considerada em pacientes febris com adenite cervical e que não respodem à antibioticoterapia convencional.

Características associadas

Uma variedade de sinais e sintomas também pode estar presente, apesar de não estarem incluídos nos critérios diagnósticos. Um deles é a presença de irritabilidade importante na criança. Cerca de 25% dos pacientes podem apresentar meningite asséptica. Nesses casos, o exame do líquor apresenta de 25 a 100 leucócitos/mm^3 com predomínio de linfócitos, glicemia normal e uma discreta elevação de proteínas. Artralgia e artrite são frequentemente observadas nas mãos, joelhos, tornozelos e quadris durante a primeira semana de doença.

A disfunção hepática, manifestada por elevações discretas das transaminases, pode ser observada em muitos pacientes na fase aguda da doença. Já a icterícia não é comum.

Uma outra manifestação interessante é a ocorrência de eritema e induração na cicatriz de vacinação do BCG em pacientes que desenvolvem a doença de Kawasaki entre 6 e 12 meses após a vacinação.[285]

Manifestação cardíaca

Cerca de 20% dos doentes não tratados desenvolvem doença coronariana, incluindo dilatação difusa das artérias e formação de aneurismas, sendo que esse risco é ainda maior nas crianças menores de 1 ano.[294] Um estudo realizado por Hirose e colaboradores mostrou que o aparecimento de dilatação coronariana ocorreu no 10º dia de doença e que o pico de incidência, tanto da formação da dilatação quanto de aneurismas nas coronárias, ocorreu na 4ª semana.[286] O óbito desses pacientes geralmente é mais frequente entre a segunda e a 12ª semana de evolução.

A forma mais grave de doença coronária é o aneurisma gigante, em que o lúmen da artéria coronária pode atingir um diâmetro acima de 8 milímetros. Geralmente essas lesões evoluem com trombose, ruptura, ou, eventualmente, estenose.

As crianças também podem evoluir com infarto agudo do miocárdio, que frequentemente apresenta sintomas diferentes do adulto. Um estudo de revisão realizado com 195 casos de infarto do miocárdio em crianças com doença de Kawasaki mostrou que os principais sintomas apresentados foram: choque, desconforto torácico, vômitos e dor abdominal. Em 63% dessas crianças, o infarto ocorreu durante o sono, e 37% delas não apresentaram sintomas.[287]

Outras manifestações cardíacas também podem ocorrer, como miocardite (50%), pericardite (25%) e insuficiência da válvula mitral (1%).[279]

Na presença de doença cardíaca em pacientes com doença de Kawasaki, é preciso estar atento quanto aos sinais de pior prognóstico, tais como febre com duração superior a 16 dias, recorrência da febre após um período de remissão maior que 48 horas, arritmias (exceto bloqueio cardíaco de primeiro grau), sexo masculino, menores de 1 ano, cardiomegalia, plaquetopenia, hematócrito diminuído e baixos níveis de albumina.[288]

Fases clínicas da doença de Kawasaki

A evolução da doença de Kawasaki pode ser dividida em 3 fases: aguda, subaguda e de convalescência.

A fase febril aguda tem duração média de 2 semanas e é caracterizada pela presença de: febre, conjuntivite, enantema na mucosa oral, eritema e edema de mãos e pés, exantema difuso, adenopatia cervical, meningite asséptica e disfunção hepática. A arterite nas coronárias pode estar presente já nessa fase, mas não é vista à ecocardiografia.

A fase subaguda inicia quando a febre, o exantema e a linfadenopatia melhoram, ou seja, em uma a 2 semanas do início da doença. Mas, a irritabilidade, anorexia e conjuntivite ainda permanecem. A descamação periungueal nos dedos das mãos e pés e a plaquetopenia são observados durante esse período, assim como o desenvolvimento de aneurismas nas coronárias. A chance de morte súbita aumenta nesse estágio.

O período de convalescência se inicia quando todos os sinais e sintomas da doença desaparecem, o que ocorre dentro de 6 a 8 semanas.

Diagnóstico

Diagnóstico laboratorial

Na fase aguda, nota-se uma típica leucocitose com predomíno de neutrófilos, anemia normocítica/normocrômica, uma elevação da velocidade de hemossedimentação e de outras proteínas de fase aguda, que podem persistir por 4 a 6 semanas. A presença de plaquetopenia pode estar associada ao desenvolvimento de doença coronariana e infarto agudo do miocárdio.[289] Durante a 3ª e 4ª semanas, classicamente observa-se uma trombocitose, com números chegando a 1.000.000 plaquetas/mm^3.

Histopatologia

A doença de Kawasaki causa característicamente uma vasculite de artérias de médio calibre, mas também pode acometer artérias de grande calibre, capilares e arteríolas.

Em estágios iniciais da vasculite, ocorre um edema das células endoteliais, com degeneração nuclear e alterações inflamatórias na adventícia. Em artérias de grande calibre com *vasa vasorum*, o processo inflamatório ocorre ao redor desses vasos. Em acometimentos mais graves, como nas coronárias, o processo inflamatório ocorre na camada média com edema e necrose das células musculares e, posteriormente, atinge todas as camadas, levando à fragmentação das lâminas elásticas interna e externa. Com isso, há a perda da integridade da parede muscular, causando o aparecimento do aneurisma. Após 1 a 2 meses de evolução, há formação de um tecido conjuntivo fibroso. Com o espessamento da parede vascular, pode se formar uma estenose ou favorecer a formação de um trombo.[279]

Diagnóstico diferencial

Os diagnósticos diferenciais da doença de Kawasaki incluem: febre escaraltina, síndrome da pele escaldada estafilocócica, síndrome de Stevens-Johnson e outras reações às drogas, síndrome do choque tóxico, leptospirose, artrite reumatoide juvenil e sarampo.

Tratamento

Um estudo realizado por Newburger e colaboradores demonstrou que a administração de uma única dose de 2 g/kg de imunoglobulina intravenosa (IGIV) associada a 80 a 100 mg/kg/dia de aspirina até o décimo dia de doença reduz em aproximadamente 20 a prevalência de disfunção coronariana em relação aos doentes tratados somente com aspirina,[284] assim como o risco de se desenvolver aneurisma de artéria coronariana.[296] Um segundo estudo multicêntrico também evidenciou que uma única dose de imunoglobulina intravenosa é mais eficaz do que pequenas e múltiplas doses.[284] Preconiza-se que o início de tratamento com a IGIV ocorra nas primeiras 8 a 12 horas de doença. Seu principal objetivo é reduzir a incidência de doença coronariana. O mecanismo de ação da imunoglobulina intravenosa na doença de Kawasaki ainda é desconhecido, mas o que os estudos têm demonstrado seria uma ação na imunomodulação das células T, neutralização de agentes etiológicos e redução na produção de citocinas.[462] Apesar disso, estudos revelam que alguns pacientes permanecem febris ainda nas 36 horas seguintes após o término da administração da imunoglobulina. A resistência a esse tipo de tratamento tem aumentado mundialmente e pode atingir cerca de 20% dos pacientes. Burns e colaboradores mostraram que a adição de infliximabe no tratamento inicial com IGIV não diminuiu a resistência ao tratamento, porém ocorreu diminuição no número de dias com febre e outros sinais inflamatórios.[462] A pulsoterapia com metilpredinisolona ainda tem sido uma opção terapêutica interessante em casos de resistência.[294,295] Outras terapêuticas de segunda linha utilizadas são a anakira (inibidor de IL-1), ciclosporina (inibidor de calcineurina) e estatina.[462]

A aspirina vem sendo usada para o tratamento dessa doença há muitos anos, não só pelos efeitos anti-inflamtórios, mas também pelos efeitos antitrombóticos. Durante a fase aguda da doença, a aspirina é administrada na dose de 80 a 100 mg/kg/dia de 6 em 6 horas, além do uso da imunoglobulina intravenosa. Quando há resolução da febre, por volta do 14º dia, a dose de aspirina é reduzida para 3 a 5 mg/kg/dia, 1 vez ao dia.[290]

Por fim, outros tratamentos, que ainda não estão presentes em estudos-controle, têm se tornado alternativas de tratamento para casos refratários, como, por exemplo: agentes cititóxicos (ciclosporina A, ciclofosfamida e metotrexato), plasmaférese, abciximab, especialmente nos portadores de aneurisma.[294,292]

O tratamento de pacientes com aneurisma de coronárias é dependente da gravidade da lesão. Para aqueles com pequenas e médias lesões, recomenda-se o uso de aspirina por longo prazo. Já para aqueles com múltiplos aneurismas, aneurismas gigantes, recomenda-se a administração de aspirina associada a um anticoagulante oral.[290]

■ ÚLCERA TROPICAL

A úlcera tropical, também chamada de úlcera fagedênica, é uma lesão dolorosa e de crescimento rápido que frequentemente se localiza nos membros inferiores. É mais prevalente em regiões tropicais. A ocorrência de um simples trauma local, como, por exemplo, uma picada de inseto, pode desencadear seu desenvolvimento.[297,298]

Etiologia

A úlcera tropical é uma infecção polimicrobiana com participação de espécies de *Fusobacterium*, quase sempre presentes nos estágios iniciais, e de micro-organismos anaeróbios (*Bacillus fusiformis*) e de espiroquetas (*Treponema vicenti*) nos estágios finais.[297,298]

O trabalho rural e a desnutrição são alguns dos fatores predisponentes para o desenvolvimento da infecção. Ocorre mais comumente em jovens desnutridos e trabalhadores rurais que apresentam ferimentos nos membros inferiores.[299] Doenças debilitantes como a malária, diarreia crônica e doenças parasitárias também estão associadas com o desenvolvimento da úlcera tropical.[300,301]

Quadro clínico

O quadro caracteriza-se pela presença de, geralmente, uma úlcera única, muito dolorosa, de crescimento rápido, mas de acometimento superficial e de bordas violáceas e figuradas.[297] Localiza-se mais frequentemente nos membros inferiores e pode atingir vários centímetros de diâmetro em poucas semanas.

Os principais diagnósticos diferenciais são feitos com a leishmaniose cutânea, micobacteriose atípica e pioderma gangrenoso.

Diagnóstico

A partir da coleta de secreção da base da lesão deverá ser feito exame direto, corado pelo Gram ou Giemsa, que pode mostrar inúmeras espécies de *Fusobacterium*, geralmente na presença de outras bactérias gram-negativas como *Escherichia coli* e espécies de *Enteroccocus*.[298,302]

Tratamento

O tratamento da úlcera tropical poderá ser realizado com tetraciclina hidrossolúvel na dose de 500 mg, por via oral, de 6 em 6 horas por 7 dias, associada ao metronidazol, na dose de 250 mg, por via oral, de 8 em 8 horas por 10 dias.[301]

■ PIOMIOSITE TROPICAL

A piomiosite é uma infecção bacteriana dos músculos estriados. Embora seja comumente vista em climas tropicais, sua incidência tem aumentado consideravelmente em regiões de clima temperado. Na literatura, descreve-se uma diferença principalmente na idade dos pacientes com quadro de piomiosite "tropical" e de "climas temperados" ("não tropical"). A maioria dos pacientes com piomiosite tropical são crianças ou jovens sadios. Já a ocorrência de piomiosite não tropical se dá, principalmente, em indivíduos adultos imunocomprometidos, diabéticos e transplantados.[303]

Epidemiologia

A piomiosite tropical é mais prevalente em áreas quentes e úmidas, principalmente na África Central e na América Central, como também em algumas regiões da Amazônia.[304] Em 1917, Walker descreveu o primeiro caso na América do Sul como uma "miosite purulenta tropical".[305]

Já, em regiões não tropicais, a infecção por vírus HIV seria um dos principais determinantes no desenvolvimento da piomiosite.[306] Desde 1988, as primeiras descrições de casos apontam para uma maior incidência na população infectada pelo vírus HIV associada a estados avançados de imunodeficiência, sendo que em poucos casos havia antecedentes de traumatismos.[307]

Etiologia

A doença acomete principalmente crianças e jovens adultos, sendo que a maior incidência se encontra em indivíduos na segunda década de vida.[308] Nos casos de ocorrência em climas temperados, chamados de piomiosite não tropical, há frequente associação com pacientes adultos que apresentam algum grau de imunodepressão, como, por exemplo: diabetes *mellitus*, infecção pelo HIV, doença do tecido conjuntivo e neoplasia.[309] O *Staphylococcus aureus* é o micro-organismo predominante tanto em indivíduos imunocompetentes quanto em imunodeprimidos.[310] Recentemente foram descritos casos de piomiosite não tropical causada por *E. coli* em pacientes com neoplasia hematológica e HIV positivo.[464] A mortalidade da piomiosite em pacientes imunocompetentes está em torno de 1%, e naqueles portadores de doença hematológica maligna gira em torno de 11%.[465]

O mecanismo exato da patogenia da piomiosite tropical ainda é desconhecido. O envolvimento clínico e subclínico do musculoesquelético pode ocorrer em alguns casos e estar relacionado com uma história prévia de trauma muscular, deficiência nutricional e doenças parasitárias.[304]

Quadro clínico

Clinicamente, a doença pode ser dividida em três estágios clínicos, que tipicamente acometem os grandes músculos esqueléticos da região do tórax e membros inferiores.[304]

No estágio inicial, o paciente apresenta dor muscular difusa, com cãibras e febrícula. Em um segundo estágio, a área afetada evolui com induração progressiva, dor intensa e aumento importante das partes moles durante um período de uma a 2 semanas.[311] O último estágio é caracterizado por supuração do abscesso no músculo acometido e extensão da infecção para ossos e articulações adjacentes. Em 1,8% dos casos poderá haver evolução para septicemia e morte.[312] O acometimento de vários grupos musculares pode ocorrer em 12% a 60% dos pacientes.[304]

Diagnóstico

O diagnóstico dessa doença é com base em dados clínicos e laboratoriais. A presença de processo inflamatório local, febre, leucocitose e elevação da velocidade de hemossedimentação são características comuns do quadro clínico.[313] Os níveis de creatinofosfaquinase podem estar normais ou levemente aumentados. As hemoculturas são positivas para *Staphylococcus aureus* em 30% dos pacientes.[312]

É difícil o seu diagnóstico diferencial com quadros de osteomielites e lipossarcomas.[303]

Os auxílios diagnósticos por imagem, como ultrassonografia, ressonância magnética e tomografia computarizada, têm favorecido o diagnóstico inicial da doença.[314]

Tratamento

O tratamento de escolha é a drenagem cirúrgica do abscesso associado à administração de antibióticos endovenosos de acordo com o perfil do antibiograma.[304,311] Vancomicina é o medicamento de escolha para o tratamento empírico inicial. Em imunodeprimidos ou infecções decorrentes de trauma muscular, deve ser adicionado um agente contra bacilos entéricos gram-negativos. Em caso de MRSA, a recomendação é o uso de cefazolina ou oxacilina. O tempo de tratamento varia entre 2 a 3 semanas (Stevens et al., 2014).

■ ESCARLATINA

A escarlatina é um quadro agudo causado por exotoxinas produzidas pelo estreptococo beta-hemolítico do grupo A.[318]

Epidemiologia

Essa doença ubiquitária é considerada endêmica nos grandes centros, mas sua incidência vem diminuindo a cada ano. Historicamente, a escarlatina poderia provocar a morte em 15% a 20% dos casos. Mas, com o advento da antibioticoterapia, o índice de mortalidade não ultrapassa 1%.[318]

A principal porta de entrada é o trato respiratório superior, através da inalação de perdigotos contaminados. A maioria dos casos ocorre entre crianças de 1 a 10 anos de idade.

Etiologia

O *Streptococcus pyogenes* é a principal espécie implicada na produção e liberação das exotoxinas. Existem três tipos de exotoxinas capazes de desencadear a doença: tipo A, tipo B e tipo C. A produção da exotoxina parece depender da existência de um bacteriófago que é encontrado somente nas espécies de estreptococos beta-hemolíticos.[319]

Apesar de o estreptococo ser o principal agente etiológico, também já foram descritos casos de escarlatina causados por estafilococo do grupo MRSA.[322]

Quadro clínico

Após um período de incubação de 2 a 5 dias, sinais e sintomas da escarlatina começam a surgir. Uma tonsilite membranosa associada a linfadenopatia cervical dolorosa é evidenciada aproximadamente 12 horas antes dos principais sintomas. No segundo dia de infecção, há o surgimento de um exantema esfoliativo fino característico, inicialmente no tórax, dando à pele um aspecto de lixa. Em 3 a 4 dias ocorre generalização do exantema, mais proeminente nas áreas flexurais, como axilas, virilhas e fossas poplíteas, sem deixar áreas de pele normal de permeio. Como há aumento da fragilidade capilar, formam-se áreas transversais de hiperpigmentação, com petéquias nas axilas, fossas poplíteas e regiões inguinais, que são denominadas linhas de Pastia. Outro sinal característico é a presença de uma palidez perioral, que recebe o nome de sinal de Filatov. Após sete a 10 dias, há um desaparecimento do exantema associada ao aparecimento de uma descamação lamelar nas palmas e plantas. Tipicamente, também se observa o aparecimento de petéquias no palato. Outras manifestações clínicas da escarlatina incluem a presença de febre, mal-estar, náusea, vômito, dor abominal e língua em framboesa. A febre cede dentro de sete a 10 dias. A evolução clínica típica é leve ou moderada. A forma tóxica e séptica da escarlatina manifesta-se pela presença de uma tonsilite proeminente com ou sem ulcerações, rinorreia purulenta e o *rash* cutâneo é petequial e hemorrágico.[466] Raramente, podem surgir complicações, como: otite média, glomerulonefrite, meningite, osteomielite e hepatite.[320,321]

Diagnóstico

O diagnóstico da escarlatina é com base nos sinais e sintomas do quadro clínico. A confirmação da infecção pelo *Streptococcus* beta-hemolítico pode se basear através da elevação de títulos de ASLO e ser confirmada pela cultura de secreções da faringe. O leucograma mostra leucocitose com desvio à esquerda.[321]

O diagnóstico diferencial deverá ser realizado principalmente com outros quadros de exantema da infância como sarampo, rubéola, eritema infeccioso e exantema súbito.

Tratamento

O tratamento de primeira escolha deverá ser realizado com penicilina G benzatina, por via intramuscular, nas seguintes doses: 1) Para menores de 27 kg, a dose recomendada será de 600.000 unidades; 2) Para maiores de 27 kg, a dose será de 1.200.000 unidades. Como droga de segunda escolha, tem-se a amoxicilina nas doses de 45 a 50 mg/kg/dia, por via oral, de oito em oito horas por 10 dias. Para aqueles pacientes alérgicos à penicilina, a eritromicina é preconizada na dose de 40 mg/kg/dia por 10 dias. Não está recomendada profilaxia para contatos de rotina.[321]

■ LINFANGITE

A linfangite é uma inflamação dos vasos linfáticos. Em geral, é de origem bacteriana.

Etiologia

Na maioria dos casos, o agente infeccioso responsável é o estreptococo beta-hemolítico ou o *Staphylococcus aureus*, ambos coagulase-positivos. As bactérias têm acesso aos vasos linfáticos através de traumatismo local ou ulcerações. Em muitos casos, nenhuma porta de entrada identificável pode ser encontrada. A infecção dissemina-se a partir dos vasos linfáticos para os linfonodos regionais.[322]

Quadro clínico

A manifestação local da inflamação e reação sistêmica concomitante consistem de uma faixa eritematosa que surge onde o micro-organismo infectante penetrou inicialmente e se estende até os linfonodos regionais. Esses últimos se encontram edemaciados e dolorosos. Pode haver uma área circundante de celulite.[322]

Diagnóstico

As manifestações locais da linfangite e a reação sistêmica associada são usualmente suficientes para se fazer o diagnóstico. Ao leucograma, verifica-se a presença de uma leucocitose com predomínio de leucócitos polimorfonucleares. A confirmação é obtida por cultura do micro-organismo da porta de entrada ou por aspiração de tecido por agulha fina.[322]

Os principais diagnósticos diferenciais incluem as celulites e as tromboflebites.

Tratamento

O tratamento consiste na administração de antibióticos sistêmicos. As medidas de suporte, incluindo repouso, elevação do membro infectado associada à aplicação de compressas locais úmidas e mornas, também ajudam. O suporte elástico pode ser necessário por várias semanas para se evitar o linfedema. Nos casos recorrentes, as causas de linfedema secundário devem ser pesquisadas.

Com o tratamento, o prognóstico é bom, quando se está lidando com uma crise inicial em um membro de outra forma normal. No caso de crises recorrentes, o linfedema pode ocorrer, levando a um aumento residual da circunferência do membro acometido.

■ PIODERMA VEGETANTE

Histórico

O pioderma vegetante foi inicialmente descrito por Hallopeau e Feulard, no Primeiro Congresso Mundial de Dermatologia em Paris, em 1889, em que foram demonstrados dois casos de uma dermatose crônica pustulosa com crescimento excêntrico. Eles foram depois publicados em 1898, como piodermite vegetante. Em 1903, Azua e Pons descreveram um pioderma blastomicose símile, com o nome de *pseudoepithéliomas cutanés*.[325]

Nos anos subsequentes, Wallhauser e Goldsmith notaram que os pacientes também tinham lesões orais, que eram histopatologicamente semelhantes às cutâneas. Em 1949, Brunsting e Underwood descreveram cinco casos de pioderma vegetante associados com colite ulcerativa, e também naquele ano McCarthy introduziu o termo pioestomatite vegetante. Desde então, a maioria dos casos relatados apresentou lesões orais, dando suporte à teoria de que se trata de uma única doença.[326]

Epidemiologia

Desde a descrição de McCarthy, 41 casos foram descritos na literatura. Desses, 36 ocorreram em adultos, sendo 13 (36%) entre 20 e 30 anos, 22 (61%) do sexo masculino, e 5 (12,1%) de crianças e adolescentes até 18 anos de idade.[327]

A piodermite vegetante se associa a baixa resistência às infecções bacterianas e é frequentemente associada a deficiências imunológicas, tais como infecção pelo HIV, tumores malignos (linfomas, leucemia mieloide crônica, carcinomas de colo, paraproteinemia), alcoolismo, déficits nutricionais, diabetes *mellitus* e terapias imunossupressivas. Também foi descrita associação com outras afecções, como acne conglobata, doenças inflamatórias intestinais,[325,332] colangite esclerosante,[467] tatuagens, granulomas de corpo estranho, terapia com halogenados[328] e doença hepática.[327]

Diagnóstico

O diagnóstico de pioderma vegetante baseia-se em achados clínicos e histopatológicos.[331,335] Grandes placas verrucosas com bordas elevadas são vistas clinicamente, enquanto a histopatologia é característica e semelhante nas lesões mucosas e cutâneas[326] (Figura 60.33). A hiperplasia pseudoepiteliomatosa é um achado constante, acantólise focal pode ser vista em lesões da mucosa oral e um infiltrado de linfócitos, neutrófilos e eosinófilos está presente na derme superficial, formando microabscessos intraepiteliais e subepiteliais.

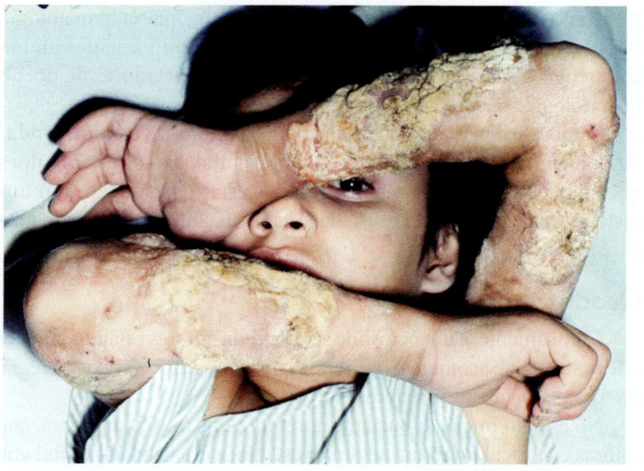

■ **Figura 60.33** Pioderma vegetante.

Na cultura das lesões geralmente cresce uma bactéria patogênica, como *Staphylococcus aureus* ou *Pseudomonas aeuroginosa*. Culturas especiais para fungos e micobactérias devem ser sempre realizadas, assim como imunofluorescência direta e indireta.

Outros achados laboratoriais são raros, exceto por uma eosinofilia sanguínea e anemia, que podem ser de valor para o diagnóstico.[138,3]

Diagnóstico diferencial

Os diagnósticos diferenciais de pioderma vegetante incluem micoses subcutâneas e profundas, como a paracococcidioidomicose, a blastomicose norte-americana e coccidioidomicose, botriomicose e micobacterioses, além da leishmaniose tegumentar americana.

O pênfigo vegetante, que é uma variante do pênfigo vulgar, pênfigo por IgA, bromoderma, carcinoma de células escamosas, ceratoacantomas gigantes, síndrome de Sweet e pioderma gangrenoso (forma granulomatosa superficial) devem também ser excluídos.A presença de eosinófilos nesse o distingue do pioderma.[331,335,467,468]

Para diferenciar o pioderma vegetante de outras doenças semelhantes, foram propostos cinco critérios diagnósticos:

1. Placas grandes e verrucosas de bordas elevadas com pústulas ao redor.
2. Achados histopatológicos de hiperplasia pseudoepiteliomatosa com microabscessos.
3. Crescimento de pelo menos uma bactéria patogênica na cultura das lesões.
4. Culturas para fungos e micobactérias negativas.
5. Níveis normais de bromo e iodo no sangue.[325,334]

Tratamento

Em decorrência de sua rara ocorrência e falta de estudos controlados, o tratamento do pioderma vegetante ainda não foi padronizado. Antibióticos por via endovenosa e cuidados locais com a ferida foram eficientes em alguns casos. Curativos com sulfato de cobre e subacetato de alumínio associados com ceftriaxona também são eficientes. Há um relato de caso tratado com itraconazol com resultados satisfatórios, quando o agente etiológico identificado foi a *Candida albicans*. A combinação de antibióticos sistêmicos e irradiação, curetagem ou desbridamento cirúrgico pode ser uma alternativa em casos mais persistentes.[331,333]

Para casos associados à doença inflamatória intestinal, o uso de corticosteroides sistêmicos e até mesmo tópicos pode ser uma alternativa. Alguns autores associam dapsona ou azatioprina. O tratamento da doença com sulfassalazina, mesalazina ou colectomia pode ser efetivo no controle das lesões mucocutâneas.[326]

Um caso de pioderma vegetante associado a psoríase evoluiu com boa resposta ao etanercepte, mas os autores não descartam a importância do uso conjunto de um antibiótico, no caso a isoniazida, para resolução total das lesões.[325]

■ ANGIOMATOSE BACILAR

Histórico

O primeiro caso de angiomatose bacilar foi descrito por Stoler e colaboradores em 1983, em um paciente HIV-positivo que apresentava febre, perda de peso e nódulos subcutâneos, cuja biópsia mostrou proliferação vascular que, quando corada pelo método de Warthin-Starry, revelou pequenos bacilos. O tratamento com eritromicina levou a uma rápida resolução do quadro. Em 1987, Cockerell e colaboradores descreveram cinco casos semelhantes e a denominaram angiomatose epitelioide, que logo após recebeu o nome de angiomatose bacilar por LeBoit.[338,339]

Em 1990, Relman e colaboradores amplificaram o RNAt bacteriano através de materiais obtidos da medula óssea, baço e pele de pacientes com angiomatose bacilar por PCR, mostrando que sua sequência de DNA era muito semelhante à da *Bartonella quintana,* na época denominada *Rochalimaea quintana,* o agente etiológico da febre das trincheiras. Após isso, a bactéria foi isolada e caracterizada como uma nova espécie.[339]

Epidemiologia

A maioria dos pacientes com angiomatose bacilar é de homens HIV-positivos, com contagem de linfócitos CD4 menor que 200 células/mm e AIDS avançada. Mas a doença foi relatada em indivíduos com outra forma de imunossupressão, como transplantados cardíacos e renais, pacientes em quimioterapia para malignidades hematológicas e também em mulheres e crianças imunocompetentes. Sua incidência diminuiu após a introdução da terapia antiretroviral e de antibioticoterapia profilática.[338,340,341,349,351,353,354]

Em muitas situações, o desenvolvimento da infecção está associado a exposição traumática a gatos, por arranhões ou mordidas, sendo que filhotes estão mais associados a esse tipo de transmissão que gatos adultos. E, o isolamento da *B. henselae* em gatos por 3 semanas seguidas sugere seu papel de reservatório da doença. No entanto, um terço dos pacientes não tem história de contato com aqueles animais e a presença da bactéria no solo e em pulgas aventa a possibilidade de transmissão por contato direto ou por vetores.[467,340,341]

Etiologia

O agente causador da angiomatose bacilar foi inicialmente identificado em tecidos afetados por essa doença através de técnicas moleculares. No mesmo ano, o micro-organismo foi cultivado pela primeira vez e recebeu o nome de *Rochalimaea henselae.* Sua semelhança com a *R. quintana* e a *Bartonella bacilliformis* levou à reclassificação de todas as espécies para o gênero Bartonella spp. Novas investigações identificaram a *R. henselae* como o agente etiológico primário da angiomatose bacilar cutânea e hepática. A *R. quintana* foi depois isolada em lesões de pele e ósseas. Recentemente, a *R. elizabethae* foi isolada no sangue de um paciente com endocardite, mas ainda não foi encontrada em pacientes com doença cutânea. Os agentes etiológicos da angiomatose bacilar foram denominados *B. henselae* e *B. quintana.*[338]

São bacilos gram-negativos ou cocobacilos pequenos e delicados que necessitam de meios enriquecidos com altos níveis de CO_2 para seu crescimento. Por isso, dificilmente são cultivados em laboratório, e culturas de tecidos e hemoculturas raramente são diagnósticas para sua detecção.[341] Os organismos podem ser demonstrados em tecidos pela coloração pela prata de Warthin-Starry, mas seu isolamento é difícil.[342] Além disso, são as únicas bactérias capazes de induzir angioproliferação cutânea.[341]

Aspectos imunológicos

A angiomatose bacilar é causada pela *Bartonella henselae.* Ocorre após contatos com gatos, enquanto a infecção pela *B. quintana* é decorrente da pobreza, indigência e contato com piolhos. Ambas são capazes de produzir fatores angiogênicos e causam lesões cutâneas similares, mas a *B. quintana* tende a afetar os ossos e o subcutâneo, enquanto a outra tem predileção pelo fígado e linfonodos.[340]

Ainda não se sabe por que essas espécies produzem diversas doenças em indivíduos diferentes. Acredita-se que o estado imunológico do hospedeiro, a virulência da bactéria, a via de inoculação e a participação de vetores contribuam para isso.[341]

O modo como as *Bartonellas* desencadeiam a angiogênese é ainda bastante controverso. Após a infecção pela *B. quintana* em humanos, segue-se persistente bacteremia intraeritrocitária e associação com células endoteliais. As infecções pela *B. henselae,* nas quais os humanos não são reservatórios naturais, causam bacteremia somente em indivíduos imunossuprimidos, e nesse caso sem evidência de invasão eritrocítica, como ocorre com a *B. quintana.*[343] Nessas zoonoses, a gravidade dos sintomas correlaciona-se com a imunidade do indivíduo e geralmente reflete uma proeminente associação com as células endoteliais, através da formação de lesões vasoproliferativas. Os macrófagos também têm papel na angiogênese, pois, ao interagir com as *Bartonellas,* produzem potentes fatores angiogênicos, sendo assim considerados células efetoras, contribuindo para a vasoproliferação de forma parácrina.[345,346]

Quadro clínico

A forma cutânea é a mais comum (55% a 90% dos casos) e pode se apresentar sob a forma papulosa ou subcutânea. A primeira é caracterizada por pápulas friáveis, avermelhadas, firmes, solitárias ou difusas, compostas por um tecido semelhante ao de granulação, que podem atingir vários centímetros e sangram com facilidade[338,340,341] (Figura 60.34).

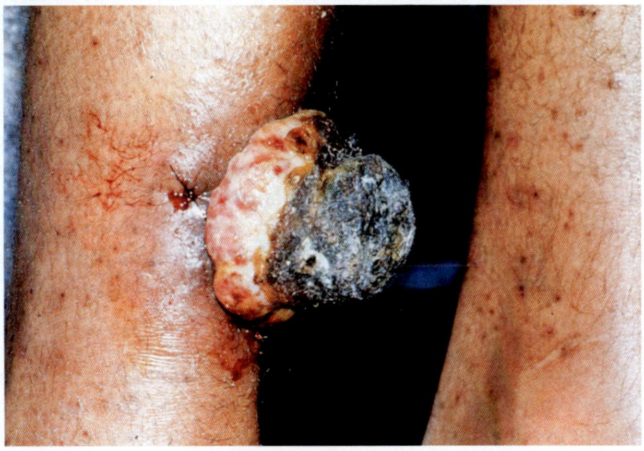

■ **Figura 60.34** Angiomatose bacilar.

Na forma subcutânea são encontrados nódulos sob pele normal, dolorosos à palpação e, que ao atingir vários centímetros de diâmetro, podem ulcerar a pele sobrejacente[338,340-341,349-350] (Figura 60.35).

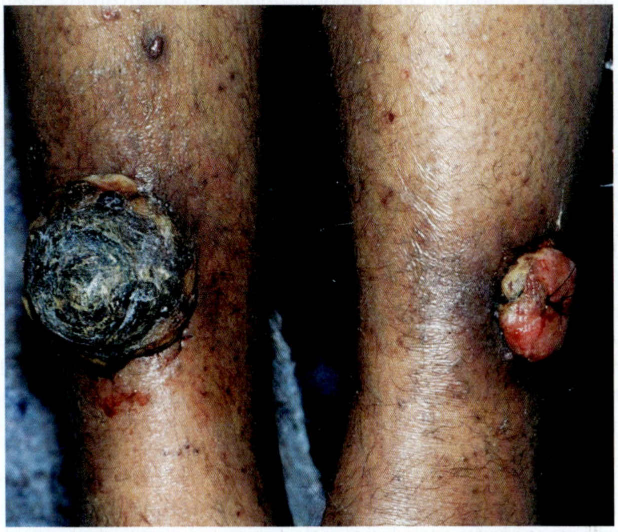

■ **Figura 60.35** Angiomatose bacilar – forma subcutânea.

Lesões polimórficas foram descritas em um mesmo paciente.[356]

Outras formas cutâneas mais raras incluem placas eritematosas infiltradas com acometimento ósseo subjacente,[469] placas hipercrômicas atróficas com centro hiperceratótico nas extremidades, úlceras e lesões foliculares.

As mucosas oral, conjuntival, nasal, anal e vaginal também podem ser atingidas, com máculas eritematosas e arroxeadas, pápulas, nódulos e lesões granulomatosas. Linfadenopatia é comum.[342,352]

Pacientes com a forma cutânea geralmente apresentam sinais e sintomas constitucionais como febre, náusea, vômito e anemia. No entanto, na presença desses deve-se sempre pesquisar envolvimento sistêmico, que pode ocorrer em qualquer órgão. Lesões ósseas ocorrem em 35% dos casos e geralmente se apresentam como dores focais nos ossos longos, que, ao estudo radiológico, se apresentam como lesões líticas e periostite. As vértebras, costelas e medula óssea também podem ser acometidas.[338,340,341]

Acometimento hepático e esplênico ocorre sob a forma denominada peliose bacilar. Há o aparecimento de espaços císticos com sangue nesses órgãos e que podem ser vistos à tomografia computadorizada. Esse quadro é sempre acompanhado de elevação das transaminases, da fosfatase alcalina, dor abdominal e trombocitopenia com coagulopatia. Foram relatados casos que se apresentam como síndrome hematofagocítica.[338,340,341,347,348]

Diagnósticos diferenciais

A angiomatose bacilar deve ser distinguida clinicamente do sarcoma de Kaposi, hemangioma rubi, angioqueratomas, granuloma piogênico, tumores subcutâneos de crescimento rápido e de outras infecções por *Bartonella* e micobactérias atípicas.

Histologicamente, o sarcoma de Kaposi, o granuloma piogênico e o angiossarcoma constituem desafios para o patologista menos experiente. A presença dos bacilos, o denso infiltrado neutrofílico e os vasos redondos são característicos da angiomatose bacilar. Em caso de dúvida, a microscopia eletrônica e os marcadores celulares, como antígeno relacionado ao fator VIII (esse é preservado na angiomatose bacilar e ausente no Kaposi), distinguem essas quatro entidades.[338,344,346]

Diagnóstico

O diagnóstico de angiomatose bacilar é geralmente feito a partir das manifestações clínicas e dos achados histopatológicos. Esses são caracterizados por proliferações vasculares compostas por células endoteliais epitelioides que se projetam no lúmen assumindo aspecto de criptas, com denso infiltrado neutrofílico e agregados eosinofílicos granulares, que, na coloração de Warthin-Starry e na microscopia eletrônica, são vistos como agregados de bactérias.[342]

Os métodos sorológicos são os mais utilizados na identificação das bactérias do gênero *Bartonella* e a imunofluorescência é o padrão e títulos > 1:50 indicam infecção por *Bartonella*, enquanto títulos > 1:800 predizem endocardite. Reação cruzada pode ser observada com *Coxiella burnetii* e *Chlamydia pneumoniae*.[345]

Culturas raramente são utilizadas pela dificuldade em seu processamento.

Espécies de *Bartonella* podem ser detectadas nos tecidos e sangue através de PCR. Tecidos a fresco são melhores, mas também podem ser utilizados se fixados em formol ou embebidos em parafina.[344]

Tratamento

O tratamento da angiomatose bacilar deve ser realizado com eritromicina 500 mg, 4 vezes ao dia, ou doxiciclina 100 mg, 2 vezes ao dia, por 2 meses (Stevens et al., 2014). Outras drogas também efetivas são a minociclina, tetraciclina, cloranfenicol, claritromicina, sulfametoxazol-trimetoprima, ciprofloxacino, isoniazida e rifampicina. No entanto, já há relatos de resistência com os quatro últimos agentes. No início do tratamento pode acontecer reação de Jarisch-Herxheimer.[338,342,346,470]

O tratamento geralmente melhora os sintomas sistêmicos e também promove a regressão das lesões cutâneas, mas a ótima duração da terapia ainda não foi estabelecida, e ela deve ser administrada de acordo com a gravidade da doença e o estado geral do paciente. Crioterapia, eletrodissecção e curetagem podem ser adjuvantes em casos mais resistentes.[338,342,346]

■ BOTRIOMICOSE

Histórico

A doença botriomicose foi originalmente descrita em equinos por Bolinger, em 1870, e sua denominação foi proposta em 1884 por Rivolta, que sugeriu a combinação dos termos gregos *botrys* (cachos de uvas) e *mycosis*, pois se acreditava ser uma doença causada por fungos. Em 1919, Magrou descobriu tratar-se de uma doença bacteriana e desde então ela vem recebendo várias denominações, como actinofitose estafilocócica, bacteriose granular, pseudomicose bacteriana e actinobacilose.[355,356]

Epidemiologia

Trata-se de uma doença rara e até 1992 foram descritos somente 95 casos em todo o mundo.[356] Mas, não é incomum em pacientes imunodeprimidos e com doenças crônicas, como no diabetes *mellitus*, doenças hepáticas, alcoolismo, uso de corticosteroides por tempo prolongado, fibrose cística, má-nutrição, mucinose folicular e glomerulonefrites.[355,469]

Etiologia

A botriomicose é uma doença bacteriana crônica da pele causada por bactérias não filamentosas, principalmente pelo *Staphylococcus aureus* e menos frequentemente por *Pseudomonas aeruginosa*, *Escherichia coli*, Proteus spp., estafilococos coagulase-negativos, *Micrococcus pyogenes* e Streptococcus sp.[355,356,469,360]

Aspectos imunológicos

A patogênese da botriomicose ainda é desconhecida. Alguns autores acreditam que bactérias convivam em simbiose com o hospedeiro, onde baixas concentrações de bactérias são prontamente fagocitadas e altas concentrações causam necrose cutânea, induzido a respostas imunológicas adequadas.[355] Outros autores sugerem que bactérias com baixa virulência ou uma alta resistência do organismo sejam responsáveis pela formação dos grãos, o que é controverso, haja vista a alta incidência de botriomicose em pacientes imunocomprometidos.[356]

Defeitos na imunidade mediada pelas células T e na função dos neutrófilos, monócitos e/ou macrófagos também têm papel fundamental na patogênese da botriomicose. No entanto, o da imunidade humoral não está bem estabelecido, mas a presença na histopatologia do fenômeno de Splendore-Hoeppli, caracterizado pela deposição de material hialino contendo IgG e C3 envolvendo os grãos, é possivelmente desencadeada por uma hipersensibilidade através da interação antígeno-anticorpo.[355]

Quadro clínico e diagnósticos diferenciais

A botriomicose é uma infecção crônica, supurativa e granulomatosa que acomete principalmente e pele, mas também os músculos, aponeuroses, tendões e ossos podem ser atingidos por contiguidade. A doença pode ainda se manifestar nos pulmões, que são os órgãos internos mais acometidos, além do fígado, cérebro, rins, olhos e coração.[363,369]

Na pele, a infecção se manifesta sob a forma de nódulos, úlceras, placas verrucosas e fístulas que drenam secreção purulenta, mais comumente nas mãos e pés (Figura 60.36), mas outras áreas expostas também podem ser acometidas, como pescoço, couro cabeludo e face.[355,469]

Em imunossuprimidos e recém-nascidos, tem apresentação atípica, que pode resultar na septicemia,[472] com lesões inespecíficas que fazem diagnóstico diferencial com prurigo nodular, líquen simples crônico, esporotricose, leishmaniose e impetigo. Nos casos descritos em HIV-positivos, a contagem total de CD4 não teve correlação com a história natural da doença.[362,364]

Os principais diagnósticos diferenciais clínicos e histopatológicos da botriomicose são oferecidos pelos micetomas eumicóticos e actinomicóticos, doenças causadas por micobactérias atípicas, herpes crônico, abscessos, tuberculose, esporotricose, leishmaniose mucocutânea, carcinoma espinocelular e outros tumores malignos de tecidos moles.[355,469]

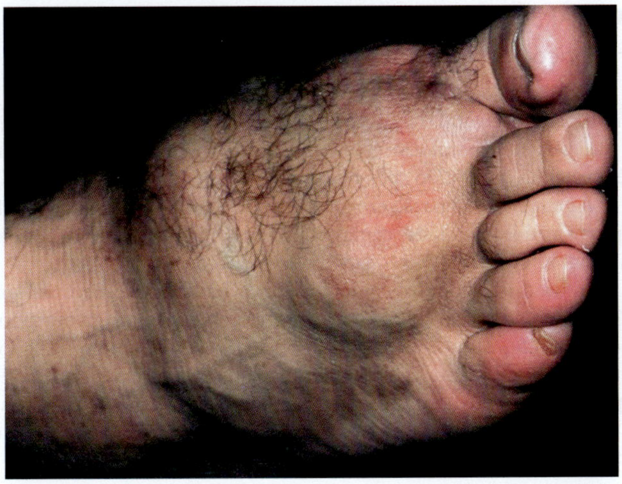

■ **Figura 60.36** Botriomicose.

Diagnóstico

O diagnóstico da botriomicose é feito através do encontro, ao exame anatomopatológico, corado pela hematoxilina e eosina, de grãos basofílicos circundados por material hialino que se coram pelo método de Gram.[469] As culturas para bactérias e para fungos do material colhido são necessárias, pois com elas é possível diferenciar a botriomicose dos micetomas eumicóticos e actinomicóticos.

Os métodos de imagem, como radiografia, tomografia computadorizada e ressonância magnética, são necessários para a determinação do grau de acometimento interno, mas os achados não são específicos e, desse modo, não servem para diferenciar a botriomicose de tumores de tecidos moles.[471,362]

Tratamento

O tratamento efetivo da botriomicose depende do organismo infectante, do estado imunológico do paciente e da região do corpo acometida. O fenômeno de Splendore-Hoeppli provavelmente protege o micro-organismo da fagocitose, influenciando, assim, o tratamento.

Drogas eficientes para a eliminação das bactérias incluem a associação sulfametoxazol-trimetoprima, minociclina, eritromicina, dapsona e cefazolina, que, em casos resistentes, devem ser administrados por longos períodos de tempo ou em conjunto com uma terapia física, como o calor local. Lesões recalcitrates e destrutivas devem ser tratadas cirurgicamente.[361,364]

■ BRUCELOSE

Histórico

Acredita-se que a brucelose é uma doença descrita há mais de 2 mil anos pelos romanos. Em 1887, Bruce isolou a *Brucella melitensis* e recentemente seu DNA foi sequenciado.[365]

Epidemiologia

A brucelose é uma zoonose com distribuição universal e mais de 500 mil casos são notificados à OMS por 100 países todos os anos. Sua maior prevalência se encontra no Mediterrâneo e península arábica, mas é também comum na Índia, México e Américas do Sul e Central. 17 países erradicaram a brucelose e muitos outros já a controlaram, mas ainda novos focos da doença estão sendo identificados, como na Ásia central.[365]

A infecção se dá por ingestão de leite ou derivados contaminados ou por contato direto com animais infectados, sendo verificada mais frequentemente em grupos de alto risco, como veterinários, fazendeiros, trabalhadores de matadouros, laticínios, e em laboratoristas. A maioria dos casos relatados é em adultos de meia-idade do sexo masculino. Acomete crianças em 3% a 10% dos casos notificados no mundo e os idosos tipicamente desenvolvem a forma crônica.

A infecção por *Brucella melitensis* é a mais prevalente em todo o mundo e se distribui principalmente na região do Mediterrâneo, Ásia, América do Sul e Central, partes da África e alguns países europeus ao sul. Há descrições de casos de brucelose após implantes de silicone.[366]

A infecção por *B. abortus* ocorre em todo o mundo. A brucelose causada por *B. suis* ocorre na América do Sul, sudoeste de Ásia e Estados Unidos. A causada pela *B. canis* tem os cães como reservatório e é cosmopolita. Outras cepas de *Brucella* não causam doença em humanos, apesar de terem sido descritos casos de neurobrucelose causados pela *B. pinnipediae* e *B.cetaceae,* encontradas em animais marinhos.[379,380]

Etiologia

As *Brucella* são cocobacilos gram-negativos aeróbios. Têm crescimento lento e não formam esporos. Quatro espécies comprovadamente causam doença em humanos, possuem virulências diferentes e são reconhecidas através de meios bioquímicos, metabólicos e imunológicos. A *B. melitensis* tem como reservatório cabras, ovelhas e carneiros e é a mais virulenta, sendo responsável pelos casos agudos mais graves. A *B. abortus* tem como reservatório vacas, búfalos e camelos e causa doença esporádica leve a moderada. A *B. suis* geralmente está associada lesões supurativas e destrutivas e tem com reservatório os suínos. A *B. canis,* transmitida para os humanos por cães infectados, provoca doença de instalação insidiosa, com recidivas frequentes e evolução crônica indistinguível daquela pela *B abortus*.

Aspectos imunológicos

Com a penetração da *Brucella* na pele ou em outros tecidos, há uma resposta dos neutrófilos polimorfonucleares na submucosa. Após a fagocitose dos micro-organismos por macrófagos teciduais, ocorre disseminação para os linfonodos e deles para o sangue, se as defesas do hospedeiro forem sobrepujadas. Com a bacteremia, os micro-organismos localizam-se principalmente no baço, fígado e medula óssea, onde ocorre a formação de granulomas.

Os fatores humorais também são importantes na defesa contra a infecção pela *Brucella* e o soro humano normal é bactericida, mas a localização intracelular do micro-organismo pode ser um meio pelo qual as bactérias escapam dele.

As manifestações cutâneas da brucelose podem ser múltiplas e se devem à inoculação direta, reação de hipersensibilidade, deposição de imunocomplexos e invasão direta do micro-organismo na bacteremia.[367]

Quadro clínico

O período de incubação entre a infecção e o aparecimento dos sintomas vai de 5 a 21 dias. Os sintomas iniciais são inespecíficos e incluem febre, anorexia, cefaleia, mal-estar, fadiga, dores musculares e articulares. A doença pode seguir um curso subclínico, agudo, subagudo ou crônico, envolvendo quase todos os tecidos e gerando uma ampla gama de sintomas.

Sintomas neuropsiquiátricos e neurológicos são frequentes, apesar do raro envolvimento do SNC. O trato gastrointestinal é envolvido em 50% dos casos e os pacientes podem também apresentar dor abdominal, constipação, diarreia, náusea e vômito. Outros órgãos menos comumente acometidos são os pulmões, levando a dispneia e dor pleurítica, testículos, levando a orquites e epididimites, olhos, com uveíte e ceratoconjuntivite, e articulações. Os linfonodos e baço estão aumentados em 50% dos casos e há hepatomegalia em 25% desses.

A relação entre as lesões cutâneas e a doença sistêmica ainda não está clara e somente 6% dos pacientes apresentam sinais e sintomas cutâneos originados da brucelose, mas esse número pode ser maior em áreas endêmicas. Alguns estudos acharam maior prevalência de lesões cutâneas em mulheres.[367,368,372]

O quadro clínico cutâneo pode ser assim dividido:

- Eritema nodoso, abcessos (em pacientes com elevado nível de exposição à *Brucella*) e erupções papulonodulares.
- Impetigo, lesões psoriasiformes, eczemas e lesões pitiríase-rósea símiles.

- Erupções maculosas, maculopapulosas e escarlatiniformes.
- Lesões de vascullite, como petéquias, púrpura, tromboflebite, paniculites e livedo reticular.[367,369]

Pápulas e nódulos eritemato-violáceos disseminados são as manifestações cutâneas mais comuns da brucelose e acometem principalmente os membros inferiores. O exame histopatológico mostra granulomatose dérmica focal com infiltrado linfo-histiocitário perivascular e perianexial. Tais achados também são vistos no exame histopatológico de material obtido de eritema nodoso, o que sugere que as duas lesões têm o mesmo mecanismo fisiopatológico.[368]

Veterinários e fazendeiros podem desenvolver lesões por inoculação direta ou por urticária de contato (*eritema brucellum*). Essa última se inicia com prurido e eritema nos membros superiores algumas horas após o contato com o antígeno, e dura 2 semanas. Acredita-se que as lesões sejam decorrentes de reação de hipersensibilidade.[367,368,473]

Diagnóstico diferencial

As manifestações clínicas da brucelose são inespecíficas e podem ser vistas em múltiplas doenças, cutâneas ou não. Entre elas, destacam-se criptococose, hepatites virais, histoplasmose, mononucleose, infecções pelo vírus influenza, leptospirose, malária, tuberculose, febre tifoide e doenças do colágeno.[365]

Diagnóstico laboratorial

O diagnóstico da brucelose é difícil, a não ser que haja um alto grau de suspeição pelo médico, e pode ser confirmado através de hemoculturas, culturas de medula óssea e sorologias.

Em razão do grande período de incubação, meios especiais e subculturas devem ser usados, mas a cultura pode ser negativa (sensibilidade 15% a 60%), enquanto outros testes são positivos. Por isso, deve-se observar o meio por no mínimo 4 semanas até que ela possa ser considerada negativa.

Recomenda-se, então, a sorologia, levando-se em conta que títulos baixos devem ser interpretados de acordo com o grau de exposição da população na qual o indivíduo está inserido. O mais utilizado é o método desenvolvido por Bruce, ou teste da aglutinação em tubo convencional. Uma elevação de 4 vezes ou mais nos títulos para 1:160 é considerada significativa, se compatível com a clínica. Títulos iguais ou maiores que 1:320 são considerados mais específicos, principalmente em áreas endêmicas. Ocorrem resultados falso positivos nos testes cutâneos com *Brucella*, vacinação para cólera ou infecções causadas pela *Francisella tularensis, Salmonella urbana, Yersinia enterocolitica, Vibrio cholera* e *Afipia clevelandensis*.

Nas áreas endêmicas, um alto grau de suspeição clínica com culturas negativas e baixos títulos requer o uso de técnicas moleculares, como o PCR, que permanece positivo, independentemente do uso de antimicrobianos pelo paciente.[365,472]

Tratamento

O tratamento das infecções por *Brucella* é dificultado pela necessidade da penetração intracelular dos antibióticos e terapia prolongada para evitar as recidivas.[473]

A Organização Mundial da Saúde recomenda, para adultos e crianças acima de 8 anos, o uso de doxiciclina, na dose de 200 mg/dia por via oral, e rifampicina 600 a 900 mg/dia durante 6 semanas, ou doxiciclina 200 mg/dia por 6 semanas, e estreptomicina 1 g/dia via intramuscular por 2 a 3 semanas. A gentamicina pode ser usada como substituta da estreptomicina. Crianças menores de 8 anos e gestantes devem receber rifampicina ou sulfametoxazol-trimetoprima por 6 semanas, porém o uso de SMT-TMP no final da gestação está associado a kernicterus.

Os abcessos devem ser drenados e as feridas mantidas limpas.[365,472]

A pequisa de vacinas continua ativa. Atualmente, não existem vacinas para humanos e cães. As vacinas para gado que já foram desenvolvidas se mostraram ineficazes, tanto pela baixa proteção conferida quanto pelos efeitos colaterais.[381]

CARBÚNCULO

Histórico

O *Bacillus anthracis* foi isolado em 1959 em Arnes, Iowa (EUA), em carcaças de animais. Tratava-se de cepa muito virulenta, que hoje é utilizada em laboratórios de pesquisa, mas acredita-se que sua virulência tenha diminuído após o processo de subculturas.[373]

A grande preocupação em torno do carbúnculo iniciou-se em 2001, após os ataques terroristas contra os Estados Unidos, quando 18 pessoas ficaram infectadas após receber bacilos pelo correio.[374,375]

Antes disso, grandes epidemias de carbúnculo aconteceram em herbívoros, como em 1945, no Irã. As maiores epidemias em humanos ocorreram no Zimbábue, entre 1979 e 1985, quando foram relatados mais de 10 mil casos, na sua maioria cutâneos, e na Rússia em 1979, após um acidente com uma planta usada como arma biológica que liberou esporos por aerossol, causando centenas de casos de infecção pulmonar.[373,375,387]

Epidemiologia

O *Bacillus anthracis* tem distribuição universal e encontra-se no solo sob a forma de esporos resistentes, causando infecção em animais e humanos. Em condições normais, os humanos adquirem a infecção através do contato com animais ou produtos contaminados, que se manifesta então em sua forma cutânea, a mais comum. Ao ingerir carne crua contaminada, ela manifesta-se na forma gastrointestinal ou orofaríngea; e em grandes indústrias têxteis os humanos podem entrar em contato com o bacilo, que, ao ser inalado, provoca doença pulmonar. São relatadas infecções adquiridas em laboratório, mas não se acredita que ocorra transmissão de um ser humano para outro. Há também relatos de infecção através do uso de drogas injetáveis.[374,375,383,384,385]

Estima-se que ocorram de 20 a 100 mil casos de carbúnculo por ano no mundo, sendo que a forma cutânea é responsável por 2 mil desses. A forma gastrointestinal é incomum e epidemias são relatadas principalmente na África e Ásia, após a ingestão de carnes mal cozidas. A maior morbimortalidade ocorre em decorrência da forma inalatória, que é mais rara, a não ser em casos de acidentes em laboratórios e nos casos de bioterrorismo.[373,375,387]

Etiologia

O nome *B. anthracis* é derivado da palavra grega para carvão, em decorrência das lesões enegrecidas que ele produz na pele. É um bacilo gram-positivo, aeróbico, que forma esporos. Embora não haja formação de esporos em tecido vivo, a sua formação é induzida por condições aeróbicas no ambiente externo. Os esporos podem persistir por décadas no solo, em produtos animais ou estabelecimentos industriais adequados.[166] Difere das outras espécies de bacilos saprófitos (*B. subtilis* e *B. cereus*) por ser não móvel e não hemolítico no ágar de sangue de carneiro. Cresce a 37 °C, formando grandes colônias mucoides em forma de cabeças de medusa que, *in vivo*, aparecem como organismos ou cadeias únicas de dois a três bacilos.[376]

Bactérias em replicação excretam pelo menos três toxinas que causam edema, hemorragia e necrose. Essas são codificadas através do plasmídeo pX01 e incluem o fator letal, o fator produtor de edema e o antígeno protetor, sendo que esse é fundamental para o funcionamento de outras duas proteínas, que protegem o bacilo quando ele entra no hospedeiro. A expressão da cápsula, codificada pelo plasmídeo pX02, é essencial para a sua patogenicidade, protegendo-o contra a fagocitose.[373,386]

Aspectos imunológicos

Quando em contato com a mucosa ou pele com solução de continuidade, os esporos germinam, se multiplicam e produzem uma exotoxina e material capsular antifagocítico. As toxinas são capazes de provocar acentuada resposta edematosa e necrose tecidual com escassez de invasão de neutrófilos. Ocorre fagocitose das bactérias por macrófagos locais, e tais bacilos disseminam para linfonodos locais, onde uma maior produção de toxina é iniciada, provocando edema, hemorragia e necrose. Os micro-organismos podem atingir a circulação e causar toxicidade sistêmica.[377,475]

Quadro clínico

O carbúnculo pode se manifestar de variadas formas, de acordo com o modo com que foi adquirido. A forma inalatória ocorre em duas fases e se inicia após um período de incubação de 1 a 6 dias, com sinais e sintomas inespecíficos, como febre, mal-estar, mialgia, tosse e dor torácica que evolui em 2 a 3 dias para a segunda fase, de início rápido, com dispneia e cianose. A forma gastrointestinal, que acomete principalmente o íleo terminal e o ceco, inicia-se após 2 a 5 dias da ingestão de alimentos mal cozidos, com náusea, vômito, febre e dor abdominal, e evolui rapidamente para diarreia mucossanguinolenta e abdome agudo. A deposição de esporos na orofaringe pode produzir uma forma orofaríngeana, com faringite, disfagia, febre e até estresse respiratório. Meningite por *B. anthracis* é rara e resulta de bacteremia secundária a outras formas de carbúnculo.[374,378,379]

A forma cutânea do carbúnculo é responsável por 95% dos casos.[374] Após 1 a 7 dias da infecção do esporo na pele em uma solução de continuidade aparece a lesão primária, geralmente nos membros superiores, pescoço e face, que é caracterizada por pápula ligeiramente pruriginosa, evoluindo, nos dias seguintes para uma vesícula ou bolha de 1 a 2 centímetros de diâmetro, contendo líquido claro ou serossanguinolento, com inúmeros bacilos gram-positivos, circundada por halo eritematoedematoso. Frequentemente, nessa fase se observam febre baixa e mal-estar.[374,381]

À medida que a lesão progride, ocorre ruptura da bolha com formação de úlcera necrótica, circundada por vesículas e recoberta por uma escara negra, que aumenta de tamanho e se resolve em 1 a 2 semanas deixando cicatriz. Deve-se evitar o desbridamento da lesão, visto que esse procedimento pode provocar bacteremia. Nesse ponto, o edema pode ser intenso e de consistência firme, e linfadenopatia regional pode estar presente. Essa, em combinação com a evolução das vesículas de escara negra, forma a lesão característica do carbúnculo.[374,383]

Diagnóstico diferencial

Devem ser excluídas infecções estafilocócicas, dolorosas, e ectima, em que ocorre edema e não estão presentes sinais e sintomas sistêmicos. O ectima gangrenoso acomete principalmente pacientes neutropênicos e com bacteremia por *Pseudomonas aeruginosa*; pacientes com história pregressa e social característica, com edema, mas necrose pequena; *vaccinia*, doença da arranhadura do gato, blastomicose norte-americana, esporotricose e picada de aranha marrom, essa com dor característica.[373,382]

Diagnóstico laboratorial

O diagnóstico se dá pela coloração pelo método de Gram e cultura de exsudatos nas infecções cutâneas, hemocultura nas pulmonares, visto que o bacilo não é encontrado no escarro, e fezes, nas infecções intestinais. O material deve ser fixado quimicamente, pois esse método não mata os esporos. Nas pessoas expostas ao bacilo deve ser realizado um *swab* nasal e cultura.[373,383]

Testes sorológicos devem ser realizados rapidamente, em razão rápida evolução da doença em pacientes graves. Os mais utilizados são o Elisa, que detecta anticorpos contra o antígeno capsular, e o *immunotransblot* com eletroforese, que detecta anticorpos contra uma exotoxina produzida pelo bacilo. Ambos possuem alta sensibilidade e especificidade, mas o último é mais específico para o carbúnculo.[379]

Tratamento

A penicilina vem sendo a droga de escolha para tratamento do carbúnculo por muitas décadas e raramente é vista resistência bacteriana, excluindo-se os casos de bioterrorismo.[374,385] As cepas também são suscetíveis a ciprofloxacino, ofloxacino, levofloxacino, tetraciclinas, cloranfenicol, macrolídeos, aminoglicosídeos, clindamicina, imipenem, rifampicina, vancomicina, cefazolina, cetromicina e outras cefalosporinas de primeira geração. No carbúnculo cutâneo, recomenda-se o uso oral de ciprofloxacino, 500 mg 2 vezes ao dia, ou doxiciclina, na dose de 100 mg de 12 em 12 horas, ou ainda amoxicilina, na dose de 500 mg 3 vezes ao dia por sete a 10 dias. Nos casos suspeitos de bioterrorismo, o tratamento deve ser continuado por 60 dias. Nos casos cutâneos mais graves e na doença sistêmica deve ser empregada terapia dupla com ciprofloxacina e penicilina, a fim de serem evitadas complicações.[375,382]

Para individuos que foram expostos ao bacilo, recomenda-se o uso de terapia antimicrobiana por tempo prolongado, em razão do longo período de latência entre a germinação dos esporos adquiridos pela forma inalatória. O desenvolvimento de novas cepas de *B. anthracis* em laboratório exige o uso do ciprofloxacino como droga profilática, já que elas são resistentes a muitas outras, como penicilinas, doxiciclina, macrolídeos, cloranfenicol e rifampicina.[374]

Uma vacina de cepas atenuadas não infectantes do *B. anthracis* está disponível para pessoas em risco ocupacional. Entretanto, essa deve ser administrada com cautela para mulheres em idade fértil em decorrência do risco de teratogenicidade.[398] Deve ser administrada nas semanas 0, 2 e 4 e, dentro de 6, 12 e 18 meses, para garantir alguma imunidade. É necessário reforço anual para garantir imunidade. Se usada para profilaxia, recomenda-se a administração nas semanas 1, 2 e 4, o que pode encurtar o uso de profilaxia antimicrobiana.[377,385,475]

■ DOENÇA DA ARRANHADURA DO GATO

Histórico

As manifestações clínicas da doença da arranhadura do gato foram descritas em 1950, apesar de serem reconhecidas anteriormente a essa data. O teste intradérmico de Rose e Hanger foi utilizado para diagnóstico pela primeira vez em 1946.[388]

Em 1983, foram descritos, em tecidos de pacientes com a doença da arranhadura do gato, pequenos bacilos gram-negativos fortemente argirófilos. Após isso, foi cultivado um bacilo denominado *Afipia felis*, que foi considerado o agente etiológico suspeito. Somente em 1992, os dados favoreceram um papel etiológico para a *Bartonella henselae* para a maioria dos casos com achado de anticorpos para tal bactéria em 88% dos pacientes e em 20% dos proprietários de gatos assintomáticos.[389]

Epidemiologia

A doença da arranhadura do gato é rara, causada por uma bactéria do gênero *Bartonella*. As formas mais leves podem passar despercebidas e resolver-se espontaneamente, e isso torna difícil estabelecer sua prevalência. Mas ela começa a ser cada vez mais definida em todo o mundo, sugerindo uma distribuição universal.[390]

Os gatos e outros felinos são os reservatórios da *B. henselae*. De 7% a 41% deles apresentam uma bacteremia, e a soroprevalência ao antígeno para a bactéria é de 4% a 81%, sendo maior em gatos que vivem em regiões mais quentes e úmidas. A transmissão entre animais ocorre principalmente pela pulga do gato, da espécie *Ctenocephalides felis*, e gatos de rua e menores de 1 ano são mais propensos a adquirir a infestação, mas são, em sua maioria, assintomáticos.[391]

A transmissão entre animais e humanos dá-se principalmente pela mordida, lambida ou arranhadura do gato.[392] Mais de 60% dos casos acometem crianças e adultos jovens, sendo a causa mais comum de adenopatia crônica nesses grupos. O achado de várias pessoas da mesma família acometidas ocorre em 3,5% dos casos, geralmente naquelas proprietárias de gatos, e no outono e inverno. O período de incubação da doença varia de dias a semanas.[392]

Etiologia

É geralmente aceito que a doença da arranhadura do gato é causada pela *B. henselae*, bacilo gram-negativo que se cora fortemente pela prata (coloração de Warthin- Starry).[388] No entanto, é ainda impossível reproduzir a doença em qualquer outro hospedeiro que não seja um felino, ainda que a *B. henselae* tenha sido demonstrada por técnicas moleculares em tecidos de pacientes com a infecção. A favor de novos agentes etiológicos foram descritos dois novos casos tendo como possível agente a *B. clarridgeiae* e outros em que a *Bartonella* não foi encontrada, apesar de busca apropriada. Finalmente, o papel da *Afipia felis*, que inicialmente foi considerada o agente etiológico da doença da arranhadura do gato, não pode ser completamente descartado. Possivelmente essa e outras bactérias estão envolvidas em um pequeno número de casos da doença.[393]

Imunologia

O curso clínico da doença da arranhadura do gato é fortemente influenciado pelo sistema imunológico do indivíduo infectado. Pessoas com sistema imunológico intacto tendem a apresentar infecções que são rapidamente eliminadas da circulação e contidas nos linfonodos. Essa resposta imunológica dura de 2 a 4 meses e acredita-se que seja o principal mecanismo responsável pelas lesões clínicas da doença.[390]

Foram descritos casos da doença após o uso de medicamentos recombinates para tratamento de doenças autoimunes.[415]

Quadro clínico

A doença da arranhadura do gato é a infecção por *Bartonella* mais comum em todo o mundo.[393] As lesões cutâneas iniciam-se 3 a 5 dias após o trauma, como pápulas eritematosas e vesículas que podem ulcerar e regridem em alguns dias, deixando máculas residuais por 2 a 3 meses.[388] A adenopatia, geralmente unilateral e dolorosa, é considerada um sinal importante da doença e manifesta-se 3 a 50 dias após a inoculação no local de drenagem da lesão primária, geralmente pescoço, axilas e linfonodos inguinais. Supuração ocorre em 10% a 15% dos casos e regride em 2 a 3 meses. Sintomas constitucionais são leves e a febre, apesar de baixa, ocorre em 60% dos pacientes.

Outras manifestações cutâneas mais raras incluem vasculite, exantema morbiliforme, urticária, eritema marginado, eritema nodoso e eritema multiforme. Esses são mais comuns em pacientes com doença mais grave.[400]

Foram relatados casos de associação com tireoidite em pacientes pediátricos.[395,401]

O acometimento ocular ocorre em 10% dos casos e consiste principalmente numa granulação na conjuntiva palpebral, indolor, e no aumento do linfonodo pré-auricular, constituindo a síndrome oculoglandular de Parinaud, neurorretinite e retinocoroidite.[392,414]

O acometimento sistêmico é raro e se manifesta como encefalite, artrite, lesões osteolíticas, pneumonia, choque e infecção granulomatosa do fígado e baço.[474,475,398,399,402]

Diagnóstico diferencial

Os diagnósticos diferenciais da doença da arranhadura do gato incluem esporotricose, tuberculose primária, infecções por micobactérias atípicas, linfogranuloma venéreo e linfadenite piogênica.

Diagnóstico

O diagnóstico da doença da arranhadura do gato baseia-se no exame histopatológico da pele e linfonodos, com infiltrado granulomatoso de linfócitos, histiócitos e neutrófilos, com área necrótica central, e bacilos pleomórficos, que são fortemente corados pela prata na coloração de Warthin-Starry e em provas sorológicas (Elisa) dentro de um contexto clínico compatível.

A cultura e as técnicas moleculares são procedimentos muito especializados e não se encontram disponíveis em estabelecimentos comuns de patologia/microbiologia clínica.[388]

Tratamento

Existem poucos dados provenientes de estudos randomizados prospectivos para selecionar um esquema terapêutico adequado para todas as doenças causadas por *Bartonella*. A recomendação atual é o tratamento com azitromicina, na dose de 500 mg no primeiro dia, seguida de 250 mg por mais 4 dias. Outras drogas benéficas incluem doxiciclina, rifampicina e ciprofloxacina (Stevens et al., 2014).

RINOSCLEROMA

Histórico

A doença foi inicialmente descrita em 1870 pelo dermatologista Von Hebra.[403] Em 1877, suas características histopatológicas foram descobertas pelo polonês Johann von Mikulich e, em 1882, Von Frisch identificou a bactéria causadora. O termo *scleroma respiratorium* foi proposto por Belinov em 1932, quando foram relatados casos com acometimento não só do sistema respiratório superior, como também do inferior.[404]

Etiologia

Rinoscleroma é causado pelo cocobacilo gram-negativo *Klebsiella pneumoniae,* subespécie *Rhinoscleromatis,* embora tenha sido relatado o achado da *K. pneumoniae,* subespécie *Ozaenae,* na faringe de uma mulher com escleroma traqueal.[404]

A transmissão ocorre através da inalação de gotículas ou de material contaminado e a doença provavelmente se inicia em áreas de transição epitelial, como o vestíbulo nasal, área subglótica da laringe e região entre a nasofaringe e a orofaringe.[404]

Má higiene, má nutrição e aglomerados populacionais são necessários para a transmissão, mas a patogenia da doença é ainda desconhecida.[404]

Epidemiologia

O rinoscleroma é endêmico na América Central, México, Egito, África tropical, Índia e Indonésia, sendo que 5% dos casos ocorrem no continente africano.

A maioria dos pacientes vem de área rural, com baixo poder socioeconômico e cultural. Acomete mais mulheres negras dos 10 aos 30 anos de idade.[404]

O acometimento do trato respiratório superior é mais comum, com 15% a 80% dos casos acometendo a laringe e 20% a árvore traqueobrônquica.[403]

Aspectos imunológicos

A imunidade celular está prejudicada em pacientes com rinoscleroma. Há uma redução de linfócitos T CD4 nas lesões, e os macrófagos não se encontram completamente ativados, provavelmente mucopolissacarídeos da cápsula bacteriana contribuam para impedir a fagocitose.

A imunidade humoral está preservada e os pacientes com rinoscleroma não possuem nenhuma outra alteração na imunidade, a não ser a incapacidade das células de Mikulicz de fagocitar as bactérias.

Um estudo mexicano demonstrou maior risco de desenvolver a doença em indivíduos com HLA DQA1*03011-DQB1*0301.[404]

Quadro clínico

Geralmente o quadro clínico do rinoscleroma é inespecífico e pode simular uma rinite crônica. Os sintomas mais comuns são obstrução nasal, rinorreia, epistaxe, disfagia, deformidades e anestesia do palato mole que, se não tratados, evoluem para estridor laríngeo, dispneia, disfonia, anosmia e, raramente, acometimento do sistema nervoso central.[407,408,409,425]

A doença comumente afeta a cavidade nasal (95% a 100%), mas também pode acometer a nasofaringe (18% a 43%), laringe (15% a 40%), traqueia (12%) e brônquios (2% a 7%). A cavidade oral, seios paranasais e tecidos moles dos lábios e nariz também podem ser acometidos. Raramente, a órbita é acometida.

Na história natural da doença três estágios podem ser definidos: catarral ou atrófico, com manifestações inespecíficas de uma rinite crônica e rinorreia fétida; granulomatoso ou hipertrófico, com a formação de pólipos ou nódulos friáveis na mucosa nasal, provocando epistaxe e destruição da cartilagem nasal (nariz de Hebra); e esclerótico, em que os nódulos são substituídos por tecido fibroso levando a estenose e deformações.

Diagnóstico

O diagnóstico do rinoscleroma dá-se através da cultura dos microrganimos do meio ágar MacConkey. No entanto, ela só é positiva em 50% a 60% dos pacientes.[404] Em razão disso, o exame histopatológico tem papel fundamental no diagnóstico. O achado patognomônico é o de grandes macrófagos vacuolados contendo bacilos, denominados células de Mikulicz.[480,424] Também podem ser vistos plasmócitos com corpúsculos de Russel em seu citoplasma. Apesar de os bacilos serem corados pela hematoxilina e eosina, eles são mais bem visualizados na coloração pela prata (Warthin-Starry), PAS, Gram e Giemsa.[404] O exame físico mostra identificação de crostas cor de mel em pacientes com rinorreia crônica.[406]

A avaliação endoscópica é fundamental para detecção do grau de acometimento do trato respiratório. Os exames de imagem, como tomografia computadorizada e ressonância magnética, ajudam na detecção de obstruções e mostram características especificas aos olhos dos mais experientes.[403,406]

Diagnóstico diferencial

Os diagnósticos diferenciais do rinoscleroma compreendem lesões neoplásicas, inflamatórias e infecciosas.

Entre as primeiras, o carcinoma basocelular, o carcinoma verrucoso e a doença de Rosai-Dorfman devem ser inicialmente considerados. As afecções inflamatórias granulomatosas do trato respiratório superior, como a granulomatose de Wegener, a histiocitose de céulas de Langerhans e a sarcoidose podem ser diferenciadas do rinoscleroma pelo exame histopatológico e pela negatividade das culturas.

As infecções granulomatosas incluem aquelas causadas por bactérias, como tuberculose, actinomicose, sífilis e hanseníase; por fungos, como histoplasmose, blastomicose, paracoccidioidomicose, esporotricose e zigomicose; e protozoários, como leishmaniose.[404]

Tratamento

A tetraciclina é a droga de escolha. Outros antibióticos como ciprofloxacino, que tem a vantagem de administração oral e boa resposta em lesões escleróticas, e rifampicina podem ser utilizados. Superinfecção bacteriana responde bem à clindamicina e cefalosporinas de terceira geração. A clofazimina foi usada em 76 pacientes com resolução das lesões em 38 dos casos.[405]

A combinação de cirurgia ou tratamento com *laser* de CO_2 com antibioticoterapia oferece benefícios a pacientes com lesões granulomatosas e com obstrução das vias aéreas.[404]

As lesões escleróticas das vias aéreas inferiores devem ser tratadas por um profissional habilitado em dilatações endoscópicas, excisão a *laser* ou ressecção cirúrgica com reconstrução dos segmentos afetados.[403]

■ DIFTERIA

Histórico

Relatos de difteria datam dos séculos 40 e 50 a. C., mas foi Klebs o primeiro a identificar o organismo em 1884 e, um ano após, Loeffler cultivou a bactéria. A toxina foi purificada em 1889 por Roux e Yersin, que logo após descobriram a antitoxina. Somente em 1920 foi introduzida a vacinação com toxoide diftérico.[410]

Na época pré-vacina, a difteria era chamada de "o anjo estrangulador de crianças", sendo a maior causa de morte infantil, em razão do seu caráter endêmico nessa população.[411] Superposta a sua endemicidade, epidemias eram frequentes como as ocorridas na Espanha, no início do século XV, na Inglaterra, em 1730, e na Europa oriental, nos anos de 1850 a 1890. Apesar do declínio de sua incidência após a era industrial nos países de clima temperado, a alta mortalidade infantil continuou até a implementação da vacinação em massa.

Epidemiologia

A difteria é uma doença infecciosa aguda causada pelo *Corynebacterium diphtheriae*, uma bactéria gram-positiva. Os seres humanos são seus únicos reservatórios naturais, apesar de esse micro-organismo ter sido isolado em diversos animais domésticos e outros animais.

A transmissão ocorre por contato íntimo, por meio de perdigotos, ou por contato direto com secreções respiratórias ou lesões cutâneas, principalmente nas áreas intertriginosas, em que os organismos são mais abundantes, e por maior contaminação do ambiente.[410] A duração é de menos de 4 dias após tratamento adequado; no entanto, foram descritos casos de transmissão por portadores crônicos, mesmo após antibioticoterapia adequada. A excreção de micro-organismos nos exsudatos/secreções do nariz, faringe, olhos e pele pode persistir por até 2 a 6 semanas após a infecção. Um em cada sete indivíduos que tiveram contato com a bactéria desenvolverá a doença se não vacinad, os outros tornam-se portadores assintomáticos, independentemente de seu estado vacinal, e são importantes na manutenção da transmissão do *C. diphteriae.*

Difteria cutânea é muito rara e predomina nos países de clima tropical (incidência anual: 0,1 a 0,2 casos por milhão em países desenvolvidos), sua incidência é maior no outono e inverno, e na maioria dos casos está relacionada a má higiene, zonas muito populosas, imunossupressão e/ou baixo nível socioeconômico.[476] Além disso, infecção pelo *C. diphtheriae* pode complicar qualquer quebra de solução de continuidade da pele, incluindo feridas cirúrgicas, procedimentos a *laser* ablativos, cicatrizes, picadas de insetos, escabiose, paroníquia e impetigo. Em algumas áreas tropicais, o bacilo raramente é encontrado no nariz e faringe, mas é encontrado em 30% a 60% das lesões cutâneas prévias de nativos.

Desde 1994, com o início de medidas agressivas de vacinação, o número de casos notificados tem diminuído. Epidemias foram relatadas na Ásia Central, Algéria e Equador, o que sugere que diferentes padrões epidemiológicos da doença ocorrem em populações com histórias diferentes de imunização. Nessas, foi relatada maior mortalidade e maior número de complicações.[410]

No Brasil, o número de casos de difteria vem decrescendo progressivamente, provavelmente em decorrência do aumento da utilização da vacina DPT. Em 1990, o coeficiente de incidência era de 0,45 casos por 100 mil habitantes, e em 2003 ele chegou a 0,02, enquanto a porcentagem de pessoas vacinadas passou de 66% em 1990 para 95%.[411]

Etiologia

O *C. diphtheriae* é um bacilo gram-positivo aeróbico, imóvel, não encapsulado e pleomórfico. Cepas dele diferem pela toxigenicidade, que é adquirida quando um micro-organismo não toxigênico se torna infectado por um fago B portador do gene da toxina (tox) e vice-versa. As cepas isoladas de lesões cuâneas crônicas geralmente produzem pouca toxina. Cepas altamente toxigênicas têm dois ou três tox-genes inseridos no seu genoma e sua expressão é controlada pela bactéria hospedeira e é ferro-dependente (quanto menor sua concentração, maior a quantidade de toxina secretada). A toxina diftérica é uma exotoxina que inibe a síntese protéica, causa necrose tissular local e não tem um órgão-alvo específico, mas tende a afetar principalmente o miocárdio e nervos periféricos.[410]

O *C. diphtheriae* possui três biotipos, *gravis, mitis* e *intermedius*, que se diferenciam pela morfologia das colônias e por reações bioquímicas e hemolíticas variáveis. Geralmente permanecem nas porções superficiais das lesões cutâneas ou da mucosa respiratória, induzindo a reação inflamatória local.

Aspectos imunológicos

A imunidade pode ser adquirida naturalmente, através da via transplacentária,[477] ou através de infecções assintomáticas, as quais, dependendo da exposição ao antígeno, conferem maior ou menor imunidade, o que de qualquer forma não é permanente. E pode, ainda, ser adquirida ativamente através da vacinação com toxoide diftérico. Esse, quando administrado, confere proteção temporária de em média 2 semanas.[476]

Quadro clínico

A gravidade da infecção pelo *C. diphtheriae* depende do local da infecção, estado vacinal do paciente e da disseminação da toxina, a qual é influenciada pela administração da antitoxina.

Existem três tipos de difteria cutânea: primária, que se inicia como pústula e evolui para úlcera; secundária a uma infecção ou ferida preexistente e superinfecção de lesões eczematizadas.

A típica lesão inicial afeta principalmente as mãos, pernas e pés, e inicia-se como vesícula dolorosa ou pústula que, ao se romper, forma úlcera única ou múltipla, de bordas bem delimitadas, ovais, recobertas por membrana aderente acinzentada. Eventualmente, esas pode se tornar anestésica e, ao se remover a membrana, uma base serosa, serossanguinolenta ou hemorrágica é revelada. A pele ao redor é geralmente de coloração que vai do róseo ao violáceo e, quando a úlcera se aprofunda, ela se torna elevada e avascular. Resolução espontânea pode ocorrer em 6 a 12 semanas, mas pode demorar até um ano, deixando cicatrizes atróficas. Pode ocorrer aumento moderado dos linfonodos. Na maioria dos casos, as lesões são secundárias a traumatismos.[410]

C. diphtheriae ocasionalmente causa infecções mucocutâneas nas orelhas, olhos, trato geniturinário. A pele é provavelmente a porta de entrada e a maioria das cepas não toxigênicas. Casos esporádicos de artrite piogênica, principalmente causadas por cepas não toxigênicas, foram relatados em crianças e adultos.

Diagnóstico

Exames complementares para dfteria incluem cultura, que é essencial para confimar o diagnóstico, juntamente com testes de toxigenicidade.

Por tratar-se de doença de rápida evolução, deve-se obter o material para cultura o mais rápido possível. Esse consiste em amostras da membrana, do material sob ela de lesões cutâneas ou nasofaríngeas do paciente e fômites. Em decorrência da necessidade de meios especiais, o laboratório precisa ser notificado quanto à suspeita de difteria. Os meios ideais para crescimento do *C. diphtheriae* são ágar telúrio (com telúrio de potássio) ou meios de Loeffler, Hoyle, Mueller ou Tinsdale especialmente enriquecidos.[410] A coloração pelo método de Gram ou azul de metileno revela bacilos gram-positivos, irregulares em conformação em L, V ou Y. É importante ressaltar, que caso a cultura para *C. diphtheriae* seja positiva no material colhido nos fômites, o diagnóstico é confirmado, mesmo estando a do paciente negativa.

Com a cultura positiva, é necessária a realização de teste de toxigenicidade, sendo o mais usado o teste de Elek. Como tanto as cepas não toxigênicas quanto as toxigênicas podem ser isoladas do mesmo paciente, deve-se testar mais de uma colônia. A bacterioscopia não tem valor diagnóstico na difteria, em razão de sua baixa especificidade.

O achado de anticorpos para toxoide diftérico antes da administração da antitoxina pode ajudar na suspeita do diagnóstico e, se seus títulos são altos, a probabilidade de doença grave é menor.

Diagnósticos diferenciais

Os diagnósticos diferenciais da difteria cutânea são impetigo, ectima, úlcera tropical, infecção por *Herpes simplex* e flebites.[411,414]

Tratamento

Antitoxina diftérica é a medida terapêutica mais eficaz e deve ser administrada em casos suspeitos o mais rápido possível, pois somente neutraliza toxina livre. Sua dose é com base empiricamente segundo o grau de toxicidade, local e tamanho da membrana e duração da doença.[411] Provavelmente ela não tem valor nos casos de difteria cutânea, mas é indicado seu uso para as complicações tóxicas que podem ocorrer. Não tem valor para uso em portadores sãos.

Terapia antimicrobiana é indicada pela possibilidade de sequelas, diminuição da produção de toxina, tratamento de infecções localizadas e na prevenção de transmissão para contatos. Os antibióticos utilizados são penicilina ou eritromicina por 10 dias, com limpeza das lesões. Podem também ser utilizados clindamicina, rifampicina, tetraciclina, fluoroquinolonas, azitromocina e claritromicina. A conclusão do tratamento dá-se após duas culturas negativas.

Para portadores assintomáticos devem ser administrados antimicrobianos, sendo que esses agentes não erradicam o estado de portador são em 100% dos casos.

Após a vacinação, foi relatado o surgimento de tumores no local da administração da vacina, como o surgimento de dermatofibroma ulcerado gigante.[431]

■ LISTERIOSE

Histórico

O primeiro caso documentado de infecção por *Listeria monocytogenes* foi documentado em 1981, após uma ingestão de um molho de maionese tradicional da Nova Escócia. A partir daí, outras fontes de contaminação que geraram epidemias foram implicadas, como queijos, patês, língua de porco e comidas enlatadas. Húmus e frutas são responsáveis por casos esporádicos.[415]

No início de 1990, houve queda no número de bactérias encontradas em produtos enlatados, sugerindo melhora nos processos de produção. No entanto, em 2005, limites para a quantidade de bactérias que podem ser encontradas em alimentos enlatados e prontos para comer foram estimados e, em 2006, encontraram-se as seguintes taxas: carne bovina, 2,4%, suína, 3,9%, queijos, 1,3%, e produtos do mar, 12,6%, indicando a necessidade de maior controle por parte dos órgãos responsáveis.[416]

Epidemiologia

A *Listeria monocytogenes* é um organismo universal e frequentemente encontrado no nosso meio na água, solo, vegetais em decomposição, grãos, esgotos, insetos, crustáceos, peixes, pássaros e nos mamíferos selvagens e domésticos.[417] O estado de portador intestinal assintomático em humanos é observado em 1% a 5% dos adultos normais, mas raramente causa doença.[416]

Quando ela ocorre, acomete principalmente neonatos, indivíduos idosos e imunocomprometidos por doença maligna, quimioterapia, uso prolongado de corticosteroides, transplantados, com insuficiência hepática e renal e diabetes *mellitus* e gravidez, que estão mais propensos a desenvolver a doença, mas poucos casos foram relatados em pacientes com AIDS. Observa-se um aumento do número de casos graves de listeriose em pacientes em uso de imunossupressores, como os biológicos.[479,480,424]

Ocorre também variação sazonal, com picos de incidência no final do verão e início do outono, possivelmente pelo maior consumo de produtos que podem ser mais facilmente contaminados nesse período.[418]

A transmissão dá-se principalmente por ingestão de alimentos contaminados, mas também por transmissão vertical e através de inoculação direta na pele, em acidentes envolvendo gado e ovelhas com fazendeiros e veterinários. Apresenta uma alta taxa de mortalidade, que é maior no período neonatal precoce (20% a 30%).[419] Mas sua importância reside no elevado grau de hospitalizações e nas sequelas deixadas em recém-nascidos como retardo mental, hidrocéfalos e outras sequelas neurológicas.[420]

Etiologia

A *Listeria monocytogenes* é um bacilo gram-positivo, anaeróbio facultativo, não formador de esporos e β-hemolítico em ágar sangue. Existem pelo menos 16 sorotipos desse bacilo, sendo que os tipos 1/2a, 1/2b e 4b são responsáveis por cerca de 30% dos casos da doença em humanos.[419]

A *L. monocytogenes* sobrevive em temperaturas consistentes com refrigeração normal e variações de pH, mas não à pasteurização e cozimento. No entanto, pode ser encontrada nos alimentos pela contaminação deles após o processamento.[436]

Aspectos imunológicos

A *L. monocytogenes* é um parasita intracelular facultativo e capaz de se multiplicar nos monócitos e macrófagos não imunes. Produz uma listeriolisina O, que é estruturalmente semelhante à estreptolisina e constitui um importante fator de virulência, sendo que a fagocitose da bactéria estimula sua produção.[478]

A imunidade celular tem papel fundamental contra a listeriose, enquanto as imunoglobulinas e o complemento agem somente como opsoninas. Então, o desenvolvimento de doença invasiva é determinado principalmente pela integridade do sistema imunológico e também pelo tamanho do inóculo.

Quadro clínico

As manifestações clínicas da doença dependem da virulência da cepa, quantidade ingerida e imunidade do hospedeiro. Nos adultos normais, a infecção é subclínica e sintomas comuns são febre, mialgia, náusea, vômito e diarreia, que surgem geralmente após 12 horas da ingestão, mas podem aparecer até 3 semanas após.

Nos imunocomprometidos, o organismo, quando ingerido, passa à mucosa do intestino e invade a corrente sanguínea.[419] A partir daí, pode infectar qualquer órgão, mas tem preferência pelo SNC, onde gera sintomas como cefaleia, confusão mental, meningismo, convulsões e coma. Raramente a pele é acometida. Quando o é, as lesões são púrpuras disseminadas.

Na gravidez, a infecção por *L. monocytogenes* gera aborto espontâneo, parto prematuro e infecção neonatal. O quadro é tão mais grave quanto mais cedo a gestante for infectada. Os sintomas são inespecíficos e 30% das pacientes são assintomáticas. A infecção neonatal, caracterizada por anorexia, febre e meningismo, é conhecida como granulomatose infantosséptica e, pode cursar com eritema generalizado e pápulas eritematosas, principalmente no tronco e pernas.[415]

Na infecção por inoculação direta, veterinários e fazendeiros apresentam febre e mal-estar 1 a 3 dias após contato com o bacilo, seguidas de pápulas eritematosas morbiliformes difusas, algumas formando pústulas, que, após o tratamento, não deixam sequelas.

Diagnóstico

Clinicamente, a listeriose não tem sintomas e sinais específicos e, se o paciente apresenta quadro gripal associado a exantema, pode fazer parte do diagnóstico diferencial. A história de ingestão de alimentos suspeitos por até um mês antes e contato com animais contaminados aumentam o grau de suspeição.[478]

O padrão-ouro para diagnóstico da listeriose é a hemocultura, cultura do líquor, urina ou de tecido. No entanto, a *L. monocytogenes* pode requerer até 36 horas para seu crescimento. Os dados epidemiológicos associados ao quadro clínico podem ajudar a levantar a suspeita, quando se necessita de um tratamento rápido.

Tratamento

A ampicilina é a droga de escolha para listeriose, e, no caso de alergia a penicilinas, uma alternativa é a associação sulfametoxazol-trimetoprima e a eritromicina, para as grávidas.

Nos pacientes graves e imunodeprimidos, é aconselhável o uso combinado de ampicilina e gentamicina, pois existe um sinergismo entre essas drogas.

No entanto, há relatos do surgimento de resistência a essas drogas e atualmente vêm sendo pesquisados novos agentes que agem através de mecanismos diferentes, como o diclofenaco de sódio, que mostrou importante atividade bactericida *in vitro* contra *L. monocytogenes.*[417]

■ BORRELIOSE

Histórico

A doença de Lyme foi inicialmente descrita por Allen C. Steere em 1977 em Lyme, Connecticut, Estados Unidos.[426]

O agente etiológico, *Borrelia burgdorferi,* foi descoberto em 1982, a partir do carrapato vetor da doença, *Ixodes dammini* (agora *I. scapularis*), e posteriormente a partir de biópsias de pele, no líquor e sangue de pacientes infectados. Em 1990, a doença de Lyme tornou-se de notificação compulsória nos Estados Unidos.[427]

Epidemiologia

O agente etiológico de doença de Lyme, *Borrelia burgdorferi lato sensu* (Bb), inclui 3 espécies: *Borrelia burgdorferi stricto sensu*, *Borrelia afzelii* e *Borrelia garinii*, que têm uma distribuição diferente no mundo. Enquanto a *B. burgdorferi stricto sensu* é a única espécie causadora de doença Nos Estados Unidos, a *B. afzelii* e a *B. garinii* são responsáveis pela maioria dos casos na Europa, principalmente na Europa central e países escandinavos,[427] e Ásia, como China e Japão.[428]

Nas áreas endêmicas da doença de Lyme, a prevalência da *B. burgdorferi* nas ninfas do *I. scapularis* varia de 20% a 60% e essa também pode ser isolada no sangue de diversos animais de grande e pequeno porte. Acredita-se que a alimentação indiscriminada dos carrapatos imaturos possa favorecer a disseminação da doença. Ela acomete principalmente indivíduos que residem ou visitam com frequência áreas de floresta, e tem sua maior prevalência no início do verão, quando as ninfas dos carrapatos se alimentam.

No Brasil, foi descrita uma moléstia que imita as características clínicas da doença de Lyme, mas por enquanto nenhuma bactéria da espécie *Borrelia burgdorferi lato sensu* foi isolada.[426]

Etiologia

A doença de Lyme é causada por uma bactéria do gênero *Borrelia burgdorferi lato sensu.* São espiroquetas gram-negativas que têm em sua estrutura um cilindro protoplasmático envolto por uma camada de proteoglicanos, uma camada externa e, entre elas, um flagelo, que é responsável pela sua motilidade e forma. A camada externa é rica em lipoproteínas, incluindo as altamente imunogênicas Osps. Os plasmídeos constituem 40% do material genético da bactéria e codificam vários fatores de virulência, como a Osps.[426] As espécies de *Borrelia* são determinadas pelos seus hospedeiros e sua habilidade para induzir lise bacteriana mediada pelo complemento.[481]

A transmissão se dá pela picada de carrapatos de gênero *Ixodes*, sendo que na América do Norte a maioria das transmissões ocorre pela espécie *Ixodes scapularis*, e na Europa e Ásia pelas espécies *Ixodes ricinus* e *Ixodes persulcatus.* A bactéria sobrevive no intestino do carrapato e, em função de seu longo ciclo de vida, é necessário que ele se alimente várias vezes nos hospedeiros infectados, que são geralmente pequenos mamíferos. Ainda não está claro se os humanos podem ser hospedeiros.[481] Para que a espiroqueta seja transmitida e ocorra a doença, o carrapato deve se alimentar por 48 horas.[428]

Imunologia

No intestino do carrapato, a *Borrelia* expressa as proteínas de superfície OspA e OSPB, que são responsáveis pela aderência dos micro-organismos às células. Após a migração para as glândulas salivares do vetor ou após o estabelecimento da infecção no hospedeiro, a expressão da OspA cai, enquanto cresce a da OspC, que é uma lipoproteína imunogênica essencial para que ocorra a doença em humanos.[481] O aumento da temperatura, redução no pH e aumento dos nutrientes locais são alguns dos fatores que afetam a expressão dos genes das espiroquetas, e a alteração da motilidade, do metabolismo e das proteínas de membrana dessas faz com que elas se adaptem ao hospedeiro causando a doença.[428]

Após a infecção, as bactérias se multiplicam no local da inoculação antes de se disseminar. Os mecanismos responsáveis por essa disseminação incluem a alta afinidade das espiroquetas pela matriz extracelular e seus receptores para plasminogênio, que, quando convertido em plasmina, se junta à superfície da bactéria, permitindo que ela rompa a matriz extracelular solúvel e insolúvel e penetre. As prometaloproteinases também são ativadas e ocorre quebra da fibronectina e laminina.

Após sua disseminação, a *B. burgdorferi* causa grande processo inflamatório, cujos mecanismos ainda não são totalmente conhecidos. Sabe-se que através da interação das lipoproteínas de superfície com receptores *Toll-like*, há a produção de citocinas pró-inflamatórias, mas estudos recentes mostram que essa inflamação ocorre independentemente dessa interação.[428]

Tanto a imunidade inata quanto a adquirida têm papel na erradicação das bactérias. A lise bacteriana induzida pelo complemento é responsável pela eliminação das bactérias e as vias clássica e alternativa do complemento são ativadas. A *Borrelia* pode somente ser eliminada por esse mecanismo se anticorpos antibacterianos estão presentes. Na sua ausência, ocorre resistência ao efeito bactericida do complemento. No entanto, o complemento também é ativado na ausência de anticorpos específicos.[481]

A opsonização das bactérias favorece a fagocitose dessas, que é realizada por macrófagos, neutrófilos e células gliais.[481]

Quadro clínico

A doença de Lyme tem evolução progressiva e caracteriza-se por três estágios: doença localizada, disseminada precoce e disseminada tardia. A diferença entre as manifestações clínicas nos diferentes países pode ser explicada pela variedade das cepas infectantes da *B. burdorferi*.[430] Em 90% dos pacientes, na doença inicial localizada, surge, geralmente após 14 dias no local da picada do carrapato, uma placa eritematosa denominada eritema migratório (EM), que é patognomônico. Esse pode ser um eritema intenso ou quase não visível e adquirir conformação homogênea, centrífuga ou anular com bordas descamativas. Aumenta progressivamente no decorrer de semanas e, se não tratado, geralmente desaparece em uma a 14 semanas. Podem ocorrer linfadenopatia regional e sintomas gerais leves. Em 2% a 18% dos casos surgem várias lesões, que indicam uma disseminação precoce das bactérias, e são associadas a manifestações sistêmicas, como fadiga, mal-estar, artrite, cefaleia e sintomas meníngeos em dois terços dos pacientes.[431,437]

Algumas semanas após o estabelecimento do EM, as bactérias disseminam-se por via hematogênica, causando sinais e sintomas na pele e outros órgãos, como SNC, coração e articulações. Os sintomas cutâneos da doença disseminada precoce podem ser semelhantes ao EM, mas geralmente aparecem em maior número, são menores e com menor tendência à migração. Outros sinais cutâneos constituem em erupção malar, erupção difusa maculopapulosa, urticária e paniculite.

O terceiro estágio ou doença disseminada tardia ocorre semanas a anos após a infecção. É caracterizado por artrite, sinovite de grandes articulações, sintomas neurológicos crônicos, como neuropatia periférica, demência e mielite transversa, e sinais cutâneos.[436]

OUTRAS MANIFESTAÇÕES CUTÂNEAS

Linfocitoma cútis

Constitui manifestação clínica rara, sendo visto em 3% dos pacientes na Europa.[430] Surge de 2 a 6 meses, perto ou no local da picada do carrapato, como pápula ou nódulo, de cor eritemato-violácea (Figura 60.37), localizado no lóbulo auricular, região do mamilo, aréola mamária e região escrotal de adultos. As lesões podem aparecer em qualquer estágio da doença, é comum em crianças e rara em adultos, e pode ser acompanhada ou não de outras manifestações clínicas da doença de Lyme, geralmente EM, mas também da acrodermatite crônica atrofiante. Se não tratada, a lesão pode persistir por anos.

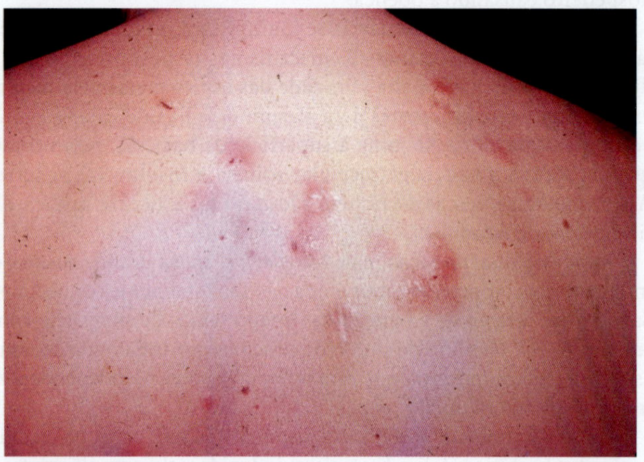

Figura 60.37 Linfocitoma cútis.

Acrodermatite crônica atrofiante (ACA)

É uma manifestação cutânea tardia comum na Europa e rara nos Estados Unidos, acometendo principalmente mulheres idosas.[430]

A ACA distribui-se principalmente na região lateral das extremidades, particularmente as pernas e pés. A desordem é caracterizada por possuir um curso crônico e progressivo, iniciando com um estágio inflamatório em que pode ser vista uma placa eritematosa e discreto edema. Após um período que varia de semanas a meses, a doença lentamente progride para o estágio atrófico, em que a pele se torna seca, fina e enrugada em função da perda da estrutura epidérmica e dérmica (Figura 60.38). Telangiectasias também podem ser vistas.

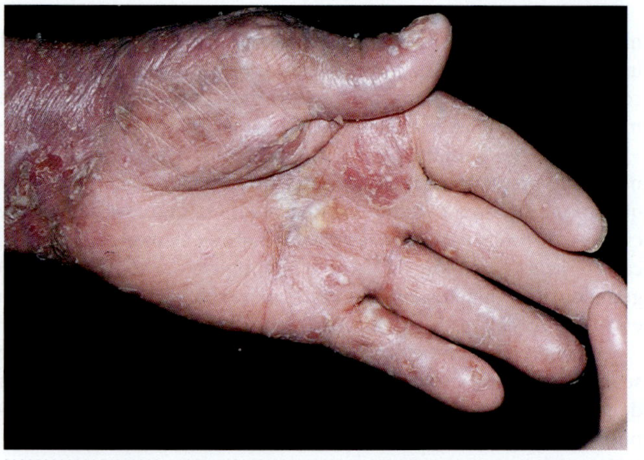

Figura 60.38 Acrodermatite crônica atrofiante.

Com a evolução da doença, as alterações podem expandir para acometer outras extremidades. Em 10% a 20% dos casos, o aumento do colágeno dérmico leva à formação de nódulos fibróticos justarticulares, com limitações nos movimentos articulares.

Complicações extracutâneas incluem mononeuropatias, polineuropatias, subluxações das pequenas articulações dos pés e mãos, artrite das grandes articulações, bursites e tendinites.[432]

Diagnóstico

O diagnóstico das borrelioses é com base nos achados clínicos e demonstração nos testes sorológicos indiretos de anticorpos para *B. burgdorferi*. A imunofluorescência indireta é o método mais utilizado.[438,439] Anticorpos do tipo IgM são encontrados no sangue a partir da 2ª a 4ª semana após a infecção e, na maioria dos pacientes, os títulos decrescem em 1 meses. Por outro lado, os anticorpos do tipo IgG podem ser detectados a partir da 6ª semana de infecção e persistem por anos.[433]

Considerando a possibilidade de resultados falsos positivos na presença de outras infecções treponêmicas e algumas doenças autoimunes, à baixa sensibilidade do teste em pacientes com doença no estágio 1, à habilidade da *B. burgdorferi* de escapar da resposta imunológica do hospedeiro, e ainda a presença de manifestações clínicas atípicas, a interpretação dos testes sorológicos em áreas endêmicas pode ser bastante difícil, e nesses casos o PCR é de grande valor.

A cultura do micro-organismo é sem dúvida, o método diagnóstico de maior valor, permitindo também o estudo estrutural, molecular e das propriedades antigênicas e patogênicas da *B. burgdorferi*, mas tem pouco valor prático, dada a escassez de micro-organismos nas lesões.[427]

Diagnóstico diferencial

O diagnóstico diferencial depende do estágio evolutivo da doença. Assim, o eritema migratório deve ser diferenciado da erisipela, reação persistente a picadas de insetos, *tinea corporis*, lúpus eritematoso, síndrome de Sweet, eritema polimorfo e eritema pigmentar fixo.[431] O linfocitoma cútis deve ser diferenciado dos linfomas, picadas de inseto, granuloma anular, granuloma facial, sarcoidose e lúpus eritematoso túmido e a acrodermatite crônica atrofiante da esclerodermia, eritema pérnio e acrocianose.[432]

Tratamento

O tratamento das borrelioses consiste no uso de antibióticos e seu objetivo é curar a manifestação da doença e também prevenir a disseminação das bactérias e também os estágios finais da enfermidade.[434,435] A droga de escolha é a doxiciclina (100 mg 2 vezes ao dia, por 2 a 4 semanas), que tem a vantagem de ser efetiva contra *rickettsias,* que frequentemente coinfectam pacientes com doença de Lyme, e tem maiores efeitos nos estágios iniciais da doença. Também é eficaz a amoxicilina, na dose de 500 mg por via oral 3 vezes ao dia por 2 a 4 semanas, que pode ser utilizada em gestantes e crianças menores de 9 anos.[438-439]

Na impossibilidade do uso de doxiciclina ou amoxicilina, é recomendado o uso de azitromicina, mas estudos mostram mais falhas no tratamento quando comparado ao de amoxicilina. A ceftriaxona e a penicilina G são altamente recomendadas no caso de doença neurológica, cardíaca e articular.[430]

Cerca de 15% dos pacientes apresentam reação de Jarish-Herxheimer 24 horas após o início da terapia antimicrobiana, com fadiga, febre, cefaleia e mialgia.[430]

As vacinas já desenvolvidas até hoje se mostraram seguras e extremamente imunogênicas. Novas vacinas mais eficazes e de baixo custo devem ser desenvolvidas. Atualmente, o uso de roupas protetoras e repelentes contra insetos é a medida mais eficaz de prevenção da borreliose.[483]

Referências bibliográficas

1. Stevens DL. Cecil Tratado de Medicina Interna. In: Goldman L, Bennett CJ, editores. Infecções estafilocócicas. 21ª ed. Guanabara Kooban; 2001. p. 1805-18012.
2. Gontigo OM Jr. Impetigo e ectima. In: Machado-Pinto J. Doenças infecciosas com manifestações dermatológicas. 1ª ed. Rio de Janeiro: Medsi, 1994. p. 243-246.
3. Brown J, Shriner DL, Schwartz RA, Janniger CK. Impetigo: an update. Int J Dermatol 2003;42:251-255.
4. Impetigo. emedicine 2007 [cited 2007 Jan 24].
5. Darmstadt GL, Lane AT. Impetigo: An Overview. Pediatr Dermatol. 1994 Dec;11(4):293-303.
6. Sampaio SAP, Rivitti EA. Dermatologia. Piodermites e outras dermatoses por bactérias. 3ª ed. São Paulo: Artes Médicas, 2007. p. 585-588.
7. Shriner DL, Schwartz RA, Janniger CK. Impetigo. Cutis. 1995 Jul;56(1):30-2.
8. Gontigo OMJr. Impetigo e ectima In: Machado-Pinto J. Doenças infecciosas com manifestações dermatológicas. Rio de Janeiro: Medsi, 1994. p. 243-246.
9. Ectima. emedicine 2007 [cited Feb 28].
10. Hay RJ, Adrians BM. Rook's Textbook of Dermatology. In: Burns T, Breathnach S, Cox N, Griffiths C, editores. Bacterial infections. 7ª ed. Blackwell Science; 2004. p. 27.16.
11. Patel GK, Finlay AY. Staphylococcal scalded skin syndrome: diagnosis and management. Am J Clin Dermatol. 2003;4(3):165-75.
12. Staphylococcal Scalded Skin Sydrome. emedicine 2007 [cited May 16].
13. Iwatsuki K, Yamasaki O, Morizane S, Oono T. Staphylococcal cutaneus infections: invasion, evasion and aggression. J Dermatol Sci 2006 Jun;42(3):203-14.
14. Noble WC. Skin bacteriology and the role of Staphylococcus aureus in infection. Br J Dermatol. 1998 Dec;139 Suppl 53:9-12.
15. Folliculitis. emedicine 2012 [cited July 10].
16. Sampaio SAP, Rivitti EA. Dermatologia. Foliculoses. 3ª ed. São Paulo: Artes Médicas; 2007. p. 383-402.
17. Sampaio SAP, Rivitti EA. Dermatologia. Reações adversas a drogas. 3ª ed. São Paulo: Artes Médicas; 2007. p. 799-832.
18. Sampaio SAP, Rivitti EA. Dermatologia. Micoses superficiais. 3ª ed. São Paulo: Artes Médicas; 2007. p. 703-722.
19. Sampaio SAP, Rivitti EA. Dermatologia. Erupções pustulosas. 3ª ed. São Paulo: Artes Médicas; 2007. p. 331-338.
20. Perforating Folliculitis. emedicine 2012 [cited Aug 31].
21. Hay RJ, Adriaans BM. Rook's Textbook of Dermatology. In: Burns T, Breathnach S, Cox N, Griffiths C, editores. Disorders of keratinization. 7ª ed. Blackwell science; 2004. p. 34.1-34.111.
22. Lucas S. Lever's Histopathology of the skin. In: Elder DE, Elenitsas R, Johnson BLJr, Murphy GF. Degenerative Diseases and Perforating Disorders. 9ª ed. Philadelphia: Lippincott Williams ε Wilkins; 2004. p.401-418.
23. Sampaio SAP, Rivitti EA. Dermatologia. Alterações hereditárias de queratinização. 3ª ed. São Paulo: Artes Médicas; 2007. p. 1027-1062.
24. Perifolliculitis Capitis Abscedens et Suffodiens emedicine 2012 [cited Nov 9].
25. Hay RJ, Adriaans BM. Rook's Textbook of Dermatology. In: Burns T, Breathnach S, Cox N, Griffiths C, editores. Bacterial infections. 7ª ed. Blackwell science; 2004. p. 27.1- 27.85.
26. Zribi H, Descamps V. Folliculitis with cicatricial alopecia. Ann Dermatol Venereol. 2006 Dec;133(12):1021-9.
27. Sampaio SAP, Rivitti EA. Dermatologia. Piodermites e outras dermatoses por bactérias. 3ª ed. São Paulo: Artes Médicas; 2007. p. 585-607.
28. Headington JT. Cicatricial alopecia. Dermatol Clin. 1996 Oct;14(4):773-82.
29. Lucas S. Lever's Histopathology of the skin. In: Elder DE, Elenitsas R, Johnson BLJr, Murphy GF. Inflammatory Diseases of Hair Follicles, Sweat Glands, and Cartilage. 9ª ed. Philadelphia: Lippincott Williams ε Wilkins; 2004. p.469-512.
30. Stulberg DL, Penrod MA, Blatny RA. Common bacterial skin infections. Am Fam Physician. 2002 Jul 1;66(1):119-24.
31. Noble WC. Skin bacteriology and the role of Staphylococcus aureus in infection. Br J Dermatol. 1998 Dec;139 Suppl 53:9-12.
32. Machado-Pinto J. Doenças infecciosas com manifestações dermatológicas. In: Araújo MG. Estafilococcias: Foliculites, Furúnculos, Doenças causadas por toxinas esfoliativas. 1ª ed. Rio de Janeiro: Medsi, 1994. p. 243-246.
33. Iwatsuki K, Yamasaki O, Morizane S, Oono T. Staphylococcal cutaneus infections: invasion, evasion and aggression. J Dermatol Sci 2006 Jun:42(3):203-14.
34. Darmstadt GL, Lane AT. Impetigo: An Overview. Pediatr Dermatol. 1994 Dec;11(4):293-303.
35. Sampaio SAP, Rivitti EA. Dermatologia. Piodermites e outras dermatoses por bactérias. 3ª ed. São Paulo: Artes Médicas; 2007. p. 585-588.
36. Lucas S. Lever's Histopathology of the skin. In: Elder DE, Elenitsas R, Johnson BLJr, Murphy GF. Bacterial Diseases. 9ª ed. Philadelphia: Lippincott Williams ε Wilkins; 2004. p.551-590.
37. Perry PK, Cook-Bolden FE, Rahman Z, Jones E, Taylor SC. Defining pseudofolliculitis barbae in 2001: a review of the literature and current trends. J Am Acad Dermatol. 2002 Feb;46(2 Suppl Understanding):S113-9.
38. Pseudofolliculitis of the Beard. emedicine 2012 [cited Out 12].
39. Brown LAJr. Pathogenesis and treatment of pseudofolliculitis barbae. Cutis. 1983 Oct;32(4):373-5.
40. Halder RM. Pseudofolliculitis barbae and related disorders. Dermatol Clin. 1988 Jul;6(3):407-12.
41. Hidradenitis Suppurativa. emedicine 2012 [cited Aug 24].
42. Shah N. Hidradenitis suppurativa: a treatment challenge. Am Fam Physician. 2005 Oct 15;72(8):1547-52.
43. Wiseman MC. Hidradenitis suppurativa: a review. Dermatol Ther. 2004;17(1):50-4.
44. Krasagakis K, Samonis G, Maniatakis. Bullous erysipelas: clinical presentation, sthaphylococcal involvement and methicillin resistance. Dermatology 2006;212:31-35.
45. Goettsch WG, Bouwes JNB, Herings RMC. Burden of illness of bacterial cellulitis and erysipelas of the leg in the Netherlands. J Eur Acad Dermatol Venereol 2006;20:834-39.
46. Vaillant L. Diagnostic criteria for erysipelas. Ann Dermatol Venerol 2001;128:317-25.
47. Dupuy A, Benchikhi H, Roujeau JC et al. Risk factors for erysipelas of the leg (cellulitis): case-control study. BMJ 1999;318:1591-94.
48. Roujeau JC, Sigugeirsson B, Korting HC et al. Chronic dermatomycosis of the foot as risk factors for acute bacterial cellulitis of the leg: case-control study. Dermatology 2004;309:301-7.
49. Monkni M, Dupuy A, Denguezli M et al. Risk factors for erysipelas of the leg in Tunisia: a multicenter case-control study. Dermatology 2006;212:108-12.
50. Hauger SB. Facial cellulitis. An early indicatornof group B streptococcal bacteremia. Pediatrics 1981;67:376-7.
51. Caetano M, Amorim I. Erisipela. Acta Med Port 2005;18:385-94.
52. Baddour LM, Bisno AL. Non-group beta-hemolytic streptococcal cellulitis. Am J Med 1985;79:155-9.
53. Bonnentblanc JM, Bendane C. Erysipelas: recognition and management. Am J Clin Dermatol 2003;4:157-63.
54. Crickx C. Erysipelas: evolution under treatment, complications. Ann Dermatol Venereol 2001;128:358-62.
55. Denis F, Martins C, Ploy MC. Erysipelas: microbiological and pathogenic data. Ann Dermatol Venereol 2001;128:317-25.
56. Gabillot-Carre M, Roujeau JC. Acute bacterial skin infections and cellulitis. Curr opin infect Dis 2007;20:118-23.
57. Werlinger KD, Moore AY. Therapy of the other bacterial infections. Dermatol Ther 2004;17:505-12.
58. Schroeder JL, Steinke EE. Necrotizing Fasciitis – the importance of early diagnosis and debridement. AORN J 2005 Dec;82(6):1031-40.
59. Green RJ, Dafoe DC, Raffin TA. Necrotizing fasciitis. Chest 1996;110:219-227.
60. Andreasen TJ, Green SD, Childres BJ. Massive infectious soft-tissue injury: diagnosis and management of necrotizing fasciitis and púrpura fulminans. Plastic Surg 2001;107:1025-1035.

61. Blanchard J. Necrotizing fasciitis; cleaning hospital toys; disinfecting noncritical items; clinical practice patterns; barrier protection. AORN J 2005;81:608.
62. Morales AF, Castrellon PG, Mckinster CD et al. Necrotizing fasciitis. Report of 39 pediatric cases. Arch Dermatol 2002;138:893-99.
63. Sudarsky L, Laschinger JC, Coppa GF. Improved results from a standardized approach in treating patients with necrotizing fasciitis. Ann Surg 1987;206:661-65.
64. Freischlag JA, Ajalat G, Busuttil RW. Treatment of necrotizing soft tissue infections: the need for a new approach. Am J Surg 1985;149:751-55.
65. Feldmeier JJ, Workman WT. The USAF hyperbaric center: a look through the porthole. Mil Med 1983;148:118-21.
66. Varella TCN, Nico S. Erysipeloid. Int J Dermatol 2005;44:497-8.
67. Barnett JH, Estes AS, Wirman JA. Erysipeloid. J Am Dermatol 1983;9:116-23.
68. Gorby GL, Peacok, JE Jr. Erysipelothrix rhusiopathiae endocarditis: microbiologic, epidemiologic and clinical features of an occupational disease. Rev Infect Dis 1998;10:317-25.
69. Nelson E. Five hundred cases of erysipeloid. Rocky Mountain Med J 10955;52:40-2.
70. Stiles GW. Chronic erysipeloid in a man. JAMA 1947;134:953-55.
71. Sarkany I, Taplin D, Blank H. The etiology and treatment of erythrasma. J Invest Dermatol 1961;37:282-90.
72. Lipsky BA, Goldberger AC, Tompkins LS et al. Infections caused by non-diphtheria corynebacteria. Rev Infect Dis 1982;4:1220-35.
73. Tachibana DK. Microbiology of the foot. Annu Ver Microbiol 1976;30:351-61.
74. Hodson SB, Henslee TM, tachibana DK et al. Interdigital erythrasma. Part 1: a review of the literature. J Am Pediatr Méd Assoc 1988;78:551-8.
75. Temple DE, Boardman CR. The incidence of erythrasma of the toe webs. Arch Dermatol 1962;82:518-9.
76. Sindhuphak W, MacDonald E, smith EB. Erythrasma. Overlooked or misdiagnosed? Int J Dermatol 1985;24:95-6.
77. Holdiness MR. Management of cutaneous erythrasma. Drugs 2002;62(8):1131-41.
78. Zaias N. Pitted and ringed keratolysis. J Am Acad Dermatol 1982;7:787-91.
79. Sampaio SAP, Rivitti EA. Dermatologia, 1ª. ed. Artes Médicas, 1998. p. 950.
80. Rubel LR. Pitted keratolysis and Dermatophilus congolensis. Arch dermatol 1972;105:584-6.
81. Tamura BM, Cuce LC, Souza RL et al. Plantar hiperhidrosis and pitted keratolysis treated with botulinum toxic injection. Dermatol Surg 2004;30:1510-14.
82. Machet L, Wolkenstein P, Vaillant L. Topical antibiotics used in dermatology: efficiency, indications and adverse events. Ann Venereol 2000;127:425-31.
83. Crissey JT, Rebel GC, Laskas JJ. Studies on the causative organisms of trichomycosis axillaris. J Invest Dermatol 1952;19:187-97.
84. Zaitz C, Campbell, Marques AS, Ruiz LRB, Souza VM. Compêndio de Micologia Médica.1ª ed. Rio de Janeiro: Medsi, 1995.
85. Savin JÁ, Somerville DA, Noble WC. The bacterial flora of tricomycosis axillaris. J Med Microbiol 1970;3:252-6.
86. Cetin ET, Toreci K, Agbaba O et al. Study of oral, nasal, and skin flora in na ivestigation on hospital infection. Pathol Microbiol 1971;37:324-32.
87. Morrison AJ, Wenzel RP. Epidemiology of infections due to Pseudomonas aeruginosa. Rev Infect Dis 1984;6(Suppl):627-44.
88. Greene SL, Su WP, Muller SA. Pseudomonas aeruginosa infections of the skin. Am Fam Physician 1984 Jan;29(1):193-200.
89. Greene SL, Su WP, Muller SA. Ecthyma gangrenosum. Report of clinical, histopathologic and bacteriologic aspects of eight cases. J Am Acad Dermatol 198;11:781-6.
90. Su WP, Duncan SC, Perry HO. Blastomycosis-like pyoderma. Arch Dermatol 1979;115:170-3.
91. Leyden JJ, Kligman AM. Interdigital athlete's foot. The interaction of dermatophytes and resident bacteria. Arch dermatol 1978;114:1466-72.
92. Gustavsson TL, Band JD, Hutcheson RH Jr, Schaffner W. Pseudomonas folliculitis: an outbreak and review. Rev Infect Dis 1983;5:1-8.
93. El Baze P, Thyss A, Caldani C et al. Pseudomonas aeruginosa O-11 folliculitis. Development into ecthyma gangrenosum in immunosuppressed patient. Arch Dermatol 1985;121:873-876.
94. Toxic Shock Syndrome. emedicine 2008 [cited Jul 15].
95. Stevens DL. Cecil Tratado de Medicina Interna. In: Goldman L, Bennett CJ, editores. Infecções estreptocócicas. 21ª ed. Guanabara Kooban; 2001. p. 1805-18012.
96. Hay RJ, Adriaans BM. Rook's Textbook of Dermatology. In: Burns T, Breathnach S, Cox N, Griffiths C, editores. Bacterial infections. 7ª ed. Blackwell Science; 2004. p. 27-31.
97. Iwatsuki K, Yamasaki O, Morizane S, Oono T. Staphylococcal cutaneus infections: invasion, evasion and aggression. J Dermatol Sci 2006 Jun:42(3):203-14.
98. Rowley AH, Schulman ST. Kawasaki Syndrome. Clin Microbiol Rev 1998;11:405-14.
99. Yanagama H, Nakamura M, Yashiro T et al. Update of the epidemiology of Kawasaki disease in Japan – from the results of the 1993-1994 nationwide survey. J Epidemiol 1996;6:148-157.
100. Fujita Y, Nakamura K, Sakata K, Hara N et al. Kawasaki disease in families. Pediatrics 1989;84:666-69.
101. Taubert KA. Epidemiology of Kawasaki disease in the United States and worldwide. Prog Pediatr Cardiol 1997;187-85.
102. Rowley AH, Schulman ST, Preble OT et al. Serum interferon concentrations and retroviral serology in Kawasaki syndrome. Pediatr Infect Dis J 1988;7:663-65.
103. Newburger JW, Takahashi M, Beiser AS et al. A single intravenous infusion of gamma globulin as compared with four infusions in the treatment of acute Kawasaki syndrome. N Engl J Med 1991;324:1633-39.
104. Takayama J, Yamase Y, Kawasaki T. A study of erythematous change at the site of the BCG inoculation. Acta Pediatr 1982;8:567-72.
105. Hirose O, Misawa Y, Kijima Y et al. Two dimensional echocardiography of coronary artery in Kawasaki disease: detection, changes in acute phase, and follow-up observation of the aneurysm. J Cardiogr 1981;11-89-104.
106. Kato H, Ichinose E, Kawasaki T. Myocardial infarction in Kawasaki disease: clinical analyses in 195 cases. J Pediatric 1986;108:923-27.
107. Asai T. Evaluation method for the degree of seriousness in Kawasaki disease. Acta Pediatric 1983;25:170-75.
108. Niwa K, Aotsuka H, Hamada H et al. Thrombocytopenia: a risk factor for na acute myocardial infarction during the acute phase of the Kawasaki disease. Coron Artery Dis 1995;6:857-64.
109. Dajani AS, Taubert KA, Takahashi M et al. Guidelines for long-term management of patients with Kawasaki disease. Circulation 1994;89:916-30.
110. Talhari S. Ulcera tropical. Dermatologia tropical. Rio de Janeiro. Ed Medsi;1997. pp.301-4.
111. Adriaans B, Drasar BS. The isolation of fusobacterium from tropical ulcers. Epidem Inf 1987;99:361-72.
112. Shah DR, Singh SV, Mathur DM. tropical ulcer in pellagra patients. J Indian Med Assoc 1969;62:517-9.
113. Aribi M, Breuillard F, Poirriez J. Guess what! Eur J dematol 1999;9:321-2.
114. Robinson DC, Adrians B, Hay RJ, Yesudian P. The clinical and epidemiologic features of tropical ulcer (tropical phagedenic ulcer). Int J Dermatol 1988;27:49-53.
115. Adriaans B. Tropical ulcer – a reappraisal based on recent work. Trans R Soc Med Hyg 1988;82:185-9.
116. Cajoto IV, Pan FM, Vicedo MJV. Piomiositis: presentación de 17 casos en niños y adultos. Ver Méd Chile 2006;134:31-8.
117. Torres M, Rosati JLR, Gripp AC. Piomiosite tropical. In: Talhari S, Garrido Neves R, editores. Dermatologia tropical. Rio de Janeiro: Medsi; 1997. p. 305-7.
118. Walker EL. The etiologic agent and localizing factor of abscesses in myositis purulent tropical. J Infect Dis 1917;21:298.
119. Crum NF. Bacterial pyomiositis in the United States. Am J Med 2004;117:420-8.
120. Swartzman WA, Lambertus MW, Kennedy CA, Goetz MB. Staphylococcal pyomyositis in patient infected by the human immunodeficiency virus. Am J Med 1991;90: 595-600.
121. Breen JD, Karchmer AW. Staphylococcus aureus infections in diabetic patients. Infect Dis Clin North Am 1995;9:11-24.
122. Christin L, Sarois GA. Pyomyositis in North America: case reports and review. Clin Infect Dis 1992;15:668-77.
123. Skoutelis A, Andonopoulos A, Panagiopoulos E. Non-tropical pyomyositis in adults: Report of four cases and literature review. Eur J Clin Microbiol Infect Dis 1993;12:769.
124. Cheidozi LC. Pyositis: review of 205 cases in 112 patients. Am J Surg 1979;137:255-9.
125. Alsoub H. Toxic shock syndrome associated with pyomyositis. Postgrad Med 1994;70:309.
126. Gibson RK, Rosenthal SJ, Lukert BP. Pyomyositis. Increasing recognition in temperate climates. Am J Med 1984;77:768-72.
127. Gordon BA, Martinez S, Collins AJ. Pyomyositis: characteristics at CT and MR imaging. Radiology 1995;197:279-86.
128. Cohen R. Philip. Community-acquired methicillin-resistant Staphylococcus aureus skin infections: a review of epidemiology, clinical features, management, and prevention. Int J Dermatol 2007 Jan:46(1):1-11.
129. Jones RN. Key considerations in the treatment of complicated staphylococcal infections. Clin Microbiol Infect. 2008 Mar;14 Suppl 2:3-9.
130. Herman RA, Kee VR, Moores KG, Ross MB. Etiology and treatment of community-associated methicillin-resistant Staphylococcus aureus. Am J Health Syst Pharm. 2008 Feb 1;65(3):219-25.
131. Perks EM, Mayon-White RT. The incidence of scarlet fever. J Hyg (lond) 1983;91: 203-9.
132. Hallas G. The production of pyrogenic toxins by group A streptococci. J Hyg (Lond) 1985;95:47-57.
133. Bialeck C, Feder NM, Grant-Kels JM. The six classic childhood exanthems. A review and update. J Am Acad Dermatol 1989;21:891-903.
134. Ratner A. What you need to know about…scarlet fever. Nurs Times 2003;99(50):37.
135. Schinger A, Martin WJ, Spittell JÁ. Acute lymphangitis and cellulites. Minn Med 1965;48:191.
136. Carrera C, Mascaro JM, Jr., Moreno-Romero JA, Iranzo P, Palou J, Zamora E et al. Pyoderma vegetans associated with severe psoriatic arthritis: good response to etanercept. Dermatology 2007;214(1):77-81.
137. Soriano ML, Martinez N, Grilli R, Farina MC, Martin L, Requena L. Pyodermatitis-pyostomatitis vegetans: report of a case and review of the literature. Oral Surg Oral Med Oral Pathol Oral Radiol Endod 1999 Mar;87(3):322-6.
138. Al-Rimawi HS, Hammad MM, Raweily EA, Hammad HM. Pyostomatitis vegetans in childhood. Eur J Pediatr 1998 May;157(5):402-5.
139. Bianchi L, Carrozzo AM, Orlandi A, Campione E, Hagman JH, Chimenti S. Pyoderma vegetans and ulcerative colitis. Br J Dermatol 2001 Jun;144(6):1224-7.
140. Skorepova M, Stuchlik D. Chronic pyoderma vegetans triggered by Trichophyton mentagrophytes. Mycoses 2006 Mar;49(2):143-4.
141. Mehravaran M, Kemeny L, Husz S, Korom I, Kiss M, Dobozy A. Pyodermatitis-pyostomatitis vegetans. Br J Dermatol 1997 Aug;137(2):266-9.
142. Papadopoulos AJ, Schwartz RA, Kapila R, Samady JA, Ruszczak Z, Rao BK et al. Pyoderma vegetans. J Cutan Med Surg 2001 May;5(3):223-7.

143. Rigopoulos D, Paparizos V, Katsambas A. Cutaneous markers of HIV infection. Clin Dermatol 2004 Nov;22(6):487-98.
144. Gasquet S, Maurin M, Brouqui P, Lepidi H, Raoult D. Bacillary angiomatosis in immunocompromised patients. AIDS 1998 Oct 1;12(14):1793-803.
145. Chian CA, Arrese JE, Pierard GE. Skin manifestations of Bartonella infections. Int J Dermatol 2002 Aug;41(8):461-6.
146. Velho PE, Cintra ML, Uthida-Tanaka AM, de Moraes AM, Mariotto A. What do we (not) know about the human bartonelloses? Braz J Infect Dis 2003 Feb;7(1):1-6.
147. Lopez de BS, Sambuelli R, Femopase F, Luna N, Gravotta M, David D et al. Bacillary angiomatosis affecting the oral cavity. Report of two cases and review. J Oral Pathol Med 2000 Feb;29(2):91-6.
148. Dehio C. Molecular and cellular basis of bartonella pathogenesis. Annu Rev Microbiol 2004;58:365-90.
149. Resto-Ruiz S, Burgess A, Anderson BE. The role of the host immune response in pathogenesis of Bartonella henselae. DNA Cell Biol 2003 Jun;22(6):431-40.
150. Foucault C BPRD. Bartonella quintana characteristics and clinical management. 2006 Feb.
151. Foucault C BPRD. Bartonella quintana characteristics and clinical management. 2006 Feb.
152. Foucault C BPRD. Bartonella quintana characteristics and clinical management. 2006 Feb.
153. Foucault C BPRD. Bartonella quintana characteristics and clinical management. 2006 Feb.
154. De Vries HJ, van Noesel CJ, Hoekzema R, Hulsebosch HJ. Botryomycosis in an HIV-positive subject. J Eur Acad Dermatol Venereol 2003 Jan;17(1):87-90.
155. Conti-Diaz IA, Almeida EA, Rondan M, Algorta G, Otero M. Cutaneous botryomycosis. Report of the two first Uruguayan cases. Rev Inst Med Trop São Paulo 1996 Sep;38(5):375-8.
156. Saadat P, Ram R, Sohrabian S, Vadmal MS. Botryomycosis caused by Staphylococcus aureus and Pneumocystis carinii in a patient with acquired immunodeficiency disease. Clin Exp Dermatol 2008 May;33(3):266-9.
157. Machado CR, Schubach AO, Conceição-Silva F, Quintella LP, Lourenco MC, Carregal E et al. Botryomycosis. Dermatology 2005;211(3):303-4.
158. Guttal KS, Naikmasur VG, Satyabodh K. Botryomycosis of the orofacial region. Br J Oral Maxillofac Surg 2008 Jul;46(5):424-5.
159. Al- Nassir W, Lisgaris MV, Salata RA. Brucellosis. eMedicine 2006 June 18 [cited 2008 May 20].
160. De BK, Stauffer L, Koylass MS, Sharp SE, Gee JE, Helsel LO et al. Novel Brucella strain (BO1) associated with a prosthetic breast implant infection. J Clin Microbiol 2008 Jan;46(1):43-9.
161. Metin A, Akdeniz H, Buzgan T, Delice I. Cutaneous findings encountered in brucellosis and review of the literature. Int J Dermatol 2001 Jul;40(7):434-8.
162. Milionis H, Christou L, Elisaf M. Cutaneous manifestations in brucellosis: case report and review of the literature. Infection 2000 Mar;28(2):124-6.
163. Tanyel E, Fisgin NT, Yildiz L, Leblebicioglu H, Doganci L, Tulek N. Panniculitis as the initial manifestation of brucellosis: a case report. Am J Dermatopathol 2008 Apr;30(2):169-71.
164. Mutnal MB, Purwar S, Metgud SC, Nagmoti MB, Patil CS. PCR confirmation of cutaneous manifestation due to Brucella melitensis. J Med Microbiol 2007 Feb;56(Pt 2):283-5.
165. A'Aldeen D. Risk of deliberately induced anthrax outbreak. Lancet 2001 Oct 27;358(9291):1386-8.
166. Wallin A, Luksiene Z, Zagminas K, Surkiene G. Public health and bioterrorism: renewed threat of anthrax and smallpox. Medicina (Kaunas) 2007;43(4):278-84.
167. Swartz MN. Recognition and management of anthrax – an update. N Engl J Med 2001 Nov 29;345(22):1621-6.
168. Manchee RJ, Broster MG, Stagg AJ, Hibbs SE. Formaldehyde Solution Effectively Inactivates Spores of Bacillus anthracis on the Scottish Island of Gruinard. Appl Environ Microbiol 1994 Nov;60(11):4167-71.
169. Farrar E. Antrax: Virulence and vaccines. Ann Intern Med 1994;121(5):379-80.
170. Bravata DM, Holty JE, Wang E, Lewis R, Wise PH, McDonald KM et al. Inhalational, gastrointestinal, and cutaneous anthrax in children: a systematic review of cases: 1900 to 2005. Arch Pediatr Adolesc Med 2007 Sep;161(9):896-905.
171. Harrison LH, Ezzell JW, Abshire TG, Kidd S, Kaufmann AF. Evaluation of serologic tests for diagnosis of anthrax after an outbreak of cutaneous anthrax in Paraguay. J Infect Dis 1989 Oct;160(4):706-10.
172. Velho PE, Cintra ML, Uthida-Tanaka AM, de Moraes AM, Mariotto A. What do we (not) know about the human bartonelloses? Braz J Infect Dis 2003 Feb;7(1):1-6.
173. Koehler JE, Glaser CA, Tappero JW. Rochalimaea henselae infection. A new zoonosis with the domestic cat as reservoir. JAMA 1994 Feb 16;271(7):531-5.
174. Resto-Ruiz S, Burgess A, Anderson BE. The role of the host immune response in pathogenesis of Bartonella henselae. DNA Cell Biol 2003 Jun;22(6):431-40.
175. Dehio C. Molecular and cellular basis of bartonella pathogenesis. Annu Rev Microbiol 2004;58:365-90.
176. Sensio-Sanchez VM, Rodriguez-Delgado B, Garcia-Herrero E, Cabo-Vaquera V, Garcia-Loygorri C. [Serous macular detachment as an atypical sign in cat scratch disease]. Arch Soc Esp Oftalmol 2006 Dec;81(12):717-9.
177. Chian CA, Arrese JE, Pierard GE. Skin manifestations of Bartonella infections. Int J Dermatol 2002 Aug;41(8):461-6.
178. Manders SM. Bacillary angiomatosis. Clin Dermatol 1996 May;14(3):295-9.
179. Faro-Monge JM, Fernandez-Espinosa J, Soda-Merhy A. Scleroma of the lower respiratory tract: case report and review of literature. J Laryngol Otol 1994 Feb;108(2):161-3.
180. Schwartz RA, Goriniene E. Rhinoscleroma. eMedicine 2008 May 20 [cited 2008 Jul 29].
181. Arbiser JL, Moschella SL. Clofazimine: a review of its medical uses and mechanisms of action. J Am Acad Dermatol 1995 Feb;32(2 Pt 1):241-7.
182. Diphteria. emedicine 2008 [cited 2008 Sep 12].
183. Lee PL, Lemos B, O'Brien SH, English JC, III, Zirwas MJ. Cutaneous diphtheroid infection and review of other cutaneous Gram-positive Bacillus infections. Cutis 2007 May;79(5):371-7.
184. Pandit N, Yeshwanth M. Cutaneous diphtheria in a child. Int J Dermatol 1999 Apr;38(4):298-9.
185. Delgado AR. Listeriosis in Pregnancy. Journal of Midwifery & Women's Health 2008;255-9.
186. Denny J, McLauchlin J. Human Listeria monocytogenes infections in Europe – an opportunity for improved European surveillance. Euro Surveill 2008;13(13).
187. Duta NK, Mazumdar K, Baek MW, Kim DJ, Na YR, Park SH et al. In vitro efficacy of diclofenac against Listeria monocytogenes. Eur J Clin Microbiol Infect Dis 2008;27:315-9.
188. Goulet V, Hedberg C, Le Monnier A, de Valk H. Increasing Incidence of Listeriosis in France and Other European Countries. Emerging Infectious Diseases 2008;14(5): 734-40.
189. Lee PL, Lemos B, O'Brien SH, English JC, III, Zirwas MJ. Cutaneous diphtheroid infection and review of other cutaneous Gram-positive Bacillus infections. Cutis 2007 May;79(5):371-7.
190. Pandit N, Yeshwanth M. Cutaneous diphtheria in a child. Int J Dermatol 1999 Apr;38(4):298-9.
191. Zach T. Listeria Infection. emedicine 2008 [cited 2008 Sep 12].
192. Zalaudek I, Leinweber B, Kerl H, Mullegger RR. Acrodermatitis chronica atrophicans in a 15-year-old girl misdiagnosed as venous insufficiency for 6 years. J Am Acad Dermatol 2005 Jun;52(6):1091-4.
193. Mantovani E, Costa IP, Gauditano G, Bonoldi VL, Higuchi ML, Yoshinari NH. Description of Lyme disease-like syndrome in Brazil. Is it a new tick borne disease or Lyme disease variation? Braz J Med Biol Res 2007 Apr;40(4):443-56.
194. Guero-Rosenfeld ME, Wang G, Schwartz I, Wormser GP. Diagnosis of lyme borreliosis. Clin Microbiol Rev 2005 Jul;18(3):484-509.
195. Guerau-de-Arellano M, Huber BT. Chemokines and Toll-like receptors in Lyme disease pathogenesis. Trends Mol Med 2005 Mar;11(3):114-20.
196. Aberer E. Lyme borreliosis – an update. J Dtsch Dermatol Ges 2007 May;5(5):406-14.
197. Vanousova D, Hercogova J. Lyme borreliosis treatment. Dermatol Ther 2008 Mar;21(2):101-9.
198. Egberts F, Moller M, Proksch E, Schwarz T. Multiple erythema migrans--manifestation of systemic cutaneous borreliosis. J Dtsch Dermatol Ges 2008 May;6(5):350-3.
199. Zalaudec I, Leinweber B, Kerl H, Mullegger R. Acrodermatitis chronica atrophicans in a 15-year-old girl misdiagnosed as venous insufficiency for 6 years.
200. Wormser GP, Stanek G, Strle F, Gray JS. Advances in the treatment and prevention of Lyme borreliosis. Wien Klin Wochenschr 2005 Jun;117(11-12):381-4.
201. Hunfeld KP, Ruzic-Sabljic E, Norris DE, Kraiczy P, Strle F. Risk of culture-confirmed borrelial persistence in patients treated for erythema migrans and possible mechanisms of resistance. Int J Med Microbiol 2006 May;296 Suppl 40:233-41.
202. Hunfeld KP, Brade V. Antimicrobial susceptibility of Borrelia burgdorferi sensu lato: what we know, what we don't know, and what we need to know. Wien Klin Wochenschr 2006 Nov;118(21-22):659-68.
203. Empinotti J C, Ruaro R T, Bonatto D C, Uyeda H, Galhardo A P. Piodermites. An Bras Dermatol 2012;87 (2):281-8.
204. Deleo F R, Otto M, Kreiswirth B N, Chambers H F. Community-associated methicillin-resistant Staphylococcus aureus. Lancet 2010 May;375 (9725):1557-1568.
205. Cohen P R. Community-acquired methicillin-resistant Staphylococcus aureus skin infection: a review of epidemiology, clinical features, management, and prevention. International Journal of Dermatology 2007;46:1-11.
206. Haslund P, Lee R A, Jemec G B E. Treatment of hidradenitis suppurativa with tumour necrosis factor-alfa inhibitors. Acta Derm Venereol 2009;89:595-600.
207. Parks RW, Parks TG. Pathogenesis, clinical features and management of hidradenitis suppurativa. Ann R Coll Surg Engl 1997;79:83-89.
208. Shah N. Hidradenitis Suppurativa: A treatment Challenge. Am Fam Physician, 2005;72 (8):1547-1552.
209. Krasagakis K, Samonis G, Maniatakis. Bullous erysipelas: clinical presentation, sthaphylococcal involvement and methicillin resistance. Dermatology 2006;212:31-35.
210. Goettsch WG, Bouwes JNB, Herings RMC. Burden of illness of bacterial cellulitis and erysipelas of the leg in the Netherlands. J Eur Acad Dermatol Venereol 2006;20:834-39.
211. Vaillant L. Diagnostic criteria for erysipelas. Ann Dermatol Venerol 2001;128:317-25.
212. Dupuy A, Benchikhi H, Roujeau JC et al. Risk factors for erysipelas of the leg (cellulitis): case-control study. BMJ 1999;318:1591-94.
213. Roujeau JC, Sigugeirsson B, Korting HC et al. Chronic dermatomycosis of the foot as risk factors for acute bacterial cellulitis of the leg: case-control study. Dermatology 2004;309:301-7.
214. Monkni M, Dupuy A, Denguezli M et al. Risk factors for erysipelas of the leg in Tunisia: a multicenter case-control study. Dermatology 2006;212:108-12.
215. Hauger SB. Facial cellulitis. An early indicatornof group B streptococcal bacteremia. Pediatrics 1981;67:376-7.
216. Caetano M, Amorim I. Erisipela. Acta Med Port 2005;18:385-94.

217. Baddour LM, Bisno AL. Non-group beta-hemolytic streptococcal cellulitis. Am J Med 1985;79:155-9.
218. Bonnentblanc JM, Bendane C. Erysipelas: recognition and management. Am J Clin Dermatol 2003;4:157-63.
219. Crickx C. Erysipelas: evolution under treatment, complications. Ann Dermatol Venereol 2001;128:358-62.
220. Denis F, Martins C, Ploy MC. Erysipelas: microbiological and pathogenic data. Ann Dermatol Venereol 2001;128:317-25.
221. Gabillot-Carre M, Roujeau JC. Acute bacterial skin infections and cellulitis. Curr Opin Infect Dis 2007;20:118-23.
222. Werlinger KD, Moore AY. Therapy of the other bacterial infections. Dermatol Ther 2004;17:505-12.
223. Mortazavi M, Samiee MM, Spencer FA. Incidence of deep vein thrombosis in erysipelas or cellulitis of the lower extremities. Int J Dermatol 2013 Mar;52 (3):279-85.
224. Gunderson CG, Martinello RA. A systematic review of bacteremias in cellulitis and erysipelas. J Infect 2012 Feb;64(2):148-55.
225. Picard D, klein A, Grigioni S, Joly P. Risk factors for abscess formation in patients with superficial cellulitis (erysipelas) of the leg. Br J Dermatol 2012 dec 4.
226. Pallin DJ, Binder WD, Allen MB, Lenderman M, Parmar S, Filbin MR, Hooper DC, camargo CA jr. Clinical trial: Comparative effectiveness of cephalexin plus trimethoprim-sulfamethoxazole vs. cephalexin alone for treatment of uncomplicated cellulitis: A randomized controlled trial. Clin infect Dis. 2013 Mar 19.
227. Schroeder JL, Steinke EE. Necrotizing Fasciitis – the importance of early diagnosis and debridement. AORN J 2005 Dec;82(6):1031-40.
228. Green RJ, Dafoe DC, Raffin TA. Necrotizing fasciitis. Chest 1996;110:219-227.
229. Andreasen TJ, Green SD, Childres BJ. Massive infectious soft-tissue injury: diagnosis and management of necrotizing fasciitis and púrpura fulminans. Plastic Surg 2001;107:1025-1035.
230. Blanchard J. Necrotizing fasciitis; cleaning hospital toys; disinfecting noncritical items; clinical practice patterns; barrier protection. AORN J 2005;81:608.
231. Morales AF, Castrellon PG, Mckinster CD et al. Necrotizing fasciitis. Report of 39 pediatric cases. Arch Dermatol 2002;138:893-99.
232. Sudarsky L, Laschinger JC, Coppa GF. Improved results from a standardized approach in treating patients with necrotizing fasciitis. Ann Surg 1987;206:661-65.
233. Freischlag JA, Ajalat G, Busuttil RW. Treatment of necrotizing soft tissue infections: the need for a new approach. Am J Surg 1985;149:751-55.
234. Feldmeier JJ, Workman WT. The USAF hyperbaric center: a look through the porthole. Mil Med 1983;148:118-21.
235. Chao WN, Tsai CF, Chang KS, Su CH, Lee TY, Ueng KC, Chen CC, Lee MC. Impact of timing of surgery on outcome of Vibrio vulnificus-related necrotizing fasciitis. Am J Surg 2013 feb 12.
236. Catena F, Moore F. expression of concern: necrotizing fasciitis, literature review of contemporary strategies or diagnosing and management with three case reports: torso, abdominal wall, upper and lower limbs.
237. Pakula AM, Kapadia R, Freeman B, Skinner RA. A 3-year experience with necrotizing fasciitis: favorable outcomes despite operative delays in busy acute care hospital. Am Surg 2012 Oct;78 (10);1059-62.
238. Varella TCN, Nico S. Erysipeloid. Int J Dermatol 2005;44:497-8.
239. Barnett JH, Estes AS, Wirman JA. Erysipeloid. J Am Dermatol 1983;9:116-23.
240. Gorby GL, Peacok, JE Jr. Erysipelothrix rhusiopathiae endocarditis: microbiologic, epidemiologic and clinical features of an occupational disease. Rev Infect Dis 1998;10:317-25.
241. Nelson E. Five hundred cases of erysipeloid. Rocky Mountain Med J 10955;52:40-2.
242. Stiles GW. Chronic erysipeloid in a man. JAMA 1947;134:953-55.
243. Boyd AS, Ritchie C, Fenton JS. Cutaneous Erysipelothrix rhusiopathiae (Erysipeloid) Infection in a Immunocompromised Child. Pedriatr Dermatol. 2012 Sep 7.
244. Veraldi S, Girgenti V, dassoni F, Gianotti R. Erysipeloid: a review. Clin Exp Dermatol. 2009 Dec;34(8):859-62.
245. Angel Blasco-Navalpotro M, Wilhelmi-De Cal I, Gonzalez-Lorenzo O, Castañ0-Pardo D. Enferm infecc microbial. Clin 2009 Mar;27(3):192-3.
246. Sarkany I, Taplin D, Blank H. The etiology and treatment of erythrasma. J Invest Dermatol 1961;37:282-90.
247. Lipsky BA, Goldberger AC, Tompkins LS et al. Infections caused by non-diphtheria corynebacteria. Rev Infect Dis 1982;4:1220-35.
248. Tachibana DK. Microbiology of the foot. Annu Ver Microbiol 1976;30:351-61.
249. Hodson SB, Henslee TM, tachibana DK et al. Interdigital erythrasma. Part 1: a review of the literature. J Am Pediatr Méd Assoc 1988;78:551-8.
250. Temple DE, Boardman CR. The incidence of erythrasma of the toe webs. Arch Dermatol 1962;82:518-9.
251. Sindhuphak W, MacDonald E, smith EB. Erythrasma. Overlooked or misdiagnosed? Int J Dermatol 1985;24:95-6.
252. Holdiness MR. Management of cutaneous erythrasma. Drugs 2002;62(8):1131-41.
253. Keita S, Faye O, Traore A, Dicko A, Berthe S, Traore P, Coulibaly K. Dermatitis of the folds in Black Africans in Bamako, Mali. Int J Dermatol 2012 Nov;51 Suppl 1:37-40;41-4.
254. Wilson BB, Wagenseller A, Noland MM. An atypical presentation of erythrasma. J AM Acad Dermatol 2012 Nov;67(5):e217-8.
255. Chodkiewicz HM, Cohen PR. Erythrasma: successful treatment after single-dose clarithomycin. Int J Dermatol 2013 Apr;52(4):516-8.
256. Avci O, Tanyildizi T, Kusku E. A comparison between the effectiveness of erythromycin, single-dose clarithromycin and topical fusidic acid in the treatment of erythrasma. J Dermatolog Treat 2013 Feb;24(1):70-4.
257. Zaias N. Pitted and ringed keratolysis. J Am Acad Dermatol 1982;7:787-91.
258. Sampaio SAP, Rivitti EA. Dermatologia, 1a ed. Artes Médicas, 1998. p. 950.
259. Rubel LR. Pitted keratolysis and Dermatophilus congolensis. Arch dermatol 1972;105:584-6.
260. Tamura BM, Cuce LC, Souza RL et al. Plantar hiperhidrosis and pitted keratolysis treated with botulinum toxic injection. Dermatol Surg 2004;30:1510-14.
261. Machet L, Wolkenstein P, Vaillant L. Topical antibiotics used in dermatology: efficiency, indications and adverse events. Ann Venereol 2000;127:425-31.
262. Lockwood LL, Gehrke S, NAvarini AA. Dermoscopy of Pitted keratolysis. Case Rep Dermatol 2010 Aug 19;2(2):146-8.
263. Tamura BM, Cucé LC, Souza RL, Levites J. Plantar hyperhidrosis and pitted keratolysis treated with botulinum toxin injection. Dermatol Surg 2004 Dec;30(12Pt 2):1510-4.
264. Crissey JT, Rebel GC, Laskas JJ. Studies on the causative organisms of trichomycosis axillaris. J Invest Dermatol 1952;19:187-97.
265. Zaitz C, Campbell, Marques AS, Ruiz LRB, Souza VM. Compêndio de Micologia Médica.1ª ed. Rio de Janeiro: Medsi, 1995.
266. Savin JÁ, Somerville DA, Noble WC. The bacterial flora of tricomycosis axillaris. J Med Microbiol 1970;3:252-6.
267. Cetin ET, Toreci K, Agbaba O et al. Study of oral, nasal, and skin flora in na investigation on hospital infection. Pathol Microbiol 1971;37:324-32.
268. Morrison AJ, Wenzel RP. Epidemiology of infections due to Pseudomonas aeruginosa. Rev Infect Dis 1984;6(Suppl):627-44.
269. Greene SL, Su WP, Muller SA. Pseudomonas aeruginosa infections of the skin. Am Fam Physician 1984 Jan;29(1):193-200.
270. Greene SL, Su WP, Muller SA. Ecthyma gangrenosum. Report of clinical, histopathologic and bacteriologic aspects of eight cases. J Am Acad Dermatol 198;11:781-6.
271. Bettens S, Delaere B, Glupczynski Y, Schoevaerdts D, Swine C. Ecthyma gangrenosum in a non-neutropaenic, eldery patient: cse report and review of literature. Acta Clin Belg 2008 Nov-Dec;63(6):394-7.
272. Fink M, Conrad D, Matthews M, Browning JC. Primary ecthyma gangrenosum as a presenting sign of leukemia in a child. Dermatol Online J. 2012 Mar 15;18(3):3.
273. Weinroth SE, Schessel D, Tuazon CU. Malignant otitis externa in AIDS patient: case report and review of the literature. Ear Nose throat J. 1994 Oct:73(10):772-4, 777-8.
274. Su WP, Duncan SC, Perry HO. Blastomycosis-like pyoderma. Arch Dermatol 1979;115:170-3.
275. Leyden JJ, Kligman AM. Interdigital athlete's foot. The interaction of dermatophytes and resident bacteria. Arch dermatol 1978;114:1466-72.
276. Gustavsson TL, Band JD, Hutcheson RH Jr, Schaffner W. Pseudomonas folliculitis: an outbreak and review. Rev Infect Dis 1983;5:1-8.
277. El Baze P, Thyss A, Caldani C et al. Pseudomonas aeruginosa O-11 folliculitis. Development into ecthyma gangrenosum in immunosuppressed patient. Arch Dermatol 1985;121:873-876.
278. Rowley AH, Schulman ST. Kawasaki Syndrome. Clin Microbiol Rev 1998;11:405-14.
279. Yanagama H, Nakamura M, Yashiro T et al. Update of the epidemiology of Kawasaki disease in Japan – from the results of the 1993-1994 nationwide survey. J Epidemiol 1996;6:148-157.
280. Fujita Y, Nakamura K, Sakata K, Hara N et al. Kawasaki disease in families. Pediatrics 1989;84:666-69.
281. Taubert KA. Epidemiology of Kawasaki disease in the United States and worldwide. Prog Pediatr Cardiol 1997;187-85.
282. Rowley AH, Schulman ST, Preble OT et al. Serum interferon concentrations and retroviral serology in Kawasaki syndrome. Pediatr Infect Dis J 1988;7:663-65.
283. Newburger JW, Takahashi M, Beiser AS et al. A single intravenous infusion of gamma globulin as compared with four infusions in the treatment of acute Kawasaki syndrome. N Engl J Med 1991;324:1633-39.
284. Takayama J, Yamase Y, Kawasaki T. A study of erythematous change at the site of the BCG inoculation. Acta Pediatr 1982;8:567-72.
285. Hirose O, Misawa Y, Kijima Y et al. Two dimensional echocardiography of coronary artery in Kawasaki disease: detection, changes in acute phase, and follow-up observation of the aneurysm. J Cardiogr 1981;11-89-104.
286. Kato H, Ichinose E, Kawasaki T. Myocardial infarction in Kawasaki disease: clinical analyses in 195 cases. J Pediatric 1986;108:923-27.
287. Asai T. Evaluation method for the degree of seriousness in Kawasaki disease. Acta Pediatric 1983;25:170-75.
288. Niwa K, Aotsuka H, Hamada H et al. Thrombocytopenia: a risk factor for na acute myocardial infarction during the acute phase of the Kawasaki disease. Coron Artery Dis 1995;6:857-64.
289. Dajani AS, Taubert KA, Takahashi M et al. Guidelines for long-term management of patients with Kawasaki disease. Circulation 1994;89:916-30.
290. Giannouli G, Tzoumaka-Baloula C, kopsidas I, Papadogeorgou P, Chrousos GP, Michos A. Epidemiology and risk factors for coronary artery abnormalities in children with complete and incomplete Kawasaki disease during a 10-year period. Pediatric cardiol. 2013 Mar 6.
291. Onouchi Y. Genetics of Kawasaki disese: what we know and don't know. Circ J 2012;76(7):1581-6.
292. Luca NJ, Yeung RS. Epidemiology and management of Kawasaki disease. Drugs 2012 May 28;72(8):1029-38.
293. Bajolle F, laux D. kawasaki disease: what you need to know. Arch Pediatr. 2012 Nov;19(11):1264-8.
294. Kuo HC, Yang KD, Chang WC, Ger LP, Hsieh KS. Kawasaki disease: an update on diagnosis and treatment. Pediatric Neonatol 2012 Feb;53(1):4-11.

295. Dominguez SR, Anderson MS. Advances in the treatment of Kawasaki disease. Curr Opin Pediatr 2013 Feb;25(1):103-9.
296. Talhari S. Úlcera tropical. Dermatologia tropical. Rio de Janeiro: Medsi; 1997. p.301-4.
297. Adriaans B, Drasar BS. The isolation of fusobacterium from tropical ulcers. Epidem Inf 1987;99:361-72.
298. Shah DR, Singh SV, Mathur DM. tropical ulcer in pellagra patients. J Indian Med Assoc 1969;62:517-9.
299. Aribi M, Breuillard F, Poirriez J. Guess what! Eur J dematol 1999;9:321-2.
300. Robinson DC, Adrians B, Hay RJ, Yesudian P. The clinical and epidemiologic features of tropical ulcer (tropical phagedenic ulcer). Int J Dermatol 1988;27:49-53.
301. Adriaans B. tropical ulcer – a reappraisal based on recent work. Trans R Soc Med Hyg 1988;82:185-9.
302. Cajoto IV, Pan FM, Vicedo MJV. Piomiositis: presentación de 17 casos en niños y adultos. Ver Méd Chile 2006;134:31-8.
303. Torres M, Rosati JLR, Gripp AC. Piomiosite tropical. Em: Talhari S, Garrido Neves R, editores. Dermatologia tropical. Rio de Janeiro: Medsi; 1997. p. 305-7.
304. Walker EL. The etiologic agent and localizing factor of abscesses in myositis purulent tropical. J Infect Dis 1917;21:298.
305. Crum NF. Bacterial pyomiositis in the United States. Am J Med 2004;117:420-8.
306. Swartzman WA, Lambertus MW, Kennedy CA, Goetz MB. Staphylococcal pyomyositis in patient infected by the human immunodeficiency virus. Am J Med 1991;90:595-600.
307. Breen JD, Karchmer AW. Staphylococcus aureus infections in diabetic patients. Infect Dis Clin North Am 1995;9:11-24.
308. Christin L, Sarois GA. Pyomyositis in North America: case reports and review. Clin Infect Dis 1992;15:668-77.
309. Skoutelis A, Andonopoulos A, Panagiopoulos E. Non-tropical pyomyositis in adults: Report of four cases and literature review. Eur J Clin Microbiol Infect Dis 1993;12:769.
310. Cheidozi LC. Pyositis: review of 205 cases in 112 patients. Am J Surg 1979;137:255-9.
311. Alsoub H. Toxic shock syndrome associated with pyomyositis. Postgrad Med 1994;70:309.
312. Gibson RK, Rosenthal SJ, Lukert BP. Pyomyositis. Increasing recognition in temperate climates. Am J Med 1984;77:768-72.
313. Gordon BA, Martinez S, Collins AJ. Pyomyositis: characteristics at CT and MR imaging. Radiology 1995;197:279-86.
314. Chou H, teo HE, Dubey N, peh WC. Tropical pyomyositis and necrotizing fasciitis. Semin Musculoskelet radiol 2011 Nov;15(5):489-505.
315. Cohen R. Philip. Community-acquired methicillin-resistant Staphylococcus areus skin infections: a review of epidemiology, clinical features, management, and prevention. Int J Dermatol 2007 Jan:46(1):1-11.
316. Jones RN. Key considerations in the treatment of complicated staphylococcal infections. Clin Microbiol Infect. 2008 Mar;14 Suppl 2:3-9.
317. Herman RA, Kee VR, Moores KG, Ross MB. Etiology and treatment of community-associated methicillin-resistant Staphylococcus aureus. Am J Health Syst Pharm. 2008 Feb 1;65(3):219-25.
318. Perks EM, Mayon-White RT. The incidence of scarlet fever. J Hyg (lond) 1983;91:203-9.
319. Hallas G. The production of pyrogenic toxins by group A streptococci. J Hyg (Lond) 1985;95:47-57.
320. Bialeck C, Feder NM, Grant-Kels JM. The six classic childhood exanthems. A review and update. J Am Acad Dermatol 1989;21:891-903.
321. Ratner A. What you need to know about…scarlet fever. Nurs Times 2003;99(50):37.
322. Schinger A, Martin WJ, Spittell JÁ. Acute lymphangitis and cellulites. Minn Med 1965;48:191.
323. Lu YC, Chen SJ, Lo WT. Scarlet fever caused by community-associated methicillin-resistant Staphylococcus aureus. Indian Pediatric 2011 Jul;48(7)563-5.
324. Carrera C, Mascaro JM, Jr., Moreno-Romero JA, Iranzo P, Palou J, Zamora E et al. Pyoderma vegetans associated with severe psoriatic arthritis: good response to etanercept. Dermatology 2007;214(1):77-81.
325. Soriano ML, Martinez N, Grilli R, Farina MC, Martin L, Requena L. Pyodermatitis-pyostomatitis vegetans: report of a case and review of the literature. Oral Surg Oral Med Oral Pathol Oral Radiol Endod 1999 Mar;87(3):322-6.
326. Al-Rimawi HS, Hammad MM, Raweily EA, Hammad HM. Pyostomatitis vegetans in childhood. Eur J Pediatr 1998 May;157(5):402-5.
327. Bianchi L, Carrozzo AM, Orlandi A, Campione E, Hagman JH, Chimenti S. Pyoderma vegetans and ulcerative colitis. Br J Dermatol 2001 Jun;144(6):1224-7.
328. Skorepova M, Stuchlik D. Chronic pyoderma vegetans triggered by Trichophyton mentagrophytes. Mycoses 2006 Mar;49(2):143-4.
329. Mehravaran M, Kemeny L, Husz S, Korom I, Kiss M, Dobozy A. Pyodermatitis-pyostomatitis vegetans. Br J Dermatol 1997 Aug;137(2):266-9.
330. Papadopoulos AJ, Schwartz RA, Kapila R, Samady JA, Ruszczak Z, Rao BK et al. Pyoderma vegetans. J Cutan Med Surg 2001 May;5(3):223-7.
331. Thrash B, Patel M, Shah KR, Boland CR, Menter A. Cutaneous manifestations of gastrointestinal disease: part II. J Am Acad Dermatol. 2013 Feb;68(2):211.e1-33.
332. Coulombe J, Bertrand J, Lavoie M, Lessard M, Leclerc G, Dupéré A. Pioderma vegetans due to Candida albicans: successful treatment with itraconazole. Ann Dermatol Venereol. 2012 Dec;139(12):836-7.
333. Matias F de A, Rosa DJ, Carvalho MT, Castañon MC. Pyodermatitis-pyostomatitis vegetans: case report and review of medical literature. An Bras Dermatol 2011 Jul-Aug;86(4 Suppl 1):S137-40.
334. Abellaneda C, Mascaró JM Jr, Vázquez MG, Pablo IM, Iranzo P. All that glitters is not pemphigus: Pyodermatitis-pyostomatitis vegetans misdiagnosed as IgA pemphigus for 8 years.
335. Am J Dermatopathol. 2011 Feb;33(1):e1-6.
336. Rigopoulos D, Paparizos V, Katsambas A. Cutaneous markers of HIV infection. Clin Dermatol 2004 Nov;22(6):487-98.
337. Gasquet S, Maurin M, Brouqui P, Lepidi H, Raoult D. Bacillary angiomatosis in immunocompromised patients. AIDS 1998 Oct 1;12(14):1793-803.
338. Chian CA, Arrese JE, Pierard GE. Skin manifestations of Bartonella infections. Int J Dermatol 2002 Aug;41(8):461-6.
339. Velho PE, Cintra ML, Uthida-Tanaka AM, de Moraes AM, Mariotto A. What do we (not) know about the human bartonelloses? Braz J Infect Dis 2003 Feb;7(1):1-6.
340. Lopez de BS, Sambuelli R, Femopase F, Luna N, Gravotta M, David D et al. Bacillary angiomatosis affecting the oral cavity. Report of two cases and review. J Oral Pathol Med 2000 Feb;29(2):91-6.
341. Dehio C. Molecular and cellular basis of bartonella pathogenesis. Annu Rev Microbiol 2004;58:365-90.
342. Resto-Ruiz S, Burgess A, Anderson BE. The role of the host immune response in pathogenesis of Bartonella henselae. DNA Cell Biol 2003 Jun;22(6):431-40.
343. Foucault C BPRD. Bartonella quintana characteristics and clinical management. 2006 Feb.
344. Foucault C BPRD. Bartonella quintana characteristics and clinical management. 2006 Feb.
345. Foucault C BPRD. Bartonella quintana characteristics and clinical management. 2006 Feb.
346. Foucault C BPRD. Bartonella quintana characteristics and clinical management. 2006 Feb.
347. Uribe P, Balcells ME, Giesen L, Cárdenas C, García P, González S. Bacillary angiomatosis]. Rev Med Chil. 2012 Jul;140(7):910-4.
348. Grabas M, Darrieux L, Potier J, Safa G. Hemophagocytic syndrome as the presenting manifestation of bacillary angiomatosis in a renal transplant recipient. J Am Acad Dermatol. 2012 Nov;67(5):e236-7.
349. Al-Thunayan A, Al-Rehaili M, Al-Meshal O, Al-Qattan MM. Bacillary Angiomatosis Presenting as a Pyogenic Granuloma of the Hand in an Otherwise Apparently Healthy Patient. Ann Plast Surg. 2012 Oct 3.
350. Labbène I, Rammeh S, Znaidi N, Fazaa B, Zermani R. case of multiple epithelioid angiomatous nodules. Dermatol Online J. 2012 Aug 15;18(8):8.
351. Rostad CA, McElroy AK, Hilinski JA, Thompson MP, Drew CP, Denison AM, Zaki SR, Mahle WT, Rogers J, Abramowsky CR, Shehata B. Bartonella henselae-mediated disease in solid organ transplant recipients: two pediatric cases and a literature review. Transpl Infect Dis. 2012 Oct;14(5):E71-81.
352. Ramdial PK, Sing Y, Ramburan A, Dlova NC, Bagratee JS, Calonje E. Bartonella quintana-induced vulval bacillary angiomatosis. Int J Gynecol Pathol. 2012 Jul;31(4):390-4.
353. Moulin C, Kanitakis J, Ranchin B, Chauvet C, Gillet Y, Morelon E, Euvrard S. Cutaneous bacillary angiomatosis in renal transplant recipients: report of three new cases and literature review. Transpl Infect Dis. 2012 Aug;14(4):403-9.
354. Zarraga M, Rosen L, Herschthal D. Bacillary angiomatosis in an immunocompetent child: a case report and review of the literature. Am J Dermatopathol. 2011 Jul;33(5):513-5.
355. De Vries HJ, van Noesel CJ, Hoekzema R, Hulsebosch HJ. Botryomycosis in an HIV-positive subject. J Eur Acad Dermatol Venereol 2003 Jan;17(1):87-90.
356. Conti-Diaz IA, Almeida EA, Rondan M, Algorta G, Otero M. Cutaneous botryomycosis. Report of the two first Uruguayan cases. Rev Inst Med Trop Sao Paulo 1996 Sep;38(5):375-8.
357. Saadat P, Ram R, Sohrabian S, Vadmal MS. Botryomycosis caused by Staphylococcus aureus and Pneumocystis carinii in a patient with acquired immunodeficiency disease. Clin Exp Dermatol 2008 May;33(3):266-9.
358. Machado CR, Schubach AO, Conceição-Silva F, Quintella LP, Lourenco MC, Carregal E et al. Botryomycosis. Dermatology 2005;211(3):303-4.
359. Guttal KS, Naikmasur VG, Satyabodh K. Botryomycosis of the orofacial region. Br J Oral Maxillofac Surg 2008 Jul;46(5):424-5.
360. Padilla-Desgarennes C, Vázquez-González D, Bonifaz A. Botryomycosis. Clin Dermatol. 2012 Jul;30(4):397-402.
361. Ishibashi M, Numata Y, Tagami H, Aiba S. Successful treatment of cutaneous botryomycosis with a combination of minocycline and topical heat therapy. Case Rep Dermatol. 2012 May;4(2):114-8.
362. Gosselin A, Bosdure E, Hesse S, Barlogis V, Chrestian MA, Dubus JC. Neonatal botryomycosis]. Arch Pediatr. 2011 Feb;18(2):183-5.
363. Faisal H, Radwan A, Ansari N. Primary pulmonary botryomycosis presenting with septic shock and acute lung injury. BMJ Case Rep. 2011 May 12;2011.
364. Rubenstein E, Krulig E, Cardenas V, Kerdel FA. Botryomycosis-like pyoderma in the genital region of a human immunodeficiency virus (HIV)-positive man successfully treated with dapsone. Int J Dermatol. 2010 Jul;49(7):842-3.
365. Al-Nassir W, Lisgaris MV, Salata RA. Brucellosis. eMedicine 2006 June 18 [cited 2008 May 20].
366. De BK, Stauffer L, Koylass MS, Sharp SE, Gee JE, Helsel LO et al. Novel Brucella strain (BO1) associated with a prosthetic breast implant infection. J Clin Microbiol 2008 Jan;46(1):43-9.
367. Metin A, Akdeniz H, Buzgan T, Delice I. Cutaneous findings encountered in brucellosis and review of the literature. Int J Dermatol 2001 Jul;40(7):434-8.
368. Milionis H, Christou L, Elisaf M. Cutaneous manifestations in brucellosis: case report and review of the literature. Infection 2000 Mar;28(2):124-6.
369. Tanyel E, Fisgin NT, Yildiz L, Leblebicioglu H, Doganci L, Tulek N. Panniculitis as the initial manifestation of brucellosis: a case report. Am J Dermatopathol 2008 Apr;30(2):169-71.

370. Mutnal MB, Purwar S, Metgud SC, Nagmoti MB, Patil CS. PCR confirmation of cutaneous manifestation due to Brucella melitensis. J Med Microbiol 2007 Feb;56(Pt 2):283-5.
371. Castillo-Velázquez U, Aranday-Cortés E, Gutiérrez-Pabello JA. Alternative activation modifies macrophage resistance to Mycobacterium bovis. Vet Microbiol. 2011 Jul 5;151(1-2):51-9.
372. Wallach JC, Delpino MV, Scian R, Deodato B, Fossati CA, Baldi PC. Prepatellar bursitis due to Brucella abortus: case report and analysis of the local immune response. J Med Microbiol. 2010 Dec;59(Pt 12):1514-8.
373. Aldeen D. Risk of deliberately induced anthrax outbreak. Lancet 2001 Oct 27;358(9291):1386-8.
374. Wallin A, Luksiene Z, Zagminas K, Surkiene G. Public health and bioterrorism: renewed threat of anthrax and smallpox. Medicina (Kaunas) 2007;43(4):278-84.
375. Swartz MN. Recognition and management of anthrax – an update. N Engl J Med 2001 Nov 29;345(22):1621-6.
376. Manchee RJ, Broster MG, Stagg AJ, Hibbs SE. Formaldehyde Solution Effectively Inactivates Spores of Bacillus anthracis on the Scottish Island of Gruinard. Appl Environ Microbiol 1994 Nov;60(11):4167-71.
377. Farrar E. Antrax: Virulence and vaccines. Ann Intern Med 1994;121(5):379-80.
378. Bravata DM, Holty JE, Wang E, Lewis R, Wise PH, McDonald KM et al. Inhalational, gastrointestinal, and cutaneous anthrax in children: a systematic review of cases: 1900 to 2005. Arch Pediatr Adolesc Med 2007 Sep;161(9):896-905.
379. Harrison LH, Ezzell JW, Abshire TG, Kidd S, Kaufmann AF. Evaluation of serologic tests for diagnosis of anthrax after an outbreak of cutaneous anthrax in Paraguay. J Infect Dis 1989 Oct;160(4):706-10.
380. Hannah SA, Bal AM. Not all eschars are anthrax. Int J Infect Dis. 2013 Mar 8.
381. Baillie L Can one size fit all? Towards a universal anthrax vaccine. Future Microbiol. 2013 Mar;8:295-7.
382. Mansour H, Chahine EB, Karaoui LR, El-Lababidi RM. Cethromycin: a new ketolide antibiotic. Ann Pharmacother. 2013 Mar;47(3):368-79.
383. Meghji S, Judd O, Carr E. Fatal cutaneous anthrax in a heroin user. J Laryngol Otol. 2013 Feb 4:1-3.
384. Bannard-Smith J, Carroll I, Nichani R, Sharma R. Anthrax infection in an intravenous drug user. Intensive Care Med. 2013 Mar;39(3):530.
385. Dinis-Oliveira RJ, Carvalho F, Moreira R, Duarte JA, Proenca JB, Santos A, Magalhaes T Clinical and forensic signs related to opioids abuse. Curr Drug Abuse Rev. 2012 Dec;5(4):273-90.
386. Liu S, Zhang Y, Hoover B, Leppla SH. The receptors that mediate the direct lethality of anthrax toxin. Toxins (Basel). 2012 Dec;27;5(1):1-8.
387. Anderson PD, Bokor G. Bioterrorism: pathogens as weapons. J Pharm Pract. 2012 Oct;25(5):521-9.
388. Velho PE, Cintra ML, Uthida-Tanaka AM, de Moraes AM, Mariotto A. What do we (not) know about the human bartonelloses? Braz J Infect Dis 2003 Feb;7(1):1-6.
389. Koehler JE, Glaser CA, Tappero JW. Rochalimaea henselae infection. A new zoonosis with the domestic cat as reservoir. JAMA 1994 Feb 16;271(7):531-5.
390. Resto-Ruiz S, Burgess A, Anderson BE. The role of the host immune response in pathogenesis of Bartonella henselae. DNA Cell Biol 2003 Jun;22(6):431-40.
391. Dehio C. Molecular and cellular basis of bartonella pathogenesis. Annu Rev Microbiol 2004;58:365-90.
392. Sensio-Sanchez VM, Rodriguez-Delgado B, Garcia-Herrero E, Cabo-Vaquera V, Garcia-Loygorri C. [Serous macular detachment as an atypical sign in cat scratch disease]. Arch Soc Esp Oftalmol 2006 Dec;81(12):717-9.
393. Chian CA, Arrese JE, Pierard GE. Skin manifestations of Bartonella infections. Int J Dermatol 2002 Aug;41(8):461-6.
394. Manders SM. Bacillary angiomatosis. Clin Dermatol 1996 May;14(3):295-9.
395. Chiuri RM, Matronola MF, Di Giulio C, Comegna L, Chiarelli F, Blasetti A. Bartonella henselae Infection Associated with Autoimmune Thyroiditis in a Child. Horm Res Paediatr. 2013 Feb 22.
396. Long SS. 50 years ago in the journal of pediatrics: cat-scratch disease with encephalopathy. J Pediatr. 2013 Mar;162(3):542.
397. Yamamoto U, Kunita M, Mohri M. Shock following a cat scratch. BMJ Case Rep. 2013 Jan 11;2013.
398. Brunetti E, Fabbi M, Ferraioli G, Prati P, Filice C, Sassera D, Dalla Valle C, Bandi C, Vicari N, Marone P. Cat-scratch disease in Northern Italy: atypical clinical manifestations in humans and prevalence of Bartonella infection in cats. Eur J Clin Microbiol Infect Dis. 2013 Apr;32(4):531-4.
399. Balakrishnan N, Jawanda JS, Miller MB, Breitschwerdt EB. Bartonella henselae infection in a man with hypergammaglobulinaemia, splenomegaly and polyclonal plasmacytosis. J Med Microbiol. 2013 Feb;62(Pt 2):338-41.
400. Spinella A, Lumetti F, Sandri G, Cestelli V, Mascia MT. Beyond cat scratch disease: a case report of bartonella infection mimicking vasculitic disorder. Case Rep Infect Dis. 2012;2012:354625.
401. Rostad CA, McElroy AK, Hilinski JA, Thompson MP, Drew CP, Denison AM, Zaki SR, Mahle WT, Rogers J, Abramowsky CR, Shehata B. Bartonella henselae-mediated disease in solid organ transplant recipients: two pediatric cases and a literature review. Transpl Infect Dis. 2012 Oct;14(5):E71-81.
402. Belvisi V, Tieghi T, Grenga PL, Marocco R, Vetica A, Del Borgo C, Citton R, Lichtner M, Mastroianni CM. Bartonella henselae infection presenting with ocular and hepatosplenic manifestations in an immunocompetent child. Pediatr Infect Dis J. 2012 Aug;31(8):882-3.
403. Faro-Monge JM, Fernandez-Espinosa J, Soda-Merhy A. Scleroma of the lower respiratory tract: case report and review of literature. J Laryngol Otol 1994 Feb;108(2):161-3.
404. Schwartz RA, Goriniene E. Rhinoscleroma. eMedicine 2008 May 20 [cited 2008 Jul 29].
405. Arbiser JL, Moschella SL. Clofazimine: a review of its medical uses and mechanisms of action. J Am Acad Dermatol 1995 Feb;32(2 Pt 1):241-7.
406. Abdel Razek AA. Imaging of scleroma in the head and neck. Br J Radiol. 2012 Dec;85(1020):1551-5.
407. Zhong Q, Guo W, Chen X, Ni X, Fang J, Huang Z, Zhang S. Rhinoscleroma: a retrospective study of pathologic and clinical features. J Otolaryngol Head Neck Surg. 2011 Apr;40(2):167-74.
408. Moraes MA, Magalhães AV, Marinho LC, Azevedo AE, Carneiro FP, Raymundo IT. Rhinoscleroma causing severe bilateral nasal obstruction. Braz J Infect Dis. 2010 Mar-Apr;14(2):190-2.
409. Zargari O, Elpern DJ. Granulomatous diseases of the nose. Int J Dermatol. 2009 Dec;48(12):1275-82.
410. Diphteria. emedicine 2008 [cited 2008 Sep 12].
411. Lee PL, Lemos B, O'Brien SH, English JC, III, Zirwas MJ. Cutaneous diphtheroid infection and review of other cutaneous Gram-positive Bacillus infections. Cutis 2007 May;79(5):371-7.
412. Pandit N, Yeshwanth M. Cutaneous diphtheria in a child. Int J Dermatol 1999 Apr;38(4):298-9.
413. Racek A, Van Eerden P. Pregnancy and vaccines. SD Med. 2013;Spec no:80-3.
414. Adler NR, Mahony A, Friedman ND. Diphtheria: forgotten, but not gone. Intern Med J. 2013 Feb;43(2):206-10.
415. Delgado AR. Listeriosis in Pregnancy. Journal of Midwifery & Women's Health 2008;255-9.
416. Denny J, McLauchlin J. Human Listeria monocytogenes infections in Europe – an opportunity for improved European surveillance. Euro Surveill 2008;13(13).
417. Duta NK, Mazumdar K, Baek MW, Kim DJ, Na YR, Park SH et al. In vitro efficacy of diclofenac against Listeria monocytogenes. Eur J Clin Microbiol Infect Dis 2008;27:315-9.
418. Goulet V, Hedberg C, Le Monnier A, de Valk H. Increasing Incidence of Listeriosis in France and Other European Countries. Emerging Infectious Diseases 2008;14(5): 734-40.
419. Lee PL, Lemos B, O'Brien SH, English JC, III, Zirwas MJ. Cutaneous diphtheroid infection and review of other cutaneous Gram-positive Bacillus infections. Cutis 2007 May;79(5):371-7.
420. Pandit N, Yeshwanth M. Cutaneous diphtheria in a child. Int J Dermatol 1999 Apr;38(4):298-9.
421. Zach T. Listeria Infection. emedicine 2008 [cited 2008 Sep 12].
422. Teodor A, Teodor D, Miftode E, Prisăcaru D, Leca D, Petrovici C, Dorneanu O, Dorobăt CM. Severe invasive listeriosis – case report. Rev Med Chir Soc Med Nat Iasi. 2012 Jul-Sep;116(3):808-11.
423. Del Pozo JL, de la Garza RG, Rada PD, Ornilla E, Yuste JR. Listeria monocytogenes septic arthritis in a patient treated with mycophenolate mofetil for polyarteritis nodosa: a case report and review of the literature. Int J Infect Dis. 2013 Feb;17(2).
424. Willson KJ, Jacob A, Shetti MP, Bhatia R, Yee K, Osler W. Listeria monocytogenes infection in Crohn's disease treated with adalimumab. Med J Aust. 2012 Oct 15;197(8):466-7.
425. Zalaudek I, Leinweber B, Kerl H, Mullegger RR. Acrodermatitis chronica atrophicans in a 15-year-old girl misdiagnosed as venous insufficiency for 6 years. J Am Acad Dermatol 2005 Jun;52(6):1091-4.
426. Mantovani E, Costa IP, Gauditano G, Bonoldi VL, Higuchi ML, Yoshinari NH. Description of Lyme disease-like syndrome in Brazil. Is it a new tick borne disease or Lyme disease variation? Braz J Med Biol Res 2007 Apr;40(4):443-56.
427. Guero-Rosenfeld ME, Wang G, Schwartz I, Wormser GP. Diagnosis of lyme borreliosis. Clin Microbiol Rev 2005 Jul;18(3):484-509.
428. Guerau-de-Arellano M, Huber BT. Chemokines and Toll-like receptors in Lyme disease pathogenesis. Trends Mol Med 2005 Mar;11(3):114-20.
429. Aberer E. Lyme borreliosis – an update. J Dtsch Dermatol Ges 2007 May;5(5):406-14.
430. Vanousova D, Hercogova J. Lyme borreliosis treatment. Dermatol Ther 2008 Mar;21(2):101-9.
431. Egberts F, Moller M, Proksch E, Schwarz T. Multiple erythema migrans – manifestation of systemic cutaneous borreliosis. J Dtsch Dermatol Ges 2008 May;6(5):350-3.
432. Zalaudec I, Leinweber B, Kerl H, Mullegger R. Acrodermatitis chronica atrophicans in a 15-year-old girl misdiagnosed as venous insufficiency for 6 years.
433. Wormser GP, Stanek G, Strle F, Gray JS. Advances in the treatment and prevention of Lyme borreliosis. Wien Klin Wochenschr 2005 Jun;117(11-12):381-4.
434. Hunfeld KP, Ruzic-Sabljic E, Norris DE, Kraiczy P, Strle F. Risk of culture-confirmed borrelial persistence in patients treated for erythema migrans and possible mechanisms of resistance. Int J Med Microbiol 2006 May;296 Suppl 40:233-41.
435. Hunfeld KP, Brade V. Antimicrobial susceptibility of Borrelia burgdorferi sensu lato: what we know, what we don't know, and what we need to know. Wien Klin Wochenschr 2006 Nov;118(21-22):659-68.
436. Nadelman RB, Wormser GP. Reinfection versus relapse in Lyme disease. N Engl J Med. 2013 Mar 14;368(11):1063-4.
437. Eriksson P, Schröder MT, Niiranen K, Nevanlinna A, Panelius J, Ranki A. The Many Faces of Solitary and Multiple Erythema Migrans. Acta Derm Venereol. 2013 Feb 28.
438. Potok OV, Brassard A. Lyme borreliosis: an update for canadian dermatologists. J Cutan Med Surg. 2013 Jan-Feb;17(1):13-21.
439. Biesiada G, Czepiel J, Leśniak MR, Garlicki A, Mach T. Lyme disease: review. Arch Med Sci. 2012 Dec 20;8(6):978-82.

440. Kaplan EL, Anthony BF, Chapman SS et al. Pratice guidelines for the diagnosis and management of skin an soft tissue infections: 2014 update by the infectious diseases of society of America. Clin Infect Dis 2014;59:147.
441. Bass JW, Chan DS, Creamer KM et al. Comparison of oral cephalexin, topical mupirocin and topical bacitracin for treatment of impetigo. Pediatr Infect Dis J 1997;16:708.
442. Van der Wouden JC, Koning S. Treatment of impetigo in resource-limited settings. Lancet 2014;384:2090.
443. Empinotti JC, Uyeda H, Ruaro, RT, Galhardo P, Bonatto CD. Pyodermites. An Bras Dermatol. 2012;87(2):281-8.
444. Kelly AP. Pseudofolliculitis barbae and acne keloidalis nuchae. Dermatol Clin 2003;21:645.
445. Riis PT, Boer J, Prens EP et al. Intralesional triamcinolone for flares of hidradenitis suppurativa (HS): a case series. J Am Acad Dermatol 2016;75:1151.
446. Dessinoti C, Zisimou C, Tzanetakou V et al. Oral clindamycin and rifampicin combination therapy for hidradenitis suppurativa: a prospective study and 1-year follow-up. Clin Exp Dermatol 2016;41:852.
447. Matusiak L, Bieniek A, Scepietowski JC. Acitretin treatment for hidradenitis suppurativa: a prospective series of 17 pacients. Br J Dermatol 2014;171:170.
448. Ingram JR, Woo PN, Chua SL et al. Interventions for hidradenitis suppurativa. Cochrane Database Syst Rev 2015; CD010081.
449. Anderson MD, Zauli S, Bettoli V et al. Cyclosporine treatment of severe hidradenitis suppurativa – a case series. J Dermatolog Treat 2016;27:247.
450. Tzanetakou V, Kanni T, Giatrakou S et al. Safety and efficacy of Anakira in severe hidradenitis suppurativa: a randomized clinical trial. JAMA Dermatol 2016;152:52.
451. Gulliver WP, Jemec GB, Baker KA. Experience with ustekinumab for the treatment of moderate to severe hidradenitis suppurativa. J Eur Acad Dermatol Venereol 2012;26:911.
452. Dalal A, Eskin-Schwartz M, Mimouni D, Ray S, Days, Hodak E, Leibovici L, PaulM. Interventions for the prevention of recurrent erysipelas and cellulitis. Cochrane Database Syst Rev. 2017 jun 20;6.
453. Stevens DL, Bisno AL, Chambers HF, Dellinger EP, Goldstein EJ, Gorbach SL et al. Practice guidelines for the diagnosis and management of skin and soft tissue infections: 2014 update by the Infectious Diseases Society of America. Clinical Infections Diseases 2014;59(2):e10-52.
454. Chen KJ, Klingel M, Mcleod S, Mindra S, Ng VK. Presentation and outcomes of necrotizing soft tissue infections. Int J Gen Med. 2017 Jul 31;10:215-220.
455. Leiblen M, Marzi I, Sander AL, Barker JH, Ebert F, Frank J. Necrotizing fasciitis: treatment concepts and clinical results. Eur J Trauma Emerg Surg. 2017 May 8.
456. Tolis K, Spyridonos S, Tsiplakou S, Fandridis E. Tenosynovitis of digit due to Erysipelotrix rhusiopathiae: case report and review of the literature. New Microbes New Infect 2015 Oct 20:8:128-30.
457. Rojas Mora E, Freites Martinez A, Hernández-Núñez A, Borbujo Martinez J. Actas Dermosifiliogr. 2017 Apr;108(3):264-266.
458. Stern Shavit S, Soudry E, Hamzany Y, Nageris B. Malignant external otitis: Factors predicting patient outcomes. Am J Otolaryngol. 2016 sep-Oct;37(5):425-30.
459. Loh S, Loh WS. Malignant external otitis externa: an Asian perspective on treatment outcomes and prognostic factors. Otolaryngol head neck Surg. 2013 jun;148(6):991-6.
460. Morand A, Morand JJ. Pseudomonas aeruginosa in dermatology. Ann Dermatol Venereol. 2017 Aug 1.
461. Errichetti E, Stinco G. Dermoscopy: a useful tool for assisting the diagnosis of Pseudomonas folliculitis. An Bras Dermatol. 2016 Nov-Dec;91(6):835-836.
462. Dietz SM, van Stijn D, Burgner D, Levin M, kuipers IM, Hutten BA, Kuijpers TW. Dissecting kawasaki disease: an state-of-the-art review. Eur Pediatric. 2017 Aug:176(8):995-1009.
463. McCrindle BW, Rowley AH, Newburger JW, Burns JC, Bolger AF, Gewitz M, Baker AL, Jackson MA, Shab PB, Kobayasashi T, WU MH, Saji TT, Pahl E. Diagnosis, Treatment, and long-term Management of Kawasaki Disease: A Scientific Statement for health Professionals From the Amerincan Heart Association. American Heart Association Rheumatic fever, Endocarditis, and Kawasaki Disease Committee of the Council on Cardiovascular Disease in Young. Circulation. 2017 Apr 25;135(17):e927-e999.
464. Shinha T. Pyomyosistis in a patient with AIDS. Intern Med. 2017;56(12):1609.
465. Vigil KJ, Jhnson JR, Johnston BD, Kontoyiannis DP, Mulanovich VE, Raad II, Dupont HL, Adachi JA. Escherichia coli Pyomyosistis: an emerging infectious disease among patients with hematologic malignancies. Clin Infect Dis. 2010 Feb 1;50(3):374-80.
466. Wong SS,Yuen KY. Streptococcus pyogenes and re-emergence of scarlet fever as a public health problem. Emerg Microbes Infect 2012 jul Jul;1(7):e2.
467. Clark LG, Tolkachjov SN, Bridges AG, Camilleri MJ. Pyostomatitis vegetans (PSV)-pyodermatitis vegetans (PDV): A clinicopathologic study of 7 cases at a tertiary referral center. J Am Acad Dermatol. 2016 Sep;75(3):578-584.
468. Aksu Çerman A, Aktaş E, Kıvanç Altunay İ, Demirkesen C. Pyoderma Vegetans Misdiagnosed as Verrucous Carcinoma. Am J Dermatopathol. 2016 Feb;38(2):148-50.
469. Claasens S, Schwartz IS, Jordaan HF, Schneider JW. Bacillary angiomatosis presenting with polymorphic skin lesions. IDCases. 2016 Oct;4(6):77-78.
470. Diniz LM, Medeiros KB, Landeiro LG, Lucas EA. Bacillary angiomatosis with bone invasion. An Bras Dermatol. 2016 Nov-Dec;91(6):811-814.
471. DallaPiazza M, Akiyama MJ. The First Report of Bartonella quintana Immune Reconstitution Inflammatory Syndrome Complicated by Jarisch-Herxheimer Reaction. J Int Assoc Provid AIDS Care. 2017 Jul/Aug;16(4):321.
472. Vinay D, Ramasubramanian V, Gopalakrishnan R, Jessani LG. Botryomycosis in a lung cavity. Lung India. 2016 Sep-Oct;33(5):540-2.
473. Mermin D, Védie AL, Jullie ML, Fauconneau A, Beylot-Barry M, Pham-Ledard A. Cutaneous granular bacteriosis occurring in Staphylococcus aureus septicaemia]. Ann Dermatol Venereol. 2017 Apr;144(4):275-278.
474. Siqueira FM, Cibulski SP, Mayer FQ, Driemeier D, Pavarini SP, Vargas APC. Genome sequencing of two Bacillus anthracis strains: a virulent strain and a vaccinal strain. Braz J Microbiol. 2017 Jul 31.
475. Moro PL, Cragan J, Lewis P, Sukumaran L. Major Birth Defects after Vaccination Reported to the Vaccine Adverse Event Reporting System (VAERS), 1990 to 2014. Birth Defects Res. 2017 Jul 17;109(13):1057-1062.
476. Oray M, Önal S, Koç Akbay A, Tuğal Tutkun İ. Diverse Clinical Signs of Ocular Involvement in Cat Scratch Disease. Turk J Ophthalmol. 2017 Jan;47(1):9-17.
477. Orden AO, Nardi NN, Vilaseca AB, Colombini AC, Barrios NG, Vijnovich Barón A. Cat scratch disease during etanercept therapy in a rheumatoid arthritis patient. Reumatol Clin. 2017 Feb 27.
478. Ahmed AR, El-Badawy ZH, Mohamed IR, Abdelhameed WA. Rhinoscleroma: a detailed histopathological diagnostic insight. Int J Clin Exp Pathol. 2015.
479. Wick MR. Granulomatous & histiocytic dermatitides. Semin Diagn Pathol. 2017 May;34(3):301-311.
480. Ghosh SN, Kesharwani A, Chaudhuri S, Ghosh D, Sengupta A. Rhinoscleroma with intracranial extension: A rare case. Neurol India. 2016 May-Jun;64(3):549-52.
481. Ng MS, Foong AY, Koh MJ. Ulcerated Giant Dermatofibroma following Routine Childhood Vaccination in a Young Boy. Case Rep Dermatol. 2016 Aug9;8(2):210-217.
482. Camargo AC, Woodward JJ, Call DR, Nero LA. Listeria monocytogenes in Food-Processing Facilities, Food Contamination, and Human Listeriosis: The Brazilian Scenario. Foodborne Pathog Dis. 2017 Aug 2.
483. Badawi A, Shering M, Rahman S, Lindsay LR. A systematic review and meta-analysis for the adverse effects, immunogenicity and efficacy of Lyme disease vaccines: Guiding novel vaccine development. Can J Public Health. 2017 Apr 20;108(1):e62-e70.
484. Wanat KA, Dominguez AR, Carter Z, Legua P, Bustamante B, Micheletti RG. Bedside diagnostics in dermatology: viral, bacterial and fungal infections. J Am Acad Dermatol. 2017 Aug;77(2):197-218. doi: 10.1016/j.jaad.2016.06.034. PMID: 28711082.
485. Rosen T, Albareda N, Rosenberg N, Alonso FG, Roth S, Zsolt I, Hebert AA. Efficacy and safety of ozenoxacin cream for treatment of adult and pediatric patients with impetigo: a randomized clinical trial. JAMA Dermatol. 2018 Jul 1;154(7):806-13. doi: 10.1001/jamadermatol.2018.1103. PMID: 29898217; PMCID: PMC6128489.
486. Yang T, Wang J, Cao J, Zhang X, Lai Y, Li L, Ye X, You C. Antibiotic-resistant profile and the factors affecting the intravenous antibiotic treatment course of generalized staphylococcal scalded skin syndrome: a retrospective study. Ital J Pediatr. 2021 Aug 6;47(1):169. doi: 10.1186/s13052-021-01120-6. PMID: 34362428; PMCID: PMC8344213.
487. Patel S, Shah R, Behbahani S, Lambert WC. Comparison of mortality and complications in adult versus pediatric staphylococcal scalded skin syndrome patients. Journal of the American Academy of Dermatology. 2019;81(4):AB36. doi: 10.1016/j.jaad.2019.06.168.
488. Díaz-Pérez LM, Escobar-Ramírez K, Sánchez-Dueñas LE. A new familial presentation of dissecting cellulitis: the genetic implications on scarring alopecias. JAAD Case Rep. 2020 Jun 1;6(8):705-7. doi: 10.1016/j.jdcr.2020.05.027. PMID: 32715055; PMCID: PMC7369461.
489. Fernández-Crehuet P, Vañó-Galván S, Molina-Ruiz AM et al. Trichoscopic features of folliculitis decalvans: a multicenter review. Journal of the American Academy of Dermatology. 2016;74(5):AB140. doi: 10.1016/j.jaad.2016.02.550.
490. Rambhia PH, Conic RRZ, Murad A, Atanaskova-Mesinkovska N, Piliang M, Bergfeld W. Updates in therapeutics for folliculitis decalvans: a systematic review with evidence-based analysis. J Am Acad Dermatol. 2019 Mar;80(3):794-801.e1. doi: 10.1016/j.jaad.2018.07.050. Epub 2018 Aug 6. PMID: 30092322; PMCID: PMC6363910.
491. Bolduc C, Sperling LC, Shapiro J. Primary cicatricial alopecia: other lymphocytic primary cicatricial alopecias and neutrophilic and mixed primary cicatricial alopecias. J Am Acad Dermatol. 2016 Dec;75(6):1101-17. doi: 10.1016/j.jaad.2015.01.056. PMID: 27846945.
492. Frew JW. Hidradenitis suppurativa is an autoinflammatory keratinization disease: a review of the clinical, histologic and molecular evidence. JAAD Int. 2020 Jun 27;1(1):62-72. doi: 0.1016/j.jdin.2020.05.005. PMID: 34409324; PMCID: PMC8361883.
493. Saunte DML, Jemec GBE. Hidradenitis suppurativa: advances in diagnosis and treatment. JAMA. 2017 Nov 28;318(20):2019-32. doi: 10.1001/jama.2017.16691. PMID: 29183082.
494. Goldburg SR, Strober BE, Payette MJ. Hidradenitis suppurativa: epidemiology, clinical presentation and pathogenesis. J Am Acad Dermatol. 2020 May;82(5):1045-58. doi: 10.1016/j.jaad.2019.08.090. Epub 2019 Oct 9. PMID: 31604104.
495. Lyons AB, Shabeeb N, Nicholson CL, Braunberger TL, Peacock A, Hamzavi IH. Emerging medical treatments for hidradenitis suppurativa. J Am Acad Dermatol. 2020 Aug;83(2):554-62. doi: 10.1016/j.jaad.2020.04.009. Epub 2020 Apr 11. PMID: 32289386.
496. Brindle R, Williams OM, Barton E, Featherstone P. Assessment of antibiotic treatment of cellulitis and erysipelas: a systematic review and meta-analysis. JAMA Dermatol. 2019;155(9):1033-40. doi: 10.1001/jamadermatol.2019.0884.
497. Stevens DL, Bisno AL, Chambers HF, Dellinger EP, Goldstein EJC, Gorbach SL, Hirschmann JV, Kaplan SL, Montoya JG, Wade JC. Practice guidelines for the diagnosis and management of skin and soft tissue infections: 2014 update by the Infectious Diseases Society of America. Clinical Infectious Diseases. 2014 Jul 15;59(2):e10-52. doi: 10.1093/cid/ciu296.

Jane Tomimori • Marcos Cesar Florian

Tuberculose Cutânea e Outras Micobacterioses

TUBERCULOSE CUTÂNEA

Introdução

A tuberculose, doença infecciosa causada pelo *Mycobacterium tuberculosis*, acomete principalmente os pulmões e a pleura. Manifestações extrapulmonares podem ocorrer em diversos órgãos ou tecidos:

- Sistema nervoso central (meningite, tuberculoma intracranial, aracnoidite tuberculosa espinhal).
- Gânglios linfáticos.
- Rins e vias urinárias.
- Genitais.
- Pericárdio.
- Trato gastrointestinal (enterite, peritonite).
- Sistema musculoesquelético (tuberculose vertebral ou mal de Pott, artrite, poliartrite reativa simétrica ou doença de Poncet, infecção articular protésica, osteomielite tuberculosa extraespinhal).
- Olhos.
- Pele.[1,2]

A associação tuberculose-HIV (*human immunodificiency virus*) necessita de atenção especial, assim como pacientes em tratamentos com medicamentos imunossupressores, incluindo os imunobiológicos, pela possibilidade do surgimento ou da reativação de tuberculose latente.

A tuberculose cutânea ocorre quando o bacilo atinge a pele por via endógena (a partir de focos de infecção no próprio organismo) ou por via exógena (inoculação). O *Mycobacterium tuberculosis* faz parte do "*M. tuberculosis* complex (MTBC)" que inclui outras espécies geneticamente relacionadas e que também podem causar a doença: *M. bovis*, *M. bovis* BCG, *M. africanum*, *M. microti*, *M. pinnipedi* e *M. caprae*.[3,4]

Epidemiologia

Segundo a Organização Mundial da Saúde (OMS), estima-se que 9,9 milhões de pessoas adoeceram com tuberculose em 2020 (127 casos por 100 mil habitantes), evidenciando uma lenta tendência de queda na incidência e na prevalência, que vem ocorrendo desde o ano 2000. Trata-se de doença crônica com forte determinação social, sendo um problema de saúde pública em diversos países, incluindo o Brasil. Há uma preocupação em relação às Américas, onde a incidência vem aumentando lentamente pela tendência de alta no Brasil a partir de 2016. Até a pandemia do coronavírus em 2020, a tuberculose era a principal causa de morte por um único agente infeccioso, tendo sido superada pela covid-19. A pandemia da covid-19 também impactou os dados epidemiológicos com redução dos diagnósticos e aumento da mortalidade por tuberculose resultantes de interrupções no diagnóstico e no tratamento.[5] Oito países detêm dois terços dos casos globais da doença: Índia, China, Indonésia, Filipinas, Paquistão, Nigéria, Bangladesh e África do Sul. Pessoas que vivem com o HIV representam 8% dos casos de tuberculose.[6] No Brasil, em 2019, foram notificados 68.271 casos novos de tuberculose com aproximadamente 4.700 mortes. Os quatro estados com maior incidência em ordem decrescente são: Amazonas, Rio de Janeiro, Roraima e Acre.[7] Alguns grupos populacionais vulneráveis apresentam maior risco de adoecimento: indígenas (risco 3 vezes maior), população privada de liberdade (26 vezes maior), pessoas que vivem com HIV/AIDS (21 vezes maior), pessoas em situação de rua (56 vezes maior), e também imigrantes e profissionais de saúde. Esses grupos devem ser investigados para tuberculose sempre que apresentarem tosse, independentemente do tempo de sintoma e/ou radiografia de tórax sugestiva.[8]

Cerca de um terço da população mundial alberga a infecção latente e 5% a 10% podem desenvolver a doença ativa durante a sua vida. A tuberculose é uma doença milenar ligada a condições sociais e econômicas precárias.[9] Nos últimos anos têm sido considerado um problema reemergente pelo aumento das taxas de pobreza e má nutrição, aumento da incidência da infecção por HIV, aumento do uso de medicamentos imunossupressores e emergência de tuberculose resistente aos medicamentos utilizados no seu tratamento.[10] As manifestações extrapulmonares representam entre 8% e 24% de todos os casos de tuberculose, sendo a forma linfática a mais frequente entre elas. As manifestações cutâneas não são frequentes, representando 1% a 2% das manifestações extrapulmonares.[11] No entanto, a incidência da tuberculose cutânea aumenta nos indivíduos imunocomprometidos, sendo a sua suspeição diagnóstica muito importante, principalmente nessa população.

Etiologia e imunologia

O *M. tuberculosis* cresce em diferentes meios de cultura. Apresenta propriedade tintorial de álcool-resistência, corando-se em vermelho pela fucsina e não se descorando pela ação do álcool e do ácido, caracterizando-se como um bacilo álcool-acidorresistente (BAAR). O bacilo tem capacidade de sobreviver e de se reproduzir no interior das células fagocitárias, sendo esse período de reprodução longo, de 16 a 20 horas. O sequenciamento genômico demonstrou que essa micobactéria se encontra em avançado estágio evolutivo biológico em contraste com o *Mycobacterium leprae* que apresenta mais de 50% dos seus genes não funcionais.[12] A forma mais comum de tuberculose primária é a pulmonar, que é adquirida por meio da inalação das gotículas de Flügge (gotículas expelidas no ar por doentes com tuberculose pulmonar bacilífera). Nas diversas formas de tuberculose cutânea, o número de bactérias é muito pequeno (exceto no cancro primário e na tuberculose miliar aguda) e sua virulência é baixa.

O fator de necrose tumoral alfa (TNF-α) é uma citocina que tem papel central na resposta imunológica ao *M. tuberculosis* e a sua produção é fundamental para a formação dos granulomas, evitando a disseminação da micobactéria. Com o advento das terapias com agentes imunobiológicos com ação anti-TNF-α (infliximabe, adalimumabe, etanercepte, certolizumabe, golimumabe), utilizadas para o tratamento de doenças como artrite reumatoide, doença de Crohn, espondiloartrites, psoríase etc., se torna primordial a avaliação desses pacientes antes de se iniciar essa terapia, tendo em vista afastar a possibilidade de tuberculose. Esses medicamentos imunobiológicos anti-TNF-α aumentam o risco de reativação da tuberculose latente, pois o TNF-α também mantém a integridade do granuloma.[13,14] Muitos outros fármacos imunobiológicos anti-interleucinas vêm surgindo na terapêutica de diversas doenças. Apesar da necessidade de mais estudos para elucidar os efeitos desses diferentes imunobiológicos na história natural da tuberculose, todos os pacientes devem ser investigados, antes do início da terapia e periodicamente durante a terapia com imunobiológicos, com a realização do teste de PPD (*purified protein derivative*), e/ou ensaio de liberação de interferon-gama, além do raio X de tórax (póstero-anterior e perfil).[15]

A interação do parasita com o hospedeiro é importante para a determinação da forma clínica da doença. A primoinfecção tuberculosa também pode ocorrer na pele. Nesse caso, encontramos o ponto de inoculação (cancro de inoculação), linfangite e adenites satélites, de modo semelhante ao que ocorre no pulmão. A lesão regride espontaneamente na maioria dos casos, deixando uma pequena cicatriz. Isso caracteriza a tuberculose primária cutânea, doença em indivíduo não exposto anteriormente ao bacilo da tuberculose.

Após a primoinfecção, ocorre um estímulo imunológico, variável de individuo para indivíduo, o qual pode ser avaliado pelo teste de PPD, que mede a resposta imunológica celular do hospedeiro.

No indivíduo que já teve tuberculose pulmonar ou em outros órgãos, a reinfecção da pele apresentará aspectos polimorfos, diferindo da infecção primária. Embora o teste de PPD indique o estado de sensibilização do organismo, esse teste não pode ser utilizado para auxiliar na determinação da forma clínica da doença.

O modo pelo qual o bacilo atinge a pele também contribui para o aspecto clínico da doença. A pele pode ser acometida por via exógena (quando o bacilo penetra por meio de solução de continuidade), por contiguidade (a infecção é oriunda de foco de tuberculose ganglionar, articular ou óssea, por meio da disseminação por via linfática), por disseminação hematogênica (como na tuberculose miliar) ou por autoinoculação.

A imunidade celular, tendo como as principais células envolvidas o macrófago e o linfócito T, determina a evolução da doença, que é causada por um agente intracelular obrigatório. A relação linfócitos CD4+/CD8+ encontra-se aumentada nos granulomas das tubercúlides e do lúpus vulgar, e diminuída no escrofuloderma. Uma forma de resposta imunológica intermediária é a tuberculose verrucosa.

■ MANIFESTAÇÕES CLÍNICAS

Podemos classificar as diversas formas clínicas da tuberculose cutânea da seguinte maneira:

A) Tuberculose cutânea verdadeira.

A.1) Inoculação exógena:
- Cancro tuberculoso.
- Tuberculose verrucosa.
- Tuberculose cutânea decorrente da vacinação por BCG.

A.2) Inoculação endógena:
- Escrofuloderma.
- Tuberculose periorificial.
- Tuberculose gomosa.
- Lúpus vulgar.
- Tuberculose miliar.

B) Tubercúlides

B.1) Verdadeiras:
- Tubercúlides papulonecróticas.
- Líquen escrofuloso.
- Eritema endurado de Bazin.
- Flebite granulomatosa nodular.

B.2) Facultativas:
- Vasculite nodular.
- Eritema nodoso.

Complexo primário tuberculoso (cancro tuberculoso)

Resulta da inoculação direta da bactéria na pele do hospedeiro não infectado previamente pelo bacilo. A possibilidade de inoculação por meio de agulhas (tatuagens etc.) deve ser considerada.[16] O cancro tuberculoso e o acometimento ganglionar regional constituem o complexo primário tuberculoso. Caracteriza-se por pequena pápula ou úlcera indolor de difícil cicatrização que pode crescer lentamente. A úlcera é rasa e pode exibir uma base hemorrágica. A adenomegalia regional ocorre após 3 a 8 semanas e geralmente é indolor. Após semanas ou meses, esses linfonodos podem formar um abscesso, perfurando a pele. Na maioria dos casos não há sintomatologia sistêmica.

Tuberculose verrucosa (*Tuberculosis verrucosa cutis*)

Resulta da inoculação do bacilo da tuberculose em indivíduos previamente infectados e sensibilizados. O teste de PPD é geralmente positivo e não há envolvimento ganglionar. A inoculação do bacilo ocorre por meio de pequenas soluções de continuidade na pele.

Essa forma ocorre mais comumente nas mãos e antebraços. Inicia-se como uma pápula que se torna queratósica, podendo ser confundida inicialmente com verruga vulgar. A lesão cresce lentamente e perifericamente formando uma placa verrucosa com bordas e contornos irregulares (Figura 61.1). A consistência é geralmente firme, porém o centro pode ser amolecido com saída de material purulento. Habitualmente a lesão é solitária, porém pode ser múltipla em alguns casos.

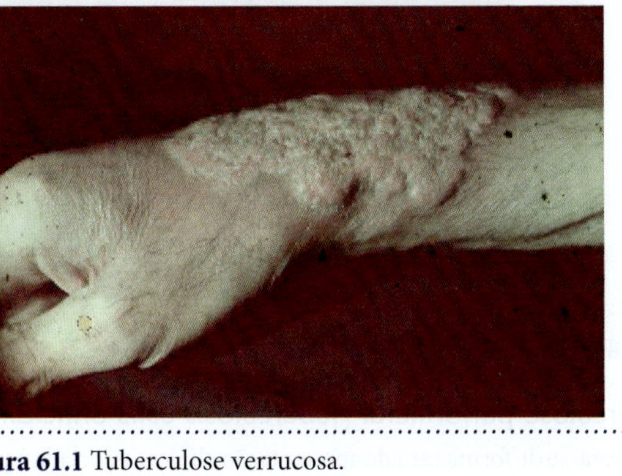

■ **Figura 61.1** Tuberculose verrucosa.

Tuberculose cutânea decorrente da vacinação por BCG

O BCG (bacilo de Calmette-Guérin) tem sido utilizado, por meio de injeção intradérmica, como modo de prevenção de formas mais graves da tuberculose. Essa vacina também é utilizada nos indivíduos comunicantes da hanseníase. Habitualmente, 2 semanas após a inoculação do BCG, forma-se uma pápula endurada que atinge geralmente 10 mm de diâmetro. A lesão então se ulcera e regride lentamente, deixando uma cicatriz atrófica no local, que é o esperado normalmente. Juntamente com a reação, pode haver linfadenomegalia e o teste de PPD se torna positivo 5 a 6 semanas após a vacinação. A inoculação do BCG pode, excepcionalmente, causar processo tuberculoso específico (Figura 61.2) e o quadro clínico pode ser de lúpus vulgar, abscesso subcutâneo, linfadenite regional, escrofuloderma ou adenites generalizadas.[17,18]

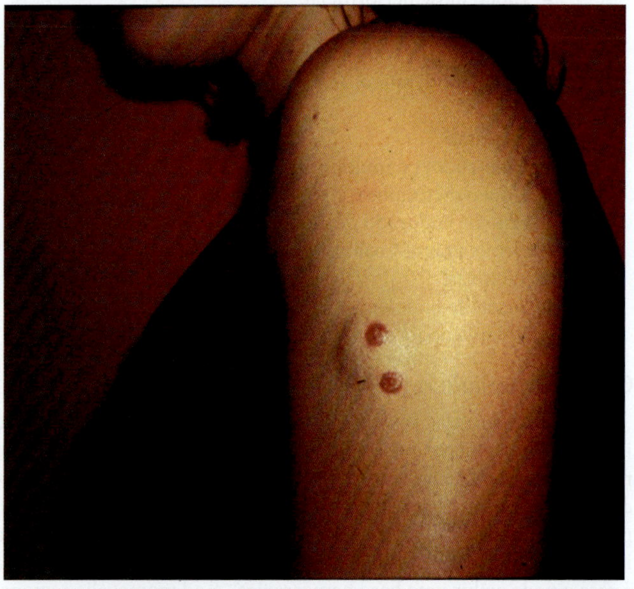

■ **Figura 61.2** Tuberculose cutânea decorrente da vacinação por BCG.

Escrofuloderma (*Tuberculosis cutis colliquativa*)

Resulta do envolvimento contíguo da pele a outro foco tuberculoso, mais comumente a tuberculose ganglionar, óssea ou articular. Inicia-se como um nódulo firme aderente à pele, de coloração avermelhada ou violácea. Posteriormente ocorre flutuação, supuração e/ou fistulização. O material eliminado é espesso e purulento. A lesão pode ser única ou múltipla, com tendência a confluir formando grandes massas infiltradas que se intercomunicam por trajetos fistulosos (Figura 61.3). Geralmente traves fibrosas cicatriciais, conhecidas como "cicatrizes em ponte", são formadas durante a evolução da doença e da sua cicatrização.

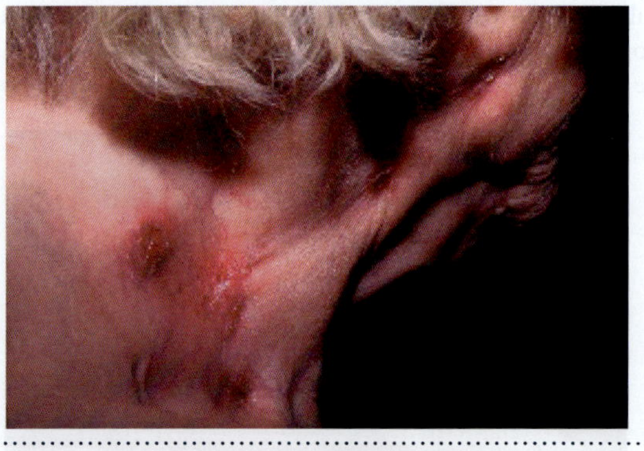

■ **Figura 61.3** Escrofuloderma na região cervical.

Tuberculose periorificial (*Tuberculosis cutis orificialis*)

Trata-se de forma rara de apresentação clínica, associada à presença de formas graves de tuberculose pulmonar, intestinal ou do trato geniturinário. Tem relação com autoinoculação a partir de focos endógenos por contiguidade, mas também pode ocorrer por disseminação linfática ou hematogênica. O quadro clínico é de nódulos eritematosos que normalmente evoluem para úlceras dolorosas com bordas mal delimitadas (Figura 61.4), podendo se localizar na região do nariz, do ânus ou da boca (mais frequentemente na língua). Os pacientes na sua maioria apresentam teste de PPD negativo. É uma forma de tuberculose que apresenta mau prognóstico e é menos responsiva ao tratamento.[19]

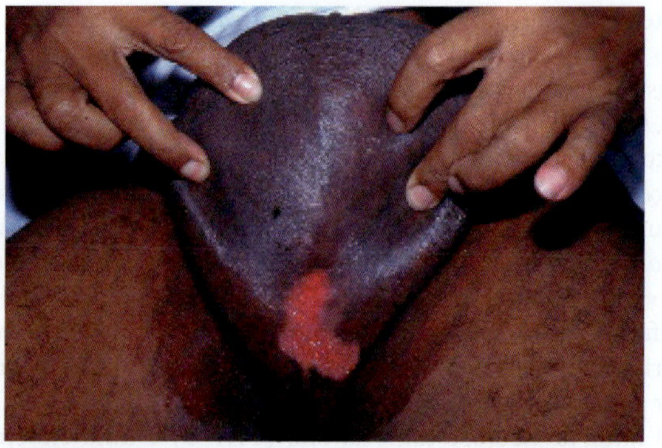

■ **Figura 61.4** Tuberculose periorificial.

Tuberculose gomosa

Forma mais comumente encontrada em crianças desnutridas e pacientes imunocomprometidos. Ocorre disseminação por via hematogênica a partir de foco endógeno que pode ser detectado ou ser subclínico. As lesões são nódulos que se liquefazem no centro e drenam material para o exterior por fístulas ou úlceras, devendo ser diferenciada do escrofuloderma. Esses nódulos podem ser únicos ou múltiplos e acometer a cabeça, tronco e extremidades.[14]

Lúpus vulgar (*Lupus vulgaris*)

É forma crônica e progressiva. Ela acomete indivíduos com alta sensibilidade ao teste de PPD, portanto com boa resposta imunológica celular contra o bacilo, sendo uma forma paucibacilar de tuberculose. Os pacientes com lúpus vulgar apresentam tuberculose em outros órgãos ou um foco de tuberculose não detectável clinicamente, podendo o bacilo atingir a pele por via hematogênica, linfática ou, mais raramente, por contiguidade.

A lesão inicial é uma placa ou pápula, de crescimento lento, progressivo e centrífugo, tendo preferência pelas áreas expostas: face (nariz, regiões malares, orelhas), mãos e antebraços (Figura 61.5). O diagnóstico pode se tornar mais difícil quando ocorre em outras regiões.[20] A lesão apresenta aspecto "sarcoídico" (aspecto em "geleia de maçã" à vitropressão) e pode apresentar superfície descamativa. A parte central da lesão tem um aspecto cicatricial. Pode haver progressão periférica, ocasionando a destruição de cartilagens nasal e da orelha. Regressão espontânea é possível, porém reativação por outros focos infecciosos também pode ocorrer nas áreas já cicatrizadas.

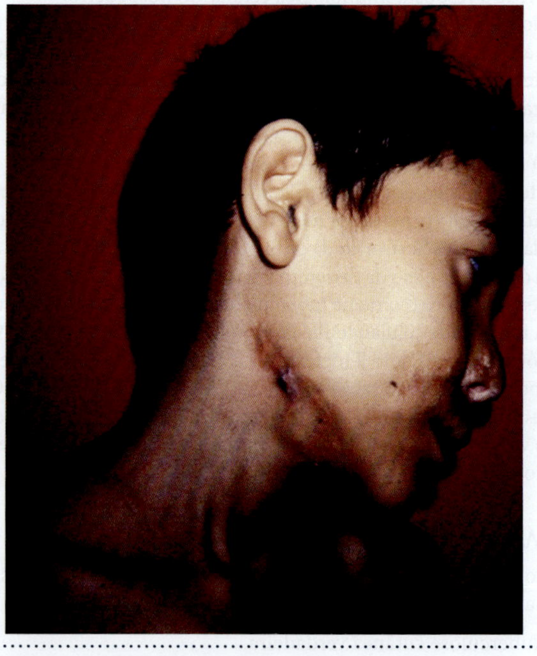

■ **Figura 61.5** Lúpus vulgar na face.

Há cinco variantes clínicas:

- Forma em placa.
- Forma papulonodular.
- Forma tumor-símile.
- Forma ulcerada e mutilante.
- Forma vegetante.

Embora incomum, numa lesão crônica não tratada de lúpus vulgar pode se desenvolver um carcinoma espinocelular, ou mais raramente um carcinoma basocelular, melanoma, linfoma ou sarcoma.[21,22]

Tuberculose miliar aguda (*Tuberculosis cutis miliaris acuta generalisata*)

É forma grave, aguda e rara. Pode ser letal na infância, acometendo crianças anérgicas (com ausência de resposta imunológica contra o bacilo). Essas crianças quase sempre têm tuberculose pulmonar com disseminação hematogênica para diversos outros órgãos. As lesões são pápulas, nódulos ou pústulas disseminadas pelo corpo todo. As manifestações podem vir acompanhadas de febre e mal-estar geral, além de acometimento de outros órgãos internos (meningite, hepatoesplenomegalia, doença medular). Ocorreu aumento na sua incidência durante a epidemia da AIDS.

Tubercúlide papulonecrótica

As tubercúlides não representam uma infecção cutânea local propriamente dita. O agente etiológico da tuberculose não é demonstrado nas lesões cutâneas. São consideradas reações de hipersensibilidade que ocorrem em pacientes com moderada ou alta resposta imune celular e são secundárias a focos de tuberculose à distância e regridem com o tratamento da tuberculose.

A tubercúlide papulonecrótica é uma forma hiperérgica, eruptiva, de evolução crônica entrecortada por surtos agudos. Manifesta-se como uma erupção de distribuição simétrica, com pápulas eritematosas ou violáceas, que ocorre em surtos. As pápulas evoluem para necrose central (Figura 61.6) e cicatrizam. Localizam-se preferencialmente nos cotovelos, joelhos, face extensora dos antebraços e nádegas.

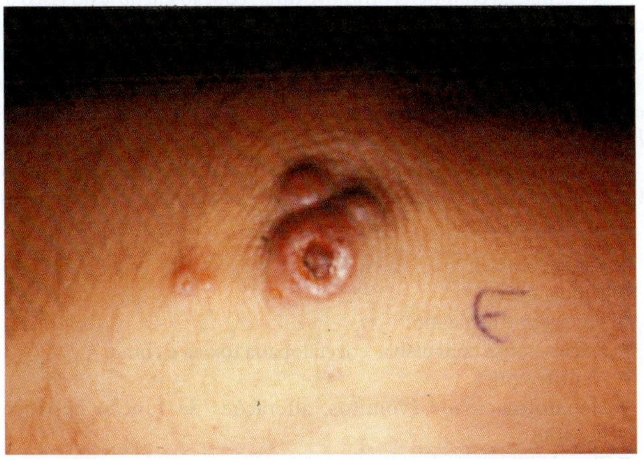

Figura 61.6 Tubercúlide papulonecrótica.

Líquen escrofuloso

Numerosas pápulas liquenoides perifoliculares, assintomáticas, que acometem principalmente o tronco. É mais comum em crianças e está mais associada à tuberculose crônica dos gânglios linfáticos ou dos ossos.[23] O teste de PPD normalmente é positivo. O quadro é autolimitado ocorrendo cura espontânea sem deixar cicatriz.

Eritema endurado de Bazin (tuberculose endurativa)

Caracteriza-se por nódulos eritematosos, subcutâneos, localizados preferencialmente na face posterior das pernas (panturrilhas) (Figura 61.7). Acomete mais mulheres jovens e brancas. A evolução ocorre por surtos e as lesões tendem a regredir espontaneamente, deixando áreas deprimidas e atróficas, com descamação superficial. Algumas vezes podem ocorrer necrose e ulceração.

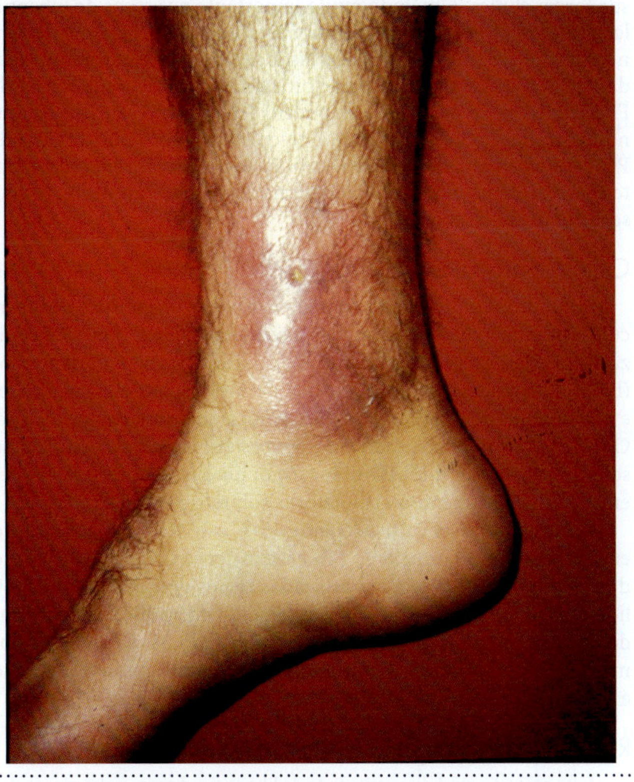

Figura 61.7 Eritema endurado de Bazin.

Flebite granulomatosa nodular

Nódulos subcutâneos não ulcerados distribuídos ao longo dos trajetos venosos da face anterior e medial das pernas. Trata-se de tubercúlide incomum que ocorre em pacientes sem tuberculose ativa.[24] Deve ser diferenciada do eritema endurado de Bazin.

DIAGNÓSTICO DIFERENCIAL

A diagnose diferencial varia de acordo com as apresentações clínicas.

- **Cancro de inoculação:** furúnculo, fases iniciais de ectima, ulcerações específicas (como leishmaniose tegumentar, infecção por micobactéria não tuberculosa, esporotricose, sífilis e cancro mole).
- **Tuberculose verrucosa:** nas fases iniciais pode parecer verruga vulgar. Outros diagnósticos diferenciais: leishmaniose tegumentar, esporotricose, cromoblastomicose, paracoccidioidomicose e carcinoma espinocelular verrucoso.
- **Escrofuloderma:** actinomicose, infecção pelo *M. scrofulaceum*.
- **Tubercúlides papulonecróticas:** parapsoríase aguda de Mucha-Habermann, sifílides necróticas, acne necrótica, granuloma anular profundo e prurigo.
- **Eritema endurado de Bazin:** eritema nodoso, paniculites pancreáticas, doença de Weber-Christian, paniculites mistas medicamentosas.

DIAGNÓSTICO

Baciloscopia

Diversos fluidos e secreções podem ser submetidos ao exame baciloscópico. O mais solicitado é o exame de escarro, que pode também ser obtido por meio da broncoscopia. A secreção obtida deve ser depositada em uma lâmina de vidro para ser submetida à coloração de Ziehl-Neelsen. Na tuberculose cutânea é pouco utilizada. Tem baixa sensibilidade em relação à cultura, porém é de baixo custo e pode detectar os casos bacilíferos pulmonares.

Exame histopatológico

Ele fornece grandes subsídios para o diagnóstico da doença e da sua forma clínica. É método muito importante nos casos de tuberculose cutânea. Apresenta um granuloma tuberculoide, geralmente com necrose de caseificação, infiltrado histiocitário de células multinucleadas (células de Langhans) e halo linfomonocitário.[25] As colorações de Fite-Faraco ou de Ziehl-Neelsen podem detectar a presença de bacilos no tecido infectado. A cultura e a pesquisa do bacilo por técnicas de PCR (*polymerase chain reaction* – reação da polimerase em cadeia) em tempo real aumentam a sensibilidade na detecção do agente no tecido, sem diminuir a especificidade.[26,27]

Cultura para micobactérias

A cultura é considerada o padrão-ouro para o diagnóstico da tuberculose. Na tuberculose cutânea tem baixa sensibilidade. Pode ser realizada em diferentes amostras clínicas, incluindo fragmentos de tecidos (biópsias cutâneas profundas, até hipoderme), secreções ganglionares e nódulos, que devem ser coletados assepticamente por equipe médica. O material deve ser colocado em frasco estéril com água destilada ou solução salina estéril (NÃO usar formol ou conservantes). Deve ser enviado imediatamente ao laboratório, sob refrigeração se possível.[4]

O bacilo pode ser cultivado entre 35 °C e 37 °C em meio aeróbico enriquecido, como o meio de Löwenstein-Jensen ou em Ágar (meio de Middlebrook). Podem ser utilizados meios de cultura sólidos ou líquidos. Esse exame possibilita o isolamento do agente, caracterizando a micobactéria. Entretanto o crescimento do *M. tuberculosis* nos meios de cultura é lento, 28 dias ou mais, e muitas vezes o tratamento é instituído mesmo sem a identificação do agente.

Respirometria radiométrica (Bactec System®)

Este método mede a quantidade de liberação de gás carbônico pelas micobactérias durante a multiplicação dentro de um meio de cultura líquido (Middlebrook). É um método que fornece mais rapidamente o resultado que a cultura em meio de Löwenstein-Jensen, além de ser uma técnica mais sensível e eficiente. Permite o diagnóstico em torno de 7 a 15 dias e aumenta a sensibilidade em relação à cultura na tuberculose cutânea.[15]

Teste ou reação de PPD

O teste de PPD, também chamado teste tuberculínico. O PPD é um complexo coquetel de mais de 200 antígenos do *M. tuberculosis*. Injeta-se 0,1 mL de antígeno de PPD por via intradérmica no terço médio da face anterior do antebraço esquerdo e realiza-se a leitura após 48 e 72 horas. Ela mede a resposta imunológica celular, indicando a sensibilização do indivíduo ao bacilo da tuberculose. Pode haver reação cruzada com outras micobactérias não tuberculose. Não é teste diagnóstico, pois pode ser positivo quando o indivíduo recebeu vacinação com o BCG ou quando houve um contato prévio natural com o bacilo. Porém se a enduração no local da reação for significante, pode-se fazer a suspeita de tuberculose latente ou doença ativa, se houver suspeita clínica. De acordo com a medida da enduração, o resultado pode ser interpretado da seguinte maneira:

- **0 a 4 mm – não reator:** indivíduo não infectado pelo *M. tuberculosis* ou com hipersensibilidade reduzida;
- **≥ 5 mm:** é considerado infectado pelo bacilo da tuberculose.[28]

Ensaio de liberação de interferon-gama

Os testes IGRA (*interferon-gamma release assays*) se baseiam na premissa de que células previamente sensibilizadas com os antígenos da tuberculose produzem altos níveis de interferon-gama. São testes sorológicos para detecção de infecção latente (ILTB). São mais sensíveis que a prova tuberculínica.[29,30]

Teste rápido molecular para tuberculose (TRM-TB)

O teste rápido molecular para tuberculose (GeneExpert®) é um teste de amplificação do DNA (PCR) para detecção dos agentes da tuberculose e para triagem de cepas resistentes à rifampicina. É indicado principalmente para diagnóstico de tuberculose pulmonar ou laríngea. É realizado em uma amostra de escarro com o resultado em torno de 2 horas. É uma opção diagnóstica na suspeita de tuberculose cutânea podendo ser realizado em secreção coletada nos casos de escrofuloderma.[31]

Testes fenotípicos, testes moleculares, espectrometria de massa, MALDI-TOF, sequenciamento: são úteis na identificação das espécies de micobactérias e na diferenciação das cepas com a cultura positiva.[4,26,27]

TRATAMENTO

O tratamento recomendado pelo Ministério da Saúde (MS) é o esquema com quatro medicamentos (rifampicina, isoniazida, pirazinamida e etambutol) que deve ser realizado preferencialmente em regime de Tratamento Diretamente Observado (TDO), de acordo com o esquema básico para maiores de 10 anos de idade descrito na Tabela 61.1. O esquema para crianças abaixo de 10 anos tem o ajuste das doses por peso e não inclui o etambutol.[25]

Esse esquema básico para as formas pulmonares e extrapulmonares é o indicado para o tratamento das formas cutâneas. Eventuais intervenções cirúrgicas corretivas ou em lesões cutâneas resistentes podem ser indicadas.[15]

A vacinação com BCG promove uma redução em 50% do risco de desenvolver tuberculose pulmonar ou extrapulmonar, elevando a taxa de proteção para as formas mais graves como a meningite tuberculosa.

Novos antígenos são estudados para elaboração de vacinas mais eficientes, como o antígeno proteico IVE-TB (*in vivo-expressed M. tuberculosis*)[32] e lipossomas contendo extratos lipídicos do *M. smegmatis*.[33]

Efeitos adversos das medicações utilizadas para o tratamento da tuberculose não são frequentes, mas é preciso monitorar os seguintes:

Efeitos maiores:

- Exantemas.
- Hipoacusia.
- Vertigem e nistagmo.
- Psicose, crise convulsiva, encefalopatia tóxica e coma.
- Neurite óptica.
- Hepatotoxicidade (vômitos, alterações da função hepática, hepatite).
- Trombocitopenia, leucopenia, eosinofilia, anemia hemolítica, agranulocitose, vasculite.
- Nefrite intersticial.

Tabela 61.1 Esquema básico para formas pulmonares e extrapulmonares em adultos e adolescentes (> de 10 anos).

Regime	Fármacos	Faixa de peso	Unidade/dose
RHZE fase intensiva (2 meses)	RHZE 150/75/400/275 mg (comprimidos em doses fixas combinadas)	20 a 35 kg 36 a 50 kg 51 a 70 kg Acima de 70 kg	2 comprimidos 3 comprimidos 4 comprimidos 5 comprimidos
RH fase de manutenção (4 meses)	RH 300/150 mg ou 150/75 mg (comprimidos em doses fixas combinadas)	20 a 35 kg 36 a 50 kg 51 a 70 kg Acima de 70 kg	1 comp 300/150 mg ou 2 comp 150/75 mg 1 comp 300/150 mg + 1 comp 150/75 mg ou 3 comp 150/75 mg 2 comp 300/150 mg ou 4 comp 150/75 mg 2 comp 300/150 mg + 1 comp 150/75 mg ou 5 comp 150/75 mg

R: Rifampicina; H: Isoniazida; Hidrazida; Z: Pirazinamida; E: Etambutol.

- Rabdomiólise com mioglobinúria e insuficiência renal.

Efeitos menores:

- Irritação gástrica (náuseas e vômito), epigastralgia e dor abdominal.
- Artralgia ou artrite.
- Neuropatia periférica (queimação das extremidades).
- Cefaleia e mudança de comportamento.
- Suor e urina de cor laranja.
- Prurido cutâneo.
- Hiperuricemia.
- Febre.

INFECÇÃO POR MICOBACTÉRIA NÃO TUBERCULOSA

Introdução

A infecção pela micobactéria não tuberculosa (NTM, *non tuberculous mycobacteria*), também conhecida como MOTT (*Mycobacteria other than tuberculosis*) ou micobactéria atípica, pode ocorrer em indivíduos imunocompetentes como em indivíduos apresentando imunodepressão. Com a epidemia de AIDS nos anos de 1980, houve um aumento da ocorrência das infecções por micobactérias, incluindo a NTM. O advento de novos imunossupressores utilizados nos transplantes, no tratamento de doenças inflamatórias ou autoimunes, também aumentou a incidência das micobacterioses que não a tuberculose e a hanseníase.

Juntamente com outras micobactérias, a NTM é um bacilo álcool-acidorresistente, imóvel, com a parede rica em lipídios, que confere hidrofobia da cápsula micobacteriana. Comparando-se a outras bactérias o crescimento em cultura é lento, entretanto a velocidade de crescimento e a presença de pigmentação são características que são úteis na diferenciação entre as espécies de NTM.

Algumas espécies de NTM são patogênicas ao homem, tendo a capacidade de multiplicar no homem causando doenças que podem acometer a pele, pulmões e gânglios linfáticos. O aparecimento pode ser espontâneo, principalmente nos indivíduos imunocomprometidos ou se desenvolver após trauma ou inoculação do agente na pele.

Epidemiologia

As NTMs são germes saprofíticos, com distribuição geográfica variável. Alguns se comportam como agentes oportunistas, acometendo indivíduos imunocomprometidos, como pacientes com AIDS, submetidos a transplantes de órgãos sólidos, sob corticosteroideterapia prolongada ou com doenças hematológicas.[34]

O reservatório dessas micobactérias é amplo, podendo ser encontrados em peixes (*M. marinum, M. chelonae, M. abscessus, M. ulcerans*), aves (*M. avium*), bovinos (*M. kansasii*), macacos (*M. simiae*), solo (*M. terrae, M. fortuitum*), água e locais úmidos (*M. marinum, M. gordonae, M. xenopi, M. chelonae, M. scrofulaceum, M. ulcerans*).[35,36] As micobactérias são hidrofóbicas e podem se aderir a partículas do solo, que podem se depositar no fundo de lagoas, mostrando serem capazes de sobreviver a baixos níveis de oxigênio.[36]

Existem cerca de 90 NTMs descritas e apenas um terço pode causar doença em humanos, entre elas: complexo *M. avium (MAC – Mycobacterium avium complex), M. avium-intracellulare (MAI), M. kansasii, M. marinum, M. ulcerans,* complexo *M. abscessus (abscessus, massiliense e bolletii), M. chelonae, M. fortuitum, M. paratuberculosis, M. scrofulaceum, M. simiae, M. habana, M. interjectum, M. xenopi, M. heckeshornense, M. szulgai, M. immunogenum, M. genavense, M. haemophilum, M. celatum, M. conspicuum, M. malmoense, M. smegmatis, M. wolinskyi, M. goodii, M. thermoresistible, M. neoaurum, M. vaccae, M. palustre, M. elephantis, M. bohemicam, M. lentiflavum, M. mucogenicum, M. pereguinum, M. shimoidei, M. septicum* e *M. asiaticum.*[37]

Em nosso meio as espécies relacionadas com infecções clínicas em diferentes aparelhos foram: *M. kansasii, M. avium-intracellulare, M. chelonae, M. scrofulaceum, M. marinum, M. szulgai, M. abscessus, M. fortuitum* e *M. conceptionense.*[38,39]

A epidemia da AIDS foi marcada pelo aumento da incidência da tuberculose e das infecções por NTM, em particular causada pelo complexo *M. avium*. Com o advento da terapia antirretroviral (TARV) os níveis de linfócitos CD4+ circulantes melhorou, juntamente com a melhora da resposta imunológica celular e a diminuição da incidência da doença, entretanto nos imunocomprometidos a infecção por NTM ainda é maior do que pelo bacilo da tuberculose.[34,40] O sexo masculino e acometimento ósseo e articular são preditivos de infecção por NTM de crescimento lento, enquanto o sexo feminino e acometimento de tecidos moles e pele são preditivos de infecção por NTM de crescimento lento.[41] As três espécies mais comuns isoladas nas formas pulmonares são: MAC (aproximadamente 80% dos casos), *M. kansasii* e *M. abscessus.*[42]

O *M. scrofulaceum* tem importância epidemiológica nos quadros linfadenites cervicais na infância, entretanto nas últimas décadas houve uma ascensão das infecções causadas pelo complexo *M. avium.*[34,42,43]

Com relação aos tecidos moles e pele, as espécies mais frequentes são: *M. chelonae, M. abscessus, M. fortuitum, M. ulcerans, M. marinum* e *M. haemophilum.*[42,44] O *M. ulcerans* relacionado aos ambientes aquáticos provoca extensas lesões ulceradas na pele. Essa doença foi descrita na Austrália, entretanto um grande número foi observado na região de Buruli, daí o nome de úlcera de Buruli. Atualmente infecções pelo *M. ulcerans* têm sido observadas na Ásia e América Latina.[34] Recentemente, trabalhos experimentais têm mostrado que mosquitos como o *Aedes notoscriptus* e *Aedes aegypti* podem transmitir o *M. ulcerans* nos camundongos, sugerindo que a picada do mosquito poderia ser uma das formas de transmissão da úlcera de Buruli.[45]

Etiologia e imunologia

As NTMs podem ser classificadas de acordo com o pigmento da colônia ou a velocidade de crescimento (Classificação de Runyon), embora estas características sejam relevantes ao microbiologista, não são importantes na definição do quadro clínico (Tabela 61.2).[34,46]

Tabela 61.2 Classificação de Runyon para micobactérias não tuberculosas, de acordo com a reação à luz e a velocidade de crescimento da colônia.

Reação à luz e velocidade de crescimento	Espécies
Fotocromogênicas e crescimento lento	*M. marinum* *M. kansasii* *M. asiaticum*
Escotocromogênicas e crescimento lento	*M. scrofulaceum* *M. gordonae* *M. flavescens*
Não cromogênicas e crescimento lento	Complexo *M. avium* ▪ *M. avium* ▪ *M. intrcellulare* ▪ *M. chimaera* ▪ *M. ulcerans* ▪ *M. xenopi* ▪ *M. simiae* ▪ *M. malmoense* ▪ *M. szulgai* ▪ *M. haemophilum* ▪ *M. terrae* ▪ *M. gastri*
Não cromogênicas e crescimento rápido	Complexo *M. abscessus* ▪ *M. abscessus* ▪ *M. massiliense* ▪ *M. bolletii* Complexo *M. fortuitum* ▪ *M. fortuitum* ▪ *M. peregrinum* ▪ *M. porcinum* ▪ *M. chelonae* ▪ *M. mucogenicum* ▪ *M. smegmatis*

As colônias podem ser cromogênicas (pigmentação amarelo-laranja na presença de luz), escotocromogênicas (pigmentação mesmo sem a presença de luz) e não cromogênicas (sem pigmentação). O crescimento pode ser rápido (menos de 7 dias) e lento (mais de 7 dias).[34]

As micobacterioses atípicas apresentam resistência natural a infecções clássicas, podendo permanecer em circuitos de distribuição hídrica, como canos, pias e reservatórios de água. Elas suportam grandes variações de temperatura, pH, dessecação e salinidade.[36]

Nos indivíduos imunocompetentes, além de inoculações acidentais, os procedimentos invasivos de grande ou de pequena complexidade podem provocar a proliferação da NTM no ponto de inoculação. Portanto o fato do paciente ter sido submetido a cirurgia a céu aberto, cirurgia endoscópica ou injeção de substâncias (mesoterapia, tatuagem) deve ser considerado na anamnese dos indivíduos com suspeita diagnóstica. Afecções preexistentes, como pneumopatias crônicas também podem favorecer a entrada do agente por via pulmonar, assim como exposições a contaminação por aerossóis. As linfadenites frequentemente são causadas pela ingestão ou penetração através dos tecidos moles.[34,37,42]

Como as demais micobactérias, a NTM apresenta uma propriedade hidrofóbica por conta da rica parede lipídica. Além desta propriedade, a presença da camada de ácido micólico forma um biofilme espesso, permitindo a sua sobrevivência em ambientes hostis, com variações de temperaturas e em águas quimicamente purificadas, por exemplo com cloro, desinfetantes e produtos de limpeza. A NTM também suporta ambientes ricos em oxigênio e em anaerobiose, como comentado anteriormente. Este biofilme também impede a ação eficaz dos antibióticos.[42]

Sendo a NTM um agente intracelular obrigatório como as demais micobactérias, ela prolifera no interior do macrófago. A resposta imunológica celular é importante no desencadeamento da doença, com a formação de processos granulomatosos do tipo tuberculoide. Na fase inicial do processo, os macrófagos liberam interleucina-12 (IL-12), que estimula as células T e NK (*natural killer*), via receptor de IL-12. Receptores de IL-12 utilizam a via TYK2 (tirosina quinase) e JAK2 (Janus quinase) causando a fosforilação e translocação nuclear do interferon-gama (IFN-γ). Este recrutará mais macrófagos, neutrófilos e células T, destruindo a micobactéria por meio do óxido nítrico e dos radicais livres. O aumento da IL-12 como do fator de necrose tumoral-alfa (TNF-α – *tumor necrosis fator alpha*) resultará na formação do granuloma do tipo tuberculoide, isolando a infecção do restante do organismo. Os macrófagos ativados destroem a micobactéria intracelular por meio da maturação do fagossoma, deprivação da nutrição celular e indução da autofagia.[35,42,47,48] O mecanismo de autofagia ligado a defesa imunológica, previne fenômenos inflamatórios e aumenta o efeito protetor do hospedeiro. Assim estratégias para se ativar a autofagia podem ser promissoras na elaboração de vacinas contra infecções micobacterianas.[49]

Nos receptores de transplante de órgãos sólidos, o uso do corticosteroide é muito importante. Sabe-se que esse medicamento inibe a habilidade em desenvolver mecanismo intracelular microbiocida e inibe também a produção de IL12 pelos macrófagos, responsável pelo aumento do IFN-γ e inibição da síntese de IL-4.[50,51]

Os pacientes com imunodeficiência combinada grave (SCID – *severe combined immunodeficiency*) e deficiência isolada de linfócitos CD4+ podem desenvolver quadros graves pulmonares ou disseminados.[52]

Entre os indivíduos imunodeprimidos, os pacientes com AIDS com contagem de linfócitos periféricos CD4+ inferior a 100 células/mm^3 são mais suscetíveis a infecções por NTM.[34]

O uso de medicações tem favorecido não só o aparecimento de tuberculose, mas também de infecções por NTM, como tem sido descrito para o uso de antagonista TNF-α.[52] Infecções por *M. chelonae* e *M. fortuitum* foram descritas em pacientes que utilizaram etanercept e adalimumabe.[53-55] O infliximabe e rituximabe também estão associados a infecção por NTM. [54,56]

MANIFESTAÇÕES CLÍNICAS

O comportamento da infecção varia de acordo com o estado imunológico do hospedeiro. Nos indivíduos imunocomprometidos pode aparecer como doença disseminada *d'emblée* ou lesões localizadas (Figura 61.8), acompanhada de sintomatologia geral como febre e astenia, podendo ter como foco inicial o pulmão. Em geral, as lesões cutâneas localizadas são inflamatórias, papulosas ou nodulares, que evoluem no local da inoculação do agente (Figuras 61.9 e 61.10). Ainda relacionada à pele, a infecção pela NTM pode manifestar-se nos tecidos adjacentes, como a sinóvia. A tenossinovite causada por NTMs pode simular a síndrome do túnel do carpo.[57]

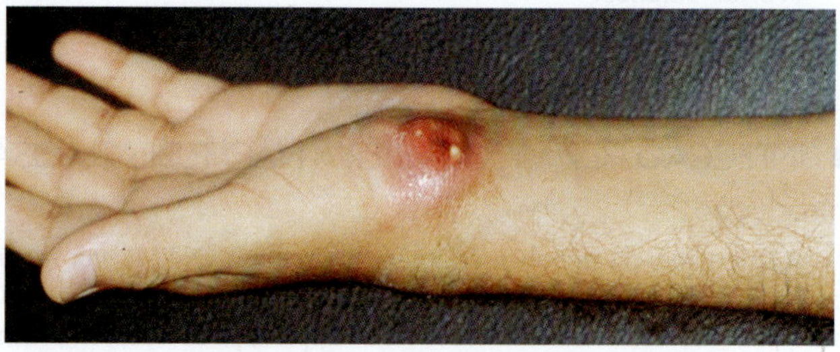

Figura 61.8 Infecção por NTM em paciente com AIDS.
Fonte: Cedida pela Prof. Dra. Adriana Maria Porro, UNIFESP.

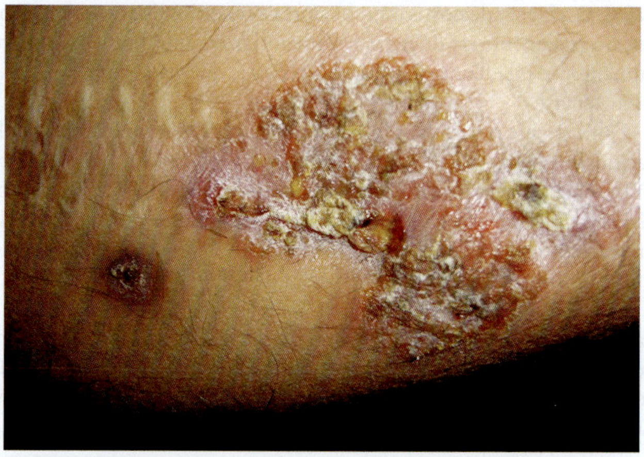

Figura 61.9 Infecção por NTM em paciente imunocompetente.

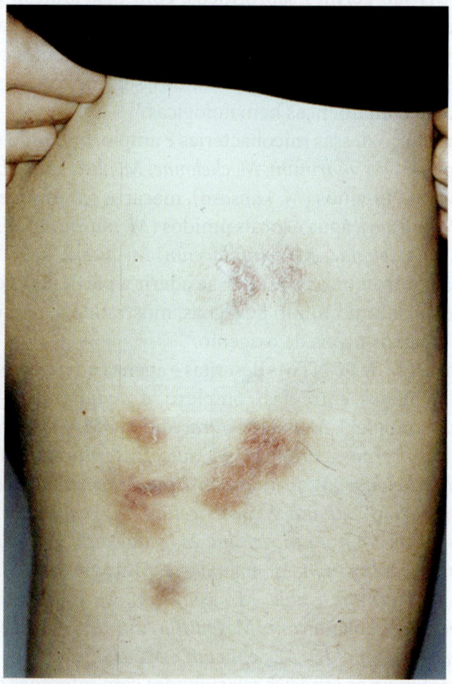

Figura 61.10 Infecção por NTM em paciente imunocompetente submetida a procedimento invasivo (mesoterapia).
Fonte: Cedida pela Prof. Dra. Adriana Maria Porro, UNIFESP.

Podemos resumir as apresentações clínicas da pele em três grandes grupos: 1) úlcera de Buruli: com lesões nodulares que progridem para úlceras indolores; 2) infecção pelo *M. marinum*: lesão única papulonodulares, verrucosas ou ulceradas que progridem com padrão esporotricoide; 3) infecção localizada da pele e tecidos moles causados por NTM de crescimento rápido (*M. abscessus, M. fortuitum, M. chelonae*).[35]

Descrevemos a seguir as manifestações clínicas e particularidades das principais infecções por NTM com manifestação na pele.

Mycobacterium ulcerans

O agente é encontrado nas proximidades de pontos de água, como riachos, lagos naturais ou artificiais, podendo também ser isolado em peixes. Esta micobacteriose ocorre em áreas de clima quente, incluindo a África, Oceania, América Central e do Sul, Malásia e Sumatra.[34,46] O agente cresce em temperaturas oscilando entre 25 e 28 °C, tanto em água fresca como em água estagnada, podendo penetrar na pele por meio de pequenos traumatismos.[58] O *M. ulcerans* produz uma toxina – a micolactona, que com o seu efeito citotóxico, imunomodulador e analgésico, contribui para o estabelecimento e progressão da infecção. Do mesmo modo que esta toxina age de uma forma bastante particular nesta infecção, ela pode ser o alvo ideal para o desenvolvimento de uma terapia ou vacina.[59] A ausência de dor na lesão pode ser explicada pela alteração da sinalização do receptor do tipo 2 da angiotensina II, resultando em hiperpolarização dos neurônios.[58] Acomete principalmente os membros, tanto superiores como inferiores e o tronco, atingindo raramente o segmento cefálico. A lesão se inicia com tumefação e eritema local, em geral não dolorosa, que evolui para uma placa, que na evolução apresenta pústulas e necrose.[34] A lesão pode formar abscessos (necrose da hipoderme), que em alguns meses evoluem para grandes úlceras com bordas irregulares e subminadas. O descolamento da borda pode se comunicar com úlceras satélites. Esse agente foi inicialmente isolado na Austrália, entretanto o maior número de casos descritos foi na região de Buruli. A apresentação esporotricoide com nódulos inflamatórios seguindo a cadeia ganglionar pode ocorrer, embora muito rara. A úlcera cutânea pode estar associada a alterações articulares e osteomielites, que podem evoluir para grandes deformidades e incapacidades. Por contiguidade, músculos e ossos podem ser atingidos pela doença.[42,46,60] Esta micobactéria responde a rifampicina, sulfametoxazol-trimetoprima, claritromicina e moxifloxacino.[61]

Mycobacterium marinum

O reservatório do *M. marinum* é aquático, sendo encontrado em água doce, salgada e estagnada. Animais como peixes, crustáceos, golfinhos e tartarugas podem hospedar esse agente infeccioso. A contaminação pode ocorrer por meio de contato com a água, assim como por meio de traumatismos, por exemplo, com espinha de peixe. Desse modo esta doença é mais frequente em indivíduos expostos ao contato com água, como peixeiros, tratadores de piscinas e aquários. Ela é conhecida como granuloma de piscina ou doença dos aquários. Esse agente apresenta uma relação genética com o *M. tuberculosis*, com patogênese bastante semelhante.[62] O quadro clínico caracteriza-se pela presença de lesões ulceradas, nodulares e placas de evolução crônica. À semelhança do *M. ulcerans*, essa micobactéria tem facilidade em penetrar a pele, formando lesões ulceradas.[46] Pode adquirir distribuição linear, forma denominada linfangite esporotricoide, porém o acometimento linfático é raro.[63] A lesão comumente ocorre em locais de exposição: cotovelos, joelhos, pés, nariz. Entretanto com o aumento de indivíduos imunodeprimidos seja por doença (leucemia ou linfomas) ou iatrogenia (receptores de transplante de órgãos), essa infecção tem sido descrita nessa população de indivíduos imunocomprometidos.[64,65] Infecções mais profundas também podem ocorrer como tenossinovite, artrite séptica ou mais raramente osteomielite.[66] A cura espontânea de lesões pequenas pode ocorrer.[34] O agente cresce entre 30 e 33 °C, requerendo 7 a 10 dias de cultura para micobactérias. O *M. marinum* é sensível a macrolídeos, etambutol, sulfametoxazol-trimetoprima, rifampicina, amicacina, linezolida. Porém, a terapêutica combinada com no mínimo dois medicamentos é recomendada, por 2 a 6 meses.[58,67]

Mycobacterium fortuitum e *Mycobacterium chelonae*

Ambos têm um crescimento rápido, podendo ser isolados de água, solo, poeira e animais (peixes e batráquios).[36]

Infecções pelo *M. fortuitum* e *M. chelonae* têm sido descritas entre pacientes imunocompetentes em implantes mamários,[68,69] injeções,[70] cateteres,[71] manipulações como manicures e pedicures,[72] e ablação com *laser* de CO_2.[73] O indivíduo imunocomprometido é mais suscetível, podendo desenvolver quadros disseminados.[74] Estas micobactérias são agentes altamente patogênicos, dentro do grupo de micobactérias de rápido crescimento.

Nos indivíduos imunocompetentes a infecção é restrita ao tegumento com lesões papulopustulosas ou sob a forma de abcessos subcutâneos. Já nos indivíduos imunodeprimidos a infecção é disseminada podendo atingir órgãos internos como o pulmão. O *M. fortuitum* é responsável por quadros de abscessos e nódulos esporotricose-símile.[46] O *M. chelonae* tem afinidade pela pele e tecidos moles (Figura 61.11). A histopatologia das micobacterioses caracteriza-se pela formação de um granuloma tuberculoide frouxo, com inflamação crônica acometendo derme e hipoderme, além da presença de supuração. O bacilo é escasso na lesão dificultando o diagnóstico da doença.[46] As micobactérias de crescimento rápido são resistentes a maioria dos antimicrobianos. O *M. fortuitum* apresenta maior suscetibilidade pela amicacina, ciprofloxacino, doxiciclina, minociclina, clofazimina e linezolida.[67,75] Existem relatos de resistência a sulfa, claritromicina e azitromicina.[67]

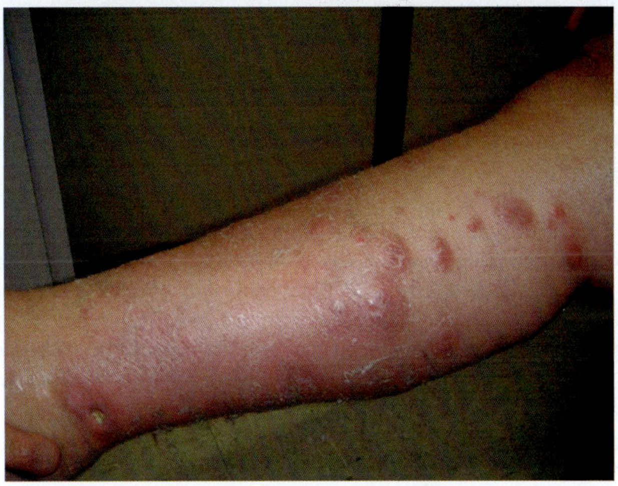

Figura 61.11 Infecção por *M. chelonae* em receptor de transplante renal.

Complexo *Mycobacterium abscessus*

O complexo *Mycobacterium abscessus* inclui: *M. abscessus*, *M. massiliense* e *M. bolletii*. São micobactérias de crescimento rápido e comumente causam infecção pulmonar. Entretanto, o acometimento dos tecidos moles e pele é descrito. Este complexo produz glicopeptidolipídios que podem mascarar a superfície bacteriana, inibindo o reconhecimento pelo sistema imune do hospedeiro, além disso provoca uma diminuição da apoptose dos macrófagos, com diminuição da destruição da micobactéria.[76] Nesta infecção micobacteriana, foram demonstrados diminuição sérica do IFN-γ e IL-12 e aumento de TNF-α e IL-17; além do mecanismo de autofagia do hospedeiro.[76] Podem estar associados a procedimentos médicos como colocação de cateter, cirurgias e lesões traumáticas. A infecção por *M. abscessus* geralmente apresenta-se como lesões múltiplas.

Os membros deste complexo tendem a ser suscetíveis ao tratamento com macrolídeos, amicacina, cefoxitina, linezolida e imipenem. A clofazimina é eficaz e apresenta efeito sinérgico com a amicacina e os macrolídeos.[67] Existem descrições de resistência a claritromicina.[58,75]

Mycobacterium kansasii

Essa micobactéria pode ser isolada da água e de animais como o porco. Entre as micobacterioses atípicas, o quadro clínico mais polimorfo é encontrado na infecção pelo *Mycobacterium kansasii*. Na epidemia da AIDS houve um aumento dos casos descritos por essa micobactéria, principalmente no pulmão. A afecção pulmonar também pode ser observada nos indivíduos idosos, tabagistas, com bronquiectasias ou infecção prévia pelo *M. tuberculosis*.[77] Ela pode se instalar nos locais de punção, como o relatado por Domergue e colaboradores em paciente diabética submetida a injeções de insulina subcutânea (Figura 61.12).[78] Na pele, essa infecção é rara e pode se apresentar como nódulos de distribuição linfangítica, placas verrucosas, celulites ou abcessos subcutâneos e ulcerações.[34]

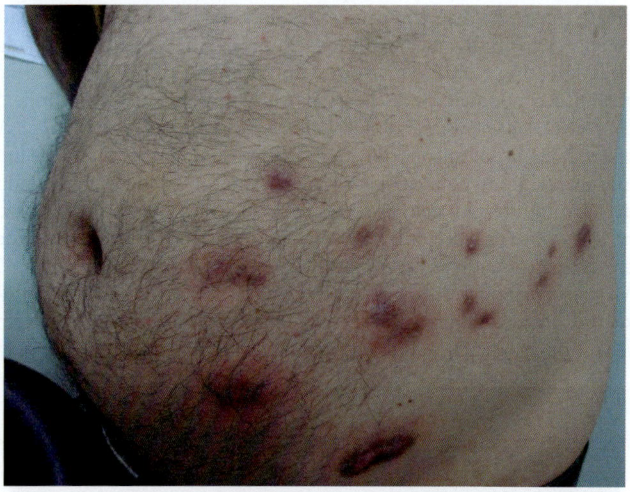

■ **Figura 61.12** Infecção por NTM em receptor de transplante renal, lesões nos locais de injeção de insulina.

O agente cresce em 15 a 21 dias a 37 °C, apresentando-se como colônias mucosas e amareladas fotocromógenas. Pela similaridade com o *M. tuberculosis*, o teste IGRA (*interferon-gamma release assay*) não é útil na diferenciação da infecção pulmonar pelo *M. tuberculosis* ou *M. kansasii*.[58] O *M. kansasii*, ao contrário das demais micobactérias, é suscetível aos tuberculostáticos e há uma boa resposta terapêutica quando se associam múltiplos medicamentos.[34,37,46]

Complexo *Mycobacterium avium-intracellulare*

O *Mycobacterium avium* (complexo *Mycobacterium avium-intracellulare*) é uma micobactéria de crescimento lento e que se desenvolve melhor a 37 °C. O agente pode ser encontrado vastamente na natureza: água, solo, poeira e pássaros; e é o agente mais comum entre as NTM.[36,79] A contaminação se faz pela ingestão de água contaminada ou aerossol (favorecendo a penetração nos alvéolos pulmonares).[34] Indivíduos com pneumopatias como mucoviscidose, neoplasias, sequelas de tuberculose, bronquiectasias, são suscetíveis à infecção pulmonar. Entre as manifestações extrapulmonares, pele e tecidos moles são os sítios mais acometidos em cerca de 60%.[73] Pode-se manifestar com lesões ulceradas (Figura 61.13), edema de tecidos moles, abscessos, pústulas ou tubercúlides papulonecróticas, além de lesões fistulizadas.[80] O *M. intracellulare* pode acometer linfonodos, articulações e outros locais,[80] principalmente nos indivíduos imunocomprometidos, como os receptores de transplante e os indivíduos com AIDS.[81] O acometimento ganglionar, com quadro semelhante ao do escrofuloderma da tuberculose, é muito observado entre as crianças.[82] Nos indivíduos imunodeprimidos essa infecção pode evoluir para o óbito, o que foi observado durante a epidemia da AIDS antes do advento dos medicamentos antirretrovirais. O tratamento pode ser feito por meio de excisão cirúrgica, se a lesão cutânea permitir associada a medicamentos antimicobacterianos, como o etambutol, rifampicina e a claritromicina.[46,67] É recomendada a associação de 3 medicamentos. Nos casos graves, recomenda-se amicacina nas primeiras 6 semanas.[67]

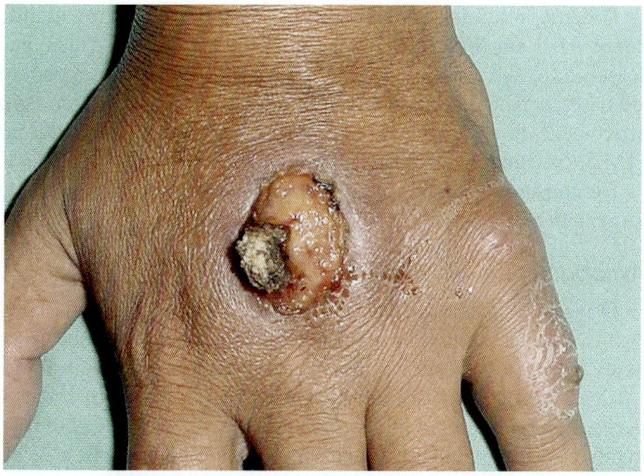

■ **Figura 61.13** Infecção por *M. avium intracellulare* em receptor de transplante renal.

Outras NTMs

O *Mycobacterium scrofulaceum* pode ser isolado da água fria e numerosas plantas, sendo adquirido por meio da ingestão ou aerossóis. Essa infecção evolui com pneumopatias e na criança tem como característica o desenvolvimento de adenopatias cervicais, bastante parecidas com as do escrofuloderma tuberculoso.[34] As colônias se desenvolvem em 12 a 15 dias a 42 °C.

O *Mycobacterium haemophilum* necessita de hemoglobina para o seu desenvolvimento e a temperatura boa para o crescimento é de 30 a 32 °C. Apresenta similaridade com o *M. leprae*, com a presença de grande quantidade de ácido docosanoico e glicolipídio fenólico.[58] As lesões cutâneas podem ser dolorosas e se apresentar como pápulas eritematosas agrupadas, pústulas, abscessos necrosantes e ulceração crônica. Além de linfadenite, artrite séptica, osteomielite, pneumonite e doença disseminada. Nas crianças é comum a linfadenite cervical. Ela é inibida por quinolonas e os macrolídeos, como a claritromicina. Em lesões únicas a excisão cirúrgica é indicada.[46]

O *Mycobacterium szulgai* é um agente mais raro e de difícil identificação. Ele é distribuído universalmente e tem sido isolado de peixes e escargots. Manifesta-se como infecção pulmonar, entretanto pode acometer pele, ossos e sinóvia. Esse agente é relativamente suscetível aos antibióticos utilizados no tratamento da tuberculose.[43] Junto com essa micobactéria de crescimento lento, lembramos também do *M. simiae*, *M. malmoense*, *M. smegmatis* e *M. gordonae*.

O uso de medicamentos imunobiológicos, como o infliximabe, também pode predispor o indivíduo a desenvolver uma infecção por NTM. Tem-se descrito associação com *M. abscessus*, *M. fortuitum* e complexo *M. avium*.[83] Recentemente, foi descrito um caso de infecção de partes moles pelo *M. chelonae* em decorrência de tratamento de leucemia linfoide crônica com ibrutinibe, inibidor da tirosina quinase.[84]

A infecção por coronavírus causa uma depleção dos linfócitos T CD4+ e CD8+. Esta depleção poderia provocar uma reativação de tuberculose latente e infecção por NTM, ou a síndrome de reconstituição imunológica na fase de recuperação. Há um relato de ativação de infecção pulmonar por *M. simiae* que estava em remissão com o tratamento específico, há 2 anos. A reativação da micobacteriose foi observada 25 dias após a negativação do PCR para infecção covid-19.[85]

■ DIAGNÓSTICO DIFERENCIAL

As infecções por NTM que se manifestam com edema, tumefação e eritema podem ser confundidas com paniculites infecciosas por estreptococcias ou estafilococcias.

Quando a lesão é necrótica com grandes ulcerações, como ocorre na úlcera de Buruli, o diagnóstico diferencial deve ser feito com úlceras diabéticas, úlceras vasculares, úlceras fagedênicas complicadas com carcinoma espinocelular e leishmaniose tegumentar.

As formas linfangíticas com distribuição esporotricótica podem ser confundidas com a esporotricose cutâneo-linfática, formas linfangíticas da leishmaniose tegumentar. Quando ocorre linfadenite cervical, o diagnóstico diferencial com o escrofuloderma tuberculoso e a paracoccidioidomicose deve ser lembrado.

A placa verrucosa é uma manifestação mais rara, sendo confundida com as demais lesões verrucosas (leishmaniose tegumentar, esporotricose, tuberculose).

■ DIAGNÓSTICO LABORATORIAL

Baciloscopia

Os materiais como pus podem ser coletados em tubo estéril e encaminhados ao laboratório. A biópsia cutânea deve ser manipulada em ambiente sem contaminação e pode ser colocada em tubo com soro fisiológico estéril. O material deve ser conservado a 4 °C até a manipulação. A lâmina é submetida à coloração de Ziehl-Neelsen. Em lesões fechadas ou adenopatias podemos recorrer a punção aspirativa com agulha fina (PAAF), entretanto a positividade não é alta.[82]

Cultura para micobactérias

Este método é mais sensível e específico do que a baciloscopia, entretanto é mais demorado, podendo necessitar de meses de cultivo para a obtenção do resultado. O bacilo pode ser cultivado entre 35 e 37 °C em meio aeróbico enriquecido, como o meio de Löwenstein-Jensen ou em Ágar (Middlebrook). Entretanto dependendo da suspeita diagnóstica do agente causal a temperatura deve ser modificada, por exemplo a 45 °C, para o *M. xenopi*. A cultura possibilita o isolamento do agente, caracterizando a micobactéria. Algumas micobactérias necessitam um meio enriquecido, como o *M. haemophilum* que requer suplemento de citrato de amônio férrico no meio.[37] Dependendo da velocidade de crescimento, podem ser classificadas como: 1) crescimento lento (maior que 7 dias); ou 2) crescimento rápido (menor que 7 dias). Algumas NTMs produzem pigmento e são classificadas em: 1) cromogênicas; 2) estococromogênicas (pigmentam mesmo na ausência de luz); ou 3) não cromogênicas.

Respirometria radiométrica (Bactec System®)

É um método que fornece o resultado mais rapidamente que a cultura em meio de Löwenstein-Jenssen, além de ser uma técnica mais sensível e eficiente. O resultado é rápido, pois é obtido em cerca de 10 dias em comparação com a cultura em meio de Löwenstein-Jenssen, que necessita de 20 a 30 dias.[86] Outros sistemas com técnica de fluorescência, não radioativo (BACTEC MGIT 960) podem ser usados, com resultados semelhantes ao sistema radiométrico (BACTEC 480 TB).[87]

Exame histopatológico

Na infecção inicial, observa-se infiltrado inflamatório rico em polimorfonucleares, linfócitos e macrófagos. O aspecto histológico pode sugerir o de um granuloma não tuberculoide (granuloma intersticial), entretanto dependendo da resposta imunológica celular, a formação do granuloma tuberculoide com células epitelioides pode ser observada.[88] A coloração de Fite-Faraco evidencia a presença de bacilos, estes em geral são isolados, diferenciando-se das globias observadas na hanseníase; e mais longos, distinguindo-se do agente da tuberculose. Ao contrário da tuberculose não se observa necrose.[40]

Biologia molecular

Técnicas como RT-PCR (reação da polimerase em cadeia em tempo real) têm sido desenvolvidas para a identificação das colônias de micobactérias, diferenciando rapidamente o complexo *Mycobacterium tuberculosis* da NTM.[82,89] A hidridização *in situ* também pode ser empregada em material de biópsia fixado em formol e emblocado em parafina. Esta técnica pode distinguir o complexo *M. tuberculosis* da NTM, permitindo a avaliação morfológica do bacilo.[90,91] A técnica de PCR é o método mais sensível e identifica o organismo em torno de 91%.[42]

Espectrometria de massa

O método MALDI-TOF (*time-of-flight mass spectrometry*) utilizado na identificação de outros agentes infecciosos está sendo desenvolvido para identificação de NTM, principalmente identificando o componente lipídico micobacteriano. É a técnica mais rápida a identificar as 160 espécies de NTM. [35,92,93]

Intradermorreação com antígenos específicos

Os antígenos micobacterianos para o diagnóstico de infecção pela NTM têm sido preparados de maneira análoga ao PPD (*purified protein derivative*) do *M. tuberculosis*. A reação cruzada com outras micobactérias pode ocorrer, portanto essa reação não é utilizada na rotina, não sendo útil exceto em inquéritos epidemiológicos. Existem relatos com a utilização de antígenos do *M. avium*, *M. kansasii* e do *M. scrofulaceum*.[46,82,94] O teste com a tuberculina pode ser usado como método não específico, apresentando uma leitura de 10 mm de enduração entre 30% e 60%.[42]

Inoculação em pata de camundongo

Existem pesquisas sendo conduzidas utilizando o modelo da hanseníase de inoculação em pata de camundongo para se testar a eficácia dos medicamentos contra a úlcera de Buruli.[95]

■ TRATAMENTO

Não há consenso no tratamento das diferentes formas de infecções por NTM. Frente a essa infecção micobacteriana, se o tamanho da lesão permitir, a exérese cirúrgica associada à terapia sistêmica com antibióticos é recomendada.[96]

Com relação aos medicamentos utilizados no tratamento das infecções por NTM, listamos os principais:[97]

- **Macrolídeo:** a claritromicina e a azitromicina agem sobre o complexo MAI, MAC, *M. kansasii*, *M. abscessus* e o *M. chelonae*. Esses medicamentos se distribuem nos tecidos e macrófagos, sendo altamente eficientes. Os principais efeitos adversos da claritromicina são alterações gastrointestinais, enquanto a azitromicina pode prolongar o intervalo QT no eletrocardiograma.[42]
- **Quinolona:** a ciprofloxacino e moxifloxacino são ativos contra o MAC e o MAI, enquanto a fluoroquinolona é ativa contra *M. kansasii*, *M. xenopi* e *M. szulgai*. Ofloxacino e levofloxacino são ativos contra *M. fortuitum* e *M. kansasii*.
- **Rifampicina:** a rifampicina e rifabutina tem ação ampla sobre MAC, *M. malmoense* e *M. xenopi*. O *M. abscessus* pode ser resistente a este grupo de antibióticos. Efeitos adversos foram descritos para a rifabutina, que pode causar uveíte e leucopenia.[42]
- **Clofazimina:** é um medicamento eficaz contra o *M. leprae* e faz parte do tratamento poliquimioterápico da hanseníase. No tratamento de infecção por NTM, é relatada a ação sinérgica com amicacina contra *M. abscessus*, *M. chelonae*, *M fortuitum* e MAC.[98]
- **Isoniazida:** esse medicamento, que faz parte do esquema terapêutico da tuberculose, tem sido utilizado no tratamento de infecções por MAC, *M. kansasii* e *M. xenopi*.
- **Etambutol:** é um medicamento que inibe a síntese da parede celular e é utilizado no tratamento da infecção por MAC, *M. kansasii*, *M. malmoense*, *M. xenopi* e *M. marinum*. O principal efeito adverso do etambutol é a neurite óptica com decréscimo da acuidade visual e cegueira para cores.[42]
- **Aminoglicosídeo:** a ação primária desse medicamento é por meio da ligação com a subunidade 30S ribossomal, causando inibição da síntese proteica bacteriana. A amicacina pode ser indicada para infecção por MAC e *M. abscessus*, enquanto a tobramicina é mais ativa *in vitro* contra o *M. chelonae*. Cuidados devem ser tomados pelo efeito de ototoxicidade e nefrotoxicidade, principalmente em tratamentos prolongados.
- **Tetraciclina:** esses medicamentos são ativos *in vitro* contra *M. fortuitum*, *M. abscessus*, *M. chelonae*, *M. marinum* e *M. smegmatis*. Infelizmente, as tetraciclinas não são efetivas contra MAC.

- **Outros medicamentos:** estudos recentes têm apontado as oxazolidonas (linezolida) como promissoras no tratamento de infecções por NTM. A linezolida parece ter um efeito bactericida contra o MAC. Entretanto, já existe resistência bacteriana descrita para *M. abscessus* e *M. fortuitum*. Entre os antibióticos betalactâmicos, tanto a cefoxitina como o imipenem foram usados no tratamento de infecção pelo complexo *M. abscessus* e *M. chelonae*. Os betalactâmicos são resistentes a hidrólise pelas betalactamases micobacterianas, explicando a sua eficácia clínica. Recentemente, a bedaquilina, desenvolvida para o tratamento da tuberculose, mostrou atividade contra NTMs, com potencial para ser incluída no arsenal contra a infecção por NTM.[61,97]

No tratamento contra *M. ulcerans*, tem-se descrito a associação de rifampicina e estreptomicina ou rifampicina e claritromicina ou rifampicina e moxifloxacino.[58,99] A Organização Mundial de Saúde (OMS) recomenda o tratamento com a combinação de rifampicina e claritromicina por 8 semanas.[100] Os antibióticos como o imipenem, que apresenta amplo espectro de ação nas infecções bacterianas, podem ser utilizados nos casos mais graves de úlcera de Buruli.

A infecção por *M. marinum* pode ser tratada com claritromicina, minociclina, doxiciclina e sulfametoxazol-trimetoprima em monoterapia para infecções superficiais. Entretanto, nos casos graves ou em pacientes imunossuprimidos pode-se utilizar terapia combinada com rifampicina ou etambutol.[63,101]

As infecções consequentes a implantação pelo *M. fortuitum* e *M. chelonae*, respondem bem a amicacina, ciprofloxacino, doxiciclina, minociclina, clofazimina e linezolida.[67,75]

Para o complexo *M. abscessus*, os medicamentos de escolha são claritromicina, amicacina e cefoxitina.[102]

Os medicamentos contra a tuberculose e a hanseníase podem ser úteis no tratamento da infecção por NTM. O uso da clofazimina é indicado como medicamento de resgate no tratamento da infecção pelo complexo *M. avium-intracellulare* entre receptores de transplante de órgão sólido.[103]

De modo geral, o tratamento combinado, com a associação de dois a três medicamentos, é o recomendado. A Tabela 61.3 resume as principais indicações de tratamento de acordo com a micobactéria isolada. Os esquemas de tratamento podem durar de 1 a 6 meses, exceto para o *M. kansasii* que requer maior tempo de tratamento.

Quando não foi possível o isolamento ou identificação do agente causal, o tratamento pode ser iniciado com a associação de claritromicina com amicacina ou claritromicina com ciprofloxacino, sendo recomendado a modificação de acordo com o agente infeccioso isolado.

A vacinação com BCG parece dar certa proteção na infecção pelo *M. ulcerans*, prevenindo a osteomielite.[104]

Tabela 61.3 Antibióticos e sua ação sobre as diferentes espécies de micobactérias não tuberculosas. Em negrito os medicamentos de primeira escolha para o tratamento combinado.

	Antibiótico	Dose recomendada
M. avium-intracellulare (complexo M. avium)	**Rifampicina**	10 mg/kg/dia
	Clofazimina	50 a 300 mg/dia
	Etambutol	20 mg/kg/dia
	Isoniazida	300 mg/dia
	Estreptomicina	15 mg/kg/dia
	Amicacina	15 mg/kg/dia
	Rifabutina	5 a 10 mg/kg/dia
	Claritromicina	10 a 40 mg/kg/dia
	Azitromicina	10 a 20 mg/kg/dia
	Dapsona	25 a 100 mg/dia
	Ciprofloxacino	15 mg/kg/dia
	Moxifloxacino	400 mg/dia
	Linezolida	600 mg/dia
M. marinum	**Minociclina**	4 mg/kg/dia
	Claritromicina	10 a 40 mg/kg/dia
	Doxiciclina	200 mg/dia
	Sulfametoxazol-trimetoprima	160 e 800 mg (2 vezes ao dia)
	Rifampicina	10 mg/kg/dia
	Etambutol	20 mg/kg/dia
	Estreptomicina	15 mg/kg/dia
	Amicacina	15 mg/kg/dia
	Linezolida	600 mg/dia
M. fortuitum M. chelonae	**Amicacina**	15 mg/kg/dia
	Ciprofloxacino	15 kg/dia
	Doxiciclina	200 mg/dia
	Claritromicina	10 a 40 mg/kg/dia
	Minociclina	4 mg/kg/dia
	Clofazimina	50 a 300 mg/dia
	Linezolida	600 mg/dia
Complexo *M. abscessus*	**Claritromicina**	10 a 40 mg/kg/dia
	Azitromicina	10 a 20 mg/kg/dia
	Amicacina	15 mg/kg/dia
	Ciprofloxacino	15 kg/dia
	Doxiciclina	200 mg/dia
	Clofazimina	50 a 300 mg/dia
	Linezolida	600 mg/dia
	Imipenem	0,5 a 1 g (2 vezes ao dia)
M. scrofulaceum	**Claritromicina**	10 a 40 mg/kg/dia
	Rifampicina	10 mg/kg/dia
	Etambutol	20 mg/kg/dia
	Isoniazida	300 mg/dia
	Estreptomicina	15 mg/kg/dia
M. kansasii	**Rifampicina**	10 mg/kg/dia
	Etambutol	20 mg/kg/dia
	Isoniazida	300 mg/dia
	Amicacina	15 mg/kg/dia
	Claritromicina	10 a 40 mg/kg/dia
	Ciprofloxacino	15 mg/kg/dia
	Ofloxacino	7 mg/kg/dia
	Levofloxacino	750 mg/dia
	Minociclina	4 mg/kg/dia
	Estreptomicina	15 mg/kg/dia
M. ulcerans	**Rifampicina**	600 mg/dia
	Estreptomicina	15 mg/kg/dia
	Claritromicina	10 a 40 mg/kg/dia
	Sulfametoxazol-trimetoprima	160 e 800 mg (2 vezes ao dia)
	Moxifloxacino	400 mg/dia

Referências bibliográficas

1. Fanlo P, Tiberio G. Tuberculosis extrapulmonar. An Sist Sanit Navar 2007;30(2):143-62.
2. Kaul S, Kaur I, Mehta S, Singal A. Cutaneous tuberculosis. Part I: Pathogenesis, classification, and clinical features. J Am Acad Dermatol. 2022;S0190-9622.
3. Ahmad S. New approaches in the diagnosis and treatment of a latent tuberculosis infection. Respir Res 2010;11:169.
4. Brasil. Ministério da Saúde. Secretaria de Vigilância em Saúde. Departamento de Doenças de Condições Crônicas e Infecções Sexualmente Transmissíveis. Manual de Recomendações para o Diagnóstico Laboratorial de Tuberculose e Micobactérias não Tuberculosas de Interesse em Saúde Pública no Brasil. – Brasília: Ministério da Saúde, 2022.

5. WHO. Impact of the COVID-19 pandemic on TB detection and mortality in 2020. Geneva: World Health Organization; 2021 [texto na internet]. Disponível em: https://www.who.int/publications/m/item/impact-of-the-covid-19-pandemic-on-tb-detection-and-mortality-in-2020
6. WHO. Global tuberculosis report 2021. World Health Organization [texto na internet]. Disponível em: https://who.int/publications/i/item/9789240037021
7. Brasil. Ministério da Saúde. Secretaria de Vigilância em Saúde. Boletim Epidmiológico: Tuberculose 2022. [texto na internet]. Disponível em: http://www.aids.gov.br/pt-br/pub/2022/boletim-epidemiologico-de-tuberculose-2022
8. Brasil. Ministério da Saúde. [texto na internet]. Disponível em: www.aids.gov.br/pt-br/publico-geral/tuberculose/populacoes-vulneraveis-tuberculose
9. Hay RJ. Cutaneous tuberculosis and the control of infection in resource-poor environments. Dermatology 2008; 217:94-6.
10. Rhodes J, Caccetta TP, Tait C. Lupus vulgaris: Difficulties in diagnosis. Australas J Dermatol 2013; 54(2):e53-55.
11. Chen Q, Chen W, Hao F. Cutaneous tuberculosis: A great imitator. Clin Dermatol. 2019;37:192-9.
12. Tsolaki AG, Hirsh AE, DeRiemer K et al. Functional and evolutionary genomics of Mycobacterium tuberculosis: Insights from genomic deletions in 100 strains. Proc Natl Acad Sci USA 2004; 101:4865-70.
13. Salgado E, Gómez-Reino JJ. The risk of tuberculosis in patients treated with TNF antagonists. Expert Rev Clin Immunol 2011; 7(3):329-40.
14. Garcia LC, Vale ECS, Ferrari ML, Faria LDC. Gummatous cutaneous tuberculosis associated with the use of infliximab for Crohn's disease. An Bras Dermatol. 2021;96:228-30.
15. Brito AC, Oliveira CMM, Unger DA, Bittencourt MJS. Cutaneous tuberculosis: epidemiological, clinical, diagnostic and therapeutic update. An Bras Dermatol. 2022;97:129-44.
16. Kluger N. Cutaneous infections related to permanent tattooing. Med Mal Infect 2011; 41:115-22.
17. Samuel A, Browning J, Campbell J, Metry D. Bacillus Calmette-Guérin vaccine-induced lupus vulgaris in a child adopted from China. Pediatr Dermatol 2007; 24(5):E44-6.
18. Parmar NV, Al Falasi A, Almualla A. Bacillus Calmette-Guérin vaccine-induced lupus vulgaris in a 3-year-old child. An Bras Dermatol. 2021; 96:636-8.
19. García-Rodriguez JF, Monteagudo-Sánchez B, Mariño-Callejo A. Tuberculosis cutánea: estudio descriptivo de 15 años. Enferm Infecc Microbiol Clin 2008; 26(4):205-11.
20. Altunay IK, Kayaoglu S, Ekmekci TR, Kutlu S, Arpag ES. Tuberculosis. Dermatol Online J 2007; 13(3):12.
21. Motswaledi MH, Doman C. Lupus vulgaris with squamous cell carcinoma. J Cutan Pathol 2007; 34:939-41.
22. Kaul S, Kaur I, Mehta S, Singal A. Cutaneous tuberculosis. Part II: Complications, diagnostic workup, histopathological features, and treatment. J Am Acad Dermatol. 2022;S0190-9622.
23. Barbagallo J, Tager P, Ingleton R, Hirsch RJ, Weinberg JM. Cutaneous tuberculosis. Am J Clin Dermatol 2002; 3(5):319-28.
24. Hara K, Tsuzuki T, Takagi N, Shimokata K. Nodular granulomatous phlebitis of the skin: a fourth type of tuberculid. Histopathol. 1997; 30(2):129-34.
25. Brasil. Ministério da Saúde. Secretaria de Vigilância em Saúde. Departamento de Vigilância das Doenças Transmissíveis. Manual de Recomendações para o Controle da Tuberculose no Brasil/Ministério da Saúde, Secretaria de Vigilância em Saúde, Departamento de Vigilância das Doenças Transmissíveis. – Brasília: Ministério da Saúde, 2019.
26. Luo RF, Scahill MD, Banaei N. Comparison of single-copy and multicopy real-time PCR targets for detection of Mycobacterium tuberculosis in paraffin-embedded tissue. J Clin Microbiol 2010; 48(7):2569-70.
27. Agarwal P, Singh EM, Agarwal US, Meena R, Purohit S, Kumar S. The role of DNA polymerase chain reaction, culture and histopathology in the diagnosis of cutaneous tuberculosis. In t J Dermatol 2017; 56:1119.
28. Brasil. Ministério da Saúde. Secretaria de Vigilância em Saúde. Departamento de Vigilância das Doenças Transmissíveis. Técnicas de aplicação e leitura da prova tuberculínica. 2014;56p. [texto na internet]. Disponível em: http://bvsms.saude.gov.br/bvs/publicacoes/tecnicas_aplicacao_leitura _prova_tuberculinica.pdf
29. Ramos JM, Robledano C, Masiá M et al. Contribution of interferon gamma release assays testing to the diagnosis of latent tuberculosis infection in HIV-infected patients: a comparison of QuantiFERON-TB Gold In Tube, T-SPOT.TB and tuberculin skin test. BMC Infect Dis 2012; 12:169.
30. Shah M, Miele K, Choi H et al. QuantiFERON-TB gold in-tube implementation for latent tuberculosis diagnosis in a public health clinic: a cost-effectiveness analysis. BMC Infect Dis 2012; 12:360.
31. Costa LL, Veasey JV. Diagnosis of cutaneous tuberculosis (lymph node scrofuloderma) using the Xpert MTB/RIF method. An Bras Dermatol. 2021;96(1):82-4.
32. Commandeur S, van Meijgaarden KE, Prins C et al. An unbiased genome-wide Mycobacterium tuberculosis gene expression approach to discover antigens targeted by human T cells expressed during pulmonar infection. J Immunol 2013; 190(4):1659-71.
33. De-Los-Angeles-García M, Borrero R, Marrón R et al. Evaluation of specific humoral immune response and cross reactivity against Mycobacterium tuberculosis antigens induced in mice immunized with liposomes composed of total lipids extracted from Mycobacterium smegmatis. BMC Immunol 2013; 14(Suppl 1):S11.
34. Morand J-J, Maslin J, Darie H. Manifestations cutanéomuqueuses des mycobactéries environnementales (dont Mycobacterium ulcerans). In: Encyclopedie Médicale et Chirurgicale. France, Elsevier, 2016. Tome 1 (98-365-A-10):1-10.
35. Sharma SK, Upadhyay V. Epidemiology, diagnosis & treatment of non-tuberculous mycobacterial diseases. Indian J Med Res. 2020; 152:185-226.
36. Falkinham JO. Ecology of nontuberculous mycobacteria: review. Microoganisms. 2021; 9(1):2262. doi: .3390/microorganisms9112262.
37. Katoch VM. Infections due to non-tuberculous mycobacteria (NTM). Indian J Med Res 2004; 120:290-304.
38. Silva DLFD, Valandro LDS, Velho PENF, França AFEDC. Atypical cutaneous mycobacteriosis caused by M. fortuitum acquired in domestic environment. An Bras Dermatol. 2020; 95(3):390-1.
39. Safe IP, Macedo V, Marcelo W et al. Nontuberculous mycobacterial infections after aesthetic procedures: comparison of clinical features and treatment. J Clin Aesthet Dermatol. 2021; 14(3):46-9.
40. Min KW, Ko JY, Park CK. Histopathological spectrum of cutaneous tuberculosis and non-tuberculous mycobacterial infections. J Cutan Pathol 2012; 39(6):582-95.
41. Kim JH, Jung IY, Song JE et al. Profiles of extrapulmonary nontuberculous mycobacteria infections and predictors for species: a multicenter retrospective study. Pathogens. 2020; 9(11):949. doi: 10.3390/pathogens9110949.
42. Winburn B, Sharman T. Atypical mycobacterial disease: review. In: StatPearls [internet]. StatPearls Publishing, 2022 Jan. Free Books & Documents.
43. Blanckaert K, Duthilly A, Coffinier C et al. Infection pulmonaire à Mycobacterium szulgai. Presse Med 2000; 29:1348-50.
44. Baldwin SL, Larsen SE, Ordway D, Cassell G, Coler RA. The complexities and challenges of preventing and treating nontuberculous mycobacterial diseases: review. PLoS Negl Trop Dis. 2019; 13(2):e0007083. doi: 10.1371/journal.pntd.0007083.
45. Wallace JR, Mangas KM, Porter JL et al. Mycobacterium ulcerans low infectious dose and mechanical transmission support insect bites and puncturing injuries in the spread of Buruli Ulcer. PLoS Negl Trop Dis 2017; 11(4):e0005553.
46. Palenque E. Skin disease and nontuberculous atypical mycobacteria. Int J Dermatol 2000; 39:659-66.
47. Ghanavi J, Farnia P, Farnia P, Velayati AA. The role of interferon-gamma and interferon-gamma receptor in tuberculosis and nontuberculous mycobacterial infections. Int J Mycobacteriol. 2021; 10(4):349-57.
48. Shamaei M, Mirsaeidi M. Nontuberculous mycobacteria, macrophages, and host innate immune response. Infect Immun. 2021; 89(8):e0081220. doi: 10.1128/IAI.00812-20.
49. Silwal P, Kim IS, Jo E-K. Autophagy and host defense in nontuberculous mycobacterial infection. Front Immunol. 2021; 12:728742. doi: 10.3389/fimmu.2021.728742.
50. Blotta MH, DeKruyff RH, Umetsu DT. Corticosteroids inhibit IL-12 production in human monocytes and enhance their capacity to induce IL-4 synthesis in CD4+ lymphocytes. J Immunol 1997; 158:5589-95.
51. Vandermarliere A, Van Audenhove A, Peetermans WE, Varenterghem Y, Maes B. Mycobacterial infection after renal transplantation in a Western population. Transpl Infect Dis 2003; 5:9-15.
52. Mortaz E, Moloudizargari M, Varahram M et al. What immunological defects predispose to non-tuberculosis mycobacterial infections? Iran J Allergy Asthma Immunol. 2018; 17(2):100-9.
53. Steyaert S, Stappaerts G, Mareen P, Dierick J. Soft tissue infections with atypical mycobacteria in two patients with inflammatory rheumatic diseases using TNF--inhibitors and/or leflunomide. Acta Clin Belg 2011; 66(2):144-7.
54. Kluger N, Cohen P, Fallet-Bianco C, Guillevin L. Mycobacterium chelonae infection under adalimumab therapy for spondylarthritis. Clin Exp Rheumatol 2010; 28(1):101-2.
55. Chang MB, Sri JC, Driscoll M, Gaspari AA. Mycobacterium fortuitum infection following adalimumab treatment for psoriasis and subsequent complication-free treatment with alternate TNF-a blockers. J Drugs Dermatol. 2011; 10(8):914-6.
56. Browne SK, Zaman R, Sampaio EP et al. Anti-CD20 (rituximab) therapy for anti-IFN-γ autoantibody-associated nontuberculous mycobacterial infection. Blood. 2012; 119(17):3933-9.
57. Brutus JP, Baeten Y, Chahidi N, Kinnen L, Ledoux P, Moermans JP. Atypical mycobacterial infections of the hand: report of eight cases and literature review. Chir Main 2001; 20:280-6.
58. Franco-Paredes C, Chastain DB, Allen L, Henao-Martínez AF. Overview of cutaneous mycobacterial infections. Curr Trop Med Rep. 2018; 5(4):228-32.
59. Röltgen K, Pluschke G. Overview: mycolactone, the macrolide toxin of Mycobacterium ulcerans. Methods Mol Biol. 2022; 2387:105-8.
60. Bolz M, Ruggli N, Borel N, Pluschke G, Ruf MT. Local cellular immune responses and pathogenesis of Buruli ulcer lesions in the experimental Mycobacterium ulcerans pig infection mode. PLoS Negl Trop Dis 2016;10(4):e0004678. doi: 10.1371/journal.pntd.0004678.
61. Pennington KM, Vu A, Challener D et al. Approach to the diagnosis and treatment of non-tuberculous mycobacterial disease. J Clin Tuberc Other Mycobact Dis. 2021; 24:100244. doi: 10.1016/j.jctube.2021.100244.
62. Aubry A, Mougari F, Reibel F, Cambau E. Mycobacterium marinum. Microbiol Spectr 2017; 5(2). doi: 10.1128/microbiolspec.
63. Assiri A, Euvrard S, Kanitakis J. Cutaneous Mycobacterium marinum infection (fish tank granuloma) in a renal transplant recipient: case report and literature review. Cureus. 2019; 11(10):e6023. doi: 10.7759/cureus.6013.
64. García-Acebes CR, Barchino-Ortiz L, Aboín-González S, Díaz-Ley B, Ruiz-Fernández P, Sánchez-de-Paz F. Infección por Mycobacterium marinum. Presentación de um nuevo caso y revisión de la literatura. Actas Dermosifiliogr 2006; 97:653-7.

65. Lam A, Toma W, Schlesinger N. Mycobacterium marinum arthritis mimicking rheumatoid arthritis. J Rheumatol 2006; 33:817-9.
66. Van Seymortier P, Verellen K, De Jonge I. Mycobacterium marinum causing tenosynovitis. "Fish tank finger". Acta Orthop Belg 2004; 70:279-82.
67. Wi YM. Treatment of extrapulmonary nontuberculous mycobacterial diseases. Infect Chemother. 2019; 51(3):245-55.
68. Heistein JB, Mangino JE, Ruberg RL, Bergese JJ. A prosthetic breast implant infected with Mycobacterium fortuitum. Ann Plast Surg 2000; 44:330-3.
69. Vinh DC, Rendina A, Turner R, Embil JM. Breast implant infection with Mycobacterium fortuitum group: report of case and review. J Infect 2006; 52:e63-7.
70. Rodriguez G, Ortegon M, Camargo D, Orozco LC. Iatrogenic Mycobacterium abscessus infection: histopathology of 71 patients. Br J Dermatol 1997; 137:214-218.
71. Hoy JF, Rolston KVI, Hopfer RL, Bodey GP. Mycobacterium fortuitum bacteremia in patients with cancer and long-term venous catheters. Am J Med 1987; 83:213-7.
72. Redbord KP, Shearer DA, Gloster H et al. Atypical Mycobacterium furunculosis occurring after pedicures. J Am Acad Dermatol 2006; 54:520-4.
73. Rao J, Golden TA, Fitzpatrick RE. Atypical mycobacterial infection following blepharoplasty and full-face resurfacing with CO2 laser. Dermatol Surg 2002; 28:768-71.
74. Nathan DL, Singh S, Kestenbaum TM, Casparian JM. Cutaneous Mycobacterium chelonae in a liver transplant patient. J Am Acad Dermatol 2000; 43(2Pt2):333-6.
75. Kumar C, Shrivastava K, Singh A, Chauhan V, Varma-Basil M. Skin and soft-tissue infections due to rapidly growing mycobacteria: an overview. Int J Mycobacteriol. 2021; 10(3):293-300.
76. Park EJ, Silwal P, Jo EK. Host-pathogen interactions operative during Mycobacterioides abscessus infection. Immune Netw. 2021; 21(6):e40. doi: 10.4110/in.2021.21.e40.
77. Johnston JC, Chiang L, Elwood K. Mycobacterium kansasii. Microbiol Spectr 2017; 5(1). Doi: 10.1128/microbiolspec.
78. Domergue-Thân-Trong E, Descamps V, Larger E, Grossin M, Belaich S, Crickx B. Infection cutanée à Mycobacterium kansasii aux sites d'injection d'insuline. Ann Dermatol Venereol 2001; 128(3Pt1):250-2.
79. Blanc P, Dutronc H, Peuchant O et al. Nontuberculous mycobacterial infections in a French hospital: a 12-year retrospective study. PLoS One 2016; 11(12):e0168290. doi: 10.1371/journal.pone.0168290.
80. Henkle E, Hedberg K, Schafer SD, Winthrop KL. Surveillance of extrapulmonary nontuberculous mycobacteria infections, Oregon, USA, 2007-2012. Emerg Infect Dis 2017; 23(10):1627-30.
81. Otaki Y, Nakanishi T, Nanami M et al. A rare combination of sites of involvement by Mycobacterium intracellulare in a hemodialysis patient: multifocal synovitis, spondylitis and multiple skin lesions. Nephron 2002; 92:730-4.
82. Van Coppenraet ESB, Lindeboom JA, Prins JM, Peeters MF, Claas ECJ, Kuijper EJ. Real-time PCR assay using fine-needle aspirates and tissue biopsy specimens for rapid diagnosis of mycobacterial lymphadenitis in children. J Clin Microbiol 2004; 42:2644-50.
83. Salvana EM, Cooper GS, Salata RA. Mycobacterium other than tuberculosis (MOTT) infection: an emerging disease in infliximab-treated patients. J Infect 2007; 55:484-7.
84. Dousa KM, Babiker A, Van Aartsen D et al. Ibrutinib therapy and Mycobacterium chelonae skin ad soft tissue infection. Open Forum Infect Dis. 2018; 5(7):ofy168. doi: 10.1093/ofid/ofy168.
85. Masoumi M, Sakhaee F, Vaziri F, Siadat SD, Fateh A. Reactivation of Mycobacterium simiae after the recovery of COVID-19 infection. J Clin Tuberc Other Mycobact Dis. 2021; 24:100257. doi: 10.1016/j.jctube.2021.100257.
86. Itani LY, Cherry MA, Araj GF. Efficacy of BACTEC TB in the rapid confirmatory diagnosis of mycobacterial infections. A Lebanese tertiary care center experience. J Med Liban 2005; 53:208-12.
87. Ganeswrie R, Chui CS, Balan S, Puthucheary SD. Comparison of BACTEC MGIT 960 system and BACTEC 460 TB system for growth and detection of Mycobacteria from clinical specimens. Malays J Pathol 2004; 26:99-103.
88. Dodiuk-Gad R, Dyachenko P, Ziv M, Shani-Adir A, Oren Y. Nontuberculous mycobacterial infections of the skin: a retrospective study of 25 cases. J Am Acad Dermatol 2007; 57:413-20.
89. Williams KJ, Ling CL, Jenkins C, Gillespie SH, McHugh TD. A paradigm for the molecular identification of Mycobacterium species in a routine diagnostic laboratory. J Med Microbiol 2007; 56(Pt5):598-602.
90. Suffys PN, Rocha ADS, Oliveira MD et al. Rapid identification of mycobacterium to the species level using INNO-LiPA mycobacterium, reverse hybridization assay. J Clin Microbiol 2001; 39:4477-82.
91. Zerbi P, Schonau A, Bonetto S et al. Amplified in situ hybridization with peptide nucleic acid probes for differentiation of Mycobacterium tuberculosis complex and nontuberculous Mycobacterium species on formalin-fixed, paraffin-embedded archival biopsy and autopsy samples. Am J Clin Pathol 2001; 116:770-5.
92. Rodríguez-Sánchez B, Ruiz-Serrano MJ, Marin M, Lopez-Roa P, Rodriguez-Creixems, Bouza E. Evaluation of matrix-assisted laser desorption ionization-time of flight mass spectrometry for identification of nontuberculous mycobacteria from clinical isolates. J Clin Microbiol. 2015; 53(8):2737-40.
93. Gonzalo X, Broda A, Drobniewski F, Larrouy-Maumus G. Performance of lipid fingerprint-based MALDI-ToF for the diagnosis of mycobacterial infections. Clin Microbiol Infect. 2021; 27(6):e1-912. doi: 10.1016/j.cmi.2020.08.027.
94. Strannegård I-L, Larsson L-O, Wennergren G, Strannegård O. Prevalence of allergy in children in relation to prior BCG vaccination and infection with atypical mycobacteria. Allergy 1998; 53:249-54.
95. Converse PJ, Almeida DV, Nuermberger EL. Drug efficacy testing in mouse footpad model of Buruli ulcer. Methods Mol Biol. 2022; 2387:195-207.
96. Danielides V, Patrikakos G, Moerman M, Bonte K, Dhooge C, Vermeersch H. Diagnosis, management and surgical treatment of non-tuberculous mycobacterial head and neck infection in children. ORL J Otorhinolaryngol Relat Spec 2002; 64:284-9.
97. Alffenaar J-W, Märtson A-G, Heysell SK et al. Therapeutic drug monitoring in non--tuberculosis mycobacteria infections. Clin Pharmacokinetics. 2021; 60:711-25.
98. Hajikhani B, Nasiri MJ, Hosseini SS et al. Clofazimine susceptibility testing of Mycobacterium avium complex and Mycobacterium abscessus: a meta-analysis study. J Glob Antimicrob Resist. 2021; 26:188-93.
99. Friedman ND, Athan E, Walton AL, O'Brien DP. Increasing experience with primary oral medical therapy for Mycobacterium ulcerans disease in an Australian cohort. Antimicrob Agents Chemother 2016; 60(5):2692-5.
100. Pluschke G, Röltgen K. Overview: development of drugs against Mycobacterium ulcerans. Methods Mol Biol. 2022; 2387:185-7.
101. Krooks J, Weatherall A, Markowitz S. Complete resolution of Mycobacterium marinum infection with clarithromycin and ethambutol: a case report and a review of the literature. J Clin Aesthet Dermatol. 2018; 11(12):48-51.
102. Lee MR, Sheng WH, Hung CC, Yu CJ, Lee LN, Hsueh PR. Mycobacterium abscessus complex infections in humans. Emerg Infect Dis 2015; 21(9):1638-46.
103. Cariello PF, Kwak EJ, Abdel-Massih RC, Silveira FP. Safety and tolerability of clofazimine as salvage therapy for atypical mycobacterial infection in solid organ transplant recipients. Transpl Infect Dis 2015; 17(1):111-8.
104. Walsh DS, Portaels F, Meyers WM. Buruli ulcer (Mycobacterium ulcerans infection). Trans R Soc Trop Med Hyg 2008; 102(10):969-78.

Heitor de Sá Gonçalves • Gerson Oliveira Penna • Maria Araci de Andrade Pontes
Mariane Maria de Araújo Stefani • Carolina Chrusciak Talhari Cortez

Hanseníase

■ INTRODUÇÃO

A hanseníase é doença infectocontagiosa, causada pelo *Mycobacterium leprae*, um patógeno intracelular obrigatório. Acomete preferencialmente a pele e nervos periféricos, podendo comprometer outros órgãos e sistemas internos, como mucosas do trato respiratório superior, linfonodos, olhos, medula óssea, vísceras abdominais, testículos, músculos e ossos. O *M. leprae* é transmitido de pessoa para pessoa, principalmente no convívio com pacientes de formas multibacilares (MB) sem tratamento.[1] Também conhecida como mal de Hansen (MH), a hanseníase constitui problema de saúde pública em muitos países, caracterizando-se por incidir, principalmente, nos bolsões de pobreza, onde preponderam a insalubridade das habitações e o difícil acesso aos serviços de saúde.[2]

Atualmente, a doença concentra-se em países situados na faixa de clima tropical e subtropical; porém, já existiu em caráter endêmico em regiões com climas totalmente diferentes; a Noruega é exemplo de um país de clima frio onde a hanseníase foi eliminada em decorrência do desenvolvimento socioeconômico da população.[3] A eliminação da hanseníase na maioria dos países europeus, assim como as verminoses e outras doenças infecciosas, não ocorreu naturalmente ou inexplicavelmente, mas mediante profundas e importantes modificações socioeconômicas, com melhora dos índices de qualidade de vida. O mesmo fato não aconteceu na maioria dos países tropicais, subdesenvolvidos ou em desenvolvimento. Há robustas publicações brasileiras demonstrando que o investimento na renda familiar impacta favoravelmente os indicadores de incidência da hanseníase, assim como aumenta o percentual de cura da tuberculose.[4-8]

A maior parcela dos pacientes com hanseníase vive em precárias condições de habitação, nutrição e higiene, carecendo, portanto, das ações de promoção à saúde, e também com dificuldades no acesso às ações de prevenção e cura da doença. Em que pese todos os avanços obtidos com o desenvolvimento científico e tecnológico ocorridos nas últimas décadas, a hanseníase ainda existe porque não houve interrupção da cadeia de transmissão do *M. leprae* e persistem as enormes desigualdades sociais.[4-8]

■ HISTÓRICO

É difícil identificar a época exata do aparecimento da hanseníase. A doença já existia no Egito, aproximadamente 4.300 anos antes de Cristo, segundo papiro da época de Ramsés II. Também, era conhecida na Índia, China e Japão há mais de 3 ou 4 mil anos. Há evidências científicas da existência da doença em esqueletos descobertos no Egito, datando do segundo século antes de Cristo.[8]

Citações bíblicas do período em que Cristo viveu descrevem muitos casos de hanseníase. Na antiguidade, a doença era conhecida como lepra. Outras dermatoses também eram assim denominadas, talvez porque seu diagnóstico era feito de forma inapropriada.[7]

Na Idade Média, o portador de hanseníase era considerado pecador. Os médicos da época consideravam a hereditariedade, o clima e a alimentação inadequada como principais causas da disseminação da doença. A hanseníase teria se tornado endêmica em consequência da associação de diversos fatores, como as más condições de higiene e alimentação e as precárias condições de moradia. Esses fatores tinham origem no rápido crescimento da população e sua concentração nas áreas urbanas medievais, favorecendo a transmissão de várias doenças, inclusive da hanseníase.

A preocupação com a propagação, etiologia e possibilidade de tratamento da hanseníase iniciou-se na Europa, a partir do século XVII, com a construção dos primeiros leprosários. Durante os séculos XVIII e XIX, quase toda a Europa adotava o isolamento dos pacientes acometidos pela doença como forma de controle da enfermidade. Nesse cenário, ocorreu lenta e gradativa diminuição no número de casos novos, juntamente com o desaparecimento de muitas outras doenças infecciosas na maior parte do continente europeu. Isso não pode ser atribuído ao isolamento, mas ao desenvolvimento social do continente europeu. Ao mesmo tempo em que o número de casos de hanseníase tendia ao desaparecimento na Europa, os focos endêmicos na Ásia e África se mantinham, e introduzia-se a doença no Novo Mundo a partir das colonizações espanhola e portuguesa e principalmente em decorrência do comércio de escravos africanos, que parece ter sido o maior fator de expansão da doença no continente americano.[10]

No Brasil, assim como em outros países da América, não havia hanseníase entre os povos indígenas. A doença foi provavelmente introduzida pelos colonizadores portugueses, em vários pontos do litoral brasileiro.[11] O primeiro caso foi notificado em 1600, no Rio de Janeiro, onde, mais tarde, seria criado o primeiro lazareto (leprosário) no Brasil.[12] Até o início do século XX, a hanseníase era endêmica na maioria das regiões brasileiras, com aumento progressivo do número de casos. As ações para o controle da doença continuaram a priorizar a construção de leprosários em todos os estados endêmicos e o tratamento era realizado com óleo da planta tropical chaulmoogra, sob a forma de injeções, cápsulas ou aplicação sobre a pele[13] (Figura 62.1).

Em 1874, Gerhard Armauer Hansen identificou o agente etiológico da hanseníase. Essa foi a primeira vez que se comprovou a relação entre doença humana e uma bactéria, modificando comportamentos médicos, ampliando horizontes de investigação e, criando perspectivas para o manejo das doenças infecciosas, particularmente da hanseníase.[14]

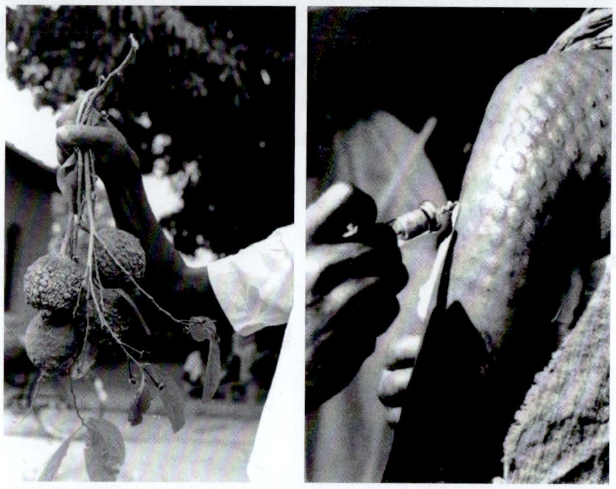

■ **Figura 62.1** Árvore, fruto e aplicação do óleo de chaulmoougra em paciente com hanseníase.
Fonte: American Institute of the History of Pharmacy.

Em 1941, com a introdução da dapsona no tratamento do mal de Hansen e orientações dos órgãos de saúde para o término do isolamento compulsório, os hospitais-colônias foram progressivamente desativados e o tratamento passou a ser ambulatorial, em centros de saúde, acompanhado de medidas como controle de comunicantes e educação sanitária.[11]

Em 1976, antes mesmo da recomendação da Organização Mundial de Saúde (OMS), pioneiramente, o Brasil associou a rifampicina à dapsona para o tratamento de pacientes.[11] Somente em 1981, face ao aumento da resistência do *M. leprae* à sulfona na maioria dos países endêmicos, a Organização Mundial da Saúde (OMS) recomendou o tratamento denominado poliquimioterapia (PQT), ou seja, a associação de dapsona, rifampicina e clofazimina para tratar pacientes multibacilares (MB) e Dapsona e Rifampicina para pacientes paucibacilares (PB).[11]

Após a introdução e implementação da PQT, verificou-se importante declínio da prevalência global da hanseníase, em decorrência da redução progressiva do tempo de tratamento, que tem relação direta com a prevalência da doença. Em 1982, havia, aproximadamente, 5 milhões de doentes. Esse total foi reduzido para menos de um milhão em 1991. Mais de 25 milhões de pacientes foram considerados curados pela PQT desde sua introdução, sem, entretanto, haver redução no número de casos novos, evidenciando que a PQT não impactou a transmissão da doença, como esperado. A OMS registra mais de 200 mil casos novos por ano, no mundo.[15]

Já no século XXI, a decodificação do genoma do *M. leprae*, a partir do sequenciamento genético da bactéria, realizado em 2001, pelo Instituto Pasteur, na França, possibilitou uma nova fase da pesquisa em hanseníase.[17] Vários grupos de pesquisadores iniciaram análises proteômicas do patógeno com a finalidade de identificar proteínas essenciais à expressão da micobactéria e desenvolvimento da enfermidade, indicando novos caminhos para a investigação de métodos diagnósticos, medicamentos e vacinas, para a doença.

■ AGENTE ETIOLÓGICO

O *M. leprae*, também conhecido na língua portuguesa como bacilo de Hansen, foi a primeira bactéria a ser associada à doença infecciosa humana. Taxonomicamente, pertence à ordem *Actinomycelalis*, família Mycobaderiaceae. É parasita intracelular obrigatório e infecta predominantemente macrófagos e células de Schwann. Apresenta reprodução por divisão binária, com longo tempo de multiplicação (10 a 16 dias), e tem preferência pelas áreas mais frias do corpo, particularmente as extremidades; multiplica-se em temperaturas que variam entre 27 e 30 °C. Fora do organismo humano, em fragmentos de biópsias de lesões de pacientes MB ou em suspensão, o bacilo pode permanecer viável por até 10 dias, sob temperatura de 4 °C e com baixíssima ou nenhuma capacidade de infectividade. Em secreção nasal, o bacilo pode sobreviver até sete dias em temperatura de 20 °C e umidade de 43%, porém, com o aumento da temperatura e umidade, a viabilidade tende a diminuir. Métodos tradicionais de esterilização e pasteurização são eficientes para matar o bacilo (18).

O *M. leprae* apresenta-se como bastonete reto ou ligeiramente encurvado, de 1,5 a 8 micra de comprimento por 0,2 a 0,5 mícron de largura (Figura 62.2). Cora-se em vermelho pela fucsina e não descolora pelo álcool e ácidos. É, portanto um bacilo ácido-álcool resistente (BAAR). Nos esfregaços de pele e nos cortes histológicos, os bacilos são vistos isolados, em agrupamentos variados e/ou em arranjos especiais, característicos do *M. leprae*, denominados globias. As globias representam característica peculiar do bacilo: são arredondadas, globoides e resultam da sólida união de numerosos bacilos por meio de substância denominada gleia, que os agrupa e torna difícil a sua dissociação. Os bacilos podem ser uniformemente corados (sólidos), irregularmente corados (fragmentados) ou granulosos. O aspecto irregular e granuloso parece indicar fragmentação bacilar por ação medicamentosa, sendo observado nos pacientes em tratamento.[18] Não há meio de cultura apropriado para o *M. leprae*, o qual não se desenvolve em meio de cultura axênico. A inoculação experimental foi conseguida pela primeira vez por Shepard, em 1960, que obteve a multiplicação do *M. leprae* no coxim da pata de camundongos, durante vários meses.[19]

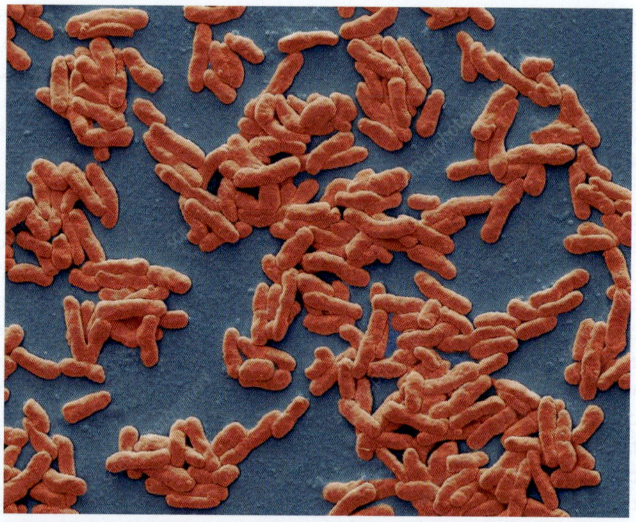

■ **Figura 62.2** Microscopia eletrônica do *M. leprae*.
Fonte: Steve Gschmeissner, Science Photo Library.

Kircheimer e Storrs, em 1971, demonstraram que os tatus de nove bandas, espécie *Dasypus novemcinctus*, eram modelos experimentais mais eficientes que os camundongos, por apresentarem altas cargas bacilares após inoculação com *M. leprae*. Os tatus desenvolvem doença similar à humana, apresentando comprometimento da pele, nervos periféricos, medula óssea, fígado, baço, linfonodos, pulmões, meninges e olhos. A grande quantidade de bacilos que se desenvolve nestes animais possibilitou a obtenção de material para o estudo dos constituintes da parede celular, sistemas enzimáticos e proteínas da micobactéria.[20]

A ultraestrutura do *M. leprae* assemelha-se a de outras micobactérias. A parede celular do bacilo contém aproximadamente 20 nm de espessura e, como em outras espécies de micobactérias, apresenta duas camadas, uma, mais externa, elétron-transparente, também chamada de cápsula, e outra, mais interna, elétron-densa. A estrutura da parede é constituída por peptideoglicanos entrelaçados e ligados covalentemente a cadeias de polissacarídeos, os quais servem de suporte para os ácidos micólicos. Na cadeia de peptideoglicano, a L-alanina é substituída pela glicina, e a forma como os ácidos micólicos estão associados à parede celular é distinta do que se observa em outras espécies. Esses ácidos apresentam alto peso molecular, são responsáveis pela natureza hidrofóbica da micobactéria e estão localizados na camada mais externa da parede, sendo provavelmente responsáveis pela zona elétron-transparente. Em comum com outras espécies de micobactérias patogênicas, essa camada é caracterizada pela presença de grande quantidade de ácidos micólicos e micosídeos, o que contribui para o aspecto espumoso do material visto no interior dos macrófagos de pacientes com alta carga bacilar.[21]

O lipídeo capsular mais importante do *M. leprae* é o glicolipídeo-fenólico 1 (PGL-1), característico e específico desse bacilo. Esse antígeno é essencial para a identificação do bacilo pela resposta imunológica do hospedeiro, gerando alta especificidade da resposta humoral, predominantemente com produção de IgM, durante a infecção multibacilar. Além disso, estudos têm mostrado que esse importante antígeno está envolvido na interação do *M. leprae* com a laminina das células de Schwann, desempenhando importante papel na interação entre o bacilo e o nervo periférico do hospedeiro.[22]

Outro importante componente da parede celular do *M. leprae* é o lipopolissacarídeo denominado lipoarabinomanana (LAM). Ao contrário do PGL-1, o LAM é semelhante ao encontrado em outras espécies de micobactérias. No entanto, em estudos utilizando anticorpos monoclonais, foram observadas diferenças na resposta entre o LAM encontrado no *M. leprae* e o verificado no *M. tuberculosis*. Os lipopolissacarídeos apresentam propriedades imunorreguladoras e podem atuar como mecanismo de sobrevivência do bacilo no interior da célula do hospedeiro e na patogênese da doença.[22]

Uma característica importante e peculiar do *M. leprae* é o neurotropismo, o que é explicado pela capacidade do bacilo em invadir e reproduzir-se no interior das células de Schwann. A base molecular da afinidade seletiva do *M. leprae* pela célula de Schwann é explicada pela interação entre o PGL-1 do bacilo e várias moléculas na célula de Schwann, as quais apresentam, na lâmina basal, moléculas de matriz extracelular do tipo lamininas, (glicoproteínas compostas de três cadeias). Na lâmina basal que envolve a célula de Schwann, no nervo periférico, predomina a laminina-2. Foi demonstrado que que o *M. leprae* liga-se especificamente à cadeia α 2 da laminina-2. Também já foi evidenciado que o *M. leprae* liga-se à laminina-2 (cadeia α-2 e área G), que, por sua vez, é ligada à α-distroglicana da superfície da célula de Schwann. A α-distroglicana liga-se à molécula β-distroglicana da transmembrana. Ao penetrar no meio intracelular, a β-distroglicana liga-se à distrofina, uma proteína intracelular. A partir da união dessas quatro proteínas (laminina-2, α-distroglicana, β-distroglicana e distrofina), estabelece-se uma ponte entre o *M. leprae* e o citoesqueleto da célula de Schwann, a qual leva à penetração do bacilo no vacúolo citoplasmático, estabelecendo a infecção hansênica no nervo (Figura 62.3). O fato de a laminina-2 e da α-distroglicana serem restritas ao nervo periférico condiciona a presença exclusiva do bacilo nessa parte do sistema nervoso.[23,24]

Histologicamente, os bacilos são vistos nas células de Schwann mielinizadas, nos vacúolos intracelulares e nos macrófagos do espaço perineural. Na patogênese da infecção neural, verifica-se desmielinização e remielinização, de caráter crônico. Nesse processo, observa-se calcificação, com perda da função neural, produzindo neuropatia periférica, não traumática.[25]

O genoma completo do *M. leprae* foi decodificado em 2001, pelo grupo do professor Stewart Cole, a partir de bacilos isolados de um paciente procedente de Tamil Nadu, Índia, os quais foram inoculados em tatus. O genoma do *M. leprae* apresenta 3,27 milhões de pares de bases (pb), indicando significativa redução gênica evolutiva quando comparado ao genoma do *Mycobacterium tuberculosis* que contém 4,41 milhões de pb.[17]

O genoma do *Mycobacterium leprae* contém 1.133 pseudogenes e menos de 50% representam genes funcionais que codificam proteínas, enquanto 90% do genoma do *Mycobacterium tuberculosis* é funcional. Essa redução do genoma, com deleção significativa de genes, eliminou importantes vias metabólicas do bacilo, o que provavelmente explica a multiplicação lenta e a incapacidade de cultivo do *M. leprae in vitro* em meios axênicos.[17] A redução do genoma do bacilo de Hansen, com deleção significativa de genes, limita sobremaneira a investigação de novas abordagens diagnósticas e terapêuticas, pois os pseudogenes não codificam proteínas, importantes armas nesse processo.

Outra micobactéria, o *Mycobacterium lepromatosis*, foi identificada, inicialmente em pacientes com formas graves de hanseníase, principalmente em algumas regiões do México e da Costa Rica. Há ainda relatos de casos no Canadá e Singapura. Recentemente, verificou-se

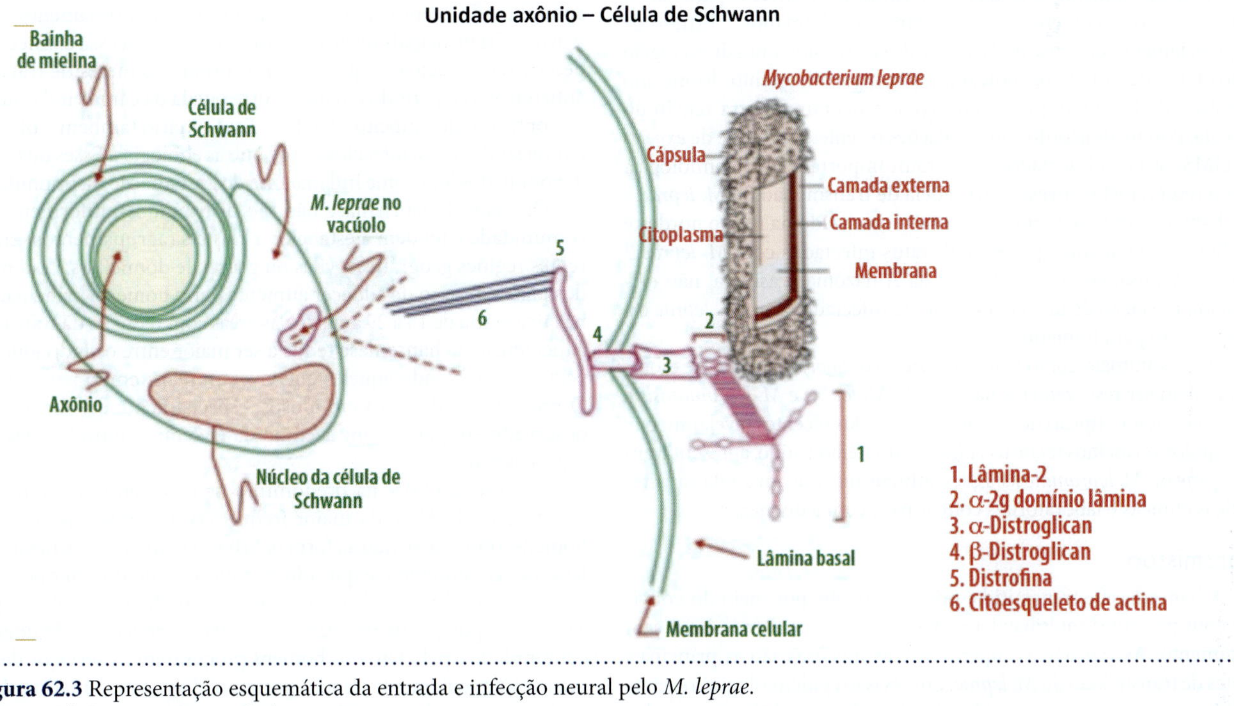

■ **Figura 62.3** Representação esquemática da entrada e infecção neural pelo *M. leprae*.
Fonte: Cortesia do Dr. Marcos Bezerra Cunha.

que essa nova espécie também pode ocasionar formas paucibacilares da doença. O estudo comparativo dos genomas do *M. leprae* e *M. lepromatosis* demonstrou que mais de 92% dos genes das duas bactérias são compartilhados; a diferença entre os genomas é de 7,4%, o que as torna muito semelhantes.[26]

O genoma do *M. leprae* é constituído por 3.268.203 pb, com teor médio de $G^{+}C$ de 57,8% e aproximadamente 1.604 genes codificantes. O genoma do *M. lepromatosis* apresenta 1.477 genes codificantes para proteínas, 1.334 pseudogenes e conteúdo $G^{+}C$ de 57,89%. Estima-se que as duas espécies se separaram há 13,9 milhões de anos.[27]

■ EPIDEMIOLOGIA

Apesar de muitos estudos associarem maior incidência da hanseníase as regiões tropicais, mais úmidas, a doença tem sido observada no mundo todo, independentemente do clima. Há, também, relatos de transmissão mais intensa nos países em desenvolvimento, relacionando a maior incidência a fatores socioeconômicos (28,29). Em 2019, foram registrados casos de hanseníase em 115 países. No mesmo ano, foram reportados 202.185 casos novos da doença à OMS. Desses, 29.936 ocorreram no continente americano, sendo que 27.836 (92,9%) foram notificados no Brasil. O país é classificado como endêmico para a doença, ocupando o segundo lugar entre as nações com maior número de casos no mundo; o primeiro é a Índia.[16]

É considerado elevado o número de casos novos, autóctones, diagnosticados na Índia e no Brasil. Há também, importante risco de transmissão nos países localizados nas regiões dos oceanos Pacífico e Índico. Nos Estados Unidos, têm sido relatados casos autóctones na Louisiana, Texas e Mississipi.

Reservatórios

Os humanos são os principais hospedeiros e reservatórios do *M. leprae*; entretanto, tatus da espécie *Dasypus novemcinctus* foram identificados como possíveis reservatórios animais. Há relatos da possibilidade de transmissão zoonótica em estados no sul dos Estados Unidos, nos quais é possível que tatus *D. novemcinctus*, de vida livre, naturalmente infectados pelo *M. leprae*, tenham transmitido a infecção para seres humanos. Estudo molecular indicou que a origem da infecção em tatus, nos Estados Unidos, está relacionada aos colonizadores europeus, portadores de hanseníase. Em estados do sul desse país, tatus foram incidentalmente infectados e transmitiram a infecção para outros animais e, eventualmente, de volta para seres humanos.[30] Estudo de sequenciamento de cepas de *M. leprae* de casos autóctones dessa região e dos tatus de vida livre indicaram o compartilhamento do mesmo genótipo do bacilo, o que não ocorre em nenhuma outra região do planeta. Porém, de acordo com avaliações recentes do comitê de *experts* da OMS, os tatus infectados não teriam importância epidemiológica como reservatórios silvestres na cadeia de transmissão do *M. leprae*.

Estudo com teste rápido, anti-PGL-I, realizado na região nordeste do Brasil, evidenciou a presença de tatus infectados com *M. leprae*.[31] Outra pesquisa, em área endêmica da Amazônia brasileira, não evidenciou a relação de tatus naturalmente infectados com *M. leprae* e a transmissão para humanos.[32]

Outros animais, como macacos africanos (*Sooty mangabey*) e esquilos, podem ser reservatórios naturais do *M. leprae* e *M. lepromatosis* e apresentar lesões típicas de hanseníase. Estudos recentes revelaram que os esquilos vermelhos (*Sciurus vulgaris*), no Reino Unido, apresentavam *M. leprae* ou *M. lepromatosis*. Esses animais mostravam ainda características clínicas e laboratoriais compatíveis com a doença.[33]

Transmissão

A hanseníase é transmitida, principalmente, por meio do convívio com pacientes multibacilares (virchowianos ou Borderline) sem tratamento. As vias aéreas superiores e as mucosas são as principais fontes de transmissão do *M. leprae*. Em revisão epidemiológica recente, concluiu-se que a transmissão bacilar de indivíduos MB não tratados para indivíduos suscetíveis é o único meio de manutenção da cadeia de transmissão da doença.[1]

O *M. leprae* pode, também, ser eliminado a partir de hansenomas ulcerados, leite materno, urina e fezes. O papel de insetos como vetores de bacilos não tem valor epidemiológico na manutenção da transmissão. A presença de ácido ribonucleico (RNA) do *M. leprae*, o que indica viabilidade do bacilo, foi demonstrada no solo e na água de áreas endêmicas de países como o Brasil e Índia. A identificação de *M. leprae*, viável por dias ou semanas, em amebas de vida livre, sugere a possibilidade desses micro-organismos serem vetores da transmissão do bacilo para os humanos. No entanto, os riscos de infecção humana na prática de jardinagem ou outras atividades ao ar livre não são considerados epidemiologicamente importantes.[34,35]

Há lacunas consideráveis no conhecimento do mecanismo de transmissão da hanseníase, face à dificuldade em se estabelecer o período exato da infecção, pois, nas áreas endêmicas pode haver casos não diagnosticados. Nessas áreas, chama a atenção o número de pacientes recém-diagnosticados que não são capazes de identificar a provável fonte de infecção.[36]

Período de incubação e risco de adoecer

O *M. leprae* apresenta longo período de multiplicação. Esse fato, associado às características imunológicas dos pacientes, confere à doença longo tempo de incubação, estimado em 2 a 5 anos para os PB e 5 a 10 anos para os pacientes MB. Em alguns casos, o período de incubação pode chegar a 20 anos. Entre os comunicantes de pacientes PB, o risco de adoecer em relação à população geral é 2 a 3 vezes maior; entre os comunicantes de pacientes MB é 5 vezes maior.[37]

Fatores de risco

Em áreas endêmicas, os principais fatores de risco são: história de convivência prolongada com pacientes de hanseníase não-tratados; população com baixas condições socioeconômicas e suscetibilidade genética.[38,39]

Ao contrário do que se observa na coinfecção *M. tuberculosis* e HIV, a AIDS não alterou a história natural da hanseníase. Estudos mostram que a coinfecção *M. leprae* e HIV não ocasionou impacto na evolução natural das duas doenças e, nas áreas endêmicas para essas enfermidades, não se observou mudança na incidência de casos de hanseníase. Também, até o momento, não se verificou aumento de recidivas nos casos de coinfecção, mesmo nos pacientes com AIDS apresentando acentuada imunossupressão e sem tratamento antirretroviral. Os principais relatos de casos em relação a essa coinfecção são descritos em pacientes que estão nos primeiros meses de tratamento antirretroviral, período em que ocorre queda da carga viral e aumento da contagem de linfócitos $T\text{-}CD4^{+}$. Esse cenário também é observado em várias doenças, infecciosas e de outras etiologias. Esses quadros são denominados Síndrome Inflamatória de Restauração da Imunidade.[40-41]

Os casos de hanseníase não são distribuídos uniformemente na comunidade e tendem a estabelecer *clusters* (agrupamentos) em diferentes regiões geográficas, vilas ou grupo de domicílios.[42] Na maioria dos países, o risco de adoecer aumenta entre homens, principalmente na faixa etária de 15 a 29 anos.[43] Nas áreas com redução da transmissão, a incidência da hanseníase tende a ser maior entre os indivíduos mais velhos, acometendo aqueles que viveram mais tempo nessas regiões. O predomínio de casos em idosos, especialmente das formas MB, é observado em países com declínio da endemia, como Noruega, Portugal e Japão.[44]

Segundo a OMS, há predomínio de casos entre os homens, na razão de 1,5:1. Além da maior frequência da hanseníase per se nos homens, observa-se que as formas MB são mais comuns nesse grupo, fato que geralmente é explicado por motivos de ordem operacional, como a maior dificuldade para examinar as mulheres em alguns países, a menor exposição de pessoas do sexo feminino a casos da doença na comunidade e pelo fato dos homens procurarem os serviços de saúde menos frequentemente, tendo, portanto, diagnóstico mais tardio.[45] A análise de mais de 500 mil casos de hanseníase notificados no Brasil mostrou que os homens apresentam duas vezes mais chances do que as mulheres de desenvolver formas MB, independentemente do diagnóstico precoce e dos níveis de endemicidade local. Constatou-se ainda que a carga bacilar atinge níveis mais elevados no sexo masculino, sugerindo que essas características estão associadas a causas biológicas e não comportamentais.[43]

Fato interessante sobre a faixa etária em doentes com MH é observado no Brasil. No país, quando se avalia a incidência de casos segundo a faixa etária, a chance de o paciente com hanseníase ser MB é duas vezes maior nos pacientes com mais de 60 anos de idade. Essa associação manteve-se significativa em todos os estados brasileiros, incluindo áreas com diferentes endemicidade, alta ou muito baixa. Portanto, esse grupo populacional deve ser incluído rotineiramente nas atividades de busca ativa da hanseníase, como uma estratégia para detectar fontes de infecção pelo *Mycobacterium leprae*.[43]

Situação epidemiológica no mundo e no Brasil

A eficácia da PQT e a redução do tempo de tratamento proporcionado por esse esquema terapêutico levou a OMS, com excesso de otimismo, a aprovar, em 1991, a resolução de eliminar a hanseníase em todo os países endêmicos até o ano 2000. A meta da eliminação foi definida como redução da prevalência (que é diretamente proporcional ao tempo de tratamento) para menos de um doente por 10 mil habitantes (1/10.000). Sem evidência científica, postulou-se que quando se atingisse essa meta, a transmissão seria muito reduzida e, com o tempo, a doença desapareceria naturalmente. Com o crescimento populacional e a redução do tempo de tratamento, a meta global da eliminação foi atingida em 2005. Entretanto, depois de 15 anos a OMS continuou a registrar aproximadamente 200 mil casos novos de hanseníase todos os anos, com número preocupante em áreas previamente endêmicas que tinham atingido a meta da eliminação.[47]

A meta da eliminação leva em conta apenas a prevalência, ou seja, o número de casos registrados em tratamento. Esses dados devem ser interpretados com cautela, pois não estão relacionados à redução da transmissão do *M. leprae*, e sim à redução do tempo de tratamento e, consequentemente, da prevalência (46). O Programa Especial para Pesquisa e Treinamento em Doenças Tropicais (TDR) publicou estudo independente, avaliando 25 anos de uso de PQT, demostrando que não houve redução da transmissão ou redução da incidência da hanseníase nesse período.[48]

No mundo, observou-se redução progressiva da incidência: 763.262 casos, em 2001, para 202.162 casos novos, em 2019.[16] No Brasil, entre 2010 e 2019 foram diagnosticados 301.3638 casos novos de hanseníase, com redução de 37,7% da taxa de detecção geral de casos novos: 18,22 casos, em 2010, para 13,23/100.000 habitantes em 2019.[49] O país manteve-se no parâmetro de alta endemicidade, exceto nas regiões Sul e Sudeste, as quais apresentam parâmetro considerado "médio" (Figura 62.4).

Além do número absoluto e da taxa de detecção de casos novos, outros indicadores são úteis para monitoramento da hanseníase, como o número e taxa de detecção de casos novos em menores de 15 anos, casos novos com grau 2 de incapacidade física (GIF2) no momento do diagnóstico, proporção de cura nos anos das coortes e proporção de contatos examinados. Esses indicadores refletem melhor o quadro epidemiológico e operacional da doença.

Em muitos países, inclusive no Brasil, chama a atenção o alto número de casos novos entre crianças e os casos diagnosticados com deformidades.[50] É clássica a observação que elevado coeficiente de detecção da hanseníase em crianças indica alta endemicidade, com transmissão ativa da doença na comunidade, sendo importante sinalizador para o monitoramento da endemia.[51] No período de 2010 a 2019, foram diagnosticados, no país, 20.684 casos novos de hanseníase em menores de 15 anos.[49]

No mesmo período, no Brasil, foram diagnosticados 20.700 casos novos de hanseníase com GIF2. Esse indicador apresenta tendência crescente, a qual não acompanha a redução observada na incidência geral da doença.[52] A proporção de doentes com GIF2, observada entre os casos novos, evoluiu de 7,2% em 2010 para 9,9% em 2019, aumento de 37,3%[49] (Figura 62.5).

Observou-se, também, entre 2010 e 2019, aumento na proporção de casos MB entre os casos novos. No Brasil, em 2010, verificou-se que 59,1% dos casos novos eram MB. Em 2019, essa proporção aumentou para 78,4%, ou seja, elevação de 32,6% em 2010; quadro similar foi evidenciado em todas as regiões do país, com maior proporção nas regiões Norte (37,3%) e Centro-Oeste (35,2%) (Figura 62.6). Esses indicadores evidenciam diagnóstico tardio e sugerem possível subnotificação de casos.[49]

Prevenção

Diversas revisões sistemáticas e metanálises sugerem que a vacinação com o bacilo de Calmette e Guérin (BCG) apresenta eficácia protetora contra a hanseníase, variando de 20% a 80% nos diferentes estudos. O BCG parece reduzir o número de casos MB. Alguns estudos também sugerem que a revacinação de contatos intradomiciliares com BCG reduziria o risco para o desenvolvimento de formas MB.[53,54]

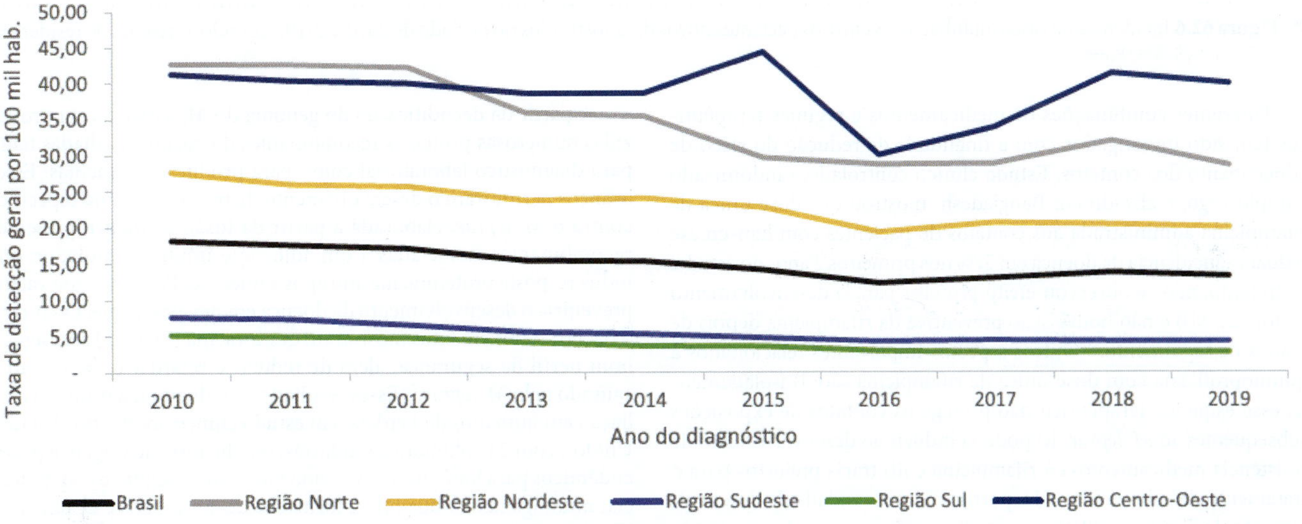

■ **Figura 62.4** Taxa de detecção geral de casos novos de hanseníase por 100 mil habitantes. Segundo a região de residência, no período de 2010 a 2019.
Fonte: Sinan/SVS/MS/Brasil.

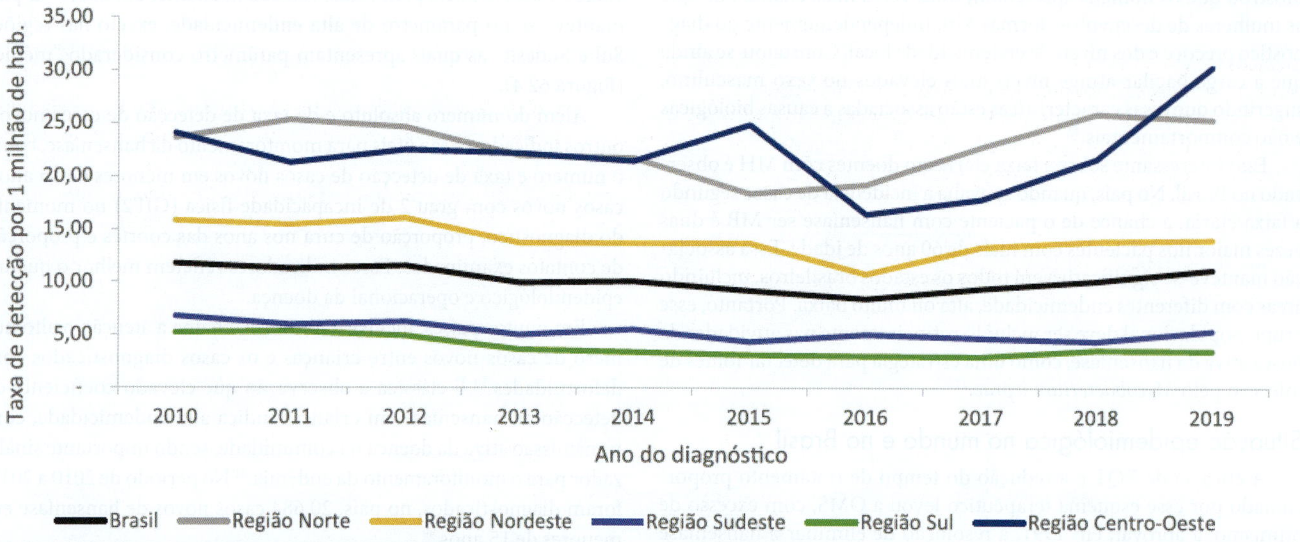

■ **Figura 62.5** Taxa de incidência (casos novos) de hanseníase com grau 2 de incapacidade física por 1 milhão de habitantes, no período de 2010 a 2019, segundo a região de residência.

Fonte: Sinan/SVS/MS/Brasil.

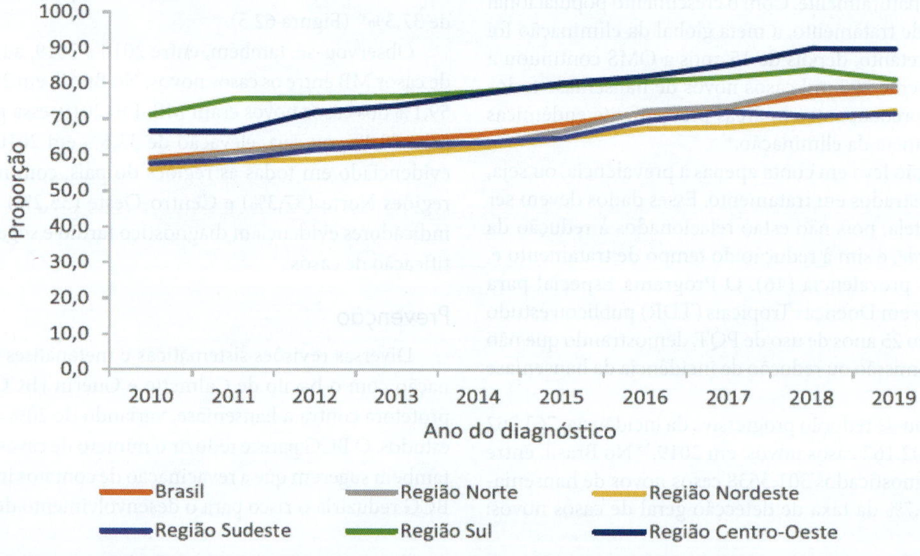

■ **Figura 62.6** Incidência de casos multibacilares entre os pacientes novos diagnosticados no período de 2010 a 2019, segundo as regiões de residência.

Fonte: Sinan/SVS/MS/Brasil.

Diferentes combinações de medicamentos e regimes terapêuticos têm sido investigados com a finalidade de redução do risco de adoecimento dos contatos. Estudo clínico controlado, randomizado e duplo-cego, realizado em Bangladesh, mostrou que dose única de rifampicina administrada aos contatos de pacientes com hanseníase reduziu a incidência da doença em 57% nos primeiros 2 anos do estudo. Entretanto, não se observou efeito protetor para o desenvolvimento de formas MB e não houve ação preventiva da rifampicina depois de 2 anos de seguimento.[55] Outros aspectos importantes relacionados à quimioprofilaxia com dose única de rifampicina são: i) isoladamente, esse esquema terapêutico não protege os contatos de exposições subsequentes ao *M. leprae*, ii) poderia induzir ao desenvolvimento de resistência medicamentosa à rifampicina e iii) traria prejuízos para o tratamento da tuberculose. Há, portanto, a necessidade de desenvolvimento de vacina profilática, específica e eficaz que induza resposta imune celular duradoura do tipo Th1/Th17 contra os antígenos do *M. leprae*.[55]

A partir da decodificação do genoma do *M. leprae* foram produzidas numerosas proteínas recombinantes do bacilo e avaliadas tanto para diagnóstico laboratorial como para produção de vacinas. Esses avanços permitiram o desenvolvimento da primeira vacina específica contra o *M. leprae*, elaborada a partir da fusão de quatro proteínas recombinantes, associadas a um adjuvante imunoestimulador, que induz resposta protetora, mesmo após a infecção. Portanto, essa vacina preveniria o desenvolvimento da doença em pessoas já infectadas com o bacilo. Testes em tatus mostraram que a vacina (LepVax) apresentou bom perfil de segurança, além de reduzir e retardar o dano neural causado pelo *M. leprae*.[56] Esses resultados conduziram à primeira avaliação em humanos da LepVax, em estudo clínico aberto, nos Estados Unidos, com 24 voluntários saudáveis, sem história de viagem a países endêmicos para hanseníase. A vacina mostrou-se segura e com potencial imunogênico, induzindo a formação de anticorpos e de citocinas Th1: interferon gama (IFN-γ), interleucina 2 (IL-2) e fator de necrose tumoral-alfa (TNF-α). Estes resultados dão suporte para a realização de novos estudos clínicos com a vacina, em regiões endêmicas.[57-59]

Aspectos genéticos

Desde os primórdios da história, a hanseníase era considerada por médicos e cientistas como doença hereditária, face à concentração de casos em famílias e maior prevalência em determinados grupos étnicos.

Alguns estudos indicam que 95% dos indivíduos expostos ao *M. leprae* são naturalmente resistentes à infecção.[60] Portanto, o *M. leprae* tem alta infectividade e baixa patogenicidade. Um conjunto de fatores parece contribuir para essa variabilidade:

- **Diferenças na virulência do agente infeccioso:** o sequenciamento do genoma completo de cepas de *M. leprae*, isoladas de pacientes procedentes de diversas partes do mundo, mostraram baixa variabilidade genética do bacilo, com compartilhamento de 99,95% de sua sequência genômica entre os isolados, ou seja, o *M. leprae* é uma espécie virtualmente clonal em todo o mundo.[61]
- **Variações genéticas que influenciam a imunidade inata do hospedeiro:** diversas pesquisas reforçam a hipótese de que os diferentes fenótipos da hanseníase apresentam importante controle genético. Assim, a imunidade e a genética do hospedeiro determinam a ocorrência de diversos eventos, como a evolução da infecção para a doença propriamente dita, as formas clínicas da enfermidade e os estados reacionais.[62]

Desde a década de 1950, estudos epidemiológicos observacionais investigam a natureza do componente genético do hospedeiro envolvido no controle da suscetibilidade à hanseníase. São estudos que compararam a taxa de concordância de fenótipos da hanseníase entre gêmeos monozigóticos e dizigóticos. Um desses estudos, realizado na Índia, mostrou 80% de concordância entre gêmeos monozigóticos e menos de 20% em gêmeos dizigóticos.[63] Posteriormente, estudos que empregam técnicas de Análise de Segregação Complexa (ASC) relacionaram a suscetibilidade à hanseníase a modelos de herança que incluem a presença de efeito de gene principal modificado por fatores ambientais e sociodemográficos, além de outros fatores genéticos modificadores. Os primeiros estudos publicados por Mira e colaboradores e posteriormente reproduzidos em diferentes continentes, mostraram a associação da deleção de genes PARK2 e PACRG com a suscetibilidade genética para adoecer por hanseníase. Dessa forma, os genes PARK2 e PACRG são associados ao adoecimento pelo *M. leprae* e à doença de Parkinson.[64]

Em 2010, Mira e colaboradores publicaram estudo que envolveu a população completa da Vila do Santo Antônio do Prata, antiga colônia de pacientes com hanseníase localizada no estado do Pará. Os moradores são descendentes de enfermos que tiveram hanseníase. Nessa área, a doença ainda é hiperendêmica. Esse estudo mostrou que a transmissão da hanseníase segue padrão de herança codominante, com efeito de gene principal influenciando fortemente a suscetibilidade à doença.[65] Esse foi o mesmo padrão de herança encontrado em estudo anterior, no qual foi realizada análise de segregação complexa em uma população da ilha caribenha Desiderade. Os resultados desse estudo rejeitaram modelo esporádico (não familial), indicando modelo de herança mendeliana com gene principal codominante ou recessivo controlando a suscetibilidade à doença.[66]

A partir dos resultados desses estudos observacionais, o emprego de técnicas de análise genética molecular possibilitou investigar a natureza do componente genético envolvido no controle da hanseníase, ou seja, o número, localização e identidade dos genes envolvidos, bem como a natureza exata das variantes desses genes e seus impactos sobre os mecanismos moleculares de controle da doença. A hipótese mais aceita na atualidade é que a suscetibilidade à hanseníase seja controlada por grande número de genes, cada um contribuindo com pequena fração do efeito final.[67] De acordo com essas observações, diferentes conjuntos de genes controlariam diferentes etapas da patogênese da doença, desde os eventos iniciais da imunidade inata envolvendo a interação do *M. leprae* com células-alvo e a resistência (não infecção ou cura espontânea) ou suscetibilidade à doença determinando a forma clínica resultante e, eventualmente, a ocorrência dos estados reacionais (Figura 62.7). Variantes genéticas localizadas no complexo de histocompatibilidade principal humano (MHC/HLA) têm sido classicamente associadas a suscetibilidade a diversas doenças infecciosas, incluindo a hanseníase.[68]

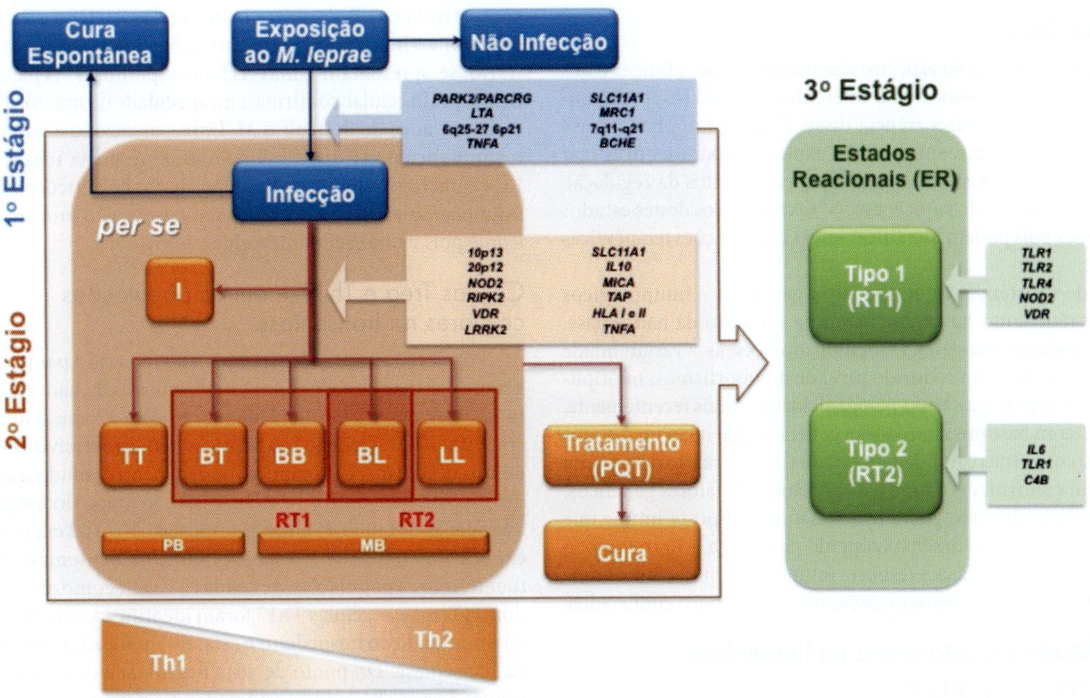

■ **Figura 62.7** Representação esquemática dos três estágios da hanseníase, indicando a participação de conjuntos diferentes de genes e regiões genômicas (caixas coloridas com setas) no controle da progressão por meio dos três estágios da doença. No esquema, encontram-se as classificações clínicas da hanseníase, segundo Ridley & Jopling (1966) e da OMS.
TT: tuberculoide-tuberculoide; BT: Borderline-tuberculoide; BB: Borderline-Borderline; BL: Borderline-lepromatoso; VV: virchowiano-virchowiano; MB: multibacilar; PB: paucibacilar; Th1: *T-helper* 1; Th2: *T-helper* 2; RT1: reação tipo 1; RT2: reação tipo 2.
Fonte: Cedida pelo Prof. Marcelo Mira – PUC/PR.

Estudos de associação de genoma completo (em inglês, *genome--wide association studies*, ou GWAS), envolvendo casos de MH e controles possibilitaram a identificação dos genes *HLA-DR-DQ, NOD2, TNFSF15, CCDC122-LACC1* e *RIPK2* como fatores envolvidos no controle da suscetibilidade à hanseníase.[69] Alguns desses resultados, como as associações observadas para os genes *NOD2* e *CCDC122--LACC1* já foram validadas independentemente em amostras populacionais etnicamente distintas, o que reforça a importância desses genes na patogênese da hanseníase. Os genes associados à suscetibilidade à doença são, provavelmente, compartilhados com as doenças de Crohn e Parkinson, sugerindo eixo comum na patogênese dessas condições.[62]

Apesar da existência de múltiplos estudos, são limitados os conhecimentos sobre os fatores genéticos determinantes da predisposição individual relacionados às reações do tipo 1 (RT1) e tipo 2 (RT2). Esses eventos são imprevisíveis e potencialmente graves. É provável que o gene envolvido na resposta imune inata *toll-like receptor* 2 (TLR2), em associação com RT1, esteja associado aos quadros reacionais.

Recentemente, foram publicados os primeiros estudos sobre variantes genéticas candidatas ao controle da ocorrência das reações. É provável que os estados reacionais (tipos 1 e 2) também estejam, em parte, sob o controle de genes, como TNFSF8 e IL6. Há, também, estudos que evidenciaram a associação entre RT1 e diversos genes, entre os quais NALP12, NALP4, PRKCZ, TRIAD3, TLR1, TLR2, TLR3, TLR7, TLR10, NRAMP1/SCLC11A1, VRD, NOD2, TNFSF15/TNFSF8, LRRK2 e PRKN. Estudo com amostra populacional superior a 500 casos de hanseníase, identificou variantes genéticas do gene IL6 associadas à suscetibilidade à RT2. Os genes C4B, TLR1, NRAMP1/SCLC11A1, NOD2 também foram associados à RT2.[70]

Os mecanismos associados à recidiva e reinfecção pelo *M. leprae* também necessitam ser melhor investigados. Trabalho recente sugere a existência de perfil genético. A combinação de alelos, em diferentes genes, poderia conferir hipersuscetibilidade à doença, aumentando a chance de recidivas. A hipótese de mecanismos genéticos distintos controlando recidiva e reinfecção reforçam a hipótese de que a recidiva da doença causada por falha no tratamento seja improvável.[71]

■ IMUNOLOGIA

Na hanseníase, o amplo espectro das manifestações clínicas e dos estados reacionais está associado à diferentes tipos de resposta imune do hospedeiro.[72] Em decorrência disso, há décadas a hanseníase representa um modelo atraente e muito explorado, para se investigar a interação entre a resposta imune e infecção, os efeitos da regulação imune e os mecanismos de patogênese.[73,74] Os resultados destes estudos são importantes pois podem identificar novas intervenções terapêuticas e profiláticas.

Fatores de resistência do hospedeiro, genéticos e imunológicos ocupam destaque tanto na gênese como na evolução da hanseníase. Do ponto de vista do patógeno, foi demonstrada escassa variabilidade genética do *M. leprae* com reduzido nível de polimorfismos, multiplicação extremamente lenta e baixa patogenicidade.[17] Mais recentemente, investigações com base em abordagens genéticas que incluem estudos de associação com genes candidatos e estudos de associação de genoma completo, tem confirmado não só a importância de fatores genéticos, como identificado diversos genes relacionados à resposta imune que são determinantes para o desenvolvimento da doença.[75] Entretanto, o efeito de variantes genéticas na resposta imune e nos mecanismos moleculares da patogênese da hanseníase permanecem pouco conhecidos.

Polarização da resposta imune na hanseníase

Paradigma de células Th1/Th2

A hanseníase é caracterizada por um amplo espectro de manifestações clínicas, imunológicas, microbiológicas e histopatológicas. Com base nos diferentes tipos de resposta imune observada nos pacientes, a hanseníase pode ser categorizada em 5 grupos incluindo as formas polares tuberculoide (TT) e lepromatosa (LL) e as formas intermediárias Borderline-tuberculoide (BT), Borderline-Borderline (BB) e Borderline-lepromatosa (BL).[76] Para fins operacionais a Organização Mundial da Saúde classifica a hanseníase clinicamente em multibacilar (MB) e paucibacilar (PB) segundo o número de lesões de pele e envolvimento de nervos.[15]

O *M. leprae* é um patógeno intracelular obrigatório que infecta preferencialmente macrófagos da pele e células de Schwann dos nervos periféricos, portanto, os mecanismos de proteção dependem da ativação de resposta imune celular específica, que envolve mecanismos da resposta imune inata e adaptativa.[73,74,77] Embora os mecanismos de resposta imune inata antecedam e influenciem de forma definitiva os mecanismos da resposta adaptativa, historicamente na hanseníase os primeiros estudos imunológicos descreveram a imunidade adaptativa, sendo os estudos de imunidade inata mais recentes.[77]

Há muito se sabe que a polarização da resposta imune específica ao *M. leprae* representa fator decisivo para a determinação das diferentes manifestações clínicas da hanseníase, como da sua patogênese.[72,74,77] Desde o início da década de 1980, estudos clássicos mostraram padrões de resposta imune distintos nas lesões de pele de hanseníase TT e LL. Nas lesões de pele da hanseníase TT, ocorre produção de citocinas de células T $CD4^+$ do tipo Th1 (do inglês *T helper cell*, células T auxiliares): interferon gama (IFN-γ), interleucina (IL)-2, IL-15 e fator de necrose tumoral (TNF)[78-80] (Figura 62.8). O IFN-γ é uma poderosa citocina ativadora de macrófagos, que são células preferencialmente infectadas pelo *M. leprae*, capacitando-os para sua destruição. Ao longo de décadas, vários estudos comprovaram que o padrão de resposta imune dos pacientes TT está associado a vigorosa resposta celular a antígenos do *M. leprae* e a sua contenção em granulomas bem formados, associado a resposta imune humoral fraca ou inexistente.[81-82] Este perfil de resposta imune nas lesões TT também é compatível com os achados histopatológicos de predomínio de células $TCD4^+$ e de macrófagos ativados, semelhantes as células epiteliais, denominados células epitelioides, bem como a baixa carga bacilar destes pacientes.[73]

Já nas lesões de pele de pacientes com a forma LL, observa-se produção de citocinas de células T $CD4^+$ do tipo Th2: IL-4, IL-10, sendo que a IL-10 é uma citocina que inibe a ativação dos macrófagos[78-81] (Figura 62.8). O padrão de resposta imune descrito nas lesões LL é compatível com a abundância de células $TCD8^+$, ausência tanto de granulomas bem formados, como de macrófagos ativados, que ao contrário, se apresentam como "células espumosas" repletas de bacilos. Este aspecto celular confirma a incapacidade de macrófagos infectados e não ativados de destruir o *M. leprae*, associado à ausência de IFN-γ e à presença de IL-10.[78-81] O padrão de resposta imune de pacientes LL é caracterizado por vigorosa produção de anticorpos, que formam imunocomplexos, entretanto, os anticorpos não protegem contra o *M. leprae* pois é um bacilo intracelular obrigatório.[73-74]

Células Treg e Th17 e outras populações celulares na hanseníase

Por décadas o paradigma Th1/Th2 foi usado para explicar a patogênese das manifestações das formas polares da hanseníase. Entretanto, sabe-se que há plasticidade na resposta imune celular, ou seja, as respostas Th1e Th2 não são estáticas nem irreversíveis nos pacientes e dentro deste aspecto dinâmico, podem ocorrer mudanças de um perfil de resposta para outro.[73-74] Além disso, ao longo do tempo, ficou claro que apenas o equilíbrio entre as respostas Th1/Th2 era insuficiente para explicar inteiramente a resposta imune na hanseníase. Mais recentemente, outras populações de células $TCD4^+$, como as células T reguladoras (Treg) e as células Th17 foram identificadas ter importante papel na imunidade do hospedeiro e estarem implicadas na imunopatologia da hanseníase. Do ponto de vista funcional e de desenvolvimento, as células Treg e Th17 são consideradas recíprocas.[83-87] As células T naïve se desenvolvem em células Treg na presença de TGF-β (do inglês *transforming growth factor-beta*), enquanto a combinação de TGF-β e IL-6/IL-21 induz células T naïve a se desenvolverem em células Th17.[83-84] As células Treg com funções de tolerância e imunossupressão participam da manutenção da tolerância periférica e são essenciais para prevenir doenças autoimunes e doenças inflamatórias crônicas.[87] Entretanto, as

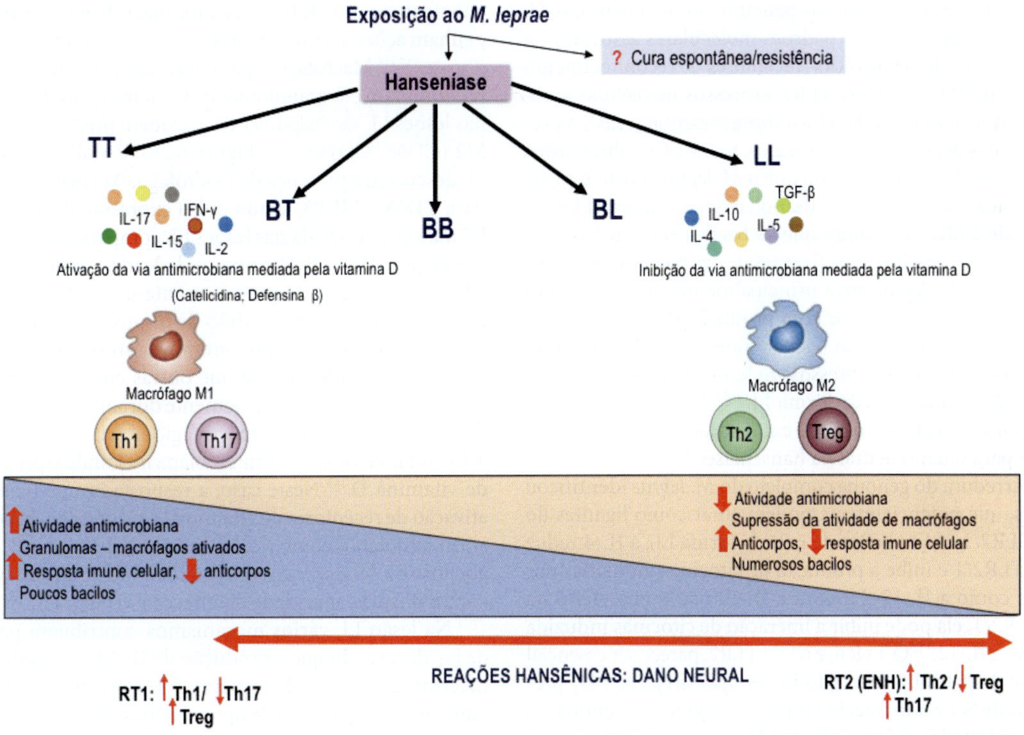

■ **Figura 62.8** Polarização da resposta imune inata e adaptativa ao *M. leprae* nas formas TT e LL do espectro da hanseníase e nas reações hansênicas. Na forma TT a imunidade inata tem a participação de macrófagos M1, ativação da via antimicrobiana da vitamina D com produção de peptídeos catelicidina e defensina-β e aumento das funções antimicrobianas dos macrófagos promovendo doença paucibacilar. Na resposta imune adaptativa de pacientes TT, predomina resposta inflamatória celular do tipo Th1/Th17 com produção de IFN-γ, IL-2, IL-15 e IL-17 e a produção de anticorpos é fraca ou ausente. Nas reações tipo 1, que ocorrem predominantemente em pacientes com padrão de resposta Th1, há redução de Th17 e aumento de Treg, provavelmente para limitar o dano tecidual e neural. Na forma LL a resposta imune inata ativa macrófagos M2 e não há ativação nem da via antimicrobiana da vitamina D nem do macrófago que funciona como célula hospedeira onde o bacilo se replica abundantemente. Assim, pacientes LL não apresentam resposta imune celular específica ao *M. leprae* (anergia) e a produção de anticorpos é robusta. No ENH que ocorre em perfil de resposta Th2, há ativação de resposta inflamatória do tipo Th17 e manutenção ou redução de resposta de Treg.
TT: forma tuberculoide; BT: forma Borderline-tuberculoide; BB: Borderline-Borderline; BL: Borderline-lepromatosa; LL: forma lepromatosa; IL-interleucina; IFN-γ: Interferon gamma; TNF: fator de necrose tumoral; TGF-β: fator transformador de crescimento-β; Th1: células T auxiliares do tipo 1; Th17: células T auxiliares do tipo 17; Treg: células T reguladoras; Th2: células T auxiliares do tipo 2.

células Treg podem atuar suprimindo a resposta imune adequada contra infecções. As células Th17 produtoras de IL-17 com funções inflamatórias foram descritas como uma subpopulação de células T auxiliares efetoras, que tem relação recíproca com as Treg em subpopulações que estão em programas de desenvolvimento.[85]

Em pacientes com a forma LL observa-se aumento de células T reguladoras, CD25$^+$ FoxP3$^+$ (Treg) que produzem TGF-β e IL-10 atuam suprimindo funções efetoras de células T. Este padrão de resposta imune ajuda a explicar a anergia, ou seja, a ausência de resposta imune celular específica ao *M. leprae*, característica dos pacientes LL.[88-91] No outro extremo do espectro da hanseníase, em lesões da forma TT foram identificadas células Th17 que produzem IL-17A, IL-17F, IL-21 e IL-22 (Figura 62.8). As células Th17 promovem inflamação e destruição tecidual, recrutamento de neutrófilos, ativação de macrófagos e aumento das células efetoras Th1.[91-92] As células Th17 foram originalmente descritas na encefalite experimental e em seguida na artrite reumatoide, leishmaniose e tuberculose e vários estudos relataram papel protetor da IL-17 para outros patógenos intracelulares incluindo o M. leprae.[93-95] A função protetora das células Th17 na hanseníase foi sugerida em estudo que mostrou sua maior frequência em pacientes com as formas BT e TT, comparados com pacientes LL, sendo que as Th17 potencializam a produção de IFN-γ inibindo a produção de IL-10 pelas células Treg.[91]

Mais recentemente tem se investigado o potencial papel de outras populações de células T auxiliares na patogênese da hanseníase. Na presença de IL-4 e TGF-β, os linfócitos Th0 se diferenciam em linfócitos Th9 que produzem IL-9, IL-10 e Il-21.[96] Já a subpopulação Th22 é caracterizada pela produção de IL-22, fatores de crescimento de fibroblastos (do inglês *fibroblast growth fator*, FGF) e expressam os "receptores de retorno" (do inglês *homing receptors*) para a pele CCR4 e CCR10, sugerindo um possível papel para células Th22 em doenças de pele.[97] Estas duas subpopulações foram estudadas quanto a expressão de suas citocinas assinaturas nas formas polares da hanseníase. Um estudo, mostrou que a expressão de IL-9 foi mais alta em lesões TT comparadas com LL,[98] o que sugere a possibilidade da IL-9 promover citotoxicidade anti-*M. leprae*.[99] Já a expressão das citocinas assinatura de Th22, IL-22 e FGF-β, foi maior em lesões LL que TT.[100]

Desta forma, neste novo contexto de diversas populações de células T auxiliares, admite-se que pacientes paucibacilares, que incluem as formas TT e BT, desenvolvem uma resposta imune celular inflamatória do tipo Th1-Th17 que é capaz de ativar macrófagos e conter a replicação do bacilo (Figura 62.8). No outro polo do espectro, pacientes multibacilares, que incluem as formas BB, BL e LL, tem resposta imune do tipo Th2 com maior expressão de células Treg, com produção de TGF-β e IL-10, que inibem a ativação macrofágica, favorecendo a replicação bacilar (Figura 62.8). Entretanto, a relação recíproca entre Treg e Th17 não é irreversível e em 2017 estudo mostrou que Tregs de pacientes com hanseníase podem se converter em células produtoras de Il-17 do tipo Th17, sugerindo um novo mecanismo para superar a imunossupressão em pacientes com hanseníase, em especial na doença LL.[101]

Resposta imune inata ao *M. leprae*

Participação dos receptores tipo *Toll*

A resposta imune inata é considerada fundamental para determinar o curso da infecção pelo *M. leprae* e as suas manifestações clínicas.

Diversos estudos demostraram que ao penetrar no organismo, o *M. leprae*, por meio dos seus PAMPS (padrões moleculares associados a patógenos), é reconhecido pelos PRRs (receptores de reconhecimento padrões como os *Toll-like receptors*/TLR), expressos nas células apresentadoras de antígenos (APCs do inglês *antigen presenting cells*), representadas pelas células dendríticas, macrófagos, monócitos, fibroblastos e células de Schwann.[78] Estudo mostrou que o *M. leprae* morto é capaz de promover ativação celular via TLR usando o heterodímero TLR2/1 e homodímeros de TLR2, indicando que os bacilos contêm lipoproteínas triaciladas, que constituem os ligantes destes receptores.[102] Nos macrófagos da pele o *M. leprae* ativa principalmente o heterodímero TLR2/1, iniciando a ativação celular com produção de IL-12 e ativação dos mecanismos de destruição bacilar. Tanto o TLR2 e o TLR1 encontram-se mais fortemente expressos em lesões de pele do tipo TT quando comparados com lesões da forma LL.[103,104] As células de Schwann também podem expressar o TLR2 e a ativação destes receptores pode contribuir para o dano neural na hanseníase.[105]

Estudo de varredura do genoma completo do *M. leprae* identificou 31 lipoproteínas, que potencialmente podem atuar como ligantes do heterodímero TLR2/1.[102] Em lesões de pele da forma LL, a IL-4 reduz a expressão de TLR2/1 e inibe a produção de citocinas induzidas por estes receptores como a IL-12. Embora a IL-10 não tenha efeito na expressão de TLR2/1, ela pode inibir a liberação de citocinas induzida por TLR2/1 como a IL-12.[102] O TLR 6, e não o TLR2, parece ser essencial para a biogênese de gotas lipídicas (do inglês *lipid droplets*, LD) presentes nas células de Schwann infectadas pelo *M. leprae*,[106,107] enquanto nos macrófagos infectados, a formação de LD parece ser parcialmente dependente de TLR2 e de TLR6.[108] Estudos indicam também o envolvimento de TLRs alternativos como TLR4 na resposta imune inata ao *M. leprae*.[109] Em conjunto, estes estudos indicam envolvimento dos TLR na resposta imune inata que é ativada para a defesa do hospedeiro contra o *M. leprae*.

Células apresentadoras de antígeno

As células dendríticas são consideradas células apresentadoras de antígeno profissionais que são capazes de processar e apresentar antígenos para células T, sendo, portanto, essenciais para imunidade celular do hospedeiro.[110] Diferentes tipos de células dendríticas foram avaliadas quanto ao papel desempenhado na patogênese na hanseníase. Em especial, foram avaliadas as células de Langerhans, que são células dendríticas residentes localizadas na epiderme e que expressam as moléculas CD1a e CD207 (langerina). Diversos estudos mostraram maior número de células de Langerhans na epiderme de lesões de pele do tipo TT comparadas com lesões de pele do tipo LL, em concordância com o predomínio de imunidade celular nas lesões TT enquanto nas lesões LL há predomínio de resposta imune humoral com robusta produção de anticorpos.[111-113] As células de Langerhans captam antígenos na epiderme e no linfonodo drenante fazem a apresentação de antígenos estimulando a respostas de células Th.[113] A molécula DC-SIGN (do inglês *dendritic cell-DC specific intercellular adhesion molecule/ICAM-grabbing non-integrin*) é uma lectina tipo C expressa em subpopulações de células dendríticas e de macrófagos, que é considerada um receptor de entrada para patógenos.[115] Maior quantidade de células DC-SIGN$^+$ foram encontradas na hanseníase LL comparadas com doença TT.[114,115] Além disso, o papel das células dendríticas na patogênese da hanseníase não se limita a apresentação de antígeno, visto que dados sugerem que elas também contribuem para a formação dos granulomas.[116]

Polarização e regulação da imunidade inata na hanseníase

Além da dicotomia de células Th1/Th2, os macrófagos também podem ser classificados em várias subpopulações, entre elas, M1 e M2; e embora esta classificação seja atualmente considerada extremamente simplista, ela tem sido empregada para estabelecer o papel fundamental dos macrófagos no estabelecimento das diversas formas da hanseníase.[77-110] Estimulação com citocinas pró-inflamatórias como o IFN-γ, ativa macrófagos do tipo M1 com aumento das suas propriedades antimicrobiana, inflamatória e de apresentação de antígenos.[77-110] Entretanto, citocinas como IL4, IL-13 ativam macrófagos do tipo M2 que desempenham ações anti-inflamatórias, e estão associados a reparo tecidual e fibrose.[117,118] Macrófagos epitelioides com fenótipo M1 (CD68$^+$ CD163$^-$) predominam em granulomas de pacientes TT enquanto os macrófagos nas lesões LL são "espumosos" e exibem predominantemente fenótipo M2 (CD68$^+$ CD163$^+$)[119] (Figura 62.8). Estudo recente em lesões TT e LL descreveu a presença de macrófagos M4 utilizando dupla marcação para CD68 e MRP8, sendo que a expressão de ambos os marcadores foi mais pronunciada nas lesões LL comparadas com as lesões TT.[120] A presença de IL-4 e Il-10 na imunidade inata interfere na resposta imune adaptativa e a IL-10, que representa uma citocina característica das lesões LL, determina o padrão de resposta inata induzindo fagocitose do bacilo, sem, no entanto, promover ativação macrofágica.

Existem evidências de que outras citocinas, como IL-15 e IL-10 sejam produzidas diferencialmente durante a resposta imune inata podendo regular as funções macrofágicas. A IL-15 está expressa nas lesões TT e induz atividade antimicrobiana incluindo o programa dependente de vitamina D.[103] Neste caso, a resposta imune inata culmina com a ativação de receptores de vitamina D, e a geração de potentes peptídeos antimicrobianos como a catelicidina e a defensina-β, resultando na fagocitose do *M. leprae* em um microambiente antimicrobiano, portanto com reduzida capacidade de infecção[77] (Figura 62.8).

Na lesão LL vários mecanismos contribuem para a abundância de bacilos, sendo que a produção de IL-10, em contraposição à IL-12, determina o padrão de resposta.[77] Em presença de IL-10, macrófagos aumentam a fagocitose de lipoproteínas oxidadas de baixa densidade e de micobactérias, mas não ativam a via antimicrobiana dependente de Vitamina D[77] (Figura 62.1). Neste contexto de maior atividade fagocítica na ausência de atividade antimicrobiana, o ambiente intracelular do macrófago favorece a sobrevivência e replicação do *M. leprae*, ao invés da sua destruição.[77,110] Entre outros mecanismos que colaboram para alta carga bacilar nos pacientes LL está a participação da molécula CD209 (receptor do tipo lectina C), que atua como um receptor de entrada para *M. leprae* nas células do hospedeiro. Nos macrófagos a expressão de CD209 aumenta a captação do *M. leprae*, o que resulta em maior carga bacilar.[115] Nas células dendríticas, componentes do *M. leprae* ativam CD209 induzindo produção de IL-10 em células de lesão LL.[121] Fosfolípides oxidados inibem a produção de IL-12 induzida por TLR2/1, mas mantem a liberação de IL-10.[122]

Os macrófagos programados por IL-10 apresentam alta expressão de CD209 e CD206 e de receptores *scavengers*, e entre eles, o CD163, promove a captação do complexo hemoglobina-haptoglobina que fornece fonte de ferro para a sobrevivência intracelular do *M. leprae* e ativa a produção de mais IL-10.[122,124] A via de macrófagos derivados de IL-10 é encontrada nas formas MB e os macrófagos de lesões LL estão repletos de gotas lipídicas (do inglês *lipid droplets*/LD) e são conhecidos como macrófagos espumosos.[125,126] O fenótipo espumoso dos macrófagos nas lesões LL resulta também da capacidade do *M. leprae* de induzir e recrutar lípides para as células que contêm bacilos, formando as LD.[107] A captação de lípides também inibe a resposta imune inata inflamatória frente ao *M. leprae*, direcionando a produção de citocinas para IL-10 e inibindo a produção de IL-12.[127] Nas formas LL, em decorrência da robusta produção de anticorpos e da alta carga bacilar, os imune-complexos são abundantes e estes podem ativar os macrófagos a produzirem mais IL-10.[122,128] Portanto, dependendo do padrão de citocinas produzidas pelas APCs (IL-15 ou IL-10), o funcionamento de células da imunidade inata como os macrófagos, pode direcionar e regular a resposta imune adaptativa do hospedeiro para estimular uma resposta celular inflamatória capaz de destruir bacilos, ou para bloqueá-la favorecendo a replicação bacilar.[77]

Outra via antimicrobiana bem reconhecida, a via do óxido nítrico (do inglês *nitric oxide*, NO) foi investigada nas formas polares da hanseníase por análise quantitativa da enzima óxido nítrico sintase induzida (iNOS).[129] Em lesões LL a expressão de iNOS foi significativamente maior que nas lesões TT, sugerindo que o *M. leprae* seja capaz de induzir a expressão de iNOS, entretanto apenas a ativação da via antimicrobiana do NO parece insuficiente para controlar a infecção. Estudo de 2017 demonstrou que o óxido nítrico secretado por macrófagos infectados por *M. leprae* causa dano direto às fibras nervosas induzindo edema axonal e mitocondrial seguido de fenótipo de desmielinização.[130]

As células dendríticas fagocitam o *M. leprae* e expressam antígenos derivados da bactéria, como o glicolipídeo fenólico I (PGL-I).[131] A infecção pelo *M. leprae* diminui a capacidade das células dendríticas de induzir respostas de células T, por mecanismo envolvendo o PGL-I, pois o bloqueio de PGL-I na superfície das células dendríticas aumentou a resposta de células T $CD4^+$ e $CD8^+$.[131] Existem também evidências de que o PGL-I diminui tanto a maturação, como a ativação das células dendríticas, favorecendo assim a sobrevivência do *M. leprae*.[132,133] Recentemente foi demostrado que o PGL-I além de influenciar a resposta das células dendríticas e macrófagos, molda também a resposta imune inata nos neutrófilos polimorfonucleares, via interação com o receptor do complemento CR3, promovendo a invasão do bacilo nestas células.[134] Assim, vários estudos indicam que o PGL-I atua como um fator de virulência do *M. leprae* interferindo na resposta das células da imunidade inata.

Imunologia dos estados reacionais

As reações hansênicas são episódios imunoinflamatórios agudos, espontâneos que podem ocorrer durante o curso crônico da hanseníase, se manifestando antes ou durante o diagnóstico e mesmo anos após a MDT.[73] As reações hansênicas ocorrem principalmente em pacientes Borderline (BT, BB, BL) que são caracterizados por resposta imune instável, mas podem também acometer pacientes LL.[73] Existem dois tipos principais de reações hansênicas conhecidas como reação tipo 1 (RT1 ou reação reversa) que ocorre em pacientes BT, BB e BL, mas que pode também ocorrer em pacientes LL. Já a reação tipo 2 (RT2), cuja manifestação mais frequente é denominada eritema nodoso hansênico (ENH), ocorre principalmente em pacientes BL e LL.[73] As reações são acompanhadas de intensa inflamação neural que pode causar a perda irreversível de funções sensoriais, autonômicas e motoras, e o tratamento das reações requer o uso prolongado de imunossupressores potentes como talidomida e corticosteroides.

A RT1 representa episódio imunoinflamatório agudo nas lesões de pele e nervos, decorrente do surgimento ou exacerbação de resposta imune celular específica a antígenos do *M. leprae*. A RT1 ocorre mais frequentemente após o início da MDT e pode surgir em qualquer forma do espectro da doença, exceto em pacientes TT.[135] A neurite está frequentemente associada a RT1, sendo considerada a principal causa de dano neural.[136-138] Tanto a resposta imune inata e adaptativa participam da patogênese da RT1. O envolvimento de TLRs no desencadeamento da resposta inflamatória observada na RT1 foi sugerido por dados que mostraram que o tratamento da RT1 com corticosteroides diminuiu a expressão gênica e proteica tanto de TLR2 e TLR4 nas lesões de pele.[139] Estudos mostraram expressão aumentada de iNOS em pacientes T1R comparados com pacientes não reacionais sugerindo ativação macrofágica.[140-141] As lesões da RT1 estão associadas a reação de hipersensibilidade tipo IV e estudos imunofenotípicos indicaram aumento em número e percentagem de células $TCD4^+$ nas lesões de pele.[142-150] As lesões de RT1 apresentam macrófagos epitelioides ativados organizados ou não em granulomas.[142] Estudos mostraram que a ativação exacerbada de resposta imune celular e inflamatória na RT1 é marcada por infiltração tecidual maciça de linfócitos T $CD4^+$, ativação da via antimicrobiana dependente de vitamina D, produção intensa de IFN-γ, TNF, IL-17, IL-1, IL-2, receptor de IL-2, IL-6, IL-8, IL-12p40 e da quimiocina CXCL-10 (do inglês *CXC chemokine-10* conhecida também como IP10 do inglês *interferon inducible protein of 10kda*).[141-144] Em consequência deste padrão de resposta, ocorre edema e inflamação tecidual.

A regulação cruzada entre Treg-Th17 observada nas formas polares não reacionais, não se aplica às reações hansênicas, especialmente à RT1. Como RT1 e RT2 são reações inflamatórias agudas, portanto, como esperado, maior frequência de Th17 foi encontrada tanto na RT1 como na RT2, comparadas com pacientes não reacionais, o que é compatível com a atividade inflamatória de Th17.[145-147] (Figura 62.8). Estudos recentes mostram a participação das células Treg $CD4^+CD25^+Foxp3^+$ na patogênese da RT1 (Figura 62.8). Foi observada maior frequência de Treg tanto nas células mononucleares periféricas como nas lesões de pele de RT1, comparadas com hanseníase não reacional.[91,93,145,147] Estudo em RT1 e RT2 observou na RT1 maior expressão de genes associados às células T, citocinas, quimiocinas, fatores de sinalização e de transcrição.[92] A presença de células Treg nas respostas inflamatórias da RT1 pode ser explicada por seu papel imunossupressor que neste contexto atua para reduzir a resposta inflamatória que é responsável pelo dano neural. Desta forma, o aumento de Treg na RT1 provavelmente representa um mecanismo de autoproteção benéfico ao hospedeiro para reduzir o dano tecidual causado por resposta imune celular inflamatória aumentada.

O ENH é a manifestação clínica mais frequente da reação tipo 2 e ocorre em aproximadamente 50% dos pacientes do polo lepromatoso, ou seja, pacientes sem resposta imune celular ao *M. leprae* e robusta produção de anticorpos.[73] O ENH é caracterizado pelo surgimento abrupto de nódulos eritematosos dolorosos acompanhados de sintomas sistêmicos incluindo febre, aumento dos linfonodos, sensibilidade óssea e hepatoesplenomegalia. No ENH a neurite pode persistir por anos como um sintoma crônico e recorrente na maioria dos pacientes.[73] O ENH geralmente se inicia pela deposição de imune complexos e ativação da cascata do sistema complemento, resultando em vasculite ou reação de hipersensibilidade tipo III.[73,74] O TLR9 reconhece o DNA do *M. leprae* e a resposta de citocinas pro-inflamatórias durante o ENH está relacionada à maciça liberação de ligantes de TLR9 do *M. leprae* e do hospedeiro que ocorre durante a MDT e agonistas de TLR9 induziram secreção de maiores níveis de TNF, IL-6 e IL-1β comparados com pacientes não reacionais e indivíduos saudáveis.[148]

Estudo que avaliou vários fatores plasmáticos em pacientes reacionais, identificou em pacientes com ENH, aumento de PDFG-BB (do inglês *platelet-derived growth factor* BB), que promove angiogênese, que pode representar um marcador potencial de ENH.[144] No ENH ocorre infiltração com células $CD4^+$ e neutrófilos.[73,74] As lesões de ENH apresentam constituintes micobacterianos com a expressão de IL-6, IL-8, e IL-10 mRNA (RNA mensageiro) e expressão sustentada de IL-4 e IL-5 mRNA, compatíveis com a quimiotaxia de neutrófilos e produção de anticorpos.[74] As mesmas citocinas que ocorrem na RT1 foram também detectadas no ENH, mas IL-4, IL-5, IL-10, IL-6, IL-7 e TNF apresentaram níveis significativamente mais altos no ENH.[144,149] As reações mais graves estão associadas a produção aumentada de TNF e IFN-γ e injeções de IFN-γ ativam lesões de ENH.[149,150]

No ENH menor frequência de Treg na circulação é consistente com alta frequência de Th17[147] e também no ENH foram descritas regulação negativa de Treg e expansão de respostas Th17[151] (Figura 62.1). Estes resultados indicam que embora o ENH ocorra em pacientes multibacilares que apresentam do tipo Th2/Treg, que caracteriza anergia, evidências recentes indicam que na RT2, ocorre mudança transitória de padrão de resposta imune para o tipo Th2/Th17 (Figura 62.8). É possível que, a redução ou manutenção do número de Treg no ENH possa atuar diminuindo seus efeitos inibitórios nas células T efetoras, favorecendo assim uma resposta inflamatória com atividade aumentada de Th17, que é característica do ENH.

Estudos mostrando atividade de células Th17 em pacientes reacionais indicam que elas podem contribuir para inflamação e imunopatologia observada nas lesões. Além disso, troca de populações de células T $CD4^+$ em pacientes paucibacilares do perfil Th1/Th17 para Th1/Treg na RT1 e nos pacientes multibacilares com perfil Th2/Treg para Th2/Th17 confirma a plasticidade da resposta de células T nas reações hansênicas[144,147,151] (Figura 62.8). Embora os mediadores do dano tissular nas reações hansênicas sejam parcialmente conhecidos e caracterizados pelo aumento de citocinas inflamatórias na RT1 com na RT2, não se sabe até o momento se o perfil inflamatório observado nas lesões de pele e no sangue durante as reações, representa a causa ou a consequência delas. Além disso, apesar da descrição de diversos marcadores das reações hansênicas, até o momento não foram identificados marcadores preditivos confiáveis para estes episódios.

■ CLASSIFICAÇÃO

Ao longo da história, diversas propostas de classificação foram utilizadas, sempre com a finalidade de agrupar os pacientes para fins terapêuticos. Entre elas destacam-se:[152]

a) **Compêndio médico indiano (Shusrata Samhita, 600 a.C.):** (i) sem lesões (ii) com lesões de pele (iii) com lesões de pele e nervos (iv) com lesões de pele ulceradas.
b) **Classificação de Manila (1931):** (i) hanseníase cutânea, (ii) hanseníase neural e (iii) hanseníase mista.
c) **Classificação de Rabelo (1937):** (i) hanseníase indeterminada; (ii) hanseníase tuberculoide e (iii) hanseníase virchowiana.
d) **Classificação de Madri (VI Congresso Mundial de Leprologia, 1953):** (i) hanseníase indeterminada, (ii) hanseníase tuberculoide, (iii) hanseníase dimorfa e (iv) hanseníase virchowiana.
e) **Classificação de Ridley e Jopling (1966):** (i) hanseníase indeterminada, (ii) hanseníase tuberculoide, (iii) hanseníase Borderline (sendo limítrofe, a melhor tradução para língua portuguesa), subdividida em Borderline-tuberculoide (BT), Borderline-Borderline (BB) e Borderline-lepromatosa (BL), (iv) hanseníase lepromatosa (BL) e (v) hanseníase neural pura (HNP).
f) **Classificação indiana (1953-1981):** (i) hanseníase tuberculoide, (ii) hanseníase polineurítica, (iii) hanseníase maculoanestésica, (iv) hanseníase indeterminada, e (iv) hanseníase lepromatosa.
g) **Classificação operacional (Organização Mundial da Saúde, 1982):** os pacientes são classificados de acordo com o número de lesões. São denominados paucibacilares (PB) os casos que tenham até cinco lesões cutâneas e MB, mais de cinco lesões.[15]

Entre as classificações, Rabelo, no Brasil, foi o primeiro a estabelecer o conceito de formas polares na hanseníase. De acordo com essa classificação, as manifestações clínicas de todas as formas clínicas surgem a partir da hanseníase indeterminada (HI). Sem tratamento, o paciente poderia evoluir para a forma polar tuberculoide (HT) ou polo virchowiano, também conhecida como forma lepromatosa (HL). No Congresso de Leprologia de Madri, realizado em 1953, foram mantidos os critérios propostos por Rabello, acrescentando-se um novo grupo de pacientes, denominado Borderline *leprosy* (BL). A denominação inglesa, Borderline, foi erroneamente traduzida para "dimorfo" e, portanto, hanseníase dimorfa (HD). Essa classificação ficou conhecida como Classificação de Madri.

A classificação de Madri baseia-se nas características clínicas, aspectos bacteriológicos, imunológicos e histológicos da hanseníase. Os grupos polares foram definidos em tuberculoide (T) e virchowiano (sinônimo de lepromatoso) (V). Há ainda um grupo instável e intermediário, denominado Borderline (B) ou dimorfo (D). De acordo com essa classificação, todas as formas polares e intermediárias surgem a partir da forma indeterminada (I).

Em 1966, mantendo o conceito de polaridade, Ridley e Jopling propuseram modificação da classificação anterior. Essa nova classificação representou importante avanço no entendimento da doença, uma vez que apresenta concordância significativa entre as características clínicas, bacteriológicas, imunológicas e histopatológicas.[76]

Inicialmente, essa classificação contemplava somente as formas polares tuberculoide (TT), lepromatosa (LL) e o grupo interpolar (Borderline), subdividido em Borderline-tuberculoide (BT), Borderline-Borderline (BB) e Borderline-lepromatosa (BL). Ridley e Jopling incluíram também uma forma polar pura (LL), que não teria evoluído a partir de formas Borderline. Posteriormente, em outra publicação o grupo indeterminado foi incluído.

É importante ressaltar que todas as propostas de classificação dos pacientes com hanseníase tiveram a finalidade de agrupar as diferentes formas clínicas da doença para fins terapêuticos. Assim, seguindo as sugestões de classificação, em 1982, um comitê de especialistas da OMS estabeleceu os critérios para dois regimes diferentes de tratamento do MH, com modificação da classificação de Ridley-Jopling. Os casos I, TT e BT foram definidos como PB e os casos BB, BL e LL como MB. De acordo essa classificação, pacientes com índice baciloscópico (IB) com valor ≥ 2, em qualquer local da pele, eram alocados no grupo MB para fins de tratamento e valor de IB < 2, hanseníase PB.[57] A partir de 1988, todos os pacientes com baciloscopia positiva, independentemente do IB, passaram a ser classificados como MB.

Em 1982, para fins de tratamento, os pacientes passaram a ser classificados de acordo com o número de lesões: até cinco lesões eram considerados PB e mais que cinco, MB. A realização de baciloscopia foi desaconselhada. Essa classificação é denominada classificação operacional. Esse foi um importante passo para a descentralização do tratamento poliquimioterápico para centros e postos de saúde.[15]

Na Figura 62.9 é apresentada a classificação de Ridley e Jopling e sua correlação com a Classificação Operacional da OMS.

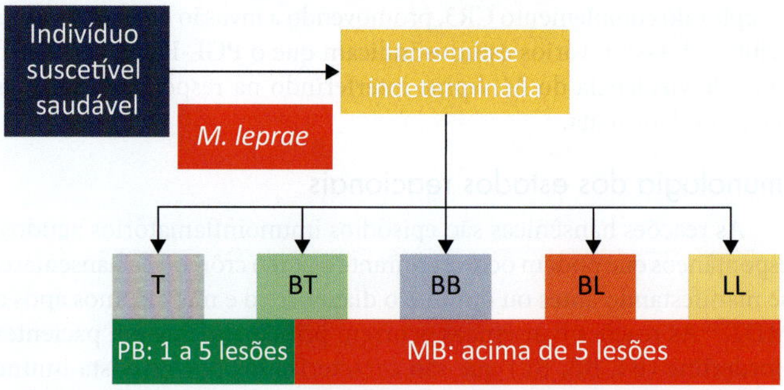

■ **Figura 62.9** Classificação de Ridley e Jopling e correlação com a classificação operacional da OMS.

Nota especial deve ser dada ao fato de que todas as propostas de classificação dos pacientes foram no sentido de agrupá-los para fins terapêuticos. Observando esse princípio, em 1982, a Organização Mundial da Saúde (OMS) defendeu o uso de dois regimes diferentes de terapia multidrogas para o tratamento da hanseníase. Os regimes de tratamento foram originalmente atribuídos com base na classificação de Ridley-Jopling, que definiu os casos de hanseníase I, TT e BT como sendo paucibacilares (PB) e os casos de hanseníase BB, BL e LL como sendo multibacilares (MB). Sob este método de classificação, um valor de BI ≥ 2 em qualquer local de pele classificava o paciente como MB e um valor de BI < 2 indicava hanseníase PB.[37] A partir de 1988, a positividade da baciloscopia em qualquer local de esfregaço da pele, independentemente do valor, tornou-se suficiente para indicar o tratamento MB.

Apesar de facilitar o tratamento da hanseníase pelos profissionais da atenção primária, a classificação operacional, sem a realização de baciloscopia, pode causar erros de tratamento: muitos pacientes recebem esquema PB e deveriam ser tratados como MB se tivessem sido adequadamente investigados. Estudo realizado nas Filipinas mostrou que 57% dos pacientes classificados como PB, segundo a contagem do número de lesões, apresentavam baciloscopia positiva, sendo 31% com IB > 2 e 36% foram histopatologicamente classificados como BL ou LL.[154] Além disso, muitos pacientes classificados como PB poderiam ser MB se a baciloscopia ou exame histopatológico tivessem sido realizados.[155]

■ MANIFESTAÇÕES CLÍNICAS

Hanseníase indeterminada (MHI)

Em geral, as lesões iniciais de hanseníase são caracterizadas por manchas hipocrômicas (Figuras 62.10 e 62.11). Característica importante dessa apresentação é a presença de alteração na sensibilidade térmica. As sensibilidades dolorosa e tátil podem ser normais.

A boa iluminação é essencial para o exame adequado do paciente. A sensibilidade térmica é a primeira a ser alterada. O teste com tubos de ensaio contendo água quente e fria é o ideal. A queda de pelos no interior da mancha e a alteração franca da sensibilidade dolorosa ou tátil indica evolução para a forma tuberculoide ou Borderline.[156]

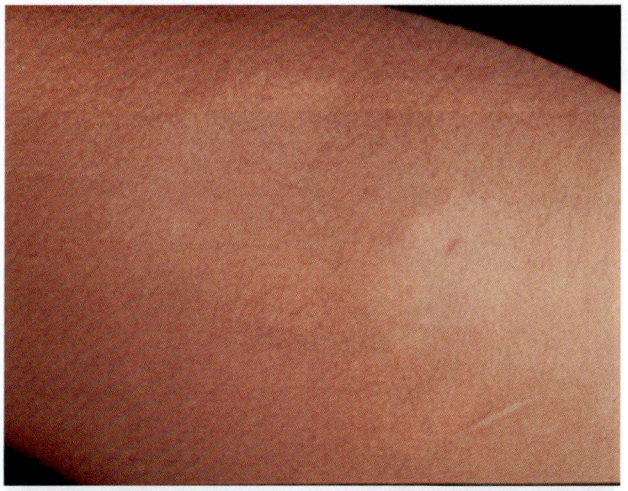

■ **Figura 62.10** MHI. Manchas hipocrômicas. Sensibilidade térmica e exame histopatológico compatível com HI.

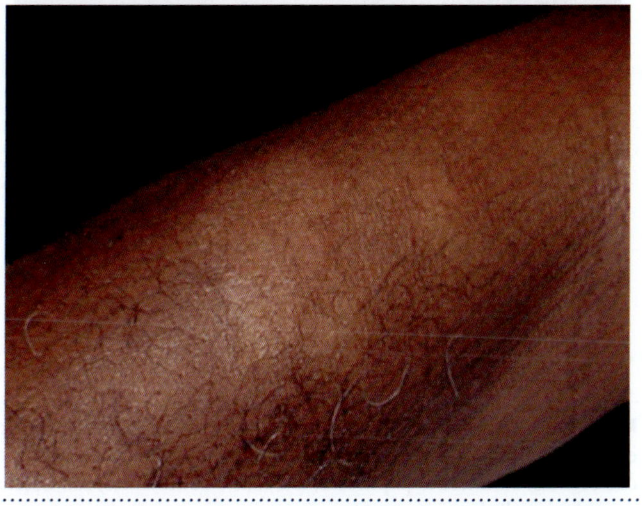

■ **Figura 62.11** MHI. Machas hipocrômicas, algumas com bordas mal definidas. Aspecto sugestivo da fase inicial da HI.

O número de lesões depende da imunidade celular específica do hospedeiro para o *M. leprae*, geneticamente determinada. Quanto maior a resistência ao *M. leprae*, menor será o número de machas.[156]

O diagnóstico da forma indeterminada pode ser difícil, dependendo, particularmente, da experiência do profissional de saúde, condições emocionais e cognitivas do paciente durante o teste de sensibilidade e disponibilidade de laboratório (baciloscopia e exame histopatológico). Na realidade, é pequeno o número de pacientes corretamente diagnosticados com essa apresentação.[156]

Excelente método para o diagnóstico dessa forma clínica é a prova da histamina. Aplica-se uma gota de solução milesimal (1/1.000) de histamina sobre a área homocrômica com suspeita de hanseníase e outra gota na pele normal. A seguir, escarifica-se a pele sob a gota de histamina. Se a mancha hipocrômica for hanseníase, a prova será incompleta, isto é, não ocorre a fase de eritema secundário, que depende da integridade dos filetes nervosos (Figura 62.12).[157,158] A reação cutânea normal à histamina é similar à picada de inseto: pápula central e eritema periférico.

Sem tratamento, os casos indeterminados evoluem para as formas polares T e V, ou Borderline, dependendo do número de lesões. Pacientes com pequeno número de lesões (p. ex., uma a três) podem evoluir para a cura espontânea.

Hanseníase tuberculoide (MHT)

Esta forma clínica caracteriza-se por lesões em placa, com tamanhos variáveis, apresentando micropápulas na periferia e limites bem definidos em relação à pele normal. Na fase inicial da evolução de HI para HT pode-se observar lesões papulosas sobre as máculas hipocrômicas. As lesões podem aumentar de tamanho, com cicatrização central e progressão pelas bordas. Na pele branca observa-se eritema e hipocromia; na escura, podem ser hipocrômicas ou cúpreas (Figuras 62.13 e 62.14). Alguns casos de HT podem apresentar somente lesão macular, com graus variáveis de atrofia. Na HT ocorre alteração das sensibilidades térmica, dolorosa e tátil.[156,158]

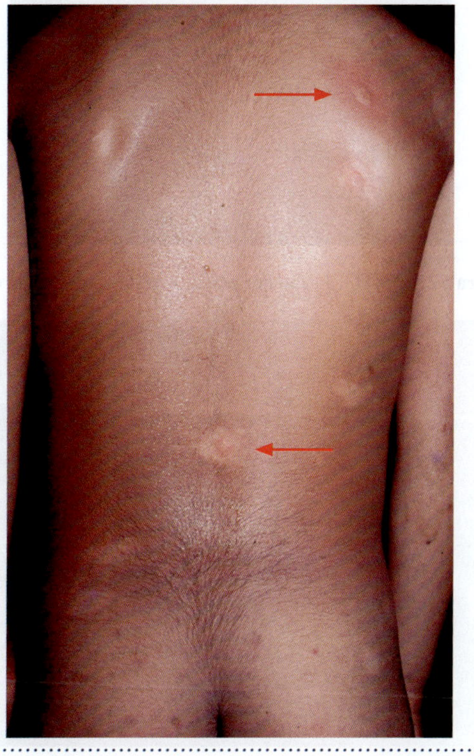

■ **Figura 62.12** Prova da histamina – na pele normal (região escapular direita – seta) observa-se resposta completa. Na lesão hipocrômica não ocorre o halo secundário (seta).

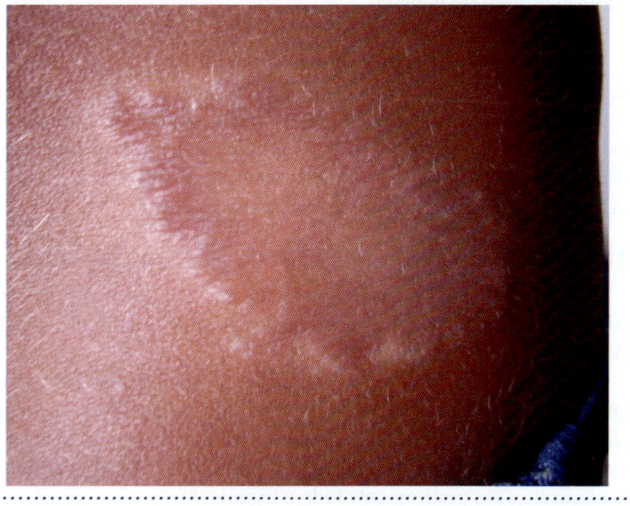

■ **Figura 62.13** MHT. Lesão em placa, com pápulas térmica, soladas e confluentes nas bordas. No centro da lesão observa-se hipocromia.

Um tipo particular de HT é observado em crianças, a hanseníase tuberculoide da infância, também conhecida como nodular infantil. Clinicamente, as lesões podem apresentar aspecto nodular ou em placas. É comum a cura espontânea dessa forma de HT (Figura 62.15).[159,160]

É importante lembrar que nos casos HT localizados na face, mesmo em lesões com longa evolução, a sensibilidade pode estar normal, uma vez que a rica inervação sensorial dessa área compensa as alterações que ocorrem nas terminações neurais da lesão.

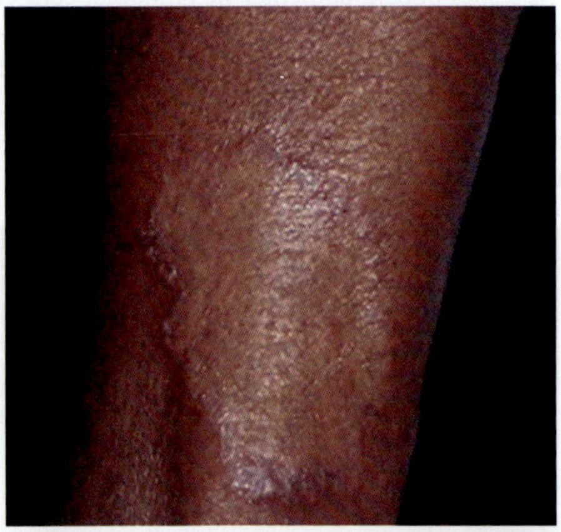

■ **Figura 62.14** MHT. Lesão em placa. Anestesia dolorosa e tátil.

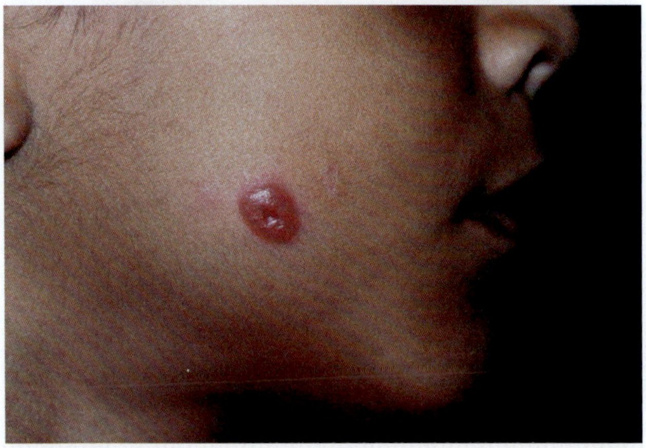

■ **Figura 62.15** MHT. Hanseníase tuberculoide da infância. Observar discreta hipocromia ao redor da lesão, que poderia estar relacionada à fase inicial, indeterminada, ou utilização prolongada de tópicos à base de corticosteroides potentes.

A sudorese pode estar diminuída ou ausente na HT, sendo frequente a queda de pelos nos casos com longa evolução.

Em todas as formas clínicas de hanseníase, exceto na HI, existe a possibilidade de espessamento dos nervos periféricos, como ulnar, mediano, radial, fibular (ciático poplíteo externo), tibial posterior e sural. A neurite pode ser a primeira manifestação da doença.[156,159]

Hanseníase virchowiana (MHV) ou lepromatosa (MHL)

Os pacientes MHV são anérgicos, ou seja, não desenvolvem imunidade celular suficientemente capaz de controlar a multiplicação do *M. leprae*.

A forma HV pode evoluir a partir da forma indeterminada, nos pacientes que apresentam grande número de lesões, simetricamente distribuídas. As lesões hipocrômicas tornam-se eritematosas e progressivamente infiltradas, envolvendo extensas áreas cutâneas, e em casos avançados praticamente todo o tegumento.

As formas MHV, com frequência, ficam clinicamente evidentes a partir de pacientes MHBB e MHBV com longa evolução. Alguns pacientes apresentam quadros típicos de HV sem histórico ou evidência clínica de lesões hipocrômicas prévias. Sem tratamento, áreas aparentemente normais do tegumento também se infiltram e toda (ou quase toda) a superfície cutânea é envolvida por intensa infiltração. Em muitos casos pode haver desaparecimento dos sulcos normais da pele e aspecto eritrodérmico (Figuras 62.16 a 62.18). Nas áreas infiltradas verifica-se a queda progressiva dos pelos. A queda dos pelos da parte externa das sobrancelhas ocasiona o aspecto clínico clássico, sugestivo de HV, denominado madarose. Os cílios também podem cair nos pacientes com muita infiltração (Figura 62.19).

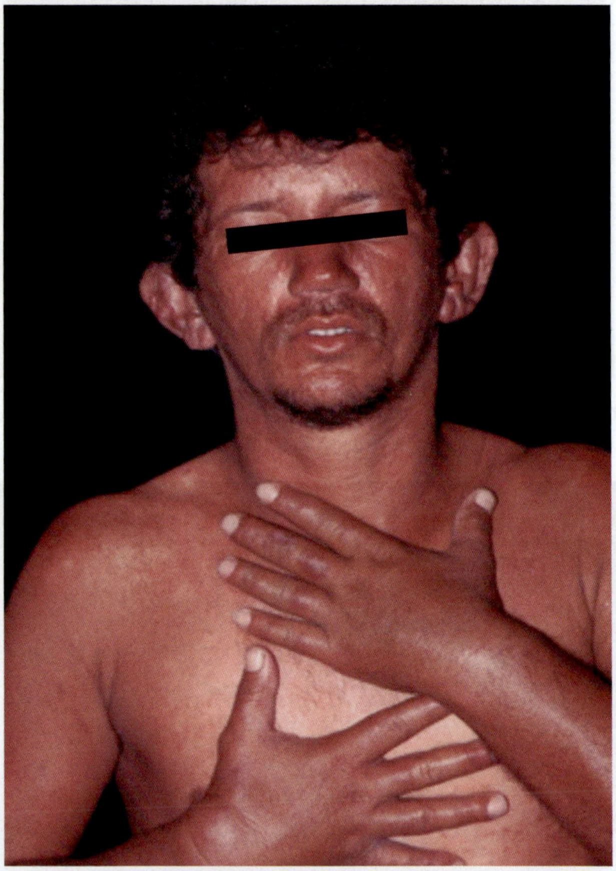

■ **Figura 62.16** MHV. Infiltração difusa do tegumento. O aspecto edematoso das mãos é denominado "mãos suculentas". A infiltração das orelhas, com lesões papulosas, isoladas e confluentes, são típicas dessa forma clínica.

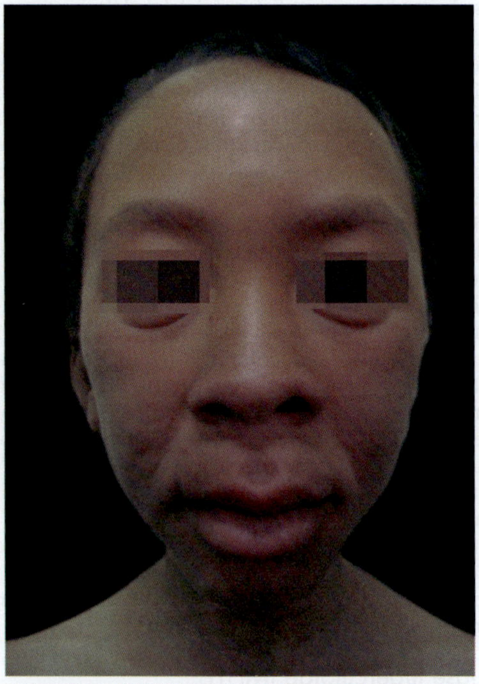

■ **Figura 62.17** MHV. Infiltração difusa da face, com poucas áreas de pele normal.

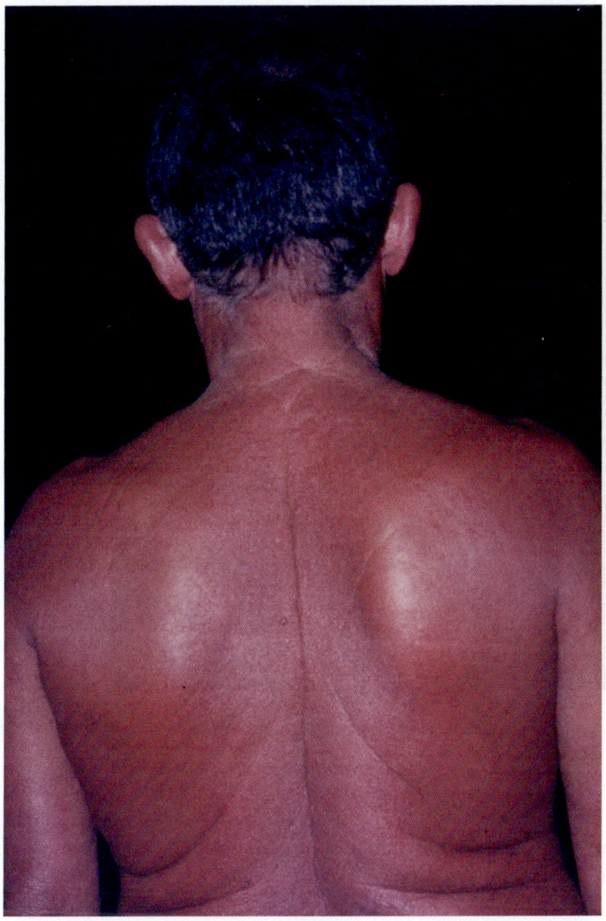

■ **Figura 62.18** MHV. Eritema e infiltração difusa de todo o tegumento, com aspecto eritrodérmico.

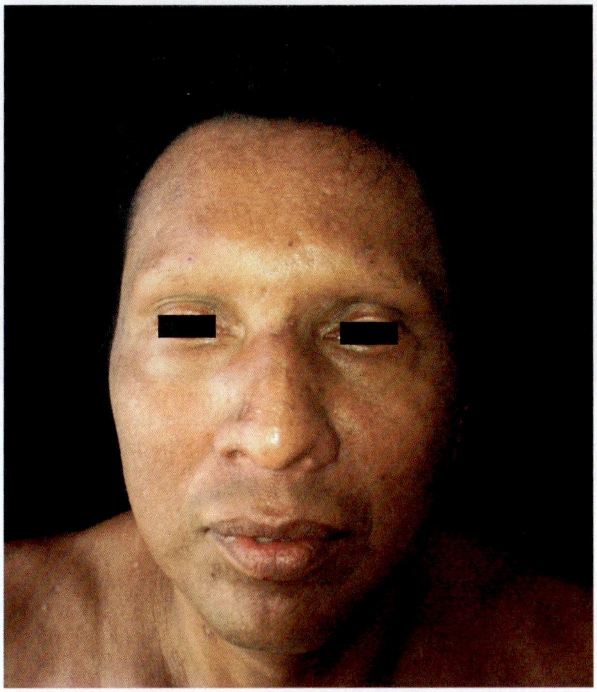

■ **Figura 62.19** MHV. Infiltração difusa da face, com queda dos cílios e pelos das sobrancelhas (madarose).

Lentamente, surgem pápulas sobre as áreas infiltradas. Estas lesões podem aumentar de tamanho, atingindo mais de 1 cm de diâmetro, constituindo os tubérculos. Permanecem isoladas ou confluem. As pápulas e tubérculos surgem nas áreas com maior infiltração. Essas lesões são denominadas, genericamente de hansenomas e são ricas em bacilos (Figuras 62.20 e 62.21).

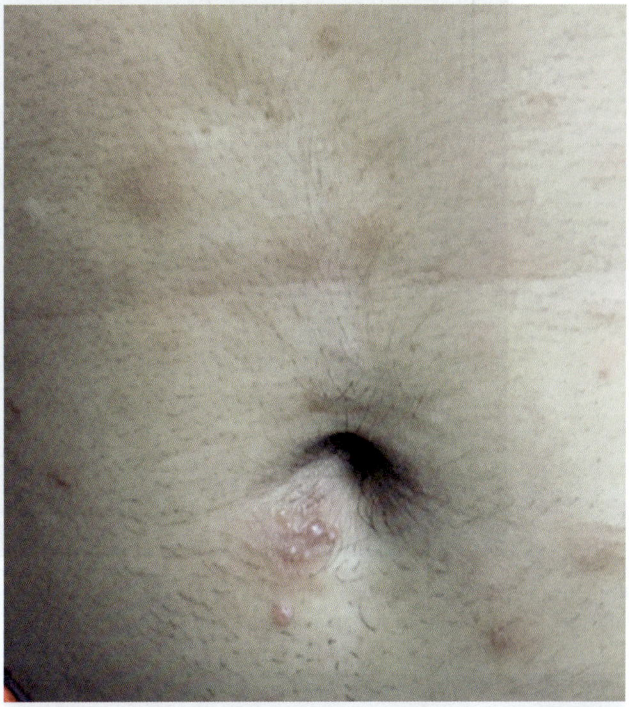

■ **Figura 62.20** MHV. Pápulas periumbilicais sobre área eritematosa, infiltrada, e lesões eritemato-hipercrômicas.

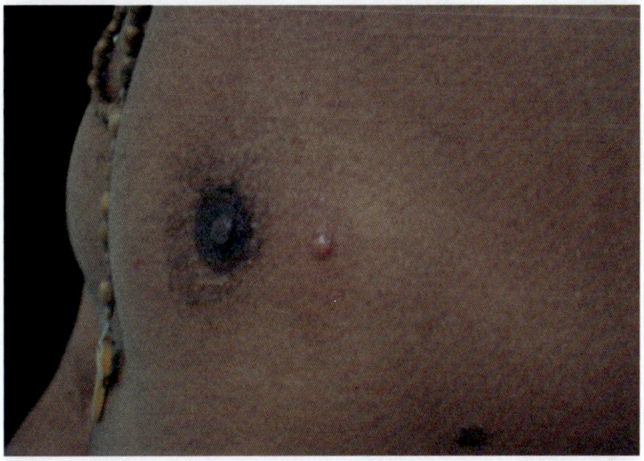

■ **Figura 62.21** MHV. Hansenoma sobre área eritematosa, infiltrada.

Progressivamente, ocorre infiltração acentuada, difusa, da face e pavilhões auriculares, levando ao aspecto clínico clássico da HV, denominado fácies leonina (Figura 62.22).

A infiltração das mãos e pés são comuns nos casos mais avançados. Também é frequente a ictiose adquirida, principalmente nos membros inferiores. Áreas mais quentes do corpo, como as axilas, virilhas, períneo e couro cabeludo, em geral, são poupadas ou pouco envolvidas.[156,159]

Com a progressão da doença, os troncos nervosos periféricos também podem infiltrar-se e aumentar de volume (Figura 62.23). A consequência será a redução da sensibilidade nas mãos, pés e outras áreas comprometidas. Dependendo do grau de comprometimento neural, podem surgir incapacidades. Na HV, o infiltrado celular dos nervos não é tão agressivo quanto o que se observa na hanseníase Borderline; portanto, as deformidades ocorrem com menor intensidade e depois de muito tempo de evolução, nos casos sem tratamento.[156,159]

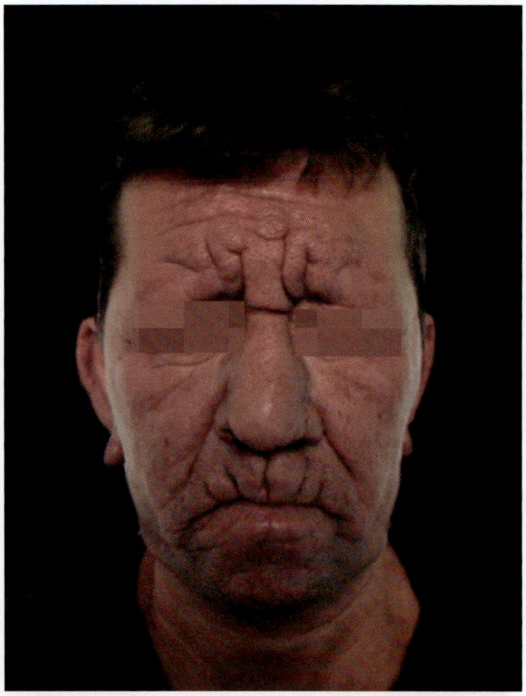

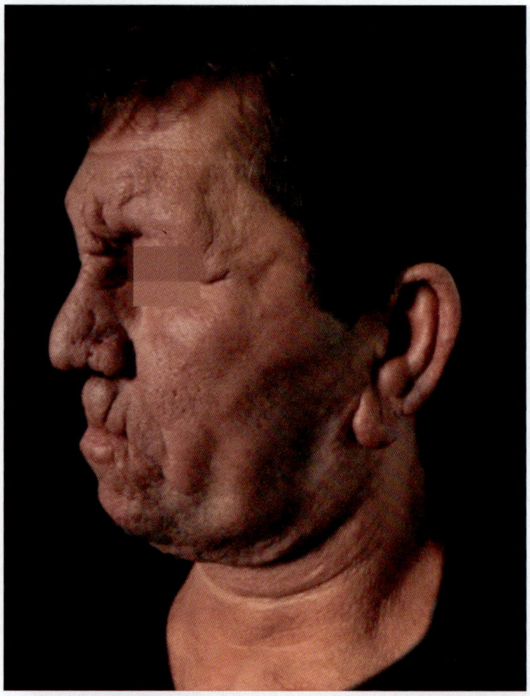

■ **Figura 62.22** MHV. Paciente com longa evolução. Infiltração de toda a face, com acentuação dos sulcos naturais da pele – *fácies leonina*. Infiltração do pavilhão auricular, queda dos cílios e sobrancelha.

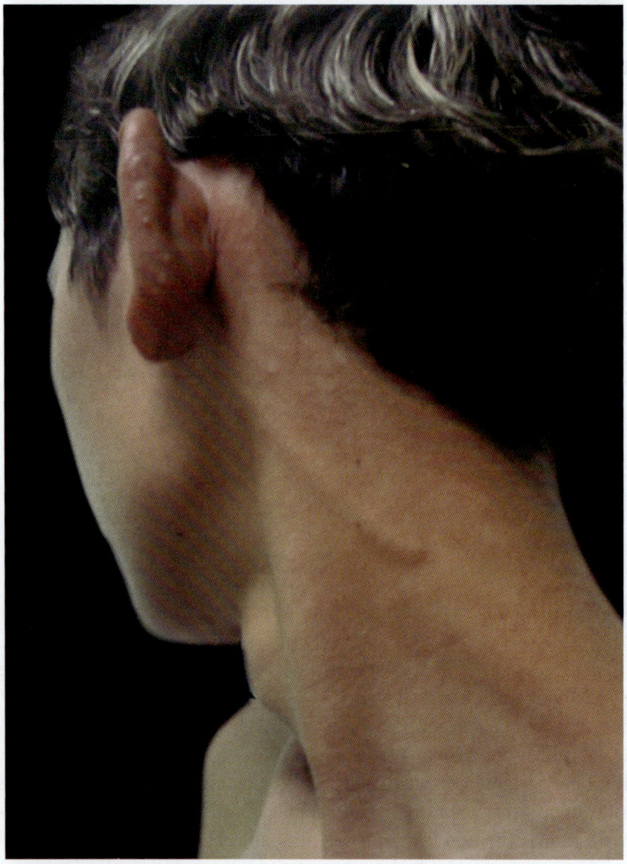

■ **Figura 62.23** MHV. Infiltração e pápulas no pavilhão auricular. Espessamento do nervo auricular.

Existe um grupo de pacientes com esta forma clínica caracterizados por lesões nodulares, com as bordas bem definidas e superfície lisa, brilhante. Estes casos são denominados hanseníase histoide de Wade (Figura 62.24). Esta variedade clínica pode estar associada a pacientes com resistência medicamentosa, particularmente à dapsona. A designação histoide é consequente ao aspecto histopatológico das lesões, que lembram o dermatofibroma.[161]

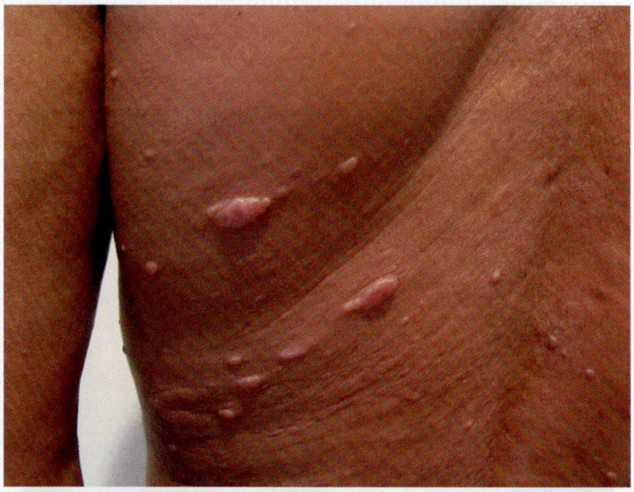

■ **Figura 62.24** MHV. Forma histoide de Wade. Lesões papulosas e tuberosas, isoladas, sobre área eritematosa, infiltrada, em quase todo o tegumento.

Outro subgrupo da HV é a hanseníase de Lúcio-Latapi-Alvarado. Caracteriza-se por infiltração difusa, com aspecto brilhante de todo o tegumento cutâneo, dando o aspecto conhecido como "lepra bonita". Tem-se a falsa impressão de que a pele está saudável. Esta variante clínica tem sido diagnosticada com maior frequência no México. O fenômeno de Lúcio, caracterizado por vasculite e necrose é frequente nesses casos; podendo, no entanto, ocorrer em outras formas clínicas, tipo virchowiana clássica ou Borderline-virchowiana, "de novo", sendo encontradas ulcerações únicas ou disseminadas, de tamanhos variáveis e contornos irregulares, com fundos crostosos ou sanguíneo-crostosos (Figura 62.25).[162]

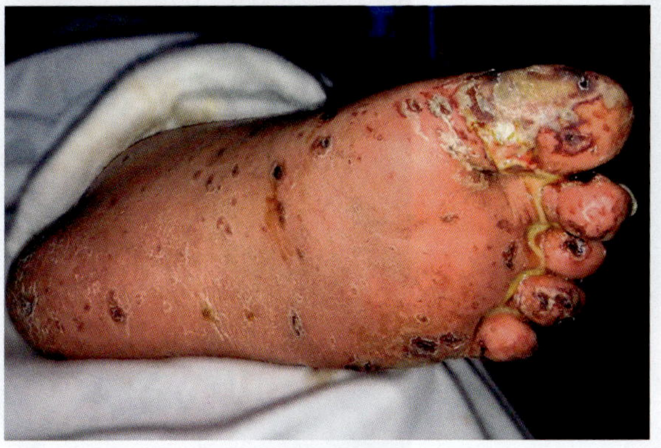

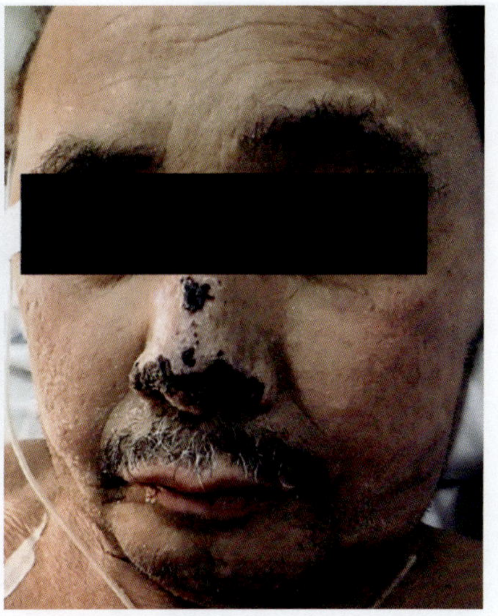

■ **Figura 62.25** Fenômeno de Lúcio – áreas de necrose tecidual em extremidades.

Em todas as variedades clínicas da HV pode haver acometimento mucoso do trato respiratório superior, ocasionando coriza, exsudato seropurulento e epistaxe. Em casos graves, pode ocorrer envolvimento e destruição óssea da pirâmide nasal, com deformidade permanente do nariz. Os olhos também podem ser acometidos em casos com diagnóstico tardio, ocorrendo anestesia da córnea, uveíte, glaucoma e cegueira. Fígado, baço, suprarrenais e medula óssea também podem ser comprometidos na HV. Os ossos da face, mãos, pés e outros ossos também podem ser envolvidos, contribuindo para o estabelecimento de incapacidades.[156,159] Esse acometimento mostra que a hanseníase pode constituir-se em doença sistêmica.

Hanseníase Borderline (HB)

De acordo com a classificação de Ridley e Jopling são poucos os casos polares.[76] Quando bem avaliados, do ponto de vista clínico e laboratorial, a maioria dos pacientes pertence ao grupo Borderline. Nestas formas, o acometimento de troncos nervosos periféricos pode ser múltiplo e mais grave. Quanto maior a carga bacilar, maior será o número de lesões cutâneas, maior será a chance de os troncos nervosos periféricos serem acometidos e, consequentemente, o desenvolvimento de paralisias e incapacidades.

A instabilidade clínica é característica deste grupo: sem tratamento pioram, progressivamente em direção à forma HV. Os pacientes Borderline apresentam quadros reacionais do tipo 1 com muita frequência. Esse quadro reacional é caracterizado pelo aumento da infiltração cutânea e neural, intensificação do eritema e, dependendo da gravidade, amolecimento e ulceração das lesões, sendo comum o aparecimento súbito de paralisias.

Hanseníase Borderline-tuberculoide (MHBT)

As lesões cutâneas são caracterizadas por placas de tamanhos, cores e formas variáveis, muitas vezes similares às observadas na HT (Figuras 62.26 e 62.27). Também são classificados como HBT os pacientes com grandes placas ou lesões com aspecto tuberculoide apresentando pequenas lesões satélites. Nas lesões com longa evolução podem ocorrer cicatrização atrófica na parte central ou nas bordas das placas. A coloração das lesões pode variar de hipocrômicas, eritematosas a eritemato-hipocrômicas. Pequenos nervos ou troncos nervosos periféricos podem ser comprometidos, particularmente aqueles que estão nas proximidades das placas. A função neural pode ser rapidamente comprometida e permanente se não houver intervenção terapêutica imediata. A maioria das incapacidades físicas inicia-se durante os quadros reacionais graves não adequadamente tratados.[156,159]

Alguns casos podem apresentar somente manchas hipocrômicas, às vezes com aspecto atrófico e alteração bem definida da sensibilidade. Esses casos são denominados "Borderline-tuberculoide macular".[156]

Hanseníase Borderline-Borderline (HBB)

O aspecto clássico dessa variedade clínica é a presença de placas apresentando centro aparentemente poupado (geralmente hipocrômico) e bordas internas relativamente bem definidas. As bordas externas são mal definidas, difusas, invadindo a pele normal. Esse conjunto de manifestações clínicas é denominado "aspecto em queijo suíço" (Figuras 62.28 a 62.31). Em geral, a coloração é eritemato-ferruginosa.

Máculas, pápulas e infiltrações também podem estar presentes. A distribuição das lesões, em geral é simétrica. O acometimento neural é comum nesses pacientes, podendo ser grave durante os quadros reacionais. A HBB típica é pouco frequente, sendo considerada a mais instável do grupo dentro do espectro. Sem tratamento observa-se progressiva evolução em direção ao polo V.[156,159]

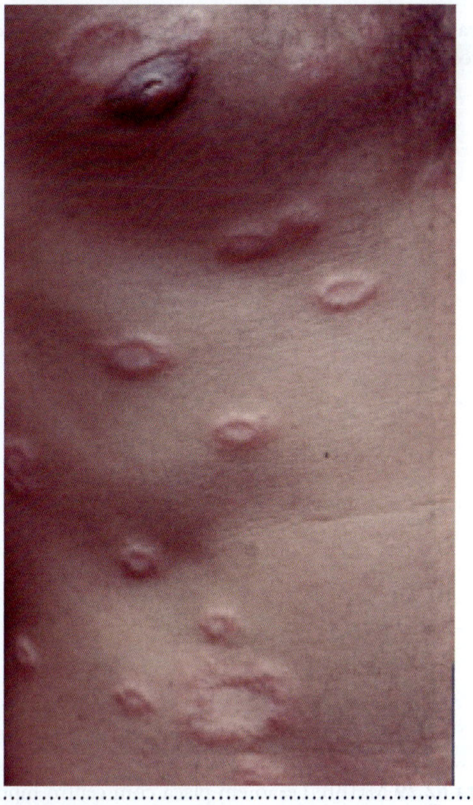

■ **Figura 62.26** MHBT. Múltiplas lesões do tipo tuberculoide e lesão maior com centro hipocrômico. Baciloscopia negativa.

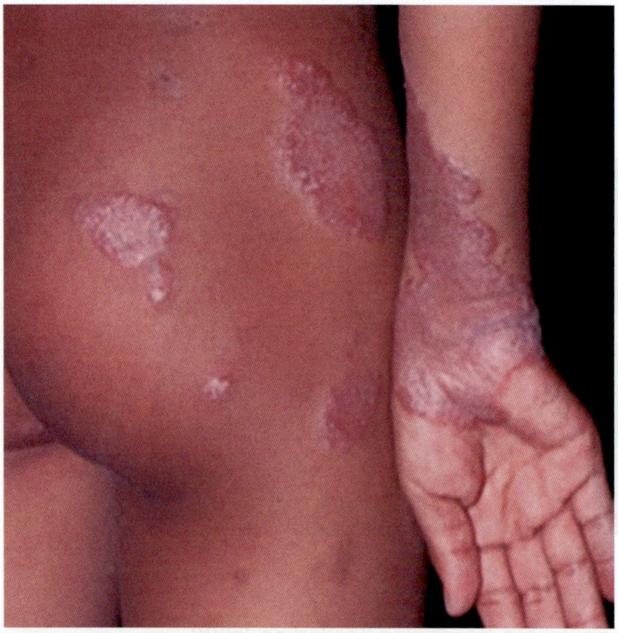

■ **Figura 62.27** MHBT. Lesões eritematosas, em placa. A lesão sobre a área de passagem do nervo mediano representa risco de grave comprometimento neural. Baciloscopia negativa.

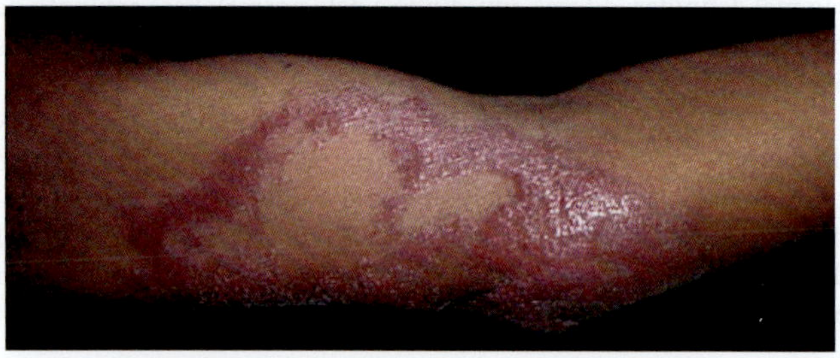

■ **Figura 62.28** MHBB. Lesão em placa, eritematosa, com centro hipocrômico – aspecto em "queijo suíço".

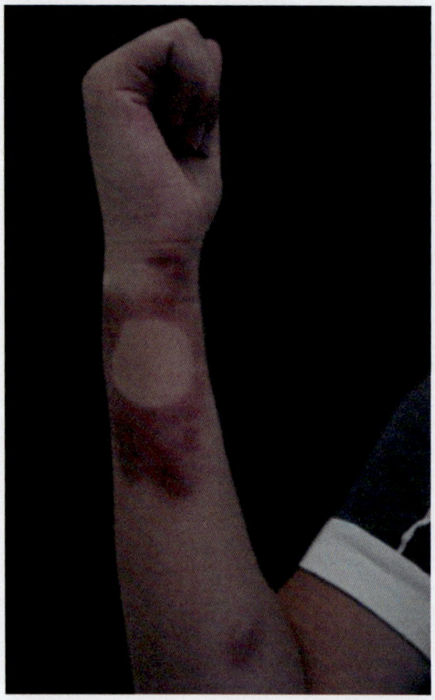

■ **Figura 62.29** MHBB. Lesão em placa com centro hipocrômico, aparentemente poupado, e bordas externas infiltradas. Presença de outras lesões menores, infiltradas.

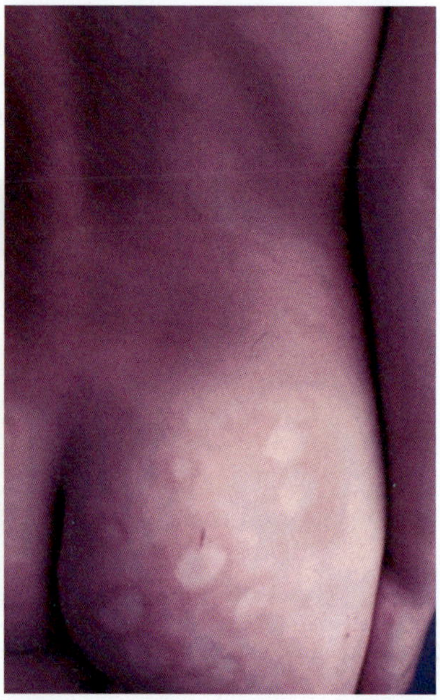

■ **Figura 62.30** MHBB. Aspecto típico em queijo suíço na região glútea – áreas centrais hipocrômicas e infiltração eritematosa ao redor das manchas. Manchas hipocrômicas com alteração de sensibilidade térmica na região lombar.

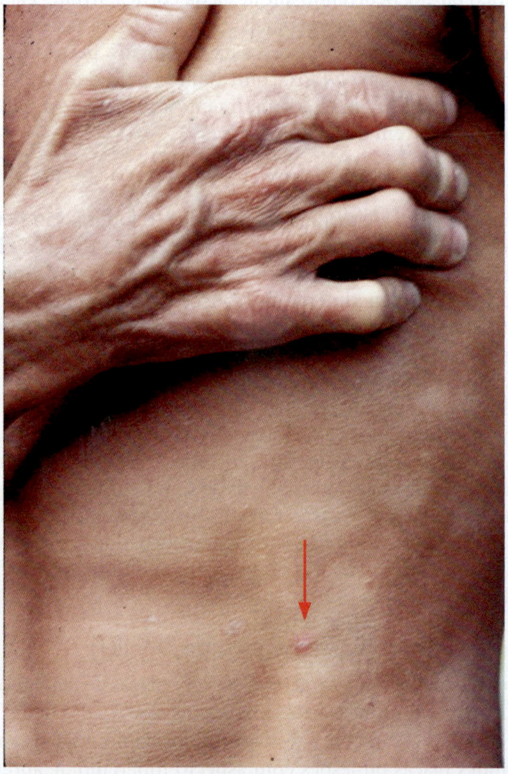

■ **Figura 62.31** MHBB. Múltiplas lesões hipocrômicas com bordas internas bem definidas, apresentando infiltração de coloração eritematosa ao redor das manchas ("aspecto em queijo suíço"). Prova da histamina incompleta no interior de mancha hipocrômica (seta). Observar pele normal no abdome. Amiotrofia dos interósseos e garra cúbito-mediana. Baciloscopia e histopatologia da área eritematosa – numerosos bacilos.

Hanseníase Borderline-virchowiana (MHBV)

Idêntico ao que se observa nas outras formas clínicas, a HBV inicia-se com múltiplas manchas hipocrômicas, apresentando distribuição simétrica. Com o tempo as máculas aumentam de tamanho, tornam-se eritematosas e infiltram-se. As margens das lesões são irregulares e invadem a pele normal. Progressivamente, extensas áreas tornam-se eritematosas e infiltradas. Surgem, também, pápulas e nódulos, isolados ou confluentes (Figura 62.32).

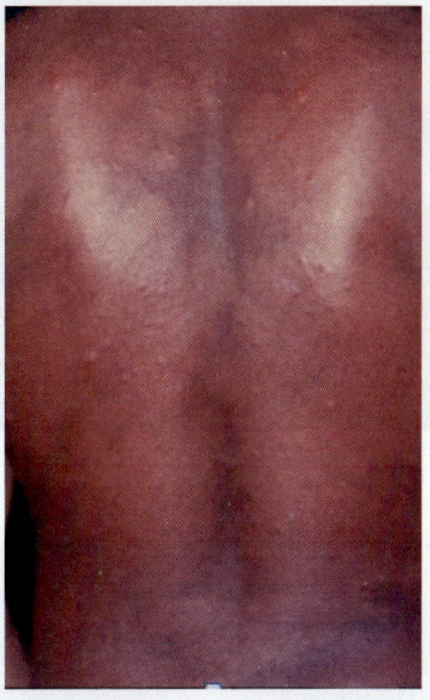

■ **Figura 62.32** MHBV. Infiltração difusa com poucas áreas de pele normal, numerosos hansenomas.

Nervos periféricos aumentados são encontrados na maioria dos casos BV. Reações do tipo 1 e 2 são frequentes nesta forma clínica. Sem tratamento, os BV podem tornar-se indistinguíveis dos HV. Com o tratamento pode haver melhora da imunidade celular e surgirem lesões reacionais similares aos BT.

Manifestações neurológicas

A hanseníase é doença cuja expressão clínica é abundante na pele e pode ser doença sistêmica se não tratada oportunamente. Mas, é o acometimento dos nervos periféricos que a torna potencialmente incapacitante.

É a doença que mais frequentemente ocasiona neuropatia periférica tratável.[163] O acometimento e eventuais lesões irreversíveis dos nervos periféricos pode ocorrer em todas as formas da doença, exceto na HI. As lesões neurais parecem estar relacionadas aos seguintes aspectos:

- Presença de *M. leprae* nas células de Schwann, com multiplicação bacteriana nos nervos subcutâneos.
- Pressão intraneural aumentada, secundária a edema e infiltrado inflamatório, resultando em isquemia e lesão neural.
- Alterações vasculares intraneurais, com oclusão da luz dos vasos e isquemia.

Nas lesões cutâneas de MH ocorre invasão dos nervos dérmicos ou superficiais. Com o tempo surgirão alterações das sensibilidades térmica, dolorosa e tátil. Perda da sudorese e queda dos pelos ocorrem nas lesões com longo tempo de evolução. A extensão e o grau da perda de sensibilidade e paralisia dependem da forma clínica da doença, frequência e intensidade dos episódios reacionais e resposta imunológica do hospedeiro.

Nos estágios mais avançados, um ou mais troncos nervosos com fibras mistas podem ser acometidos, ocasionando perda da sensibilidade superficial e profunda, bem como paralisia muscular. A lesão neural pode persistir sem a presença do bacilo. Enzimas citotóxicas produzidas pela resposta imunológica são as responsáveis pela manutenção do processo.[163,164]

Nos diferentes tipos de hanseníase, o comprometimento neural ocorre mais frequentemente em determinados segmentos, como:

- Nervo ulnar, em sua passagem pela goteira epitrocleana.
- Nervo mediano, antes do túnel do carpo.
- Nervo fibular, na cabeça da fíbula e porção anterior do tornozelo.
- Nervo tibial posterior, na região retromaleolar interna.
- Nervo radial superficial, no punho.
- Nervo sural, na região retromaleolar externa.
- Nervo grande auricular, na margem posterior do músculo esternocleidomastoideo.
- Nervo facial, em seus ramos supraorbitários e cervical.

Na anamnese, o histórico de dor e/ou parestesias nas áreas correspondentes aos nervos afetados, bem como a sensação de "dormência" nas extremidades ou outras áreas específicas da pele, são os sintomas preponderantes. No exame neurológico, o espessamento dos troncos neurais é o achado clínico mais comum (Figuras 62.33 a 62.35). Estas manifestações estão associadas a vários mecanismos, isolados ou associados, principalmente:[163,164]

- Fibrose epi, peri e, principalmente, endoneural.
- Multiplicação dos granulomas endoneurais.
- Infiltrado inflamatório, composto de histiócitos (macrófagos), linfócitos, células epitelioides, células gigantes e edema.
- Necrose caseosa com hialinização do nervo.

Nos indivíduos com forma indeterminada, os ramos superficiais dos nervos são comprometidos, porém os troncos nervosos são poupados (neuropatia superficial).

Na forma tuberculoide o comprometimento neural, na maioria dos casos, é isolado (mononeuropatia), podendo eventualmente ser múltiplo (mononeuropatia múltipla). A lesão neural é consequente à reação de hipersensibilidade do tipo tardio a antígenos do *M. leprae*, com reação granulomatosa e, em alguns casos, necrose dos nervos superficiais e profundos. Nesses casos, pode haver necrose caseosa e formação de abscesso.

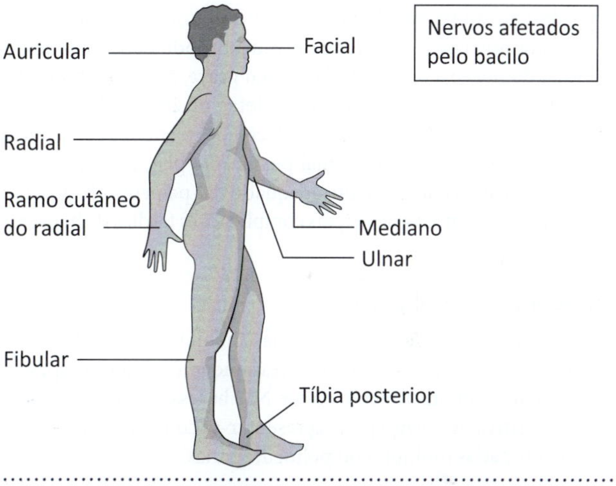

■ **Figura 62.33** Localizações dos principais troncos nervosos superficiais.

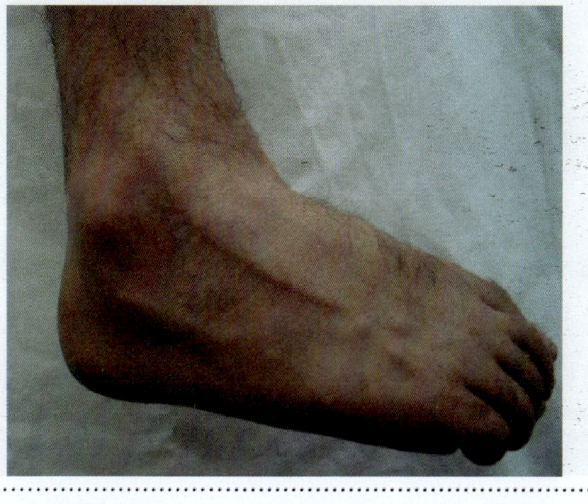

■ **Figura 62.34** Espessamento do ramo superficial do fibular.

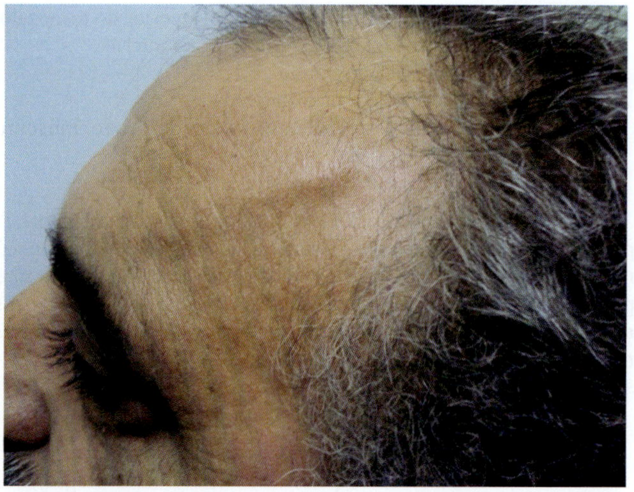

■ **Figura 62.35** Espessamento de ramo do nervo facial.

Na forma virchowiana a lesão do parênquima é mínima nas fases iniciais, embora as células de Schwann contenham grande número de bacilos. O comprometimento neural evolui silenciosa e gradualmente, podendo ocorrer polineuropatia distal e simétrica, na verdade, neuropatia confluente ou mononeuropatia múltipla, dando a impressão de simetria.

No grupo Borderline, vários troncos nervosos podem ser afetados, com possibilidades de deformidades mais graves e maior incidência de mononeuropatias múltiplas.

Na lesão neural sem tratamento e orientação adequada, pode haver destruição parcial do nervo, com dor e/ou dormência e perda da função; nos casos com longa evolução pode ocorrer a destruição total do nervo, com perda funcional grave, sem possibilidade de recuperação. Garras palmares (completas ou incompletas), garras plantares, queda do pé ("pé caído"), ulcerações plantares consequentes à anestesia da região plantar (mal perfurante plantar), perda óssea, incapacidade para o fechamento adequado das pálpebras (lagoftalmo) e cegueira estão entre as principais complicações tardias da hanseníase (Figuras 62.36 a 62.39).

Hanseníase neural pura

Também conhecida como hanseníase neural primária, é caracterizada por perda sensitiva na área correspondente ao nervo espessado, com ou sem comprometimento motor. Não há lesão cutânea e a baciloscopia é negativa. A doença pode apresentar-se como mononeuropatia, mononeuropatias múltiplas ou polineuropatias.

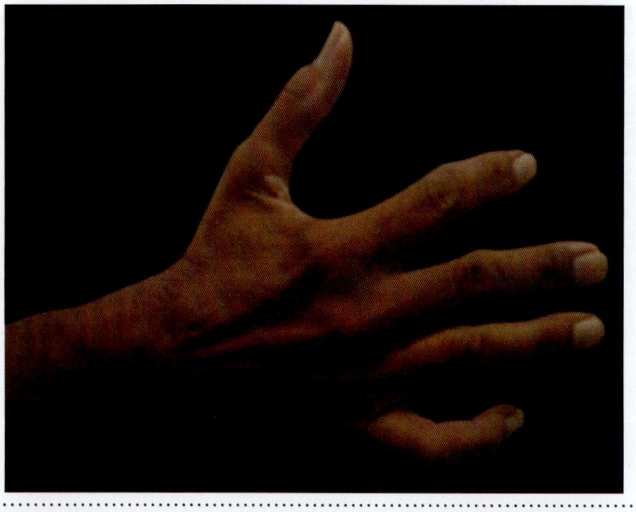

■ **Figura 62.36** Garra ulnar e atrofia dos músculos interósseos.

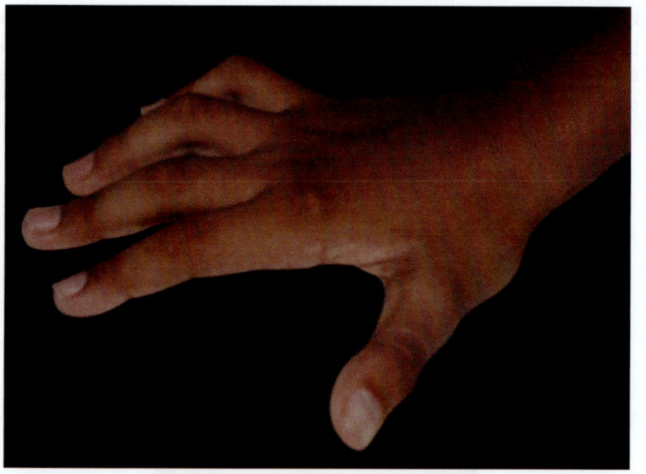

■ **Figura 62.37** Garra ulnar.

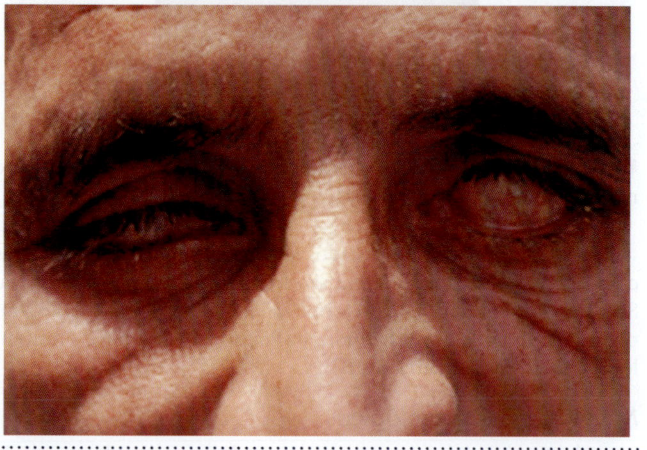

■ **Figura 62.38** Lagoftalmo. O paciente não consegue fechar os olhos. Observar que, quando o paciente força para tenta cerrar as pálpebras a córnea fica protegida (fenômeno de Bell).

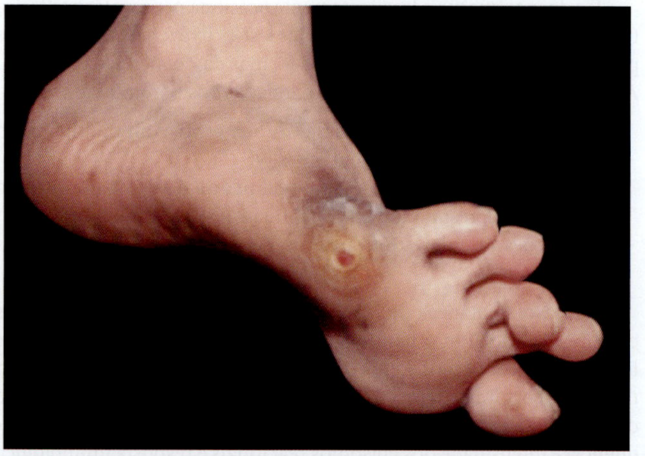

■ **Figura 62.39** Alteração da sensibilidade na região plantar, "garra dos pododáctilos, calosidade e úlcera – mal perfurante plantar.

O diagnóstico da Hanseníase Neural Pura é feito por meio do exame dermatoneurológico, juntamente com o teste de Semmes-Weinstein (estesiometria), palpação dos troncos nervosos periféricos, avaliação da força muscular, reflexos cutâneos e testes para verificar a acuidade visual.

Outros exames podem ser úteis no diagnóstico das formas neurais puras, como a eletroneuromiografia, ultrassonografia ou ressonância magnética dos nervos, biópsia do nervo e reação em cadeia de polimerase (PCR).[165]

Paralisia neural silenciosa (PNS)

Também denominada neurite silenciosa, a PNS caracteriza-se pela progressiva perda das funções sensitivas e/ou motoras que podem ocasionar deformidades, sem dor ou outras manifestações clínicas.

A PNS é uma variante clínica da reação tipo 1, sendo necessário diagnóstico precoce e tratamento adequado, face ao risco de lesão incapacitante e sequelas. O diagnóstico é feito por meio da correlação clínica com a estesiometria ou eletroneuromiografia, repetidas vezes, ao longo da evolução das manifestações neurológicas. Nas avaliações sequenciais são identificadas perdas progressivas das funções sensitivas e motoras (Figura 62.40). Também são úteis para o diagnóstico, a ultrassonografia e a ressonância magnética do tronco neural suspeito. Esses exames, possibilitam observar o espessamento do nervo.[166]

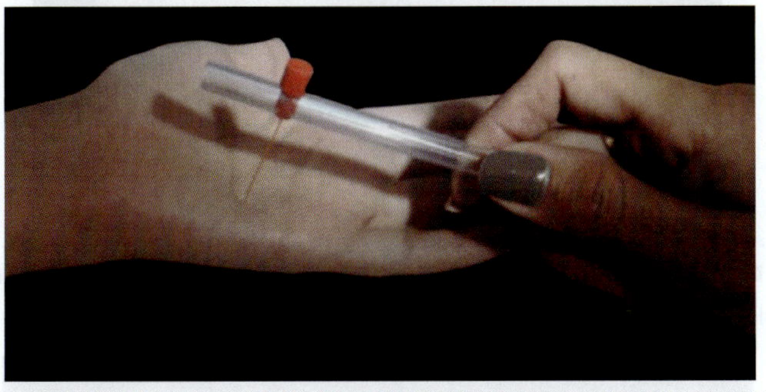

Figura 62.40 Avaliação de sensibilidade palmar por meio da estesiometria.

DIAGNÓSTICO DIFERENCIAL

Em razão do largo espectro de manifestações clínicas da hanseníase, seu diagnóstico diferencial inclui diversas condições dermatológicas. As principais estão listadas no Quadro 62.1, de acordo com cada forma clínica.

ESTADOS REACIONAIS

As reações são caracterizadas por manifestações clínicas, principalmente cutâneas e neurais, decorrentes de alterações inflamatórias agudas, consequentes a mecanismos imunológicos. Podem ocorrer antes, durante ou após o tratamento específico da hanseníase. Há dois quadros clínicos distintos, denominados reação tipo 1 (RT1), também conhecida como reação reversa (RR), e reação tipo 2 (RT2).[167]

As reações do tipo 1 ocorrem, principalmente, entre os pacientes Borderline (HBT, HBB e HBV). As reações do tipo 2 predominam nos HV, sendo menor a ocorrência nos HBV. As reações do tipo 2 são mais comuns nos pacientes com índices baciloscópicos superiores a quatro e naqueles com altos títulos sorológicos anti-PGL.[168]

Em média, 30% dos pacientes desenvolvem episódios reacionais durante a evolução da doença.[169] A suscetibilidade para o desenvolvimento das reações pode estar associada a fatores genéticos. Por exemplo, há maior frequência de reação tipo 2 em portadores de HLA-A11 e pacientes com polimorfismos da região promotora do gene do fator de necrose tumoral-alfa (TNF-α) apresentam maior incidência de reações dos tipos 1 e 2.

Entre os fatores que podem precipitar as reações são importantes a gravidez, parto, puberdade, quadros febris, coinfecções (em especial a tuberculose), alcoolismo, parasitoses intestinais, infecções dentárias, vacinas, cirurgias, medicamentos à base de iodeto de potássio e brometos, fármacos utilizados no tratamento multidroga (os fragmentos dos bacilos aumentam a carga antigênica), estresse físico e/ou psicológico.[170]

Admite-se que pacientes com manifestações clínicas de MH em três ou mais áreas corporais têm 10 vezes mais chance de desenvolver reação tipo 1, quando comparados com enfermos com duas ou menos áreas acometidas. Também, casos com índices baciloscópicos ≥ 3 no momento do diagnóstico têm maior chance de desenvolver episódios reacionais.[171]

Reação tipo 1

Na RT1 é comum surgir novas lesões e/ou exacerbação das lesões preexistentes, que se tornam mais edemaciadas, eritematosas ou vinhosas (Figuras 62.41 a 62.44). Se o edema for muito acentuado, poderá haver descamação e/ou ulceração (Figura 62.45). Em geral, a sensibilidade está exacerbada nas lesões – os pacientes referem dor, muitas vezes intensa, com pequenos traumas. Os quadros reacionais podem durar meses ou anos e ser recorrentes.[172]

A presença de placas cutâneas em regiões sobrepostas a troncos nervosos ou áreas perioculares indica maior gravidade da reação hansênica, face ao maior risco de comprometimento neural e paralisia (Figura 62.46). Nos pacientes Borderline, além das alterações cutâneas descritas, pode haver edema das mãos, pés e face (Figura 62.47). Manifestações sistêmicas, como febre, mal-estar e anorexia também pode ocorrer.[159,172]

Manifestações neurais associadas às reações

O comprometimento neural pode ocorrer em todas as formas clínicas. É comum surgirem manifestações agudas e posteriormente, evolução para neuropatia crônica. As lesões neurais podem causar incapacidades físicas e sequelas irreversíveis, o que torna imprescindíveis o diagnóstico e tratamento precoces. Nesse sentido, os achados de perda recente da função neural sensitiva ou sensitivo-motora, dor espontânea ou hipersensibilidade à palpação dos nervos periféricos e/ou aumento de volume do nervo, mesmo sem perda da função, são os mais sugestivos de lesão neural (Figura 62.48).

Quadro 62.1 Principais diagnósticos diferenciais da hanseníase, de acordo com a forma clínica.

Indeterminada	Tuberculoide ou Borderline-tuberculoide	Borderline-Borderline, Borderline-lepromatosa ou lepromatosa	Forma neural primária
Eczemátide (pitiríase alba)	Granuloma anular	Linfoma cutâneo (micose fungoide)	Síndrome do túnel do carpo
Pitiríase versicolor	Dermatofitose	Sífilis secundária/terciária	Siringomielia
Hipocromia residual	Dermatite seborreica	Leishmaniose difusa (anérgica)	Diabetes *mellitus*
Hipomelanose macular progressiva	Lúpus discoide	Leishmaniose cutaneomucosa	Neuropatia alcoólica
Vitiligo	Pitiríase rósea de Gibert	Eritema nodoso	Sarcoidose
Nevo hipocrômico	Sarcoidose	Lúpus sistêmico eritematoso	Amiloidose secundária
Esclerodermia localizada	Leishmaniose cutânea	Esclerodermia	Radiculopatias
	Psoríase	Neurofibromatose (von Recklinghausen)	Vasculites
	Sífilis secundária	Pitiríase rósea de Gibert	Esclerose lateral amiotrófica
	Tuberculose cutânea		Esclerodermia
			Síndrome do desfiladeiro torácico
			Doença de Dupuytren
			Neuropatias traumáticas e compressivas

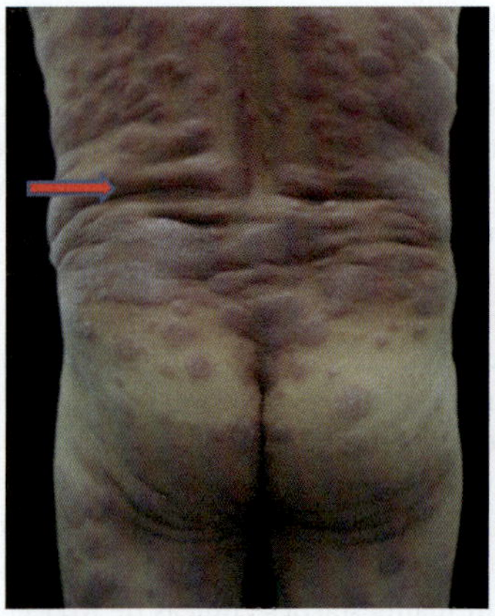

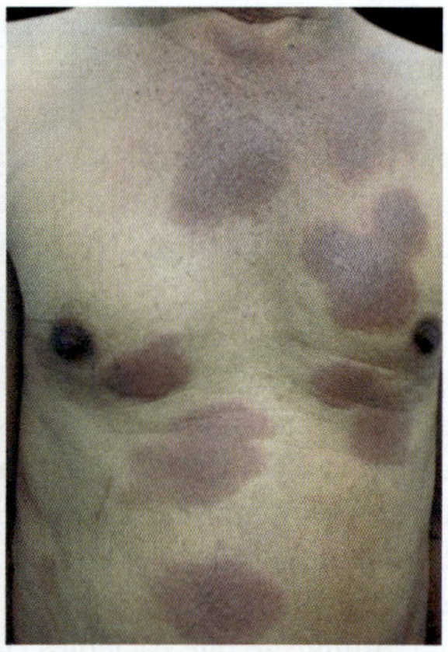

■ **Figuras 62.41 e 62.42** Reação tipo 1. Lesões em placa, infiltradas, cor vinhosa. Na região lombar observa-se descamação fina em algumas áreas (seta).

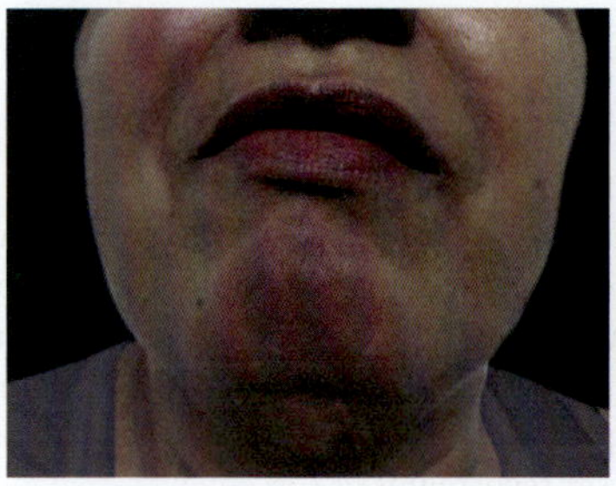

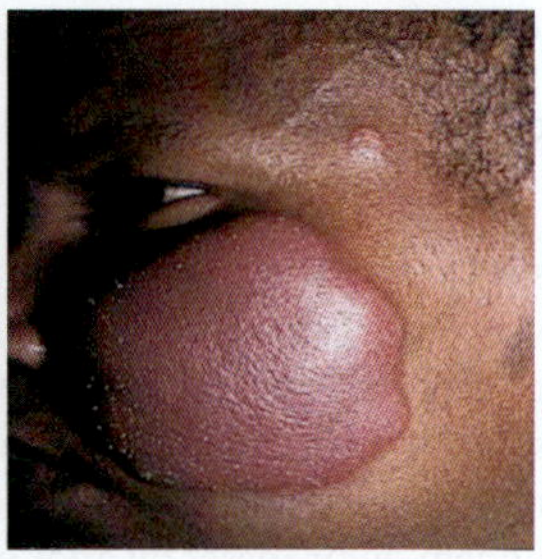

■ **Figuras 62.43 e 62.44** Reação tipo 1. Placas com acentuada infiltração, edematosas. Nestes pacientes, particularmente no caso com lesão na região malar, há riscos de comprometimento neural, grave.
Fonte: Acervo do Prof. Dr. Paulo Machado.

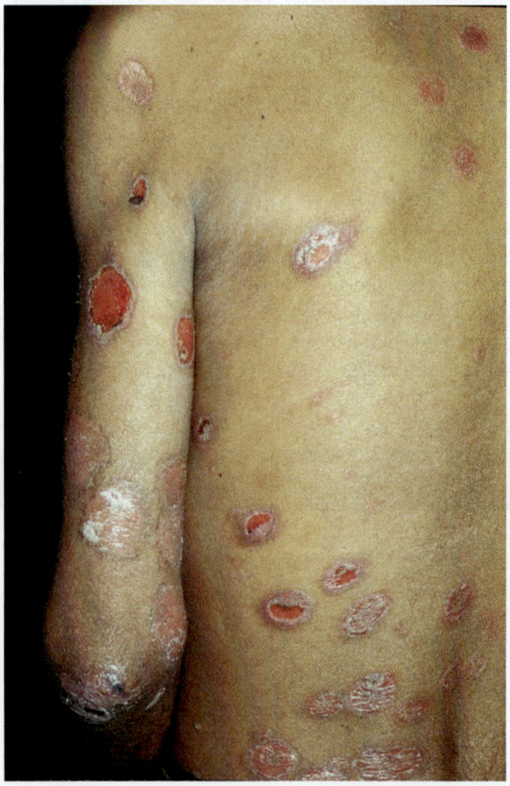

■ **Figura 62.45** Reação tipo 1. Paciente com hanseníase Borderline e AIDS. Lesões infiltradas, ulcerações e placas eritematoescamosas. O quadro dermatológico surgiu poucos meses depois do início do tratamento antirretroviral.

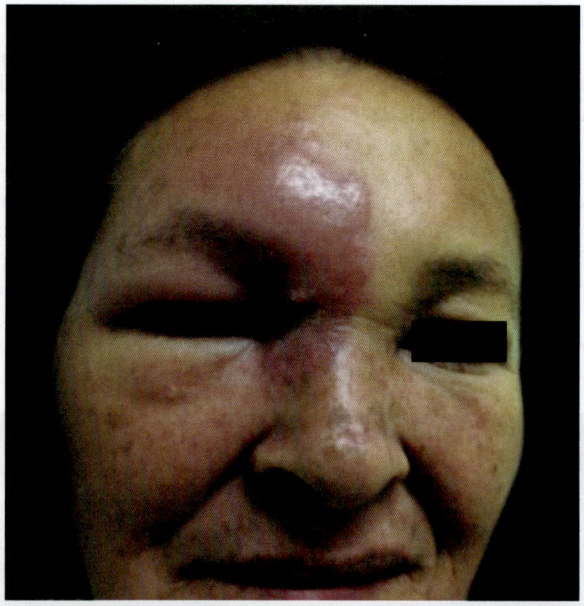

■ **Figura 62.46** MHBT. Reação tipo 1. Risco de lesão neural grave e paralisia facial.

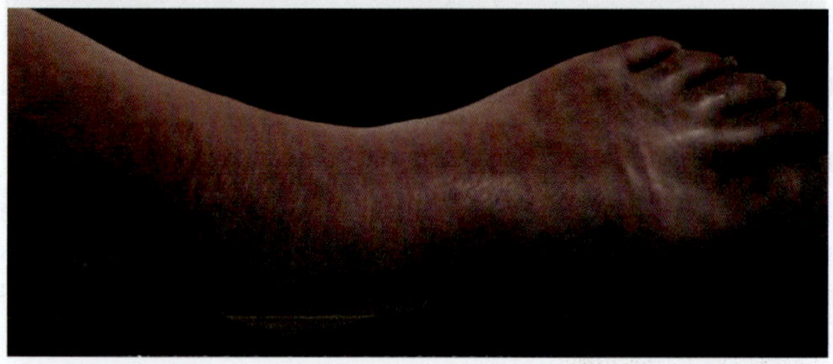

■ **Figura 62.47** Reação tipo 1 – "pé reacional".

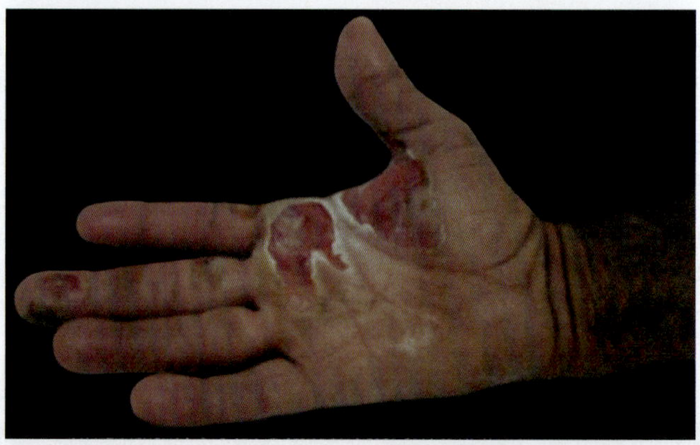

■ **Figura 62.48** Queimadura, secundária à perda da sensibilidade térmica, dolorosa e tátil.

Qualquer nervo cutâneo ou tronco nervoso periférico pode ser envolvido durante os episódios reacionais. Os nervos mais acometidos são o ulnar, mediano, fibular (ciático poplíteo externo), tibial posterior, facial e seus ramos. Na reação tipo 1, as lesões neurais podem ser muito graves e causar o aparecimento súbito de mão em garra, mão caída, pé caído, garra dos artelhos, mal perfurante plantar, paralisia facial, lagoftalmo e outros agravos.[159,172]

Manifestações cutâneas associadas às reações tipo 2

A manifestação clínica mais frequente da RT2 é o eritema nodoso hansênico (ENH). Na pele, aparentemente normal, surgem nódulos eritematosos, dolorosos ao toque (Figuras 62.49 e 62.50).

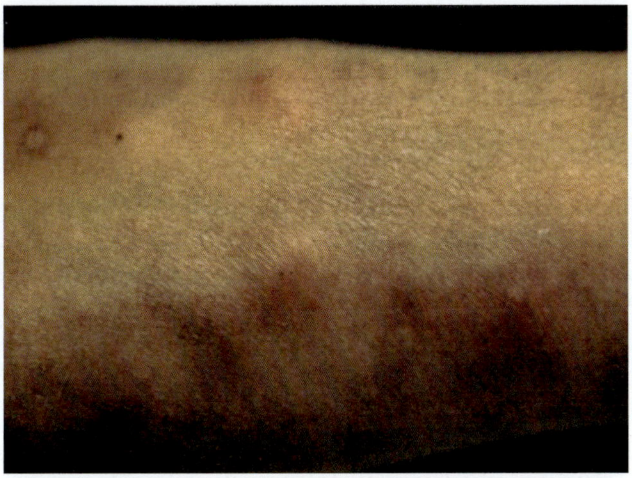

■ **Figura 62.49** Eritema nodoso hansênico (ENH).

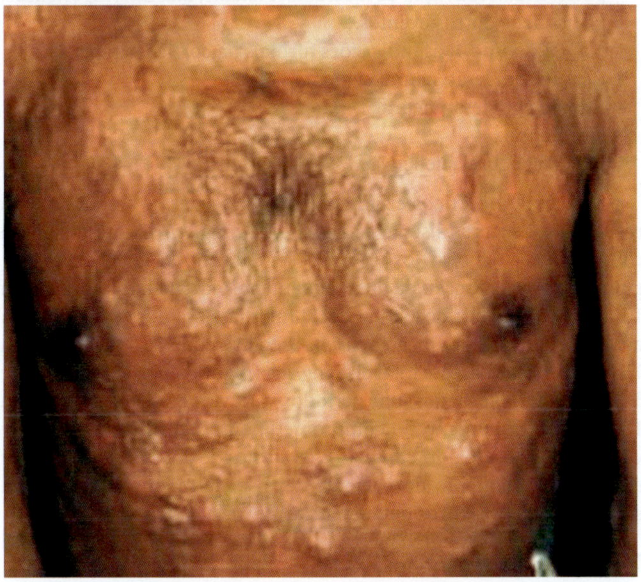

■ **Figura 62.50** ENH. Presença de nódulos isolados e tendência a confluir em algumas áreas.

Lesões vesicobolhosas, pustulosas ou ulceradas também podem ocorrer, caracterizando o quadro denominado eritema nodoso necrosante. Nos membros inferiores podem surgir áreas endurecidas, extensas. As lesões hansênicas pré-existentes, ao contrário do que se observa na reação tipo 1, permanecem inalteradas.[173]

Em geral, o ENH tem distribuição simétrica, com localização preferencial na face, tronco e membros, preferencialmente na superfície extensora das extremidades.

Em alguns casos, o aspecto clínico das lesões pode ser idêntico ao eritema polimorfo, com placas eritematopurpúricas, bolhas e vesículas (Figura 62.51).

No intuito de melhor tratar os surtos reacionais do tipo 2, propõe-se classificá-los em grupos, de acordo com o número de lesões e a sintomatologia clínica do paciente. Principais características de cada grupo:[174]

- **Leve:** menos que 10 nódulos por segmento corporal comprometido, localizados mais frequentemente nos membros inferiores. São pouco dolorosos à palpação, sem manifestações sistêmicas ou discretos.
- **Moderado:** 10 a 20 nódulos por segmento corporal comprometido – necessariamente mais de um segmento. São dolorosos à palpação, associados à febre de moderada intensidade (< 38,4 °C), com discretas manifestações sistêmicas, podendo haver linfadenomegalia localizada e/ou regional.
- **Grave:** mais de 20 nódulos por segmento corporal comprometido. São dolorosos, espontaneamente e podem ulcerar. Em geral, acometem extensas áreas do tegumento. Ocorrem manifestações sistêmicas importantes, como febre alta (> 38,5 °C), artralgia, calafrios, cefaleia intensa, anorexia, fadiga e linfadenomegalia generalizada.

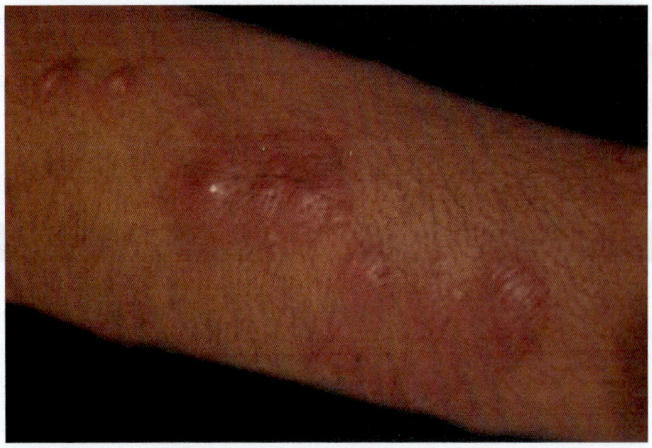

■ **Figura 62.51** Reação tipo 2. O quadro clínico simula eritema polimorfo.

A evolução clínica da reação tipo 2 é variável. Há pacientes que desenvolvem episódio único, respondendo favoravelmente ao tratamento e casos com episódios recorrentes que, sem tratamento adequado, ocasiona graves comprometimentos neurais e incapacidades.

Além das lesões cutâneas podem ocorrer sintomas e manifestações sistêmicas, como febre, mal-estar, insônia, depressão, mialgia, hepatite, esplenite, enfartamento linfonodal generalizado, edema acrofacial ou generalizado, Iridociclite, uveíte, neurite, orquiepidimite, artralgia, artrite envolvendo grandes articulações, dores ósseas, sinovite, dactilite, lesão renal por amiloidose ou deposição de imunocomplexos, tromboembolia pulmonar (dispneia), trombose venosa profunda (edema), laringite, rinite, epistaxe, faringite e coagulação intravascular disseminada, secundária a consumo dos fatores de coagulação.[174]

Também, pode-se observar anemia, leucocitose, neutrofilia, elevação da proteína C reativa, elevação das bilirrubinas e transaminases, proteinúria e hematúria.

Fenômeno de Lúcio

Desde a sua individualização este quadro clínico é caracterizado como manifestação particular de reação tipo 2, porém, é considerado por alguns autores como reação tipo 3. Outros classificam-no como manifestação clínica específica, associada a distúrbios da coagulação.[175]

A imunopatogênese do fenômeno de Lúcio não está bem estabelecida. O quadro é caracterizado por necrose arteriolar, secundária ao acúmulo de grande quantidade de bacilos no endotélio vascular.[176]

Clinicamente, inicia-se com lesões cutâneas dolorosas, eritematosas ou cianosadas e, às vezes bolhosas. Em pouco tempo necrosam e ulceram. Essas lesões evoluem por surtos e podem deixar cicatrizes. No fenômeno de Lúcio ocorre vasculopatia importante, com trombose dos vasos superficiais e profundos, ocasionando hemorragia e infarto cutâneo. O fenômeno de Lúcio é característico da variedade clínica de hanseníase virchowiana denominada *Lepra de Lúcio-Latapi-Alvarado*. Este fenômeno também ó observado nas formas virchowiana clássica e Borderline-virchowiana.[176]

Diagnóstico diferencial entre reação, recidiva (falha terapêutica) e reinfecção

Na prática clínica diária são frequentes as semelhanças entre os quadros reacionais dos tipos 1 ou 2, recidivas e reinfecções.

Principais aspectos que possibilitam o diagnóstico diferencial entre reação tipo 1 e recidiva/reinfecção

Do ponto de vista epidemiológico, as reações são mais frequentes que as recidivas, podendo ocorrer em 30% dos pacientes. Estudo recente evidenciou taxa de recidiva de 2,6 por 1 mil pacientes por ano, ou seja, em média 0,26% dos pacientes recidivam a cada ano.[177]

O diagnóstico diferencial, clínico, entre episódio reacional tipo 1, recidiva e reinfecção pode ser difícil. Clinicamente, os quadros são muito semelhantes. Nos pacientes bacilíferos, a baciloscopia, a histopatologia, a sorologia anti-PGL-1 e as técnicas de biologia e genética molecular são importantes para o diagnóstico diferencial entre reação e recidiva.[178,179]

No Quadro 62.2 são apresentados os principais aspectos relacionados ao diagnóstico diferencial entre reação tipo 1 e recidiva.[180]

Quadro 62.2 Principais aspectos que auxiliam no diagnóstico diferencial entre reação tipo 1, recidiva e reinfecção.

Reação tipo 1	Recidiva
Geralmente, ocorre durante a poliquimioterapia e, também, em média, 6 meses após o término do tratamento	Normalmente ocorre, em média, um ano depois do término da poliquimioterapia
Início súbito	Início lento e insidioso
Pode ocorrer febre e mal-estar	Em geral, não há sintomatologia sistêmica
As lesões antigas tornam-se eritematosas, brilhantes e infiltradas	As lesões antigas podem apresentar bordas eritematosas em sua fase inicial
Em geral, surgem várias lesões novas	Surgem poucas lesões novas
Pode haver ulceração das lesões	A ulceração é rara
As lesões podem apresentar descamação	Não há descamação
Pode haver comprometimento súbito de vários troncos nervosos, com dor, alteração da sensibilidade e função motora	O comprometimento neural, em geral é isolado e as alterações motoras ocorrem lentamente
Excelente resposta à corticosterapia	Não responde à corticosterapia

Fonte: Diretrizes para vigilância, atenção e eliminação da Hanseníase como problema de saúde pública: manual técnico-operacional – Brasília, Ministério da Saúde, 2016.

Diagnóstico diferencial entre recidiva e reinfecção

As recidivas, em pacientes que fizeram tratamento regular ocorrem mais precocemente. As recidivas tardias são observadas principalmente nos pacientes que fizeram tratamento irregular.[177,181,216]

Para a conclusão diagnóstica de recidiva ou reinfecção são importantes os seguintes achados:

- Novas lesões, com baciloscopia e/ou histopatologia apresentando grande quantidade de bacilos ou globias.
- Aumento do índice baciloscópico(IB) em mais de 2^+, em relação ao IB da alta, ou IB maior que 2, após a negativação.
- Sorologia anti-PGL-1 com títulos elevados.
- Detecção de bacilos viáveis, empregando-se técnicas de biologia molecular; por exemplo, RT-PCR.

Tratamento das reações hansênicas

Inicialmente, é fundamental o diagnóstico correto do tipo de quadro reacional.

A seguir, sugere-se os seguintes procedimentos:

- Avaliar a extensão do comprometimento cutâneo, neural e demais órgãos e sistemas.
- Investigar a presença de comorbidades ou fatores que possam piorar o prognóstico da resposta ao tratamento do episódio reacional.
- Definir, de acordo com a gravidade do caso, a necessidade de tratamento ambulatorial ou hospitalar.
- No caso de o paciente estar sob tratamento específico para hanseníase, não é recomendado suspender o esquema terapêutico.

No seguimento do tratamento do quadro reacional, recomenda-se:

- Avaliar a resposta terapêutica, com reexames frequentes do paciente.
- Controlar a dor e orientar para o emprego de medidas físicas de apoio à fase aguda da neurite.
- Monitorar eventuais comprometimentos de órgãos e sistemas. Se necessário, indicar internação hospitalar.
- Monitorar a possibilidade de efeitos adversos dos medicamentos empregados, principalmente se houver comorbidades, como diabetes, hipertensão ou imunossupressão.
- Monitorar o comprometimento neural.

Tratamento da reação tipo 1

O corticosteroide é a medicação de primeira escolha para o tratamento da reação. Antes de iniciar a corticosterapia é importante observar que:

- Quanto maior for o número de troncos neurais acometidos, mais grave é o quadro clínico e mais prolongado será o tratamento da reação.
- Quanto menor for o tempo de evolução do acometimento neural, melhor será a resposta terapêutica.
- Deve-se tomar precauções com relação à prevenção das infecções e intercorrências decorrentes do tratamento prolongado com corticosteroide, como estrongiloidíase disseminada, osteoporose, hipopotassemia, reativação de tuberculose latente, diabetes, hipertensão, glaucoma e outros eventos.

Na reação tipo 1, as indicações formais da corticosterapia são:

- Reação sem lesão neural evidente.
- Reação com lesão neural.
- Dor neural.
- Paralisia neural silenciosa.

Em geral, o corticosteroide recomendado para o tratamento da reação tipo 1 é a prednisona, na dose de 1 a 2 mg/kg/dia, até a melhora clínica que, na maioria dos casos é observada entre 15 e 30 dias. A seguir, inicia-se a redução da dose, lentamente, em média, 10 mg a cada 15 dias, até atingir a dose total de 20 mg/dia. Essa dose será mantida até a recuperação da função neural. A seguir, reduz-se 5 mg, de 15 em 15 dias. A partir da dose total de 5 mg/dia (mantida por 15 dias), faz-se 5 mg em dias alternados, por períodos variáveis que podem chegar a 180 dias. O tratamento do comprometimento neural pode demorar vários meses. Na maioria dos casos os ajustes de doses são individuais e o acompanhamento do paciente deve ser feito em conjunto com especialistas dos centros de referência.[172,180]

Tratamento da reação tipo 2

Para os casos de ENH, a medicação de escolha é a talidomida, em doses variáveis de 100 a 400 mg/dia, dependendo da gravidade da reação. Considerando a contraindicação relativa do uso da talidomida em mulheres na idade fértil, recomenda-se a implementação de medidas de prevenção dos efeitos teratogênicos da medicação, por meio de métodos contraceptivos estabelecidos pela legislação brasileira.[171,182,183]

A classificação clínica da reação tipo 2 em leve, moderada e grave facilita a indicação do melhor esquema terapêutico:

- **Leve:** tratamento com analgésicos, como ácido acetil salicílico ou paracetamol, de 6 em 6 horas, em regime ambulatorial.
- **Moderado:** recomenda-se tratamento com talidomida, na dose de 100 a 200 mg/dia. Se houver neurite, irite ou orquite, mão e pé reacional indica-se corticosteroide (prednisona 1 a 2 mg/kg de peso/dia). Nestes casos, o tratamento é ambulatorial.
- **Grave:** o tratamento da fase aguda requer hospitalização, com doses de talidomida entre 200 e 400 mg/dia. Depois da regressão dos sintomas, inicia-se a diminuição da dose diária. Por exemplo: dose inicial de 400 mg/dia, regredir para 300 mg/dia, durante 20 a 30 dias; depois, 200 mg, 100 mg e 50 mg, em período médio de 30 a 60 dias. Quando necessário, a talidomida poderá ser administrada durante vários meses, ininterruptamente, em doses baixas para evitar a reativação da reação. Nesses casos é importante observar eventuais efeitos adversos da talidomida[174,182] (Figuras 62.52 e 62.53).

Quando o ENH estiver associado a neurites, irites, orquites, mão e pé reacional recomenda-se corticosteroides nas doses supramencionadas. Nas reações graves indica-se pulsoterapia com corticosteroides.[180]

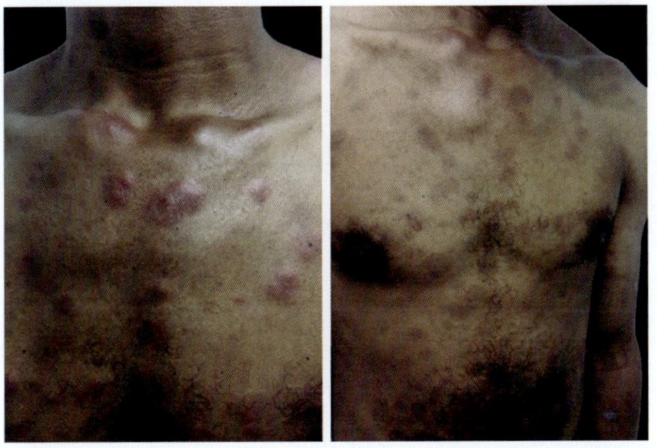

■ **Figuras 62.52 e 62.53** ENH, antes e sete dias após início do tratamento com talidomida.

Em casos crônicos, de difícil controle, e quando for contraindicada a talidomida recomenda-se associar a clofazimina aos corticosteroides. Nesses casos, a clofazimina é administrada na dose de 300 mg/dia, no primeiro mês, 200 mg/dia no segundo mês e 100 mg/dia no terceiro mês.[184] É importante lembrar a obrigatoriedade da associação de corticosteroides à talidomida quando houver:

- eritema nodoso necrosante;
- comprometimento de troncos nervosos e lesões oculares;
- orquiepididimite;
- irite ou iridociclite;
- lesões infiltradas sobre troncos nervosos;
- mãos e pés reacionais;
- fenômeno de Lúcio.

A dose inicial de prednisona será mantida até a regressão dos sintomas e, a seguir faz-se a retirada progressiva, até a interrupção. Por exemplo, se o tratamento tiver sido iniciado com 60 mg de prednisona, diminui-se para 40 mg/dia durante 15 dias, 30 mg/dia nos 15 dias seguintes, 20 mg/dia durante 15 dias, 10 e 5 mg/dia nas 2 semanas subsequentes e, nessa fase, avalia-se a possibilidade de suspensão do medicamento.[180,184,185]

Dor neuropática

Caracteriza-se por dor neural persistente, que não melhora com a corticosterapia. As funções sensitivo/motoras permanecem estáveis e não há atividade reacional.[186]

Apesar de não estar incluída entre as manifestações específicas das reações hansênicas, necessita de medidas terapêuticas adequadas, como antidepressivos tricíclicos (amitriptilina – 25 a 150 mg/via oral, por dia ou nortriptilina - 25 a 150 mg/diariamente), anticonvulsivantes (carbamazepina, em doses de 200 a 1.200 mg/via oral/por dia) ou gabapentina (900 a 2.400 mg/via oral/por dia).[180,187]

■ EXAMES COMPLEMENTARES

Para o diagnóstico da hanseníase são fundamentais a história epidemiológica, a anamnese, o exame dermatoneurológico, a pesquisa da sensibilidade e, sempre que possível, o teste da histamina. Entre os exames complementares são muito importantes a baciloscopia e a histopatologia. Os exames de biologia molecular (sorologia, reação em cadeia de polimerase, testes de produção de IFN-γ *in vitro*), exames de eletrofisiologia e imagens para casos com suspeita de hanseníase neural podem ser necessários em casos específicos.[188,189]

Prova da histamina

Consiste na aplicação de uma gota de solução milesimal de histamina na mancha suspeita e outra na pele normal. A seguir, escarifica-se a pele com agulha estéril, sem sangrar, nos pontos onde foram colocadas as gotas. Na pele normal surgirá, em segundos ou minutos, a tríplice reação de Lewis: na primeira fase observa-se eritema com poucos milímetros em torno do ponto de inoculação. A seguir, na segunda fase, grande halo eritematoso, em geral, com mais de 2 centímetros de diâmetro. Na terceira fase observa-se uma pápula. Na mancha hipocrômica com suspeita de hanseníase não ocorrerá a fase secundária, que depende da integridade dos filetes nervosos. A primeira fase é consequente ao traumatismo da agulha e a terceira, à vasodilatação e extravasamento de plasma (Figura 62.7).[157]

A prova da histamina é importante na comprovação diagnóstica e diagnóstico diferencial com outras doenças que apresentam manchas hipocrômicas, como eczemátide e hipocromia residual.

É também indicada em casos com sintomas de anestesia cutânea, secundárias a lesões de nervos periféricos, sem a presença de mancha hipocrômica, principalmente em crianças e pacientes simuladores.

Baciloscopia

A pesquisa de bacilos em esfregaço dérmico, com finalidade diagnóstica ou para acompanhar o tratamento, é realizada por meio da coleta de material nos lóbulos auriculares, nos cotovelos e/ou duas áreas infiltradas, de qualquer parte do corpo. Atualmente, recomenda-se colher material de pelo menos quatro locais. Em pacientes com lesões cutâneas visíveis, a coleta deverá ser feita no cotovelo esquerdo, no lóbulo auricular direito, e duas lesões em atividade. Em pacientes com lesão única, colher a amostra do cotovelo esquerdo, lóbulos auriculares direito e esquerdo e da lesão. Em pacientes que não apresentam lesões ativas visíveis recomenda-se colher material dos cotovelos direito e esquerdo e dos lóbulos auriculares direito e esquerdo. Os exames baciloscópicos devem ser realizados no momento do diagnóstico clínico. Nos pacientes com IB inicial positivo recomenda-se repeti-lo no momento da alta terapêutica, face à sua importância em casos com suspeita de recidiva.[189,190]

A baciloscopia é fundamental na classificação das formas clínicas, diagnóstico diferencial entre reação, recidivas e reinfecção nas formas multibacilares. É também importante no diagnóstico diferencial do MH multibacilar com outras doenças cutâneas, como paracoccidioimicose, leishmaniose, esporotricose, tuberculose (PLECT), sífilis, farmacodermias, linfomas e outras enfermidades.

O resultado da baciloscopia é expresso em escala logarítmica, denominado índice baciloscópico (IB), que varia de 0 (ausência de bacilo) a 6 (com incontáveis bacilos e globias) (Figura 62.54). O IB é calculado por meio da soma dos índices encontrados em cada local da coleta e dividido pelo número de locais da coleta. O IB dos pacientes tratados diminui lentamente, caindo, em média, uma unidade após um ano e depois, aproximadamente 0,66 por ano, até chegar a zero.[190]

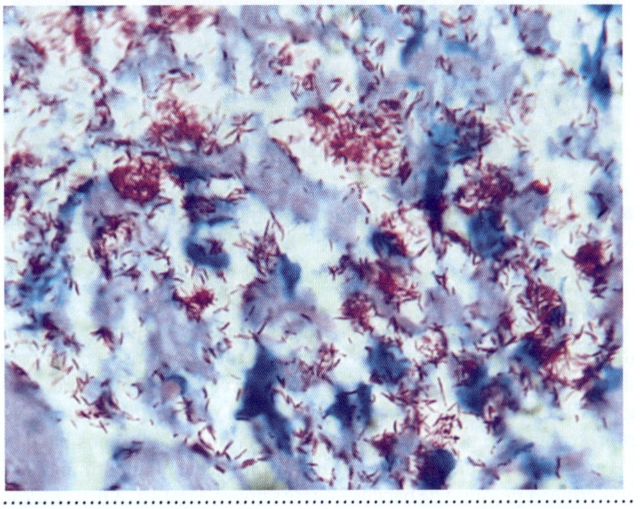

■ **Figura 62.54** MHV. Exame direto de lesão cutânea. Presença de bacilos isolados, agrupados e, em globias.
Fonte: Acervo do Prof. Dr. Luiz Carlos de Lima Ferreira.

A baciloscopia negativa não exclui o diagnóstico. Nas formas indeterminada (HI), tuberculoide (HT) e Borderline-tuberculoide (HBT) a baciloscopia é, geralmente, negativa. Na HI, a baciloscopia positiva indica evolução para formas multibacilares. A pesquisa de bacilos nas formas virchowiana, Borderline-Borderline e Borderline-virchowiana é sempre positiva.

Teste de Mitsuda (lepromino-reação)

Foi utilizado no passado para avaliar a resposta imune celular do hospedeiro contra o *M. leprae*. Após o surgimento de novas tecnologias (sorologia, biologia molecular) o teste de Mitsuda não faz parte da rotina na atualidade. É também importante para se preparar o antígeno, é utilizado material biológico humano, obtido a partir de lesões ricas em bacilos (hansenomas), havendo risco de transmissão de outras doenças como AIDS e hepatites virais. Ressalte-se que o teste de Mitsuda não tinha finalidade diagnóstica. Era útil em situações específicas, como na classificação dos casos da forma neural pura em paucibacilar ou multibacilar.[191]

Histopatologia

O exame histopatológico é importante quando a baciloscopia for negativa ou não estiver disponível. Quando se usa a classificação de Ridley e Jopling, a correlação clínico-histopatológica é essencial para a classificação final. A amostra deve, sempre, incluir o tecido subcutâneo para análise dos filetes nervosos envolvidos. As colorações de Fite-Faraco, Ziehl-Neelsen e Wade-Klingmueller (ou simplesmente Wade) são as mais 7dequadas para a pesquisa do *M. leprae*.[189,192-194]

Na hanseníase indeterminada observa-se infiltrado inflamatório inespecífico, constituído por linfócitos e, às vezes histiócitos em torno de vasos superficiais e profundos, podendo acometer os anexos cutâneos, filetes neurais e a musculatura pilo-eretora, com raros bacilos. Grande quantidade de bacilos indica evolução para o polo multibacilar e a presença de células epitelioides, evolução para o polo paucibacilar. A presença das características histopatológicas descritas anteriormente, mesmo sem bacilos, possibilita a emissão de laudo de compatibilidade, que deve ser clinicamente correlacionado (Figura 62.55).

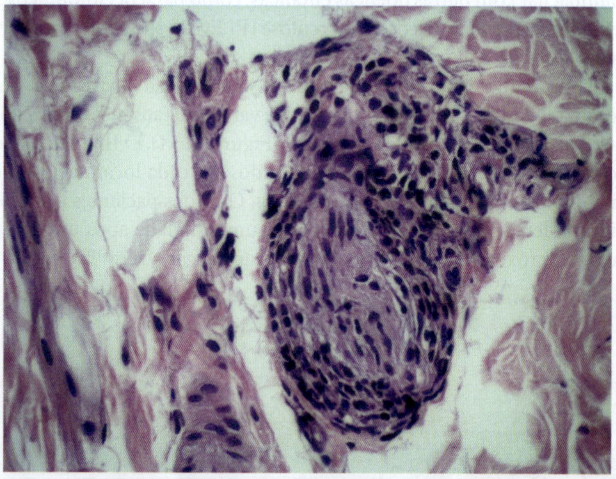

■ **Figura 62.55** MHI. Infiltrado linfo-histiocitário inespecífico ao redor de filete nervoso – HE 200X.
Fonte: Acervo do Dr. José Urbano de Medeiros Neto – CDERM.

Na hanseníase tuberculoide são encontrados granulomas localizados em torno de vasos, anexos cutâneos e filetes nervosos, composto de células epitelioides bem diferenciadas, células gigantes tipo Langhans e linfócitos dispostos em nítida orla ao redor dos granulomas, representando o grau máximo de resposta imunológica aos bacilos. Os granulomas, quando superficiais, entram em contato íntimo com a epiderme. A pesquisa de bacilos é quase sempre negativa. A distribuição do infiltrado nos anexos cutâneos e nos filetes nervosos possibilita o diagnóstico de compatibilidade com hanseníase. O diagnóstico final deve ser correlacionado com o quadro clínico (Figura 62.56).

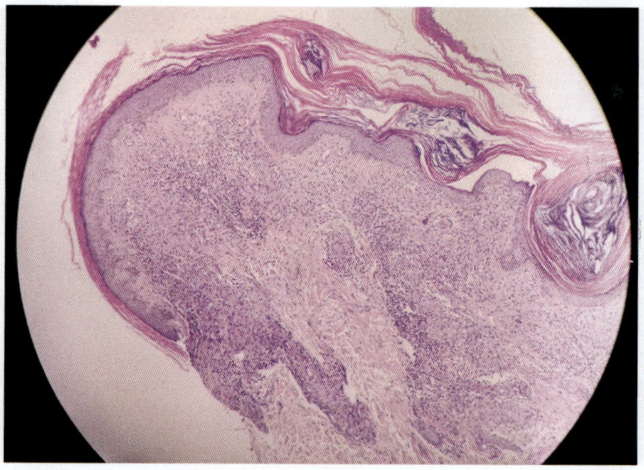

■ **Figura 62.56** MHT. Granuloma de células epitelioides agrupadas, tocando a camada basal da epiderme – HE 100X.
Fonte: Acervo do Dr. José Urbano de Medeiros Neto – CDERM.

Na hanseníase Borderline-tuberculoide evidencia-se infiltrado inflamatório constituído de células epitelioides e linfócitos, similares ao que se encontra na HT. Porém, os granulomas não tocam a epiderme, existindo faixa de colágeno preservado na derme papilar, separando o infiltrado inflamatório da epiderme, denominada faixa de Unna ou zona Grenz. Há menor quantidade de linfócitos que se dispõem difusamente no granuloma; também há menor número de células de Langhans. Nesses casos, podem ser encontrados bacilos em pequeno número (Figuras 62.57 e 62.58).

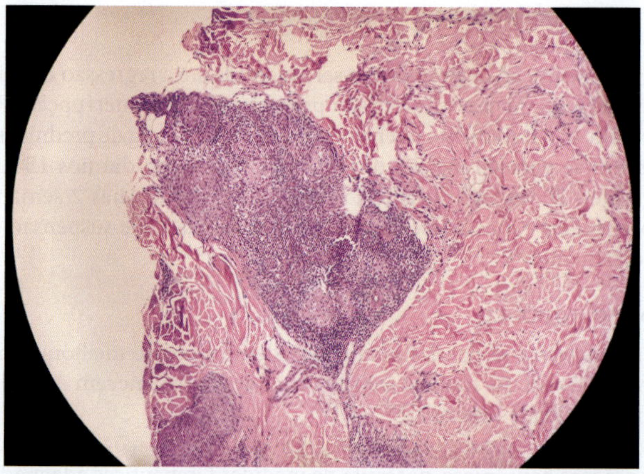

■ **Figura 62.57** MHBT – granuloma epitelioide perianexial profundo.
Fonte: Acervo do Dr. José Urbano de Medeiros Neto – CDERM.

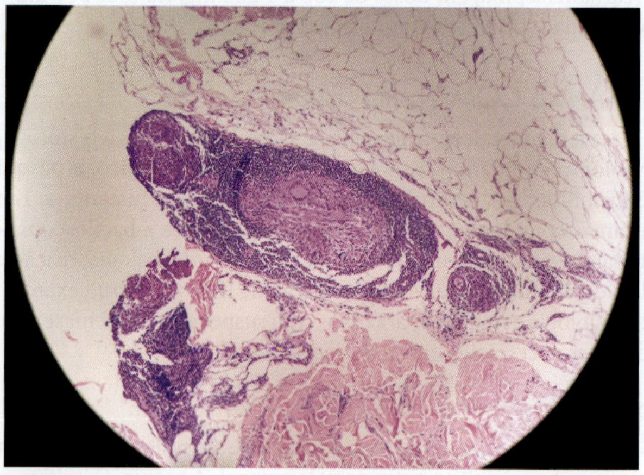

■ **Figura 62.58** MHBT – granuloma charutoide perineural.
Fonte: Acervo do Dr. José Urbano de Medeiros Neto – CDERM.

Na hanseníase Borderline-Borderline encontra-se infiltrado inflamatório linfo-histiocitário com bacilos facilmente detectados, visíveis no interior de histiócitos vacuolizados. Não há globias. Embora possam ser encontradas células epitelioides, os granulomas são malformados e apresentam pouca coroa linfocitária ao seu redor.

No exame anatomopatológico da hanseníase Borderline-virchowiana observa-se infiltrado composto por histiócitos espumosos ou vacuolizados contendo grande número de bacilos. As globias não são frequentes e quando encontradas são pequenas, em número reduzido. O infiltrado tende a ser mais nodular e se observam pequenos grupos de células de aparência epitelioide entre os histiócitos espumosos e linfócitos (Figura 62.59). O infiltrado disseca o filete nervoso em lâminas concêntricas, produzindo o aspecto em "casca de cebola".

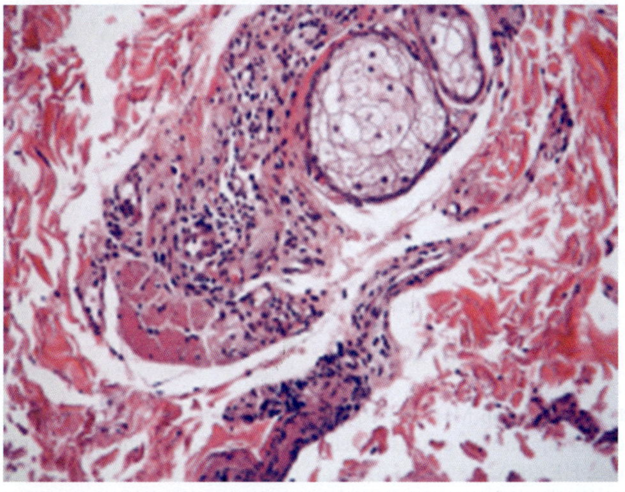

■ **Figura 62.59** MHBV. Histiócitos espumosos (células de Virchow) pequenos e isolados, perianexiais e envolvendo filetes nervosos – HE 400X.
Fonte: Acervo do Dr. Antônio Pedro M. Schettini – Fundação Alfredo da Matta, Manaus.

Na hanseníase virchowiana evidencia-se infiltrado composto por histiócitos espumosos ou vacuolizados, contendo numerosos bacilos, isolados ou agrupados (globias), denominadas células de Virchow. O processo inflamatório é mais difuso, ocupando toda a extensão da derme e, por vezes, o tecido celular subcutâneo. Os histiócitos apresentam-se multivacuolados, sendo frequente a presença de plasmócitos. Nas fases mais avançadas podem ser observados grandes vacúolos, globias e células gigantes, tipo corpo estranho. Na HV não há infiltrado na zona subepidérmica (zona Grenz) (Figuras 62.60 a 62.62).

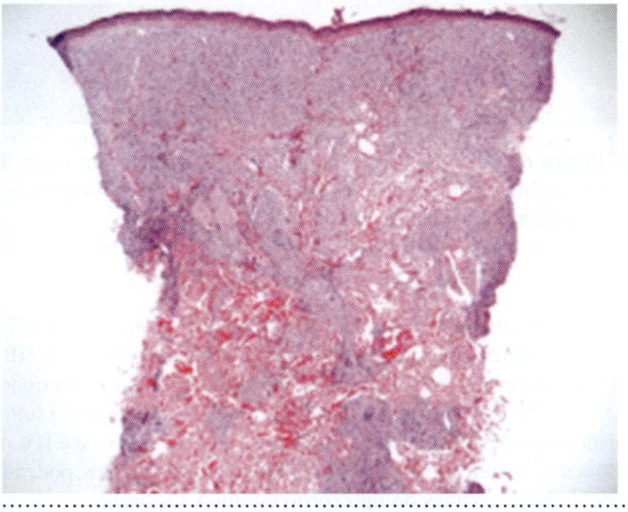

■ **Figura 62.60** MHV. Atrofia e retificação de cones epiteliais; derme sede de infiltrado difuso, linfo-histiocitário – HE 40X.
Fonte: Acervo do Dr. Antônio Pedro M. Schettini – Fundação Alfredo da Matta, Manaus.

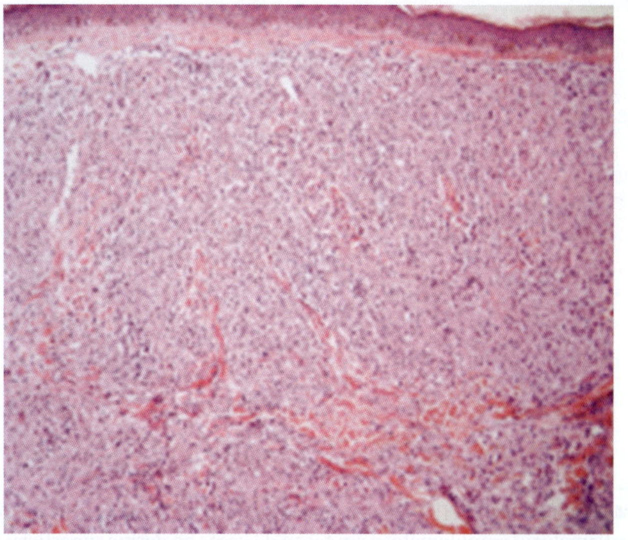

■ **Figura 62.61** MHV. Aglomerados de células histiocitárias, tipo células de Virchow ou ligeiramente epitelioides, múltiplos, perineurais e perianexiais. Zona de colágeno justa-epidérmica preservada (faixa de Unna) – HE 200X.
Fonte: Acervo do Dr. Antônio Pedro M. Schettini – Fundação Alfredo da Matta, Manaus.

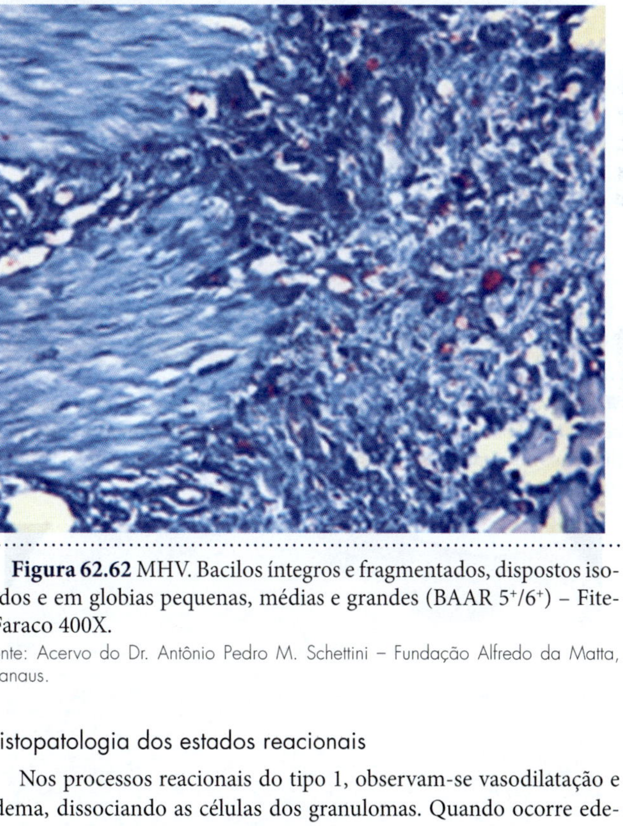

■ **Figura 62.62** MHV. Bacilos íntegros e fragmentados, dispostos isolados e em globias pequenas, médias e grandes (BAAR $5^+/6^+$) – Fite-Faraco 400X.
Fonte: Acervo do Dr. Antônio Pedro M. Schettini – Fundação Alfredo da Matta, Manaus.

Histopatologia dos estados reacionais

Nos processos reacionais do tipo 1, observam-se vasodilatação e edema, dissociando as células dos granulomas. Quando ocorre edema intracelular, as células epitelioides mostram espaços claros no citoplasma, que podem ser confundidos com vacúolos. Nos nervos mais calibrosos o estado reacional pode desencadear necrose caseosa e fistulização. Na forma BV, o processo reacional do tipo 1 induz o aparecimento de células epitelioides entre os histiócitos espumosos ou vacuolizados (Figuras 62.63 a 62.66).

Nas reações do tipo 2, ocorre paniculite, inicialmente septal, similar ao eritema nodoso; posteriormente, acomete os lóbulos do tecido adiposo. O infiltrado é constituído por linfócitos, histiócitos espumosos e neutrófilos, que podem estar fragmentados (leucocitoclasia). Há relativo aumento dos linfócitos T-$CD4^+$, quando comparados à HV

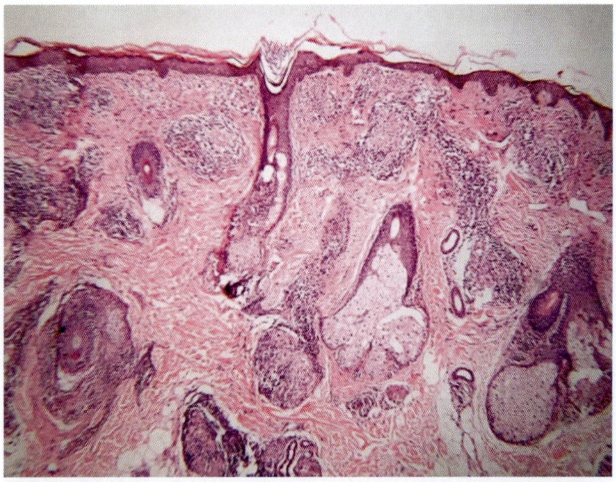

■ **Figura 62.63** MHBT. Epiderme sem alterações. Observa-se processo inflamatório granulomatoso em torno de vasos na derme superficial e anexos cutâneos na derme reticular – HE 100X.

Fonte: Acervo do Dr. Antônio Pedro M. Schettini – Fundação Alfredo da Matta, Manaus.

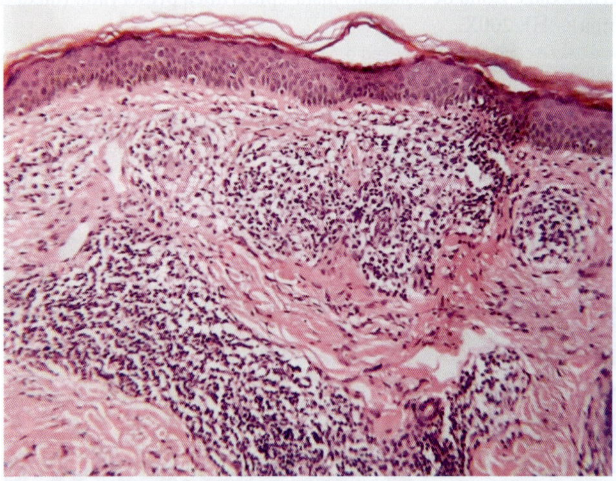

■ **Figura 62.64** MHBT. Reação tipo 1 – granuloma com dissociação das células epitelioides consequente a edema extracelular. Há, também, coleções de linfócitos no granuloma e edema discreto entre feixes colágenos – HE 400X.

Fonte: Acervo do Dr. Antônio Pedro M. Schettini – Fundação Alfredo da Matta, Manaus.

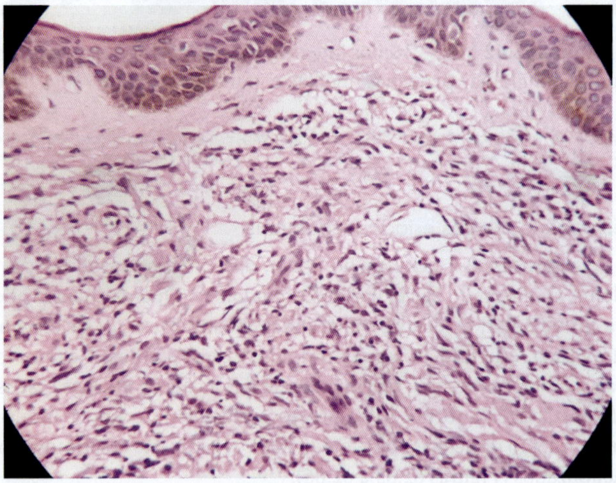

■ **Figura 62.65** MHBV + Reação tipo 1. Processo inflamatório na derme papilar, separado da epiderme por faixa de colágeno (faixa de Unna). O infiltrado é constituído de macrófagos espumosos, arranjos de células epitelioides e linfócitos – HE 100X.

Fonte: Acervo do Dr. Antônio Pedro M. Schettini – Fundação Alfredo da Matta, Manaus.

não reacional, o que parece ser consequente à diminuição absoluta do número de linfócitos T-CD8$^+$, que predominam na HV. A lesão vascular em algumas formas de ENH é mais acentuada, podendo ocorrer vasculite com necrose fibrinoide dos vasos e necrose da epiderme. Esses quadros são denominados eritema nodoso necrosante. Esse aspecto histológico também é visto no fenômeno de Lúcio, que é acompanhado de vasculite de pequenos e médios vasos da derme e subcutânea (panvasculite), exibindo menor quantidade de neutrófilos que no ENH (Figuras 62.67 e 62.68).[195]

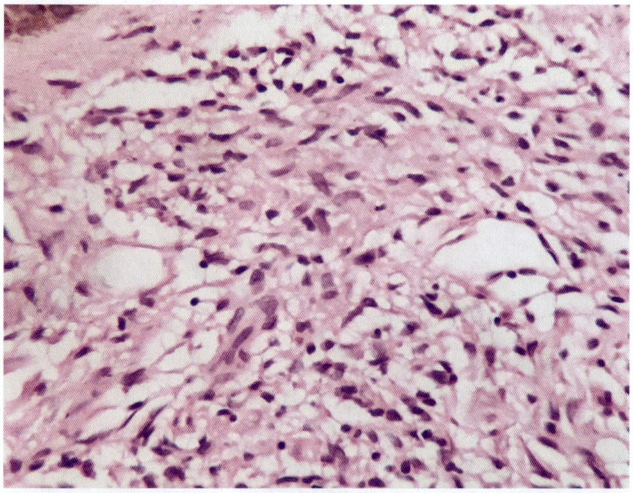

■ **Figura 62.66** MHBV + Reação tipo 1 – Detalhe do infiltrado de células espumosas, células epitelioides e raras células gigantes e linfócitos. HE 400X.

Fonte: Acervo do Dr. Antônio Pedro M. Schettini – Fundação Alfredo da Matta, Manaus.

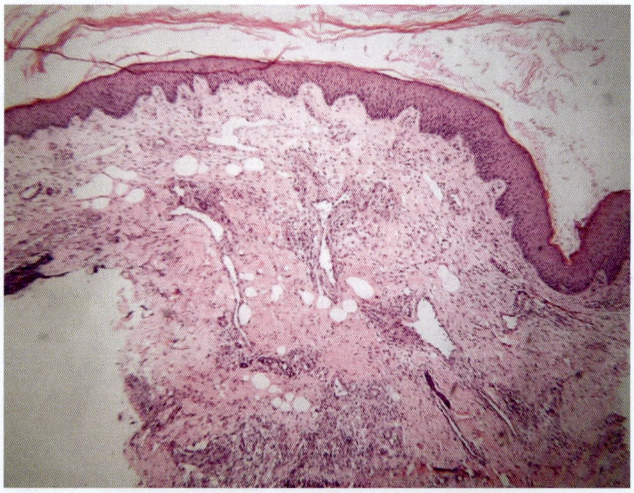

■ **Figura 62.67** ENH. Processo inflamatório dérmico, em torno de anexos cutâneos e vasos dilatados constituído por histiócitos espumosos e neutrófilos. Raras células mononucleares – HE 100X.

Fonte: Acervo do arquivo Dr. Antônio Pedro M. Schettini – Fundação Alfredo da Matta, Manaus.

Com o tratamento e cura da doença, podem-se observar, na HI – desaparecimento do infiltrado linfo-histiocitário; nas formas HT, HBT e HBB – desaparecimento do infiltrado granulomatoso em períodos variáveis, de meses ou anos, deixando processo inflamatório linfo-histiocitário residual que involuirá com o tempo. Na HBV e HV, os histiócitos passam a apresentar múltiplos e grandes vacúolos, podendo surgir células gigantes do tipo corpo estranho. Os bacilos tendem a perder a coloração uniforme (bacilos sólidos ou íntegros), tornam-se fragmentados, e posteriormente evoluem para granulações, denominadas poeira bacilar.

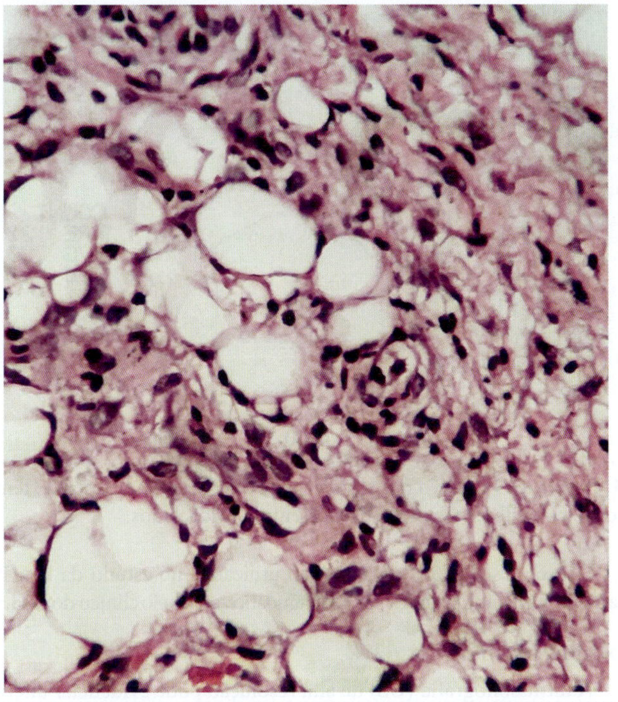

■ **Figura 62.68** ENH. Detalhe da reação inflamatória entre os adipócitos, constituída de histiócitos espumosos, neutrófilos e raros plasmócitos – HE 400x.

Fonte: Acervo do Dr. Antônio Pedro M. Schettini – Fundação Alfredo da Matta, Manaus.

Nas recidivas das formas HBV e HV podem ser encontrados novos histiócitos, com alterações espumosas e bacilos íntegros. Nos HT, HBT e HBB surgem novos granulomas que devem ser interpretados em conjunto com os aspectos clínicos, sorologia (PGL-1) ou PCR, uma vez que esses quadros histológicos podem ser semelhantes aos que ocorrem nos estados reacionais tardios e nos quadros de persistência dos granulomas, após o tratamento, sem implicar em multiplicação bacilar e recidiva da doença.[87]

Sorologia

Face à dicotomia da resposta imune observada na hanseníase, pacientes multibacilares desenvolvem resposta imune humoral com produção de anticorpos IgG e IgM anti-PGL-1, componente específico da parede celular do *M. leprae*. Diversas metodologias têm sido empregadas para a sorologia anti-PGL-1; entre eles, o ELISA, *dipstick* e teste rápido do tipo fluxo lateral (*ML flow*) (Figura 62.69).

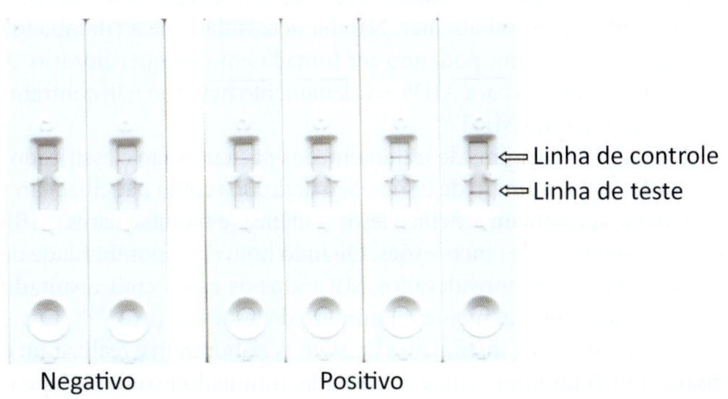

■ **Figura 62.69** Teste *ML flow*.

A detecção de anticorpos IgG e IgM anti-PGL-1 é o parâmetro sorológico mais padronizado e avaliado na hanseníase, e testes sorológicos rápidos imunocromatográficos mostram resultados comparáveis aos estudos imunoenzimáticos (ELISA), com a vantagem de poderem ser realizados facilmente por profissionais de saúde no campo, em amostras de soro humano ou sangue total sem necessitar de equipamentos laboratoriais. No entanto, é preciso considerar a limitação da sorologia para o diagnóstico da doença, tendo em visa a frequente soropositividade em indivíduos sadios procedentes de áreas endêmicas e a negatividade em portadores de hanseníase, especialmente com formas paucibacilares (PB).

Vários estudos demostraram que a sorologia para detecção de anticorpos, anti-PGL-1, refletem a carga bacilar dos pacientes. Os multibacilares apresentam soropositividade de 80% a 90% e os paucibacilares, positividade baixa, em torno de 20% a 40% dos casos. É importante ressaltar que, aproximadamente metade dos indivíduos anti-PGL-1 positivos não desenvolvem doença. Alguns indivíduos saudáveis, procedentes de áreas endêmicas, também podem ter sorologia anti-PGL-1 positiva.[196,199]

Portanto, o teste rápido para determinação qualitativa de anticorpos IgM anti-*Mycobacterium leprae* apresenta baixa acurácia, tendo em vista a negatividade média em mais de 50% dos casos de hanseníase paucibacilar (falso-negativos) e a positividade média em mais de 15% de indivíduos saudáveis procedentes de áreas endêmicas (falso-positivos) não devendo ser utilizado como critério diagnóstico isolado, o que poderia resultar no tratamento inadequado de indivíduos sadios. Entretanto, este teste pode ser útil na seleção de um subgrupo de comunicantes sem suspeita de hanseníase para seguimento anual e para a indicação de baciloscopia em indivíduos com alterações dermatoneurológicas inconclusivas, que seriam encaminhados para avaliação complementar.

Após a decodificação completa do genoma do *M. leprae* verificou-se que o bacilo apresenta genes únicos, que não são compartilhados com outras micobactérias. A partir dessa descoberta vários grupos de pesquisa investigam o potencial de novos antígenos de natureza proteica do *M. leprae*, com a finalidade de se desenvolver exames laboratoriais que auxiliem no diagnóstico da hanseníase. Mais de 200 novas proteínas recombinantes do *M. leprae* foram avaliadas quanto à capacidade imunogênica e especificidade da resposta, em exames sorológicos e testes de imunidade celular. Entre os novos antígenos proteicos para sorologia da hanseníase destaca-se a proteína recombinante de fusão denominada LID-1 (*Leprosy IDRI Diagnostic-1*). A sorologia anti-LID-1 identifica anticorpos IgG, presente em aproximadamente 80% dos pacientes multibacilares. Este exame é específico para *M. leprae*. Um novo teste rápido para hanseníase, utilizando como antígeno uma composição de PGL-I e LID-1(NDO-LID) já é comercializado. A sorologia pode auxiliar no diagnóstico precoce, na classificação dos pacientes, no monitoramento da poliquimioterapia, no diagnóstico diferencial entre reação e recidiva e no seguimento de população de alto risco (200,201).

Testes para identificação de resposta imune celular

Os pacientes paucibacilares desenvolvem resposta imune do tipo celular, com fraca produção de anticorpos e, portanto, podem ser avaliados com testes de imunidade celular. Nestes casos avalia-se a produção de interferon gama (IFN-γ) como marcador indireto da doença.

Entretanto, diversos estudos mostraram que a maioria dos casos paucibacilares e comunicantes de pacientes multibacilares produzem IFN-γ. Portanto, este teste não possibilita discriminar doença paucibacilar de infecção assintomática em contactantes. O significado biológico da resposta imune celular em comunicantes assintomáticos é desconhecido e pode indicar proteção ao desenvolvimento de MH ou ser marcador de futura doença paucibacilar.[202,203]

Reação em cadeia de polimerase (PCR)

Técnicas moleculares de identificação de patógenos como a PCR (Reação em Cadeia da Polimerase) incrementaram o diagnóstico de muitas doenças infecciosas. Na hanseníase, atualmente, a ferramenta é utilizada apenas com fragmentos de biópsias cutâneas. O aprimoramento da técnica de PCR em tempo real (qPCR) melhorou a identificação do bacilo com aumento da sensibilidade e da especificidade. Sua grande utilidade seria no diagnóstico das formas paucibacilares, nas quais apresenta sensibilidade em torno de 57%. Estes testes também podem ajudar a definir a classificação de pacientes (MB *versus* PB), além de contribuir para o diagnóstico da forma neural primária, particularmente quando o exame histopatológico do nervo for negativo ou duvidoso.[204,205]

A PCR tem alta especificidade e sensibilidade na detecção de *M. leprae*, sendo particularmente importante nos casos com dúvida diagnóstica, principalmente nos pacientes paucibacilares, porém a identificação do DNA do *M. leprae* por PCR em indivíduos sadios não pode ser conclusiva de doença, tendo em vista a alta infectividade do bacilo para populações de áreas endêmicas. Uma vez que a infectividade do *M. leprae* é alta, supõe-se a existência de infecção subclínica transitória em contatos e nesta fase poderia haver positividade do PCR. Destacam-se as conclusões de estudos bem conduzidos, de que uma PCR+ para *M. leprae* não pode ser um parâmetro suficiente para estabelecer uma relação causal com a doença.[206,207]

Exames de eletrofisiologia

A eletroneuromiografia (ENMG) é um método neurofisiológico com alta sensibilidade para o diagnóstico da hanseníase neural pura (HNP). Os padrões mais comuns são de mononeuropatia múltipla. Também, podem ocorrer mononeuropatia isolada ou polineuropatia distal desmielinizante, axonal e mista. A EMG tem evidenciado maior sensibilidade para o diagnóstico da lesão neural, quando comparada com o exame clínico. Alguns estudos indicam que pode haver alterações da condução nervosa em até 40% de pacientes sem neurite com expressão clínica. O eletromiograma com agulha não acrescenta informações importantes à neurocondução dos nervos, podendo ser dispensada na avaliação dos pacientes com HNP.[165,208]

A EEMG é útil no diagnóstico, na caracterização do padrão da neuropatia, estudo evolutivo da função neural, durante ou após o tratamento, na avaliação do comprometimento neural nos pacientes com reações tipos 1 e 2 e na indicação do nervo a ser biopsiado. O estudo da neurocondução deve ser realizado nos quatro segmentos, considerando o padrão de envolvimento neural múltiplo e o grande número de pacientes com alterações subclínicas.

A neurocondução pode evidenciar bloqueio de condução e dispersão temporal em locais dos nervos com maior suscetibilidade (Figuras 62.70 e 62.71). Essas alterações podem ser encontradas em nervos lesionados, mas sem expressão clínica, e em nervos com espessamentos focais.

A presença de fibrilações, ondas positivas e polifásicos longos sugerem envolvimento axonal. Muitos nervos com lesão axonal, sem evidências de desmielinização, podem sugerir degeneração axonal primária, mais do que secundária.

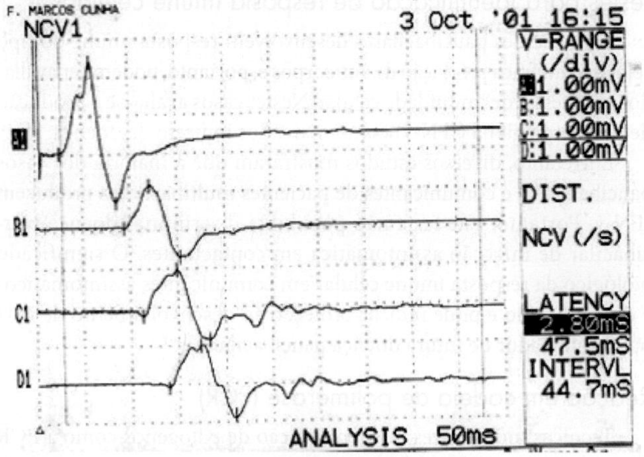

■ **Figura 62.70** Nervo ulnar motor com bloqueio.

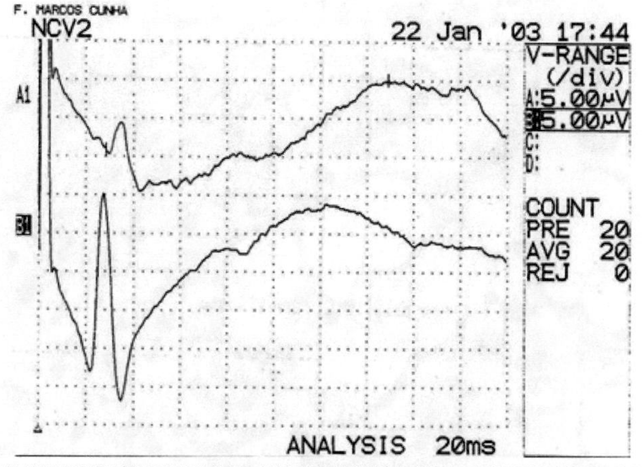

■ **Figura 62.71** Nervo radial superficial de condução e dispersão temporal com diferenças de amplitude entre os dois lados.

Os exames eletrofisiológicos são utilizados no estudo da neurite hansênica. São importantes para o diagnóstico e manejo clínico do MH.[208]

Exames de imagem

A ultrassonografia (US) de alta resolução pode evidenciar alterações morfológicas dos nervos periféricos e o exame ultrassonográfico seriado é utilizado no diagnóstico de espessamento neural, no monitoramento das reações, no diagnóstico de pseudoabscesso de nervos e na seleção dos nervos indicados para a descompressão cirúrgica ou neurólise. A US, também é útil no diagnóstico diferencial de doenças restritas aos nervos, como schwannomas e neurofibromas ou nas estruturas contíguas, como gânglios e tendões, que podem causar síndromes compressivas. Na hanseníase neural primária, de difícil diagnóstico clínico, a US pode definir o padrão do espessamento neural (Figura 62.72).[209,210]

■ TRATAMENTO

O tratamento da hanseníase é ambulatorial, utilizando-se os esquemas terapêuticos conhecidos como multidrogaterapia (MDT) ou poliquimioterapia (PQT). Essa combinação de medicamentos tem se mostrado altamente eficaz e tem por finalidade, principalmente, um tratamento mais rápido, a cura da doença e a prevenção de resistência medicamentosa.[153]

Os medicamentos utilizados como primeira linha são a rifampicina, a dapsona e a clofazimina. Nenhum deles pode ser utilizado, sob nenhuma hipótese, como monoterapia. As doses mensais de rifampicina e clofazimina são supervisionadas, ou seja, devem ser administradas pelo médico, enfermeiro ou auxiliar. Não há necessidade de a rifampicina ser ingerida em jejum, podendo ser tomada em qualquer horário. A gravidez, tratamento para AIDS e o aleitamento materno não contraindicam o tratamento MDT.[180]

Desde 1982 para fins de tratamento, os pacientes são classificados de acordo com o número de lesões. São definidos como paucibacilares (PB) os que apresentam até cinco lesões cutâneas e multibacilares (MB), os casos com mais de cinco lesões. Quando houver disponibilidade de baciloscopia, serão considerados MB todos os casos com resultado positivo, independentemente do número de lesões de pele.[15,180]

Pesquisadores de instituições brasileiras elaboraram e realizaram o ensaio clínico randomizado e controlado, intitulado Estudo independente para determinar efetividade do esquema Uniforme de MDT de seis doses (U-MDT) em pacientes de hanseníase, (U-MDT-CT- BR), avaliando a efetividade de esquema terapêutico uniforme, de curta duração (6 meses), para tratar todos os pacientes de hanseníase, independentemente de classificação clínica.[211]

Entre 2012 e 2018 os resultados do estudo foram publicados em 14 artigos científicos. Adicionalmente outras quatro publicações de

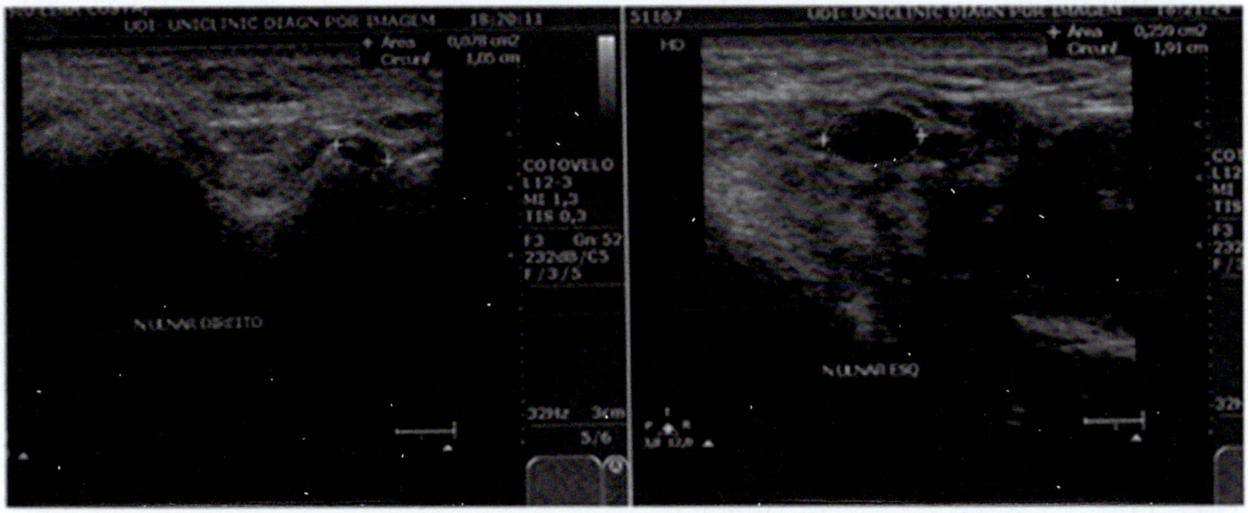

■ **Figura 62.72** Ultrassonografia de nervos ulnares – observar a diferença de diâmetro entre os dois lados. Nervo ulnar esquerdo espessado.

estudos conduzidos em Bangladesh, na Índia e na China, confirmaram de forma independente os resultados favoráveis do estudo brasileiro e fortaleceram a ideia da implementação de um novo esquema para o tratamento da hanseníase na Atenção Primária à Saúde.[211-220]

Em 2021, por meio da Nota Técnica n. 16/2021-CGDE/.DCCI/SVS/MS, o Ministério da Saúde implementou a ampliação do uso da clofazimina para o tratamento da hanseníase paucibacilar. Assim sendo, a partir de julho de 2021, a associação dos fármacos rifampicina + dapsona + clofazimina passou a ser denominada "Poliquimioterapia Única - PQT-U", adulto ou infantil, sendo recomendada para o tratamento de todos os casos novos de hanseníase, tanto paucibacilares quanto multibacilares, com diferença apenas na duração do tratamento. Os esquemas terapêuticos atualmente recomendados pela OMS e pelo Ministério da Saúde do Brasil são apresentados na Tabela 62.1.

Os pacientes que não completarem o tratamento preconizado (PB - seis doses, em até 9 meses, e MB - 12 doses, em até 18 meses) deverão ser avaliados quanto à necessidade de reinício ou possibilidade de aproveitamento das doses anteriores, visando a finalização do tratamento.[180]

Casos multibacilares que iniciam o tratamento com numerosas lesões e/ou extensas áreas de infiltração cutânea, poderão apresentar regressão mais lenta. Esses pacientes continuarão melhorando após a conclusão do tratamento com 12 doses.[180]

O paciente que apresentar coinfecção com tuberculose deve utilizar os esquemas terapêuticos apropriados para tuberculose e hanseníase, nas doses e tempo recomendados. A rifampicina será administrada diariamente, de acordo com as recomendações para tratamento da tuberculose.[180]

Efeitos adversos (EA) da multidrogaterapia

O esquema terapêutico com associação de Rifampicina, Dapsona e Clofazimina vem sendo utilizado há mais de 35 anos, mostrando-se seguro para a maioria dos milhares de pacientes que o utilizaram em todo o mundo.[153]

Os três medicamentos que compõem a MDT têm seus efeitos adversos bem conhecidos.[180,221,222]

- **Dapsona:** também conhecida como sulfona, inibe a síntese bacteriana do ácido fólico. Os principais efeitos adversos descritos são a anemia hemolítica, meta-hemoglobinemia, manifestações gastrointestinais, icterícia, *rash* pruriginoso e dermatite esfoliativa. Também podem ocorrer complicações neuropsíquicas (cefaleia e fadiga), neuropatias periféricas, reações cutâneas (fotodermatite, urticária, eritema polimorfo, eritema pigmentar fixo, necrólise epidérmica tóxica e eritrodermia), tonturas e fraqueza muscular, dificuldade respiratória e choque, manifestações hepáticas (sobretudo do tipo colestática ou alterações da função hepática) e agranulocitose. Não foram registrados efeitos teratogênicos até o momento. A dapsona pode ser utilizada na gravidez, mesmo nos primeiros meses.
  A síndrome sulfona é um quadro muito raro e caracteriza-se por exantema papuloso ou esfoliativo, acompanhado de febre, linfoadenomegalia, alteração do estado geral e, às vezes, outros sintomas, como hepatomegalia, dores abdominais e icterícia, acompanhados por elevação das transaminases. Esse quadro é atualmente denominado síndrome DRESS (*Drug Rush* with *Eosinophilia* and *Systemic Symptoms*) A evolução é grave, podendo ser fatal. Outros medicamentos também ocasionam a síndrome DRESS.
- **Rifampicina:** tem ação bactericida, sendo muito ativa contra o *Mycobacterium leprae*. Pode ocasionar hepatoxicidade, que se manifesta com icterícia, hepatomegalia dolorosa e provas de função hepática alteradas, principalmente transaminases elevadas, configurando, em geral, colestase intra-hepática. Podem ocorrer anorexia, náuseas, dores abdominais, vômitos e diarreia. As manifestações gerais de hipersensibilidade apresentam-se com lesões cutâneas, febre, adenomegalia e hepatomegalia. A rifampicina pode inibir o efeito dos anticoncepcionais e, portanto, necessita-se esclarecer as pacientes sobre os riscos de gravidez.
  A síndrome pseudogripal é outro EA importante, observada principalmente com a utilização intermitente da rifampicina nos

Tabela 62.1 Esquemas terapêuticos para hanseníase para adultos e crianças (PQT-U).

Adultos		Crianças	
Dose mensal, supervisionada	Dose diária, autoadministrada	Dose mensal, supervisionada	Dose diária, autoadministrada
Rifampicina 600 mg		Rifampicina 450 mg	
Clofazimina 300 mg	Clofazimina 50 mg	Clofazimina 150 mg	Clofazimina 50 mg
Dapsona 100 mg	Dapsona 100 mg	Dapsona 25 a 100 mg	Dapsona 25 a 100 mg
Critérios de alta: ▪ Formas paucibacilares – T, L e BT – 6 doses em até 9 meses ▪ Formas multibacilares – V, BV, BB e BT – 12 doses em até 18 meses			

esquemas MDT. Caracteriza-se por febre, calafrios, cefaleia e osteoalgias que podem associar-se a distúrbios gastrointestinais, dermatite, hepatite, anemia hemolítica, eosinofilia, púrpura trombocitopênica, nefrite intersticial, necrose tubular aguda e choque. Podem surgir de 1 a 2 horas após a administração da rifampicina, do segundo ao sexto mês de tratamento.

- **Clofazimina:** tem discreta ação bactericida. Inibe a multiplicação do bacilo e tem importante ação anti-inflamatória. Causa pigmentação cutânea, em especial nas lesões cutâneas, muitas vezes acentuando as lesões de áreas expostas, como a face, ocasionando desconforto aos pacientes. Hiperpigmentação generalizada também é descrita. Ictiose dos membros inferiores é relativamente frequente. A pigmentação pode ser atenuada quando se reduz a exposição solar, e pode persistir durante um ano ou mais, após o término do tratamento.
A deposição de cristais do medicamento na mucosa da parede intestinal pode provocar desde dores epigástricas discretas, náuseas, vômitos, diarreia, anorexia e perda de peso, a quadros graves que simulam abdome agudo. Os sintomas estão na dependência da dose e tempo de uso do medicamento.

Esquemas substitutivos de tratamento

Todos os esforços devem ser feitos para que o paciente faça o esquema padrão de tratamento. Os esquemas alternativos devem ser indicados exclusivamente para casos especiais, com intolerância grave ou contraindicação do(s) medicamento(s) de primeira linha. Os medicamentos utilizados nos esquemas alternativos, recomendados pela OMS/MS, são a ofloxacina, na dose de 400 mg/dia e a minociclina, na dose de 100 mg/dia, com a duração do tratamento variando de 6 a 24 meses.[180]

Observações:

- Em crianças com menos de oito anos de idade, portadoras de qualquer forma clínica, que por alguma razão não puderem tomar a rifampicina, o medicamento de segunda linha será a Ofloxacina, na dose de 10 mg/kg/dia. Nessa faixa etária há contraindicação formal da minociclina.
- Em gestantes, a ofloxacina e a minociclina podem ocasionar risco grave para o feto. Portanto, o esquema terapêutico recomendado em caso de intolerância à dapsona consiste em manter a associação de rifampicina e clofazimina.

NOVOS MEDICAMENTOS COM POTENCIAL PARA O TRATAMENTO DA HANSENÍASE

A atividade bactericida de outros antibióticos contra o *M. leprae* tem sido demonstrada em modelos animais e estudos com pacientes multibacilares. Entre esses medicamentos, temos a ofloxacina, claritromicina, minociclina e rifapentina. A moxifloxacina, outro fármaco com possibilidade de ser utilizado no tratamento do MH, será retirado do mercado nacional. Estes medicamentos têm sido utilizados em esquemas alternativos, ainda em caráter experimental, em casos de intolerância grave ou contraindicação aos medicamentos do esquema MDT. Para evitar a possibilidade de resistência medicamentosa, não é recomendada a sua utilização como monoterapia.[223]

Ofloxacina

A ofloxacina é investigada em esquemas alternativos há alguns anos. Há evidências que 99,99% dos bacilos tornam-se inviáveis após 4 semanas de tratamento com doses diárias de 400 mg de ofloxacina. Esse medicamento não deve ser administrado para indivíduos com idade inferior a oito anos, mulheres grávidas ou que estejam amamentando. Há risco de lesão da cartilagem articular e retardo da ossificação.[224,225]

Minociclina

É a única tetraciclina com ação bactericida sobre o *M. leprae*. A ação bactericida desse medicamento mostrou-se superior à claritromicina, porém significativamente inferior à rifampicina. No tratamento do MH, tem-se empregado a dose padrão de 100 mg/dia. É contraindicada em crianças e grávidas.[225,226]

Claritromicina

Este antibiótico faz parte do grupo dos macrolídeos e demonstrou ter ação bactericida sobre o *M. leprae*. Na dose total de 500 mg/dia, durante 28 dias, a claritromicina destrói 99% dos bacilos viáveis e 99,9%, quando tomada durante 56 dias.[226]

Moxifloxacina

É uma fluoroquinolona sintética de quarta geração com atividade contra bactérias Gram-positivas, Gram-negativas e potente atividade bactericida contra o *M. leprae*. Estudos com humanos demonstraram que doses diárias de 400 mg de moxifloxacina, durante sete dias, tornam inviáveis mais de 99% dos bacilos. Este medicamento poderá ser empregado em esquemas alternativos à ofloxacina, minociclina ou claritromicina.[227,228]

Rifapentina

É um derivado semissintético da rifamicina, com meia vida mais prolongada. Como todos os derivados da rifamicina, age no RNA polimerase, enzima necessária para a síntese do RNA e consequente produção proteica da bactéria. No tratamento da hanseníase, a rifapentina exibe atividade bactericida mais potente que a rifampicina, tanto em ratos como em humanos. Estudos em pata de camundongo mostraram que a rifapentina, em dose única de 10mg/por kg de peso, destrói 20 vezes mais *M. leprae* que a rifampicina, em dose única de 10 mg/kg de peso. Por sua vez, a combinação rifapentina + moxifloxacina + minociclina inviabiliza 50 vezes mais *M. leprae* que a combinação rifampicina + ofloxacina + minociclina, quando utilizadas em dose única.[227]

Resistência medicamentosa

Embora não se venha evidenciado aumento significativo na proporção de resistência medicamentosa para as drogas da PQT nas últimas décadas, a vigilância nos casos de resistência bacilar é uma preocupação pelo arsenal terapêutico restrito, sendo estimulada pela Organização Mundial da Saúde. São raros os casos de resistência à clofazimina, porém, há relatos de resistência à dapsona e rifampicina. Também, é preocupante o aumento da resistência multimedicamentosa, impondo-se a vigilância desses casos.[229-234]

Entre as prováveis causas de resistência medicamentosa são importantes as informações sobre a utilização regular ou irregular da droga, o tempo reduzido de tratamento em casos com erro de classificação, a monoterapia e administração de doses baixas dos medicamentos.[235-237]

A resistência medicamentosa pode ser primária ou secundária. A resistência secundária é verificada nos pacientes que utilizaram corretamente a medicação, tiveram bom resultado inicial, depois recaíram e não responderam adequadamente ao tratamento. A resistência primária é observada no paciente que se infecta com bacilos de pacientes que apresentam resistência secundária.[229-237]

Clinicamente, são sugestivas de resistência medicamentosa, a presença de lesões do tipo histoide e infiltrações em áreas habitualmente poupadas, como as fossas antecubitais, axilas, virilhas, nuca, linha média dorsal (ao longo da coluna vertebral) e conjuntiva ocular. Nesses casos, o Ministério da Saúde recomenda seguir o protocolo de vigilância de resistência medicamentosa, encaminhando o paciente para a realização de exames laboratoriais de rotina em centros de referência.[238,239]

Também, é importante para a suspeição de resistência medicamentosa nos casos bacilíferos, a reativação clínica e bacteriológica após tratamento regular. Nos casos com diagnóstico de recidiva, o exame microscópico revela grande quantidade de bacilos. A inoculação em pata de camundongo e, principalmente, a PCR pode confirmar a resistência. Por meio da PCR é possível identificar as mutações já conhecidas para resistência à sulfona (*gene folp*), rifampcina (gene *rpoB*) e ofloxacina (gene *GyrA* e *GyrB*). Nos casos paucibacilares, a confirmação da resistência medicamentosa é mais difícil. Porém, por meio da PCR tem sido possível diagnosticá-la.[240,241]

O teste qualitativo *in vitro*, por amplificação de DNA e hibridização reversa em fita de nitrocelulose, demonstrou alta capacidade de identificar o *M. leprae* resistente à rifampicina e dapsona, dois dos três fármacos do esquema padrão de PQT, além do teste apresentar alta capacidade para identificar *M. leprae* sensíveis a esses fármacos e à ofloxacina, que compõem esquemas substitutivos de tratamento.

PREVENÇÃO DE INCAPACIDADES

Além do acometimento cutâneo, a hanseníase pode afetar os nervos periféricos. No exame histopatológico, os bacilos são encontrados nas células de Schwann mielinizadas, nos vacúolos intracelulares e nos macrófagos do espaço perineural. A produção de enzimas citotóxicas, secundárias à resposta imunológica, podem manter a lesão neural, mesmo sem a presença do bacilo. Sem tratamento e orientação adequada, pode haver destruição parcial do nervo, com dor e/ou dormência e perda de função. Nos casos com longa evolução pode ocorrer a destruição total do nervo, com perda funcional grave, sem possibilidade de recuperação.[22-25]

As deformidades podem ser primárias (consequentes ao processo inflamatório resultante da resposta imunológica) ou secundárias (decorrentes do manejo inadequado do processo primário). No Quadro 62.3 é apresentada a sequência do comprometimento neural e possíveis desfechos se não houver orientação e tratamento adequado.

Quadro 62.3 Acometimento neural e complicações.

Lesão neural primária consequente à ação do bacilo e/ou processos inflamatórios		
Fibras autonômicas	Fibras sensoriais	Fibras motoras
Redução da sudorese e da lubrificação da pele	Redução ou perda da sensibilidade	Redução ou perda da força muscular
Pele seca	Dormência	Fraqueza
Agravos secundários à lesão neural		
Fissuras	Queimaduras Ferimentos Úlceras	Atrofia Contraturas Garras
Infecções repetidas, com destruição de estruturas (pele, tendão, ligamento, músculo, osso)		
Deformidades		

No Quadro 62.4 são relacionados os principais nervos periféricos que podem ser acometidos durante a evolução da hanseníase e consequentes deformidades nos casos não corretamente orientados.

Quadro 62.4 Principais nervos periféricos e complicações que podem ocorrer.

Nervo afetado	Principais deformidades
Facial	Lagoftalmo, úlcera da córnea
Radial	Mão caída
Ulnar	Garra de 4º e 5º quirodáctilos e atrofia de músculos interósseos
Mediano	Perda da oponência do polegar e atrofia de músculos interósseos
Fibular	Pé caído (marcha escavante), pé equino
Tibial posterior	Garra de artelhos e úlcera plantar (mal perfurante plantar)

O tratamento específico do MH não tem efeito sobre as fibras nervosas já lesadas. Portanto, o diagnóstico e tratamento precoce, o reconhecimento e manejo adequado das reações, em especial das neurites, e a educação dos pacientes em relação ao autocuidado diário são fundamentais para a prevenção das deformidades.

Nas neurites agudas, além do tratamento medicamentoso, outras medidas são necessárias, em especial no acometimento dos nervos ulnar e mediano, como a imobilização do cotovelo e do punho.

É importante alertar e orientar os pacientes sobre as consequências de traumas repetidos na manipulação de objetos de trabalho (cabos de enxada, facões e outros) que provocam calosidades nas mãos, o aparecimento de bolhas, às vezes sanguinolentas, ulcerações, infecção secundária e osteomielite em casos avançados. Outra causa comum de ulcerações e consequentes infecções são os traumas e ferimentos durante as atividades domésticas, em especial queimaduras, decorrentes da redução ou perda da sensibilidade protetora. Adaptações nos objetos de uso pessoal ou profissional ajudam a reduzir os riscos de acidentes e possibilidade de deformidades. Pacientes com pés anestésicos devem evitar caminhadas longas, andar em passos curtos e utilizar calçados apropriados. Os sapatos devem ser fechados, macios e resistentes, evitando-se o uso de sandálias soltas, para a prevenção de traumatismos. A inspeção diária dos pés, para localizar indícios de úlcera, bem como sua hidratação são importantes.

Após o controle do processo inflamatório são indicados exercícios, sob a orientação de fisioterapeuta ou terapeuta ocupacional, com a finalidade de fortalecer os músculos e manter a normalidade funcional das articulações. Outras técnicas complementares, como banhos de parafina, eletroestimulação, ultrassom e infravermelho, também são úteis na prevenção das deformidades. O uso de gesso ou de aparelhos denominados férulas digitais ajudam a reduzir a formação de garras nas mãos. No acometimento do nervo fibular, a utilização de aparelhos feitos de couro (macio!), ligados à perna e ao sapato (férula de Harris), impedem o estiramento dos tendões do grupo muscular paralisado, limitando a flexão plantar em 90°.[242-244]

MEDIDAS DE CONTROLE E PROFILAXIA DA HANSENÍASE

Para o controle da hanseníase são fundamentais o diagnóstico e tratamento precoce, na fase inicial da doença. Para atingir estes objetivos necessita-se:[245]

- **Divulgar os principais sinais e sintomas do MH:** por meio da informação, educação em saúde e comunicação (IEC), adaptadas à realidade cultural das comunidades.
- **Identificar os casos novos, instituir o tratamento:** e, assim, reduzir os focos de infecção. Além disso, a supervisão do tratamento e orientação para o paciente não interromper ou abandoná-lo são fundamentais para a eficácia terapêutica e redução da possibilidade de resistência medicamentosa, secundária e primária.[245]
- **Exame de comunicantes e aplicação de BCG:** o exame de contatos é essencial para o diagnóstico precoce. Considerando-se que o maior risco de adoecer ocorra em pessoas que convivem com pacientes de hanseníase, principalmente no mesmo domicílio, recomenda-se que todos os contatos de casos novos façam exame dermatoneurológico e vacinação com BCG.[245,247] A ação da BCG na profilaxia da hanseníase multibacilar é, provavelmente, consequente à indução de maior produção de citocinas da via TH1 da imunidade. Este mecanismo imunológico reduziria a incidência das formas MB e, consequentemente, interromperia a cadeia de transmissão da doença. Segundo as normas técnicas atuais, a BCG é indicada para todo comunicante sadio de casos de hanseníase. Se o comunicante apresentar somente uma cicatriz vacinal ou não apresentar cicatriz, recomenda-se uma dose. Se apresentar duas cicatrizes vacinais, não há necessidade de se aplicar BCG.[180]
- **Monitoramento dos indicadores da endemia:** por meio da notificação de casos e análise epidemiológica, técnica e político-administrativa. Este conhecimento possibilitará estabelecer os objetivos prioritários, metas, dotações orçamentárias coerentes com a magnitude da doença e as possibilidades de atuação das diferentes instâncias de governo (federal, estadual e municipal).
- **Busca ativa de casos:** além do exame dermatoneurológico dos comunicantes, recomenda-se a busca ativa em grupos com maior risco de adquirir a doença, como escolares, recrutas, operários, presidiários, entre outros. São úteis, também, as campanhas visando sintomáticos dermatológicos em áreas de difícil acesso ou reduzido diagnóstico de casos novos.

- **Combate ao estigma:** é recomendado junto aos profissionais da saúde, instituições governamentais e a população em geral, com o objetivo de divulgar conceitos sobre a cura da doença, a baixa contagiosidade e as possiblidades de prevenção, tratamento e reabilitação das incapacidades físicas. As ações sociais junto às famílias, ambientes de trabalho, locais de convivência dos pacientes e estímulo para a organização de grupos de portadores de MH são também fundamentais no combate ao estigma.
- **Diagnóstico precoce e manejo adequado dos surtos reacionais:** visando prevenir as incapacidades físicas consequentes à neuropatia reacional.
- **Avaliação, prevenção, tratamento e reabilitação das incapacidades físicas:** a prevenção e tratamento de incapacidades físicas são fundamentais. Recomenda-se que essas atividades sejam realizadas por meio da atenção multidisciplinar, com participação de fisioterapeutas, terapeutas ocupacionais e outros profissionais.
- **Atenção integral ao paciente, incluindo atenção psicossocial:** a identificação e controle de comorbidades, como diabetes, hipertensão, alcoolismo, entre outras, além da assistência psicológica ao paciente, contribuem para maior adesão ao tratamento, reduzindo o risco de resistência medicamentosa e incapacidades físicas.
- **Capacitação de recursos humanos:** a capacitação de recursos humanos em larga escala, envolvendo faculdades da área da saúde, professores do ensino fundamental, trabalhadores do Sistema Único de Saúde (SUS), organizações não governamentais e lideranças comunitárias são essenciais para a implementação e manutenção do programa de controle do MH. Considerando o atual modelo assistencial da saúde brasileira, o público-alvo prioritário são os profissionais do Programa Saúde da Família (PSF), que necessitam receber treinamentos e reciclagens periódicas em relação aos aspectos clínicos, neurológicos, diagnósticos diferenciais e tratamento da hanseníase.
- **Incentivo à pesquisa:** apesar dos avanços já obtidos, ainda existem lacunas importantes no conhecimento da hanseníase e, portanto, necessita-se de investimentos em várias linhas de pesquisa, entre as quais destacam-se:
  - Desenvolvimento de pesquisas relacionadas a novos métodos diagnósticos.[248]
  - Investigações dirigidas para novos esquemas terapêuticos e vacina.
  - Estudos com a finalidade de se encontrar fármacos alternativos para o tratamento dos estados reacionais.[249]
  - Estudos relacionados aos mecanismos imunológicos e genéticos associados ao desenvolvimento da doença e estados reacionais.
- **Profilaxia pós-exposição:** trabalhos publicados nos últimos anos estimulam a administração de dose única de rifampicina para a interrupção da cadeia de transmissão entre os contatos de pacientes com hanseníase. Porém, não há dados que comprovem a redução de casos novos, em longo prazo, e esta é a razão de este esquema profilático não ter sido aprovado pelo Ministério da Saúde do Brasil.[250]

Referências bibliográficas

1. Quilter EEV, Butlin CR, Singh S, Alam K, Lockwood DNJ. Patients with skin smear positive leprosy in Bangladesh are the main risk factor for leprosy development: 21-year follow-up in the household contact study (COCOA). PLoS Negl Trop Dis. 2020 Oct 30;14(10):e0008687. doi: 10.1371/journal.pntd.0008687. PMID: 33125403; PMCID: PMC7598483.
2. Pescarini JM, Strina A, Nery JS, Skalinski LM, Andrade KVF, Penna MLF, Brickley EB, Rodrigues LC, Barreto ML, Penna GO. Socioeconomic risk markers of leprosy in high-burden countries: A systematic review and meta-analysis. PLoS Negl Trop Dis. 2018 Jul 9;12(7):e0006622. doi: 10.1371/journal.pntd.0006622. PMID: 29985930; PMCID: PMC6053250.
3. Lie H. Why is leprosy decreasing in Norway? Transactions of The Royal Society of Tropical Medicine and Hygiene. 1929; 22(4):357-366.
4. Pescarini JM, Penna MLF, Rodrigues LC, Brickley EB, Penna GO, Barreto ML et al. Conditional Cash Transfer Program and Leprosy Incidence: Analysis of 12.9 Million Families From the 100 Million Brazilian Cohort. Am J Epidemiol. 2020 Dec 1;189(12):1547-1558. doi: 10.1093/aje/kwaa127. PMID: 32639534; PMCID: PMC7705605.
5. Nery JS, Pereira SM, Rasella D, Penna ML, Aquino R, Rodrigues LC, Barreto ML, Penna GO. Effect of the Brazilian conditional cash transfer and primary health care programs on the new case detection rate of leprosy. PLoS Negl Trop Dis. 2014 Nov 20;8(11):e3357. doi: 10.1371/journal.pntd.0003357. PMID: 25412418; PMCID: PMC4239003.
6. Nery JS, Ramond A, Pescarini JM, Alves A, Strina A, Ichihara MY, Fernandes Penna ML, Smeeth L, Rodrigues LC, Barreto ML, Brickley EB, Penna GO. Socioeconomic determinants of leprosy new case detection in the 100 Million Brazilian Cohort: a population-based linkage study. Lancet Glob Health. 2019 Sep;7(9):e1226-e1236. doi: 10.1016/S2214-109X(19)30260-8. Epub 2019 Jul 19. PMID: 31331811; PMCID: PMC6688099.
7. de Andrade KVF, Nery JS, Penna MLF, Penna GO, Pereira SM. Effect of Brazil's Conditional Cash Transfer Programme on the new case detection rate of leprosy in children under 15 years old. Lep Rev. 2018; 89:13-24. doi: 10.1016/S1473-3099(19)30624-3.
8. Pescarini JM, Nery JS, Penna MLF, Rodrigues LC, Penna GO, Barreto ML et al. Effect of a conditional cash transfer programme on leprosy treatment adherence and cure in patients from the nationwide 100 Million Brazilian Cohort: a quasi-experimental study. Lancet Infect Dis. 2020 May;20(5):618-627. doi: 10.1016/S1473-3099(19)30624-3. Epub 2020 Feb 14. PMID: 32066527; PMCID: PMC7191267.
9. Hanumanthavya K, Manjunath KG, Anisha M et al. History of leprosy. J. Evid. Based Med. Healthc. 2016; 3(8):250-52.
10. Lee J, Kim J-P, Nishikiori N, Fine PEM. The decline of leprosy in the Republic of Korea; patterns and trends 1977-2013. Lepr Rev 2015; 86: 316–27.
11. Araújo MG. Hanseníase no Brasil. Rev. Soc. Bras. Med. Trop. 2003; 36(3):373-82.
12. Avelleira JCR, Bernardes-Filho F, Quaresma MV, Vianna FR. History of leprosy in Rio de Janeiro. An Bras Dermatol. 2014; 89(3):515-8.
13. dos Santos FS, de Souza LP, Siani AC. Chaulmoogra oil as scientific knowledge: the construction of a treatment for leprosy. Hist Cienc Saude Manguinhos. 2008;15:29-47.
14. Bechler RG. Hansen versus Neisser: controvérsias científicas na descoberta" do bacilo da lepra. Hist Cienc Saude-Manguinhos [serial on the Internet]. 2012 Sep; 19(3):815-42.
15. WHO – Chemotherapy of leprosy for control programmes. World Health Organ Tech Rep Ser. 1982;675:1-33. PMID: 6806990.
16. World Health Organization. Global Observatory. Acesso em 02/03/2021 https://www.who.int/data/gho/data/themes/topics/leprosy-hansens-disease.
17. Cole ST, Eiglmeier K, Parkhill J, James KD, Thomson NR, Wheeler PR et al. Massive gene decay in the leprosy bacillus. Nature. 2001 Feb 22;409(6823):1007-11. doi: 10.1038/35059006. PMID: 11234002.
18. Madeiro S. Aspectos Microbiológicos e moleculares do Mycobacterium leprae. In: Hanseníase: Avanços e Desafios. Alves ED, Ferreira TL, Nery I, organizadores. Brasília, 2014, p:67-79.
19. Shepard CC. The experimental disease that follows the injection of human leprosy bacilli into foot pads of mice. J Exp Med. 1960; 112: 445-454.
20. Kirchheimer WF, Storrs EE. Attempts to establish the armadillo. (Dasypus novemcinctus) as a model for the study of leprosy. Int J Lepr 1971;39:692-701.
21. Ng V, Zanazzi G, Timpl R, Talts JF, Salzer JL, Brennan PJ, Rambukkana A. Role of the cell wall phenolic glycolipid-1 in the peripheral nerve predilection of Mycobacterium leprae. Cell. 2000 Oct 27;103(3):511-24. doi: 10.1016/s0092-8674(00)00142-2. PMID: 11081637.
22. Bahia El Idrissi N, Das PK, Fluiter K, Rosa PS, Vreijling J, Troost D, Morgan BP, Baas F, Ramaglia V. M. leprae components induce nerve damage by complement activation: identification of lipoarabinomannan as the dominant complement activator. Acta Neuropathol. 2015 May;129(5):653-67. doi: 10.1007/s00401-015-1404-5. Epub 2015 Mar 15. PMID: 25772973; PMCID: PMC4405335.
23. Rambukkana A. Molecular basis for the peripheral nerve predilection of Mycobacterium leprae. Curr Opin Microbiol. 2001 Feb;4(1):21-7. doi: 10.1016/s1369-5274(00)00159-4. PMID: 11173029.
24. Rambukkana A, Salzer JL, Yurchenco PD, Tuomanen EI. Neural targeting of Mycobacterium leprae mediated by the G domain of the laminin-alpha2 chain. Cell. 1997 Mar 21;88(6):811-21. doi: 10.1016/s0092-8674(00)81927-3. PMID: 9118224.
25. Antunes SL, Chimelli L, Jardim MR, Vital RT, Nery JA, Corte-Real S, Hacker MA, Sarno EN. Histopathological examination of nerve samples from pure neural leprosy patients: obtaining maximum information to improve diagnostic efficiency. Mem Inst Oswaldo Cruz. 2012 Mar;107(2):246-53. doi: 10.1590/s0074-02762012000200015. Erratum in: Mem Inst Oswaldo Cruz. 2012 Jun;107(4):570. PMID: 22415265.
26. Sharma R, Singh P, McCoy RC, Lenz SM, Donovan K, Ochoa MT, Estrada-Garcia I, Silva-Miranda M, Jurado-Santa Cruz F, Balagon MF, Stryjewska B, Scollard DM, Pena MT, Lahiri R, Williams DL, Truman RW, Adams LB. Isolation of Mycobacterium lepromatosis and Development of Molecular Diagnostic Assays to Distinguish Mycobacterium leprae and M. lepromatosis. Clin Infect Dis. 2020 Nov 5;71(8):e262-e269. doi: 10.1093/cid/ciz1121. PMID: 31732729.

27. Han XY, Seo YH, Sizer KC, Schoberle T, May GS, Spencer JS, Li W, Nair RG. A new Mycobacterium species causing diffuse lepromatous leprosy. Am J Clin Pathol. 2008 Dec;130(6):856-64. doi: 10.1309/AJCPP72FJZZRRVMM. PMID: 19019760.
28. Britton WJ, Lockwood DN. Leprosy. Lancet. 2004 Apr 10;363(9416):1209-19. doi: 10.1016/S0140-6736(04)15952-7. PMID: 15081655.
29. Pescarini JM, Teixeira CSS, Silva NB, Sanchez M, Natividade M, Rodrigues LC, Penna MLF, Barreto ML, Brickley EB, Penna GO, Nery JS. Características epidemiológicas e tendência temporal de casos novos de hanseníase no Brasil: 2006 à 2017. Aceito para publicação no Cadernos de Saúde Pública em Dezembro/2020.
30. Truman RW, Singh P, Sharma R, Busso P, Rougemont J, Paniz-Mondolfi A, Kapopoulou A, Brisse S, Scollard DM, Gillis TP, Cole ST. Probable zoonotic leprosy in the southern United States. N Engl J Med. 2011 Apr 28;364(17):1626-33. doi: 10.1056/NEJMoa1010536. PMID: 21524213; PMCID: PMC3138484.
31. Kerr L, Kendall C, Sousa CAB, Frota CC, Graham J, Rodrigues L, Fernandes RL, Barreto ML. Human-armadillo interaction in Ceará, Brazil: Potential for transmission of Mycobacterium leprae. Acta Trop. 2015 Dec;152:74-79. doi: 10.1016/j.actatropica.2015.07.023. Epub 2015 Jul 29. PMID: 26232656.
32. Stefani MMA, Rosa PS, Costa MB, Schetinni APM, Manhães I, Pontes MAA, Costa P, Fachin LRV, Batista IMFD, Virmond M, Pereira E, Penna MLF, Penna GO. Leprosy survey among rural communities and wild armadillos from Amazonas state, Northern Brazil. PLoS One. 2019 Jan 10;14(1):e0209491. doi: 10.1371/journal.pone.0209491. PMID: 30629624; PMCID: PMC6328080.
33. Meredith A, Del Pozo J, Smith S, Milne E, Stevenson K, McLuckie J. Leprosy in red squirrels in Scotland. Vet Rec. 2014 Sep 20;175(11):285-6. doi: 10.1136/vr.g5680. PMID: 25234460.
34. Ploemacher T, Faber WR, Menke H, Rutten V, Pieters T. Reservoirs and transmission routes of leprosy; A systematic review. PLoS Negl Trop Dis. 2020 Apr 27;14(4):e0008276. doi: 10.1371/journal.pntd.0008276. PMID: 32339201; PMCID: PMC7205316.
35. Wheat WH, Casali AL, Thomas V, Spencer JS, Lahiri R, Williams DL, McDonnell GE, Gonzalez-Juarrero M, Brennan PJ, Jackson M. Long-term survival and virulence of Mycobacterium leprae in amoebal cysts. PLoS Negl Trop Dis. 2014 Dec 18;8(12):e3405. doi: 10.1371/journal.pntd.0003405. PMID: 25521850; PMCID: PMC4270725.
36. de Oliveira GL, Oliveira JF, Nery JS, Pescarini JM, Penna GO, Penna MFL et al. Estimating under reporting of Leprosy in Brazil using a Bayesian Approach. medRxiv 2020.05.22.20109900; doi: https://doi.org/10.1101/2020.05.22.20109900. Artigo submetido no periódico: Plos Neg Trop Dis 2021.
37. Teixeira CSS, Pescarini JM, Alves FJO, Nery JS, Sanchez MN, Teles C, Ichihara MYT, Ramond A, Smeeth L, Fernandes Penna ML, Rodrigues LC, Brickley EB, Penna GO, Barreto ML, Silva RCR. Incidence of and Factors Associated With Leprosy Among Household Contacts of Patients With Leprosy in Brazil. JAMA Dermatol. 2020 Jun 1;156(6):640-648. doi: 10.1001/jamadermatol.2020.0653. PMID: 32293649; PMCID: PMC7160739.
38. World Health Organization. WHO Expert Committee on Leprosy. World Health Organ Tech Rep Ser. 2012;(968):1-61, 1 p following 61. PMID: 22970604.
39. Moet FJ, Meima A, Oskam L, Richardus JH. Risk factors for the development of clinical leprosy among contacts, and their relevance for targeted interventions. Lepr Rev. 2004 Dec;75(4):310-26. PMID: 15682969.
40. Massone C, Talhari C, Ribeiro-Rodrigues R, Sindeaux RH, Mira MT, Talhari S, Naafs B. Leprosy and HIV coinfection: a critical approach. Expert Rev Anti Infect Ther. 2011 Jun;9(6):701-10. doi: 10.1586/eri.11.44. PMID: 21692674.
41. Talhari C, Mira MT, Massone C, Braga A, Chrusciak-Talhari A, Santos M, Orsi AT, Matsuo C, Rabelo R, Nogueira L, de Lima Ferreira LC, Ribeiro-Rodrigues R, Talhari S. Leprosy and HIV coinfection: a clinical, pathological, immunological, and therapeutic study of a cohort from a Brazilian referral center for infectious diseases. J Infect Dis. 2010 Aug 15;202(3):345-54. doi: 10.1086/653839. PMID: 20565258.
42. Penna ML, de Oliveira ML, Penna GO. The epidemiological behaviour of leprosy in Brazil. Lepr Rev. 2009 Sep;80(3):332-44. PMID: 19961107.
43. Nobre ML, Illarramendi X, Dupnik KM, Hacker MA, Nery JA, Jerônimo SM, Sarno EN. Multibacillary leprosy by population groups in Brazil: Lessons from an observational study. PLoS Negl Trop Dis. 2017 Feb 13;11(2):e0005364. doi: 10.1371/journal.pntd.0005364. PMID: 28192426; PMCID: PMC5325588.
44. Koba A, Ishii N, Mori S, Fine PE. The decline of leprosy in Japan: patterns and trends 1964-2008. Lepr Rev. 2009 Dec;80(4):432-40. PMID: 20306642.
45. da Silva ZP, Ribeiro MC, Barata RB, de Almeida MF. Perfil sociodemográfico e padrão de utilização dos serviços de saúde do Sistema Único de Saúde (SUS), 2003-2008 [Socio-demographic profile and utilization patterns of the public healthcare system (SUS), 2003-2008]. Cien Saude Colet. 2011 Sep;16(9):3807-16. Portuguese. doi: 10.1590/s1413-81232011001000016. PMID: 21987323.
46. Lockwood DN, Shetty V, Penna GO. Hazards of setting targets to eliminate disease: lessons from the leprosy elimination campaign. BMJ. 2014 Feb 7;348:g1136. doi: 10.1136/bmj.g1136. PMID: 24508610.
47. World Health Organization. Elimination of leprosy: resolution of the 44th World Health Assembly. Geneva; 1991 (Resolution No. WHA 44.9).
48. WHO Library Cataloguing-in-Publication Data Multidrug therapy against leprosy: development and implementation over the past 25 years. ISBN 92 4 159176 5 (NLM classification: WHO/CDS/CPE/CEE/2004.46 World Health Organization, Geneva, 2004.
49. Brasil, Boletim Epidemiológico Especial. Secretaria de Vigilância em Saúde Ministério da Saúde. Número especial, jan 2020.
50. Pescarini JM, Teixeira CSS, Silva NB, Sanchez M, Natividade M, Rodrigues LC, Penna MLF, Barreto ML, Brickley EB, Penna GO, Nery JS. Características epidemiológicas e tendência temporal de casos novos de hanseníase no Brasil: 2006 à 2017. Aceito para publicação no Cadernos de Saúde Pública em Dezembro/2020.
51. Vieira MCA, Nery JS, Paixão ES, Freitas de Andrade KV, Oliveira Penna G, Teixeira MG. Leprosy in children under 15 years of age in Brazil: A systematic review of the literature. PLoS Negl Trop Dis. 2018 Oct 2;12(10):e0006788. doi: 10.1371/journal.pntd.0006788. PMID: 30278054; PMCID: PMC6168122.
52. Sanchez MN, Nery JS, Pescarini JM, Mendes AA, Ichihara MY, Teixeira CSS, Penna MLF, Smeeth L, Rodrigues LC, Barreto ML, Brickley EB, Penna GO. Physical disabilities caused by leprosy in 100 million cohort in Brazil. BMC Infect Dis. 2021 Mar 22;21(1):290. doi: 10.1186/s12879-021-05846-w. PMID: 33752632; PMCID: PMC7983385.
53. Düppre NC, Camacho LA, da Cunha SS, Struchiner CJ, Sales AM, Nery JA, Sarno EN. Effectiveness of BCG vaccination among leprosy contacts: a cohort study. Trans R Soc Trop Med Hyg. 2008 Jul;102(7):631-8. doi: 10.1016/j.trstmh.2008.04.015. Epub 2008 Jun 2. PMID: 18514242.
54. Düppre NC, Camacho LA, Sales AM, Illarramendi X, Nery JA, Sampaio EP, Sarno EN, Bührer-Sékula S. Impact of PGL-I seropositivity on the protective effect of BCG vaccination among leprosy contacts: a cohort study. PLoS Negl Trop Dis. 2012;6(6):e1711. doi: 10.1371/journal.pntd.0001711. Epub 2012 Jun 19. PMID: 22724040; PMCID: PMC3378622.
55. Richardus RA, Alam K, Pahan D, Feenstra SG, Geluk A, Richardus JH. The combined effect of chemoprophylaxis with single dose rifampicin and immunoprophylaxis with BCG to prevent leprosy in contacts of newly diagnosed leprosy cases: a cluster randomized controlled trial (MALTALEP study). BMC Infect Dis. 2013 Oct 3;13:456. doi: 10.1186/1471-2334-13-456. PMID: 24088534; PMCID: PMC3850918.
55. Lockwood DNJ, Krishnamurthy P, Kumar B, Penna G. Single-dose rifampicin chemoprophylaxis protects those who need it least and is not a cost-effective intervention. PLoS Negl Trop Dis. 2018 Jun 7;12(6):e0006403. doi: 10.1371/journal.pntd.0006403. PMID: 29879118; PMCID: PMC5991657.
56. Sampaio LH, Stefani MM, Oliveira RM, Sousa AL, Ireton GC, Reed SG, Duthie MS. Immunologically reactive M. leprae antigens with relevance to diagnosis and vaccine development. BMC Infect Dis. 2011 Jan 26;11:26. doi: 10.1186/1471-2334-11-26. PMID: 21269435; PMCID: PMC3040138.
57. Steinmann P, Reed SG, Mirza F, Hollingsworth TD, Richardus JH. Innovative tools and approaches to end the transmission of Mycobacterium leprae. Lancet Infect Dis. 2017 Sep;17(9):e298-e305. doi: 10.1016/S1473-3099(17)30314-6. Epub 2017 Jul 7. PMID: 28693856.
58. Duthie MS, Pena MT, Ebenezer GJ, Gillis TP, Sharma R, Cunningham K, Polydefkis M, Maeda Y, Makino M, Truman RW, Reed SG. LepVax, a defined subunit vaccine that provides effective pre-exposure and post-exposure prophylaxis of M. leprae infection. NPJ Vaccines. 2018 Mar 28;3:12. doi: 10.1038/s41541-018-0050-z. Erratum in: NPJ Vaccines. 2018 May 15;3:18. PMID: 29619252; PMCID: PMC5871809.
59. Duthie MS, Frevol A, Day T, Coler RN, Vergara J, Rolf T, Sagawa ZK, Marie Beckmann A, Casper C, Reed SG. A phase 1 antigen dose escalation trial to evaluate safety, tolerability and immunogenicity of the leprosy vaccine candidate LepVax (LEP-F1 + GLA-SE) in healthy adults. Vaccine. 2020 Feb 11;38(7):1700-1707. doi: 10.1016/j.vaccine.2019.12.050. Epub 2019 Dec 30. PMID: 31899025.
60. Joyce MP. Historic aspects of human susceptibility to leprosy and the risk of conjugal transmission. Mem Inst Oswaldo Cruz. 2012 Dec;107 Suppl 1:17-21. doi: 10.1590/s0074-02762012000900004. PMID: 23283448.
61. Monot M, Honoré N, Lockwood D, Stefani MM, Spencer JS, Brennan PJ, Cole ST et al. Comparative genomic and phylogeographic analysis of Mycobacterium leprae. Nat Genet. 2009 Dec;41(12):1282-9. doi: 10.1038/ng.477. Epub 2009 Nov 1. Erratum in: Nat Genet. 2010 Apr;42(4):361. Khamispour, Ali [corrected to Khamesipour, Ali]. PMID: 19881526.
62. Sales AM, Ponce de Leon A, Düppre NC, Hacker MA, Nery JA, Sarno EN, Penna ML. Leprosy among patient contacts: a multilevel study of risk factors. PLoS Negl Trop Dis. 2011 Mar 15;5(3):e1013. doi: 10.1371/journal.pntd.0001013. Erratum in: PLoS Negl Trop Dis. 2011 Aug;5(8). doi: 10.1371/annotation/fc90a4dd-99a7-4c48-9dee-0494a0180038. PMID: 21423643; PMCID: PMC3057944.
63. Chakravartti M, Vogel F. A twin study on leprosy. In: Becker PE, Lenz W, Vogel F, Wendt GG (eds) Topics in human genetics. Georg Thieme, Stuttgar, 1973.
64. Mira MT, Alcaïs A, Nguyen VT, Moraes MO, Di Flumeri C, Vu HT, Mai CP, Nguyen TH, Nguyen NB, Pham XK, Sarno EN, Alter A, Montpetit A, Moraes ME, Moraes JR, Doré C, Gallant CJ, Lepage P, Verner A, Van De Vosse E, Hudson TJ, Abel L, Schurr E. Susceptibility to leprosy is associated with PARK2 and PACRG. Nature. 2004 Feb 12;427(6975):636-40. doi: 10.1038/nature02326. Epub 2004 Jan 25. PMID: 14737177.
65. Lázaro FP, Werneck RI, Mackert CC, Cobat A, Prevedello FC, Pimentel RP, Macedo GM, Eleutério MA, Vilar G, Abel L, Xavier MB, Alcaïs A, Mira MT. A major gene controls leprosy susceptibility in a hyperendemic isolated population from north of Brazil. J Infect Dis. 2010 May 15;201(10):1598-605. doi: 10.1086/652007. PMID: 20388034.
66. Abel L, Demenais F. Detection of major genes for susceptibility to leprosy and its subtypes in a Caribbean island: Desirade island. Am J Hum Genet. 1988 Feb;42(2):256-66. PMID: 3341381; PMCID: PMC1715260.
67. Cambri G, Mira MT. Genetic Susceptibility to Leprosy-From Classic Immune-Related Candidate Genes to Hypothesis-Free, Whole Genome Approaches. Front Immunol. 2018 Jul 20;9:1674. doi: 10.3389/fimmu.2018.01674. PMID: 30079069; PMCID: PMC6062607.
68. Jarduli LR, Alves HV, de Souza VH, Uaska Sartori PV, Fava VM, de Souza FC, Marcos EVC, Pereira AC, Dias-Baptista IMF, Virmond MDCL, de Moraes MO, Mira MT, Visentainer JEL. Association of MICA and HLA-B alleles with leprosy in two ende-

mic populations in Brazil. Int J Immunogenet. 2021 Feb;48(1):25-35. doi: 10.1111/iji.12518. Epub 2020 Nov 5. PMID: 33151039.

69. Zhang FR, Huang W, Chen SM, Yang S, Zhang XJ, Liu JJ et al. Genomewide association study of leprosy. N Engl J Med. 2009 Dec 31;361(27):2609-18. doi: 10.1056/NEJMoa0903753. Epub 2009 Dec 16. PMID: 20018961.
70. Fava V, Orlova M, Cobat A, Alcaïs A, Mira M, Schurr E. Genetics of leprosy reactions: an overview. Mem Inst Oswaldo Cruz. 2012 Dec;107 Suppl 1:132-42. doi: 10.1590/s0074-02762012000900020. PMID: 23283464.
71. Uaska Sartori PV, Penna GO, Bührer-Sékula S, Pontes MAA, Gonçalves HS, Cruz R, Virmond MCL, Dias-Baptista IMF, Rosa PS, Penna MLF, Medeiros Fava V, Stefani MMA, Távora Mira M. Human Genetic Susceptibility of Leprosy Recurrence. Sci Rep. 2020 Jan 28;10(1):1284. doi: 10.1038/s41598-020-58079-3. PMID: 31992776; PMCID: PMC6987179.
72. Modlin RL. Learning from leprosy: insights into contemporary immunology from an ancient disease. Skin Pharmacol Appl Skin Physiol. 2002 Jan-Feb;15(1):1-6. doi: 10.1159/000058177. PMID: 11803252.
73. Scollard DM, Adams LB, Gillis TP, Krahenbuhl JL, Truman RW, Williams DL. The continuing challenges of leprosy. Clin Microbiol Rev. 2006 Apr;19(2):338-81. doi: 10.1128/CMR.19.2.338-381.2006. PMID: 16614253; PMCID: PMC1471987.
74. Fonseca AB, Simon MD, Cazzaniga RA, de Moura TR, de Almeida RP, Duthie MS, Reed SG, de Jesus AR. The influence of innate and adaptative immune responses on the differential clinical outcomes of leprosy. Infect Dis Poverty. 2017 Feb 6;6(1):5. doi: 10.1186/s40249-016-0229-3. PMID: 28162092; PMCID: PMC5292790.
75. Mi Z, Liu H, Zhang F. Advances in the Immunology and Genetics of Leprosy. Front Immunol. 2020 Apr 16;11:567. doi: 10.3389/fimmu.2020.00567. PMID: 32373110; PMCID: PMC7176874.
76. Ridley DS, Jopling WH. Classification of leprosy according to immunity. A five-group system. Int J Lepr Other Mycobact Dis. 1966 Jul-Sep;34(3):255-73. PMID: 5950347
77. Modlin RL. The innate immune response in leprosy. Curr Opin Immunol. 2010 Feb;22(1):48-54. doi: 10.1016/j.coi.2009.12.001. Epub 2010 Jan 7. PMID: 20060279; PMCID: PMC2882026.
78. Modlin RL, Hofman FM, Taylor CR, Rea TH. T lymphocyte subsets in the skin lesions of patients with leprosy. J Am Acad Dermatol. 1983 Feb;8(2):182-9. doi: 10.1016/s0190-9622(83)70021-6. PMID: 6219136.
79. Yamamura M, Uyemura K, Deans RJ, Weinberg K, Rea TH, Bloom BR, Modlin RL. Defining protective responses to pathogens: cytokine profiles in leprosy lesions. Science. 1991 Oct 11;254(5029):277-9. doi: 10.1126/science.1925582. Erratum in: Science. 1992 Jan 3;255(5040):12. PMID: 1925582.
80. Yamamura M, Wang XH, Ohmen JD, Uyemura K, Rea TH, Bloom BR, Modlin RL. Cytokine patterns of immunologically mediated tissue damage. J Immunol. 1992 Aug 15;149(4):1470-5. PMID: 1500726.
81. Salgame P, Yamamura M, Bloom BR, Modlin RL. Evidence for functional subsets of CD4+ and CD8+ T cells in human disease: lymphokine patterns in leprosy. Chem Immunol. 1992;54:44-59. PMID: 1358110.
82. Cho SN, Cellona RV, Villahermosa LG, Fajardo TT Jr, Balagon MV, Abalos RM, Tan EV, Walsh GP, Kim JD, Brennan PJ. Detection of phenolic glycolipid I of Mycobacterium leprae in sera from leprosy patients before and after start of multidrug therapy. Clin Diagn Lab Immunol. 2001 Jan;8(1):138-42. doi: 10.1128/CDLI.8.1.138-142.2001. PMID: 11139208; PMCID: PMC96023.
83. Abdallah M, Attia EA, Saad AA, El-Khateeb EA, Lotfi RA, Abdallah M, El-Shennawy D. Serum Th1/Th2 and macrophage lineage cytokines in leprosy; correlation with circulating CD4(+) CD25(high) FoxP3(+) T-regs cells. Exp Dermatol. 2014 Oct;23(10):742-7. doi: 10.1111/exd.12529. PMID: 25109693.
84. Bettelli E, Carrier Y, Gao W, Korn T, Strom TB, Oukka M, Weiner HL, Kuchroo VK. Reciprocal developmental pathways for the generation of pathogenic effector TH17 and regulatory T cells. Nature. 2006 May 11;441(7090):235-8. doi: 10.1038/nature04753. Epub 2006 Apr 30. PMID: 16648838.
85. Korn T, Bettelli E, Oukka M, Kuchroo VK. IL-17 and Th17 Cells. Annu Rev Immunol. 2009;27:485-517. doi: 10.1146/annurev.immunol.021908.132710. PMID: 19132915.
86. Chen X, Oppenheim JJ. Th17 cells and Tregs: unlikely allies. J Leukoc Biol. 2014 May;95(5):723-731. doi: 10.1189/jlb.1213633. Epub 2014 Feb 21. PMID: 24563509; PMCID: PMC3984971.
87. Vignali DA, Collison LW, Workman CJ. How regulatory T cells work. Nat Rev Immunol. 2008 Jul;8(7):523-32. doi: 10.1038/nri2343. PMID: 18566595; PMCID: PMC2665249.
88. Palermo ML, Pagliari C, Trindade MA, Yamashitafuji TM, Duarte AJ, Cacere CR, Benard G. Increased expression of regulatory T cells and down-regulatory molecules in lepromatous leprosy. Am J Trop Med Hyg. 2012 May;86(5):878-83. doi: 10.4269/ajtmh.2012.12-0088. PMID: 22556091; PMCID: PMC3335697.
89. Kumar S, Naqvi RA, Ali R, Rani R, Khanna N, Rao DN. CD4+CD25+ T regs with acetylated FoxP3 are associated with immune suppression in human leprosy. Mol Immunol. 2013 Dec;56(4):513-20. doi: 10.1016/j.molimm.2013.04.015. Epub 2013 Aug 1. PMID: 23911408.
90. Saini C, Ramesh V, Nath I. Increase in TGF-β secreting CD4+CD25+ FOXP3+ T regulatory cells in anergic lepromatous leprosy patients. PLoS Negl Trop Dis. 2014 Jan 16;8(1):e2639. doi: 10.1371/journal.pntd.0002639. PMID: 24454972; PMCID: PMC3894184.
91. Sadhu S, Khaitan BK, Joshi B, Sengupta U, Nautiyal AK, Mitra DK. Reciprocity between Regulatory T Cells and Th17 Cells: Relevance to Polarized Immunity in Leprosy. PLoS Negl Trop Dis. 2016 Jan 11;10(1):e0004338. doi: 10.1371/journal.pntd.0004338. PMID: 26751584; PMCID: PMC4709061.
92. Saini C, Siddiqui A, Ramesh V, Nath I. Leprosy Reactions Show Increased Th17 Cell Activity and Reduced FOXP3+ Tregs with Concomitant Decrease in TGF-β and Increase in IL-6. PLoS Negl Trop Dis. 2016 Apr 1;10(4):e0004592. doi: 10.1371/journal.pntd.0004592. PMID: 27035913; PMCID: PMC4818038.
93. Saini C, Ramesh V, Nath I. CD4+ Th17 cells discriminate clinical types and constitute a third subset of non Th1, Non Th2 T cells in human leprosy. PLoS Negl Trop Dis. 2013 Jul 25;7(7):e2338. doi: 10.1371/journal.pntd.0002338. PMID: 23936569; PMCID: PMC3723566.
94. Attia EA, Abdallah M, El-Khateeb E, Saad AA, Lotfi RA, Abdallah M, El-Shennawy D. Serum Th17 cytokines in leprosy: correlation with circulating CD4(+) CD25 (high)FoxP3 (+) T-regs cells, as well as down regulatory cytokines. Arch Dermatol Res. 2014 Nov;306(9):793-801. doi: 10.1007/s00403-014-1486-2. Epub 2014 Jul 14. PMID: 25018055.
95. Quaresma JA, Aarão TL, Sousa JR, Botelho BS, Barros LF, Araujo RS, Rodrigues JL, Prudente DL, Pinto DS, Carneiro FR, Fuzii HT. T-helper 17 cytokines expression in leprosy skin lesions. Br J Dermatol. 2015 Aug;173(2):565-7. doi: 10.1111/bjd.13608. Epub 2015 Jun 18. PMID: 25495069.
96. Schmitt E, Klein M, Bopp T. Th9 cells, new players in adaptive immunity. Trends Immunol. 2014 Feb;35(2):61-8. doi: 10.1016/j.it.2013.10.004. Epub 2013 Nov 8. PMID: 24215739.
97. Jia L, Wu C. The biology and functions of Th22 cells. Adv Exp Med Biol. 2014;841:209-30. doi: 10.1007/978-94-017-9487-9_8. PMID: 25261209.
98. de Sousa JR, Pagliari C, de Almeida DSM, Barros LFL, Carneiro FRO, Dias LB Jr, de Souza Aarão TL, Quaresma JAS. Th9 cytokines response and its possible implications in the immunopathogenesis of leprosy. J Clin Pathol. 2017 Jun;70(6):521-527. doi: 10.1136/jclinpath-2016-204110. Epub 2016 Dec 7. PMID: 27927694.
99. Finiasz MR, Franco MC, de la Barrera S, Rutitzky L, Pizzariello G, del Carmen Sasiain M, Renauld JC, Van Snick J, Fink S. IL-9 promotes anti-Mycobacterium leprae cytotoxicity: involvement of IFNgamma. Clin Exp Immunol. 2007 Jan;147(1):139-47. doi: 10.1111/j.1365-2249.2006.03241.x. PMID: 17177973; PMCID: PMC1810457.
100. de Lima Silveira E, de Sousa JR, de Sousa Aarão TL, Fuzii HT, Dias Junior LB, Carneiro FR, Quaresma JA. New immunologic pathways in the pathogenesis of leprosy: role for Th22 cytokines in the polar forms of the disease. J Am Acad Dermatol. 2015 Apr;72(4):729-30. doi: 10.1016/j.jaad.2014.11.023. PMID: 25773413.
101. Tarique M, Saini C, Naqvi RA, Khanna N, Sharma A, Rao DN. IL-12 and IL-23 modulate plasticity of FoxP3+ regulatory T cells in human Leprosy. Mol Immunol. 2017 Mar;83:72-81. doi: 10.1016/j.molimm.2017.01.008. Epub 2017 Jan 19. PMID: 28110210.
102. Krutzik SR, Ochoa MT, Sieling PA, Uematsu S, Ng YW, Legaspi A, Liu PT, Cole ST, Godowski PJ, Maeda Y, Sarno EN, Norgard MV, Brennan PJ, Akira S, Rea TH, Modlin RL. Activation and regulation of Toll-like receptors 2 and 1 in human leprosy. Nat Med. 2003 May;9(5):525-32. doi: 10.1038/nm864. Epub 2003 Apr 14. PMID: 12692544.
103. Krutzik SR, Tan B, Li H, Ochoa MT, Liu PT, Sharfstein SE, Graeber TG, Sieling PA, Liu YJ, Rea TH, Bloom BR, Modlin RL. TLR activation triggers the rapid differentiation of monocytes into macrophages and dendritic cells. Nat Med. 2005 Jun;11(6):653-60. doi: 10.1038/nm1246. Epub 2005 May 8. PMID: 15880118; PMCID: PMC1409736.
104. Maeda Y, Mukai T, Spencer J, Makino M. Identification of an Immunomodulating Agent from Mycobacterium leprae. Infect Immun. 2005 May;73(5):2744-50. doi: 10.1128/IAI.73.5.2744-2750.2005. Erratum in: Infect Immun. 2005 Jul;73(7):4458. PMID: 15845477; PMCID: PMC1087368.
105. Oliveira RB, Ochoa MT, Sieling PA, Rea TH, Rambukkana A, Sarno EN, Modlin RL. Expression of Toll-like receptor 2 on human Schwann cells: a mechanism of nerve damage in leprosy. Infect Immun. 2003 Mar;71(3):1427-33. doi: 10.1128/iai.71.3.1427-1433.2003. PMID: 12595460; PMCID: PMC148832.
106. Mattos KA, Oliveira VG, D'Avila H, Rodrigues LS, Pinheiro RO, Sarno EN, Pessolani MC, Bozza PT. TLR6-driven lipid droplets in Mycobacterium leprae-infected Schwann cells: immunoinflammatory platforms associated with bacterial persistence. J Immunol. 2011 Sep 1;187(5):2548-58. doi: 10.4049/jimmunol.1101344. Epub 2011 Aug 3. PMID: 21813774.
107. Mattos KA, D'Avila H, Rodrigues LS, Oliveira VG, Sarno EN, Atella GC, Pereira GM, Bozza PT, Pessolani MC. Lipid droplet formation in leprosy: Toll-like receptor--regulated organelles involved in eicosanoid formation and Mycobacterium leprae pathogenesis. J Leukoc Biol. 2010 Mar;87(3):371-84. doi: 10.1189/jlb.0609433. Epub 2009 Dec 1. Erratum in: J Leukoc Biol. 2010 Nov;88(5):1061. Erratum in: J Leukoc Biol. 2010 Nov;88(5):1061. PMID: 19952355.
108. Polycarpou A, Holland MJ, Karageorgiou I, Eddaoudi A, Walker SL, Willcocks S, Lockwood DN. Mycobacterium leprae Activates Toll-Like Receptor-4 Signaling and Expression on Macrophages Depending on Previous Bacillus Calmette-Guerin Vaccination. Front Cell Infect Microbiol. 2016 Jul 8;6:72. doi: 10.3389/fcimb.2016.00072. PMID: 27458573; PMCID: PMC4937034.
109. Pinheiro RO, Schmitz V, Silva BJA, Dias AA, de Souza BJ, de Mattos Barbosa MG, de Almeida Esquenazi D, Pessolani MCV, Sarno EN. Innate Immune Responses in Leprosy. Front Immunol. 2018 Mar 28;9:518. doi: 10.3389/fimmu.2018.00518. PMID: 29643852; PMCID: PMC5882777.
110. Gimenez MF, Gigli I, Tausk FA. Differential expression of Langerhans cells in the epidermis of patients with leprosy. Br J Dermatol. 1989 Jul;121(1):19-26. doi: 10.1111/j.1365-2133.1989.tb01395.x. PMID: 2757953.
111. Simões Quaresma JA, de Oliveira MF, Ribeiro Guimarães AC, de Brito EB, de Brito RB, Pagliari C, de Brito AC, Xavier MB, Seixas Duarte MI. CD1a and factor XIIIa immunohistochemistry in leprosy: a possible role of dendritic cells in the pathogenesis of Mycobacterium leprae infection. Am J Dermatopathol. 2009 Aug;31(6):527-31. doi: 10.1097/DAD.0b013e31819f1997. PMID: 19590423.

112. Hirai KE, Aarão TL, Silva LM, de Sousa JR, de Souza J, Dias LB Jr, Carneiro FR, Fuzii HT, Quaresma JA. Langerhans cells (CD1a and CD207), dermal dendrocytes (FXIIIa) and plasmacytoid dendritic cells (CD123) in skin lesions of leprosy patients. Microb Pathog. 2016 Feb;91:18-25. doi: 10.1016/j.micpath.2015.11.013. Epub 2015 Nov 27. PMID: 26639680.
113. Kashem SW, Haniffa M, Kaplan DH. Antigen-Presenting Cells in the Skin. Annu Rev Immunol. 2017 Apr 26;35:469-499. doi: 10.1146/annurev-immunol-051116-052215. Epub 2017 Feb 6. PMID: 28226228.
114. Zhang F, Ren S, Zuo Y. DC-SIGN, DC-SIGNR and LSECtin: C-type lectins for infection. Int Rev Immunol. 2014 Jan;33(1):54-66. doi: 10.3109/08830185.2013.834897. Epub 2013 Oct 24. PMID: 24156700.
115. Soilleux EJ, Sarno EN, Hernandez MO, Moseley E, Horsley J, Lopes UG, Goddard MJ, Vowler SL, Coleman N, Shattock RJ, Sampaio EP. DC-SIGN association with the Th2 environment of lepromatous lesions: cause or effect? J Pathol. 2006 Jun;209(2):182-9. doi: 10.1002/path.1972. PMID: 16583355.
116. Inkeles MS, Teles RM, Pouldar D, Andrade PR, Madigan CA, Lopez D, Ambrose M, Noursadeghi M, Sarno EN, Rea TH, Ochoa MT, Iruela-Arispe ML, Swindell WR, Ottenhoff TH, Geluk A, Bloom BR, Pellegrini M, Modlin RL. Cell-type deconvolution with immune pathways identifies gene networks of host defense and immunopathology in leprosy. JCI Insight. 2016 Sep 22;1(15):e88843. doi: 10.1172/jci.insight.88843. PMID: 27699251; PMCID: PMC5033757.
117. Sica A, Erreni M, Allavena P, Porta C. Macrophage polarization in pathology. Cell Mol Life Sci. 2015 Nov;72(21):4111-26. doi: 10.1007/s00018-015-1995-y. Epub 2015 Jul 26. PMID: 26210152.
118. Gordon S, Plüddemann A. Tissue macrophages: heterogeneity and functions. BMC Biol. 2017 Jun 29;15(1):53. doi: 10.1186/s12915-017-0392-4. PMID: 28662662; PMCID: PMC5492929.
119. Fachin LR, Soares CT, Belone AF, Trombone AP, Rosa PS, Guidella CC, Franco MF. Immunohistochemical assessment of cell populations in leprosy-spectrum lesions and reactional forms. Histol Histopathol. 2017 Apr;32(4):385-396. doi: 10.14670/HH-11-804. Epub 2016 Jul 22. PMID: 27444702.
120. de Sousa JR, Lucena Neto FD, Sotto MN, Quaresma JAS. Immunohistochemical characterization of the M4 macrophage population in leprosy skin lesions. BMC Infect Dis. 2018 Nov 15;18(1):576. doi: 10.1186/s12879-018-3478-x. PMID: 30442123; PMCID: PMC6238386.
121. Kumar S, Naqvi RA, Bhat AA, Rani R, Ali R, Agnihotri A, Khanna N, Rao DN. IL-10 production from dendritic cells is associated with DC SIGN in human leprosy. Immunobiology. 2013 Dec;218(12):1488-96. doi: 10.1016/j.imbio.2013.05.004. Epub 2013 May 18. PMID: 23816300.
122. Bleharski JR, Li H, Meinken C, Graeber TG, Ochoa MT, Yamamura M, Burdick A, Sarno EN, Wagner M, Röllinghoff M, Rea TH, Colonna M, Stenger S, Bloom BR, Eisenberg D, Modlin RL. Use of genetic profiling in leprosy to discriminate clinical forms of the disease. Science. 2003 Sep 12;301(5639):1527-30. doi: 10.1126/science.1087785. PMID: 12970564.
123. Tripp CS, Beckerman KP, Unanue ER. Immune complexes inhibit antimicrobial responses through interleukin-10 production. Effects in severe combined immunodeficient mice during Listeria infection. J Clin Invest. 1995 Apr;95(4):1628-34. doi: 10.1172/JCI117837. PMID: 7706470; PMCID: PMC295664.
124. Ratledge C, Dover LG. Iron metabolism in pathogenic bacteria. Annu Rev Microbiol. 2000;54:881-941. doi: 10.1146/annurev.micro.54.1.881. PMID: 11018148.
125. Cruz D, Watson AD, Miller CS, Montoya D, Ochoa MT, Sieling PA, Gutierrez MA, Navab M, Reddy ST, Witztum JL, Fogelman AM, Rea TH, Eisenberg D, Berliner J, Modlin RL. Host-derived oxidized phospholipids and HDL regulate innate immunity in human leprosy. J Clin Invest. 2008 Aug;118(8):2917-28. doi: 10.1172/JCI34189. PMID: 18636118; PMCID: PMC2467381.
126. Job CK. Mycobacterium leprae in nerve lesions in lepromatous leprosy. An electron microscopic study. Arch Pathol. 1970 Mar;89(3):195-207. PMID: 4313451.
127. Terpstra V, Bird DA, Steinberg D. Evidence that the lipid moiety of oxidized low density lipoprotein plays a role in its interaction with macrophage receptors. Proc Natl Acad Sci U S A. 1998 Feb 17;95(4):1806-11. doi: 10.1073/pnas.95.4.1806. PMID: 9465098; PMCID: PMC19194.
128. Mosser DM, Edwards JP. Exploring the full spectrum of macrophage activation. Nat Rev Immunol. 2008 Dec;8(12):958-69. doi: 10.1038/nri2448. Erratum in: Nat Rev Immunol.2010 Jun;10(6):460. PMID: 19029990; PMCID: PMC2724991.
129. de Sousa JR, de Sousa RPM, de Souza Aarão TL, Dias LB Jr, Oliveira Carneiro FR, Simões Quaresma JA. Response of iNOS and its relationship with IL-22 and STAT3 in macrophage activity in the polar forms of leprosy. Acta Trop. 2017 Jul;171:74-79. doi: 10.1016/j.actatropica.2017.03.016. Epub 2017 Mar 19. PMID: 28327412.
130. Madigan CA, Cambier CJ, Kelly-Scumpia KM, Scumpia PO, Cheng TY, Zailaa J, Bloom BR, Moody DB, Smale ST, Sagasti A, Modlin RL, Ramakrishnan L. A Macrophage Response to Mycobacterium leprae Phenolic Glycolipid Initiates Nerve Damage in Leprosy. Cell. 2017 Aug 24;170(5):973-985.e10. doi: 10.1016/j.cell.2017.07.030. PMID: 28841420; PMCID: PMC5848073.
131. Hashimoto K, Maeda Y, Kimura H, Suzuki K, Masuda A, Matsuoka M, Makino M. Mycobacterium leprae infection in monocyte-derived dendritic cells and its influence on antigen-presenting function. Infect Immun. 2002 Sep;70(9):5167-76. doi: 10.1128/iai.70.9.5167-5176.2002. PMID: 12183567; PMCID: PMC128241.
132. Murray RA, Siddiqui MR, Mendillo M, Krahenbuhl J, Kaplan G. Mycobacterium leprae inhibits dendritic cell activation and maturation. J Immunol. 2007 Jan 1;178(1):338-44. doi: 10.4049/jimmunol.178.1.338. PMID: 17182571.
133. Spencer JS, Brennan PJ. The role of Mycobacterium leprae phenolic glycolipid I (PGL--I) in serodiagnosis and in the pathogenesis of leprosy. Lepr Rev. 2011 Dec;82(4):344-57. PMID: 22439275.
134. Doz-Deblauwe É, Carreras F, Arbues A, Remot A, Epardaud M, Malaga W, Mayau V, Prandi J, Astarie-Dequeker C, Guilhot C, Demangel C, Winter N. CR3 Engaged by PGL-I Triggers Syk-Calcineurin-NFATc to Rewire the Innate Immune Response in Leprosy. Front Immunol. 2019 Dec 17;10:2913. doi: 10.3389/fimmu.2019.02913. PMID: 31921172; PMCID: PMC6928039.
135. Kamath S, Vaccaro SA, Rea TH, Ochoa MT. Recognizing and managing the immunologic reactions in leprosy. J Am Acad Dermatol. 2014 Oct;71(4):795-803. doi: 10.1016/j.jaad.2014.03.034. Epub 2014 Apr 24. PMID: 24767732.
136. Scollard DM, Martelli CM, Stefani MM, Maroja Mde F, Villahermosa L, Pardillo F, Tamang KB. Risk factors for leprosy reactions in three endemic countries. Am J Trop Med Hyg. 2015 Jan;92(1):108-14. doi: 10.4269/ajtmh.13-0221. Epub 2014 Dec 1. PMID: 25448239; PMCID: PMC4347363.
137. Lockwood DN, Vinayakumar S, Stanley JN, McAdam KP, Colston MJ. Clinical features and outcome of reversal (type 1)reactions in Hyderabad, India. Int J Lepr Other Mycobact Dis. 1993 Mar;61(1):8-15. PMID: 8326184.
138. Ranque B, Nguyen VT, Vu HT, Nguyen TH, Nguyen NB, Pham XK, Schurr E, Abel L, Alcaïs A. Age is an important risk factor for onset and sequelae of reversal reactions in Vietnamese patients with leprosy. Clin Infect Dis. 2007 Jan 1;44(1):33-40. doi: 10.1086/509923. Epub 2006 Nov 28. PMID: 17143812.
139. Walker SL, Roberts CH, Atkinson SE, Khadge S, Macdonald M, Neupane KD, Ranjit C, Sapkota BR, Dhakal S, Hawksworth RA, Mahat K, Ruchal S, Hamal S, Hagge DA, Lockwood DN. The effect of systemic corticosteroid therapy on the expression of toll--like receptor 2 and toll-like receptor 4 in the cutaneous lesions of leprosy Type 1 reactions. Br J Dermatol. 2012 Jul;167(1):29-35. doi: 10.1111/j.1365-2133.2012.10891.x. Epub 2012 Jun 1. PMID: 22348338.
140. Little D, Khanolkar-Young S, Coulthart A, Suneetha S, Lockwood DN. Immunohistochemical analysis of cellular infiltrate and gamma interferon, interleukin-12, and inducible nitric oxide synthase expression in leprosy type 1 (reversal) reactions before and during prednisolone treatment. Infect Immun. 2001 May;69(5):3413-7. doi: 10.1128/IAI.69.5.3413-3417.2001. PMID: 11292765; PMCID: PMC98301.
141. Lockwood DN, Suneetha L, Sagili KD, Chaduvula MV, Mohammed I, van Brakel W, Smith WC, Nicholls P, Suneetha S. Cytokine and protein markers of leprosy reactions in skin and nerves: baseline results for the North Indian INFIR cohort. PLoS Negl Trop Dis. 2011 Dec;5(12):e1327. doi: 10.1371/journal.pntd.0001327. Epub 2011 Dec 13. PMID: 22180790; PMCID: PMC3236729.
142. Lockwood DN, Lucas SB, Desikan KV, Ebenezer G, Suneetha S, Nicholls P. The histological diagnosis of leprosy type 1 reactions: identification of key variables and an analysis of the process of histological diagnosis. J Clin Pathol. 2008 May;61(5):595-600. doi: 10.1136/jcp.2007.053389. Epub 2008 Mar 6. PMID: 18326022.
143. Stefani MM, Martelli CM, Gillis TP, Krahenbuhl JL; Brazilian Leprosy Study Group. In situ type 1 cytokine gene expression and mechanisms associated with early leprosy progression. J Infect Dis. 2003 Oct 1;188(7):1024-31. doi: 10.1086/378410. Epub 2003 Sep 16. PMID: 14513423.
144. Stefani MM, Guerra JG, Sousa AL, Costa MB, Oliveira ML, Martelli CT, Scollard DM. Potential plasma markers of Type 1 and Type 2 leprosy reactions: a preliminary report. BMC Infect Dis. 2009 May 27;9:75. doi: 10.1186/1471-2334-9-75. PMID: 19473542; PMCID: PMC2696458.
145. Costa MB, Hungria EM, Freitas AA, Sousa ALOM, Jampietro J, Soares FA, Stefani MMA. In situ T regulatory cells and Th17 cytokines in paired samples of leprosy type 1 and type 2 reactions. PLoS One. 2018 Jun 8;13(6):e0196853. doi: 10.1371/journal.pone.0196853. PMID: 29883464; PMCID: PMC5993234.
146. Saini C, Srivastava RK, Kumar P, Ramesh V, Sharma A. A distinct double positive IL--17A^{+}/F^{+} T helper 17 cells induced inflammation leads to IL17 producing neutrophils in Type 1 reaction of leprosy patients. Cytokine. 2020 Feb;126:154873. doi: 10.1016/j.cyto.2019.154873. Epub 2019 Oct 16. PMID: 31629113.
147. Parente JN, Talhari C, Schettini AP, Massone C. T regulatory cells (TREG) (TCD4^{+}CD25^{+}FOXP3^{+}) distribution in the different clinical forms of leprosy and reactional states. An Bras Dermatol. 2015 Jan-Feb;90(1):41-7. doi: 10.1590/abd1806-4841.20153311. PMID: 25672298; PMCID: PMC4323697.
148. Dias AA, Silva CO, Santos JP, Batista-Silva LR, Acosta CC, Fontes AN, Pinheiro RO, Lara FA, Machado AM, Nery JA, Sarno EN, Pereira GM, Pessolani MC. DNA Sensing via TLR-9 Constitutes a Major Innate Immunity Pathway Activated during Erythema Nodosum Leprosum. J Immunol. 2016 Sep 1;197(5):1905-13. doi: 10.4049/jimmunol.1600042. Epub 2016 Jul 29. PMID: 27474073.
149. Moraes MO, Sarno EN, Almeida AS, Saraiva BC, Nery JA, Martins RC, Sampaio EP. Cytokine mRNA expression in leprosy: a possible role for interferon-gamma and interleukin-12 in reactions (RR and ENL). Scand J Immunol. 1999 Nov;50(5):541-9. doi: 10.1046/j.1365-3083.1999.00622.x. PMID: 10564558.
150. Sampaio EP, Malta AM, Sarno EN, Kaplan G. Effect of rhuIFN-gamma treatment in multibacillary leprosy patients. Int J Lepr Other Mycobact Dis. 1996 Sep;64(3):268-73. PMID: 8862260.
151. Vieira AP, Trindade MÂ, Pagliari C, Avancini J, Sakai-Valente NY, Duarte AJ, Benard G. Development of Type 2, But Not Type 1, Leprosy Reactions is Associated with a Severe Reduction of Circulating and in situ Regulatory T-Cells. Am J Trop Med Hyg. 2016 Apr;94(4):721-7. doi: 10.4269/ajtmh.15-0673. Epub 2016 Feb 22. PMID: 26903606; PMCID: PMC4824210.
152. Sehgal VN, Jain MK, Srivastava G. Evolution of the classification of leprosy. Int J Dermatol. 1989 Apr;28(3):161-7. doi: 10.1111/j.1365-4362.1989.tb02452.x. PMID: 2651336.

153. RH, Grosset J. The chemotherapy of leprosy: an interpretive history. Lepr Rev. 2012 Sep;83(3):221-40. PMID: 23356023.
154. Pardillo FE, Fajardo TT, Abalos RM, Scollard D, Gelber RH. Methods for the classification of leprosy for treatment purposes. Clin Infect Dis. 2007 Apr 15;44(8):1096-9. doi: 10.1086/512809. Epub 2007 Mar 5. PMID: 17366457.
155. Rodrigues Júnior IA, Gresta LT, Noviello Mde L, Cartelle CT, Lyon S, Arantes RM. Leprosy classification methods: a comparative study in a referral center in Brazil. Int J Infect Dis. 2016 Apr;45:118-22. doi: 10.1016/j.ijid.2016.02.018. Epub 2016 Feb 27. PMID: 26928327.
156. Talhari C, Talhari S, Penna GO. Clinical aspects of leprosy. Clin Dermatol. 2015 Jan-Feb;33(1):26-37. doi: 10.1016/j.clindermatol.2014.07.002. PMID: 25432808.
157. Pardo-Castello V, Tiant FR. The Histamine Test with particular reference to the diagnosis of leprosy. Arch Derm Syphilol. 1943; 46(3):826-829.
158. Pinho JRR, Andrade Junior HF, Schenberg ACG. Os diferentes testes cutâneos existentes para acompanhamento de pacientes com hanseníase. Hansen Int. 1998; 23:49-52.
159. Talhari S, Penna GO, Gonçalves HS, Oliveira MLW, organizadores. Hanseníase. 5a. Ed. Dilivros; 2015. 217p.
160. Oliveira MB, Diniz LM. Leprosy among children under 15 years of age: literature review. An Bras Dermatol. 2016 Apr;91(2):196-203. doi: 10.1590/abd1806-4841.20163661. PMID: 27192519; PMCID: PMC4861567.
161. Gupta SK. Histoid leprosy: review of the literature. Int J Dermatol. 2015 Nov;54(11):1283-8. doi: 10.1111/ijd.12799. Epub 2015 Jun 20. PMID: 26094829.
162. Monteiro R, Abreu MA, Tiezzi MG, Roncada EV, Oliveira CC, Ortigosa LC. Lucio's phenomenon: another case reported in Brazil. An Bras Dermatol. 2012 Mar--Apr;87(2):296-300. doi: 10.1590/s0365-05962012000200017. PMID: 22570037.
163. Nascimento OJ. Leprosy neuropathy: clinical presentations. Arq Neuropsiquiatr. 2013 Sep;71(9B):661-6. doi: 10.1590/0004-282X20130146. PMID: 24141500.
164. Vijayan J, Wilder-Smith EP. Neurological manifestations of leprosy. In Scollard DM, Gillis TP (ed), International textbook of leprosy. 2016.
165. Bezerra Da Cunha FM, Werneck MC, Scola RH, Werneck LC. Pure neural leprosy: diagnostic value of the polymerase chain reaction. Muscle Nerve. 2006 Mar;33(3):409-14. doi: 10.1002/mus.20465. PMID: 16315323.
166. Pimentel MIF, Nery JAC, Borges E, Rolo R, Sarno EN. Silent neuritis in multibacillary leprosy evaluated through the development of disabilities before, during and after multidrug therapy. An. Bras. Dermatol. 2004; 79(2):169-179.
167. Pandhi D, Chhabra N. New insights in the pathogenesis of type 1 and type 2 lepra reaction. Indian J Dermatol Venereol Leprol. 2013 Nov-Dec;79(6):739-49. doi: 10.4103/0378-6323.120719. PMID: 24177605.
168. Hungria EM, Oliveira RM, Penna GO, Aderaldo LC, Pontes MA, Cruz R, Gonçalves HS, Penna ML, Kerr LR, Stefani MM, Bührer-Sékula S. Can baseline ML Flow test results predict leprosy reactions? An investigation in a cohort of patients enrolled in the uniform multidrug therapy clinical trial for leprosy patients in Brazil. Infect Dis Poverty. 2016 Dec 6;5(1):110. doi: 10.1186/s40249-016-0203-0. PMID: 27919284; PMCID: PMC5139020.
169. Penna ML, Buhrer-Sékula S, Pontes MA, Cruz R, Gonçalves Hde S, Penna GO. Primary results of clinical trial for uniform multidrug therapy for leprosy patients in Brazil (U-MDT/CT-BR): reactions frequency in multibacillary patients. Lepr Rev. 2012 Sep;83(3):308-19. PMID: 23356032.
170. Cortela DC, de Souza Junior AL, Virmond MC, Ignotti E. Inflammatory Mediators of Leprosy Reactional Episodes and Dental Infections: A Systematic Review. Mediators Inflamm. 2015;2015:548540. doi: 10.1155/2015/548540. Epub 2015 Aug 3. PMID: 26339136; PMCID: PMC4539113.
171. Kahawita IP, Walker SL, Lockwood DNJ. Leprosy type 1 reactions and erythema nodosum leprosum. An Bras Dermatol. 2008; 83(1):75-82.
172. Walker SL, Lockwood DN. Leprosy type 1 (reversal) reactions and their management. Lepr Rev. 2008 Dec;79(4):372-86. PMID: 19274984.
173. Walker SL, Sales AM, Butlin CR, Shah M, Maghanoy A, Lambert SM, Darlong J, Rozario BJ, Pai VV, Balagon M, Doni SN, Hagge DA, Nery JAC, Neupane KD, Baral S, Sangma BA, Alembo DT, Yetaye AM, Hassan BA, Shelemo MB, Nicholls PG, Lockwood DNJ; Erythema Nodosum Leprosum International STudy Group. A leprosy clinical severity scale for erythema nodosum leprosum: An international, multicentre validation study of the ENLIST ENL Severity Scale. PLoS Negl Trop Dis. 2017 Jul 3;11(7):e0005716. doi: 10.1371/journal.pntd.0005716. PMID: 28671966; PMCID: PMC5510881.
174. Guerra JG, Penna GO, Castro LCM, Martelli CMT, Stefani MMA. Eritema nodoso hansênico: atualização clínica e terapêutica. An Bras Dermatol. 2002:77:389-407.
175. Rocha RH, Emerich PS, Diniz LM, Oliveira MB, Cabral AN, Amaral AC. Lucio's phenomenon: exuberant case report and review of Brazilian cases. An Bras Dermatol. 2016 Sep-Oct;91(5 suppl 1):60-63. doi: 10.1590/abd1806-4841.20164370. PMID: 28300896; PMCID: PMC5324995.
176. Kaur C, Thami GP, Mohan H. Lucio phenomenon and Lucio leprosy. Clin Exp Dermatol. 2005 Sep;30(5):525-7. doi: 10.1111/j.1365-2230.2005.01860.x. PMID: 16045685.
177. Penna GO, Bührer-Sékula S, Kerr LRS, Stefani MMA, Rodrigues LC, de Araújo MG, Ramos AMC, de Andrade ARC, Costa MB, Rosa PS, Gonçalves HS, Cruz R, Barreto ML, Pontes MAA, Penna MLF. Uniform multidrug therapy for leprosy patients in Brazil (U-MDT/CT-BR): Results of an open label, randomized and controlled clinical trial, among multibacillary patients. PLoS Negl Trop Dis. 2017 Jul 13;11(7):e0005725. doi: 10.1371/journal.pntd.0005725. PMID: 28704363; PMCID: PMC5526599.
178. Trindade MA, Benard G, Ura S, Ghidella CC, Avelleira JC, Vianna FR, Marques AB, Naafs B, Fleury RN. Granulomatous reactivation during the course of a leprosy infection: reaction or relapse. PLoS Negl Trop Dis. 2010 Dec 21;4(12):e921. doi: 10.1371/journal.pntd.0000921. PMID: 21200422; PMCID: PMC3006134.
179. Waters MF. Distinguishing between relapse and late reversal reaction in multidrug (MDT)-treated BT leprosy. Lepr Rev. 2001 Sep;72(3):250-3. doi: 10.5935/0305-7518.20010031. PMID: 11715270.
180. Brasil. Ministério da Saúde. Secretaria de Vigilância em Saúde. Departamento de Vigilância das Doenças Transmissíveis. Diretrizes para vigilância, atenção e eliminação da Hanseníase como problema de saúde pública: manual técnico-operacional – Brasília, Ministério da Saúde, 2016.
181. Kurz XM, Declercq EE, Vellut CM. Rate and time distribution of relapses in multibacillary leprosy. Int J Lepr Other Mycobact Dis. 1989 Sep;57(3):599-606. PMID: 2778367.
182. Penna GO, Martelli CMT, Stefani MMA, Macedo VO, Maroja MF, Chaul A. Talidomida no tratamento do eritema nodoso hansênico: revisão sistemática dos ensaios clínicos e perspectivas de novas investigações. An. Bras. Dermatol. 2005; 80(5): 511-522.
183. Van Veen NH, Lockwood DN, Van Brakel WH, Ramirez J Jr, Richardus JH. Interventions for erythema nodosum leprosum. A Cochrane review. Lepr Rev. 2009 Dec;80(4):355-72. PMID: 20306635.
184. Kar HK, Gupta L. Comparative efficacy of four treatment regimens in Type 2 Leprosy Reactions (Prednisolone alone, Thalidomide alone, Prednisolone plus Thalidomide and Prednisolone plus Clofazimine). Indian J Lepr. 2016 Jan;88(1):29-38. PMID: 29741823.
185. Nabarro, LEB; Aggarwal, D; Armstrong, M; Lockwood, DNJ. The use of steroids and thalidomide in the management of Erythema Nodosum Leprosum; 17 years at the Hospital for Tropical Diseases,London. Lepr Rev. 2016; 87(2).
186. Haroun OMO, Vollert J, Lockwood DN, Bennett DLH, Pai VV, Shetty V, Wakade AV, Khodke AS, Schilder A, Pfau D, Enax-Krumova EK, Maier C, Treede RD, Rice ASC. Clinical characteristics of neuropathic pain in leprosy and associated somatosensory profiles: a deep phenotyping study in India. Pain Rep. 2019 Dec 6;4(6):e743. doi: 10.1097/PR9.0000000000000743. PMID: 31984287; PMCID: PMC6903357.
187. Giesel LM, Pitta IJR, da Silveira RC, Andrade LR, Vital RT, Nery JADC, Hacker MAVB, Sarno EN, Rodrigues MMJ. Clinical and Neurophysiological Features of Leprosy Patients with Neuropathic Pain. Am J Trop Med Hyg. 2018 Jun;98(6):1609-1613. doi: 10.4269/ajtmh.17-0817. Epub 2018 Mar 29. PMID: 29611495; PMCID: PMC6086157.
188. Lastória JC, Abreu MA. Leprosy: a review of laboratory and therapeutic aspects---part 2. An Bras Dermatol. 2014 May-Jun;89(3):389-401. doi: 10.1590/abd1806-4841.20142460. PMID: 24937811; PMCID: PMC4056695.
189. Cruz RCDS, Bührer-Sékula S, Penna MLF, Penna GO, Talhari S. Leprosy: current situation, clinical and laboratory aspects, treatment history and perspective of the uniform multidrug therapy for all patients. An Bras Dermatol. 2017 Nov-Dec;92(6):761-773. doi: 10.1590/abd1806-4841.20176724. PMID: 29364430; PMCID: PMC5786388.
190. Brasil. Ministério da Saúde. Secretaria de Vigilâncla em Saúde. Departamento de Vigilância Epidemiológica. Guia de procedimentos técnicos: baciloscopia em hanseníase. Brasília: Editora do Ministério da Saúde, 2010.
191. Alcaïs A, Sanchez FO, Thuc NV, Lap VD, Oberti J, Lagrange PH, Schurr E, Abel L. Granulomatous reaction to intradermal injection of lepromin (Mitsuda reaction) is linked to the human NRAMP1 gene in Vietnamese leprosy sibships. J Infect Dis. 2000 Jan;181(1):302-8. doi: 10.1086/315174. PMID: 10608779.
192. Veena S, Kumar P, Shashikala P, Gurubasavaraj H, Chandrasekhar HR, Murugesh. Significance of histopathology in leprosy patients with 1-5 skin lesions with relevance to therapy. J Lab Physicians. 2011 Jan;3(1):21-4. doi: 10.4103/0974-2727.78557. PMID: 21701658; PMCID: PMC3118051.
193. Massone C, Belachew WA, Schettini A. Histopathology of the lepromatous skin biopsy. Clin Dermatol. 2015 Jan-Feb;33(1):38-45. doi: 10.1016/j.clindermatol.2014.10.003. PMID: 25432809.
194. Maymone MBC, Laughter M, Venkatesh S, Dacso MM, Rao PN, Stryjewska BM, Hugh J, Dellavalle RP, Dunnick CA. Leprosy: Clinical aspects and diagnostic techniques. J Am Acad Dermatol. 2020 Jul;83(1):1-14. doi: 10.1016/j.jaad.2019.12.080. Epub 2020 Mar 27. PMID: 32229279.
195. Sarita S, Muhammed K, Najeeba R, Rajan GN, Anza K, Binitha MP, Aparna G. A study on histological features of lepra reactions in patients attending the Dermatology Department of the Government Medical College, Calicut, Kerala, India. Lepr Rev. 2013 Mar;84(1):51-64. PMID: 23741882.
196. Moura RS, Calado KL, Oliveira ML, Bührer-Sékula S. Leprosy serology using PGL--I: a systematic review. Rev Soc Bras Med Trop. 2008;41 Suppl 2:11-8. doi: 10.1590/s0037-86822008000700004. PMID: 19618069.
197. Hungria EM, Bührer-Sékula S, de Oliveira RM, Aderaldo LC, Pontes AA, Cruz R, Gonçalves HS, Penna ML, Penna GO, Stefani MM. Leprosy reactions: The predictive value of Mycobacterium leprae-specific serology evaluated in a Brazilian cohort of leprosy patients (U-MDT/CT-BR). PLoS Negl Trop Dis. 2017 Feb 21;11(2):e0005396. doi: 10.1371/journal.pntd.0005396. PMID: 28222139; PMCID: PMC5336302.
198. Amorim, FM, Nobre ML, Ferreira LC, Nascimento LS, Miranda AM, Monteiro GR, Dupnik KM, Duthie MS, Reed, SG, Jeronimo SMB. Identifying leprosy and those at risk of developing leprosy by detection of antibodies against LID-1 and LID-NDO. PLoS Negl Trop Dis. 2016 Sep 22;10(9):e0004934.
199. Penna ML, Penna GO, Iglesias PC, Natal S, Rodrigues LC. Anti-PGL-1 Positivity as a Risk Marker for the Development of Leprosy among Contacts of Leprosy Cases: Systematic Review and Meta-analysis. PLoS Negl Trop Dis. 2016 May 18;10(5):e0004703. doi: 10.1371/journal.pntd.0004703.
200. Duthie MS, Goto W, Ireton GC, Reece ST, Cardoso LP, Martelli CM, Stefani MM, Nakatani M, de Jesus RC, Netto EM, Balagon MV, Tan E, Gelber RH, Maeda Y, Makino M, Hoft D, Reed SG. Use of protein antigens for early serological diagnosis of leprosy.

Clin Vaccine Immunol. 2007 Nov;14(11):1400-8. doi: 10.1128/CVI.00299-07. Epub 2007 Sep 26. PMID: 17898185; PMCID: PMC2168166.

201. Bobosha K, Tang ST, van der Ploeg-van Schip JJ, Bekele Y, Martins MV, Lund O, Franken KL, Khadge S, Pontes MA, Gonçalves HS, Hussien J, Thapa P, Kunwar CB, Hagge DA, Aseffa A, Pessolani MC, Pereira GM, Ottenhoff TH, Geluk A. Mycobacterium leprae virulence-associated peptides are indicators of exposure to M. leprae in Brazil, Ethiopia and Nepal. Mem Inst Oswaldo Cruz. 2012 Dec;107 Suppl 1:112-23. doi: 10.1590/s0074-02762012000900018. PMID: 23283462.

202. Oliveira RM, Hungria EM, de Araújo Freitas A, de Sousa AL, Costa MB, Reed SG, Duthie MS, Stefani MM. Synergistic antigen combinations for the development of interferon gamma release assays for paucibacillary leprosy. Eur J Clin Microbiol Infect Dis. 2014 Aug;33(8):1415-24. doi: 10.1007/s10096-014-2077-z. Epub 2014 Mar 12. PMID: 24619112.

203. Hungria EM, Freitas AA, Pontes MA, Gonçalves HS, Sousa AL, Costa MB, Castilho ML, Duthie MS, Stefani MM. Antigen-specific secretion of IFNγ and CXCL10 in whole blood assay detects Mycobacterium leprae infection but does not discriminate asymptomatic infection from symptomatic leprosy. Diagn Microbiol Infect Dis. 2017 Apr;87(4):328-334. doi: 10.1016/j.diagmicrobio.2017.01.002. Epub 2017 Jan 5. PMID: 28126361.

204. Martinez AN, Talhari C, Moraes MO, Talhari S. PCR-based techniques for leprosy diagnosis: from the laboratory to the clinic. PLoS Negl Trop Dis. 2014 Apr 10;8(4):e2655. doi: 10.1371/journal.pntd.0002655. PMID: 24722358; PMCID: PMC3983108.

205. Jorge KTOS, Souza RP, Assis MTA, Araújo MG, Locati M, Jesus AMR, Dias Baptista IMF, Lima CX, Teixeira AL, Teixeira MM, Soriani FM. Characterization of MicroRNA Expression Profiles and Identification of Potential Biomarkers in Leprosy. J Clin Microbiol. 2017 May;55(5):1516-1525. doi: 10.1128/JCM.02408-16. Epub 2017 Mar 8. PMID: 28275081; PMCID: PMC5405269.

206. Barbieri RR, Manta FSN, Moreira SJM, Sales AM, Nery JAC, Nascimento LPR et al. Quantitative polymerase chain reaction in paucibacillary leprosy diagnosis: A follow-up study. PLoS Negl Trop Dis. 2019 Mar 5;13(3):e0007147.

207. Manta FSN, Barbieri RR, Moreira SJM, Santos PTS, Nery JAC, Duppre NC, Sales AM, Pacheco AG, Hacker MA, Machado AM, Sarno EN, Moraes MO. Quantitative PCR for leprosy diagnosis and monitoring in household contacts: A follow-up study, 2011-2018. Sci Rep. 2019 Nov 13;9(1):16675.

208. Lima PO, Cunha FM, Gonçalves Hde S, Aires MA, De Almeida RL, Kerr LR. Correlation between clinical tests and electroneuromyography for the diagnosis of leprosy neuropathy. Lepr Rev. 2016 Mar;87(1):60-70. PMID: 27255059.

209. Lugão HB, Nogueira-Barbosa MH, Marques W Jr, Foss NT, Frade MA. Asymmetric Nerve Enlargement: A Characteristic of Leprosy Neuropathy Demonstrated by Ultrasonography. PLoS Negl Trop Dis. 2015 Dec 8;9(12):e0004276. doi: 10.1371/journal.pntd.0004276. PMID: 26646143; PMCID: PMC4672904.

210. Rao PN, Jain S. Newer management options in leprosy. Indian J Dermatol. 2013 Jan;58(1):6-11. doi: 10.4103/0019-5154.105274. PMID: 23372204; PMCID: PMC3555376.

211. Penna GO, Pontes MA, Cruz R, Gonçalves Hde S, Penna ML, Bührer-Sékula S. A clinical trial for uniform multidrug therapy for leprosy patients in Brazil: rationale and design. Mem Inst Oswaldo Cruz. 2012 Dec;107 Suppl 1:22-7. doi: 10.1590/s0074-02762012000900005. PMID: 23283449.

212. Kroger A, Pannikar V, Htoon MT, Jamesh A, Katoch K, Krishnamurthy P, Ramalingam K, Jianping S, Jadhav V, Gupte MD, Manickam P. International open trial of uniform multi-drug therapy regimen for 6 months for all types of leprosy patients: rationale, design and preliminary results. Trop Med Int Health. 2008 May;13(5):594-602. doi: 10.1111/j.1365-3156.2008.02045.x. Epub 2008 Mar 13. PMID: 18346026.

213. Shen J, Bathyala N, Kroeger A, Arana B, Pannikar V, Mou H, Bao X, Yang R, Manickam P, Li W, Zhou M, Want J. Bacteriological results and leprosy reactions among MB leprosy patients treated with uniform multidrug therapy in China. Lepr Rev. 2012 Jun;83(2):164-71. PMID: 22997692.

214. Shen J, Bathyala N, Kroeger A, Arana B, Pannikar V, Mou H, Bao X, Yang R, Manickam P, Li W, Zhou M, Want J. Bacteriological results and leprosy reactions among MB leprosy patients treated with uniform multidrug therapy in China. Lepr Rev. 2012 Jun;83(2):164-71. PMID: 22997692.

215. Butlin CR, Pahan D, Maug AKJ, Withington S, Nicholls P, Alam K, Salim MDAH. Outcome of 6 months MBMDT in MB patients in Bangladesh- preliminary results. Lepr Rev. 2016 Jun;87(2):171-82. PMID: 30212043.

216. Moura RS, Penna GO, Cardoso LP, de Andrade Pontes MA, Cruz R, de Sá Gonçalves H, Fernandes Penna ML, de Araújo Stefani MM, Bührer-Sékula S. Description of leprosy classification at baseline among patients enrolled at the uniform multidrug therapy clinical trial for leprosy patients in Brazil. Am J Trop Med Hyg. 2015 Jun;92(6):1280-4. doi: 10.4269/ajtmh.14-0049. Epub 2015 May 4. PMID: 25940192; PMCID: PMC4458838.

217. Ferreira IP, Buhrer-Sékula S, De Oliveira MR, Gonçalves Hde S, Pontes MA, Penna ML, Cruz R, Penna GO. Patient profile and treatment satisfaction of Brazilian leprosy patients in a clinical trial of uniform six-month multidrug therapy (U-MDT/CT-BR). Lepr Rev. 2014 Dec;85(4):267-74. PMID: 25675651.

218. Penna ML, Bűhrer-Sékula S, Pontes MA, Cruz R, Gonçalves Hde S, Penna GO. Results from the clinical trial of uniform multidrug therapy for leprosy patients in Brazil (U--MDT/CT-BR): decrease in bacteriological index. Lepr Rev. 2014 Dec;85(4):262-6. PMID: 25675650.

219. Penna GO, Bührer-Sékula S, Kerr LRS, Stefani MMA, Rodrigues LC, de Araújo MG, Ramos AMC, de Andrade ARC, Costa MB, Rosa PS, Gonçalves HS, Cruz R, Barreto ML, Pontes MAA, Penna MLF. Uniform multidrug therapy for leprosy patients in Brazil (U-MDT/CT-BR): Results of an open label, randomized and controlled clinical trial, among multibacillary patients. PLoS Negl Trop Dis. 2017 Jul 13;11(7):e0005725. doi: 10.1371/journal.pntd.0005725. PMID: 28704363; PMCID: PMC5526599.

220. Stefani MMA, Avanzi C, Bührer-Sékula S, Benjak A, Loiseau C, Singh P, Pontes MAA, Gonçalves HS, Hungria EM, Busso P, Piton J, Silveira MIS, Cruz R, Schetinni A, Costa MB, Virmond MCL, Diorio SM, Dias-Baptista IMF, Rosa PS, Matsuoka M, Penna MLF, Cole ST, Penna GO. Whole genome sequencing distinguishes between relapse and reinfection in recurrent leprosy cases. PLoS Negl Trop Dis. 2017 Jun 15;11(6):e0005598. doi: 10.1371/journal.pntd.0005598. PMID: 28617800; PMCID: PMC5498066.

221. Gonçalves Hde S, Pontes MA, Bührer-Sékula S, Cruz R, Almeida PC, Moraes ME, Penna GO. Brazilian clinical trial of uniform multidrug therapy for leprosy patients: the correlation between clinical disease types and adverse effects. Mem Inst Oswaldo Cruz. 2012 Dec;107 Suppl 1:74-8. doi: 10.1590/s0074-02762012000900013. PMID: 23283457.

222. Cruz RCDS, Bührer-Sékula S, Penna GO, Moraes MEA, Gonçalves HS, Stefani MMA, Penna MLF, Pontes MAA, Talhari S. Clinical trial for uniform multidrug therapy for leprosy patients in Brazil (U-MDT/CT-BR): adverse effects approach. An Bras Dermatol. 2018 Jun;93(3):377-384. doi: 10.1590/abd1806-4841.20186709. PMID: 29924240; PMCID: PMC6001105.

223. Grosset JH. Newer drugs in leprosy. Int J Lepr Other Mycobact Dis. 2001 Jun;69(2 Suppl):S14-8. PMID: 11757174.

224. Cunha Mda G, Virmond M, Schettini AP, Cruz RC, Ura S, Ghuidella C, Viana Fdos R, Avelleira JC, Campos AA, Filho B. OFLOXACIN multicentre trial in MB leprosy FUAM-Manaus and ILSL-Bauru, Brazil. Lepr Rev. 2012 Sep;83(3):261-8. PMID: 23356027.

225. Ji B, Perani EG, Petinom C, N'Deli L, Grosset JH. Clinical trial of ofloxacin alone and in combination with dapsone plus clofazimine for treatment of lepromatous leprosy. Antimicrob Agents Chemother. 1994 Apr;38(4):662-7. doi: 10.1128/aac.38.4.662. PMID: 8031029; PMCID: PMC284522.

226. Ji B, Jamet P, Perani EG, Sow S, Lienhardt C, Petinon C, Grosset JH. Bactericidal activity of single dose of clarithromycin plus minocycline, with or without ofloxacin, against Mycobacterium leprae in patients. Antimicrob Agents Chemother. 1996 Sep;40(9):2137-41. doi: 10.1128/AAC.40.9.2137. PMID: 8878595; PMCID: PMC163487.

227. Ji B, Grosset J. Combination of rifapentine-moxifloxacin-minocycline (PMM) for the treatment of leprosy. Lepr Rev. 2000 Dec;71 Suppl:S81-7. doi: 10.5935/0305-7518.20000074. PMID: 11201894.

228. Pardillo FE, Burgos J, Fajardo TT, Dela Cruz E, Abalos RM, Paredes RM, Andaya CE, Gelber RH. Powerful bactericidal activity of moxifloxacin in human leprosy. Antimicrob Agents Chemother. 2008 Sep;52(9):3113-7. doi: 10.1128/AAC.01162-07. Epub 2008 Jun 23. PMID: 18573938; PMCID: PMC2533472.

229. Matsuoka M. Drug resistance in leprosy. Jpn J Infect Dis. 2010 Jan;63(1):1-7. PMID: 20093754.

230. Opromolla DVA, Costa HC, Oliveira PRD. Resistência Medicamentosa Múltipla Secundária na Hanseníase. Hansen.Int., 18 (1,2), p. 11-16, 1993.

231. Cambau E, Saunderson P, Matsuoka M, Cole ST, Kai M, Suffys P, Rosa et al. WHO surveillance network of antimicrobial resistance in leprosy. Antimicrobial resistance in leprosy: results of the first prospective open survey conducted by a WHO surveillance network for the period 2009-15. Clin Microbiol Infect. 2018 Dec;24(12):1305-1310.

232. Saunderson PR. Drug-resistant M leprae. Clin Dermatol. 2016 Jan-Feb;34(1):79-81. doi: 10.1016/j.clindermatol.2015.10.019. Epub 2015 Oct 31. PMID: 26773627.

233. Matsuoka M, Kashiwabara Y, Namisato M. A Mycobacterium leprae isolate resistant to dapsone, rifampin, ofloxacin and sparfloxacin. Int J Lepr Other Mycobact Dis. 2000 Dec;68(4):452-5. PMID: 11332288.

234. Maeda S, Matsuoka M, Nakata N, Kai M, Maeda Y, Hashimoto K, Kimura H, Kobayashi K, Kashiwabara Y. Multidrug resistant Mycobacterium leprae from patients with leprosy. Antimicrob Agents Chemother. 2001 Dec;45(12):3635-9. doi: 10.1128/AAC.45.12.3635-3639.2001. PMID: 11709358; PMCID: PMC90887.

235. Norman G, Joseph G, Ebenezer G, Rao SP, Job CK. Secondary rifampin resistance following multi-drug therapy--a case report. Int J Lepr Other Mycobact Dis. 2003 Mar;71(1):18-21. doi: 10.1489/1544-581x(2003)71<18:srrfmt>2.0.co;2. PMID: 12914130.

236. Matsuoka M, Kashiwabara Y, Liangfen Z, Goto M, Kitajima S. A second case of multidrug-resistant Mycobacterium leprae isolated from a Japanese patient with relapsed lepromatous leprosy. Int J Lepr Other Mycobact Dis. 2003 Sep;71(3):240-3. doi: 10.1489/1544-581x(2003)71<240:ascomm>2.0.co;2. PMID: 14608820.

237. Shetty VP, Uplekar MW, Antia NH. Primary resistance to single and multiple drugs in leprosy--a mouse footpad study. Lepr Rev. 1996 Dec;67(4):280-6. doi: 10.5935/0305-7518.19960028. PMID: 9033198.

238. da Silva Rocha A, Cunha Md, Diniz LM, Salgado C, Aires MA, Nery JA, Gallo EN, Miranda A, Magnanini MM, Matsuoka M, Sarno EN, Suffys PN, de Oliveira ML. Drug and multidrug resistance among Mycobacterium leprae isolates from Brazilian relapsed leprosy patients. J Clin Microbiol. 2012 Jun;50(6):1912-7. doi: 10.1128/JCM.06561-11. Epub 2012 Apr 11. PMID: 22495562; PMCID: PMC3372169.

239. da Silva Rocha A, Cunha Dos Santos AA, Pignataro P, Nery JA, de Miranda AB, Soares DF, Brum Fontes AN, Miranda A, Ferreira H, Boéchat N, Novisck Gallo ME, Sarno EN, De Oliveira MLW, Suffys PN. Genotyping of Mycobacterium leprae from Brazilian leprosy patients suggests the occurrence of reinfection or of bacterial population shift during disease relapse. J Med Microbiol. 2011 Oct;60(Pt 10):1441-1446. doi: 10.1099/jmm.0.029389-0. Epub 2011 May 19. PMID: 21596907; PMCID: PMC3347867.

240. Cambau E, Bonnafous P, Perani E, Sougakoff W, Ji B, Jarlier V. Molecular detection of rifampin and ofloxacin resistance for patients who experience relapse of multibacillary

leprosy. Clin Infect Dis. 2002 Jan 1;34(1):39-45. doi: 10.1086/324623. Epub 2001 Nov 21. PMID: 11731943.

241. Cambau E, Chauffour-Nevejans A, Tejmar-Kolar L, Matsuoka M, Jarlier V. Detection of antibiotic resistance in leprosy using GenoType LepraeDR, a novel ready-to--use molecular test. PLoS Negl Trop Dis. 2012;6(7):e1739. doi: 10.1371/journal.pntd.0001739. Epub 2012 Jul 31. PMID: 22860144; PMCID: PMC3409109.

242. Brandsma JW. Prevention of disability in leprosy: the different levels. Indian J Lepr. 2011 Jan-Mar;83(1):1-8. PMID: 21638977.

243. Husain S. An attempt towards prevention and management of disabilities and deformities in leprosy. Indian J Lepr. 2011 Jan-Mar;83(1):9-14. PMID: 21638978.

244. Butlin CR, Aung KJM, Withington S, Nicholls P, Alam K; Levels of disability and relapse in Bangladeshi MB leprosy cases, 10 years after treatment with 6m MB-MDT; Lep Rev; 2019; 90; 4; 388-398; doi: 10.47276/lr.90.4.388.

245. WHO – Global Leprosy Strategy 2016 – 2020: Accelerating Towards a Leprosy-Free World. 2016.

246. de Andrade KVF, Nery JS, Pescarini JM, Ramond A, Carlos Antônio de Souza Teles Santos, Ichihara MY, Fernandes Penna ML, Brickley EB, Rodrigues LC, Smeeth L, Barreto ML, Pereira SM, Penna GO. Correction: Geographic and socioeconomic factors associated with leprosy treatment default: An analysis from the 100 Million Brazilian Cohort. PLoS Negl Trop Dis. 2020 Sep 1;14(9):e0008723. doi: 10.1371/journal.pntd.0008723. Erratum for: PLoS Negl Trop Dis. 2019 Sep 6;13(9):e0007714. PMID: 32870905; PMCID: PMC7462283.

247. Lockwood DN, Krishnamurthy P, Pannikar V, Penna G. Reply to the role of contact tracing and prevention strategies in the interruption of leprosy transmission. Lepr Rev. 2015 Mar;86(1):124-5. PMID: 26065157.

248. Paula Vaz Cardoso L, Dias RF, Freitas AA, Hungria EM, Oliveira RM, Collovati M, Reed SG, Duthie MS, Martins Araújo Stefani M. Development of a quantitative rapid diagnostic test for multibacillary leprosy using smart phone technology. BMC Infect Dis. 2013 Oct 23;13:497. doi: 10.1186/1471-2334-13-497. PMID: 24152601; PMCID: PMC3870957.

249. Cogen AL, Lebas E, De Barros B, Harnisch JP, Faber WR, Lockwood DN, Walker SL. Biologics in Leprosy: A Systematic Review and Case Report. Am J Trop Med Hyg. 2020 May;102(5):1131-1136. doi: 10.4269/ajtmh.19-0616. PMID: 32157993; PMCID: PMC7204592.

250. Lockwood DNJ, de Barros B, Negera E, Gonçalves H, Hay RJ, Kahawita IP, Singh RK, Kumar B, Lambert SM, Pai V, Penna GO, Prescott G, de Arquer GR, Talhari S, Srikantam A, Walker SL. Leprosy post-exposure prophylaxis risks not adequately assessed. Lancet Glob Health. 2021 Apr;9(4):e400-e401. doi: 10.1016/S2214-109X(21)00046-2. PMID: 33740405.

capítulo 63

Walter Belda Junior

Sífilis Adquirida e Congênita

Doença infecciosa crônica, de transmissão sexual e eventualmente transplacentária. Caracteriza-se por longos períodos de silêncio clínico e pela capacidade de atingir múltiplos sistemas orgânicos, produzindo lesões cutâneas, mucosas, cardiovasculares e nervosas. Distinguindo-se na sua evolução períodos de latência e de atividade, recentes ou tardios, caracterizando-se as lesões dos períodos de atividade recente (primário e secundário) pela riqueza de treponemas e reversibilidade das lesões, e as de atividade tardia (terciária) pela escassez de treponemas e tendência destrutiva.

Duas teorias tentam explicar sua origem. A teoria Colombiana[1] atribui sua introdução na Europa às tripulações das naves de Colombo, que teriam adquirido a moléstia de indígenas no Haiti. Desta forma, no seu retorno à Europa, os marinheiros de Colombo, infectados, teriam disseminado a enfermidade. Vários destes marinheiros incorporaram-se aos exércitos de Carlos VIII da França, juntando-se a outros numerosos mercenários que formavam estas tropas (flamencos, suíços, espanhóis e italianos). Atrás deste exército, seguia outro, composto por prostitutas para atender a tropa, costume muito usual naquele tempo. Os desmandos e saques da cidade de Nápoles, com as múltiplas violações produzidas pela soldadesca, assim como com o fim da campanha militar em 22 de fevereiro de 1495, e a repatriação das tropas, houve a extensão da doença pela Europa como um rastilho de pólvora. Ainda em 1495 chega à Escócia. Em 1497, toda a Europa, desde a Alemanha até as costas da Dalmácia, estava infectada. Em 1498, junto com a expedição de Vasco da Gama, alcança Cantão e China. Chega também aos países do norte da África, presumivelmente através dos judeus recentemente expulsos da Espanha.[2] De acordo com a localidade, a enfermidade recebeu diferentes denominações, sendo chamada pelos italianos de "mal francês"; pelos franceses de "mal napolitano" e pelos russos de "mal polonês". Argumentos favoráveis à origem americana da moléstia são as observações de lesões ósseas sifilíticas em esqueletos pré-colombianos, demonstrando a existência da enfermidade no continente americano antes da chegada de Colombo. Esta tese foi apoiada também por Fray Bartolomé de lãs Casas e pelo médico Ruy Diaz de Islã, que em 1539 cita em seu "Tratado sobre o mal serpentino" que pôde identificar casos de sífilis em Barcelona em 1493 entre os marinheiros de Colombo, ao regresso de sua primeira viagem. Localiza a origem da enfermidade na Ilha espanhola de Santo Domingo. Além disso, as enfermidades de transmissão sexual já eram conhecidas na América pré-colombiana, sendo que os Astecas tinham inclusive um Deus específico para os que delas sofriam – TLALOC. Outro Deus – Nanahuatzin – era o protetor específico dos sifilíticos e pelos afetados de "xiotl" (pinta), e eram representados com todo o corpo coberto de úlceras e pústulas.[3-4] Os Maias também conheciam a sífilis, a qual denominavam "Yaah".[5]

A segunda teoria (pré-colombiana),[2] admite a origem da sífilis na África, onde mutações sucessivas dos treponemas teriam originado a doença sexualmente transmissível ou a adaptação dos treponemas aos territórios genitais humanos.[6] Os autores que aceitam esta teoria referem-se a alterações ósseas de caráter sifilítico encontradas em esqueletos australianos e africanos. Escritos chineses do século 7 a.C. apresentam descrições de lesões superponíveis às lesões de sífilis bucal, genital e anal. Desta forma, o centro da África seria o grande reservatório de treponemas, a partir de onde as mutações teriam se sucedido, originado a doença de transmissão sexual. A partir da África a enfermidade teria se disseminado para a Ásia menor, Índia, Indochina, Ilhas do Pacífico, norte da China, Manchúria e daí para as Américas.[7-8]

A polêmica sobre a origem da sífilis se converteu em uma interminável e veemente discussão onde frequentemente teve maior peso um mal-entendido nacionalismo que o sentido comum. A teoria americana acaba se impondo, quando já no século XX, o alemão Iwan Bloch e o francês E. Jeanselme, apoiam definitivamente esta tese.[9]

Seja como for, o que é indiscutível é que por volta de 1500 se produziu na Europa a irrupção de uma enfermidade que tanto por seu contágio por via sexual, como por apresentar uma clínica e evolução desconhecida, pode ser considerada como nova.[10]

A essa síntese de dupla origem, o veronês Girolamo Fracastoro publicou em 1530 o poema latino *Syphilos sive morbus gallicus*, onde relata a história do pastor Syphilos, que por ter ofendido ao Deus Apolo "por erigir altares proibidos na colina", é castigado por este a sofrer do mal venéreo. O argumento final do poema, de marcado sabor renascentista, se translada ao novo mundo, relacionando assim ambas as origens, e assinala as lesões dos índios. Porém, a principal importância desta obra está em dar um nome definitivo e universalmente aceito ao novo mal. Desde então o nome de "sífilis", tomado do pastor do relato, se impôs como uma alternativa à confusão terminológica vigente. Por outro lado, o mesmo Fracastoro indicou anos mais tarde, em sua obra *De Contagione*, o conceito de que o contágio teria lugar por ínfimas partículas vivas dotadas de grande capacidade de multiplicação, além de afirmar que a sífilis se adquiria somente pelo coito e não por fômites ou por contágio a distância.

Pelos dados de que dispomos, segundo os relatos médicos da época, a sífilis variou sua sintomatologia durante os primeiros anos de seu surgimento. A primeira etapa que compreende de 1494 a 1516, se caracterizou pela presença de úlceras genitais, erupções, tumores gomosos, dores musculares, queda do estado geral e morte. Entre 1516 e 1526 se fez mais evidente o acometimento ósseo. Finalmente, a partir de 1526 diminuiu sua malignidade e, apresentou maior acometimento ganglionar, atenuando seus achados mais espetaculares e surgimento de novos sintomas, assemelhando-se mais à semiologia atual. Este tipo de evolução possivelmente corresponde a uma adaptação imunológica da população ante uma infecção inédita até então.

Com relação à sua terapêutica, o mercúrio foi o mais difundido. As opiniões divergiam de tempos em tempos, quanto a sua forma de administração: unguentos, vapores, fricções localizadas ou em todo o corpo, enemas etc. Às vezes o tratamento seguia até provocar diarreia para "evacuar o veneno venéreo". As consequências do uso irracional do mercúrio não se fizeram esperar. Os sintomas de intoxicação eram abundantes, com erupções cutâneas, úlceras, efeitos neurológicos etc.

■ UNICISTAS E DUALISTAS

Desde o momento que se estabeleceu o contágio sexual da sífilis, se instalou o dilema da identidade ou diferença com outra doença sexualmente transmissível, a gonorreia. Desde o princípio do século XVI alguns autores como Juan de Vigo se inclinaram por sua distinção. Outros dualistas foram Bethéncourt (1527) e o próprio Fracastoro. Em contrapartida, Brossavale (1550) as confundia em uma só enfermidade, e Belfour (1767) as diferenciava unicamente do ponto de vista clínico.

Em 1767, John Hunter, tentando pôr fim à polêmica, se autoinoculou secreção uretral de um paciente com gonorreia, com a finalidade de demonstrar experimentalmente a unidade ou dualidade das duas doenças. Infelizmente, escolheu um paciente que sofria de ambas as enfermidades, levando ao aparecimento de um cancro e, concluindo equivocadamente que só existia uma enfermidade. Esse erro retardou em muitos anos a aceitação da teoria dualista. Esse erro persistiu até 1812, quando Hernandez consegue inocular a gonorreia não seguida de sífilis em 17 condenados do presídio de Toulon, conseguindo corroborar os trabalhos de Bell, que se opunham desde o início à doutrina unicista.

Porém, foi Ricordi que deu o impulso definitivo ao estudo da sífilis a partir de 1831. Sua observação clínica minuciosa possibilitou a diferenciação da sífilis dos condilomas acuminados, da balanopostite e da gonorreia, deixando definitivamente estabelecida a doutrina dualista. Aos trabalhos de Ricordi se devem a distinção entre dois tipos de cancro: um duro, seguido de adenopatias e de sintomas secundários e, outro mole. Porém Ricordi não chegou a concluir que se tratava de enfermidades distintas.

Em 1903, Metchonikoff e Roux transmitem experimentalmente a sífilis a macacos antropoides.

Em 3 de março de 1905, em Berlim, o zoólogo Schaudinn e o dermatologista Hoffmann identificam o agente causal da sífilis ao microscópio de campo escuro. Por sua forma em saca-rolha e sua escassa afinidade por corantes, o denominam *Treponema pallidum*.

Em 1906 Wassermann, Neisser e Bruck realizam uma reação de fixação de complemento usando como antígeno um macerado de fígado de feto sifilítico para o diagnóstico da sífilis.

Em 1910, Erlich demonstra a efetividade dos arsenicais na doença, introduzindo a primeira medicação realmente efetiva no tratamento da sífilis (Salvarsan 606). Em 1921, Levaditi e Sazerac descobrem o poder treponemicida do bismuto, o que vem reforçar as possibilidades terapêuticas.

Em 1940 Fleming, Chain e Florey descobrem em Oxford o primeiro antibiótico, que por ser sintetizado por um fungo, o *Penicillum notatum*, denominam penicilina. Sua descoberta revolucionou a terapêutica das enfermidades infecciosas. Durante a II Guerra Mundial, três médicos militares americanos lotados no Pacífico, Mahoney, Arnold e Harris, aplicaram pela primeira vez a penicilina no tratamento da sífilis, demonstrando sua total eficácia com ausência de toxicidade, inerentes aos arsenicais e bismuto.

■ ETIOLOGIA

O *Treponema pallidum* é um micro-organismo desprovido de membrana celular, pequeno (5 × 15 × 0,2 nm), fino, de espiras regulares e em número não superior a 12, com extremidades afiladas, dotado de movimentos por possuir um aparato locomotor interno composto de três fibrilas. Possui movimentos de rotação, flexão e contração, assim como de translação. Não é visível ao microscópio óptico, exceção quando tingido pela técnica de impregnação argêntica (Fontana), que por outro lado, deforma o germe. Sua reprodução ocorre longitudinalmente por fissão binária a cada 32 a 36 horas e, resiste muito pouco fora do organismo. É extremamente sensível ao calor. Microaerófilo de difícil cultivo, inoculado unicamente em certas classes de macacos e coelhos, onde produz uma orquite que cura espontaneamente. A chamada cepa de Nichols corresponde a um *Treponema pallidum* virulento que se obteve por inoculação em testículo de coelho, de treponemas presentes no líquido cefalorraquidiano de um paciente acometido de paralisia geral progressiva em 1912. Manteve-se patogênico, apesar de passagens contínuas em testículos de coelho, e é fonte habitual para exames laboratoriais.

O treponema de Reiter foi isolado em 1920 de lesão sifilítica, e mantido em meios artificiais. Facilmente cultivado, não é patogênico, não sendo provavelmente mutante do *Treponema pallidum*, mas saprófita contaminante da lesão sifilítica da qual foi isolado. É o substrato para a absorção empregado na reação FTA-ABS para provar sua especificidade. O *Treponema pallidum* deve ser distinguido dos treponemas saprófitas da cavidade bucal (*T. macrodentium* e *T. microdentium*) e da área prepucial (*T. calligira* e *T. minitum*) e das borrélias da área genital. Ao exame de campo escuro, o *Treponema pallidum* tem mais espiras, é mais delgado, não sofre deformidades ao longo de seu deslocamento, e tem movimentos mais lentos em relação aos treponemas saprófitos.

A estrutura dos treponemas patógenos e saprófitos é similar e complexa, sendo constituída por quatro elementos principais:

1. **Envoltório exterior:** constituído por duas bandas densas de três nanômetros cada. Estas são constituídas por subunidades estruturais, poligonais, compostas por proteínas, lipoproteínas, polissacarídeos e fosfolipídeos.
2. **Parede celular:** constituída por três bandas, sendo a central a menos densa, estando incluída dentro das outras duas. Sua banda interna contém uma macromolécula heteropolímera peptidoglicana (*sacculus mureinico*) formada por sequências de ácido N-acetil-murâmico e N-metil-glicosamina, com ligações cruzadas tetrapeptídicas. Esta estrutura garante a forma do treponema, protege o citoplasma de agressões externas e atua como filtro para macromoléculas.[11-13]
3. **Cilindro protoplasmático:** constituído por corpos multilaminados, análogos aos mesossomos; filamentos axiais que contribuem para a integridade estrutural e elasticidade do cilindro, e corpos osmofílicos distribuídos aos pares pelo citoplasma. Ainda em cada extremidade do treponema se observam corpos eletrodensos onde se inserem as fibrilas (grânulos basais).
4. **Fibrilas:** são os órgãos de motilidade.

Quimicamente, o treponema é composto por 67% a 70% de proteínas, 15% a 23% de lipídeos e 5% de hidratos de carbono e ácidos nucleicos.[11-13]

■ EPIDEMIOLOGIA

É uma doença universal que atinge todas as classes sociais. Cursa em ondas de ascensão e de declínio atribuídas a diversas causas. Ultimamente estas oscilações se realizam cada vez em ondas mais altas, apreciando-se uma ascensão notável do número de casos, coincidindo com a perda do medo da AIDS, que se tornou uma doença crônica. A fonte de infecção é exclusivamente humana e são contagiosas as manifestações da sífilis primária e secundária. Não confere imunidade, sendo, portanto, possíveis a reinfecção e sobreinfecções. São mais acometidos os jovens, principalmente entre 15 e 25 anos, por terem maior atividade sexual e maior promiscuidade; grupos de condições sociocultural e econômica inferiores, por apresentarem maior tendência à promiscuidade; grupos itinerantes (marinheiros, turistas e tropas militares); sendo importantes ainda como grupos de risco as prostitutas e homossexuais masculinos.[11-12]

As causas do recrudescimento da sífilis e das outras doenças sexualmente transmissíveis são múltiplas, de origem social e médica. Atualmente, o início da vida sexual é mais precoce. Também as melhores condições de vida propiciam uma atividade sexual mais prolongada, aumentando o número de indivíduos sob o risco de contágio. Associa-se a esses fatos a incorporação da mulher à vida sexual mais precoce após o advento dos anticoncepcionais. O turismo e o deslocamento de tropas favorecem o aparecimento de casos nos quais é impossível rastrear o contato infectante. Fatores de ordem médica, como a falsa segurança transmitida pelas curas com antibióticos, faz diminuir o temor e as precauções dos indivíduos com relação às doenças sexualmente transmissíveis. O ensino médico diminui as cargas horárias destinadas às DST, contribuindo para uma deficiente formação dos médicos no reconhecimento dessas enfermidades, contribuindo para retardar diagnósticos e aumentar a possibilidade de contágios.[7-8]

IMUNIDADE

A infecção sifilítica estimula as respostas humoral e celular, estabelecendo-se, porém, a imunidade celular apenas na sífilis tardia, latente ou assintomática.[14] O homem não possui imunidade natural contra a sífilis. A inoculação de indivíduos sadios produz infecção em todos os inoculados.[15-16] A reinoculação terá resposta variável, de acordo com o estágio da enfermidade. Em pacientes com sífilis latente não tratada, a reinoculação é negativa, não havendo superinfecção. Na sífilis recente ou tardia tratada há reinfecção e reinoculação. A reinoculação de indivíduos com sífilis latente tardia ou sífilis congênita produz respostas variáveis: alguns desenvolvem lesões clínicas sem alteração da sorologia; outros desenvolvem lesões negativas à pesquisa em campo escuro e aumento do VDRL; poucos desenvolvem gomas no ponto de inoculação.[16]

Com relação à imunidade humoral, os anticorpos treponêmicos e não treponêmicos, detectados em altos níveis durante as fases ativas da doença, têm pouca efetividade na proteção do hospedeiro. É possível que atuem na mediação e na interação com a imunidade celular. As imobilizinas contribuem para minorar a disseminação da doença e facilitar a destruição dos treponemas por mecanismos defensivos. Porém, não existe correlação entre imunidade e anticorpos antilipídicos, pois seus títulos estão muito elevados nas infecções recentes, que são mais disseminadas e, portanto, a resistência à infecção não está desenvolvida. Em contrapartida, os títulos são baixos nas formas tardias, quando a imunidade à reinfecção é alta.[7-8,14]

A transferência passiva de soro de coelhos imunizados contra a sífilis confere imunidade parcial aos animais receptores. Imunizações repetidas com treponemas mortos não oferecem proteção, a despeito do desenvolvimento de anticorpos. O curso da sífilis experimental em coelhos é retardado pela administração de soro hiperimune.[7-8]

Com relação à imunidade celular, o uso de "luoteste" ou "luetina", reação intradérmica com extrato de treponemas, mostra negatividade nos estágios recentes e positividade na sífilis tardia, latente ou ativa. As observações quanto à resposta blastogênica dos linfócitos perante a fito-hemaglutinina ou a antígeno treponêmico são variáveis. Alguns relatos apontam respostas elevadas ao antígeno treponêmico em infecções primárias soropositivas e na sífilis secundária papulosa, e respostas pobres na sífilis secundária maculosa. Quanto aos fatores de inibição da migração de macrófagos e linfócitos, a maioria dos estudos indica a presença destes fatores na sífilis tardia e ausência na sífilis recente. Quanto aos linfócitos T, alguns estudos registram linfocitopenia T relativa e absoluta na sífilis primária e secundária. Na sífilis primária haveria uma diminuição dos linfócitos T auxiliares e, na sífilis secundária, uma diminuição dos linfócitos T supressores. Ocorre também associação entre a presença de anticorpos antilipídicos na sífilis primária, secundária e latente recente, e uma diminuição da atividade das células *natural killer*.[7-8]

Sendo a sífilis uma afecção em que ocorre uma antigenemia prolongada, está favorecida a formação de imunocomplexos cuja deposição nos glomérulos pode produzir síndrome nefrótica.[17]

A demora no estabelecimento da imunidade celular pode permitir a proliferação do *Treponema pallidum* por longo tempo, o que explica o curso prolongado da doença, que apresenta evolução final para a cura na maioria dos pacientes. As oscilações clínicas, incluindo os períodos de latência, correspondem às oscilações da resposta imunológica do hospedeiro.[7-8]

HISTÓRIA NATURAL DA SÍFILIS

Considerando as defesas imunológicas, a doença pode evoluir tendo cura espontânea. Em alguns casos limita-se à replicação na porta de entrada ou pode seguir seu curso, evoluindo para sífilis tardia.

Graças às observações de Boeck, Brusgaard e Gisland (1891-1958) e às polêmicas observações realizadas durante o Estudo de Tuskegee no Alabama (1932), no qual indivíduos da população negra com sífilis foram observados sem receber tratamento, conhece-se hoje a história natural da sífilis.[18-19] Estas observações permitiram verificar as seguintes possibilidades evolutivas para a enfermidade nos indivíduos infectados e não tratados:

- 15,8% evoluem para sífilis tardia cutânea ou outras formas.
- 10,4% evoluem para sífilis cardiovascular.
- 6,6% evoluem para neurossífilis.
- 10,8% vão a óbito por sífilis.
- 56,4% evoluem sem manifestações ou curados.

TRANSMISSÃO

Sua transmissão se faz por contato direto com lesões abertas, por transfusão de sangue contaminado na sífilis adquirida e, por via transplacentária na sífilis congênita. O treponema é capaz de penetrar a pele e mucosas íntegras, porém sua penetração é muito facilitada quando há soluções de continuidade. Se multiplica rapidamente no epitélio infectado e, por via linfática atinge os gânglios regionais, onde também se multiplica rapidamente. Sua disseminação também é imediata por via hematogênica. Desta forma, invade todo o organismo, sendo que mesmo quando a sintomatologia seja local, a infecção é generalizada ao longo de poucas horas. Existem relatos de inoculações acidentais por manipulação de lesões contaminadas em médicos, dentistas e técnicos de laboratório.

CLASSIFICAÇÃO

A sífilis é classificada, didaticamente, em:

- **Sífilis congênita:** adquirida por via transplacentária.
- **Sífilis adquirida:** classificada em recente e tardia, considerando-se um ano de evolução como o limite entre estas duas fases. Apesar de arbitrário, este critério se baseia em dados clínicos e epidemiológicos. A sífilis de mais de um ano de evolução tem muito maior probabilidade de acometimento do sistema nervoso do que a sífilis com duração menor que um ano. Além disso, a possibilidade de ocorrência de lesões contagiantes é muito maior no primeiro ano da doença, conferindo bases epidemiológicas ao prazo de um ano como limite entre a sífilis recente e tardia.

A sífilis adquirida recente engloba a chamada sífilis primária, secundária e latente recente. A sífilis adquirida tardia engloba as chamadas sífilis terciária cutânea, cardiovascular, nervosa, visceral e latente tardia.[11-12]

MANIFESTAÇÕES CLÍNICAS

A primeira manifestação da sífilis adquirida é o cancro duro. O período de incubação varia de 2 a 4 semanas, embora tenham sido descritos períodos de até 90 dias. A duração do tempo de incubação depende, de um lado, do inóculo treponêmico e, de outro lado, do tempo que precisa o organismo infectado para desenvolver a resposta imunológica, que determinará o surgimento do cancro. Após aproximadamente 6 semanas aparecem as manifestações generalizadas da sífilis, constituindo o chamado período secundário; a primeira destas manifestações é a chamada roséola sifilítica. Este período tem duração média de dois anos, e se caracteriza pelo surgimento e desaparecimento sucessivo de distintas manifestações mais ou menos generalizadas. Passados os dois anos, as manifestações clínicas desaparecem completamente, e entramos na chamada latência sifilítica, período em que as provas sorológicas detectam a existência da sífilis, porém não existem manifestações clínicas. O paciente pode permanecer neste estado até o fim de sua vida. Em torno de 30% dos casos e após um período variável de 10 a 30 anos, o paciente pode passar à fase terciária da doença, caracterizada por manifestações cutâneas ou viscerais, especialmente cardiovascular ou nervosa.[8]

SÍFILIS PRIMÁRIA (CANCRO DURO – PROTOSSIFILOMA)

Surge no ponto de inoculação do treponema, após um período de incubação médio de 3 semanas. Inicia-se como uma pápula inflamatória que rapidamente evolui para exulceração. Quando plenamente desenvolvida, se mostra como uma lesão exulcerada, redonda ou oval, com um ou dois centímetros de diâmetro, de fundo limpo e rosado, granulomatoso e cor de carne, que emana serosidade transparente rica em treponemas, sem fenômenos inflamatórios adjacentes e cujas bordas descem suavemente – e não à pique – para o fundo. A lesão é frequentemente única e indolor, inclusive quando manipulada, mas como consequência do intenso infiltrado inflamatório, apresenta-se à palpação com consistência dura e cartilaginosa (Figuras 63.1 e 63.2). Esta induração, que justifica chamá-lo de "duro", pode ser notada no protossifiloma do prepúcio: quando repuxado, há verdadeiro ressalto da lesão. Por não serem dolorosos, os cancros localizados fora do alcance da visão do paciente passam desapercebidos com frequência (p. ex., cancro do colo uterino). Em alguns pacientes, o protossifiloma pode assumir aspecto diferente, apresentando-se ulcerado, vegetante ou papuloso; raramente é fagedênico ou terebrante.

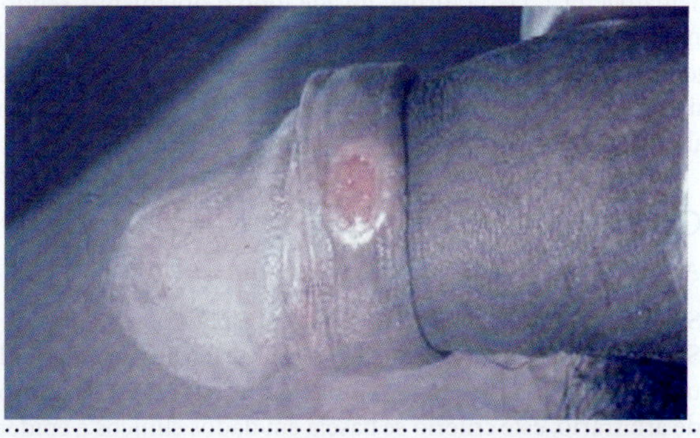

Figura 63.1 Cancro duro no pênis.

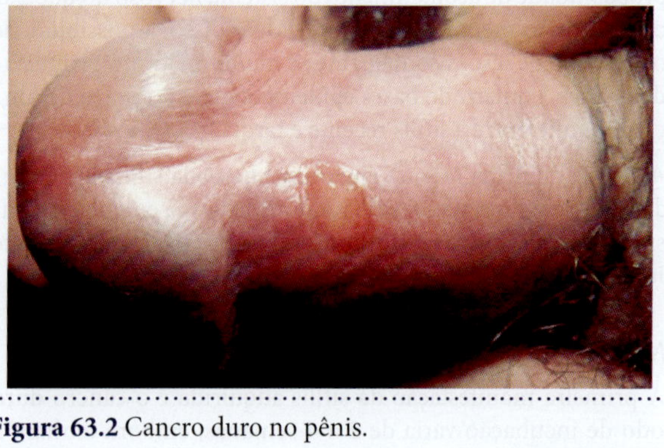

Figura 63.2 Cancro duro no pênis.

No homem a localização mais frequente é no sulco balanoprepucial, onde às vezes se situa em ambas as vertentes do mesmo, constituindo o chamado cancro em página de livro (Figura 63.3). Quando localizados na região do freio, tendem a apresentar pequena dimensão e com aspecto de fissura. Pode também situar-se na fossa navicular ou mesmo no meato uretral, dando lugar a uma secreção uretral serosa, acompanhada de intensidade de dor variável.[8]

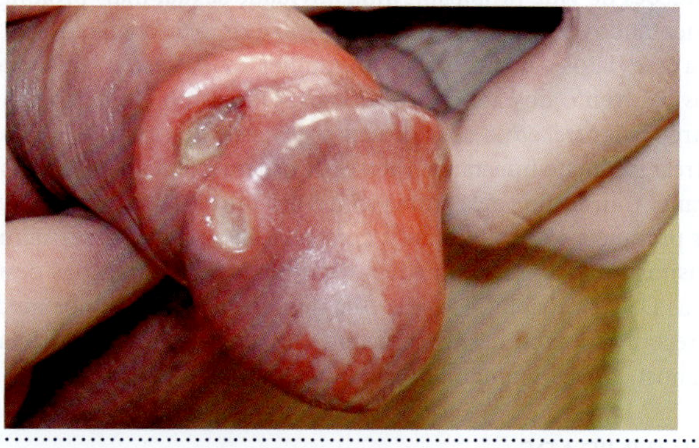

Figura 63.3 Cancro duro em página de livro.

Menos frequente é sua localização no corpo e base do pênis. Atualmente, em virtude do recrudescimento desta doença, apresentações clínicas que antigamente eram pouco frequentes, hoje tem se apresentado de forma corriqueira, como implantação de treponemas em áreas pouco usuais como abdome (Figura 63.4), ou como múltiplas lesões em corpo do pênis (Figura 63.5).

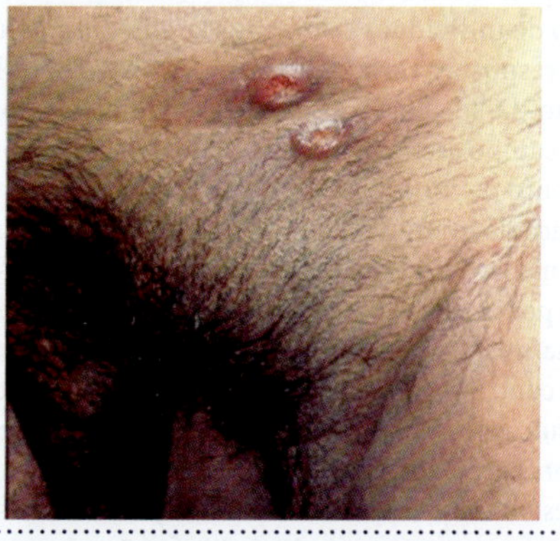

Figura 63.4 Cancro duro no abdome.

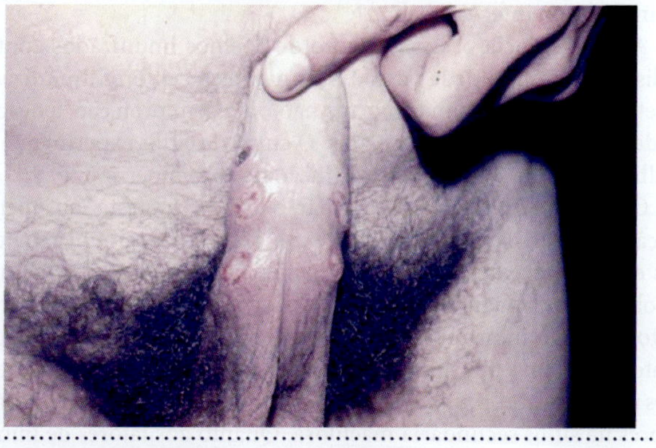

Figura 63.5 Múltiplos cancros no pênis.

Na mulher acomete principalmente os lábios maiores e menores, cérvix e região do clitóris.

Os cancros anorretais representam 5% de todos os cancros. Aparecem em homossexuais ou mulheres que praticam sodomia. São de difícil diagnóstico já que às vezes se localizam junto a uma hemorroida ou outros condilomas venéreos. Não apresentam características clínicas definidas, podendo se manifestar como erosões ou fissuras, sem induração (Figura 63.6). O cancro retal se manifesta pela presença de secreções sanguinolentas acompanhadas de tenesmo e seu diagnóstico é estabelecido por retoscopia.[8]

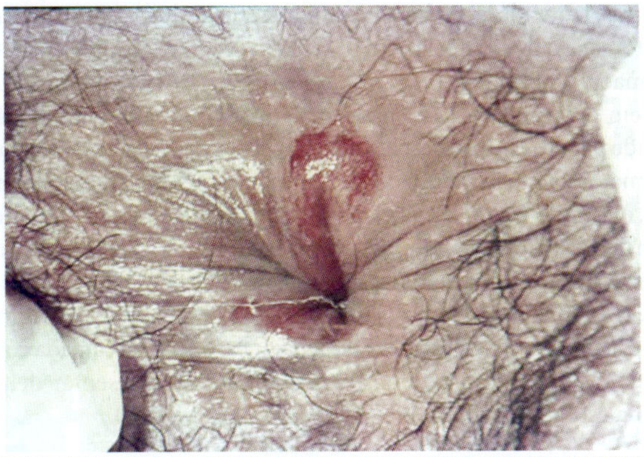

■ **Figura 63.6** Cancro duro perianal.

Em alguns casos, a infecção sifilítica se associa à do cancro mole, resultando no assim chamado cancro misto de Rollet. Nesta eventualidade, o cancro mole se manifesta em primeiro lugar por ser menor seu tempo de incubação (1 a 3 dias). Clinicamente esta lesão apresenta sinais comuns a ambos os quadros e, submetido a tratamento tende a regredir, mas a involução não se completa porque gradualmente se desenvolve o cancro duro.

- **Lesões bucofaríngeas:** localizadas nos lábios, se apresentam como erosões, às vezes recobertas por crostas (Figuras 63.7 e 63.8); na mucosa como erosão arroxeada e, na amígdala como amigdalite unilateral de consistência lenhosa. Todos estes quadros se acompanham de adenopatia submaxilar ou submentoniana volumosa.

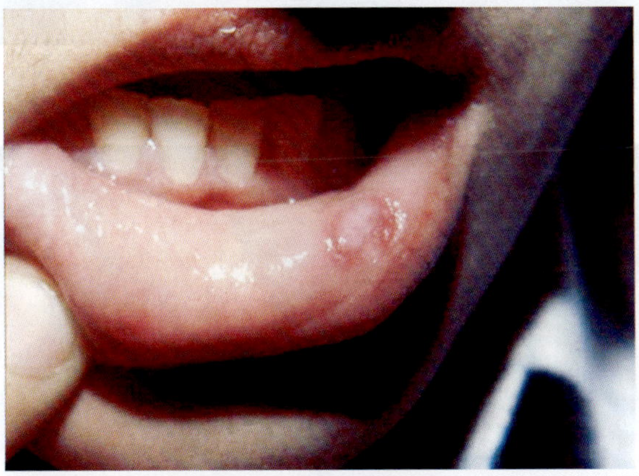

■ **Figura 63.7** Cancro duro no lábio inferior.

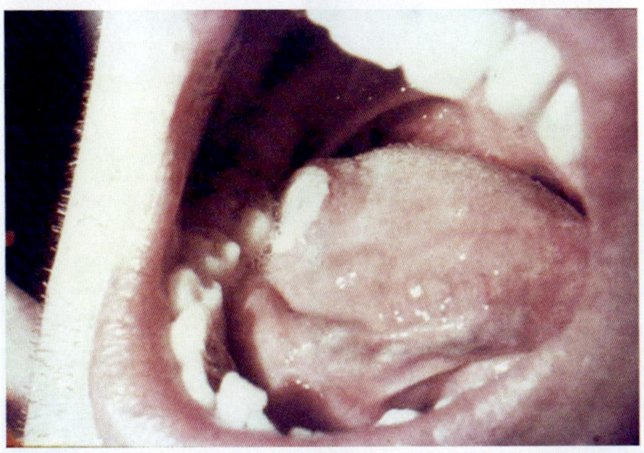

■ **Figura 63.8** Cancro duro de língua.

Nos últimos tempos tem aumentado a ocorrência de lesões atípicas de cancro duro, sem suas características tão bem definidas. Decorreriam, fundamentalmente, de antibioticoterapia prévia inadequada, infecções associadas ao herpes genital e *Haemophilus ducrey*, onde se observam lesões múltiplas com linfangite ou tromboflebite da veia dorsal do pênis, ulcerações ao em vez da exulceração habitual e, áreas de induração sem erosão.

Faz parte do quadro da sífilis primária a adenopatia satélite ao cancro, sempre presente. Trata-se de adenopatia regional não supurativa, indolor e não acompanhada de fenômenos inflamatórios na pele suprajacente aos linfonodos aumentados. Normalmente vários linfonodos apresentam-se aumentados de volume, sendo que um deles sempre se destaca do conjunto, apresentando-se mais aumentado no volume, sem, no entanto, mostrar tendência à fistulização (chamado de linfonodo "prefeito" ou "chefe de polícia de Ricordi"). No geral os gânglios são duros, indolores, não aderidos a planos superficiais ou profundos.

Evolutivamente, as lesões do cancro duro tendem à cura espontânea, mesmo sem tratamento, em torno da 4ª semana após seu aparecimento e, habitualmente sem deixar cicatriz.[8]

Anatomia patológica

Existe uma proliferação vascular com fenômenos de endarterites que provocam a trombose de pequenos vasos, cuja consequência é o surgimento de fenômenos destrutivos (ulceração). Ao redor dos vasos existe um infiltrado inflamatório linfoplasmocitário característico de todas as lesões da sífilis, e por imunohistoquímica é possível identificar a riqueza de treponemas no tecido, confirmando a alta infectividade desta lesão (Figuras 63.9 e 63.10).

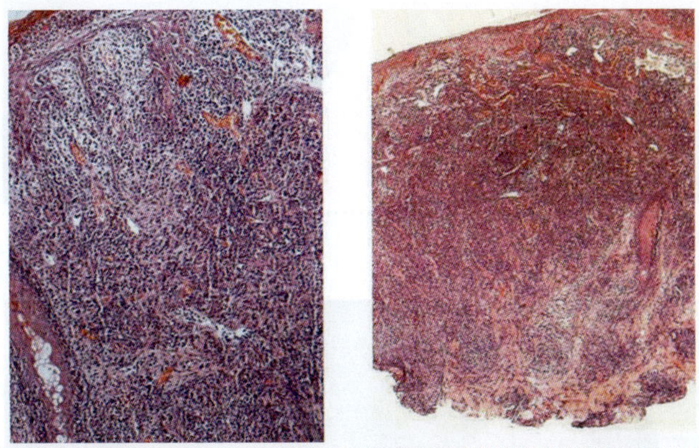

■ **Figura 63.9** Aspecto histológico do cancro duro – hematoxilina-eosina.

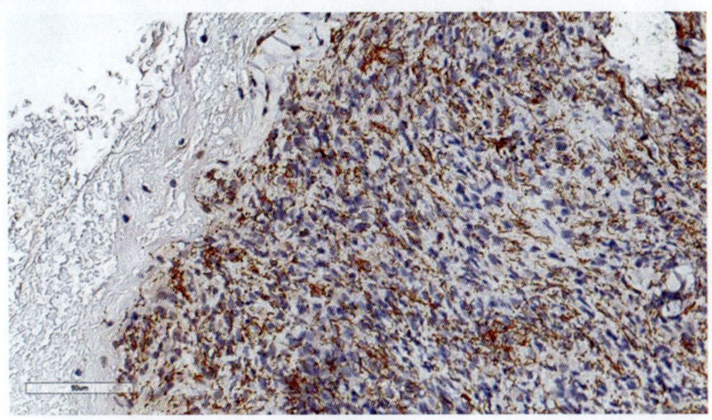

■ **Figura 63.10** Presença de anticorpo anti-*T. pallidum* no tecido.

Diagnóstico diferencial da sífilis primária

Diversas moléstias devem ser consideradas no diagnóstico diferencial do cancro duro. Frequentemente devem ser lembrados o herpes simples genital; cancro mole; lesões iniciais do linfogranuloma venéreo; donovanose; lesões traumáticas da genitália; infecções bacterianas inespecíficas; lesões da Síndrome de Behçet e Reiter; lesões ulceradas da leishmaniose e paracoccidioidomicose; erupções medicamentosas; vulvites; balanites; líquen plano; psoríase e, eventualmente, o carcinoma espinocelular, especialmente na localização labial, onde o cancro duro pode apresentar uma infiltração mais acentuada.[8]

■ SÍFILIS SECUNDÁRIA

Seus sintomas surgem 2 a 6 meses após o início da infecção, geralmente em 6 a 8 semanas após o aparecimento do cancro, que poderá ainda estar presente quando da eclosão do secundarismo sifilítico. As lesões desta fase, extraordinariamente polimorfas, representam a reação dos tecidos à presença do *Treponema pallidum*, veiculado por via linfática e hematogênica. A intensidade das reações tissulares ocorrerá em função do estado imune do hospedeiro, com cuja variação surgirão os também variados quadros clínicos observados.

A roséola sifilítica é a primeira manifestação a se evidenciar. Nesse caso, a intensidade das reações tissulares ao treponema é de pequena monta, resultando apenas em vasodilatação e infiltrado inflamatório perivascular discreto. Clinicamente surgem máculas eritematosas ou cúpricas, lenticulares, ovais ou circulares, de limites imprecisos, isoladas, tomando de modo simétrico o tronco e a raiz dos membros (sifílide maculosa) (Figura 63.11). Algumas vezes as roséolas se infiltram, perdem o caráter de mancha e tornam-se gradualmente papulosas (sifílide papulosa). A apresentação papulosa das lesões envolve reações inflamatórias mais intensas e, portanto, uma reação imune de maior grau, existindo múltiplas variantes clínicas. As pápulas geralmente são esféricas, de coloração cúprica, com dimensões de 3 a 5 mm. Também tomam o tronco e a raiz dos membros, mas as regiões palmares (Figura 63.12) e plantares (Figuras 63.13 e 63.14) são comprometidas com frequência. Nestas, considerando que a maior espessura da camada córnea, as pápulas quase não fazem saliência, podendo apresentar delicada escama esbranquiçada no seu contorno (Figura 63.15).

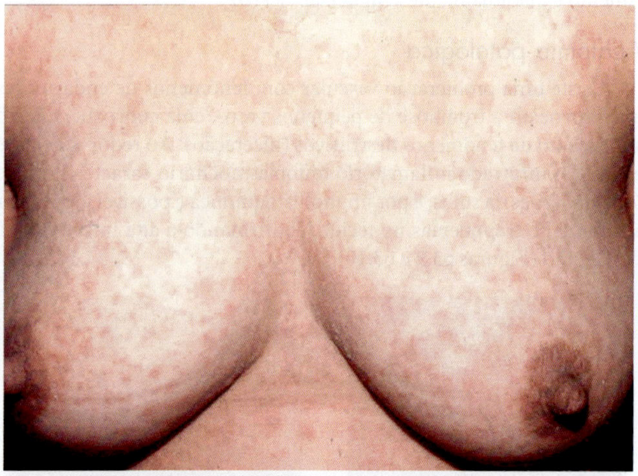

■ **Figura 63.11** Roséola sifilítica.

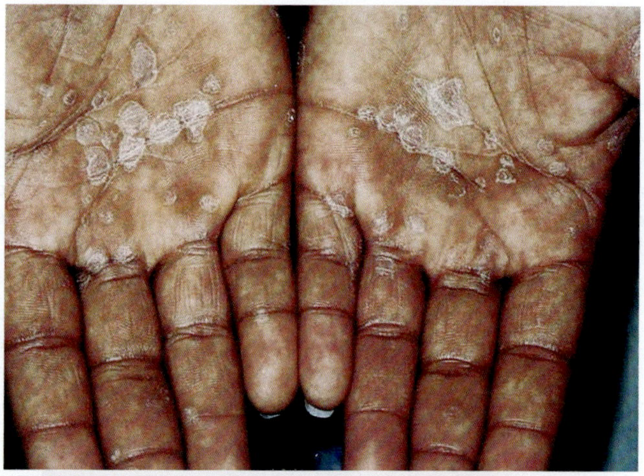

■ **Figura 63.12** Roséola palmar da sífilis secundária.

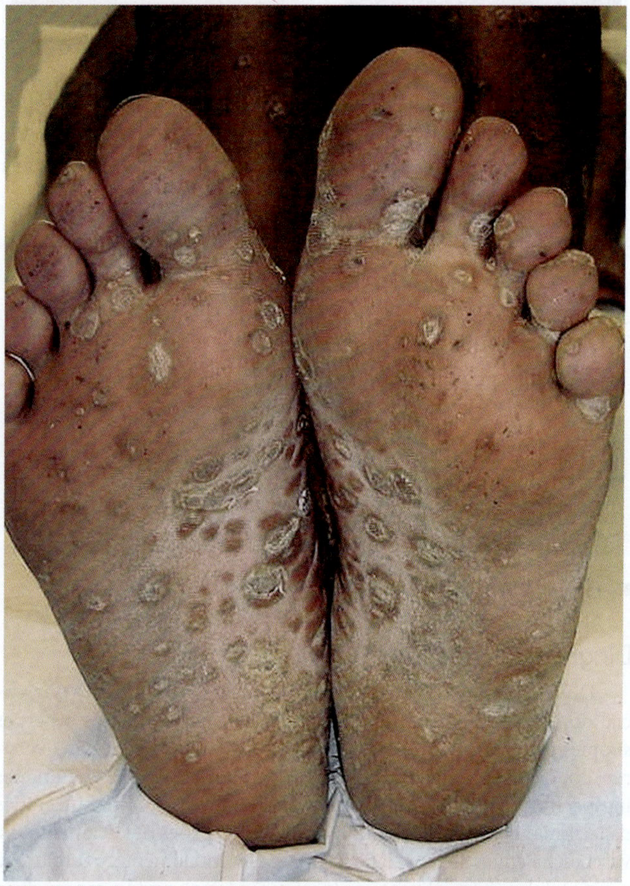

■ **Figura 63.13** Roséola plantar.

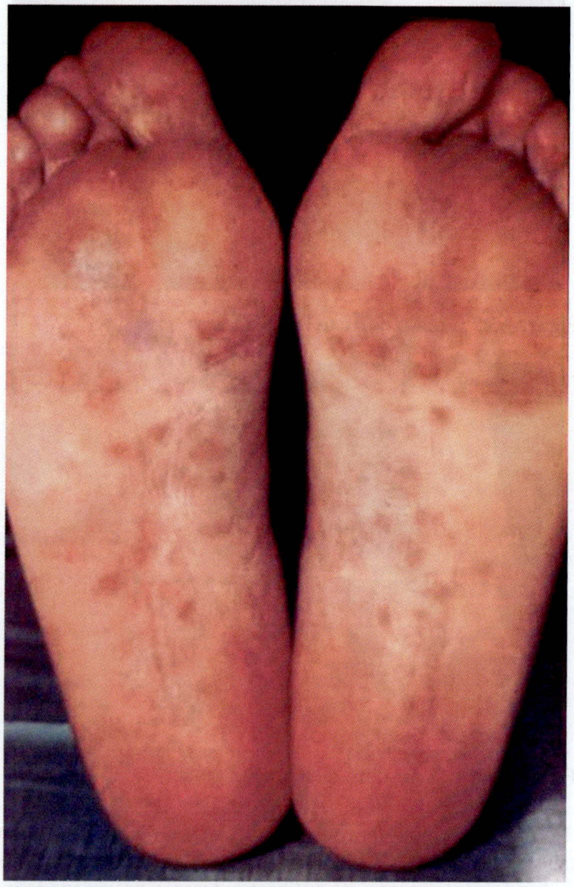

■ **Figura 63.14** Roséola plantar.

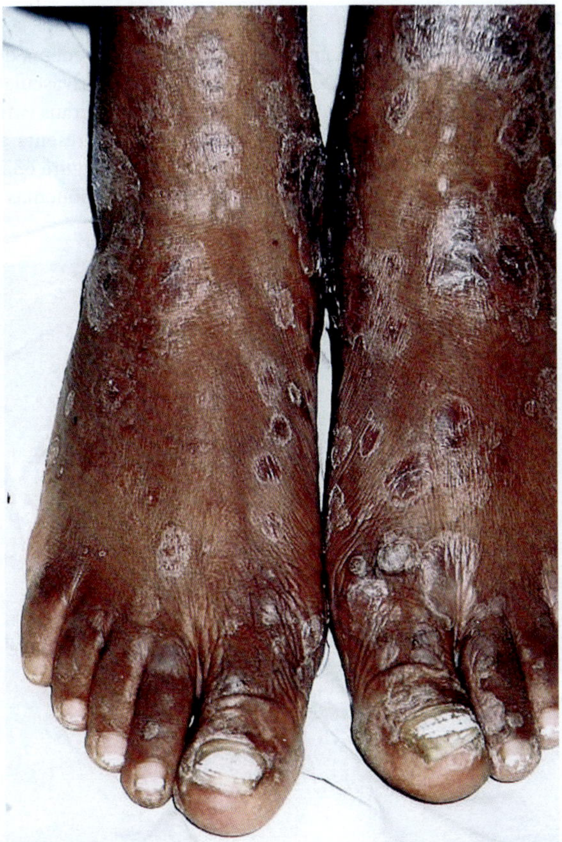

■ **Figura 63.15** Roséola plantar – escamação leve ao redor das lesões.

As erupções maculosas e papulosas generalizadas são próprias do período secundário recente. As pápulas podem ser foliculares, excepcionalmente pustulosas (Figura 63.16) denominadas "impetigoide", onde apresentam crostas espessas e escuras sobre pápula, principalmente no sulco nasogeniano; papulodescamativas, psoriasiformes (quando a escamação é intensa) ou liquenoides (sifílide liquenoide) (Figura 63.17); podem ainda se manifestar como lesões nodulares compostas por nódulos disseminados, às vezes conferindo aspecto infiltrado ao paciente; ou ainda como lesões corimbiformes, nas quais uma lesão nodular central é circundada por lesões satélites papulosas menores, lembrando eflorescência em corimbo. No fim do período secundário podem surgir lesões ulceradas (*sifílide ectimatiforme*), que se recobrem por crostas (rúpia sifilítica ou sífilis rupioide), daí serem rotuladas como lesões secundoterciárias, uma vez que ulcerações costumam ser observadas apenas no período terciário.

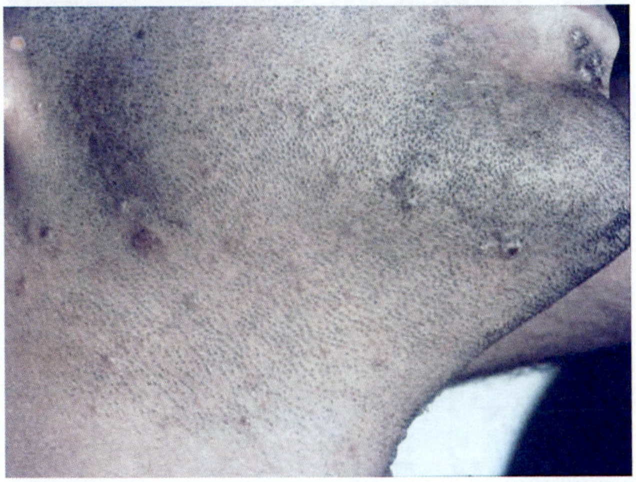

■ **Figura 63.16** Sifílide pustulosa.

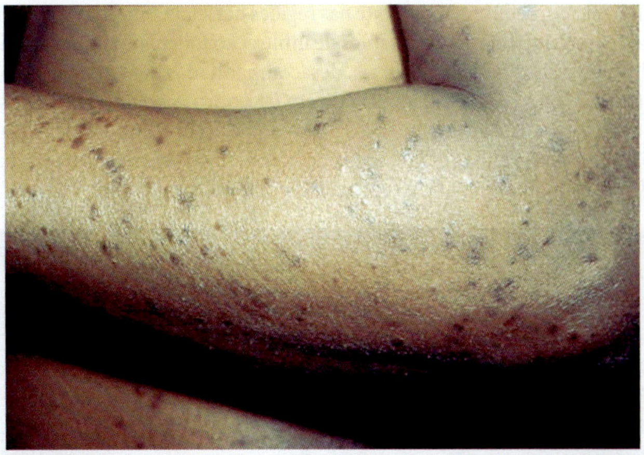

■ **Figura 63.17** Sifílide liquenoide.

Nas lesões descamativas é importante a observação do "colarete de Biet", que nada mais é que a presença de um colar descamativo ao longo da periferia das lesões. Este achado pode ser bastante útil na distinção com a pitiríase rósea de Gilbert, na qual o colarete descamativo, quando presente, em vez de se localizar na periferia da lesão, como na sífilis, situa-se no interior da lesão eritematosa que se continua além do colarete descamativo.[8]

No período secundário tardio há tendência ao agrupamento e localização das lesões, sendo que nas regiões genital, anal, axilar, espaços interdigitais e pregas submamárias, podem se desenvolver lesões papulosas, únicas, isoladas ou confluentes formando placas papulosas, secretantes e ricas em treponemas, denominadas condiloma plano, que devem ser diferenciados dos condilomas acuminados (Figura 63.18).

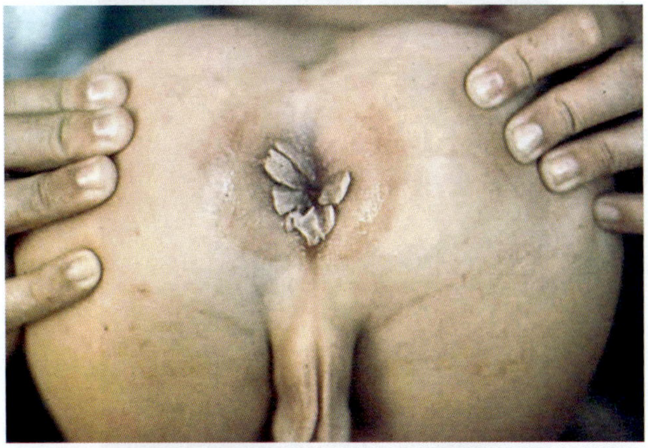

■ **Figura 63.18** Condiloma plano.

Em torno dos lábios, comumente em pessoas de cor, podem surgir lesões anulares, de tamanho variável, isoladas ou coalescentes, de centro hipercrômico e borda elevada, constituída de pequenas pápulas (sifílide papulosa anular). Eventualmente, duas a três lesões anulares dispõem-se concentricamente, sendo denominadas sifílide *em cocarde*. Pela coalescência resultam lesões policíclicas ou arabescos caprichosos e geográficos.

Além das lesões cutâneas, ocorrem na sífilis secundária, lesões mucosas equivalentes às primeiras, mas com aspectos peculiares decorrente das características anatomofuncionais próprias das mucosas. As lesões ocorrem na cavidade oral, especialmente na língua e face interna dos lábios, constituindo as chamadas placas mucosas, apresentando áreas de maceração esbranquiçada sobre uma base erosada. Tais lesões são ricas em treponemas e contagiantes. Podem também ocorrer quadros de faringite, amigdalite e laringite (daí a rouquidão).

Acompanhando as lesões cutaneomucosas, pode ocorrer a chamada "alopecia em clareira", caracterizada clinicamente por pequenas áreas alopécicas, predominantemente nas regiões parietais, temporais, occipitais e retroauriculares, resultantes de infiltração folicular ou por invasão dos nervos simpáticos cervicais, desacompanhadas de descamação ou atrofia (Figura 63.19). Alopecia difusa do couro cabeludo também se verifica com certa frequência no início do período secundário (Figura 63.20). Pode eventualmente acometer também os supercílios e a barba. Após o tratamento ocorre repilação completa.

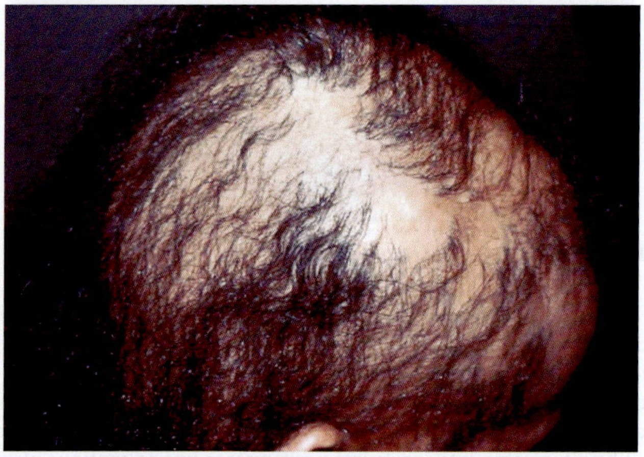

■ **Figura 63.19** Alopecia sifilítica.

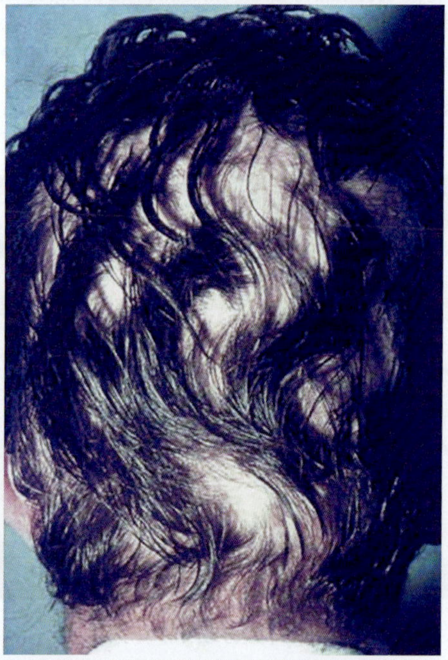

■ **Figura 63.20** Alopecia difusa da sífilis secundária.

Ainda na sífilis secundária encontramos uma micropoliadenopatia generalizada que acompanha as lesões cutaneomucosas, que pode ser observada nas regiões cervicais, supraclaviculares, axilares, epitrocleares e inguinocrurais. Outros sinais e sintomas podem fazer parte do quadro do secundarismo, não estando obrigatoriamente presentes, tais como esplenomegalia, hepatite ictérica ou anictérica, manifestada às vezes unicamente pela elevação da fosfatase alcalina e Gama GT; síndrome nefrótica; irites e iridociclite, osteíte com periostite especialmente em ossos longos, crânio e costelas, com sintomas de dor noturna e cefaleia; mialgias; artralgias e raramente poliartrite inflamatória; paralisias oculares; diminuição da visão e audição; quadros de cefaleia, vômitos e febre por meningite. No líquido cefalorraquidiano encontramos linfocitose e aumento de proteínas. Em 5% dos pacientes com sífilis secundária ocorrem anormalidades transitórias das células e proteínas do LCR.[20-21]

Anatomia patológica

Evidencia-se hiperplasia epidérmica, proliferação e edema do endotélio dos vasos dérmicos, com intensa infiltração perivascular por linfócitos e plasmócitos. Em alguns casos se observam graus variados de hiperqueratose e paraqueratose (Figura 63.21). Apresenta ainda agressão inflamatória da interface dermoepidérmica (Figura 63.22), e por imunohistoquímica evidencia-se a presença de treponemas também na interface dermoepidérmica (Figura 63.23).

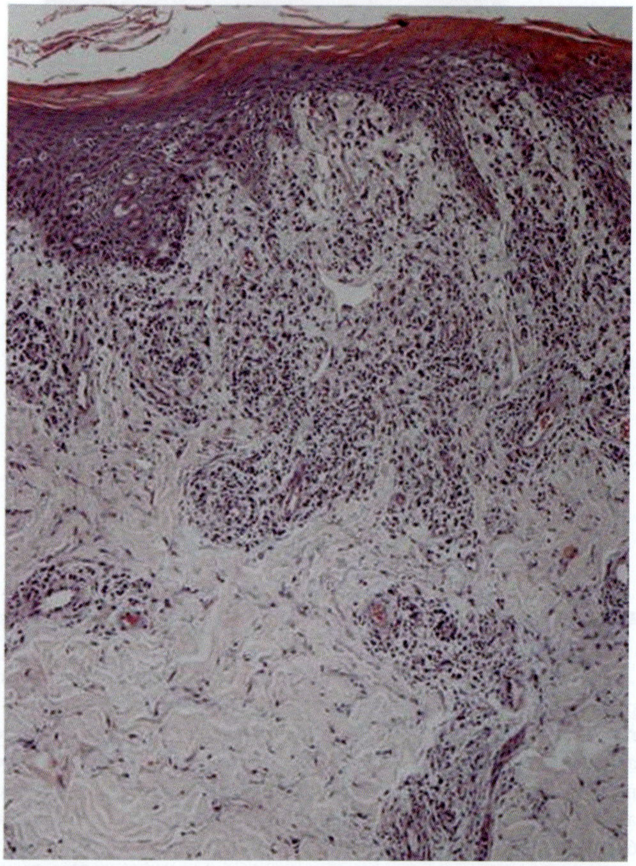

■ **Figura 63.21** Hiperplasia epidérmica e infiltrado linfoplasmocitário perivascular.

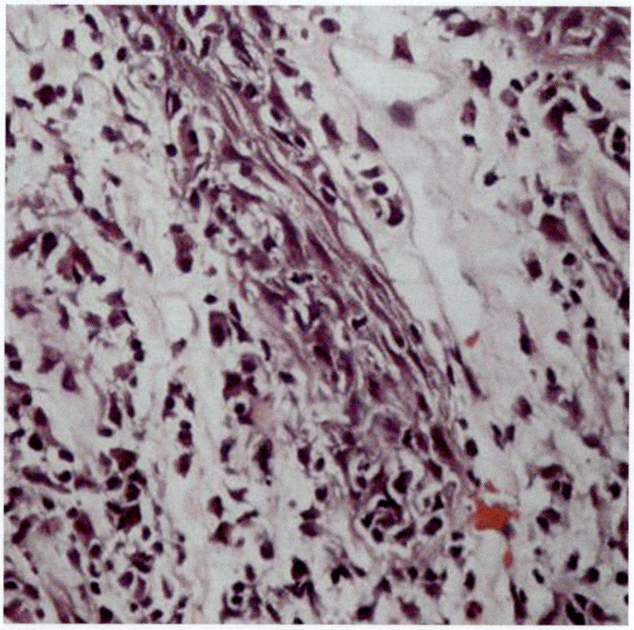

■ **Figura 63.22** Agressão inflamatória da interface dermoepidérmica.

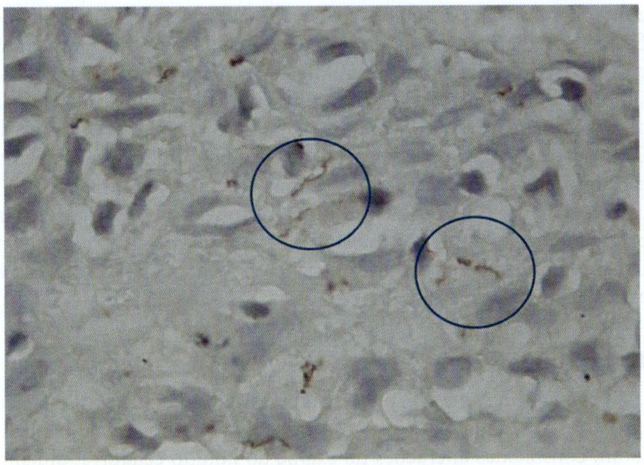

■ **Figura 63.23** Treponemas na interface dermoepidérmica.

Sequelas das lesões cutâneas

Esses exantemas e também as lesões que aparecem mais tardiamente no período secundário, involuem sem deixar sequelas. Em alguns casos pode ocorrer atrofia maculosa ou pigmentação residual (sifílide nigricante). Às vezes há hipopigmentação central e hipercromia periférica reticulada, mais comumente localizada no pescoço (colar de Vênus), podendo porém ocorrer em outras localizações, inclusive peniana. As anetodermias secundárias à destruição do tecido elástico nas áreas de lesão inflamatória prévia podem se constituir em sequelas às vezes extremamente graves, por poderem ser disseminadas e inestéticas.[7-8,11-12]

Diagnóstico diferencial da sífilis secundária

O diagnóstico diferencial das manifestações do secundarismo é amplo e inclui a maior parte das doenças dermatológicas.

- **Roséolas:** deve ser diferenciada dos exantemas de outras enfermidades infecciosas como sarampo, rubéola, pitiríase rósea e exantemas por drogas.
- **Lesões mucosas:** devem ser diferenciadas da candidose onde o exame micológico direto demonstrará, no caso da presença de *Candida* sp., a presença de leveduras e pseudo-hifas características; líquen plano oral e leucoplasia; lesões de pênfigo vulgar; eritema polimorfo e traumatismos.
- **Sifílide papulosa:** deverá ser diferenciada das lesões de psoríase e líquen plano.
- **Sifílide nodular:** o diagnóstico diferencial envolve principalmente as erupções por drogas, linfomas, hanseníase, sarcoidose e paracoccidioidomicose sarcoídica.

Os condilomas planos devem ser diferenciados principalmente dos condilomas acuminados, causados pelo papilomavírus humano. Estes, ao contrário dos planos, apresentam projeções digitiformes em sua superfície.

Já a alopecia em clareira deverá ser diferenciada de outros quadros de alopecias não cicatriciais, particularmente com a alopecia areata e a tricotilomania. A história clínica e o curso evolutivo local, além da presença de lesões em outras localizações, farão pensar mais em uma ou em outra enfermidade.[7-8]

■ SÍFILIS MALIGNA PRECOCE

Variante rara da sífilis recente, que atualmente retoma importância por estar sendo descrita em casos de sífilis em indivíduos com AIDS. Anteriormente considerada uma variante que atingia indivíduos em mau estado geral, debilitados por desnutrição ou outros estados mórbidos, atualmente se admite que seja manifestação de uma resposta imunológica ao *Treponema pallidum*, em que há uma destruição tissular com vasculite obliterante de vasos de médio calibre. Clinicamente as lesões são mais destrutivas, inicialmente papulopustulosas e posteriormente evoluindo para lesões ulceronecróticas bem delimitadas e recobertas por crostas rupioides (Figura 63.24). Atingem preferencialmente a face (Figura 63.25), e o couro cabeludo, e acompanham-se de febre, cefaleia, artralgias e outras manifestações sistêmicas inespecíficas.[7-8,11-12,22]

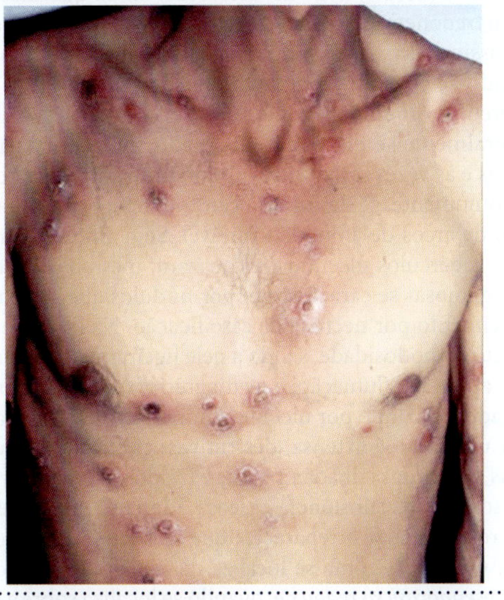

■ **Figura 63.24** Sífilis maligna precoce.

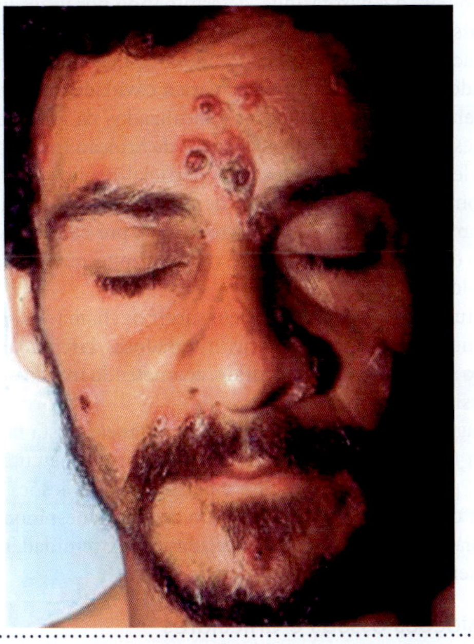

■ **Figura 63.25** Sífilis maligna precoce.

Apesar de sua exuberância clínica a resposta imunológica suficiente, o quadro do secundarismo tende a desaparecer mesmo quando não tratado. Cerca de 25% dos afetados relatam recidivas do secundarismo e, destes, 25% têm múltiplas recidivas. Entretanto, em 80% das vezes, tais recidivas cessam após o primeiro ano da infecção.[8]

Desaparecendo os sinais e sintomas da sífilis secundária, o indivíduo entra na fase denominada latência recente durante o primeiro ano da infecção e, após esse período, latência tardia.

■ SÍFILIS TARDIA

A sífilis tardia sintomática surge após períodos variáveis de latência, desde 2 meses até 30 anos. Compreende desde lesões cutâneas de prognose benigna até lesões neurológicas, cardiovasculares e viscerais.

As lesões cutâneas surgem em média entre 2 e 7 anos após o secundarismo. As lesões cutâneas tardias decorrem de uma resposta tissular a novos micro-organismos em pacientes cronicamente sensibilizados ao *Treponema pallidum*. Quanto mais tardias, mais destrutivas são as lesões e, tanto mais remota a possibilidade de albergarem treponemas, que por esta razão, raras vezes são encontrados.

Clinicamente as lesões cutâneas têm caráter destrutivo, deixando cicatriz. Não obstante, não são dolorosas, ainda que ulceradas. São pobres em treponemas e reduzidas em número, tendendo a agrupar-se de modo assimétrico, assumindo frequentemente disposição arciforme, cicatrizando-se no centro e expandindo-se na periferia.

Tubérculos, nódulos e gomas podem coexistir. Os tubérculos e gomas geralmente se dispõem lado a lado, em arranjos arciformes, policíclicos e às vezes serpiginoso. O conjunto apresenta borda elevada que, comumente, se desloca do centro para a periferia, resultando segmento de arcos de amplidão variável. Sem amolecimento prévio, nódulos e tubérculos ulceram e cicatrizam, mesmo sem tratamento. As lesões gomosas se caracterizam por nódulos que sofrem processo de amolecimento por necrose de caseificação. Na fase inicial a goma tem aspecto de nodosidade, sendo a pele ligeiramente eritematosa; ao amolecer, apresenta flutuação; o tegumento torna-se mais eritematoso e adelgaçado, acabando por ulcerar eliminando material branco-amarelado. A ulceração é extensa, destrutivas, circulares ou reniformes, profundas, de bordas talhadas a pique e fundo irregular, apresentando em diversos pontos substância caseosa aderente. Após a eliminação desta necrose inicia-se a reparação, que se completa em geral em 40 a 60 dias. Quando a goma se localiza na região peniana, constitui o chamado *pseudocancro redoux* e, quando se localiza sobre a cicatriz do cancro duro é o chamado *cancro redoux*. As lesões podem acometer também o palato e nasofaringe, determinando por vezes intensa destruição óssea, com deformações e sequelas de maior ou menor gravidade. O acometimento do palato poderá resultar na sua perfuração, permitindo o refluxo de alimentos para a cavidade nasal, tornando a voz anasalada. Quando múltiplos e localizados na face, determinam mutilações graves, incluindo cegueira e destruição total do nariz. Na língua as lesões originam a glossite superficial atrófica ou glossite profunda, com placas esbranquiçadas de aspecto leucoplásico. A glossite esclerogomosa ulcerada se admite como lesão pré-cancerosa. No órgão visual são descritos quadros de irite, coriorretinite, queratite intersticial e atrofia do nervo óptico.

Eventualmente nesta fase podem surgir os chamados *eritemas terciários*, que se traduzem por placas eritematosas, circinadas ou policíclicas, não acompanhadas de prurido, acometendo tronco ou membros e que persistem por meses.

O diagnóstico diferencial das lesões cutâneas desta fase deve ser feito com tumores malignos, sarcoidose, tuberculose cutânea, esporotricose, paracoccidioidomicose e hanseníase. As lesões mucosas e da língua deverão ser diferenciadas do carcinoma espinocelular e da leucoplasia. As gomas, quando localizadas nas extremidades inferiores, deverão ser diferenciadas do eritema indurado.[8]

Manifestações ósseas e articulares

Pode ocorrer periostite em ossos longos, osteíte gomosa e osteíte esclerosante. No crânio originam imagens radiológicas em forma de lagos arredondados. Estas lesões costumeiramente provocam dor profunda. Nas articulações podem afetar a cápsula articular e bainhas tendinosas com o surgimento de nódulos duros e fibrosos.[8]

Lesões viscerais

Podem ocorrer lesões gástricas, hepatoesplênicas (goma hepática) e pulmonares (goma pulmonar); gomas urinárias (gomas renais, vesicais e prostáticas) e dos órgãos genitais (goma do testículo).[8]

■ SÍFILIS CARDIOVASCULAR

As manifestações cardiovasculares estão limitadas aos grandes vasos, nos quais o suprimento sanguíneo é provido pelos *vasa vasorum*. O processo chega à parede do vaso no segmento dos *vasa vasorum*, que percorre a adventícia, propaga-se depois ao segmento intramural e finalmente, à túnica média. É nessa camada que se formam as lesões mais graves. A porção ascendente da aorta é a região preferencialmente acometida e, de modo especial, a sua raiz, justamente a parte mais rica em *vasa vasorum*. Segue-se a crossa, tornando-se o processo menos frequente e menos grave na porção descendente e, relativamente raro na aorta abdominal. A aortite sifilítica que se desenvolve pode ser assintomática, porém, complicações como insuficiência aórtica, estenose do óstio de coronárias e aneurismas podem ocorrer em 10% dos casos. Outra alteração que merece atenção são as gomas sifilíticas. No aparelho cardiovascular acometem preferencialmente a porção superior do septo interventricular e, às vezes, a parede livre do ventrículo esquerdo. Na primeira localização causa transtornos na condução atrioventricular. Quando localizadas na parede ventricular podem dar lugar a cicatrizes e formação de aneurismas.

■ NEUROSSÍFILIS[8,23]

O *Treponema pallidum* pode invadir o sistema nervoso nos estágios primários e secundários da infecção. Em estudos da era pré-antibiótica[24] foram constatadas alterações no exame do líquido cefalorraquidiano em 7% a 25% dos casos de sífilis primária e, 40% a 45% dos casos de sífilis secundária. A partir da invasão do sistema nervoso, a evolução da infecção pelo treponema pode caminhar por três modos distintos: resolução total por meio da ação do sistema imunológico do hospedeiro; inflamação meníngea transitória com resolução posterior ou, meningite persistente como consequência de falha do sistema imunológico em debelar a infecção. A partir desta última fase, a infecção poderá produzir as manifestações tardias da neurossífilis, como a paralisia geral e a *tabes dorsalis*. O envolvimento meníngeo é o ponto de partida para as diversas formas de neurossífilis. Deve-se ter em mente que as variadas formas clínicas de neurossífilis não são manifestações independentes. Ao contrário, em decorrência da infecção do sistema nervoso pelo treponema, estas formas surgirão a partir dos acometimentos inflamatórios meníngeo e vascular, com o envolvimento secundário de outras estruturas neurológicas, envolvimento este que será modificado ao longo do tempo pela resposta imunológica do hospedeiro. Assim, haverá variadas manifestações da neurossífilis, observando-se com frequência a associação de mais de uma dessas manifestações em um mesmo indivíduo.

Formas clínicas de neurossífilis

I Assintomática;
II Sintomática:
  II A – Meningovascular:
    1. Encefálica: meningite, arterite, goma e ependimite;
    2. Medular;
    3. Encefalomedular.
  II B – Parenquimatosa:
    1. Paralisia geral progressiva;
    2. Tabes dorsal;
    3. Taboparalisia;
    4. Atrofia óptica.

Manifestações clínicas

Na neurossífilis assintomática os pacientes apresentam anormalidades liquóricas, com aumento do número de células, aumento da concentração de proteínas, reatividade nas provas imunológicas para sífilis, na ausência de sinais e sintomas clínicos. Uma pequena porcentagem de pacientes com sífilis primária e secundária pode ter envolvimento meníngeo, o que poderia sinalizar risco aumentado para a progressão da neurossífilis para formas sintomáticas, daí a importância de seu diagnóstico precoce, impedindo assim sua evolução. Na sífilis primária e secundária, as mudanças do sistema nervoso geralmente se limitam a um infiltrado linfoplasmocitário meníngeo, com discreto processo inflamatório ao redor de arteríolas do tronco cerebral e da medula. Pode ainda ocorrer acometimento das camadas mais superficiais do córtex cerebral com reação astrocitária e/ou microglial.

Neurossífilis meningovascular

Pode se manifestar com os quadros de meningite sifilítica, arterite sifilítica, gomas e ependimite.

Meningite sifilítica

Os principais sintomas são de cefaleia, náuseas, vômitos, rigidez de nuca, paralisia de nervos cranianos, crises convulsivas e alterações do comportamento. O acometimento dos nervos cranianos ocorre em 40% dos casos, decorrente de processo inflamatório na base do crânio, podendo também ocorrer alterações auditivas, vestibulares, da mímica facial e dos movimentos oculares. O exame do LCR revela frequentemente moderada hipertensão à manometria, pleocitose linfomononuclear, aumento da concentração de proteínas principalmente pela fração gamaglobulina e, presença de bandas oligoclonais; glicorraquia discretamente diminuída e, reações de Wassermann e VDRL positivas. Os sintomas de meningite podem desaparecer, sem tratamento, dentro de dias ou semanas, mas se o LCR permanecer alterado, é provável que outras formas de neurossífilis se desenvolvam posteriormente.

Arterite sifilítica

O quadro clínico varia de acordo com o vaso acometido, encefálico ou medular. Em geral se observam manifestações de meningoencefalite com sinais deficitários do envolvimento vascular, dando um caráter subagudo. Os ramos da artéria cerebral média são mais comumente afetados. O acometimento venoso também pode ser encontrado, levando a manifestações clínicas decorrentes do infarto venoso ou da trombose de seio. Esta arterite raramente ocorre sem a associação de meningite ou meningoencefalite sifilítica. As provas de Wasserman e VDRL são positivas.

Gomas

São encontradas como formas tardias da neurossífilis, raras e frequentemente associadas à meningite crônica sifilítica. Localizam-se, em geral, sobre a convexidade do cérebro, onde ficam inseridas. Há importante infiltração linfoplasmocitária dentro das camadas superficiais, acompanhada por vezes de células gigantes, sendo raro o encontro de treponemas neste material. Podem produzir sintomas semelhantes aos dos tumores cerebrais ou medulares.

Ependimite

Pode ser encontrada nos vários estágios da neurossífilis e, caracteriza-se do ponto de vista patológico por granulações ependimárias, formadas a partir das pequenas aberturas que ocorrem na camada ependimária decorrente de processo inflamatório ou à existência de hidrocefalia.

Na neurossífilis medular, o acometimento da medula pode ocorrer por diferentes mecanismos, levando a variados sinais e sintomas de difícil caracterização. Desta forma, podemos ter quadros de *meningomielite* com quadros de dores, parestesias, paraparesia espástica, atrofia muscular e distúrbios esfincterianos; *mielite sifilítica* com déficit motor e perda da sensibilidade abaixo do nível acometido e alterações esfincterianas; *gomas* com quadro clínico similar ao dos tumores da medula; *paquimeningite cervical hipertrófica* com variados graus de degeneração medular (mielomalacia).

Outra característica da neurossífilis é a possibilidade da concomitância das manifestações clínicas, considerando o acometimento meningovascular encefálico e medular, denominado neurossífilis encefalomedular, e que produz quadros clínicos muito complexos.

Neurossífilis parenquimatosa

- **Paralisia geral progressiva ou demência paralítica:** é uma meningoencefalite crônica com comprometimento progressivo das funções psíquicas, com mudanças da personalidade e do comportamento social, insônia, agitação psicomotora, apatia e irritabilidade. Com a evolução podem surgir falta de concentração, déficit de memória e desvios de conduta social e moral. A perda progressiva das funções cognitivas progride até um estado de completa alienação. O quadro mais típico da paralisia geral progressiva é a megalomania, com ideias de grande poder, potência física e sexual. O exame neurológico pode revelar alterações pupilares com perda da contração pupilar à luz com preservação da capacidade de contrair a pupila ao olhar para um objeto próximo. Em fases mais avançadas o paciente fica restrito ao leito, com perda de contato com o meio, evoluindo para o óbito.
- **Tabes dorsal:** clinicamente caracterizada por dores, disúria e dificuldade à marcha, arreflexia profunda e perda da sensação proprioceptiva consciente. Outros sintomas incluem crises viscerais, atrofia óptica, paralisia ocular, surdez, artropatias e ulceras dos pés. Déficit da sensibilidade profunda, vibratória e cinético-postural podem estar presentes em graus variados. É clássico o sinal de Romberg, em que o desequilíbrio piora quando o paciente fecha os olhos. Nos membros superiores podemos encontrar quadros de pseudoatetose (movimentos involuntários "de pianista" dos dedos). O quadro de dores agudas e intensas pode afetar qualquer região do corpo, sendo característico desta forma de neurossífilis, ocorrendo em até 90% dos casos. Estas dores são mais frequentes em membros inferiores. A disúria ocorre em um terço dos casos sendo em função da hipotonia vesical. Obstipação intestinal, impotência sexual e ausência de reflexos cremastéricos também podem ser observados. A artropatia de Charcot é uma manifestação tardia e caracteriza-se por alargamento das superfícies articulares, podendo ocorrer derrame intra-articular, hipermotilidade e deformidades em consequência de fraturas e deslocamentos traumáticos, sendo que os joelhos e tornozelos são as articulações mais acometidas.
  Outras manifestações clínicas que podem ser observadas são a paralisia de nervos cranianos, particularmente o III par, o que confere ao paciente a denominada "fácies tabética", e ainda ulcerações em regiões distais dos membros.
- **Atrofia óptica:** que se manifesta com diminuição da acuidade e do campo visual de forma progressiva, podendo ser uni ou bilateral. A alteração patológica consiste em meningite perióptica com gliose subpial e fibrose substituindo fibras nervosas degeneradas. Raramente se encontram lesões vasculares associadas com o infarto das porções centrais do nervo.

DIAGNÓSTICO LABORATORIAL

O diagnóstico laboratorial da sífilis é de extrema importância em virtude do extraordinário polimorfismo da enfermidade ao longo de sua história natural. Além da importância diagnóstica, as provas laboratoriais são elementos decisivos no controle de cura da moléstia.

A escolha das provas laboratoriais no decurso evolutivo da sífilis, é função do comportamento da infecção, relacionando-se o papel do *Treponema pallidum* e a resposta imunitária do hospedeiro. Assim, em suas primeiras fases, a sífilis se caracteriza pela reprodução e disseminação de seu agente, enquanto nas fases tardias este diminui em número e tende a se estabelecer. Paralelamente, o organismo movimenta suas defesas imunitárias, que repercutirão nas suas respostas humorais.[7-8,11-12]

Demonstração direta do agente etiológico

Tais provas, em se tratando de processo infeccioso, indubitavelmente são as superiores, pois são decisivas e não sujeitas à interferência de mecanismos cruzados (falso-positivo).

Exame de campo escuro

Das provas diretas é a superior, pois nos permite a observação do *Treponema pallidum* vivo, móvel, com todas as suas características morfodinâmicas, executando movimentos de rotação, torção e flexão sem se deformar[25] (Figura 63.26). A indicação máxima do campo escuro reside na sífilis primária. Podemos usar o processo nas lesões papuloerosivas da sífilis secundária (placas mucosas e condilomas planos), porém sua positividade é menor pela contaminação secundária que frequentemente tais lesões apresentam e, a existência de treponemas saprófitas que podem se constituir em causas de erro.

Vídeo 63.1 *Treponema pallidum* em microscópio de campo escuro.

A colheita da serosidade da lesão exige que esta seja abundante e cristalina. Em caso de sobreinfecção, uma serosidade mucopurulenta não será apta para a utilização desta técnica. Neste caso deverá se proceder a limpeza do cancro com soro fisiológico ou éter.

Não se deve usar sabão neste processo já que este pode modificar a mobilidade do treponema, ou ainda fazê-lo desaparecer temporariamente. Em caso de sangramento da lesão durante a coleta, deveremos inicialmente estancar o mesmo com a aplicação de compressa estéril durante o tempo pertinente.

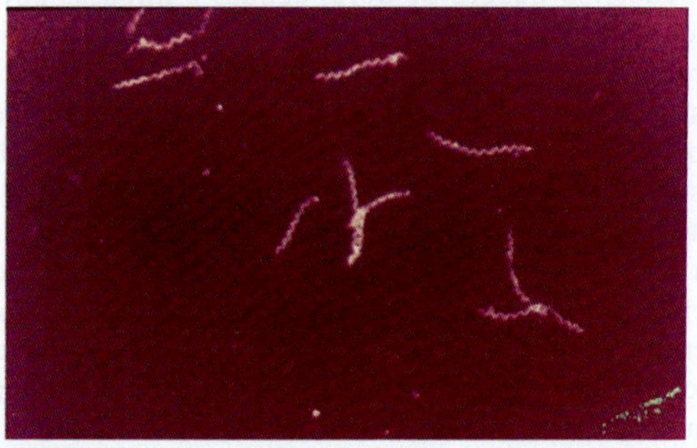

■ **Figura 63.26** Campo escuro.

A possibilidade de resultados negativos ao campo escuro pode estar relacionada a:

- Paciente com medicação treponemicida local ou geral.
- Cancro com mais de 3 semanas de evolução.
- Amostra não representativa.
- Processo não sifilítico.

Pesquisa direta com material corado

Pode ser realizado pelos seguintes métodos:

- Impregnação pela prata de Fontana, onde o treponema se cora em marrom (Figura 63.27).
- Método de Giemsa, onde o treponema se cora em vermelho claro.
- Método de Burri com tinta da China, onde se observam os treponemas corados de branco sobre um fundo pardo ou negro.
- Método de Levaditti, utilizado para cortes histológicos.

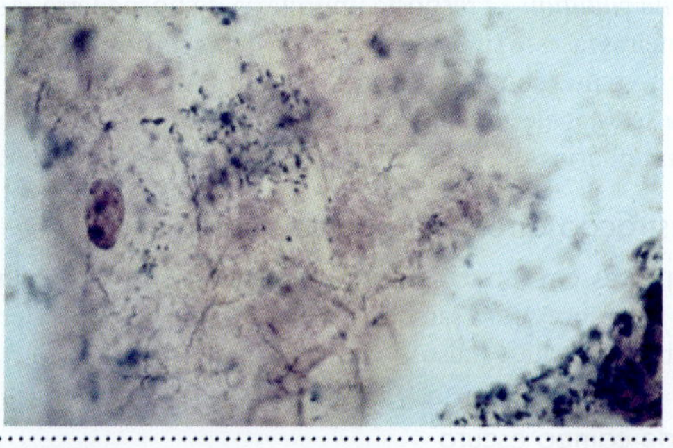

■ **Figura 63.27** Impregnação pela prata.

Todos os métodos de coloração são inferiores ao campo escuro.

Provas sorológicas

A detecção de anticorpos específicos frente ao *Treponema pallidum* tem uma importância relevante no diagnóstico da sífilis. As dificuldades relativas aos métodos diretos e a existência, no curso natural da enfermidade, de períodos de latência sem manifestações clínicas, no qual o diagnóstico direto é impossível, fazem da sorologia o método principal de diagnóstico. A resposta do hospedeiro frente à invasão pelo treponema, leva ao surgimento de anticorpos dirigidos a dois tipos de antígenos:

1. Antígenos lipídicos resultantes da interação entre o *Treponema pallidum* e os tecidos do hospedeiro (anticorpos não específicos; reagínicos ou não treponêmicos).
2. Componentes antigênicos próprios do *Treponema pallidum* (anticorpos treponêmicos ou específicos).

Esses dois tipos de resposta são a base dos dois tipos de provas sorológicas para o diagnóstico da sífilis:

a) Provas não específicas, cardiolipídicas ou não treponêmicas.
b) Provas específicas ou treponêmicas.

As primeiras correspondem a métodos mais baratos, rápidos e úteis para avaliação de rotina de grande número de amostras, sendo que as segundas são consideradas provas de confirmação. A prova ideal seria aquela que, com facilidade de execução e reprodutibilidade, nos proporcionasse a mais alta sensibilidade e especificidade. Nenhuma das provas sorológicas utilizadas na sífilis é absolutamente sensível e específica, devendo-se, portanto, combinar técnicas para um diagnóstico correto.

Testes não treponêmicos (cardiolipídicos ou reaginas)

Este tipo de prova detecta a presença de anticorpos inespecíficos (reaginas) no soro. Surgem habitualmente 3 a 5 semanas após o aparecimento do protossifiloma. São basicamente duas os tipos de provas: provas de floculação e reação de fixação de complemento. Das provas de floculação, a melhor padronizada e mais largamente utilizada é o VDRL (*Venereal Disease Research Laboratory*), e das provas de fixação de complemento, a mais utilizada é a reação de Wassermann, além da RPR (*Rapid Plasma Reagin*). Os anticorpos reagínicos na sífilis são da classe IgG e IgM, que interagem com um antígeno lipídico resultado da interação dos tecidos do hospedeiro com o *Treponema pallidum* e/ ou do próprio treponema. Nestas provas se utilizam como antígeno um preparado composto de cardiolipina-colesterol-lecitina, mais purificado que os antigos extratos de fígado ou coração de boi. Os lipídeos atuariam como haptenos que, ao combinarem-se com a fração proteica do espiroqueta, estimulariam a produção de reaginas. Os anticorpos detectados por estas técnicas começam a ser observados após 3 semanas do aparecimento do cancro, aumentam seus títulos progressivamente até um máximo no período secundário, com praticamente 100% de positividade nesta fase. No período terciário a positividade é de aproximadamente 90%. Em caso de neurossífilis, se encontrarão resultados positivos no LCR. Seu emprego como provas quantitativas as fazem valiosas como medida precisa da atividade sifilítica. O tratamento altera o padrão sorológico destes anticorpos não treponêmicos, sendo o melhor parâmetro de avaliação da resposta adequada ao tratamento antibiótico instituído. Esta resposta ao tratamento se expressa por uma queda de seus títulos, fato que representa uma vantagem sobre as provas treponêmicas, que podem permanecer positivas durante períodos prolongados, apesar de um tratamento correto. Observa-se uma relação direta entre a precocidade do tratamento e a negativação destas provas. Se o tratamento é muito precoce pode inclusive inibir a resposta de anticorpos. Se o tratamento se realiza durante a fase primária, a negativação pode ocorrer em 3 a 6 meses; quando o tratamento é instituído na fase secundária, o período de negativação pode se estender por 18 a 24 meses. Na sífilis tardia, as provas sorológicas podem inclusive nunca se negativarem apesar do tratamento. Essas reações são ditas fixas e irreversíveis, constituindo o que se chamou de cicatriz sorológica.[8]

Sendo reações não treponêmicas, não são específicas e, além de serem positivas em outras treponematoses como a bouba e pinta, podem estar presentes em outras enfermidades que não a sífilis, sendo nestes casos chamadas de reações sorológicas falso-positivas biológicas, sendo que as principais causas são:

1. Erro na realização da técnica.
2. Causas agudas:
   - Mononucleose infecciosa.
   - Pneumonia viral.
   - Hepatite infecciosa.
   - Herpes simples e zóster.
   - Sarampo.
   - Linfogranuloma venéreo.

- Vacinações (febre amarela e tifoide).
- Gravidez.

3. Causas crônicas:
   - Artrite reumatoide.
   - Lúpus eritematoso sistêmico.
   - Anemia hemolítica autoimune.
   - Periarterite nodosa.
   - Tireoidite.
   - Hepatite crônica.
   - Hanseníase.
   - Tuberculose.
   - Leptospirose.
   - Malária.
   - Calazar.

Fenômeno de zona

A pró-zona é o fenômeno físico-químico produzido por um excesso de anticorpos relacionado a quantidade de antígenos que é oferecida. Quando há tal excesso relativo de anticorpos, o soro direto pode resultar não reativo resultando na formação de imunocomplexos solúveis, tornando-se reativo nas diluições seguintes. Este fato pode ocorrer principalmente no secundarismo precoce.

Testes treponêmicos

Para estabelecer um diagnóstico definitivo de sífilis e, em decorrência das limitações que apresentam as provas não treponêmicas, se faz necessário a confirmação mediante provas específicas com base na detecção de anticorpos contra o *Treponema pallidum*. Estas provas incluem o teste de imunofluorescência direta (FTA-abs); o teste de imobilização do treponema (TPI); as provas de hemaglutinação (TPHA) e mais recentemente os métodos de enzimaimunoensaio (EIA).[7-8,26]

Estes anticorpos aparecem precocemente e podem permanecer positivos durante toda a vida do paciente. A utilidade da detecção destes anticorpos é, portanto, para a confirmação dos resultados obtidos com os testes não treponêmicos, sendo que os anticorpos que se detectam são da classe IgG e IgM.

As provas mais amplamente utilizadas são:

1. Prova de imobilização do treponema (TPI)

Descrita em 1949 por Nelson e Meyer,[27] utiliza como antígeno treponemas virulentos vivos obtidos de sifilomas testiculares de coelho. Prova específica e foi a utilizada como referência durante muitos anos. Por seu alto custo, complexidade técnica, e necessidade de se manter cepas vivas de treponema (cepa de Nichols) em testículo de coelho infectado, não se utiliza na rotina, limitando-se a laboratórios de investigação. Reação altamente específica que demonstra a presença de imobilizinas ao *Treponema pallidum* no sangue e no líquor. As imobilizinas não têm relação com os anticorpos de Wassermann, pois não são absorvidas de soros sifilíticos por antígenos lipídicos e, as reaginas não imobilizam os treponemas. Os treponemas não patogênicos não produzem imobilizinas, somente os *T. pallidum, carateum* e *cuniculi* induzem sua produção. São os únicos anticorpos que correspondem exclusivamente às imunoglobulinas da classe IgG. As imobilizinas demoram mais a surgir do que as reaginas e, o TPI pode ser não reativo em dois terços dos pacientes com sífilis primária e em um terço dos pacientes com secundarismo.

2. Prova de fixação de complemento com proteína de Reiter (RPCF)

Utiliza como antígeno uma fração proteica derivada da cepa de treponema avirulento de Reiter, cultivada em meio artificial desde 1922. A prova é de fácil execução técnica, e o antígeno é acessível do ponto de vista econômico. Os treponemas de Reiter comportam antígeno do grupo comum com o *T. pallidum*. Esta prova aparentemente depende de um anticorpo que difere das imobilizinas e das reaginas, tendo sensibilidade e especificidade maior do que as provas não treponêmicas, mas é menos específica e sensível que a TPI, daí as suas limitações.

3. FTA-200

Prova que emprega como antígeno o *T. pallidum*, cepa de Nichols, liofilizado. Tais treponemas são reconstituídos com água destilada, espalhados em lâminas e recobertas com o soro problema. Havendo anticorpos antitreponemas, estes aderirão à superfície dos micro-organismos. A seguir, antiglobulina humana combinada à fluoresceína é adicionada. Existindo anticorpos (gamaglobulina) aderidos à superfície do treponema, estes se tornarão visíveis ao microscópio de fluorescência graças à reação entre o anticorpo e a antigamaglobulina humana fluorescente adicionada.

4. FTA-abs (*fluorescent treponemal antibody-absorbed test*)

Descrito por Deacon e Meyer em 1964,[28] difere do FTA-200 por ser o soro problema previamente tratado com extratos de treponemas de Reiter. Tal passagem tem por finalidade absorver do soro suspeito os anticorpos antitreponêmicos de grupo, permanecendo no soro problema somente os anticorpos anti-*Treponema pallidum*, livres para reagir com o antígeno. Esta reação é mais sensível e tão específica quanto a TPI. Sua superioridade é função da rapidez de execução, facilidade de obtenção dos reagentes e baixo custo. Sua desvantagem é a não existência de padronização quantitativa adequada, não permitindo sua utilização para controle de cura. É a primeira prova entre todas (reagínicas e treponêmicas) a se positivar, podendo ser a única prova positiva na fase primária não tratada. O FTA-abs pode eventualmente resultar em falso-positivos em caso de presença de anticorpos antinucleares, globulinemias crônicas, herpes genital e gravidez.

5. *Treponema pallidum* hemaglutinação (TPHA)

Utiliza como antígeno eritrócitos de carneiro, tanados e formolizados, congelados e dessecados, sensibilizados com suspensão de um lisado de ultrassonicato de *Treponema pallidum* patogênico (cepa Nichols), obtidos por cultura em testículos de coelho. Como controle do antígeno são utilizados os mesmos eritrócitos, porém, sem estarem sensibilizados. Pode ser realizada por macro e microtécnica, sendo esta última a mais utilizada (MHA-TP). Estas provas são tão específicas quanto o FTA-abs, porém também podem apresentar resultados falso-positivos em casos de hanseníase, gravidez e diabete.

6. IgM-TPHA

O princípio deste teste é revestir com antígeno monoclonal anti-IgM as cavidades das placas de microtitulação. Como primeiro título utiliza-se o soro que se quer controlar, diluído a 1/20, incubando-se a 37 °C. Durante esta primeira incubação, a IgM total é capturada pelo monoclonal. Em uma segunda etapa detecta-se a IgM sifilítica utilizando-se eritrócitos de carneiro sensibilizados com o antígeno treponêmico. Os soros IgM sifilíticos reativos demonstrarão imagens semelhantes às do TPHA clássico.[29-31]

7. Teste rápido[32-33]

Os testes rápidos utilizados para triagem da infecção pelo *Treponema pallidum* baseiam-se na tecnologia de imunocromatografia de fluxo lateral, que permite a detecção dos anticorpos específicos anti-*T. pallidum* no soro ou sangue total.

O Tester contém uma membrana pré-revestida com antígeno recombinante de *Treponema pallidum* na região de teste (T). A mistura antígeno recombinante de *Treponema pallidum*-conjugado com ouro coloidal, amostra do paciente e solução diluente migram cromatograficamente ao longo da membrana até a região de teste (T) resultando no surgimento de uma linha visível decorrente da formação do complexo antígeno-anticorpo-antígeno-ouro coloidal. A formação de uma linha visível na região de teste T indica a presença de anticorpos específicos (IgA, IgM e IgG) na amostra do paciente. Quando os anticorpos específicos contra o *Treponema pallidum* (IgA, IgM e IgG) estão ausentes na amostra, não aparecerá a linha na região de teste (T).

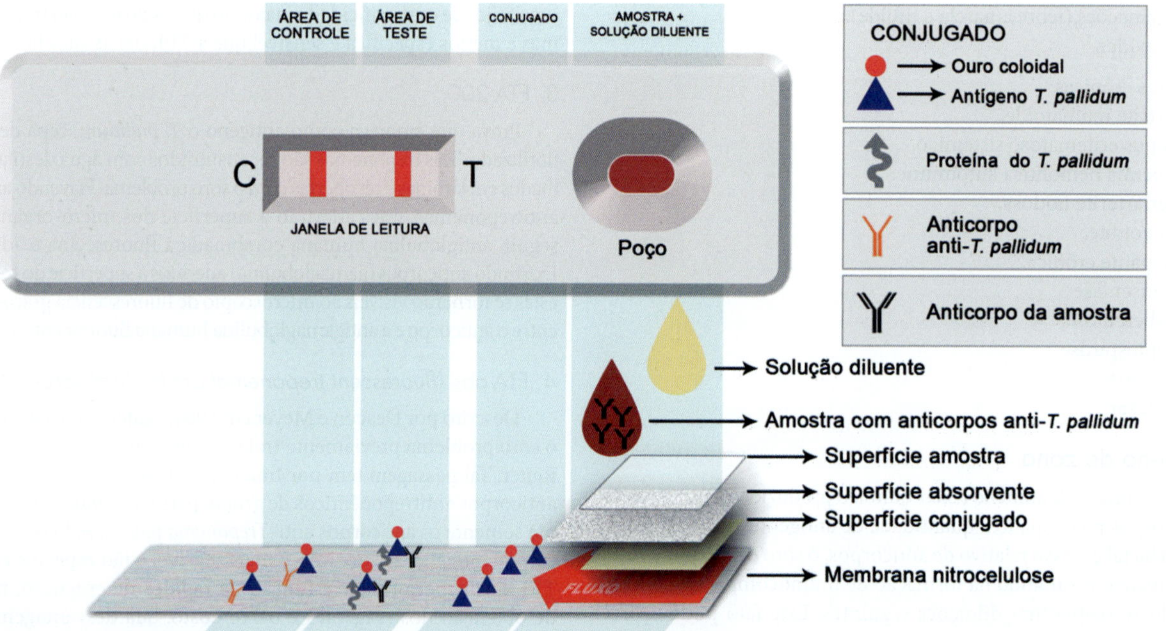

■ **Figura 63.28** Funcionamento de um teste rápido de fluxo lateral com resultado em linha.

Interpretação do teste rápido

Reagente

Quando há formação de uma linha colorida na área T e outra na área C. Um resultado reagente indica que há anticorpos antitreponêmicos detectáveis na amostra do indivíduo[32-33] (Figura 63.29).

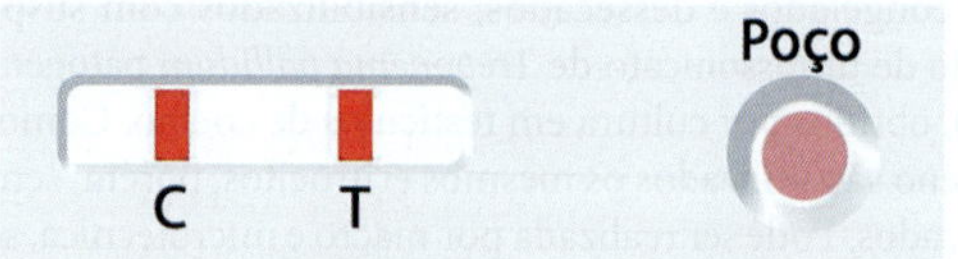

■ **Figura 63.29** Teste rápido de fluxo lateral reagente.

Não reagente

Quando há formação de linha colorida apenas na área C. Um resultado não reagente indica que não há anticorpos antitreponêmicos detectáveis na amostra do indivíduo[32-33] (Figura 63.30).

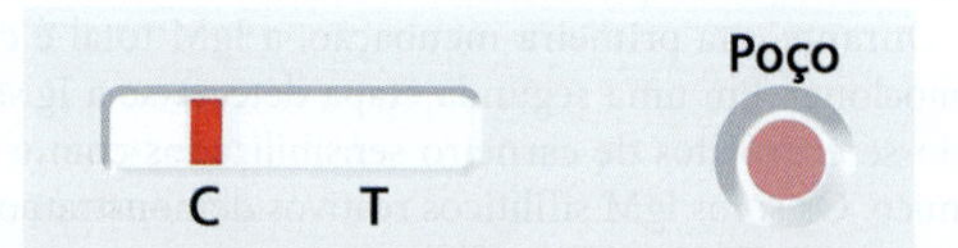

■ **Figura 63.30** Teste rápido de fluxo lateral não reagente.

Teste inválido

Se não houver formação de linha colorida na área C, o teste será considerado inválido, independentemente do resultado obtido na área T. Neste caso, o teste deverá ser repetido[32-33] (Figura 63.31).

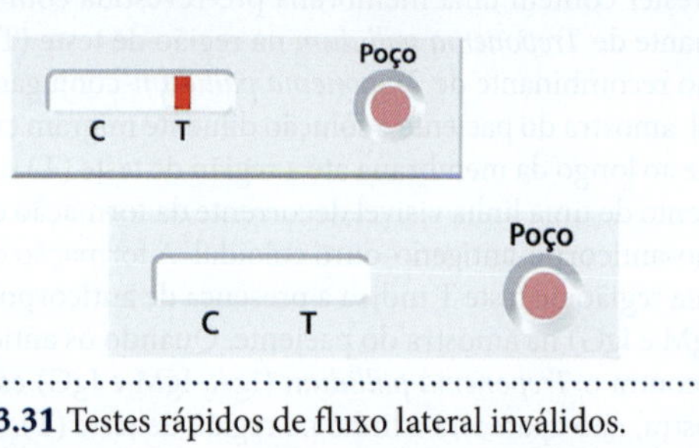

■ **Figura 63.31** Testes rápidos de fluxo lateral inválidos.

Interpretação da sorologia sifilítica

O método diagnóstico mais rápido e evidente para o diagnóstico da sífilis seria a visualização do treponema em campo escuro a partir de um cancro, porém isto não é possível na maioria das ocasiões, devendo-se, portanto, recorrer ao diagnóstico sorológico. Na avaliação de qualquer prova sorológica existem dois fatores relevantes: a sensibilidade e a especificidade de cada prova. No diagnóstico sorológico é frequente a existência de falsas reações positivas ou negativas. Os resultados falso-negativos biológicos podem ocorrer se as provas são realizadas antes que o paciente tenha desenvolvido anticorpos ou, como consequência de um excesso de anticorpos (fenômeno de zona) como nas provas reagínicas. Para uma correta interpretação dos resultados sorológicos deve-se conhecer a evolução teórica dos anticorpos em cada fase da enfermidade, assim como a sensibilidade e especificidade de cada prova (Tabela 63.1).

Tabela 63.1 Sensibilidade (%) das provas sorológicas da sífilis não tratada.[25,34-35]

Prova	Sífilis primária	Sífilis secundária	Latente	Tardia
VDRL	59 a 87	94 a 100	73 a 91	37 a 94
FTA-abs	86 a 100	99 a 100	96 a 99	96 a 100
TPHA	64 a 87	96 a 100	96 a 100	94 a 100
MHA-TP	85	100	98	100
TPI	50	97	96	95

Durante o período de incubação todas as provas são negativas. Durante a fase primária, após 10 a 15 dias do surgimento do cancro, começam a positivar-se as reações sorológicas na seguinte ordem: FTA-abs; TPHA; VDRL e TPI.

Na sífilis secundária todas as provas são positivas, sendo excepcionais os casos com sorologia negativa, geralmente causados pelo fenômeno de zona. As alterações do LCR são comuns na sífilis recente, ainda que poucos pacientes desenvolvam neurossífilis nesta etapa, não se recomendando seu estudo como prova de rotina, a menos que existam sinais ou sintomas clínicos de acometimento neurológico.

A sífilis latente somente poderá ser posta em evidência pela sorologia, sendo que aqui os resultados falso-positivos adquirem especial importância. Neste período as provas inespecíficas podem ser positivas ou negativas e, as específicas, são positivas em 80% a 100% dos casos.

Na sífilis terciária as provas inespecíficas são positivas em 70% dos casos, e as específicas em 80% a 100%. Nestes casos se recomenda o exame liquórico. Na sífilis latente tardia, o tratamento terá pouco efeito sobre as provas treponêmicas.[25]

TRATAMENTO

O *Treponema pallidum* é um dos micro-organismos mais sensíveis à penicilina que se conhece, desaparecendo das lesões em 12 a 18 horas após sua administração sistêmica. A concentração sanguínea eficaz é de 0,03 μ/cm.[7-8,11] O efeito máximo da ação da penicilina sobre o treponema ocorre no momento da sua divisão, que ocorre a cada 30 a 33 horas. Por essa razão é necessária a manutenção constante de níveis eficazes para que atuem no momento mais preciso. Por razões farmacológicas, a penicilina que reúne mais condições para ação treponemicida eficaz é a penicilina benzatina.

Desta forma, a dose recomendada para o tratamento da sífilis recente (primária, secundária e latente com menos de um ano de evolução) é Penicilina benzatina 2.400.000 UI, intramuscular, dose esta que deverá ser repetida após uma semana. Na sífilis tardia, latente, cutânea e cardiovascular, recomenda-se a Penicilina benzatina 7.200.000 UI, intramuscular, administrada em 3 doses de 2.400.000 UI por semana. Crianças com mais de um mês de vida, portadoras de sífilis adquirida (excluindo-se a forma congênita), deverão ser submetidas a exame liquórico para se detectar possível neurossífilis assintomática, assim como deverá ser avaliada sobre possível abuso sexual, devendo serem tratadas com Penicilina G Benzatina 50.000 U/kg, intramuscular em 2 doses (sífilis recente) e 50.000 U/kg intramuscular por semana, por 3 semanas (dose total de 150.000 U/kg) na sífilis latente tardia.

Nos casos de alergia a penicilina, são recomendados os seguintes esquemas alternativos: na sífilis recente: Doxiciclina 100 mg VO, 12/12 horas por 15 dias,[36-38] Tetraciclina 500 mg VO, 6/6 horas por 15 dias; Eritromicina 500 mg VO, 6/6 horas por 15 dias e, Ceftriaxone 1 g/dia intramuscular por 10 dias.[39] Na sífilis tardia, latente, cutânea e cardiovascular: Doxiciclina 100 mg VO, 12/12 horas por 4 semanas; Tetraciclina 500 mg VO, 6/6 horas por 4 semanas e, eritromicina 500 mg VO, 6/6 horas por 4 semanas.[8] Existem ainda algumas recomendações da utilização da azitromicina em dose única de 2 gramas para a sífilis recente,[40-42] porém mutações cromossômicas do *Treponema pallidum* associadas com resistência à azitromicina e falha terapêutica tem sido documentadas em várias regiões dos Estados Unidos.[43-45] Desta forma sua indicação deverá ser feita com extrema cautela e, somente quando não for possível a utilização da penicilina benzatina ou outras das drogas acima recomendadas. Na neurossífilis, os esquemas utilizados mais frequentemente são: na neurossífilis assintomática e formas oligossintomáticas: Penicilina procaína, 600 mil UI/dia, intramuscular, durante 20 dias. Na neurossífilis parenquimatosa ou formas mais graves: Penicilina cristalina, 24 milhões UI/dia, intravenosa, durante 20 dias. Outros esquemas podem ser utilizados no impedimento do uso da penicilina tais como: Doxiciclina 400 mg/dia VO, cloranfenicol 4 g/dia intravenosa; ceftriaxone 2 g/dia intravenosa ou intramuscular, todas por no mínimo 20 dias.[23]

Em razão da possibilidade da diminuição da concentração da penicilina no sistema nervoso central pela probenecida, sua utilização não é recomendada.

Após o tratamento, é essencial a monitorização das alterações do LCR aos 3, 6 e 12 meses após o tratamento inicial, que indicará se houve um tratamento adequado ou não, a partir da normalização dos diversos parâmetros da infecção. A concentração de proteínas volta ao normal mais lentamente. Presença de pleocitose 6 meses após o tratamento indica falha terapêutica. Haverá também queda dos títulos das reações não treponêmicas, embora estes possam persistir reagentes indefinidamente.[23] Apesar dos relatos de casos na literatura alertando sobre um possível aumento nas falhas terapêuticas no tratamento da neurossífilis associada ao HIV, não há necessidade de modificações dos esquemas utilizados, porém o acompanhamento deverá ser mais criterioso, tanto do ponto de vista clínico como laboratorial.

Outras considerações

Todo paciente portador de sífilis deverá ser testado para a infecção pelo HIV. Em áreas geográficas em que a prevalência de HIV for muito alta, pacientes que apresentem sífilis recente deverão ser retestados para HIV após 3 meses se o primeiro teste para HIV resultou negativo.

Algumas evidências sugerem que doses adicionais de penicilina podem ser benéficas para grávidas que sejam portadoras de sífilis primária, secundária ou latente recente.[46] Quando a sífilis é diagnosticada durante a segunda metade da gravidez, a avaliação deverá incluir ultrassonografia fetal pela possibilidade de sífilis congênita. Sinais ultrassonográficos de sífilis fetal ou placentária (hepatomegalia, ascites, hidropsia ou afinamento da placenta) indicam alto risco de falha terapêutica[47] e, nestes casos deverá haver a concorrência de especialistas obstétricos. Mulheres tratadas para sífilis na segunda metade da gravidez estão sujeitas ao risco de parto prematuro e/ou stress fetal se o tratamento precipitar a reação de Jarish-Herxheimer.[48] Estas pacientes deverão ser orientadas a procurar auxílio obstétrico após o tratamento se notarem febre, contrações ou diminuição dos movimentos fetais.

Reação de Jarish-Herxheimer

É uma reação de hipersensibilidade provocada pelo contato antígeno-anticorpo, onde o antígeno é representado pelos produtos de destruição dos treponemas. Ocorre geralmente 8 a 24 horas após a administração da primeira dose de qualquer droga treponemicida e principalmente nos pacientes em fase de erupções cutâneas. Caracteriza-se por cefaleia, calafrios, mialgias e artralgias. As lesões cutâneas, quando existentes, tornam-se infiltradas, edemaciadas, e de coloração mais brilhante. O quadro eventualmente pode ser confundido com hipersensibilidade à droga utilizada. Sua profilaxia pode ser feita com o uso de corticosteroide por via oral ou injetável prévio.[8]

Controle de cura

Os exames sorológicos deverão ser realizados aos 3, 6 e 12 meses após o tratamento. Se admite que se a titulação da sorologia não diminuir em 4 vezes na sífilis recente após 3 meses do tratamento, ou aos 6 meses na sífilis latente recente; ou ainda se persistirem os sinais e sintomas clínicos da enfermidade, deve-se aceitar o fracasso terapêutico ou a possibilidade de reinfecção. Neste caso, antes de se instituir novo tratamento, deverá ser realizada a punção lombar e o exame do LCR. O exame do LCR também deverá ser efetuado sempre que ocorrer um aumento de 4 vezes na titulação dos exames sorológicos.[8]

SÍFILIS CONGÊNITA

O contágio da sífilis congênita se realiza mediante a passagem do treponema através da placenta durante o período de gestação. Durante anos se acreditou que o contágio do feto não ocorria antes do 5º mês de gestação, já que a camada de Langhan atuaria como uma barreira protetora porém, posteriormente, foi demonstrado mediante microscopia eletrônica que a infecção pode ocorrer desde as primeiras semanas de vida fetal. A teoria mais aceita é que o contágio do feto tem lugar quando a infecção materna está no período mais precoce, já que nesta etapa existe uma treponemia circulante massiva, que irá diminuindo nas fases posteriores da sífilis. Desta forma, se considera que a probabilidade de uma gestante não tratada durante o primeiro ano de doença de contagiar o feto é de 90%. A medida que passa o tempo, o índice de contagiosidade diminui progressivamente, principalmente a partir do segundo ano transcorrido desde o início da infecção materna, sendo quase nulo depois do quarto ano.[49] Assim sendo, desde o início a infecção sifilítica é considerada sistêmica, criando possibilidades de exposição da superfície placentária ao *Treponema pallidum*. Sua transferência ao feto não é relação direta da infecção placentária, havendo casos em que o feto se contamina sem haver infecção placentária e, casos de infecção deste órgão podem ocorrer sem acometimento fetal.[49-51] A macroscopia da placenta infectada pelo treponema apresenta-se pálida, aumentada de tamanho e peso. Os anexos apresentam-se opacos e espessados. O exame microscópico demonstra vilosite, vasculite, perivasculite e endarterite proliferativa. É nítido o retardo de maturação do vilo, o que acarreta prejuízo da função placentária. Ocorre ainda aumento das vilosidades coriônicas e maior densidade do estroma à custa do aumento do colágeno. Todas estas alterações reduzem as trocas placentárias entre a mãe e o feto.[49,52-53] As lesões fetais não são clinicamente aparentes até a 15ª a 18ª semanas de gestação porque somente a partir dessa idade gestacional o feto exibe competência imunológica, podendo apresentar o quadro inflamatório reacional da sífilis.[53]

A transmissão transplacentária do treponema pode se revelar através de abortamento, óbito fetal, morte neonatal e recém-nascido com sífilis congênita. Se a infecção sifilítica materna ocorre antes da concepção, a resposta imunológica da mãe protege parcialmente o feto, tanto na frequência como na gravidade das lesões.[49]

A sífilis congênita é classificada como precoce (latente ou com sinais clínicos, manifestando-se até o segundo ano de vida) e tardia (com ou sem manifestações clínicas, a partir do segundo ano de vida).

■ MANIFESTAÇÕES CLÍNICAS

Sífilis congênita precoce ou recente

Apresenta uma série de manifestações cutaneomucosas e viscerais, que lembram os sinais e sintomas da sífilis secundária adquirida.

Sintomas mucosos

Mais frequente e precoce é a coriza sifilítica, presente em 20% das crianças afetadas. Surge nos primeiros dias de vida e, se manifesta inicialmente como rinorreia serosa e posteriormente mucopurulenta e que provoca obstrução nasal. Esta secreção é rica em treponemas e, consequentemente, contagiosa. As alterações de pressão nas fossas nasais, as infecções respiratórias de repetição e a ulceração da cartilagem nasal levam a deformidades do nariz, que poderá permanecer como estigma por toda a vida. Na boca e na faringe podem surgir placas mucosas, eritematosas e infiltradas, idênticas às da sífilis secundária adquirida. A afonia também pode estar presente como consequência de episódios de laringites de repetição.[8]

Sintomas cutâneos

Suas manifestações cutâneas precoces são semelhantes às que aparecem no secundarismo sifilítico. A forma mais grave é o pênfigo sifilítico, que consiste no surgimento de lesões vesicobolhosas sobre base eritematosa e infiltrada, de tamanhos variáveis e conteúdo seropurulento ou hemorrágico, distribuídas nas regiões palmares e plantares (Figura 63.32). Sua evolução é tórpida, rompendo-se progressivamente, dando lugar a lesões ulceradas e recobertas por crostas. Este quadro pode coexistir com sifílides maculosas ou papulosas. As sifílides maculosas são menos agressivas, confluem de maneira a recordar a roséola do secundarismo, se apresentando com coloração violácea e, desaparecendo progressivamente, resultando em leve descamação esbranquiçada residual. As sifílides papulosas também são semelhantes às do secundarismo, e podem se ulcerar ou fissurar. Nas regiões periorificiais, particularmente ao redor da boca, as fissuras podem ser profundas, deixando cicatrizes permanentes (rágades ou estrias cicatriciais atróficas de Parrot). Nas áreas de grandes pregas ou muito úmidas, podem surgir lesões hipertróficas semelhantes aos condilomas planos característicos da fase secundária da sífilis adquirida. Podem ocorrer ainda alopecia difusa, com cabelos finos e quebradiços. As unhas também podem ser afetadas com onicólise e paroníquia ou, inclusive com perda total das mesmas, as quais são substituídas por unhas atróficas e dimórficas. A pele em geral pode apresentar um aspecto enrugado, senil, dando lugar à pigmentação residual de cor pardacenta.[8]

Quadro ósseo-articular

Em torno de 85% das crianças infectadas apresentam alterações ósseas patentes durante o exame clínico ou mediante exploração radiológica. O acometimento geralmente é simétrico, embora possa ser

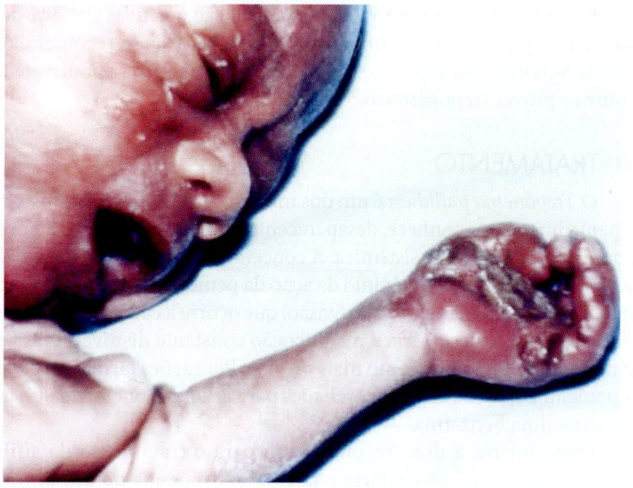

■ **Figura 63.32** Pênfigo sifilítico.

mais acentuado em um lado do que no outro. Os ossos longos são acometidos com maior frequência, especialmente na zona metafisária, apresentando diferentes graus de calcificação nas extremidades ósseas de crescimento e áreas de calcificação irregular. São frequentes os quadros de osteocondrite, periostite e osteomielite diafisária. O sinal de Wimberger é muito característico, consistindo na presença de imagens lacunares, por diminuição da densidade óssea da metade superior da tíbia. A osteocondrite de Wegener, que ocorre a partir do 5º mês de gestação, se caracteriza pela presença de calcificação supraepifisária nos ossos longos, radiologicamente identificada como uma alternância de linhas escuras e outras mais claras. Todos os ossos longos podem estar afetados, ainda que a periostite ossificante diafisária seja observada principalmente nas zonas distais do fêmur e do rádio, e nas zonas proximais da tíbia e do úmero. A pseudoparalisia de Parrot se deve a uma osteocondrite associada a epifisite unilateral que afeta a articulação do quadril. Em torno de 4% dos casos de sífilis congênita precoce podem apresentar dactilite, que clinicamente se apresenta com edema fusiforme indolor dos dedos.

Quadro sistêmico e visceral

A hepatoesplenomegalia está sempre presente, sendo comum o aparecimento de hepatite e icterícia, geralmente à custa da bilirrubina direta. O comprometimento renal ocorre por depósito de imunocomplexos nos glomérulos, podendo manifestar-se com quadros de nefrite aguda ou síndrome nefrótica, com aparecimento de edema periorbitário, sacral, escrotal e podal.[54]

O acometimento ocular é mais comum na forma de coroidoretinite durante o primeiro ano de vida, traduzido pela presença de pequenas manchas granulares na mácula ocular ou em sua periferia. Eventualmente pode ocorrer glaucoma congênito com opacidade corneal e uveíte. Cerca de 50% dos recém-nascidos com sífilis congênita apresentam alterações no LCR. Podem ocorrer episódios de irritabilidade ou convulsões como consequência de oclusões trombóticas dos vasos cerebrais. Estas alterações podem provocar a atrofia óptica, hemiplegia e paralisia de nervos cranianos. Durante o primeiro ano de vida podem ocorrer leptomeningite aguda, com quadros de vômitos, rigidez de nuca e abaulamento do crânio com separação das suturas, especialmente da fontanela anterior e, também hidrocefalia.

A poliadenopatia está presente em mais de 50% dos casos, sendo generalizada e com gânglios duros, indolores e de pequeno tamanho. Existe também uma anemia de intensidade variável e linfocitose, podendo ocorrer hemólise, o que contribui para a acentuação da anemia.[55-56]

Sífilis congênita tardia

Ocorre quando a passagem do treponema se dá nos últimos meses da gravidez e os treponemas são pouco virulentos. As manifestações clínicas são essencialmente semelhantes às da sífilis adquirida tardia e, clinicamente se tornam mais evidentes a partir do 3º ano de vida.

A queratite intersticial é a lesão mais frequente e grave da sífilis congênita tardia. Surge em média entre os 6 e 14 anos, de idade, geralmente bilateral. Acredita-se que seja decorrente de uma reação imunológica direta do treponema sobre a córnea, sendo totalmente ineficaz o tratamento sistêmico com penicilina. Se inicia com quadro de dor aguda, fotofobia, lacrimejamento e visão borrada e, evidenciando-se como uma opacidade difusa, parcial ou total da córnea, com congestão da esclerótica pericorneal, podendo evoluir para cegueira total. Quadros de iridociclite e coroidoretinite também podem ser observados.

O comprometimento articular em geral se manifesta após o terceiro ano de vida, de forma brusca e quase sempre com história prévia de traumatismo. A lesão articular mais frequente é uma sinovite bilateral dos joelhos e com derrame articular seroso (Hidrartrose de Clutton). O comprometimento ósseo geralmente se manifesta a partir do 5º ano de vida, com quadro de osteoperiostite hiperplásica, difusa ou localizada, que ocasiona esclerose óssea, nódulos e gomas, que podem provocar necrose óssea. O osso mais afetado é a tíbia, que tende a curvar-se anteroposteriormente, formando a chamada "tíbia em lâmina de sabre". São frequentes as gomas no palato duro e mole, e também na faringe, levando a necrose tecidual com perfuração do palato e ausência de úvula. O comprometimento do septo nasal leva a sua perfuração, com queda do tabique nasal, formando o chamado "nariz em sela". O comprometimento do VIII par craniano é um sintoma tardio, de instalação progressiva, levando a hipoacusia, geralmente bilateral, e que evolui para surdez (surdez labiríntica).

O quadro de neurossífilis pode se manifestar na forma de convulsões repetidas, retardo mental e paralisia de pares cranianos. Se ocorrer comprometimento parenquimatoso pode desenvolver paralisia geral progressiva juvenil e/ou Tabes juvenil. A paralisia geral progressiva surge ao redor dos 10 anos de vida, podendo, porém, se manifestar somente após a 3º década. Instala-se de forma gradual e progressiva, com quadros de irritabilidade, apatia, perda de memória e paranoia. A Tabes juvenil é menos frequente, surgindo ao redor da segunda década de vida, com quadro de perda da visão e parestesias, evoluindo com cefaleia, fotofobia, diplopia, enurese e dores agudas. Os reflexos tendinosos estão ausentes ou diminuídos. Os achados clínicos evidentes se traduzem por nistagmo, atrofia óptica e alterações pupilares.

Na pele podem ser observadas lesões gomosas, em tudo superponíveis às que aparecem na sífilis adquirida tardia. O comprometimento hepático e cardiovascular é raro e grave, podendo ocorrer lesões gomosas no fígado e miocardites.

Estigmas

Nos pacientes de sífilis congênita, tanto precoce como tardia, existem sequelas permanentes devidas a resolução dos sintomas iniciais. Ainda que a enfermidade seja tratada corretamente, não se consegue eliminar a cicatrização patológica. O "nariz em sela", decorrente da ação traumática repetida que provoca a rinite sifilítica sobre a cartilagem nasal, geralmente é acompanhado de hiperplasia maxilar com mandíbula saliente e palato em ogiva. As alterações dentárias ocorrem na dentição permanente, que será modificada pela ação dos treponemas (Figura 63.33). Os incisivos centrais superiores estão mais separados, levando ao aparecimento de amplos espaços interdentários. Estes incisivos são de menor tamanho, de coloração mais escura, com entalhes semilunares causados por defeito no esmalte do dente (dentes de Hutchinson) Outra alteração característica que também é observada é a hiperplasia do primeiro molar, que se apresenta com superfície plana e cúspides rudimentares.

A Tríade de Hutchinson consiste na associação de queratite intersticial, surdez do VIII par craniano e presença dos dentes de Hutchinson.

As rágades periorificiais estão presentes, em decorrência da cicatrização das fissuras profundas.

Em razão da cicatrização da coroidite, surgem na retina imagens típicas de alternância de zonas brancas e outras hiperpigmentadas.

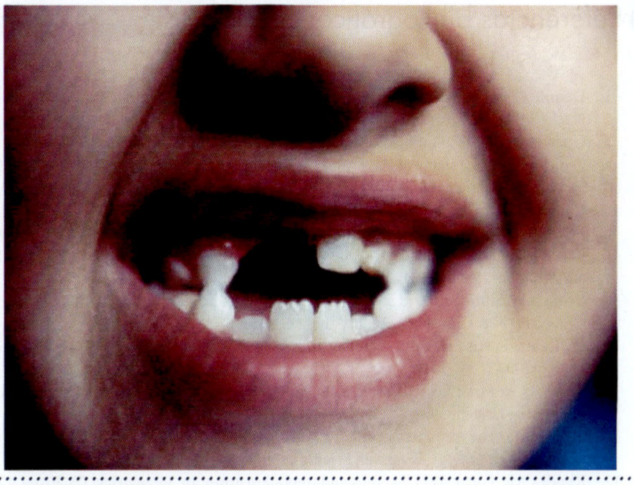

■ **Figura 63.33** Alterações dentárias da sífilis congênita tardia.

Podem ainda ocorrer atrofia e deformidades ungueais permanentes; surdez uni ou bilateral por comprometimento do VIII par craniano com quadros de vertigens e náuseas. A osteoperiostite do frontal e dos parietais leva à hipertrofia disforme desses ossos, dando origem à fronte olímpica.

A condrite pode ocasionar necrose intensa, levando à fusão do nariz, principalmente no limite dos ossos nasais e cartilagem (nariz em sela). Estas alterações craniofaciais, juntamente com o nariz em sela e a presença de gânglios epitrocleares formam a "Tríade de Hochimser".

■ DIAGNÓSTICO

Caso confirmado

Considera-se "caso confirmado" de sífilis congênita quando o *Treponema pallidum* ou seu material genético são demonstrados fisicamente em amostras de lesões, líquido amniótico, cordão umbilical ou tecidos de necropsia.[49]

Caso presuntivo[49]

Considera-se quando pelo menos um dos seguintes parâmetros está presente:

- RN ou criança (com ou sem sinais clínicos) cuja mãe contaminada não tenha sido tratada ou o foi de forma inadequada.
- RN ou criança exibindo teste treponêmico positivo e alguma das seguintes alterações:
  - Evidência de sífilis congênita no exame físico.
  - Alterações radiológicas (metafisite e/ou epifisite).
  - VDRL positivo no LCR.
  - Mais de 5 leucócitos e/ou mais de 50 mg/dL de proteínas no LCR sem outras causas.
  - IgM positiva para sífilis.

■ TRATAMENTO[8,49]

1. Crianças sintomáticas ou assintomáticas com alteração liquórica:
   - Penicilina G Cristalina 50.000 UI/kg/dia, endovenosa, dividida em 2 tomadas – 10 dias.
2. Crianças assintomáticas sem alteração liquórica:
   - Penicilina Benzatina 50.000 UI/kg intramuscular, dose única.

O controle de crianças tratadas para sífilis congênita deve ser ambulatorial, solicitando-se o VDRL mensalmente até sua negativação. Havendo alteração liquórica, deve-se repetir a punção lombar em 6 meses. O acompanhamento da queratite intersticial deverá ser feita por oftalmologista. A aplicação de betametasona 0,1% a cada 2 horas elimina a reação inflamatória da córnea e do trato uveal anterior. Também é conveniente a instilação de atropina 1% para diminuir a tensão do músculo ciliar.[57]

Referências bibliográficas

1. Dennie CC. A history of syphilis. Charles C. Thomas Publ Springfield, 1962. p.111.
2. Hackett CJ. On the origin of the human treponematoses. Bull WHO 1963;29:7.
3. Guerra F. The precolombian mind. Londres: W.Clows & Sons Ltda., 1971.
4. Coury CH. La medicine de Amérique pre-colombienne. Paris: Roger da Costa, 1969.
5. Fernadez FA. Antropologic Cultura Y Medicina indígena em América. Buenos Aires: Conjunta, 1977.
6. Peres EH. Syphilis. In: Clinica Dermatológica. San Salvador: UCA 1992;11:142-158.
7. Rivitti EA. Sífilis adquirida. In: Doenças Sexualmente Transmissíveis. Belda Jr.W. 1ª ed. Atheneu, 1999. p.9-21.
8. Belda Jr.W. Sífilis adquirida e congênita. In: Tratado de Dermatologia. Belda Jr.W, Di Chiacchio N & Criado PR. 2ª ed. Atheneu, 2014. p.1305.
9. Jeanselme E. Historie de la syphilis. In: Traité de la syphilis. v.I. Paris: G. Doen et cie, 1931. p.3-342.
10. Carreras A. Miasmas y retrovirus. In: Coleccion histórica de crencias da la salud. Barcelona: Uriach, 1991.
11. Morton RS. The treponematoses. In: Rook A, Wilkinson DS, Ebling TJG et al. Textbook of Dermatology. Blackwell Scientific Publications, 1986.
12. Rhodes AR, Luger AFH. Syphilis and treponematoses. In: Fitzpatrick TB, Eisen AZ, Wolfi K et al. Dermatology in General Medicine. McGraw Hill, 1987.
13. Flichman JC. Sífilis I. Microbiologia I Imunologia. In: Passos MRL. Doenças Sexualmente Transmissíveis. Cultura Médica, 1995.
14. Paria CS et al. Cell-mediated immunity during syphilis. Br J Vener Dis 1980;54: 144-50.
15. Magnusson HJ et al. The minimal infectious inocullum of Spirocheta pallidum and a consideration of its rates of multiplication "in vivo". Am J Syphil 1948;32:1-4.
16. Magnusson HJ, Thomas EW et al. Inoculation syphilis in human volunteers. Medicine 1956:35:33
17. Gamble CN et al. Immunopathogenesis of syphilitic glomerulonephritis. N Engl J Med 1975;292:449-454.
18. Gjestland T. Oslo study of untreated syphilis. Acta Derm 1955;35(suppl 34):1-368.
19. Rockwell DH et al. Tuskgee study of untreated syphilis: the 30th year of observation. Arch Intern Med 1964;114:792-798.
20. Capdevila JM, Bou D, Mascaró JM. Secundarismo sifilítico. Afectacion ocular. Rev Ibero Latino Americana ETS 1988;2:34-37.
21. Capdevila JM, Armengold P, Bou D, Sanz B, Mascaro JM. Neurosífilis asintomatica. Rev Ibero Latino Americana ETS 1989;1: 1-34.
22. Ortigosa YM, Bendazzoli OS, Barbosa AM, Ortigosa LC. Early malignant syphilis. An Bras Dermatol 2016;5:(suppl1):148-159.
23. Nitrini R, Souza MC. Neurossífilis. In: Doenças Sexualmente Transmissíveis. Belda Jr.W. Atheneu, 1999. p.31-45.
24. Moore JE, Hopkins HH. Asymptomatic neurosyphilis VI. The prognoses or early and late asymptomatic neurosyphilis. JAMA 1930;95:1637-1641.
25. CDC. Guidelines for the laboratore diagnosis or gonorrhea, chlamydia and syphilis. Available at http://aphl.org/aphlprograms/infectious/std/Pages/stdestingguidelines.aspx
26. Nogueira JM, Camarena JJ. Diagnóstico microbiológico de la sífilis del adulto y de la sífilis congênita. In: Vilata JJ, JR Prous, editor. Enfermedades de Transmission Sexual, 1993.
27. Nelson RA, Mayer NM. Immobilization of Treponema pallidum in vitro by antibody produced in syphilitic infection. J Exp Med 1949,89:369.
28. Deacon WE, Lucas JB, Meyer S. Fluorescent treponemal antibody absorption (FTA--abs) test for syphilis. JAMA1966,198:624-628.
29. Wilkinson AE, Rodin P. IgM FTA test in syphilis in adults, its relation to clinical findings. Br J Vener Dis 1976, 52:219-223.
30. Farshy CE, Hunter EF, Larsen SA, Cerny EH. Double conjugate enzyme-linked immunosorbent assay for immunoglobulins G and M against Treponema pallidum. J Clin Microbiol 1984,20:1109-1112.
31. Rodriguez T, Brufau C, Marin N. Determinacion de IgM anti-T.pallidum em pacientes com sífilis em distintos estádios. Enf Trans Sex 1989,3:31-35.
32. Benzaken A, Bazzo ML, Galban E et al. External quality assurance with dried tube specimens (DTS) for point-of-care syphilis and HIV tests: experience in an indigenous populations screening programme in the Brazilian Amazon. Sex Transm Infect (print) 2013;00:1-5.
33. Tucker J, Bu J, Brown L et al. Accelerating worldwide syphilis screening through rapid testing: a systematic review. Lancet 2010;10(6):381-386.
34. Larsen AS, Mcgren BE, Hunter EF. Syphilis serology and darkfield microscopy. In: Holmes KK et al. Sexually Transmitted Diseases. New York: McGraw-Hill, 1990. p.875-888.
35. Jaffe HW. Management of the reactive serology. In: Holmes KK et al. Sexually Transmitted Diseases. 2a ed. New York: Mcgraw-Hill, 1990. p.313-318.
36. Ghanem KG, Erbelding EJ, Cheng WW et al. Doxycycline compared with benzathine penicillin for the treatment of early syphilis. Clin Infect Dis 2006;42:45-49.
37. Wong T, Singh AE, De P. Primary syphilis: serological treatment response to doxycycline/tetracycline versus benzathine penicillin. Am J Méd 2008;121:903-908.
38. Xiao H, Liu D, Li Z et al. Comparison of doxycycline and benzathine penicillin G for the treatment of early syphilis. Acta Dermatovenerol Croat 2017,25(2):107-11.
39. Hook EW, Roddy RE, Handsfield HH. Ceftriaxone therapy for incubating and early syphilis. J Infect Dis 1988;158: 881-884.
40. Riedner G, Rusizoka M, Todd J et al. Single-dose azithromycin versus penicillin G benzathine for the treatment of early syphilis. N Engl J Med 2005;353:1236-1244.
41. Hook EW, Martin DH, Stephens J et al. A randomized, comparative pilot study of azithromycin versus benzathine penicillin G for treatment of early syphilis. Sex Transm Dis 2002;29:486-490.
42. Hook EW, Behets F, Van DK et al. A phase III equivalence trial of azithromycin versus benzathine penicillin for treatment of early syphilis. J Infect Dis 2010;201:1729-1735.
43. Lukehart SA, Godornes C, Molini BJ et al. Macrolide resistance in Treponema Pallidum in the United States and Ireland. N Engl J Med 2004;351:154-158.
44. Mitchell SJ, Engelman J, Kent CK et al. Azithromycin-resistant syphilis infection: San Francisco, Califórnia, 2000-2004. Clin Infect Dis 2006;42:337-345.
45. Su JR, Hook E, Kenney K et al. Prevalence of the 23S rRNA point mutation in Treponema pallidum in the United States and Associated factors, 2006-2008. 18th International Society for Sexually Transmitted Diseases Research, #OS1.11.03. London,England:June 2009.
46. Wendel GD, Sheffield JS, Hollier LM et al. Treatment of syphilis in pregnancy and prevention of congenital syphilis. Clin Infect Dis 2002;35(Suppl 2):S200-209.
47. Hollier LM, Harstad TW, Sanchez PJ et al. Fetal syphilis: clinical and laboratory characteristics. Obstet Gynecol 2001;97:947-953.
48. Klein VR, Cox SM, Mitchell MD et al. The Jarisch-Herxheimer reaction complicating syphilotherapy in pregnancy. Obstet Gynecol 1990;75(3.1):375-380.
49. Duarte G. Sífilis congênita. In: Belda Jr.W. Doenças Sexualmente Transmissíveis. Atheneu, 1999.
50. Ingall D, Dobson SEM, Musher D. Syphilis. In: Remington JS, Klein JO. Infectious diseases of the fetus and newborn infant. Philadelphia: WB Saunders Co., 1990. p.367.
51. Desmons F. Etiologie et epidemiologie de la syphilis congenitales, aspects actualles. Lille Méd 1979 ;24:220.
52. Viggiano MGC, Ximenes YR. Infecções na gravidez. In: Viggiano MGC, editor. Condutas em Obstetrícia. Rio de Janeiro: Atheneu, 1989. p.259.
53. Oppenheimer EH, Dahms BB. Congenital syphilis in the fetus and neonate-perspective. Pediatr Pathol 1981;6:115.
54. Rosen EV, Abrahams C, Rabinowitz L. Nephropaty of congenital syphilis. South Afr Med J 1973;47:1606.
55. Freiman I. Thrombocytopenia and congenital syphilis in South African Bantun infants. Arch Dis Child 1966;41: 87-88.
56. Lascari DA, Diamond J, Nolan EB. Anemia as the only presenting manifestation of congenital syphilis. Clin Pediatr 1976;15:90.
57. Bou L. Sífilis materno-Infantil. In: Vilata JJ, JR Prous, editor. Enfermedades de Transmission Sexual, 1993.

Nathalia Targa Pinto • Luiz Jorge Fagundes • Fatima Morais • Caroline Heleno Chagas de Carvalho

Cancro Mole

INTRODUÇÃO

O cancro mole é uma doença sexualmente transmissível, de evolução aguda, caracterizada clinicamente por lesão ulcerada e causada pela bactéria *Haemophilus ducreyi*.[1] O cancro mole também é conhecido como cancroide, *ulcus molle*, cancro venéreo simples, úlcera de Ducreyi, "chancrelle" e pela denominação popular de "cavalo".

HISTÓRICO

Ricordi, em 1831, descreve duas modalidades distintas de cancro.[2] Em 1852, Bassereau, na França, diferenciou o cancro mole da sífilis quando demonstrou que somente pacientes com cancro mole poderiam ser reinfectados em outro local da pele por autoinoculação do material purulento da úlcera.[3] Em 1905, Schaudinm e Hoffman descobrem o *Treponema pallidum*, agente causal da sífilis.[2] A identificação do agente causal do cancro mole, *Haemophilus ducreyi*, foi primeiramente reportada em 1889, por August Ducrey, como um bastão estreptobacilar curto com as extremidades arredondadas.[4]

EPIDEMIOLOGIA

O cancroide é particularmente comum na África e Sudoeste Asiático onde sua incidência, em algumas localidades, pode exceder a da sífilis, sendo considerada a principal causa de ulceração genital.[5,6] Em países industrializados, infecção por *H. ducreyi* ocorre principalmente em surtos esporádicos e atualmente os relatos de cancroide estão reduzindo na literatura.[7,8]

A epidemiologia do cancro mole está mal documentada e não está incluída na estimativa de incidência global das infecções sexualmente transmissíveis curáveis da Organização Mundial de Saúde (OMS).[7,9] No Brasil, por não se tratar de doença de notificação compulsória, não há descrição de dados epidemiológicos disponíveis. Além disso, a determinação de incidência está prejudicada pela dificuldade de firmar o diagnóstico clínico, pela adoção de tratamento sindrômico, dificuldades técnicas para realização de culturas e pelo fato de outros meios diagnósticos raramente estarem disponíveis.[7,9]

Uma revisão sistemática avaliou 49 estudos relevantes de 33 países, incluindo o Brasil, entre os anos de 1980 e 2014 que examinaram etiologias de úlceras genitais e não genitais envolvendo *H. ducreyi* confirmado por técnicas laboratoriais (identificação por cultura ou PCR).[9] Este estudo demonstrou diminuição clara na proporção de cancroide no período analisado.[9] Essa informação coincide com a publicação em 1991 pela OMS das recomendações de manejo sindrômico para tratamento de úlceras genitais causadas por bactérias, totalmente implementadas no ano 2000, podendo ser considerado um indicador de sucesso desse tipo de abordagem na redução da transmissão.[7,9]

AGENTE ETIOLÓGICO

O agente causador do cancro mole é o *Haemophilus ducreyi*, um bacilo Gram-negativo, com extremidades arredondadas, intracelular, aeróbico facultativo e que não apresenta cápsula.[10] É um patógeno extracelular, encontrado nas superfícies epitelioides que resistem aos peptídeos antimicrobianos humanos. Esse mecanismo de resistência contribui para a virulência bacteriana em seres humanos.[1]

O *H. ducreyi* é um patógeno estritamente humano que afeta a pele genital e não genital, superfícies mucosas e linfonodos. Esse agente acomete preferencialmente o epitélio mucoso, mas também pode afetar o epitélio escamoso estratificado queratinizado.[11]

A doença é altamente contagiosa, mas taxa de transmissão por ato sexual é desconhecida.[12] No entanto, 70% das mulheres que têm contato secundariamente com homens com cancro mole são infectadas, sugerindo que a taxa de transmissão seja alta.[11] Sua virulência é baixa, uma vez que se trata de infecção limitada a pele e mucosas, não ocorrendo comprometimento sistêmico.[10] O agente etiológico provavelmente entra na pele ou na mucosa por meio de microabrasões no epitélio.[13] Foram encontrados no *H. ducreyi* genes que codificam uma toxina semelhante às encontradas em bactérias entérica invasivas que causa a morte celular das células epiteliais podendo ser a responsável pelo desenvolvimento das úlceras.[14]

QUADRO CLÍNICO

O período de incubação do cancro mole caracteristicamente é curto, variando entre 3 e 5 dias. Porém, pode se manifestar em períodos relativamente mais longos, entre 8 e 11 dias,[15] chegando a atingir 35 dias.[16] As lesões iniciam-se como pápulas inflamatórias que progridem rapidamente através de uma fase pustulosa para úlcera.[17]

A úlcera classicamente é superficial, tem em média 0,3 a 2 cm de diâmetro e apresenta um halo inflamatório ao redor. As bordas são irregulares, mal definidas[17] e não são enduradas.[18] O fundo da úlcera é recoberto com exsudato purulento e tem uma base de tecido de granulação friável. Frequentemente, são múltiplas[17] e dolorosas[19] (Figuras 64.1 e 64.2).

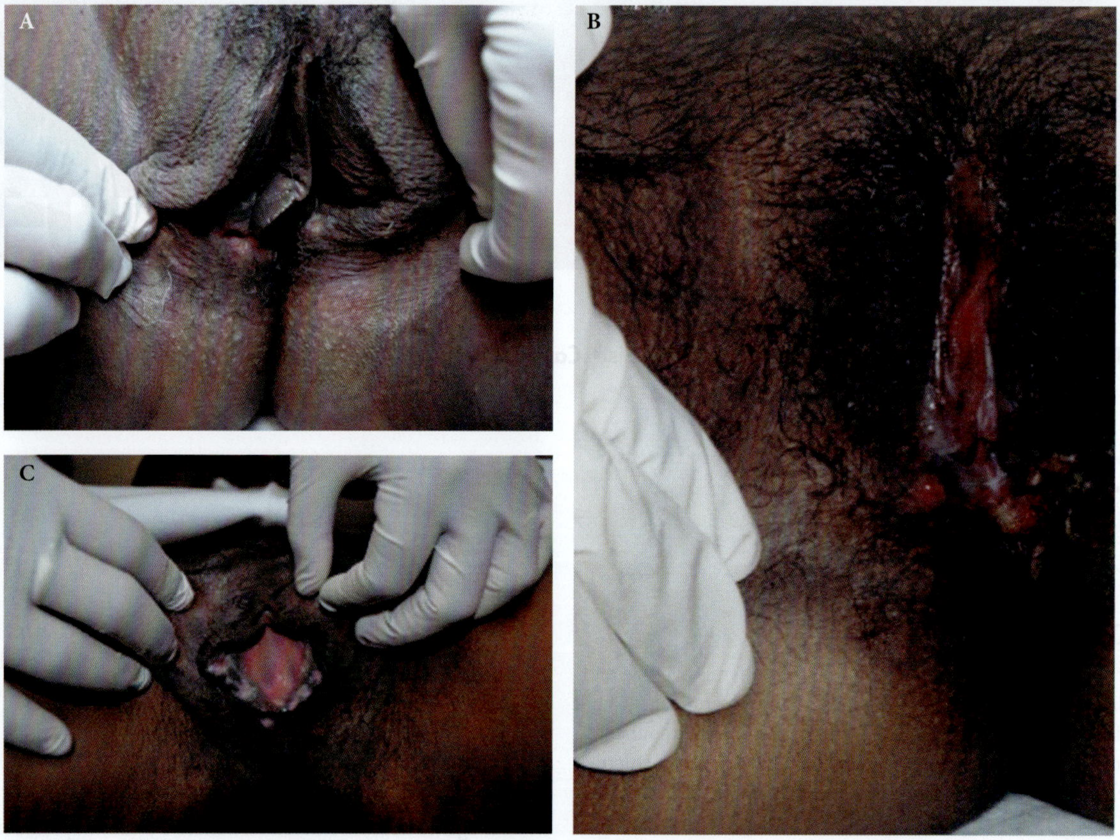

■ **Figura 64.1** (A e B) Lesão de cancro mole no genital feminino. (C) Úlcera em beijo.

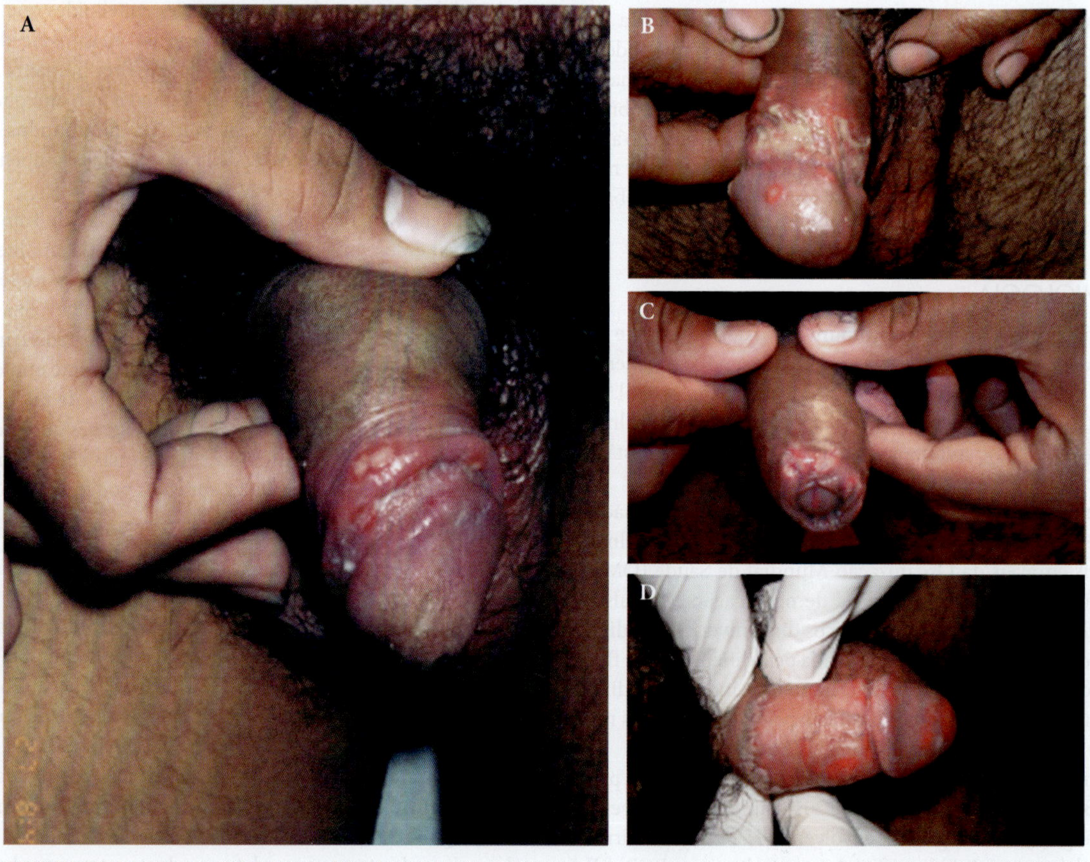

■ **Figura 64.2** (A-C) Lesão de cancro mole no genital masculino. (D) Lesão de cancro mole e condiloma acuminado.

As lesões tipicamente ocorrem no sulco balanoprepucial e no frênulo nos homens, e na fúrcula, face interna dos pequenos e grandes lábios e na região perianal nas mulheres.[14,20] Raramente acometem mucosa oral ou outras áreas da pele.[21] A autoinoculação, como resultado do contato direto entre duas áreas adjacentes, pode resultar em úlceras em formato de "beijo" no local de proximidade da úlcera primária[15] (Figura 64.1 C). As lesões quando não tratadas podem persistir por 1 a 3 meses, porém há aumento de chance de evolução para linfadenite inguinal supurativa.[8]

Podem ocorrer complicações, como fimose e úlcera fagedênica em decorrência de infecção bacteriana secundária.[22] Além disso, pode causar fístulas, deformidades anatômicas e necrose, com risco de evoluir para sepse (Figura 64.3). Não há relatos de ocorrência de eventos adversos por cancroide na gravidez.[23]

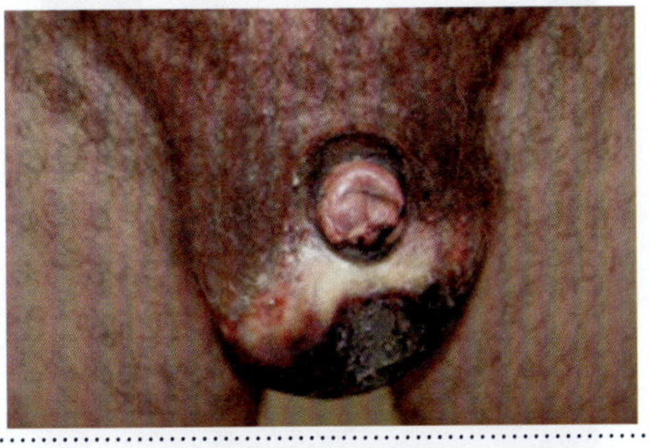

■ **Figura 64.3** Necrose decorrente a complicação do cancro mole.

Linfadenopatia e formação de bubão podem acompanhar a fase ulcerativa em cerca de 50% dos casos quase exclusivamente em homens.[6,8,20] A linfadenite inguinal dolorosa aguda pode evoluir para bubão flutuante unilocular e se romper fistulizando tipicamente por orifício único.[17,21]

Indivíduos infectados por HIV eventualmente apresentam quadro clínico e evolução modificados, podendo ter um maior número de lesões ulceradas e atípicas quando comparado a indivíduos não infectados.[5]

■ DIAGNÓSTICO DIFERENCIAL

Além do cancro mole, outras doenças sexualmente transmissíveis podem se manifestar com quadro de úlcera genital, como a infecção pelo *herpes simplex* vírus (Figura 64.4), sífilis (Figura 64.5), granuloma inguinal (Figura 64.6) e linfogranuloma venéreo (Figura 64.7). Infecções bactérias secundárias e infecções fúngicas também podem causar úlcera genital.[19] Assim, deve-se diferenciar de lesões de foliculite, impetigo, leishmaniose tegumentar americana e paracoccidiodomicose[10] (Figura 64.8). Quadros de hidradenite supurativa também podem ser diagnóstico diferencial (Figura 64.9). Além disso, outras condições não infecciosas, como trauma sexual, síndrome de Behçet (Figura 64.10), granulomatose de Wegener, erupção fixa medicamentosa,[19] pioderma gangrenoso genital (forma fagedênica)[10] e lesões malignas, como carcinoma espinocelular (CEC)[27] (Figura 64.11), também são diagnósticos diferenciais de úlcera genital.

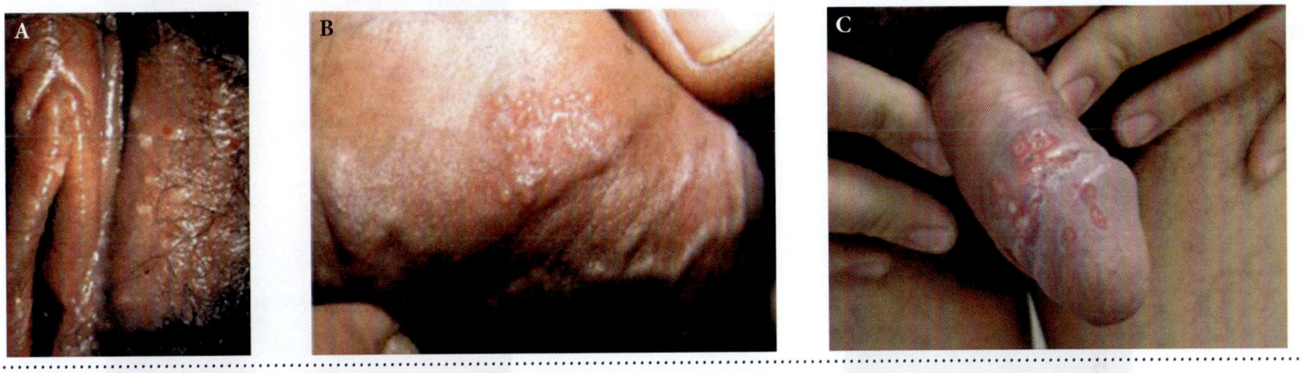

■ **Figura 64.4** **(A)** Herpes simples genital feminino. **(B)** Herpes genital masculino. **(C)** Herpes com infecção secundária.

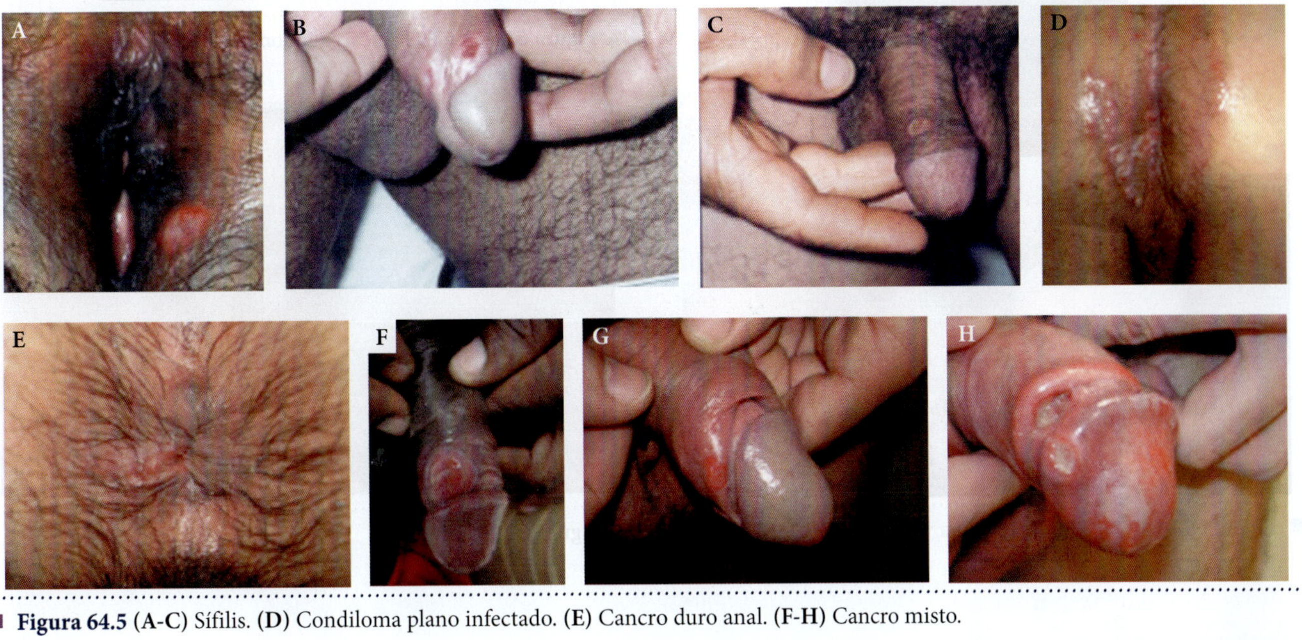

■ **Figura 64.5** **(A-C)** Sífilis. **(D)** Condiloma plano infectado. **(E)** Cancro duro anal. **(F-H)** Cancro misto.

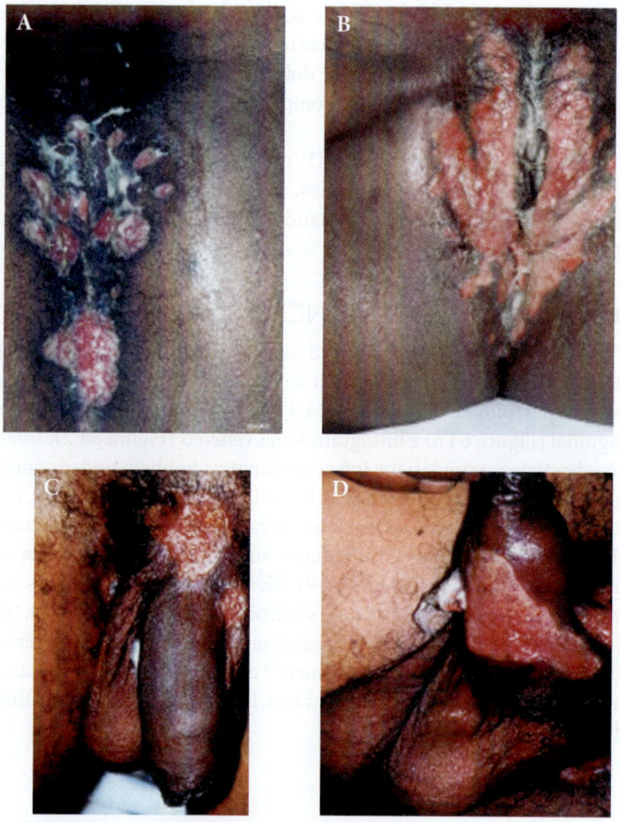

■ **Figura 64.6** (**A-D**) Donovanose.

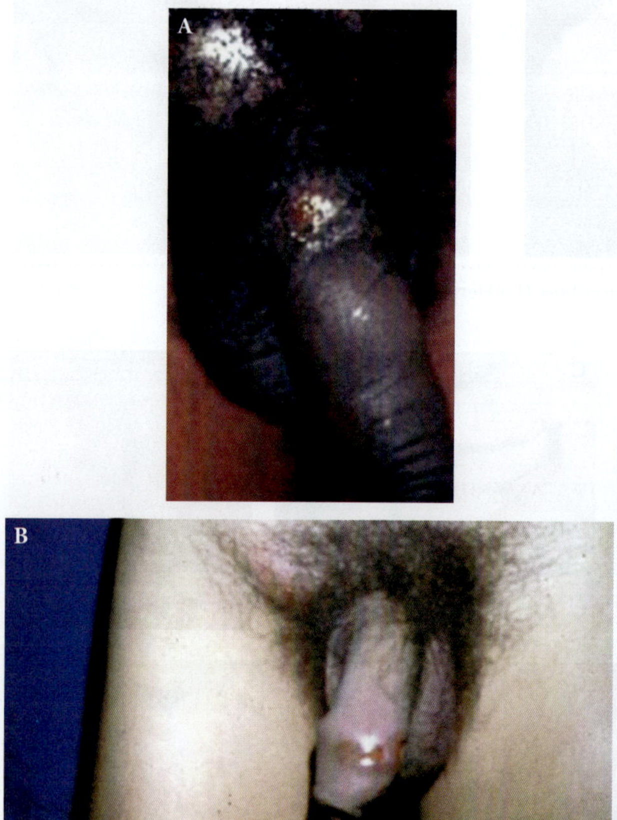

■ **Figura 64.7** (**A** e **B**) Linfogranuloma venéreo.

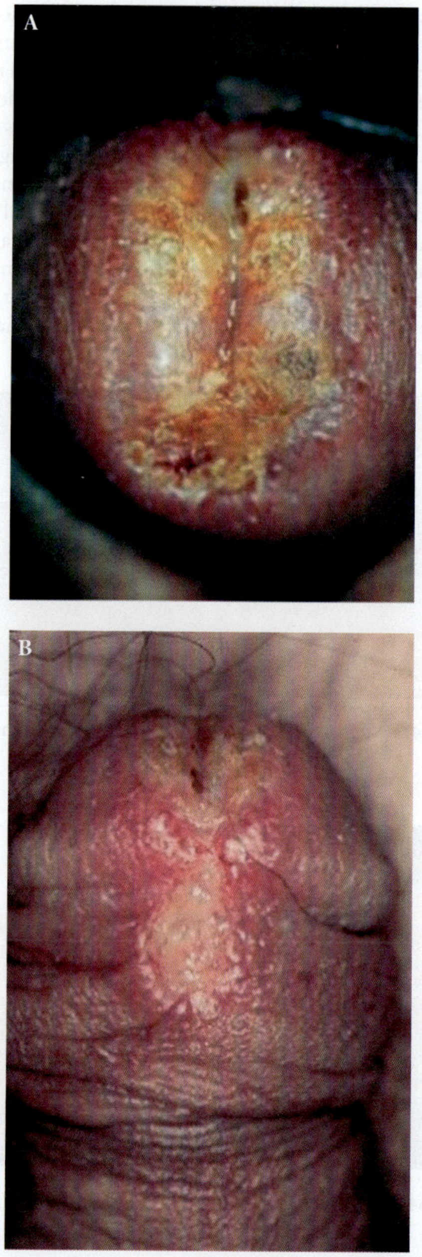

■ **Figura 64.8** (**A** e **B**) Paracoccidiodomicose no genital masculino.

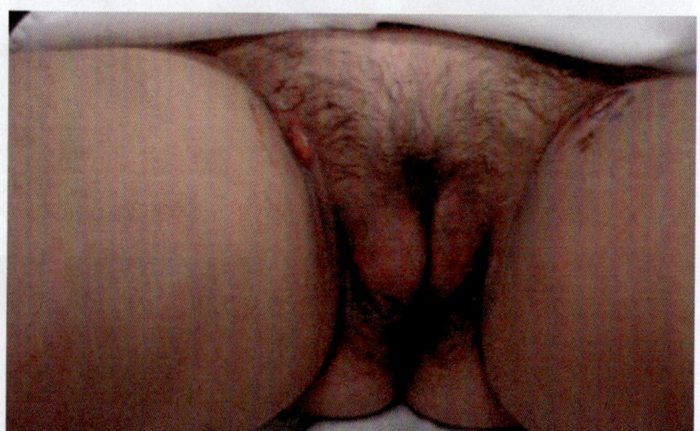

■ **Figura 64.9** Hidradenite.

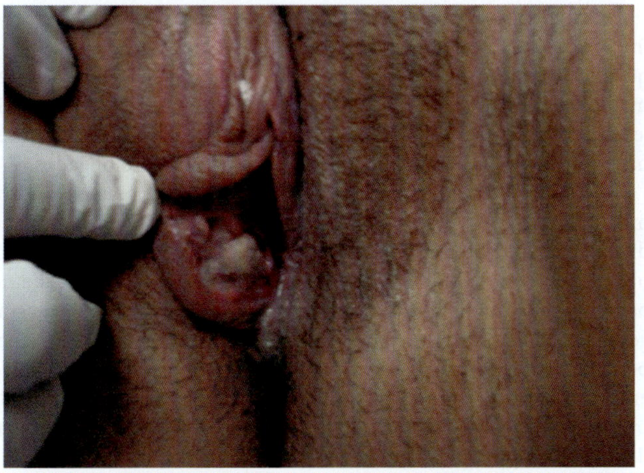

■ **Figura 64.10** Síndrome de Behçet.

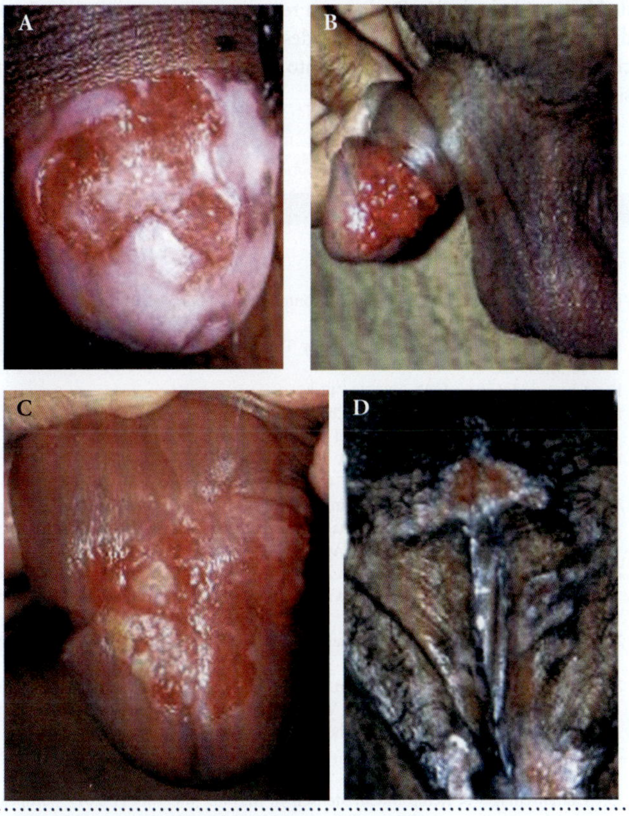

■ **Figura 64.11** **(A-D)** Carcinoma espinocelular.

■ DIAGNÓSTICO

Os achados do exame físico têm baixa sensibilidade e especificidade para o diagnóstico de sífilis primária, cancro mole e herpes genital.[22] Assim, nos casos suspeitos de cancro mole, teste para *Herpes simplex* vírus e sífilis devem ser realizados.[24]

A microscopia pode ser feita com a coleta do material purulento obtido das úlceras e realização da coloração por Gram, evidenciando bacilos Gram-negativos dispostos em colunas ou fila indiana[10] (Figura 64.12). Esse padrão de disposição do bacilo é inconstante e sua ausência não afasta o diagnóstico.[14] A identificação do *H. ducreyi* baseia-se nas características da morfologia celular, coloração e arranjo. Quando visualizado, o organismo pode estar intracelular ou, mais frequentemente, extracelular, isolados ou em pequenos aglomerados.[3] O *H. ducreyi* é um agente difícil de ser isolado de espécimes de úlcera genital[5] e para realizar a cultura, o material da úlcera deve ser inoculado em dois meios específicos para seu crescimento,[24] tendo esses meios diferentes propriedades seletivas.[3]

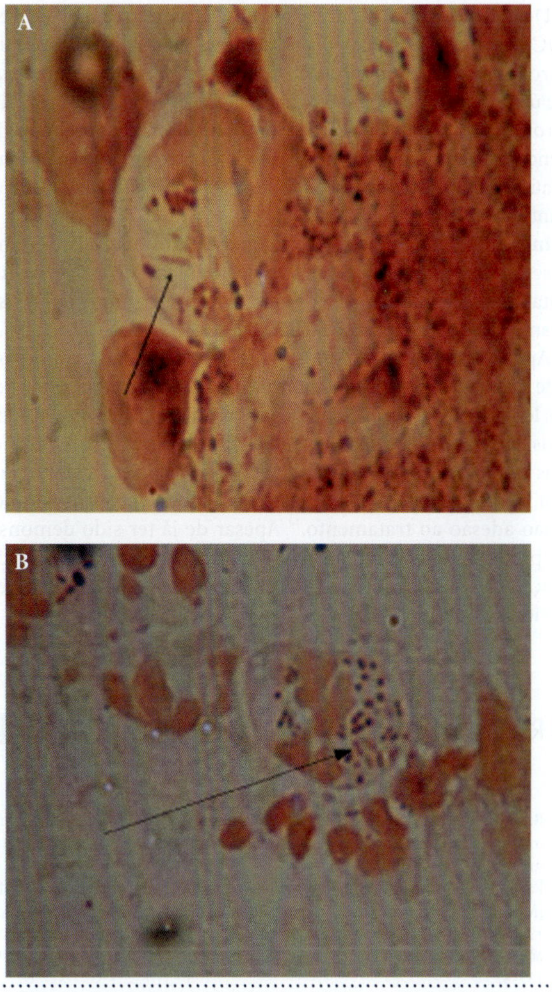

■ **Figura 64.12** **(A e B)** *Haemophilus ducreyi* – coloração por Gram.

A cultura continua sendo considerada padrão-ouro para o diagnóstico de cancro mole. No entanto, mesmo usando a combinação ideal dos meios, a sensibilidade é cerca de 80%.[24] Melhores resultados são obtidos usando os meios de cultura Ágar Mueller-Hinton enriquecido e o meio CG Ágar Base enriquecido de forma combinada.[15] Quando o material é coletado dos bubões por punção ou aspiração a sensibilidade é ainda menor quando comparada a cultura das úlceras.[25] A cultura é particularmente importante quando a caracterização da bactéria, como a suscetibilidade antimicrobiana, é necessária, por exemplo, em casos de falha terapêutica.[25]

■ TRATAMENTO

O tratamento antimicrobiano deve ser iniciado em todos os indivíduos com casos suspeitos ou confirmados de cancroide. Caso haja dúvidas diagnósticas ou de coinfecção com outras causas de úlcera genital, deve-se considerar o início de tratamento empírico se dificuldade na realização de testes diagnósticos ou dúvidas quanto a adesão ao acompanhamento pelo paciente.[14]

Segundo o Ministério da Saúde, o tratamento de primeira linha para cancroide consiste no uso de Azitromicina 1 g via oral dose única. Como alternativa, é indicado Ceftriaxona 250 mg intramuscular dose única ou Ciprofloxacino 500 mg via oral 2 vezes ao dia por 3 dias, sendo este último contraindicado para gestantes, lactantes e crianças.[20] O tratamento sistêmico deve ser acompanhado de medidas de higiene locais e orientação quanto ao uso de preservativos. Poderá ser realizada aspiração por agulha de grosso calibre para alívio de linfonodos tensos e flutuantes, porém a drenagem e exérese dos linfonodos afetados é contraindicada.[20,21]

De acordo com o Centers for Disease Control and Prevention (CDC), as opções terapêuticas para o tratamento do cancro mole são: Azitromicina 1 g via oral ou Ceftriaxona 250 mg intramuscular em dose única, Ciprofloxacino 500 mg via oral 2 vezes ao dia por 3 dias ou Eritromicina 500 mg via oral 3 vezes ao dia por 7 dias.[26] No serviço de Doenças Sexualmente Transmissíveis do Centro de Saúde da Faculdade de Saúde Pública da Universidade de São Paulo, é utilizado Ceftriaxona 1 g intramuscular, dose única.

Indivíduos com infecções sexualmente transmissíveis, devem sempre ser triados para sífilis, HIV e hepatites virais B e C.[27] As úlceras genitais fornecem uma porta de entrada e podem aumentar o risco de transmissão do HIV em até 50 a 300 vezes.[14]

Após o tratamento, espera-se a melhora dos sinais e sintomas dentro de 2 semanas, porém a melhora da linfadenite regional pode ocorrer mais lentamente.[14] Os pacientes com cancro mole devem ser reexaminados entre 3 e 7 dias depois de iniciado o tratamento. A ausência de sinais de melhora pode indicar diagnóstico incorreto, coinfecção com outra infecção sexualmente transmissível, resistência aos antibióticos ou não adesão ao tratamento.[14] Apesar de já ter sido demonstrada uma proteção de até 7 semanas após o tratamento com azitromicina, a doença poderá se manifestar novamente caso haja novo contato com indivíduo infectado.[14]

Além disso, os parceiros sexuais expostos nos 10 dias anteriores ao início dos sintomas também devem ser examinados e tratados mesmo quando assintomáticos.[26] Pacientes com infecção por HIV podem ter maior chance de falha terapêutica e as úlceras podem cicatrizar mais lentamente, devendo ser monitorados mais de perto e podendo ser necessários cursos de tratamento repetidos ou mais prolongados.[6,26]

A OMS, no início da década de 1990 propôs abordagem sindrômica para o tratamento das úlceras genitais, para ser usada onde o diagnóstico laboratorial apropriado não está disponível.[21] Além disso, o tratamento antibiótico deve basear-se na epidemiologia local e no padrão de suscetibilidade.[25] Não se deve atrasar tratamento de úlceras genitais com suspeita de infecções sexualmente transmissíveis na dependência de confirmações laboratoriais. O tratamento sindrômico empírico além de curar a infecção, evita a manutenção do ciclo de transmissão da doença e vem sendo responsável pelo declínio de casos de cancroide em todo mundo.[6,14]

No ambulatório de infecções sexualmente transmissíveis do Centro de Saúde Escola Geraldo de Paula Souza da Faculdade de Saúde Pública da Universidade de São Paulo, com recursos próprios, a realização de diagnóstico clínico e laboratorial destas doenças é possível, proporcionando aos pacientes o tratamento específico evitando abordagem sindrômica.

Referências bibliográficas

1. Basta-Juzbašić A; Čeović R. Chancroid; lymphogranuloma venereum; granuloma inguinale; genital herpes simplex infection; and molluscum contagiosum. Clin Dermatol. 2014; 32(2):290-8.
2. Fagundes; LJ. Contribuição ao estudo da sífilis congênita recente. São Paulo. Tese [Mestrado em Dermatologia] – Faculdade de Medicina da Universidade de São Paulo; 1986.
3. Morse SA. Chancroid and Haemophilus ducreyi. Clin Microbiol Rev. 1989; 2(2): 137-57.
4. Lewis DA. Diagnostic tests for chancroid. Sex Transm Inf. 2000; 76(2):137-141.
5. Tress DL; Morse AS. Chancroid and Haemophilus dicreyi: an Update. Clin Microbiol Rev. 1995; 8(3):357-75.
6. Maliyar K; Mufti A; Syed M; Selk A; Dutil M; Bunce PE; Alavi A. Genital Ulcer Disease: A Review of Pathogenesis and Clinical Features. J Cutan Med Surg. 2019; 23(6):624-634.
7. Bhatia R; Rawre J; Dhawan B; Khanna N. Not eliminated (yet!): chancroid in an HIV-infected man. Int J Dermatol. 2021; 60(1):e21-e22.
8. Bong CT; Bauer ME; Spinola SM. Haemophilus ducreyi: clinical features; epidemiology; and prospects for disease control. Microbes Infect. 2002; 4(11): 1141-8.
9. González-Beiras C; Marks M; Chan CY; Roberts S; Mitjà O. Epidemiology of Haemophilus ducreyi Infections. Emerg Infect Dis. 2016; 22(1):1-8.
10. Belda W Jr; Shiratsu R; Pinto V. Abordagem nas doenças sexual – mente transmissíveis. An Bras Dermatol. 2009; 84(2):151-59.
11. Spinola SM; Bauer ME; Munson Jr. RS. Immunopathogene – sis of Haemophilus ducreyi Infection (Chancroid). Infection and Immunity. 2002; 70(4):1667-76.
12. Jonasson JA. Haemophilus ducreyi. lnt J of STD AIDS. 1993; 4(6):317-21.
13. Lagergard T. Haemophilus ducreyi: pathogenesis and pro – tective immunity. Trends Microbiol. 1995; 3(3):87-92.
14. Irizarry L; Velasquez J; Wray AA. Chancroid. StatPearls 2022. Available from: https://www.ncbi.nlm.nih.gov/books/NBK513331.
15. Sehgal VN; Srivastava G. Chancroid: contemporary appraisal. Int J Dermatol. 2003; 42(3):182-90.
16. Markle W; Conti T; Kad M. Sexually Transmitted Diseases. Prim Care. 2013; 40(3):557-87.
17. Chancroid. Lancet.1982; 2(8301):747-8.
18. Mohammed TT; Olumide YM. Chancroid and human immunodeficiency virus infection – a review. Int J Dermatol. 2008; 47(1):1-8.
19. Roett MA; Mayor MT; Uduhiri KA. Diagnosis and mana – gement of genital ulcers. Am. Fam Physician. 2012; 85(3):254-62.
20. Ministério da Saúde. Protocolo Clínico e Diretrizes Terapêuticas para Atenção Integral as Pessoas com Infecções Sexualmente Transmissíveis (IST) [Internet]. Brasília: Ministério da Saúde; 2020. 248 p. Available from: www.saude.gov.br/bvs.
21. Maliyar K; Mufti A; Syed M; Selk A; Dutil M; Bunce PE; Alavi A. Genital Ulcer Disease: A Review of Pathogenesis and Clinical Features. J Cutan Med Surg. 2019; 23(6):624-634.
22. Lewis DA. Chancroid: clinical manifestations; diagnosis; and management. Sex Transm Infect. 2003;79(1):68-71.
23. Rac H; Gould AP; Eiland LS; Griffin B; McLaughlin M; Stover KR; Bland CM; Bookstaver PB. Common Bacterial and Viral Infections: Review of Management in the Pregnant Patient. Ann Pharmacother. 2019; 53(6):639-651.
24. Alfa M. The laboratory diagnosis of Haemophilus ducreyi. Can J Infect Dis Med Microbiol. 2005; 16(1):31-4.
25. Lautenschlager S; Kemp M;Christensen JJ; Mayans MV; Moi H. 2017 European guideline for the management of chan croid. Int J STD AIDS. 2017; 28(4):324-329.
26. Workowski KA; Bolan GA. Centers for Disease Control and Prevention. Sexually transmitted diseases treatment guidelines; 2015. MMWR Recomm Rep. 2015; 64(RR-03): 1-137.
27. Ministério da Saúde. Protocolo Clínico e Diretrizes Terapêuticas para Atenção Integral às Pessoas com Infecções Sexualmente Transmissíveis. Brasília-DF; 2015.

capítulo 65

Walter Belda Junior

Linfogranuloma Venéreo

INTRODUÇÃO

O linfogranuloma venéreo (LGV) é uma doença infectocontagiosa, de caráter inflamatório e invasivo do trato urogenital que é causada pela *Chlamydia trachomatis.*[1] Atualmente em várias partes do mundo, o LGV tornou-se uma causa importante de doença anogenital entre homens que fazem sexo com outros homens.[1]

O LGV é causado pelos sorotipos invasivos L1, L2 e L3 da *Chlamydia trachomatis*, em contraste com os sorotipos de A-C deste agente, que causam infecções oculares, como o tracoma e dos sorotipos D-K, mais comuns, que causam infecções genitais.[2] A infecção pelos sorotipos L1-3, causadoras do LGV, determina considerável distúrbio nos linfonodos regionais, criando o quadro clínico característico de edema doloroso nos linfonodos inguinais.[2]

A *Chlamydia trachomatis* infecta principalmente os linfáticos e pode ser transmitida por contato sexual vaginal, anal ou oral sem proteção, sendo a causa mais comum de doença sexualmente transmissível bacteriana em homens e mulheres.[3]

A estiomene, uma manifestação tardia do LGV constitui uma manifestação decorrente da infecção primária dos linfáticos do escroto, pênis ou da vulva, que determina progressiva linfangite e edema crônico, com esclerose e fibrose do tecido subcutâneo, os quais resultam em endurecimento da pele e aumento de volume das partes afetadas e finalmente em ulceração.[4] A genitália masculina é menos frequentemente acometida pela estiomene.[4]

O LGV apresenta várias sinonímias, sendo também conhecido como quarta, quinta e sexta doença venérea, doença de Nicolas-Favre, doença de Frei, linfadenopatia venérea, bubão tropical, poro adenite e bubão climático.

EPIDEMIOLOGIA

O LGV provavelmente afeta ambos os sexos igualmente, embora seja mais comum em homens, porque as manifestações iniciais são mais evidentes nestes. Os homens tipicamente apresentam a forma aguda da doença, enquanto as mulheres frequentemente apresentam-se quando desenvolvem complicações nos estágios posteriores da doença.

LGV pode aparecer em qualquer idade, mas a maior incidência é entre 15 e 40 anos. A maioria dos casos na Europa e na América do Norte foi identificado entre pacientes brancos e frequentemente HIV positivos (em homens que fazem sexo com homens) e com proctite. Desde 2003, houve uma série de surtos de LGV reportados em toda a Europa.[5-8]

Antes dos surtos nos homens que fazem sexo com homens (HSH), o LGV era principalmente endêmico em heterossexuais em áreas da África Oriental e Ocidental, Índia, partes do Sudeste Asiático e do Caribe, onde se manifestava como a forma clássica de doenças com úlceras genitais e linfadenopatia (sem proctite). Nessas regiões, uma pesquisa de Madagascar mostrou que a *C. trachomatis* não era a principal causa da úlcera genital. Nessa pesquisa, 76% dos 196 pacientes com úlceras genitais apresentaram anticorpos contra clamídia, mas apenas 8% dos pacientes tiveram LGV confirmado por reação em cadeia de polimerase (PCR).[9-10]

Desde o início do ano de 2007 até o final de 2011, 146 casos de LGV foram notificados em Barcelona,[11] e novos casos na Finlândia,[12] na República Tcheca[13] e na França, onde o primeiro caso de proctite por *Chlamydia trachomatis* L2b foi descrito em uma mulher.[14]

O LGV entre os HSH na Europa é causado, na maioria dos casos, pelo sorotipo L2b da *Chlamydia trachomatis*. Isso contrasta com as cepas que circulam entre os HSH nos Estados Unidos, que mostram maior diversidade molecular. Com base nestes achados, especula-se que a epidemia de LGV entre os HSH na Europa causada pela variante L2b pode ter sido importada para a Europa, a partir dos Estados Unidos, até o final do século anterior através da rede internacional de contatos sexuais entre HSH.[15-16]

Nos Estados Unidos, a verdadeira incidência é desconhecida uma vez que os relatórios nacionais de LGV pararam de ser realizados em 1995. Entre novembro de 2004 e janeiro de 2006, o LGV foi identificado em 180 pessoas, sendo 27 homossexuais masculinos. Um estudo publicado em 2011 relatando dados de vigilância sobre LGV de vários *sites* nos Estados Unidos revelou que menos de 1% das amostras obtidas a partir de esfregaços retais de HSH eram positivos para *Chlamydia trachomatis.*[17]

Histórico

A síndrome clínica do LGV foi descrita há cerca de 100 anos atrás, antes da demonstração que as espécies de *Chlamydia* eram agentes patogênicos aos humanos.[18] Embora Wallace tenha descrito a doença em 1833, coube o crédito definitivo a Durand, Nicholas e Favre em 1913.[19] O principal avanço diagnóstico no estudo do LGV foi o desenvolvimento de um teste intradérmico "específico" por Frei em 1925.[19] Este teste estabeleceu a etiologia da proctocolite pelo LGV e da constrictura retal dela decorrente.[19] Em 1930 a *Chlamydia* causadora do LGV foi isolada dos bubões, sendo inoculada e cultivada em cérebro de macacos.[19] Em 1935 a *Chlamydia* foi pela primeira vez incubada em ovos embrionados.[19] Este feito proporcionou a manufatura em escala industrial de grandes quantidades do antígeno para o teste intradérmico de Frei e para testes sorodiagnósticos.[18]

O envolvimento retal pela doença foi bem estabelecido como uma das manifestações do LGV em 1936, quando Kornblith apresentou seus achados clínicos e patológicos dos seus 60 pacientes.[20] Depois das décadas de 1950 e 1960 pouco se escreveu em relação ao LGV, até o início da década de 1980, quando um estudo publicado relatou que espécies de *Chlamydia* foram isoladas do *swab* retal em cerca de 10% dos HSH, embora poucos destes indivíduos tinham sintomas do LGV.[21]

Agente etiológico

A *Chlamydia trachomatis* é uma bactéria gram-negativa intracelular obrigatória que, durante seu ciclo de desenvolvimento, alterna entre duas formas: o corpo elementar infeccioso (EB) e a forma replicativa não infecciosa (corpo reticulado). O processo de anexação do corpo elementar a uma célula hospedeira é o evento mais crucial para uma infecção bem-sucedida. Os corpos elementares se ligam às células epiteliais colunares seguidas de endocitose e inibição da fusão lisossômica. Uma série de ligações clamidiais foram identificadas e caracterizadas.

Estas incluem a maior proteína de membrana externa (MOMP), bem como a proteína OmcB (Omp2) rica em cisteína, hsp 70, as proteínas de membrana externa polimórficas e a proteína de membrana termolábil de 34 kDa.

Além dessas ligações propostas, existe uma quantidade considerável de evidências experimentais que sugerem que o glicosaminoglicano, o sulfato de heparano, é envolvido no processo de infecção de anexos de clamídia. A *Chlamydia trachomatis* não produz sulfato de heparano.[22-23] O sulfato de heparano atua como um receptor de célula hospedeira para o MOMP.

A *Chlamydia trachomatis* apresenta 15 sorotipos (A, B, Ba, C-K e L1-l3) com base na análise do MOMP. Sorotipos L1-L3 causam LGV. O sorotipo L2 pode ser ainda separado em L2, L2', L2a e L2b, de acordo com pequenas diferenças encontradas nos seus componentes aminoácidos.[23] Os sorotipos A, B, Ba e C são responsáveis pelo tracoma e os sorotipos D ao K por infecções anogenitais.[23]

Em contraste com os sorotipos A-K, que permanecem confinados à mucosa, o sorotipo da *Chlamydia trachomatis* do LGV induz uma reação linfoproliferativa, ganha entrada através de quebras e abrasões da pele ou cruza as células epiteliais das mucosas. Os sorotipos do LGV e outras cepas de *Chlamydia trachomatis* parecem se ligar a células epiteliais através de receptores de sulfato de heparano e, em seguida, viajam através de vasos linfáticos para se multiplicarem nos fagócitos mononucleares nos linfonodos regionais.[23-24]

Após a linfangite, as áreas de necrose ocorrem nos linfonodos, seguido da formação de abscessos.[24] A reação dos linfonodos pode levar várias semanas para se desenvolver podendo resultar em inflamação substancial e subsequente fibrose.[25] Isto por sua vez, destrói a arquitetura normal dos linfonodos e obstrui os linfáticos. A combinação de edema crônico, fibrose esclerosante e infiltração linfogranulomatosa difusa ativa no tecido celular subcutâneo resulta em um quadro final de aumento pronunciado da genitália. A fibrose compromete o suprimento sanguíneo e causa ulceração na superfície.

Em um pequeno número de casos pode ocorrer disseminação e a doença sistêmica se instalar.

Nem o grau de infectividade nem o reservatório da doença foram definidos com precisão, mas a transmissão heterossexual tem sido atribuída em grande parte a mulheres portadoras assintomáticas e na população de homens que fazem sexo com homens; a infecção retal assintomática e/ou a infecção peniana são a fonte provável de transmissão.[23,26]

■ MANIFESTAÇÕES CLÍNICAS

O período de incubação varia entre 3 e 30 dias.[27] A infecção pelo LGV pode ser sintomática ou mesmo assintomática.[18] Geralmente, os sintomas mais agudos ocorrem no sexo masculino, enquanto as complicações tardias são mais comuns entre as mulheres.[27] O LGV pode também se manifestar com uma variedade de manifestações agudas e tardias, inclusive sob a forma de proctite ou envolvimento da região anal, resultando em fistulas e estenoses. As manifestações clínicas são convencionalmente divididas entre síndromes inguinais e síndromes anorretais.[18] A síndrome inguinal é mais comum concorrendo para cerca de 75% dos casos de LGV.[18]

São identificados, no curso clínico do LGV, três estágios da doença: estágio primário (fases iniciais e lesões precoces), estágio secundário (acometimento dos linfonodos regionais, denominada síndrome inguinal) e estágio terciário (formas tardias ou sequelas da doença, ou síndrome anogenital).[18,25,28-30]

Estágio primário

O período de incubação dura 3 a 30 dias, após o que surge a lesão primária na forma de uma pequena pápula indolor, pústula, nódulo, erosão superficial ou úlcera herpetiforme. A lesão primária do LGV é mais comumente localizada no sulco balanoprepucial dos homens (Figura 65.1) e comissura posterior dos lábios menores ou vulva e no colo do útero. A lesão geralmente cura dentro de 1 semana e pode passar despercebida na uretra, na vagina ou no reto. Algumas úlceras no recente surto em homens que fazem sexo com homens (HSH), foram descritas como induradas e sua duração foi de várias semanas.[31] Foram descritas também lesões extragenitais, tais como úlceras e fissuras na área perianal em HSH, lábio e cavidade oral.[23,32-34]

O novo quadro clínico é visto principalmente entre os HSH. A proctite hemorrágica nos HSH é a principal manifestação da infecção após transmissão direta para a mucosa retal e, também pode ocorrer em mulheres com exposição retal. No recente surto de LGV em HSH ocorrido na Europa Ocidental, aproximadamente 96% de todos os casos apresentaram proctite; os sintomas incluíam dor retal, sangramento anorretal, secreção retal mucoide e/ou hemopurulenta, tenesmo, constipação e outros sintomas de inflamação gastrointestinal inferior.[23,28]

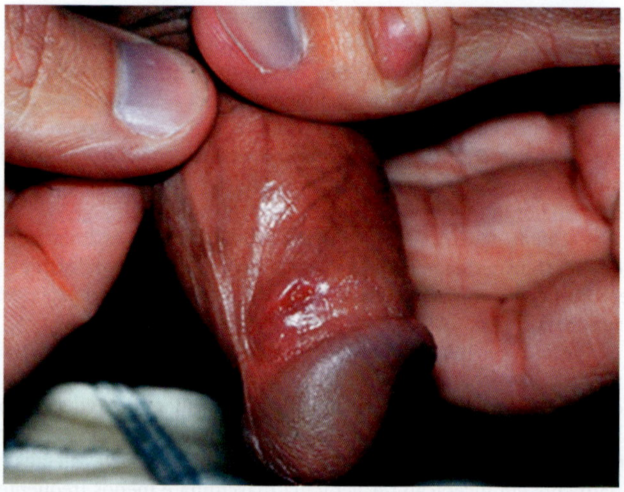

■ **Figura 65.1** Lesão ulcerada – forma inicial.

Estágio secundário

É caracterizado pela linfangite aguda, condição na qual linfonodos aumentados em volume e dolorosos, conhecidos como bubões, podem ser observados, determinando a chamada síndrome inguinal.[18]

Essa fase se inicia entre 2 e 6 semanas após o aparecimento da lesão primária. Dependendo do local de inoculação, LGV pode causar síndrome inguinal (após lesão primária da vulva anterior, pênis ou uretra) ou síndrome anorretal (geralmente após lesão primária da vulva posterior, vagina ou ânus). A síndrome inguinal apresenta inflamação dolorosa dos linfonodos inguinais (superficiais e profundos) e ocorre principalmente nos homens (ocorre em apenas 20% das mulheres com LGV). É a manifestação clínica mais comum de LGV genital entre heterossexuais. Em dois terços dos casos, isso produz aumento unilateral, inflamação (Figuras 65.2 e 65.3) supuração e abscessos. O processo da doença pode envolver um ou vários linfonodos e, se adjacentes um ao outro, eles podem se unir. As áreas centrais desses linfonodos podem então sofrer necrose. Linfonodos flutuantes e supurativos então se desenvolvem, causando o "bubão" clássico da LGV[23] (Figura 65.4).

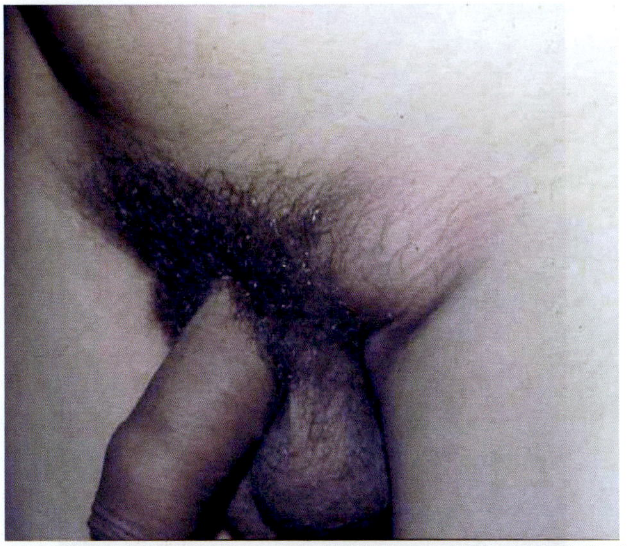

■ **Figura 65.2** Adenopatia inguinal inflamatória.

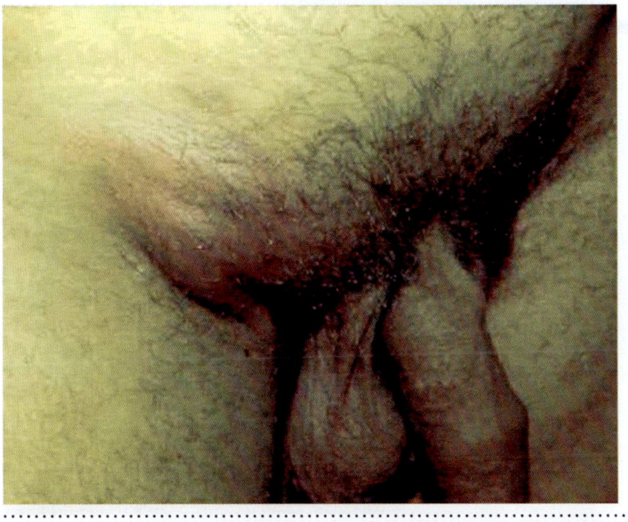

■ **Figura 65.3** Adenopatia inguinal inflamatória.

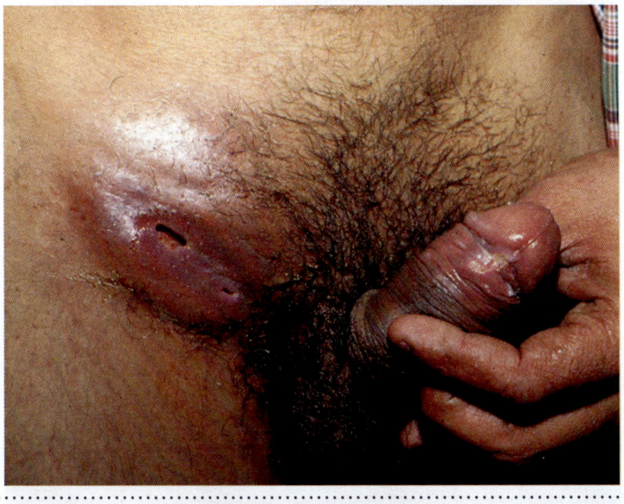

■ **Figura 65.4** Adenopatia clássica com fistulização.

Quando ambos os linfonodos, inguinais e femorais estão envolvidos, eles podem ser separados pelo ligamento inguinal de Poupart, correspondendo ao *sinal do sulco de Greenblatt* ou *sinal de Groove*. Esse sinal é patognomônico do LGV, porém ocorre somente entre 15% e 20% dos casos[35] (Figura 65.5).

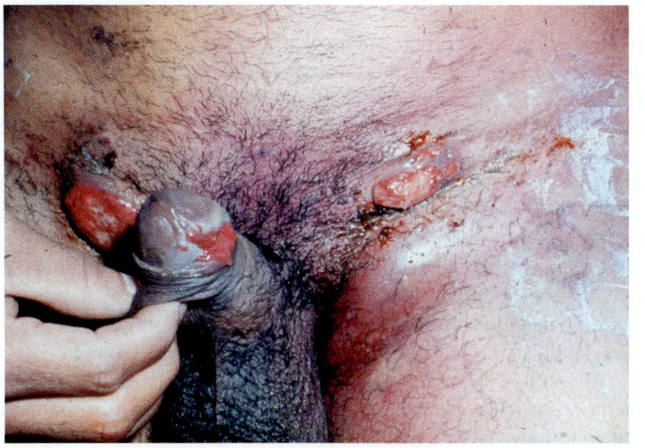

■ **Figura 65.5** Adenopatia inguinal bilateral com fistulização na presença de lesão primária em paciente HIV positivo e com sinal de Groove.

Este estágio pode estar associado à febre, artralgias e mal-estar geral.[27] Esta fase pode ser complicada por disseminação da doença, produzindo síndromes raras, que incluem envolvimento cardíaco, hepatite, pneumonite, conjuntivite, cervicite, salpingite e excepcionalmente meningoencefalite e meningite asséptica.[35] Entretanto, parece ser mais comum que o LGV se manifeste como proctocolite aguda após relações sexuais anais (síndrome anorretal).

A maioria dos pacientes com LGV se recupera sem sequelas, após o estágio secundário. A imunidade do hospedeiro é capaz de limitar a multiplicação da clamídia, mas não elimina a bactéria do organismo humano, determinando um estágio de latência microbiana.[36] Uma minoria de pacientes experimentará uma resposta inflamatória crônica e progressiva que conduzirá à ulceração, aderências e retrações, ou fístulas, as quais podem lembrar a doença inflamatória intestinal idiopática.

O alvo primário da infecção pela *Chlamydia trachomatis* é o tecido linfoide da área genital e do trato urogenital inferior, determinando tipicamente sintomas perineais.[37] O dano tecidual é mediado por mecanismos imunes. O mecanismo pelo qual as clamídias penetram no hospedeiro é ainda desconhecido, porém pode envolver pequenas abrasões na epiderme ou mucosa dos genitais e do trato urogenital. Após a inoculação, as clamídias seletivamente invadem os macrófagos e neles se multiplicam, sendo então via intracelular carreada através dos vasos linfáticos ao linfonodo regional e linfonodos sistêmicos.[18]

A cadeia linfonodal especificamente acometida no LGV é relacionada com o local da infecção primária. As infecções primárias no pênis, uretra anterior, vulva e ânus podem estar associadas com bubões inguinais. Por outro lado, a infecção primária da uretra posterior, vagina, colo do útero ou do reto pode provovar o acometimento dos linfonodos perirretais ou dos linfonodos inguinais profundos, os quais não são acessíveis à palpação durante o exame físico. O acometimento destes linfonodos levará a dor pélvica e dolorimento no abdome inferior. Cinco a 21 dias após a infecção linfonodal, estas estruturas edemaciam e tornam-se massas dolorosas (bubões inguinais).[18] A linfadenopatia é bilateral em cerca de um terço dos pacientes.[18] Nas mulheres, os linfáticos ilíacos internos e externos e os linfáticos sacrais (isto é, os linfáticos que drenam o colo do útero, o útero e o reto) são particularmente acometidos pela infecção. Isso pode resultar em linfedema da vulva e do períneo. A síndrome inguinal aguda pode também incluir ulcerações genitais e apresentar-se com sintomas constitucionais inespecíficos.[18]

A inoculação extragenital pode determinar linfadenopatia fora da área inguinal.[25] Por exemplo, adenopatia cervical decorrente do LGV inoculado durante o sexo oral e em técnicos de laboratório que desenvolvem pneumonite por inalação acidental de cepas de *Chlamydia trachomatis* causadoras do LGV, nos quais ocorreu adenopatia mediastinal e supraclavicular.[25] A inoculação ocular pode determinar conjuntivite folicular, frequentemente acompanhada de linfadenopatia pré-auricular. Muitos destes pacientes sentem-se sistemicamente adoentados, com febre, mialgia e cefaleia.[25]

Homens homossexuais e mulheres após intercurso sexual anal podem desenvolver proctite hemorrágica ou proctocolite nos estágios agudos do LGV.[18] Os sintomas primários são o prurido anal, secreção retal mucoide e dolorimento localizado.[18] Então, a seguir, a marca clínica do LGV anorretal é revelada: a secreção retal muco purulenta. No exame retal por toque digital pode-se encontrar um estreitamento doloroso na divisa anorretal. Sob exame endoscópico (proctoscopia) a mucosa retal se encontra inflamada, com enantema, friável e ulcerada.[18] O processo inflamatório pode ser localizado em um segmento ou ocorrer concomitantemente em vários níveis diferentes do ânus e do reto, mas em geral, confinada aos 10 cm distais do reto.[18,25] Raramente acomete além do colo sigmoide.[18] A proctite pode gerar ou diarreia ou obstipação, sendo que na clássica proctite o tenesmo é notado.

Apesar da extensa resposta inflamatória, a síndrome anorretal raramente se associa com sintomas constitucionais ou com linfadenopatia inguinal. Entretanto, a necrose tecidual pode determinar a formação de abscessos, dentro dos tecidos linfoides do intestino; estes podem coalescer e então romper no lúmen intestinal, produzindo ulcerações aftoides ou longitudinais ou serpiginosas.[18] A inflamação pode alcançar linfonodos adjacentes e em conjunto o processo pode progredir formando lojas, fístulas e tratos fistulosos.[18] Em função do aspecto inespecífico destas lesões, o diagnóstico e a terapêutica pode ser um desafio ao clínico, havendo ainda na literatura um considerável debate a respeito do envolvimento etiológico da clamídia na doença de Crohn e na colite ulcerativa. Sem a administração de um tratamento específico, a mucosa retal torna-se ulcerada e destruída pela inflamação transmural, ocorrendo obstrução dos linfáticos de drenagem (linforroidas), com a formação de uma constrição inflamatória e fibrótica.[18] Numerosas aderências também se formam e fixam a parte inferior do sigmoide e do reto à parede da pelve e órgãos circunjacentes. Quando o LGV retal atinge esse estágio, a terapia farmacológica tem valor limitado e pode ser necessária a abordagem cirúrgica.[18,38]

Estágio terciário

O estágio terciário refere-se às complicações tardias que acometem o reto e a genitália, incluindo a elefantíase. Esse estágio se manifesta predominantemente em mulheres, mas também em homens homossexuais, considerando a localização dos linfáticos envolvidos. Essas complicações no sexo masculino são mais raras.

O quadro resulta em estenoses e fístulas que podem causar elefantíase dos órgãos genitais, estiomene (quadro ulcerativo crônico da vulva, levando a fibrose e cicatrização) e síndrome da pelve congelada.[39-40] O edema e a distorção do pénis e escroto foram denominados "chifre de carneiro" ou "pênis de saxofone"[41] (Figura 65.6). A proctite do LGV pode levar não apenas a estenose retal, mas também ao desenvolvimento de mega-cólon.[42]

A elefantíase do pênis e do escroto caracterizada por lesões infiltradas, ulceradas e fistulizadas, determinando uma tonalidade violácea à pele, que se torna rugosa e espessada, ocorre em cerca de 4% dos casos de LGV masculinos. A evolução, desde a infecção inicial pelo LGV até resultar na elefantíase, pode demorar de 1 a 20 anos.

No genital masculino, a elefantíase pode acometer apenas o prepúcio (Figura 65.7), o corpo do pênis e o escroto separadamente ou toda a genitália externa. Os tecidos genitais tornam-se de consistência lenhosa e frequentemente deformados, e a superfície se torna verrucosa em função das pápulas linfangiectásicas. O escroto pode atingir dimensão gigantesca.

Nas mulheres, a linfangite progressiva e crônica e a adenite pélvica e inguinal pode determinar edema crônico, fibrose esclerosante do tecido celular subcutâneo e ulceração genital crônica, denominadas estiomene. A estiomene envolve os lábios genitais, a vulva e o clitóris produzindo desde mera tumefação dos lábios genitais até a evolução para grandes massas de tecido hipertrofiado, pedunculado e multilobulado, que obstrui o orifício vulvar (Figura 65.8). O edema pode se estender do clitóris ao ânus, tornando a superfície da genitália e do períneo passível de ulceração, com úlceras grandes e superficiais ou perfurantes, pelo comprometimento do suprimento vascular. A elefantíase genital tanto no homem como na mulher é frequentemente associada com complicações anorretais, incluindo fístulas e constrições.

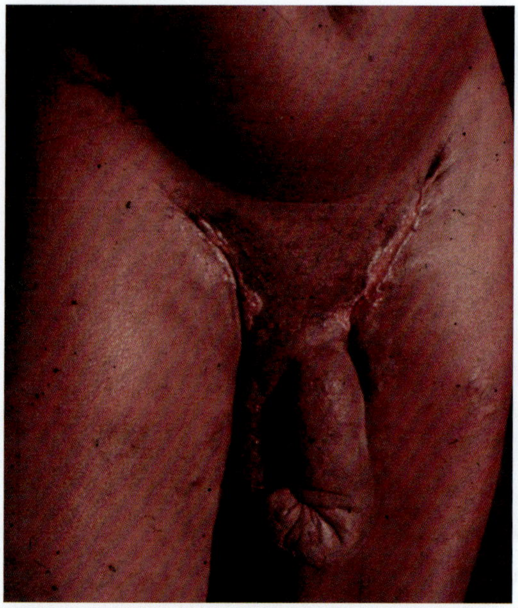

■ **Figura 65.6** Pênis em chifre de carneiro

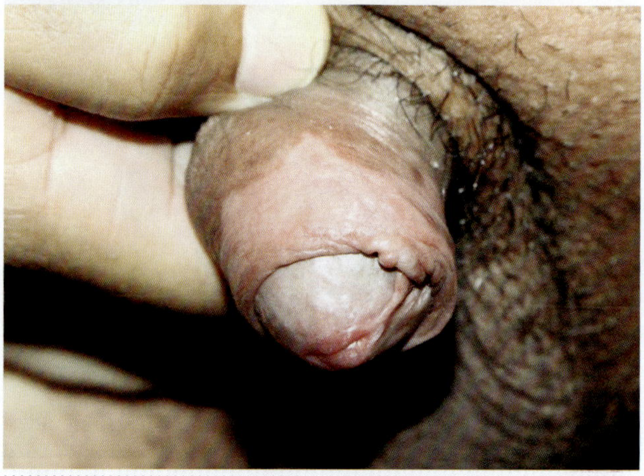

■ **Figura 65.7** Elefantíase de prepúcio.

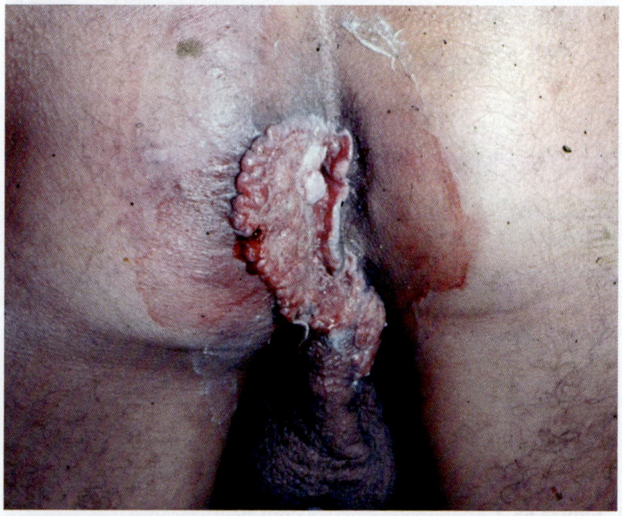

■ **Figura 65.8** Massas de tecido hipertrofiado, pedunculado e multilobulado em homossexual.

As possíveis causas de elefantíase genital encontram-se listadas no Quadro 65.1 e a variada nomenclatura da elefantíase genital se encontra no Quadro 65.2.

Quadro 65.1 Causas possíveis de elefantíase genital.

Causas infecciosas	Causas não infecciosas
Doenças sexualmente transmissíveis	**Adquiridas**
1. Linfogranuloma venéreo 2. Donovanose 3. Sífilis 4. Infecção por *Chlamydia trachomatis* (sorotipos não do LGV)	1. Infiltração por malignidade: dos linfonodos ou obstrução metastática, como nos linfomas e leucemia linfocítica crônica 2. Iatrogênico: linfadenectomia ou irradiação 3. Doenças dermatológicas: líquen simples crônico e hidradenite supurativa 4. Linfangite granulomatosa (doença de Crohn) 5. Obstrução mecânica autoinduzida ou fibrose retroperitoneal
Doenças ou infestações não sexualmente transmissíveis	**Congênitas**
1. Filariose 2. Tuberculose (escrofuloderma e lúpus vulgar) 3. Celulite/erisipela (estreptocócica) 4. Furunculose 5. Esquistossomose 6. Tripanossomíase africana	1. Linfangioma circunscrito 2. Linfedema hereditário congênito (doença de Milroy e doença de Meige) 3. Linfedema congênito não hereditário

Fonte: Adaptado de Gupta S, Ajith C, Kanwar AJ, Sehgal VN, Kumar B, Mete U. Genital elephantiasis and sexually transmitted infections – revisited. Int J STD AIDS. 2006;17(3):157-65.

Quadro 65.2 Nomenclaturas da elefantíase genital.

Terminologia	Definição	Etiologia
Estiomene (do grego *corroer*)	Elefantíase da genitália feminina com ulceração	Geralmente vista no LGV, mas também relatada na tuberculose genital
Pênis em saxofone	Pênis alargado com duas curvaturas características: (uma ventral), próxima a base do pênis e outra (dorsal) próxima ao anel do prepúcio, dando um aspecto de saxofone	Geralmente no LGV, mas não característico dele
Pênis em chifre de carneiro	Pênis aumentado com uma curvatura típica similar a um chifre de carneiro	Geralmente visto no LGV
Pseudoelefantíase	Aumento da genitália externa em função da compressão externa dos linfáticos, sem invasão ou inflamação dos mesmos	Donovanose
Elefantíase verrucosa nostra	Crises recorrentes de inflamação da área genital envolvida por reação erisipela-símile determinando superfície verrucosa na pele	Geralmente secundária a elefantíase por filariose nas pernas, mas ocasionalmente descrita na elefantíase genital
Elefantíase genital não tropical	Elefantíase genital decorrente de causas não relacionadas à filariose	Outras etiologias, exceto a *Wuchereria bancrofti*

Fonte: Adaptado de Gupta S, Ajith C, Kanwar AJ, Sehgal VN, Kumar B, Mete U. Genital elephantiasis and sexually transmitted infections – revisited. Int J STD AIDS. 2006;17(3):157-65.

Quadro 65.3 Principais doenças sexualmente transmissíveis que podem ocorrer com quadro inicial de proctite (deve-se ressaltar que podem ocorrer concomitantemente).

Micro-organismo/doença	Sinais e sintomas mais comuns	Investigação
Gonorreia	Geralmente assintomática. Prurido anal, obstipação intestinal, secreção anal mucopurulenta, com ou sem sangramento, dor retal e tenesmo	Cultura (padrão-ouro). Teste de Ampliação do Ácido Nucleico (NAAT) (ainda não validado; se positivo confirmar com cultura)
Infecção por *Chlamydia* (sorotipos outros que os do LGV)	Geralmente assintomática. Presença às vezes de prurido anal, secreção mucoide e dor perianal	Teste de Ampliação do Ácido Nucleico (NAAT) (ainda não validado)
LGV	Sintomas sistêmicos como febre e mal-estar. Secreção anal com sangue e pus. Dor intensa, tenesmo e obstipação intestinal. Os sintomas podem ser confundidos com doença inflamatória intestinal	Teste de Ampliação do Ácido Nucleico (NAAT) para *Chlamydia*: se positivo solicitar ao laboratório para tipificar o sorotipo
Sífilis	Sífilis primária: os cancros anorretais em geral são assintomáticos, mas pode haver dor, prurido, sangramento, secreção anal e tenesmo. Sífilis secundária: placas mucosas e pequenas úlceras. Presença do condiloma lata perianal, podendo haver exantema, febre e linfadenopatia	Microscopia de campo escuro se a ulceração estiver presente. Solicitar testes sorológicos para sífilis
Infecção pelo herpes vírus simples	Lesões vesiculares, dor intensa, tenesmo, secreção anal, sintomas de viremia como febre e linfadenopatia	Cultura para o vírus ou PCR

LGV, linfogranuloma venéreo; NAAT, Teste de Ampliação do Ácido Nucleico; PCR, reação em cadeia da polimerase.

Fonte: Adaptado de Hamlyn E, Taylor C. Sexually transmited proctitis. Postgrad Med J 2006;82:733-6.

DIAGNÓSTICO DIFERENCIAL

O diagnóstico diferencial do LGV inclui outras doenças sexualmente transmissíveis, tais como a sífilis, o cancroide, a proctite gonocócia, a disenteria amebiana, a doença de Crohn, a retocolite ulcerativa e o carcinoma anal.[18,43] Não há característica histopatológica patognomônica nas lesões do LGV.[18] Aumento dos leucócitos na secreção retal submetida à coloração de Gram ocorre mesmo nos indivíduos assintomáticos.[18] Nos pacientes portadores do vírus HIV o diagnóstico diferencial deve levar em consideração doenças como a infecção pelo *Herpes simplex*, linfoma, infecção pelo citomegalovírus, a tuberculose, a histoplasmose, entre outras.[18]

O LGV que se manifesta como linfadenopatia inguinal pode ser distinguido do herpes genital pela presença de múltiplas ulcerações dolorosas no local da infecção primária pelo herpes e pelos linfonodos no LGV, uma vez que no herpes frequentemente a linfadenopatia é bilateral e não o é no LGV.[18]

De la Monte e Hutchins[44] revisaram as características clínicas e patológicas de 28 pacientes com diagnóstico clínico de LGV, a fim de determinar se alguma destas características poderia auxiliar na distinção entre o LGV e a doença de Crohn. Os resultados demonstraram que embora muitas dos achados patológicos intestinais de pacientes com LGV e colite de Crohn fossem similares, o LGV é mais limitado ao reto, enquanto a doença de Crohn apresenta-se em qualquer segmento do trato gastrointestinal. Além disso, a biópsia retal na doença de Crohn demonstra tipicamente uma inflamação submucosa considerável em face de uma membrana mucosa intacta, na qual o epitélio e as células globosas encontram-se intactas. Desta forma o LGV pode ser confundido com a doença de Crohn anorretal isolada ou com a retocolite ulcerativa, embora o seu diagnóstico possa ser firmado em bases clínicas, endoscópicas e histopatológicas.[18] No Quadro 65.3 podemos observar as doenças sexualmente transmissíveis que podem se apresentar com quadro de proctite.

O diagnóstico diferencial entre o LGV e a donovanose é estabelecido em bases muitas vezes primariamente clínicas, porém em áreas geográficas onde estas doenças são endêmicas e não há muitas facilidades no diagnóstico laboratorial há considerável dificuldade para estabelecê-lo. Para tanto o Quadro 65.4 demonstra algumas características destas doenças que podem auxiliar o diagnóstico diferencial da elefantíase determinada por ambas.

A presença de linfadenopatia unilateral inguinal ou femoral deve orientar a uma procura cuidadosa por lesões sépticas da perna ou do pé. Formação crônica de fístulas na região inguinal pode ser em função da tuberculose da coluna lombar e a praga bubônica, especialmente no contexto de indivíduos agudamente pacientes com linfadenopatia inguinal em áreas endêmicas. Linfadenopatia generalizada tem um amplo diagnóstico diferencial, incluindo infecção pelo HIV e linfomas, e deve impelir ao exame cuidadoso com a palpação do pescoço, axilas e regiões epitrocleares.

DIAGNÓSTICO LABORATORIAL

No passado, o LGV era diagnosticado com o auxílio da intradermoreação de Frei, um teste de hipersensibilidade tardia aos antígenos da *Chlamydia trachomatis*, similar ao teste intradérmico com a tuberculina.[25] Este teste intradérmico não é tão sensível quanto ao exame sorológico, e provavelmente resultou em muitos exames falso-positivos (baixa especificidade) em função das infecções genitais pelos sorotipos D a K.[25] O teste intradérmico de Frei não se encontra mais disponível comercialmente.[25]

As técnicas modernas agora contam com testes de amplificação de ácidos nucleicos (NAATs) em laboratórios bem equipados. Os ensaios têm alta sensibilidade e especificidade. *C. trachomatis* é um organismo intracelular, então as amostras devem conter material celular. Para a detecção dos sorotipos de clamídias do LGV, podem ser utilizadas diferentes materiais obtidos por: 1) *swab* de lesão primária anogenital (exsudato de úlcera), 2) esfregaço de mucosa retal (quando se suspeita de LGV anorretal) ou 3) aspirado do bubão (quando o LGV inguinal é suspeita).[39-40]

Após a desinfecção tópica, uma agulha de calibre 21 deve ser inserida no linfonodo através de tecido adjacente saudável e o material aspirado. A amostra de urina uretral ou de urina de primeira captura pode ser usada como amostra quando a uretrite e/ou a linfadenopatia inguinal está presente e o LGV é suspeito como causa. A amostra de urina geralmente mostra resultados de PCR negativos em caso de manifestação anorretral do LGV.[28]

Normalmente, o procedimento é realizado em duas etapas. O primeiro passo inclui o teste de amplificação de ácidos nucleicos (o teste apenas confirma a presença de *C. trachomatis*, e não permite a identificação do sorotipo). O teste de amplificação de ácidos nucleicos não é utilizado para testar amostras de lesões extragenitais, mas estudos com os mesmos tem demonstrado alta sensibilidade e especificidade em infecções clamidianas rectais.[39,40,45,46] O segundo passo é realizado apenas se o primeiro teste da etapa detectar *C. trachomatis* na amostra. O teste de diagnóstico da segunda etapa é o teste de amplificação de ácidos nucleicos DNA específico para sorotipo de LGV a partir da mesma amostra utilizada no teste da primeira etapa.[23]

Para pacientes com doença genital, esfregaços de lesões e aspirado de bubão podem ser testados para *C. trachomatis* também por: 1) cultura ou 2) imunofluorescência direta. Nem sempre é possível cultivar o organismo. A cultura no estágio primário geralmente não é possível porque a lesão primária geralmente passa desapercebida. A cultura em células McCoy tratadas com ciclohexamida tem uma sensibilidade de 75% a 85%, na melhor das hipóteses, quando a amostra é de lesões suspeitas de LGV e menor para material obtido de aspiração de bubão.[28,30]

Sorologia

O teste sorológico da fixação do complemento (FC) foi utilizado durante muitos anos para diagnosticar infecções pela *Chlamydia* spp.[25]

Quadro 65.4 Elefantíase genital: características de distinção entre o LGV e a donovanose.

Características	Linfogranuloma venéreo	Donovanose
Ulceração genital precedendo a elefantíase	Geralmente ausente; úlcera genital no LGV é transitória, frequentemente passa despercebida	Geralmente presente
Bubão inguinal	Geralmente presente	Geralmente presente
Sexo	Acomete tanto homens como mulheres, entretanto acomete mais mulheres	Acomete principalmente mulheres, embora casos ocasionais em homens sejam relatados
Pápulas linfangiectásicas	Geralmente presente – em função da dilatação dos linfáticos	Geralmente ausentes
Sintomas constitucionais	Frequentemente presentes	Ausentes
Fístula anorretal, constrição retal, secreção retal, fístulas inguinais e cicatrizes	Podem estar presentes	Ausentes

Fonte: Adaptado de Gupta S, Ajith C, Kanwar AJ, Sehgal VN, Kumar B, Mete U. Genital elephantiasis and sexually transmitted infections – revisited. Int J STD AIDS. 2006;17(3):157-65.

O teste é gênero-específico e assim não distingue entre as espécies de clamídia, tais como *Chlamydia trachomatis, Chlamydia psittaci* e ao patógeno respiratório comum *Chlamydia pneumoniae.*[25] Por sua natureza invasiva, o LGV determina títulos de anticorpos no soro mais altos do que as infecções genitais não complicadas pela *Chlamydia trachomatis* dos sorotipos D-K.[25] Um título de FC > 1:256 fortemente sugere o diagnóstico, enquanto um título < 1:32 praticamente o exclui, exceto nas fases muito iniciais da doença.[25] Além disso, um aumento de 4 vezes no título de fixação do complemento de amostras de sangue tomadas com 2 semanas de intervalo é indicativo da doença.[22]

O teste da microimunofluorescência (MIF) pode ser capaz de distinguir infecções por diferentes espécies de clamídias, porém não tem sido utilizado na rotina comercial, desde que requer um microscópio de fluorescência e um técnico treinado e habilidoso na técnica. Pode detectar anticorpos da classe IgM e IgG, espécie-específicos. Uma MIF com título de IgG > 1:128 fortemente sugere o diagnóstico de LGV, embora infecções genitais invasivas com a *Chlamydia trachomatis* dos sorotipos D-K (como, por exemplo, a doença inflamatória pélvica) possa também elevar os títulos de anticorpos anticlamídia na MIF para níveis também altos.[25,28,47-48]

Desta forma, a maioria dos exames sorológicos não distingue a infecção causada pelos diferentes sorotipos da *Chlamydia trachomatis.*[25]

A presença de leucócitos polimorfonucleares a partir de esfregaços retais é preditiva da proctite do LGV, especialmente em homens que fazem sexo com homens HIV-positivos. Em um estudo com 87 homens que fazem sexo com homens com LGV confirmado e HIV positivos, a maioria das amostras (esfregaços anorretais com coloração de Gram) apresentavam mais de 10 leucócitos por campo.[28,45]

A histologia do linfonodo não é específica podendo apresentar hiperplasia folicular, abscessos, criptites e abscessos de cripta sem destruição da arquitetura da cripta.[26,46]

TRATAMENTO

A terapêutica atualmente recomendada para o LGV é a doxiciclina na dose de 100 mg, por via oral, 2 vezes ao dia, por 21 dias.[28,49-52] Também pode ser utilizada a azitromicina, na dose de 500 mg, 2 comprimidos por via oral, 1 vez por semana, por 3 semanas ou a eritromicina 500 mg de 6/6 horas, por via oral por 21 dias.[50-52] O prolongamento da terapia pode ser necessário até a resolução da sintomatologia. A antibioticoterapia não tem efeito expressivo na duração da linfadenopatia inguinal e também não reverte sequelas como a estenose retal ou elefantíase genital.[49]

À semelhança do cancro mole, as adenomegalias com flutuação devem também ser aspiradas por agulha grossa através da pele sã, acima do bubão, e nunca submetida à incisão cirúrgica, pois esta abordagem pode dar origem a trajetos fistulosos contínuos. As fístulas e estenoses têm indicação cirúrgica. Os pacientes com infecção pelo HIV podem necessitar de terapêutica mais prolongada e devem ser reavaliados até a resolução dos sinais e sintomas.

Devem ser examinados e tratados os parceiros com os quais houve contacto sexual nos 30 dias que antecederam o aparecimento dos sintomas. Se o parceiro(a) for sintomático(a), o tratamento deve ser realizado com os mesmos medicamentos do caso-índice. Se o parceiro(a) for assintomático(a), recomenda-se a utilização de azitromicina 500 mg, 2 comprimidos, via oral, em dose única ou, doxiciclina 100 mg, 1 comprimido de 12/12 horas por 7 dias.

Referências bibliográficas

1. J van Haal S, Hillman R, Stark, Marriott D. Lymphogranuloma venereum: an emerging anorectal disease in Australia. MJA 2007;187(5):309-10.
2. Herring A, Richens J. Lymphogranuloma venereum. Sex Transm Inf 2006;82:23-5.
3. Beigi RH. Lymphogranuloma venereum. In: Beigi RH, editor. Sexually Transmitted Diseases. West Sussex, UK: John Wiley & Sons, LTD; 2012. p.49-52.
4. Aggarwal K, Jain VK, Brahma D. Inguinal syndrome with penoscrotal elephantiasis. Indian J Dermatol Venereol Leprol. 2002;68(6):369-70.
5. Ward H, Alexander S, Carder C et al. The prevalence of Lymphogranuloma venereum infection in men who have sex with men: results of a multi-centre case finding study. Sex Transm Infect. 2009;85(3):173-175.
6. Hughes G, Alexander S, Simms I et al. LGV incident Group Lymphogranuloma venereum diagnoses among men who have sex with men in the UK: interpreting a cross-sectional study using an epidemic phase-specific framework. Sex Transm Infect. 2013;89(7):542-547.
7. De Vries HJ, van der Bij AK, Fennema JS et al. Lymphogranuloma venereum proctitis in men who have sex with men is associated with anal enema use and high-risk behavior. Sex Transm Dis. 2008;35(2):203-208.
8. Savage EJ, van de Laar MJ, Gallay A et al. European Surveillance of Sexually Transmitted Infections network Lymphogranuloma venereum in Europe, 2003-2008. Euro Surveill. 2009;14(48):19492-8.
9. Behets FM, Andriamiadana J, Randrianasolo D et al. Chancroid, primary syphilis, genital herpes, and lymphogranuloma venereum in Antananarivo, Madagascar. J Infect Dis. 1999;180(4):1382-1385.
10. Brathwaite AR, Figueroa JP, Ward E. A comparison of prevalence rates of genital ulcers among persons attending a sexually transmitted disease clinic in Jamaica. West Indian Med J. 1997;46(3):67-71.
11. Vargas-Leguas H, Garcia de Olalla P, Arando M et al. Lymphogranuloma venereum: a hidden emerging problem, Barcelona 2011. Euro Surveill. 2012;17(2):20057.
12. Korhonen S, Hiltunen-Back E, Puolakkainen M. Genotyping of Chlamydia trachomatis in rectal and pharyngeal specimens: identification of LGV genotypes in Finland. Sex Transm Infect. 2012;88:465-469.
13. Vanousova D, Zakoucka H, Jilich D et al. First detection of Chlamydia trachomatis LGV biovar in the Czech Republic, 2010-2011. Euro Surveill. 2012;17(2):20055.
14. Peuchant O, Baldit C, Le Roy C et al. First case of Chlamydia trachomatis L2b proctitis in a woman. Clin Microbiol Infect. 2011;17(12):21-23.
15. De Vries HJ, Zingoni A, Kreuter A et al. 2013 European guideline on the management of lymphogranuloma venereum. J Eur Acad Dermatol Venereol. 2015;29(1):1-6.
16. Schachter J. Confirming positive results of nucleic acid amplification tests for Chlamydia trachomatis: all NAATs are not created equal. J Clin Microbiol. 2005;43(3):1372-1373.
17. Basta-Juzbasic A, Ceovic R. Chancroid, lymphogranuloma venereum, granuloma inguinale, genital herpes simplex infection and molluscum contagiosum. Clin Dermatol. 2014;32(2):290-298.
18. Ahdoot A, Kotler DP, Suh JS, Kutler C, Flamholz R. Lymphogranuloma venereum in human immunodeficiency virus-infected individuals in New York City. J Clin Gastroenterol. 2006;40(5):385-90.
19. Perine PL. Lymphogranuloma venereum. In: Hoeprich P, Jordan MC, Ronald AR. Infectious Diseases: A Treatise of Infectious Processes. 5th ed. Philadelphia, PA: JB Lippincott; 2001. p.653-63.
20. Kornblith BA. Observations on Lymphogranuloma venereum. Surg Gynecol Obstet. 1936;63:99-109.
21. Quinn TC, Goodell SE, Mkrtichian E et al. Chlamydia trachomatis proctitis. N Engl J Med. 1981;305:195-200.
22. Taraktchoglou M, Pacey AA, Turnbull JE et al. Infectivity of Chlamydia trachomatis serovar LGV but not E is dependent on host cell heparansulfate. Infect Immun. 2001;69(2):968-976.
23. Ceovic R, Gulin SJ. Lymphogranuloma venereum: diagnostic and treatment challenges. Infect Drug Resist. 2015;8:39-47.
24. Chen JC, Stephens RS. Trachoma and LGV biovars of Chlamydia trachomatis share the same glycosaminoglycan-dependent mechanism for infection of eukaryotic cells. Mol Microbiol. 1994;11(3):501-507.
25. Mabey D, Peeling RW. Lymphogranuloma venereum. Sex Transm Infect. 2002;78(2):90-92.
26. Jebbari H, Alexander S, Ward H et al. UK LGV Incident Group Update on lymphogranuloma venereum in the UK. Sex Transm Infect. 2007;83(4):324-326.
27. Da Costa JB, Domingues D, Castro R, Exposto F. Genital ulcers caused by sexually transmitted diseases: current therapies, diagnosis and their relevance in HIV pandemy. Acta Med Port. 2006;19(4):335-42.
28. White J, O'Farrel N, Daniels D et al. British Association for Sexual Health and HIV 2013 UK National Guideline for the management of lymphogranuloma venereum: Clinical Effectiveness Group of the British Association for Sexual Health and HIV (CEG/BASHH) guideline development group. Int STD AIDS. 2013;24(8): 593-601.
29. De Vrieza NH, de Vries HJ. Lymphogranuloma venereum among men who have sex with men. An epidemiological and clinical review. Expert Rev Anti Infect Ther. 2014;12(6):697-704.
30. Stamm WE. Lymphogranuloma venereum. In: Holmes KK, Sparling PF, Stamm WE, Piot P, Wasserheit JN et al. editors. Sexually Transmitted Diseases. 4 th ed. New York, NY: McGraw-Hill; 2008. p.595-605.

31. Sethi G, Allason-Jones E, Richens J et al. Lymphogranuloma venereum presenting as genital ulceration and inguinal syndrome in men who have sex with men in London. Sex Transm Infect. 2009;85(3):165-170.
32. Singhrao T, Higham E, French P. Lymphogranuloma venereum presenting as perianal ulceration: an emerging clinical presentation? Sex Transm Infect. 2011; 87(2):123-124.
33. Dosekun O, Edmonds S, Stockwell S et al. Lymphogranuloma venereum detected from pharynx in four London men who have sex with men. Int J STD AIDS. 2013;24(6):495-496.
34. Andrada MT, Dhar JK, Wilde H. Oral Lymphogranuloma venereum and cervical lymphadenopaty. Mil Med.1974;139(2):99-101.
35. Roest RW, van der Meijden WI. European guideline for the management of tropical genito-ulcerative diseases. Int J STD AIDS. 2001;12(3):78-83.
36. Cohen CR, Koochesfahani KM, Meier AS et al. Immunoepidemiologic profile of Chlamydia trachomatis infection: importance of heat-shock protein 60 and interferon-gamma. J Infect Dis. 2005;192:591-9.
37. Schachter J, Osoba AO. Lymphogranuloma venereum. Br Med Bull. 1983;39:151-4.
38. O'Byrne PRN, MacPherson P, DeLaplante S et al. Approach to lymphogranuloma venereum. Can Fam Physician. 2016;62(7):554-558.
39. Van der Bij AK, Spaargaren J, Morré SA et al. Diagnostic and clinical implications of anorectal lymphogranuloma venereum in men who have sex with men: a retrospective case-control study. Clin Infect Dis. 2006;42(2):186-194.
40. De Vries HJ, Zingoni A, White JA et al. 2013 European guideline on the management of proctitis, proctocolitis and enteritis caused by sexually transmissible pathogens. Int J STD AIDS. 2013;25(7):465-474.
41. Koley S, Mandal RK. Saxophone penis after unilateral inguinal bubo of lymphogranuloma venereum. Indian J Sex Transm Dis. 2013;34(2):149-152.
42. Pinsk I, Saloojee N, Friedlich M. Lymphogranuloma venereum as a cause of rectal stricture. Can J Surg, 2007;50(6): 31-32.
43. Tinmouth J, Rachlis A, Wesson T et al. Lymphogranuloma venereum in North America: case reports and an update for gastroenterologists. Clin Gastroenterol Hepatol. 2006;4:469-473.
44. de la Monte SM, Hutchins GM. Follicular proctocolitis and neuromatous hyperplasia with lymphogranuloma venereum. Hum Pathol. 1985;16(10):1025-32.
45. Morton N, Fairley CK, Zaia AM et al. Anorectal lymphogranuloma venereum in a Melbourne man. Sex Health. 2006;3(3):189-190.
46. Bachmann LH, Johnson RE, Cheng H et al. Nucleic acid amplification tests for diagnosis of Neisseria gonorrhoeae and Chlamydia trachomatis rectal infections. J Clin Microbiol. 2010;48(5):1827-1832.
47. Centers for Disease Control and Prevention 2010 Sexually transmitted diseases treatment guidelines. MMWR Morb Mortal Wkly Rep. 2010;59(RR-12):1-10.
48. Bauwens JE, Orlander H, Gomez MP et al. Epidemic lymphogranuloma venereum during epidemics of crack cocaine use and HIV infection in the Bahams. Sex Transm Dis. 2002;29(5):255-258.
49. Protocolo Clínico e Diretrizes Terapêuticas (PCDT).Atenção Integral às Pessoas com Infecções Sexualmente Transmissiveis. Ministério da Saude, 2015.
50. Canadian guidelines on sexually transmitted infections. Section 5- management and treatment of specific infections. Lymphogranuloma venereum. Public Health Agency of Canada; 2013. Available from: www.phac-aspc.gc.ca/std-mts/sti-its/cgstildcits/section-5-9-eng.php.
51. De Vries HJ, Zingoni A, Kreuter A et al. European guideline on the management of lymphogranuloma venereum. J Eur Acad Dermatol Venereol. 2015;29(1):1-6.
52. Centers for Disease Control and Prevention. Sexually Transmitted Diseases treatment guidelines, 2015. MMWR 2015;64(RR-03):1-137.

capítulo 66

Walter Belda Junior

Donovanose

INTRODUÇÃO

A donovanose é uma doença bacteriana crônica, granulomatosa, progressiva e indolente, que acomete a pele e mucosas das regiões genital e perigenital, frequentemente associada à transmissão sexual de baixa infectividade, rara em sua distribuição mundial. A transformação maligna das lesões de donovanose ocorre excepcionalmente, como geralmente é vista em ulcerações de longa duração.[1-3]

HISTÓRICO

Descrita inicialmente por McLeod na cidade de Calcutá na Índia em 1882.[4] A próxima menção sobre o assunto, de que se tem conhecimento, deveu-se a Manson em 1898, que relatou lesões observadas em negros na Índia Oriental e admitiu a existência de casos em outros países tropicais. Manson fez minuciosa descrição clínica e denominou a doença de *granuloma ulcerativo pudenda*. O termo "donovanose" tem origem na descrição do agente etiológico do granuloma inguinal feita em 1905 por Donovan[5] quando trabalhava em um hospital em Madras em que detalhou a presença de inclusões intracelulares em macrófagos após estudo morfológico e tintorial de material extraído de lesões orais de um de seus pacientes, sendo que acreditava corresponderem a um protozoário. Este conceito persistiu por três décadas em função da incapacidade de se realizar culturas do mesmo em diferentes tipos de meios selecionados. Estas inclusões intracelulares receberam o nome de "corpúsculos de Donovan" alguns anos mais tarde. Sua terapêutica inicial começa com o uso de alguma forma de antimônio. Esta droga havia encontrado seu lugar no tratamento do Kalazar (Leishman descreveu os corpúsculos intracelulares nas células do fígado e baço em maio de 1903 e observação semelhante foi feita por Donovan posteriormente). Essa sequência de descobertas explica o termo "corpúsculos de Leishman-Donovan"). Os corpúsculos de Donovan do granuloma inguinal foram então considerados protozoários, análogos aos corpúsculos de Leishman e, portanto, o mesmo tratamento parecia indicado.[6]

Em 1913, Aragão e Viana introduzem o uso do tártaro emético por via endovenosa em sua terapêutica, sendo a primeira medicação eficaz no seu tratamento.[7] McIntosh, em 1926, relata a transmissão da doença em voluntários, por meio de transplante subcutâneo de tecido infectado.[8] Em 1931, Monbreun e Goodpasture tentaram a inoculação em vários animais de laboratório, de material rico em corpúsculos de Donovan, sem obter êxito, porém estabeleceram que o micro-organismo determinante da doença não era um protozoário. Descreveram um bacilo Gram-negativo que cresceu em filtrado de membrana corioalantoide de embrião de galinha, sob formas capsuladas e não capsuladas. Greenblat e colaboradores, em 1939, reproduzem a doença em quatro voluntários utilizando material proveniente de pseudobulbões,[9] porém não conseguiram o crescimento de qualquer organismo em membrana corioalantoide de embrião de pintos. Em 1943, Anderson conseguiu isolar o micro-organismo em saco vitelino de ovos embrionados, demonstrando tratar-se de uma bactéria imóvel, Gram-negativa, encontrada sob formas capsuladas e não capsuladas, que seria capaz de produzir um antígeno que resultava em reações positivas quando injetada de maneira intradérmica em pacientes. Acreditando tratar-se do agente causal da doença, o autor propôs a criação de um novo gênero: *Donovania*, com espécie *granulomatis*. O termo donovanose foi proposto por Marmell e Santora, em 1950, homenageando a Donovan, sendo mundialmente aceito.[10] Em 1987, Jardim, com base em sua casuística de mais de 800 casos, realizou a primeira classificação clínica da doença, a qual é adotada na literatura médica até os dias atuais.[11]

A doença apresenta várias sinonímias, podendo ser encontrada na literatura como doença fagedênica dos genitais, granuloma contagioso, granuloma esclerosante, granuloma infeccioso, granuloma venéreo, quinta doença venérea. Cada uma delas ressaltando um aspecto clínico-epidemiológico da patologia.

Muito do que sabemos sobre a donovanose é derivado de estudos realizados durante o início do século XX, sendo que entre meados das décadas de 1960 e 1990, existem poucos relatos de pesquisa sobre a doença. Porém, a partir de 1990 houve um ressurgimento do interesse nesta incomum e instigante infecção sexualmente transmissível e, muito desse interesse, surgiu da associação entre úlceras genitais e a transmissão do HIV.

ETIOLOGIA

O agente da donovanose é um cocobacilo Gram negativo, aeróbio facultativo, que se cora com maior intensidade nas extremidades que no centro, podendo ser capsulado ou não, intracitoplasmático e imóvel. Na forma de cocos arredondados medem entre 0,02 a 0,2 μm, e na forma bacilar medem de 1 a 2,5 μm de comprimento.[12] Nas lesões, esses micro-organismos são encontrados dentro de macrófagos sob a forma de pequenos corpos ovais denominados corpúsculos de Donovan. São corados com relativa facilidade pelos métodos de Giemsa, Leishman ou Wright. Inicialmente classificado por Aragão e Vianna[7] como *Calymmatobacterium granulomatis*, apresentavam, contudo, muita semelhança com a *Klebsiella* spp., semelhança comprovada pelos estudos de Rake[13] com base no cruzamento sorológico e posteriormente por diferenças ultraestruturais. Carter e colaboradores, em 1999, com base em aspectos moleculares, no qual sequenciou um total de 2.089 pares de bases dos genes 165rRNA e phoE, demonstraram que o *C. granulomatis* apresentava mais de 90% de semelhança com *K.pneumoniae* e *K. rhinoscleromatis*, propondo então a reclassificação do agente para *Klebsiella granulomais com nov.*, que se mantem até o presente.[14,15]

EPIDEMIOLOGIA

Apesar da doença ter sido descrita há mais de um século, ela é frequentemente negligenciada por sua distribuição geográfica e baixa incidência. Portanto não é de surpreender que existam poucos dados publicados sobre sua incidência, mesmo em áreas endêmicas.

A doença é mais comum em negros e em indivíduos com baixas noções de higiene, sendo endêmica em países tropicais e subtropicais como Papua, na Nova Guiné, África do Sul, Índia, Indonésia e Austrália, Caribe, Argentina, Guiana Francesa e Brasil.[16,17] Possivelmente, essa distribuição esteja mais relacionada às condições socioeconômicas e condições de vida promíscua a fatores raciais ou geográficos. Entretanto, em estudo realizado por O'Farrel na África do Sul com a realização de teste rápido para o diagnóstico da donovanose, o mesmo identificou aumento de 312 casos em 1988 para 2.385 casos em 1995, sugerindo que o diagnóstico da doença tem sido subestimado em várias áreas onde a doença é prevalente.[17] Aumentos adicionais foram relatados em 1996 e 1997 com 2.733 e 3.153 casos respectivamente.[18] Não é claro se estes dados refletem um aumento genuíno em prevalência ou um maior índice de suspeita clínica. Em outro estudo realizado por Morrone e colaboradores, os autores sugerem que mesmo em países desenvolvidos, os médicos têm dificuldade em identificar os casos de donovanose por não terem experiência com doenças tropicais, ou por que a doença é tratada e acidentalmente curada pelo uso de antibióticos autoadministrados.[19]

Apesar de se observar uma diminuição mundial dos casos de ISTs bacterianas e um aumento das ISTs virais, há evidências que sugerem a maior prevalência de relações sexuais sem proteção a partir da introdução da terapia antiviral para o HIV, o que aumenta a incidência de ISTs em vários países industrializados e em desenvolvimento.[20] A introdução do diagnóstico e tratamento sindrômico em várias áreas do mundo dificultou ainda mais a avaliação estatística da prevalência das ISTs, fato exemplificado pelas observações de O'Farrel na África do Sul.[21] Tudo isso tem contribuído para que não se conheça a real incidência da doença, contudo, é consenso atualmente na literatura mundial que sua incidência tem apresentado marcada diminuição, podendo ser classificada como uma doença esporádica.

Sua incidência entre os sexos varia nos diversos estudos, porém parece não haver predileção por gênero. Atinge quase exclusivamente adultos na faixa dos 20 aos 40 anos, período de maior atividade sexual, não tendo sido relatado infecção congênita resultante de infecção fetal, porém há relatos de casos em lactentes e recém-nascidos, em geral associados ao contato com adultos infectados, não necessariamente por abuso sexual. Existem poucos casos de transmissão perinatal de donovanose documentados, mas a aparente predileção por estruturas otorrinolaringológicas é digna de nota. Govender e colaboradores,[22] relataram dois casos em que crianças pequenas foram diagnosticadas com donovanose sem histórico de exposição sexual. Uma criança de 8 meses de idade apresentou tumoração e secreção seropurulenta pela orelha direita. Tratada inicialmente com antibióticos e ressecção cirúrgica, porém não houve seguimento do caso por 9 meses. Quando se apresentou novamente, verificou-se piora do quadro com presença de abscesso no lobo temporal direito, sendo submetida a craniectomia para a drenagem do abscesso, bem como a realização de mastoidectomia. O tecido removido durante a cirurgia foi analisado, confirmando-se o diagnóstico de donovanose. O questionamento dos pais não revelou sinais ou sintomas de abuso sexual. Neste mesmo trabalho relatam outro caso de criança de 5 meses de vida com secreção purulenta pelo ouvido esquerdo, associada a paralisia do VII nervo craniano e tumoração no conduto auditivo externo e abscesso retroauricular friável. As amostras obtidas de tecido durante a ressecção cirúrgica também revelaram granuloma inguinal. O exame ginecológico da mãe revelou lesão cervical confirmada pelo exame histológico como granuloma inguinal. Também neste caso não havia sinais ou sintomas de abuso sexual. Scott e colaboradores também relatam caso de criança de 5 meses de vida com secreção purulenta do ouvido e perfuração timpânica, cuja mãe era portadora de donovanose cervical não tratada.[23] Outros autores também relataram a ocorrência de donovanose em crianças com semanas de vida que desenvolveram lesões otorrinolaringológicas e cutâneas por donovanose, sem que tenha havido abuso sexual, ressaltando então a possibilidade da transmissão das lesões por ocasião do parto.[24]

A concomitância entre donovanose e ISTs, incluindo o HIV, é bem documentada na literatura e, por a donovanose se apresentar clinicamente como uma úlcera genital em boa parte dos casos, o portador possui um risco aumentado de 4,7 vezes de contrair o HIV.[3]

Quanto a sua forma de transmissão, há uma interessante discussão na literatura se a donovanose é realmente uma infecção sexualmente transmissível, existindo, portanto, duas linhas de pensamento quanto a sua transmissão. Entre os argumentos que suportam sua transmissão sexual temos:[3,21,25]

- História de atividade sexual na maioria dos pacientes antes do aparecimento da lesão.
- Incidência maior na faixa etária de maior atividade sexual.
- Lesões encontradas na genitália interna, como no cérvix, sem outras manifestações.
- Presença de lesões anais associadas à prática de sodomia.
- Presença de lesões genitais externas ou próximas na maioria dos casos.
- Infecções sexualmente transmissíveis concomitantes.
- Contato sexual com profissionais do sexo.
- Alta prevalência em parceiros sexuais em alguns estudos.

Por outro lado, argumentos que esses fatos não seriam suficientes para estabelecer como definitiva a transmissão sexual, apoiando a transmissão não sexual da enfermidade incluem:[16,21]

- Ocorrência em crianças e adultos sem atividade sexual.
- Raridade relativa em profissionais do sexo.
- Período de incubação impreciso.
- Baixos índices de infecção entre parceiros sexuais em algumas regiões.

Ocorrência de lesões não genitais em homossexuais e heterossexuais

Ainda contra a transmissão sexual, Goldberg,[26] em 1962, relatou o isolamento de um micro-organismo das fezes de um paciente com donovanose, morfologicamente similar ao *C. granulomatis*, do qual preparou antígeno que provocaram reações positivas com soro de portadores da doença. Goldberg, concluiu que esses resultados fortaleciam a hipótese de um organismo fecal e o seu habitat natural seria o intestino e não a pele que, provavelmente, seria afetada por contato direto, como ocorre durante o coito anal, ou de maneira indireta, quando o trato vaginal for contaminado por fezes ou organismos fecais, ocorrendo nessas condições a transmissão durante o coito vaginal. Isto explicaria também os casos ocorridos em crianças sem história prévia de abuso sexual e, de casos com lesões na face e nos membros inferiores sem acometimento genital concomitante.

De toda maneira, a despeito da possível transmissão por inoculação direta em alguns casos, atualmente a donovanose é considerada, primordialmente, uma infecção sexualmente transmissível, onde as principais manifestações clínicas ocorrem na região genital, podendo ocorrer lesões extragenitais em 6% dos casos. Em favor deste argumento está a sua maior incidência em grupos sexualmente ativos, a localização de suas lesões ocorre quase na totalidade dos casos em áreas genitais (80% a 100% dos casos) e de ser frequente a associação entre a donovanose, o HIV e outras infecções sexualmente transmissíveis em um mesmo paciente.[27] Apesar disso, é importante notar que, quando se considera o intercurso sexual como modo de transmissão, a infectividade do granuloma inguinal é baixa. Do ponto de vista prático, não é possível afastar o diagnóstico de donovanose em um paciente suspeito com base apenas na ausência da doença em seus parceiros sexuais dos últimos 6 meses.[28,29]

estruturais do agente etiológico, porém não é um exame utilizado na rotina diagnóstica em decorrência de seu alto custo e a necessidade de técnicos habituados e experientes nesta técnica.[21]

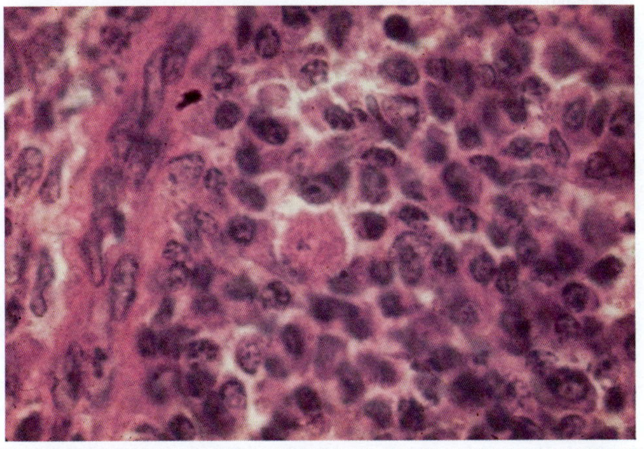

■ **Figura 66.6** Infiltrado granulomatoso composto de histiócitos e plasmócitos (Hematoxilina & Eosina, 400x).

A cultura do agente etiológico em saco vitelino de embrião de galinha é extremamente difícil e não está disponível rotineiramente pelo alto custo, dificuldade de execução e grande índice de insucesso. O cultivo com células em monocamadas foi descrito utilizando-se monócitos humanos, células Hep-2 e macrófagos peritoniais de camundongos.[17,44] As técnicas de detecção gênica por reação em cadeia de polimerase (PCR), tem sua aplicação diagnóstica restrita a programas de erradicação da doença e, incluem um método de detecção colorimétrica utilizando-se uma amplificação do ácido nucleico com primes de *C. granulomatis*.[45] Atualmente não há testes sorológicos disponíveis para o diagnóstico da doença e, em exames de imunofluorescência foram utilizados cortes finos de lesões de donovanose como fonte antigênica. Os trabalhos que utilizaram estas técnicas obtiveram bons resultados em pacientes portadores de lesões antigas, porém a sensibilidade foi muito baixa em pacientes com lesões recentes. A técnica mostrou-se útil para estudos populacionais em áreas endêmicas, porém não apresentou sensibilidade suficiente para ser considerada um exame diagnóstico confirmatório.[3,21]

■ DIAGNÓSTICO DIFERENCIAL

O diagnóstico diferencial das lesões de donovanose deve ser feito com a sífilis primária, condiloma plano, cancro mole na sua forma fagedênica, úlceras herpéticas crônicas, condiloma acuminado gigante, linfogranuloma venéreo e carcinoma espinocelular. Outras etiologias de lesões ulcero granulomatosas também devem ser consideradas tais como: tuberculose cutânea, paracoccidioidomicose e pioderma gangrenoso. Diagnósticos incomuns e pouco frequentes como a histiocitose de células de Langerhans e a aftose bipolar podem também exigir um diagnóstico diferencial com a donovanose.[16,21,27]

■ TRATAMENTO

O tártaro emético endovenoso introduzido por Aragão e Vianna, em 1913,[7] foi a primeira droga efetiva no tratamento da donovanose. Com o advento dos antibióticos, estes tornaram-se a medicação de escolha, sendo que nas formas refratárias e naquelas que apresentam complicações cicatriciais, ou que apresentaram importante perda de tecido, o tratamento cirúrgico também pode ser utilizado como alternativa terapêutica.

Atualmente a terapia de primeira linha recomendada é a azitromicina 500 mg, 2 comprimidos por semana por 3 semanas ou até a cicatrização completa das lesões.[3,46,47] Como segunda opção pode-se utilizar a doxiciclina 100 mg, 2 comprimidos ao dia, por no mínimo 21 dias ou até a cicatrização completa das lesões,[46] ciprofloxacin 750 mg, 2 vezes ao dia, por no mínimo 21 dias,[27,46,48] sulfametoxazol-trimetoprina (400/800) 2 comprimidos, 2 vezes ao dia, por no mínimo 3 semanas.[46,49] Não havendo resposta na aparência das lesões nos primeiros dias de tratamento com ciprofloxacin, recomenda-se adicionar um aminoglicosídeo como a gentamicina 1 mg/kg/dia, endovenoso, 3 vezes ao dia, por no mínimo 21 dias. Para pacientes gestantes deve-se utilizar o estearato de eritromicina 500 mg, 4 vezes ao dia, também por no mínimo 3 semanas.[48] Em lesões refratárias ou em imunossuprimidos ou HIV + sugerem-se os mesmos esquemas terapêuticos, sendo que o uso de terapia parenteral com a gentamicina ou o cloranfenicol 500 mg, via oral, 4 vezes ao dia, devem ser considerados nos casos mais graves.[3,27,28,32,46,48] Porém, estas drogas geralmente apresentam frequentes efeitos colaterais, devendo os pacientes serem acompanhados com mais atenção e cuidado. A azitromicina na dose de 20 mg/kg/dia, por 3 dias consecutivos deve ser considerada como tratamento profilático em neonatos de mães com lesões genitais de donovanose com o intuito de se evitar o aparecimento de lesões.[50]

A duração do tratamento, independente do regime terapêutico adotado, deve ter como alvo principal a cicatrização completa das lesões. Na eventualidade de não ocorrer a cicatrização em até 6 semanas, deve-se realizar obrigatoriamente uma biópsia da lesão para excluir a possibilidade de transformação maligna, particularmente em carcinoma espinocelular. Não existe relação entre o tamanho das lesões e a resposta ao tratamento. Nos raros casos em que ocorre a recidiva após aparente cura clínica, o tratamento deverá ser repetido preferencialmente com droga de espectro antimicrobiano diferente do utilizado na infecção primária e por um período mais longo do que da primeira vez. Após o tratamento e a cicatrização completa das lesões, o paciente deverá permanecer em acompanhamento por no mínimo um ano, com retornos a cada 2 ou 3 meses.

■ COMPLICAÇÕES E SEQUELAS

Como complicações mais comuns observadas nos casos de donovanose podem ocorrer quadros de hemorragia nas lesões, linfedema genital (mais frequente em pacientes do sexo feminino), mutilações e cicatrizações deformantes e inestéticas. Não podemos deixar de levar em conta a possibilidade de ocorrer transformação maligna nestas lesões, sendo neste caso o carcinoma espinocelular o mais frequente de ser encontrado o qual, se não diagnosticado e tratado em tempo hábil poderá acarretar metástases para órgãos próximos e colocar a vida do paciente em risco. Outras complicações que podem acometer estes pacientes envolvem a adesão cicatricial da bolsa escrotal ao pênis, destruição do corpo do pênis e, estenose dos orifícios uretral, vaginal e anal. Em ocasiões excepcionais, especialmente em pacientes imunossuprimidos, pode ocorrer disseminação hematogênica levando ao comprometimento de ossos, provocando lesões osteolíticas, além de poder acometer o fígado e baço.

Referências bibliográficas

1. O'Farrel N. Donovanosis. In: Gupta S and Kumar B (eds). Sexually transmitted infections, 2. ed. Índia. Elsevier, 2012;533-540.
2. Sethi S, Sarkar R, Garg V. Squamous cell carcinoma complicating donovanosis not a thing of thr past. Int J STD AIDS 2014;25:894-897.
3. O'Farrel N, Hoosen A, Kingston M. 2018 UK National guideline for the management of donovanosis. Int J STD AIDS 2018;0:1-3.
4. McLeod K. Précis of operations performed in the wards of the first surgeon, medical college hospital, during the year 1881. Indian Medical Gazzette 1882;17:113-123.

5. Donovan C. Medical cases from Madras General Hospital. Ulcerating granuloma of the pudenda. Ondian Medical gazette 1905;40:414.
6. Kampmeier R. Granuloma inguinale. Sex Transm Dis 1984;11:318-321.
7. Aragão HB, Vianna G. Pesquisa sobre o granuloma venéreo. Mem Inst Oswaldo Cruz 1913;5:211-238.
8. Mcintosh JÁ. The etiology of granuloma inguinale. JAMA 1926;87:996-1002.
9. Greenblat RB, Torpin R. Experimental amd clinical granuloma inguinale. JAMA 1939;113:1109-1116.
10. Marmell M, Santora E. Donovanosis-Granuloma inguinale. Incidence,nomenclature, diagnosis. Am J Syph Gonor Ven Dis 1950;34:83-90.
11. Jardim ML. Donovanose: proposta de classificação clínica. An Bras Dermatol 1987;62:169-172.
12. Anderson K. The cultivation from granuloma inguinale of microorganism having the characteristic of Donovan bodies in yolk saco f chick embryos. Science 1943;97:560-561.
13. Rake G. The antigenic relationship between Donovania granulomatis and the significance of this organism in granuloma inguinale. Am J Syph Gon Vener Dis 1948;32:150-158.
14. Carter JS, Bowden FJ, Bastian I, Myers GM, Kemp DJ. Phylogenetic evidence for reclassification of Calymatobacterium granulomatis as Klebsiella granulomatis comb. nov. Int J Syst Bacteriol 1999;49:1695-1700.
15. Kharsany AB, Hoosen AA, Kiepala P, Kirby R, Sturm AW. Phylogenetic analysis of Calymatobacterium granulomatis based on 16S sequences. J Med Microbiol 1999;48:841-847.
16. Galarza C. Donovanosis. Dermatol Peru 2000;10:35-38.
17. O'Farrel N. Donovanosis: an update. Int J STD AIDS 2001;12:423-427.
18. O'Farrel N, Hoosen AA. Sexually transmitted diseases in South Africa: epidemic donovanosis in Durban? Genitourin Med 1997;73:76-77.
19. Morrone A, Toma L, Franco G, Latini O. Donovanosis in developed countries: neglected or misdiagnosed disease ? Int J STD AIDS 2003;14:288-289.
20. Nadal SR, Framil VMS. Diagnóstico das úlceras ano-retais sexualmente transmissíveis. Rev Bras Coloproct 2005;25:370-373.
21. O'Farrel N. Donovanosis. Sex Transm Infect 2002;78:452-457.
22. Govender D, Naidoo K, Chetty R. Granuloma inguinale (donovanosis): anusual cause of otitis media and mastoiditis in children. Am J Clin Pathol 1997;108:510-514.
23. Scott CW, Harper D, Jason RS, Helwig EB. Neonatal granuloma venereum. Am J Dis Child 1952;85:308-315.
24. Ramdial PK, Path FC, Sing Y, Ramburan A, Naidu TK, Samuel EY, Calonge E. Infantile donovanosis presenting as external auditory canal polyps: A diagnostic trap. Am J Dermatopathol 2012;34:818-821.
25. Veeranna S, Raghu TY. A clinical and investigational study of donovanosis. Indian J Dermatol Venereol Leprol 2003;69:159-162.
26. Goldberg J. Studies on granuloma inguinale. Isolation of bacterium from faeces of a patient with granuloma inguinale. Br J Vener Dis 1962;38:99-102.
27. Martins S, Jardim MML. Donovanose. In:Belda Jr W, Di Chiacchio N & Criado PR. Tratado de Dermatologia. 3ª.ed. Atheneu, 2018.pp.1587-1592.
28. Velho PENF, Souza EM, Belda Jr W. Donovanosis. Braz J Infect Dis 2008;12:521-525.
29. Bezerra SMFMC, Jardim ML, Silva VB. Donovanose. An Bras Dermatol 2011;86:585-596.
30. Jardim ML, Spinelli LP, Lupi O. Donovanosis (granuloma inguinale). In: Tyring SK, Lupi O, Herigge UR. Tropical Dermatology. Elsevier, 2016.325-329.
31. O'Farrel N, Moi H. European guideline on donovanosis. Int J STD AIDS 2016;27:605-607.
32. Caumes E, Janier M, Dupin N, Alcaraz I, Maatouk I, Timsit F. Donovanose (granuloma inguinal). Ann Dermatol Venereol 2006;133:251-271.
33. Ahmed N, Pillay A, Lawler M, Bobat R, Archary M. Donovanosis causing lymphadenitis, mastoiditis and meningitis in a child. Lancet 2015;385:2644.
34. Center for Disease Control and Prevention. Granuloma inguinale (donovanosis). In.: Sexually transmitted Diseases Treatment Guideline. MMWR. 2010;59:25-26.
35. Costa JB, Domingues D, Castro R, Exposto F. Úlceras genitais causadas por infecções sexualmente transmissíveis. Actualização do diagnóstico e terapêuticas, e a sua importância na pandemia do HIV. Acta Med Port 2006;19:335-342.
36. Arora AK, Kumaran MS, Narang T, Sarkia UM, Honda S. Donovanosis and squamous cell carcinoma: The relationship conundrum. Int J STD AIDS 2017;28:411-414.
37. Sardana K, Garg VK, Arora P, Khurana N. Malignant transformation of donovanosis (granuloma inguinale) in a HIV-positive patient. Dermatology Online J 2008;14:8.
38. Rao V, Thappa DM, Jaisankar TJ, Ratnakar C. Extragenital donovanosis of the foot. Sex Transm Infect 1988;74:298-299.
39. Paterson D. Disseminated donovanosis (granuloma inguinale) causing spinal cord compression: case report and review of donovanosis involving bone. Clin Infect Dis 1998;26:579-583.
40. Wu JJ, Huang D, Pang KR, Tyring SK. Selected Sexually transmitted diseases and their relationship to HIV. Clin Dermatol 2004;22:499-508.
41. Liverani CA, Lattuada D, Mangano S, Pignatari C, Puglia D, Monti E, Bolis G. Hypertrophic donovanosis in a Young pregnant woman. J Ped Adol Gynecol 2012;25:81-83.
42. Costa MC, Bornhausen E, Azulay DR, Périsse AR, Dias MF, Nery JA. Sexually transmitted diseases during pregnancy: a synthesis of particularities. An Bras Dermatol 2010;85:767-782.
43. O'Farrel N, Hoosen AA, Coetzee K. A rapid staining technique for the diagnosis of granuloma inguinale (donovanosis). Genitourin Med 1990;66:200-201.
44. Carter J, Hutton S, Sriprakash KS. Culture of the causative organism for donovanosis in Hep-2 cells. J Clin Microbio 1997;35:2915-2917.
45. Carter JS, Kemp DJA. Colorimetric detection system for Calymatobacterium granulomatis. Sex Transm Infect 2000;76:134-136.
46. Brasil. Ministério da Saude. Secretaria de Vigilância em Saude. Departamento de condições crônicas e infecções sexualmente transmissíveis. Protocolo clínico e diretrizes terapêuticas para atenção integral às pessoas com infecções sexualmente transmissíveis. Ministério da Saúde, 2020.
47. Bowden FJ, Mein J, Plunkett C, Bastian I. Pilot study of azithromycin in the treatment of genital donovanosis. Genitourin Med 1994;72:17-19.
48. Maddocks I, Anders EM, Dennis E. Donovanosis in Papua New Guinea. Br J Vener Dis 1976;52:190-196.
49. Lai S, Garg BR. Further evidence of the efficacy of cotrimoxazole in donovanosis. Br J Vener Dis 1980;56:412-413.
50. Bowden FJ, Bright A, Rode JW, Brewster D. Donovanosis causing cervical lymphadenopathy in a five-mounth old boy. Pediatr Infect Dis 2000;19:167-169.

Nathalia Targa Pinto • Luiz Jorge Fagundes • Fatima Morais • Caroline Heleno Chagas de Carvalho

Uretrite Gonocócica

INTRODUÇÃO

Gonorreia é uma infecção bacteriana de transmissão quase exclusivamente sexual e perinatal.[1] É a segunda doença bacteriana sexualmente transmissível mais frequente, após infecção por *Chlamydia trachomatis*.[2] A gonorreia, também chamada de blenorragia,[3] é causada pela bactéria *Neisseria gonorrhoeae*, que pode infectar diversas superfícies mucosas, entre elas a uretra, o endocérvix, a faringe, a conjuntiva e o reto.[4] Na maioria dos casos, a doença causa uma infecção da mucosa não complicada. No entanto, em alguns casos, pode causar complicações, como salpingite, doença inflamatória pélvica, esterilidade, gravidez ectópica, artrite séptica, infecção bacterêmica e, ocasionalmente, morte.[4]

HISTÓRICO

A gonorreia é uma das primeiras doenças humanas conhecidas com referências bíblicas que remontam ao Velho Testamento. O médico grego Galeno (130 a 200 a.C.) utilizou o termo "gonorreia" para descrever a "excreção indesejada de sêmen".[5]

Em 1536, autores como Amboise Paré e Paracelsus consideravam que a gonorreia era causada pelos efeitos da sífilis na mucosa uretral. Em 1767, John Hunter se autoinoculou o pus gonocócico, acidentalmente, contendo organismos de sífilis e gonorreia. Observou o aparecimento de um cancro, seguido de lesões de secundarismo, reforçando, assim, a teoria "unicista".[6]

A partir de 1767, estudos de Cockbourne, seguido dos de Balfour e, depois, dos de Ellis e Tode, fundamentados em observações clínicas, começaram a defender a teoria "dualista", de que a sífilis e a gonorreia se devem a "vírus" diferentes.[6]

Ricordi, em 1831, descreve duas modalidades distintas de cancro. E, em 1905, Schaudinn e Hoffman descobrem o *Treponema pallidum*, agente etiológico da sífilis.[6]

Em 1979, Albert Neisser determinou o agente etiológico da gonorreia.[4] Em 1982, Leistikow e Loeffler cultivaram o organismo e este recebeu a denominação *Neisseria gonorrhoea*.[1]

EPIDEMIOLOGIA

Poucos países dispõem de sistemas de notificação que permitem estimativas confiáveis de incidência. No Brasil, os estudos são escassos em relação a dados epidemiológicos, eficácia terapêutica e resistência.[1]

A Organização Mundial da Saúde (OMS) relata uma estimativa de incidência global de mais de 106 milhões de casos por ano.[7]

As taxas de infecção de gonorreia diagnosticada no Reino Unido aumentaram 70% entre 2008 e 2012. Isso pode ser explicado, em parte, por técnicas de diagnóstico aprimoradas. Em 2012, as taxas de diagnóstico no Reino Unido foram 249 por 100 mil para homens e 140 por 100 mil para mulheres, sendo os valores mais expressivos na população de adultos entre 20 e 24 anos.[8]

A coinfecção com *Chlamydia trachomatis* é reportada em 10% a 40% dos indivíduos com diagnóstico de gonorreia nos Estados Unidos e no Reino Unido.[8]

AGENTE ETIOLÓGICO

A gonorreia é causada pela *Neisseria gonorrhoeae*, uma bactéria aeróbica facultativa, diplococo Gram-negativa, não flagelada, não formadora de esporos e com diâmetro de 0,6 a 1^6 μ.[1] São organismos intracelulares, desprovidos de cápsula e apresentam-se agrupados dois a dois, com as faces côncavas adjacentes.[9]

O gonococo é parasita intracelular obrigatório que pode sobreviver fora do organismo humano em ambiente úmido e quente por um curto período. Apesar dessas características, a transmissão acidental da infecção é extremamente rara.[3]

O gênero Neisseria tem mais de 10 espécies saprófitas e patogênicas ao homem, como a *N. gonorrhoeae*, *N. miningitidis*, *N. pharyngis*, *N. catarrhalis*, entre outras. A diferenciação das espécies pode ser feita por meio da oxidação dos açúcares. A *N. gonorroheae* oxida a glicose, mas não a maltose, sacarose ou lactose.[1]

Fatores de virulência da *N. gonorrhoeae* incluem: presença do pili, expressão da proteína Opa, expressão de lipo-oligossacarídeo, expressão da proteína por produção da protease IgA1, que facilitam a adesão ao hospedeiro.[4]

O pili é um apêndice filamentar, composto predominantemente por uma proteína inicialmente chamada "pilina", mas posteriormente renomeada como "PilE". A elaboração da pili é importante na infecção, pois essa estrutura desempenha papel principal na união das células epiteliais da mucosa humana, na mucosa das trompas de Falópio, células epiteliais vaginais, assim como nos leucócitos polimorfonucleares humanos.[4]

QUADRO CLÍNICO

N. gonorrhea pode causar infecção urogenital, anorretal, conjuntival e faríngea, sendo a infecção do trato urogenital a mais comum.[2]

Nos homens, a manifestação clínica mais comum é uretrite não complicada, com disúria e secreção uretral[8] (Figura 67.1). O período de incubação típico é 2 a 5 dias após a exposição,[5] mas pode demorar 30 dias para os sintomas aparecerem.[2] Apesar da gonorreia nos homens geralmente ser sintomática, infecção uretral assintomática pode ocorrer em pelo menos 10% dos casos.[2]

Possíveis complicações de gonorreia urogenital no homem são epididimite aguda e unilateral (Figura 67.2), edema peniano, linfangite penina, abscesso periuretral, prostatite aguda e crônica, vesiculite seminal, estenoses e fístulas uretral,[5] balanopostite, cowperites e cistite.[9] O indivíduo com epididimite pode apresentar febre, edema do epidídimo e dor testicular.[10]

Nas mulheres, o local mais frequentemente acometido na infecção por gonococo é a cérvix uterina.[8] Nos casos sintomáticos, as pacientes podem apresentar secreção vaginal (Figura 67.3), dispareunia, dor abdominal, disúria e sangramento intermenstrual.[10] No entanto, menos da metade das mulheres são sintomáticas.[8]

A gonorreia não tratada ou inadequadamente tratada, nas mulheres, pode resultar em infecção do trato genital superior com potencial complicações de dor, infertilidade e gravidez ectópica.[8] Além disso, outras complicações possíveis são bartolinites (Figura 67.4), anexites,[9] salpingite, doença inflamatória pélvica, artrite séptica, infecção bacterêmica[4] e peri-hepatite.[10] Cerca de 3% das mulheres que apresentam infecção urogenital desenvolvem formas mais graves da doença.[4]

Nas gestantes, a infecção gonocócica pode estar associada a um maior risco de prematuridade, ruptura prematura de membrana, perdas fetais, retardo de crescimento intrauterino e febre puerperal.[11]

Além disso, em homens e mulheres, a infecção por *N. gonorrhoeae* pode aumentar o risco de contrair e transmitir o vírus da imunodeficiência humana (HIV).[7]

Infecção gonocócica anorretal, em homens e mulheres, pode ser assintomática em mais de 50% dos casos. Os sintomas quando presentes incluem prurido anal, dor retal, secreção mucopurulenta e tenesmo. Quando não tratada, a infecção retal pode causar proctite sintomática.[2]

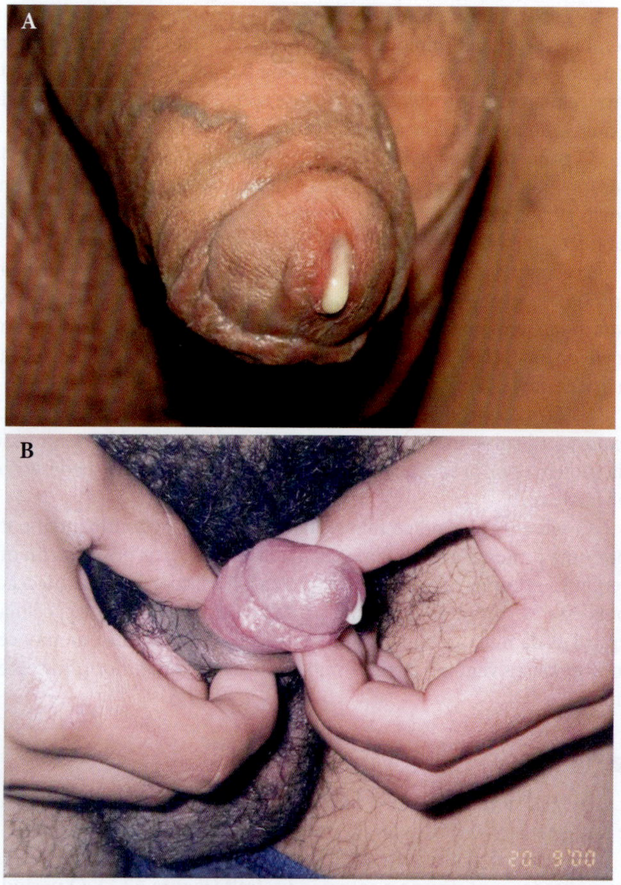

■ **Figura 67.1** **(A)** Secreção uretral. **(B)** Secreção uretral e gonorreia cutânea.

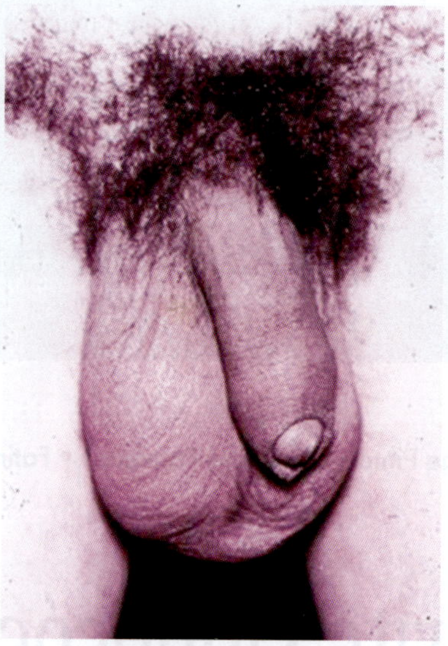

■ **Figura 67.2** Orquiepididimite.

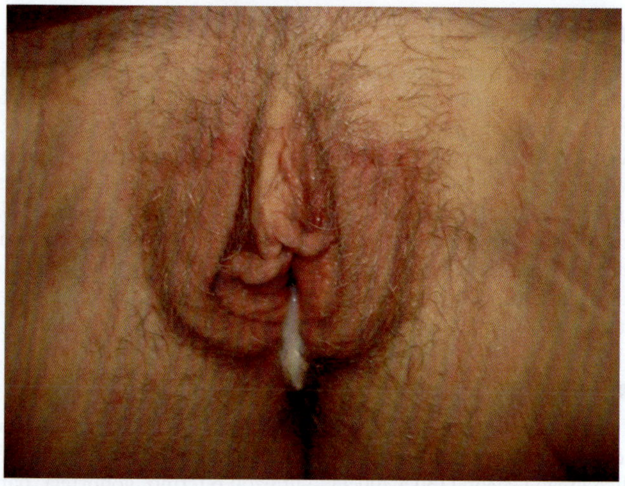

■ **Figura 67.3** Secreção vaginal.

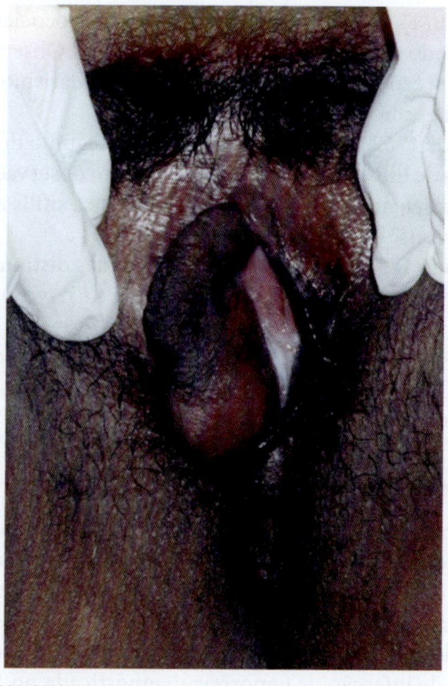

■ **Figura 67.4** Bartolinite.

Mais de 20% das mulheres com gonorreia cervical são coinfectadas com gonorreia faríngea. A infecção gonocócica faríngea pode ser transmitida pelo contato sexual desprotegido com a orofaringe. O quadro clínico pode incluir a presença de eritema ou exsudato orofaríngeo e linfadenopatia cervical. No entanto, mais de 90% dos casos, em homens e mulheres, podem ser assintomáticos.[2]

Infecção gonocócica cutânea primária é rara. A maioria das lesões cutâneas por gonococo está associada à inoculação de lesão preexistente ou à exposição simultânea com injúria cutânea. Quando presente, pode se manifestar com lesões ulceradas na genitália, no períneo ou nos dedos[1] (Figura 67.5).

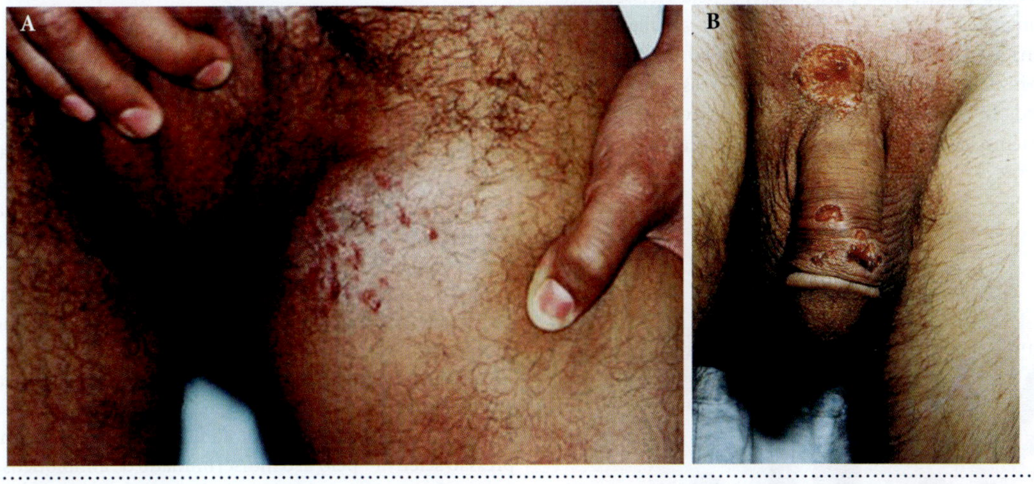

■ **Figura 67.5 (A e B)** Gonorreia cutânea.

A infecção gonocócica disseminada é uma condição rara, ocorrendo em cerca de 0,5% a 3% dos indivíduos infectados.[12] Acomete mais as mulheres, sendo maior o risco durante o período menstrual, gravidez e pós-parto imediato.[11]

Ocorre por disseminação hematogênica a partir de qualquer mucosa[5] e está associada à infecção assintomática persistente.[11] Geralmente, manifesta-se 2 a 3 semanas após a infecção gonocócica primária, sendo incomuns sintomas de infecção da mucosa precedendo o quadro.[5] Os sintomas, quando presentes, incluem calafrios, lesões cutâneas, febre, mal-estar, poliartralgia migratória, mialgia e tenossinovite.[12]

Complicações raras da infecção gonocócica disseminada incluem osteomielite, endocardite, miopericardite, meningite, abscesso peridural[5] e peri-hepatite.[11]

Diferentemente da infecção gonocócica disseminada, a artrite gonocócica supurativa localizada, geralmente, é monoarticular ou pauciarticular. Além disso, na artrite gonocócica supurativa localizada a maioria dos indivíduos não desenvolve poliartralgias, tenossinovites ou lesões de pele associados ao estágio de bacteremia.[5]

A *N. gonorrhoeae* também pode causar conjuntivite, sendo a maioria dos casos de conjuntivite gonocócica diagnosticada em neonatos. A oftalmia gonocócica neonatal (Figura 67.6) ocorre por transmissão durante o parto da mãe com infecção não tratada.[5] Na ausência de profilaxia adequada, 30% a 42% dos bebês nascidos por parto vaginal de mães infectadas desenvolverão oftalmia neonatal gonocócica.[13] O quadro clínico tipicamente apresenta quemose profunda (edema conjuntival), edema das pálpebras e secreção purulenta em grande quantidade que, geralmente, aparece 2 a 5 dias após o nascimento, mas que pode se manifestar até 2 a 3 semanas depois do parto.[13] É importante identificar e tratar essa condição para evitar complicações como cicatriz da córnea, perfuração ocular e cegueira.[14] Além disso, também pode causar complicações como septicemia, artrite, abcessos de couro cabeludo, pneumonia, meningite, endocardite e estomatite.[11]

Conjuntivite gonocócica pode ocorrer no adulto pela autoinoculação, contato não sexual pessoa-pessoa ou por fômites.[5] Em adultos, a conjuntivite por gonococo, geralmente é precedida por uretrite sintomática e clinicamente pode se apresentar com injeção conjuntival uni ou bilateral, quemose, hemorragias subconjuntivais e secreção mucopurulenta. Pode haver envolvimento da córnea e, se não for tratado, pode resultar em perfuração da córnea.[15]

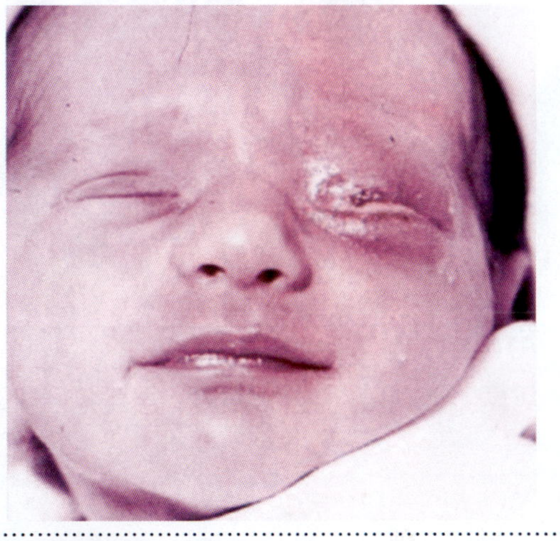

■ **Figura 67.6** Oftalmia gonocóccica.

■ DIAGNÓSTICO DIFERENCIAL

Causas de uretrites não gonocócicas inclui *Chlamydia trachomatis, Trichomonas vaginalis*, adenovírus humano, *Herpes simplex virus, Mycoplasma hominis, Ureaplasma parvum, Ureaplasma urealyticum, Streptococcus pneumoniae, Haemophilus influenzae*,[16] *Mycoplasma genitalium*,[17] *Candida albicans*[9] e papiloma vírus humano (HPV).

O diagnóstico diferencial também pode ser feito com causas não infecciosas de urerites, como: irritação química (p. ex., uso de certos produtos lubrificantes e espermicidas); lesão traumática (p. ex., ordenha); presença de corpo estranho intrauretral ou parauretral (p. ex., *piercings*)[11] e processos metabólicos (como diabetes).[9]

■ DIAGNÓSTICO LABORATORIAL

Segundo o Centers for Disease Control and Prevent (CDC), um diagnóstico microbiológico específico de infecção de *N. gonorrhoeae* deveria ser realizado em todas as pessoas com risco ou com suspeita de ter gonorreia. Um diagnóstico específico pode potencialmente reduzir complicações, reinfecções e transmissão.[18]

A microscopia é um exame rápido, barato e disponível, que facilita o tratamento precoce. O diagnóstico pela microscopia baseia-se na observação de diplococos em formato de feijão em pares intracelulares dentro de neutrófilos[19] (Figura 67.7).

Em homens com uretrite, a coloração por Gram tem alta sensibilidade e especificidade, cerca de 95% e 99%, respectivamente.[19] Dessa maneira, a realização desse método com a visualização de leucócitos polimorfonucleares com diplococos Gram-negativos intracelulares pode ser considerada diagnóstico para infecção pela *Neisseria gonorrhoeae* em homens sintomáticos.[18] No entanto, a sensibilidade é menor em homens assintomáticos e mulheres. Os esfregaços retal e orofaríngeo também não são muito sensíveis, pois esses locais contêm abundante quantidade de outros cocos Gram-negativos. Assim, esse método diagnóstico não é rotineiramente recomendado para esses casos específicos.[20]

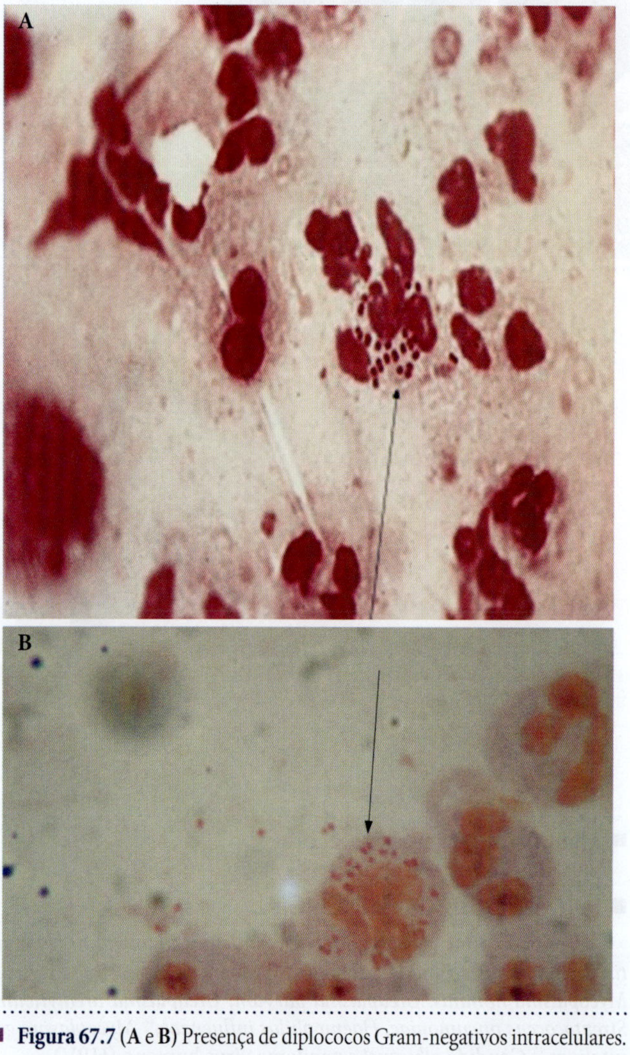

■ **Figura 67.7** (A e B) Presença de diplococos Gram-negativos intracelulares.

O isolamento por cultura representa o método diagnóstico padrão.[1] O meio de cultura deve conter agentes antimicrobianos que inibem o crescimento de outras bactérias e fungos, como o meio de Thayer--Martin modificado, Martin-Lewis, New-York City ou GC-Lect, em combinação com meios sem inibidores, por exemplo, Ágar chocolate. A sensibilidade da cultura pode atingir taxas de 85% a 95%.[19]

O maior valor da cultura é fornecer organismos viáveis para detectar resistência antibiótica,[20] podendo ser usado para casos de gonorreia com falha terapêutica.[19]

Recentemente, os testes de amplificação genética (NAAT, do inglês *Nucleic Acid Amplification Test*) tem revolucionado a detecção de *N. gonorrohoeae*.[20] Esse método tem alta sensibilidade e especificidade.[21] Para a avaliação de material faríngeo e anorretal o CDC recomenda a realização desse método diagnóstico como a abordagem preferida.[2]

Além disso, indivíduos com infecção gonocócica são frequentemente coinfectados com *Chlamydia trachomatis*. Dessa maneira, devem ser realizados testes para ambas as infecções.[22]

■ TRATAMENTO

O tratamento da infecção gonocócica envolve a preocupação em relação a rápida mudança dos padrões de suscetibilidade antimicrobiana da *N. gonorrhoeae*, que eventualmente possa ocasionar infecção gonocócica intratável, com graves consequências para a saúde sexual e reprodutiva.[23] O crescente número de cepas resistentes a ceftriaxona, cefixime e azitromicina ameaça as diretrizes atuais de tratamento em todo o mundo.[24] Esse é um dos motivos pela qual a gonorreia e a resistência antimicrobiana da *Neisseria gonorrhoeae* são importantes problemas de saúde pública global.[25]

A capacidade do gonococo desenvolver resistência aos diversos antibióticos utilizados para o seu tratamento pode ser decorrente de modificações de sua sensibilidade ocasionados por mecanismos de pressão seletiva[26] pelo uso indiscriminado de antibióticos,[27] tratamentos incompletos ou transferência de fatores de resistência (cromossômica e plasmidial).[9]

A terapia antimicrobiana combinada (principalmente com a utilização de ceftriaxona 250 a 500 mg e azitromicina 1 a 2 g) é atualmente recomendada em muitos países. Esse tratamento combinado tem altas taxas de cura e diminuem a disseminação de cepas gonocócicas resistentes.[25]

A Organização Mundial de Saúde recomenda que os dados relacionados a resistência local devem determinar a escolha do medicamento antimicrobiano.[23] O tratamento, portanto, deve ser individualizado, de acordo com os dados epidemiológicos, considerando a suscetibilidade antimicrobiana.[1]

Atualmente, o Ministério da Saúde recomenda como primeira escolha para infecção anogenital (uretra, colo do útero e reto) o uso de:

- Ceftriaxona 500 mg intramuscular mais azitromicina 1 g via oral; ou
- Ciprofloxacino 500 mg via oral mais azitromicina 1 g via oral.

O Centers for Disease Control and Prevention (CDC) preconiza para o tratamento da infecção gonocócica não complicada de uretra, cérvix e reto o uso de ceftriaxona 250 mg intramuscular associada a azitromicina 1 g via oral, dose única.[18]

Mesmo com a terapia antimicrobiana combinada, cepas resistentes à ceftriaxona estão atualmente se espalhando internacionalmente, principalmente casos relacionados a viagens para a Ásia. Também foi relatado casos de resistência à azitromicina no Reino Unido e na Austrália, tornando essencial novos antimicrobianos para tratamento de gonorreia, bem como o desenvolvimento de vacina gonocócica eficaz, que é a única solução sustentável para o manejo e controle da gonorreia.[25]

É necessário observação constante dos resultados terapêuticos, com o objetivo de detectar eventuais falhas.[9] Se houver persistência dos sintomas após o tratamento, deve ser avaliada a realização de cultura para *N. gonorrhoeae* e, se encontrado gonococo, deve ser testado para suscetibilidade antimicrobiana.[18]

Indivíduos com o diagnóstico de gonorreia devem ser investigados para outras infecções sexualmente transmissíveis, como sífilis, HIV e hepatites B e C.[11] Além disso, os parceiros sexuais devem ser adequadamente tratados.[18]

Referências bibliográficas

1. Penna GO, Hajjar LA, Braz TM. Gonorréia. Rev Soc Bras Med Trop. 2000 Sep-Oct;33(5):451-64.
2. Mayor MT, Roett MA, Uduhiri KA. Diagnosis and Management of Gonococcal Infections. Am Fam Physician. 2012 Nov 15;86(10):931-8.
3. Sampaio SAP, Rivitti EA. Dermatologia. 3. ed. São Paulo: Artes Médicas.
4. Hill SA, Masters TL, Wachter J. Gonorrhea – an evolving disease of the new millennium. Microbial Cell. 2016 Sep;3(9):371-389.
5. Morgan MK, Decker CF. Gonorrhea. Dis Mon. 2016 Aug;62(8):260–8.
6. Fagundes, LJ. Contribuição ao estudo da sífilis congênita recente. São Paulo. Tese [Mestrado em Dermatologia] – Faculdade de Medicina da Universidade de São Paulo; 1986.
7. Edwards JL, Jennings MP, Apicella MA, Seib KL. Is gonococcal disease preventable? The importance of understanding immunity and pathogenesis in vaccine development. Crit Rev Microbiol. 2016 Nov;42(6):928-41.
8. Creighton S. Gonorrhoea. BMJ Clin Evid. 2014 Feb 21;2014.
9. Belda Jr W, Shiratsu R, Pinto V. Abordagem nas doenças sexualmente transmissíveis. An Bras Dermatol. 2009;84(2):151-9.
10. Markle W, Conti T, Kad M. Sexually Transmitted Diseases. Prim Care. 2013 Sep;40(3):557–87.
11. Ministério da Saúde. Protocolo Clínico e Diretrizes Terapêuticas para Atenção Integral às Pessoas com Infecções Sexualmente Transmissíveis. Brasília – DF; 2015.
12. Beatrous SV, Grisoli SB, Riahi RR, Matherne RJ, Matherne RJ. Cutaneous manifestations of disseminated gonococcemia. Dermatol Online J. 2017 Jan 15;23(1):6.
13. Matejcek A, Goldman RD. Treatment and prevention of ophthalmia neonatorum. Can Fam Physician. 2013 Nov;59(11):1187-90.
14. U.S. Preventive Services Task Force. Ocular Prophylaxis for Gonococcal Ophthalmia Neonatorum: Reaffirmation Recommendation Statement. Am Fam Physician. 2012 Jan 15;85(2):195-6.
15. Hoffman J, Ali B, Hoffman A, Sheikh I. Gonococcal conjunctivitis: the importance of good-quality conjunctival swabs. Br J Gen Pract. 2015 Oct;65(639):552–3.
16. Ito S, Hanaoka N, Shimuta K, Seike K, Tsuchiya T, Yasuda M, Yokoi S, Nakano M, Ohnishi M Deguchi T. Male non-gonococcal urethritis: From microbiological etiologies to demographic and clinical features. Int J Urol. 2016 Apr;23(4):325-31.
17. Smith L, Angarone MP. Sexually Transmitted Infections. Urol Clin North Am. 2015 Nov;42(4):507-18.
18. Workowski KA, Bolan GA; Centers for Disease Control and Prevention. Sexually transmitted diseases treatment guidelines, 2015. MMWR Recomm Rep. 2015 Jun5;64(RR-03):1-137.
19. Verma R, Sood S. Gonorrhoea diagnostics: An update. Indian J Med Microbiol. 2016 Apr-Jun;34(2):139-45.
20. Skerlev M, Čulav-Košćak I. Gonorrhea: New challenges. Clin Dermatol. 2014 Mar-Apr;32(2):275-81.
21. Takahashi S, Takeyama K, Kunishima Y, Takeda K, Suzuki N, Nishimura M, Furuya R, Tsukamoto T. Analysis of clinical manifestations of male patients with urethritis. J Infect Chemother 2006;12(5):283–6.
22. Pogany L, Romanowski B, Robinson J, Gale-Rowe M, Latham-Carmanico C, Weir C, Wong T. Management of gonococcal infection among adults and youth. New key recommendations. Can Fam Physician. 2015 Oct;61(10):869-73, e451-6.
23. WHO Guidelines Approved by Review Committee. WHO Guidelines for Treatment of Neisseria gonorrhoeae. Geneva: World Health Organization; 2016.
24. Suay-García B, Pérez-Gracia MT. Drug-resistant Neisseria gonorrhoeae: latest developments. Eur J Clin Microbiol Infect Dis. 2017 Jul;36(7):1065-1071.
25. Unemo M, Golparian D, Eyre DW. Antimicrobial Resistance in Neisseria gonorrhoeae and Treatment of Gonorrhea. Methods Mol Biol. 2019;1997:37-58.
26. Belda Jr W, Fagundes LJ, Siqueira LFG. Neisseria gonorrhoeae: resistência cromossômica à tetraciclina em São Paulo, Brasil. An Bras Dermatol. 2005; 80(1):37-40.
27. Belda Jr W, Siqueira LFG, Nico MMS, Fagundes LJ. Atividade in vitro de cinco drogas antimicrobianas contra Neisseria gonorrhoeae. An bras Dermatol. 2002 nov/dez;77(6):661-7.

68 capítulo

Sinésio Talhari • Carolina Chrusciak Talhari Cortez

Outras Treponematoses

PINTA

Pinta, também conhecida *como purupuru, carate* ou *mal del pinto*, é doença infectocontagiosa, não venérea, de evolução crônica, benigna quanto à vida e de difícil regressão espontânea. Acomete, exclusivamente, o tegumento.[1] O agente etiológico, *Treponema carateum*, é, até o presente, morfológica e sorologicamente indistinguível do agente da sífilis, *T. pallidum* subsp. *pallidum*.[2,3]

Essa treponematose existiu, em caráter endêmico, em alguns países das Américas Central e do Sul. No Brasil, era observada, principalmente, no Estado do Amazonas, sendo grande o número de casos nas regiões do alto Solimões, rios Negro, Juruá, Purus e alguns de seus afluentes.[4]

Nas décadas de 1950, 1960 e 1970, com os tratamentos em larga escala com penicilina benzatina, na Colômbia e México, respectivamente, houve redução no número de casos de pinta.[5]

Nenhum caso novo de pinta, proveniente de áreas endêmicas, foi relatado à Organização Mundial de Saúde (OMS) desde 1979. O último caso notificado, na Colômbia, foi em 1977 e, em Cuba, em 1975.[1] Em 1998, foi diagnosticado, na Áustria, caso de pinta em paciente que havia morado durantes 7 anos em Cuba.[6] No Brasil, não havia relato da doença até 1975, quando 285 novos casos de pinta foram diagnosticados entre os índios Ticunas, Canamaris, Baniwas e Paumaris.[4,6]

Não existem provas de cura espontânea e, portanto, ainda não se pode falar em erradicação da doença. Durante muitos anos, os pacientes podem apresentar formas subclínicas da doença.[1,3]

Patogenia

A transmissão do *T. carateum* é direta, por meio de contato físico ou fômites (Figura 68.1). Pequenos ferimentos na pele de portadores de pinta possibilitam a passagem de treponemas para a pele de indivíduos sadios, também com soluções de continuidade. Picadas múltiplas de insetos, existentes em grandes quantidades na maioria das áreas endêmicas, facilitariam a transmissão do treponema.[2,4,7]

Bioca, em 1945, estudou a pinta entre grupos indígenas do rio Negro e fez observações sobre a provável transmissão por meio de ritual da enfermidade – os "pintados" eram açoitados até o sangramento e o mesmo chicote, denominado "adabi", era utilizado para açoitar os sadios.[4]

Os trabalhos experimentais de Leon Blanco, Medina e Padilha Gonçalves, demonstraram que as lesões iniciais da pinta surgem sete a 20 dias após a inoculação do *T. carateum*. Sem tratamento, aproximadamente 2 a 5 anos após a inoculação, o paciente entra na fase tardia da doença. A pinta não tende a regredir espontaneamente.[4,7]

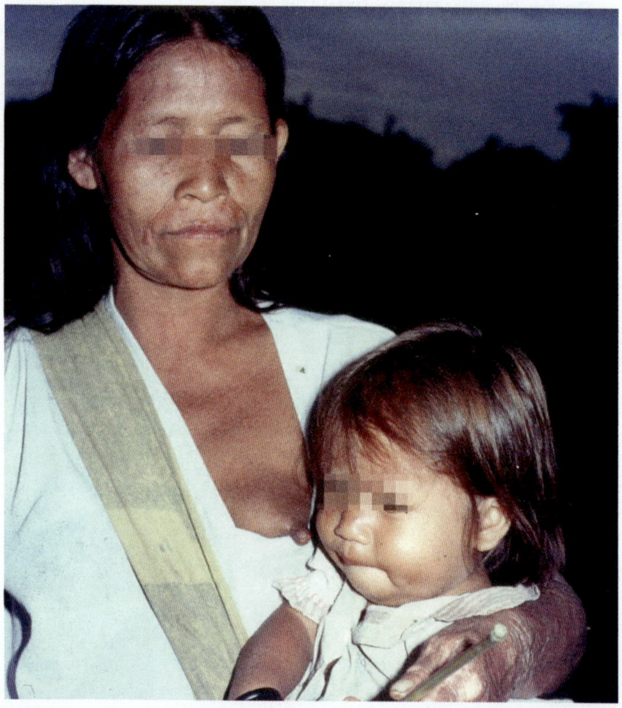

Figura 68.1 Transmissão da pinta. Mãe portadora da fase terciária da doença.

Quadro clínico

A pinta é classificada em duas fases: recente e tardia. A fase recente divide-se em período inicial e período de disseminação cutânea.[2] O período inicial surge 7 a 20 dias após a inoculação. Caracteriza-se pela presença de lesões eritematopapuloescamosas, formando, com o tempo, placas, únicas ou múltiplas, mais frequentemente encontradas nos braços, pernas, face e tronco (Figura 68.2). O período de disseminação cutânea ocorre entre 6 meses e 2 anos após o aparecimento da lesão inicial. Nessa fase, surgem manchas hipocrômicas, eritematosas ou eritemato-hipocrômicas, com descamação em grau variável; essas lesões podem aumentar de tamanho e coalescer, formando manchas maiores, salpicadas por ilhotas de pele normal (Figura 68.3). As lesões descritas são denominadas *pintides* e, muitas vezes, coexistem com as lesões do período inicial.[4,7]

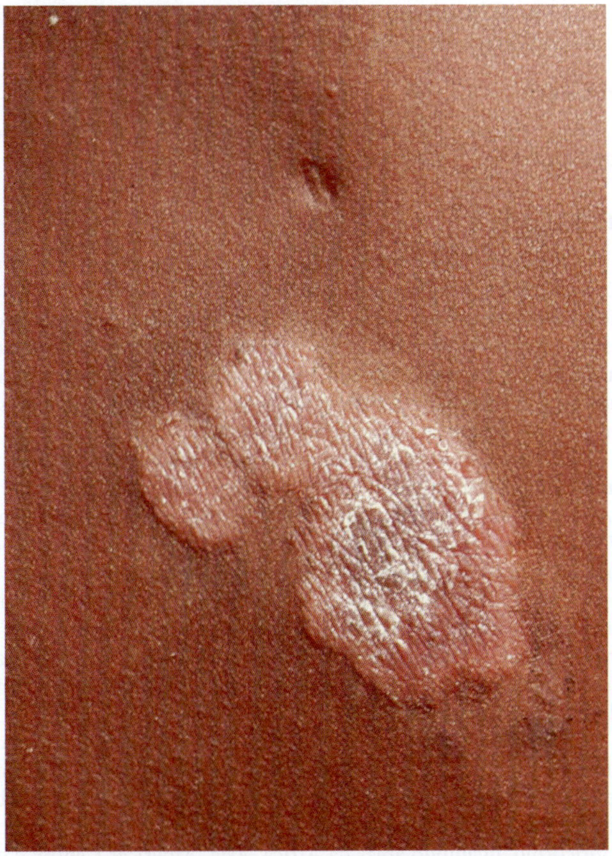

■ **Figura 68.2** Fase recente. Lesão psoriasiforme.

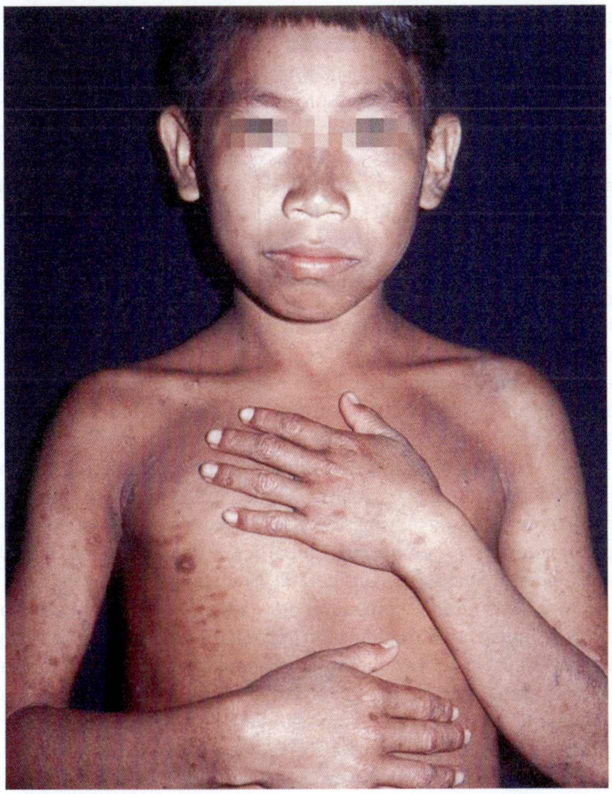

■ **Figura 68.3** Fase recente. Período de disseminação cutânea. Lesões hipocrômicas e ilhotas de pele normal simulando lesões hipercrômicas.

A fase tardia, também denominada "terciária" (2 a 6 anos após o aparecimento das lesões iniciais), é caracterizada por manchas acrômicas, simétricas, predominantemente nas áreas de proeminências ósseas do dorso das mãos, punhos, tornozelos, face anterior da tíbia, dorso e bordas plantares (Figuras 68.4, 68.5 e 68.6).[4] Manchas hipocrômicas também podem ser encontradas, apresentando, em sua superfície, lesões atróficas, acrômicas, puntiformes e numerosas lesões hipercrômicas, lenticulares, com aspecto reticulado, principalmente na nádega.[7] Nas regiões palmoplantares pode ocorrer hiperceratose e hiperpigmentação. Todas as lesões citadas, de ambas as fases, podem ocorrer no mesmo paciente, gerando quadros extremamente polimorfos.[4]

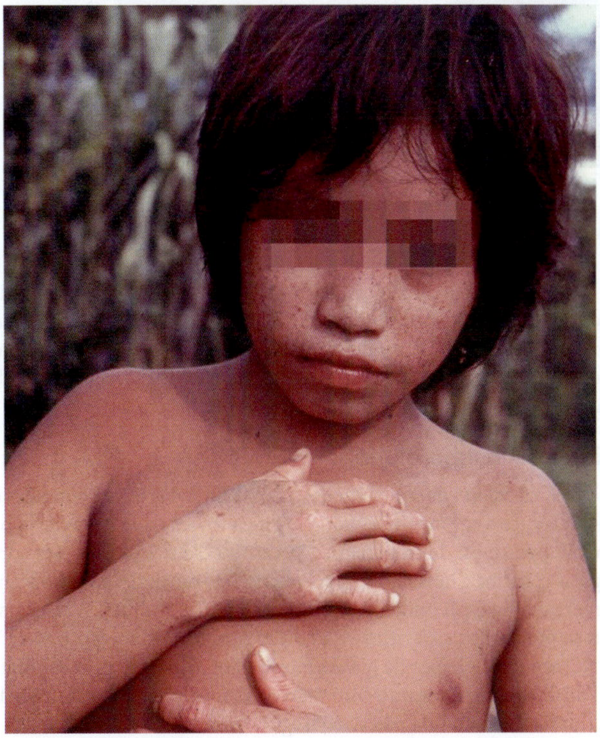

■ **Figura 68.4** Fase tardia. Lesões hipocrômicas disseminadas e áreas acrômicas nas mãos.

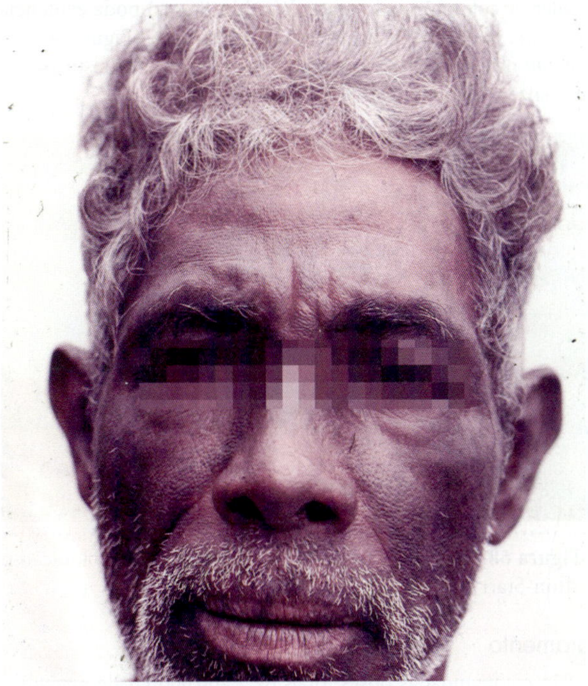

■ **Figura 68.5** Fase tardia. Intensa hiperpigmentação facial com poucas áreas de pele normal. Acromia nos lábios. Havia lesões acrômicas disseminadas em outras áreas do corpo.

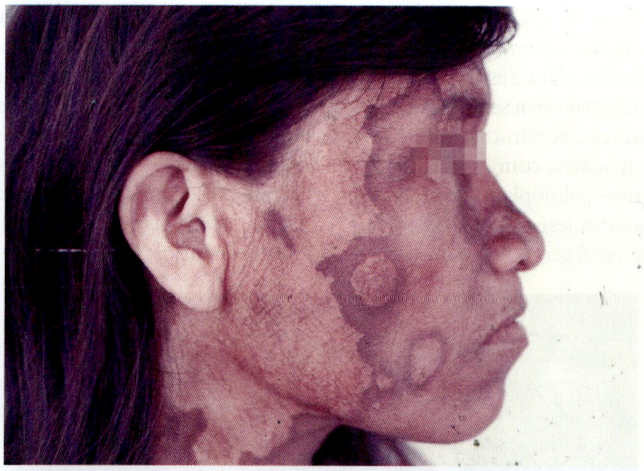

■ **Figura 68.6** Acromia bem evidente na orelha. Hipo e hipercromia na face.

No diagnóstico diferencial da fase recente, devem ser considerados a dermatofitose, psoríase, pitiríase versicolor, eritema *discromicum perstans*, eczemátide, hanseníase indeterminada, bouba e sífilis.[7] Na fase tardia, devem também ser consideradas todas as doenças mencionadas na fase recente e, principalmente, o vitiligo.

Diagnóstico laboratorial

O *T. carateum* pode ser encontrado na linfa das lesões cutâneas da fase recente e, em menor quantidade, nas lesões da fase terciária por meio da pesquisa de treponema em campo escuro.[2] As reações sorológicas com antígenos não treponêmicos, não específicas, como Kahn, Venereal Disease Research Laboratory (VDRL), Kolmer, Wasserman, e as treponêmicas específicas, TPI, FTA-Abs, MAHI, são positivas.[1,2,4,7]

O agente etiológico da pinta é morfo e antigenicamente indistinguível do *T. pallidum*. Mesmo com todo o desenvolvimento científico das últimas décadas, ainda não se conseguiu encontrar diferenças entre os subtipos de treponema por meio de técnicas de hibridização.[1]

No exame anatomopatológico, é evidenciada reação inflamatória linfo-histiócito-plasmocitária, na derme, sem comprometimento vascular. A coloração pela prata (Warthin-Starry) pode evidenciar o treponema na epiderme, em todos as fases da pinta (Figura 68.7). O *T. carateum* não é cultivado *in vitro*; foi conseguida a transmissão para chimpanzés e *anima nobili*.[4,7]

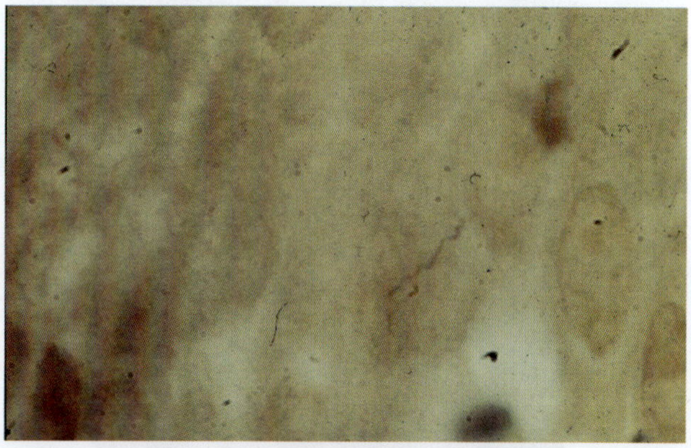

■ **Figura 68.7** Presença do treponema na epiderme (coloração pelo Warthin-Starry).

Tratamento

São recomendadas doses totais de 2.400.000 UI de penicilina G benzatina para adultos e a metade para crianças. As lesões hipocrômicas desaparecem em alguns dias e, posteriormente, as lesões hiperpigmentadas e acrômicas recentes. As lesões acrômicas tardias, em geral, não respondem ao tratamento.[2,4,7] Para crianças com menos de 10 anos, são recomendadas doses de 600.000 UI.

Profilaxia

A profilaxia pode ser feita com penicilina G benzatina nos comunicantes.

■ BOUBA

A bouba, também denominada *yaws* (inglês), *pian* (francês), *framböise* (alemão) e *parangi* e *paru* (malaio), é doença infecciosa, contagiosa, não venérea ou congênita.[1,7,8] É caracterizada pela presença de lesões cutâneas e osteoarticulares, sem comprometimento de órgãos internos. O agente etiológico é o *Treponema pallidum* subsp. *pertenue*,[3] que difere em menos de 0,2% do genoma do *Treponema pallidum* subsp. *endemicum*, agente etiológico da sífilis endêmica.[9]

Essa treponematose, é encontrada em áreas tropicais, com alto índice pluviométrico e umidade, nos continentes africano, americano e Ásia. Afeta principalmente crianças que habitam comunidades rurais (75% dos casos ocorrem antes dos 15 anos), em precárias condições socioeconômico-sanitárias. Ambos os sexos são afetados.[7,8]

Estudos realizados em esqueletos de *Homo erectus*, no Quênia, sugerem que a bouba tenha surgido na África.[10] Em 1525, a doença já era encontrada no Brasil e Colômbia, tendo, provavelmente, chegado ao Novo Mundo por meio de escravos africanos. Em 1906, Aldo Castellani identificou o agente etiológico.[11]

Na década de 1930, a bouba era endêmica em todos os países da América do Sul, com exceção da Argentina, Chile e Uruguai. Na década de 1950, estimava-se que existissem 50 a 150 milhões de casos de bouba no mundo, principalmente nas regiões entre os trópicos de Câncer e Capricórnio, incluindo áreas da África, Ásia, Américas Central e do Sul e ilhas do Pacífico. No período entre 1952 e 1964, a OMS e o Fundo para a Infância das Nações Unidas (UNICEF) trataram com penicilina mais de 50 milhões de pessoas em 46 países endêmicos. Após a campanha, a prevalência da bouba diminuiu em 95% (menos de 2,5 milhões de casos). No Brasil, em 1956, a estimativa de casos era de 500 a 600 mil, principalmente na região Nordeste e estado de Minas Gerais. No mesmo ano foi iniciada a "Campanha contra a bouba" que examinou e tratou mais de 7 milhões de pessoas.[12] No entanto, em decorrência da manutenção da pobreza e da deficiência dos programas de controle na maioria dos países tropicais, a bouba ressurgiu na década de 1970.[13]

Em 1987, na República Central Africana, verificou-se taxa de prevalência de bouba de 15% entre os pigmeus examinados.[14] No ano seguinte, novo foco de bouba foi observado no Equador; em 1998 a doença foi considerada eliminada no país.[15] Entre 1983 e 1990, foram notificados 85 mil casos da doença em 33 países.[13] A bouba não foi mais notificada, oficialmente, a partir da década de 1990.[16] De acordo com as últimas estimativas, a doença ainda é prevalente em 13 países: 84% dos casos foram relatados na Papua-Nova Guiné, Ilhas Salomão e Gana.[17] Em 76 países que, no passado, já relataram casos de bouba, a incidência da doença é, atualmente, desconhecida.[18] No Brasil não há relato de casos nas últimas décadas.[16] Recentemente, novos casos de bouba foram registrados em Camarões, Filipinas e Malásia, países onde a doença havia sido considerada erradicada.[19-21]

Em 2012, a OMS recomendou o tratamento em massa da bouba, com dose única de azitromicina (30 mg/kg, dose única), sendo essa opção terapêutica tão eficaz quanto a dose única de penicilina benzatina, até então utilizada.[22] Face à importante redução do número de casos de bouba no mundo com o emprego da dose única de azitromicina, a OMS estabeleceu como meta a erradicação da doença até 2020.[16] No entanto, em 2020, 346 novos casos comprovados de bouba foram relatados à OMS.[23] A proposta de erradicação, provavelmente, não será alcançada face a fatores biológicos, sociais e políticos. Entre os fatores biológicos estão a potencial emergência de resistência à azitromicina, possível existência de reservatórios não humanos e, principalmente, a dificuldade de identificação e tratamento de casos latentes de bouba. O apoio político, e financiamento contínuo são essenciais para a continuidade da campanha de erradicação da doença.[18] Recentemente, estudo realizado na Papua, Nova Guiné, mostrou que a administração de 3 doses de 1 g de azitromicina, com intervalos de 6 meses, foi superior à dose única do fármaco na redução da prevalência de casos ativos e latentes de bouba.[24]

Patogenia

O *Treponema pallidum* subsp. *pertenue* é transmitido por meio do contato direto com exsudado de lesões da fase primária ou secundária. O espiroqueta não atravessa a pele íntegra, necessitando de solução de continuidade, como escoriações ou picadas de insetos. A transmissão mecânica, por meio da mosca *Hippelates pallipes*, foi provada, mas não parece ser importante. Como as demais treponematoses endêmicas, a bouba não é transmitida sexualmente.[1,3] A infecção por cepas semelhantes ao *T. pallidum* subsp. *pertenue* já foi identificada em primatas não humanos. Caso a transmissão interespécie seja comprovada, esses animais constituiriam importantes reservatórios da treponematose no continente africano.[25]

A lesão inicial, denominada "framboesoma-mãe", surge após período de incubação de 20 a 40 dias, podendo persistir por vários meses e involuir espontaneamente. Depois de 2 a 4 meses, surgem lesões menores, por disseminação hematogênica,[7] os "framboesoma-filhos", e lesões de redisseminação hematogênica, as "framboesides". Depois de 3 a 4 anos, a doença entra em fase de latência ou aparecem lesões tardias.[8,11]

Quadro clínico

As manifestações clínicas da bouba são divididas em três fases: primária, secundária e terciária. O primeiro estágio é caracterizado pela lesão primária da bouba, denominada "framboesoma-mãe" ou "pioma". Esta é uma lesão eritematopapulosa arredondada que se torna vegetante e ulcerada, recoberta por crostas; em geral localiza-se nas áreas expostas, como pernas, pés e nádega. Surge 9 a 90 dias (média de 21 dias) após a inoculação do treponema.[1,8] Após semanas ou meses, a lesão pode regredir espontaneamente, deixando cicatriz com centro atrófico e hipopigmentado, circundada por halo hiperpigmentado. Linfoadenomegalia regional, com nódulos não supurativos, grandes, firmes e indolores pode ser encontrada nesta fase. Em 10% dos pacientes, a fase primária pode não ocorrer e a doença apresentar-se inicialmente com características da fase secundária.[7,8,12]

Sem tratamento, as lesões cutâneas da fase primária tendem a involuir espontaneamente, dando início à fase secundária. Essa fase é caracterizada pela presença de lesões disseminadas, geralmente bilaterais e simétricas. Dois diferentes tipos de lesão podem ser encontrados nessa fase: lesões menores, com características semelhantes às da "framboesoma-mãe", conhecidas como "framboesoma-filhos", "pianoma" ou "framboesia" e o tipo micropapular, chamado de "framboesides", as quais ocorrem por disseminação hematogênica. Alguns pacientes podem apresentar os dois tipos simultaneamente. Os "framboesoma-filhos" são lesões múltiplas e menores do que a "framboesoma-mãe", enquanto as "framboesides" são pápulas róseas, liquenoides e de consistência endurecida, que surgem em torno da "bouba-mãe", formando, mais tarde, erupção do tipo miliária folicular. Essas lesões ocorrem, mais frequentemente, na face, principalmente no nariz e boca, e em áreas intertriginosas, como axilas, nádegas, ânus e vulva. No decorrer da evolução clínica, as lesões podem ainda ser encontradas no tronco, cabeça e membros superiores.[1,8,11,12]

As lesões podem apresentar aspecto condilomatoso, com forma anular e bordas circinadas, simulando dermatofitose, ou quadros de *rash* morbiliforme. Raramente, os pacientes podem apresentar *rash* macular denominado "roséola boubática" ou máculas hipocrômicas e escamosas no tronco. Nessa fase, pode ocorrer acometimento palmoplantar e ungueal. O acometimento das mucosas é raro na bouba. Não há alopecia.[1,3,7,8,12]

As lesões cutâneas progridem, geralmente, deixando área de hipocromia residual; cicatrizes atróficas podem ocorrer.[1]

As lesões ósseas mais comuns são a osteoperiostite e podidactilite da mão, antebraço, perna e pé. Essas lesões podem ser as primeiras manifestações da doença, principalmente em crianças; o início pode ser rápido e haver resolução espontânea depois de algumas semanas ou meses. Cefaleia, febre, adenopatia generalizada e dores ósseas noturnas podem estar presentes nessa fase.[3,8,11,12]

A bouba tardia ou terciária acomete aproximadamente 10% dos pacientes não tratados, ocorrendo vários anos após o desaparecimento da lesão inicial. Nessa fase, lesões das outras fases podem ser encontradas. Existem ainda casos assintomáticos apenas com sorologia positiva.[1,8,11,12]

A fase tardia ou terciária é caracterizada pelo acometimento cutâneo, subcutâneo, mucoso, ósseo e articular. Nessa fase, podem ser encontradas pianides nodulares ou tuberculares, lesões gomosas, ceratodermia palmoplantar, lesões osteoarticulares crônicas e deformantes ("tíbia em sabre"), gangosa (progressiva destruição e perfuração dos planos cartilaginoso e ósseo do palato, septo nasal e faringe posterior, resultando em voz anasalada), gundu (exostoses paranais) e as nodosidades justa-articulares de Jeanselme.[7,8,12]

Diagnóstico diferencial

As lesões cutâneas da fase primária da bouba devem ser diferenciadas principalmente das lesões iniciais da sífilis, eczema, ectima, escabiose, tungíase, sarcoidose, verruga vulgar, pioderma vegetante, úlcera fagedênica tropical, carcinoma vegetante, micobacterioses, tuberculose, esporotricose, leishmaniose, pitiríase rósea, pitiríase versicolor e psoríase.[1,3,7,8,10-12]

Na fase terciária, o diagnóstico diferencial deve ser realizado com as seguintes doenças: sífilis, hanseníase, leishmaniose mucocutânea, rinosporídiose, rinoescleroma e blastomicose sul-americana. A ceratodermia palmoplantar é indistinguível das lesões observadas na pinta e sífilis endêmica. As lesões ósseas causadas pela bouba podem simular a sífilis venérea e endêmica, tuberculose, osteomielite e anemia falciforme.[1,3,7,8,10-12]

Diagnóstico

O diagnóstico laboratorial da bouba é confirmado por meio do VDRL, FTA-ABS, TPI e TOGA (*T. pallidum Hemagglutination Assay*). Outros métodos empregados no diagnóstico consistem na pesquisa do treponema em campo escuro, exame histopatológico e radiológico. O *T. pallidum* ainda não foi cultivado *in vitro*.[1] A detecção de DNA de *T. pallidum* subsp. *pertenue* em pacientes com bouba, por meio da técnica de reação de polimerase em cadeia (PCR), já foi realizada.[26] No entanto, a detecção de doença latente, por meio da mesma técnica, não foi possível.[27]

A fase terciária da bouba é clínica e sorologicamente indistinguível da fase tardia da sífilis. As alterações histopatológicas são semelhantes às da sífilis, porém sem vasculite.[1,3]

Tratamento

Atualmente, o tratamento recomendado para pacientes com lesões ativas ou infecção latente consiste em dose única, oral, de 30 mg/kg de azitromicina (dose máxima de 2 g). Para grávidas e pessoas com hipersensibilidade à azitromicina, administra-se penicilina G-benzatina, na dose de 50.000 UI/kg, via intramuscular.[16,28] Nas áreas consideradas endêmicas, o uso de dose única de azitromicina tem sido empregado para o tratamento da bouba latente.[28]

Desde 2012, o programa de erradicação da bouba, proposto pela OMS, preconiza o tratamento profilático (azitromicina 30 mg/kg, via oral, dose única) de toda a comunidade em que casos da doença sejam confirmados clínica e/ou sorologicamente. O tratamento é repetido a cada 3 ou 6 meses até que não sejam notificados novos casos. Um ano após o último caso ser notificado, inquéritos sorológicos serão realizados, anualmente, em crianças com idade entre 1 e 5 anos. Se não forem confirmados novos casos no período de 3 anos, a transmissão da doença é considerada interrompida.[16]

SÍFILIS ENDÊMICA

A sífilis endêmica, também conhecida como *bejel* (Iraque, Mongólia, Rússia e Síria), *skerljevo* (nos Balcãs), *sibbins* (Escócia), *radesyge* (países escandinavos), *njovera* ou *dichuchwa* (África), e *belesh* ou *bishel* (Arábia Saudita), é uma doença crônica, não venérea.[1] Essa treponematose afeta a pele, as mucosas, músculos, ossos e cartilagens. O agente etiológico é o *T. pallidum* subsp. *endemicum*, o qual é, do ponto de vista microscópico, indistinguível dos agentes causais da sífilis, bouba e pinta.[29,30]

A sífilis endêmica afeta principalmente crianças de 2 a 15 anos, vivendo em comunidades isoladas, em precárias condições de higiene e ao contrário da bouba, ocorre em áreas com clima quente e seco. Os adultos também podem ser afetados, sendo ambos os sexos acometidos.[29,30]

Estudos mostram que o *T. pallidum* subsp. *endemicum* teria surgido a partir de mutação do *T. pallidum*. há mais de 8 mil anos, em consequência de adaptações epidemiológicas.[31]

A doença era endêmica na África do Norte, Sudeste Asiático, Europa do Norte e Bacia do Mediterrâneo. Na década de 1920, a sífilis endêmica foi erradicada na Eslovênia e Bulgária, por meio de tratamento de massa entre 1958 e 1960.[32,33]

Em 1987, o Programa de Controle de Treponematoses Endêmicas da OMS relatou importante aumento do número de casos de sífilis endêmica na África Subsaariana. Estudo conduzido na região mostrou que 15% a 40% das crianças tinham evidência sorológica da treponematose e 2% a 20% tinham lesões iniciais de *bejel*. Em 1988, inquérito sorológico realizado em tribos nômades beduínas no Oriente Médio, demonstrou 27% de prevalência da doença.[30] Em 2007, a doença foi descrita em Moçambique[34] e, em 2013, no Irã, onde casos da doença não tinham sido notificados à OMS desde 1954.[35] Recentemente, cinco casos de *bejel* foram relatados, no Japão, por meio de análise filogenética. Todos eram homens que fazem sexo com homem.[36]

Patogenia

O *T. pallidum* subsp. *endemicum* é, provavelmente, transmitido pelo contato direto com lesões cutâneas e mucosas. A transmissão pode também ocorrer de maneira indireta, por meio de utensílios usados por pessoas infectadas. A promiscuidade e falta de higiene são fatores importantes sífilis endêmica. Não existem evidências de transmissão congênita.[12]

Quadro clínico

As manifestações clínicas da sífilis endêmica são divididas em estágio recente e tardio. O primeiro inclui as fases primária e secundária e o tardio, as fases latente e terciária da doença.[1,29]

A lesão primária do *bejel* é relativamente rara, quando comparada à pinta e bouba. O cancro inicial acomete apenas 1% dos pacientes infectados, sendo caracterizado por pápula ou úlcera de pequena dimensão, geralmente nos mamilos de lactantes, boca ou comissuras labiais. As lesões secundárias aparecem depois de período de incubação de 2 a 3 meses. Neste estágio, ocorrem lesões mucosas, relativamente indolores, acompanhadas de rouquidão, causada pela laringite sifilítica. Outras importantes manifestações secundárias são: condilomata lata anogenital, estomatite angular, erupções cutâneas não pruriginosas e linfadenopatia generalizada. Raramente, os pacientes podem apresentar erupção macular, papular ou papuloescamosa. Alopecia em clareira e osteoperiostite dolorosa podem ocorrer.[12]

Na fase tardia não há sinais ou sintomas e o líquor encontra-se sem alterações. Este estágio pode durar entre 5 e 15 anos. O treponema só é detectado por meio de reações sorológicas. A fase terciária ocorre 6 meses a vários anos após o período de latência. Pode acometer o tegumento, ossos e cartilagens. Manifestações cardíacas e neurológicas são raras.[1,3] Uveíte, corioretinite, coirodite e atrofia óptica já foram relatadas.[37] Lesões nodulares, tuberosas e gomosas podem ocorrer, tendem a desaparecer, deixando cicatrizes atróficas, despigmentadas no centro e hiperpigmentadas na periferia. São comuns as gomas da nasofaringe, laringe, pele e ossos (gangosa), as quais podem evoluir para ulcerações crônicas. As principais lesões ósseas são a exostose e periostite, principalmente na tíbia e fíbula. Os ossos da parte central da face podem ser afetados, causando lesão destrutiva grave do palato e septo nasal, associados a disfagia.[12]

Em 1985, Csonka e Pace descreveram forma clínica atenuada de sífilis endêmica na Arábia Saudita. Esse quadro é caracterizado por menor duração das fases recente e tardia. O principal sintoma descrito foi dor persistente nas pernas, geralmente associada à evidência radiológica de osteoperiostite da tíbia e da fíbula.[30]

Diagnóstico

O diagnóstico da sífilis endêmica baseia-se na presença do treponema no exame de exsudato das lesões em campo escuro, exame histopatológico de biópsias cutâneas e exames sorológicos positivos.[1,3,29]

Os testes sorológicos são os mesmos descritos para a pinta. Os achados histopatológicos são semelhantes aos encontrados na sífilis venérea. Podem ser visualizados infiltrados perivasculares, constituídos de linfócitos e plasmócitos, proliferação da camada íntima de artérias e veias, e infiltrado granulomatoso que evolui para caseificação nos estágios tardios da doença. A proliferação da íntima dos vasos diferencia, do ponto de vista histopatológico, a sífilis endêmica e venérea, da bouba e da pinta.[12]

O diagnóstico diferencial inclui outras treponematoses, especialmente sífilis venérea e bouba. As lesões presentes na fase recente da sífilis endêmica devem ser diferenciadas da sífilis venérea, psoríase, eczema, pitiríase rósea, líquen plano, hanseníase, micoses, herpes simples, condiloma acuminado e outras doenças que podem evoluir com erupção generalizada. As lesões orais do *bejel* podem ser confundidas com aftas, perlèche, hipovitaminose e herpes. O diagnóstico diferencial das lesões da fase tardia inclui as lesões tardias da sífilis venérea, micose fungoide, leucemia, rosácea e granuloma facial. As lesões mutilantes de nasofaringe podem simular tuberculose, rinoescleroma, hanseníase, rinosporidiose, leishmaniose mucocutânea e paracoccidioidomicose.[1,12,29]

Tratamento

Os pacientes com lesões ativas, comunicantes e pacientes na fase latente devem ser tratados com 1.200.000 UI de penicilina benzatina, em dose única, por via intramuscular. A dose para crianças menores de 10 anos de idade é 600.000 UI. Nos casos de alergia à penicilina, podem ser utilizadas eritromicina ou tetraciclina.[1,12,29]

Referências bibliográficas

1. Antal GM, Lukehart SA, Meheus AZ. The endemic treponematoses. Microbes Infect 2002;4:83-94.
2. Kerdel Vegas F. Pinta. In: Rook A, Wilkinson DS, Ebling FJG et al. (ed). Textbook of Dermatology. 5th ed. Oxford:Blackwell Scientific Publ, 1992. Vol. 1. p. 1121-26.
3. Koff AB, Rosen T. Nonvenereal treponematoses:yaws, endemic syphilis, and pinta. J Am Acad Dermatol 1993;31:1075-76.
4. Talhari S. Pinta:aspectos clínicos, laboratoriais e situação epidemiológica no Estado do Amazonas (Brasil). São Paulo. Brazil. Escola Paulista de Medicina, 1988. Tese de doutorado.
5. Woltsche-Kahr I, Schmidt B, Aberer W, Aberer E. Pinta in Austria (or Cuba):important of an extinct disease? Arch Dermatol 1999;135:685-88.
6. Talhari S, Guimarães JA, Barros MLB et al. Aspectos clínicos e laboratoriais da Pinta. An Bras Dermatol 1979;54:215-37.

7. Engelkens HJ, Judanarso J, Oranje AP, Vuzevski VD, Niemel PL, van der Sluis JJ, Stolz E. Endemic treponematoses. Part I. Yaws. Int J Dermatol 1991;30(2):77-83.
8. Mitja O, Asiedu K, Mabey D. Yaws. The Lancet 2013:381:763-773.
9. Zobaníková M, Strouhal M, Mikalová L, Čejková D, Ambrožová L, Pospíšilová P et al. Whole Genome Sequence of the Treponema Fribourg-Blanc:Unspecified Simian Isolate Is Highly Similar to the Yaws Subspecies. PLoS Negl Trop Dis. 2013;7:e2172.
10. Rothschild BM, Hershkovitz I, Rothschild C. Origin of yaws in the Pleistocene. Nature 1995; 378:343-4.
11. Bechelli LM. Bouba. In:Veronesi R, Foccacia R (ed). Tratado de Infectologia. São Paulo:Atheneu, 1997; p. 985-91.
12. Basset A, Faye I, Maleville J, Malgras J. Yaws and endemic syphilis. Marshall J, ed. Essays on tropical dermatology. Amsterdam:Excerpta medica 1969:301-315.
13. Meheus A, Antal GM. The endemic treponematoses:not yet eradicated. World Health Stat Quart 1992; 45:228–37.
14. Herve V, Kassa Kelembho E, Normand P, Georges A, Mathiot C, Martin P. Resurgence of yaws in Central African Republic. Role of the Pygmy population as a reservoir of the virus. Bull Soc Pathol Exot. 1992; 85:342-346.
15. Anselmi M, Moreira JM, Caicedo C, Guderian R, Tognoni G. Community participation eliminates yaws in Ecuador. Trop Med Int Health. 2003;8:634-8.
16. WHO. Eradication of yaws – the Morges strategy. Wkly Epidemiol Rec 2012; 87:189-194.
17. Mitjà O, Marks M, Konan DJ, Ayelo G, Gonzalez-Beiras C, Boua B, Houinei W, Kobara Y, Tabah EN, Nsiire A, Obvala D, Taleo F, Djupuri R, Zaixing Z, Utzinger J, Vestergaard LS, Bassat Q, Asiedu K. Global epidemiology of yaws:a systematic review. Lancet Glob Health. 2015 Jun;3(6):e324-31.
18. Marks M. Yaws:towards the WHO eradication target. Trans R Soc Trop Med Hyg 2016; 110(6):319-20.
19. Boock AU, Awah PK, Mou F, Nichter M. Yaws resurgence in Bankim, Cameroon:The relative effectiveness of different means of detection in rural communities. PLoS Negl Trop Dis 2017; 11(5):e0005557.
20. Alwi N, Muhamad R, Ishak A, Wan Abdullah WNH. Yaws:The forgotten tropical skin disease. Malays Fam Physician. 2021;16(3):104-107. Published 2021 Sep 8. doi:10.51866/cr1275.
21. Dofitas BL, Kalim SP, Toledo CB, Richardus JH. Yaws in the Philippines:first reported cases since the 1970s. Infect Dis Poverty. 2020;9(1):1. Published 2020 Jan 30. doi:10.1186/s40249-019-0617-6.
22. Mitjà O, Hays R, Ipai A, Penias M, Paru R, Fagaho D, de Lazzari E, Bassat Q. Single--dose azithromycin versus benzathine benzylpenicillin for treatment of yaws in children in Papua New Guinea:an open-label, non-inferiority, randomised trial. Lancet 2012; 379(9813):342-7.
23. World Health Organization. Yaws. Disponível em:https://www.who.int/news-room/fact-sheets/detail/yaws. Acessado em 15 de abril de 2022.
24. John LN, Beiras CG, Houinei W et al. Trial of Three Rounds of Mass Azithromycin Administration for Yaws Eradication. N Engl J Med. 2022;386(1):47-56. doi:10.1056/NEJMoa2109449.
25. Knauf S, Liu H, Harper KN. Treponemal infection in nonhuman primates as possible reservoir for human yaws. Emerg Infect Dis 2013; 19(12):2058-60.
26. Mitjà O, Lukehart SA, Pokowas G, Moses P, Kapa A, Godornes C, Robson J, Cherian S, Houinei W, Kazadi W, Siba P, de Lazzari E, Bassat Q. Haemophilus ducreyi as a cause of skin ulcers in children from a yaws-endemic area of Papua New Guinea:a prospective cohort study. Lancet Glob Health. 2014 Apr;2(4):e235-41.
27. Marks M, Katz S, Chi KH, Vahi V, Sun Y, Mabey DC, Solomon AW, Chen CY, Pillay A. Failure of PCR to Detect Treponema pallidum ssp. pertenue DNA in Blood in Latent Yaws. PLoS Negl Trop Dis 2015; 9(6):e0003905.
28. Mitjà O, González-Beiras C, Godornes C, Kolmau R, Houinei W, Abel H, Kapa A, Paru R, Bieb SV, Wangi J, Sanz S, Asiedu K, Lukehart SA, Bassat Q. Effectiveness of single-dose azithromycin to treat latent yaws:a longitudinal comparative cohort study. Lancet Glob Health 2017; 5(12):e1268-e1274.
29. Engelkens HJ, Niemel PL, van der Sluis JJ, Meheus A, Stolz E. Endemic treponematoses. Part II. Pinta and endemic syphilis. Int J Dermatol. 1991 Apr;30(4):231-8.
30. Csonka G, Pace J. Endemic nonvenereal treponematoses (bejel) in Saudi Arabia. Rev Infect Dis 1985;7:S260-5.
31. Rothschild BM, Rothschild C. Treponemal disease revisited:Skeletal discrimination of yaws, bejel and venereal syphilis. Clin Infect Dis 1995; 20:1402-1408.
32. Slave ZZ. Skrljevo disease in Slovenia. Lijec Vjesn 2002; 124:150-5.
33. Spirov G. Endemic syphilis in Bulgaria. Genitourin Med 1991; 67:428.
34. Clyti E, dos Santos RB. Endemic treponematoses in Maputo, Mozambique. Bull Soc Pathol Exot. 2007 May;100(2):107-8.
35. Abdolrasouli A, Croucher A, Hemmati Y, Mabey D. A case of endemic syphilis, Iran. Emerg Infect Dis 2013;19(1):162-3.
36. Kawahata T, Kojima Y, Furubayashi K et al. Bejel, a Nonvenereal Treponematosis, among Men Who Have Sex with Men, Japan. Emerg Infect Dis. 2019;25(8):1581-3.
37. Tabbara KF, al Kaff AS, Fadel T. Ocular manifestations of endemic syphilis (bejel). Ophthalmology 1989; 96:1087-91.

John Verrinder Veasey • Guilherme Camargo Julio Valinoto • Ligia Rangel Barboza Ruiz • Clarisse Zaitz

Micoses Superficiais

■ CONCEITO

Micoses superficiais são infecções fúngicas que acometem as camadas superficiais da pele, os pelos e as unhas. Podem ser divididas em micoses superficiais propriamente ditas (pitiríase versicolor, pedra branca, pedra preta e tinha negra), e micoses superficiais cutâneas e cutaneomucosas (candidíase cutaneomucosa, dermatofitoses e dermatomicoses).

■ MICOSES SUPERFICIAIS PROPRIAMENTE DITAS

As micoses superficiais propriamente ditas são infecções fúngicas que acometem exclusivamente a camada córnea ou a cutícula do pelo, onde a resposta imune celular do hospedeiro é mínima ou ausente. A presença do fungo é, na maioria das vezes, assintomática, o que torna a infecção crônica. Compreendem a pedra branca (ou *piedra branca*), pedra preta (ou *piedra preta*), tinha negra (ou *tinea nigra*) e a pitiríase versicolor (ou *tinea versicolor*).

■ PEDRA BRANCA

Definição

A pedra branca, ou *piedra branca*, é infecção fúngica superficial crônica e assintomática da cutícula do pelo, caracterizada pela presença de nódulos firmes e irregulares de coloração esbranquiçada, causada por leveduras do gênero Trichosporon. A doença foi descrita por Beigel, em 1865, já admitindo sua natureza fúngica.[1,2]

Etiologia

O gênero Trichosporon compreende inúmeras espécies e pode ser encontrado na água, solo e superfície corpórea de humanos e animais.[3,4] *T. asahii*, *T cutaneum*, *T. inkin*, *T. mucoides* e *T. ovoides* são consideradas espécies que essencialmente ocupam nichos ecológicos não vertebrados, mas que têm habilidade de sobreviver em tecidos de organismos vertebrados, onde são capazes de desenvolver micoses oportunistas superficiais e profundas. Além das infecções superficiais (pedra branca e onicomicoses), o gênero Trichosporon pode estar relacionado a quadros de tricosporonose disseminada.

T. ovoides e *T. inkin* são agentes de pedra branca nas regiões do couro cabeludo e crural, respectivamente. *T. asteroides* e *T. cutaneum* são associados a lesões cutâneas, enquanto *T. asahii* e *T. mucoides* estão mais frequentemente envolvidos em infecções invasivas, ressaltando-se a predominância de *T. asahii*.[5]

Por intermédio de estudos da sequência do RNAr subunidade 26-S e reassociações de DNA, pesquisadores do Instituto Pasteur, de Paris, reconheceram 19 taxos distintos para o gênero Trichosporon, sendo 13 deles considerados predominantemente sapróbios (*T. aquatile*, *T. bassicae*, *T. cerebriforme*, *T. dulcitum*, *T. faecale*, *T. gracile*, *T. jiroveci*, *T.laibachi*, *T. loubieri*, *T.moniliforme*, *T.montevideense*, *T. pullulans* e *T. sporotricoides*) e seis espécies mais comuns em doença humana (*T. asahii*, *T. asteroides*, *T.cutaneum*, *T. inkin*, *T. mucoides*, *T. ovoides*).[6,7]

Epidemiologia

A pedra branca é encontrada em regiões temperadas e tropicais, tendo alta prevalência na região Norte do Brasil.[2] Afeta ambos os sexos e todos os grupos etários. A pedra branca genital é mais comum no adulto jovem do sexo masculino; já nos cabelos, alguns estudos evidenciaram maior prevalência em meninas com menos de 15 anos. A pedra branca não está relacionada com higiene ou a contato com indivíduos contaminados, nem é transmitida sexualmente. O fungo faz parte da biota normal da pele e membranas mucosas.[8]

Manifestações clínicas

Nódulos de coloração variável do branco ao castanho claro, amolecidos, de várias formas e tamanhos, aderidos à haste dos pelos da área genital e barba. Com menor frequência, podem acometer o couro cabeludo. O folículo piloso não é afetado, mas a pele ao redor pode estar comprometida. Por vezes, os pelos são clinicamente normais, apresentando apenas aspecto rugoso à palpação. Em imunocomprometidos, o fungo pode ser responsável por infecção sistêmica.[1]

Exames complementares

A dermatoscopia é muito útil, pois permite a visualização dos nódulos esbranquiçados aderidos à haste do pelo, além da diferenciação com os ninhos e lêndeas da pediculose.[2]

O exame direto do pelo contaminado clareado com KOH permite a visualização de artroconídeos e blastoconídeos formando o nódulo.

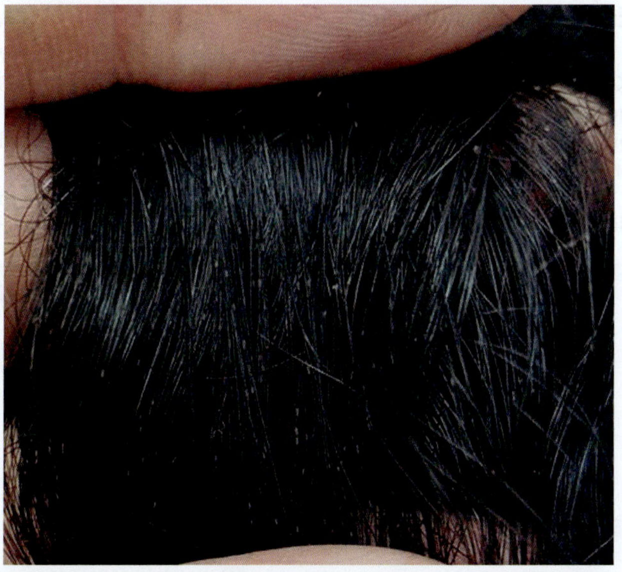

■ **Figura 69.1** Pedra branca. Nódulos esbranquiçados e amolecidos aderidos à haste dos pelos.

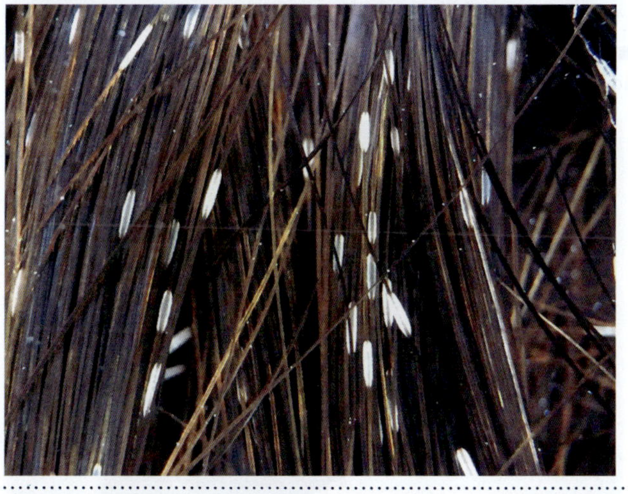

■ **Figura 69.2** Pedra branca. Dermatoscopia (aumento x70). Nódulos esbranquiçados aderidos à haste dos pelos.

A cultura em ágar Sabouraud é leveduriforme branca-amarelada com aspecto de "cera" ou "cocada" pela presença de sulcos radiais e pregas irregulares. Na micromorfologia, visualizam-se artroconídios hialinos, blastoconídios, hifas e pseudo-hifas, caracterizando a denominação "levedura blastoartrosporada".[2]

Diagnóstico diferencial

Deve ser diferenciada da pediculose, a qual pode coexistir com a pedra branca em alguns casos, e de outras doenças que acometem a haste do pelo, como a pedra preta, tricomicose, tricorrexe nodosa e *pili torti*.[8] Os exames micológicos e a dermatoscopia permitem o correto diagnóstico.

Tratamento

Cortar ou barbear a área afetada pode solucionar a doença, mas, em virtude da frequente recorrência, antifúngicos de uso tópico podem ser indicados por apresentarem resposta completa ao tratamento. O xampu de cetoconazol a 2% é considerado o mais eficaz em muitos relatos. Nos casos de pacientes com cabelos longos e encaracolados, os quais mantêm a umidade por mais tempo, pode ser necessário o uso de antifúngicos orais, como o itraconazol, ou a associação com substâncias queratolíticas, como o ácido salicílico. Manter os cabelos arejados, evitando prendê-los ainda úmidos, é uma medida comportamental que agiliza o processo de cura.[1,8]

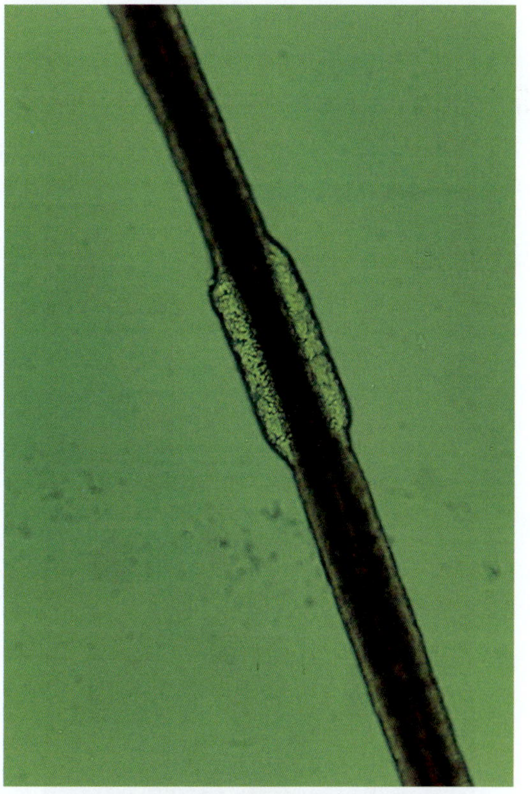

■ **Figura 69.3** Pedra branca. Exame direto com KOH 20% (x400). Nódulo hialino aderido à haste pilar.

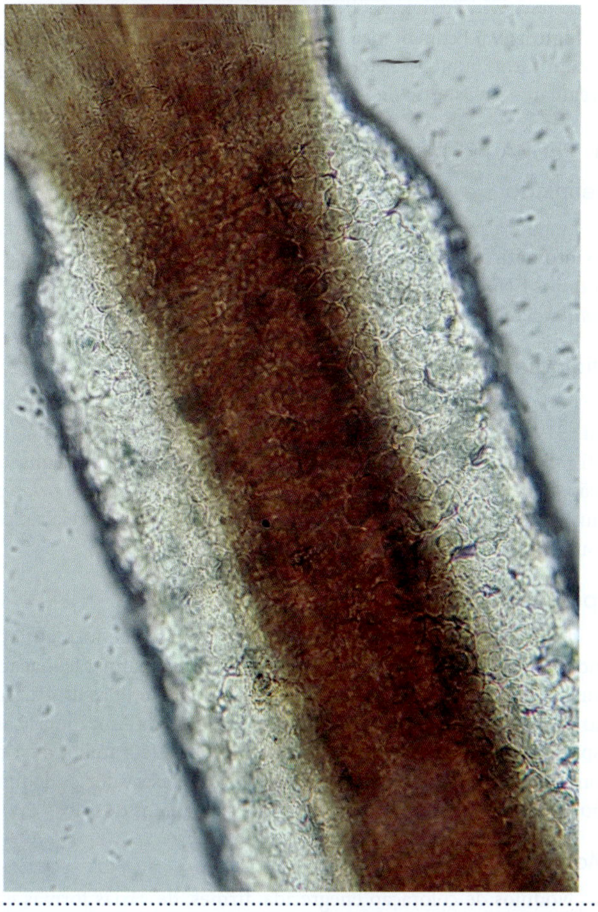

■ **Figura 69.4** Pedra branca. Exame direto com KOH 20% (x1.000). Artroconídeos e blastoconídeos agrupados formando o nódulo ao redor da haste do pelo.

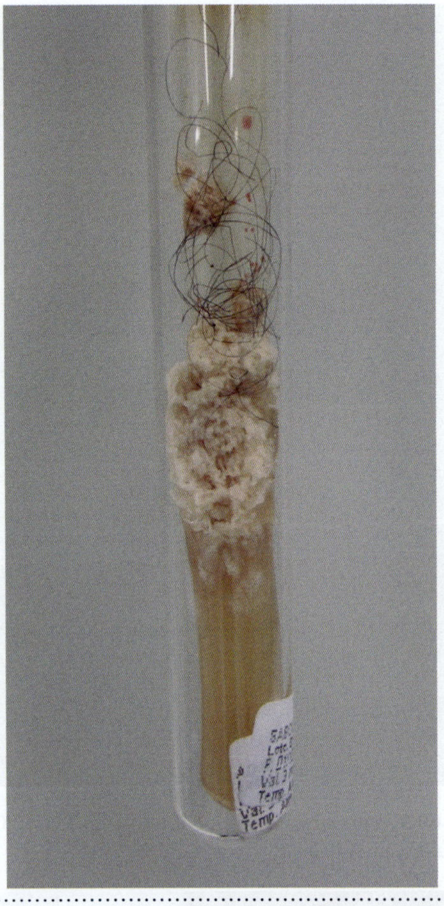

■ **Figura 69.5** Pedra branca. Cultura em meio de Sabouraud. Colônia leveduriforme branca-amarelada com presença de sulcos radiais e pregas irregulares em aspecto de "cocada".

■ PEDRA PRETA

Definição

A pedra preta, ou *piedra preta*, é infecção fúngica crônica e assintomática da cutícula do pelo, caracterizada pela presença de nódulos firmes, irregulares e de coloração preta, causados pela *Piedraia hortae*.

Etiologia

A doença foi descrita por Malgoi-Hoes, em 1901. Parreiras Horta, em 1911, diferenciou clinicamente as duas pedras, branca e preta e, em 1913, Brumpt denominou o fungo de *Trichosporon hortae*. Fonseca e Leão, em 1928, passaram a denominar o fungo de *Piedraia hortae* por causa do reconhecimento da reprodução sexuada e de sua relação com a subdivisão Ascomycotina.[9]

Epidemiologia

Piedraia hortae é fungo filamentoso demácio, que forma massas endurecidas em pelos de homens e animais, principalmente macacos, que habitam regiões tropicais da América do Sul e ilhas do Pacífico. No Brasil, é muito comum na população indígena da Amazônia. Casos esporádicos são observados na Ásia e na África. Afeta ambos os sexos, com discreta prevalência no sexo masculino. Os reservatórios do fungo são as florestas úmidas e águas paradas das margens dos rios.[9]

Manifestações clínicas

Nódulos de coloração enegrecida, firmes, de várias formas e tamanhos, encontrados apenas nos cabelos. Os folículos pilosos não são envolvidos e a infecção é assintomática, sendo a doença de interesse cosmético.[9]

Exames complementares

O exame micológico direto do pelo contaminado clareado com KOH permite a visualização de nódulos pretos firmes e aderentes. Os nódulos contêm vários ascos, que, por sua vez, apresentam de dois a oito ascósporos fusiformes e encurvados. A cultura enegrecida é de crescimento muito lento.

A dermatoscopia da pedra preta assemelha-se à imagem do exame direto, porém com menor definição em relação ao microscópio óptico.[2,9]

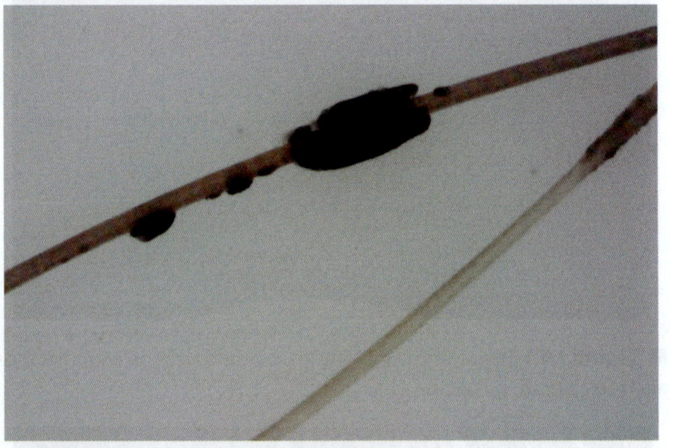

■ **Figura 69.6** Pedra preta. Dermatoscopia (x170). Nódulo enegrecido aderido à haste do pelo.

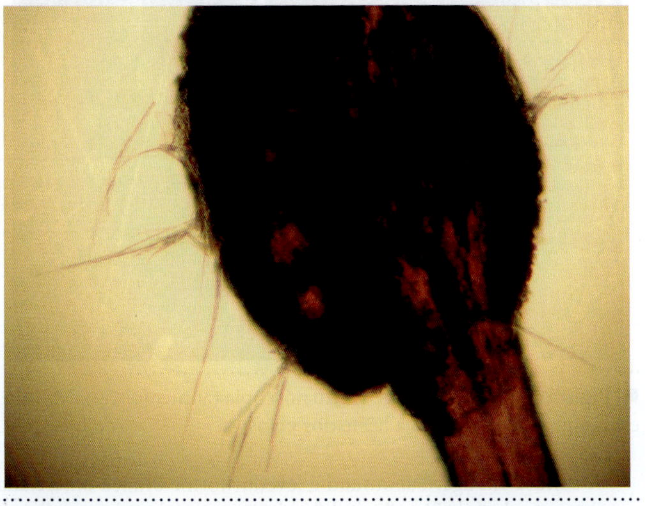

■ **Figura 69.7** Pedra preta. Exame direto com KOH 20% (x400). Nódulo enegrecido aderido à haste pilar.

Diagnóstico diferencial

O diagnóstico diferencial é feito com a pedra branca, a pediculose e outras doenças que acometem a haste do pelo, como a tricomicose, tricorrexe nodosa e *pili torti*. O diagnóstico correto é facilmente realizado mediante exames micológicos ou dermatoscopia.

Tratamento

O tratamento da pedra preta consiste no uso de antifúngicos de uso tópico, ocasionalmente associados ao corte para evitar as recorrências frequentes.[1]

■ TINHA NEGRA

Definição

A tinha negra, ou *tinea nigra*, é uma infecção fúngica crônica e assintomática da camada córnea, caracterizada por máculas acastanhadas ou enegrecidas, de bordas bem definidas, especialmente nas regiões palmoplantares de crianças, causada pelo fungo *Hortaea werneckii*.

Etiologia

A tinha negra foi descrita originalmente, em 1891, por Alexandre Cerqueira, em Salvador, Bahia, que a denominou *Keratomycosis nigricans palmaris*. Em 1921, Parreiras Horta nomeou o agente causal *Cladosporium werneckii* em homenagem ao dermatologista brasileiro Werneck Machado. Com base em estudos de conidiogênese, Von Arx, em 1970, mudou o nome do fungo para *Exophiala werneckii*. Outros estudos corroboraram que esse micro-organismo continha elementos de levedura, como blastoconídios originários de anelídeos e outros conídios originários de hifas dispostos em uma distribuição simpodial. Em 1984, Nishimura e Miyaji propuseram o gênero Hortaea em homenagem a Parreiras Horta, permanecendo o nome *Hortaea werneckii* até hoje, o qual está intrinsicamente ligado à Dermatologia brasileira, uma vez que tanto Paulo Parreiras Horta como Werneck Machado foram membros fundadores da Sociedade Brasileira de Dermatologia em 1912.[9-11]

Existem, ainda, relatos de casos de tinha negra causados por outros agentes demácios, como *Stenella araguata*, *Scopulariopsis brevicaulis*, *Phoma eupyrena* e *Chaetomium globosum*.[12]

Epidemiologia

A tinha negra é considerada doença de zonas tropicais e temperadas. Foi descrita nas Américas do Sul e do Norte, na África e na Ásia. No Brasil, é mais comum nas áreas litorâneas, uma vez que seu agente é um fungo geofílico de comportamento halofílico, encontrado principalmente nos solos com alta concentração salina.[9,10]

Atinge ambos os sexos e todas as idades, sendo mais prevalente entre jovens em torno dos 20 anos, acometendo mulheres 3 a 5 vezes mais frequentemente do que homens. Muitos pacientes apresentam hiperidrose.[9]

Manifestações clínicas

Manifesta-se clinicamente como mácula acastanhada assintomática, não descamativa, com limites precisos e crescimento centrífugo, tipicamente unilateral. Afeta sobretudo a superfície palmar, mas pode ocorrer na região plantar, pescoço e tórax.[1,2]

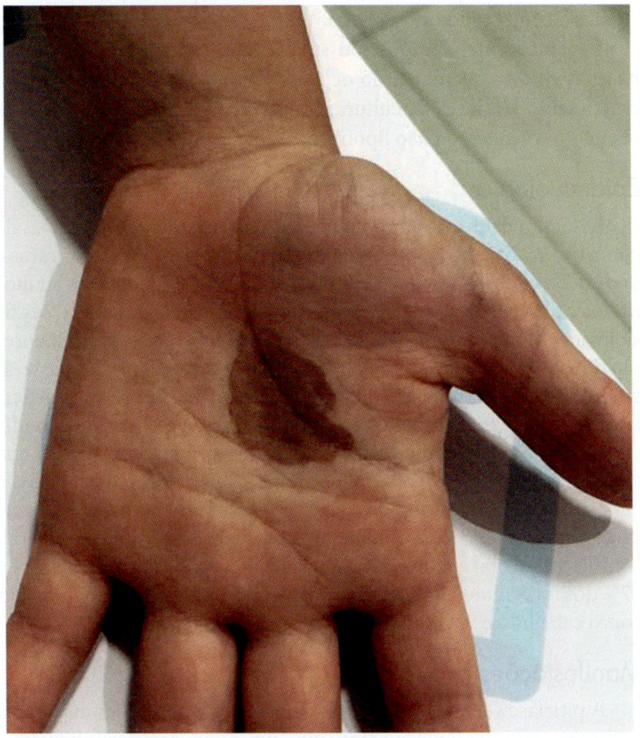

Figura 69.8 Tinha negra. Mácula acastanhada de limites precisos na região palmar de uma criança.
Fonte: Cortesia do Dr. José Roberto Amorim.

Exames complementares

A dermatoscopia foi inicialmente aplicada para auxílio diagnóstico das lesões melanocíticas em busca de se aumentar a acurácia diagnóstica das lesões neoplásicas. Seu uso na tinha negra foi descrito, pela primeira vez, por Gupta e colaboradores, em 1997, que relataram padrão de espículas pigmentadas, formando um aspecto salpicado, não respeitando os dermatóglifos.[2,13,14] Veasey e colaboradores descreveram, em 2017, pela primeira vez, o padrão da tinha negra pela microscopia de reflectância confocal, comprovando *in vivo* a suposição que já havia na dermatoscopia de que o aspecto salpicado descrito por Gupta trata-se, na verdade, das próprias hifas septadas demáceas parasitando o tecido.[13]

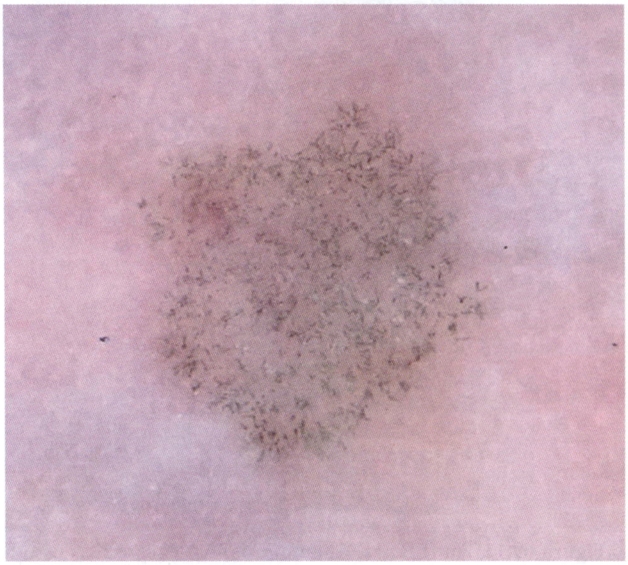

Figura 69.9 Tinha negra. Dermatoscopia (x10). Padrão salpicado que não respeita sulcos ou cristas.

Ao exame direto, clarificado com KOH, observam-se hifas demáceas septadas e ramificadas, geralmente curtas, irregulares e tortuosas. Na cultura em ágar Sabouraud podem ser observadas colônias negro-oliváceas, com brilho metálico e bordas bem definidas, com aspecto de "gotas de petróleo". No microcultivo, apresenta hifas septadas demáceas com conídios que se assemelham a células leveduriformes, com divisão por cissipardidade.[2,13]

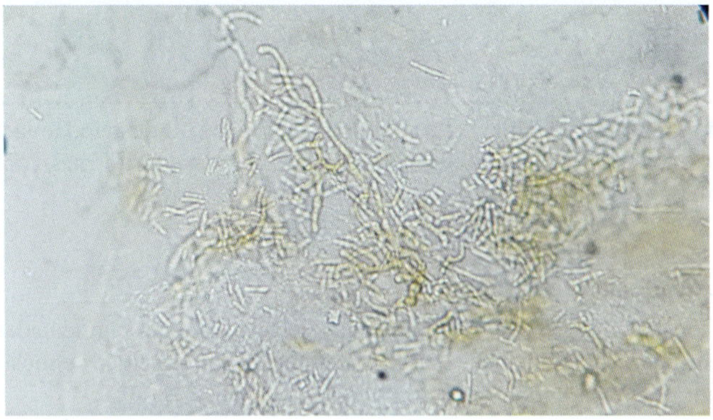

Figura 69.10 Tinha negra. Exame direto com KOH 20% (x400). Hifas septadas demáceas, curtas e ramificadas.

Na histopatologia, os elementos fúngicos são vistos na camada córnea, que contém hifas demáceas septadas e ramificadas. Acantose pode ser evidente, com infiltrado inflamatório linfocitário perivascular ausente ou mínimo.[10]

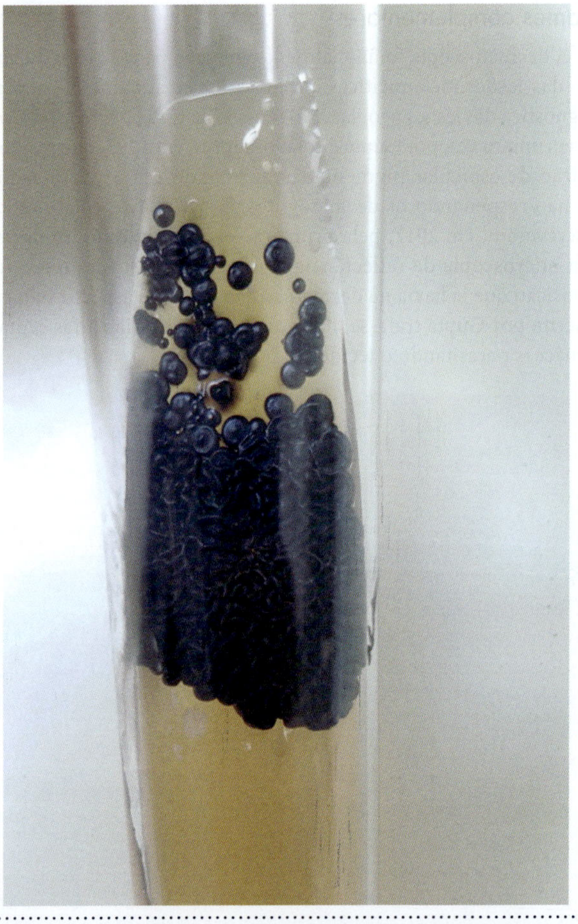

■ **Figura 69.11** Tinha negra. Cultura. Colônias enegrecidas cerosas com aspecto de "gotas de petróleo".

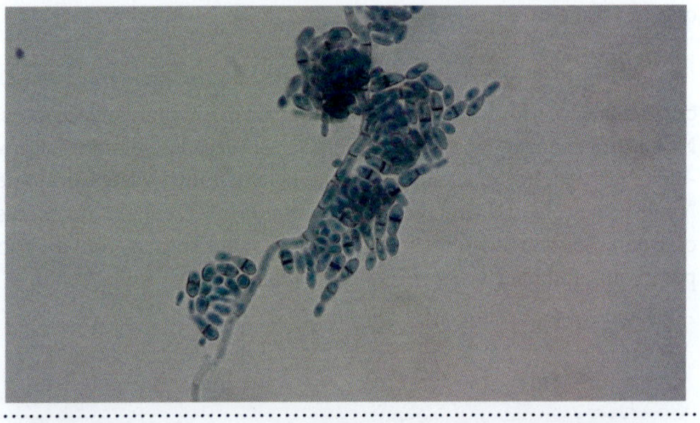

■ **Figura 69.12** Tinha negra. Microcultivo em azul de algodão lactofenol (x400). Hifa septada demácea e conídios leveduriformes, com divisão por cissipardidade.

Diagnóstico diferencial

É importante seu diagnóstico diferencial com lesões pigmentadas em região palmoplantar, especialmente nevos melanocíticos e melanoma acrolentiginoso.[1,2]

Tratamento

A tinha negra responde a agentes queratolíticos e antifúngicos de uso tópico. Na literatura, são relatados bons resultados com o uso dos derivados imidazólicos, ciclopirox olamina, terbinafina e butenafina. Abrasões mecânicas com gaze, cureta ou bucha aumentam a eficácia do tratamento. Não há tendência a recidivas, exceto se houver reexposição a materiais contaminados.[10,12,15]

■ PITIRÍASE VERSICOLOR

Definição

Pitiríase versicolor, ou *tinea versicolor*, é uma infecção crônica da camada córnea causada por leveduras do gênero Malassezia, na maioria das vezes assintomática. Evolui por surtos, sendo frequentes as formas recidivantes. Geralmente tem boa resposta terapêutica com o tratamento adequado.

Etiologia

O gênero Malassezia engloba leveduras lipofílicas presentes em humanos e animais de sangue quente, sendo o principal componente fúngico do microbioma cutâneo no homem. Várias espécies são encontradas na pele humana e animal como comensais e passam a determinar manifestações clínicas sob certas condições que favorecem a pseudofilamentação da levedura. Estão associadas a diversas dermatoses no homem, como pitiríase versicolor, foliculite pitirospórica, dermatite seborreica, dermatite atópica, papilomatose confluente e reticulada de Gougerot e Carteaud, pustulose neonatal e até mesmo psoríase. Disseminação hematogênica pode ocorrer através de cateteres em prematuros e em pacientes imunodeprimidos.[16]

Essa levedura foi inicialmente isolada por Eichstedt, em 1846, e também por Sluyter, em 1847, os quais denominaram a doença, porém não propuseram nome para o fungo. Em 1874, Malassez enfatizou a etiologia fúngica, caracterizando-o como "semelhante à levedura" e, em sua homenagem, Bailion denominou-o *Malassezia furfur* em 1889.[1]

Desde então, muitas outras espécies foram descritas por meio de técnicas moleculares, classificando as espécies do gênero Malassezia em três grupos principais. O grupo A consiste em espécies isoladas com frequência na pele humana: *M. furfur*; *M. japonica*; *M. obtusa*; e *M. yamatoensis*. O subgrupo B1 inclui as espécies mais isoladas no homem: a *M. globosa*; e *M. restricta*. No subgrupo B2, estão a *M. sympodialis*, *M. dermatis*, *M. caprae*, *M. equina*, *M. nana* e *M. pachydermatis*. O grupo C é composto pela *M. cuniculi* e *M. slooffiae*. Mais recentemente, foram descritas três novas espécies: *M. brasiliensis* e *M. psittaci* de papagaios; e *M. arunalokei* de pele humana. Portanto, até a publicação mais atual, o gênero compreende 17 espécies.[16]

Recentemente, demonstrou-se que todas as espécies do gênero necessitam da suplementação de ácidos graxos de cadeia longa para crescimento em meio de cultura, incluindo a *M. pachydermatis*, previamente considerada não lipofílica.[17]

Epidemiologia

É doença de distribuição universal, mais prevalente em regiões de clima tropical e subtropical. Acomete ambos os sexos e todas as raças e pode ocorrer desde a infância até a velhice. É mais frequente em adultos jovens e pós-púberes, provavelmente em decorrência das alterações fisiológicas dos lipídios na pele, por ocasião da puberdade. Vários fatores são tidos como responsáveis pelo rompimento do equilíbrio Malassezia spp. – hospedeiro (homem): idade; sexo; raça; predisposição genética; fatores geoclimáticos; hábitos como o uso excessivo de cremes, condicionadores e gel nos cabelos, além de cremes hidratantes na pele, que favorecem a hiperoleosidade e a hiperidratação. Fatores predisponentes endógenos como má nutrição, avitaminoses, gravidez, diabetes, doença de Cushing, corticosteroideterapia prolongada, terapia parenteral, contraceptivo oral e imunodeficiência também são relatados. Cerca de 97% dos indivíduos clinicamente normais são portadores do fungo no couro cabeludo e 92%, no tronco.[17,18]

Manifestações clínicas

A pitiríase versicolor traduz-se clinicamente por lesões maculares múltiplas com descamação fina, que, no início, são perifoliculares. As lesões crescem e coalescem, podendo atingir grandes áreas. Comprometem tronco, ombros, parte proximal dos braços, pescoço, face e áreas flexurais. Furtado e colaboradores, em 1997, observaram a distribuição das áreas corporais em ordem decrescente: disseminada (31,5%); tronco (20,65%); braço e antebraço (13,75%); coxa e perna (9,5%); face (8,85%); couro cabeludo (4,9%); axilas (2,9%); abdome (1%); região retroauricular (0,7%); pés e mãos (0,5%).[19] Apesar de as leveduras do gênero Malassezia colonizarem sistematicamente os folículos pilosos do couro cabeludo, só em alguns casos encontram-se descamação e prurido na região.

O estiramento da pele afetada pode facilitar a visualização da descamação ao destacar a camada córnea parasitada pela Malassezia spp. em sua forma patogênica. Essa manobra é conhecida como sinal de Zireli, nomeada pelo Prof. Sampaio em homenagem ao seu idealizador, o Prof. Zireli de Oliveira Valença, dermatologista e pesquisador brasileiro. O sinal foi apresentado oficialmente, pela primeira vez, no III Congresso Mundial de Dermatologia Tropical, realizado em 1974, na cidade de São Paulo. É importante reforçar a nomenclatura correta do sinal de Zireli, que com frequência é trazido com grafia incorreta, inclusive já em sua primeira publicação na 2ª edição do livro *Dermatologia Básica*, de Sampaio, Castro e Rivitti, em 1978. Outra manobra semiótica que evidencia a descamação fina característica da pitiríase versicolor é o sinal da unha, também conhecido como sinal de Besnier, que consiste em passar a unha sobre a lesão. Essa manobra, no entanto, não é recomendada em virtude da exposição da unha do examinador às escamas contaminadas, assim como pela possibilidade de quebra de barreira cutânea e consequente contaminação da pele lesada do paciente pela lâmina ungueal do examinador.[1,2,20]

Conforme o nome da doença sugere, a coloração é variável do branco ao acastanhado, sendo raramente eritematosa. Maeda e colaboradores, em 2002, denominaram as variantes clínicas: pitiríase versicolor rubra (máculas eritematosas); pitiríase versicolor *nigra* (máculas enegrecidas); e a pitiríase versicolor alba (máculas esbranquiçadas).[21] Na maioria dos casos, são assintomáticas, exceção feita às formas eritematosas que, em geral, são pruriginosas. Em indivíduos melanodérmicos, é descrita uma variante clínica com intensa despigmentação cutânea, denominada "acromia parasitária". Outra forma rara também descrita é a pitiríase versicolor atrófica, na qual as lesões se tornam deprimidas pelo uso prolongado de corticosteroides tópicos.[22]

Vários estudos procuram explicar a variação de tonalidade das lesões, às vezes no mesmo paciente. A hiperpigmentação parece decorrer de uma combinação de fatores, como o aumento do tamanho dos melanossomos e as mudanças em sua distribuição, o aumento da espessura da camada córnea e a grande quantidade de organismos nas lesões. Por sua vez, as lesões hipopigmentadas podem ser resultantes da inibição da reação dopatirosinase e talvez até mesmo de um efeito citotóxico direto sobre melanócitos hiperativos por ácidos dicarboxílicos, como o ácido azelaico e o ácido oleico produzidos pelo fungo, determinando a pouca melanização. Esse efeito é, muitas vezes, percebido pelos pacientes durante o verão por causa da ausência de bronzeamento nas áreas acometidas.[23,24] Pigmentos e fluorocromos com triptofano produzidos pela *M. furfur* também podem ser responsáveis pelos fenômenos de despigmentação e fluorescência.[25] Já as lesões eritematosas parecem ser resultado de um processo inflamatório moderado, com presença de infiltrado linfocitário perivascular.

Pitiríase versicolor evolui por surtos, com períodos de melhora e piora, tornando-se recidivante ou crônica. Provavelmente, há recorrência tanto pela presença de leveduras no folículo pilosebáceo como pelos diversos fatores predisponentes que permitem a multiplicação e a pseudofilamentação da levedura. A pitiríase versicolor é recidivante quando apresenta um índice de recorrência alto após o tratamento com antifúngico adequado. Autores observaram um índice de recorrência de 60% após 1 ano, e 80% após 2 anos de tratamento.[26]

Foi proposta uma classificação clínica da pitiríase versicolor com base no número de recidivas das lesões em 1 ano: aguda, da qual ocorre um episódio em 12 meses, com cura clínica e micológica após tratamento; recidivante, com até quatro recidivas em 12 meses mesmo após o tratamento antifúngico adequado, sendo dependente de fatores predisponentes do hospedeiro; crônica, com mais de quatro recidivas em 12 meses e os pacientes não respondem ao tratamento.[27]

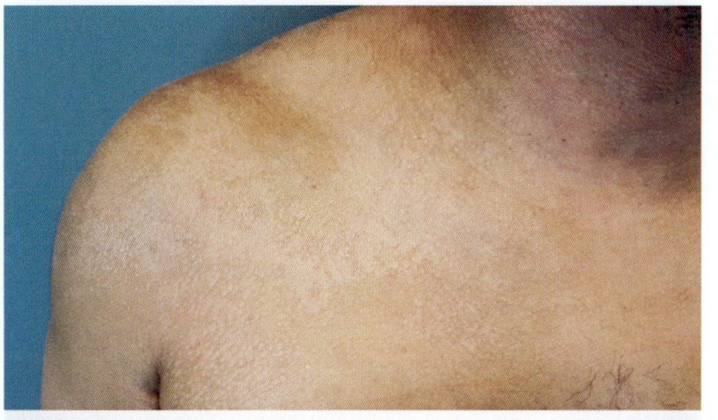

■ **Figura 69.13** Pitiríase versicolor. Lesões perifoliculares, hipocrômicas e descamativas no tronco.

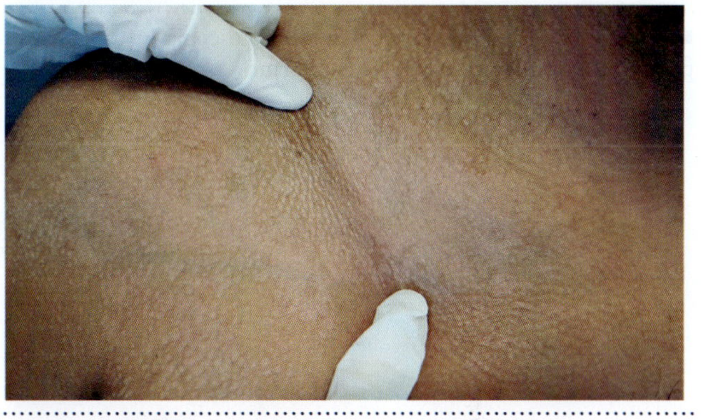

■ **Figura 69.14** Pitiríase versicolor. Descamação evidenciada por estiramento da pele (manobra de Zireli).

■ **Vídeo 69.1** Sinal de Zireli evidenciando o destacamento das escamas em um quadro de pitiríase versicolor em atividade.

Exames complementares

Dermatoscopia

Estudo de Mathur e colaboradores (2019) mostrou que o achado dermatoscópico mais frequente na pitiríase versicolor, tanto na forma hipocrômica como na hipercrômica, é a pigmentação não uniforme das lesões. Outro achado importante é a presença de escamas, por vezes não observadas ao exame clínico, sendo a descamação em placas mais frequente nas lesões hipopigmentadas; e a descamação nos sulcos da pele, nas lesões hiperpigmentadas. Descamação difusa, perilesional e perifolicular também foram relatados, além do apagamento dos sulcos da pele em algumas lesões.[28]

Outros sinais já descritos incluem bordas bem demarcadas e o sinal do halo contrastado, com hiperpigmentação ao redor de lesões hipocrômicas e halo hipopigmentado nas lesões hipercrômicas.[29]

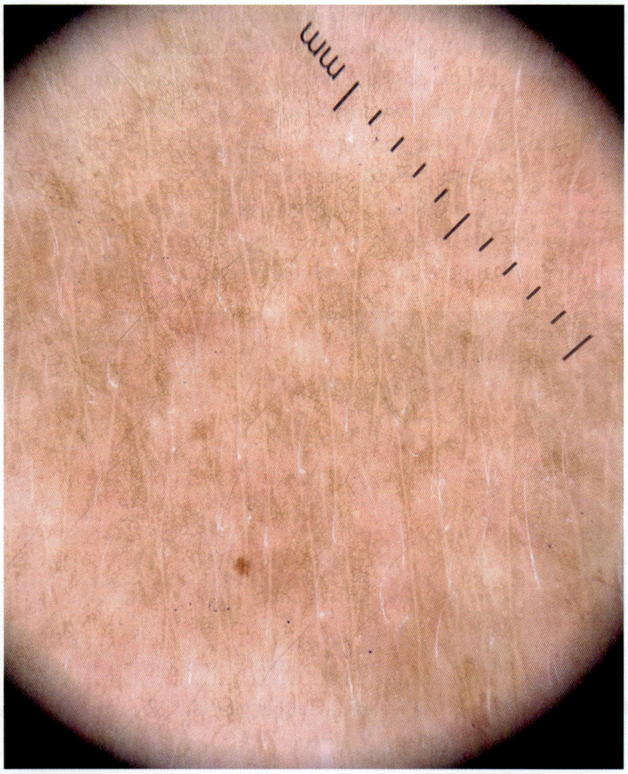

■ **Figura 69.15** Pitiríase versicolor. Dermatoscopia (x10). Lesão hipercrômica com pigmentação não uniforme.

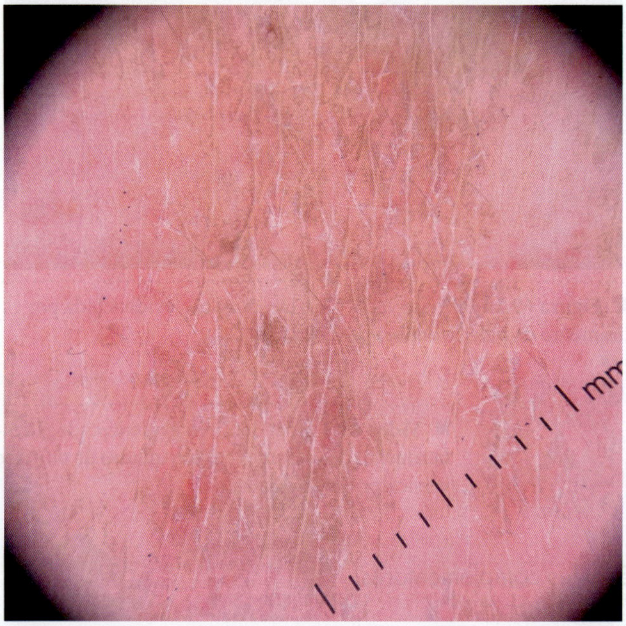

■ **Figura 69.16** Pitiríase versicolor. Dermatoscopia (x10). Lesão hipercrômica com descamação nos sulcos da pele evidenciada após manobra de Zireli.

Lâmpada de Wood

O exame com a lâmpada de Wood permite avaliar a extensão do acometimento cutâneo, revelando fluorescência amarelada ou prateada. Esse fenômeno é observado apenas na infecção pela *M. furfur*, a qual produz fluorocromos com triptofano, a exemplo do pityrialactone, como fonte de nitrogênio. Essas substâncias servem como um mecanismo de proteção em virtude da alta sensibilidade da espécie à radiação UV.[30,31]

■ **Figura 69.17** Pitiríase versicolor. Exame com lâmpada de Wood. Fluorescência prateada.

■ **Vídeo 69.2** Fluorescência em pitiríase versicolor.

Exame micológico

O exame direto, realizado a partir de material coletado por meio da raspagem da lesão ou com fita adesiva transparente (sinal de Porto), mostra células leveduriformes agrupadas, assemelhando-se a "cachos de uva", e pseudo-hifas curtas e grossas. O material pode ser apenas clarificado por KOH (hidróxido de potássio), ou corado com tinta lavável azul ou Gram.[2]

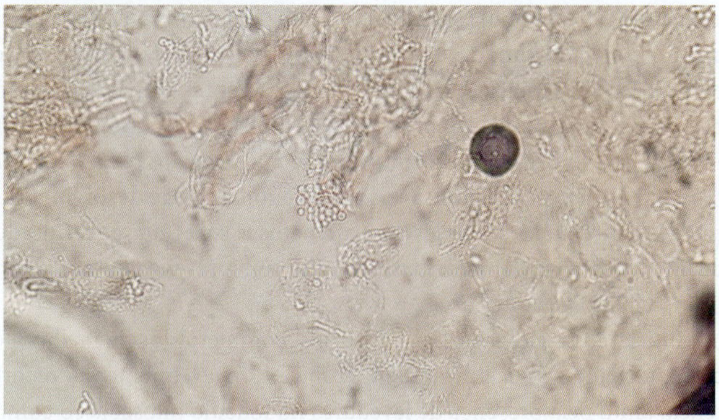

■ **Figura 69.18** Pitiríase versicolor. Exame direto com KOH 20% (x400). Células leveduriformes agrupadas em "cachos de uva" e pseudo-hifas curtas e grossas.

O isolamento em cultura não é realizado em meio de Sabouraud, ele só é possível em meios enriquecidos com azeite de oliva ou bile de boi, incubados a temperaturas de 32 a 35 °C por 15 dias. A colônia é leveduriforme branco-amarelada. O estudo microscópico da cultura mostra células leveduriformes com aspecto de "garrafa de boliche", em que o brotamento é único.[2]

A identificação das espécies a partir da cultura é realizada mediante provas bioquímicas, que são técnicas trabalhosas e demoradas, o que dificulta a obtenção de resultados. A ausência de identificação de espécies limitou por muito tempo o conhecimento epidemiológico sobre as infecções relacionadas à Malassezia spp. No entanto, mais recentemente, novas metodologias com em testes de reação em cadeia da polimerase (PCR) expandiram as ferramentas de identificação, que permitiu o conhecimento de novas espécies e facilitou o diagnóstico e tratamento de pacientes mais graves.

Histopatologia

Na coloração pelo ácido periódico de Schiff (PAS) e na coloração pelo Grocott-Gomori, células globosas, células com formato de "garrafa de boliche" e pseudo-hifas curtas podem ser observadas na camada córnea, que apresenta discreta hiperqueratose. Em lesões eritematosas e pruriginosas, pode ser observado infiltrado perivascular rico em linfócitos na derme.[1]

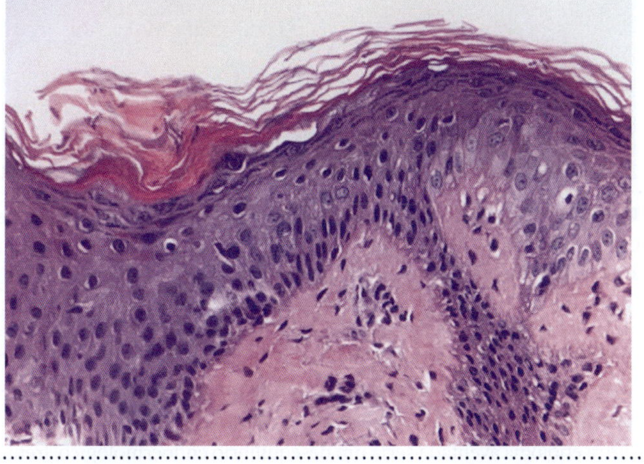

■ **Figura 69.19** Pitiríase versicolor. Anatomopatológico. Coloração pelo ácido periódico de Schiff (PAS, x200). Células globosas e pseudo-hifas curtas na camada córnea, que apresenta discreta hiperqueratose.
Fonte: Cortesia da Dra. Rute Facchini Lellis.

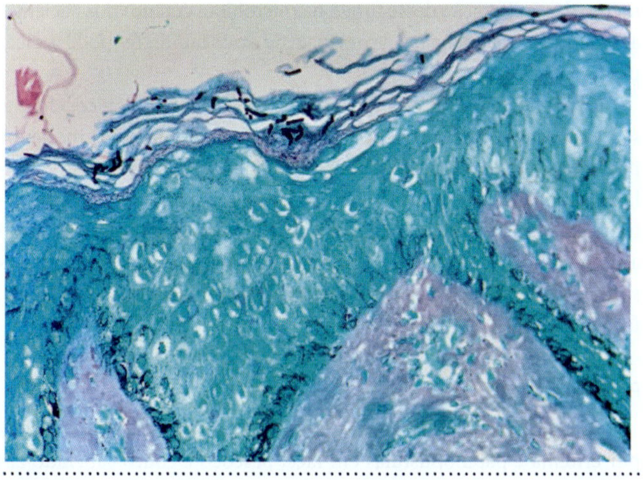

■ **Figura 69.20** Pitiríase versicolor. Anatomopatológico. Coloração pelo Grocott-Gomori (x200). Células globosas e pseudo-hifas curtas na camada córnea.
Fonte: Cortesia da Dra. Rute Facchini Lellis.

Diagnóstico diferencial

O diagnóstico diferencial das lesões hipocrômicas da pitiríase versicolor inclui a hipocromia pós-inflamatória, pitiríase alba, hanseníase indeterminada e hipomelanose macular progressiva do tronco. Nas lesões hipercrômicas, os principais diferenciais são hipercromia pós-inflamatória e papilomatose confluente e reticulada. Já nas lesões eritematosas, o diagnóstico diferencial inclui a pitiríase rósea, sífilis secundária, dermatite seborreica e *tinea corporis*.

Tratamento

Sendo a Malassezia spp. um componente da biota normal da pele, o paciente com pitiríase versicolor deve ser orientado para que colabore no sentido de tentar evitar hábitos que possam transformar o fungo comensal em parasita (utilização de lubrificantes na pele, sudorese excessiva, higiene inadequada etc.).

O tratamento tópico pode ser feito com agentes queratolíticos como sabonetes antiacne com ácido salicílico, xampus com sulfeto de selênio ou cetoconazol. Associado a esses tópicos, recomenda-se o uso de bucha vegetal nas áreas afetadas, e os xampus também devem ser aplicados no couro cabeludo. O uso de antifúngicos tópicos é preconizado, com aplicação 2 vezes por dia, por 6 semanas. As drogas de escolha são o cetoconazol em veículo espuma ou creme, terbinafina solução ou creme, ciclopirox olamina solução ou outros derivados imidazólicos. A vantagem do tratamento tópico é que ele costuma ser bem tolerado, com baixo risco de efeitos adversos graves ou interações medicamentosas, além de ter efeito rápido. No entanto, pode resultar em menor adesão do paciente e ser inconveniente nos casos com lesões extensas que acometem grandes áreas. Nesses casos, o tratamento oral pode ser preferível.[16,32]

No tratamento sistêmico, é preconizado itraconazol 200 mg/dia, durante 5 a 7 dias. O fluconazol também pode ser utilizado em dose de 300 mg por semana, por 2 semanas. O cetoconazol, previamente considerado padrão-ouro no tratamento de infecções fúngicas, deixou de ser recomendado em muitos países por causa de seu risco elevado de hepatotoxicidade, ficando reservado apenas para alguns casos de micoses sistêmicas graves.[32]

Há ainda relato de cura clínica e micológica da pitiríase versicolor em paciente adolescente submetido a tratamento com isotretinoína para acne grave, provavelmente em virtude da xerose cutânea causada pelo medicamento, interferindo nas condições ideais para o crescimento da Malassezia, visto que esta é lipofílica.[33,34]

A pitiríase versicolor tem evolução crônica e recidivante, necessitando, muitas vezes, de profilaxia com esquemas de manutenção, tanto tópicos como sistêmicos. Exposição ao sol deve ser recomendada para acelerar a repigmentação da frequente hipocromia residual. No tratamento profilático tópico, é preconizado o uso de xampu de cetoconazol 2 a 3 vezes por semana, além do uso de bucha vegetal nas áreas frequentemente afetadas. Na profilaxia sistêmica, é recomendado o itraconazol 400 mg/mês, por 6 meses ou fluconazol 450 mg/mês, por 6 meses.[32]

Outras dermatoses associadas às leveduras do gênero Malassezia

Onicomicose

O papel etiológico da Malassezia spp. na onicomicose é incerto, pois as leveduras do gênero não têm capacidade de degradar a queratina, habilidade esta necessária para a invasão da placa ungueal, além de serem lipofílicas, não tendo substrato para seu crescimento na unha. Apesar disso, alguns estudos evidenciaram espécies de Malassezia spp. em unhas com sinais de onicomicose, em especial dos quirodáctilos, possivelmente pelo ato de coçadura, o qual resultaria na transmissão do fungo da pele, onde pode estar presente como comensal ou patógeno, para as unhas. Trauma e psoríase ungueal são considerados fatores de risco.[35-37]

Estudo realizado por Prohic e colaboradores, em 2015, sugere que a Malassezia spp. é apenas colonizante nesses quadros, não tendo sido confirmado seu papel como agente etiológico. Apesar de não estar estabelecido se essas leveduras são capazes de induzir sinais clínicos de onicomicose, sua presença nas unhas é importante como possível fonte de infecção sistêmica.[38]

Foliculite por Malassezia

As leveduras do gênero Malassezia têm capacidade de hidrolizar ácidos graxos livres e triglicérides, gerando uma reação inflamatória no folículo piloso. Clinicamente, a foliculite por Malassezia, anteriormente denominada "foliculite pitirospórica", é caracterizada por pápulas foliculares eritematosas e pústulas localizadas no pescoço, tronco e membros superiores, acometendo principalmente mulheres entre 25 e 35 anos. Em adolescentes, é muitas vezes confundida com acne vulgar ou foliculite bacteriana; mas a ausência de comedos e a presença de prurido são características que auxiliam na diferenciação. São fatores predisponentes: antibioticoterapia de amplo espectro; diabetes *mellitus*; imunossupressão; HIV; neoplasias hematológicas; e oclusão local. As espécies mais associadas a essa entidade são a *M. globosa*, *M. restricta* e *M. sympodialis*.[1,39]

Ao exame histopatológico, visualizam-se apenas células leveduriformes no óstio folicular e na porção infundibular do canal pilossebáceo. Não são observadas formas patogênicas de pseudo-hifas curtas e grossas ou leveduras agrupadas em "cachos de uva", as quais são restritas à pitiríase versicolor. No diagnóstico diferencial devem ser consideradas acne monomorfa, foliculite bacteriana, foliculite pustulosa eosinofílica e foliculite pustulosa por Demodex spp. Foliculite por Malassezia pode ser tratada com antifúngicos tópicos e/ou sistêmicos. Em geral, o tratamento é mais longo do que o da pitiríase versicolor e as recidivas são frequentes.[1,40]

Dermatite seborreica

A dermatite seborreica é uma dermatose inflamatória crônica, com predileção por áreas anatômicas com grande concentração de glândulas sebáceas, como maciço centrofacial, couro cabeludo, dorso e tórax. É descrita associação entre dermatite seborreica e leveduras do gênero Malassezia. Apesar de o mecanismo exato pelo qual o fungo causa inflamação não ter sido completamente elucidado, tem sido demonstrada a presença de maior número dessas leveduras em lesões de dermatite seborreica do que em pele normal.[40,41]

Dermatite atópica

Em pacientes com dermatite atópica, as leveduras do gênero Malassezia podem gerar uma reação de hipersensibilidade tipo I, com presença de anticorpos séricos do tipo IgE, específicos para antígenos dessas leveduras, em especial da *M. globosa*, *M. restricta* e *M. sympodialis*.[42,43]

Isso ocorre principalmente nos pacientes com manifestações de dermatite atópica nas pálpebras, fronte e pescoço, quadro também conhecido como *head and neck dermatitis*. Observou-se que as proteínas antigênicas da Malassezia spp. são encontradas no suor, o qual é responsável por desencadear as lesões.[44] Os anticorpos IgE específicos contra essas leveduras podem ser encontrados em até 27% das crianças e 65% dos adultos com dermatite atópica. A barreira cutânea danificada nesses pacientes permite que tanto as leveduras como seus alérgenos penetrem a epiderme, os quais são introduzidos aos receptores *Toll-like* 2 presentes nos queratinócitos e células dendríticas.[42]

Estudo observou ainda *prick-test* positivo com extrato proteico de leveduras do gênero Malassezia em adultos (de 75% a 80%) com dermatite atópica localizada na face, couro cabeludo e pescoço. O resultado terapêutico da associação de antifúngico e corticosteroide nesses pacientes foi superior ao obtido com corticosteroide isolado.[45]

Papilomatose confluente e reticulada de Gougerot e Carteaud

Papilomatose confluente e reticulada foi descrita inicialmente por Gougerot e Carteaud, em 1927. É caracterizada por pápulas eritematoacastanhadas que evoluem para placas hiperqueratósicas e reticuladas, distribuídas em áreas seborreicas. É mais frequente no sexo feminino.

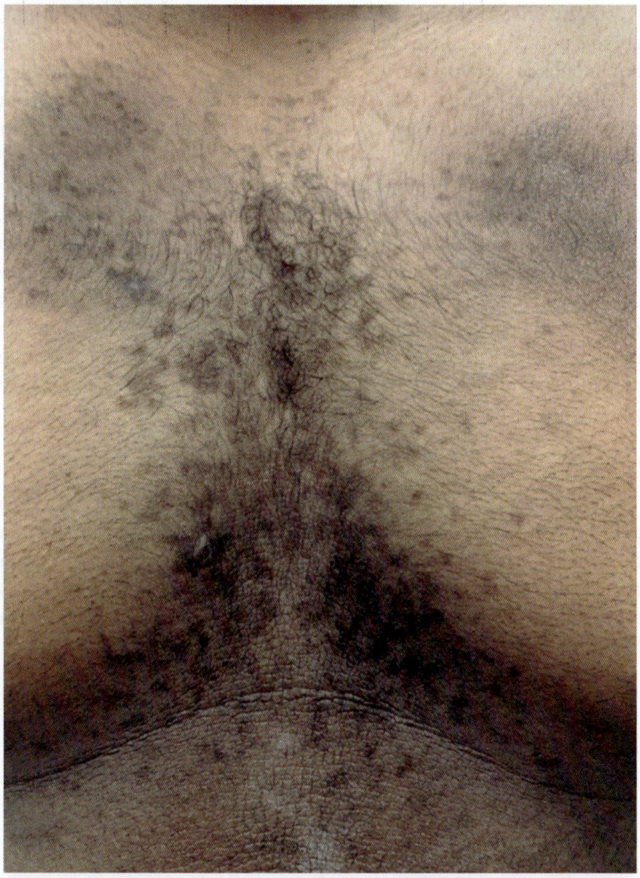

■ **Figura 69.21** Papilomatose confluente e reticulada de Gougerot e Carteaud. Placas hipercrômicas, hiperqueratósicas e reticuladas em áreas seborreicas.

Sua patogênese permanece obscura, porém algumas teorias foram sugeridas, como a hipótese de se tratar de uma desordem da queratinização, em razão da resposta positiva ao tratamento com retinoides. Outra etiologia aventada seria um desequilíbrio endocrinológico, frente à resistência insulínica encontrada em alguns casos e à associação com obesidade, diabetes *mellitus* e outras desordens da hipófise e tireoide. Uma resposta anormal ao crescimento de leveduras lipofílicas da espécie *Malassezia furfur* foi igualmente sugerida, pois se observou aumento da proliferação desse fungo na microbiota cutânea dos pacientes acometidos pela doença. A ocorrência de casos familiares pode indicar predisposição genética.

O diagnóstico é feito por exame clínico e histopatológico, em que são encontradas hiperceratose, acantose e papilomatose. Em alguns pacientes, o exame micológico revela células leveduriformes de Malassezia spp. Apesar de certo sucesso terapêutico relatado com queratolíticos, retinoides e antifúngicos tópicos, o uso de antibióticos como a minociclina, em dose anti-inflamatória, tem mostrado resultados superiores. Ainda assim, a resposta terapêutica é variável, e as recidivas, frequentes.[46,47]

Pustulose neonatal por Malassezia

A pustulose neonatal por Malassezia caracteriza-se clinicamente por eritema e papulopústulas em face, pescoço e couro cabeludo em recém-nascidos. O aumento da secreção das glândulas sebáceas durante o 1º mês de vida provavelmente favorece a colonização pela levedura. O diagnóstico diferencial inclui acne neonatal, eritema tóxico neonatal e pustulose neonatal.[46]

■ CANDIDÍASES

Definição

A infecção cutânea, mucosa ou sistêmica causada por leveduras do gênero Candida é denominada "candidíase". Está entre as infecções mais comuns da pele e mucosas.[48-50]

Etiologia

Casos de candidíase são descritos desde a Antiguidade, porém a primeira descrição de *Candida albicans* foi feita por Langenbeck, em 1839.[48] No início do século XX, acreditava-se que a única espécie patogênica para o homem era a *Candida albicans*. Depois, estudos complementares, nas décadas de 1950 e 1960, demonstraram outras espécies também patogênicas. Historicamente, *Candida albicans* é a principal espécie patogênica no homem, responsável por 70% a 80% dos isolamentos em pacientes infectados. *Candida glabrata* e *Candida tropicalis* são responsáveis por 5% a 8% dos isolamentos, respectivamente, enquanto outras espécies não *albicans* são raramente isoladas.[51,52] No entanto, estudos epidemiológicos mais recentes revelam um aumento significativo na incidência de espécies não *albicans* como agentes de infecções no homem.[53,54]

Entre os fatores relacionados à patogenicidade da Candida sp., destacam-se a capacidade de aderência, a formação de pseudomicélios, a variabilidade fenotípica e a produção de enzimas secretoras e toxinas. Candida spp. tem a habilidade de aderir a diversas superfícies como epitélios, camadas endoteliais, trombos venosos, plástico e acrílico. A capacidade de formar biofilmes permite a persistência da levedura e facilita a colonização, invasão e disseminação da infecção.[55] Proteinases e fosfolipases espécie-específicas são proteínas secretoras que agem como fatores de virulência na célula do hospedeiro.[56]

Epidemiologia

A distribuição das leveduras do gênero Candida é ampla, tanto no meio ambiente como fazendo parte da biota normal do homem.[48,49] Frequentemente, isolam-se espécies de Candida spp. na boca, dobras de pele, orofaringe, intestino, vagina e escarro de pacientes clinicamente saudáveis. *C. albicans* pode estar presente em solo e água, quando estes são contaminados por dejetos humanos e de animais. A maioria das infecções por Candida spp. tem origem endógena.

A candidíase expressa muito bem a variedade completa de relações que ocorrem entre o hospedeiro e a microbiota autóctone, isto é, do comensalismo à doença sistêmica fatal. Os fatores mais importantes na patogênese da candidíase invasiva são: o aumento da colonização fúngica, muitas vezes decorrente de antibioticoterapia prolongada; quebra da barreira normal da pele ou mucosas; e diminuição ou perda dos mecanismos imunológicos, que possibilitam a disseminação da infecção nos tecidos e órgãos internos.[57]

Manifestações clínicas

No homem, leveduras do gênero Candida são isoladas mais frequentemente na cavidade oral e detectadas em cerca de 31% a 55% dos indivíduos normais. As manifestações clínicas variam de acordo com a localização da infecção.[48,49,58]

Candidíase cutâneo-mucosa

Manifestações de candidíase cutâneo-mucosa como candidíase orofaríngea e vulvovaginite são frequentes, autolimitadas e ocorrem na maioria das vezes em indivíduos imunocompetentes.[48,49] O aumento da incidência de infecções por Candida spp. tem sido observado em pacientes imunodeprimidos.[50]

Candidíase oral

A candidíase de mucosa oral, também denominada estomatite cremosa, é frequente entre os recém-nascidos.[59] Ao nascimento, a microbiota é estabelecida a partir do canal de parto, fômites em berçários ou amamentação. Em estudo sobre a prevalência de Candida sp. em recém-nascidos, a levedura foi isolada em 34,55% dos neonatos que foram amamentados, e em 66,67% dos que faziam uso de mamadeiras, o que sugere ser um fator de proteção o aleitamento materno. Ocorre também em adultos diabéticos, idosos e imunodeprimidos, podendo ser um indicador da aids. Caracteriza-se por placas cremosas, esbranquiçadas e eritema difuso sobre a língua e a mucosa orofaríngea. O uso de próteses dentárias ou chupetas facilita o acúmulo de saliva e a proliferação da levedura no ângulo da boca, sendo denominada queilite angular.

Candidíase intertriginosa

A candidíase intertriginosa acomete preferencialmente áreas de dobras da pele, desencadeada por umidade, má higiene, obesidade, gestação e diabetes.[48,49] Caracteriza-se por áreas eritematosas com induto esbranquiçado, podendo haver exulceração e fissuras. Lesões satélites são frequentes.

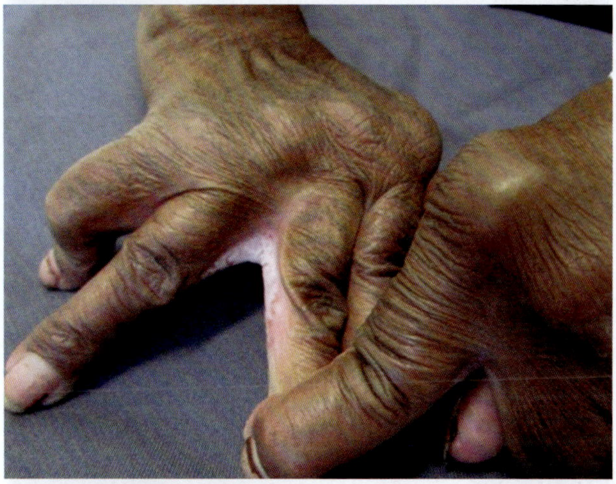

■ **Figura 69.22** Candidíase intertriginosa. Lesão interdigital com eritema, exulceração e induto esbranquiçado.

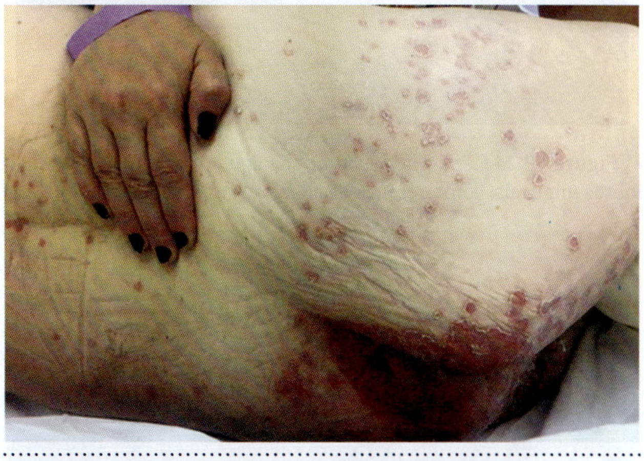

■ **Figura 69.23** Candidíase intertriginosa. Placa eritematovinhosa interglútea com lesões satélites.

Candidíase vaginal

A candidíase vaginal é uma manifestação clínica frequente, desencadeada por gestação, anticoncepção hormonal, uso recente de antibióticos e imunossupressores, alergias, diabetes *mellitus*, bem como uso de roupas justas e/ou sintéticas.[60] A espécie isolada com mais frequência é a *C. albicans*. As mulheres com infecção pelo HIV apresentam maior número de episódios de candidíase vaginal, com duração mais prolongada e quadro clínico mais grave.

Paroníquia e onicomicose

A paroníquia é a inflamação dos tecidos periungueais por ação de substâncias químicas, que atuam como irritantes primários resultando no processo inflamatório. Secundariamente, pode ocorrer infecção por bactérias e leveduras do gênero Candida. Esse processo tende a se cronificar, ocasionando distrofia da lâmina ungueal e hipertrofia das dobras ungueais laterais e dobra proximal. Onicomicose subungueal proximal pode ocorrer secundariamente à paroníquia, em geral com uma faixa lateral estreita de onicólise, onicodistrofia e hiperqueratose, que se estende da dobra ungueal proximal à margem distal da lâmina. No tratamento das paroníquias, é fundamental a remoção dos contactantes, uma vez que a terapia tópica gera uma resposta parcial e temporária, com recorrência após a interrupção. O controle da inflamação é obtido com corticosteroides tópicos, sistêmicos ou intralesionais e o controle da infecção secundária, com antifúngicos e antibióticos.[61,62]

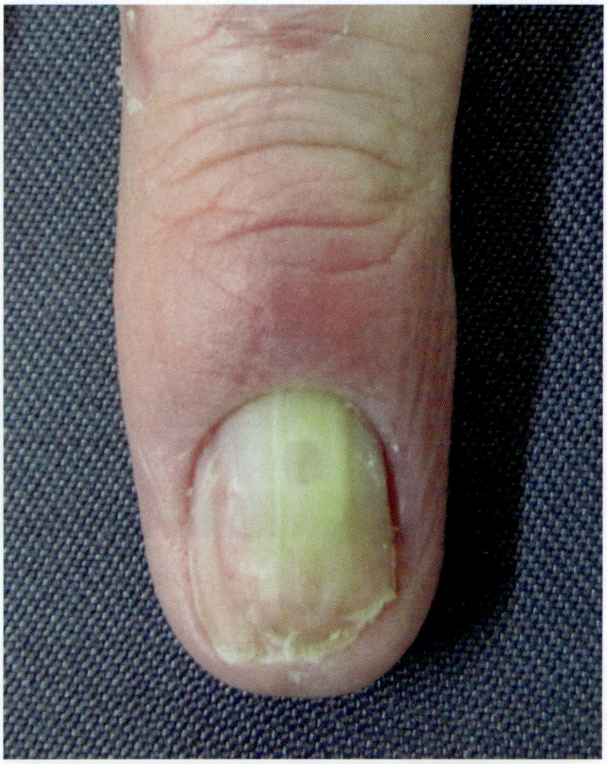

■ **Figura 69.24** Candidíase. Paroníquia aguda. Eritema e edema das dobras ungueais, com presença de abscesso subungueal.

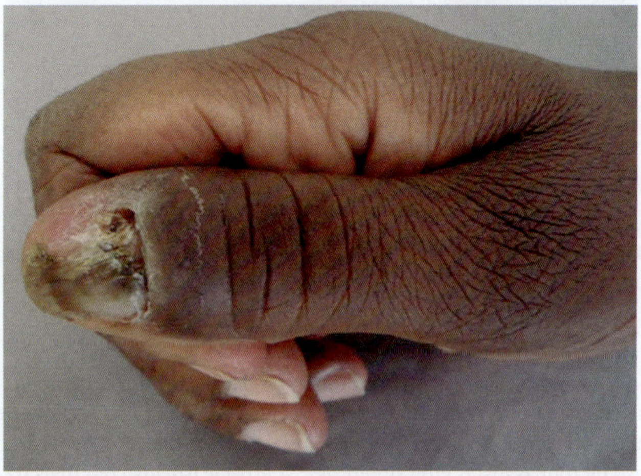

■ **Figura 69.25** Candidíase. Paroníquia crônica e onicomicose subungueal proximal. Hipertrofia das dobras ungueais, ausência de cutículas e distrofia da lâmina ungueal.

Candidíase mucocutânea crônica

Caracteriza-se por infecções mucocutâneas persistentes ou recorrentes, causadas por leveduras do gênero Candida, especialmente *C. albicans*, que afetam pele, unhas, cavidade oral e mucosa genital. A maioria dos casos é secundária a outras condições médicas, como síndrome da imunodeficiência adquirida, diabetes, terapias imunossupressoras com corticosteroides ou bloqueadores de citoquinas. Raramente, ocorre em desordens genéticas, que podem ser hereditárias, tendo a candidíase mucocutânea crônica como única manifestação ou estar associada a uma variedade de sinais e sintomas, como endocrinopatias, malignidades, além de infecções bacterianas e virais recorrentes. Esses casos resultam, em grande parte, das desordens da imunidade inata, com redução ou alteração de células Th17 e IL-17, a exemplo da deficiência hereditária da proteína CARD9, descrita pela primeira vez em 2009 como uma forma autossômica recessiva da candidíase mucocutânea crônica. Atualmente, a deficiência de CARD9 é considerada uma etiologia genética de doenças fúngicas invasivas, com relatos de candidíase sistêmica, dermatofitoses extensas e profundas, feo-hifomicoses subcutâneas e invasivas, e aspergilose invasiva extrapulmonar. Outra evidência que suporta o papel central da IL-17 na candidíase mucocutânea crônica é a observação de casos da doença na fase II do ensaio clínico do secuquinumabe, um anticorpo monoclonal anti-IL17.[63,64]

Candidíase sistêmica

A candidíase sistêmica é grave e de difícil diagnóstico. Pode afetar um ou mais órgãos, evoluindo para candidíase disseminada. O termo "candidíase hematogênica" é utilizado para identificar todas as infecções que envolvem a presença de Candida spp. na corrente sanguínea. Os pacientes com risco para candidemia ou candidíase disseminada são neonatos, transplantados, portadores de neoplasias malignas com ou sem neutropenia, grandes queimados, pacientes com cirurgias abdominais ou em nutrição parenteral.[65] Também são descritas lesões alérgicas, distantes dos focos primários ativos, sendo estéreis e denominadas "candídides".

Exames complementares

No exame micológico direto, realizado com KOH ou coloração de Gram, observam-se células leveduriformes arredondadas com brotamento único ou múltiplo, além de pseudo-hifas e blastoconídios.

A cultura em ágar Sabouraud com cloranfenicol revela colônia de coloração branca a creme, de consistência cremosa. Para a identificação de *C. albicans*, podem ser utilizadas duas provas morfológicas:

1. A formação de tubo germinativo em soro fetal bovino.
2. A formação de clamidoconídios: esporos arredondados, de parede dupla, isolados ou agrupados na extremidade das pseudo-hifas. São formados em meios de cultivo ricos em amido como ágar fubá acrescido de *tween* 80.

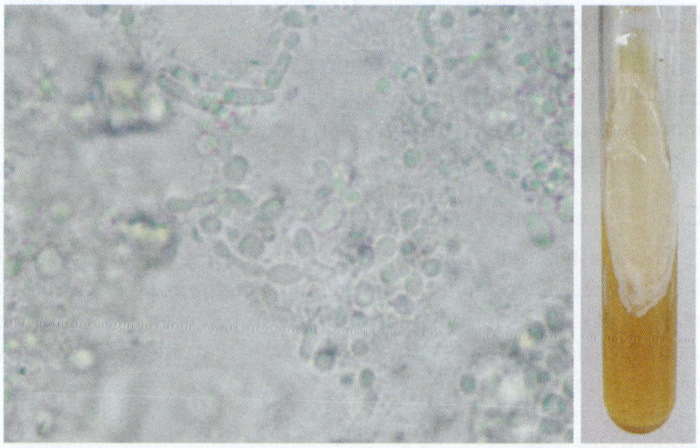

■ **Figura 69.26** Candidíase. Exame direto com KOH 20% (x1000). Leveduras com e sem brotamento e pseudo-hifas. Cultura em ágar Sabouraud: colônia esbranquiçada de aspecto cremoso.

Para a identificação das outras espécies de Candida spp. de importância médica, utilizam-se provas bioquímicas, como a assimilação de carbono e nitrogênio (auxanograma) e de fermentação de açúcares (zimograma). Além dessas provas, para a diferenciação das várias cepas isoladas e de uma mesma espécie, podem-se empregar: a suscetibilidade dessas cepas às toxinas de outras leveduras (toxinas *killer*); a técnica de morfotipagem (análise das franjas e topografia das colônias); biotipagem de Odds & Abbott (provas bioquímicas e de resistência); e análise de DNA, após tratamento com enzimas de restrição.[1,48,66]

Tratamento

Várias medicações podem ser empregadas nas diferentes manifestações clínicas da candidíase. Nas candidíases superficiais, devem ser afastados os fatores que favorecem a patogenicidade da levedura e utilizados fármacos, geralmente de uso tópico, que quase sempre produzem bons resultados. Existem, na atualidade, agentes orais muito bem absorvidos e que são empregados nas candidíases oral e vaginal. Já nos processos sistêmicos, utiliza-se medicação oral ou parenteral.

Na candidíase mucosa, podem-se empregar derivados poliênicos, como a nistatina em suspensão oral para bochechos ou óvulos vaginais, visto que ela não é absorvida pela mucosa vaginal ou trato gastrointestinal. Derivados imidazólicos tópicos, como clotrimazol, miconazol, oxiconazol e cetoconazol são utilizados nas formas cutâneas. Nas formas extensas, a terapêutica sistêmica é indicada: itraconazol 100 a 200 mg/dia ou fluconazol 150 a 300 mg/semana.[9] Na candidíase sistêmica, a anfotericina B é um dos fármacos de eleição, sendo também empregados os derivados triazólicos, como o fluconazol, itraconazol, voriconazol e drogas do grupo das equinocandinas.[67] O fluconazol é uma das drogas de escolha quando a *Candida albicans* é o agente isolado.

■ DERMATOFITOSES

Definição

Os dermatófitos constituem grupos de fungos filamentosos hialinos que compartilham semelhanças taxonômicas, morfológicas, fisiológicas e imunológicas. Apresentam capacidade de degradar a queratina, seja de tecidos queratinizados do homem e de animais, seja de restos de pelos, unhas, plumas ou pele desprendidos do corpo que caem no solo do ambiente.[1,68,69]

A infecção por dermatófitos cresce de modo centrífugo, assumindo aspecto circular, que os gregos denominavam de "herpes". Os romanos chamavam a infecção de *tinea*, que significa larva de pequenos insetos, pois relacionavam a doença a picadas de insetos. No Brasil, usamos o termo "tinha" ou dermatofitose (micose causada por dermatófitos).[1]

Etiologia

Os dermatófitos foram inicialmente classificados em três gêneros de fungos imperfeitos ou anamorfos, isto é, que não apresentam reprodução sexuada: Microsporum sp., descrito por David Gruby, em 1843; Trichophyton sp., descrito por Malmsten, em 1845; e Epidermophyton sp., descrito por Sabouraud, em 1907.[9,68,69]

Com o passar dos anos, a taxonomia evoluiu de aspectos com base nas características clínicas do parasitismo fúngico para a associação de aspectos morfológicos de cultura, características de frutificação em microcultivo e perfil fisiológico em provas bioquímicas. Desde o final do século XX, novos métodos de identificação genética e moleculares vêm revolucionando a taxonomia e, em 2017, foi possível a determinação de sete gêneros distintos: Trichophyton com 16 espécies; Epidermophyton com 1 espécie; Microsporum com 3 espécies; Nannizzia com 9 espécies; Arthroderma com 21 espécies; Paraphyton com 3 espécies; e Lophophyton com 1 espécie.[70] Com intuito didático, abordaremos apenas os dermatófitos de interesse médico, os gêneros Epidermophyton, Microsporum, Trichophyton e Nannizzia. Este último inclui a espécie *N. gypsea*, que até então pertencia ao gênero Microsporum. Importante ressaltar essa mudança de nomenclatura, pois muitos artigos e pesquisas realizadas até então consideravam esse agente um *M. gypseum*.

Nesse universo, a classificação é pautada na ecologia dos fungos persiste, dividindo os dermatófitos em agentes geofílicos que habitam o solo, zoofílicos que habitam os animais e antropofílicos que habitam os seres humanos.[70] Os fungos geofílicos têm a *Nannizzia gypsea* como principal representante; e os zoofílicos, o *Microsporum canis* e o *Trichophyton mentagrophytes var. mentagrophytes*. Esses dois grupos fúngicos são considerados "não adaptados" ao ser humano, pois geram resposta inflamatória, o que dificulta a ocorrência de infecções crônicas. Já os fungos antropofílicos são considerados "adaptados", capazes de parasitar o ser humano, geralmente de forma crônica, sem causar resposta inflamatória. São exemplos deste último grupo o *Epidermophyton floccosum*, o *Trichophyton tonsurans*, o *T. schoenleinii*, o *T. mentagrophytes var. interdigitalis* e o *T. rubrum*.[1,71] No entanto, o grau de inflamação nem sempre é definido apenas pela espécie isolada, dependendo da complexa relação agente-hospedeiro.

Os dermatófitos geofílicos são considerados os menos evoluídos na escala filogenética pela proximidade ao ancestral comum do reino vegetal. Têm distribuição irregular nos diferentes solos, relacionada às características fisioquímicas deste (umidade, pH, composição química e grau de aeração do solo, entre outras). Os dermatófitos zoofílicos podem ter hospedeiros específicos ou ser infectantes universais, tanto de homens como de animais, como o *T. mentagrophytes var. mentagrophytes* e o *M. canis*. Assim, os animais infectados por dermatófitos servem como fonte para a dermatofitose humana. Os dermatófitos antropofílicos são considerados mais evoluídos. Sofrem influência de fatores étnicos, sociológicos, ambientais, antropogênicos (higiene e modo de vestir) e têm afinidade por diferentes tipos de queratina, estando em equilíbrio com o hospedeiro (homem).[70,72]

Epidemiologia

A distribuição das dermatofitoses varia por influência de fatores populacionais, como: sexo (mais comum no sexo masculino); idade (tinha de couro cabeludo é mais comum em crianças; tinha do pé e inguinocrural, mais comuns em adultos); imunidade (maior incidência nos imunocomprometidos); hábitos (sociais, culturais, religiosos e econômicos); populações fechadas (maior incidência em tripulações de navios e creches); migrações (*T. violaceum* teve alta incidência no Brasil na década de 1930 em virtude da imigração da orla do Mediterrâneo e Portugal). Fatores temporais, como sazonalidade (as dermatofitoses são mais comuns no verão e no outono), e a distribuição dos dermatófitos no ecossistema (*M. audouinii* é um agente comum de tinha do couro cabeludo na África e Europa, com apenas alguns relatos no Brasil) têm influência na distribuição das dermatofitoses. O conhecimento da ecologia dos dermatófitos permite melhor entendimento da história natural das dermatofitoses.[1,72-75]

Patogenia e imunologia

Avanços recentes, principalmente no campo da imunologia, têm permitido o melhor conhecimento da relação dermatófito-hospedeiro na infecção cutânea. O contágio pode ocorrer no contato direto com seres humanos, animais ou solo contaminado; ou indiretamente, por exposição a fômites contaminados.[72] A colonização começa na camada córnea da pele, pelo ou unha, onde o fungo cresce secretando enzimas que degradam a queratina para obter nutrientes. A umidade local é pré-requisito para a inoculação e a sobrevivência do dermatófito na pele.[76]

A resposta imunológica inespecífica, a imunidade mediada por células e a imunidade humoral bloqueiam a infecção dermatofítica, assim, a progressão da infecção depende de vários fatores.[72,76]

A resposta imunológica inespecífica se inicia já na camada córnea pela descamação epidérmica e pelo baixo conteúdo de água, pelo pH ácido da pele, pela presença da microflora residente (microbioma) e pelos fatores séricos inibitórios (como a transferrina insaturada e a alfa-2 macroglubulina inibidora de queratinase), que têm ação antifúngica e impedem a invasão das camadas mais profundas da epiderme pelos dermatófitos. Vencidos esses mecanismos de defesa, os dermatófitos interagem com os queratinócitos e as células de Langerhans.[72,76,77]

As células de Langerhans são capazes de induzir resposta Th1 e Th17, com ativação e recrutamento de macrófagos e neutrófilos ao local da infecção. Os queratinócitos, por usa vez, desempenham um papel central na resposta inicial contra os dermatófitos e seus antígenos. Além de secretarem peptídeos antimicrobianos com atividade antifúngica (como catelicidinas e defensinas), estimulam outras células por meio da liberação de múltiplas citoquinas inflamatórias, como interleucina 8 (IL-8), um potente fator quimiotático de neutrófilos, IL-6 e fator de necrose tumoral alfa (TNF-α). No entanto, o espectro de citoquinas liberadas pelos queratinócitos depende ainda da espécie do dermatófito. Espécies zoofílicas e geofílicas estimulam o sistema imune do hospedeiro a produzir consideravelmente mais citoquinas do que espécies antropofílicas.[76]

A interação entre a parede celular do fungo e as células da imunidade inata, como macrófagos, células dendríticas, queratinócitos e neutrófilos, se inicia por intermédio de receptores de reconhecimento de padrões (PRR, do inglês *pattern-recognition receptors*), que reconhecem os chamados "padrões moleculares associados a patógeno" (PAMP, do inglês *pathogen-associated molecular patterns*). Entre os PRR, os receptores de lecitina do tipo C (CLR, do inglês *C-type lectin receptors*) e os receptores do tipo *Toll* (TLR, do inglês *Toll-like receptors*) são essenciais para o reconhecimento de fungos. Muitos CLR usam a mesma molécula sinalizadora CARD9 para ativar a resposta imune antifúngica. Dessa maneira, pacientes com mutações genéticas que resultam na deficiência de CARD9 são altamente suscetíveis a infecções fúngicas, como dermatofitoses profundas e disseminadas, além de candidíase invasiva e candidíase mucocutênea crônica, como já exposto anteriormente. Essas mutações resultam em ação antifúngica neutrofílica deficiente e prejuízo da resposta Th17.[76]

A imunidade adaptativa contra os dermatófitos ainda não é totalmente compreendida, mas há indícios de que os linfócitos T CD4 produtores de interferon-gama (IFN-γ) ou IL-17 (Th17) fornecem proteção durante a infecção ao recrutarem e ativarem células efetoras da imunidade inata como os neutrófilos e macrófagos.[76]

A imunidade mediada por células, expressa por reação tardia aos antígenos de dermatófitos (tricofitina), é indicativa de dermatofitose prévia ou atual. A reação tardia positiva indica atividade do sistema imune e capacidade de erradicar a infecção. É encontrada em pacientes infectados por diferentes dermatófitos e em pacientes com dermatofítides (mícides). A reação tardia negativa é associada com infecções crônicas, principalmente por *T. rubrum*.[78,79] A imunidade humoral é pouco expressiva.

Fatores inerentes ao dermatófito

Os vários gêneros e espécies de dermatófitos têm afinidade seletiva com as diferentes classes de queratina. Sabe-se que os gêneros Microsporum e Nannizzia têm predileção por pele e pelo; o Epidermophyton sp., por pele e unha; e o Trichophyton sp., tanto por pele como por pelo e unha. No entanto, foram descritas espécies de Microsporum spp. afetando a unha. Outros fatores inerentes ao fungo são suas virulência e adaptação (dermatófitos geofílicos e zoofílicos são menos adaptados do que os antropofílicos no parasitismo humano).[1,9,72]

Fatores inerentes ao hospedeiro

Fatores como obesidade, diabetes, imunossupressão, idade avançada, hábitos como má higiene e uso de calçado fechado, sudorese excessiva e contato com animais domésticos ou objetos infectados também influenciam na instalação, perpetuação e disseminação de uma infecção dermatofítica.[1,72,76]

Manifestações clínicas

As dermatofitoses apresentam variantes clínicas denominadas conforme a topografia do acometimento: tinha do couro cabeludo; tinha da barba; tinha do corpo; tinha da face; tinha inguinocrural; tinha da unha; tinha do pé; tinha da mão; e tinha imbricada. Existe ainda a doença alérgica: dermatofítide.[1,9]

■ PELO

Tinha do couro cabeludo

A incidência das tinhas do couro cabeludo geralmente está ligada à pobreza e aos hábitos precários de higiene.[71,72] *Tinea capitis* (tinha do couro cabeludo) é uma infecção fúngica da pele e pelos do couro cabeludo causada por fungos dermatófitos, que acomete predominantemente crianças pré-púberes. A transmissão pode ocorrer por contato direto com o solo, animal ou cabelo de outra pessoa infectada, ou contato indireto por meio de fômites, como pentes e escovas.[80]

A frequência dos agentes varia de acordo com a região e período estudados. No Brasil, estudos epidemiológicos apontam classicamente o *M. canis* como o agente predominante no Sul e Sudeste (SE), enquanto nas regiões Norte e Nordeste prevalece o *T. tonsurans*.[81] Esse cenário vem se alterando em estudos mais recentes, nos quais o registro de *T. tonsurans* tem ultrapassado o de *M. canis* na região SE. Entretanto, vale destacar que são estudos com "n" pouco expressivo e realizados apenas na cidade de São Paulo, sendo necessário avaliar, nos próximos anos, se essa mudança é consistente ou se foi relacionada a um surto ocasional.[80,82]

As manifestações clínicas da *tinea capitis* podem ser divididas entre tonsurantes e inflamatórias. As tonsurantes são representadas por áreas de alopecia, geralmente circulares e com caráter pruriginoso variável, em que os pelos estão fragmentados dando aspecto semelhante à tonsura, corte rente ao couro cabeludo. Podem ser divididas em: padrão microspórico, com apenas uma ou poucas lesões que chegam a atingir grandes diâmetros; e padrão tricofítico, com lesões alopécicas múltiplas e diminutas, muitas vezes de difícil identificação. Classicamente, o padrão microspórico é relacionado aos dermatófitos do gênero Microsporum e à *Nannizzia gypsea* (antigo *M. gypseum*); e o padrão tricofítico, aos agentes do gênero Trichophyton, em especial o *T. tonsurans*.[1] No entanto, estudos recentes já demonstraram que a classificação clínica da tinha do couro cabeludo não se correlaciona com os agentes isolados na cultura ou com o tipo de comprometimento do pelo ao exame micológico direto.[82,83]

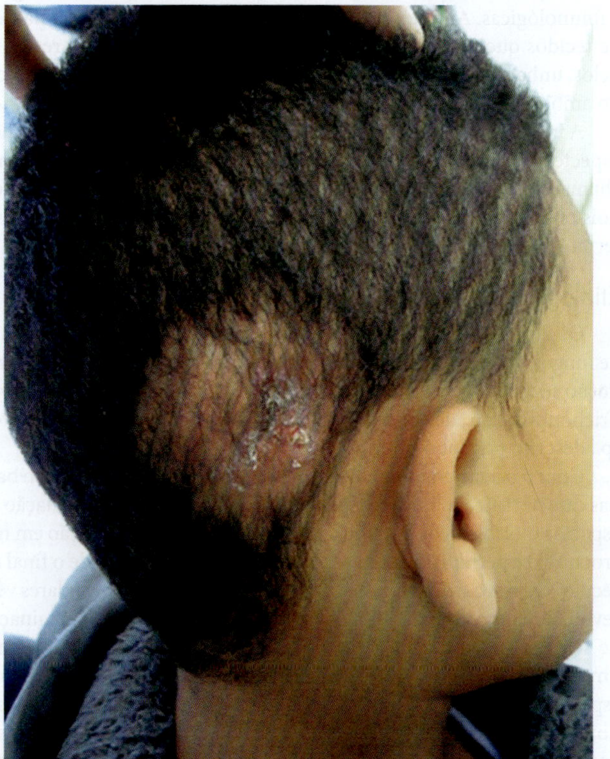

■ **Figura 69.27** Tinha tonsurante microspórica do couro cabeludo em criança.

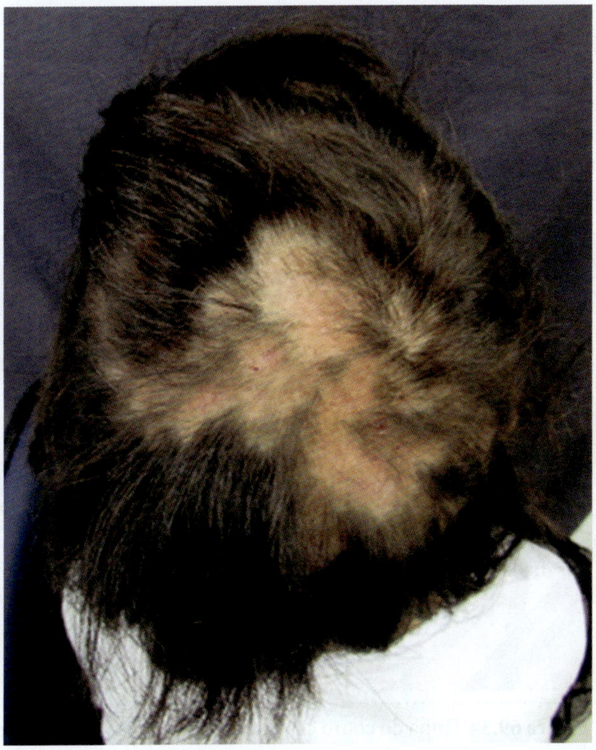

■ **Figura 69.28** Tinha tonsurante tricofítica do couro cabeludo em criança.

Já a *tinea capitis* inflamatória pode ser dividida em *kerion celsi*, também denominada "tinha supurativa", e tinha fávica ou tinha favosa. No *kerion celsi*, a apresentação clínica é de uma placa escamosa e intenso processo inflamatório local, com edema, rubor e secreção purulenta, acarretando alopecia muitas vezes cicatricial. Os agentes geralmente isolados, nesses casos, são dermatófitos não adaptados, explicando a reação inflamatória intensa produzida pelo hospedeiro. A tinha favosa, rara hoje em dia, se caracteriza por massas com aspecto de crosta amarelada (escútulas ou *godet*), côncavas e centradas por um pelo, com odor de urina de rato. O agente etiológico mais relacionado a essa apresentação é o *T. schoenleinii*, que, apesar de ser antropofílico, induz intensa resposta inflamatória típica da tinha favosa.[1,71]

Lâmpada de Wood

O exame com a luz de Wood é importante na tinha do couro cabeludo. As tinhas causadas pelo gênero Microsporum apresentam fluorescência azul-esverdeada. As tinhas determinadas pela *N. gypsea* e pelos dermatófitos do gênero Trichophyton não fluorescem, com exceção da tinha favosa por *T. schoenleinii*, que apresenta fluorescência azul-clara.[30,82]

Tricoscopia

A tricosocopia é um método simples e imediato, que, apesar de não substituir os exames micológicos, vem se mostrando cada vez mais uma ferramenta valiosa no diagnóstico da *tinea capitis* e também na determinação do seu agente.

Os sinais tricoscópicos da *tinea capitis* podem ser divididos em dois grupos ou padrões com base no seu mecanismo de formação. O padrão curvilíneo é representado por pelos em vírgula e em saca-rolha, resultantes do aumento da maleabilidade e consequente deformidade da haste pilar, relacionados ao parasitismo do tipo *endothrix*, este mais associado ao gênero Trichophyton. O padrão retilíneo inclui os pelos em código de barras (ou código Morse) e os pelos em zigue-zague, que podem ser explicados pela presença de perfurações transversas e fraturas ao longo dos fios, causadas pelo parasitismo do tipo *ectothrix*, o qual se relaciona principalmente ao gênero Microsporum.[80,84]

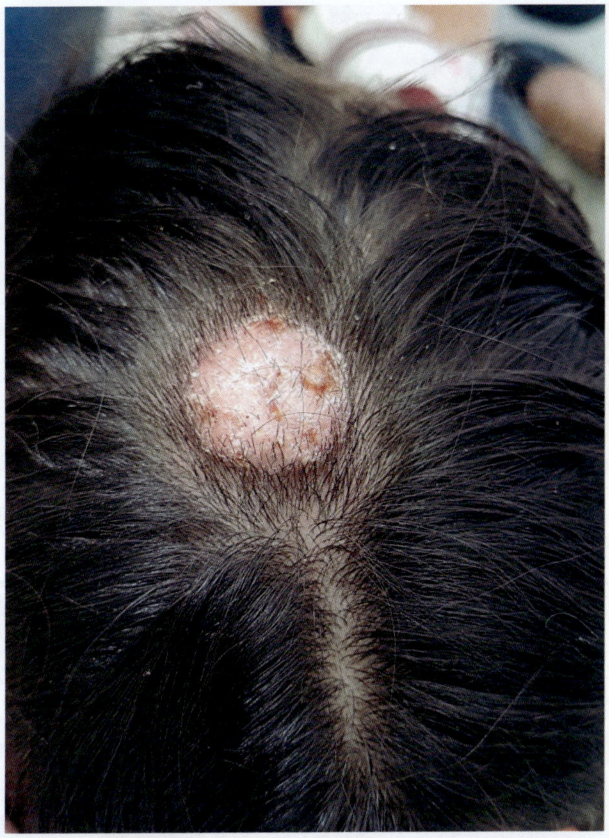

■ **Figura 69.29** *Tinea capitis* inflamatória do tipo *kerion celsi*.

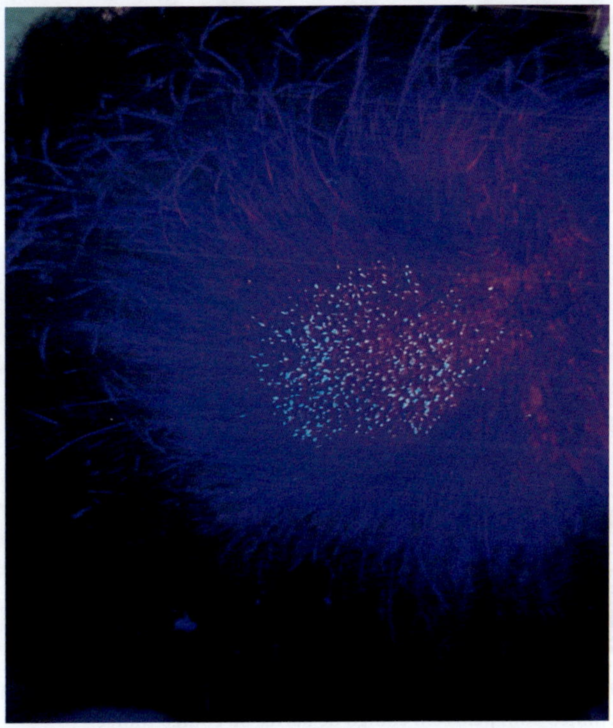

■ **Figura 69.30** Tinha do couro cabeludo por *M. canis*. Exame com lâmpada de Wood. Fluorescência azul-esverdeada.

■ **Vídeo 69.3** Fluorescência de *T. capitis por M. cannis*.

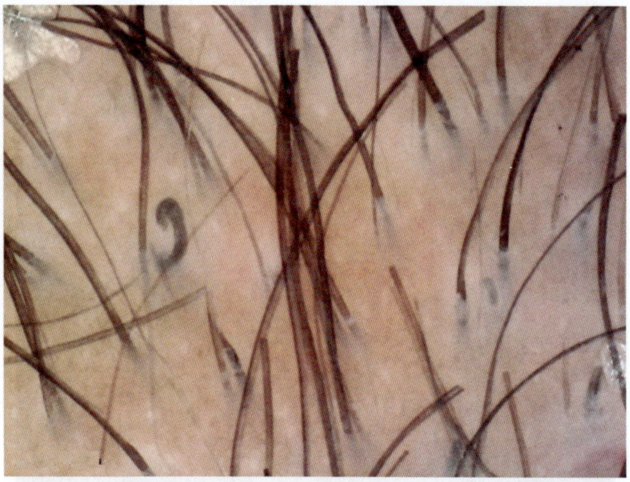

■ **Figura 69.31** Tinha do couro cabeludo. Tricoscopia (x70). Padrão curvilíneo com pelo em vírgula.

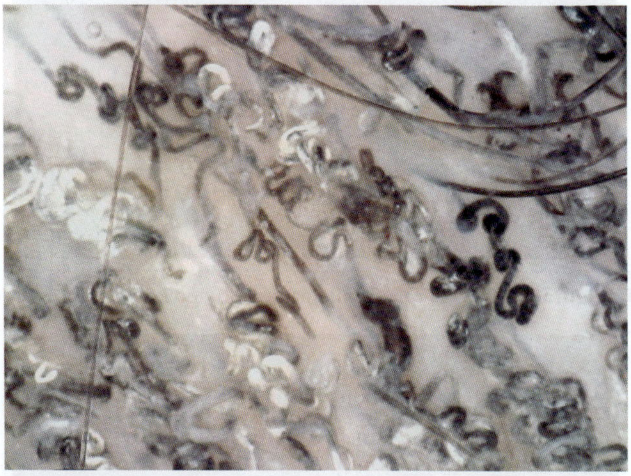

■ **Figura 69.32** Tinha do couro cabeludo. Tricoscopia (x70). Padrão curvilíneo com pelos em saca-rolha.

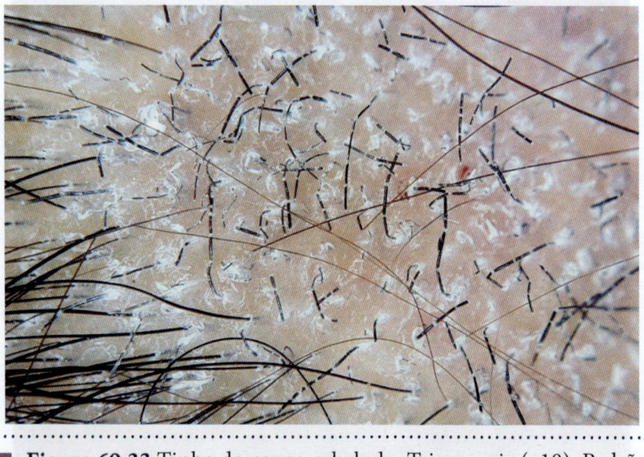

■ **Figura 69.33** Tinha do couro cabeludo. Tricoscopia (x10). Padrão retilíneo com pelos em código de barras ou código Morse.

Exames micológicos

O exame direto é realizado a partir de pelos, coletados com pinça, e escamas do couro cabeludo. O material é clarificado com hidróxido de potássio (KOH) em concentrações de 10% a 20%. O comprometimento do pelo pode ser: *endothrix* (esporos e/ou hifas dentro do pelo); ou *ectothrix* (esporos fora do pelo + hifas ou esporos dentro do pelo). Peixoto e colaboradores, em 2019, comprovaram que o padrão *ectothrix* está relacionado com maior frequência ao *M. canis*, enquanto o padrão *endothrix* é causado principalmente pelo *T. tonsurans*.[82]

O crescimento do fungo em cultura ocorre em aproximadamente 2 semanas. Utiliza-se o meio de Sabouraud acrescido de ciclo-heximida e cloranfenicol (Mycosel®). Os dermatófitos mais comuns podem ser identificados pela macromorfologia associada à micromorfologia.[1,9]

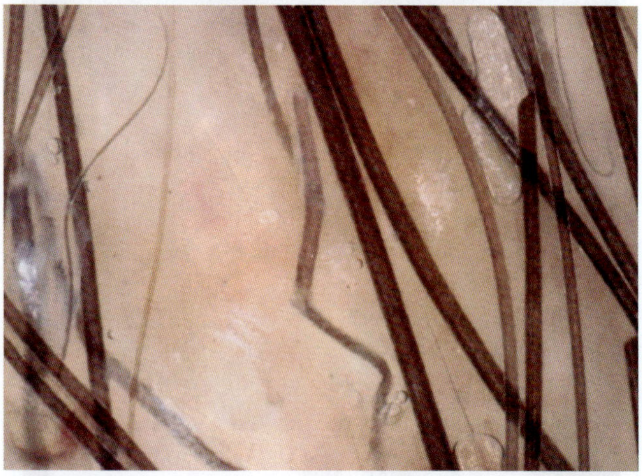

■ **Figura 69.34** Tinha do couro cabeludo. Tricoscopia (x170). Padrão retilíneo com pelos em zigue-zague.

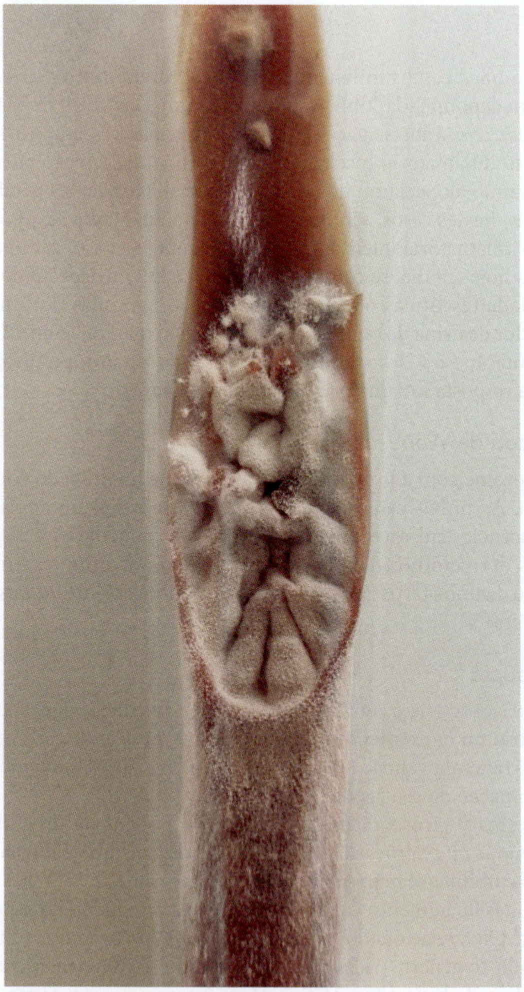

■ **Figura 69.35** *Trichophyton tonsurans*. Cultura em ágar Mycosel. Colônia filamentosa pulverulenta com porção central cerebriforme, de coloração branco-amarelada ao marrom.

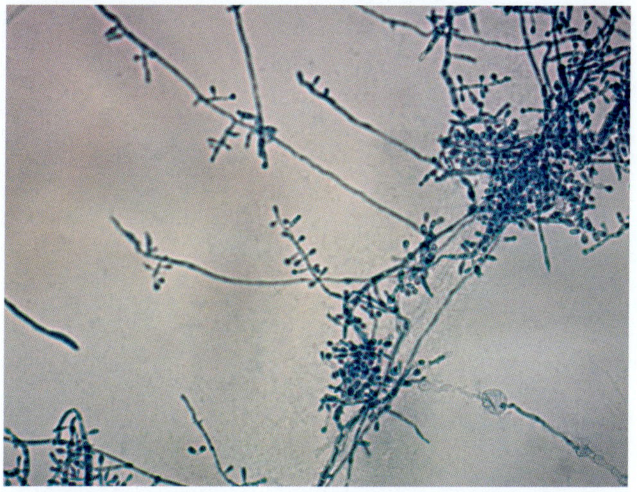

■ **Figura 69.36** *Trichophyton tonsurans*. Microcultivo em ágar batata corado com azul de algodão lactofenol (x400). Microconídios abundantes em forma de "balão" dispostos lateralmente, lembrando "centopeia", e clamidoconídios intercalares ("hifa em raquete") e/ou terminais.

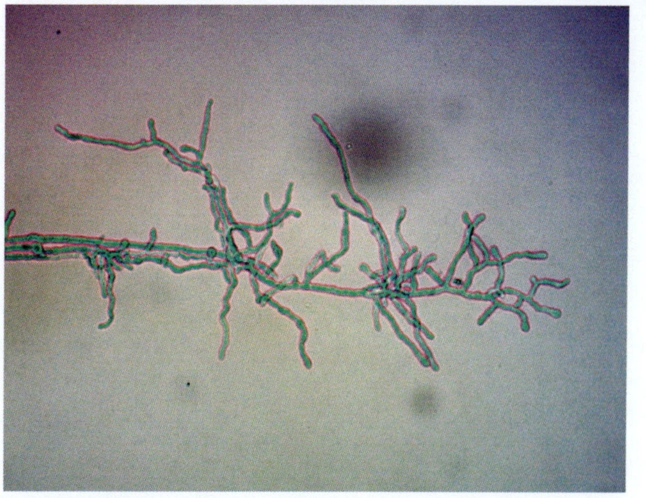

■ **Figura 69.38** *Trichophyton schoenleinii*. Microcultivo em ágar batata corado com azul de algodão lactofenol (x400). Macroconídeos e microconídeos ausentes, hifas com protuberâncias que terminam bifurcadas ("candelabros fávicos").

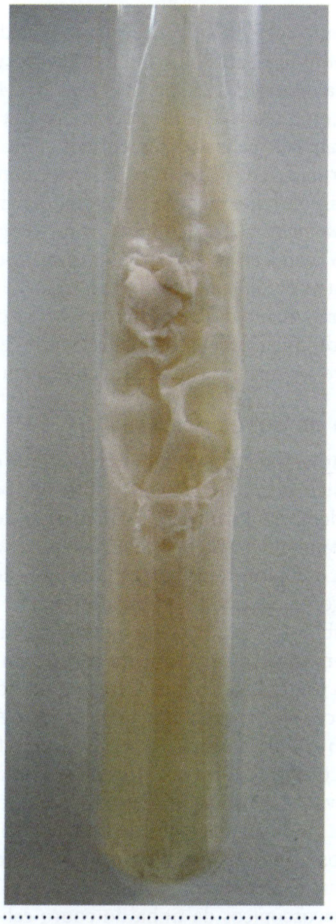

■ **Figura 69.37** *Trichophyton schoenleinii*. Cultura em ágar Mycosel. Superfície aveludada e elevada com muitas pregas e dobras decorrentes de intenso consumo do ágar pelo agente, com aspecto de "cera" ou "chiclete mastigado".

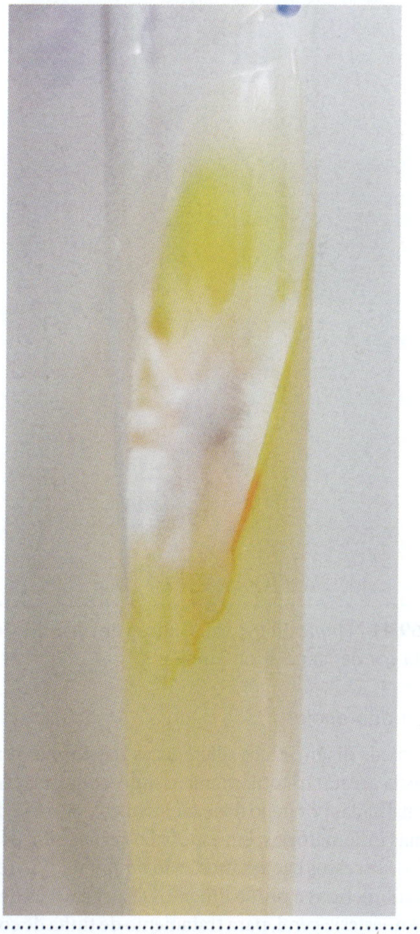

■ **Figura 69.39** *Microsporum canis*. Cultura em ágar Mycosel. Colônia filamentosa branca com reverso amarelo "gema de ovo" ou "rodela de abacaxi".

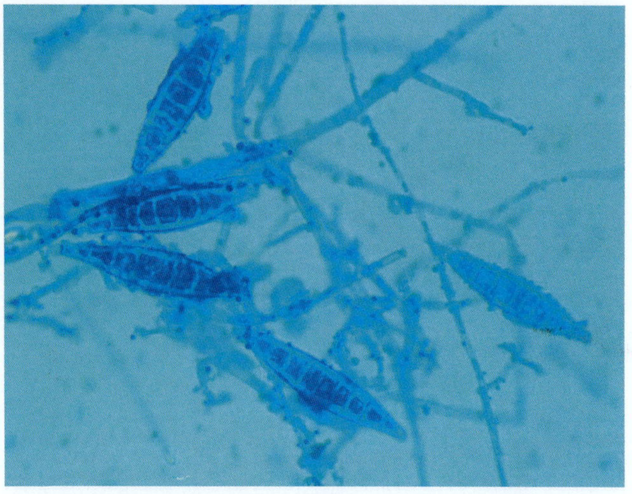

■ **Figura 69.40** *Microsporum canis*. Microcultivo em ágar batata corado com azul de algodão lactofenol (x400). Macroconídeos fusiformes, afilados nas pontas, com paredes espessas e mais de seis divisões celulares.

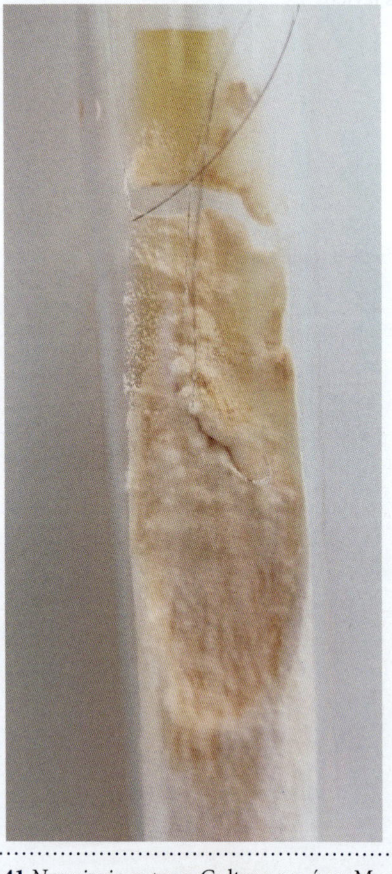

■ **Figura 69.41** *Nannizzia gypsea*. Cultura em ágar Mycosel. Colônia pulverulenta cor de "canela" ou "areia".

Diagnóstico diferencial

Os principais diagnósticos diferenciais das formas tonsurantes incluem alopecia areata, tricotilomania e sífilis adquirida, condições que podem ser analisadas por meio dos exames micológicos ou da tricoscopia.

As formas inflamatórias, em especial o *kerion celsi*, devem ser diferenciadas dos abscessos bacterianos. Não raramente, são relatados casos de crianças submetidas a procedimentos cirúrgicos desnecessários, até mesmo com anestesia geral, para tratamento de tinha de couro cabeludo erroneamente diagnosticada como abscesso bacteriano. Portanto, nas lesões inflamatórias do couro cabeludo em crianças, a avaliação do dermatologista é imprescindível para evitar procedimentos desnecessários

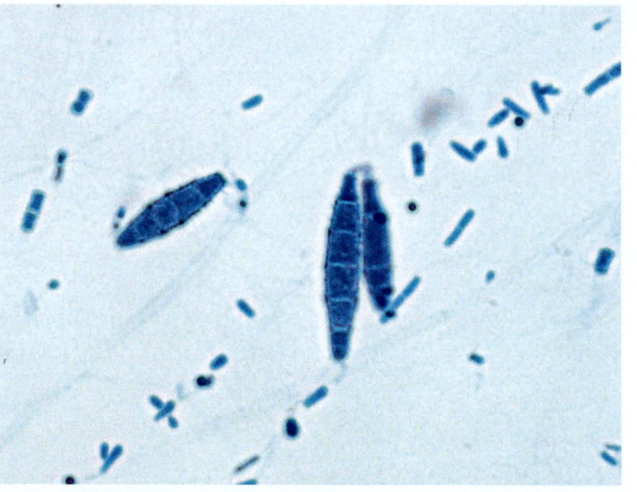

■ **Figura 69.42** *Nannizzia gypsea*. Microcultivo em ágar batata corado com azul de algodão lactofenol (x400). Macroconídeos elipsoides com parede delgada e 4 a 6 divisões celulares.

e atraso do tratamento adequado, os quais podem resultar em alopecia cicatricial.[85-87]

Tratamento

A tinha do couro cabeludo é indicação absoluta de terapêutica sistêmica. Podem ser usados: griseofulvina 15 a 20 mg/kg/dia; terbinafina 250 mg/dia acima de 40 kg, 125 mg/dia entre 20 e 40 kg, e 62,5 mg/dia em crianças com menos de 20 kg; derivados triazólicos 3 a 5 mg/kg/dia. Uma metanálise realizada com ensaios clínicos randomizados mostrou superioridade no tratamento de *tinea capitis* por Microsporum spp. com griseofulvina quando comparado com terbinafina, e o inverso para *tinea capitis* por Trichophyton sp.[88] Logo, a importância do isolamento do agente etiológico é demonstrada pela superioridade na eficácia do tratamento dependendo do agente.

O tempo de tratamento das dermatofitoses varia conforme a forma clínica. Na tinha do couro cabeludo, são necessários em média 2 meses e a terapia só deve ser suspensa após cura clínica em micológica.[1,9]

Acometimento de outros pelos

A tinha da barba pode apresentar-se como tinha clássica na região da barba, forma sicosiforme semelhante à foliculite bacteriana, ou forma inflamatória, lembrando um *kerion*. Além dos pelos da barba, pelos terminais do restante do corpo também podem ser acometidos, com características tricoscópicas semelhantes às da tinha do couro cabeludo, a depender do agente causador da dermatofitose.

Os pelos também podem estar acometidos na tinha incógnita, ou *tinea incognito*, uma variante da tinha do corpo com lesões de morfologia atípica pelo uso indevido de corticosteroides tópicos, na qual os exames micológicos são frequentemente negativos. A tricoscopia é de grande auxílio no seu diagnóstico. Alterações como fios em código de barra, em vírgula ou em saca-rolhas, além de descamação perifolicular, podem ser observadas mesmo após o uso tópico de corticosteroides.[89]

São relatados ainda alguns casos de tinha dos cílios, acometendo crianças e adultos, causados por *M. canis*, *M. audouinii*, *N. gypsea*, *T. mentagrophytes*, *T. verrucosum*, *T. interdigitale* e *T. benhamiae*. Os mesmos sinais tricoscópicos da tinha do couro cabeludo podem ser observados nos cílios afetados.[90]

Assim como na tinha do couro cabeludo, o tratamento sistêmico se faz necessário quando há comprometimento dos pelos de outras áreas do corpo.

Tinha do corpo

Também denominada *tinea corporis* ou "tinha da pele glabra". Esta última denominação é controversa, uma vez que a palavra "glabra" deriva do latim *glaber* e significa "pele sem pelos visíveis"; alguns autores consideram que essa nomina corresponde apenas à área que não contém folículos pilosos, que recobre a palma das mãos e planta dos pés. A forma clínica mais comum é a anular, de crescimento centrífugo e cura central. A confluência das lesões anulares resulta na formação de placas sem tendência à cura central. Pode também se manifestar como vesículas inflamatórias, com aspecto semelhante ao *kerion*.

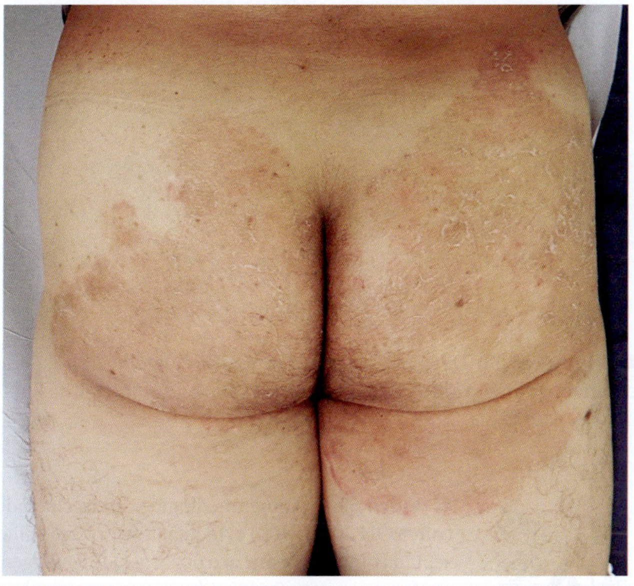

■ **Figura 69.43** Tinha do corpo. Forma anular, com lesões circinadas múltiplas e confluentes nos glúteos e coxas.

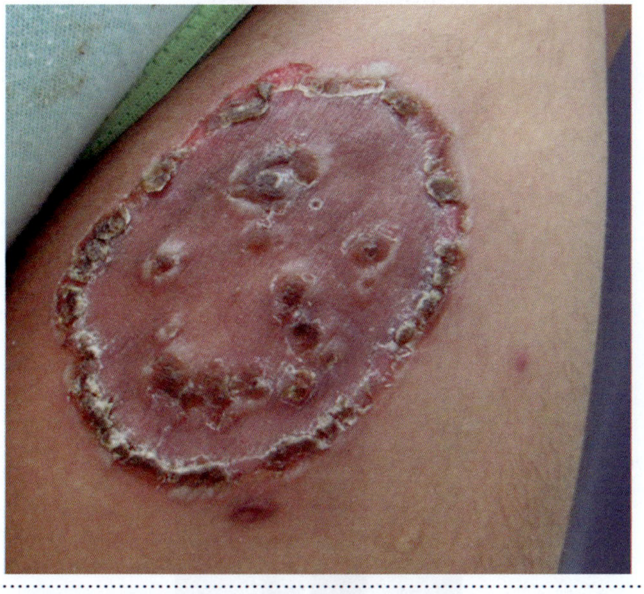

■ **Figura 69.44** Tinha do corpo. Forma inflamatória, com aspecto semelhante ao *kerion*.

Tinha da face

A tinha da face, ou *tinea faciei*, é uma dermatofitose rara que acomete a pele glabra da face, excluindo, assim, a área da barba. É observada com maior frequência na faixa pediátrica em virtude do contato próximo com animais domésticos e do convívio nas escolas.[91]

As lesões típicas, assim como na tinha do corpo, podem ser únicas ou múltiplas, manifestando-se como placas eritematosas e descamativas anulares, com tendência ao clareamento central. No entanto, a anatomia distinta da face, exposição solar, lavagens frequentes, uso de cosméticos e a aplicação indevida de corticosteroides tópicos muitas vezes geram apresentações atípicas, dificultando o diagnóstico correto.[91,92]

Tinha inguinocrural

Mais comum em homens adultos, a tinha inguinocrural, ou *tinea cruris*, tem as mesmas características da tinha do corpo anular. Existem as formas: endêmica, que é crônica e causada por *T. rubrum*; e epidêmica, determinada pelo *E. floccosum*.[1]

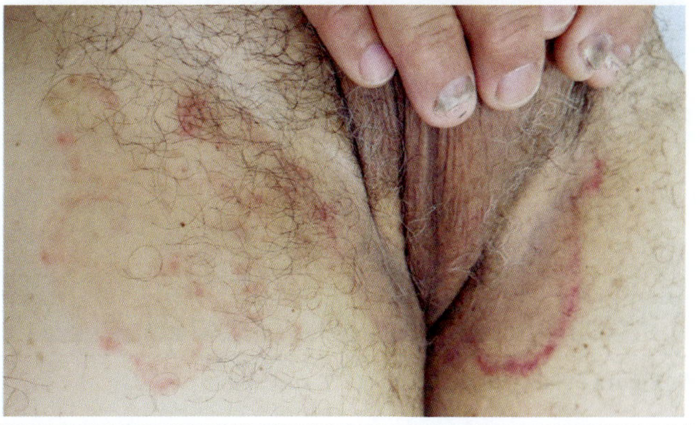

■ **Figura 69.45** Tinha inguinocrural. Lesões circinadas em região inguinal bilateral.

Tinha do pé

O acometimento do pé por dermatófitos é muito frequente. Quatro tipos de lesões podem ser encontrados na tinha do pé (ou *tinea pedis*): vesiculosas, agudas, geralmente por fungos não adaptados (*T. mentagrophytes var. mentagrophytes*); interdigitais, muitas vezes associadas a leveduras e bactérias; escamosas, crônicas, por *T. rubrum*; e em placas, anulares, com crescimento centrífugo e cura central.

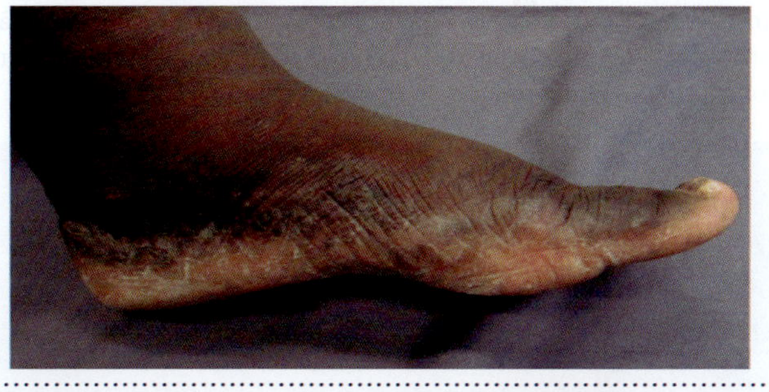

■ **Figura 69.46** Tinha do pé escamosa por *T. rubrum*.

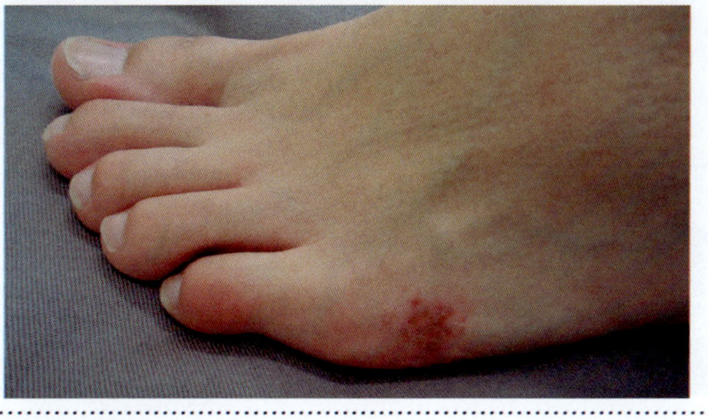

■ **Figura 69.47** Tinha do pé vesiculosa por *T. mentagrophytes var. mentagrophytes*.

Tinha da mão

A tinha da mão, ou *tinea manuum*, é rara. Pode aparecer ao mesmo tempo nos pés e nas mãos, ou acometer somente as mãos, principalmente em pacientes que trabalham com terra e flores. A principal manifestação assume aspecto anular com crescimento centrífugo. Não raramente se apresenta como descamação difusa, sendo necessário o diagnóstico diferencial com dermatite de contato.

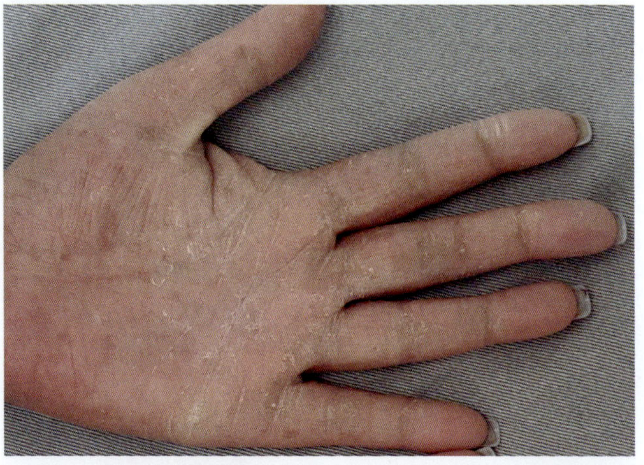

■ **Figura 69.48** Tinha da mão por *T. rubrum.*

Tinha imbricada

A tinha imbricada, ou *tinea imbricata*, é dermatofitose causada pelo *T. concentricum*. Também denominada "tokelau" ou "chimberê", acomete principalmente populações indígenas da América Central, Pacífico e Norte do Brasil. É doença crônica e parece ter influência de fatores genéticos. As lesões são escamosas e imbricam-se, formando desenhos bizarros, que servem como adorno aos aborígenas.[1]

Dermatofítide

Também denominada "mícide", é forma de doença alérgica. Constitui reação de hipersensibilidade à distância de um foco de dermatofitose. Ocorre como lesões vesiculosas na lateral dos dedos da mão, consequentes à tinha do pé vesiculosa, ou como pápulas foliculares no tronco, consequentes à tinha do couro cabeludo.[1]

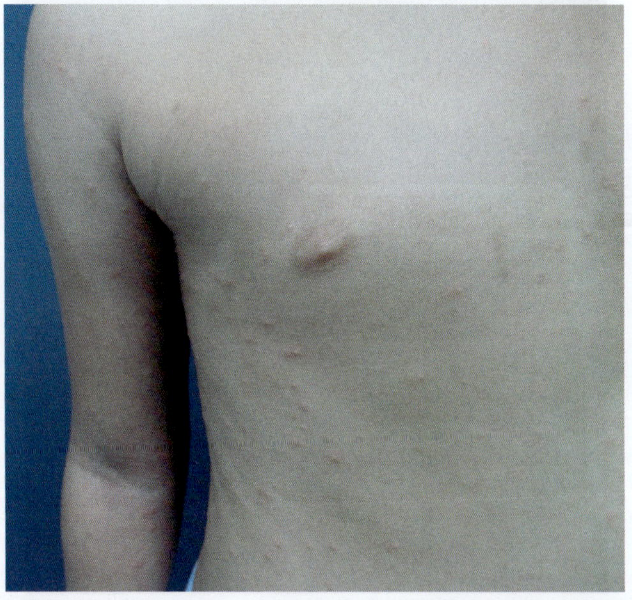

■ **Figura 69.49** Dermatofítide. Pápulas eritematosas foliculares no tronco e membros superiores de criança com tinha do couro cabeludo.

Exames micológicos

Nas lesões de pele, escamas devem ser coletadas da borda ativa das lesões; e, se a lesão é vesiculosa, examina-se a face interna do teto da vesícula. Ao exame micológico direto, observam-se hifas hialinas septadas. O crescimento do fungo em cultura ocorre em aproximadamente 2 a 3 semanas. Utiliza-se o meio de Sabouraud acrescido de ciclohexímida e cloranfenicol (Mycosel). Os dermatófitos mais comuns podem ser identificados pela macromorfologia associada à micromorfologia.[1,9]

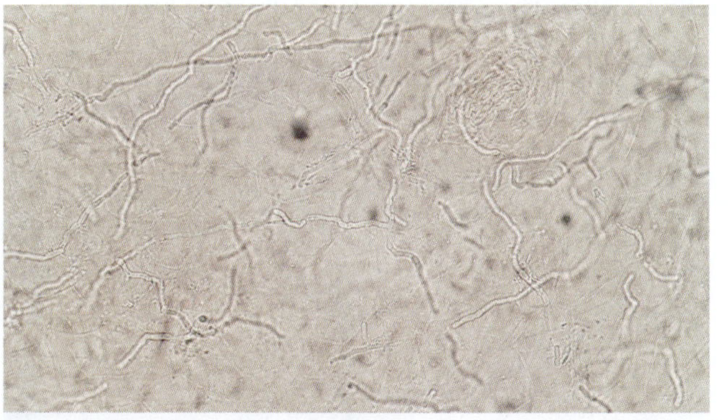

■ **Figura 69.50** Dermatofitose em amostra coletada de raspado cutâneo. Exame direto com KOH 20% (x400). Inúmeras hifas hialinas septadas.

■ **Vídeo 69.4** Exame micológico direto clareado com KOH 20% (x400) evidenciando diversas hifas septadas hialinas com artrósporos. Hifas surgem conforme movimentação do micrótomo, evidenciando as estruturas fúngicas em diferentes níveis da amostra coletada.

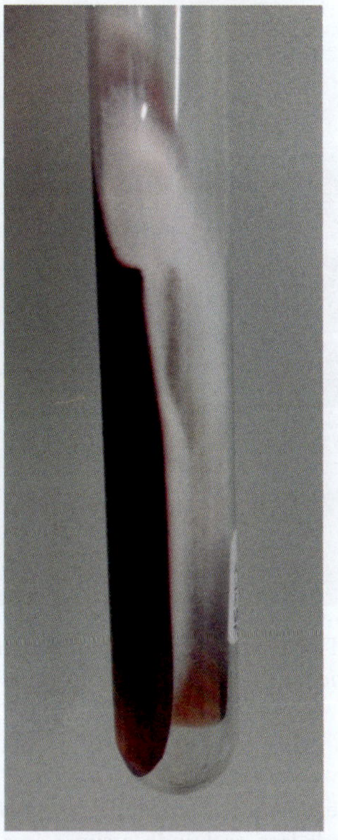

■ **Figura 69.51** *Trichophyton rubrum.* Cultura em ágar Mycosel. Colônia filamentosa branca com reverso vermelho "sangue venoso".

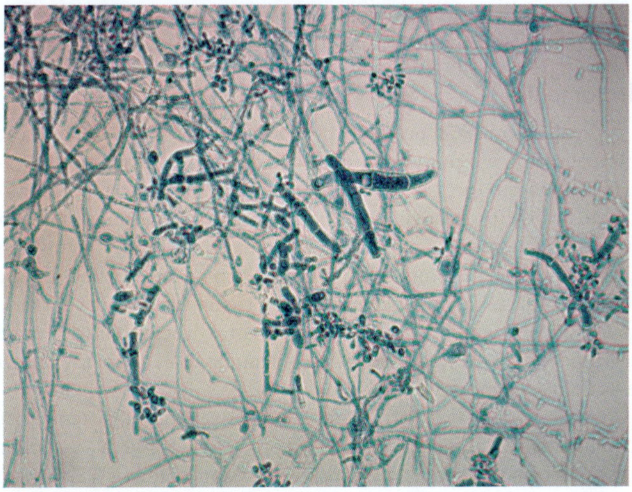

■ **Figura 69.52** *Trichophyton rubrum*. Microcultivo em ágar batata corado com azul de algodão lactofenol (x400). Presença de macroconídeos cilíndricos, multicelulares, em formato de lápis.

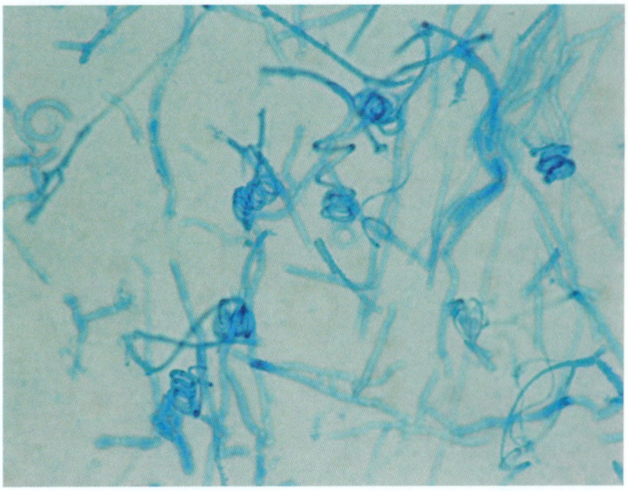

■ **Figura 69.54** *Trichophyton mentagrophytes*. Microcultivo em ágar batata corado com azul de algodão lactofenol (x400). Hifas em espiral.

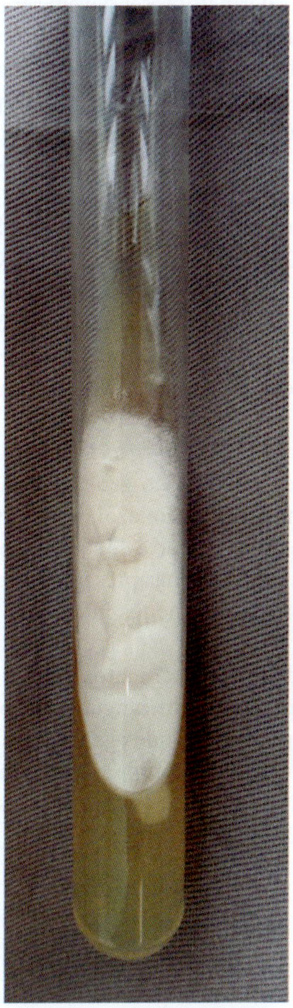

■ **Figura 69.53** *Trichophyton mentagrophytes*. Cultura em ágar Mycosel. Colônia pulverulenta branca.

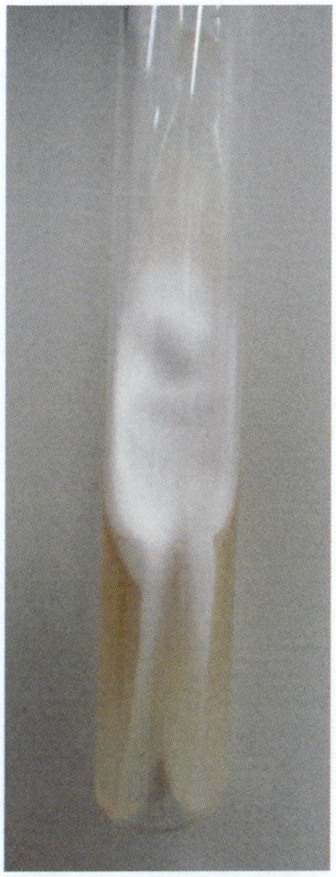

■ **Figura 69.55** *Epidermophyton floccosum*. Cultura em ágar Mycosel. Colônia filamentosa branca inespecífica com reverso claro.

Histopatologia

Os cortes histológicos podem ser corados pelo PAS ou impregnados pela prata (coloração de Grocott-Gomori). Visualizam-se hifas hialinas septadas, principalmente na camada córnea.[1]

Provas imunológicas

A imunidade mediada por células, medida pela intradermorreação à tricofitina, tem valor principalmente para detectar as tinhas crônicas por *T. rubrum*, em que o resultado é negativo. Para o diagnóstico de dermatofítides, além da positividade na intradermorreação, podem ser utilizados testes *in vitro* com a mesma finalidade. Apesar de a imunidade mediada por células ser a principal responsável pela defesa do hospedeiro contra o fungo, anticorpos circulantes específicos têm sido detectados por vários pesquisadores, porém parecem não ter expressividade.[1,79]

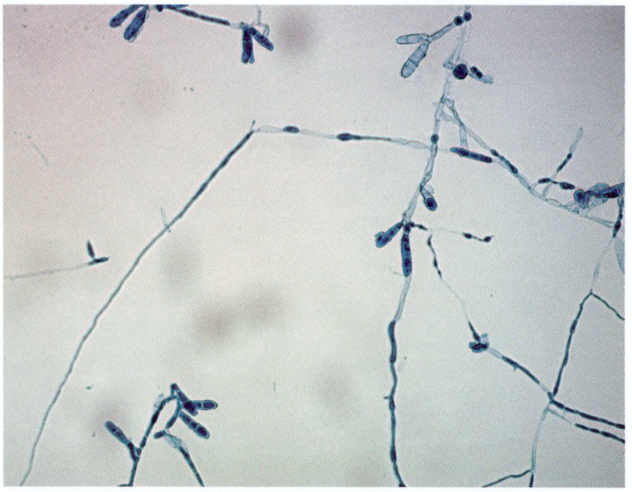

■ **Figura 69.56** *Epidermophyton floccosum*. Microcultivo em ágar batata corado com azul de algodão lactofenol (x400). Conidióforo que carrega pelo menos dois macroconídeos com 2 a 3 células; microconídeos ausentes.

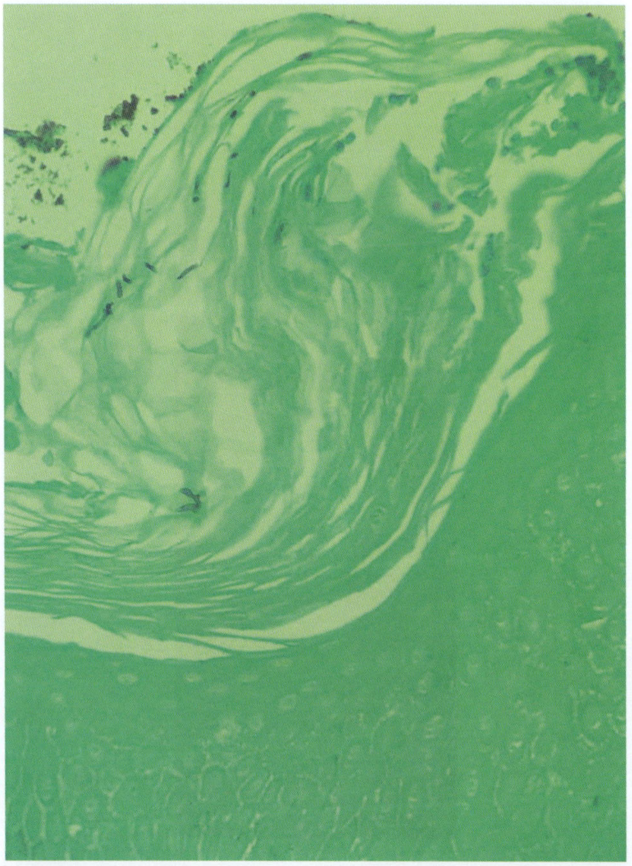

■ **Figura 69.57** Tinha do corpo. Anatomopatológico. Coloração pelo Grocott-Gomori (x200). Hifas septadas na camada córnea.

Fonte: Cortesia da Dra. Rute Facchini Lellis.

Diagnóstico diferencial

O diagnóstico diferencial da tinha do corpo é feito com outras dermatoses que evoluem com lesões eritematodescamativas e/ou circinadas, como eczema de contato, dermatite seborreica e granuloma anular. A tinha da face comumente cursa com apresentações atípicas, simulando outras dermatoses como lúpus eritematoso, rosácea, dermatite seborreica, dermatite atópica, dermatite de contato e dermatite perioral.[91] Na tinha inguinocrural, os principais diferenciais são intertrigo, candidíase e eritrasma. Já a tinha dos pés e das mãos deve ser diferenciada principalmente de eczema de contato e psoríase palmoplantar.

Tratamento

Genties, em 1958, publicou, pela primeira vez, a cura de infecção dermatofítica, em porquinho-da-índia, pela griseofulvina oral. Williams, no mesmo ano, mostra resultados semelhantes com a administração oral de griseofulvina em criança com tinha do couro cabeludo. Várias drogas de uso tópico foram introduzidas: tolnaftato; derivados imidazólicos; e haloprogin. Depois, surgiram os imidazólicos de uso tópico e oral de amplo espectro, além do ciclopirox olamina para uso tópico. Finalmente, foram desenvolvidas outras drogas como derivados triazólicos orais e de amplo espectro, alilaminas orais e para uso tópico, e os derivados morfolínicos.[1,9,93]

A terapêutica das dermatofitoses pode ser tópica, sistêmica ou combinada. Os antifúngicos de uso tópico são, em geral, de amplo espectro como os derivados imidazólicos, a amorolfina e o ciclopirox olamina. A terbinafina, disponível em apresentação tópica e oral, é um antinfúngico da classe das alilaminas e inibe a enzima esqualeno epoxidase, apresentando ação fungicida *in vitro* contra dermatófitos. A griseofulvina, de apresentação sistêmica, tem ação fungistática contra dermatófitos, ao desorientar os microtúbulos no processo mitótico. Itraconazol e fluconazol orais têm amplo espectro de ação e são fungistáticos, pois inibem a esterol 14-demetilase, consequentemente bloqueando a biossíntese do ergosterol, um componente da parede celular dos fungos.[1,9,93,94]

Lesões isoladas de dermatofitoses devem ser tratadas topicamente. Além da tinha do couro cabeludo, outra indicação absoluta de terapêutica sistêmica são micoses em imunodeprimidos, com doses maiores e tempo prolongado. Indicações relativas da terapêutica sistêmica são dermatofitoses extensas e refratárias à terapia tópica e dermatofitoses crônicas por *T. rubrum*. Antifúngicos e doses para crianças são as mesmas utilizadas na tinha do couro cabeludo. Para o adulto, a griseofulvina é utilizada na dose de 500 mg a 1 g/dia, terbinafina 250 mg/dia, itraconazol 100 a 200 mg/dia, fluconazol 150 a 300 mg/semana.[1,9,93]

O tempo de tratamento é variável, conforme a forma clínica da dermatofitose, sendo necessário geralmente 1 mês de tratamento para a tinha do corpo.[1,9] A tinha crônica por *T. rubrum*, seja no pé, na unha ou inguinocrural, é recidivante e necessita de esquema de manutenção tópico ou sistêmico.[1,78]

Testes de suscetibilidade *in vitro* mostraram superioridade da terbinafina contra dermatófitos do genêro Trichophyton, seguida do itraconazol e voriconazol. O fluconazol, por usa vez, é ineficaz contra fungos filamentosos em decorrência de sua alta concentração inibitória mínima. Além disso, a terbinafina apresenta incidência semelhante de efeitos colaterais, porém com menos interações medicamentosas em relação aos azólicos.[95-98]

Apesar da variedade de tratamentos tópicos e sistêmicos para as dermatofitoses, a maioria dos antifúngicos disponíveis apresenta mecanismos de ação semelhantes, que agem na síntese do ergosterol. A crescente resistência dos dermatófitos aos antifúngicos é um problema emergente, com vários relatos de dermatofitoses refratárias ao tratamento com terbinafina e derivados azólicos.[95]

■ UNHA

Tinha da unha

A tinha da unha, ou *tinea unguium*, é causada essencialmente por dermatófitos. O *T. rubrum* continua sendo o principal agente identificado. O termo "onicomicose" engloba também outros agentes além dos dermatófitos, como as leveduras do gênero Candida e os fungos filamentosos não dermatófitos hialinos ou demáceos, além de leveduras exógenas. Portanto, a identificação do agente é fundamental para o tratamento adequado.[1,99]

A onicomicose é a patologia ungueal mais comum. Sua prevalência aumenta com a idade, sendo incomum na infância. Além da idade avançada, outros fatores de risco são: trauma; diabetes; imunossupressão; presença de *tinea pedis*; história familiar; e psoríase ungueal.[100]

Classicamente, a onicomicose, que inclui a tinha da unha, era dividida em: subungueal distal e/ou lateral, subungueal proximal, superficial branca e distrófica total. Em 2011, foi proposta nova classificação da onicomicose, que passou a ser dividida em seis subtipos primários: subungueal distal e lateral; subungueal proximal; superficial; *endonix*; mista; e distrófica total.[101]

A onicomicose subungueal distal e lateral é a forma mais comum de invasão fúngica na placa ungueal. Os principais sinais clínicos são onicólise, hiperceratose subungueal e alterações de coloração, que geralmente varia do branco ao amarelado, mas podem também ser observadas variações de laranja, marrom e preto.

Já a onicomicose subungueal proximal origina-se na porção proximal da unha e dobra ungueal, progredindo lentamente para a porção distal. Nos pacientes imunossuprimidos, especialmente nos infectados pelo HIV, a progressão pode ser rápida.

A onicomicose superficial pode se apresentar na forma de placas ou estrias transversais, facilmente removidas com raspagem ou curetagem. Apesar de ser branca na maioria dos casos, pode mostrar outras cores de acordo com o agente envolvido e, por isso, na nova classificação, a onicomicose superficial branca passou a ser designada apenas como "onicomicose superficial".

Na variante *endonix*, a infecção fica restrita à placa ungueal, sem acometimento do leito, sendo observadas placas branco leitosas na lâmina e ausência de onicólise ou hiperceratose subungueal. Acredita-se que ocorra pela penetração direta do agente na porção distal da lâmina, ao contrário das outras formas nas quais a infecção se origina na pele. Seus principais agentes descritos são o *T. soudanense* e o *T. violaceum*.

A onicomicose distrófica total, por sua vez, representa o estágio final da invasão fúngica na placa ungueal e pode ocorrer a partir de qualquer uma das formas anteriores. A placa ungueal se torna difusamente espessa e, muitas vezes friável, podendo ocorrer perda parcial ou completa da lâmina, com exposição do leito. Existe ainda o padrão misto, que é uma combinação de dois ou mais subtipos.[100-102]

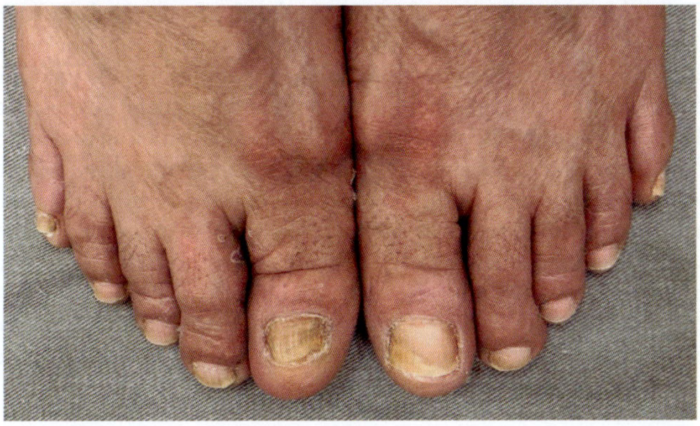

■ **Figura 69.58** Onicomicose subungueal distal e lateral. Onicólise e amarelamento das lâminas ungueais.

Onicoscopia

Na onicoscopia, que é a dermatoscopia do aparelho ungueal, podem ser visualizados alguns sinais característicos que auxiliam no diagnóstico da onicomicose. Na lâmina dorsal, é frequentemente observado o padrão espiculado ou serrilhado no limite proximal da área de onicólise, que corresponde ao avanço proximal do fungo com progressivo descolamento da lâmina ao longo do leito, podendo evoluir ao padrão de aurora boreal com estrias longitudinais de diferentes cores. Na onicoscopia da lâmina terminal, o padrão mais característico é o de hiperceratose subungueal com aspecto de ruínas ou muro desmoronando consequente ao consumo da queratina pelo dermatófito. Esse padrão é considerado o mais específico pra onicomicose, porém não tão sensível, já que não costuma ser notado em quadros iniciais.[103,104]

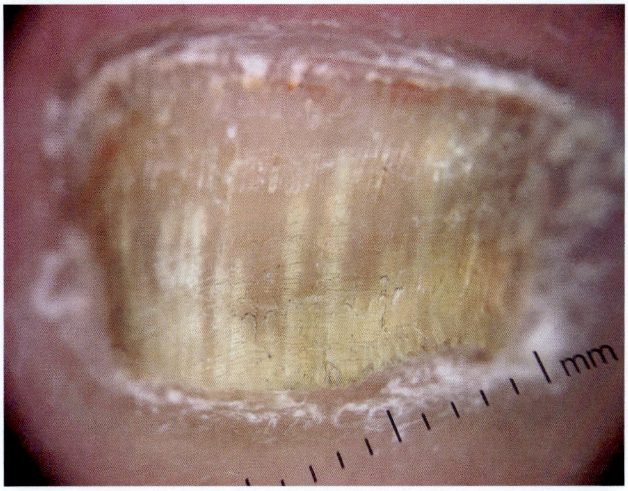

■ **Figura 69.59** Onicomicose. Onicoscopia da lâmina dorsal (x10). Padrão espiculado no limite proximal da área de onicólise e estrias longitudinais amareladas.

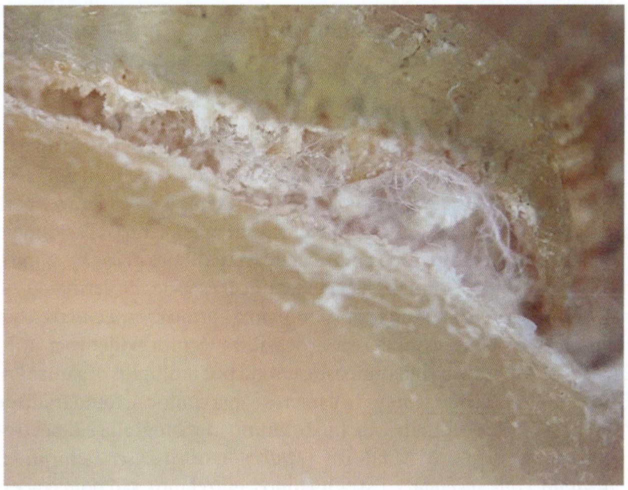

■ **Figura 69.60** Onicomicose. Onicoscopia da lâmina terminal (x10). Hiperceratose subungueal com aspecto de ruínas ou muro desmoronando.

Exames micológicos

O material é coletado no limite entre a unha lesada e sadia, entre a lâmina e o leito ungueal. Apenas na onicomicose superficial, as escamas devem ser obtidas por raspagem da superfície da lâmina. Na tinha da unha propriamente dita, o exame micológico direto evidencia hifas hialinas septadas, que ocasionalmente se apresentam com artrosporação, morfologia exclusiva dos dermatófitos no exame micológico direto.[1,9]

O crescimento do fungo em cultura ocorre em aproximadamente 2 a 3 semanas. Utiliza-se o meio de Sabouraud acrescido de ciclo-heximida e cloranfenicol (Mycosel). Assim como nas dermatofitoses que acometem pele e pelo, os agentes mais comuns podem ser identificados pela macromorfologia associada à micromorfologia.[1,9]

Histopatologia

Outro método disponível para o diagnóstico da tinha da unha é o *clipping* ungueal, com sensibilidade superior à do exame direto e à da cultura. A coleta do material é rápida e prática, podendo ser realizada com tesoura, alicate ou cortador de unha. Deve-se obter fragmento distal da unha, com ao menos 2 mm no sentido transversal e 5 mm no longitudinal, contendo a área de transição entre unha sã e afetada para melhor análise. O material é enviado para exame anatomopatológico em solução de formol ou frasco seco. Os cortes histológicos podem ser corados pelo PAS ou impregnados pela prata (coloração

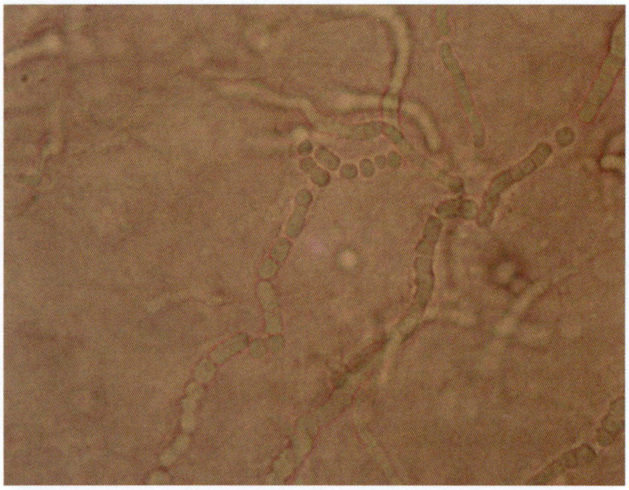

■ **Figura 69.61** Tinha da unha em amostra coletada de raspado subungueal. Exame direto com KOH 20% (x400). Hifas hialinas septadas com artrosporação.

de Grocott-Gomori) e revelam hifas septadas na lâmina ungueal. O *clipping* ainda permite a diferenciação com psoríase ungueal.[1,100,105,106]

Outros métodos diagnósticos

Os métodos convencionais para o diagnóstico das micoses superficiais, como os exames micológicos e anatomopatológico, frequentemente resultam em falso-negativo ou demoram tempo considerável para produzir resultados. A busca por técnicas mais eficientes ocasionou o desenvolvimento de métodos moleculares nas últimas décadas, como o da PCR, que pode ser utilizada para identificar espécies de dermatófitos, não dermatófitos e Candida spp. por meio de *primers* específicos, com resultados em poucas horas. Variações dessa técnica podem ser utilizadas para identificar onicomicose causada por múltiplos organismos. Outros métodos emergentes são a microscopia confocal, tomografia de coerência óptica, citometria de fluxo, imunocromatografia e espectrometria de massa por MALDI-ToF (*Matrix-Assisted Laser Desorption/Ionization Time-of-Flight*). Esses métodos, entretanto, são pouco acessíveis ao dermatologista na prática clínica, e seu uso é muitas vezes reservado aos laboratórios de pesquisa.[100]

Diagnóstico diferencial

O diagnóstico diferencial deve ser feito com outras onicopatias, como psoríase, líquen plano ungueal, onicólise traumática, verruga subungueal, exostose subungueal, onicomatricoma, carcinoma espinocelular subungueal, entre outros. A contaminação secundária por dermatófitos de lesão preexistente, principalmente nos quadros que evoluem com onicólise, é comum e denominada "onicomicotização".[100]

Tratamento

O tratamento visa eliminar o agente fúngico e restaurar o aspecto normal da unha infectada à medida que cresce. Os pacientes devem ser orientados em relação à longa duração do tratamento consequente à velocidade de crescimento das unhas (2 a 3 mm/mês nas mãos e 1 a 2 mm/mês nos pés). O tratamento deve ser individualizado de acordo com o grau de acometimento das unhas, o agente isolado, a presença de comorbidades e vigência de outros medicamentos, assim como o custo e capacidade de adesão por parte do paciente.[107]

Fatores de pior prognóstico incluem idade avançada – relacionada à baixa taxa de crescimento ungueal, distúrbios da circulação, maior frequência de infecção por não dermatófitos, além da dificuldade em alcançar as unhas para higiene e aplicação de medicações tópicas – diabetes, imunossupressão, hiperceratose subungueal com mais de 2 mm, onicomicose subungueal proximal, acometimento de mais de 50% da superfície ungueal e envolvimento da região lateral da lâmina.[107-109]

A terapia tópica é indicada nas onicomicoses com menos de 50% de envolvimento da lâmina e com três ou menos unhas acometidas. A onicomicose superficial também é indicação de tratamento tópico.[110] As formulações em esmalte são mais eficazes pelo maior tempo de contato do antifúngico com a lâmina e pelo aumento da concentração do ingrediente ativo à medida que os solventes evaporam após a aplicação do produto. Opções incluem amorolfina 5%, ciclopirox 8%, efinaconazol 10% e tavaborol 5%, porém apenas os dois primeiros estão disponíveis no Brasil.[109] Estudo recente também demonstrou a eficácia do esmalte de terbinafina 10%.[111]

A terapia sistêmica deve ser considerada se acometimento da lâmina superior a 50%, mais de três unhas afetadas ou presença de dermatofitoma.[110] O envolvimento da matriz ungueal também exige tratamento sistêmico.[93] Por apresentar maiores taxas de cura e menos interações medicamentosas, há preferência pelo uso da terbinafina, que pode ser prescrita de modo contínuo ou em pulsos, sendo descritos vários esquemas posológicos.[107,110] Opção terapêutica bastante empregada é a pulsoterapia com terbinafina (500 mg/dia, por 7 dias, 1 semana por mês) ou itraconazol (200 mg/dia, por 7 dias, 1 semana por mês).[112,113] Costumam ser necessários 3 a 12 meses de tratamento.[1,9] A tinha da unha crônica por *T. rubrum* é recidivante e necessita de esquema de manutenção tópico ou sistêmico.[1,78]

Quando há hiperceratose subungueal importante, a penetração do antifúngico em concentrações ideais é comprometida. Nestes casos, é indicada abrasão ungueal, realizada com brocas e lixas, que promove o adelgaçamento da lâmina e a redução da massa crítica fúngica. O procedimento aumenta a biodisponibilidade dos medicamentos tópicos e reduz o tempo de tratamento, além de propiciar benefício estético ao paciente.[114,115] A abrasão da unha também é útil na coleta de material para exame micológico, podendo ser associada à dermatoscopia para localizar o melhor sítio de coleta no limite proximal da lesão.[116]

O uso de *lasers* no tratamento da onicomicose é *off label* e pode ser adotado como adjuvante ao tratamento clássico. Apesar de o mecanismo de ação não estar completamente elucidado, várias teorias são propostas para o efeito fungicida.[117] Pelo princípio da fototermólise seletiva, a energia seria absorvida pelos cromóforos fúngicos (como quitina, xantomegnina e melanina), provocando aquecimento do micélio.[107,117] Outras hipóteses seriam o efeito térmico local, a formação de radicais livres e a interferência em reações metabólicas celulares.[118] Por outro lado, como são necessárias temperaturas superiores a 50 °C para lise da parede fúngica,[119] e os fibroblastos sofrem dano quando expostos a 45 °C,[117,120] os dispositivos a *laser* dificilmente conseguiriam destruir o fungo sem efeitos colaterais importantes. Apesar do mecanismo ainda incerto, uma metanálise de 2019 concluiu que os *lasers* de CO_2 e Nd:YAG apresentam boa taxa de cura micológica e podem ser usados com segurança no tratamento da onicomicose, sendo uma alternativa para pacientes idosos, hepatopatas, nefropatas ou que tenham contraindicação aos antifúngicos orais.[121] O uso deve ser desencorajado, no entanto, em pacientes com neuropatia periférica, evitando, assim, possíveis queimaduras e necrose tecidual.

■ DERMATOMICOSES

Definição

"Dermatomicose" é o termo utilizado para denominar as micoses ocasionadas por uma variedade de fungos filamentosos não dermatófitos (FFND) que produzem lesões na pele, pelo ou unhas, clinicamente semelhantes às dermatofitoses. Gentles e Evans, em 1970, descreveram, pela primeira vez, a presença de lesões nas unhas e nos pés provocadas por fungo considerado não patogênico ao homem: *Hendersonula toruloidea*, atualmente denominado *Neoscytalidium dimidiatum*.[122]

Os FFND são geofílicos e estão amplamente distribuídos na natureza, matéria orgânica e detritos vegetais, e o contato do homem se faz por intermédio do solo e de plantas. O papel desses fungos como agentes patogênicos em paciente imunocompetente não era considerado. No entanto, atualmente é observado um aumento considerável na prevalência e na incidência de dermatomicoses por fungos não dermatófitos. Nenhum dos FFND é considerado queratinofílico. Todos vivem à custa do cimento intercelular ou da queratina desnaturada previamente por trauma ou doença. São considerados invasores secundários, mas permanecem colonizando ativamente a epiderme. O *Neoscytalidium dimidiatum* e o *Neoscytalidium hyalinum* são exceções, pois têm efeito patogênico na superfície cutânea queratinizada e permanecem viáveis em escamas à temperatura ambiente por 6 meses. Alguns autores citam a possibilidade de transmissão antropofílica de *Neoscytalidium dimidiatum* e *Neoscytalidium hyalinum* em pacientes que residem ou visitam áreas onde o fungo é prevalente.[123,124]

Alguns critérios são citados na literatura para diferenciar os fungos filamentosos não dermatófitos que causam dermatomicose de outros fungos contaminantes ou sapróbios. FFND é considerado agente de dermatomicose quando: o fungo determina infecção clinicamente semelhante à dermatofitose; o isolamento do fungo em meio de cultura é compatível com sua morfologia em material clínico; recupera-se o fungo a partir de material clínico repetidas vezes; não ocorre isolamento de outros patógenos em meio de cultura, com ou sem ciclo-heximida; o agente etiológico suspeito é capaz de crescer à temperatura de 37 °C.[1]

Onicomicose

Os FFND são responsáveis por aproximadamente 20% das infecções fúngicas da unha e os agentes mais comuns são *Scopulariopsis brevicaulis,* Aspergillus spp., Acremonium sp., Fusarium sp., *Alternaria alternata* e *Neoscytalidium hyalinum* ou *Neoscytalidium dimitiatum.*[100,125]

Quanto à apresentação clínica, a forma mais frequente de onicomicose por FFND é a onicomicose subungueal distal e lateral, seguida da onicomicose superficial e, menos frequentemente, da onicomicose subungueal proximal. Pode ser indistinguível daquela causada por dermatófitos, mas, muitas vezes, está associada à inflamação periungueal.[125]

O diagnóstico é confirmado pelo exame micológico direto revelando hifas, falha em isolar dermatófito na cultura e crescimento de colônias do mesmo fungo em três amostras consecutivas de material coletado, com ao menos 2 semanas de intervalo entre si.[125] O tratamento das onicomicoses por FFND é difícil e as recidivas são frequentes. A terapêutica tópica é realizada com antifúngico em veículo esmalte (amorolfina 5%, ciclopirox 8%).[126] A droga de escolha no tratamento sistêmico é o itraconazol, que apresenta amplo espectro de ação contra dermatófitos, leveduras e FFND, podendo ser associado ou não à terbinafina.[127] O tempo de tratamento varia de 8 a 12 meses. Para maximizar a probabilidade de sucesso terapêutico, o tratamento medicamentoso pode ser combinado com desbridamento químico, abrasão mecânica ou avulsão cirúrgica da unha.[125]

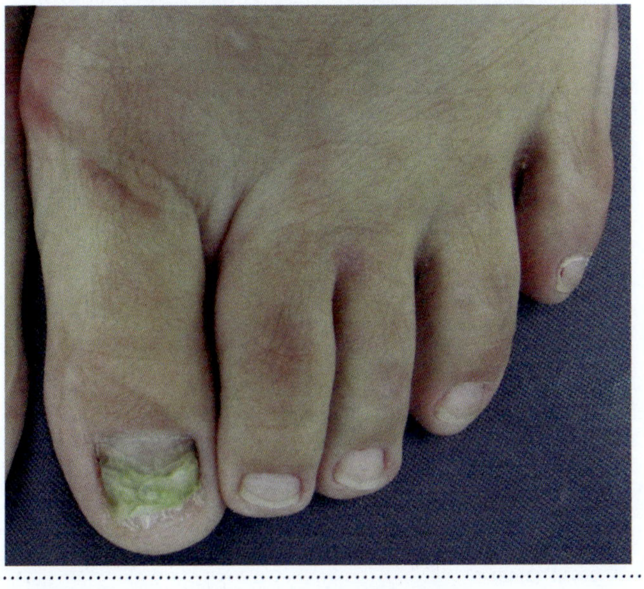

■ **Figura 69.62** Onicomicose por Fusarium spp.

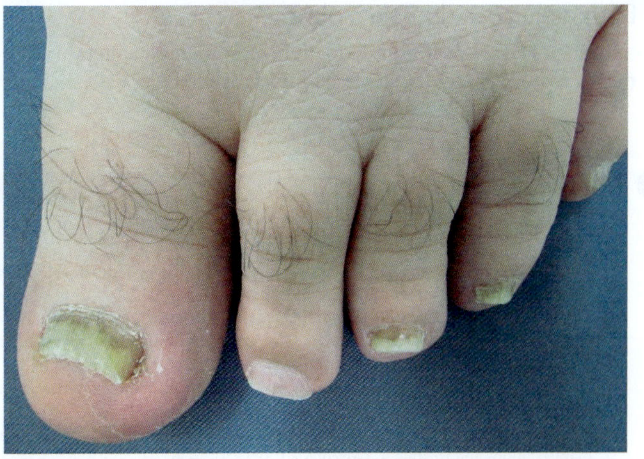

■ **Figura 69.63** Onicomicose por *Neoscytalidium hyalinum.*

Por fim, deve-se considerar que a presença de FFND na lâmina ungueal pode ser secundária à alteração prévia causada por trauma, doença inflamatória, neoplásica ou infecciosa, até mesmo tinha da unha por dermatófito, o que pode explicar a resistência terapêutica ao tratamento de uma onicomicose por FFND. Com isso, a interpretação do isolamento desse agente deve ser analisada caso a caso.

Dermatomicose dos pés e das mãos

Alguns fungos filamentosos não dermatófitos têm sido descritos como agentes de lesões de pele dos espaços interdigitais ou região plantar, semelhantes clinicamente à tinha dos pés. Mais raramente, podem acometer as mãos. Foram descritos casos por *Neoscytalidium dimidiatum, Neoscytalidium hyalinum, Scopulariopsis brevicaulis,* Alternaria spp., Fusarium spp., *Nodulisporium griseobrunneum.*[128-130] A terapêutica pode ser tópica, sistêmica ou combinada. Os antifúngicos de uso tópico são, em geral, de amplo espectro como os derivados imidazólicos e ciclopirox olamina. A droga de escolha no tratamento sistêmico da dermatomicose por FFND é o itraconazol.

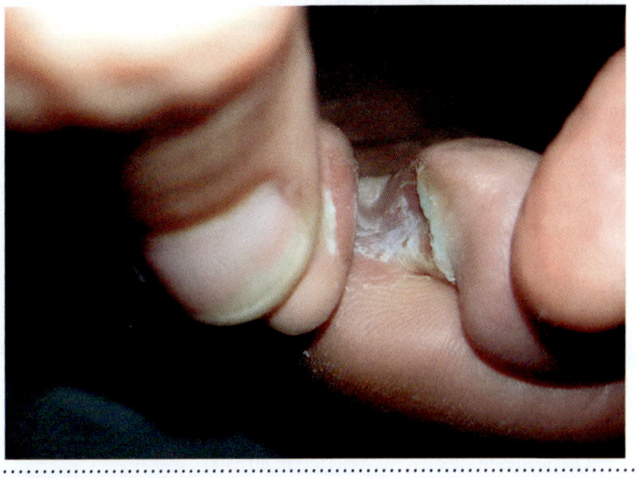

■ **Figura 69.64** Dermatomicose interdigital por *Neoscytalidium hyalinum.*

Dermatomicose "*Kerion-like*"

Dermatose bastante rara, foi descrita em paciente imunocompetente que apresentava lesão extensa em couro cabeludo, com supuração e reação inflamatória importante. O fungo isolado foi *Acremonium kiliense.*[131] O tratamento em lesões do couro cabeludo deve ser sistêmico, e a droga de escolha é o itraconazol.

Dermatomicose da pele glabra

São poucos os relatos de dermatomicose cutânea na literatura. Foram descritos casos em pacientes imunocompetentes por *Acremonium falciforme*, *Scopulariopsis brevicaulis* e Alternaria spp.[132-134] Na terapêutica são utilizados antifúngicos de uso tópico (derivados imidazólicos e ciclopirox olamina) e sistêmico (itraconazol).

Referências bibliográficas

1. Zaitz C, Campbell I, Marques SA, Ruiz LRB, Framil VMS. Compêndio de Micologia Médica. 2.ed. Rio de Janeiro: Guanabara Koogan; 2010.
2. Veasey JV, Avila RB, Miguel BAF, Muramatu LH. White piedra, black piedra, tinea versicolor and tinea nigra: contribution to the diagnosis of superficial mycosis. An Bras Dermatol. 2017;92(3):413-6.
3. Kaplan W. Piedra in lower animals; a case report of white piedra in a monkey and a review of literature. J Am Vet Med Assoc. 1959;134:113-7.
4. Herbrecht R, Koenig H, Waller J, Liu K L, Guého E. Trichosporon infections: clinical manifestations and treatment. J Mycol Med. 1993;3:129-36.
5. Sugita T, Nishikawa A, Shinoda T. Taxonomic position of deep-seated, mucosa-associated, and superficial isolates of Trichosporon cutaneum from trichosporonosis patients. J Med Microbiol. 1995;33:1368-70.
6. Guého E, Smith MT, De Hoog GS, Billon-Grand G, Christen R, Batenburg-Van Der Veget WH. Contributions to a revision of the genus Trichosporon. Ant Leeuwenhock. 1992;61:289-316.
7. Guého E, Improvisi L, De Hoog GS, Dupont B. Tricosporon on humans: a pratical accont. Mycoses. 1994;37:3-10.
8. Bonifaz A, Tirado-Sánchez A, Araiza J et al. White Piedra: Clinical, Mycological, and Therapeutic Experience of Fourteen Cases. Skin Appendage Disord. 2019;5(3):135-141.
9. Lacaz CS, Porto E, Martins JEC, Heins-Vaccari EM, Melo NT. Micoses superficiais. In: Lacaz CS, Porto E, Martins JEC, Heins-Vaccari EM, Melo NT. Tratado de micologia médica Lacaz. 9. ed. São Paulo: Sarvier; 2002. p. 252-352.
10. Dinato SLM, De Almeida JRP, Romiti N, Camargo FAA. Tinea nigra in the City of Santos: five case reports. An Bras Dermatol. 2002;77(6):713-718.
11. Criado PR, Delgado L, Pereira GA. Dermoscopy revealing a case of Tinea Nigra. An Bras Dermatol. 2013;88(1):128-9.
12. Guarenti IM, Almeida HL Jr, Leitão AH, Rocha NM, Silva RM. Scanning electron microscopy of tinea nigra. An Bras Dermatol. 2014;89(2):334-336.
13. Veasey JV, Avila RB, Ferreira MAMO, Lazzarini R. Reflectance confocal microscopy of tinea nigra: comparing images with dermoscopy and mycological examination results. An Bras Dermatol. 2017;92(4):568-9.
14. Criado PR, Delgado L, Pereira GA. Dermoscopy revealing a case of Tinea Nigra. An Bras Dermatol. 2013;88(1):128-129.
15. Rossetto AL, Cruz RC. Tinea nigra: successful treatment with topical butenafine. An Bras Dermatol. 2012;87(6):939-941.
16. Theelen B, Cafarchia C, Gaitanis G, Bassukas ID, Boekhout T, Dawson Jr, TL. Malassezia ecology, pathophysiology, and treatment. Medical Mycology. 2018;56:(S1).
17. Wu G, Zhao H, Li C et al. Genus-Wide Comparative Genomics of Malassezia Delineates Its Phylogeny, Physiology, and Niche Adaptation on Human Skin. PLoS Genet. 2015;11(11).
18. Gupta Ak, Batra R, Bluhm R, Faergemann J. Pityriasis versicolor. Dermatol Clin. 2003;21:413-429.
19. Furtado MSS, Cortez ACA, Ferreira J. Pitiríase versicolor em Manaus, Amazonas-Brasil. An Bras Dermatol. 1997;72:349-51.
20. Veasey JV, de Macedo PM, Amorim JR, Orofino-Costa R. The correct nomenclature of Zirelí sign in the propaedeutics of pityriasis versicolor (in memoriam). An Bras Dermatol. 2021;96(5):591-594.
21. Maeda M, Makimura K, Yamaguchi H. Pityriasis versicolor rubra. Eur J Dermatol. 2002;12:160-4.
22. Aspiróz Sancho MC, Sáenz de Santamaria MC, Moreno Borraz LA. Afecciones cutaneas relacionadas com Malassezia furfur. Rev Clin Espp. 1997;137-40.
23. Galadari I, el Komy M, Mousa A, Hashimoto K, Mehregan AH. Tinea versicolor: histologic and ultrastructural investigation of pigmentary changes. Int J Dermatol. 1992 Apr;31(4):253-6.
24. Nazarro-Porro M, Passi S. Identification of tyrosinase inhibitors in cultures of Pityrosporum. J Invest Dermatol. 1978;71:205.
25. De Hoog S, Monod M, Dawson T, Boekhout T, Mayser P, Gräser Y. Skin Fungi from Colonization to Infection. Microbiol Spectr. 2017;5(4).
26. Crespo Erchiga V, Delgado Florêncio V. Malassezia species in skin diseases. Curr Opin Infect Dis. 2002;15:133-42.
27. Framil VMS, Melhem MS, Szeszs MW, Zaitz C. New aspects in the clinical course of pityriasis versicolor. An Bras Dermatol. 2011;86(6):1135-40.
28. Mathur M, Acharya P, Karki A, Kc N, Shah J. Dermoscopic pattern of pityriasis versicolor. Clin Cosmet Investig Dermatol. 2019;12:303-309.
29. Bakos RM, Leite LL, Reinehr C, Escobar GF. Dermoscopy of skin infestations and infections (entomodermoscopy) - Part II: viral, fungal and other infections. An Bras Dermatol. 2021;96(6):746-758.
30. Veasey JV, Miguel BAF, Bedrikow RB. Wood's lamp in dermatology: applications in the daily practice. Surg Cosmet Dermatol. 2017;9(4):324-6.
31. Mayser P, Stapelkamp H, Krämer HJ et al. Pityrialactone- a new fluorochrome from the tryptophan metabolism of Malassezia furfur. Antonie Van Leeuwenhoek. 2003;84(3):185-191.
32. Gupta AK, Foley KA. Antifungal Treatment for Pityriasis Versicolor. J Fungi (Basel). 2015;1(1):13-29.
33. Bartell H, Ransdell BL, Ali A. Tinea versicolor clearance with oral isotretinoin therapy. J Drugs Dermatol. 2006;5(1):74-75.
34. Bagatin E, Costa CS, Rocha MADD et al. Consensus on the use of oral isotretinoin in dermatology - Brazilian Society of Dermatology. An Bras Dermatol. 2020;95(Suppl 1):19-38.
35. Crozier WJ, Wise KA. Onychomycosis due to Pityrosporum. Australas J Dermatol. 1993;34(3):109-112.
36. Silva V, Moreno GA, Zaror L, de-Oliveira E, Fischman O. Isolation of Malassezia furfur from patients with onychomycosis. J Med Vet Mycol. 1997;35(1):73-74.
37. Escobar ML, Carmona-Fonseca J, Santamaría L. Onychomycosis due to Malassezia. Rev Iberoam Micol. 1999;16(4):225-229.
38. Prohic A, Kuskunovic-Vlahovljak S, Sadikovic TJ, Cavaljuga S. The Prevalence and Species Composition of Malassezia yeasts in Patients with Clinically Suspected Onychomycosis. Med Arch. 2015;69(2):81-84.
39. Saunte DML, Gaitanis G, Hay RJ. Malassezia-Associated Skin Diseases, the Use of Diagnostics and Treatment. Front Cell Infect Microbiol. 2020;10:112.
40. Prohic A, Jovovic Sadikovic T, Krupalija-Fazlic M, Kuskunovic-Vlahovljak S. Malassezia species in healthy skin and in dermatological conditions. Int J Dermatol. 2016;55(5):494-504.
41. Tajima M, Sugita T, Nishikawa A, Tsuboi R. Molecular analysis of Malassezia microflora in seborrheic dermatitis patients: comparison with other diseases and healthy subjects. J Invest Dermatol. 2008;128(2):345-351.
42. Glatz M, Bosshard PP, Hoetzenecker W, Schmid-Grendelmeier P. The Role of Malassezia spp. in Atopic Dermatitis. J Clin Med. 2015;4(6):1217-1228.
43. Kohsaka T, Hiragun T, Ishii K, Hiragun M, Kamegashira A, Hide M. Different hypersensitivities against homologous proteins of MGL_1304 in patients with atopic dermatitis. Allergol Int. 2018;67(1):103-108.
44. Maarouf M, Saberian C, Lio PA, Shi VY. Head-and-neck dermatitis: Diagnostic difficulties and management pearls. Pediatr Dermatol. 2018;35(6):748-753.
45. Faergemann J. Pityrosporum ovale and skin diseases. Keio J Med. 1993;42(3):91-4.
46. Zaitz C, Ruiz LRB, Souza VM. Dermatoses associadas às leveduras do gênero Malassezia. An Bras Dermatol. 2000;75(2):129-42.
47. Lim JH, Tey HL, Chong WS. Confluent and reticulated papillomatosis: diagnostic and treatment challenges. Clin Cosmet Investig Dermatol. 2016;9:217-223.
48. De Paula CR. Candidíases. In: Zaitz C, Campbell I, Marques SA, Ruiz LRB e Souza VM. Compêndio de Micologia Médica. 1. ed. Rio de Janeiro: Medsi; 1998. p. 99-107.
49. Crocco EI, Mimica LMJ, Muramatu L, Garcia C, Souza VM, Ruiz LRB et al. Identificação de espécies de Candida e susceptibilidade antifúngica in vitro: estudo de 100 pacientes com candidíases superficiais. An bras Dermatol. 2004; 79(6):689-97.
50. Eggimann P, Garbino J, Pittet D Epidemiology of Candida species infections in critically ill immunosuppressed patients. Lancet Infect Dis. 2003 Nov;3(11):685-702.
51. Banerjee SN, Emori TG, Culver DH, Gaynes R, PJarvis WR, Horan T. Secular trends in nosocomial primary blood stream infections in the United States. Am J Med. 1991;91:86S-89S.
52. Beck-Sague CM, Jarvis TR and The National Nosocomial Infections Surveillance System. Secular trends in the epidemiology of nosocomial fungal infections in the United States. J Infect Dis. 1993;167:1247-51.
53. Abi-Said D, Anaissie E, Uzun O, Raad I, Pinzcowski H, Vartivarian S. The epidemiology of hematogenous candidiasis by different Candida species. Clin Infect Dis. 1997;24:1122-8.
54. Pfaller MA. Epidemiology of candidiasis. J Hosp Infect. 1995;30:329-38.
55. Baillie GS, Douglas LJ. Effect of growth rate on resistance of Candida albicans biofilms to antifungal agents. Antimicrob Agents Chemother. 1998;42:1900-5.
56. Ghannoum MA. Potential role of phospholipases in virulence and fungal pathogenesis. Clin Microbiol Rev. 2002;13:122-43.
57. Blumberg HM, Jarvis R, Soucie JM, Edwards JE, Patterson JE, Pfaller MA et al. Risk factors for candidal bloodstream infections in surgical intensive care unit patients: The NEMIS Prospective Multicenter Study. Clin Infect Dis. 2001;33:177-86.
58. Kwon-Chung KJ, Bennett JE. Candidiasis (moniliasis, thrush, Candida paronychia, Candida endocarditis, bronchomycosis, mycotic vulvovaginitis, candiosis). In: Medical Mycology. Philadelphia: Lea & Febiger; 1992. p. 280-336.
59. Zöllner MSA da C, Jorge AOC. Candida spp. occurrence in oral cavities of breast feeding infants and in their mothers' mouths and breasts. Pesqui Odontol Bras. 2003;17(2):151-5.

60. Holanda AAR, Fernandes ACS, Bezerra CM, Ferreira MAF, Holanda MRR, Holanda JCP, Milan EP. Candidíase vulvovaginal: sintomatologia, fatores de risco e colonização anal concomitante. Rev Bras Ginecol Obstet. 2007;29(1):3-9.
61. Tosti A; Piraccini BM; Ghetti E; Colombo MD Topical steroids versus systemic antifungals in the treatment of chronic paronychia: an open, randomized double-blind and double dummy study. J Am Acad Dermatol. 2002;47(1):73-6.
62. Hay RJ, Baran R. Onychomycosis: a proposed revision of the clinical classification. J Am Acad Dermatol. 2011;65(6):1219-1227.
63. Humbert L, Cornu M, Proust-Lemoine E et al. Chronic Mucocutaneous Candidiasis in Autoimmune Polyendocrine Syndrome Type 1. Front Immunol. 2018;9:2570.
64. Corvilain E, Casanova JL, Puel A. Inherited CARD9 Deficiency: Invasive Disease Caused by Ascomycete Fungi in Previously Healthy Children and Adults. J Clin Immunol. 2018;38(6):656-693.
65. Armstrong D. Overview of invasive fungal infections and clinical presentation. Clin Infect Dis. 1995;2:17-24.
66. Lacaz CS, Porto E, Martins JEC, Heins-Vaccari EM e Melo NT. Leveduras de interes-semédico. In: Lacaz CS, Porto E, Martins JEC, Heins-Vaccari EM e Melo NT. Tratado de micologia médica Lacaz. 9. ed. São Paulo: Sarvier; 2002. p. 123-173.
67. Edwards JEJr, Bodey GP, Bowden RA, Buchner T, de Pauw BE, Filler SG et al. International conference for the development of a consensus on the management and prevention of severe candidal infections. Clin Infect Dis. 1997;25:43-59.
68. Kwon-Chung KJ, Bennett JE. Dermatophytoses. In: Medical Mycology. Pennsylvania: Lea & Febiger; 1992:105-61.
69. Rippon JW. Dermatophytosis and dermatomycosis. In: Medical Mycology. 3rd ed. Philadelphia: WB Saunders; 1988:169-275.
70. Hoog GS de, Dukik K, Monod M et al. Toward a Novel Multilocus Phylogenetic Taxonomy for the Dermatophytes. Mycopathologia. 2017;182(1-2):5-31.
71. Veasey JV, Miguel BAF, Mayor SAS, Zaitz C, Muramatu LH, Serrano JA. Epidemiological profile of tinea capitis in São Paulo City. An Bras Dermatol. 2017;92(2):2834.
72. Ruiz LRB, Zaitz C. Dermatófitos e dermatofitoses na cidade de São Paulo no período de agosto de 1996 a julho de 1998. An Bras Dermatol. 2001;76(4):391-401.
73. Seebacher C, Bouchara JP, Mignon B. Updates on the epidemiology of dermatophyte infections. Mycopathologia. 2008;166:335-52.
74. Hay RJ, Robles W, Midgley G, Moore MK; European Confederation of Medical Mycology Working Party on Tinea Capitis. Tinea capitis in Europe: new perspective on an old problem. J Eur Acad Dermatol Venereol. 2001;15(3):229-233.
75. Brito-Santos F, Figueiredo-Carvalho MHG, Coelho RA, Sales A, Almeida-Paes R. Tinea Capitis by Microsporum audouinii: Case Reports and Review of Published Global Literature 2000-2016. Mycopathologia. 2017;182(11-12):1053-1060.
76. Celestrino GA, Verrinder Veasey J, Benard G, Sousa MGT. Host immune responses in dermatophytes infection. Mycoses. 2021;64(5):477-483.
77. Yu RJ, Grappel SF, Blank F. Inhibition of keratinases by alfa-2 macroglobulin. Experientia. 1972;28(8):886.
78. Sadahyro A. Estudo dos antígenos leucocitários humanos (HLA) em pacientes caucasianos judueus Ashkenazitas com dermatofitoses crônicas causadas por T. rubrum. Dissertação (Mestrado). São Paulo: Universidade de São Paulo); 1997.
79. Zaitz C. Produção de antígenos de T. mentagrophytes para estudo de aspectos imunológicos das dermatofitoses e das dermatofítides. Tese (Doutorado). São Paulo: Escola Paulista de Medicina; 1992.
80. Meneses O, Donati A, Silva FO, Mimiça MJ, Machado CJ, Veasey JV. Trichoscopy patterns of tinea capitis and their correlation with mycological culture results [published online ahead of print, 2021 Dec 11]. J Am Acad Dermatol. 2021;S0190-9622(21)02967-4.
81. Marques SA, Camargo RMP, Fares AHG, Takashi RM, Stolf HO. Tinea capitis: epidemiological and ecological aspects of cases observed from 1983 to 2003 in the Botucatu Medical School, state of São Paulo-Brazil. An Bras Dermatol. 2005; 80(6):597-602.
82. Peixoto RRGB, Meneses OMS, da Silva FO, Donati A, Veasey JV. Tinea Capitis: Correlation of Clinical Aspects, Findings on Direct Mycological Examination, and Agents Isolated from Fungal Culture. Int J Trichology. 2019;11(6):232-235.
83. Veasey JV, Muzy GSC. Tinea capitis: correlation of clinical presentations to agents identified in mycological culture. An Bras Dermatol. 2018;93(3):465-466.
84. Bourezane Y, Bourezane Y. Analysis of trichoscopic signs observed in 24 patients presenting tinea capitis: Hypotheses based on physiopathology and proposed new classification. Ann Dermatol Venereol. 2017;144(8-9):490-496.
85. Paudel V. Surgery of Kerion, a Nightmare for Nondermatologists. Case Rep Dermatol Med. 2020;2020:8825912.
86. Thoma-Greber E, Zenker S, Röcken M, Wolff H, Korting HC. Surgical treatment of tinea capitis in childhood. Mycoses. 2003;46(8):351-354.
87. von Laer Tschudin L, Laffitte E, Baudraz-Rosselet F, Dushi G, Hohlfeld J, de Buys Roessingh AS. Tinea capitis: no incision nor excision. J Pediatr Surg. 2007;42(8):E33-E36.
88. Gupta AK, DrummondMain C. Metaanalysis of randomized, controlled trials comparing particular doses of griseofulvin and terbinafine for the treatment of tinea capitis. Pediatr Dermatol. 2013;30:16.
89. Sonthalia S, Ankad BS, Goldust M, Jha AK. Dermoscopy - a simple and rapid in vivo diagnostic technique for tinea incognito. An Bras Dermatol. 2019;94(5):612-614.
90. Verzì AE, Lacarrubba F, Micali G. Trichoscopy of the eyelashes in tinea blepharo-ciliaris shows the full spectrum of tinea capitis features. JAAD Case Rep. 2020;6(7):661-662.
91. Nicola A, Laura A, Natalia A, Monica P. A 20-year survey of tinea faciei. Mycoses. 2010;53(6):504-508.
92. Turra N, Navarrete J, Magliano J, Bazzano C. Follicular tinea faciei incognito: the perfect simulator. An Bras Dermatol. 2019;94(3):372-374.
93. Lecha M, Effendy I, Feuilhade de Chauvin M, Di Chiacchio N, Baran R; Taskforce on Onychomycosis Education. Treatment options: development of consensus guidelines. J Eur Acad Dermatol Venereol. 2005;19(Suppl 1):25-33.
94. Ghannoum MA, Rice LB. Antifungal agents: mode of action, mechanisms of resistance, and correlation of these mechanisms with bacterial resistance. Clin. Microbiol. Rev. 1999;12:501-517.
95. Koehler A, Ribeiro AC, Pagani DM et al. Molecular identification and antifungal susceptibility of 75 clinical isolates of Trichophyton spp. from southern Brazil. J Mycol Med. 2021;31(4):101201.
96. CLSI. Reference Method for Broth Dilution Antifungal Susceptibility Testing of Filamentous Fungi. 3rd ed. CLSI standard M38. Wayne, PA: Clinical and Laboratory Standards Institute (CLSI), 2017.
97. Ricardo JW, Lipner SR. Safety of current therapies for onychomycosis. Expert Opin Drug Saf. 2020;19(11):1395-1408.
98. Markantonatou AM, Samaras K, Zachrou E, Vyzantiadis TA. Comparison of Four Methods for the in vitro Susceptibility Testing of Dermatophytes. Front Microbiol. 2020;11:1593. Published 2020 Jul 14.
99. Veasey JV, Nappi C, Zaitz C, Muramatu LH. Análise descritiva dos exames micológicos de pacientes com onicomicose atendidos em consultório particular. An Bras Dermatol. 2017;92(1):126-7.
100. Lipner SR, Scher RK. Onychomycosis: Clinical overview and diagnosis. J Am Acad Dermatol. 2019;80(4):835-851.
101. Hay RJ, Baran R. Onychomycosis: a proposed revision of the clinical classification. J Am Acad Dermatol. 2011;65(6):1219-1227.
102. Piraccini BM, Alessandrini A. Onychomycosis: A Review. J Fungi. 2015;1(1):30-43.
103. Grover C, Jakhar D. Onychoscopy: A practical guide. Indian J Dermatol Venereol Leprol. 2017;83(5):536-549.
104. Kayarkatte MN, Singal A, Pandhi D, Das S, Sharma S. Nail dermoscopy (onychoscopy) findings in the diagnosis of primary onychomycosis: A cross-sectional study. Indian J Dermatol Venereol Leprol. 2020;86(4):341-349.
105. Fillus Neto J, Tchornobay AM. How the nail clipping helps the dermatologist. An Bras Dermatol. 2009;84(2):173-176.
106. Bertanha L, Di Chiacchio N. Clipping ungueal na onicomicose. An Bras Dermatol. 2016;91(5):688-90.
107. Lipner SR, Scher RK. Onychomycosis: Treatment and prevention of recurrence. J Am Acad Dermatol. 2019;80(4):853-867.
108. Sigurgeirsson B. Prognostic factors for cure following treatment of onychomycosis. J Eur Acad Dermatol Venereol. 2010;24(6):679-684.
109. Baran R, Hay RJ, Garduno JI. Review of antifungal therapy and the severity index for assessing onychomycosis: part I. J Dermatolog Treat. 2008;19(2):72-81.
110. Gupta AK, Mays RR, Versteeg SG et al. Global perspectives for the management of onychomycosis. Int J Dermatol. 2019;58(10):1118-1129.
111. Blume-Peytavi U, Tosti A, Falqués M et al. A multicentre, randomised, parallel-group, double-blind, vehicle-controlled and open-label, active-controlled study (versus amorolfine 5%), to evaluate the efficacy and safety of terbinafine 10% nail lacquer in the treatment of onychomycosis [published online ahead of print, 2021 Nov 9]. Mycoses. 2021;10.1111/myc.13392.
112. Gupta AK, RyderJE. The use of oral antifungal agents to treat onychomycosis. Dermatol Clin. 2003;21(3):469-79.
113. Gupta AK, Ryder JE, Johnson AM. Cumulative meta-analysis of systemic antifungal agents for the treatment of onychoycosis. Br J Dermatol. 2004;150:537-544.
114. Di Chiacchio N, Kadunc BV, Almeida ART, Madeira CL. Nail abrasion. J Cosm Dermatol. 2004;2:150-152.
115. Di Chiacchio N, de Sá Menezes Carvalho G, Di Chiacchio NG, Borges Figueira de Mello CD, Veasey JV. Fungal Viability of Nail Dust from Onychomycosis Abrasion: A Pilot Study. Skin Appendage Disord. 2021;7(5):366-369.
116. Bet DL, dos Reis AL, Di Chiacchio N, Belda Júnior W. Dermoscopy and Onychomycosis: guided nail abrasion for mycological samples. An Bras Dermatol. 2015;90(6):904-6.
117. Liddell LT, Rosen T. Laser Therapy for Onychomycosis: Fact or Fiction?. J Fungi (Basel). 2015;1(1):44-54. Published 2015 Apr 3.
118. Bhatta AK, Huang X, Keyal U, Zhao JJ. Laser treatment for onychomycosis: a review. Mycoses. 2014;57(12):734-740.
119. Carney C, Cantrell W, Warner J, Elewski B. Treatment of onychomycosis using a submillisecond 1064-nm neodymium:yttrium-aluminum-garnet laser. J Am Acad Dermatol. 2013;69(4):578-582.
120. He X, Bischof JC. Quantification of temperature and injury response in thermal therapy and cryosurgery. Crit Rev Biomed Eng. 2003;31(5-6):355-422.
121. Ma W, Si C, Kasyanju Carrero LM et al. Laser treatment for onychomycosis: A systematic review and meta-analysis. Medicine (Baltimore). 2019;98(48):e17948.
122. Gentles JC, Evans EG. Infection of the feet and nails with Hendersonula toruloidea. Sabouraudia. 1970;8(1):72-75.
123. Summerbell RC, Kane J, Krajden S. Onychomycosis, tinea pedis and tinea manum caused by non-dermatophytid filamentous fungi. Mycoses. 1989;32:609-19.
124. Elewski BE, Greer DL. Hendersonula toruloidea and Scytalidium hyalinum. Arch Dermatol. 1991;127:1.041-4.
125. Gupta AK, Drummond-Main C, Cooper EA, Brintnell W, Piraccini BM, Tosti A. Systematic review of nondermatophyte mold onychomycosis: diagnosis, clinical types, epidemiology, and treatment. J Am Acad Dermatol. 2012;66(3):494-502.
126. Tosti A, Piraccini BM, Lorenzi S. Onychomycosis caused by nondermatophytic molds: clinical features and response to treatment of 59 cases. J Am Acad Dermatol. 2000;42:217-224.

127. Gupta AK, Gregurek-Novak T, Konnikov N, Lynde CW, Hofstader S, Summerbell RC. Itraconazole and terbinafine treatment of some nondermatophyte molds causing onychomycosis of the toes and a review of the literature. J Cutan Med Surg. 2001;5(3):206-210.
128. Ginarte M, Pereiro MV Jr., Fernandez-Redondo V, Toribio J. Plantar infection by Scopulariopsis brevícaulis. Dermatology. 1996;293:149-51.
129. Greer DL, Gutierrez MM. Tinea pedis caused by Hendersonula toruloidea. Am Acad Dermat. 1987;16(5):1111-4.
130. Vanam HP, Karumuri SR, Poojari SS, Rudramurthy SM. Mycosis of the Plantar Surface of Foot Owing to Nondermatophyte Mold Nodulisporium griseobrunneum Mimicking a Tinea Pedis. Mycopathologia. 2020;185(6):1033-1040.
131. Lopes JO, Kolling LC, Neumaier W. Kerion-like lesion of the scalp due to Acremonium kaliense in a noncompromised boy. Rev Inst Med Trop São Paulo. 1995;37(4):365-8.
132. Tedesco-Marchese LC, Castro RM, Lacaz CS et al. Acremoniose cutânea - registro de um caso. An Bras Dermatol. 1987;62(1):25-30.
133. Cox NH, Iruing B. Cutaneous "ringworm" lesions of Scopulariopsis brevicaulis. Br J Dermatol. 1993;129:726-8.
134. Robb CW, Malouf PJ, Rapini RP. Four cases of dermatomycosis: superficial cutaneous infection by Alternaria or Bipolaris. Cutis. 2003;72(4):313-6.

capítulo 70

Silvio Alencar Marques

Paracoccidioidomicose

CONCEITO

Paracoccidioidomicose é micose sistêmica endêmica da América Latina, causada por fungos pertencentes ao gênero *Paracoccidioides* e mais prevalente em pacientes procedentes ou com histórico de atividades na zona rural. A infecção é via inalatória, a evolução para doença pode ser aguda, subaguda ou crônica, e se expressa mais comumente por comprometimento pulmonar e lesões cutaneomucosas.

HISTÓRIA

Em abril de 1908 Adolfo Lutz publicou os primeiros casos clínicos sob o título de "Uma mycose pseudococcidica localizada na bocca e observada no Brazil. Contribuição ao conhecimento das hyphoblastomycoses americanas".[1] Os dois pacientes relatados procediam do interior do estado de São Paulo e apresentavam como queixa principal, lesões na cavidade bucal e sinais e sintomas sistêmicos associados, como inapetência, adinamia e emagrecimento progressivo. Lutz obteve material para estudo anatomopatológico e referiu-se ao fungo como "O agrupamento de corpúsculos kysticos é bastante característico. Geralmente há um maior no centro e outros pequenos em redor, o que sempre me produziu a impressão de resultar de um processo de gemmação". E, ainda, se referiu à distinção morfológica do fungo em cultivo à temperatura ambiente daquela observada no tecido, já antecipando o caráter de dimorfismo térmico do agente. Alfonso Splendore publicou em 1912 novos casos clínicos, sugeriu que o contágio ocorria através da mucosa bucal e propôs a denominação de *Zymonema brasiliense* para o agente.[2] Apesar da percepção de Lutz de que se tratava de enfermidade distinta da coccidioidomicose, nos relatos que se seguiram criou-se confusão entre as duas enfermidades e que persistiu até 1930. Nesse ano, Floriano de Almeida publicou trabalho com evidências obtidas a partir de infecção experimental em camundongos e do cultivo dos agentes vinculados à coccidioidomicose e à, então, blastomicose sul-americana, demonstrando de maneira cabal que se tratava de agentes distintos e enfermidades distintas.[3] Almeida propôs a criação do gênero *Paracoccidioides* e manteve a denominação da espécie, criando a nomina, hoje universal, de *Paracoccidioides brasiliensis.* Portanto, pela importância dos autores citados, por muito tempo a enfermidade foi conhecida como "Micose de Lutz, Splendore e Almeida". Em 1940, surgiu a primeira proposta terapêutica com o emprego por Ribeiro da sulfapiridina.[4] Em 1941, Almeida e Lacaz propuseram a denominação de "paracoccidioidina" para o antígeno obtido a partir de filtrado de pool de culturas a ser utilizado em reação intradérmica.[5] Em 1955, Fava Netto descreveu a técnica de obtenção e utilização do antígeno polissacarídeo para exames sorológicos de fixação de complemento, de precipitação e de uso na intradermorreação.[2] Em 1958, Lacaz & Sampaio publicaram o primeiro ensaio terapêutico utilizando a anfotericina B.[6] Em 1980, Negroni e colaboradores[7] e, em 1987[8] foram os primeiros a publicar ensaios terapêuticos com derivados azólicos eficazes na enfermidade, o cetoconazol e o itraconazol, respectivamente. Em 1971, durante o primeiro simpósio Pan-americano sobre a enfermidade realizado em Medellin, Colômbia, propôs-se a denominação oficial de paracoccidioidomicose para a enfermidade, atualmente de uso universal. Termo que fora pela primeira vez utilizado por Angela Restrepo em 1966.[9]

Nesse período de mais de 100 anos, desde o primeiro relato de casos, a paracoccidioidomicose consolidou-se como a infecção fúngica sistêmica de maior importância na Medicina Brasileira, sendo objeto de inúmeros estudos em diferentes áreas do conhecimento e vê ampliado seu espaço geográfico de ocorrência, com a crescente incidência na região sul da Amazônia e como enfermidade importada em países não endêmicos da América, Europa e Ásia.

AGENTE

O agente etiológico da paracoccidioidomicose é um fungo dimórfico, somente conhecido no seu estado assexuado e denominado *Paracoccidioides brasiliensis* (Splendore, 1912) Almeida, 1930, como espécie de referência.

Métodos de genética molecular permitiram rearranjos em taxonomia que situam o gênero *Paracoccidioides* no filo Ascomycota, ordem Oxygenales, família Onygenaceae, junto ao *Blastomyces dermatitidis, Coccidioides immitis, C.posadasii, Histoplasma capsulatum* e *Lacazia loboi.*[10]

O *Paracoccidioides brasiliensis* cresce à temperatura ambiente em Agar Sabouraud de maneira lenta após 20 a 30 dias de incubação, como colônia branca aderida ao meio, radiada, com aspecto central que lembra "pipoca estourada". A micromorfologia do fungo à temperatura ambiente exibe micélios hialinos (forma M) com abaulamentos de localização terminal ou ao longo da hifa, denominados *clamidósporos.* À temperatura de 37 °C o gênero *Paracoccidioides,* principalmente em meios enriquecidos com nutrientes, produz colônia leveduriforme (forma Y), de cor creme e aspecto cerebriforme. À microscopia, a forma Y, revela células redondas de variáveis diâmetros, reproduzindo-se por gemulação com células-filhas conectando-se à célula-mãe por pontes de ligação estreita. As diferentes morfologias, temperatura-dependente, são reversíveis, isto é: a forma leveduriforme (Y) à temperatura de 37 °C se transforma em miceliana (M) quando exposta à temperatura ambiente e vice-versa, o que configura o dimorfismo térmico do gênero *Paracoccidioides*. O fungo pode apresentar grande variabilidade fenotípica segundo os diferentes isolados, com variabilidade na velocidade de crescimento, aspecto da colônia, produção de conídia, transição M-Y, aspecto micromorfológico, tolerância térmica e virulência.

Em anos recentes, com a utilização de métodos moleculares, têm sido descritas o que originalmente denominou-se de espécies crípticas, ocultas, dentro do gênero *Paracoccidioides*, a demonstrar geneticamente a coerência com os diversos fenótipos exibidos pelo fungo em cultura ou experimentação, supra descritos. Matute e colaboradores (2006)[11] a partir de sequenciamento gênico de amostras de cultivos procedentes do Brasil, Venezuela e Colômbia, propuseram a existência de três possíveis novas espécies denominadas provisoriamente de PS2 (prevalentes no Brasil e Venezuela), PS3 (restrita à Colômbia) e S1 de mais ampla distribuição. Esses achados foram corroborados por diferentes autores e, em 2009, Teixeira e colaboradores,[12] a partir de estudos de sequenciamento gênico de 82 isolados e de estudos filogenéticos de 40 isolados, propuseram a identificação de outra espécie, previamente denominada Pb-01 pelo mesmo grupo e, que exibia clara divergência em termos de morfologia e de sequenciamento das então denominadas S1, PS2 e PS3, e nessa oportunidade (2009) essa espécie foi publicada e taxonomicamente aceita com a nomina sugerida de *Paracoccidioides lutzii*.[12] Mais recentemente, Theodoro e colaboradores (2012),[13] utilizando como marcador molecular a técnica de SNPs (*single nucleotide polymorphisms*) em adição a dados morfológicos dos cultivos e aplicados a 63 isolados procedentes de pacientes de vários países da América do Sul, entre os quais 10 isolados de lesões cutâneas de pacientes da região endêmica de Botucatu, São Paulo, assim como isolados de tatus de diversas regiões geográficas, construíram um mapa de distribuição das espécies identificadas. Nesse mapa gerado por Theodoro e colaboradores (Figura 70.1), observa-se a predominância (ou exclusividade) de determinada espécie do gênero *Paracoccidioides* em diferentes regiões e onde se demonstra até aquela publicação que: a espécie *P. lutzii* é mais prevalente na região central do Brasil, a S1 é largamente distribuída e a PS3 parece ser exclusiva da Colômbia.[13] Ainda em 2012 a espécie *P. lutzii* foi identificada como agente etiológico de dois casos clínicos da região sul do estado do Pará, com identificação e confirmação da espécie a partir de estudo sorológico e molecular.[14] Em 2017, Turissini e colaboradores,[15] utilizando técnica molecular diversificada e levando em consideração dados de distribuição geográfica das amostras estudadas, propuseram que essas espécies filogenéticas sejam classificadas como espécies taxonômicas verdadeiras e denominadas: *P. brasiliensis* S1 como *Paracoccidioides brasiliensis sensu stricto*, *P. brasiliensis* PS2 como *Paracoccidioides americana*, *P. brasiliensis* PS3 como *Paracoccidioides restrepiensis* (em homenagem a Dra. Ángela Restrepo da Corporación para Investigaciones Biológicas de Medellin-Colombia) e *P. brasiliensis* PS4 como *Paracoccidioides venezuelensis*. Importante ressaltar que isolado da região sudeste do Brasil, onde predomina largamente a espécie *P. brasiliensis sensu strictu*, mostrou sequenciamento idêntico ao do *P. restrepiensis* o que demonstra a importância de isolamentos e sequenciamentos para que a real distribuição das espécies seja consolidada.[16]

A terminologia futura que, talvez, passe a vigorar é a referência ao agente causal da paracoccidioidomicose, desde que não se disponha de métodos moleculares para se definir corretamente a espécie, como pertencente ao "complexo" *Paracoccidioides brasiliensis* ou à espécie Paracoccidioides spp. Do ponto de vista prático há ainda que se demonstrar que as diferentes espécies do complexo *Paracoccidioides* produzam distintos perfis clínicos de gravidade, com tropismo para órgão/sistemas específicos e/ou distintas suscetibilidades a fármacos, demonstradas por diferentes MIC frente a um mesmo fármaco e/ou distintos MIC frente a bateria de fármacos sabidamente eficazes na paracoccidioidomicose. Para que se construa esta correlação entre espécies e características clínicas, epidemiológicas e terapêuticas, há necessidade de esforços de cultivo, diagnóstico molecular e cuidadosa base de dados dos pacientes e estudos multicêntricos.

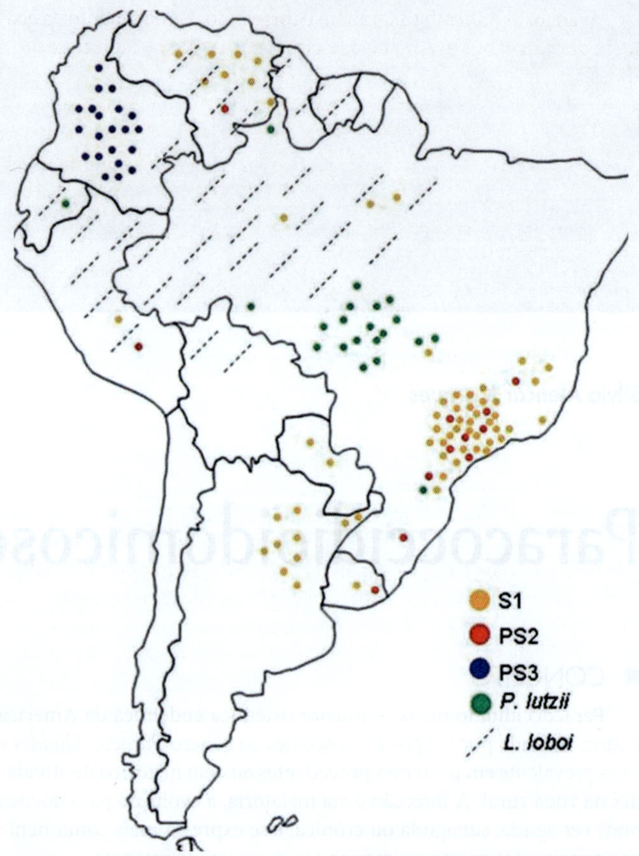

■ **Figura 70.1** Paracoccidioidomicose. Mapa com a distribuição atual de novas espécies do gênero *Paracoccidioides* e do *Lacazia loboi*.
Fonte: Original de Theodoro et al. PLoS One 2012;7:e37694 (com autorização).

Uma primeira evidência de que a origem geográfica do isolado por ter significado prático foi publicada por Batista Jr. e colaboradores (2010).[17] Neste estudo os autores desafiaram soros de pacientes com paracoccidioidomicose comprovada e procedentes de determinada região geográfica à reação dupla de imunodifusão em gel (IDD) com preparado antigênico de isolados procedentes da mesma região geográfica e a preparados antigênicos de região distinta. Observaram que soros de pacientes do estado do Mato Grosso quando desafiados por preparado antigênico construído a partir de isolados do mesmo estado a IDD foi positiva em 92,3% dos casos (alta sensibilidade). Quando esses mesmos soros foram desafiados por preparado antigênico obtido de isolados do estado de São Paulo a IDD foi positiva em 26,2% (queda importante da sensibilidade do método). Inversamente, quando soros de pacientes do estado de São Paulo foram desafiados por preparados antigênicos de isolados procedentes do estado de Mato Grosso, a positividade da IDD foi de 41,3% e quando esses mesmos soros de pacientes do estado de São Paulo foram desafiados com o preparado antigênico obtido de isolados do estado de São Paulo a positividade da IDD foi de 100% (sensibilidade absoluta).[17] Como se percebe a sensibilidade de um mesmo método variou muito na direta razão da procedência regional do substrato antigênico utilizado e, portanto, da espécie prevalente na área geográfica de origem. Essas observações de diferente sensibilidade sorológica segundo o agente infectante foram corroboradas com estudos de resultados sorológicos utilizando-se preparados antigênicos a partir de cultivo de *P. lutzii* e testado contra soros de pacientes de paracoccidioidomicose causadas por *P. brasiliensis* e *P. lutzii*.[18] Relatos posteriores demonstram determinadas particularidades clínicas associadas às novas espécies, já em esboço de correlação clinicoepidemiológica.[19-23] Em se comprovando essas especificações, há de se antecipar que a escolha terapêutica no tratamento da paracoccidioidomicose possa se tornar algo mais complexo, espécie-dependente, mas, provavelmente, com potencial de maior eficácia espécie-específica.

Avanços significativos também ocorrem no conhecimento da ecologia do fungo, por exemplo, a detecção por métodos moleculares ou de cultura do gênero *Paracoccidioides* em diferentes espécies animais além do classicamente descrito para o *Dasypus novemcinctus* (tatu de nove-bandas), como: *D. septemcinctus* (tatu de sete-bandas), *Procyon cancrivorus* (guaxinim), *Cavia aperea* (preá), *Sphiggurus spinosus* (ouriço), *Gallictis vittata* (furão) e *Eira barbara* (irara).[24] Em 2011 publicou-se o segundo caso clínico de doença ocorrendo no cão, novamente da raça Dobermann e igualmente com comprometimento linfonodal predominante, com ampla comprovação histológica, micológica e molecular.[25] Métodos moleculares foram igualmente essenciais na detecção de fungos do gênero *Paracoccidioides* em amostras de solo coletadas no interior e ao redor de covas de tatus a demonstrar definitivamente que amostras infectantes existem no solo de áreas que se supõem sejam o habitat do fungo.[26]

Os níveis de virulência do *Paracoccidioides* correlacionam-se com a presença de α-1,3 glucana na parede do fungo na fase leveduriforme, com a produção de moléculas de adesão e de proteinases, lípases e fosfolipases, comuns a outros fungos dimórficos e que permitem a invasão do tecido do hospedeiro. A habilidade do fungo de aderir e invadir o tecido é fator importante na sua patogenicidade. Aderência implica que o fungo reconhece ligantes na superfície de células do hospedeiro e em constituintes da matriz extracelular.[27] Têm-se demonstrado que cepas que apresentam maior virulência quando de experimentação animal são as que apresentam mais fator de aderência quando testadas *in vitro*.[28] Especificamente na espécie entendida como *P. brasiliensis* a virulência também se correlacionou com capacidade de adesão à laminina, fibronectina, e colágeno tipo I e IV.[27] A glicoproteína 43 (gp43)[29,30] é glicoproteína de superfície externa do fungo, fração antigênica do mesmo e caracterizada bioquimicamente como rica em manose que se liga à concanavalina A, apresenta efeitos proteolíticos. A gp43 apresenta também propriedade de adesão à laminina da matriz extracelular o que amplificou a patogenicidade do fungo no modelo de infecção do testículo do hamster.[31] No entanto, ao se utilizar o modelo de infecção intratraqueal, simulando a infecção primária do pulmão não foi possível confirmar o papel da adesão do fungo à laminina da matriz extracelular como fator de aumento da patogenicidade do fungo.[32] A capacidade da gp43 de inibir função macrofágica, mecanismo auxiliar de fuga à resposta imunológica do hospedeiro não foi corroborada por experimentos *in vitro*, os quais sugerem papel da gp43 na estimulação da formação de granulomas, efeito no caso estimulador das defesas.[33,34] É possível que o efeito da gp43 secretada *in vivo* dependa da concentração do antígeno e do balanço entre ativação do sistema imunológico celular e a inativação de macrófagos.[35] Além de associada a fator de virulência do *P. brasiliensis,* a gp 43 quando associada a adjuvante de Freund e utilizada na imunização de camundongos BALB/c é capaz de desencadear resposta imunológica celular protetora com ativação de células CD4+ e secreção de γ-interferon e interleucina-2 (IL-2).[35] A indução dessa resposta imune específica tipo Th1 está relacionada a epítope imunodominante, constituído de 15 aminoácidos, denominado P10, capaz de induzir proteção contra a infecção pelo *P. brasiliensis* via intratraqueal em camundongos BALB/c e atribuível a resposta imune celular γ-interferon mediada.[35] Estudos subsequentes sugeriram que vacinas com base em único epítope não são potentes o suficiente para induzir resposta imune protetora completa e que a combinação de múltiplos epítopes ligantes a células B e T mostram potencialização da imunogenicidade, como demonstrado.[36] A produção de citocinas inflamatórias e regulatórias: γ-interferon, TNF-α, IL-4 e IL-10 por células mononucleares obtidas de pacientes curados de paracoccidioidomicose, foi demonstrada a partir da estimulação com diferentes peptídeos (epítopes) da gp43.[32,37] A gp43 é ainda considerada como a fração antigênica imunodominante capaz de induzir tanto a produção de anticorpos específicos quanto a de promover resposta de hipersensibilidade do tipo tardio.[38,39] Publicação de Oliveira e colaboradores (2019)[40] traz ampla discussão dos tópicos resumidos.

■ EPIDEMIOLOGIA

A paracoccidioidomicose autóctone é restrita a países continentais da América do Norte (México), da América Central e do Sul. É relatada com maior frequência no Brasil, Colômbia, Venezuela e Argentina. Entretanto, países como Chile, Suriname, Guiana, Guiana Francesa, Belize e Nicarágua, não apresentam relatos de casos autóctones.[41] No Brasil é mais prevalente na região centro-sul do país, mas é crescente o número de casos no sul do estado do Pará, no estado de Mato Grosso e no estado de Rondônia, acompanhando o avanço da colonização e da fronteira agrícola da região Amazônica.[42,43] Casos diagnosticados em países da Europa, Ásia e nos Estados Unidos ocorrem em imigrantes de países endêmicos ou em pessoas com prévio contacto com áreas endêmicas e, são informativos sobre o longo tempo possível de latência da infecção. O homem, do gênero masculino, com atividades ligadas ao meio rural, é a imagem habitual da paracoccidioidomicose, mas há que se considerar que a urbanização crescente pode interferir e modificar esse modelo epidemiológico da enfermidade. A relação masculino/feminino é em torno de 13/1.[43] Os fatores que justificam essa discrepância não são claros, mas pelo fato de o fungo ter receptores para estrógeno com interferência na transição da forma M para Y, sugere-se que o estrógeno seria um dos fatores a exercer papel protetor à mulher.[44] Essa possibilidade, associada à maior exposição e reexposição do homem ao meio rural, presença de comorbidades como alcoolismo, tabagismo e subnutrição mais prevalentes no homem, explicaria o porquê da maior incidência no gênero masculino. A faixa etária mais acometida é dos 40 a 60 anos, com menor frequência nos abaixo dos 20 anos de idade e rara na criança, com idade mínima e máxima relatada até o presente de 2 e 102 anos respectivamente.[45,46] Brito e colaboradores (2021)[47] publicaram estudo caso-controle com o objetivo de comparar aspectos da paracoccidioidomicose doença na mulher e no homem e não encontraram diferenças de comprometimento quando pareados por forma clínica, assim como não observaram diferença entre dados demográficos, de imagem ou laboratoriais. E, no mesmo artigo, em revisão de 58 inquéritos epidemiológicos com paracoccidioidina a média de positividade observada foi de 21,9% no sexo feminino e de 25,2% no sexo masculino, sem diferença estatística portanto.[47] O acometimento na faixa etária infantil foi relatado ocorrer em torno de 5% dos casos em áreas de colonização antiga e de 12% em área de colonização recente no sul do estado do Pará.[42,43] Inquéritos utilizando o teste intradérmico de paracoccidioidina são úteis para mapear as regiões endêmicas do país. Valores entre 13% e 60,6% dos indivíduos se mostraram positivos ao teste em inquéritos epidemiológicos realizados em diferentes regiões do Brasil.[41] Entretanto, os dados obtidos dificilmente são comparáveis, pois, são produtos da utilização de diferentes preparados antigênicos ou utilizados em diferentes diluições ou abordando segmentos populacionais muito específicos. De qualquer modo, os inquéritos indicam que várias regiões do país agregam condições ecológicas, de luminosidade, temperatura, umidade e disponibilidades de nutrientes, essenciais à sobrevivência do fungo na natureza e com potencial infectante.[9,41,48]

Evidências sugerem o solo como o habitat de fungos do gênero *Paracoccidioides.* Isolamentos indiscutíveis a partir do solo foram obtidos por Albornoz na Venezuela[49] e por Silva-Vergara e colaboradores no estado de Minas Gerais.[50] Isolados esporádicos em animais ocorreram, como no trato intestinal de morcegos (*Artibeus literatus*) na Colômbia[51] e em fezes de pinguim (*Pygoscelis adeliae*) no Uruguai.[52] No entanto, foi a partir do isolamento do fungo em tatus (*Dazypus novemcinctus*) por Naif e colaboradores no sul do estado do Pará em 1986[53] que se revolucionou o estudo relativo ao habitat do gênero *Paracoccidioides.* O achado em tatus foi repetido por diferentes autores nos anos que se seguiram, inclusive em espécies distintas como o *Cabassous centralis* (*naked-tailed armadillo*).[52-58] E, pesquisadores do Instituto de Biociências da Unesp de Botucatu-SP, utilizando métodos moleculares (Nested-PCR) foram capazes de detectar DNA do *P. brasiliensis* em solo artificialmente semeado com o fungo e em amostras de solo coletadas em tocas de tatus de região endêmica.[21] O mesmo grupo detectou, molecularmente, frações específicas do DNA do *P. brasiliensis* em animais silvestres mortos atropelados em estradas de região endêmica, inclusive em tatus de sete bandas (*Dasypus septemcinctus*).[19] E, em estudo subsequente, produziram o crescimento de conídias do *P. brasiliensis* em diferentes tipos de solo e, novamente identificaram frações de DNA do *P. brasiliensis* em 100% de amostras de solo obtidas de tocas de tatus.[59] Do Valle e colaboradores[60] descreveram surto de casos de paracoccidioidomicose do tipo aguda-subaguda identificados no estado do Rio de Janeiro posterior a grande movimentação de solo durante construção de rodovia denominada Arco Metropolitano. Os casos foram observados em residentes entre 0,1 e 16,6 km da rodovia em construção.[60] Esses achados, aliados ao fato de confirmação de doença paracoccidioidomicose em cão no estado de São Paulo[61] e no estado do Paraná[20] e de evidências de altos índices de sorologia positiva anti-*P. brasiliensis* em cães de área endêmica indicam que o fungo está disponível no solo e meio ambiente de áreas endêmicas e que, não apenas o homem faz parte da cadeia epidemiológica do mesmo.[62]

Publicação reporta dados de incidência de 1,6 a 3,7 casos por 100 mil habitantes na região endêmica de Ribeirão Preto – SP e, no universo de 1 mil casos ali registrados, os pacientes com histórico de vida ou trabalho rural somaram 93,5% da amostra, 64,7% eram fumantes e 37,2% relatavam consumo abusivo de álcool.[63] Tuberculose foi encontrada associada em 8,3%; doença de Chagas em 8,7% e infecção pelo HIV em 4,2%.[63] Na região de Foz de Iguaçu, Paraná em 102 casos diagnosticados no período de apenas 18 meses (2010-2011) a taxa de tuberculose associada foi de 23,5% e a de infecção pelo HIV de 4,9%, com mortalidade global nesse grupo de 102 pacientes de 13,3%.[64] Esse dado corresponde à estimativa de 10 mortes por paracoccidioidomicose por milhão de habitantes na área estudada, bem superior ao estimado para o estado de São Paulo que foi de 2,28 por milhão de habitantes no período de 1985 e 2005, em estudo em que dados de óbito por paracoccidioidomicose em pacientes de AIDS ou não foram comparados aos de outras micoses sistêmicas.[64,65]

■ PATOGÊNESE

Evidências clínicas, radiológicas, anatomopatológicas e experimentais indicam o pulmão como única ou absolutamente majoritária porta de entrada da infecção por fungos do gênero *Paracoccidioides*. Sabe-se que sob condições nutricionais adversas o fungo esporula formando conídias menores que 5 mm de diâmetro e que atingem os alvéolos pulmonares quando inalados.[66-70] Outras portas de entrada da infecção, além do pulmão, são improváveis. Único relato indiscutível dessa possibilidade resultou de inoculação transcutânea acidental em laboratório.[71] A possibilidade de inoculação via digestiva alta (mucosa oral) ou baixa (intestinal) não mais devem ser consideradas pela ausência de evidências clínicas cientificamente comprovadas e pela ausência de evidências em animais de experimentação.

Atingindo o tecido pulmonar o fungo pode ser destruído de imediato ou se transformar de micélio a levedura (M → Y), multiplicar-se e produzir o foco primário de infecção. Drenado para linfonodo do hilo pulmonar o *Paracoccidioides* estabelece o complexo primário pulmonar, em modelo em tudo semelhante ao da tuberculose. Nesse período pode ocorrer disseminação hematogênica transitória ou progressão para doença ativa. Caso o sistema imune seja capaz de resposta adaptativa efetiva, o processo é bloqueado e surge a oportunidade de destruição completa do fungo com esterilização tanto do complexo primário quanto dos eventuais focos produtos da disseminação hematogênica, ditos metastáticos. Ou, possibilidade que se supõe seja frequente, se desenvolve equilíbrio na interação agente hospedeiro com estabilização da infecção e a permanência de fungos viáveis, quiescentes, em latência, com possibilidade de reativação futura por possível ruptura do equilíbrio da relação agente resposta imune do hospedeiro.[69,70,72-74] A reativação, também chamada de reativação endógena, pode ocorrer no pulmão ou em qualquer órgão ou sistema onde o fungo possa ter se instalado quando da disseminação hematogênica original. Reinfecções são possíveis por reexposição a fontes infectantes. A doença ativa ocorre, quer por progressão imediata pós-instalação do complexo primário, quer por reativação endógena ou ainda por progressão pós-reinfecção.[70,73,74]

Sem tratamento específico a paracoccidioidomicose é doença fatal. Sob tratamento a evolução é favorável em torno de 95% dos casos, exceto naqueles imunossuprimidos, nos quais a mortalidade pode chegar a 30%.[74] Após a cura aparente não é a rara a recaída, que em 75% das ocorrências, na experiência da Dermatologia da FMB-Unesp, aconteceu dentro dos primeiros 3 anos pós-tratamento. Há que se ter em mente que a cura pode vir associada a sequelas fibróticas, particularmente pulmonar, adrenal e da mucosa orofaríngea.

A infecção e as formas benignas da enfermidade estão associadas à predominância de resposta imune do tipo Th1, enquanto formas graves estão associadas à supressão da resposta imune celular e predomínio de citocinas de padrão Th2. Em modelo animal utilizando-se camundongo A/J resistentes, a regressão da doença associa-se ao observado nas formas crônicas humana, com a predominância de produção de γ-interferon, ativação macrofágica e, portanto, resposta imune celular com participação de células T CD_4^+ e CD_8^+.

Passo a passo, o primeiro encontro agente hospedeiro se dá no tecido onde ocorre a implantação do fungo. No caso da paracoccidioidomicose, coccidioidomicose, blastomicose e histoplasmose, esse tecido é o pulmão. E, a primeira linha de defesa é a secreção pelo epitélio pulmonar de proteínas com potencialidade antimicrobiana e ainda pela atividade fagocítica exercida por macrófagos residentes no parênquima pulmonar. A resposta inata do hospedeiro é iniciada pelo reconhecimento por receptores macrofágicos específicos denominados *pattern recognition receptors* (PRR), de estruturas presentes na membrana celular de patógenos e denominadas por sua vez *pathogen associated molecular pattern* (PAMP).[75] Receptores *Toll like* (TLRs) constituem-se em grupo de moléculas com capacidade de reconhecimento de estruturas de micro-organismos (PPR) e portanto a ativação de TLRs, particularmente TLR4, é crucial na resposta inata pois resulta na produção de vários mediadores de resposta inflamatória e cujo balanço final entre mediadores pró e anti-inflamação influencia o tipo de resposta adaptativa subsequente.[76]

Após a interação macrófago-micro-organismo, o macrófago agora ativado, fagocita o micro-organismo e pode destruí-lo pela produção de espécies reativas de oxigênio (H_2O_2), liberação de enzimas líticas, produção de quemoquinas e citocinas e pela ação de células polimorfonucleares atraídas e mediadas por fatores de complemento.[77] Essa interação ainda inespecífica agente hospedeiro pode resultar na eliminação ou não do agente invasor. A capacidade do hospedeiro eliminar o *Paracoccidioides* depende de vários fatores: aqueles relacionados ao hospedeiro, como: sua potencialidade genética de resposta à infecção lato senso, estado nutricional ou presença de comorbidades e mesmo sua produção hormonal, pois receptores para estrógenos presentes na célula fúngica seriam capazes de interferir e reduzir a transformação M → Y. A capacidade digestiva, de destruição do fungo fagocitado e o padrão de citocinas secretadas serão chaves na progressão ou não da infecção. Ainda que se reconheça o papel possível que a virulência da cepa infectante e do volume do inóculo, possam ter na evolução do processo infeccioso, é o balanço de citocinas a evolução subsequente. Abordagem detalhada da fase de resposta inata do hospedeiro pode ser encontrada na revisão de Calich e colaboradores de 2008[75] e de Oliveira e colaboradores de 2019.[40] Após dias da infecção os neutrófilos deixam de ser proeminentes e são substituídos por células mononucleares e progressivamente por granuloma epitelioide, constituindo a resposta imune celular adaptativa específica.[69,70,73] Estudos imunohistoquímicos têm demonstrado que granulomas bem formados estão associados a perfil de secreção de citocinas tipo Th1, ou seja, expressão de IL-12, γ-interferon e TNF-α. Quando os granulomas são malformados a expressão imunohistoquímica no tecido é de IL-5 e IL-10 e há grande produção de imunoglobulinas, compatíveis, portanto, com o padrão Th2 de resposta imune.[69,77] *In vitro* há estudos que sugerem ser a IL-10 a citocina dominante na supressão da resposta anti-*P. brasiliensis* bloqueando a imunidade mediada por γ-interferon e IL-12.[78] Exemplo clínico da importância desses mediadores é a ocorrência de paracoccidioidomicose disseminada em paciente com deficiência genética na subunidade β1 do receptor para IL-12 e IL-23 associada a produção reduzida de γ-interferon.[79] Quanto ao TNF-α, estudos o demonstram como o mais potente agonista da capacidade fungicida de macrófagos.[80] Pacientes com formas aguda-subaguda (tipo juvenil), usualmente consideradas as formas mais graves da enfermidade, cursam com níveis elevados no soro de IL-18 (da superfamília da IL-1) e de receptor para TNF (sTNF-RII) e sugeridos como marcador de gravidade da enfermidade.[81] Em pacientes de forma crônica da paracoccidioidomicose observam-se imunomarcação de TNF-α e de TGF-β no infiltrado inflamatório da lesão pré-tratamento e redução substancial da presença do TNF-α já no 20º dia de tratamento, enquanto TGF-β permanecia com alta expressão tecidual e associada à formação de fibrose e cicatriz da lesão.[82] Há que se considerar que os níveis elevados de TNF-α são benéficos, em termos de indução de atividade microbicida de monócitos e macrófagos enquanto produzidos em quantidades adequadas. Porém, quando produzidos em excesso, pode ocorrer toxicidade local e sistêmica, com efeitos deletérios. Portanto, nas formas graves de paracoccidioidomicose com níveis altos de fungemia e consequente intenso estímulo à produção de citocinas pró-inflamatórias e de TNF-α, os níveis elevados desse último podem estar associados a exacerbação nociva da resposta inflamatória e indução da febre, anorexia e caquexia. Pode-se dizer que a forma aguda-subaguda da paracoccidioidomicose se correlaciona com a predominância de secreção de IL-4, IL-5 e IL-10 e produção acentuada de imunoglobulinas, ou seja, padrão Th2 de resposta imune. E, as formas crônicas, mais localizadas, associam-se a níveis de produção de citocinas mais próximas de padrão Th1 de resposta, com transição possível para padrões tipo Th2 com o agravamento da doença. Estados de imunossupressão ou uso de fármacos imunossupressores podem interferir de maneira decisiva no padrão de resposta imune e aumentar a morbidade e letalidade dos casos. Porém, podem ser adjuvantes valiosos quando se detecta superprodução de citocinas pró-inflamatórias.

■ CLÍNICA

A classificação clínica da paracoccidioidomicose mais tradicional no meio dermatológico é aquela proposta em 1936 por Mota e Pupo,[83] que se baseava na topografia de localização da doença e que subdividia a enfermidade em: 1) forma tegumentar (de localização cutaneomucosa); 2) forma linfático-ganglionar (juvenil); 3) forma visceral; e 4) formas mistas.

No entanto, em 1987, publicou-se proposta de classificação que utiliza critérios mais amplos, como: topografia de acometimento, levando-se em conta que, em princípio, as lesões cutaneomucosas não são isoladas; a história natural da doença e, evidências imunológicas.[84] Esta classificação é a mais utilizada no momento, tanto nacional como internacionalmente e, aqui reproduzida com adaptações e acréscimo do tópico de n. 3:

1. **Paracoccidioidomicose infecção:** corresponde ao paciente com ausência de sinais e sintomas clínicos e o paciente identificado por reação de paracoccidioidina positiva.
2. **Paracoccidioidomicose doença:**
   - **Forma aguda-subaguda:** acomete prioritariamente indivíduos jovens ou adultos jovens, de ambos os sexos e apresenta tropismo do fungo para o sistema monocítico-fagocitário, com comprometimento possível e frequente de linfonodos, fígado, baço e medula óssea. Considerada, *per si*, como forma grave da enfermidade.
   - **Forma crônica:** acomete mais frequentemente indivíduos adultos, do sexo masculino e subdivide-se em:
     a) **Unifocal:** com comprometimento de único órgão ou sistema, em geral o único órgão acometido é o pulmão.
     b) **Multifocal:** com comprometimento de mais de um órgão e sistema, em geral o acometimento é orocutaneopulmonar.
3. **Paracoccidioidomicose associada a imunossupressão:** associada à infecção pelo HIV/AIDS, ou à imunodeficiência pós-transplante, doenças autoimunes ou sob terapêutica com fármacos imunossupressores. De incidência crescente.
   - **Sequelas:** particularmente doença pulmonar obstrutiva crônica, estenose ou obstrução das vias áreas superiores e insuficiência adrenal relativa.

Critérios de gravidade são úteis na avaliação clínica do paciente com finalidade de ser levada em conta quando da definição terapêutica, de formulação de prognóstico e variável-dependente quando de trabalhos de investigação. Esses critérios levam em consideração evidências de doença localizada ou disseminada, repercussão imunológica da infecção, repercussão nutricional e qualidade e intensidade do comprometimento clínico. Esses critérios de gravidade aqui transcritos foram adaptados a partir da proposição original de Mendes (1994):[85]

- **Forma leve:** único órgão ou sistema comprometido, repercussão clínica discreta, estado nutricional conservado, paracoccidioidina positiva e sorologia negativa ou com baixos títulos.
- **Forma grave:** doença disseminada ou único órgão comprometido, porém de forma intensa ou significativa, repercussão clínica acentuada, estado nutricional alterado, paracoccidioidina negativa e sorologia com altos títulos. Inclui, por princípio, a paracoccidioidomicose associada à imunossupressão.
- **Forma moderada:** com manifestações intercaladas às supra descritas e que corresponde à maioria dos pacientes.

O comprometimento clássico da enfermidade é aquele descrito como tegumento-pulmonar, isto é, associa lesão pulmonar à lesão cutânea e/ou da cavidade bucal. Clinicamente as manifestações pulmonares são silenciosas ou oligossintomáticas e expressivas apenas quando o comprometimento pulmonar é significativo. Manifesta-se inicialmente por tosse seca ou com secreção escassa e esbranquiçada e se acentua paulatinamente e que agrega dispneia aos esforços de intensidade progressiva. Na prática clínica o paciente associa essas manifestações aos efeitos do tabagismo, se existente, e posterga a procura da atenção médica. Só o faz quando o quadro passa a interferir de maneira significativa na qualidade de vida ou capacidade de trabalho, ou quando a secreção pulmonar mostra laivos de sangue ou quando surge lesão oral ou cutânea. As alterações radiológicas pulmonares são variáveis e podem apresentar padrões distintos e descritos com base na publicação de Magalhães e Guerrini[86] (1994) em: a) padrão infiltrativo ou intersticial, presença de alterações disseminadas no parênquima pulmonar e usualmente de disposição bilateral, simétrica e preferencialmente localizada nos campos médios e para hilar (em "asa de borboleta"); b) nodular ou micronodular, presença de nódulos de diferentes tamanhos e disseminados através do parênquima pulmonar podendo se calcificar; c) pneumônico, padrão de infiltração e consolidação de diferentes diâmetros e que se distinguem das lesões nodulares por terem limites pouco nítidos. Também apresentam localização preferencial nos campos médios, para hilar e bilateral e esmaecem em direção à periferia. Os ápices e as bases usualmente são poupados; d) cavitações, podem ser simples ou múltiplas, de pequeno diâmetro e mais frequente nos campos médios; e) fibrose, nos casos crônicos ou como sequela tipo obstrução pulmonar crônica, em que os campos pulmonares apresentam linhas de fibrose e enfisema com achatamento do diafragma. A utilização da tomografia computadorizada provê informações com maior poder de resolução e é método de propedêutica armada muito útil e de utilização indispensável no estudo das lesões pulmonares causadas pela paracoccidioidomicose.[87]

As lesões da cavidade bucal são frequentes na forma crônica do adulto e são raras na forma aguda-subaguda, tipo juvenil.[88,89] As lesões na cavidade bucal são, em geral, múltiplas e quando bem estabelecidas apresentam aspecto clínico típico, referidas como "estomatite moriforme de Aguiar Pupo". O aspecto é de lesão ulcerada rasa, com granulações finas e pontilhado hemorrágico (Figura 70.2). São mais frequentes, pela ordem, no lábio inferior, mucosa jugal, gengivas, palato, pilar amigdaliano e língua. Nessa última localização o aspecto pode ser infiltrativo, tumoral ou de úlcera atípica (Figura 70.3). As características da lesão da cavidade oral devem ser de domínio clínico do dermatologista, otorrinolaringologista e cirurgião dentista e a localização permite acesso para coleta de material para exame direto ou biópsia. Lesões mucosas em outras localizações, como na mucosa nasal, ocular e genital são pouco comuns, mas tendem a reproduzir o mesmo aspecto das lesões observadas na mucosa oral.[90]

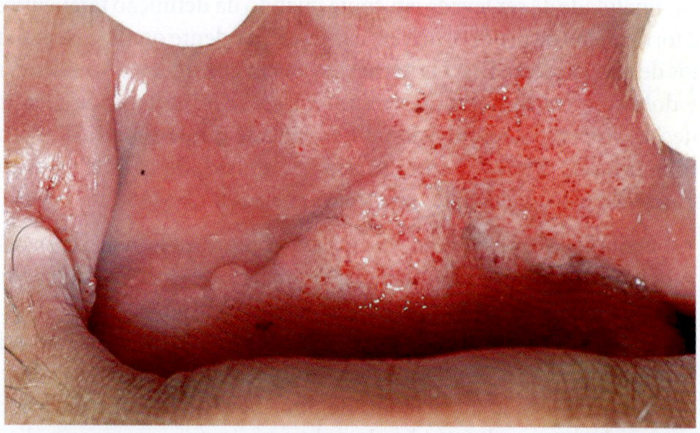

■ **Figura 70.2** Paracoccidioidomicose. Lesão ulcerada rasa com granulações finas e pontilhado hemorrágico, localizada no palato.

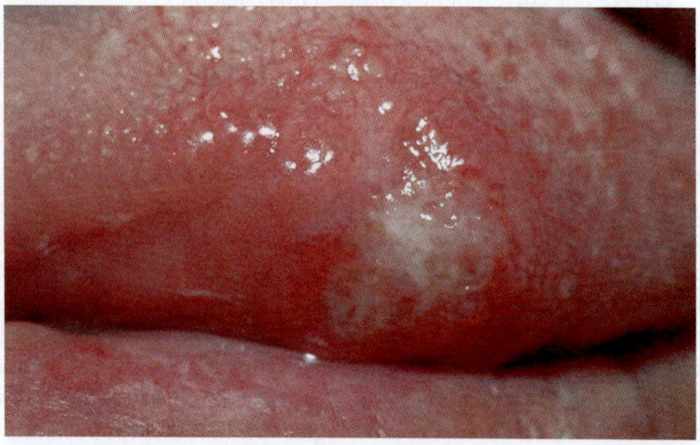

■ **Figura 70.3** Paracoccidioidomicose. Lesão ulcerada rasa, recoberta por pseudomembrana em leito infiltrado, localizada na face lateral da língua.

As lesões cutâneas ocorrem com frequência na paracoccidioidomicose, tanto nos casos juvenis como na forma crônica do adulto. A origem das lesões cutâneas é consequência de: a) progressão por contiguidade às lesões da cavidade bucal, contiguidade a linfonodo abcedado ou a partir de lesão óssea fistulizando para a pele; b) por disseminação hematogênica do fungo ou c) excepcionalmente, por inoculação direta na pele.[71,88,89] As lesões de localização palmar ou plantar não são comuns e, em princípio, estão associadas à doença à distância.[88] História de trauma precedendo lesões nesses locais não é rara e entende-se que contribua para a fixação do fungo já em circulação, fenômeno designado de *locus minoris resistentiae*, e que não representa indicação de inoculação direta do agente.[91] Suspeita consistente de inoculação direta na pele ocorre quando há lesão cutânea precedida por trauma, associada a linfonodo regional enfartado, mais ausência de lesão pulmonar específica, com exame sorológico negativo e reação de paracoccidioidina positiva.[88,92,93] A importância e relevância das lesões cutâneas devem ser enfatizadas pelo padrão clínico sugestivo que exibem e pelo acesso que permitem à coleta de material para o exame direto, biópsia e cultura. As lesões cutâneas localizam-se mais frequentemente no segmento cefálico e a seguir, nos membros inferiores, no tronco e membros superiores.[94] O padrão das lesões cutâneas é variável predominando as lesões ulceradas, seguidas por aquelas de padrão infiltrativo, padrão papulonodular tumoral, padrão vegetante e vegetante-verrucoso e finalmente lesões tipo abscesso (Figuras 70.4, 70.5, 70.6 e 70.7). As lesões ulceradas tendem a ser de formato irregular, de bordas infiltradas, mas que não emolduram a lesão, o leito da úlcera é pouco ou nada secretante com fundo granuloso e pontilhados hemorrágicos que lembram o observado nas lesões mucosas. Com certa frequência a úlcera cutânea está recoberta por crostas aderidas ao leito, que devem ser removidas para que se detecte o pontilhado hemorrágico. O uso do dermatoscópio é útil na visualização do pontilhado hemorrágico e na diferenciação com outras enfermidades de padrão semelhante. Lesões com aspecto esporotricoide, com linfangite e nódulos no trajeto, são raras e quando presentes são observadas nos membros e no tronco.[91] Lesão do couro cabeludo não é comum, mas quando ocorre atinge grandes diâmetros e acomete preferencialmente áreas calvas. Padrão raro e de diagnóstico presuntivo difícil é aquele dito sarcoídico por a paracoccidioidomicose se apresentar como lesão infiltrada, de cor vinhosa ou eritemato-acastanhada e de limites bem definidos e em geral localizada na face e, nem sempre com acometimento pulmonar identificável pela radiografia do tórax.[88,94-96]

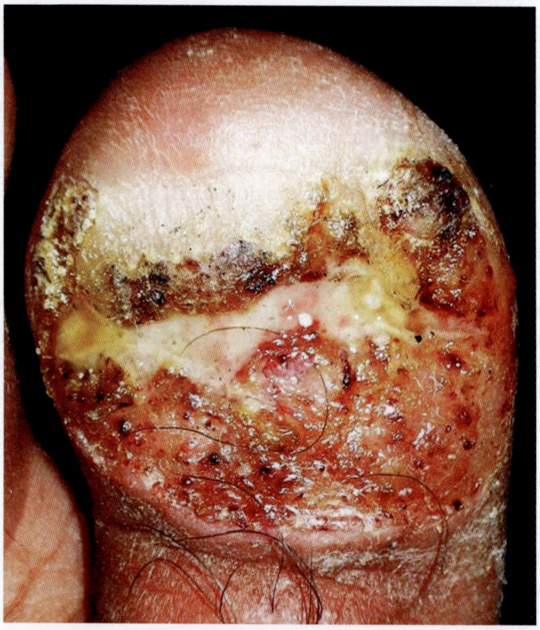

■ **Figura 70.4** Paracoccidioidomicose. Lesão ulcerada com borda proximal elevada, leito com granulações, pontilhado hemorrágico, *black-dots* e secreção purulenta, localizado no leito ungueal do hálux.

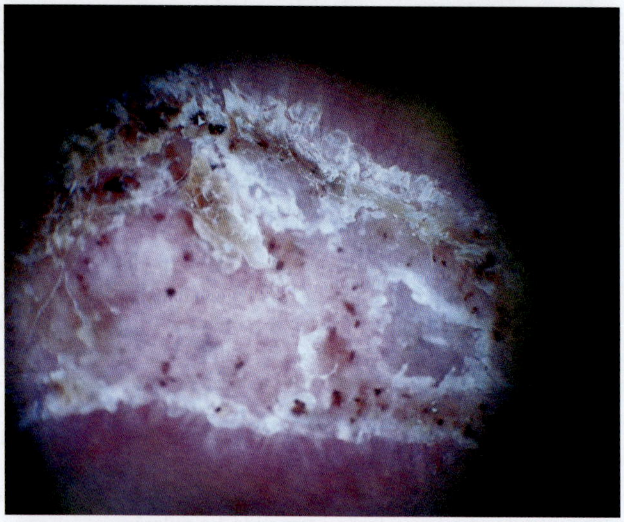

■ **Figura 70.5** Paracoccidioidomicose. Mesma lesão da Figura 70.3, com pontilhado hemorrágico visualizado à dermatoscopia.

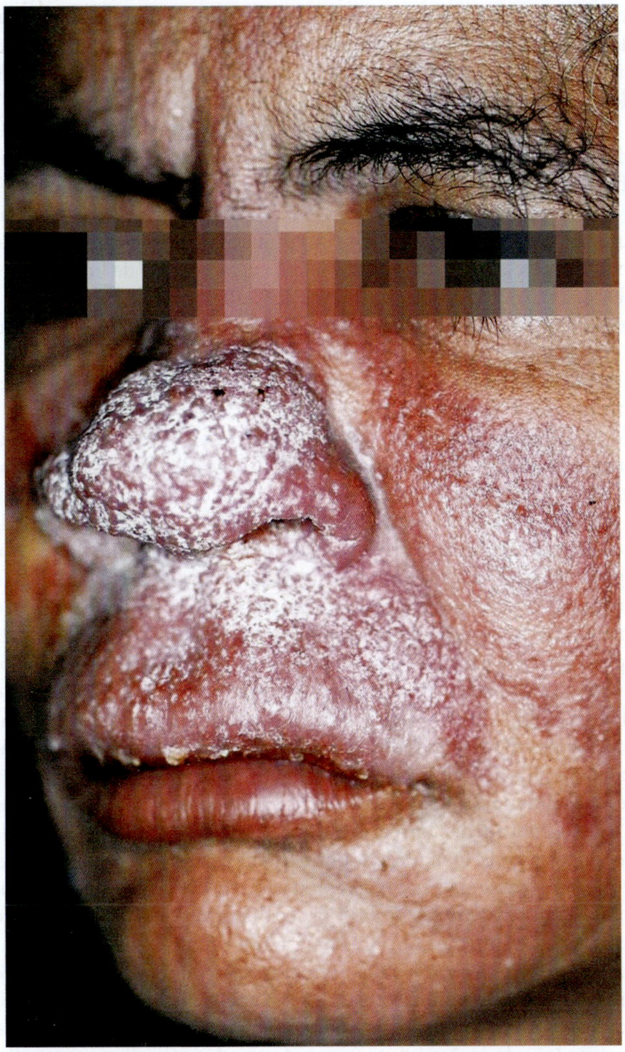

■ **Figura 70.6** Paracoccidioidomicose. Lesão infiltrada com áreas em que a superfície é micropapulosa, localizada no dorso nasal, região supralabial e região zigomática.

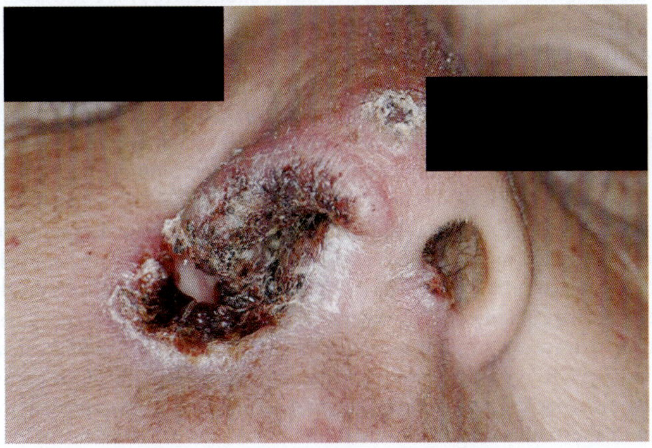

■ **Figura 70.7** Paracoccidioidomicose. Lesão ulceronecrótica de bordas elevadas comprometendo toda a asa nasal. Lesões satélites ulceradas com base infiltrada na ponta do nariz e narina.

O comprometimento linfonodal é regra nos casos de forma aguda-subaguda (tipo juvenil). Inicialmente o linfonodo é aumentado de volume, consistência firme e com tendência a coalescer com outros linfonodos, a imitar a doença de Hodgkin. Progressivamente desenvolve características inflamatórias com eritema, dor e calor local e finalmente absceda, fistuliza e permanece secretando e não cicatriza espontaneamente, ao contrário do que ocorre com o escrofuloderma da tuberculose ganglionar (Figuras 70.8 e 70.9). As cadeias mais acometidas são as superficiais cervicais, axilares e inguinais. Nos casos de forma aguda-subaguda sugere-se ser de rotina a investigação de possível linfonodomegalia de localização mediastinal, mesentérica, para-aórtica, parailíaca e para-hilar hepática e pancreática. Massas ganglionares nestas localizações podem provocar compressão e quadros de suboclusão intestinal ou de retenção biliar, com icterícia à custa de bilirrubinemia direta, ou pancreática com possibilidade de pancreatite aguda. Ainda nos casos juvenis é comum o comprometimento específico do fígado e do baço, caracterizado por aumento de volume com prejuízo variável da função e tendência à normalização com o tratamento.[97,98] Excepcionalmente pode haver retenção biliar intra-hepática consequente à intensidade do comprometimento intrínseco do fígado pela paracoccidioidomicose. Ainda nos casos de forma aguda-subaguda há que estar atento ao comprometimento específico do tubo gastrointestinal, particularmente dos segmentos ileocecal e colón transverso, palpáveis como tumoração abdominal. As manifestações clínicas consequentes ao comprometimento intestinal são a dor em cólica associada a náuseas e vômitos, sinais de suboclusão, ou diarreia crônica associada a quadros sindrômicos de má absorção. Ascite, assim como derrame pleural, causados especificamente pela paracoccidioidomicose, não são comuns, mas possíveis.

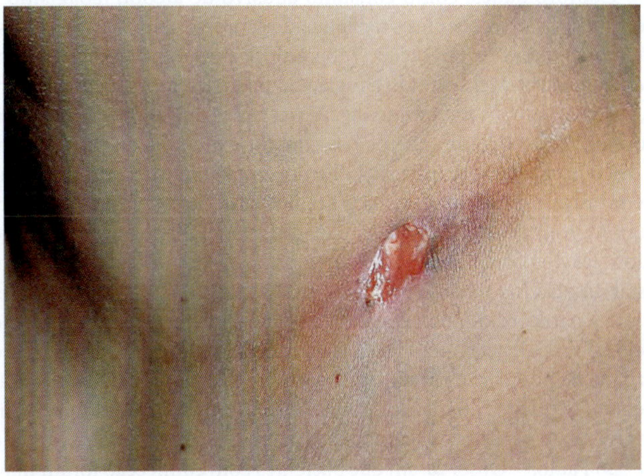

■ **Figura 70.8** Paracoccidioidomicose. Lesão ulcerada tipo escrofuloderma na base do pescoço. Linfonodo aumentado de volume na região cervical.

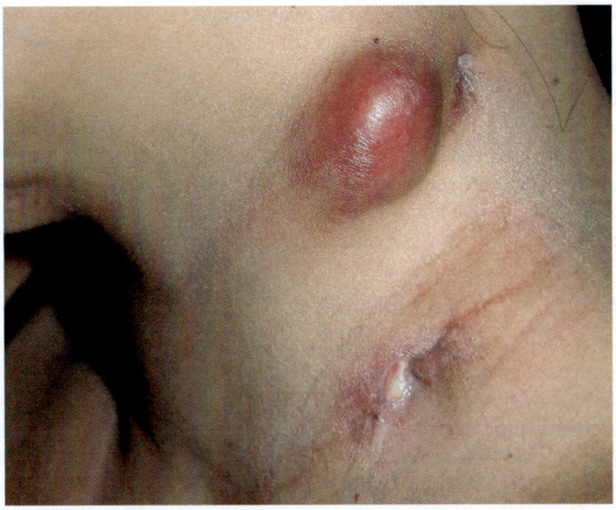

■ **Figura 70.9** Paracoccidioidomicose. Lesão ulcerada tipo escrofuloderma na base do pescoço. Abscesso do linfonodo cervical e linfonodo com aspecto inflamatório pré-auricular.

O comprometimento osteoarticular não é comum, mas deve ser investigado de rotina quando o paciente apresenta a forma aguda-subaguda ou doença disseminada em imunossuprimidos. As lesões ósseas são assintomáticas e podem acometer qualquer localização sendo mais incidentes nos ossos longos, costelas e escápula e podem se manifestar como fratura espontânea. A imagem radiológica é a de lesão lítica com reação periosteal. As lesões articulares são mais raras e caracterizam-se pela presença de derrame articular associado a sinais flogísticos, dor e limitação funcional. Mielopatia infiltrativa é evento incomum, porém subdiagnosticado, e em que se observa comprometimento focal ou disseminado da medula, com número variável de fungos e ainda necrose medular, necrose óssea e fibrose da medula.[99,100] Outros órgãos e sistemas podem ser acometidos na paracoccidioidomicose e identificá-los é decorrência de uso intensivo da propedêutica armada. É particularmente importante a valorização de sinais e sintomas relacionados às adrenais e ao sistema nervoso central, esse último de alto potencial de gravidade e de sequelas e que se manifesta por cefaleia e sinais neurológicos.[101]

As sequelas clínicas dependem da intensidade do acometimento da doença ativa e do órgão comprometido. As sequelas tipo doença pulmonar obstrutiva crônica, neurológicas, de insuficiência adrenal, microstomia, rouquidão e obstrução de vias aéreas superiores implicam em morbidade adicional e que podem ser muito limitantes e de impacto negativo na qualidade de vida.

Comorbidades, como consumo abusivo de álcool, tabagismo e verminose, são frequentes e reconhecidos como predisponentes e obstáculos à plena recuperação. Tuberculose pulmonar associada tem ocorrência variável segundo a região do país e é referida ocorrer entre 5,5% e 23,5%.[102,103] Em estudo de 227 pacientes de paracoccidioidomicose o diagnóstico de tuberculose concomitante foi comprovado em 7,9% dos casos, representando 50% dos inicialmente suspeitos, o que demonstra a similaridade clínica e radiológica com a própria paracoccidioidomicose pulmonar.[103] Carcinomas de cavidade bucal e esôfago são referidos como associados à paracoccidioidomicose mas, podem estar associados ao consumo de álcool e ao tabagismo dos pacientes e não à paracoccidioidomicose em si.[104-107] Associação com a infecção pelo HIV/AIDS tem aumentado sua frequência decorrente da migração urbana da população rural e da disseminação da infecção pelo HIV às pequenas cidades do interior do país. Marejon e colaboradores publicaram relato de 53 casos acompanhados em única instituição do estado de São Paulo.[108] Observaram que pacientes com coinfecção foram mais jovens que pacientes apenas com paracoccidioidomicose; e que 83,7% apresentavam contagem de $CD4^+ < 200$ células/mm^3. Os pacientes com coinfecção apresentaram perfil clínico de forma aguda-subaguda com tendência a doença disseminada, responderam de maneira semelhante ao tratamento, mas apresentaram maior taxa de recidiva que pacientes apenas portadores de paracoccidioidomicose. Não raramente a paracoccidioidomicose é a enfermidade que abre as manifestações clínicas da AIDS e, que por suas características sugere estado de imunodeficiência subjacente.[91,109] A mortalidade nos casos de coinfecção é maior do que a observada nos pacientes não infectados pelo HIV.[65,108] Embora pouco relatada, a ocorrência da paracoccidioidomicose em pacientes transplantados é de incidência crescente, particularmente em transplantado renal e pode se revestir de extrema gravidade.[110-112]

DIAGNÓSTICO E DIAGNÓSTICO DIFERENCIAL

O diagnóstico diferencial clínico e dermatológico da paracoccidioidomicose depende da localização das lesões: quando a lesão se situa na mucosa e semimucosa bucal ou nasal, o diferencial se faz com o carcinoma espinocelular, com a histoplasmose e com a leishmaniose. Quando a localização é cutânea o diferencial se faz com a leishmaniose, esporotricose, cromoblastomicose e carcinoma espinocelular e nos pacientes imunossuprimidos, com a criptococose, histoplasmose e esporotricose disseminadas. Quando os linfonodos estão aumentados o diferencial se faz com o linfoma de Hodgkin, com a tuberculose linfonodal e com a doença da arranhadura do gato, e se houver abscedação do linfonodo, apenas com a tuberculose tipo escrofuloderma. Não deixar de considerar que usualmente estão associados febre, tosse com secreção, perda de peso, dispneia, fraqueza e mesmo caquexia a depender do grau de acometimento sistêmico.

O diagnóstico de certeza da paracoccidioidomicose decorre da visualização e correta identificação do agente, por meio do exame direto, anatomopatológico, citopatológico ou cultura. Quando viável, a cultura é o padrão-ouro para o diagnóstico. Na prática, o exame anatomopatológico cumpre esse papel. A sensibilidade diagnóstica do exame direto é maior para material purulento obtido de linfonodos e abscessos cutâneos, posteriormente das lesões ulceradas de mucosa e pele e por fim, das lesões vegetante-verrucosas. Nas lesões ulceradas deve-se realizar microbiópsia (*punch* de 2 mm), após anestesia local, objetivando fragmento de lesão microgranulosa. O material deve ser examinado a fresco ao qual se adiciona KOH a 20%. A morfologia do fungo do gênero *Paracoccidioides* no exame direto é o de células arredondadas de 5 a 20 μm, com parede esverdeada e birrefringente. As células-filhas dispõem-se ao redor da célula-mãe em número e diâmetro variável (Figura 70.10). A sensibilidade e especificidade do método são coleta e observador-dependente. O exame do escarro apresenta sensibilidade e especificidade crescente quando emblocado em parafina e corado pela prata-metenamina (Grocott-Gomori).[113] No exame anatomopatológico predominam os achados de hiperplasia da epiderme, com processo granulomatoso supurativo dérmico e fungos no interior de células gigantes ou de permeio ao processo inflamatório (Figura 70.11). O fungo será mais bem visualizado e suas características morfológicas mais bem revelada quando se usa a coloração de prata-metenamina (Grocott-Gomori) ou o PAS (Figura 70.12). Quando a resposta imune do hospedeiro é deficiente o granuloma que se forma é frouxo, com edema, formação de microabscessos e maior quantidade de fungos viáveis. Quando a resposta imune celular é mais competente, o arranjo granulomatoso é mais compacto, tendência a padrão tuberculoide e com raros fungos. O diagnóstico diferencial anatomopatológico se faz principalmente com a histoplasmose e nas formas clínicas ditas sarcoídicas, com a própria hanseníase tuberculoide.[74,94,95] A punção biópsia com agulha fina para exame citopatológico é auxílio diagnóstico valioso para lesões sólidas como linfonodos, lesões tumorais, e mesmo para punção de órgãos internos quando guiados pela ultrassonografia.

A sorologia é método auxiliar ao diagnóstico e as metodologias mais utilizadas são a contraimunoeletroforese (CIE) e a imunodifusão dupla em gel de ágar (IDD). A sensibilidade desses métodos depende do substrato antigênico utilizado e são referidos se situar entre 77% e 100% para a CIE e entre 65% e 95% para a IDD.[114,115] Os índices de especificidades da CIE e da IDD se situam próximos de 100%. Ou seja, com a utilização desses métodos o resultado sorológico negativo não afasta o diagnóstico e a sorologia positiva é fortemente indicativa do diagnóstico. Os exames sorológicos se prestam ao acompanhamento terapêutico e tendem a se negativar ao final do primeiro ano de tratamento. Contudo, para a IDD e CIE há evidências de discordância entre centros de referência quanto a intensidade da reação e sensibilidade dos métodos, particularmente no período de acompanhamento pós-tratamento.[116] Teste sorológico mais sofisticado como o *western-blot* é disponível apenas em alguns centros de referência e é altamente sensível e específico.[117] Os métodos moleculares, como extração e amplificação de DNA por PCR e *Nested*-PCR, *Real Time* – PCR, e posterior sequenciamento, são ainda utilizados como pesquisa e na definição da espécie, mas, no presente, não se apresentam como alternativa diagnóstica de rotina.[118]

A radiografia de tórax é exame auxiliar obrigatório e o diferencial dos achados radiológicos se faz, principalmente, com aqueles da tuberculose e carcinoma do pulmão.[86] O concurso do especialista otorrinolaringologista é recomendado para adequada investigação da cavidade bucal, laringe, com alcance até as cordas vocais. Nos pacientes com forma aguda-subaguda se faz necessário ultrassom ou TC do abdome para identificação de possível comprometimento visceral e adenomegalia intra-abdominal e a cintilografia para *screening* de possíveis lesões ósseas. Atentar para queixas neurológicas e se necessário investigar com TC de crânio. A pesquisa por micológico direto e mesmo a sorologia do líquor é de baixa sensibilidade. Outros exames complementares necessários são: o hemograma completo, parasitológico de fezes, bioquímicos, com especial atenção às enzimas hepáticas, função renal, eletrólitos e, quando as circunstâncias clínicas o indicarem, solicitar a sorologia anti-HIV.

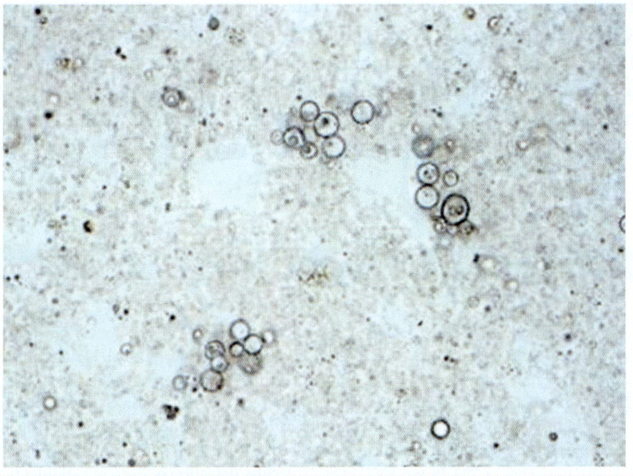

■ **Figura 70.10** *Paracoccidioides brasiliensis.* Exame direto mostrando células arredondadas com gemulações únicas ou múltiplas.

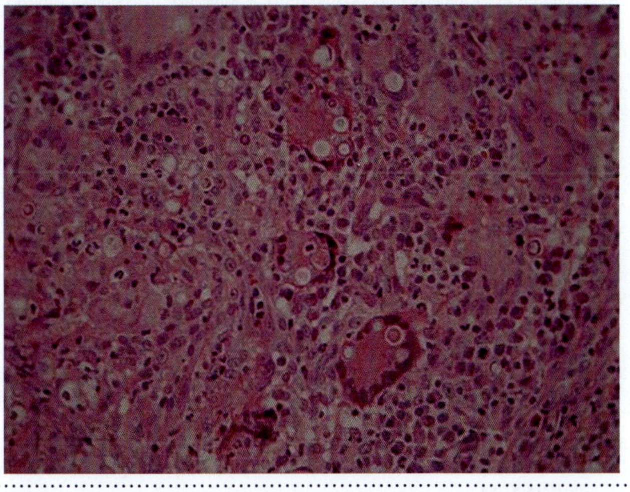

■ **Figura 70.11** Paracoccidioidomicose. Infiltrado inflamatório granulomatoso supurativo com inúmeras células fúngicas no interior de células gigantes e livres no interstício (HE 400 x).

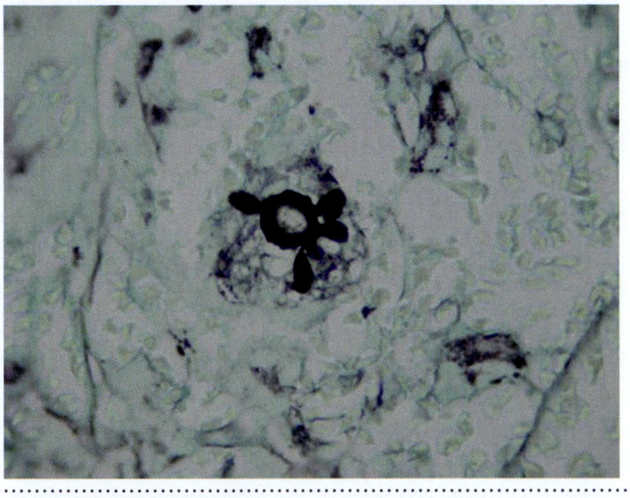

■ **Figura 70.12** *Paracoccidioides brasiliensis.* Células-filhas em gemulação múltipla (Prata-metenamina 1.000 x).

■ TRATAMENTO E SEGUIMENTO

A gravidade do caso, a presença de comorbidades e a disponibilidade de recursos direcionam a escolha terapêutica. Medidas de ordem geral, como tratamento de verminoses eventualmente associadas, da anemia, melhoria e orientação nutricional, intervenção no consumo de álcool e no tabagismo, e repouso, são necessárias e extremamente úteis. Para casos graves o indicado é a anfotericina B desoxicolato (anfotericina B clássica), utilizada na dose de 0,5 a 0,75 mg/kg diariamente ou em dias alternados. O nome comercial é Fungizon® e o fármaco, liofilizado, é diluído em soro glicosado a 5% ao qual associamos no preparado para infusão: heparina – 1.000 U e 50 mg de hidrocortisona, para correr em 6 horas. As doses iniciais devem ser aumentadas de maneira progressiva, por exemplo: iniciar com 20 mg/dia e a cada 2 dias aumentar em 10 mg até alcançar a dose desejada por kg/peso. Esta técnica previne ou reduz a intensidade de reações pirogênicas iniciais. Embora não usual é possível a administração da anfotericina B em regime de hospital dia. A anfotericina B lipossomal (AmBisome®) não se mostrou eficaz na paracoccidioidomicose.[119] Contudo estudo recente com o complexo lipídico da anfotericina B (Abelcet®) mostrou resultados muito bons em esquema de dose de ataque de 3,39 mg/kg/dia (em média) por 15 dias e posterior transição para itraconazol ou sulfametoxazol + trimetoprima até cura.[120] Os efeitos adversos da anfotericina B clássica são: imediatos, manifestando-se por reação pirogênica nas primeiras infusões, que podem ser minimizadas com o aumento escalonado das doses diárias. Efeitos adversos, precoces ou tardios a depender das condições individuais e do esquema terapêutico são as flebites, nefrotoxicidade e a hipopotassemia como os principais e, que podem ser sérios. Portanto, é necessário o controle bissemanal de eletrólitos e da função renal. A nefrotoxicidade da anfotericina B pode ser minimizada com a hiper-hidratação oral durante o tratamento ou fase rápida de SF logo após o término de cada infusão da anfotericina B clássica. A realização de ECG deve ser regra antes de se começar a anfotericina B, pois a existência de bloqueio incompleto ou completo de transmissão são contraindicações formais para o uso da mesma. Há evidências de que a manutenção do tratamento, pós anfotericina B, com sulfamídicos, reduz a frequência de recaídas.[121] Temos utilizado no Serviço, o que poderíamos chamar de tratamento de ataque com anfotericina B clássica, 0,75 mg/kg/dia, diário, por 15 dias e a seguir transição para itraconazol 400 mg/dia, com bons resultados preliminares.

Nas formas leves e moderadas as indicações são:[122]

1. Associação sulfametoxazol-trimetoprima (clotrimazol) nas doses de: a) forma leve: 2.400 mg equivalente de sulfametoxazol/dia + 480 mg equivalente de trimetoprima (6 comprimidos) por 12 meses; b) formas moderadas: mesma dose por 24 meses; c) nas crianças: 50 mg/kg/dia equivalente de sulfametoxazol, por 24 meses; ou
2. Itraconazol nas doses: a) forma leve: 200 mg/dia por 6 meses; e b) forma moderada: 200 mg/dia por 12 meses.

O tratamento com o clotrimazol na criança obriga o controle periódico com hemograma completo. Outros efeitos adversos possíveis do clotrimazol são: hipersensibilidade, particularmente nos pacientes com infecção pelo HIV e, a hepatotoxicidade. O efeito adverso potencial do itraconazol é a hepatotoxicidade. Há que se ter atenção para as possíveis interações medicamentosas quando se usa o itraconazol. Nas gestantes a medicação de escolha é a anfotericina B. Derivados imidazólicos de segunda geração (Voriconazol e Posaconazol), são úteis no tratamento da paracoccidioidomicose, porém, seu custo é fator limitante. Formas clínicas com comprometimento do SNC devem ser tratadas com cotrimazol 3.200 mg/dia equivalente de sulfametoxazol ou fluconazol na dose de 800 mg/dia.[101]

Durante o tratamento ambulatorial o paciente deve ser avaliado clínica e laboratorialmente, mensalmente nos primeiros 3 meses e a cada 2 meses até o 12º mês e a cada 3 a 6 a meses a seguir. É recomendável o acompanhamento por longo prazo e estímulo constante à manutenção de cuidados nutricionais e à manutenção da interrupção do consumo abusivo do álcool e do tabagismo.

Critério de cura

Os critérios de cura devem ser clínicos, radiológicos e sorológicos. Do ponto de vista clínico o desaparecimento de sinais e sintomas. Alguns pacientes persistem com linfonodomegalia, de consistência dura, o que pode representar quadro reacional e fibrótico e não atividade de doença. Na avaliação radiológica espera-se a estabilização das imagens radiológicas em radiografias sucessivas, com intervalo mínimo de 3 meses. Do ponto de vista sorológico, se espera a negativação da reação em avaliações sucessivas ou persistência de títulos baixos (cicatriz sorológica). A recaída clínica é possível e relativamente frequente se o paciente persiste com eventuais hábitos de consumo abusivo de álcool e desnutrição e, pode ser tardia, nesse caso a possibilidade de reinfecção deve ser considerada.

CONCLUSÕES

Um século após a descrição pioneira de Adolfo Lutz, a paracoccidioidomicose segue apresentando alta incidência, particularmente em regiões do país de colonização mais recente. Segue alvo de estudos em diferentes áreas do conhecimento e, do ponto de vista clinicoterapêutico, merecendo abordagem multidisciplinar. A alta frequência de lesões cutaneomucosas faz com que a Dermatologia preserve seu interesse e espaço no diagnóstico, tratamento e estudo da paracoccidioidomicose.

Referências bibliográficas

1. Lutz A. Uma mycose pseudococcidica localisada na bocca e observada no Brasil. Contribuição ao conhecimento das hyphoblastomycoses americanas. Bras-Med. 1908;22:121-124.
2. Lacaz, CS. Historical evolution of the knowledge on paracoccidioidomycosis and its etiologic agent, Paracoccidioides brasiliensis. Franco M, Lacaz CS, Restrepo-Moreno A, Del Negro G, editors. In: Paracoccidioidomycosis. Boca Raton: CRC Press; 1994. p. 1-11.
3. Almeida F. Estudos comparativos do granuloma coccidióidico nos Estados Unidos do Brasil. Novo gênero para o parasito brasileiro. An Fac Med São Paulo 1930; 5:125-141.
4. Ribeiro DO. Nova terapêutica para a blastomicose. Publ Med (São Paulo) 1940;12:36-54.
5. Almeida FP, Lacaz CS. Intradermorreação com paracoccidioidina no diagnóstico do granuloma paracoccidióidico. II. A intradermorreação de Montenegro no granuloma paracoccdióidico. Folia Clin Biol (São Paulo). 1941;13:177-182.
6. Lacaz CS. Sampaio SAP. Tratamento da blastomicose sul-americana com anfotericina B. Resultados preliminares. Rev Paul Med. 1958;443-450.
7. Negroni R, Robles AM, Arechavala A, Tuculet MA, Galimbert R. Ketoconazole in the treatment of paracoccidioidomycosis and histoplasmosis. Rev Infect Dis. 1980;4:463-467.
8. Negroni R, Palmieri O, Koren F, Tiraboschi IN, Galimberti RL. Oral treatment of paracoccidioidomycosis and histoplasmosis with itraconazole in humans. Rev Infect Dis. 1987;9(suppl. 1):S47-S50.
9. Restrepo MA. La prueba de immunodiffusion en el diagnostico de la Paracoccidiodomicosis. Sabouraudia. 1966;4:223-230.
10. Bagagli E, Theodoro RC, Bosco SMG, McEwen JG. Paracoccidioides brasiliensis: phylogenetic and ecological aspects. Mycopathologia. 2008;165:197-207.
11. Matute DR, McEwen JG, Montes BA et al. Cryptic speciation and recombination in the fungus Paracoccidioides brasiliensis as revealed by gene genealogies. Mol Biol Evol. 2006;23:65-73.
12. Teixeira MM, Theodoro R, Carvalho MJA et al. Phylogenetic analysis reveals a high level of speciation in the Paracoccidioides genus. Mol Phylogenet Evol. 2009;52:273-283.
13. Theodoro RC, Teixeira MM, Felipe MSS, Paduan KS, Ribolla PM, San Blas G et al. Genus Paracoccidioides: species recognition and biogeographic aspects. PLoS One 2012;7:e37694.
14. Marques-da-Silva S, Rodrigues A, de Hoog GS, Silveira-Gomes F, Pires de Camargo Z. Occurrence of Paracoccidioides lutzii in the Amazon region: description of two cases. Am J Trop Med Hyg. 2012;87:710-714.
15. Turissini DA, Gomez OM, Teixeira MM, McEwen JG, Matute DR. Species boundaries in the human pathogen Paracoccidioides. Fungal Genetic Biol. 2017;106:9-25.
16. Cocio TA, Nascimento E, Kress MRVZ, Bagagli E, Martinez R. Characterization of a Paracoccidioides spp. strain from southeastern Brazil genotyped as Paracoccidioides restrepiensis (PS3) and review of this phylogenetic species. Genet Mol Biol. 2020; 43, 2: e20190201.
17. Batista Jr J, Camargo ZP, Fernandes GF et al. Is the geographical origin of a Paracoccidioides brasiliensis isolate important for antigen production for regional diagnosis of paracoccidioidomycosis? Mycosis 2010; 53:176-180.
18. Gegembauer G, Araujo LM, Pereira EF, Rodrigues AM, Paniago AMM, Hahn C et al. Serology due to Paracociidioides lutzii. PLoS 2014; 8:e2986.
19. Macedo PM, Almeida-Paes R, Muniz MM et al. Paracoccidioides brasiliensis S2:First autochthonous paracoccidioidomycosis in Rio de Janeiro, Brazil, and literature review. Mycopathologia 2016;181:701-708.
20. Tatagiba LS, Pivatto LB, Faccini-Martínez AA et al. A case of paracoccidioidomycosis due to Paracoccidioides lutzii presenting sarcoid-like form. Med Mycol Case Report 2017;19:6-8.
21. Hrycyk MF, Garces HG, Bosco SMG, Oliveira SL, Marques AS, Bagagli E. Ecology of Paracoccidioides brasiliensis, P. lutzii and related species: infection in armadillos, soil occurrence and mycological aspects. Medical Mycology. 2018; 56:950-962.
22. Cocio TA, Nascimento E, Kress MRZ, Bagagli E, Martinez R. Phylogenetic Species of Paracoccidioides spp. Isolated from Clinical and Environmental Samples in a Hyperendemic Area of Paracoccidioidomycosis in Southeastern Brazil. J Fungi (Basel). 2029;6:132-144.
23. Hahn RC, Rodrigues AM, Della Terra PP, Nery AF, Hoffmann-Santos HD, Góis HM et al. Clinical and epidemiological features of paracoccidioidomycosis due to Paracoccidioides lutzii. PLoS Negl Trop Dis. 2019;13:e0007437.
24. Richini-Pereira VD, Bosco SMG et al. Molecular detection of Paracoccidioides brasiliensis in road-killed wild-animals. Med Mycol. 2008;46:35-40.
25. Farias MR, Condas LAZ, Ribeiro MG et al. Paracoccidioidomycosis in a dog: case report of generalized lymphadenomegaly. Mycopathologia 2011;172:147-152.
26. Theodoro RC, Candeias JMG, Araujo JPJ et al. Molecular detection of Paracoccidioides brasiliensis in soil. Med Mycol. 2005;43:725-729.
27. Mendes-Giannini MJS, Andreotti PF, Vicenzi LR. Ey al. Binding of extracellular matrix protein to Paracoccidioides brasiliensis. Microbes Infect. 2006;8:1550-1559.
28. Hanna SA, Monteiro da Silva JL, Mendes-Giannini MJS. Adherence and intracellular parasitism of Paracoccidioides brasiliensis in Vero cells. Microbes Infect. 2000;2:877-884.
29. Puccia R, Schenkman S, Gorin PAJ, Travassos LR. Exocelular components of Paracoccidioides brasiliensis: identification of a specific antigen. Infect Immun. 1986;53:199-206.
30. Puccia R, Travassos LR. The 43-kDa glycoprotein from the human pathogen Paracoccidioides brasiliensis and its deglycosylated form: excretion and susceptibility to proteolysis. Arch Biochem Biophys 1991;289:298-302.
31. Vicentini AP, Gesztesi JL, Franco MF et al. Biding of Paracoccidioides brasiliensis to laminina through surface glycoprotein gp43 leads to enhancement of fungal pathogenesis. Infect. Immun. 1994;62:1465-1469.
32. André DE, Lopes JD, Franco MF, Vaz CAC, Calich VLG. Biding of laminin to Paracoccidioides brasiliensis induces a less severe pulmonary paracoccidioidomycosis caused by virulent and low-virulence isolates. Microbes Infect. 2004;6:549-558.
33. Flávia Popi AF, Lopes JD, Mariano M. GP43 from Paracoccidioides brasiliensis inhibits macrophage functions. An evasion mechanism of the fungus. Cell Immunol. 2002;218:87-94.
34. Vigna AF, Almeida SR, Xander P, Freymüller E, Mariano M, Lopes JD. Granuloma formation in vitro requires B-1 cells and is modulated by Paracoccidioides brasiliensis gp43 antigen. Microbes Infect. 2006;8:589-597.
35. Taborda CPM, Juliano MA, Puccia R, Travassos R. Mapping of the T-cell epitope in the major 43-kilodalton glycoprotein of Paracoccidioides brasiliensis which induces a Th-1 response protective against fungal infection in BALB/c mice. Infect Immun. 1998;66:786-793.
36. Iwai LK, Yoshida M, Sadahiro A et al. T-cell recognition of Paracoccidioides brasiliensis gp43-derived peptides in patients with paracoccidioidomycosis and healthy individuals. Clin Vaccine Immunol. 2007;14:474-476.
37. Sadahiro A, Diogo CL, Oshiro TM, Shikanay-Yasuda MA. Kinetics of g-INF.TNF- a, IL-10 and IL-4 production by mononuclear cells stimulated with gp43 peptides of patients cured of paracoccidioidomycosis. Rev Soc Bras Med Trop. 2007;40:156-162.
38. Puccia R, Travassos LR. 43-kilodalton glycoprotein from Paracoccidioides brasiliensi: immunochemical reactions with sera from patients with paracoccidioidomycosis, histoplasmosis and Jorge Lobo's disease. J Clin Microbiol. 1991;29:1610-1615.
39. Marques M, Soares A, Franco M et al. Evaluation of Paracoccidioides brasiliensis exoantigen in the detection of delayed hypersensitivity in experimental and human paracoccidioidomycosis. J Med Vet Mycol. 1996;34:265-272.
40. Oliveira HC, Assato PA, Marcos CM, Scorzoni L, Paula e Silva ACA, Silva JF et al. Paracoccidioides-host interaction: an overview on recent advances in paracoccidioidomycosis. Front Microbiol. 2015;6:e1319.
41. Wanke B, Londero AT. Epidemiology and paracoccidioidomycosis infection. In: Franco M, Lacaz CS, Restrepo-Moreno A, and Del Negro G, eds. Paracoccidioidomycosis. Boca Raton: CRC Press, 1994. p.109-120.
42. Fonseca ERS, Pardal PPO, Severo LC. Paracoccidioidomicose em Belém do Pará. Rev Soc Bras Med Trop. 1999;32:31-33.

43. Marques SA. Paracoccidioidomicose: atualização epidemiológica, clínica e terapêutica. An Bras Dermatol. 2003;78:135-148.
44. Price Stove E, Schar G, Clemons KV, Stevens DA, Feldman D. Estradiol-binding protein from mycelial and yeast-form cultures of Paracoccidioides brasiliensis. Infect Immun. 1986;51:199-203.
45. Pereira RM, Tresoldi AT, Silva, MTN, Bucaretchi F. Fatal disseminated paracoccidioidomycosis in a two-year-old child. Rev Inst Med Trop S Paulo 2004;46:37-39.
46. Londero AT, Ramos CD. Paracoccidioidomicose: estudo clínico e micológico de 260 casos observados no interior do Rio Grande do Sul. J Pneumol. 1990;16:129-132.
47. Brito TGN, Taborda M, Provenci B, Costa NA, Benard G, A case-control study of paracoccidioidomycosis in women: the hormonal protection revisited. J Fungi (Basel) 2021; 7:665-680.
48. Barrozo LV, Mendes RP, Marques SA, Benard G, Silva MES, Bagagli E. Climate and acute/subacute paracoccidioidomycosis in a hyper-endemic area in Brazil. Int J Epidemiol. 2009; 38:1642-1649.
49. Albornoz MB. Isolation of Paracoccidioides brasiliensis from rural soil in Venezuela. Sabouraudia 1971;9:248-253.
50. Silva-Vergara ML, Martinez R, Chadu A et al. Isolation of Paracoccidioides brasiliensis strain from the soil of a coffee plantation in Ibirá, state of Minas Gerais, Brazil. Med Mycol. 1998;36:37-42.
51. Grose E, Tamsitt JR. Paracoccidioides brasiliensis recovered from the intestinal tract of 3 bats (Artibeus lituratus) in Colombia, S.A. Saburaudia 1965;4:124-125.
52. Garcia NM, Del Negro GMB, Heins-Vacari EM, Melo NT, Assis CM, Lacaz CS. Paracoccidioides brasiliensis, nova amostra isolada de fezes de pingüins (Pygocelis adeliae). Rev Inst Med Trop São Paulo. 1993;35:227-235.
53. Naif RD, Ferreira LCL, Barret TV et al. Paracoccidioidomicose em tatus (Dasypus novemcinctus) no estado do Pará. Rev Inst Med Trop São Paulo.1986;28:19-27.
54. Bagagli E, Sano A, Coelho KIR et al. Isolation of Paracoccidioides brasiliensis from armadillos (Dasypus novemcinctus) captured in an endemic área of paracoccidioidomycosis. Am J Trop Med Hyg. 1998;58:502-512.
55. Corredor GG, Castaño JH, Peralta A et al. Isolation of Paracoccidioides brasiliensis from the nine-banded armadillo Dasypus novemcinctus in an endemic area for paracoccidioidomycosis in Colombia. Rev Iberoam Micol. 1999;16:216-20.
56. Silva-Vergara ML, Martinez R, Camargo ZP, Malta MH, Maffei CM, Chadu JB. Isolation of Paracoccidioides brasiliensis from armadillos (Dasypus novemcinctus) in an area where the fungus was recently isolated from soil. Med Mycol. 2000;38:193-199.
57. Bagagli E, Franco M, Bosco SMG, Hebeler-Barbosa F, Trinca LA, Montenegro MR. High frequency of Paracoccidioidomycosis brasiliensis infection in armadillo (Dasypus novemcinctus): an ecological study. Med Mycol. 2003;41:217-223.
58. Corredor GG, Peralta LA, Castaño JH et al. The naked-tailled armadillo Cabassous centralis (Miller 1899): a new host to Paracoccidioides brasiliensis. Molecular identification of the isolate. Med Mycol. 2005;43:275-280.
59. Terçarioli GR, Bagagli E, Reis GM et al. Ecological study of Paracoccidioides brasiliensis in soil: growth ability, conidia production and molecular detection. BMC Microbiol. 2007;7:92-99.
60. do Valle ACF, Macedo PM, Almeida-Paes R, Romão AR, Lázara MS, Wanke B. Paracoccidioidomycosis after highway construction, Rio de Janeiro, Brazil. Emer Infect Dis. 2017;23:1917-1919.
61. Ricci G, Mota FT, Wakamatsu A, Serafin RC, Borra RC, Franco M. Canine paracoccidiodomycosis. Med Mycol. 2004;379-383.
62. Ono MA, Bracarense AP, Morais HS, Trapp SM, Belitardo DR, Camargo ZP. Canine paracoccidioidomycosis: a seroepidemiologic study. Med Mycol. 2001;39:277-282.
63. Bellissimo-Rodrigues F, Machado AA, Martinez R. Paracoccidioidomycosis epidemiological features of a 1,000 cases from a hyperendemic area on the Southeast of Brazil. Am J Trop Med Hyg. 2011;85:546-550.
64. Lothe E, Castro S, Silva J, Gandra RF. Occurrence of 102 cases of paracoccidioidomycosis in 18 months in the Itaipu Lake region, western Paraná. Rev Soc Bras Med Trop. 2011;44:636-637.
65. Prado M, Silva M, Laurenti R, Travassos LR, Taborda CP. Mortality due to systemic mycoses as a primary cause of death or in association with AIDS in Brazil: a review from 1996 to 2006. Mem Inst Oswaldo Cruz 2009;104:513-521.
66. Matute DR, Sepulveda EV, Quesada LM et al. Microsatellite analysis of three phylogenetic species of Paracoccidioides brasiliensis. J Clin Microbiol. 2006;44:2153-2157.
67. Severo LC, Geyer GR, Londero AT, Porto MS, Rizzon CFC. The primary pulmonary lymph node complex in paracoccidioidomycosis. Mycopathologia. 1979;67:115-118.
68. Defaveri J, Rezkalaw-Iwasso MT, Franco M. Experimental pulmonary Paracoccidioidomycosis in mice. Morphology and correlation of lesions with humoral and cellular immune response. Mycopathologia. 1982;77:3-11.
69. Franco M. Host-parasite relationship in paracoccidioidomycosis. J Med Vet Mycol. 1986;25:5-18.
70. Montenegro MR, Franco M. Pathology. In: Franco M, Lacaz CS, Restrepo-Moreno A. and Del Negro G, eds. Paracoccidioidomycosis. Boca Raton: CRC Press, 1994. p. 131-150.
71. Castro RM, Cucé LC, Fava Neto C. Paracoccidioidomicose experimental "in anima nobile". Relato de um caso. Med Cut ILA. 1975;3:289-292.
72. Marques SA. Paracoccidioidomicose. An Bras Dermatol. 1998;73:455-469.
73. Benard G. An overview of the immunopathology of human paracoccidioidomycosis. Mycopathologia. 2008;165:209-221.
74. Mendes RP, Cavalcante RS, Marques SA et al. Paracoccidioidomycosis: current perspectives from Brazil. The Open Microbiology Journal 2017;11:224-282.
75. Calich VLG, Costa TA, Felonato M et al. Innate immunity to Paracoccidioides brasiliensis infection. Mycopathologia 2008;165:223-236.
76. Loures FV, Pina A, Fenolato M et al. Toll-Like Receptor 4 signaling leads to severe fungal infection associated with enhanced proinflammatory immunity and impaired expansion of regulatory T cells. Infect Immun 2010;78:1078-1088.
77. Soares AMVC, Silva WB, Rodrigues DR, Calvi AS, Peraçoli MTS, Kurokawa CS. IL-10 but not TGF-beta inhibits Paracoccidioides brasiliensis killing by human activates monocytes. Ann Rev Biomed Sci-special Issue. 2002;4:94.
78. Romano CC, Menes GMJ, Duarte AJS et al. The role of interleukin-10 in the differential expression of interleukin-12p70 and its beta-2 receptor on patients with active and treated paracoccidioidomycosis and healthy infected subjects. Clin Immmunol. 2005;114:86-94.
79. Moraes-Vasconcelos D, Grumach AS, Yamaguti A et al. Paracoccidioides brasiliensis disseminated disease in a patient with inherited deficiency in the β1 subunit of the interleukin (IL)-12/IL-23 receptor. Clin Infect Dis. 2005;41:e31-e37.
80. Carmo JPM, Dias MLA, Calvi SA, Peraçoli MTS, Soares AMVC. TNF-α activates human monocytes for Paracoccidioides brasiliensis killing by an H2O2 dependent mechanism. Med Mycol. 2006;44:363-368.
81. Corvino CL, Mamoni RL, Fagundes GZ, Blotta MH. Serum interleukin 18 and soluble tumor necrosis factor receptor 2 are associated with disease severity in patients with paracoccidioidomycosis. Clin Exp Immunol. 2007;147:483-490.
82. Parise-Fortes MR, Marques SA, Soares AMVC, Kurokawa CS, Marques MEA, Peraçolli MTS. Cytokines released from blood monocytes and expressed in mucocutaneous lesions of patients with paracoccidioidomycosis evaluated before and during trimethoprim-sulfamethoxazole treatment. Br J Dermatol. 2006;154:643-650.
83. Motta LC, Pupo JA. Granulomatose paracoccidioidica (blastomicose brasileira). An Fac Med São Paulo. 1936;407-426.
84. Franco M, Montenegro MR, Mendes RP, Marques SA, Dillon NL, Mota NGS. Paracoccidioidomycosis: a recently proposed classification of its clinical forms. Rev Soc Bras Med Trop. 1987;20:129-132.
85. Mendes RP. The gamut of clinical manifestations. In: M. Franco, C.S. Lacaz, A. Restrepo-Moreno, and G.Del Negro, eds. Paracoccidioidomycosis. Boca Raton: CRC Press, 1994:233-258.
86. Magalhães AEA, Guerrini R. Roentgenographic patterns of chest lesions. The use of computerized tomography in paracoccidioidomycosis. In: M. Franco, C.S. Lacaz, A. Restrepo-Moreno, and G. Del Negro, eds. Paracoccidioidomycosis. Boca Raton: CRC Press, 1994:281-288.
87. Marchiori E, Valiante PM, Mano CM et al. Paracoccidioidomycosis: high-resolution computed tomography-pathologic correlation. Eur J Radiol. 2011;77:80-84.
88. Marques SA, Cortez DB, Lastória JC, Camargo RMP, Marques MEA. Paracoccidioidomicose: freqüência, morfologia e patogênese de lesões tegumentares. An. Bras. Dermatol. 82:411-417, 2007.
89. Marques SA. Cutaneous lesions. In: M. Franco, C.S. Lacaz, A. Restrepo-Moreno, and G.Del Negro, eds. Paracoccidioidomycosis. Boca Raton: CRC Press, 1994. p. 259-266.
90. Marques SA, Tangoda LK, Camargo RMP, Stolf HO, Marques MEA. Paracoccidioidomicose de localização genital externa: relato de seis novos casos e revisão da literatura. An Bras Dermatol. 2012;87:235-240.
91. Marques SA, Camargo RMP, Abbade LPF, Marques MEA. Paracoccidioidomycosis: an unusual presentation in a young girl disclosing an unnoted HIV-infection. Med Mycol. 2010;48:182-187.
92. Wilson JW, Smith CE, Plunkett DA. Primary cutaneous coccidioidomycosis: the criteria for diagnosis. Calif Med. 1953;79:233-236.
93. Albornoz MB, Fuenmayer F. Paracoccidioidomicose cutânea. Rev Inst Med Trop São Paulo. 1983;25:82-86.
94. Marques SA, Lastória JC, Putinatti MSMA, Camargo RMP, Marques MEA. Paracoccidioidomycosis: infiltrated, sarcoid-like lesions misinterpreted as tuberculoid leprosy. Rev Inst Med Trop São Paulo. 2008;50:47-50.
95. Abreu MAMM, Lastória JC, Mattos ALA, Alchorne MA. Paracoccidioidomycosis with sarcoid-like lesions: a diagnostic-challenge. Rev Soc Bras Med Trop. 2017;50:273-276.
96. Marques SA, Jorge MFS, Hrycyk MF, Bosco SMG. Paracoccidioidomycosis manifested by sarcoidosis-like cutaneous lesions and caused by Paracoccidioides brasiliensis sensu stricto (S1a). An Bras Dermatol. 2018; 93:902-4.
97. Pereira RM, Bucaretchi F, Barison EM, Hessel G, Tresoldi AT. Paracoccidioidomycosis in children: clinical presentation, follow-up and outcome. Rev Inst Med Trop São Paulo. 2004;46:127-31.
98. Nogueira MGS, Andrade GMQ, Tonelli E, Diniz SN, Goes AM, Cisalpino PS. Aspectos laboratoriais evolutivos de crianças em tratamento de paracoccidioidomicose. Rev Soc Bras Med Trop. 2006;39:478-483.
99. Resende RSL, Mendes RP, Bachi MM et al. Infiltrative myelopathy by paracoccidioidomycosis. A review and report of nine cases with emphasis on bone marrow morphology. Histopathology. 2009;48:377-386.
100. Resende LSR, Mendes RP. Bacchi MM, Marques SA, Barraviera B, Souza LR, Meira DA et al. Bone marrow necrosis related to paracoccidioidomycosis: the first eight cases identified at auto Histopathology. 2009,54: 486-489.
101. Fagundes-Pereira WJ, Carvalho GT, Góes AM, Lima e Silva FC, de Souza AA. Central nervous system paracoccidioidomycosis: analysis of 13 cases. Arq Neuropsiquiatr. 2006;64:269-276.
102. Paniago AMM, Aguiar JLA, Aguiar ES et al. Paracoccidioidomycosis. A clinical and epidemiological study of 422 cases observed in Mato Grosso do Sul. Rev Soc Bras Med Trop. 2003;36:455-459.

103. Quagliato Jr R, Grangeia TAG, Massucio RAC, De Capitani EM, Resende SM, Balthazar AB. Association between paracoccidioidomycosis and tuberculosis: reality and misdiagnosis. J Bras Pneumol. 2007;33:295-300.
104. Leão RC, Mendes E. Paracoccidioidomycosis, neoplasia and associated infections. Allergol Immunopathol. 1980;8:153-158.
105. Marques SA, Shikanay-Yasuda MA. Paracoccidioidomycosis associated with immunosuppression, AIDS, and cancer. In: Franco M, Lacaz CS, Restrepo-Moreno A, and Del Negro G, eds. Paracoccidioidomycosis. Boca Raton: CRC Press, 1994. p. 393-405.
106. Rodrigues GS, Severo CB, Oliveira FM, Moreira JS, Prolla JC, Severo LC. Association between paracoccidioidomycosis and cancer. J Bras Pneumol. 2010;36:256-262.
107. Resende LSR, Yasuda AG, Mendes RP et al. Paracoccidioidomycosis in patients with lymphoma and review of published literature. Mycopathologia 2015;179:285-291.
108. Marejon KML, Machado AA, Martinez R. Paracoccidioidomycosis in patients infected and non infected with Human Immunodeficiency Virus: a case-control study. Am J Trop Med Hyg. 2009;80:359-366.
109. Benard G, Duarte AJS. Paracoccidioidomycosis: a model for evaluation of the effects of human immunodeficiency virus infection on the natural history of endemic tropical diseases. Clin Infect Dis. 2000;31:1032-1039.
110. Almeida Jr JN, Peçanha-Pietrobom P, Colombo AL. Paracoccidioidomycosis in Immunocompromised Patients: A Literature Review. J Fungi (Basel). 2018 Dec 26;5:2-11.
111. Radisic MV, Linares L, Afeltra J, Pujato N, Vitale RG, Bravo M et al. Acute pulmonary involvement by paracoccidioidomycosis disease immediately after kidney transplantation: Case report and literature review. Transpl Infect Dis. 2017;19:e12655.
112. Valentin F, Tsutsui GM, Abbade LPF, Marques SA. Disseminated paracoccidioidomycosis in a liver transplant patient. An Bras Dermatol. 2021;96:346-348.
113. Tani EM, Franco M. Pulmonary cytology in paracoccidioidomycosis. Acta Cytol. 1984;28:571-575.
114. Del Negro GMB, Pereira CN, Andrade HF et al. Evaluation of tests for antibody response in the follow-up of patients with acute and chronic forms of paracoccidioidomycosis. J Med Microbiol. 2000;49:37-46.
115. Do Valle AC, Costa RC, Fialho Monteiro PC, von Helder J, Muniz MM, Zancopé-Oliveira RM. Interpretation and clinical correlation of serological tests in paracoccidioidomycosis. Med Mycol. 2001;39:373-377.
116. Vidal MSM, Del Negro GMB, Vicentini AP et al. Serological diagnosis of paracoccidioiodomycosis: high rate of inter-laboratorial variability among Medical Mycology Reference Center. PloS Negl Trop Dis. 2014;8:e3174.
117. Martins R, Marques S, Alves M, Fecchio D, Franco MF. Serological follow-up of patients with paracoccidioidomycosis. Treated with itraconazole using Dot-blot, ELISA and western-blot. Rev Inst Med Trop São Paulo. 1997;39:261-269.
118. Rocha-Silva F, Gomes LI, Gracielle-Melo C, Góes AM, Caligiorne RB. Real time polymerase chain reaction (rt-PCR): a new patent to diagnostic purposes for paracoccidioiodomycosis. Recent Pat Endocr Metab Immune Drug Discov. 2017;10:143-149.
119. Dietze R, Fowler Jr VG, Steiner TS, Peçanha PM, Cory GR. Failure of amphotericin B colloidal dispersion in the treatment of paracoccidioidomycosis. Am J Trop Med Hyg. 1999;60:837-839.
120. Peçanha PM, Souza S, Falqueto A et al. Amphotericin B lipid complex in the treatment of severe paracoccidioidomycosis: a case series. Int J Antimicrob Agents. 2016;48:428-430.
121. Marques SA, Dillon NL, Franco MF et al. Paracoccidioidomycosis: a comparative study of evolutionary serologic, clinical and radiologic results for patients treated with ketoconazole or amphothericin B plus sulfonamides. Mycopathologia. 1985;89:19-23.
122. Shiknai-Yassuda MA, Mendes RP, Colombo AL et al. Brazilian guidelines for the clinical management of paracoccidioidomycosis. Rev Soc Bras Med Trop. 2017;50:715-740.

capítulo 71

Walter Belda Junior • Ricardo Spina Nunes

Doença de Jorge Lobo

Infecção cutânea profunda, de evolução crônica, granulomatosa, causada por implantação traumática do fungo *Lacazia loboi* na pele e tecido celular subcutâneo. Tem evolução benigna. Excepcionalmente invade o sistema ganglionar. Mucosas, ossos e vísceras são sempre poupadas, apresentando prognóstico bom quanto a vida. Frequente nas Américas do Sul e Central, estendendo-se da Bolívia ao México, predominando em países da região amazônica, sendo exceções os casos da Europa, Estados Unidos e Canadá. Apresenta extensa sinonímia tais como: doença ou micose de Jorge Lobo; blastomicose queloidiana, granulomatose blastomicoide, blastomicose amazônica, miraip ou piraip (*o que arde* em tupi), lepra dos caiabi, falsa lepra e, por último lacaziose.[1]

Descrita pela primeira vez em 1931 por Jorge Lobo na cidade do Recife (Pernambuco), em paciente proveniente da bacia amazônica, extrativista nos seringais, que apresentava numerosas lesões nodulares queloidianas, confluentes na região sacroglútea, na qual os exames direto e anatomopatológico evidenciaram corpúsculos parasitários, semelhantes ao *Paracoccidioides brasiliensis.*[2] Posteriormente diversos outros relatos foram registrados na literatura[3-8] demonstrando sua predominância no Brasil (região amazônica). Em seguida, um número variado de casos passa a ser descrito em outros países como Costa Rica,[9] Panamá,[10] Venezuela[11] e Guiana Francesa.[12,13]

Até 1971 esta micose era tida como exclusiva do ser humano e restrita a América Latina. Porém, neste mesmo ano Migaki e colaboradores.[14] descreveram pela primeira vez quadro idêntico ao da micose de Jorge Lobo em golfinhos da espécie nariz de garrafa, capturados na costa da Flórida (*Tursiops truncatus*), sendo seguidas de outras descrições em golfinhos capturados no Suriname (*Sotalia guianensis*)[15,16] e na baía de Biscaia (Europa).Vários outros relatos referem a doença em golfinhos encontrados na ilha de San Marco na Flórida,[17] em Fort Lauderdale[18] e na costa de Santa Catarina (Brasil),[19] sendo este o primeiro caso da doença em golfinho no Brasil. Tratava-se de uma fêmea adulta de *Tursiops truncatus* com extensas lesões cutâneas. Estes achados sugerem que o homem não é o único vertebrado infectado pelo fungo, sendo que a água poderia ser um dos reservatórios do parasito e, a distribuição geográfica da doença poderia ser mais extensa do que indicam os dados atuais.

A micose de Jorge Lobo ocorre principalmente nas regiões tropicais e subtropicais, de clima quente e úmido, com áreas de florestas densas, muitos rios e igarapés, com índice pluviométrico superior a 2.000 mm anuais e temperatura média anual de 24 °C.[20] Segundo Borelli[21] as regiões com estas características constituiriam o que chamou de "reservas" da micose de Jorge Lobo.

A micose predomina em indivíduos adultos de qualquer raça, com prevalência no sexo masculino (10 homens para cada mulher), exceção feita aos índios da tribo Caiabi, em que o sexo feminino representa 32% dos casos,[22-24] uma vez que entre os índios, a mulher participa mais ativamente do trabalho na lavoura, abrindo clareiras na mata, em locais distantes da aldeia. Apresenta incidência maior em indivíduos que exercem atividades no meio rural (seringueiros, garimpeiros, mateiros, caçadores e indígenas) predominando na faixa etária de 20 a 40 anos de idade.[1,20]

ETIOLOGIA

O agente etiológico atualmente é denominado *Lacazia loboi*, tendo também recebido as seguintes denominações: *Glenosporella loboi; Blastomyces brasiliensis; Glenosporopsis amazônica; Blastomyces loboi; Loboa loboi; Paracoccidioides loboi e Lobomyces loboi.*[25-30]

Estudos em biologia molecular colocam este agente entre os patógenos fúngicos dimórficos sistêmicos, na ordem *Onygenales*, juntamente com o *Blastomyces dermatitides; Chrysosporium parvum e Histoplasma capsulatum.*[31]

Apresenta-se abundantemente nos tecidos parasitados sob a forma de elementos arredondados ou ovalados, medindo de 10 a 30 µm de diâmetro, membrana refringente de duplo contorno e citoplasma homogêneo ou granuloso. Possui melanina em sua parede celular, ao contrário do *P. brasiliensis*. Multiplicam-se por gemulação simples e, ainda não foi possível seu cultivo.[31] Pode ser inoculado em diferentes animais, membrana corioalantoide de ovos embrionados de galinha e no ser humano.[1]

QUADRO CLÍNICO

Admite-se que o fungo viva como saprófita no solo, em vegetais e na água e, seja inoculado no homem através de traumatismos ou ferimentos preexistentes. Seu período de incubação não está bem estabelecido, sendo em média de 1 a 2 anos.[32-35]

O quadro clínico é limitado à pele e semimucosas, não havendo registros de invasão da mucosa, mesmo quando a lesão ocorre no lábio e, o estado geral do paciente é bom.

A lesão inicial é uma pápula superficial ou profunda, que pode confluir, formando placa papulosa ou, evoluir para lesão nodular, única ou múltipla. Nódulos e placas são recobertos por pele íntegra, de cor eritematopardacenta, vinhosa, lisa, brilhante, com telangiectasias. O quadro cutâneo em geral se caracteriza pelo polimorfismo das lesões, especialmente em casos crônicos, podendo apresentar formas infiltrativas, queloidianas (Figuras 71.1, 71.2 e 71.3), gomosas, atróficas (Figura 71.4), ulceradas (Figura 71.5), verruciformes ou verrucosas (Figuras 71.6 e 71.7) com predomínio de nódulos de aspecto queloidiano.

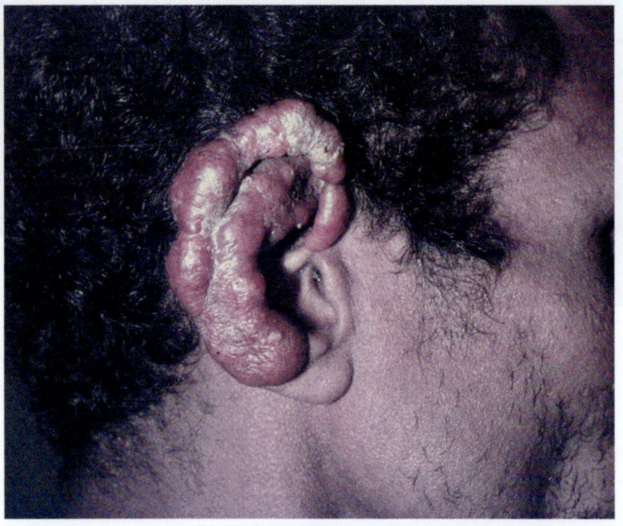

■ **Figura 71.1** Lesões queloidianas em pavilhão auricular.

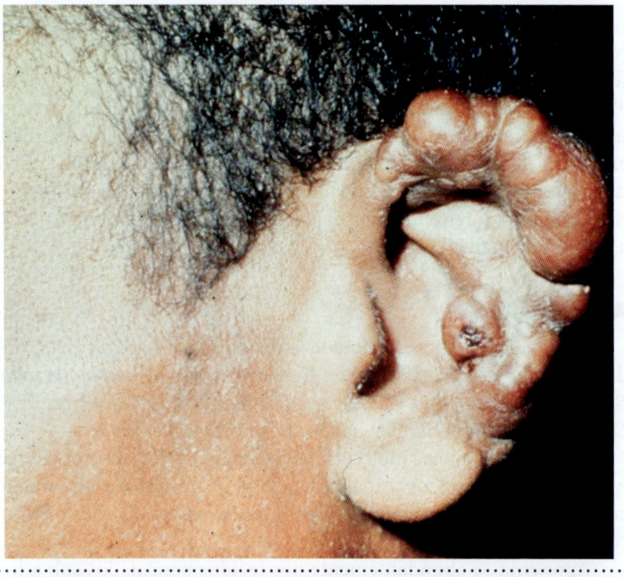

■ **Figura 71.2** Lesões queloidianas em pavilhão auricular.

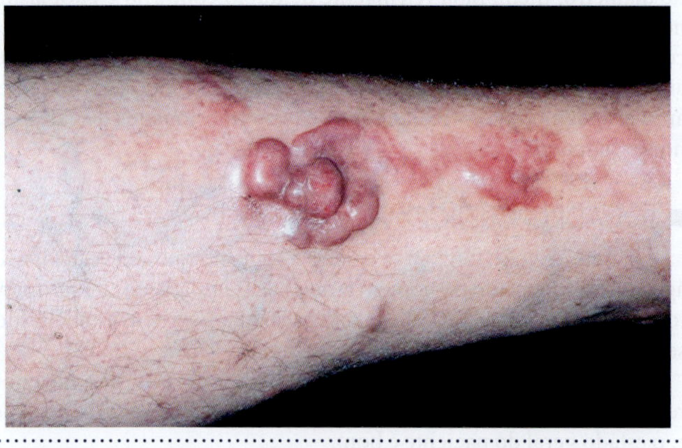

■ **Figura 71.3** Lesões queloidianas em membro inferior.

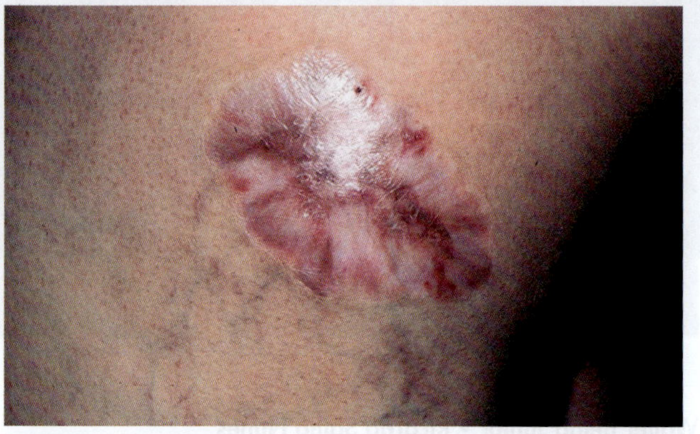

■ **Figura 71.4** Forma atrófica.

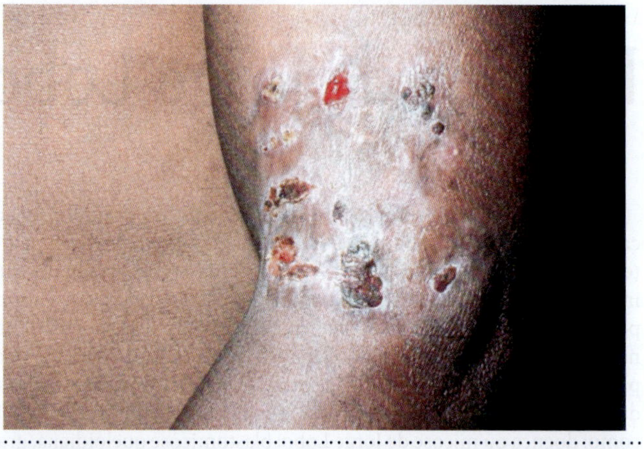

■ **Figura 71.5** Lesões da forma ulcerada.

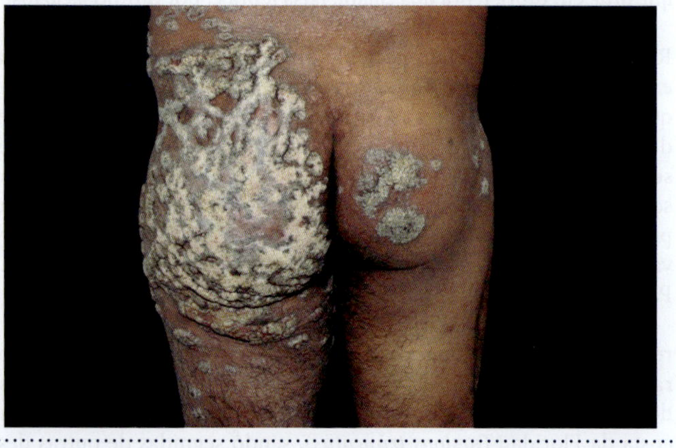

■ **Figura 71.6** Forma verrucosa extensa.

O tipo infiltrativo parece ser o do início da doença, podendo evoluir para uma das outras formas mencionadas. O tipo queloidiano é o mais comum, com lesões de consistência sólida, de coloração rósea ou amarronzada, lisas ou com pequenas escamas ou crostas e de crescimento lento, e a coalescência dos nódulos resulta em placas de tamanhos variados. A ulceração pode ocorrer desde o início em qualquer das formas clínicas.

Sintomas subjetivos referidos pelos pacientes incluem o prurido, sensação dolorosa à palpação, ardor, hipestesia e anestesia. Na evolução podem advir complicações como a infecção bacteriana e a degeneração carcinomatosa.[36]

As lesões podem comprometer qualquer sítio anatômico, porém localizam-se preferencialmente nos membros inferiores, por serem áreas mais expostas a injúrias e, pavilhões auriculares (provavelmente o hábito das populações de carregar palha e madeira para construções nos ombros, seja o responsável por essa localização), onde ocorre infiltração difusa, presença de nódulos isolados e coalescentes, telangectasias, podendo ulcerar e causar deformidades na região; sendo menos frequentes na face, tórax, regiões glúteas, sacra e plantar. Curiosamente não existem relatos de lesão em couro cabeludo. Em geral são assimétricas e circunscritas a uma região; raramente são generalizadas, sendo que nestes casos provavelmente decorram de autoinoculação exógena, contiguidade ou por via linfática (quando em membros inferiores).

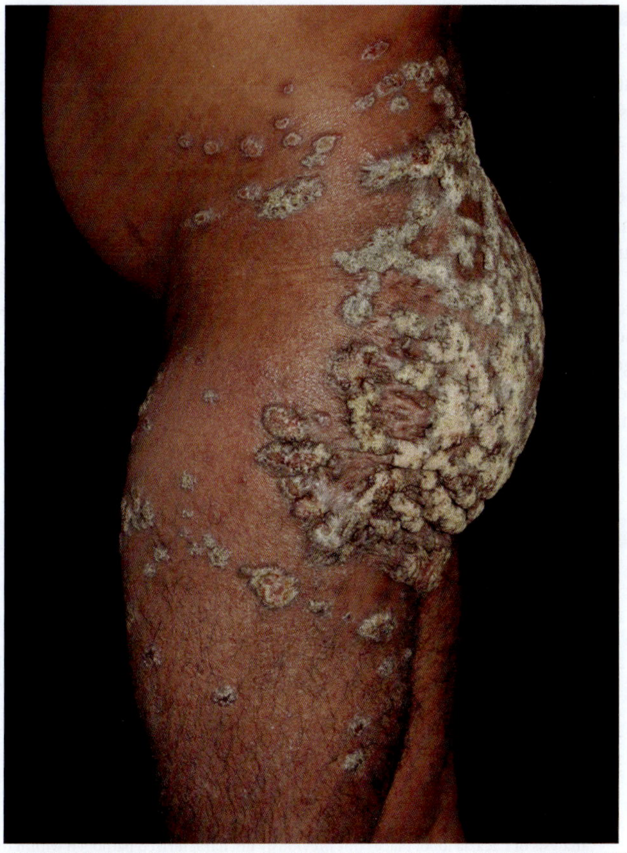

■ **Figura 71.7** Forma verrucosa extensa.

O comprometimento de gânglios linfáticos regionais não é comum e, quando comprometidos se apresentam duros e sem flutuação.

■ DIAGNÓSTICO DIFERENCIAL

Em decorrência da morfologia das lesões da doença de Jorge Lobo, seu diagnóstico diferencial deverá ser realizado com a hanseníase, leishmaniose tegumentar americana anérgica, paracoccidioidomicose, cromomicose, feohifomicose, esporotricose, tuberculose cutânea, dermatofibrossarcoma, histiocitoma, zigomicose, histoplasmose, sarcoidose, neoplasias benignas e malignas e metástases cutâneas, sarcoma de Kaposi, histiocitose de células não Langerhans, queloides verdadeiros, xantomatose (forma esclerótica de xantoma disseminado).

■ DIAGNÓSTICO LABORATORIAL

Realizado através do exame micológico direto com pesquisa feita no material obtido das lesões cutâneas por escarificação, raspagem ou curetagem. À microscopia observam-se organismos leveduriformes, arredondados ou ovalados, com 6 a 12 nm de diâmetro, dupla membrana refringente, isolados ou formando cadeias, sendo que as células-filhas apresentam tamanho semelhante ao das células-mães, estando ligadas umas às outras por uma formação tubular (Figura 71.8), e reproduzindo por gemulação simples. São frequentes as figuras em rosário, em cadeias ramificadas ou não, de três, oito ou mais células, e formas em halteres (unidas por tubo conector) e a parede celular tem espessura de 1 μm ou mais. Não se observam irregularidades ou pregueamento da membrana celular. O parasita pode ser realçado pelos métodos do PAS e Grocott-Gomori.[1] Não se conseguiu ainda seu cultivo.

O exame histopatológico revela uma epiderme com aspecto normal, atrófico, hiperplásico ou ulcerado. A hiperplasia pseudoepiteliomatosa é comum nas lesões vegetantes, verrucosas e em bordas de úlceras. Por mecanismo de eliminação transepidérmico pode-se observar no estrato córneo a presença de *L. loboi* entre as escamocrostas.[37-39] A derme apresenta vasos dilatados e neoformados, fibrose e denso infiltrado inflamatório, granulomatoso, nodular e difuso, composto por linfócitos, histiócitos xantomizados em função da polissacarídeos e lipídeos intracelulares e células epitelioides, eosinófilos e plasmócitos. Muitos dos histiócitos apresentam fungos no seu interior, o que sugere que sejam fagocitados por estas células, formando células gigantes que após um processo de maturação, dão origem às células gigantes de Langerhans. Neutrófilos e eosinófilos podem estar presentes.[40,41] Geralmente não há necrose. Podem ainda ser encontrados corpos asteroides em células multinucleadas tipo Langerhans e de corpo estranho. Os elementos fúngicos estão presentes em grande número, com 6 a 10 μ de diâmetro, com membrana de duplo contorno e refringente, dispostos em cadeias de 3 a 9 elementos (Figura 71.9).

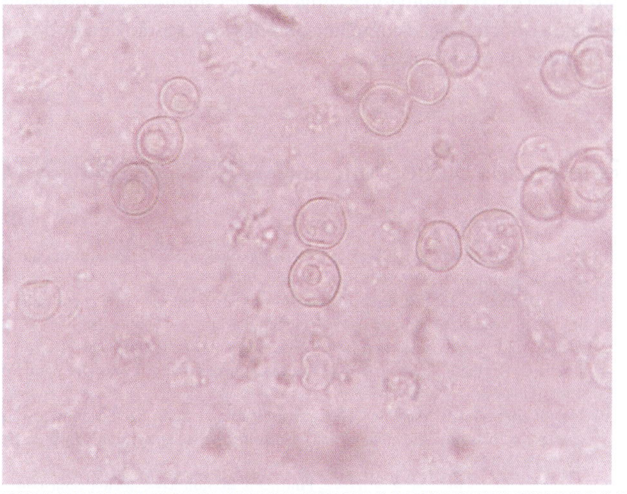

■ **Figura 71.8** Exame micológico direto.

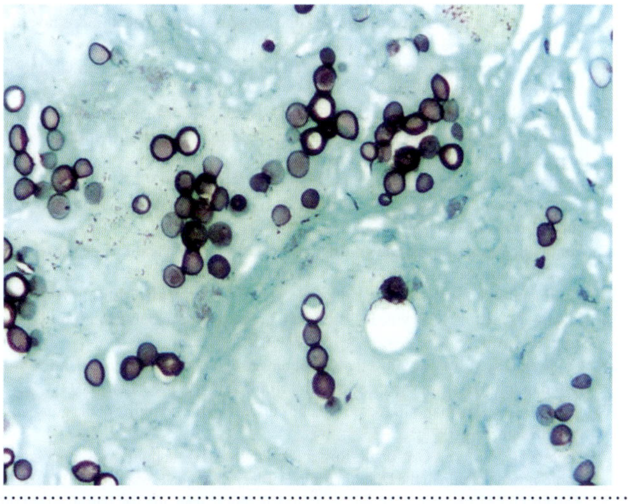

■ **Figura 71.9** Exame histopatológico com presença de formas arredondadas isoladas e em cadeias.

■ ASPECTOS IMUNOLÓGICOS

Não existem muitos estudos na literatura médica de avaliação da resposta imunológica. A avaliação imunohistoquímica das lesões em geral revela positividade para CD68, intensa marcação para TGF-β (supressor de macrófago).[40] Na derme, o fungo começa sua fase proliferativa dentro dos macrófagos.[42] Por influência direta do micro-organismo, aumenta a concentração do fator de crescimento Beta1. O factor de crescimento de transformação Beta1 é uma citocina produzida por macrófagos e linfócitos Th3 e é considerada uma molécula imunossupressora potente. Esta citocina é expressa em histiócitos e células gigantes multinucleadas e difusa no infiltrado inflamatório de pacientes com lobomicose.[43] Suprime a atividade fagocítica dos macrófagos e tem a capacidade de inibir a expressão do óxido nítrico e do interferon gama, prejudicando consequentemente a imunidade mediada por células.[43-47] Além disso, esta citocina pode promover a proliferação de linfócitos T CD8, estimulando a produção de anticorpos da classe IgA pelas células plasmáticas e o processo de fibrose, incluindo a formação de matriz extracelular, contribuindo com a aparência queloidiana da lesão clínica.[1,45,48] Outra citocina encontrada na derme destes pacientes é a interleucina 10 (IL10). Em conjunto com o fator de transformação Beta1, a IL10 atua inibindo a resposta imunológica celular e, como consequência, a ativação de macrófagos.[43] O efeito negativo sobre a imunidade celular pode criar um ambiente localizado de imunodeficiência específica, como demonstrado pela ausência de resposta ao dinitroclorobenzeno, além de respostas retardadas aos estafilococos, estreptococos, Trichophyton e antígenos de *Candida*.[42,49] A imunoglobulina e a caracterização complementar das lesões estão de acordo com os achados de um perfil Th2.

TRATAMENTO

A cirurgia por exérese ou eletrocoagulação da lesão representam, até o momento, a melhor conduta terapêutica, principalmente em lesões isoladas e circunscritas na fase inicial da doença.[50,51] A criocirurgia também tem sido utilizada com bons resultados.[52,53]

A utilização da clofazimina na dose de 200 mg por dia durante meses, pode apresentar certa ação resolutiva.[54] A associação de clofazimina na dose de 100 mg/dia e itraconazol na dose de 100 mg/dia durante um ano tem propiciado bons resultados em pacientes com lesões em placa.[55]

Outras drogas como a sulfadimetoxina,[56] anfotericina B,[57] 5-fluorocitosina,[58] assim como o cetoconazol,[59-61] itraconazol isolado ou associado com criocirurgia.[62] Miconazol por via oral foi relatado em golfinho com resolução completa das lesões.[63] Posoconazol também foi utilizado com redução das lesões.[64] Infelizmente, até o momento, não existe droga efetiva para o tratamento desta moléstia.

Referências bibliográficas

1. Brito AC, Quaresma JAS. Lacaziose: revisão e atualização: review and update. An Bras Dermatol. 2007;82(5):461-474.
2. Lobo J. Um caso de blastomicose produzido por uma espécie nova, encontrada em Recife. Rev Méd (Pernambuco). 1931;44:763-765.
3. Fialho A. Blastomicose do tipo Jorge Lobo. Hospital (RJ). 1938;14:903-918.
4. Rocha G, Drolhe E, Rutowitsch M. Doença de Jorge Lobo. An Bras Dermatol Sifil. 1942;17:54-55.
5. Nery-Guimarães F, Macedo DG. Contribuição ao estudo das blastomicoses na Amazônia (blastomicose queloideana e blastomicose sul americana) Hospital (RJ). 1950;38:223-253.
6. Lacaz CS, Sterman L, Monteiro EVL, Pinto DO. Blastomicose queloideana: comentários sobre novo caso. Rev Hosp Clin Fac Méd São Paulo. 1955;10:254-264.
7. Azulay RD, Miranda J, Azulay JD. Doença de Jorge Lobo: 15º. Caso da literatura. Hospital (RJ). 1957;51:685-691.
8. Moraes MAP. Blastomicose tipo Jorge Lobo. Seis casos novos encontrados no estado do Amazonas.Brasil. Rev Inst Méd trop São Paulo. 1962;4:187-197.
9. Trejos A, Romero A. Contribuicion al estúdio de lãs blastomicosis en Costa Rica. Rev Biol Trop. 1953;1:63-81.
10. Herrera JM. Paracoccidioidosis brasiliensis: estúdio del primer caso observado em Panamá de blastomicosis sudamericana em su forma cutânea queloideana o enfermedad de Lobo, y propuesta de uma variante técnica para la impregnacion argentica del parasito. Arch Méd Panamenos. 1955;4:209-219.
11. Campo-Aasen I. Blastomicosis queloidiana ó enfermedad de Jorge Lobo em Venezuela. Dermatol Venezol. 1958;2:215-240.
12. Fontan R. Premier cas de Maladie de Lobo (blastomycosi cheloidienne) observe em Guyane Française. Arch Inst Pasteur Guyane (Fr) 1960;461:1-12.
13. Pradinaud R. Lobomycose. Maladie de Jorge Lobo. Encycl Méd chir. 1977;3:99-104.
14. Migaki G, Valério MG, Irvine B, Garber FM. Lobo's disease in the atlantic bottle-nosed dolphin. J Am Vet Med Ass. 1971;159:478-582.
15. Caldwell DK, Milva C, Caldwell MC. Lobomycosis as a disease of the atlantic bottle-nosed dolphin. (Turiops truncatus) Am J trop Med Hyg. 1975;224:105-114.
16. De Vries GA, Laarmann JJ. A case of Lobo's disease in the dolphin Sotalia guianensis. Aquat Mammals. 1973;1:26-33.
17. Poelma FG, De Vries GA, Blytle-Russel EA, Luykx MHF. Lobomycosis in an atlantic bottle-nosed dolphin in the Dolphinarium Harderwijk. Aquatic Mammals. 1974;2:11-5.
18. Bossart GD. Suspected acquired immunodeficiency in an atlantic bottle-nosed dolphin with chronic active hepatitis and lobomycosis. J Am Vet Med Ass. 1984;185: 1413-1414.
19. Lopes PCS, Paula GS, Both MC, Xavier FM, Scaramello AC. First case of lobomycosis in a bottle-nosed dolphin from Southern Brazil. Mar. Mammal Sci. 1993;9:329-331.
20. Talhari S. Doença de Jorge Lobo. In: Machado-Pinto J. Doenças Infecciosas com manifestações dermatológicas. MEDSI Médica. 1994. p.439-441.
21. Borelli D. Reservareas de alguns agentes de micoses. Méd Cutânea. 1960;4:367-370.
22. Baruzzi RG, D'Andretta Jr C, Carvalhal S, Ramos OL, Pontes PL. Ocorrência de blastomicose queloideana entre índios Caiabi. Rev Inst Méd trop São Paulo. 1967;9:135-142.
23. Baruzzi RG, Castro RM, D'Andretta Jr C, Carvalhal S, Ramos OL, Pontes PL. Occurrence of Lobo's blastomycosis among "Caiabi" Brazilian indians. Int J Dermatol. 1973;12:95-98.
24. Baruzzi RG, Lacaz CS, Souza FAA. História natural da doença de Jorge Lobo. Ocorrência entre os índios Caiabi (Brasil Central). Rev Inst Méd trop. São Paulo. 1979;21:302-338.
25. Taborda PR, Taborda VA, Mcginnis MR. Lacazia loboi gen.nov.comb.nov., the etiologic agent of lobomycosis. J Clin Microbiol. 1999;37:2031-2033.
26. Fonseca Filho O, Leão AE. Contribuição para o conhecimento das granulomatoses blastomicoides: o agente etiológico da doença de Jorge Lobo. Rev Méd Cirurg Brasil. 1940;48:147-158.
27. Lacaz CS, Porto E, Martins JEC, Heins-Vaccari EM, Melo NT. Tratado de Micologia Médica Lacaz. 9ª. ed. São Paulo: Savier, 2002. p.462-478.
28. Fonseca OJM, Lacaz CS. Estudo de culturas de blastomicose queloideana (doença de Jorge Lobo). Denominação ao seu agente etiológico. Rev Inst. Méd trop São Paulo. 1971;13:225-251.
29. Ciferri R, Carneiro LS, Campos S, Azevedo PC. Advance in the knowledge of the fungus of Jorge Lobo's disease. J Trop Med Hyg. 1956;59:214-215.
30. Borelli D. Lobomicosis: nomenclatura de su agente (revision critica). Méd Cutanea. 1968;3:151-156.
31. Herr RA, Tarcha EJ, Taborda PR, Taylor JW, Ajello L, Mendoza L. Phylogenetic analysis of Lacazia loboi places this previously uncharacterized pathogen within the dimorphic Onygenalis. J Clin Microbiol. 2001;39:309-314.
32. Borelli D. Lobomicosis experimental. Derm Venez. 1962;3:72-82.
33. Azulay RD, Andrade LC, Carneiro JA. Micose de Jorge Lobo. Contribuição ao seu estudo experimental. Inoculações no homem e animais de laboratório e investigação imunológica. Hospital (RJ). 1968;73:1165-1172.
34. Azulay RD, Andrade LC, Silva D, Carneiro J. Reprodução experimental da blastomicose de Jorge Lobo. An Bras Dermatol. 1968;43:261-266.
35. Baruzzi RG, Marcopito LF. Doença de Jorge Lobo. In: Veronesi R, Focaccia R, eds. Tratado de Infectologia. São Paulo: Atheneu, 1996. p.1116-1119.
36. Baruzzi RG, Rodriguez DA, Michalany NS, Salomão R. Squamous-cell carcinoma and lobomycosis (Jorge Lobo's disease). Int. J. Dermatol. 1989;28:183-185.
37. Opromolla DVA, Belone AFF, Taborda Pro et al. Correlação clínico-patológica em 40 casos novos de lobomicose. An Bras Dermatol. 2000;75:425-434.
38. Gadellha AR, Bandeira V. Micoses Profundas. In: Silva IM. Dermatopatologia. Rio de Janeiro: Atheneu; 1983. p.125-134.
39. Andrade LMC, Azulay RD, Carneiro J. Micose de Jorge Lobo (Estudo Histopatológico) Hospital (RJ). 1968;73:1173-1184.
40. Vilani-Moreno FR, Belone AF, Soares CT, Opromolla DVA. Immunohistochemical characterization of the celular infiltrate in Jorge Lobo's disease. Rev Iberoam Micol. 2005;22:44-49.
41. Miranda M, Bittencourt M. Eliminação transepidérmica de parasitas na doença de Jorge Lobo. An Bras Dermatol. 2010;85(1):39-43.
42. Pecher SA, Croce J, Ferri RG. Study of humoral and cellular immunity in lobomycosis. Allergol Immunopathol (Madr). 1979;7(6):439-444.
43. Villani-Moreno FR, Belone AF, Lara VS et al. Detection of cytokines and nitric oxide synthase in skin lesion of Jorge Lobo's disease patients. Med Mycol. 2011;49(6): 643-648.
44. Quaresma JA, Oliveira E, Brito AC. Is TGF-beta important for the evolution of subcutaneous chronic mycosis? Med Hypotheses. 2008;70(6):1182-1185.
45. Xavier MB, Libonati RM, Unger D et al. Macrophage and TGF-beta immunohistochemical expression in Jorge Lobo's disease. Hum Pathol. 2008;39(2):269-274.
46. Smeltz RB, Chen J, Shevach EM. Transforming growth factor-beta 1 enhances the interferon-gamma-dependent, interleukin-12-independent pathway of T helper 1 cell differentiation. Immunology. 2005;114(4):484-492.
47. Quaresma JA, Lima LW, Fuzii HT et al. Immunohistochemical evaluation of ma crophage activity and its relationship with apoptotic cell death in the polar forms of leprosy. Microb Pathog. 2010;49(4):135-140.
48. Geller P, Geller M. Cytokines and immune regulation. An Acad Nac Med. 1997; 157:97-102.
49. Pecher SA, Fuchs J. Cellular immunity in lobomycosis (keloidal blatomycosis). Allergol Immunopathol (Madr). 1988;16(6):413-415.
50. Baruzzi RG, Marcopito LF, Michalany NS, Livianu J, Pinto NRS. Early disgnosis and prompt treatment by surgery in Jorge Lobo's disease (Keloidal blastomycosis). Mycopathologia. 1981;74:51-54.

51. Golcman B, Yagima ME. Blastomicose queloideana de Jorge Lobo. Tratamento cirúrgico de 2 casos. An Bras Dermatol. 1973;48:1-5.
52. Caceres S, Rodriguez-Toro G. Lobomycosis. Int J Dermatol. 1993;32:324-332.
53. Caceres S, Rodriguez-Toro G. Lobomicosis de 35 anos de evolucion. Rev Soc Col Dermatol.1991;1:43-45.
54. Silva D. Traitement de la maladie de Jorge Lobo par la clofazimine. Bull Soc Pathol Exot. 1978;71:409-412.
55. Fischer M, Talhari AC, Reinel D, Talhari S. Successful treatment with clofazimine and itraconazole in a 46 – year patient after 32 years duration of disease. Hautarzt. 2002;53:677-681.
56. Reyes O, Goihman M, Goldstein C. Blastomicosis queloidiana o enfermedad de Jorge Lobo. Comunicacion previa sobre um caso observado. Derm Venez. 1960;2:245-255.
57. Londoño F. Blastomicosis queloidiana. A proposito de un caso tratado com anfotericina B. Méd Cutan Ibero Lat Am. 1968;2:521-524.
58. Silverie R, Ravisse P, Vilar JP et al. Keloid blastomycosis or Jorge Lobo disease in French Guiana. Bull Soc Pathol Exot Filiales. 1963;56:29-35.
59. Cucé LC, Wroclawski EL, Sampaio SAP. Treatment of paracoccidioidomycosis, candidosis, chrmomycosis, lobomycosis and mycetoma with ketoconazole. Int J Dermatol. 1980;19:405-408.
60. Lawrence DN, Ajello L. Lobomycosis in western Brazil: report of a clinical trial with ketoconazole. Am J Trop Med Hyg. 1986;35:162-166.
61. Recacoechea M, Vargas J. Experiencia con lo ketoconazole en el primer caso de lobomycosis en Bolivia. Bol Inf CENETROP. 1982;8:23-26.
62. Carneiro FP, Maia LB, Moraes MA et al. Lobomycosis:diagnosis and management of relapsed and multifocal lesions. Diagn Microbiol Infect Dis. 2009;65(1):62-64.
63. Dudok van Hell WH. Successful treatment in a case of lobomycosis in Tursiops truncates at Dolfinarium, Harderwijk. Aquat Mamm. 1977;5:8-15.
64. Bustamante B, Seas C, Salomon M et al. Lobomycosis successfully treated with posaconazole. Am J trop Med Hyg. 2013;88(6):1207-1208.

John Verrinder Veasey • Ligia Rangel Barboza Ruiz • Clarisse Zaitz

Esporotricose

HISTÓRICO

O final do século XIX foi marcante na história das doenças cutâneas infecciosas. Neste período, pesquisadores entraram para a história por atribuírem um vínculo direto de algumas doenças ao parasitismo de organismos microscópicos: Carl Eichstedt estabeleceu a relação entre a pitiríase versicolor e o agente então denominado *Microsporon furfur* (1846), Caspar Gilchrist relatou o primeiro caso de blastomicose cutânea em 1894 e Benjamin R. Schenck descreveu, em 1898, o primeiro caso de esporotricose na literatura científica.[1]

Em 30 de novembro de 1896, um paciente buscou atendimento no Hospital Johns Hopkins com uma infecção na mão direita e no braço que surgiu após se arranhar em um prego. A lesão primária era uma úlcera localizada no dedo indicador que se estendia pelo braço seguindo o trajeto linfático em nódulos circunscritos. O paciente foi designado a um estudante de Medicina, o Sr. Benjamin Robinson Schenck. A lesão foi cirurgicamente explorada, e evidenciada uma pequena quantidade de material gelatinoso cuja cultura em ágar apresentou crescimento abundante de um organismo que não se parecia com uma bactéria, mas que certamente se tratava de cultura pura, sem contaminantes; duas outras cirurgias de exérese e análise em cultura isolaram o mesmo parasita. O jovem estudante prosseguiu o estudo do caso e, após extensos estudos microbiológicos, relatou detalhadamente a micromorfologia do parasita.[2] Embora a classificação dos fungos existentes naquela época fosse incompleta em muitos detalhes, o parasita foi corretamente identificado como um fungo do gênero Sporothrichum e, posteriormente, denominado *Sporothrichum schenkii* em homenagem ao jovem médico.[1,2] A primeira denominação desse gênero permaneceu até 1962, quando foi reclassificado como Sporothrix.[3]

Benjamin Robinson Schenck formou-se em Medicina na Johns Hopkins School of Medicine, em 1898, e, após a formatura, permaneceu no serviço, tornando-se residente e instrutor de Ginecologia. Em abril de 1903, associou-se à Faculdade de Medicina e Cirurgia de Detroit como professor associado de Ginecologia. Escreveu diversos artigos, todos no campo da Ginecologia. Tornou-se secretário da Sociedade Médica do Estado de Michigan e editor do jornal da instituição de 1905 a 1910 e faleceu em 30 de junho de 1920, aos 47 anos, após longa batalha contra uma tuberculose pulmonar.[1] Interessante notar que um nome de destaque na Dermatologia e Infectologia foi dado a um aluno de Medicina que posteriormente se dedicou ao campo da Ginecologia.

Após a descrição de Schenck, Brayton registrou o segundo caso em 1899 e, em 1900, Hektoen e Perkins relataram o terceiro, todos até então nos Estados Unidos. Em 1903, Beurmann e Ramond, do L'Hopital Saint Louis, descreveram o primeiro caso de esporotricose na França e, em 1908, Splendore identificou corpos asteroides em lesões humanas e chamou o fungo de *S. asteroides*. No Brasil, Lutz e Splendore foram os primeiros a descrever infecções em ratos e humanos, em 1908, evidenciando os corpos asteroides em tecidos descritos por Splendore, úteis para o diagnóstico histopatológico dessa micose.[4]

Durante décadas, a esporotricose ficou conhecida como "micose da roseira" ou "micose do jardineiro", pois a infecção ocorria, quase sempre, a partir da inoculação do agente na pele ou mucosa por meio de um trauma com material vegetal contaminado. A transmissão zoonótica da esporotricose era descrita em casos humanos esporádicos associados a acidentes com algumas espécies de animais, até que, no fim da década de 1990, tivesse início, no Brasil, a maior epidemia de transmissão zoonótica felina já descrita, situação que deu à doença o *status* de micose subcutânea mais prevalente na América Latina, com vasta disseminação em países vizinhos.[5]

EPIDEMIOLOGIA

Sporothrix spp. são espécies geofílicas, encontradas na vegetação viva ou em decomposição, nos excrementos animais e no solo.[6] A esporotricose é transmitida geralmente pela inoculação traumática de material contaminado com fragmentos de hifas ou conídios, sendo ocasional a inalação de propágulos fúngicos com disseminação sistêmica que pode acometer secundariamente a pele e mucosa.[7,8]

Assim, a transmissão clássica da doença é relacionada a atividades de manipulação do solo. Já na transmissão zoonótica, principal via encontrada atualmente no país, o fungo implanta-se na pele a partir do contato com animais doentes ou sadios que abrigam o fungo. Esses animais adquirem o fungo do solo contaminado ou de outro animal doente, sendo o principal animal envolvido o gato doméstico, cujas lesões cutâneas apresentam grande número de estruturas fúngicas parasitárias, portanto, com alto potencial zoonótico de transmissão.[9,10]

Atualmente, diversas espécies são reconhecidas por meio de análises filogenéticas, incluindo as espécies do clado clínico como *S. brasiliensis*, *S. schenckii*, *S. globosa* e *S. luriei*.[5] Na maioria dos casos, a doença é causada por uma única espécie molecular dominante: *S. brasiliensis* no sudeste da América do Sul (88%); *S. schenckii* no oeste da América do Sul, Américas Central e do Norte (89%), na Austrália e África do Sul (94%); *S. globosa* na Ásia (99,3%).[11]

A esporotricose afeta ambos os sexos e pode ocorrer em qualquer idade, havendo uma tendência a acometer preferencialmente o sexo feminino e os extremos de idade, crianças e idosos, populações que aparentemente têm maior contato com felinos.[7,12]

QUADRO CLÍNICO

Esporotricose é micose subcutânea subaguda ou crônica, que afeta homens e animais. Embora a forma cutânea seja a apresentação clínica mais frequente, formas disseminadas também têm sido descritas, principalmente em pacientes imunodeprimidos. Após a epidemia zoonótica que se iniciou no estado do Rio de Janeiro na década de 1990, o envolvimento extracutâneo e as formas imunorreativas têm sido descritos. A classificação clínica atualizada e amplamente adotada divide a esporotricose nas formas cutânea, mucosa, sistêmica e imunorreativa.[8]

Esporotricose cutânea

- Linfocutânea.
- Cutânea localizada.
- Inoculação múltipla.

A esporotricose cutânea mais frequente é a forma linfocutânea, correspondendo a até 80% dos casos. Caracteriza-se por lesão eritematosa papulosa, pustulosa ou nodular em local de traumatismo prévio, onde ocorre a inoculação do fungo. Com a evolução, ocorre ulceração com saída de secreção purulenta, sob a denominação de "cancro esporotricótico". Após algumas semanas, a lesão se dissemina para os linfáticos que drenam a área, com trajeto ascendente ou descendente, dependendo da localização do cancro. A localização mais frequente são os membros superiores; porém, ao se considerar a população pediátrica, não é raro o acometimento no polo cefálico, principalmente na face. Ao longo do trajeto linfático, surgem nódulos que também se ulceram.[8,12,13]

Na forma cutânea localizada, a lesão inicial é o cancro esporotricótico, que posteriormente drena secreção purulenta. No entanto, a lesão fica circunscrita, sem disseminação linfática. Em alguns pacientes, o cancro pode se apresentar como placas infiltradas que podem evoluir como lesão ulcerada com borda emoldurada, lesões sarcoídicas, eritematoescamosas, crostosas ou mesmo vegetantes.[7,8]

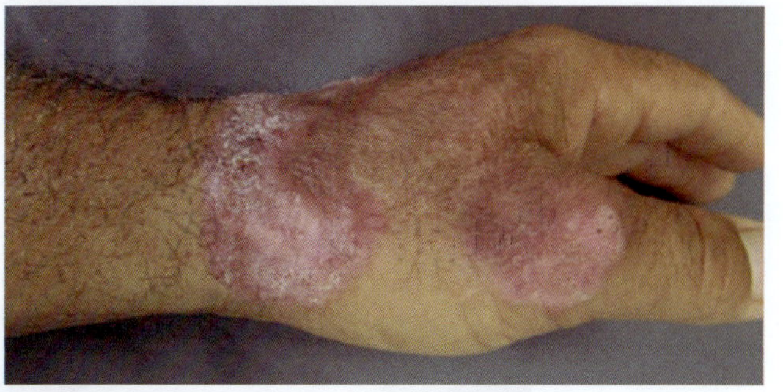

Figura 72.2 Esporotricose cutânea localizada.

Na forma cutânea por inoculação múltipla, o paciente é imunocompetente e apresenta inúmeras lesões de cancro esporotricótico, sem comprometimento sistêmico. Essa variante clínica tem sido observada após o surto de esporotricose zoonótica, em que o paciente tem contato frequente com o animal infectado, e as múltiplas lesões apresentadas pelo paciente podem ser tanto de cutânea localizada como de linfocutânea.[7,8,12,14]

Esporotricose mucosa

Qualquer mucosa pode ser acometida, mas o envolvimento ocular é o mais observado. Pode ocorrer por disseminação hematogênica, resultando na lesão intraocular, ou por traumatismo direto na mucosa. As lesões associadas à inoculação direta são bastante observadas em crianças e, muitas vezes, estão relacionadas tanto ao espirro do animal na face como ao contato, ocasionando pequenos traumas na região. É caracterizada por hiperemia conjuntival. Mais raramente, o paciente pode apresentar a síndrome oculoglandular de Parinaud, caracterizada por conjuntivite unilateral granulomatosa acompanhada de linfadenopatia satélite pré-auricular ou submandibular.[10,15,16]

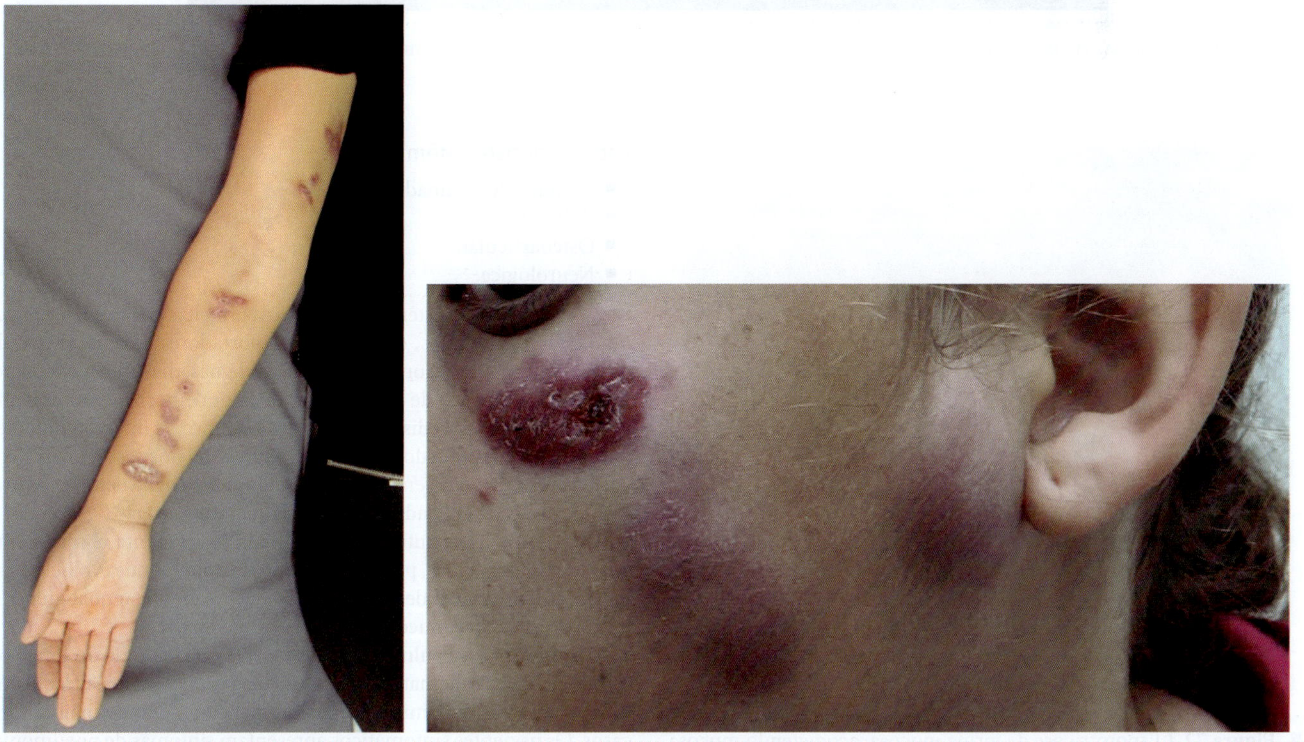

Figura 72.1 Esporotricose cutaneolinfática em membro superior direito de uma paciente, e acometendo a hemiface esquerda de outra jovem.

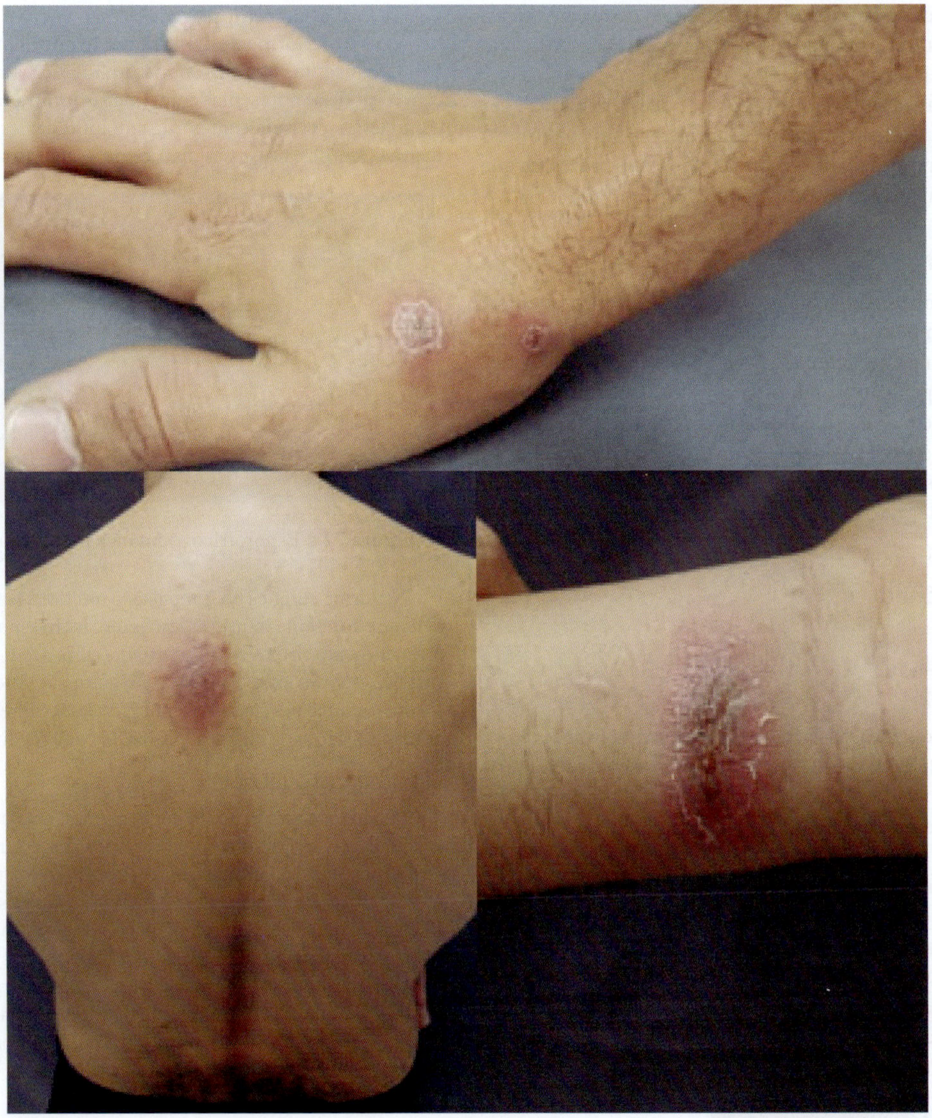

■ **Figura 72.3** Esporotricose por inoculação múltipla com lesões em membros e dorso do mesmo paciente.

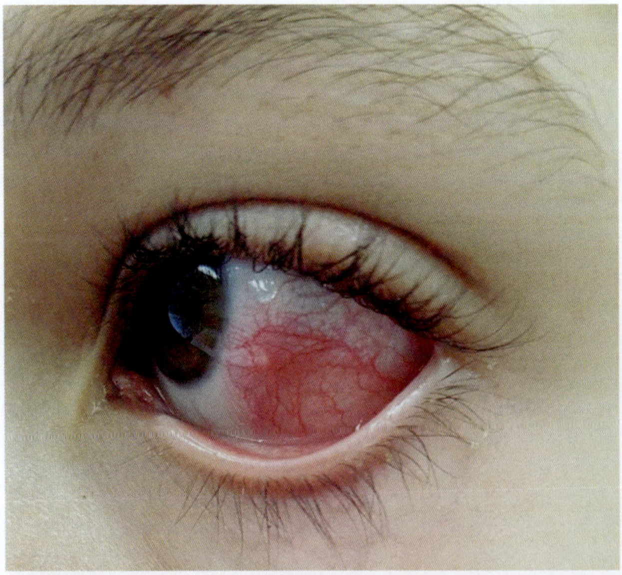

■ **Figura 72.4** Esporotricose de forma mucosa, acometendo mucosa ocular. Contágio pelo espirro de gato doente no rosto do paciente.

Esporotricose sistêmica

- Cutânea disseminada.
- Pulmonar.
- Osteoarticular.
- Neurológica.

A esporotricose sistêmica é observada principalmente em pacientes imunocomprometidos, em especial os portadores de aids. O uso de drogas imunossupressoras, neoplasias malignas, diabetes, alcoolismo, transplantados e uso de antagonistas de fator de necrose tumoral alfa (TNF-α) também predispõem à forma sistêmica. A infecção pode ser por inoculação direta do fungo, mas, na maioria dos casos, ocorre por via inalatória, com disseminação para pulmões, sistema nervoso central (SNC), ossos, pele, fígado, rins ou qualquer outro órgão.[17-20]

A esporotricose cutânea disseminada se apresenta clinicamente com múltiplas pápulas, placas verrucosas ou nódulos que evoluem para ulceração e drenagem de secreção purulenta. Pode afetar qualquer área do corpo, inclusive mucosas.[21]

A esporotricose pulmonar pode ocorrer pela inalação do fungo ou por disseminação hematogênica. A forma crônica é a mais frequente, ocorre em áreas endêmicas e é assintomática na grande maioria dos casos. Os pacientes sintomáticos apresentam sintomas de pneumonia, com tosse e expectoração. Os exames de imagem podem mostrar lesões cavitárias, muitas vezes sendo interpretadas como tuberculose. Já a esporotricose aguda acomete pacientes imunodeprimidos. Apresentam febre, tosse e dispneia, com comprometimento extenso do parênquima pulmonar e linfonodomegalia peri-hilar.[22,23]

A artrite esporotricótica pode ser precedida por trauma próximo a uma lesão cutânea, sendo uma monoartrite com artralgia em 30% dos casos e raramente são evidenciadas alterações radiológicas. Acomete pacientes imunocompetentes.

A forma disseminada da esporotricose pode afetar ossos e articulações, provocando desde pequenas lesões granulomatosas até lesões líticas extensas e osteomielite. Os ossos mais afetados são tíbia, carpo, metacarpo, ulna, joelhos e bacia. Lesões osteoarticulares sem envolvimento cutâneo são decorrentes de quadros pulmonares ou disseminação hematogênica.[24,25]

O envolvimento do SNC se dá por disseminação hematogênica. Vale salientar que o *S. brasiliensis* apresenta neurotropismo, culminando em meningoencefalite, forma com pior prognóstico. Acomete pacientes com imunossupressão severa e os sintomas encontrados são cefaleia, febre, confusão mental e rigidez de nuca.[26]

Esporotricose imunorreativa

Acomete pacientes que apresentam imunidade exacerbada ao fungo, desenvolvendo formas clínicas de hipersensibilidade como eritema nodoso, eritema multiforme, síndrome de Sweet e artrite reativa. A artrite reativa na esporotricose é poliarticular, migratória. Todas as formas imunorreativas têm rápida resolução com o tratamento antifúngico.[14,27-29]

■ DIAGNÓSTICO DIFERENCIAL

Apesar de a forma cutâneo linfática ser a principal manifestação clínica da doença, estudos têm registrado um número decrescente dessa manifestação, ao passo que apresentações descritas como atípicas têm ascendido, podendo representar uma maior proporção que o esperado.[12,14] Esse fato associado ao crescente número de casos registrados no país traz a necessidade de se incluir a esporotricose como diagnóstico diferencial de diversas doenças, sejam infecciosas, sejam não infecciosas, restritas à pele ou sistêmicas.

Os principais diagnósticos diferenciais relatados na literatura podem ser divididos em doenças infecciosas e não infecciosas. Agrupamos, no Quadro 72.1, esses diagnósticos diferenciais descritos na literatura, divididos por similaridade à classificação clínica da esporotricose.[30-37]

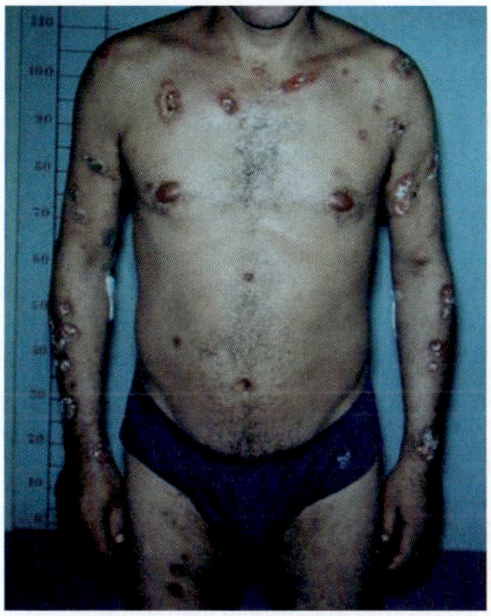

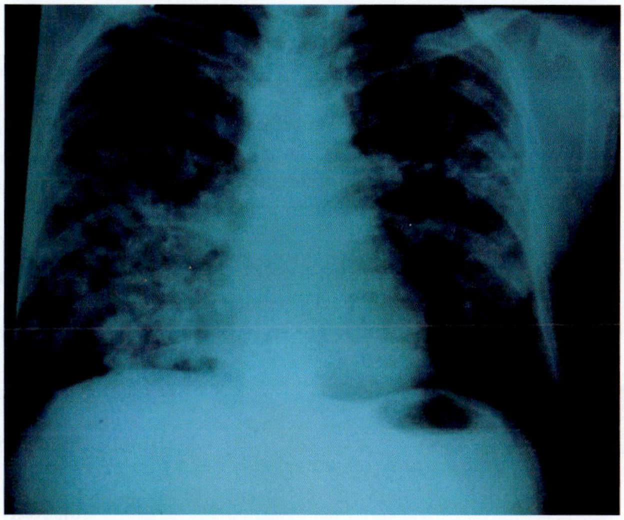

■ **Figura 72.5** Esporotricose disseminada em paciente coinfectado pelo HIV.

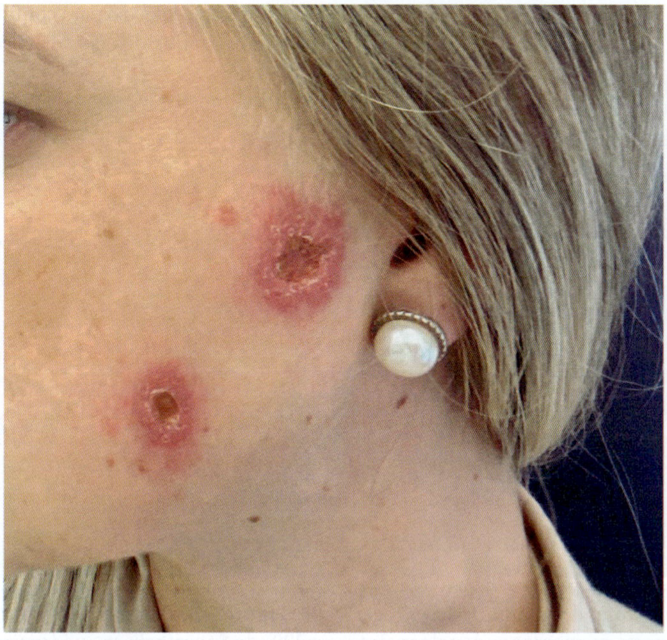

■ **Figura 72.6** Esporotricose sistêmica em gestante. Quadro iniciado com linfonodomegalia cervical seguido de diversas lesões ulceradas que surgiram depois, principalmente em polo cefálico.

Quadro 72.1 Diagnósticos diferenciais da esporoticose.

Cutânea		Mucosa	Osteoarticular	Sistêmica	Imunorreativa
Linfocutânea	Cutânea localizada				
Leishmaniose	Piodermites	Mucormicose	Osteomelite	Sífilis	Síndrome de Sweet
Hanseníase	Cromoblastômicos	Toxoplasmose	Artrite reumatoide	Linfoma cutâneo	Eritema nodoso
Tuberculose	Úlcera venosa	Citomegalovirose	Tuberculose	Sarcoidose	Artrite reumatoide
Piodermites	Pioderma gangrenoso	Candidíase		Sarcoma de Kaposi	Eritema multiforme
Micobacteriose atípica	Carcinoma espicocelular	Hialo-hiformicose		Paracoccidioidomicose	
Doença de arranhadura do gato	Granuloma de corpo estranho	Varíola bovina (*cowpox*)		Histoplasmose	
Pioderma grangrenoso	Ceratoacantoma			Criptococose	
Granuloma anular	Carcinoma basocelular			Coccidioidomicose	
Poliarterite nodosa	Dermatofitose			Blastomicose	
Nocardiose	Angioqueratoma			Rosácea	
Histoplasmose				Doença de arranhadura do gato	
Criptococose					
Coccidioidomicose					
Blastomicose					
Micetoma					
Hialo-hifomicose					
Herpes simples					
Varíola bovina (*cowpox*)					
Melanoma					
Tularemia					

■ DIAGNÓSTICO LABORATORIAL

Exames micológicos

O exame micológico nas lesões cutâneas é realizado a partir de secreção ou pus, raspado de pele ou fragmento de biópsia. Materiais como líquido cefalorraquiano, escarro ou líquido sinovial também são utilizados.

No exame micológico direto, o fungo em sua forma leveduriforme a 37 °C raramente é encontrado. O material coletado é clarificado com hidróxido de potássio de 10% a 20%. Quando presentes, as leveduras têm formato arredondado ou alongado semelhante a grãos de arroz, medindo aproximadamente de 5 a 8 μm. Em pacientes imunodeprimidos, são observadas leveduras em grande quantidade, como na esporotricose felina.[8]

O padrão-ouro para o diagnóstico micológico da esporotricose é a cultura em ágar Sabouraud dextrose com cloranfenicol ou ágar Mycosel®. O crescimento a 25 °C ocorre geralmente a partir do 4º dia, sendo inicialmente uma colônia de coloração bege e aspecto membranoso e, após alguns dias, surge um halo acastanhado, acinzentado ou enegrecido. No microcultivo em lâmina, o fungo apresenta hifas hialinas septadas e conídios ovais ou piriformes dispostos em forma de margarida na extremidade do conidióforo.[8,14]

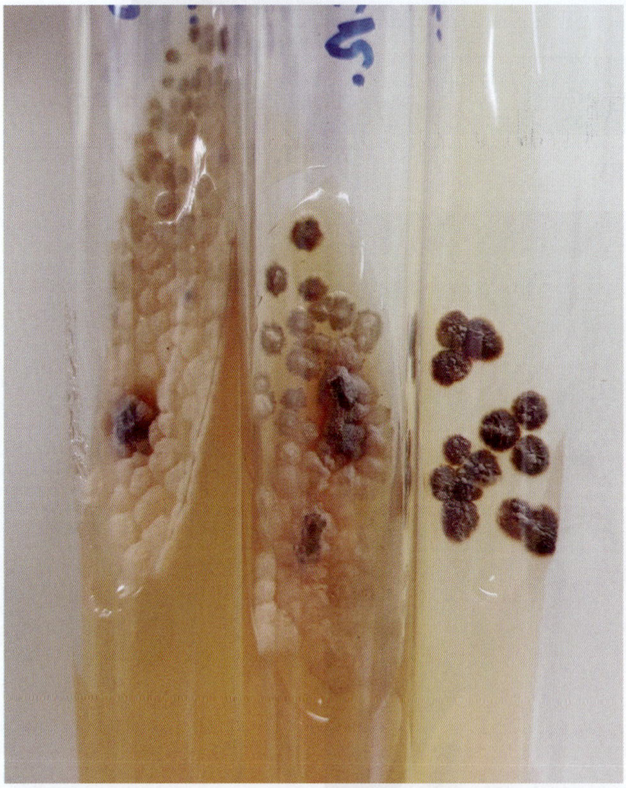

■ **Figura 72.7** Macromorfologia de culturas de Sporothrix sp. em ágar Sabouraud a 25 °C, apresentando aspecto membranoso de colorações, inicialmente bege, que evoluem com surgimento de halo acastanhado-enegrecido pigmentando progressivamente a colônia.

Histopatologia

O isolamento do fungo em meio de cultura, embora nem sempre disponível, é o método diagnóstico padrão-ouro. Ocasionalmente, resultados falso-negativos ocorrem em razão da falta de crescimento de fungos ou por contaminação bacteriana. Assim, é importante o estudo histopatológico não só para confirmar a suspeita clínica, mas também para se afastar os diversos diagnósticos diferenciais já mencionados.

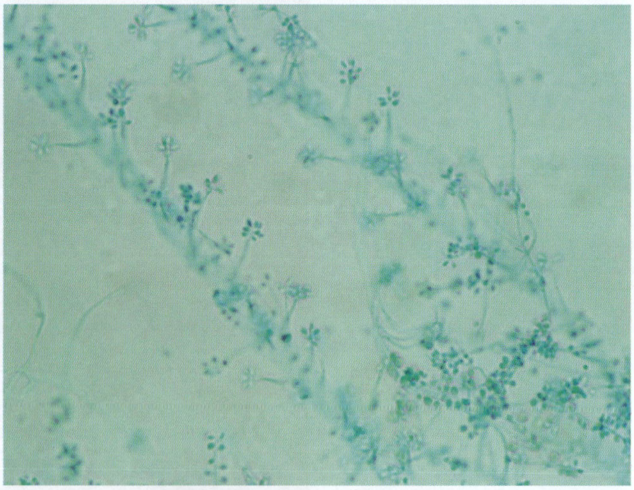

■ **Figura 72.8** Micromorfologia (cultivo em lâmina, azul de algodão x200) de Sporothrix sp. evidenciando hifas septadas hialinas e diversos conidióforos com conídios em disposição de "margarida" em suas extremidades.

Histopatologicamente, a esporotricose se apresenta na coloração de hematoxilinaeosina como dermatite granulomatosa difusa crônica, sendo os "granulomas supurativos" ou "piogranulomas" (granulomas centrados em abscessos) os mais característicos. Os cortes histológicos podem apresentar hiperceratose, acantose e microabscessos intraepidérmicos. A presença de um infiltrado linfoplasmático ao redor dos granulomas também é descrita, sendo que alguns investigadores se referem aos piogranulomas rodeados por esse tipo de infiltrado como "granulomas esporotricóticos". Entretanto, outras apresentações histológicas granulomatosas já foram descritas.[38]

Classicamente, considera-se que o exame histológico da esporotricose é paucifúngico, ou seja, com raros patógenos evidenciados na coloração de Grocott-Gomori ou *periodic acid-Schiff* (PAS). Assim, o Sporothrix sp. pode ser visto na forma de leveduras ou corpos de asteroides, que são estruturas fúngicas circundadas por projeções eosinofílicas radiais, provavelmente um depósito de imunoglobulina aderido à parede do micro-organismo. No entanto, pode ocorrer em outras doenças infecciosas ou granulomatosas. Em estudo sobre a análise de 119 exames histopatológicos de esporotricose cutânea, o fungo foi detectado apenas na minoria dos casos (35,3%) e, quando detectável, geralmente estava presente em pequenas quantidades.[38]

Exames sorológicos e moleculares

Exames como imunohistoquímica, detecção de anticorpo sérico e detecção molecular por reação em cadeia da polimerase (PCR) têm alta sensibilidade e especificidade, mas nem sempre são disponíveis comercialmente. O exame sorológico pelo método enzimaimunoensaio (do tipo ELISA) com o antígeno SsCBF (*Sporothrix schenckii* com A-*binding fraction*), para detecção de anticorpos da classe IgG no soro de pacientes, apresenta altas taxas de sensibilidade e de especificidade nas diversas formas de esporoticose. É um bom método de diagnóstico e prognóstico, especialmente se nenhuma lesão clínica pode ser avaliada.[39] Para identificar o fungo em tecidos, exsudatos e cultura, PCR e análise de polimorfismo de fragmentos de restrição utilizando a reação em cadeia da polimerase (PCR-RFLP) são utilizados. São técnicas complexas e demoradas, com resultados variáveis, geralmente só disponíveis em centros de pesquisa.[40]

■ TRATAMENTO

As drogas utilizadas no tratamento da esporotricose são a solução saturada de iodeto de potássio, itraconazol, terbinafina e anfotericina B. Métodos físicos como a crioterapia, eletrocicurgia ou mesmo a termoterapia são tratamentos coadjuvantes ao medicamentoso. A escolha da terapêutica a ser utilizada depende da forma clínica e da extensão do quadro da esporotricose.[8]

Itraconazol

O itraconazol é a droga de escolha para o tratamento da esporotricose cutânea ou mesmo sistêmica, mas não nas formas disseminadas. É utilizado na dose de 100 a 400 mg/dia, dependendo da extensão do quadro, até a cura clínica, que ocorre em 3 a 6 meses. Nos estudos com uso de itraconazol em pulsos (400 mg/dia, 1 semana por mês), os índices de cura foram semelhantes aos obtidos com a terapia contínua, com 3 a 4 pulsos. A dose em crianças é de 3 a 5 mg/kg/dia, porém a droga não é disponível na forma de solução oral no Brasil. O itraconazol tem nível de evidência científica AII, o que o classifica como uma droga segura e eficaz. Deve ser monitorado com exames gerais e função hepática por ser hepatotóxico, além de ser teratogênico (risco C para gestantes e lactantes). Age na síntese do ergosterol da membrana celular do fungo, tendo ação fungistática. Sua metabolização depende do CYP3A4, ocasionando diversas interações medicamentosas, com aumento ou diminuição da concentração do itraconazol ou de medicamentos em uso concomitante, especialmente os anticoncepcionais orais. É contraindicado em pacientes com insuficiência cardíaca por causa de seu efeito inotrópico negativo no músculo cardíaco.[8,48]

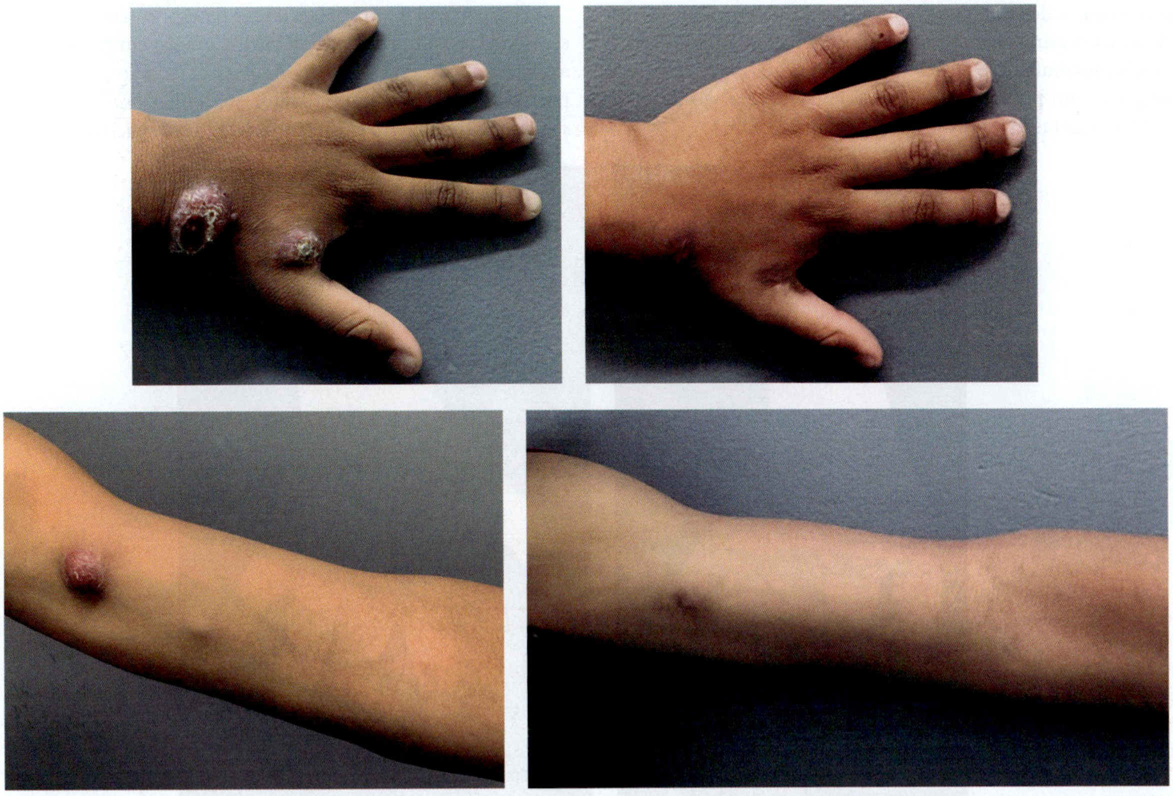

■ **Figura 72.9** Paciente com membro superior esquerdo acometido pela forma linfocutânea. Tratado com itraconazol, apresenta cura do cancro de inoculação (antes e depois) e das lesões no braço em trajeto linfático (antes e depois).

Iodeto de potássio

O primeiro e mais tradicional tratamento é o iodeto de potássio em solução saturada usado por De Beurmann em 1907. Por ser eficaz, foi e ainda é muito utilizado no nosso meio para o tratamento da esporotricose cutânea.[42]

A solução saturada iodeto (SSKI) de potássio foi utilizada por muitos anos para o tratamento da esporotricose. Tem índices de cura de até 89% nas formas cutâneas e é uma medicação barata. No entanto, não é eficaz nas formas sistêmicas disseminadas ou em pacientes imunocomprometidos. Em estudo retrospectivo de esporotricose cutânea, realizado em 2011 por Yamada e colaboradores em 24 anos, todos os pacientes foram tratados com SSKI. A forma linfocutânea foi a mais prevalente, com índice de cura de 94,7% e efeitos colaterais em 5,5% dos casos.[42]

O iodeto de potássio (KI) não é um antifúngico, e seu mecanismo de ação está pouco esclarecido. É conhecida sua ação no sistema imunológico, na desestruturação de granulomas, na quimiotaxia de neutrófilos, na fagocitose do gênero Sporothrix e na inibição da formação de biofilme nas fases filamentosas e leveduriformes.[43,44] Em estudo experimental realizado em pele de ratos, os resultados revelaram que um aumento na expressão de IL-10 é um dos mecanismos da ação anti-inflamatória do KI.[45]

A SSKI deve ser manipulada utilizando 100 g do sal KI em 70 mL de água destilada, em que cada gota da solução contém 0,07 g/KI. Deve-se iniciar o tratamento para adultos com 2 g/dia, aumentando progressivamente até 4 g/dia, em duas tomadas. Em crianças, é preconizada a metade da dose. É indicada nas formas cutâneas de esporotricose e nas formas imunorreativas em virtude de sua ação anti-inflamatória. Assim como o itraconazol, a SSKI tem nível de evidência científica AII, portanto uma droga segura e eficaz. Está contraindicada em pacientes com formas sistêmicas disseminadas, tireoidopatias e doenças autoimunes. É droga de risco D para gestantes e lactantes. Os efeitos colaterais mais observados são gosto metálico na boca e erupção acneiforme. O tempo de tratamento varia de 3 a 6 meses, dependendo da extensão do quadro, e a suspensão se dá quando ocorre cura clínica.[8]

Outro estudo, realizado com 102 pacientes e com longa experiência prática, concluiu que doses menores administradas 2 vezes ao dia têm a mesma eficácia e segurança que as preconizadas na literatura de SSKI. Nesta situação, formulam-se 50 g de KI em 50 mL de água destilada (0,05 g ao gota) com posologia de 28 a 35 gotas, 2 vezes ao dia para adultos, e 14 a 21 gotas 2 vezes/dia na faixa pediátrica.[45]

Terbinafina

A terbinafina também é uma boa opção terapêutica na esporotricose cutânea, em pacientes com contraindicação ao itraconazol ou KI. Tem nível de evidência científica AII, assim como o itraconazol e a SSKI. Em estudo de esporotricose sistêmica experimental, a terbinafina se mostrou com atividade similar ou superior à do itraconazol.[47] É utilizada na dose de 250 a 500 mg/dia em adultos, dependendo da extensão do quadro, até a cura clínica. A dose pode ser administrada em crianças conforme o peso, sendo em crianças de até 20 kg, com 62,5 mg/dia; entre 20 e 40 kg, com 125 mg/dia; e acima de 40 kg, na dose de adulto. É importante orientar os pais quanto ao comprimido não poder ser triturado, pois é inativado no suco gástrico. A medicação deve ser monitorada com exames gerais e função hepática, podendo ser administrada em gestantes e lactantes (categoria B). Age na síntese do ergosterol da membrana celular do fungo, tendo ação fungicida. Sua metabolização depende do CYP2D6, pouco utilizada por outros medicamentos, o que ocasiona poucas interações medicamentosas. Também pode ser utilizada em pacientes com comorbidades, exceto lúpus eritematoso. Os efeitos colaterais mais relatados são cefaleia, náusea, alteração do paladar e neutropenia.[8]

Anfotericina B

A anfotericina B na forma desoxicolato ou lipossomal está indicada em pacientes com quadros sistêmicos graves ou disseminados, imunossupressão severa, além de gestantes e lactantes com formas mais graves ou extensas (categoria B). A anfotericina B é um polieno que também age na síntese do ergosterol da membrana celular do fungo, alterando sua permeabilidade. A forma desoxicolato é administrada via endovenosa na dose de 0,1 a 1 mg/kg/dia, com dose total acumulada de 1 a 3 g. É nefrotóxica e cardiotóxica, devendo ser monitorada com exames gerais, principalmente a função renal e os níveis de potássio. Quando ocorre melhora do estado clínico do paciente, a anfotericina B pode ser substituída por itraconazol ou terbinafina.[8]

Posaconazol

Posaconazol é uma droga eficaz na esporotricose sistêmica e disseminada. Estudo realizado *in vitro* e *in vivo* em modelo animal para avaliar a eficácia da anfotericina B associada ao posaconazol em esporotricose sistêmica causada por *Sporothrix brasiliensis* e *Sporothrix schenckii sensu stricto* demonstrou efeito sinérgico das duas drogas.[48]

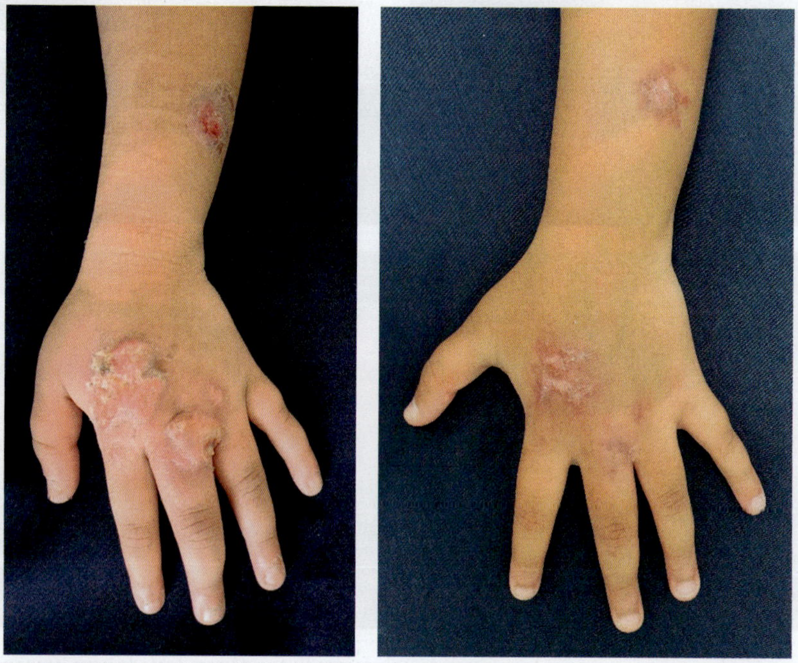

Figura 72.10 Paciente com forma linfocutânea tratada com solução saturada de iodeto de potássio (antes e depois).

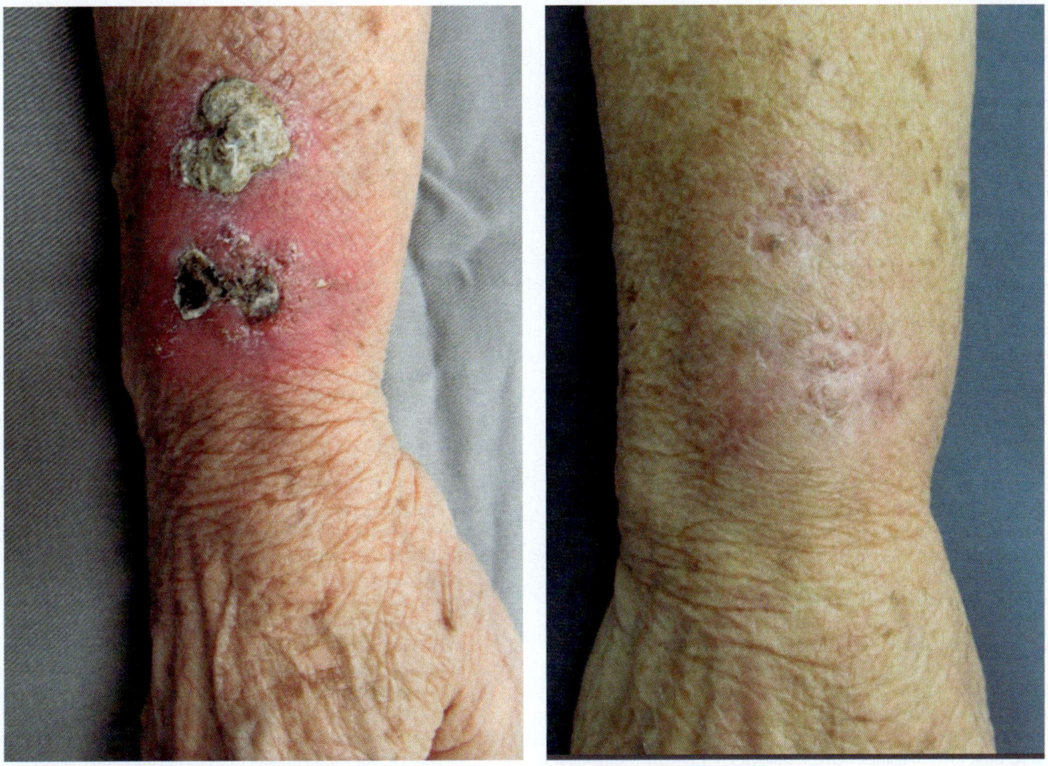

■ **Figura 72.11** Paciente com forma linfocutânea tratada com terbinafina por apresentar contraindicação ao iodeto de potássio e com itraconazol (antes e depois).

Tratamentos não medicamentosos

A crioterapia com nitrogênio líquido pode ser utilizada como tratamento de escolha em lesões cutâneas fixas localizadas, ou como tratamento coadjuvante ao medicamentoso. A crioterapia induz a resposta inflamatória celular e humoral local no tecido, com seu efeito necrótico e, consequentemente, destrutivo para os fungos, sobretudo em lesões ulcerovegetantes ou nodulares espessas.[49]

A termoterapia pode ser indicada em quadros extensos quando há contraindicação da terapia medicamentosa, especialmente em gestantes. A resposta decorre da termossensibilidade de fungos como o Sporothrix spp. a temperaturas extremas.[50]

A eltrocirurgia também age desnaturando as proteínas por meio do calor gerado pela corrente elétrica, causando a destruição do tecido tratado e do fungo.[51]

Referências bibliográficas

1. Harvey AM. Two mycoses first described at Johns Hopkins. Johns Hopkins Med J. 1974;135(2):114-23.
2. Schenck BR. On refractory subcutaneous abscess caused by a fungus possibly related to the Sporothricha. Bull Johns Hopkins Hosp. 1898;93:286-90.
3. Sellera FP, Larsson CE. Etymologia: Sporothrix schenckii. Emerg Infect Dis. 2019;25(9):1631.
4. Aram H. Sporotrichosis. A historical approach. Int J Dermatol. 1986 Apr;25(3):203-5. doi: 10.1111/j.1365-4362.1986.tb02221.x.
5. Rodrigues AM, Della Terra PP, Gremião ID, Pereira SA, Orofino-Costa R, de Camargo ZP. The threat of emerging and re-emerging pathogenic Sporothrix species. Mycopathologia. 2020 Oct;185(5):813-842. doi: 10.1007/s11046-020-00425-0.
6. Montenegro H, Rodrigues AM, Dias MA, da Silva EA, Bernardi F, de Camargo ZP. Feline sporotrichosis due to Sporothrix brasiliensis: an emerging animal infection in São Paulo, Brazil. BMC Vet Res. 2014 Nov 19;10:269. doi: 10.1186/s12917-014-0269-5.
7. Barros MB, de Almeida Paes R, Schubach AO. Sporothrix schenckii and Sporotrichosis. Clin Microbiol Rev. 2011 Oct;24(4):633-54. doi: 10.1128/CMR.00007-11.
8. Orofino-Costa R, Macedo PM, Rodrigues AM, Bernardes-Engemann AR. Sporotrichosis: an update on epidemiology, etiopathogenesis, laboratory and clinical therapeutics. An Bras Dermatol. 2017 Sep-Oct;92(5):606-620. doi: 10.1590/abd1806-4841.2017279.
9. Viana PG, Figueiredo ABF, Gremião IDF, de Miranda LHM, da Silva Antonio IM, Boechat JS, de Sá Machado AC, de Oliveira MME, Pereira SA. Successful Treatment of Canine Sporotrichosis with Terbinafine: Case Reports and Literature Review. Mycopathologia. 2018 Apr;183(2):471-478. doi: 10.1007/s11046-017-0225-6.
10. Schubach A, de Lima Barros MB, Schubach TM, Francesconi-do-Valle AC, Gutierrez-Galhardo MC, Sued M, de Matos Salgueiro M, Fialho-Monteiro PC, Reis RS, Marzochi KB, Wanke B, Conceição-Silva F. Primary conjunctival sporotrichosis: two cases from a zoonotic epidemic in Rio de Janeiro, Brazil. Cornea. 2005 May;24(4):491-3. doi: 10.1097/01.ico.0000151504.26695.3e.
11. Chakrabarti A, Bonifaz A, Gutierrez-Galhardo MC, Mochizuki T, Li S. Global epidemiology of sporotrichosis. Med Mycol. 2015 Jan;53(1):3-14. doi: 10.1093/mmy/myu062.
12. Veasey JV, Neto MFN, Ruiz LRB, Zaitz C. Clinical and laboratory profile of urban sporotrichosis in a tertiary hospital in the city of São Paulo. An Bras Dermatol. 2021 Mar-Apr;96(2):245-248. doi: 10.1016/j.abd.2020.07.010.
13. Veasey JV, Sáfadi MAP. 50 Years Ago in The Journal of Pediatrics: Sporotrichosis in Childhood: An Emerging Yet Neglected Disease. J Pediatr. 2021 Jun;233:226. doi: 10.1016/j.jpeds.2021.02.045.
14. Schechtman RC, Falcão EMM, Carard M, García MSC, Mercado DS, Hay RJ. Sporotrichosis: hyperendemic by zoonotic transmission, with atypical presentations, hypersensitivity reactions and greater severity. An Bras Dermatol. 2022 Jan-Feb;97(1):1-13. doi: 10.1016/j.abd.2021.07.003.
15. Ribeiro ASA, Bisol T, Menezes MS. Parinaud's oculoglandular syndrome caused by Sporotrichosis. Rev Bras Ofalmol. 2010; 69: 317-322.
16. Veasey JV, Mayor SS, Proença CC, Lemes LR. Envolvimento ocular na esporoticose: relato de dois casos em crianças. An Br Drematol 2021; 96(3): 349-351.
17. Romero-Cabello R, Bonifaz A, Romero-Feregrino R, Sánchez CJ, Linares Y, Zavala JT, Romero LC, Romero-Feregrino R, Vega JT. Disseminated sporotrichosis. BMJ Case Rep. 2011 Mar 25;2011:bcr1020103404. doi: 10.1136/bcr.10.2010.3404.
18. Gullberg RM, Quintanilla A, Levin ML, Williams J, Phair JP. Sporotrichosis: recurrent cutaneous, articular, and central nervous system infection in a renal transplant recipient. Rev Infect Dis. 1987 Mar-Apr;9(2):369-75. doi: 10.1093/clinids/9.2.369.

19. Moreira JA, Freitas DF, Lamas CC. The impact of sporotrichosis in HIV-infected patients: a systematic review. Infection. 2015 Jun;43(3):267-76. doi: 10.1007/s15010-015-0746-1.
20. Severo LC, Festugato M, Bernardi C, Londero AT. Widespread cutaneous lesions due to Sporothrix schenckii in a patient under a long-term steroids therapy. Rev Inst Med Trop Sao Paulo. 1999 Jan-Feb;41(1):59-62. doi: 10.1590/s0036-46651999000100010.
21. Yap FB. Disseminated cutaneous sporotrichosis in an immunocompetent individual. Int J Infect Dis. 2011 Oct;15(10):e727-9. doi: 10.1016/j.ijid.2011.05.005.
22. Orofino-Costa R, Unterstell N, Carlos Gripp A, de Macedo PM, Brota A, Dias E, de Melo Teixeira M, Felipe MS, Bernardes-Engemann AR, Lopes-Bezerra LM. Pulmonary cavitation and skin lesions mimicking tuberculosis in a HIV negative patient caused by Sporothrix brasiliensis. Med Mycol Case Rep. 2013 Feb 16;2:65-71. doi: 10.1016/j.mmcr.2013.02.004.
23. Aung AK, Teh BM, McGrath C, Thompson PJ. Pulmonary sporotrichosis: case series and systematic analysis of literature on clinico-radiological patterns and management outcomes. Med Mycol. 2013 Jul;51(5):534-44. doi: 10.3109/13693786.2012.751643.
24. Lederer HT, Sullivan E, Crum-Cianflone NF. Sporotrichosis as an unusual case of osteomyelitis: A case report and review of the literature. Med Mycol Case Rep. 2016 Apr 7;11:31-5. doi: 10.1016/j.mmcr.2016.04.001.
25. Ramos V, Astacio GS, do Valle ACF, de Macedo PM, Lyra MR, Almeida-Paes R, Oliveira MME, Zancopé-Oliveira RM, Brandão LGP, Quintana MSB, Gutierrez-Galhardo MC, Freitas DFS. Bone sporotrichosis: 41 cases from a reference hospital in Rio de Janeiro, Brazil. PLoS Negl Trop Dis. 2021 Mar 17;15(3):e0009250. doi: 10.1371/journal.pntd.0009250.
26. Freitas DF, Lima MA, de Almeida-Paes R, Lamas CC, do Valle AC, Oliveira MM, Zancopé-Oliveira RM, Gutierrez-Galhardo MC. Sporotrichosis in the Central Nervous System Caused by Sporothrix brasiliensis. Clin Infect Dis. 2015 Aug 15;61(4):663-4. doi: 10.1093/cid/civ361.
27. Freitas DF, Valle AC, Cuzzi T, Brandão LG, Zancope-Oliveira RM, Galhardo MC. Sweet syndrome associated with sporotrichosis. Br J Dermatol. 2012 Jan;166(1):212-3. doi: 10.1111/j.1365-2133.2011.10496.x.
28. Orofino-Costa R, Bóia MN, Magalhães GA, Damasco PS, Bernardes-Engemann AR, Benvenuto F, Silva IC, Lopes-Bezerra LM. Arthritis as a hypersensitivity reaction in a case of sporotrichosis transmitted by a sick cat: clinical and serological follow up of 13 months. Mycoses. 2010 Jan;53(1):81-3. doi: 10.1111/j.1439-0507.2008.01661.x.
29. Carvalho GSM, Veasey JV. Immunoreactive cutaneous sporotrichosis. An Bras Dermatol. 2020 Nov-Dec;95(6):737-739. doi: 10.1016/j.abd.2019.11.015.
30. Pereira MA, Freitas RJ, Nascimento SB, Pantaleão L, Vilar EG. Sporotrichosis: A Clinicopathologic Study of 89 Consecutive Cases, Literature Review, and New Insights About Their Differential Diagnosis. Am J Dermatopathol. 2020 Oct;42(10):751-755. doi: 10.1097/DAD.0000000000001617.
31. Tobin EH, Jih WW. Sporotrichoid lymphocutaneous infections: etiology, diagnosis and therapy. Am Fam Physician. 2001 Jan 15;63(2):326-32.
32. Tirado-Sánchez A, Bonifaz A. Nodular Lymphangitis (Sporotrichoid Lymphocutaneous Infections). Clues to Differential Diagnosis. J Fungi (Basel). 2018 May 9;4(2):56. doi: 10.3390/jof4020056.
33. Rawal RC, Mangla K. Sporotrichoid pattern of malignant melanoma. Indian J Dermatol Venereol Leprol. 2008 Jan-Feb;74(1):70-1. doi: 10.4103/0378-6323.38422.
34. Alvarez-Rivero V, Hernandez-Castro R, Moreno-Coutiño G, Lozano-Platonoff A. Disseminated Sporotrichosis: An Important Differential Diagnosis for Venous Ulcers. Adv Skin Wound Care. 2020 Sep;33(9):1-3. doi: 10.1097/01.ASW.0000666908.88965.35.
35. Cotino Sánchez A, Torres-Alvarez B, Gurrola Morales T, Méndez Martínez S, Saucedo Gárate M, Castanedo-Cazares JP. Mycosis fungoides-like lesions in a patient with diffuse cutaneous sporotrichosis. Rev Iberoam Micol. 2015 Jul-Sep;32(3):200-3. doi: 10.1016/j.riam.2014.06.009.
36. Tilak R, Kumari V, Bansal M, Sharma T, Pandey SS. Lymphocutaneous sporotrichosis in an adolescent girl presenting as mycetoma. Int J Low Extrem Wounds. 2012 Sep;11(3):184-6. doi: 10.1177/1534734612457571.
37. Agger WA, Caplan RH, Maki DG. Ocular sporotrichosis mimicking mucormycosis in a diabetic. Ann Ophthalmol. 1978 Jun;10(6):767-71.
38. Quintella LP, Passos SR, do Vale AC, Galhardo MC, Barros MB, Cuzzi T, Reis Rdos S, de Carvalho MH, Zappa MB, Schubach Ade O. Histopathology of cutaneous sporotrichosis in Rio de Janeiro: a series of 119 consecutive cases. J Cutan Pathol. 2011 Jan;38(1):25-32. doi: 10.1111/j.1600-0560.2010.01626.x.
39. Fernandes GF, Lopes-Bezerra LM, Bernardes-Engemann AR, Schubach TM, Dias MA, Pereira SA, de Camargo ZP. Serodiagnosis of sporotrichosis infection in cats by enzyme-linked immunosorbent assay using a specific antigen, SsCBF, and crude exoantigens. Vet Microbiol. 2011 Jan 27;147(3-4):445-9. doi: 10.1016/j.vetmic.2010.07.007.
40. Rodrigues AM, de Hoog GS, de Camargo ZP. Molecular Diagnosis of Pathogenic Sporothrix Species. PLoS Negl Trop Dis. 2015 Dec 1;9(12):e0004190. doi: 10.1371/journal.pntd.0004190.
41. Bonifaz A, Fierro L, Saúl A, Ponce RM. Cutaneous sporotrichosis. Intermittent treatment (pulses) with itraconazole. Eur J Dermatol. 2008 Jan-Feb;18(1):61-4. doi: 10.1684/ejd.2008.0312.
42. Yamada K, Zaitz C, Framil VM, Muramatu LH. Cutaneous sporotrichosis treatment with potassium iodide: a 24 year experience in São Paulo State, Brazil. Rev Inst Med Trop Sao Paulo. 2011 Mar-Apr;53(2):89-93. doi: 10.1590/s0036-46652011000200006.
43. Como citar este artigo: Lyra MR, Sokoloski V, de Macedo PM, Azevedo ACP. Sporotrichosis refractory to conventional treatment: therapeutic success with potassium iodide. An Bras Dermatol. 2021;96:231-3.
44. Brilhante RSN, Silva MLQD, Pereira VS, de Oliveira JS, Maciel JM, Silva INGD, Garcia LGS, Guedes GMM, Cordeiro RA, Pereira-Neto WA, de Camargo ZP, Rodrigues AM, Sidrim JJC, Castelo-Branco DSCM, Rocha MFG. Potassium iodide and miltefosine inhibit biofilms of Sporothrix schenckii species complex in yeast and filamentous forms. Med Mycol. 2019 Aug 1;57(6):764-772. doi: 10.1093/mmy/myy119.
45. Hayashi S, Ishikawa S, Ishii E, Koike M, Kaminaga T, Hamasaki Y, Sairenchi T, Kobashi G, Igawa K. Anti-Inflammatory Effects of Potassium Iodide on SDS-Induced Murine Skin Inflammation. J Invest Dermatol. 2020 Oct;140(10):2001-2008. doi: 10.1016/j.jid.2020.01.028. Epub 2020 Feb 25. PMID: 32109455.
46. Macedo PM, Lopes-Bezerra LM, Bernardes-Engemann AR, Orofino-Costa R. New posology of potassium iodide for the treatment of cutaneous sporotrichosis: study of efficacy and safety in 102 patients. J Eur Acad Dermatol Venereol. 2015 Apr;29(4):719-24. doi: 10.1111/jdv.12667.
47. Meinerz AR, Xavier MO, Cleff MB, Madrid IM, Nobre MO, Meireles MC, de Mello JR. Efficacy of terbinafine and itraconazole on a experimental model of systemic sporotrichosis. Braz J Microbiol. 2008 Oct;39(4):734-7. doi: 10.1590/S1517-838220080004000025.
48. Mario DN, Guarro J, Santurio JM, Alves SH, Capilla J. In Vitro and In Vivo Efficacy of Amphotericin B Combined with Posaconazole against Experimental Disseminated Sporotrichosis. Antimicrob Agents Chemother. 2015 Aug;59(8):5018-21. doi: 10.1128/AAC.00052-15.
49. Fichman V, do Valle ACF, Freitas DFS, Sampaio FMS, Lyra MR, de Macedo PM, Almeida-Paes R, de Oliveira RVC, Gutierrez-Galhardo MC. Cryosurgery for the treatment of cutaneous sporotrichosis: experience with 199 cases. Br J Dermatol. 2019 Jun;180(6):1541-1542. doi: 10.1111/bjd.17532.
50. Costa RO, Bernardes-Engemann AR, Azulay-Abulafia L, Benvenuto F, Neves Mde L, Lopes-Bezerra LM. Sporotrichosis in pregnancy: case reports of 5 patients in a zoonotic epidemic in Rio de Janeiro, Brazil. An Bras Dermatol. 2011 Sep-Oct;86(5):995-8. English, Portuguese. doi: 10.1590/s0365-05962011000500020.
51. Soeiro Sampaio FM, Sguissardi de Oliveira D, Saraiva Freitas DF, Francesconi do Valle AC. Electrosurgery as Adjuvant Therapy for Cutaneous Sporotrichosis. Dermatol Surg. 2020 Jan;46(1):140-142. doi: 10.1097/DSS.0000000000001746.

Walter Belda Junior • Luiz Felipe Domingues Passero

Cromoblastomicose

CONCEITO

Dermatose infecciosa crônica, granulomatosa e supurativa, classificada entre as micoses subcutâneas, causada por espécies de fungos pigmentados demáceos, mais prevalente em regiões tropicais e subtropicais e causada pela implantação traumática de espécies de fungos demáceos, em que a presença de corpos muriformes é uma expressão do agente causal no tecido enxertado, característico da doença. Considerada a segunda micose de implantação no mundo, a cromoblastomicose (CMB) manifesta-se com lesões de crescimento lento e progressivo de placas exofíticas e verrucosas e pontos pretos na superfície.

É considerada uma doença ocupacional, que ocorre principalmente entre os trabalhadores agrícolas e colhedores de coco, babaçu, lenhadores e comerciantes de produtos agrícolas. Além disso, as pessoas mais vulneráveis geralmente trabalham com métodos convencionais de cultivo e colheita de plantas, tornando mais fácil para os humanos entrarem em contato com os agentes etiológicos. Além disso, esse grupo vulnerável de humanos às vezes trabalha sem qualquer tipo de proteção, como luvas, sapatos ou roupas, que podem prevenir lesões de pele e infecção subsequente.[1]

É importante destacar que as pessoas em risco de contrair CBM trabalham em países tropicais, onde a temperatura pode ser superior a 40 °C no verão, e geralmente se recusam a usar equipamentos de proteção durante o dia (sapatos, luvas, roupas etc.), embora saibam que esse tipo de medida profilática pode prevenir diferentes tipos de doenças. Essas pessoas vulneráveis geralmente vivem em países de baixa renda e às vezes vivem longe dos serviços médicos e, uma vez infectadas, não procuram atendimento médico. Além disso, o tratamento demora muito tempo, e alguns pacientes abandonam a terapia.

Outro fator importante é a condição socioeconômica desses pacientes, pois às vezes não podem pagar por equipamentos de proteção ou até mesmo medicamentos para seu tratamento.

HISTÓRICO

O primeiro relato de CMB é atribuído a Max Rudolph, em 1914, em pacientes residindo em Minas Gerais, no qual o autor faz descrição clínica detalhada de enfermidade de localização acral denominada por ele "figueira", contendo informações sobre o isolamento de fungo pigmentado em quatro dos seis casos documentados.[2]

O estudo dessa doença teve início em 1911 no Brasil, com Pedroso e Gomes, os quais observaram uma doença verrucosa em quatro pacientes, nos quais registraram a presença de células arredondadas, acastanhadas, em material de biópsias de pele, correspondendo às atuais células muriformes. Inicialmente, a moléstia foi considerada como associada à paracoccidioidomicose e, em virtude disso, foi denominada "blastomicose negra".[3]

Lane e Medlar, em publicações individuais, foram os primeiros a isolar e classificar o agente causal e sugerir a denominação *Phialophora verrucosa*, nomina que persiste até o presente.[4,5] Em seus trabalhos, relataram o primeiro caso de CBM nos Estados Unidos, o qual apresentava lesão verrucosa na região glútea direita similar à tuberculose verrucosa cútis, porém seu exame anatomopatológico evidenciava células muriformes.

Em 1928, Hoffman relatou dez casos de uma doença semelhante à CBM, observados por Guiteras em Cuba em 1908, mas não publicados.[6]

O primeiro caso fora das Américas foi descrito por Montpellier e Catanei em 1927 em um paciente argelino.[7] O segundo caso nos Estados Unidos foi relatado por Wilson e colaboradores em 1933.[8]

O termo "cromoblastomicose" foi inicialmente utilizado por Terra e colaboradores em 1922, para diferenciar a doença fúngica encontrada no Brasil daquelas englobadas na chamada "síndrome/dermatite verrucosa".[9,10]

A denominação "cromomicose" foi proposta por Moore e Almeida em 1935[11] e logo passou a denominar todas as infecções causadas por fungos pigmentados, o que gerou publicações descrevendo casos de cromomicose disseminada ou cerebral. Para melhor conceituar as infecções causadas por fungos demáceos, em 1975 Ajello resgatou a denominação "cromoblastomicose" e criou o termo "feo-hifomicose" para agrupar as doenças sistêmicas e mesmo cutâneas causadas por fungos demáceos, no geral oportunísticas, e que não correspondiam ao conceito clássico de CMB.[12] Segundo Ajello e McGinnis, há que se levar em conta os aspectos clínicos, histopatológicos e micológicos na diferenciação das micoses causadas por fungos demáceos, e o elemento de diferenciação fundamental é a expressão do agente no tecido, como a presença de células muriformes na CMB e hifas e leveduras nos casos de feo-hifomicoses.[13]

Desde a descrição do primeiro caso de CMB, diferentes formas clínicas têm sido descritas e uma diversidade de espécies patogênicas de fungos foram incriminadas no desenvolvimento dessa doença. Essas espécies vivem em material orgânico no solo, em plantas e ambientes aquáticos; assim, além de ser considerada uma doença nova, há um quadro epidemiológico complexo associado à transmissão desse agente.

EPIDEMIOLOGIA

Ocorre com maior frequência dentro de uma zona entre 30° latitude norte e 30° latitude sul, coincidindo com as regiões tropicais e subtropicais.[14] Na África, ocorre principalmente em Madagascar e na África do Sul; na Ásia, predomina na Índia, na China e no Japão; ocorre também na Austrália e nas Américas, principalmente no Brasil, no México e na Venezuela.[15] É rara nos Estados Unidos e na Europa.[16-19] A doença também foi descrita desde a Guatemala até o Panamá,[20,21] Costa Rica[22] e Honduras.[23]

Na maioria dos relatos, o paciente é do sexo masculino, tem entre 30 e 50 anos de idade (sendo pouco frequente em adolescentes), exerce atividades relacionadas ao meio rural e apresenta lesões em áreas expostas. O histórico de trauma precedendo nem sempre é informado, mas se admite que a implantação traumática do agente é a causa principal, ou mesmo única, e em grande parte dos casos está relacionada à atividade profissional. O comprometimento é mais frequente nos membros inferiores, seguido pelos membros superiores e pelo segmento cefálico.[17-19,24] O acometimento do segmento cefálico é muito raro. Notavelmente, no entanto, os agentes etiológicos de CBM são difíceis de recuperar de seu ambiente em razão de seu estilo de vida saprobiótico.

Distribuição geográfica

As espécies mais frequentemente associadas à CBM pertencem aos gêneros Fonsecaea e Cladophialophora. As infecções decorrentes da Rinocladiella são menos frequentes, enquanto alguns casos foram associados a membros dos gêneros Phialophora e/ou Exophiala. Infecções por *Fonsecaea pedrosoi* e *Cladophialophora carrionii* são normalmente observadas em regiões tropicais e subtropicais, áreas de endemicidade em todo o mundo. Existem vários relatos abordando o reservatório dos agentes da CBM mais comuns: *C. carrionii* ocorre em áreas semiáridas, enquanto *F. pedrosoi* está associada a climas úmidos.[25-27]

Nas Américas, embora Lane e Medlar tenham descrito um dos primeiros casos de CBM nos Estados Unidos em 1915, os Estados Unidos não são uma área onde essa micose seja endêmica.[4,5]

Em comparação, as micoses de implantação no México são um problema de saúde frequente. A esporotricose e a CMB são as formas mais comuns de micose de implantação naquele país. Em estudos realizados até 2013, foram identificados 603 casos comprovados histologicamente, sendo o México considerado uma região onde a doença é altamente endêmica, sendo a *F. pedrosoi* o agente etiológico mais comum.[20,28]

A doença também foi descrita em toda a América Central, desde a Guatemala[29] até o Panamá.[30] Um grande número de casos foi descrito na Costa Rica,[22] em Honduras,[23] em El Salvador[21] e na Nicarágua, em ordem decrescente. A maioria dos casos surge na floresta tropical. Os dados epidemiológicos são semelhantes aos do México, com o fungo predominante isolado sendo *F. pedrosoi*, embora outras espécies também tenham sido relatadas.

No Caribe, ao contrário do que ocorre na América Central, a doença é a principal causa de micoses adquiridas por implantação. Cerca de 600 casos foram relatados na região. Desses casos, 450 pacientes eram da República Dominicana.[22] A maioria desses pacientes eram da região de floresta úmida do sul, que é considerada um foco de endemicidade, semelhante à região amazônica brasileira. Aproximadamente 100 casos foram relatados em Cuba,[31] e menos casos foram relatados em Porto Rico,[32] Jamaica e Haiti.[33]

Na América do Sul, a maioria dos casos de CBM foi descrita no Brasil. Com exceção do Chile, CBM foi relatado em todos os países sul-americanos. Depois do Brasil, Venezuela e Colômbia respondem pela maioria dos casos.

No Brasil, CBM é endêmica em muitas áreas geográficas, especialmente nas regiões do norte do país. O principal agente etiológico da CBM no Brasil é *F. pedrosoi*, seguido por relatos esporádicos de *P. verrucosa* e *E. spinifera*.

Seguindo um padrão semelhante ao observado para a paracoccidioidomicose, o número de novos casos de CBM está diminuindo em algumas regiões brasileiras. Isso é considerado uma consequência de várias modificações de métodos agrícolas, incluindo o maciço uso de fungicidas azólicos agrícolas e a mecanização agrícola progressiva, resultando em uma diminuição dos fatores de risco pela exposição ocupacional.[34,35]

Quanto à Ásia e à Oceania, o Japão tem a maior incidência de CBM entre as populações daquela região. O primeiro caso japonês foi descrito em 1930 por Kano, que relatou uma paciente com uma infecção incomum semelhante ao CBM na região facial, causada por *Hormiscium dermatitidis*.[36] Os casos são distribuídos por todo o país, cobrindo mais de 21 províncias. As taxas de prevalência mais altas foram encontradas nas províncias de Guangdong e Shandong.[37,38]

A Índia é conhecida por infecções autóctones por CBM. Em outras regiões, como Sri Lanka, Paquistão, Tailândia e Malásia, casos de CBM têm sido regularmente relatados, demonstrando seu caráter endêmico no sul e no leste da Ásia.[39-43]

Na Oceania, a CBM foi descrita pela primeira vez na Austrália e, até o momento, aproximadamente 200 casos foram relatados. Na Austrália, a doença tem como principal agente etiológico o *C. carrionii*, principalmente em decorrência das condições climáticas áridas. Poucos casos são relatados na Nova Zelândia e nas Ilhas Salomão.[44-47]

Na África, Madagascar representa o foco mais importante de CBM descrito até o momento em todo o mundo. Dados retrospectivos foram coletados por Brygoo e Segretain e por Esterre e colaboradores. No Instituto Pasteur de Madagascar, durante um período de 40 anos, estudos revelaram um dos maiores repositórios de casos de CBM, consistindo em 1.323 casos confirmados observados entre 1955 e 1995.[27,48,49] Esses autores descreveram dois ecossistemas distintos na ilha, um no norte, com clima de floresta tropical, onde predomina *F. pedrosoi*, e outro no sul, com região geográfica árida e seca, onde *C. carrionii* causa 41% das infecções cromoblastomicóticas. O isolamento desta última espécie na região desértica sugere que o desmatamento contínuo, para a produção de carvão vegetal e para a construção de moradias, constitui fator de risco ambiental associado a essa doença. Infelizmente, estudos epidemiológicos atualizados do continente africano são escassos, e a carga real de CBM na África pode ser subestimada.[27,49]

Na Europa, a CBM é incomum, sendo que os casos podem ter sido diagnosticados erroneamente como tuberculose cutânea, carcinoma de células escamosas, psoríase, bem como esporotricose ou outras condições infecciosas e não infecciosas que podem mimetizar a CBM.[10]

ETIOLOGIA

Os fungos que causam a CMB são demáceos e apresentam melanina na parede celular que interage com outras proteínas, lipídios e carboidratos, tornando-os mais resistentes aos raios ultravioleta, alta temperatura e radicais livres.[50,51] Esses fungos melanizados são saprófitos e são encontrados no solo, em plantas, madeiras e materiais orgânicos em decomposição.[51]

A doença é causada por fungos membros da ordem Chaetothyriales e da família Herpotrichiellaceae.[52] São várias as espécies de fungo que podem causar a CMB, sendo que no Brasil predomina o complexo *F. pedrosoi*, mas são também reconhecidos como agentes possíveis: *Phialophora verrucosa*, *C. carrionii*, *Rhinocladiella aquaspersa* e *Exophiala spinifera*, *Fonsecaea compacta*, *Cladophialophora arxii*, *Wangiella dermatitidis* e *Botryomyces caespitosus*.[53]

Recentemente, estudos moleculares e filogenéticos identificaram novas espécies dentro do complexo *F. pedrosoi*, sendo denominadas *Fonsecaea monophora*, *Fonsecaea nubica* e *Fonsecaea pugnacius*.[10,54] A *Fonsecaea pugbacius* é predominante na América Central, na América do Sul e no México, e as espécies *F. monophora* e *F. nubica* ocorrem principalmente na Ásia, na África e na Europa.[10,55] A *C. carrionii* é a espécie predominante nas áreas mais áridas da Venezuela.[56] As espécies *Rhinocladiella aquaspersa*, *Exophialia spinifera*, *E. jeanselmei* e *Wangiella dermatitidis* são raras como causa de CMB e não apresentam incidência particular em determinadas áreas.

Os agentes da CMB são isolados no solo, em vegetais, madeiras e provocam infecção por implantação traumática do fungo na pele, no geral em áreas do corpo não protegidas por vestimentas ou calçados.[57,58]

Desde a primeira descrição de CMB, diferentes agentes etiológicos foram descritos e, de acordo com os dados disponíveis, existem hoje pelo menos 41 espécies de fungos causadores da doença em humanos, que são organizados em diversas famílias[59] (Quadro 73.1).

Classicamente, a CMB é causada por fungos; no entanto, a bactéria *Mycobacterium marinum* foi acrescentada, pois pode simular a CMB em humanos. Essa espécie apresenta uma distribuição cosmopolita e é encontrada na água doce e na do mar, incluindo piscinas e aquários, e geralmente infecta peixes, anfíbios e répteis; raramente a infecção humana é documentada. A doença começa após contato traumático com animais infectados com a bactéria; e indivíduos imunossuprimidos estão particularmente em risco.[60]

De acordo com os dados disponíveis na base de dados MEDLINE, entre 2010 e 2022 a maioria dos casos foi causada por fungos dos gêneros Fonsecaea e Cladophialophora, e a maioria das espécies prevalentes que infectam humanos foram *F. pedrosoi* (353 casos relatados), *F. monophora* (113 casos relatados), *F. nubica* (75 casos relatados) e *C. carrionii* (53 casos notificados).[61]

■ FISIOPATOLOGIA

Dados recentes da literatura têm demonstrado que a maior agressividade da doença se deve particularmente à maior virulência e patogenicidade do agente etiológico.[10,62-64]

Vários fatores de virulência potenciais estão provavelmente envolvidos nessa doença, incluindo modificações da superfície celular, hidrofobicidade, remodelação da parede celular fúngica, secreção de enzimas proteolíticas e hidrolíticas, moléculas de adesão, incorporação de hidrocarbonetos aromáticos, montagem de sideróforos e, especialmente, a presença de melanina.[10]

A infecção é adquirida pela inoculação acidental do agente etiológico nos tecidos subcutâneos por meio de espinhos ou plantas diversas.[53,58]

As formas clínicas da doença podem estar associadas a resposta celular mediada por citocinas. Em casos graves, a produção de fator

Quadro 73.1 A cromoblastomicose é causada por 41 espécies de fungos e uma espécie de bactéria que se distribuem em várias famílias. Todas essas espécies causam cinco formas clínicas diferentes de doença. Além disso, a bactéria *Mycobacterium marinum* (família Mycobacteriaceae) causa na pele doença que se assemelha à CBM.

Família	Espécie	Forma clínica
Chaetomiaceae	*Dichotomopilus funicola* *Cladosporium cladosporioides* *Cladosporium herbarum*	Tipo tumoral Placa nodular, verrucosa Verrucosa, nodular
Cladosporiaceae	*Cladosporium langeronii* *Cladosporium sphaerospermum*	Tipo tumoral Não avaliável
Didymellaceae	*Ectophoma insulana*	Nodular, verrucosa, placa
Dothioraceae	*Aureobasidium pullulans* *Cladophialophora arxii* *Cladophialophora batiana* *Cladophialophora boppii* *Cladophialophora carrionii* *Cladophialophora samoensis* *Cladophialophora saturnica* *Cladophialophora yegresii* *Exophiala castellanii* *Exophiala dermatitidis* *Exophiala jeanselmei* *Exophiala pisciphila* *Exophiala psychrophila*	Nodular, verrucosa Nodular Placa, nodular Placa, nodular Nodular, tumoral, verrucosa, placa, cicatricial Não avaliável Nodular Não avaliável Não avaliável Nodular Nodular, verrucosa, tumoral Verrucosa Verrucosa, placa
Herpotrichiellaceae	*Exophiala spinifera* *Fonsecaea monophora* *Fonsecaea nubica* *Fonsecaea pedrosoi* *Fonsecaea pugnacius* *Phialophora americana* *Phialophora chinensis* *Phialophora macrospora* *Phialophora verrucosa* *Rhinocladiella aquaspersa* *Rhinocladiella similis* *Rhinocladiella tropicalis* *Veronaea botryosa*	Nodular, verrucosa, placa Tumoral, verrucosa, placa Nodular, tumoral, verrucosa, placa, cicatricial Nodular, tumoral, verrucosa, placa, cicatricial Verrucosa, placa Verrucosa, nodular, placa Placa Nodular, verrucosa, placa Nodular, verrucosa, placa Placa, verrucosa Nodular, verrucosa, placa Placa Nodular, verrucosa, placa
Hysteriaceae	*Rhytidhysteron rufulum*	Nodular
Microascaceae	*Scedosporium prolificans*	Nodular
Onygenaceae	*Chrysosporium keratinophilum* *Alternaria alternata* *Alternaria slovaca*	Nodular, verrucosa, placa Verrucosa, placa Não avaliável
Pleosporaceae	*Bipolaris spicifera* *Curvularia luneta* *Drechslera cynodontis*	Não avaliável Não avaliável Verrucosa, placa
Pleurostomataceae	*Pleurostomophora richardsiae*	Nodular, verrucosa, placa
Mycobacteriaceae	*Mycobacterium marinum*	Verrucosa, placa

Fonte: Desenvolvido pela autoria.

de necrose tumoral-α e interleucina 10 tem sido detectada. A incapacidade dos receptores *Toll-like* de reconhecer patógenos pode ser um componente-chave da patogênese dessa doença.[17]

Uma vez instalado no tecido, o fungo se transforma de uma forma filamentosa para uma forma característica da doença, conhecida como células fumagoides ou corpos muriformes. Em estudos *in vitro*, demonstrou-se que essa transformação ocorre em sete dias.[53] As células fumagoides maduras evoluem de maneira paralela e perpendicular, formando septos e provocando a ruptura da estrutura e, a partir de cada fragmento, uma nova célula fumagoide madura é formada, sendo que macrófagos e células polimorfonucleares são incapazes de destruir essas estruturas.[53]

A presença desses fungos acarreta o desenvolvimento de tecido fibroso na derme e tecido celular subcutâneo, provavelmente pela liberação de piridinolina produzida pelos fungos, induzindo o padrão de matriz celular de fibrose.[65]

O processo de fagocitose e destruição de fungos pode ser suprimido pela incapacidade dos receptores *Toll-like* de reconhecer o patógeno. Embora esses dados específicos já sejam conhecidos, poucos estudos descreveram as propriedades de fatores de virulência na modulação das células hospedeiras e, nesse caso, a melanina fúngica tem sido citada como uma molécula importante para proteger o fungo no ambiente intracelular. A melanina é um pigmento escuro encontrado em todos os reinos e, embora não seja essencial para a sobrevivência, em fungos, está relacionada à estrutura da parede celular e à patogenicidade.

Na verdade, esse pigmento tem elétrons desemparelhados em sua estrutura que são capazes de eliminar espécies reativas de oxigênio e nitrogênio, protegendo células fúngicas muriformes no ambiente hostil de macrófagos e neutrófilos, sendo que a melanina suprime a fagocitose.[66-68]

Outros antígenos estão envolvidos na adesão da célula hospedeira, na invasão e na sobrevivência no hospedeiro. Foi demonstrado que a ectofosfatase de *R. aquaspersa* está envolvida na adesão celular em células epiteliais, o que foi revertido quando os conídios eram anteriormente tratados com ortovanadato, molibdato e anticorpo antifosfatase.[69] Peptidase aspártica de *F. pedrosoi* foi outro antígeno implicado na clivagem da albumina e da laminina e foi associada à disseminação e à invasão de células muriformes ao longo dos tecidos.[70]

Alguns micro-organismos intracelulares infectam células hospedeiras com o auxílio de enzimas fosfolipases;[71,72] e, na CBM causada por *C. carrionii* e *F. pedrosoi*, foi encontrada uma associação entre alta atividade de fosfolipase e a gravidade das lesões; possivelmente, a presença de uma fosfolipase ativa permita que as células muriformes invadam mais células por digestão de fosfolipídios da membrana celular.[73] Além disso, fosfolipases estão envolvidas na conversão de araquidonato de membranas celulares a prostaglandinas; e especialmente a prostaglandina E2 é capaz de diminuir a atividade dos macrófagos, permitindo que micróbios intracelulares sobrevivam.

Diferentes espécies de fungos podem causar CMB em humanos e, possivelmente, cada uma tem classes específicas de moléculas que podem assumir algum papel próprio durante o processo de infecção; no entanto, a descrição sobre os antígenos responsáveis pela manutenção desses fungos em humanos pode ser útil como uma base molecular para compreender a relação entre esses patógenos e os hospedeiros. Portanto, considerando os dados disponíveis sobre antígenos de agentes etiológicos da CMB e sua interação com células hospedeiras, propomos um possível mecanismo de infecção e a propagação de fungos nos tecidos do hospedeiro (Figura 73.1).

A enzima ectofosfatase está envolvida na adesão celular de conídios na membrana celular das células, e a fosfolipase pode auxiliar no processo de invasão celular por meio de digestão de lipídios. No ambiente intracelular, conídios diferenciam-se em células muriformes e liberam melanina com elétrons desemparelhados que também têm a capacidade de inibir a fagocitose, como scavenger ROS e NOS. Além disso, alguns tipos de fosfolipases induzem a produção de prostaglandinas (PG), como a prostaglandina E2 (PGE2), que tem um efeito supressor em macrófagos. Fungos extracelulares (como células muriformes ou conídios) secretam peptidase aspártica, que é capaz de clivar laminina nos tecidos conjuntivos, garantindo que os fungos se espalhem através dos tecidos.

Possivelmente, a ectofosfatase, bem como outros marcadores moleculares associados a patógenos,[74,75] liga-se na superfície da célula hospedeira e, no ambiente intracelular, a melanina suprime o oxigênio reativo e o nitrogênio, permitindo a sobrevivência de fungos. A melanina pode suprimir o processo de fagocitose, e fungos extracelulares, pela ação da aspartato peptidase, são capazes de se espalhar através dos tecidos,

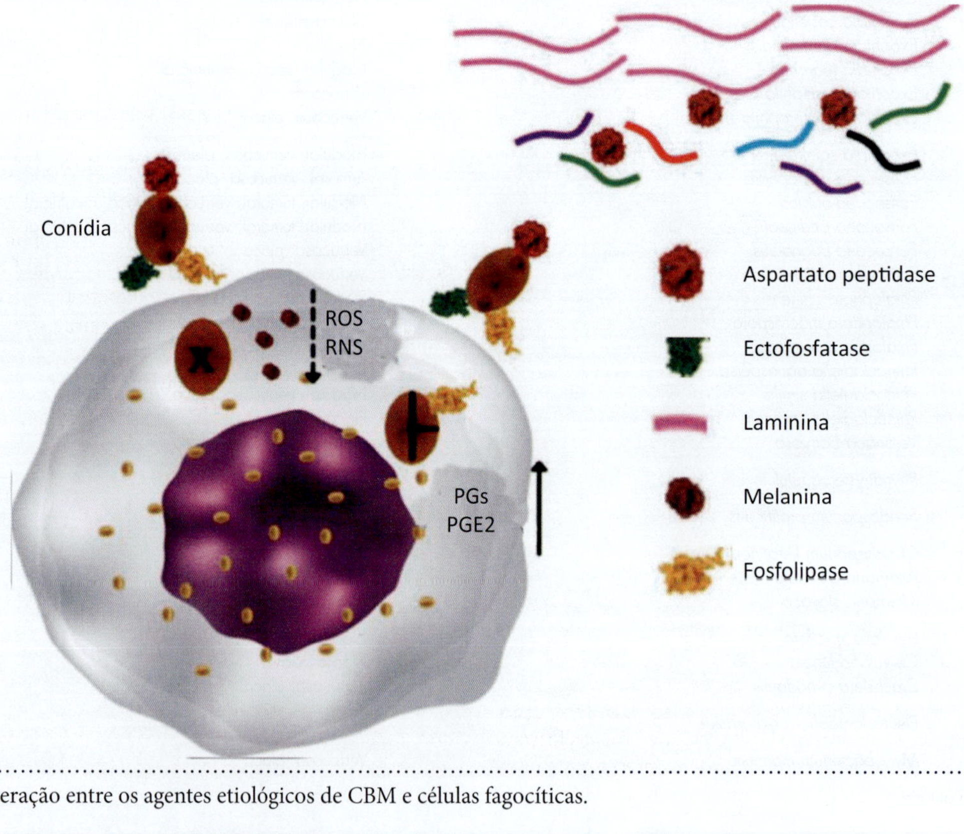

■ **Figura 73.1** Interação entre os agentes etiológicos de CBM e células fagocíticas.

garantindo a sobrevivência do parasita. A fosfolipase dos fungos pode ajudar na digestão de lipídios na membrana celular, o que deve facilitar o processo de infecção. Além disso, essas enzimas, especialmente a fosfolipase E2, convertem o araquidonato em prostaglandinas; algumas delas, como a prostaglandina E2, exibem propriedades supressivas em macrófagos, ajudando a persistência de células muriformes em células hospedeiras.

A diferenciação de hifas em células muriformes também contribui para a virulência desses fungos, uma vez que as células muriformes apresentam parede celular mais espessa do que as hifas e podem contribuir para a sobrevivência em hospedeiros mamíferos, como demonstrado durante a evolução de infecção em camundongos infectados com células muriformes de *F. pedrosoi*. Nessa situação, conídios e hifas foram aplicados para induzir a doença de autocura, enquanto as células muriformes induzem doenças crônicas[76] e o desenvolvimento de tecido fibroso.[77]

Resposta imune em cromoblastomicose

Barreiras epiteliais protegem o organismo de infecções, danos ambientais e desidratação. O colapso dessas barreiras naturais resulta em mudanças notáveis na morfologia, na fisiologia e nas respostas imunológicas em tecidos feridos. Após o dano, o tecido e as células imunológicas liberam metabólitos, quimiocinas e citocinas que aumentarão a permeabilidade do endotélio; além disso, mediadores imunológicos, junto às mudanças fenotípicas que ocorrem no endotélio, permitirão a adesão de leucócitos, a passagem de componentes do plasma para o tecido danificado e a ativação de células imunes.

Portanto, um processo inflamatório será estabelecido no local de entrada do agente etiológico da CBM e, nesse caso específico, os componentes da resposta imune inata interagirão primeiro com o patógeno.

Um grupo especial de proteínas, o complemento, atinge os tecidos lesados após a implantação traumática das hifas do fungo e desempenha um papel importante durante processos infecciosos e inflamatórios. Esse sistema pode ser ativado por vias diferentes; a ativação clássica é iniciada pela ligação do antígeno e do anticorpo. A via de ativação alternativa ocorre quando a proteína C3b liga-se diretamente à superfície do agente.

Todas essas vias convergem à ativação da molécula C3b, que desempenha um papel importante na opsonização do patógeno. A esse respeito, *F. pedrosoi* foi capaz de converter C3 e gerar o fator C5a quimioatraente após contato com soro humano, sugerindo que essa espécie do fungo ativa a via alternativa do complemento. Na verdade, em um estudo retrospectivo de Uribe e colaboradores, neutrófilos, células fagocíticas mononucleares e linfócitos demonstraram ser os tipos de células mais comuns no infiltrado inflamatório de pacientes com CBM, organizado concentricamente em torno de células muriformes.[78]

Embora esse estudo tenha analisado casos crônicos de CBM, é possível que a ativação do complemento possa atrair células de imunidade inata ao local da infecção, e células imunes, como os neutrófilos, parecem eliminar ou atacar células muriformes de *F. pedrosoi* na derme.[79] No entanto, os neutrófilos não eliminam elementos fúngicos intraepidérmicos.[80]

Embora experimental, modelos de CBM causados por *F. pedrosoi* ou *F. monophora* são autolimitados, e a importância dos neutrófilos na eliminação desses fungos foi observada e possivelmente envolve a interação de padrões moleculares associados a fungos, receptores *Toll-like* (TLR) 2 e 4 e o neutrófilo extracelular.[81-83]

Em estudos histológicos, macrófagos também foram observados na pele de pacientes infectados com *F. pedrosoi* e, após a fagocitose, as células muriformes ficam contidas no citoplasma em vacúolos. Embora a análise ultraestrutural por digitalização microscópica eletrônica demonstre menores a moderadas mudanças nas camadas mais externas das paredes celulares das células muriformes, apenas um pequeno número de leveduras mostrou sinais de irreversível degeneração.[84]

Além disso, experimentos *in vitro* mostraram que macrófagos ativados de camundongos suíços inibem ou atrasam a transformação dos conídios de *F. pedrosoi* em hifas, embora esses macrófagos fossem incapazes de matar fungos intracelulares, mesmo na presença de uma resposta oxidante.[66]

Embora os macrófagos fossem capazes de produzir peroxidase de hidrogênio em resposta a *F. pedrosoi*, possivelmente a melanina fúngica elimina essas espécies reativas de oxigênio. Além disso, foi demonstrado que macrófagos estimulados por IFN-γ e LPS perderam a capacidade de produzir óxido nítrico (NO) quando incubados com *F. pedrosoi*[85] e a inibição da produção de NO pode ser um mecanismo patogênico associado à persistência de fungos em humanos.

Apesar de o conhecimento acumulado sobre imunidade na CBM ter se concentrado nos paradigmas Th1 e Th2, alguns estudos observaram a participação da citocina IL-17 nessa infecção fúngica. Nesse caso, as células produtoras de IL-17 foram detectadas em altas densidades por imunohistoquímica na pele de pacientes com CBM.

A principal fonte de IL-17 são os linfócitos T CD4+; no entanto, outras populações de células podem produzi-la, como células T CD8+ produtoras de IL-17 (Tc17), células T gama-delta (γδ) e células CD207+ (células de Langerhans) na epiderme.[137-138] Durante infecções com agentes infecciosos, a IL-17 recruta neutrófilos, que podem ajudar na destruição de patógenos. Na verdade, um acúmulo significativo de neutrófilos foi observado na pele de animais experimentais e humanos com CBM, e esse achado está correlacionado a um alto nível de IL-17 *in situ*. Em diferentes infecções fúngicas, os neutrófilos são capazes de destruir os fungos;[86] no entanto, os agentes etiológicos de CBM podem ser resistentes aos principais efeitos microbicidas dessas infecções.[87]

Assim, as células produtoras de IL-17 podem estar envolvidas na persistência dos fungos; no entanto, mais evidências são necessárias para compreender o real papel da citocina IL-17 na CMB. A resposta imune humoral durante a infecção por CBM tem poucos estudos realizados. No entanto, alguns trabalhos já têm demonstrado que os anticorpos podem ser uma alternativa para identificar pacientes com CBM;[88-90] além disso, níveis específicos de IgG e suas subclasses podem ter uma associação direta com a gravidade da doença. Foi demonstrado que alguns antígenos, como glucosilceramidas fúngicas e melanina, são imunogênicos e os anticorpos produzidos em resposta a esses antígenos são capazes de inibir o crescimento de diferentes formas de *F. pedrosoi*,[91,92] sugerindo um papel protetor *in vivo*. Apesar do papel funcional dos anticorpos, frente aos conhecimentos atuais, a interação entre os agentes etiológicos da CBM e células B é escasso na literatura.

■ MANIFESTAÇÕES CLÍNICAS

O período médio de incubação da doença é desconhecido, sendo sua evolução lenta e progressiva, de maneira indolor, afetando principalmente membros inferiores, seguidos de membros superiores e raramente segmento cefálico.

A lesão inicial surge no local da inoculação, porém alguns pacientes não relatam nenhuma inoculação. Apresenta-se inicialmente como lesão macular isolada, progredindo para uma lesão papulosa, elevada, com superfície lisa e rosada que aumenta de tamanho gradualmente, em algumas semanas, evoluindo gradativamente para a forma papuloescamosa, às vezes com aspecto polimórfico, o que pode fazê-la ser confundida com várias outras doenças infecciosas ou não infecciosas. Progressivamente as lesões vão assumindo o aspecto verrucoso característico. No início, elas são assintomáticas e geralmente não interferem nas atividades do paciente. Com o tempo, o prurido pode se instalar e, nas formas moderadas, pode ser intenso e acompanhado de dor local.[14] Progride em extensão e não acomete diretamente músculos ou ossos.

No entanto, seu lento avanço por contiguidade produz alterações fibróticas e estase linfática, causando o linfedema, que em alguns casos se assemelha à elefantíase. A infecção bacteriana recorrente secundária é outra intercorrência frequente. Esse processo exacerba o comprometimento de vasos linfáticos.[10]

Quando se inicia em membros inferiores, o quadro tende a se expandir até o joelho, a coxa, ou o dorso do pé, poupando a região plantar.[93]

CBM exibe cinco formas clínicas diferentes: nodular, tipo tumoral, verrucoso, em placa e cicatricial. Na **forma nodular** (Figura 73.2), a lesão se apresenta com coloração rosa pálida ou arroxeada, na forma de pequeno nódulo com superfície lisa ou escamosa. Se não for tratado adequadamente, esses nódulos podem gradualmente evoluir para a forma tumoral da CBM. Na **forma tumoral** (Figura 73.3), as lesões são maiores e mais protuberantes, papilomatosas ou lobuladas do que a forma nodular e podem exibir massas semelhantes a um tumor. Adicionalmente, essas lesões podem ser parcialmente ou completamente recobertas com restos epidérmicos, crostas e pontos pretos. Na **forma verrucosa** (Figura 73.4), as lesões lembram verrugas e a principal característica desse tipo de lesão é a presença de hiperceratose e pontos pretos na parte superior das lesões cutâneas. A **forma em placa** (Figura 73.5) é a forma clínica menos frequente de CBM, as lesões são plano-convexas com várias formas e tamanhos e as superfícies são escamosas, com uma cor variando do avermelhado ao violeta. Na **forma cicatricial** (Figura 73.6), a lesão se desenvolve pela periferia e, com o crescimento, sua parte central desenvolve o processo de cicatrização de aspecto atrófico.

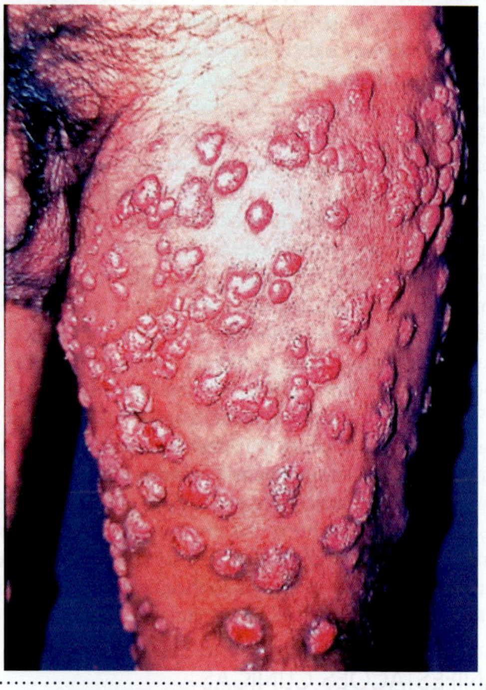

■ **Figura 73.2** Forma nodular.

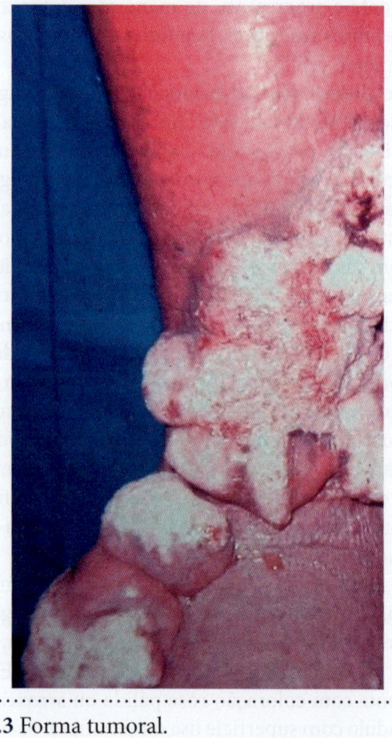

■ **Figura 73.3** Forma tumoral.

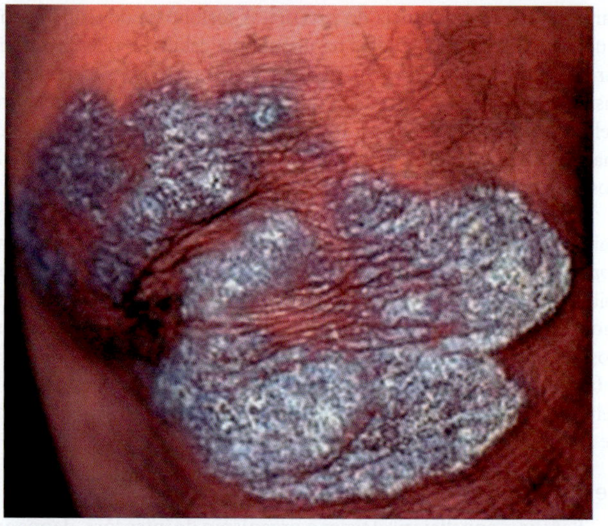

■ **Figura 73.4** Forma verrucosa.

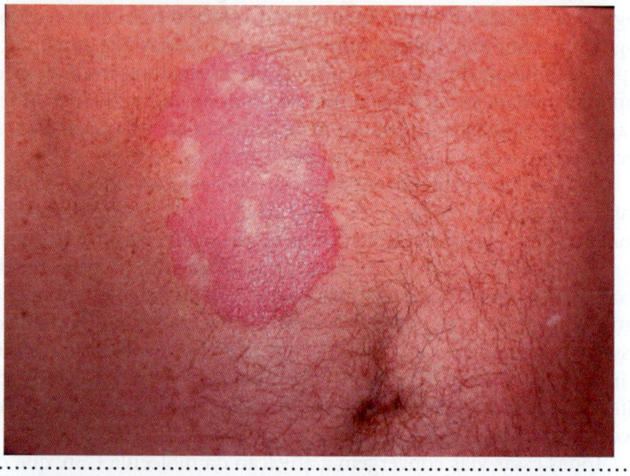

■ **Figura 73.5** Forma em placa.

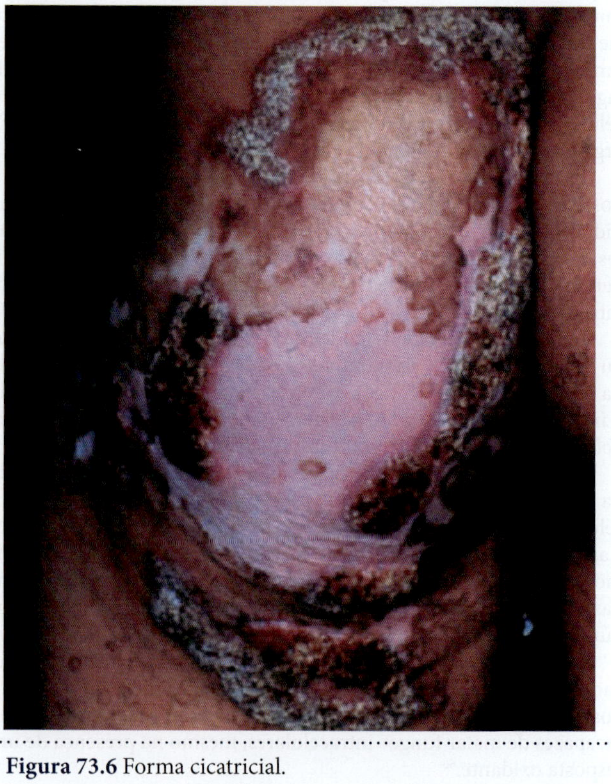

■ **Figura 73.6** Forma cicatricial.

Adicionalmente a essa classificação por formas clínicas, a CBM pode ser classificada em três níveis de acordo com a gravidade da doença: 1) **forma leve**, com escamas ou nódulos únicos de até 5 cm de diâmetro; 2) **forma moderada**, com lesão única ou múltiplas, de tipos tumorais, verrucosas ou em placa isoladas, acometendo uma ou duas áreas adjacentes do corpo, com lesões de até 15 cm de diâmetro; e 3) **forma severa**, que inclui qualquer tipo de lesão única ou múltipla acometendo extensas áreas de pele.

Geralmente não ocorre comprometimento sistêmico, sendo os exames laboratoriais normais, a menos que ocorra infecção secundária das lesões. A disseminação hematogênica é extremamente rara, tendo sido descrito um caso de comprometimento pulmonar e de sistema nervoso por *F. pedrosoi*.[37,94]

Eventualmente, em lesões de longa duração, transformação carcinomatosa pode ocorrer, embora esses tumores exibam progressão lenta e apresentem um perfil não invasivo;[95] no entanto, alguns tumores podem mostrar um perfil invasivo, podendo ser o resultado de longa duração da inflamação crônica em razão da presença de células muriformes.[96]

DIAGNÓSTICO DIFERENCIAL

Os principais diagnósticos diferenciais da CMB deverão ser feitos com:

- **quadros clínicos de doenças fúngicas:** como lobomicose, esporotricose, prototecose, paracoccidioidomicose, eumicetoma, feo-hifomicose, dermatofitose granulomatosa e granuloma de Majochi;
- **doenças bacterianas:** como tuberculose verrucosa, hanseníase, actinomicetoma, nocardiose, botriomicose, sífilis terciária e micobacterioses atípicas;
- **doenças parasitárias:** como a leishmaniose tegumentar; e
- **doenças não infecciosas:** como o carcinoma de células escamosas, ceratoacantoma, lúpus eritematoso, sarcoidose cutânea e micose fungoide.

O aspecto clínico das lesões, a localização, a história clínica e a evolução podem ajudar a limitar o diagnóstico diferencial.

DIAGNÓSTICO LABORATORIAL

O diagnóstico de CBM baseia-se principalmente em critérios clínicos e epidemiológicos, mas deve ser confirmada pele demonstração dos agentes etiológicos presentes nas lesões clínicas.

A visualização do agente por meio do exame micológico direto, com colheita de material por raspagem da superfície da lesão e utilização de hidróxido de potássio, demonstrará a presença de células fumagoides acastanhadas típicas, isoladas ou agrupadas, com aspecto de "grão de café", apresentando divisão individual da célula por cissiparidade, medindo de 10 a 14 μm, apresentando septações longitudinais e transversas. Esse achado é típico de CMB e são denominadas "células muriformes", "corpos escleróticos", "corpos fumagoides" ou "corpúsculos de Medlar". A coleta do material para o exame direto deve privilegiar áreas com *black dots* (Figura 73.7 A e B).

A coleta de material para cultura, por raspado ou biópsia, deve selecionar áreas sem sinais de infecção e semeadas em Agar Mycosel ou Agar Sabouraud, contendo cloranfenicol, dada a possibilidade de bactérias contaminantes estarem presentes e inviabilizarem o crescimento do fungo. O aspecto macromorfológico da cultura apresenta coloração cinza-escuro ao negro, de aspecto aveludado (Figura 73.8). O exame microscópico da microcultura (Figura 73.9) possibilita a confirmação diagnóstica, sendo que a identificação de gênero e espécie depende de análise molecular.[97]

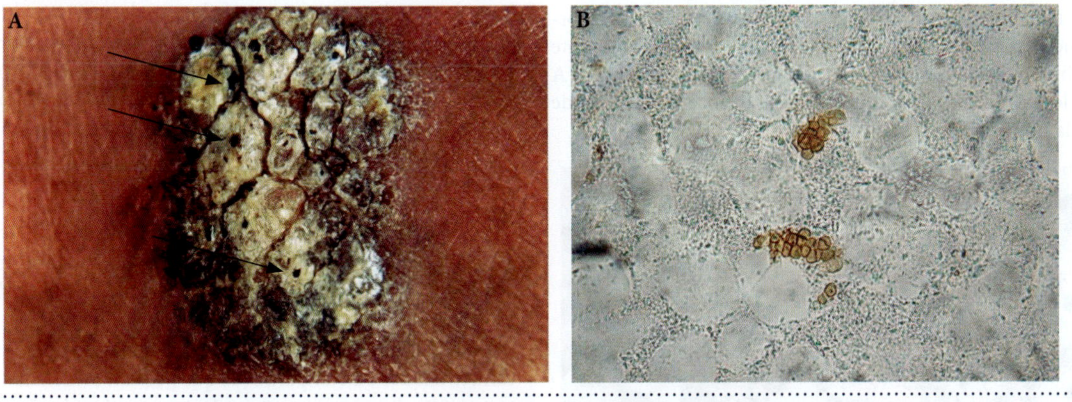

Figura 73.7 (**A**) Áreas com *black dots*. (**B**) Células fumagoides acastanhadas típicas, cor de café.

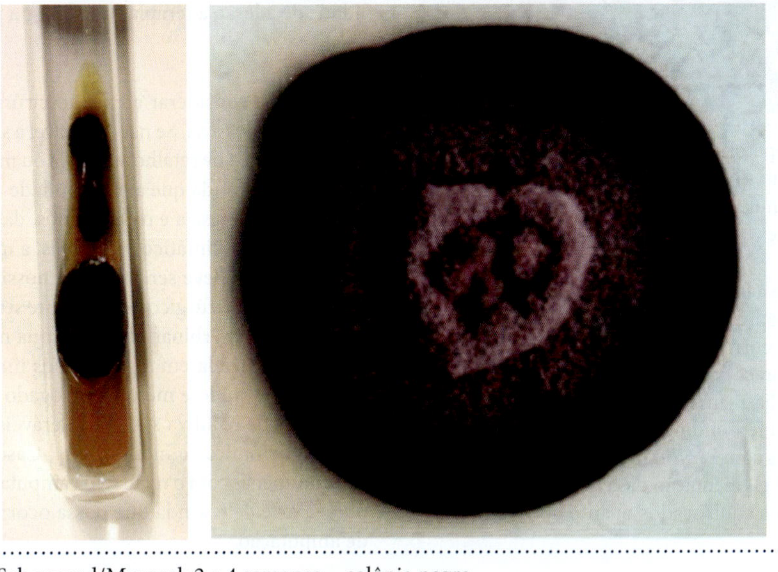

Figura 73.8 Cultura Agar Sabouraud/Mycosel; 2 a 4 semanas – colônia negra.

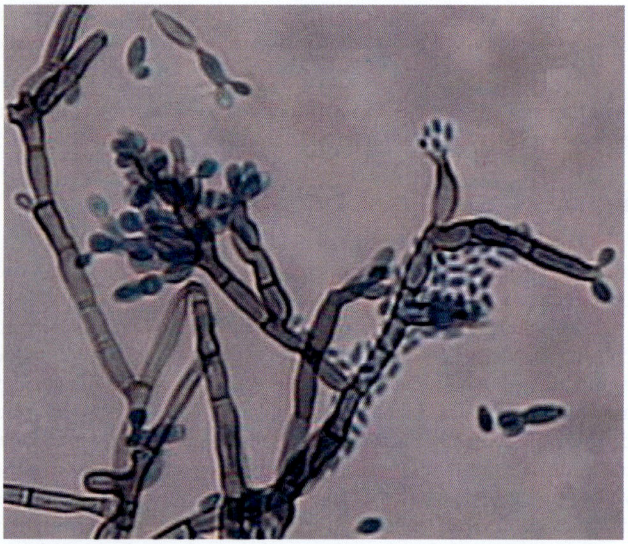

■ **Figura 73.9** Aspecto da microcultura.

À realização de biópsia, devem interessar áreas de tecido que não apresentem aspecto necrótico ou friável. O padrão histopatológico se caracteriza por acantose irregular ou hiperplasia pseudoepiteliomatosa da epiderme, com infiltrado inflamatório dérmico linfo-histiocitário, acúmulo de neutrófilos e plasmócitos, formação de granulomas com células gigantes e de microabscessos, no interior dos quais se observam os corpos escleróticos em quantidade variável, isolados ou agrupados, e visíveis na coloração de rotina pela hematoxilina-eosina em razão da pigmentação marrom dos fungos (Figura 73.10). As células muriformes são consideradas uma adaptação biológica que permite ao agente etiológico sobreviver no ambiente de tecido do hospedeiro hostil.[14] A reação granulomatosa com diferentes graus de fibrose também pode ser visualizada no nível dérmico.

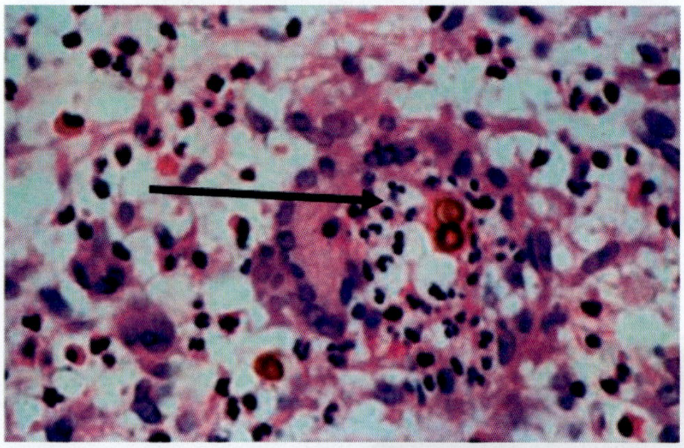

■ **Figura 73.10** Exame histopatológico com hiperplasia pseudoepiteliomatosa + infiltrado inflamatório linfo-histiocitário com neutrófilos e plasmócitos, formação de granulomas com células gigantes e microabscessos com corpos fumagoides.

Pode-se observar também a formação de hifas crescendo a partir de corpos escleróticos.[10,44] Também é possível se observar células fúngicas no interior da epiderme em decorrência da eliminação transepidérmica do agente. A utilização de colorações específicas para fungos, como PAS ou Grocott-Gomori, não amplia a sensibilidade diagnóstica histológica, ao contrário do observado na feo-hifomicose.[93]

A utilização de colorações com PAS ou metenamina de prata muitas vezes obscurece a natural pigmentação das células fúngicas, e isso pode resultar em diagnósticos equivocados quanto ao tipo de fungo presente no material.

Eventualmente, pode-se utilizar as colorações de Ziehl-Neelsen e Wade-Fite para demonstrar esses corpos escleróticos.[44,98]

■ DIAGNÓSTICO IMUNOLÓGICO

Métodos sorológicos ou de intradermoreação não são utilizados na rotina, dada a alta sensibilidade dos métodos micológicos e histopatológicos para o diagnóstico. Entretanto, há trabalhos com foco em estudo de resposta imunológica. Garcia Marques e colaboradores realizaram intradermoreação com cromomicina, a qual demonstrou alta sensibilidade (90% de positividade) em pacientes com CMB comprovada e alta especificidade (100% e 98,8% de negatividade) em pacientes com outras dermatoses, incluindo casos de paracoccidioidomicose, e em indivíduos controles, respectivamente.[99] Esses resultados mostram que o preparado antigênico utilizado foi capaz de reconhecer seletivamente os casos de doença e se revelou negativo nos não doentes. Sorologia utilizando a técnica de Elisa e, como antígeno, um preparado somático de *C. carrionii* foi testada em amostra de soro de 10 pacientes com CMB (antes, durante e após o tratamento) e em amostras de soro de 84 controles sadios. Foi demonstrada positividade sorológica em 100% dos pacientes quando do pré-tratamento, bem como 40% de positividade quando da reavaliação 3 meses pós-tratamento. O exame sorológico foi 100% negativo nos controles sadios, demonstrando que em pacientes com CMB infectados por *C. carrionni* a técnica e o antígeno empregado mostraram 100% de sensibilidade e 98,9% de especificidade e que poderia ser um instrumento de valor para auxílio diagnóstico e para o acompanhamento da resposta terapêutica.[100] Vidal e colaboradores demonstraram por *immunoblotting* que uma fração antigênica de 54-kDA obtida de cultivo de *F. pedrosoi* mostrou 96,7% de positividade quando testada contra amostras de soro de pacientes de CMB causada por *F. pedrosoi* e 100% de especificidade, quando nenhum teste positivo foi encontrado nos soros controles constituídos por soro de pacientes com esporotricose e leishmaniose e de indivíduos sadios, indicando que, ao menos com finalidade acadêmica, há informes promissores no uso da sorologia na CMB.[101]

■ TRATAMENTO

Exceto por pequenas lesões iniciais que podem ser curadas por remoção cirúrgica, as lesões da CBM constituem um verdadeiro desafio terapêutico para médicos e pacientes.

Não há na literatura publicação de ensaios clínicos e terapêuticos randomizados ou comparativos que possam evidenciar qual o melhor tratamento. Para o sucesso terapêutico ser atingido, deve-se considerar o estado de saúde do paciente, condições socioeconômicas, possibilidade de adesão à terapia proposta e a presença de comorbidades.[53]

Cirurgia

Deve-se considerar a excisão cirúrgica como método de escolha sempre que possível. Se não for viável a síntese primária, pode-se lançar mão da rotação de retalho, enxertia ou mesmo a cicatrização por segunda intenção. Ainda que a enfermidade não invada tecidos profundos, pois respeita a fáscia e os músculos, dada a possibilidade de disseminação via vasos linfáticos regionais, a margem cirúrgica de segurança a ser praticada deve ser ampla, se possível de 5 mm.[93] A utilização de procedimento cirúrgico deve sempre ser acompanhada de terapia com itraconazol ou terbinafina. A cirurgia micrográfica de Mohs também pode ser utilizada em alguns casos limitados.[102] A criocirurgia com nitrogênio líquido é método advogado por diferentes autores, porém os índices de recidiva são consideráveis e frequentemente deixam cicatrizes acrômicas e inestéticas.[103] Casos extremos podem encontrar solução apenas com o recurso da amputação de todo o membro afetado, ou de parte dele, ainda que possa ocorrer recidiva da doença no coto de amputação.

Termoterapia

Utilizada há tempos, particularmente no Japão, baseia-se em estudos que demonstraram que a *F. pedrosoi* é suscetível a temperaturas de 46 °C e que a pele suporta temperaturas em torno de 43 °C por longo período.[104,105] Há de se considerar, no entanto, estudo realizado por Barros e Fernandes no qual não se conseguiu a eliminação da esporulação de cepas de *F. pedrosoi* mesmo se utilizando a exposição contínua a 50 °C.[106]

Laser

O *laser* de dióxido de carbono (CO_2) emite um comprimento de onda de 10.600 nm, promovendo a fotocoagulação. Atualmente, é o único *laser* com potência de onda contínua muito alta. Com sua alta precisão, dano mínimo ao tecido e capacidades hemostáticas, trata-se de um *laser* ablativo não seletivo ideal e muito útil. Sua utilização, como monoterapia ou combinada com medidas terapêuticas, tem sido descrita.[10,107,108]

Terapia fotodinâmica

Recentemente, tem-se ensaiado a utilização de terapia fotodinâmica, com base na eficácia do método demonstrada *in vitro* contra espécies do complexo *F. pedrosoi* e com resultados de uso clínico descritos como promissores.[109-111]

Relatos de utilização de PDT contra CBM demonstraram boa tolerância a esse método, com melhora substancial e remissão completa das lesões.[109,110]

Apesar de método promissor, provavelmente ainda apresenta restrições quanto ao seu custo financeiro, em virtude de serem a maioria dos pacientes com baixas condições socioeconômicas.

Antifúngicos

A utilização de antifúngicos pode ser realizada com a administração de itraconazol (100 a 400 mg/dia) associado a 5-fluorocitosina (50 a 150 mg/kg/dia, divididos em 4 tomadas).[112,113] A utilização do itraconazol como monoterapia em doses de 200 a 400mg/dia, apesar de apresentar resultados satisfatórios, tem sido evitada, sendo preferível sua associação com terbinafina (250 a 500 mg/dia), por longos períodos.[114-118]

De acordo com dados publicados, os índices de sucesso com terbinafina ou itraconazol variam de 15% a 80%, dependendo da gravidade da doença.[14]

Posaconazol também apresenta resultados satisfatórios. Foi utilizado na dose de 800 mg/dia em 7 pacientes com quadros refratários a diversos tratamentos anteriores, obtendo-se cura clínica e micológica em 4 pacientes após período de até 12 meses de tratamento.[119]

Voriconazol também foi empregado em casos graves, na dose de 400 mg/dia, com bons resultados clínicos e micológicos.[120] A dose e o tempo necessários com os azólicos de segunda geração (posaconazol e voriconazol) e o alto custo deles os tornam inviáveis no tratamento rotineiro, devendo sua indicação ser restrita a casos especiais, extensos e que porventura não respondam aos tratamentos clássicos.

Terapia adjuvante

Nos últimos anos, tem havido vários relatos de pequenas séries de casos avaliando a combinação de antifúngicos, como o itraconazol ou terbinafina, com compostos imunomoduladores, como o glucan[121] e imiquimode tópico,[122] assim como a utilização como monoterapia do imiquimode,[123] com resultados promissores, com aplicações diárias, 5 vezes por semana.

A acitretina, utilizada na dose de 25 a 50 mg/dia, em associação com itraconazol, é outro fármaco recentemente utilizado como terapia coadjuvante, particularmente nos casos mais extensos, conforme relatado inicialmente por Belda Jr. e colaboradores, mostrando-se muito promissora na redução rápida do aspecto verrucoso, facilitando e reduzindo o tempo de tratamento dessa patologia com os antifúngicos clássicos, como o itraconazol, terbinafina, ou até mesmo, imiquimode.[124,125]

Esse fármaco é um retinoide sintético e tem sido utilizado no tratamento da psoríase.[126] Liga-se aos receptores de ácido retinoico, alterando a expressão gênica e desencadeando uma resposta antiproliferativa; assim, em distúrbios de queratinização, uma normalização da proliferação de células epidérmicas, diferenciação e cornificação serão observadas. A acitretina desempenha um papel na inibição do crescimento endotelial e angiogênese; além disso, tem sido associada à supressão de inflamação.

Na CBM, o excesso de células de crescimento e queratinização está associada a espessamento da pele, formação de placa e queratinização; assim, um fármaco capaz de reduzir a queratinização e a espessura da placa pode permitir uma melhor absorção de medicamentos tópicos.

Outras moléculas, como o triciclazol, um inibidor da melanina,[127] inibidores da peptidase do HIV[128] e 1,10-fenantrolina-5,6-diona[129] também foram estudados no contexto da CBM e mostraram atividade fungicida interessante.

Na escolha do método terapêutico na CMB, deve-se considerar fatores inerentes às diferentes opções terapêuticas, cotejadas com as características clínicas das lesões, assim como aquelas inerentes às condições socioeconômicas do paciente e na existência eventual de comorbidades associadas, sendo importante o diagnóstico precoce para que o prognóstico possa ser positivo e plenamente satisfatório.

■ COMPLICAÇÕES E SEQUELAS

Ao contrário de outras micoses de implantação, como esporotricose e micetoma, a CMB é limitada aos tecidos subcutâneos e não afeta a fáscia, os tendões, os músculos e as áreas osteoarticulares.[25,130]

No entanto, a doença avança lentamente e por contiguidade produz alterações fibróticas e estase linfática, causando linfedema, que em alguns casos se assemelha à elefantíase. A infecção bacteriana recorrente secundária é outra complicação frequentemente observada. Esse processo exacerba o comprometimento de vasos linfáticos.[29,118,131]

Lesões iniciais e formas leves são oligossintomáticas e, geralmente, não levam a consulta médica e não interferem nas atividades diárias do paciente. Com o tempo, pode surgir prurido, sendo a queixa predominante, que pode ser intenso e acompanhado de dor local em pacientes apresentando formas clínicas moderadas. Se não for tratado, com o tempo, a gravidade aumenta e as lesões se associam a complicações, como edema e infecções bacterianas secundárias, resultando em limitação ou incapacidade para o trabalho.

Durante a terapia, as lesões de CBM podem apresentar uma intensa reação fibrótica, resultando em cicatrizes. Lesões faciais podem produzir retração da pálpebra, provocando vários graus de ectrópio, xeroftalmia e ceratite.

Foram relatadas associações de CBM com várias doenças infecciosas, incluindo osteomielite, paracoccidioidomicose, leishmaniose e hanseníase.[24,132-135]

Essas coinfecções podem aumentar a progressão de ambas as doenças, resultando em terapia antifúngica prolongada e aumento da toxicidade relacionada às respectivas terapias. Em casos avançados, linfedema crônico, anquilose e transformação maligna podem ser observados.[13,15] Esta última é o mais agressiva e incapacitante, resultando principalmente em carcinoma de células escamosas.[136-138]

Recentemente, Belda Jr. e colaboradores descreveram caso raro de ocorrência de carcinoma espinocelular de padrão sarcomatoide, com invasão de tecido muscular e ósseo, com metástase pulmonar e evolução para óbito.[96]

De acordo com esses autores, é difícil estabelecer se a associação de CBM, inflamação crônica e a infecção bacteriana podem desempenhar um papel como um fator carcinogênico ou cocarcinogênico.

1. Castro LGM Andrade TS, "Chromoblastomycosis: still a therapeutic challenge," Expert Review of Dermatology, 2010 v. 5, n. 4, p. 433-443.
2. Rudolph M. Uber die brasilianisch "Figueira" (Vorlaufige Mitteilung). Arch Schiffs--und Tropen-Hyg. 1914; 18:498-499).
3. Pedroso A, Gomes JM. 1920. Sôbre quatro casos de dermatite verrucosa produzida pela Phialophora verrucosa. An Paul Med Cir 11:53-61.
4. Lane CG. A cutaneous disease caused by a new fungus Phialophora verrucosa. 1915.J Cutan Dis.; 33: 840-846.
5. Medlar EM. A cutaneous infection caused by a new fungus Phialophora verrucosa with a study of the fungus., J Med Res 1915;32:507-522.
6. Hoffman WH. Die Chromoblastomykose in Kuba. Arch SchiffsTropen-Hyg. 1928; 32:485-7.
7. Montpellier J, Catanei A. Mycosehumaine due à une champignon de genre Hormodendrum, H. algeriensisn.sp. Ann. Dermatol Syphilol. 1927; 8: 626-35.
8. Wilson SJ, Hulsey S, Weidman FD. Chromoblastomycosis in Texas. Arch Dermatol Syphilol. 1933; 27:107-22.
9. Terra F, Torres M, Fonseca Filho O, Arêa Leão AE.Novo tipo de dermatite verrucosa; micose por Acrotheca com associação de leishmaniose. Bras Med 1922; 36:363-368.
10. Queiroz-Telles F. Hoog S, Santos DWCL, Salgado CG et al. Chromoblastomycosis. Clin Microbiol Rev 2017;30:233-276).
11. Moore M, Almeida F. Etiologic agentes of chromomycosis of North and South America. Rev Biol Hyg. 1935;6:94-97.
12. Ajello L. Phaeohyphomycosis: definition and etiology. Pan American Health Organization Sci Pub.1975;304:126-130.
13. McGinnis MR. Chromoblastomycosis and phaeohyphomycosis: new concepts, diagnosis, and mycology. J Am Acad Dermatol. 1983;8:1-16.
14. Queiroz-Telles F. Chromoblastomycosis: A neglected tropical disease. Rev Inst Med Trop São Paulo, 2015;57:46-50.
15. Soto MCR, Malaga G. Subcutaneous mycoses in Peru: a systematic review and meta--analysis for the burden of disease. Int J Dermatol 2017; 10: 1037-1045.
16. Buot G, Bachmeyer C, Benazeraf C et al. Chromoblastomycosis: an unusual diagnosis in Europe. Acta Derm Venereol. 2005;85:259-260.
17. Queiroz-Telles F, Fahal AH, Falci DR et al. Neglected endemic mycoses. Lancet Infect Dis 2017; 17: 367-377.
18. Agarwal R, Singh G, Ghosh A et al. Chromoblastomycosis in India: review of 169 cases. PLoS Negl Trop Dis 2017; 11: 1-13.
19. Pindycka-Piaszczynska M, Krzysciak P, Piaszczynski M et al. Chromoblastomycosis as an endemic disease in temperate Europe: first confirmed case and review of the literature. Eur J Clin Microbiol Infect Dis 2014; 33: 391-398).
20. Álvarez-Montiel I, Bonifaz AA.Cromoblastomicosis en placa superficial. Manifestación de una variante poco habitual. Dermatol Ver Mex 2014;58:529-533.
21. Ramírez O.Cromoblastomicosis en El Salvador. Arch Col Med El Salv 1956;9:218-223.
22. Torres-Guerrero E, Isa-Isa R, Isa M, Arenas R.Chromoblastomycosis.Clin Dermatol 2012;30:403-408.
23. Cueva AJ.Cromoblastomicosis en Honduras. Rev Med Hondur 1956;24:112-117.
24. Minotto R, Bernardi CDV, Mallmann LF et al. Chromoblastomycosis: a review of 100 cases in the state of Rio Grande do Sul. J Am Acad Dermatol. 2001; 44:585-592.
25. Queiroz-Telles F, Nucci M, Colombo AL, Tobón A, Restrepo A. Mycoses of implantation in Latin America: an overview of epidemiology, clinical manifestations, diagnosis and treatment. Med Mycol 2011,49: 225-236.
26. Queiroz-Telles F, Esterre P, Perez-Blanco M, Vitale RG, Salgado CG, Bonifaz A. Chromoblastomycosis: an overview of clinical manifestations, diagnosis and treatment. Med Mycol.2009, 47:3-15.
27. Esterre P, Andriantsimahavandy A, Ramarcel ER, Pecarrere JL.Forty years of chromoblastomycosis in Madagascar: a review. Am J Trop Med Hyg 1996,55:45-47.
28. Navarrete MR, Arenas R, Estrada VFM, Diéguez CEA, Mayorga J, Bonifaz A, Moya GAM, Solís SP, Solana AC.Cromoblastomicosis em México. Revisión de 603 casos en siete décadas. Dermatologia CMQ 2014, 12:87-93.
29. Bonifaz A, Carrasco-Gerard E, Saul A. Chromoblastomycosis: clinical and mycologic experience of 51 cases. Mycoses 2001, 44:1-7.
30. Calero C.Chromoblastomycosis in Panama; report of a new case and a new clinical form. Arch Derm Syphilol 1948, 57:266-271.
31. Díaz-Almeida JG, Taboas-González M, Dube-Dube AA.Cromoblastomicosis en Cuba. Estudio retrospectivo clínico epidemiológico de 72 pacientes. Rev Cubana Med Trop 1978, 30:95-108.
32. Carrión AL.Chromoblastomycosis and related infections: new concepts, differential diagnosis, and nomenclatorial implications. Int J Dermatol 1975,14:27-32.
33. Bansal AS, Prabhakar P.Chromomycosis: a twenty-year analysis of histologically confirmed cases in Jamaica. Trop Geogr Med 1989,41:222-226.
34. Ono MA, Itano EN, Mizuno LT, Mizuno EH, Camargo ZP.Inhibition of Paracoccidioides brasiliensis by pesticides: is this a partial explanation for the difficulty in isolating this fungus from the soil? Med Mycol 2002, 40:493-499.
35. Queiroz-Telles F.Influence of alternating coffee and sugar cane agriculture in the incidence of paracoccidioidomycosis in Brazil. Biomedica 2008, 28(Suppl 1):129.
36. Kano K. Uber die Chromoblastomykose durch einen noch nicht als pathogen beschriebenen Pilz Hormiscium dermatitidis n. sp. Arch. Dermatol Syph 1937,176:282-294.
37. Fukushiro R. Chromomycosis in Japan. Int J Dermatol 1983,22:221-229.
38. Kondo M, Hiruma M, Nishioka Y, Mayuzumi N, Mochida K, Ikeda S, Ogawa H. A case of chromomycosis caused by Fonsecaea pedrosoiand a review of reported cases of dematiaceous fungal infection in Japan. Mycoses 2005, 48:221-225.
39. Sharma NL, Sharma RC, Grover PS, Gupta ML, Sharma AK, Mahajan VK. Chromoblastomycosis in India. Int J Dermatol 1999,38:846-851.
40. Sayal SK, Prasad GK, Jawed KZ, Sanghi S, Satyanarayana S. Chromoblastomycosis. Indian J Dermatol Venereol Leprol 2002, 68:233-234.
41. Pradhan SV, Talwar OP, Ghosh A, Ravi MS, Shiva Raj KC, Gupta S. Chromoblastmycosis in Nepal: a study of 13 cases. Indian J Dermatol Venereol Leprol 2007,73:176-178.
42. Attapattu MC. Chromoblastomycosis – a clinical and mycological study of 71 cases from Sri Lanka. Mycopathologia 1997, 137:145-151.
43. Khan I, Khan AR, Khan MS.Clinicopathological study of cutaneous chromoblastomycosis in Pakistan. J Pak Assoc Dermatol 2012, 22:122-125.
44. Weedon D, van Deurse M, Allison S, Rosendahl C.Chromoblastomycosis in Australia: an historical perspective. Pathology 2013, 45:489-491.
45. Knox J, Marshall C.Chromoblastomycosis in a Solomon Islander. Med J Aust 2012, 197:350.
46. Leslie DF, Beardmore GL. Chromoblastomycosis in Queensland: a retrospective study of 13 cases at the Royal Brisbane Hospital. Australas J Dermatol 1979, 20:23-30.
47. Woodgyer AJ, Bennetts GP, Rush-Munro FM.Four non-endemic New Zealand cases of chromoblastomycosis. Australas J Dermatol 1992, 33: 169-176.
48. Brygoo ER, Segretain G. Étude clinique épidemiologique et mycologique de la chromoblastomycose à Madagascar. Bull Soc Pathol Exot 1960. 53:443-447.
49. Esterre P, Andriantsimahavandy A, Raharisolo C.Natural history of chromoblastomycosis in Madagascar and the Indian Ocean. Bull Soc Pathol Exot 1997,90:312-317.
50. Brito AC, Bittencourt MD, "Chromoblastomycosis: an etiological, epidemiological, clinical, diagnostic, and treatment update," An Bras Dermatol,2018, 93: 495-506.
51. Farias AN, Biancalana A, Biancalana FSC, "Ocorrência de fungos demáceos em farpas de portões de madeira, no município de Soure, Pará," Revista Ouricuri, v. 9, no. 2,p. 11-24, 2019.
52. Gomes RR, Vicente VA, de Azevedo CMPS et al. Molecular epidemiology of agents of human chromoblastomycosis in brazil with the description of two novel species. PLoS Negl Trop Dis 2016; 10: 1-20.
53. Martinez RL,Tovar LJM.Cromoblastomycosis. Clinics in Dermatology 2007; 25: 188-194.
54. Xi L, Sun J, Lu C. Molecular diversity of Fonsecaea (Chaeotothyriales) causing chromoblastomycosis in Southern China. Med Mycol. 2009;47:27-33.
55. Sun J, Najafzadeh MJ, van den Ende AHGG. Molecular characterization of pathogenic members of the genus Fonsecaea using multilocus analysis. PLos One 2012; 7:e415-12.
56. Richard-Yegres N, Yegres F. Cladosporium carrionii em vegetacion xerofila: aislamento em uma zona endêmica para la cromomicosis em Venezuela. Dermatologia Venezuelana 1987; 25:15-18.
57. Gezuele E, Mackinnon JE, Conti-Diaz IA. The frequente isolation of Phialophora verrucosa and Phialophora pedrosoi from natural sources. Sabouraudia 1972;10:266-273.
58. Salgado CG, Sila JP, Diniz JÁ. Isolation of Fonsecaea pedrosoi from thorns of Mimosa pudica, a probable natural source of chromoblastomycosis. Rev Inst Med trop S Paulo. 2004;46:33-36).
59. Passero LFD,Cavalone IN, Belda Jr W. Reviewing the Etiologic Agents, Microbe-Host Relationship, Immune Response, Diagnosis, and Treatment in Chromoblastomycosis. Journal of Immunology Research Volume 2021, doi.org/10.1155/2021/9742832.
60. Bezerra GH, Honório ML, Costa VL et al. "Mycobacterium marinum infection simulating chromomycosis: a case report," Revista do Instituto de Medicina Tropical de São Paulo, 2020: 62.
61. Queiroz-Telles F, Santos DWCL, "Challenges in the therapy of chromoblastomycosis," Mycopathologia, 2013, 175: 477-488.
62. Pagliari C, Kanashiro-Galo L, Silva AA, Barboza TC, Criado PR, Duarte MI, Brito AC, Xavier MB, Unger D, Moraes Oliveira CM, Quaresma JA, Sotto MN.Plasmacytoid dendritic cells in cutaneous lesions of patients with chromoblastomycosis, lacaziosis, and paracoccidioidomycosis: a comparative analysis. Med Mycol 2014; 52:397-402.
63. Wevers BA, Kaptein TM, Zijlstra-Willems EM, Theelen B, Boekhout T, Geijtenbeek TB, Gringhuis SI.Fungal engagement of the C-type lectin mincle suppresses dectin-1--induced antifungal immunity. Cell Host Microbe 2014;15:494-505.
64. Wüthrich M, Wang H, Li M, Lerksuthirat T, Hardison SE, Brown GD, Klein B. Fonsecaea pedrosoi-induced Th17-cell differentiation in mice is fostered by dectin-2 and suppressed by Mincle recognition. Eur J Immunol 2015;45:2542-2552.
65. Esterre P, Peyrol S, Guerret S, Sainte-Marie D, Pradinaud R, Grimaud JA. Cell-matrix patterns in the cutaneous lesion of chromomycosis. Pathol Res Pract 1992;188:894-900.
66. Rozental S, Alviano CS, Souza W, "The in vitro susceptibility of Fonsecaea pedrosoi to activated macrophages," Mycopathologia, 1994, 126: 85-91.
67. Peltroche-Llacsahuanga H, Schnitzler N, Jentsch S et al. "Analyses of phagocytosis, evoked oxidative burst, and killing of black yeasts by human neutrophils: a tool for estimating their pathogenicity?," Medical Mycology,2003, 41: 7-14.
68. Zhang J, Wang L, Xi L et al. "Melanin in a meristematic mutant of Fonsecaea monophora inhibits the production of nitric oxide and Th1 cytokines of murine macrophages," Mycopathologia, 2013, 175: 515-522.
69. Kneipp LF, Magalhães AS, Abi-Chacra EA et al. "Surface phosphatase in Rhinocladiella aquaspersa: biochemical properties and its involvement with adhesion," Medical Mycology, 2012, 50: 570-578.

70. Palmeira VF, Goulart FRV, Granato MQ et al. "Fonsecaea pedrosoi sclerotic cells: secretion of aspartic-type peptidase and susceptibility to peptidase inhibitors," Frontiers in Microbiology, 2018, 9.
71. Passero LFD, Laurenti MD, Tomokane TY, Corbett CEP, Toyama MH, "The effect of phospholipase A2 from Crotalus durissus collilineatus on Leishmania (Leishmania) amazonensis infection," Parasitology Research,2008,102:1025-1033.
72. Bordon MLAC, Laurenti MD, Ribeiro SP, Toyama MH, Toyama DO, Passero LFD, "Effect of phospholipase A2 inhibitors during infection caused by Leishmania (Leishmania) amazonensis," Journal of Venomous Animals and Toxins Including Tropical Diseases, 2018, 24: 21.
73. Montoya AM, Montesino CA, Carrión-Álvarez D, González GM, Rojas OC, "A comparative study of extracelular enzymes from chromoblastomycosis agents reveals the potential association of phospholipase with the severity of the lesions," Microbial Pathogenesis, 2020,147: 104-367.
74. Shibata N, Okawa Y, "Chemical structure of-galactofuranose-containing polysaccharide and O-linked oligosaccharides obtained from the cell wall of pathogenic dematiaceous fungus. Fonsecaea pedrosoi," Glycobiology,2011, 21: 69-81.
75. Burjack JR, Santana-Filho AP, Ruthes AC et al. "Glycan analysis of Fonsecaea monophora from clinical and environmental origins reveals different structural profile and human antigenic response," Frontiers in Cellular and Infection Microbiology,2014 v. 4.
76. Siqueira IM, Castro RJ, Leonhardt LC et al. "Modulation of the immune response by Fonsecaea pedrosoi morphotypes in the course of experimental chromoblastomycosis and their role on inflammatory response chronicity," PLoS Neglected Tropical Diseases,2017,11:e0005461.
77. Ricard-Blum S, Esterre P, Grimaud JA, "Collagen cross-linking by pyridinoline occurs in non-reversible skin fibrosis," Cellular and Molecular Biology (Noisy-le-Grand, France),1993, 39: 723-727.
78. Uribe-J F, Zuluaga AI,Leon W,Restrepo A, "Histopathology of chromoblastomycosis," Mycopathologia,1989,105: 1-6.
79. Esterre P,Peyrol S, Sainte-Marie D, Pradinaud R, Grimaud JA, "Granulomatous reaction and tissue remodelling in the cutaneous lesion of chromomycosis," Virchows Archiv. A, Pathological Anatomy and Histopathology, 1993, 422: 285-291.
80. Okuda C, Ito M, Oka K, "Relationship between tissue reactions and morphological changes of the fungi in chromoblastomycosis: morphometry and electron microscopy," Archives of Dermatological Research,1992,284: 95-99.
81. Xie Z,Zhang J,Xi L et al. "A chronic chromoblastomycosis model by Fonsecaea monophora in Wistar rat," Medical Mycology,2010, 48: 201-206.
82. Machado AP, Silva MRR, Fischman O, "Local phagocytic responses after murine infection with different forms of Fonsecaea pedrosoi and sclerotic bodies originating from an inoculum of conidiogenous cells," Mycoses, 2011, 54: 202-211.
83. Ogawa MM,Mariano M,Silva MRR et al. "Study of tissue inflammatory response in different mice strains infected by dematiaceous fungi Fonsecaea pedrosoi," Anais Brasileiros de Dermatologia, 2019, 94: 29-36.
84. Walter P, Garin Y, Richard-Lenoble D, "Chromoblastomycosis," Virchows Archiv. A, Pathological Anatomy and Histology,1982, 397: 203-214.
85. Bocca AL, Brito PPMS,Figueiredo F, Tosta CE, "Inhibition of nitric oxide production by macrophages in chromoblastomycosis: a role for Fonsecaea pedrosoi melanin," Mycopathologia, 2006, 161: 195-203.
86. Sawada Y,Setoyama A, Sakuragi Y, Saito-Sasaki N, Yoshioka H, Nakamura M, "The role of IL-17-producing cells in cutaneous fungal infections," International Journal of Molecular Sciences, 2021, 22: 5794.
87. Silva AA, Criado PR, Nunes RS et al. "In situ imune response in human chromoblastomycosis-a possible role for regulatory and Th17 T cells" PLoS Neglected Tropical Diseases, 2014, 8: e3162.
88. Esterre P, Jahevitra M, Andriantsimahavandy A, "Humoral immune response in chromoblastomycosis during and after therapy," Clinical and Diagnostic Laboratory Immunology, 2000, 7: 497-500.
89. Villalba E,Yegres JF, "Detection of circulating antibodies in patients affected by chromoblastomycosis by Cladosporium carrionii using double immunodiffusion," Mycopathologia, 1988, 102: 17-19.
90. Bruña-Romero O, Marques SG, Nascimento FR et al. "Association of IgG immunoglobulin and subclasses level with the severity of chromoblastomycosis due to Fonsecaea pedrosoi and therapeutic response to itraconazole," European Journal of Clinical Microbiology & Infectious Diseases, 2014. 33: 1791-1797.
91. Nimrichter L, Barreto-Bergter E, Mendonça-Filho RR et al. "A monoclonal antibody to glucosylceramide inhibits the growth of Fonsecaea pedrosoi and enhances the antifungal action of mouse macrophages," Microbes and Infection, 2004, 6: 657-665.
92. Alviano DS, Franzen AJ, Travassos LR et al. "Melanin from Fonsecaea pedrosoi induces production of human antifungal antibodies and enhances the antimicrobial efficacy of phagocytes," Infection and Immunity,2004, 72: 229-237.
93. Marques S A, Cromoblastomicose. In: Belda Jr W, Di Chiacchio N, Criado PR. Tratado de Dermatologia. 3. Ed., Atheneu, Rio de Janeiro, 2018, pp.1655-1661).
94. Takase T, Baba T, Uyeno K. Chromomycosis. A case with a widespread rash, lymph node metastasis and multiple subcutaneous nodules. Mycoses 1988;31:343-52.
95. Foster HM, Harris TJ. Malignant change (squamous carcinoma) in chronic chromoblastomycosis. Aust N Z J Surg 1987;57:775-7.
96. Belda Jr. W, Criado PR, Casteleti P, Passero LFD. "Chromoblastomycosis evolving to sarcomatoid squamous cell carcinoma: a case report," Dermatology Reports,2021, 13: 2, 2021.
97. De Hoog GS, Attili-Angelis D, Vicente VA, Van Den Ende AH, Queiroz-Telles F. Molecular ecology and pathogenic potential of Fonsecaea species. Med Mycol. 2004;42:405-16.
98. Weedon D. Mycosis and algal infections. In: Weedon D, ed.Weedon's Skin Pathology, 3rd edn. London, UK: Elsevier, 2010:875-903.
99. Garcia Marques S, Pedroso ESCM, Resende AM. Detection of delayed hypersensitivity to Fonsecaea pedrosoi metabolic antigen (chromomycin). Nihon Ishinkin Gakkai Zasshi 2008;49:95-101.
100. Perdigón-Oberto L, Romeo H, Pérez-Blasnco M. Immunoanalisis enzimática (ELISA) em la evolución terapêutica de la cromoblastomicosis por Cladophialophora carrionni em la área endémica del Estado Falcón, Venezuela. Rev Iberoam Micol.2005;22:39-43.
101. Vidal MSM, Castro LGM, Cavalcante SC. Highly specific and sensitive, immuno-blot--detected 54kDA antigen from Fonsecaea pedrosoi. Med Mycol 2004;42: 511-515.
102. Pavlidakey GP, Snow SN, Mohs FE. Chromoblastomycosis treated by Mohs micrographic surgery. J Dermatol Surg Oncol 1986;12:1073-1075.
103. Castro LGM, Pimentel RR, Lacaz CS. Treatment of chromomycosis by cryosurgery with liquid nitrogen: 15 tear's experience. Int J Dermatol 2003;42:408-12.
104. Tagami H, Ohi M, Aoshima T. Topical heat therapy for cutaneous chromomycosis. Arch Dermatol.1979;115:74-741.
105. Tagami H, Ginoza MIS. Successful treatment of chromoblastomycosis with topical heat therapy. J Am Acad Dermatol 1984;10:615-619.
106. Barros ERA, Fernandes MJS. Efeitos do calor sobre agentes da cromomicose. An Bras Dermatol 1992;67:7-10.
107. Hira K, Yamada H, Takahashi Y, Ogawa H.Successful treatment of chromomycosis using carbon dioxide laser associated with topical heat applications. J Eur Acad Dermatol Venereol 2002,16:273-275.
108. Tsianakas A, Pappai D, Basoglu Y, Metze D, Tietz HJ, Luger TA, Bonsmann G. Chromomycosis successful CO2 laser vaporization. J Eur Acad Dermatol Venereol 2008, 22:1385-1386.
109. Lyon JP, Pedroso ESAC, Moreira LM. Photodynamic antifungal therapy against chromoblastomycosis. Mycopathologia 2011;172:293-297.
110. Yang Y, Hu Y, Zhang J. A refractory case of chromoblastomycosis due to Fonsecaea monophora with improvement by photodynamic therapy. Med Mycol. 2012;50:649-653.
111. Lyon JP, Moreira LM, Carvalho VS. In vitro photodynamic therapy against Fonsecaea pedrosoi and Cladophialophora carrionii. Mycosis 2013; 56:157-161.
112. Bolzinger T, Pradinaud R, Saint-Marie D. Traitment de quatre cas de chromomycose à Fonsecaea pedrosoi par l'association 5-fluorocytosine-itraconazole. Nouv Dermatol 1991;10:462-466.
113. Polak A. Combination therapy with antifungal drugs. Mycoses 1988;31:45-53.
114. Queiroz-Telles F, Purim KS, van Cutsen J. Itraconazole in the treatment of chromoblastomycosis due to Fonsecaea pedrosoi. Int J Dermatol. 1992;31:805-812.
115. Gupta AK, Taborda PR, Sanzovo AD. Alternative week and combination itraconazole and terbinafine therapy for chromoblastomycosis caused by Fonsecaea pedrosoi in Brazil. Med Mycol. 2002; 40:529-534.
116. Bonifaz A, Saul A, Paredes-Solis V, Araiza J, Fierro-Arias L. Treatment of chromoblastomycosis with terbinafine: experience with four cases. J Dermatolog Treat. 2005;16:47-51.
117. Esterre P, Inzan CK, Rtasioharana M, Andriantsimahavandy A, Raharisolo C, Randrianiaina E et al. A multicenter trial of terbinafine in patients with chromoblastomycosis: effects on clinical and biological criteria. J Dermatolog Treat. 1998;9(Suppl 1):S29-S34.
118. Queiroz-Telles F, Santos DW. Challenges in the therapy of chromoblastomycosis. Mycopathologia. 2013;175:477-88.
119. Negroni R, Tóbon A, Bustamante B. Posaconazole treatment of refractoty eumycetoma and chromoblastomycosis. Rev Inst Med trop s Paulo 2005;47:339-346.
120. Criado PR, Careta MF, Valente NY. Extensive long-standing chromoblastomycosis due to Fonsecaea pedrosoi: three cases with relevant improvement under voriconazole therapy. J Dermatol Treat. 2011;22:167-174.
121. Azevedo CDM, Marques SG, Resende MA, Gonçalves AG, Santos DV, da Silva RR, de Sousa MDG, de Almeida SR.The use of glucan as immunostimulant in the treatment of a severe case of chromoblastomycosis. Mycoses 2008. 51:341-344.
122. Sousa MGT, BeldaJR W, Spina R, Lota PR, Valente NS, Brown GD, Criado PR, Bernard G.Topical application of imiquimod as a treatment for chromoblastomycosis. Clin Infect Dis 2014. 58:1734-1737.
123. Belda Jr W, Criado PR, Passero LFD. Successful treatment of chromoblastomycosis caused by Fonsecaea pedrosoi using imiquimod. J Dermatol 2020. 1-4 doi:10.1111/1346-8138.15225.
124. Belda Jr W, Criado PR, Passero LFD. Treatment of chromoblastomycosis with combinations including acitretin: a report o f two cases. Am J Trop Med Hyg 2020.103: 1852-1854.
125. Belda Jr W, Casolato ATS, Luppi JB, Passero LFD. Managing chromoblastomycosis with acitretin plus imiquimod: a case report on the improvement of cutaneous lesions and reduction of the treatment time. J Dermatol, 2021, 1-4. doi: 10.1111/1346-8138.16101.
126. Pai V, Phadke D, Shukla P,Naik K, "Fixed tapering dosage of acitretin in patients with psoriasis: a short-term analysis of clinical efficacy and its effects on biochemical parameters," Indian Journal of Dermatology,2019, 64: 213-216.
127. Heidrich D, Pagani DM, Koehler A, Alves KO, Scroferneker ML, "Effect of melanin biosynthesis inhibition on the antifungal susceptibility of chromoblastomycosis agents," Antimicrobial Agents and Chemotherapy,2021, 65:e0054621.

128. Granato MQ, Sousa IS, Rosa TL et al. "Aspartic peptidase of Phialophora verrucosaas target of HIV peptidase inhibitors: blockage of its enzymatic activity and interference with fungal growth and macrophage interaction," Journal of Enzyme Inhibition and Medicinal Chemistry,2020, 35: 629-638.
129. Granato MQ,Gonçalves DD, Seabra SH et al. "1,10-Phenanthroline-5,6-dione-based compounds are effective in disturbing crucial physiological events of Phialophora verrucosa". Frontiers in Microbiology, 2017 v. 8.
130. Bonifaz A, Vázquez-González D, Perusquía-Ortiz AM.Subcutaneous mycoses: chromoblastomycosis, sporotrichosis and mycetoma. J Dtsch Dermatol Ges 2010, 8:619-627.
131. Ogawa MM, Alchorne MM, Barbieri A, Castiglioni ML, Penna AP, Tominoro-Yamashita J.Lymphoscintigraphic analysis in chromoblastomycosis Int J Dermatol 2003, 42:622-625.
132. Solórzano S, Garcia R, Hernadez-Córdova G.Cromomicosis: reporte de un caso incapacitante. Rev Peru Med Exp Salud Publica 2011, 28:552-555.
133. De Guzman L, Perlman DC, Hubbard CE.Septic arthritis and osteomyelitis due to the chromoblastomycosis agent Fonsecaea pedrosoi. Am J Orthop 2012, 41(7):328-331.
134. Pavithran K.Chromoblastomycosis in a residual patch of leprosy. Indian J Leprosy 1942, 60:444-447.
135. Silva CMP, Silva ACCM, Marques SC, Saldanha ACR, Nascimento JDL, Branco MRFC, Branco FC, Silva RR, Costa ML.Associação de cromoblastomicose e hanseníase: relato de dois casos. Rev Soc Bras Med Trop 1994, 27:241-244.
136. Rojas OC, González GM, Moreno-Treviño M, Salas-Alanis J.Chromoblastomycosis by Cladophialophora carrioniii associated with squamous cell carcinoma and review of published reports. Mycopathologia 2015, 179:153-157.
137. Azevedo MPS, Marques SM, Santos DW, Silva RR, Silva NF, Santos DA, Resende-Stoianoff MA.Squamous cell carcinoma derived from chronic chromoblastomycosis in Brazil. Clin Infect Dis 2015, 60:1500-1504.
138. Jamil A, Lee YY, Thevarajah S. Invasive squamous cell carcinoma arising from chromoblastomycosis. Med Mycol 2012, 50:99-102.

capítulo 74

Silvio Alencar Marques

Micetomas e Botriomicose

CONCEITOS

Micetoma é denominação genérica para processos infecciosos crônicos que comprometem a derme, tecido celular subcutâneo e, evolutivamente, podendo comprometer a fáscia, tendões, músculos e ossos. São causados pela implantação traumática na pele, ou de bactérias aeróbicas da ordem Actinomycetales e, nesse caso, denominados "actinomicetomas" ou, por determinados gêneros e espécies de fungos e, portanto, denominados "eumicetomas".[1] A correta identificação da origem, se por bactéria ou por fungos, é essencial para definição terapêutica e de prognóstico. Ambos os subtipos se caracterizam clinicamente por aumento de volume da área afetada, consistência dura e lenhosa do tecido, presença de fístulas que drenam material seropurulento e pela presença do agente infectante sob a forma de grãos, que representam o acúmulo de bactérias ou fungos agrupados por substância cimentante.[2]

Actinomicose endógena caracteriza grupo de enfermidades (actinomicose cervicofacial, actinomicose torácica e actinomicose abdominal) causadas por bactérias anaeróbias da ordem Actinomycetales.[3] Clinicamente formam tumefação tecidual quando invadem a pele e estruturas subcutâneas, vísceras e ossos, formam fístulas e grão à semelhança dos micetomas, mas exibem localização topográfica, etiopatogenia, tratamento e prognóstico que os distinguem dos actinomicetomas.

Pseudomicetoma é denominação que deve ser reservada para quadros causados por dermatófitos, em geral ocorrendo no couro cabeludo e que se caracterizam clinicamente por nódulos inflamatórios.[4] Em geral não formam fístulas, mas se documenta no tecido a formação de grãos. Por não serem consequentes à implantação traumática do agente e sim invasão da derme e evolução atípica de infecção prévia por dermatófitos, a denominação mais aceita é "pseudomicetoma", ainda que exista na literatura referência com a denominação "micetoma por dermatófitos".[5,6]

Botriomicose é infecção crônica, granulomatosa e supurativa da pele e, excepcionalmente, vísceras, causada por bactérias, principalmente pelo *Staphylococcus aureus*, e incidente em geral em pacientes portadores de enfermidades debilitantes ou estado imune comprometido.[7] A expressão clínica é variável e confunde-se com os micetomas, *sensu lato,* por produzirem grãos no tecido podendo serem excretados por fístulas.

MICETOMAS

História

A palavra "micetoma" tem raiz grega e deriva da conjunção do termo *mykes* (fungo) e *oma* (tumor). Na literatura ocidental apareceu pela primeira vez na descrição de John Gill, 1842, cirurgião do Exército Britânico estacionado na região de Madras na Índia que descreveu tumoração que afetava pele, tendões e ossos e se referiu ao quadro como "pé de Madura", em referência à cidade ou região de onde procediam os pacientes.[1] O termo "micetoma" foi proposto por Carter, em 1860, que associou o quadro à infecção por fungos.[1] Brumpt, em 1905, relatou que diferentes espécies de fungos poderiam ser o agente etiológico e Pinoy, em 1913, sugeriu a separação do quadro em dois subtipos dependendo da etiologia, se bactéria ou fungos.[1] A terminologia atual de actinomicetoma e eumicetoma só foi definida e aos poucos se impondo a partir da publicação de Khan e colaboradores em 1984.[8]

Epidemiologia

Predomina em regiões tropicais e subtropicais, mas também pode ser identificada como autóctone em regiões de clima temperado. Os actinomicetomas predominam nas Américas e os eumicetomas na África e na Índia. No México os actinomicetomas correspondem a 98% dos casos e no Brasil, onde os relatos são mais esparsos, os actinomicetomas somam de 38% a 75% dos casos.[9-11] Ocorre mais em homens adultos e com atividade rural. No Sudão, país altamente endêmico, a ocorrência em crianças não é tão excepcional.[12] É mais frequente ocorrer nos pés em razão do hábito ou de limitações econômicas que levam os lavradores a trabalhar com os pés desprotegidos ou parcialmente protegidos. As localizações nos ombros, dorso ou couro cabeludo estão associadas ao transporte no trabalho de cestos ou madeira para lenha ou construções.[2]

A ocorrência da enfermidade pode estar associada ao volume do inóculo ou às condições imunes do hospedeiro. Em áreas endêmicas do Sudão se detecta que muitos indivíduos apresentam sorologia positiva contra *Madurella mycetomatis*, mas poucos adoecem.[13] A ocorrência da doença estaria associada à deficiência de resposta neutrofílica específica naqueles infectados.[14]

O micetoma pode ocorrer em algumas espécies animais como em equinos, muares, canídeos e felinos.[1]

Clínica

Embora possam causar enfermidade essencialmente idêntica do ponto de vista clínico, por terem agentes infecciosos, terapêutica e prognóstico distintos o actinomicetoma e eumicetoma serão discutidos separadamente.

Actinomicetomas (actinomicose exógena por bactérias aeróbicas)

São causados principalmente por espécies pertencentes aos gêneros Nocardia, Actinomadura e Streptomyces.[15] As infecções pelo gênero

Nocardia que cursam com infecção restrita ao parênquima pulmonar ou visceral intra-abdominal são denominados "nocardioses" e fogem dos objetivos do presente capítulo.

O actinomicetoma ocorre por inoculação traumática do agente causal na pele e se propaga por contiguidade local com invasão de estruturas vizinhas incluindo ossos. As principais espécies causais são a *Nocardia brasiliensis, N. asteroides* e *N. caviae (N. ottitidiscaviarium), Actinomadura madurae, A. pelletieri e Streptomyces somaliensis.*[15,16] O aspecto clínico independe do agente causal.

A evolução é crônica, porém o comprometimento de estruturas mais profundas aparentemente é mais precoce do que aquela observada nos eumicetomas. Não se acompanham de febre ou repercussão sistêmica ou laboratorial. A localização mais comum é nos membros inferiores, principalmente nos pés, com aumento gradual do volume da região acometida, apresentar coloração eritemato-acastanhada, ser dura à palpação e com presença de fístulas, secreção e drenagem de grãos (Figuras 74.1 a 74.3). Outras localizações possíveis são o tronco, as mãos (Figura 74.4), os joelhos, as pernas (Figura 74.5) e, excepcionalmente, a cavidade oral.[17,18] De quadro inicialmente assintomático progressivamente aparece dor, de intensidade variável e causar limitação dos movimentos. Os grãos correspondem ao acúmulo e agregado de bactérias que são expelidos do tecido como corpo estranho e podem ser de cor branca, branco-amarelado, amarelo-amarronzado ou vermelho e ser espécie-específica.

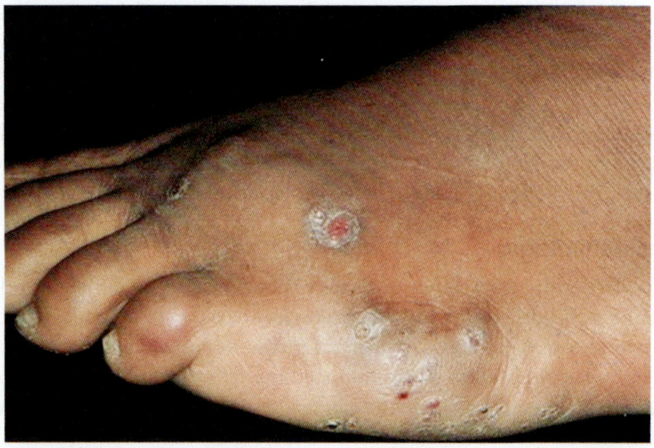

■ **Figura 74.1** Actinomicetoma: aumento de volume do dorso do pé com fístulas visíveis sobre lesões nódulo-tumorais.

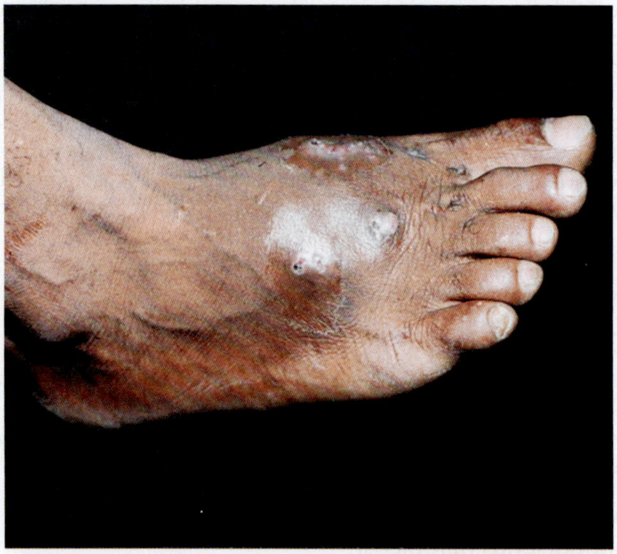

■ **Figura 74.2** Actinomicetoma: aumento de volume do dorso do pé com presença de fístulas.

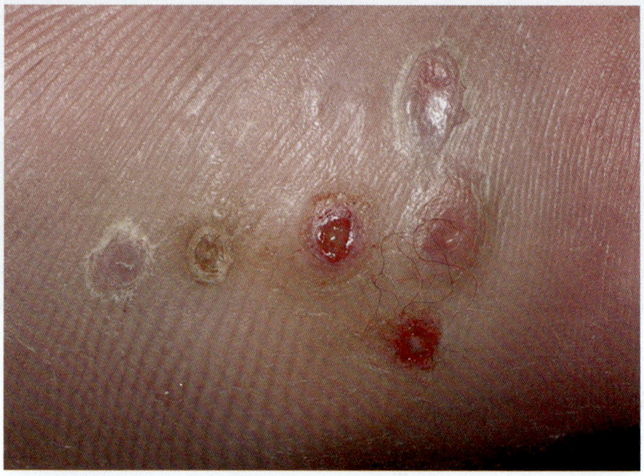

■ **Figura 74.3** Actinomicetoma: detalhe de fístula na região plantar com secreção seropurulenta.

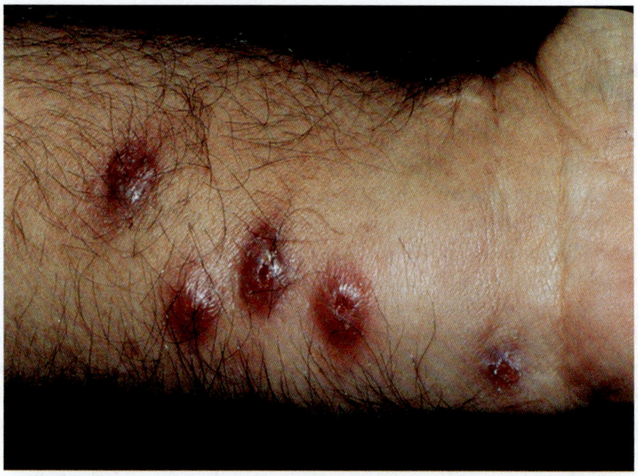

■ **Figura 74.4** Actinomicetoma do punho com presença de fístulas ativas.

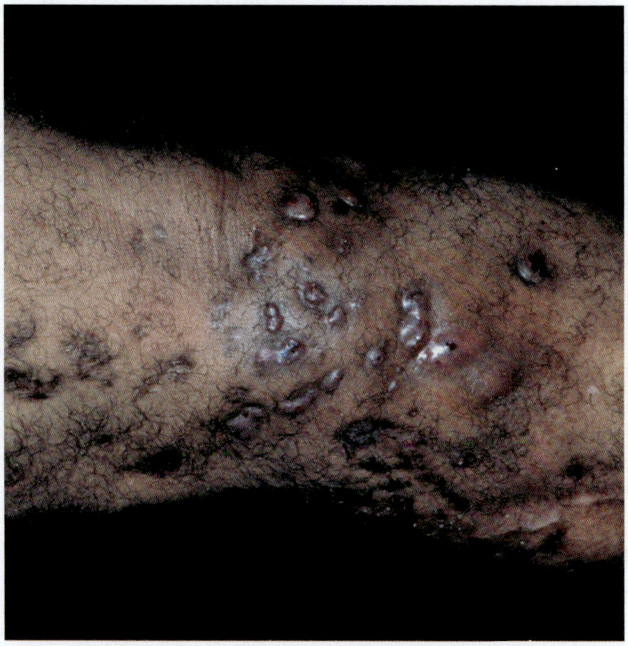

■ **Figura 74.5** Actinomicetoma, de membro inferior.

Diagnóstico laboratorial

O padrão ouro para o diagnóstico é a obtenção do cultivo positivo e identificação, sempre que possível, do gênero e espécie. Na prática clínica são utilizadas as seguintes abordagens:

- **Exame direto:** coleta-se o grão e o dispõe sobre lâmina de hemograma, dissolve com uma a 2 gotas de KOH 10% a 20% e macera delicadamente entre lâmina e lamínula. A presença de filamentos finos, agrupados, sem septos, faz o diagnóstico de actinomicetoma.
- **Cultivo (Figura 74.6):** é preferível semear material dissecado obtido por biópsia do que semear grãos expelidos, pois esses contêm muitas bactérias inviáveis. Para suspeita de actinomicetoma endógeno devem ser semeadas em meio anaeróbico com Agar-sangue a 37 °C. Quando de suspeita de actinomicetoma exógeno deve semear em meio de Sabouraud-dextrose mantido em temperatura ambiente ou a 37 °C. O crescimento é relativamente rápido (7 a 10 dias) e a definição da espécie se dá por meio de métodos bioquímicos como: hidrólise da caseína, liquefação da gelatina e decomposição de substratos como xantina, hipoxantina e tirosina. Quando os métodos bioquímicos não são conclusivos podem-se utilizar métodos moleculares e sequenciamento do DNA amplificado.

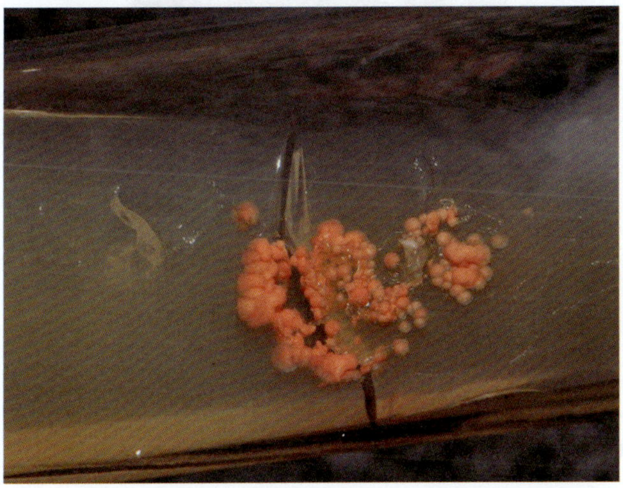

Figura 74.6 *Nocardia brasiliensis*: cultura em Agar-Sabouraud-dextrose.

As espécies *Actinomadura madurae, A. israelii, Nocardia brasilensis, N. asteroide, N. caviae* excretam grãos de cor branca a amarelo.[15,16] A espécie *A. pelletieri* produz grão de cor rosa a vermelho.[15]

Diagnóstico anatomopatológico

O exame anatomopatológico de material obtido por biópsia profunda e farta realizada em área suspeita de abscesso ou de fístula em atividade mostra processo inflamatório crônico granulomatoso e supurativo, com presença de microabscessos, acúmulos de bactérias filamentosas sob a forma de grão. Este, com frequência circundado por material eosinofílico amorfo, radiado ou em clavas, constituído de imunoglobulinas, restos teciduais e fibrina (fenômeno de Splendore-Hoeppli) (Figura 74.7). A coloração pelo método de Gram revela filamentos delicados, ramificados, que coram como bactérias Gram-positivas. No actinomicetoma a coloração pela prata (Grocott-Gomori) também é positiva, portanto, não é elemento útil para diagnóstico diferencial histológico com eumicetoma. No actinomicetoma os filamentos são mais finos e delicados e medem de 0,5 a 1 μm e nos eumicetomas observam-se hifas septadas, clamidósporos intercalados, vesículas e clavas e, o diâmetro dos filamentos situa-se entre 2 e 6 μm.[15] Há que se ter em mente que nem sempre os grãos são visualizados o que pode exigir cortes seriados para que os mesmos sejam observados e identificados.

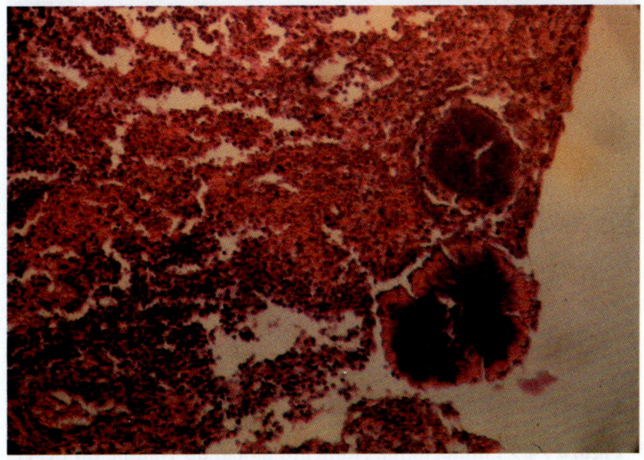

Figura 74.7 Actinomicetoma. Grão na coloração pelo HE circundado por discreto material amorfo eosinofílico (400x) com clavos radiais.

Diagnóstico por imagem

A radiografia, tomografia computadorizada ou ressonância magnética da região afetada são exames que devem ser considerados indispensáveis para definir presença e extensão do acometimento ósseo e de partes moles (Figura 74.8). Constituem-se em evidências muito úteis a definir possível abordagem terapêutica cirúrgica e contribuir para formulação de prognóstico de forma mais acurada.

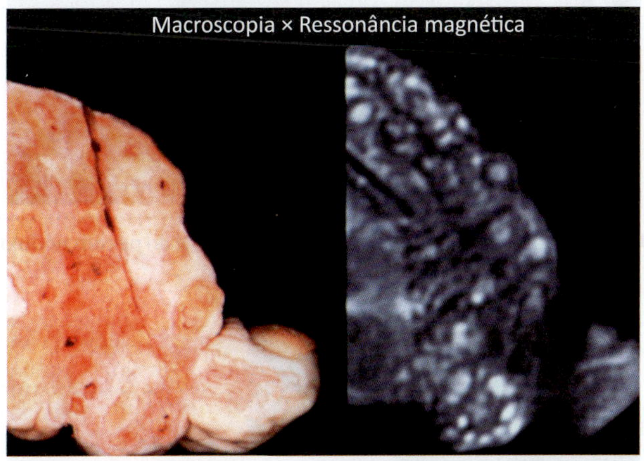

Figura 74.8 Imagem de corte transversal do pé amputado de paciente com actinomicetoma por *Nocardia brasiliensis* e respectiva imagem à ressonância nuclear magnética, demonstrando os típicos nódulos "M" ou imagem *dot in circle*.

Fonte: Imagem original da Tese de Longo, 1999.

Diagnóstico diferencial

Deve ser realizado com o eumicetoma e com a botriomicose, que apresentam quadro clínico muito semelhantes.

Eumicetomas

São micetomas causados por fungos verdadeiros e, na prática, são clinicamente indistinguíveis dos actinomicetomas (Figuras 74.9 a 74.11). Atualmente são listadas dezenas de espécies como causas possíveis de eumicetoma. Os gêneros e espécies mais frequentemente envolvidos são: *Nigrograna mackinnonii (Pyrenochaeta mackinnonii) Madurella mycetomatis, M. grisea (Trematosphaeria grisea), Scedosporium apiospermum (Pseudoallescheria boydii)*, Acremonium spp., Fusarium spp. e Leptosphaeria spp.[19-22]

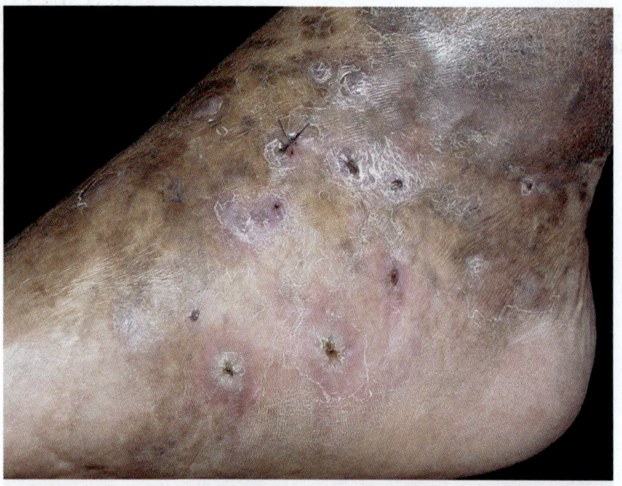

■ **Figura 74.9** Eumicetoma. Aumento global do volume do pé, com múltiplas fístulas.

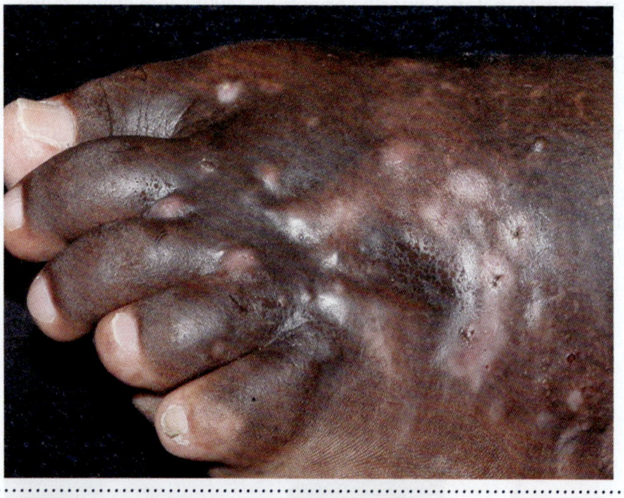

■ **Figura 74.10** Eumicetoma. Aumento do volume do pé com nódulos e fístulas.

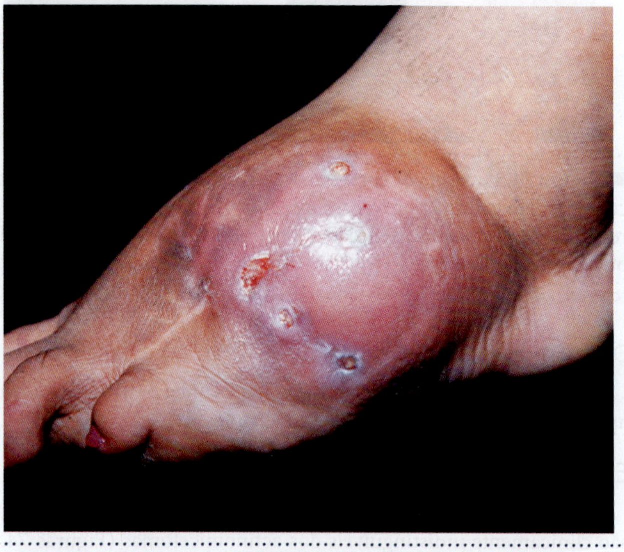

■ **Figura 74.11** Eumicetoma por *Madurella mycetomatis*.

Acomete principalmente as extremidades inferiores, mas, também podem acometer outros locais inclusive a cavidade oral.[1,23,24] O contágio é por inoculação traumática do fungo na derme ou tecido celular subcutâneo. A evolução é lenta também caracterizada por aumento progressivo do volume da área afetada, com consistência duro-lenhosa à palpação do tecido, coloração eritemato-acastanhada e formação de fístulas com drenagem de secreção e excreção de grãos que podem ser pretos (infecção por fungos demáceos) ou branco-amarelados. Podem ocorrer processos infecciosos (erisipela) de repetição e agravamento com formação de linfedema regional. A repercussão sistêmica está associada a fenômenos de infecção secundária local. O aparecimento de dor e de limitação de movimentos é de ocorrência mais tardia na história natural da enfermidade. As espécies Acremonium spp. e *Pseudoallescheria boydii* produzem grãos de cor branco a amarelo.[1,19] As espécies *Nigrograna mackinnonii (Pyrenochaeta mackinnonii) Madurella mycetomatis, M. grisea (Trematosphaeria grisea), Pyrenochaeta romeroi* e Leptosphaeria spp. produzem grãos de cor preta (Figura 74.12).[1,19,25,26] Portanto, identificação de grão expelido de cor preta direciona o diagnóstico para eumicetoma, pois os actinomicetomas não produzem grãos desta cor.

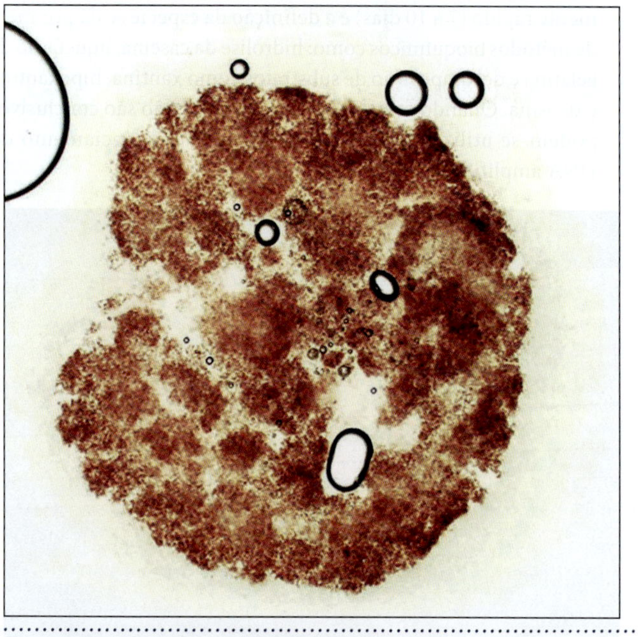

■ **Figura 74.12** Grão preto de *Madurella grisea*.

Diagnóstico laboratorial

O padrão ouro para o diagnóstico, igualmente, é a obtenção do cultivo positivo e identificação, sempre que possível, do gênero e espécie. No entanto, o crescimento em cultivo dos agentes dos eumicetomas é mais difícil de se obter. Na prática clínica são utilizadas as seguintes abordagens:

- **Por exame direto:** pratica-se o mesmo procedimento descrito para os actinomicetos e ao exame visualizam-se grãos formados por hifas, se hialinas ou demáceas, caracterizadas por filamentos largos e septados, com clamidósporos agrupados (Figura 74.12).
- **Cultivo:** a semeadura é realizada em Agar-Sabouraud-dextrose ou Sabouraud-dextrose com cloranfenicol, mas não ciclohexímida (actidione). Antes da semeadura os grãos devem ser lavados com salina ou salina mais cloranfenicol. Quando for semear material de biópsia, a epiderme deve ser excluída ao se fragmentar o material, para que se reduza a chance de contaminação bacteriana. O crescimento é lento e os tubos ou placas semeadas devem ser mantidos em estufa entre 30 e 37 °C por até oito semanas antes do descarte. Mesmo com esses cuidados o sucesso no cultivo é mais difícil de ser obtido quando se trata de eumicetoma. Dá-se preferência à semeadura de amostra obtida por biópsia. A definição de gênero e espécie depende de características micromorfológicas do fungo em frutificação e da utilização de métodos moleculares quando necessário.

Diagnóstico anatomopatológico

O exame anatomopatológico revela processo inflamatório crônico granulomatoso supurativo com formação de microabscessos, no interior dos quais se observa o grão, caracterizado por enovelado de hifas que na periferia dispõe-se de maneira mais alargada formando "clavas" ou "vesículas"[25] (Figura 74.13). A coloração pelo HE permite a observação de características que os distinguem dos actinomicetos. Detalhes podem ser observados ao PAS ou na coloração pela prata (Grocott-Gomori). A coloração pelo Gram é negativa, ao contrário do observado nos actinomicetomas.

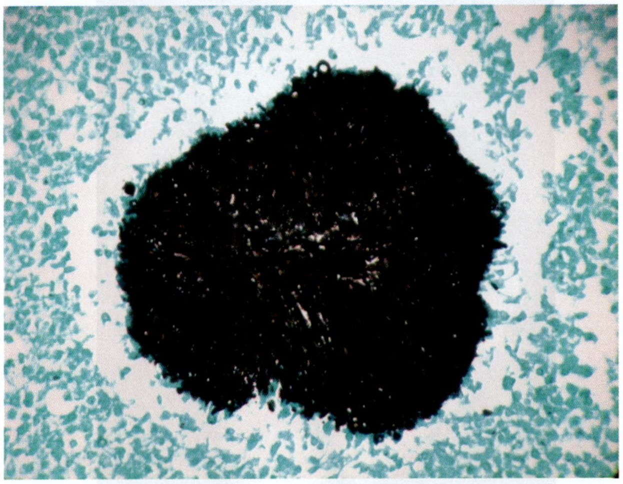

■ **Figura 74.13** Eumicetoma. Grão na coloração pelo Grocott-Gomori (400x).

Diagnóstico por imagem

A radiografia, cintilografia, tomografia computadorizada ou ressonância magnética da região afetada são igualmente indispensáveis para auxiliar na definição da abordagem terapêutica.[28,29] O grau de extensão, ou destruição óssea, influencia a definição da conduta e mesmo, do prognóstico.[28,29]

Diagnóstico diferencial

Deve ser realizado particularmente com o actinomicetoma e também com a botriomicose.

Tratamento

Actinomicetoma

Definido o diagnóstico de *actinomicetoma* o tratamento deve considerar:

a) **formas leves, sem comprometimento ósseo:** recomenda-se a associação sulfametoxazol-trimetoprima (SMX + TMP) na dose de 1.600 mg/dia + 320 mg/dia por pelo menos 6 meses.[15] Outra possibilidade é da associação da SMX + TMP 800 mg/dia + 160 mg/dia com a dapsona (DDS) na dose de 100 mg/dia por 6 meses.[15]

b) **formas moderadas e graves, com ou sem comprometimento ósseo, ou após falha terapêutica com o tratamento anterior:** SMX + TMP 800 mg/dia + 160 mg/dia associado a amicacina 1 g/dia por 21 dias. A SMX + TMP é mantida durante todo o período do tratamento e a amicacina repetida com intervalo de 15 dias na mesma dosagem, no total de 3 ciclos de 1 g/dia por 21 dias no ciclo, se necessário.[15]

Proposta mais recente para formas moderadas e graves é a utilização do imipenem 1,5 g/dia por 21 dias, associado à amicacina 1 g/dia, também por 21 dias.[30-33] Os ciclos são repetidos a cada 6 meses, se necessário, e no intervalo entre os ciclos os pacientes são mantidos com SMX + TMP na dose de 800 mg/dia + 160 mg/dia associado a DDS 100 mg/dia.

A intervenção cirúrgica com curetagem óssea tem sido referida como auxiliar ao tratamento sistêmico.[15]

O prognóstico é muito bom, com cura para os casos com diagnóstico precoce, terapêutica adequada e perfeita adesão do paciente ao tratamento. O prognóstico é mais reservado naqueles com diagnóstico tardio. O tratamento com amicacina exige monitorização cuidadosa da função renal e da acuidade auditiva, com audiometria após cada ciclo e avaliação da função renal antes e durante a administração do fármaco.

Eumicetoma

O tratamento do eumicetoma é pouco satisfatório. Em lesões bem delimitadas a combinação do tratamento cirúrgico com o itraconazol 200 a 400 mg/dia por 3 a 6 meses pode ser efetivo.[18] Lesões muito crônicas, com comprometimento ósseo, são pouco responsivas mesmo após longo período de itraconazol 200 a 400 mg/dia.[12] Voriconazol não foi eficaz quando de caso de eumicetoma da mão causado por *Leptosphaeria tompkinsii*, mas foi eficaz em eumicetoma por Madurella spp. de localização podálica na dose de 400 mg/dia por um ano e em eumicetoma por *S.apiospermum* também na localização podálica na dose de 400 mg/dia por vários meses.[34-36] O uso de posaconazol se mostrou eficaz em quatro de seis casos crônicos de eumicetoma (três casos por *Madurella grisea (Trematosphaeria grisea)*, dois por *M.mycetomatis* e um por *Scedosporium apiospermum*), não responsivos a outras terapêuticas.[35] Esses pacientes foram tratados com posaconazol na dose de 800 mg/dia por período de 6 a 12 meses.[37] Os derivados azólicos de segunda geração podem ser considerados promissores quando de tratamento em longo prazo, mas seu uso é limitado pelo alto custo. Como medida paliativa pode-se prescrever penicilina benzatina na dose de 1.200.000 U a cada 15 a 21 dias como profilaxia da erisipela ou celulite. Em certas circunstâncias indica-se a amputação do membro afetado como única solução. Revisão ampla sobre diferentes aspectos, incluindo o tratamento dos micetomas, *sensu lato*, pode ser revista na publicação de Reis e Reis-Filho de 2018.[38]

■ ACTINOMICOSE ENDÓGENA (POR BACTÉRIAS ANAERÓBICAS)

Actinomicose cervicofacial

É quadro raro, mais frequente em comunidades rurais e acomete a região cervical-facial-mandibular, comprometendo partes moles e ossos da face de modo unilateral.[3] O agente causal é, principalmente, o Actinomyces israelli, que é bactéria anaeróbica, Gram-positiva e parte da flora normal da cavidade bucal. A infecção se dá pela invasão das gengivas, amígdala, faringe ou mucosa oral após manipulação dentária, existência de cárie, fratura de mandíbula ou outros traumas. As más condições da arcada dentária e a má higiene oral favorecem a ocorrência do quadro.

A evolução clínica é de ocorrência inicial do edema e infiltração local, seguida da formação de abscessos e posteriormente das fístulas cutâneas. O aspecto clínico bem estabelecido é de tumefação dura, lenhosa, de coloração eritemato-vinhosa, com a presença de abscessos e fístulas e localizada no espaço entre o ângulo da mandíbula e a região cervical e mento. O exame anatomopatológico mostra infiltrado granulomatoso associado a microabscessos e a presença do grão actinomicótico.

Actinomicose torácica e abdominal (por bactérias anaeróbicas)

A forma torácica, causada principalmente pelo A. israelii, inicia-se com lesão do parênquima pulmonar, desenvolvimento de abscessos pulmonares e é relatada estar associada a pacientes com doença pulmonar prévia, como enfisema, bronquite crônica ou bronquiectasia.[39] A forma parenquimatosa pode evoluir para comprometimento do mediastino, pleura, parede torácica e a seguir comprometimento da pele com aumento de volume da área afetada e aparecimento das fístulas e drenagem de secreção e grãos.[40,41]

A manifestação abdominal decorre da implantação do agente por contiguidade com o foco pulmonar, contiguidade com foco pélvico ou por trauma abdominal perfurante.[3,42] O agente mais frequente é o *A. israelii*, mas pode ser decorrente de *A. bovis, A. ericksonii, A. naeslundii, A. viscosus* e *A. odontolyticus*.[3] Pode afetar o pâncreas, colón, íleo, útero, ovários e evoluir para comprometimento da parede abdominal. A forma ileocecal é a menos rara. Manifesta-se inicialmente por tumoração palpável, aderência à parede abdominal e a seguir a formação de fístulas. O comprometimento associado do tecido hepático é possível assim como o comprometimento primário da parede abdominal.

Tratamento

Definido o diagnóstico de actinomicose endógena o tratamento é realizado com penicilina cristalina 10 a 20 milhões de unidades dia por 30 dias, seguida por penicilina oral ou amoxacilina por 6 a 12 meses. Esquema alternativo é a associação de penicilina cristalina (doses acima) com metronidazol 1.500 mg/dia ou, outra opção, amoxacilina + ácido clavulônico na dose de 1.200 mg/dia por 4 semanas e manutenção com amoxacilina.[3] Abordagem cirúrgica pode ser necessária como adjuvante terapêutico.

■ PSEUDOMICETOMA

As infecções dérmicas ou subcutâneas causadas por dermatófitos são raras e quando ocorrem estão mais frequentemente associadas a pacientes imunossuprimidos ou em condições debilitantes.[42] Nessas circunstâncias o menos raro é a formação do denominado "granuloma tricofítico de Majocchi", mas a possibilidade de formação de lesão tumoral ou tumefação e formação de grãos (ou pseudogrãos) à semelhança do observado nos micetomas também é possível. Quando ocorre, a localização mais comum é o couro cabeludo e a região cervical posterior. A patogenia sugerida é que a partir do comprometimento do bulbo piloso o dermatófito invada a derme e provoque importante reação inflamatória granulomatosa e supurativa podendo chegar a formar abscessos.[43] O padrão de invasão da derme em casos de *tinea capitis* crônica é o mais observado em crianças afrodescendentes.[43] O diagnóstico baseia-se na observação histológica de agregado miceliano semelhante a grão eumicótico envolto e permeado por substância eosinofílica amorfa (fenômeno de Splendore-Hoeppli) e visualizado em meio a infiltrado granulomatoso e supurativo e com cultivo positivo para dermatófitos.[4,44] Os agentes descritos como possível agente causal são o *Trichophyton rubrum, T. violaceum, T. verrucosum, T. mentagrophytes, T. tonsurans* e mesmo pelo *Microsporum canis* ou *T. schoenleinii*.[4-6,42,43,45,46]

O tratamento há que ser sistêmico com fármacos ativos contra dermatófitos, por exemplo, a terbinafina na dose de 250 mg/dia ou itraconazol na dose de 200 mg/dia, por períodos que podem ser de até 4 meses de tratamento.

Apesar de nem sempre apresentar o padrão clínico clássico dos micetomas (tumoração ou tumefação tecidual dura, fístulas, secreção de grãos) e de não se seguir à implantação traumática do fungo, há autores que designam a enfermidade como micetoma por dermatófitos ao invés de pseudomicetoma.[5,6,44-47]

■ BOTRIOMICOSE

Botriomicose é infecção bacteriana crônica, granulomatosa e supurativa, que compromete a pele, tecido celular subcutâneo e, evolutivamente, pode acometer tendões, musculatura, ossos e vísceras contíguas. Mais raramente pode apresentar a forma visceral isolada. O termo "botriomicose" foi proposto em 1884 e embora a enfermidade não seja causada por fungos é terminologia já consagrada.[7] As lesões cutâneas se manifestam por nódulos, abscessos, lesões ulceradas ou por lesões tumefeitas com fístulas muito semelhante ou indistinguível de micetomas verdadeiros. É causada por várias espécies de bactérias, Gram-positivas ou Gram-negativas, cocos ou bacilos. A espécie mais frequente é o *Staphylococcus aureus*, seguido pela *Pseudomonas aeruginosa*, *Escherichia coli* e outras. A característica comum a qualquer etiologia é a formação de grão que corresponde ao agregado de bactérias similar ao observado nos micetomas. A coloração do grão que mede entre 1 e 3 mm e, portanto, visível a olho nu, é quase sempre branco-amarelo. Ocorre em geral nas áreas expostas, pós-trauma, particularmente nas extremidades superiores ou inferiores (Figura 74.14), mas pode ocorrer em mucosas, região orofacial e na região torácica ou abdominal.[48-50] A patogênese da doença não está bem esclarecida, mas pode estar relacionada à baixa virulência do agente causal e debilidade geral do paciente em decorrência de alcoolismo, diabetes, desnutrição ou infecção pelo HIV e, consequente, equilíbrio relativo do agente hospedeiro.[49,51,52]

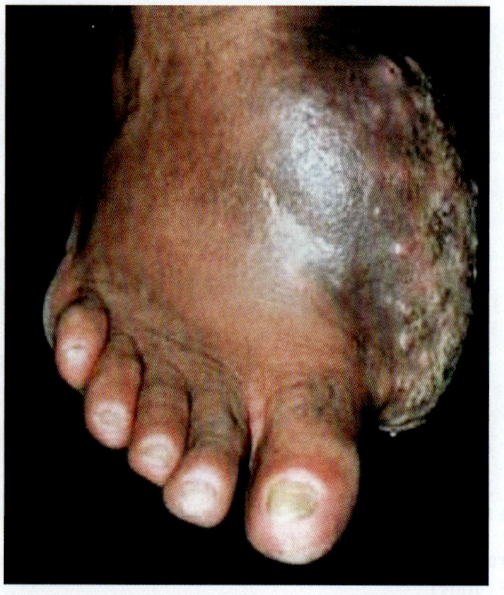

■ **Figura 74.14** Botriomicose.

O diagnóstico é sugerido pelo encontro no exame direto (Figura 74.15) ou no exame histopatológico (Figura 74.16) de grão constituído de células cocoides ou por bacilos em meio a substância amorfa. Na histopatologia observa-se processo inflamatório granulomatoso, supurativo, com formação de microabscessos em meio aos quais se encontra formações semelhantes aos grãos actinomicóticos, com tendência a apresentar aspecto lobulado e formados por bactérias não filamentosas agrupadas em meio a material amorfo, basofílico e circundadas por substância eosinofílica radiada (fenômeno de Splendore-Hoeppli). O grão botriomicótico pode ser corado pelo HE, Gram, Giemsa e PAS, mas não pelo Grocott-Gomori. O diagnóstico de certeza é evidenciado pelo cultivo que revela a infecção pelo S. aureus ou outra bactéria que não da ordem Actinomycetales.

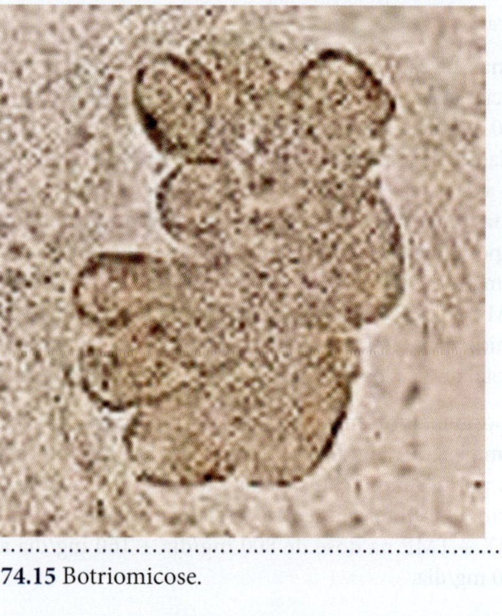

■ **Figura 74.15** Botriomicose.

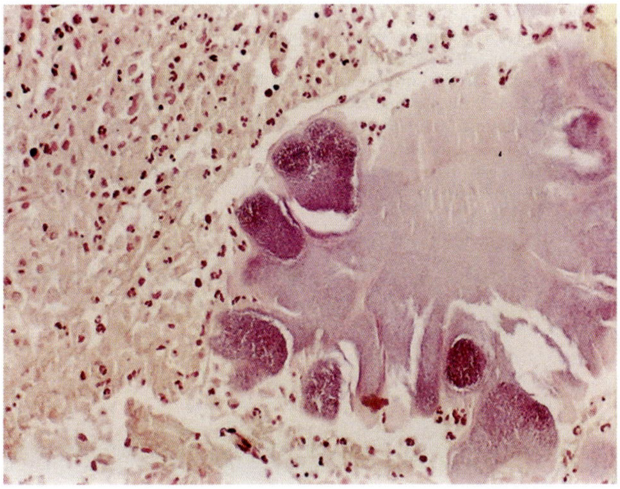

■ **Figura 74.16** Grão de botriomicose em corte histológico.

O diagnóstico diferencial clínico e histopatológico deve ser feito com o actinomicetoma e eumicetoma, prioritariamente, e com outras enfermidades cutâneas granulomatosas em geral.

O tratamento deve ser guiado pelo antibiograma e deve durar de semanas a meses. As medicações mais utilizadas são a associação sulfametoxazol + trimetoprima, cefalosporinas e doxiciclina.[51] Para bactérias Gram-negativas ou bactérias anaeróbicas podem ser utilizadas a clindamicina, metronidazol, cefalosporina de terceira geração ou aminoglicosídios.[51] A intervenção cirúrgica para drenagem ou excisão total ou parcial da lesão, desde tecnicamente viável, pode ser útil como adjuvante ao tratamento com antibióticos.

Referências bibliográficas

1. Kwon-Chung KJ, Bennet JE. Medical Mycology, 1st edN. , Vol. 1. Philadelphia: Lea & Febiger. 1992.
2. Welsh O, Vera-Cabrera L, Salinas-Carmona MC. Mycetoma. Clin Dermatol. 2007; 25: 195-202.
3. Wong VK, Turmezei TD, Weston VC. Actinomycosis. BMJ 2011; 343: d6099.
4. Rinaldi MG, Lamazor EA, Roeser EH et al. Mycetoma or Pseudomycetoma? Mycopathologia 1983; 81: 41-8.
5. Negroni R, Vacarezza AM, Ocampo J et al. Micetoma de cuero cabelludo por Microsporum canis en huésped inmunocompetente. Arch Argent Dermatol. 1994; 44: 263-9.
6. Isa-Isa R, Estevez N, Arenas R et al. Mycetoma caused by dermatophytes. A case due to Microsporum canis. J Med Mycol. 2003; 13: 151-3.
7. Coelho WS, Diniz LM, Souza Filho JB. Botriomicose cutânea – Relato de caso. An Bras Dermatol. 2009; 84: 396-9.
8. Khan KA, Khan AF, Haroon TS. Clinical and pathological findings of mycetoma with special references to the etiology. Asian Med J. 1984; 27: 250-7.
9. López-Martinez R, Méndez-Tovar LJ, Lavalle P et al. Epidemiologia del micetomas em Mexico: estúdio de 2105 casos. . Gac Med Mex. 1992; 128: 329-39.
10. Lacaz CS. Distribuição geográfica dos micetomas no Brasil. An Bras Dermatol. 1981; 56: 167-72.
11. Sampaio FMS, Wank B, Freitas DFS et al. Review of 21 cases of mycetoma from 1991 to 2014 in Rio de Janeiro, Brazil. PLoS Negl Trop Dis. 2017; 11(2)e5301.
12. Fahal AH, Abu Sabaa AH. Mycetoma in children in SudaN. Trans R Soc Trop Med Hyg. 2010; 104: 117-21.
13. Ahmed SA, van Leeuwen W, Fahal AH et al. Mycetoma caused by Madurella mycetomatis: a neglected infectious burdeN. Lancet infect Dis. 2004; 4: 566-74.
14. Elagab EAM, Mukhtar MM, Fahal AH et al. Peripheral blood mononuclear cells of mycetoma patients react differently to Madurella mycetomatis antigens than healthy endemic controls. PLOS Neglected Tropical Diseases 2013; 7: e2081.
15. Welsh O, Vera-Cabrera L, Welsh E et al. Actinomycetoma and advances in its treatmenT. Clin Dermatol. 2012; 30: 372-81.
16. Magalhães GM, Oliveira SCC, Soares ACB et al. Mycetoma caused by Nocardia caviae in the first Brazilian patienT. Int J Dermatol. 2010; 49: 56-8.
17. La Hoz RM, Baddley JW. Subcutaneous Fungal Infections. Curr Infect Dis Rep. 2012; 14: 530-9.
18. Mohamed SW, Mohamed NA, Yousif DM et al. Tongue actinomycetoma due to Actinomadura madurae: a rare clinical presentatioN. J Oral Maxillofac Surg. 2012; 70: e622-e4.
19. Estrada R, Chávez-Lopez G, Estrada-Chávez G et al. Eumycetoma. Clin Dermatol. 2012; 30: 389-96.
20. Yera H, Bougnoux ME, Baixnch G et al. Mycetoma of the foot caused by Fusarium solani: identification of the etiologic agent by DNA sequencing. J Clin Microbiol. 2003; 41: 1805-8.
21. Chávez G, Arenas R, Pérez-Polito A et al. Micetomas eumicéticos por Madurella mycetomatis. Informe de seis casos. Rev Iberoam Micol. 1998; 15: 90-3.
22. Ahmed SA, González GM, Tirado-Sánchez A, Moreno-López LM, de Hoog S, Bonifáz A. Nigrograna mackinnonii, not Trematospheria grisea (syN. Madurella grisea) is the main agent of black grain eumycetoma in Latin America. J Clin Microbiol. 2018; 56:e01723-17.
23. Nai GA, Stuani MLT, LAS. S. Oral cavity eumycetoma. Rev Inst Med Trop São Paulo 2011; 53: 165-8.
24. Suleiman AM, Fahal AH. Oral cavity eumycetoma: a rare and unusual conditioN. Oral Surg Oral Med Oral Pathol Oral Radiol. 2013; 115: e23-e5.
25. Belda Jr W, Cucé LC, Dias MC et al. Eumicetoma de grãos pretos por Madurella grisea. Rev Inst Med Trop São Paulo 1986; 31: 195-9.
26. Machado LAP, Rivitti MCP, Cucé LC et al. Eumicetoma de grãos pretos por Madurella grisea: registro de dois casos. Rev Inst Med Trop São Paulo 1992; 34: 569-80.
27. Ibrahim AI, El Hassan AM, Fahal AH et al. A Histopathological Exploration of the Madurella mycetomatis GraiN. PloS One 2013; 8: e57774.
28. Levites J, Alchorne AOA, Fichman O. Fistulografia e cintilografia no estadiamento dos micetomas por Madurella mycetomatis. An Bras Dermatol. 1993; 68: 233-6.
29. Achenbach R, Negroni R, Liturri M et al. Utilidad de la resonancia magnética nuclear en el diagnóstico de la extensión del micetoma. Arch Argent Dermatol. 2005; 55: 71-4.
30. Ameen M, Arenas R. Developments in the management of mycetomas. Clin Exp Dermatol. 2008; 34: 1-7.
31. Ameen M, Vargas F, Arenas R et al. Successful treatment of Nocardia actinomycetoma with meropenem and amikacin combination therapy. Int J Dermatol. 2011; 50: 443-5.
32. Ameen M, Arenas R, Mercado EV et al. Efficacy of Imipenem therapy for Nocardia actinomycetomas refractory to sulfonamides. J Am Acad Dermatol. 2010; 62: 239-46.
33. Arenas R. Martinez RFF, Torres-Guerrero, Garcia C. Actinomycetoma: an update on diagnosis and treatmenT. Cutis. 2017; 99:e11-15.
34. Cartwright KE, Clark TW, AM H. Eumycetoma of the hand caused by Leptosphaeria tompkinsii and refractory to medical therapy with voriconazole. Mycopathologia 2011; 172: 311-5.
35. Loulergue P, Hot A, Dannaoui E et al. Short report: successful treatment of black-grain mycetoma with Voriconazole. Am J Trop Med Hyg; 75: 1106-7.
36. Oliveira FM, Unis G, Hochhegger B et al. Scedosporium apiospermum eumicetoma successfully treated with oral voriconazole:report of a case and review of the Brazilian reports on scedoporiosis. Rev Inst Med Trop São Paulo 2013; 55: 121-3.
37. Negroni R, Tobon A, Bustamante B et al. Posaconazole treatment of refractory eumycetoma and chromoblastomycosis. Rev Inst Med Trop São Paulo 2005; 47: 339-46.
38. Reis CMS, Reis-Filho EGM. Mycetomas: an epidemiological, etiological, clinical, laboratory and therapeutic review. An Bras Dermatol. 2018; 93:8-18.
39. Jung LY, Kim SR, Oh IJ et al. Pulmonary actinomycosis during the first decade of 21st century: cases of 94 patients. BMC Infect Dis. 2013; 13: 216.
40. Briceno G, Guzman P, F S. Cutaneous fistula due to pulmonary actinomycosis in a mapuche girl. Pediatr Dermatol. 2013; 30: 504-5.
41. Han JY, Lee KN, Lee JK et al. An overview of thoracic actinomycosis: CT features. Insights Images 2013; 4: 245-52.
42. Gungor T, Togrul C, Baser E et al. Pelvic actinomycosis: a disease that should not be overlooked in cases with suspected advanced ovarian cancer. J Obstet Gynaecol. 2013; 33: 212-4.
43. Isa-Isa R, Arenas R, Isa M. Inflammatory tinea capitis: kerion, dermatophytic granuloma, and mycetoma. Clin Dermatol. 2012; 28: 133-6.
44. Chiapello LS, Dib MD, Nuncira CT et al. Mycetoma of the scalp due to Microsporum canis: hystopathologic, mycologic, and immunogenetic features in a 6-year-old girl. Diag Microbiol Infect Dis. 2011; 70: 145-9.
45. Berg JC, Hamacher KL, Roberts GD. Pseudomycetoma caused by Microsporum canis in an immunosuppressed patient: a case report and review of the literature. J Cutan Pathol. 2007; 34: 431-4.

46. Botterel F, Romand S, Cornet M et al. Dermatophyte pseudomycetoma of the scalp: case report and review. Br J Dermatol. 2001; 145: 151-3.
47. Moraes MAP, Machado AAL, Medeiros Filho P et al. Pseudomicetoma dermatofítico: relato de um caso devido ao Trichophyton tonsurans. Rev Soc Bras Med Trop. 2001; 34: 291-4.
48. Saadat P, Ram R, Sohrabian S et al. Botryomycosis caused by Staphylococcus aureus and Pneumocystis carinii in a patient with acquired immunodeficiency disease. Clin Exp Dermatol. 2007; 33: 266-9.
49. Padilla-Desgarennes C, Vázquez-González D, Bonifaz A. Botryomycosis. Clin Dermatol. 2012; 30: 397-402.
50. Guttal KS, Naikmasur VG, Satyabodh K. Botryomycosis of the orofacial regioN. Br J Ora Maxillofac Surg. 2008; 46: 423-6.
51. Tchornobay AM, Serafini SZ. Botriomicose. An Bras Dermatol. 1983; 58: 103-6.
52. Towersey L, Estrella RR, Mendonça AMN et al. Botriomicose em paciente com testes sugestivos de função imunológica alterada: relato de um caso. An Bras Dermatol. 1986; 61: 49-52.

Roberto Arenas • Elsa Vasques Del Mercado • Gabriela Moreno-Coutiño • Eder R. Juarez-Duran

Outras Micoses Profundas

FEO-HIFOMICOSE

Definição

Este termo foi introduzido por Ajello para descrever doenças causadas por fungos dematiáceos ou feoides. Desde então, um número crescente de patógenos pertencentes a diferentes gêneros foram descritos.[1] A apresentação clínica mais comum é o cisto micótico. Entretanto, alguns comportam-se como agentes oportunistas em indivíduos imunossuprimidos.[2] Relatou-se fungemia nosocomial. Não raramente, essas infecções podem disseminar e tornar-se letais.[3] Este termo não deve ser aplicado a doenças específicas causadas por fungos negros, como a *tinea nigra*, cromoblastomicose ou eumicetoma.[4]

História

Em 1967, Mariat e colaboradores propuseram o termo feoesporotricose e, mais tarde, em 1974, Ajello introduziu feo-hifomicose.[4]

Epidemiologia

A feo-hifomicose é encontrada em todo o mundo, em qualquer idade, em pacientes de ambos os sexos com uma ligeira predominância no sexo masculino.

Etiologia

Em 1994, Matsumoto e Ajello identificaram 109 espécies em 60 gêneros que causavam doenças em seres humanos e em animais.[4] Os mais importantes são: *Wangiells dermatitidis, Exophiala jeanselmei, E. spinifera, Phialophora parasitica, P. richardsiae, Alternaria alternata, Bipolaris, Scedosporium prolificans, Curvularia* sp. e *Ulocladium* sp. Estes fungos melanizados são sapróficos do solo, de matéria em decomposição e das plantas.[5] A melanina é encontrada na parede celular e considerada um fator de virulência, pois pode neutralizar radicais livres e enzimas de degradação secretadas por fagócitos.[6]

Quadro clínico

Quatro variantes clínicas foram descritas. A cutânea, que acomete a pele e as unhas e assemelha-se muito a infecções dermatófitas. A da mucosa, nos seios nasal e paranasal. As mais comuns nas doenças alérgicas são *Bipolaris* e *Curvularia*. A subcutânea, cuja apresentação mais comum é o cisto micótico (Figura 75.1); após inoculação traumática, um nódulo subcutâneo, assintomático, com aproximadamente 2 cm, surge em qualquer parte do corpo, principalmente nas extremidades.[7] A sistêmica, onde o sistema nervoso central, olho, coração, osso e articulações são os locais de infecção preferidos.[5,8] A disseminação contígua ou hematogênica é rara, mas em indivíduos imunocomprometidos pode haver disseminação da infecção.[9] *Wangiella dermatitidis* pode causar doenças cutâneas, neurológicas e sistêmicas com mortalidade próxima a 50%. A *Cladophialophora bantiana* causa feo-hifomicose cerebral em pacientes com ou sem imunodeficiência.[4]

Exames laboratoriais

A histopatologia revela um granuloma supurativo. As estruturas dos fungos são encontradas dentro da cavidade cística cercada por fibrose. Hifas hiperpigmentadas, células em brotamento e leveduras podem ser observadas. Elas são facilmente visualizadas com colorações PAS e de Gomori-Grocott (Figura 75.2). As culturas apresentam colônias algodonosas de coloração marrom-preto e o exame microscópico é necessário para distinguir o agente etiológico. Às vezes, uma determinada espécie somente pode ser identificada por meio de técnicas moleculares. Os fungos negros são comumente encontrados como contaminantes laboratoriais. Quando isolados, deve-se ter cuidado especial ao se considerar o tipo de paciente e o local onde a amostra foi retirada.[8]

Tratamento

Os cistos micóticos são tratados com excisão cirúrgica. Calor local, terbinafina, 5-fluorocitosina, cetoconazol, itraconazol, voriconazol, posaconazol e anfotericina-B intralesional foram relatados como úteis. A sinusite invasiva crônica também requer cirurgia. Na doença disseminada, a anfotericina-B é a primeira escolha.[8,9] Sugeriu-se que a terapia combinada com azóis e terbinafina ou azóis e caspofungina pode ser sinérgica.[6]

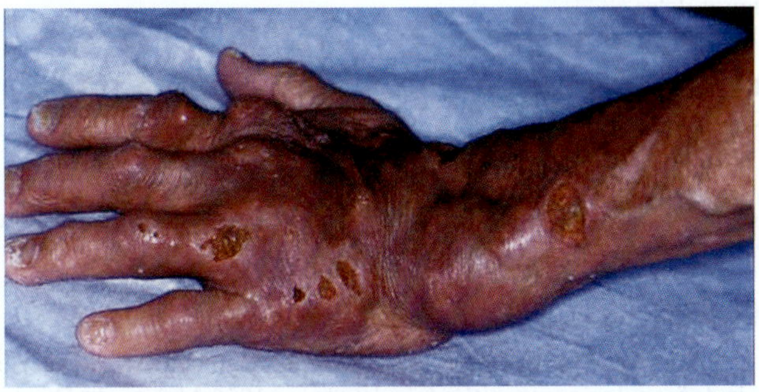

Figura 75.1 Feo-hifomicose disseminada.

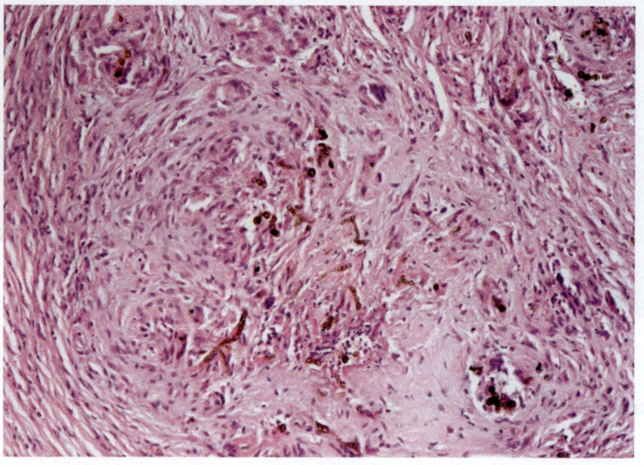

■ **Figura 75.2** Quadro histopatológico (HE 40 x).

■ INFECÇÃO POR *SCYTALIDIUM*

Uma seção separada é deixada para este agente mutante capaz de comportar-se como um fungo mucedináceo (branco) ou dematiáceo (preto).

O *Scytalidium* foi descrito pela primeira vez como um patógeno humano em 1970 por Gentles e Evans. Pode causar doença superficial na pele e nas unhas. A prevalência é maior nas áreas tropicais e subtropicais. Tailândia e Trinidad e Tobago têm a maior incidência.

Esse fungo, caracterizado pela produção de picnídios, foi inicialmente chamado de *Hendersonula toruloidea*, em 1933, por Nattrass; atualmente é conhecido como *Nattrassia magniferae*. A forma sinanamorfa tem duas variantes: *Neoscytalidium dimidiatum* (pigmentado) e *Scytalidium hialinum* (não pigmentado).[4]

A apresentação clínica é quase idêntica à onicomicose e às infecções causadas por dermatófitos. Melanoníquia pode ser identificada em mais da metade dos casos.[10] O *Scytalidium* pode atuar como um agente oportunista em indivíduos com imunossupressão.

O diagnóstico pode ser suspeitado por exame direto onde as hifas têm contorno e espessura irregulares e às vezes são hiperpigmentadas. As culturas podem ser esbranquiçadas, cinzas ou pretas e mostram artrosporos microscopicamente em cadeias.

A resistência à maioria dos antifúngicos é típica e, portanto, os pacientes queixam-se de falha terapêutica. O tratamento tópico antifúngico e queratolítico é preferido. Relatou-se sucesso com a terapia com voriconazol.[11]

■ HIALO-HIFOMICOSE

Recentemente, aumentaram os relatos de doenças produzidas por fungos filamentosos, septados, hialinos. Para estudar melhor esses agentes, Ajello e McGinnis apresentaram o termo hialo-hifomicose em 1984. Algumas micoses são importantes ou frequentes o suficiente para ter seus próprios nomes; assim, atualmente, apenas fungos oportunistas, raramente encontrados, são incluídos nesta categoria e iremos revisar alguns deles.[4,12]

■ PENICILINOSE

Definição

Micose profunda ou sistêmica, restrita ao Sudeste Asiático, causada por *Penicillium marneffei*, um fungo dimórfico que acomete a pele, medula óssea e o sistema retículo-endotelial.

História

P. marneffei foi primeiramente isolado por Segretain, no Vietnã. Um caso de inoculação traumática foi relatado em 1956. Mais tarde, Disalvo identificou a doença em um paciente com linfoma de Hodgkin em 1973.

Epidemiologia

O fungo foi isolado apenas de ratos-de-bambu; assim, a doença é restrita às regiões do sudeste da Ásia, especialmente a Tailândia. Acredita-se que a doença é transmitida por inalação, inoculação e até ingestão de material contaminado. O período de incubação é desconhecido.[12] Todas as faixas etárias e ambos os sexos são acometidos, embora a penicilinose seja mais comum nos homens, da 2ª a 4ª décadas de vida. *P. marneffei* pode comportar-se como um patógeno ou como um agente oportunista; contudo, 80% dos casos relatados estão associados à AIDS; na verdade, 30% dos pacientes com AIDS no Sudeste Asiático sofrem de penicilinose.[1] Outros grupos de risco são: pacientes com câncer hematológico, transplantados, lúpus eritematoso sistêmico e tuberculose; bem como aqueles em terapia imunossupressora.[4]

Etiologia

De maneira semelhante ao *Histoplasma* sp., *P. marneffei* é dimórfico, encontrado na natureza como um fungo filamentoso e no hospedeiro como levedura e tem afinidade pelo sistema reticuloendotelial. O clima úmido facilita a liberação de esporos e infecções.

Manifestações clínicas

Inicialmente, há sintomas vagos como febre, mal-estar, cefaleia e perda de peso, seguidos por linfadenopatia, anemia, leucocitose, hepatomegalia, lesões cutâneas e pulmonares. Os abscessos e as úlceras não genitais são comuns em pacientes HIV-negativos e imunocompetentes, enquanto as lesões acneiformes semelhantes a moluscos e as úlceras orais, genitais e faríngeas predominam em pacientes com AIDS. A disseminação para o fígado, baço, medula óssea e pulmão é comum.[13] Dispneia, ascite e aumento dos níveis de LDH correlacionam-se com maior mortalidade.[14]

Diagnóstico diferencial

Doenças cutâneas devem ser distinguidas de outras doenças infecciosas. Quando há presença de doença pulmonar, tuberculose, pneumocistose e histoplasmose devem ser descartadas.[4]

Exames laboratoriais

Exsudatos e preparações de tecidos coradas com Giemsa ou PAS apresentam leveduras ovais ou redondas semelhantes às de *Histoplasma capsulatum*, mas com um septo central. As culturas são diagnósticas; à temperatura ambiente, o micro-organismo cresce na fase micelial, enquanto a 37 °C surgem colônias de leveduras. Em pacientes imunocompetentes, a histologia mostra um granuloma tuberculoide com presença de leveduras típicas. As áreas de necrose com células multinucleadas e numerosas leveduras são mais comumente encontradas em pacientes imunodeficientes. O agente é facilmente visualizado com colorações PAS ou de Gomori-Grocott. Embora não estejam prontamente disponíveis, os testes sorológicos foram realizados com uso de imunofluorescência e *Western blot*.[12]

Tratamento

Na doença disseminada, a anfotericina B é sugerida, isoladamente ou em combinação com agentes azólicos sistêmicos.[15] No entanto, estudos recentes sobre suscetibilidade antifúngica mostraram que o voriconazol possui a maior atividade contra este fungo, seguido pelo itraconazol e terbinafina. Os dois últimos podem ser administrados como terapia de manutenção por um longo período de tempo.[16]

■ OUTRAS PENICILINOSES

Espécies diferentes de *Penicillium* podem ser isoladas como agentes etiológicos de otomicose e onicomicose. A sua participação na micotoxicose, por meio da elaboração de micotoxinas presentes em alimentos contaminados, também tem importância clínica.[4]

■ INFECÇÕES POR *FUSARIUM*

Definição

Micoses causadas por fungos do gênero *Fusarium*, que podem ser localizadas, com um bom prognóstico, ou disseminadas, geralmente refratárias e letais. O *Fusarium* é um dos patógenos oportunistas emergentes mais importantes encontrados na literatura (Figuras 75.3 e 75.4).[17]

Epidemiologia

A doença, tanto em suas formas localizadas como disseminadas, foi descrita em todo o mundo, em qualquer idade, em homens e mulheres. Indivíduos imunossuprimidos, especialmente aqueles com neutropenia, como nas neoplasias malignas hematológicas, são propensos a infecções disseminadas.[1] Outros pacientes em risco são os receptores de transplante e aqueles que recebem terapia de longo prazo com corticosteroides.[2]

Etiologia

Os fungos do gênero *Fusarium* são saprófitos do solo e de muitas plantas. Três espécies têm importância clínica: *F. solani*, *F. oxysporum* e *F. moniliforme*.

Manifestações clínicas

Fusarium sp. pode causar infecções superficiais como otomicose. Os surtos e casos isolados de ceratite micótica foram associados ao uso de lentes de contato. A onicomicose branca distrófica e superficial com ou sem paroníquia pode ser causada por este mofo não dermatofítico.[4] Muitas variantes localizadas foram relatadas: eumicetoma, úlceras cutâneas, infecção ou colonização de queimaduras, artrite, osteomielite, peritonite, abscesso cerebral, doença pulmonar. Se ocorrer fungemia, as lesões cutâneas pleomórficas aparecem em 70% dos casos e a taxa de mortalidade pode atingir 50%.[18,19] O prognóstico depende em grande parte do grau de imunossupressão e da extensão da infecção.[20]

Exames laboratoriais

Os achados histopatológicos são indistinguíveis de outras hialo-hifomicoses. As hifas septadas não pigmentadas são encontradas entre os infiltrados inflamatórios. O isolamento pelo ágar Sabouraud dextrose é diagnóstico; contudo, *Fusarium* é um contaminante frequente, de modo que são necessários cuidado extremo e culturas repetidas para confirmar a infecção.[4] A identificação das espécies requer técnicas moleculares.[19]

Tratamento

A doença disseminada foi tratada com resultados variáveis com anfotericina-B; as formulações lipídicas são preferidas.[18] O voriconazol parece promissor tanto em monoterapia como em combinação com a anfotericina B.[2,21,22] Para a ceratite micótica, a natamicina tópica e o voriconazol são preferidos.[23]

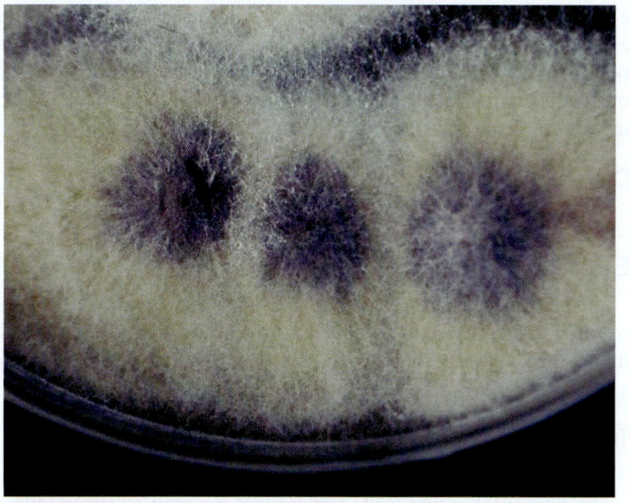

■ **Figura 75.3** *Fusarium* sp., cultura em SDA.

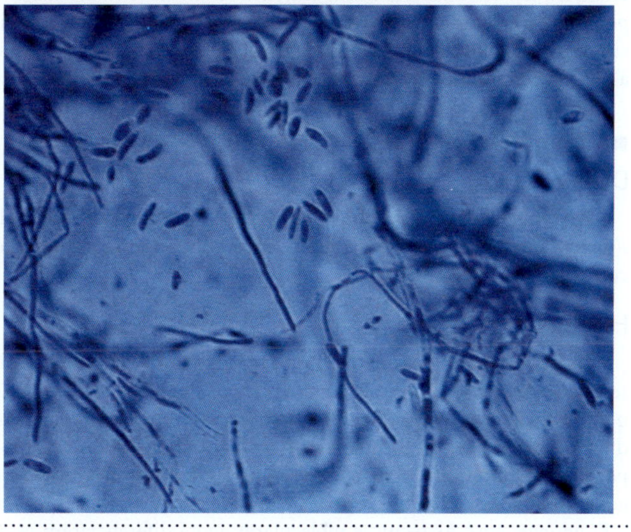

■ **Figura 75.4** *Fusarium* sp., aspecto microscópico.

■ INFECÇÕES POR *SCEDOSPORIUM*

Definição

Pseudallescheria boydii é um agente de eumicetoma conhecido. No entanto, outras doenças foram relatadas como causadas por espécies deste gênero. Nos últimos anos, a literatura mostrou um número crescente de relatos sobre infecções por *Scedosporium* sp. em pacientes imunocomprometidos com altas taxas de mortalidade.[12]

História

Em 1911, Radaeli e Saccardo publicaram um caso de doença fúngica do pé e deram ao agente o nome de *Monosporium apiospermum*. Castellani mudou o nome para *Scedosporium apiospermum*, em 1919. *Allescheria boydii* foi relatado por Shear como agente de micetoma em 1922 e, mais tarde, em 1943, Negroni, Herrmann e Fisher chamaram essa fase sexuada de *Pseudallescheria sheari*. A relação entre essas duas fases (anamórficas e teleomórficas) foi documentada por Emmons, em 1944.[4]

Epidemiologia

Essas espécies são encontradas em todo o mundo em áreas de alta precipitação pluvial. *S. prolificans* tem uma predileção pela Espanha e Austrália. Nos casos de micetoma, os homens superam as mulheres com uma proporção de 4:1. A otomicose é predominante em crianças.[4]

Etiologia

Scedosporium é o estado anamorfo (assexuado) de *Pseudallescheria* (*Petriellidium*) *boydii* e é encontrado no solo e nas plantas.[12] Acredita-se que a porta de entrada seja por inoculação traumática ou durante procedimentos invasivos ou cirurgia. Também é considerado um patógeno de infecção nosocomial, representando 25% das infecções por fungos filamentosos não *Aspergillus* em receptores de transplante de órgãos[24,25] e o agente mais comum de eumicetomas de grãos brancos. *S. prolificans* e *S. apiospermum* são as duas espécies mais relevantes que causam doenças humanas.[25]

Manifestações clínicas

O micetoma não será revisado neste capítulo. *Scedosporium* sp. pode causar otomicose, ceratite, sinusite, infecções pulmonares, subcutâneas e do sistema nervoso central. Cada um desses locais pode ocorrer na determinação da imunodeficiência ou não, mas em pacientes com imunossupressão, especialmente aqueles com neoplasias malignas hematológicas, terapias imunossupressoras, transplante de medula óssea e de órgãos sólidos, a doença pode disseminar para órgãos internos e ossos. A apresentação depende do local da infecção. Nos pulmões pode originar bolas de fungos. Também foi descrito após acidentes de quase afogamento.[26] A taxa de mortalidade para pacientes com doença invasiva pode ultrapassar 75%.[27]

Diagnóstico diferencial

Aspergilose, zigomicose e outras hialo-hifomicoses.

Exames laboratoriais

O micro-organismo deve ser isolado em ágar Sabouraud dextrose e o exame microscópico da colônia mostra conídios típicos em forma de limão. Em sua fase sexual, são encontrados cleistotécio com asciporos e ascósporos.

Tratamento

Scedosporium é frequentemente resistente à terapia antifúngica, como com anfotericina B.[2] O voriconazol mostrou-se eficaz (40% a 60%) na doença pulmonar e disseminada tanto em adultos como em crianças.[28] O voriconazol também demonstrou atividade contra *S. apiospermum*, mas foi menos ativo contra *S. prolificans*.[15] Nenhuma terapia combinada revelou-se superior. Sempre que possível, recomendam-se a reversão da imunossupressão e a excisão cirúrgica.

■ ADIASPIROMICOSE

Definição

Esta micose extremamente infrequente é causada por espécies de *Emmonsia*, apresentando-se como doença pulmonar ou, raramente, como doença disseminada.[12]

História

O agente foi descrito em ratos por Emmons, em 1942, e mais tarde recebeu o nome de *Emmonsia crescens* em sua homenagem. Em 1962, o nome foi alterado para *Chrysosporium parvum* var. *crescens* por Padhye e Carmichael. O primeiro caso humano foi relatado em 1964 por Doby-Dubois. Em 1998, o nome foi novamente transferido para o gênero *Emmonsia* com três espécies relevantes: *E. parvum*, *E. crescens* e *E. pasteuriana*.[4] As técnicas moleculares agora diferenciaram essas espécies do gênero *Chrysosporium*.[29]

Epidemiologia

Menos de 50 casos foram descritos em todo o mundo, em ambos os sexos, em qualquer idade. A doença pulmonar geralmente acomete pacientes sem fatores predisponentes, enquanto a doença disseminada é encontrada mais comumente em indivíduos com imunossupressão.[29]

Etiologia

E. crescens e *E. parva* são distinguidos apenas por técnicas moleculares. O mecanismo de transmissão é a inalação de conídios de solos ou ninhos de roedores. Nos brônquios e nos pulmões, os conídios alongam-se e transformam-se em adiasporos.

Manifestações clínicas

Os sintomas incluem febre, perda de peso, dispneia e tosse crônica. A infecção cutânea primária é extremamente rara; no entanto, relatou-se disseminação para a medula óssea, fígado, rim, pele e ossos a partir de um foco pulmonar.[30]

Exames laboratoriais

O diagnóstico é feito por cultura e exame histológico. Os granulomas e os adiasporos típicos são característicos e mais bem visualizados pelas colorações PAS e Gomori-Grocott; células semelhantes a leveduras alongadas também podem ser observadas. O quadro radiológico é muito semelhante ao de tuberculose miliar, com múltiplos nódulos pequenos.

Tratamento

Na maioria dos relatos onde a melhora e até mesmo a cura foram alcançadas, a anfotericina B foi usada isoladamente ou em combinação com cetoconazol ou itraconazol.[4] Existe controvérsia sobre a coadministração de corticosteroides, mas em alguns casos tem sido relatado como sendo bem-sucedida.[29]

■ OUTRAS HIALO-HIFOMICOSES

Acremonium sp. foi relatado como agente de onicomicose, eumicetoma, ceratite micótica, pedra, endocardite e osteomielite.

Beauveria bassiana é encontrada em bichos-da-seda e, em humanos, pode ser um agente de linfadenite, ceratite e infecções pulmonares.

Scopulariopsis sp. foi associado a onicomicose, lesões cutâneas e bolas de fungos pulmonares.

Paecillomyces sp. foi isolado de casos de ceratite, endocardite, doença pulmonar, nefrite, sinusite e onicomicose.

À medida que aumenta o número de receptores de transplante, de pacientes com neoplasias malignas hematológicas e de órgãos sólidos, de pacientes infectados pelo HIV e das terapias imunossupressoras, podem-se esperar mais e mais relatos de fungos emergentes de hialina oportunistas que causam uma ampla gama de manifestações clínicas. O desenvolvimento de agentes antifúngicos novos, de amplo espectro e menos tóxicos é necessário para tratar estas doenças frequentemente letais.

■ ZIGOMICOSE

Este termo é aplicado para dois grupos de doenças causadas por fungos na classe Zigomicetos: mucormicose e entomoftoromicose, que por si só inclui conidiobolomicose e basidiobolomicose. No entanto, na literatura inglesa, zigomicose é frequentemente usado em referência apenas a mucormicose ou mucoromicose.

■ MUCORMICOSE

Definição

É uma infecção oportunista que acomete pacientes imunocomprometidos e com diabetes *mellitus* não controlado, caracterizado por invasão vascular que leva a trombose, infarto de tecido e necrose. As formas rinocerebral e pulmonar são as mais comuns, mas a doença disseminada também é relatada.[4,31]

História

O primeiro caso humano foi descrito por Styer, em 1847. Kurchenmeister descreveu mais tarde outro caso pulmonar e nomeou o agente *Mucor*, em 1855. A descrição do primeiro caso rinocerebral foi publicada, em 1885, por Paltauf. Em 1962, Roberts relatou a variante cutânea primária. Betty M. Clark, em 1968, criou o termo entomoftoromicose, distinguindo-a da mucormicose.[4]

Epidemiologia

A doença está presente em todo o mundo. É difícil verificar a verdadeira incidência, pois, em muitos casos, o diagnóstico é feito após a morte por necropsia.[1] Foi encontrada em 6,8% das autópsias[32] e em 8% das autópsias de pacientes com leucemia.[33] Nos Estados Unidos, estima-se que seja de 1,7 casos por milhão.[34] No entanto, os autores concordam com o crescente número de casos desde a década de 1980, principalmente em pacientes não diabéticos imunocomprometidos.[35,36] Atualmente é considerada a terceira causa principal de infecção fúngica invasiva após aquelas causadas por *Aspergillus* sp. e *Candida* sp.[31]

Também foi relacionada ao uso profilático de voriconazol em pacientes com risco de infecção invasiva por fungos,[34] mas isso não é aceito por todos os autores.[37] Ambos os sexos são igualmente acometidos, principalmente em adultos jovens. Não há transmissão de humano para humano. Os fatores de risco associados à doença incluem: diabetes *mellitus* (especialmente cetoacidose), neoplasias malignas hematológicas, transplante de órgão sólido e medula óssea (especialmente em caso de doença do enxerto versus hospedeiro),[21] infecção pelo HIV, imunossupressão iatrogênica (tratamento prolongado com corticosteroides), insuficiência renal, queimaduras e tratamento com deferoxamina.[36]

Etiologia

Os zigomicetos são fungos aeróbicos ubíquos, termotolerantes, que são saprófitos para o solo, vegetais, frutas e pão; também foram encontrados esporos no ar.[1] Diferentes gêneros de fungos foram descritos: *Rhizopus, Rhizomucor, Mucor, Lichtheimia (anteriormente Absidia* ou *Mycocladus), Cunninghamella, Saksenacea, Apophysomyces, Mortierella, Syncephalastrum* e *Cokeromyces*. Em 60% dos casos, a doença é causada por *Rhizopus oryzae* (*R. arrhizus*), seguindo em frequência: outras espécies de *Rhizopus, Lichtheimia* sp. e *Mucor* sp. A infecção geralmente é adquirida por inalação de esporos, ingestão de alimentos contaminados ou inoculação traumática através da pele. As células fúngicas têm afinidade por vasos sanguíneos que causam trombose com subsequente infarto e necrose de tecidos profundos. A disseminação hematogênica é possível.[4]

Imunologia

Os defeitos nas células fagocíticas e na função dos neutrófilos foram descritos como responsáveis pelo desenvolvimento da doença. Níveis elevados de ferro sérico facilitam o crescimento de fungos.[34]

Quadro clínico

Foram descritas cinco variantes da doença: rinocerebral, pulmonar, gastrointestinal, cutânea primária e disseminada. A apresentação depende da porta de entrada e da condição do paciente.[4]

Na forma rinocerebral, a inalação de esporos infecta as estruturas nasais e paranasais, estendendo-se posteriormente ao olho, palato, faringe, pele, cérebro e meninges (Figura 75.5). Edema facial, eritema e áreas de necrose em um paciente suscetível devem levantar suspeita de diagnóstico. Outros sintomas incluem alterações visuais, proptose e alterações na consciência. É a apresentação mais comum associada ao diabetes *mellitus*.[4,31]

Aproximadamente 100 casos de infecção pulmonar foram relatados. Ela pode simular pneumonia, bronquite ou pleurite e frequentemente é acompanhada de tosse e hemoptise. Esta variante clínica é mais frequentemente associada a doenças malignas.[32,34]

O trato gastrointestinal pode sofrer úlceras e até perfurações, manifestando-se como dor abdominal, diarreia, melena e febre.[4]

Úlceras, pústulas, lesões nodulares e necróticas podem ser observadas na forma cutânea primária. Muitas vezes, foi associada a cateteres intravenosos, locais de injeção, queimaduras e curativos oclusivos em indivíduos com imunossupressão.[31,38]

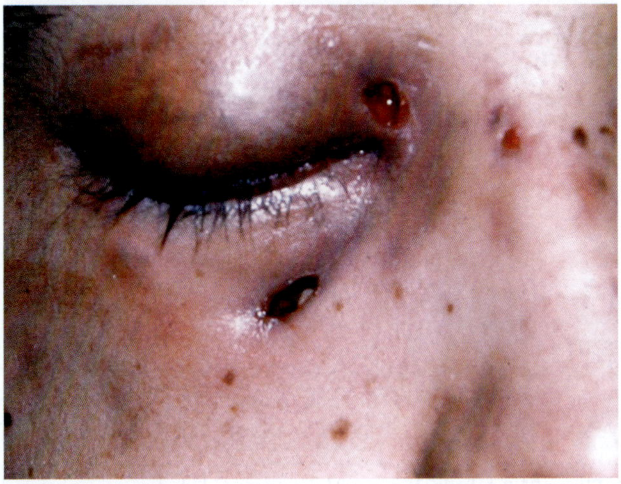

■ **Figura 75.5** Mucormicose rinocerebral com lesões necrosadas.

Diagnóstico diferencial

As formas iniciais devem ser distinguidas do rinoscleroma, linfoma, infecção micobacteriana atípica (*Mycobacterium ulcerans*), aspergilose e amebíase. Os casos avançados podem ser reconhecidos com mais facilidade, mas muitas vezes é tarde demais para o tratamento.[4]

Exames laboratoriais

O exame direto de exsudatos ou material necrótico com solução salina, hidróxido de potássio ou negro de clorazol apresenta hifas dicotômicas grandes, cenocíticas (Figura 75.6). A cultura de tecidos em ágar Sabouraud dextrose cresce rapidamente (24 a 48 horas), mas o exame microscópico de estruturas fúngicas (esporângios, rizoides e apófise) é necessário para classificar o gênero do fungo. O exame histopatológico é caracterizado por trombose vascular e a presença de hifas que são facilmente visualizadas pelas colorações PAS ou Gomori-Grocott. Os testes sorológicos não são úteis, mas os exames de imagem, como raios X e tomografia computadorizada, ajudam a avaliar a extensão da doença e o envolvimento do órgão.[4,31]

Tratamento

A mortalidade por mucormicose pode aproximar-se de 65% a 80%.[21,33] Entre os fatores que influenciam um desfecho fatal estão: diagnóstico tardio, neoplasias hematológicas malignas e neutropenia persistente. Existem três aspectos cruciais no tratamento de mucormicose. Primeiro, a condição subjacente predisponente deve ser eliminada ou tratada. Em segundo lugar, o desbridamento cirúrgico agressivo deve ser realizado e, finalmente, a terapia antifúngica instituída.[34] Tradicionalmente, a anfotericina B tem sido o agente de escolha contra este grupo de micro-organismos, especialmente as formulações lipídicas que apresentam menos efeitos adversos e, aparentemente, uma mortalidade reduzida de 30%.[2,21,36] No entanto, o posaconazol apresentou melhor atividade contra *Mucor, Lichtheimia (Absidia), Rhizopus* e *Rhizomucor.*[39] *Cunninghamella* ainda é um agente etiológico altamente resistente com um prognóstico desfavorável. O itraconazol e a caspofungina podem atuar de maneira sinérgica com a anfotericina B. As terapias adjuvantes incluem: oxigenoterapia hiperbárica, agentes quelantes, interferon-γ e o fator estimulante de colônias de granulócitos e macrófagos tem apresentado taxas de sobrevivência melhoradas em alguns estudos.[34]

■ ENTOMOFTOROMICOSE

Definição

São zigomicoses raras causadas por fungos pertencentes ao gênero *Conidiobolus* ou *Basidiobolus*, que se apresentam em climas tropicais e subtropicais e afetam hospedeiros imunocompetentes.

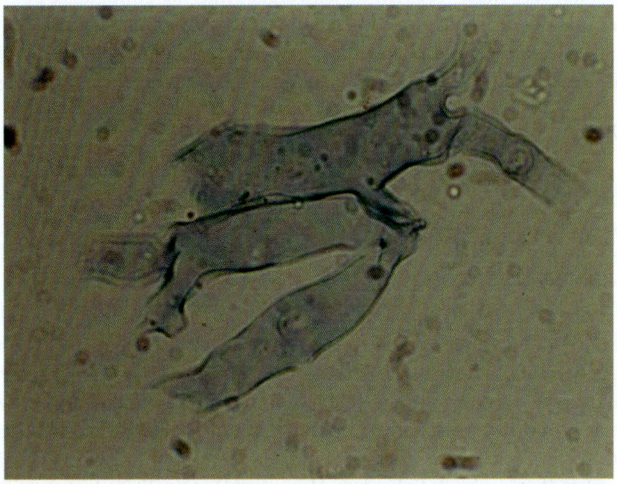

■ **Figura 75.6** Exame direto mostrando hifas grandes, dicotômicas e cenocíticas (clorazol negro 20 x).

História

Os primeiros casos humanos de basidiobolomicose foram descritos por Lei-Kian Joe e Njo-Imjo em 1925. Em 1964, Patko classificou um agente, isolado de cavalos e anteriormente conhecido como *Entomophtora coronate*, como *Conidiobolus coronatus* e denominou a doença conidiobolomicose. Bras, na Jamaica, e Renoirte, no Congo, relataram a infecção em seres humanos pela primeira vez em 1965. Até 1988, 17 casos brasileiros de entomorftoromicose foram registrados.[4]

Epidemiologia

Foram relatados aproximadamente 400 casos, dois terços da basidiobolomicose e o restante da conidiobolomicose. Ambos predominam nos machos; no entanto, 80% dos casos de basidiobolomicose têm menos de 20 anos de idade, enquanto a conidiobolomicose é mais prevalente (75%) entre os adultos.[40] Os agentes etiológicos são distribuídos em todo o mundo, mas a doença é mais comum em áreas tropicais e subtropicais.[31]

Etiologia

Entomoftorales são saprófitos de solo, matéria em decomposição e trato gastrointestinal de peixes, répteis e anfíbios. *C. coronatus, C. lamprauges* e *C. incongruus* são patógenos humanos. De acordo com as técnicas moleculares, *B. haptosporus, B. ranarum* e *B. meristosporus* são agora conhecidos como sendo da mesma espécie. A transmissão é geralmente por inoculação traumática ou picadura de inseto, mas a inalação e a ingestão também foram descritas como mecanismos de entrada. O período de incubação é desconhecido.[4]

Quadro clínico

A conidiobolomicose é uma doença da linha média facial.[40] O envolvimento rinofacial é caracterizado por obstrução nasal, pólipos, epistaxe, rinorreia e edema.[31] A afecção do seio paranasal é acompanhada por aumento e deformidade das estruturas faciais, incluindo bochechas, testa e lábios (Figura 75.7). As lesões verrucosas ou ulceradas são incomuns. À medida que a doença evolui, o músculo e a faringe podem ser envolvidos. A variante subcutânea pode apresentar-se em qualquer parte do corpo, mais frequentemente nas extremidades, como um nódulo que evolui para áreas de endurecimento bem circunscritas com eritema sobrejacente e aumento da temperatura.[41]

B. ranarum também pode causar doença subcutânea, mas tem sido cada vez mais reconhecido como um agente de infecção gastrointestinal.[42] O diagnóstico é extremamente difícil e requer um alto índice de suspeita. Os sintomas podem ser bastante inespecíficos, simulando aqueles da doença inflamatória intestinal.[43] Dor abdominal ou massa, febre, eosinofilia e uma alta velocidade de hemossedimentação devem levantar suspeitas.[44] A extensão para órgãos internos contíguos é possível, mas pouco frequente. A doença disseminada é extremamente rara,[40] mas casos letais foram descritos em pacientes imunocompetentes.[45,46] As taxas de mortalidade são baixas (2%), mas as recorrências são altas.

Diagnóstico diferencial

Imagens clínicas semelhantes podem ser encontradas em diferentes formas de paniculite, linfoma, pseudolinfoma, sarcoidose, tumores (sarcomas), rinosporidiose, paracoccidioidomicose.

Exames laboratoriais

O exame direto com hidróxido de potássio de um fragmento de tecido pode apresentar hifas curtas e largas. A cultura é realizada em ágar Sabouraud dextrose e o exame microscópico das colônias mostra zigosporos típicos. A histopatologia é muito útil para o diagnóstico. A imagem típica consiste em uma reação granulomatosa supurativa rica em eosinófilos com as estruturas fúngicas cercadas por um halo eosinofílico (fenômeno de Splendore-Hoeppli)[46] (Figura 75.8). A eosinofilia periférica e uma velocidade de hemossedimentação elevada são achados comuns. O diagnóstico sorológico pode ser feito por técnicas de imunodifusão.[45] É importante distinguir entre conidibolomicose e basidiobolomicose, uma vez que a abordagem do tratamento é diferente.

Tratamento

Para a conidiobolomicose, o primeiro na linha de tratamento é o itraconazol; a anfotericina B, a dapsona, o cetoconazol e o fluconazol também podem ser utilizados; todos eles por um período de pelo menos 3 meses. A cirurgia pode ser útil quando as lesões são pequenas e bem circunscritas e como medida reconstrutiva.[47] O iodeto de potássio é o tratamento de escolha para a basidiobolomicose. Relatou-se boa resposta à sulfametoxazol-trimetoprima.[41] O itraconazol pode ser seguro e eficaz; a cirurgia geralmente não é necessária nesses pacientes, mas pode ser necessária para doença extensa.[48,49]

CRIPTOCOCOSE

História

Em 1894, Sanfelice descreveu uma levedura encapsulada. Um ano depois ele inoculou-a em animais e chamou-a de *Saccharomyces neoformans*. Busse (1894) e Buschke (1895) descreveram de maneira independente a doença em seres humanos. Vuillemin classificou a levedura no gênero *Cryptococcus* e denominou o fungo *C. neoformans* em 1901. Em 1951, Emmons isolou o fungo do solo, das fezes de pombo e de outras fontes.[50]

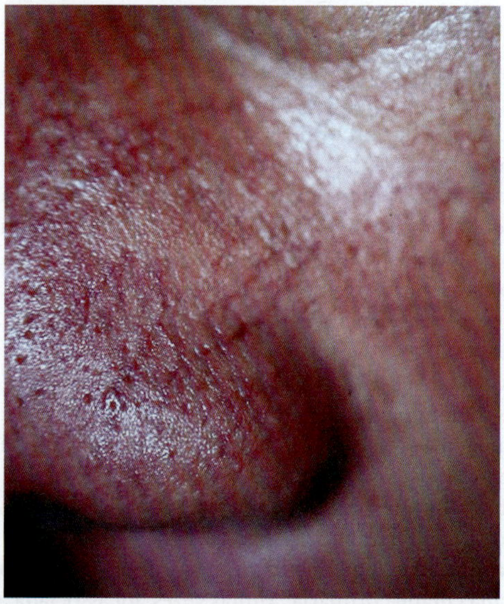

Figura 75.7 Quadro clínico em conidiobolomicose.

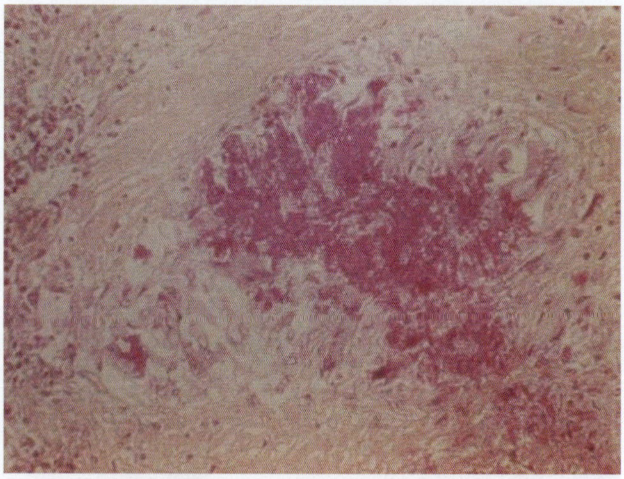

Figura 75.8 Achados histopatológicos na conidiobolomicose mostrando estruturas fúngicas circundadas por um halo eosinofílico (PAS 40 x).

Epidemiologia

A criptococose, também conhecida como doença de Busse-Buschke e blastomicose europeia, tem uma distribuição mundial.

Com base em manifestações clínicas, ecologia e características fúngicas, três variedades e cinco sorotipos foram identificados. *C. neoformans* var. *grubii* (sorotipo A), *C. neoformans* var. *Neoformans* (sorotipo D), cepas com o sorotipo híbrido AD também foram encontradas. *C. neoformans* var. *gatti* (sorotipos B e C ou *C. bacillisporus*).

C. neoformans var. *grubii* é a variedade mais comum (90%). *C. neoformans* var. *neoformans* causa menos casos e é considerado menos patogênico. *C. neoformans* var. *gatti* é mais comum nas regiões tropicais.

Estudos europeus sugerem que durante os últimos 20 anos, *C. gatti* tem se comportado como um patógeno emergente em toda a Europa.[51]

Essa levedura encapsulada é ubíqua no ambiente, sendo encontrada principalmente em fezes de aves e vegetação em decomposição, e até mesmo na poeira doméstica (sorotipo A).

A incidência real da doença é desconhecida porque pacientes imunocompetentes geralmente apresentam um curso de autorresolução subclínica. Em pacientes imunocomprometidos, particularmente aqueles que vivem com HIV-AIDS, a infecção possui um comportamento oportunista e é considerada uma doença que define a AIDS.[52,53,54]

Etiologia

A doença é causada pela levedura encapsulada *C. neoformans* de 20 a 30 µ, e o estado perfeito (telemorfo) é o basidiomiceto *Filobasidiella neoformans* com duas variedades identificadas: *neoformans* e *bacillispora*.

Entre os mecanismos de virulência do fungo, estão os polissacarídeos que compõem a cápsula conferindo capacidade de evitar fagocitose, modificar seu fenótipo e a produção de melanina.

A doença é adquirida através do trato respiratório e, em 90% dos casos, a infecção é restrita aos pulmões, assintomática e autorresolutiva. Raramente a entrada é através do trato gastrointestinal ou da inoculação cutânea traumática.

A disseminação hematogênica ocorre em 10% dos casos que frequentemente são de pacientes com imunossupressão. Os locais comuns são o sistema nervoso central e as meninges.[50]

Atualmente, 80% a 90% de todos os casos de criptococose estão associados à AIDS.[55]

De 30% a 33% dos casos de síndrome de reconstituição imune (SRI) estão relacionados com a criptococose, em pacientes que recebem tratamento antirretroviral e com contagem de CD4 < 100 células/mm^3. Esta frequência pode ser reduzida ao se adiar a terapia antirretroviral até que a infecção oportunista seja totalmente suprimida.[56]

A maioria dos casos parece ser a reativação de casos previamente tratados, que se apresentam principalmente como meningite. Os sintomas da doença relacionada com a SRI são idênticos aos não relacionados.[57]

Aspectos imunológicos

A resposta imunológica é iniciada por macrófagos e linfócitos CD4 e CD8 que participam ativamente da defesa do hospedeiro.

A informação sustenta que *C. neoformans* permanece latente nos pulmões. O mecanismo é precariamente compreendido, embora estudos tenham descoberto que o fungo pode sobreviver e proliferar dentro dos macrófagos *in vitro* por um longo período de tempo.[58]

Estudos relatados antes de 1990 mencionam que, no Oriente, 86% a 89% dos casos eram em pacientes imunocompetentes. Isso gerou a teoria de que indivíduos aparentemente imunocompetentes podem ser "hiporreceptores genéticos" pela demonstração de uma resposta falha dos linfócitos do hospedeiro.[59]

Manifestações clínicas

Quando há presença de sintomas pulmonares (< 10% dos casos), os mais comuns são tosse, hemoptise e febre.

A infecção pode disseminar para qualquer órgão, com predileção para o sistema nervoso central (SNC), e pode ser acompanhada de sinais meníngeos.

Lesões cutâneas estão presentes em 10% a 15% dos casos, uma ou múltiplas, com predominância no tronco e na face, mas podem ser observadas em outros locais. A apresentação é variada; formam-se pápulas e pústulas e lesões semelhantes a moluscos, placas verrucosas, piodermite, celulite, vesículas e úlceras (Figura 75.9). A maioria dos pacientes tem febre (65%).[60]

A doença é crônica com curas parciais e recidivas, embora curas espontâneas tenham sido relatadas.

Evidentemente, os pacientes com AIDS têm um pior prognóstico. A doença tende a disseminar rapidamente e o envolvimento neurológico é mais frequente, grave e geralmente causa morte (15% a 30%) em períodos curtos.[50]

A uveíte geralmente acompanha envolvimento neurológico e pode complicar a meningite por disseminação direta ou hematogênica.[59]

Os sintomas da doença relacionada com SRI são idênticos aos da não relacionada. A diferença depende de uma resposta inflamatória mais proeminente no líquido cefalorraquidiano (LCR) em comparação com pacientes que não recebem terapia antirretroviral altamente ativa (HAART).[57]

Diagnóstico diferencial e achados laboratoriais

As formas pulmonares devem ser diferenciadas da histoplasmose, coccidioidomicose e neoplasias. Na pele, o diagnóstico diferencial deve ser com acne, foliculite, molusco contagioso, actinomicose, infecções micobacterianas, vasculite e pioderma gangrenoso. A doença meníngea deve ser diferenciada da tuberculose meníngea, carcinomatose ou infecções virais.

O exame direto é realizado com tinta nanquim em qualquer líquido corporal onde a levedura é facilmente visualizada medindo 4 a 8 µ circundada por uma cápsula mucoide que não cora (Figura 75.10). Ocasionalmente, pseudohifas podem ser observadas. A coloração de Tzanck e o KOH também podem ser usados.

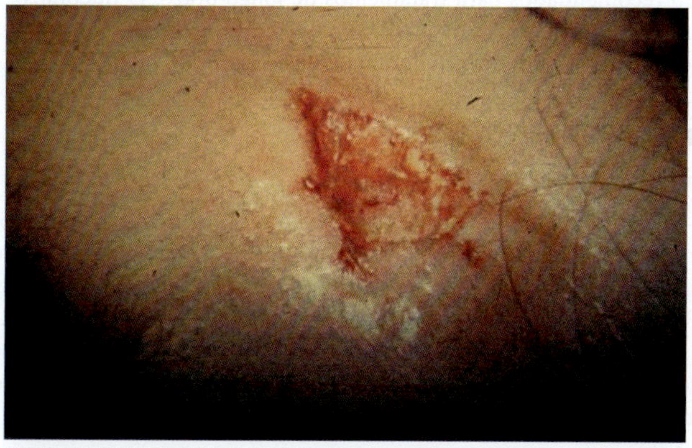

Figura 75.9 Úlcera em criptococose cutânea.

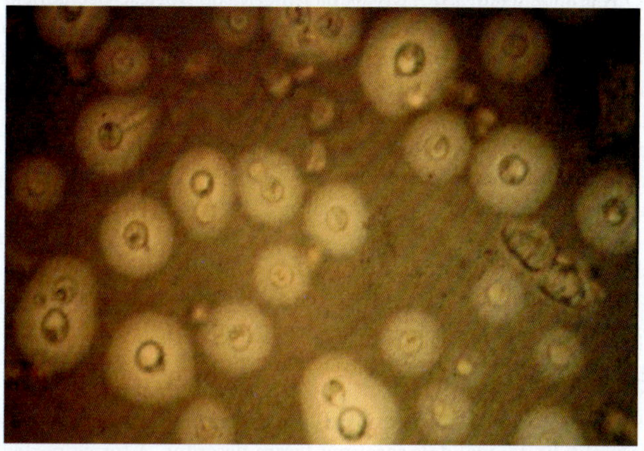

Figura 75.10 *Cryptococcus neoformans* sob nanquim.

As culturas são realizadas em ágar Sabouraud ou qualquer outro sem Actidione que inibe o seu crescimento. As colônias crescem rapidamente em 48 horas, são brancas ou amareladas, lisas e brilhantes. Ao exame direto, as leveduras e sua cápsula são facilmente reconhecidas. Testes bioquímicos são úteis para identificar entre *Cryptococcus* spp. e outras leveduras.

As biópsias demonstram infiltração granulomatosa com linfócitos, eosinófilos, histiócitos e células gigantes. Em tecido cerebral, as lesões líticas predominam e nos pulmões a fibrose é o achado principal.

Os testes sorológicos e de LCR para diagnóstico e acompanhamento da resposta ao tratamento incluem detecção de antígenos ou anticorpos, fixação do complemento e teste enzimático imunoabsorvente (Elisa). Um teste positivo é altamente indicativo de doenças disseminadas e os títulos relacionam-se com a gravidade e a resposta ao tratamento. O aumento de anticorpos e os antígenos reduzidos são bons indicadores de prognóstico.

A detecção de antígenos no soro e no LCR pode produzir falsos positivos em pacientes com AIDS.

Todos os pacientes com diagnóstico de criptococose devem ser testados quanto ao HIV.[50]

Tratamento

A anfotericina B é um tratamento de primeira linha a uma dose de 20 mg/dia durante 10 semanas, ou a uma dose total de 2 g de 5-fluorcitosina, 150 mg/kg/dia por via oral é recomendada em combinação com a anfotericina B. Sozinho, o fungo desenvolve resistência a este medicamento em períodos curtos. A anfotericina B intratecal é indicada para meningite. Micronazol intravenoso 10 mg/kg em doses fracionadas em três. Pode haver desenvolvimento de efeitos tóxicos importantes, principalmente flebite, hepatite e até parada cardiorrespiratória; por isso, os pacientes devem ser cuidadosamente monitorados.

Cetoconazol oral, 200 a 400 mg/dia e itraconazol, 200 a 400 mg/dia, são recomendados para tratamentos de longo prazo. O fluconazol é uma boa opção para doenças neurológicas. Os pacientes com AIDS devem receber tratamento durante toda a vida.[50]

■ BLASTOMICOSE

História

Em 1894, Caspar Gilchrist descreveu o que pensava ser um protozoário em uma biópsia de pele. Em 1896, ele e Stokes isolaram o fungo e dois anos depois chamaram-no de *Blastomyces dermatitidis*. Hamburger descreveu o aspecto dimórfico. Montgomery inicialmente usou radioterapia como tratamento (1902) e em seguida usou iodeto de potássio. Em 1957, a anfotericina B foi introduzida como parte do tratamento de Harrell e Curtis.[61]

Epidemiologia

A grande maioria dos casos é da América do Norte, especialmente da parte central dos Estados Unidos e do Sul do Canadá. Algumas dessas áreas também são endêmicas para *Histoplasma capsulatum*. A incidência exata é desconhecida porque a maioria dos casos é subclínica.

O fungo cresce em solo enriquecido com fezes de animais e material orgânico em decomposição, embora o *habitat* natural da forma saprofítica não esteja completamente compreendida, já que o fungo raramente foi isolado de fontes ambientais.[62,63]

A blastomicose é mais comum nos homens 9:1, de qualquer raça, idade ou *status* socioeconômico.[61]

A sua existência nos países latino-americanos é duvidosa. Todos os cinco casos relatados no México são importados.[64]

Etiologia

Essa micose sistêmica é causada pelo fungo dimórfico *Blastomyces dermatitidis* do qual dois sorotipos foram descritos. A forma perfeita ou teleomorfa é *Arthrodermataceae*.

A doença é adquirida através do trato respiratório pela inalação de conídios. Isso origina uma alveolite inicial e, posteriormente, uma formação de granuloma. A infiltração pulmonar é acompanhada de linfangite e adenopatia regional e também pode apresentar caseação e fibrose sem calcificação. A doença extrapulmonar por disseminação não é incomum. A forma cutânea primária é causada por inoculação acidental.

Em pacientes imunocomprometidos, o fungo tem um comportamento oportunista, e a doença pode ser secundária à reativação da doença sistêmica.[61,62]

Aspectos imunológicos

Tal como acontece com outras micoses sistêmicas, a imunidade celular é importante na defesa do hospedeiro. A formação de granuloma depende primeiramente de neutrófilos e, posteriormente, de linfócitos. Verificou-se que a supressão desta imunidade celular leva a doença grave e progressiva, como é observado em pacientes HIV-positivos. No soro do paciente, foi identificado um fator inibidor da migração de neutrófilos. A imunidade permanente permanece para a reinfecção.[61,62]

Manifestações clínicas

O período de incubação varia de uma semana a três meses, com uma média de 6 semanas. O espectro da doença é amplo. Pode ser pneumonia assintomática, aguda ou crônica ou disseminada. Cinquenta por cento são assintomáticos e até 40% manifestam doença extrapulmonar. Os locais mais comuns são pele, ossos, rins e sistema urogenital. Outros órgãos foram envolvidos, particularmente em pacientes com AIDS, onde a infecção do sistema nervoso central é comum, rapidamente progressiva e letal.

Os sintomas da forma pulmonar aguda incluem febre, tosse, disfonia e dor pleural. Metade desses pacientes apresenta cura espontânea e o restante desenvolve pneumonia crônica onde os sintomas agravam e dores muscular e articular manifestam-se.

Os achados extrapulmonares na pele são pápulas, pústulas, lesões nodulares e verrugas que podem ulcerar e curar com cicatrizes atróficas. Nos ossos, a infecção ocorre em 25% a 50%, mais frequentemente nas vértebras, costelas, crânio, ossos longos e curtos. Podem desenvolver-se fístulas secundárias, bem como artrite e áreas osteolíticas. Uma série que estudou a frequência do número de órgãos envolvidos relatou que 82,8% apresentavam infecção de órgão único, principalmente pulmões, pele e ossos.[65]

Outros órgãos envolvidos incluem epidídimo, testículos, próstata e sistema nervoso central. A doença ocular que se manifesta como ceratite, uveíte ou panoftalmite raramente é observada. A infecção do miocárdio pode ser resultado de envolvimento direto, da extensão da blastomicose pericárdica ou, possivelmente, da extensão linfática retrógrada dos linfonodos mediastinais. Em alguns dos casos relatados, o resultado é fatal.[66]

A forma cutânea primária é originária de um cancro que ulcera, acompanhado de linfangite e adenite regional. É autorresolutiva.

Pode ocorrer reativação da doença subclínica. Poucos casos foram descritos em mulheres grávidas que dão à luz crianças saudáveis, apesar da presença de doença disseminada ou ausência de tratamento materno durante a gravidez. No entanto, a morte infantil foi relatada secundária à blastomicose pulmonar.[67]

Diagnóstico diferencial e achados laboratoriais

A blastomicose pulmonar pode mimetizar gripe, pneumonia bacteriana, tuberculose, sarcoidose e câncer, bem como outras doenças fúngicas sistêmicas.

As lesões cutâneas podem assemelhar-se a tuberculose cutânea, micobacteriose, iododermia e bromodermia, sífilis tardia, leishmaniose, coccidioidomicose, esporotricose, cromoblastomicose e pioderma gangrenoso.[61]

Tal como acontece com outras infecções por fungos, a cultura é o padrão-ouro para estabelecer o diagnóstico. No entanto, as colorações fúngicas de líquidos e exsudatos são positivas na maioria dos casos, particularmente em pacientes imunossuprimidos. Isso fornece um diagnóstico mais rápido do que a cultura.

A cultura é realizada em ágar Sabouraud dextrose, Emmons modificado ou ágar Lactrimel à temperatura ambiente. *B. dermatitidis* cresce lentamente, em 2 a 4 semanas ou até em 3 meses. A colônia macroscópica pode ser plana e lisa ou ligeiramente velosa, branca ou acastanhada. Os achados microscópicos incluem hifas septadas finas com conídios piriformes ou ovais que medem 2 a 10 μ. Os clamidósporos desenvolvem-se mais tarde. Esta cultura deve ser feita em um laboratório BSL-3.[62]

O exame direto de escarro, fístula ou lesão cutânea, exsudado realizado com hidróxido de potássio (KOH) ou negro de clorazol mostra leveduras de paredes espessas, 8 a 15 ou até 30 μ de diâmetro com uma base ampla no local da divisão, porque o blastosporo geralmente cresce sem se separar da célula parental. Esta característica especial ajuda a diferenciar *B. dermatitidis* de outros fungos como *Paracoccidioides brasiliensis* ou *Histoplasma capsultatum*.

Não existe um teste de pele padronizado ou específico. Testes sorológicos são tipicamente negativos, portanto estes não podem ser usados para fazer o diagnóstico. Os testes de antígenos não estão comercialmente disponíveis.[62,68]

Nas biópsias coradas com hematoxilina e eosina, os achados incluem uma formação mista de granuloma supurativo onde os neutrófilos predominam em lesões iniciais. As leveduras podem ser observadas no centro do infiltrado inflamatório. As leveduras de brotamento de base ampla são diagnósticas (Figura 75.11). Outras colorações úteis incluem Giemsa e Gomori-Grocott.

Tratamento

Deve ser individualizado, pois uma recuperação espontânea foi documentada em pacientes imunocompetentes com doença pulmonar. A doença extrapulmonar deve ser descartada, dado que sua presença modifica as modalidades terapêuticas. Todo paciente com imunossupressão ou aqueles com doença sistêmica devem ser tratados.

Na síndrome de desconforto agudo, a primeira linha de terapia é com anfotericina B 0,7-1 mg/kg/dia com uma dose total de 2,5 g. O mesmo fármaco administrado por via intratecal é usado em casos de envolvimento meníngeo.

O itraconazol é indicado em doença leve ou moderada, 200 a 400 mg/dia por pelo menos 6 meses. O fluconazol pode ser considerado como tratamento de segunda linha, 200 a 400 mg/dia. Voriconazol 200 a 300 mg, 2 vezes ao dia durante várias semanas.

Os pacientes com AIDS devem receber anfotericina B para doença aguda e em seguida os derivados azólicos por via oral por longos períodos. Para lesões cutâneas ou pulmonares localizadas, a drenagem ou a cirurgia são úteis.[61,68]

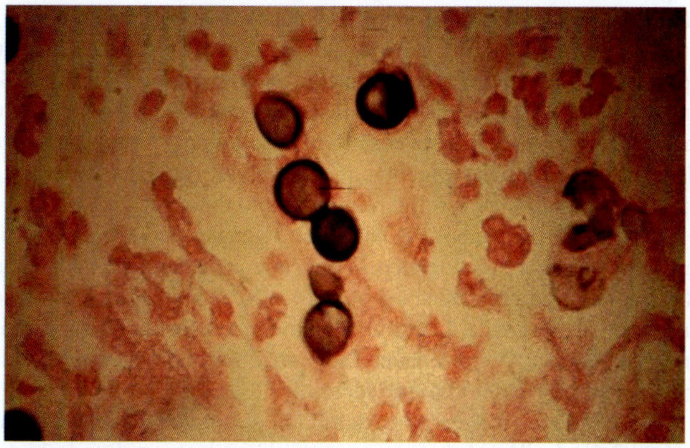

Figura 75.11 *B. dermatitidis* mostrando levedura em brotamento de base larga.

HISTOPLASMOSE

História

Esta doença foi descrita em 1905 pelo patologista Samuel Taylor Darling, por isso o sinônimo de doença de Darling, também conhecida como histoplasmose americana. Ele descreveu a doença em detalhes e encontrou, dentro dos histiócitos, o que supôs ser um protozoário com uma cápsula que denominou *Histoplasma capsulatum*.

Em 1913, o brasileiro Henrique da Rocha-Lima, em Hamburgo, concluiu que a doença era causada por um fungo, mas foi apenas em 1933 que William de Monbreun foi capaz de cultivar o fungo e descrever seu dimorfismo.

Amos Christie e Paterson, em 1944, apresentaram o teste cutâneo. Em 1979, Kwon-Chung descreveu o estado de telemorfo como *Emmonsiella capsulata*; em seguida, McGinnis e Katz incluíram-no no gênero *Ajellomyces*.[69]

Epidemiologia

A doença causada por *H. capsulatum* var. *capsulatum* ocorre mais comumente na América do Norte e América Latina, embora possa ser observada em outras partes do mundo.[69] *H. capsulatum* var. *duboisii* é observado na África.

O fungo é encontrado no solo contaminado por fezes de morcego ou ave que aceleram a esporulação e aumentam o crescimento do micro-organismo. Outros fatores importantes são ambientais, como a umidade e clima moderado. Esporos infecciosos podem persistir no solo por longos períodos de tempo.

A infecção é adquirida por inalação de fragmentos da forma micelial que são depositados nos alvéolos pulmonares e convertidos na forma de levedura à temperatura corporal. Isso pode ocorrer durante atividades diárias em áreas endêmicas, ou pode ser ocupacional e/ou recreacional quando as pessoas entram em cavernas e edifícios antigos que abrigam pássaros e morcegos.[70,71]

Etiologia

Esta é uma doença sistêmica do sistema reticuloendotelial causada pelo fungo dimórfico *Histoplasma capsulatum*.

Duas das três variedades conhecidas são patogênicas para humanos, *Histoplasma capsulatum* var. *capsulatum* e *H. capsulatum* var. *duboisii* que é observado em pacientes africanos. Kasuga e colaboradores identificaram seis espécies diferentes do fungo com base em sequências de DNA.[72]

Aspectos imunológicos

A imunidade celular é responsável pela eliminação do fungo. Em pacientes com uma resposta celular prejudicada, a infecção comporta-se como oportunista, enquanto em pacientes imunocompetentes o fungo atua como um patógeno primário.

Manifestações clínicas

Em 95% dos casos, causa uma doença pulmonar aguda autolimitada que afeta principalmente crianças e adultos jovens que vivem em áreas endêmicas. Os sintomas incluem febre, mal-estar, cefaleia, tosse e dor torácica. Cinco por cento também apresentam manifestações dermatológicas e reumatológicas como eritema nodoso e eritema multiforme, provavelmente associadas a uma resposta de hipersensibilidade; mialgias, artralgias e artrite poliarticular simétrica também podem ser observadas.[73]

Em pacientes imunocompetentes, as formas cutâneas pulmonares, disseminadas ou crônicas progressivas raramente são observadas (10%). Aceita-se que, mesmo em doenças subclínicas, o fungo não seja completamente eliminado do hospedeiro; assim, a reativação é uma possibilidade particularmente se a imunidade estiver comprometida. Por este motivo, é necessário um alto índice de suspeição para fazer o diagnóstico, e os pacientes sempre devem ser interrogados sobre viagens recentes ou residências anteriores em áreas endêmicas.[69,71]

Os sintomas clínicos e as evidências radiológicas encontradas em pacientes com histoplasmose pulmonar são variáveis e às vezes podem imitar uma neoplasia pulmonar, exigindo exames mais invasivos, como toracoscopia ou biópsia pulmonar aberta, para estabelecer um diagnóstico definitivo.[74]

Diferenças significativas na suscetibilidade racial no envolvimento pulmonar agudo não foram observadas, mas a forma crônica é mais frequente em homens adultos caucasianos.

Como a resposta do hospedeiro baseia-se na imunidade celular, os pacientes HIV-positivos são propensos a desenvolver formas graves da doença por disseminação de doença pulmonar aguda ou por reativação. A histoplasmose relacionada com o HIV tem sido descrita desde 1981 com o aumento do número de casos à medida que a pandemia do HIV se desenvolve. Em 1987, a histoplasmose foi aceita como uma doença definidora de AIDS e é considerada a segunda ou terceira infecção oportunista mais comum em pacientes HIV-positivos que moram em áreas endêmicas.[71,73,75]

Na doença disseminada progressiva, após o fungo entrar no organismo pelo trato respiratório, desenvolve-se uma área de pneumonite, especialmente nos lobos inferiores dos pulmões. O micro-organismo obtém acesso à circulação através dos gânglios linfáticos e dissemina-se no restante do corpo na fase pré-imune. Após a imunidade mediada por células ser ativada, os macrófagos são capazes de controlar a infecção matando os fungos ingeridos e levando à produção de granulomas que subsequentemente cicatrizam com fibrose.[70,73]

Em adultos, a forma crônica é caracterizada pela presença de lesões cutâneas polimorfas, especialmente em pacientes com AIDS, papulares, pustulosas, ulcerativas e do tipo molusco (Figura 75.12). Até 75% dos pacientes têm envolvimento da mucosa, principalmente na língua, gengiva e laringe; metade deles tem aumento do fígado e 3% esplenomegalia.

O envolvimento ocular pode manifestar-se como uveíte ou panoftalmite, com a formação de granulomas na úvea na fase ativa da infecção. Mais frequentemente, apresenta-se como a síndrome de histoplasmose ocular (SHPO), descrita pela primeira vez em 1959 por Woods e Wahlen, onde a uveíte posterior ou a coroidite são as principais manifestações. É unilateral na maioria dos casos (90%).[76] *H. capsulatum* var. *duboisii* foi relatado como causador de doença orbital.[77,78]

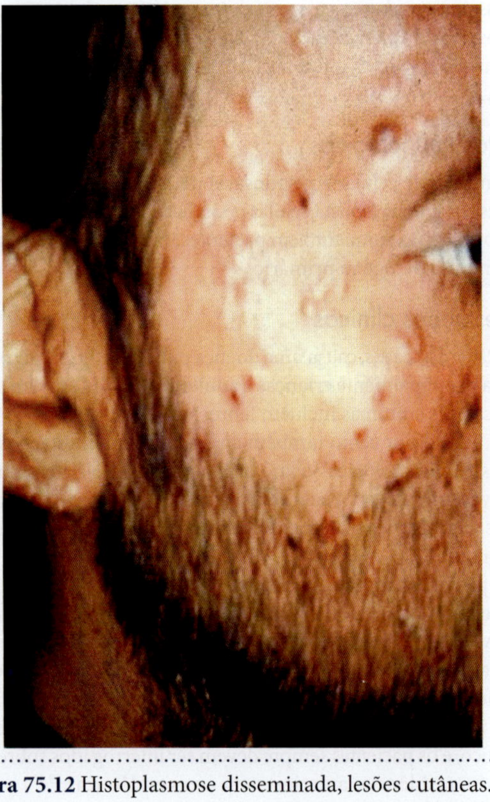

■ **Figura 75.12** Histoplasmose disseminada, lesões cutâneas.

A histoplasmose africana é causada pelo fungo *Histoplasma capsulatum* var. *duboisii* que causa lesões granulomatosas ou supurativas, principalmente na pele, tecido subcutâneo ou ossos. O curso pode ser benigno quando a doença é limitada à pele, tecido subcutâneo, linfáticos e ossos ou pode ser grave quando pulmões, medula óssea, fígado ou baço estão envolvidos.

A mediastinite granulomatosa ou o granuloma mediastinal é secundário à infecção dos linfonodos mediastinais que sofrem necrose por caseificação, em vez de calcificação, após a infecção pulmonar inicial. Geralmente é assintomática, mas pode comprimir a veia cava superior, os brônquios ou o esôfago, causando sintomas relacionados com o órgão afetado. No entanto, isso não leva à mediastinite fibrosante como se acreditava anteriormente.[79]

A mediastinite fibrosante é uma complicação rara, mas letal, da infecção em que as estruturas mediastinais ficam presas no tecido fibrótico excessivo em função da doença dos linfonodos regionais. Quando há envolvimento unilateral, os pacientes podem sobreviver com uma condição estável. Parece ocorrer em um grupo específico de pacientes que, por razões desconhecidas, respondem à infecção por *H. capsulatum* com a produção de tecido fibroso exuberante. Os sintomas incluem aumento da dispneia, tosse, hemoptise e dor torácica. Podem surgir sinais de síndrome da veia cava superior ou insuficiência cardíaca direita.

Imagens clínicas pouco frequentes também incluem úlceras gastrointestinais e cutâneas, lesões intracerebrais e meningite, que apresentam um prognóstico sombrio.

A forma fulminante é acompanhada de febre, mal-estar, hepatoesplenomegalia e pancitopenia.

A infecção endovascular causa isquemia embólica que requer revascularização cirúrgica juntamente com terapia antifúngica. Embora as complicações cardiovasculares sejam raras, a histoplasmose também é conhecida por causar infecção em válvulas cardíacas e aneurismas aórticos.[80]

A doença do fígado secundária à formação de granulomas é uma complicação rara com consequências potencialmente letais da doença disseminada.

A infecção pode se espalhar para outros órgãos, como glândulas suprarrenais, rins e coração, que se manifestam como doença de Addison, insuficiência renal e insuficiência cardíaca congestiva, respectivamente.[81,82]

Diagnóstico diferencial e achados laboratoriais

O diagnóstico diferencial inclui tuberculose pulmonar, coccidioidomicose, paracoccidioidomicose, criptococose, pneumonia viral ou bacteriana, fibrose pulmonar intersticial difusa e leishmaniose visceral.[69]

O diagnóstico é feito com exame direto, cultura, histopatologia, anticorpos e detecção de antígenos e reação em cadeia da polimerase (PCR). O teste cutâneo indica infecção pregressa ou atual; o mesmo critério se aplica para teste de tuberculina e tem um uso limitado porque reage de maneira cruzada com blastomicose e coccidioidomicose. Habitantes de áreas endêmicas tornam-se positivos antes da puberdade.[71]

O exame direto pode ser realizado em sangue, escarro, urina ou líquido cefalorraquidiano e corado com ácido periódico-Schiff (PAS) onde as pequenas leveduras podem ser observadas em monócitos ou macrófagos. As preparações com hidróxido de potássio ou negro de clorazol não são úteis, a menos que sejam associadas ao branco de calcoflúor e examinadas sob um microscópio fluorescente.[83]

Cultura em ágar Sabouraud dextrose ou qualquer outro meio enriquecido confirma o diagnóstico. O crescimento, usualmente em 25 ou 30 °C, leva de 4 a 12 semanas, desenvolvendo uma colônia de algodão branca ou acastanhada. O último geralmente está associado a formas graves da doença. As variedades não podem ser distinguidas por esse método, porque as colônias são idênticas.

Na observação microscópica da cultura, são observadas hifas longas de 1,2 a 2,5 μ de diâmetro, septos transversais, microconídios de 2 a 4 μ e macroconídio equinulado típico (8 a 14 μ). Esses fungos devem ser manipulados em um laboratório de nível de biossegurança 3 (BSL-3).

Os achados histopatológicos incluem a formação de granulomas tuberculoides com necrose, caseificação, fibrose e calcificação. A resposta inflamatória depende da forma clínica e do órgão envolvido. O fungo pode ser observado nos macrófagos com várias manchas, incluindo hematoxilina e eosina, PAS, Gram, Giemsa e Gomori-Grocott[1] (Figura 75.13).

A detecção do antígeno polissacarídico *H. capsulatum* circulante foi descrita em 1986, inicialmente como um radioimunoensaio e desde então evoluiu para um imunoensaio enzimático em sanduíche mais simples (EIA) usado em urina e soro com sensibilidade de 92% e 50%, respectivamente.

A maioria desses estudos é de pacientes HIV-positivos, mas o teste parece ser sensível também em pacientes não HIV com histoplasmose disseminada e histoplasmose pulmonar aguda. Na forma pulmonar cavitária crônica, a mediastinite granulomatosa e a fibrose mediastinal não são úteis.

Resultados falsos-positivos na urina ocorrem em pacientes com outras micoses endêmicas, exceto coccidioidomicose. As detecções de antígenos de urina são úteis para monitorar a resposta à terapia, mas o diagnóstico não deve ser com base somente nesse teste.

Testes de anticorpos são importantes para o diagnóstico de algumas formas de histoplasmose. Os ensaios padrão são a fixação do complemento (FC) com dois antígenos e o ensaio de imunodifusão (ID). O FC é menos específico, reage de maneira cruzada com outras infecções fúngicas e doenças granulomatosas. O teste de ID tem 80% de sensibilidade, mas é mais específico. O diagnóstico é com base nos títulos. São necessárias de 2 a 6 semanas para o desenvolvimento de anticorpos, e esse teste é menos útil em pacientes com infecção aguda grave ou imunossupressão que têm uma resposta imunológica precária. Os ensaios de PCR são úteis na histoplasmose invasiva. O rDNA 18S e um gene que codifica uma proteína do tipo 100 kDa são alvos sensíveis.[70,71]

Mais recentemente, nos métodos de diagnóstico molecular, foi desenvolvida uma SCAR (*sequence characterized amplified region*), com resultados promissores obtidos a partir de amostras clínicas e ambientais.[84]

Tratamento

Para a doença autolimitada, não é necessário tratamento. Naquelas em que o tratamento é indicado, as opções dependem da apresentação clínica, gravidade e estado imune do paciente.

Em granulomatosos localizados ou com cavitações, cirurgia e anfotericina B são úteis. Para casos graves, o tratamento de escolha é anfotericina B 0,6 mg/kg/dia ou anfotericina B lipossômica (3 a 5 mg/kg/dia) durante 6 semanas. Quando apenas os pulmões estão envolvidos, é necessário um total de 500 mg. Em casos crônicos, a dose total pode ser de até 1 a 2 g. A administração intratecal é indicada para aqueles com envolvimento do sistema nervoso central.

Itraconazol 400 mg/dia ou fluconazol 800 mg/dia são úteis em casos leves. Outra opção é o trimetoprima/sulfametoxazol 80 a 400 mg 2 vezes ao dia durante longos períodos de tempo.[69,71]

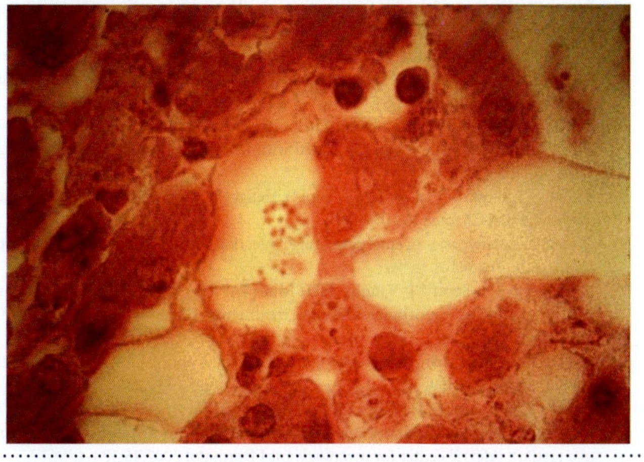

■ **Figura 75.13** Biópsia mostrando *Histoplasma capsulatum* (PAS 100 x).

■ RINOSPORIDIOSE

Definição

A rinosporidiose é uma infecção crônica que afeta seres humanos e animais causada pelo protista *Rhinosporidium seeberi*. Envolve, caracteristicamente, a mucosa nasal e a conjuntiva ocular com pólipos.

História

Em 1900, Guillermo Seeber descreveu o primeiro caso em um adolescente com pólipo nasal, pensando que a causa era um parasita. O termo *Rhinosporidium* foi introduzido por O'Kinealy, em 1903. Ashworth estudou a doença e descreveu o agente etiológico como um fungo e chamou-o de *R. seeberi*. Em 1986, Levy, Meuten e Breitschwerdt recuperaram o agente em células epiteliais.[85,86]

Epidemiologia

Foi descrito mundialmente em pacientes de todos os níveis socioeconômicos. No entanto, na Índia, Sri Lanka e Brasil (região Nordeste) é considerado endêmico. Outros países que relatam vários casos são Argentina, Estados Unidos, Colômbia, Venezuela e Irã. A doença é mais prevalente em homens com uma proporção de 8:1, embora a conjuntiva seja mais afetada em mulheres. A idade na apresentação varia de 3 a 90 anos com um pico entre a terceira e a quinta décadas de vida. A transmissão de ser humano para ser humano não foi demonstrada.[85,87] Foram relatados casos familiares após a exposição a uma fonte comum, principalmente água contaminada.[88]

Etiologia

R. seeberi é um protozoário aquático ainda não classificado adequadamente em sua taxonomia. Atualmente está incluído em *Mesomycetozoa*, reino Protista. Após a inoculação, suspeita-se que o agente conclui um ciclo de vida completo. As esferas crescem e amadurecem à medida que penetram no tecido do hospedeiro, transformam-se em cistos (também denominados esporângios) e após divisão nuclear os trofozoítos são formados (esporangiosporos). Estes são posteriormente liberados para iniciar um novo ciclo.[89] Eles estão imersos em um material mucoso que evita a fagocitose e dificuldade de penetração antimicrobiana.[85]

Imunologia

Aparentemente, existe uma resistência natural à infecção e afirmou-se que a infecção não provoca imunidade permanente.[85]

Quadro clínico

Duas variantes foram descritas: mucocutânea, que pode ser ocular ou nasal, e disseminada. O período de incubação é desconhecido. A mucosa do septo nasal e concha é acometida em 80% dos casos.[90] Os sintomas incluem epistaxe, obstrução nasal, espirros, prurido e perturbação do olfato (Figura 75.14). As lesões são pólipos pequenos, friáveis, avermelhados e lobulados com pequenos pontos brancos que se assemelham a um morango em meio a um exsudato mucossanguinolento.[85,86] A infecção segue um curso crônico, às vezes estendendo-se às estruturas adjacentes, como a faringe. Na doença ocular (14% dos casos), a pálpebra, seguida da conjuntiva bulbar, carúnculo lacrimal e canto são os locais preferidos para infecção.[90,91] Recuperação espontânea, bem como resultado letal, foi relatada. A doença disseminada é extremamente rara (2%) e pode ser resultado de autoinoculação ou disseminação hematogênica em órgãos como a via aérea superior, pele, orelha, região anogenital e mesmo ossos. [90,92,93]

Diagnóstico diferencial

A rinosporidiose deve ser distinguida dos pólipos nasais banais, hemangioma, condilomas, tuberculose, infecção micobacteriana atípica, criptococose e leishmaniose.[86,94]

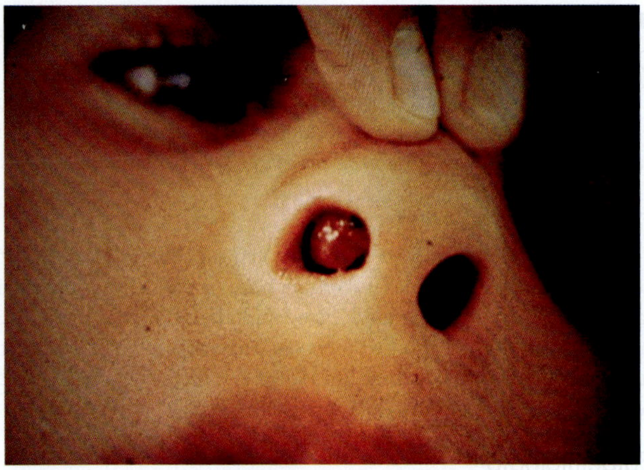

■ **Figura 75.14** Rinosporidiose nasal.

Exames laboratoriais

O exame direto com hidróxido de potássio mostra cistos com trofozoítos. O micro-organismo não foi cultivado com sucesso. O exame histopatológico mostra um granuloma supurativo com os cistos típicos de *R. Seeberi* em diferentes estágios de maturação (Figura 75.15). Eles são mais visíveis com colorações de PAS, mucicarmin e Gomori Grocott.[90,94] Não há testes sorológicos ou laboratoriais disponíveis para diagnóstico.

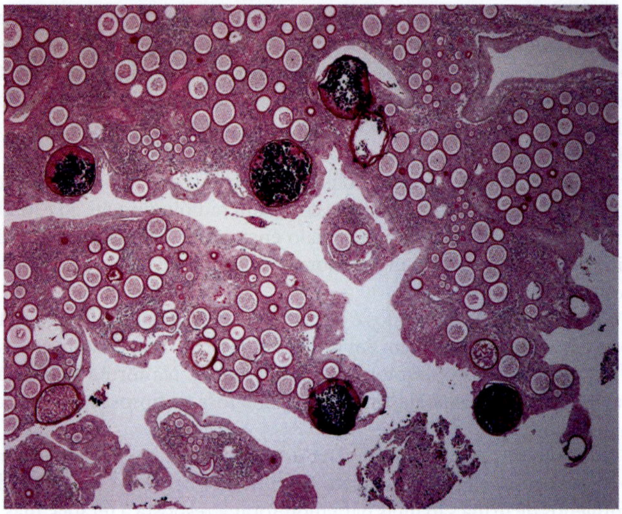

■ **Figura 75.15** Biópsia mostrando *R. seeberi* (10x).

Tratamento

A excisão cirúrgica é a única terapia bem-sucedida.[86] A anfotericina B intralesional foi utilizada como adjuvante. A recidiva foi relatada em até 50% dos casos.[85]

Referências bibliográficas

1. Chakrabarti A. Microbiology of systemic fungal infections. J Postgrad Med 2005;51Suppl1:S16-20.
2. Malani AN, Kauffman CA. Changing epidemiology of rare mould infections: implications for therapy. Drugs. 2007;67(13):1803-12.
3. Silveira F, Nucci M. Emergence of black moulds in fungal disease: epidemiology 8. Hialohifomicosis y feohifomicosis and therapy. Curr Opin Infect Dis. 2001 Dec;14(6):679-84.
4. Arenas R. Micología médica ilustrada. 4ª ed. Mexico: McGraw-Hill-Interamericana, 2011. Cap 31:320-43.
5. Brandt ME, Warnock DW. Epidemiology, clinical manifestations, and therapy of infections caused by dematiaceous fungi. J Chemother. 2003 Nov;15Suppl2:36-47.
6. Revankar SG, Sutton DA. Melanized Fungi in Human Disease. Clin Microbiol Rev. 2010;23:884-928.
7. Isa-Isa R, Garcia C, Isa M, Arenas R. Subcutaneous Phaeohyphomycosis (Mycotic Cyst). Clin Dermatol 2012;30:425-31.
8. Revankar SG. Phaeohyphomycosis. Infect Dis Clin North Am. 2006 Sep;20(3):609-20.
9. Fernandes N, Nacif D, Akiti T, Cuzzi T. Subcutaneous phaeohyphomycosis caused by Cladophialophora sp: a case report. Rev Inst Med trop S Paulo 2007;49(2):109-12.
10. Cursi IB, Freitas LB, Neves Mde L, Silva IC. Onychomycosis due to Scytalidium spp. A clinical and epidemiologic study at a University Hospital in Rio de Janeiro, Brazil. An Bras Dermatol 2011;86(4):689-93.
11. Spriet I, Lambrecht C, Lagrou K, Verhamme B. Successful eradication of Scytalidium dimidiatum-induced ungual and cutaneous infection with voriconazole. Eur J Dermatol 2012;22(2):197-9.
12. Bonifaz A. Micología médica básica. 2a Edición. México: Méndez Editores, 2000. Hialohifomicosis. Cap 26:411-26.
13. Duong TA. Infection due to Penicillium marneffei: an emerging pahthogen: review of 155 reported cases. Clin Infect Dis 1996;23:125-30.
14. Larsson M, Nguyen LH, Wertheim HF, Dao TT, Taylor W, Horby P, Nguyen TV, Nguyen MH, Le T, Nguyen KV. Clinical characteristics and outcome of Penicillium marneffei infection among HIV-infected patients in northern Vietnam. AIDS Res Ther 2012;9(1):24.
15. Al-Abdely HM. Management of rare fungal infections. Curr Opin Infect Dis. 2004 Dec;17(6):527-32.
16. Liu D, Liang L, Chen J. In vitro antifungal drug susceptibilities of Penicillium marneffei from China. J Infect Chemother Oct 2012 (Epub ahead of print).
17. Torres HA, Raad II, Kontoyiannis DP. Infections caused by Fusarium species. J Chemother. 2003 Nov;15Suppl 2:28-35.
18. Nucci M, Anaissie E.Fusarium infections in immunocompromised patients. Clin Microbiol Rev. 2007 Oct;20(4):695-704.
19. De Pinho DB, Fernandes LL, Carvalho Barreiros Mda G, Quintella LP, Sodré CT, Ramos-E Silva M. Disseminated fusariosis in a bone marrow transplant patient. Clin Aesthet Dermatol 2012;5(12):40-2.
20. Nucci M, Anaissie E. Emerging fungi. Infect Dis Clin North Am. 2006 Sep;20(3):563-79.
21. Enoch DA, Ludlam HA, Brown NM. Invasive fungal infections: a review of epidemiology and management options. J Med Microbiol 2006;55:809-18.
22. Ho DY, Lee JD, Rosso F, Montoya JG Treating disseminated fusariosis: amphotericin B, voriconazole or both? Mycoses. 2007 May;50(3):227-31.
23. Thomas PA, Kaliamurthy J. Mycotic keratitis: epidemiology, diagnosis and management. Clin Microbiol Infect 2013 Jan. (ahead of print).
24. Perlroth J, Choi B, Spellberg B.Nosocomial fungal infections: epidemiology, diagnosis, and treatment. Med Mycol. 2007 Jun;45(4):321-46.
25. Solé A. Scedosporium apiospermum disseminated infection in a single lung transplant recipient. Rev Iberoam Micol 2011;28(3):139-42.
26. Katragkou A, Dotis J, Kotsiou M, Tamiolaki M, Roilides E. Scedosporium apiospermum infection after near-drowning. Mycoses. 2007 Sep;50(5):412-21.
27. Tammer I, Tintelnot K, Braun-Dullaeus RC, Mawrin C, Scherlach C, Schlüter D, König W. Infections due to Pseudallescheria/Scedosporium species in patients with advanced HIV disease – a diagnostic and therapeutic challenge. Int J Infect Dis 2011;15(6):e422-9.
28. Pastor FJ, Guarro J. The role of voriconazole in the treatment of emerging mycoses. Rev Iberoam Micol. 2007 Sep 30;24(3):228-32.
29. Anstead GM, Sutton DA, Graybill JR. Adiaspiromycosis causing respiratory failure and a review of human infections due to Emmonsia and Chrysosporium spp. J Clin Microbiol 2012;50(4):1346-54.
30. Stebbins WG, Krishtul A, Bottone EJ, Phelps R, Cohen S. Cutaneous adiaspiromycosis: a distinct dermatologic entity associated with Chrysosporium species. J Am Acad Dermatol 2004;51:s185-9.
31. Zaitz C. Zygomycosis. In Tyring SK, Lupi O, Hengge U. Tropical Dermatology. China: Elsevier, 2006. Chapter 18:209-12.
32. Brown J. Zygomycosis: an emerging fungal infection. Am J Health Syst Pharm. 2005 Dec 15;62(24):2593-6.
33. Greenberg RN, Scott LJ, Vaughn HH, Ribes JA. Zygomycosis (mucormycosis): emerging clinical importance and new treatments. Curr Opin Infect Dis. 2004 Dec;17(6):517-25.
34. Rogers T. Treatment of zygomycosis: current and new options. J Antimicrob Chem 2008;61Suppl1:i35-i39.
35. Ameen M, Arenas R, Martínez Luna E, Reyes M, Zacarías R. The emergence of mucormycosis as an important opportunistic fungal infection: five cases presenting to a tertiary referral center for mycology. Int J Dermatol 2007;46:380-4.

36. Chayakulkeeree M, Ghannoum MA, Perfect JR. Zygomycosis: the re-emerging fungal infection. Eur J Clin Microbiol Infect Dis. 2006 Apr;25(4):215-29.
37. Glöckner A, Vehreschild JJ, Cornely OA. Zygomycosis--current epidemiological aspects. Mycoses. 2007;50 Suppl1:50-5.
38. Bonifaz A, Vázquez-González D, Tirado-Sánchez A, Ponce-Olivera RM. Cutaneous zygomycosis. Clin Dermatol 2012;30:413-9.
39. Torres-Narbona M, Guinea J, Martínez-Alarcón J, Peláez T, Bouza E. In vitro activities of amphotericin B, Caspofungin, itraconazole, posaconazole and voriconazole against 45 clinical isolates of zygomycetes: comparison of CLSI M38-A, Sensititre yeastOne and the Etest. Antimicrob Ag Chem 2007;51(3):1126-29.
40. Pérez JA, Correa A, Fuentes J, Meléndez E. Conidiobolomycosis: a case report with histophathologic findings. Biomedica. 2004 Dec;24(4):350-5.
41. Choonhakarn C, Inthraburan K. Concurrent subcutaneous and visceral basidiobolomycosis in a renal transplant patient. Clin Exp Dermatol. 2004 Jul;29(4):369-72.
42. Prabhu RM, Patel R. Mucormycosis and entomophthoramycosis: a review of the clinical manifestations, diagnosis and treatment. Clin Microbiol Infect. 2004 Mar;10 Suppl1:31-47.
43. Khan ZU, Khoursheed M, Makar R, Al-Waheeb S, Al-Bader I, Al-Muzaini A, Chandy R, Mustafa AS. Basidiobolus ranarum as an etiologic agent of gastrointestinal zygomycosis. J Clin Microbiol. 2001 Jun;39(6):2360-3.
44. Geramizadeh B, Foroughi R, Keshtkar-Jahromi M, Malek-Hosseini SA, Alborzi A. Gastrointestinal basidiobolomycosis, an emerging infection in the immunocompetent host: a report of 14 patients. J Med Microbiol 2012;61(12):1770-4.
45. Bigliazzi C, Poletti V, Dell'Amore D, Saragoni L, Colby T. Disseminated basidiobolomycosis in an immunocompetent woman. J Clin Microbiol 2004;42(3):1367-9.
46. EL van den Berk G, Noorduyn LA, van Ketel RJ, van Leeuwen J, Bemelman WA, Prins JM. A fatal pseudo-tumour: disseminated basidiobolomycosis. BMC Infectious Diseases 2006;6:140-4.
47. Isa-Isa R. Arenas R, Fernández RF, Isa M. Rhinofacial conidiobolomycosis (entomophtoramycosis). Clin Dermatol 2012;30:409-12.
48. Mathew R, Kumaravel S, Kuruvilla S, Varghese RG, Shashikala, Srinivasan S, Mani MZ. Successful treatment of extensive basidiobolomycosis with oral itraconazole in a child. Int J Dermatol. 2005 Jul;44(7):572-5.
49. Al-Shanafey S, AlRobean F, Bin Hussain I. Surgical management of gastrointestinal basidiobolomycosis in pediatric patients. J Pediatr Surg 2012;47(5):949-51.
50. Arenas R. Micología Médica Ilustrada. 3rd ed. México: Interamericana McGrawHill, 2008. p.239-246.
51. Hagen F, Colom MF, Swinne D, Tintelnot K, Iatta R, Montagna MT, Torres-Rodriguez JM, Cogliati M, Velegraki A, Burggraaf A, Kamermans A, Sweere JM, Meis JF, Klaassen CHW, Boekhout T.Autochthonous and dormant Cryptococcus gatti infections in Europe. Emerg Infect Dis 2012;18:1618-1624.
52. Bellamy R, Sangeetha S, Paton N. AIDS-defining illnesses among patients with HIV in Singapore, 1985 to 2001: results form the Singapore HIV observational cohort study (SHOCS). BMC Infectious Diseases 2004,4:47 http://www.biomedcentral.com/1471-2334/4/47.
53. Litvinsteva AP, Kestenbaum L, Vilgalys R, Mitchell TG. Comparative analysis of environmental and clinical populations of Cryptococcus neoformans. J Clin Microbiol 2005;43:556-564.
54. Jenney A, Pandithage K, Fisher DA, Currier BJ. Cryptococcus infection in Tropical Australia. J Clin Microbiol 2004;42:3865-3868.
55. Dzoyem JP, Kechia FA, Ngaba GP, Lunga PK, Lohoue PJ. Prevalence of cryptococcosis among HIV-infected patients in Yaounde, Cameroon. Afr Health Sci 2012;12:129-133.
56. Balkhair A, Ahamed S, Sankhla D. Unmasking immune reconstitution inflammatory syndrome (IRIS). Sultan Qaboos Univ Med J. 2011;11:95-103.
57. Murdoch DM, Venter WDF, VanRie A, Feldman C. Immune reconstitution inflammatory syndrome (IRIS): review of common infectious manifestations and treatment options. AIDS Research and Therapy 2007;4:9 http://www.aidsrestherapy.com/content/4/1/9.
58. Ma H, Croudace JE, Lammas DA, May RC. Direct cell to cell spread of a pathogenic yeast. BMC Immunology 2007;8:15 doi:10.1186/1471-2172-8-15.
59. Stone SP, Bendig J, Hakim J, Kinnear PE, Azadian BS, Clifford-Rose F. Cryptococcal meningitis presenting as uveitis. Br J Ophtalmol 1988;72:167-170.
60. Quian J, Gutierrez S, Gonzalez V, Sanchez M, Abayian M, Baccino F. Meningitis por Cryptococcus neofromans en niños y adolescentes infectados por virus de la inmunodeficiencia humana. Rev Chilena Infectol 2012;29:554-557.
61. Arenas R. Micología Médica ilustrada. 4a ed. México: Interamericana McGraw-Hill, 2011. p.209-215.
62. Wheat J. Endemic mycoses in AIDS: a clinical review. Clin Microbiol Rev 1995;8:146-159.
63. Saccente M, Woods GL. Clinical and laboratory update on blastomycosis. Cin Microbiol Reviews 2010;23:367-381.
64. Salas-Alanis JC, Martínez MF, Garcia-Melendez M, Gonzalez BL, Ocampo-Candiani J. Blastomycosis imported to Monterrey, México: fifth case reported in México. Mycoses 2013 Feb 3. Epub ahead of print.
65. Mollano AV, Shamsuddin H, Suh JS. Systemic blastomycosis with osseous involvement of the foot: case report. Iowa Orthopaedic J 2005;25:53-56.
66. Baker RD, Brian EW. Blastomycosis of the heart. Report of two cases. Am J Pathol 1936;XIII:139-147.
67. Daniel L, Salit I. Blastomycosis during pregnancy. Can Med Assoc J 1984;131:759-761.
68. Meixner JA, Patel S, Smith MB, McGinnis MR. Blastomycosis. Systemic fungal infections. In: Tyring S, Lupi O, Hengge UR. Tropical Dermatology. Elsevier, 2006. Chapter 19:223-226.
69. Arenas R. Micología médica ilustrada. 4ª ed. Mexico: McGraw-Hill-Interamericana, 2008. p.190-199.
70. Kauffman CA. Histoplasmosis: a Clinical and Laboratory Update. Clin Microbiol Reviews, 2007;20:115-132.
71. Zaitz C. Histoplasmosis. Systemic fungal infections. In: Tyring S, Lupi O, Hengge UR. Tropical Dermatology. Elsevier 2006 Ch 19:215-219.
72. Kasuga T, Taylor JW, White TJ. Phylogenetic relationships of varieties and geographical groups of human pathogenic fungus Histoplasma capsulatum Darling. J Clin Microb 1999;37:653-663.
73. Sarosi GA, Davies SF. Endemic mycosis complicating human immunodeficiency virus infection. West J Med 1996; 164:335-340.
74. Salhab KH, Baram D, Bilfinger TV. Growing PET positive nodule in a patient with histoplasmosis: case report. J Cardiothoracic Surg 2006, 4; 1:23.
75. Carey FM, Quah SP, Orr R, McBride M. Histoplasmosis as a presentation of human immunodeficiency virus infection. Ulster Med J, 2002;71:147-149.
76. Mandell GL, Bennet JE, Dolin R. Principles and practice of infectious diseases. 6th ed. USA: Elsevier 2005 ch. 262:3012-3026.
77. Asbury T. The status of presumed ocular histoplasmosis: including a report of a survey. Tr Anf Ophth Soc 1966;64:371-400.
78. Tomas PA. Current perspectives on ophtalmic mycoses. Clin Microbiol Reviews 2003;16(4):730-797.
79. Moholtz MS, Dauber JH, Yousem SA. Case report: fluconazole therapy in histoplasma mediastinal granuloma. Am J Med Sci. 1994; 307(4):27.
80. Berman SS, Kazlow GA, Fields BT Jr, Weinberg S. Disseminated histoplasmosis with embolic endovascular complications: a case report. J Vasc Surg. 1990; 12(5):577-80.4-7.
81. Wong P, Houston S, Power B, Lalor E, Bain VG. A case of histoplasma causing granulomatous liver disease and Addisonian crisis. Can J Gastroenterol. 2001; 15(10):687-91.
82. Tseng TC, Liaw SJ, Hsiao CH, Wang CY, Lee LN, Huang TS, Hsueh PR. Molecular Evidence of Recurrent Histoplasmosis with 9-Year Latency in a Patient with Addison's Disease. J Clin Microbiol, 2005;43:4911-4913.
83. Hughes AD, Lorusso GD, Greer DL. Cost-effective method for identification of dimorphic fungi. J Clin Microbiol 2004;42:4408-4409.
84. Frías de León MG, Arenas-López G, Taylor ML, Acosta-Altamirano G, Reyes-Montes MR. Development of specific sequence characterized amplified region markers for detecting Histoplasma capsulatum in clinical and environmental simples. J Clin Microbiol 2012; 50: 673-679.
85. Arenas R. Micología médica ilustrada. 4th ed. Mexico: McGraw-Hill-Interamericana. 2011. p. 313-19.
86. Campbell I. Rhinosporidiosis. In Tyring SK, Lupi O, Hengge U. Tropical Dermatology. China: Elsevier, 2006. Chapter 18:206-7.
87. Arseculeratne SN, Ajello L. Rhinosporidium seeberi. In Ajello L, Hay R. Medical mycology, Topley & Wilson's Microbiology and Microbial Infections. Vol 4. 9th ed. London: Arnold, 1998. p.595-615.
88. Vega-Núñez J, Herrero A. Dos casos de rinosporidiosis familiar. Dermatol Rev Mex 1966;10:448-508.
89. Fredricks DN, Jolley JA, Lepp PW et al. Rhinosporidium seeberi: a human pathogen from a novel group of aquatic protistan parasites. Emerg Infect Dis 2000;6:273-82.
90. Sudarshan V, Goel NK, Gahine R, Krishnani C. Rhinosporidiosis in Raipur, Chhattisgarh: a report of 462 cases. Indian J Pathol Microbiol 2007;50(4):718-21.
91. Pandey N, Chandrakar AK, Garg ML, Patel SS. Oculosporidiosis. Indian J Ophtalmol 2008;56(1):81.
92. Gokhale S, Ohri VC, Subramanya H et.al. Subcutaneous and osteolytic rhinosporidiosis. Indian J Pathol Microbiol, 1997;40(1):95-8.
93. Nayak S, Acharjya B, Davi B et.al. Disseminated cutaneous rhinosporidiosis. Indian J Dermatol Venerol Leprol 2007;73(39):185-7.
94. Gori S, Scasso A. Cytologic and differential diagnosis of rhinosporidiosis. Acta Cytol, 1994;38:361-6.

76 capítulo

Carolina Chrusciak Talhari Cortez • Gustavo Uzêda Machado • Paulo Roberto Lima Machado

Leishmaniose Tegumentar Americana

■ CONCEITO

As leishmanioses compreendem um grupo heterogêneo e extenso de doenças infecciosas e não contagiosas causadas pelos protozoários do gênero Leishmania spp. Até o momento, foram identificadas mais de 20 espécies que podem causar comprometimento visceral ou tegumentar (cutâneo ou mucoso) no ser humano. É uma doença considerada endêmica em 92 países, com pelo menos um milhão de casos novos das formas tegumentares anualmente. As leishmanioses possuem uma relação estreita com a pobreza, as alterações ambientais, os deslocamentos populacionais resultados de catástrofes ou guerra e, claramente, todos estes fatores contribuem para a falta de políticas de saúde e de investimentos para o controle adequado da doença. A Organização Mundial da Saúde considera que mais de um bilhão de pessoas estão sob o risco de serem infectadas por viver em regiões endêmicas.[1,2]

■ HISTÓRICO

Os registros iniciais de leishmaniose tegumentar americana (LTA) são encontrados nas cerâmicas da cultura mochica no Peru, entre 300 e 700 d.C. As cerâmicas mostram diversas alterações encontradas nas formas mucosas, como mutilações e deformidades no nariz e lábios. No Brasil, os primeiros casos descritos foram na Bahia, em 1895, com as teses de José Adeodato de Sousa e Juliano Moreira, na Faculdade de Medicina da Bahia.[3] Em 1909, em São Paulo, destaca-se a contribuição de Lindenberg, que descreve os corpúsculos de Leishman Wright ao examinar as úlceras de Bauru.

■ EPIDEMIOLOGIA

A LTA é uma doença fortemente vinculada a fatores ambientais e ecológicos. Existe um ciclo silvestre cujo equilíbrio vetor-hospedeiro se mantém em equilíbrio como uma zoonose de animais silvestres. O ser humano pode ser infectado ao passar a frequentar regiões de matas ou florestas para desenvolver atividades laborais onde há necessidade de desmatamento (agricultura, pecuária), treinamentos militares ou incursões de lazer (acampamento, pescaria, caça). Nesse momento, pode ser picado por fêmeas de flebotomíneos que o inoculam e, assim, transmitem a forma infectante e flagelada (promastigota) da Leishmania. Aqui, a doença atinge preferencialmente adultos do sexo masculino. O ciclo periurbano ou rural ocorre nas regiões endêmicas onde o ser humano passa a habitar áreas desmatadas, e a doença passa a afetar também mulheres, crianças e idosos.[1] Atualmente, o Brasil responde por mais de 70% dos casos no continente americano, com o registro de mais de 20 mil casos anualmente. Porém, certamente o número real de casos é bem maior em função da deficiência de diagnóstico e notificação. A maior incidência ocorre na região Norte (39,2 casos/100.000 habitantes), Centro-Oeste (14,8 casos/10.000 habitantes) e Nordeste (5 casos/100.000 habitantes), dados de 2020.

■ AGENTES, VETORES E RESERVATÓRIOS

Os protozoários do gênero Leishmania se caracterizam por apresentar forma promastigota (infectante) e amastigota (parasitária tecidual), e pertencem à família Trypanosomatidae. Nas Américas, onze espécies de Leishmania spp. já foram isoladas e identificadas como agentes da LTA. No Brasil, as sete espécies implicadas pertencem a um dos dois subgêneros: Leishmania (uma) e Viannia (seis). A *Leishmania* (Viannia) *braziliensis* predomina e se apresenta em todo o território nacional. Na região Norte, o predomínio é da *Leishmania* (Viannia) *guyanensis*, seguido da *Leishmania* (Leishmania) *amazonensis*. Outras espécies identificadas com menor importância epidemiológica são: *L. (V.) lainsoni*, *L. (V.) naiffi*, *L. (V.) lindenberg* e *L. (V.) shawi*, encontradas na região norte do Brasil.

Os insetos da subfamília Phlebotominae e gênero Lutzomya são os principais vetores responsáveis pela transmissão da LTA no Brasil. São insetos pequenos com 2 a 4 mm, conhecidos por diversos nomes populares, como "mosquito palha", "asa branca", "asa dura", "birigui" e outros. Em função do voo limitado e dos hábitos silvestres, atacam o ser humano e animais domésticos nas habitações próximas às matas, ou quando estes adentram estas regiões. As espécies cujas fêmeas fazem repasto de sangue humano e podem transmitir a LTA no Brasil são representadas principalmente pela *Lutzomyia whitmani*, *Lu. intermedia* e *Lu. umbratilis*.

Diversas espécies de animais podem hospedar a Leishmania spp. num complexo processo de interação dinâmica ambiental. A infecção por leishmanias já foi identificada em roedores, marsupiais, mamíferos, canídeos, felídeos e equídeos. No caso de animais silvestres, seu papel como reservatório que mantém a circulação das leishmanias nos ambientes naturais é reconhecido. Já os animais domésticos podem atuar como hospedeiros acidentais, eventualmente apresentando lesões cutâneas ou mucosas semelhantes à doença humana. Nos cães, as lesões são mais frequentes nas orelhas e bolsa escrotal. Estudo recente em área de *L. braziliensis* mostrou semelhanças genotípicas entre isolados obtidos de cães e humanos, o que sugere um papel importante para esse animal na cadeia epidemiológica da LTA na zona rural.[4]

■ IMUNOLOGIA E PATOGÊNESE

Resposta imune protetora

Na fase inicial da infecção por Leishmania spp., os mecanismos de imunidade inata estão representados principalmente pelos neutrófilos e macrófagos, que são as células que migram imediatamente após a inoculação, de modo a iniciar os mecanismos de resposta tecidual junto com as células NK.[5] Logo após esta etapa, os mecanismos de reconhecimento antigênico e da resposta de imunidade adaptativa se desencadeiam, com ativação de linfócitos CD4 e CD8+, quando, então, os tipos de subpopulações ativadas vão determinar o desfecho da infecção. Mais de uma década de estudos em camundongos demonstraram a importância de células T CD4+ e responsáveis pela resposta Th1 com produção de IL-2 e IFN-γ entre outras, para ativação macrofágica e destruição do parasita no seu interior.[6] Na doença humana, como na infecção causada por *L. braziliensis*, a participação das células T CD4+ e *natural killer* (NK) com produção de IFN-γ e estímulo celular com inativação parasitária tem sido comprovado.[7,8]

A incapacidade de iniciar ou manter uma atividade Th1 e o desenvolvimento de uma resposta Th2 se associam com falta de proteção e alta carga parasitária intramacrofágica.[9]

Outra demonstração da importância da resposta Th1 no controle da infecção por Leishmania é o fato de que pacientes com LC e teste de Montenegro negativo apresentam uma maior taxa de falha terapêutica do que os indivíduos positivos.[10]

Após a cura, a manutenção de células T de memória contribui para evitar que novas infecções produzam doença. No entanto, poucos parasitas persistem no tecido anteriormente lesado, e reativação da LTA ou novas infecções podem ocorrer, principalmente na presença de imunossupressão.[11,12]

Resposta imune e doença

Embora células como macrófagos e linfócitos T CD4+ e CD8+ atuem nos mecanismos de defesa, sua atividade intensa e descontrolada está também implicada no desenvolvimento de uma resposta inflamatória danosa, que leva ao desenvolvimento da úlcera cutânea ou de lesões inflamatórias.[13-15]

Este processo envolve a produção de quimiocinas e citocinas inflamatórias que recrutam células do sangue periférico para a região onde se encontra o parasita, o que aumenta a densidade e ativação celular nestes territórios. Existe um aumento da expressão de moléculas citolíticas, como granzima e perforina, principalmente por células T CD8+. Esse mecanismo é importante para destruição da Leishmania por meio da morte de células infectadas, mas, numa extensão maior, relaciona-se à produção de lesão tecidual.

Leishmaniose cutânea e leishmaniose mucosa

Nas formas cutânea e mucosa, esses fenômenos anteriormente descritos são mediados por um aumento intenso na produção de IFN-γ, IL-1β e TNF, citocinas envolvidas diretamente na exacerbação e manutenção do processo inflamatório tecidual. Células citotóxicas estão presentes na LC desde a fase inicial[16]; nas lesões cutâneas e mucosas, é característico o encontro de um denso infiltrado inflamatório em contraste com uma pequena quantidade de parasitas, aparentemente ausentes muitas vezes.[17,18] Estudos na LC mostram uma correlação direta de células T ativadas produtoras de IFN, TNF, além de linfócitos CD8+ que expressam granzima A e tamanho da úlcera, e intensidade do processo inflamatório na LC e LM.[19,20]

Portanto, o aparecimento da lesão tecidual na LC e na LM vincula-se a uma intensa e descontrolada resposta imune Th1 e inflamatória em resposta à infecção pela Leishmania, conforme outras evidências:

1. O tratamento precoce da LC numa fase na pré-ulcerativa não impede o crescimento da lesão e sua ulceração, com alta falha terapêutica.[21]
2. Estudo do tecido lesado mostra uma forte reação inflamatória, com expressão aumentada de TNF, IFN-γ a despeito da presença de poucos parasitos.[4]
3. Quanto maior o tamanho da úlcera, maior ativação celular com produção de IFN-γ e TNF é encontrada.[22]
4. Na LM, a associação de antimonial com droga inibidora de TNF cura pacientes que são refratários ao tratamento com antimonial; a mesma associação aumenta a taxa de cura em pacientes com LM virgens de tratamento quando comparado à monoterapia com antimonial.[23,24]
5. Fato interessante é o dado de que pessoas que habitam áreas endêmicas e apresentam a forma subclínica (ausência de cicatrizes ou lesões ativas, e teste de Montenegro positivo) têm capacidade de destruir o parasita *in vitro* e de modular a resposta imune com baixa produção de IFN-γ e TNF.[25] Isso ilustra a importância de uma resposta imune equilibrada que permita o controle do parasita, ao mesmo tempo em que evita o aparecimento de inflamação tecidual e doença.

Por outro lado, nos indivíduos com LC cuja presença de grande quantidade de plasmócitos nas úlceras pode indicar uma maior atividade da resposta humoral, encontra-se desfecho terapêutico desfavorável.[26] Outro dado que indica um possível papel patogênico para a resposta humoral é o fato de que na LM, os níveis de IgG e IgG1 anti-Leishmania mais elevados ocorrem nas formas mais graves e diminuem significativamente após a cura.[27]

Leishmaniose disseminada

Na leishmaniose disseminada, a resposta imune no sangue periférico contra antígenos de Leishmania apresenta uma importante diminuição da produção de citocinas Th1 quando comparada ao que ocorre nos pacientes com LC. No entanto, estudo da resposta imune *in situ* demonstra ativação Th1 nas lesões, o que indica que os linfócitos T são recrutados do sangue periférico para as múltiplas áreas lesionais, onde há pouca quantidade de parasitas.[28] Adicionalmente, os pacientes com LD apresentam uma maior produção de anticorpos IgG e IgG2 anti-Leishmania quando comparados aos portadores de LC e LM, e há, ainda, uma correlação direta entre os níveis de IgG2 e o número de lesões da LD.[29] Um fator que deve ser considerado na determinação do quadro de LD é a questão da genética parasita, visto que determinados genótipos e polimorfismos de *L. braziliensis* estão associados com o quadro de LD e não de LC ou LM em pacientes da mesma área endêmica.[30]

Leishmaniose cutânea difusa

A leishmaniose cutânea difusa, por sua vez, é um exemplo clássico de que uma completa ausência de resposta Th1 (anergia) implica numa total inatividade macrofágica, o que permite uma intensa proliferação parasitária. Adicionalmente, existe uma importante ativação da resposta Th2 com elevada produção de IL-10, que certamente contribui para a alta carga parasitária nas lesões infiltradas por macrófagos de fenótipo regulatório.[31,32]

A Figura 76.1 mostra o espectro clínico da LTA e sua correlação com alguns elementos da resposta imune específica anti-Leishmania.

Situações especiais – formas atípicas, gestação

As formas consideradas como atípicas em pacientes imunocompetentes caracterizam-se por uma menor produção de IFN-γ e TNF, além de maiores níveis de IL-10 e IL-17, em comparação ao que se encontra na LC.[33]

As gestantes com LC são capazes de produzir TNF e IL-10, porém apresentam baixos níveis de IFN-γ no sangue periférico, quando comparadas a mulheres não grávidas. Nas lesões, existe um maior número de células produtoras de IL-10 e IL-4, aumento de infiltrado inflamatório e grande quantidade de células CD4+. Existe uma correlação direta entre o número de células produtoras de IL-4 e a intensidade da inflamação tecidual.[34] Apesar do predomínio de resposta Th2, não há um aumento do número de parasitas nas lesões de gestantes. Isso pode se dever ao aumento de expressão de óxido nítrico induzido pelo estrógeno produzido durante a gestação.[35]

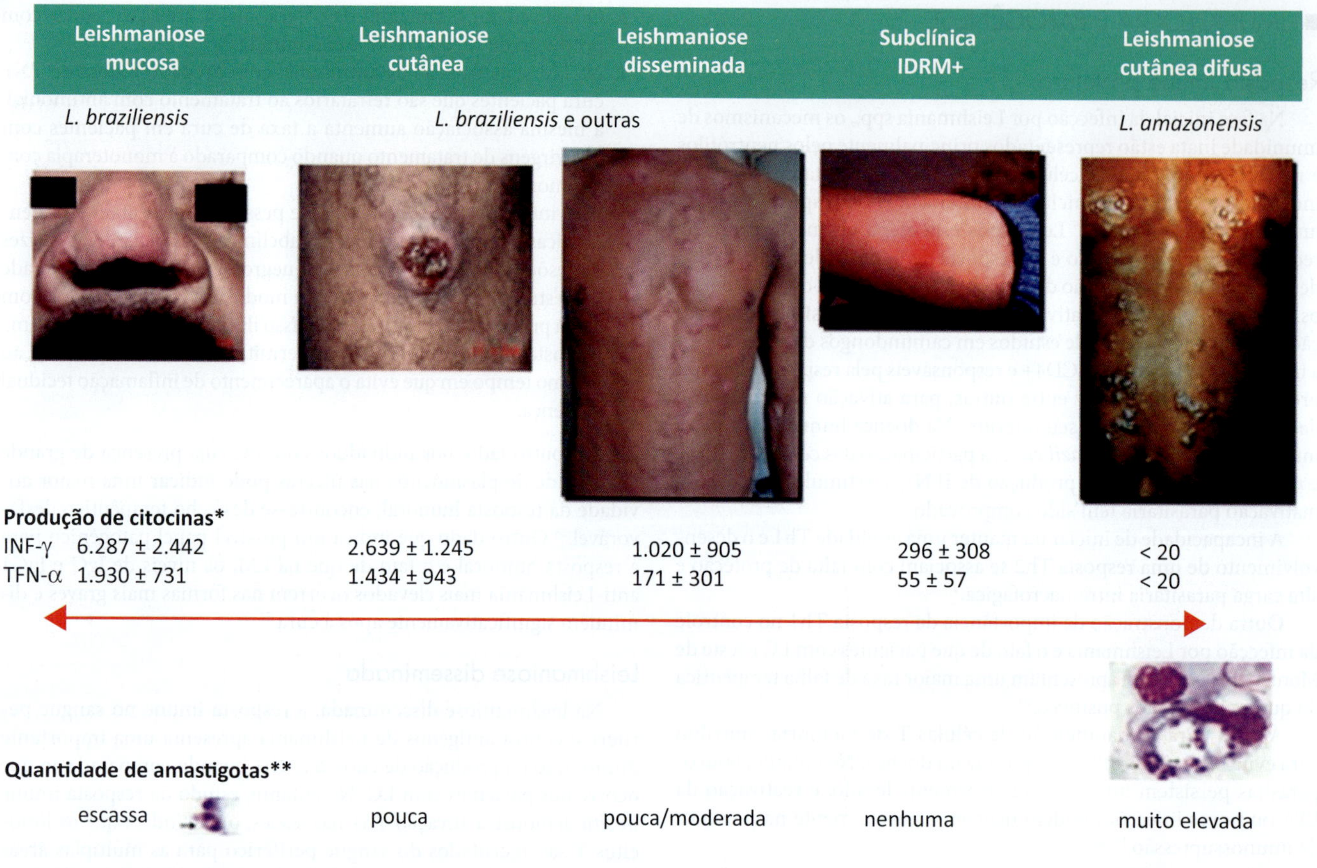

* Produção em pg/mL após estímulo de células mononucleares do sangue periférico com antígeno de Leishmania. ** Quantidade de amastigotas no infiltrado inflamatório dérmico.

■ **Figura 76.1** Espectro clínico e imunológico da LTA.

■ QUADRO CLÍNICO

A LTA caracteriza-se por uma expressão rica e heterogênea, que se inicia após um período de incubação entre 2 semanas e até 2 anos, mais comumente por volta de 1 mês. Suas diferentes manifestações clínicas dependem de vários fatores: meio ambiente na área endêmica, variações genéticas entre espécies e cepas de Leishmania, e a resposta imune do hospedeiro.

As principais formas clínicas da LTA dividem-se em: leishmaniose cutânea (LC); leishmaniose mucosa (LM); leishmaniose disseminada (LD) e leishmaniose cutâneo difusa (LCD). A Tabela 76.1 resume as diversas características e o diagnóstico diferencial destas formas. Outras

Tabela 76.1 Características clínicas, laboratoriais e diagnóstico diferencial das principais formas clínicas da LTA.

Parâmetros	Leishmaniose cutânea	Leishmaniose mucosa	Leishmaniose disseminada	Leishmaniose cutânea difusa
Principais achados clínicos	▪ Úlcera arredondada de bordas emolduradas e fundo granuloso	▪ Infiltração, granulação, ulceração, crostas e necrose	▪ Pápulas acneiformes, pápulas inflamatórias e crostosas, nódulos superficiais e úlceras	▪ Lesões infiltrativas, placas e nódulos; lesões queloideanas ▪ Úlceras raramente
Localização e distribuição	▪ Áreas expostas, comumente nos membros inferiores; extremidades, face e tronco	▪ Principalmente septo da mucosa nasal. Outras mucosas: laringe, faringe, oral	▪ Mais de 2 segmentos corporais não contíguos	▪ Comprometimento extenso de várias regiões
Comprometimento mucoso	▪ Raro	▪ Sempre	▪ Comum, acima de 40%	▪ Incomum
Intradermoreação de Montenegro	▪ Positiva	▪ Fortemente positiva	▪ Positiva em até 53%	▪ Negativa
Histopatologia	▪ Processo inflamatório com linfócitos, plasmócitos e macrófagos que contêm amastigotas no seu interior ▪ Granulomas	▪ Processo inflamatório intenso com linfócitos, plasmócitos e macrófagos ▪ Raros parasitas ▪ Granulomas	▪ Processo inflamatório com linfócitos e macrófagos, poucos parasitas	▪ Grande quantidade de formas amastigotas no interior de macrófagos
Espécie de Leishmania	▪ *L. braziliensis* ▪ *L. guyanensis* ▪ *L. amazonensis*, outras	▪ *L. braziliensis* (principal) ▪ *L. guyanensis* (incomum) ▪ *L. amazonensis* (incomum)	▪ *L. braziliensis* (principal)	▪ *L. amazonensis* (principal)
Carga parasitária	▪ Baixa	▪ Muito baixa	▪ Moderada em função da quantidade de lesões	▪ Alta
Resposta imune do hospedeiro aos antígenos de Leishmania	▪ Resposta Th1 intensa *in situ* e no sangue periférico	▪ Resposta Th1 muito intensa *in situ* e no sangue periférico	▪ Resposta Th1 mantida *in situ* e reduzida no sangue periférico	▪ Ausência de resposta Th1 e aumento Th2 *in situ* e no sangue periférico

manifestações da LTA compreendem a forma recidiva cútis, as formas atípicas sem fatores conhecidos associados, ou quadros relacionados a situações específicas, como gestação, comorbidades (diabetes e obesidade) ou imunossupressão (coinfecção Leishmania e HIV).

Forma cutânea

A leishmaniose cutânea (LC) é a forma clínica mais comum de LTA nas diversas áreas endêmicas com predomínio de *L. braziliensis* ou *L. guyanensis*.[36,37] Essa forma clínica é caracterizada pela presença de uma ou mais úlceras (máximo de 10 lesões que comprometem até 2 segmentos corporais). As lesões são arredondadas, ovais ou eventualmente irregulares, com bordas elevadas e infiltradas, e fundo granuloso. Localizam-se, principalmente, nas áreas expostas com predileção para membros inferiores[38] (Figura 76.2 A, B e C e Figura 76.3). Geralmente, a úlcera é pouco dolorosa; no entanto, pode ocorrer infecção bacteriana secundária, o que causa intenso processo inflamatório e, eventualmente, celulite, com dor intensa.

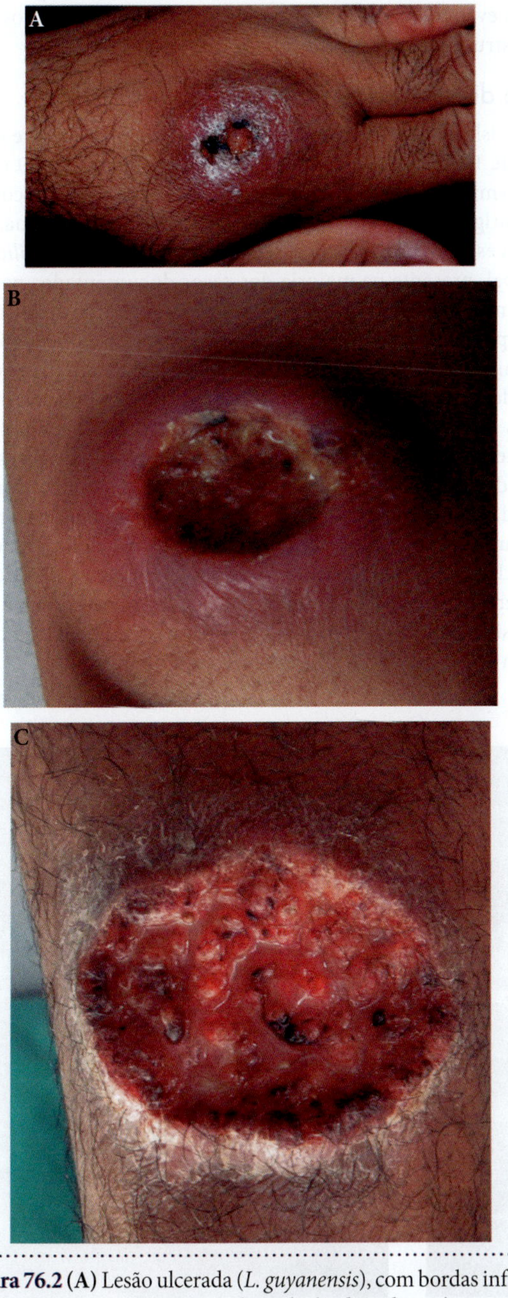

■ **Figura 76.2** **(A)** Lesão ulcerada (*L. guyanensis*), com bordas infiltradas e irregulares na mão. **(B)** Lesão ulcerada (*L. braziliensis*), com bordas infiltradas, fundo granuloso e secretante na coxa. **(C)** Lesão ulcerada (*L. braziliensis*), bordas discretamente infiltradas e fundo granuloso na perna.

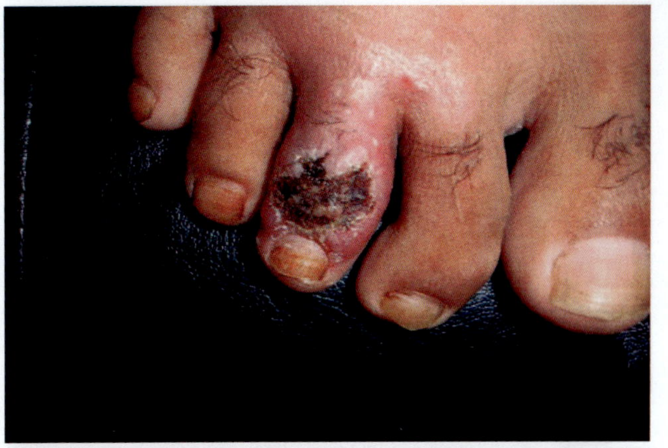

■ **Figura 76.3** Lesão ulcerocrostosa (*L. guyanensis*). Bordas infiltradas e irregulares, associada à edema do pododáctilo.

Na fase inicial da LC ou forma recente, com duração inferior a 20 dias, pode ser visualizada pápula ou nódulo superficial com crosta central[21] (Figura 76.4). A adenopatia regional volumosa é muito comum (aproximadamente 85% dos casos), principalmente na fase inicial da doença e, muitas vezes, precede a ulceração.[21,39] Linfangite pode também ocorrer, com ou sem adenopatia e, eventualmente, úlceras podem surgir ao longo do trajeto. Esse aspecto é denominado "esporotricoide", sendo descrito na leishmaniose causada por *L. guyanensis* e *L. braziliensis*[40] (Figura 76.5 A e B).

Na LC, outras apresentações clínicas, como lesões vegetantes (com aspecto papilomatoso, úmido e amolecido) (Figura 76.6) e verrucosas (Figura 76.7 A, B e C), podem ocorrer. O aparecimento de lesões gomosas é raro. Essas lesões podem ser primárias ou evoluir a partir de úlceras e podem ser consideradas como manifestações atípicas da LC.

Pioderma gangrenoso, úlceras traumáticas, ectima, míiase furunculoide, sarcoidose, neoplasias cutâneas, micobacteriose atípica, tuberculose cutânea e micoses sistêmicas, como paracoccidiodomicose e esporotricose, devem ser incluídas no diagnóstico diferencial da LC.

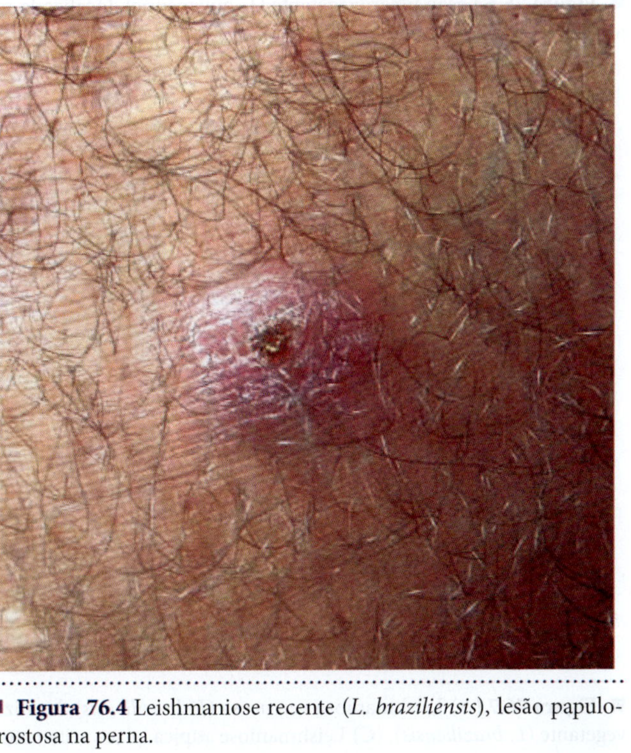

■ **Figura 76.4** Leishmaniose recente (*L. braziliensis*), lesão papulocrostosa na perna.

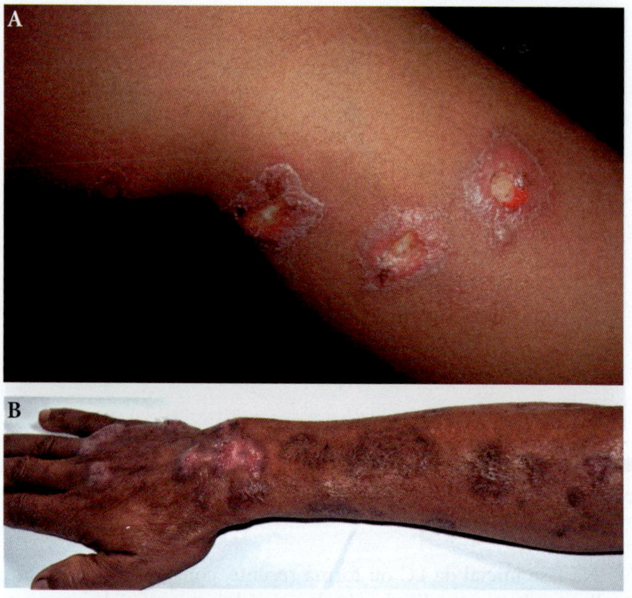

■ **Figura 76.5** **(A)** Lesões ulceradas, com bordas irregulares e infiltradas, fundo granuloso, distribuídas ao longo de linfangite – forma esporotricoide. **(B)** Forma esporotricoide (*L. braziliensis*).

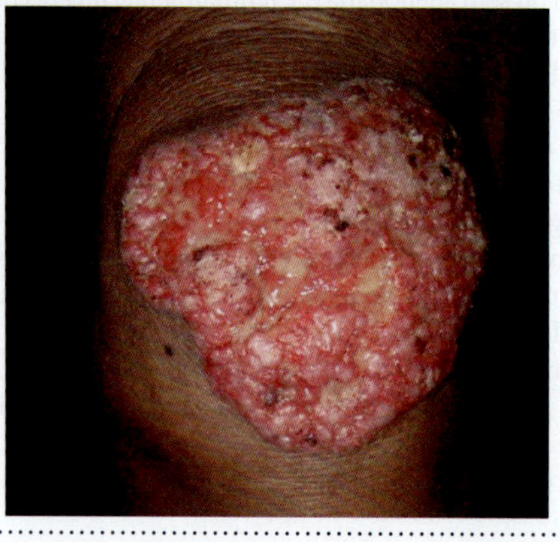

■ **Figura 76.6** Lesão ulcerovegetante (*L. guyanensis*), localizada no joelho.

Forma mucosa

A leishmaniose mucosa (LM), também conhecida como forma cutâneo-mucosa, ocorre em cerca de 3% a 5% dos pacientes diagnosticados com LTA em áreas endêmicas de *L. braziliensis*, embora, menos comumente, outras espécies possam causar comprometimento mucoso. A sua evolução é lenta, e ocorre meses ou anos após quadro de LC. Os principais fatores de risco estão associados à ausência de tratamento, ao uso de subdoses e à presença de lesões em áreas acima da cintura pélvica na época da LC precedente. O início do quadro pode ser assintomático e evoluir para queixa de obstrução, dor e secreção serossanguinolenta nasal. Na ausência de tratamento, pode evoluir para rouquidão, e mais raramente, dispneia. A mucosa nasal é a mais atingida, e pode se mostrar infiltrada com finas granulações, ulcerações e, conforme progressão, destruição parcial ou total do septo que, junto com a intensa infiltração em narinas, confere o aspecto conhecido como "nariz de tapir" (Figuras 76.8 e 76.9). Outras mucosas podem ser comprometidas: oral, faringe e laringe, e pode, eventualmente, haver evolução para óbito nos casos graves, por obstrução de vias aéreas superiores.[41,42]

Forma disseminada

A leishmaniose disseminada (LD) é uma forma grave e emergente de LTA, que se caracteriza pelo surgimento de 10 ou mais lesões (muitas vezes centenas) em duas ou mais áreas corporais não contíguas. Embora diversas espécies do gênero Leishmania spp. possam estar implicadas na etiologia da LD, a *L. (V.) braziliensis* é a principal, presente na maioria dos casos documentados nas Américas e no Brasil. Além de se manifestar com grande quantidade de lesões, pode comprometer a mucosa nasal em mais de 40% dos casos, e possui alta falha terapêutica. Estes fatores implicam numa elevada morbidade e impacto socioeconômico aos portadores da LD.[28,43,44] Muitos fatores podem contribuir para o desenvolvimento da LD, certamente vinculados a uma complexa interação entre a espécie e a cepa de Leishmania, cujas alterações genéticas podem conferir a capacidade do agente parasitário invadir a corrente sanguínea e se distribuir por diversas regiões do corpo. De fato, algumas mutações em nucleotídeos da *L. braziliensis* se associam com um maior risco de desenvolvimento de LD numa área endêmica de LTA no nordeste do Brasil.[30] É muito provável que alterações climáticas e ambientais possam contribuir para essas alterações do parasita.

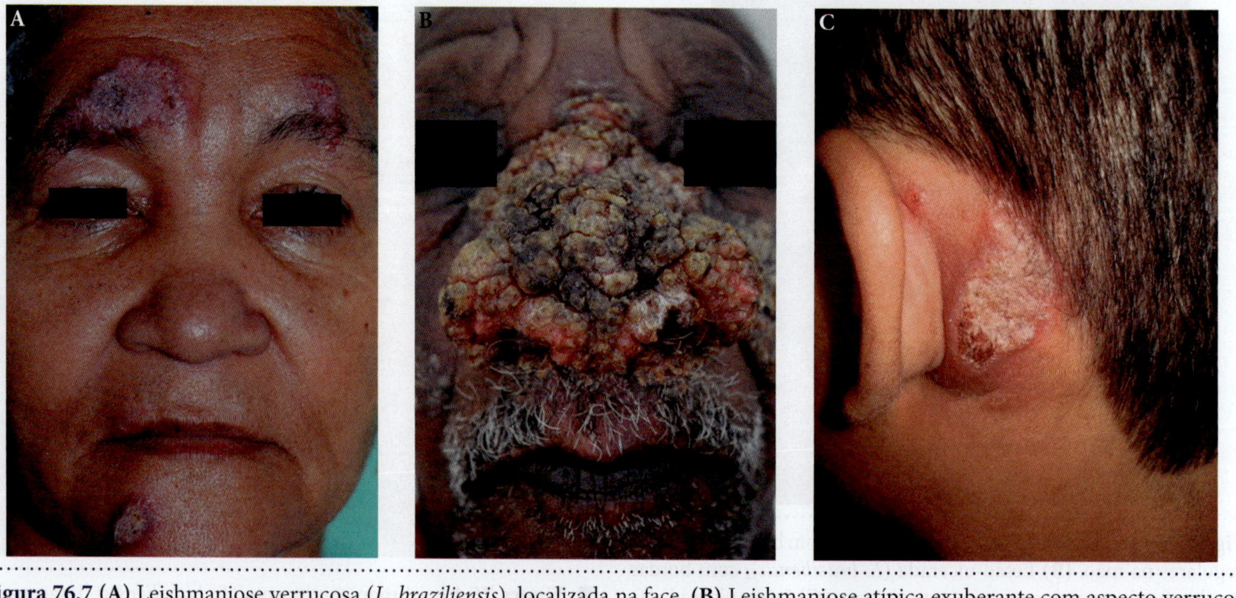

■ **Figura 76.7** **(A)** Leishmaniose verrucosa (*L. braziliensis*), localizada na face. **(B)** Leishmaniose atípica exuberante com aspecto verrucoso e vegetante (*L. braziliensis*). **(C)** Leishmaniose atípica, placa eritematocrostosa na região retroauricular.

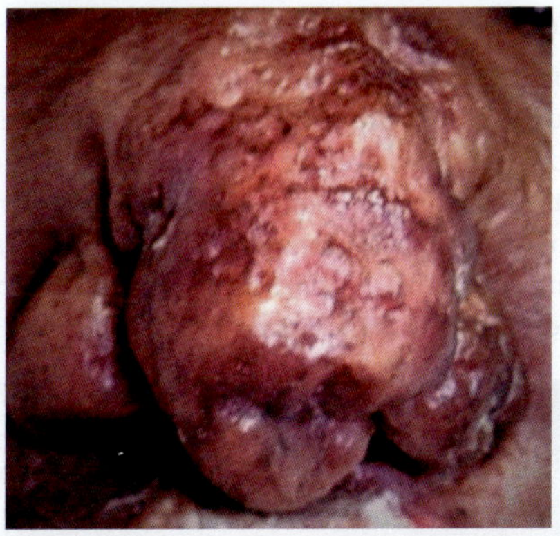

■ **Figura 76.8** Leishmaniose mucosa (*L. braziliensis*). Intensa destruição da mucosa e importante deformidade com áreas atróficas na região nasal.

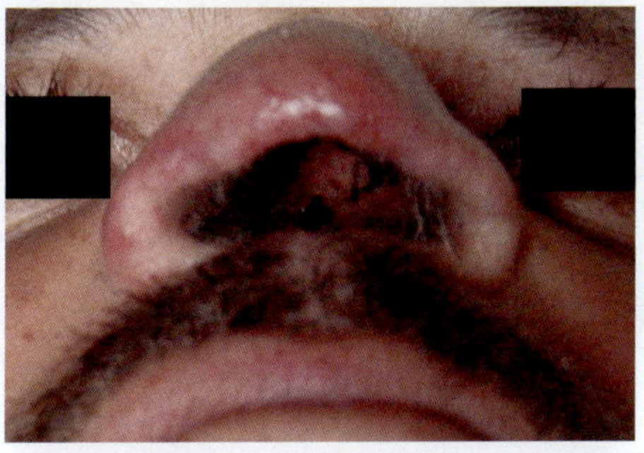

■ **Figura 76.9** Leishmaniose mucosa (*L. braziliensis*). Destruição total do septo da mucosa nasal e infiltração.

O quadro clínico de LD evolui caracteristicamente a partir de uma lesão ulcerada inicial (úlcera típica de LC) e do surgimento de sintomas sistêmicos, como febre, calafrios, mialgia e cefaleia, que precedem ou acompanham a disseminação hematogênica para as outras áreas da pele e mucosas, que ocorre entre 2 e 6 semanas. Alguns pacientes podem evoluir com disseminação, mesmo após o início do tratamento, para a forma cutânea ulcerada e localizada.

O padrão clínico polimorfo se manifesta com pápulas acneiformes, pápulas grandes, inflamatórias e crostosas, nódulos superficiais, erosões e ulcerações que atingem todas as áreas do corpo, com alguns pacientes apresentando até centenas de lesões (Figuras 76.10, 76.11, 76.12 e 76.13). O comprometimento da face é comum, muitas vezes com aspecto exuberante. No contexto da LTA, torna-se fundamental fazer o diagnóstico que diferencia entre quadro de LC com múltiplas úlceras em pacientes imunossuprimidos e a LD. Nos imunossuprimidos, é mais comum o encontro de ulcerações irregulares e atípicas com riqueza parasitária. Outro diferencial importante é com a leishmaniose cutâneo-difusa (LCD), uma vez que, em ambas, observamos o surgimento de múltiplas lesões no indivíduo infectado.

Forma cutânea difusa

A leishmaniose cutânea difusa (LCD) é forma bastante rara, porém muito grave de LTA. Flaviano Silva a descreve na Bahia, pela primeira vez, em 1945.[45] Posteriormente, outros casos são descritos na Venezuela e na Bolívia.[45] A LCD está associada principalmente à infecção pela *L. amazonensis* no Brasil, com alguns casos esporádicos vinculados a outras espécies em outros países da América Latina.[48]

A LCD inicia-se, muitas vezes, com uma única lesão de evolução lenta e insidiosa, e gradual aparecimento de várias lesões nodulares ou placas infiltradas não ulceradas em várias regiões do corpo (Figura 76.14). Durante a evolução, algumas lesões podem ulcerar superficialmente por traumas mecânicos. Alguns casos cursam com lesões queloideanas, principalmente no rosto e nos membros. Nas

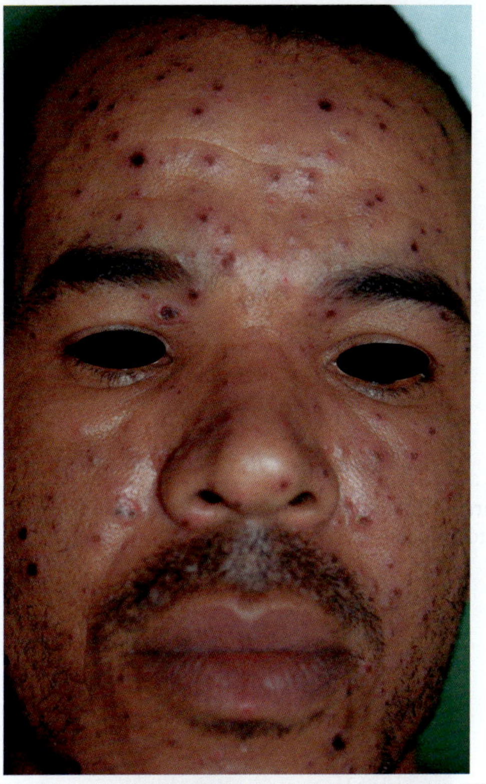

■ **Figura 76.10** Leishmaniose disseminada (*L. braziliensis*). Pápulas acneiformes e crostosas na face.

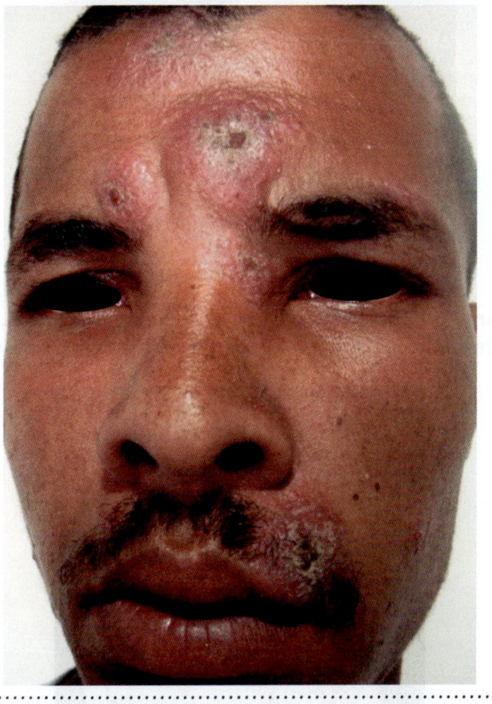

■ **Figura 76.11** Leishmaniose disseminada (*L. braziliensis*). Nódulos eritematosos e crostosos na face.

extremidades, em casos com longa evolução, podem-se observar lesões infiltradas, verrucosas ou vegetantes. Habitualmente, não ocorre comprometimento mucoso na LCD, porém, quando ocorre, dá-se de modo discreto e por contiguidade, com observação apenas de infiltração da mucosa nasal, sem destruição da cartilagem ou septo. Assim como nas outras formas de LTA, não se descreve comprometimento visceral na LCD.[9]

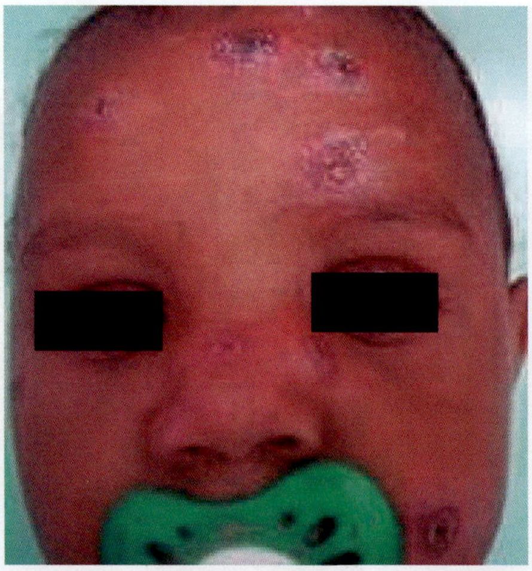

■ **Figura 76.12** Leishmaniose disseminada (*L. braziliensis*). Pápulas inflamatórias e crostosas na face de lactente.

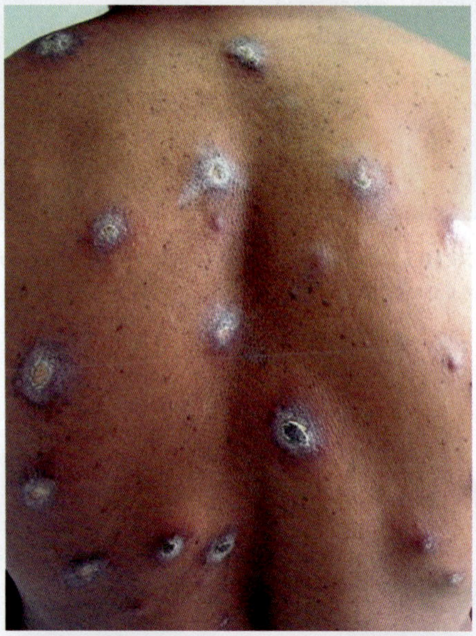

■ **Figura 76.13** Leishmaniose disseminada (*L. braziliensis*). Pápulas inflamatórias, nódulos superficiais erosados e crostosos na região dorsal.

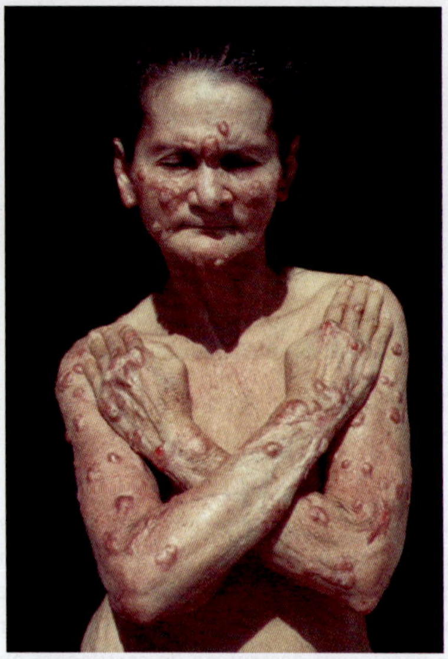

■ **Figura 76.14** LCD por *L. amazonensis*. Lesões papulosas e tuberosas, hansenoides, disseminadas. Observar lesões em placa nas regiões malares.

Forma recidiva cútis

É mais comum em crianças e representa uma reativação da doença em volta de uma lesão já cicatrizada ou parcialmente cicatrizada, de aparecimento tardio. A evolução é lenta, e a característica clínica é a do surgimento de pápulas ou pequenos nódulos confluentes na borda (mais comum) ou centro da cicatriz (Figura 76.15). É mais comumente associada à infecção por *L. braziliensis*, porém outras espécies podem estar implicadas, como *L. amazonensis* e *L. panamensis*.[49,50]

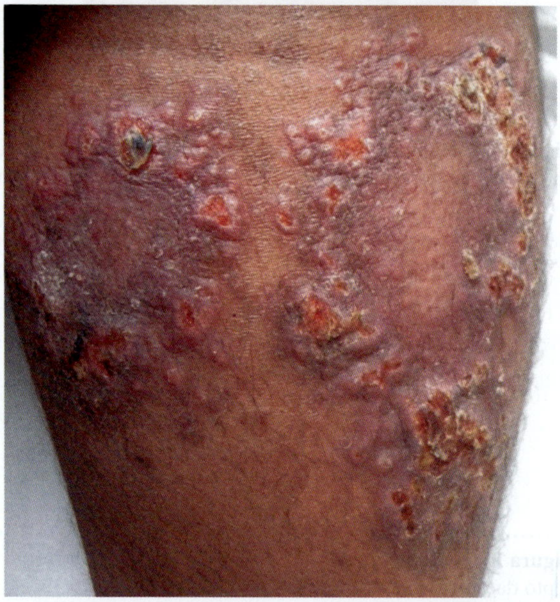

■ **Figura 76.15** Leishmaniose recidiva cútis (*L. braziliensis*). Pápulas pequenas e crostas na periferia de cicatrizes de LC prévia.

Formas atípicas

A multiplicidade de apresentações clínicas da LTA comporta formas chamadas atípicas, em função de, muitas vezes, à exuberância clínica associada a aspectos incomuns e que podem simular outras dermatoses, o que configura importante desafio diagnóstico e terapêutico. Numa área endêmica de transmissão de *L. braziliensis*, podem representar 2% dos casos. As manifestações clínicas consideradas atípicas se apresentam com diversos aspectos: crostoso, ectimoide, erisipeloide, esporotricoide, lupoide, vegetante, verrucoso e zosteriforme. Muitas vezes, existe maior frequência de comprometimento na região cefálica (acima de 60% dos casos) e predomínio de lesões acima da cintura. Topografias incomuns que sinalizam para manifestação atípica são representadas por lesões em regiões cobertas ou protegidas, onde o acesso do vetor é difícil, como genitais, nádegas, couro cabeludo ou região plantar. Nestas situações, é importante lembrar alguns diagnósticos diferenciais, como sífilis e outras doenças de transmissão sexual, doença de Behçet, pioderma gangrenoso, e mal perfurante plantar, entre outros.[51,52,53]

O diagnóstico, de uma forma considerada atípica, deve remeter para a pesquisa de condições especiais (gestação) ou comorbidades, como imunossupressão, diabetes, obesidade ou outras. No entanto, muitas vezes nenhum fator evidente vinculado ao hospedeiro é identificado, principalmente nos casos diagnosticados em áreas de maior endemicidade. Esse dado indica um papel potencial para fatores ambientais, que podem estar associados a diferenças intraespécie de Leishmania, como documentado recentemente em estudo que identifica genótipos distintos de *L. braziliensis* provenientes de formas atípicas, em comparação com os de formas ulceradas clássicas.[52]

A Tabela 76.2 mostra o diagnóstico diferencial entre as formas de LTA e outras entidades nosológicas.

Tabela 76.2 Diagnóstico diferencial das principais formas de LTA com outras doenças.

Formas atípicas	Leishmaniose cutânea	Leishmaniose mucosa	Leishmaniose disseminada	Leishmaniose cutânea difusa
Cromomicose	Esporotricose	Paracoccidioidomicose	Erupção acneiforme	Hanseníase virchowiana
Paracoccidioidomicose	Ectima/piodermite	Tuberculose	Varicela/*monkeypox*	Doença de Jorge Lobo
Esporotricose	Carcinoma espinocelular	Sífilis tardia	Sífilis secundária	Micose fungoide
Tuberculose cutânea	Úlcera de estase	Rinoscleroma	Histoplasmose disseminada	Xantomatoses
Micobacteriose atípica	Vasculite leucocitoclástica	Granuloma médio facial	Criptococcose disseminada	Sífilis secundária
Goma sifilítica	Eritema nodoso hansênico ulcerado	Granulomatose de Wegener	Eritema nodoso hansênico	Leishmaniose dérmica pós-Calazar
Carcinoma espinocelular	Fenômeno de Lúcio	Sarcoidose	Prurigo	Sarcoidose
Queloide	Pioderma gangrenoso	Uso de drogas (cocaína)	DRESS	

Situações especiais – gestação e LTA; comorbidades e LTA; coinfecção Leishmania e HIV

Gestação

Acima de 40% das pacientes com LC durante o período gestacional apresentam ulcerações maiores, maior quantidade de lesões ou quadros exuberantes, muitas vezes com lesões de aspecto verrucoso, vegetante ou atípico (Figura 76.16). Adicionalmente, risco para parto prematuro ou aborto é documentado em cerca de 10% dos casos. Este quadro constitui um enorme desafio, visto que dois fármacos importantes no manejo da LTA (Glucantime® e miltefosina) são contraindicadas no período gestacional. Dado interessante é a regressão parcial das lesões no período pós-parto, antes da terapia específica.[54,34]

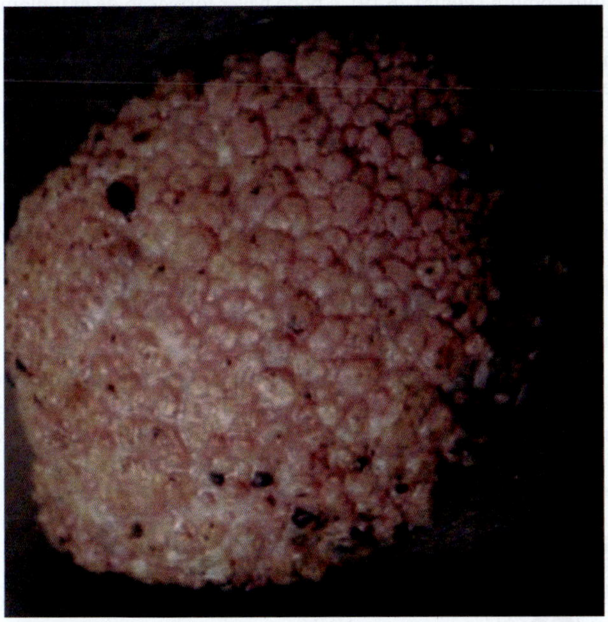

■ **Figura 76.16** Leishmaniose atípica vegetante em gestante.

Diabetes *mellitus*

Pacientes diabéticos possuem uma resposta imunológica modificada e diversas alterações vasculares, o que pode justificar a maior incidência de apresentações clínicas atípicas, encontradas em 36% dos casos de LC nestes indivíduos, caracterizadas como ulcerações extensas e superficiais, sem bordas elevadas. Estes pacientes apresentam uma baixa resposta ao tratamento convencional.[55]

Obesidade

Pacientes obesos com LC apresentam uma expressão clínica caracterizada por lesões ulceradas hipertróficas e uma maior falha terapêutica ao tratamento convencional com antimonial, que pode chegar até 82% nos indivíduos com índice de massa corpórea anormal.[56]

Coinfecção Leishmania e HIV

De acordo com a Organização Mundial da Saúde (OMS), até 2021, 45 países relataram casos de coinfecção Leishmania e HIV, sendo a maioria dos casos procedente do Brasil, Etiópia e do estado indiano de Bihar. Em 2002, a rede de vigilância global de coinfecção Leishmania-HIV, iniciativa da OMS, mostrou que, no Brasil, 63% dos casos de coinfecção apresentaram LC e 37%, leishmaniose visceral (LV), cenário diferente do encontrado na Etiópia e Índia, onde os casos de associação LV-HIV superam os de LC-HIV.[2]

Na América do Sul, casos de LC e HIV já foram relatados nos seguintes países: Argentina, Brasil, Colômbia, Guiana Francesa, Peru, Venezuela e Equador; nesses casos, os agentes etiológicos mais frequentemente identificados foram *L. guyanensis* e *L. braziliensis*.[57,58] Recentemente, caso de leishmaniose cutânea difusa, causado por *L. amazonensis*, foi relatado em paciente HIV positivo, no Brasil.[59]

A imunossupressão causada pelo HIV pode alterar tanto a evolução clínica da LC como a resposta ao tratamento. Nos pacientes coinfectados, há maior incidência de leishmaniose mucosa e recidiva, quando comparado à população geral. Embora a presença de úlceras seja mais comum, formas atípicas com lesões polimórficas são manifestações frequentes. As úlceras tendem a ser múltiplas, irregulares e extensas, muitas vezes sem infiltração nas bordas (Figura 76.17 A e B). Além disso, o envolvimento do trato genitourinário e a visceralização da doença, mesmo em paciente infectados com Leishmania associadas a exclusivo comprometimento mucocutâneo, têm sido descritas em pacientes HIV positivos.[60]

De acordo com o Ministério da Saúde, no Brasil, todo paciente com LC que apresentar qualquer forma cutânea, sem exposição recente; forma disseminada da doença com ou sem envolvimento mucoso; visceralização; qualquer forma clínica associada à IDRM negativa; presença de amastigotas no exame direto de material obtido de lesões mucosas; isolamento em amostras cutâneas ou mucosas de Leishmania viscerotrópica; falha terapêutica; recidiva ou reinfecção, deve ser testado para HIV.[1]

Quadros de LC associados à síndrome de reconstituição imune e inflamatória (SRI) já foram descritos no Brasil.[61] A SRI tem sido relatada em associação a bactérias, vírus, fungos e protozoários. Essa síndrome é caracterizada pelo aumento da contagem de células CD4+ e diminuição da carga viral de HIV, após o início da terapia antirretroviral, em associação à piora do quadro clínico. A deterioração clínica paradoxal ocorre, geralmente, em função de manifestação de doença latente ou à reativação de doença oportunista tratada anteriormente.

■ DIAGNÓSTICO LABORATORIAL

Métodos diretos

Permitem o diagnóstico pela demonstração da presença do parasita na lesão e, a depender do método, identificação da espécie.

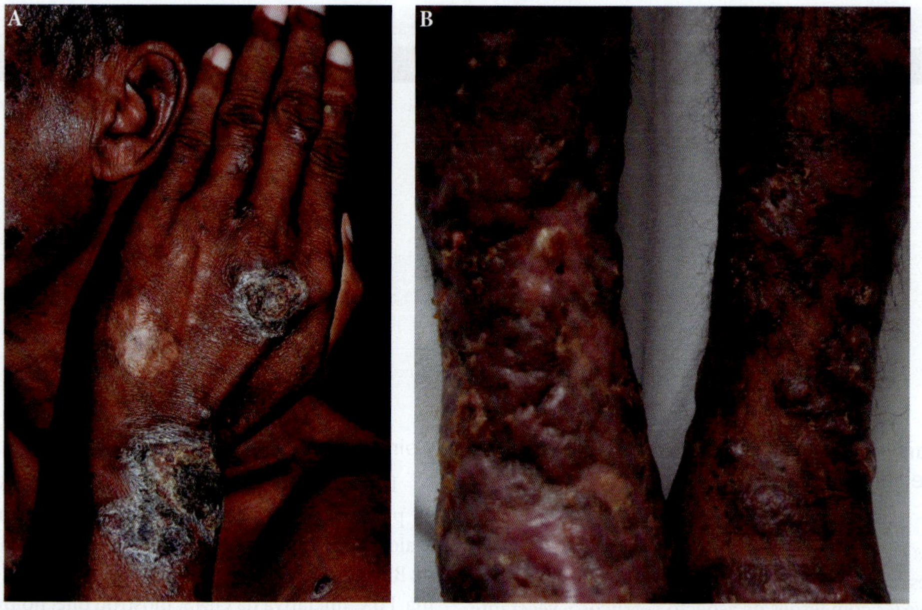

■ **Figura 76.17 (A)** Leishmaniose cutânea em paciente portador de HIV. **(B)** Leishmaniose cutânea com manifestação exuberante nos membros inferiores, em paciente portador de HIV.

Exame direto

É realizado por meio do raspado ou aspirado da borda das lesões e realização de esfregaço com coloração de GIEMSA e encontro das formas amastigotas no tecido (Figura 76.18). A maior positividade é encontrada nas fases iniciais da LC. Não permite identificar a espécie.

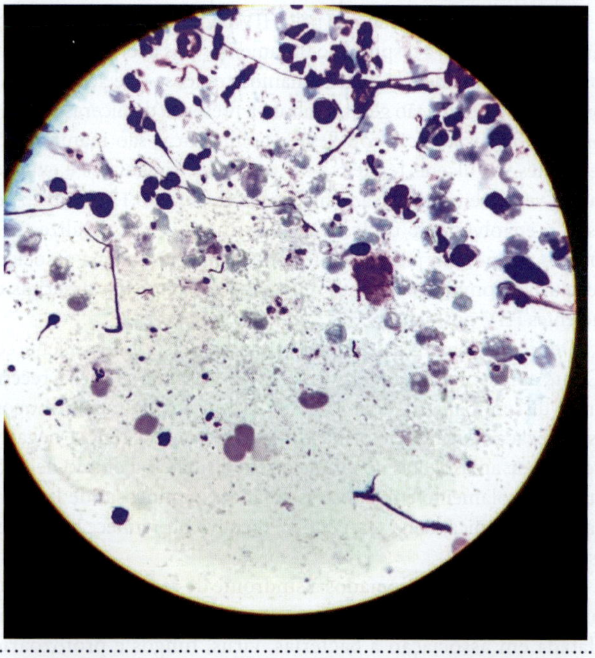

■ **Figura 76.18** Formas amastigotas em esfregaço de lesão de LC causada por *L. guyanensis* corado por método Giemsa.
Fonte: Fundação de Medicina Tropical Heitor Vieira Dourado, Manaus-AM.

Histopatologia

Pode confirmar o diagnóstico somente com o encontro de formas amastigotas no infiltrado, o que nem sempre ocorre na LC e, principalmente, na LM. Uma importante utilidade é a ajuda no diagnóstico diferencial com outras doenças. Nas lesões iniciais de LC antes do desenvolvimento da úlcera pode se encontrar vasculite; uma maior quantidade de amastigotas também é detectada nesta fase, em comparação com a lesão ulcerada da LC. Vários padrões histológicos têm sido descritos na LTA, a depender da forma clínica, agente causal e tempo de doença. A descrição de infiltrado inflamatório de intensidade variável que contém principalmente plasmócitos, linfócitos, e macrófagos é muito comum (Figura 76.19), e pode haver formação de granulomas e eventualmente necrose. Na LCD e nos pacientes imunossuprimidos, encontra-se uma grande quantidade de formas amastigotas no interior de macrófagos.[21,62,63]

Imunohistoquímica

Restrita a centros de referência, permite localizar e identificar antígenos específicos de Leishmania no infiltrado. Trata-se de método que ainda requer maior desenvolvimento e padronização, mas pode vir a ser muito útil nas apresentações cuja presença do parasita é escassa e a histopatologia não é confirmatória.

Cultura

Nas lesões ulceradas, o material é obtido da borda das lesões por aspirado e semeado em meio NNN (Novy, McNeal e Nicolle). O crescimento e isolamento das formas promastigotas é obtido após, aproximadamente, 14 dias de incubação. É método de custo elevado, restrito a serviços de referência (**Vídeos 76.1** e **76.2**).

■ **Vídeo 76.1** Aspirando borda de lesão e colocando em meio NNN para cultura.

■ **Vídeo 76.2** Formas promastigotas em movimento no meio de cultura.

Polimerase chain reaction (PCR)

Realizada pela obtenção de fragmento de tecido muitas vezes por biópsia. Permite identificar a espécie de Leishmania, com alta sensibilidade (até 95%) e quase 100% de especificidade. Apesar do rápido desenvolvimento e aperfeiçoamento desta técnica nos últimos anos, ainda é restrita a serviços de referência.

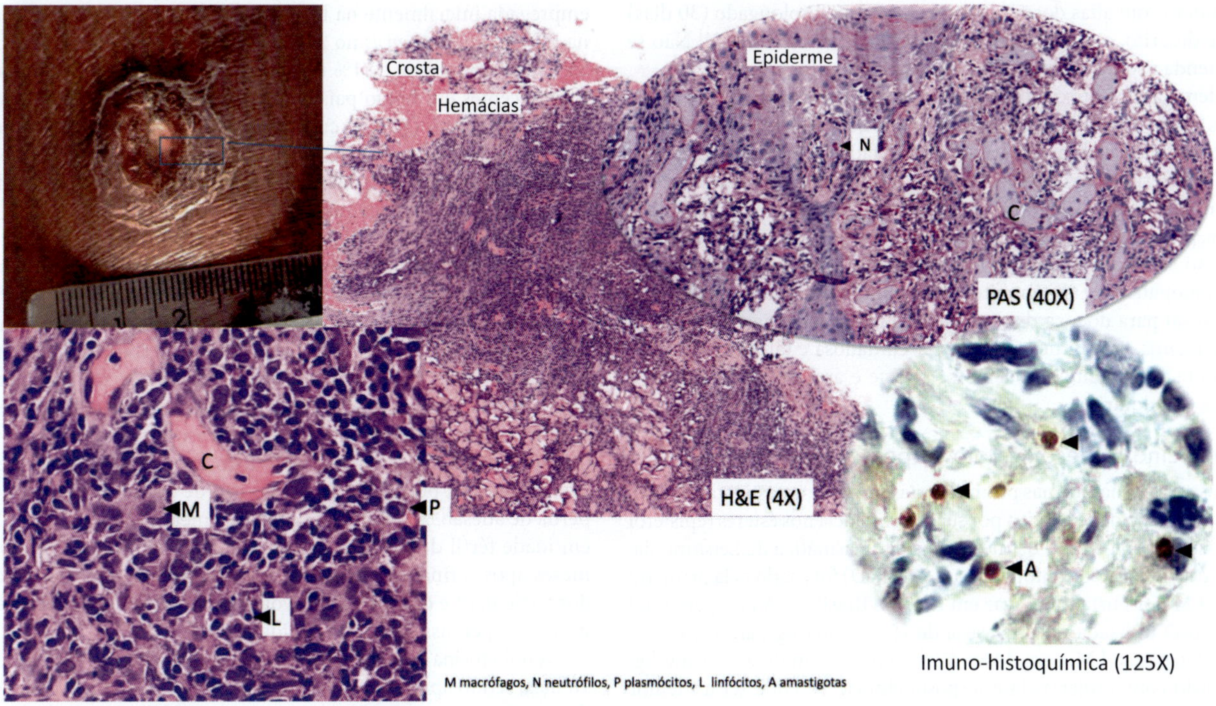

■ **Figura 76.19** Histopatologia de leishmaniose cutânea. Vê-se no canto superior esquerdo a úlcera biopsiada. As figuras histopatológicas podem ser vistas à direita e abaixo. Nas colorações pela hematoxilina e eosina (H&E) e PAS, nota-se uma crosta leucocitária e hemorrágica sobre a epiderme, que é escassa e recobre a derme com intensa inflamação crônica linfo-histoplasmocitária composta por macrófagos (M), plasmócitos (P), linfócitos (L) e raros neutrófilos (N) que se estendem para derme mais profunda, onde são vistos remanescentes de feixes de tecido colágeno. Capilares (C) permeiam a inflamação. Amastigotas de Leishmania foram observadas nas colorações H&E e PAS e são destacadas pela coloração marrom decorrente da reação de imunohistoquímica que utiliza anticorpo monoclonal anti-*L. Viannia braziliensis.*
Fonte: Acervo de Sérgio Arruda, CPGM, Fiocruz, Bahia.

Métodos indiretos

Realizados para demonstrar a infecção pela mensuração da resposta imune celular ou humoral específica contra o parasita.

Intradermoreação de Montenegro (IDRM)

Mede a resposta de hipersensibilidade tardia dirigida contra a Leishmania, sendo um reflexo da imunidade celular. É realizada por meio da inoculação intradérmica de 0,1 mL de solução de antígeno de Leishmania, obtido de cultura. A leitura é realizada após 48 horas, com medida da induração local. Medida acima de 5 mm é considerada positiva e indica infecção presente ou passada. Pode ser positiva também na leishmaniose visceral e na doença de Chagas. A IDRM pode ser falso-negativo nas fases iniciais da LTA e na LCD. Na LM, a resposta costuma ser forte, e pode até evoluir com ulceração de aspecto semelhante à lesão de LC.[64] Atualmente, a realização da IDRM limita-se a poucos centros de pesquisa e referência, sendo pouco utilizada na prática clínica.

Sorologia

A utilização deste método não está ainda padronizada, embora a pesquisa de anticorpos circulantes anti-Leishmania por método de Imunofluorescência Indireta ou ELISA possa contribuir para o diagnóstico da LTA. Níveis elevados de IgG correlacionam-se com desfecho terapêutico desfavorável na LC, gravidade na forma mucosa e número de lesões na LD.[27,29] Embora a sorologia, assim como a IDRM, não seja utilizada na rotina, seu potencial como instrumento de confirmação diagnóstica e como critério laboratorial de cura é inegável. É certamente uma área que necessita de investimento e prioridade, inclusive para o desenvolvimento de testes rápidos.

■ TRATAMENTO

A escolha terapêutica na LTA deve considerar muitos fatores os seguintes fatores: forma clínica, extensão e aspecto das lesões, espécie implicada, região geográfica e condições clínicas e imunológicas do hospedeiro. Portanto, não há como definir um tratamento padrão. Outro desafio a enfrentar é a condição de negligência com relação às leishmanioses, com baixíssimo investimento para o desenvolvimento de drogas efetivas e seguras. Reflexo dessa negligência é o uso durante décadas do antimonial pentavalente (Sb^V) ou N-metil glucamina (Glucantime®) ainda como primeira opção de tratamento na maioria dos países. Droga de uso sistêmico, parenteral e tóxica, com taxas crescentes de falha terapêutica ao longo dos anos. São poucas as opções terapêuticas de eficácia comprovada, como a anfotericina B e a pentamidina (ambas de uso parenteral), e mais recentemente, a miltefosina, fármaco de uso oral.

N-metil glucamina (Glucantime®)

Atua para interferir na bioenergética das formas amastigotas de Leishmania. Tanto a glicólise quanto a oxidação dos ácidos graxos, processos localizados em organelas peculiares, são inibidos, com redução na produção de ATP e GTP.

É utilizado na dose de 15 a 20 mg/kg/dia por via parenteral, com preferência para uso endovenoso (EV), em função do grande volume aplicado diariamente (até 15 mL), durante 20 dias nas formas localizadas da LC, ou 30 dias na LM, LD e formas atípicas ou recidivantes. A dose máxima de 20 mg/kg/dia deve ser indicada nos quadros associados à infecção por *L. braziliensis* em áreas endêmicas onde o parasita é mais agressivo, ou em formas graves de LTA. Embora permaneça como indicação primária para todas as formas de LTA em nosso país, sua eficácia cada vez menor e uso parenteral aliado a elevada toxicidade indicam sua substituição por drogas mais eficazes e seguras. Com relação à eficácia, na década de 1980, a dose de 10 mg/kg/dia se associava a mais de 90% de cura na LC em área endêmica de *L. braziliensis*; atualmente, o dobro desta dose (20 mg/kg/dia) pelo mesmo período de 20 dias cura apenas 44% a 54% de casos.[65,66] Na LM e na LD, elevadas taxas de falha terapêutica de até cerca de 60% a 75% respectivamente, após tratamento com altas doses (20 mg/kg) e tempo prolongado (30 dias) têm se descrito, o que limita sua indicação nessas formas.[24,44] Não se recomenda uso do Sb^V no tratamento da LCD pela ineficácia.[67]

Além da cardiotoxicidade, que pode cursar com arritmias e óbito, outros efeitos colaterais incluem pancreatite química, mialgia, artralgia, dor abdominal, cefaleia, náuseas e vômitos, fadiga e febre. Sua indicação na LTA deveria ser excepcional e não o padrão. Isso tem encorajado o uso intralesional do Sb^V para lesões únicas e pequenas em 3 a 7 aplicações, principalmente em pacientes que apresentem contraindicação para uso sistêmico, como cardiopatas, idosos, gestantes, nefropatas ou hepatopatas.[68,69] No entanto, quando se observa a agressividade e potencial para doença disseminada ou mucosa em casos devidos à *L. braziliensis*, essa indicação deve ser cuidadosa e também levar em consideração o contexto paciente, espécie e área geográfica onde a doença foi adquirida.

Anfotericina B (desoxicolato e lipossomal)

Possui ação nas formas promastigotas *in vitro* e amastigotas *in vivo*. Apresenta toxicidade seletiva por sua interferência nos ésteres (episterol precursor do ergosterol) da membrana citoplasmática da Leishmania.

O desoxicolato de anfotericina B (AnfB-D) foi usado pela primeira vez na LM por Furtado e Lacaz em 1959 no Brasil.[70,71] A dosagem total de AnfB-D utilizada na LTA varia de 15 a 30 mg/kg para LC e 20 a 45 mg/kg, para a LM, com doses diárias que variam de 0,5 a 1 mg/kg, de acordo com a tolerância e resposta clínica.[71,72] Pode ser a melhor opção para o tratamento de casos não responsivos ao Sb^v, assim como nas gestantes, na LD e nas formas atípicas. Nos portadores de coinfecção Leishmania-HIV, independentemente da área de procedência do paciente, recomenda-se a AnfB-D como medicamento de primeira escolha.[72,73] Neste caso, o monitoramento da função renal deve ser ainda mais cuidadoso, de modo a considerar as interações com outros medicamentos nefrotóxicos, especialmente o Tenofovir®, recomendado como medicamento de primeira escolha para o início da terapia antirretroviral.

As limitações para uso da anfotericina B incluem: administração intravenosa por tempo mínimo de 4 horas com necessidade de hospitalização ou regime hospital-dia, e toxicidade. Muitos efeitos colaterais estão associados ao uso da anfotericina B, além da importante nefrotoxicidade, inclusive febre, calafrios, dor de cabeça, hipocalemia, hipomagnesemia, leucopenia, anemia, flebite e arritmias. Na prática clínica, avaliações laboratoriais, como leucograma, função renal e eletrólitos, devem ser monitorizadas, no mínimo, semanalmente, e a maioria dos pacientes necessita de mais de 1 mês de tratamento em regime hospitalar para obter cura, o que limita sua indicação. Assim, a anfotericina B lipossomal (AnfB-L) passa a ser medicação de primeira escolha em pacientes idosos ou que sejam portadores de comorbidades, por oferecer resultados semelhantes e de menor toxicidade, e se mostrou efetiva inicialmente no tratamento da leishmaniose visceral.[74] No entanto, existe ainda pouca experiência com seu uso na LTA, com alguns relatos favoráveis no manejo de formas cutâneas ou mucosas.[75,76,77] Estudo comparativo entre Sb^V e AnfB-L no tratamento da LC causada por *L. braziliensis* mostra maior taxa de cura (85% *versus* 70% com Sb^V), com dose total 18 mg/kg dividida em 6 doses de 3 mg/kg.[78] Na LD, a AnfB-L possui taxa de cura de 75% na dose total de mínima de 30 mg/kg, portanto, bem superior ao Sb^v em dose máxima de 20 mg/kg por 30 dias, que é de 24%.[79] O custo elevado da AnfB-L é compensado pela menor toxicidade, maior facilidade de uso com esquema hospital-dia, e menor tempo de administração.[80]

Miltefosina

Interfere com o metabolismo lipídico, para inibir a biossíntese de fosfolipídios e esteróis da membrana celular, além de interferir nas vias de transdução de sinal celular. Induz apoptose e disfunção mitocondrial, e possui atividade leishmanicida.[81]

Única medicação oral com eficácia comprovada contra várias espécies de Leishmania spp., foi inicialmente testada na leishmaniose visceral na Índia, com taxa de cura inicial de 94%.[82] No Brasil, foi empregada inicialmente na LC causada por *L. braziliensis* na Bahia e na LC por *L. guyanensis* no Amazonas, com taxa de cura superior ao Sb^V: 75% *versus* 44% e 71% *versus* 54%, respectivamente.[83,84] Estudos mais recentes em nosso país confirmam sua eficácia na LC causada por *L. braziliensis* (76% de cura), ou por *L. guyanensis* (58% a 66% de cura).[85,86] Além de ser indicada na LC, alguns poucos estudos mostram taxa de cura entre 58% e 83% na LM na Bolívia no esquema padrão, e de 87,5% na LM na Argentina, onde a dose variou entre 2,5 e 3,3 mg/kg/dia por 28 a 35 dias.[87,88] Embora existam poucos relatos para o emprego da miltefosina na LD e na LCD, pode ocorrer boa resposta em doses maiores e/ou quando usada por tempo mais prolongado.[89,90,91]

Além da vantagem óbvia de administração oral e maior eficácia, sua menor toxicidade deve ser considerada, embora a frequência de reações adversas não seja desprezível, com as queixas mais comuns: náuseas e vômitos (em até 40%), cefaleia, dor abdominal e diarreia. Na maioria dos casos, são eventos pouco intensos e transitórios. É preciso orientar seu uso para ser realizado logo após as principais refeições; eventualmente, pode ser necessário uso de antieméticos para evitar perda de adesão. A miltefosina é teratogênica, e seu uso nas mulheres em idade fértil deve seguir rígido protocolo de anticoncepção até 4 meses após o final do tratamento. Embora incomum, pode ocorrer dor testicular[86] e diminuição do volume ejaculatório de esperma, com possível repercussão para a fertilidade.[92]

A miltefosina deve ser usada na posologia de 2,5 mg/kg/dia, durante 28 dias, sendo apresentada em cápsulas de 10 e 50 mg. Não há oferta de apresentações em suspensão para uso pediátrico.

Pentamidina

A pentamidina (4,4 diamidino difenoxipentano) é uma diamina aromática que induz alterações estruturais nos amastigotas de *Leishmania tropica* e *L. amazonensis*: aumento da largura da mitocôndria, desintegração do cinetoplasto e diminuição do número de grânulos ribossomais.[93,94]

Tem sido empregada desde 1980 na terapia das leishmanioses, inicialmente, da forma visceral da doença e, posteriormente, nas formas cutâneas e mucosas.[95,1] Na década de 1980, Talhari e colaboradores, com base na experiência da Guiana Francesa, iniciaram o uso da pentamidina para o tratamento da LTA na Região Amazônica.[96] Estudo posterior mostrou, nessa mesma região, taxa de cura de 68% com pentamidina, resultado superior ao do antimoniato de meglumina.[97] Em 2017, o Ministério da Saúde passou a recomendar que, em áreas onde houvesse predomínio de *L. guyanensis* (Região Norte), a pentamidina fosse utilizada como primeira escolha para o tratamento da LC. É indicada nos casos de lesão única com até 3 cm no seu maior diâmetro, em qualquer localização, exceto cabeça e regiões periarticulares, o que inclui recidiva cútis e sem imunossupressão, sendo considerada como segunda escolha nos pacientes infectados por outras espécies de Leishmania.[1]

No Brasil, são preconizadas 3 doses de 4 mg/kg de peso, por dia, por via IM profunda, de dois em dois dias, e não se deve ultrapassar a dose total de 2 g.[1] No entanto, estudo piloto com dose única de 7 mg/kg via IM mostrou taxa de cura de 55%, resultado similar às 3 doses de 4 mg/kg recomendadas pelo MS, ou seja, 58,1% de cura.[97,98,99] Outro estudo em 159 pacientes de LC por *L. guyanensis* comparou a segurança e eficácia de 1, 2 e 3 doses de 7 mg/kg de isotionato de pentamidina. Verificou-se eficácia de 45% (1 dose), 81% (2 doses) e 96% (3 doses).[100]

A pentamidina é classificada como categoria C de risco na gravidez, e pode ser administrada somente se o benefício justificar o potencial teratogênico.[1,72] Os efeitos adversos mais comuns da droga incluem dor no local de aplicação, induração e abscesso estéril, quando empregada por via intramuscular. Náuseas, vômitos, mialgia, cefaleia, disgeusia, hipoglicemia, hiperglicemia e hipotensão também são relatadas. A ocorrência de diabetes *mellitus* é dose-dependente, o que pode acontecer a partir de 2 g de dose total; há ainda risco de hipoglicemia durante o tratamento. Efeitos adversos graves, como hepatoxicidade, nefrotoxicidade, pancreatite, choque anafilático, leucopenia, rabdomiólise e prolongamento intervalo QT, podem ocorrer.[72,94,101,102]

Pentoxifilina

A pentoxifilina (PTX), uma metil xantina, é um inibidor não específico da fosfodiesterase. Embora não atue como agente antiparasitário, favorece a microcirculação e tem capacidade de atuar como inibidor do TNF.[103,104] Sua indicação na LM em associação com Sb^V deve-se ao fato de que esta citocina inflamatória possui um importante papel na patogênese desta forma de LTA, e de que a monoterapia com o Sb^V cura menos de 60% dos casos.[105] Dois estudos demonstraram a utilidade da PTX em associação ao N-metil glucamina na LM, na dose de 400 mg, e vezes ao dia por 30 dias, considerando os seguintes achados: aumento importante da taxa de cura de casos refratários; eficácia superior e menor tempo de cura comparado à monoterapia com Sb^V nos pacientes sem tratamento prévio.[23,24]

A pentoxifilina é utilizada na dose de 1,2 gramas por dia para adultos acima de 60 kg, durante 30 dias. É apresentada em comprimidos de 400 mg e deve ser ingerida após as refeições para evitar a ocorrência de náuseas e vômitos. Atualmente, seu emprego junto com o Sb^V é recomendado pelo Ministério da Saúde para o tratamento da LM.[1]

A Tabela 76.3 mostra as principais drogas leishmanicidas de uso sistêmico no tratamento da LTA.

■ CONCLUSÃO – PERSPECTIVAS

O tratamento da LTA ainda possui muitas dificuldades e emprega drogas tóxicas e de difícil manejo. É necessário atentar para a necessidade de investimento para desenvolver medicamentos mais eficazes e menos tóxicos. Além disso, uso de associações de medicamentos sistêmicos ou com intervenções locais devem ser estudadas para aumento da taxa de cura e diminuição do aparecimento de resistência. Entre as estratégias passíveis de êxito, é certamente válido o emprego de drogas imunomoduladoras junto com drogas anti-Leishmania, visto que é bem documentada a importância da resposta imune inflamatória na patogênese das diversas formas de LTA.

O desenvolvimento de uma vacina que permita a imunização eficaz contra a leishmaniose é uma tarefa gigantesca, complexa e desafiadora, que tem sido perseguida há décadas. Além da necessidade de um aporte vultoso de recursos, uma boa parte da dificuldade se deve às inúmeras peculiaridades vinculadas à diversidade antigênica das espécies de Leishmania, assim como às suas variações genotípicas intraespécie, que se modificam de acordo com o contexto ambiental e geográfico. O futuro acena com a possibilidade de termos vacinas que sejam mais ou menos específicas para determinadas espécies e/ou formas de doença, uma vez que parece distante o desenvolvimento de uma única vacina.

No momento, as medidas mais importantes de profilaxia devem ser implementadas em ações de controle ambiental para minimizar a exposição do ser humano aos vetores, além do combate às precárias condições socioeconômicas das populações atingidas nas áreas endêmicas.

Tabela 76.3 Resumo das principais drogas anti-Leishmania disponíveis para o tratamento da LTA.

Droga	Antimonial pentavalente	Anfotericina B – desoxicolato e lipossomal	Pentamidina	Miltefosina
Nome	Antimoniato de meglumina (Glucantime™)	Desoxicolato (Fungizone™), lipossomal (Ambisome™)	Isotionato de pentamidina (Pentacarinat™)	Impavido™
Mecanismo de ação	Interfere com a síntese macromolecular; aumenta produção de ROS	Complexos de ergosterol da membrana do parasita, formação de poros e morte celular	Liga-se ao DNA do cinetoplasto; inibe a biossíntese de poliamina	Inibe a citocromo C oxidase e fosfatidilcolina síntese; apoptose
Esquema de uso	10 a 20 mg/kg/dia por 20 a 30 dias*	0,5 a 1 mg/kg por dose, até total entre 15 e 30 mg/kg*	7 mg/kg por dose, 2 a 3 aplicações a cada 2 dias	2,5 mg/kg/dia, durante 28 dias
Administração	IV/IM	IV	IM	Oral
Principais efeitos colaterais	Cardiotoxicidade, pancreatite química, dores musculares e articulares	Nefrotoxicidade, hipocalemia, azotemia, anemia	Dor local, "abscessos estéreis", náusea, vômito, mialgia, lipotimia	Náusea, vômito, diarreia
Vantagens	Meia-vida curta; pode ser usado em regime ambulatorial	Boa eficácia e menor toxicidade (lipossomal)	Curto período de tratamento, o que aumenta a adesão	Via oral, uso domiciliar
Desvantagens	Efeitos colaterais, toxicidade e aumento da resistência; injeção dolorosa se usado por via IM	Efeitos colaterais tóxicos; Infusão IV lenta; nefrotoxicidade (principalmente desoxicolato); uso hospitalar	Possibilidade de hipoglicemia na aplicação; formação de abscesso e dor no local da injeção	Os efeitos colaterais gastrointestinais podem diminuir a aderência
Melhores indicações	LC, LM**	LC, LM, LD, formas atípicas, imunossuprimidos, idosos	LC#	LC, LM, LD, idosos

IM: intramuscular; IV: intravenoso; ROS: espécies reativas de oxigênio. * Esquemas diferentes são comuns, em função do tipo de LTA, região geográfica, espécies de Leishmania. ** Em associação com pentoxifilina. # Quando o agente causal é *L. guyanensis*.

Referências bibliográficas

1. Ministério da Saúde. Manual de Vigilância da Leishmaniose Tegumentar Americana. 2017. Disponível em: https://www.gov.br/ebserh/pt-br/hospitais-universitarios/regiao-centro-oeste/hujm-ufmt/saude/nucleo-de-vigilancia-epidemiologica-hospitalar/normas-tecnicas-e-manuais/manual-vigilancia-leishmaniose-tegumentar-2017.pdf/view.
2. Leishmaniasis. World Health Organization. Disponível em: https://www.who.int/news-room/fact-sheets/detail/leishmaniasis.).
3. do Vale ECS, Tancredo F. Leishmaniose tegumentar no Brasil: revisão histórica da origem, expansão e etiologia. An. Bras. Dermatol. 2005; 80(4): 421-8.
4. Lago J, Silva JA, Borja L, Fraga DBM, Schriefer A, Arruda S, Lago E, Carvalho EM, Bacellar O. Clinical and histopathologic features of canine tegumentary leishmaniasis and the molecular characterization of Leishmania braziliensis in dogs. PLoS Negl Trop Dis. 2019;13(7):e0007532).
5. Novais FO, Santiago RC, Báfica A, Khouri R, Afonso L, Borges VM, Brodskyn C, Barral-Netto M, Barral A, de Oliveira CI. Neutrophils and macrophages cooperate in host resistance against Leishmania braziliensis infection. J Immunol. 2009;183(12):8088-98).
6. Coffman RL et al. (1991) Leishmania major infection in mice: a model system for the study of CD4C T-cell subset differentiation. Res. Immunol. 142, 36-40).
7. Pirmez C, Yamamura M, Uyemura K, Paes-Oliveira M, Conceição-Silva F, Modlin RL. Cytokine patterns in the pathogenesis of human leishmaniasis. J Clin Invest. 1993;91(4):1390-5.

8. Antonelli LR, Dutra WO, Almeida RP, Bacellar O, Gollob KJ. Antigen specific correlations of cellular immune responses in human leishmaniasis suggests mechanisms for immunoregulation. Clin Exp Immunol. 2004;136(2):341-8.
9. Silveira FT, Lainson R, Corbett CE. Clinical and immunopathological spectrum of American cutaneous leishmaniasis with special reference to the disease in Amazonian Brazil: a review. Mem Inst Oswaldo Cruz. 2004;99(3):239-51.
10. Carvalho AM, Guimarães LH, Costa R, Saldanha MG, Prates I, Carvalho LP, Arruda S, Carvalho EM. Impaired Th1 Response Is Associated With Therapeutic Failure in Patients With Cutaneous Leishmaniasis Caused by Leishmania braziliensis. J Infect Dis. 2021;223(3):527-535.
11. Schubach A et al. (1998) Cutaneous scars in American tegumentary leishmaniasis patients: a site of Leishmania (Viannia) braziliensis persistence and viability eleven years after antimonial therapy and clinical cure. Am. J. Trop. Med. Hyg. 58, 824-827.
12. Desjeux, P. (1999) Global control and Leishmania HIV co-infection. Clin. Dermatol. 17, 317-325.
13. Ribeiro-de-Jesus A, Almeida RP, Lessa H, Bacellar O, Carvalho EM. Cytokine profile and pathology in human leishmaniasis. Braz J Med Biol Res. 1998;31(1):143-8.
14. Da-Cruz AM, Bittar R, Mattos M, Oliveira-Neto MP, Nogueira R, Pinho-Ribeiro V et al. T-cell-mediated immune responses in patients with cutaneous or mucosal leishmaniasis: long-term evaluation after therapy. Clinical and diagnostic laboratory immunology. 2002;9(2):251-6.
15. Gomes-Silva A, de Cássia Bittar R, Dos Santos Nogueira R, Amato VS, da Silva Mattos M, Oliveira-Neto MP et al. Can interferon-gamma and interleukin-10 balance be associated with severity of human Leishmania (Viannia) braziliensis infection? Clinical and experimental immunology. 2007;149(3):440-4.).
16. Machado P, Kanitakis J, Almeida R, Chalon A, Araújo C, Carvalho EM. Evidence of in situ cytotoxicity in American cutaneous leishmaniasis. Eur J Dermatol. 2002;12(5):449-51.
17. Carvalho LP, Passos S, Schriefer A, Carvalho EM. Protective and pathologic immune responses in human tegumentary leishmaniasis. Frontiers in immunology. 2012;3:301.
18. Bacellar O, Lessa H, Schriefer A, Machado P, Ribeiro de Jesus A, Dutra WO et al. Up-regulation of Th1-type responses in mucosal leishmaniasis patients. Infect Immun. 2002;70(12):6734-40.
19. Koh CC, Wardini AB, Vieira M, Passos LSA, Martinelli PM, Neves EGA, Antonelli LRDV, Barbosa DF, Velikkakam T, Gutseit E, Menezes GB, Giunchetti RC, Machado PRL, Carvalho EM, Gollob KJ, Dutra WO. Human CD8+ T Cells Release Extracellular Traps Co-Localized With Cytotoxic Vesicles That Are Associated With Lesion Progression and Severity in Human Leishmaniasis. Front Immunol. 2020;11:594581.
20. Faria DR, Gollob KJ, Barbosa J Jr, Schriefer A, Machado PR, Lessa H, Carvalho LP, Romano-Silva MA, de Jesus AR, Carvalho EM, Dutra WO. Decreased in situ expression of interleukin-10 receptor is correlated with the exacerbated inflammatory and cytotoxic responses observed in mucosal leishmaniasis. Infect Immun. 2005;73(12):7853-9.
21. Machado P, Araújo C, Da Silva AT, Almeida RP, D'Oliveira Jr A, Bittencourt A, Carvalho EM. Failure of early treatment of cutaneous leishmaniasis in preventing the development of an ulcer. Clin Infect Dis. 2002;34(12):E69-73.
22. Antonelli LR, Dutra WO, Almeida RP, Bacellar O, Carvalho EM, Gollob KJ. Activated inflammatory T cells correlate with lesion size in human cutaneous leishmaniasis. Immunol Lett. 2005;101(2):226-30.
23. Lessa HA, Machado P, Lima F, Cruz AA, Bacellar O, Guerreiro J, Carvalho EM. Successful treatment of refractory mucosal leishmaniasis with pentoxifylline plus antimony. Am J Trop Med Hyg. 2001;65(2):87-9.
24. Machado PR, Lessa H, Lessa M, Guimarães LH, Bang H, Ho JL, Carvalho EM. Oral pentoxifylline combined with pentavalent antimony: a randomized trial for mucosal leishmaniasis. Clin Infect Dis. 2007;44(6):788-93.
25. Follador I, Araújo C, Bacellar O, Araújo CB, Carvalho LP, Almeida RP, Carvalho EM. Epidemiologic and immunologic findings for the subclinical form of Leishmania braziliensis infection. Clin Infect Dis. 2002;34(11):E54-8.
26. Ribeiro CS, França RR, Silva JA, Silva SCD, Uliana SRB, Boaventura VS, Machado PRL. Cellular infiltrate in cutaneous leishmaniasis lesions and therapeutic outcome. An Bras Dermatol. 2021;96(5):544-550.
27. de Lima CMF, Magalhães AS, Costa R, Barreto CC, Machado PRL, Carvalho EM, Lessa MM, Carvalho LP. High Anti-Leishmania IgG Antibody Levels Are Associated With Severity of Mucosal Leishmaniasis. Front Cell Infect Microbiol. 2021;11: 652956.
28. Machado PR, Rosa ME, Costa D, Mignac M, Silva JS, Schriefer A, Teixeira MM, Bacellar O, Carvalho EM. Reappraisal of the immunopathogenesis of disseminated leishmaniasis: in situ and systemic immune response. Trans R Soc Trop Med Hyg. 2011;105(8):438-44.
29. Magalhães A, Carvalho LP, Costa R, Pita MS, Cardoso TM, Machado PRL, Carvalho EM, Arruda S, Carvalho AM. Anti-Leishmania IgG is a marker of disseminated leishmaniasis caused by Leishmania braziliensis. Int J Infect Dis. 2021;106:83-90.
30. Queiroz A, Sousa R, Heine C, Cardoso M, Guimarães LH, Machado PR, Carvalho EM, Riley LW, Wilson ME, Schriefer A. Association between an emerging disseminated form of leishmaniasis and Leishmania (Viannia) braziliensis strain polymorphisms. J Clin Microbiol. 2012;50(12):4028-34.
31. Christensen SM, Belew AT, El-Sayed NM, Tafuri WL, Silveira FT, Mosser DM. Host and parasite responses in human diffuse cutaneous leishmaniasis caused by L. amazonensis. PLoS Negl Trop Dis. 2019;13(3):e0007152.
32. Convit J, Kerdel-Vegas F, Gordon B. Disseminated anergic cutaneous leishmaniasis. Br J Dermatol 1962; 74:132-5.
33. Guimarães LH, Queiroz A, Silva JA, Silva SC, Magalhães V, Lago EL, Machado PR, Bacellar O, Wilson ME, Beverley SM, Carvalho EM, Schriefer A. Atypical Manifestations of Cutaneous Leishmaniasis in a Region Endemic for Leishmania braziliensis: Clinical, Immunological and Parasitological Aspects. PLoS Negl Trop Dis. 2016;10(12):e0005100.
34. Dutra WO, Barbosa DF, de Souza PEA, Morgan D, Poetker S, Guimarães LH, Bacelar O, Gollob KJ, Carvalho EM. A Th2-Type Response Is Associated With Exuberant Lesions in Pregnant Women Infected With Leishmania braziliensis. J Infect Dis. 2019;219(3):480-488.
35. Osorio Y, Bonilla DL, Peniche AG, Melby PC, Travi BL. Pregnancy enhances the innate immune response in experimental cutaneous leishmaniasis through hormone-modulated nitric oxide production. J Leukoc Biol 2008; 83:1413-22.
36. Gontijo B, de Carvalho M L. Leishmaniose tegumentar americana [American cutaneous leishmaniasis]. Rev Soc Bras Med Trop. 2003;36(1):71-80.
37. Jirmanus L, Glesby MJ, Guimarães LH, Lago E, Rosa ME, Machado PR, Carvalho EM. Epidemiological and clinical changes in American tegumentary leishmaniasis in an area of Leishmania (Viannia) braziliensis transmission over a 20-year period. Am J Trop Med Hyg. 2012 Mar;86(3):426-33.
38. Gontijo B, de Oliveira Guerra JA, Talhari S, Paes MG, Garrido M, Talhari JM. Clinical and diagnostic aspects of American tegumentary leishmaniosis in soldiers simultaneously exposed to the infection in the Amazon Region. Rev Soc Bras Med Trop. 2003;36(5):587-90).
39. Barral A, Barral-Netto M, Almeida R, de Jesus AR, Grimaldi Júnior G, Netto EM, Santos I, Bacellar O, Carvalho EM. Lymphadenopathy associated with Leishmania braziliensis cutaneous infection. Am J Trop Med Hyg. 1992;47(5):587-92.
40. Carvalho LMV, Pimentel MIF, Conceição-Silva F, Vasconcellos ÉCFE, Valete-Rosalino CM, Lyra MR, Salgueiro MM, Saheki MN, Madeira MF, Mouta-Confort E, Antonio LF, Silva AFD, Quintella LP, Bedoya-Pacheco SJ, Schubach AO. Sporotrichoid leishmaniasis: a cross-sectional clinical, epidemiological and laboratory study in Rio de Janeiro State, Brazil. Rev Inst Med Trop Sao Paulo. 2017 Jun 1;59:e33.
41. Marsden PD. Mucocutaneous leishmaniasis. BMJ. 1990 Sep 29;301(6753):656-7. doi: 10.1136/bmj.301.6753.656.
42. Lessa HA, Lessa MM, Guimarães LH, Lima CM, Arruda S, Machado PR, Carvalho EM. A proposed new clinical staging system for patients with mucosal leishmaniasis. Trans R Soc Trop Med Hyg. 2012;106(6):376-81.
43. Turetz ML, Machado PR, Ko AI, Alves F, Bittencourt A, Almeida RP, Mobashery N, Johnson WD Jr, Carvalho EM. Disseminated leishmaniasis: a new and emerging form of leishmaniasis observed in northeastern Brazil. J Infect Dis. 2002;186(12):1829-34.
44. Machado GU, Prates FV, Machado PRL. Disseminated leishmaniasis: clinical, pathogenic, and therapeutic aspects. An Bras Dermatol. 2019;94(1):9-16.
45. Silva F. Forma raríssima de leishmaniose tegumentar: leishmaniose dérmica não ulcerada em nódulos e extensas placas infiltradas e hiperpigmentadas. Reunião Anual de Dermato-Sifilógrafos Brasileiros. Rio de Janeiro 1945; 1; 96-103.
46. Convit J, Lapenta P. Sobre um caso de leishmaniasis tegumentaria de forma disseminada. Rev Pat Clin (Caracas)1948; 18:153-8.
47. Barrientos LP. Um caso atípico de leishmaniose cutânea-mucosa (espundia). Mem Inst Oswaldo Cruz 1948; 46:415-8.
48. Olivo Freites C, Gundacker ND, Pascale JM, Saldaña A, Diaz-Suarez R, Jimenez G, Sosa N, García E, Jimenez A, Suarez JA. First Case of Diffuse Leishmaniasis Associated With Leishmania panamensis. Open Forum Infect Dis. 2018;5(11): ofy281.
49. Bittencourt AL, Costa JM, Carvalho EM, Barral A. Leishmaniasis recidiva cutis in American cutaneous leishmaniasis. Int J Dermatol. 1993;32(11):802-5.
50. Calvopina M, Uezato H, Gomez EA, Korenaga M, Nonaka S, Hashiguchi Y. Leishmaniasis recidiva cutis due to Leishmania (Viannia) panamensis in subtropical Ecuador: isoenzymatic characterization. Int J Dermatol. 2006;45(2):116-20.
51. Guimarães LH, Machado PR, Lago EL, Morgan DJ, Schriefer A, Bacellar O, Carvalho EM. Atypical manifestations of tegumentary leishmaniasis in a transmission area of Leishmania braziliensis in the state of Bahia, Brazil. Trans R Soc Trop Med Hyg. 2009;103(7):712-5.
52. Guimarães LH, Queiroz A, Silva JA, Silva SC, Magalhães V, Lago EL, Machado PR, Bacellar O, Wilson ME, Beverley SM, Carvalho EM, Schriefer A. Atypical Manifestations of Cutaneous Leishmaniasis in a Region Endemic for Leishmania braziliensis: Clinical, Immunological and Parasitological Aspects. PLoS Negl Trop Dis. 2016;10(12):e0005100.
53. Tironi FC, Machado GU, Arruda SM, Machado PRL. Plantar ulcer as an atypical manifestation of cutaneous leishmaniasis. An Bras Dermatol. 2021:S0365-0596(21)00053-2.
54. Morgan DJ, Guimaraes LH, Machado PR, D'Oliveira A Jr, Almeida RP, Lago EL, Faria DR, Tafuri WL, Dutra WO, Carvalho EM. Cutaneous leishmaniasis during pregnancy: exuberant lesions and potential fetal complications. Clin Infect Dis. 2007;45(4):478-82.
55. Lago AS, Lima FR, Carvalho AM, Sampaio C, Lago N, Guimarães LH, Lago J, Machado PRL, Carvalho LP, Arruda S, Carvalho EM. Diabetes Modifies the Clinic Presentation of Cutaneous Leishmaniasis. Open Forum Infect Dis. 2020;7(12): ofaa491.
56. Lago T, Carvalho LP, Nascimento M, Guimarães LH, Lago J, Castellucci L, Carvalho AM, Lago A, Carvalho EM. Influence of Obesity on Clinical Manifestations and Response to Therapy in Cutaneous Leishmaniasis Caused by Leishmania braziliensis. Clin Infect Dis. 2021;73(6):1020-1026.
57. Guerra JA, Coelho LI, Pereira FR, Siqueira AM, Ribeiro RL, Almeida TM, Lacerda MV, Barbosa Md, Talhari S. American tegumentary leishmaniasis and HIV-AIDS association in a tertiary care center in the Brazilian Amazon. Am J Trop Med Hyg. 2011;85(3):524-7.

58. Calvopina M, Aguirre C, Cevallos W, Castillo A, Abbasi I, Warburg A. Coinfection of Leishmania guyanensis and Human Immunodeficiency Virus-Acquired Immune Deficiency Syndrome: Report of a Case of Disseminated Cutaneous Leishmaniasis in Ecuador. Am J Trop Med Hyg. 2017;96(5):1151-1154.
59. Corrêa Soares GH, Silva ABSD, Ferreira LSS, Ithamar JS, Medeiros GA, Pereira SRF, Lima MIS, E Silva de Azevedo CMP. Case Report: Coinfection by Leishmania amazonensis and HIV in a Brazilian Diffuse Cutaneous Leishmaniasis Patient. Am J Trop Med Hyg. 2020;103(3):1076-1080.
60. Rabello A, Orsini M, Disch J. Leishmania/HIV co-infection in Brazil: an appraisal. Ann Trop Med Parasitol. 2003;97 Suppl 1:17-28.
61. Chrusciak-Talhari A, Ribeiro-Rodrigues R, Talhari C, Silva RM Jr, Ferreira LC, Botileiro SF, Santos LO, Dietze R, Talhari S. Tegumentary leishmaniasis as the cause of immune reconstitution inflammatory syndrome in a patient co-infected with human immunodeficiency virus and Leishmania guyanensis. Am J Trop Med Hyg. 2009;81(4):559-64.
62. Saldanha MG, Queiroz A, Machado PRL, de Carvalho LP, Scott P, de Carvalho Filho EM, Arruda S. Characterization of the Histopathologic Features in Patients in the Early and Late Phases of Cutaneous Leishmaniasis. Am J Trop Med Hyg. 2017;96(3):645-652.
63. Bittencourt AL, Barral A. Evaluation of the histopathological classifications of American cutaneous and mucocutaneous leishmaniasis. Mem Inst Oswaldo Cruz. 1991;86(1):51-6.
64. Gomes CM, Paula NA, Morais OO, Soares KA, Roselino AM, Sampaio RN. Complementary exams in the diagnosis of American tegumentary leishmaniasis. An Bras Dermatol. 2014;89(5):701-9.
65. Prates FV, Dourado ME, Silva SC, Schriefer A, Guimarães LH, Brito MD, Almeida J, Carvalho EM, Machado PR. Fluconazole in the Treatment of Cutaneous Leishmaniasis Caused by Leishmania braziliensis: A Randomized Controlled Trial. Clin Infect Dis. 2017;64(1):67-71.
66. Machado PRL, Prates FVO, Boaventura V, Lago T, Guimarães LH, Schriefer A, Corte TWF, Penna G, Barral A, Barral-Netto M, Carvalho EM. A double-bind and randomized trial to evaluate Miltefosine and topical GM-CSF in the treatment of cutaneous leishmaniasis caused by Leishmania braziliensis in Brazil. Clin Infect Dis. 2020:ciaa1337.
67. Morrison B, Mendoza I, Delgado D, Reyes Jaimes O, Aranzazu N, Paniz Mondolfi AE. Diffuse (anergic) cutaneous leishmaniasis responding to amphotericin B. Clin Exp Dermatol. 2010;35(4):e116-9.
68. Ramalho DB, Silva RED, Senna MCR, Moreira HSA, Pedras MJ, Avelar DM, Saraiva L, Rabello A, Cota G. Meglumine antimoniate intralesional infiltration for localised cutaneous leishmaniasis: a single arm, open label, phase II clinical trial. Mem Inst Oswaldo Cruz. 2018 Jun 21;113(9):e180200.
69. Soto J, Rojas E, Guzman M, Verduguez A, Nena W, Maldonado M, Cruz M, Gracia L, Villarroel D, Alavi I, Toledo J, Berman J. Intralesional antimony for single lesions of bolivian cutaneous leishmaniasis. Clin Infect Dis. 2013 May;56(9):1255-60.
70. Sampaio SA, Godoy JT, Paiva L, Dillon NL, da Lacaz CS. The treatment of American (mucocutaneous) leishmaniasis with amphotericin B. Arch Dermatol 1960; 82:627-35.
71. Sampaio SA, Castro RM, Dillon NL, Martins JE. Treatment of mucocutaneous (American) leishmaniasis with amphotericin B: report of 70 cases. Int J Dermatol 1971;10(3):179-81.
72. Aronson N, Herwaldt BL, Libman M, Pearson R, Lopez-Velez R, Weina P et al. Diagnosis and Treatment of Leishmaniasis: Clinical Practice Guidelines by the Infectious Diseases Society of America (IDSA) and the American Society of Tropical Medicine and Hygiene (ASTMH). Am J Trop Med Hyg 2017;96(1):24-45.
73. Silva JSF e, Galvao TF, Pereira MG, Silva MT. Treatment of American tegumentary leishmaniasis in special populations: a summary of evidence. Rev Soc Bras Med Trop 2013;46(6):669-77.
74. Sundar S, Chakravarty J. Liposomal amphotericin B and leishmaniasis: dose and response. J Glob Infect Dis. 2010 May;2(2):159-66.
75. Solomon M, Baum S, Barzilai A, Scope A, Trau H, Schwartz E. Liposomal amphotericin B in comparison to sodium stibogluconate for cutaneous infection due to Leishmania braziliensis. J Am Acad Dermatol 2007;56(4):612-616.
76. Lambertucci JR, Silva LC. Mucocutaneous leishmaniasis treated with liposomal amphotericin B. Rev Soc Bras Med Trop 2008;41(1):87-88.
77. Wortmann I, Zapor M, Ressner R, Fraser S, Hartzell J, Pierson J, Weintrob A, Magill A. Liposomal Amphotericin B for Treatment of Cutaneous Leishmaniasis. Am J Trop Med Hyg 2010;83(5): 10281033.
78. Solomon M, Pavlotzky F, Barzilai A, Schwartz E. Liposomal amphotericin B in comparison to sodium stibogluconate for Leishmania braziliensis cutaneous leishmaniasis in travelers. J Am Acad Dermatol 2013;68(2):284-9.
79. Machado PR, Rosa ME, Guimarães LH, Prates FV, Queiroz A, Schriefer A, Carvalho EM. Treatment of Disseminated Leishmaniasis With Liposomal Amphotericin B. Clin Infect Dis. 2015 Sep 15;61(6):945-9.
80. Wortmann I, Zapor M, Ressner R, Fraser S, Hartzell J, Pierson J, Weintrob A, Magill A. Liposomal Amphotericin B for Treatment of Cutaneous Leishmaniasis. Am J Trop Med Hyg 2010;83(5): 10281033.
81. Sindermann H, Croft SL, Engel KR et al. Miltefosine (Impavido): the first oral treatment against leishmaniasis. Med Microbiol Immunol 2004; 193:173-180.
82. Sundar S, Jha TK, Thakur CP et al. Oral miltefosine for Indian visceral leishmaniasis. N Engl J Med 2002; 347:1739-1746.
83. Machado PR, Ampuero J, Guimarães LH, Villasboas L, Rocha AT, Schriefer A, Sousa RS, Talhari A, Penna G, Carvalho EM. Miltefosine in the treatment of cutaneous leishmaniasis caused by Leishmania braziliensis in Brazil: a randomized and controlled trial. PLoS Negl Trop Dis. 2010 Dec 21;4(12):e912.
84. Chrusciak-Talhari A, Dietze R, Chrusciak Talhari C, da Silva RM, Gadelha Yamashita EP, de Oliveira Penna G, Lima Machado PR, Talhari S. Randomized controlled clinical trial to access efficacy and safety of miltefosine in the treatment of cutaneous leishmaniasis Caused by Leishmania (Viannia) guyanensis in Manaus, Brazil. Am J Trop Med Hyg. 2011 Feb;84(2):255-60.
85. Machado PRL, Prates FVO, Boaventura V, Lago T, Guimarães LH, Schriefer A, Corte TWF, Penna G, Barral A, Barral-Netto M, Carvalho EM. A double-bind and randomized trial to evaluate Miltefosine and topical GM-CSF in the treatment of cutaneous leishmaniasis caused by Leishmania braziliensis in Brazil. Clin Infect Dis. 2020 Sep 7:ciaa1337.
86. Mendes L, Guerra JO, Costa B, Silva ASD, Guerra MDGB, Ortiz J, Doria SS, Silva GVD, de Jesus DV, Barral-Netto M, Penna G, Carvalho EM, Machado PRL. Association of miltefosine with granulocyte and macrophage colony-stimulating factor (GM-CSF) in the treatment of cutaneous leishmaniasis in the Amazon region: A randomized and controlled trial. Int J Infect Dis. 2021;103:358-363.
87. Soto J, Rea J, Balderrama M, Toledo J, Soto P, Valda L, Berman JD. Efficacy of miltefosine for Bolivian cutaneous leishmaniasis. Am J Trop Med Hyg. 2008 Feb;78(2):210-1.
88. Garcia Bustos MF, Barrio A, Parodi C, Beckar J, Moreno S, Basombrio MA. Miltefosine versus meglumine antimoniate in the treatment of mucosal leishmaniasis. Medicina (B Aires). 2014;74(5):371-7.
89. González LM, Vélez ID. Miltefosine for disseminated cutaneous leishmaniasis. Biomedica. 2006 Oct;26 Suppl 1:13-6.
90. Schraner C, Hasse B, Hasse U, Baumann D, Faeh A, Burg G, Grimm F, Mathis A, Weber R, Günthard HF. Successful treatment with miltefosine of disseminated cutaneous leishmaniasis in a severely immunocompromised patient infected with HIV-1. Clin Infect Dis. 2005 Jun 15;40(12):e120-4.
91. Zerpa O, Ulrich M, Blanco B, Polegre M, Avila A, Matos N, Mendoza I, Pratlong F, Ravel C, Convit J. Diffuse cutaneous leishmaniasis responds to miltefosine but then relapses. Br J Dermatol. 2007;156(6):1328-35.
92. Basher A, Rashid MM, Habibullah AM, Nath R, Akter D, Chowdhury IH, Azim A, Nath P, Faiz MA. Miltefosine Induced Reduced Male Fertility Capacity after Treatment of Post Kala-azar Dermal Leishmaniasis, Bangladesh. Mymensingh Med J. 2019 Apr;28(2):328-332. PMID: 31086147.
93. Hentzer, B.; Kobayasi T. The ultrastructural changes of Leishmania tropica after treatment with pentamidine. Ann Trop Med Parasitol. 1977;71(2):157-166.
94. Croft SL, Brazil RP. Effect of pentamidine isethionate on the ultra- structure and morphology of Leishmania mexicana amazonensis in vitro. Ann Trop Med Parasitol. 1982; 76:37-43.
95. Dorlo TP, Kager PA. Pentamidine dosage: a base/salt confusion. PLoS Negl Trop Dis. 2008;2(5):e225.
96. Talhari S, Sardinha JCG, Schettini APM, Arias J NR. Tratamento da Leishmaniose Tegumentar Americana. Resultados Preliminares com pentamidina. An Bras Dermatol. 1985;60(6):361-364.
97. Neves LO, Talhari AC, Gadelha EP, Silva Júnior RM, Guerra JA, Ferreira LC, Talhari S. A randomized clinical trial comparing meglumine antimoniate, pentamidine and amphotericin B for the treatment of cutaneous leishmaniasis by Leishmania guyanensis. An Bras Dermatol. 2011;86(6):1092-101.
98. Roussel M, Nacher M, Frémont G, Rotueau B, Clity E, Sainte-Marie D, Carme B, Pradinaud R, Coupppié P. Comparison between one and two injections of pentamidine isethionate, at 7mg/kg in each injection, in the treatment of cutaneous leishmaniasis n French Guiana. Ann Trop Med Parasitol 2006; 100(4): 307-14.
99. Gadelha EP, Talhari S, Guerra JA, Neves LO, Talhari C, Gontijo B, Silva Junior RM, Talhari AC. Efficacy and safety of a single dose pentamidine (7mg/kg) for patients with cutaneous leishmaniasis caused by L. guyanensis: a pilot study. An Bras Dermatol. 2015 Nov-Dec;90(6):807-13.
100. Gadelha EPN, Ramasawmy R, da Costa Oliveira B, Morais Rocha N, de Oliveira Guerra JA, Allan Villa Rouco da Silva G, Gabrielle Ramos de Mesquita T, Chrusciak Talhari Cortez C, Chrusciak Talhari A. An open label randomized clinical trial comparing the safety and effectiveness of one, two or three weekly pentamidine isethionate doses (seven milligrams per kilogram) in the treatment of cutaneous leishmaniasis in the Amazon Region. PLoS Negl Trop Dis. 2018; 12(10):e0006850.
101. Kuryshev YA, Ficker E, Wang L, Hawryluk P, Dennis AT, Wible BA, Brown AM, Kang J, Chen XL, Sawamura K, Reynolds W, Rampe D. Pentamidine-Induced Long QT Syndrome and Block of hERG Trafficking. J Pharmacol Exp Ther. 2005;312(1):316-323.
102. Singh S, Sivakumar R. Challenges and new discoveries in the treatment of leishmaniasis. J Infect Chemother. 2004;10(6):307-315.
103. Lenoble Giovannangeli M. Aspects nouveaux de la pharmacologie de la pentoxifylline [New aspects of the pharmacology of pentoxifylline]. J Mal Vasc. 1989;14 Suppl A:35-41.
104. Brie D, Sahebkar A, Penson PE, Dinca M, Ursoniu S, Serban MC, Zanchetti A, Howard G, Ahmed A, Aronow WS, Muntner P, Lip GY, Wong ND, Rysz J, Banach M; Lipid, Blood Pressure Meta-analysis Collaboration (LBPMC) Group. Effects of pentoxifylline on inflammatory markers and blood pressure: a systematic review and meta-analysis of randomized controlled trials. J Hypertens. 2016;34(12):2318-2329.
105. Ventin F, Cincurá C, Machado PRL. Safety and efficacy of miltefosine monotherapy and pentoxifylline associated with pentavalent antimony in treating mucosal leishmaniasis. Expert Rev Anti Infect Ther. 2018;16(3):219-225.

77 capítulo

Alberto Eduardo Cox Cardoso • Alberto Oiticica Cardoso • Mônica Santos • Carolina Chrusciak Talhari Cortez

Dermatoses Parasitárias

■ ZOODERMATOSES OU DERMATOSES PARASITÁRIAS

Doenças da pele provocadas por insetos, vermes, protozoários ou celenterados que tenham vida parasitária ou não.

■ ESCABIOSE

A escabiose ou sarna é uma doença reconhecida como contagiosa por séculos.

Tem como agente patogênico um ácaro o *Sarcoptes scabiei var. hominis*. Estudos epidemiológicos moleculares recentes têm demonstrado que a escabiose causada pelo *S. scabiei var. hominis* provoca infestações do homem para o homem, não afeta animais, a transmissão se dá por contato pessoal, não tendo preferência por idade, raça ou sexo. A transmissão por fômites é excepcional.

A evolução da doença é cíclica, principalmente nos países desenvolvidos. O intervalo entre os ciclos são de aproximadamente 10 a 15 anos.

Nos países em desenvolvimento com alta prevalência da escabiose não se observa variações cíclicas.

Trabalho realizado no Reino Unido demonstrou que a escabiose é introduzida nas residências, por meio de escolares, principalmente adolescentes do sexo feminino. As principais fontes de contágio foram parentes e amigos que não residiam na casa. A escola não teria grande importância.[1]

Fora do hospedeiro em condições ambientais normais o. *S. scabiei* sobrevive por 24 a 36 horas[2] e já foi observado em amostras de poeira da casa de pacientes infectados.[3]

Biologia e morfologia do ácaro

O *S. scabiei*, pertence a ordem Acarina, família Sarcoptidae, gênero *Sarcoptes*, espécie *Scabiei*. São parasitas obrigatórios de mamíferos e aves.

A fêmea adulta é arredondada e mede 0,4 mm de comprimento e 0,3 mm de largura, os machos são menores os corpos são esbranquiçados, as pernas e as bocas acastanhados. Os adultos e as ninfas têm oito pernas e as larvas seis.

Após o acasalamento o macho morre e a fêmea começa a pôr ovos no sulco causado por ela através do estrato córneo e granuloso da epiderme, os ovos e as fezes são depositados atrás delas no sulco.

Durante a vida de 4 a 6 semanas não abandonam o sulco e põem cerca de 40 a 50 ovos, as larvas hexapodas deixam os ovos após 3 a 4 dias e saem do túnel através de sulco escavados no teto. Esses pequenos sulcos são chamados de "bolsa de transformação", nos quais se transformam em protoninfas, tritoninfas e finalmente em adultos, emergindo após 5 a 6 dias.

O número de ácaros em um indivíduo com escabiose é de cerca de 12 parasitas.

■ MANIFESTAÇÕES CLÍNICAS

O prurido é a principal manifestação da escabiose, geralmente piora a noite. O início ocorre de 3 a 4 semanas após a infecção e coincide com o aparecimento de pápulas inflamatórias. Quando o indivíduo é reinfestado as lesões e os sintomas são imediatos.

As lesões da escabiose resultam da combinação de dois processos: lesões papulovesiculares,[4] que ocorrem no local dos sulcos provocados por ácaros adultos e larvas e um disseminado generalizado,[5] com lesões eritematopapulosas que são relacionadas a uma resposta imunológica.

A lesão patognomônica é um sulco que é uma pequena saliência linear que mede cerca de 1 cm e em uma das extremidades há uma vesicopápula perlácea em que se encontra a fêmea do ácaro.

A distribuição clássica das lesões é nas seguintes áreas: axilas, mamas, pênis, nádegas, espaços interdigitais das mãos, cintura e pés (Figuras 77.1 e 77.2).

Quadros clínicos característicos

- **Escabiose dos recém-natos e jovens:** nesses pacientes a face e o couro cabeludo podem estar infestados. É importante a presença de lesões nas regiões palmo-plantares, além do couro cabeludo (Figuras 77.3 e 77.4). Lesões eczematosas ou urticadas podem dificultar o diagnóstico principalmente em lactentes.[6]

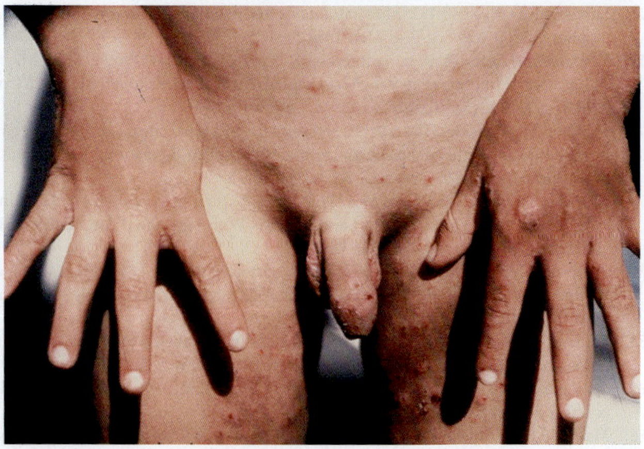

■ **Figura 77.1** Escabiose, lesões típicas no pênis e interdígitos das mãos.

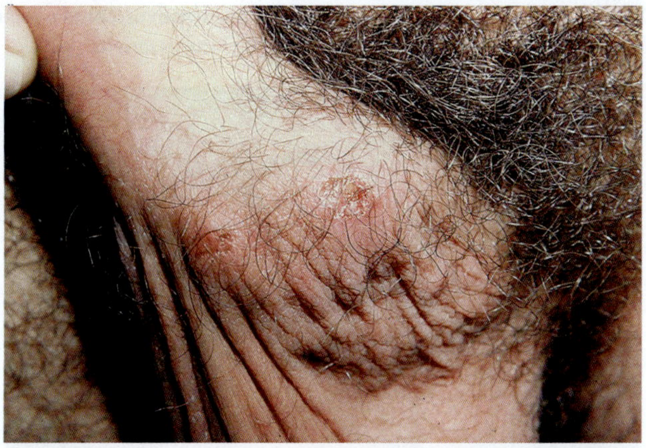

■ **Figura 77.2** Lesões nódulo-escoriadas crostosas simulando cancroide no escroto.

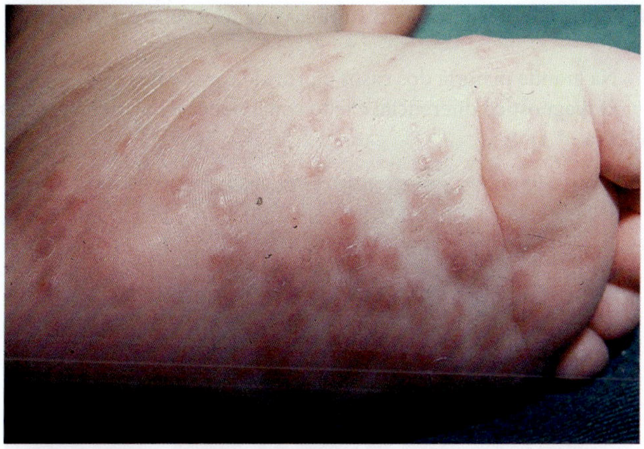

■ **Figuras 77.3** Lesões vesicopustulosas no pé de uma criança.

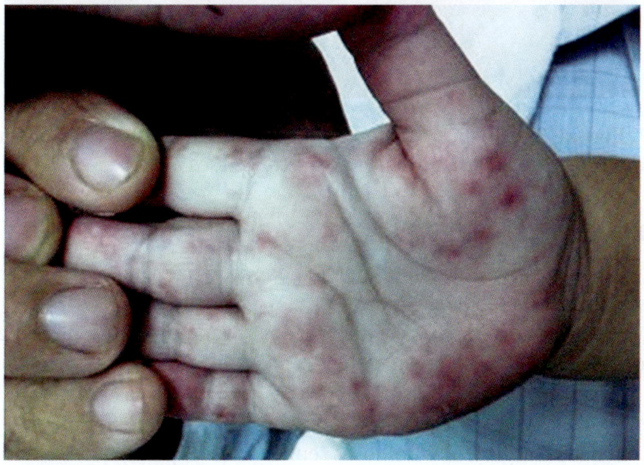

■ **Figuras 77.4** Lesões papulovesiculosas na mão.

- **Escabiose dos adultos:** nos adultos as lesões são clássicas, porém nas pessoas muito higiênicas as lesões podem passar despercebidas e muitas vezes o companheiro ou a companheira não se queixam de prurido.
- **Escabiose dos idosos:** nos idosos a pele reage menos ou de maneira atípica. O prurido é intenso principalmente noturno, e é o principal sintoma. No idoso com frequência há lesões no dorso que são tratadas como prurido senil.
- **Escabiose nodular:** caracterizada por um nódulo pruriginoso que se mantém mesmo após tratamento da escabiose, cuja descrição clássica sugeria a ausência do ácaro nas lesões. Porém em trabalhos recentes foi demonstrado com o auxílio da dermatoscopia e exame histopatológico a presença do Sarcoptes.[7,8] Alguns casos de sarna nodular podem simular mastocitose em crianças pequenas[9] (Figuras 77.5, 77.6 A e B e 77.7).

■ SARNA CROSTOSA OU NORUEGUESA

Foi descrita entre pacientes de hanseníase na Noruega em 1848. É uma forma de hiperinfestação cujo número de ácaros chega a superar 1 milhão de indivíduos. Era associada ao idoso, pacientes debilitados, subnutridos e com a síndrome de Down (Figura 77.8).

Atualmente é associada a todos os pacientes imunodeprimidos como os submetidos a quimioterapia, doenças malignas[10] e transplantados. Atualmente tem aumentado entre os pacientes HIV-positivos[11] (Figura 77.9). Os aborígenes australianos também são afetados com frequência,[12] assim como os portadores do vírus HTLVI.

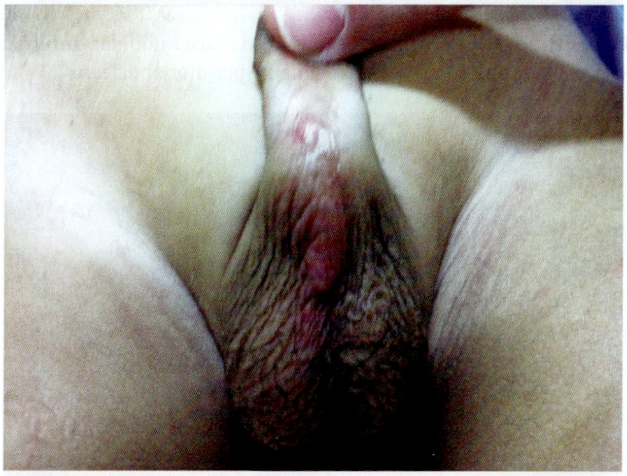

■ **Figuras 77.5** Escabiose nodular em escroto.

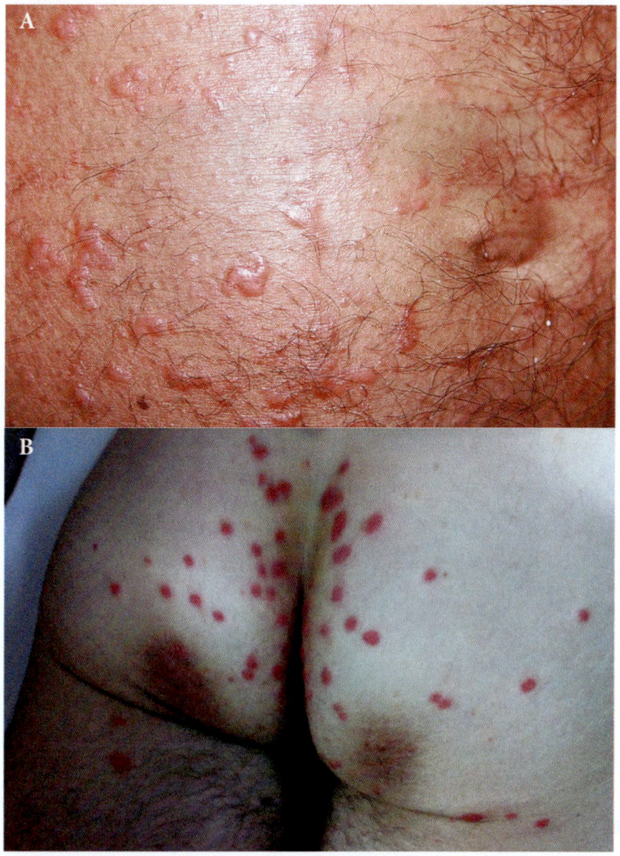

■ **Figura 77.6** (**A**) Sarna nodular em abdome, (**B**) lesões nodulares em região glútea.

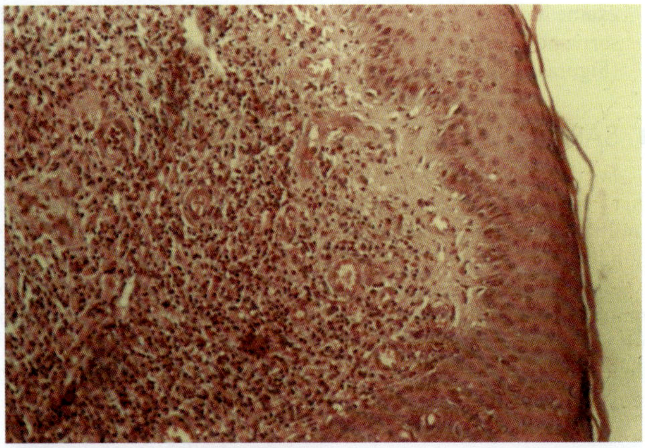

■ **Figura 77.7** Aspecto histopatológico da sarna nodular. Infiltrado dérmico constituído predominantemente por mononucleares.

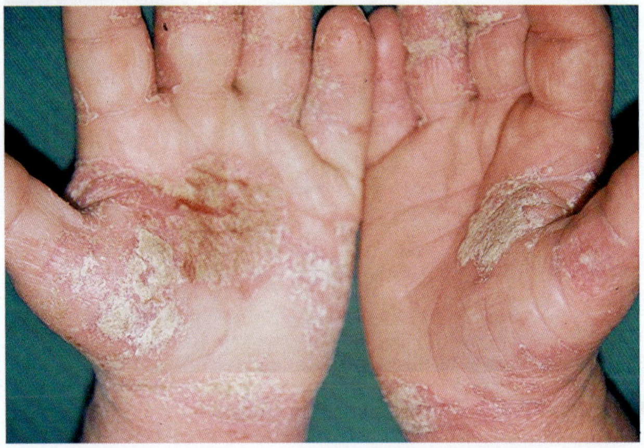

■ **Figura 77.8** Lesões de sarna crostosa nas regiões palmares, paciente com síndrome de Down.

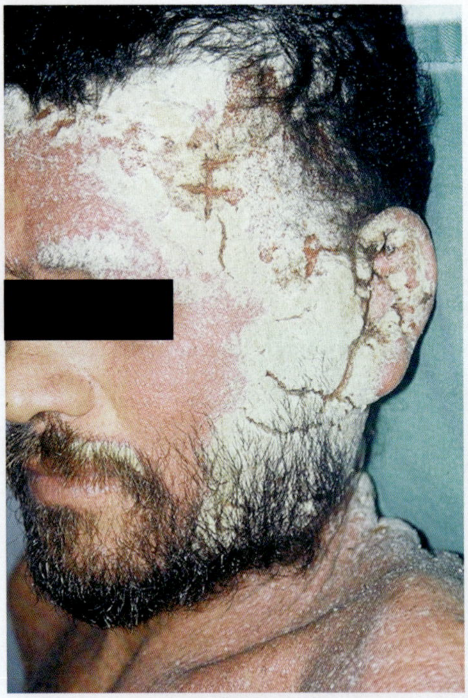

■ **Figura 77.9** Sarna crostosa em paciente HIV-positivo.

Clinicamente caracteriza-se por lesões hiperquetatósicas, crostosas com fissuras na pele e unhas espessadas e distróficas (Figura 77.10). Ocasionalmente ocorrem infecções por Gram-negativos, como a pseudomona, por *Streptococus pyogens* ou *Staphylococus aureus*.

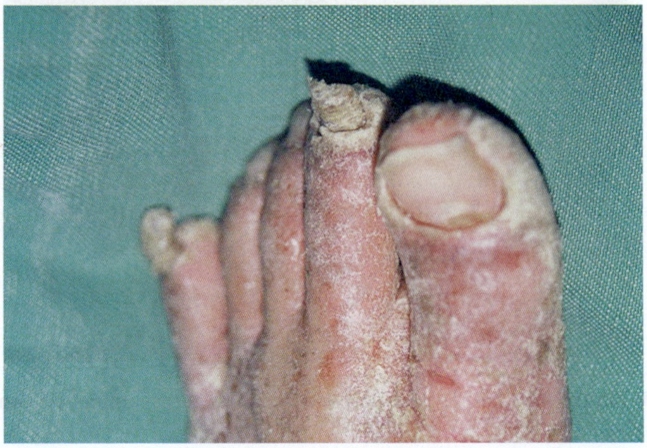

■ **Figura 77.10** Alterações distróficas ungueais na sarna crostosa.

Na grande maioria dos casos o prurido é evidente.

O diagnóstico diferencial é feito com doença de Darier e psoríase (Figura 77.11).

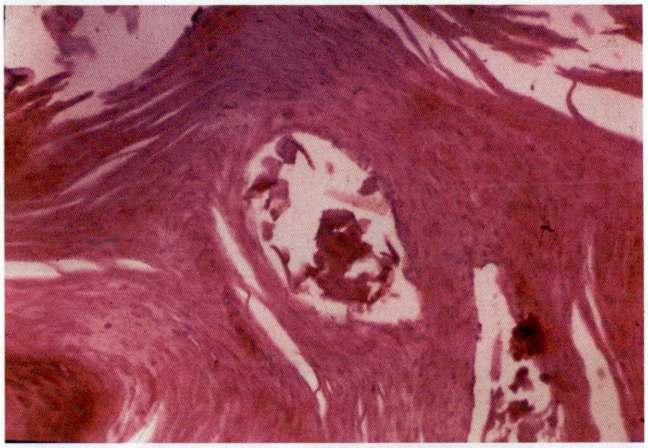

■ **Figura 77.11** Aspecto histopatológico da sarna crostosa e epiderme com hiperqueratose e presença do *Sarcoptes escabiei*.

■ ESCABIOSE DO COURO CABELUDO

Não é comum em adultos, porém pode acompanhar ou assemelhar-se a dermatite seborreica.

Lesões ocorrem em recém-nascidos, crianças, velhos, pacientes com AIDS e na sarna crostosa.

Lesões vesicobolhosas: Nas crianças, vesicopústulas são comuns, mas raras em adultos.

Podem surgir lesões bolhosas semelhantes ao penfigoide bolhoso, tanto do ponto de vista clínico, histopatológico e imunológico. Os pacientes têm mais de 65 anos e gozam de boa saúde. Há presença de sulcos escabióticos.

Há casos descritos de doença de Grover associada ao *Sarcoptes escabiei*.[13,14]

Diagnóstico diferencial

O diagnóstico diferencial é feito com a maioria das doenças pruriginosas assim como, dermatite atópica, erupção medicamentosa, urticária papulosa, picadas de insetos e piodermites.

Diagnóstico laboratorial

Exame direto deve ser feito rotineiramente, principalmente nos casos atípicos.

Coloca-se duas gotas de óleo mineral sobre as lesões e depois escarifica-se com uma lâmina de bisturi ou cureta para remover o teto do sulco, que é colocado sobre a lâmina de vidro e examinada ao microscópio, pesquisando-se ácaro, ovos e peletes de fezes ou cíbalos. O achado das estruturas confirma o diagnóstico, porém a não visualização não exclui a doença.

PCR – reação de cadeia de polimerase

Beuzold[15] e colaboradores utilizaram o método em casos clinicamente atípicos com bons resultados.

Métodos de imagem

Dupuy e colaboradores demonstraram que o dermatoscópio manual deve ser usado no diagnóstico da escabiose, o dermatologista treinado consegue com o dermatoscópio visualizar a extremidade anterior do parasita em forma de asa delta ou de acento circunflexo na extremidade de um sulco (Figura 77.12).[16] Agesiano[17] utilizou o microscópio de epilumunescência com bons resultados no diagnóstico, com visualização do ácaro. Recentemente foi descrita a utilização da microscopia confocal e a tomografia de coerência óptica.[18]

■ **Figura 77.12** Dermatoscopia com presença do sulco e do parasita na extremidade.

Tratamento

No tratamento da escabiose é importante que todos os habitantes do domicílio sejam tratados para evitar reinfestações.

- **Permetrina**: é um piretroide sintético eficaz e atóxico. É empregado na forma de creme ou loção 5%. Pode ser utilizado em crianças, adultos, gestantes e nutrizes. Deve ser usado em todo corpo, do pescoço até os pés, e nas crianças deve ser aplicado também no couro cabeludo e sulcos retroauriculares. O uso deve ser feito a noite e o paciente deve tomar banho pela manhã. Aplicar 2 noites consecutivas. No terceiro dia pela manhã toda roupa de cama deve ser removida e lavada.
- **Enxofre precipitado**: empregado a 5% ou 10% em vaselina. Não provoca reações colaterais. Pode ser usado em crianças, gestantes e nutrizes. Deve ser aplicado em todo corpo, por um período de 4 noites seguidas e removido durante o dia.
- **Monossulfiram**: o monossulfato de tetraetiltiuram é usado diluído em água, 2 partes para os adultos e 3 para as crianças. Aplicação durante 4 noites seguidas e remoção pela manhã. Apresenta efeito antabuse.
- **Benzoato de benzila**: utilizado sob forma de loção a 25%. Deve ser usado em todo corpo durante 4 noites consecutivas. Frequentemente provoca irritação na pele.
- **Tiabendazol**: pode ser usado topicamente ou por via sistêmica. Mostrou-se pouco eficaz.
- **Ivermectina**: utilizada por via sistêmica. É uma lactona macrocíclica semissintética. Pode ser usada para adultos e crianças com idade acima de 5 anos. A dose é de 200 μg/kg. É administrada em dose única que pode ser repetida após 7 dias. Pode ser utilizada topicamente diluída a 1% em propilenoglicol na dose de 400 μg/kg. Usada em toda pele e repetida após uma semana.[19] Nos imunodeprimidos, deve utilizar-se duas doses com intervalo de uma semana. Na sarna crostosa associa-se o uso de queratolíticos tópicos como vaselina salicilada a 5%.

Novos medicamentos estão em estudos. O uso da loção de *Tinospora cordifolia* mostrou eficácia semelhante a permetrina, sem efeitos colaterais no tratamento.[20] A moxidectina é uma medicação promissora, com eficácia comprovada contra sarna, com dados de segurança existentes em seres humanos e propriedades farmacocinéticas que podem torná-la adequada para um regime em dose única.[21]

■ SARNA NODULAR

Quando há presença de nódulos, pode-se aplicar corticosteroide potente topicamente 2 a 3 vezes ao dia, pode-se também fazer oclusão ou mesmo infiltrar triancinolona - 3 a 4 mg por mL.[22]

Pimecrolimus e tracolimo tópicos foram utilizados quando houve resistência ao corticosteroide.[23]

Em casos recalcitrantes, obedecendo-se as restrições legais pode ser utilizada a talidomida, na dose de 100 mg ao dia por via oral.

Quando há infecção secundária, dependendo da extensão do quadro, deve-se associar antibióticos tópicos ou sistêmicos.

■ SARNA DE ANIMAIS E VEGETAIS

A sarna ou escabiose dos animais (cães, gatos, cavalos, carneiros, cabras, porcos, búfalos, camelos e outros) pode eventualmente provocar lesões em pessoas que lidam com esses animais.

As lesões geralmente são papulosas e ocorrem em áreas de contato com os animais infectados.

■ PEDICULOSE

É causada por parasitas da ordem Phthiraptera. São altamente hospedeiros específicos, isto é, vivem toda a sua existência no hospedeiro. É um problema da humanidade desde a Antiguidade,[24] sendo muito comum em crianças com uma incidência de 7,4% na média em crianças na idade escolar.[25]

Os seres humanos são parasitados por três espécies da subordem Anoplura, *Pediculus humanus capitis*, piolho da cabeça, *Pediculus humanus humanus*, piolho do corpo e *Pthirus pubis*, piolho da região pubiana. Todos são sugadores de sangue.

Etiologia e patogenia

Pediculose do couro cabeludo

Pediculus capitis são insetos cinza esbranquiçados cuja fêmea adulta mede de 3 a 4 mm de comprimento, os machos são um pouco menores (Figura 77.13).

Durante o tempo de vida, de 30 a 40 dias, as fêmeas produzem cerca de 300 ovos (7 a 10 por dia). Os ovos se prendem aos cabelos por um material quitinoso produzido pela fêmea, os ovos eclodem em cerca de 8 dias e as ninfas atingem a maturidade em 10 dias.

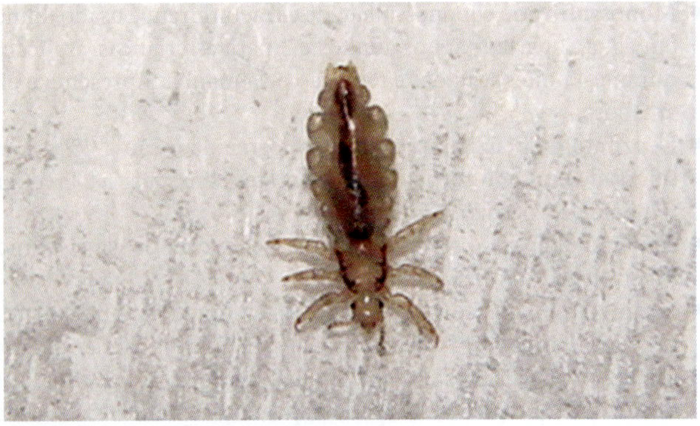

■ **Figura 77.13** *Pediculus humanus capitis.*
Fonte: Acervo do Prof. Vidal Haddad.

Pediculose do corpo

Pediculus humanus é semelhante ao do couro cabeludo, porém seu habitat natural são roupas do hospedeiro. Os ovos ficam presos nos fios da roupa e só vão a pele para se alimentar. Podem atuar como vetor para *Rickettisia prowazeki* (tifo epidêmico), *Bartonella quintana* (febre dos trincheiras e endocardite) e da *Borrellia recurrentis* (febre recorrente).

Pediculose do púbis

Pthirus pubis, também denominado "piolho caranguejo" na literatura inglesa e de "chato" na portuguesa. Tem o corpo achatado com o tórax mais largo que o abdome, mede de 0,8 a 1,2mm de comprimento e os segundos e terceiros pares de patas lembram patas de caranguejo (Figura 77.14). Há três estados ninfais no período de 14 dias e a vida dura em torno de 1 mês, parasita os pelos da região genitoanal e também os pelos do tronco, coxas, axilas, supercílios, cílios (Figura 77.15) e barba. No couro cabeludo predomina nas margens, porém há um caso descrito com infestação intensa.[26] A transmissão ocorre por contato físico, frequentemente sexual.

Quadro clínico

Pediculose do couro cabeludo

O principal sintoma é o prurido e clinicamente visualiza-se a presença de ovos (lêndeas) presas firmemente aos cabelos principalmente nas regiões occipital e retroauriculares (Figura 77.16 A e B). O prurido provavelmente ocorre por reação de hipersensibilidade à saliva do ácaro, introduzida na pele durante sua alimentação (**Vídeo 77.1**). O achado dos parasitas adultos ou ninfas é difícil e necessita de exame mais apurado, minúsculas crostas hemáticas podem ser observadas indicando onde o piolho se alimentou no local. As lêndeas se diferenciam das escamas da pitiríase do couro cabeludo, pois as últimas não são aderidas aos cabelos e são facilmente removíveis. As escoriações, a infecção secundária e adenopatias são observadas com frequência.

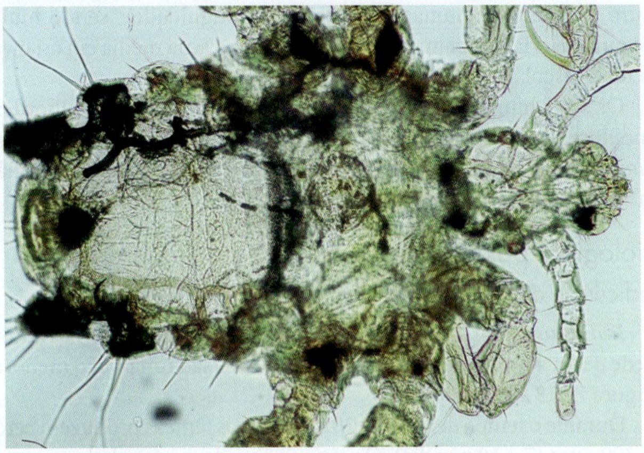

■ **Figura 77.14** *Pthirus pubis.*
Fonte: Acervo do Prof. Arival de Brito.

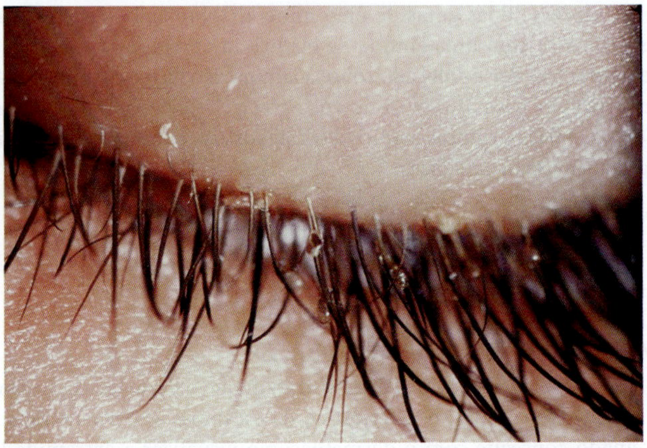

■ **Figura 77.15** Ftiríase dos cílios.
Fonte: Acervo do Prof. Fausto Alonso.

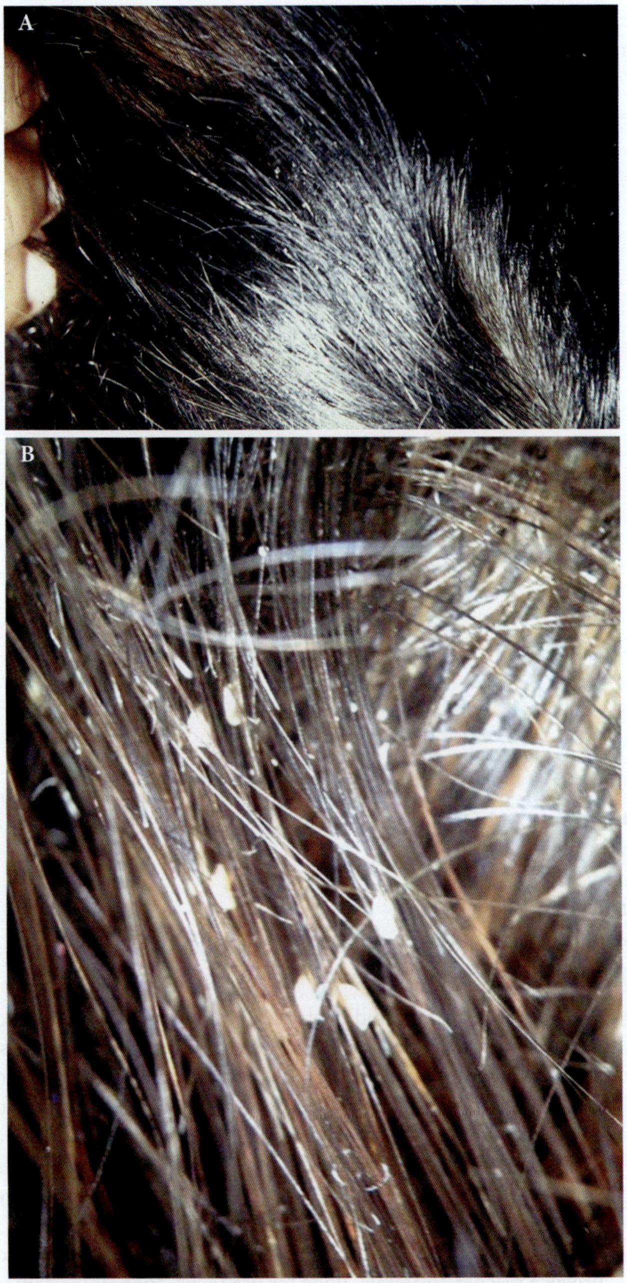

■ **Figura 77.16 (A)** Pediculose do couro cabeludo, **(B)** lêndeas aderidas aos fios de cabelo.

■ **Vídeo 77.1** Piolho se alimentando.

Todas as vezes que um paciente se queixar de prurido no couro cabeludo o diagnóstico de pediculose tem de ser afastado.

Nesses casos a escabiose é um diagnóstico diferencial.

Pediculose do corpo

Quando o piolho do corpo se alimenta há prurido de intensidade variável e surgem máculas eritematosas, pápulas, crostas e escoriações, observadas principalmente no tronco, axilas e nádegas. Infecção secundária pode ocorrer, assim como hiperpigmentação e liquenificação. A enfermidade também é chamada de "doença do vagabundo".

O diagnóstico é confirmado com o achado do parasita nas pregas das roupas.

Pediculose do púbis ou ftiríase

O principal sintoma é o prurido e o diagnóstico é realizado pelo encontro do parasita na pele, geralmente com a parte da cabeça introduzida no folículo piloso ou pelas lêndeas presas próximas a base dos pelos.

Além de escoriações as *maculae caerulae* (mancha cinza azulada) são encontradas nas coxas e tronco do mesmo modo que na pediculose do corpo.

Tratamento

Pediculose do couro cabeludo

Os pediculocidas tópicos permanecem como principal tratamento

A permetrina 1% sob forma de xampu deve ser deixada no couro cabeludo durante 10 minutos e depois enxaguado. O piperonil-bútoxi a 15% também pode ser utilizado como xampu.

Também pode ser utilizada a permetrina 5%, aplicando no couro cabeludo a noite e removendo-se no dia seguinte, sendo mais eficiente.

Os tratamentos devem ser repetidos após 7 a 10 dias pois nesse período as lêndeas eclodem. O malathion (0,5%) é um organofosfarado muito utilizado no Reino Unido. Sulfametoxazol e trimetoprima (400 a 80 mg), via oral, 3 vezes ao dia, durante 3 dias também tem ação sobre o parasita. Repetir após 7 a 10 dias. A associação com permetrina tópica aumenta a eficácia no tratamento.[28]

Em razão da crescente resistência aos piretoide, chegando a 76,9%, novos produtos vêm sendo desenvolvidos para o tratamento da pediculose com bastante sucesso no tratamento.[29]

O spinosad é um inseticida composto por uma mistura natural de macrolídeos tetracíclicos spinosyn A e D. É retirado de um composto da bactéria *Saccharopolyspora spinosa*. Interfere com os receptores nicotínicos de acetilcolina em insetos, produzindo excitação neuronal que resulta em paralisia dos piolhos por fadiga neuromuscular, após longos períodos de hiperexcitação. Spinosad mata as populações de piolhos suscetíveis e resistentes à permetrina. Também é ovicida, matando os ovos. Spinosad é usado a 0,9% em suspensão e foi aprovado pelo FDA em 2011 para crianças a partir dos 4 anos. Não foi detectada absorção sistêmica nos estudos realizados com o produto. Deve ser aplicado por 10 minutos, sendo enxaguado logo após, e a aplicação pode ser repetida em 7 dias se necessário.[30,31]

O álcool benzílico a 5% em óleo mineral foi o primeiro produto não neurotóxico aprovado pelo FDA. Ele age aparentemente impedindo que o piolho feche seus espiráculos respiratórios permitindo que o veículo penetre e os obstrua, asfixiando os parasitas. Por não ser ovicida, devem ser realizadas 2 aplicações com 7 dias de intervalo, por um período de 10 minutos. Aprovado pelo FDA categoria B pode ser usado a partir de 6 meses de idade.[32]

O dimeticone foi lançado em loção 4% em 2006 e posteriormente em gel líquido. O modo de ação ainda é discutível, alguns argumentam que ele obstrui os espiráculos respiratórios do piolho levando-o à morte por asfixia, outros sugerem que ele poderia promover uma inibição da excreção da água, causando estresse fisiológico e morte por paralisia ou ruptura dos órgãos internos.[33] Por apresentar mecanismo de ação apenas físico, não geraria resistência nos piolhos. O modo de aplicação varia de acordo com o produto, aqueles em forma de gel devem ser aplicados de 10 a 15 minutos, os em forma de loção por 8 horas e depois enxaguados. Sendo a aplicação repetida em 7 a 10 dias se necessário. Tem ação ovicida.[34-36]

Ivermectina tópica em loção a 0,5% foi aprovada em fevereiro de 2012 pelo FDA, para tratamento de crianças a partir de 6 meses de idade. Deve ser aplicado por 10 minutos, e logo após enxaguado. Apresenta ação ovicida.[37] A apresentação em xampu mostrou eficácia de 100% em 2 aplicações em um estudo.[38]

Também se mostraram eficaz a utilização de xampu que tenha por base óleo mineral e azeite de oliva saponificado.[39]

A ivermectina 200 µ/kg em dose única também é eficaz, repetir após 7 a 10 dias.

Trabalho recente preconiza o uso do levamisol como pediculocida.[40]

As lêndeas devem ser removidas e o uso de solução de vinagre a 50% para molhar os cabelos facilita sua remoção.

A utilização da solução de ácido fórmico a 8% também facilita a remoção das lêndeas.

As escovas e pentes devem ser colocadas em contato com os pediculocidas durante 10 a 15 minutos e depois lavadas com água bem quente.

Pediculose do corpo

A melhora da condição de higiene e a lavagem das roupas promovem a cura.

Pediculose do púbis ou ftiríase

Trata-se com permetrina a 5% ou deltametrina a 0,02% em creme, aplicado a noite e removido no dia seguinte. Usar durante 2 dias consecutivos e repetir após 7 a 10 dias. Além da região pubiana outras áreas pilosas podem estar infectadas e devem ser tratadas. Os contatos sexuais também devem ser tratados.

Quando há lesões nos cílios pode-se utilizar a vaselina, aplicando-se 2 vezes ao dia durante 8 dias, removendo-se as lêndeas mecanicamente.

O óxido amarelo de zinco a 1% em vaselina era um ótimo tratamento, mas foi proibido o seu uso.

■ DERMATOSES CAUSADAS POR PULGAS OU PULICOSE

As pulgas são insetos da ordem Siphonaptera. São pequenas (1 a 8 mm de comprimento), saltadoras, pulam até 18 centímetros de altura, sugam sangue, são ectoparasitas de mamíferos e aves. Cerca de 1.500 espécies são conhecidas.

Existem três famílias de interesse médico, *tungidae, pulicidae e ceratophyllidae*. Entre elas a espécie de maior importância é a *Pulex irritans*, cosmopolita, que tem como principal hospedeiro o homem, também encontrada no cão, gato, porco e raramente no rato.

Ela mede de 2 a 4 mm de comprimento e é encontrada nas roupas, tapetes, cortinas, assoalhos, móveis e animais domésticos.

As picadas produzem pequenas irritações em pessoas não sensibilizadas, são pápulas urticadas.[41,42] Em pessoas sensibilizadas principalmente em crianças o antígeno salivar é capaz de provocar lesões no local e a distância, causando o prurigo agudo infantil e o prurigo de Hebra.

A *P. irritans* raramente transmite a peste, que tem como principais vetores a *Xenopsylla cheopes* e a *X. brasiliense* que infestam ratos e podem transmitir a bactéria *Yersinia pestis*.

As pulgas parasitas dos gatos podem eventualmente serem vetores da *Bartonella henselae* causadora da doença da arranhadura do gato e da angiomatose bacilar.[43,44]

O tratamento para a picada de pulga é realizado com cremes de corticosteroides e se necessário anti-histamínicos por via oral.

No caso de prurigo agudo, vacinas com antígenos de insetos, administrados oralmente podem ser tentados para dessensibilização. Para profilaxia deve-se colocar inseticida nos alojamentos e tratar os animais domésticos para eliminar as pulgas.

■ TUNGÍASE OU TUGUÍASE

Causada pela penetração na pele da *Tunga penetrans*, menor das pulgas, que mede 1 mm e vive em lugares secos e arenosos, principalmente em zonas rurais, chiqueiros e currais. Seus principais hospedeiros são porcos e os homens. São hematófagas, porém o macho após alimentar-se deixa o hospedeiro e a fêmea fecundada, penetra na pele introduzindo a cabeça e o tórax na epiderme, deixando de fora os estigmas respiratórios e o orifício ovopositor.[45] Alimentando-se com sangue, os ovos vão se desenvolvendo, o abdome dilata-se e observa-se na pele um nódulo amarelado com um ponto enegrecido no meio (Figura 77.17 A e B). Há prurido e eventualmente dor. São encontrados geralmente nas pregas ungueais dos dedos dos pés, espaços interdigitais e regiões plantares[46-48] (Figuras 77.18 A e B e 77.19 A, B e C). Quando ocorrem muitas lesões próximas dão o aspecto de favo de mel (Figura 77.20 A). Casos generalizados com centenas de lesões são descritos. Podem ocorrer infecções secundárias (Figura 77.20 B) e as lesões servirem de porta de entrada a outras doenças.[49] Após o desenvolvimento dos ovos a pulga começa a expulsá-los no período de 2 semanas e depois a fêmea morre.

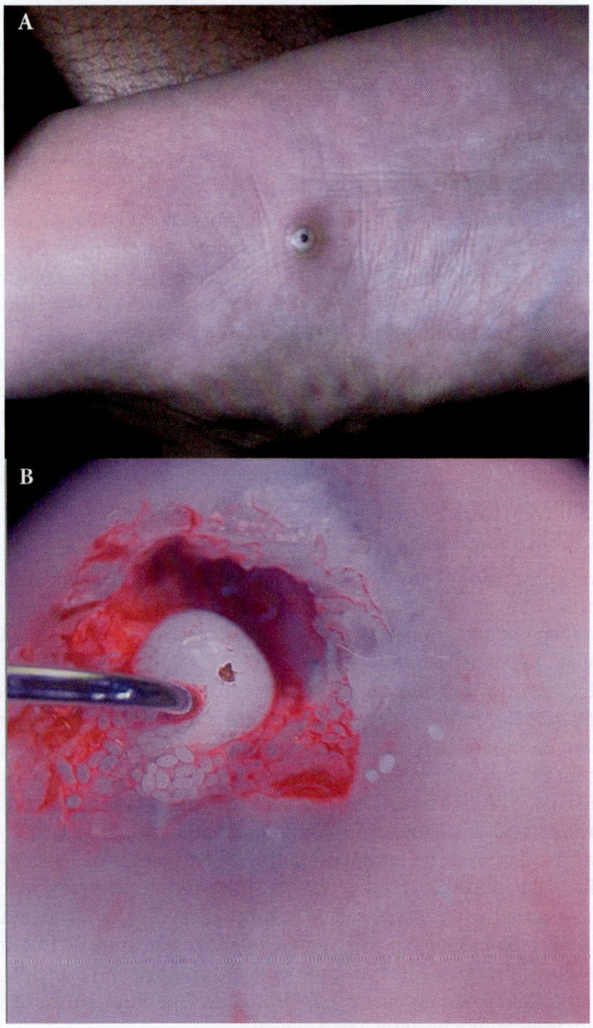

■ **Figura 77.17** (**A**) Observa-se na pele um nódulo amarelado com um ponto enegrecido no meio correspondendo ao abdome da pulga estigma respiratório e o orifício ovopositor. (**B**) Dermatoscopia visualiza-se os ovos, abdome da pulga estigma respiratório e o orifício ovopositor.

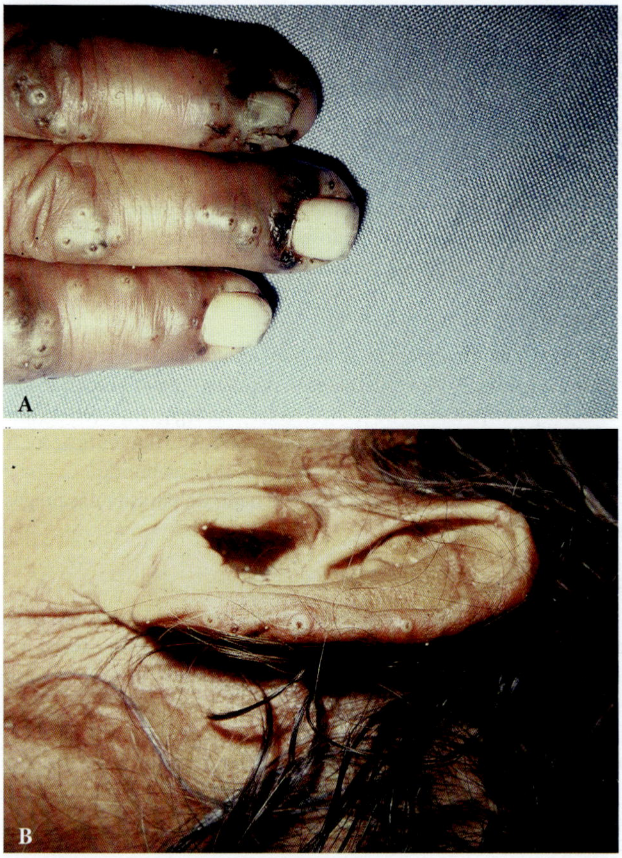

■ **Figura 77.18** (**A**) Tunguíase dos dedos da mão. (**B**) Tunguíase em localização incomum, pavilhão auricular.

Tratamento

Realizado com a retirada da pulga com uma agulha colocando-se antissépticos no local (Figuras 77.21 e 77.22). Nos casos generalizados utiliza-se tiabendazol 25 mg/kg de peso durante 10 dias.[50]

A profilaxia é feita com o uso de calçados.

Recentes estudos mostraram que a dimeticona de baixa viscosidade (NYDA) usado durante 7 dias sobre as lesões foi eficaz e seguro.[51]

■ DERMATOSES POR HEMIPTEROS

Triatomíase

Há várias espécies que são predadores de outros insetos, porém alguns alimentam-se exclusivamente sugando o sangue de animais vertebrados. As espécies domésticas colonizam os domicílios e sugam o sangue de humanos e animais domésticos. Destas, a mais importante é o *Triatoma infestans* pois é um dos transmissores do *Trypanosoma cruzi*, agente etiológico da doença de Chagas. Os triatomíneos (barbeiros) geralmente atacam a noite e durante o dia em locais escuros, a picada é pouco dolorosa e pruriginosa, comumente em área descobertas como a face, daí a denominação "barbeiro" dada ao inseto. Após o repasto com o sangue o triatomineo defeca imediatamente e quando infectado há formas metacíclicas do *Trypanosoma cruzi* nas fezes. Elas não atravessam a pele íntegra, porém quando o indivíduo coça o local pode inocular o parasita através do ponto da picada, de erosão na pele ou pelas mucosas.[52] Um estudo recente sugere que eles podem agir de maneira limitada como transmissores de *Borrelia recurrentis*.[53]

Quando a penetração ocorre através da mucosa conjuntival pode haver edema uni ou bilateral das pálpebras constituindo o sinal de Romaña. A pulverização das habitações com inseticidas é uma providência importante para evitar a transmissão da doença de Chagas.

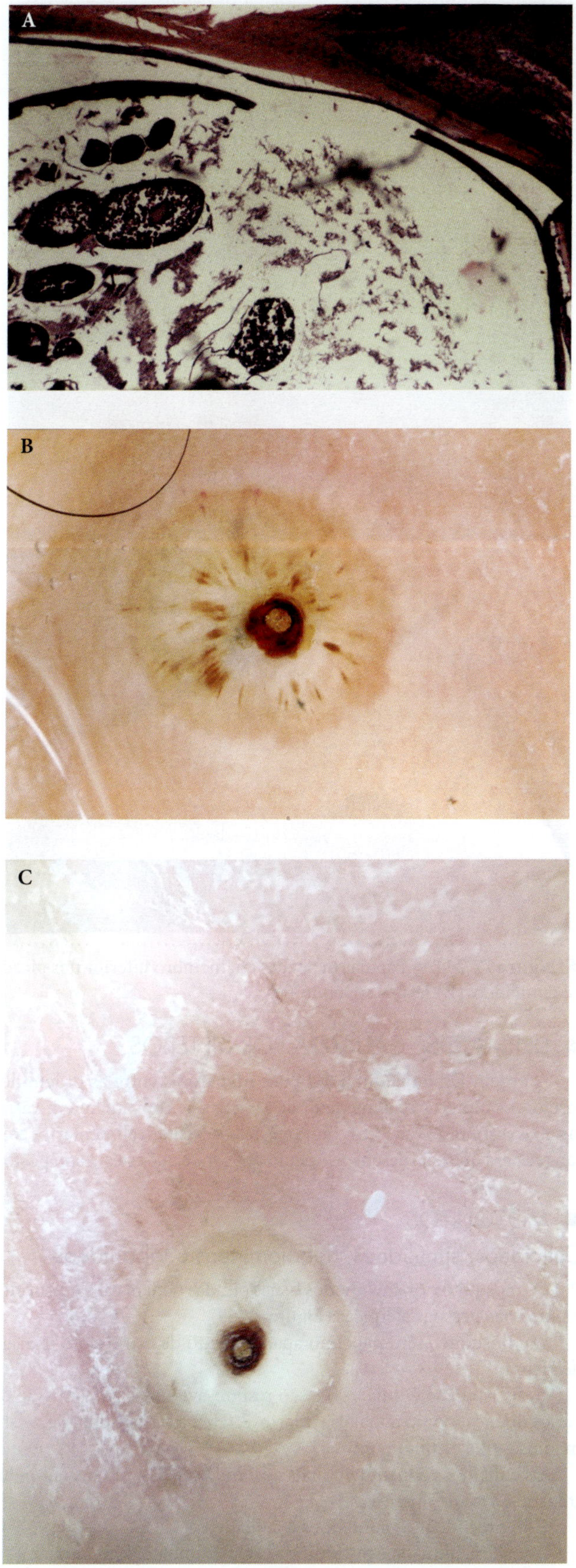

■ **Figura 77.19** (**A**) Aspecto histopatológico de tunguíase. Epiderme cobrindo a *Tunga penetrans*. Observam-se estruturas do parasita. (**B**) *Tunga penetrans* – aspecto dermatoscópico. (**C**) Dermatoscopia com presença do ovo ao lado da lesão.

Fonte: (A) Acervo do Prof. Ricardo Houly). (B) Acervo do Prof. Hamilton Stoff.

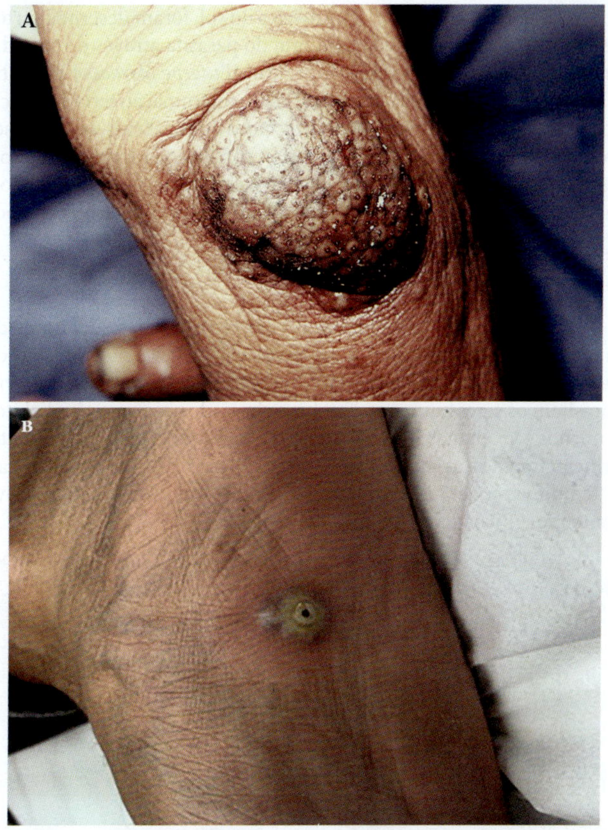

■ **Figura 77.20** (**A**) Tunguíase, aspecto em favo de mel. (**B**) Tunguíase com infecção secundária.

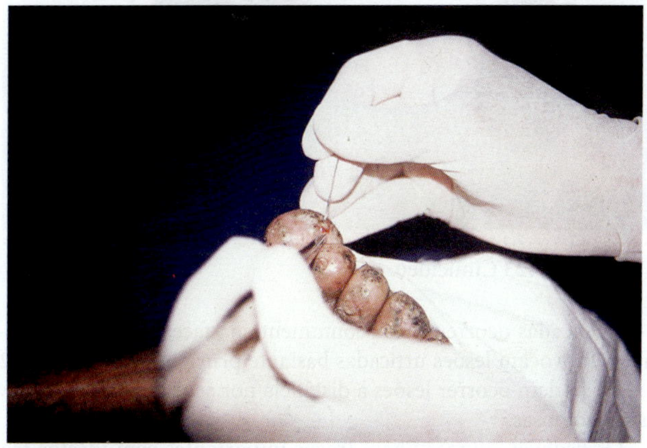

■ **Figura 77.21** Tratamento cirúrgico da tunguíase, exérese da tunga. Retirada da tunga com agulha.

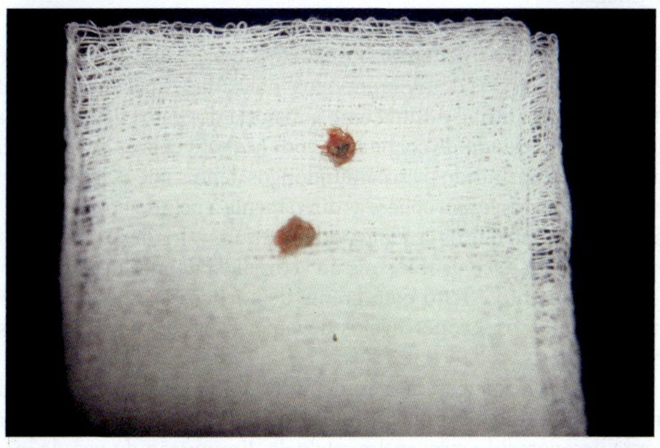

■ **Figura 77.22** Tungas retiradas cirurgicamente.

No Brasil e outros países da América do sul, foram descritos surtos de casos atribuídos a transmissão oral do parasita através de comida, caldo de cana de açúcar, água, sopa, açaí (*Euterpe oleracea*) e bacaba (*Oenocarpus bacaba*) contaminadas. Está contaminação teria acontecido pela presença de triatomíneos infectados ou suas fezes, ou ainda secreção das glândulas anais de marsupiais contaminados nos alimentos. Não se conseguiu identificar os vetores nas residências dos infectados, sendo nestes casos a definição de transmissão oral determinada por critérios clínicos e epidemiológicos.[54]

Cimicidíase

Todos os cimicídeos (Figura 77.23) são parasitas sugadores de sangue de aves e mamíferos. Dois terços das espécies são parasitas de morcegos. O gênero *Cimex* com as espécies *Lectularius* e *Hemíptera* parasitam os seres humanos. Também chamados *bedbugs*, têm hábitos noturnos e vivem nas fendas e buracos dos moveis, colchões, e a noite, principalmente nas madrugadas, picam as pessoas para se alimentar. O tempo varia de 3 a 12 minutos e durante o repasto injetam saliva contendo anticoagulante e anestésico.

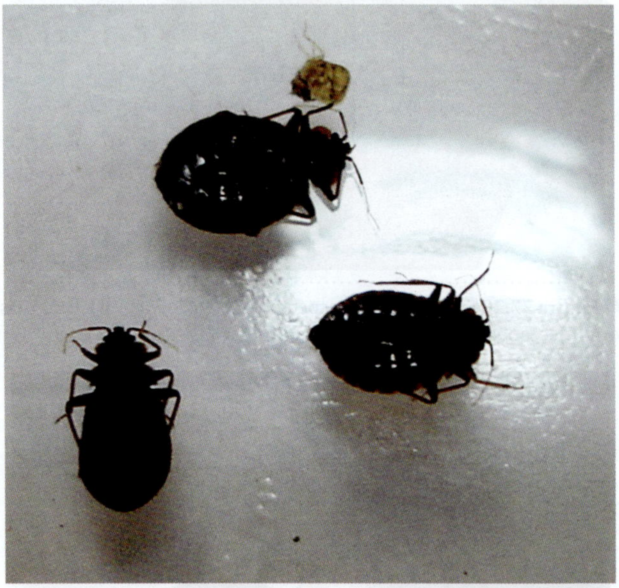

■ **Figura 77.23** Cimicídeo.

As picadas ocorrem mais comumente na face, pescoço, braços e mãos. Provocam lesões urticadas bastante pruriginosa (Figura 77.24 A e B), podem ocorrer lesões a distância por sensibilização inclusive lesões bolhosas.[55,56]

Os *bedbugs* compartilham traços importantes com insetos triatomíneos, mas ainda não está claro se essas semelhanças incluem a capacidade de transmitir o *Trypanosoma cruzi*, causador da doença de Chagas.

Um estudo feito em laboratório mostrou transmissão eficiente e bidirecional de *T. cruzi* entre hospedeiros e *bedbugs*. A maioria dos *bedbugs* alimentados de camundongos infectados experimentalmente adquiriram o parasita. Assim como a maioria dos ratos foram infectados após um período de coabitação com *bedbugs* expostos. O *T. cruzi* também foi transmitido para camundongos depois que as fezes de percevejos infectados foram aplicadas diretamente à pele do hospedeiro. Os achados sugerem que os *bedbugs* podem ser um vetor de *T. cruzi* e pode representar um risco de transmissão vetorial da doença de Chagas.[57]

O tratamento é feito com creme de corticosteroide e, às vezes, anti-histamínicos. Os percevejos devem ser erradicados com o uso de inseticidas.

Vários relatos sugerem o aumento do número de casos em todo mundo, incluindo a Europa e Estados Unidos, onde haviam praticamente desaparecido, provavelmente pela diminuição do uso de inseticidas e resistência aos mesmos.[58,59]

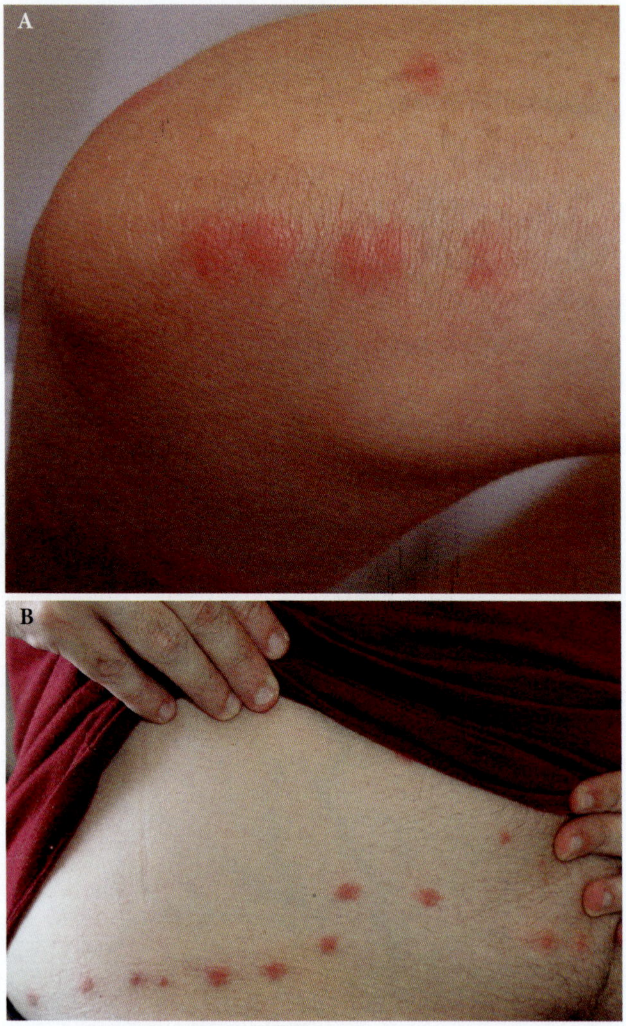

■ **Figura 77.24** (**A**) Pápulas urticadas em membro inferior por picada de cimicídeo, (**B**) lesões em abdome.

■ DERMATOSE CAUSADA POR DIPTEROS

A ordem Diptera é uma das mais numerosas entre as ordem dos insetos, os dípteros se alimentam de sangue e se constituem em várias famílias distintas. O aspecto comum é que necessitam alimentar-se com sangue para que haja desenvolvimento dos ovos e que estes sejam postos.

■ MOSQUITOS

Culicídeos, simulídeos, flebotomíneos e tabanídeos

Os mosquitos são incômodos e suas picadas podem causar pruridos intenso nas pessoas alérgicas (Figura 77.25).

Os mosquitos têm papel no aparecimento de estrófulo e prurigo de Hebra.

A distribuição é universal e são responsáveis pela transmissão de várias doenças como a malária, filariose, febre amarela, dengue, leishmaniose, zika e chikungunya.

Os culicídeos constituem mais de 2 mil espécies, muitas das quais transmissoras de doenças.

Compreendem os anofelinos e culicídeos.

A malária humana é transmitida exclusivamente pelos anofélinos e os culicíneos transmitem várias moléstias como arboviroses e o *Aedes aegypti* a dengue, a febre amarela, zika e chikungunya.

Os simulídeos constituem aproximadamente 1.300 distribuídos por todo mundo. No Brasil são conhecidos como borrachudos e pium.

Os simulídeos alimentam-se de sangue e suas picadas são numerosas e dolorosas. As fêmeas são hematófagas e se alimentam após a cópula.

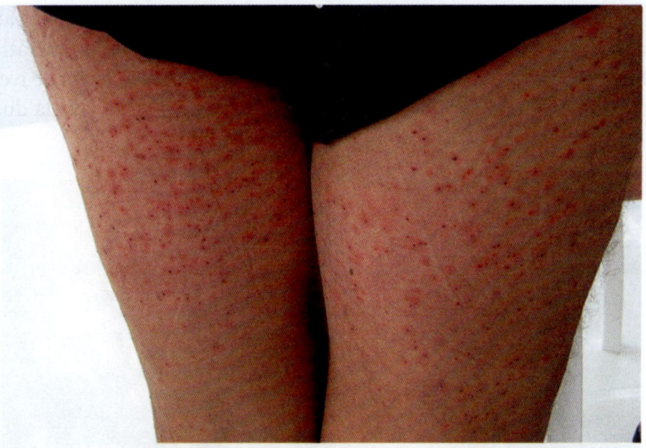

■ **Figura 77.25** Múltiplas lesões em coxas.

Há várias espécies que são encontradas no litoral, principalmente o *Sirmulium pertinax* que atacam preferencialmente os humanos. O *Simulium nigrimanum* é a espécie mais encontrada no interior. Como é encontrada em áreas endêmicas do fogo selvagem é associada a patogênese da doença.

No Norte do país são transmissores da oncocercose.

Os flebotomíneos são vetores da leishmaniose visceral, cutânea e também da bartonelose (doença de Carrion) e arboviroses. Só as fêmeas são hematófagas.

Os tabanídeos, também conhecidos como mutucas, apresentam várias espécies de três gêneros que atacam os humanos, *Tabanus, Chrysops* e *Haematopata.*

São silvestres, atacam durante o dia e a picada é dolorosa.

O gênero *Chrysops* com várias espécies é encontrado em maior número no país.

Os tabanídeos são vetores da filariose, loíasis na África e tularemia.

Miíases

Miíase é uma infestação decorrente da invasão de tecidos e órgãos de homens e animais por larvas de dípteros.

As moscas são dípteros superiores ou ciclorrafos e existem inúmeras famílias de interesse dermatológico. Podem ser transmissoras de várias doenças.

Existem algumas classificações como a proposta por Paton[60] de acordo com os hábitos parasitários do díptero: específica, semiespecífica e acidental.

A classificação de Bishopp, modificada por James, leva em conta o tecido acometido.[61]

Há a classificação em primárias e secundarias de acordo com o ciclo evolutivo dos dípteros.

Na primária a larva da mosca invade obrigatoriamente o tecido sadio para se desenvolver e é um parasita obrigatório nesse período evolutivo. Na secundária os ovos são colocados pelas moscas em ferimentos da pele ou em mucosas havendo desenvolvimento das larvas nos tecidos. São parasitas ocasionais.

Miíases primárias

Miíase furunculoide

Quando a larva da *Dermatobia hominis* penetra nos tecidos dos animais ou dos homens. É encontrada em áreas tropicais do Novo Mundo estendendo-se do Sul do México ao Norte da Argentina. O ciclo de vida de *D. hominis* é único. A fêmea após a cópula voa e captura um díptero hematófago, geralmente mosquito. Coloca 10 a 50 ovos no abdome de sua presa, sem afetar sua capacidade de voar.[62]

Quando o inseto veiculador pousa na pele do homem ou de outro animal há súbito aumento da temperatura fazendo com que as larvas saiam dos ovos e em cerca de 20 minutos penetram na pele do hospedeiro através dos folículos pilosos ou do orifício da picada. Na hipoderme começam a se alimentar, por um período de 5 a 12 semanas.

As larvas emergem da pele geralmente a noite e, no solo transformam-se em pupa para completar o ciclo. Entre 60 e 80 dias há a transformação no inseto alado. A penetração da larva geralmente não é notada. Em seguida surge uma pápula pruriginosa. A pápula persiste, piora e cresce, tornando-se uma lesão furunculoide medindo de 1 a 2 cm de diâmetro. A lesão é eritematosa, edemaciada, com um discreto aumento da temperatura no local e dolorosa. Observando-se a lesão nota-se um pequeno orifício por onde drena continuamente uma secreção serosa e observa-se intermitentemente a cauda da larva (Figura 77.26 A). Ao se espremer a lesão pode-se expor a larva (Figura 77.26 B).

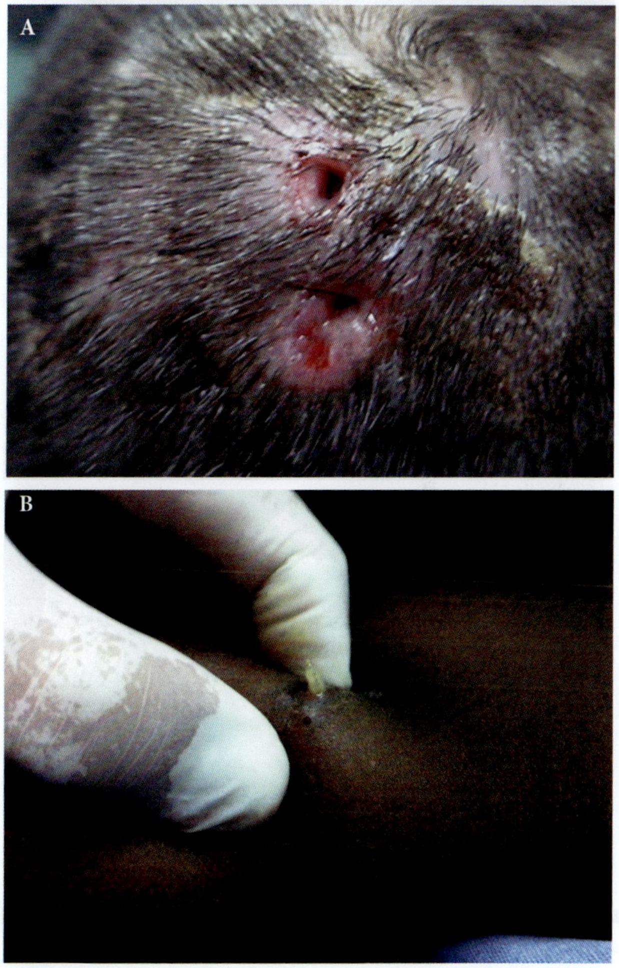

■ **Figura 77.26** (**A**) Orifício de saída da miíase primária. (**B**) Exposição da larva após se espremer a lesão.

No terceiro estágio a larva mede de 3 a 4 mm, move-se ativamente e há dor em ferroada no local. Eventualmente pode ocorrer infecção secundária com abscesso, celulite e adenopatias.

A *D. homimis* pode ocorrer em qualquer região do corpo. Quitanilha-Cedilo e colaboradores,[63] estudando 25 casos, encontraram 9 pacientes com lesões no couro cabeludo, 7 no tronco, 4 nos membros superiores, 3 nos inferiores e 2 na face.

Quando a larva deixa o nódulo há cicatrização.

O tratamento consiste na retirada da larva que pode ser feita de várias maneiras. Pode-se realizar a compressão do nódulo, fazendo-se antes pequena incisão no orifício o que facilita a retirada do berne (Figura 77.27 A e B). A obstrução do orifício com vaselina e a colocação de esparadrapo, o que impede a larva de respirar, provoca sua subida para a superfície, quando pode então ser removida. Há um tratamento leigo, que é a colocação de toucinho aquecido sobre o orifício, a larva necessitando respirar penetra no toucinho.

Após a saída da larva a lesão regride rapidamente.

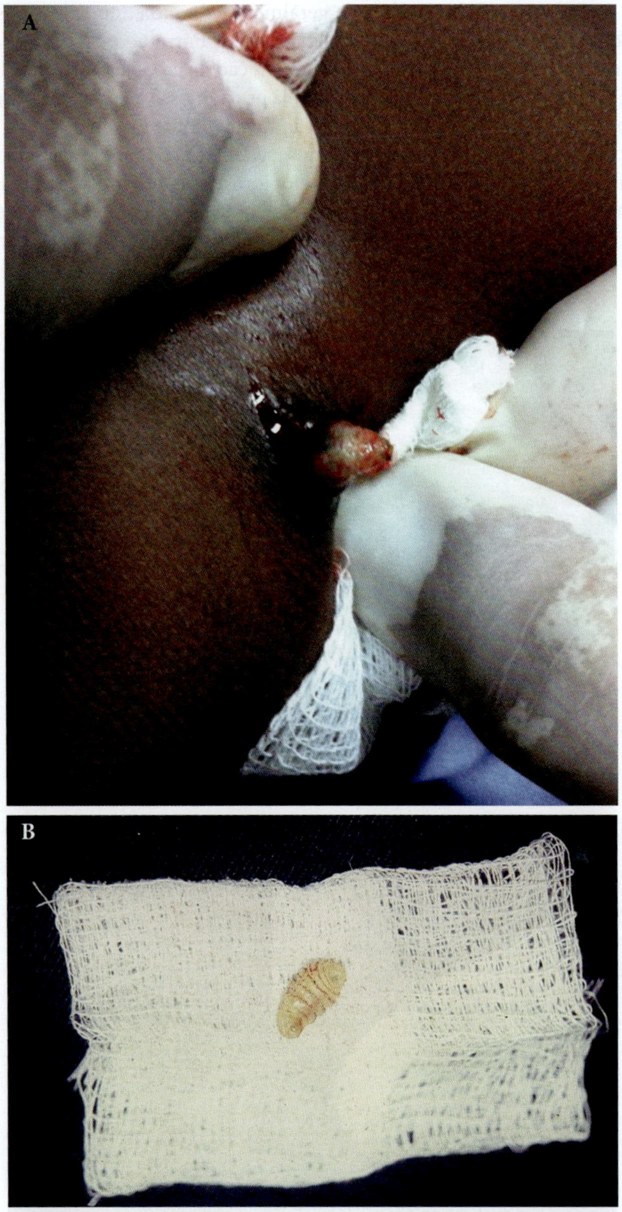

■ **Figura 77.27 (A)** Incisão com exposição da larva, **(B)** retirada da larva após a incisão.

Miíase migratória

É causada por larvas do gênero *Gasterophilus* que são parasitas do trato intestinal dos cavalos e do gênero *Hypoderma* que são parasitas obrigatórios do gado. Quando penetram na pele provocam uma lesão eritematosa, papulosa, tortuosa com uma vesícula na extremidade. O diagnóstico diferencial é feito com a larva migrans causada por ancilostomos.

Essas moscas não existem em nosso meio.

Miíase secundária

São causadas por larvas de moscas que não são parasitas obrigatórios. Dependendo do local onde os ovos são depositados, podem ser denominadas "cutâneas" e "cavitárias" e, quando os ovos são ingeridos acidentalmente com alimentos, pode ocorrer a intestinal.

Na forma cutânea a mosca deposita os ovos em ulcerações na pele, que eclodem e as larvas vão se desenvolvendo. Os principais agentes etiológicos são as moscas *Cochliomya macellaria* e *C. hominivorax* e outras espécies da família *Sarcophagidae* e gênero *Lucilia*.

Esse tipo de miíase ocorre em pessoas que não tratam as ulcerações. O diagnóstico é puramente clínico, pois as larvas são visualizadas movimentando-se ativamente (Figura 77.28 A). O tratamento é realizado com a retirada das larvas após a colocação de éter para matá-las (Figura 77.28 B e C). Vitória e colaboradores descrevem o uso de ivermectina a 1% em propilenoglicol no local, sendo a lesão lavada duas horas depois com soro fisiológico.

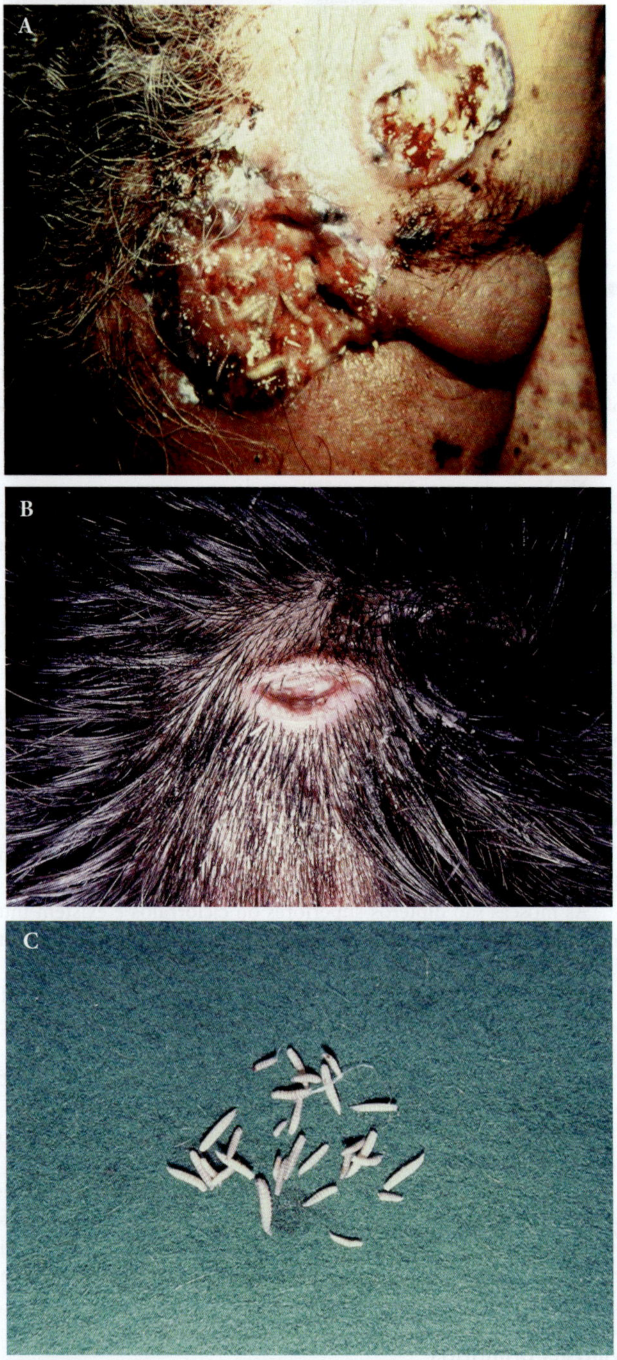

■ **Figura 77.28 (A)** Larvas de mosca em carcinoma basocelular necrosado. **(B)** Larvas mortas após a colocação de éter. **(C)** Larvas de mosca retiradas da lesão.

Miíase cavitaria

Quando a mosca deposita os ovos em cavidades naturais como narinas, ouvidos, órbitas oculares e vagina. A espécie que causa lesões mais graves é a *C. hominivorax*, e a doença depende do local e do grau de destruição causado pelas larvas. O tratamento de escolha atualmente consiste no uso de ivermectina 200 µg/kg de peso.

No passado o tratamento era realizado com oxcianureto de mercúrio a 1%.

Miíase intestinal acidental

Ocorre pele ingestão de alimentos contaminados com ovos de mosca. Os sintomas são relacionados ao número de ovos ingeridos, a espécie da mosca e a imunidade da pessoa

Demodecidose

É causada por um ácaro que é parasita obrigatório do folículo piloso humano. Denominado *Demodex folliculorum*. Foi descoberto em 1841, no cerúmen, porém o dermatologista Gustavo Simon foi que o descreveu e denominou *Acarus*.[64] Em 1843 o zoólogo Richard Ower criou o nome genérico *Demodex*.

O *D. foliculorum* mede de 0,3 a 0,4 mm de comprimento com peças bucais e patas atrofiadas, tem o abdome alongado e estriado.

Após a cópula no óstio folicular, a fêmea deposita os ovos no folículo. O ovo eclode com a saída da larva hexapode. Após dois estágios ninfais atinge forma adulta com oito patas.

Os ácaros mostram uma predileção por áreas com grande produção de sebum, como na face e tórax.

Tem sido atribuído ao *D. foliculorum* papel patogênico em um quadro que ocorre predominantemente em mulheres de meia idade denominado *pitiryasis foliculIorum*. Há um eritema difuso na face e foliculite, no material colhido há grande número de ácaros e o quadro clínico tem respondido bem ao tratamento com acaricidas tópicos.

O papel do *Demodex* na patogênese da rosácea tem provocado muito debate.[65-67]

É possível que, por meio da obstrução dos óstios foliculares, contribuam para a reação inflamatória favorecendo a proliferação bacteriana ou através da hipersensibilidade aos antígenos do ácaro.

A perspectiva de que os efeitos terapêuticos do metronidazol na rosácea através de sua ação contra o demodex não foi comprovada, pois se verificou que o ácaro pode sobreviver a altas concentrações do medicamento *in vitro*.[68] Assim é possível que o parasita não tenha papel patogênico na rosácea.

Erupções papulosas ou papulopustulosas na face tronco e membros em indivíduos imunodeprimidos (pacientes HIV-positivos, crianças com leucemia[69] e um caso com micose fungoide.)[70] têm sido atribuídas ao demodex. No tratamento pode-se utilizar permetrina 5%, metronidazol 5%, peróxido de benzoíla 5%, e enxofre precipitado 5%.

No tratamento sistêmico a ivermectina 200 µg/kg ou o metronidazol 250 mg ao dia são efetivos.

■ LARVA MIGRANS CUTÂNEA

É também denominada "dermatite linear serpiginosa", "bicho geográfico" ou "bicho de praia", "verme da areia".

É distribuído largamente no mundo, porém é mais encontrada nas regiões tropicais e subtropicais, como Sudoeste dos Estados Unidos, Caribe, África, América Central, do Sul, Índia e Sudeste da Ásia.

O indivíduo adquire a doença quando entra em contato com a areia ou solo contaminado com fezes de cães e gatos.

Na época das chuvas o número de pessoas infectadas aumenta, provavelmente pela dissolução das fezes dos cães e gatos, facilitando a eclosão dos ovos e a penetração das larvas na pele das pessoas.

A doença ocorre pela penetração na pele das formas larvárias de nematodes de cães e gatos que estão aptos a penetrar na pele provavelmente pela secreção de hialuronidase.[71]

O *Ancylostoma brasiliensis* é o agente etiológico mais frequente. Outros também podem causar a doença como o *A. caninum*, *Uncinaria* (vermes dos cães da Europa), *Bunostomum* (verme do gado) *Phebotumum stenocephala*.

Clínica

As lesões são lineares salientes eritematosas serpenteantes muito pruriginosas provocadas pelo deslocamento das larvas na pele. Algumas vezes as lesões são vesiculosas e até bolhosas (Figura 77.29 A, B e C) em razão da hipersensibilidade. As áreas mais afetadas são as que entram em contato com o solo, ou seja os pés, as pernas e nádegas.[72]

Podem ocorrer localizações bizarras como na face, áxilas (Figura 77.30) e pênis. Há um caso descrito com lesões na mucosa oral.

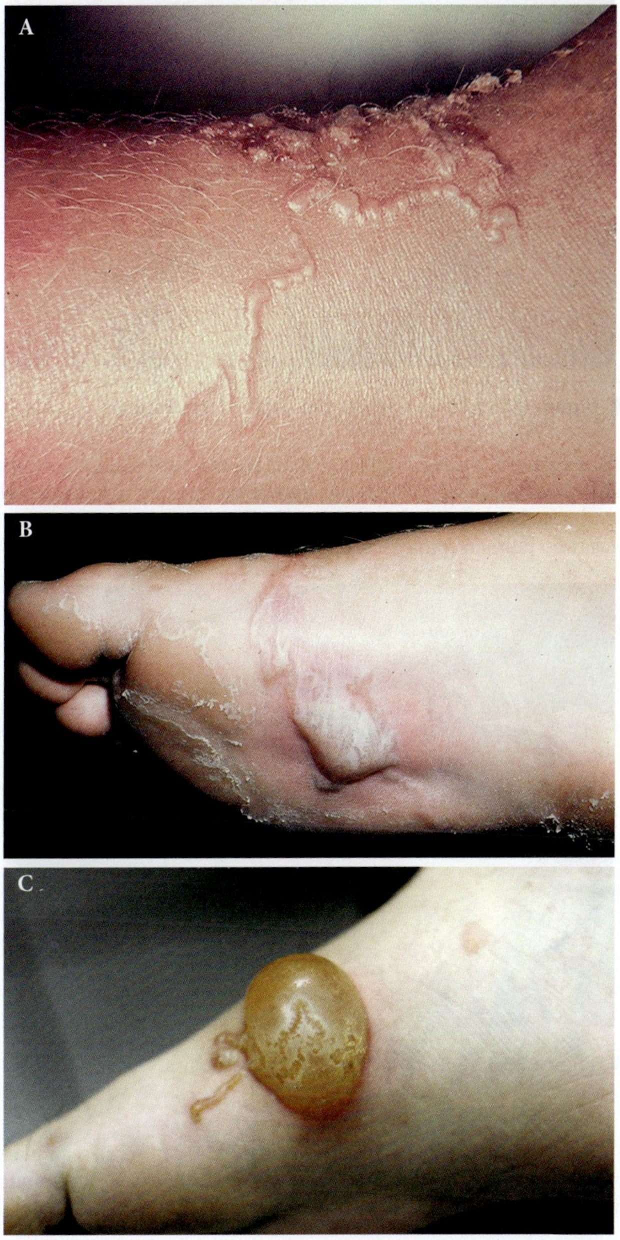

■ **Figura 77.29** **(A)** *Larva migrans* cutânea, **(B)** *Larva migrans* múltiplas lesões agrupadas, **(C)** *Larva migrans* com lesão bolhosa.

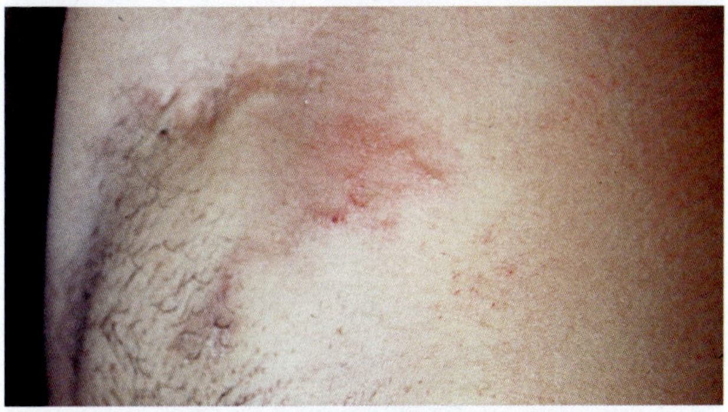

■ **Figura 77.30** *Larva migrans* em localização incomum, axila.

Quando os espaços interdigitais são afetados pode ocorrer maceração e as lesões são confundidas com dermatofitose dos pés (Figura 77.31).

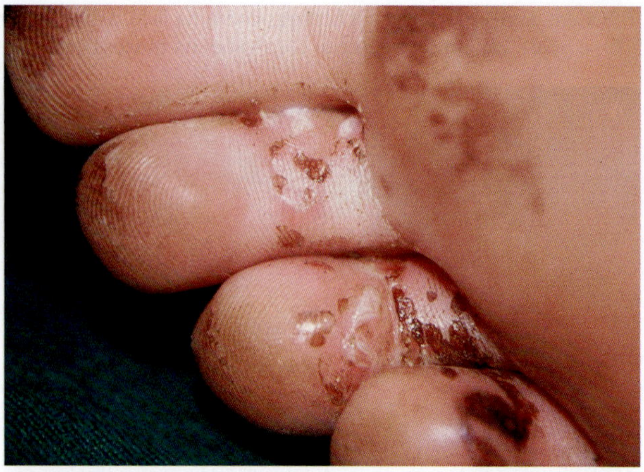

■ **Figura 77.31** *Larva migrans* simulando dermatofitose.

A eosinofilia pode chegar a 30% em alguns casos. Quando a infestação é intensa (Figura 77.32) e há invasão da corrente sanguínea pode ocorrer a chamada "síndrome de Loffler"[73] (infiltração transitória em placas no pulmão com eosinofilia no sangue e esputo).

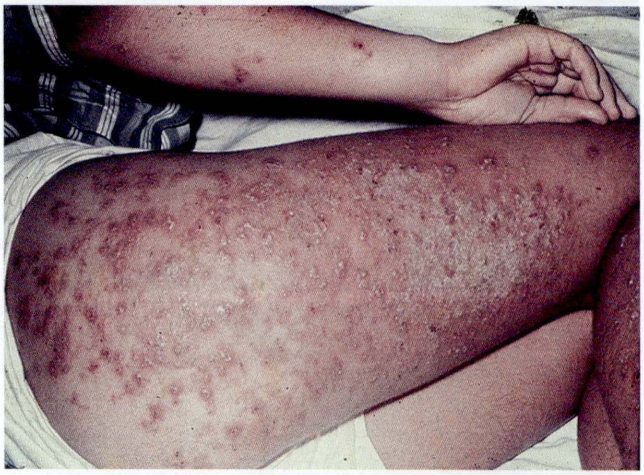

■ **Figura 77.32** *Larva migrans,* infestação intensa.
Fonte: Acervo do Prof. Zireli Valença.

Quando ocorre eczematização (Figura 77.33) e infecção secundária o diagnóstico é dificultado, podendo-se lançar mão do exame anatomopatológico da lesão (Figura 77.34).

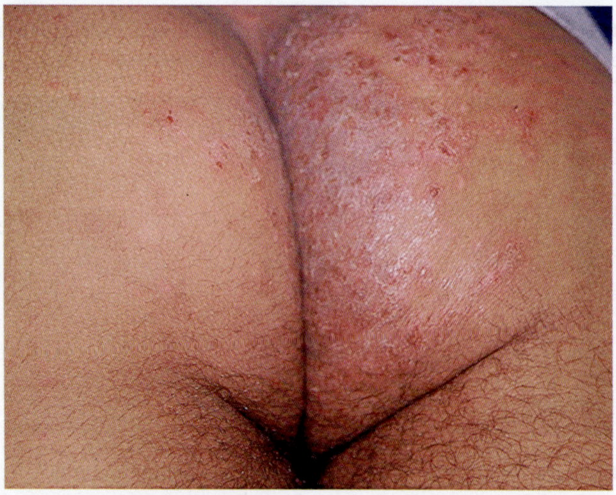

■ **Figura 77.33** *Larva migrans* forma papuloliquenificada em paciente com 90 dias de lesão.

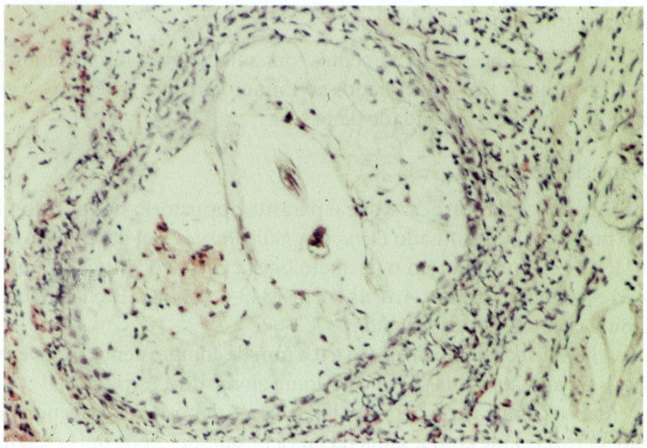

■ **Figura 77.34** Aspecto histopatológico da *Larva migrans.*
Fonte: Acervo do Prof. Antonio Carlos Martins Guedes.

Tratamento

De acordo com o número de lesões e a sua localização o tratamento pode ser tópico ou sistêmico. Quando ocorre infestação intensa, ou a pele afetada é espessa utiliza-se a terapêutica sistêmica.

Os medicamentos de escolha são o albendazol 400 mg. em dose única em pacientes com menos de 60 kg, ou 15 mg/kg/dia durante 3 dias. O seu uso não impede o aleitamento e, o risco fetal é categoria C. A taxa de cura foi de 77% a 100% dos casos.[74,75]

A ivermectina de 200 µg/kg em dose única é uma excelente medicação. Pode ser repetida após sete dias.[76]

Tiabendazol, 25 mg/kg durante 5 dias é bastante eficaz, porém pode causar náuseas, vômitos ou tonturas.

Quando o número de lesões é reduzido e a pele da área não é espessa o tratamento tópico com pomada de tiabendazol a 5% pode ser curativo. A neve carbônica ou o nitrogênio líquido podem ser utilizados para o congelamento da lesão e morte da larva.

■ ENTEROBÍASE E/OU OXIURÍASE

Causada pelo *Enterobius vermiculares* ou oxiúrus, verme que mede cerca de 1 cm de comprimento, apresenta distribuição mundial, mas a maior incidência ocorre nas regiões de clima temperado. É muito comum no Brasil atingindo principalmente os indivíduos entre 5 e 15 anos de idade, porém os adultos também podem ser infectados.

Quando os ovos embrionados são ingeridos, há a eclosão e as larvas rabditoides sofrem duas mudas no trajeto intestinal até o ceco. Transformam-se em adultos e migram para a região perianal, onde os ovos são eliminados pelo rompimento das fêmeas.

A transferência dos ovos do anus para a boca ocorre pelas mãos, dedos, contatos sexuais ou objetos contaminados, e mantém a infecção ou podem contaminar outros indivíduos. Pode ocorrer retroinfecção.

O principal sintoma é o prurido na região anal ou perianal que se agrava a noite. Como consequência pode haver insônia, irritabilidade, escoriações, impetigenização e até celulite. Nas mulheres, pode causar quadros de vaginites.

O diagnóstico laboratorial é feito pelo método de Graham ou da fita adesiva.

Tratamento

O tratamento pode ser feito com palmoato de pirantel, 11 mg/kg em dose única, podendo ser repetido em uma semana; albendazol, 400 mg em dose única ou mebendazol, 200 mg/dia por 3 dias.

■ CALEÓPTEROS VESICANTES

Os Coleópteros vesicantes, são insetos que habitam todos os continentes com exceção dos polos. Há duas espécies diferentes que podem causar lesões vesicobolhosas na pele. São denominados "potó".

■ POTÓ OU PAEDERUS

Pertence ao gênero *Paederus*,[77] família *Staphylinidae* sendo os mais comuns em nosso meio. Também são conhecidos como pela-égua ou trepa moleque na região Nordeste do Brasil (Figura 77.35).

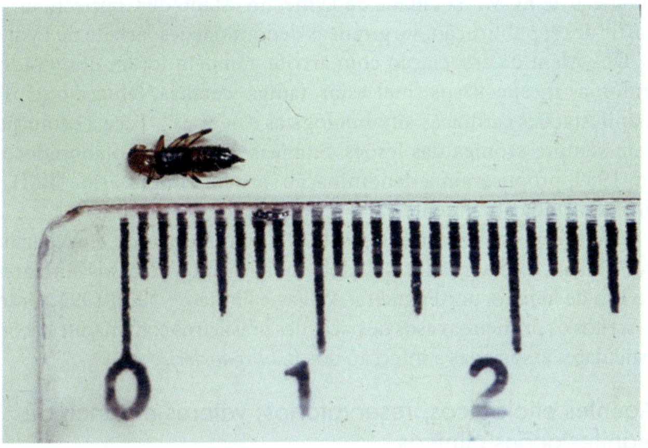

■ **Figura 77.35** *Paederus* sp.

Existem cerca de 600 espécies distribuídos por todos os continentes com exceção dos polos Norte e Sul.

No Brasil foi descrito em 1912 por Pirajá da Silva. Existem seis espécies: *P. amazonicus, P. brasiliensis, P. columbinus, P. curtis P. fuscipes, P. Goeldi. O P. brasiliensis* é o encontrado com maior frequência.

Alimentam-se de detritos vegetais, particularmente em lavouras de feijão, milho e cadáveres de outros insetos, e praticam o canibalismo. São animais voadores de hábito noturno e são atraídos pela luz das habitações.

Vários surtos têm sido descritos no Brasil, inclusive no Nordeste.[78]

Quadro clínico

Os acidentes ocorrem quando os insetos são esmagados contra a pele com a liberação do líquido vesicante, pederina, particularmente em área expostas.

Após o contato há ardor e prurido, surge eritema, vesículas, bolhas, que se transformam em pústulas (Figuras 77.36 a 77.38) e dessecam, deixando hiperpigmentação residual (Figura 77.39).

Algumas vezes as lesões assemelham-se à fitotodematoses (Figura 77.40). Evoluem em cerca de 9 dias.

O diagnóstico diferencial deve ser feito com herpes-zóster, herpes simples e fitofotodermatite (Figura 77.41).

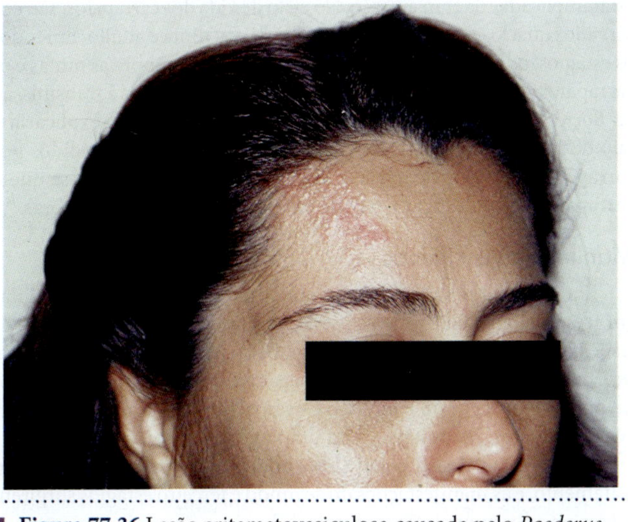

■ **Figura 77.36** Lesão eritamatovesiculosa causada pelo *Paederus*.

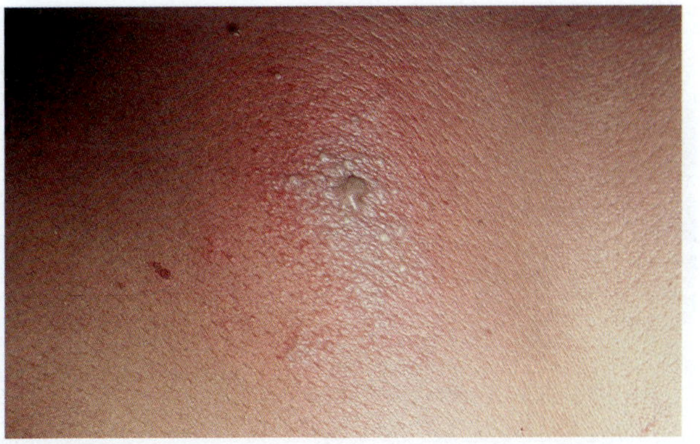

■ **Figura 77.37** Lesão eritematovesicopustulosa causada pelo *Paederus*.

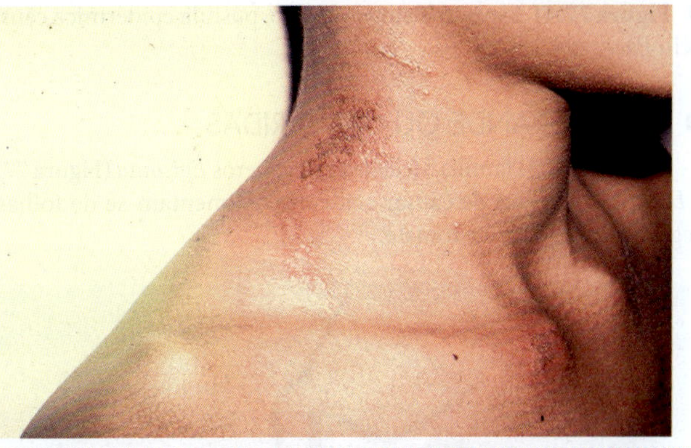

■ **Figura 77.38** Lesões vesicobolhosas causada pelo *Paederus*.

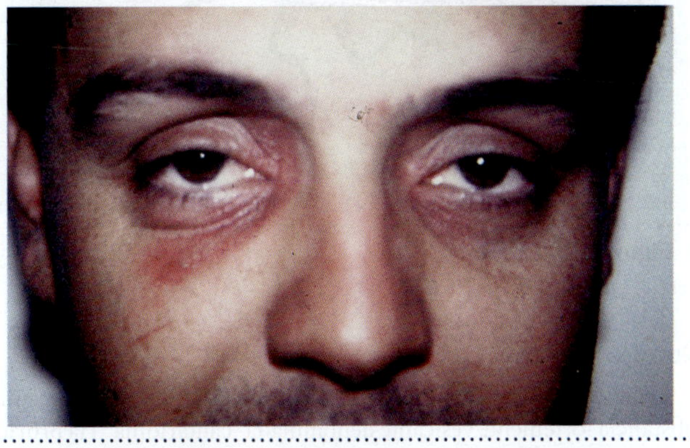

■ **Figura 77.39** Lesão eritamatovesiculosa e dermatosa palpebral causada pelo *Paederus* (Olho de Nairobe).

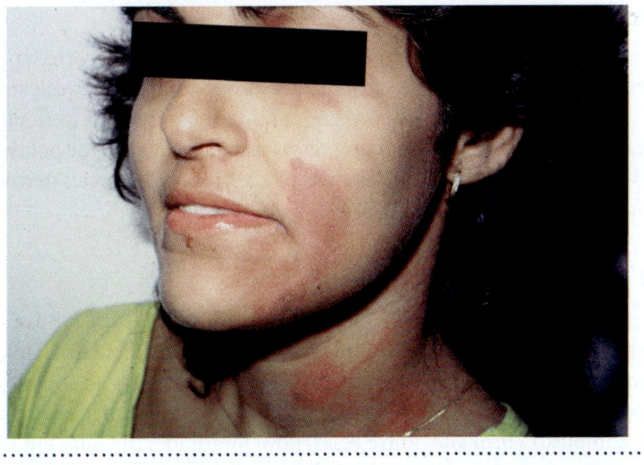

■ **Figura 77.40** Lesões eritamatovesiculosas hiperpigmentadas localizadas na face e no pescoço simulando fitofotodermatose causada pelo *Paederus*.

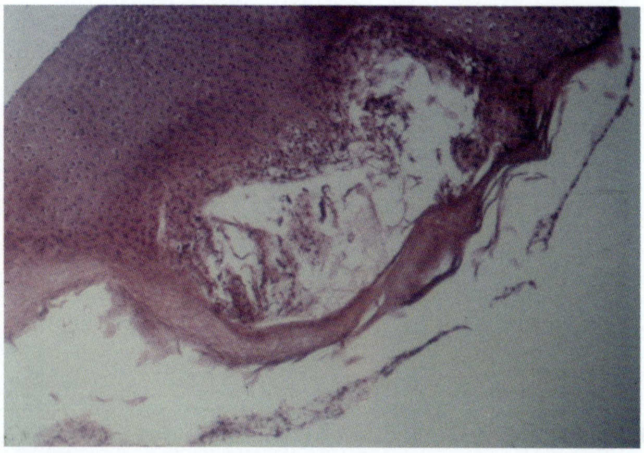

■ **Figura 77.41** Aspecto histopatológico, pústula epidérmica causada pelo *Paederus*.

■ POTÓ GRANDE OU CANTÁRIDAS

São insetos da família *Meloidea* e os gêneros *Epicauta* (Figura 77.42) e *Lytta* são capazes de causar acidentes. Alimentam-se de folhas de vegetais como batata e tomate.

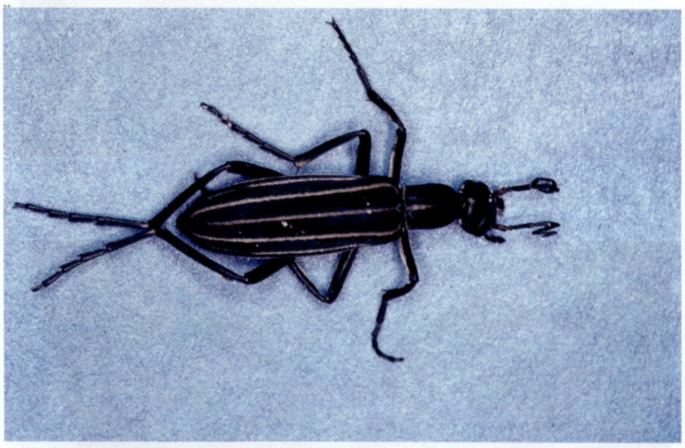

■ **Figura 77.42** *Epicauta.*
Fonte: Acervo do Prof. Vidal Haddad.

Quadro clínico

Quando são comprimidos contra a pele os insetos liberam uma substância fortemente vesicante denominada "cantaridina". Há prurido ardor e surgem lesões vesico-bolhas que evoluem de maneira semelhante as provocadas pelo *Paederus*.

Tratamento

Quando o indivíduo identifica o acidente na hora que ocorre, a pele deve ser lavada com água e sabão para remover a substância vesicante.

Geralmente as pessoas só veem as lesões quando já há vesículas, nesses casos devem ser feitas compressas com permaganato de potássio 1:30000, 2 vezes ao dia e em seguida colocar cremes de corticosteroide com antibióticos.

■ DOENÇA DE LYME

A doença de Lyme (DL), também denominada "borreliose de Lyme", é uma zoonose transmitida por carrapatos, principalmente do gênero *Ixodes*, infectados com espiroquetas pertencentes ao complexo *Borrelia burgdorferi sensu lato.*[79] São reconhecidas 20 espécies dentro do complexo *sensu lato.* Entre essas, nove foram identificadas em humanos e seis estão relacionadas à doença: *B. burgdorferi strictu sensu* e *B. mayonii*, nos Estados Unidos; *B. bavariensis, B. garinii, B. afzelli* e *B. spielmanii*, na Europa.[80]

Afzelius, na Suécia, em 1909, e Lipschutz, na Áustria, em 1913, descreveram os primeiros pacientes com eritema crônico migratório (ECM), caracterizados por placas eritematosas de crescimento centrífugo e involução central.[81,82] Em 1977, Steere e colaboradores, nos Estados Unidos, descreveram a associação de artrite e lesões cutâneas de ECM, na cidade de Lyme, no estado de Connecticut. A partir dessa publicação, surgiram as denominações "artrite de Lyme" e "DL". Além da associação com artrite, também foram observados sintomas inespecíficos (mal-estar, fadiga, cefaleia, febre e outros), manifestações cardíacas, oftalmológicas e neurais.[83] Face à evolução, nem sempre crônica das lesões cutâneas, Detmar e colaboradores, em 1989, propuseram a denominação "eritema migratório" (EM), a mais utilizada atualmente.[84]

No Brasil, os primeiros casos de EM foram relatados, em Manaus, por Talhari e colaboradores. Também, há relatos de casos similares, no Rio de Janeiro, por Filgueira, Azulay e Florião.[85-89] Em 1992, foram descritos os primeiros casos de pacientes brasileiros com manifestações articulares associadas à infecção por *B. burgdorferi.*[90]

Agentes etiológicos, reservatórios, vetores e principais manifestações clínicas

O agente etiológico da DL foi isolado, pela primeira vez, por Burgdorfer, em 1982, no intestino de carrapatos *Ixodes dammini.*[91] Atualmente, essa espiroqueta faz parte do complexo *Borrelia burdorgeri sensu lato*, sendo que nove espécies foram encontradas ou isoladas em humanos: *B. afzelii, B. bavariensis, B. bissetti, B. burgdorferi sensu stricto (ss), B. garinii, B. kurtenbachii, B. lusitaniae B. spielmanii, B. valaisiana.* [92]

Quanto as diferentes manifestações clínicas ocasionadas pelas diversas espécies de *Borrelia*, algumas são bem conhecidas em relação à *B. burgdorferi, B. afzelii* e *B. garinii*. Além do EM, a *B. burgdorferi strictu sensu* está associada à artrite e diversos comprometimentos sistêmicos; a *B. afzelii* pode ocasionar EM e acrodermatite atrófica crônica; a *B. garinii* é a espécie mais frequentemente associada à neuro-borreliose. A *B. spielmanii*, até o momento, foi identificada somente em casos de EM. Admite-se que as outras espécies possam ocasionar manifestações clínicas similares à *B. burgdorferi*, no entanto, há poucas informações sobre essas outras espécies, identificadas mais recentemente.[93]

Nos Estados Unidos, camundongos e cervos são importantes reservatórios da espiroqueta. Títulos sorológicos elevados para *Borrelia* foram observados em cavalos, vacas, carneiros e gatos. No Brasil, roedores silvestres e outros mamíferos, como os gambás, poderiam estar relacionados à epidemiologia da DL.[94]

Os principais transmissores da DL são carrapatos do gênero *Ixodes*. No continente europeu, predomina o *Ixodes ricinus*. Nos Estados Unidos, o *Ixodes dammini*, também conhecido como *I. Scapularis*. No Brasil, admite-se que o carrapato *Ambylomma cajannense* seja o responsável pela transmissão da DL. Outras espécies de carrapato poderiam estar implicadas na transmissão. No ciclo de vida dos carrapatos, são observados quatro estágios evolutivos: ovo, larva, ninfa e adulto. Em todos os estágios, os carrapatos podem estar infectados, embora as ninfas e os carrapatos adultos sejam as principais formas associadas à transmissão da *Borrelia*. As mordidas das ninfas são indolores, o que explicaria o fato de muitos pacientes não lembrarem de terem sido mordidos por carrapatos. Para que ocorra a infecção pela *Borrelia*, estima-se que o carrapato necessite sugar a pessoa em período superior a 12 horas.[94]

Manifestações clínicas

Em geral, as manifestações clínicas da DL podem são divididas em três estágios. No primeiro estágio ou fase aguda, predominam as lesões cutâneas, podendo ocorrer também astenia, artralgia, mialgia, *rash* cutâneo, adenopatias, esplenomegalia e sinais clínicos de irritação meníngea. No segundo e terceiro estágios, são observadas manifestações articulares, neurológicas, oftalmológicas e cardíacas.[94]

As lesões cutâneas iniciais (EM) podem desaparecer, mesmo sem tratamento, e as manifestações do segundo e terceiro estágios surgirem meses ou anos após a infecção inicial.[94]

Manifestações dermatológicas

As manifestações cutâneas da DL podem ser localizadas ou disseminadas, com lesões cutâneas de EM ou, menos frequentemente, lesões similares ao linfocitoma cútis. Outra manifestação cutânea clássica, tardia e pouco frequente é a acrodermatite crônica atrófica.[95]

O EM é a principal manifestação clínica inicial da DL, podendo ocorrer lesões únicas ou múltiplas. No local da mordida do carrapato surge lesão eritematopapulosa ou pequena placa que aumenta de tamanho, formando placa maior, com involução central, bordas elevadas, descontínuas e centro claro, cianótico e/ou ligeiramente escamoso. Essas lesões podem atingir grandes diâmetros (Figuras 77.43 e 77.44). É comum a progressão rápida do EM, atingindo 20 a 30 cm de diâmetro, ou mais, em poucos dias. Na maioria dos pacientes, o EM é assintomático. Além do aspecto clássico, as manifestações cutâneas iniciais podem ser erisipeloides, eritematoedematosas, liquenoides ou simular outros quadros clínicos. Em geral, na Europa o número de lesões é pequeno, sem tendência à disseminação cutânea. O EM ocasionado por *B. burgdorferi strictu sensu* e *B. garinii* costuma ser mais homogêneo, sem involução central.[95,96]

Além do EM, outra manifestação cutânea importante da fase inicial da DL é quadro similar ao linfocitoma *cutis*, também denominado *linfadenosis benigna cútis*; trata-se de pseudolinfoma de linfócitos B, induzido pela *B. burgdorferi, B. afzelli* ou *B. garinii*. Clinicamente, caracteriza-se pela presença de nódulo ou placa eritematosa, única, com 1 a 5 cm de diâmetro, localizado, geralmente, na face, pavilhão auricular, bolsa escrotal ou aréola mamária. Esse quadro clínico já foi observado no Brasil.[97,98]

Entre as manifestações da fase cutânea tardia, destaca-se a acrodermatite crônica, também denominada "acrodermatite crônica atrófica" (ACA) ou "doença de Pick-Herxheimer". É associada principalmente à *B. afzelii*. Esse quadro dermatológico é descrito principalmente na Europa. A ACA é mais comum em adultos e pode manifestar-se 6 meses a 8 anos após a infecção. Clinicamente, inicia com placa eritematosa, evoluindo para atrofia cutânea com vasos sanguíneos proeminentes; ocorre, principalmente, nos membros inferiores, mas a face e o tronco também podem ser afetados.[99]

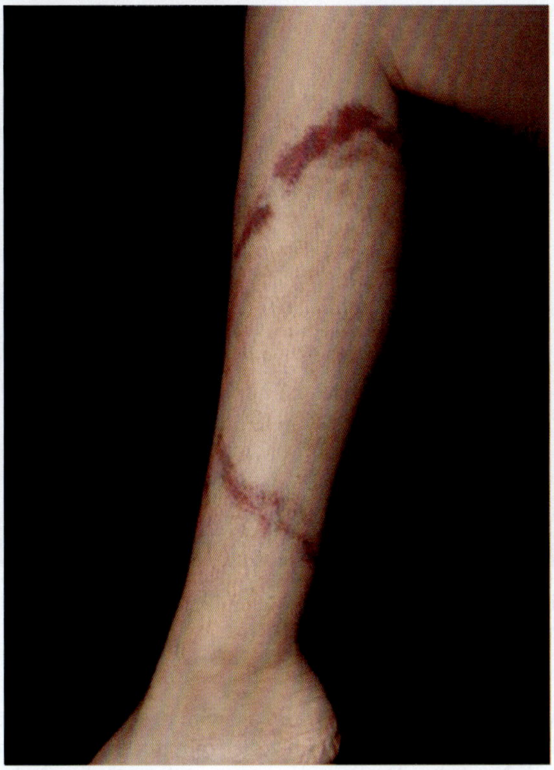

Figura 77.43 Placa com crescimento centrífugo com bordos eritemato-violáceos medindo 29 cm, localizada na face lateral e posterior da perna.

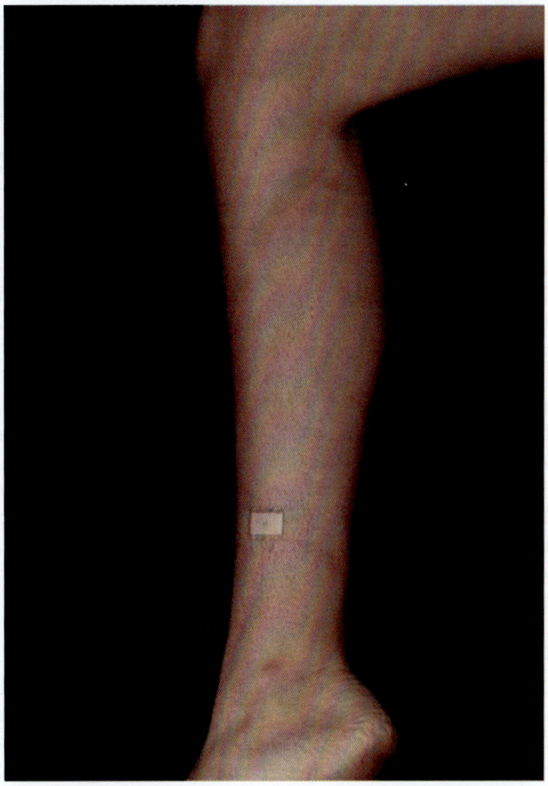

Figura 77.44 Cura clínica da lesão após 14 dias de tratamento com doxiciclina 100 mg de 12 em 12 horas.

OUTRAS DOENÇAS DERMATOLÓGICAS ASSOCIADAS À INFECÇÃO POR BORRELIA

A infecção pela *B. burgdorferi* tem sido associada a outras doenças dermatológicas, como a esclerodermia em placa, líquen escleroso, atrofodermia de Pasini-Pierini, linfoma cutâneo de células B e granuloma anular. Por meio do exame de imunohistoquímica, utilizando-se anticorpo policlonal anti-*B. burgdorferi,* comprovou-se a presença dessa bactéria em biópsias cutâneas de pacientes com esclerodermia em placa e atrofodermia de Pasini-Pierini, procedentes de Manaus.[100,101]

Diagnóstico

Para o diagnóstico da DL são importantes os aspectos epidemiológicos, clínicos e laboratoriais.[102]

O diagnóstico laboratorial é realizado por meio da sorologia para detecção de anticorpos específicos, histopatologia/imunohistoquímica, reação em cadeia da polimerase (PCR) e cultura.[102]

A detecção de anticorpos IgM ou IgG anti-*B. burgdorferi* é comumente utilizada em casos com suspeita clínica de DL e investigação epidemiológica. São realizados, principalmente, o ELISA (*enzime-linked immunosorbent assay*) e imunofluorescência indireta (IFI). Esses exames podem dar resultados falso-positivos, pela possibilidade de reação cruzada com outras enfermidades, como colagenoses, leishmaniose e sífilis. Portanto, em áreas onde a DL é pouco frequente, a comprovação diagnóstica, necessariamente, terá de ser feita com exames específicos que evidenciem a presença da espiroqueta.[103]

No exame histopatológico, observa-se, na derme, proliferação e dilatação dos vasos sanguíneos associadas a infiltrado inflamatório central, constituído de macrófagos, mastócitos, neutrófilos, plasmócitos, linfócitos e raros eosinófilos. Vasculite, predominantemente linfocítica, também pode ser evidenciada. Em lesões mais antigas, podem ocorrer atrofia da epiderme e derme, além de diminuição do infiltrado inflamatório dérmico.[103]

A técnica de reação em cadeia da polimerase (PCR) tem sido utilizada para detectar a presença de *Borrelia* em material de biópsia. Tem alta especificidade. Porém, a sensibilidade é variável, sendo positiva em

20% a 81% dos casos. A técnica *nested*-PCR, utilizando o gene flagelina, apresenta sensibilidade maior que a PCR tradicional. A positividade da PCR é maior quando são utilizados fragmentos de lesões cutâneas ou de membrana sinovial. É menos sensível quando realizada em blocos parafinados, sangue, líquido sinovial e líquor.[104]

A cultura, utilizando o meio BSK (Barbour, Stroenery, Kelly) ou variações, apresenta especificidade de 100%. Porém, a sensibilidade é relativamente baixa. Diante das dificuldades de execução da técnica e possibilidade de contaminação, a cultura é positiva em aproximadamente 45% dos casos.[105]

Eisendle e colaboradores, em 2007, empregando o método de imunohistoquímica associado à técnica de microscopia de focagem flutuante (FFM), obtiveram resultados superiores aos da *nested*-PCR (96% *versus* 45,2%) para a detecção de *Borrelia*, com especificidade similar (99,4% *versus* 100%). A FFM consiste em examinar a lâmina em vários planos, simultaneamente: horizontal e vertical, aproximando-se e distanciando-se a objetiva do microscópio, com aumentos de até 400x, sob forte iluminação. Segundo os autores, esses movimentos simultâneos facilitam a visualização da espiroqueta.[106] Utilizando essa mesma técnica, em 2010, Talhari e colaboradores demonstraram, pela primeira vez no Brasil, a presença de *Borrelia* em pacientes com EM procedentes de Manaus.[107]

Tratamento

O tratamento da DL é feito de acordo com o estágio e manifestações clínicas. Em pacientes adultos com DL localizada, incluindo os casos de EM que não apresentam manifestações neurológicas específicas, o tratamento recomendado é a doxiciclina, 100 mg, 12 em 12 horas, ou amoxicilina, 500 mg, de 8 em 8 horas, ou cefuroxima, 500 mg, 2 vezes ao dia, durante 14 dias. Para o tratamento de crianças utiliza-se a amoxicilina, na dose de 50 mg/kg/dia, 3 vezes ao dia, ou cefuroxima 30 mg/kg/dia, 2 vezes ao dia, 14 dias. As manifestações articulares e os casos de acrodermatite atrófica são tratados com os mesmos esquemas, durante 28 dias. Nos casos de meningite e outras manifestações neurológicas precoces, é indicada a ceftriaxona, 2 g/dia, por via endovenosa (EV), ou penicilina G cristalina, na dose de 18 a 24 milhões UI, EV, diariamente, durante 14 dias. Para o tratamento da artrite erosiva crônica, recomenda-se sulfasalazina, cloroquina, metotrexato ou corticosteroide.[108-110]

ONCOCERCOSE

A oncocercose, também conhecida como oncocercíase, oncocerquíase e "cegueira dos rios", é doença parasitária crônica, não contagiosa caracterizada pela presença de lesões cutâneas e, muitas vezes, graves lesões oftalmológicas. É causada pelo nematoide filariano *Onchocerca volvulus*.[111,112]

Segundo a Organização Mundial de Saúde (OMS), em 2021, 240 milhões de pessoas viviam em áreas de risco para a transmissão da oncocercose.[112] A oncocercose, considerada pela OMS com "doença negligenciada", é a segunda maior causa de cegueira infecciosa no mundo. Aproximadamente, 99% das pessoas infectadas pela *O. volvulus* habitam em países da África Subsaariana, sendo que os demais pacientes se encontram no Iêmem e continente americano. No último, a oncocercose já foi endêmica em seis países: Brasil, Colômbia, Equador, Guatemala, México e República Bolivariana da Venezuela (RBV).[112]

Desde 1974, o Programa de Controle da Oncocercose, desenvolvido pela OMS e financiado pelo Banco Mundial e Nações Unidas, promove o controle de vetores e tratamento da oncocercose com ivermectina (utilizada pelo programa a partir de 1987) em 33 países africanos.[113] Em 2016, mais de 133 milhões de pessoas vivendo em áreas de risco receberam tratamento para oncocercos.[112]

Em 1990, o Programa de Eliminação da Oncocercose nas Américas, semelhante ao modelo africano, foi implantado para eliminação da doença nas treze regiões endêmicas do continente americano.[113] Desde então, quatro países, Colômbia, Equador, Guatemala e México, completaram o processo de verificação de interrupção da transmissão de oncocercose, recomendado pela OMS. A transmissão da doença foi interrompida em 13 dos 11 *loci* previamente relatados, permanecendo ainda endêmica na população indígena Yanomami, na região Amazônica, área localizada entre o Brasil e a República Bolivariana da Venezuela.[112-115]

A pandemia covid-19 impactou o tratamento em massa com ivermectina nos países endêmicos. Em 2020, o tratamento profilático em massa foi realizado em apenas 19 dos 26 países africanos endêmicos. Em muitos países, houve declínio de 27,7% na cobertura geográfica do tratamento em massa, quando comparado a 2019.[114]

Patogenia

A transmissão da *O. volvulus* ocorre através da picada de insetos do gênero *Simulium* ("borrachudo" ou "pium"); esses são encontrados, em maior abundância, próximo das margens dos rios (daí a denominação "cegueira dos rios").[111] As microfilárias podem ser transmitidas por diferentes espécies de *Similium*. No continente africano, a transmissão da *O. volvulus* está associada principalmente ao *S. neavei*; no Brasil, as principais espécies são o *S. guyanense*, *S. incrustatum* e *S. oyapockense*.[116]

O principal hospedeiro da doença é o homem. Ao picar o homem infectado, as fêmeas hematófagas ingerem as microfilárias, as quais, após 2 a 3 semanas, transformam-se, em larvas infectantes. Após período de 6 a 12 meses, essas tornam-se vermes adultos; os machos (2 a 4 cm de comprimento) e fêmeas (40 a 50 cm de comprimento) tendem a se alojar nos espaços intersticiais e no tecido adiposo, formando os *oncocercomas*, onde se acasalam. Após o acasalamento, as fêmeas lançam as microfilárias no tecido conjuntivo, de onde migram para a derme superficial e globo ocular. Cada fêmea pode gerar aproximadamente um milhão de microfilárias por ano, as quais vivem até dois anos e meio. As fêmeas podem viver entre 9 e 16 anos.[111]

Quadro clínico

No tegumento, a manifestação mais comum e precoce da oncocercose é o prurido. Áreas com escoriações e hiperpigmentação são frequentes e secundárias ao prurido, o qual se torna crônico, podendo ocasionar liquenificação (Figura 77.45). Esse quadro é conhecido como *lizard skin* (pele de lagarto).[111,117]

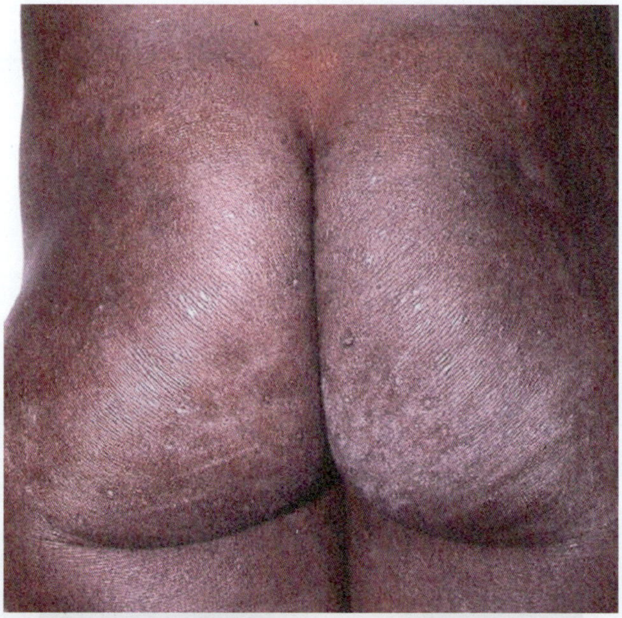

Figura 77.45 Hiperceratose e liquenificação. Paciente da Clínica Doenças Infecciosas de Ibadan, Nigéria.
Fonte: Cedida por Sinesio Talhari.

A despigmentação tardia e acromia secundária ao prurido crônico são frequentes, principalmente, nos membros inferiores (*leopard skin* – pele de leopardo). Atrofia pode ocorrer nas fases tardias da doença, a qual pode ser discreta ou muito acentuada, ocasionando o aumento da bolsa escrotal e hérnia inguinal. As hérnias inguinais recebem a denominação *hanging groin* (virilha caída) (Figura 77.46). Em alguns casos, as lesões encontram-se limitadas à determinada área cutânea, principalmente na perna, coxa e região glútea. Esse quadro clínico é conhecido como *sowda*. Os *oncocercomas* são indolores, de consistência firme, arredondados ou alongados e apresentam tamanho variável (0,5 e 10 cm de diâmetro). Essas lesões estão localizadas, geralmente, na pelve, faces laterais do tórax e membros inferiores em pacientes africanos; nas Américas, os oncocercomas são observados, principalmente, no couro cabeludo, braços e tórax (Figura 77.47).[111,117,118]

As principais lesões oftalmológicas são as ceratites, as iridociclites, a catarata, as lesões coroidorretinais, a atrofia óptica pós-neurítica e a amaurose. A amaurose produzida pela oncocercose é extremamente comum na África e acarreta grandes prejuízos socioeconômicos.[111,117]

Diagnóstico

O diagnóstico da oncocercose baseia-se na visualização das microfilárias ou do verme adulto, por meio do exame direto de uma lesão. A operação é simples e realizada sem anestésico, pregueando-se a pele entre o polegar e o indicador, para evitar o sangramento durante a coleta do material. A amostra da pele obtida é colocada em soro fisiológico e fragmentada com o auxílio de dois estiletes. A pesquisa de microfilárias faz-se ao microscópio, sem qualquer coloração e aumento de 40 a 50 vezes.[111,117,119]

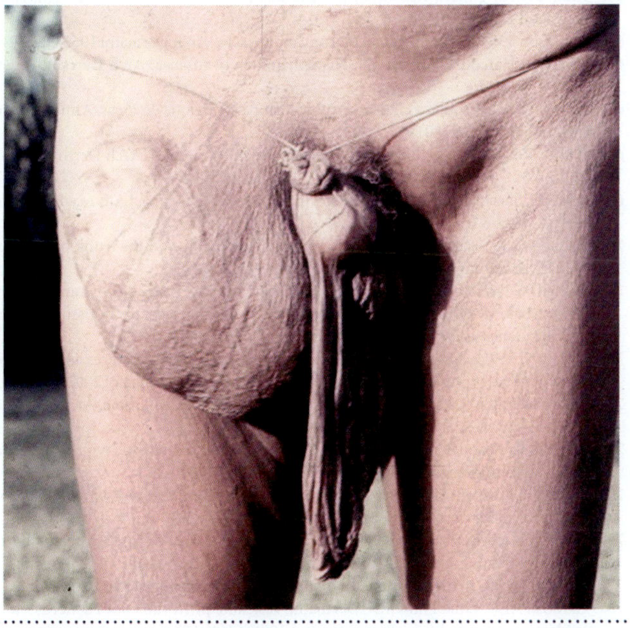

■ **Figura 77.46** Hérnia inguinal, *hanging groin*, em paciente da etnia Yanomami.

Fonte: Cedida por Sinésio Talhari.

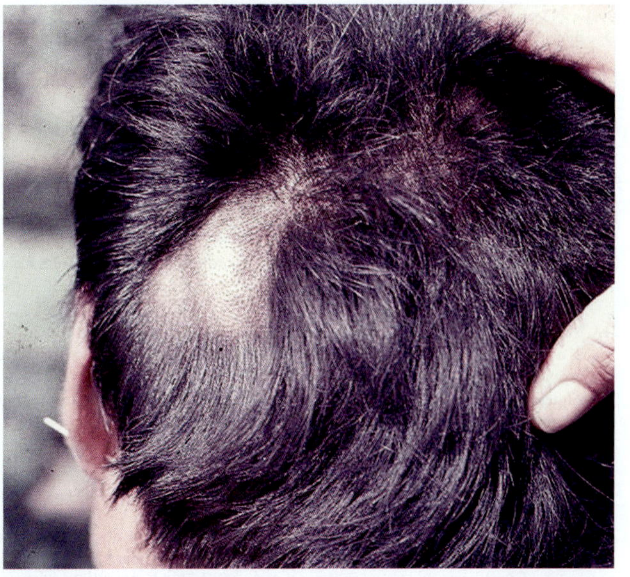

■ **Figura 77.47** Lesões nodulares, oncocercoma, na região temporal de paciente da etnia Yanomami.

Fonte: Cedida por Sinésio Talhari.

A *O. volvulus* também pode ser visualizada por meio do exame histopatológico das lesões cutâneas e oftalmológicas. As técnicas habituais de biópsia, fixação em formol a 10% e a coloração pela hematoxilina-eosina são empregadas.[119] As microfilárias podem ser identificadas através do exame com a lâmpada de fenda. Métodos imunológicos para identificar anticorpos antioncocerca específicos (ELISA e imunofluorescência) e DNA do parasita (PCR) têm sido empregados.[119-121]

Tratamento

O tratamento é feito principalmente com a ivermectina, por via oral, na dose de 150 µg/kg de peso, em dose única, a cada 6 meses. Esse fármaco é microfilaricida e não elimina os vermes adultos, os quais permanecem vivos, produzindo novas microfilárias.[119] Estudo controlado e randomizado sugere que a utilização da ivermectina, de 3 em 3 meses, eliminaria mais parasitas adultas fêmeas, diminuindo, ainda mais, a transmissão da *O. volvulus*.[121]

A moxidectina, fármaco microfilaricida, da família lactonas macrocíclicas, foi aprovada, pela Food and Drug Administration (FDA), agência reguladora de medicamentos dos Estados Unidos, para o tratamento da oncocercose, em 2018.[122,123]

A *O. lupi*, descrita inicialmente em 1967, é considerada zoonose emergente em humanos. Esse parasita infecta habitualmente gatos e cachorros e, em humanos, pode causar lesões semelhantes aos oncocercomas.[124]

Referências bibliográficas

1. Church RE, Knowelden J. Scabies in Sheffield:a famili infestation. BMJ 1978:1; 761-3.
2. Arlian lG, Runyan RA, Achar S et al. Survivel and infelivity of Sarcoptes scabiei var. canis and var hominis. J Am Acad Dermatol 1984; 11:210-5.
3. Arlian lG, Estes SA, Vyszenskimoher DL. Prevalence of Sarcoptes scabiei in the homes and nursing homes of scabietic patients. J Am Acad Dermatol 1988; 19:806-11.
4. Alexander JO Escabies. In:Arthropods and human skin. New York:Springer-Verlag; 1984:227-32.
5. Montesu M, Cottoni F, Bonomo GC et al. Discoveres of the parasit origin of scabieis. Am J Dermatol 1991; 13:425-7.
6. Kin k-J, Roh K-H, Choi J-H et al. Scabieis icognito presenting as urticaria pigmentosa in a infant. Pediatr Dermatol 2002; 19(5) 409-11.
7. Rubegni, P et al. Non-invasive diagnosis of nodular scabies:The string of pearls sign. Austral J of Dermatology 2011; 52:79.
8. Suh, KS et al. Mites and burrows are frequently found in nodular scabies by dermoscopy and histopathology. J Am Acad Dermatol 2014; 71:1023.
9. Çölgeçen-Özel E et al. Scabies mimicking mastocytosis in two infants. Turk J Pediatr, 2013; 55(5):533-5.
10. Chosidow O. Scabies and pediculosis. Lancet 2000; 355:819-26.
11. Meinking TL, Taplin D, Hermida JL et al. The treatment of Scabies with ivermectin. N Engl J Med 1995; 333:26-30.
12. Huffan SE, Currie BJ. Ivermectin for Sarcoptes scabiei hyperinfestations. Int J Infect Dis 1998; 2:152-4.
13. Kaddu S, Mullengger RR, Kerl H. Grover's disease associated with Sarcoptes scabiei. Dermatology 2001; 2002:252-4.
14. Köstler E. Transitorische akantholytische dermatose (GROVER) by Sarcoptes scabiei infection. Hautarzt 1997; 48:915-7.

15. Bezold G, Lancem, Schiener R et al. Hidden Scabies:diagnosis by polymerase chain reaction. Br J Dermatol 2001; 144:614-8.
16. Dupuy A, Dehen l, Bourrat E, Lacroix C et al. Accuracy of standard dermatoscopy for diagnosing scabies. J Am Acad Dermatol 2007; 56:53-62.
17. Argenziano G, Fabbrocini G, Delfino M. Epiluminescence microscopy:a new approach to in vivo detection of Sarcoptes scabiei. Arch Dermatol 1997; 133:751-3.
18. Micali G et al (2016) Scabies:advances in Noninvasive Diagnosis. PLoS Negl Trop Dis. 2016; 10(6).
19. Vitoria J, Trujillo R. Topical ivermectin:A new successful treatment for scabiesi. Pediatr Dermatol 2001; 18(1):63-5.
20. Castillo AL et al. Efficacy and safety of Tinospora cordifolia lotion in Sarcoptes scabiei var hominis-infected pediatric patients:A single blind, randomized controlled trial. J Pharmacol Pharmacother 2013; 4 (1):39-46.
21. Mounsey KE, Bernigaud C, Chosidow O, McCarthy JS. Prospects for Moxidectin as a New Oral Treatment for Human Scabies. Taylan Ozkan A, ed. PLoS Neglected Tropical Diseases. 2016;10(3).
22. Almeida HL. Treatment of steroid-reistant nodular scabieis with topical pimecrolimus. J Am Acad Dermatol 2005; 53(2):357-8.
23. Mittal A et al. Treatment of nodular scabies with topical tacrolimus. Indian Dermatol Online J 2013;4:52-53.
24. Patel PU, Tan A, Levell NJ. A clinical review and history of pubic lice. Clin Exp Dermatol. 2021;46(7):1181-1188.
25. Moosazadeh M, Afshari M, Keianian H, Nezammahalleh A, Enayati AA. Prevalence of Head Lice Infestation and Its Associated Factors among Primary School Students in Iran:A Systematic Review and Meta-analysis. Osong Public Health Res Perspect. 2015;6(6):346-56.
26. Hung Lai H, Chuang S-D, Hu C-H, Lee W-R. Pthiriasis captis. Int J Dermatol 2006; 44:771-3.
27. Cardoso AEC, Cardoso AEO, Talhari C, Santos M. Update on parasitic dermatoses. An Bras Dermatol. 2020;95(1):1-14.
28. Hipolito rb, mallorca FG, Zuniga-Macaraig ZO et al. Head lice infestation:single drug versus combination therapy with one percent permethrin and trimethoprim/ Sulfamethaxazole. Pediatrics 2001; 107:E30.
29. Mohammadi J, Azizi K, Alipour H, Kalantari M, Bagheri M, Shahriari-Namadi M, Ebrahimi S, Moemenbellah-Fard MD. Frequency of pyrethroid resistance in human head louse treatment:systematic review and meta-analysis. Parasite. 2021;28:86.
30. Cole SW, Lundquist LM. Spinosad for treatment of head lice infestation. AnnPharmacother. 2011;45(7-8):954-9.
31. McCormack PL. Spinosad:in pediculosis capitis. Am J Clin Dermatol. 2011 Oct 1;12(5):349-53.
32. Meinking TL, Villar ME, Vicaria M, Eyerdam DH, Paquet D, Mertz-Rivera K, Rivera HF, Hiriart J, Reyna S. The clinical trials supporting benzyl alcohol lotion 5% (Ulesfia):a safe and effective topical treatment for head lice (pediculosis humanus capitis). Pediatr Dermatol. 2010; 27(1):19-24.
33. Burgess IF. The mode of action of dimeticone 4% lotion against head lice, Pediculus capitis. BMC Pharmacol. 2009;9:3.
34. Heukelbach J, Sonnberg S, Becher H, Melo I, Speare R, Oliveira FA. Ovicidal efficacy of high concentration dimeticone:a new era of head lice treatment. J Am Acad Dermatol. 2011; 64(4):e61-2.
35. Burgess IF, Burgess NA. Dimeticone 4% liquid gel found to kill all lice and eggs with a single 15 minute application. BMC Res Notes. 2011;4:15.
36. Heukelbach J, Asenov A, Liesenfeld O, Mirmohammadsadegh A, Oliveira FA. A new two-phase dimeticone pediculicide shows high efficacy in a comparative bioassay. BMC Dermatol. 2009;9:12.
37. Pariser DM, Meinking TL, Bell M, Ryan WG. Topical 0.5% ivermectin lotion for treatment of head lice. N Engl J Med. 2012;367(18):1687-93.
38. Karthikeyan K, Aishwarya M, Elayaperumal S. Effectiveness of Topical 0.5% Ivermectin Shampoo in the Treatment of Pediculosis Capitis among School-going Female Children. Int J Trichology. 2022;14(2):55-59.
39. Soler B et al. Ensayo clínico aleatorizado para evaluar la eficacia y seguridad em la erradicación del Pediculus humanus capitis de um nuevo pediculicida elaborado con aceite de oliva saponificado. Semergen. 2016.
40. Namazi MR. Lesamisole:a safe and economical wepon against pediculosis. Int J Dermatol 2001; 40:292-4.
41. Alexander JO. Flea bites and other diseases caused by fleas. In:Arthropods and human skin. Berlin:Springer, 1984:159-71.
42. Dichey RF. papular urticaria:hordes of fleas in the living room. Cutis 1967; 3:345-8.
43. ChomaL BB, Kasten RW, Floyd-Hawkin K et al. Experimental transmissor of Bartonella hanselae by the cat flea. J Clin Microbol 1996;34:1952-6.
44. Flexman JP, Lavis nj, Kayd I et al. Bartonella hensalae is causative agent of cat scratch disease in Australia. J Infect 1995; 31:241.
45. Alexander JO. Tungiasis. In:Artropods and human skin. Berlin:Springer, 1984:171-6.
46. Feldmeir H, Heukelbach J, Eisele M et al. Bacterial superinfection in human tungugiasis. Trop Med Int Health 2002; 7:559-64.
47. Bauer J, Forschmer A, Garbe C et al. Dermoscopy of tungiasis. Arch Dermatol 2004, 140:761-3.
48. Chadee DD. Tungiasis among five communities in South Western Trinindad, West Indies. Ann Trop Med Parasitol 1998; 92:107-13.
49. Brothers WS, Heckmann RA. Tungiasis in North America. Cutis 1980; 25:636-8.
50. Cardoso A. Generalized tungiasis treated with thiabendazole. Arch Dermatol 1981; 117:127.
51. Thielecke M et al. Treatment of Tungiasis with Dimeticone:A Proof-of-Principle Study in Rural Kenya. PLOS 2014; vol 8, e3058.
52. Steen Cj, Carbonaro PA, Schwartz RA. Arthropods in dermatology. J Am Acad Dermatol 2004; 50:819-41.
53. Potts R, Scholl JL, Baugh LA, Pietri JE. A Comparative Study of Body Lice and Bed Bugs Reveals Factors Potentially Involved in Differential Vector Competence for the Relapsing Fever Spirochete Borrelia recurrentis. Infect Immun. 2022;90(5):e0068321.
54. Shikanai-Yasuda MA, Carvalho NB. Oral transmission of Chagas disease. Clin. Infect Dis. 2012;54(6):845-52.
55. Tharakaram S. Bulbous erupion due to Cimex lectularius. Clin Exp Dermatol 1999; 24:241-2.
56. Fletcher CL, Arden-Jones MR, Hay RJ. Widespread bullous eruption due to multiple bed bug bites. Clin Exp Dermatol 2002; 27:74-5.
57. Salazar R et al. Bed bugs (Cimex lectularius) as vectors of Trypanosoma cruzi. Am J Trop Med Hyg. 2015 Feb;92(2):331-5.
58. Criado PR, Belda Junior W, Criado RF, Vasconcelos e Silva R, Vasconcellos C. Bedbugs (Cimicidae infestation):the worldwide renaissance of an old partner of. human kind. Braz J Infect Dis. 2011;15(1):74-80.
59. Benac N. Bedbug bites becoming bigger battle. CMAJ. 2010;182(15):1606.
60. Patton WS. Notes on the myiasis producing diptera of man and animals. Bull Entomol Res 1921; 12:239-61.
61. James MT. The flies that cause myiasis in man. Micelaneous Publication 1947; No 631. US Dept of Agriculture, Washington DC, p.1-175.
62. Gordon PM, Hepburn NC, Willians AE et al. Cutaneous myiasis due to Dermatobia hominis:a report of six cases. Br J Dermatol 1995; 132:811-14.
63. Quintanilla-Cedilla MR, León-Ureña H, Contreras-Ruiz J, Arenas R. The value of doppler ultrassound in diagnosis in25 cases of furunculoid myiasis. Int J Dermatol 2005; 44:34-7.
64. King DF, King LAC, Rabson SM. Demodex follicurorum of Simon. J Am Acad Dermatol 1983; 8:907-8.
65. Robinson TWE. Demodex folliculorum and rosacea. Arch Dermatol 1965; 92:542-4.
66. Marks R, Harcourt-Webster JN. Histophatology of rosacea. Arch Dermatol 1969; 100:683-91.
67. Ramelet AA, Perroulaz G. Rosacée:etude histopathologique de 75cas. Ann Dermatol Venerelol 1988; 115:801-6.
68. Pesi A, Rebora A. Metronidazole in the treatment of rosacea. Arch Dermatol 1985; 121:307-8.
69. Sahn EE, Sheridan DM. Demodicidosis in a child with leukemia. J Am Acad Dermatol 1992; 27:799-801.
70. Nakagawa T, Sasaki M, Fujita k et al. Demodex folliculits on the trunk of a patient with mycosis fungoids. Clin Exp Dermatol 1996:21:148-50.
71. Hortez PS, Narasimhan S, Haggerty J et al. Hyaluronidase from infective ancylostoma hookeworm larval and its possible function as a virulence factor in tissue invasion and in cutaneous larva migrans. Infect Immun 1992; 60:1018-23.
72. Blackwell V, Vega-Lopez F. Cutaneous larva migrans:Clinical features and management of 44 cases presenting in the returning travellers. Br J Dermatol 2001:145:434-7.
73. Guill M, Ondon R. Larva migrans complicated by Loffere's syndrome. Arch Dermatol 1998; 114:1525-6.
74. Rizziteli G, Scaralelli G, Verald S. Albendazole:a new therapeutic regimen in cutaneous larva migrans. Int J Dermatol 1997; 36:700-3.
75. Veraldi S, Rizzitelli G. Effectiveness of a new therapeutic regimen with albendazole in cutaneous larva migrans. Eur J Dermatol 1999; 9:352-3.
76. Caumes E, Carriere J, Dartry A et al. A randomized trial of ivermectin versus albendazole for treatment of cutaneous larva migrans. Am J Trop Med Hyg 1993; 49:641-4.
77. ALexander JO. Arthropods and human skin. London:Spring verlag, 1984, 247j.
78. Cardoso AEC, Lima Filho MR. Dermatite vesicante provocada por Paederus - uma epidemia no nordeste. An Bras Dermatol 1986; 61(4):173-6.
79. Steere AC. Lyme disease. N Engl J Med 2001; 345:115-25.
80. Kingry LC, Batra D, Replogle A, Rowe LA, Pritt BS, Petersen JM. Whole Genome Sequence and Comparative Genomics of the Novel Lyme Borreliosis Causing Pathogen, Borrelia mayonii. PLoS One 2016; 11:e0168994.
81. Afzelius A. Verhandlugen der dermatologischen Gesellschaft zu Stockholm. Acta Derm Venerol 1910; 101:404.
82. Lipschutz B. Uber eine seltene Erythemform (Erythema chronicum migrans). Arch Dermatol Syphilol 1914; 118:349-56.
83. Steere AC, Malawista SE, Snydman DR, Shope RE, Andiman WA, Ross MR, Steele FM. Lyme arthritis:an epidemic of oligoarticular arthritis in children and adults in three Connecticut communities. Arthritis Rheum 1977; 20:7-17.
84. Detmar U, Maciejewski W, Link C, Breit R, Sigl H, Robl H et al. Ungewöhnliche erscheinungsformen der Lyme-Borreliose. Hautarzt. 1989; 40:423- 9.
85. Talhari S, Schettini APM, Parreira VJ. Eritema crônico migras/Doença de Lyme. In:Estudo de três casos. XLII Congresso Brasileiro de Dermatologia, Goiânia, 1987.
86. Talhari S, Talhari AC, Ferreira LCL. Eritema Cronicum Migrans, Eritema Crônico Migratório, Doença de Lyme ou Borreliose de Lyme. An Bras Dermatol 1992; 65:205-209.
87. Filgueira AL, Trope BM, Gontijo PP. Doença de Lyme. Rio dermato 1989; 2:4-5.
88. Azulay RD, Abulafia LA, Sodré CT, Azulay DR, Azulay MM. Lyme disease in Rio de Janeiro, Brazil. Int J Dermatol 1991; 30:569-71.
89. Florião RA. Borreliose de Lyme:determinação de manifestações peculiares a BL entre os pacientes que freqüentam o HUCFF. Tese (doutorado em medicina). Universidade Federal do Rio de Janeiro:Rio de Janeiro, 1994.

90. Yoshinari NH, Barros PJL, Cruz FCM. Clínica e sorologia da doença de Lyme no Brasil. Rev Bras Reumatol. 1992; 32:57-61.
91. Burgdorfer W, Barbour AG, Hayes SF, Benach JL, Grunwaldt E, Davis JP. Lyme disease, a thick-borne spirochetosis? Science. 1982;216:1317-9.
92. Ivanova LB, Tomova A, González-Acuña D, Murúa R, Moreno CX et al. Borrelia chilensis, a new member of the Borrelia burgdorferi sensu lato complex that extends the range of this genospecies in the Southern Hemisphere. Environ Microbiol. 2014; 16(4):1069-1080.
93. Wormser GP, Dattwyler RJ, Shapiro ED, Halperin JJ, Steere AC et al. The clinical assessment, treatment, and prevention of Lyme disease, human granulocytic anaplasmosis, and babesiosis:clinical practice guidelines by the Infectious Diseases Society of America. Clinical Infectious Diseases 2006; 43:1089-1134.
94. Santos M, Haddad Júnior V, Ribeiro-Rodrigues R, Talhari S. Lyme borreliosis. An Bras Dermatol 2010; 85(6):930-8.
95. Steere AC, Bartenhagen NH, Craft JE, Hutchinson GJ, Newman JÁ, Rahn DW. The early clinical manifestation of Lyme disease. Ann Intern Med 1983; 99:76-82.
96. Hofmann H, Fingerle V, Hunfeld KP, Huppertz HI, Krause A, Rauer S, Ruf B. Cutaneous Lyme borreliosis:Guideline of the German Dermatology Society. Ger Med Sci. 2017 Sep 5;15:Doc14. doi:10.3205/000255. eCollection 2017.
97. Hengge UR, Tannapfel A, Tyring SK, Erbel R, Arendt G, Ruzicka T. Lyme borreliosis. Lancet Infect Dis. 2003 Aug;3(8):489-500.
98. Haddad Jr V, Haddad MR, Santos M, Cardoso JLC. Skin manifestations of tick bites in humans. An Bras Dermatol. 2018; 93(2):251-5.
99. Acrodermatitis chronica atrophicans:various faces of the late form of Lyme borreliosis. Moniuszko-Malinowska A, Czupryna P, Dunaj J, Pancewicz S, Garkowski A, Kondrusik M et al. Postepy Dermatol Alergol. 2018 Oct;35(5):490-494.
100. Steere AC, Strle F, Wormser GP, Hu LT, Branda JA, Hovius JW, Li X, Mead PS. Lyme borreliosis. Nat Rev Dis Primers. 2016.
101. Santos M, Ribeiro-Rodrigues R, Talhari C, Ferreira LC, Zelger B, Talhari S. Presence of Borrelia burgdorferi Sensu Lato in patients with morphea from the Amazonic region in Brazil. Int J Dermatol 2011; 50:1373-8. 24.
102. Branda JA, Steere AC. Clin Microbiol Rev 2021; 34(2):e00018-19. Laboratory Diagnosis of Lyme Borreliosis.
103. Leeflang MM, Ang CW, Berkhout J, Bijlmer HA, Van Bortel W, Brandenburg AH et al. The diagnostic accuracy of serological tests for Lyme borreliosis in Europe:a systematic review and meta-analysis. BMC Infect Dis. 2016 Mar 25;16:140.
104. Lohr B, Fingerle V, Norris DE, Hunfeld KP. Laboratory diagnosis of Lyme borreliosis:Current state of the art and future perspectives. Crit Rev Clin Lab Sci. 2018 Jun;55(4):219-245.
105. Cerar T, Ruzić-Sabljić E, Glinsek U, Zore A, Strle F. Comparison of PCR methods and culture for the detection of Borrelia spp. in patients with erythema migrect. Clin Microbiol Infect 2008 Jul;14(7):653-8.
106. Eisendle K, Grabner T, Zelger B. Focus Floating Microscopy "Gold Standard" for Cutaneous Borreliosis? Am J Clin Pathol 2007; 127:213-22.
107. Talhari S, Santos M, Talhari C, Ferreira LCL, Silva RM Jr, Zelger B et al. Borrelia burgdorferi "sensu lato" in Brazil:Occurrence confirmed by immunohistochemistry and focus floating microscopy. Acta Trop 2010; 115:200-4.
108. Cameron DJ, Johnson LB, Maloney EL. Evidence assessments and guideline recommendations in Lyme disease:the clinical management of known tick bites, erythema migrans rashes and persistent disease. Expert Rev Anti Infect Ther 2014;12(9):1103-35.
109. Chomel B. Lyme disease. Rev Sci Tech. 2015; 34(2):569-76.
110. Kullberg BJ, Vrijmoeth HD, van de Schoor F, Hovius JW. Lyme borreliosis:diagnosis and management. BMJ 2020; 369:m1041.
111. Talhari S. Oncocercose. In:Talhari S, Neves RG, eds. Dermatologia Tropical. São Paulo:Editora Medsi 1995; 73-81.
112. World Health Organization. Neglected tropical diseases. Onchocerciasis. Available at:https://www.who.int/news-room/fact-sheets/detail/onchocerciasis. Accessed on 06 june 2022.
113. WHO. Onchocerciasis and its control. Report of a WHO Expert Committee on Onchocerciasis Control. World Health Organ Tech Rep Ser 1995; 852:1-104.
114. World Health Organization. Elimination of human onchocerciasis:progress report, 2020. Wkly Epid Rec. 2021;41:617-23.
115. Maia-Herzog M, Shelley AJ, Bradley JE, Luna Dias AP, Calvão RH, Lowry C, Camargo M, Rubio JM, Post RJ, Coelho GE. Discovery of a new focus of human onchocerciasis in central Brazil. Trans R Soc Trop Med Hyg 1999; 93:235-9.
116. Grillet ME, Villamizar NJ, Cortez J, Frontado HL, Escalona M, Vivas-Martínez S, Basáñez MG. Diurnal biting periodicity of parous Simulium (Diptera:Simuliidae) vectors in the onchocerciasis Amazonian focus. Acta Trop 2005; 94:139-58.
117. Buck AA. Onchocerciasis - Symptomatology, Pathology, Diagnosis. WHO, Geneva, 1974. 89. Connor DH, Gibson DW, Neafie RC, Merighi B, Buck AA. Sowda--onchocerciasis in north Yemen:a clinicopathologic study of 18 patients. Am J Trop Med Hyg 1983; 32:123-37.
118. Bearzoti P, Lane E, Menezes Filho J. Relato de um caso de oncocercose adquirida no Brasil. Rev Paul Med 1967; 70:102.
119. Udall DN. Recent updates on onchocerciasis:diagnosis and treatment. Clin Infect Dis 2007; 44:53-60.
120. Boatin BA, Toé L, Alley ES, Nagelkerke NJ, Borsboom G, Habbema JD. Detection of Onchocerca volvulus infection in low prevalence areas:a comparison of three diagnostic methods. Parasitology 2002;125:545-52.92.
121. Gardon J, Boussinesq M, Kamgno J, Gardon-Wendel N, Demanga-Ngangue, Duke BO. Effects of standard and high doses of ivermectin on adult worms of Onchocerca volvulus:a randomised controlled trial. Lancet 2002; 360(9328):203-10.
122. Opoku NO, Bakajika DK, Kanza EM, Howard H, Mambandu GL, Nyathirombo A et al. Single dose moxidectin versus ivermectin for Onchocerca volvulus infection in Ghana, Liberia, and the Democratic Republic of the Congo:a randomised, controlled, double-blind phase 3 trial. Lancet. 2018; 392 (10154):1207-16.
123. US Food and Drug Administration. Drug Approval Package:Moxidectin. Disponível em: https://www.accessdata.fda.gov/drugsatfda_docs/nda/2018/210867Orig1s000TOC.cfm.
124. Cantey PT, Weeks J, Edwards M, Rao S, Ostovar GA, Dehority W et al. The Emergence of Zoonotic Onchocerca lupi Infection in the United States--A Case-Series. Clin Infect Dis 2016;62(6):778-83.

78 capítulo

Anna Cecilia Andriolo • Larissa Klumpp Martinez Meirinho Magalhães

Doenças Provocadas por Protozoários

■ DOENÇA DO SONO

Definição

A tripanossomíase humana africana (THA), também conhecida como "doença do sono", tem sido, por muitos anos, uma das principais causas de morbidade e mortalidade humana em grandes áreas da África Subsaariana.[1]

A doença é causada por parasitas protozoários do gênero Trypanossoma e apresenta-se em duas formas: a variante da África Oriental causada pelo *Trypanossoma brucei rhodesiense*; e a variante da África Ocidental causada por *Trypanossoma brucei gambiense*.[2]

É transmitida para os seres humanos pela picada da mosca tsé-tsé (gênero Glossina). Febre, prurido e sonolência diurna estão entre os sintomas encontrados e a doença pode ser fatal se não tratada.[3]

Epidemiologia

As moscas tsé-tsé são encontradas apenas na África subsaariana, embora apenas algumas espécies transmitam a doença. Por razões até agora inexplicáveis, existem regiões livres de doença mesmo com a presença das moscas tsé-tsé. As populações rurais que vivem em regiões onde ocorre a transmissão e que dependem da agricultura, caça, pecuária e pesca são as mais expostas à mosca tsé-tsé e, portanto, à doença. Dentro de uma área infectada, a intensidade da doença pode variar de uma região para outra.[3] Houve várias epidemias na África ao longo do século passado. A última epidemia se iniciou em 1970 e durou até o final da década de 1990. Com a ajuda da Organização Mundial da Saúde (OMS), programas nacionais de controle, cooperação bilateral e organizações não governamentais (ONG), o número de novos casos da doença caiu significativamente entre os anos 2000 e 2012. A meta da OMS é de interrupção da transmissão da doença (zero casos) para 2030.

Modo de transmissão

A doença é transmitida principalmente pela picada da mosca tsé-tsé infectada, mas também pode haver infecção vertical mãe-feto através da placenta, infecção acidental por materiais perfurocortantes infectados, pelo contato sexual e por transfusão sanguínea.

Manifestações clínicas

A lesão primária da tripanossomíase africana é denominada "cancro tripanossômico" e desenvolve-se em 1 a 2 semanas no local da picada da mosca tsé-tsé, acompanhada de linfadenopatia regional.

O cancro se caracteriza por nódulo eritemato-violáceo, infiltrado, doloroso, grande (2 a 5 cm de diâmetro), por vezes associado à necrose central, que regride normalmente em 2 a 3 semanas.

Os sintomas seguintes à lesão primária surgem em 6 a 8 semanas e são divididos em dois estágios: hemolinfático (precoce); e neurológico (tardio).

No primeiro, o tripanossoma se multiplica nos tecidos subcutâneos, no sangue e na linfa, causando linfonodomegalia, febre, cefaleia, dores articulares e prurido difuso. Na pele, surgem máculas eritematosas ou lesões urticariformes de conformação anular ou irregular, principalmente no tronco. Pode haver edema de face ou de membros.[4] Na fase tardia, os parasitas atravessam a barreira hematoencefálica, o que gera sintomas como ansiedade, irritabilidade, alucinações, *delirium*, tremores, alterações visuais, sonolência, convulsões, coma, edema cerebral e óbito.[2]

A infecção pelo *Trypanossoma brucei gambiense* costuma demorar meses a anos para ocasionar os primeiros sinais e sintomas, enquanto na infecção pelo *Trypanossoma brucei rhodesiense* os sintomas se desenvolvem em semanas a meses. Ambas as espécies podem causar o óbito quando a doença não é tratada.

Diagnóstico

O diagnóstico é realizado em três etapas:

1. Triagem para infecção potencial: testes sorológicos e sinais clínicos compatíveis com a doença.
2. Identificação direta do parasita na pele, sangue, linfonodos e líquido cefalorraquiano (LCR).
3. Estadiamento da doença: estágio hemolinfático e estágio neurológico, sendo este último definido pela detecção do parasita no LCR.[3]

Tratamento

O tipo de tratamento depende do agente etiológico e do estágio da doença.

Quanto antes a doença for identificada, melhor a perspectiva de cura.

- **Estágio hemolinfático por *T. brucei gambiense*:** pentamidina, 4 mg/kg/dia, por via intravenosa (IV) ou intramuscular (IM) por 7 dias.
- **Estágio hemolinfático por *T. brucei rhodesiense*:** suramina, 4 a 5 mg/kg, por IV, no 1º dia; e 20 mg/kg/semana, por 5 semanas.

- **Estágio neurológico por *T. brucei gambiense*:** nirfutimox, 15 mg/kg/dia, 3 vezes ao dia, por 10 dias e eflornitina 400 mg/kg/dia, por 7 dias.
- **Estágio neurológico por *T. brucei rhodesiense*:** melarsoprol, 2,2 mg/kg/dia, por 10 dias.

TOXOPLASMOSE

Definição

Infecção causada pelo protozoário intracelular obrigatório *Toxoplasma gondii* cujos hospedeiros definitivos são os gatos domésticos (principalmente os gatos errantes ou de rua) e outros felídeos. Homens, outros mamíferos não felinos e aves são hospedeiros intermediários.

Epidemiologia

O *T. gondii* é um protozoário cosmopolita e estima-se que pelo menos um terço da população mundial já tenha sido infectada pelo parasita. Sua prevalência está associada a hábitos alimentares e de higiene de uma população.[5]

Modo de transmissão

O ser humano pode adquirir a infecção das seguintes formas:

- Ingestão de oocistos presentes em locais infectados com fezes de gatos como água, solo, areia e lixo.
- Ingestão de cistos presentes em carne crua ou malcozida, especialmente de porco e carneiro.
- Congênita ou transplacentária, ocorrendo em 40% dos fetos cujas mães adquiriram a infecção durante a gravidez.
- Transfusão sanguínea.
- Transplante de órgãos.
- Transmissão acidental por autoinoculação em laboratório.[5,6]

As vias de infecção para o feto são:

- Transplacentária: quando a gestante adquire a toxoplasmose durante a gestação.
- Rompimento de cistos no endométrio: apesar de a gestante apresentar a doença na fase crônica, alguns cistos localizados no endométrio podem romper-se, liberando os bradizoítos que penetram no feto.
- Taquizoítos livres no líquido amniótico.

A infecção materna nos primeiros meses da gestação pode resultar em morte fetal ou aborto espontâneo.[5]

Formas evolutivas

O *T. gondii* apresenta as seguintes formas evolutivas:

- **Taquizoíto:** encontrada durante a fase aguda da infecção, também denominada "forma proliferativa" ou "forma livre". É de rápida multiplicação com ruptura da célula infectada e disseminação das formas livres no sistema linfático e sanguíneo que infectarão os tecidos, incluindo sistema nervoso central (SNC), olhos, musculatura esquelética, cardíaca e placenta.
- **Cisto:** contém os bradizoítos que são morfologicamente semelhantes aos taquizoítos, mas têm uma replicação lenta. É a forma de resistência do *T. gondii* nos tecidos, encontrada durante a fase crônica da infecção.
- **Oocisto:** forma de resistência do *T. gondii* no ambiente. É eliminado ainda imaturo nas fezes dos felídeos. Os oocistos maduros contêm dois esporocistos e oito esporozoítos que são as formas infectantes para os mamíferos, aves e seres humanos.[6]

Ciclo de vida

É do tipo heteroxeno, com uma fase coccidiana, que ocorre nas células intestinais de felídeos não imunes; e outra fase assexuada, que ocorre no hospedeiro intermediário (mamíferos, incluindo o homem, e aves) ou no hospedeiro definitivo.

A fase sexuada do ciclo inicia-se com a ingestão de cistos teciduais (contendo bradizoítos), oocistos maduros (contendo esporozoítos) ou taquizoítos livres na circulação pelos felídeos. Após várias etapas, há a produção de oocistos que são eliminados juntamente com as fezes. Um gato durante a infecção aguda pode excretar 100 milhões de oocistos por dia. Após 1 a 5 dias de exposição ao ar e à temperatura ambiente, o oocisto esporula e produz dois esporocistos, contendo quatro esporozoítos cada, que são altamente infectantes e podem ficar no meio ambiente por vários anos, podendo ser ingeridos por outros animais, até mesmo pelo ser humano.[6] Após a ingestão do oocisto ou do cisto pelo ser humano (hospedeiro intermediário), há transformação dos bradizoítos ou esporozoítos em taquizoítos, forma que se replica rapidamente e dissemina-se pela corrente sanguínea, SNC, olhos, musculatura cardíaca e placenta. Nos pacientes imunocomprometidos, os taquizoítos se convertem em bradizoítos que, por sua vez, se abrigam em cistos, principalmente nos músculos e nos neurônios.

Período de incubação

- De 10 a 23 dias, quando a fonte for ingestão de carne.
- De 5 a 20 dias, após ingestão de oocistos de fezes de gatos.[6]

Manifestações clínicas

O quadro clínico pode variar desde infecção assintomática até manifestações sistêmicas extremamente graves, de acordo com a condição imunológica do paciente.

As formas clínicas são divididas em:

- **Assintomática:** ocorre na maioria dos casos.
- **Toxoplasmose febril aguda:** caracteriza-se por exantema maculopapular não pruriginoso, febre e, em alguns casos, miocardite, miosite, hepatite e encefalite, causados pela rápida proliferação de taquizoítos nas células do hospedeiro. Na pele, também podemos encontrar a presença de eritema nodoso.
- **Linfadenite toxoplásmica:** caracteriza-se por linfadenopatia localizada, raramente generalizada, com duração de 1 semana a 1 mês.
- **Toxoplasmose ocular:** a coriorretinite é a lesão mais frequentemente associada à toxoplasmose. Pode cursar com retinite aguda, com intensa inflamação; e retinite crônica, com perda progressiva da visão, podendo resultar na cegueira.
- **Toxoplasmose neonatal:** resulta da infecção intrauterina, variando de assintomática à letal. Pode cursar com prematuridade, baixo peso, coriorretinite pós-maturidade, estrabismo, icterícia, hepatomegalia, miocardite, pneumonia e encefalite. Pode ocorrer a tétrade de Sabin: microcefalia com hidrocefalia, coriorretinite, retardo mental e calcificações intracranianas.
- **Toxoplasmose no paciente imunossuprimido:** os cistos do toxoplasma permanecem por período indefinido e qualquer imunossupressão significativa pode ser seguida por um recrudescimento da toxoplasmose. As lesões são focais, com maior frequência no cérebro, mas também ocorrem na retina, no miocárdio e nos pulmões. As condições mais comumente associadas a essa forma são aids, doença de Hodgkin e uso de imunossupressores.
- **Toxoplasmose e gravidez:** pelo fato de a infecção na mãe ser usualmente assintomática, sugere-se a realização de testes sorológicos na gestação, durante o acompanhamento pré-natal.[7]

Diagnóstico

O diagnóstico baseia-se na associação das manifestações clínicas com a confirmação por meio de estudos sorológicos, ou da demonstração ou detecção do agente etiológico em tecidos ou líquidos corporais, em lâminas coradas por Wright-Giemsa ou imunohistoquímica, a partir de biópsia ou necrópsia, testes biomoleculares, ou pela identificação em ensaios experimentais em animais ou cultivos celulares.

O encontro de anticorpos da classe IGG acima de 1:2.048 indica a presença de infecção ativa, sendo extremamente importante ser acompanhada da testagem para anticorpos da classe IGM em sorologias pareadas.

Níveis de anticorpos IGG baixos e estáveis (1:2 a 1:500) podem representar infecções crônicas, passadas ou persistentes.

Um teste negativo praticamente descarta uma condição clínica suspeita, fazendo-se necessária nova sorologia para descarte, com 8 a 10 dias após a primeira.[7]

Tratamento

O tratamento específico é indicado em gestantes, recém-nascidos e imunodeprimidos.

Adultos

- **Nos 3 primeiros dias de tratamento:** pirimetamina e sulfadiazina (75 a 100 mg e 500 a 1.000 mg, 2 a 4 vezes/dia) associadas a ácido folínico 5 a 10 mg/dia.
- **Do 4º dia em diante:** pirimetamina e sulfadiazina (25 a 50 mg e 500 a 1.000 mg, 2 a 4 vezes/dia) associadas a ácido folínico 5 a 10 mg/dia, por 4 a 6 semanas.

Crianças

- **Nos 3 primeiros dias de tratamento:** pirimetamina e sulfadiazina (2 mg/kg e 25 mg/kg/dia, 4 vezes/dia) associadas a ácido folínico 1 mg/dia.
- **Do 4º dia em diante:** pirimetamina e sulfadiazina (1 mg/dia e 25 mg/kg/dia, 4 vezes/dia) associadas a ácido folínico 1 mg/dia, por 4 semanas.

Gestantes

- Espiramicina 750 a 1.000 mg via oral (VO), a cada 8 horas.
- Clindamicina 600 mg VO, a cada 6 horas.
- Na forma ocular: prednisona 40 mg/dia, por 7 dias; e 20 mg/dia, por mais 7 semanas para reduzir a necrose, inflamação e cicatrizes oculares.[7]

DOENÇA DE CHAGAS

Definição

A doença de Chagas, também conhecida como "tripanossomíase americana", é uma infecção causada pelo protozoário flagelado *Trypanosoma cruzi*[8] e transmitida ao ser humano principalmente pela picada de insetos triatomíneos hematófagos popularmente conhecidos como "barbeiros".

Epidemiologia

É uma doença endêmica em 21 países da América Latina, estendendo-se do sul dos Estados Unidos até o norte do Chile e a Argentina. Apesar de tradicionalmente ser uma doença confinada às áreas pobres e rurais, onde a transmissão por intermédio de vetores era a principal forma de contágio, a intensa imigração a tornou uma epidemia global, aparecendo em áreas antes não endêmicas.[9] Foi descrita, pela primeira vez, em 1909, pelo médico brasileiro Carlos Chagas, porém estudos recentes identificaram a presença do DNA do *T. cruzi* em múmias pré-colombianas de 9 mil anos. A doença se mantém epidêmica, pois mais de 150 espécies animais (como gatos, cachorros, porcos, marsupiais, tatus, roedores) lhe servem de reservatório natural.[8]

É considerada pela OMS uma doença negligenciada com grande impacto na morbidade e mortalidade.[8,9]

Modo de transmissão

O *T. cruzi* assume duas formas em seres humanos: tripomastigotas; e amastigotas.

A tripomastigota apresenta um flagelo ao longo de uma membrana ondulante, não é capaz de se dividir no sangue, porém dissemina a infecção por todo o corpo. A forma amastigota, sem flagelo, se multiplica dentro das células, preferencialmente mesenquimais[9] (Figura 78.1).

A doença de Chagas é uma infecção primariamente transmitida por vetores, insetos de hábito noturno, que vivem em rachaduras e fendas de moradias de palha e barro. Os principais representantes são da subfamília *Triatoma infestans, Rodnius prolixus, Triatoma dimidiata.*

A transmissão geralmente ocorre à noite, em áreas expostas quando, após a picada, fezes do inseto contaminam superfícies mucosas ou fissuras na pele.[8,9]

Outras formas de transmissão menos comuns incluem transfusões sanguíneas, transplante de medula óssea ou órgãos sólidos, infecção congênita, ingestão de alimentos contaminados e acidentes em laboratório.[8,9]

Manifestações clínicas

O curso clínico da doença de Chagas geralmente compreende uma fase aguda e outra crônica.

A fase aguda costuma durar de 4 a 8 semanas e, em 90 dias, a parasitemia se reduz consideravelmente. Essa fase é, em geral, assintomática, mas pode apresentar sintomas leves gripais, linfadenopatia e hepatoesplenomegalia, exantema morbiliforme ou urticarial transitórios. Uma fase aguda mais severa pode ocorrer em 1% a 5% dos casos, em que os pacientes podem apresentar miocardite, meningoencefalite, pneumonia.[8,9]

Deve-se ter atenção especial à reação inflamatória no local da inoculação que é a mais precoce e específica manifestação mucocutânea da doença de Chagas. Se ocorrer na pele, um nódulo conhecido como "chagoma" (ou "cancro de inoculação"), violáceo, endurado, com discreto edema central pode aparecer (Figura 78.2). Já se ocorrer na mucosa conjuntival, o paciente rapidamente desenvolve uma conjuntivite e edema palpebral unilateral e assintomático com linfadenopatia ipsilateral. Esse sinal é conhecido como "Romaña" (Figura 78.3). Esses sinais podem permanecer por semanas até desaparecerem completamente.[8]

A fase aguda se resolve espontaneamente e evolui para a fase crônica se o paciente não for tratado.[9] A grande maioria dos pacientes nunca desenvolverá sintomas ou acometimento visceral. Esta é considerada uma forma indeterminada de doença de Chagas, com bom prognóstico, em que o paciente se apresenta soropositivo para *T. cruzi*, porém sem sinais clínicos da doença, sem envolvimento cardíaco e do trato gastrointestinal.[9]

Após um período de latência de 10 a 30 anos, de 30% a 40% dos pacientes, após a fase aguda, apresentam sintomas e envolvimento visceral, principalmente cardiomiopatia, megacólon, megaesôfago e/ou acometimento neurológico.[8] A manifestação cardíaca é a mais frequente e severa, responsável por 21 mil mortes/ano e afeta principalmente o sistema de condução e o miocárdio.[8,9]

As complicações do trato gastrointestinal são menos comuns e resultam de um dano neurológico intramural, afetando a mobilidade. Dessa forma, os pacientes apresentam disfagia, refluxo, broncoaspiração, perda de peso e podem apresentar megacólon e megaesôfago.

Quanto ao acometimento neurológico, podemos citar as alterações dos reflexos dos tendões, polineurite sensitiva e motora. A doença de Chagas está entre as maiores causas de acidente vascular cerebral tromboembólico quando associado à doença cardíaca.[8,9]

Há ainda outra forma clínica de doença de Chagas em imuno comprometidos, como pacientes com a aids e pacientes submetidos a transplante de medula óssea e de órgãos sólidos. Esta fase, conhecida como "reativação da doença de Chagas", decorre da franca parasitemia e apresenta grande variabilidade clínica: meningoencefalite; lesões cerebrais; miocardite; celulite; nódulos cutâneos inflamatórios; úlceras; escaras necróticas; paniculite (Figuras 78.4 e 78.5).

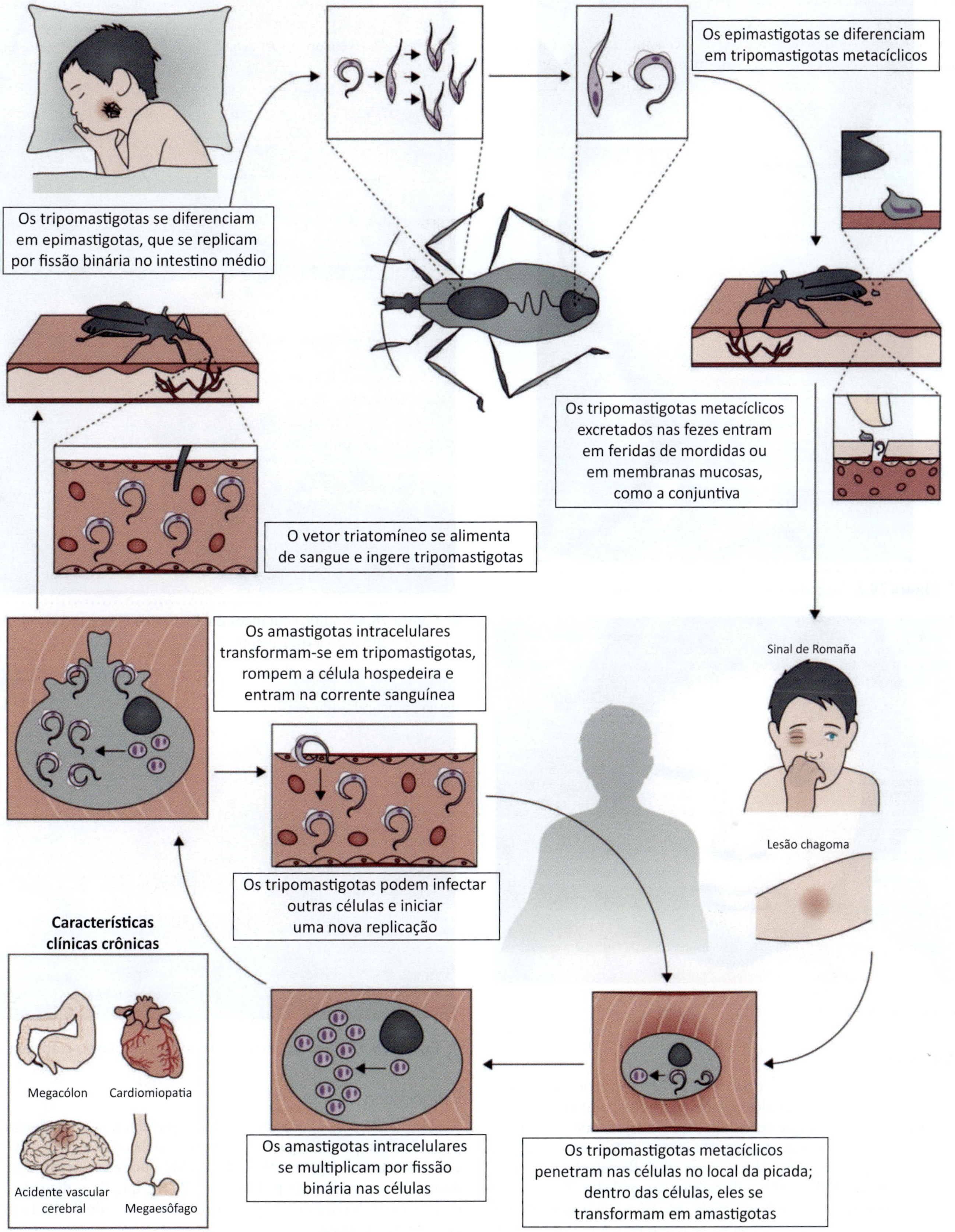

■ **Figura 78.1** Ciclo de vida do *Trypanosoma cruzi.*

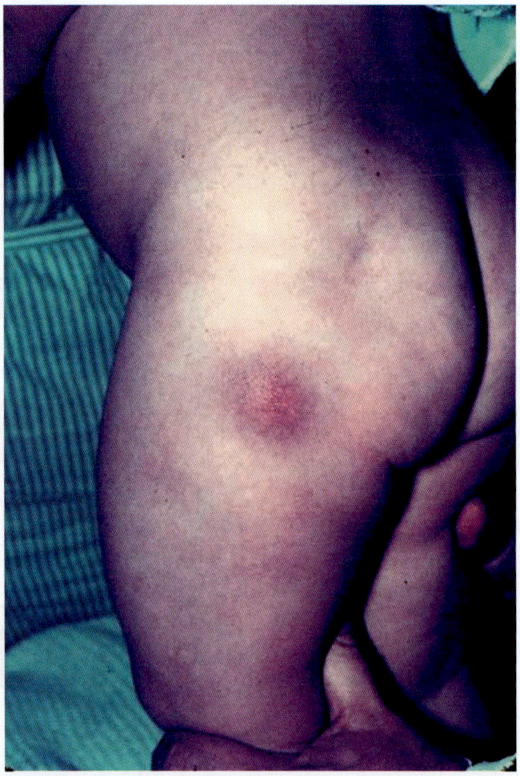

■ **Figura 78.2** Chagoma ou cancro de inoculação.

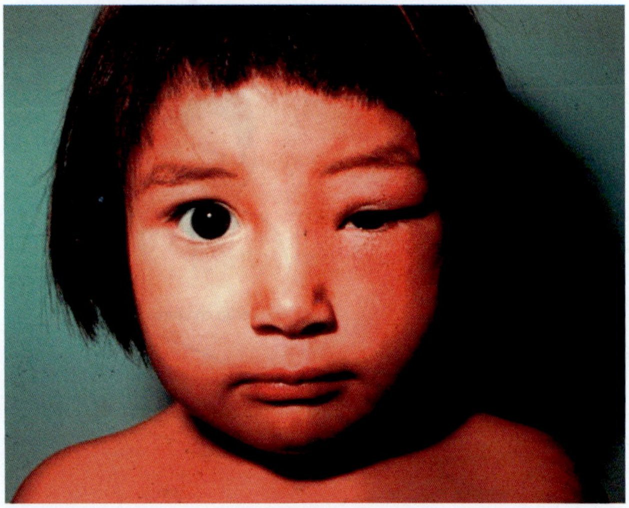

■ **Figura 78.3** Sinal de Romaña.

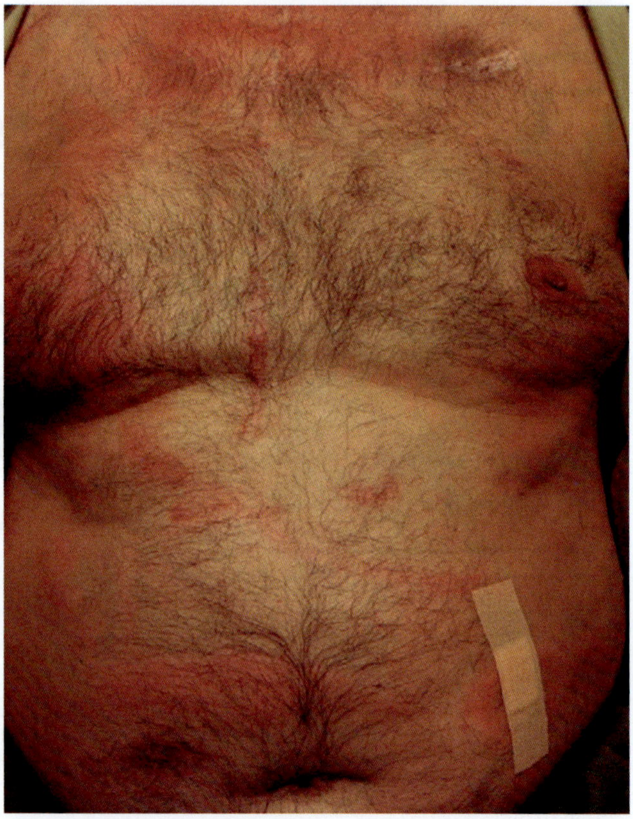

■ **Figura 78.4** Nódulos cutâneos da doença de Chagas reativada em paciente submetido a transplante.

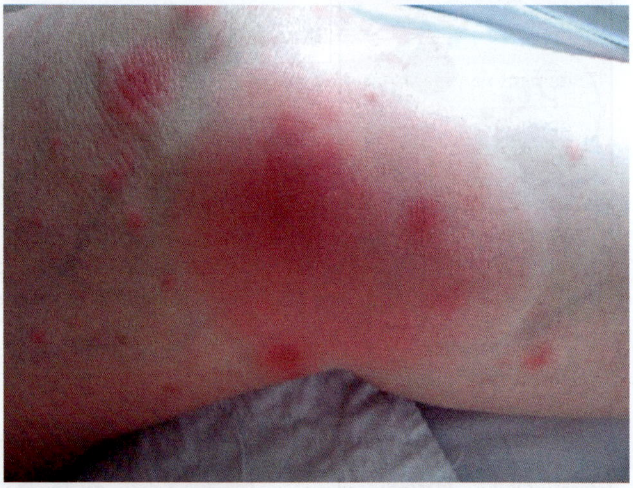

■ **Figura 78.5** Paniculite presente na doença de Chagas reativada.

Patogênese

Na fase aguda da doença, o dano tecidual é secundário à ação direta do *T. cruzi* (ninhos encontrados em diversos órgãos) e de uma eficiente resposta inflamatória que se instala e que compreende a formação de anticorpos e a ativação da resposta imune inata (*natural-killers* e macrófagos) por intermédio de citocinas pró-inflamatórias Th1 como interferon gama (INF-γ) e fator de necrose tumoral alfa (TNF-α).

A fisiopatologia da cardiomiopatia chagásica ainda não foi completamente compreendida. Acredita-se que o equilíbrio entre a persistência da infecção e a resposta imune do hospedeiro é crucial para o estabelecimento e a progressão da cardiomiopatia. Durante a fase crônica, a inflamação é a principal determinante para a sua progressão, mas também a virulência da cepa de *T. cruzi* e o tropismo tecidual. Há a produção de citocinas como INF-γ e TNF-α e mecanismos citotóxicos envolvendo linfócitos T CD8+, que ocasionam dano tecidual e cardiomiopatia severa.

Diagnóstico

Durante a fase aguda, em razão da parasitemia, o diagnóstico pode ser feito por esfregaço de sangue periférico com a identificação dos tripomastigotas. Nesta fase, ainda pode ser usado o teste da reação em cadeia da polimerase (PCR), que dá o diagnóstico definitivo de doença de Chagas, porém é um método limitado pelo grau de parasitemia.[8]

Já na fase crônica, com a queda dos parasitas circulantes, a presença de anticorpos IgG anti-*T. cruzi* circulantes pode dar o diagnóstico se presente em dois testes sorológicos como ensaio imunoenzimático (do tipo ELISA), hemaglutinação indireta ou imunofluorescência indireta. Esses testes não têm sensibilidade ou especificidade adequadas, portanto dois métodos diferentes devem ser usados para aumentar a precisão diagnóstica.

Em pacientes com lesões cutâneas, particularmente em casos de reativação da doença de Chagas, o diagnóstico pode ser feito por meio de biópsia de pele. A análise histopatológica mostra um denso infiltrado linfo-histiocitário na derme e tecido celular subcutâneo com numerosos *T. cruzi* amastigotas intracelulares que exibem cinetoplastos proeminentes e estão dentro de macrófagos dérmicos[8] (Figura 78.6).

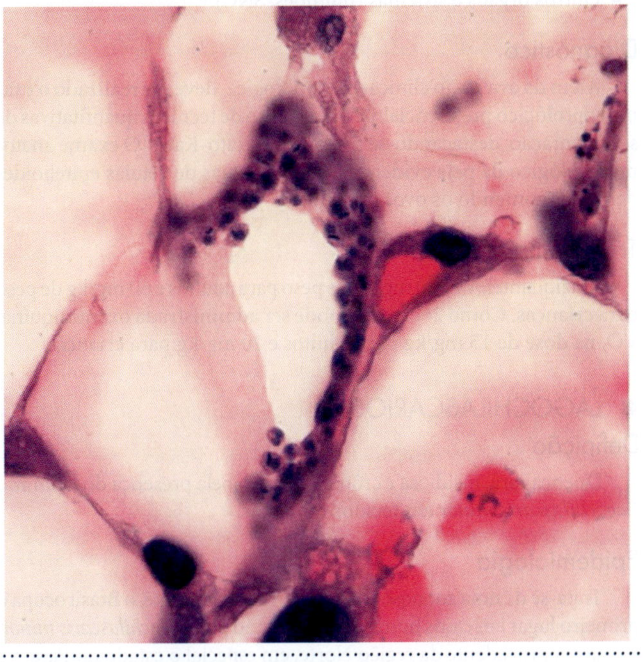

■ **Figura 78.6** Note o cinetoplasto proeminente dentro dos macrófagos em uma biópsia de pele.

Tratamento

Tratamento antiparasitário é sempre recomendado para doença de Chagas aguda, congênita, reativação e doença crônica em pacientes com menos de 18 anos.

O tratamento antiparasitário deve ser enfaticamente considerado para pacientes entre 19 e 50 anos com doença crônica e sem doença cardíaca avançada. Já para pacientes acima de 50 anos, em virtude da toxicidade das drogas, deve-se considerar os riscos e benefícios desse tratamento.

Como a persistência da parasitose e a inflamação crônica concomitante são a base da cardiomiopatia chagásica crônica, o tratamento antiparasitário é geralmente oferecido a pacientes com doença crônica em fase indeterminada e a pacientes com doença leve a moderada.[9]

Apenas duas medicações são liberadas para o tratamento da doença de Chagas: benzonidazol; e nifurtimox. A eficácia do tratamento parece diminuir com o tempo após a infeção; dessa forma, a detecção e a intervenção precoces são cruciais. Nifurtimox foi o primeiro fármaco a ser utilizado e é administrado em 3 a 4 doses, considerando-se 8 a 10 mg/kg/dia, por 60 a 90 dias.

O benzonidazol é geralmente a droga de escolha consequentemente ao seu perfil de melhor tolerabilidade, melhor penetração tecidual e maior eficácia. Administrado por VO, geralmente em 2 a 3 doses, 5 a 7 mg/kg/dia, por 60 dias.[8,9]

■ AMEBÍASE

Definição

Amebíase, uma infecção principalmente gastrointestinal, é uma doença causada pelo protozoário *Entamoeba histolytica*. As manifestações cutâneas da infecção são raras, mas manifestações cutâneas primárias, sem nenhuma comunicação com o intestino, são extremamente raras, com seis casos descritos na literatura.[11]

Epidemiologia

A doença é ainda um desafio em países em desenvolvimento, embora tenha distribuição mundial. É a terceira causa de morte por infecção parasitária no mundo.[10]

O maior número de amebíase cutânea foi relatado no México.

Modo de transmissão

O ciclo de vida da *E. histolytica* consiste em dois estágios: cisto; e trofozoíto. A doença é adquirida por intermédio da ingesta de água ou de alimentos contaminados com os cistos da *E. histolytica*. Cada cisto é capaz de originar oito trofozoítos que se fixarão no cólon, onde se multiplicam por divisão binária. Os trofozoítos podem tanto permanecer aí como invadir a parede intestinal, caindo na corrente sanguínea. Podem ainda dar origem a novos cistos, reiniciando o ciclo.[12]

Há dois mecanismos de transmissão para a pele: direta e indireta.

A transmissão direta ocorre quando, através do cólon e do reto, os trofozoítos se disseminam para a pele anal, perineal, púbica ou genital. A transmissão indireta ocorre quando os trofozoítos invadem a parede intestinal e penetram na corrente sanguínea, invadindo sobretudo o fígado e, mais raramente, outros órgãos como a pele. A transmissão para a pele também pode ocorrer por meio de mãos e unhas contaminadas.[12]

Manifestações clínicas

A amebíase cutânea geralmente é precedida ou acompanhada por diarreia E deve ser considerada diagnóstico diferencial de qualquer úlcera em área de fralda de crianças e de parede abdominal, como áreas de fístulas, colostomias, abscesso hepático drenado e incisões de laparotomia após cirurgia intestinal.[11,12]

A úlcera costuma se apresentar com margens bem delimitadas, redonda ou oval, endurecida e solapada, com halo eritematoso e base necrótica, com secreção purulenta e muito dolorosa[10,11] (Figura 78.7).

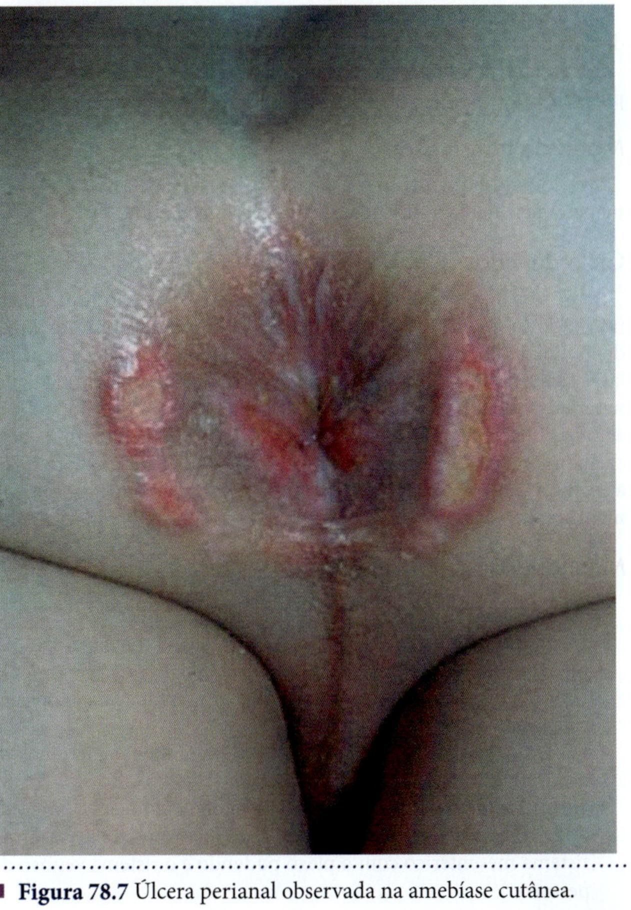

■ **Figura 78.7** Úlcera perianal observada na amebíase cutânea.

Diagnóstico

O diagnóstico pode ser feito mediante a visualização direta de trofozoítos móveis no esfregaço fresco do exsudato ou de amostra da borda da úlcera.[10] Trofozoítos e cistos também podem ser visualizados e cultivados a partir do exame protoparasitológico de fezes.[10]

O exame histopatológico da borda da úlcera mostra parasitas grandes, com citoplasma granular rosa, mais bem visualizados com a coloração de PAS ou com o exame de imunohistoquímica para imunoperoxidase ou antilectina. A *E. histolytica* se distingue das demais amebas não patogênicas pela presença de eritrócitos dentro do citoplasma.[13]

Testes sorológicos diagnósticos, incluindo hemaglutinação indireta, ensaio imunoenzimático, aglutinação em látex e imunoeletroforese, são altamente sensíveis e específicos, mas não podem distinguir de forma precisa entre infecção presente e passada e levam algum tempo para positivarem.[10]

Tratamento

A droga de escolha para amebíase é o metronidazol, seguido por desidroemetina, dloroquina e iodoquinol.[10]

Porém, em razão do caráter destrutivo da doença cutânea, a reparação cirúrgica com reconstrução, muitas vezes, é necessária.

ESQUISTOSSOMOSE

Definição

A esquistossomose é uma doença sistêmica causada por um platelminto trematódeo do gênero Schistosoma. Três espécies principais são responsáveis pela infestação no homem: *S. haematobium*; *S. japonicum* e *S. mansoni*, única espécie encontrada no Brasil.[14]

O homem é o principal hospedeiro definitivo e os caramujos do gênero Biomphalaria são os hospedeiros intermediários. Os primatas, marsupiais, ruminantes, roedores e lagomorfos são considerados hospedeiros permissivos ou reservatórios.

Epidemiologia

A esquistossomose ocorre em 54 países, destacando-se África, leste do Mediterrâneo, América do Sul e Caribe.

É endêmica no Brasil e considerada um grave problema de saúde pública.[7]

Modo de transmissão

O contato humano com as águas infectadas pelas cercárias é a maneira pela qual o indivíduo adquire a esquistossomose.[7]

Ciclo de vida

Os ovos do *S. mansoni* são eliminados pelas fezes do hospedeiro infectado (homem). Na água, eclodem, liberando uma larva ciliada denominada "miracídeo", que infecta o caramujo. Após 4 a 6 semanas, a larva abandona o caramujo, na forma de cercária, ficando livre nas águas naturais.[7] O ciclo se completa quando o homem entra em contato com as águas infectadas (lagoas de coceira). As cercárias penetram na pele, caem na circulação sanguínea e são levadas para o coração e o pulmão, atingindo a porção intra-hepática do sistema porta, onde se transformam em vermes adultos e alojam-se no plexo venoso do cólon e do reto.

Manifestações clínicas

As seguintes manifestações cutâneas podem ser observadas:

- **Dermatite cercariana:** erupção cutânea leve e transitória que se inicia em horas a dias após a penetração das cercárias na pele. Um estado febril pode ocorrer após 3 a 6 semanas da exposição cercariana (febre de Katayama).[7,14,15]
- **Lesões urticariformes:** decorrentes de fenômenos alérgicos da própria penetração das cercárias.
- **Granulomas paragenitais:** podem ocorrer na fase crônica da doença, explicados pela ocorrência de anastomoses venosas do sistema mesentérico com o plexo pudendo e o sistema venoso do períneo.[14,15]

A doença pode cursar assintomática ou evoluir para as seguintes formas clínicas:

- Hepatointestinal.
- Hepática.
- Hepatoesplênica compensada.
- Hepatoesplênica descompensada.
- Outros órgãos e sistemas (pulmões, SNC).[15]

Diagnóstico

Além da avaliação clinicaepidemiológica, deve ser realizado o exame coprológico preferencialmente com uso de técnicas quantitativas de sedimentação, destacando-se a técnica de Kato-Katz.[7] O exame anatomopatológico da pele evidencia os granulomas de células epitelioides dérmicos contendo os ovos do parasita.

Tratamento

Praziquantel, VO, 50 mg/kg de peso para adultos e 60 mg/kg de peso para crianças. Como 2ª escolha, pode ser administrada oxaminiquina, VO, na dose de 15 mg/kg para adultos e 20 mg/kg para crianças.[7]

LAGOCHILASCARIOSE

Definição

Doença rara, insidiosa e crônica causada pela presença do helminto *Lagochilascaris minor* em tecidos humanos.

Epidemiologia

Trata-se de uma zoonose emergente. Mundialmente, o Brasil ocupa o primeiro lugar em casos humanos de infecção por *Lagochilascaris minor*, a maioria procedente da região Norte, em especial o estado do Pará.[16]

Modo de transmissão

Animais silvestres são considerados hospedeiros naturais, sendo o homem, cães e gatos domésticos hospedeiros acidentais.[17] A infecção humana é decorrente a ingestão de carne crua ou malcozida contendo larvas encistadas em tecidos de roedores, hospedeiros intermediários. No estômago, as larvas eclodem dos nódulos e migram por meio do esôfago para o trato digestivo superior.[17]

Manifestações clínicas

A infecção pelo *Lagochilascaris minor* é caracterizada pelo surgimento de abscessos supurados localizados na região do pescoço, mastoide, ouvido, rino e orofaringe (Figura 78.8). Ocasionalmente, podem ser acometidas outras estruturas como a rinofaringe, o cérebro, pulmões, seios paranasais, trompa de Eustáquio, alvéolos dentários e o globo ocular. A gravidade da doença depende da localização da lesão,

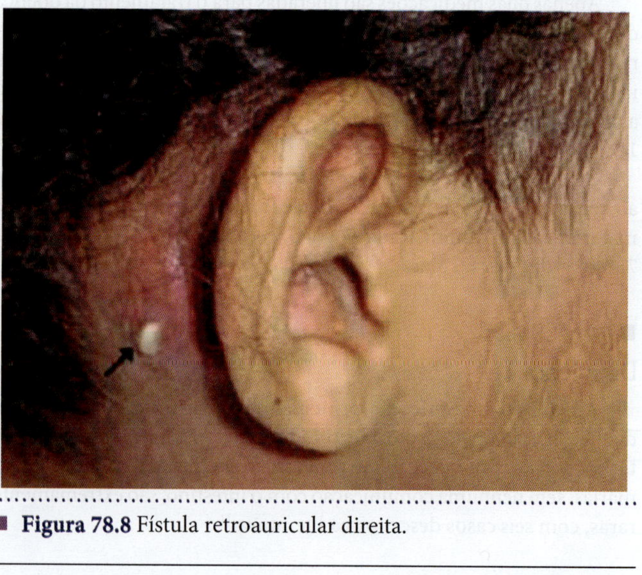

Figura 78.8 Fístula retroauricular direita.

da capacidade de reprodução do parasito, de sua incursão pelos tecidos e da resposta imune do hospedeiro.[17-19]

Diagnóstico

O diagnóstico é realizado por meio da detecção de ovos, larvas e vermes adultos do parasita nas secreções presentes nas lesões.

Tratamento

O tratamento engloba o uso de albendazol, levamisol e dietilcarbamazina em doses elevadas. As recidivas são comuns mesmo após meses de cura.

A remoção cirúrgica das larvas é um recurso utilizado para antecipar a cura.[16,17]

Referências bibliográficas

1. Kennedy, PGE. Human African trypanosomiasis of the CNS: current issues and challenges. J. Clin. Invest. 2004;113,496-504.
2. Kennedy PGE. Diagnostic and neuropathogenesis issues in human African trypanosomiasis. Int J Parasitol. 2006;36(5):505-12.
3. WHO | Trypanosomiasis, human African (sleeping sickness). WHO. 2022.
4. McGovern TW, Williams W, Fitzpatrick JE, Cetron MS, Hepburn BC, Gentry RH. Cutaneous manifestations of Africa trypanosomiasis. Arch Dermatol. 1995;131(10):1178-82.
5. Montoya JG, Liesenfeld O.Toxoplasmosis. Lancet. 2004;363(9425):1965-76.
6. Costa TL, Silva MG, Avelar JB, Amaral WN, Avelino MM, Castro AM. Toxoplasmose gondii: Toxoplasmose com Ênfase no Diagnóstico. Rev Patol Trop. 2008;37(3): 191-207.
7. Guia de Bolso - Doenças Infecciosas e Parasitárias: Ministério da saúde - Secretaria de Vigilância em Saúde Departamento de Vigilância Epidemiológica; 2010.
8. Parker ER, Sethi A. Chagas disease: coming to a place near you. Dermatol Clin. 2011; 29(1): 53-62.
9. Perez-Molina JA, Molina I.Chagas Disease.Lancet.2017.
10. Kenner BM, Rosen T. Cutaneous amebiasis in a child and review of the literature. Pediatr Dermatol. 2006;23(3):231-4.
11. Parshad S, Grover PS, Sharma A, Verma DK. Primary cutaneous amoebiasis: case report with review of the literature. Int J Dermatol. 2002;41(10):676-80.
12. Magaña ML, Fernández-Díez J, Magaña M. Cutaneous amebiasis in pediatrics. Arch Dermatol. 2008;144(10):1369-72.
13. Haque R, Huston CD, Hughes M, Houpt E, Petri WA. Amebiasis. N Engl J Med. 2003;348(16):1565-73.
14. Nunes KMT, Cardoso AEX, Pereira FSG, Batista LHC, Houly RLS. Esquistossomose cutânea ectópica - relato de caso. An Bras Dermatol. 2013;88(6):969-72.
15. LoVerde PT. Schistosomiasis. Adv Exp Med Biol. 2019;1154:45-70.
16. Guimarães VC, Barbosa AP, Camargo LA, Siqueira PH, Filho JCS, Castro VLS, Barbosa MA, Campos DMB. Ostomastoidite por Lagochilascaris Minor em Criança: Relato de Caso. Arq Int Otorrinolaringol / Intl Arch Otorhinolaryngol. 2010;14(3):373-76.
17. Campos DMB, Freire Filha LG, Vieira MA, Paçô JM, Maia MA. Experimental life cycle of Lagochilascaris minor. Leiper, 1909. Rev Inst Med Trop São Paulo. 1992;34:277-87.

79 capítulo

Paulo Ricardo Criado • Walter Belda Junior • Hélio Amante Miot
Marcos Cesar Florian • Stefan Cunha Ujvari • Paulo Roberto Abrão Ferreira

Varíola dos Macacos (*Monkeypox*)/MPOX

■ INTRODUÇÃO

A doença *monkeypox* humana (varíola dos macacos) é uma zoonose causada pelo vírus da espécie *Monkeypox virus*, da família Poxviridae, subfamília Chordopoxvirinae, e gênero Orthopoxvirus, filogeneticamente muito semelhante ao vírus da varíola humana (causada pelo *Smallpox virus*).[1-20] Enquanto o mundo ainda era desafiado pela pandemia da covid-19, em 2022, o surgimento de um novo surto causado pelo *Monkeypox virus* (MPXV) (vírus da varíola dos macacos) preocupou as autoridades de saúde pública com a possibilidade de uma nova ameaça, visto que casos foram relatados em mais de 80 países, em todos os continentes.[2]

O *Monkeypox virus* é um vírus DNA de fita dupla, cujo gênero Orthopoxviruses também inclui os vírus da varíola, da varíola bovina (cowpox, CPX) e da vaccinia.[2] O MPXV foi isolado, pela primeira vez, em primatas macacos que são infectados pelo vírus; no entanto, o hospedeiro natural do *Monkeypox virus* inclui diferentes roedores, alentando para uma inadequação do nome da doença e do vírus por se referir aos macacos.[2]

A Figura 79.1 demonstra os vírus da família Poxviridae, de forma que o MPXV é membro da subfamília Chordopoxviridae e do gênero dos Orthopoxvirus. Esse contempla, além do MPXV, o *Camelpox virus*, *Cowpox virus* (CPXV), *Ectromelia virus*, *Horsepox virus*, *Racconpox virus*, *Skunkpox virus*, *Taterapox virus*, *Uasin Gishu virus*, *Vaccinia virus* (VACV), *Smallpox virus* (varíola humana), *Volepox virus* e VACV-*like virus*, *Akhmeta virus* e outras espécies com potencial zoonótico.[3]

Os isolados do MPXV são subdivididos em dois clados, a saber, os clados da África Ocidental (Ia e Ib) e da Bacia do Congo (II) (British Medical Journal (BMJ). 2022;377:o1489 – https://www.bmj.com/content/377/bmj.o1489.short), com base em diferenças genéticas e fenotípicas (virulência).[3] Notavelmente, vários estudos indicaram que os sinais clínicos são semelhantes entre infecções causadas por vírus de ambos os clados.[3] A primeira observação de infecção por MPXV foi relatada em 1958, durante um surto de uma doença que se revelou como erupção pustulosa em macacos Cynomolgus (*Macaca fascicularis*), chegando a Copenhague, na Dinamarca, a partir de um fornecedor de animais de Singapura.[3,4]

Família — Poxviridae
DNA de fita dupla com 200 kb de pares

Subfamília — Chordopoxviridae | Entomopoxviridae (A-C)

Gêneros:
Avipoxvirus
Capripoxvirus
Centapoxvirus
Crocodylipoxvirus
Leoporipoxvirus
Macropopoxvirus
Molluscipoxvirus (*Molluscum contagiosum virus*)
Mustelpoxvirus
Orthopoxvirus
Oryzopoxvirus
Pteropopoxvirus
Parapoxvirus (*Orf virus*)
Salmonpoxvirus
Sciuripoxvirus
Suipoxvirus
Vespertilionpoxvirus
Yatapoxvirus

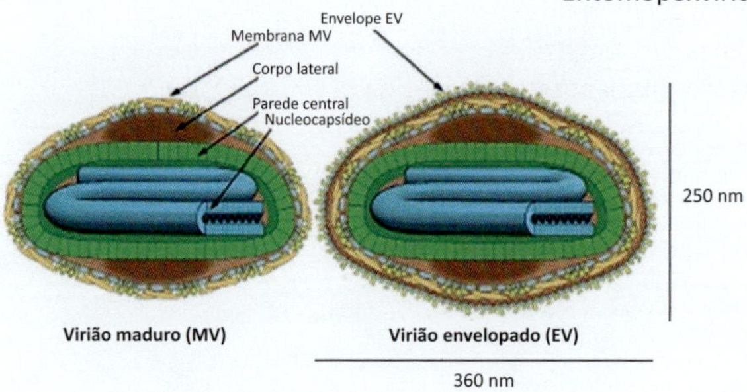

■ **Figura 79.1** Classificação da família Poxviridae.

Outras informações sobre a gama de táxons suscetíveis à infecção pelo MPXV foram obtidas por estudos de laboratório e pesquisas de campo.[3] Infecções por MPXV foram relatadas em uma ampla gama de roedores, como camundongos (*Mus musculus*), coelhos (*Oryctolagus cuniculus*), hamsters, marmotas (*Marmota monax*), chinchilas (*Chinchilla lanigera*), jerboas (Jaculus sp.).[3] Da mesma forma, com base em métodos como isolamento viral, ensaio molecular ou infecção experimental, a suscetibilidade à infecção por MPXV foi relatada em tamanduás (*Myrmecophaga tridactyla*), cães da pradaria de cauda preta (*Cynomys ludovicianus*), gambás do sul (*Didelphis marsupialis*), gambás de cauda (*Monodelphis domestica*), ouriços africanos (Atelerix sp.) e várias espécies de primatas não humanos.[3] Além disso, pesquisas sorológicas implicaram vários roedores africanos, incluindo ratos gigantes (Cricetomys spp.), arganazes africanos (Graphiurus spp.), esquilos de corda (Funisciurus spp.) e esquilos do sol (Heliosciurus spp.) como hospedeiros primários de ortopoxvírus na África.[3]

Entre os primatas não humanos do Velho Mundo, os macacos cynomolgus (*Macaca fascicularis*), mangabeys fuliginosos (*Cercocebus atys*), orangotangos (*Pongo pygmaeus*) e chimpanzés (*Pan troglodytes*) podem ser infectados com o MPXV.[3] Entre os primatas não humanos do Novo Mundo, os saguis comuns (*Callithrix jacchus*) mostraram-se suscetíveis à infecção pelo MPXV por inoculação intravenosa.[3]

Em 2003, ocorreu um surto de MPXV nos Estados Unidos.[3] A infecção humana foi associada ao contato direto com cães da pradaria de estimação de pacientes, que foram mantidos perto de animais exóticos infectados importados de Gana, na África Ocidental.[3,5] Esse episódio, assim como a infecção de roedores, aumentou as preocupações com a introdução do MPXV nas Américas.[3] Enquanto isso, a suscetibilidade de vários roedores africanos ao MPXV levantou preocupações sobre a transmissão do vírus para seres humanos, pois esses animais, cada vez mais frequentemente, são mantidos como animais de estimação nos domicílios.[3]

Embora os humanos também sejam hospedeiros acidentais, o MPXV tornou-se o ortopoxvírus zoonótico patogênico mais significativo para os seres humanos desde a erradicação da varíola, dadas suas morbidade associada (infecção sistêmica) e letalidade.[3] A primeira infecção humana pelo MPXV foi descrita em 1970, em uma criança de 9 meses de vida, na República Democrática do Congo, que apresentava erupções cutâneas semelhantes às da varíola.[3,6,7] Vários outros casos humanos foram relatados nos anos seguintes.[3]

De 1970 a 1999, a Organização Mundial da Saúde (OMS) relatou pelo menos 404 casos confirmados de MPXV em humanos e aproximadamente 500 casos suspeitos em diferentes países africanos (República Centro-Africana, Camarões, Nigéria, Costa do Marfim, Libéria, Serra Leoa e Gabão), mas principalmente na República Democrática do Congo.[3,8-10]

A partir dos anos 2000, ao lado de surtos na República Democrática do Congo, República do Congo e Sudão do Sul, também foram descritos os primeiros casos humanos fora do continente africano.[3] Durante maio e junho de 2003, casos de pessoas com doença febril e erupções cutâneas foram notificados à Divisão de Saúde Pública de Wisconsin, mas nenhuma morte foi relatada e nenhuma transmissão de pessoa para pessoa foi comprovada.[11] A origem desse surto foi rastreada até animais exóticos infectados importados de Gana.[3,11] Felizmente, o surto que se espalhou por vários estados dos Estados Unidos, de infecção de roedores em cativeiro, foi de curta duração e o ciclo de transmissão no país foi interrompido.[3,12]

Casos de *monkeypox* entre humanos no século XXI pré-pandemia da covid-19

Casos de *monkeypox* nos Estados Unidos

A *monkeypox* permaneceu endêmica em certas comunidades africanas, porém como uma ameaça de saúde pública global ignorada que só recebeu atenção internacional quando os primeiros casos fora da África foram detectados nos Estados Unidos, em 2003.[12]

Depois que vários moradores do Meio-Oeste americano desenvolveram erupção cutânea, sintomas respiratórios e linfadenopatia, a investigação do surto vinculou os sintomas à exposição a cães da pradaria de estimação (espécies Cynomys) e o MPXV foi identificado como agente causador de infecção e da doença.[12] A infecção se espalhou rapidamente e os casos de *monkeypox* foram relatados em seis estados norte-americanos – Illinois, Indiana, Kansas, Missouri, Ohio e Wisconsin – durante o surto.[12] Investigações moleculares identificaram o MPXV do grupo genético da África Ocidental (clado).[12]

Estudos epidemiológicos concluíram que o vírus havia sido importado para os Estados Unidos, mais especificamente para o Texas, de Gana, em abril de 2003, com um carregamento de pequenos mamíferos de nove espécies diferentes, incluindo seis gêneros de roedores africanos.[12] Entre esses roedores, incluíram-se esquilos de corda (Funiscuirus sp.), esquilos arborícolas (Heliosciurus sp.), ratos gigantes africanos (Cricetomys sp.), porcos-espinhos (Atherurus sp.), arganazes (Graphiurus sp.) e camundongos listrados (Lemniscomys sp.).[12] Alguns dos animais infectados foram alojados nas proximidades de locais onde eram armazenados cães da pradaria, mais tarde vendidos como animais de estimação.[12]

Casos de *monkeypox* no Reino Unido e em Israel

Em setembro de 2018, *monkeypox* chamou novamente a atenção da mídia global, políticos e cientistas quando três pacientes não relacionados, no Reino Unido, foram diagnosticados com a doença.[12,13] Os dois primeiros pacientes haviam viajado recentemente para a Nigéria, um país com um surto contínuo da doença, e ambos estavam sintomáticos durante o voo para casa.[12,13] O terceiro caso de *monkeypox* no Reino Unido foi diagnosticado em um profissional da área da saúde cuidando de um desses dois primeiros pacientes.[12,13]

Como o quadro clínico da doença dos três pacientes causou preocupação com uma doença exótica, medidas especiais de controle da infecção foram tomadas bem antes da suspeita de *monkeypox*.[12,13] Um dos casos primários relatou contato com uma pessoa com suspeita de erupção cutânea em uma reunião de família e o consumo de carne de caça.[12,13]

A transmissão inter-humana da *monkeypox* já fora identificada nas áreas endêmicas.[12] Vale ressaltar que a confirmação definitiva de transmissão de humano para humano em áreas endêmicas é um tanto problemática porque mesmo os casos secundários e terciários podem ter sido expostos a animais infectados.[12] A doença contraída pelo profissional de saúde britânico forneceu evidências indiscutíveis de transmissão inter-humana a partir de um paciente infectado.[12]

Em outubro de 2018, Israel relatou um caso de *monkeypox* importado da Nigéria.[12,14] É sabido que viajantes podem atuar como sentinelas de epidemias de doenças infecciosas na região visitada.[12,14]

Casos de *monkeypox* na África Ocidental

Em 22 de setembro de 2017, o Centro de Controle de Doenças da Nigéria (NCDC) iniciou uma investigação de surto após a identificação de um caso suspeito de varíola em uma criança de 11 anos de idade.[15] Os dados epidemiológicos indicaram que esse surto tem como origem vários focos ou decorre de transmissão endêmica não detectada antes porque os casos não foram epidemiologicamente relacionados.[15]

A origem zoonótica exata e o papel de fatores ambientais e ecológicos no surto nigeriano ainda não são conhecidos.[15] Novos casos de *monkeypox* continuam a ser detectados no país.[15] Desde o início do surto em 22 de setembro de 2018, até 1º de janeiro de 2019, houve 311 casos suspeitos relatados em 26 estados (132 casos confirmados afetando crianças e adultos de todas as idades) e sete mortes relatadas.[15,16]

A maioria dos pacientes confirmados com *monkeypox* tinha idade entre 21 e 40 anos, com mediana de idade de 31 anos, semelhante à faixa etária observada na República Democrática do Congo (RDC).[17] Ressalta-se que todos os pacientes nasceram após 1978, quando os programas globais de vacinação contra varíola (*smallpox*) foram descontinuados.[15]

Modos de transmissão do *Monkeypox virus* para os humanos

O modo exato de transmissão do MPXV para humanos permanecia desconhecido até 2019.[12] Supunha-se que a infecção primária de animais para os seres humanos ocorresse ao se manusearem animais infectados pelo MPXV, por meio de contato direto (toque, mordida ou arranhão) ou indireto, embora o mecanismo exato ainda precisasse ser definido.[12] Presumia-se que o vírus entrasse no corpo através da pele rompida (solução de continuidade), pelo trato respiratório ou pelas membranas mucosas (olhos, nariz ou boca).[12] A transmissão secundária inter-humana era considerada comum, presumivelmente por meio de gotículas respiratórias, ou contato direto ou indireto com fluidos corporais, material da lesão e superfícies contaminadas ou outros materiais, como roupas ou lençóis.[12]

O contato prolongado com os pacientes expõe a equipe hospitalar e os familiares a maior risco de contrair a infecção.[12] A transmissão nosocomial também foi descrita.[12,18] Não havia evidências, até 2019, de que a transmissão inter-humana de forma isolada poderia sustentar surtos infecciosos causados pelo MPXV em grupos populacionais.[12]

Até 2019, houve apenas alguns estudos genômicos sobre as origens dos surtos da *monkeypox*. Três grupos familiares foram identificados, sugerindo transmissão inter-humana.[12,19] Em uma família, a taxa de transmissão secundária foi de 71%.[12] No entanto, a maioria dos pacientes não tinha ligação epidemiológica óbvia ou contato interpessoal, indicando um provável surto derivado de múltiplas fontes ou, possivelmente, uma doença endêmica anteriormente não reconhecida.[12]

Características clínicas da *monkeypox* antes da epidemia de 2022

Nos surtos anteriores, o período de incubação foi estimado em 5 a 21 dias e a duração dos sintomas e sinais, em 2 a 5 semanas (Figura 79.2).[12] A doença começava com sintomas e sinais inespecíficos que incluem febre, calafrios, dores de cabeça, letargia, astenia, linfadenopatia, dor nas costas e mialgia antes que as erupções sejam evidentes (período prodrômico).[12] Em 1 a 5 dias após o início da febre, erupções cutâneas de tamanhos variados apareciam (período de estado), primeiro na face; depois, em todo o corpo, mãos e pernas e pés (Figura 79.3).[12]

A erupção evoluía em vários estágios de progressão desde máculas, pápulas, vesículas (Figura 79.3A) e pústulas (Figura 79.3B), seguidas de resolução ao longo do tempo com ulcerações ou exulcerações (Figura 79.3C) e crostas (Figura 79.3D), que se esfacelavam na recuperação.[12] Vários estágios da erupção cutânea podiam aparecer ao mesmo tempo (erupção polimorfa).[12] Áreas de eritema e/ou hiperpigmentação da pele eram frequentemente observadas ao redor de lesões discretas.[12] As crostas destacadas podiam ser consideravelmente menores que a lesão original.[12] Inflamação das mucosas faríngea, conjuntival e genital também podia ser observada.[12]

A apresentação clínica da *monkeypox* inclui sintomas e lesões difíceis de distinguir da varíola.[12] Embora as manifestações clínicas da *monkeypox* sejam mais leves do que a varíola, a doença pode ser fatal.[12]

Uma série de complicações foi relatada, como infecções bacterianas secundárias, desconforto respiratório, broncopneumonia, encefalite, infecção da córnea com consequente amaurose, envolvimento gastrointestinal, vômitos e diarreia com desidratação.[12] As taxas de letalidade variaram entre 1% e 10% em focos epidêmicos, sendo os óbitos principalmente entre adultos jovens e crianças.[12] Particularmente aqueles com imunossupressão estão em risco de doença grave.[12] A linfadenopatia é observada em até 90% dos pacientes e parece ser uma característica clínica que distingue a varíola (*smallpox*) da *monkeypox*.[12]

A vacinação anterior contra a varíola confere certa proteção cruzada contra a *monkeypox* e modifica o quadro clínico para uma doença mais leve.[12] Entre 1980 e 1990, a apresentação clínica da *monkeypox* humana parece ter mudado: casos humanos primários foram cada vez mais relatados entre aqueles que nunca foram vacinados contra a varíola.[12] Comparados com o quadro clínico dos vacinados, o quadro clínico descrito para os não vacinados foi mais grave, com erupções cutâneas mais vigorosas, polimórficas e maior mortalidade.[12]

O diagnóstico diferencial primário, nas formas anteriores ao surto de 2022, é a varicela, com lesões nas palmas e plantas.[12] As lesões na varicela são mais superficiais e ocorrem com manifestações mais densas no tronco do que na face e extremidades, apesar de serem polimórficas no mesmo paciente.[12] Consequentemente à natureza inespecífica dos sintomas e sinais da varicela, uma ampla diversidade de diagnósticos diferenciais deve ser considerada, variando de varicela, pitiríase liquenoide aguda febril (Mucha-Habermann), molusco contagioso, sarampo, infecções por riquétsias, infecções bacterianas da pele (as piodermites, como as causadas por *Staphylococcus aureus*), antraz, escabiose bolhosa, sífilis e reações medicamentosas a outras causas não infecciosas de erupção cutânea.[12] Um sinal clínico que diferencia a *monkeypox* da varíola (*smallpox*) e da varicela é a presença de linfonodos aumentados,

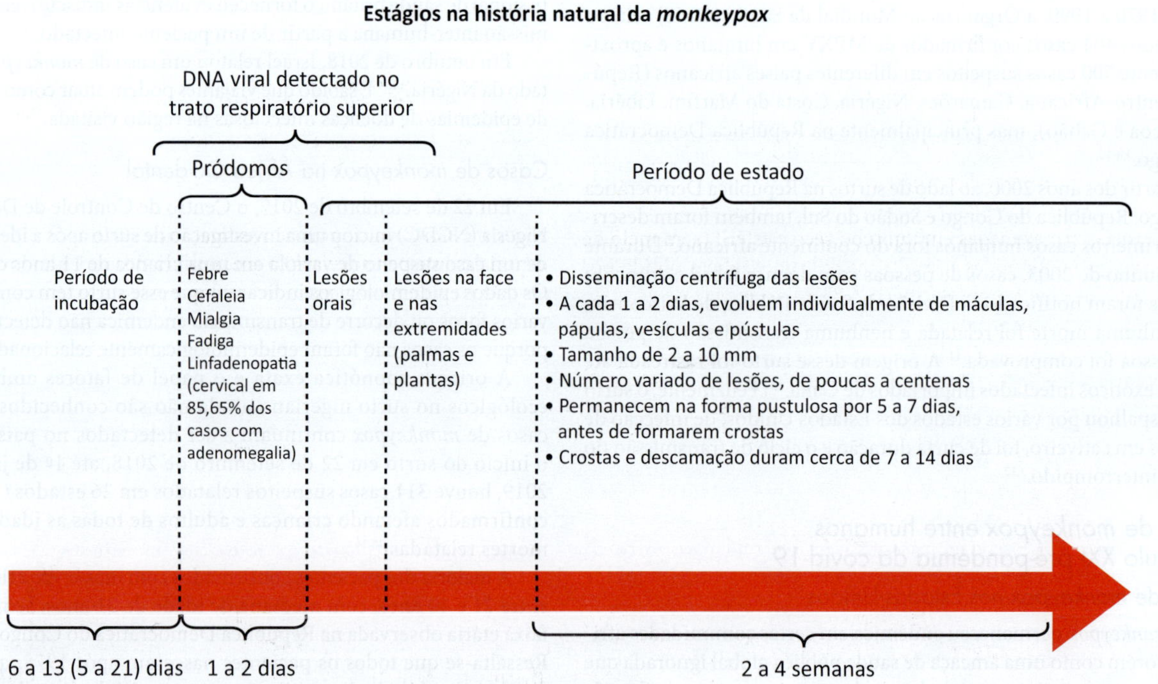

■ **Figura 79.2** Curso natural da *monkeypox* referido na literatura antes de 2022.

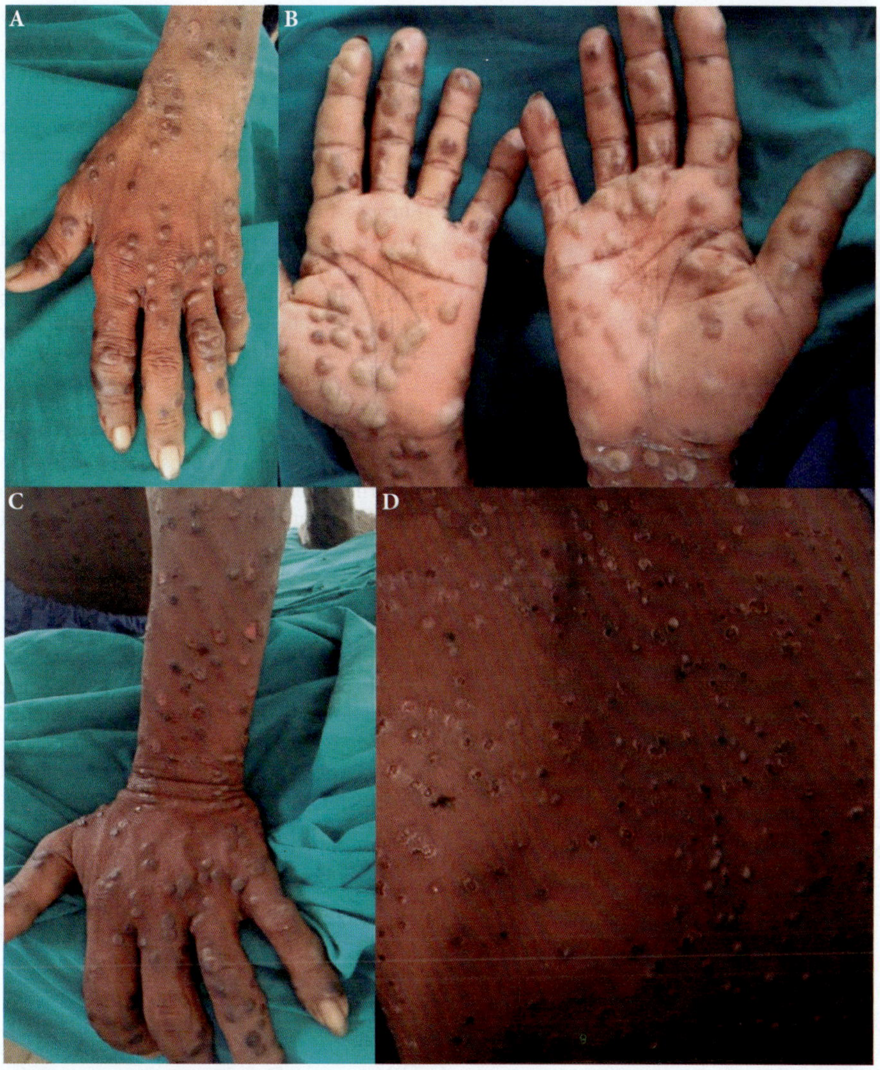

■ **Figura 79.3** Caso de *monkeypox* na África Ocidental (Guiné Bissau) em 2019.
Fonte: Imagens cedidas como cortesia pelo médico dermatologista Dr. Silvio Coelho.

particularmente linfonodos submentuais, submandibulares, cervicais e inguinais.[12]

Diagnóstico – características laboratoriais, virológicas e histológicas da *monkeypox* antes da epidemia de 2022

As amostras clínicas ideais para análises laboratoriais incluíam amostras de lesões cutâneas, como *swabs* de lesões vesiculares, exsudato ou crostas armazenadas em um tubo seco e estéril (sem meio de transporte viral) e mantidas frias.[12] Uma cultura viral era obtida por um *swab* orofaríngeo ou nasofaríngeo.[12] Biópsias de pele de erupção vesiculopustular ou uma amostra do teto de uma lesão vesicular de pele intacta foram valiosas para análises.[12] Laboratórios de referência com instalações de alta contenção sempre foram necessários para fazer um diagnóstico definitivo usando microscopia eletrônica, identificação por cultivo e análise molecular por reação em cadeia da polimerase (PCR) e sequenciamento gênico.[12] O teste sorológico era com base na obtenção de amostras de soro de pacientes em fase aguda e convalescentes pareados, para detecção de imunoglobulina M específica para o MPXV dentro de 5 dias após a apresentação, ou detecção da imunoglobulina G após 8 dias.[12]

A histologia e a imunohistoquímica das lesões papulosas demonstravam acantose, necrose individual de queratinócitos e vacuolização da camada basal da epiderme, além do infiltrado linfo-histiocitário perivascular superficial e profundo na derme.[12] As lesões vesiculares demostraram espongiose com degeneração reticular e balonizante da epiderme, células epiteliais gigantes multinucleadas com necrose epidérmica, presença de numerosos eosinófilos e neutrófilos, características de vasculite e inclusões virais nos queratinócitos.[12] Inclusões intracitoplasmáticas, arredondadas a ovais, com estruturas em forma de salsicha ou halteres no centro, medindo 200 a 300 μm, podem ser observadas na microscopia eletrônica de transmissão (Figura 79.4).[12]

Esses achados histológicos e ultraestruturais não são patognomônicos da *monkeypox*, pois se assemelham a outras infecções virais, especialmente por poxvírus (p. ex., nódulo dos ordenhadores e Orf).

Desde o surto nos Estados Unidos, em 2003,[5] novos surtos esporádicos e casos isolados de *monkeypox* em humanos ocorreram fora da África.[20] Em outubro de 2018, houve um caso em um homem que viajou da Nigéria para Israel.[20] Em maio de 2019, relatou-se o caso em um homem que viajou da Nigéria para Singapura.[20]

Em maio de 2021, três membros de uma família que retornou ao Reino Unido depois de viajar para a Nigéria se infectaram com *monkeypox*.[21] O tempo sequencial do desenvolvimento dos sintomas em cada caso dentro da família (dia 0, dia 19, dia 33) pôde representar a evidência de transmissão inter-humana.[21] Em julho de 2021, ocorreu um caso em um homem que viajou da Nigéria para o Texas. Em novembro de 2021, um caso em um homem que viajou da Nigéria para Maryland, também nos Estados Unidos.[22] Em maio de 2022, um caso de varíola humana em um homem que retornou do Canadá para Massachusetts, nesse mesmo país, entrou em investigação, bem como grupos de pacientes com sintomas e sinais da *monkeypox* no Reino Unido

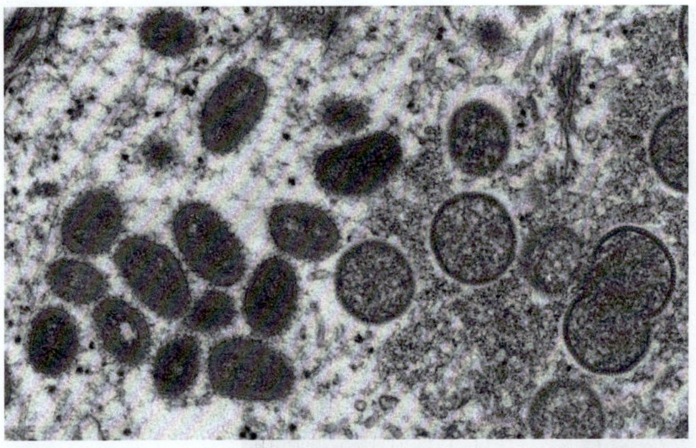

■ **Figura 79.4** Microscopia eletrônica de transmissão do *Monkeypox virus*. O vírus, do tipo DNA de fita dupla, tem estrutura grande com medidas entre 200 e 250 nm, aspecto ovoide ou "em tijolo" e membrana lipoproteica.

Fonte: https://phil.cdc.gov//PHIL_Images/22664/22664_lores.jpg.

Casos de *monkeypox* entre humanos a partir de 2022

Os primeiros casos da *monkeypox* em humanos fora da África no século XXI foram relatados de forma esporádica em 2003, 2018, 2019 e 2021, como anteriormente abordados, mas até o surgimento, em 2022, eles permaneceram restritos a certas áreas geográficas ou países.[23] Todos esses casos estavam relacionados a viajantes com passagem pela Nigéria, com um caso de transmissão nosocomial e um domicílio familiar.[23,24] Esses casos foram secundários à consequência do ressurgimento abrupto da linhagem WA na Nigéria em 2017.[23]

O aumento no número de casos envolvendo transmissão inter-humana é considerado resultado da descontinuação da vacinação contra a varíola humana na década de 1980, tornando toda a população mais suscetível à infecção com poxvírus zoonóticos. Entretanto, outros fatores antrópicos (p. ex., o desmatamento, o crescimento populacional e a globalização) também contribuíram significativamente com o provável transbordo interespécies (*spillvover*).[23]

Em maio de 2022, vários casos da *monkeypox* foram confirmados no Reino Unido (UK) a partir de um caso-índice britânico que viajou para a Nigéria.[24-27] Grupos adicionais de casos ocorreram na Ásia, Europa, América do Norte e América do Sul, com rápido aumento do número de casos reportados, o que fez a OMS declarar o atual surto da *monkeypox*, em países não endêmicos, como uma emergência de saúde global em julho de 2022.[24] No início de agosto de 2022, o governo federal dos Estados Unidos fez uma declaração semelhante, observando que *monkeypox* constituía uma emergência sanitária nacional.[24]

Nesse surto, a maioria dos casos é autóctone e, atualmente, não está associada a viagens para uma região endêmica.[24] A *monkeypox* classicamente apresenta uma erupção cutânea que se desenvolve na face, podendo afetar a mucosa oral e, então, espalha-se centrifugamente de forma extensa, podendo envolver as palmas e plantas.[24]

No entanto, apresentações atípicas têm sido comuns no presente surto (em 2022), incluindo lesões orais, perianais e genitais, bem como faringite e proctite.[24,28,29] A maioria dos casos melhora com terapia sintomática com baixa mortalidade;[24] complicações são também incomuns e podem incluir casos com encefalite, sequelas oftalmológicas, pneumonite infecções bacterianas da pele.[24]

No passado recente, a taxa de letalidade foi maior que 1%, dependendo do perfil de risco. Em 29 de agosto de 2022, havia 47.652 casos em todo o mundo, em mais de 99 países, com 13 óbitos confirmados (< 0,03%), 6 em países não historicamente relacionados à *monkeypox* (1 óbito no Brasil com 3.964 casos relatados, 1 em Cuba, 1 no Equador, 2 na Espanha e 1 na Índia) e 7 em países africanos com histórico longo da doença (2 na República Central Africana, 4 na Nigéria e 1 em Gana) (Figura 79.5).[30]

A epidemia de 2022, no entanto, não reflete esse padrão de transmissão anterior.[24] A maioria dos pacientes afetados pelo vírus de maio

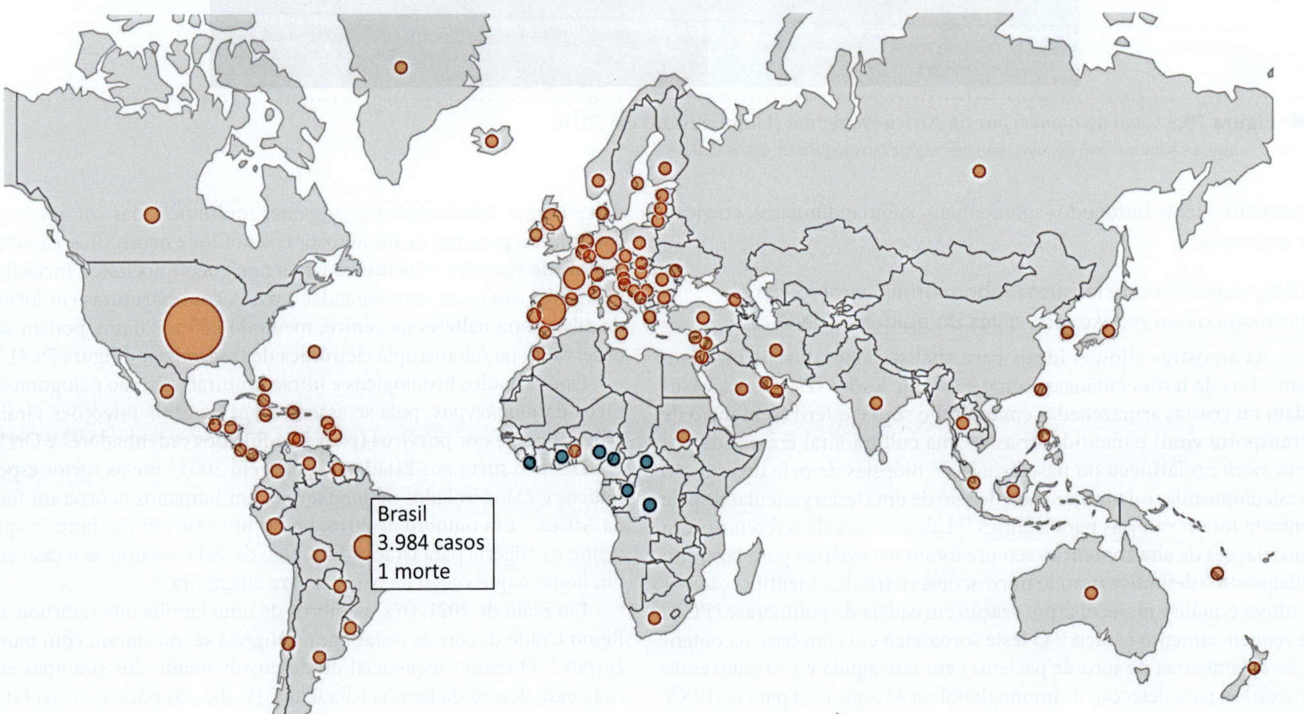

...istribuição dos casos da *monkeypox* no mundo em 29 de agosto de 2022. Em vermelho, países onde a *monkeypox* não era ..., onde era endêmica.

...c.gov/poxvirus/monkeypox/response/2022/world-map.html.

a julho de 2022 não havia viajado para regiões endêmicas.[24] A epidemiologia deste surto atual concentrou-se inicialmente em casos predominantemente na comunidade de homens que fazem sexo com homens (HSH) entre as idades de 20 a 50 anos, e suspeita-se que resulte de contato próximo, pele com pele nas interações sexuais.[30-35] No entanto, existem outras vias de transmissão e o contato com qualquer lesão é a forma mais provável de transmissão.[30,36]

A transmissão aos seres humanos ocorre pela disseminação animal--humano ou inter-humana.[24] O contato indireto e direto com animais vivos ou mortos, como mordidas ou arranhões, manuseio de carne de caça selvagem, ou o contato com fluidos ou lesões de um animal infectado podem resultar na transmissão viral.[24]

A transmissão inter-humana também pode ocorrer pelo contato com gotículas respiratórias de uma pessoa infectada, lesões cutâneas ou mucosas, fluidos corporais (incluindo sêmen) ou objetos pessoais contaminados, como roupas de cama ou vestuário.[24] O vírus também pode ser aerossolizado, o que gera preocupação com o contágio em meios de transportes de massa.[24]

O contato com lesões genitais e fluidos corporais parece desempenhar um papel significativo no surto de 2022, com o maior número de casos (> 85%) ocorrendo entre adultos jovens da comunidade de HSH.[24] As taxas de transmissão secundária (ou seja, o número de novos casos entre os contatos dividido pelo número total de contatos) variam entre 0,3% e 10,2%, mas podem se aproximar a 50% entre os contatos domiciliares.[24,39,40]

O curso de tempo da doença *monkeypox* pode ser bastante longo, com um período de incubação que varia de vários dias a 3 semanas, e um período de infecção viral ativa de 2 a 5 semanas.[24] Na Figura 79.6, podemos observar a história natural da doença, incluindo incubação e infecção.[24]

Durante a fase de incubação, o vírus se replica e dissemina-se do local de inoculação original para o sistema linfático, seguida por período de viremia e eventual disseminação para outros sistemas orgânicos.[24] Os sintomas podem durar entre 2 e 5 semanas.[24]

Os sintomas iniciais se desenvolvem durante os primeiros 5 dias da doença e geralmente são inespecíficos, incluindo febre, mialgias, mal--estar, dor de cabeça, dor de garganta e tosse (Quadro 79.1).[24] A linfadenopatia é comum e acomete mais frequentemente o pescoço, a virilha e a região submandibular nos primeiros 6 dias de doença, o que pode ajudar a distinguir a *monkeypox* da *smallpox*.[24] É importante compreender a apresentação da doença em seus vários estágios (Figura 79.6).

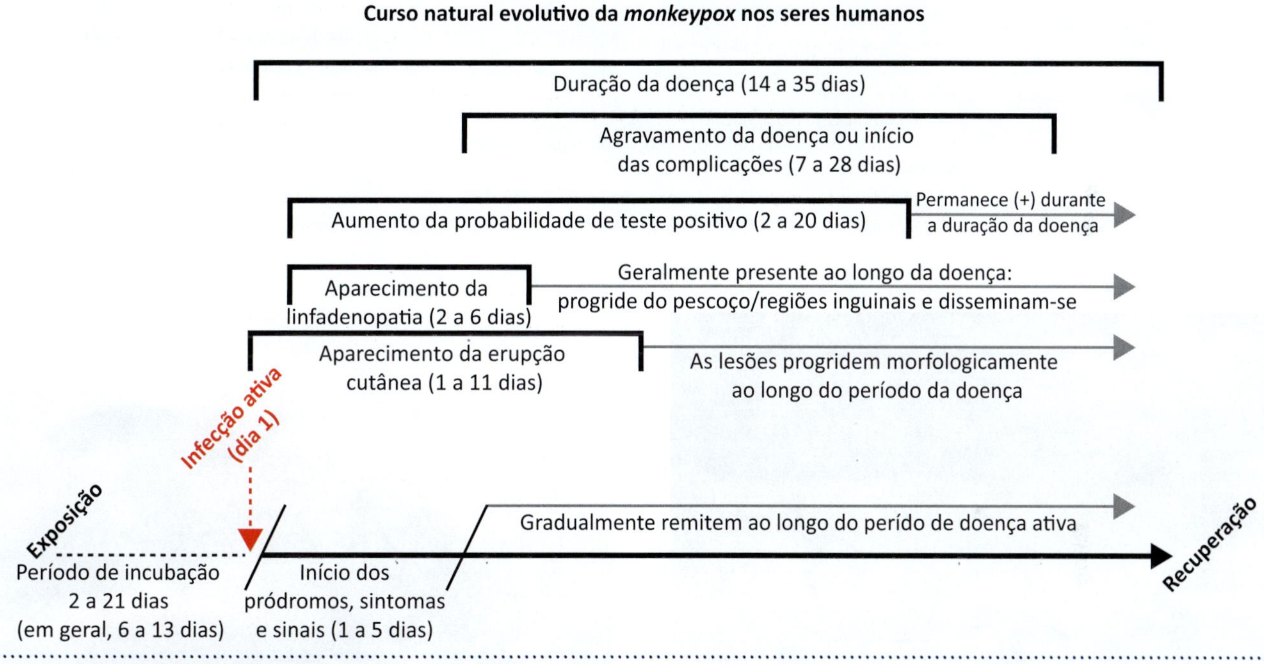

■ **Figura 79.6** História natural da *monkeypox* na epidemia de 2022.[24]

Quadro 79.1 Frequência de sintomas e sinais nos pacientes com *monkeypox*.[24]

Sintomas e sinais	Frequência (%)	Tempo de desenvolvimento	Comentários
Febre	62 a 85	1 a 5 dias	Apresentação prodrômica
Mialgias/dores no corpo	31		
Mal-estar/fraqueza/letargia	41		
Dor de garganta/faringite	21		
Tosse/dispneia	20 a 60		
Nausea/vômitos	20 a 60		
Cefaleia	27 a 65		
Erupção (em qualquer distribuição)	95	2 a 11 dias; lesões maculosas pruriginosas/dolorosas com progressão a pápulas (dia 3) e vesículas (dias 4 a 5), então evoluem para pústulas (dias 6 a 7), com crostas e escamas (dias 7 a 14)	Inicialmente na face (95%) com disseminação para membros superiores e pernas e, então, mãos e pés (75%); lesões em surtos eruptivos sucessivos
Erupção (nas mucosas)	41 a 70	3 a 8 dias	Oral 70%/conjuntival 20%/retal 14%/genital 30%
Linfadenopatia	56 a 90	2 a 6 dias; geralmente com início da febre e 1 a 2 dias depois da erupção cutânea	Característica bem distinguível; disseminada ou localizada no pescoço e virilhas
Infecções secundárias nas lesões cutâneas	19	5 a 28 dias	
Complicações	1 a 12	5 a 28 dias	Encefalite < 1%/pneumonite 12%/oftalmologico 5%

A erupção cutânea (Quadro 79.2 e Figuras 79.7 a 79.13B) constitui o aspecto mais característico da doença e pode se apresentar com todas as lesões no mesmo estágio (semelhante à varíola humana, monomorfa) ou com lesões em várias fases de desenvolvimento (semelhante à varicela, polimorfa).[24,25] A erupção geralmente começa nos dias 1 a 3, como lesões pruriginosas ou dolorosas, endurecidas e umbilicadas, mais comumente na face, genitais ou na região perianal.[24] A erupção cutânea pode aparecer até o 11º dia de doença.[24] As lesões mais comumente progridem de forma centrífuga, disseminando-se no tórax, braços e pernas, seguidos pelas mãos e pés.[24,25] O envolvimento de todo o corpo é comum dentro das 24 horas após a primeira lesão, podendo envolver também a mucosa oral, a genitália e as conjuntivas.[24,25]

Os dados da epidemia de 2022 sugerem que a face é acometida em 95% dos pacientes; as extremidades superiores, em 81,3%; palmas e plantas dos pés, em 75%; extremidades inferiores, em 65,6%; mucosa oral, em 70%; genitália, em 30%; e conjuntiva, em 20%.[24,36,41]

Quadro 79.2. Características da erupção da *monkeypox*.[24]

Características	Descrição	Comentários
Morfologia das lesões com a evolução	Inicialmente lesões maculosas com progressão para pápulas (no dia 3 da erupção), posteriormente vesículas (dias 4 a 5) e pústulas (dias 6 a 7) com eventuais crostas e esfoliação (dias 7 a 14)	As lesões podem aparecer na forma de sucessivas lesões em surtos eruptivos, entre as 1ª e 2ª semanas da doença
Distribuição das lesões	Inicialmente na face (95%) com disseminação para os membros superiores e pernas (80% a 85%) e, subsequentemente, para as mãos e pés (75%); as extremidades superiores (80%) são mais acometidas que as inferiores (65%)	O tronco também é acometido nos casos de distribuição disseminada; nos casos com inoculação focal, as lesões aparecem inicialmente no local da inoculação
Número de lesões (impacto da erupção)	Doença leve: < 10 lesões Doença moderada: entre 10 e 100 lesões Doença grave: > 100 lesões Lesões mucosas indicam doença grave	A gravidade, em geral, está relacionada ao número de lesões. A doença grave, em geral, é observada quando há numerosas lesões cutâneas
Acometimento mucoso	Oral 70%, genital 30%, conjuntiva/córnea 20%, retal 14%	Acometimento de membranas mucosas específicas segue a distribuição da erupção cutânea
Sintomas dermatológicos associados	Pele: dor e prurido Membranas mucosas: dor, edema Dificuldade na evacuação, disúria, sensação de corpo estranho nos olhos	Lesões cutâneas e mucosas podem ser muito dolorosas
Complicações	Infecção bacteriana secundária; desidratação; descamação da pele com perda de fluidos e eletrólitos; perda visual	As complicações são mais comuns nas formas moderada a grave da doença

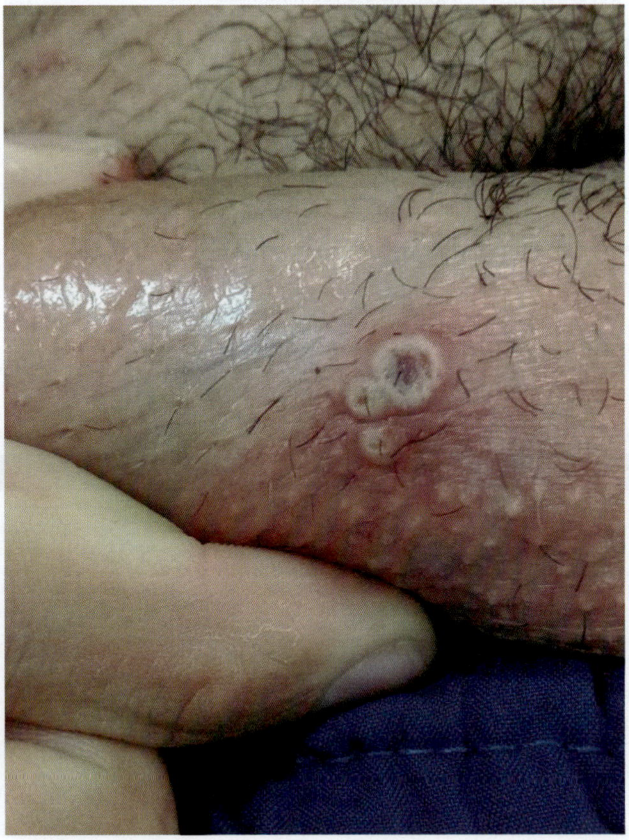

■ Figura 79.7 *Monkeypox*. Pústulas umbilicadas agrupadas na base

GR, Miot HA. Varíola dos macacos de transmissão sexual: Bras Dermatol. 2022; 97(6): ahead of print.

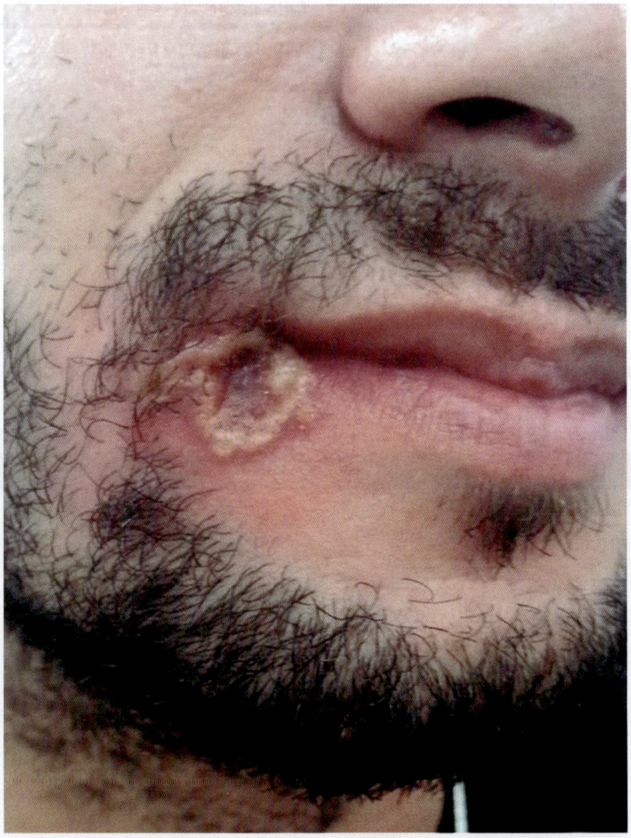

■ **Figura 79.8** *Monkeypox*. Pústulas confluentes esboçando umbilicação central e área ulceronecrótica central localizadas no ângulo labial direito.

Fonte: Lopes PS, Haddad GR, Miot HA. Varíola dos macacos de transmissão sexual: relato de dois casos. An Bras Dermatol. 2022; 97(6): ahead of print.

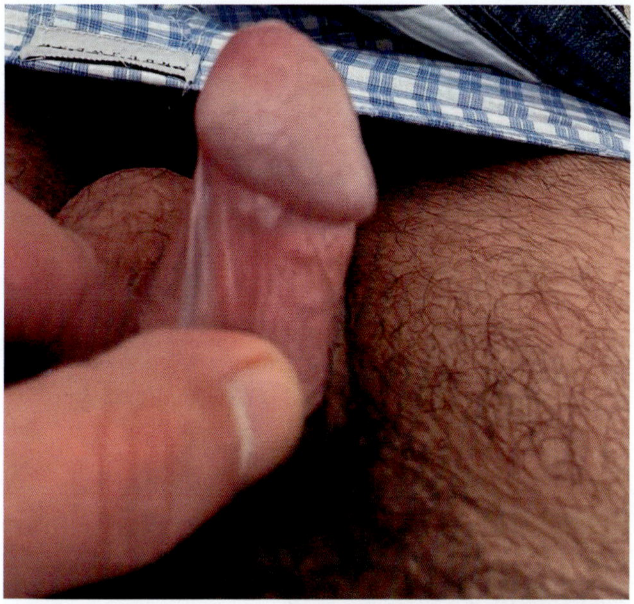

■ **Figura 79.9** Caso 1. Lesão pustulosa única no sulco balanoprepucial, com evolução de 1 semana.

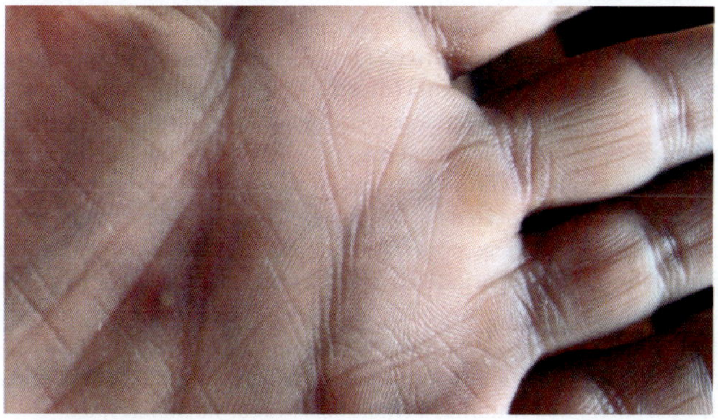

■ **Figura 79.10A** Caso 2. Lesão vesicopustulosa na palma da mão, com evolução de 5 dias.

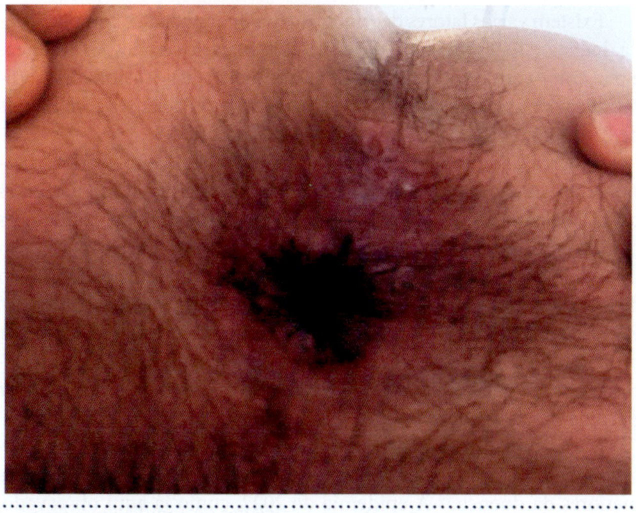

■ **Figura 79.10B** Caso 2. Lesão perianal, exulcerada e proctite, com evolução de 4 dias.

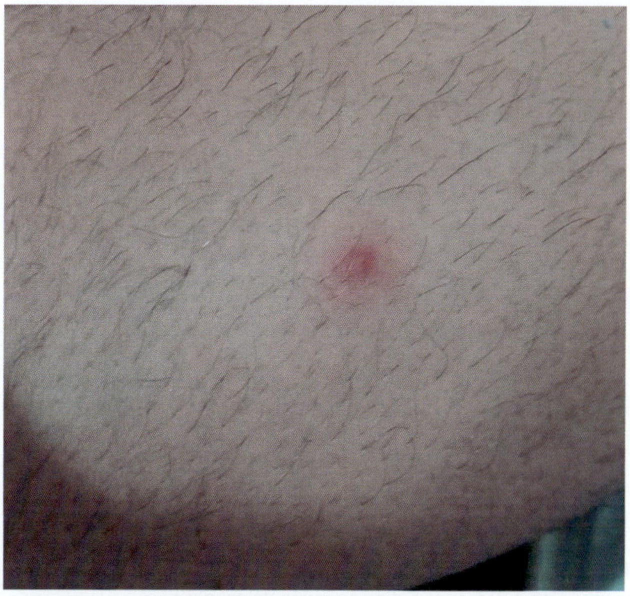

■ **Figura 79.11A** Caso 3. Lesão em membro superior, papular, com 6 dias de evolução.

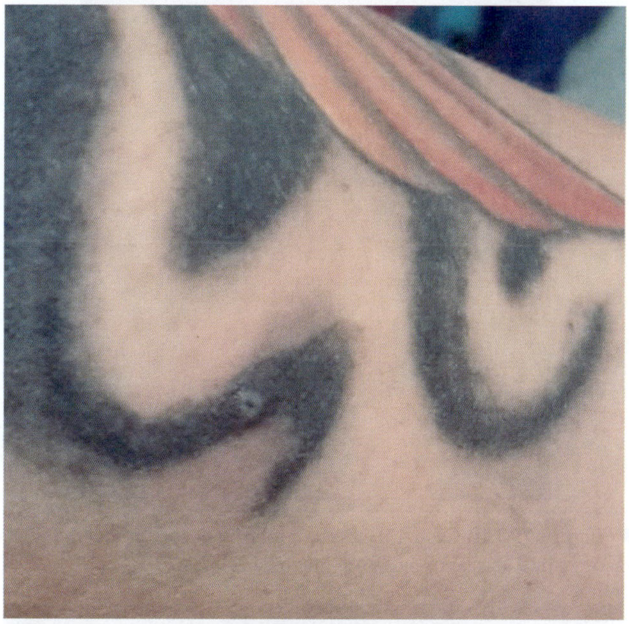

■ **Figura 79.11B** Caso 3. Lesão pustulosa e umbilicada (área inferior da tatuagem), no membro superior, com 6 dias de evolução.

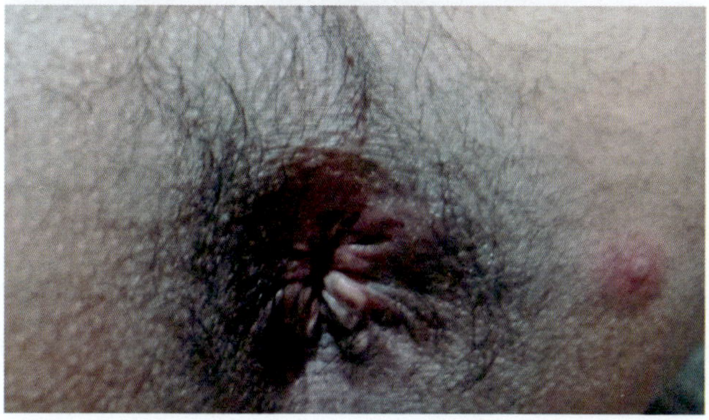

■ **Figura 79.11C** Caso 3. Lesão pustulosa e umbilicada em região de nádega, com 6 dias de evolução.

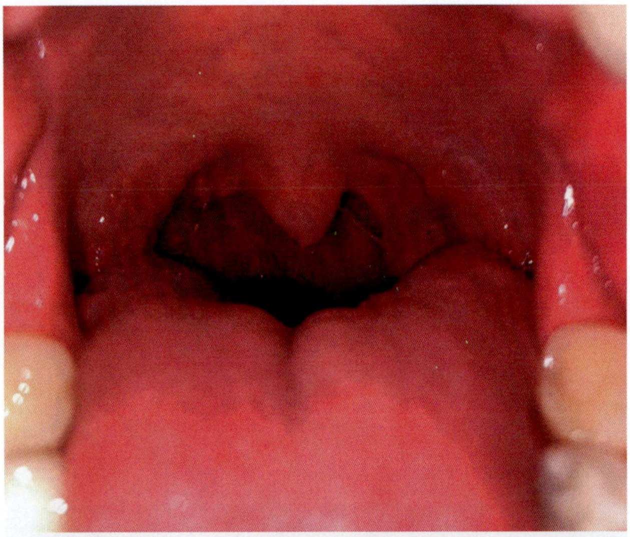

■ **Figura 79.12A** Caso 4. Lesão na orofaringe, com enantema, ulcerações e pústulas, após 5 dias do início da erupção.

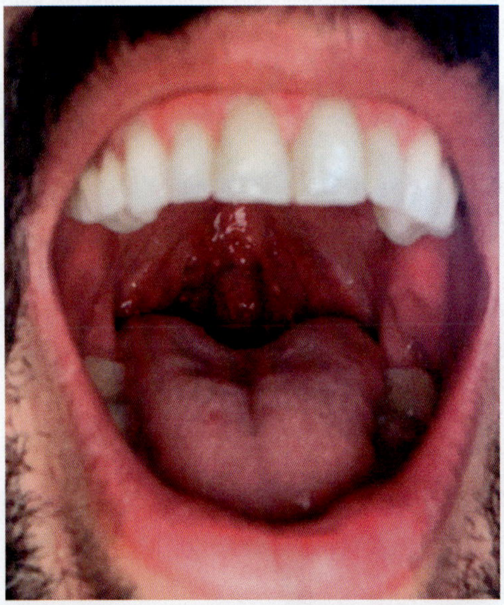

■ **Figura 79.12B** Caso 4. Lesão na orofaringe, com enantema, ulcerações e pústulas, após 5 dias do início da erupção.

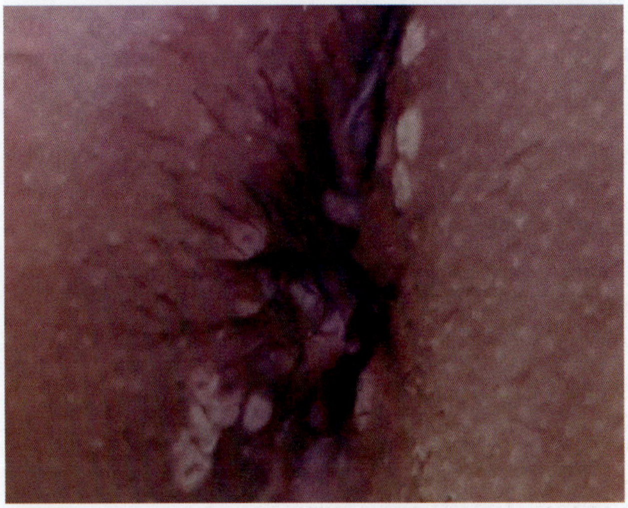

■ **Figura 79.13A** Caso 5. Lesões pustulosas perianais, com 5 dias de evolução.

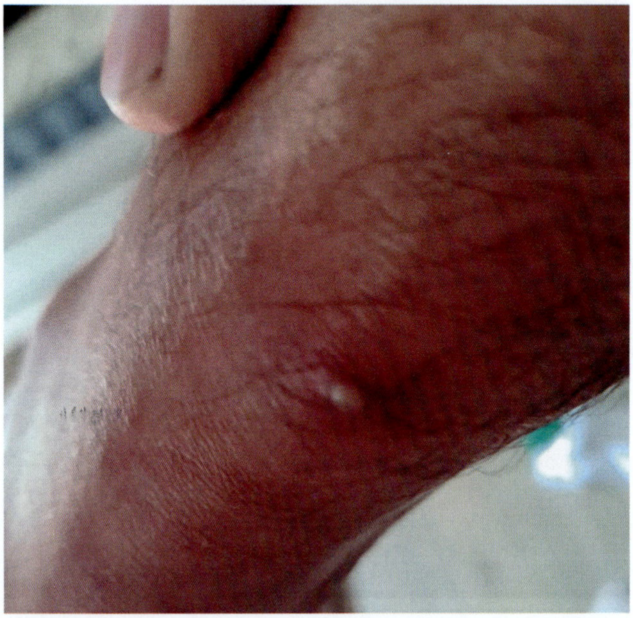

■ **Figura 79.13B** Caso 5. Lesão pustulosa com base eritematosa na perna, com evolução de 5 dias.

As lesões têm geralmente 2 a 5 mm de diâmetro, embora possam atingir 1 cm.[24] Quase sempre começam como máculas e progridem uniformemente a cada 1 a 2 dias para pápulas (dia 3); depois, para vesículas contendo líquido claro (dias 4 a 5); e, finalmente, para pústulas repletas de secreção purulenta (dias 6 a 7), que, então, formam crostas (dias 7 a 14).[24,25,41] A natureza sequencial da erupção ajuda a distinguir a *monkeypox* do seu diferencial mais próximo, a varicela, na qual todos os quatro estágios da erupção aparecem concomitantemente.[24]

Enquanto a erupção da *monkeypox*, em geral, progride como descrita, erupções cutâneas, com novas lesões sucessivas, podem aparecer durante o primeiro período da doença, permitindo o aparecimento simultâneo de vários estágios de lesões.[24,25] O paciente é considerado contagioso até que todas as crostas tenham desaparecido (reepitelização).[24] Consulte o Quadro 79.1 para obter uma sinopse da frequência de ocorrência dos sintomas e sinais observados na *monkeypox*.[24]

Complicações graves podem ocorrer no curso da *monkeypox*, incluindo infecções secundárias da pele em 19%, pneumonite em 12%, complicações oftalmológicas em até 5% e encefalite em < 1%.[24,25] As taxas de mortalidade podem chegar a 10%, em grupos específicos de risco como crianças e imunodeprimidos, e ocorrem mais comumente na 2ª semana de infecção.[24]

Existem vários fatores de risco para maior gravidade e complicações da doença.[24] Estes incluem pacientes com mais de cem lesões cutâneas e pacientes com lesões mucosas causando disfagia, ocasionando a diminuição da ingestão oral e a depleção hídrica.[24] Pacientes com menos de 25 lesões tendem a ter um curso menos grave.[24]

Crianças, adultos jovens e pacientes não imunizados contra a varíola humana têm maior risco de doença grave, assim como pacientes com câncer, diabetes *mellitus*, insuficiência cardíaca, enfisema e aqueles com imunodeficiências (p. ex., pessoas vivendo com HIV/aids, em tratamento com quimioterapia citotóxica, medicamentos antirrejeição de transplanate de órgãos, radiação ou uso de esteroides crônicos).[24] Pessoas vivendo com HIV podem ter maior duração da doença e maior probabilidade de úlceras genitais, lesões maiores e infecções secundárias da pele.[24] A infecção pelo HIV também está associada a um maior risco de mortalidade.[24]

Muito do conhecimento sobre a apresentação clínica da *monkeypox* se baseia em casos esporádicos anteriores, bem como em surtos menores da doença.[24] A epidemia de 2022, como já aqui observado, tem sido especialmente proeminente na comunidade de HSH, com um padrão de apresentação distinto.[24]

Inicialmente, tem sido mais prevalente nos pacientes do sexo masculino, na faixa etária entre 30 e 50 anos.[24] Os sintomas prodrômicos clássicos são encontrados com menos frequência na epidemia de 2022, variando de 27% a 62% dos infectados. Em experiências anteriores, 70% a 80% dos pacientes apresentavam pródromos, incluindo fraqueza, mialgias etc. Febre é sinal clínico comum, tanto no surto de 2022 (60%) como nos relatos históricos anteriores (80%).[24]

A erupção típica da *monkeypox* também parece ter distribuição e densidade diferentes nos casos que emergiram em 2022.[24] Relatos recentes observam que a erupção cutânea atual, envolvendo a pele e membranas mucosas, pode ser a manifestação inicial da doença em mais da metade dos pacientes infectados.[24] Em outras palavras, esses pacientes não apresentam sintomas e sinais prodrômicos atuais ou recentes, como a febre e a linfadenopatia supostamente características.[24] Em um pequeno subgrupo desses pacientes, a erupção mucocutânea é a única manifestação da infecção pelo MPXV.[24]

O número de lesões da *monkeypox* na pele ou membranas mucosas também é menor na epidemia de 2022; mais da metade dos pacientes tinha 10 ou menos lesões, frequentemente observadas na região perineal (áreas genitais e anorretais). É importante salientar que uma grande porcentagem desses pacientes com menos lesões genitais apresentou uma única lesão tegumentar da *monkeypox*.[24] Na epidemia de 2022, as lesões penianas, anorretais e orofaríngeas são observadas com frequência significativa.[24,42-44] Consulte o Quadro 79.3 para uma comparação das características de apresentação do surto passado com o de 2022.[24]

■ DIAGNÓSTICO DIFERENCIAL

Várias outras doenças sistêmicas e cutâneas podem ser confundidas com a *monkeypox* no ser humano, incluindo a varicela (varicela-zóster) e varíola (maior ou menor) (Quadro 79.4). É improvável que produzam linfadenopatia, e as lesões da varicela são mais comumente superficiais com rápida progressão, atingindo o estágio de crosta em 24 horas.[24]

A varíola não é mais documentada desde 1977, mas o bioterrorismo continua a ser uma possibilidade para sua reintrodução na nossa sociedade contemporânea.[24,45] A varíola tem todas as lesões no mesmo estágio (monomorfa), mas como o polimorfismo das lesões não está presente em todos os casos da *monkeypox*, a sua diferenciação fica comprometida.[24]

Outras condições a serem consideradas: antraz; varíola bovina; reações medicamentosas; eritema multiforme; doença mão-pé-boca; sarampo; molusco contagioso; febre maculosa das Montanhas Rochosas; pitiríase liquenoide aguda febril (Mucha-Habermann); escabiose bolhosa; sífilis; infecções cutâneas estafilocócicas; e o espectro da síndrome de Stevens-Johnson/necrólise epidérmica tóxica (Quadro 79.5 e Figura 79.14).[24]

Precauções de isolamento e equipamentos de proteção individual

Os pacientes com suspeita da *monkeypox* devem ser isolados em um quarto com a porta fechada.[24] Os médicos que lá entrarem devem usar equipamentos de proteção individual (EPI), com precauções padrão de contato e partículas aerotransportadas.[24] Essa forma de EPI normalmente inclui um avental descartável, luvas, proteção para os olhos e uma máscara N95 ou equivalente.[24]

■ ESTABELECIMENTO DO DIAGNÓSTICO

A história clínica é essencial na avaliação inicial do paciente com suspeita da *monkeypox*, incluindo informações sobre viagem a uma área endêmica, contato com outros pacientes infectados, sintomas prévios e atuais, início dos sintomas, história sexual e se recebeu previamente a vacinação contra a varíola.[24] Os médicos devem realizar um exame completo da pele; das mucosas oral, genital e perianal; e dos olhos, visualizando a localização e o estágio das lesões.[24] O exame dos sistemas cardiopulmonar, abdominal e neurológico também é recomendado para avaliar quaisquer complicações da *monkeypox* ou outras condições associadas.[24]

Quadro 79.3 Comparação das características clínicas e demográficas entre os casos atuais da *monkeypox* ("atípicos") e anteriores a 2022 ("tradicionais").[24]

Características	Epidemia de 2022	Surtos anteriores a 2022
Sexo	Predominantemente homens	Distribuição igual entre homens e mulheres
Idade	30 a 50 anos	Idade variável
Orientação sexual	Predominantemente homens que fazem sexo com homens	Predominantemente heterossexuais
Modo de transmissão do vírus	Contato pele a pele durante atividade sexual	Grandes gotículas de aerossol e contato com lesões cutâneas
Sintomas prodrômicos	25% a 60%	70% a 80%
Febre	60%	80% a 85%
Erupção cutânea como manifestação inicial (antes dos sintomas prodrômicos e da febre)	60%	10%
Linfadenopatia	55% a 60%	90%
Erupção cutânea	90% a 100%	95%
Erupção mucosa	100%	15% a 70%
Erupção cutaneomucosa isolada sem sintomas sistêmicos	15%	Incomum

Quadro 79.4 Comparação entre as características clínicas da varicela (*chickenpox*), *monkeypox* e varíola (*smallpox*).[24]

Características	Varicela	*Monkeypox*	Varíola
Período de incubação (dias)	12 a 14	2 a 21	7 a 17
Duração da fase prodrômica (dias)	0 a 2	1 a 5	2 a 4
Estágios de desenvolvimento das lesões	Lesões em diferentes estágios de desenvolvimento (polimorfismo)	Geralmente no mesmo estágio de desenvolvimento, porém pode ocorrer em diferentes estágios	Lesões no mesmo estágio de desenvolvimento (monomorfa)
Distribuição da erupção tegumentar	Centrípeta	Centrífuga	Centrífuga
Frequência das lesões palmares e plantares	Raras	Comuns	Comuns
Profundidade das lesões	Superficial, 2 a 3 mm	Superficial a profunda, cerca de 6 mm	Profundas, 4 a 6 mm
Extensão temporal entre a evolução de pústulas a crostas	Dentro de 24 horas	5 a 7 dias	5 a 8 dias
Extensão temporal desde o início da erupção até a descamação das crostas	6 a 14 dias	14 a 21 dias	5 a 8 dias
Linfadenopatia	Geralmente ausente	Significativa	Geralmente ausente

Quadro 79.5 Diagnósticos diferenciais da *monkeypox* relevantes para a Dermatologia.

Exantema/erupção cutânea	Vírus/família	Modo de transmissão	Faixa etária mais acometida e distribuição	Morfologia	Complicações e envolvimento sistêmico
Monkeypox e outras infecções zoonóticas por *orthopoxvirus** (*cowpox, goatpox, horsepox, sheeppox*)	▪ DNA fita dupla, Poxviridae	▪ Transmissão respiratória, fômites, contato direto ▪ Primariamente era uma zoonose; transmissão inter-humana era ocasional e entre animal-humano ou vice-versa pode ocorrer	▪ Variável ▪ Disseminação centrífuga, predominantemente na face e nas extremidades. Pode acometer o tronco	▪ Em geral, monomorfa ▪ Lesões vesicopustulosas grandes e profundas (geralmente em torno de 1 cm), mas podem se tornar bolhas (2 a 2,5 cm). Inicialmente, há umbilicação central e halo empalidecido circundado por outro halo eritematoso (a morfologia das lesões individuais é similar a do *Orf virus*, as quais são localizadas) ▪ As lesões são em geral dolorosas	▪ Raras: hepatite, encefalite. Geralmente nos imunossuprimidos e crianças pequenas ▪ Pode ocorrer cicatriz
Varíola (*smallpox*)	▪ DNA fita dupla, Poxviridae	▪ Disseminação por gotículas, via respiratória, fômites	▪ Erradicada ▪ Lesões numerosas, disseminação centrífuga, predominantemente na face e nas extremidades	▪ Aspecto monomorfo ▪ Lesões vesicopustulosas circundadas por halo de eritema (relativamente maiores que as da varicela e do herpes)	▪ Cicatriz, broncopneumonia, infecções secundárias
Varicela (*chickenpox*)	▪ HSV III (VZV); DNA fita dupla, Herpesviridae	▪ Disseminação por gotículas, via respiratória, raramente contato direto	▪ Crianças e adultos ▪ Disseminação centrípeta, tronco, porção proximal do tronco, face, couro cabeludo	▪ Geralmente polimorfa, lesões em diferentes estágios de evolução ao mesmo tempo ▪ Vesículas claras, redondas de 2 a 4 mm sobre base eritematosa, seguida na evolução pela formação de pústulas e lesões crostosas. As lesões geralmente são pruriginosas ▪ Lesões atípicas incluem lesões semelhantes a pápulas e podem ser vistas na varicela que surge em pacientes vacinados	▪ Infecções secundárias, transformação para quadros hemorrágicos, púrpura fulminante, hepatite, pneumonia e encefalite
Infecção pelo herpesvírus simples (HSV) e vírus da varicela-zóster (VZV) disseminada	▪ HSV I e III (VZV) respectivamente; DNA fita dupla, Herpesviridae	▪ Disseminação por gotículas respiratórias para o zóster; raramente pelo contato direto; contato direto e fômites para o herpes simples, transplacentário em neonatos	▪ Variável ▪ Distribuição uniforme	▪ Em geral, monomorfo ▪ Vesículas translúcidas, arredondadas, de 2 a 4 mm, sobre base eritematosa; são dolorosas e podem ocasionar erosões em saca-bocado monomorfas	▪ Hepatite, pneumonia e encefalite
Molusco contagioso	▪ DNA fita dupla, Poxviridae	▪ Transmissão inter-humana pelo contato íntimo, inclusive via sexual	▪ Crianças, adultos jovens e pacientes imunocomprometidos ▪ Face e genitais são locais comuns, mas pode acometer qualquer área da pele	▪ Monomorfo ▪ Pápulas pequenas umbilicadas, isoladas ou confluentes no local da inoculação	▪ Inflamação local e infecção secundária ▪ Sem acometimento sistêmico
Doença mão-pé-boca	▪ Coxsackie-A16 e enterovírus 71; RNA fita simples, enterovírus	▪ Via fecal-oral; seguida pela transmissão inter-humana a partir de gotículas e fômites	▪ Em geral, crianças ▪ Cavidade oral, palmas e plantas, nádegas. Manifestações atípicas incluem acometimento do tronco e porção proximal dos membros com grandes bolhas	▪ Geralmente monomorfo ▪ Vesículas acinzentadas, elípticas, 2 a 4 mm de tamanho, circundadas por eritema; pode formar bolhas grandes. Onicomadese hemorrágica é frequentemente observada	▪ Miocardite, miosite e pneumonite

*As características histopatológicas da *monkeypox* dependem do estágio da lesão. Os achados variam desde alterações citopáticas virais, com degeneração balonizante dos queratinócitos basais, até necrose da espessura total da epiderme, marcadamente acantótica, contendo poucos queratinócitos viáveis. Inflamação ao redor das estruturas vasculares, écrinas e foliculares pode estar presente.

Fonte: Adaptado de Khanna U, Bishnoi A, Vinay K. Current outbreak of *monkeypox*: Essentials for the dermatologist. J Am Acad Dermatol. 2022 Jun 24:S0190-9622(22)02218-6. doi: 10.1016/j.jaad.2022.06.1170. Epub ahead of print.

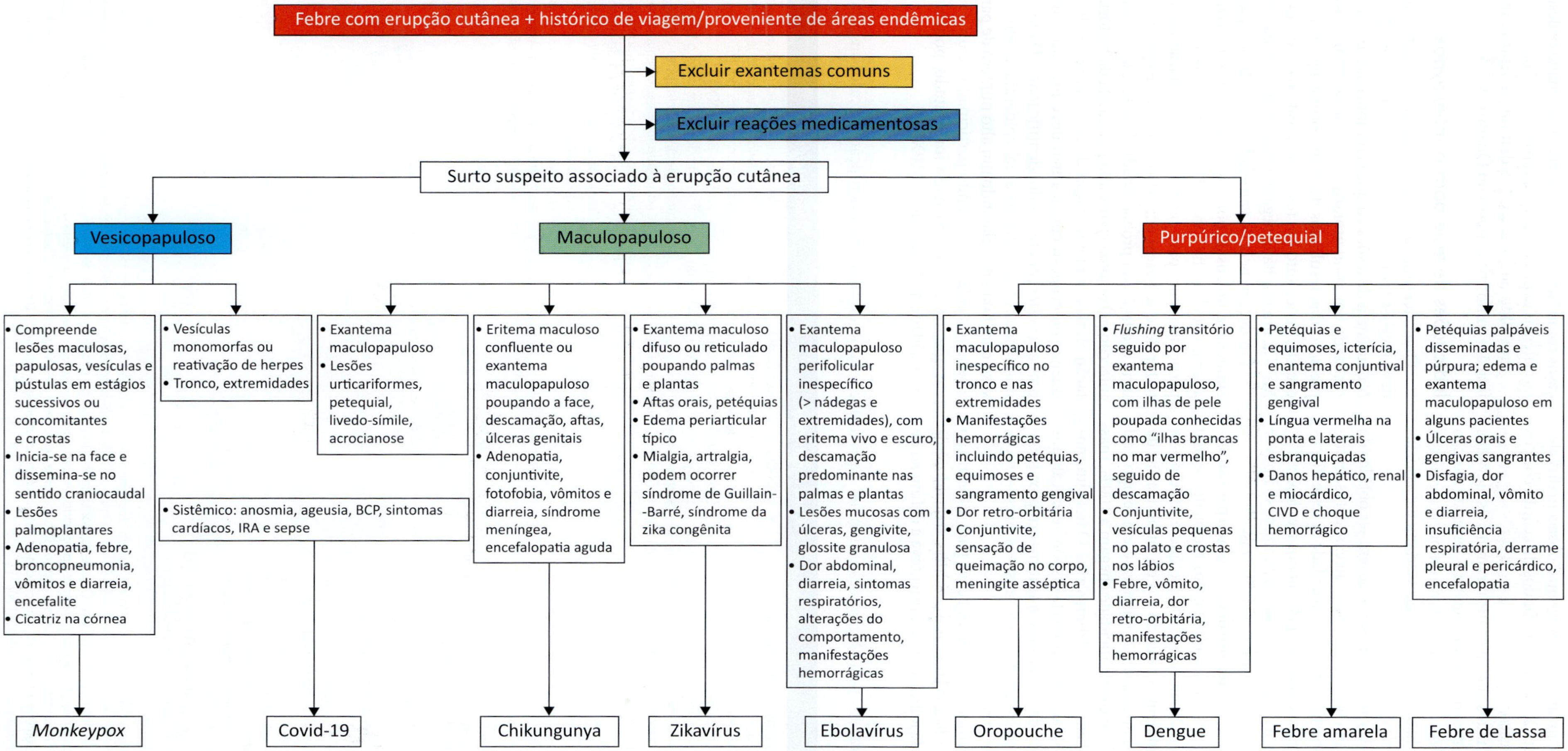

CIVD: coagulação intravascular disseminada.

■ **Figura 79.14** A *monkeypox* e outras doenças emergentes como diagnósticos diferenciais, incluindo formas vesicopapulosas da covid-19.[46]

Os exames laboratoriais, incluindo hemograma, dosagem dos eletrólitos, função renal e hepática, devem ser obtidos de acordo com os sintomas, sinais e o exame físico.[24]

No surto de 2003, os achados anormais incluíram níveis elevados de ureia em 61% dos pacientes, hipoalbuminemia e testes de função hepática elevados em 50%, leucocitose em 45% e trombocitopenia em 35%.[24,48] No entanto, esses achados não estão necessariamente associados a uma maior gravidade da doença.[24,48]

Para diagnosticar a *monkeypox*, as amostras devem ser obtidas da lesão (teto da vesícula ou bolha ou seu conteúdo) ou exsudatos, preferencialmente de uma lesão aberta, se houver capacidade de teste disponível.[24] O médico deve obter dois *swabs* de pelo menos três lesões.[24,49]

O vírus também sobrevive na fase crostosa; portanto, se só houver lesões crostosas, deve-se coletar amostras dessas crostas.

Um *swab* de náilon, poliéster ou dacron deve ser usado para amostragem.[24] O *swab* deve, então, ser colocado em um recipiente seco e estéril e permanecer refrigerado ou congelado até que o teste possa ser analisado.[24] O teste atualmente preferido é o de amplificação de ácido nucleico com reação em cadeia da polimerase em tempo real (RT-PCR),[24] cujas sensibilidade e especificidade chegam a 100%, mas a técnica não está disponível em todos os laboratórios. O teste imunológico do soro para antígenos ou anticorpos está disponível em alguns centros.[24] No entanto, há reatividade cruzada com outros ortopoxvírus e os testes imunológicos não são suficientemente sensíveis ou específicos para o diagnóstico da *monkeypox*.[24,50]

A OMS forneceu um protocolo de orientações para a definição de caso com base em características clínicas e condutas, o qual foi inicialmente publicado em 24 de julho de 2022 e orientava a definiçao de casos como "suspeitos, prováveis, confirmados e descartados" segundo os critérios expostos nos Quadros 79.6 e 79.7.[51]

Em julho de 2022, a OMS definiu pacientes candidatos à hospitalização, conforme exposto no Quadro 79.7.[51]

Indicações de teste para a *monkeypox*

Qualquer indivíduo que se enquadre na definição de caso suspeito deve receber testes para a *monkeypox*, onde os recursos permitirem.[51] Na ausência de lesões cutâneas ou mucosas, o teste de PCR pode ser realizado em *swab* orofaríngeo, anal ou retal.[51] No entanto, a interpretação dos resultados de *swabs* orofaríngeos, anais e retais requer cautela;[51] enquanto um resultado positivo é indicativo de infecção por MPVX, um resultado negativo não é suficiente para excluir a infecção.[51]

Em decorrência da variedade de condições que causam erupções cutâneas e mucosas, pode ser um desafio diferenciar a *monkeypox* apenas com base na apresentação clínica das lesões na pele e mucosas, particularmente para casos com apresentação atípica.[51] A decisão de testar deve se basear em fatores clínicos e epidemiológicos, ligados a uma avaliação da probabilidade de infecção.[51] Quando a suspeita de infecção pela *monkeypox* é alta por cauda da história e/ou da apresentação clínica, a identificação de um patógeno alternativo que causa doença ou erupção cutanea não deve impedir o teste para a MPXV, pois as coinfecções têm sido identificadas.[51] Dados os critérios epidemiológicos observados na atual epidemia, como ser homem que faz sexo com homens, relatando um alto número de parceiros sexuais nas 2 semanas anteriores e tendo participado de uma reunião de pessoas em que um caso confirmado foi relatado, podem ser sugestivos da necessidade de testar para a MPXV.[51]

Quadro 79.6 Critérios adotados pela Organização Mundial da Saúde, em julho de 2022, para definição de casos suspeitos e prováveis da *monkeypox* (MPX).

Caso provável	Caso confirmado	Caso descartado
▪ Indivíduo que apresenta uma erupção cutânea aguda inexplicável, lesões nas mucosas ou linfadenopatia ▪ A erupção cutânea pode incluir lesões únicas ou múltiplas na região anogenital ou em outras partes do corpo ▪ As lesões das mucosas podem incluir lesões orais, conjuntivais, uretrais, penianas, vaginais ou anorretais, únicas ou múltiplas ▪ As lesões anorretais também podem se manifestar como inflamação anorretal (proctite), dor e/ou sangramento	▪ Indivíduo com infecção pelo *Monkeypox virus* confirmada laboratorialmente pela detecção de sequências únicas do DNA viral por reação em cadeia da polimerase em tempo real (PCR)[3] e/ou sequenciamento	▪ Um caso suspeito ou provável para o qual o teste laboratorial de fluido da lesão, amostras da pele ou crostas analisadas por PCR e/ou sequenciamento negativo para MPXV3 ▪ Por outro lado, um caso provável detectado retrospectivamente, para o qual o teste da lesão não pode mais ser adequadamente realizado (ou seja, após a queda das crostas) e nenhuma outra amostra é obtida de forma possível para realização da PCR, continua classificado como um caso provável ▪ Um caso suspeito ou provável não deve ser descartado com base em um resultado negativo de um *swab* orofaríngeo, anal ou retal
Um ou mais dos seguintes critérios: ▪ Tem uma ligação epidemiológica[1] com um caso provável ou confirmado da *monkeypox* nos 21 dias anteriores ao sintoma inicial ▪ Identifica-se como homossexual, bissexual ou homem que faz sexo com homens ▪ Teve parceiros sexuais múltiplos e/ou casuais nos 21 dias anteriores ao início dos sintomas ▪ Tem níveis detectáveis de anticorpo IgM[2] antiortopoxvírus (OPXV) (de 4 a 56 dias após o início da erupção); ou um aumento de 4 vezes no título de anticorpos IgG em relação aos valores com base na fase aguda (até o dia 5 ou 7) e convalescente (dia 21 em diante) nas amostras de sangue; na ausência de uma vacinação recente contra *monkeypox* ou outra exposição conhecida a outro OPXV ▪ Tem um resultado de teste positivo para infecção ortopoxviral (p. ex., PCR específico para OPXV sem PCR específico para MPXV ou sequenciamento)		

[1]A pessoa foi exposta a um caso provável ou confirmado de varíola dos macacos. Veja a seguir a definição de um contato. [2]A sorologia pode ser usada para classificação retrospectiva de um caso provável em circunstâncias específicas, como quando o teste de diagnóstico por meio de PCR de espécimes de lesões de pele não foi possível, ou no contexto de pesquisa com coleta de dados padronizada. O teste primário de diagnóstico para o diagnóstico da *monkeypox* é o da PCR do material de lesão de pele ou outra amostra, como uma zaragatoa oral ou nasofaríngea, conforme apropriado. A sorologia não deve ser usada como teste diagnóstico de 1ª linha. [3]O teste de PCR em uma amostra de sangue pode não ser confiável e também não deve ser usado isoladamente como teste de diagnóstico de 1ª linha. Se o teste de PCR do sangue for negativo e foi o único exame executado, isso não é suficiente para descartar um caso que, de outra forma, atende à definição de caso suspeito para caso provável. Isso se aplica independentemente do teste de PCR do sangue ser específico para OPXV ou MPXV.

Quadro 79.7 Pacientes com *monkeypox* candidatos à hospitalização.[51]

Indivíduos candidatos à hospitalização: crianças, gestantes, imunossuprimidos, com doença grave ou complicação à admissão	
Sinais vitais e abordagem da dor	▪ Temperatura, FC, PA, saturação de oxigênio periférico, nível de consciência, voz, dor, níveis glicêmicos, peso corporal e IMC e, em crianças, a MUAC
Condição geral	▪ O paciente é capaz de ingerir líquidos e comer sem suporte? ▪ O paciente é capaz de se sentar e andar de forma independente? ▪ O paciente perdeu peso desde o início da doença?
Caracterização da erupção tegumentar	▪ Estágio da erupção: máculas, pápulas, vesículas, pústulas, crostas, descamação ▪ Distribuição: face, braços, tronco, genitais, pernas e mucosas ▪ Número de lesões cutâneas: leve (< 25); moderado (25 a 99); grave (100 a 250); muito grave (> 250) ▪ Se descamação está presente: % da superfície corporal acometida (> 10% é preocupante)
Presença de infeção bacteriana	▪ Celulite, abscesso, piomiosite, infecções necrosantes de tecidos moles
Condição neurológica	▪ AVPU, convulsões, coma
Sinais de perfusão	▪ Pulso, volume, enchimento capilar ▪ Débito urinário (> 0,5 mL/kg/hora = bom em adultos; 1 mL/kg/hora bom em crianças ▪ Livedo
Sistema respiratório	▪ Frequência respiratória, saturação de O_2, sinais de desconforto respiratório
Avaliação nutricional	▪ Alterações no apetite, perda de peso, altura, IMC, MUAC em crianças ▪ Sinais de má nutrição: usar ferramentas padrão (ferramenta de *screening* universal de má nutrição)
Exames laboratoriais	▪ Sódio, potássio, bicarbonato, ureia, creatinina, TGO, TGP, glicemia, hemograma completo, TP/INR, cloro, cálcio, albumina

FC: frequência cardíaca; PA: pressão arterial; IMC: índice de massa corporal; MUAC: circunferência média do braço superior; TP/INR: tempo de protrombina/razão normalizada internacional.

Para fins de estudo, os países podem expandir retrospectivamente seus testes para resíduos de amostras coletadas antes de maio de 2022 de pacientes que se apresentam para triagem de infecção sexualmente transmissível (IST) e/ou com sintomas sugestivos da *monkeypox*.[51]

Definição de pessoa contactante (contato)[51]

Um contato é definido como uma pessoa que foi exposta a uma pessoa infectada durante o período de infecção, ou seja, o período desde o início dos primeiros sintomas do caso-índice até quando todas as crostas caíram e que tenha uma ou mais das seguintes exposições com um caso provável ou confirmado da *monkeypox*:

- Contato físico direto pele a pele e pele a mucosa (como tocar, abraçar, beijar, contato íntimo ou contato sexual).
- Contato com materiais contaminados, como roupas pessoais ou roupas de cama, incluindo material retirado da roupa de cama ou de superfícies durante o manuseio de roupas ou limpeza de salas contaminadas.
- Exposição respiratória face a face prolongada em proximidade íntima.
- Exposição respiratória (ou seja, possível inalação de) ou exposição da mucosa ocular ao material da lesão (p. ex., crostas) de uma pessoa infectada.
- Os itens mencionados também se aplicam a profissionais de saúde potencialmente expostos na ausência de uso adequado de EPI.[51]

Em julho de 2022, a OMS sugeriu abordagens terapêuticas antivirais para pacientes com *monkeypox*, em risco de agravo da doença, conforme exposto no Quadro 79.8.[51]

Os fômites oriundos de pacientes com *monkeypox* devem receber atenção especial, como expostos no Quadro 79.9, segundo orientações datadas de julho de 2022.[51]

Quadro 79.8 Abordagens terapêuticas antivirais na *monkeypox*.[51]

Tratamento antiviral	Tecovirimat	Brincidofovir	Cidofovir
Dose, via, duração	Adultos: ▪ Oral: 600 mg a cada 12 horas, 14 dias IV; 35 a < 120 kg: 200 mg a cada 12 horas; > 120 kg: 300 mg a cada 12 horas. Infundir em 6 horas. Duração de 14 dias. Cápsulas de 200 mg Crianças: ▪ Oral: 13 a 25 kg: 200 mg a cada 12 horas; 25 a 40 kg: 400 mg a cada 12 horas; > 40 kg: 600 mg a cada 12 horas ▪ IV: 3 a 25 kg: 6 mg/kg a cada 12 horas; 35 a 120 kg: 200 mg a cada 12 horas. Infundir em 6 horas. Duração de 14 dias	Crianças e adultos: ▪ Oral: 10 a 48 kg: 4 mg/kg; > 48 kg: 200 mg (20 mL), 1 vez/semana, em 2 doses, nos dias 1 e 8. Cápsulas de 10 mg	Crianças e adultos: ▪ IV: 5 mg/kg a cada semana ▪ Deve ser administrado com probenecid 2 g 3 horas antes de cada dose e 1 g na hora 2 e 8 após completar a infusão ▪ Infundir em 1 L de SF 0,9% 1 a 2 horas antes de cada infusão ▪ Deve ser dado 1 vez/semana por 2 semanas e, depois, em semanas alternadas (como na retinite pelo CMV)
Gravidez e aleitamento	Sem dados disponíveis	Não recomendado	Desconhecido
Mecanismo de ação	Inibe a atividade da proteína VP37 do *orthopoxvirus* e a formação do envelope viral	Inibe a polimerase que faz a síntese do DNA	Inibe a polimerase que faz a síntese do DNA
Licenciado para a MPX	EMA 2022, CDC EUA (EA-IND *protocol*)	CDC EUA (EA-IND *protocol*)	CDC EUA (EA-IND *protocol*)
Toxicidade	Comum: cefaleia, dor abdominal, diarreia, náusea e vômitos Interação medicamentosa: repaglidina, omeprazol, midazolam, bupropiona, atorvastatina, flubiprofen, metadona, darunavir, maraviroc, rilpivirine, sildenafil, tadalafil, vardenafil, voriconazol, tacrolimo	Gastrointestinal: dor abdominal, diarreia, náusea e vômitos Toxicidade hepática: elevação de transaminases e bilirrubinas	Nefrotoxicidade, neurotropenia, diminuição da pressão introcular, uveíte anterior/irite, acidose metabólica, náusea, febre, alopecia, mialgia, hipersensibilidade ao probenecid

IV: (via) intravenosa; CMV: citomegalovírus; EMA: European Medicines Agency; CDC: Centers for Disease Control and Prevention.

Quadro 79.9 Cuidados com objetos inanimados (fômites) procedentes de pacientes com a *monkeypox* (MPX).

Cuidados com os fômites	▪ Lençóis e roupas de cama: cuidadosamente levantados e enrolados para evitar a dispersão de partículas infecciosas, das lesões e de fluidos corporais ▪ Somente o paciente deve manusear e lavar suas roupas de cama, vestimentas etc. ▪ Lençóis, toalhas e roupas do paciente: devem ser lavados separadamente de outras roupas domésticas ▪ Vestimentas e roupas de cama podem ser reutilizadas após lavagem com sabão e preferencialmente água quente (> 60 °C) ou embebidas em cloro se não houver água quente disponível ▪ Louças, utensílios domésticos e superfícies como móveis, camas, banheiros ou pisos devem ser limpos com água e sabão e desinfetados regularmente (p. ex., desinfetantes domésticos comuns ou produtos alvejantes) ▪ Prestar atenção especial às superfícies tocadas com frequência. Usar esfregão úmido, evitar varrer a seco para não dispersar partículas ▪ Carpetes e móveis domésticos devem ser limpos a vapor sempre que possível ▪ Evitar aspirar ▪ Os resíduos gerados no atendimento de um paciente com MPX, como bandagens e EPI, devem ser colocados em sacos resistentes e bem amarrados antes do descarte e eventual coleta pelos serviços municipais de resíduos ▪ Se esses serviços não estiverem disponíveis, como medida provisória e de acordo com as políticas locais, enterrar com segurança ou fazer a queima controlada até que medidas mais sustentáveis e ecológicas possam ser implementadas

MPX: *monkeypox*; EPI: equipamento de proteção individual.

Transmissão para animais a partir dos humanos com *monkeypox*

O considerável número atual de excretores humanos infectados que eliminam o vírus durante a fase clínica (3 semanas no máximo), ou por contágio direto por contato cutâneo e pela emissão no ar de gotículas infecciosas ou contágio indireto pela contaminação do ambiente em que se encontra o paciente, fômites, pela eliminação de secreções e formação de crostas que dessecam e caem no ambiente, levanta a possibilidade de um risco de contaminação não dos humanos pelos animais (como na África ou nos Estados Unidos), mas sim, de animais pelos seus cuidadores humanos (zoonose reversa).[23] Os animais podem ser domésticos, de criação para indústria ou selvagens,[23] e sua possível suscetibilidade à infeção pelo MPXV pode ser consultada no Quadro 79.10, adaptado do CDC (Centers for Disease Control and Prevention), dos Estados Unidos.

Não apenas desconhecemos sua receptividade e suscetibilidade, como também os animais que contribuem para ciclo epidemiológico da MPXV na África ainda não foram formalmente identificados.[23] O que podemos cautelosamente considerar, neste contexto específico, é que sabemos que a transmissão de humanos para animais pressupõe:[23] (1) emissão viral pelos humanos (demonstrado); (2) receptividade/suscetibilidade do animal (desconhecido); e (3) possibilidade de transmissão.

Como os animais domésticos evoluem em estreita proximidade com seus donos, eles parecem ser os mais suscetíveis ao risco de contaminação pelos seres humanos.[23]

Em agosto de 2022, Seang e colaboradores[52] relataram dois casos humanos de *monkeypox*, que demonstraram evidência de transmissão

Quadro 79.10 A *monkeypox* nos animais domésticos e outros animais. Ainda estamos aprendendo sobre quais mamíferos são suscetíveis a infecções. Devemos assumir que qualquer mamífero pode ser infectado pelo MPXV. O quadro demonstra quais animais podem ser infectados com o vírus da *monkeypox* ou outros *orthopoxvirus* intimamente relacionados.

Categoria de animal	Tipo	Pode ser infectado pelo MPXV?	Pode ser infectado por outros tipos de *orthopoxvirus*?
Roedores	Cães da pradaria	Sim	Sim
	Esquilos	Sim	Sim
	Marmotas	Sim	Sim
	Chinchilas	Sim	Desconhecido
	Ratos gigantes	Sim	Desconhecido
	Gerbils	Desconhecido	Sim
	Porcos da Guiné	Desconhecido	Sim
	Hamsters	Desconhecido	Sim
	Camundongos	Possivelmente*	Sim
	Ratazanas	Possivelmente*	Sim
Carnívoros	Cães	Sim	Sim
	Gatos	Desconhecido	Sim
Lagomorfos	Coelhos domésticos	Adultos: possivelmente*	Desconhecido
Insetívoros	Hedgehog (subfamília de ouriços)	Sim	Sim
	Musaranhos	Sim	Sim
Primatas não humanos	Macacos	Sim	Sim
	Símios	Sim	Sim
Animais domésticos e de criação	Gado	Desconhecido	Sim
	Camelos	Desconhecido	Sim
	Cabras	Desconhecido	Desconhecido
	Ovelhas	Desconhecido	Desconhecido
	Porcos	Desconhecido	Desconhecido
Animais da vida selvagem	Guaxinins	Desconhecido	Sim
	Gambás	Desconhecido	Sim
	Arganazes	Desconhecido	Sim
	Texugos	Desconhecido	Sim
	Coiotes	Desconhecido	Sim
	Raposas	Desconhecido	Sim

*Indica que nem todos os animais deste tipo são suscetíveis, isso pode variar de acordo com espécies e variedade ou cepa do animal.
Fonte: Adaptado de https://www.cdc.gov/poxvirus/monkeypox/veterinarian/monkeypox-in-animals.html. Acessado em 30 de agosto de 2022.

ao cão doméstico do domicílio dos infectados. Doze dias após o início dos sintomas, seu cão galgo italiano macho, com 4 anos de idade e sem distúrbios médicos prévios, apresentou lesões mucocutâneas, incluindo pústulas no abdome e uma ulceração anal fina.[52] O cão testou positivo para o MPXV, pelo uso de um protocolo do teste de PCR, que envolveu raspagem de lesões da pele e *swab* do ânus e da cavidade oral.[52] As sequências do DNA do vírus *monkeypox* do cão e do paciente 1 foram comparadas por sequenciamento de última geração (MinION; Oxford Nanopore Technologies, Oxford, Reino Unido).[52] Ambas as amostras continham vírus do clado hMPXV-1, linhagem B.1, que vem se espalhando em países não endêmicos desde abril de 2022 e, em 4 de agosto de 2022, infectou mais de 1.700 pessoas na França, principalmente em Paris, onde o cão desenvolveu os primeiros sintomas.[52] Além disso, o vírus que infectou o paciente 1 e o vírus que infectou o cão apresentaram 100% de homologia de sequência nos pares de 19,5 quilobases sequenciados.[52] Os homens relataram dormir juntos com seu cão na mesma cama.[52]

Vacinas para a *monkeypox*

No momento, não há dados disponíveis sobre a eficácia das duas vacinas existentes no atual surto viral da *monkeypox*, porém o CDC recomenda que, quando administradas antes da exposição ao MPXV, devam ser efetivas.[24,53] Existem duas vacinas diferentes e que podem ser consideradas na prevenção da infecção por *monkeypox*: a JYNNEOS; e a ACAM2000.[53]

A vacina JYNNEOS (também conhecida como Imvamune ou Imvanex) é licenciada e aprovada pela FDA (Food and Drug Administration) para a prevenção da infecção por *monkeypox*.[53] A vacina JYNNEOS contém um vírus vivo da Vaccinia, que não se replica eficientemente em células humanas, por modificações genéticas, em laboratório.[24,53] Essa vacina é administrada em duas injeções subcutâneas com 28 dias de intervalo, com a imunidade atingindo seu pico 14 dias após a segunda injeção.[24,53] A vacina JYNNEOS é aprovada pela FDA para uso na prevenção de varíola humana ou da *monkeypox* em pessoas com 18 anos ou mais.[24] Atualmente, o uso em populações mais jovens requer uma autorização de uso emergencial da FDA para cada pessoa com menos de 18 anos.[24] O CDC está desenvolvendo um protocolo de Novo Medicamento Investigacional de Acesso Expandido para permitir o uso mais amplo de JYNNEOS na população pediátrica.[24] Ao contrário da vacina ACAM2000, a JYNNEOS é segura para administrar em pessoas com HIV e condições esfoliativas da pele.[24,53]

Embora não existam dados a respeito de humanos, estudos em animais não demonstram evidências de danos reprodutivos;[24] atualmente, tanto a gravidez como a amamentação não são consideradas contraindicações para receber a JYNNEOS.[24]

A vacina ACAM2000 é licenciada e aprovada pela FDA apenas para a prevenção da infecção pelo vírus da varíola humana;[24] no entanto, seu uso foi aprovado para a prevenção da infecção pelo MPXV por um processo da FDA denominado "Novo Medicamento Investigacional de Acesso Expandido".[24]

A vacina ACAM2000 contém um vírus vivo da Vaccinia capaz de replicação, o que significa que as partículas do vírus são capazes de infectar células e replicarem-se para produzir partículas infecciosas adicionais.[24] Por ser competente para replicação, essa vacina não deve ser administrada em pacientes com imunossupressão moderada a grave, doenças crônicas da pele, como eczema ou outros distúrbios esfoliativos, ou gravidez.[24]

É importante ressaltar que a vacina ACAM2000 foi associada tanto à miocardite como à pericardite.[24] A eficácia do ACAM2000 na prevenção da infecção viral por varíola humana é apoiada por ensaios clínicos em humanos e estudos em animais;[24] no momento, não há dados sobre sua eficácia na prevenção da infecção pelo MPXV na epidemia atual.[24] A vacina ACAM2000 é administrada como uma dose subcutânea por meio de técnica de punção múltipla, com uma agulha especial ou bifurcada.[24] O reforço imunológico máximo não ocorre por até 28 dias após a administração de ACAM2000.[24] Essa vacina está prontamente disponível nos Estados Unidos.[24]

Durante surtos generalizados de doenças virais, as vacinas são usadas em quatro abordagens estratégicas, incluindo vacinação geral da população (profilaxia geral), profilaxia pré-exposição (PrEP, direcionada a indivíduos com alto risco de adquirir a infecção, como profissionais de saúde ou de laboratório), profilaxia pós-exposição (PEP, usada em indivíduos que foram diretamente expostos a um paciente com infecção suspeita ou confirmada por *monkeypox*) e profilaxia pós-exposição de resposta a surtos (PEP++, uma forma expandida de PEP destinada a grupos maiores de indivíduos que pode ter sido exposto à infecção viral pelo MPXV).[24]

Numa situação emergencial provavelmente se fornecerá PEP aos pacientes apenas na estratégia de profilaxia pós-exposição (ou seja, considerando o uso da vacina em pacientes que foram expostos a um caso suspeito ou confirmado).[24] A estratégia PEP é mais eficaz na prevenção da infecção se a vacina for administrada em até 4 dias após a exposição.[24] Se administrada entre 4 e 14 dias após a exposição, a probabilidade de prevenir a infecção é muito menor, mas ainda pode reduzir a gravidade da doença, caso ela se desenvolva.[24] Também é recomendado considerar a administração da vacina a partir de uma perspectiva estratégica de PEP, além de 14 dias de exposição, em indivíduos com maior risco de desfecho adverso, como aqueles pacientes com imunossupressão significativa.[24,53]

A administração de vacinas de vírus vivos em imunossuprimidos é temerária, além do fato de que esses indivíduos, suscetíveis a formas graves da *monkeypox*, são menos sensíveis à imunização por conta de sua imunodeficiência de base.

Coinfecção HIV e *monkeypox*

Atualmente, não se sabe se a infecção pelo HIV interfere no risco de uma pessoa adquirir *monkeypox*.[54] HSH infectados com HIV estão, até agosto de 2022, representados de forma desproporcional entre os casos da *monkeypox*.[54] No entanto, determinar os papéis relativos que a exposição e os riscos biológicos desempenham nessa desproporcionalidade é um desafio.[54]

O comportamento sexual que confere risco de aquisição do HIV também aumenta o risco de adquirir outras IST, resultando numa representação desproporcional semelhante entre HSH com HIV, no contexto dos casos de IST; o risco de adquirir a *monkeypox* via contato sexual é provavelmente igualmente aumentado.[54] Embora seja possível que o HIV mal controlado aumente o risco da *monkeypox* após a exposição ao MPXV, evidências de outras doenças sugerem que as pessoas com infecção pelo HIV, que estão recebendo terapia antirretroviral (TARV) e têm contagens robustas de linfócitos $CD4^+$, não apresentam risco aumentado para a maioria das infecções, incluindo infecções oportunistas e, portanto, podem não ter maior risco de desenvolver a *monkeypox* após a exposição aos MPXV.[54]

A TARV e a profilaxia das infecções oportunistas devem ser continuadas em todas as pessoas com infecção por HIV que adquirem *monkeypox*.[54] A interrupção do tratamento pode causar viremia pelo HIV, que pode complicar o manejo da *monkeypox*, incluindo o agravamento da gravidade da doença.[54] As pessoas que recebem TARV para profilaxia pré-exposição ou profilaxia pós-exposição ao HIV também devem continuar tomando esses medicamentos.[54] As pessoas com infecção por HIV recém-diagnosticada no momento do diagnóstico da *monkeypox* devem iniciar a TARV o mais rápido possível, em consulta com um especialista em cuidados de HIV, se necessário.[54] O diagnóstico da *monkeypox* foi relatado concomitantemente com o diagnóstico de infecção aguda por HIV e outras IST, destacando-se a importância do teste para essas infecções, quando há suspeita ou diagnóstico da *monkeypox*.[54]

■ CONCLUSÕES

A *monkeypox* é um exemplo da interação danosa entre efeitos zoonóticos e fatores antropogênicos, que respondem pela grande maioria do potencial epidêmico do mundo.[55] Ao contrário de outras doenças negligenciadas, há opções para tratar e prevenir a infecção por MPXV, mas o acesso é um desafio nos países endêmicos, onde é mais necessário.[55] A preparação para epidemias e desafios globais de saúde requer responder a surtos em andamento, onde e quando eles ocorrem, em vez de esperar que se disseminem para outros áreas do planeta.[55]

A crescente atenção científica pode contribuir para uma melhor compreensão dessa infecção e para a identificação do padrão-ouro em termos de prevenção, tratamento e manejo; no entanto, será importante que cada passo no progresso científico e na inovação médica também possa ser acessível àqueles que mais possam se beneficiar.[55] Isso é fundamental, não apenas para a equidade, mas também para a segurança da saúde global porque é do interesse de todos resolver esse problema antes que se torne um problema ainda maior.[55]

Os dermatologistas estão na linha de frente do diagnóstico da *monkeypox* e seus diferenciais dermatológicos, fazendo-se necessário o amplo conhecimento de mais essa doença infectocontagiosa, desconhecida por muitas gerações de médicos até os dias de hoje.

Por fim, este surto está trazendo de volta o espectro do risco sindêmico (neologismo que combina sinergia e pandemia), que foi convocado pela recente e em andamento pandemia da covid-19.[55] Assim, é obrigatório aumentar os esforços de pesquisa para bloquear o risco infeccioso, não apenas no curto prazo, mas também no longo prazo e para todos os países do mundo.[55]

Referências bibliográficas

1. Adler H, Gould S, Hine P, Snell LB, Wong W, Houlihan CF et al.; NHS England High Consequence Infectious Diseases (Airborne) Network. Clinical features and management of human monkeypox: a retrospective observational study in the UK. Lancet Infect Dis. 2022;22(8):1153-1162. doi: 10.1016/S1473-3099(22)00228-6. Erratum in: Lancet Infect Dis. 2022 Jul;22(7):e177. Erratum in: Lancet Infect Dis. 2022 Jul;22(7):e177. PMID: 35623380; PMCID: PMC9300470.
2. Rizk JG, Lippi G, Henry BM, Forthal DN, Rizk Y. Prevention and Treatment of Monkeypox. Drugs. 2022;82(9):957-963. doi: 10.1007/s40265-022-01742-y. Epub 2022 Jun 28. Erratum in: Drugs. 2022 Aug 22: PMID: 35763248; PMCID: PMC9244487.
3. Silva NIO, de Oliveira JS, Kroon EG, Trindade GS, Drumond BP. Here, There, and Everywhere: The Wide Host Range and Geographic Distribution of Zoonotic Orthopoxviruses. Viruses. 2020 Dec 30;13(1):43. doi: 10.3390/v13010043.
4. von Magnus P., Andersen E.K., Petersen K.B., Birch-Andersen A. A pox-like disease in cynomolgus monkeys. Acta Pathol. Microbiol. Scand. 1959;46:156–176. doi: 10.1111/j.1699-0463.1959.tb00328.x.
5. Reed KD, Melski JW, Graham MB, Regnery RL, Sotir MJ, Wegner MV et al. The detection of monkeypox in humans in the Western Hemisphere. N Engl J Med. 2004;350(4):342-50. doi: 10.1056/NEJMoa032299.
6. Ladnyj ID, Ziegler P, Kima E. A human infection caused by monkeypox virus in Basankusu Territory, Democratic Republic of the Congo. Bull World Health Organ. 1972;46(5):593-7.
7. Arita I, Henderson DA. Smallpox and monkeypox in non-human primates. Bull World Health Organ. 1968;39(2):277-83.
8. Sklenovská N, Van Ranst M. Emergence of Monkeypox as the Most Important Orthopoxvirus Infection in Humans. Front Public Health. 2018 Sep 4;6:241. doi: 10.3389/fpubh.2018.00241.
9. Heymann DL, Szczeniowski M, Esteves K. Re-emergence of monkeypox in Africa: a review of the past six years. Br Med Bull. 1998;54(3):693-702.
10. Human monkeypox in Kasai Oriental, Democratic Republic of the Congo (former Zaire). Preliminary report of October 1997 investigation. Wkly Epidemiol Rec. 1997;72(49):369-72. English, French.
11. Centers for Disease Control and Prevention (CDC) Update: Multistate Outbreak of Monkeypox—Illinois, Indiana, Missouri, Ohio, and Wisconsin. [(accessed on 26 September 2020)];2003 Disponível online: https://www.cdc.gov/mmwr/preview/mmwrhtml/mm5227a5.htm.
12. Petersen E, Kantele A, Koopmans M, Asogun D, Yinka-Ogunleye A, Ihekweazu C, Zumla A. Human Monkeypox: Epidemiologic and Clinical Characteristics, Diagnosis, and Prevention. Infect Dis Clin North Am. 2019;33(4):1027-43.
13. Vaughan A, Aarons E, Astbury J, Balasegaram S, Beadsworth M, Beck CR et al. Two cases of monkeypox imported to the United Kingdom, September 2018. Euro Surveill. 2018;23(38):1800509. doi: 10.2807/1560-7917.ES.2018.23.38.1800509.
14. Ministry of Health, State of Israel Monkeypox patient diagnosed Disponível em: https://www.health.gov.il/English/News_and_Events/Spokespersons_Messages/Pages/12102018_1.aspx Acessado em 22 de agosto de 2022.
15. Eteng WE, Mandra A, Doty J, Yinka-Ogunleye A, Aruna S, Reynolds MG et al. Notes from the Field: Responding to an Outbreak of Monkeypox Using the One Health Approach – Nigeria, 2017-2018. MMWR Morb Mortal Wkly Rep. 2018;67(37):1040-1041. doi: 10.15585/mmwr.mm6737a5.
16. Faye O, Pratt CB, Faye M, Fall G, Chitty JA, Diagne MM et al. Genomic characterisation of human monkeypox virus in Nigeria. Lancet Infect Dis. 2018;18(3):246. doi: 10.1016/S1473-3099(18)30043-4. Epub 2018 Jan 18. Erratum in: Lancet Infect Dis. 2018 Mar;18(3):244.
17. Rimoin AW, Mulembakani PM, Johnston SC, Lloyd Smith JO, Kisalu NK, Kinkela TL et al. Major increase in human monkeypox incidence 30 years after smallpox vaccination campaigns cease in the Democratic Republic of Congo. Proc Natl Acad Sci U S A. 2010;107(37):16262-7. doi: 10.1073/pnas.1005769107.
18. Learned LA, Reynolds MG, Wassa DW, Li Y, Olson VA, Karem K, Stempora LL et al. Extended interhuman transmission of monkeypox in a hospital community in the Republic of the Congo, 2003. Am J Trop Med Hyg. 2005;73(2):428-34.
19. Faye O, Pratt CB, Faye M, Fall G, Chitty JA, Diagne MM et al. Genomic characterisation of human monkeypox virus in Nigeria. Lancet Infect Dis. 2018 Mar;18(3):246. doi: 10.1016/S1473-3099(18)30043-4. Epub 2018 Jan 18. Erratum in: Lancet Infect Dis. 2018 Mar;18(3):244.
20. Moore MJ, Rathish B, Zahra F. Monkeypox. 2022 Jul 16. In: StatPearls [Internet]. Treasure Island (FL): StatPearls Publishing; 2022 Jan–. PMID: 34662033.
21. Hobson G, Adamson J, Adler H, Firth R, Gould S, Houlihan C et al. Family cluster of three cases of monkeypox imported from Nigeria to the United Kingdom, May 2021. Euro Surveill. 2021;26(32):2100745. doi: 10.2807/1560-7917.ES.2021.26.32.2100745.
22. Rao AK, Schulte J, Chen TH, Hughes CM, Davidson W, Neff JM et al. July 2021 Monkeypox Response Team. Monkeypox in a Traveler Returning from Nigeria – Dallas, Texas, July 2021. MMWR Morb Mortal Wkly Rep. 2022;71(14):509-516. doi: 10.15585/mmwr.mm7114a1.
23. Haddad N. The presumed receptivity and susceptibility to monkeypox of European animal species. Infect Dis Now.2022;52(5):294-298. doi: 10.1016/j.idnow.2022.06.006.
24. Long B, Koyfman A, Gottlieb M, Liang SY, Carius BM, Chavez S et al. Monkeypox: A focused narrative review for emergency medicine clinicians. Am J Emerg Med. 2022 Aug 20;61:34-43. doi: 10.1016/j.ajem.2022.08.026.
25. About Monkeypox. Centers for Disease Control and Prevention. Updated June 17. Accessed July 8, 2022, https://www.cdc.gov/poxvirus/monkeypox/about.html (2021).
26. Monkeypox – United Kingdom of Great Britain and Northern Ireland. (nd) World Health Organization Retrieved May 22, 2022, from https://www.who.int/emergencies/disease-outbreak-news/item/2022-DON383. 2022.
27. Monkeypox. World Health Organization. https://www.who.int/news-room/fact-sheets/detail/monkeypox (19 May 2022) Accessed July 21, 2022.
28. de Nicolas-Ruanes B, Vivancos MJ, Azcarraga-Llobet C, Moreno AM, Rodriguez-Dominguez M, Berna-Rico ED et al. Monkeypox virus case with maculopapular exanthem and proctitis during the Spanish outbreak in 2022. J Eur Acad Dermatol Venereol. 2022;36(8):e658-e660. doi: 10.1111/jdv.18300.
29. Martín-Delgado MC, Martín Sánchez FJ, Martínez-Sellés M, Molero García JM, Moreno Guillén S, Rodríguez-Artalejo FJ et al. Monkeypox in humans: a new outbreak. Rev Esp Quimioter. 2022 Jul 6:martin06jul2022. doi: 10.37201/req/059.2022.
30. 2022 Monkeypox and Orthopoxvirus Outbreak Global Map. Centers for Disease Control and Prevention Updated June 21, 2022 https://www.cdc.gov/poxvirus/monkeypox/response/2022/world-map.html Acessado Agosto 28, 2022.
31. Kozlov M. Monkeypox goes global: why scientists are on alert. Nature. 2022 Jun;606(7912):15-16. doi: 10.1038/d41586-022-01421-8.
32. Centers for Disease Control and Prevention (CDC). Secondary and tertiary transmission of vaccinia virus after sexual contact with a smallpox vaccinee--San Diego, California, 2012. MMWR Morb Mortal Wkly Rep. 2013 Mar 1;62(8):145-7.
33. Suárez Rodríguez B, Guzmán Herrador BR, Díaz Franco A, Sánchez-Seco Fariñas MP, Del Amo Valero J, Aginagalde Llorente AH et al. Epidemiologic Features and Control Measures during Monkeypox Outbreak, Spain, June 2022. Emerg Infect Dis. 2022 Sep;28(9):1847-1851. doi: 10.3201/eid2809.221051.
34. Alpalhão M, Frade JV, Sousa D, Patrocínio J, Garrido PM, Correia C, Brazão C et al. Monkeypox: a new (sexually transmissible) epidemic? J Eur Acad Dermatol Venereol. 2022 Jul 16. doi: 10.1111/jdv.18424. Epub ahead of print.
35. Bosworth A, Wakerley D, Houlihan CF, Atabani SF. Monkeypox: An old foe, with new challenges. Infect Prev Pract. 2022 Jun 30;4(3):100229. doi: 10.1016/j.infpip.2022.100229.
36. ACEP Monkeypox Field Guide. American College of Emergency Physicians. Disponível em: https://www.acep.org/monkeypox field guide/cover page/ (2022) Acessado em 29 de agosto de 2022.
37. Peiró-Mestres A, Fuertes I, Camprubí-Ferrer D, Marcos MÁ, Vilella A, Navarro M et al.; Hospital Clinic de Barcelona Monkeypox Study Group. Frequent detection of monkeypox virus DNA in saliva, semen, and other clinical samples from 12 patients, Barcelona, Spain, May to June 2022. Euro Surveill. 2022 Jul;27(28):2200503. doi: 10.2807/1560-7917.ES.2022.27.28.2200503.

38. Noe S, Zange S, Seilmaier M, Antwerpen MH, Fenzl T, Schneider J et al. Clinical and virological features of first human monkeypox cases in Germany. Infection. 2022 Jul 11:1–6. doi: 10.1007/s15010-022-01874-z.
39. Bunge EM, Hoet B, Chen L, Lienert F, Weidenthaler H, Baer LR et al. The changing epidemiology of human monkeypox-A potential threat? A systematic review. PLoS Negl Trop Dis. 2022 Feb 11;16(2):e0010141. doi: 10.1371/journal.pntd.0010141.
40. Beer EM, Rao VB. A systematic review of the epidemiology of human monkeypox outbreaks and implications for outbreak strategy. PLoS Negl Trop Dis. 2019 Oct 16;13(10):e0007791. doi:10.1371/journal.pntd.0007791.
41. Clinical Recognition. Centers for Disease Control and Prevention Updated June 24, 2022 disponível em: https://www.cdc.gov/poxvirus/monkeypox/clinicians/clinical-recognition.html Acessado em 29 de Agosto de 2022.
42. Patel A, Bilinska J, Tam JCH, Da Silva Fontoura D, Mason CY, Daunt A et al. Clinical features and novel presentations of human monkeypox in a central London centre during the 2022 outbreak: descriptive case series. BMJ. 2022 Jul 28;378:e072410. doi: 10.1136/bmj-2022-072410.
43. Thornhill JP, Barkati S, Walmsley S, Rockstroh J, Antinori A, Harrison LB et al.; SHARE-net Clinical Group. Monkeypox Virus Infection in Humans across 16 Countries – April-June 2022. N Engl J Med. 2022;387(8):679-691. doi: 10.1056/NEJMoa2207323.
44. Orviz E, Negredo A, Ayerdi O, Vázquez A, Muñoz-Gomez A, Monzón S et al.; Grupo Viruela del Simio Madrid CNM/ISCIII/HCSC/Sandoval. Monkeypox outbreak in Madrid (Spain): Clinical and virological aspects. J Infect. 2022 Jul 10:S0163-4453(22)00415-7. doi: 10.1016/j.jinf.2022.07.005.
45. Smallpox, World Health Organization (2022) Published 2022 Disponível em: https://www.who.int/health-topics/smallpox Acessado em 29 de Agosto de 2022.
46. Bothra A, Maheswari A, Singh M, Pawar M, Jodhani K. Cutaneous manifestations of viral outbreaks. Australas J Dermatol. 2021;62(1):27-36. doi: 10.1111/ajd.13421.
47. Infection prevention and control of Monkeypox in healthcare settings, Centers for Disease Control and Prevention (2022) Updated August 11, 2022. Acessado em 29 de agosto de 2022. Disponível em: https://www.cdc.gov/poxvirus/monkeypox/clinicians/infection-control-healthcare.html.
48. Huhn GD, Bauer AM, Yorita K, Graham MB, Sejvar J, Likos A et al. Clinical characteristics of human monkeypox, and risk factors for severe disease. Clin Infect Dis. 2005;41(12):1742-51. doi: 10.1086/498115.
49. Preparation and collection of specimens, Centers for Disease Control and Prevention (2022) Updated August 26, 2022. Disponível em: https://www.cdc.gov/poxvirus/monkeypox/clinicians/prep-collection-specimens.html Acessado em 29 de agosto de 2022.
50. Karem KL, Reynolds M, Braden Z, Lou G, Bernard N, Patton J et al. characterization of acute-phase humoral immunity to monkeypox: use of immunoglobulin M enzyme-linked immunosorbent assay for detection of monkeypox infection during the 2003 North American outbreak. Clin Diagn Lab Immunol. 2005;12(7):867-72. doi: 10.1128/CDLI.12.7.867-872.2005.
51. Surveillance, case investigation and contact tracing for monkeypox: interim guidance, 25 August 2022. Interim guidance. Disponível em: https://www.who.int/publications/i/item/WHO-MPX-Surveillance-2022.3 Acessado em 29 de agosto de 2022.
52. Seang S, Burrel S, Todesco E, Leducq V, Monsel G, Le Pluart D et al. Evidence of human-to-dog transmission of monkeypox virus. Lancet. 2022 Aug 27;400(10353):658-659. doi: 10.1016/S0140-6736(22)01487-8.
53. Monkeypox and smallpox vaccine guidance, Centers for Disease Control and Prevention (2022) Updated August 26, 2022. Disponível em: https://www.cdc.gov/poxvirus/monkeypox/clinicians/index.html Acessado em 29 de agosto de 2022.
54. O'Shea J, Filardo TD, Morris SB, Weiser J, Petersen B, Brooks JT. Interim Guidance for Prevention and Treatment of Monkeypox in Persons with HIV Infection – United States, August 2022. MMWR Morb Mortal Wkly Rep. 2022 Aug 12;71(32):1023-1028. doi: 10.15585/mmwr.mm7132e4.
55. Di Gennaro F, Veronese N, Marotta C, Shin JI, Koyanagi A, Silenzi A et al. Human Monkeypox: A Comprehensive Narrative Review and Analysis of the Public Health Implications. Microorganisms. 2022 Aug 12;10(8):1633.doi: 10.3390/microorganisms10081633.

Arival Cardoso de Brito

Pararamose

■ INTRODUÇÃO

Pararamose é doença inflamatória crônica, causada por contato acidental ou incidental com as cerdas e/ou a fase larval da mariposa *Premolis semirufa*, cujo veneno tóxico causa lesões em humanos que incluem dermatites urticariformes, asma e graves lesões osteoarticulares.

A doença tem várias denominações, como "pararama", "reumatismo dos seringueiros", "doença dos seringais", "pararamose", "periartrite falangeana".

■ LEPIDÓPTEROS

Lepidópteros são encontrados em todo o planeta Terra, constituindo-se em uma das maiores diversidades de insetos, com de cerca de 34 superfamílias, 130 famílias e em torno de 180 mil espécies, sendo predominantemente herbívoros. Esses insetos pertencem ao reino Animalia, filo Arthropoda, classe Insecta, ordem Lepidoptera. A ordem Lepidoptera (do grego *lepis* = escamas, e *pteron* = asas) tem duas subordens: Rhopalocera – as borboletas –, cujos adultos apresentam hábitos diurnos; e Heterocera – as mariposas –, lepidópteros de hábitos noturnos. São insetos holometábolos (de metamorfose completa), com asas membranosas, corpo e apêndices cobertos por escamas e cuja metamorfose se processa em quatro fases: ovo, larva ou lagarta, pupa ou crisálida e adultos ou imagos, estas últimas caracterizadas por exemplares alados.[1-4]

No histórico dos lepidópteros, há referências de que, na Grécia Antiga, várias enfermidades na pele eram causadas pelo contato com insetos. Nesse contexto, há registros de doenças cutâneas decorrentes de contato com lepidópteros relatadas por Galeno e Plínio, o Velho, durante o período de Marco Aurélio, no Império Romano. Várias enfermidades eram tratadas com espécies de lagartas durante o período da Idade Média. No século XVIII, intensificaram-se as observações dos estudiosos sobre a frequência de casos humanos com manifestações cutâneas por contato com insetos. Testes de contato foram desenvolvidos por Jean Henri Fabre em 1870, ao estudar as propriedades tóxicas de lagartas.[1,2,4]

Sabe-se que existem milhares de espécies de lepidópteros no mundo e que a maioria desses insetos e suas larvas não causam acidentes para o homem. Entretanto, mais de uma dezena de famílias de mariposas e algumas famílias de borboletas apresentam propriedades capazes de produzir graves reações inflamatórias oculares, no trato respiratório e na pele.[1-3] De acordo com Diaz,[1] o envenenamento causado pela peçonha das lagartas inclui osteocondrite, coagulopatia de consumo, bronquite asmática, insuficiência renal e hemorragia intracerebral fatal, observadas em todo o planeta, sobretudo nas Américas, Europa, Austrália e China.

De-Long (1981),[5] ao relatar uma grande epidemia de 500 mil casos de acidente por lagarta em torno de Xangai (China), em decorrência de uma explosão populacional de mariposas em áreas rurais próximas e condições climáticas favorecedoras para propagá-las pelo vento, comprovou que restos de larvas podem ser levados pelo ar, de uma área com grande população de insetos para outra próxima, e produzir lesões inflamatórias em seres humanos.

A Medicina emprega o termo "lepidopterismo" para caracterizar as reações adversas em humanos causadas por borboletas, mariposas, lagartas e/ou fragmentos de larvas.[1,2,4,5]

Admite-se que, no Brasil, os primeiros acidentes no homem por contato com lagartas urticantes tenham sido registrados pelo médico Guilherme Piso, em 1648, que integrava a comitiva de Maurício de Nassau, quando este foi enviado pelo governo holandês para ser governador da região de Pernambuco. É importante destacar a indiscutível contribuição, no estudo das lagartas, de cientistas estrangeiros, como Caffrey, Arocha-Piñango, Emílio Goeldi, Jorge Bleyer e von Ihering, bem como de brasileiros, como Alfredo da Matta, este por sua notável atuação na Amazônia em vários campos, com ênfase na Medicina Tropical.[1-3,6,7]

As manifestações clínicas por envenenamento de lagartas podem ser classificadas em: 1) erucismo; 2) lepidopterismo; 3) dendrolimíase; 4) oftalmia nodosa; e 5) coagulopatia de consumo com fibrinólise secundária.[1]

Existem espécies de algumas famílias de lepidópteros que causam reação localizada por contato com cerdas de lagartas, denominada "erucismo", caracterizado por manifestação cutânea urticariforme ou vesicobolhosa, muito pruriginosa, associada, em menor frequência, a cefaleia, náuseas, mal-estar e dor abdominal. Doze famílias são reconhecidas como as de maior importância médica no mundo como produtoras desse tipo de reação. No Brasil, as espécies pertencem às famílias Megalopygidae, Saturniidae, Limacodidae, Lasiocampidae e Papilionidae. Da família Saturniidae, destacam-se os gêneros Lonomia (Walker) e Hylesia (Hübner), que causam graves acidentes em humanos, incluindo síndromes hemorrágicas, hemorragia cerebral, insuficiência renal crônica, oftalmia nodosa e de outros processos patológicos, com evolução para óbito em alguns casos.[4,8,9]

As lagartas da família Saturniidae têm o corpo recoberto por espículas urticantes em conexão com glândulas produtoras de peçonha; e as da família Megalopygidae são dotadas de cerdas longas, coloridas, inofensivas e outras curtas, conectadas com glândulas de peçonha na base. As cerdas apresentam extremidades pontiagudas, firmes, que se fraturam ao contato com a pele, com duas consequências: uma mecânica, pela penetração na pele, produzindo granuloma de corpo estranho; e outra, quimiotóxica, pela inoculação da peçonha existente no lúmen da cerda, na derme. As toxinas isoladas dos venenos de lepidópteros constituem um complexo que inclui ácido fórmico, enzimas proteolíticas termolábeis, histamina e acetilcolina, entre outras. O ácido fórmico – presença normal em formigas – produz reação local de dor e queimação; e os demais componentes causam reação do tipo histamina, petéquias, necrose na área de contato, podendo ainda ocorrer linfonodopatia, dormência, paralisia do membro comprometido, associadas a febre, cefaleia, náuseas e dispneia.[3,4,10]

Martinez e colaboradores (2019)[10] registraram 719 casos de erucismo em San Ignacio, Missiones, na Argentina, causados por sete espécies de lagartas pertencentes às famílias Megalopygidae e Saturniidae. A espécie *Podalia orsilochus* (Megalopygidae) foi o agente responsável na maioria dos casos (91%; n = 653), um agente inédito na Argentina, sendo a maioria dos acidentes por contato direto com cerdas da lagarta viva (98,9%).

A pesquisa de Pimenta (2018)[11] envolveu 278 casos de erucismo, assim distribuídos: Podalia spp., n = 108; Megalopyge spp., n = 16; Automeris spp., n = 12; Lonomia spp., n = 3; Hylesia spp., n = 1; lagartas não trazidas para identificação ou não fotografadas, n = 138. A conclusão do estudo mostrou que a família Megalopygidae é a principal produtora de casos de erucismo na região pesquisada, sendo a maioria dos casos produzida pelo gênero Podalia. A dor no local do acidente foi a maior queixa dos pacientes.

Estudo de Franco e colaboradores (2020)[8] registrou 100 acidentes com lagartas do gênero Lonomia no período de 2001 a 2006, em 45 municípios de Minas Gerais, classificados como leves (72%), moderados (14%) e graves (4%). Nenhum óbito foi registrado no estudo.

Fraiha e colaboradores[12] relataram, em 1982, a ocorrência, no Território Federal do Amapá, de três casos de uma **síndrome hemorrágica por contato com larvas de mariposa** (Lepidoptera, Saturniidae), o agente responsável por esses casos foi *Lonomia achelous* (Cramer), da família Saturniidae.

É quase sempre acidental ou incidental o modo de contato do homem com as lagartas e/ou suas cerdas ou fragmentos.[1-12]

O gênero Premolis (Hampson, 1901) inclui quatro espécies: *P. semirufa*, com grande presença na Amazônia brasileira, na Guiana Francesa, no Peru, no Equador e no Panamá; *P. rhyssa* (Druce, 1906), no Peru; *P. amaryllis* (Schaus, 1905), na Guiana Francesa; e *P. excavata* (Forbes, 1839), no Panamá.[1-4]

Pararama é lagarta urticante com vários sinônimos: "lagarta-de-fogo", "taturana", "tatorana", "tararana", "saçurana", "suçurana", sendo um nome de origem Tupi-Guarani (*tata* = fogo; *rana* = semelhante).

Pararama foi primeiramente registrada nos seringais de Belterra e Fordlândia, no Pará, os quais pertenciam à Companhia Ford Industrial do Brasil, empresa americana voltada para o cultivo dessas árvores produtoras de látex utilizado na fabricação da borracha na década de 1940, tendo em vista a gigantesca utilização desse material na Segunda Guerra Mundial.

O termo "pararama" passou a ser também, no meio médico da Amazônia, o nome da doença causada pela lagarta: "doença dos seringais", "reumatismo dos seringueiros", "doença amazônica".[6,7]

Os primeiros registros de acidentes humanos por pararama se devem aos médicos paraenses Clarindo Martins e Walter Gillet Machado, que trabalhavam na Companhia Ford Industrial do Brasil, na região tapajônica, na década de 1940, até o início dos anos 1950.[6,7]

O escritor Gastão Luiz Cruls (1888-1959) visitou as plantações da Companhia Ford e publicou trabalho intitulado *Impressões de uma visita à Companhia Ford Industrial do Brasil (Estado do Pará)*, mas não registra nenhum acidente com lagartas em humanos.[13]

A entrevista concedida ao jornal *Correio da Manhã do Rio de Janeiro*, em 1961, pelo médico Alfredo Machado, despertou a atenção da sociedade para os graves acidentes humanos nos seringais da Amazônia, causados pela lagarta pararama. Na entrevista, Machado enfatizou que "cerca de 40% dos seringueiros de Belterra sofreram os efeitos da danosa ação da pararama".[6,7,14]

A mariposa *Premolis semirufa* (Walker, 1856; Hampson, 1901), da família Erebidae, originalmente denominada *Halesidota semirufa* por Walker, em 1856, depois reclassificada por Hampson em 1901 como *Premolis semirufa*, não ficou exclusivamente restrita aos seringais de Belterra e Fordlândia, mas colonizou diversos seringais cultivados no Pará, distantes da região do rio Tapajós, destacando-se como de maior importância os da Granja Marathon em São Francisco do Pará, os dos municípios de Ananindeua e de Belém, seringais experimentais da Empresa Brasileira de Pesquisa Agropecuária (Embrapa) e da Faculdade de Ciências Agrárias do Pará[6,7,15,16] (Figuras 80.1, 80.2 e 80.3).

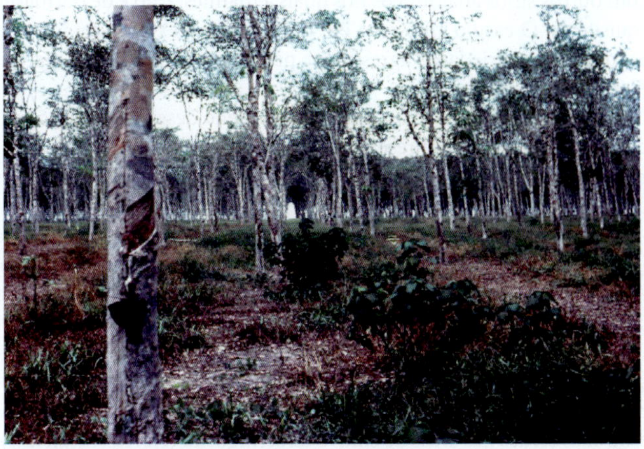

Figura 80.1 Seringal de cultivo no Pará.
Fonte: Cortesia do Dr. Habib Fraiha Neto.

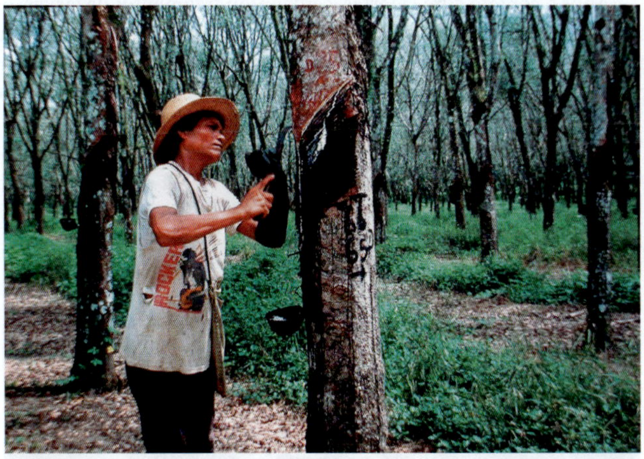

Figura 80.2 Seringueiro na coleta de látex.
Fonte: Cortesia do Dr. Ronaldo Costa.

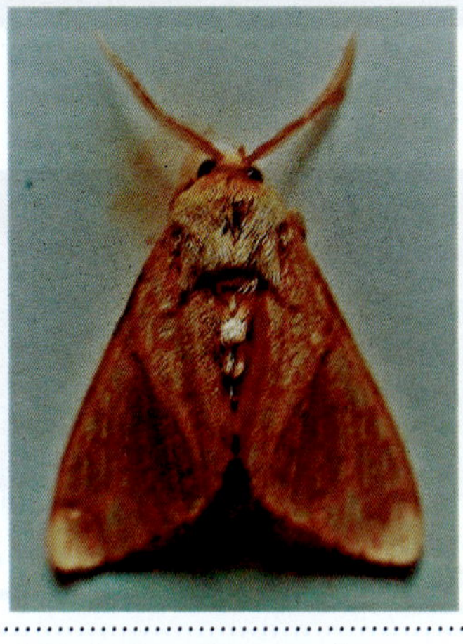

Figura 80.3 Adulto de *Premolis semirufa*.
Fonte: Cortesia do Dr. Leonidas Dias.

Pararamas e casulos ficam mais concentrados no tronco das seringueiras, no chamado painel de corte da árvore para coleta do látex, nas tigelas de coleta da seiva afixadas no tronco, e assim proporcionam o contato que resulta nos acidentes para o homem. Mariposa fêmea é a responsável pelos acidentes humanos (Figuras 80.4, 80.5, 80.6 e 80.7).

Rodrigues (1976)[15] relata, em sua minuciosa e robusta pesquisa, que "os danos físicos acarretados aos seringueiros são devidos, exclusivamente, ao hábito do mesmo recolher o cernambi (látex coagulado), passar os dedos no interior das tigelinhas, entrando em contato com as cerdas das lagartas". Diversos mecanismos ocorrem, inclusive de contato com outros sítios anatômicos nos quais a manifestação é de dermatite transitória. O casulo apresenta em sua superfície externa cerdas com as mesmas propriedades agressivas e peçonhentas da lagarta (Figuras 80.5 e 80.6).

Rodrigues[15] descreve que lagartas em pleno desenvolvimento medem cerca de 45 mm, apresentam coloração mesclada de preto, amarelo, vermelho e branco, com cerdas castanhas e prateadas de diversos tamanhos e distribuição.

Acidentes por pararama registrados em Belterra: na mão direita (72,72%); no dedo médio (51,73%); na terceira articulação (62,07%). Acidentes na Granja Marathon: 73,6% e 43,31% na mão direita e no dedo médio.[15]

Ronaldo Costa[17,18] propôs a denominação "pararamose" para a doença, ao constatar o grave comprometimento osteoarticular dos trabalhadores com atividade na extração do látex, causado pelo contato com lagartas e/ou suas cerdas nas áreas de cultivo da seringueira (*Hevea brasiliensis*).

■ MANIFESTAÇÕES CLÍNICAS

Após o contato com lagartas, cerdas e/ou fragmentos de larvas, os sintomas são imediatos, agudos, manifestando-se por prurido intenso associado a forte eritema, edema e sensação dolorosa que persistem por várias horas ou dias. Quando a reação cutânea urticariforme é de grande intensidade, podem surgir lesões vesicobolhosas de conteúdo citrino no início e purulento na vigência de infecção secundária. Após múltiplos contatos do homem com a lagarta e/ou suas cerdas, o processo inflamatório torna-se crônico, evoluindo para comprometimento da cartilagem articular, espessamento da membrana sinovial, inflamação de estruturas musculares, progressiva imobilidade das articulações, lesões ósseas e, finalmente, anquilose das estruturas comprometidas[6,7,14-20] (Figura 80.8).

Costa,[17,18] em seus estudos, chama a atenção para os aspectos radiológicos em fases mais avançadas da doença e relata que incluem pinçamentos articulares, eburnação subperióstica, lesões líticas em saca-bocado e, por vezes, formação osteofítica que evoca os nódulos de Heberden e Bouchard (Figura 80.9).

O estudo experimental sobre pararama de Dias e Azevedo[7,21] utilizou camundongos desde 3 dias de nascidos até adultos que foram expostos às larvas de *P. semirufa*, cujas cerdas foram classificadas em três tipos: grandes, com cerca de 3 cm, nas faces laterais dos segmentos torácicos e abdominais inseridas em verrugas; médias, na face dorsal dos 1º e 7º segmentos abdominais, em 2 tufos para cada segmento, com cerca de 1 cm; e pequenas, dorsais, do 2º ao 8º segmentos abdominais, com 1,5 a 2 mm. Após a exposição, os animais foram sacrificados em período que variou de 2 horas até 39 dias. A histopatologia dos tecidos revelou presença de pequenas cerdas na epiderme, na derme, na mucosa, no tecido muscular, nas bainhas tendinosas, nos coxins sinoviais e no periósteo de vários ossos, associadas desde a uma reação inflamatória neutrofílica aguda até a formação de granuloma de corpo estranho (Figuras 80.10, 80.11 e 80.12).

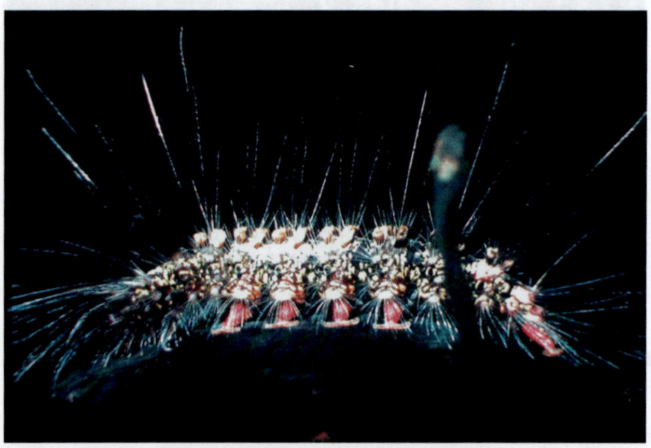

■ **Figura 80.4** Lagarta da *P. semirufa*.
Fonte: Cortesia do Dr. Ronaldo Costa.

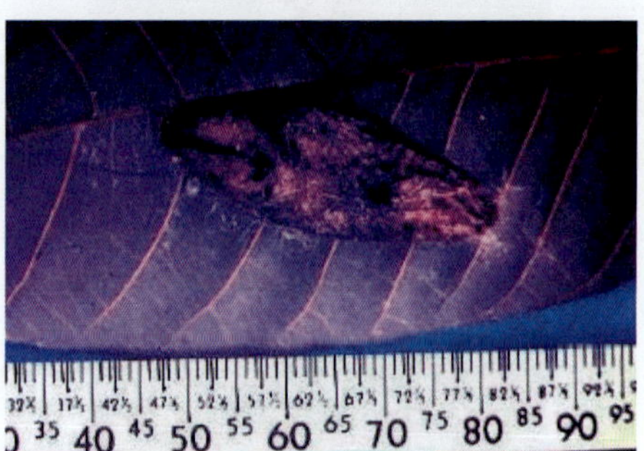

■ **Figura 80.5** Casulo da *P. semirufa* na folha.
Fonte: Cortesia do Dr. Ronaldo Costa.

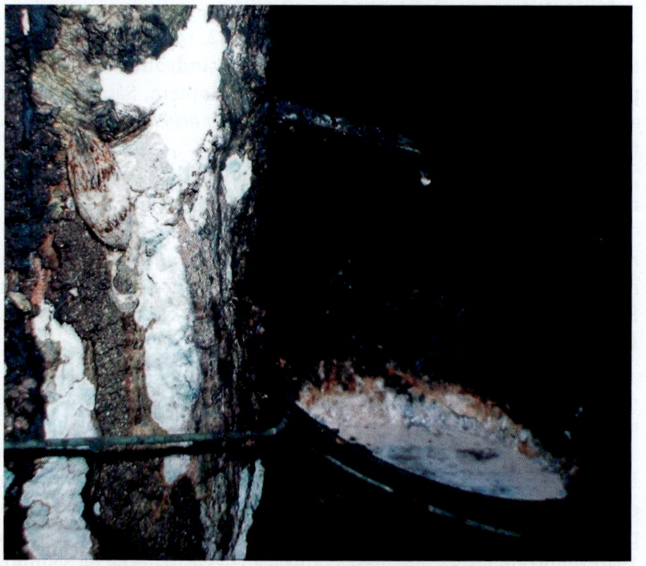

■ **Figura 80.6** Casulo no tronco de seringueira.
Fonte: Cortesia do Dr. Ronaldo Costa.

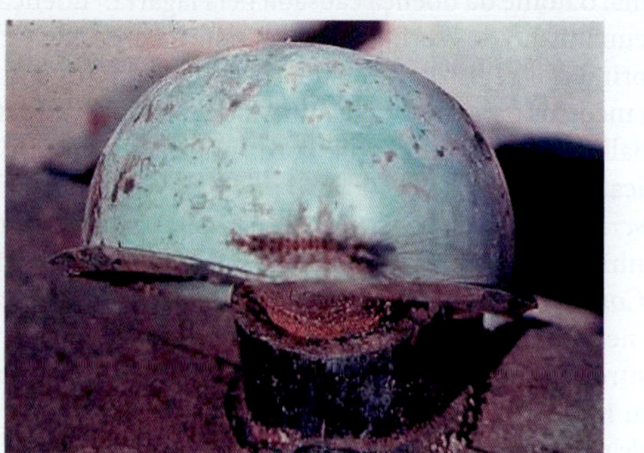

■ **Figura 80.7** Lagarta na tigela coletora de látex.
Fonte: Cortesia do Dr. Ronaldo Costa.

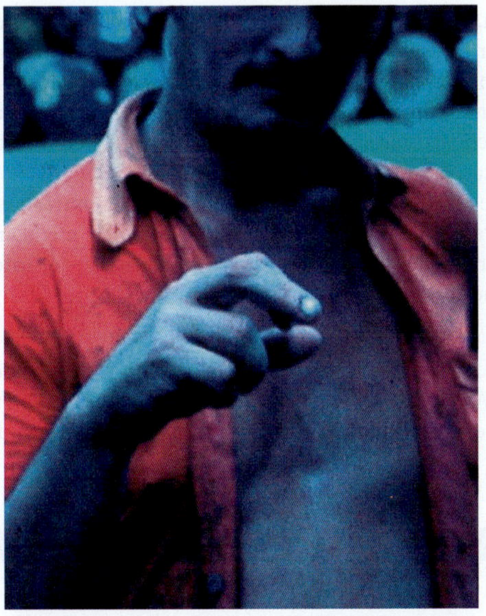

■ **Figura 80.8** Osteoartrite na mão direita de seringueiro.
Fonte: Cortesia do Dr. Ronaldo Costa.

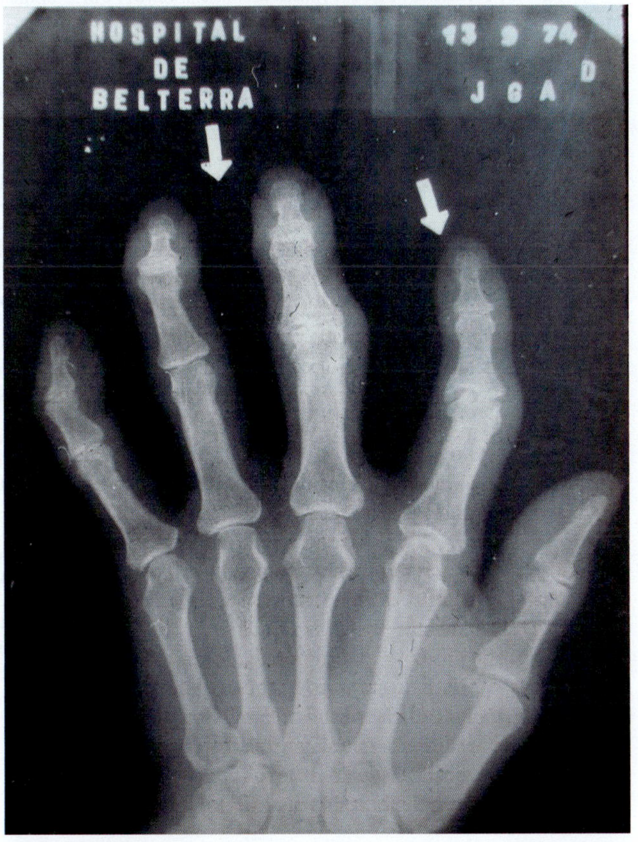

■ **Figura 80.9** Aspecto radiológico de osteoartrite.
Fonte: Cortesia do Dr. Ronaldo Costa.

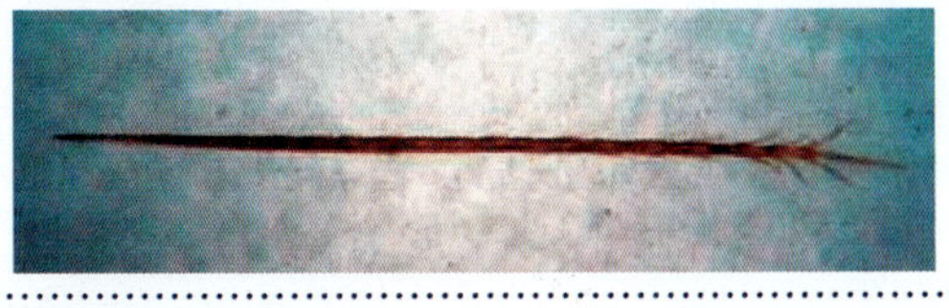

■ **Figura 80.10** Cerda de lagarta da *P. semirufa*.
Fonte: Cortesia do Dr. Leonidas Dias.

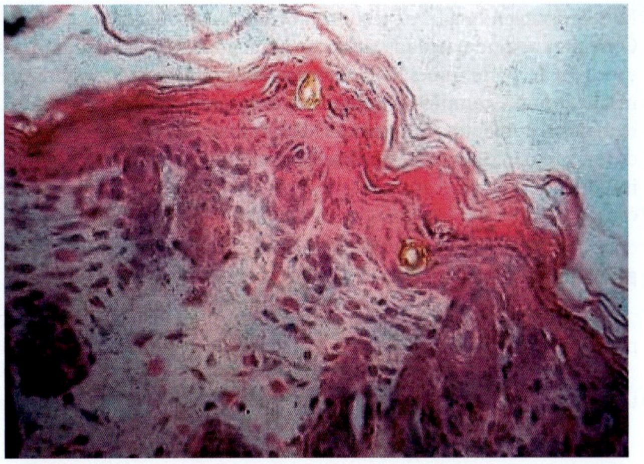

■ **Figura 80.11** Cerdas na epiderme de camundongo.
Fonte: Cortesia do Dr. Leonidas Dias.

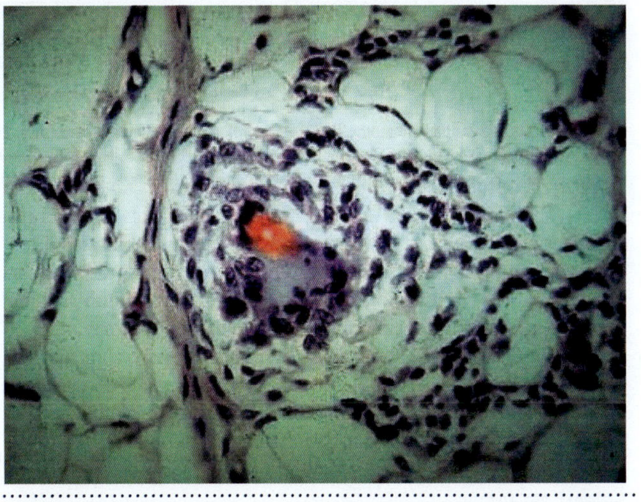

■ **Figura 80.12** Granuloma de corpo estranho em torno de cerda de lagarta no coxim da pata de camundongo.
Fonte: Cortesia do Dr. Leonidas Dias.

A pesquisa científica sobre a pararamose, desenvolvida especialmente nas últimas décadas, tem contribuído para o melhor conhecimento e compreensão da forte reação inflamatória em humanos, causada pela lagarta da *P. semirufa* nos aspectos clínicos, epidemiológicos e imunológicos, entre outros.

Villas-Boas e colaboradores (2012),[22] no estudo *in vitro* quanto às características biológicas e imunoquímicas do extrato de cerdas de *P. semirufa*, apontaram atividade proteolítica e da hialuronidase, bem como fosfolipase sem atividade. O estudo *in vivo* mostrou que o extrato produz inflamação aguda neutrofílica nos animais e induz estimulação de altos títulos de anticorpos específicos, porém sem detecção de autoanticorpos anti-DNA e do anticolágeno tipo 2.

A inoculação do extrato de cerdas de *P. semirufa* no coxim da pata de camundongos BALB/c demonstrou ativação dos sistemas humoral e celular (TCD4 e TCD8) e níveis elevados de IL-6, IL-12, IL-10, IL-17 e IL-23. A imunohistoquímica e imunofluorescência revelaram infiltrado misto de neutrófilos e macrófagos no local do inóculo. Além disso, a presença de uma serinoprotease no extrato de cerdas é capaz de induzir ativação do sistema complemento. Os autores sugerem que esses achados em modelos animais podem auxiliar na compreensão da fisiopatologia da intensa e prolongada resposta inflamatória na pararamose.[23,24]

Villas-Boas e colaboradores (2020),[25] ao estudarem os efeitos do extrato de cerdas da *P. semirufa* em condrócitos humanos, concluíram que há indução de inflamação dos condrócitos, produção de IL-6,

IL-8, prostaglandina E2 e componentes do complemento (C3, C4, C5). Observaram ainda degradação da cartilagem, remodelação da matriz extracelular, como aumento da expressão de metaloproteinases (mmp1, mmp2, mmp3, mmp13) e redução no colágeno agrecam e do tipo 2, bem como aumento da proteína HMGB1 nos condrócitos. Os resultados sugerem que os componentes do extrato apresentam forte potencial inflamatório, sendo capazes de induzir degradação da cartilagem e causar uma doença que caracteriza a osteoartrite.

■ TRATAMENTO

Tratamento eficaz para a osteoartrite decorrente do envenenamento por lagartas da *Premolis semirufa* não existe até o momento.

Dermatite urticariforme é terapêutica sintomática e deve ser orientada quanto à fase do quadro clínico: agudo, subagudo e crônico. Na fase aguda, utilizar cremes de corticosteroides pelas suas propriedades vasoconstritoras e anti-inflamatórias. Casos mais graves necessitam associar corticosteroide via sistêmica, 1 mg/kg/dia, e doses decrescentes de acordo com a melhora do processo. Na fase subaguda, manter creme de corticosteroide e, na fase crônica, empregar corticosteroide pomada, caso seja necessário.

A osteoartrite causada pela lagarta da *P. semirufa* é irreversível e a terapêutica instituída – seja por meio de medicamentos ou pelo emprego de outros métodos terapêuticos – é, infelizmente, desapontadora.

Agradecimentos

Aos Doutores: Ronaldo Monteiro Costa, Habib Fraiha Neto e Leonidas Braga Dias (*in memoriam*), pela cessão das figuras.

Referências bibliográficas

1. Diaz JH. The evolving global epidemiology, syndromic classification, management, and prevention of caterpillar envenoming. Am J Trop Med Hyg. 2005;72:347-357 https://doi.org/10.4269/ajtmh.2005.72.347.
2. Rosen T. Caterpillar dermatitis. Dermatologic Clinics. 1990;9:245-252.
3. Hossler EW. Caterpillar and moths. Part 1. Dermatologic manifestations of encounters with Lepidoptera. J Am Acad Dermatol. 2010;62:1-10. doi:10.1016/j.jaad.2009.08.060.
4. De Roodt AR, Salomon OD, Orduna TA. Accidentes por lepidopteros con especial referencia a Lonomia sp. Medicina (B. Aires). 2000;60:964-972.
5. De-Long S. Mulberry tussock moth dermatitis. A study of an epidemic of unknown origin. J Epidemiol Community Health. 1981;35:1-4.
6. Dias LB. Pararama. Hileia Medica. 1987;8:71-73.
7. Dias LB. Pararama. In: FUNDAÇÃO NACIONAL DE SAÚDE. Instituto Evandro Chagas: 50 anos de contribuição às ciências biológicas e à medicina tropical. Belém, 1986, v.2, p. 799-810.
8. Franco SPA, Gorenstein J, Oliveira MM. Acidentes causados por lagartas do gênero Lonomia, em Minas Gerais, no período de 2001 a 2006. Rev Med Minas Gerais. 2020; 30:e30104. DOI: http://dx.doi.org/10.5935/2238-3182.20200034.
9. Arocha-Piñango C, Guerrero B, Lucena S, Gorzula S. Epidemiología, clínica y terapéutica de envenenamiento por orugas. La experiencia venezolana. Emergencia por animales ponzoñosos en las Américas. Instituto Bioclon SA de CV, Dicresa; México; 2011. 287-302.
10. Martínez MM, Peichoto ME, Piriz M, Zapata AI, Salomón OD. Erucismo: etiología, epidemiología y aspectos clínicos en San Ignacio, Misiones, Argentina. Revista Venezolana de Salud Publica. 2019;7:25-34.
11. Pimenta MMB. Acidentes causados por contato com larvas de lepidópteros (erucismo) na região de Campinas-SP. 2018. 57 f. Dissertação (Mestre em Ciências). Faculdade de Ciências Médicas. Universidade Estadual de Campinas, 2018.
12. Fraiha H, Ballarini AJ, Leão RNQ, Costa Jr D, Dias LB. Síndrome hemorrágica por contato com larvas de mariposa (Lepidoptera, Saturniidae). In: FUNDAÇÃO NACIONAL DE SAÚDE. Instituto Evandro Chagas: 50 anos de contribuição às ciências biológicas e à medicina tropical. Belém, 1986. v.2, p. 811-820.
13. Cruls G. Impressões de uma visita à Companhia Ford Industrial do Brasil (Estado do Pará). Rev Bras Geog. 1939;1:3-25.
14. Machado A. Lagarta pararama leva paralisia ao seringal. Correio da Manhã. Rio de Janeiro, 31.12.1961, cad. 1, p.4 [entrevista].
15. Rodrigues MG. Efeitos danosos da lagarta "pararama" (Premolis semirufa) a seringueiros no Estado do Pará. Boletim da Faculdade de Ciências Agrárias do Pará, Belém. 1976; 8:1-31.
16. Dias LB, Rodrigues MG. Pararamose. In: De Leão RNQ, coordenador. Doenças Infecciosas e Parasitárias: Enfoque Amazônico. Belém: CEJUP; UEPA: Instituto Evandro Chagas. 1997. 886 p.
17. Costa, RM. Pararamose: uma reumatose ocupacional. Rev Bras Reumatol. 1981; 21:132-136.
18. Costa RM. Artropatia da pararamose: epidemiologia, clínica e modelos experimentais. 1991. 110 f. Tese (Doutorado em Reumatologia) – Escola Paulista de Medicina, São Paulo, 1991.
19. Cardoso AEC, Haddad V. Acidentes por Lepidópteros (larvas e adultos de mariposas) Estudo dos aspectos epidemiológicos, clínicos e terapêuticos. An Bras Dermatol. 2005;80:571-8.
20. Fraiha-Neto H, Dias LB. Periartrite falangeana por pararama. In: De Leão RNQ, coordenador. Medicina tropical e infectologia na Amazônia. Belém: Samauma Editorial, 2013. v.2, p. 1591-1595.
21. Dias LB, de Azevedo MC. Pararama, a disease caused by moth larval: experimental findings. Bull Pan-American Health Organization.1973;7:9-14.
22. Villas-Boas IM, Gonçalves-de-Andrade RM, Pidde-Queiroz G, Assaf SLMR, Portaro FCV et al. Premolis semirufa (Walker, 1856) Envenomation, Disease Affecting Rubber Tappers of the Amazon: Searching for Caterpillar-Bristles Toxic Components. PLoS Negl Trop Dis. 2012;6: e1531. doi:10.1371/journal.pntd.0001531.
23. Villas-Boas IM, Gonçalves-de-Andrade RM, Squaiella-Baptistão CC, Sant'Anna OA, Tambourgi DV. Characterization of phenotypes of immune cells and cytokines associated with chronic exposure to Premolis semirufa caterpillar bristles extract. PLoS ONE.2013;8:e71938. https://doi.org/10.1371/journal.pone.0071938.
24. Villas Boas IM, Pidde-Queiroz G, Magnoli FC, Gonçalves-de-Andrade RM, van den Berg CW, Tambourgi DV. A Serine Protease Isolated from the Bristles of the Amazonic Caterpillar, Premolis semirufa, Is a Potent Complement System Activator. PLoS ONE. 2015;10: e0118615. https://doi.org/10.1371/journal.pone.0118615.
25. Villas-Boas IM, Pidde G, Lichtenstein F, Ching ATC, Junqueira-de-Azevedo IdLM, DeOcesano-Pereira C et al. Human chondrocyte activation by toxins from Premolis semirufa, an Amazon rainforest moth caterpillar: identifying an osteoarthritis signature. Front. Immunol. 2020;11:2191. doi: 10.3389/fimmu.2020.02191.

Izelda Maria Carvalho Costa

Doença de Kawasaki

■ INTRODUÇÃO

A doença de Kawasaki (DK), anteriormente chamada de síndrome do linfonodo mucocutâneo,[1,2] é uma das vasculites mais comuns da infância,[3-5] que compromete vasos de médio calibre, com predileção pelas artérias coronárias (ACs).[2,77] É uma condição multissistêmica aguda autolimitada,[1,2] cujo diagnóstico tem como base critérios clínicos e laboratoriais,[4] e que pode evoluir com complicações de significativa morbimortalidade, principalmente cardiovasculares.[6,81] Globalmente, a DK é a vasculite primária infantil mais comum[4,7] (com incidência no Japão de 239/100.000 crianças menores de 5 anos), porém, em populações predominantemente caucasianas (incidência de 9/100.000 crianças menores de 5 anos), a púrpura de Henoch Schönlein é mais comum.[4,5] DK é a principal causa de cardiopatia adquirida em países desenvolvidos[2,8,76] e lentamente contorna a doença cardíaca reumática em países em desenvolvimento.[2,8]

■ HISTÓRICO

A DK foi inicialmente descrita como uma condição médica por Tomisaku Kawasaki em 1967, em um trabalho no qual foram relatados 50 pacientes com mais de 6 anos de idade apresentando características sistêmicas e febre prolongada.[8,9,77,81]

Ele descreveu pela primeira vez, em 1962, um grupo de pacientes com febre, descamação da pele e envolvimento consistente dos olhos, pele e membranas mucosas, e classificou esses pacientes sob o termo geral de "síndrome óculo-mucocutânea". À medida que o número de casos crescia, ele inferiu que as características clínicas representavam um processo patológico novo, que definiu como "síndrome do linfonodo mucocutâneo febril agudo" em seu artigo de 1967.[8]

Em 1968, o médico pediatra japonês Dr. Takajiro Yamamoto e seus colaboradores pela primeira vez rotularam em publicação esta condição como doença de Kawasaki e descreveram a tríade de febre prolongada, características clínicas e envolvimento cardíaco em uma série de 23 pacientes, dos quais 11 (48%) apresentavam alterações eletrocardiográficas.[10,11,77]

Em 1970, ocorreram 10 mortes de crianças com menos de dois anos de idade vítimas da DK, o que revelou a característica mais agressiva da doença. O patologista Noboru Tanaka descobriu uma trombose de artéria coronária durante a necropsia de uma criança com diagnóstico prévio de DK.

Kawasaki, em 1974, lançou a primeira publicação sobre a DK na língua inglesa. Em 1976, Melish relatou o primeiro caso da doença nos Estados Unidos.[77]

As características clínicas, em conjunto com febre prolongada (> 5 dias) que determinam o diagnóstico, permaneceram inalteradas desde a publicação desses artigos.[8]

■ ETIOLOGIA

A causa da DK permanece desconhecida, apesar das características clínicas e epidemiológicas (como maior incidência em países asiáticos, variações sazonais, picos epidêmicos, caráter autolimitado e febril) favorecerem a hipótese de um agente infeccioso ser o determinante causal e que desencadeia uma resposta inflamatória em indivíduos geneticamente suscetíveis.[7,8,13,14,77] Aproximadamente 9% dos pacientes com DK têm história recente de infecções respiratórias (geralmente rinovírus, adenovírus e influenza).[12]

As tentativas históricas de descobrir sua etiologia se concentraram na compreensão da fisiopatologia da doença, com pesquisas que sugeriram que a ativação imunológica desempenha um papel central.[7,8,13,14]

Alguns marcadores genéticos mostraram certa predisposição para a doença (como os sorotipos HLA-B51 e HLA-Bw22j2, haplótipos CCR2--CCR5 do grupo de receptores de quimiocinas e polimorfismo FCGR3A do receptor IgG IIIa). De fato, irmãos são 10 a 20 vezes mais propensos a desenvolver a doença quando comparados à população geral.[2,14]

Existem teorias em discordância no meio científico, como a do coronavírus NL-63, em que pesquisadores de Connecticut relataram, em 2005, a presença de um coronavírus humano (HCoV) detectado, por meio de reação em cadeia da polimerase (PCR), em secreções respiratórias de 8 crianças do total de 11 pacientes com doença de Kawasaki e apenas em um dos 22 pacientes do grupo-controle.[77,78] Apesar desses dados, outros cinco estudos posteriores não encontraram o coronavírus em amostras de tecido respiratório ou nasofaríngeo de pacientes com DK com significância estatística.[79]

Em decorrência da semelhança entre a apresentação da DK e outras doenças mediadas por toxinas, como escarlatina e síndrome da pele escaldada estafilocócica, o papel de uma toxina superantígena, como as toxinas estafilocócicas e estreptocócicas na estimulação imunológica, também foi postulado.[8] Nestes casos, o superantígeno intacto liga-se à célula apresentadora de antígeno por meio do complexo de histocompatibilidade maior de classe II (MHC classe II) e ao domínio V, do receptor de linfócito T (TcR) em sítios diferentes daqueles de antígenos comuns, e desencadeia ativação imunológica exacerbada com produção e liberação de citocinas pró-inflamatórias em concentração excessiva, como o fator de necrose tumoral alfa (TNF-α), interleucina 1 (IL-1), interleucina 2 (IL-2), entre outras. Apresenta ainda as funções de ativar as células *natural killer*, ativação policlonal de linfócitos B, acentuação de atividade da endotoxina e efeito tóxico sobre o endotélio.[77]

Há ainda estudos acerca da resposta oligoclonal IgA associada à etiopatogenia da doença de Kawasaki. Análise de sequência gênica da cadeia pesada alfa de imunoglobulinas, provenientes de infiltrado inflamatório da parede arterial de pacientes com DK, mostrou que um número restrito de anticorpos específicos imunoglobulinas A (IgA) estava presente, o que indicou resposta imune antígeno dirigida. Com o objetivo de detectar o antígeno determinante dessa resposta oligoclonal, anticorpos sintéticos foram produzidos *in vitro* após clonagem de genes das regiões variáveis α e κ das imunoglobulinas presentes na parede arterial inflamada de pacientes com DK. As imunoglobulinas sintéticas IgA detectaram inclusões citoplasmáticas no epitélio ciliar brônquico de crianças com DK. Os estudos indicam que essas inclusões são mais consistentes com agregados de proteínas virais e associadas com ácido nucleico. Inclusões citoplasmáticas foram identificadas em pacientes com DK por meio dos anticorpos monoclonais sintéticos, de modo a corroborar com a teoria da resposta por IgA e a possibilidade da doença ser resultado de um agente infeccioso ainda não determinado.[77,79]

Uma hipótese formulada é que doença de Kawasaki não seja uma "doença" no sentido clássico, mas sim uma reação inflamatória que ocorre em indivíduos geneticamente suscetíveis, nos quais patógenos virais ou agentes ambientais desencadeiam alteração na resposta imune inata.[13]

EPIDEMIOLOGIA

Apesar de ocorrência universal, a DK comumente afeta menores de 8 anos, com 80% a 85% dos casos em crianças com idade inferior a 5 anos, sendo rara em adultos.[1,77] É incomum a doença em lactentes com menos de quatro meses, o que possivelmente indica proteção contra anticorpos maternos.[14]A incidência é maior em meninos,[77] com a predominância de masculino para feminino de 1,5 a 1,7 para 1.[13,14,77] Os meninos também são mais propensos a evoluir com complicações, inclusive óbito.[14] O risco de ocorrência em gêmeos é de 13% e há maior risco de desenvolvimento da doença se um parente já tiver adquirido a doença, o que sugere que a predisposição genética em interação com a exposição a agentes ambientais e etiológicos teriam papel na etiopatogenia da doença, que é mais comum nos meses de inverno e primavera (período em que há maior prevalência dos vírus respiratórios).[10,14,25,77]

Pode ocorrer em todas as etnias,[77] sendo a incidência de DK maior em crianças asiáticas, particularmente japonesas,[14] com mais de 10 vezes a taxa de incidência em comparação com crianças caucasianas de ascendência europeia e norte-americana.[13,14] Em 1979, 1982 e 1986, ocorreram três grandes epidemias no Japão,[77] e incidência atual neste país é de 138/100.000 em crianças menores de 5 anos, enquanto nos Estados Unidos é de 17/100.000 e no Reino Unido 8/100.000. Esta incidência aumentada persiste em filhos de imigrantes japoneses que vivem em países de baixa incidência.[13,14] O índice de recorrência da DK no Japão é de 3%, e na América do Norte é de aproximadamente 1%.[77]

A DK também foi relatada em pacientes adultos com distúrbios de imunodeficiência primária, como agamaglobulinemia ligada ao X.[12] Dos pacientes relatados em estudo sobre DK em adultos, um quinto dos casos ocorreu em pacientes com infecção pelo vírus da imunodeficiência humana (HIV), na maioria das vezes em pacientes já no estágio da síndrome da imunodeficiência adquirida (AIDS).[1,15]

Em 2020, em meio a pandemia de covid-19, a incidência de DK foi muito superior ao esperado e o número de casos graves foi o maior dos últimos 5 anos.[4] Em abril de 2020, Verdoni e colaboradores[16] relataram um aumento de 30 vezes na incidência de DK na Itália, desde o início da pandemia. Além disso, os autores observaram aumento da gravidade em pacientes com DK durante esse período, semelhante ao aumento notável na incidência de "doença semelhante a Kawasaki" em associação com a pandemia de covid-19.[17]

FISIOPATOLOGIA

Estudos sugerem que a causa subjacente da DK possa ser uma infecção indefinida: picos sazonais durante o inverno e a primavera,[10,14] surtos com epicentro geográfico claro, pico de incidência em crianças de 1 a 2 anos, enquanto bebês com menos de 3 meses estão protegidos, o que talvez reflita um papel protetor dos anticorpos transplacentários. A doença é extremamente rara em adultos, como possível consequência de uma exposição prévia e posterior imunidade adquirida.[10]

Um agente, provavelmente infeccioso, entra pelo trato respiratório e inicia uma resposta que ativa linfócitos, citocinas e proteinases, especificamente fator de necrose tumoral alfa (TNF-α), interleucinas 1, 4 e 6 e metaloproteinases de matriz 3 e 9 (MMP3 e MMP9).[2]

As metaloproteinases de matriz são endopeptidases zinco-dependentes envolvidas na degradação de matriz extracelular, como as fibras de colágeno e elásticas. Essas enzimas são produzidas pelas células musculares lisas da parede arterial durante resposta inflamatória e sofrem *up-regulation* pelo fator de necrose tumoral alfa. Estudos evidenciam que a MMP-9 está relacionada ao dano vascular coronariano. Já o polimorfismo gênico da MMP-13 apresenta associação significativa com a formação de aneurismas coronarianos.[77]

A estimulação de células mononucleares do sangue periférico (PBMCs) pelo ligante receptor *Toll-like* 9 (TLR-9) resulta na regulação positiva de células secretoras de anticorpos IgA em pacientes com DK. Por outro lado, o tratamento com IGIV causa *downregulation* de células secretoras de IgA em DK. Maior expressão de TLR-7, mas não de TLR-9, também é observada em artérias coronárias de pacientes com DK em comparação com controles.[12]

As respostas de IgA oligoclonais foram demonstradas nas paredes dos vasos de pacientes com DK e isso pode ser dirigido por antígeno. Corpos de inclusão, que se assemelham a agregados virais, mostraram estar presentes no epitélio brônquico e macrófagos durante a fase aguda da DK. Isso mostra que os antígenos virais podem conduzir respostas de IgA oligoclonais em tecidos de mucosas e tecidos vasculares de pacientes com DK,[12] e desempenhando papel crucial na cascata que leva à arterite coronariana. Como as células plasmáticas oligloconais IgA são proeminentes no trato respiratório, postula-se que seja uma infecção respiratória a responsável por desencadear o processo da doença.[2]

Outros agentes ambientais, como toxinas, alimentos e padrões de vida, podem ter efeitos moduladores.[18] O papel de uma função de barreira intestinal defeituosa no desenvolvimento da DK está sob investigação. Aumento da permeabilidade intestinal com níveis elevados de IgA sérico e alterações na composição da microbiota intestinal foram descritos em pacientes com KD. A análise do transcriptoma realizada em sangue total de pacientes e modelos de camundongos de KD suporta o envolvimento da imunidade inata, com ativação do inflamassoma NLRP3 e transcrição de IL-1b durante a fase aguda da doença.[19] IL-1b é uma importante citocina pró-inflamatória, que pode aumentar a diferenciação, proliferação e migração de células T CD8+ induzidas por antígeno para o tecido. O processo destrutivo na parede da artéria coronária é resultado de uma infiltração da parede por monócitos, macrófagos e neutrófilos, bem como células T CD8+ ativadas e plasmócitos IgA com liberação de citocinas pró-inflamatórias, como IL-1b e TNF-α.[7,19]

Essa ativação da resposta inflamatória causa miocardite e arterite e, a partir da necrose fibrinoide da lâmina elástica interna, culmina no desenvolvimento de um ponto fraco na parede do vaso que predispõe à formação de aneurisma por invasão de neutrófilos. A ativação atípica de monócitos e macrófagos é considerada a causa dessas lesões vasculares e sugere que uma resposta imune inata desencadeie esse processo. Ao longo de semanas e meses, o espessamento da parede dos aneurismas coronários pode causar estenose e formação de trombo, que pode resultar em infarto do miocárdio, ruptura, arritmias relacionadas à isquemia ou óbito. O maior risco dessas complicações cardíacas é durante o período de trombocitose. Pequenos aneurismas coronarianos podem se resolver em 60% dos casos na fase convalescente tardia, quando os marcadores inflamatórios retornam ao nível normal.[2]

A inflamação é uma parte essencial de uma resposta eficaz do sistema imunológico, uma vez que uma infecção não pode ser removida sem uma reação inflamatória apropriada. Os patógenos que entram no corpo humano causam o recrutamento de células imunes que, por sua vez, eliminam os patógenos e, finalmente, levam ao reparo tecidual e à restauração da homeostase. No entanto, um excesso persistente de inflamação representa uma doença em si.[10]

CLÍNICA

A doença de Kawasaki cursa com inflamação generalizada das artérias musculares, principalmente de médio calibre. Pode causar vasculite em vários órgãos, como pulmão, intestino, vesícula biliar, sistema nervoso central, entre outros, mas o comprometimento cardíaco é o mais significativo, com a formação de aneurismas coronarianos.[77] O diagnóstico, portanto, tem como base a evidência de sinais de inflamação sistêmica associados aos sinais de inflamação mucocutânea. Como 90% dos pacientes com DK apresentam manifestações cutaneomucosas, os dermatologistas desempenham um papel importante na detecção precoce da doença.[7]

Existem três fases principais do processo da doença: aguda (início da febre até sua resolução), subaguda (remissão da febre até resolução de manifestações clínicas) e convalescente (até normalização dos reagentes de fase aguda e contagem de plaquetas).[2,7,22]

A fase aguda consiste em um início abrupto de febre alta, remitente e acompanhada de extrema irritabilidade. O quadro febril dura 1 a 2 semanas, e pode chegar a 4 semanas na ausência de tratamento. O primeiro dia de febre é considerado o primeiro dia de doença; entretanto, alguns pacientes ocasionalmente apresentam outras manifestações clínicas que antecedem o quadro febril. Responde parcialmente ao uso de antipiréticos, mas não cessa com a introdução de antibióticos. Ao se iniciar, porém, a terapêutica apropriada – imunoglobulina intravenosa (IGIV) e aspirina – a febre cessa em dois dias.

Durante a erupção da fase aguda, ocorrem conjuntivite e miocardite. A conjuntivite bilateral não exsudativa é indolor e envolve, principalmente, a conjuntiva bulbar em relação às conjuntivas palpebral e tarsal. Iridociclite pode acompanhar o quadro clínico com rápida resolução e raramente associada à fotofobia. As alterações vistas na semimucosa labial são caracterizadas por eritema, edema com fissuras, descamação e exsudação (Figuras 81.1 e 81.2). A mucosa orofaríngea apresenta-se com enantema e a língua com aspecto framboesiforme (eritema intenso com papilas gustativas proeminentes). Na fase aguda da doença, também são descritos o eritema e/ou induração de regiões palmar e plantar acompanhados de aumento da sensibilidade dolorosa.[2,77,81]

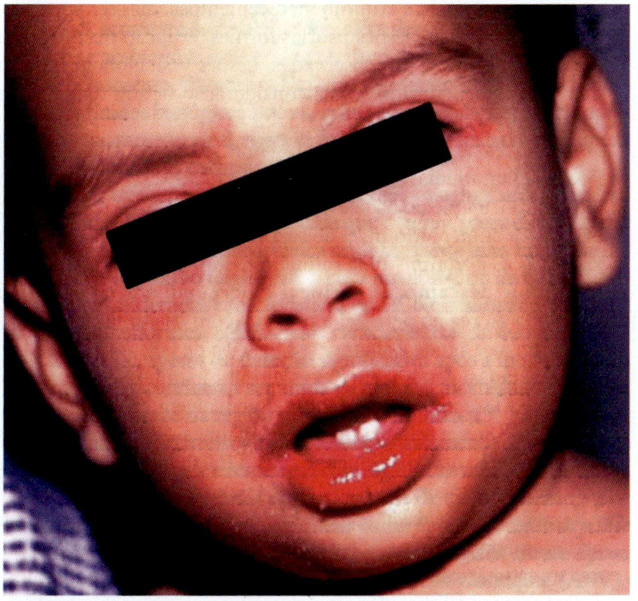

Figura 81.1 Acometimento de mucosa ocular (hiperemia conjuntival bilateral) e semimucosa labial (edema, hiperemia e ressecamento dos lábios) em criança com diagnóstico de DK.

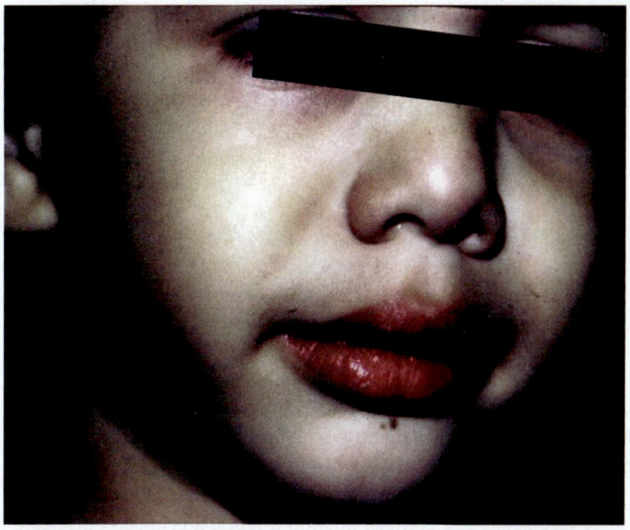

Figura 81.2 Acometimento de mucosa ocular (hiperemia conjuntival bilateral) e semimucosa labial (edema, hiperemia, ressecamento, fissuras e sangramento dos lábios) em criança de dois anos de idade com diagnóstico de DK.

O *rash* cutâneo é inespecífico, polimórfico, não pruriginoso e geralmente aparece até o quinto dia de febre, e pode compreender lesões maculopapulares eritematosas e difusas, a forma mais comum[2,77,81] (Figura 81.3), além de exantema tipo urticariforme, escarlatiniforme, eritrodérmico, purpúrico, eritema multiforme-*like* e, mais raramente, micropústulas em superfície extensoras de membros. Lesões vesicobolhosas, formação de crostas e petéquias são incomuns.

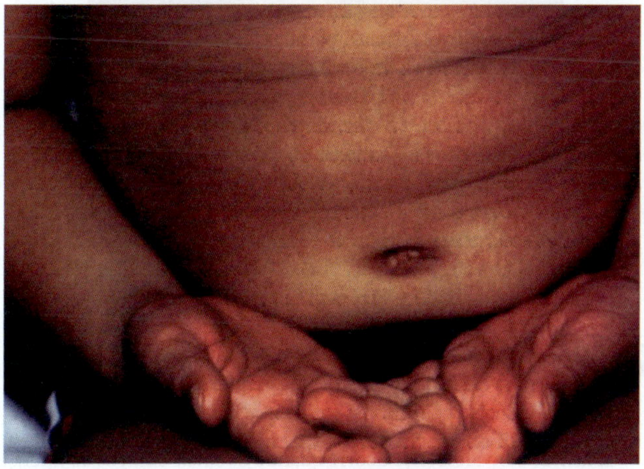

Figura 81.3 Exantema maculopapular eritematoso em tronco e membros.

O *rash* compromete principalmente o tronco e extremidades, com predileção pelas regiões inguinal e perineal, que apresentam, no decorrer da evolução clínica, descamação ainda na fase aguda da doença (Figura 81.4).

A linfadenopatia cervical é o critério diagnóstico mais incomum, uma vez que ocorre em percentual que varia de 50% a 75% dos pacientes, comparado aos demais critérios clínicos que são vistos em 90% dos casos. É geralmente unilateral e localizada no triângulo cervical anterior. Conforme definição dos critérios diagnósticos, deve haver mais de um linfonodo comprometido e com diâmetro maior ou igual a 1,5 cm. Os linfonodos afetados são indolores ou pouco dolorosos, não flutuantes e não supurativos; o eritema da pele suprajacente pode ocorrer. Deve-se atentar para aquelas crianças com febre e adenite cervical que não respondem aos antibióticos, pois a doença de Kawasaki deve compor os diagnósticos diferenciais.[2,7,25,81]

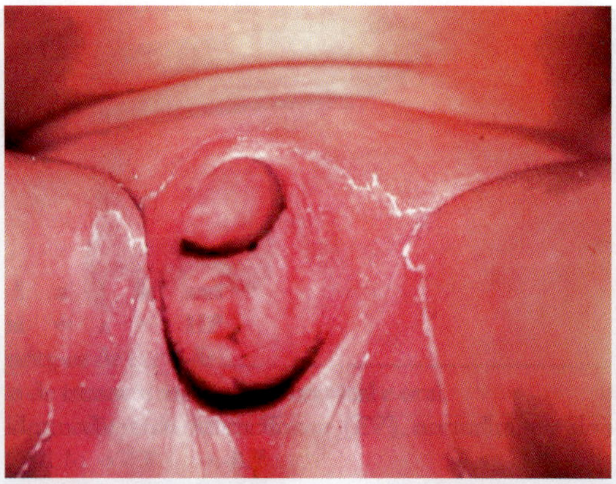

■ **Figura 81.4** *Rash* eritematoso que evolui com descamação perineal em fase aguda da doença.

A fase subaguda começa quando a febre, a erupção cutânea e a linfadenopatia apresentam resolução, 1 ou 2 semanas após o início da doença. Dura nas semanas 4 a 6 do curso da doença. O paciente terá descamação periungueal das mãos e pés – que progride para palmas e plantas (Figura 81.5) –, trombocitose e desenvolvimento de aneurismas de artéria coronária, além de irritabilidade, anorexia e conjuntivite. Complicações neurológicas podem surgir em 1% dos casos e incluem paralisia de nervo facial, ataxia, encefalopatia, hemiplegia e infarto cerebral.

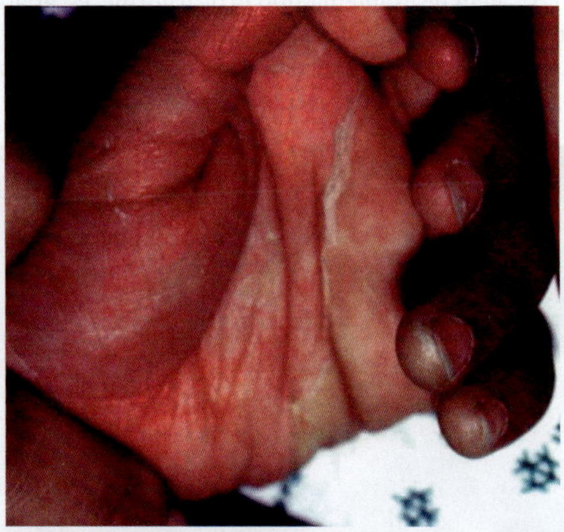

■ **Figura 81.5** Descamação em extremidade com progressão para região palmar na fase subaguda da doença.

A fase de convalescença ocorre quando os sinais clínicos da doença cessam até a normalização da VHS, o que geralmente ocorre dentro de 3 meses após o início da doença. Anormalidades cardíacas ainda podem ser aparentes neste estágio; no entanto, novos aneurismas após 8 semanas de doença são incomuns.[2,77]

Uma variedade de manifestações menos comuns podem estar presentes nos pródromos da doença e incluem dor abdominal, êmese, diarreia, cefaleia, irritabilidade, inapetência, rinorreia, tosse, artralgia, convulsão, hepatite, parotidite, meningite asséptica, aneurismas da aorta, insuficiência valvar, epididimite, orquite ou uretrite. Pacientes com envolvimento gastrointestinal geralmente apresentam pseudo-obstrução em estudos radiológicos. A presença de queixas gastrointestinais antes das características típicas de DK pode atrasar o diagnóstico.[1,7]

Achados como linfadenopatia cervical, hepatite e artralgia são mais comuns em adultos com DK do que em crianças. No entanto, os adultos são menos frequentemente afetados por meningite, trombocitose e aneurismas de artérias coronárias. A conclusão diagnóstica de doença de Kawasaki no adulto é difícil de ser confirmada, e deve-se levar em consideração um conjunto de informações, como ausência de infecção, não melhora clínica com antibióticos e presença dos critérios diagnósticos, como feito na criança.[1,77]

Em 2014, a American Heart Association (AHA) publicou, portanto, os critérios necessários para estabelecer um diagnóstico. A frequência dos critérios encontrados, além da febre, foi de: conjuntivite não exsudativa bilateral (> 75%); alteração de mucosa oral (90%); erupção cutânea polimorfa (70% a 90%); alterações nas extremidades com edema das mãos/pés e eritema palmoplantar (50% a 85%); linfadenopatia cervical (25% a 70%).[1,2] Os sinais clínicos apresentados na DK envolvem determinadas características:[1]

- **Febre:** é a manifestação mais consistente, responde minimamente aos antipiréticos e pode permanecer acima de 38,5 ºC[1,2] durante a maior parte da doença ou, por outro lado, pode ser intermitente e até passar despercebida pelos pais. Desta forma, o diagnóstico considera o critério de febre prolongada e inexplicável por, pelo menos, 5 dias, mas ainda deve ser avaliado em crianças aparentemente afebris que apresentam outros achados consistentes. Aproximadamente 40% das crianças com DK têm uma infecção concomitante. Portanto, atribuir febre a essa infecção requer adequada avaliação e julgamento clínico.[1]
- **Conjuntivite:** a conjuntivite bilateral não exsudativa está presente na maioria dos pacientes. Apresenta-se em alguns dias após o início da febre, associada a eritema brilhante (que normalmente poupa o limbo) e fotofobia. Uveíte anterior pode se desenvolver em 65% das crianças com achados oculares. Achados de conjuntivite purulenta ou faringite exsudativa sugerem um diagnóstico diferente de DK.[1,2]
- **Mucosite:** com a progressão da doença, torna-se evidente as alterações nos lábios e cavidade oral. Lábios hiperemiados com fissuras e "língua em aspecto de morango" são característicos. Esta última característica é o resultado da descamação das pontas cornificadas das papilas filiformes e desnudamento do tecido glossal inflamado, de modo a produzir uma superfície vermelha brilhante com papila fungiforme persistente e inchada. Essas manifestações da mucosite oral podem ocorrer isoladamente, de forma muito leve, ou mesmo não ocorrer. Vesículas ou úlceras orais e exsudato tonsilar são sugestivos de um processo de doença diferente de DK.[1,7]
- **Erupção cutânea:** as manifestações cutâneas são polimórficas. De maneira geral, a erupção começa durante os primeiros 5 dias da doença, como erupção maculopapular eritematosa difusa e inespecífica descrita como morbiliforme, escarlatiniforme ou urticariforme, localizadas no tronco e nas extremidades, o que simula um exantema viral ou erupção medicamentosa, mas sem prurido. Menos comumente, lesões psoriasiformes, erupção pustulosa ou eritema multiforme são observadas. Lesões vesiculobolhosas são incomuns e devem provocar a consideração de um diagnóstico alternativo.[1,2,7]
  Os pacientes também podem apresentar, durante a fase aguda da DK, eritema, edema, crostas ou raramente ulceração necrótica no local da inoculação do Bacille Calmette-Guérin (BCG). Este achado é útil para aumentar o nível de suspeita de DK em países onde a vacina BCG é administrada rotineiramente.[1,2]
- **Erupção e descamação perineal e perianal:** a acentuação do exantema na região perineal e perianal com descamação precoce durante a fase aguda é altamente sugestiva de DK.[7]
- **Extremidades:** geralmente são as últimas manifestações a surgir. Durante a fase aguda, as crianças desenvolvem edema no dorso das mãos e pés e eritema difuso nas palmas das mãos e plantas dos pés. Cerca de 2 a 3 semanas após o início da febre, na fase de convalescença, ocorre descamação da pele na área periungueal.[1,2,7]
- **Alterações ungueais:** alterações na cor das unhas podem ocorrer precocemente durante o curso da doença. A cromoníquia transversal laranja/marrom aparece 5 a 9 dias após o início da febre, começa a desaparecer 10 dias depois e desaparece progressivamente ao longo de 7 a 10 dias, ou é substituída por leuconíquia transversa.[23] O exame dermatoscópico mostra pigmentação e hemorragias em lascas dos leitos ungueais.[24] Já no período de convalescença, alterações

ungueais, como depressões transversais (linhas de Beau – Figura 81.6), são observadas em mais de 75% dos pacientes com a doença que aparecem cerca de 5 a 8 dias após o início da febre e podem durar de 2 a 4 semanas com resolução espontânea.[1,2,7]

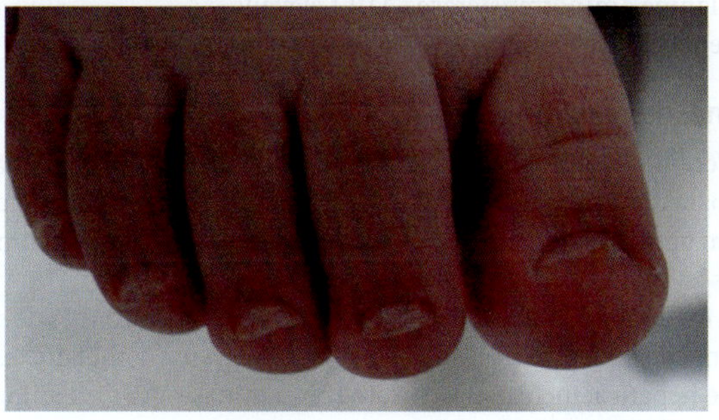

Figura 81.6 Unhas de Beau pós-doença de Kawasaki.

- **Linfadenopatia:** quando presente, a linfadenopatia tem a tendência a envolver, principalmente, a região cervical anterior, sendo a característica menos consistente de doença de Kawasaki. Frequentemente, apenas uma linfonodomegalia é palpável, embora a ultrassonografia cervical normalmente revele vários linfonodos aumentados dispostos como em "cacho de uva". A linfadenopatia difusa ou outros sinais de envolvimento reticuloendotelial (p. ex., esplenomegalia) devem resulta na busca de diagnósticos alternativos.[1]
- **Achados cardiovasculares:** os sinais cardiovasculares não fazem parte dos critérios diagnósticos de DK, mas dão suporte ao diagnóstico, principalmente no diferencial.[25] Nos primeiros 10 dias de doença, o exame clínico da criança com alteração cardíaca pode revelar precórdio hiperdinâmico com taquicardia desproporcional ao grau de febre, sopro pansistólico em caso de regurgitação mitral significativa e ritmo de galope em função da instalação de insuficiência cardíaca e miocardite linfocítica.[25,77]

  A miocardite é detectada em 50% a 70% dos pacientes por meio de exames com radioisótopos. A severidade da inflamação miocárdica parece não estar relacionada ao risco de formação de aneurismas coronarianos. Embora a maioria das crianças apresente contratilidade miocárdica anormal à ecocardiografia na fase aguda, a função cardíaca é logo restituída com a introdução da IGIV.

  Cerca de 30% das crianças evoluem com derrame pericárdico de pequena monta ou dilatação de artéria coronariana ao diagnóstico.[26] O dano coronariano, que pode variar desde dilatação e estenose à formação de aneurisma, ainda ocorre em 5% dos pacientes adequadamente tratados e em 20% a 25% daqueles não tratados. Os aneurismas francos geralmente são vistos após o 10º dia da doença, e o pico de ocorrência da dilatação é com 4 semanas da doença. Em 1% dos casos, ocorre formação de aneurismas gigantes. Pacientes com grave acometimento podem desenvolver aneurismas fusiformes de outras artérias não viscerais de médio calibre, o que envolve mais caracteristicamente as artérias braquiais. São facilmente palpáveis ou visíveis nas axilas, embora possam ser confundidos com linfonodos aumentados. Os lactentes com menos de 6 meses podem ter extremidades frias em função da redução da perfusão, bem como têm risco aumentado de aneurismas coronarianos, em parte por atraso no tratamento decorrente da falta de critérios diagnósticos completos.[1,77]

  Os aneurismas são classificados, conforme a classificação da American Heart Association, em pequenos (diâmetro interno da parede do vaso < 5 mm), médios (diâmetro que varia de 5 a 8 mm) e gigantes (diâmetro > 8 mm). Geralmente, os aneurismas pequenos e fusiformes tendem à regressão, e os gigantes e saculares têm prognóstico reservado com risco de trombose e estenose. Os aneurismas podem ser formados, menos frequentemente, em outras artérias, como subclávia, braquial, axilar, ilíaca ou femoral, e até em aorta abdominal e renal.[77,80]

  Há evidências de que existem fatores de risco relacionados à formação de aneurismas coronarianos, como febre recorrente a despeito do uso de IGIV, VHS aumentado, anemia e hipoalbuminemia, sexo masculino, idade inferior a um ano, hiponatremia e trombocitopenia.[77]
- **Artrite:** a artrite não está incluída nos critérios diagnósticos, mas foi relatada em 7,5% a 25% dos pacientes com DK. Um estudo canadense retrospectivo de 414 pacientes consecutivos com diagnóstico de DK evidenciou que as grandes articulações (joelho, tornozelo e quadril) foram principalmente envolvidas, com envolvimento oligoarticular (artrite de quatro ou menos articulações) em 16 pacientes e envolvimento poliarticular (artrite de cinco ou mais articulações) em 15 pacientes. Com raras exceções, a artrite é autolimitada e não evolui com deformação. Pacientes com artrite foram mais propensos a ter níveis aumentados de marcadores inflamatórios.[27]

DIAGNÓSTICO

Em função da ausência de achado clínico patognomônico, bem como teste diagnóstico específico para DK, por meio de estudos epidemiológicos foram estabelecidos critérios clínicos para facilitar o diagnóstico da doença. A presença de febre persistente por 5 ou mais dias, associada a, pelo menos, quatro dos outros cinco critérios clínicos, fecha o diagnóstico de DK (Quadro 81.1).[1,2,25,77]

Quadro 81.1 Critérios diagnósticos da DK clássica – modificado da American Heart Association.[25]

Sinais clínicos sugestivos	
Febre alta por ≥ 5 dias	Obrigatório
1. Hiperemia conjuntival bilateral não exsudativa	Pelo menos quatro dos cinco critérios
2. Eritema de mucosa oral e faringe e/ou eritema e fissuras de lábios, "língua em morango/framboesiforme"	
3. Exantema cutâneo: maculopapular, escarlatiniforme, morbiliforme ou polimórfica	
4. Eritema e edema de mãos e pés na fase aguda e/ou descamação periungueal na fase de convalescença	
5. Linfonodomegalia cervical: ≥ 1,5 cm de diâmetro, geralmente unilateral	

Os achados clínicos podem não estar presentes ao mesmo tempo,[1,7] mas tendem a se apresentar sequencialmente.[2]

O novo *guideline* da AHA aponta para que, caso presentes quatro ou mais sintomas, particularmente com a existência de eritema e edema de mãos e pés, 4 dias de febre já são suficientes para o diagnóstico.[25,81]

As crianças que possuem febre alta persistente, não atendem aos demais critérios completos, mas apresentam anormalidades cardíacas no ecocardiograma, atendem ao diagnóstico de DK.[2] Portanto, histórias repetidas e exames físicos são importantes para fazer um diagnóstico oportuno de DK em pacientes que não cumprem inicialmente os critérios diagnósticos, bem como para a consideração apropriada de diagnósticos alternativos.[1]

Cerca de 50% dos pacientes que apresentam coinfecção DK e HIV têm formas incompletas de DK.[12]

Para facilitar que os critérios sejam lembrados, foram propostos os mnemônicos Warm, CREAM e FEBRILE, conforme Quadro 81.2.[2]

Doença de Kawasaki incompleta

Alguns pacientes são diagnosticados como portadores de DK atípica ou incompleta uma vez que não preenchem todos os critérios diagnósticos propostos, ou seja, a febre está presente, sem, contudo, serem identificados pelo menos quatro sinais clínicos. Neste caso, o termo mais apropriado é DK incompleta, pois esses pacientes apresentam alguns dos sintomas típicos da doença e não manifestações atípicas.[25,77,81]

A doença de Kawasaki incompleta deve ser considerada em crianças com febre inexplicada por cinco ou mais dias e dois ou três dos critérios principais. É mais comum em lactentes com menos de 6 meses e

Quadro 81.2 Mnemônicos Warm, CREAM e FEBRILE para critérios de DK.

Warm = febre ≥ 5 dias
C = conjuntivite não purulenta
R = *rash* cutâneo
E = extremidades com edema/eritema seguido por descamação
A = adenopatia
M = mucosa labial e língua
F = febre ≥ 5 dias
E = enantema em mucosa labial
B = conjuntivite bulbar
R = *rash* cutâneo
I = órgãos internos acometidos (artéria coronária, hepatite)
L = linfonodomegalia
E = extremidades com edema/eritema seguido por descamação

Fonte: Adaptado de Modesti AM et al.

crianças mais velhas.[2] A AHA criou um algoritmo que envolve exames laboratoriais e um ecocardiograma para o diagnóstico,[2] porém, os critérios diagnósticos convencionais têm falhas em reconhecer a DK em sua forma incompleta.[77]

O diagnóstico da forma incompleta é com base em achados ecocardiográficos de alterações nas artérias coronárias; mesmo naqueles pacientes com menos de três critérios diagnósticos, porém, com lesão coronariana, o tratamento é indicado com imunoglobulina intravenosa.[77]

Para atender aos critérios de DK incompletos, a AHA determinou um fluxograma para identificação dos casos suspeitos (Figura 81.7),[25,80,81] que leva em consideração alterações laboratoriais como:[2]

- Aumento de PCR.
- Elevação da VHS.
- Anemia para idade.
- Contagem de leucócitos ≥ 15.000/mm³.
- Contagem de plaquetas ≥ 450.000.
- Albumina sérica ≤ 3 g/dL.
- Alanina aminotransferase (ALT) elevada.
- Leucócitos no exame de urina ≥ 10/campo.

Exames laboratoriais

Nenhum exame laboratorial está incluído entre os critérios diagnósticos para doença de Kawasaki típica; no entanto, determinados achados podem apoiar o diagnóstico, particularmente em formas incompletas ou casos duvidosos.[1,2]

A inflamação sistêmica é característica da DK. Os exames de sangue a serem considerados na avaliação são: hemograma completo, testes de função hepática, inclusive aspartato transaminase (AST), alanina transaminase (ALT) e albumina; marcadores inflamatórios como proteína C reativa (PCR) e velocidade de hemossedimentação (VHS) e urinálise.[1]

As manifestações típicas incluem elevação dos reagentes de fase aguda, por exemplo, PCR ou VHS, trombocitose, que geralmente se desenvolve após o sétimo dia de doença, leucocitose e desvio à esquerda (aumento de neutrófilos imaturos). As elevações de PCR resolvem-se bem antes da VHS. No entanto, os pacientes com doença mais grave podem ter níveis persistentemente elevados de PCR por semanas. O tratamento com imunoglobulina humana intravenosa (IGIV) geralmente aumenta a VHS, portanto, este teste de laboratório não deve ser medido depois que uma criança recebe IGIV. Por outro lado, o controle da inflamação por IGIV acelera a diminuição da PCR, o que o torna um marcador mais útil da atividade da doença em uma criança tratada.[1]

Os níveis de peptídeo natriurético do tipo Pro-B (Pro-BNP) parecem estar correlacionados com um risco maior de formação de aneurisma de artéria coronária e resistência à IGIV em pacientes com menos de três meses de idade.[2]

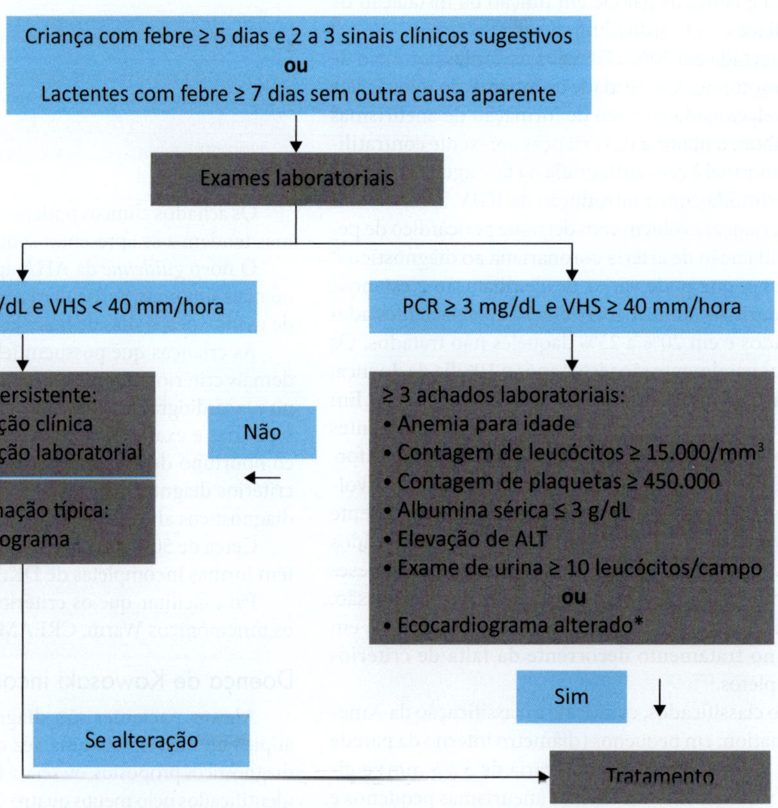

PCR: proteína C reativa; VHS: velocidade de hemossedimentação; ALT: alanina aminotransferase.
* Ecocardiograma alterado inclui dilatação ou aneurisma de coronária, disfunção ventricular, regurgitação mitral ou derrame pericárdico.

Figura 81.7 Avaliação dos casos suspeitos de doença de Kawasaki incompleta.
Fonte: Adaptada de American Heart Association.

A ferritina é outro reagente de fase aguda que está elevado em condições inflamatórias, geralmente menos de 5 vezes o limite superior da normalidade. Valores muito mais altos, tipicamente acima de 5.000 ng/mL, são vistos na síndrome de ativação macrofágica (SAM).[1] Também denominada síndrome hemofagocítica, a SAM é caracterizada por febre persistente, citopenias, hepatoesplenomegalia, disfunção hepática secundária à ativação excessiva de macrófagos, sendo complicação rara e grave da doença de Kawasaki que parece ocorrer em pacientes com febre recorrente ou refratários ao tratamento. Está associada a um aumento da resistência ao tratamento com IGIV e a um aumento do risco de anormalidades coronarianas. Elevações dessa magnitude são essencialmente diagnósticos de síndrome de ativação macrofágica no contexto de doença de Kawasaki. Trombocitopenia, triglicerídeos altos, sódio baixo, testes de função hepática elevados e monócitos/macrófagos no líquido cefalorraquidiano podem ser sinais de SAM subclínica e justificar testes diagnósticos adicionais.[1,77]

O número de linfócitos geralmente cai durante a fase aguda da DK e aumenta consideravelmente durante a convalescença. No início do curso da doença, um hemograma completo com predomínio linfocítico em vez de neutrofílico é mais sugestivo de doença viral.[1]

Crianças com DK geralmente apresentam anemia normocítica e normocrômica[1,2] leve a moderada na fase aguda da doença.[2] As concentrações de hemoglobina acima de dois desvios-padrão abaixo da média para a idade são observadas em metade dos pacientes nas primeiras duas semanas de doença.[28]

A contagem de plaquetas geralmente aumenta na fase subaguda[2] da doença e pode chegar a 1.000.000/mm^3 (trombocitose reativa) nos casos mais graves.[1] Por outro lado, raras crianças desenvolvem trombocitopenia na fase aguda em função de uma coagulopatia consumptiva,[1,2] que pode estar relacionada a púrpura trombocitopênica imune (PTI), coagulação intravascular disseminada (CIVD) ou destruição por imunoglobulina.[2] Esses pacientes apresentam risco significativamente aumentado de morbimortalidade, particularmente o desenvolvimento de anormalidades coronarianas.[1,2,28]

A hipoalbuminemia pode estar presente e se correlaciona com um curso mais grave e prolongado da doença. A hiperbilirrubinemia e as enzimas hepáticas elevadas podem ser causadas por congestão hepática, que por sua vez pode causar icterícia obstrutiva, bem como hidropisia da vesícula biliar.[2]

A análise microscópica de sedimento urinário comumente revela leucócitos. Esta piúria é estéril, geralmente de origem uretral e, portanto, pode não ser detectada nas análises de urinas obtidas por punção vesical.[2,29]

Se uma punção lombar for realizada para auxiliar no diagnóstico diferencial, o líquido cefalorraquidiano pode apresentar uma pleocitose mononuclear sem diminuição da glicose ou elevação da proteína.[1,2] Da mesma forma, a artrocentese de articulações inflamadas na DK geralmente demonstra uma pleocitose, com 125.000 a 300.000 leucócitos/mm^3, principalmente neutrófilos.[30]

Crianças com doença de Kawasaki desenvolvem alterações significativas no perfil lipídico sérico, inclusive triglicerídeos elevados e lipoproteínas de baixa densidade e lipoproteínas de alta densidade reduzidas, como é frequentemente observado em uma variedade de condições infecciosas e inflamatórias. O retorno ao valor de normalidade geralmente ocorre dentro de semanas ou meses após a terapia com IGIV, embora as alterações possam persistir por anos em crianças que não são tratadas com IGIV.[1,25] Hiponatremia (sódio sérico < 135 mEq/L) pode ser observada e está associada a um risco aumentado de aneurismas de artéria coronária.[1,31]

Se obtidos, hemoculturas, culturas de fezes, anticorpos antinucleares (FAN), fator reumatoide (FR) e títulos de antiestreptolisina O (ASLO) seriam negativos nos casos de DK.[2]

Quando há forte suspeita de diagnóstico diferencial de DK, estudos mais específicos podem ajudar na elucidação diagnóstica. Esses estudos podem incluir testes virais rápidos (p. ex., adenovírus), testes sorológicos para leptospirose e outras infecções bacterianas e hemoculturas. O coronavírus 2 da síndrome respiratória aguda grave (SARS-CoV-2) está associado a uma síndrome emergente (síndrome inflamatória multissistêmica em crianças) de febre persistente, inflamação sistêmica e falência de múltiplos órgãos em crianças com algumas características da DK. O teste de reação em cadeia da polimerase (PCR) para SARS-CoV-2 deve ser realizado em crianças que apresentam características desta condição, principalmente se houver evidência de exposição à doença de coronavírus 19 (covid-19).[1]

Ecocardiograma

O exame não invasivo e com alta sensibilidade e especificidade para detectar anormalidades nos segmentos proximais das artérias coronarianas é a ecocardiografia (nível de evidência C), que deve ser realizada em todos os pacientes com DK assim que houver suspeita do diagnóstico, para descartar aneurisma de artéria coronária (AAC) e também estabelecer um ponto de referência para acompanhamento longitudinal e eficácia do tratamento.[1,81]

Idealmente, para casos sem comprometimento cardíaco, o ecocardiograma deve ser realizado no momento do diagnóstico, na 2ª semana e entre a 6ª e a 8ª semanas do início do quadro. Em pacientes que já apresentam aneurisma de artéria coronária, o seguimento deve ser mais precoce, frequente e individualizado pelo tamanho do aneurisma e sua classificação de risco. A ausência de alterações ao exame não exclui o diagnóstico.[77,81]

O exame pode mostrar brilho perivascular, ectasia ou estreitamento das artérias coronárias que representam a arterite coronariana antes da formação do aneurisma, que raramente é visto antes de 10 dias de doença. Redução da contratilidade miocárdica do ventrículo esquerdo, regurgitação da valva mitral e efusão pericárdica são achados ecocardiográficos frequentes em pacientes com DK na fase aguda.

As artérias descendente anterior esquerda proximal e coronária direita são as mais comumente afetadas. Os aneurismas podem ser fusiformes, saculares, ectásicos ou segmentados. Os aneurismas com maior probabilidade de regressão são fusiformes, pequenos e distais.

Também é importante avaliar outras partes do coração para procurar sinais de dilatação da raiz da aorta, diminuição da contratilidade e disfunção valvar. No entanto, este exame é operador-dependente e tem limitações em avaliar trombose e estenose na porção média e distal das coronárias.[32,77]

Há outras opções diagnósticas, como ressonância nuclear magnética, angiorressonância magnética, tomografia computadorizada de alta resolução (TCAR) e angiografia, que são utilizadas conforme disponibilidade, vantagens, gravidade e indicações de cada caso. A TCAR pode ser realizada, no entanto, deve-se pesar os riscos e benefícios da exposição à radiação na população pediátrica. A angiorressonância é uma opção se a exposição à radiação for uma preocupação, e é mais sensível para pequenas lesões e hiperplasia da camada íntima. O eletrocardiograma pode mostrar um intervalo PR prolongado, ondas Q profundas, baixa voltagem, alterações ST-T e arritmias que são sugestivas de dano miocárdico e anormalidades de repolarização.[2] A angiografia é o exame padrão-ouro para avaliar o comprometimento cardíaco, porém, é invasivo e com riscos inerentes.[77]

Histopatologia

Uma biópsia de pele raramente é realizada e não é necessária para o diagnóstico. Quando feita, as alterações histológicas encontradas na DK consistem em vasculite sistêmica generalizada, o que afeta predominantemente vasos de médio calibre, com predileção pelas artérias coronárias.[20,21,77] Três processos patológicos estão presentes na vasculopatia: arterite necrotizante, vasculite subaguda/crônica e proliferação luminal de miofibroblastos.[81]

Os achados no início da doença envolvem edema das células endoteliais com degeneração nuclear, acompanhado de edema e inflamação da camada adventícia, sem alterações da lâmina elástica interna. Nos primeiros sete a nove dias, é visto infiltrado inflamatório neutrofílico com rápida transição para mononuclear, com predomínio de linfócitos T citotóxicos CD8+ e imunoglobulina IgA.

Nas artérias coronárias são observadas alterações inflamatórias granulomatosas na camada média, com edema e necrose de células musculares; posteriormente, há progressão do processo inflamatório, que passa a envolver todo o vaso. Nesse estádio, ocorre destruição das lâminas elásticas interna e externa, de modo a tornar as camadas dos vasos acometidos indistinguíveis. Com a perda da integridade estrutural, ocorre a formação dos aneurismas e também a proliferação de fibroblastos.

À medida que a doença progride, a infiltração é substituída por linfócitos, monócitos e fibroblastos que levam à remodelação arterial. As metaloproteinases de matriz (MMP) têm importante papel no processo de remodelação arterial, uma vez que podem ocorrer estenoses, calcificações e formação de trombos. A atividade inflamatória permanece durante período, que varia de semanas a meses com fibrose progressiva.[20,21,77]

Tanto a microscopia de luz quanto a eletrônica mostram corpos de inclusão citoplasmáticos que contêm RNA em 85% das fatalidades agudas e tardias.[2]

DIAGNÓSTICO DIFERENCIAL

A DK é mais comumente confundida com exantemas infecciosos e doenças infantis mais rotineiras, como gastroenterite viral, infecção viral do trato respiratório superior ou pneumonia, a depender dos outros sintomas apresentados, como vômito ou tosse. Infecções virais concomitantes são comuns e, portanto, a presença de sintomas respiratórios ou teste de reação em cadeia da polimerase viral (PCR) respiratória positiva não exclui o diagnóstico de DK. Às vezes, suspeita-se de meningite em função de irritabilidade.

Doenças infecciosas e outros mimetizadores da DK podem ter as seguintes características clínicas não comumente encontradas na DK:

- Conjuntivite exsudativa (p. ex., adenovírus).[1,2]
- Faringite exsudativa (p. ex., faringite estreptocócica).
- Lesões intraorais discretas (p. ex., manchas de Koplik no sarampo).
- Erupção cutânea bolhosa ou vesicular (p. ex., síndrome de Stevens--Johnson [SSJ]).
- Linfadenopatia generalizada (p. ex., infecção pelo vírus Epstein-Barr).[1,2]

A presença de qualquer um desses achados e/ou ausência de febre deve sugerir um diagnóstico diferente de DK. É importante notar que infecções concomitantes (tanto virais quanto bacterianas) são comuns, ou seja, o diagnóstico de uma condição infecciosa não exclui o diagnóstico concomitante de DK.[1]

Outras características clínicas, epidemiológicas e laboratoriais de determinadas doenças auxiliam no raciocínio para o diagnóstico diferencial, são elas:[1]

- **Sarampo, echovírus, adenovírus e Epstein-Barr:** essas doenças virais podem compartilhar muitos dos sinais de inflamação mucocutânea, mas normalmente têm menos evidências de inflamação sistêmica e geralmente não apresentam as alterações de extremidades observadas na DK. Além disso, o EBV normalmente causa uma gamopatia policlonal, enquanto a imunoglobulina G (IgG) sérica na DK é geralmente baixa ou normal baixa.
- **Doenças mediadas por toxinas:** especialmente infecções por estreptococos do grupo A (pacientes com choque tóxico geralmente apresentam edema generalizado. O edema raramente está confinado às mãos e aos pés, como ocorre em crianças com DK).
- **A escarlatina tem semelhanças clínicas com DK:** ambas apresentam exantema com descamação palmoplantar, enantema de mucosa oral com língua framboesiforme e linfonodomegalia. Por outro lado, a escarlatina revela faringite exsudativa causada por estreptococos do grupo A e boa resposta clínica em 24 a 48 horas do início da antibioticoterapia.[1,77]
- **Febre maculosa das Montanhas Rochosas e leptospirose:** cefaleia e queixas gastrointestinais normalmente são características proeminentes dessas infecções.
- **Reações medicamentosas, como SSJ ou doença do soro:** podem mimetizar a DK, mas com diferenças sutis nas manifestações oculares e mucosas, como ceratite na SSJ em vez de uveíte na DK. Além disso, marcadores laboratoriais de inflamação são geralmente normais ou apenas levemente elevados.
- **Artrite idiopática juvenil sistêmica (AIJ):** crianças com essa condição geralmente não apresentam os achados conjuntivais e orais da DK. A linfadenopatia também é generalizada e pode ser acompanhada de esplenomegalia, ao contrário da DK.

A apresentação da doença de Kawasaki também se sobrepõe a outras reações imunológicas, como reações de hipersensibilidade a múltiplas drogas, artrite idiopática juvenil, poliarterite nodosa infantil e lúpus eritematoso sistêmico. Essas reações podem ser diferenciadas da DK pela ausência de critérios clínicos clássicos e pela cronicidade e número de articulações acometidas.[2]

DIAGNÓSTICO TARDIO

O diagnóstico tardio é considerado quando realizado a partir de 10 dias de doença. O tratamento com imunoglobulina intravenosa (IGIV) nos primeiros 10 dias da doença reduz a prevalência de aneurismas de artéria coronária 5 vezes em comparação com crianças não tratadas com IGIV.[1]

TRATAMENTO

O manejo da DK na fase aguda concentra-se na redução da inflamação e na prevenção da formação de aneurismas e trombose, e a terapêutica nas fases subaguda e de convalescença objetiva prevenir a isquemia miocárdica e o infarto.[8,77]

A abordagem para o tratamento de pacientes diagnosticados com DK é consistente com as diretrizes da AHA e da AAP. Teoricamente, deve ser possível estratificar a terapia para DK de acordo com a gravidade da doença definida pela probabilidade de desenvolver aneurismas de artéria coronariana. No entanto, nenhum critério foi desenvolvido que possa distinguir de forma confiável crianças que não estão em risco de desenvolver doença grave no momento da apresentação inicial. Assim, todas as crianças diagnosticadas com DK ou DK incompleta são tratadas com IGIV e também com aspirina, a menos que haja contraindicação no momento do diagnóstico.[33]

O tratamento visa minimizar o risco de formação de AAC, que atinge o pico 2 a 4 semanas após o início da doença, o que diminui a inflamação das artérias coronárias. Os cuidados de suporte também são essenciais.[2]

Os mecanismos de ação da IGIV não são claramente definidos. Teorias aventadas para os possíveis mecanismos envolvem supressão de macrófagos e monócitos ativados, bloqueio da interação entre o endotélio e as células *natural killers*, estimulação de receptores inibitórios, modulação de produção de citocinas, neutralização de superantígenos bacterianos, diminuição da síntese de anticorpos e aumento da atividade de linfócitos T supressores.[77]

A terapia inicial recomendada inclui imunoglobulina intravenosa 2 g/kg administrada como uma única infusão durante 8 a 12 horas. Exceto se contraindicado, todas as diretrizes publicadas também incluem aspirina (ácido acetilsalicílico – AAS) ao tratamento inicial[1] para potencializar o efeito anti-inflamatório da IGIV. Porém, a dose varia conforme a referência (30 a 50 mg/kg por dia divididos em 4 doses[8,33] e 80 a 100 mg/kg/dia dividida a cada 6 horas).[2] O AAS deve ser mantido em dose alta até que o paciente esteja afebril por mais de 48 horas. Nesse momento, a dosagem pode ser reduzida para 3 a 5 mg/kg e mantida até que não haja mais nenhuma evidência de alterações cardíacas cerca de 6 a 8 semanas após o início da doença. Acredita-se que o AAS module a atividade das plaquetas, de modo a regular negativamente a inflamação; no entanto, não há evidências que sustentem que essa medicação realmente previna o desenvolvimento de AAC.[2,8]

O risco de resistência à IGIV deve ser determinado antes de iniciar a terapia. Pacientes com alto risco de resistência à IGIV são adicionalmente tratados com glicocorticosteroides sistêmicos. Crianças que atendem aos critérios parciais (DK forma incompleta) são tratadas de forma semelhante às crianças que preenchem os critérios diagnósticos para DK de forma completa.

Os pacientes geralmente são observados por 24 horas (mínimo de 12 horas) após a conclusão da terapia inicial de IGIV para confirmar a resolução da febre. As recomendações sobre o tempo de acompanhamento de crianças que receberam alta após responderem à IGIV dependem se as ACs estão normais ou dilatadas e os fatores de risco do paciente para não responder à IGIV.[33]

DOENÇA DE KAWASAKI REFRATÁRIA

A DK refratária é definida como febre persistente ou recorrente de qualquer magnitude entre 36 horas a aproximadamente 2 semanas após o início do tratamento, e geralmente indica vasculite contínua, embora outras causas de febre devam ser excluídas. A febre persiste ou retorna em 10% a 15% dos pacientes com DK que são inicialmente tratados com IGIV e aspirina. Salvo circunstâncias atenuantes, as crianças geralmente não são retiradas até pelo menos 36 horas após o início da infusão inicial de IGIV, pois a febre antes desse período pode representar uma reação à medicação ou resposta lenta à terapia.[39] Se o paciente ainda estiver febril 36 a 48 horas após a primeira dose de IGIV, a dose deve ser repetida uma vez.[2] Em crianças com envolvimento grave da artéria coronária ou outros sinais de vasculite ativa e inflamação, a terapia de resgate não precisa ser adiada por mais de 18 a 24 horas após a primeira dose de IGIV.[39]

É importante não descartar elevações leves de temperatura em crianças com DK, porque a febre persistente ou recrudescente é o fator de risco mais forte para o desenvolvimento de aneurismas de CA. Assim, a terapia adicional é indicada em qualquer paciente com DK que não responda totalmente à terapia inicial.[39]

Imunoglobulina intravenosa

A análise de custo-benefício revela que o tratamento com IGIV é uma das terapias médicas mais econômicas disponíveis, uma vez que leva a enormes economias em curto e longo prazo.

IGIV é um produto biológico reunido a partir de plasma doador, que passa por vários procedimentos de fabricação, o que inclui diferentes métodos de esterilização.[1,33] Ela regula negativamente a ativação imune inata e células T por saturar os receptores Fc e, *in vitro*, reduz a IL-1b liberada por células mononucleares de sangue periférico, além de aumentar a expressão do antagonista do receptor de IL-1.[7,19]

Desde o primeiro relato de terapia em pacientes com DK em 1983,[40] estudos randomizados e controlados e metanálises confirmaram que a IGIV iniciada dentro de 10 dias do início da febre reduz o risco de AAC de aproximadamente 25% para < 5%. A IGIV tem efeitos benéficos adicionais na DK, como a rápida resolução da miocardite linfocítica quase universal observada na doença. A dose recomendada para o tratamento de pacientes recém-diagnosticados com DK é com base na superioridade de uma dose única de 2 g/kg em infusão durante 8 a 12 horas, em comparação com 5 doses diárias de 400 mg/kg/dia.[33,41]

As diretrizes da AHA e AAP recomendam que a IGIV seja administrada em crianças com DK nos primeiros 10 dias e, se possível, nos primeiros sete dias de doença,[33] para prevenir possíveis complicações cardíacas e diminuir a formação de AAC de 25% para 3% a 5%.[2] No entanto, a IGIV ainda deve ser administrada em pacientes que apresentam após o 10º dia da doença, se tiverem febre persistente sem outra explicação, aneurismas ou evidência de inflamação sistêmica contínua (p. ex., PCR ou VHS elevados).

O mecanismo do efeito benéfico da IGIV permanece desconhecido, mas parece ter um efeito anti-inflamatório generalizado, com redução da febre e dos reagentes de fase aguda, como a PCR e o fibrinogênio. No entanto, a velocidade de hemossedimentação pode aumentar ainda mais após a IGIV porque proteínas carregadas positivamente, como as imunoglobulinas, aumentam a sedimentação dos glóbulos vermelhos, independentemente do grau de inflamação.[42] Possíveis mecanismos pelos quais a IGIV melhora os resultados na DK incluem modulação dos níveis e produção de citocinas, aumento da atividade supressora de células T e regulação negativa da síntese de anticorpos.

O tratamento com IGIV geralmente resulta em resolução mais rápida da febre e normalização mais rápida dos reagentes de fase aguda, perfis de lipoproteínas séricas e contratilidade miocárdica.[33]

Não há dados que documentem os efeitos do tratamento de pacientes com doses superiores a 2 g/kg com o aumento do risco de efeitos. Outros aumentos de dose são limitados pelo custo e disponibilidade de IGIV, bem como por potenciais efeitos colaterais, como anemia hemolítica.[2] Há também preocupação com o grande volume administrado a pacientes que podem não ser capazes de tolerar a carga hídrica, embora, na prática clínica, isso não tenha sido um problema significativo em pacientes com DK.

A IGIV pode acarretar alguns efeitos colaterais menores, como sintomas vasomotores: cefaleia, febre e calafrios, hipotensão, além de outras alterações transitórias, como leucopenia, neutropenia ou proteinúria, podem surgir. Raramente ocorrem complicações severas, como meningite asséptica, trombose, choque anafilático e insuficiência renal aguda. Também são incomuns os efeitos adversos dermatológicos, quais sejam prurido, dermatite eczematosa, alopecia e eritema multiforme.[77]

A IGIV é uma intervenção cara e potencialmente tóxica[33] que pode resultar em reações à infusão, sendo necessário pré-tratamento ou acesso a medicamentos de ressuscitação.[2] Os efeitos adversos incluem meningite asséptica, anemia hemolítica e transmissão de patógenos transmitidos pelo sangue. Hemólise significativa que requer transfusão pode ocorrer dentro de 5 a 10 dias após a infusão, em função da isoaglutininas nos produtos IGIV. O risco de hemólise está relacionado à dose e é particularmente aumentado em pacientes que recebem mais de uma dose de IGIV. A maior preocupação a longo prazo com qualquer produto sanguíneo é a potencial transmissão de patógenos transmitidos pelo sangue. Os médicos devem permanecer cientes desses riscos, mas a toxicidade significativa é rara e os benefícios superam os riscos em crianças com DK confirmada.[33]

Aspirina

A aspirina foi um dos primeiros tratamentos usados, em função dos seus efeitos anti-inflamatórios e antiplaquetários. No entanto, não há dados suficientes para afirmar se a adição de aspirina fornece maiores efeitos anti-inflamatórios do que a IGIV sozinha.[33]

A dose usada para obter um efeito anti-inflamatório durante a fase aguda da doença é relativamente alta, com um intervalo recomendado de 30 a 100 mg/kg por dia em 4 doses divididas. Recomenda-se o máximo de 4 g/dia, porque doses mais altas têm potencial para efeitos adversos sem benefícios confirmados.[43] É importante não prescrever aspirina caso tenha contraindicação, particularmente infecção ou exposição a varicela ou influenza.[33] Como as crianças correm maior risco de desenvolver a síndrome de Reye se desenvolverem infecções por influenza ou varicela enquanto estiverem tomando AAS, elas devem receber a vacina contra influenza e abster-se da vacina contra varicela enquanto tomarem aspirina. O clopidogrel ou o dipiridamol pode ser usado como alternativa para a alergia ao AAS, ou temporariamente durante a gripe ou varicela para prevenir a síndrome de Reye.[2]

O tratamento nas fases subaguda e de convalescença de pacientes com aneurismas coronarianos visa prevenir a trombose (ativação plaquetária) e estenose do vaso.[77] Uma vez que a febre estiver ausente por 48 horas, a dose pode ser reduzida para 3 a 5 mg/kg por dia, por seu efeito antiplaquetário, sendo essa a principal terapêutica para crianças com pequenos e médios aneurismas. Este regime de baixa dose é continuado até que os marcadores laboratoriais de inflamação em curso retornem ao normal, a menos que anormalidades de CA sejam detectadas por ecocardiografia.[33] Outros agentes antiplaquetários também são utilizados (clopidogrel, ticlopidina, dipiridamol) e, associados à aspirina, têm-se mostrado mais efetivos em bloquear a agregação plaquetária.[77]

A PCR, no geral, normaliza dentro de 1 a 2 semanas de tratamento com IGIV; no entanto, a normalização da VHS costuma levar de um a dois meses adicionais. Assim, a terapia com aspirina geralmente está completa dentro de dois meses após o início da doença em crianças sem anormalidades da AC. Outros agentes anti-inflamatórios, como o ibuprofeno, podem ser usados se o paciente tiver artrite prolongada e não estiver tomando aspirina em altas doses.[33]

Não há estudos randomizados e controlados que comparam apenas aspirina em altas doses (> 80 mg/kg por dia) com aspirina em dose moderada (≤ 50 mg/kg por dia) na resolução dos sinais e sintomas de inflamação na DK.[33]

Os riscos da terapia com aspirina são baixos e parecem ser semelhantes aos relatados em outros contextos, o que inclui hepatite química com transaminases elevadas, perda auditiva transitória, anemia hemolítica dose-dependente e, raramente, síndrome de Reye.[44] Os regimes terapêuticos recomendados são projetados para manter quaisquer efeitos benéficos potenciais da aspirina na DK, de modo a minimizar o risco de toxicidade e diminuir a dose para níveis antiplaquetários assim que a inflamação melhorar. O resultado é que os efeitos colaterais graves da aspirina são raros entre as crianças tratadas para doença de Kawasaki.[33]

A atividade plaquetária permanece elevada de três meses a um ano após o início da doença, e os pacientes devem estar em algum tipo de terapia antiplaquetária de baixa dose por 3 meses. O objetivo geral da terapia de longo prazo é prevenir a isquemia miocárdica e o infarto.[21]

Glicocorticosteroides

Pacientes com alto risco de resistência à IGIV têm maior chance de anormalidades da CA e, portanto, geralmente são tratados com terapia adicional.

Apoiado por um ensaio clínico randomizado multicêntrico conduzido no Japão em 2012 (o estudo RAISE), o uso de esteroides como metilprednisolona venosa emergiu como possível terapia de segunda linha para casos resistentes.[8]

Os glicocorticosteroides demonstraram diminuir a taxa de anormalidades da CA em pacientes japoneses com DK com alto risco de resistência à IGIV, mas os achados sobre os benefícios dos glicocorticosteroides são variáveis em outros pacientes com DK e com diferentes doses.[33] Estudos sugerem, ainda, que reduzem a ocorrência de AACs, duração da febre, duração da hospitalização e tempo de normalização dos marcadores inflamatórios.[14,45]

É sugerido adicionar glicocorticosteroides ao regime de tratamento inicial para DK em pacientes japoneses com pontuação Kobayashi ≥ 5 (ou outro escore positivo, validado e de alto risco). Em crianças não japonesas com doença de Kawasaki, a sugestão é de adicionar glicocorticosteroides àquelas que atendam a um ou mais dos critérios de alto risco para resistência à IGIV, como idade < 6 meses ou escore Z de CA ≥ 3.[33]

O protocolo no Japão para crianças é com dose de 2 mg/kg/dia de prednisolona intravenosa por 5 dias, com posterior mudança para administração via oral, a começar com 2 mg/kg/dia por 5 dias, depois 1 mg/kg/dia por 5 dias e, por fim, 0,5 mg/kg/dia por 5 dias ou até que permaneça afebril.[33]

Outro esquema, este realizado nos Estados Unidos, quando tratamento com glicocorticosteroides adjuvantes, os pacientes recebem um total de 15 dias de prednisona, 5 dias cada em 2 mg/kg, 1 mg/kg e 0,5 mg/kg. A maioria dos pacientes deferve rapidamente com a administração intravenosa e, se seus ecocardiogramas estiverem estáveis, é possível alteração para administração oral antes de 5 dias. Enquanto a febre ou a vasculite coronária não estiverem totalmente controladas, a terapia intravenosa é continuada por pelo menos 5 dias para garantir que a absorção de glicocorticosteroides seja otimizada. A PCR é medida 2 a 3 vezes por semana até que a concentração seja ≤ 5 mg/L. Os pacientes que falham na terapia com glicocorticosteroides devem ser reavaliados para confirmar que receberam o diagnóstico adequado.[33]

Embora não seja bem relatado na literatura, raros pacientes com DK desenvolvem efeitos adversos às medicações, como contagens extremamente altas de leucócitos (> 40.000/mm³), hepatomegalia aguda e transaminite e até hemorragia gastrointestinal em função dos combinação de aspirina e glicocorticosteroides. A bradicardia é a anormalidade cardiovascular mais comum observada em pacientes com doença reumatológica ou imunológica que são tratados com glicocorticosteroides sistêmicos.[33]

Imunossupressores

Também são utilizados imunossupressores, como ciclofosfamida ou ciclosporina associados à prednisona ou metilprednisolona com melhora da febre, porém, sem alterar as anormalidades cardíacas. Os agentes citotóxicos apresentam efeitos adversos importantes e deve-se avaliar a relação custo/benefício em uma criança com DK e alteração cardiológica.[77]

A ciclosporina, um inibidor da calcineurina, mostrou alguma eficácia para a DK refratária e para a terapia inicial da DK em pacientes com alto risco de resistência à IGIV.[2,39] No entanto, demonstrou causar arritmias e não parece influenciar a inflamação e o remodelamento endovascular.[2]

Há relato de uso de metotrexato (10 mg/superfície corpórea 1 vez por semana) com efetividade clínica – cessação da febre e sem progressão da dilatação de artérias coronarianas.[77] Mais estudos são necessários antes que essas medicações possam ser recomendadas como terapia adicional para pacientes com DK com alto risco de resistência à IGIV.

Inibidores de fator de necrose tumoral

Níveis elevados de fator de necrose tumoral alfa (TNF-α) são identificados em alguns pacientes com DK. Assim, agentes anti-TNF-α, como etanercepte ou infliximabe, têm sido estudados tanto como terapia adjuvante para doença primária quanto como monoterapia para DK refratária.[39]Além de diminuir os marcadores inflamatórios (TNF), descobriu-se que o infliximabe regula negativamente os macrófagos em pacientes com DK resistente à IGIV, e os pacientes tiveram uma resolução mais rápida da febre, porém, com resultados cardíacos semelhantes.[14]

Outras terapias

Foi proposto o uso de estatinas para DK em função de suas propriedades imunomoduladoras. A teoria é que sua capacidade de atingir a disfunção endotelial tornaria-as úteis durante a fase aguda para ajudar a prevenir e/ou modificar alterações nos vasos.[46] A ulinastatina, um medicamento disponível apenas em alguns países, é um inibidor da tripsina urinária que tem efeitos anti-inflamatórios. Estudos retrospectivos sugerem que esta medicação pode prevenir danos nos tecidos e órgãos, particularmente lesão mediada por neutrófilos que se suspeita desempenhar um papel na DK refratária.[39] No entanto, não há pesquisas suficientes para recomendar o uso rotineiro dessas medicações.

Os bloqueadores dos receptores da angiotensina (BRAs) também foram usados quando um AAC foi detectado e demonstraram prevenir a estenose em função da hiperproliferação. Além disso, tem evidência de que os BRAs e as estatinas têm um efeito aditivo um sobre o outro para prevenir a doença aterosclerótica.[21] A terapia de troca de plasma demonstrou alguma eficácia em pacientes refratários à IGIV na redução da incidência de CAAs; no entanto, isso só foi testado em pequenas séries de casos e ensaios clínicos não controlados, e não é uma recomendação atual.[2]

Pacientes que desenvolvem déficits de perfusão graves de um aneurisma podem necessitar de cirurgia de revascularização do miocárdio, e devem ser considerados em crianças com isquemia reversível ou pacientes com IAM recorrentes.[2]

Resistência à imunoglobulina

Uma vez feito o diagnóstico de DK, o próximo passo é determinar o risco de resistência à imunoglobulina humana intravenosa, já que está mais associada com anormalidades da artéria coronária. Parece haver um subconjunto de pacientes que não respondem ao tratamento com IGIV e mostram diferenças bioquímicas em relação aos que respondem.[33]

Há evidências que sugerem que os níveis de IgG pré-IGIV se correlacionam com a suscetibilidade à terapia e aos resultados cardíacos. Os pacientes que apresentam níveis mais baixos de IgG antes do tratamento demonstraram ser mais resistentes à terapia de IGIV e têm maior risco de desenvolver AACs.[2]

Vários sistemas de pontuação para prever a resistência à IGIV foram descritos em crianças japonesas, mas carecem de sensibilidade em outras populações, como o escore de Kobayashi.[8] Recentemente, um novo sistema de pontuação (*Kawanet*) foi desenvolvido em um população francesa, mas precisa ser validado em outras populações.[34] Extrapolar os dados de crianças japonesas no Japão para outras populações, inclusive crianças de etnia japonesa em outros países, é cada vez mais comum, tendo em vista a força do benefício no Japão, porém, mais estudos são necessários para validar prospectivamente os critérios para identificar pacientes de alto risco em outras populações. A pontuação de Kobayashi, por exemplo, identificou efetivamente 95% das crianças japonesas no Japão com probabilidade de responder de forma incompleta à dose inicial de IGIV. Quando usado nos Estados Unidos, no entanto, 64% dos pacientes resistentes à IGIV não foram sinalizados como de alto risco pelo escore de Kobayashi.[33,35]

A pontuação Kobayashi inclui os seguintes fatores de risco:[35,36]

- Sódio ≤ 133 mmol/L (2 pontos).
- Aspartato aminotransferase (AST) ≥ 100 UI/L (2 pontos).
- Proteína C reativa (PCR) ≥ 10 mg/dL (≥ 100 mg/L) (1 ponto).
- Neutrófilos ≥ 80% do diferencial de contagem de glóbulos brancos (2 pontos).
- Contagem de plaquetas ≤ 300.000/mm^3 (1 ponto).
- Diagnóstico precoce, com tratamento até o quarto dia da doença (2 pontos).
- Idade ≤ 12 meses (1 ponto).

Fatores de risco adicionais para a não responsividade à terapia inicial de IGIV identificados em estudos retrospectivos incluem episódios recorrentes de DK, sexo masculino, elevação da alanina aminotransferase (ALT) e baixa albumina sérica.[36]

Cerca de 10% a 20% das crianças com DK não respondem ao tratamento padrão inicial, e apresentam febre recorrente dentro de 36 a 48 horas após infusão da IGIV. A probabilidade de pacientes com DK resistentes à IGIV terem lesões nas artérias coronárias é 9 vezes maior do que nos casos sensíveis à IGIV.[76] Crianças com menos de 6 meses de idade têm até 35% de risco de desenvolver aneurismas de AC, apesar do tratamento oportuno com IGIV, e crianças de 6 a 12 meses de idade também correm maior risco de não responder à IGIV. A idade jovem está incluída em muitos escores de risco, inclusive o escore de Kobayashi, e é o marcador mais sensível de risco aumentado de AC. Assim, é utilizado por alguns centros como indicação independente para potencializar a terapia inicial com glicocorticosteroides.[33,37]

De 1% a 5% dos pacientes com DK desenvolvem síndrome de ativação macrofágica, com tempestade de citocinas, citopenias, disfunção hepática e risco de trombose. Esses pacientes têm uma taxa mais alta de não responder à IGIV e uma taxa de mortalidade aumentada. Os resultados são ruins em crianças com DK e SAM, cujo diagnóstico e tratamento são tardios. Assim, o aumento da IGIV inicial é uma opção atraente, embora não esteja claro se a adição de glicocorticosteroides isoladamente afeta os resultados.[38]

Complicações

As complicações resultam principalmente do envolvimento cardiovascular, e incluem aneurismas da artéria coronária, redução da contratilidade miocárdica e insuficiência cardíaca, infarto do miocárdio, miocardite, pericardite, arritmias e oclusão arterial periférica.[6,46]

Cerca de 9% dos pacientes apresentarão complicações cardíacas de fase aguda, enquanto cerca de 3% apresentarão sequelas cardíacas.[2] Pacientes com doença de Kawasaki frequentemente apresentam infartos do miocárdio durante o sono ou em repouso, o que sugere etiologia do vasoespasmo coronariano.[21] Aproximadamente 15% a 25% das crianças não tratadas irão desenvolver AACs.[2]

As complicações não cardíacas são geralmente incomuns e incluem choque e síndrome de disfunção de múltiplos órgãos, síndrome de ativação macrofágica, disfunção renal, doenças abdominais agudas e perda auditiva neurossensorial. Pacientes com choque ou SAM correm maior risco de não responder à IGIV e, portanto, geralmente recebem terapia inicial aumentada.[6]

Prognóstico

O prognóstico depende da gravidade da doença cardíaca e da idade do paciente, sendo melhor para crianças diagnosticadas entre 6 meses e 9 anos de idade do que aquelas mais jovens ou mais velhas, talvez porque sejam diagnosticadas mais cedo após apresentarem os achados clássicos.[2]

A mortalidade por DK é rara entre crianças tratadas com imunoglobulina. A morbidade em longo prazo está principalmente relacionada ao grau de envolvimento da artéria coronária.[33]

Desde a terapia com IGIV, a taxa de mortalidade relacionada à DK é cerca de 0,1% a 0,3%.[33] Todas as mortes relacionadas com DK são essencialmente o resultado de complicações cardíacas e normalmente ocorrem 15 a 45 dias após o início da febre.[2] Os raros desfechos fatais do envolvimento cardíaco na DK são geralmente o resultado de infarto do miocárdio ou arritmias, embora a ruptura do aneurisma também possa ocorrer. O diagnóstico equivocado ou tardio, ou a completa falta de tratamento com IGIV, está associado a resultados potencialmente fatais.[33]

A morbidade, por sua vez, depende da gravidade do envolvimento da artéria coronária. Crianças sem anormalidades cardiovasculares detectadas na fase aguda e subaguda (até 8 semanas após o início da doença) parecem ser clinicamente assintomáticas 10 a 21 anos depois. No entanto, o efeito a longo prazo na saúde cardiovascular é desconhecido e não está claro se esses pacientes terão risco aumentado de doença cardíaca aterosclerótica quando adultos, em comparação com aqueles que nunca tiveram DK.[33]

Aneurismas são definidos como diâmetro do vaso > 3 mm em crianças menores de 5 anos e > 4 mm em crianças maiores de 5 anos.[2] A dilatação da AC < 8 mm geralmente regride ao longo do tempo, e a maioria dos aneurismas < 6 mm de diâmetro se resolve totalmente pelo ecocardiograma. A diminuição do diâmetro luminal resulta de trombos ou proliferação miofibroblástica. Os trombos podem se calcificar, embora mesmo vasos normais sem calcificações não demonstrem reatividade vascular normal. Assim, crianças com DK que desenvolvem dilatação da AC após a doença devem ser acompanhadas posteriormente, sem tempo definido na literatura.[33]

Pacientes com aneurismas gigantes (diâmetro máximo ≥ 8 mm) estão em maior risco de infarto do miocárdio resultante da oclusão da AC. Nessas lesões, a trombogênese é promovida pela combinação de fluxo sanguíneo lento por meio do vaso massivamente dilatado e pelo desenvolvimento frequente de estenoses nas extremidades proximal e/ou distal dos aneurismas.[33]

Recorrência

A recorrência da doença de Kawasaki é incomum e pode ser definida como um episódio separado que preenche os critérios de DK após uma ocorrência anterior ter sido totalmente resolvida, geralmente, pelo menos, dois meses depois. Os episódios que ocorrem mais cedo podem representar DK recrudescente ou persistente e não uma doença verdadeiramente recorrente.[33]

É mais provável de ocorrer em crianças menores que tiveram complicações cardíacas da doença durante o episódio inicial[2] bem como as crianças com doença recorrente parecem estar em maior risco de sequelas cardíacas. Desta maneira, é recomendado adotar uma abordagem mais conservadora para possíveis recorrências de DK, o que inclui um limiar mais baixo para o uso de IGIV se o diagnóstico for incerto, e uso precoce de terapia de resgate para respostas incompletas à IGIV.[33]

ACOMPANHAMENTO

O manejo de longo prazo começa após a doença aguda ter passado, tipicamente, 5 a 6 semanas após o início inicial da febre.[2] O acompanhamento após a alta inclui monitoramento da recorrência da febre e repetição de ecocardiogramas para avaliar o envolvimento cardíaco. As vacinas de vírus vivo devem ser adiadas por pelo menos 11 meses após a administração da IGIV, em função da diminuição da imunogenicidade pelos anticorpos passivos do medicamento em crianças que receberam tratamento com IGIV.[33,77]

Os cuidadores são normalmente instruídos a verificar a temperatura da criança a cada 6 horas até 48 horas após a última febre. Nesse ponto, a dose da aspirina é diminuída para 3 a 5 mg/kg, 1 vez ao dia, e a temperatura é avaliada diariamente antes da dose de aspirina e/ou quando necessário. Essa vigilância intensificada continua até a próxima consulta de acompanhamento ambulatorial, que geralmente ocorre de 7 a 10 dias após a alta. Qualquer criança que desenvolva febre deve ser avaliada quanto à recorrência de manifestações de inflamação e outras causas de febre.[33]

Não há consenso sobre a duração do tratamento com AAS ou se há algum benefício do paciente estar em terapia anticoagulante dupla após a fase aguda da doença. Heparina ou varfarina de baixo peso molecular (com meta de INR 2 a 2,5) são recomendadas em pacientes com expressivos AACs, bem como um agente antiplaquetário (clopidogrel ou dipiridamol) para prevenir a formação de trombos em função da diminuição do fluxo e o epitélio danificado.[21]

Depois que o ecocardiograma inicial é obtido no diagnóstico, o exame geralmente é repetido em aproximadamente 2 e 6 semanas de doença, para avaliar o envolvimento da CA. As crianças que permanecem clinicamente bem após a terapia com IGIV, e têm um ecocardiograma normal em 2 semanas, raramente desenvolvem novas anormalidades. Por outro lado, aquelas com aneurismas de CA, ou aquelas com maior risco de desenvolver dilatação de CA, justificam ecocardiogramas mais frequentes.[33] Tanto a AHA quanto a Japanese Circulation Society (JCS) recomendam testes de estresse cardíaco de rotina para pacientes com CAAs médio-grandes.[46] Os pacientes também devem ter avaliações clínicas repetidas durante os primeiros um a dois meses após o diagnóstico de DK para detectar arritmias, insuficiência cardíaca, insuficiência valvar ou miocardite.[33]

De acordo com diretrizes desenvolvidas pela AHA e AAP, as restrições às práticas de atividade física dependem do risco de IAM e devem ser impostas apenas em crianças com risco aumentado de trombose durante o estágio de convalescença da doença, particularmente aquelas com aneurismas de CA gigantes. As restrições devem ser determinadas em consulta com o cardiologista da criança.[33]

A administração de vacinas de vírus vivo, inclusive sarampo e varicela, deve ser adiada por pelo menos 11 meses em crianças que foram tratadas com IGIV. Os anticorpos adquiridos passivamente persistem por um longo período de tempo após a administração de IGIV e podem interferir na imunogenicidade da vacina. Os pacientes podem ser vacinados durante um surto de sarampo ou após uma exposição à varicela, desde que a vacina seja repetida pelo menos 11 meses após a administração de IGIV (a menos que haja evidência sorológica de imunidade adequada). Os horários para outras vacinações infantis de rotina não precisam ser alterados.[33]

A imunização contra a gripe, recomendada em todas as crianças com mais de 6 meses de idade, é particularmente importante naqueles que necessitam de aspirina em altas doses a longo prazo em função da possível aumento do risco de síndrome de Reye. Além disso, é sugerido administrar a vacina contra varicela a pacientes que recebem AAS em baixa dose a longo prazo, embora os dados epidemiológicos impliquem apenas doses altas e médias no desenvolvimento da síndrome de Reye.[33,44]

DOENÇA DE KAWASAKI INCOMPLETA

Crianças com suspeita de DK que não preenchem os critérios diagnósticos (ou seja, têm febre ≥ 5 dias, mas menos de quatro sinais de inflamação mucocutânea) podem ter DK incompleta ou atípica. "DK incompleta" é o termo preferido, uma vez que esses pacientes não parecem diferir daqueles com quadro clássico de forma alguma, exceto que não possuem um número suficiente de critérios para preencher a definição de caso epidemiológico.[47] Crianças com a forma incompleta também correm risco de sequelas cardiovasculares.[48]

A incidência de DK incompleta é desconhecida, mas parece ser maior em crianças com menos de 6 meses de idade.[49] A DK ocorre raramente em adultos, mas apresenta-se com mais frequência na forma incompleta do que em crianças.[15]

Clínica e diagnóstico

Os sinais e sintomas parecem ser paralelos aos das crianças que preenchem os critérios diagnósticos para a doença típica. Febre por cinco ou mais dias é o achado comum. Pacientes com DK incompleta apresentam menos de quatro sinais de inflamação mucocutânea. Alguns lactentes apresentam apenas febre e nenhuma outra característica clínica da DK, mas em alguns bebês, a febre pode estar ausente.[48]

O diagnóstico depende do julgamento clínico e dos achados laboratoriais de suporte. O objetivo de adicionar essa categoria de pacientes pode ser o de ajudar a identificar crianças em risco de desenvolver anormalidades coronarianas que se beneficiariam do tratamento para DK, independentemente de atenderem aos critérios diagnósticos. Assim, a American Heart Association (AHA) e a American Academy of Pediatrics (AAP) criaram um algoritmo para avaliação de DK incompleta, que utiliza estudos laboratoriais e ecocardiograma para auxiliar no diagnóstico de pacientes cuja apresentação clínica é compatível com DK, mas que não preenchem os critérios diagnósticos.[25] Os pacientes que inicialmente não atendem aos critérios diagnósticos para DK típica devem ser reavaliados se tiverem febre persistente.[48]

Deve-se suspeitar de DK incompleta e realizar avaliação laboratorial em pacientes com menos de 6 meses de idade com febre inexplicada ≥ 7 dias, mesmo que não apresentem achados clínicos de DK, e em pacientes de qualquer idade com febre inexplicada ≥ 5 dias e apenas dois ou três critérios clínicos. Outras doenças associadas a febre, erupção cutânea e anormalidades laboratoriais semelhantes devem ser cuidadosamente excluídas antes que o rótulo de DK incompleta seja aplicado. Crianças com uma variedade de condições inflamatórias e infecciosas, o que inclui adenovírus, sarampo atípico, sarcoidose, poliarterite nodosa e artrite idiopática juvenil sistêmica, foram rotuladas erroneamente com DK incompleta antes do estabelecimento do diagnóstico correto. Em adultos, os principais diagnósticos a serem excluídos são reações de hipersensibilidade a drogas e síndrome do choque tóxico.[50]

A avaliação laboratorial recomendada pela AHA/AAP inclui os seguintes testes, sendo os achados sugestivos de DK:[48]

- Reagentes de fase aguda: proteína C reativa (PCR) ou velocidade de hemossedimentação (VHS):
  - PCR ≥ 3 mg/dL (≥ 30 mg/L).
  - VHS ≥ 40 mm/hora.
- Hemograma completo com contagem diferencial de glóbulos brancos:
  - Anemia normocítica e normocrômica para a idade.
  - Contagem de leucócitos ≥ 15.000/μL.
  - Contagem de plaquetas ≥ 450.000/μL após sete dias de doença.
- Urinálise:
  - Piúria não neutrofílica (estéril) em função da uretrite (≥ 10 leucócitos/campo.
- Nível sérico de alanina aminotransferase:
  - Alanina aminotransferase > 50 UI.

- Albumina sérica:
  - Albumina sérica ≤ 3 g/dL.

A ecocardiografia, embora não incluída nos critérios diagnósticos para DK, fornece suporte em casos duvidosos. A recomendação para sua realização depende da evolução clínica e dos achados laboratoriais iniciais. A ecocardiografia é útil quando há suspeita de DK em uma criança que não atende aos critérios clássicos para DK, mas que apresente as seguintes características:[48]

- Elevação da PCR e/ou VHS e menos de três achados laboratoriais anormais suplementares.
- Descamação periungueal após resolução da febre em alguém que não atenda aos critérios epidemiológicos para DK.

As anormalidades cardíacas detectadas pela ecocardiografia incluem:[48]

- Aneurismas de artéria coronariana (incomum antes de 10 dias de doença).
- Achados consistentes com arterite coronariana (p. ex., escore Z de artéria coronariana > 2,5 e falta de redução das ACs).
- Contratilidade ventricular esquerda diminuída.
- Regurgitação valvar leve (principalmente válvula mitral).
- Derrame pericárdico.

Nenhum dos achados ecocardiográficos é patognomônico para DK, mas artérias coronarianas significativamente dilatadas são incomuns em outras condições. Dilatação leve da AC, às vezes, é observada em crianças com outras doenças febris. A DK é menos provável se o ecocardiograma for normal, particularmente se a febre diminuir e o escore Z da artéria coronária for < 2. A repetição da ecocardiografia e a consulta com um médico especialista são recomendadas se a febre persistir.[48,51-52]

Tratamento

Os critérios da AHA e da AAP para diagnosticar a DK incompleta e iniciar o tratamento incluem características clínicas compatíveis com a DK típica. Mais comumente, essas crianças apresentam febre por pelo menos cinco dias, dois ou três critérios clínicos adicionais e elevação da PCR e/ou VHS. A terapia com IGIV não deve ser suspensa quando a DK for o diagnóstico mais provável, mesmo sem quaisquer manifestações adicionais da doença.[48]

As características que aumentam a probabilidade de que essa criança tenha DK incompleta que se beneficiaria da terapia IGIV incluem qualquer um dos seguintes itens:[48]

- Três ou mais achados laboratoriais anormais.
- Ecocardiografia anormal.
- Febre por sete ou mais dias, mesmo sem achados clínicos ou alterações laboratoriais, em uma criança com menos de 6 meses de idade em que a hipótese de DK é mais provável do que qualquer outro diagnóstico alternativo.

Esta determinação é mais bem feita por um médico experiente no diagnóstico e manejo da DK, de modo a evitar erros de diagnóstico e tratamento desnecessário. Algumas recomendações são com base em critérios clínicos e refletem o consenso de especialistas na área, e podem refletir um viés a favor do tratamento em casos incertos. Assim, crianças com uma variedade de outras condições febris podem receber tratamento com IGIV. No entanto, a presença de uma infecção concomitante não exclui o diagnóstico de DK, pois até 33% das crianças com DK têm uma infecção associada.[53]

Prognóstico

Relatórios anteriores sugeriram um pior prognóstico para bebês e crianças com DK incompleta, sendo mais propensas ao diagnóstico tardio. O tratamento de crianças em risco, mesmo que o diagnóstico seja incerto, deve resultar em menos evolução subsequentemente para aneurismas de artéria coronária.[48,53]

ASSOCIAÇÃO ENTRE COVID-19 E DOENÇA DE KAWASAKI

Em 2004, Rowley e colaboradores levantaram a hipótese de que um agente infeccioso respiratório não identificado, com tropismo para o tecido vascular, provavelmente um vírus, poderia estar ligado à etiologia da DK.[12,17] Este presumido vírus de RNA resultou em infecção persistente no epitélio brônquico e macrófagos, e foi associado a inclusões intracitoplasmáticas.[12] Desta maneira, na doença de Kawasaki é sugerido o papel de uma infecção inespecífica, como o coronavírus, como fator desencadeante. Outros membros da família dos coronavírus (como HCoV-NH, muito semelhante ao HCoV-NL63) foram previamente suspeitos de desencadear ou causar DK.[4]

A covid-19 é uma doença infecciosa causada pelo coronavírus SARS-CoV-2, que é membro da família beta-coronavírus. O primeiro relato de síndrome respiratória aguda grave pelo SARS-CoV-2 ocorreu na cidade de Wuhan, China, em novembro de 2019. Em seguida, espalhou-se rapidamente pelo mundo.[12] Em 30 de janeiro de 2020, a Organização Mundial da Saúde (OMS) declarou que o surto do novo coronavírus constitui uma Emergência de Saúde Pública de Importância Internacional – o mais alto nível de alerta da Organização, conforme previsto no Regulamento Sanitário Internacional. Com a distribuição geográfica dos casos, em 11 de março de 2020, a covid-19 foi caracterizada pela OMS como uma pandemia.

Durante a infecção, o SARS-CoV-2 entra nas células hospedeiras ligando a proteína *spike* (proteína S) expressa no envelope viral com a enzima conversora de angiotensina 2 (ECA2), o receptor do vírus presente nas células pulmonares. Essa ligação leva à endocitose do complexo SARS-CoV-2 e ECA2, o que resulta na entrada viral na célula. A ECA2 é uma enzima crucial do sistema renina-angiotensina-aldosterona (SRAA), que tem papel importante no controle da pressão arterial, homeostase dos sistemas cardiovascular, renal, imunológico e neural. Então, considerando essa interseção da interação do SARS-CoV-2 com o ECA2, alguns cientistas levantam a hipótese de que a covid-19 produz desequilíbrio do SRAA, o que pode explicar alguns achados clínicos.[87]

Em adultos, de maneira geral, a infecção pela covid é assintomática ou oligossintomática na maioria dos indivíduos. Uma minoria de pacientes desenvolve doença grave. Isso é mais provável em pacientes com comorbidades e em idosos. Os relatórios iniciais sugerem que a doença grave causada pelo SARS-CoV-2 está associada a uma mortalidade que varia de 3% a 12% dos casos confirmados.[10]

Em crianças, os dados iniciais sugeriam que a covid-19 causasse formas leves ou assintomáticas da doença.[4,12,16,83,86] Esse fato pode estar associado à menor expressão de receptores do vírus, exposição recente a outros coronavírus, o que gera proteção cruzada, imunidade inata mais desenvolvida[83] ou provavelmente se deve ao fato de que os receptores da enzima conversora de angiotensina são geneticamente subexpressos nas células epiteliais da árvore respiratória e outros sistemas do corpo em crianças.[10] Entretanto, vários centros na Europa e nos Estados Unidos relataram que a exposição de crianças ao SARS-CoV-2 resultou em algumas delas no desenvolvimento de grave inflamação multissistêmica temporariamente relacionada ao covid-19, que mimetiza a doença de Kawasaki.[4,12,16]

O primeiro caso de doença Kawasaki-*like* na covid-19 foi relatado em uma criança de 6 meses com febre, taquicardia, sinais de desconforto respiratório, erupção maculopapular, hiperemia conjuntival, que foi tratada com imunoglobulina intravenosa e alta dose de aspirina, com melhora clínica. Desde esse relatório, vários casos foram relatados durante a pandemia.[82,83,86]

As definições preliminares de casos dessa nova condição inflamatória foram publicadas pelo Royal College of Pediatrics and Child Health (RCPCH) do Reino Unido, pelo Centro de Controle e Prevenção de Doenças (CDC) dos Estados Unidos e pela Organização Mundial da Saúde (OMS). O CDC e a OMS nomearam a condição de síndrome inflamatória multissistêmica em crianças (SIM-P), o RCPCH definiu como síndrome multissistêmica inflamatória pediátrica temporariamente associada à covid-19 (SIM-P) e a Sociedade Brasileira de Pediatria (SBP) denominou como síndrome inflamatória multissistêmica pediátrica (SIM-P).[4,12,54]

O diagnóstico desta condição com base na definição de caso proposta pelos Centro de Controle e Prevenção de Doenças (CDC) dos Estados Unidos, deve incluir os critérios na Figura 81.8.[94] De acordo com a OMS, os critérios para definição de caso são detalhados na Figura 81.9.[85] além de que podem ser incluídos crianças e adolescentes que preencherem os critérios completos ou parciais para a síndrome de Kawasaki ou síndrome do choque tóxico. Ainda segundo a OMS, os profissionais de saúde devem considerar a possibilidade de síndrome inflamatória multissistêmica em qualquer morte pediátrica característica com evidência de infecção por SARS-CoV-2.[55,85,88]

Paciente < 21 anos com febre* com evidência de doença grave que requer hospitalização, envolvimento multissistêmico de mais de dois órgãos** e evidência laboratorial de inflamação por alteração de um ou mais dos seguintes marcadores:
- Aumento dos níveis de PCR, VHS, PCT, fibrinogênio, D-dímero, ferritina, DHL ou interleucina-6
- Aumento do número de neutrófilos
- Redução do número de linfócitos e dos níveis de albumina

E

Nenhum outro diagnóstico plausível

E

Diagnóstico atual ou recente de infecção por SARS-CoV-2 por RT-PCR, sorologia ou teste de antígeno ou exposição a um caso suspeito ou confirmado de covid-19 de 4 semanas do início dos sintomas

PCR: proteína C reativa; VHS: velocidade de hemossedimentação; PCT: procalcitonina; DHL: desidrogenase lática.
* > 38 °C por ≥ 24 horas ou relato de febre subjetiva com duração ≥ 24 horas. ** Cardíaco, renal, respiratório, hematológico, gastrointestinal, dermatológico ou neurológico.

■ **Figura 81.8** Adaptada com base na definição de caso de SIM-P proposta pelo CDC.[94]

Caso que foi hospitalizado ou óbito com presença de febre elevada (considerar o mínimo de 38 °C) e persistente (≥ 3 dias) em crianças e adolescentes (entre 0 e 19 anos de idade)

E

Pelo menos **dois** dos seguintes sinais e/ou sintomas:
- Erupção cutânea ou conjuntivite não purulenta bilateral ou sinais de inflamação mucocutânea (oral, mãos ou pés)
- Hipotensão arterial ou choque
- Manifestações de disfunção miocárdica, pericardite, valvulite ou anormalidades coronarianas*
- Evidências de coagulopatia (elevação de protrombina, tempo de tromboplastina parcial ativado, D-dímero)
- Manifestações gastrointestinais agudas (diarreia, vômito ou dor abdominal)

E

Marcadores de inflamação elevados (VHS, PCR ou PCT)

E

Afastadas quaisquer outras causas de origem infecciosa (sepse bacteriana, síndromes de choque estafilocócico ou estreptocócico)

E

Evidência de covid-19 (RT-PCR, teste de antígeno ou sorologia) ou história de contato com caso de covid-19

PCR: proteína C reativa; VHS: velocidade de hemossedimentação; PCT: procalcitonina.
* Anormalidades coronarianas: incluindo achados de ecocardiograma ou elevação de troponina/N-terminal do peptídeo natriurético tipo B (NT-proBNP).

■ **Figura 81.9** Adaptada com base na definição de caso da OMS.[85]

Para os fins deste capítulo de livro, usaremos a expressão SIM-P conforme referência da SBP.[90] Independentemente da terminologia, trata-se de complicação pós-infecciosa rara, porém mais grave de covid-19 em crianças, que se assemelha a outras síndromes hiperinflamatórias, como a doença de Kawasaki (forma completa, incompleta ou atípica), síndrome de choque da doença de Kawasaki (KDSS), síndrome do choque tóxico, sepse viral[54] e síndrome da ativação macrofágica (SAM).[4,12,54] Muitas definições de caso foram propostas para esta condição, todas que incluem a presença de febre, estado hiperinflamatório e disfunção orgânica.[12]

Em sete de agosto de 2020, os Departamentos Científicos de Infectologia, Reumatologia, Cardiologia, Terapia Intensiva e Emergência da Sociedade Brasileira de Pediatria (SBP) emitiram o documento "Notificação Obrigatória no Ministério da Saúde dos Casos de Síndrome Inflamatória Multissistêmica Pediátrica (SIM-P) Potencialmente Associada a covid-19", que corrobora a imprescindibilidade de notificação nacional compulsória da síndrome no Brasil.[90]

Um estudo de coorte prospectivo multicêntrico, realizado em 17 unidades de terapia intensiva pediátrica durante a pandemia de SARS-CoV-2 no Brasil, que incluiu 56 pacientes com idade entre um mês de vida a 19 anos que preenchiam os critérios diagnósticos de SIM-P conforme CDC,[88] observou que a maioria (70%) eram do sexo masculino, 20% apresentavam comorbidades prévias (das quais metade eram doenças neurológicas crônicas), 48% relataram contato com casos de covid-19 e 55% tiveram SARS-CoV-2 recentemente confirmada por RT-PCR e/ou sorologia. Sintomas gastrointestinais estavam presentes em 71% dos pacientes, erupção cutânea em 68% e menos de 20% apresentavam sintomas respiratórios graves. O principal fenótipo inflamatório multissistêmico na apresentação foi doença do tipo Kawasaki (46%) e DK incompleta (29%), seguida de disfunção cardíaca aguda (18%), síndrome do choque tóxico (5%) e síndrome de ativação macrofágica (2%). Com relação à conduta, 89% foram tratados com imunoglobulina e cerca de 50% com corticosteroides, antibióticos e antitrombótico. O tempo médio de permanência em internação de unidade intensiva foi de 6 dias com um paciente (1,8%), tendo evoluído para óbito.[89]

Embora raramente, a DK pode recorrer, principalmente dentro de 2 anos do episódio inicial.[93] Por sua vez, não está definido na literatura sobre a recorrência da SIM-P. Uma recorrência pode ser definida como um episódio repetido da doença após a resolução completa do episódio anterior.[91,93] Rebote são manifestações da doença que ocorrem dentro de 4 a 6 semanas após a interrupção do tratamento ou durante a redução gradual dos medicamentos, e uma recaída é a piora da doença durante o tratamento.[91]

Alguns casos de recorrência que envolveram DK, SARS-CoV-2 e/ou SIM-P foram publicados recentemente. Medaglia e colaboradores relataram o caso de recorrência da doença de Kawasaki em uma criança de 3 anos de idade com infecção por SARS-CoV-2.[93] Pawar e colaboradores descreveram o caso de um adolescente que apresentou segundo episódio de SIM-P após 4 semanas do primeiro episódio, tendo sido classificado como rebote, pois o paciente ficou sintomático poucos dias após a conclusão do tratamento e sem evidência de nova infecção.[91] Por sua vez, Buddingh e colaboradores relataram o caso de uma adolescente com histórico de SIM-P que treze meses após foi reinfectada com SARS-CoV-2, sem desenvolvimento de SIM-P.[92]

Epidemiologia

A DK clássica é frequente em países do nordeste da Ásia, enquanto a SIM-P foi relatada mais comumente em pacientes de etnia africana, hispânica ou latina.[12,55,10]

A transmissão ocorre por meio da inalação de gotículas respiratórias de uma pessoa infectada e/ou contato com superfícies contaminadas com o vírus. Foi demonstrado que a transmissibilidade do SARS-CoV-2 é maior quando comparada a outros coronavírus.[12]

Fisiopatologia

Na DK os gatilhos são desconhecidos, enquanto no SIM-P o gatilho é o SARS-CoV-2, conhecido e universalmente aceito pela comunidade científica. A formação de aneurisma da artéria coronária (AAC), que é a complicação mais temida da DK, pode se desenvolver também na SIM-P, como resultado da liberação de citocinas e altos níveis de IL-6.[10]

Tanto a DK quanto a SIM-P estão associadas a uma tempestade de citocinas significativa que resulta em inflamação sistêmica e pode explicar, por exemplo, a disfunção miocárdica que é frequentemente observada nesses pacientes.[12,86] Entretanto, SIM-P e DK diferem em várias características. Ainda não foi elucidado se os mecanismos imunológicos responsáveis pela hiperinflamação do SIM-P são os mesmos que em adultos com covid-19. O estado inflamatório induzido pela tempestade de citocinas em adultos com covid-19 geralmente é observado dentro de 2 semanas, enquanto na SIM-P foi mais comumente relatado após 2 semanas de infecção por SARS-CoV-2.[12] Maior expressão de IL-17 foi observada em pacientes com SIM-P comparado aos pacientes pediátricos com covid sem SIM-P. Ainda em comparação com grupo de crianças com covid-19 grave, porém, sem SIM-P, níveis de IL-10 e TNF-α são maiores em pacientes com SIM-P. Esses dados revelam que o desenvolvimento de SIM-P pode ser uma sequela pós-infecciosa mediada imunologicamente de covid-19.[12,54-55,57]

Pacientes com SIM-P apresentam níveis elevados de vários autoanticorpos direcionados a diversas proteínas, por exemplo, contra endoglina, que podem estar envolvidos na patogênese da doença. A expressão da proteína endoglina ocorre predominantemente no endotélio vascular, com o músculo cardíaco tendo a maior expressão. Estudos mostram que determinados autoanticorpos foram detectados exclusivamente em amostras de pacientes com SIM-P, e estão ausentes na DK.[56]

Antígenos-alvo para autoanticorpos são expressos em tecidos mucosos e cardíacos, células endoteliais e moléculas de citocinas[58] sendo relatados em pacientes com DK.[12] Neutrófilos e monócitos que expressam os receptores Fc-γ são responsáveis por parte da patogênese da doença, provavelmente pelo envolvimento com autoanticorpos, o que resulta na formação de complexos imunes.[58] Sabe-se que as células produtoras de IgG aumentam durante a fase aguda da DK e diminuem após a administração de IGIV, de modo a mostrar que autoanticorpos podem contribuir para a patogênese da doença em SIM-P e DK. No entanto, os mecanismos precisos do SIM-P após a infecção por SARS-CoV-2 ainda permanecem obscuros.[12]

É provável que crianças com SIM-P possam ter um estado de desregulação imune, ainda não decifrado, possivelmente desencadeado pelo SARS-CoV-2.[12] Em um modelo animal de DK, os complexos imunes IgA e C3 foram depositados nos tecidos cardiovasculares.[59] A biópsia da mucosa de um paciente com covid-19 que apresentava diarreia e dor abdominal mostrou presença de SARS-CoV-2 em células endoteliais por imunohistoquímica. Também houve evidência de vasculite de pequenos e médios vasos, semelhante à observada em pacientes com DK.[60] A deposição de complexos imunes com IgA, IgG, IgM e C3 nos vasos sanguíneos também foi observada em um paciente com covid-19 e vasculite. Esses dados sugerem que tanto a doença de Kawasaki quanto o SIM-P podem representar alguma forma de vasculite por IgA que envolve um eixo vascular pulmão-intestino e, além disso, que o SIM-P pode ser desencadeado pela infecção por SARS-CoV-2.[61]

Quadro clínico

A Organização Mundial da Saúde (OMS) definiu critérios para SIM-P, que incluem aspectos clínicos, laboratoriais e ecocardiográficos que têm auxiliado no diagnóstico e manejo de crianças e adolescentes.[85] Henderson e colaboradores descreveram diferentes fenótipos de covid-19 na população pediátrica e propuseram um documento de orientação sobre o manejo do SIM-P associado ao covid-19, conforme Quadro 81.3.[84]

Quadro 81.3 Fenótipos de covid-19 na população.

Síndrome febril	Caracterizada por febre persistente, discreta alteração dos marcadores inflamatórios e sinais indiretos de disfunção orgânica
SIM-P clássico	Alteração importante nos marcadores inflamatórios, envolvimento multissistêmico e envolvimento cardíaco grave com choque e disfunção cardiovascular
Doença Kawasaki-*like*	Envolvimento cutaneomucoso com envolvimento cardíaco mais leve (critérios da AHA para doença de Kawasaki completa ou incompleta)
Covid-19-símile	Envolvimento respiratório maior (síndrome do desconforto respiratório agudo)

Fonte: Adaptado de Henderson et al.[84]

A SIM-P associado ao SARS-CoV-2 geralmente aparece algumas semanas após o início da infecção.[13] Toubiana e colaboradores mostraram que crianças apresentaram SIM-P 36 a 45 dias após o aparecimento dos primeiros sinais de infecção por coronavírus ou após contato com caso de covid-19. Portanto, há um atraso previsível entre a infecção por SARS-CoV-2 e o SIM-P.[12,62]

Em crianças com SIM-P, o exame de PCR foi positivo em apenas 20% a 38% dos pacientes, e o teste sorológico IgG foi positivo em 80% a 90%.[4] A idade média dos pacientes é maior do que a observada com doença de Kawasaki clássica, com idade que varia de 7,5 a 10 anos[12] na SIM-P, enquanto DK é comum em menores de 5 anos de idade.[4,10,12] Ao contrário da DK, não há predominância masculina significativa.[12]

Conforme os critérios de DK da AHA, uma forma completa de DK foi encontrada em 50% a 52% dos casos, e uma forma incompleta, em 48% a 50%. O diagnóstico dos casos incompletos foi feito com base em febre por mais de 5 dias, associado a dois ou três critérios clássicos, e que considerou anomalias laboratoriais e/ou alterações no ecocardiograma (aneurismas coronários, depressão ventricular esquerda, insuficiência valvar mitral, derrame pericárdico).[4,63]

A febre é um sinal universal em pacientes com SIM-P. Outros achados clínicos que se apresentam mais frequentemente incluem manifestações cutâneas, dor abdominal e sintomas gastrointestinais, além de irritabilidade e complicações cardiovasculares.[12,10,86]

As manifestações cutâneas aparecem na maioria dos pacientes com SIM-P e parecem ser inespecíficas à patogênese, sendo semelhantes às usualmente descritas na DK ou nas infecções virais, sendo comuns manifestações cutâneas e mucosas.[16] Vários artigos foram publicados com características encontradas nos pacientes com SIM-P, o que inclui relatos de caso, série de casos e estudos de coorte.[4]

Whitaker e colaboradores relataram uma série de casos em que 30 dos 58 pacientes diagnosticados com SIM-P apresentaram erupções eritematosas, com um paciente que apresentava manifestações purpúricas adicionais.[55] De forma semelhante, uma revisão retrospectiva de prontuários realizada por Miller e colaboradores relatou que erupções cutâneas foram encontradas em 31 dos 44 pacientes; este foi o terceiro sintoma mais comum em pacientes com SIM-P após febre e sintomas gastrointestinais.[75] Demais características são a localização variável, inclusive membros, face e distribuição generalizada.[74]

Verdoni e colaboradores, em sua coorte italiana, e Toubiana e colaboradores, em coorte francesa, publicaram dados das manifestações cutâneas das amostras avaliadas.[16,62] Conjuntivite não purulenta foi descrita em 50% dos pacientes italianos com a forma completa e 30% com a forma incompleta,[16] e em 81% dos pacientes franceses.[62] Uma erupção polimórfica foi observada na maior parte dos pacientes, principalmente na forma completa da doença.[16,62] Descamação perineal ou facial foi observada em 19% dos pacientes franceses.[62] Por sua vez, alterações de mãos e pés (eritema e/ou edema) foram descritas em 50% dos pacientes italianos[16] e 48% dos pacientes franceses.[62] A semiologia das lesões cutâneas não apresentava especificidade aparente.[4]

Os sintomas gastrointestinais são encontrados em uma grande proporção de pacientes, que apresentava dor abdominal e vômitos,[12] mas com predomínio de diarreia.[4] A exuberância desta sintomatologia pode resultar no atraso diagnóstico e terapêutico, bem como intervenções cirúrgicas desnecessárias.[4]

As complicações cardiovasculares são as manifestações mais proeminentes em pacientes com SIM-P. Os biomarcadores cardíacos, inclusive os níveis de NT-pro-BNP e troponina, são extremamente altos em comparação com as coortes de DK e indicam insuficiência cardíaca e dano miocárdico em SIM-P. A miocardite sintomática foi relatada em 40% a 80% dos pacientes com SIM-P.[12,16,67,13] Em contraste, a miocardite sintomática foi observada em < 5% dos pacientes com DK.[69] A instabilidade hemodinâmica foi descrita em 60% a 80% dos pacientes.[12]

Alterações da artéria coronária (AC) foram relatadas em 9% a 24% dos pacientes com SIM-P,[12,13,67] descritas na forma de aneurismas de artéria coronária (AACs) de pequeno porte na maioria dos pacientes. Pericardite, derrame pericárdico e regurgitação valvar também foram relatados. Anormalidades eletrocardiográficas incluem intervalo PR prolongado, alterações de onda T e do segmento ST.[12]

Características neurológicas, como cefaleia, sinais meníngeos e alterações sensoriais também foram descritos em crianças com SIM-P.[12]

Em função do estado hiperinflamatório, pacientes com SIM-P podem progredir para disfunção de um único ou de múltiplos órgãos. Feldstein e colaboradores demonstraram que 80% dos pacientes necessitaram de cuidados intensivos, 20% necessitaram de ventilação mecânica e 4% receberam oxigenação por membrana extracorpórea (ECMO),[13] sendo altas as chances de progressão para SAM nesses pacientes.[12]

Diagnóstico

Para o diagnóstico de SIM-P é essencial um alto grau de suspeição, pois os pacientes podem progredir rapidamente com importante comprometimento cardiovascular e multissistêmico.[12] Harwood e colaboradores publicaram uma diretriz que corrobora que os pacientes com SIM-P devem ser categorizados, principalmente de acordo com o fenótipo da doença. Em 2020, Whittaker e colaboradores publicaram um estudo realizado no Reino Unido com 58 pacientes com SIM-P, em que foram identificados três tipos diferentes de apresentações clínicas[55,63] (Quadro 81.4).

Quadro 81.4 Apresentações clínicas de SIM-P identificadas por Whittaker e colaboradores.[55]

Tipo	Características	Observações
I	Febre persistente + marcadores inflamatórios elevados	Esses pacientes não apresentavam características de disfunção orgânica, DK ou síndrome do choque tóxico
II	Febre + choque cardiovascular + marcadores cardíacos elevados	Esses pacientes tinham manifestações cardíacas predominantes, inclusive disfunção ventricular esquerda e arritmias. A troponina cardíaca e o pró-BNP estavam significativamente elevados
III	Apresentação de doença de Kawasaki ou KDSS	Esses pacientes preencheram os critérios diagnósticos da AHA para DK

HIPERINFLAMAÇÃO ASSOCIADA AO COVID-19 EM ADULTOS

A hiperinflamação associada ao covid-19 em adultos é observada em pacientes com formas graves da doença. A tempestade de citocinas da covid induzida por hiperinflamação envolve predominantemente os pulmões, que resulta em síndrome do desconforto respiratório agudo (SDRA), enquanto a SIM-P é uma tempestade de citocinas de múltiplos órgãos que geralmente poupa os pulmões.[12] Esta condição de Síndrome Inflamatória Multissistêmica em Adultos (MIS-A) parece ser semelhante à SIM-P. Há envolvimento predominante dos sistemas cardiovascular e gastrointestinal. As características laboratoriais incluem parâmetros inflamatórios elevados (p. ex., PCR e ferritina), níveis elevados de D-dímero e linfocitopenia.[64] Manson e colaboradores definiram a hiperinflamação associada ao coronavírus quando pacientes com covid-19 apresentam valores de PCR > 150 mg/L, ou quando o nível de ferritina sérica é > 1.500 µg/L.[65] Os critérios objetivos propostos são febre, disfunção hematológica, ativação de macrófagos, envolvimento hepático, anormalidades de coagulação e hipercitocinemia (tempestade de citocinas).[66] Esses pacientes necessitam de escalonamento precoce do suporte respiratório e apresentam maior mortalidade.[12,65,66]

■ SIM-P

Diagnóstico

Recomenda-se que a investigação de crianças com suspeita de SIM-P ocorra com equipe multidisciplinar. Para o diagnóstico, o primeiro passo após a história clínica e o exame é a realização de exames de sangue. Se os resultados desses testes apoiarem um diagnóstico de SIM-P, então, investigações adicionais são recomendadas para determinar o diagnóstico e a gravidade da doença e descartar complicações de SIM-P.[54]

Toda criança com suspeita de SIM-P deve ser discutida por uma equipe multidisciplinar dentro de 24 horas da admissão ou identificação de SIM-P, se já estiver internada. Os membros principais da equipe devem incluir especialistas em doenças infecciosas pediátricas (imunologistas e/ou reumatologistas pediátricos), além de cardiologistas e intensivistas pediátricos.[54]

A investigação laboratorial inicial deve incluir hemograma completo, testes de função hepática e renal, além de eletrólitos e marcadores inflamatórios.[54,63] A possibilidade de SAM deve ser considerada sempre que houver rápida piora clínica.[63]

A maioria dos pacientes com SIM-P parece ter um estado hiperinflamatório que se manifesta como leucocitose neutrofílica, hiponatremia, hipertrigliceridemia, além de elevação dos níveis de VHS, PCR, procalcitonina, D-dímero e ferritina sérica. Em comparação com DK, a contagem de plaquetas tende a ser mais baixa e os níveis de ferritina mais altos. Embora a linfopenia tenha sido observada em pacientes com SIM-P, a leucocitose neutrofílica é comum na DK.[12,67] Pouletty e colaboradores compararam pacientes com formas graves e não graves de SIM-P, e relataram que os principais indicadores para doença grave foram idade mais alta e ferritina sérica > 1.400 µg/L.[13]

A característica inflamatória pode ser demonstrada, entre outros achados, pela elevação do nível de interleucina-6, bem como pela tempestade de citocinas.[4] Biomarcadores cardíacos, inclusive NT-pro-BNP e troponina, devem ser solicitados, uma vez que são extremamente altos em pacientes com SIM-P em comparação com DK.[12-13,55,67]

Para identificação do SARS-CoV-2, tanto a sorologia quanto a RT-PCR devem ser realizadas, sendo que a amostra para sorologia deve ser colhida antes da administração de imunoglobulina intravenosa.[12,67] A infecção pode ser detectada por *swab* de PCR nasofaríngeo e orofaríngeo nos primeiros 5 a 7 dias de doença, e do 10º ao 15º dia de sintomas, testes qualitativos de anticorpos (IgM e IgG) podem ser realizados.[86] A literatura mostra que aproximadamente dois terços dos pacientes testaram positivo para infecção por SARS-CoV-2 por RT-PCR e/ou sorologia.[12,67]

Cerca de 70% das crianças com SIM-P têm uma resposta positiva de anticorpos contra SARS-CoV-2.[67] As possíveis razões para a baixa taxa de positividade de RT-PCR em pacientes com SIM-P envolvem que o intervalo entre a exposição ao SARS-CoV-2 e o desenvolvimento de SIM-P varia de 2 a 4 semanas. Durante esse período, o vírus pode ser eliminado por anticorpos neutralizantes e células imunes. Portanto, SIM-P é predominantemente uma síndrome inflamatória pós-infecciosa. A taxa de positividade da sorologia é supostamente maior do que a de RT-PCR entre os testados.[68]

Os pacientes que são soronegativos e também testam negativo no RT-PCR geralmente tiveram contato com um indivíduo positivo para covid-19. Isso sugere que o SIM-P é iniciado pela resposta imune adaptativa (mediada pelo anticorpo anti-SARS-CoV-2 ou autoanticorpos *de novo* induzidos por SARS-CoV-2), ao contrário da doença grave de covid-19 na ausência de SIM-P, que é impulsionada predominantemente pela resposta imune inata (tempestade de citocinas originadas de neutrófilos e macrófagos).[12,58]

Ultrassonografia cardíaca deve ser realizada para avaliação de miocardite, pericardite, anormalidades valvares e da artéria coronária.[12,69] Alterações ainda incluem aneurismas (20%), fração de ejeção diminuída (50%), regurgitação mitral (40%) e derrame pericárdico (40%). Anormalidades da artéria coronária foram relatadas principalmente na forma de ectasia e pequenas dilatações.[12,67]

Ressonância magnética cardíaca é outro exame com importante aplicabilidade, porém, pouca disponibilidade. Blondiaux e colaboradores, com base em achados da ressonância cardíaca, encontraram achados consistentes com edema miocárdico difuso, o que sugere que a miocardite na SIM-P é de origem pós-infecciosa. Observações semelhantes também foram feitas em pacientes com DK.[12,70]

Tratamento

Tendo em vista a novidade da síndrome e a semelhança com a DK, os regimes de tratamento foram extrapolados das diretrizes para o manejo de pacientes com DK. Opções de tratamento rápido e agressivo devem ser consideradas de acordo com a evolução da doença.[12]

Em 2020, o Colégio Americano de Reumatologia publicou diretrizes para o tratamento de SIM-P, com a recomendação de uso de IGIV e/ou corticosteroides em altas doses como primeira escolha.[12,71]

A terapia de primeira linha para todas as crianças é a imunoglobulina intravenosa na dose de 2 g/kg, calculada pelo peso corporal ideal, que pode ser administrada em dose única ou dividida, a depender do quadro clínico e da função cardíaca. Uma segunda dose de imunoglobulina intravenosa pode ser considerada para crianças que não responderam ou responderam parcialmente à primeira dose.[54] Alta dose de imunoglobulinas pode ser capaz de dificultar a resposta dos autoanticorpos.[10,56]

Porcentagem bem variada dos pacientes (30% a 80%) não respondem à IGIV isoladamente, e pode necessitar de terapia imunomoduladora adjuvante para controle da inflamação.[12-13,67] Este dado contrasta com a doença de Kawasaki clássica, em que a resistência à imunoglobulina foi observada em menos de 15% dos pacientes.[72]

A terapia de segunda linha é a metilprednisolona intravenosa (10 a 30 mg/kg/dia por 3 a 7 dias, seguido de redução gradual da prednisolona oral)[12,54] e deve ser considerada como a próxima opção de tratamento para crianças que permanecem indispostas 24 horas após a infusão de imunoglobulina intravenosa, principalmente se tiverem pirexia contínua.[54] Os corticosteroides são eficazes contra a inflamação endotelial.[10,56]

A terapia biológica deve ser considerada como uma opção de terceira linha em crianças que não respondem à imunoglobulina intravenosa e metilprednisolona.[54] Outras modalidades terapêuticas incluem segunda dose de IGIV, anakinra, tocilizumabe e infliximabe.[12] Anankira, o antagonista do receptor de inteleucina-1, é responsável por bloquear os receptores de IL-1. Ainda que necessite de mais estudos, a potencial eficácia do secuquinumabe, um anticorpo monoclonal que se liga à proteína interleucina IL-17A, foi sugerida.[10,56]

Crianças com SIM-P que são positivas para SARS-CoV-2 em RT-PCR ou teste de antígeno podem ser consideradas para terapia antiviral, sendo o remdesivir a terapia antiviral de primeira escolha.[1]

O uso de antibióticos intravenosos deve ser considerado e sua manutenção ou interrupção deve ser avaliada com base no quadro clínico e nos resultados da cultura. Crianças que preenchem os critérios para síndrome do choque tóxico devem receber clindamicina, além de antibióticos de amplo espectro. A triagem inicial de infecção não precisa ser negativa para outros patógenos antes de iniciar corticosteroides em altas doses, caso indicado.[54]

Medidas adicionais adjuvantes incluem o uso de meia de compressão para todas as crianças com idade superior a 12 anos.[54]

Para receber alta do hospital, as crianças que estão bem devem ter função cardíaca estável e não apresentar febre por 24 horas. Crianças com SIM-P devem ser acompanhadas nas primeiras 1 a 2 semanas após a alta e ter acompanhamento adicional 6 semanas após a alta; a ecocardiografia deve fazer parte deste acompanhamento para todas as crianças com SIM-P.[54]

Grande parte dos pacientes com SIM-P necessitaram de internação em unidade de terapia intensiva[62] e receberam ressuscitação volêmica intravenosa e/ou agentes vasoativos, além de antibióticos sistêmicos.[73] Todos os pacientes receberam aspirina (baixa ou alta dose) na admissão e alta, e também foram tratados com alta dose de infusão intravenosa de imunoglobulina 2 g/kg, enquanto mais da metade necessitou de esteroides adjuvantes (metilprednisolona 2 mg/kg/dia).[4,16,62]

Prognóstico

A taxa de mortalidade de SIM-P foi de 2% em coorte nos Estados Unidos.[67] As taxas gerais de mortalidade são mais baixas em comparação com os adultos.[12] Embora estejamos aprendendo muito sobre o covid-19 e suas manifestações todos os dias, está claro que a avaliação imediata e o tratamento adequado de crianças com sintomas de SIM-P em função de uma reação hiperinflamatória agressiva do sistema imunológico é a chave para prevenir uma lesão permanente dos órgãos do corpo.[10,56,75]

Referências bibliográficas

1. Sundel, R. Kawasaki disease: Clinical features and diagnosis. 2020 Jun 29 [citado em 2022 Jan 20]. In: UpToDate [Internet]. Disponível em [https://www.uptodate.com/contents/kawasaki-disease-clinical-features-and-diagnosis?search=kawasaki&source=search_result&selectedTitle=1~150&usage_type=default&display_rank=1].
2. Modesti AM, Plewa MC. Kawasaki Disease. 2021 Nov 7. In: StatPearls [Internet]. Treasure Island (FL): StatPearls Publishing; 2022 Jan-. PMID: 30725848.
3. Sundel, R. Kawasaki disease: Epidemiology and etiology. 2020 May 18 [citado em 2022 Jan 20]. In: UpToDate [Internet]. Disponível em [https://www.uptodate.com/contents/kawasaki-disease-epidemiology-and-etiology?search=KAWASAKI&source=search_result&selectedTitle=4~150&usage_type=default&display_rank=4].
4. Andina D, Belloni-Fortina A, Bodemer C et al. Skin manifestations of covid-19 in children: Part 2. Clin Exp Dermatol. 2021 Apr;46(3):451-461. doi: 10.1111/ced.14482. Epub 2020 Nov 9. PMID: 33166429.
5. Schnabel A, Hedrich CM. Childhood vasculitis. Front Pediatr 2018; 6: 421.
6. Sundel, R. Kawasaki disease: Complications. 2019 Jun 11 [citado em 2022 Jan 20]. In: UpToDate [Internet]. Disponível em https://www.uptodate.com/contents/kawasaki-disease-complications?search=KAWASAKI&source=search_result&selectedTitle=7~150&usage_type=default&display_rank=7.
7. Piram, M., & Burns, JC (2021). Doença de Kawasaki para o dermatologista pediátrico: manifestações cutâneas e novos insights sobre a fisiopatologia. Dermatologia Clínica e Experimental, 46(3), 503-509. doi:10.1111/ced.14558.
8. Kainth, R., & Shah, P. (2019). Kawasaki disease: origins and evolution. Archives of Disease in Childhood, archdischild-2019-317070. doi:10.1136/archdischild-2019-317070.
9. Kawasaki T. Acute febrile mucocutaneous syndrome with lymphoid involvement with specific desquamation of the fingers and toes in children]. Arerugi = [Allergy] 1967;16:178-222.
10. Calcaterra G, Mehta JL, Fanos V, Bassareo PP. Insights on Kawasaki disease and multisystem inflammatory syndrome: relationship with covid-19 infection. Minerva Pediatr (Torino). 2021 Jun;73(3):203-208. doi: 10.23736/S2724-5276.20.06140-X. Epub 2020 Dec 11. PMID: 33305919.
11. Yamamoto T, Kimura J. Carditis complicating a case of acute febrile mucocutaneous lymph node syndrome (Kawasaki): a subtype of mucocutaneous ocular syndrome or erythema multiforme. Shonika Rinsho 1968;21:236-9.
12. Kabeerdoss, J., Pilania, R. K., Karkhele, R., Kumar, T. S., Danda, D., & Singh, S. (2021). Severe covid-19, multisystem inflammatory syndrome in children, and Kawasaki disease: immunological mechanisms, clinical manifestations and management. Rheumatology international, 41(1), 19-32.
13. Pouletty M, Borocco C, Ouldali N, Caseris M, Basmaci R, Lachaume N et al. Paediatric multisystem inflammatory syndrome temporally associated with SARS-CoV-2 mimicking Kawasaki disease (Kawa-covid-19): a multicentre cohort. Ann Rheum Dis. 2020;79(8):999-1006. doi: 10.1136/annrheumdis-2020-217960.
14. Vervoort D, Donné M, Van Gysel D. Pitfalls in the diagnosis and management of Kawasaki disease: An update for the pediatric dermatologist. Pediatr Dermatol. 2018 Nov;35(6):743-747.
15. Sève P, Lega JC. Maladie de Kawasaki de l'adulte [Kawasaki disease in adult patients]. Rev Med Interne. 2011 Jan;32(1):17-25. French. doi: 10.1016/j.revmed.2010.04.006. PMID: 20537446.
16. Verdoni L, Mazza A, Gervasoni A, Martelli L, Ruggeri M, Ciuffreda M et al. An outbreak of severe Kawasaki-like disease at the Italian epicentre of the SARS-CoV-2 epidemic: an observational cohort study. Lancet. 2020;395(10239):1771-1778. doi: 10.1016/S0140-6736(20)31103-X.
17. Rowley AH, Baker SC, Shulman ST, Garcia FL, Guzman-Cottrill JA, Chou P et al. Detection of antigen in bronchial epithelium and macrophages in acute Kawasaki disease by use of synthetic antibody. J Infect Dis. 2004;190(4):856-865.
18. Tirelli F, Marrani E, Giani T, Cimaz R. One year in review: Kawasaki disease. Curr Opin Rheumatol 2020; 32: 15-20.
19. Noval Rivas M, Arditi M. Kawasaki disease: pathophysiology and insights from mouse models. Nat Rev Rheumatol 2020; 16: 391-405.
20. Kim DS. Kawasaki disease. Yonsei Med J. 2006 Dec 31;47(6):759-72.
21. JCS Joint Working Group. Guidelines for diagnosis and management of cardiovascular sequelae in Kawasaki disease (JCS 2013). Digest version. Circ J. 2014;78(10):2521-62. [PubMed: 25241888].
22. Marchesi A, Tarissi de Jacobis I, Rigante D, Rimini A, Malorni W, Corsello G, Bossi G, Buonuomo S, Cardinale F, Cortis E, De Benedetti F, De Zorzi A, Duse M, Del Principe D, Dellepiane RM, D'Isanto L, El Hachem M, Esposito S, Falcini F, Giordano U, Maggio MC, Mannarino S, Marseglia G, Martino S, Marucci G, Massaro R, Pescosolido C, Pietraforte D, Pietrogrande MC, Salice P, Secinaro A, Straface E, Villani A. Kawasaki disease: guidelines of the Italian Society of Pediatrics, part I - definition, epidemiology, etiopathogenesis, clinical expression and management of the acute phase. Ital J Pediatr. 2018 Aug 30;44(1):102.
23. Yamazaki-Nakashimada MA, Deguchi K, Gamez-Gonzalez B et al. Orange-brown chromonychia: a valid sign in Kawasaki disease in children of different ethnicities. Int J Rheum Dis 2019; 22: 1160-1.
24. Jindal AK, Bishnoi A, Dogra S, Singh S. A unique combination of nail changes in a boy with Kawasaki disease. J Clin Rheumatol 2020; 26: e210-11.
25. McCrindle BW, Rowley AH, Newburger JW, Burns JC, Bolger AF, Gewitz M et al.; American Heart Association Rheumatic Fever, Endocarditis, and Kawasaki Disease Committee of the Council on Cardiovascular Disease in the Young; Council on Cardiovascular and Stroke Nursing; Council on Cardiovascular Surgery and Anesthesia; and Council on Epidemiology and Prevention. Diagnosis, Treatment, and Long-Term Management of Kawasaki Disease: A Scientific Statement for Health Professionals From the American Heart Association. Circulation. 2017;135(17):e927-99.
26. Dominguez SR, Anderson MS, El-Adawy M, Glodé MP. Preventing coronary artery abnormalities: a need for earlier diagnosis and treatment of Kawasaki disease. Pediatr Infect Dis J 2012; 31:1217.
27. Gong GW, McCrindle BW, Ching JC, Yeung RS. Arthritis presenting during the acute phase of Kawasaki disease. J Pediatr 2006; 148:800.
28. Nofech-Mozes Y, Garty BZ. Thrombocytopenia in Kawasaki disease: a risk factor for the development of coronary artery aneurysms. Pediatr Hematol Oncol 2003; 20:597.
29. Watanabe T, Abe Y, Sato S et al. Sterile pyuria in patients with Kawasaki disease originates from both the urethra and the kidney. Pediatr Nephrol 2007; 22:987.
30. Hicks RV, Melish ME. Kawasaki syndrome. Pediatr Clin North Am 1986; 33:1151.
31. Nakamura Y, Yashiro M, Uehara R et al. Use of laboratory data to identify risk factors of giant coronary aneurysms due to Kawasaki disease. Pediatr Int 2004; 46:33.
32. Tsuda E, Singhal M. Role of imaging studies in Kawasaki disease. Int J Rheum Dis. 2018 Jan;21(1):56-63. [PubMed: 29115035].
33. Sundel, R. Kawasaki disease: Initial treatment and prognosis. 2020 Sep 14 [citado em 2022 Jan 20]. In: UpToDate [Internet]. Disponível em [https://www.uptodate.com/contents/kawasaki-disease-initial-treatment-and-prognosis?search=KAWASAKI&source=search_result&selectedTitle=2~150&usage_type=default&display_rank=2].
34. Piram M, Darce Bello M, Tellier S et al. Defining the risk of first intravenous immunoglobulin unresponsiveness in non-Asian patients with Kawasaki disease. Sci Rep 2020; 10: 3125.
35. Kobayashi T, Inoue Y, Takeuchi K et al. Prediction of intravenous immunoglobulin unresponsiveness in patients with Kawasaki disease. Circulation 2006; 113:2606.
36. Egami K, Muta H, Ishii M et al. Prediction of resistance to intravenous immunoglobulin treatment in patients with Kawasaki disease. J Pediatr 2006; 149:237.
37. Downie ML, Manlhiot C, Collins TH et al. Factors associated with development of coronary artery aneurysms after Kawasaki disease are similar for those treated promptly and those with delayed or no treatment. Int J Cardiol 2017; 236:157.
38. Wang W, Gong F, Zhu W et al. Macrophage activation syndrome in Kawasaki disease: more common than we thought? Semin Arthritis Rheum 2015; 44:405.
39. Sundel, R. Refractory Kawasaki disease. 2021 Aug 06 [citado em 2022 Jan 20]. In: UpToDate [Internet]. Disponível em [https://www.uptodate.com/contents/refractory-kawasaki-disease?search=KAWASAKI&source=search_result&selectedTitle=8~150&usage_type=default&display_rank=8].
40. Furusho K, Sate K, Soeta K et al. High-dose intravenous gamma globulin for Kawaskai disease [in Japanese]. Kiso To Rinsho 1983; 17:659.

41. Newburger JW, Takahashi M, Beiser AS et al. A single intravenous infusion of gamma globulin as compared with four infusions in the treatment of acute Kawasaki syndrome. N Engl J Med 1991; 324:1633.
42. Salehzadeh F, Noshin A, Jahangiri S. IVIG Effects on Erythrocyte Sedimentation Rate in Children. Int J Pediatr 2014; 2014:981465.
43. American Academy of Pediatrics. Kawasaki disease. In: Red Book: 2018 Report of the Committee on Infectious Diseases, 31st ed, Kimberlin DW, Brady MT, Jackson MA, Long SS (Eds), American Academy of Pediatrics, Itasca, IL 2018 p.490.
44. Wei CM, Chen HL, Lee PI et al. Reye's syndrome developing in an infant on treatment of Kawasaki syndrome. J Paediatr Child Health 2005; 41:303.
45. Miyata K, Kaneko T, Morikawa Y, Sakakibara H, Matsushima T, Misawa M, Takahashi T, Nakazawa M, Tamame T, Tsuchihashi T, Yamashita Y, Obonai T, Chiga M, Hori N, Komiyama O, Yamagishi H, Miura M., Post RAISE group. Efficacy and safety of intravenous immunoglobulin plus prednisolone therapy in patients with Kawasaki disease (Post RAISE): a multicentre, prospective cohort study. Lancet Child Adolesc Health. 2018 Dec;2(12):855-862. [PubMed: 30337183].
46. Denby KJ, Clark DE, Markham LW. Management of Kawasaki disease in adults. Heart. 2017 Nov;103(22):1760-1769. [PubMed: 28751537].
47. Newburger JW, Takahashi M, Gerber MA et al. Diagnosis, treatment, and long--term management of Kawasaki disease: a statement for health professionals from the Committee on Rheumatic Fever, Endocarditis and Kawasaki Disease, Council on Cardiovascular Disease in the Young, American Heart Association. Circulation 2004; 110:2747.
48. Sundel, R. Incomplete (atypical) Kawasaki disease. 2019 Dec 06 [citado em 2022 Jan 20]. In: UpToDate [Internet]. Disponível em [https://www.uptodate.com/contents/incomplete-atypical-kawasaki-disease?search=KAWASAKI&source=search_result&selectedTitle=3~150&usage_type=default&display_rank=3].
49. Yeom JS, Woo HO, Park JS et al. Kawasaki disease in infants. Korean J Pediatr 2013; 56:377.
50. Gomard-Mennesson E, Landron C, Dauphin C et al. Kawasaki disease in adults: report of 10 cases. Medicine (Baltimore) 2010; 89:149.
51. Bratincsak A, Reddy VD, Purohit PJ et al. Coronary artery dilation in acute Kawasaki disease and acute illnesses associated with Fever. Pediatr Infect Dis J 2012; 31:924.
52. Muniz JC, Dummer K, Gauvreau K et al. Coronary artery dimensions in febrile children without Kawasaki disease. Circ Cardiovasc Imaging 2013; 6:239.
53. Benseler SM, McCrindle BW, Silverman ED et al. Infections and Kawasaki disease: implications for coronary artery outcome. Pediatrics 2005; 116:e760.
54. Harwood R, Allin B, Jones CE, Whittaker E, Ramnarayan P, Ramanan AV, Kaleem M, Tulloh R, Peters MJ, Almond S, Davis PJ, Levin M, Tometzki A, Faust SN, Knight M, Kenny S; PIMS-TS National Consensus Management Study Group. A national consensus management pathway for paediatric inflammatory multisystem syndrome temporally associated with covid-19 (PIMS-TS): results of a national Delphi process. Lancet Child Adolesc Health. 2021 Feb;5(2):133-141. doi: 10.1016/S2352-4642(20)30304-7. Epub 2020 Sep 18. Erratum in: Lancet Child Adolesc Health. 2021 Feb;5(2):e5. PMID: 32956615; PMCID: PMC7500943.
55. Whittaker E, Bamford A, Kenny J, Kaforou M, Jones CE, Shah P et al. Clinical characteristics of 58 children with a pediatric inflammatory multisystem syndrome temporally associated with SARS-CoV-2. JAMA. 2020;324(3):259-269. doi: 10.1001/jama.2020.10369.
56. Consiglio CR, Cotugno N, Sardh F, Pou C, Amodio D, Rodriguez L et al.; CACTUS Study Team. The Immunology of Multisystem Inflammatory Syndrome in Children with CO- VID-19. Cell 2020;183:968-981.e7.
57. Diorio C, Henrickson SE, Vella LA, McNerney KO, Chase J, Burudpakdee C et al. Multisystem inflammatory syndrome in children and covid-19 are distinct presentations of SARS-CoV-2. J Clin Investig. 2020 doi: 10.1172/JCI140970.
58. Gruber C, Patel R, Trachman R, Lepow L, Amanat F, Krammer F et al. Mapping systemic inflammation and antibody responses in multisystem inflammatory syndrome in children (SIM-P). medRxiv. 2020;2020.07.04.20142752.
59. Rivas MN, Wakita D, Franklin MK, Carvalho TT, Abolhesn A, Gomez AC et al. Intestinal permeability and IgA provoke immune vasculitis linked to cardiovascular inflammation. Immunity. 2019;51(3):508-521.e6. doi: 10.1016/j.immuni.2019.05.021.
60. Carnevale S, Beretta P, Morbini P. Direct endothelial damage and vasculitis due to SARS-CoV-2 in small bowel submucosa of covid-19 patient with diarrhea. J Med Virol. 2020 doi: 10.1002/jmv.26119.
61. Roncati L, Ligabue G, Fabbiani L, Malagoli C, Gallo G, Lusenti B et al. Type 3 hypersensitivity in covid-19 vasculitis. Clin Immunol. 2020;217:108487. doi: 10.1016/j.clim.2020.108487.
62. Toubiana J, Poirault C, Corsia A et al. Kawasaki-like multisystem inflammatory syndrome in children during the covid-19 pandemic in Paris, France: prospective observational study. BMJ 2020; 369: m2094.
63. Sundel, R. covid-19: Multisystem inflammatory syndrome in children (SIM-P) clinical features, evaluation, and diagnosis. 2021 Apr 02 [citado em 2022 Jan 20]. In: UpToDate [Internet]. Disponível em [https://www.uptodate.com/contents/covid-19-multisystem-inflammatory-syndrome-in-children-SIM-P-clinical-features-evaluation-and--diagnosis?search=KAWASAKI&source=search_result&selectedTitle=10~150&usage_type=default&display_rank=10].
64. Shaigany S, Gnirke M, Guttmann A, Chong H, Meehan S, Raabe V et al. An adult with Kawasaki-like multisystem inflammatory syndrome associated with covid-19. Lancet. 2020;396(10246):e8-10. doi: 10.1016/S0140-6736(20)31526-9.
65. Manson JJ, Crooks C, Naja M, Ledlie A, Goulden B, Liddle T et al. covid-19-associated hyperinflammation and escalation of patient care: a retrospective longitudinal cohort study. Lancet Rheumatol. 2020;2(10):e594-602. doi: 10.1016/S2665-9913(20)30275-7.
66. Webb BJ, Peltan ID, Jensen P, Hoda D, Hunter B, Silver A et al. Clinical criteria for covid-19-associated hyperinflammatory syndrome: a cohort study. Lancet Rheumatol. 2020 doi: 10.1016/S2665-9913(20)30343-X.
67. Feldstein LR, Rose EB, Horwitz SM, Collins JP, Newhams MM, Son MBF et al. Multisystem inflammatory syndrome in US Children and adolescents. N Engl J Med. 2020;383(4):334-346. doi: 10.1056/NEJMoa2021680.
68. Cohen R, Jung C, Ouldali N, Sellam A, Batard C, Cahn-Sellem F et al. Assessment of spread of SARS-CoV-2 by RT-PCR and concomitant serology in children in a region heavily affected by covid-19 pandemic. medRxiv. 2020;2020.06.12.20129221.
69. Pilania RK, Jindal AK, Bhattarai D, Naganur SH, Singh S. Cardiovascular involvement in Kawasaki disease is much more than mere coronary arteritis. Front Pediatr. 2020;8:526969. doi: 10.3389/fped.2020.526969.
70. Blondiaux E, Parisot P, Redheuil A, Tzaroukian L, Levy Y, Sileo C et al. Cardiac MRI of children with multisystem inflammatory syndrome (SIM-P) associated with covid-19: case series. Radiology. 2020 doi: 10.1148/radiol.2020202288.
71. Henderson LA, Canna SW, Friedman KG, Gorelik M, Lapidus SK, Bassiri H et al. American College of Rheumatology Clinical Guidance for multisystem inflammatory syndrome in children associated with SARS-CoV-2 and hyperinflammation in pediatric covid-19: version 1. Arthritis Rheumatol. 2020 doi: 10.1002/art.41454.
72. Pilania RK, Jindal AK, Guleria S, Singh S. An update on treatment of Kawasaki disease. Curr Treat Opt Rheumatol. 2019;5(1):36-55. doi: 10.1007/s40674-019-00115-z.
73. Schroeder AR, Wilson KM, Ralston SL. covid-19 and Kawasaki disease: finding the signal in the noise. Hosp Pediatr 2020; 10: e1-3. https://doi.org/10.1542/hpeds.2020-000356.
74. Singh, H., Kaur, H., Singh, K., & Sen, C. K. (2020). Cutaneous manifestations of covid-19: A systematic review. Advances in Wound Care. Vol. 10, No. 2. 51-80 doi:10.1089/wound.2020.1309.
75. Miller J, Cantor A, Zachariah P, Ahn D, Martinez M, Margolis K. Gastrointestinal symptoms as a major presentation component of a novel multisystem inflammatory syndrome in children (SIM-P) that is related to covid-19: a single center experience of 44 cases. Gastroenterology 2020 [Epub ahead of print]; DOI: 10.1053/j.gastro.2020.05.079.
76. Guimarães ICB. Kawasaki Disease: Predictors of Intravenous Immunoglobulin Resistance and Cardiac Complications: New Perspectives? Arq Bras Cardiol. 2021 Mar;116(3):492-493. English, Portuguese. doi: 10.36660/abc.20201353. PMID: 33909779; PMCID: PMC8159543.
77. Castro PA, Urbano LMF, Costa IMC. Doença de Kawasaki. An Bras Dermatol. 2009;84(4):317-31.
78. Esper F, Shapiro ED, Weibel C, Ferguson D, Landry ML, Kahn JS. Association between a novel human coronavirus and Kawasaki Disease. J Infect Dis. 2005; 191:499-502.
79. Rowley AH, Shulman ST. New developments in the search for the etiologic agent of Kawasaki disease. Curr Opin in Pediatr. 2007;19:71-4.
80. Newburger JW, Takahashi M, Gerber MA, Gewitz MH, Tani LY, Burns JC et al. Diagnosis,Treatment, and Long- Term Management of Kawasaki Disease: A Statement for Health Professionals from the Committee on Rheumatic Fever, Endocarditis and Kawasaki Disease,Council on Cardiovascular Disease in the Young, American Heart Association. Pediatrics. 2004;114:1708-33.
81. Goncalves RCB, Silva SD. Doença de Kawasaki: a importância do seu reconhecimento precoce. Residência Pediátrica 2019;9(3):222-227. [Acessed 16 February 2022]. Available from: <https://cdn.publisher.gn1.link/residenciapediatrica.com.br/pdf/v9n3a05.pdf>.
82. Jones VG, Mills M, Suarez D, Hogan CA, Yeh D, Segal JB et al. covid-19 e doença de Kawasaki: novo vírus e novo caso. Hosp Pediatr. 2020. 10(6):537-40. doi:10.1542/hpeds.2020-0123.
83. Soares AM, Soares BM. What have we Learned about the Different covid-19 Phenotypes in the Pediatric Population so Far?. International Journal of Cardiovascular Sciences [online]. 2021, v. 34, n. 5 [Accessed 16 February 2022], p. 570-574. Available from: <https://doi.org/10.36660/ijcs.20210198>. Epub 15 Sept 2021. ISSN 2359-5647.
84. Henderson LA, Canna SW,. Friedman KG, Gorelik M, Lapidus SK, Bassiri H, et ai. American College of Rheumatology Clinical Guidance for Multisystem Inflammatory Syndrome in Children Associated With SARS-CoV-2 and Hyperinflammation in Pediatric covid-19: Version 2. Arthritis Rheumatol.2021;73(4):e13-e29. DOI 10.1002/art.41616.
85. World Health Organization (WHO). Multisystem inflammatory syndrome in children and adolescents with covid-19. Published May 15, 2020.[Cited in 2022 january 11] Available from: https://www.who.int/news-room/commentaries/detail/multisystem--inflammatory-syndrome-in-children-and-adolescents-with-covid-19.
86. Chara BS et al. Kawasaki-Like Disease, a New Phenotype in Sars-CoV-2?. International Journal of Cardiovascular Sciences [online]. 2021, v. 34, n. 5 [Accessed 11 February 2022], p. 566-569. Available from: <https://doi.org/10.36660/ijcs.20200186>. Epub 23 June 2021. ISSN 2359-5647.

87. Pousa PA, Mendonça TSC, Oliveira EA, Simoes-e-Silva AC. Extrapulmonary manifestations of covid-19 in children: a comprehensive review and pathophysiological considerations. Jornal de Pediatria [online]. 2021, v. 97, n. 2 [Accessed 11 February 2022], p. 116-139. Available from: <https://doi.org/10.1016/j.jped.2020.08.007>. Epub 19 Apr 2021. ISSN 1678-4782.
88. Carlotti APCP, Carvalho WB, Johnston C, Gilio AE, Marques HHS, Ferranti JF, Rodriguez IS, Delgado AF. Update on the diagnosis and management of covid-19 in pediatric patients. Clinics [online]. 2020, v. 75 [Accessed 12 February 2022], e2353. Available from: <https://doi.org/10.6061/clinics/2020/e2353>. Epub 30 Nov 2020. ISSN 1980-5322.
89. Lima-Setta F, Magalhães-Barbosa MC, Rodrigues-Santos G et al. Multisystem inflammatory syndrome in children (SIM-P) during SARS-CoV-2 pandemic in Brazil: a multicenter, prospective cohort study. Jornal de Pediatria [online]. 2021, v. 97, n. 3 [Accessed 12 February 2022], p. 354-361. Available from: <https://doi.org/10.1016/j.jped.2020.10.008>. Epub 02 July 2021. ISSN 1678-4782.
90. Sociedade Brasileira de Pediatria. "Notificação obrigatória no Ministério da Saúde dos casos de síndrome inflamatória multissistêmica pediátrica (SIM-P) potencialmente associada à covid-19". 2020. Disponível em: https://www.sbp.com.br/fileadmin/user_upload/22682b-NA_-_NotificacaoObrigatoria_no_MS_dos_SIM-Covid19.pdf Acesso em: 12/02/2022.
91. Pawar RS, Tarkasband VA, Patil RK, Naik AV. Second Episode of Multisystem Inflammatory Syndrome in Children: Relapse, Rebound, or Recurrence? Pediatr Infect Dis J. 2021 Nov 1;40(11):e452. doi: 10.1097/INF.0000000000003249. PMID: 34232920.
92. Buddingh EP, Vossen ACTM, Lamb HJ, van der Palen RLF, Brinkman DMC. Reinfection With Severe Acute Respiratory Syndrome Coronavirus 2 Without Recurrence of Multisystem Inflammatory Syndrome in Children. Pediatr Infect Dis J. 2021 Dec 1;40(12):e491-e492. doi: 10.1097/INF.0000000000003280. PMID: 34382616; PMCID: PMC8575087.
93. Medaglia AA, Siracusa L, Gioè C et al. Kawasaki disease recurrence in the covid-19 era: a systematic review of the literature. Ital J Pediatr. 2021;47:95.
94. Centers for Disease and Control and Prevention (CDC). Information for Healthcare Providers about Multisystem Inflammatory Syndrome in Children (MIS-C). [Accessed 1 March 2022]. Available from: https://www.cdc.gov/mis/mis-c/hcp/index.html.

capítulo 82

Vidal Haddad Junior

Manifestações Dermatológicas Provocadas por Venenos e Peçonhas de Animais

■ INTRODUÇÃO

Os acidentes por animais venenosos e peçonhentos podem ser provocados por vários organismos, uma vez que existem muitas formas de vida que utilizam toxinas para defesa e ataque. Assim, não há epidemiologia característica deste tipo de problema.

Animais venenosos são definidos como organismos que produzem ou armazenam venenos, mas não têm capacidade de inocular estas toxinas. Os animais peçonhentos têm como característica aparatos de inoculação, o que permite que haja introdução ativa das toxinas na vítima. Exemplos típicos de animais venenosos são os sapos, os besouros potós e os baiacus (peixes-bola). Animais peçonhentos são as aranhas, os escorpiões, as serpentes e alguns peixes, como as arraias. Além destes, existem muitos outros animais peçonhentos, como alguns insetos, águas-vivas, mamíferos e até aves. Analogamente, peçonhas são produzidas por animais peçonhentos e venenos produzidos ou armazenados pelos animais venenosos.

As peçonhas apresentam efeitos neurotóxicos, proteolíticos, hemolíticos e outros, mas quase sempre causam lesões cutâneas, que variam de eritema e dor leves até necroses extensas, profundas e potencialmente fatais. Estas lesões podem ser classificadas em dois tipos, de acordo com a profundidade da ação tóxica: quando superficiais, são geralmente decorrentes do contato com substâncias irritantes liberadas por alguns animais invertebrados. Neste tipo de envenenamento existe um acidente de especial importância para o dermatologista, que é provocado por besouros do gênero *Paederus* (os potós). No acidente por contato, as manifestações clínicas são eritema de intensidade variável, vesículas e pústulas, acompanhadas de sensação de ardência local e por vezes, de prurido.

As lesões de inoculação ocorrem quando o veneno penetra profundamente na derme e no tecido subcutâneo, podendo causar eritema, edema e nestes casos, necrose cutânea de graus variáveis, desde quadros superficiais como os observados nas lesões causadas por cnidários (águas-vivas e caravelas) até processos intensos, como nos envenenamentos causados por serpentes, arraias marinhas e fluviais e aranhas-marrons.

■ QUADRO CLÍNICO E TRATAMENTO

Coleópteros (besouros)

Há muito tempo se conhece as propriedades vesicantes e supostamente afrodisíacas da cantaridina, extraída da hemolinfa de alguns besouros do gênero *Epicauta* e que por muito tempo foi utilizada na Dermatologia como rubefaciente. A pederina e análogos, obtidas de besouros do gênero *Paederus* (Figura 82.1), tem as mesmas propriedades vesicantes cutâneas da cantaridina. Estes pequenos besouros são vulgarmente conhecidos no Nordeste do Brasil como potós (embora estejam presentes em todo o país).[1,2]

O acidente ocorre quando do contato com os besouros, geralmente após o esmagamento deste contra a pele, principalmente na região cervical da vítima, mas pode surgir em qualquer área exposta do tegumento. Inicialmente há ardor, eritema e edema, com posterior formação de vesículas e pústulas estéreis (Figura 82.2). Após um ou dois dias surgem ocorre exulcerações e crostas. A infecção secundária e a eczematização são muito comuns, complicando o quadro.[2-5] As lesões provocadas por coleópteros devem ser tratadas com compressas de água boricada 2%, 3 vezes ao dia, para retirada de crostas e secreções e cremes de corticosteroides para controle da reação inflamatória local. Alguns acidentes com lesões extensas podem necessitar o uso de corticosteroides sistêmicos, 40 mg/dia por 3 dias, com regressão de 10 mg a cada 3 dias até a retirada definitiva.

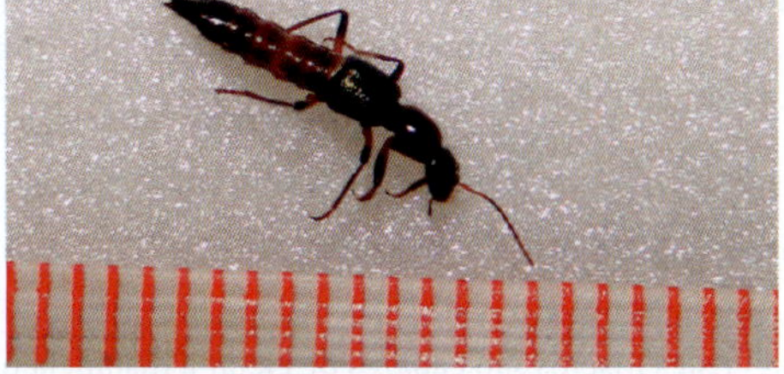

■ **Figura 82.1** Potó (*Paederus* sp.), besouro de endolinfa vesicante que causa lesões em humanos quando esmagado contra a pele.
Fonte: Vidal Haddad Junior, Unesp, SP.

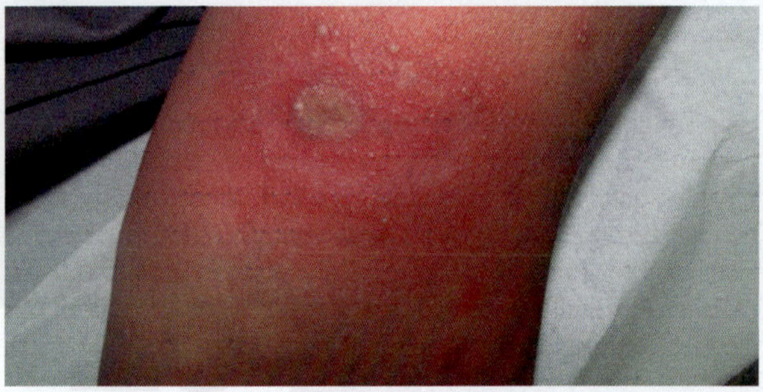

■ **Figura 82.2** Eritema, edema e vesiculação em área exposta: lesões clássicas causadas por potó.
Fonte: Vidal Haddad Junior, Unesp, SP.

Millepodes ("piolhos-de-cobra", gongolôs, embuás) (Vídeo 82.1)

Estes artrópodes são capazes de ejetar substâncias irritantes à distância, embora na maioria das vezes sejam esmagados contra a pele da vítima. Popularmente chamados de "piolhos-de-cobra", tem o corpo alongado e segmentado, com dois pares de patas em cada segmento e se enrodilham quando perturbados. Em situações de perigo podem liberar quinonas, substâncias irritantes que provocam inicialmente eritema, edema e por vezes vesículas. Após aproximadamente 24 horas, surge hiperpigmentação, originando máculas violáceas ou enegrecidas no ponto de contato (geralmente os pés), o que ocorre pelo fato destes animais procurarem locais escuros para se abrigarem e com isso penetram em calçados, sendo esmagados contra o pé da vítima (Figuras 82.3 e 82.4).[3,6] No momento do acidente, o uso de éter pode dissolver o veneno. Após, usa-se cremes de corticosteroides para controle da inflamação e adota-se conduta expectante com relação à hiperpigmentação, que desaparece após algumas semanas.

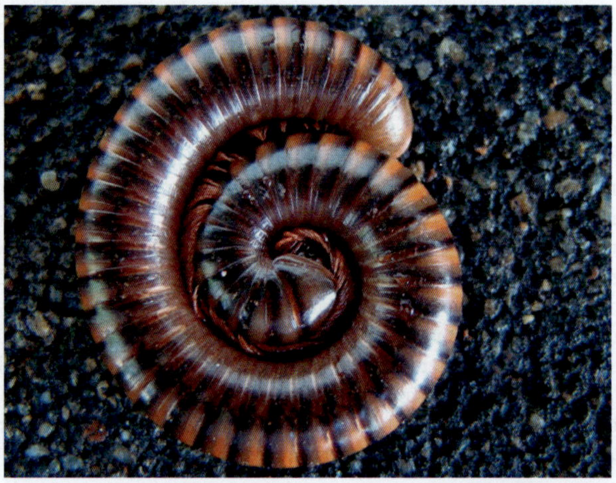

■ **Figura 82.3** Millepode ("piolho-de-cobra"). Causa inflamação e pigmentação ocre em humanos. Quando existe comprometimento oftálmico, pode causar cegueira.
Fonte: Vidal Haddad Junior, Unesp, SP.

Hemípteros (percevejos, "marias fedidas")

Provocam acidentes semelhantes aos provocados por besouros vesicantes.[1,7] Estes insetos são capazes de ejetar a distância uma secreção fétida comprovadamente responsável por provocar lesões cutâneas semelhantes às provocadas pela pederina e pela cantaridina, embora novamente seja mais comum que sejam esmagados contra a pele (Figuras 82.5 e 82.6).[1,8] Os diagnósticos diferenciais são os mesmos apresentados para as lesões provocadas por besouros vesicantes, assim como o tratamento.

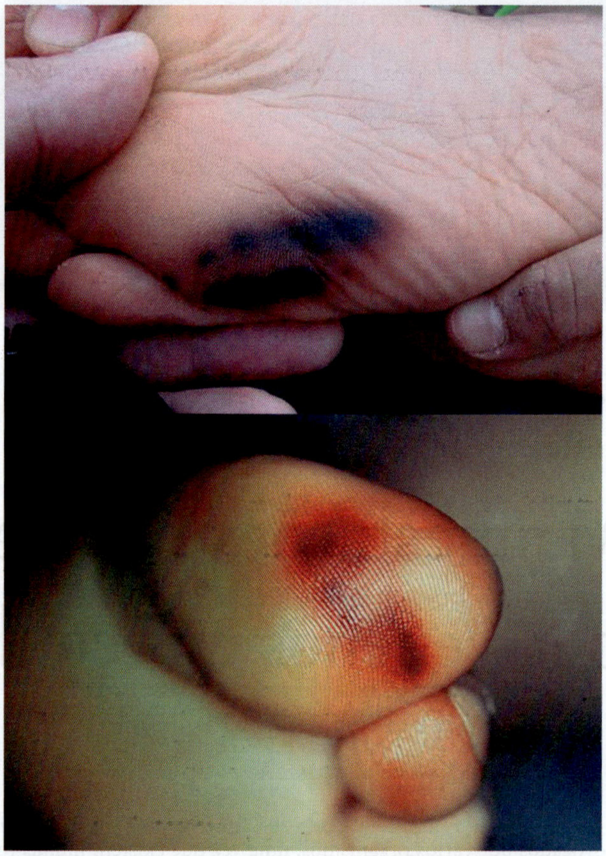

■ **Figura 82.4** Máculas hipercrômicas resultantes da compressão de piolhos-de-cobra em sapatos. As lesões podem persistir por meses, mas não trazem consequências graves.
Fonte: Vidal Haddad Junior, Unesp, SP.

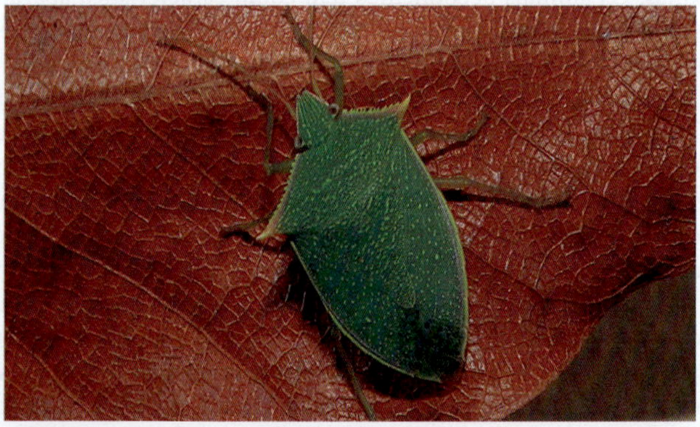

■ **Figura 82.5** Os hemípteros ("marias-fedidas") são artrópodes recentemente associados a lesões cutâneas em humanos.
Fonte: Vidal Haddad Junior, Unesp, SP.

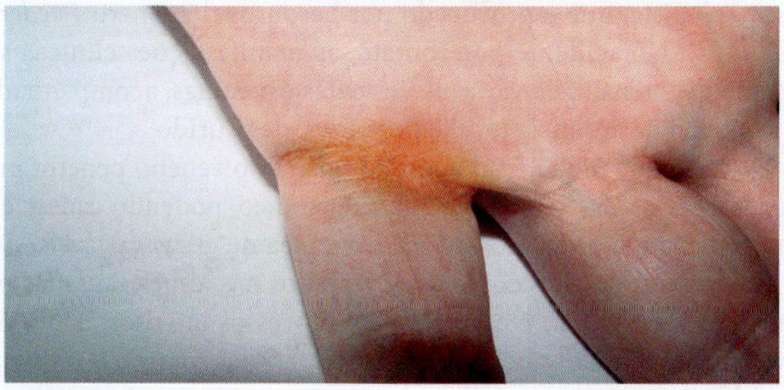

■ **Figura 82.6** As manifestações dos acidentes por "marias-fedidas" são parecidas com as provocadas por potós e millepodes.
Fonte: Vidal Haddad Junior, Unesp, SP.

Abelhas e vespas

Causam envenenamentos (pela peçonha) e reações alérgicas. Assim, existem dois mecanismos que podem colocar em risco a vida humana: um grande número de picadas pode causar a morte por envenenamento, com a complicação de não haver antiveneno para abelhas. Por outro lado, apenas uma picada pode causar processos alérgicos muito graves, como o choque anafilático. No Brasil é comum se observar ataques por enxames de abelhas híbridas (africanizadas), resultantes do cruzamento de abelhas europeias e africanas. As vespas ou marimbondos também podem causar anafilaxia, mas ataques múltiplos são mais raros. O veneno contém fosfolipases e melitina. Envenenamentos maciços causam rabdomiólise com insuficiência renal posterior e toxicidade hepática, cardíaca e neurológica (Figuras 82.7 e 82.8). O tratamento é feito com cuidados sintomáticos. Uma importante medida é a retirada cuidadosa (sem pressão) dos ferrões ainda não disparados o mais brevemente possível, fato que pode mudar o prognóstico de um acidente grave.

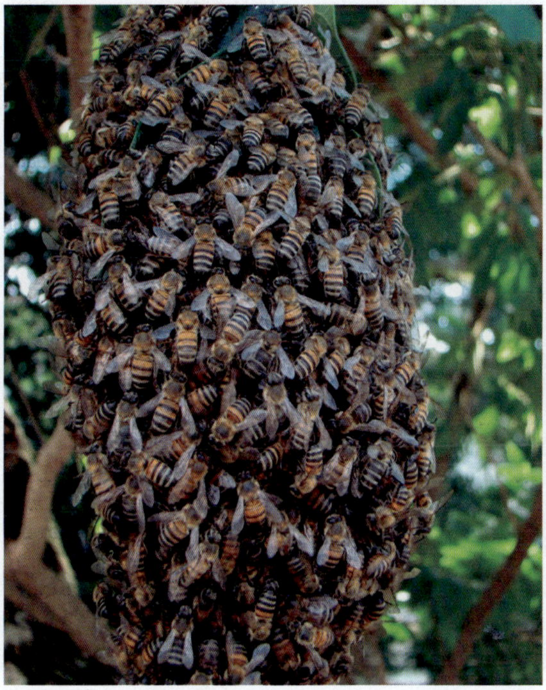

■ **Figura 82.7** Abelhas híbridas. Estas são resultantes de abelhas europeias e africanas, tendo comportamento agressivo, o que predispõe acidentes múltiplos frequentes em humanos.

Fonte: Vidal Haddad Junior, Unesp, SP.

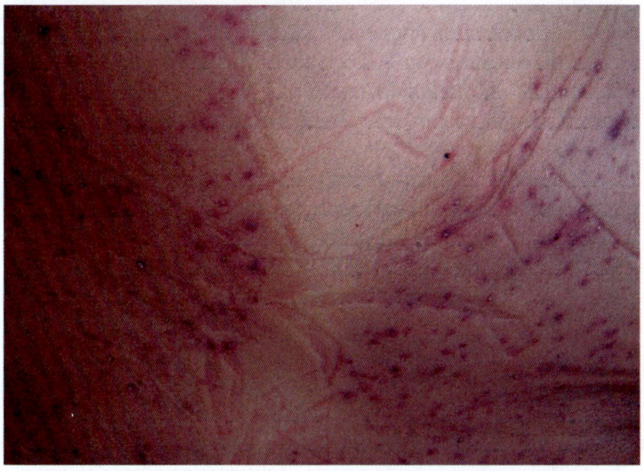

■ **Figura 82.8** Múltiplas picadas de abelha em um ser humano.

Fonte: Dr. Taylor Embrigo Toscano Oliva, Unesp, SP.

Lagartas

Os acidentes por lepidópteros são os mais comuns entre os causados por animais peçonhentos.[1,9] A maioria é causada por lagartas de mariposas das famílias Saturnidae e Megalopigidae, cujas cerdas corporais ocas são preenchidas por toxinas capazes de provocar dor intensa e fenômenos inflamatórios discretos a moderados no ponto do contato (Figura 82.9). O acidente pode necessitar de bloqueio anestésico troncular para controle da dor, mas atualmente é mais apropriado o uso de anestésicos tópicos potentes (utilizados para procedimentos em cirurgia dermatológica) para o controle da dor sem procedimentos invasivos.[10] Isto é particularmente válido pelo fato da grande maioria das vítimas serem crianças.

Algumas borboletas do gênero *Hylesia* podem causar surtos de acidentes, quando liberam cerdas abdominais que causam quadros de dermatite irritativa papulopruriginosa.[1,11] As lagartas do gênero *Lonomia* ocorrem em todo o país. Elas se agrupam em colônias na base de árvores e quando ocorre contato com humanos, pode acontecer uma síndrome hemorrágica grave, capaz de resultar em óbito. Atualmente, existe soro antiveneno contra este tipo de acidente.

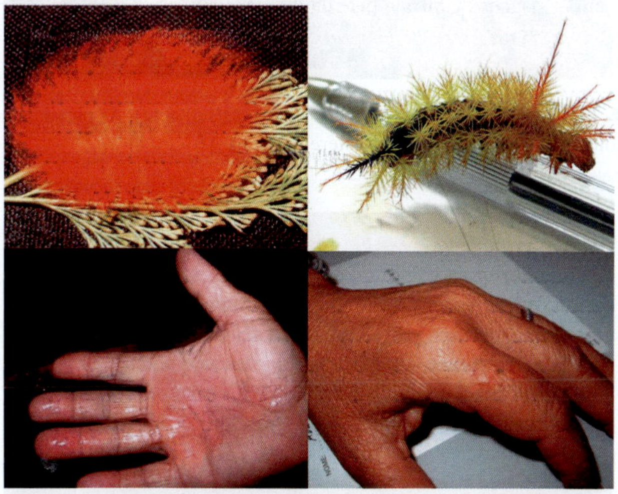

■ **Figura 82.9** Lagartas das famílias *Megalopigidae* (à esquerda) e *Saturnidae* (à direita), grupo de animais mais associados aos acidentes em humanos. Abaixo: lesões típicas pós-contato, que são discretas, mas extremamente dolorosas.

Fonte: Vidal Haddad Junior, Unesp, SP.

Formigas

As formigas de maior importância para os dermatologistas são as lava-pés, pertencentes ao gênero *Solenopsis* (Figura 82.10). As formigas lava-pés são agressivas e atacam em grande número quem se aproximar do formigueiro.[1,12,13,14] A picada ocorre por meio de um aguilhão abdominal e a formiga se prende com as mandíbulas e roda o corpo picando, aplicando cerca de 10 picadas em círculo, se não for retirada. Inicialmente, surge uma urtica no local e 24 horas após, formam-se pústulas estéreis que logo dão origem a exulcerações. Quadros pustulosos de aparecimento súbito em crianças ou indivíduos alcoólatras que estiveram em ambientes abertos sugerem a possibilidade de um acidente deste tipo (Figura 82.11).[1,13]

O tratamento de picadas de lava-pés utiliza anti-histamínicos e corticosteroides tópicos nas lesões. Deve-se atentar para a possibilidade de infecção secundária e quadros alérgicos graves semelhantes aos provocados por picadas de abelhas e vespas (que também são himenópteros) complicando o quadro.

Escorpiões

Os escorpiões causam acidentes frequentes, sendo comuns em todo o país. O escorpião-amarelo (*Tityus serrulatus*) é o que está associado aos acidentes mais graves, causando importante cardiotoxicidade que pode resultar em choque pulmonar e óbito, especialmente em crianças e indivíduos debilitados (Figura 82.12). O tratamento nestes casos é o soro antiveneno, mas a maioria dos acidentes é controlada com injeções tronculares de anestésicos, uma vez que a dor é o principal sintoma do envenenamento. Praticamente não existem manifestações dermatológicas no ponto da picada, embora raramente possa ser observada horripilação no local.

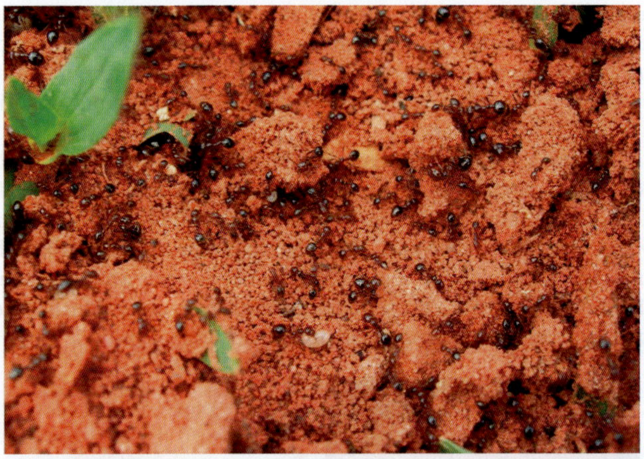

■ **Figura 82.10** Formiga lava-pés (*Solenopsis invicta*). As picadas são dolorosas e causam pústulas estéreis.
Fonte: Vidal Haddad Junior, Unesp, SP.

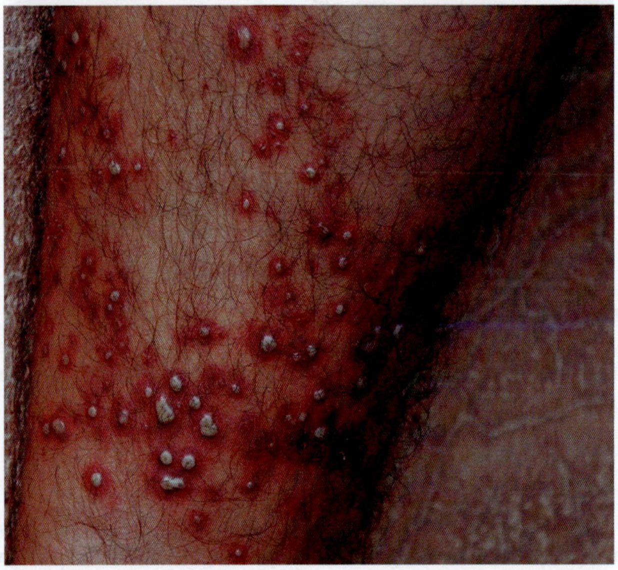

■ **Figura 82.11** Acidente típico por formiga lava-pés.
Fonte: Marcelo Ribeiro Duarte, Instituto Butantan, SP.

Aranhas

Um gênero de aranhas, as aranhas-marrons (*Loxosceles* sp.) apresentam peçonha com importante ação necrótica na pele, sendo o acidente capaz de simular diversas enfermidades dermatológicas em suas várias fases de evolução. A principal enzima do veneno é a esfingomielinase D, capaz de agredir membranas de hemácias e pericitos.

As aranhas-marrons são aranhas tímidas, pouco agressivas, presentes em todo o país, causando cerca de 50 acidentes por ano na cidade de São Paulo, observados no Hospital Vital Brazil[3,15] e, por razões desconhecidas, até 2000 acidentes por ano em Curitiba (PR). A aranha-marrom é encontrada em ambientes domiciliares e pica quando em perigo, pressionada contra o corpo (ao se vestir roupas, por exemplo).

Em um estágio inicial, de até aproximadamente 8 horas, forma-se no local uma placa indurada (a placa marmórea, em função da coloração) entremeando eritema, palidez e cianose, demonstrativos da isquemia instalada. Após aproximadamente 48 horas, o tecido necrosado escurece e lentamente forma-se uma escara no ponto da picada. Por fim, a escara se destaca, por volta de 1 ou 2 meses após o acidente, expondo uma úlcera profunda, de bordas elevadas, fundo granuloso e de difícil cicatrização. Esta pode simular úlceras causadas por processos granulomatosos como a leishmaniose cutânea, as micoses profundas e a tuberculose cutânea (Figura 82.13 – a imagem demonstra todas as fases).

O dermatologista deve sempre ter na mente a hipótese de um acidente pela aranha-marrom, que é uma aranha comum no Brasil[3,15] e que em função do seu mimetismo com várias doenças cutâneas pode postergar diagnósticos e terapias por meses, provocando internações demoradas e infrutíferas para os pacientes.

A terapêutica do acidente por *Loxosceles* recente (até aproximadamente 48 horas) é o uso do soro antiaracnídico. Se o paciente for atendido quando da instalação da necrose pode-se usar a dapsona, que parece bloquear a diapedese de polimorfonucleares ao local, restringindo a necrose a pequenos vasos.[16] O uso de corticosteroides é controverso. Na fase da úlcera, o tratamento é cirúrgico, requerendo enxertos cutâneos.

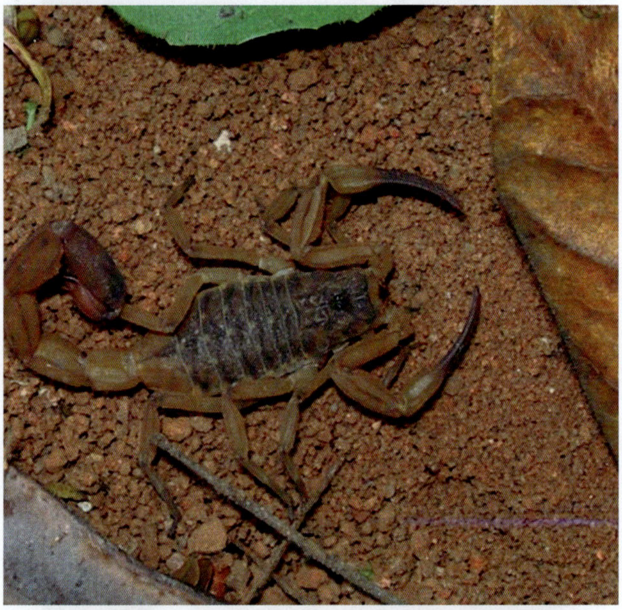

■ **Figura 82.12** Escorpião amarelo (*Tityus serrulatus*).
Fonte: Vidal Haddad Junior, Unesp, SP.

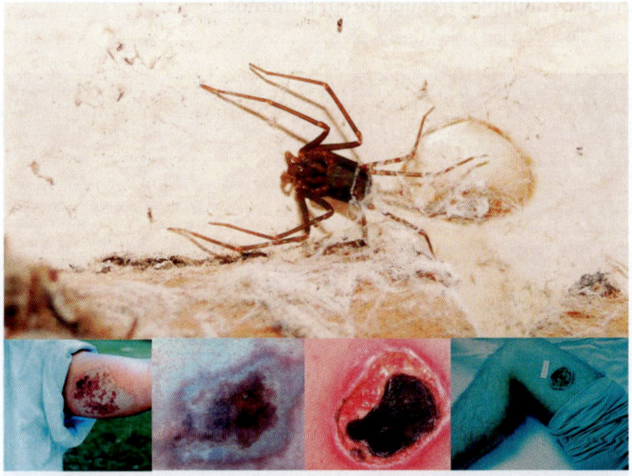

■ **Figura 82.13** Aranha-marrom (*Loxosceles* sp.) e diversas fases da evolução da picada.
Fonte: Vidal Haddad Junior, Unesp, SP; e João Luiz Costa Cardoso, clínica privada, Ubatuba, SP.

Serpentes

Os acidentes por serpentes peçonhentas com repercussões cutâneas no Brasil são causados pelos gêneros *Bothrops* (jararacas, urutus, jararacuçus, cotiaras, caiçacas) e *Lachesis* (surucucu pico-de-jaca). As surucucus restringem-se a áreas de mata fechada e são de difícil observação, sendo os acidentes pouco comuns e mal documentados. As serpentes do gênero *Bothrops*, no entanto, são comuns e responsáveis por cerca de 90% dos acidentes ofídicos registrados anualmente no Brasil (Figuras 82.14 e 82.15).[17,18]

O acidente botrópico causa intensa inflamação e necrose cutânea de intensidade variável, promovidas pelo fator necrosante do veneno (Figura 82.16). Outro fator do veneno, coagulante, promove depleção dos fatores de coagulação e causa hemorragias, que se refletem na pele como equimoses extensas. A extensa necrose e os fenômenos inflamatórios podem causar confusão com erisipelas e celulites. A infecção secundária é um agravante, resultando em extensão da necrose e grandes úlceras no ponto da picada (Figura 82.17). Ocasionalmente, pode ser necessárias amputações, em função da necrose e infecção, especialmente nos dedos.

O soro antibotrópico é o único tratamento efetivo no acidente por este grupo de serpentes. O quadro é classificado em leve, moderado e grave, tendo importância os sinais locais e a incoagulabilidade sanguínea.[19] O número de ampolas do soro antibotrópico varia de 2 a 12, de acordo com a gravidade do quadro.

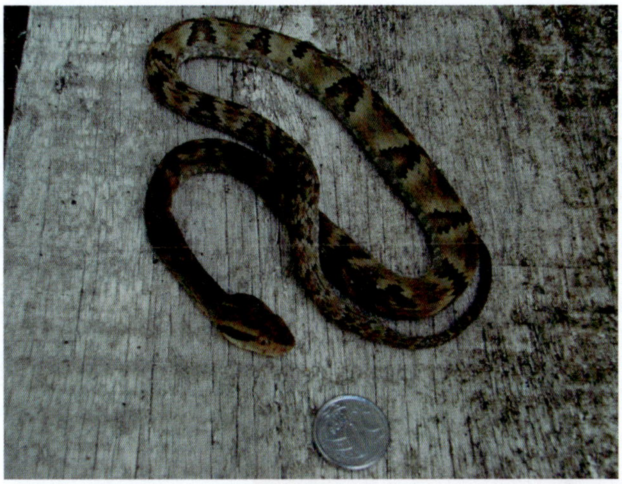

■ **Figura 82.14** Serpente do gênero *Bothrops* (jararaca).
Fonte: Vidal Haddad Junior, Unesp, SP.

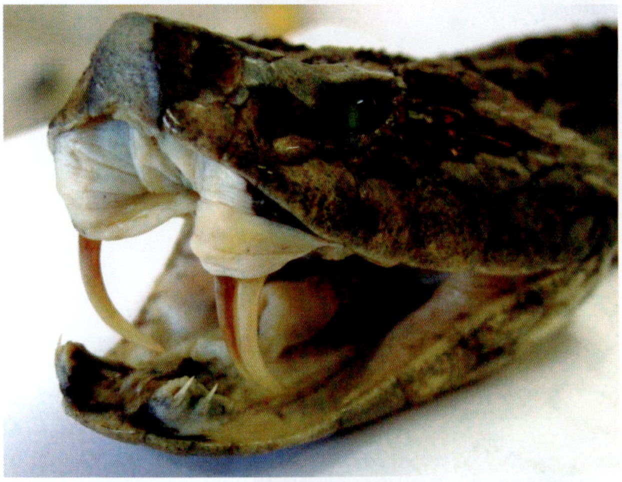

■ **Figura 82.15** Segmento cefálico de *Lachesis muta* (surucucu) mostrando os dentes retráteis da família Viperidae.
Fonte: Vidal Haddad Junior, Unesp, SP.

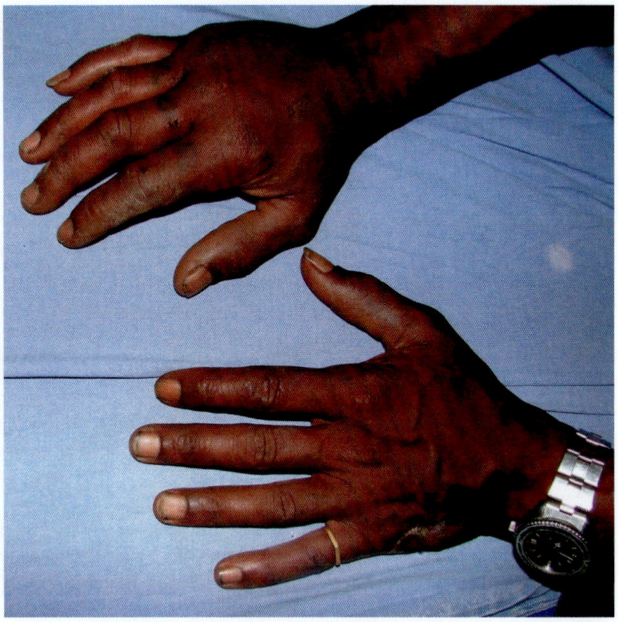

■ **Figura 82.16** Edema e eritema em picada de *Bothrops* (primeiras 3 horas). Notar as marcas da picada no dedo médio.
Fonte: Vidal Haddad Junior, Unesp, SP.

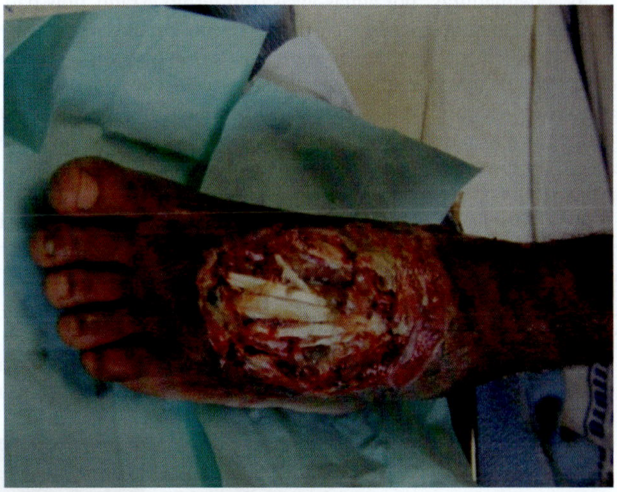

■ **Figura 82.17** Necrose extensa com perda tecidual importante após envenenamento por serpente do gênero *Bothrops*.
Fonte: Vidal Haddad Junior, Unesp, SP.

Cnidários (águas-vivas, caravelas, corais, anêmonas) (Vídeo 82.2)

Estes animais marinhos de estrutura circular simples e vários tentáculos apresentam células de defesa, os cnidócitos (em cujo interior ficam os nematocistos, organelas que ejetam um fino tubo repleto de veneno neurotóxico e necrosante). Um tentáculo tem milhões destas pequenas estruturas e pode causar envenenamentos importantes em seres humanos. O acidente típico provocado por cnidários causa dor intensa imediata, logo no contato com o animal, ainda na água. Também instantaneamente, surgem placas lineares eritematosas entrecruzadas, reproduzindo a forma dos tentáculos (Figura 82.18). Estas placas podem se tornar vesicobolhosas. As lesões são imediatas e extremamente dolorosas, o que auxilia no descarte do maior diagnóstico diferencial da entidade, que é a fitofotomelanose ou fitofotodermatose, também manifestada por lesões lineares de distribuição bizarra, refletindo ação solar em locais expostos a seivas ou sucos de plantas, especialmente frutos cítricos.

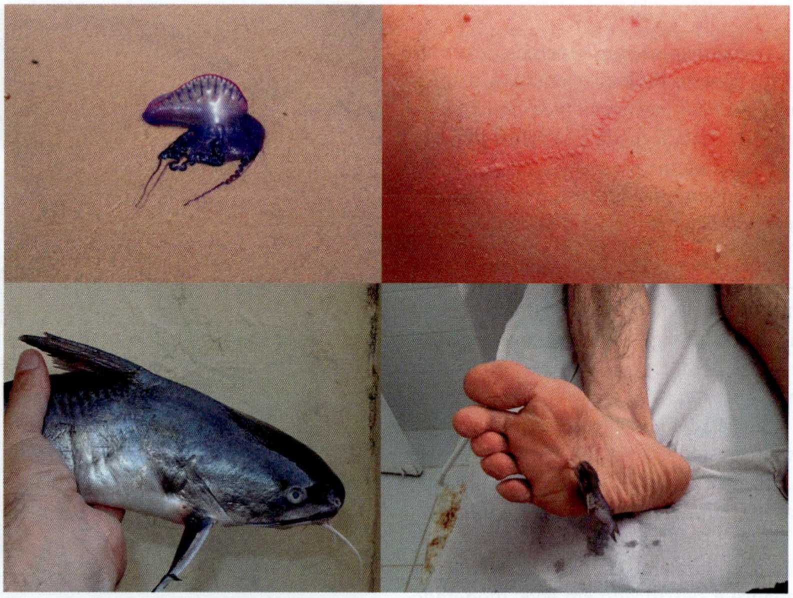

■ **Figura 82.18** Caravela e acidente típico por cnidário. Notar as linhas reproduzindo as "baterias" de nematocistos do tentáculo. Abaixo: acidente causado por bagres.

Fonte: Vidal Haddad Junior, Unesp, SP.

As "queimaduras" por águas-vivas (um termo errado, pois não é uma queimadura que ocorre no acidente, e sim um envenenamento) devem ser medicadas no momento do acidente com compressas de água gelada (evitar água doce, que dispara mais nematocistos por osmose) e banhos de vinagre. A água do mar gelada tem efeito anestésico (a água quente também parece ter, o que justifica a teoria que o efeito anestésico é desencadeado por extremos de temperatura). Compressas ou banhos de vinagre tem a ação de "travar" células peçonhentas aderidas à pele e ainda não disparadas. No hospital, é importante a aplicação de medicação analgésica (dipirona 1 ampola por via intramuscular) para controle da dor.[20-23,25-27]

Ouriços-do-mar (**Vídeo 82.3**)

Algumas espécies podem inocular veneno em seres humanos, mas no Brasil, os acidentes são somente traumáticos, com a penetração das espículas na pele das regiões plantares de banhistas desatentos (Figura 82.19). Os acidentes por ouriços-do-mar compreendem cerca de 50% dos acidentes por animais marinhos nas praias brasileiras e entre estes, os acidentes por ouriços-do-mar preto (*Echinometra lucunter*) correspondem a 90%. O tratamento é a extração das espículas o mais precocemente possível, uma vez que estas, quando retidas, podem trazer complicações como inflamações persistentes, infecções bacterianas e granulomas de corpo estranho tardios, manifestados por nódulos dolorosos no local do acidente. A extração é feita com uso de agulhas de grosso calibre e é um processo difícil, mas necessário, que depende do número de espículas, lembrando que pequenas espículas podem ser expelidas espontaneamente e merecem conduta expectante. Alguns podem ser apenas tatuagens, especialmente quando o acidente é por ouriço-do-mar preto.[21,22]

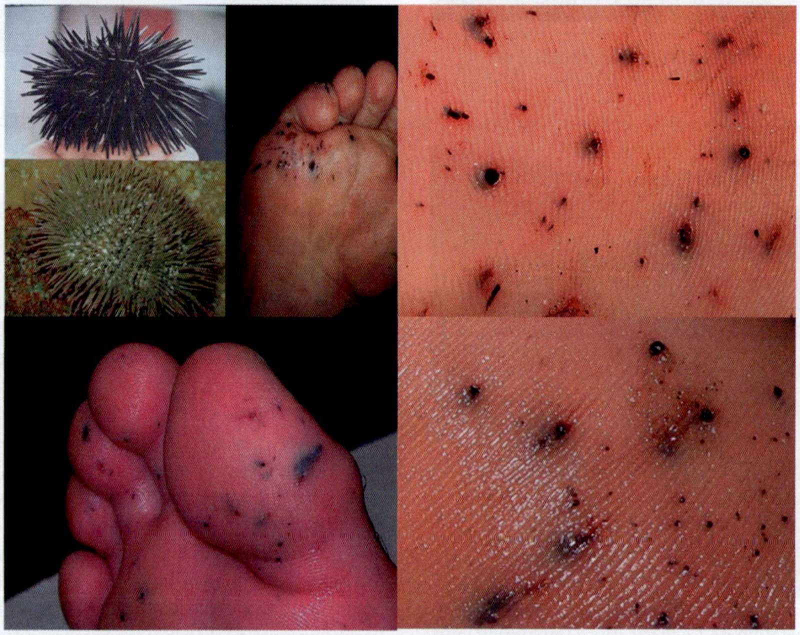

■ **Figura 82.19** Ouriço-do-mar preto (*Echinometra lucunter*), verde (*Lytechinus variegatus*) e espículas nos pés de banhistas.

Fonte: Vidal Haddad Junior, Unesp, SP.

Peixes venenosos

Vários peixes apresentam peçonhas, inoculadas através de raios de nadadeiras, acúleos dorsais e laterais ou ferrões ósseos. A ação farmacológica de todas as peçonhas de peixes se assemelha: ocorre dor intensa por ação neurotóxica, e maior ou menor necrose cutânea, dependente da intensidade do veneno e das infecções secundárias, que se instalam na quase totalidade dos casos. Entre os peixes venenosos brasileiros, podem ser citados os peixes-escorpião ou peixes-pedra (*Scorpaena* sp.), os niquins ou peixes-sapo (*Thalassophryne* sp.), os bagres marinhos e fluviais (famílias Ariidae e Pimelodidae) e as arraias, que também podem ser encontradas em ambientes marinhos e fluviais (Figuras 82.18 a 82.20). Acidentes por arraias e peixes-escorpiões podem ser graves.

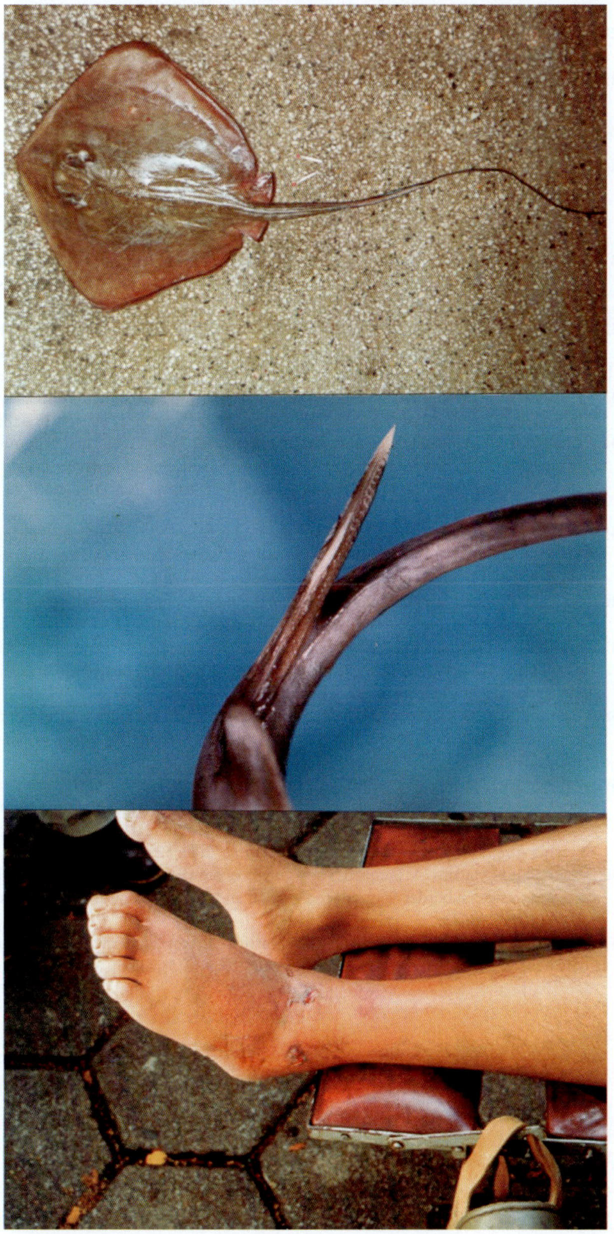

■ **Figura 82.20** Arraia marinha (*Dasyatis* sp.) e acidente em pescador.
Fonte: Vidal Haddad Junior, Unesp, SP.

Nos acidentes por peixes peçonhentos, a dor é intensa e a necrose costuma se estabelecer aproximadamente 24 horas após o acidente.[28-41] Quando acontecem acidentes por arraias, as úlceras resultantes são extensas e de difícil cicatrização e estas úlceras crônicas parecem ser mais frequentes nos acidentes provocados por arraias fluviais (Figuras 82.21 e 82.22).

Em todo acidente agudo por peixe peçonhento é indicada a imersão da extremidade comprometida em água quente, mas tolerável, que promove vasodilatação e desnatura peçonhas, uma vez que estas são termolábeis. As lesões tardias, principalmente as úlceras, são passíveis de intervenção cirúrgica para colocação de retalhos cutâneos.[28-41]

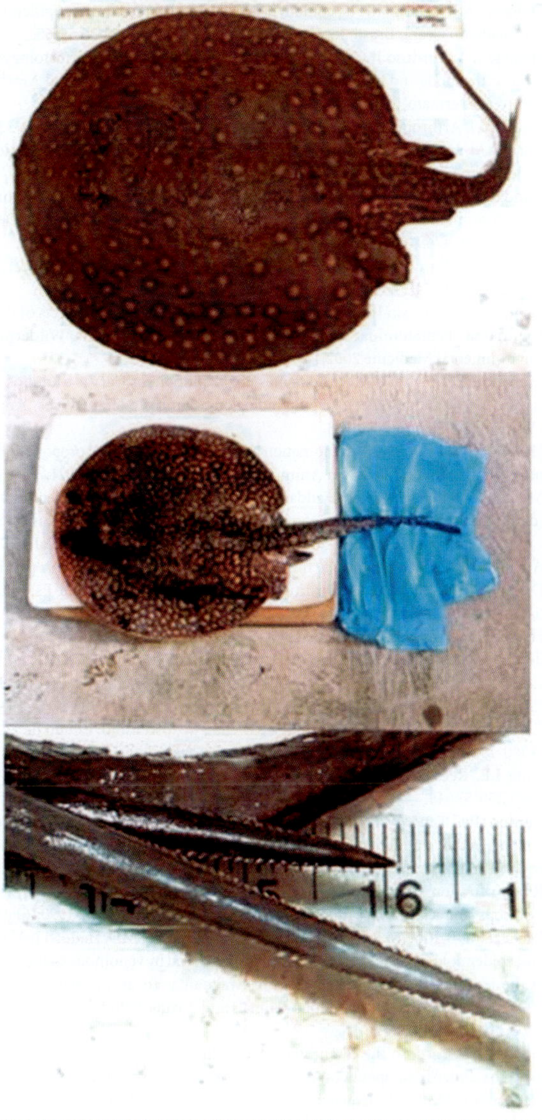

■ **Figura 82.21** Arraias fluviais da família Potamotrygonidae e ferrão caudal.
Fonte: Vidal Haddad Junior, Unesp, SP.

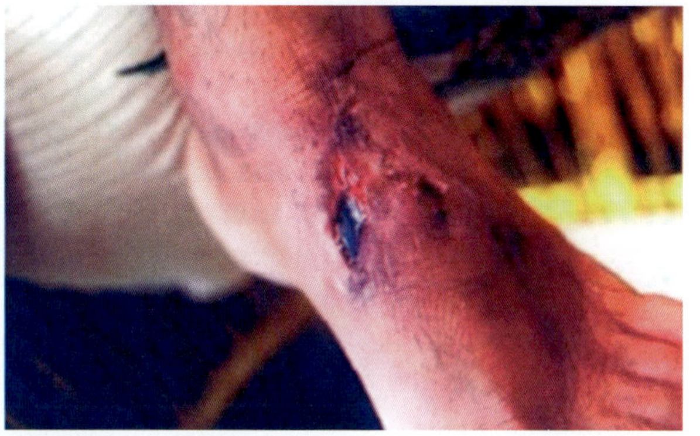

■ **Figura 82.22** Acidente com necrose cutánea após ferroada de arraia fluvial. A necrose é a regra.
Fonte: Vidal Haddad Junior, Unesp, SP.

1. Haddad Jr V, Cardoso JLC, Lupi O, Tyring SK. Brasil. Tropical dermatology: Venomous arthropods and human skin: Part I. Insecta. J Am Acad Dermatol 2012;67(3):331.e1-331.e14.
2. Diógenes MJN. Dermatite de contato pela pederina, estudo clínico e epidemiológico no Estado do Ceará, Brasil. Rev Inst Med trop São Paulo 1994;36:59-65.
3. Haddad Jr V, Cardoso JLC, Lupi O, Tyring SK. Brasil. Tropical dermatology: Venomous arthropods and human skin: Part II. Diplopoda, Chilopoda and Arachnida. J Am Acad Dermatol 2012;67(3):347.e1-347.e9.
4. Goddard J. Arthropods of medical importance. Florida, CRC Press, 1993. 332 p.
5. Carrera M. Insetos de interesse médico e veterinário. Curitiba, Editora da Universidade Federal do Paraná, 1991. 228 p.
6. Haddad Jr V, Cardoso JLC, Rotta O, Eterovic A. Acidentes provocados por Millipede com manifestações dermatológicas: relatos de dois casos. An bras Dermatol 2000;75:471-474.
7. Haddad Jr V, Cardoso JLC. Dermatoses provocadas por animais venenosos. An bras Dermatol 1999;74(5):441-447.
8. Haddad Jr V, Cardoso JLC, Moraes RHP. Skin lesions caused by insects of the order Hemiptera (Pentatomidae): first report of accidents in humans. Wilderness and Environmental Medicine 2002;13:48-50.
9. Cardoso AEC, Haddad JR V. Acidentes por Lepidópteros (larvas e adultos de mariposas): estudo dos aspectos epidemiológicos, clínicos e terapêuticos. Anais bras Dermatol 2005;80 (6):571-578.
10. Haddad Jr V, Lastória JC. Envenomation by caterpillars (erucism): proposal for simple pain relief treatment. J Venom Anim Toxins Incl Trop Dis 2014;20:21.
11. Moreira SC, Lima JC, Silva L, Haddad JR V. Descrição de um surto de lepidopterismo (dermatite associada ao contato com mariposas) entre marinheiros, ocorrido em Salvador, Bahia State). Revista da Sociedade Brasileira de Medicina Tropical 2007;40(5).
12. Amaral MD. Reação cutânea de indivíduos normais à picada de Solenopsis invicta. Dissertação de Bacharelado. Instituto de Biociências, Universidade Estadual Paulista, 1994.
13. Haddad Jr V, Cardoso JLC, França FOS et al. Acidentes por formigas: um problema dermatológico. Anais Brasileiros de Dermatologia 1996;71(6):527-530.
14. Conceição LG, Haddad Jr V, Loures FH. Pustular dermatosis caused by fire ant (Solenopsis invicta) stings in a dog. Veterinary Dermatology 2006;17(6):453-455.
15. Cardoso JLC, França FOS, Eickstedt VRD et al. Loxoscelismo: estudo de 242 casos (1980-1984). Revista da Sociedade Brasileira de Toxicologia 1988;1(1&2):58-60.
16. King LE, Rees RS. Dapsone treatment of a brown recluse spider bite. JAMA 1983;250(5):648.
17. Cardoso JLC, Fan HW, França FOS et al. Randomized comparative trial of three antivenoms in the treatment of envenoming by lance-headed vipers (Bothrops jararaca) in São Paulo, Brazil. Q J Med 1993;86:315-325.
18. Ribeiro LA, Jorge MT. Epidemiologia e quadro clínico dos acidentes por serpentes Bothrops jararaca adultas e filhotes. Rev Inst Med trop São Paulo 32 1990;(6):436-442.
19. Paula Neto JB, Ribeiro RSP, Luz JA, Galvão M, Carvalho SMD, Haddad Jr V. Clinical and epidemiological characteristics of injuries caused by venomous snakes observed at the Hospital for Tropical Diseases of Araguaína, Tocantins State, Brazil, from 1995 to 2000. Journal of Venomous Animals and Toxins including Tropical Diseases 2005;11(4):422-432.
20. Haddad Jr V, Cardoso JLC, França FOS et al. Acidentes provocados por celenterados: aspectos clínicos e tarapêuticos. Anais Brasileiros de Dermatologia 1997;72:206-210.
21. Haddad Jr V. Medical Emergencies caused by aquatic animals: a zoological and clinical guide. Switzerland, Springer Publishers, 2016.
22. Haddad Jr V. Atlas de animais aquáticos perigosos do Brasil: guia médico de identificação e tratamento. São Paulo, Editora Roca, 2000. 145 p.
23. Haddad Jr, V, Cardoso JLC, França FOS et al. Dermatoses por toxinas e venenos animais. In: Sampaio SAP & Rivitti EA. Dermatologia. São Paulo, Artes Médicas, 1998. 1155 p.
24. Nonato EF, Haddad JR V, Malaque CMS. Acidentes provocados por animais aquáticos. In: Veronesi R. Tratado de Infectologia. São Paulo, Atheneu Editora, 1998.
25. Haddad Jr V, Silveira FL, Cardoso JLC, Morandini AC. A report of 49 cases of cnidarian envenoming from southeastern Brazilian coastal waters. Toxicon 40 2002;(10):1445-1450.
26. Marques AC, Haddad Jr V, Migotto AE. Envenomation by a benthic Hydrozoa (Cnidaria): the case of a Nemalecium lighti (Haleciidae). Toxicon 2002;40:213-215.
27. Rosseto AL, Mora JM, Correa PR, Resgalla Junior C, PROENÇA LAO, Silveira FL, Haddad Jr V. Prurido do Traje de Banho: Relato de Seis Casos No Sul do Brasil. Revista da Sociedade Brasileira de Medicina Tropical 40 (1):78-81, 2007.
28. Haddad Jr V. Animais aquáticos de importância médica. Revista da Sociedade Brasileira de Medicina Tropical 2003;36(5):591-597.
29. Haddad Jr V, Martins IA, Makyama HM. Injuries caused by scorpionfishes (Scorpaena plumieri Bloch, 1789 and Scorpaena brasiliensis Cuvier, 1829) in the Southwestern Atlantic Ocean (Brazilian coast): epidemiologic, clinic and therapeutic aspects of 23 stings in humans. Toxicon 2003;42:79-83.
30. Haddad Jr V, Pardal PPO, Cardoso JLC, Martins IA. The venomous toadfish Thalassophryne nattereri (niquim or miquim): report of 43 injuries provoked in fishermen of Salinópolis (Pará State) and Aracaju (Sergipe State). Revista do Instituto de Medicina Tropical de São Paulo 2003;45(4):221-223.
31. Haddad Jr V, Lastória J. Envenenamento causado por um peixe-escorpião (Scorpaena plumieri Bloch, 1789) em um pescador: descrição sobre o tema e relato de um caso. Diagnóstico e Terapêutica 2004;9(1):16-18.
32. Haddad Jr V, Garrone Neto D; Paula Neto JB; Marques FPL; Barbaro KC. Freshwater stingrays: study of epidemiologic, clinic and therapeutic aspects based in 84 envenomings in humans and some enzimatic activities of the venom. Toxicon 2004;43:287-294.
33. Haddad Jr V, Takehara ET, Rodrigues DS, Lastoria JC. Envenenamentos por baiacus (peixes-bola): revisão sobre o tema. Diagnóstico & Tratamento 2004;9(4):183-185.
34. Haddad Jr V. Cutaneous infections and injuries caused by traumatic and venomous animals which occurred in domestic and commercial aquariums in Brazil: a study of 18 cases and an overview of the theme. Anais Brasileiros de Dermatologia 2004;79 (2):157-167.
35. Sazima I, Zuanon J, Haddad Jr V. Puncture Wounds by Driftwood Catfish During Bucket Baths: Local Habits of Riverside People and Fish Natural History in Amazon. Wilderness ad Environmental Medicine 2005;16(4):204-209.
36. Haddad Jr V, Lastoria JC. Acidentes por mandijubas (mandis-amarelos): aspectos clínicos e terapêuticos. Diagnóstico & Tratamento, 2005;10(3):132-133.
37. Haddad Jr V. Ocorrência de arraias da família Potamotrygonidae no rio Paraná e relato da presença no rio Tietê: resultados preliminares. Boletim da Sociedade Brasileira de Ictiologia 2005;78:3-3,
38. Garrone Neto D, Cordeiro R, Haddad Jr V. Acidentes do trabalho em pescadores artesanais da região do Médio Rio Araguaia, Tocantins, Brasil. Cadernos de Saúde Pública 2005;21(3):795-803.
39. Barbaro KC, Lira MS, Malta MB, Soares SL, Santoro ML, Pedroso CM, Antoniazzi MM, Jared C, Cardoso JLC, Garrone Neto D, Haddad Jr V. Comparative studies between secretory cells of sting apparatus and venoms obtained from freshwater and marine stingrays. Memórias do Instituto Butantan, 2006;63:41.
40. Haddad Jr V, Martins IA. Frequency and gravity of human envenomations caused by marine catfish (suborder Siluroidei): a clinical and epidemiological study. Toxicon 2006;47(8):838-843.
41. Haddad Jr V, Lupi O, Lonza JP, Tyring SK, Martins IA. Tropical dermatology: marine and aquatic dermatology. J Am Acad Dermatol 2009;61(5):733-50.

capítulo 83

Luiza Keiko Matsuka Oyafuso • Alessandra Moraes Barros Vieira • Renata Mie Oyama Okajima

Síndrome da Imunodeficiência Adquirida

INTRODUÇÃO

Manifestações cutaneomucosas associadas à infecção pelo vírus da imunodeficiência humana (HIV) ocorrem em quase todos os portadores da infecção, podendo ser a primeira manifestação da infecção pelo HIV em pacientes assintomáticos, mas podem também indicar grau de imunossupressão severa com o aparecimento de infecções sistêmicas ou neoplasias, definidoras da síndrome da imunodeficiência adquirida (sida) (*Acquired Immunodeficiency Disease* – aids) (sida/aids).

A infecção aguda pelo HIV está presente em 40% a 90% dos casos como uma doença sintomática transitória que pode durar semanas a meses, associada a altos níveis de replicação do vírus e a uma resposta imune vírus-específica.

As manifestações inflamatórias cutâneas e infecciosas causam morbidade significante geralmente são atípicas e pouco responsivas às terapêuticas convencionais.[1]

Entretanto, verifica-se declínio das dermatoses relacionadas à infecção pelo HIV com o uso dos antirretrovirais, porém trouxe também um grande número de outras patologias associadas ao seu uso como eventos adversos, aumento do risco de reações medicamentosas e a reconstituição imunológica.[2]

Com relação à medicação antirretroviral TARV (terapia antirretroviral)/HAART (*highly active antiretroviral therapy*), em decorrência do uso crônico, muitos casos de resistência à medicação estão sendo relatados, além da síndrome de lipodistrofia.

A sida/aids é até hoje considerada uma pandemia mundial, com grande impacto socioeconômico, e um dos maiores problemas de saúde pública no Brasil e no mundo.

A taxa de prevalência da infecção pelo HIV, na população de 15 a 49 anos, mantém-se estável no Brasil; em 0,6%, desde 2004, com uma tendência de elevação da taxa de prevalência na população homossexual jovem. A taxa de mortalidade por aids mostra diminuição nos últimos 10 anos.[3] Geograficamente existe uma expansão de casos de aids dos grandes centros urbanos para as médias e pequenas cidades.[4]

As dermatoses associadas à infecção pelo HIV incluem, no extremo inicial, a síndrome retroviral aguda (SRA) ou síndrome mono-*like* e no outro, final, os processos tumorais e infecciosos graves dos estágios avançados da imunodeficiência,[5] acrescidos da síndrome de reconstituição imune, relatada mais recentemente.

Os relatos da fase sintomática precoce eram associados ao aparecimento de lesões associadas às contagens de CD4+, que variavam entre 200 e 500 cel/mm³: leucoplasia oral pilosa, herpes-zóster, candidose oral, psoríase, dermatite seborreica e dermatite atópica.[6] Na atual fase da epidemia, houve diminuição das ocorrências de leucoplasia oral pilosa e de candidose oral, atribuída ao uso da terapia antirretroviral TARV/HAART.

À medida que os níveis de CD4+ diminuem, é favorecido o aparecimento de quadros dermatológicos atípicos e disseminados, como o herpes simples crônico persistente, a criptococose, histoplasmose (formas disseminadas com quadros cutâneos), resistência às drogas e farmacodermias.[7]

A introdução do inibidor de transcriptase reversa análogo de nucleosídeo AZT ou zidovudina deu início à terapia antirretroviral em 1988.[8]

Na 11ª Conferência Mundial de AIDS, em Vancouver (Canadá), em 1996, foi anunciado para a comunidade científica o início da terapia antirretroviral combinada em que os inibidores de protease tinham papel de enorme impacto na recuperação imunológica dos indivíduos com HIV, acarretando aumento do tempo de sobrevida, redução da mortalidade e melhora da qualidade de vida.[9]

Entretanto, ao longo do tratamento antirretroviral efeitos colaterais começaram a surgir como astenia, diarreia, alterações do paladar, leucopenia e o aparecimento de um distúrbio metabólico denominado "síndrome lipodistrófica" (caracterizados por aumento da resistência periférica à insulina, hiperglicemia, aumento dos triglicérides plasmáticos e distribuição anormal da gordura periférica).[10]

A síndrome da reconstituição imunológica é sugerida quando surgem afecções da pele súbitas e inflamatórias e/ou piora de infecções preexistentes na vigência da terapia antirretroviral.[11]

Assim como na população geral, a resistência à meticilina pelo *Staphylococcus aureus* (MRSA) em infecções da pele é um problema em ascensão em portadores da infecção pelo HIV.

A infecção pelo papilomavírus humano (*human papillomavirus* – HPV) ainda é extremamente prevalente assim como a herpes, a sífilis e o sarcoma de Kaposi, apesar da HAART, e as patologias tumorais malignas associadas estão aumentando à medida que aumenta a sobrevida.

Sabemos, porém, que o tratamento antirretroviral não é acessível universalmente e, em muitos países em desenvolvimento (predominantemente na África e Sudeste Asiático), os portadores ainda lutam contra as doenças oportunistas, causa de grande morbidade e mortalidade.

Abordaremos neste capítulo os seguintes temas:

- Epidemiologia.
- Estágios e história natural da doença.
- Manifestações cutaneomucosas associadas ao HIV:
  - de origem neoplásica;

- de origem infecciosa: bacterianas, virais e parasitárias;
- de origem inflamatória.
- Manifestações dermatológicas associadas ao uso dos antirretrovirais.
- Síndrome de reconstituição imune.
- Profilaxia pré-exposição (PrEP) e profilaxia pós-exposição (PEP).

EPIDEMIOLOGIA

A primeira evidência de uma "nova doença associada a homossexuais masculinos" ligada à severa síndrome de imunodeficiência foi relatada, em junho de 1981, pelo Centers for Disease Control (CDC), Estados Unidos; tratava-se de uma pneumonia extremamente rara causada por *P. carinii*. Logo após, o CDC comunicava a ocorrência de um aumento inusitado de casos de sarcoma de Kaposi atingindo 26 jovens homossexuais previamente sadios.[12]

Novos casos começaram a ser relatados em haitianos heterossexuais, usuários de drogas endovenosas (EV) e hemofílicos, sugerindo uma transmissão do tipo da hepatite B, ou seja, por meio do contato sexual e de sangue contaminado.[13,14]

Em maio de 1983, foi isolado o agente infeccioso causador da aids, um retrovírus humano, por pesquisadores do Instituto Pasteur (França) liderados por Luc Montaigner e Barré-Sinoussi[15] (Figura 83.1).

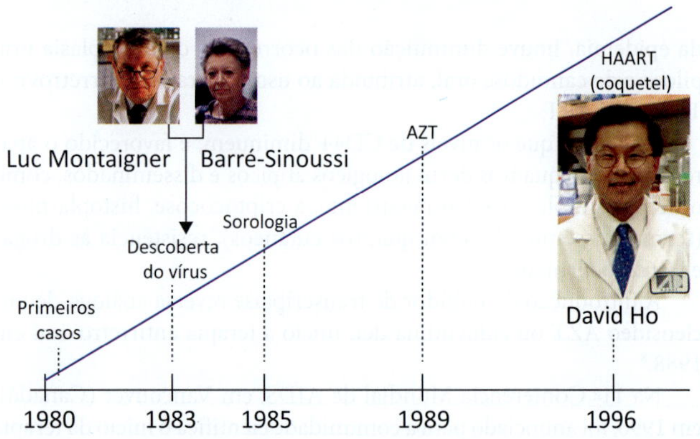

Figura 83.1 Histórico.

A pandemia global da infecção pelo vírus da imunodeficiência humana HIV-1 constitui até hoje um dos maiores desafios da ciência mundial. Expande-se ainda pelo mundo, porém mostra tendência à predominância nas populações carentes, sem distinção de sexo, faixa etária, religião ou etnia. Dados apontam uma estimativa mundial de 39,5 milhões de pessoas infectadas nos cinco continentes e em crianças menores de 15 anos de idade, aproximadamente 2,3 milhões de indivíduos.[16] No continente africano, encontra-se a maioria dos infectados; nesse continente é maior a proporção de casos do sexo feminino (56,5%). A região subsaariana concentra 29,4 milhões dos casos, com prevalência média de 8,8% entre indivíduos com idade de 15 a 49 anos. Na Europa, o padrão de transmissão mostra-se variável e associado aos hábitos homo e bissexuais masculinos; em países como Espanha e Itália, são comuns os casos de contaminação entre usuários de drogas endovenosas.[17] No Brasil, Argentina, Chile, Paraguai e Uruguai, a transmissão sexual é tão importante quanto a disseminação do HIV por meio do uso de drogas injetáveis[18].

No Brasil, os primeiros casos de aids foram identificados no início da década de 1980, sendo inicialmente registrados como a distribuição nos Estados Unidos, ou seja, com predominância entre homossexuais adultos, usuários de drogas injetáveis e hemofílicos.

De 1980 a junho de 2017, foram identificados, no Brasil, 882.810 casos de aids. O País tem registrado, anualmente, uma média de 40 mil novos casos da síndrome nos últimos 5 anos.

A distribuição proporcional dos casos de aids, identificados de 1980 até junho de 2017, mostra uma concentração nas regiões Sudeste e Sul, correspondendo cada qual a 52,3% e 20,1% do total de casos; as regiões Nordeste, Norte e Centro-Oeste correspondem a 15,4%, 6,1% e 6% do total dos casos, respectivamente. Nos últimos 5 anos (2012 a 2016), a região Norte apresentou uma média de 4,2 mil casos ao ano; o Nordeste, 8,8 mil; o Sudeste, 16,3 mil; o Sul, 8,5 mil; e o Centro-Oeste, 2,8 mil).

De 2007 a 2021, foram notificados 381.793 casos de infecção no país, sendo 69,8% dos casos em homens e 30,2% casos em mulheres. A maior incidência de casos (52,9%) foi registrada entre pessoas de 20 a 34 anos.

No Brasil, a política de acesso universal a medicamentos, modelo para muitos países, instituída em 1996, foi decisiva para o decréscimo das cifras de mortalidade. No início dos anos 1990, a relação mulher/homem era de 1:30 e hoje é de 1:2, assim cerca de 58% do total de pacientes com aids no mundo são mulheres. Fato observado também em adolescentes com idades entre 13 e 19 anos, havendo mais casos novos em meninas.[19]

Acredita-se que os usuários de drogas injetáveis tenham sido a ponte principal da transmissão do vírus para o grupo heterossexual, com consequente expansão da epidemia para mulheres, recém-nascidos e adolescentes.[20]

O aparecimento de casos novos em pequenas cidades é denominado "interiorização" da aids, antes concentrada em grandes centros urbanos, além da "pauperização" dos novos casos.[20]

O Programa Conjunto das Nações Unidas sobre HIV/AIDS (UNAIDS/ONUSIDA, na sigla do inglês *Joint United Nations Programme on HIV and AIDS*) desenvolveu uma nova matriz de investimentos em aids. Se a matriz for implementada na íntegra, seriam evitadas pelo menos 12,2 milhões de novas infecções por HIV, incluindo 1,9 milhão de novas infecções em crianças entre 2011 e 2020. Seriam evitados 7,4 milhões de óbitos relacionados à aids entre 2011 e 2020.[21]

Observa-se tendência de aumento na prevalência da infecção pelo HIV nos jovens do sexo masculino, principalmente jovens homossexuais em situação de vulnerabilidade (de 17 a 22 anos de idade).

Mudanças no perfil da epidemia na população geral são percebidas também entre os idosos, sobretudo em relação à transmissão sexual. Neste aspecto, podemos destacar o aumento da atividade sexual entre os idosos. Entre os fatores que podem estar contribuindo para esse novo perfil da epidemia, destacamos dois: a disponibilidade de tecnologia que melhora e prolonga a performance sexual; e a resistência em usar o preservativo.[22]

Passados 30 anos do início da epidemia, no Brasil ela se mantém estável e concentrada em populações em situação de vulnerabilidade.

Alguns dados do UNAIDS:[23]

Estatísticas globais sobre HIV (2021)

- 38,4 milhões de pessoas no mundo viviam com HIV.
- 36,7 milhões pessoas adultas (idade igual ou superior a 15 anos) tinham o vírus.
- 1,7 milhão [1,3 milhão – 2,1 milhões] crianças (de 0 a 14 anos) estavam infectadas.
- 1,5 milhão pessoas se tornaram recém-infectadas por HIV nesse ano.
- 650 mil pessoas morreram por doenças relacionadas à aids nesse ano.
- 28,7 milhões de pessoas estavam acessando a terapia antirretroviral nesse ano.
- 84,2 milhões de pessoas foram infectadas por HIV desde o início da epidemia.
- 40,1 milhões de pessoas morreram por doenças relacionadas à aids desde o início da epidemia.

Pessoas vivendo com HIV

- 54% de todas as pessoas vivendo com HIV eram mulheres e meninas.
- 85% de todas as pessoas vivendo com HIV sabiam do seu *status* para HIV em 2021.
- Cerca de 5,9 milhões de pessoas não sabiam que viviam com HIV em 2021.

Novas infecções por HIV

- As novas infecções por HIV foram reduzidas em 54% desde o pico, em 1996.
- Em 2021, cerca de 1,5 milhão de pessoas foram recém-infectadas pelo HIV em comparação às 3,2 milhões em 1996.
- Desde 2010, novas infecções pelo HIV diminuíram em 32%, de 2,2 milhões para 1,5 milhão em 2021.

Mortes relacionadas à aids

- Houve redução de 68% de mortes relacionadas à aids desde o pico em 2004; e de 52% desde 2010.
- Em 2021, cerca de 650 mil pessoas morreram por doenças relacionadas à aids no mundo, em comparação com 2 milhões de pessoas em 2004 e 1,4 milhão de pessoas em 2010.
- Desde 2010, a mortalidade relacionada à aids se reduziu 57% entre mulheres e meninas e 47% entre homens e meninos.

Mulheres

- Toda semana, cerca de 4.900 mulheres jovens de 15 a 24 anos são infectadas por HIV.
- Na África Subsaariana, seis em cada sete novas infecções entre adolescentes com idade de 15 a 24 anos são entre meninas. Meninas e mulheres jovens de 15 a 24 anos têm 2 vezes mais probabilidade de viver com HIV do que os homens jovens.
- Na África Subsaariana, mulheres e meninas correspondem a 63% de todas as pessoas recém-infectadas por HIV em 2021.

Aids no Brasil

A epidemia é considerada controlada no Brasil, com uma taxa de cerca de 39 mil novos casos ao ano. Quatro a seis a cada mil pessoas são portadoras do vírus no País, resultando em um total de mais de 1 milhão de pessoas, segundo estimativa do Ministério da Saúde.

Em contrapartida à taxa constante de novos casos, a taxa de soropositividade em jovens (15 a 24 anos) está aumentando a 50% em 6 anos, talvez por essa nova geração ter tido menos contato com o que a aids já causou.

A taxa de mortalidade no País caiu cerca de 10% na última década por conta do tratamento oferecido pelo Sistema Único de Saúde (SUS), sendo o Brasil considerado pioneiro na distribuição dos antirretrovirais. A recomendação da Organização das Nações Unidas (ONU) é que o tratamento deve ser iniciado assim que feito o diagnóstico, independentemente da carga viral ou do estado de saúde da pessoa, para evitar o desenvolvimento da doença mais grave e reduzir o risco de transmissão.

Estamos em uma nova fase da epidemia, em que o maior número de casos novos corresponde a heterossexuais (67,5% em 2012, 58% dos quais eram mulheres).

Atualmente não se fala mais em grupo de risco, mas sim em comportamento de risco, como a relação sexual sem preservativo.

Em uma pesquisa, um terço dos jovens admitiu não usar o preservativo nunca ou quase nunca, e poucos tinham conhecimento da profilaxia pós-exposição, que já se encontra disponível no Brasil e pode ser administrada até 72 horas após a exposição a uma situação de alto risco para contrair o HIV.

A transmissão vertical, da mãe para o filho, seja na gestação, parto ou amamentação, ainda é uma importante fonte de contaminação, apesar de altamente evitável (probabilidade de 2% se tomadas todas as medidas de prevenção).

Estima-se que 960 mil pessoas viviam com HIV no Brasil em 2021. O relatório anual de 2022 do UNAIDS, mostra que a estimativa da prevalência de pessoas que vivem com o vírus no Brasil dobrou nos últimos 20 anos.[24,25]

ESTÁGIOS E HISTÓRIA NATURAL DA DOENÇA

A descoberta do HIV completou 30 anos em 2013, desde sua identificação e primeiro relato por Luc Montaigner e Barré-Sinoussi, da equipe do Instituto Pasteur, Paris (1983).

Dois anos depois, em 1985, disponibilizou-se o diagnóstico sorológico e, apesar da ausência de cura da infecção, houve uma drástica mudança quanto à sobrevida dos infectados pelo HIV desde o início do tratamento com o primeiro antirretroviral, em 1987, até a combinação de tratamentos conhecida como HAART em 19965.[26,27]

O vírus HIV pertence à subfamília dos lentivírus dos retrovírus humanos. Visualizado à microscopia eletrônica, apresenta-se com formato esférico, com um nucleocapsídeo (core) cilíndrico, formado por uma capa proteica envolvendo o material genético: uma fita dupla de ácido nucleico (RNA) que compõe o genoma viral. As enzimas associadas ao RNA são a transcriptase reversa, a integrase e a protease. Apresenta ainda um envelope lipoglicoproteico que envolve o nucleocapsídeo (Figura 83.2).

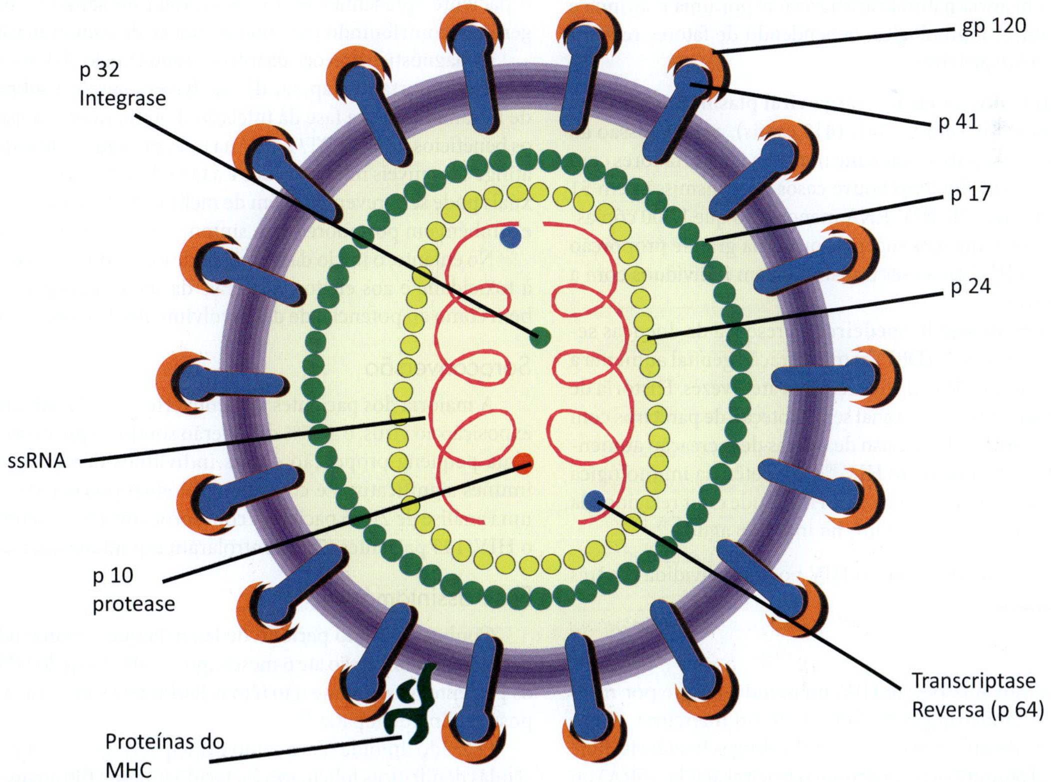

■ **Figura 83.2** Estrutura do vírus HIV.

São encontrados dois tipos de HIV, o HIV-1, isolado em 1983, que é o mais comumente encontrado e predominante no Brasil e o HIV-2, isolado em 1985, restrito ao continente africano. Apresentam semelhança genética em aproximadamente 45%, justificando reação cruzada nos testes sorológicos.

O ciclo do HIV na célula humana envolve a infecção das células e consequente multiplicação com a interação das glicoproteínas do envelope viral (gp 120) com os receptores (CD4+) encontrados nas membranas das células hospedeiras.

As principais células-alvo do HIV são os linfócitos-T auxiliares (T-*helper*, que apresentam elevadas concentrações dessas moléculas. Porém, além dos linfócitos, outras células podem ser infectadas, como as da linhagem monocítica macrofágica, incluindo a micróglia do sistema nervoso central (SNC), as células foliculares dos linfonodos e as células de Langerhans na pele.

Os receptores de quimiocinas como o CXCR4 (CD 184) e CCR5 (CD 195), presentes também na superfície das células hospedeiras, sugerem que indivíduos podem ser mais ou menos suscetíveis à infecção pelo HIV dependendo da expressão desses correceptores.[21]

O CCR5 é considerado o correceptor mais importante para a infecção das cepas de HIV-1 mais comumente transmitidas.[22] Como a maioria dos vírus prefere a entrada pelo CCR5, a ausência congênita pode oferecer proteção significante contra a infecção (Figura 83.3).

Fatores genéticos também influenciam a transmissão e o tipo de vírus transmitido. Estudos realizados nos Estados Unidos e na Europa com o subtipo B do HIV-1 indicam que a maioria das infecções agudas é mediada por vírus R5 (aquele que usa o CCR5 como correceptor de entrada).

A história natural da infecção pelo HIV continua sendo fundamental para a classificação da doença, desde o diagnóstico da infecção pelo HIV até o estágio de doença, apesar do tratamento antirretroviral.

Assim, na ausência de medicamentos antirretrovirais ou na presença de esquemas não efetivos (monoterapia ou terapia combinada com cepas resistentes), o tempo médio de progressão da fase da infecção pelo vírus até a fase sintomática com aids é de aproximadamente 10 a 11 anos em países desenvolvidos[27] (Figura 83.4).

A evolução da história natural caracteriza-se por uma contínua e progressiva deficiência imunológica, dependendo de fatores relacionados ao vírus e ao hospedeiro:

1. **Fatores relacionados ao vírus – carga viral plasmática do HIV:** em estudo prospectivo em Uganda (415 casais), a transmissão ao parceiro sexual foi significativamente mais alta em portadores com média de carga viral alta. Não houve casos de transmissão em 51 indivíduos com níveis de HIV-RNA menores do que 1.500 cópias/mL.[28] Modelos matemáticos sugerem que uma grande proporção da infecção pelo HIV possa ser transmitida em indivíduos com a infecção primária.[29]
2. **Fatores relacionados ao hospedeiro:** a presença de doenças sexualmente transmissíveis (DST) com ulceração genital aumenta a probabilidade de aquisição da infecção em até 2 vezes. História de muitos parceiros sexuais, sexo anal sem proteção de parceiros com desconhecido *status* de HIV e uso de drogas de recreação aumentam o risco de transmissão do HIV.[30] Competência imunológica do hospedeiro relacionada a alelos de HLA pode estar relacionada à resposta primária do hospedeiro na infecção aguda.[31]

Para fins didáticos, a infecção pelo HIV pode ser dividida em três fases, descritas a seguir.

Fase aguda

A maioria das transmissões do HIV, no mundo, ocorre por meio de relações sexuais (mucosa genital/sobretudo no intercurso anal), embora haja relatos de infeção vias sexo oral e drogas injetáveis, hoje menos frequentes. Denominada "síndrome retroviral aguda" (SRA) ou "síndrome da soroconversão", "síndrome mono-*like*" ou ainda "infecção primária ou aguda".

A ocorrência é facilitada pela quebra da barreira mucosa ou pelo processo inflamatório, como as úlceras genitais, cervicite e lesões de infecções sexualmente transmissíveis (IST) como a sífilis, considerada facilitadora da infecção pelo HIV.

A sífilis está presente em 40% a 90% dos casos como uma doença sintomática transitória da infecção primária pelo HIV. Pode ocorrer 2 a 4 semanas após a exposição ao vírus, podendo ter a duração de dias até 10 semanas, com média de 15 dias.[32,33] A presença de sintomas nesta fase e uma duração prolongada (> 14 dias) parecem correlacionar-se com a progressão mais rápida para aids.[28,34]

Aproximadamente 90% dos casos de SRA deixam de ser diagnosticados em decorrência do baixo índice de suspeição e dos sintomas não específicos, apesar de 50% a 90% dos pacientes apresentarem algum sintoma durante a infecção primária pelo HIV.[35]

As manifestações clínicas podem assemelhar-se à mononucleose (síndrome mono-*like*) até meningoencefalite asséptica e síndrome de Guillain-Barré.[36]

Os sinais e sintomas mais comuns são: febre; mialgia; *rash* cutâneo (exantema da soroconversão); fadiga; perda de peso; linfadenopatia; artralgia; cefaleia; diarreia; hipotensão postural; úlceras em mucosas oral, genital ou retal.[37]

O *rash* cutâneo inicia-se 48 a 72 horas após episódio de febre e persiste por 5 a 8 dias. Atinge o tórax, região cervical, face e extremidades, podendo incluir região palmar e plantar. Clinicamente, as lesões apresentam-se como máculas ou maculopápulas arredondadas, bem delimitadas, róseo-avermelhadas, medindo cerca de 5 a 10 mm.[38] Lesões vesiculares, pustulares ou erupções urticariformes já foram relatadas.[39,40]

O diagnóstico da SRA pode ser feito a partir das manifestações clínicas compatíveis, teste enzimaimunoensaio (do tipo ELISA) não reagente, *Western Blot* não reagente ou inconclusivo e o teste de reação em cadeia da polimerase (PCR) ou pesquisa de antígeno p24 positiva. A sensibilidade da pesquisa do antígeno p24 é de 88% na infecção primária, enquanto a especificidade é de 100%, já a pesquisa da PCR mostrou sensibilidade de 100% e especificidade de 97%.[41]

A realização do diagnóstico da SRA diminui a transmissão do HIV a partir de programas de aconselhamento e prevenção, pois nesta fase o paciente apresenta carga viral elevada no sangue e nas secreções genitais, contribuindo com maior chance de contaminação.[42,43]

O diagnóstico precoce da infecção aguda pelo HIV tem implicações clínicas importantes, apesar de não haver consenso sobre a indicação de tratamento nesta fase da infecção. Porém, muitos autores apontam os benefícios da HAART/TARV na infecção aguda, quando a caga viral atinge seus níveis mais elevados e a taxa de infecção entre parceiros sexuais pode ser prevenida, além de melhorar a função imune-específica e também em portadores com sintomas graves da infecção aguda.[44]

No entanto, o início da terapia pode expor precocemente o paciente à toxicidade e aos efeitos colaterais da medicação por maior tempo, bem como ao potencial de desenvolvimento de resistência às drogas.[45]

Soroconversão

A maioria dos pacientes soroconverte entre 4 e 10 semanas após a exposição ao vírus, e ≥ 95% deles terão sorologia positiva em 6 meses.[46] Uma pequena proporção desses indivíduos demonstram respostas imunes significativas e controle virológico precoce da infecção. Em uma análise de 2.176 pacientes com soroconversão documentada para o HIV, 145 pacientes (7%) controlaram espontaneamente a viremia.[29]

Fase assintomática

Conhecida como período de latência que compreende o período desde a soroconversão até 6 meses após a infecção pelo HIV. Nesta fase, os pacientes geralmente não têm achados ao exame físico, exceto uma possível linfadenopatia.[30]

O tecido linfoide serve como principal reservatório para o HIV. As células dendríticas foliculares do tecido linfoide filtram os vírus livres e infectam as células T CD4+. A carga viral nas células mononucleares do sangue periférico é relativamente baixa neste período. Estudos clínicos

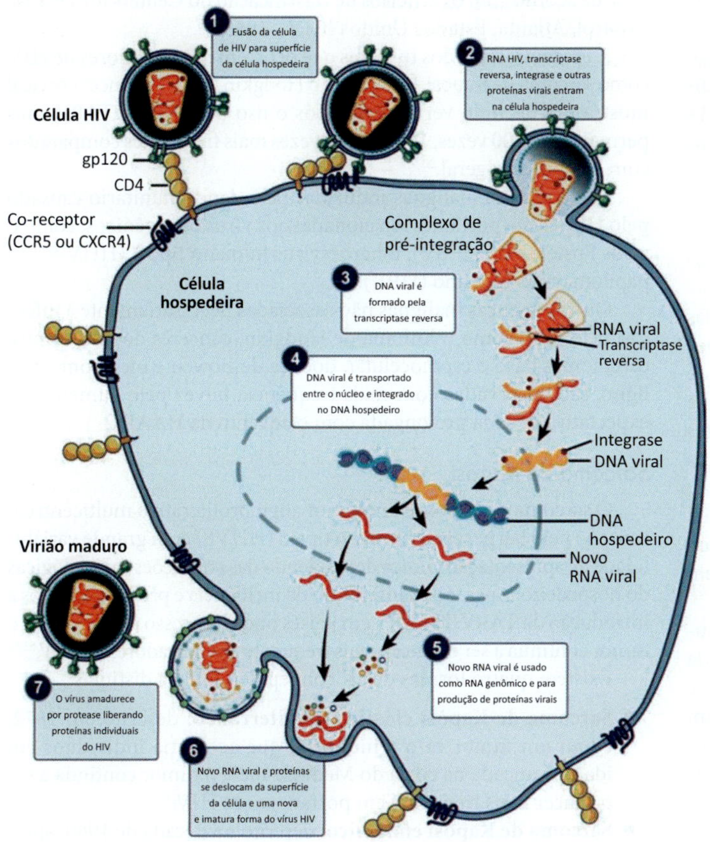

1. Etapa inicial, glicoproteína gp120 adere ao receptor CD4 e ao correceptor (CCR5 ou CXCR4) na superfície da célula CD4
2. Depois da entrada, o vírus RNA transcreve em vírus DNA de cadeia dupla na presença da enzima transcriptase reversa
3. Essa cadeia dupla é transportada para o núcleo da célula na presença da enzima integrase e permite a integração na célula hospedeira no genoma do hospedeiro e inicia a formação do pró-vírus, poliproteínas
4. Transformação dessas poliproteínas que se dividem e formam os virions infectantes. A enzima protease é o elemento-chave de todo esse processo

■ **Figura 83.3** Esquema da entrada do vírus HIV na célula hospedeira.

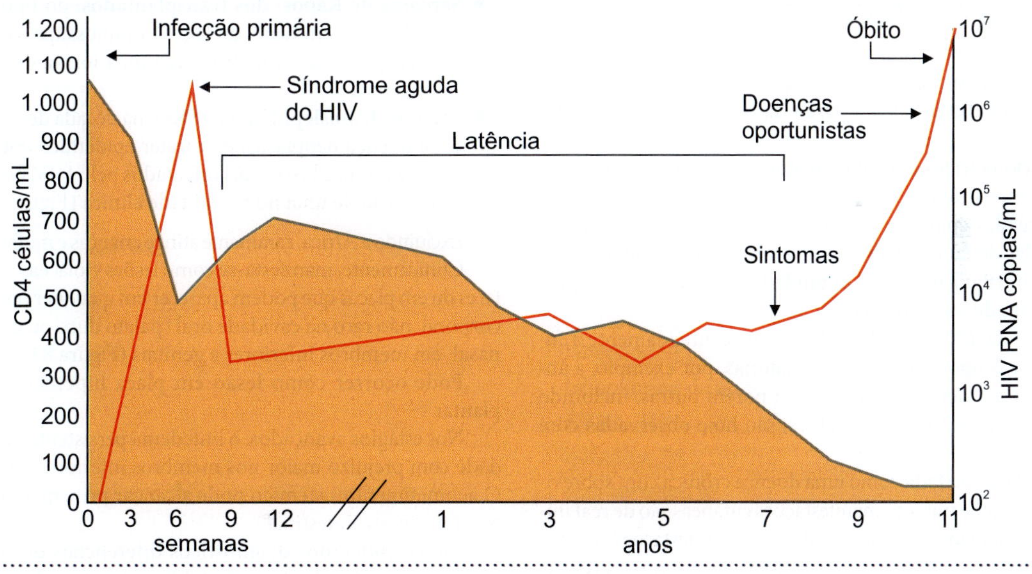

■ **Figura 83.4** História natural da infecção pelo HIV.

Fonte: Adaptada de Fauci et al., Ann Intern Med 124:654-663, 1996.

mostram uma considerável variação entre os pacientes no que se refere à contagem de células CD4+ e carga viral durante este período.[31]

A carga viral se estabiliza em 6 meses e, muitas vezes, permanece no mesmo nível, ou aumenta lentamente (0,15%/semana, em uma série) durante alguns anos, na ausência de terapia antirretroviral.[47]

Este *set point* da carga viral e da contagem de CD4+ se correlaciona com o prognóstico.[47,48]

A carga viral é o mais importante preditor de progressão da doença em estágios iniciais da infecção pelo HIV, enquanto a contagem de CD4+ é um prognosticador importante na fase tardia da doença.[35]

Alguns pacientes se mantêm com altos níveis de contagem de células T CD4+ e assintomáticos mesmo sem tratamento antirretroviral por vários anos. São denominados "não progressores crônicos".[49]

Fase sintomática

Pode ser precoce ou tardia.

Fase sintomática precoce

No início da pandemia, esta fase, caracterizada por processos infecciosos não definidores da síndrome, era denominada "complexo relacionado à aids" (ARC), termo hoje pouco usado.

Sua duração é bastante variável e inclui a presença de sinais e de sintomas inespecíficos (perda de peso, astenia, diarreia, mialgias), assim como processos infecciosos de menor gravidade concomitantes ou não aos sintomas inespecíficos (leucoplasia pilosa, herpes simples, candidose oral). Com relação aos aspectos laboratoriais, nesta fase o CD4+ já se encontra abaixo de 500 células/mm^3 e observam-se elevação mais evidente da carga viral e queda dos níveis de CD4+.

Fase sintomática tardia

Denominada "infecção avançada pelo HIV", é a fase da aids propriamente dita.

Caracterizada pela instalação das doenças oportunistas e neoplasias definidoras da aids. As doenças oportunistas podem ser causadas por bactérias, vírus, fungos e protozoários, causando graus variáveis de morbidade de acordo com o estado do sistema imunológico do paciente e com a gravidade do quadro, resultando no óbito do paciente antes que haja tempo de se iniciar a terapia antirretroviral. Essas doenças oportunistas são, muitas vezes, marcadores da infecção pelo HIV.

O tempo médio entre o início da imunossupressão grave (definida como uma contagem de células CD4+ abaixo de 200 células/mm^3) para um diagnóstico de aids é de 12 a 18 meses em pessoas que não recebem tratamento antirretroviral.[36]

Verificou-se que, mesmo nesta fase, o uso dos antirretrovirais mudou significativamente a morbidade e a mortalidade dos portadores da infecção pelo HIV. A resistência aos medicamentos antirretrovirais e a outros mecanismos ainda não definidos faz a infecção evoluir, assim a carga viral se eleva e a contagem de CD4+ diminui de maneira progressiva e, nos estágios mais avançados, esta chega a valores abaixo de 50 células/mm^3, quando, muitas vezes, o paciente não responde mais a nenhuma terapia contra a infecção oportunista ou neoplasias.

■ MANIFESTAÇÕES CUTANEOMUCOSAS ASSOCIADAS À INFECÇÃO PELO HIV

Fatores predisponentes às manifestações dermatológicas em geral estão relacionadas à neutropenia, à disfunção e à perda da imunidade celular; à deficiência humoral; e à perda da barreira anatômica das mucosas e da pele.

Estudos morfométricos e de imunohistoquímica em pele de portadores de HIV demonstraram uma epiderme mais fina, menor número de camada de células epiteliais e de diâmetro menor, além de baixo número de células de Langerhans e muitas vezes disfuncionais. Esses dados podem contribuir para uma imunidade local diminuída e para o desenvolvimento de lesões de pele.[37]

A introdução da TARV/HAART diminuiu acentuadamente a incidência de doenças oportunistas e inflamatórias, por exemplo, a angiomatose bacilar e a dermatite seborreica; porém outras, incluindo herpes-zóster, dermatofitoses e foliculites, são hoje observadas com mais frequência.

AIDS é hoje caracterizada como uma doença crônica com sobrevida maior, e reconhecer e tratar as manifestações cutâneas são de real importância para a qualidade de vida, além de essas manifestações se constituírem em marcadores da progressão da doença e imunossupressão.

De origem neoplásica

A incidência e o curso clínico das neoplasias são alteradas no contexto da associação com a infecção pelo HIV. O mecanismo da prevalência dessas neoplasias não é completamente elucidado, porém a disfunção da imunidade celular, a suscetibilidade aos vírus oncogênicos, a expressão das citocinas Th2 e a presença das proteínas do HIV conhecidas como promotoras de oncogênese poderiam contribuir para esse entendimento.

Sarcoma de Kaposi, linfomas, carcinomas do cérvix

O sarcoma de Kaposi, o linfoma não Hodgkin de células B e o carcinoma invasivo do cérvix uterino foram incluídos como definidores de aids, de acordo com os critérios de classificação do Centers for Disease Control, Atlanta, Estados Unidos (CDC, 1985).[38]

A epidemiologia dos tumores que ocorrem em portadores de HIV como sarcoma de Kaposi, linfoma não Hodgkin (LNH) e câncer cervical mostra um declínio vertiginoso após o uso de HAART/TARV, mas permanecem 800 vezes, 10 vezes e 4 vezes mais frequentes comparados com a população geral.[50]

As neoplasias malignas induzidas pelo dano imunitário causado pelo HIV estão, portanto, relacionadas aos vírus oncogênicos, como o vírus Epstein-Baar (EBV), o herpesvírus humano tipo 8 (HHV-8) e o papilomavírus humano (HPV).

Outras doenças malignas não associadas necessariamente à infecção pelo HIV, como o linfoma de Hodgkin, cânceres do reto e ânus, carcinomas baso e espinocelular, doença de Bowen e melanoma maligno, são observadas com mais frequência talvez pelo aumento da expectativa de vida prolongada com o advento da HAART.

Sarcoma de Kaposi

O sarcoma de Kaposi é um tumor angioproliferativo multicêntrico causado pelo herpesvírus humano tipo 8 (HHV8) com grande variabilidade de apresentação clínica dependendo das condições imunológicas do hospedeiro. Apesar da diminuição da incidência e prevalência após a introdução da TARV/HAART em países onde há acesso à medicação, o tumor continua a ser o câncer mais frequente em portadores de HIV.[51,52]

Existem quatro formas de SK com epidemiologia distintas:

- **Sarcoma de Kaposi clássico mediterrâneo:** descrito em 1872, como um tumor raro e indolente que acometia indivíduos em idade avançada na costa do Mediterrâneo; o tumor continua a ser o câncer mais frequente em portadores de HIV.[53]
- **Sarcoma de Kaposi endêmico:** descrito na década de 1960, apresenta-se de maneira mais agressiva e acomete adultos jovens e crianças de maneira endêmica na África Central.[39,53]
- **Sarcoma de Kaposi dos transplantados:** do tipo clássico na década de 1970, em razão do uso de imunossupressores nos pacientes transplantados, foi observada uma forma de SK denominada "iatrogênica".
- **Sarcoma kaposiepidêmico (SKe):** na década de 1980, surgiu como nova doença neoplásica de caráter epidêmico entre homens com hábitos homo e bissexuais infectados pelo HIV, contribuindo para a descrição de uma nova entidade clínica (Figura 83.3).

Excluindo a África, raramente atinge crianças e mulheres com HIV.[41,54]

Clinicamente, manifesta-se como lesões violáceas maculosas, nodulares ou em placas que podem aparecer em qualquer ponto da superfície corporal, não raro na cavidade oral (palato duro ou gengiva) na ponta nasal, em membros inferiores e genitais (Figura 83.5 A e B).

Pode ocorrer como lesão em placa hiperceratósica na região plantar.[52,55,56]

Nos estágios avançados, o linfedema persistente ocasiona deformidade com prejuízo maior nos membros inferiores e região inguinal.[42] O acometimento sistêmico pode alcançar principalmente o pulmão e o sistema gastrointestinal.

São considerados diagnósticos diferenciais do SK associado ao HIV a angiomatose bacilar, sífilis, hiperpigmentação pós-inflamatória, líquen plano e melanoma.[55]

Em 1994, Chang e colaboradores identificaram o agente causal, um gama-herpesvírus, denominado hoje "herpesvírus humano tipo 8" (HHV-8) ou "sarcoma de Kaposi associado ao herpes-vírus" (LSHV, do inglês *KS associated herpes virus*). Transmitido por via sexual, comumente pela rota fecal-oral, sêmen e sangue contaminado.[57]

Atualmente, admite-se que o HHV-8 seja agente causal das quatro formas epidemiológicas de SK. O HHV-8 é um gamavírus presente em mais de 95% de lesões de SK, independentemente do tipo de SK e pode estar associado também a algumas doenças linfoproliferativas.[43,44]

O risco de acometimento pelo SK é maior em homens homo e bissexuais infectados por HIV, em comparação com usuários de drogas intravenosas ilícitas, hemofílicos e mulheres, associado à difusão sexual

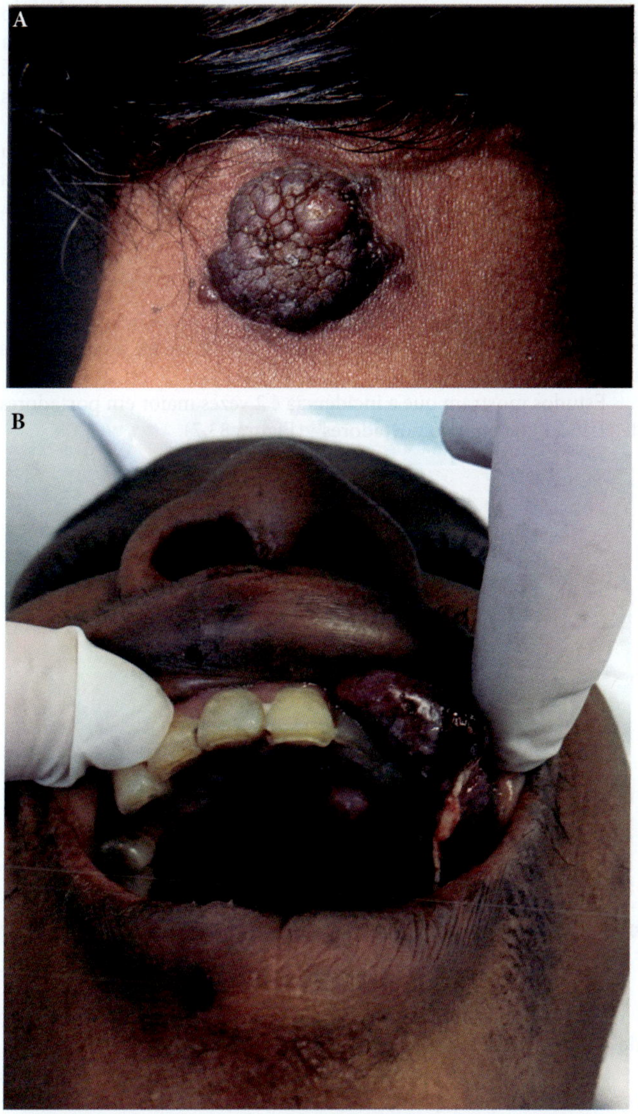

■ **Figura 83.5** Sarcoma de Kaposi em: **(A)** Pele. **(B)** Mucosa oral.

do HHV-8, acometendo os suscetíveis; além dessas condições, há fatores genéticos e ambientais envolvidos no risco de acometimento pelo SK.

Até o momento, já foram detectados segmentos do DNA do HHV-8 em vários fluidos biológicos (saliva, urina, sêmen, sangue) relacionados a vias de transmissão viral, sugerindo transmissão sexual e oral, apesar de não estarem bem definido.[45,58]

Existem três aspectos histológicos do SK – angiogênese, proliferação de células e inflamação. À medida que o tumor passa da forma maculopapular para a forma neoplásica nodular, existe uma transição histológica de um padrão angiogênico para um aumento da celularidade de células consideradas características do SK denominada *spindle-like cell* (células fusiformes, células mais características da fase tumoral).[58]

Assim o SK, apesar de redução significativa após a introdução dos antirretrovirais, continua a ser ainda de grandes morbidade e mortalidade, especialmente na região subsaariana na África.[59]

O tratamento antirretroviral representa o tratamento de escolha para tumores limitados à pele e resulta em com significativa redução do tumor.

Em casos de progressão do tumor e/ou de envolvimento visceral, drogas sistêmicas são preconizadas como *liposomal anthracyclines pegylated liposomal doxorubicin* (PLD) e *daunorubicin citrate liposome* (DNX), a combinação *adriamycin-bleomycin-vincristine* (ABV) e *bleomycin-vincristine* (BV).

A escolha do tratamento adequado ao SKe depende de cada caso (apresentação, localização e extensão). Ocasionalmente, a bleomicina é utilizada sob a forma intralesional (nas lesões em mucosa oral).

Outros recursos, a exemplo da terapêutica adicional como radioterapia, laserterapia e crioterapia, são preconizados.[60]

A supressão da replicação do HIV em decorrência do tratamento antirretroviral combinado provocou declínio substancial da incidência do SK no Ocidente.[61] Estudos recentes mostraram negatividade da presença de segmentos genômicos do HHV-8 no sangue periférico de pacientes com SKe submetidos à terapia HAART.[62]

A HAART/TARV mudou decisivamente a evolução clínica do SKe com perspectivas de melhora da qualidade de vida dos pacientes.[63,64]

Em época de HAART/TARV, a ocorrência de SK é mais comum em pacientes não diagnosticados, não tratados e pacientes que estão com resistência à terapia, podendo aparecer naquela paciente com perda progressiva da imunidade.[65]

Linfomas

O estado de imunodeficiência geralmente aumenta a suscetibilidade para a ocorrência de tumores como resultado da reduzida imunovigilância, o que aumenta a chance da atuação oncogênica. Evidências recentes indicam que o HIV contribui para a linfomagênese agindo diretamente nos linfócitos B. Linfomas continuam a ser a causa mais frequente de óbito nas doenças tumorais.[66]

Os linfomas não Hodgkin (LNH) de células B estão associados ao HIV desde o início da pandemia de aids e o EBV aparece como cofator importante.[67]

A participação do EBV na patogênese dos linfomas é atribuída à ação de diferentes fatores como perda da vigilância, alterações genéticas e a concomitância dos dois vírus (HIV e EBV). O linfoma cutâneo de células B é uma desordem linfoproliferativa de células neoplásicas B da pele com apresentação clínica bem variada. Em geral, são caracterizadas como placas, nódulos ou lesões ulceradas.

A pele é um dos lugares mais afetados do linfoma extranodal em pacientes com aids. Somente recentemente a existência do linfoma de células B com apresentação clínica na pele sem evidência de envolvimento extracutâneo foi aceito como primário. Ele pode ser imunoblástico, plasmablástico ou, ainda, um linfoma de Burkitt.

Na fase inicial, o LNH de células B caracteriza-se por linfoadenopatia assimétrica e comprometimento da orofaringe.[68] As taxas de incidência dos LNH primários do sistema nervoso central (SNC), nos Estados Unidos, aumentaram desde o início da pandemia de aids e passaram a declinar em meados dos anos 1990, à exceção da doença no grupo de pacientes com 60 anos ou mais, considerados de alto risco para LNH primário do SNC.[69]

O prognóstico dos indivíduos com HIV e LNH pode melhorar com a introdução de esquemas HAART.[70]

A expectativa de vida prolongada após o advento da HAART permitiu observar o aparecimento de outras neoplasias como o linfoma de Hodgkin (LH), apesar de não ser reconhecido pelo CDC como um tumor associado ao HIV, há relatos de associação do EBV nas células de Reed-Sternberg.[71]

Embora o risco de aparecimento de linfoma tenha decrescido na era HAART/TARV, a prevalência permanece alta. O tratamento para os linfomas nos portadores de HIV também lhes trouxe grande benefício após o advento dos antirretrovirais que, associados às medicações R-CHOP/R-EPOCH, são o tratamento padrão para linfomas de células B difuso, linfoma de Burkitt e linfoma de Hodgkin.[72]

Outras neoplasias como melanomas, tumores malignos da cabeça e pescoço, os cânceres dos pulmões, do ânus e dos testículos bem como os cânceres de pele parecem tornar-se mais comuns, principalmente pelo aumento da expectativa de vida.[73,74]

Carcinoma basocelular

Portadores de HIV têm um risco aumentado de desenvolvimento de carcinoma basocelular, risco este que parece ser independente da contagem de CD4. Um estudo prospectivo envolvendo 724 pacientes portadores de HIV seguidos por 3 anos mostrou incidência de 1,8% de carcinoma basocelular seguido pelo sarcoma de Kaposi, que é o mais frequente.[75]

A maioria é do tipo superficial, multifocal e localizado; porém, em pacientes com moderado a severa imunossupressão, os tumores podem crescer rapidamente e atingir grandes proporções.[76]

Carcinoma espinocelular

Portadores de HIV têm elevado risco de desenvolver carcinoma espinocelular mucocutâneo. Genótipos considerados de alto risco estão associados no desenvolvimento de cânceres anogenital, oral e cervical.[77]

De 5% a 27% dos portadores de HIV desenvolvem lesões mucocutâneas associadas ao HPV.

Genótipos de HPV de alto risco têm sido associados ao desenvolvimento de tumores anogenitais cervical e oral.

Epidermodisplasia verruciforme (EV), normalmente do subtipo do HPV, inclui o HPV-5 e -8.[78]

A evolução do tumor e, não raro, de doença metastática é associada e preditora de morbidade e mortalidade; dessa maneira, deve ter tratamento agressivo, cirúrgico com boa margem de segurança, linfonodo sentinela e quimioterapia adjuvante se necessário (Figura 83.6).

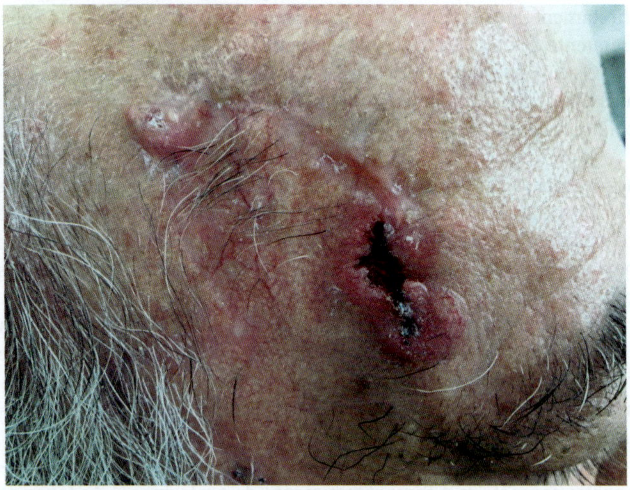

■ **Figura 83.6** Carcinoma espinocelular.

Melanoma maligno

Melanoma é comum e costuma aparecer em pacientes mais jovens.[79]

A história natural do melanoma maligno em indivíduos com HIV é mais agressiva quando comparada com a dos HIV soronegativos com melanoma do mesmo tipo. A resposta imunológica alterada e a comorbidade podem ser fatores que interferem no prognóstico e na evolução clínica dos casos de associação de melanoma maligno e infecção pelo HIV.[80]

Clinicamente pode apresentar uma característica atípica ou como um nevo normal, ou múltiplas lesões névicas. Tem comportamento agressivo e a contagem baixa de CD4 indica pior prognóstico, embora a espessura do Breslow não esteja relacionada à contagem de CD4 no início do tumor.[81]

A análise da tendência ao longo da epidemia mostra que há um aumento dos tumores anal, colorretal, melanoma e linfoma de Hodgkin. Não há mudança nas taxas de câncer cervical e de muitos tipos de câncer não definidores de aids (pulmões, fígado, tumor orofaríngeo e câncer de mama).

Papilomavírus humano associados às neoplasias

Homens e mulheres portadores de HIV são mais propensos às infecções por tipos oncogênicos de HPV e estão mais sujeitos a apresentar neoplasia genital,[82] cervical intraepitelial ou neoplasia intraepitelial anal, gerando cânceres invasivos.

O carcinoma invasivo da cérvix uterina é uma das doenças constantes da definição de caso de aids pelo CDC (Atlanta, Estados Unidos) e, nessa condição, o HPV tem participação clara.

O câncer da região anal é o tumor mais comum dos que não são definidores de aids na era HAART. A lesão precursora é a neoplasia intraepitelial, altamente prevalente nas populações infectadas pelo HIV. Mais de 90% dos tumores espinocelulares da região anal são atribuíveis ou estão associados ao HPV.[83]

Estudos mostram que pacientes portadores de HPV no pênis com história de balanopostite recorrente podem indicar tendência para uma displasia genital e evolução para neoplasia peniana intraepitelial, comparados a homens que não têm balanopostite.[84]

Carcinoma anal

Neoplasia intraepitelial anal é frequentemente associada ao comportamento de homens que fazem sexo com homens, a condilomas anais, ao HPV e ao HIV.

Estudos mostram que a incidência é 2 vezes maior em portadores de HIV do que em não portadores[85] (Figura 83.7).

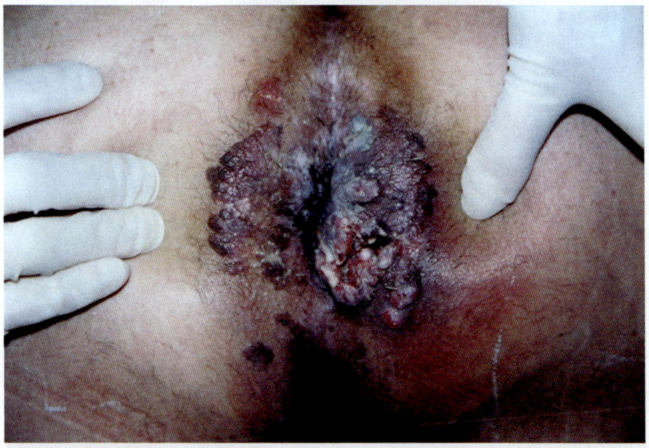

■ **Figura 83.7** Neoplasia anal.
Fonte: Nadal et al., Rev Bras Coloproct, 17(1):15,1997.

Esses tumores são associados, em geral, a vírus com elevado risco de oncogenicidade como HPV-16, 18, 31 e 33.

A diminuição da contagem do CD4 e o declínio da imunidade resultam em maior replicação viral, altos níveis de HPV, risco aumentado para o desenvolvimento da neoplasia anal e progressão para uma doença mais avançada.

Displasia anal é geralmente assintomática, semelhante à doença de Bowen ou a um condiloma comum. Um *screening* citológico feito regulamente é crítico para detecção precoce do câncer especialmente em pacientes com baixa contagem de CD4, além de anuscopia e biópsia de lesões suspeitas. O tratamento depende do estágio, pode ser feito tratamento *in situ* com 5-fluorouracil tópico e/ou imiquimod.

Carcinoma *in situ* ou lesão pequena l, câncer anal não invasivo, bem diferenciado, que não invada o esfíncter anal, pode ser ressecado. Em casos mais avançados, além da cirurgia, a radioterapia e a quimioterapia são associadas.

Carcinoma da célula de Merkel

Tumor raro observado também em pacientes transplantados e portadores da infecção pelo HIV.[86,87]

O poliomavírus das células de Merkel é um tumor agressivo não melanoma descrito recentemente em portadores de HIV,[88] e os níveis da carga do vírus é tanto maior quanto maior for a imunossupressão. O vírus está, em grande parte, integrado ao genoma do hospedeiro em 80% do carcinoma das células de Merkel, detectado na pele, mucosa oral e genital.[89]

De origem infecciosa – bacterianas, virais e parasitárias

Doenças bacterianas

Pacientes com infecção pelo HIV têm uma incidência aumentada de infecções bacterianas, o que está relacionado tanto às deficiências na função dos linfócitos T como à desregulação da imunidade humoral em doenças avançadas.

Os fatores de risco associados ao desenvolvimento de infecções de pele e tecidos moles em pacientes ambulatoriais com HIV incluem a presença de certas condições clínicas e/ou comorbidades (p. ex. diabetes, psoríase e linfedema), bem como uma carga viral de HIV superior a 1.000 cópias/mL e a presença de um cateter intravenoso.[90] No entanto, a incidência de infecções de pele e de tecidos moles em pessoas com HIV parece estar diminuindo.[91]

A introdução da terapia antirretroviral (TARV) melhorou a função imune dos pacientes, mas há uma incidência crescente de MRSA tanto na comunidade como nosocomial, causando o aumento na colonização bacteriana, sendo este um importante fator de infecção e as tentativas de descolonização são menos efetivas do que na população HIV-negativa.

Staphylococcus aureus

Staphylococcus aureus é uma causa comum de infecção de pele e bacteremia em pacientes com aids. Os fatores de risco para *S. aureus* incluem colonização nasal com essa bactéria, uso de drogas injetáveis, linfedema decorrente do sarcoma de Kaposi (SK), neutropenia e cateteres vasculares em habitação.[92]

A colonização com *S. aureus* é aumentada em indivíduos com HIV, e um número crescente de casos isolados é resistente à meticilina.[93]

Os fatores de risco para MRSA incluem histórico de infecção anterior por esse mesmo agente; uso de antibióticos sistêmicos ou hospitalização recentes (nos últimos 6 meses); menor contagem de CD4; infecção sexualmente transmissível recente; e encarceramento prévio.[94]

A infecção pelo HIV também parece aumentar o risco de infecções de pele e tecidos moles associadas à comunidade e a recorrências subsequentes.[95,96]

Em um estudo retrospectivo de coorte, quase um terço dos pacientes com HIV experimentou um episódio recorrente de infecções de pele e tecidos moles no ano seguinte.[97]

A infecção pelo HIV também é um fator de risco independente para a recidiva da infecção por *S. aureus* em pacientes com histórico de bacteremia por esse agente.[98]

A foliculite estafilocócica pode se manifestar sob a forma de pápulas eritematosas e/ou pústulas, com ou sem prurido. Localiza-se principalmente na face, nas axilas, no tronco e na virilha e deve ser tratada com antibioticoterapia específica de 1 a 3 semanas.

As variadas manifestações cutâneas da infecção por *S. aureus* incluem impetigo, ectima, foliculite, celulite, abscessos/furúnculos, placas, ulcerações ou ectima gangrenoso. A progressão de infecções estafilocócicas pode causar botriomicose cutânea, uma lesão semelhante a uma placa, nodular ou papular, que se assemelha clinicamente a uma infecção fúngica e é caracterizada por agregados de bactérias na pele.[99,100]

Também devem ser consideradas as infecções estafilocócicas secundárias a distúrbios da pele subjacentes, como úlceras herpéticas, abrasões/trauma, eczema, erupções cutâneas adversas e outras dermatoses. A terapia com antibióticos e desbridamento ou drenagem, quando indicada, é imprescindível porque esses locais podem servir como portas de entrada para a doença disseminada.

Sífilis

A sífilis atua como facilitadora na transmissão e na aquisição de infecção pelo HIV e já é documentado que o HIV acelera a história natural da sífilis.[101,102]

As manifestações clínicas da sífilis em condições de coinfecção com HIV são agressivas e/ou atípicas; a neurossífilis sintomática pode desenvolver-se precocemente, assim, nas situações de coinfecção sífilis/HIV, devem ser investigados os parâmetros liquóricos em vista da possibilidade de alterações precoces do SNC e de testes sorológico falso-negativos.[102,103]

A sífilis é uma doença de grande relevância na saúde pública porque, além de sua associação com o aumento da aquisição do HIV, há um recrudescimento do número de casos no mundo todo desde os anos 2000.[104,105]

As manifestações cutâneas da sífilis são, muitas vezes, uma importante pista diagnóstica, embora pessoas com HIV que tenham infecção por sífilis repetida sejam mais propensas a serem assintomáticas (ou menos sintomáticas).

Quando as lesões cutâneas estão presentes, elas geralmente se apresentam de forma semelhante à forma como se apresentam em indivíduos sem HIV; no entanto, algumas manifestações clínicas podem ser alteradas no cenário da infecção pelo HIV.[106,107]

Sífilis primária

O primeiro, ou estágio primário da sífilis, apresenta-se como o cancro duro, geralmente de 2 a 3 semanas após o contato sexual com um parceiro infectado. Uma pápula indolor se forma na superfície mucosa onde o *Treponema pallidum*, o agente causador da sífilis, foi inoculado. A pápula pode crescer até 0,5 a 2 cm de diâmetro e ulcerar para formar uma lesão de base limpa e bem demarcada com margens firmes e induradas. Linfonodos regionais palpáveis associados são frequentemente vistos. Embora os cancros sejam geralmente solitários, vários cancros podem ocorrer, particularmente no cenário da infecção pelo HIV.[108]

Sífilis secundária

A erupção cutânea é o achado mais característico na sífilis secundária, ocorrendo em mais de 80% dos pacientes. A sífilis secundária ocorre de 3 a 6 semanas após a resolução da fase primária e é caracterizada pela disseminação hematogênica dos treponemas. Outros sintomas e sinais incluem mal-estar, febre baixa, dor de garganta, linfadenopatia, alopecia, artralgias e cefaleia.

Manifestações cutâneas de sífilis secundária podem se apresentar sob uma variedade de formas (ou seja, "a grande imitadora"), incluindo um exantema macular não pruriginoso, maculopapular, papular, papuloescamoso, nodular, eritrodermia, eritema multiforme-*like* ou erupção cutânea pustular; lesões vesiculares estão notavelmente ausentes. A região anogenital e outras áreas intertriginosas úmidas podem apresentar condiloma plano, lesões semelhantes a vegetantes em áreas de atrito. Podem-se encontrar lesões mucosas que consistem em placas ou ulcerações indolores, ligeiramente elevadas, acinzentadas e/ou brancas.

A erupção cutânea geralmente começa no tronco e nas extremidades. Quando as lesões são observadas nas palmas das mãos e nas solas, a sífilis secundária deve ser altamente considerada. A queda de cabelo com aparência irregular de "caminho de rato" também pode ser vista.

Em sua maioria, estudos comparando pacientes com HIV e pacientes sem HIV, mas com sífilis secundária, não mostraram diferença no estágio clínico na apresentação ou na gravidade da doença. No entanto, algumas diferenças foram descritas. Como exemplos:

- Em pacientes com HIV, os estágios iniciais da sífilis têm sido relatados se sobrepondo com mais frequência do que em indivíduos sem HIV. Especificamente, pacientes com HIV são mais propensos a ter cancros ao mesmo tempo que manifestam sintomas de sífilis secundária.[109,110]
- Existe também a ocorrência de lesões nodulares, ulcerativas e queratodermia, caracterizando o quadro de sífilis maligna precoce.[111] A sífilis maligna precoce é uma forma rara de sífilis secundária muito associada à infecção pelo HIV. Esta forma clínica é caracterizada por lesões cutâneas ulceradas e disseminadas, uma característica da fase de regressão é a descamação ostrácea, além de cicatrizes muitas vezes desfigurantes[112] (Figura 83.8).

Outras manifestações raras de sífilis secundária descritas em ambos os pacientes com e sem HIV incluem osteíte/periostite artrite, glomerulonefrite, hepatite e síndrome nefrótica.

Sífilis terciária

Lesões gomosas de sífilis benigna tardia podem envolver qualquer órgão, incluindo a pele. Muitas vezes solitárias, as gomas podem apresentar-se como lesões ulcerativas, nodulares ou papuloescamosas, geralmente localizadas sobre o tronco, nas extremidades e no rosto. Os pacientes com HIV podem ter um intervalo menor para o

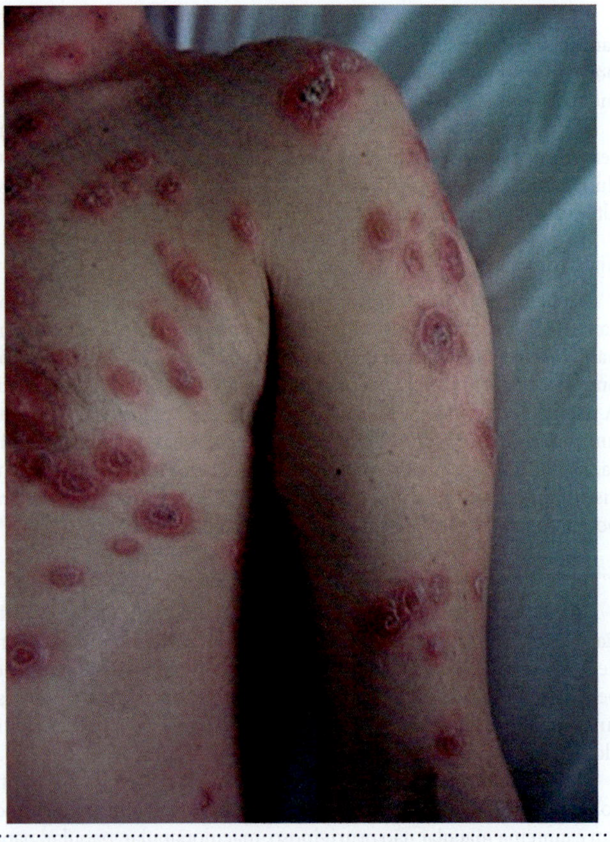

■ **Figura 83.8** Sífilis maligna precoce, lesões disseminadas, placas eritematoulceradas com descamação ostrácea.
Fonte: Instituto de Infectologia Emílio Ribas/SP.

desenvolvimento de lesões gengivais localizadas destrutivas do que os pacientes soropositivos[113,114] durante a infecção inicial.[116,117]

Sífilis benigna tardia

A goma é uma resposta inflamatória granulomatosa a um pequeno número de espiroquetas. Isso pode ocorrer em qualquer sistema de órgãos, mas os locais mais comuns estão nas áreas esquelética, espinhal e mucosa.

As gomas do SNC têm sido relatadas em indivíduos com HIV e aparecem como lesões de aumento na ressonância magnética. Enquanto as gengivas geralmente demoram de 4 a 10 anos para se desenvolver após a infecção inicial, a progressão mais rápida do cancro primário para lesões gengivas (p. ex., ao longo de meses) tem sido relatada em alguns pacientes com HIV.

Sífilis cardiovascular

As manifestações resultam de uma endarterite obliterante geralmente envolvendo a *vasa vasorum* da aorta. Casos de aortite em rápido desenvolvimento foram notificados em pessoas com HIV.

Sífilis neurológica

A neurossífilis pode ocorrer a qualquer momento após a infecção inicial. Há muitos relatos de casos de pessoas com HIV que apresentaram neurossífilis, e o envolvimento neurológico precoce pode ser mais frequentemente visto em pacientes com HIV em comparação com aqueles não infectados.

Pacientes com sinais e sintomas de neurossífilis devem ser submetidos a uma punção lombar para ver se há envolvimento do SNC, pois os resultados são utilizados para orientar o tratamento e o acompanhamento subsequente. Pacientes com neurossífilis podem apresentar manifestações neurológicas, oculares ou otológicas. As manifestações clínicas específicas dependem do estágio da doença:

- Os sinais e sintomas clínicos neurológicos precoces geralmente são vistos em alguns meses depois da infecção e podem incluir acometimento oftalmológico (neurite óptica, uveíte), anormalidades auditivas ou nervosas cranianas, bem como alterações agudas no estado mental, meningite e acidente vascular cerebral (AVC). Alguns pacientes com HIV avançam rapidamente da sífilis precoce à neurossífilis clínica, com sintomas concomitantes de doença primária ou secundária.
- A doença neurológica tardia é tipicamente vista de 10 a 30 anos após a infecção. As formas mais comuns envolvem o cérebro e a medula espinhal parênquima (paresias e *tabes dorsalis*).

Alguns pacientes com neurossífilis podem ser assintomáticos. Esses pacientes podem ter tido uma punção liquórica realizada para falha no tratamento ou para avaliação de neurossífilis no cenário de um alto título sorológico e são encontrados com anormalidades de líquido cefalorraquidiano (LCR), por exemplo, pleocitose mononuclear, aumento da concentração de proteínas e/ou uma sorologia de VDRL reagente.

O tratamento da sífilis deve ser feito com penicilina, na sífilis primária existem consensos de não se dobrar a dose preconizada pelo CDC. Porém, o esquema em altas doses (7.200.000 UI de penicilina benzatina G divididas em três doses com administração semanal) é o mais utilizado no Brasil, além de ser necessário rigoroso acompanhamento sorológico.

É prudente realizar o exame de LCR para detecção precoce de sífilis do SNC, a neurossífilis. Os exames sorológicos devem ser realizados mensalmente, por pelo menos 3 meses; depois, trimestralmente até 1 ano.

Em casos de neurossífilis, o exame do LCR deve ser feito até pelo menos o 2º ano completo de acompanhamento clínico e laboratorial.

O desafio da sífilis está ressurgindo novamente como o "grande mascarador" das dermatoses. Múltiplas dermatoses foram descartadas após sorologia para sífilis e muitas associadas à positividade da sorologia para HIV.[118]

Angiomatose bacilar

A angiomatose bacilar é uma doença infecciosa rara com lesões angioproliferativas, incluindo lesões vasculares e purpúricas e linfoadenopatia regional. Muitas vezes, podem evoluir como pápulas e nódulos eritemato-violáceos, às vezes subcutâneos, tendo como diagnóstico diferencial o sarcoma de Kaposi.[119] Apesar de predominarem na pele, as lesões acometem também partes moles, ossos, fígado, baço e linfonodos.[120]

O agente causal é a bartonella (*Bartonella quintana e Bartonella henselae*) (Koehler e colaboradores, 1992), conhecida anteriormente como *Rochalimaea quintana*. Esse bacilo Gram-negativo pode ser identificado na biópsia da lesão por meio da coloração especial de Warthin-Starry (impregnação pela prata).[121]

É mais comumente vista em pacientes com HIV quando a contagem de células CD4 é inferior a 100 células/microL. A exposição a gatos tem sido associada a infecções por *B. henselae* e exposição ao piolho corporal com *B. quintana*.

Apesar de predominarem na pele e partes moles, as lesões também podem causar infecção na corrente sanguínea, fígado, linfonodo, pulmão, osso, medula óssea, cérebro e em válvula cardíaca.

O tratamento é eficaz, com eritromicina por via oral (2 g/dia) durante pelo menos 6 semanas. Recomenda-se também o uso de doxiciclina (200 mg/dia) no seguimento posterior a esse período para evitar recidivas.

A angiomatose bacilar é uma entidade cada vez mais rara após o advento da HAART (Figura 83.9)

Pneumococcus

A presença de infecção pelo HIV aumenta substancialmente o risco de infecção pneumocócica invasiva, particularmente quando a contagem de CD4 é inferior a 200 células/microL.[122,123]

Manifestações cutâneas de infecção pneumocócica disseminada podem incluir celulite e púrpura *fulminans*.[124,125]

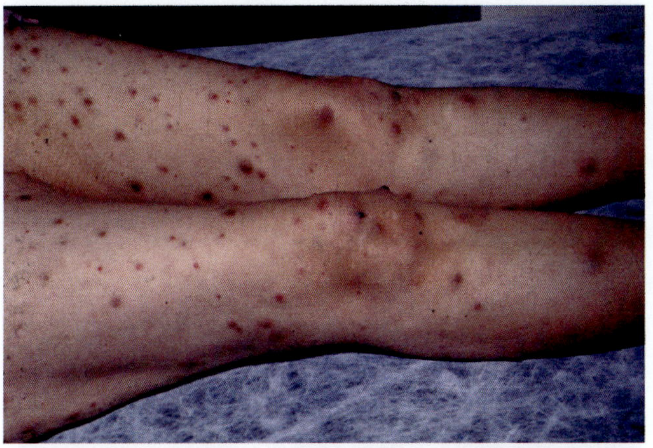

■ **Figura 83.9** Angiomatose bacilar, diagnóstico diferencial com sarcoma de Kaposi.
Fonte: Instituto de Infectologia Emílio Ribas/SP.

A incidência de doença pneumocócica bacterêmica parece estar diminuindo com o uso de TARV.[126]

Também foi observada uma diminuição em adultos com HIV desde a introdução da vacina conjugada pneumocócica para crianças.[127]

Desde 2012, recomenda-se o uso tanto da vacina conjugada pneumocócica como o da vacina pneumocócica para indivíduos > 19 anos de idade com HIV.

Micobacterioses

Mycobacterium tuberculosis, complexo *M. aviumintracellulare* (MAC) e raramente *M. kansasii* podem se apresentar como pápulas acneiformes e placas com crostas induradas em pacientes com HIV.

O complexo MAC, infecção oportunista comum em pacientes com aids, geralmente causa doença disseminada nos pulmões, nos linfonodos e no trato gastrointestinal. A infecção cutânea primária pelo MAC é rara e, na maioria das vezes, ocorre em quadros disseminados, podendo apresentar diversas manifestações clínicas como: placas descamativas; lesões ulcerocrostosas, ectimatosas, verrucosas ou pustulosas; nódulos inflamatórios; paniculite; fístulas; e abscessos cutâneos. É diagnosticada pela cultura e biópsia.

Deve-se estar atento à possibilidade de coinfecções que podem ser múltiplas. A tuberculose (TB) cutânea não é comum, apesar da alta frequência de quadros de TB pulmonar.

O diagnóstico de infecção por micobactérias pode ser difícil nos pacientes com HIV, pois as características histopatológicas típicas, como a presença de granulomas caseosos, podem estar ausentes em decorrência da diminuição da imunidade mediada por células. Todas as biópsias em que a tuberculose e/ou as micobacterioses atípicas forem suspeitas devem ser coradas com bacilos acidorrápidos. A TARV e os fármacos antituberculosos convencionais são utilizados.

Ao contrário de outras doenças micobacterianas, as características clínicas e epidemiológicas da hanseníase não foram significantemente alteradas pela infecção do HIV, com exceção dos casos de síndrome inflamatória de reconstituição imunológica.

Tuberculose

As manifestações de tuberculose cutânea incluem: escrofuloderma (propagação contígua de uma estrutura profunda, como o linfonodo, osso, ou articulação à pele excessiva, levando a um processo drenante, supurante, nodular); lesões gomosas (abscessos tuberculosos metastáticos decorrentes da propagação hematogênica que progridem para drenar seios e ulcerações); lúpus vulgar (pápulas/placas vermelhas infiltradas envolvendo cabeça, pescoço, extremidades inferiores, ou nádegas, resultantes de infecção contígua ou propagação hematogênica/linfática); e pústulas.[128]

A tuberculose miliar cutânea, uma manifestação incomum de disseminação hematogênica, tem sido relatada em pacientes com HIV, particularmente quando a contagem de CD4 é baixa.[129,130]

As lesões iniciais são papulopustulares, maculares e/ou vesiculares antes de se tornarem ulcerativas. O exame microscópico das lesões cutâneas demonstrará numerosos bacilos acidorrápidos.

Micobactérias atípicas

Micobactérias atípicas, incluindo *Mycobacterium aviumintracellulare* e *Mycobacterium kansasii*, também podem se apresentar como doença cutânea isolada.[131,132]

As micobacterioses atípicas por *M. aviumintracellulare* e *M. marinum* podem apresentar-se como lesões ectimatosas, nodulares ou abcessos cutâneos e são diagnosticadas pela cultura e biópsia.[133]

As lesões associadas às infecções micobacterianas são polimorfas, destacando-se a necessidade de isolar o agente etiológico na cultura a fim de direcionar a terapia.[134]

A HAART, em pacientes com HIV e tuberculose, pode provocar exacerbação das manifestações de tuberculose durante a reconstituição imune, fenômeno conhecido como reação paradoxal.[135]

Infecções virais

Síndrome retroviral aguda (SRA)

A erupção cutânea pode ser uma manifestação da síndrome retroviral aguda (SRA), que ocorre como uma síndrome mononucleose (mono-*like*) ou semelhante à gripe que surge após a infecção primária pelo HIV em até 75% dos casos.[136]

Outros sinais e sintomas incluem febre, suores noturnos, fadiga, mal-estar, linfadenopatia generalizada, dor de garganta, artralgias, mialgias, dor de cabeça, náusea/vômito e diarreia.[137]

Uma erupção cutânea generalizada normalmente ocorre de 48 a 72 horas após o início da febre e persiste por 5 a 8 dias. O tórax superior, pescoço e face estão mais frequentemente envolvidos, embora o couro cabeludo e as extremidades, incluindo palmas e solas, possam ser afetados. As lesões são caracteristicamente pequenas (5 a 10 mm), bem circunscritas, ovais ou redondas, máculas ou maculopápulas eritematosas.[138]

Erupções vesiculares, pustulares e urticadas também foram relatadas, mas não são tão comuns quanto a erupção maculopapular. O prurido é incomum e leve quando presente. Podem ocorrer enantemas e ulcerações orofaríngeas, bem como ulcerações anogenitais.[139]

A infecção aguda pelo HIV deve ser considerada no diagnóstico diferencial de um paciente que apresenta uma doença semelhante à mononucleose (síndrome mono-*like*).[140]

A histologia não é específica, apresenta um infiltrado inflamatório mononuclear na derme papilar.

O quadro é autolimitado, costuma durar em torno de 2 semanas e, nessa fase, geralmente, a pesquisa de anticorpos anti-HIV é negativa. A confirmação diagnóstica é feita pelo cultivo de vírus e pela detecção do antígeno p24 no sangue periférico.

Em caso de suspeita de SRA, o sangue deve ser testado durante 6 meses a 2 anos após o quadro, pois alguns indivíduos podem expressar anticorpos detectáveis mais tardiamente.[141,142]

Herpes-vírus

A infecção herpética favorece a instalação e a atividade do HIV. Os dois sorotipos do herpes simples (HSV-1 e HSV-2) podem determinar quadros atípicos, persistentes, agressivos e de difícil diagnóstico em pacientes com HIV.

Quadros recorrentes de herpes oral e anogenital podem causar úlceras crônicas. Na presença de úlceras anogenitais e úlceras que não cicatrizam em qualquer área corporal, considerar o diagnóstico de infecção pelo HSV.

Os quadros agressivos e de difícil controle terapêutico estão associados à contagem de células CD4+ abaixo de 200 ou 100/mm^3 e o quadro é denominado "herpes simples crônico persistente" (Figura 83.10).

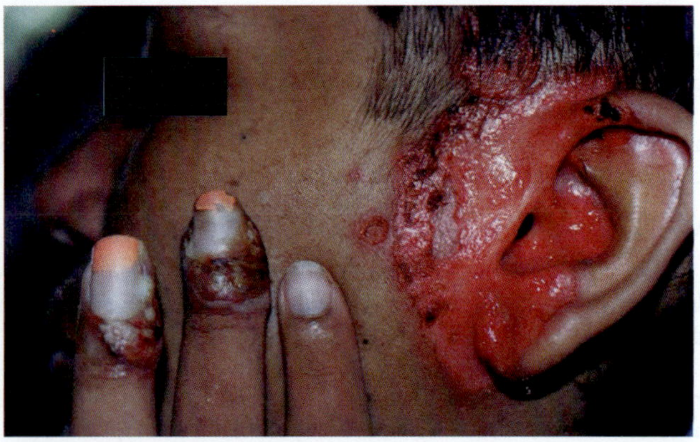

■ **Figura 83.10** Herpes simples com a comum afecção nos dedos das mãos.
Fonte: Instituto de Infectologia Emílio Ribas/SP.

O diagnóstico é realizado pelo exame citológico (Tzanck), pela biópsia que apresenta degeneração e células de inclusão viral, imunohistoquímica, cultura e microscopia eletrônica.

O tratamento com antiviral específico por via oral (aciclovir, famciclovir ou valaciclovir) deve ser preconizado para remissão dos sinais e sintomas. Lesões mucocutâneas moderadas e severas podem requerer tratamento com aciclovir por via endovenosa.

Em casos de infecção ativa crônica e de herpes vegetante,[143] algumas cepas de HSV podem desenvolver resistência ao aciclovir, geralmente após múltiplos tratamentos ou uso prolongado. A resistência ao aciclovir se instala por meio de mutações no gene viral que codifica a enzima timidinaquinase (TK), gerando mutantes deficientes em TK, ou pela seleção de mutantes que apresentam uma TK incapaz de fosforilar o aciclovir. Cepas de HSV resistentes ao aciclovir, isoladas de amostras clínicas, são quase uniformemente deficientes em TK e, embora cepas com DNA-polimerase alterada tenham sido recuperadas de pacientes infectados pelo HSV, estes pacientes devem ser tratados com foscarnet por via endovenosa oucidofovir, drogas que não necessitam da atividade da TK.

O valaciclovir oral tem melhor desempenho nos tratamentos sistêmicos dos pacientes crônicos, uma vez que são resistentes ao aciclovir e a terapia tópica com imiquimode creme pode ser utilizada como adjuvante nos casos em que os pacientes toleram as reações locais da droga.

Herpes simples genital

O episódio primário da infecção pelo vírus herpes simplex genital (HSV) geralmente apresenta febre, dor de cabeça e mal-estar, em associação com sintomas localizados de dor e prurido na área das lesões vesiculares. No entanto, a maioria das infecções genitais por HSV que ocorrem em pacientes com HIV reflete síndromes de reativação, e o aparecimento das lesões geralmente não é acompanhado de febre. As taxas de reativação parecem estar inversamente correlacionadas com as contagens de CD4.[144]

Além disso, eventos inflamatórios associados à reconstituição imunológica (IRIS) envolvendo infecção pelo vírus herpes genital parecem ser mais comuns do que outras manifestações.

A apresentação clínica de episódios sintomáticos de HSV pode incluir um extenso envolvimento mucocutâneo, aparência variável de lesões genitais e o desenvolvimento de úlceras crônicas e recorrentes. Lesões ulcerativas profundas e tumorais também foram relatadas.[145]

As recorrências são, muitas vezes, mais frequentes, mais extensas e de maior duração do que em pacientes imunocompetentes.

Note-se que as infecções pelo herpesvírus simples tipo 2 podem aumentar o risco de aquisição do HIV.[146]

Os quadros agressivos e de difícil controle terapêutico estão associados à contagem de células CD4+ abaixo de 200 ou 100 células/mm^3 e o quadro é denominado "herpes simples crônico persistente"[147] (Figura 83.11).

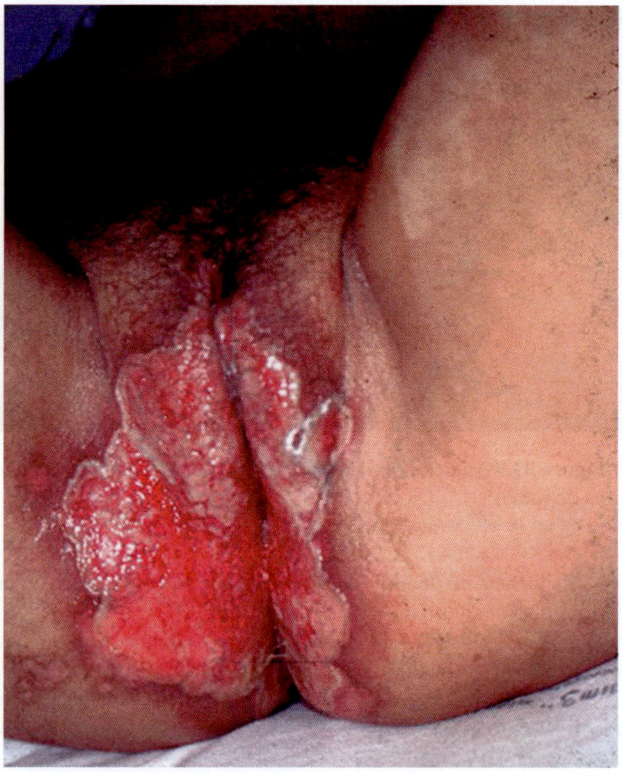

■ **Figura 83.11** Herpes simples crônico persistente em portadores com imunidade muito baixa, em geral CD4 < 50 células/mm^3.
Fonte: Instituto de Infectologia Emílio Ribas/SP.

Recentemente, com o uso de HAART/TARV em pacientes com imunidade em recuperação, estes apresentam uma nova entidade herpética denominada "herpes simples hipertrófico" (Figura 83.12).

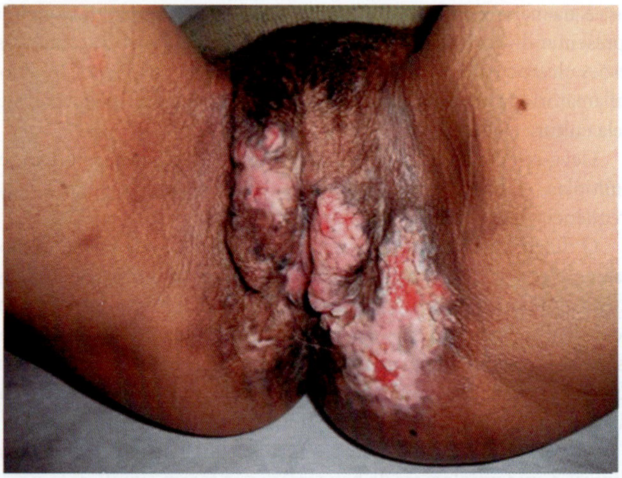

■ **Figura 83.12** Herpes simples hipertrófico plasmocitário.
Fonte: Instituto de Infectologia Emílio Ribas/SP.

O tratamento com antiviral específico por via oral aciclovir, famciclovir ou valaciclovir deve ser preconizado para remissão dos sintomas e sinais. Lesões mucocutâneas moderadas e severas podem requerer tratamento com aciclovir por via endovenosa, assim como cepas resistentes do HSV demandam tratamento com foscarnet por via endovenosa.[148]

Varicela-zóster

A incidência de herpes-zóster (HZ) (incluindo HZ recorrente) é maior em pacientes com HIV em comparação com aqueles sem HIV concomitante, com herpes-zóster recorrente relatado em até 20% dos pacientes infectados pelo HIV. Em geral, o risco de HZ aumenta à medida que as células CD4 se encontram em queda,[149,150] enquanto o uso da TARV diminui o risco de HZ.[151]

A infecção pela varicela-zóster foi um dos primeiros indicadores da imunossupressão induzida pelo HIV.[152]

Em alguns pacientes, a infecção pelo VZV pode ser destrutiva, disseminada e persistente, com lesões ulcerativas que resistem ao tratamento específico (aciclovir, famciclovir, valaciclovir). As doses devem ser o dobro das do tratamento do herpes simples e a terapêutica deve ser instituída o mais precocemente possível.[153]

Na atual fase da epidemia em pacientes com uso de HAART/TARV, observa-se a ocorrência de herpes-zóster com quadros menos agressivos e recorrentes ao longo da infecção crônica pelo HIV.

No entanto, uma maior frequência de reativação do VZV pode ser vista durante a recuperação imunológica após o início da TARV.[154]

Como as infecções por HSV, infecções crônicas (ou seja, com duração maior de 1 mês) mucocutâneas com VZV são bem descritas em indivíduos com HIV.[155,156]

Apresentações atípicas de HZ também incluem varicela verrucosa, que tem sido relatada principalmente no cenário da infecção pelo HIV.[157]

Esse diagnóstico deve ser considerado no paciente com lesões múltiplas, crônicas, semelhantes a verrugas.[158,159]

Lesões bolhosas, necrosadas e hemorrágicas também foram descritas.

Citomegalovírus (CMV)

O citomegalovírus (CMV) pode ser causador de úlceras anogenitais predominantemente em pacientes com níveis reduzidos de células CD4+ (abaixo de 50 células/mm^3). O vírus também pode causar infecção na retina, no trato digestivo e nos pulmões e quadro sistêmico.[160]

O diagnóstico pode ser confirmado pela presença de inclusões virais no exame histológico, por imunohistoquímica e cultura de tecido.

Qazi e colaboradores[161] relataram a ocorrência de grave ulceração cutânea secundária à doença de inclusão citomegálica durante a chamada "reconstituição imune provocada pela HAART".

A infecção na pele pelo CMV é rara e geralmente de difícil diagnóstico tanto clínico como histopatológico. As manifestações clínicas podem ser variadas em pacientes imunossuprimidos.

O CMV pode infectar trajetos vasculares ao induzir processos trombóticos incluindo dano direto às células endoteliais, ativação de fatores de coagulação e causando a produção de anticorpos antifosfolípides. Também são descritos quadros de vasculites em membros inferiores.[162]

Epstein-Barr (EBV)

O EBV pode participar da etiopatogenia da leucoplasia oral pilosa (*oral hairyleukoplakia* - OHL), lesão que aparece como placas esbranquiçadas nas bordas laterais da língua, menos frequentemente observadas na era da TARV.

O EBV pode também estar associado ao desenvolvimento de doenças linfoproliferativas e é possível a ocorrência da mononucleose infecciosa grave em indivíduos infectados pelo HIV.

Em 1963, Epstein, Barr e Achong publicaram artigo descrevendo a descoberta de partículas virais em linfoblastos isolados de paciente com linfoma de Burkitt, linfomas são o tipo de câncer associados mais próximos aos vírus oncogênicos.[160] Assim, pode também estar associado ao desenvolvimento de doenças linfoproliferativas.

O EBV foi o primeiro vírus associado a câncer descrito e essa descoberta despertou os cientistas para o potencial oncogênico do vírus.

Ortopoxvírus

O molusco contagioso em portadores da infecção pelo HIV tem localização preferencial pela face, couro cabeludo, tronco e nos genitais. Algumas lesões são atípicas e podem se confundir com verrugas virais (papilomavírus), carcinoma basocelular, criptococose ou histoplasmose.

É uma dermatose infecciosa frequente e um indicador de déficit imunitário de contagem de CD4+ inferiores a 200 células/mm^3. Nos casos disseminados, as contagens são menores que 50 células/mm^3.

O molusco contagioso, em portadores da infecção pelo HIV, tem localização preferencial na face, no couro cabeludo, tronco e nos genitais. Algumas lesões são atípicas e podem confundir-se com verrugas virais (papilomavírus), carcinoma basocelular, criptococose ou histoplasmose.

O diagnóstico pode ser confirmado por exame histopatológico, porém o quadro clínico, muitas vezes, é suficiente para isso. O tratamento é difícil em quadros exuberantes e consiste de eletrodissecção e curetagem ou crioterapia, ou aplicação de ácido tricloroacético (30% a 50%) ou de retinoides, associados ou não ao 5-fluorouracil a 1% em preparação tópica. O melhor parâmetro de melhora das lesões se dá na recuperação imunológica do paciente durante o tratamento.

Papilomavírus humano (HPV)

As lesões induzidas pelo HPV podem se apresentar como verrugas vulgares, planas, filiformes, verrugas faciais e intraorais, orogenitais e disseminadas. Indivíduos com HIV desenvolvem com maior frequência lesões vegetantes causadas por HPV.

As lesões intraorais produzidas por HPV são frequentes em indivíduos com HIV, sem relação com a transmissão sexual, uma vez que os subtipos identificados (HPV 7,13 e 32) são distintos do HPV que produz lesão anogenital[16,18] (Figura 83.13). Os condilomas acuminados (verrugas genitais) podem apresentar-se como vegetações anorretais múltiplas, volumosas e/ou persistentes.

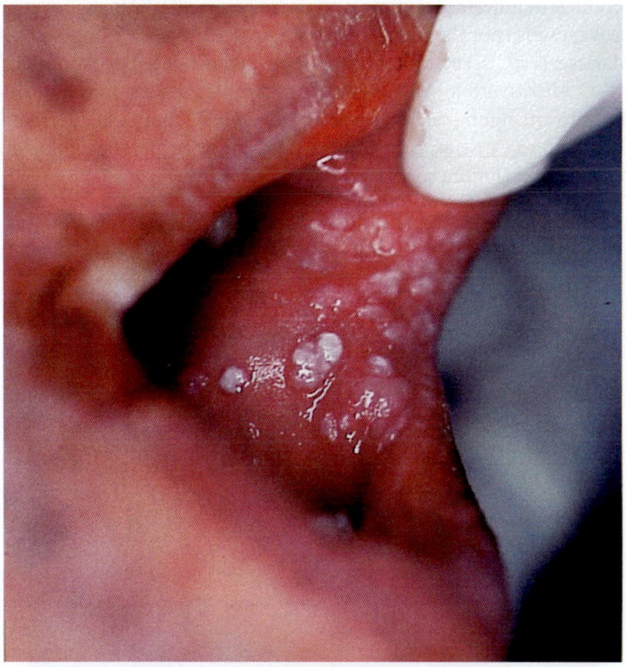

■ **Figura 83.13** HPV na mucosa oral, em geral HPV não oncogênicos.
Fonte: Instituto de Infectologia Emílio Ribas/SP.

Fatores de risco para infecção por HPV anogenital associam-se ao número de parceiros sexuais; à exposição a situações de risco; aos traumas da pele e das mucosas; à infecção pelo HIV; e à imunossupressão.

Em mulheres com imunossupressão avançada, a infecção pelo HPV associa-se com neoplasia cervical intraepitelial II e III, vaginose por Candida sp., doença inflamatória pélvica e doenças associadas ao HIV.

A epidermodisplasia verruciforme (EV) é uma doença rara autossômica recessiva, caracterizada por uma infecção persistente do HPV e com risco de malignização. A apresentação clínica da EV em pacientes com a suscetibilidade do alelo associada à imunossupressão do portador de HIV pode apresentar, por um período de anos, verrugas planas e lesões pitiríase-*like*.[163]

Parvovírus

A infecção por parvovírus B19 pode causar febre, artralgia e erupção cutânea no tronco e nas extremidades em indivíduos imunocompetentes e imunocomprometidos. Vasculite cutânea decorrente do parvovírus humano B19 também foi relatada.[164] No entanto, no cenário do HIV, a anemia crônica grave com reticulocitopenia pode persistir em decorrência de respostas humorais prejudicadas em pessoas com imunossupressão avançada.[165,166]

Infecções fúngicas

Na era da aids pandêmica, foram relatadas muitas infecções fúngicas, tanto superficiais como profundas. Formas atípicas são comuns, mas a grande maioria é de infecções fúngicas por dermatófitos e candidíase.

Existe aproximadamente 1,5 milhão de diferentes espécies de fungos, porém somente 300 espécies causam doenças conhecidas. A maioria das doenças fúngicas invasivas é associada a alterações da microflora por uso de antibióticos, doenças hematológicas malignas e imunossupressão resultante da infecção pelo HIV.[167]

Dermatófitos são fungos queratinofílicos responsáveis por formas benignas da infecção, entretanto podem apresentar formas atípicas e severas no paciente com imunossupressão. Clinicamente, incluem dermatofitoses extensivas e/ou invasivas como dermatofitoses profundas e granuloma de Majocchi.[168,169]

Pode também causar abcessos no subcutâneo mesmo sem lesão de dermatofitose superficial.[170]

As micoses superficiais no portador de HIV são frequentes e podem produzir manifestações clínicas atípicas e recorrentes. Alterações cutâneas causadas por Candida, agentes fúngicos demáceos e feoifomicoses, Malassezia sp., dermatófitos e fungos filamentosos não dermatófitos.[171]

O *Microsporum gypseum* não é um agente comum, mas tem sido descrito em alguns casos em portadores de HIV como uma dermatofitose extensa e de aspecto atípico. Também pode afetar as unhas e é recorrente[172] (Figura 83.14).

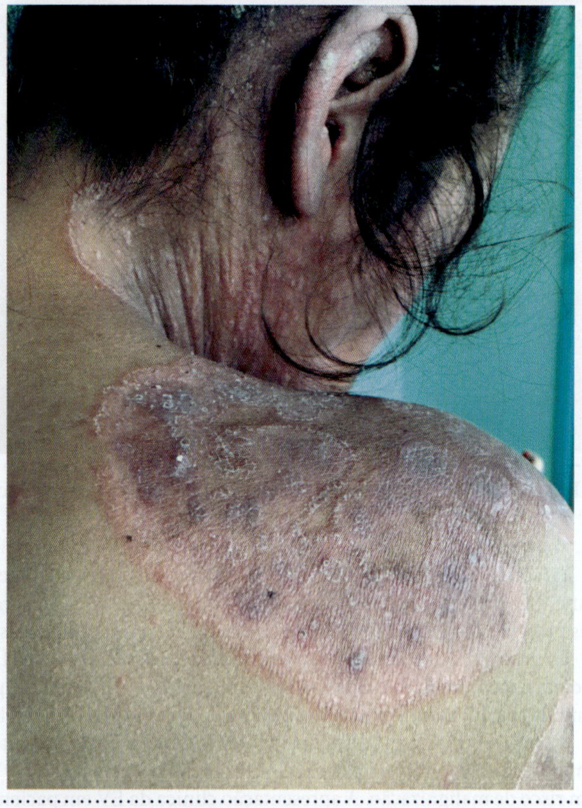

■ **Figura 83.14** Dermatofitose por *M. gypseum*: quadro disseminado em paciente com imunossupressão severa.
Fonte: Instituto de Infectologia Emílio Ribas/SP.

A onicomicose branca proximal com rápida extensão da unha proximal à distal não é muito comum e pode ser sugestiva de infecção pelo HIV ou de outras condições de imunossupressão.[173-175]

O diagnóstico é feito por meio de exame direto e cultura do material retirado das lesões. Antifúngicos de ação tópica podem ser suficientes em casos brandos e limitados, mais são mais comuns os casos que requerem tratamento sistêmico, em que são empregados principalmente terbinafina, itraconazol, fluconazole menos utilizado o cetoconazol.

Pitirosporíase

Malassezia (previamente conhecida como *Pityrosporum ovale* e *Pityrosporum orbiculare*) tem baixa patogenicidade e coloniza a flora normal da unidade pilossebácea.

Clinicamente, é responsável por várias patologias dermatológicas, como dermatite seborreica, pitiríase versicolor, *Pityrosporum folliculite* e possivelmente dermatite atópica, em particular nos adultos.

Indivíduos portadores de HIV costumam apresentar dermatite seborreica persistente e associada à presença de leveduras do gênero Malassezia (Figura 83.8).

As lesões são intensamente inflamatórias, acometendo predominantemente a face e o couro cabeludo.

Corticosteroide tópico de baixa potência associado a cetoconazol 2% pode ser útil, acrescido ou não de medicação sistêmica oral como o fluconazol ou o itraconazol nas apresentações mais extensas.[176]

MICOSES MUCOCUTÂNEAS E SUBCUTÂNEAS

Candidose

"Candidose" é o termo técnico adotado na literatura pra denominar a infecção fúngica mais comum na era da aids, muito mais frequente no início da epidemia, marcador precoce da infecção pelo HIV e hoje mais rara, principalmente nas formas mais severas (Figura 83.15).

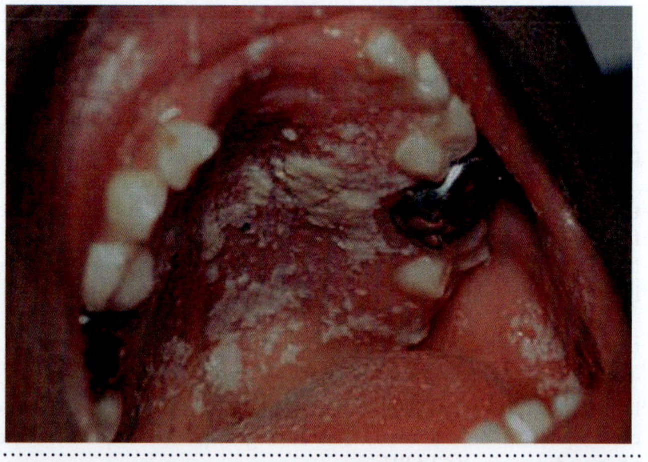

■ **Figura 83.15** Candidíase, forma pseudomembranosa.
Fonte: Instituto de Infectologia Emílio Ribas/SP.

O agente etiológico mais comum é a *C. albicans*, porém outras espécies também causam a infecção como *C. glabrata*, *C. tropicalis*, *C. krusei* e *C. parapsilosis*.

A candidose também está presente em pacientes neutropênicos, com níveis de CD4 abaixo de 300 células/mm^3, e a associação de grande variedade de antibióticos é fator de risco para a infecção.

A *Candida albicans* atinge principalmente cavidade oral e dobras e ocasiona processo inflamatório persistente. A candidose eritematosa caracteriza-se por placas avermelhadas nos palato duro e mole. A queilite angular é representada por fissuras nos ângulos da boca, com eritema e maceração.

O diagnóstico é essencialmente clínico e pode ser confirmado por exame direto, realizado por meio da preparação com hidróxido de potássio e cultura.

O tratamento é eficaz com produtos tópicos como nistatina, cetoconazol e clotrimazol, ou, por via oral, fluconazol, itraconazol ou anfotericina B.[177]

A vulvovaginite por Candida sp. em mulheres portadoras de HIV causa grande morbidade. O uso dos TARV/HAART nessas pacientes mostra baixa expressão de fatores de virulência comparada com mulheres não portadoras de HIV, exceto para a atividade da proteinase, que tem alta expressividade.[178]

Em casos graves, a Candida sp. produz esofagite, com disfagia e dor retroesternal intensas, com indicação de terapêutica sistêmica variando de fluconazol até anfotericina B, de acordo com a resposta clínica.

A introdução da HAART produziu declínio dramático da prevalência de candidose orofaríngea e significativa diminuição dos casos de doença refratária.

Micoses sistêmicas

Fungos são os agentes infecciosos que mais contribuem para infecções oportunistas que afetam os portadores de HIV/aids.

A incidência tem diminuído em países onde o diagnóstico é precoce e a terapia antirretroviral está disponível. Entretanto, em áreas com alta prevalência do vírus HIV, em casos avançados de aids em portadores com níveis baixos de CD4 por baixa aderência ou resistência aos medicamentos, é comum o aparecimento das micoses sistêmicas.[179]

As micoses sistêmicas sofreram um grande impacto na sua prevalência e incidência após o advento da terapia HAART, permitindo, assim, uma sobrevida maior. As micoses sistêmicas mais frequentes nos pacientes com aids são criptococose, histoplasmose, coccidioidomicose, blastomicose, paracoccidioidomicose, esporotricose, peniciliose e aspergilose.[180] Outros agentes podem mais raramente provocar infecção em imunodeprimidos com HIV: Alternaria sp., Aspergillus sp., Mucor sp. e Prototheca sp.

Esporotricose

A micose subcutânea causada pelo complexo *Sporothryx schenkii* pode apresentar formas clínicas variadas, a depender do estado imunológico do paciente. Assim, pode apresentar as formas cutânea, linfocutânea e disseminada. Os dois agentes mais comuns são o *Sporothrix schenckii* (*ss*) and *Sporothrix brasiliensis*.[181]

As lesões cutâneas nos portadores de HIV com baixo déficit imunitário tendem a ser disseminadas, de morfologia atípica com úlceras necróticas, pápulas ulceradas, dolorosas e com saída de secreção seropurulenta, além de lesões gomosas[182] (Figura 83.16).

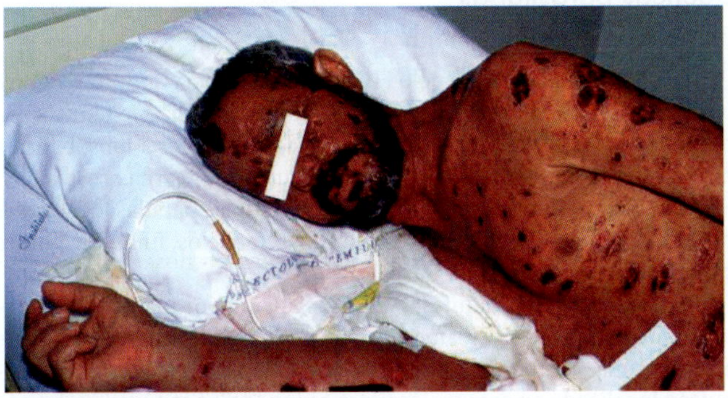

■ **Figura 83.16** Esporotricose disseminada, quadro grave em paciente com imunossupressão severa.
Fonte: Instituto de Infectologia Emílio Ribas/SP.

A forma extracutânea mais comum inclui as formas pulmonar, osteoarticular e meníngea.

A confirmação diagnóstica é feita por cultura e pelo exame histopatológico e o tratamento preconizado é com a anfotericina B pelo quadro disseminado, e não a clássica terapia com iodo usada nos pacientes não imunossuprimidos. O itraconazol pode ser utilizado quando o quadro é mais localizado e a condição imunológica do paciente permitir essa opção terapêutica.

Em áreas endêmicas, como a descrita na região metropolitana do Rio de Janeiro, Brasil, considerada localidade com o maior surto epidêmico zoonótico de esporotricose, foram descritos recentemente 21 portadores de HIV com esporotricose (período de 1999-2009). Houve variada apresentação clínica, e a forma disseminada observada em 33,3% envolvia a pele, mucosa oral, os ossos e as meninges.[183]

Histoplasmose

A lesão inicial primária no portador de HIV se inicia como uma lesão nodular ou uma lesão ulcerada, com ou sem linfangite ou linfoadenopatia. Lesões mucocutâneas da forma disseminada (doença pulmonar ou linfática) se inicia, em geral, na face, nas extremidades e no tronco (Figura 83.17). As lesões são pleomórficas e indistinguíveis de outras doenças fúngicas disseminadas. Há que se considerar a síndrome de reconstituição imunológica, após início da terapia HAART, com lesões atípicas e severas.

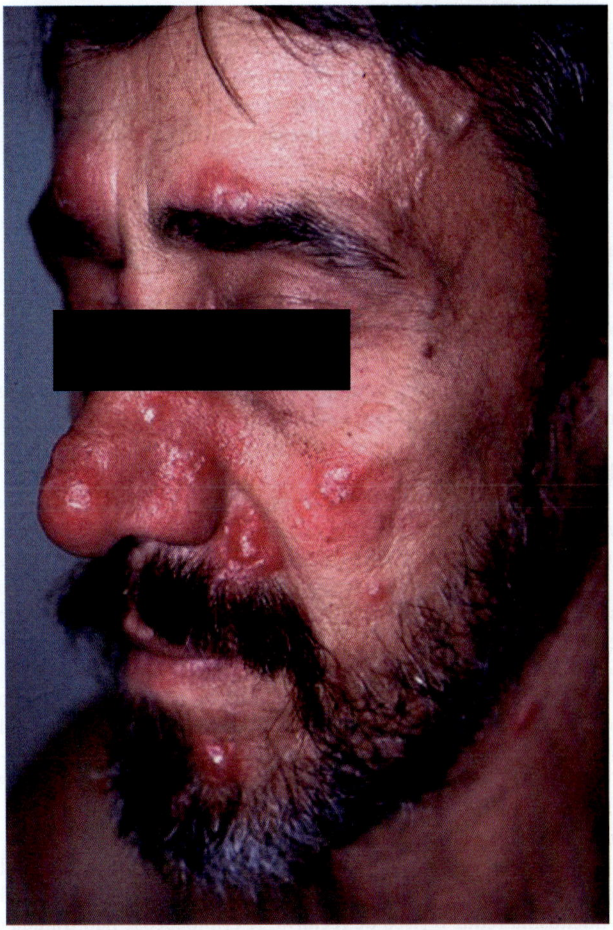

■ **Figura 83.17** Histoplasmose sistêmica com quadro pulmonar: observar as lesões em face que geralmente dão início ao quadro cutâneo.
Fonte: Instituto de Infectologia Emílio Ribas/SP.

Quadros com acometimento sistêmico é regra nos pacientes com aids e imunossupressão avançada. Lesões orais são bastante frequentes, com ulcerações na mucosa oral e podem ser observadas em 30% a 50% dos pacientes.[184]

A histologia mostra numerosos fungos intracelulares PAS-positivos nos macrófagos (*yeastcells*). O aspirado de medula óssea confirma histoplasmose disseminada.

A histopatologia mostra presença de granulomas em portadores de histoplasmose com bons níveis de CD4 e o contrário mostra presença de fungos intraepidérmicos.[185]

A histoplasmose é causada pelo fungo dimórfico *Histoplasma capsulatum*, ocorre em fase adiantada da doença retroviral, com níveis médios de células CD4+ abaixo de 150 células/mm³.

De início, aparece erupção maculopapular difusa associada a sintomas constitucionais. As lesões são polimorfas, iniciam-se como pápulas, placas crostosas ou não, nódulos necróticos e úlceras na pele, em geral associadas à doença sistêmica pulmonar ou ganglionar. Pode também apresentar uma forma com pápulas eritematosas e lesões purpúricas; algumas vezes, surgem lesões eruptivas semelhantes à rosácea, abcessos e celulite.

O envolvimento da pele e da mucosa ocorre em 2% a 5% dos casos (Figura 83.9). No Brasil, são bastante frequentes os relatos de acometimento de lesões de mucosa oral e pele em casos de histoplasmose sistêmica. Em alguns relatos, o acometimento oral pode variar de 30% a 50%, incluindo lesões na língua.[186]

A histopatologia mostra presença de granulomas em portadores de histoplasmose com bons níveis de CD4 Quando os níveis de CD4 estão comprometidos a histopatologia revela a presença de fungos intraepidermicos.[185]

O diagnóstico é confirmado por exame histológico e cultura. O tratamento é feito com anfotericina B e itraconazol.[187]

A incidência de histoplasmose parece ter diminuído em função do uso da HAART. Lesões ulceradas na vulva, simulando carcinoma, já foram relatadas, como a histoplasmose vulvar, bastante rara.[188,189]

Criptococose

Criptococose é a micose mais frequente quando associado a alterações do SNC e à menigoencefalite por criptococos. A *C. neoformans* apresenta cinco sorotipos (A, B, C, D e AD).

A variedade *grubii* (sorotipo A) e a variedade *neoformans* (sorotipos D e AD) são as mais frequentes observadas em portadores de HIV.[190]

A doença criptocócica causa significantes morbidade e mortalidade: dados recentes estimam uma incidência global de 223.100 casos/ano com 181.100 óbitos, 75% na África saariana.[191]

Globalmente, a meningite criptocócica é responsável por 15% dos óbitos relacionados à aids.[192]

Causada principalmente pelo *Cryptococcus neoformans var. neoformans*, é doença que também atinge os imunodeprimidos pelo HIV com níveis baixos de células CD4+ (níveis menores que 50 células/mm^3).

Em 3% a 10% dos pacientes com meningite criptocócica, observam-se lesões cutâneas que consistem em pápulas róseas ou nódulos indolores, muito semelhantes a lesões de molusco contagioso ou herpes simples, localizadas na face, no couro cabeludo e pescoço[193] (Figura 83.18).

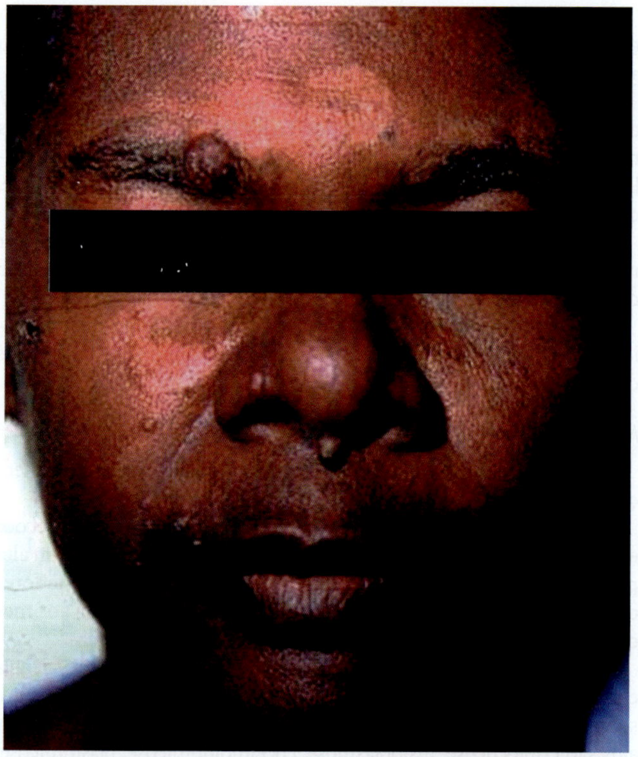

■ **Figura 83.18** Criptococose disseminada, concomitante à meningoencefalite no SNC. Diagnóstico diferencial com molusco contagioso.
Fonte: Instituto de Infectologia Emílio Ribas/SP.

O diagnóstico é confirmado por exames de esfregaço e histopatológico e cultura. O tratamento da forma sistêmica consiste no uso de anfotericina B e, para manutenção, o uso de fluconazol.

Admite-se que, antes do advento da HAART, aproximadamente 5% a 8% dos pacientes com aids apresentavam criptococose disseminada e que a incidência diminuiu nos anos que se sucederam.

O tratamento é feito com anfotericina B (0,7 a 1 mg/kg/dia) seguida de fluconazol (400 mg/dia), por no mínimo 10 semanas. A adição de 5-flucitosina reduz o risco de recidiva. A criptococose não tratada é, em geral, fatal. Excisão cirúrgica e debridamento podem ser realizados para remover formas localizadas e o intuito maior é estabelecer o diagnóstico, já que se confunde com molusco contagioso.

Paracoccidiodomicose (PCM)

Causada pelo *Paracoccidioides brasiliensis*, foi descrita por autores latino-americanos em indivíduos infectados pelo HIV e pode representar, em algumas regiões endêmicas, indicador da infecção retroviral.

A história natural da PCM em pacientes imunossuprimidos, especialmente na aids, sem HAART, vem demonstrando correlação direta entre o grau de imunossupressão, com CD4$^+$ < 100 mm^3.

É oportuno enfatizar a necessidade de se considerar sempre a possibilidade da ocorrência de PCM na aids, principalmente no Brasil, como primeira manifestação, isolada ou com outros agentes infecciosos.

As manifestações clínicas variam desde evolução indolente até características da forma aguda, com envolvimento mucoso (cavidade oral e/ou trato respiratório inferior), próprio da forma crônica.

O quadro costuma ser grave, exuberante, com envolvimento mucoso e lesões destrutivas e disseminadas na pele. O diagnóstico é definido por achado do parasita no exame direto, exame histopatológico e cultura. O diagnóstico sorológico (contraimunoeletroforese e imunodifusão) é útil para o controle da doença.

O tratamento preconizado é anfotericina B (fase aguda) ou itraconazol (fase de manutenção), além das sulfas como tratamento adjuvante.

Doenças parasitárias

Escabiose ou sarna humana

Portadores da infecção pelo HIV com deficiência imunitária grave podem sofrer com a infestação pelo *Sarcoptes scabiei*, que tende a ser, nesses casos, mais exuberante e disseminada ou se apresentar sob forma mais grave de denominada "sarna norueguesa" ou "sarna crostosa".

O quadro clínico é representado por múltiplas pápulas localizadas principalmente nos interdígitos e punhos, cotovelos, linha da cintura e glande.

A sarna crostosa manifesta-se clinicamente por placas hiperceratósicas recobertas por escamas ou crostas bem aderidas. Essas lesões abrigam uma quantidade extraordinária de parasitas e podem ter distribuição localizada ou extensa, às vezes com padrões atípicos, incluindo face, couro cabeludo, região cervical e unhas.[194]

Agentes queratolíticos podem ser usados na remoção das placas parasitadas, associados à aplicação de escabicida em séries de 3 a 7 dias. Entretanto, o resultado é melhor e mais seguro com a terapêutica oral com ivermectina.[194,195]

Demodiciose

O *Demodex folliculorum* pode causar erupção papular e folicular difusa, com numerosos parasitas ao exame microscópico (do raspado das lesões). A resposta terapêutica é rápida com o emprego de produtos tópicos acaricidas comuns, e é bastante satisfatório o resultado do uso de ivermectina (oral)o.

De origem inflamatória

Erupções eritematodescamativas

Dermatite seborreica

A prevalência da dermatite seborreica em portadores de HIV, no início da pandemia, era umas das características mais relevantes de marcador da infecção pelo HIV. A prevalência variava de 34% a 83%[196] em relação à população geral cuja taxa é de 3%.

A dermatite seborreica ainda é frequente em algum momento menos severo do espectro da infecção.

Acredita-se que a dermatite seborreica dos HIV-positivos seja uma condição peculiar, associada à reatividade anormal às leveduras do gênero Malassezia.

Aparecem eritema exuberante e descamação untuosa difusos, mais evidentes na porção centrofacial e áreas seborreicas[196] (Figura 83.19).

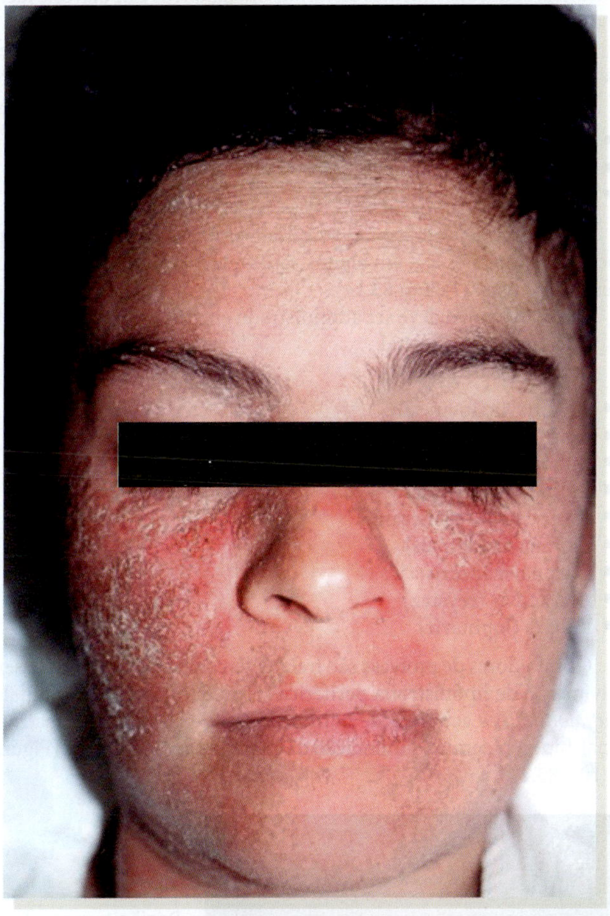

■ **Figura 83.19** Dermatite seborreica.
Fonte: Instituto de Infectologia Emílio Ribas/SP.

Dermatite atópica

Pacientes com dermatite atópica tem uma resposta TH2 similar à do portador do HIV, caracterizada por altos níveis de IgE, aumento de eosinófilos e aumento da IL4 e 5.[197]

Pode ser desencadeada ou se exacerbar pelo desequilíbrio imunitário produzido pela infecção pelo HIV, sendo mais comum em crianças. É cada vez mais frequente a associação com fungos do gênero Malassezia sp.

Psoríase e síndrome de Reiter

A ocorrência da associação HIV e psoríase é paradoxal já que a psoríase é mediada por uma resposta TH1 e o HIV é uma predominância da resposta TH2 e avançada disfunção imune que poderia ser um gatilho em indivíduos geneticamente predispostos.

Essa resposta paradoxal HIV/psoríase sugere que o HIV induz a destruição dos CD4 regulatórios e o aumento do número de células T CD8+ de memória na progressão da doença e que essas proteínas do HIV agem como superantígenos ou coestimuladores por meio da apresentação de antígenos.

A psoríase dos indivíduos infectados pelo HIV pode aparecer ou se reativar e evoluir, em alguns casos, com disseminação e eritrodermia. É sabido, porém, que a psoríase pode ser uma manifestação da infecção pelo HIV e pode desaparecer completamente como o uso do TARV/HAART.[198]

A forma mais comum de psoríase é a eritrodérmica, ou palmoplantare de couro cabeludo, não raro, associada à artrite psoriásica (Figura 83.20).

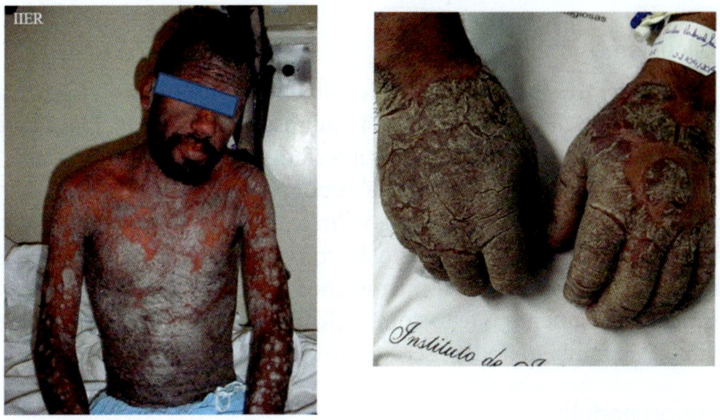

■ **Figura 83.20** Psoríase eritrodérmica, quadro comum nos portadores de HIV.
Fonte: Instituto de Infectologia Emílio Ribas/SP.

Nesta população eritrodermica, a psoríase tende a ser mais severa e mostra, muitas vezes, uma apresentação atípica e taxas altas de não resposta a tratamentos convencionais. O manejo, com frequência, é difícil, e é preconizado tratamento sistêmico convencional e mesmo agentes biológicos podem ser utilizados quando a psoríase está associada à artrite psoriática.[199]

A síndrome de Reiter aparece depois de infecção uretral por clamídia ou infecção intestinal bacteriana (Gram-negativa).

Aparecem dermatites, com pústulas superficiais que progridem como pápulas ceratósicas; queratodermia; artrite de joelhos, tornozelos e pés; conjuntivite; e uretrite não gonocócica.

A psoríase também pode estar associada à artrite, à conjuntivite e à uretrite ou a uma combinação destas condições, dificultando a distinção com a síndrome de Reiter.

O tratamento clássico com tópicos, metotrexato (MTX®), ciclosporina e etretinato é bem tolerado e a melhora é significativa com o uso de medicação combinada antirretroviral.[199]

A introdução de imunobiológicos é a mais recente esperança no tratamento e estão estabelecidas suas eficácia e segurança. O seu uso não aumenta o risco de morbidade e mortalidade e, muito pelo contrário, aumenta o CD4 e diminui a carga viral, o que explica o caráter anti-inflamatório dos biológicos.

Xerodermia, xerose ou asteatose

A patogênese exata da xerose é desconhecida, mas poderia ser explicada pelo *status* nutricional, pela imunossupressão e pela doença crônica.

O ressecamento acentuado da pele é comum nos estágios intermediário e avançado da doença do HIV, atingindo 30% dos pacientes. Essa condição pode se agravar com o advento de diarreia e má-absorção. A xerodermia ictiosiforme é típica da forma avançada de aids.

Ictiose adquirida pode se iniciar nos membros inferiores e disseminar-se em estágios avançados de imunossupressão. A doença pode ser um marcador da infecção pelo HIV em usuários de drogas EV com profunda depleção das células T.

Erupções papulopruriginosas

Papulose prurítica ou foliculite prurítica

A papulose prurítica caracteriza-se pela erupção papular simétrica e muito pruriginosa, disseminada nas extremidades, face e tronco, podendo atingir mucosas, região palmar e plantar. Sua fisiopatologia não está completamente compreendida, no entanto a hipersensibilidade à picada de artrópodes associada à desregulação imune leva ao aparecimento deste quadro. Escabiose, foliculite eosinofílica ou erupção por drogas podem ser consideradas diagnósticos diferenciais.[194]

O uso da TARV/HAART deve ser considerado um tratamento primário. O tratamento com antimicrobianos, anti-histamínicos por via oral, esteroides tópicos e emolientes é pouco eficaz.[194] Alguns pacientes podem se beneficiar da exposição aos raios UVB e da talidomida.

Foliculite eosinofílica

Existem três formas clínicas de foliculite eosinofílica: a clássica; a associada à infância; e a associada à imunossupressão (principalmente na infecção pelo HIV). Acomete os infectados pelo HIV com CD4 abaixo de 250 células/mm^3. Caracteriza-se por pápulas disseminadas muito pruriginosas, predominando em ombros, tórax, membros superiores, fronte e pescoço. O exame histológico permite distinguir as formas de foliculite e os patógenos microbianos estão ausentes ao exame. O principal tratamento é feito com TARV/HAART quando indicado e raios UVB também podem ser benéficos.[194,200]

Prurigo nodular

Normalmente, inicia-se pela presença de pápulas consistentes, muito pruriginosas e que tendem a se expandir a partir das superfícies extensoras dos membros superiores (Figura 83.12).

O tratamento tópico com corticosteroides potentes é associado ao emprego de anti-histamínicos orais e a talidomida pode ser recurso útil (50 a 100 mg, 2 a 3 vezes ao dia),[201] além da fototerapia (PUVA).

Dermatite por hiperimuneglobulinemia E

Alguns indivíduos com HIV apresentam intensa reatividade cutânea, caracterizada por fotossensibilidade, eritema generalizado, sudorese, com ou sem história pregressa de doença atópica. Os valores de IgE, nesses casos, podem estar muito aumentados, o que pode representar mau prognóstico ou indício de predisposição para o desenvolvimento de doenças oportunistas graves.

Erithema elevatum diutinum

Eritema elevatum diutinum (EED) é uma doença emergente como uma dermatose associada ao HIV caracterizada por lesões nodulares vermelhas, amarronzadas endurecidas e também em placas persistentes, de distribuição simétrica nos cotovelos, joelhos, nádegas, membros inferiores (MMII), calcanhar e articulações interfalangianas.

Afecção rara, uma vasculite leucocitoclástica crônica. Pode estar associada a problemas sistêmicos como as doenças malignas, doenças autoimunes ou HIV.

A terapêutica é difícil; indica-se dapsona ao lado da terapia HAART, mas, em geral, o tratamento cirúrgico é o que tem um resultado mais satisfatório.[202]

MANIFESTAÇÕES DERMATOLÓGICAS ASSOCIADAS À TERAPÊUTICA HAART/TARV

Antirretrovirais compreendem oito categorias de medicamentos: inibidores nucleosídeos da transcriptase reversa (NRTI); inibidores nucleotídeos da transcriptase reversa (NtRTI); inibidores não nucleotídeos da transcriptase reversa (NNRTI); inibidores de protease (PI); inibidores de fusão (FI); inibidores de correceptores (CRI); e inibidores de integrase (INI). Inibidores de maturação (isto é, bevirimat) representam o mais recente avanço na busca de um de um agente anti-HIV mais seletivo e efetivo.[203]

Os principais grupos de medicamentos antirretrovirais e seus efeitos adversos são descritos a seguir.

Inibidores nucleosídeos da transcriptase reversa:

- Zidovudina (AZT)
- Didanosina (DDI)
- Lamivudina (3TC)
- Stavudina (d4T)
- Tenofovir (Viread®)
- Abacavir (Ziagen®)

Todos podem provocar um “efeito retinoide” à semelhança dos retinoides que provocam adelgaçamento da epiderme, da lâmina ungueal e do epitélio folicular do pelo, inibição da secreção sebácea com consequente ressecamento da pele, queda de cabelos e alteração das unhas. O AZT é responsável pela melanoníquia mais intensa.

A estavudina provoca quadros mais agressivos de síndrome lipodistrófica, com consequentes distúrbios metabólicos e lipoatrofia facial de difícil controle.

São responsáveis por quadros de hipersensibilidade (principalmente o abacavir) que não deve ser reintroduzido após constatação desse quadro.

Inibidores não nucleosídeos da transcriptase reversa:

- Delarvidine (rescriptor)
- Nevirapina (viramune)
- Efavirenz (stocrin)

A nevirapina produz quadros variados, apresentando desde erupções morbiliformes até, em alguns casos, evolução para síndrome de Stevens-Johnson (Figura 83.14).

O efavirenz não deve ser administrado em mulheres grávidas pelo risco de malformação fetal.

Inibidores de protease:

- Saquinavir (invirase)
- Nelfinavir (viracept)
- Ritonavir (norvir)
- Indinavir (crixivan)
- Amprenavir (agenerase)
- Tipranavir (aptivus)
- Darunavir (prezista)
- Atazanavir (reyataz)
- Kaletra (lopinavir)

Os inibidores de protease são frequentemente associados ao desenvolvimento de lipodistrofia periférica (provocam “corcova de búfalo” (*buffalohump*) e acúmulo de gordura visceral abdominal, lipoatrofia facial, hiperlipidemia e diminuição da tolerância à glicose)[204,205] (Figuras 83.10 e 83.21).

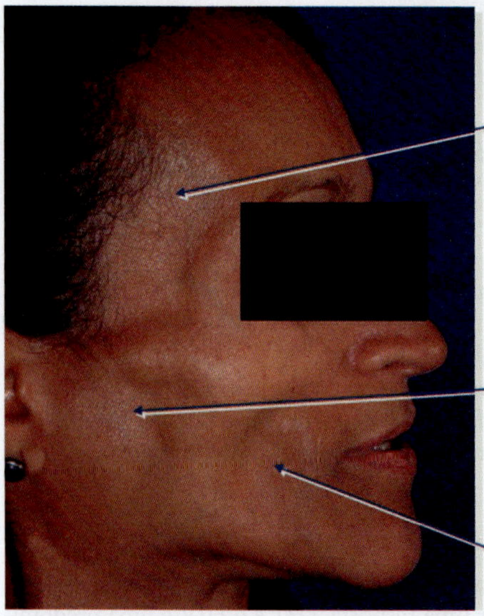

Figura 83.21 Lipoatrofia facial severa, perda da gordura periférica.
Fonte: Instituto de Infectologia Emílio Ribas/SP.

Esses agentes apresentam também o chamado "efeito retinoide" (xerose mucocutânea, alopecia, queilite, prurido). Existe também formação excessiva de tecido de granulação, resultando no aparecimento do granuloma piogênico, principalmente nas dobras ungueais, quadro observado principalmente em usuários de indinavir.[205] O atazanavir pode apresentar quadro de icterícia.

Inibidores de fusão:

- Enfurtide (Fuzeon®, T20®)

Reações nos locais de aplicação das injeções

Em síntese, indivíduos infectados pelo HIV são mais sujeitos às farmacodermias em consequência do uso contínuo de drogas e das associações de medicamentos, quando comparados com a população geral, e apresentam risco aumentado de ocorrência de reações de hipersensibilidade graves.[206]

Outro fator recente é o aparecimento de reações adversas em crianças e adolescentes associadas à síndrome lipodistrófica.[207] A hiperlipidemia resultante da terapia antirretroviral induz o desenvolvimento de xantomas até mesmo em crianças.[208]

Inibidores de integrase:

- Raltegravir (RAL)
- Elvitegravir (EVG)

Inibidores da maturação:

- Bevirimat

SÍNDROME DE RECONSTITUIÇÃO IMUNE

A síndrome de reconstituição imune (SRI) é definida como uma desordem inflamatória, caracterizada pela piora paradoxal e/ou surgimento de infecções oportunistas, após início da terapia antirretroviral ou pela mudança do esquema terapêutico mais potente, em decorrência da obtenção da melhora do sistema imune, observada pelo aumento da contagem de células CD4 e da redução da carga viral do HIV.[209]

As infecções preexistentes que acometem os pacientes com SRI podem ter sido previamente diagnosticadas e tratadas ou se apresentar de forma subclínica, com manifestação após a recuperação da resposta inflamatória pelo hospedeiro.

Assim, foram descritos quadros clínicos em pacientes com infecções micobacterianas (*Mycobacterium avium* e *Mycobacterium tuberculosis*) e pneumocistose (*Pneumocystis jiroveci pneumonia* (PCP)), toxoplasmose, hepatites B e C, infecção citomegálica, infecção pelo vírus varicela-zóster e infecção criptocócica.[210]

O quadro clínico é caracterizado por febre e piora das manifestações clínicas da infecção oportunista ou pelo aparecimento de novas manifestações nas semanas seguintes ao início da HAART. A SRI pode acometer mais de 30% dos pacientes que respondem à TARV em episódios isolados ou múltiplos e ocorre em poucas semanas ou meses (média de 12 semanas) após início da terapia antiretroviral.[211]Alguns estudos apontam os níveis baixos de CD4 no momento do início da TARV como fator de risco para desenvolvimento de SRI, enquanto outros sugerem que o aumento desse risco pode estar relacionado ao uso de inibidores de protease.[212]

Ainda não existe consenso nos critérios para definição da SRI, mas se faz necessária a presença das seguintes condições para seu diagnóstico: diagnóstico de aids, com baixa contagem de CD4+ pré-tratamento (geralmente < 100 células/mm^3).[213] Há exceção nos casos de SRI secundária à tuberculose preexistente, que pode ocorrer com contagem de CD4+ > 200 células/mm^3.

Resposta virológica e imunológica positiva à HAART/TARV (definida pela diminuição da carga viral maior que 1 a 2 log ou aumento da contagem de CD4+ em 2 a 4 vezes do valor inicial durante 8 semanas). Há autores que definem como critério de resposta positiva à TARV nos pacientes com SRI o aumento de 50 células/mm^3 ou mais na contagem de CD4+ ou aumento do número absoluto de CD4+ de 100 células/mm^3 ou mais.[214]

Na relação temporal entre o início da HAART/TARV e o dos sintomas da SRI, este geralmente ocorre nos primeiros 3 meses de HAART/TARV, mas há relatos de que esses sintomas da SRI surjam após poucos dias e até 1 ou 3 anos depois de iniciada a terapia.[215]

As manifestações clínicas da SRI podem ser localizadas ou sistêmicas e estão relacionadas à infecção oportunista preexistente. Os episódios de SRI são frequentemente causados por micobactérias (*M. tuberculosis, M. aviumcomplex*), herpes-zóster, herpes simples, criptococose pulmonar e do SNC, citomegalovírus e pneumocistose.[216]

A histoplasmose é a micose endêmica mais comum em portadores de HIV. Relato de reconstituição inflamatória imune de histoplasmose, em homem que apresentava histoplasmose disseminada por *Histoplasma capsulatum var. capsulatum* 4 meses antes de se iniciar a terapia antirretroviral e logo após o aparecimento da reconstituição imunológica.[217]

Há relatos de SRI por leishmaniose,[218] sarcoidose, síndrome de Guillain-Barré, molusco contagioso, sarcoma de Kaposi.[219]

Mediante um caso de SRI, a TARV deve ser continuada e o tratamento específico para cada condição, quando houver, será iniciado. A exceção se faz nos pacientes graves, com risco de sequela permanente em virtude do quadro clínico da SRI, em que a HAART/TARV será suspensa.

Além do tratamento específico para a condição causadora da SRI, o uso de corticosteroides e de anti-inflamatórios não hormonais pode ser indicado para diminuir a resposta inflamatória, levando-se em consideração os efeitos colaterais dessa terapia.[220]

A criptococose foi uma micose que aumentou consideravelmente na epidemia de aids, porém, após a introdução da terapia HAART/TRV, a sua incidência diminuiu consideravelmente. Entretanto, mais recentemente, casos de reconstituição imunológica apresentam quadros inflamatórios de criptococose com linfoadenite e lesões cutâneas.

Além da apresentação clínica, os testes diagnósticos também mudaram, com grande porcentagem de casos de exames de LCR e culturas de sangue negativas. Os padrões de suscetibilidade antifúngica também mudaram, com diminuição da incidência e menos uso de agentes antifúngicos.[221]

PROFILAXIA PRÉ-EXPOSIÇÃO

A profilaxia pré-exposição (PrEP) como prevenção ao HIV consiste em um recente e seguro método de prevenção à infecção pelo HIV: o uso preventivo de medicamentos antirretrovirais (tenofovir + entricitabina em um único comprimido) antecedendo a exposição sexual ao vírus para reduzir a probabilidade de infecção pelo HIV.

Além da prevenção, essa medida contribui para a promoção de uma vida sexual mais saudável e segura. O princípio ativo desses medicamentos bloqueia algumas importantes vias de acesso celular que o HIV usa para infectar as células. Desse modo, o vírus não encontra meios de penetrar na célula, depositar o próprio material genético e iniciar a replicação viral.

Para tanto, o paciente deve ingerir um comprimido diariamente e de modo regular. A PrEP torna-se efetiva após 7 dias de uso para relação sexual anal e 20 dias de uso para relação sexual vaginal; antes disso, o risco permanece significativo, sendo o grau de proteção de 96% (90% a > 99%) nas relações anais, quando utilizada por pelo menos 4 dias na semana.[222,223]

No Brasil, os métodos preventivos com base em antirretrovirais (TARV) têm sido gradualmente incorporados ao (SUS. A oferta da PrEP foi iniciada no final de 2017[224] para grupos com maior risco de infecção.

Atualmente, sua indicação é resguardada às pessoas que têm maior chance de entrar em contato com o HIV, isto é, que estão em situação de maior vulnerabilidade e que tenham práticas de maior risco para infecção. Em conformidade com a Organização Mundial da Saúde (OMS) e Ministério da Saúde (MS), no Brasil, aPrEP é indicada para estas populações-chave:

- Gays e outros homens que fazem sexo com homens (HSH).
- Transexuais e travestis.
- Profissionais do sexo.
- Relações sexuais frequentemente desprotegidas (anais ou vaginais).
- Parceiros discordantes que têm relações sexuais, sem camisinha, e que não esteja em tratamento.
- Fazem uso repetido de PEP (profilaxia pós-exposição ao HIV).
- Apresentam episódios frequentes de IST (Figura 83.22).

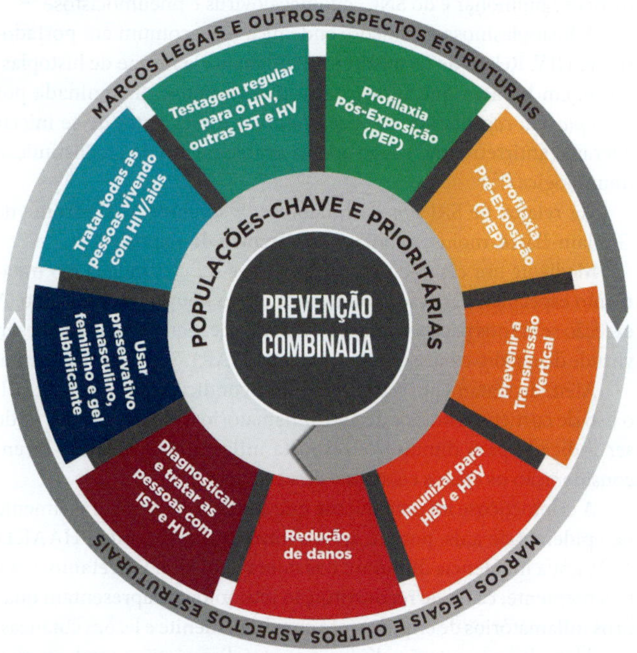

■ **Figura 83.22** Prevenção combinada.
PrEP: profilaxia pré-exposição; PEP: profilaxia pós-exposição: até 72 horas/28 dias; HIV: vírus da imunodeficiência humana; IST: infecções sexualmente transmissíveis; HV: herpesvírus; HBV: vírus da hepatite B; HPV: papilomavírus humano.

Uma vez que a PrEP é iniciada, deve-se realizar seguimento clínico e laboratorial do paciente a cada 3 meses. A função renal deve ser avaliada com regularidade por meio da dosagem de creatinina sérica pelo risco renal relacionado ao tenofir (TDF), um dos componentes da PrEP.[222-224]

PROFILAXIA PÓS-EXPOSIÇÃO

A profilaxia pós-exposição (PEP) para HIV está disponível no SUS desde 1999; atualmente, é uma tecnologia inserida no conjunto de estratégias da Prevenção Combinada, cujo principal objetivo é ampliar as formas de intervenção para evitar novas infecções pelo HIV. Constitui-se em um tratamento de urgência para ser utilizado em situação de risco de infecção pelo HIV, existindo também profilaxia específica para o vírus da hepatite B e para outras IST. Deve ser utilizado após qualquer situação em que exista risco de contágio, como:

- Violência sexual.
- Relação sexual desprotegida (sem o uso de camisinha ou com seu rompimento).
- Acidente ocupacional (com instrumentos perfurocortantes ou contato direto com material biológico).

Deve ser iniciado preferencialmente nas primeiras 2 horas após a exposição de risco e, no máximo, em 72 horas. A profilaxia deve ser realizada por 28 dias e o paciente tem de ser acompanhado pela equipe de saúde, inclusive após esse período, realizando os exames necessários.

O esquema preferencial de PEP deve incluir combinações de três TARV (CDC, 2016, EACS, 2015), sendo dois inibidores da transcriptase reversa análogos de nucleosídeo (ITRN) associados a outra classe (inibidores da transcriptase reversa não análogos de nucleosídeo – ITRNN, inibidores de protease com ritonavir – IP + RTV ou inibidores da integrase – INI).[225]

Referências bibliográficas

1. Ameen M. Marcadores cutâneos da infecção e progressão do HIV.Curr HIV Res. 2010 Sep;8(6):450-5.
2. Tan J, Pina A, Borges-Costa J. Skin Diseases in the Era of Highly Active Antirretroviral Therapy: A Retrospective Study of 534 Patients.J IntAssocProvid AIDS Care. 2018 Jan-Dec;17:2325957417752255. DOI: 10.1177/2325957417752255.
3. Boletim epidemiológico DST/AIDS 2017.
4. Marins JR, Jamal LF, Chen SY et al. Dramatic improvement in survival among Brazilian Aids patients. Aids 17(1):1675-82, 2003.
5. Lane HC. Acquired immunodeficiency syndrome. Dermatol Clin 8:771-86, 1990.
6. Feigal DW, Katz MH, Greenspan D et al. The prevalence of oral lesions in HIV--infected homosexual and bisexual men: three San Francisco epidemiological cohorts. AIDS (5):519-25, 1991.
7. Collier AC, Bozzette S, Coombs RW. To examine the vivo effect of acyclovir and a range of doses of zidovudine. N Engl J Med 323:1015-1021,1990.
8. Volberding PA, Lagakos SW, Koch MA. Zidovudine in asyntomatichumanimmunodeficiency virus infection. N Engl J Med 322:941-949, 1990.
9. HO, D. Plenary Abstrat Th19* in XI International Conference on AIDS. Vancouver July 7-12, 1996.
10. Carr A. HIV protease inhibitor-related lipodistrophy syndrome. CID 30:S135-42, 2000.
11. Rodgers S, Leslie KS. Skin infections in HIV-infected individuals in the era of HAART. CurrOpinInfectDis. Apr;24(2):124-9, 2011.
12. Centers for Disease Control. Kaposi´s sarcoma and Pneumocystis pneumoniaamonghomosexualmen New York City and California. M.M.W.R.30:305-308,1981.
13. Vieira J, Frank E, Spira TJS et al. Acquiredimmunedeficiency in haitians.Opportunisticinfection in previouslyhealthyhaitiansimmigrants.NewEngl. J. Med, 308:125-129, 1983.
14. Masur H,Michelis MA, WormserG P et al. Opportunisticinfection in previouslyhealthywomwn:initialmanifestation of a community-acquiredcellularimmunodeficiency. Ann.Intern.Med.,97:533-539, 1982.
15. Barré-Sinoussi F, Chermann J C, Rey F et al. Isolation of a T-lymphotropicretrovirusfrom a patient atrisk for acquired Immuno deficiency syndrome (AIDS). Science, 220:868-871, 1983.
16. UNAIDS. Report on the global AIDS epidemic. Geneva, UNAIDS (unaids.org) (2006).
17. EuroHIV (2006b). HIV/AIDS surveillance in Europe: Mid-year report 2005, n. 72. Institut de Veille Sanitaire. Saint-Maurice.
18. Boletim Epidemiológico Secretaria de Vigilância em Saúde – Ministério da Saúde – Brasil. Volume 43, 2012.
19. 15ª Conferência Internacional sobre AIDS, Bangkok, Tailândia, 2004.
20. Bastos FI, Szwarcwald CL. AIDS e pauperização: Principais conceitos e evidências empíricas. Cad Saúde Pública, Rio de Janeiro, 16(suppl1): 65-76, 2000.
21. UNAIDS/ONUSIDA Relatório para o Dia Mundial de Luta contra Aids. Programa Conjunto das Nações Unidas sobre HIV/Aids/VIH/SIDA 2011.
22. Santos NJS, Tayra A, Silva SR, Buchalla CM, Laurenti R. A AIDS no Estado de São Paulo: As mudanças no perfil da epidemia e perspectivas da vigilância epidemiológica. RevBrasEpidemiol; 5(3): 286-310, 2002.
23. UNAIDS. Resumo informativo completo do Relatório Global 2022 do UNAIDS brazil@unaids.org
24. BRASIL. MINISTÉRIO DA SAÚDE. URL disponível em: http://www.aids.gov.br/noticia/40-da-mortalidade-de-pacientes-com-aids-esta-ligada-diagnostico-tardio
25. Brasil. Ministério da saúde. URL disponível em:http://www.brasil.gov.br/saude/2015/01/mortalidade-de-aids-cai-13-nos-ultimos-10-anos-no-brasil.
26. Mocrof, Ledergerber et al. 2003.
27. Sterne, J. A, M. A. Hernan et al. "Long-term effectiveness of potent antirretroviral therapy in preventing AIDS and death: a prospective cohort study." Lancet 366(9483): 378-384, 2005.
28. Pedersen,C, B. O. Lindhardt et al. "Clinical course of primary HIV infection: consequences for subsequent course of infection." BMJ 299(6692): 154-157,1989.
29. Madec, Y, F. Boufassa et al. "Spontaneous control of viral load and CD4 cell count progression among HIV-1 seroconverters." AIDS 19(17): 2001-2007,.2005.
30. Pantaleo, G, C. Graziosi et al. "HIV infection is active and progressive in lymphoid tissue during the clinically latent stage of disease." Nature 362(6418): 355-358, 1993.

31. Schacker, T, A. C. Collier et al. "Clinical and epidemiologic features of primary HIV infection." Ann Intern Med 125(4): 257-264,1996.
32. Vanhems P; Voirin N; Hirschel B; Cooper DA; Vizzard J; Carr A; Perrin L. Swiss HIV Cohort Study. Brief report: incubation and duration of specific symptoms at acute retroviral syndrome as independent predictors of progression to AIDS. J Acquir Immune Defic Syndr. 2003 Apr 15;32(5):542-4.
33. Rosenberg N; Jolicoeur P. In: Coffin JM; Hughes SH; Varmus HE eds. Retroviruses. Cold Spring Harbor (NY): Cold Spring Harbor Laboratory Press; Retroviral Pathogenesis. 1997.
34. Niu, M. T, D. S. Stein et al. (1993). "Primary human immunodeficiency virus type 1 infection: review of pathogenesis and early treatment intervention in humans and animal retrovirus infections." J InfectDis 168(6): 1490-1501.
35. Giorgi, J. V, R. H. Lyles et al. "Predictive value of immunologic and virologic markers after long or short duration of HIV-1 infection." J AcquirImmuneDeficSyndr 29(4): 346-355, 2002.
36. Karon, J. M, J. W. Buehler et al. "Projections of the number of persons diagnosed with AIDS and the number of immunosuppressed HIV-infected persons--United States, 1992-1994." MMWR Recomm Rep 41(RR-18): 1-29,1992.
37. Silva RB, Rocha LP, de Souza LR et al. VirchowsArch. Oct;461(4):449-55, 2012.
38. Centers for Disease Control:Update:Serologic testing for antibody to human immunodeficiency virus.MMWR 36:833-840,1988.
39. Chang, Y.; Cesarman, E.; Pessin, M.S; Lee, F.; Culpepper, J; Knowles D.M.; Moore, P.S. Identification of herpesvirus-like DNA sequences in AIDS-associated Kaposi's sarcoma. Science, v266 p. 1865-9.
40. Penn, I. Kaposi's sarcoma in organ transplant recipients. Report of 20 cases. Transplantation, v27, p.8-11, 1979.
41. Gottlieb GJ,RagazRagaz A, Vogel JV, Friedman-kien A, Rywlin AM, Weiner EA, Ackerman AB. A preliminary communication on extensively disseminated Kaposis sarcoma in young homosexual men. J Am AcadDermatopathol; 3: 111, 1981.
42. Petri V. Indicadores cutâneo-mucosos associados à infecção pelo vírus da imunodeficiência humana. Tese de Docência Livre apresentada à Escola Paulista de Medicina. São Paulo, SP, 1992.
43. Chang, Y.; Ziegler J.; Wabinga, H.; Katangole-Mbidde, E.; Boshoff, C.; Schulz, T.; Whitby, D.; Madallena, D.; Jaffe, H.W.; Weiss, R.A.; Uganda Kaposi's Sarcoma Study-Group Moore P.S. Kaposi's sarcoma-associatedherpevirusandKaposi's sarcoma in Africa. Arch. Intern. Med, v 156, p202-4, 1996.
44. Moore, P.S.; Chang, Y. Detection of herpesvirus-like DNA sequences in Kaposi's sarcoma in pacients with those without HIV infection. N. Engl. J. Med, v332, p. 1181-5,1995.
45. Caterino-de-Araujo, A, Santos-Fortuna, E, Rodrigues, E et al. Absence of human herpesvirus 8 DNA sequences in peripheral blood of AIDS-associated Kaposi's sarcoma patients receiving anti-herpesvirus and highly active anti-retroviral therapies. In: XIII International AIDS Conference, Durban, South Africa. Abstract Book Volume II, WePeA4006, 2000.
46. Coutlee, F, C. Olivier et al. (1994). "Absence of prolonged immunosilent infection with human immunodeficiency virus in individuals with high-risk behaviors." Am J Med 96(1): 42-48.
47. Schacker, T. W, J. P. Hughes et al. "Biological and virologic characteristics of primary HIV infection." Ann Intern Med 128(8): 613-620,1998.
48. Mellors, J. W, C. R. Rinaldo, Jr et al. "Prognosis in HIV-1 infection predicted by the quantity of virus in plasma." Science 272(5265), 1167-1170,1996.
49. Migueles, S. A. and M. Connors "Long-term nonprogressive disease among untreated HIV-infected individuals: clinical implications of understanding immune control of HIV." JAMA 304(2): 194-201,2010.
50. Shiels MS, Engels EA. Evolving epidemiology of HIV-associated malignancies. CurrOpin HIV AIDS. 2017 Jan;12(1):6-11.
51. Facciolà A, VenanziRullo E, Ceccarelli M, D'Aleo F, Di Rosa M, Pinzone MR, Condorelli F, Visalli G, Picerno I, Fisichella R, Nunnari G, Pellicanò GF. Kaposi's sarcoma in HIV-infected patients in the era of new antirretrovirals.EurRev Med PharmacolSci. 2017 Dec;21(24):5868-5869. doi: 10.26355/eurrev_201712_14036.
52. Guidelines on the Treatment of Skin and Oral HIV-Associated Conditions in Children and Adults. Geneva: World Health Organization; 2014. 4, Evidence and recommendations on Kaposi sarcoma (KS). Available from: https://www.ncbi.nlm.nih.gov/books/NBK305418/
53. Grabar,S.; Costagliola, D.Epidemiology of Kaposi'sSarcoma.Cancers 2021, 13, 5692. https://doi.org/10.3390/cancers13225692.
54. Grenier PO, Auger I.Acquired Immune Deficiency Syndrome-Associated Kaposi Sarcoma in a Child Presenting as a Solitary Plantar Hyperkeratotic Plaque. J Cutan Med Surg. 2017 Jul/Aug;21(4):348-350. doi: 10.1177/1203475417698696. Epub 2017 Mar 13.
55. Chelidze, K, Thomas, C, Chang, A. Y, & Freeman, E. E. (2019). HIV-Related Skin Disease in the Era of Antiretroviral Therapy: Recognition and Management. American Journal of Clinical Dermatology, 20(3), 423–442. doi:10.1007/s40257-019-00422-0.
56. Di Alberti L.; Porter S.R.; Speinght P.M. et al. Detections of human herpesvirus 8 DNA in oral ulcer tissues of HIV-infected individuais. Oral Dis, v3 p.S133-4, Supplement 1. 1997.
57. Chang Y, Cesarman E, Pessin MS, Lee F, Culpepper J. Identification of herpesvirus-like DNA sequences in AIDS-associated Kaposi's sarcoma. Science. 1994; 266: 1865-1869.
58. Lumerman H.; Freedman, P.D.; Kerpel, S.M. et al. Oral Kaposi's sarcoma; a clinicopathologic study of 23 homosexual and bisexual men from the New York metropolitan area. Oral Surg. Oral Med. Oral Pathol, v65, p. 711-6, 1988.
59. Robey RC, Bower M. Facing up to the ongoing challenge of Kaposi's sarcoma.CurrOpinInfectDis. 2015 Feb;28(1):31-40. doi: 10.1097/QCO.0000000000000122.
60. VolberdingPA,Kusick O, Feigal D. Effects of chemotherapy for HIV-associated Kaposi´s sarcoma on long-term survival (Abstract 11) Proc AM Soc Clin Oncol 8:3, 1989.
61. Curreli F, Robles MA, Friedman-Kien AE et al. Detection and quantitation of Kaposi's sarcoma-associated herpesvirus (KSHV) by a single competitive-quantitative polymerase chain reaction. J Virol Methods 107(2):261-7,2003.
62. Caterino de Araújo A, Calabró ML, Santos-Fortuna E et al. Searching for human herpes vírus 8 antibodies in serum samples from patients infected with human immunodeficiency virus type 1 and blood donors from Sao Paulo, Brazil. J InfectDis 179:1591-2, 1999.
63. Mitsuyasu R, Groopman J, Volberding P. Cutaneous reactions to trimethoprimsulfamethoxazole in patients with AIDS and Kaposi' s sarcoma. N Engl J Med 308:1535, 1983.
64. Mitsuyasu RT. AIDS-related Kaposi's sarcoma: current treatment options, future trends. Oncology (Huntingt) 14(6):867-78, 2000.
65. Auten M, Kim AS, Bradley KT, Rosado FG. Human herpesvirus 8-related diseases: Histopathologic diagnosis and disease mechanisms. Semin DiagnPathol. 2017 Jul;34(4):371-376. doi: 10.1053/j.semdp.2017.04.004. Epub 2017 Apr 6.
66. Carbone A, Volpi CC, Gualeni AV, Gloghini A. Epstein-Barr virus associated lymphomas in people with HIV. CurrOpin HIV AIDS. 2017 Jan;12(1):39-46.
67. Massarweh S, Udden MM, Shahab I et al. HIV-related Hodgkin's disease with central nervous system involvement and association with Epstein-Barr virus. Am J Hematol 72(3):216-9, 2003.
68. Corti M, Carolis LD, Solari R et al Non Hodgkin's lymphoma with cutaneous involvement in AIDS patients: report of five cases and review of the literature Braz J Infect Dis. Jan-Feb;14(1):81-5, 2010.
69. Diamond C, Taylor TH, Anton-Culver H. Characteristics and survival of patients with non_hodgkin´s lymphoma with and without acquired immunodeficiency syndrome. HematolOncol; 20(4):177-87, 2002.
70. Lascaux AS,Hemery F, Goujard et al. Beneficial effect of highly active antirretroviral therapy on the prognosis of AIDS-related systemic non-Hodgkin lymphomas.AIDS Res Hum Retroviruses 21:214-20, 2005.
71. Massarweh S, Udden MM, Shahab I et al. HIV- related Hodgkin´s disease with central nervous system involvement and association with Epstein-Barr virus. Am J Hematol; 72(3):216-9, 2003.
72. Hunter NB, Vogt S, Ambinder RF. Treatment of HIV-Associated Lymphomas: The Latest Approaches for Optimizing Outcomes.Oncology (Williston Park). 2017 Dec 15;31(12):872-7, 884.
73. Riske OS, Perlman JI, Moy JJ et al. Uveal metastatic carcinoma in human immunodeficiency virus infection.Eye; 16(5):663-7, 2002.
74. Calista D, Morri M, StagnoA,et al. Changing morbitidy of cutaneous diseases in patients with HIV after the introduction of highly active antirretroviral therapy including a protease inhibitor. Am J Clin Dermatol 3(1): 59-62, 2002.
75. Smith KJ, Skelton HG, Yeager J, Angritt P et al., Wagner KF. Cutaneousneoplasms in a militarypopulation of HIV-1-positive patients. Military Medical Consortium for the Advancement of Retroviral Research. J Am Acad Dermatol. 1993; 29: 400-406.
76. Brinkman JA, Jones WE, Gaffga AM et al. Detection of human papillomavirus DNA in urine specimens from human immunodeficiency virus-positive women. J ClinMicrobiol 40(9):3155-61, 2002.
77. Volm MD, Von Roenn JH. Non – AIDS – defining malignancies in patients with HIV infection.CurrOpin Oncol 8:386-91, 1996.
78. Purdie KJ, Surentheran T, Sterling JC, Bell L, McGregor JM. Humanpapillomavirus gene expression in cutaneoussquamouscellcarcinomas fromimmunosuppressed and immunocompetentindividuals. J Invest Dermatol. 2005; 125: 98-107
79. Pantanowitz L, Schlecht HP, Dezube BJ. The growingproblem of non-AIDS-definingmalignancies in HIV. CurrOpinOncol. 2006;18: 469-478.
80. Rodrigues LK, Klencke BJ, Vin-Christian K et al. Altered clinical course of malignant melanoma in HIV-positive patients. Arch Dermatol 138(6):765-70, 2002.
81. Webster RM, Sarwar N, Price H, Bunker CB, Brock CS. A case series of HIV-positive patients with malignant melanoma. J HIV Ther. 2007; 12: 75-78.
82. Maiman M, Fruchter RG, Segur E. Human immunodeficiebcy virus and cervical neoplasia. ObstetGynecol 38:377-382,1991.
83. Tong W, Hillman R, Kelleher A, Grulich A, Carr A. Anal intraepithelial neoplasia and squamous cell carcinoma in HIV-infected adults. HIV Med. Sep 6. doi: 10.1111/hiv.12080. [Epubaheadof print] 2013.
84. Wikström A, Hedblad MA, Syrjänen S. Int J STD AIDS. [Epub ahead of print] 2013 Jul 19.
85. Palefsky J. Biology of HPV in HIV infection. Adv Dent Res. 2006; 19: 99-105.
86. Heath M, Jaimes N, Lemos B, Mostaghimi A, Wang LC. Clinical characteristics of Merkel cell carcinoma at diagnosis in 195 patients: the AEIOU features. J Am Acad Dermatol. 2008; 58: 375-381.
87. Manganoni MA, Farisoglio C, Tucci G, Venturini M, Marocolo D. Merkel cell carcinoma and HIV infection: a case report and review of the literature. AIDS Patient Care STDS. 2007; 21: 447-451.
88. Góes HFO, Lima CDS, Issa MCA, Luz FB, Pantaleão L, Paixão JGMD. Merkel cell carcinoma in an immunosuppressed patient.An Bras Dermatol. 2017 May-Jun;92(3):386-388. doi: 10.1590/abd1806-4841.20175510.
89. Wieland U, Kreuter A. Merkel cell polyomavirus infection and Merkel cell carcinoma in HIV-positive individuals. CurrOpin Oncol.;23(5):488-93, 2011.
90. Hemmige V, McNulty M, Silverman E, David MZ. Predictorsofskinand soft tissueinfections in HIV-infectedoutpatients in thecommunity-associatedmethicillin--resistantStaphylococcus aureus era. Eur J ClinMicrobiolInfectDis 2015; 34:339.

91. Morgan E, Hohmann S, Ridgway JP et al. DecreasingIncidenceofSkinand Soft-tissue-Infections in 86 US EmergencyDepartments, 2009-2014. ClinInfectDis 2019; 68:453
92. Jacobson MA, Gellermann H, Chambers H. Staphylococcus aureus bacteremia and recurrentstaphylococcalinfection in patientswithacquiredimmunodeficiencysyndromeand AIDS-relatedcomplex. Am J Med 1988; 85:172.
93. Miller M, Cespedes C, Vavagiakis P et al. Staphylococcus aureus colonization in a community sample of HIV-infectedand HIV-uninfecteddrugusers. Eur J ClinMicrobiolInfectDis 2003; 22:463.
94. Skiest D, Brown K, Hester J et al. Community-onsetmethicillin-resistantStaphylococcus aureus in anurban HIV clinic. HIV Med 2006; 7:361.
95. Popovich KJ, Weinstein RA, Aroutcheva A et al. Community-associatedmethicillin--resistantStaphylococcus aureus and HIV: intersectingepidemics. ClinInfectDis 2010; 50:979.
96. Shadyab AH, Crum-Cianflone NF. Methicillin-resistantStaphylococcus aureus (MRSA) infectionsamong HIV-infectedpersons in the era ofhighlyactiveantiretroviraltherapy: a review oftheliterature. HIV Med 2012; 13:319.
97. Hemmige V, McNulty M, Silverman E, David MZ. Recurrentskinand soft tissueinfections in HIV-infectedpatientsduring a 5-year period: incidenceandriskfactors in a retrospectivecohortstudy. BMC InfectDis 2015; 15:455.
98. Kreisel K, Boyd K, Langenberg P, Roghmann MC. Risk factors for recurrence in patientswithStaphylococcus aureus infectionscomplicatedby bacteremia. Diagn Microbiol Infect Dis 2006; 55:179.
99. Patterson JW, Kitces EN, Neafie RC. Cutaneous botryomycosis in a patientwithacquiredimmunodeficiencysyndrome. J Am Acad Dermatol 1987; 16:238.
100. Ahdoot D, Rickman LS, Haghighi P, Heard WU. Botryomycosis in theacquiredimmunodeficiencysyndrome. Cutis 1995; 55:149.
101. Cooper DA, Gold J, Maclean P et al. Acute AIDS retrovirus infection. Definition of a clinicalillnessassociatedwithseroconversion. Lancet 1 (8428):537-40,1985.
102. Adışen E, ÖnderM.Acral manifestations of viral infections.Clin Dermatol. 2017 Jan - Feb;35(1):40-49. doi: 10.1016/j.clindermatol.2016.09.006. Epub 2016 Sep 10.
103. Siegel FP, Lopez C, Hammer BS et al. Severe acquired immunodeficiency in male homosexuals, manifested by chronic perianal ulcerative herpes simplex lesions. N Engl J Med 305:1439-1444, 1981.
104. Safrin S, Crumpacker C, Chatis P et al. A controlled trial comparing foscarnet with vidarabine for acyclovir-resistant mucocutaneous herpes simplex in the acquired immunodeficiency syndrome. N Engl J Med 325:551-5,1991.
105. Blocker ME, Levine WC, St Louis ME. HIV prevalence in patientswithsyphilis, United States. Sex TransmDis 2000; 27:53.
106. Zetola NM, Bernstein KT, Wong E et al. Exploringtherelationshipbetweensexuallytransmitteddiseasesand HIV acquisitionbyusingdifferentstudy designs. J AcquirImmuneDeficSyndr 2009; 50:546.
107. Courjon J, Hubiche T, Dupin N et al. ClinicalAspectsofSyphilisReinfection in HIV--InfectedPatients. Dermatology 2015; 230:302.
108. Kenyon C, Osbak KK, Apers L. RepeatSyphilisIs More Likelyto Be Asymptomatic in HIV-InfectedIndividuals: A RetrospectiveCohortAnalysis With Important Implications for Screening. Open ForumInfectDis 2018; 5:ofy096.
109. Zetola NM, Klausner JD. Syphilis and HIV infection: an update. ClinInfectDis 2007; 44:1222.
110. Farhi D, Dupin N. Management ofsyphilis in the HIV-infectedpatient: factsandcontroversies. Clin Dermatol 2010; 28:539.
111. Dowell D, Polgreen PM, Beekmann SE et al. Dilemmas in the management ofsyphilis: a surveyofinfectiousdiseases experts. ClinInfectDis 2009; 49:1526.
112. Sands M, Markus A. Lues maligna, orulceronodularsyphilis, in a maninfectedwithhumanimmunodeficiencyvirus: case reportand review. ClinInfectDis 1995; 20:387.
113. Hutchinson CM, Hook EW 3rd, Shepherd M et al. Alteredclinicalpresentationoofearlysyphilis in patientswithhumanimmunodeficiencyvirusinfection. Ann Intern Med 1994; 121:94.
114. Siegel D, Golden E, Washington E et al. Prevalence and correlates of herpes simplex infections: The population-based AIDS in Multiethnic Neighborhoods study. JAMA 268:1702-1708,1992.
115. Friedman-Kien AE, Lafleur FL, Gendler E et al. Herpes zoster: a possible early clinical sign for development of acquired immunodeficiency syndrome in high risk individuals. J Am Acad Dermatol 14(6):1023-8, 1986.
116. Rompalo AM, Lawlor J, Seaman P et al. Modificationofsyphilitic genital ulcermanifestationsbycoexistent HIV infection. Sex TransmDis 2001; 28:448.
117. Jordano Q, Falcó V, Almirante B et al. Invasivepneumococcaldisease in patientsinfectedwith HIV: still a threat in the era of highlyactiveantiretroviraltherapy. ClinInfectDis 2004; 38:1623.
118. Huff JC, Drucker JL, Clemmer A et al. Effect of oral acyclovir on pain resolution in herpes zoster: A re-analysis. J Med Virol 1(suppl):93-6,1993.
119. Palestine AG, Polis MA, De Smet MD et al. A randomized controlled trial of foscarnet in the treatment of cytomegalovirus retinitis in patients with AIDS. Ann Intern Med 115:665-673, 1991.
120. Qazi NA, Morlese JF, Walsh JC et al. Case report. Severe cutaneous ulceration secondary to cytomegalovirus inclusion disease during successful immune reconstitution with HAART. AIDS Read 12(10):452-4,456-7, 2002.
121. Klugman KP, Madhi SA, Feldman C. HIV andpneumococcaldisease. CurrOpinInfectDis 2007; 20:11.
122. Grau I, Pallares R, Tubau F et al. Epidemiologicchanges in bacteremicpneumococcaldisease in patientswithhumanimmunodeficiencyvirus in the era ofhighlyactiveantiretroviraltherapy. ArchIntern Med 2005; 165:1533.
123. Lesourd A, Leporrier J, Delbos V et al. AntiretroviralTherapy as Preventionof ... PneumococcalInfections? Open ForumInfectDis 2016; 3:ofw228.
124. Flannery B, Heffernan RT, Harrison LH et al. Changes in invasivePneumococcaldiseaseamong HIV-infectedadults living in the era ofchildhoodpneumococcalimmunization. Ann Intern Med 2006; 144:1.
125. Daikos GL, Uttamchandani RB, Tuda C et al. Disseminatedmiliarytuberculosisoftheskin in patientswith AIDS: reportof four cases. ClinInfectDis 1998; 27:205.
126. Terranova M, Padovese V, Fornari U, Morrone A. Clinicalandepidemiologicalstudyofcutaneoustuberculosis in Northern Ethiopia. Dermatology 2008; 217:89.
127. High WA, Evans CC, Hoang MP. Cutaneousmiliarytuberculosis in twopatientswith HIV infection. J Am Acad Dermatol 2004; 50:S110.
128. Taylor CR, Bailey EM. Rednoduleontheforearmofan HIV-positive man. Isolatedcutaneous Mycobacterium avium-intracellulareinfection. Arch Dermatol 1998; 134:1279.
129. Fariña MC, Gegundez MI, Piqué E et al. Cutaneoustuberculosis: a clinical, histopathologic, andbacteriologicstudy. J Am Acad Dermatol 1995; 33:433.
130. Zanelli G, Webster GF. Mycocutaneousatypicalmycobacterialinfections in acquiredimmunodeficiencysyndrome. Clin Dermatol 1995; 13:281.
131. Murdoch DM, Venter WD, Van Rie A, Feldman C. Immunereconstitutioninflammatorysyndrome (IRIS): review of common infectiousmanifestationsandtreatmentoptions. AIDS Res Ther 2007; 4:9.
132. Molina-Ruiz AM, Luque R, Zulueta T, Bernabeu J, Requena L. Cytomegalovirus--induced cutaneous microangiopathy manifesting as lower limb ischemia in a human immunodeficiency virus-infected patient. J Cutan Pathol.;39(10):945-9, 2012.
133. Kassutto S, Rosenberg ES. Primary HIV type 1 infection. ClinInfectDis 2004; 38:1447.
134. Esau D. Viral Causes of Lymphoma: The History of Epstein-Barr Virus and Human T-Lymphotropic Virus 1. Virology (Auckl). 2017 Sep 25;8:1178122X17731772. doi: 10.1177/1178122X17731772. eCollection 2017.
135. Macneal RJ, Dinulos JG. Acute retroviral syndrome. Dermatol Clin 2006; 24:431.
136. Rosenberg ES, Caliendo AM, Walker BD. Acute HIV infectionamongpatientstested for mononucleosis. N Engl J Med 1999; 340:969.
137. Daar ES, Little S, Pitt J et al. Diagnosisofprimary HIV-1 infection. Los Angeles County Primary HIV InfectionRecruitment Network. Ann Intern Med 2001; 134:25.
138. Lapins J, Gaines H, Lindbäck S et al. Skin and mucosalcharacteristics of symptomaticprimary HIV-1 infection. AIDS Patient Care STDS 1997; 11:67.
139. Rosenberg ES, Caliendo AM, Walker BD. Acute HIV infectionamongpatientstested for mononucleosis. N Engl J Med 1999; 340:969.
140. Silva, Érika Ferrari Rafael da; Paschoalin, Marco Antonio; Oyafuso, Luiza KeikoMatsuka; Cimerman, Sérgio. 2004. Lesão em face e couro cabeludo pelo papilomavírus humano (HPV) em paciente com AIDS: Relato de caso In Revista Panamericana de Infectología, v.6, 56-58.
141. Porro AM; Alchorne MM; Mota GR; et al. Detection and typing of human papillomavirus in cutaneous warts of patients infected with human immunodeficiency virus type 1. Br J Dermatol 149(6):1192-9, 2003.
142. Rashid, Aatif;Nanjappa,Sowmya; Dessureault, Sophie; Messina, Jane L.;Greene, John N. Herpes Vegetansand Review of Verrucouslesions of the anogenital region. InfectDis Clin Practice; 25(6):294-300 nov 2017.
143. de Jong MA, de Witte L, Taylor ME, Geijtenbeek TB. Herpes simplex virustype 2 enhances HIV-1 susceptibilitybyaffectingLangerhanscellfunction. J Immunol 2010; 185:1633.
144. Looker KJ, Welton NJ, Sabin KM et al. Global and regional estimatesofthecontributionof herpes simplex virustype 2 infectionto HIV incidence: a populationattributablefractionanalysisusing published epidemiological data. Lancet InfectDis 2020; 20:240.
145. Greenspan JS, Greenspan D (eds). Oral manifestation of HIV infection. Carol Stream, IL QuintescencePublishing Co, Inc. 1995.
146. Pfister H. Relationship of papillomaviruses to anogenital câncer. ObstetGynecolClin North Am 14:349-361, 1987.
147. Hohenstein E, Rady PL, HergersbergMetval.Epidermodysplasiaverruciformis in a HIV-positive patient homozygous for the c917A-->T polymorphism in the TMC8/EVER2 gene.Dermatology.;218(2):114-8, 2009.
148. Glesby MJ, Moore RD, Chaisson RE. Clinicalspectrumof herpes zoster in adultsinfectedwithhumanimmunodeficiencyvirus. ClinInfectDis 1995; 21:370.
149. Grabar S, Tattevin P, Selinger-Leneman H et al. Incidenceof herpes zoster in HIV--infectedadults in thecombinedantiretroviraltherapy era: resultsfromthe FHDH--ANRS CO4 cohort. ClinInfectDis 2015; 60:1269.
150. Glesby MJ, Moore RD, Chaisson RE. Clinicalspectrumof herpes zoster in adultsinfectedwithhumanimmunodeficiencyvirus. ClinInfectDis 1995; 21:370.
151. Kumar B, Rajagopalan M, Sehgal S et al. Syphilis serology and human immunodeficiency virus positivity in Chandigarh. Int J STD AIDS 1(6):438-9, 1990.
152. Ren M, Dashwood T, Walmsley S. The intersection of HIV and syphilis: Update on the key considerations in testing and management. Curr HIV/AIDS Rep 18(4):280-288, 2021.
153. STD: 1993 sexually transmitted diseases treatment guideline. MMWR 42:RR-14, 1993.
154. Glesby MJ, Moore RD, Chaisson RE. Clinicalspectrumof herpes zoster in adultsinfectedwithhumanimmunodeficiencyvirus. ClinInfectDis 1995; 21:370.
155. Wauters O, Lebas E, Nikkels AF. Chronicmucocutaneous herpes simplex virusandvaricella zoster virusinfections. J Am Acad Dermatol 2012; 66:e217.
156. Nikkels AF, Snoeck R, Rentier B, Pierard GE. Chronicverrucousvaricella zoster virusskinlesions: clinical, histological, molecular andtherapeuticaspects. ClinExp Dermatol 1999; 24:346.
157. Hoppenjans WB, Bibler MR, Orme RL, Solinger AM. Prolongedcutaneous herpes zoster in acquiredimmunodeficiencysyndrome. Arch Dermatol 1990; 126:1048.

158. Clarke J, Lee JD. Primaryhumanparvovirus B19 infection in an HIV infectedpatientonhighlyactiveantiretroviraltherapy. Sex TransmInfect 2003; 79:336.
159. Morelli P, Bestetti G, Longhi E et al. Persistentparvovirus B19-induced anemia in an HIV-infectedpatientunder HAART. Case reportand review ofliterature. Eur J ClinMicrobiolInfectDis 2007; 26:833.
160. Don PC, Rubinstein R, Christie S. Malignant syphilis (lues maligna) and concurrent infection with HIV. Int J Dermatol 1995;34(6):403-7.
161. Corti M, Solari R, De Carolis L et al.Malignant syphilis in a patient infected by human immunodeficiency virus. Case reportandliterature review]. Rev Chilena Infectol.;29(6):678-81,2012.
162. Sammet SC, Niedermeier A, Bogner J et al.Unusual faces of syphilis. Hautarzt.; 63(5):415-22, 2012.
163. Rashid, Aatif;Nanjappa,Sowmya; Dessureault, Sophie; Messina, Jane L.;Greene, John N. Herpes Vegetansand Review of Verrucouslesions of the anogenital region. InfectDis Clin Practice; 25(6):294-300 nov2017.
164. Martinelli C, Azzi A, Buffini G et al. Cutaneousvasculitisduetohumanparvovirus B19 in an HIV-infectedpatient: reportof a case. AIDS 1997; 11:1891.
165. Clarke J, Lee JD. Primaryhumanparvovirus B19 infection in an HIV infectedpatientonhighlyactiveantiretroviraltherapy. Sex TransmInfect 2003; 79:336.
166. Morelli P, Bestetti G, Longhi E et al. Persistentparvovirus B19-induced anemia in an HIV-infectedpatientunder HAART. Case reportand review ofliterature. Eur J ClinMicrobiolInfectDis 2007; 26:833.
167. Uribe P, Balcells ME, Giesen L, Cárdenas C, García P, González S. Bacillary angiomatosis Rev Med Chil.;140(7):910-4, 2012.
168. Tappero JW, Koehler JE, Berger TG et al.Baccilary angiomatosis and bacillary splenitis in immunocompetent adults. Ann Intern Med 118:363-365, 1993.
169. Perkocha LA, Geaghan SM, Yen TSB et al. Clinical and pathological features of bacillary peliosis hepatitis in association with human immunodeficiency virus infection. N Engl J Med;323:1581-86, 1990.
170. Horsburgh CR, Selik RM. The epidemiology of disseminated nontuberculosis mycobacterial infection in the acquired immunodeficiency syndrome (AIDS). Am RevRespirDis 139:4-7, 1989.
171. Jevtovic DJ, Salemovic D, Ranin J et al. The prevalence and risk of immune restoration disease in HIV-1 infected patients treated with highly active antirretroviral therapy. HIV Med 6:140-143, 2005.
172. Perlin DS. Welcome Message from the Editor-in-Chief. J Fungi (Basel). 2014 Jul 16;1(1):1-3. doi: 10.3390/jof1010001.
173. Rouzaud C, Hay R, Chosidow O, Dupin N, Puel A, Lortholary O, Lanternier F. Severe Dermatophytosis and Acquired or Innate Immunodeficiency: A Review.J Fungi (Basel). 2015 Dec 31;2(1). pii: E4. doi: 10.3390/jof2010004.
174. Lyra MR, Muniz Álvarez B, Lanziano AL, Imbeth MAA, Sá AM, Cuzzi T, Oliveira JC, Schubach AO. Exfoliative erythroderma and palmoplantar hyperkeratosis associated with Majocchi's granuloma by Trichophyton tonsurans in a patient with AIDS.RevIberoam Micol. 2017 Jul-Sep;34(3):185-188. doi: 10.1016/j.riam.2016.11.007. Epub 2017 Apr 25.
175. Kim SH, Jo IH, Kang J, Joo SY, Choi JH. Dermatophyte abscesses caused by Trichophyton rubrum in a patient without pre-existing superficial dermatophytosis: a case report. BMC InfectDis. 2016 Jun 17;16:298. doi: 10.1186/s12879-016-1631-y.
176. Ramos-E-Silva M, Lima CM, Schechtman RC et al.Superficial mycoses in immunodepressed patients (AIDS).Clin Dermatol. 4;28(2):217-25, 2010.
177. Porro AM, Yoshioka MC, Kaminski SK et al Disseminated dermatophytosis caused by Microsporumgypseum in two patients with the acquired immunodeficiency syndrome. Mycopathologia.;137(1):9-12, 1997.
178. Gómez-Moyano E, Crespo-Erchiga V. HIV Infection Manifesting as Proximal White Onychomycosis. N Engl J Med. 2017 Nov 2;377(18):e26. doi: 10.1056/NEJMicm1703082.
179. MyskowskiPL,Ahkami R. Dermatologic complications of HIV infection.Med Clin North Am80:1415-35, 1996.
180. Fisher BK, Warner LC. Cutaneous manifestations of the acquired immunodeficiency syndrome: update 1987. Int J Dermatol 16:615-30, 1987.
181. Kaplan MH, Sadick N, McNutt NS et al. Dermatologic findings and manifestations of acquired immunodeficiency syndrome (AIDS). J Acad Dermatol 16: 485-06, 1987.
182. Dodd CL, Greenspan D, Katz MH et al. Oral candidiasis in HIV infection: Pseudomembraneous and erythematous candidiasis show similar rates of progression to AIDS. AIDS 5:1339-43, 1991.
183. Zanni PCMD, Bonfim-Mendonça PS, Negri M, Nakamura SS, Donatti L, Svidzinski TIE, ConsolaroMEL.Virulence factors and genetic variability of vaginal Candida albicans isolates from HIV-infected women in the post-highly active antirretroviral era.RevInst Med TropSao Paulo. 2017;59:e44. doi: 10.1590/S1678-9946201759044. Epub 2017 Aug 3.
184. Limper AH, Adenis A, Le T, Harrison TS. Fungal infections in HIV/AIDS. Lancet Infect Dis. 2017 Nov;17(11):e334-e343. doi: 10.1016/S1473-3099(17)30303-1. Epub 2017 Jul 31.
185. Ramos-e-Silva M, Lima CM, Schechtman RC, Trope BM et al. Systemic mycoses in immunodepressed patients (AIDS). ClinDermatol.;30(6):616-27, 2012.
186. Bonifaz A1, Tirado-Sánchez A2. Cutaneous Disseminated and Extracutaneous Sporotrichosis: Current Status of a Complex Disease. J Fungi (Basel). 2017 Feb 10;3(1). pii: E6. doi: 10.3390/jof3010006.
187. Ray MC, Gatelly LE. Dermatologic manifestation of HIV infection and AIDS. InfectDisClin North Am 8:583-605, 1994.
188. Freitas DF, de Siqueira Hoagland B, do Valle ACet al. Sporotrichosis in HIV-infected patients: report of 21 cases of endemic sporotrichosis in Rio de Janeiro, Brazil. Med Mycol;50(2):170-8, 2012.
189. Shirali A, Kini J, Vupputuri A et al. Disseminated histoplasmosis with conjunctival involvement in an immunocompromised patient. Indian J Sex TransmDis.;31(1):35-8, 2010.
190. Moreira Tde A, Ferreira MS, Ribas RM. Borges AS. Criptococose: estudo clínico-epidemiológico, laboratorial e das variedades do fungo em 96 pacientes. [Cryptococcosis: clinical epidemiological laboratorial study and fungi varieties in 96 patients]. RevSocBras Med Trop. 2006; 39: 255-258.
191. Sirait SP, Bramono K, Hermanto N. Correlation of CD4 counts with clinical and histopathological findings in disseminated histoplasmosis: a 10-year retrospective study. Int J Dermatol. 2017 Sep;56(9):926-931. doi: 10.1111/ijd.13679. Epub 2017 Jul 5.
192. Bhagwat PV, Hanumanthayya K, Tophakhane RS et al Two unusual cases of histoplasmosis in human immunodeficiency virus-infected individuals.Indian J Dermatol VenereolLeprol.;75(2):173-6, 2009.
193. Wheat LJ. Histoplasmosis –diagnosis and management.Infect Dis Clin Pract 1:287-290, 1992.
194. Shine MM, Shah MM, Hanna CA, Bevis KS. Vulvar histoplasmosis as a rare cause of genital ulceration. Obstet Gynecol.;122(2 Pt 2):449-52, 2013.
195. Oladele RO, Ayanlowo OO, Richardson MD, Denning DW. Histoplasmosis in Africa: An emerging or a neglected disease? PLoSNegl Trop Dis. 2018 Jan 18;12(1):e0006046. doi: 10.1371/journal.pntd.0006046. eCollection 2018 Jan.
196. Marino CT, McDonald E, Romano JF. Seborrheicdermatitis in acquiredimmunodeficiencysyndrome. Cutis. 1991; 48: 217-218.
197. Dlova NC, Mosam A. Inflammatory noninfectious dermatoses of HIV. Dermatol Clin. 2006; 24: 439-448.
198. Oladele RO, Bongomin F, Gago S, Denning DW. HIV-Associated Cryptococcal Disease in Resource-Limited Settings: A Case for "Prevention Is Better Than Cure"? J Fungi (Basel). 2017 Dec 2;3(4). pii: E67. doi: 10.3390/jof3040067.
199. Rajasingham R, Smith RM, Park BJ, Jarvis JN, Govender NP, Chiller TM, Denning DW, Loyse A, Boulware DR. Global burden of disease of HIV-associated cryptococcal meningitis: an updated analysis. Lancet InfectDis. 2017 Aug;17(8):873-881. doi: 10.1016/S1473-3099(17)30243-8. Epub 2017 May 5.
200. Clark RA, Greer D, Atkinson W et al. Spectrum of Cryptococcus neoformans infection in 68 patients infected with human immunodeficiency virus. RevInfectDis 12:768-777, 1990.
201. Guidelines on the Treatment of Skin and Oral HIV-Associated Conditions in Children and Adults. Geneva: World Health Organization; 2014. PMID: 26203484.
202. Schlesinger I, Oelrich M, tyring SK. Crusted (Norwegian) scabies in patients with AIDS: the range of clinical presentations. South Med H 87:352-6, 1994.
203. Wong D, Shumack. Managing HIV. Part 5:Treating secondary outcomes 5.1 HIV and skin disease.Med J Aust 164:352-6, 1996.
204. Greenspan JS, Greenspan D. The epidemiology of the oral lesions of HIVinfection in the developed world. Oral Dis 8Suppl 2:34-9, 2002.
205. RUIZ, M F M A; GABURRI, Débora; ALMEIDA, José Roberto Paes de; OYAFUSO, Luiza KeikoMatsuka. 2003. Regressão de psoríase em paciente HIV-positivo após terapia anti-retroviral In Anais Brasileiros de Dermatologia, v.78.
206. Fink DL, Hedley L, Miller RF. Systematic review of the efficacy and safety of biological therapy for inflammatory conditions in HIV-infected individuals. Int J STD AIDS. 2017 Feb;28(2):110-119. doi: 10.1177/0956462416675109. Epub 2016 Oct 13.
207. Buchness MR, Lim HW, Hatcher VA et al. Eosinophilic pustular folliculitis in the acquired immunodeficiency syndrome. Treatmentwithultraviolet B phototherapy. N Engl J Med 318(18):1183-6, 1988.
208. Duvic M, Johnson TM, Rapini RP et al. Acquired immunodeficiency syndrome--associated psoriasis and Reiter's syndrome. Arch Dermatol 123:1632, 1987.
209. Rinard JR, Mahabir RC, Greene JF, Grothaus P.EritemaElevatumDiutinumSuccessful surgical treatment of advanced erythema elevatumdiutinum.JPlast Surg.;18(1):28-30, 2010.
210. Manzardo C, Zaccarelli M, Agüero F, Antinori A, Miró JM. Optimal timing and best antiretroviral regimen in treatment-naive HIV infected individuals with advanced disease. J AcquirImmuneDeficSyndr. 2007; 46 Suppl 1: S9-18.
211. Carr A, Samaras K, Chrisholm DJ et al. Pathogenesis of HIV-1 protease inhibitor--associated peripheral lipodysthophy, hyperlipidaemia, and insulin resistance. Lancet 351:1881-83, 1998.
212. Palacios R, Galindo MJ, Arranz JA et al.Cervical lipomatosis in HIV-infected patients: a case-control study. HIV Med. 8(1):17-21,2007.
213. García-Silva J, Almagro M, Peña-Penabad C, Fonseca E. Indinavir-induced retinoid-like effects: incidence, clinical features and management. DrugSaf, 25(14):993-1003, 2002.
214. Carr A, Cooper DA, Penny R. Allergic manifestations of human immunodeficiency virus infection. J ClinImmunol 11:52-64, 1995.
215. Ene L, Goetghebuer T, Hainaut M et al.Prevalence of lipodystrophy in HIV-infected children: a cross-sectional study. Eur J Pediatr166(1):13-21, 2007.
216. Leung N, Hegele RA, Lewis GF. Rapid development of massive tendon xanthomas following highly active antiretroviral therapy. Ann Intern Med137(7):624, 2002.
217. Puthanakit T, Oberdorfer P, Akarathum N et al. Immune reconstitution syndrome after highly active antirretroviral therapy in human immunodeficiency virus-infected thai children. PedInfec Dis.;25(1):53-58, 2006.
218. Ratnam I; Chiu C; Kandala NB; Easterbrook PJ. Incidence and risk factors for immune reconstitution inflammatory syndrome in an ethnically diverse HIV type 1-infected cohort. ClinInfectDis. 1;42(3):418-27,2006.
219. French MA; Lenzo N; John M et al. Immune restoration disease after the treatment of immunodeficient HIV-infected patients with highly active antirretroviral therapy. HIV Med;1(2):107-15,2000.
220. DeSimone JA; Pomerantz RJ; Babinchak TJ. Inflammatory reactions in HIV-1-infected persons after initiation of highly active antirretroviral therapy. Ann Intern Med 19;133(6):447-54.,2000.

221. Jabs DA; Van Natta ML; Kempen JH et al. Characteristics of patients with cytomegalovirus retinitis in the era of highly active antirretroviral therapy. Am J Ophthalmol;133(1):48-61, 2002.
222. Anderson PL, Kiser JJ, Gardner EM, Rower JE, Meditz A, Grant RM. Pharmacologicalconsiderations for tenofovir and emtricitabine to prevent HIV infection. J AntimicrobChemother 2011; 66:240-50.
223. Secretaria de Ciência, Tecnologia e Insumos Estratégicos, Ministério da Saúde. Portaria nº 21, de 25 de maio de 2017. Torna pública a decisão de incorporar o tenofovir associado a entricitabina (TDF/FTC 300/200mg) como profilaxia pré-exposição (PrEP) para populações sob maior risco de adquirir o vírus da imunodeficiência humana (HIV), no âmbito do Sistema Único de Saúde - SUS. Diário Oficial da União 2017; 29 mai.
224. Protocolo Clínico e Diretrizes Terapêuticas para Profilaxia Pré-Exposição (PrEP) de Risco à Infecção pelo HIV [recurso eletrônico]/Ministério da Saúde, Secretaria de Ciência, Tecnologia, Inovação e Insumos Estratégicos em Saúde, Secretaria de Vigilância em Saúde. – Brasília: Ministério da Saúde, 2022.
225. Brasil. Ministério da Saúde. Secretaria de Vigilância em Saúde. Departamento de DST, Aids e Hepatites Virais. Protocolo Clínico e Diretrizes Terapêuticas para Profilaxia Pós-Exposição (PEP) de Risco à Infecção pelo HIV, IST e Hepatites Virais. – Brasília: Ministério da Saúde, 2021.

capítulo 84

Vidal Haddad Junior • João Luiz Costa Cardoso • Hamilton Ometto Stolf

Cirurgia Dermatológica nos Acidentes por Animais Peçonhentos

A cirurgia dermatológica não é uma opção considerada para doenças por ação de substâncias tóxicas animais (peçonhas e venenos). Estas doenças têm caráter sistêmico e ações locais não controlarão os efeitos no organismo. Entretanto, a intervenção cirúrgica pode ser indicada em certas situações, sendo estas agudas ou no tratamento de sequelas deixadas por algumas enfermidades anteriormente não consideradas para tratamento por cirurgias dermatológicas.

Entre estas situações, temos as úlceras resultantes das picadas de aranhas-marrons (Loxosceles sp.), a extração de espículas de ouriços-do-mar e de ferrões de peixes peçonhentos, como os bagres e arraias. Nestas três situações, existe inoculação de peçonhas e repercussões na pele humana. Quando há penetração de espículas de ouriços-do-mar ou ferrões de peixes, pode haver inoculação de peçonha, o que resulta em dor lancinante e possível necrose cutânea, com formação de úlcera. Nos acidentes por aranhas-marrons, a úlcera é uma consequência esperada, pelo elevado poder necrotizante da peçonha. Todas estas situações podem ser solucionadas ou aliviadas por intervenções cirúrgicas, e este recurso deve sempre ser avaliado pelo dermatologista.

■ OURIÇOS-DO-MAR

Os ouriços-do-mar são equinodermos de corpo arredondado recoberto por espículas de carbonato de cálcio. São encontrados em costões rochosos e lagoas nos rochedos entre as praias, e vivem em colônias.

Quando um animal é pisado, várias espículas penetram na pele, que podem adentrar vários centímetros. Se a espécie for peçonhenta, a dor é intensa, mas, no Brasil, a maioria dos acidentes é causada pelo ouriço-do-mar preto (*Echinometra lucunter*), que não é peçonhento. Entretanto, a permanência da espícula no local (geralmente regiões plantares) é um problema: logo após o acidente, a deambulação se torna dolorosa, por compressão das espículas contra a derme e subcutâneo. Posteriormente, pode haver infecções secundárias e granulomas de corpo estranho, com formação de nódulos com o fragmento da espícula no centro. Assim, é necessário retirar os fragmentos (que podem ser dezenas) da região plantar.[1-3]

A retirada pelo método atual nos prontos-socorros litorâneos emprega duas agulhas de grosso calibre, de modo que uma delas imobilize o fragmento e a outra tracione-o para cima, um método que exige treinamento. A anestesia local raramente é feita, pela ampla distribuição das espículas e pelo trauma equivalente entre as várias inoculações e a retirada. Atualmente, porém, existe uma alternativa, que é retirar as espículas maiores (e mais propensas a causar granulomas) com uma pinça fina (modelo de relojoeiro). O processo é muito menos doloroso do que com as agulhas e os fragmentos menores podem ser expelidos por eliminação espontânea do organismo. A não retirada de fragmentos maiores pode provocar uma segunda etapa cirúrgica, com a necessária exérese dos nódulos granulomatosos.[1,3]

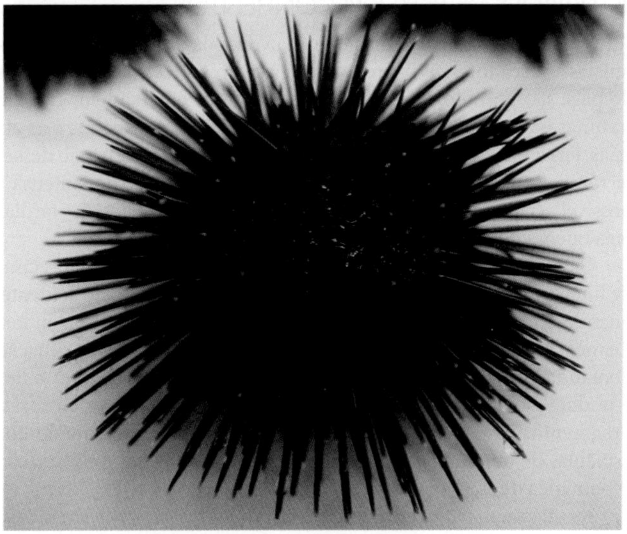

■ **Figura 84.1** Ouriço-do-mar preto (*Echinometra lucunter*). Esta espécie é responsável pela quase totalidade de acidentes no Brasil.

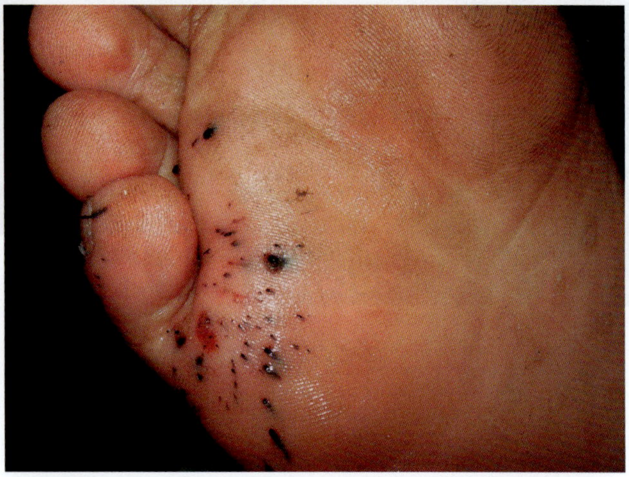

■ **Figura 84.2** Acidente típico por ouriço-do-mar. Notar os pontos de entrada. Alguns fragmentos podem estar vários centímetros dentro da pele.

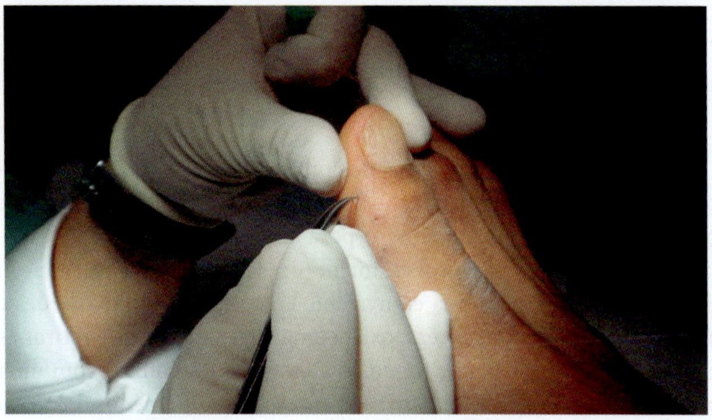

■ **Figura 84.3** Retirada das espículas maiores com pinça de relojoeiro. Esta conduta diminui bastante a dor na extração.

■ FERRÕES DE PEIXES PEÇONHENTOS

Dois peixes são particularmente envolvidos em acidentes em banhistas e pescadores: os bagres e as arraias.[1] Presentes no mar e nos rios do país, são portadores de ferrões peçonhentos que também causam traumas na vítima. Os bagres têm três ferrões nas nadadeiras e as arraias, ferrões serrilhados na cauda. Quando ocorre a penetração desses ferrões na pele humana, podem acontecer duas coisas: dor intensa e possível necrose cutânea pelo envenenamento, ou complicações tardias pela quebra de ferrões no ferimento.[1,4,5]

Os acidentes por peixes peçonhentos com ferrões podem precisar de intervenção cirúrgica em duas situações: no momento do acidente, quando o ferrão pode ficar embebido na pele profundamente, ou tardiamente, quando o ferrão se quebra no ferimento. A segunda situação demanda cirurgias difíceis, pois alguns fragmentos são minúsculos e podem carrear infecções e reações de corpo estranho dolorosas. Fragmentos de ferrões penetram muito mais profundamente do que espículas de ouriços-do-mar, e não é possível acontecer a eliminação espontânea de fragmentos pequenos.[1]

As cirurgias para retirada utilizam métodos diferentes: no caso de ferrões ainda na pele, fazer infiltração anestésica com lidocaína e, com a lâmina do bisturi, ampliar o local da entrada do ferrão, que sairá com facilidade. Quando há quebra e penetração profunda de um fragmento, a exploração cirúrgica a partir do orifício de entrada terá que ser realizada, o que oferece dificuldades para a extração, pelo sangramento e pelas estruturas nobres no local (tendões e nervos). O exame radiológico simples é fundamental nestes casos, para confirmar a hipótese e localizar o fragmento procurado.[1]

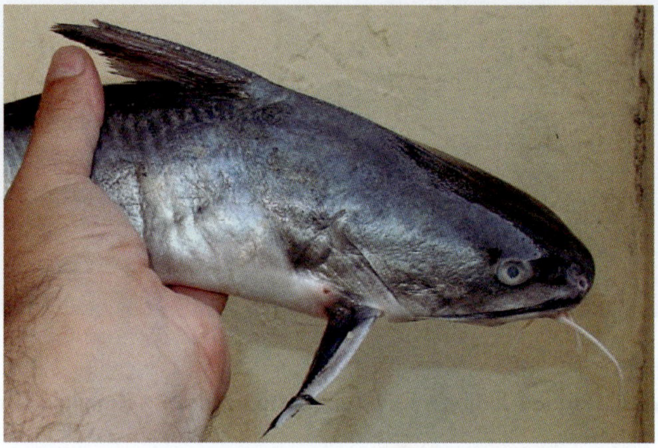

■ **Figura 84.4** Bagre e ferrões nas nadadeiras.

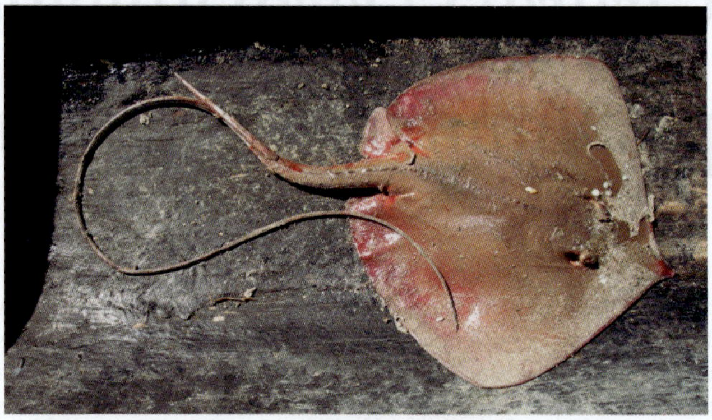

■ **Figura 84.5** Arraia e ferrão na cauda.

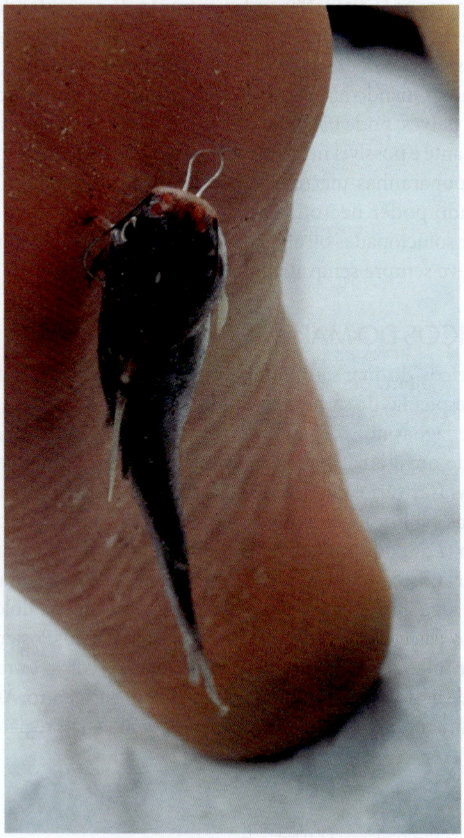

■ **Figura 84.6** Acidente por bagre em banhista que caminhava na praia.

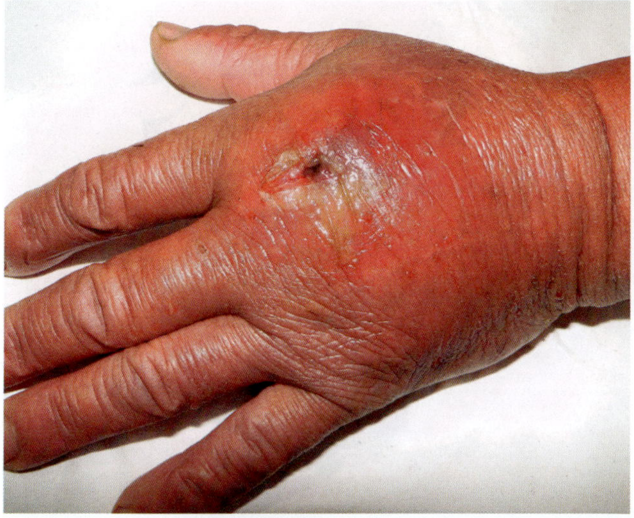

■ **Figura 84.7** Acidente por arraia em pescador.

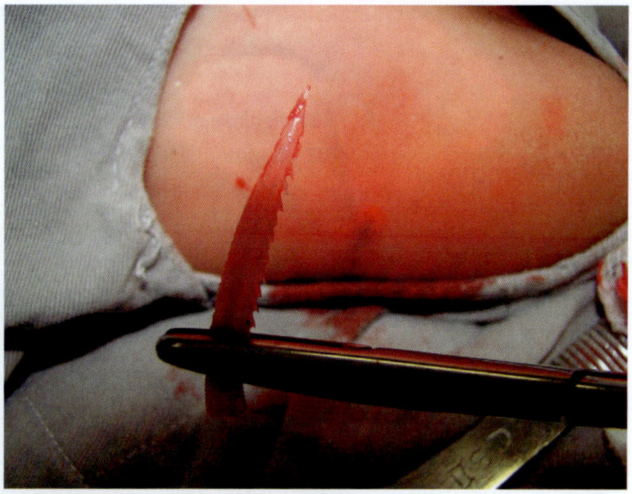

■ **Figura 84.9** Retirada de ferrão de bagre sob anestesia e com alargamento do orifício de entrada.

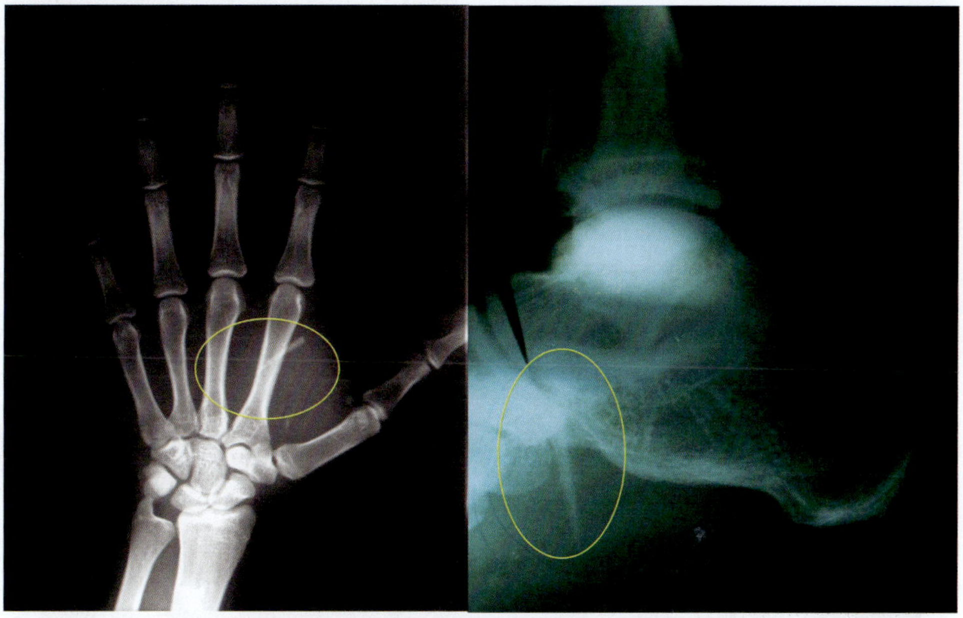

■ **Figura 84.8** Exames radiológicos que mostram ferrão de bagre (à esquerda) e arraia (à direita) retido em vítimas de envenenamento.

■ ARANHA-MARROM (LOXOSCELES SP.)

As aranhas-marrons, pertencentes ao gênero Loxosceles, são aranhas tímidas, que vivem em ambientes rurais e domésticos. Quando nas casas, habitam despensas, garagens e outros lugares com pouca movimentação. Fazem teias irregulares, que parecem pequenos chumaços de algodão, e só picam quando ameaçadas ou comprimidas contra o corpo da vítima, quando ela se veste, por exemplo.[7] Em um estágio inicial, até aproximadamente 8 horas, forma-se no local a placa marmórea, com alterações de cor, que entremeia eritema, palidez e cianose, demonstrativos da isquemia causada pela peçonha. Após dias, a área isquêmica forma uma escara no ponto da picada, que se destaca após cerca de um mês, originando uma úlcera profunda, de bordas elevadas, fundo granuloso e de difícil cicatrização, que costuma persistir por meses, o que causa grande desconforto ao paciente.[7,8]

Uma série de oito pacientes com diagnóstico de loxoscelismo, realizado pelo encontro da placa marmórea característica e evolução para escaras e úlceras, foi encaminhada pelo Hospital Vital Brasil (Instituto Butantan) para a Cirurgia Dermatológica da FMB-UNESP. Todos os pacientes foram submetidos a exérese em fuso da lesão (em bloco) com síntese imediata da ferida cirúrgica. Os pacientes evoluíram muito bem, com resolução das úlceras e cicatrização total das bordas cirúrgicas, e excelente resultado estético e funcional em cerca de 15 dias. A exérese das úlceras, na fase crônica da picada, é uma boa alternativa aos curativos diários e outras medidas tópicas.[8]

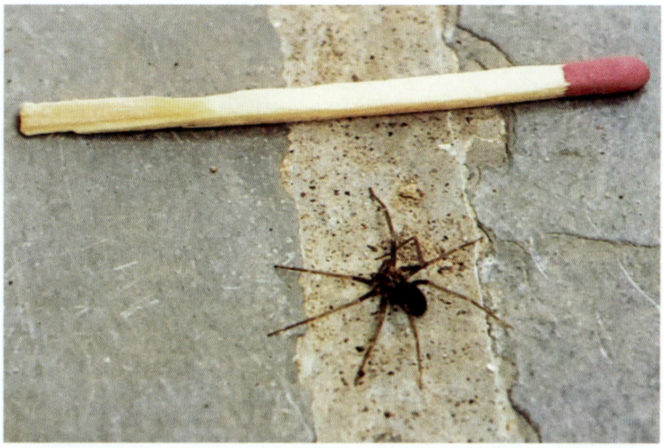

■ **Figura 84.10** Loxosceles sp., a aranha-marrom. Esta pequena aranha é distribuída por todos os países de clima tropical e temperado.

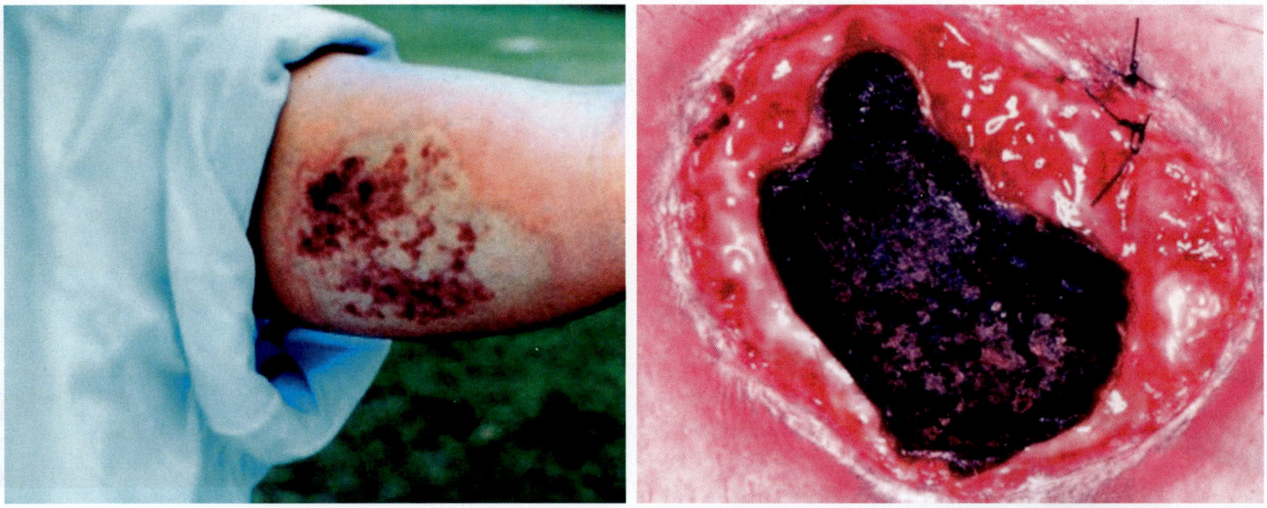

■ **Figura 84.11** Placa marmórea típica de picada de aranha-marrom (à esquerda). À direita, escara se desprendendo, com exibição da úlcera de bordas elevadas característica (úlcera após picada de aranha-marrom com 3 meses de evolução).

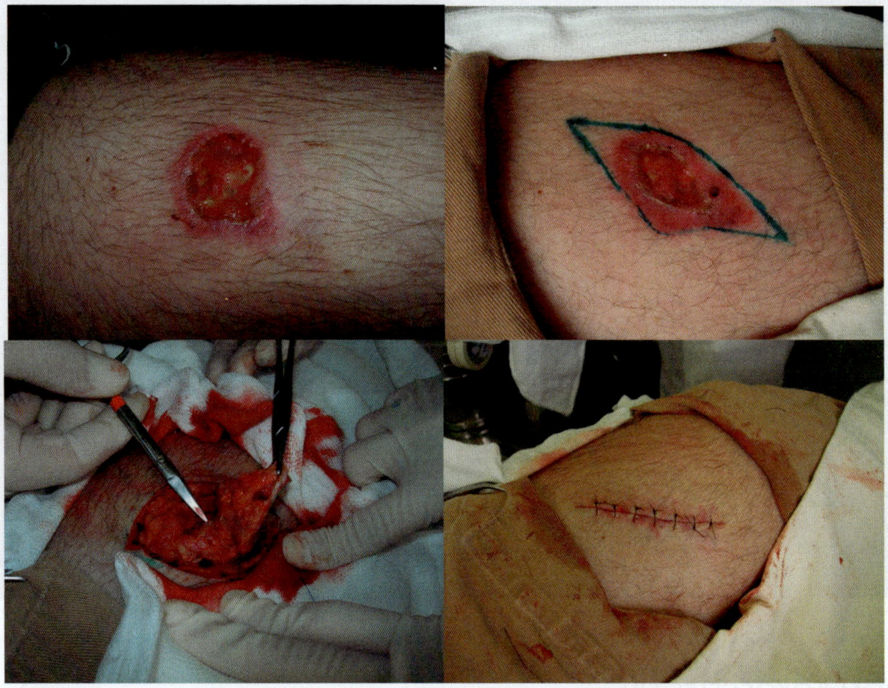

■ **Figura 84.12** Cirurgia com exérese em fuso da úlcera crônica e sutura simples.

Referências bibliográficas

1. Haddad Jr V. Medical Emergencies Caused by Aquatic Animals: A Biological and Clinical Guide to Trauma and Envenomation. Switzerland: Springer Publishers, 2021.
2. Haddad Jr V. Observation of initial clinical manifestations and repercussions from the treatment of 314 human injuries caused by black sea urchins (Echinometra lucunter) on the southeastern Brazilian coast. Rev Soc Bras Med Trop, 45: 390-392.
3. Rossetto AL, Mora JM, Haddad Jr V, Sea urchin granuloma. Rev Inst Med Trop. 2006,48: 303-306.
4. Haddad Jr V, Martins IA. Frequency and gravity of human envenomations caused by marine catfish (suborder Siluroidei): a clinical and epidemiological study. Toxicon. 2006; 47: 838-843.
5. Haddad Jr V, Souza RA. Auerbach P. Marine Catfish Sting Causing Fatal Heart Perforation in a Fisherman. Wild Environ Med. 2008; 19: 114-118.
6. Haddad Jr V, Cardoso JLC, Garrone Neto D. Injuries by marine and freshwater stingrays: history, clinical aspects of the envenomations and current status of a neglected problem in Brazil J Venom Anim Toxins Incl Trop Dis. 2013; 19:16.
7. Cardoso JLC, Haddad Jr V. Araneísmo (Arachnidism) In: Cardoso JL, França FOS, Wen FH, Malaque MS, Haddad Jr V. Animais Peçonhentos no Brasil: biologia, clínica e tratamentos dos acidentes (Venomous Animals in Brazil: Biology, Clinic and Therapeutics). São Paulo: Editora Sarvier, 2009. 488 p.
8. Haddad Jr V, Cardoso JLC, Stolf HO. Tratamento cirúrgico da úlcera loxoscélica: solução prática para um problema de difícil resolução (Surgical treatment of loxoscelic ulcer; practical solution to a difficult problem). Diagnóstico & Tratamento. 2012; 17: 56-58.

Índice remissivo

A

Abdução, 1773
Abelhas e vespas, 1653
Ablação endovenosa por laser ou radiofrequência, 942
Abordagem local das feridas, 3075
Abscesso, 83, 93
Absorção dos filtros solares tópicos, 3044
Acanthosis nigricans, 1049, 2040, 2261, 2264, 2519
  benigna, 2041
  como sintoma parcial de síndromes hereditárias, 2043
  e doenças endócrinas adquiridas, 2043
  familial, 2041
  maligna, 2043
  por fármacos, 2043
Acantoma
  de células claras, 2303
  de Degos, 2303
  fissuratum, 1732
Aciclovir, 2928
Acidentes com risco biológico, 2590
Ácido(s)
  ascórbico, 748, 761
  azelaico, 748, 761
  delta-aminolevulínico
    de-hidratase, 1850
    sintetase, 1849
  graxo essencial, 1817, 3081
  hialurônico, 176, 2823, 3086
  kójico, 748, 761
  linoleico, 748
  poli-l-láctico, 176, 2835
  salicílico, 1284
  tranexâmico, 749, 762
  tricloroacético, 1284, 1842
Acitretina, 204, 3011
Acne, 165, 702, 2873
  aquagênica, 1768
  comedoniana ou não inflamatória, 706
  conglobata, 706
  da mulher adulta, 711
  fulminante, 706
  infantil, 706
  inflamatória, 706
  inversa, 1341
  mecânica, 1733
  necrótica, 1142
  neonatal, 706, 961
  vulgar, 702
Aconselhamento genético, 110
Acrocianose, 380, 1736, 2276
Acrocórdons, 2261, 2382, 2696
Acrodermatite
  contínua de Hallopeau, 489, 515, 1193
  crônica e atrófica, 553, 1370
  enteropática, 1981
  papulosa infantil, 1291
Acrogéria, 1986
Acropatia tireoideana, 2262
Acropigmentação reticulada de Kitamura, 744
Acropustulose infantil, 497
Acroqueratodermia siríngeo aquagênica, 1959
Acroqueratose
  paraneoplásica de Bazex, 1203, 2519
  verruciforme de Hopf, 1969
Acrospiroma, 2314
Actinomicetomas, 1545
Actinomicose
  cervicofacial, 1549
  endógena por bactérias anaeróbicas, 1549
  exógena por bactérias aeróbicas, 1545
  torácica e abdominal, 1549
Acurácia, 98
Adalimumabe, 206, 250, 684, 1097, 2996
Adenolipoma da pele, 2389
Adenoma sebáceo, 2310
  de Pringle, 2309
Aderência ou adesão, 98
Adesão celular intraepidérmica e da zona de membrana basal, 470
Adiaspiromicose, 1556
Adiografia, 146
Adipocinas, 2256
Adiponecrose subcutânea neonatal, 907

Adipose dolorosa, 2389
Adução, 1773
Aeroalérgenos, 268
Afamelanotida, 3069
Afecções
causadas
pelo calor, 1733
pelo frio, 1734
da hipoderme, 881
da mucosa oral, 1206
das unhas, 1185
de caráter hemorrágico, 1765
determinadas ou agravadas pela interação com o ambiente, 1729
dos anexos cutâneos e das mucosas, 1067
granulomatosas não infecciosas, 571
hamartomatosas e neoplásicas, 2297
hereditárias, 1933
infecciosas, 1261
inflamatórias, 193
metabólicas e nutricionais, 1813
por atrito, pressão ou trauma repetido, 1763
por causas ambientais, 1766
queratóticas, 2040
relacionadas ao ciclo vital, 957
tegumentares e interdisciplinares, 2067
ulcerosas, 929
Afinamento ungueal, 1794
Agaváceas, 1749
Agentes
alquilantes, 681
biológicos, 686
de camuflagem, 1165
fotossensibilizantes, 2864
genotóxicos, 681
imidazólicos e triazólicos (azóis), 2941
Agranulócitos, 31
Agregação, 98
Ainhum, 554
5-ALA e MAL, 2867
Albinismo, 730
ocular, 732
oculocutâneo, 107, 1156
tipo 1, 731
tipo 2, 731
tipo 3, 731
tipo 4, 731
Alcian blue, 55
Álcool, 1865
benzílico, 2596
Alelo, 111
Alemtuzumab, 2466
Alergia, 2596
alimentar, 268
Alfa-arbutin, 762
Aliáceas, 1749
Alisamentos e permanentes, 1164, 1165
Alitretinoína, 250
ALK-1, 68
Aloenxertos de pele compostos, 3092
Alopecia(s), 665
androgenética, 1120
areata, 1116, 1193
cicatricial, 93, 1122
central centrífuga, 1132
em padrão androgenético, 1131
primária, 1122
linfocítica, 1123
mista, 1140
neutrofílica, 1138
de pressão, 1170
de tração, 1119, 1169
eflúvio e hiperidrose persistentes, 2144
frontal fibrosante, 287, 1127
induzidas, 1166
infantis, 1172
mucinosa, 1134
não cicatricial, 93, 1114
pós-quimioterapia, 1171
pós-radioterapia, 1170
triangular congênita, 1174
Alstromeráceas, 1749
Alteração(ões)
cutâneas transitórias do recém-nascido, 959
da coloração
dos pelos, 1154
na área da cicatriz, 2613
da cor
da pele, 177
dos cabelos por distúrbios locais, 1155
das unhas, 1922
de localização e crescimento da unha, 173
dermatológicas fisiológicas da gravidez, 974
do formato da haste, 1144
do metabolismo
do cálcio, 1915
do cobre, 1926
do ferro, 1922
do zinco, 1924
dos capilares da prega ungueal, 1203
endocrinológicas com o uso dos glicorticosteroides, 2989
estruturais na pele do idoso, 1012
no couro cabeludo e cabelos, 1922
ortopédicas relacionadas aos pés, 1783
pigmentares na pele e doença renal, 2295
ungueais, 1793
consequentes a alterações na função da matriz, 1188
consequentes à deposição de pigmentos, 1190
consequentes ao processo patológico no leito ungueal, 1190

Amarilidiáceas, 1749
Amebíase, 1605
Amiloidose, 1903, 2277, 2528
adquiridas, 1909
anossacral, 1908
bifásica, 1906
bolhosa, 1908
cutânea localizada
primária, 1904
secundária, 1908
discrômica, 1908
familial, 1908
hereditárias, 1911
localizada, 1904
macular, 1905
nodular, 1906
poiquilodérmica, 1908
sistêmica, 1909
associada à diálise, 1911
primária, 2281
primária de cadeia leve, 1909
secundária ou reativa, 1911
senil, 1911
Aminoglicosídeos, 2958
Anacardiáceas, 1749
Anafilaxia, 461
e doença cardíaca, 466
idiopática, 467
por alimento desencadeada por exercício, 465
Análise
de padrões, 131
de subgrupos, 3157
do líquido sinovial, 853
Anaquinra, 1098
Anastomoses arteriovenosas, 369
Anatomia
cirúrgica
do couro cabeludo, 2728
tegumentar, 2547
da face, 2547
da região inguinal, 2564
do folículo piloso, 1107
ultrassonográfica normal, 147
Anemia de Fanconi, 395, 1999
Anestesia
em cirurgia dermatológica, 2592
infiltrativa, 2596
tumescente, 2597
vibratória, 2596
Anestésicos
injetáveis, 2593
locais, 2593, 2596
locais com estabilizadores, 2596
tópicos, 2594
Anetodermia, 2079
Anexina-1, 2974
Anexos
cutâneos, 49
da pele, 9
Anfotericina B, 1530, 1576, 2943
Angiodermites, 1795
Angioedema
de mãos, 435
sem urticária, 433
vibratório, 423
Angiofibroma, 2309, 2698
Angiofilia hemorrágica tecidual, 396
Angioleiomioma, 2388
Angiolipoma, 2391
Angioma
em tufos, 2424
rubi, 1055, 2699
serpiginoso, 2426
spider (nevus araneus), 2426
Angiomatose
bacilar, 1361, 1668
retinocerebelar, 2031
Angiomiolipoma extrarrenal cutâneo, 2389
Angiomixoma, 1902
Angioqueratoma(s), 2433
acral pseudolinfomatoso, 2483
corporal difuso, 2276
solitário, 2433
Angiorressonância venosa, 935
Angiossarcoma, 161, 2409
Angiotomografia venosa, 935
Anidroses, 1077
Anomalias vasculares, 160, 2415
Anorexia
do idoso, 1821
nervosa e bulimia, 1820
Ansiolíticos, 1075
Antabuse®, 98
Antagonistas de TNF-α, 250
Antagonistas do receptor-α da IL-4, 250
Anti-helmíntico, 98
Anti-histamínicos, 272, 2929
de primeira geração ou clássicos, 2935
de segunda geração, 2936
em situações especiais, 2938
na dermatite atópica, 2938
na urticária, 2938
sedantes, 2534
Anti-inflamatórios
clássicos, 1097
não hormonais, 778
Anti-PD 1, 2364
Antiandrogênicos, 1096

Antibioticoprofilaxia, 2607
Anticoagulante lúpico, 862
Anticorpo(s), 37, 98
  anti-b2-glicoproteína 1, 862
  anti-DS-DNA, 775
  anti-histona, 859
  anti-IL-36, 1098
  anti-KU, 776
  anti-LA-SSB, 775
  anti-P ribossomal, 776
  anti-RO-SSA, 775
  anti-SM, 775, 859
  anti-SSA/RO, 860
  anti-SSB/LA, 860
  anti-U1-RNP, 775
  anticardiolipina, 862
  anticentrômero, 786, 789
  anticitoplasma de neutrófilos, 877
  anticromatina, 859
  antiendoteliais, 869
  antiescleroderma, 786
  antifosfolípide, 817, 861
  antimitocondrial, 786
  antinucleolar, 786
  antinucléolo, 789
  antinucleossomais, 776
  antipeptídeo citrulinado cíclico, 853
  antiproteína
    do centrômero, 776
    P-ribossomal, 860
  antirribonucleoproteínas, 859, 869
  contra
    antígenos do citoesqueleto, 61
    núcleo de células em proliferação, 860
  monoclonais, 205
    anti-IL-12/23, 1098
Antidepressivos, 1075
Antienvelhecimento, 1929
Antiestreptolisina o, 841
Antifúngicos sistêmicos, 2939
Antígeno, 98
  leucocitário comum, 68
Antimaláricos, 1871, 2925
Antimetabólicos, 681
Antimicrobianos sistêmicos, 2944
Antimoniais pentavalentes, 2626, 2928
Antioxidantes, 1871
Antirreceptores fc gama, 786
Antissepsia, 2584, 2588
  com clorexidina alcoólica, 3075
  com polivinilpirrolidona-iodo, 3075
Antivirais sistêmicos, 2928
Antraciclinas, 682
Antralina, 202
Antraz, 1337
Aparato ungueal, 12
Aparelho ungueal, 1185
Apiáceas (umbelíferas), 1750
Aplasia cutânea congênita, 1175, 1986
Aplicações em dermatologia, 115
Apocináceas, 1750
Apofisite calcânea, 1785
Aprimoramento contínuo, 3161
Aráceas, 1750
Aranha-marrom, 1685
Aranhas, 1654
Arbovírus, 98
Arbutin, 748
Área(s)
  da pele expostas à luz solar, 92
  de risco, 2562
  tonsilar ou amigdaliana, 1208
Array, 111
Artérias intramusculares, 369
Arterite(s)
  cutânea, 343
  de células gigantes, 354
  de Takayasu, 351
  macular linfocitária, 346
  sifilítica, 1441
Artigo científico, 3149
Artrite
  periférica assimétrica, 1084
  psoriásica, 209
  reativa, 617
  reumatoide, 834, 851
    juvenil, 836
  subtalar, 1786
Aspecto(s)
  do limite entre a lesão pigmentada e a pele sã, 131
  éticos, 3115
  global da lesão, 131
Aspergilose, 2224
Aspirina, 941, 1639
Assimetria, 133
Asteatose, 1675
Asteraceas (compostas), 1750
Ataduras compressíveis, 937
Ataxia-telangisctásica, 2030
Aterosclerose, 2275
  obliterante, 377
Atriquias, 1172
  com pápulas, 1174
Atrofia, 89
  central papilar da língua, 1243
  da pele, 93

Atrofodermia
de Pierini-Pasini, 552
vermicular, 1969
Aumento na destruição das plaquetas, 395
Autoalergia, 412
Autoanticorpos, 789, 802
Autoclaves, 2587
Autoimunidade
do tipo I, 412
IgE na urticária, 412
induzida por drogas, 634
tipo IIb na urticária, 412
Autonomia e esclarecimento, 3161
Avaliação
cardiológica, 2603
de fios estéticos, 177
de injetáveis, 175
de risco de sangramento, 2581
do envelhecimento, 179
do prurido no idoso, 1029
do sistema de coagulação, 394
pré-operatória, 2602
pré-procedimentos, 175
Axila, 2751
Azatioprina, 250, 274, 791, 2965
Azul
da Prússia, 56
de toluidina, 3121

■ B

BAAR (bactérias álcool-acidorresistentes), 60
Bacteremia, 98
Banho(s)
com hipoclorito, 268
de elétrons, 2465
BAP-1, 65
Baqueteamento digital, 2273
Barreira cutânea, 1012
Belimumabe, 778
Benzocaína, 2594
Berberidáceas, 1751
Bermequimabe, 1098
Betaína, 3076
Bicalutamida, 2959
Bicarbonato de sódio, 2593
Bigode chinês, 2814
Bimequizumabe, 1098
Bioestimuladores, 175, 2833
Biológicos, 275
e pequenas moléculas, 3025
na dermatologia, 3026
na medicina, 3026
Biomarcadores inflamatórios, 840
Biopolímero, 175
Biópsia(s)
cutânea, 803, 873
da matriz ungueal, 2719
de pele, 2630
excisional, 98
para o exame histopatológico, 51
por *punch*, 98, 2632
por *shaving*, 98, 2631
do aparelho ungueal, 2718
do leito ungueal, 2719
em fuso, 2633
especiais, 2634
muscular, 802, 873
representativa de todo o aparelho ungueal, 2719
Biossíntese do heme, 1848
Biotina, 1827
Bisturis, 2572
Blastomicose, 1560
Bloqueio(s)
de campo, 2597
de nervo(s)
das mãos, 2599
digitais, 2599
dos pés, 2599
faciais, 2597
peniano, 2600
neural, 2597
Blueberry muffin baby, 399
Bolha(s), 83, 93
por fricção, 1763
Bordas, 133
Borreliose, 1369
Bota de Unna, 3077
Botriomicose, 1362, 1545, 1550
Bouba, 1476
Brentuximabe vedotin, 2466
Brodalumabe, 208, 1098
Bromeliáceas, 1751
Brometo de propantheline, 1074
Bromidrose, 1078
apócrina, 1078
écrina, 1079
bacterianas, 1079
congênitas, 1079
resultante da ingesta de substâncias exógenas, 1079
induzida por lasers, 1080
Bronzeadores
artificiais, 3039
em *spray*, 3039
Bronzeamento, 3037
artificial pela radiação ultravioleta, 3063
Brucelose, 1363
Bubble hair, 1152
Bulose do coma, 2272

Bupivacaína, 2594
Bursite, 1797
posterior do calcâneo, 1786

■ C

Cabelo(s)
importância dos, 2732
lanoso (*woolly hair*), 1150
difuso parcial, 1153
familiar, 1150
hereditário, 1150
verdes, 1768
Cadeias de imunoglobulinas leves, 69
Caduceu, 98
Calcificação
distrófica, 883, 1915, 1918
iatrogênica, 1919
idiopática, 1918
metastática, 1918
nodular benigna, 2268
Calcifilaxia, 899, 949, 1920, 2269
Calcinose
por neoplasia, 1918
tipo milia, 1919
tumoral, 1919
Cálcio, 1830
Calcipotriol, 202
Cálculo
da dose para tratamento com fototerapia, 2879
do tamanho da amostra, 3113
Caleópteros vesicantes, 1592
Calos e calosidades, 1731, 1763, 1781
Camada
basal, 46
córnea, 47
espinhosa, 46
granulosa, 47
lúcida, 47
papilar, 49
reticular, 49
Campo de cancerização, 2871
Canaquinumabe, 1098
Câncer
cutâneo não melanoma, 2225, 3039
e radiação ultravioleta, 3060
cutâneo nos pacientes transplantados, 2228
da pele, 156, 3056
Cancro
duro, 1434
mole, 1449
Candidíase, 1241, 1489
atrófica
aguda, 1242
crônica, 1242
crônica hiperplásica, 1243
cutâneo-mucosa, 1489
disseminada, 2224
leucoplásica, 1243
mucocutânea crônica, 1243, 1490
oral, 1242, 1489
pseudomembranosa aguda, 1242
sistêmica, 1490
vaginal, 977, 1489
Canície, 1154
precoce, 1154
Cantáridas, 1594
Cantaridina, 1284
Caparidáceas, 1751
Capilares linfáticos, 369
Capilarites de causa desconhecida, 401
Carbapenêmicos, 2953
Carbúnculo, 1364
Carcinogênese física e química câncer de pele, 2322
Carcinógeno
físico, 2322
químico, 2323
Carcinoma(s)
adenoescamoso, 2360
anal, 1666
anexial microcístico, 2783
basocelular, 157, 1665, 2341, 2346, 2620
esclerodemiforme, 2348
fibroepitelial, 2347
infiltrativo, 2348
infundibulocístico, 2347
micronodular, 2348
nodular, 2346
pigmentado, 2347
superficial, 2347
basoescamoso, 2348
de células
de Merkel, 65, 1666, 2366, 2411
escamosas, 1250, 2354
acantolítico, 2359
de Merkel, 159, 2227, 2783
desmoplásico, 2360
espinocelular, 157, 1202, 1666, 2623
de células fusiformes, 2360
in situ, 2332
ungueal, 170
sebáceo, 2783
verrucoso, 2358
Cariotipagem111
Carotenoides, 3066
Carvão ativado com prata, 3081
CASH (cor, arquitetura, simetria e homogeneidade), 135
Caso-controle, 98
Cavidade oral, 1206

CD2, 68
CD3, 67
CD4, 68
CD5, 68
CD7, 68
CD8, 68
CD10, 68
CD15, 68
CD20, 68
CD21, 68
CD23, 68
CD30, 68
CD43, 68
CD45, 68
CD45RO, 68
CD56, 68
CD57, 68
CD79A, 68
CD99, 68
CD117, 68
CD123, 68
CD138, 68
Cefalosporinas, 2952
Célula(s)
  caliciformes do sistema respiratório, 2164
  da epiderme, 47, 65
  de Langerhans, 7, 47
  de Merkel, 8, 47
  dendríticas, 33, 2492
  endoteliais, 334, 364
  NK, 35
  residentes da derme, 15
  Th1 e Th2, 41
Celulite, 1348, 2160
  eosinofílica, 541
Certolizumabe, 1098
Certolizumabe pegol, 206
Cesárea iterativa, 98
Cetolídeos, 2956
Cianose, 2275
Cicatriz(es), 89, 2820
  hipertrófica, 2611, 2838, 2841
  inestéticas, 2610
Cicatrização por segunda intenção, 2747
Ciclina D1, 65
Ciclofosfamida, 778, 790
Ciclosporina, 204, 250, 272, 2625, 2968
Cilindroma, 2313
Cimicidíase, 1588
Cipro-heptadina, 1075
Ciproterona, 2958
Cirurgia(s)
  bariátrica e dermatoses associadas, 1819
  da unha, 1802, 2716, 2718
  dermatológica, 2545, 2566
    em áreas especiais, 2747
    em idosos, 1062
    na gravidez, 1001
    nos acidentes por animais peçonhentos, 1683
  do couro cabeludo, 2728
  íntima, 2753
  micrográfica, 2775
    de Mohs, 2352, 2363, 2705
  na vigência de tratamentos imunossupressores ou imunobiológicos, 2582
  para correção da unha
    dobrada, 2724
    em pinça, 2724
    em telha, 2723
Cistadenoma, 151
  apócrino, 2315
Cisteamina, 762
Cisto(s), 84, 93, 2697
  benigno, 1792
  da fenda branquial, 2401
  das dançarinas, 1765
  de inclusão, 149
  de Moll ou sudorífero, 151
  dermoide, 150, 2400
  do ducto tireoglosso, 2401
  epidérmico, 149, 2397, 2697
  epidermoide, 149
  folicular infundibular, 149
  mixoide, 168, 1899, 2400, 2697
  mucoide, 152
  mucoso digital, 1899
  pilar, 2697
  pilonidal, 151
  sinovial, 151, 168, 2400
  triquilemal, 150, 2398
  veloso eruptivo, 2400
Citocinas, 27, 111, 2256
  recombinantes, 204
Citomegalovírus, 1275, 1671, 2221
Citometria de fluxo, 3129, 3130
Citômetros de fluxo, 3130
Citopatologia oral, 1214
Citoqueratinas de epitélios
  complexos, 61
  estratificados
    não queratinizados, 61
    queratinizados, 61
Claritromicina, 1422
Clavus ou clavo, 1732
Cloasma, 745
Clofazimina, 778, 2970
Clonidina, 1074
Cloranfenicol, 2955

Cloreto de alumínio, 1072
Cloridrato de verapamil, 2625
Cloroquina, 3068
Cnidários (águas-vivas, caravelas, corais, anêmonas), 1655
Coagulação vascular disseminada, 395
Coagulopatia associada à Covid-19, 2082, 2125
Coaltar, 202
Cobertura(s), 3073
    não aderente estéril, 3080
Cobre, 1830
Código de Nuremberg, 3115
Códon, 111
Coilioníquia, 1189, 1793
Colagenase, 3083
Colágeno com alginato, 3084
Colagenoma, 1997
    cerebriforme plantar, 1997
    cutâneo familiar, 1997
    eruptivo, 1997
Colagenose perfurante reativa, 1996
Colas e colódios, 2920
Colchicina, 2970
Coleção subungueal, 171
Coleópteros (besouros), 1651
Colestase intra-hepática da gravidez, 992
Colocação de lâmina flexível, 2721
Coloração(ões), 1164
    de *alcian blue*, 3121
    de Fite-Faraco, 3120
    de Fontana-Masson, 3122
    de Giemsa, 3120
    de Gridley, 3120
    de Grocott, 3120
    de rotina, 3119
    de tricrômico de Masson, 58
    de van Gieson, 59
    de vermelho Congo, 3122
    de Warthin-Starry, 3121
    de Ziehl-Neelsen, 3121
    especiais, 54, 55
    histoquímicas, 3119
    para pesquisa de diferentes elementos teciduais, 3121
Combinação do ácido hialurônico com hidroxiapatita de cálcio, 176
Compartimento de gordura, 2558
    da região
        frontal e temporal, 2558
        periorbitária, 2558
    do terço
        inferior da face, 2558
        médio da face, 2558
    malar, 2558
    nasolabial, 2558
Complementemia, 841
Complexo
    da esclerose tuberosa, 105
    Mycobacterium abscessus, 1385
    Mycobacterium avium-intracellulare, 1386
Complicações
    da hidradenite supurativa, 1091
    dos *peelings* profundos, 2805
    em cirurgia dermatológica, 2602
    em injetáveis, 177
Compressão, 82
    pneumática, 938
Comprometimento da válvula nasal, 2613
Compromissos com indivíduos e sigilo, 3162
Condicionadores, 1163
Condiloma acuminado, 978, 1237, 1282, 2695
Condrodisplasia puntata tipo 2, 1950
Condromas, 1791
Confiança, intervalo, 98
Consenso, 98
Contagem plaquetária, 394
Contraimunoeletroforese, 3128
Contraindicações ao seguimento dermatoscópico, 144
Controles químicos e biológicos, 2588
Controvérsia da vitamina D, 3063
Coproporfiria
    eritropoiética, 1880
    hereditária, 1861
Coproporfirinogênio oxidase, 1851
Cores, 131, 133
Coronavírus, 2093, 2094
Corpos estranhos, 165
Corpúsculos gustativos, 1208
Correção(ões)
    das "orelhas de cachorro, 2682
    ortóticas para os pés, 1807
Corticosteroides, 249, 748, 790, 2617
    e gestação, 2992
    e lactação, 2993
    sistêmicos, 2971
Cosméticos capilares, 1163
Cosmiatria, 175, 191
    capilar, 1162
Couro cabeludo, 92, 2762
Covid-19, 2093
    coagulopatia associada à, 2082, 2125
    dermatite atópica e, 2204
    doenças bolhosas e, 2200
    e doença de Kawasaki, 1643
    e síndrome de Sjögren, 831
    enantemas na, 2123
Cowpox, 1293
Coxim
    calcâneo doloroso, 1786
    falangeano (*knucle pads*), 1998, 2062, 2383
Crescimento
    da unha, 1187
    exponencial, 98

Criança
com sífilis congênita, 967
exposta à sífilis, 965
Crio-hemolisinas, 1735
Crioaglutinemia, 1735
Criocirurgia, 1842, 2353, 2662, 2703
e imiquimode, 2674
estética, 2673
intralesional, 2664
na mucosa oral, 2671
na orelha externa, 2668
nas pálpebras, 2667
no nariz, 2669
Criofibrinogenemia, 948, 1735
Criógenos, 2663
Crioglobulina, 877
Crioglobulinemias, 371, 948, 1734, 2077, 2282
Criolipólise, 2858
Crioterapia, 1285
no tratamento de condiloma acuminado, 2676
Criptococose, 1558, 1674, 2224
Cristal violeta, 3122
Critérios dermatoscópicos, 118
Cromidrose, 1080
Cromoblastomicose, 1533
Crosta, 90
Cuidados
com o campo operatório, 2589
paliativos, 1060
pós-operatórios, 2582
Culicídeos, simulídeos, flebotomíneos e tabanídeos, 1588
Curativos, 3073, 3076
à base de quitosano, 3087
absorventes de exsudato (alginato de cálcio), 3078
adesivos de hidropolímero, 3083
antimicrobianos em cirurgia dermatológica, 3097
biológicos, 941
com tecnologia TLC e TLC-NOSF, 3085
e cuidados pós-operatórios, 2692
em cirurgia dermatológica, 3096
impregnado com prata nanocristalina, 3082
impregnados com soluções antissépticas, 3084
oclusivos em cirurgia dermatológica, 3097
para câncer de pele, 3096
úmido com solução fisiológica, 3076
Curetagem, 2631
e eletro-dissecação, 2702
e eletrocauterização, 2353, 2363
Curetas, 2572
Cútis
laxa, 1990, 2276
granulomatosa, 2461
marmorata
fisiológica, 960
telangiectásica congênita, 379, 2427
romboidalis da nuca, 554
verticis girata, 1988

■ D

Dano
ao DNA e reparo, 2321
ao DNA induzido pela UVB/UVA no melanoma maligno, 3062
celular induzido pela radiação ultravioleta, 3057
cutâneo pela UVA e UVB, 3030
físico ou químico, 96
Dapsona, 2994
Daylight, terapia fotodinâmica, 2870
Decanulação, 2163
Declaração de Helsinki, 3115
Defeitos
da coagulação sanguínea, 399
herdados combinados, 2073
Deficiência
da antitrombina, 2072
das proteínas C e S, 399, 2072
de adenosina deaminase do tipo 2, 346, 453
de anticorpos associada a PLCγ2 e desregulação imune (PLAID), 454
de ferro, 305, 1829, 1922
de proteínas da cascata do sistema complemento, 2090
de zinco, 1925
adquirida, 1926
do antagonista do receptor da IL-1, 451, 515
do cofator II da heparina, 2073
do receptor da IL-36, 451
PIGO, 1959
Deformidades
dos dedos menores, 1785
nos arcos, 1789
Deiscência, 2608
Deleção, 111
Delírio de parasitose, 306, 2190
Demodecidose, 1591
Demodiciose, 1674
Dendrócitos dérmicos, 15
Dengue, 1304
Depressão e ansiedade, 1085
Derivados do alcatrão, 270
Dermabrasão, 763
Dermatite, 2158
alérgica, 2159
de contato, 232, 238
associada à incontinência, 1039
atópica, 109, 235, 253, 1034, 1488, 1675, 2200, 2885, 2902
e covid-19, 2204
autoimune à progesterona, 994
crônica actínica, 1746, 3054
das fraldas, 236
das mãos, 237

de contato, 231, 235, 268, 303, 1194, 1767, 2612
aos corticosteroides, 242
contato não eczematosa, 238
eczematosas, 1758
esclerodermiforme, 241
fotoalérgica, 234, 238
fototóxica, 233, 238
granulomatosa, 241
hipercromiante, 238
hiperqueratósica, 241
hipocromiante, 238
irritativa
acneiforme e pustulosa, 237
aguda, 236
aguda de efeito retardado, 236
cumulativa, 236
traumática, 237
linfomatoide, 241, 2483
liquenoide, 240
não eczematosas, 1758
por cobre, 1928
por aeroalérgenos, 242
por irritação primária, 231, 236
purpúrica, 238
pustulosa, 240
sensorial ou subjetiva, 238
sistêmica, 241
tipo eritema multiforme, 238
de estase, 1037
esfoliativa, 1036
friccional, 237
granulomatosa intersticial, 837
herpetiforme, 75, 480
de Dühring, 73
infecciosa associada ao HTLV-1, 2174
no adulto, 2179
irritativa, 2158
asteatósica, 237
periestomia, 2167
perioral, 727
por hiperimuneglobulinemia e, 1676
por infecção, 2159
por trauma mecânico, 2159
seborreica, 211, 1036, 1488, 1675, 2180
urticada, 545
Dermatofibroma, 66, 152, 2383, 2698
Dermatofibrossarcoma *protuberans*, 66, 159, 2403, 2782
Dermatofitide, 1498
Dermatofitoses, 1491
Dermatologia
dos pés, 1770
e esporte, 1763
em transplantados de órgãos sólidos, 2218
estética, 175
geriátrica, 1008
hospitalar, 2196
topográfica, 92
Dermatomicose, 1502
da pele glabra, 1504
dos pés e das mãos, 1503
kerion-like, 1503
Dermatomiosite, 794, 869, 984, 1049, 2524
amiopática, 800
associada à
doença do tecido conjuntivo, 800
neoplasia, 800
clássica, 796
juvenil, 799
primária idiopática, 796
Dermátomos, 2572
Dermatopatia diabética, 2261
Dermatopatologia, 51
Dermatoporese, 1024
Dermatoscopia, 102, 115, 140, 2349
das doenças infecciosas e parasitárias, 135
das doenças inflamatórias, 137
Dermatose(s)
associadas a
doenças sistêmicas e nutricionais, 1047
hidradenite supurativa, 1090
malignidades internas, 2518
neoplasias internas, 2236
neoplasias malignas, 1048
bolhosa(s), 1044
crônica benigna da infância, 2200
intraepidérmicas, 71
por IgA, 2200
linear, 480
subepidérmicas, 73
causadas por
dípteros, 1588
por plantas, 1749
por pulgas ou pulicose, 1585
comuns no idoso, 1021
do período neonatal, 959
eczematosas, 221
eosinofílicas, 528, 538, 2537
associada à malignidade hematológica, 549
epiteliais pré-neoplásicas, 2327
eritematoescamosas, 195
eritematopapulosas, 281
específicas da gravidez, 987
granulomatosas, 2538
ictiosiformes, 660
infecciosas, 962
e parasitárias da pele, 2180
inflamatórias
do recém-nascido, 960
não infecciosas, 2179

liquenoide purpúrica e pigmentada de Gougerot
e Blum, 403
na gestante, 974
neutrofílica, 484, 2537
reumatoide, 837
do grupo 3, 514
do grupo 4, 514
em crianças, 514
nos pacientes transplantados de órgãos sólidos, 2218
nutricionais, 1815
ocupacionais, 1754
papulosa nigra, 2303, 2696
paraneoplásicas associadas à malignidade hematológica, 2538
parasitárias, 1580
plantar juvenil, 228
por agentes mecânicos, calor e frio, 1731
por hemipteros, 1586
por IgA linear, 73, 75
purpúricas pigmentadas, 401
pustular erosiva, 1038
pustulosa
erosiva, 1143
subcórnea, 2537
relacionadas aos distúrbios alimentares, 1818
urticariforme neutrofílica, 458
vesicobolhosas
autoimunes, 470
anticolágeno VII, 481
intraepidérmicas, 471
subepidérmicas, 477
Dermatoviroses, 1263, 2204
Derme, 13, 49, 1014
Dermografismo sintomático imediato, 422
Dermopatia
diabética, 2260
fibrosante nefrogênica, 2063
Descamação, 94
fisiológica do recém-nascido, 959
Descolamento
das bordas, 2683
ungueal, 1794
Descoloração, 1164
Desenho do estudo, 98, 3109
Desfibrilador externo automático, 2911
Desinfecção, 2584, 2588
Desnervação simpática (simpatectomia) endoscópica transtorácica, 1075
Desnutrição, 1815
energético-proteica, 1816
Desordens
microcirculatórias, 95
piogênicas
causadas por desregulação de citocinas do tipo não IL-1, 451
mediadas pela IL-1 com osteomielite estéril, 451
parcialmente mediadas pela IL-1, 451
Despigmentação, 131
Diabetes *mellitus*, 305, 1047, 1071, 1796, 2277, 2989
e tegumento, 2258
Diagnóstico dermatoscópico das lesões cutâneas, 129
Diaminodifenilsulfona, 778
Difenciprone, 1285
Difenidramina, 2596
Difteria, 1367
Digitopressão ou vitropressão, 82
Diltiazen, 1074
Diminuição da produção plaquetária, 395
Disautonomia familiar, 2026
Disbiose, 1087
Discromias, 1759, 2839, 2841
congênitas, hereditárias e adquiridas
hipercromias, 739
leucodermias, 730
Disfunção
hepática, 2240
neutrofílica, 504
plaquetária, 396
sexual, 1085
Displasia
ectodérmica, 1174, 1200, 2036, 2038
associada a fragilidade cutânea, 1959
hidrótica, 1957
fibrosa poliostótica (doença de Albright), 740
Disqueratose congênita, 2036
Distribuição, 98
Distrofia
canaliforme mediana, 173
das 20 unhas, 1194
mediana canaliforme, 1189
Distúrbio(s)
atróficos e escleróticos, 552
calcificantes da pele na DREF, 2268
congênitos e adquiridos das proteínas C e S, 373
da coloração, 1153
das glândulas apócrinas, 1078
de coagulopatias vasculares, 373
de oclusão
por crioglobulinas, 371
por êmbolos, 372
por micro-organismos, 372
por trombos plaquetários, 370
hereditários da queratinização, 1935
pigmentares, 189
tromboembólico, 818
Ditranol, 202
DNA, 112
mitocondrial, 111
Documentação fotográfica, 2571

Documentos e publicidade médicos, 3163
Doença(s)
autoimunes
do tecido conectivo, 1916
e urticária, 414
autoinflamatórias
com lesões cutâneas granulomatosas, 454
com manifestações dermatológicas, 445
mediadas principalmente pela IL-1, 447
mediadas principalmente pelo interferon tipo I, 452
bolhosas e covid-19, 2200
cardiovasculares e a pele, 2274
cromossômicas, 104, 105
cutâneas
associadas às gamopatias monoclonais, 2281
inflamatórias, 162
ulcerativas, 97
da arranhadura do gato, 1365
da tireoide, 305
de Behçet, 510, 613, 884
juvenil, 516
de Bowen, 2332
de Buerger, 377, 2214
de cadeias pesadas, 2281
de camisa, 1943
de Chagas, 1602
de Cole, 2047
de Conmèl-Netherton, 1945
de Conradi-Hunermann-Happle, 1950
de Crohn, 898
contínua, 2248
metastática, 2248
de Darier, 1194, 1969
de Degos, 376, 2242
de Dercum, 2389
de Dowling-Degos, 1970
de Dupuytren, 2061
de Erdheim-Chester, 2510
de Fabry, 2276
de Flegel, 1968
de Gaucher tipo 2, 1949
de Graves, 2262
de Grover, 1044
de Gunther, 3050
de Hailey-Hailey, 2820
de Hartnup, 1825, 3050
de Jorge Lobo, 1519
de Kawasaki, 350, 622, 1321, 1356, 1631
incompleta, 1635, 1642
refratária, 1639
de Kyrle, 1969
de Ledderhose, 2062
de Lyme, 1369, 1594
de Madelung, 2389
de Menkes, 1927
de Naxos, 1958, 1959
de notificação, 98
de Orf, 1294
de Paget
extramamária, 1049, 2338, 2783
mamária, 2336
de Peyronie, 2062
de Raynaud, 1737
de Refsum do adulto, 1948
de Richner-Hanhart, 1959
de Rosay-Dorfman-Destombes, 2511
de Rothmann-Makai, 910
de Schamberg, 402
de Sneddon-Wilkinson, 514
de Still, 836
de início na idade adulta, 441
monogênica mediada pela LACC1, 454
de von Hippel-Lindau, 2031
de von Recklinghausen, 2276
de Weber-Christian, 910
de Wilson, 1927
dermatológicas
associadas à infecção por Borrelia, 1595
influenciadas pela gravidez, 977
do cobre, 1927
do enxerto *versus* hospedeiro, 297, 2888
do pool de estocagem, 396
do sono, 1600
dos cabelos, 1107
dos pelos, 1107
epigenéticas, 105
exantemáticas da infância e da adolescência, 1308
familiar, 112
genética, 112
de fotossensibilidade, 3049
gênicas, 104, 105
hematológicas
associadas às gamopatias monoclonais, 2280
e linfoproliferativas, 305
hepática
colestática, 2239
crônica, 1923
hepatobiliar, 305
hereditária, 112
imunológicas, 983
infecciosas, 96
inflamatória(s), 189
da unha, 171
intestinal, 1084, 2076, 2246
de início precoce, 452
multisistêmica de início neonatal, 448
linfoproliferativas, 67
cutâneas primárias
de células T CD30+, 2469
de pequenas/médias células T CD4+ pleomórficas, 2474

mão-pé-boca, 1286, 1318
mendeliana, 112
metabólicas, 75
metabólicas e a pele, 2264
mieloproliferativas, 2074
mista do tecido
conectivo, 809
conjuntivo, 868
mitocondriais, 105
multifatoriais, 105, 109
neuropáticas, 96
parasitárias, 1674
perfurantes na DREF, 2268
por IgG4, 2285
provocadas por protozoários, 1600
psicocutâneas, 2186
pulmonares e a pele, 2272
renais e a pele, 2265
renal, 2289
vitamina D e radiação ultravioleta a, 2293
sexualmente transmissíveis, 1060
tireoideana(s), 2262, 2263
ulcerosa péptica, 2987
urticariformes, 439
venosa crônica, 221
vesicobolhosas, 1221
virais, 660
Dominante, 112
Donovanose, 1463
Dor, 177, 1085
neuropática, 1415
Drenagem, 1775
linfática, 2552
Drogas
anti-hipertensivas, 1074
anti-inflamatórias não esteroides, 3068
antiandrogênicas, 2958
anticolinérgicas, 1073
de uso sistêmico, 2925
flebotônicas, 941
sistêmicas, 1061
Dupilumabe, 275, 2997
Duplicação, 112

E

Ectima, 1326
contagioso, 1294
gangrenoso, 1355
Eczema(s), 2885
agudo, 243
asteatósico, 224
craquelé, 237
crônico, 243, 1035
de estase, 1037
gravitacional, 1037
numular, 225, 1036
subagudo, 243
venoso, 1037
vesicular palmoplantar, 226
Edema, 90, 177
agudo hemorrágico da infância, 338
e linfedema, 162
intermitente, 2838, 2841
não depressível, 976
Edição gênica, 112
Efeitos
da radiação solar na pele humana, 2291
gastrointestinais do uso dos corticosteroides sistêmicos, 2987
Eficácia, 98
Eflúvio
anágeno, 1115
telógeno, 976, 1114
Eicosanoides, 1853
Elastoidose
difusa, 554
nodular, 554
Elastose perfurante serpiginosa, 1995
Eletricidade, 2639
Eletrocirurgia, 2639
Eletroforese de proteínas séricas, 842
Eletroneuromiografia, 802, 873
Elevação da ponta do nariz, 2813
Elevadores de periósteo, 2572
Embolia de colesterol, 372, 2277
Êmbolos
cardíacos, 373
de colesterol e oxalato, 948
Embriologia do folículo piloso, 1107
Emergência(s)
clínicas no consultório, 2906
hipertensiva, 2910
Emulsões, 2921
Enantemas na covid-19, 2123
Encravamento ungueal, 1794
Encrespamento adquirido progressivo, 1152
Endêmico, 98
Endocardite bacteriana, 404
subaguda, 2277
Endocrinopatias e a pele, 2251
Energia de micro-ondas, 1076
Engenharia de tecidos com células-tronco, 3094
Ensaio(s)
clínico de fase
I, 3112
II, 3112
III, 3112
IV, 3112
de avaliação da citotoxidade, 3135

de proliferação celular, 3134
funcionais, 3134
Enterobíase, 1592
Entomodermatoscopia, 135
Entomoftoromicose, 1557
Entorses por eversão e inversão, 1787
Envelhecimento
da pele e as relações interpessoais, 2194
extrínseco, 1011
intrínseco, 1010
Enxertos
composto, 2757
cutâneos, 941, 2755
de pele parcial, 2756
de pele total, 2755
Enxofre precipitado, 1583
Enzima(s)
conversora da angiotensina humana 2, 2097
musculares, 801, 871
Eosinofilia no sangue periférico, 532, 535
Eosinófilos, 528
e tumores, 530
Ependimite, 1441
Epiderme, 3, 46, 1012
Epidermodisplasia verruciforme, 1281
Epidermólise bolhosa, 107, 1200
adquirida, 73, 74, 481, 1046
distrófica, 1977
dominante intermediária, 1977
recessiva grave, 1978
recessiva intermediária, 1978
hereditárias, 1972
juncional, 1975
grave, 1975
intermediária, 1976
kindler, 1978
simples, 1973
grave, 1974
intermediária, 1973
localizada, 1973
Epilação a laser, 2850
Epizoótico, 98
Epônimos, 3164
Equimose, 87, 2605
Equimoses dos esquiadores, 1766
Equinocandinas, 2944
Erisipela, 1041, 1348, 2211
Erisipeloide, 1351
Eritema, 86, 1759, 3037
ab igne, 1733
acral, 669
anular
centrífugo, 619
eosinofílico, 547
familiar, 621
reumático, 625
colinérgico, 443
elevatum diutinum, 348
endurado de Bazin, 1381
gyratum repens, 1049
indurado, 897
infeccioso, 1290, 1315
multiforme, 637, 1229
necrolítico migratório, 623, 1050, 2530
nodoso, 892
da gravidez, 995
hansênico, 895
palmar, 975
pérnio, 1736
polimorfo, 637
tóxico neonatal, 961
Erithema elevatum diutinum, 1676
Eritrasma, 1352
Eritrocianose, 1736
Eritrodermia, 94, 636, 1036, 2521
esfoliativa, 216
ictiosiforme congênita não bolhosa, 1939
Eritromelalgia, 381, 1734
Eritromeralgia, 381, 2276
Eritroplaquia, 2335
Eritroplasia, 1248
de Queyrat, 1282, 2334, 2357
Eritropoiese
extramedular, 399
ineficaz, 1923
Eritroqueratodermia(s), 1942
simétrica progressiva, 1942
variabilis, 1942
Erosão, 90
Erros inatos da imunidade, 2087
Erupção(ões)
acneiforme, 643, 702, 714, 1768
atópica da gravidez, 992
bolhosas, 634
cutâneas
de recuperação linfocitária, 672
medicamentosas, 2218
eczematosas, 639
eritema multiforme-símile, 2120
eritematodescamativas, 1675
fixa medicamentosa, 640
linfomatoide a drogas, 2482
liquenoide, 290, 639, 1759
friccional, 292
medicamentosa, 290
maculopapulosas não específicas com febre episódica recorrente e dor abdominal, 449
medicamentosas clássicas, 635

papulopruriginosas, 1676
polimorfa à luz, 1743, 3050
polimórfica da gravidez, 991
pustulosas com febre episódica, 451
urticariformes, 2119
vesicular ou papulovesiculosa ou variceliforme, 2117
Erythema elevatum diutinum, 2537
Erythema gyratum repens, 2520
Erythromelanosis follicularis faciei et colli, 1967
Escabiose, 1197, 1580, 1674
do couro cabeludo, 1582
dos adultos, 1581
dos idosos, 1581
nodular, 1581
Escama, 91
Escara, 91
Escarlatina, 1314, 1359
Escleredema, 1895, 2284, 2525
de Buschke, 2277
Esclerema neonatal, 900, 962
Esclerodermia, 785
profunda, 891
sistêmica, 864, 984, 2277
Escleromixedema, 1892, 2283, 2525
Esclerose, 90
múltipla, 306
sistêmica, 2902
progressiva, 984
tuberosa, 2027, 2271, 2276
Escleroterapia com espuma, 942
Escorbuto, 1824
Escorpiões, 1653
Escrofuloderma, 1380
Esculápio, 98
Espécies reativas do oxigênio, 1852
Esperança de vida, 98
Espesolimabe, 209
Espessamento ungueal, 1793
Espiculectomia, 1802
Espiradenoma, 151, 2312
Espironolactona, 2959
Espondiloartrites, 1084
Espondiloencondrodisplasia com desregulação imune, 454
Esporão do calcâneo, 1791
Esporotricose, 1524, 1673
imunorreativa, 1527
mucosa, 1525
sistêmica, 1526
Espumas semipermeáveis, 3083
Estádio, 98
Estados reacionais, 1411
Estatisticamente significante, 98
Esteatocistoma múltiplo, 2398
Esterilização, 2584
Estigmas, 1447
Estigmatização, 1085
Estiramentos e torções, 1797
Estomatite, 666
migratória, 1217
por dentadura, 1242
Estomias, 2156
de eliminação, 2156
Estrato
basal, 4
córneo, 6, 1012
espinhoso, 5
granuloso, 5
lúcido, 6
Estreptograminas, 2957
Estresse nas psicodermatoses, 2185
Estrias atróficas, 554, 977
Estrófulo, 308
Estrógenos, 1865
Estruturas diferenciadas, 133
Estucoqueratose, 1055, 2303
Estudos
de casos e controles, 3111
de coorte, 3111
ecológicos, 3110
transversais, 3110
Estufas elétricas, 2587
Etanercepte, 205, 684, 1097, 2997
Ética, 3161
Etiologia, 99
Euforbiáceas, 1751
Eumicetomas, 1547
Exacerbação de radiação, 670
Exame(s)
com o fragmento de pele, 52
histopatológico, 51
imuno-histoquímico, 60
Exantema(s), 635
associado à infecção pelo
citomegalovírus, 1320
vírus Epstein-Barr, 1320
eritematosos ou maculopapular ou morbiliformes, 2119
flexural e intertriginoso simétrico relacionado à droga, 643
medicamentoso, 87
periflexural assimétrico da infância, 1320
súbito, 1276, 1316
Excesso de zinco e toxicidade, 1926
Excisão
curvada
dupla ou excisão em "s", 2681
simples, 2679
das glândulas sudoríparas, 1075
fusiforme clássica, 2679

Exérese cirúrgica, 2705
Éxon, 112
Exostose subungueal, 170, 1201, 1793
Exposição
a fontes artificiais de UVR, 3039
ao frio, 1766
solar na infância, 3037
Expressividade variável, 112
Extração de DNA em blocos parafinados, 3136
Extrato
de alcaçuz, 748
de *polypodium leucotomus*, 762
Extravasamento de medicação, 667
Extremidades, 2773
Extrusão de ponto de sutura, 2613
Exulceração, 90

■ F

Fabáceas (leguminosas), 1751
Face, 92
Facomatose pigmento-vascular, 2425
Fanciclovir, 2929
Farmacocinética dos antimicrobianos, 2944
Farmacodermias, 628, 2206
Farmacodinâmica dos antimicrobianos, 2945
Farmacologia dos anti-histamínicos, 2934
Fármacos e gravidez, 995
Fasciite
eosinofílica, 823
necrosante, 1350, 2212
nodular, 154, 2062
plantar, 1787
Fase
anágena, 11
catágena, 12
telógena, 12
Fator(es)
de proteção solar, 3042
Hageman, 1853
reumatoide, 852
V de Leiden, 2072
Febre familiar do mediterrâneo, 449
Fenômeno(s)
de arlequim, 960
de Kasabach-Merritt, 2424
de Köbner, 200
de Lúcio, 896, 1413
de Raynaud, 381, 659, 837, 1737, 2819
de zona, 1443
isomórfico, isotópico e cicatriz sarcoídea, 597
Fenótipo, 112
Feo-hifomicose, 1553, 2224
Feridas
com extensão desigual, 2682
com igual extensão, 2682
Ferritina, 842
Ferro, 1829
hiperpigmentação após o uso tópico de sais de ferro, 1924
Ferrões de peixes peçonhentos, 1684
Ferroquelatase, 1851
Fibrinogênio, 842
Fibro-histiocitoma maligno, 66, 2405
Fibroblastos, 15
Fibroepiteliomas de Pinkus, 2347
Fibroma, 168
periungueal/fibroqueratoma, 1200
Fibromatose(s), 2059
congênita e juvenil, 2059
congênita generalizada, 2060
digital infantil, 2059
hialina juvenil, 2060
infantil agressiva, 2059
juvenil e adulta, 2061
palmar, 2061, 2385
peniana, 2062
plantar, 2062
subcutânea pseudossarcomatosa, 2062
Fibroqueratoma digital adquirido, 2383
Fibrose nefrogênica sistêmica, 2063
Fibrossarmoma subcutâneo, 2404
Fibroxantoma atípico, 66, 2228, 2405, 2783
Filtros solares, 747
de uso tópico, 3041
tópicos, 3045
e prevenção do melanoma maligno, 3062
Fios de sutura, 2572
Fisiologia do folículo piloso, 1108
Fisiopatologia
das lesões cutâneas nas porfirias, 1851
do envelhecimento cutâneo, 1010
dos ataques agudos nas porfirias, 1853
Fissura(s), 92
e estrias longitudinais, 1189
Fístula, 92
anais, 1089
Fitofotodermatose, 751, 1741
Fitosterolemia, 1837
FIV, 112
Fixação do tecido, 2634
Flavonoides tópicos, 748
Flebografia, 935
Flucitosina, 2944
Flúor, 1830
5-fluorouracil, 1285, 2353, 2620
Flushing, 385, 659, 672
Flutamida, 2958
Foliculite, 1330
abscedante, 1140
das nádegas, 1767

decalvante, 1138, 1335
dissecante do couro cabeludo, 1334
do biquíni, 1767
eosinofílica, 1676
perfurante, 1333
pitirospórica, 977
por *Malassezia*, 1488
por *Pseudomonas*, 1356
prurítica, 1676
pustulosa eosinofílica, 497, 543
queloidiana da nuca, 1140, 1336
Folículos pilosos, 10, 50
Foliculose anserina traumática, 1732
Fontana Masson, 56
Fontes de luz, 2867
Força da infecção, 99
Formaldeído, 2587
Formigas, 1653
Fórmula de Hetter, 2804
Fósforo, 1830
Foto-onicólise, 1190
Fotodermatoses, 1738
em doenças genéticas e/ou metabólicas, 1742
idiopáticas, 1742
induzidas por drogas, 639
na idade adulta, 3051
na idade escolar, 3050
na primeira infância, 3049
na senescência, 3054
por sensibilização, 1740
Fotografia
corporal total, 140
digital, 3106
Fotoproteção, 3056
na infância e na adolescência, 3034
nas doenças fotossensíveis, 3046
sistêmica, 3027, 3066
tópica, 3027
Fotoprotetores, 1164
Fotoquimioterapia, 2879
Fotossensibilidade induzida por medicamentos ou químicos, 3052
Fototerapia, 203, 250, 791, 2465, 2877
a laser, 2856
com R-UVA, 2879
com UVB, 2880
Fração
atribuível ou imputável ou etiológica, 99
etiológica, 99
imputável, 99
Frameshift, 112
Fratura ou avulsão da placa ungueal, 1764
Fronte, 2763
Ftiríase, 1585
FUE (extração de unidades foliculares), 2735
Fundamentos
da dermatologia, 1
de genética aplicados à dermatologia, 104
Furúnculo, 1337
Fuso romboidal ou tangencial ao círculo, 2681

■ G

Gamopatias monoclonais, 2278, 2280
de significado indeterminado, 2281
Ganchos, 2572
Ganglioneuroma, 2393
Géis, 2922
creme, 2923
de bexaroteno, 2465
Gelo, 2596
Gemelar, 99
Gene, 112
Genética da hidradenite, 1086
Gengiva, 1208
Gengivoestomatite herpética primária, 1231
Genodermatoses, 1933, 1961
bolhosas, 1972
hiperplásicas, aplásicas, displásicas e atróficas, 1986
mesenquimais, 1990
neurocutâneas, 2024
primariamente não bolhosas relacionadas a outros distúrbios tegumentares, 1964
Genômica, 3139
Genótipo, 112
Ginkgocáceas, 1752
Glândula(s)
apócrina, 976
da pele, 9, 49
écrina, 976
parótida, 2163
salivares, 1208
do sistema digestivo, 2163
menores, 2164
sebáceas, 9, 49, 976, 1018
ectópicas, 2310
sublingual, 2164
submandibular, 2164
sudoríparas, 1020, 1069
apócrinas, 9, 49
écrinas, 9, 49
Glicilciclinas, 2955
Glicocorticosteroides, 1640
Glicopeptídeos, 2953
Glicopirrolato, 1072, 1073
Glicoproteína ácida, 841
Glóbulos marrons, 131
Glomangioma, 2429
GLOSS, 2923
Glossite romboidal mediana, 1243

Glucocorticoid induced leucine zipper (GLIZ), 2974
Glutaraldeído, 2587
Glúteo
    dos corredores, 1765
    dos remadores, 1765
Golimumabe, 1097
Goma, 88, 1441
Gonococcemia disseminada, 404
Gordura, 176
    dos lábios, 2558
    labiomandibular, 2558
    mentoniana, 2559
    periorbitária
        profunda, 2558
        superficial, 2558
    profunda do terço médio da face, 2558
Gota, 2265
Gráfico *forest plot* nas metanálises, 3159
Granulócitos, 28
Granuloma, 168
    actínico, 582
    anular, 571
        elastolítico de células gigantes, 582
        subcutâneo, 888
    de corpo estranho, 606, 1759, 2839
    facial, 349
    multiforme, 582, 589
    necrosantes, 883
    piogênico, 976, 1201, 2423, 2699
Granulomatose
    linfomatoide, 347
    orofacial, 603
Granulomatosis disciformis chronica et progressiva de Miescher e Leder, 591
Grânulos de fordyce, 2310
Gravidez e medicamentos
    de uso tópico, 996
    sistêmicos, 997
Griseofulvina, 2940
Guanina, 112
Guia(s)
    básico dos sinais e sintomas em dermatologia, 93
    de boas práticas clínicas (GCP) e documento das Américas, 3115
Guselcumabe, 209, 2997
Gutíferas (hipericáceas), 1752
GWAS (Genome Wide Association Studies), 112

■ H

Hálux
    dos atletas de grama artificial, 1764
    rígido e limitado, 1784
    valgo, 1783
Hamartoma angiomatoso écrino, 2313
Hanseníase, 982, 1391, 2208
    borderline, 1407
        -*borderline*, 1407
        -tuberculoide, 1407
        -virchowiana, 1408
    indeterminada, 1402
    lepromatosa, 1404
    neural pura, 1410
    tuberculoide, 1403
    virchowiana, 1404
Haploinsuficiência de A20, 451
Hemangioblastoma de cerebelo e retina, 2031
Hemangioendotelioma
    de células spindle, 2424
    epitelioide, 161
    kaposiforme, 161, 2424
Hemangioma(s)
    congênito, 160, 2422
    e malformações vasculares e linfáticas, 2622
    estelar, 975
    infantil, 2416
Hematidrose, 1080
Hematoma, 84, 2605
    nos pododáctilos dos usuários de tênis, 1765
    subungueal, 1794
Hematoxilina-eosina, 3119
Hemípteros (percevejos, "marias fedidas"), 1652
Hemocromatose, 1829, 2277
    e metabolismo do ferro, 1865
    hereditária, 1923
Hemodiálise, 1866
Hemoglobinúria paroxística noturna, 371, 2074
Hemorragia em lascas, 1190
Hemostasia, 2684
    no intraoperatório, 2684
    no pós-operatório, 2685
    no pré-operatório, 2684
Hepaloníquia, 1793
Hepatite
    B, 99, 2245
    C, 99, 1871, 2245
Herança
    autossômica
        dominante, 112
        recessiva, 112
    codominante, 112
    dominante ligada ao X, 112
    mitocondrial, 112
    recessiva ligada ao X, 112
Herpangina, 1287
Herpes
    dos gladiadores, 1767
    genital, 1265
    recalcitrante em imunocomprometidos, 1269
    simples, 971, 979, 1195, 1231, 2204

genital, 1670
não genital, 1264
Herpes-vírus, 1669
Herpes-zóster, 2204, 2277
Herpesvírus humano
6, 1276
8, 1277
Heterogeneidade
alélica, 112
do lócus, 112
Hexaclorobenzeno, 1865
Hialinose sistêmica juvenil, 2061
Hialo-hifomicose, 1554, 1556
Hialuronidase, 2593
Hibernomas, 2389
Hibridização *in situ*, 3126
por fluorescência (FISH), 112
Hidradenite
écrina
neutrofílica, 516, 672, 2537
palmoplanta, 516
supurativa, 163, 1083, 1088, 1341, 2820
classificações da, 1091
sindrômica, 1085
Hidradenoma
apócrino, 2314
écrino, 2313
nodular, 2314
papilífero, 2314
Hidradenomam 151
Hidroa vaciniforme, 1745, 3050
Hidrocistoma, 151, 2698, 2820
apócrino, 2315
écrino, 2314
Hidrocoloides, 3077
Hidrofibra com ou sem prata, 3079
Hidrogel(éis), 175
semipermeáveis, 3079
Hidroquinona, 748, 761
Hidroses, 1069
Hidroxiapatita de cálcio, 176, 2833
Hidroxicloroquina, 2925, 3068
Higiene das mãos e uso de luvas, 2589
Hipercoagulabilidade na Covid-19, 2082
Hipercromia, 86, 739
Hipercurvatura
transversa da unha, 2723
ungueal, 1199
Hiperêmese, 99
Hiperemia de gengiva e gengivite, 976
Hiperenrugamento aquagênico, 1959
Hiperhomocisteinemia, 2073
Hiperidrose(s), 660, 1069
assimétrica, 1071
axilar/inguinal, 2818
compensatória, 1071
craniofacial, 2819
emocional ou cortical, 1070
gustatória, 1070
localizadas, 2818
não neurais, 1071
neurais, 1070
palmar, 2818
primária, 1069
secundária, 1070
termorregulatória generalizada (hipotalâmica), 1070
Hiperinflamação associada ao covid-19 em adultos, 1646
Hiperlipoproteinemias familiares, 1835
Hiperpigmentação, 667, 974
localizada ou generalizada, 1049
Hiperplasia sebácea, 960, 2309, 2698
Hiperqueratinização folicular, 703
Hiperqueratose
do mamilo e da aréola, 2045
lenticular persistente, 1968
subungueal, 1190
Hipersecreção sebácea, 703
Hipersensibilidade
à progesterona, 466
associada a drogas
antirretrovirais, 694
usadas no tratamento de infecções associadas ao HIV, 694
Hipertireoidismo, 2262
Hipertricose, 1158
congênita universal, 1158
generalizada
adquirida, 1158
primária, 1158
induzida por drogas, 1158
lanuginosa, 960, 1049
adquirida, 1158, 2522
congênita, 1158
localizada
adquirida, 1159
primária, 1158
simétrica, 1159
nevoide, 1159
pré-puberal, 1158
secundária a doenças adquiridas, 1158
Hipertrofia do masseter, 2816
Hipervitaminose D, 1918
Hipocromia, 659
Hipoderme, 51
Hipomelanose
de ITO, 733, 2026
progressiva macular dorsal, 737
Hiponíquio, 1187
Hipopigmentação capilar por distúrbio
da migração do melanoblasto da crista neural para pele, 1156

da síntese de melanina, 1156
intracelular no transporte dos melanossomos, 1156
na transferência de melanossomos, 1157
Hipoplasia dérmica focal, 1987
Hipoqueratose palmoplantar circunscrita, 1960
Hipótese nula, 99
Hipotireoidismo, 2263
Hipotricose, 1172
hereditária de Marie-Unna, 1174
simples, 1173
Hirsutismo, 659, 977, 1159
Histiocitoma fibroso maligno, 66
Histiócitos, 2492
Histiocitose
com depósito de cristais, 908
cutânea
com componente sistêmico, 2507
de células indeterminadas, 2507
de células
de Langerhans, 65, 2495, 2498
não Langerhans, 2496, 2501
de comportamento biológico variável, 2490
eruptiva generalizada, 2503
nodular progressiva, 2506
sinusal com linfadenopatia generalizada, 2511
Histiocitoses "grupo I", 2495
Histiossarcoma, 2406
Histologia da pele, 46
Histopatologia oral, 1215
Histoplasmose, 1561, 1673, 2224
HIV, 99
HMB45, 64
Holoendêmico, 99
Hormônios sexuais, 1084
Hospedeiro definitivo, 99
HPV, 99
HSV, 99

■ I

Icrocistos/pseudocisto, 883
Icterícia fisiológica do recém-nascido, 959
Ictiose(s), 1935
adquirida, 1049, 1951, 2179, 2519
arlequim, 1940
com apresentação nas linhas de Blaschko, 1950
com comprometimento neurológico proeminente, 1947
congênitas autossômicas recessivas, 1938
pleomórficas, 1940
e prematuridade, 1943
epidermolítica, 1940
lamelar, 1939
ligada
ao sexo, deficiência de arilsulfatase, 1937
ao X sindrômica, 1949
linear circunflexa, 1945
não sindrômicas, 1935
queratinopáticas, 1940
recessiva ligada ao X, 1937
sindrômicas, 1936, 1945
com alteração dos cabelos, 1945
vulgar, 1936
ID, 99
Idade-período, 99
Identificação
da emergência, 2908
de agentes infecciosos, 69
IgE na urticária, 2963
IM, 99
Imagens em dermatologia, 146
Imiquimode, 1285, 2353, 2464
Impacto psicológico do envelhecimento e a pele, 2194
Impetigo, 1323, 2211
bolhoso do recém-nascido, 962
herpetiforme, 989
Implantes, 178
Impressões digitais, 8
Imunidade, 99, 1017
adaptativa, 36
adquirida, 99
inata, 24
passiva, 99
Imunobiológicos, 204, 1097
anti-IgE, 2959
anti-IL-1, 1098
anti-IL-17, 1098
anti-TNF-α, 1097
para psoríase e dermatite atópica, 2996
versus "pequenas moléculas", 3025
Imunodeficiência(s)
combinada grave, 2088
primárias selecionadas com sinais da pele, 2088
relacionada à eosinofilia, 538
Imunodifusão radial dupla ou de *ouchterlony*, 3127
Imunoestimuladores, 1285
Imunofenotipagem, 3133
Imunofluorescência, 69
direta, 69, 74
no diagnóstico das dermatoses vesicobolhosas, 70
indireta, 70
com complemento, 70
Imunogenicidade, 99
Imunoglobulina
humana, 3001
intravenosa, 1639
Imunologia
do folículo piloso, 1108
dos estados reacionais, 1401
Imunomoduladores, 249
Imunopatologia, 99

Imunoprecipitação em gel, 3127
Imunossupressão, 99
  e melanoma, 3062
  pela radiação ultravioleta, 3032
Imunossupressores, 1097, 1640
  sistêmicos, 272
Imunoterapia, 2707
  intralesional, 1285
  na dermatite atópica, 271
  terapias-alvo *denileukin diftitox*, 2466
Inanição, 1821
Incapacidade laboral, 1085
Incidência (ou taxa de ataque), 99
Incisão em "L", 2722
Incontinência pigmentar, 109, 1999, 2024
Indicações das reações imuno-histoquímicas em dermatologia, 61
Índice
  de radiação ultravioleta, 3035
  de severidade e área do melasma, 746
  sistólico tornozelo-braço, 934
  ultravioleta, 3036
Inervação, 1775
  cutânea, 18
  motora da face, 2555
Infecção(ões), 99, 1040, 2606, 2839
  bacterianas, 1041, 1323, 2225
  como fatores desencadeantes de vasculites, 332
  cutâneas virais, 2219
  fúngicas, 1040, 1672, 2223
    profundas, 2223
    superficiais, 2223
  parasitárias, 2225
  pelo HPV, 2873
  por enterovírus, 1286
  por Fusarium, 1555
  por herpesvírus humano, 1263
  por micobactéria não tuberculosa, 1383
  por mixovírus, sarampo, 1287
  por MRSA, 1346
  por papilomavírus humano, 1279
  por parvovírus, 1290
  por poxvírus, 1292
  por príons, 1296
  por pseudomonas, 1354
  por Scedosporium, 1555
  por Scytalidium, 1554
  subclínica, 99
  virais, 1669, 1041, 2220
Infestações, 1261
Infiltrações intralesionais, 2615
Inflamação, 31
  crônica, 2252
  de queratoses pré-existentes, 671
  e melanoma, 3062
  induzida pela radiação ultravioleta, 3032
Inflamoscopia, 137
Infliximabe, 205, 250, 684, 1097, 2997
Informações necessárias no pedido do exame histopatológico, 53
Informática, 3103
  aplicada à pesquisa, 3107
Informatização de consultório, 3103
Inibidor(es)
  da coagulação, 2070
  da janusquinase, 2149
  da multiquinase, 676
  da topoisomerase i, 682
  da via do RAS-RAF-MEK-ERK, 676
  da via JAK-STAT, 2995
  de 5α-redutase, 2959
  de calcineurina, 269
  de histona deacetilase, 2466
  de JAK, 274
  do BRAF, 676
  do fuso, 681
  do proteassoma, 681
  do receptor do fator de crescimento epidérmico, 2364
  do sinal de transdução, 673
  seletivos da recaptação
    da neuroepinefrina, 2534
    da serotonina, 2534
Injeção de etanol subcutâneo, 1079
Inóculo, 99
Inserção, 112
Inspeção, 81
Instabilidade
  genômica, 2320
  vasomotora, 976
Instrumental cirúrgico, 2574
Insuficiência
  renal crônica, 1918
  venosa
    crônica, 2275
    e ação gravitacional, 95
Insulina, 2253
Interação com a luz ultravioleta, 670
Interferon, 2624, 3000
  alfa, 2466
  alfa-2a, 2624
  beta-1a, 2624
  gama, 2624
Interleucina 10, 2974
Internet, 3103
Intertrigo interdigital por pseudomonas, 1356
Intervalo de confiança, 99
Intolerância à glicose, 1868
Intradermoreação de Montenegro, 1575
Íntron, 112
Inversão, 112
Iodeto de potássio, 1530, 2944

Iodo, 1831
Iontoforese, 1075
Irrigação, 1775
Isotretinoína, 3010
Itraconazol, 1529
Ivermectina, 3000
Ixequizumabe, 208, 1098, 2997

■ J

Junção dermoepidérmica, 13, 47

■ K

Knuckle pads, 1998
Kwashiorkor, 1816

■ L

Labiáceas, 1752
Lábios, 1207, 2768
β-lactâmicos, 2949
Lagartas, 1653
Lagochilascariose, 1606
Lâmpada de Wood, 99
Larva migrans cutânea, 1591
Laser(s), 1079, 2704
  ablativos, 2852
  de picossegundos, 764
  diodo de pulso longo 800 nm (*off-label*), 1076
  e luz intensa pulsada, 750
  fracionado não ablativo, 764
  fracionados, 750
  não ablativos, 2853
  ND-YAG 1.064 nm (*off-label*), 1076
  para lesões
    pigmentadas, 2848
    vasculares, 2846
Leimiosssarcoma, 2408
Leiomioma, 2388
  genital, 2388
Leiomiossarcoma, 66
Leishmaniose
  cutânea, 1567, 2622, 2874
    difusa, 1567
  mucosa, 1567
  tegumentar americana, 1566
Leito ungueal, 1186
Lentiginose cardiomiopática progressiva, 2032
Lentigo, 2697
  maligno, 2452
Lepidópteros, 1626
Lesão(ões)
  acro-isquêmicas/livedo-símile, 2117
  císticas, 148
  elementares, 81, 82
    com alterações causadas por perda de substância, 90
    com conteúdo líquido, 83
    planas, 85
    primárias, 83
    secundárias, 89
    sólidas, 88
  eritema pérnio (perniose)-símile, 2115
  esclerodermiformes, 792
  figuradas, 94
  induzidas pela luz solar, 1766
  melanocíticas, 64, 187
  não melanocíticas, 188
  neural, 2609
  orais associadas ao papilomavírus humano, 1235
  pigmentadas epidérmicas, 2848
  por pressão, 2166
    em membranas mucosas, 952
    não classificável, 952
    relacionada a dispositivo médico, 952, 2167
  proliferativas benignas, 1053
  pseudocísticas, 151
  pseudoverrucosas, 2159
  sólida, 152
  tipo eritema pérnio-símile e livedo persistentes, 2144
  tissular profunda, 952
Leucemia(s), 305, 2456, 2479
  cútis, 2479
  mastocítica, 2056
Leucemia/linfoma de células T do adulto, 2170, 2468
  primária da pele, 2173
Leucócitos mononucleares, 31
Leucodermia, 86, 730
  puntata solar, 737
Leucoma, 1793
Leuconíquia, 1793
  aparente, 1190, 1203
  estriada, 1189
  puntata, 1189
  total, 1189
  verdadeira, 1189
Leucoplaquia, 2335
Leucoplasia, 1246
  pilosa oral, 1234, 1274
Lidocaína, 2593, 2594
  e tetracaína, 2595
Lifestyle drugs, 2193
Ligelizumabe, 2965
Liliáceas, 1752
Limites no exercício, 3161
Limpeza da pele, 268
Lincosamidas, 2957
Linfadenite toxoplásmica, 1601
Linfangioendoteliomatose multifocal com trombocitopenia, 2424

Linfangiossarcoma, 2409
Linfangite, 1359
Linfáticos
  coletores, 369
  cutâneos, 369
Linfedema, 1089, 1091
  primário, 2428
Linfocitoma cútis, 1370, 2483
  borrelial, 2483
  idiopático, 2483
Linfócitos, 16
  B, 36
  T, 38
Linfogranuloma venéreo, 1455
Linfoma(s), 158, 305, 1665, 2456
  anaplásico de grandes células t cutâneo primário cd30+, 2471
  cutâneos, 67
    de células T, 2887
      gama/delta, 2474
    primário de células T, 2457
      acral CD8+, 2475
      agressivo epidermotrópico CD8+, 2473
      periféricas, 2473, 2475
    de células B, 2475
    primários, 2457
  de células NK/T extranodal, tipo nasal, 2473
  de células T subcutâneo paniculite-símile, 2472
Linfonodos
  cervicais laterais, 2553
  da cabeça, 1210
  da face, 1210
  do pescoço, 1210
  faciais geralmente, 2553
  occipitais, 2552
  parotídeos, 2552
  retroauricular, 2552
  submandibulares, 2553
  submentais, 2553
Língua, 92
  fissurada, 1217, 1220
  geográfica, 1217
Linha(s)
  de Beau, 1188, 1793
  de marionete, 2814
  de Muehrcke, 1203
  de tensão da pele, 2561
Linhagens de células dendríticas, 2492
Lípides antimicrobianos na superfície da pele, 27
Lipoaspiração, 2786
Lipoatrofia após preenchedores, 2839
Lipodistrofia(s), 910
  adquiridas, 913
  associada ao vírus da imunodeficiência humana, 915
  congênita generalizada, 910, 1998
  familiar parcial, 912
  generalizada adquirida, 913
  localizadas adquiridas, 914
  por corticosteroides injetáveis, 915
  por injeção
    de insulinas, 915
    de medicamentos, 914
  semicircular, 914
Lipoescultura, 791
Lipoidoproteinose, 562
Lipoma, 152, 2388, 2390, 2698
  de células fusiformes, 2389
Lipomatose
  assimétrica subcutânea, 2389
  encefalocraniocutânea, 2389
  múltipla familiar, hereditária autossômica dominante, 2389
  simétrica benigna, 2389
Lipopeptídeos, 2953
Lipossarcomas, 2390, 2407
Lipossucção tumescente, 1075
Líquen
  amiloide, 1905
  áureo, 403
  escleroso
    e atrófico, 552
    e morfeia, 2874
  escrofuloso, 296, 1381
  espinuloso, 294
  estriado, 293
  mixedematoso, 1894
  nítido, 292
  plano, 281, 660, 1193, 1225
    actínico, 282
    agudo, 281
    anular, 282
    atrófico, 282
    bolhoso, 282
    das mucosas, 284
    e resposta isotópica de Wolf, 289
    e transformação maligna, 289
    eritematoso, 288
    esofágico, 289
    familial, 288
    folicular, 282
    hipertrófico, 283
    infantil, 288
    invertido, 288
    invisível, 288
    linear, 283
    medicamentoso, 284
    ótico, 289
    palmoplantar, 285
    penfigoide, 285
    perfurante, 288

pigmentoso, 285
invertido, 286
pilar, 1124
ungueal, 286
simples crônico, 227, 1036, 1166
Liquenificação, 90
Lista dos três pontos, 134
Listeriose, 1368
Litráceas, 1752
Livedo racemosa/lesões necróticas, 2217
Livedo reticular, 378, 659, 819, 1736
adquirido, 379
congênito, 379
Loções autobronzeadoras, 3039
Lócus, 112
Lúpia, 2399
Lúpus
eritematoso, 77, 660, 767, 1227, 2902, 3051
cutâneo, 777
agudo, 770
crônico, 768
subagudo, 769
discoide, 77, 1136
e drogas, 780
e gestação, 779
na infância, 779
neonatal, 780, 3049
profundo, 78, 771, 901
sistêmico, 78, 856, 983, 2277
bolhoso, 482
subagudo, 78
líquen, 287
neonatal, 961
vulgar, 1380
Lutiquizumabe, 1098
Luz
infravermelha, 2856, 2857
intensa pulsada, 750
ultravioleta e inflamação, 3056

■ M

Macrófagos, 16, 2492
Macroglobulinemia de Waldenström, 2281
Macrolídeos, 2955
Macroparasitas, 99
Mácula(s), 85
do tênis de mesa (ping pong patches), 1765
hipercrômica, 94
hipocrômica, 94
Mal
de Meleda, 1954
perfurante plantar, 1792
Malformações
arteriais, 2430
capilares, 2424
glomuvenosa, 2429
linfáticas, 2427
vasculares, 162, 2424
associadas a outras anomalias, 2430
venosas, 2429
Malignidade
cutânea e transplante renal, 2294
e gravidez, 987
Mamilos dos praticantes de *jogging*, 1764
Mancha(s), 85
acrômica do vitiligo, 86
anêmica, 88
angiomatosa, 88
café com leite, 743, 2270
hipocrômica, 86
mongólica, 960, 2445
pigmentar, 85
por pigmento exógeno, 86
rubra pelo eritema pérnio, 87
salmão, 2426
vinho do Porto, 2424
Manifestações
cutâneas
associadas ao HTLV-1, 2170
da doença renal em estágio final, 2268
de doenças sistêmicas, 2231
do diabete *mellitus*, 2257
dos cânceres gastrointestinais hereditários, 2243
cutaneomucosas associadas à infecção pelo HIV, 1664
dermatológicas
associadas à terapêutica HAART/TARV, 1676
associadas às trombofilias, 2077
da covid-19, 2112
das trombofilias, 2069
em erros inatos da imunidade, 2087
provocadas por venenos e peçonhas de animais, 1651
tegumentares da tireoide, 2262
Mãos, 2751
e antebraços, 92
Mapeamento
de nevos, 140
dúplex, 935
Marasmo, 1816
Marcação de proteínas intracelulares, 3134
Marcadores
epiteliais, 62
ósseos, 2547
Marcha atópica, 255
Mastócitos, 16, 1853
Mastocitose, 2049
cutânea, 2051
sistêmica, 2055
agressiva, 2056

indolente, 2056
smouldering, 2056
Materiais
de matriz extracelular, 3088
para análise, 51
Matricectomias
cirúrgicas, 2722
químicas, 2721
Matriz ungueal, 1186
Mecanismo(s)
celulares da imunidade inata, 27
de ação
da anestesia local, 2592
e classificação dos antibióticos, 2946
de defesa da pele, 21
de lesão
celular durante a criocirurgia, 2664
tissular, 75
de reparação do DNA lesado pela exposição à UVR, 3057
humorais da imunidade inata, 25
Mecloretamina tópica, 2464
Medicamentos
aprovados para o tratamento da Covid-19, 2145
biológicos, 3025
Medicina
de precisão, 112
psicocutânea, 2183
Meias elásticas, 938
Melanina, 6
Melanócitos, 6, 47
Melanodermia tóxica, 751
Melanodermias, 739
Melanogênese, 2289
Melanoma, 158, 985, 2227, 2784, 3039
acrolentiginoso, 2451
amelanótico, 2453
com desvio mínimo, 2453
cutâneo, 2709
de Spitz, 2453
dérmico primário, 2453
desmoplásico/neurotrópico, 2453
extensivo superficial, 2450
maligno, 1666, 2448
e radiação ultravioleta, 3061
nevoide, 2453
nodular, 2450
primários, 2449
ungueal, 171
Melanoníquia longitudinal, 1191
Melanose
actínica, 752
de Riehl, 752
pustulosa transitória, 961
Melasma, 745, 756, 3054
Membranas ou filmes semipermeáveis, 3080
Memória de radiação, 670
Meningite sifilítica, 1441
Meningococcemia, 403, 1322
Mento, 2770
Mepivacaína, 2594
Metabolismo lipídico, 1835
Metabolômica, 3142
Metaloproteinases matriciais, 1853
Metanálises, 3158
Metantelina, 1074
Metástases
cutâneas, 69, 160
dos carcinomas internos, 2238
de lesões melanocíticas para linfonodos sentinelas em melanoma, 63
Metatarsalgias, 1788
Metatarso varo, 1788
Metazoários, 99
Método(s)
analíticos, 130
Brown-Brenn, 3119
caos e pistas, 135
de camuflagem (adereços e maquiagem), 1165
de Goeckerman, 203
de Gram, 57
de Grocott, 57
de impregnação argêntica de von Kossa, 60
de Menzies, 134
de Mucicarmin de Mayer, 57
de Tzanck, 52
de Weigert, 3123
diagnósticos, 51
do PAS (ácido periódico de Schiff), 58
físicos com corantes, 54
imunohistoquímico, 3123
laboratoriais complementares, 53
laboratoriais de aplicação à pesquisa básica, 3119
PUVA, 2879
químicos, 54
sem corantes, 54
Metodologia, 99
Metotrexato, 203, 249, 274, 778, 790, 2466, 2623, 3003
Micetomas, 1545
Micobactérias, 2225
atípicas, 1669
Micobacterioses, 1378, 1669
Micofenolato de mofetila, 250, 274, 778, 791, 3005
Micológico direto, 53
Micose(s)
fungoide, 2457
foliculotrópica, 2461
forma clássica, 2458
variantes e subtipos, 2460

mucocutâneas e subcutâneas candidose, 1672
profundas, 1553
sistêmicas, 1673
superficiais, 1480
propriamente ditas, 1480
Micro-ondas, 1079
Microagulhamento, 763
Microangiopsthyrosis, 396
Microarrays, 112
Microdeleção, 113
Microparasitas, 99
Microscopia
confocal
de fluorescência por varredura a laser, 3124
reflectante, 184
eletrônica de transmissão, 3125
imunoeletrônica de transmissão, 3125
Mieloma
múltiplo, 2280, 2477
smoldering, 2280
osteoesclerótico, 2281
Miíase, 1589
cavitaria, 1590
furunculoide, 1589
intestinal acidental, 1591
migratória, 1590
primárias, 1589
secundária, 1590
Milia, 2613
Miliária, 960, 1077, 1734
cristalina, 1078
profunda, 1071, 1078
rubra, 1071, 1078
Milio, 2400
coloide, 1055
Milium, 2698
Millepodes ("piolhos-de-cobra", gongolôs, embuás), 1652
Miltefosina, 1576, 3009
Minerais, 1829
Miniaturização, 1109
Minociclina, 1422
Miofibromatose
generalizada congênita, 2060
infantil, 2059
Misturas eutéticas dos anestésicos locais, 2594
Mixedema
generalizado, 1897
pré-tibial, 2262
localizado, 1896
Mixofibrossarcoma, 2408
Mixoma, 2392
atrial, 2278
da bainha do nervo, 2392
perineural, 2392
Mixossarcoma, 2408
Modelo(s)
compartimental, 99
de Hebra, 101
determinístico, 99
essencialista, 100
nominalista, 101
Willan, 100
Moléculas intraepiteliais, 470
Moléstia de Fox-Fordyce, 1080
Molluscum fibrosum gravidarum (nevo molusco), 977
Molusco
contagioso, 1294, 2695
sebáceo, 2304
Moniletrix, 1145
Monkeypox, 1293
Monobactâmicos, 2953
Monossomia, 113
Moráceas, 1752
Morbidade, 99
Morfeia, 165
Mosaicismo, 113
de Ito, 733
Mosquitos, 1588
Mousses, 2924
Moxifloxacina, 1422
Mucicarmim de Mayer, 3120
Mucinose(s), 1891
associadas com função tireoidiana alterada, 1896
cutânea
autocurável, 1895
focal, 1899
eritematosa reticular, 1898
folicular, 1900
primária, 1900
urticária-símile, 1901
lúpus cutâneo, 1899
primárias harmatomatosas/ neoplásicas, 1902
secundárias, 1902
Mucormicose, 1556
Mucosa
especializada, 1208
genital, 93
jugal, 1207
mastigatória, 1208
nasal, 93
oral, 93, 1206
Músculos, ossos e gordura, 1020
Mutação(ões)
G20210A do fator II, 2072
de ganho de função, 113
na via da MAPK, 2494
Mycobacterium
chelonae, 1385
fortuitum, 1385

kansasii, 1385
marinum, 1385
ulcerans, 1385

■ N

N-acetil-4s-cisteaminofenol, 748
N-metil glucamina, 1575
Nanofibras à base de colágeno, 3095
Nanomateriais para cura de feridas, 3095
Não indução da 5-aminolevulínico sintetase, 1871
Nariz, 2766
Natomia da região axilar, 2563
Necrobiose lipoídica, 589, 888
Necrólise epidérmica tóxica, 647
Necrose(s), 2607
basofílica, 883
cutânea
induzida por varfarina, 2077
pela heparina, 2078
de liquefação ou necrose granular, 883
gordurosa
do neonato, 907
subcutânea do recém-nascido, 962
hialinizante, 883
isquêmica, 883
lipofágica, 882
lipomembranosa/membranocística, 883
pancreática, 883
pela varfarina, 373
por heparina, 370
Neoplasia(s), 2320
cutâneas, 1918
de células dendríticas plasmocitoides blásticas, 2476
epiteliais, 61
malignas, 1058
da epiderme, 2341
mesenquimais, 66, 2382, 2397
neurais, 67, 2382
precursoras hematológicas, 2476
sebáceas, 2308
sudoríparas
apócrinas, 2314
écrinas, 2311
vasculares, 67
Nervo(s), 2555
auriculotemporal, 2556
bucal, 2556
lingual, 2556
mandibular, 2556
maxilar, 2556
mentoniano, 2556
oftálmico, 2555
Neuralgia pós-herpética, 1273
Neurites, 1792
Neurofibroma, 155, 2699
Neurofibromatose, 105, 985, 2001, 2269, 2276
Neurofibrossarcoma, 2407
Neuroma(s), 2391
circunscrito solitário, 2391
cutâneos múltiplos, 2391
encapsulado em paliçada, 2391
traumático ou de amputação, 2391
Neuropatias e a pele, 2269
Neurossífilis, 1440
meningovascular, 1440
na criança com sífilis congênita, 970
parenquimatosa, 1441
Neurotecoma, 2392
Nevo(s), 154, 2299
acrômico ou despigmentoso, 733
atípico ou displásico ou de Clark, 2444
azul e nevo azul maligno, 2445, 2453
basocelular unilateral com comedões, 2032
combinado, 2442
comedônico, 2300
de Becker, 743, 1159
de cabelo lanoso, 1150
de Ito, 740, 2445
de Jadassohn, 2308
de Ota, 740, 2445
de Spitz, 2441
halo, 737, 2442
melanocíticos, 985, 1056, 2437, 2696
adquiridos, 2440
congênitos, 154, 1158, 2438
de locais especiais, 2446
na infância e exposição solar, 3038
molusco, 2383
mucinoso, 1902
organoide, 2308
pigmentados dérmicos, 2445
recorrente, 2442
sebáceo, 2308
de Jadassohn, 154
semelhantes ao nevo congênito, 2439
spilus, 2442
sudoríparo, 2301
verrucoso (epidérmico), 2299
Nevralgia pós-herpética, 306
Niacinamida, 748
Nicotinamida, 3067
Nictagináceas, 1752
Nitroimidazóis, 2954
Nódulo(s), 88, 94
calcificados
idiopáticos do escroto, 1919
subepidérmicos, 1919
dos atletas, 1765
dos ordenhadores, 1294

elastóticos da orelha, 554
reumatoide, 605, 889
subcutâneos únicos ou múltiplos, 94
Nodulose reumatoide, 836
acelerada, 836
Normas e cuidados para minimizar os riscos de contaminação, 2590
Nosologia, 99
Notalgia parestésica, 306, 751
Novos agentes
quimioterápicos, 673
utilizados na cicatrização de feridas, 3086

■ O

Obesidade, 1818
e síndrome metabólica, 1084
Objetivos do estudo, 3109
Oclusão arterial, 95
Odds ratio (ou razão de chance), 99
Odor, 1085
Ofloxacina, 1422
Omalizumabe, 2963
duração do tratamento, 2965
monitoramento da resposta ao tratamento na urticária, 2964
na gravidez, 2964
na infância, 2964
nos idosos, 2964
Ombros dos nadadores, 1765
OMIM (Online Mendelian Inheritance in Man), 113
Oncocercose, 1596
Oncogenes, 113
Oncogênese viral no câncer de pele não melanoma, 2323
Onicalgia, 1793
Onicauxe, 1793
Onicoabrasão, 2718
Onicoatrofia, 1793, 1794
Onicocausa, 1793
Onicocauxis, 1793
Onicocriptose, 174, 1198, 1793, 1794
Onicodistrofia de origem exógena ou traumática, 1197
Onicofagia, 1793
Onicofimia, 1793
Onicofose, 1793
Onicogrifose, 1199, 1793, 1794
Onicólise, 1190, 1793, 1794
idiopática, 1197
Onicoma, 1793
Onicomadese, 173, 1188, 1793
Onicomalácia, 1793
Onicomatricoma, 168, 1201, 2725
Onicomicose, 1195, 1487, 1503
branca superficial, 1195
endonix, 1196
subungueal
distal, 1195
proximal, 1196
Onicopapiloma, 1201
Onicopatias, 1192
Onicoptose, 1793
Onicorrexe, 1794
Onicorrexia, 1793
Onicose, 1793
Onicosquizia, 1793
lamelar, 1197
Onicotilomania, 1793
Oníquias, 1759
Orelha, 2770
quebrada dos lutadores de judô, 1768
Orquidáceas, 1752
Ortopoxvírus, 1671
Osmidrose, 1078
Ossificações, 1920
cutâneas, 1920
secundárias da pele, 1922
Osteítes, 1797
Osteoartropatia hipertrófica, 2529
Osteodistrofia hereditária de Albright, 1918
Osteogênese imperfeita, 1996
Osteoma
cútis, 1920
osteoide, 1792
Osteonecrose em pacientes
utilizando corticosteroides, 2987
usando glicocorticosteroides, 2985
Osteossarcoma, 1792
Otite
dos nadadores, 1766
externa, 304, 1355, 1766
aguda, 304
crônica, 304
maligna, 1355
Ouriços-do-mar, 1656
Ovários micropolicísticos, 99
Oxalose oxalose, 900
Oxazolidinonas, 2955
Oxibutinina, 1074
Oxiuríase, 1592

■ P

P16, 65
Pacientes fotossensíveis, 3048, 3055
Padrão(ões)
citoplasmáticos, 848
de pigmentação, 131
nucleares, 846
nucleolares, 848
relacionados ao aparelho mitótico, 848
vasculares, 126

Palato, 1208
Palpação, 82
Pálpebras, 2747
Pancreatite, 2987
Pandemia, 99
Paniculite(s), 162, 1917
ao frio, 901
associada a agentes biológicos, 894
da gota, 908
da infância com granulomatose sistêmica, 910
esclerosante, 898
factícia, 906
granulomatosa não infecciosa pós-mesoterapia, 910
histiocitária citofágica, 908
iatrogênica, 905
induzida por drogas, 909
infecciosas, 903
lobular
eosinofílica, 909
neutrofílica associada à artrite reumatoide, 897
lúpica, 771, 901
micobacteriana pós-mesoterapia, 905
na dermatomiosite, 902
nodular subaguda de vilanova-piñol-aguadé, 894
pancreática, 903
por deficiência de α1-antitripsina, 903
por reativação de doença de Chagas, 904
pós-corticosteroide, 907
predominantemente
lobulares
com vasculite, 895
sem vasculite, 898
septais, 884
com vasculite, 884
sem vasculite, 888
pseudoesclerodermiforme pós-irradiação, 909
traumática, 906
Panzoótico parasita, 99
Papa, 514
Papaína, 3082
Papash, 514
Papilas
filiformes, 1209
fungiformes, 1209
Papiloma(s)
escamoso, 1236
orais, 1282
Papilomatose
confluente e reticulada, 1488
oral florida, 1283
respiratória recorrente, 1283
Papilomavírus humano (HPV), 978, 1235, 1671
associados às neoplasias, 1666
Pápula(s), 88, 95
fibrosa do nariz, 2383
piezogênicas, 1764
podais piezogênicas, 1733
pruriginosas
dos cotovelos, 3050
e urticariformes da gravidez, 296
Papulose
atrófica maligna e benigna, 376, 2242
bowenoide, 1282, 2332
linfomatoide, 2469
prurítica, 1676
Paquidermatóglifo, 2274, 2535
Paquidermodactilia, 2063
Paquidermoperiostose, 1988
Paquioníquia congênita, 1200, 1960
Paracoccidioidomicose, 1239, 1507, 1674
Paralisia neural silenciosa, 1411
Paralisias, 1793
Paraneoplasias, 2518
adquiridas, 2233
associadas a doenças genéticas, 2232
Parapsoríase, 212, 1037
Paraqueratose pustulosa, 1193
Pararamose, 1626
Paroníquia, 1793
aguda, 1194
crônica, 1197, 2725
e onicomicose, 1490
Parvovírus, 1672
PAS (ácido periódico e reativo de Schiff), 3120
PASH, 514
Patogênese do(s) carcinoma(s)
basocelulares, 2324
espinocelular, 2324
Patologia, 99
criossensível, 2665
PAX 5, 68
PCR
por transcriptase reversa, 3138
quantitativa, 3137
Pé(s), 93, 2751
cavo, 1789
diabético, 1796
equino varo congênito, 1789
espalmado, 1789
pronado, 1789
Pediculose, 1583
do corpo, 1584, 1585
do couro cabeludo, 1583, 1584, 1585
do púbis, 1584, 1585
Pedra
branca, 1480
preta, 1482
Peelings, 2798
médios, 2800
no tratamento de queratoses actínicas, 2801

profundos, 2802
com fenol, 2802
químicos, 750, 763
fenol-cróton, 2804
superficiais, 2799
corporais, 2800
Peixes venenosos, 1657
Pelagra, 1742, 1825, 2264
Pele, 3, 1497, 1777
seca dos nadadores, 1768
Pelos, 1018, 1492
Penciclovir, 2928
Penetrância incompleta, 113
Pênfigo(s), 70, 71, 471, 1221, 2902
benigno familiar crônico, 1982
e penfigoide induzido por drogas, 660
foliáceo, 473, 984, 2196
herpetiforme, 476
induzido por medicamentos, 476
paraneoplásico, 71, 1046, 1049, 2526
por IgA, 475, 496
vegetante, 984
vulgar, 471, 984, 1221, 2197
Penfigoide, 1224
bolhoso, 73, 477, 1044, 1225, 2198
cicatricial, 1046
das membranas mucosas, 479, 1046, 1224, 2199
gestacional, 73, 74, 478, 988, 2198
Penicilamina, 791
Penicilinas, 2950
Penicilinoses, 1554
Pentamidina, 1576, 3009
Pentoxifilina, 941, 1577, 3010
Peptídeos antimicrobianos, 26
Pergunta de estudo, 3109
Perifoliculite, 1330
Perinatal, 99
Período de incubação, 99
Permanentes, 1165
Pernas, 93
Perniose, 1736
Pesquisa
clínica, 3109
de autoanticorpos, 844
específicos, 850
em dermatologia, 3101
PET-CT, 146
Petéquia(s), 87
calcâneas, 1732
PGT (*preimplatation genetic testing*), 113
PGT-M, 113
Picnogenol, 762
Piebaldismo, 732, 1156
Pigmentação, 1017
Pili
annulati, 1149
bifurcati e multigemini, 1151
torti, 1147
Piloleiomiomas, 2388
Pilomatricoma, 152
Pilomatrixoma, 152
Pimecrolimo, 249
Pinça(s), 2572
de Backhaus, 2572
de calázio, 2572
Pinta, 1474
Pioderma
blastomicose símile, 1355
gangrenoso, 504, 516, 836, 947, 1049, 2160, 2249, 2537
por *Pseudomonas*, 1355
vegetante, 1360
Piodermites, 1323, 2211
Piomiosite tropical, 1358
Pit ungueal, 1793
Pitiríase
rósea, 213, 1319
rotunda, 2519
rubra pilar, 214, 1965
versicolor, 1484
Pitirosporíase, 1672
Pitting (depressões cupuliformes), 1189
Placa(s), 88
e pápulas pruriginosas urticarianas da gravidez, 991
papulosas, 95
Planejamento
da incisão, 2678
pré e pós-operatório em cirurgia dermatológica, 2579
Plasmocitoma, 2283
Plastia em "M", 2682
Plexo
subdérmico, 369
vascular subpapilar, 361
Plicatura, 2690
Pneumococcus, 1668
Pneumonia pelo *Pneumocystis jirovecii*, 2980
Podólogo, 1802
Poiquilodermia, 553
de Clericuzio com neutropenia, 1960
Poli-hexamida, 3076
Poliarterite nodosa
cutânea, 886
sistêmica, 343
Policaprolactona, 176
Policitemia vera, 305
Policondrite recidivante, 556, 2273
Polimetilmetacrilato, 175
Polimiosite, 869
Polimixinas, 2953
Polimorfismo genético, 1070

Polimorfonucleares, 1853
Polineurite, 1793
Poliomavírus, 2223
Poliose, 733, 1155
Pomadas, 2920
Ponto(s)
intradérmico sepultado, 2691
negros, 131
nas mãos, 1765
nos tornozelos (*black heel* ou *talon noir*), 1765
para redução da tensão, 2689
População de estudo, 3110
Porfiria(s), 75, 1742, 1847, 1854, 2265
aguda intermitente, 1855
cutânea, 76
tardia, 76, 660, 1046, 1862, 1923, 2246
esporádica, 1863
familiar, 1863
tipo III, 1863
tóxica, 1864
duplas, 1880
eritropoiética congênita, 1874, 3050
hepática crônica, 76
hepatoeritropoiética, 1872
por deficiência de ALA dehidratase, 1861
variegata, 1859, 2033
homozigótica, 1860
Porfirinas, 2864
Porfobilinogênio desaminase, 1850
Poroma écrino, 2312
Poroqueratose, 1966
actínica superficial disseminada, 1967
de Mibelli, 1967
linear, 1967
palmoplantar
disseminada, 1967
punctata, 1967
superficial disseminada, 1967
Porta-agulhas, 2572
Portador, 99
Pós, 2920
Pós-natal, 99
Posaconazol, 1530
Potó ou paederus, 1593
grande, 1594
Preenchedores, 175
cutâneos, 2823
Prega ungueal proximal, 1186
Preparo do leito da ferida de acordo com a regra time, 3074
Prevalência, 99
Prevenção
de complicações, 2602
do câncer cutâneo não melanoma, 3060
dos danos causados pela exposição à UVR, 3039
primária pela educação infantil em exposição solar segura, 3064
Prilocaína, 2594
Primuláceas, 1752
Princípio(s)
básicos da dermatopatologia, 46
da educação em fotoproteção, 3056
da reação
de imunofluorescência direta, 70
imuno-histoquímica, 60
Problema do *cherry picking*, 3157
Procalcitonina, 843
Procedimentos
associados à luz, 2845
guiados, 175
lipolíticos/liporredutores, 178
terapêuticos ou corretivos da pele, 2545
Processos
de esterilização, 2586
inflamatórios não infecciosos, 613
químicos, 2587
Produto(s)
do gene kit, 68
derivados
de animais, 3067
de plantas, 3066
Profilaxia antimicrobiana, 2581
Progéria, 2276
da infância, 1986
de Hutchinson-Gilford, 1986
do adulto (pangéria), 1986
Proliferação fibroblástica e fibrose, 1853
Pronação, 1773
Propriedades anti-inflamatórias dos anti-histamínicos H1, 2933
Proteáceas, 1752
Proteína(s)
amiloide a sérica, 843
C-reativa, 843
da imunidade inata do hospedeiro, 2098
de fusão, 205
inibidora de leucócitos secretores, 2974
quinase fosfatase-1 ativada por mitogênio, 2974
S100, 65
truncada, 113
Proteômica, 3140
Próteses capilares, 1165
Protoporfiria eritropoiética, 1876, 3050
Protoporfirinogênio oxidase, 1851
Protossifiloma, 1434
Protozoário, 99
Prova(s)
clínicas, 97
da histamina, 1415
de imagem, 98
de resistência capilar, 394
do látex, 3128

hematológicas e sorológicas, 97
laboratoriais, 97
Prurido(s), 95, 301, 635, 1085, 2533, 2613
anal, 303
anogenital, 303
agudo, 303
crônico, 303
aquagênico, 306
asteatósico, 302
braquioradia, 306
classificação do, 302
crônico, 2888
de causa sistêmica, 305
do meato acústico, 304
hiemal, 1735
induzido por drogas, 306
neuropático, 306
central, 306
periférico, 306
no idoso, 1026
psicogênico, 306
sine materiae, 95
urêmico, 2265
Prurigo, 308, 1042
actínico, 312, 1744, 3050
de Hebra, 310
de verão de Sutton, 3050
do HIV, 311
gestacional, 309
melanótico, 306, 310
nodular, 310, 1676
de Hyde, 294
pigmentosa, 311
simples, 309
Pseudoangiomatose eruptiva, 1321
Pseudocisto mixoide, 1200
Pseudoemulsões, 2923
Pseudofoliculite, 1339
Pseudolinfoma, 2456, 2480
cutâneo induzido por outras drogas, 2483
induzido por droga, 659
Pseudomicetoma, 1550
Pseudopelada de Brocq, 1131
Pseudoporfiria, 1872
Pseudovaríola, 1294
Pseudoxantoma elástico, 1994, 2241, 2276
Psicodermato-oncologia, 2193
Psicodermatologia, 2183
Psicodermatologista, 2184
Psicofármacos, 1075
Psicoses, 2190
Psoríase, 195, 660, 1037, 1192, 1675, 2873
e condições associadas, 1217
em gotas ou gotada, 197
em placas (vulgar), 196
eritrodérmica, 197
na criança, 199
na pele, 2160
no idoso, 199
palmoplantar, 197
pustulosa, 197, 489, 1193
generalizada, 494
ungueal, 171, 197, 2623
Pterígio
dorsal, 1793
inverso, 1793
ungueal invertido, 1203
Pulsoterapia
com metilprednisolona *versus* dexametasona, 2994
de corticosteroide, 778
Punchs, 2572
Púrpura(s), 87, 95, 392, 976
anular telangiectásica de Majocchi, 403
de Gardner-Diamond, 396
de localização acral, 404
determinadas por
defeitos restritos ao tecido vascular ou perivascular, 396
distúrbios da coagulação sanguínea, 397
distúrbios exclusivamente plaquetários, 395
e infecções, 403
eczematoide de Doukas-Kapetanakis, 403
fulminante, 373, 395
neonatal, 399
induzida por drogas, 641
não palpáveis, 394
no período neonatal, 399
palpáveis, 394
pelo *paintball*, 1766
pigmentosas crônicas, 401
pós-transfusional, 395
retiforme, 404, 2078, 2117
telangiectásica arciforme, 403
trombocitopênica
idiopática, 395
trombótica, 371, 395
Pústula, 84, 95
Pustulose
amicrobiana de dobras, 485
exantemática aguda generalizada, 486, 515, 656
neonatal por *Malassezia*, 1488
palmoplantar, 491
subcórnea de Sneddon-Wilkinson, 484

■ Q

Q-switched lasers, 750
Qualidade de vida como método de avaliação na psicodermatologia, 2185
Queda de cabelo, 1112

Queilite
actínica, 1249
angular (perleche), 1243
granulomatosa, 241
Queimadura(s), 1733
solar, 3037
Queloide, 2386, 2611, 2620, 2622
Quenogenização, 1109
Queratinócitos, 4
Queratoacantoma, 1055, 1200, 2357, 2623
e carcinoma espinocelular, 2620
Queratodermia, 1961
aquagênica, 1959
com cabelos lanosos e miocardiopatia dilatada ventricular esquerda trata, 1959
da loricrina com ictiose, 1943
marginada de ramos e silva, 1956
palmoplantar, 1951, 1960
adquirida, 1050, 1960
com cabelos exuberantes, 1959
com cardiopatia e alterações dos cabelos, 1958
com escleroatrofia, 1958
com periodontite, 1958
de Vorner/Unna-Thost, 1954
estriada ou de Brunauer-Fohs-Siemens, 1956
focais, 1955
com acometimento sistêmico, 1959
hereditárias difusas, 1954
com características extracutâneas associadas, 1956
mutilante, 1957
com placas queratósicas periorificiais, 1958
plurifocais, 1955
por mutação
da desmogleína 1, 1954
de conexinas, 1956
puntatas, 1956
tipo 1 de Stevens ou de Buschke-Fischer-Brauer, 1956
tipo 2 de Stevens ou poroqueratose puntata palmar e plantar, 1956
tipo 3 de Stevens ou acroqueratoelastoidose, 1956
tipo bothniano, 1955
tipo nagashima, 1955
transgressiva
de Siemens, 1954
e progressiva tipo Greither, 1954
e progressiva tipo Sybert, 1954
Queratólise
esfoliativa congênita (*peeling skin syndrome*), 1943
acral, 1943
plantar, 1766
sulcada, 1353
Queratose(s), 90
actínica, 1056, 2327
de cicatrizes crônicas, 2332
folicular espinulosa decalvante, 1134, 1969
liquenoide crônica, 287
pilar, 1967
por radiação crônica, 2331
seborreicas, 1053, 2301, 2696
Quiescência, 99
Quilizumabe, 2965
Quimiocinas, 27
Quimioprofilaxia, 99
Quimioterapia, 99, 2466
adjuvante, 2363
Quinase do linfoma anaplásico, 68
Quinino, 2925
Quinolonas, 2948

■ R

Radiação
solar, 2289, 2292, 3027, 3035
ultravioleta, 3027
dano ao DNA e câncer cutâneo, 3056
imunossupressão e carcinogênese, 3056
e envelhecimento cutâneo, 3032
Radioeletrocirurgia, 2642
Radiofrequência, 1842, 2856
fracionada, 2656, 2857
microagulhada (*off-label*), 1076, 2857
Radioletrocirurgia pulsada, 2650
Radioterapia, 2353, 2363, 2704
Raiz ou matriz ungueal, 50
Ramo(s)
bucais e zigomáticos, 2563
marginal da mandíbula, 2563
temporal, 2562
Razão de chance, 99
Reação(ões)
adversas
a drogas, 97, 628
aos agentes biológicos, 682
aos inibidores dos pontos de checagem imunes, 678
dermatológicas com os anti-TNF-α, 684
em pacientes em tratamento de hepatites virais, 696
em pacientes HIV soropositivos e na AIDS, 693
em pacientes utilizando inibidores da DDP-4 ou gliptinas, 698
anafilactoides, 461
cruzadas às drogas, 635
cutâneas decorrentes do uso de medicamentos, 837
de fotossensibilidade, 634
de hipersensibilidade, 671, 2839
a droga, 629
em cadeia da polimerase, 3137
fotoalérgicas, 1741
fototóxicas, 1740
granulomatosa intersticial à droga, 660
hansênicas, 895

histoquímica de Perls, 3122
irritante, 237
mucocutâneas adversas às vacinas contra a Covid-19, 2132
nodular a picada de artrópode e escabiose nodular, 2483
pseudoalérgicas, 635
teciduais esclerodermiformes, 659
Rearranjo
balanceado, 113
não balanceado, 113
Receptores sensoriais da pele, 50
Recessiva, 113
Recolhimento de resíduos, 2590
Recrudescência, 99
Rede
pigmentada, 131
vascular
cutânea, 361
fascial, 369
subcutânea, 369
Referendar, 99
Região
cervical, 2772
codificante, 113
malar, 2765
promotora, 113
temporal, 2763
Regra
do ABCD, 133
dos sete pontos, 134
Regulação da resposta celular ao dano no DNA, 2321
Relação médico-paciente, 2184
Relatório de Belmont, 3115
Reparação
de bases mal pareadas, 3059
por excisão de nucleotídeos, 3057
Reparo
de DNA, 2320
do lóbulo da orelha, 2771
Resiquimode, 2464
Resistência, 99
à insulina, 2251, 2253
à proteína C ativada, 2077
antimicrobiana, 2946
Respirometria radiométrica, 1382
Responsabilidade médica, 3162
Ressonância magnética, 147
Resultados não significativos, 3158
Resurfacing fracionado
ablativo, 2855
não ablativo, 2853
Retalhos, 2757
cutâneos, 2755
Retículo-histiocitoma solitário, 2507
Retículo-histiocitose multicêntrica, 2508, 2527
Reticulose pagetoide, 2461
Retinoides, 778, 2466, 3010, 3068
sistêmicos, 1096
Retirada de pontos, 2692
Retroníquia, 174, 2726
Revisões sistemáticas, 3159
Rexinoides, 2466
Rifampicina, 3011
Rifapentina, 1422
Rinofima, 720
Rinoscleroma, 1366
Rinosporidiose, 1563
Risanquizumabe, 209, 2997
Rituximabe, 2625, 3012
RNA, 113
Ropivacaína, 2594
Rosácea, 720, 1037, 2820
fulminante, 723
granulomatosa, 723
Roseola infantum, sexta doença, 1276
Rubéola, 1289, 1311
Rucinol, 761
Rugas
da glabela, 2811
dinâmicas da face, pescoço e colo, 2810
do pescoço, 2814
frontais, 2811
nasais, 2813
periorais, 2814
Rutáceas, 1752

■ S

Sangramento
e anticoagulação, 2603
gastrointestinal, 2987
intraoperatório, 2604
no pós-operatório, 2604
SAPHO, 514
Sarampo, 1308
Sarcoidose, 592
subcutânea (paniculite da sarcoidose), 906
Sarcoma
de Kaposi, 67, 161, 1202, 1664, 2227, 2295, 2409
associado a aids, 2410
clássico, 2410
clássico mediterrâneo, 1664
dos transplantados, 1664
endêmico, 1664, 2410
epitelioide, 2406
kaposiepidêmico, 1664
mastocítico, 2057
Sarna
crostosa ou norueguesa, 1581
de animais e vegetais, 1583

humana, 1674
nodular, 1583
Saúde mental, 1084
Saxifragáceas, 1752
Schwannomas, 2391
Schwanoma, 155
Sebocistomatose, 2398
Seborreia, 660
Secreção/supuração, 1085
Secuquinumabe, 207, 1098, 2997
Sedativos, 1061
Seguimento
de curto prazo, 142
de longo prazo, 142
digital, 141
Selante de fibrina para fixação de enxerto, 3094
Selênio, 1830
Semimucosa labial, 93
Semiologia, 99
dermatológica, 81, 100
Semiótica, 99
Sensibilidade, 99
Sequenciamento
completo do exoma e sequenciamento completo do genoma, 113
de leitura
curta (*short reads*), 3143
longa (*long reads*), 3144
Sequestro de plaquetas, 396
Seromas, sero-hematomas e abscessos, 163
Serpentes, 1655
Shagreen patch, 1997
Sicose, 1337
Sífilis, 1237, 1667, 2277
adquirida e congênita, 1431
benigna tardia, 1668
cardiovascular, 1440, 1668
congênita, 1445
e criança exposta à sífilis, 963
precoce ou recente, 1446
tardia, 1446
endêmica, 1478
maligna precoce, 1439
neurológica, 1668
primária, 1434, 1667
secundária, 1436, 1667
tardia, 1439
terciária, 1667
Silicone, 175
Sinal(is), 99, 3164
de Goodell, 976
de Gulliver, 509
de Jacquemier-Chadwick, 976
de Leser-Trélat, 1050, 2521, 2533
ungueais das colagenopatias, 1203
Síndrome(s)
adrenocorticosteroide ectópica, 1050
Aicardi-Goutières, 453
antifosfolípide, 860, 2073
catastrófica, 819
ARC (artrogrifose, disfunção renal, colestase), 1949
autoinflamatória
com dermatoses associadas, 439
com pioderma gangrenoso, 514
familiar ao frio, 448
mediada pela IL-18/IL-1, 450
baixa estatura Noooan-like 2033
Bannayan-Riley-Ruvalcaba, 2389
Bjornstad, 2034
blue rubber bleb nevus, 2429
carcinoide, 1050, 2532
carcinoma basocelular nevoide, 2031
cardiofaciocutânea, 2033
CEDNIK (disgenesia cerebral, neuropatia, ictiose, queratodermia palmoplantar), 1949
Chediak-Higashi, 731
CHILD (*congenital hemidysplasia, ichthyosiform erythroderma, limb defects*), 1950
CHIME, 1949, 2034
com neoplasias hereditárias, 2323
com vasculopatia e paniculite/lipoatrofia, 452
da covid-19 longa, 2143
da dermatose associada ao intestino e artrite, 2250
da fibromatose hialina, 1998
da imunodeficiência adquirida, 1659
da lipodistrofia, 696
da pele
decídua, 1943
acral, 1943
generalizada, 1943
escaldada estafilocócica, 2212
sensível/neuropatia de pequenas fibras, 2144
da resposta inflamatória sistêmica induzida por droga, 661
da rubéola congênita, 1289
da urticária de contato, 443
das unhas
amarelas, 1203, 2273
esverdeadas, 1354
de alergia a múltiplas drogas, 661
de artrite estéril piogênica, pioderma gangrenosos e acne, 451
de ativação
macrofágica, 2511
relacionada ao NLRC4 (NLRC4-MAS), 450
mastocitária monoclonal, 467
de Barsy, 2034
de Bazex, 1049
de Beckwith-Wiedeman, 2425
de Bernard-Soulier, 396
de Blau, 454

de Bloch-Siemens, 2024
de Bloch-Sulzberger, 2024
de Bloom, 2037
de Canada-Cronkhite, 2245
de Carvajal-Huerta, 1958, 1959
de Chanarin-Dorfman, 1949
de Chediak-Higashi, 1156
de Clarkson, 455
de Clouston, 1957
de Cloves, 2389
de Cockayne, 2026, 2038
de Cowden, 1988, 2244, 2389
de Cushing, 2532, 2992
de dermatite neutrofílica atípica crônica com lipodistrofia e temperatura elevada (CANDLE), 452
de disosmofobia, 1080
de Down, 105
de Dubowitz, 2034
de Edwards, 105
de Ehlers-Danlos, 1990, 2242, 2276
de envelhecimento precoce, 1986
de Felty, 836
de Fournier, 99
de Gardner, 1988, 2244, 2389
de Gianotti-Crosti, 1274, 1291, 1317
de Goltz, 1987
de Gorlin, 2031
de Gorlin-Goltz, 2031
de Graham-Little-Piccardi-Lassueur, 1127
de Griscelli, 732, 1157
de Guillain-Barré, 2131
de Hartnup, 1742
de Hermansky-Pudlak, 731, 1156
de hiper-IgE, 2088
de hiperimunoglobulinemia D, 450
de hiperinfecção pelo *Strongyloides*, 2981
de hipersensibilidade à droga, 653
de Howel-Evans, 1959
de Huriez, 1958
de Hutchinson-Guilford, 2276
de intolerância a múltiplas drogas, 661
de Iso-Kikuchi1, 1200
de Kindler, 2037
de Klinefelter, 105
de Klippel-Trenaunay, 2431
de Kounis, 466
de Landing, 2061
de Louis Bar, 2030
de Lyell, 647
de Maffucci, 2432
de Marfan, 1995, 2276
de McGrath, 1959
de Melkersson-Rosenthal, 602
de Midas, 1987
de Muckle-Wells, 448
de Muir-Torre, 2244
de múltiplos hamartomas, 2389
de Netherton, 1945, 1964, 2089
de Olmsted, 1958
de Papillon-Lefèvre, 1958
de Patau, 105
de Peutz-Jeghers, 740, 1999, 2244
de Piccardi-Graham Little-Lassueur, 287
de poems, 2281
de Proteus, 2432
de reconstituição imune, 1677
de Refsum, 1948
de Reiter, 1675
de Rendu-Osler-Weber, 2240, 2427
de Rothmund-Thomson, 2036
de Sanctis-Cacchione, 2026
de Schnitzler, 439
de Sézary, 2467
de sinovite, acne, pustulose, hiperostose, osteíte (SAPHO), 2250
de Sjögren, 827, 854
de Sjogren-Larsson, 1947
de Sneddon, 373
de Steijlen, 2034
de Stevens-Johnson, 647
de Sturge-Weber, 2430
de Sweet, 500, 516, 1049, 2250, 2523, 2537
  em crianças, 503
  subcutânea, 906
de Takotsubo, 466
de Touraine-Solente-Golé, 1988
de Turner, 105
de vasculopatia e/ou vasculites com livedo reticular, 452
de Verbov-Sharland, 2034
de Vogt-Koyanagi, 736
de Vohwinkel clássica, 1957
de Waardenburg, 1156, 2033
de Wells, 541
de Wiskott-Aldrich, 395, 2089
do ACTH ectópico, 2533
do anágeno
  curto, 1172
  frouxo, 1172
do anticorpo antifosfolípide, 373, 814
  e Covid, 820
do babuíno, 643
do *blue rubber bleb nevus*, 2241
do carcinoma basocelular nevoide, 2031
do corno occipital, 1927
do escape capilar sistêmico, 455
do nevo basocelular, 2031, 2365
do odor de peixe, 1080
do pioderma gangrenoso, artrite piogênica e acne (PAPA), 2250
do rádio ausente-trombocitopenia, 395
dos cabelos impenteáveis, 1150
dos harmatomas múltiplos, 2244

Elejalde, 2034
eritrodisestésica palmoplantar, 669
estafilocócica da pele escaldada, 1328
hemolítico-urêmica, 395
ictiose-hipotricose, 1947
IFAP (ictiose folicular, alopecia, fotofobia) e *keratosis folicularis spinulosa decalvans*, 1946
infantil crônica neurológica, cutânea e articular cinca, 448
inflamatória da reconstituição imune, 696
IPEX (imunodesregulação, poliendrocrinopatia, enteropatia, ligada ao X), 2090
KID (*keratitis-icthyosis-deafness*), 1947
KLICK (*keratosis linearis with ichthyosis congenita and sclerosing keratoderma*), 1943
Lamb, 745
leite-álcali, 1918
lentiginosa múltipla, 2032
Leopard, 744, 2032, 2276
Majeed, 451
MEDNIK (retardo mental, surdez, neuropatia, ictiose, queratodermia), 1949
metabólica, 2251
microvasculares
não oclusivas, 378
oclusivas não classificadas, 377
NAME, 745
nefrótica, 2076
NISCH (*neonatal ichthyosis, sclerosating cholangitis syndrome*), 1947
Noonan, 2033
papular e púrpurica em luvas e meias, 404, 1320
paraneoplásicas, 2232
associadas com malignidades hematológicas, 2536
cutâneas imunomediadas nas malignidades hematológicas, 2537
periódica associada ao receptor do TNF, 450
Proteus, 2389
pseudolinfomatosa induzida por anticonvulsivante, 2482
purpúrico-papular em "luvas e meias", 1291
retroviral aguda, 1669
Shapira, 2034
TORCH, 963, 979
tricorrinofalangeana, 1174
unha-patela, 1200
Sinostose tarsal, 1791
Sinovialoma, 1792
Síntese da vitamina D, 2292
Sintoma, 100
Sintomatologia, 100
Siringocistadenoma papilífero, 2314
Siringoma, 2311, 2699
condroide (tumor misto), 2315
Siringometaplasia escamosa écrina, 672
Sistema(s)
complemento, 25, 776
da coagulação, 2070
especialistas, 3104
imunológico e pele, 21, 24
músculo aponeurótico superficial, 2551
Sitosterolemia, 1837
Soalho da boca, 1207
Sobrecarga de ferro, 1923, 1924
Sobrepeso, 1815
Sódio, cloreto e potássio, 1830
Soluções, 2920
de cloreto de sódio, 2596
de limpeza, 3075
Sorologia, 99, 3126
Soropositivo, 100
Soroprevalência, 100
Sorotipo, 100
Sorriso gengival, 2813
SOX 10, 65
Splicing, 113
Sprays refrigerantes, 2596
Staphylococcus aureus, 1667
Stucco keratosis, 2044
Subnutrido, 1815
Substância(s)
amiloide, 1903
químicas associadas à indução de câncer de pele, 2322
Substitutos
acelulares alogênicos, 3090
cutâneos, 3087
de pele
acelulares, 3089
autóloga em cultivo, 3092
vivos/tecido de bioengenharia celular alogênico, 3090
dérmicos, 3091
e bioengenharia cutânea, 3088
Sudan IV, 58
Suicídio e ideação suicida, 1085
Sulco
diagonal do lobo da orelha, 2278
e rugas do mento, 2814
Sulfadiazina de prata, 3081
Sulfato
de bleomicina, 2621
de zinco, 1285
Sulfonamidas, 2946
Supinação, 1773
Suporte básico de vida, 2573
Supressão adrenal/redução de doses do glicocorticosteroide, 2989
Susceptível, 100
Suscetibilidade genética nas vasculites, 334
Suspensão(ões), 2920
de queratinócitos, 3092
de retinoides, 2582
Sutura(s), 2685
borda a borda, 2749

com desvio de compensação, 2749
contínua, 2687
ancorada, 2687
de fixação no periósteo, 2749
de suspensão, 2749
em "bolsa de tabaco", 2688
em 3 pontos ou de canto, 2688
em polia ou roldana, 2690
em X, 2687
horizontal
contínua ou em "barra grega", 2689
ou em U, 2689
intradérmica contínua, 2688
simples interrompida, 2685
vertical ou Donatti, 2689

■ T

Tabaco e álcool, 2604
Tacrolimo, 249
Talidomida, 778, 2534, 3012
Taxa
bruta
de nascimento, 100
de óbito, 100
de ataque, 100
de mortalidade, 100
Tazaroteno, 203
Tecido(s)
adiposo subcutâneo, 51
antimicrobianos, 271
de granulação hipertrófico, 2612
Técnica(s)
cirúrgicas na labioplastia, 2753
de biópsia, 52
de Howard-Dubois, 2723
de infiltração específica para onicopatias, 2616
de manutenção para pés saudáveis, 1809
de Winograd, 2722
do "super U", 2722
ELISA (*enzyme-linked immunosorbent assay*), 98, 3128
de competição, 3128
direto, 3128
indireto, 3128
sanduíche, 3129
em cirurgia dermatológica básica, 2678
em citometria de fluxo, 3133
FUT, 2733
para demonstração dos lipídeos, 54
para reduzir a dor durante a infiltração, 2617
von Kossa, 3122
Tecnologia(s), 179
móveis, 3104
ômica, 3138
Telangiectasia(s), 88, 2426, 2613
associadas a síndromes, 2427
hemorrágica hereditária, 2240
nevoide unilateral, 2426
óculo-cefalocutânea, 2030
Teledermatologia, 3103, 3105
Telogenização, 1108
Tempo de sangramento, 394
Tendão de Aquiles, 1787
Terapêutica
dermatológica tópica, 2919
medicamentosa, 2917
Terapia(s)
a laser, 1842
antibacteriana, 270
antifúngica, 271
antiviral, 271
com genes e fatores de crescimento, 3094
com larvas, 3087
com ultravioleta, 2534
compressiva, 937
de bandagem úmida, 269
fotodinâmica, 2353, 2706, 2863
no fotorrejuvenescimento, 2870
gênica, 113
proativa, 270
Terbinafina, 1530, 2939
Terminações nervosas, 1017
Termo de consentimento
esclarecido, 2580
informado, 2570
Tesaurismose de lípides neutros, 1949
Tesouras, 2572
para corte da pele, 2572
para descolamento, 2572
Teste(s)
das três cores, 135
de contato (epicutâneo), 243, 244, 245
de Mitsuda (lepromino-reação), 1416
dos 10 segundos, 135
estatísticos, 3113
genético, 113
bioquímicos, 113
imunocromatográfico de fluxo lateral, 3129
lid distraction, 2747
não treponêmicos, 1442
scleral show, 2747
snap-back, 2747
sorológicos, 3127
treponêmicos, 1443
Tetracaína, 2595
Tetraciclinas, 2954
Thiamidol, 762
Tilose com câncer do esôfago, 1959
Timina, 113
Tinha
da face, 1497

da mão, 1498
da unha, 1500
do corpo, 1497
do couro cabeludo, 1167, 1492
do pé, 1497
imbricada, 1498
inguinocrural, 1497
negra, 1482
Tirosinase, 65
Tomografia computadorizada do tórax na Covid-19, 2110
Topografia das lesões da hidradenite supurativa, 1090
Toxicidade cutânea ao ferro, 1924
Toxina botulínica, 177, 1075, 2808
Toxoplasmose, 1601
e gravidez, 1601
febril aguda, 1601
neonatal, 1601
no paciente imunossuprimido, 1601
ocular, 1601
Transcriptômica, 3142
Transmissão, 100
vertical, 100
Transplante
de cabelos, 2732
de medula óssea, 2466
Transtorno(s)
de ansiedade, 2189
de somatização/transtorno de estresse pós-traumático, 2190
depressivo maior, 2189
do espectro do autismo, 113
mentais e de comportamento, 2189
obsessivo-compulsivo, 2190
Traqueostomia, 2160, 2161
Traquioníquia, 1189
Tratamento(s)
com toxina botulínica para depressão, 2194
de prurigo nodular por escabiose, 2676
do melanoma cutâneo, 2709
dos tumores
benignos da pele, 2694
malignos não melanoma da pele, 2701
Treponematoses, 1474
Tretinoína, 748, 761
Triatomíase, 1586
Tricoepitelioma, 2306, 2699
Tricofoliculoma, 2306
Tricomicose axilar, 1354
Tricomoníase, 978
Tricoptilose, 1152
Tricorrexe nodosa, 1149
adquirida, 1149
congênita, 1149
Tricoscopia, 1109
Tricosquisia, 1152
Tricotilomania, 1118, 1167
Tricotiodistrofia, 1148, 1946
Tricrômico de Masson, 3122
Tripe palms, 2535
Triquilemoma, 2307
Tristetraprolina, 2975
Tromboangeíte obliterante, 377
Tromboastenia de Glanzmann, 396
Trombocitopenia
amegacaricítica congênita, 396
imune, 395
não imune, 395
neonatal
autoimune, 395
isoimune, 395
secundária, 395
Trombofilias, 949
adquiridas, 2073
hereditárias, 2070
Tromboflebite superficial, 378, 885
Tubercúlide papulonecrótica, 1381
Tuberculose, 1669, 2980
cutânea, 1378
decorrente da vacinação por BCG, 1379
endurativa, 1381
gomosa, 1380
miliar aguda, 1381
periorificial, 1380
verrucosa, 1379
Tuberculosis cutis colliquativa, 1380
Tuguíase, 1586
Tumor(es)
benignos, 1053, 1200
de origem neural, 2391
e pseudotumores, 148
não vasculares, 148
cutâneos malígnos, 2225
de Ackerman, 1283
de bainha neural, 155
de Buschke-Löwenstein, 1283
de células
gigantes, 1792
da bainha do tendão, 2063
granulares, 2393
de nervo periférico maligno, 67
de origem vascular, 2433
de pele, 985
de Spitz maligno, 2453
em turbante, 2313
fibro-histiocíticos, 66
foliculares pilomatricoma, 2305
glômico, 166, 1201
subungueal, 2725
mesenquimais e neurais, 2403
secretantes de hormônios, 1050
ungueais e periungueais e pseudotumores, 166

vasculares, 160, 2416
benignos hemangioma infantil, 160
borderline, 161
malignos, 161
Tumorações ósseas, 1791
Tungíase, 1586

■ U

UB-221, 2965
Úlcera(s)
agudas, 929
arterial, 943
associadas às doenças hematológicas, 950
como manifestações de síndromes de oclusão microvascular, 948
crônicas dos membros inferiores, 931
cutâneas, 819
de Lipschütz, 1274
de Marjolin, 953
de Martorell, 946
de membros inferiores, 2213
de perna, 1051
de pressão, 1050
decubital, 1733
inflamatórias, 947
isquêmica hipertensiva, 946
mucocutânea EBV+, 2476
neuropáticas, 944
nos membros inferiores, 95
por linfedema crônico, 947
por oclusão vascular secundária a medicações, 950
por pressão, 951
reumatoides, 947
tropical, 1358
venosa, 931
Ulceração/úlcera, 92
aftosa recorrente, 1252
dos membros inferiores, 95
mucosas, 95
Ultrassom, 2857
focado intenso para uso externo, 1076
intracavitário, 1076
intravascular, 935
Unha(s), 50, 93, 977, 1020, 1185, 1500, 1778
dos golfistas, 1766
de Terry, 1203
encravada, 1198, 2720
dos pés, 1764
hipocrática, 1202, 1793
frágeis, 1197
meio a meio, 1203
Unidade(s)
cosméticas, 2560
da face, 2678
microvascular dérmica, 363
Uretrite gonocócica, 1469
Urgência hipertensiva, 2910
Uroporfirinogênio
descarboxilase, 1850
III cosintetase, 1850
Urtica, 89, 97
Urticaceae, 1753
Urticária, 407
aguda, 418, 423
ao frio, 1735, 1766
adquirida, 422
autossômica dominante, 448
familiar, 448
aquagênica, 423
colinérgica, 423, 1734
crônica, 418, 424
de contato, 241
ao calor adquirida, 423
de origem imune, 410
dependentes da IgE hipersensibilidade imediata, 410
de pressão tardia, 423
e anafilaxia induzida pelo exercício e alimento, 445
factitia, 422
induzidas, 420
mediadas pela IgE que reconhece um antígeno externo ao organismo humano, 411
multiforme, 456
neutrofílicas ou erupções urticariformes relacionadas às síndromes periódicas associadas à criopirina, mediadas pela IL-1, 447
solar, 423, 1745, 1766, 3049, 3051
vasculite, 336, 443
Uso de pulso intravenoso de corticosteroides, 2993
Ustequinumabe, 207, 1098, 2997
UVB e câncer cutâneo, 3031
UVR e patogênese do câncer cutâneo, 3037

■ V

Vaccínia, 1293
Vacina(s), 100
contra o Sars-Cov-2, 2128
e uso dos corticosteroides, 2982
Valaciclovir, 2928
Valgismo, 1773
Vaporização sem corte, 2644
Varicela, 1313
Varicela-zóster, 971, 980, 1670
Varicosidades, 975
Varíola, 1292
dos macacos, 1608
Varismo, 1773
Vascularização, 1016
cutânea, 17
Vasculite(s), 77, 316, 818, 948, 2529
associada ao anca, 334, 338
cutânea, 641

de órgão único de pequenos vasos, 335
de pequenos vasos, 330
de grandes vasos, 351, 875
de médios vasos, 338, 342
de pequenos vasos, 336, 338
eosinofílica cutânea recorrente, 337
leucocitoclástica, 884
mediada por imunocomplexos, 330
mediadas pelos anticorpos anticitoplasma de neutrófilos, 333
nodular, 350
por IgA, 336
reumatoide, 836
sistêmicas, 874
Vasculopatia, 361, 370
associada com *sting* com início na infância, 452
cutânea colagênica, 383
livedoide, 374, 949, 2077
Vasoconstritor, 2593
Vasodilatadores, 778
Vasos, 2551
arteriais, 51
linfáticos pré-coletores, 369
venosos, 51
Vegetação, 89
Velocidade de hemossedimentação, 843
Ventilação e oxigenação, 2911
Vermelho do congo, 59
Vérnix caseosa, 8, 959
Vernizes, 2920
Verrucosidades, 97
Verruga(s), 163, 1195, 2694
plana, 1280, 2695
plantar, 1280, 1767
virais, 2621
vulgar, 1236, 1279, 2620, 2694
Vesícula, 85
Vestíbulo, 1207
Vetor, 100
Vexas syndrome, 455
Via da coagulação dependente do fator XII, 1853
Víbices ou estrias, 1768
Videoroscopia, 1211
Vimblastina, 2626
Vincristina, 2626
Viremia, 100
Virilha, 2753
Vírion, 100
Virulência, 100
Vírus
da hepatite B e C, 2981
da imunodeficiência adquirida, 981
do herpes simples, 1263
do herpes-zóster, 2982
do molusco contagioso, 2222
Epstein-Barr, 1273, 2222
herpes simples, 2220
papiloma humano, 2222
varicela-zóster, 1269, 2221
Vitamina(s), 1821, 3066
A, 1821
B1, 1825
B2, 1825
B3, 1825
B5 (ácido pantotênico), 1827
B6 (piridoxina), 1827
B7 (biotina ou vitamina H ou coenzima R), 1827
B9 (ácido fólico), 1828
B12 (cobalamina), 1828
C, 1824
D, 1823, 2289
D e o uso dos filtros solares, 3044
D3, 2626
do complexo B, 1825
E, 790, 1823
hidrossolúveis, 1824
K, 1823
lipossolúveis, 1821
Vitiligo, 110, 734, 2884
VO (via oral), 100
Vzv, 100

■ X

Xampus, 1162
Xantelasma, 2699
Xantogranuloma
juvenil e do adulto, 2502
necrobiótico, 890, 2284, 2509, 2529
Xantoma(s), 1835
disseminado, 2507
eruptivo, 1838
inflamatório, 1841
papuloso, 2506
plano, 1839, 2285
tendinoso, 1840
tuberoso/tuberoeruptivo, 1840
verrucoso, 1838
Xenoenxerto bovino, 3089
Xeroderma pigmentoso, 1742, 2037
Xerodermia, 1675
Xerose, 97, 661, 1022, 1675, 2179
Xilocaína, 791

■ Z

Zigomicose, 1556
Zikavirose, 1300
Zinco, 1831
e queda de cabelo, 1926
Zoodermatoses, 1580
Zoonose, 100

Tratado de

DERMATOLOGIA

4ª edição

Tratado de
DERMATOLOGIA

4ª edição

VOLUME 2

EDITORES

WALTER BELDA JUNIOR

NILTON DI CHIACCHIO

PAULO RICARDO CRIADO

Atheneu

Rio de Janeiro • São Paulo
2023

EDITORA ATHENEU

São Paulo — Rua Maria Paula, 123 – 18º andar
Tel.: (11) 2858-8750
E-mail: atheneu@atheneu.com.br

Rio de Janeiro — Rua Bambina, 74
Tel.: (21) 3094-1295
E-mail: atheneu@atheneu.com.br

CAPA: Equipe Atheneu
PRODUÇÃO EDITORIAL: Know-How Editorial

CIP-Brasil. Catalogação na Publicação
Sindicato Nacional dos Editores de Livros, RJ

T698
4. ed.

Tratado de dermatologia, volume 2 / editores Walter Belda Junior, Nilton di Chiacchio, Paulo Ricardo Criado ; colaboradores Achilea Candida Lisboa Bittencourt ... [et al.]. - 4. ed. - Rio de Janeiro : Atheneu, 2023.
28 cm.

Inclui bibliografia
ISBN 978-65-5586-688-9

1. Dermatologia. 2. Pele - Cuidado e higiene. I. Belda Junior, Walter. II. Chiacchio, Nilton di. III. Criado, Paulo Ricardo. IV. Bittencourt, Achilea Candida Lisboa.

23-83631

CDD: 616.5
CDU: 616.5

Meri Gleice Rodrigues de Souza - Bibliotecária - CRB-7/6439

20/04/2023 25/04/2023

Belda Junior W, Chiacchio DI N, Criado PR.
Tratado de Dermatologia - 4ª edição – Volume 2

Editores

WALTER BELDA JUNIOR

- Livre-Docente em Dermatologia pela Faculdade de Medicina da Universidade de São Paulo (FMUSP).
- Livre-Docente em Dermatologia pela Faculdade de Ciências Médicas da Universidade Estadual de Campinas (Unicamp).
- Doutor em Dermatologia pela FMUSP.
- Membro da Academia de Medicina de São Paulo.
- Professor Associado Livre-Docente do Departamento de Dermatologia da FMUSP.
- Responsável pelo Ambulatório de Micoses Profundas e Leishmaniose da Divisão de Dermatologia do Hospital das Clínicas da Faculdade de Medicina da Universidade de São Paulo (HCFMUSP).
- Líder do Grupo de Dermatologia Infecciosa, Parasitária e Inflamatória do Laboratório de Patologia de Moléstias Infecciosas (LIM-50) do HCFMUSP.
- Chefe de Grupo de Dermatologia do Hospital Oswaldo Cruz - Unidade Vergueiro-São Paulo.

NILTON DI CHIACCHIO

- Mestre e Doutor em Dermatologia pela Faculdade de Medicina da Universidade de São Paulo (FMUSP).
- Médico Chefe da Clínica Dermatológica do Hospital do Servidor Público Municipal de São Paulo (HSPM-SP).

PAULO RICARDO CRIADO

- Pesquisador Pleno da Pós-Graduação do Centro Universitário da Faculdade de Medicina do ABC (CEUFMABC).
- Professor de Dermatologia da Faculdade de Ciências Médicas de Santos (FCMS/Unilus).
- Bolsista em Produtividade em Pesquisa (Nível 2) pelo Conselho Nacional de Desenvolvimento Científico e Tecnológico (CNPq).
- Livre-Docente em Dermatologia pela Faculdade de Medicina da Universidade de São Paulo (FMUSP).
- Doutor em Dermatologia pelo Departamento de Dermatologia da Faculdade de Medicina da Universidade de São Paulo (FMUSP).
- Mestre em Medicina pelo Instituto de Assistência Médica ao Servidor Público Estadual de São Paulo (IAMSPE).
- Membro do Grupo de Dermatologia Infecciosa, Parasitária e Inflamatória do Laboratório de Patologia de Moléstias Infecciosas (LIM-50) do Hospital das Clínicas da Faculdade de Medicina da Universidade de São Paulo (HCFMUSP).

Colaboradores

ACHILEA CANDIDA LISBOA BITTENCOURT
Patologista. Doutora em Patologia pela Universidade Federal da Bahia (UFBA). Professora de Patologia do Departamento de Anatomia Patológica e Medicina Legal da UFBA. Professora Emérita da UFBA.

ADA REGINA TRINDADE DE ALMEIDA
Dermatologista. Responsável pelo Ambulatório de Cosmiatria do Hospital do Servidor Público Municipal de São Paulo (HSPM-SP).

ADRIANA MARIA PORRO
Dermatologista. Professora Associada e Vice-Chefe do Departamento de Dermatologia da Escola Paulista de Medicina da Universidade Federal de São Paulo (EPM-Unifesp). Coordenadora do Setor de Dermatologia Hospitalar e do Ambulatório de Imunobiológicos do Departamento de Dermatologia da EPM-Unifesp.

ADRIANA PESSOA MENDES ERIS
Dermatologista. Médica Assistente do Departamento de Oncologia Cutânea do A.C. Camargo Cancer Center. Mestre em Oncologia pela Fundação Antonio Prudente.

ADRIANE APARECIDA DA COSTA FARESIN
Enfermeira Estomaterapeuta TiSobest. Enfermeira Ambulatorial no Instituto do Câncer do Estado de São Paulo (ICESP). Membro do Grupo de Pesquisa em Estomaterapia (GEPT/USP). Membro do World Council of Enterostomal Therapists (WCET®). Diretora de Comunicação e Marketing da Associação Brasileira de Estomaterapia, Estomias, Feridas e Incontinências (Sobest®). Docente do Centro Universitário São Camilo na Pós-Graduação em Enfermagem em Estomaterapia.

ALBERTO EDUARDO COX CARDOSO
Dermatologista. Professor Emérito de Dermatologia da Faculdade de Medicina da Universidade Estadual de Ciências da Saúde de Alagoas (UNCISAL). Professor Adjunto IV e Chefe do Serviço de Dermatologia do Hospital Universitário Professor Alberto Antunes da Universidade Federal de Alagoas (UNEAL).

ALBERTO OITICICA CARDOSO
Dermatologista. Professor de Dermatologia da Universidade Federal de Alagoas (UFAL). Mestre em Dermatologia pela Faculdade de Medicina da Universidade de São Paulo (FMUSP).

ALESSANDRA MORAES BARROS VIEIRA
Dermatologista. Médica do Instituto de Infectologia Emílio Ribas de São Paulo. Professora Assistente de Dermatologia do Centro Universitário São Camilo (CUSC).

ALESSANDRA RIBEIRO ROMITI
Dermatologista. Médica Colaboradora do Ambulatório de Cosmiatria da Clínica de Dermatologia do Hospital do Servidor Público Municipal de São Paulo (HSPM-SP).

ALEXANDRE ROLIM DA PAZ
Patologista. Professor de Anatomia Patológica no Centro de Ciências Médicas da Universidade Federal da Paraíba (UFPB). Chefe do Serviço de Patologia do Hospital do Câncer Napoleão Laureano.

ALICE DE OLIVEIRA DE AVELAR ALCHORNE
Dermatologista. Professora de Dermatologia da Universidade Nove de Julho (Uninove). Livre-Docente em Dermatologia. Ex-Presidente e atual Membro da Comissão de Ética Médica da Uninove. Ex-Presidente da Sociedade Brasileira de Dermatologia (SBD), Regional do Estado de São Paulo e da Nacional.

ALINE DONATI
Dermatologista. Doutora em Dermatologia pela Faculdade de Medicina da Universidade de São Paulo (FMUSP). Responsável pelo Ambulatório de Tricoses do Serviço de Dermatologia do Hospital do Servidor Público Municipal de São Paulo (HSPM-SP).

ANA CAROLINA BAZAN ARRUDA
Dermatologista. Coordenadora do Ambulatório de Psoríase e Imunobiológicos do Hospital Universitário da Pontifícia Universidade Católica de Campinas (HC-PUC-Campinas).

ANA CAROLINA RADICCI PÉGOLO
Médica. Estagiária em Dermatologia no Centro Universitário da Faculdade de Medicina do ABC (CEUFMABC).

ANA CLAUDIA ESPOSITO LEMOS
Dermatologista. Pós-Graduação em Cirurgia Micrográfica de Mohs pelo Centro Universitário da Faculdade de Medicina do ABC (CEUFMABC). Mestre em Patologia pela Universidade Estadual Paulista "Júlio de Mesquita Filho" (Unesp).

ANA CRISTINA FORTES ALVES
Dermatologista. Médica Colaboradora da Divisão de Dermatologia do Hospital das Clínicas da Faculdade de Medicina da Universidade de São Paulo (HCFMUSP).

ANA LUIZA MAGNABOSCO DE MATHIAS
Dermatologista. Professora do Serviço de Dermatologia e de Cirurgia Dermatológica da Faculdade Estadual de Medicina de São José do Rio Preto (FAMERP).

ANA PAULA GOMES MESKI
Dermatologista. Mestre em Dermatologia pela Faculdade de Medicina da Universidade de São Paulo (FMUSP). Médica Colaboradora do Ambulatório de Cosmiatria da Divisão de Dermatologia do Hospital das Clínicas da Faculdade de Medicina da Universidade de São Paulo (HCFMUSP).

ANDRE AVELINO COSTA BEBER
Dermatologista. Professor Adjunto de Dermatologia da Universidade Federal de Santa Maria (UFSM). Chefe do Serviço de Dermatologia da UFSM.

ANDRÉ LUÍS DA SILVA HIRAYAMA
Dermatologista. Médico Assistente Voluntário do Ambulatório de Psoríase da Divisão de Dermatologia do Hospital das Clínicas da Faculdade de Medicina da Universidade de São Paulo (HCFMUSP).

ANDRÉ LUIZ SIMIÃO
Dermatologista. Coordenador do Ambulatório de Oncologia Cutânea e Cirurgia Micrográfica de Mohs da Pontifícia Universidade Católica de Campinas (PUC-Campinas).

ANDRÉ VICENTE ESTEVES DE CARVALHO
Dermatologista. Mestre e Doutor em Patologia pela Universidade Federal de Ciências da Saúde de Porto Alegre (UFCSPA). Professor de Dermatologia da Universidade do Vale do Rio dos Sinos (Unisinos).

ANETE SEVCIOVIC GRUMACH
Alergista. Livre-Docente de Imunologia Clínica do Centro Universitário da Faculdade de Medicina do ABC (CEUFMABC). Mestre e Doutora pela Faculdade de Medicina da Universidade de São Paulo (FMUSP). Pós-Doutorado na Universidade de Heidelberg (Alemanha). Coordenadora do Serviço de Referência em Doenças Raras do CEUFMABC. Especialista em Alergia e Imunologia pela Associação Brasileira de Alergia e Imunologia (ASBAI).

ANITA ROTTER
Dermatologista. Doutora em Dermatologia pela Faculdade de Medicina da Universidade de São Paulo (FMUSP). Médica Colaboradora do Ambulatório de Dermatologia Pediátrica da Divisão de Dermatologia do Hospital das Clínicas da Faculdade de Medicina da Universidade de São Paulo (HCFMUSP).

ANNA CECILIA ANDRIOLO
Dermatologista.

ANNA LUIZA MARINHO
Dermatologista. Professora de Dermatologia da Faculdade de Medicina da Paraíba. Mestre em Ciências e Engenharia de Materiais pela Universidade Federal de Campina Grande (UFCG).

ANTONELLA TOSTI
Dr. Fredric Brandt Endowed. Professor of Dermatology, Department of Dermatology and Cutaneous Surgery. Miller School of Medicine. University of Miami, EUA.

ANTONIO CARLOS MARTINS GUEDES
Dermatologista. Doutor em Dermatologia pela Escola Paulista de Medicina da Universidade Federal de São Paulo (EPM-Unifesp). Professor Associado IV da Faculdade de Medicina da Universidade Federal de Minas Gerais (UFMG).

APARECIDA MACHADO DE MORAES
Dermatologista. Professora Associada, Livre-Docente em Dermatologia pela Faculdade de Medicina da Universidade Estadual de Campinas (Unicamp), Disciplina de Dermatologia, Departamento de Clínica Médica, Faculdade de Ciências Médicas da Unicamp.

ARIPUANÃ COBERIO TERENA
Dermatologista. Mestre em Ciências da Saúde pela Universidade Federal de Minas Gerais (UFMG). Especialização em Fototerapia no Serviço de Dermatologia do Hospital Geral de Viena da Universidade de Viena, Áustria.

ARIVAL CARDOSO DE BRITO
Dermatologista. Doutor e Livre-Docente em Dermatologia pela Universidade Federal do Pará (UFP). Serviço de Residência Médica em Dermatologia pela Universidade Federal do Pará – Laboratório de Dermatopatologia.

ARTUR ANTONIO DUARTE
Dermatologista. Professor Titular de Dermatologia da Faculdade de Medicina de Santo Amaro (UNISA). Coordenador do Ambulatório de Colagenoses e Imunobiológicos da UNISA.

BENI MOREINAS GRINBLAT
Dermatologista. Médico Colaborador do Grupo de Oncologia da Divisão de Dermatologia do Hospital das Clínicas da Faculdade de Medicina da Universidade de São Paulo (FMUSP).

BIANCA BIANCO
Biomédica. Professora Doutora de Saúde Sexual, Reprodutiva e Genética Populacional do Departamento de Saúde da Coletividade do Centro Universitário da Faculdade de Medicina do ABC (FMABC).

BOGDANA VICTORIA KADUNC
Dermatologista. Doutora em Dermatologia pela Faculdade de Medicina da Universidade de São Paulo (FMUSP).

BRUNA LAVINAS SAYED PICCIANI
Especialista em Estomatologia pela Universidade do Estado do Rio de Janeiro (UERJ). Mestre e Doutora em Patologia pela Universidade Federal Fluminense (UFF). Professora do Curso de Especialização em Estomatologia da UERJ. Coordenadora do Centro Odontológico para Pacientes Especiais da Associação Brasileira de Odontologia do Rio de Janeiro (COPE-ABORJ).

CAMILA ARAI SEQUE OUKI
Dermatologista. Médica do Departamento de Dermatologia da Escola Paulista de Medicina da Universidade Federal de São Paulo (EPM-Unifesp). Doutoranda do Programa de Pós-Graduação em Medicina Translacional da EPM-Unifesp.

CARLA PAGLIARI
Bióloga. Doutora em Ciências pela Faculdade de Medicina da Universidade de São Paulo (FMUSP). Livre-Docente pelo Programa de Micologia do Instituto de Medicina Tropical de São Paulo (IMTSP/USP).

CARLOS ALBERTO BRUNO MENDES DE OLIVEIRA
Dermatologista. Professor de Dermatologia da Faculdade de Medicina da Universidade Federal de Mato Grosso (UFMT) – *Campus* SINOP.

CARLOS ALBERTO GUGLIELMI EID

Dermatologista. Especialista em Medicina de Emergência, Clínica Médica, Medicina de Tráfego, Medicina Preventiva e Social e Medicina do Trabalho. Coordenador da Área de Atendimento Pré-Hospitalar da Associação Brasileira de Medicina de Tráfego (ABRAMET). Ex-Chefe do Departamento de Fiscalização do Conselho Regional de Medicina do Estado de São Paulo (CREMESP). Ex-Diretor do SAMU – Serviço de Atendimento Móvel de Urgência da Cidade de São Paulo. Ex-Assistente da Clínica Dermatológica do Hospital do Servidor Público Municipal de São Paulo (HSPM-SP).

CARLOS BAPTISTA BARCAUI

Dermatologista. Professor Titular de Dermatologia da Faculdade de Ciências Médicas da Universidade do Rio de Janeiro (UERJ). Coordenador do Ambulatório de Dermatoscopia e da Cirurgia Dermatológica do Hospital Universitário Pedro Ernesto (UERJ).

CARLOS D'APPARECIDA SANTOS MACHADO FILHO

Dermatologista. Professor Titular da Disciplina de Dermatologia do Centro Universitário da Faculdade de Medicina do ABC (CEUFMABC).

CARLOS EDUARDO DE MATHIAS SANCHES

Dermatologista. Professor do Serviço de Dermatologia da Faculdade Estadual de Medicina de São José do Rio Preto (Famerp).

CARLOS HORACIO GONZÁLEZ ROJAS

Dermatologista. Facultad de Medicina e Residência pela Pontificia Universidad Javeriana, Bogotá, Colômbia.

CARLOS MARCELO MARTINS FERREIRA

Dermatologista. Mestre e Doutor em Dermatologia pela Universidade Federal do Rio de Janeiro (UFRJ). Pós-Doutor no Melanoma Center, University of California, San Francisco, EUA.

CAROLINA CHRUSCIAK TALHARI CORTEZ

Dermatologista. Doutora em Medicina Tropical. Professora de Dermatologia da Universidade do Estado do Amazonas (UEA). Diretora do Departamento de Dermatologia e Venereologia da Fundação Alfredo da Matta (FUAM).

CAROLINE HELENO CHAGAS DE CARVALHO

Dermatologista. Médica do Serviço de Doenças Sexualmente Transmissíveis do Centro de Saúde Escola Geraldo de Paula Souza da Faculdade de Saúde Pública da Universidade de São Paulo (FSP-USP).

CELINA WAKISAKA MARUTA

Dermatologista. Mestre e Doutora em Dermatologia pela Faculdade de Medicina da Universidade de São Paulo (FMUSP). Professora Doutora do Departamento de Dermatologia da FMUSP.

CELSO LUÍS MADEIRA

Dermatologista. Médico Assistente da Clínica Dermatológica do Hospital do Servidor Público Municipal de São Paulo (HSPM-SP).

CHAN I THIEN

Dermatologista. Médica Voluntária do Ambulatório de Dermatologia Pediátrica da Divisão de Dermatologia do Hospital das Clínicas da Faculdade de Medicina da Universidade de São Paulo (HCFMUSP).

CHINOBU CHISAKI

Dermatologista. Médica Assistente da Clínica Dermatológica do Hospital do Servidor Público Municipal de São Paulo (HSPM-SP).

CIDIA VASCONCELLOS

Dermatologista. Mestre, Doutora e Pós-Doutorado em Dermatologia pela Faculdade de Medicina da Universidade de São Paulo (FMUSP).

CIPRIANO FERREIRA DA SILVA JUNIOR

Dermatologista. Professor Coordenador da disciplina de Dermatologia da Universidade Federal de Rondônia (UNIR). Mestre pela Universidade Federal de Rondônia (UNIR). Doutorando pelo Instituto Oswaldo Cruz da Fundação Oswaldo Cruz (IOC/Fiocruz).

CLARISSE ZAITZ

Dermatologista. Mestre e Doutor em Dermatologia pela Escola Paulista de Medicina da Universidade Federal de São Paulo (EPM-Unifesp). Professora Adjunta da Faculdade de Ciências Médicas da Santa Casa de São Paulo (FCMSCSP).

CLAUDIA GIULI SANTI

Dermatologista. Doutora em Dermatologia pela Faculdade de Medicina da Universidade de São Paulo (FMUSP). Médica Dermatologista da Divisão de Dermatologia do Hospital das Clínicas da Faculdade de Medicina da Universidade de São Paulo (HCFMUSP).

CRISTINA DINIZ BORGES FIGUEIRA DE MELLO

Dermatologista. Professora Assistente de Dermatologia da Faculdade de Ciências Médicas da Universidade Estadual de Campinas (Unicamp). Responsável pelo Ambulatório de Cabelos e Unhas da Unicamp.

CRISTIANA SILVEIRA SILVA

Dermatologista. Mestre e Doutora em Dermatologia pela Faculdade de Medicina da Universidade de São Paulo (FMUSP). Professora Assistente de Dermatologia da Universidade Federal da Bahia (UFBA).

CRISTINA VAN BLARCUM DE GRAAFF MELLO

Dermatologista.

CYRO FESTA NETO

Dermatologista. Professor Titular de Dermatologia da Faculdade de Medicina da Universidade de São Paulo (FMUSP).

DALVA REGINA NETO PIMENTEL

Mestre e Doutora em Ciências. Pós-Doutora pela Escola Paulista de Medicina da Universidade Federal de São Paulo (EPM-Unifesp).

DANIELA DA PIEVE

Médica-Residente em Dermatologia na Universidade Federal de Santa Maria (UFSM).

DANIELLE PRISCILA G. E SOUZA

Dermatologista. Doutora em Dermatologia pela Faculdade de Medicina da Universidade de São Paulo (FMUSP). Professora Assistente de Dermatologia da Universidade Federal do Rio Grande do Norte (UFRN).

DENIS MIYASHIRO

Dermatologista. Doutor em Dermatologia pela Faculdade de Medicina da Universidade de São Paulo (FMUSP). Médico Colaborador do Ambulatório de Linfomas da Divisão de Dermatologia do Hospital das Clínicas da Faculdade de Medicina da Universidade de São Paulo (HCFMUSP).

DENISE MARIA CHRISTOFOLINI
Professora Doutora da Disciplina de Saúde Sexual, Reprodutiva e Genética Populacional, Departamento de Saúde da Coletividade do Centro Universitário da Faculdade de Medicina do ABC (FMABC).

DENISE MIYAMOTO
Dermatologista. Doutora em Dermatologia pela Faculdade de Medicina da Universidade de São Paulo (FMUSP). Médica Dermatologista da Divisão de Dermatologia do Hospital das Clínicas da Faculdade de Medicina da Universidade de São Paulo (HCFMUSP).

DEWTON DE MORAES VASCONCELOS
Professor Associado Livre-Docente de Imunologia do Departamento de Dermatologia da Faculdade de Medicina da Universidade de São Paulo (FMUSP). Responsável pelo Ambulatório de Manifestações Dermatológicas em Imunodeficiências Primárias da Divisão de Dermatologia do Hospital das Clínicas da Faculdade de Medicina da Universidade de São Paulo (HCFMUSP). Pesquisador Associado do Laboratório de Investigação Médica – LIM-56 do HCFMUSP.

DIMITRI LUZ FELIPE DA SILVA
Dermatologista. Professor do Departamento de Dermatologia da Universidade de Santo Amaro (UNISA). Mestre em Qualificação dos Processos Assistenciais, com ênfase em Psoríase pela Faculdade de Medicina da Universidade Estadual de Campinas (Unicamp). Doutorado em Clínica Médica pela Unicamp, com foco em Hidradenite Supurativa.

EDER R. JUAREZ-DURAN
Dermatologista. Professor Assistente do Departamento de Dermatologia e Micologia do Hospital Geral Dr. Manuel Gea Gonzalez, Cidade do México, México.

EDILÉIA BAGATIN
Dermatologista. Livre-Docente em Dermatologia pela Escola Paulista de Medicina da Universidade Federal de São Paulo (EPM-Unifesp). Professora Adjunta do Departamento de Dermatologia da EPM (Unifesp).

EDUARDO BERTOLLI
Especialista em Cirurgia Geral pelo Colégio Brasileiro de Cirurgiões (CBC) e em Cancerologia Cirúrgica pela Sociedade Brasileira de Cancerologia (SBC). Membro Titular do CBC e da Sociedade Brasileira de Cirurgia Oncológica (SBCO). Mestre e Doutor em Oncologia pela Fundação Antonio Prudente (FAP) – A.C. Camargo Cancer Center. *Research Fellowship* no Netherlands Cancer Institute (NKI), Amsterdã, Holanda. *Fellow* na Society of Surgical Oncology (FSSO). Membro da Diretoria do Grupo Brasileiro de Melanoma (GBM) – Gestão 2021-2023.

EDVIGES MARIA CEZARETO PASSARO
Dermatologista. Mestre em Dermatologia pela Escola Paulista de Medicina da Universidade Federal de São Paulo (EPM-Unifesp). Doutora em Dermatologia pelo Hospital do Servidor Público Estadual de São Paulo (IAMSPE).

ELEMIR MACEDO DE SOUZA
Dermatologista. Professor Livre-Docente da Disciplina de Dermatologia do Departamento de Clínica Médica da Faculdade de Ciências Médicas da Universidade Estadual de Campinas (Unicamp).

ELIANDRE COSTA PALERMO
Dermatologista. Pós-Graduação *lato sensu* em Cirurgia Dermatológica pelo Centro Universitário da Faculdade de Medicina do ABC (FMABC).

ELIANE PEDRA DIAS
Professora Titular de Anatomia Patológica do Departamento de Patologia da Faculdade de Medicina da Universidade Federal Fluminense (UFF). Doutorado e Mestrado em Anatomia Patológica pela UFF.

ELISA RAQUEL MARTINS COSTA MARQUES
Dermatologista. Médica Assistente da Clínica Dermatológica do Hospital do Servidor Público Municipal de São Paulo (HSPM-SP). Mestre em Dermatologia pela Faculdade de Medicina da Universidade de São Paulo (FMUSP).

ELSA VASQUES DEL MERCADO
Professora Assistente Doutora do Departamento de Dermatologia e Micologia do Hospital Geral Dr. Manuel Gea Gonzalez – Cidade do México, México.

EMERSON HENRIQUE PADOVEZE
Dermatologista. Doutor em Ciências pela Faculdade de Medicina da Universidade de São Paulo (FMUSP). Professor da Disciplina de Dermatologia da Faculdade de Medicina São Leopoldo Mandic – Campinas. Colaborador da Cirurgia Dermatológica da Faculdade de Ciências Médicas da Universidade Estadual de Campinas (Unicamp).

ÉRICO PAMPADO DI SANTIS
Dermatologista. Doutor em Ciências pela Universidade Federal de São Paulo (Unifesp).

FABIANE MULINARI BRENNER
Dermatologista. Mestre em Medicina Interna pela Universidade Federal do Paraná (UFPR). Professora de Dermatologia da UFPR. Chefe do Serviço de Dermatologia do Hospital de Clínicas de Curitiba.

FABÍOLA ROSA PICOSSE
Dermatologista. Coordenadora do Setor de Cosmiatria e *Laser* do Departamento de Dermatologia da Escola Paulista de Medicina da Universidade Federal de São Paulo (EPM-Unifesp).

FATIMA MENDONÇA JORGE VIEIRA
Dermatologista. Mestre e Doutora em Dermatologia pela Faculdade de Medicina da Universidade de São Paulo (FMUSP). Médica Colaboradora do Ambulatório de Fotobiologia da Divisão de Dermatologia do Hospital das Clínicas da Faculdade de Medicina da Universidade de São Paulo (HCFMUSP).

FATIMA MORAIS
Biomédica do Serviço de Doenças Sexualmente Transmissíveis do Centro de Saúde Escola Geraldo de Paula Souza da Faculdade de Saúde Pública da Universidade de São Paulo (FSP-USP).

FERNANDA BERTANHA
Dermatologista. Médica Assistente do Hospital da Força Aérea de São Paulo.

FERNANDA GONÇALVES MOYA
Dermatopatologista e Patologista Geral. Patologista Assistente Colaboradora do Setor de Dermatopatologia do Serviço de Dermatologia do Hospital das Clínicas da Faculdade de Medicina da Universidade de São Paulo (HCFMUSP). Patologista Assistente do Departamento de Anatomia Patológica do Hospital do Servidor Público Estadual (IAMSPE). Especialização em Dermatopatologia pelo HCFMUSP. Especialista em Anatomia Patológica pela Sociedade Brasileira de Patologia/Associação Médica Brasileira (SBP/AMB). Membro Colaborador da Sociedade Brasileira de Dermatologia (SBD).

FERNANDA RAZERA
Dermatologista. Mestre em Epidemiologia pela Universidade Federal do Rio Grande do Sul (UFRGS). Doutora em Patologia pela Universidade Federal de Ciências da Saúde de Porto Alegre (UFCSPA). Médica Assistente em Dermatologia no Hospital Mãe de Deus – Porto Alegre.

FERNANDO AUGUSTO DE ALMEIDA
Dermatologista. Professor Associado Aposentado Colaborador do Departamento de Dermatologia da Escola Paulista de Medicina da Universidade Federal de São Paulo (EPM-Unifesp). Sócio Fundador do Grupo Brasileiro de Melanoma (GBM). Médico do Corpo Clínico do Hospital Sírio-Libanês.

FERNANDO LUIZ AFFONSO FONSECA
Vice-Reitor do Centro Universitário da Faculdade de Medicina do ABC (FMABC). Pós-Doutorado pelo Instituto Israelita de Ensino e Pesquisa do Hospital Israelita Albert Einstein (IIEP-HIAE) e pelo Roche Center for Medical Genomics (Basel-Suíça) Hoffman – La Roche. Doutor em Medicina (Hematologia) pela Faculdade de Medicina da Universidade de São Paulo (FMUSP). Farmacêutico-Bioquímico com Habilitação em Análises Clínicas pela Universidade Paulista (Unip). Professor Adjunto IV da Universidade Federal de São Paulo do *Campus* Diadema. Coordenador do Laboratório de Análises Clínicas do Centro Universitário da FMABC. Professor Titular da Disciplina de Análises Clínicas do Departamento de Patologia da FMABC. Orientador Permanente do Programa de Mestrado e Doutorado em Ciências da Saúde da FMABC.

FRANCISCA REGINA OLIVEIRA CARNEIRO
Dermatologista. Doutora em Dermatologia pela Escola Paulista de Medicina da Universidade Federal de São Paulo (EPM-Unifesp). Professora Titular de Dermatologia da Universidade do Estado do Pará (UEPA).

FRANCISCO APARECIDO BELFORT
Cirurgião Oncologista. Doutor em Medicina pela Escola Paulista de Medicina da Universidade Federal de São Paulo (EPM-Unifesp). Membro Titular do CBC, SBOC, SSO. Membro Fundador do Grupo Brasileiro de Melanoma (GBM).

FRANCISCO LE VOCI
Dermatologista. Coordenador da Cirurgia Dermatológica do Centro Universitário da Faculdade de Medicina do ABC (FMABC). Mestre em Dermatologia pela Faculdade de Medicina da Universidade de São Paulo (FMUSP).

GABRIELA FORTES ESCOBAR
Dermatologista. Preceptora da Residência Médica em Dermatologia do Hospital de Clínicas de Porto Alegre (HCPA). Mestre em Ciências Médicas pela Universidade Federal do Rio Grande do Sul (UFRGS).

GABRIELA FRANCO STURZENEKER TRÊS
Dermatologista. Doutora em Ciências (Dermatologia) da Faculdade de Medicina da Universidade de São Paulo (FMUSP).

GABRIELA MORENO-COUTIÑO
Professora Assistente Doutora do Departamento de Dermatologia e Micologia do Hospital Geral Dr. Manuel Gea Gonzalez, Cidade do México, México.

GERSON OLIVEIRA PENNA
Dermatologista. Doutor em Medicina Tropical. Professor Assistente da Universidade de Brasília (UnB).

GIOVANNA PRATA CIABOTTI CAMARGOS
Dermatologista. Pós-Graduação em Dermatocosmiatria pelo Centro Universitário da Faculdade de Medicina do ABC (FMABC).

GISLAINE SILVEIRA OLM
Dermatologista. Mestre em Hepatologia pela Universidade Federal de Ciências da Saúde de Porto Alegre (UFCSPA). Doutora em Patologia pela Faculdade de Medicina da Universidade de São Paulo (FMUSP). Médica Dermatologista do Hospital Mãe de Deus do Rio Grande do Sul.

GLAYSSON TASSARA TAVARES
Dermatologista. Médico Voluntário no Serviço de Dermatologia do Hospital de Clínicas da Universidade Federal de Minas Gerais (HC-UFMG).

GLEISON VIEIRA DUARTE
Dermatologista no Instituto Bahiano de Imunoterapia (IBIS). Mestre e Doutor em Ciências da Saúde pela Universidade Federal da Bahia (UFBA).

GRASIELLE SILVA SANTOS
Dermatologista pelo Hospital de Doenças Tropicais Dr. Anuar Auad.

GUILHERME CAMARGO JULIO VALINOTO
Dermatologista. Mestre em Ciências da Saúde pela Faculdade de Ciências Médicas da Santa Casa de São Paulo (FCMSCSP). Professor Convidado da FCMSCSP. Aperfeiçoando no Setor de Dermatoses Infecciosas da Clínica de Dermatologia do Hospital da Santa Casa de São Paulo.

GUSTAVO UZÊDA MACHADO
Dermatologista. Pesquisador Associado do Serviço de Imunologia do Hospital Universitário Professor Edgard Santos da Universidade Federal da Bahia (HUPES/UFBA).

HAMILTON OMETTO STOLF
Dermatologista. Professor Colaborador da Faculdade de Medicina da Universidade Estadual de Campinas (Unicamp).

HEITOR DE SÁ GONÇALVES
Dermatologista. Doutor em Farmacologia. Professor de Dermatologia do Centro de Dermatologia Dona Libânia – Ceará.

HÉLIO AMANTE MIOT
Dermatologista. Professor Adjunto Livre-Docente do Departamento de Dermatologia e Radioterapia da Faculdade de Medicina de Botucatu da Universidade Estadual Paulista "Júlio de Mesquita Filho" (Unesp).

HERON FERNANDO DE SOUSA GONZAGA
Dermatologista. Doutor e Pós-Doutor em Dermatologia pela Escola Paulista de Medicina da Universidade Federal de São Paulo (EPM-Unifesp). Mestre em Patologia Bucal pela Faculdade de Odontologia da Universidade de São Paulo (USP) – *Campus* Bauru. Professor de Dermatologia e Coordenador do Curso de Medicina da Universidade de Marília (Unimar).

HIRAM LARANGEIRA DE ALMEIDA JUNIOR
Dermatologista. Professor Associado de Dermatologia da Universidade Federal do Rio Grande do Sul (UFRGS). Doutor em Ciências da Saúde (Dermatologia) pela Faculdade de Medicina da Universidade de São Paulo (FMUSP).

HUMBERTO ANTÔNIO PONZIO

Dermatologista. Professor Associado de Dermatologia da Universidade Federal do Rio Grande do Sul (UFRGS). Doutor em Ciências da Saúde (Dermatologia) pela Faculdade de Medicina da Universidade de São Paulo (FMUSP).

IDA DUARTE

Dermatologista. Professora Adjunta da Faculdade de Ciências Médicas da Santa Casa de São Paulo (FCMSCSP). Professora Voluntária da Clínica de Dermatologia da FCMSCSP.

ILANA HALPERN

Dermatopatologista e Patologista Geral. Doutora em Patologia pela Faculdade de Medicina da Universidade de São Paulo (FMUSP). Especialista em Dermatopatologia pelo Hospital das Clínicas da FMUSP. Especialista em Anatomia Patológica pela Sociedade Brasileira de Patologia/Associação Médica Brasileira (SBP/AMB). Diploma Internacional de Dermatopatologia (International Board Certification in Dermatopathology – ICDP).

INES STAFIN

Especialista em Medicina de Família e Comunidade pela Fundação Escola de Saúde Pública (FESP) de Palmas. Residente em Dermatologia pela Universidade de Brasília (UnB).

IRINA ANDREA PIRES AFONSO

Dermatologista.

ISABELA DE GODOY MENEZES

Médica-Veterinária pela Universidade Federal do Mato Grosso do Sul (UFMT). Mestre e Doutora em Ciências Veterinárias pela UFMT na área de Proteômica. Pós-Doutora em Micologia Médica pela Faculdade de Ciências Farmacêuticas da Universidade do Estado de São Paulo (FCF-USP).

ISADORA ZAGO MIOTTO

Dermatologista.

IZELDA MARIA CARVALHO COSTA

Dermatologista. Professora Associada de Dermatologia da Faculdade de Medicina da Universidade de Brasília (FM-UnB). Coordenadora do Ambulatório de Dermatopediatria do Hospital Universitário de Brasília (HUB/FM-UnB).

JACKSON MACHADO-PINTO

Dermatologista. Mestre em Dermatologia. Doutor em Medicina. Chefe da Clínica Dermatológica da Santa Casa de Misericórdia de Belo Horizonte. Professor Titular de Dermatologia da Faculdade de Ciências Médicas de Minas Gerais (FCM-MG). *Ex-Fellow* em Dermatopatologia da University of Colorado-EUA.

JADE CURY-MARTINS

Dermatologista. Doutora em Dermatologia pela Escola Paulista de Medicina da Universidade Federal de São Paulo (EPM-Unifesp). Médica do Instituto do Câncer do Estado de São Paulo. Médica Colaboradora do Ambulatório de Linfomas da Divisão de Dermatologia do Hospital das Clínicas da Faculdade de Medicina da Universidade de São Paulo (FMUSP).

JANE TOMIMORI

Dermatologista. Professora Titular do Departamento de Dermatologia da Escola Paulista de Medicina da Universidade Federal de São Paulo (EPM-Unifesp).

JESUS RODRIGUEZ SANTAMARIA

Dermatologista. Mestre em Dermatologia pela Escola Paulista de Medicina da Universidade Federal de São Paulo (EPM-Unifesp). Professor Assistente de Dermatologia da Universidade Federal do Paraná (UFPR). Chefe do Serviço de Dermatologia do Hospital de Clínicas de Curitiba da UFPR.

JOÃO DE MAGALHÃES AVANCINI FERREIRA ALVES

Dermatologista. Médico da Divisão de Dermatologia do Hospital das Clínicas da Faculdade de Medicina da Universidade de São Paulo (FMUSP). Responsável pelo Ambulatório de Dermatoscopia e Mapeamento Corporal do Hospital das Clínicas da FMUSP.

JOÃO LUIZ COSTA CARDOSO

Dermatologista. Ex-Médico-Chefe do Hospital Vital Brazil – Instituto Butantan.

JOÃO ROBERTO ANTONIO

Dermatologista. Professor Emérito da Faculdade Estadual de Medicina de São José do Rio Preto (Famerp). Chefe da Disciplina de Dermatologia da Famerp e do Serviço de Dermatologia do Hospital de Base de São José do Rio Preto.

JOHN VERRINDER VEASEY

Dermatologista. Doutor em Ciências da Saúde (Dermatologia) pela Faculdade de Ciências Médicas da Santa Casa de São Paulo (FCMSCSP). Professor Adjunto da FCMSCSP. Responsável pelo Setor de Dermatoses Infecciosas da Clínica de Dermatologia do Hospital da Santa Casa de São Paulo.

JOSÉ ANTONIO SANCHES JUNIOR

Dermatologista. Professor Titular do Departamento de Dermatologia da Faculdade de Medicina da Universidade de São Paulo (FMUSP).

JOSÉ NUNES DE ALENCAR NETO

Cardiologista no Instituto Dante Pazzanese de Cardiologia (IDPC). Eletrofisiologista.

JOSÉ ROBERTO PAES DE ALMEIDA

Dermatologista. Mestre em Dermatologia pela Escola Paulista de Medicina da Universidade Federal de São Paulo (EPM-Unesp). Professor Assistente do Departamento de Clínica e Patologia da Dermatologia do Centro Universitário Lusíada (Unilus). Professor Assistente de Dermatologia da Faculdade de Medicina da Universidade Metropolitana de Santos (Unimes).

JOSÉ ROBERTO PEGAS

Dermatologista. Preceptor e Responsável pela Cirurgia Dermatológica e Enfermaria do Complexo Hospitalar Padre Bento de Guarulhos (CHBPG). Mestre em Dermatologia pela Faculdade de Medicina da Universidade de São Paulo (FMUSP). Professor Assistente da Faculdade de Medicina da Universidade Cidade de São Paulo (Unicid). Professor Colaborador no Serviço de Dermatologia da Faculdade de Medicina de Jundiaí (FMJ).

JOZÉLIO FREIRE DE CARVALHO

Livre-Docente pela Faculdade de Medicina da Universidade de São Paulo (FMUSP). Professor Adjunto do Instituto de Ciências da Saúde da Universidade Federal da Bahia (UFBA).

JUAN PIÑEIRO-MACEIRA

Professor Aposentado do Departamento de Patologia da Universidade Federal do Rio de Janeiro (UFRJ). Mestre em Anatomia Patológica e Doutor em Dermatologia pela UFRJ. Pós-Doutorado em Dermatopatologia pela Armed Forces of Institute of Pathology, EUA.

JUAREZ ANTÔNIO SIMÕES QUARESMA
Doutor e Livre-Docente pela Faculdade de Medicina da Universidade de São Paulo (FMUSP). Professor Titular de Patologia da Universidade do Estado do Pará (UEPA). Professor Associado da Universidade Federal do Pará (UFPA).

JULES RIMET BORGES
Médico Dermatologista na Humani Espaço Integrado e no Hospital de Dermatologia Sanitária e Reabilitação Santa Marta.

JULIANA ARÊAS DE SOUZA LIMA BELTRAME FERREIRA
Dermatologista. Mestre em Oncologia pela Fundação Antônio Prudente. Médica Dermatologista Assistente do Núcleo de Câncer da Pele do A.C. Camargo Cancer Center. Cirurgiã Micrográfica de Mohs certificada pela Sociedade Brasileira de Dermatologia (SBD). Professora Assistente de Dermatologia da Faculdade de Medicina de Jundiaí (FMJ).

JULIANA CATUCCI BOZA
Dermatologista. Preceptora da Residência Médica em Dermatologia do Hospital de Clínicas de Porto Alegre. Mestre em Ciências Médicas pela Universidade Federal do Rio Grande do Sul (UFRGS). Doutora em Saúde da Criança e do Adolescente pela UFRGS.

JULIANA MARCONDES MACEA
Dermatologista.

JULIANA SABÓIA FONTENELE
Especialista em Infectologia (Clínica Médica e Dermatologia) pela Universidade de Brasília (UnB). Médica da Secretaria de Estado de Saúde do Distrito Federal e do Hospital da Criança de Brasília José de Alencar.

JULIANO DE AVELAR BREUNIG
Dermatologista. Mestre em Saúde e Comportamento pela Universidade Católica de Pelotas (UCP). Doutor em Ciências Médicas (Dermatologia) pela Pontifícia Universidade Católica do Rio Grande do Sul (PUC-RS). Professor de Dermatologia da Universidade de Santa Cruz do Sul (Unisc).

JULIANO PERUZZO
Dermatologista do Hospital de Clínicas de Porto Alegre da Universidade Federal do Rio Grande do Sul (UFRGS).

JULIANO VILAVERDE SCHMITT
Dermatologista. Professor Assistente Doutor do Departamento de Dermatologia e Radioterapia da Faculdade de Medicina de Botucatu da Universidade Estadual Paulista "Júlio de Mesquita Filho" (Unesp).

KAREN FERNANDES DE OLIVEIRA
Dermatologista. Colaboradora do Ambulatório de Tricologia do Hospital do Servidor Público Municipal de São Paulo (HSPM-SP).

KIRIL ENDO KASAI
Cirurgião Plástico.

LARISSA KLUMPP MARTINEZ MEIRINHO MAGALHÃES
Dermatologista.

LARISSA REGHELIN COMAZZETTO
Médica-Residente em Dermatologia na Universidade Federal de Santa Maria (UFSM). Mestranda em Ciências da Saúde (Dermatologia) na Universidade Federal de Santa Maria (UFSM).

LAURA BERTANHA
Dermatologista. Médica Assistente do Serviço de Dermatologia do Hospital do Servidor Público Municipal de São Paulo (HSPM-SP) e do Hospital da Força Aérea de São Paulo.

LEANDRO FONSECA NORIEGA
Dermatologista. Médico Assistente Voluntário da Clínica Dermatológica do Hospital do Servidor Público Municipal de São Paulo (HSPM-SP).

LEONARDO KAMIBEPPU
Biomédico. Mestrado em Dermatologia pela Faculdade de Medicina Universidade de São Paulo (FMUSP).

LIA DIAS PINHEIRO DANTAS
Dermatologista. Mestre em Ciências Médicas pela Universidade Federal do Rio Grande do Sul (UFRGS). Professora de Dermatologia do Curso de Medicina da Universidade do Vale do Rio dos Sinos (Unisinos).

LIGIA RANGEL BARBOZA RUIZ
Dermatologista. Mestre em Ciências Biológicas (Microbiologia) pela Universidade de São Paulo (USP). Voluntária do Setor de Dermatoses Infecciosas da Clínica de Dermatologia do Hospital da Santa Casa de São Paulo.

LÍVIA ARROYO TRÍDICO
Dermatologista. Professora do Serviço de Dermatologia do Hospital de Base da Faculdade Estadual de Medicina de São José do Rio Preto (Famerp).

LIVIA DE VASCONCELOS NASSER CAETANO
Professora Adjunta do Instituto de Patologia Tropical e Saúde Pública (IPTSP) da Universidade Federal de Goiás.

LUCAS CAMPOS GARCIA
Dermatologista. Médico Voluntário do Serviço de Dermatologia do Hospital das Clínicas da Universidade Federal de Minas Gerais (UFMG).

LUCAS SOUZA-CARMO NOGUEIRA
Dermatologista.

LUCIA HELENA FAVARO DE ARRUDA
Dermatologista. Mestre em Dermatologia pela Escola Paulista de Medicina da Universidade Federal de São Paulo (EPM-Unifesp).

LUCIANA BAPTISTA PEREIRA
Dermatologista. Professora Assistente de Dermatologia da Faculdade de Medicina da Universidade Federal de Minas Gerais (UFMG). Docente do Ambulatório de Dermatologia do Hospital das Clínicas da Universidade Federal de Minas Gerais (UFMG).

LUCIANA DE PAULA SAMORANO
Dermatologista. Doutora em Ciências pela Faculdade de Medicina da Universidade de São Paulo (FMUSP). Médica Assistente da Divisão de Dermatologia do Hospital das Clínicas da Faculdade de Medicina da Universidade de São Paulo (HCFMUSP). Membro do Departamento de Dermatologia Pediátrica da Sociedade de Pediatria de São Paulo (SPSP).

LUCIANA GADELHA MIRANDA DE MELO
Dermatologista. Professora de Dermatologia da Faculdade de Medicina da Paraíba. Mestre em Medicina pela Universidade Federal de Pernambuco (UFPE).

LUCIANA MARAGNO
Dermatologista. Médica Assistente do Hospital Universitário da Universidade de São Paulo (USP). Mestre em Dermatologia pela Escola Paulista de Medicina da Universidade Federal de São Paulo (EPM-Unifesp).

LUCIANA PATRÍCIA FERNANDES ABBADE
Dermatologista. Professora Associada Livre-Docente do Departamento de Dermatologia e Radioterapia da Faculdade de Medicina de Botucatu da Universidade Estadual Paulista "Júlio de Mesquita Filho" (Unesp). Mestre e Doutora em Bases Gerais da Cirurgia pela Unesp.

LUCIANA TAKATA PONTES
Dermatologista. Membro da Equipe de Cirurgia Micrográfica de Mohs da Disciplina de Dermatologia da Faculdade de Ciências Médicas da Universidade Estadual de Campinas (Unicamp).

LUCIANA ZATTAR
Especialista em Radiologia Musculoesquelética. Ultrassonografia Dermatológica. Departamento de Radiologia do Hospital Sírio-Libanês (HSL) – São Paulo.

LUCIENA CEGATO MARTINS ORTIGOSA
Dermatologista. Mestre em Dermatologia pela Faculdade de Medicina da Universidade de São Paulo (FMUSP). Professora Assistente de Dermatologia da Universidade do Oeste Paulista (Unoeste).

LUDMILLA CARDOSO GOMES
Dermatologista.

LUIS ANTONIO RIBEIRO TOREZAN
Dermatologista. Doutor em Dermatologia pelo Departamento de Dermatologia da Faculdade de Medicina da Universidade de São Paulo (FMUSP). Professor Assistente Doutor do Departamento de Dermatologia da FMUSP. Responsável pelo Setor de Terapia Fotodinâmica da Divisão de Dermatologia do Hospital das Clínicas da Faculdade de Medicina da Universidade de São Paulo (HCFMUSP).

LUIZ FELIPE DOMINGUES PASSERO
Biólogo. Doutor em Fisiopatologia pela Faculdade de Medicina da Universidade de São Paulo (FMUSP). Pós-Doutorado pela FMUSP. Professor Assistente Doutor do Instituto de Biociências do *Campus* do Litoral Paulista da Universidade Estadual Paulista "Júlio de Mesquita Filho" (Unesp).

LUIZ JORGE FAGUNDES
Dermatologista. Mestre e Doutor em Dermatologia pela Faculdade de Medicina da Universidade de São Paulo (FMUSP). Responsável pelo Ambulatório de Doenças Sexualmente Transmissíveis do Centro de Saúde Escola Geraldo de Paula Souza da Faculdade de Saúde Pública da Universidade de São Paulo (FCP-USP).

LUIZ ROBERTO TERZIAN
Dermatologista. Mestre em Dermatologia pela Faculdade de Medicina da Universidade de São Paulo (FMUSP). Professor Assistente de Dermatologia do Centro Universitário da Faculdade de Medicina do ABC (FMABC). Coordenador da Cirurgia Micrográfica de Mohs do Centro Universitário da FMABC.

LUIZA KEIKO MATSUKA OYAFUSO
Dermatologista. Mestre e Doutora em Dermatologia pela Escola Paulista de Medicina da Universidade Federal de São Paulo (EPM-Unifesp). Supervisora de Equipe Técnica de Saúde do Instituto de Infectologia Emílio Ribas de São Paulo. Professora Assistente de Dermatologia da Faculdade de Medicina do Centro Universitário da Faculdade de Medicina do ABC (FMABC).

LUIZA LABORNE SOUSA PINTO KALIL
Dermatologista. *Fellow* em Dermatologia pela Yale University, EUA. Mestre em Ciências da Saúde (Dermatologia) pela Faculdade de Ciências Médicas de Minas Gerais (FCM-MG). Professora de Dermatologia da FCM-MG. Preceptora da Residência de Dermatologia da Santa Casa de Misericórdia de Belo Horizonte.

MAIRA HACK RIBEIRO
Farmacêutica Industrial. Especialista em Manipulação Magistral pela Associação Nacional dos Farmacêuticos e Conselho Federal de Farmácia. Pós-Graduação em Gestão de Projetos pela Escola Superior de Propaganda e Marketing de Porto Alegre (ESPM-RS).

MAIRA MITSUE MUKAI NEGUISHI
Dermatologista. Mestre em Medicina Interna. Professora Assistente de Dermatologia da Universidade Federal do Paraná (UFPR).

MARA HUFFENBAECHER GIAVINA BIANCHI
Dermatologista. Doutora em Dermatologia pela Escola Paulista de Medicina da Universidade Federal de São Paulo (EPM-Unifesp).

MARCELO M. BELLINI
Dermatologista. Médico Colaborador do Ambulatório de Cosmiatria do Serviço de Dermatologia do Hospital do Servidor Público Municipal de São Paulo (HSPM-SP).

MÁRCIA DE MATOS SILVA
Dermatologista. Doutora em Dermatologia pela Universidade Federal do Rio de Janeiro (UFRJ).

MÁRCIA DOS SANTOS SENRA
Dermatologista. Pós-Graduada em Psicoterapia Breve pela Santa Casa de Misericórdia do Rio de Janeiro. Membro da European Society of Dermatology and Psychiatry (ESDaP).

MARCIUS ACHIAMÉ PERYASSU
Dermatologista. Mestre e Doutor em Dermatologia pela Universidade Federal do Rio de Janeiro (UFRJ). Livre-Docente em Dermatologia pela Universidade Federal do Estado do Rio de Janeiro (UniRio). Professor Titular de Dermatologia do Instituto de Pós-Graduação Médica do Instituto Carlos Chagas.

MARCO ALEXANDRE DIAS DA ROCHA
Dermatologista. Médico Voluntário do Hospital São Paulo/Hospital Universitário, Setor de Cosmiatria, Departamento de Dermatologia da Escola Paulista de Medicina da Universidade Federal de São Paulo (EPM-Unifesp).

MARCO ARDIGÒ
Dermatologista do Departamento de Dermatologia Clínica. Coordenador do Setor de Microscopia Confocal do Instituto Dermatológico San Gallicano, Roma, Itália.

MARCO AURÉLIO PALAZZI SAFADI
Diretor do Departamento de Pediatria e Coordenador do Programa de Pós-Graduação *stricto sensu* em Ciências da Saúde da Faculdade de Ciências Médicas da Santa Casa de São Paulo (FCMSCSP). Presidente do Departamento de Infectologia da Sociedade Brasileira de Pediatria (SBP). Membro do Comitê Científico da Sociedade Mundial de Infectologia Pediátrica (WSPID). Membro do SAGE Working Group on Meningococcal Vaccination da Organização Mundial da Saúde (OMS). Membro do Comitê Consultivo Científico da Coalizão para Inovações em Preparação Epidêmica (Cepi).

MARCOS CESAR FLORIAN

Dermatologista. Mestre e Doutor. Professor Afiliado do Departamento de Dermatologia da Escola Paulista de Medicina da Universidade Federal de São Paulo (EPM-Unifesp). Professor do Curso de Medicina da Universidade Nove de Julho (Uninove).

MARIA ANGELA BOCCARA DE PAULA

Enfermeira Estomaterapeuta. Membro Titular Emérito da Associação Brasileira de Estomaterapia: Estomias, Feridas e Incontinências (Sobetst). Mestre e Doutora em Enfermagem pela Escola de Enfermagem da Universidade de São Paulo (EEUSP). Docente do Programa de Mestrado em Desenvolvimento Humano: Formação, Políticas e Práticas Sociais da Universidade de Taubaté (UNITAU).

MARIA ARACI DE ANDRADE PONTES

Dermatologista. Doutora em Farmacologia. Professora de Dermatologia do Centro de Dermatologia Dona Libânia – Ceará.

MARIA AUGUSTA JORGE

Doutora em Genética e Evolução pela Universidade Federal de São Carlos (UFSCar). Mestre em Morfologia Genética pela Escola Paulista de Medicina da Universidade Federal de São Paulo (EPM-Unifesp). Assessora do Núcleo de Pesquisa do Centro de Ensino Superior de Dracena (CESD/SP).

MARIA CAROLINA CORSI FERREIRA

Dermatologista. Médica Dermatologista do Centro Oncológico da Beneficência Portuguesa de São Paulo. Colaboradora no Ambulatório de Dermatologia Geriátrica da Escola Paulista de Medicina da Universidade Federal de São Paulo (Unifesp).

MARIA CECÍLIA DA MATTA RIVITTI MACHADO

Dermatologista. Mestre em Dermatologia pela Faculdade de Medicina da Universidade de São Paulo (FMUSP). Responsável pelo Ambulatório de Dermatologia Infantil da Divisão de Dermatologia do Hospital das Clínicas da Faculdade de Medicina da Universidade de São Paulo (HCFMUSP). Professora de Dermatologia da Faculdade de Medicina da Universidade Metropolitana de Santos (UNIMES).

MARIA CECÍLIA TEIXEIRA DE CARVALHO BRUNO

Dermatologista. Mestre e Doutora em Dermatologia pela Faculdade de Medicina da Universidade de São Paulo (FMUSP). Professora Responsável pela Disciplina de Dermatologia da Faculdade de Medicina da Universidade Federal de Mato Grosso (UFMT) – *Campus* de Sinop.

MARIA DA GLÓRIA SOUSA STAFOCKER

Farmacêutica. Mestre e Doutora em Ciências pela Faculdade de Ciências Farmacêuticas da Universidade de São Paulo (FCF-USP). Pós-Doutorado em Imunologia das Infecções Fúngicas (University of Aberdeen, Escócia, Reino Unido). Pesquisadora no Laboratório de Micologia Médica da Faculdade de Medicina da Universidade de São Paulo (FMUSP).

MARIA DE FÁTIMA PAIM DE OLIVEIRA

Dermatologista do Complexo Hospitalar Universitário Professor Edgard Santos (COM-HUPES). Doutora em Medicina e Saúde (CPgMS) pela Faculdade de Medicina da Bahia (FAMEB) da Universidade Federal da Bahia (UFBA).

MARIA LETICIA CINTRA

Patologista. Professora Titular do Departamento de Anatomia Patológica da Faculdade de Ciências Médicas da Universidade Estadual de Campinas (Unicamp).

MARIA LÚCIA JORGE DE SOUSA GONZAGA

Médica-Residente em Pediatria do Conjunto Hospitalar Mandaqui – São Paulo.

MARIA VITORIA SUÁREZ RESTREPO

Dermatologista. Especialista em Doenças Inflamatórias Crônicas e Pesquisa Clínica pelo Hospital Saint Louis de Paris. Coordenadora do Ambulatório de Doenças Imunomediadas da Clínica de Dermatologia do Hospital do Servidor Público Municipal de São Paulo (HSPM-SP). Dermatologista e Pesquisadora do Hospital Alemão Oswaldo Cruz – São Paulo.

MARIANA CARVALHO COSTA

Dermatologista. Doutora em Ciências da Saúde pela Faculdade de Medicina da Universidade de Brasília (FM-UnB). Pesquisadora Colaboradora do Programa de Pós-Graduação em Ciências Médicas da FM-UnB.

MARIANA FIGUEIROA CARETA

Dermatologista. Doutora em Dermatologia pela Faculdade de Medicina da Universidade de São Paulo (FMUSP).

MARIANA HAFNER

Dermatologista. Professora Assistente da Clínica de Dermatologia da Faculdade de Ciências Médicas da Santa Casa de São Paulo (FCMSCSP).

MARIANA LOPES FERRARI

Médica-Residente de Dermatologia no Hospital Universitário da Pontifícia Universidade Católica de Campinas (HU-PUC-Campinas).

MARIANE MARIA DE ARAÚJO STEFANI

Professora Titular de Imunologia do Instituto de Patologia e Saúde Pública da Universidade Federal de Goiás (UFG).

MARILDA APARECIDA MILANEZ MORGADO DE ABREU

Dermatologista. Mestre e Doutora pela Escola Paulista de Medicina da Universidade Federal de São Paulo (EPM-Unifesp). Chefe do Serviço de Dermatologia do Hospital Regional de Presidente Prudente da Universidade do Oeste Paulista (Unoeste).

MARINA MACELLARO

Dermatologista. Professora Assistente do Serviço de Dermatologia do Hospital Universitário da Pontifícia Universidade Católica de Campinas (HU-PUC-Campinas). Responsável pelo Ambulatório de Doenças Bolhosas e Dermatite de Contato do HU-PUC-Campinas.

MARY IVONE DAMASCENO

Podóloga.

MAURÍCIO MOTA DE AVELAR ALCHORNE

Dermatologista. Professor de Dermatologia do Curso de Medicina da Universidade Nove de Julho (Uninove). Livre-Docente em Dermatologia pela Universidade Federal de Pernambuco (UFPE) e Faculdade de Medicina da Universidade de São Paulo (FMUSP).

MAYRA IANHEZ

Dermatologista. Pós-Graduação *lato sensu* em Dermatologia Pediátrica pela Escola Paulista de Medicina da Universidade de São Paulo (EPM-Unifesp). Mestre e Doutora pela EPM-Unifesp. Professora Assistente da Universidade Federal de Goiás (UFG). Colaboradora do Ambulatório de Dermatologia Pediátrica e Psoríase do Hospital de Doenças Tropicais (HDT).

MEIRE BRASIL PARADA

Dermatologista.

MILVIA M. S. S. ENOKIHARA

Patologista. Mestre e Doutora em Patologia pela Escola Paulista de Medicina da Universidade Federal de São Paulo (EPM-Unifesp).

MIRIAN NACAGAMI SOTTO
Patologista. Professora Titular do Departamento de Patologia da Faculdade de Medicina da Universidade de São Paulo (FMUSP).

MOHAMED ARBAQUI AZZOUZ
Dermatologista. Ex-Chefe do Serviço de Dermatologia do Hospital Universitário Lauro Wanderley (HULW). Professor Aposentado e Voluntário de Dermatologia da Universidade Federal da Paraíba (UFPB). Preceptor da Residência Médica em Dermatologia do HULW da UFPB.

MÔNICA MARIA DE FARIA PIMENTA
Dermatologista. Colaboradora de Cirurgia Dermatológica de Faculdade de Medicina do Centro Universitário da Faculdade de Medicina do ABC (FMABC).

MÔNICA SANTOS
Dermatologista. Professora de Dermatologia da Universidade Estadual do Amazonas (UEA). Médica Dermatologista da Fundação Alfredo da Matta. Pós-Doutoranda do Centro Universitário da Faculdade de Medicina do ABC (FMABC).

NATHALIA TARGA PINTO
Dermatologista.

NATHALIE SUZUKI
Dermatologista. Médica Voluntária da Clínica de Dermatologia da Faculdade de Ciências Médicas da Santa Casa de São Paulo (FCMSCSP).

NELSON MARCOS FERRARI JUNIOR
Dermatologista. Cirurgião Dermatológico Voluntário do Setor de Cirurgia Dermatológica da Divisão de Dermatologia do Hospital das Clínicas da Faculdade de Medicina da Universidade de São Paulo (HCFMUSP).

NEUSA YURIKO SAKAI VALENTE
Dermatologista. Mestre e Doutora em Dermatologia pela Faculdade de Medicina da Universidade de São Paulo (FMUSP). Médica Pesquisadora do Laboratório de Micologia Médica (LIM - 53) da Divisão de Dermatologia do Hospital das Clínicas da Faculdade de Medicina da Universidade de São Paulo (HCFMUSP). Médica Dermatologista da Divisão de Dermatologia do HCFMUSP e do Hospital do Servidor Público Estadual de São Paulo (IAMSPE).

NILCEO S. MICHALANY
Patologista. Professor Adjunto do Departamento de Patologia da Escola Paulista de Medicina da Universidade Federal de São Paulo (EPM-Unifesp). Responsável pelo Setor de Dermatopatologia do Departamento de Dermatologia da EPM-Unifesp.

NILTON GIOIA DI CHIACCHIO
Dermatologista. Doutor em Dermatologia pela Faculdade de Medicina da Universidade de São Paulo (FMUSP). Professor Colaborador de Dermatologia do Centro Universitário da Faculdade de Medicina do ABC (FMABC). Médico Assistente da Clínica de Dermatologia do Hospital do Servidor Público Municipal de São Paulo (HSPM-SP).

NUNO EDUARDO G. DE SANCHES OSÓRIO
Dermatologista. Mestre em Dermatologia pela Faculdade de Medicina da Universidade de São Paulo (FMUSP).

OCTÁVIO MORAES JUNIOR
Dermatologista. Professor Colaborador do Departamento de Dermatologia da Faculdade de Medicina de Jundiaí (FMJ).

OSÓRIO ALVES CORREA DE CASTRO LARA
Dermatologista. Especialização Complementar em Dermatologia Cosmiátrica e *Laser* pela Faculdade de Medicina da Universidade de São Paulo (FMUSP). Pós-Graduando em Cirurgia Dermatológica pelo Centro Universitário da Faculdade de Medicina do ABC (FMABC).

OTÁVIO CÉSAR BAIOCCHI
Hematologista. Doutor em Medicina pela Escola Paulista de Medicina da Universidade Federal de São Paulo (EPM-Unifesp). Pós-Doutorado em Doenças Linfoproliferativas pela Johns Hopkins University, Baltimore, EUA. Coordenador do Ambulatório de Linfomas de Hodking da Universidade Federal de São Paulo (Unifesp).

OTÁVIO SÉRGIO LOPES
Dermatologista. Professor de Dermatologia da Faculdade de Ciências Médicas da Paraíba (FCMPB). Mestre em Ciências e Engenharia de Materiais pela Universidade Federal de Campina Grande (UFCG).

PABLO CIRINO
Dermatologista. Doutor em Dermatologia pela Faculdade de Medicina da Universidade de São Paulo (FMUSP).

PATRÍCIA DE AGUIAR MAGALHÃES DA SILVEIRA
Dermatologista.

PATRÍCIA ORMIGA
Dermatologista. Mestre em Dermatologia pela Universidade Federal do Rio de Janeiro (UFRJ).

PAULA ORDONHEZ RIGATO
Biomédica. Especialista em Patologia Clínica pela Escola Paulista de Medicina da Universidade Federal de São Paulo (EPM-Unifesp). Especialista em Imunodeficiências pela Faculdade de Medicina da Universidade de São Paulo (FMUSP). Mestre e Doutora em Imunologia pelo Instituto de Ciências Biomédicas (ICB-USP). Pós-Doutorado em Ciências pela EPM-Unifesp, CEA-FRANÇA e FMUSP. Pesquisadora Científica V do Instituto Adolfo Lutz.

PAULA SILVA FERREIRA
Dermatologista. Médica da Divisão de Dermatologia do Hospital das Clínicas da Faculdade de Medicina da Universidade de São Paulo (HCFMUSP). Responsável pelo Ambulatório de Dermatoscopia e Mapeamento Corporal do HCFMUSP.

PAULO EDUARDO NEVES FERREIRA VELHO
Dermatologista. Doutor em Dermatologia pela Faculdade de Ciências Médicas da Universidade Estadual de Campinas (Unicamp). Professor Livre-Docente de Dermatologia do Departamento de Clínica Médica da Faculdade de Ciências Médicas da Unicamp.

PAULO ROBERTO ABRÃO FERREIRA
Infectologista. Mestre e Doutor e Professor Adjunto de Infectologia. Coordenador da Enfermaria e do Ambulatório de Infectologia da Escola Paulista de Medicina da Universidade Federal de São Paulo (EPM-Unifesp).

PAULO ROBERTO LIMA MACHADO
Dermatologista. Coordenador do Serviço de Imunologia do Hospital Universitário Professor Edgard Santos da Universidade Federal da Bahia (UFBA). Professor do Programa de Pós-Graduação em Ciências da Saúde da UFBA. Preceptor da Residência Médica em Dermatologia do Hospital Universitário Professor Edgard Santos da UFBA.

PRISCILA ISHIOKA
Dermatologista. Mestre pela Escola Paulista de Medicina da Universidade Federal de São Paulo (EPM-Unifesp).

PRISCILA KAKIZAKI
Dermatologista. Preceptora da Residência Médica de Dermatologia do Hospital do Servidor Público Estadual de São Paulo (HSPE-SP). Responsável pelo Ambulatório de Alopecias e Psoríase do HSPE-SP. Colaboradora do Ambulatório de Tricoses do HSPE-SP.

RAFAEL ARON SCHMERLLING
Oncologista Clínico. Líder Médico do Serviço de Oncologia Clínica do Hospital do Coração (HCor).

RAQUEL CAVALCANTE
Dermatologista.

RENAN LAGE
Dermatologista. Preceptor do Serviço de Residência Médica em Dermatologia do Hospital Universitário da Pontifícia Universidade Católica (HU-PUC-Campinas). Responsável pelo Ambulatório de Cosmiatria do Serviço de Residência Médica em Dermatologia do HU-PUC-Campinas.

RENAN RANGEL BONAMIGO
Dermatologista. Mestre e Doutor em Ciências Médicas pela Universidade Federal do Rio Grande do Sul (UFRGS). Chefe do Serviço de Dermatologia da Universidade Federal de Ciências da Saúde de Porto Alegre (UFCSPA). Orientador do Programa de Pós-Graduação em Patologia da UFCSPA. Preceptor do Ambulatório de Dermatologia Sanitária do Rio Grande do Sul. Professor Associado de Dermatologia do Hospital de Clínicas de Porto Alegre da UFRGS. Preceptor da Residência Médica do Ambulatório de Dermatologia Sanitária do Rio Grande do Sul. Professor de Pós-Graduação em Patologia da UFCSPA.

RENATA FERREIRA MAGALHÃES
Dermatologista. Professora Doutora de Dermatologia do Departamento de Clínica Médica da Faculdade de Ciências Médicas da Universidade Estadual de Campinas (Unicamp).

RENATA HECK
Dermatologista do Hospital de Clínicas de Porto Alegre, Rio Grande do Sul.

RENATA MIE OYAMA OKAJIMA
Dermatologista. Doutora em Dermatologia pela Faculdade de Medicina da Universidade de São Paulo (FMUSP). Professora Adjunta de Dermatologia da Universidade Federal do Pará (UFPA).

RICARDO ROMITI
Dermatologista. Doutor em Dermatologia. Professor Assistente da Divisão de Dermatologia do Hospital das Clínicas da Faculdade de Medicina da Universidade de São Paulo (HCFMUSP). Coordenador do Ambulatório de Psoríase da Divisão de Dermatologia do HCFMUSP.

RICARDO SPINA NUNES
Micologista da Divisão de Dermatologia do Hospital das Clínicas da Faculdade de Medicina da Universidade de São Paulo (HCFMUSP).

ROBERTA BUENSE
Dermatologista. Mestre em Ciências da Saúde pela Faculdade de Medicina da Universidade de São Paulo (FMUSP). Médica Assistente da Clínica de Dermatologia da Santa Casa de São Paulo.

ROBERTA FACHINI JARDIM CRIADO
Médica Alergista. Mestre em Medicina pelo Instituto de Assistência Médica ao Servidor Público Estadual de São Paulo (IAMSPE). Doutora em Ciências pelo Centro Universitário da Faculdade de Medicina do ABC (FMABC). Médica responsável pelo Ambulatório de Urticária do Centro Universitário da FMABC.

ROBERTA VASCONCELOS BERG
Dermatologista. Doutora em Dermatologia pela Faculdade de Medicina da Universidade de São Paulo (FMUSP).

ROBERTO ARENAS
Professor de Dermatologia e Chefe do Setor de Micologia do Hospital Geral Dr. Manuel Gea Gonzalez - Cidade do México, México.

RODRIGO PEREIRA DUQUIA
Dermatologista. Mestre em Epidemiologia pela Universidade Federal de Pelotas (UFPel). Doutor em Saúde e Comportamento pela UFPel. Professor de Dermatologia da Fundação Faculdade Federal de Ciências Médicas de Porto Alegre.

RONALDO BÉRGAMO
Professor Titular de Nefrologia do Centro Universitário da Faculdade de Medicina do ABC (FMABC).

ROSANA LAZZARINI
Dermatologista. Mestre em Ciências da Saúde pela Universidade de São Paulo. Médica Assistente da Clínica de Dermatologia da Faculdade de Ciências Médicas da Santa Casa de São Paulo (FCMSCSP). Professora da FCMSCSP.

RUBENS MARCELO SOUZA LEITE
Dermatologista. Mestre em Ciências da Saúde pela Faculdade de Medicina da Universidade de Brasília (FM-UnB).

RUTE FACCHINI LELLIS
Dermatopatologista e Patologista Geral. Professora da Faculdade de Ciências Médicas da Santa Casa de São Paulo (FCMSCSP). Chefe do Setor de Dermatopatologia do Serviço de Anatomia Patológica do Hospital da Santa Casa de São Paulo. Patologista Colaboradora do Serviço de Dermatologia do Hospital da Santa Casa de São Paulo. Especialização em Dermatopatologia pelo Hospital das Clínicas da Faculdade de Medicina da Universidade de São Paulo (HCFMUSP). Especialista em Anatomia Patológica pela Sociedade Brasileira de Patologia/Associação Médica Brasileira (SBP/AMB). Membro Colaborador da Sociedade Brasileira de Dermatologia (SBD). Mentora para jovens dermatologistas e residentes da Sociedade Internacional de Dermatologia (SID).

SAMIR DE FIGUEIREDO AZOUZ
Dermatologista. Professor de Dermatologia da Universidade Federal da Paraíba (UFPB). Preceptor da Residência Médica de Dermatologia do Hospital Universitário Lauro Wanderley (HULW-UFPB).

SAMIRA YARAK
Dermatologista. Mestre em Dermatologia e Doutora em Ciências da Saúde pela Escola Paulista de Medicina da Universidade Federal de São Paulo (EPM-Unifesp). Coordenadora da Graduação do Departamento de Dermatologia da EPM-Unifesp. Professora Adjunta da EPM-Unifesp.

SAMUEL HENRIQUE MANDELBAUM
Dermatologista. Professor de Dermatologia do Departamento de Medicina da Universidade de Taubaté (UNITAU). Ex-Chefe do Serviço de Dermatologia do Hospital Municipal Universitário de Taubaté (HMUT) (1983-2021). Atual Chefe e Coordenador do Serviço de Dermatologia da Santa Casa de São José dos Campos. Chefe do Serviço de Dermatologia do Hospital Vivalle, São José dos Campos, SP. Ex-Presidente da Sociedade Brasileira de Dermatologia (SBD).

SELMA SCHUARTZ CERNEA
Dermatologista. Médica Assistente Voluntária da Clínica Dermatológica do Hospital do Servidor Público Municipal de São Paulo (HSPM-SP).

SÉRGIO HENRIQUE HIRATA
Dermatologista. Mestre e Doutor em Dermatologia da Escola Paulista de Medicina da Universidade Federal de São Paulo (EPM-Unifesp). Professor Adjunto da EPM-Unifesp. Coordenador da Residência Médica do Departamento de Dermatologia e Orientador do Programa de Pós-Graduação em Saúde Baseada em Evidências da EPM-Unifesp.

SÉRGIO PALMA
Dermatologista. Preceptor da Pós-Graduação em Dermatologia da Santa Casa de Misericórdia do Recife no Centro de Estudos Dermatológicos do Recife (CEDER). Membro da Câmara Técnica de Dermatologia do Conselho Federal de Medicina (CFM). Membro da Comissão de Divulgação de Assuntos Médicos do Conselho Federal de Medicina (CODAME-CFM) como representante da Sociedade Brasileira de Dermatologia (SBD). Ex-Presidente da SBD (2019-2020).

SILVANIA PINHEIRO ROSA
Dermatologista.

SILVIA MARCONDES PEREIRA
Dermatologista. Mestre em Dermatologia pela Escola Paulista de Medicina da Universidade Federal de São Paulo (EPM-Unifesp). Responsável pelo Ambulatório de Dermatologia Geriátrica do Departamento de Dermatologia da EPM-Unifesp.

SILVIO ALENCAR MARQUES
Dermatologista. Professor Titular do Departamento de Dermatologia e Radioterapia da Faculdade de Medicina de Botucatu da Universidade Estadual Paulista "Júlio de Mesquita Filho" (Unesp). Pós-Doutor na Indiana University, EUA.

SIMONE MAGALHÃES DINIZ
Nutricionista. Graduanda em Medicina pelo Centro Universitário da Faculdade de Medicina do ABC (CEUFMABC).

SINÉSIO TALHARI
Dermatologista. Professor de Dermatologia da Fundação de Medicina Tropical de Manaus.

SOLANGE MURTA BARROS
Chefe da Clínica de Reumatologia do Hospital Naval Marcílio Dias, Marinha do Brasil, Rio de Janeiro.

SORAYA NEVES MARQUES BARBOSA DOS SANTOS
Dermatologista do Hospital das Clínicas da Universidade Federal de Minas Gerais (UFMG). Mestre em Dermatologia pela UFMG. Doutora em Dermatologia pela Universidade Federal do Rio de Janeiro (UFRJ).

STEFAN CUNHA UJVARI
Infectologista. Mestre em Infectologia. Professor do Curso de Medicina da Faculdade de Medicina de Jundiaí (FMJ).

STEFANO DE AVELAR ALCHORNE TRIVELIN
Residente de 3º ano em Dermatologia no Hospital Universitário Clementino Fraga Filho da Universidade Federal do Rio de Janeiro (HUCFF/UFRJ).

SUELEN MONTAGNER
Dermatologista. Mestre em Ciências (Dermatologia) pela Faculdade de Medicina da Universidade de São Paulo (FMUSP).

TANIA FERREIRA CESTARI
Dermatologista. Professora Titular de Dermatologia da Universidade Federal do Rio Grande do Sul (UFRGS). Responsável pelo Setor de Fotomedicina do Hospital de Clínicas de Porto Alegre.

TATZIE BOECK DE ARRUDA DOS SANTOS
Médica-Residente em Dermatologia na Universidade Federal de Santa Maria (UFSM).

THAIS AMARAL CARNEIRO CUNHA
Dermatologista. Médica Assistente do Serviço de Dermatologia do Hospital do Servidor Público Estadual de São Paulo (IAMSPE).

THAIS FERES MOREIRA LIMA
Médica-Residente de Dermatologia no Hospital Universitário da Pontifícia Universidade Católica de Campinas (HU-PUC-Campinas).

THAMARA CHRISTIANE ALVES BATISTA MORITA
Dermatologista. Doutora em Dermatologia pela Faculdade de Medicina da Universidade de São Paulo (FMUSP).

VALÉRIA AOKI
Dermatologista. Professora Associada Livre-Docente do Departamento de Dermatologia da Faculdade de Medicina da Universidade de São Paulo (FMUSP).

VANESSA BARRETO ROCHA
Dermatologista. Mestre em Ciências Aplicadas à Saúde do Adulto pela Universidade Federal de Minas Gerais (UFMG). Professora Convidada de Dermatologia da Faculdade de Medicina da UFMG.

VANESSA THOMÉ
Médica-Residente em Dermatologia na Universidade Federal de Santa Maria (UFSM). Mestranda em Ciências da Saúde na UFSM.

VIDAL HADDAD JUNIOR
Dermatologista. Professor Titular de Dermatologia do Departamento de Dermatologia e Radioterapia da Faculdade de Medicina de Botucatu da Universidade Estadual Paulista "Júlio de Mesquita Filho" (Unesp).

VITOR MANOEL SILVA DOS REIS
Dermatologista. Professor Associado, Livre-Docente do Departamento de Dermatologia da Faculdade de Medicina da Universidade de São Paulo (FMUSP). Responsável pelo Ambulatório de Alergia Dermatológica e Dermatoses Ocupacionais da Divisão de Dermatologia do Hospital das Clínicas da Faculdade de Medicina da Universidade de São Paulo (HCFMUSP).

WALMAR RONCALLI PEREIRA DE OLIVEIRA
Dermatologista. Doutor em Dermatologia pela Faculdade de Medicina da Universidade de São Paulo (FMUSP). Médico Assistente da Divisão de Dermatologia do Hospital das Clínicas da Faculdade de Medicina da Universidade de São Paulo (HCFMUSP).

WALTER REFKALEFSKY LOUREIRO
Dermatologista.

XIMENA WORTSMAN
Instituto de Diagnóstico por Imagem e Pesquisa da Pele e Tecidos Moles, Santiago, Chile. Departamento de Dermatologia, Faculdade de Medicina, Universidad de Chile, Santiago, Chile. Departamento de Dermatologia, Faculdade de Medicina, Pontificia Universidade Catolica do Chile, Santiago, Chile.

YASMIN PUGLIESI
Dermatologista.

ZILDA NAJJAR PRADO DE OLIVEIRA
Dermatologista. Professora Doutora da Divisão de Dermatologia do Hospital das Clínicas da Faculdade de Medicina da Universidade de São Paulo (HCFMUSP). Chefe do Ambulatório de Dermatologia Pediátrica do HCFMUSP.

Palavras dos Editores

A publicação desta 4ª edição do *Tratado de Dermatologia*, pela Editora Atheneu, em 2023, configura a nova contribuição à Dermatologia brasileira e mundial. Estes dois volumes do *Tratado de Dermatologia*, editado por nós, Walter Belda Junior, Nilton Di Chiacchio e Paulo Ricardo Criado, são marcados não só pela nossa experiência profissional, mas também pela colaboração rica e inequívoca de mais de 277 colaboradores brasileiros e estrangeiros na redação de 169 capítulos que compõem esta obra. Afora a contribuição iconográfica deste *Tratado de Dermatologia*, o que auxilia a formação de estudantes de Medicina, colegas médicos e Dermatologistas, os textos dos capítulos se revestem das inovações do conhecimento médico e dermatológico, que vem sendo incorporado à semiologia, ao diagnóstico laboratorial e às escolhas terapêuticas possibilitadas pela conquista de diferentes ramos da Biologia, Medicina e tecnologia do século XXI.

No interstício temporal entre a edição passada e esta 4ª edição, fomos confrontados com três desafios que poucas gerações de médicos vivenciaram ao longo das suas histórias de atividade profissional: a pandemia da covid-19, as *fake news* na ciência e o surgimento da epidemia da *monkeypox*, em dezembro de 2022, denominada pela Organização Mundial da Saúde de MPOX. Além disso, o conhecimento genético se expandiu de modo exponencial, revelando a etiologia de muitas genodermatoses, ampliando os testes de painéis de sequenciamento gênico pela técnica de NGS e propiciando alternativas terapêuticas a doenças cuja evolução natural assistíamos, por décadas, de modo passivo e com grande sentimento de impotência e tristeza pelo desfecho sofrido dos nossos pacientes. As doenças chamadas raras, aquelas com incidência inferior a 1 caso a cada 100 mil habitantes, passaram a ganhar atenção da pesquisa e da indústria farmacêutica a fim de promover diagnóstico e tratamento; hoje é possível seu diagnóstico mais preciso e melhores medidas terapêuticas para muitas delas à semelhança das doenças autoinflamatórias (síndrome de febre periódica).

Técnicas cirúrgicas têm se aprimorado em conjunto com exames de imagem que envolvem desde o ultrassom dermatológico à tomografia de coerência óptica, além da singela dermatoscopia, que se alia à microscopia confocal a *laser*.

Não poderíamos deixar de traçar algumas linhas sobre o momento singular que vivemos com o surgimento do SARS-CoV-2 e, consequentemente, da covid-19, a qual, até 9 de dezembro de 2022, segundo dados do John Hopkins Coronavirus Resource Center, produziu 648.782.154 casos registrados no mundo, com 6.652.260 óbitos diretamente associados a ela. Tragédia humanitária esta que só pôde ser amenizada pela administração de 13.076.556.881 doses de vacinas aplicadas (https://coronavirus. jhu.edu/map.html).

Essa pandemia nos legou inúmeros conhecimentos e lições: a necessidade de se conhecerem as bases de epidemiologia clínica (e isso se estende a doenças dermatológicas transmissíveis) nos mostrou que devemos ter humildade em admitir o nosso conhecimento incompleto da Medicina e nos impulsiona a buscar informação médica de qualidade; ensinou-nos que infelizmente as chamadas *fake news* podem existir mesmo entre nossos pares e isso é extremamente perigoso para toda a população, além de promover o descrédito de profissionais da saúde em geral.

Dois pontos em relação à covid-19 foram marcantes: nossa capacidade de permanecer atendendo doentes, superando nossas angústias, mas sendo fiéis ao propósito da nossa profissão; e nossa capacidade de nos reunirmos em diferentes grupos de pesquisa para promover ciência e buscar informações e conhecimento sobre novas doenças. Isso ocorreu na Dermatologia brasileira também de modo exemplar, bem como em grupos na Espanha, no Reino Unido, nos Estados Unidos, na China e em outras partes do globo, que, em menos de 2 anos, desvendaram os fenômenos inflamatórios e de imunotrombose que causariam a maioria dos óbitos e muitas das manifestações tegumentares da covid-19.

No caminho da covid-19, assistimos à reemergência da MPOX, por um vírus DNA da família do vírus da varíola humana. A MPOX já existia de forma endêmica na África Central, porém, a partir do chamado "transbordo interespécies" (*spill over*), deixou o meio silvestre e alcançou o meio urbano, particularmente por práticas sexuais não exercidas de forma segura, dando origem, segundo dados extraídos do CDC (Centers for Disease Control and Prevention), dos Estados Unidos, ao número de 82.474 casos confirmados da doença, em 110 países diferentes ao redor do globo e 65 óbitos confirmados, em menos de 1 ano de epidemia, até 9 de dezembro de 2022, quando esses dados foram acessados no sítio eletrônico: https://www.cdc.gov/poxvirus/monkeypox/response/2022/world-map.html.

Testes diagnósticos, medicamentos antivirais inovadores, técnicas de imagem, novas moléculas para tratamentos de doenças autoimunes, doenças inflamatórias e infecciosas, como imunobiológicos e pequenas moléculas, além de novas vacinas estão descritas neste *Tratado de Dermatologia*, em uma profusão não vista em edições anteriores, contribuindo para o diagnóstico, a assistência e o tratamento dos nossos pacientes.

Ciência de qualidade, colaboração entre diferentes autores e universidades/hospitais de ensino, responsabilidade pela informação médica dermatológica e atualização foram os pontos cardinais que moldaram o traçado de redação desta nossa 4ª edição.

Entre tantas inovações que compõem esta obra, não nos furtamos a inserir um capítulo fundamental, o de como ler e compreender um artigo científico e o que é a Medicina Baseada em Evidências (MBE). Nunca é redundante falarmos sobre esse tópico, haja vista o desastre que se estabeleceu nas mídias com informações equivocadas desde a transmissão da covid-19, seu tratamento e sua imunização. O cerne de tudo isso é a incompreensão das bases científicas da pesquisa médica, bases estas que esperamos aqui poder auxiliar a sedimentar ainda mais.

Por fim, e não menos relevante, nossos agradecimentos às centenas de colaboradores deste *Tratado de Dermatologia*, médicos de outras especialidades, profissionais da área da saúde e da biologia, Dermatologistas de longa experiência e jovens Dermatologistas talentosos, os quais são fundamentais para que esta obra não seja apenas a experiência de Belda Junior, Di Chiacchio e Criado, e também a da comunidade devotada à pesquisa e ao ensino da Dermatologia no Brasil e além das nossas fronteiras.

Nossos agradecimentos aos profissionais da Editora Atheneu, que, por 16 anos consecutivos, têm nos apoiado e nos prestigiado com o nascimento de cada uma dessas quatro edições cada vez mais aprimoradas.

Nossa gratidão às nossas famílias, com as quais tivemos a convivência tolhida, por meses e meses, quando nos ausentamos mesmo em um período em que nos arriscávamos a nos contaminar por uma doença potencialmente fatal nos nossos hospitais, ambulatórios e consultórios, e quando, em noites solitárias, nos privamos do convívio com nossos compreensivos familiares para nos dedicarmos à realização desta obra.

Nossa homenagem sincera aos colegas médicos, colegas Dermatologistas, muitos dos quais partiram da nossa convivência aqui na Terra, vítimas da covid-19, para encontrar nosso Criador, deixando saudade e lembranças indeléveis ao tempo, mas, da sua forma, um legado marcante aos seus doentes e à Dermatologia.

Em sua sabedoria clínica extrema, Willian Osler (1849-1919) continua contemporâneo, mesmo após 100 anos de sua passagem, nesta 4ª edição, com seu aforisma: "Estudar o fenômeno das doenças sem livros é como navegar em um oceano inexplorado, enquanto estudar em livros sem a presença do exame de doentes é não ir navegar em um oceano". Assim, nossa maior homenagem neste livro é aos nossos doentes, que, em seu sofrimento físico e moral, entregam sua confiança a todos nós e colaboram com o progresso do conhecimento médico.

Livros devem incitar reflexões, a sua leitura nos torna melhores médicos, melhores pessoas, melhoras leitores. Para finalizar a introdução deste *Tratado de Dermatologia*, deixamos uma sinopse de um artigo publicado em 2004 e indexado no PubMed, exatos 16 anos antes do início da covid-19. O objetivo é mostrar como o passado nos ensina, alerta-nos e não pode ser menosprezado; como a simples pesquisa em bases de dados confiáveis pode ser reveladora e ajudar a tomar decisões de investigação rápidas e até terapêuticas essenciais. O texto descreve achados de pesquisa sobre o primeiro surto da doença pelo coronavírus em 2002, na Ásia:

> "A base molecular da patologia induzida por coronavírus (CoV) na síndrome respiratória aguda grave (SARS) ainda é pouco clara. Muitos pacientes com SARS sofrem de desconforto respiratório causado **por infiltração intersticial e frequentemente apresentam linfopenia sanguínea periférica e leucopenia ocasional**. Uma causa possível disso pode ser a inflamação intersticial, após uma resposta localizada do hospedeiro. Neste estudo, examinamos a resposta imune do SARS-CoV nas células mononucleares do sangue periférico humano (PBMCs) durante as primeiras 24 horas. Métodos: PBMCs de doadores saudáveis normais foram inoculados *in vitro* com SARS-CoV e a cinética de replicação viral foi estudada por ensaios quantitativos em tempo real. As alterações na expressão gênica específica do SARS-CoV foram examinadas por análise de arranjo de oligonucleotídeos de alta densidade. Resultados: observamos que o SARS-CoV foi capaz de infectar e replicar nos PBMCs e a cinética da replicação viral foi variável entre os doadores. Os ensaios de ligação ao anticorpo SARS-CoV indicaram que anticorpos específicos para SARS inibiram a replicação viral de SARS-CoV. Os dados da matriz mostraram **ativação de células monócitos-macrófagos, aumento da regulação da via de coagulação e produção de citocinas, juntamente com quimiocinas de tráfico de pulmão, como IL-8 e IL-17, possivelmente ativadas pela via de sinalização TLR9, que imitavam características clínicas da doença.** Conclusões: a identificação de células mononucleares do sangue humano como alvo direto da SARS-CoV no sistema modelo descrito aqui fornece uma nova visão sobre a patologia da doença e uma ferramenta para investigar a resposta do hospedeiro e os mecanismos de patogênese". (Extraído de: Ng LF, Hibberd ML, Ooi EE, et al. A human in vitro model system for investigating genome-wide host responses to SARS coronavirus infection. BMC Infect Dis. 2004;4:34. Published 2004 Sep 9. doi:10. 1186/1471-2334-4-34.)

Ou seja, olhemos para o futuro, mas revisemos as lições do passado em vez de ignorá-las!

Cordialmente,

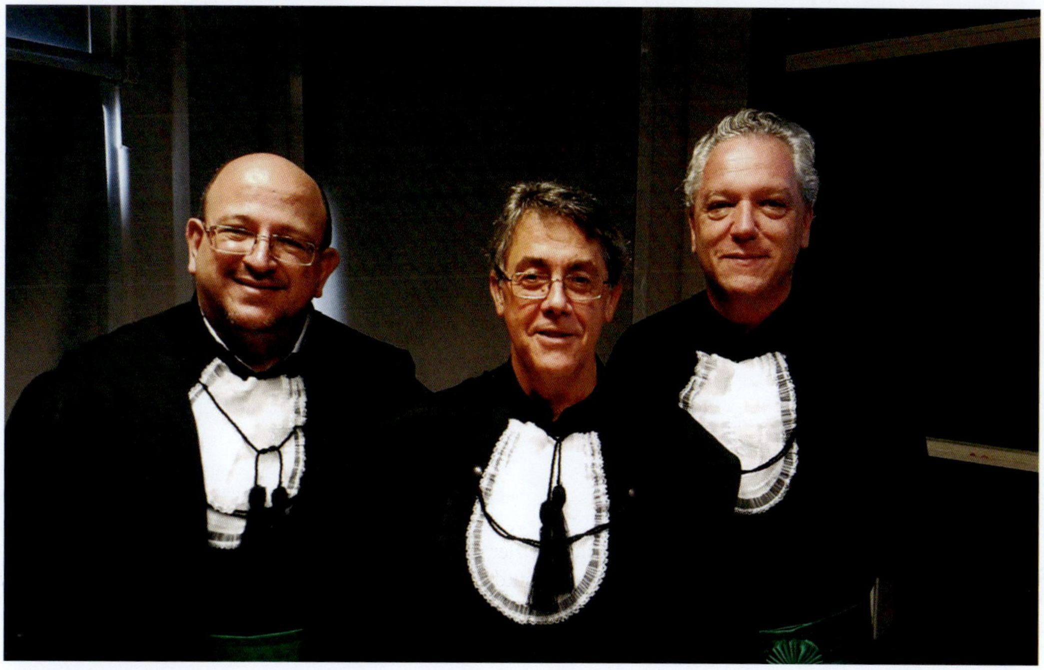

Da esquerda para a direita: Paulo Ricardo Criado, Walter Belda Junior e Nilton Di Chiacchio.

Prefácio 1

Foi com enorme alegria e muita honra que recebi o convite para elaborar o prefácio desta edição do brilhante *Tratado de Dermatologia* dos eminentes e queridos amigos professores Walter Belda Junior, Nilton Di Chiacchio e Paulo Ricardo Criado, com quem tive e tenho a sorte de conviver durante os últimos quase 40 anos nos eventos científicos da Sociedade Brasileira de Dermatologia e outros, sempre aprendendo muito e trocando experiências e conhecimento numa atmosfera de grande respeito, amizade e admiração.

O conhecimento humano vem sendo acumulado durante milênios, foi reformulado e aperfeiçoado pela sinceridade em reconhecer equívocos dos que honestamente se dedicam à ciência sem vaidades personalistas, daí a necessidade de atualizar continuamente o registro desse saber; assim, é muito bem-vinda esta nova edição atualizada do *Tratado* que se tornou referência nacional desde sua estreia, acolhendo a Dermatologia em sua integridade e na complexidade de suas diversas áreas: clínica, epidemiológica, fisiopatológica, histopatológica, terapêutica, cirúrgica, pediátrica, cosmiátrica e semiológica. Os temas são abordados por profissionais altamente qualificados e familiarizados no dia a dia de sua vida profissional com eles, o que permite que estes sejam explorados de forma didática e atualizada, relevando o que é de fato relevante para a boa prática médica e tornando a sua leitura clara, objetiva e limpa, evitando informações desnecessárias.

Embora no nosso mundo globalizado o conhecimento seja amplamente compartilhado, as peculiaridades do ambiente físico, cultural e genético dos povos permanecem criando especificidades da Dermatologia em cada região e, por isso, ter um texto desta abrangência com autoria nacional é de fundamental importância para a prática da Dermatologia em nosso país.

Por sua profundidade e abrangência, este *Tratado de Dermatologia* é fonte preciosa de estudo e consulta para Dermatologistas, estudantes de Dermatologia e médicos em geral, oferecendo o necessário para uma boa prática dermatológica com responsabilidade, ética e qualidade.

Este legado o qual os autores nos oferecem é motivo de orgulho para todos nós que nos dedicamos à Dermatologia de corpo e alma durante a nossa vida.

Prof. Dr. Celso Tavares Sodré

Professor Auxiliar de Ensino da Faculdade de Medicina da Universidade Federal do Rio de Janeiro (UFRJ) e da Faculdade de Medicina Souza Marques. Cocoordenador do Centro de Estudos do Cabelo do Instituto de Dermatologia Prof. R. D. Azulay da Santa Casa da Misericórdia do Rio de Janeiro.

Prefácio II

Sinto-me honrado em atender ao convite dos autores em prefaciar esta 4ª edição deste majestoso *Tratado de Dermatologia*.

A Medicina é a ciência das verdades provisórias. Metade do que se aprende no curso médico torna-se obsoleto em poucos anos. Eu me formei em 1964 e fiz Dermatologia, tornando-me especialista no primeiro TED (Título de Especialista em Dermatologia) em agosto de 1967.

Naquela época, ainda escrevíamos em máquinas de datilografia, fazíamos cópia com mimeógrafo em papel estêncil, anotávamos as aulas com lápis, caneta e cadernos; um período em que a difusão de informações era muito lenta, complicada e, sobretudo, cara. Os bons livros de Medicina nos obrigavam a aprender outros idiomas para que os pudéssemos ler. Como testemunhei desde a primeira edição deste *Tratado de Dermatologia*, vejo que a concepção e as conclusões desta bela e extraordinária obra, que agora chega ao auge em sua 4ª edição, competem, no mesmo nível, com as maiores obras dermatológicas mundiais.

Na vida, sempre temos algo a ensinar e muito a aprender.

A velocidade de comunicação tornou-se cada vez maior com a quantidade de informações oferecidas pela Medicina. Desse modo, a essencialidade social de nossas ações exige, cada vez mais, um constante aprimoramento profissional, pois é por meio dele que nos diferenciamos no mercado de trabalho.

Como colaborador deste livro, sempre me preocupei em fazer uma reciclagem constante, além do meu exercício contínuo no atendimento dos pacientes por todas essas décadas, nunca interrompendo os estudos para que pudesse chegar a publicar os meus conhecimentos nos respectivos capítulos. Assim também são os editores e os demais colaboradores deste livro, que, ao repassarem os seus conhecimentos de maneira polida e melhorada, aprendem e ensinam os leitores desta maravilhosa obra da Dermatologia.

Quem detém o saber alcança a autoridade científica necessária para adquirir respeitabilidade e credibilidade profissional. Isso se chama "competência": nada substitui, na Medicina, o conhecimento para a cura das doenças e o aprimoramento nos procedimentos.

A competência e o modo como tratamos os pacientes nos diferenciam como profissionais, agindo e procedendo por mãos sábias e abençoadas no dia a dia de delicadíssimas situações. Esses são os princípios básicos para a qualidade do nosso trabalho na Dermatologia, na cirurgia dermatológica e na cosmiatria, que tem alavancado o seu crescimento no contexto social em que estamos inseridos. Foi esse salto que permitiu, na atualidade, que essa área da Dermatologia se colocasse entre as práticas de preservação da saúde e da beleza, associado ao bom relacionamento com nossos pacientes.

Tive a sorte de ter chegado ao século XXI e viver as boas coisas que o mundo moderno oferece, onde a preservação da saúde evoluiu aos diagnósticos mais precisos das doenças, aos tratamentos clínicos avançados e aos procedimentos cirúrgicos, acrescentados à cirurgia micrográfica, ao *laser* e outros, chegando à cosmiatria. Nessa área da preservação da beleza, atualmente aumentaram as possibilidades de tecnologias utilizando-se medicamentos, ativos, com as técnicas das injetáveis associadas aos aparelhos. Isso tudo faz parte do conteúdo do *Tratado de Dermatologia*.

Na divulgação da nossa profissão, utilizando-se os recursos da informática e comunicação digital no meio *online*, tornou-se prático e fácil alcançar exatamente o seu público-alvo. Porém, sempre com o cuidado de o fazer de um modo ético para mantermos a credibilidade. Tudo isso envolve esses conhecimentos com o princípio do estudo constante e das habilidades em procedimentos dermatológicos que cada um deve ter e o respectivo bom senso da correta indicação. Repito que a isso se denomina "competência".

A competência tem tudo para o que penso no presente e no futuro que abre um cenário inimaginável para nós.

A pele, por ser o maior órgão do corpo humano, confere um campo enorme à Dermatologia, à cirurgia dermatológica e à cosmiatria, que ganham destaque não apenas pelo tratamento de doenças de pele, cabelos, unhas, mas também por combater uma das maiores preocupações estéticas do ser humano: a denúncia dos sinais do envelhecimento. "Todos querem viver para sempre, mas ninguém quer ser chamado de velho."

O salto do conhecimento que o futuro nos reserva me faz pensar em inúmeros avanços que podem ser realidade nos próximos anos, e temos de acompanhar tudo isso. Exemplifico: a reconstrução de tecidos, os nanorrobôs atuando no organismo e inúmeras novas tecnologias para o rejuvenescimento e para o tratamento das doenças cutâneas, completando o arsenal terapêutico da nossa especialidade.

Em que pese os avanços da inteligência artificial e as novas tecnologias em produtos e equipamentos, o futuro seguro para nós, especialistas, está no conhecimento, na capacitação e na qualificação permanente.

Isso se chama "competência". Daí a necessidade do aprimoramento que nos oferece uma obra como o *Tratado de Dermatologia*, que, nesta edição, traz também informações científicas gravadas em vídeo.

Finalmente, sinto-me no dever de me referir ao trato dos nossos pacientes, porque em momento nenhum podemos esquecer que somos médicos e humanos e, como tal, devemos sempre lembrar de que são os pacientes a razão maior de nossa profissão. Assim, temos de continuar a busca pelo aprimoramento da relação médico-paciente e dos recursos proporcionados pela biossegurança com normas preestabelecidas, propiciando o que há de melhor a eles. O paciente sempre será a razão da nossa profissão.

Aos editores, meus cumprimentos pelo empenho e pela permanente preocupação na atualização científica dos médicos Dermatologistas ao elaborarem mais esta edição, elogio extensivo aos professores colaboradores com seus respectivos capítulos, tornando, assim, esta obra de imensa abrangência pela riqueza de conhecimentos a todos nós transmitidos.

Prof. Dr. João Roberto Antonio

Professor Emérito e Chefe de Dermatologia da Faculdade Estadual de Medicina (FAMERP) e do Serviço de Dermatologia do Hospital de Base de São José do Rio Preto. "Maestro de la Dermatologia" pelo Colégio Ibero-Latino-Americano de Dermatologia (CILAD).

Prefácio III

Agradeço o honroso convite para escrever o prefácio da 4ª edição do *Tratado de Dermatologia* dos renomados Dermatologistas Walter Belda Junior, Nilton Di Chiacchio e Paulo Ricardo Criado.

Para esta edição, todos os capítulos foram revisados e atualizados e, alguns deles, ampliados.

Demonstrando elevado interesse de editar um tratado o mais atualizado possível, os autores providenciaram a introdução de novos temas referentes a doenças recentemente observadas no nosso país, como a pararamose e a varíola dos macacos, e de capítulos versando sobre ética em Dermatologia e de como interpretar um trabalho científico. Procurando aprimorar o aspecto didático deste *Tratado*, os capítulos sobre urticária e angioedema foram divididos em diferentes capítulos.

Como novidade em livro de Dermatologia, vários capítulos contam com vídeos, referidos no texto por QR Code. Citamos como exemplos vídeos sobre como fazer anestesia tópica, vídeos de campo escuro de treponema, vídeos de fluorescência em pitiríase versicolor e eritrasma, entre outros.

Considerando os diferentes aspectos até aqui comentados, julgamos que esta 4ª edição do *Tratado de Dermatologia* torna-se cada vez mais fonte de consulta obrigatória não somente para Dermatologistas, mas também para médicos de diferentes especialidades, que terão informações objetivas e atualizadas.

Sirvo-me desta oportunidade para prestar homenagem ao Dr. Walter Belda, Dermatologista, pai do nosso prezado Belda Junior, de quem tive a honra de sua amizade.

Finalmente, parabenizo os autores do *Tratado* por esta 4ª edição.

MAURÍCIO M. A. ALCHORNE

Professor de Dermatologia do Curso de Medicina da Universidade Nove de Julho (Uninove).
Livre-Docente em Dermatologia pela Universidade Federal de Pernambuco (UFPE)
e pela Faculdade de Medicina da Universidade de São Paulo (FMUSP).

Sumário

Volume 1

PARTE 1
FUNDAMENTOS DA DERMATOLOGIA

1. Pele – Estrutura, Fisiologia e Embriologia, 3
Leonardo Kamibeppu • Neusa Yuriko Sakai Valente • Mirian Nacagami Sotto

2. Sistema Imunológico e Pele, 21
Dewton de Moraes Vasconcelos

3. Princípios Básicos da Dermatopatologia, 46
Milvia M. S. S. Enokihara • Nilceo S. Michalany

4. Semiologia Dermatológica e Lesões Elementares, 81
Cidia Vasconcellos • Paulo Ricardo Criado

5. Fundamentos de Genética Aplicados à Dermatologia, 104
Bianca Bianco • Denise Maria Christofolini

6. Dermatoscopia, 115
Carlos Baptista Barcaui • Carlos Marcelo Martins Ferreira • Juan Piñeiro-Maceira

7. Mapeamento de Nevos, 140
João de Magalhães Avancini Ferreira Alves • Paula Silva Ferreira

8. Imagens em Dermatologia, 146
Ximena Wortsman • Luciana Zattar

9. Microscopia Confocal Reflectante na Dermatologia, 184
Mariana Carvalho Costa • Marco Ardigò

PARTE 2
AFECÇÕES INFLAMATÓRIAS

10. Dermatoses Eritematoescamosas, 195
Ricardo Romiti • Luciana Maragno • André Luís da Silva Hirayama

11. Dermatoses Eczematosas Diversas, 221
Mohamed Arbaqui Azzouz • Samir de Figueiredo Azouz

12. Dermatite de Contato, 231
Ida Duarte • Rosana Lazzarini • Mariana Hafner • Nathalie Suzuki

13. Dermatite Atópica, 253
Mayra Ianhez

14. Dermatoses Eritematopapulosas, 281
José Roberto Paes de Almeida

15. Prurido, Prurigo e Dermatoses Papulopruriginosas, 301
Adriana Maria Porro • Camila Arai Seque Ouki

16. Vasculites, 316
Paulo Ricardo Criado • Roberta Fachini Jardim Criado • Mirian Nacagami Sotto • Gabriela Franco Sturzeneker Trés • Thamara Christiane Alves Batista Morita

17. Vasculopatias, 361
Paulo Ricardo Criado • Danielle Priscila G. e Souza

18. Púrpuras, 392
Paulo Ricardo Criado

19. Urticária, 407
Roberta Fachini Jardim Criado • Paulo Ricardo Criado

20. Angioedema sem Urticária, 433
Anete Sevciovic Grumach • Roberta Fachini Jardim Criado

21. Doenças Urticariformes e Síndromes Autoinflamatórias com Dermatoses Associadas, 439
Paulo Ricardo Criado • Roberta Fachini Jardim Criado

22. Anafilaxia e Reações Anafilactoides, 461
Paulo Ricardo Criado • Roberta Fachini Jardim Criado

23. Dermatoses Vesicobolhosas Autoimunes, 470
Valéria Aoki • Celina Wakisaka Maruta • Claudia Giuli Santi • Denise Miyamoto

24. Dermatoses Neutrofílicas, 484
Renan Rangel Bonamigo • Fernanda Razera • Gislaine Silveira Olm • Renata Heck

25. Dermatoses Eosinofílicas, 528
Paulo Ricardo Criado • Roberta Fachini Jardim Criado

26. Distúrbios Atróficos e Escleróticos, 552
Vitor Manoel Silva dos Reis

27. Policondrite Recidivante, 556
Walter Belda Junior

28. Lipoidoproteinose, 562
Walter Belda Junior • Izelda Maria Carvalho Costa

29. Afecções Granulomatosas Não Infecciosas, 571
Silvania Pinheiro Rosa • Elemir Macedo de Souza

30. Processos Inflamatórios Não Infecciosos, 613
Lucia Helena Favaro de Arruda • Ana Carolina Bazan Arruda • Renan Lage • Marina Macellaro • Mariana Lopes Ferrari • Thais Feres Moreira Lima

31. Reações Adversas a Drogas e Farmacodermias, 628
Paulo Ricardo Criado • Roberta Fachini Jardim Criado • Cidia Vasconcellos

32. Acne e Erupções Acneiformes, 702
Ediléia Bagatin • Marco Alexandre Dias da Rocha

33. Rosácea e Rinofima, 720
Ediléia Bagatin • Marco Alexandre Dias da Rocha • Fabíola Rosa Picosse

34. Dermatite Perioral, 727
Marco Alexandre Dias da Rocha • Ediléia Bagatin

35. Discromias Congênitas, Hereditárias e Adquiridas – Leucodermias, 730
Carlos D'Apparecida Santos Machado Filho

36. Discromias Congênitas, Hereditárias e Adquiridas – Hipercromias, 739
Ana Paula Gomes Meski • Beni Moreinas Grinblat • Alessandra Ribeiro Romiti

37. Melasma, 756
Ana Claudia Esposito Lemos • Hélio Amante Miot

38. Lúpus Eritematoso , 767
Artur Antonio Duarte

39. Esclerodermia, 785
Artur Antonio Duarte

40. Dermatomiosite, 794
Pablo Cirino • Luciena Cegato Martins Ortigosa • Ricardo Romiti • Artur Antonio Duarte

41. Doença Mista do Tecido Conectivo, 809
Ricardo Romiti • Elisa Raquel Martins Costa Marques

42. Síndrome do Anticorpo Antifosfolípide, 814
Jesus Rodriguez Santamaria • Maira Mitsue Mukai Neguishi

43. Fasciite Eosinofílica, 823
Jesus Rodriguez Santamaria • Maira Mitsue Mukai Neguishi

44. Síndrome de Sjögren, 827
Jesus Rodriguez Santamaria • Maira Mitsue Mukai Neguishi

45. Artrite Reumatoide, 834
Jesus Rodriguez Santamaria • Maira Mitsue Mukai Neguishi

46. O Laboratório nas Doenças Reumatológicas com Ênfase na Prática Dermatológica, 840
Solange Murta Barros • Jozélio Freire de Carvalho

47. Afecções da Hipoderme, 881
Fernanda Gonçalves Moya • Ilana Halpern • Rute Facchini Lellis

48. Afecções Ulcerosas, 929
Luciana Patrícia Fernandes Abbade • José Roberto Pegas

PARTE 3

AFECÇÕES RELACIONADAS AO CICLO VITAL

49. Dermatoses do Período Neonatal, 959
Rubens Marcelo Souza Leite • Juliana Sabóia Fontenele

50. Dermatoses na Gestante, 974
Edviges Maria Cezareto Passaro

51. Dermatologia Geriátrica, 1008
Silvia Marcondes Pereira • Maria Carolina Corsi Ferreira

PARTE 4
AFECÇÕES DOS ANEXOS CUTÂNEOS E DAS MUCOSAS

52. Hidroses, 1069
José Roberto Pegas

53. Hidradenite Supurativa, 1083
Maria Cecília da Matta Rivitti Machado

54. Doenças dos Pelos, 1107
Aline Donati • Fabiane Mulinari Brenner • Priscila Kakizaki • Vanessa Barreto Rocha

55. Afecções das Unhas, 1185
Antonella Tosti • Nilton Di Chiacchio • Cristina Diniz Borges Figueira de Mello

56. Afecções da Mucosa Oral, 1206
Heron Fernando de Sousa Gonzaga • Bruna Lavinas Sayed Picciani • Maria Lúcia Jorge de Sousa Gonzaga • Eliane Pedra Dias • Maria Augusta Jorge

PARTE 5
AFECÇÕES INFECCIOSAS E INFESTAÇÕES

57. Dermatoviroses, 1263
Andre Avelino Costa Beber • Daniela Da Pieve • Larissa Reghelin Comazzetto • Tatzie Boeck de Arruda dos Santos • Vanessa Thomé

58. Zikavirose, Dengue e Febre Chikungunya, 1300
Francisca Regina Oliveira Carneiro • Juarez Antônio Simões Quaresma

59. Doenças Exantemáticas da Infância e da Adolescência, 1308
Francisca Regina Oliveira Carneiro

60. Infecções Bacterianas da Pele, 1323
Jackson Machado-Pinto • Luiza Laborne Sousa Pinto Kalil

61. Tuberculose Cutânea e Outras Micobacterioses, 1378
Jane Tomimori • Marcos Cesar Florian

62. Hanseníase, 1391
Heitor de Sá Gonçalves • Gerson Oliveira Penna • Maria Araci de Andrade Pontes • Mariane Maria de Araújo Stefani • Carolina Chrusciak Talhari Cortez

63. Sífilis Adquirida e Congênita, 1431
Walter Belda Junior

64. Cancro Mole, 1449
Nathalia Targa Pinto • Luiz Jorge Fagundes • Fatima Morais • Caroline Heleno Chagas de Carvalho

65. Linfogranuloma Venéreo, 1455
Walter Belda Junior

66. Donovanose, 1463
Walter Belda Junior

67. Uretrite Gonocócica, 1469
Nathalia Targa Pinto • Luiz Jorge Fagundes • Fatima Morais • Caroline Heleno Chagas de Carvalho

68. Outras Treponematoses, 1474
Sinésio Talhari • Carolina Chrusciak Talhari Cortez

69. Micoses Superficiais, 1480
John Verrinder Veasey • Guilherme Camargo Julio Valinoto • Ligia Rangel Barboza Ruiz • Clarisse Zaitz

70. Paracoccidioidomicose, 1507
Silvio Alencar Marques

71. Doença de Jorge Lobo, 1519
Walter Belda Junior • Ricardo Spina Nunes

72. Esporotricose, 1524
John Verrinder Veasey • Ligia Rangel Barboza Ruiz • Clarisse Zaitz

73. Cromoblastomicose, 1533
Walter Belda Junior • Luiz Felipe Domingues Passero

74. Micetomas e Botriomicose, 1545
Silvio Alencar Marques

75. Outras Micoses Profundas, 1553
Roberto Arenas • Elsa Vasques Del Mercado • Gabriela Moreno-Coutiño • Eder R. Juarez-Duran

76. Leishmaniose Tegumentar Americana, 1566
Carolina Chrusciak Talhari Cortez • Gustavo Uzêda Machado • Paulo Roberto Lima Machado

77. Dermatoses Parasitárias, 1580
Alberto Eduardo Cox Cardoso • Alberto Oiticica Cardoso • Mônica Santos • Carolina Chrusciak Talhari Cortez

78. Doenças Provocadas por Protozoários, 1600
Anna Cecilia Andriolo • Larissa Klumpp Martinez Meirinho Magalhães

79. Varíola dos Macacos (*Monkeypox*)/MPOX, 1608
Paulo Ricardo Criado • Walter Belda Junior • Hélio Amante Miot • Marcos Cesar Florian • Stefan Cunha Ujvari • Paulo Roberto Abrão Ferreira

80. Pararamose, 1626
Arival Cardoso de Brito

81. Doença de Kawasaki, 1631
Izelda Maria Carvalho Costa

82. Manifestações Dermatológicas Provocadas por Venenos e Peçonhas de Animais, 1651
Vidal Haddad Junior

83. Síndrome da Imunodeficiência Adquirida, 1659
Luiza Keiko Matsuka Oyafuso • Alessandra Moraes Barros Vieira • Renata Mie Oyama Okajima

84. Cirurgia Dermatológica nos Acidentes por Animais Peçonhentos, 1683
Vidal Haddad Junior • João Luiz Costa Cardoso • Hamilton Ometto Stolf

Índice Remissivo, 1687

Volume 2

PARTE 6

AFECÇÕES DETERMINADAS OU AGRAVADAS PELA INTERAÇÃO COM O AMBIENTE

85. Dermatoses por Agentes Mecânicos, Calor e Frio, 1731
Nilton Gioia Di Chiacchio

86. Fotodermatoses, 1738
Tania Ferreira Cestari • Juliana Catucci Boza

87. Dermatoses Causadas por Plantas, 1749
Vitor Manoel Silva dos Reis

88. Dermatoses Ocupacionais, 1754
Alice de Oliveira de Avelar Alchorne • Maurício Mota de Avelar Alchorne • Stefano de Avelar Alchorne Trivelin

89. Dermatologia e Esporte, 1763
Ana Cristina Fortes Alves • Walter Belda Junior

90. Dermatologia dos Pés, 1770
Octávio Moraes Junior • Mary Ivone Damasceno

PARTE 7

AFECÇÕES METABÓLICAS E NUTRICIONAIS

91. Dermatoses Nutricionais, 1815
Luciana Baptista Pereira • Lucas Campos Garcia

92. Xantomas, 1835
Cristiana Silveira Silva • Paulo Ricardo Criado

93. Porfirias, 1847
Fatima Mendonça Jorge Vieira

94. Mucinoses, 1891
Antonio Carlos Martins Guedes • Soraya Neves Marques Barbosa dos Santos

95. Amiloidose, 1903
Maurício Mota de Avelar Alchorne • Alice de Oliveira de Avelar Alchorne • Dalva Regina Neto Pimentel • Marilda Aparecida Milanez Morgado de Abreu

96. Alterações do Metabolismo do Cálcio, Ferro, Zinco e Cobre, 1915
Renan Rangel Bonamigo • Lia Dias Pinheiro Dantas • Juliana Catucci Boza • Gabriela Fortes Escobar • Juliano Peruzzo • Chinobu Chisaki

PARTE 8

AFECÇÕES HEREDITÁRIAS – GENODERMATOSES

97. Distúrbios Hereditários da Queratinização – Ictioses e Queratodermias Palmoplantares, 1935
Maria Cecília da Matta Rivitti Machado • Chan I Thien • Luciana de Paula Samorano • Zilda Najjar Prado de Oliveira

98. Genodermatoses Primariamente Não Bolhosas Relacionadas a Outros Distúrbios Tegumentares, 1964
Hiram Larangeira de Almeida Junior • Rodrigo Pereira Duquia • Juliano de Avelar Breunig

99. Genodermatoses Bolhosas, 1972
Luciana de Paula Samorano • Maria Cecília da Matta Rivitti Machado • Zilda Najjar Prado de Oliveira

100. Genodermatoses Hiperplásicas, Aplásicas, Displásicas e Atróficas, 1986
Hiram Larangeira de Almeida Junior • Rodrigo Pereira Duquia • Juliano de Avelar Breunig

101. Genodermatoses Mesenquimais, 1990
Hiram Larangeira de Almeida Junior • Rodrigo Pereira Duquia • Juliano de Avelar Breunig

102. Neurofibromatose, 2001
João Roberto Antonio • Lívia Arroyo Trídico

103. Genodermatoses Neurocutâneas, 2024
João Roberto Antonio • Ana Luiza Magnabosco de Mathias • Carlos Eduardo de Mathias Sanches

104. Displasias Ectodérmicas, 2036
Hiram Larangeira de Almeida Junior • Rodrigo Pereira Duquia • Juliano de Avelar Breunig

105. Afecções Queratóticas, 2040
José Roberto Paes de Almeida

106. Doença de Cole, 2047
Maria Cecília Teixeira de Carvalho Bruno • Carlos Alberto Bruno Mendes de Oliveira • Walter Belda Junior

107. Mastocitose, 2049
Luciana de Paula Samorano • Maria Cecília da Matta Rivitti Machado • Zilda Najjar Prado de Oliveira

108. Fibromatoses, 2059
Walter Refkalefsky Loureiro

PARTE 9

AFECÇÕES TEGUMENTARES E INTERDISCIPLINARES

109. Manifestações Dermatológicas das Trombofilias, 2069
Paulo Ricardo Criado • Neusa Yuriko Sakai Valente

110. Manifestações Dermatológicas em Erros Inatos da Imunidade, 2087
Anete Sevciovic Grumach

111. Covid-19 – Coronavírus, Infecção, Doença, Vacinas e Suas Manifestações Dermatológicas, 2093
Paulo Ricardo Criado • Roberta Fachini Jardim Criado • Marco Aurélio Palazzi Safadi • Fernando Luiz Affonso Fonseca

112. Estomias, 2156
Maria Angela Boccara de Paula • Adriane Aparecida da Costa Faresin • Samuel Henrique Mandelbaum

113. Manifestações Cutâneas Associadas ao HTLV-1, 2170
Maria de Fátima Paim de Oliveira • Achilea Candida Lisboa Bittencourt

114. Psicodermatologia – Medicina Psicocutânea, 2183
Márcia dos Santos Senra • Marcius Achiamé Peryassu • Patrícia de Aguiar Magalhães da Silveira

115. Dermatologia Hospitalar, 2196
Izelda Maria Carvalho Costa • Karen Fernandes de Oliveira • Lucas Souza-Carmo Nogueira • Ines Stafin

116. Dermatologia em Transplantados de Órgãos Sólidos, 2218
Isadora Zago Miotto • Cyro Festa Neto • Walmar Roncalli Pereira de Oliveira

117. Manifestações Cutâneas de Doenças Sistêmicas, 2231
Paulo Ricardo Criado • Roberta Vasconcelos Berg • Simone Magalhães Diniz • Ana Carolina Radicci Pégolo • Mariana Figueiroa Careta

118. Radiação Solar, Vitamina D e Doença Renal, 2289
Paulo Ricardo Criado • Ronaldo Bérgamo

PARTE 10

AFECÇÕES HAMARTOMATOSAS E NEOPLÁSICAS

119. Neoplasias Epiteliais Benignas, Sebáceas e de Glandulas Écrinas e Apócrinas, 2299
Aparecida Machado de Moraes • Maria Leticia Cintra

120. Instabilidade Genômica, Reparo de DNA e Neoplasia, 2320
Cyro Festa Neto • Mara Huffenbaecher Giavina Bianchi

121. Dermatoses Epiteliais Pré-Neoplásicas, 2327
Cyro Festa Neto • Mara Huffenbaecher Giavina Bianchi

122. Neoplasias Malignas da Epiderme, 2341
Juliana Arêas de Souza Lima Beltrame Ferreira

123. Neoplasias Neurais e Mesenquimais, 2382
Thais Amaral Carneiro Cunha

124. Cistos e Neoplasias Mesenquimais, 2397
Walter Belda Junior • Nilton Di Chiacchio • Paulo Ricardo Criado

125. Tumores Mesenquimais e Neurais, 2403
Alexandre Rolim da Paz • Anna Luiza Marinho • Luciana Gadelha Miranda de Melo • Otávio Sérgio Lopes

126. Anomalias Vasculares e Síndromes com Repercussões Sistêmicas Associadas, 2415
Anita Rotter • Maria Cecília da Matta Rivitti Machado • Luciana de Paula Samorano • Zilda Najjar Prado de Oliveira

127. Nevos Melanocíticos, 2437
Samira Yarak • Priscila Ishioka • Sérgio Henrique Hirata • Fernando Augusto de Almeida

128. Melanoma Maligno, 2448
Eduardo Bertolli • Fernando Augusto de Almeida • Francisco Aparecido Belfort • Sergio Henrique Hirata

129. Linfomas, Leucemias e Pseudolinfomas, 2456
Denis Miyashiro • Jade Cury-Martins • Adriana Pessoa Mendes Eris • Otávio César Baiocchi • José Antonio Sanches Junior

130. Histiocitoses de Comportamento Biológico Variável, 2490
Paulo Ricardo Criado • Cristiana Silveira Silva • Paulo Eduardo Neves Ferreira Velho

131. Paraneoplasias e Dermatoses Associadas a Malignidades Internas, 2518
Paulo Ricardo Criado • Aline Donati • Irina Andrea Pires Afonso

PARTE 11

CIRURGIA DERMATOLÓGICA E PROCEDIMENTOS TERAPÊUTICOS OU CORRETIVOS DA PELE

132. Fundamentos da Anatomia Cirúrgica Tegumentar, 2547
Celso Luís Madeira • Elisa Raquel Martins Costa Marques • Nilton Gioia Di Chiacchio • Emerson Henrique Padoveze

133. Introdução à Cirurgia Dermatológica, 2566
Francisco Le Voci • Mônica Maria de Faria Pimenta

134. Planejamento Pré e Pós-Operatório em Cirurgia Dermatológica, 2579
Cristina Diniz Borges Figueira de Mello • Dimitri Luz Felipe da Silva

135. Esterilização, Desinfecção e Antissepsia na Prática Dermatológica, 2584
Aparecida Machado de Moraes • Paulo Eduardo Neves Ferreira Velho • Renata Ferreira Magalhães

136. Anestesia em Cirurgia Dermatológica, 2592
Emerson Henrique Padoveze • Suelen Montagner

137. Complicações em Cirurgia Dermatológica, 2602
Eliandre Costa Palermo • Ana Claudia Esposito Lemos • Osório Alves Correa de Castro Lara

138. Infiltrações Intralesionais, 2615
Leandro Fonseca Noriega

139. Biópsias de Pele, 2630
Luciana Takata Pontes • André Luiz Simião

140. Eletrocirurgia, 2639
Carlos D'Apparecida Santos Machado Filho

141. Criocirurgia em Dermatologia, 2662
Carlos Horacio González Rojas

142. Técnicas em Cirurgia Dermatológica Básica, 2678
Laura Bertanha • Kiril Endo Kasai • Fernanda Bertanha • Nilton Gioia Di Chiacchio

143. Conceitos nos Tratamentos dos Tumores Benignos da Pele, 2694
Luiz Roberto Terzian • Yasmin Pugliesi

144. Conceitos nos Tratamentos dos Tumores Malignos não Melanoma da Pele, 2701
Selma Schuartz Cernea • Carlos Alberto Bruno Mendes de Oliveira

145. Conceitos nos Tratamentos do Melanoma Cutâneo, 2709
Eduardo Bertolli • Francisco Aparecido Belfort • Rafael Aron Schmerlling

146. Cirurgias de Unhas, 2716
Nilton Di Chiacchio • Nilton Gioia Di Chiacchio

147. Cirurgia do Couro Cabeludo, 2728
Francisco Le Voci

148. Cirurgia Dermatológica em Áreas Especiais, 2747
Nelson Marcos Ferrari Junior

149. Enxertos e Retalhos Cutâneos, 2755
Nelson Marcos Ferrari Junior • Emerson Henrique Padoveze • Selma Schuartz Cernea • Nilton Di Chiacchio

150. Cirurgia Micrográfica, 2775
Glaysson Tassara Tavares • Selma Schuartz Cernea • Emerson Henrique Padoveze • Nilton Gioia Di Chiacchio

151. Lipoaspiração em Dermatologia, 2786
Érico Pampado Di Santis • Samira Yarak

152. *Peelings* em Dermatologia, 2798
Bogdana Victoria Kadunc • Chinobu Chisaki

153. Toxina Botulínica, 2808
Ada Regina Trindade de Almeida • Giovanna Prata Ciabotti Camargos • Suelen Montagner

154. Preenchedores Cutâneos, 2823
Alessandra Ribeiro Romiti • Marcelo M. Bellini • Meire Brasil Parada • Patrícia Ormiga

155. Procedimentos Associados à Luz, 2845
Camila Arai Seque Ouki • Juliana Marcondes Macea • Luis Antonio Ribeiro Torezan • Nuno Eduardo G. de Sanches Osório

156. Terapia Fotodinâmica em Dermatologia, 2863
Luis Antonio Ribeiro Torezan • Raquel Cavalcante

157. Princípios de Fototerapia, 2877
Rosana Lazzarini • Roberta Buense • Aripuanã Coberio Terena • Márcia de Matos Silva

158. Emergências Clínicas no Consultório, 2906
Carlos Alberto Guglielmi Eid

PARTE 12
TERAPÊUTICA MEDICAMENTOSA NA DERMATOLOGIA

159. Terapêutica Dermatológica Tópica, 2919
Humberto Antônio Ponzio • Maira Hack Ribeiro

160. Drogas de Uso Sistêmico em Dermatologia, 2925
Hélio Amante Miot • Jules Rimet Borges • Paulo Ricardo Criado • Livia de Vasconcelos Nasser Caetano • Carolina Chrusciak Talhari Cortez • Grasielle Silva Santos • Mayra Ianhez

161. Biológicos e Pequenas Moléculas na Prática Dermatológica, 3025
Ricardo Romiti

162. Fotoproteção Tópica e Sistêmica, 3027
Paulo Ricardo Criado

163. Curativos e Coberturas, 3073
José Roberto Pegas • Luciana Patrícia Fernandes Abbade • Ludmilla Cardoso Gomes

PARTE 13
PESQUISA EM DERMATOLOGIA

164. Informática e Teledermatologia Aplicadas na Dermatologia, 3103
Juliano Vilaverde Schmitt • Hélio Amante Miot

165. Pesquisa Clínica na Área da Dermatologia, 3109
Maria Vitoria Suárez Restrepo • André Vicente Esteves de Carvalho • Gleison Vieira Duarte

166. Métodos Laboratoriais de Aplicação à Pesquisa Básica em Dermatologia, 3119
Carla Pagliari • Maria da Glória Sousa Stafocker • Isabela de Godoy Menezes • Paula Ordonhez Rigato

167. Como Interpretar um Artigo Científico, 3149
José Nunes de Alencar Neto • Cristina Van Blarcum de Graaff Mello

168. Ética em Dermatologia, 3161
Sérgio Palma

169. Sinais e Epônimos em Dermatologia, 3164
Cipriano Ferreira da Silva Junior

Índice Remissivo, 3184

PARTE 6

Afecções Determinadas ou Agravadas pela Interação com o Ambiente

capítulo 85

Nilton Gioia Di Chiacchio

Dermatoses por Agentes Mecânicos, Calor e Frio

■ AGENTES MECÂNICOS

Calosidades

Comumente chamadas de "calos", são queixa frequente no consultório do dermatologista, oferecendo, na maioria das vezes, dificuldade terapêutica.

Correspondem à resposta natural da pele decorrente de fricção crônica. Representando a tentativa para compensar essa fricção em determinados pontos, mediante o aumento da espessura do tecido cutâneo.

São hiperqueratoses não penetrantes, circunscritas e adquiridas, que ocorrem principalmente nos locais de pressão ou fricção das mãos e pés (Figura 85.1). Outras regiões, onde há proeminências ósseas, podem ser afetadas, por exemplo nos praticantes de esportes e nos músicos.[1,2]

Manifestações clínicas

Placa ceratótica amarelada, pouco elevada, dura, inelástica, de limites imprecisos e pouco sensível. Tamanho varia de 1 a 5 cm.

Nos pés, resultam do uso de sapatos inadequados, vícios de postura ou deambulação, pés chatos, artrites, fraturas etc. Pode haver evolução para mal perfurante plantar, osteomielite e até malignização da lesão, especialmente em pacientes diabéticos, com doenças neurológicas ou hanseníase.

Nas mãos e outras localizações, geralmente são causados pelas atividades profissionais, caracterizando o tipo de trabalho executado.

Podem ocorrem fissuras dolorosas ou não, que eventualmente evoluem com infecção secundária.

Diagnóstico diferencial

O calo difere do *clavus* por não apresentar ponto ceratótico central e ser mais difuso.

O calo tende a ser mais doloroso do que a verruga plantar/palmar quando pressionado verticalmente, já a verruga, quando comprimida lateralmente. À dermatoscopia, a verruga geralmente apresenta pontos enegrecidos, o que correspondem aos capilares trombosados (Figura 85.2).

O calo frequentemente desaparece quando a pressão é interrompida.

Tratamento

Correção da causa responsável é primordial.

Outras medidas são indicadas somente quando há dor e desconforto.

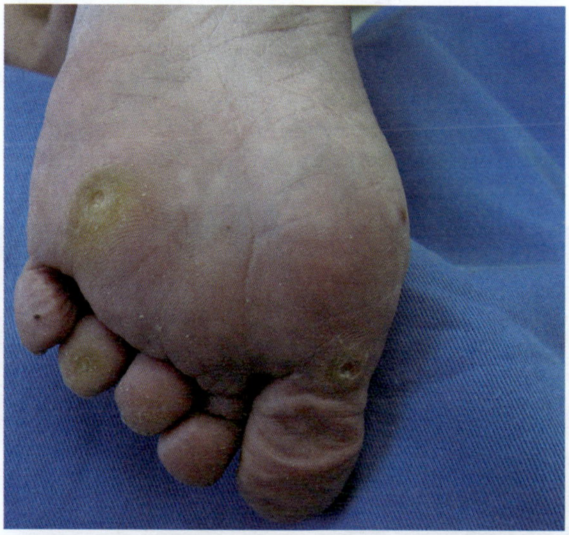

■ **Figura 85.1** Calosidades plantares.

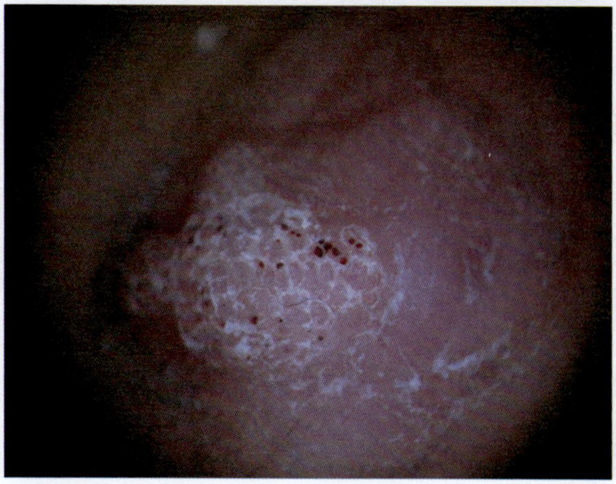

■ **Figura 85.2** Presença de pontos enegrecidos à dermatoscopia da verruga. Estes pontos correspondem aos capilares trombosados.

Uso de calçados adequados e coxins são utilizados a fim de diminuir o contato entre os tecidos, na impossibilidade de correção da causa.

Produtos cáusticos são úteis no alívio temporário. Podem ser utilizados o ácido salicílico a 10% a 40%, ácido lático a 12% e ureia.

Após amolecimento da calosidade com banhos quentes, esta pode ser removida por meio da curetagem ou raspagem.[3]

Em casos excepcionais, pode-se fazer a retirada cirúrgica com excisão, sutura ou enxertia.

Clavus ou clavo

Área adquirida de hiperceratose circunscrita que se introduz em forma de cunha na camada malpighiana, atrófica neste nível, comprimindo a papila dérmica subjacente e ocasionando dor, pela pressão.

Sobre os dedos dos pés são conhecidos como *clavus* duros, enquanto aqueles entre os dedos são chamados de moles.

Patogenia

Resulta de mecanismos defensivos da pele que se espessa em resposta à pressão contra saliências ósseas, particularmente nos pés.

Manifestações clínicas

Pápula ou placa pouco elevada, amarelada, dura e inelástica, com tamanho variando de 0,5 a 2 cm de diâmetro, localizada nas partes proeminentes dos pés, como a face lateral do quinto dedo e a face plantar da articulação metatarsofalangeana do primeiro pododáctilo. Em esportistas e bailarinos, podem formar-se na extremidade do segundo ou terceiro dedo, acompanhado de distrofias e hemorragias ungueais.

Localiza-se nos espaços interdigitais dos pés, pela pressão de um dedo sobre o outro (Figura 85.3). À palpação, revela, geralmente, pequena saliência óssea que pode ser visualizada por estudo radiológico, responsável pelo *clavus*. Apresenta-se macerado pelo calor e umidade, com cor branco-acinzentada e dor.

Quando manipulados, podem infectar-se, determinando celulites, com eventual supuração.[3]

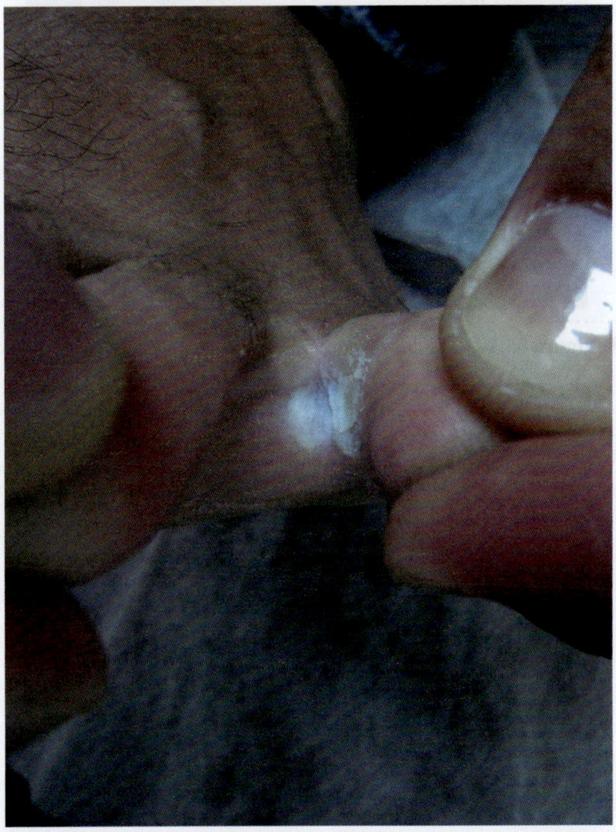

■ **Figura 85.3** 4º espaço interdigital do pé: placa branco-acinzentada macerada.

Diagnóstico

É feito por aspectos clínicos, eventualmente corroborados pelas atividades do paciente.

O diagnóstico diferencial é necessário nas regiões plantares com as verrugas. Quando localizados nos espaços interdigitais, diferenciam-se da candidose intertriginosa.

Tratamento

O primeiro cuidado consiste em prevenir a causa irritativa mecânica pelo uso de calçados adequados, correção de eventuais defeitos ortopédicos e emprego de almofadas ou anéis protetores. Pode-se usar emplastros ou colódios de ácido salicílico a 40%, seguidos de remoção, por curetagem ou dessecamento. As lesões interdigitais e da face lateral do quinto pododáctilo podem necessitar cirurgia para a remoção das espículas ósseas, possibilitando a cura destas lesões.[3]

Petéquias calcâneas

Denominadas também sufusões hemorrágicas traumáticas puntiformes do calcanhar, hemorragias pós-traumática puntiforme, calcanhar preto ou cromidrose plantar. Apresentam-se como múltiplos pontos enegrecidos principalmente na lateral de um ou dos dois pés, podendo mais raramente acometer os quirodáctilos.

São hemorragias na camada córnea, causadas por trauma, principalmente em praticantes de esportes.[2]

Podem apresentar-se como pontos pretos isolados ou agrupados. Quando agrupados, o diagnóstico diferencial com o melanoma acral torna-se importante e pode ser feito por meio da dermatoscopia. A *tinea nigra* é outro diagnóstico diferencial a ser lembrado.

Não há necessidade de tratamento.

Foliculose anserina traumática

Trata-se de uma forma de dermatite friccional, em que o atrito crônico resulta em ceratose folicular. São comuns nas mãos, cotovelos e joelhos, em decorrência de hábitos de postura. Há maior incidência nos pacientes atópicos. Apresentam-se como pequenas placas arredondadas, mal delimitadas, com discretas elevações ceratósicas, dando a sensação de aspereza ao toque, semelhante à pele de ganso, daí o nome "anserina". Pode haver hiperpigmentação das lesões, sendo mais frequente nos pacientes melanodérmicos. Prurido leve é relatado por muitos pacientes.

Há folículos rudimentares com dilatação dos poros foliculares e retenção de material ceratósico e sebo. Pode haver aparecimento do estrato lúcido e vasodilatação.

O tratamento restringe-se à eliminação de posturas viciosas, sendo que o uso de corticosteroides e queratolíticos aceleram o processo.[2]

Acantoma *fissuratum*

Denominado também granuloma *fissuratun*, é o espessamento da pele que surge nas áreas de pressão da armação dos óculos, nas regiões retroauricular, parede nasal alta e até peniana.[4] A pressão mecânica sobre a pele resulta em reação inflamatória. Quando crônica, esta pressão estimula a produção de colágeno que sofre degeneração, surgindo inflamação para sua eliminação.[5] Clinicamente apresenta-se como placa ou nódulo exofítico, geralmente unilateral, da cor da pele ou discretamente eritematoso, com sulco central que pode ser ulcerado ou fissurado, podendo haver exsudação. Há dor no local de pressão. Histologicamente caracteriza-se por um processo inflamatório linfo-histioplasmocitário granulomatoso com fibrose e hiperplasia pseudoepiteliomatosa. O diagnóstico diferencial deve ser feito com o carcinoma basocelular, queratose actínica, carcinoma espinocelular e queratose seborreica.

O tratamento deve ser feito por meio da correção da pressão dos óculos, uso de corticosteroides tópicos e intralesionais e em alguns casos exérese da lesão.[6-8]

Úlcera decubital

Lesão ulcerada que acomete a região lombossacra, tornozelos, calcâneos e outras regiões de pacientes acamados por longos períodos, debilitados ou paraplégicos.

Ocorre em razão da pressão contínua que exercida sobre determinada área cutânea, dependendo de mecanismos vasculares e neurotróficos. Inicialmente há uma área lívida, que progride com o aparecimento de escara enegrecida. Com a eliminação da escara, após alguns dias, a lesão torna-se ulcerada.

A prevenção com cuidados adequados de enfermagem é fundamental. São lesões de difícil cicatrização, pelo trofismo alterado da região. Pode haver malignização da lesão. Curativos biológicos e hidrocoloides podem ser úteis.

Acne mecânica

Trata-se de uma erupção acneiforme, na qual a pressão local exercida por equipamentos esportivos, roupas apertadas, chapéus, bonés e áreas de pressão de pele sobre pele, como, por exemplo, nas áreas da face onde o indivíduo apoia a mão, produz, na verdade, foliculite oclusiva.

O tratamento resume-se à remoção da causa, sendo o tratamento convencional para acne insatisfatório.

Pápulas podais piezogênicas

São herniações de gordura decorrentes de camadas fasciais que suportam o peso do corpo, nas faces mediais dos calcâneos. Ocorrem em indivíduos obesos ou em atletas, por defeitos nos septos interlobulares ou do tecido conectivo. Tornam-se aparentes quando há ganho de peso significativo, e desaparecem quando o portador emagrece. É um achado no exame clínico, sendo dificilmente queixa principal do paciente. Apresentam-se como pápulas normocrômicas ou discretamente eritematosas, e estão localizadas quase sempre nas porções mediais do calcâneo (Figura 85.4). Aparecem exclusivamente quando o indivíduo está em pé. São assintomáticas, porém em condições especiais, quando há alterações inflamatórias secundárias, podem tornar-se dolorosas. O uso de meias compressivas está indicado. Aplicações intralesionais com corticosteroides são efetivas, porém se não houver perda de peso, haverá recidiva.[9]

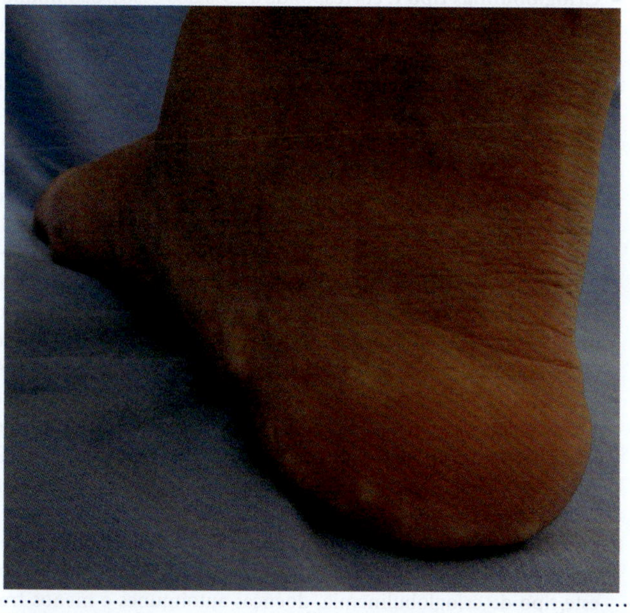

Figura 85.4 Porção medial do calcâneo: pápulas podais piezogênicas.

AFECÇÕES CAUSADAS PELO CALOR

Queimaduras

As queimaduras são o tipo mais frequente de injúria cutânea e podem ser causadas por diversos agressores, como sol, fogo, explosão de gases, líquidos quentes, vapor e metais quentes. Em geral, o atendimento inicial é realizado em unidades de emergências, porém o dermatologista é consultado mais comumente nos casos de queimaduras solares e no tratamento de sequelas. As queimaduras são classificadas em quatro graus:

- **Primeiro grau:** acometem as camadas mais superficiais da epiderme, manifestando-se por eritema, edema, calor e dor. Após alguns dias, a pele evolui com descamação e não há a formação de lesões cicatriciais. Pode haver hiperpigmentação pós-inflamatória. O uso de compressas frias alivia a dor e reduzem o edema. Os corticosteroides tópicos são usados na redução do processo inflamatório.
- **Segundo grau:** compromete toda a epiderme e parte da derme, com formação de vesículas e bolhas, eritema, edema, erosões ou ulcerações. A reepitelização ocorre por restos epiteliais e anexos cutâneos. Na forma superficial, há transudação de soro dos capilares, e normalmente não evolui com cicatrizes. A forma profunda caracteriza-se por agressão da derme reticular, com comprometimento do fluxo sanguíneo e anexos, o que torna a pele pálida e a recuperação mais lenta e com cicatrizes residuais. As discromias pós-inflamatórias são mais frequentes. As bolhas tensas e que causem incômodo devem ser esvaziadas com cuidado, de modo que o teto seja preservado, funcionando como curativo biológico. Já as vesículas e bolhas mais finas, devem ser preservadas, a fim de se evitar a contaminação secundária. O uso de compressas com permanganato de potássio, água de Alibour ou líquido de Burrow é útil nas lesões exsudativas. Há relatos de que a associação da sulfadiazina de prata com sulfato cério aumentam a afetividade do tratamento nas queimaduras de segundo e terceiro grau. Evita-se o uso de neomicina ou gentamicina pelo risco de sensibilização, dando-se preferência ao uso de mupirocina e ácido fusídico. O emprego de antibióticos sistêmicos resume-se aos casos em que há sinais de infecção importante ou sintomas gerais.[10]
- **Terceiro grau:** há destruição da epiderme, derme e anexos, com formação de úlceras. A cura é lenta e com cicatrizes superficiais e profundas. Pode haver formação de cicatrizes hipertróficas, queloides e contraturas, com dano funcional. Além disso, estas cicatrizes podem ser sede de carcinomas espinocelulares tardios.
- **Quarto grau:** destruição total da pele, acometendo inclusive o tecido subcutâneo, tendões, músculos e ossos. Nos casos mais extensos e graves, os sintomas de choque ocorrem nas primeiras 24 horas, seguidos por toxemia pela absorção de tecidos destruídos. Complicação frequente é a contaminação destas lesões por micro-organismos. A formação de cicatrizes hipertróficas e queloides é mais frequente do que nas queimaduras de terceiro grau.

Nas queimaduras de terceiro e quarto graus, os cuidados devem ser intensivos. Dependendo da extensão da queimadura, o emprego de terapia antichoque, a antibioticoterapia sistêmica de amplo espectro e a correção de possíveis distúrbios hidroeletrolíticos são a base do tratamento. Deve-se proceder com desbridamento dos tecidos necróticos e cuidados locais. A fim de manter a integridade do tecido cutâneo, enxertos autólogos de pele total tornam-se fundamentais. Alguns centros de tratamentos de queimados avançados realizam enxertos com células cultivadas.

Eritema *ab igne*

O eritema *ab igne* caracteriza-se por um eritema reticular persistente, associado a teleangiectasias, que decorre da exposição prolongada de irradiação infravermelha na forma de calor, sem produção de queimaduras. Sua fisiopatologia ainda não é totalmente clara. A temperatura capaz de produzir esta lesão varia entre 42 e 47 °C.[11] Acomete sobretudo as pernas de mulheres, e outras localizações, como as nádegas, abdome, região lombossacra e coxas.[12] As lesões podem ser desde assintomáticas até apresentarem sensação de queimação. Não há relatos de sintomas sistêmicos. O tamanho e a forma das lesões são compatíveis com a fonte de calor. Apesar de inúmeros relatos de diversas fontes de calor capazes de produzir esta lesão, hoje relata-se com mais frequência os casos produzidos pelo uso de computadores apoiados nas coxas, aquecedores de banco de carros, compressas quentes e sacos de pipoca de micro-ondas.[12] Fontes de calor produzidas pelo fogo, como lareiras e fogão de lenha foram muito descritos, sobretudo em países de clima frio, porém, hoje o eritema *ab igne* pode ser visto em habitantes de regiões com clima quente. Em determinadas situações, pode ser considerada uma doença ocupacional, por exemplo em cozinheiros e pessoas que trabalham em ambientes muito quentes.

A lesão caracteriza-se inicialmente por áreas de eritema macular transitório, que evoluem com um padrão reticular, entremeado com áreas hipocrômicas, constituindo a lesão clássica de eritema reticular persistente. Com a evolução, a lesão torna-se pigmentada e há o aparecimento de telangiectasias. Pode ocorrer a formação de bolhas e atrofia da área acometida. Em lesões de longa data, pode-se formar mais raramente queratoses e carcinomas (espinocelular e Merkel).[14,15] O carcinoma de células escamosas tende a ser de baixo grau, enquanto o de células de Merkel costuma ser mais agressivo, com recidivas e mortalidade de até 30% dos casos. Os principais diagnósticos diferenciais são: poiquilodermia, degeneração solar (actínica), livedo reticular, linfomas, vasculite, dermatomiosite e cútis marmorata.[13] Histologicamente há atrofia da epiderme, com apagamento das cristas epiteliais e alterações vacuolares da camada basal. Encontra-se material elastótico proeminente na derme média e telangiectasias. Atipias celulares são encontradas nos casos mais prolongados, quando há transformação queratótica da lesão. Pequeno depósito de hemossiderina e melanina na derme papilar pode ser visto.[16,17]

O tratamento deve ser feito com a interrupção da fonte de calor, além do uso de emolientes e corticosteroides tópicos. A hidroquinona pode ser usada nos casos em que há hiperpigmentação residual, porém pode ser permanente nos casos de longa data. O 5-fluorouracil pode ser usado na melhora das atipias celulares.

Eritromelalgia

Trata-se de uma hipertermia paroxística de extremidades com eritema, dor em queimação intensa e aumento da temperatura cutânea. Os surtos têm duração variável, de semanas a meses. Pode ser hereditária ou esporádica, sendo primária ou secundária a doenças sistêmicas, como a policitemia vera, trombocitemia essencial, diabete *mellitus*, hipertensão arterial, doença arterial oclusiva, eritema pérnio crônico, intoxicações por metais pesados (mercúrio, arsênico e tálio) ou uso de drogas, como a nifedipina. É mais comum em homens adultos, sendo rara em crianças. A fisiopatogenia é desconhecida, porém especula-se que os pacientes apresentem anormalidades vasculares primárias ou secundárias que resultam em edema endotelial, aumento da temperatura, alterações do fluxo sanguíneo, agregação e ativação plaquetária, com liberação de prostaglandinas, responsáveis pelo eritema e dor.

Há três tipos de eritromelalgia:

- **Tipo 1:** associada a trombocitemia e que melhora com o uso de ácido acetilsalicílico.
- **Tipo 2:** primária ou idiopática, e geralmente congênita, podendo ser familiar, desencadeada por exercícios ou ambientes quentes.
- **Tipo 3:** secundária a doenças vasculares inflamatórias ou degenerativas, como lúpus, esclerodermia, artrite reumatoide, gota e alterações neurológicas.

Hiperemia aguda com edema, aumento de temperatura, dor em queimação intensa e hiperidrose de extremidades, provocados por estímulos térmicos e esforços musculares; ocorrem mais comumente nas pernas e/ou pés e, mais raramente, nas mãos, podendo ser unilateral ou bilateral (mais frequente). A evolução é crônica e de evolução em surtos, variando de minutos, horas, dias, semanas ou meses, podendo ser contínua. Calor, febre e exercício físico podem exacerbar o quadro, enquanto o frio o alivia. Os sintomas ocorrem na faixa de temperatura de 32 a 36 °C. O diagnóstico é essencialmente clínico, e suas respectivas causas secundárias devem ser pesquisadas. A doença de Raynaud é diagnóstico diferencial, assim como a distrofia simpaticorreflexa e alterações disautonômicas do diabete.

Quando encontrada uma doença de base, esta deve ser tratada. Resfriamento das áreas afetadas durante os surtos é indicado. A aspirina pode ser usada nos casos de trombocitemia, e em casos dolorosos; a indometacina mostra-se útil, sobretudo em pacientes pediátricos que não respondem à aspirina. As formas primárias são refratárias, e inúmeros tratamentos são tentados, como o uso de isoproterenol sublingual, propranolol e até destruição cirúrgica de gânglios e nervos periféricos regionais nas formas mais dolorosas.

Urticária colinérgica

Quadro caracterizado por urticas e halo eritematoso, muito pruriginoso, que acomete qualquer região, exceto as palmas e plantas. Surge após exercícios físicos, tensões emocionais, banhos quentes ou quadros febris. Pode haver sintomas sistêmicos acompanhando o quadro, como náuseas, salivação, cefaleia e perturbações intestinais. O prurido colinérgico é a forma mínima, na qual há apenas prurido e ausência de lesões.

Miliária

É erupção causada por obstrução dos ductos sudoríparos com ruptura e subsequente extravasamento de suor na pele. Pode ser causada por calor e dermatoses inflamatórias. Há três formas de miliária: cristalina ou sudamina, rubra (brotoeja) e profunda.

■ AFECÇÕES CAUSADAS PELO FRIO

Crioglobulinemias

As crioglobulinas são imunoglobulinas circulantes, que com frequência, encontram-se complexadas com outras proteínas e se precipitam de maneira reversível no frio. Exercerem sua função patogênica nos vasos por dois mecanismos: oclusão vascular e vasculites por imunocomplexos. Podem ser monoclonais ou policlonais, e suas manifestações dermatológicas são do tipo vasculite, com eritema, edema e necrose de extremidades. São raras e frequentemente associam-se a colagenoses, desordens linfoproliferativas e hepatite.[18]

Há três tipos de crioglobulinas:

- **Crioglobulinas tipo I:** corresponde a 25% dos casos. São imunoglobulinas monoclonais, em geral IgG ou IgM, e raramente IgA ou Bence-Jones. Os pacientes com crioglobulinemia tipo I apresentam malignidades hematológicas, como linfomas de células B, mieloma múltiplo e/ou macroglobulinemia de Waldenström. Pode haver associação com doença renal.[19] Vasculopatias oclusivas são manifestação dermatológica específica da crioglobulinemia. O diagnóstico é feito por meio da detecção, caracterização e quantificação das crioglobulinas séricas. Por serem crioglobulinas monoclonais simples, outros exames a serem solicitados são a sorologia para hepatite C, dosagem de complemento (C3, C4 e CH50), FAN e FR. Em razão da possibilidade de acometimento renal, deve-se pesquisar proteinúria e hematúria. A biópsia renal pode ser necessária, sendo os achados mais frequentes glomerulonefrite membranoproliferativa e arterite leucocitoclástica. Mieloma múltiplo e doença de Waldenström devem ser pesquisados precocemente. O tratamento não é padronizado e depende das condições associadas. Utilizam-se citotóxicos ou corticosteroides sistêmicos. Plasmaférese esta indicada nas crises crioglobulinêmicas.[18,19]
- **Crioglobulinas tipo II:** ocorrem em 25% dos casos, podendo ser tanto monoclonais quanto policlonais, IgG ou IgM. Acompanham este tipo de crioglobulinemia, doenças autoimunes e menos frequentemente, proliferação de células B. O quadro clínico característico inclui púrpura palpável, artralgias e astenia, podendo ocorrer o fenômeno de Raynaud durante as crises.[19,20] Livedo reticular, gangrena e úlceras de extremidades também são encontradas. O exame físico geral é variável, mas a maioria dos pacientes apresenta hipertensão arterial. Astenia e queixas pulmonares são comuns, além de neuropatia periférica ou mononeurite múltipla.[20,21] Pode

acometer a pele, rim, intestino e nervos, e nem sempre há associação com outras doenças (essencial ou idiopática), embora haja formação de complexos imunes. Quando se encontra a causa, as mais comuns são linfoma, leucemia e hepatite C, apesar de em casos mais raros haver a associação com lúpus eritematoso, síndrome de Sjögren ou artrite reumatoide.[22] Os principais fatores de risco para linfoma são hipogamaglobulinemia, vasculite crioglobulinêmica mista e níveis de crioglobulinas menores que 0,6 g/L.[23,24] A agressão inflamatória ou oclusão de vasos se dá pela precipitação de complexos imunes quando expostos ao frio. Laboratorialmente, procede-se com a detecção, caracterização e quantificação de crioglobulinas, que são mistas, incluindo fator reumatoide IgM monoclonal e IgG policlonal. Deve-se dosar o complemento (C3, C4 e CH50), transaminases, fator reumatoide e anticorpos anti-vírus da hepatite C. Urina I e proteinúria são úteis na avaliação da função renal. Histologicamente, a biópsia renal pode revelar proliferação endocapilar e proeminência mesangial, enquanto na pele encontra-se arterite leucocitoclástica com infiltrado rico em neutrófilos e necrose fibrinoide.[23] Azotemia, anúria e hipertensão arterial indicam pior prognóstico, e as principais causas de morte são insuficiência renal, doenças cardiovasculares e linfoproliferativas. Não há padronização no tratamento, que é dependente do acometimento orgânico. As medicações mais utilizadas são os corticosteroides e os agentes citotóxicos (ciclofosfamida e melfalan). O uso de interferon-alfa é descrito nos casos associados a hepatite C com boa resposta. Nas crises, plasmaférese é indica.

- **Crioglobulinas tipo III:** representam metade dos casos de crioglobulinemias, sendo as imunoglogulias policlonais, incluindo vários subtipos, complemento, antígenos virais e outros. Associa-se a doenças autoimunes (síndrome de Sjögren e lúpus eritematoso), infecções (sistêmicas, hepatite B e menos comumente C, mononucleose, citomegalovírus, endocardite bacteriana crônica) ou pode ser essencial. São descritos casos associados a linfomas, leucemia e cirrose biliar primária.[24] A pesquisa laboratorial assemelha-se ao tipo II, com maior atenção na pesquisa de colagenoses. Há consumo do complemento e as crioglobulinas são policlonais IgG e IgM. Histologicamente, há vasculite leucocitocástica, com necrose fibrinoide e infiltrado rico em neutrófilos. Corticosteroides sistêmicos, agentes citotóxicos e interferon-alfa, dependendo da causa, são utilizados no tratamento. A plasmaférese é usada nas crises e em casos neurológicos.[25]

Crioaglutinemia

São encontradas, em geral, em baixos títulos, porém em determinadas situações, como em infecções virais (pneumonias atípicas primárias por Mycoplasma, mononucleose, hepatite), tripanossomíases, linfomas, macroglobulinemia de Waldenström, policitemia vera, cirrose, malária, bronquiectasias e lúpus eritematoso sistêmico, seus títulos encontram-se aumentados. Há formas idiopáticas. Clinicamente, apresenta-se por acrocianose ou fenômeno de Raynaud, anemia hemolítica e hemaglobinúria ao frio. Em casos mais graves, pode haver ulceração e necrose de extremidades.

Crio-hemolisinas

Diferem das crioaglutininas pelos antígenos e anticorpos envolvidos e pela capacidade de ativar complemento. Podem ser idiopáticas (raras) ou estarem associadas a sífilis congênita ou terciária, sarampo ou caxumba. Quando há exposição ao frio, ocorre fraqueza, dispneia, náuseas, vômitos, cólicas, diarreia e hemoglobina livre na urina. Na pele, nota-se acrocianose, urticária ao frio e fenômeno de Raynaud. Os tipos associadas à infecção, apresentam remissão do quadro frente ao tratamento, já os idiopáticos são resistentes.

Criofibrinogenemia

Ocorre quase sempre em estados de proliferação celular, necrose, inflamação aguda e crônica e alterações na coagulação. Podem estar associadas a inúmeras situações, como: quadros infecciosos, doenças do tecido conectivo (lúpus eritematosos e esclerodermia sistêmica), uso de contraceptivos orais e neoplasias (linfomas, mieloma múltiplo, leucemia linfática crônica e carcinoma de próstata). Quando idiopática (casos raros), é assintomática. Clinicamente, apresenta-se por intolerância ao frio (urticária ao frio, fenômeno de Raynaud, livedo reticular e necrose acral) associada a manifestações trombo-hemorrágicas (epistaxe, petéquias, equimoses, sangramentos intestinais e tromboflebites). As formas primárias respondem bem ao tratamento com fibrinolíticos (estanazolol), enquanto, nas formas secundárias, o tratamento resume-se ao da doença de base.

Prurido hiemal

Encontrado em indivíduos com xerodermia ou em pessoas com a pele normal, mas que fazem uso excessivo de banho quente e sabão durante os meses frios. Apresenta-se clinicamente por prurido e descamação, podendo ou não haver eritema no local, sobretudo nas faces de extensão. Pode localizar-se unicamente nas pernas.

Urticária ao frio

A urticária ao frio pode ser primária, secundária ou familiar.[26,27] As formas primárias, ou essenciais, não têm relação com doença de base ou crioglobulinas. Iniciam-se em adultos e suas lesões localizam-se nos locais de contato com o frio. Sintomas sistêmicos (pulmonares e cardiovasculares) podem ocorrer, inclusive levando o indivíduo a óbito, em razão do choque (mergulhadores em águas frias). O teste do gelo é positivo (Figuras 85.5 a 85.7) e o tratamento pode ser feito com anti-histamínicos (hidroxizine, cetirizina, cipro-heptadina). Outras opções são doxepina, zafirlucaste, cetotifeno e uso do rituximabe é descrito na literatura no tratamento de um caso de urticaria ao frio associado a crioglobulinemia tipo I.[28,29] Os corticosteroides não são indicados. Relatos mostram casos de dessensibilização com exposições repetidas ao frio, com resultados variáveis.[27] As formas secundárias associam-se com a crioglobulinemia, criofibrinogenemia, mieloma múltiplo, sífilis, hepatite, mononucleose infecciosa, colagenoses ou neoplasias. O teste do gelo, apesar de positivo, deve ser evitado pelo risco de desencadear oclusão vascular e isquemia.[27] Ao exame, as lesões mostram-se tipicamente urticariformes. A forma familiar é rara e tem herança autossômica dominante, surgindo nos primeiros anos de vida. O sintoma de queimação é mais evidente do que o de prurido. Além de lesões urticariformes, há o aparecimento de exantema e o teste do gelo é negativo. Sintomas gerais como febre, artralgias, cefaleia, mialgias e dores abdominais podem ocorrer. Leucocitose é comum. Estanazolol é o fármaco mais utilizado, embora não seja efetivo em todos os casos.[28]

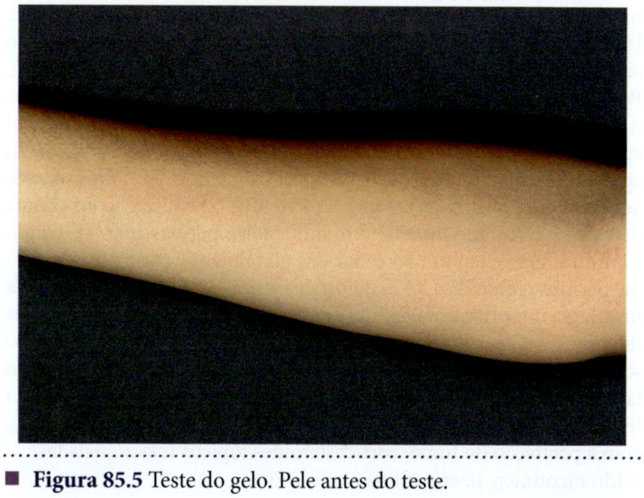

■ **Figura 85.5** Teste do gelo. Pele antes do teste.

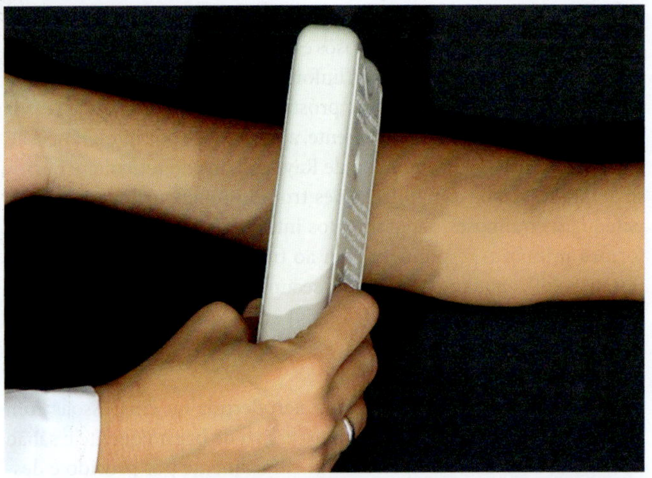

■ **Figura 85.6** Teste do gelo. Objeto gelo em contato com a pele.

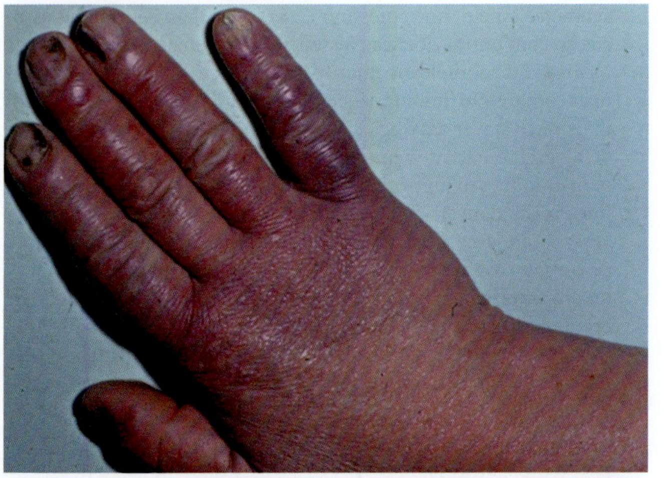

■ **Figura 85.8** Dorso da mão: placas eritematocianóticas com edema.

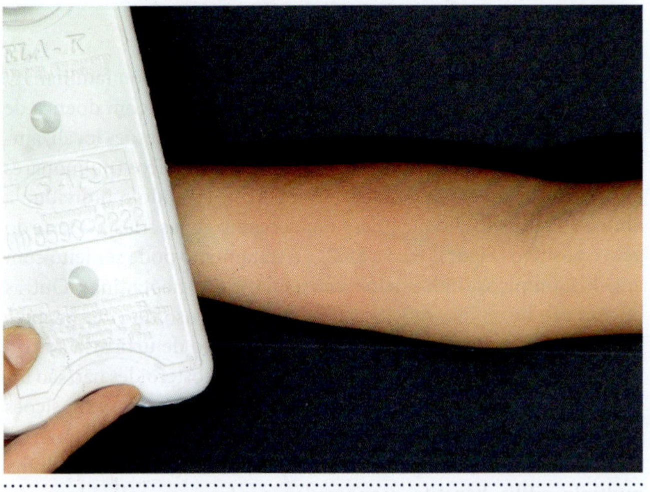

■ **Figura 85.7** Teste do gelo. Lesão urticariforme após contato com gelo.

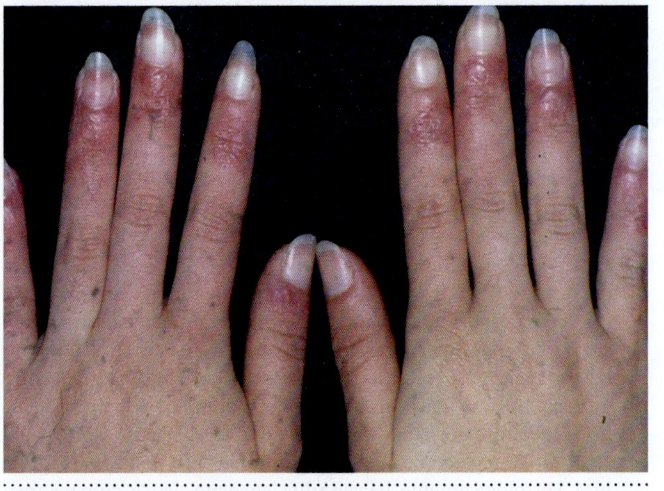

■ **Figura 85.9** Dorso das falanges distais: pápulas e placas eritematocianóticas.

Perniose ou eritema pérnio

Trata-se de uma resposta exagerada ao frio em indivíduos suscetíveis. É mais comum em crianças e jovens, zonas frias e temperadas e ocasionalmente em áreas subtropicais durante inverno rigoroso. Resulta da interação de distúrbios autonômicos da função vascular e baixas temperaturas, sendo a umidade ainda bastante importante. Pode associar-se ao lúpus eritematoso e à leucemia crônica. Em crianças, pode estar associado à crioaglutinemia ou à crioglobulinemia. O aumento do número de casos de perniose durante a pandemia de covid-19 sugere uma relação causal, porém ainda pouco explicada.[30,31] As lesões localizam-se nas mãos e pés, podendo atingir nariz, orelhas, joelhos e cotovelos. Há o aparecimento de lesões eritematocianóticas e edema, podendo ser localizadas (pápulas e nódulos) ou difusas (Figuras 85.8 e 85.9). Pode haver ulceração. Na maioria das vezes, o paciente não relaciona o aparecimento das lesões à exposição ao frio, uma vez que elas surgem apenas após algumas horas. Há sensação de queimação e formigamento após exposição das áreas expostas ao frio, podendo ser doloroso após aquecimento. Histologicamente há vasculite linfocítica, com edema dérmico e infiltrado inflamatório linfocitário perivascular.[32] Quando o infiltrado se encontra ao redor das glândulas sudoríparas, sugere-se perniose idiopática. O diagnóstico é clínico e histológico, sendo a histologia importante na exclusão de outras doenças. São diagnósticos diferenciais da perniose: lesões tipo eritema pérnio do lúpus eritematoso sistêmico e a sarcoidose (lúpus pérnio). É necessária a investigação laboratorial da crioglobulinas, crioaglutininas e criofibrinogenemia. O tratamento deve ser feito evitando-se exposição ao frio (luvas e meias), com a proibição do fumo, corticosteroides tópicos (casos mais leves), ácido nicotínico, pentoxifilina e nifedipina.

Acrocianose

É a coloração azulada das extremidades. Pode ser iniciada ou agravada pela exposição ao frio. Acomete mãos e pés bilateralmente e é persistente (diferentemente do fenômeno de Raynaud). As mulheres são mais acometidas, e a hiperidrose pode acompanhar o quadro. Anorexia nervosa é associada a alguns casos de acrocianose.[33] A causa é desconhecida e o tabagismo deve ser combatido, a fim de se evitar vasoconstrição. Não há dano tecidual ou necrose.[33] Medicamentos como butilnitrito e interferônio alfa-2a causam cianose de mãos, nariz e orelhas, inclusive em paciente HIV-positivos.[34]

Eritrocianose

Ocorre nas áreas de tecido subcutâneo espesso, que ao isolar os vasos cutâneos, torna-os mais suscetíveis aos efeitos do frio. Aparentemente trata-se de uma paniculite por frio. Acomete principalmente mulheres adolescentes e de meia-idade, nas porções inferiores das pernas e coxas. Clinicamente observa-se cianose, eritema e queratose folicular, além de placas dolorosas semelhantes às lesões de eritema pérnio. O processo é desencadeado pelo frio e o tratamento resume-se à perda de peso e proteção ao frio.

Livedo reticular

É um padrão de reação cutânea de coloração cianótica ou eritematocianótica, que assume um aspecto rendilhado. Pode ser fisiológico ou idiopático. O fisiológico ocorre em cerca de 50% da população, é desencadeado pelo frio e cede com calor. A forma idiopática acomete principalmente mulheres jovens, podendo associar-se com outras condições agravadas pelo frio (fenômeno de Raynaud e eritema pérnio) e diferentemente da forma fisiológica, progride e permanece estacionária, mesmo em temperatura ambiente neutra.

Fenômeno de Raynaud/doença de Raynaud

O fenômeno de Raynaud é um distúrbio vasoespático, que pode associar-se a inúmeras condições (doenças autoimunes, doenças vasculares oclusivas, alterações neurológicas, distúrbios hematológicos, síndrome óleo tóxico, doença do vinil cloreto, betabloqueadores, bleomicina, metais pesados, derivados do ergot, cisplatina, carcinomas ocultos, feocromocitomas, hipotireoidismo etc.).

Clinicamente, ocorrem três fases sucessivas: palidez, cianose e rubor. Quando esta reação ocorre de modo primário e não está associada a outras doenças, é denominada *doença de Raynaud*. A *doença de Raynaud* é incomum, constituindo 20% dos casos, e o fenômeno de Raynaud, 80% dos casos.

Referências bibliográficas

1. Ferrándiz C. Lesiones cutáneas en el deporte. Monografías de Dermatologia. 1999 Jul-Ago; volumen XII, n. 4.
2. Gibbs RC, Boxer AC. Abnormal biomechanical of the feet and the cause of hyperkeratosis. J Am Acad Dermatol. 1982;6:1061.
3. Booth J et al. The aetiology and management of plantar callus formation. J Wound Care. 1997;6:427-30.
4. Lee JI, Lee YB, Cho BK, Park HJ. Acanthoma fissuratum on the penis. Int J Dermatol. 2013 Mar;52(3):382.
5. Thomas MR, Sadiq HA, Raweily EAA: Acanthoma fissuratum. J Laryngol Otol 1991;105:301-303.
6. Benedetto AV, Bergfeld WF: Acanthoma fissuratum: histopathology and review of the literature. Cutis 1979; 24:225-229.
7. Cerroni L, Soyer HP, Chimenti S: Acanthoma fissuratum. J Dermatol Surg Oncol 1988; 14:1003-1005.
8. Ramroop S. Successful treatment of acanthoma fissuratum with intralesional triamcinolone acetonide. Clin Case Rep. 2020 Feb 5;8(4):702-703.
9. Laing VB, Fleischer ABJr. Piezogenic wrist papules. J Am Acad Dermatol. 1991;24:415.
10. Shirani KZ, Vauggen GM, Manson ADJ, Pruitt BA Jr. update on current therapeutic approaches in burns. Shock. Jan. 1996;5(1):4-16.
11. Bilic M, Adams BB: Erythema ab igne induced by a laptop computer. J Am Acad Dermatol. 2004;50:973-974.
12. Lever WF, Lever GS. Inflamatory Diseases Due To Physical Agents and Foreign substances. In: Lever WF, Lever GS. Histopatology of the Skin. Philadelphia: J. B. Lippincott Company; 1983. p. 214.
13. Smith ML. Environmental and Sports-related Skin Diseases. In: Bolognia JL, Jorizzo JL, Rapini RP. Cap. 87;1355. Dermatology. 2. ed. Elsevier; 2008.
14. Arrington JH III, Lockman DS. Thermal keratoses and squamous cell carcinoma is situ associated with erythema ab igne. Arch Dermatol. 1979;115:1226-1228.
15. Kettelhut EA, Traylor J, Roach JP. Erythema Ab Igne. 2021 Dec 19. In: StatPearls [Internet]. Treasure Island (FL): StatPearls Publishing; 2022 Jan. PMID: 30855838.
16. Shahrad P, Marks R. The wages of warmth: changes in erythema ab igne. Br J Dermatol 1977;97:179-186.
17. Cavallari V, Cicciarello R, Torre V et al. Chronic heat-induced skin lesions (erythema ab igne): Ultrastruct Pathol 2001;25:93-97.
18. Charles Jennette J, Falk RJ. Small-Vessel vasculitis. N Engl J Med. 1997 Nov;20;337(21):1512-23.
19. Adams BB, Davis BM. Localized rash afther skin exposure to cold. Am Fam Physician. 1999 Oct;1;6(5);961.
20. Harati A, Brockmeyer NH, Altmeyer D, Kreuter A. Skin disorders in association with monoclonal gamopathies. Eur J Med Res. 2005;10:93.
21. Cohen SJ, Pittelkow MR, Su WDP. Cutaneous manifestations of cryoglobulinemia: clinical and histopathological study of seventy two patients. J Am Acad Dermatol. 1991;25:21-7.
22. Brouet JC, Clauvel JP, Danon F et al. Biologic and clinical significance of cryoglobulins: a report of 86 cases. Am J Med. 1974;57:775-88.
23. Lener AB, Watson CJ. Studies of cryoglobulins II. The spontaneous precipitation of protein from serum at 5º in various disease states. Am J Med Sci. 1947;214:410-27.
24. Trejo O, Ramos-Casals M, García-Carrasco M et al. Cryoglobulinemia: study of etiologic factors and clinical and imunologic features in 443 patients from a single center. Medicine. 2001;80:252.
25. Ferri C et al. Mixed cryoglobulinemia: dermographic, clinical and serologic features and survival in 231 patients. Semin Arthritis Rheum. 2004;22:335.
26. Claudy A. Cold urticaria. J Investig Dermatol Symp Proc. 2001;6:141.
27. Buss YL et al. Cold urticaria, disease course and outcome – an investigation of 85 patients before and after therapy. Br J Dermatol. 2005;153:440.
28. Bonadonna P et al. Treatment of acquired cold urticaria with cetirizine and zafirlukast in combination. J Am Acad Dermatol. 2003;49:714.
29. Stroet LC, Hermans MAW, Maurer M, van Doorn MBA. Cold-induced urticaria associated with type I cryoglobulinemia, successfully treated with rituximab. JAAD Case Rep. 2021 Nov 11;19:18-20.
30. Dubey S, Joshi N, Stevenson O, Gordon C, Reynolds JA. Chilblains in immune mediated inflammatory diseases: a review. Rheumatology (Oxford). 2022 Apr 12:keac231. doi: 10.1093/rheumatology/keac231. Epub ahead of print. PMID: 35412601.
31. De Greef A, Coulie PG, Baeck M. Pandemic chilblains: Are they SARS-CoV-2-related or not? Clin Immunol. 2022 Apr;237:108984. doi: 10.1016/j.clim.2022.108984. Epub 2022 Mar 23. PMID: 35338000; PMCID: PMC8942450.
32. Cribier B, Djeridi N, Pttre B, Grosshans E. A histologic and immunohistochemical study of chilbains. J Am Acad Dermatol. 2001;45:924.
33. Nousari HC, Kimyai A, Anhalt GJ. Chronic idiopathic acrocyanosis. J Am Acad Fermatol. 1991;135:90.
34. Hoegl L, Thoma-Greber E, Poppinger J, Röcker M. Butyl nitrite-induceed acrocyanosis in a HIV-infected patient. Arch Dermatol. 1997;28:478.

86 capítulo

Tania Ferreira Cestari • Juliana Catucci Boza

Fotodermatoses

INTRODUÇÃO – LUZ E PELE

Fotodermatoses são dermatoses em que há uma resposta anormal à radiação ultravioleta (UV) e à radiação visível. Determinadas moléculas absorvem a luz e são convertidas em fotoprodutos, que induzem respostas celulares por diversas vias bioquímicas alterando a estrutura e funcionamento da pele. Este tipo de interação pode resultar em diversas manifestações, desde queimaduras solares, alterações imunes e lesões neoplásicas, até hiperpigmentação, elastose e os outros sinais identificados com o fotoenvelhecimento.[1]

Há dermatoses, no entanto, que são decorrentes da resposta cutânea anormal à radiação não ionizante de diferentes comprimentos de onda, manifestando-se por sintomas inflamatórios agudos e crônicos. O objetivo deste capítulo é descrever conceitos básicos de Fotomedicina e auxiliar o dermatologista no diagnóstico e manejo precisos dos pacientes com fotossensibilidade.

A fotobiologia é uma ciência multidisciplinar que estuda a interação da radiação não ionizante com os seres vivos, avaliando fenômenos como a fotossíntese e a fotocarcinogênese. A fotomedicina é uma subespecialidade desta área, em rápida expansão no que se refere à Dermatologia, abrangendo os efeitos fisiológicos, patogênicos ou terapêuticos da radiação sobre a pele.

Sir Isaac Newton, no século XVII, observou que a luz solar atravessando um prisma é dispersa em bandas de cores diferentes, ou seja, não é homogênea, mas sim formada por componentes distintos. Mais tarde, com a ajuda de um termômetro, cientistas verificaram que ocorria aumento progressivo da temperatura da faixa de cor violeta à vermelha e mesmo abaixo desta, denominando esta região do espectro de infravermelho.[2]

O termo luz é geralmente utilizado para descrever a radiação visualizada pelo olho humano, capaz de detectá-la entre 400 e 760 nm, aproximadamente e, de fato, esta é a porção do espectro denominada "luz visível".[3] A luz não é emitida de forma contínua, mas por um grande número de fótons, partículas elementares mediadoras da força eletromagnética. De acordo com as circunstâncias em que se encontra, um fóton pode apresentar aspectos de partícula ou de onda (dualidade partícula-onda).[2] A luz visível em altas doses causa eritema, além disso, pode induzir uma reação de calor nos cromóforos, aumentando a concentração de melanina e levando a pigmentação. Nesse sentido pode estar envolvida em patologias pigmentares fotoinduzidas.[3]

A radiação eletromagnética atinge a terra na forma de série de ondas contínuas, ou seja, oscilações sequenciais rápidas e regulares. Estas ondas apresentam duas características inversamente proporcionais entre si e fundamentais para a resposta biológica após a energia ser absorvida:

- **Comprimento de onda:** distância entre dois pontos na onda, tendo como unidade básica o nanômetro (1 nm = 10^{-9} m).
- **Frequência:** número de ondas que ultrapassam um ponto na unidade de tempo (Hertz – Hz).

A energia da radiação é tanto maior quanto maior a frequência e menor o comprimento de onda e é medida em joules (J). A energia emitida por unidade de tempo chama-se potência e mede-se em watts (W). A dose de radiação eletromagnética recebida por uma pessoa é referida à superfície corporal, apresentada em joules por centímetro quadrado (J/cm^2). O espectro eletromagnético é classificado de acordo com o comprimento da onda (Figura 86.1).

A radiação solar, que compreende praticamente todas as radiações conhecidas, vai passando por um processo de simplificação e ao chegar ao nosso planeta, está constituída apenas por radiação eletromagnética, com comprimentos de onda entre 290 e 4.000 nm, isto é, radiações ultravioleta (RUV), visível (400 a 800 nm) e infravermelha (> 800 nm). Em condições normais, cerca de 40% da radiação solar é constituída por radiação infravermelha, 39% por visível e o restante está na faixa ultravioleta.[3] A radiação UV contribui com região restrita do espectro da radiação eletromagnética e é subdividida em:

- **Radiação ultravioleta C (R-UVC):** entre 100 e 290 nm, com potente ação germicida; essa radiação é filtrada totalmente pela camada atmosférica de ozônio.
- **Radiação ultravioleta B (R-UVB):** entre 290 e 320 nm, envolvida com a síntese da vitamina D, o envelhecimento cutâneo e a carcinogênese. A radiação UVB é mais eritematogênica do que melanogênica. O pico de eritema induzido por UVB é de 6 a 24 horas.
- **Radiação ultravioleta A (R-UVA):** entre 320 e 400 mn, que participa em muitos aspectos da fotossensibilidade cutânea. Corresponde a 95% da RUV que atinge a terra. Induz pigmentação cutânea.[3] A pigmentação, que deve ser diferenciada do bronzeamento tardio (DT, do inglês *delayed tanning*), apresenta uma resposta bifásica. A pigmentação imediata (IPD, do inglês *immediate pigment darkening*) ocorre em minutos de exposição à UV-A e à LV e pode durar até duas horas. A IPD é seguida pela pigmentação persistente (PPD, do inglês *persistent pigment darkening*), com pico em duas horas e que pode durar 24 horas. O DT ocorre entre três e cinco dias após a exposição solar, podendo persistir por várias semanas e até mesmo meses. A IPD e a PPD são decorrentes do fenômeno de Meirowsky, em que ocorre a foto-oxidação da melanina pré-formada nos melanossomos e a transferência desta dos melanócitos para os queratinócitos. Elas dependem da UV-A e também da LV.[4]

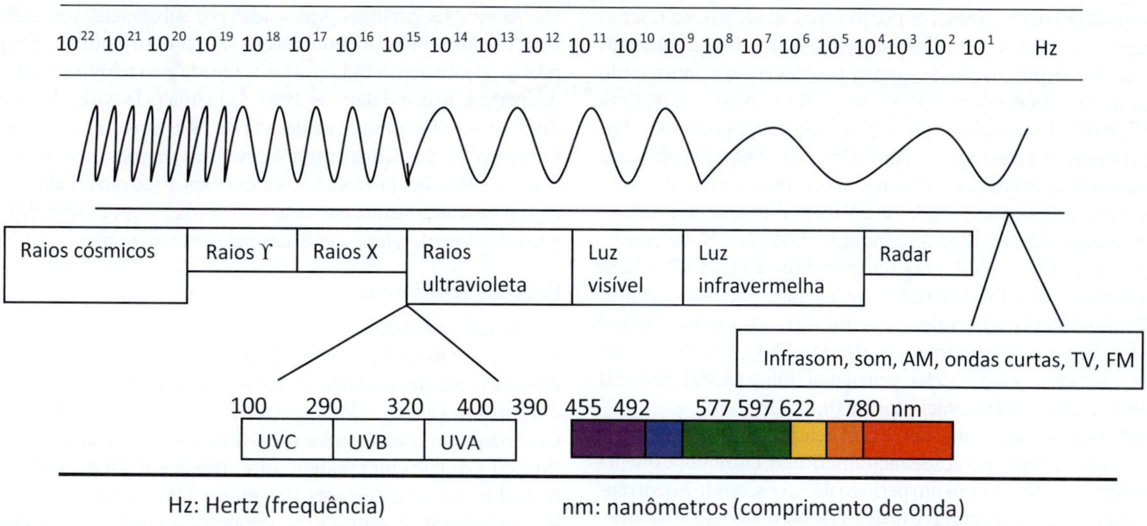

■ **Figura 86.1** O espectro eletromagnético de acordo com comprimento de onda e energia relativa.

Para que a radiação induza alterações biológicas na pele, no entanto, é necessário que ela seja absorvida, de acordo com a primeira lei da fotoquímica (Grotthus e Draper, 1818), cada molécula é capaz de absorver energia em faixa de radiação limitada, denominada espectro de absorção. Estas substâncias denominam-se cromóforos e, em todos os fenômenos fotobiológicos, existe ao menos um envolvido, embora em muitos casos ele não seja conhecido.[2]

O cromóforo é uma molécula como outra qualquer, composta por átomos em estado fundamental: núcleo (prótons e nêutrons), rodeado por elétrons dispostos aos pares, que gravitam em órbitas próprias, de tal modo que o campo magnético gerado pelo movimento de rotação de um deles é neutralizado pelo movimento oposto do seu par. Este estado básico pode ser alterado pela absorção da energia de um fóton que desloca os pares de elétrons, criando um campo magnético por ausência de neutralização mútua. A reação fotoquímica ocorre quando o cromóforo excitado encontra um composto com que possa reagir. Nas reações do tipo I, ele liga-se a outras substâncias, originando fotoprodutos. Já nas de tipo II, a energia do cromóforo excitado é transferida para outra molécula que, em uma segunda etapa, formará o fotoproduto, ficando o cromóforo novamente em estado básico, livre para reiniciar todo o processo. Exemplos destas reações são a terapia com psoraleno e UVA para psoríase e a interação da uroporfirina com a radiação visível na porfiria cutânea tardia.[5]

De uma maneira geral, as reações fotoquímicas na pele induzem a:[4]

- Alteração numérica ou funcional de células de Langerhans.
- Alteração da proporção entre subtipos de linfócitos.
- Redução da função de células apresentadoras de antígenos.
- Alteração da produção de citocinas.
- Redução da viabilidade de monócitos.

A pele é um meio óptico complexo e dinâmico, constituída por substâncias com diferentes capacidades de transmissão, reflexão, dispersão e absorção da radiação, em níveis diversos, variando conforme seu estado de hidratação ou pigmentação. Os principais cromóforos que intervêm na interação radiação-pele são melanina, carotenoides, ácidos nucleicos, oxi-hemoglobina e bilirrubina.[6]

CLASSIFICAÇÃO

As alterações cutâneas secundárias à fotossensibilidade de maior frequência e interesse clínico podem ser classificadas de acordo com sua etiologia em quatro grupos distintos[7] (Quadro 86.1):

1. Fotodermatoses imunologicamente mediadas.
2. Fotodermatoses por sensibilização exógena onde diversos cromóforos tópicos ou sistêmicos podem estar relacionados a reações fototóxicas e fotoalérgicas, incluindo medicamentos, cosméticos e plantas.
3. Dermatoses fotoagravadas: incluindo as diversas doenças cutâneas nas quais o sol ou fontes artificiais de luz podem ser fatores agravantes. Estas doenças são abordadas em capítulos distintos, muitas delas parecem estar relacionadas a mecanismos autoimunes e a fotossensibilidade está presente em apenas uma parte dos pacientes afetados.
4. Doenças genéticas e/ou metabólicas: secundárias a defeito no reparo do DNA ou instabilidade cromossômica. são as mais raras fotodermatoses e quase sempre iniciam na infância.

Quadro 86.1 Classificação das principais fotodermatoses.

Fotodermatoses por sensibilização exógena	
Reações fototóxicas Reações fotoalérgicas	
Doenças genéticas e/ou metabólicas	
▪ Xeroderma pigmentoso ▪ Síndrome de Bloom ▪ Síndrome de Rothmund-Thomson	▪ Porfirias ▪ Pelagra ▪ Doença de Hartnup
Tricotiodistrofia Síndrome de Kindler Ataxia telangectasia	
Fotodermatoses idiopáticas	
▪ Erupção polimorfa à luz ▪ Prurigo actínico	▪ Urticária solar ▪ Dermatite crônica actínica
Hidroa vaciniforme	
Dermatoses fotoagravadas	
▪ Lúpus cutâneo crônico discoide ▪ Lúpus eritematoso sistêmico ▪ Dermatomiosite ▪ Líquen plano actínico	▪ Herpes simples ▪ Rosácea ▪ Doença de Darier ▪ Dermatite atópica
Pênfigo foliáceo Poroceratose actínica superficial disseminada Dermatite acantolítica transitória (doença de Grover) Mucinose eritematosa reticular	

EPIDEMIOLOGIA

As fotodermatoses fazem parte de um conjunto heterogêneo de afecções, de modo que estudos determinando sua prevalência como grupo são raros. Populações específicas, contudo, foram avaliadas neste sentido e, de maneira geral, as fotodermatoses idiopáticas, em especial a erupção polimorfa à luz, e as reações por fototoxicidade parecem ser as mais frequentes. Na China, por exemplo, as fotodermatoses idiopáticas foram estudadas na população de quatro províncias, demonstrando prevalência menor do que em países europeus ou americanos, uma possível influência da raça e do tipo de pele daquela população.[8-9] Porém, assim como em outras regiões, a prevalência da erupção polimorfa à luz foi relacionada às altitudes maiores, reforçando a ideia de que a variação entre as proporções de UVA e UVB em diferentes altitudes e latitudes possa estar relacionada com a indução das lesões. Neste estudo, baseado em uma avaliação de 4.899 pacientes chineses, a incidência de erupção polimorfa à luz foi de 0,65% e de dermatite actínica crônica foi de 0,18%. Na Escócia, a prevalência de fotodermatoses por 100 mil habitantes foi de: dermatite actínica crônica (16,5%), porfiria cutânea tarda (7,6%), urticária solar (3,9%), prurigo actínico (3,3%), porfiria eritropoiética (2,3%) e hidroa vaciniforme (0,47%).[10]

Quanto à etnia, recentemente, Kerr e Lim determinaram a frequência das fotodermatoses em serviço acadêmico americano. Duzentos e oitenta pacientes foram identificados em um período de 7 anos, sendo a ocorrência da erupção polimorfa, porfirias e urticária solar maior em afro-americanos em comparação com os pacientes brancos (67,4% *versus* 41,8%; P < 0,0001). Já as porfirias (21,4% *versus* 0,7%; P < 0,0001) e a urticária solar (8,2% *versus* 2,2%; P = 0,03) foram estatisticamente menos frequentes na população afro-americana.[11]

A porcentagem de pacientes com fotodermatoses em um estudo retrospectivo realizado em Michigan – EUA, que compreendeu um período de 7 anos foi de 12,3%.[12] Já na Nigéria, num período de 10 anos, foi de 0,4%.[13] Na Índia, um estudo com 362 pacientes, com fototipos IV e V, a erupção polimorfa à luz foi a doença mais prevalente (59,7%), seguida da dermatite actínica crônica (13,8%).[14]

O espectro das fotodermatoses é extremamente amplo. Epidemiologia e apresentação de cada fotodermatose varia consideravelmente entre diferentes populações raciais e étnicas. Em um estudo recente com 1.080 pacientes de quatro serviços de Dermatologia dos Estados Unidos durante um período de 10 anos, evidenciou que a erupção polimorfa à luz (EPL) foi a fotodermatose mais comum. Além disso, observou-se que foi mais comum no grupo racial negro, enquanto a erupção medicamentosa fototóxica, as porfirias cutâneas e a urticária solar foram mais comuns em brancos.[15,16]

Há quase 10 anos, Dominguéz-Soto e coautores publicaram uma revisão sobre o assunto, voltada à população de países tropicais.[17] Os autores ressaltaram a importância de alterações como o prurigo actínico, muito frequente na porção tropical da América Latina, e da pelagra, ainda uma doença comum em países subdesenvolvidos e em desenvolvimento desta região do globo.

As fitofotodermatoses são doenças ora ocupacionais, mas, sobretudo, recreacionais, em países onde a exposição acidental da pele contaminada por furocumarinas ao sol é frequente. Além disso, o uso corrente de plantas na Medicina popular e a tentativa de bronzeamento a partir da aplicação de substâncias fotossensibilizantes 'naturais' são comuns, havendo casos relatados de queimaduras extensas e reações não tão graves, mas igualmente preocupantes.

Em um estudo realizado em pacientes internados no Brasil, foram avaliados 359 pacientes e diagnosticadas 1.098 doenças dermatológicas, sendo que as mais frequentes foram as fotodermatoses, correspondendo a 20,58% dos casos.[18]

■ PRINCIPAIS FOTODERMATOSES

Fotodermatoses por sensibilização

É importante notar que as fotodermatoses têm impacto muito significativo na qualidade de vida dos pacientes pois, muitas vezes, impedem atividades diárias corriqueiras e cruciais. Uma revisão sistemática evidenciou que cerca de um terço dos pacientes adultos e crianças com fotodermatoses apresentam um grande impacto na qualidade de vida, com efeito particular nas escolhas das roupas, emprego e atividades sociais e de lazer. Estudos sugerem que os níveis de ansiedade e depressão nesses pacientes são em torno do dobro daqueles na população geral do Reino Unido, por exemplo.[19]

As reações cutâneas provocadas por substâncias têm sido cada vez mais comuns, pelo aumento das medicações disponíveis. Os primeiros relatos de fotossensibilidade desencadeada pela administração sistêmica de medicamentos datam de 1900, induzida pela eosina.[20] Com a introdução das sulfonamidas, na década de 1930, dos anti-inflamatórios não hormonais e de alguns antibióticos, estas reações passaram a ser mais comuns.[7] Reações provocadas por fotoexposição são divididas, de acordo com o seu mecanismo, em: reações fototóxicas, por efeito direto na pele e reações fotoalérgicas, mediadas pelo sistema imune.[7]

Reações fototóxicas

Reações fototóxicas iniciam com cromóforo que absorve a radiação, usualmente no comprimento de onda do ultravioleta A (UV-A). Este aspecto é importante pois a radiação UVA ultrapassa o vidro de janelas, é usada em câmaras de bronzeamento, nos consultórios odontológicos, máquinas fotocopiadoras e lâmpadas fluorescentes sem proteção. Portanto, os pacientes podem sofrer reações ao dirigir carros de janelas fechadas. Por praticamente não emitir UVA, a fototerapia com UVB de faixa estreita é segura para a maioria dos pacientes em uso de medicações fotossensibilizantes.[21] O dano molecular é provocado pela absorção de energia e subsequente atuação nas estruturas adjacentes, seja por administração sistêmica ou por contato direto com a pele. A intensidade das reações depende da estrutura química do agente, sua solubilidade, concentração e metabolização, além da intensidade de radiação.[7,12] Os principais causadores de reações fototóxicas são listados no Quadro 86.2.

Quadro 86.2 Principais substâncias causadoras de fotodermatoses por sensibilização.

Reações fototóxicas	
▪ Amiodarona ▪ Furosemida, hidroclorotiazida ▪ AINES – piroxicam, cetoprofeno, naproxeno, benoxaprofeno ▪ Clorpromazina ▪ Furocumarínicos – psoralenos ▪ Fluoroquinolonas, ácido nalidíxico ▪ Tetraciclinas – doxiciclina ▪ Sulfonamidas ▪ Corantes, derivados do coaltar ▪ Griseofulvina ▪ Retinoides ▪ Erva-de-São-João ▪ Voriconazol	
Reações fotoalérgicas **Medicações tópicas**	**Medicações sistêmicas**
Prometazina	Sulfas, griseofulvina
Sulfas	Tetraciclina
Tetraciclina	Prometazina
Timerosal	Clortalidona, furosemida
Fenilbutazona	Clordiazepóxido, benzodiazepínicos
Fragrâncias	Ciclamato de sódio
Fotoprotetores – PABA, benzofenona	Tolbutamina
AINES – cetoprofeno, diclofenaco	

A fototoxicidade aguda sistêmica é a mais comum entre as reações de fotossensibilidade. Ela é influenciada pela absorção e distribuição orgânica do agente, assim como pela espessura da camada córnea, presença de pelos e a cor da pele, pois a melanina diminui a penetração da RUV na pele. Como os cromóforos usualmente atingem a pele pela via circulatória superficial, o dano é dérmico, variando de edema e espongiose até vasculite e necrose focal da epiderme.[20]

As reações fototóxicas seguem uma curva dose-resposta, relacionada à concentração da substância sensibilizante e à intensidade de irradiação.[20,22] Os sintomas aparecem minutos ou horas após a fotoexposição, mantendo-se por dias. As manifestações clínicas assemelham-se à queimadura solar, com edema e eritema nas áreas expostas, em geral seguidos de hiperpigmentação e descamação.[7] Ocasionalmente podem ocorrer reações similares à porfiria cutânea tardia, chamadas de pseudoporfiria, causadas por algumas tetraciclinas e quinolonas, e caracterizadas por dano na junção dermoepidérmica, após anos de fototoxicidade leve, mas recorrente, e níveis normais de porfirinas. Outras manifestações, menos comuns, incluem foto-onicólise e reações liquenoides. A suspensão do agente causal resolve o quadro.[7]

Reações de tipo líquen plano podem ser provocadas pela clorpromazina e as de foto-onicólise por doxiciclina e minociclina.[20] Algumas medicações, como a amiodarona, a clorpromazina e as tetraciclinas podem provocar hiperpigmentação permanente nas áreas expostas do tegumento, especialmente na face (Figura 86.2). Sintomas sistêmicos, além da dor, são raros. Quando presentes incluem febre, mal-estar e calafrios.

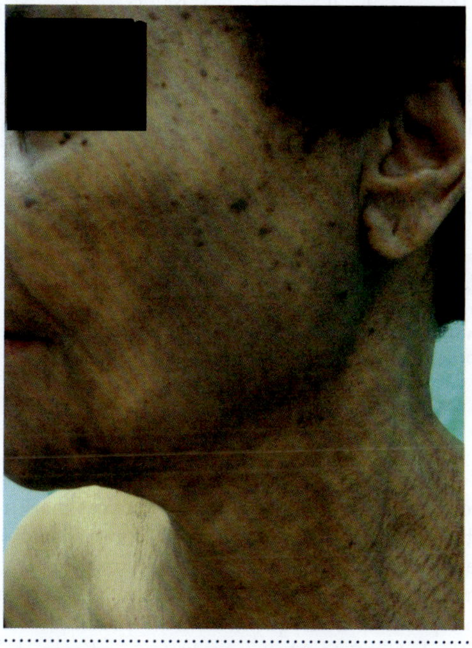

■ **Figura 86.2** Hiperpigmentação nas áreas expostas da face e região cervical, secundária ao uso de amiodarona.

A fototoxicidade local ou de contato é desencadeada por substâncias que, ativadas pela radiação ultravioleta A, se transformam em elementos fototóxicos, provocando eritema, edema e mesmo bolhas, usualmente seguidos de hiperpigmentação (Figura 86.3). Não há mecanismo imunológico na formação das lesões e elas podem surgir entre 12 e 24 horas após a exposição, em geral nas regiões mais expostas, como mãos, face, pescoço, pés e antebraços.

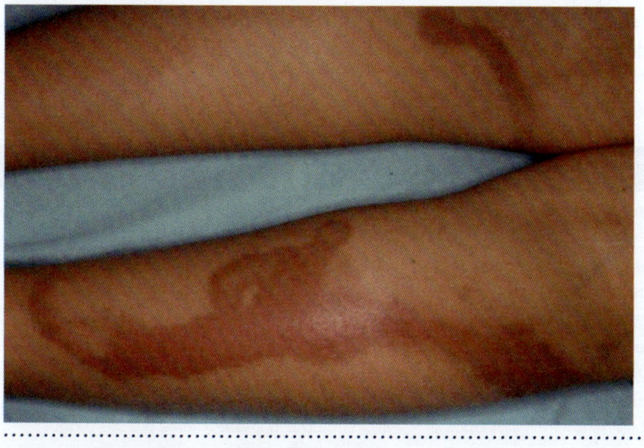

■ **Figura 86.3** Reação fototóxica ao contato acidental com solução de psoraleno.

Fitofotodermatose

A exposição tópica a substâncias derivadas de plantas, pode ocasionar uma reação fototóxica. Há várias plantas que produzem substâncias conhecidas como, por exemplo, os psoralenos, cromóforos que produzem na pele reações fototóxicas por estimulação da luz ultravioleta, particularmente, a luz ultravioleta A (320 a 400 nm).[23,24]

As substâncias mais relacionadas são as encontradas em vegetais das famílias apiáceas (umbelíferas tais como cereais e cenoura), rutáceas (frutas cítricas), moráceas (figo), gutíferas (hipericáceas) e caparidáceas.

Em países tropicais, a fitofotodermatite é comum nos meses de verão, estando associada em especial ao uso do limão (Figura 86.4). No Brasil, o hábito de ingerir bebidas preparadas com a fruta durante a exposição solar aumenta as chances de esta reação ocorrer. Isso ocorre pelo conhecido fato de que as furocumarinas (metoxipsoralenos) estão abundantemente presentes nas cascas dessas frutas.[23]

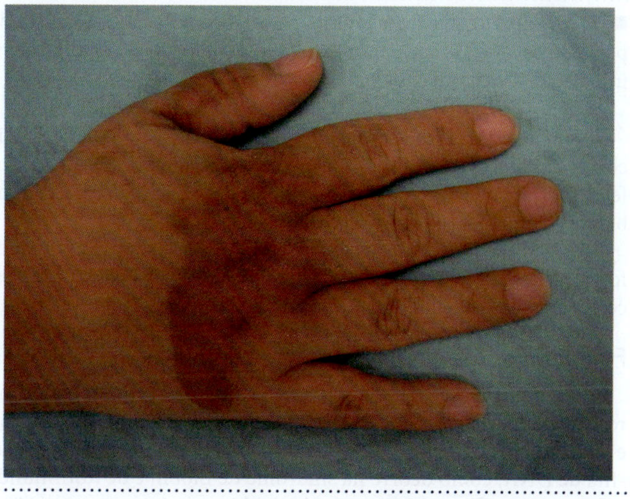

■ **Figura 86.4** Fitofotodermatite provocada pelo contato com suco de limão.

Entre as apiáceas, podemos citar a cenoura, o aipo, o funcho, a salsinha, a erva-doce, sendo que todas podendo ocasionar quadros de fitofotodermatose pela presença de psoralenos entre seus componentes.

Além disso, folhas como as da figueira são utilizadas na forma de chá com o objetivo de bronzear a pele, podendo originar queimaduras graves.[23] Outras substâncias, utilizadas em tratamentos caseiros e indicadas pelo conhecimento popular, ou manipuladas profissionalmente também estão associadas às fitofotodermatites.[23]

A fototoxicidade do hipérico ou erva-de-são-joão é causada pela substância conhecida como hipericina, que existe em todas as partes da planta, quando esta é usada em medicamentos por via oral ou tópica. A hipericina absorve a luz no espectro de 450 a 600 nm, ou seja, na faixa de luz visível.

Reações fotoalérgicas

Nesta modalidade o fotoproduto reage com molécula carreadora para formar antígeno completo que desencadeia reação de hipersensibilidade retardada (tipo IV).[24] A luz, em geral também na faixa UV-A ou UVB longo, atua pela modificação do hapteno ou por influência em sua capacidade de ligação. Por definição, as reações fotoalérgicas requerem contatos repetidos com a substância causadora, não sendo dependentes da quantidade de alérgeno, podendo ocorrer com pequenas quantidades. Uma vez estabelecida a hipersensibilidade, podendo ocorrer variações idiossincrásicas e reações cruzadas.[25]

As manifestações clínicas mais comuns são eczematosas, lembrando uma dermatite de contato, podendo ser também urticariformes ou liquenoides, surgindo 1 a 2 dias após a exposição e persistindo enquanto o agente não for totalmente eliminado e a pele recomposta em sua estrutura[7] (Figura 86.5).

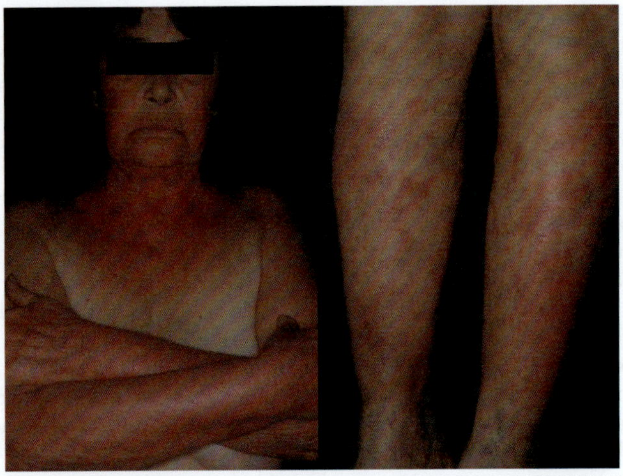

■ **Figura 86.5** Reação fotoalérgica – paciente com 54 anos, sensibilizada pelo uso de clorpromazina tópica, apresentando reação aguda após a ingestão de clorpromazina oral.

Na maioria das vezes ocorre por exposição a agentes tópicos, tais como: protetores solares (benzofenonas), AINES (cetoprofeno, diclofenaco), fragrâncias, fenotiazidas (prometazina) e agentes antimicrobianos (clorexidina).

As medicações sistêmicas que mais comumente provocam reações fotoalérgicas são: quinolonas, sulfonamidas, prometazina, tiazídicos, cetoprofeno, piroxicam e griseofulvina (Quadro 86.2).

Fotodermatoses em doenças genéticas e/ou metabólicas

As fotodermatoses hereditárias estão relacionadas a defeitos na reparação do DNA, como no xeroderma pigmentoso, tricotiodistrofia e síndrome de Cockayne; defeitos no reparo de quebras na dupla-fita de DNA, como ocorre na síndrome de Bloom e de Rothmund-Thomson ou alterações em substâncias bioquímicas, características da síndrome de Hartnup. Além da fotossensibilidade cutânea, são encontradas alterações sistêmicas e predisposição para desenvolver malignidades.[25]

Xeroderma pigmentoso

Os mecanismos de reparação do DNA celular são essenciais na manutenção da estabilidade genética, crucial para o bom funcionamento do organismo humano e a prevenção de neoplasias. As dermatoses decorrentes de alterações herdadas de defeitos enzimáticos associados à reparação dos ácidos nucleicos são abordadas no Capítulo 98 – Genodermatoses.

Síndrome de Hartnup

A síndrome de Hartnup é doença autossômico-recessiva rara, caracterizada por um defeito no sistema de transporte de aminoácidos incluindo o triptofano, nos túbulos renais e no intestino. Com isso, há diminuição na produção endógena de niacina (vitamina B3). Os pacientes apresentam sintomas semelhantes à pelagra (deficiência de niacina), incluindo erupção eritematodescamativa, algo pigmentada e por vezes acompanhada de bolhas, nas regiões fotoexpostas, ataxia cerebelar e aminoacidúria. Já foram descritas 17 mutações relacionadas à síndrome, sendo a mais comum a c.517G/A, que é encontrada em 43% dos pacientes.[25] Em geral, os sintomas têm início entre os 3 e 9 anos, mas já foi descrito em pacientes na idade adulta, sendo que as manifestações cutâneas em geral precedem as neurológicas. As crises podem ser desencadeadas por diversas fatores, como febre, infecções, uso de antibióticos e anticonvulsivantes e até insuficiência dietética.[25]

O diagnóstico da síndrome de Hartnup é realizado através da identificação de grande concentração de aminoácidos neutros urinários. O exame anatomopatológico da pele é similar ao da pelagra, de modo que não confirma a doença. O tratamento consiste em suplementação dietética. Veja mais detalhes no Capítulo 91 – Dermatoses Nutricionais.

Pelagra

A pelagra é o resultado da deficiência de niacina, molécula fundamental no metabolismo celular. Sua causa mais comum é a dieta inadequada, mas diversas condições estão relacionadas ao início da doença (Quadro 86.3). Mais informações são encontradas no Capítulo 91 – Dermatoses Nutricionais.

Quadro 86.3 Causas de pelagra.

- **Dieta inadequada:** pobreza, alcoolismo, idosos
- **Malabsorção intestinal:** doença de Crohn, jejunoileíte, gastrectomias
- **Medicações:** isoniazida, mercaptopurina, 5-fluoracil, sulfonamidas, anticonvulsivantes, antidepressivos
- **Outras doenças:** tumor carcinoide

Porfirias

As porfirias são as fotodermatoses genéticas mais frequentes, sendo subdivididas em oito tipos, de acordo com a alteração geneticamente determinada na biossíntese do heme. Em cada uma delas, um tipo diferente de deficiência enzimática resulta no acúmulo de seu substrato específico. Consequentemente, a circulação e a oxidação desta molécula (porfirina) levam às alterações clínicas de cada uma delas. Os sintomas cutâneos são decorrentes do acúmulo de porfirinas na pele. Estas moléculas apresentam absorção máxima na faixa dos 400 a 410 nm do espectro visível, o que explica a sensibilidade cutânea à radiação solar que atravessa o vidro e a certos tipos de luz artificial. O ciclo de metabolismo do heme e maiores detalhes sobre cada uma das porfirias podem ser lidos no Capítulo 93 – Porfirias.

Fotodermatoses idiopáticas

As fotodermatoses idiopáticas são um grupo de afecções com manifestações clínicas diversas e variáveis, tendo em comum o fato de serem relacionadas à exposição solar e afetarem apenas a pele. O Quadro 86.4 descreve as principais fotodermatoses idiopáticas.

Quadro 86.4 Características das fotodermatoses idiopáticas.

Fotodermatoses idiopáticas	Sexo	Idade	Clínica	Evolução
EPL	F > M	Segunda a terceira décadas	Erupção papular, papulovesicular ou vesicular em áreas fotoexpostas	Começa horas depois da exposição, pode durar dias a semanas
Prurigo actínico	M > F	Infância	Erupção pruriginosa, papulonodular, com crostas e sinais de escoriação	A erupção do prurigo actínico é sazonal, com piora ou agudização na primavera e no verão
Hidroa vaciniforme	M > F	Infância	Erupção papular pruriginosa que evolui com vesículas e bolhas tensas. Deixam cicatrizes varioliformes, típicas da doença	Involução espontânea na adolescência ou início da idade adulta
Urticária solar	F > M	Mais comum em adultos	Eritema e urticas apenas em áreas expostas ao sol surgem minutos após a exposição	A doença segue um curso autolimitado, regredindo espontaneamente em até 5 anos, em boa parte dos casos
Dermatite crônica actínica	M = H	Idade adulta	Erupção eczematosa	Curso crônico

Erupção polimorfa à luz

A erupção polimorfa à luz (EPL) foi descrita ainda no século XIX e o termo usado para denominar qualquer reação tardia à exposição solar. Atualmente este conceito é mais limitado, reservando a denominação EPL para doenças com características clínicas, histológicas e fotobiológicas específicas. A EPL é a mais frequente das fotodermatoses idiopáticas, com prevalência variando de 1% a 21%, dependendo da localização geográfica, e é mais frequente em climas temperados, no início da primavera. Em uma coorte com 138 pacientes, as mulheres corresponderam a 61,6% dos casos; 66% ocorreram antes dos 30 anos e 11% após os 50 anos.[27] A EPL é a mais comum das fotodermatoses idiopáticas na infância.[28,29]

É considerada mais comum no sexo feminino, e a faixa etária mais acometida é entre a segunda e terceira décadas de vida. Pode afetar todos os fototipos e etnias. É mais frequente em climas temperados, a incidência de EPL no Reino Unido é de 15%, já na Austrália fica em torno de 5%.[30]

O espectro de radiação que desencadeia a EPL não é regular para todos os pacientes, sendo que as lesões usualmente surgem após exposição à luz solar brilhante, no verão e em climas temperados.[30] A indução experimental de lesões é difícil, mas pode ser positiva com fontes que emitem UVB, UVA e até luz visível de alta intensidade, não havendo relação com a gravidade da doença.[31,32] Na maioria dos casos é desencadeada por UVA, mas UVB e até UVC podem estar relacionados a piora da doença.

Apesar de ser considerada como dermatose adquirida, é provável que exista um componente genético na etiologia da EPL, pois a ocorrência familiar não é incomum e os fatores ambientais seriam aditivos às alterações genéticas que predispõem à doença.[33,34]

A patogênese da EPL é provavelmente ligada à reação de hipersensibilidade a neoantígenos induzidos ou ativados pela radiação ultravioleta.[35,36] Há infiltrado perivascular onde predominam linfócitos T de tipo CD4+, diferindo da resposta normal à RUV, que é em geral imunossupressora. Os pacientes afetados mostram resistência à depleção de células de Langerhans e têm liberação aumentada de IL-1, IL-6 e IL-8, que são estimuladoras.[37,38] Os sintomas da erupção polimorfa à luz usualmente iniciam com ardor, associado ou não ao prurido, antes do surgimento das lesões cutâneas e ocorrem horas ou mais comumente dias após exposição prolongada à luz solar, principalmente na primavera e início do verão.[39]

As lesões caracterizam-se por pápulas eritematosas, com tamanhos, graus de eritema e edema diversos, podendo ocorrer vesiculação e áreas hemorrágicas (Figura 86.6). As regiões mais acometidas são: área de extensão dos braços e mãos, porção superior do tronco e pescoço, face e coxas. A maioria dos indivíduos refere apenas um episódio, mas a afecção pode ser recorrente, com gravidade crescente e surgimento mais rápido após cada surto.[40,41]

Na erupção polimorfa à luz há uma variante não folicular mais comum em fototipos de pele IV-VI. Ela é caracterizada por vesículas de 2 mm a pápulas eritematosas mais na cabeça, pescoço e extremidades superiores, acometendo a face menos comumente. O espectro de ação desta variante pode estar na faixa de UVA, UVB ou ambas.[41]

Pacientes com EPL têm doses eritematosas mínimas (DEM) normais para o fototipo, tanto nas faixas UVB como UVA, e seus testes de contato são usualmente negativos.[39]

O lúpus eritematoso (LE), em suas diversas formas, é o diagnóstico diferencial mais importante da EPL. As lesões podem apresentar aspecto clínico similar, além da distribuição predominante na face e colo, em áreas fotoexpostas. Associa-se ainda a ocorrência eventual de títulos aumentados de anticorpos antinucleares (AAN) em 3% a 19% dos pacientes de EPL, havendo referências à progressão para LE subagudo ou sistêmico em pacientes com títulos altos de AAN.[42] Estudo de coorte publicado recentemente avaliou 472 pacientes com EPL que receberam fotoquimioterapia profilática, sendo que 11,7% deles apresentavam. AAN positivos em títulos > 1:80. Eles foram acompanhados por 8 anos e nenhum deles demonstrou outras alterações clínicas, laboratoriais ou histológicas compatíveis com LE. Assim, é provável que a EPL seja doença benigna sem tendência a progredir para LE.[42] Contudo, a EPL pode preceder o diagnóstico de LE ou a síndrome de Sjögren primária em até 40 anos.[43] Assim, é prudente que pacientes com altos títulos de AAN sejam acompanhados regularmente.

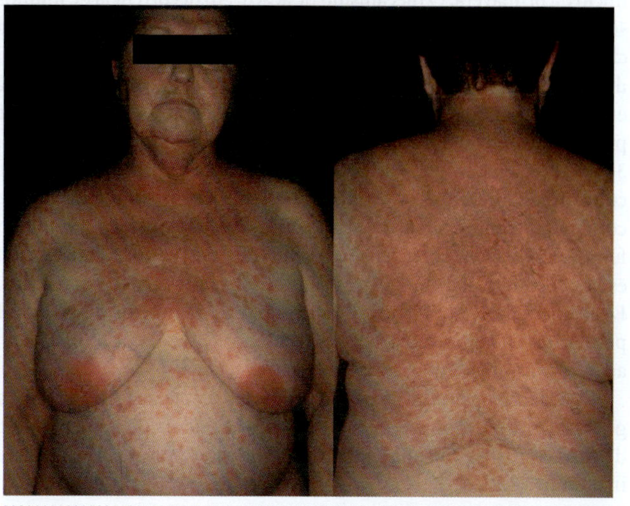

■ **Figura 86.6** Erupção polimorfa à luz: lesões eritematoedematosas, algumas com centro mais escuro, com aspecto de eritema polimorfo, acometendo áreas expostas e estendendo-se às regiões adjacentes do tronco.

Outros diagnósticos diferenciais importantes são: urticária solar, protoporfiria eritropoiética, eczema atópico fotoexacerbado, dermatite de contato fotoalérgica e as reações de fotossensibilidade a agentes sistêmicos. Anamnese cuidadosa, incluindo hábitos de fotoexposição e o uso de medicamentos e fitoterápicos, determinação da DEM, avaliação sistêmica para dermatoses imunomediadas e os teste de reexposição controlada são as principais auxiliares para o diagnóstico da EPL.

O tratamento da EPL, em sua fase aguda, requer restrição à exposição solar ou a fontes artificiais de RUV, além do uso permanente de fotoprotetores que protejam contra as faixas de radiação UVA, UVB e até luz visível.[44-47] Costicosteroides tópicos aceleram a regressão das lesões e melhoram os sintomas, mas devem ser recomendados com a devida cautela. Outro tratamento constitui o uso de análogos da vitamina D3, como calcipotriol, com resultados semelhantes ao furoato de mometasona.[48]

Corticosteroides por via oral na dose de 0,6 a 0,8 mg/kg/dia por 5 a 10 dias podem tratar uma crise aguda, porém não previnem recidivas. Antimaláricos podem ser eficazes para alguns pacientes, porem a sua indicação deve ser limitada, pelos riscos de efeitos adversos a longo prazo.[48,49] Em um estudo clínico randomizado, duplo-cego, multicêntrico, a hidroxicloroquina se mostrou mais efetiva do que a cloroquina, com pouco risco de toxicidade oftalmológica.

Pacientes sensíveis à radiação UVA às vezes têm menos sintomas quando usam betacaroteno, 180 mg/dia por 4 a 6 semanas. No entanto, a eficácia desta medicação não foi confirmada por estudos controlados.[50] A administração de ácidos graxos polinsaturados ricos em ômega-3 pode aumentar o limiar à radiação UVA e reduzir os níveis de prostaglandinas na pele e, com isto, a intensidade da reação inflamatória. Contudo, os resultados destes estudos ainda carecem de confirmação ampla.[51] A administração oral do extrato de *Polypodium leucotomos*, na dose de 480 mg/dia, mostrou redução significativa dos sintomas e sinais cutâneos em estudo onde foram avaliados 25 pacientes que não usaram outros tratamentos concomitantes.[52] A medicação foi bem tolerada e pode ser que seja uma opção coadjuvante para auxiliar na fotoproteção. Outro estudo mais recente que avaliou 57 pacientes com fotodermatoses idiopáticas (53 com EPL e 4 com urticária solar) observou uma melhora em 73,58% dos pacientes, sendo que os autores concluíram que a ausência de toxicidade, combinada a proteção multifatorial, fazem do extrato de *Polypodium leucotomos* uma opção segura e efetiva no manejo destas dermatoses.[53,54] Azatioprina ou ciclosporina orais podem ser utilizadas em casos graves ou resistentes às outras modalidades de tratamento.[55-57]

Alguns autores indicam como tratamento de primeira linha a exposição gradual e controlada à RUV-B de faixa estreita (*narrow-band)* no início da primavera. O mecanismo de ação é em decorrência de imunossupressão que a fototerapia causa nestes pacientes, reduzindo a interleucina 1.[58] Em um estudo de coorte com 281 pacientes tratados com UVB de faixa estreita, 63% tiveram resolução das lesões; 23% melhora parcial e apenas 11% não responderam. O esquema de fototerapia usualmente preconizado inicia com 30% a 70% da DEM, com incrementos gradativos, 3 vezes por semana, por 9 a 12 sessões, antes da primavera.[59] Um estudo comparou a eficácia do tratamento hospitalar com UVB faixa estreita com o tratamento domiciliar, sendo que foi concluído que os resultados foram semelhantes, porém cabe ressaltar que o tamanho da amostra neste estudo foi muito pequeno.[60] O método PUVA também pode ser utilizado. É recomendável administrar o psoraleno oral, na dose de 0,6 mg/kg de peso, antes da exposição à RUV-A, 0,5 J/cm^2, 2 vezes por semana, com aumentos também moderados de dose.[61,62]

A indução de produção de melanina pelo afamelanotide, um análogo do alfa MSH, utilizado como implante subcutâneo está em estudos de fase II e II na Europa e Estados Unidos em diversas patologias, incluindo a EPL.[63]

Prurigo actínico

O prurigo actínico (PA), antigamente denominado prurigo estival de Hutchinson ou hidroa estival, é uma fotodermatose rara caracterizada por erupção papulonodular, pruriginosa e persistente, mais em áreas fotoexpostas, usualmente iniciada na infância ou adolescência, podendo persistir na idade adulta. Foi descrito pela primeira vez entre os índios da América do Norte e entre os mestiços da América Central e do Sul, com poucos relatos na população caucasiana e asiática.

Acredita-se que ocorra reação de hipersensibilidade tardia contra autoantígenos induzidos pela radiação ultravioleta em pessoas geneticamente suscetíveis. No entanto, esses cromóforos não foram identificados. Tanto os raios UVA quanto UVB estão envolvidos no processo.[64-66] Na maioria das populações a doença acomete mais o sexo feminino, na proporção de 2 a 4:1,4,[67-69] exceto em asiáticos, onde há discreta predominância entre os homens.[28,70]

Fatores genéticos parecem ser determinantes da manifestação clínica do PA. Em populações europeias, 80% dos afetados possuem os Antígenos Leucocitários Humanos (HLA) de tipo HLA DR4 – DRB1*04, raros na população geral.[69,71] Existe uma forma hereditária em pacientes com ascendência indígena, originários das áreas altas da América do Norte, Central e do Sul, portadores do raro genótipo HLA DR4 – DRB1*0407.[44,72-77] A doença foi relatada ainda em populações asiáticas e australianas.[78,79] Existe polimorfismo no gene que predispõe ao PA contudo, sua atuação parece ser através do aumento da produção de fator de necrose tumoral –, o que explica a resposta terapêutica a agentes que atuam sobre esta citocina.[44,80] Um estudo realizado recentemente evidenciou que níveis elevados de IgE estão associados a lesões moderadas a graves, sugerindo que o prurigo actínico é uma reação de hipersensibilidade tipo IV, em que há predomínio de células Th2.[81]

O PA comporta-se como uma doença autoimune onde o antígeno seria uma proteína epidérmica transformada pela fotoexposição. O número de células de Langerhans é normalmente diminuído pela exposição à RUV, mas, nos pacientes com PA, elas não são afetadas e apresentam antígenos de forma mais eficiente, induzindo ou aumentando a reação inflamatória.[44,82] O espectro desencadeante das lesões situa-se na faixa de UVB em cerca de metade dos pacientes, mas muitos deles são também sensíveis à radiação UVA e alguns, apenas ao UVA.[42,81] Os testes de provocação são positivos em 70% dos portadores de PA. Há surgimento de lesões típicas sempre que o paciente é exposto à radiação no comprimento de onda específico.[44]

É provável que exista relação entre o prurigo actínico e a EPL, pois as manifestações clínicas podem ser similares e é frequente a ocorrência de uma fotodermatose ou da outra na mesma família. Assim, autores sugerem que o PA é uma variante persistente da EPL, por hipersensibilidade retardada a fotoantígenos endógenos.[71] As alterações histopatológicas correspondem à intensidade das manifestações clínicas, com reação inflamatória aguda, seguida de liquenificação, infiltração de células mononucleares e aspecto cicatricial, podendo até simular linfoma cutâneo de células T.[44]

A erupção do prurigo actínico é sazonal, com piora ou agudização na primavera e no verão, iniciando com pápulas e nódulos eritematosos, escoriados e após liquenificados, iniciando na face e porção distal dos membros (Figuras 86.7 e 86.8). Posteriormente surgem lesões persistentes, inclusive em áreas cobertas, como nádegas e coxas. Pode ocorrer queilite e sintomas oculares, com eritema, fotofobia, pseudopterígeo e conjuntivite, mais nas populações Latino-americanas de ascendência indígena.[73,77] Cicatrizes hipo e hipercrômicas, lineares ou ponteadas, são também comuns. O diagnóstico diferencial inclui prurigo nodular, prurigo estrófulo e eczema atópico fotoexacerbado e a protoporfiria eritropoiética.

Anamnese detalhada e exame clínico usualmente esclarecem a hipótese de PA. A dermatose de mais difícil diferenciação é a EPL. Em determinados casos, quando não há história familiar ou quando as manifestações são brandas, a histologia e imunofenotipagem HLA estão indicadas.[44] As biópsias não são diagnósticas, mas auxiliam a excluir outras doenças. Os achados de lesões recentes incluem espongiose epidérmica, infiltrado mononuclear superficial e profundo perivascular. Nas lesões mais antigas pode ocorrer fibrose da derme papilar e hiperplasia epitelial irregular.

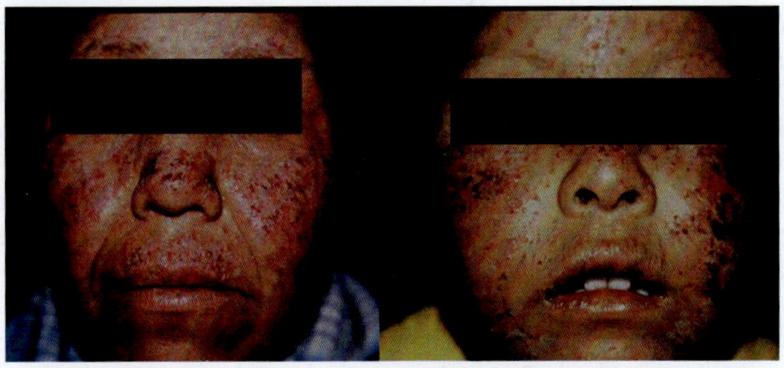

■ **Figura 86.7** Prurigo actínico: lesões erosadas, algumas recobertas por crostas hemáticas e cicatrizes circulares localizadas em toda a face, inclusive nos lábios em mãe e filha.
Fonte: Cortesia Dr. Juan Carlos Diez de Medina – Santa Cruz de la Sierra, Bolívia.

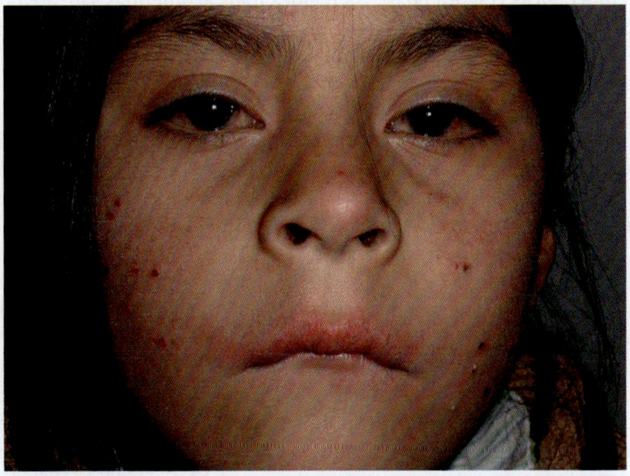

■ **Figura 86.8** Prurigo actínico: lesões erosadas superficiais nas hemifaces, queilite e eritema conjuntival por uveíte em menina de 10 anos.
Fonte: Cortesia Dr. Juan Carlos Diez de Medina – Santa Cruz de la Sierra, Bolívia.

Todos os pacientes com PA devem ser orientados quanto à necessidade de evitar a exposição solar e a usar fotoprotetores de amplo espectro. Corticosteroides de média potência e hidratantes usualmente controlam as formas brandas da doença.[44,73] Corticoterapia oral, por curto tempo, controla as exacerbações agudas. Fototerapia, tanto com UVB de faixa estreita como PUVA, podem ser uma opção em pacientes com sintomas persistentes. O tratamento deve ser iniciado na primavera e a resposta costuma iniciar por volta da 4ª semana, quando realizadas 2 a 3 sessões por semana. Pode ocorrer recidiva das lesões após a suspensão do tratamento.[65,83-86]

A talidomida é o medicamento de escolha para o PA, induzindo regressão rápida das lesões e auxiliando no controle de novos surtos.[44,73,80,83] As doses indicadas são de 50 a 100 mg/dia mantidos enquanto persistirem os sintomas e reduzidas até a menor dose capaz de controlar a doença.[83] Em uma pequena série de casos a pentoxifilina foi eficaz na dose de 1.200 mg por dia por 6 meses. A maioria dos pacientes de PA não responde ao tratamento com antimaláricos; betacaroteno, vitamina E, e cimetidina.

Hidroa vaciniforme

A hidroa vaciniforme (HV) ou doença de Bazin é dermatose adquirida rara, de início na infância e involução espontânea na adolescência ou início da idade adulta.[87] A prevalência foi estimada em 0,34:100000. É caracterizada por lesões vesiculares em áreas fotoexpostas, que podem evoluir com cicatrizes atróficas, varioliformes.

A sua origem é ainda desconhecida, mas existem relatos de associação da doença com infecção viral latente pelo vírus Epstein-Barr[42,88,89] e linfoma de células T.[90,92] A ocorrência rara de casos familiares sugere a possibilidade de transmissão genética da suscetibilidade à doença, com modo ainda a ser definido.

A hipersensibilidade cutânea aos raios solares não pode ser confirmada na grande maioria dos casos, assim como em outras fotodermatoses. Contudo, exposições repetidas a altas doses de RUV-A podem provocar as lesões.[58]

O exame dermatológico da hidroa vaciniforme é caracterizado por pápulas pruriginosas que surgem algumas horas após a exposição ao sol, evoluindo com vesículas e bolhas tensas, às vezes com conteúdo hemorrágico, circundadas por halo eritematoso; ao regredir a fase aguda formam-se crostas arredondadas, seguidas por cicatrizes varioliformes, típicas da doença (Figura 86.9). As regiões mais acometidas são: dorso nasal, regiões malares, lábios, orelhas, dorso das mãos, antebraços e área pré-esternal.[81,93,94] Podem ocorrer sintomas sistêmicos, como febre e mal-estar e, mais raramente, comprometimento ocular com uveíte anterior e ulcerações de córnea.[81,95]

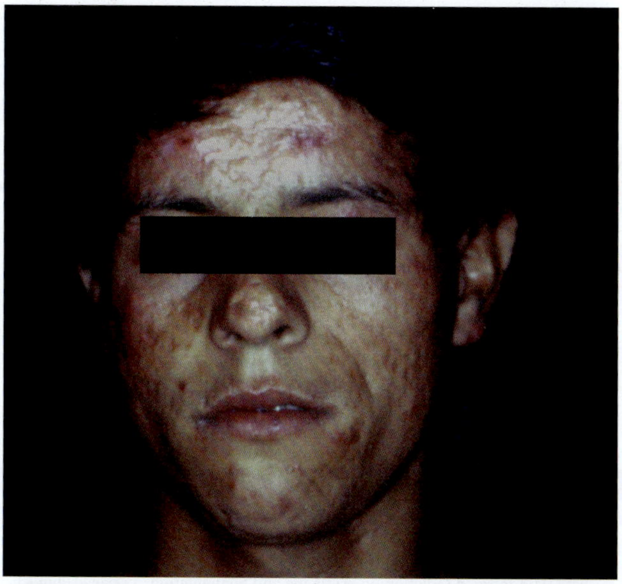

■ **Figura 86.9** Hidroa vaciniforme: lesões eritematoerosadas e cicatrizes variceliformes, na face, pavilhões auriculares e região cervical. Paciente com 17 anos e história de lesões cutâneas há 8 anos.

Fonte: Cortesia Serviço de Dermatologia, Santa Casa de Misericórdia Porto Alegre RS.

O diagnóstico diferencial da HV deve ser feito em relação às várias desordens bolhosas que são induzidas a partir da exposição à luz, incluindo porfiria eritropoiética, erupção polimorfa à luz, lúpus eritematoso bolhoso, urticária solar e porfiria cutânea tarda. A diferenciação se dá pela obtenção detalhada da história clínica, exame histopatológico e dados laboratoriais.

As lesões agudas apresentam histologia com degeneração de queratinócitos e infiltrado perivascular; posteriormente há ulceração, edema capilar e necrose, deixando as cicatrizes próprias da afecção. O exame anatomopatológico da pele lesada apresenta necrose e vesículas epidérmicas ricas em células polimorfonucleadas e linfócitos, circundadas por hiperceratose e acantose. A ausência de resíduos porfíricos urinários pode auxiliar a diferenciar a HV da porfiria eritropoiética.[96]

Como em todas as fotodermatoses, o uso de fotoprotetores de amplo espectro é obrigatório, assim como medidas comportamentais de fotoproteção, em especial durante os meses de primavera e verão. Medicações como antimaláricos, corticosteroides, talidomida, betacaroteno e óleo de peixe são descritas, com resultados e evidências variáveis.[42,81,96] A fototerapia com UVB de banda estreita pode ser utilizada como medida dessensibilizadora e profilática nestes pacientes.[97,98]

Estudos recentes descrevem o tratamento de Hidroa Vaciniforme, associada ao vírus Epstein-Barr, com aciclovir/valacyclovir, obtendo-se boa resposta terapêutica clínica. O risco de malignidade linfoproliferativa em crianças com HV e infecção crônica por EBV deve ser levado em conta e recomenda-se acompanhamento.[96]

Urticária solar

A urticária solar (US) é uma forma rara de fotossensibilidade, IgE mediada e cromóforo dependente, que ocorre mais em adultos jovens, entre os 20 e 30 anos, com discreta predominância no sexo feminino.[99] Ela pode ser primária ou secundária a porfirias ou ao uso de substâncias fototóxicas. Cerca de 25% dos indivíduos afetados apresentam história de dermatite atópica ou asma e pode haver associação com urticária desencadeada por outros agentes, como alimentos, atrito ou calor.[100]

Na urticária solar idiopática mesmo pequenas doses de radiação podem desencadear os sintomas, que são limitados às áreas expostas e iniciados minutos ou horas após a exposição solar.[99] Existem relatos de reações inclusive anafilactoides e de vasculites de tipo leucocitoclásica.[99] Um estudo retrospectivo evidenciou que em 95% dos pacientes a urticária ocorria em até 15 minutos após a exposição e resolvia espontaneamente em até 1 hora em 76,5% dos casos.[100]

O espectro de ação da US varia, incluindo a faixa UVB, UVA, luz visível e até infravermelha, em diferentes combinações.[101,102] No estudo acima citado, a sensibilização por UVA ocorreu em 91,8% dos pacientes, por UVB em 24,6% e por luz visível em 14,74%.

Há diferentes hipóteses quanto à etiologia desta forma de urticária, mas as lesões parecem ser induzidas pela liberação de histamina de mastócitos, secundária a reação de hipersensibilidade tipo 1, por fotoalérgenos.[103] A reação pode, inclusive, ser transmitida passivamente, pelo soro de pacientes afetados, em função da presença de antígenos circulantes.[42]

Os sintomas da US costumam apresentar-se de forma aguda, com eritema e urticas apenas em áreas expostas ao sol, regredindo em 1 a 2 dias. Alguns pacientes referem apenas prurido e ardor, com lesões somente quando submetidos a altas doses de irradiação solar. Em outros, mesmo o vidro e roupas não fornecem proteção adequada contra as lesões.[99] Assim como nas urticárias provocadas por outros agentes, podem ocorrer sintomas como náusea, broncospasmo, cefaleia, tonturas e até desmaios. A doença segue um curso autolimitado, regredindo espontaneamente em até 5 anos, em boa parte dos casos.[99,100]

O diagnóstico diferencial da US deve ser realizado com reações fotoalérgicas induzidas por medicações ou tópicos, porfiria eritropoiética, lúpus eritematoso subagudo e sistêmico e erupção polimorfa à luz.[99]

Para o tratamento da urticária solar é fundamental evitar a exposição solar e praticar fotoproteção ampla, com medidas de barreira e roupas que não permitam a transmissão da luz, além do uso de filtros solares de amplo espectro.[57,104] Os anti-histamínicos anti-H1 podem melhorar os sintomas de boa parte dos pacientes e devem ser administrados de forma contínua, sempre pela manhã.[105-107]

Em casos de difícil controle, é necessário prescrever corticosteroides sistêmicos, preferencialmente a prednisona na dose de 40 a 60 mg/dia, em doses regressivas, anti-IgE ou ciclosporina.[107,108]

É possível realizar a dessensibilização parcial com fototerapia PUVA, UVB de faixa estreita e até fotoferese, combinados com tratamento medicamentoso,[67,106,109-111] Novas modalidades como plasmaférese e o anticorpo anti-IgE Omalizumab são reservados para formas graves e recalcitrantes.[111]

Dermatite crônica actínica

A dermatite crônica actínica (DCA) é uma erupção eczematosa, persistente, com piora no verão, induzida pela RUV e, menos frequentemente, pela luz visível.[112] Ela afeta preferencialmente homens de qualquer raça, acima dos 50 anos, mas pode ocorrer em jovens portadores de eczema atópico ou em indivíduos infectados pelo vírus da imunodeficiência humana (HIV). É mais comum em climas temperados. Os pacientes em geral têm história de exposição solar ocupacional ou recreacional importantes. Nos fototipos mais altos o início costuma ser mais precoce e é mais frequente no sexo feminino.[13]

Clínica e histologicamente, é uma erupção eczematosa, muitas vezes precedida por quadro clínico de dermatite de contato crônica, com reação inflamatória, edema e espongiose à histologia, podendo haver, inclusive, alguns aspectos sugestivos de linfoma de células T. Os pacientes normalmente têm DEM reduzida em relação ao esperado para o seu fototipo e as lesões podem ser induzidas tanto pela radiação UVB como UVA, sempre em áreas expostas ao sol, como a face, pescoço, dorso das mãos, couro cabeludo e tórax. É comum ocorrer delimitação precisa das áreas cobertas pelas roupas e as dobras serem poupadas, apesar de que com o decorrer dos anos pode acometer inclusive áreas não fotoexpostas.

É provável que a DCA seja provocada por fotoantígenos endógenos e a estimulação antigênica crônica mantida por pequenas quantidades de luz visível, radiação UVB e UVA. Na maioria dos pacientes há história de erupção polimorfa à luz ou de eczema de longa duração prévios, provocados principalmente por alérgenos aéreos ou ambientais como fenóis halogenados, antibacterianos, perfumes e clareadores, encontrados em cosméticos masculinos.[112]

Os critérios de diagnóstico da DCA incluem lesões persistentes eczematosas ou liquenificadas, em áreas fotoexpostas, como o couro cabeludo, a face e membros superiores, podendo estender-se a outras regiões do tegumento (Figura 86.10). À medida que a erupção persiste assume aspecto liquenificado, com espessamento da pele, hipercromia, perda de pelos e até eritrodermia. Em casos graves e de difícil controle, o aspecto clínico e histológico pode assemelhar-se a linfomas de células T, quando então tem sido denominado reticuloide actínico ou DCA pseudolinfomatosa.[112]

Os fototestes costumam ser positivos tanto com UVB como UVA, mas usualmente a história clínica é bem sugestiva para o diagnóstico.

O diagnóstico diferencial da DCA é principalmente com reações agudas de fotossensibilidade, eczema fotoagravado e linfoma cutâneo de células T de tipo Sézary.

O tratamento da dermatite crônica actínica inicia com fotoproteção absoluta, inclusive evitando lâmpadas fluorescentes e telas de computador ou TV. É fundamental utilizar protetores solares de amplo espectro, não irritantes, com alto teor de filtros físicos. Evitar alérgenos e fotoalérgenos de contato é importante, nesse sentido, os testes e fototestes de contato são importantes, inclusive para excluir uma possível alergia ao fotoprotetor.

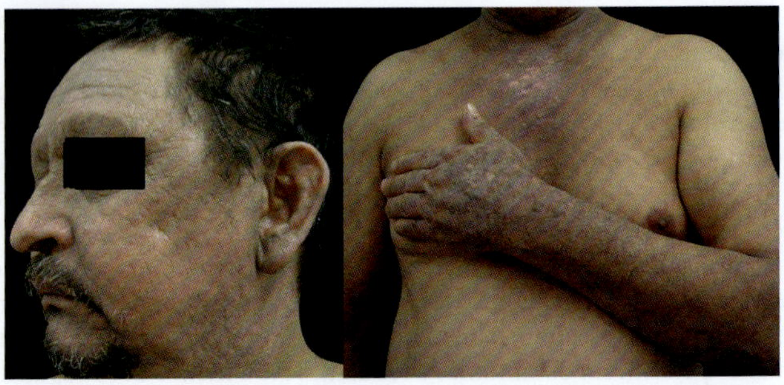

■ **Figura 86.10** Dermatite crônica actínica: paciente com 54 anos e lesões eczematosas subagudas persistentes nas áreas expostas, com cicatrizes e perda de cílios e supercílios.

Apesar de existirem poucos estudos, o uso de corticosteroides tópicos, inibidores de calcineurina e emolientes podem auxiliar no alívio dos sintomas e melhora do aspecto da pele. A dessensibilização com PUVA ou UVB faixa estreita em muito baixa dose pode ser útil em casos selecionados.[112] Nos casos mais graves o uso de agentes sistêmicos pode ser recomendado. Imunossupressores como a ciclosporina, azatioprina, micofenolato mofetil, tofacetinibe, dupilumab[113] e mesmo corticosteroides sistêmicos podem ajudar a controlar a intensidade da reação, permitindo menor cuidado ambiental em relação à luz.[114-116]

O espectro das fotodermatoses é extremamente amplo. O comportamento epidemiológico, a apresentação clínica e a evolução de cada fotodermatose varia consideravelmente entre diferentes populações e grupos étnicos, especialmente os pertencentes ao fototipo IV de Fitzpatrick.[15]

■ CONCLUSÃO

As fotodermatoses são doenças nas quais a radiação ultravioleta e a luz visível têm papel fundamental. Contudo, nem sempre é possível estabelecer claramente esta relação ou as condições específicas que desencadeiam ou pioram as lesões. Uma abordagem sistemática, portanto, pode facilitar a investigação e o diagnóstico dos pacientes afetados:

Fotodermatoses – principais dados para investigação

- Idade de início, história familiar.
- Intervalo entre a exposição e o surgimento de lesões, sua duração, época do ano.
- Exposição a agentes fotossensibilizantes.
- Uso de medicações, cosméticos, contato com vegetais.
- Característica dos sintomas, ocorrência e sua intensidade.
- Surgimento de lesões mesmo com uso de fotoprotetores químicos ou físicos (vidros, inclusive).

Realização de fototeste

- Confirma a fotossensibilidade.
- Indicado para fotodermatoses idiopáticas adquiridas.
- Não auxilia para porfirias, genodermatoses etc.
- Avaliar também a DEM e a resposta urticariforme à luz visível.

Referências bibliográficas

1. De Argila D, Aguilera J, Sánchez J, García-Díez A. Study of Idiopathic, Exogenous Photodermatoses. Part 1: Pathophysiology and Technical Aspects of Photobiologic Studies. Actas Dermosifiliogr. 2012 Nov 23. [Epub ahead of print]
2. Harber LC, Bickers DR, Kochevar I, Lamola A. Introduction to ultraviolet and visible radiation. In: Harber LC BD, editor. Photosensivity diseases. Principles of diagnosis and treatment. Toronto, Canada: BC Decker; 1989. p. 12-24.
3. Sklar LR, Almutawa F, Lim HW, Hamzavi I. Effects of ultraviolet radiation, visible light, and infrared radiation on erythema and pigmentation: a review. Photochem Photobiol Sci. 2013;12:54-64.
4. Schalka S, Steiner D, Ravelli FN, Steiner T, Terena AC, Marçon CR, Ayres EL, Addor FA, Miot HA, Ponzio H, Duarte I, Neffá J, Cunha JA, Boza JC, Samorano Lde P, Corrêa Mde P, Maia M, Nasser N, Leite OM, Lopes OS, Oliveira PD, Meyer RL,

Cestari T, Reis VM, Rego VR; Brazilian Society of Dermatology. Brazilian consensus on photoprotection. An Bras Dermatol. 2014;89(6 Suppl 1):1-74.
5. Kochevar IE. Basic principles in photomedicine and photochemistry. In: Lim HW, Soter NA. editors. Clinical Photomedicine. New York, USA: Marcel Dekker; 1993. p. 1-18.
6. Mahmoud BH, Hexsel CL, Hamzavi IH, Lim HW. Effects of visible light on the skin. Photochem Photobiol 2008;84:450-62.
7. Santoro FA, Lim HW. Update on photodermatoses. Semin Cutan Med Surg. 2011;30:229-38.
8. Deng D, Hang Y, Chen H, Li H. Prevalence of photodermatosis in four regions at different altitudes in Yunnan province, China. J Dermatol 2006;33:537-40.
9. Sharma VK, Sahni K, Wadhwani AR. Photodermatoses in pigmented skin. Photochem Photobiol Sci. 2013:65-77.
10. Dawe RS. Prevalences of chronic photodermatoses in Scotland. Photodermatol Photoimmunol Photomed 2009;25:59-60.
11. Kerr HA. Lim HW. Photodermatoses in African Americans: a retrospective analysis of 135 patients over a 7-year period. J Am Acad Dermatol 2007;57:638-43.
12. Rizwan M, Reddick CL, Bundy C, Unsworth R, Richards HL, Rhodes LE. Photodermatoses: environmentally induced conditions with high psychological impact. Photochem Photobiol Sci. 2013;12:182-9.
13. Olumide YM. Photodermatoses in Lagos. Int J Dermatol. 1987;26:295-99.
14. Wadhwani AR. A study of the clinical spectrum of photodermatoses with a focus on chronic actinic dermatitis, MD Dermatology thesis, All India Institute of Medical Sciences, New Delhi, December 2010.
15. Gutierrez D, Gaulding JV, Motta Beltran AF, Lim HW, Pritchett EN. Photodermatoses in skin of colour. J Eur Acad Dermatol Venereol. 2018;32(11):1879-1886.
16. Hamel R, Mohammad TF, Chahine A et al. Comparison of racial distribution of photodermatoses in USA academic dermatology clinics: A multicenter retrospective analysis of 1080 patients over a 10-year period. Photodermatol Photoimmunol Photomed. 2020;36:233-240..
17. Domínguez-Soto L, Hojyo-Tomoka MT, Vega-Memije E, Cortés-Franco R, Waxtein L, Guevara E. Photodermatoses in tropical countries. Clin Dermatol 1999;17:237-43.
18. Azevedo LC, Machado Filho CD, Andrade MS, Nahas AB, Faccin MP. The importance of the dermatologist at the hospital. An Bras Dermatol. 2012;87:501-3.
19. Rutter KJ, Ashraf I, Cordingley L, Rhodes LE. Quality of life and psychological impact in the photodermatoses: a systematic review. Br J Dermatol. 2020;182(5): 1092-1102.
20. Harth Y. Photosensitivity to systemic agents. In: DeLeo V, editor. Photosensitivity. 1st ed. New York, USA: Igaku-Shoin; 1992. p. 56-83.
21. Chantorn R, Lim HW, Shwayder TA. Photosensitivity disorders in children: part I. J Am Acad Dermatol. 2012;67:1093.e1-18; quiz 1111-2.
22. Alrashidi A, Rhodes LE, Sharif JCH, Kreeshan FC, Farrar MD, Ahad T. Systemic drug photosensitivity – Culprits, impact and investigation in 122 patients. Photodermatol Photoimmunol Photomed. 2020; 36(6):441-451.
23. Pfurtscheller K, Trop M. Phototoxic plant burns: report of a case and review of topical wound treatment in children. Pediatr Dermatol. 2014;31:e156-9.
24. dos Reis VM. Dermatosis due to plants (phytodermatosis). An Bras Dermatol. 2010;85:479-89.
25. Lim HW. Abnormal responses to ultraviolet radiation: photosensitivity induced by exogenous agents. In: Fitzpatrick's Dermatology in General Medicine, 8th ed. Goldsmith LA, Katz SI, Gilchrest BA et al. (eds). New York: McGraw-Hill; 2014. Vol 1, p.1066.
26. Azmanov DN, Kowalczuk S, Rodgers H, Auray-Blais C, Giguere R, Rasko JE et al. Further evidence for allelic heterogeneity in Hartnup disorder. Hum Mutat 2008;29: 1217-21.
27. Jansén CT. The natural history of polymorphous light eruptions. Arch Dermatol 1979;115:165-169.
28. Stratigos AJ, Antoniou C, Katsambas AD. Polymorphous light eruption. J Eur Acad Dermatol Venereol 2002;16:193-206.
29. Honigsmann H. Polymorphous light eruption. Photodermatol Photoimmunol Photomed 2008;24:155-61.
30. Pao C, Norris PG, Corbett M et al. Polymorphic light eruption: prevalence in Australia and England. Br J Dermatol 1994;130:62-4.
31. Janssens AS, Pavel S, Ling T, Winhoven SM, Anastasopoulou N, Stratigos A et al. Susceptibility to UV-A and UV-B provocation does not correlate with disease severity of polymorphic light eruption. Arch Dermatol 2007;143:599-604.
32. Pralong P, Ciszynski M, Moncourier M, Beani JC, Charles J, Leccia MT. Contribution of phototesting in the diagnosis of photodermatoses: Retrospective study of 100 cases. Photodermatol Photoimmunol Photomed. 2022; 38(2):99-103.
33. Ross G, Foley P, Baker C. Actinic prurigo. Photodermatol Photoimmunol Photomed 2008;24:272-5.
34. Millard TP, Bataille V, Snieder H, Spector TD. McGregor JM. The heritability of polymorphic light eruption. J Invest Dermatol 2000;115:467-79.
35. van de Pas CB, Kelly DA, Seed PT, Young AR, Hawk JL, Walker SL. Ultraviolet-radiation-induced erythema and suppression of contact hypersensitivity responses in patients with polymorphic light eruption. J Invest Dermatol 2004;122:295-9.
36. Norris PG, Hawk JLM. The idiopathic photodermatoses: polymorphous light eruption, actinic prurigo and hydroa vacciniforme. In: Hawk JLM, editor. Photodermatology. London, England: Arnold; 1999. p. 103-11.
37. Koulu LM, Laihia JK, Peltoniemi HH et al. UV-induced tolerance to a contact allergen is impaired in polymorphic light eruption. J Invest Dermatol 2010;130:2578-82.
38. Norris PG, Bacon K, Bird C, Hawk JLM, Camp R. The role of interleukins 1, 6 and 8 as lymphocyte attractants in the photodermatoses polymorphic light eruption and chronic actinic dermatitis. Clin Exp Dermatol 1999;24:321-66.
39. Hönigsmann H. Polymorphous light eruption. Photodermatol Photoimmunol Photomed 2008;24:155-161.
40. Chen YA, Lee JY. Clinicopathologic study of solar dermatitis, a pinpoint papular variant of polymorphous light eruption in Taiwan, and review of the literature. J Formos Med Assoc. 2013;112:125-30.
41. Chiam LY, Chong WS. Pinpoint papular polymorphous light eruption in Asian skin: a variant in darker-skinned individuals. Photodermatol Photoimmunol Photomed. 2009; 25(2): 71-74.
42. Tzaneva S, Volc-Platzer B, Kittler H et al. Antinuclear antibodies in patients with polymorphic light eruption: A long-term follow-up study. Br J Dermatol 2008; 158:1050-54.
43. Popovic K, Nyberg F, Wahren-Herlenius M, Nyberg F. A serology-based approach combined with clinical examination of 125 Ro/SSa-positive patients to define incidence and prevalence of subacute cutaneous lupus erythematosus. Arthritis Rheum 2007;56:255-64.
44. Lehmann P, Schwarz T. Photodermatoses: diagnosis and treatment. Dtsch Arztebl Int. 2011;108:135-41.
45. DeLeo V. Sunscreen use in photodermatoses. Dermatol Clin 2006;24:27-33.
46. Pineda MSF, Corradini EK, Lonza JPJ, Arroyo AM, Romani RW, Yanine DS et al. Curso clínico de la erupción polimorfa lumínica con medidas de fotoprotección con categoría ULTRA. Rev Chil Dermatol 2006;22:258-61.
47. Passeron T, Lim HW, Goh CL, Kang HY, Ly F, Morita A, Ocampo Candiani J, Puig S, Schalka S, Wei L, Dréno B, Krutmann J. Photoprotection according to skin phototype and dermatoses: practical recommendations from an expert panel. J Eur Acad Dermatol Venereol. 2021 Jul;35(7):1460-1469.
48. Dam TN, Moller B, Hindkjaer J et al. The vitamin D3 analog calcipotriol suppresses the number and antigen-presenting function of Langerhans cells in normal human skin. J Investig Dermatol Symp Proc 1996;1:72-7.
49. Pareek A, Khopkar U, Sacchidanand S, Chandurkar N, Naik GS. Comparative study of efficacy and safety of hydroxychloroquine and chloroquine in polymorphic light eruption: a randomized, double-blind, multicentric study. Indian J Dermatol Venereol Leprol 2008;74:18-22.
50. Corbett MF, Hawk JL, Herxheimer A, Magnus IA. Controlled therapeutic trials in polymorphic light eruption. Br J Dermatol 1982;107:571-81.
51. Rhodes LE, Durham BH, Fraser WD, Friedmann PS. Dietary fish oil reduces basal and ultraviolet B-generated PGE2 levels in skin and increases the threshold to provocation of polymorphic light eruption. J Invest Dermatol 1995;105:532-5.
52. Caccialanza M, Percivalle S, Piccinno R, Brambilla R. Photoprotective activity of oral Polypodium leucotomos extract in 25 patients with idiopathic photodermatoses. Photodermatol Photoimmunol Photomed 2007;23:46-7.
53. Caccialanza M, Recalcati S, Piccinno R. Oral Polypodium leucotomos extract photoprotective activity in 57 patients with idiopathic photodermatoses. G Ital Dermatol Venereol 2011;146:85-7.
54. Segars K, McCarver V, Miller RA. Dermatologic applications of Polypodium leucotomos: a literature review. J Clin Aesthet Dermatol. 2021; 14(2):50-60.
55. Lasa O, Trebol I, Gardeazabald J, Diaz-Perez JL. Prophylactic short-term use of cyclosporin in refractory polymorphic light eruption. J Eur Acad Dermatol Venereol 2004;18:747-8.
56. Norris PG, Hawk JLM. Successful treatment of severe polymorphous light eruption with azathioprine. Arch Dermatol 1989;125:1377-79.
57. Shipley DRV, Hewitt JB. Polymorphic light eruption treated with cyclosporin. Br J Dermatol 2001;144:446-47.
58. Wolf P, Gruber-WackernagelA, Rinner B, Griesbacher A, Eberhard K, Groselj-Strele A, Mayer G, Stauber RE, Byrne SN. Phototherapeutic hardening modulates systemic cytokine levels in patients with polymorphic light eruption. Photochem Photobiol Sci. 2013;12:166-73.
59. Man I, Dawe RS, Ferguson J. Artificial hardening for polymorphic light eruption: Practical points from ten years' experience. Photodermatol Photoimmunol Photomed 1999;15:96-99.
60. Franken SM, Genders RE, de Gruijl FR, Rustemeyer T, Pavel S. Skin hardening effect in patients with polymorphic light eruption: comparison of UVB hardening in hospital with a novel home UV-hardening device. J Eur Acad Dermatol Venereol. 2013;27:67-72.
61. Murphy GM, Logan RA, Lovell CR, Morris RW, Hawk JL, Magnus IA. Prophylactic PUVA and UVB therapy in polymorphic light eruption – a controlled trial. Br J Dermatol 1987;116:531-8.
62. Palmer RA, Friedmann PS. A comparison of six and 12 PUVA treatments in the prophylaxis of polymorphic light eruption. Clin Exp Dermatol 2004;29:141-3.
63. Fabrikant J, Touloei K, Brown SM. A review and update on melanocyte stimulating hormone therapy: afamelanotide. J Drugs Dermatol 2013;12(7):775-9.
64. Yong-Gee SA, Muir JB. Long-term thalidomide for actinic prurigo. Australas J Dermatol 2001;42:281-3.
65. Suárez A, Valbuena MC, Rey M, de Porras Quintana L. Association of HLA subtype DRB1*0407 in Colombian patients with actinic prurigo. Photodermatol Photoimmunol Photomed 2006;22:55-8.
66. Daldon PE, Pascini M, Correa M. Case for diagnosis. Actinic prurigo. An Bras Dermatol 2010;85:733-5.

67. HojyoTomoka MT, Vega Memije E, Granados J et al. Actinic prurigo: An update. Int J Dermatol 1995;34:380-384.
68. Tincopa Wong O, Tincopa Montoya L, Valverde López J et al. Prurigo solar en Trujillo. Estudio clínico, histológico y epidemiológico, 1973-1995. Dermato Per 2002;12:114-121.
69. HojyoTomoka MT, Vega ME, Cortes R et al. Prúrigo actínico como modelo de fotodermatosis crónica en Latinoamérica. Med Cut Iber Lat Am 1996;24:265-277.
70. Akaraphanth R, Sindhavananda J, Gritiyarangsan P. Adult-onset actinic prurigo in Thailand. Photodermatol Photoimmunol Photomed 2007;23:234-7.
71. Grabczynska AS, Hawk JL. What is actinic prurigo in Britain? Photodermatol Photoimmunol Photomed 1997;13:65-6.
72. Grabczynska AS, McGregor JM, Kondeatis E, Vaughan RW, Hawk JL. Actinic prurigo and polymorphic light eruption: common pathogenesis and the importance of HLA-DR4/DRB1*0407. Br J Dermatol 1999;140:232-6.
73. Hoyo-Tomoka MT, Vega-Memije ME, Cortes-Franco R, Dominguez-Soto L. Diagnosis and treatment of actinic prurigo. Dermatol Ther 2003;16:40-4.
74. Suárez A, Valbuena MC, Rey M, de Porras Quintana R. Association of HLA subtype DRB10407 in Colombian patients with actinic prurigo. Photodermatol Photoimmunol Photomed 2006;22:55-8.
75. Wiseman MC, Orr PH, Macdonald SM, Schoeder ML, Toole JW. Actinic prurigo: clinical features and HLA associations in a Canadian Inuit population. J Am Acad Dermatol 2001;44:952-6.
76. Zuloaga-Salcedo S, Castillo-Vazquez M, Vega-Memige E et al. Class I and class II major histocompatibility complex genes in Mexican patients with actinic prurigo. Br J Dermatol 2007;156:1074-5.
77. Tincopa OW, Tincopa LM, Valverde JL, Carvajal AV, Zapata CLG, Rojas PP. Prurigo solar en Trujillo: estudio clínico, histológico y epidemiológico. Dermatol Peru 2002;12:114-21.
78. Crouch RB, Foley PA, Baker CS. Actinic prurigo: a retrospective analysis of 21 cases referred to an Australian photobiology clinic. Australas J Dermatol 2002;43:128-32.
79. Crouch RB, Foley PA, Baker CS. Analysis of patients with suspected photosensitivity referred for investigation to an Australian photodermatology clinic. J Am Acad Dermatol 2003;48:714-20.
80. Estrada-G I, Garibay-Escobar A, Núñez-Vázquez A et al. Evidence that thalidomide modifies the immune response of patients suffering from actinic prurigo. Int J Dermatol 2004;43:893-7.
81. Cuevas-Gonzalez JC, Lievanos-Estrada Z, Vega-Memije ME et al. Correlation of serum IgE levels and clinical manifestations in patients with actinic prurigo. An Bras Dermatol 2016;91:23.
82. Valbuena MC, Rolon Cadena M. Epidermal Langerhans cells resistance to solar-simulated radiation in actinic prurigo patients with low minimal erythema dose. Photodermatol Photoimmunol Photomed. 2020; 36(2):105-110.
83. Yong-Gee S MJ. Long-term thalidomide for actinic prurigo. Australas J Dermatol 2001;42:281-3.
84. Farr PM, Diffey BL. Treatment of actinic prurigo with PUVA: mechanism of action. Br J Dermatol 1989;120:411-8.
85. Gambichler T, Breuckmann F, Boms S, Altmeyer P, Kreuter A. Narrowband UVB phototherapy in skin conditions beyond psoriasis. J Am Acad Dermatol 2005;52:660-70.
86. Millard TP, Hawk JL. Photosensitivity disorders: cause, effect and management. Am J Clin Dermatol 2002;3:239-46.
87. Ashurst PJ. Hydroa vacciniforme occurring in association with Hartnup disease. Br J Dermatol 1969;81:486-92.
88. Iwatsuki K, XZ Takata M, Iguchi M et al. The association of latent Epstein-Barr virus infection with hydroa vacciniforme. Br J Dermatol 1999;140:715-21.
89. Iwatsuki K, Satoh M, Yamamoto T et al. Pathogenic link between hydroa vacciniforme and Epstein-Barr virus-associated hematologic disorders. Arch Dermatol 2006;142:587-95.
90. Chen HH, Hsiao C, Chiu HC. Hydroa vacciniforme-like primary cutaneous CD8-positive T-cell lymphoma. Br J Dermatol 2002;147:587-91.
91. Feng S, Jin P, Zeng X. Hydroa vacciniforme-like primary cutaneous CD8-positive T-cell lymphoma. Eur J Dermatol 2008;18:364-5.
92. Wu YH, Chen HC, Hsiao PF, Tu MI, Lin YC, Wang TY. Hydroa vacciniforme-like Epstein-Barr virus-associated monoclonal T-lymphoproliferative disorder in a child. Int J Dermatol 2007;46:1081-6.
93. Wierzbicka E, Malthieu F, Villers A, Guillet G. Oral involvement in hydroa vacciniforme. Arch Dermatol 2006;142:651.
94. Yesudian PD, Sharpe GR. Hydroa vacciniforme with oral mucosal involvement. Pediatr Dermatol 2004;21:555-7.
95. Jeng BH, Margolis TP, Chandra NS, McCalmont TH. Ocular findings as a presenting sign of hydroa vacciniforme. Br J Ophthalmol 2004;88:1478-9.
96. Almeida HL, Kopp J, Jorge VM, Sartori DS, Velloso CD. Extensive hydroa vacciniforme. An Bras Dermatol. 2013;88:620-2.
97. Gupta G, Man I, Kemmet D. Hydroa vacciniforme: a clinical and follow-up study of 17 cases. J Am Acad Dermatol 2000;42:208-13.
98. Jury CS, McHenry P, Burden AD, Lever R, Bilsland D. Narrowband ultraviolet B (UVB) phototherapy in children. Clin Exp Dermatol 2006;31:196-9.
99. Beattie PE, Dawe RS, Ibbotson SH, Ferguson J. Characteristics and prognosis of idiopathic solar urticaria: a cohort of 87 cases. Arch Dermatol 2003;139:1149-55.
100. Du-Thanh A, Debu A, Lalheve P, Guillot B, Dereure O, Peyron JL. Solar urticaria: a time-extended retrospective series of 61 patients and review of literature. Eur J Dermatol. 2013;23:202-7.
101. Mekkes JR, de Vries HJ, Kammeyer A. Solar urticaria induced by infrared radiation. Clin Exp Dermatol 2003;28:222-3.
102. Ng JC, Foley PA, Crouch RB, Baker CS. Changes of photosensitivity and action spectrum with time in solar urticaria. Photodermatol Photoimmunol Photomed 2002;18:191-5.
103. McSweeney SM, Sarkany R, Fassihi H, Tziotzios C, McGrath JA. Pathogenesis of solar urticaria: Classic perspectives and emerging concepts. Exp Dermatol. 2022; 31(4):586-593.
104. Faurschou A, Wulf HC. Synergistic effect of broad-spectrum sunscreens and antihistamines in the control of idiopathic solar urticaria. Arch Dermatol 2008;144:765-9.
105. Schwarze HP, Marguery MC, Journe F, Loche E, Bazex J. Fixed solar urticaria to visible light successfully treated with fexofenadine. Photodermatol Photoimmunol Photomed 2001;17:39-41.
106. Fromer L. Treatment options for the relief of chronic idiopathic urticaria symptoms. South Med J 2008;101:186-92.
107. Roelandts R. Diagnosis and treatment of solar urticaria. Dermatol Ther 2003;16:52-6.
108. Edström DW, Ros AM. Cyclosporin A therapy for severe solar urticaria. Photodermatol Photoimmunol Photomed 1997;13:61-3.
109. Masuoka E, Fukunaga A, Kishigami K et al. Successful and long-lasting treatment of solar urticaria with ultraviolet A rush hardening therapy. Br J Dermatol 2012; 167:198-201.
110. Calzavara-Pinton P, Zane C, Rossi M, Sala R, Venturini M. Narrowband ultraviolet B phototherapy is a suitable treatment option for solar urticaria. J Am Acad Dermatol 2012;67: e5-9.
111. Goetze S, Elsner P. Solar urticaria. J Dtsch Dermatol Ges. 2015;13:1250-3.
112. Dawe RS, Crombie IK, Ferguson J. The natural history of chronic actinic dermatitis. Arch Dermatol 2000;136:1215-20.
113. Patel N, Konda S, Lim HW. Dupilumab for the treatment of chronic actinic dermatitis. Photodermatol Photoimmunol Photomed. 2020;36:398-400.
114. Murphy GM, Maurice PD, Norris PG, Morris RW, Hawk JL. Azathioprine treatment in chronic actinic dermatitis: a double-blind controlled trial with monitoring of exposure to ultraviolet radiation. Br J Dermatol 1989;121:639-46.
115. Norris PG, Camp RD, Hawk JL. Actinic reticuloid: response to cyclosporine. J Am Acad Dermatol 1989;21:307-9.
116. Uetsu N, Okamoto H, Fujii K, Doi R, Horio T. Treatment of chronic actinic dermatitis with tacrolimus ointment. J Am Acad Dermatol 2003;47:881-4.

capítulo 87

Vitor Manoel Silva dos Reis

Dermatoses Causadas por Plantas

Várias substâncias componentes de plantas podem causar danos à pele. Os mecanismos de ação destas substâncias variam de acordo com suas características físico-químicas.

- Mecanismo de ação:
  a) sensibilização;
  b) irritação;
  c) trauma físico;
  d) fototoxicidade;
  e) fotoalergia;
  f) mediado por IgE;
  g) ação farmacológica.

As plantas semelhantes são classificadas em famílias e seu nome científico designa seu gênero e espécie. Serão abordadas as principais plantas de cada família que podem causar dermatoses e descritos os prováveis mecanismos de ação.

AGAVÁCEAS

A agave (*Agave americana*) (Figura 87.1) é usada para a fabricação de "cordas", redes e também serve para amarrar outras plantas como forrageiras. Pela sua manipulação comumente causam cortes por terem a borda muito afilada e outros traumas na pele em decorrência do fato de conter oxalatos de cálcio agrupados em ráfides e outras substâncias químicas irritantes liberadas pela maceração da planta.[1]

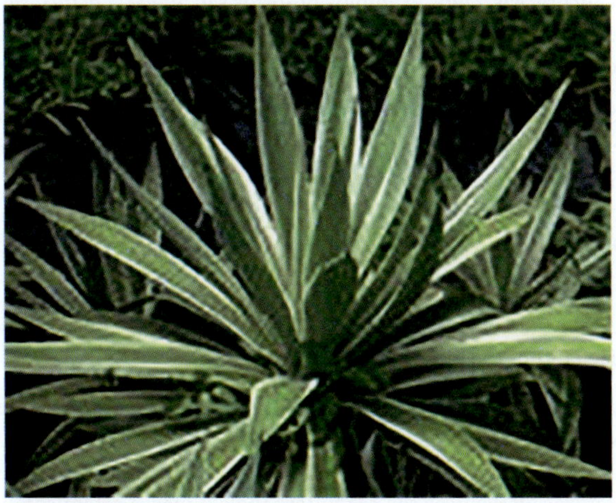

Figura 87.1 *Agave americana.*

ALIÁCEAS

O alho (*Allium sativum*), a cebola (*Allium cepa*) e outras plantas desta família, além de irritantes também têm capacidade sensibilizante. Essa capacidade irritativa facilita a sensibilização.[1] O alho (*Allium sativum*) é utilizado como condimento e também por suas propriedades terapêuticas. As substâncias potencialmente sensibilizantes são os dialilsulfetos. Nas donas de casa que trabalham em ambiente úmido e manipulam hortaliças e alimentos variados na cozinha com dermatites de mão deve-se pensar na possibilidade de reações a estes alérgenos. As dermatites típicas por manipulação do alho e cebola são pulpites nos dedos das mãos com eritema descamação, hiperqueratoses e fissuras dolorosas.[1]

São descritas reações cruzadas com a cebolinha (*Allium schoenoprasum*) e com o alho porro (*Allium porrum*), apesar de não se saber se todas contém os dialilsulfetos.

ALSTROMERÁCEAS

Plantas com flores muito belas, tendo como exemplo a *Alstroemeria aurantica*. Podem causar dedos de tulipa ou dermatose por substâncias aerotransportadas. Os alérgenos são os mesmos da tulipa, em particular a tulipina A.[2]

AMARILIDIÁCEAS

Família a que pertencem os narcisos (p. ex., o *Narcissus pseudonarcissus*) que contém oxalatos de cálcio nos bulbos. Muito cultivadas na Europa, há várias espécies desta planta com belas flores belas e perfumadas sendo utilizadas como plantas ornamentais e de jardim e na indústria do perfume.

Podem provocar dermatites eritematodescamativas, fissuras e secura nas polpas digitais e podendo chegar a produzir hiperqueratoses subungueais. As roupas podem veicular os cristais dos bulbos dos narcisos e assim provocar dermatite disseminada para outras regiões do corpo. Afeta indivíduos que trabalham no cultivo, venda ou distribuição, sendo, portanto, dermatose ocupacional que envolve floristas, jardineiros e produtores de flores.[1]

ANACARDIÁCEAS

Esta família provoca reações cutâneas por sensibilização em decorrência de substâncias compostas por um anel benzênico ligado a uma cadeia ramificada de 15 a 17 carbonos (fenóis de cadeias longas), que variam de espécie para espécie. A antigenicidade da molécula aumenta com os seguintes fatores: presença de cadeia alifática no carbono 3 do anel, aumento do comprimento da cadeia, presença de ligações duplas não saturadas na cadeia lateral e presença de grupos fenólicos livres no anel. Tem muitas espécies representadas no Brasil.[3]

O cajueiro (*Anacardium occidentale*), pode produzir dermatite de contato alérgica por um monofenol com 15 carbonos, o cardanol e um bifenol com 15 carbonos, o cardol, contidos no líquido da casca do caju.

Além disso possui o ácido anacárdico, com capacidade irritante. O líquido obtido no ato da cocção do caju tem poder irritante, quase cáustico e por isso é utilizado para tratamento de verrugas e de alopecia areata.[3]

A mangueira (*Mangifera indica*), tem como um dos componentes das folhas, talos e cascas das frutas, o mangol,[4] que é semelhante aos monofenol do caju. Mesmo pessoas alérgicas a quaisquer desses fenóis de longa cadeia (urushióis), não desenvolvem dermatite se comerem a manga sem casca.[5]

A aroeira brava, *Lithraea molleoides*,[6] ou aroeira-branca, provoca dermatites eczematosas, em pacientes sensibilizados aos "urushióis", nas áreas expostas às partículas dispersas no ar liberadas pelas opérculos das folhas dessas árvores. Por ser semelhante a um quadro de eczema por fotoexposição, muitas vezes é confundido com fototoxicidade.

A aroeirite,[7,8] como é chamado este quadro, é objeto de algumas lendas populares, como a que se deve dar bom dia à planta para não ter a reação na pele e que basta dormir à sombra da aroeira para adquirir a dermatose. Também se acredita que para curar a aroeirite deve-se banhar a pele com o decoto da aroeira-mansa.

A *Schinus terebinthifolius*, aroeira-mansa ou aroeira-pimenteira cujos frutos vermelhos são utilizados como pimenta e não provoca a dermatose, ao contrário é utilizada, em chás e decotos como fitoterápico para dermatites. E a *Myracrodruom urundeuva* ou *Astronium urundeuva*, a aroeira-do-sertão cuja madeira é tida como de ótima qualidade e muito resistente, não causa dermatite.

Os toxicodendros, grandes causadores de dermatite de contato por sensibilização na América do Norte, têm várias espécies: *Toxicodendron radicans* (*poison ivy*), *Toxicodendron diversilobum* (*poison oak*) e *Toxicodendron vernix* (*poison sumac*).

APIÁCEAS (UMBELÍFERAS)

Todas as apiáceas, entre elas a cenoura (*Daucus carota*), a chirivia (*Pastinaca sativa*), aipo (*Apium graveolens*), angélica (*Angélica archangelica*), funcho (*Anethum foeniculum*), salsinha (*Petroselinum crispum*), coentro (*Coreandrum sativum*), erva-doce ou anis (*Pimpinella anisium*), endro ou dill (*Anethum graveolens*), podem causar quadros de fitofotodermatose pela presença de psoralenos entre seus componentes.[1]

APOCINÁCEAS

Nesta grande família de plantas, está a peroba, *Aspydosperma polyneuron*, muito utilizada no nosso meio na carpintaria, relatada como causadora de dermatite de contato alérgica.[9]

ARÁCEAS

Nesta família a melhor representante é a *Dieffenbachia picta* (comigo-ninguém-pode) (Figura 87.2), que é muito utilizada como planta ornamental. Conhecida como "planta de escritório", tem grandes folhas e não requer excessivos cuidados. Também pertencem a esta família os Philodendrum (costela de Adão) e Monstera (cara de cavalo). Estas plantas, contêm oxalatos de cálcio formados por feixes de finas agulhas, englobadas por um líquido mucilaginoso. Essas "agulhas" são as ráfides, solúveis em água e que se desprendem em contato com a água e ao simples contato.[1] Há muito poucos relatos de pacientes com dermatite de contato alérgica pela planta comigo-ninguém-pode.[10] Estas plantas maceradas, provocam lesões nas mucosas com edema e intensa sensação de queimação com sialorreia. Podem ocasionar a formação de vesículas e bolhas e com o edema de língua, palato e mucosas da região levando a dificuldade para falar (planta da rouquidão).

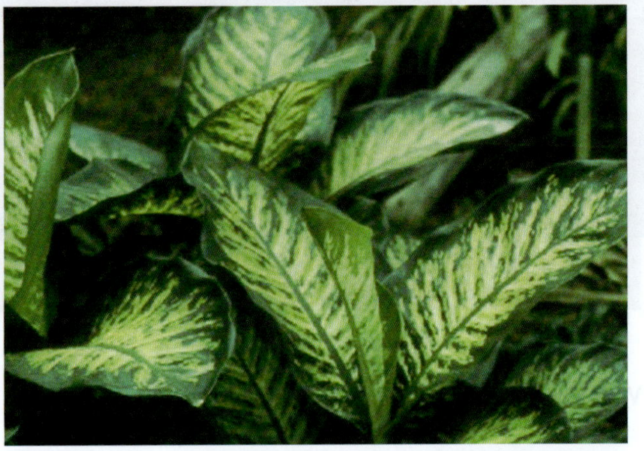

Figura 87.2 Comigo-ninguém-pode (*Dieffenbachia picta*).

Além de lesões na pele, pálpebras e olhos, são descritas irritações de mucosa do sistema digestivo pela deglutição, em crianças pequenas e animais.[1]

ASTERACEAS (COMPOSTAS)

Existem aproximadamente 20 mil espécies desta família, das quais mais de 180 espécies podem causar dermatite de contato por mecanismo alérgico. As substâncias sensibilizantes são sesquiterpenolactonas. Existem várias sesquiterpenolactonas e outras plantas como as hepáticas (Frulania), plantas da família das magnoliáceas, e lauráceas (*Laurus nobilis*) também podem conter essa substância, portanto pacientes alérgicos a essa substância presente nas asteráceas podem ter reação com estas outras plantas e com a parafenilenodiamina.[11]

O mais importante alérgeno (hapteno) é o alfa metileno gama butirolactona, que ao se ligar a proteínas da pele adquire capacidade antigênica. Pode ter reação cruzada com o ácido úsnico produzido pelos líquens.[1]

A tulipalina A, quinona descrita como o alérgeno presente nas liliáceas (tulipa) e alstromeráceas, apesar de ter radical comum às sesquiterpenolactonas (alfa metil gama butírico), não apresenta reações cruzadas com estas substâncias.

Esta família engloba algumas hortaliças como a alface (*Lactuca sativa*), chicória,[12] alcachofra, plantas ornamentais como o crisântemo, a margarida, o malmequer, a macela da serra, e a macela do sertão. São muito numerosas no nosso planeta perfazendo cerca de 10% de todas as plantas florescentes que conhecemos.

A família das asteráceas, pode ser dividida em 3 "sub" famílias:[13]

1. Chicoráceas, cujos exemplos notórios são alface (*Lactuca sativa*), chicória (*Chicorium intybus*), endívia (*Chicorium endivia*) e o dente de leão (*Taraxacum oficinalle*).

São descritas na endívia e na chicória duas sesquiterpenolactonas, a lactucina e a lactucopicrina.[12] São relatados casos de eczema (reação tardia) mas também casos de reações de urticária (tipo imediato) pelo contato com estas plantas.

O alérgeno do dente de leão (*Taraxacum oficinalle*) é o glucopiranosídeo do ácido taráxico.

2. Ambrosiáceas, envolvendo as espécies Ambrósia, Dahlia, Franseria, Helianthus, Iva, Rudbeckia e Xanthium.

A *Ambrósia artemisiaefolia*, planta herbácea comum na América do Norte provoca dermatoses nas áreas expostas por aerodispersão na época de polinização, que se cronifica levando a fissuras na pele. As substâncias alergênicas são sesquiterpenolactonas, a artemisofolina e a isabelina.[13]

3. Asteráceas, *Leucanthemum vulgare* ou *Chrysanthemum leucanthemum*, conhecida como margarida, *Matricaria inodora* e *Matricaria chamomilla*, conhecidas como camomila, *Arnica Montana*, planta com flor cor de laranja, ornamental ou fitoterápica, *Chrysanthemum morifolium* e tantas outras espécies conhecidas como crisântemos. Têm como alérgenos a alantolactona, arteglasina A, arbusculina A e outras sesquiterpenolactonas.

Na Índia, a losna branca (*Parthenium hysterophorus*), desta família, causa dermatite de contato por aerodispersão. Seus alérgenos, sesquiterpenolactonas, são a partenina, coronopilina e a tetraneurina A.[14,15]

O inseticida piretreno é derivado de um crisântemo (*Chrysanthemum cinerariofollium*) mas parece não ser responsável pele alergia aos crisântemos.[1]

Cynara scolymus, a alcachofra, pode causar dermatite de contato nas áreas da face por manipulação. O alérgeno é a cinaropicrina.

O picão (*Bidens pilosa*), planta herbácea é muito utilizada no nosso meio como terapêutica tópica para dermatoses e sob a forma de chás para tratamentos de icterícia, doenças do fígado e malária, é muitas vezes relacionada pelo próprio paciente à piora do quadro dermatológico. Além de ter propriedades antifúngicas, antibacterianas e antivirais, contém fenil-heptatrieno,[16] substância fototóxica o que poderia explicar o grande número de casos vistos na prática dermatológica de piora ou de surgimento de eczema em áreas fotoexpostas após tratamentos tópicos (banhos) com o picão.

BERBERIDÁCEAS

Podofilina (*Podophyllum peltatum*), planta da família das berberidáceas contém a resina podofilina que contém a podofilotoxina e a peltatina. Em contato com as mucosas a podofilina pode provocar irritações e ulcerações.[1]

É utilizada desde 1942, por sua atividade antimitótica no tratamento de condiloma acuminado. Seu uso é contraindicado em gestantes, pois são descritos casos de malformações fetais.[1]

BROMELIÁCEAS

Nesta família devemos citar o ananás ou abacaxi que contém cristais de oxalato de cálcio e bromelina, enzima proteolítica que tem sua ação facilitada pelos cristais. Como é conhecido o abacaxi pode provocar irritações na boca (estomatites, queilites principalmente angulares e dermatites periorais).

CAPARIDÁCEAS

Descreve-se fototoxicidade pela manipulação de mussambê-de-espinho (*Cleome spinosa*), planta originária do Brasil e muito cultivada em jardins europeus. É utilizada como fitoterápico com propriedades estomáquicas por via oral e também localmente para feridas e úlceras de pele. Contém substâncias químicas como a glucocaparina e extratos de azeite de mostarda, responsáveis por seu efeito irritante e substâncias do tipo cumarina que lhe dão a capacidade de ser fototóxica.

EUFORBIÁCEAS

Pertencem a esta família a *Euphorbia milli* (coroa de cristo) (Figura 87.3), a *Euphorbia pulcherrima* (bico-de-papagaio), *Euphorbia tirucali* (avelós), *Euphorbia cutinoides* (assacuí), *Euphorbia cyparissias* (erva da verruga) e *Euphorbia myrsinites*.[17]

São plantas que lembram cactos e produzem uma seiva leitosa altamente irritante, a euforbina formada por ésteres de diterpenos e forbol, que em contato com a pele provocam irritação com dermatites agudas vesicantes.[13] Na Medicina popular são utilizadas para tratar verrugas e cânceres da pele, que é o caso da *Euphorbia peplus* que contém o butirato de ingenol que vem sendo usado topicamente como medicamento contra o câncer de pele. Seu mecanismo de ação permanece desconhecido.[18]

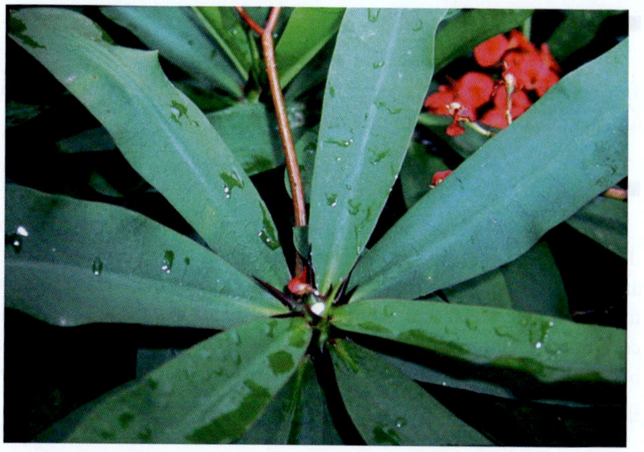

Figura 87.3 Coroa de Cristo (*Euphorbia milli*).

Algumas espécies, como o avelós, servem de cerca viva. Desta família descritas no nosso meio há as plantas conhecidas como cansanção, *Cnidosculos urens*, *Fleurya aestuans*, *Loasa rupestris*, ou a favela, nome popular do *Cnidosculos phyllacantus*.

FABÁCEAS (LEGUMINOSAS)

Nesta família estão, por exemplo, a imburana de cheiro ou cumaru (*Amburana cearensis*), árvore encontrada no nordeste brasileiro e o vinhático (*Plathymenia foliosa*), árvore utilizada na indústria de móveis, que contêm psoralenos.[19] Ambas podem causar dermatoses dependentes da luz (fitofotodermatoses).

Nesta família temos o famoso bálsamo do Peru (*Myroxolon pereirae*) que produz um látex que contém vários alérgenos conhecidos: ácido benzoico, aldeído benzoico, álcool benzoico, benzilbenzoato, benzilcinamato, álcool coniferílico, benzoato coniferílico, cumarina, eugenol e isoeugenol, colofônia limoneno, éster p-hidroxibenzoico, álcool de canela, aldeído de canela e ácido de canela.

O bálsamo do Peru é muito utilizado no veículo de medicamentos tópicos por seu aroma agradável e seus efeitos antibacterianos, antifúngicos, queratoplásticos.

Pode ter reações cruzadas com resinas de outros vegetais especialmente coníferas como a terebintina e o colofônio.

O mais importante alérgeno do bálsamo do Peru é o aldeído da canela que pode ser obtido da natureza através da árvore da canela (*Cinnamomum zeylanicum*) ou por via sintética e é utilizado como aromatizante em sabonetes, detergentes, desodorantes, dentifrícios, antissépticos orais, bebidas alcoólicas e não alcoólicas, gomas de mascar, bombons, sorvetes, doces, perfumes e outros.

Aproximadamente 50% dos pacientes alérgicos a própolis reagem com o bálsamo do Peru. O própolis contém algumas substâncias semelhantes às substâncias do bálsamo do Peru. Na verdade o própolis é uma substância utilizada pelas abelhas para impermeabilização da colmeia, a qual as abelhas coletam dos álamos ou de qualquer outra árvore que produza essa massa pegajosa como resina.

O própolis é muito utilizado em cosméticos, dentifrícios, lápis labiais, cremes de massagens e outros, e, portanto, pode ser causador de dermatite de contato alérgica.[20]

O alérgeno principal do própolis é o éster 1,1 dimetilalílico de ácido cafeínico também conhecido como éster 3,4-di-hidroxi do ácido da canela. Além disso, a essa família pertencem as árvores *Dalbergia nigra*, cujo nome popular é jacarandá da Bahia ou caviúna, a *Caesalpina ferrea*, conhecida como pau-ferro e a *Machaerium scleroxylon*, conhecida como jacarandá-caviúna ou caviúna vermelha, relatadas como causadoras de dermatite de contato alérgica.[21,22]

■ GINKGOCÁCEAS

A *Ginkgo biloba*, cujos frutos do tamanho de uma cereja, que só a árvore feminina produz, contém o ácido de ginkgo, um fenol de cadeia longa, como o encontrado nas anacardiáceas.

■ GUTÍFERAS (HIPERICÁCEAS)

O hipérico (*Hypericum perforatum*) é utilizado em todo o mundo, principalmente na Europa, como fitoterápico com propriedades antidepressivas e é conhecido como "erva-de-São-João" e pode causar fototoxicidade pelos seus componentes não devendo ser confundido com outra planta conhecida no Brasil como "erva-de-São-João" também utilizada como fitoterápico, referente ao mentrasto (*Ageratum conyzoides*).

A fototoxicidade do hipérico ou erva-de-São-João é causada pela substância conhecida como hipericina, que absorve a luz no espectro de 450 a 600 nm, ou seja, na faixa de luz visível.[1]

■ LABIÁCEAS

O tomilho (*Thymus vulgaris*), erva aromática da família Labiácea, utilizada como condimento culinário e na produção de cosméticos e drogas é descrito como causador de dermatite de contato por aerodispersão em fazendeiros por provável mecanismo de irritação primária.[23]

Nesta família há a descrição de dermatite de contato alérgica pela hortelã (*Mentha spicta*) e os seus alérgenos são o carvone e o limoneno.[24]

■ LILIÁCEAS

Pelo mesmo mecanismo dos narcisos (oxalatos de cálcio) pertencentes à família das amarilidiáceas, nesta família temos os jacintos provocando dermatites irritativas em grupos profissionais que manipulam essas flores. As tulipas, provocam dermatites por irritação (apesar de não terem oxalatos nos bulbos) e dermatites por mecanismo alérgico, cujos alérgenos são duas lactonas, a tulipalina A e a tulipalina B e dois glucosídeos, a tuliposida A e a tuliposida B. Os dois glucosídeos encontram-se na parte externa dos bulbos das tulipas, enquanto as duas lactonas são liberadas ao se lesionar essa parte externa dos bulbos. O quadro dermatológico é conhecido como dedos de tulipa,[1] a qual afeta jardineiros, floristas e cultivadores de tulipas. A tulipalina A é o principal alérgeno e é encontrado também em outras liliáceas. Já a liliácea babosa (*Aloe vera*) muito utilizada em cosméticos apesar de ser pouco alergênica pode eventualmente provocar dermatite de contato por mecanismo alérgico.[25]

■ LITRÁCEAS

A hena (*Lawsonia inermis*), pode causar reação cutânea pela presença da naftoquinona lawsona, porém são descritos casos de dermatite pela hena usada em tatuagens, pela sensibilização à parafenilenodiamina, que é adicionada para ressaltar as cores.

■ MORÁCEAS

A figueira (*Ficus carica*), contém nas folhas psoralenos, podendo causar queimaduras graves.[26] Além disso a mama-cadela ou inharé (*Brosimum gaudichaudii*)[27] é utilizada para tratamento de vitiligo, no nosso meio, tanto por via tópica como via oral. Cita-se na literatura, recentemente, caso de fotoalergia pelo contato com bracelete de madeira desta planta.[28]

■ NICTAGINÁCEAS

Buganvília ou primavera (*Buganvillia spectabilis*) (Figura 87.4) – arbusto ornamental originário do Brasil, muito cultivada no restante do mundo, é possuidora de espinhos verdadeiros que levam a ferimentos na pele.

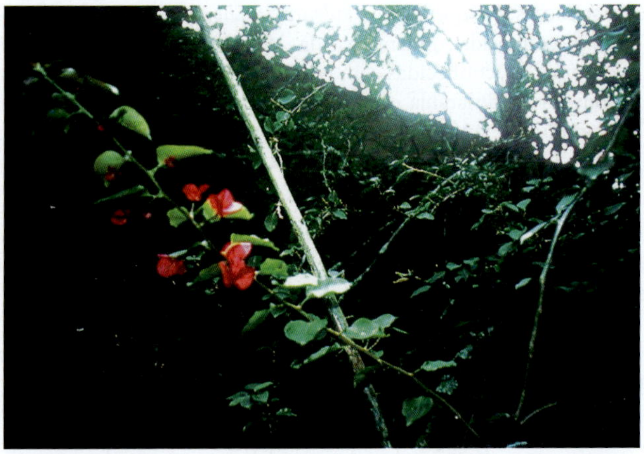

■ **Figura 87.4** Buganvília ou primavera (*Buganvillia spectabilis*).

■ ORQUIDÁCEAS

As orquídeas, com mais de 25 mil espécies, podem causar dermatites de contato por sensibilização, sendo que os alérgenos podem ser o 2,6-dimetoxi-1,4-benzoquinona, a ciprepedina e outras substâncias derivadas das quinonas.

■ PRIMULÁCEAS

Nesta família conhecem-se mais de 600 espécies, mas a maioria das dermatites de contato descritas relacionam-se à *Primula obconica*. O quadro clínico de eritema, edema e vesículas nas pálpebras, face, mãos e antebraços em distribuição linear. Ocorre principalmente em floristas ou em donas de casa que manipulam a planta. Os pequenos pelos (tricomas) presentes nas folhas, talos e flores no contato com a pele libera uma quinona conhecida como primina, seu alérgeno[1] e também a miconidina.[29] Os ouriços do mar apresentam nos seus espinhos substância semelhante à primina, a quinona alergênica da prímula, o que pode levar a quadros alérgicos em pessoas sensibilizadas previamente ou mesmo pode sensibilizar o indivíduo às primuláceas.[30]

■ PROTEÁCEAS

Nesta família, a *Grevillea robusta*, que possui como alérgeno o 5 tridecil resorcinol, um fenol de muita semelhança química com os urushióis, leva-nos a supor que possa provocar reações cruzadas entre pacientes alérgicos a estas substâncias. Trata-se de uma planta arbusto utilizada para ornamentação e para uso de sua madeira, originária da Austrália, eventualmente utilizada no Brasil como cerca protetora de vento.

■ RUTÁCEAS

Frutas cítricas como por exemplo a laranja (*Citrus sinensis*), limão galego (*Citrus limmonia*), limão Taiti (*Citrus medica*), tangerina ou mexerica (*Citrus reticulata* ou *Citrus nobilis*) e outras como a arruda (*Ruta graveolens*), que causam fitofotodermatose no dorso das mãos, e também nos locais tocados pelas mãos, sendo comum na pele de outras pessoas, principalmente crianças, tocadas por essas mãos. Isso ocorre pela presença de furocumarinas (metoxipsoralenos) nestas plantas. Entende-se que o mecanismo de ação dos psoralenos envolva a intercalação na dupla cadeia do DNA que ocorre após exposição à luz ultravioleta A.[31]

■ SAXIFRAGÁCEAS

Na família das Saxifragáceas, temos a Hydrangea (hortênsia), muito utilizada nos jardins de todo o mundo, apesar de pouco alergênica, é capaz de causar dermatite de contato alérgica pelo alérgeno hidrangenol.[32]

■ URTICACEAE

A dermatite por ação farmacológica pode ocorrer em qualquer indivíduo, mesmo sem predisposição, pois é decorrente da penetração na pele de substâncias farmacologicamente ativas.

A urtiga,[33] *Urtica dioica* ou *Urtica urens*, pode provocar quadros papulopruriginosos nas áreas da pele que tocaram a planta, semelhantes a um surto de urticária (é dessa planta que vem o nome da doença). As folhas e as hastes dos talos dessas plantas possuem na sua superfície pequenos pelos urticantes em formato de agulha cuja extremidade distal de silicone se rompe após penetrar superficialmente na pele. Ao se romperem liberam na derme o seu conteúdo composto por histamina, serotonina, acetilcolina e outras substâncias vasoativas.

Referências bibliográficas

1. Benezra C, Ducombs G, Sell Y, Foussereau J. Plant contact dermatitis, B.C. DECKER, Philadelphia, 1985.
2. Rook A. Dermatitis from Alstroemeria: altered clinical pattern and probable increasing incidence. Contact dermatitis. 1981;7:355-6.
3. Reis VMS. Dermatoses provocadas por plantas (fitodermatoses). An Bras Dermatol. 2010;85(4):479-89.
4. Oka K, Saito F, Yasuhara T, Sugimoto A. A study of cross-reactions between mango contact allergens and urushiol. Contact Dermatitis. 2004;51:292-6.
5. Hershko K, Weinberg I, Ingber A. Exploring the mango-poison ivy connection: the riddle of discriminative plant dermatitis. Contact Dermatitis. 2005;52:3-5.
6. Ale SI, Ferreira F, Gonzalez G, Epstein W. Allergic contact dermatitis caused by Lithraea molleoides and Lithraea brasiliensis: identification and characterization of the responsible allergens. Am J Contact Derm. 1997;8(3):144-9.
7. Santos OLR, Filgueira AL. Dermatites fitogênicas: a propósito de 2 casos de fotossensibilização por aroeira. An Bras Dermatol. 1994;69(4):291-5.
8. Moriearty PL, Guimarães NA. Reações adversas a vegetais no Brasil. An Bras Dermatol. 1980;35(1):35-7.
9. Arteaga JEG, Gonçalves DLM, Samorano LP, Reis VMS. Allergic contact dermatites caused by a Brazilian exotic hardwood. Contact Dermatitis. 2019,81(2):136-7.
10. Sanchez-Morillas L. Contact dermatitis due to Dieffenbachia picta. Contact Dermatitis. 2005;53:179-80.
11. Bong JL, English JSC, Wilkinson SM. Diluted Compositae mix versus sesquiterpene lactone mix as a screening agent for Compositaedermatitis: a multicentric study. Contact Dermatitis, 2001;45:26-8.
12. Friis B, Hjort N, Vail JT, Mitchell JC. Occupational contact dermatitis from Cichorium (chicory, endive) and Lactuca (lettuce). Contact dermatitis. 1975;1:311-3.
13. Ross JS, du Peloux Menage H, Hawk JLM. Sesquiterpene lactone contact sensitivity: Clinical patterns of Compositae dermatitis and relationship to chronic actinic contact dermatitis. Contact dermatitis,1993; 29:84-7.
14. Verma KK, Sirka CS, Ramam M, Sharma VK. Parthenium dermatitis presenting as photosensitive lichenoid eruption. A new clinical variant. Contact Dermatitis. 2002;46:286-9.
15. Sharma VK, Sethuraman G, Tejasvi T. Comparison of patch test contact sensitivity to acetone and aquous extracts of Partenium hysterosphorus in patients with airborne contact dermatitis. Contact dermatitis. 2004;50:230-2.
16. Geissberger P, Sequin U. Constituents of Bidens pilosa L.: do the components found so far explain the use of this plant in tradicional medicine? Acta Tropica. 1991;48(4):251-61.
17. Hung YT, Chang Y-C, Cheng C-Y. Irritant contact dermatitis due to Euphorbia milli no rose without a thorn. Dermatitis. 2021;32(6):e103-4.
18. Weber B, Sinz C, Bauer WM, Kancz S, Kitler H, Kinaciyan T, Handisurya A. Euphorbia myrsinitis sap induced phytodermatitis: a prototype of irritant contact dermatitis? Dermatitis. 2019;30(2):155-61.
19. Pires MC, Reis VMS, Mitelman R, Moreira F. Pigmented contact dermatitis due to Plathymenia foliosa dust. Contact dermatitis.1999;40(6):339.
20. Jacob JE, Chimendo S, Castanedo- Tarden MP. Allergic contact dermatitis to própolis and carnaúba wax from lip balm and chewable vitamins in a child. Contact Dermatitis. 2008;58:242-3.
21. Vihervaara A, Liippo J. African blackwood (Dalbergia melanoxylon) induced occupational allergic contact dermatitis in a professional piccolo flautist. Contact dermatitis. 2019;81:294-6.
22. Hansel K, Murgia N, Russano A, Crescenzi F, Tramontana M, Bianchi L et al. Airborne allergic contact dermatitis caused by Machaerium scleroxylon: Confirmation by in vivo and in vitro tests. Contact dermatitis. 2019;81:296-8.
23. Spiewak R, Skorska C, Dutkiewicz J. Occupational airborne contact dermatitis caused by thyme dust. Contact Dermatatitis. 2001;44:235-9.
24. Bonamonte D, Mundo L, Daddabo M, Foti C. Allergic contact dermatitis from Mentha spicata. Contact dermatitis. 2001;45:298.
25. Ferreira M, Teixeira M, Silva E, Selores M. Allergic contact dermatitis to Aloe vera. Contact Dermatitis. 2007;57:278-9.
26. Furtado T. Dermatite produzida por extrato de folhas de figueira (Fícus carica) An Bras Dermatol. 1951;26(3).
27. Diógenes MJN, Matos FJA. Dermatite de contato por plantas. An Brás Dermatol. 1999;74(6):629-34.
28. Serrano P, Medeiros S, Quilhó T, Santos R, Brandão M. Photoallergic contact dermatitis to Brosimum wood. Contact Dermatitis. 2008;58:243-5.
29. Connolhy M, McCure J, Danncey E, Lovell CR. Primula obconica is contact allergy on the decline? Contact Dermatitis. 2004;51:167-171.
30. Hausen BM, Faasch H, Konig WA. Primin as the source of sea-urchin hypersensitivity? Contact dermatitis.1987; 17:319-321.
31. Ellis CR, Elston DM. Psoralen-induced phytophotodermatitis. Dermatitis.2021;32:140-3.
32. Rooij J, Bwinzeel DP, Rustanyer T. Occupational allergic contact dermatitis from Hydrangea (hortensia). Contact Dermatitis. 2006;54:65-6.
33. Anderson BE, Miller CJ, Adams DR. Stinging nettle dermatitis. Am. J. Contact Dermat. 2003;14(1):44-6.

Alice de Oliveira de Avelar Alchorne • Maurício Mota de Avelar Alchorne • Stefano de Avelar Alchorne Trivelin

Dermatoses Ocupacionais

DEFINIÇÃO

A dermatose ocupacional (DO) ou dermatose profissional é toda alteração da pele, mucosas e anexos, direta ou indiretamente causada, condicionada, mantida ou agravada, pela atividade profissional ou por tudo aquilo que exista no ambiente de trabalho.[1]

- **Critérios de dermatite de contato:** clínica compatível; exposição no trabalho; localização das lesões; temporal (exposição início da DO); excluir exposição não ocupacional; melhora com retirada do egente causal.[1]

HISTÓRICO

- **Paracelso (1491):** descreve DO em algumas profissões.
- **Bernardino Ramazzini (1713):** escreve o primeiro livro de Medicina do Trabalho *De Morbis Artificeum* (doenças dos artesãos).
- **Percival Pott (1775):** descreve o câncer em limpadores de chaminés.
- **Willian (1789):** edita o livro *Description and treatment of cutaneous diseases*, relacionando quadros cutâneos com profissões.
- **Prosser White (1934):** publica o primeiro livro de *Dermatergoses occupational afections of the skin* (DO).

A partir de 1950, muitos livros de textos básicos dedicam capítulos sobre DO e é frequente a inclusão deste tema em eventos dermatológicos.[2]

EPIDEMIOLOGIA

No Brasil, são raros os estudos epidemiológicos sobre DO e geralmente baseiam-se nos resultados dos testes de contato. Não existe a notificação obrigatória. O subdiagnóstico é alto, pois muitos trabalhadores não procuram os serviços de saúde pela insegurança na manutenção do emprego e do salário. Nos países industrializados, correspondem a 60% das doenças ocupacionais,[3] ocupando o 2º lugar, somente atrás das lesões por esforços repetitivos.

Cerca de 80% das DO são dermatites de contato (DC) e a frequência está aumentando em decorrência de contato com novos produtos.[4-5] A dermatite de contato irritativa (DCI) é muito mais frequente que a dermatite de contato alérgica (DCA), na proporção de 4:1.[5]

A prevalência do câncer cutâneo é pouco estudada, pela dificuldade de se estabelecer o nexo causal.[6] Nas infecções também tem-se dificuldade de estabelecer o nexo causal pelos riscos fora da ocupação.

A DCA diminui com o treinamento profissional.[7] Os jovens são os mais acometidos, pela inexperiência no trabalho e pela camada córnea ainda não espessada.[8]

As mãos em geral são as áreas mais atingidas pela DC, por manipulação de muitas substâncias, excesso de umidade e/ou atrito.[5]

No sexo masculino, as substâncias sensibilizantes mais comuns estão nos produtos contidos no cimento e na borracha dos equipamentos de proteção individual (EPI) e as lesões predominam nas mãos e antebraços. No sexo feminino, o sensibilizante mais comum é o níquel, geralmente por contato com bijuterias; a alergia ao níquel as incapacita para diversas ocupações. No sexo feminino, as lesões predominam nas mãos e pálpebras.[7-8]

As raças amarela e negra são menos suscetíveis à ação degenerativa e neoplásica dos raios ultravioleta. Os negros apresentam respostas queloideanas com maior frequência.[9]

Dermatoses preexistentes (como DCI, dermatite atópica, psoríase e xerose) podem facilitar a penetração de alérgenos ocupacionais e de medicações tópicas utilizadas para seu controle.[8-10]

Os agentes químicos são os mais frequentes causadores de DO.

A construção civil tem mais de 200 ocupações,[11] entre elas: pedreiros, azulejistas, pintores, marceneiros, carpinteiros, serralheiros, encanadores e eletricistas. Os pedreiros apresentam frequentemente DCI e 50% DCA, pelas condições de trabalho, pela falta de EPI adequado e dermatoses preexistentes (a pele ressecada e a DCI facilitam a sensibilização).[12]

Na indústria metalúrgica a maioria das DC é DCI, podendo ocorrer raramente a DCA por conservantes dos óleos de corte e lubrificantes e por metais da galvanização.[6]

Na área cosmética, as atividades profissionais são inúmeras. No Brasil ela representa o segundo setor empresarial em número de trabalhadores. O uso de cosméticos no Brasil só perde para os Estados Unidos e Japão. Nas cabeleireiras experientes a DCA chega a quase 50% dos casos, enquanto nas ajudantes de cabeleireira, que têm como função principal o trabalho úmido de lavar cabelos, a DCI é mais frequente.[2]

Na área da saúde, é muito comum a DO. Em alguns países, representam os maiores grupos ocupacionais. A mão é a localização mais frequente.[11,13] As DO mais estudadas nesses trabalhadores são as relacionadas com a Medicina e a Odontologia. As categorias mais suscetíveis a estas dermatoses são os enfermeiros, auxiliares de enfermagem e equipes de centro cirúrgico, pelo uso de muitas substâncias irritantes na antissepsia das mãos,[11] seguidas pelos dentistas.[15] Os medicamentos deixaram de ser os principais sensibilizantes. Os aditivos da borracha das luvas são os agentes sensibilizantes mais frequentes nos profissionais de saúde; de 5% a 10% dos médicos e enfermeiros são alérgicos ao látex.

Os trabalhadores do setor de limpeza têm grande chance de desenvolver DC.[8] Porém, a frequência desta DO é relativamente baixa em comparação com o número de indivíduos expostos.[9]

No setor gastronômico, os trabalhadores manipulam alimentos e estão em contato contínuo com o trabalho úmido e agentes irritantes e sensibilizantes. As categorias mais sujeitas às DO são os padeiros, confeiteiros e cozinheiros e também copeiros e empregados de cozinha e em serviços domésticos.[9]

ETIOLOGIA

As DO podem ser causadas por inúmeros agentes a que a pele está exposta durante o trabalho; podem ser agrupados em agentes químicos, físicos e biológicos, sendo os químicos os mais comuns (metais, ácidos, álcalis, hidrocarbonetos, óleos lubrificantes e de corte, arsênico).[5] Os agentes das DO físicos são luz, radiações, traumas, pressão, vibração, calor e frio. As fotodermatoses são causadas ou influenciadas pela luz ultravioleta, com alterações inflamatórias (DC) ou degenerativas (miliocoloide, elastose solar, ceratose solar e câncer) (Figura 88.1). Nas fotodermatites, além da luz, temos o agente fototóxico (frutas cítricas) ou fotoalérgico (drogas).[5,10] Os biológicos podem ser vírus, bactérias, fungos, parasitas, plantas e animais. Terapêuticas inadequadas podem mascarar um quadro inicial de DO, provocando a DC iatrogênica.[5] Alterações psíquicas podem causar a autoindução de lesões (dermatites factícias), que podem ser provocadas para obter afastamento do trabalho ou indenização.

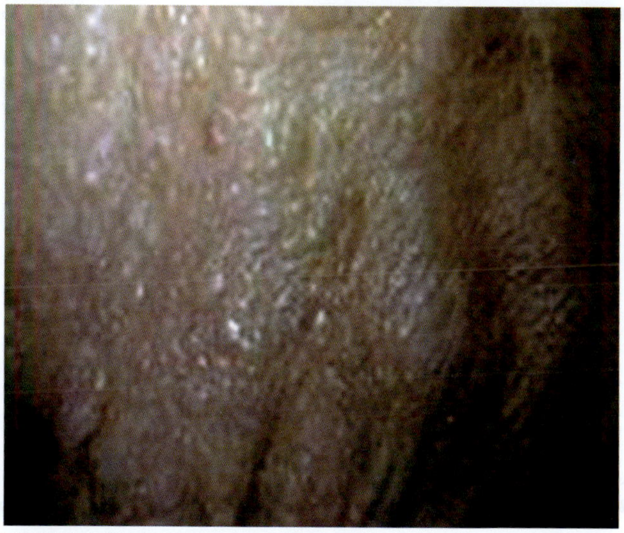

Figura 88.1 Miliocoloide no lado esquerdo (face, mão e antebraço) em motorista profissional (fotodermatose).

No câncer cutâneo, pode haver dificuldade no estabelecimento do nexo ocupacional, pela exposição fora do ambiente de trabalho, tempo grande de latência e exposições a vários agentes carcinogênicos.[6] Os principais agentes carcinogênicos ocupacionais são *físicos* como as radiações ionizantes e não ionizantes (raios ultravioleta e infravermelho) e traumas; *químicos* como arsênico inorgânico dos pesticidas e contaminação ambiental, hidrocarbonetos (derivados do petróleo), nitrosaminas dos fluidos de corte; *biológicos* como vírus HPV e herpes.

As fitodermatoses (causadas por vegetais) frequentemente são ocupacionais. São comuns em jardineiros, indústria de madeira, carpinteiros, marceneiros, agricultores, vendedores de flores e empregados domésticos.

As DO por plantas podem ser causadas por árvores, arbustos, plantas decorativas, flores, folhas, raízes, hortaliças e pólens.

As plantas podem causar:[5]

1. DCI por algumas hortaliças, como alho e cebola.
2. DCA. Os principais sensibilizantes são: anacardiáceas como a aroeira, cajueiro, mangueira; prímulas; compostas como o girassol, dália, margarida, crisântemo; liliáceas como o lírio; aliáceas (alho, cebola, cebolinha).
3. Urticária de contato imunológica (látex, medicamentos tópicos) e não imunológicos (planta urtiga).
4. Fotodermatites, especialmente fotodermatites fototóxicas: frutas cítricas, figo. As fotoalérgicas por plantas são mais raras; a caviúna seria um exemplo, mas está em extinção, não sendo praticamente mais utilizada.
5. Lesões mecânicas (traumáticas e corpos estranhos): farpas de madeira, espinhos de cactos, gávea.

O processo inflamatório das DC se inicia quando o agente entra em contato com a pele. Na DCI os irritantes (cáusticos como álcalis e ácidos e os solventes) danificam a pele por mecanismos tóxicos (não imunológicos), causando a DCI relativa por irritantes fracos e absoluta por irritantes fortes.[5] Causam desnaturação proteica, alteração da barreira cutânea, desorganização lipídica, perda de água transepidérmica, citotoxicidade e queratólise.

Os eventos inflamatórios são semelhantes na DCI e DCA, mas somente na DCA temos a ativação das células de Langerhans (CL) que processam o antígeno e o apresenta aos linfócitos T. Em ambas, ocorre ativação dos queratinócitos com liberação de citocinas pré-formadas e síntese e liberação de citocinas (IL-1, TNF-α, IL-6, IL-8), fatores de estimulação de colônias de granulócitos e monócitos. Há aumento de expressão de moléculas de histocompatibilidade (MHC) Classe II; aumento de moléculas de adesão (ICAM I) e aumento de mitoses.[12]

Na área da construção civil, os principais riscos são cimento, madeira e EPI[14] (Figura 88.2). O cimento é um pó muito fino, é um aglomerante; que com água, adquire uma consistência pastosa e posteriormente se solidifica ("pega").[15] Existem dois tipos: natural e artificial. Este último é obtido pela moagem do clínquer (calcário + argila + gesso), cozido em altas temperaturas e é classificado em Portland e Aluminoso, este com 50% de alumínio.[6] Na composição básica do cimento Portland, temos silicatos e aluminatos de cálcio, óxidos de ferro e magnésio, álcalis e sulfatos, mas recebe vários aditivos que lhe dão diferentes propriedades. Argamassa é a mistura de cimento com areia e a adição de pedras britadas a ela forma o concreto.[16]

O pó de cimento é um agente muito irritante (alcalino, higroscópico e abrasivo) e quando molhado se torna mais alcalino (pH > 12) e mais irritante, podendo acarretar desde DCI relativa até absoluta, quando permanece muito tempo sob pressão e oclusão e com atrito (levando à formação de "queimaduras" e "ulcerações do cimento").[16] A composição básica do cimento não é sensibilizante, mas como é contaminado por metais muito alergizantes (cromo hexavalente, cobalto e níquel) provenientes da matéria-prima e do preparo do cimento, desencadeia DCA[12] (Figura 88.3). Os aditivos do cimento podem ser irritantes e sensibilizantes.

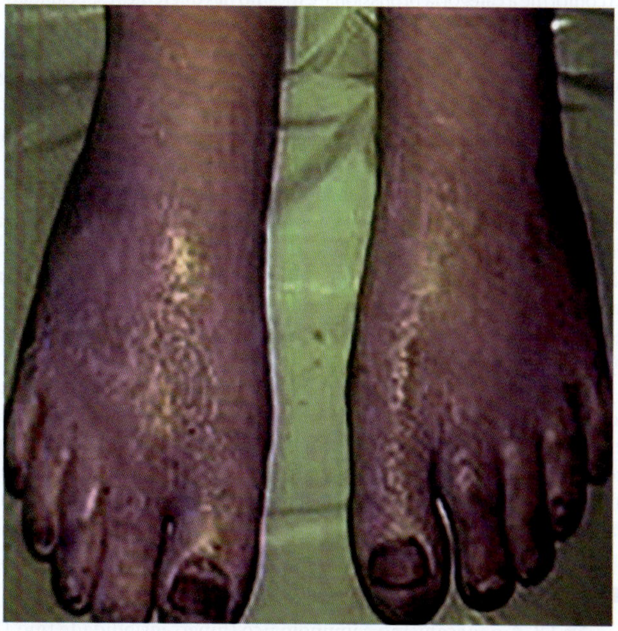

Figura 88.2 Dermatite de contato alérgica por bota de borracha em pedreiro.

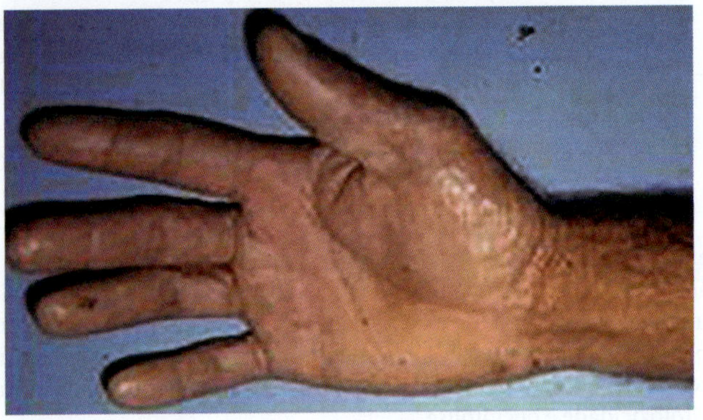

■ **Figura 88.3** Dermatite de contato alérgica disidrosiforme por Cr VI do cimento.

Na indústria metalúrgica, os principais riscos são o resfriamento e lubrificação de peças e ferramentas e a galvanização.[1] Para o resfriamento de peças e ferramentas são utilizados diversos fluidos de corte (óleos puros ou saturados, sintéticos e semissintéticos). Os óleos puros desencadeiam a elaioconiose e os hidrocarbonetos clorados a cloracne. Os conservantes dos fluidos de corte, os óleos lubrificantes e as substâncias inibidoras de corrosão podem desencadear DCA.[1] Na galvanização, além da DCI causada pelos banhos desengraxantes e decapantes de oxidação das peças, são muito importantes os metais, os quais causam DCA como o cromo e níquel, usados na cromeação e niquelação, respectivamente[12] (Figura 88.4).

O Cr VI desnatura proteínas, dificultando a cicatrização quando contamina ferimentos, além de poder causar perfuração de septo nasal[1] (Figura 88.5).

No setor de cosmética, os cabeleireiros executam várias funções: cuidar dos cabelos e unhas, maquiar e barbear. São inúmeros os produtos e os maiores riscos são os agentes irritantes: xampus, água oxigenada, persulfato de amônia, trabalho úmido, ar quente e luvas. As substâncias mais sensibilizantes são metais (níquel e cobalto); parafenilenodiamina da tintura de cabelos e da tatuagem de hena;[14] gliceril tioglicolato, utilizado na ondulação e alisamento de cabelos; látex e vulcanizadores da borracha das luvas;[16] persulfato de amônia, oxidante que acelera a descoloração de cabelos; fragrâncias; esmalte de unhas; próteses de unhas acrílicas; cosméticos.

No setor se saúde os tipos de dermatoses e sua incidência variam muito conforme a categoria profissional e mesmo nas diferentes especialidades médico – odontológicas, pois são muito diferentes os tipos de exposições.[17] Podemos ter dermatoses de origem química, infecciosa e física. O trabalho úmido e algumas dermatoses predispõem DO nestes trabalhadores. A DC é em decorrência de aditivos da borracha das luvas, metais, resinas epóxi e acrílicas, agentes de desinfecção e higiene e mais raramente medicamentos. A urticária de contato pelo látex das luvas é comum.

No setor de limpeza, os sabões e detergentes causam alterações na pele por vários mecanismos. Os álcalis alteram a camada córnea, com aumento da permeabilidade, e alguns ácidos graxos dão DCI. Os agentes sensibilizantes são os aditivos dos produtos de limpeza: antioxidantes, corantes, branqueadores e principalmente perfumes e germicidas; nos sabões é a lanolina. Nos detergentes são os germicidas; os detergentes enzimáticos raramente causam DC.[9]

No setor gastronômico ocorre a manipulação de diferentes produtos. Na padaria ou doçaria temos farinha, adoçantes, emulsificantes, espumantes, branqueadores, fermento, corantes e aromatizantes; na cozinha, alimentos irritantes como frutas e trigo, sensibilizantes como alho, cebola, tomate, cenoura e aspargo e fotossensibilizantes como salsa e as cascas de laranja e limão.[9]

■ ASPECTOS IMUNOLÓGICOS

Na DCA o mecanismo é imunológico (hipersensibilidade tipo IV de Gell – Coombs – tardia ou celular). Raramente é tipo I (imediata – mediada por IgE), que ocorre na urticária de contato.

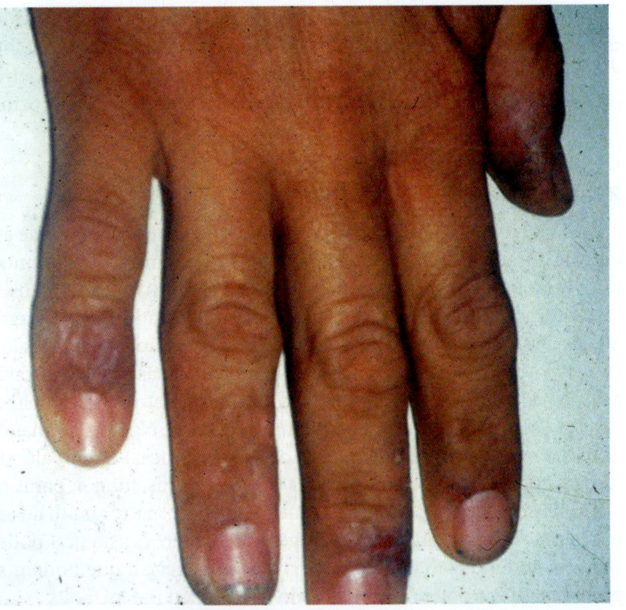

■ **Figura 88.4** Dermatite de contato alérgica por Cr VI em cromeador.

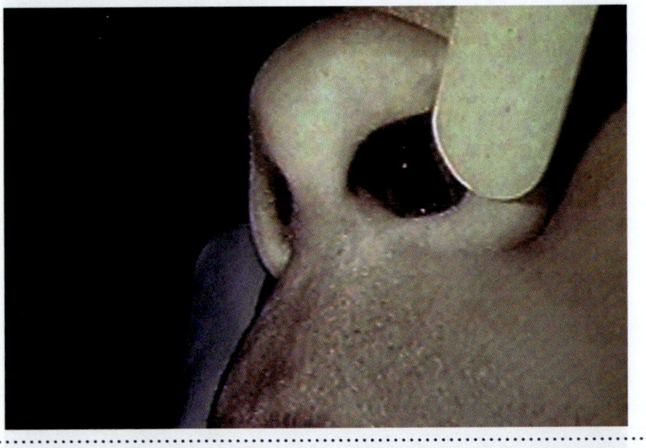

■ **Figura 88.5** Perfuração do septo nasal causado pelo Cr VI em cromeador.

A DCA tem três fases:[10,12]

■ **Fase 1 – Indução ou sensibilização ou fase aferente**

O hapteno liga-se a uma proteína formando o antígeno (AG) completo, o qual se liga a uma glicoproteína (molécula MHC Classe II) da CL que migra pelos linfáticos até o linfonodo, onde apresenta o AG ao linfócito T CD8 positivo que se torna sensibilizado (participação de IL-12, IL-80, IL-86). Estes se multiplicam e formam clones de células T efetoras, específicas (de memória para o AG que o sensibilizou).

Os linfócitos se dirigem pelo sangue a todo o corpo. A maioria dos haptenos são sensibilizantes fracos, necessitando de muitas exposições.

■ **Fase 2 – Elicitação ou fase eferente (clínica da DCA)**

Em um novo contato com o mesmo AG, este liga-se a CL que o apresenta agora aos linfócitos T sensibilizados de memória, que o reconhecem e liberam citocinas inflamatórias IL-1, IL-2, IFN. Estas estimulam os queratinócitos que também liberam citocinas inflamatórias pré-formadas ou sintetizadas à semelhança da DCI, que induzirá quimiotaxia de linfócitos T CD4 positivo inespecíficos e macrófagos que liberam TNF e levam a apoptose de queratinócitos. Estes processos levam a clínica da DCA.

■ **Fase 3 – Resolução ou supressão (regressão da DCA)**

Após 48 horas do estímulo antigênico, ocorre a inibição da reação imunológica, através das citocinas IL-10, IFN-α, TGF-β, TNF-α; mastócitos; basófilos e linfócitos T CD8 positivos supressores. Mecanismos inespecíficos também participam: descamação e degradação enzimática.

Prostaglandina e TGF-β inibem a produção de citocinas. A IL-10 diminui MHC Classe II, citocinas e células T CD8 positivas efetoras de memória.

Nas DC fototóxica e fotoalérgica é necessária a luz para a substância tornar-se irritante ou sensibilizante respectivamente.[5]

Agentes sensibilizantes mais comuns[2,8]

- Grupo para-amino do radical benzênico (anilinas, anestésicos, sulfas).
- **Metais:** cromo (cimento, couro, antioxidante), níquel (objetos de adorno, de utilidades domésticas, galvanoplastia), mercúrio (medicamentos), cobalto (bijuterias, couro, cimento).
- **Antibióticos:** neomicina, penicilina.
- **Quimioterápicos:** furadantina, iodo-hidroxiquinoleína, metilizotiazilonona, metilclortiazilonona, metilbromoglutaronitrila.
- **Cosméticos:** eosina, hidroquinona, azocorantes, resorcina, fenol e formol, fotoprotetores (paba, benzofenonas, cinamatos, dibenzoil - metanos, salicilatos).
- **Borracha:** mercaptobenzotiazóis, hidroquinona, carbamatos, tiurans, parafenilenodiamina.
- **Plásticos:** polivinil, polietileno, acrílicos, formaldeído, epóxi.

QUADRO CLÍNICO

Erupções acneiformes

- **Elaioconiose:** frequente em metalúrgicos por óleos de corte puros e óleos lubrificantes e em mecânicos por graxas, em áreas expostas da pele ou pelo vestuário sujo por estes materiais. Caracteriza-se por lesões foliculares, papulosas e ceratósicas[1,5] (Figura 88.6). Eventualmente temos complicações como foliculites ou furúnculos, com pústulas e nódulos e cicatrizes.
- **Cloracne:** causada por hidrocarbonetos clorados, por contaminação ambiental ou uso industrial (defensivos agrícolas e derivados do petróleo). É grave com numerosos comedões e vários cistos e cicatrizes, principalmente na face e região cervical.[5]
- **Acne cosmética:** é causada por cosméticos muito gordurosos ou que contêm pós e também cosméticos com a presença de derivados do coaltar.

Cânceres

Os mais frequentes são carcinomas basocelulares e espinocelulares e mais raramente melanomas. Caracterizam-se por lesões em áreas expostas, papulosas, nódulo - tumorais e/ou ulceradas e os melanomas geralmente são pigmentados. Estão relacionados a agentes físicos, virais e químicos (alcatrões, carvão, creosoto, derivados do petróleo, arsenicais)[5] (Figura 88.7).

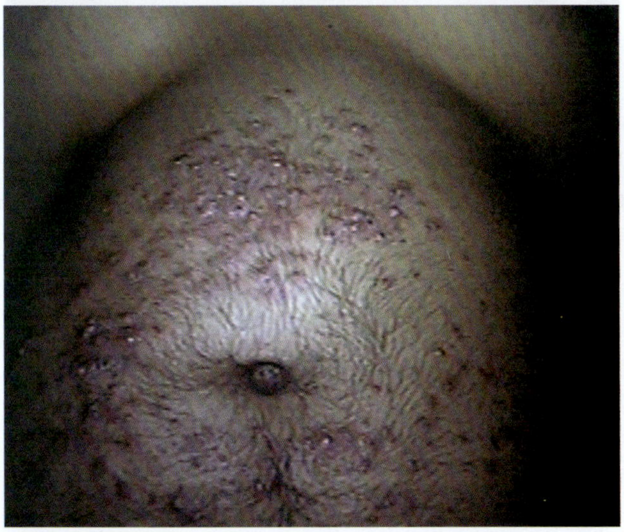

Figura 88.6 Elaioconiose com foliculites por óleo de corte de peças em metalúrgico.

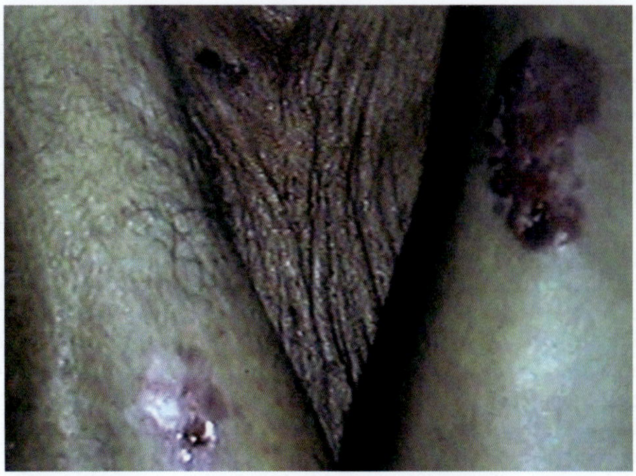

Figura 88.7 Carcinomas basocelulares de origem arsenical.

É controverso se linfomas, especialmente de células T são ocupacionais.[5] Teriam origem viral ou química especialmente em fotorreatores crônicos. Algumas substâncias químicas como hidrocarbonetos aromáticos, hidrazina e formaldeído são relacionadas à micose fungoide.

Ceratoses

Podem ser:[5]

- **Focais:** traumáticas: calosidades, verdadeiros estigmas profissionais, geralmente nas palmas, como nos lavradores e passadeiras de roupa (Figura 88.8).
- **Pré-cancerosas**: ceratose solar: causada pela luz ultravioleta; dos arsenicais; dos óleos de corte.
- Difusas (traumáticas) em profissionais que trabalham ajoelhados (limpadores de pisos), carregam objetos nos ombros (madeiras, latas).

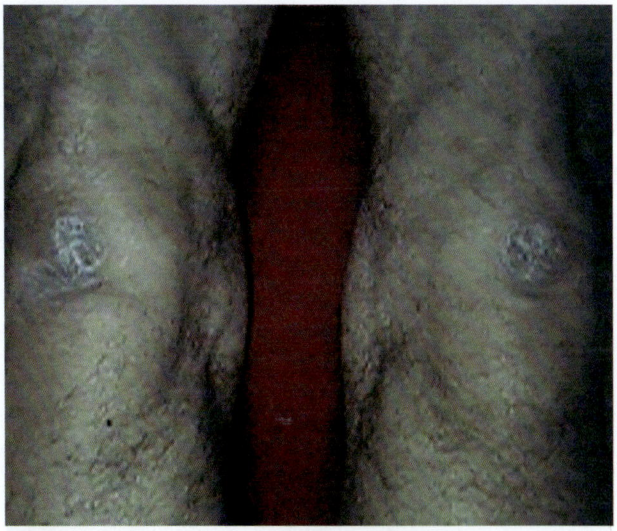

Figura 88.8 Ceratose traumática em encerador de assoalho.

Dermatites de contato

Geralmente são químicas.

- **Física:** DC por fibra de vidro.
- **Clínica:** muito prurido. Presente em aparelhos domésticos (antitérmico e antiacústico).

Novos alérgenos ocupacionais – tipo I (*gell-coombs*)

- **Urticária de contato:** plantas; proteína de saliva de *hamster* (reação cruzada com dermatofagoides *pteronyssimus*); manipulação com animais; proteína da família das lipocaínas (p. ex., do rato, cachorro e gato); proteína orgânica da alface.

Novos alérgenos ocupacionais – tipo IV (*gell-coombs*)

Material de trabalho (substância usada na pele); material de cabeleireiro – Cysteamin; conservantes; plantas – alface; herbicidas; material de refrigeração; material de pintura – arte; equipamentos de proteção individual; azul de ftalocianina PB15 em luvas de nitrilo; máscara médica; sistema de resina epóxi; acrilato e (meta) acrilato; gráfica – cobalto; carbamix; thiurammix; formaldeído.

As DC classificam-se em DCI e DCA.[5] Na DCI as lesões ocorrem após exposições sucessivas ou não com a substância irritante e são restritas às áreas de contato. As lesões ocorrem pela frequência e duração da exposição. Não exigem sensibilização prévia e a cura ocorre geralmente após a suspensão do contato. A DCI pode ocorrer por irritante relativo (fraco) ou absoluto (forte).[5] O irritante relativo induz ao aparecimento gradual de lesões após sucessivas exposições. O irritante absoluto leva ao aparecimento rápido de lesões. Dependendo de sua concentração, uma substância pode ser irritante absoluto ou irritante relativo. Uma única exposição, porém, de duração prolongada, a uma substância em concentração baixa, pode também induzir a uma irritação absoluta. Quando ocorre acometimento das mãos é mais intenso na mão dominante e é mais frequente nas regiões palmares.

Na DCA as lesões ocorrem nas áreas de contato com a substância sensibilizante, onde são mais intensas e também a distância, podendo ser disseminadas. Após a exposição prévia, as lesões podem ocorrer em período de tempo variável, sendo necessário um período mínimo de uma semana para a sensibilização, podendo ocorrer, porém, após meses ou anos de contatos. A cada reexposição podem piorar de intensidade e extensão e surgir mais rapidamente.

DC eczematosas

As lesões eczematosas podem ter evolução aguda (eritema, edema, vesículas, bolhas e exsudação), subaguda (secreção e crostas) e crônica (xerose, descamação, queratose, infiltração, liquenificação e fissuras). Em geral, a DCI relativa é crônica e a DCI absoluta é aguda e manifesta-se como uma "queimadura", com eritema, edema, bolhas, necrose, crostas e ulcerações (Figuras 88.9, 88.10 e 88.11). A DCA pode ter as três fases evolutivas (Figura 88.12). As fotodermatites são influenciadas pela luz ultravioleta com alterações inflamatórias; ocorrem com agentes fototóxicos (sumo de frutas cítricas) ou agentes fotoalérgicos (drogas), na presença de luz.[5,10] Predominam em áreas expostas.

DC não eczematosas

Ocorrem mais raramente. As mais frequentes são: disidrose por metais, óleos de corte; dermatite liquenoide de contato (por reveladores fotográficos, resina epóxi, Ni, Cu) (Figura 88.13); urticária de contato,

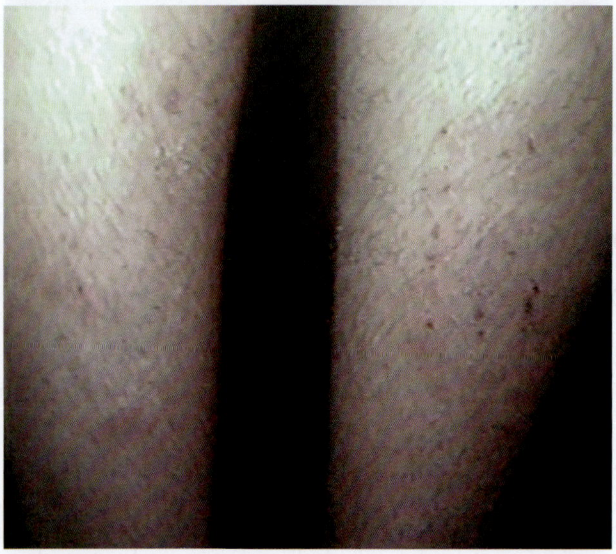

■ **Figura 88.9** Dermatite de contato irritativa relativa por óleo lubrificante.

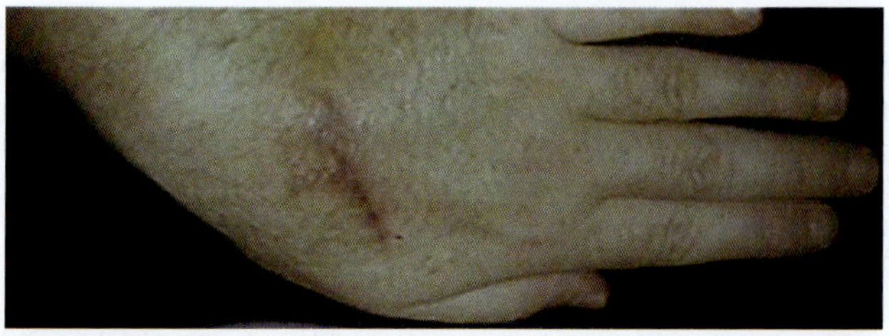

■ **Figura 88.10** Dermatite de contato irritativa absoluta por inseto potó em biólogo.

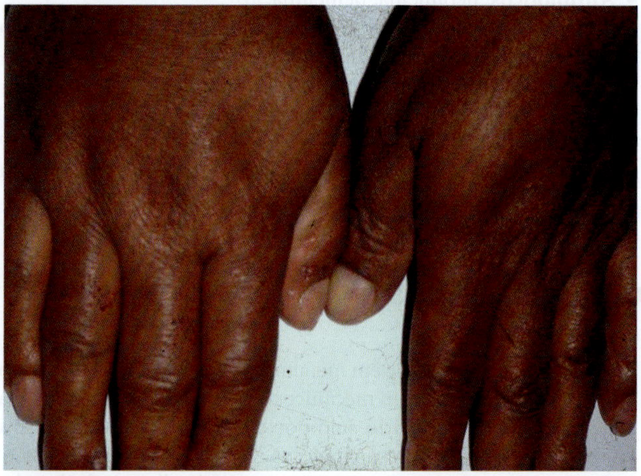

■ **Figura 88.11** Dermatite de contato irritativa absoluta por alvejante de roupa (hipoclorito).

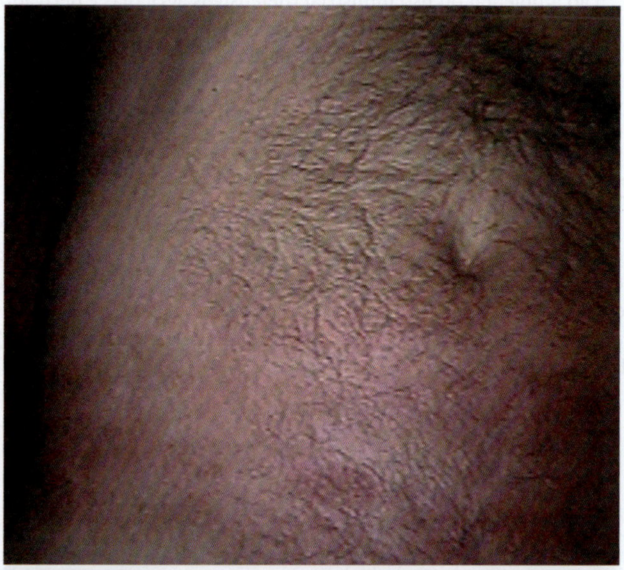

■ **Figura 88.12** Dermatite de contato alérgica por cola de sapato em sapateiro.

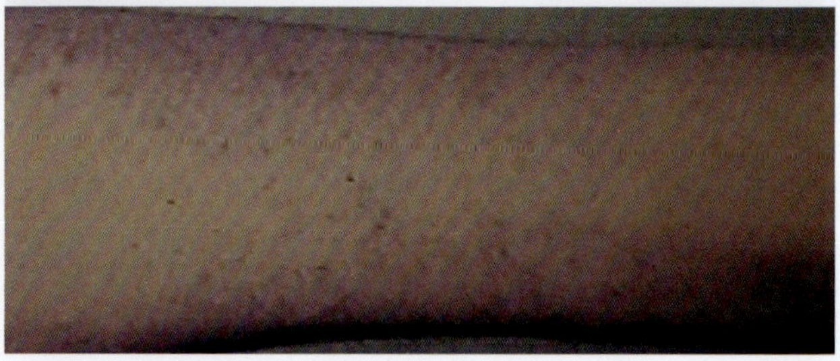

■ **Figura 88.13** Dermatite de contato alérgica liquenoide por revelador fotográfico.

que ocorre minutos após o contato, podendo ser imunológica (mediada por IgE) por látex, alimentos, plantas, medicamentos, conservantes, fragrâncias e aromatizantes ou não imunológica por planta urtica; erupção purpúrica de contato por produtos da borracha e branqueadores de roupas;[2] eritema polimorfo – "símile" de contato por plantas, medicamentos, pesticidas; erupção pustulosa por metais e pomadas; dermatite queratósica de contato (DCA por borracha por exposições sucessivas); DC hipercromiante por cremes, conservantes de óleos, perfumes, corantes, madeira e limão.[5]

Discromias (hiper e hipocromias)[5]

São muito conhecidas as hipopigmentações do monobenzil éter de hidroquinona, que é um forte hipocromiante e é empregado em indústrias de fabricação de borracha. Outro exemplo de hipocromiante é o butilfenol para-terciário, usado em desinfetantes.

As hiperpigmentações ocupacionais podem ser pós-inflamatórias nas DC, como na DCA por caviúna e parafenilenodiamina da borracha preta. Às vezes as lesões de DC são subclínicas e o quadro caminha diretamente para a pigmentação.

A chamada melanose ocupacional ou melanose tóxica é em decorrência de ação de algumas substâncias como o antraceno, fenastreno do piche, asfalto, óleos minerais, creosoto e aparece sem DC prévia, progressivamente em áreas expostas (Figura 88.14). A melanose de Riehl, observada na Primeira e Segunda Guerras Mundiais na Europa, parece ser decorrente de fototoxicidade de cosméticos.

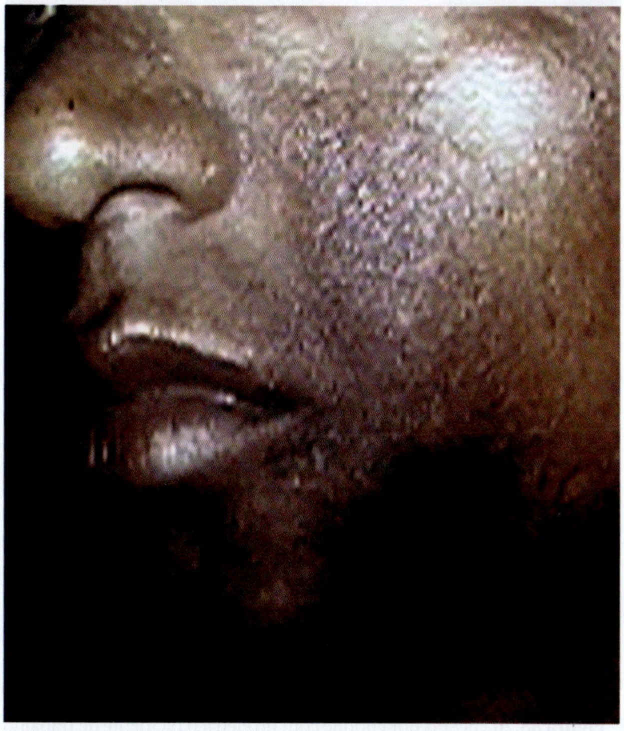

■ **Figura 88.14** Melanose tóxica em metalúrgico por óleo de corte puro.

Eritemas[5]

O eritema *ab igne* causado pelo calor é encontrado por exemplo em foguistas. O eritema pérnio, causado pelo frio é frequente em manipuladores de carnes (Figura 88.15).

Erupções liquenoides[5]

Podem ser manifestações de DC não eczematosa dos reveladores fotográficos; aqui o quadro clínico e histopatológico é muito semelhante ao do líquen plano e o teste de contato, de início eczematoso pode adquirir posteriormente aspecto liquenoide. Outros exemplos seriam algumas drogas (captopril, ouro) (Figura 88.13).

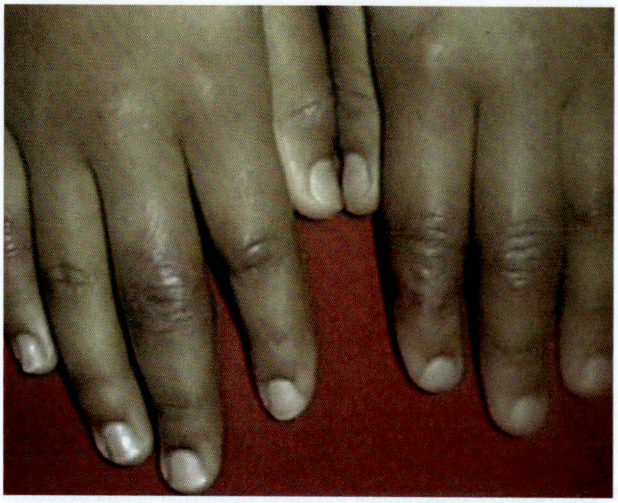

■ **Figura 88.15** Eritema pérnio – trabalhador de frigorífico.

Granulomas de corpo estranho[5]

São comuns como DO em decorrência dos diversos materiais que penetram na pele. Destaca-se a "fístula pilosa dos barbeiros", que ocorre em barbeiros, cabeleireiros e tosadores de animais, em função da penetração de pelos na pele destes trabalhadores (Figura 88.16).

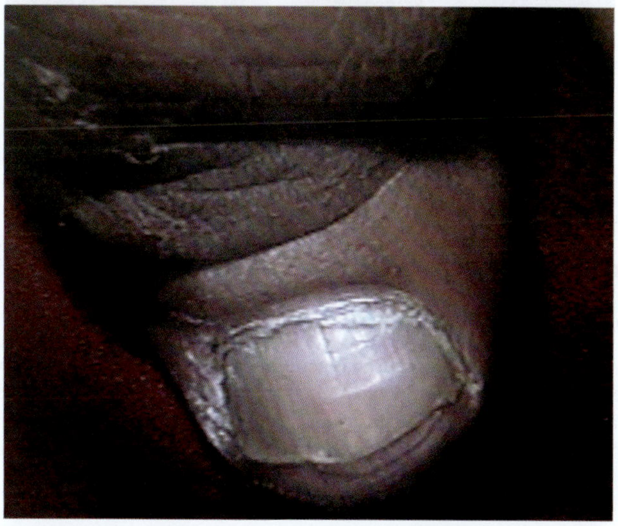

■ **Figura 88.16** Granuloma de corpo estranho por fragmentos de cabelo – "fístula pilosa".

Infecções[5]

Em geral é difícil de se estabelecer o nexo ocupacional, em decorrência de riscos fora da ocupação, como em algumas micoses profundas (paracoccidioidomicose, micetomas, cromomicose).

São eminentemente profissionais o erisipeloide (dos açougueiros); carbúnculo ou antrax e nódulo dos ordenhadores (dos pecuaristas); esporotricose (dos floristas).

Oníquias[5]

São frequentemente ocupacionais as oníquias infecciosas, traumáticas e as discromias ungueais (melanoníquias e leuconíquias) (Figuras 88.17 e 88.18).

A candidíase ungueal é comum em ocupações que lidam com umidade como lavanderia, setor de saúde, setor de beleza especialmente em ajudantes de cabeleireira que tem a função de lavar os cabelos.

É importante fazer a suspeita diagnóstica da leuconíquia nas vinte unhas da meta-hemoglobinemia.

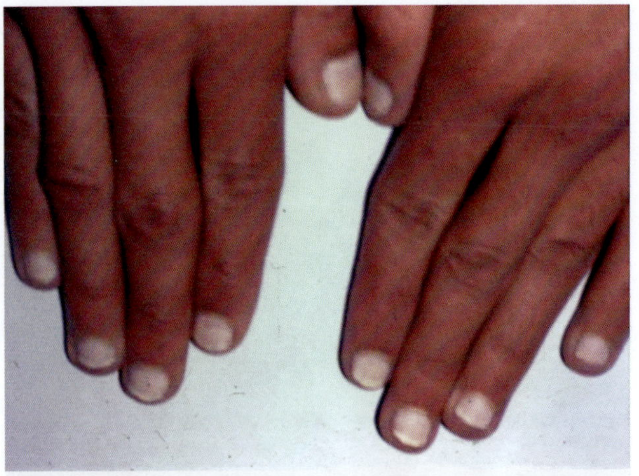

■ **Figura 88.17** Leuconíquia por meta-hemoglobinemia decorrente de nitritos e nitratos em indústria têxtil.

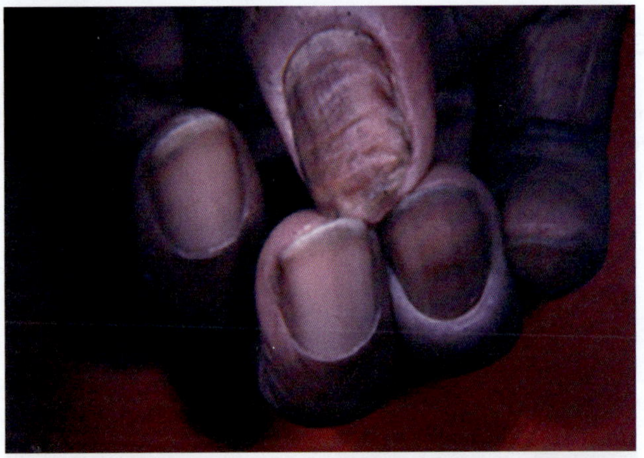

■ **Figura 88.18** Onicomicose candidiásica em lavadeira de roupa.

Papulosas e urticarianas

As urticarianas são causadas geralmente por endotantes como pólens e pós de madeiras que são inalados, causando casos disseminados. São exemplos de lesões urticarianas as causadas pela DC urticariana imunológica como a do látex da borracha natural nos usuários de luvas e pela DC urticariana não imunológica pela planta urtiga.[2]

O miliocoloide que é uma fotodermatose pode ser ocupacional.

Purpúricas[1]

São exemplos as lesões purpúricas de contato por produtos da borracha e branqueadores de roupas,[2] lesões do calcanhar de desportistas (jogadores de vôlei e basquete) (Figura 88.19) e as gravíssimas púrpuras do benzeno, o qual pode desencadear aplasia de medula com plaquetopenia.

Ulcerações[5]

Podem ser inespecíficas como as dos acidentes de trabalho (Figura 88.20) e específicas (infecciosas) de mais difícil comprovação do nexo causal.

■ COMPLICAÇÕES[5]

São as relacionadas a cada DO. As principais são: infecções secundárias nas DC; sequelas (hipercromia, hipocromia e cicatrizes) e diminuição da produção e incapacidade profissional. As ceratoses pré-cancerosas e os cânceres ocupacionais têm as complicações próprias da malignidade de cada tipo histológico e são basicamente ulcerações, sangramentos e metastização. As infecções ocupacionais poderão ter as complicações da patogenia de cada agente e da sua localização.

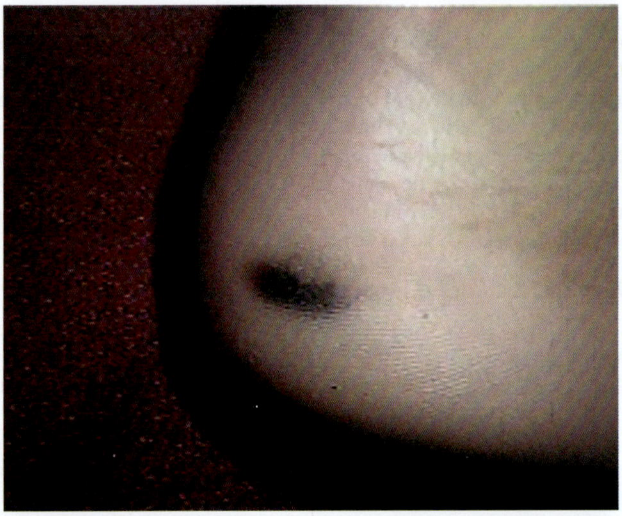

■ **Figura 88.19** Púrpura traumática no calcanhar de desportista.

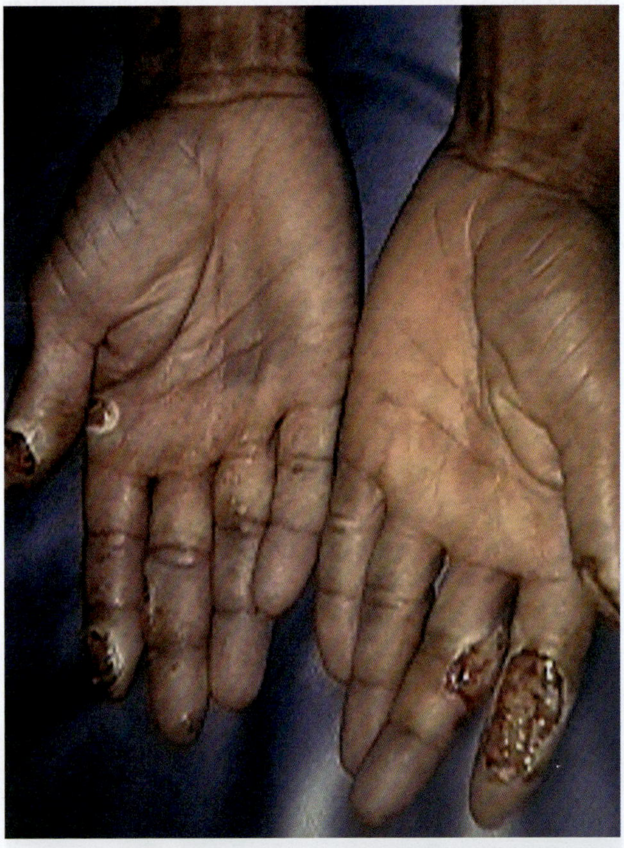

■ **Figura 88.20** Úlceras por choque com fio elétrico (acidente de trabalho).

■ DIAGNÓSTICO

Para se fazer o diagnóstico de DO é necessário estabelecer o nexo causal profissional. Baseia-se no diagnóstico clínico e laboratorial.[12]

Diagnóstico clínico[12]

A anamnese ocupacional é fundamental para o diagnóstico etiológico. Existe nexo entre o início da dermatose e o período de exposição; o afastamento da atividade melhora e o retorno piora. No ambiente de trabalho ocorre exposição a agentes irritantes e/ou sensibilizantes. No exame físico é verificado se a localização e o quadro clínico são compatíveis com o agente suspeito e os riscos da atividade. Se o quadro clínico for de DO, as lesões estão localizadas nas áreas de contato com os agentes suspeitos.

Diagnóstico laboratorial[12,18]

Exames micológicos direto e cultura e bacteriológicos direto e cultura podem ser necessários. Exame histopatológico de biópsia de pele pode ser importante para o diagnóstico da dermatose. Na DC não é específico, tem como resultado lesão eczematosa, não especificando se alérgica ou irritativa; é importante para o diagnóstico diferencial dos eczemas, como psoríase, infecção e até alguns cânceres, como de mama (moléstia de Pajet).

O teste intradérmico de leitura imediata (*prick-test*) pode ser positivo em DC urticariana por látex, vegetais, medicamentos, mas por ser perigoso é necessário equipamento de emergência. Pode ser feito o teste sorológico de anticorpos específicos (RAST).

O exame subsidiário mais realizado nas DO são os testes de contato (TC) ou *patch test*. O TC deve ser realizado para confirmar o diagnóstico clínico, descobrir o alérgeno causal, conhecer a prevalência dos agentes sensibilizantes e por razões médico-legais.[7,10] Permite diferenciar DCI de DCA pois são empregadas substâncias bastante diluídas, não irritantes.

Os testes de contato são realizados com a colocação de substâncias em baterias já padronizadas, preferencialmente no dorso. A leitura é feita após 48 e 96 horas. O teste positivo só tem relevância se houver nexo causal entre a substância e a história ocupacional (Figura 88.21).

Diagnóstico diferencial[5]

Os diagnósticos diferenciais da DC são os eczemas (atópico, numular, estase, neurodermite e disidrose não ocupacional); psoríase; infecções não ocupacionais, dermatite factícia (com sua morfologia específica). As outras dermatoses de origem ocupacional devem ser diferenciadas destas mesmas dermatoses, porém de origem não ocupacional.

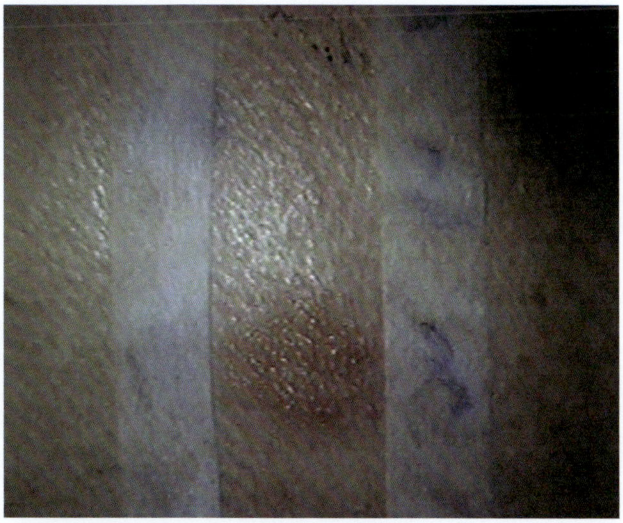

Figura 88.21 Teste de contato positivo.

TRATAMENTO[5]

Erros diagnósticos de nexo ocupacional e iatrogenias são desastrosos para o paciente, a empresa e órgãos governamentais. É de fundamental importância a identificação e o afastamento do agente causal. O tratamento deve ser orientado claramente e fornecer ao paciente por escrito os nomes comerciais dos produtos e das substâncias que não deverá entrar em contato e sugerir alternativas se for possível.[6] O tratamento precoce pode diminuir o tempo de evolução das lesões e evitar complicações. EPI – luvas sem aceleradores (aditivos) (Quadro 88.1), infecções secundárias e medicamentos utilizados pelo paciente, que podem induzir irritação ou sensibilização e dermatoses autoinduzidas mascaram e pioram a DO.

O tratamento vai depender da extensão e intensidade das lesões. Nas formas localizadas de DC é preconizado o tratamento tópico.[5] Nas lesões exsudativas devem ser utilizadas compressas de água boricada a 2% ou 3% ou permanganato de potássio a 1:40.000 e creme de corticosteroide. Nas lesões descamativas e liquenificadas, são usados cremes e pomadas de corticosteroides de potência variável conforme a região afetada. Nas lesões extensas usam-se corticosteroides sistêmicos, de preferência prednisona em doses iniciais de 0,5 a 1 mg/kg/dia, com redução gradual. Se houver infecção secundária deve ser associado antibiótico tópico e/ou sistêmico. Os anti-histamínicos sistêmicos sedativos podem ser utilizados para aliviar o prurido.[15] As infecções ocupacionais serão tratadas de acordo com cada agente etiológico. Os cânceres profissionais terão o tratamento oncológico de cada tipo histológico e estadiamento tumoral.

Quadro 88.1 Tipos de luvas.[1]

Tipos	Proteção química	Proteção biológica	Destreza	Durabilidade	Preço	Alergia
Látex	Pobre	Ótima	Ótima	Boa	Baixo	Tipo I e IV
Nitrila	Boa	Boa	Boa	Boa	Baixo	Tipo IV
Vinil	Remota	Pobre	Pobre	Pobre	Baixo	Não
Neoprene	Boa	Boa	Boa	Boa	Alto	Rara

PROGNÓSTICO[1]

É variável pois são muitas as DO e cada uma tem seu próprio prognóstico. A morbidade geralmente é alta, especialmente na qualidade de vida, principalmente nas crônicas; muitas levam à incapacidade laboral temporária ou definitiva. As DC poderão se cronificar e/ou ter recidivas e têm taxa de mortalidade praticamente nula. As infecções e cânceres profissionais terão evoluções próprias de cada tipo, sendo a morbidade geralmente alta e para algumas a taxa de mortalidade pode ser significativa.

PREVENÇÃO

As medidas de prevenção nas DO são extremamente importantes. Medidas preventivas evitam recidivas e novos casos.[8,15] A empresa deve tomar medidas coletivas para a proteção. A higiene pessoal deve ser cuidadosa e o uso de emolientes é indicado. O vestuário deve ser mantido limpo. As áreas da pele contaminadas com agentes nocivos devem ser lavadas imediatamente com água corrente, hidratadas com cremes (sem fragrância). A proteção individual para a pele do trabalhador consiste em evitar o contato com agentes irritantes e sensibilizantes. A utilização de EPI muitas vezes é necessária.[14] Deve ser indicado o uso de: botas, gorro, máscara, avental e luvas (com exceção nos trabalhos em que a destreza manual é necessária e quando sua utilização implica em riscos de acidente de trabalho).[14] Os alérgicos a borracha deverão utilizar luvas de vinil ou poliuretano. Os alérgicos ao látex das luvas poderão utilizar também a borracha sem látex. Os alérgicos a acrilatos deverão usar luvas de nitrila, pois outras luvas são permeáveis aos acrilatos.[2] O uso de cremes de barreira é controverso, podendo ser usados com fins preventivos e não terapêuticos, em pele limpa e sã.[5] O creme de barreira deve ter as seguintes propriedades: fácil aplicação e remoção, ação duradoura, não ser irritante nem alergizante, não causar qualquer anormalidade, proteger ao menos a um tipo de agente agressor à pele e apresentar eficácia comprovada por testes prévios *in vitro* e *in vivo*. A fotoproteção por roupas e tópicos fotoprotetores é fundamental nos expostos a UV.

As DO com incapacidade necessitam readaptação profissional com orientação médica, vocacional e psicotécnica

As DCI são de mais fácil prevenção através de medidas coletivas e individuais. Nas DCA geralmente há necessidade de mudança de setor, a fim de se evitar o contato com o alérgeno; em alguns casos há necessidade de mudança de profissão e readaptação profissional.

É de suma importância a prevenção de substâncias tidas como cancerígenas como alcatrão, carvão, creosoto, derivados de petróleo, arsênico e os hidrocarbonetos aromáticos que podem ocasionar micose fungoide.[19]

1. Ali AS. Dermatoses ocupacionais. In: Ferreira, MJ. Saúde no Trabalho. 1. ed. São Paulo: Roca, 2000. Cap. 8, p. 176-226.
2. Conde-Salazar LG, Alayón AA. Dermatosis profesionales. 1 ed. Madrid: Signament, 2000. p. 19.
3. Pontes de Carvalho LC, Rios JBM. Dermatite de contato: diagnóstico e tratamento. 1 ed. Rio de Janeiro: Revinter, 2004. p. 165.
4. Bourke J, Coulson I, English J. Guidelines for care of contact dermatitis. British Journal of Dermatology 2001;145:877-85.
5. Sampaio SAP, Rivitti EA. Dermatoses ocupacionais. Dermatologia. 3ª ed. São Paulo: Artes Médicas, 2007. Cap. 92, p. 1367-75.
6. Ali AS. Dermatoses ocupacionais. 1. ed. reimpr. São Paulo: Fundacentro: Fundunesp, 1997. 224 p.
7. Schafer T, Bohler E, Ruhdorfer S et al. Epidemiology of contact allergy in adults. Allergy 2002;57(2):178.
8. Grupo Brasileiro de Estudo em Dermatite de Contato. Estudo multicêntrico para elaboração de uma bateria-padrão brasileira de teste de contato. Anais Brasileiros de Dermatologia 2000;75(2):147-156.
9. Rietschel RL, Fowler JF. Fisher's Contact Dermatitis. 5. ed. Philadelphia, USA: Lippincot Williams & Wilkins, 2001. 862 p.
10. Duarte I, Lazzarini R, Buense R, Pires MC. Dermatite de contato. An bras Dermatol. 2000;75(5):529-548.
11. Rietschel RL, Conde Salazar L, Goossens A, Veien NK. Atlas of Contact Dermatitis. 1. ed. London, England: Martin Dunitz, 1999. 325p.
12. Alchorne AOA, Alchorne MMA, Macedo MS. Dermatoses ocupacionais. In: Rotta O. Dermatologia Clínica, Cirúrgica e Cosmiátrica – Guias de Medicina Ambulatorial e Hospitalar da UNIFESP – EPM. 1. ed. São Paulo: Manole, 2008. p. 205-12.
13. Uter W, Schnuch A, Gefeller O. Guidelines for care of contact dermatitis. British Journal of Dermatology 2001;145:877-885.
14. Marks Jr JG, Elsner P, Deleo V. Contact & Occupational Dermatology. 3. ed. St. Louis, Missouri, USA: Mosby, 2002. 431 p.
15. Alchorne AOA, Alchorne MMA. Dermatoses ocupacionais. In: Borges DR, Rothschild HA. Atualização Terapêutica 2007. 23ª ed. São Paulo: Artes Médicas, 2007. p. 252-3.
16. Alchorne AOA, Calafiori Jr, Kitamura S et al. Aspectos das dermatoses profissionais pelo cimento na construção civil. Rev Bra Saúde Ocupacional 1975;3(11):6-12.
17. Belsito D. Healthcare workers. In: Kanerva L, Elsner P, Wahlbergy JE, Maibach HI. Handbook of Occupational Dermatology. 1. ed. Heidelberg, Germany: Springer-Verlag, 2000. Chap. 141, p. 969-73.
18. Marks Jr JG, Belsito DV, Deleo V et al. North American Contact Dermatitis Group Patch-test Results, 1996-1998. Arch Dermatol 2000;136:272-3.
19. Slodownik D, Shlomo M, Sprecher E et al. Occupational mycosis fungoides – a case series. Int. Journal of Dermatology 2017,56,733-7.

capítulo 89

Ana Cristina Fortes Alves • Walter Belda Junior

Dermatologia e Esporte

Afecções dermatológicas decorrentes das várias modalidades esportivas são frequentes em atletas amadores e profissionais. Pesquisas realizadas com universitários norte-americanos revelaram que, nas primeiras 8 semanas de atividade física, 40% deles apresentam algum quadro dermatológico associado à prática de esportes.

Além das características peculiares às diferentes modalidades esportivas, a umidade, a exposição solar, as condições climáticas, o contato físico intenso e outros fatores ambientais podem desencadear, agravar ou provocar dermatoses em atletas.

O diagnóstico preciso e, principalmente, a prevenção destas dermatoses melhoram o rendimento dos atletas e evitam a suspensão dos seus treinamentos.

AFECÇÕES POR ATRITO, PRESSÃO OU TRAUMA REPETIDO

Bolhas por fricção

A fricção repetida ou contínua, mesmo leve, pode produzir necrose epidérmica da camada espinhosa da pele ou despregueamento da lâmina lúcida da junção dermoepidérmica, resultando na formação de bolhas com conteúdo claro ou hemorrágico.[1]

As lesões são mais frequentes nos pés, onde a umidade, a maceração, o calor e fatores anatômicos facilitam a sua ocorrência.[2] Medidas para sua prevenção são o uso de meias absorventes e talco de pé. Alguns sugerem o uso de meias feitas de tecidos que causem menos atrito, como o acrílico.[3] O uso de dois pares de meias, uma de acrílico e outro de algodão, ficando este último em contato direto com a pele, faz diminuir tanto o atrito como a umidade, melhorando as condições locais.[1,4] O mais importante é o uso de calçados adequados às características físicas de cada atleta e ao tipo de modalidade esportiva por ele praticada.[4] No entanto na patinação no gelo e de velocidade as botas são duras, facilitando a formação de bolhas principalmente nas provas de longa distância[5-6] (Figura 89.1 A e B).

Depois que a bolha já está formada, deixar o teto da mesma intacto, apenas promovendo a drenagem do conteúdo com uma agulha, 3 vezes em 24 horas, resulta em cicatrização mais rápida.[7-8]

Se a bolha já estiver sem teto, cobri-la com um curativo hidrocoloide ajuda a diminuir a dor e o tempo de cicatrização.

Calos e calosidades

Os calos ocorrem em áreas expostas a traumas repetidos e frequentemente se desenvolvem em áreas de bolhas prévias. Resultam de um mecanismo de defesa que protege as proeminências ósseas e tendíneas ao atrito. Têm formas e tamanhos variados. Nos pés se localizam habitualmente no calcanhar, na porção lateral do 5º pododáctilo e nos espaços interdigitais, conhecidos como calo mole (Figura 89.2). A maioria dos calos são indolores e podem ser considerados uma vantagem competitiva, especialmente em esportes como ginástica olímpica, remadores, corredores, levantadores de peso e esportes com raquete[4,6] (Figura 89.3 A e B).

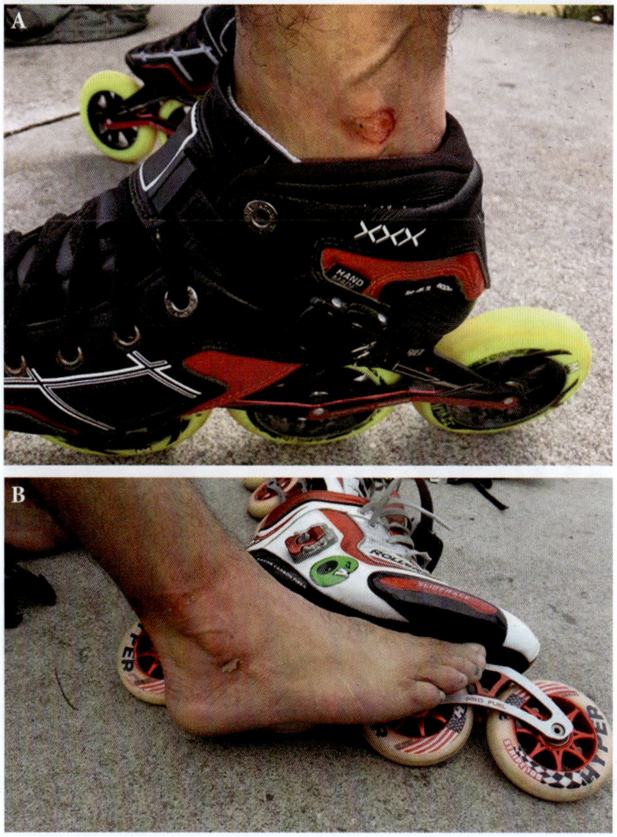

Figura 89.1 (A) Exulceração na região do maléolo. **(B)** Bolha na região do maléolo lateral no pé de um patinador de velocidade tinha pedis visualizado na descamação lateral do pé e hematoma nas unhas.

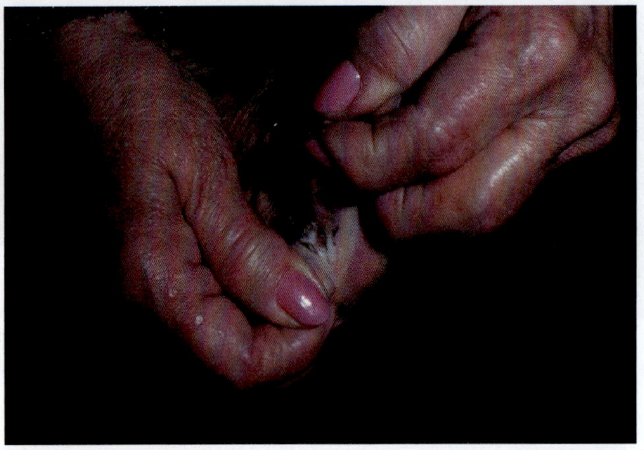

■ **Figura 89.2** Calo mole.

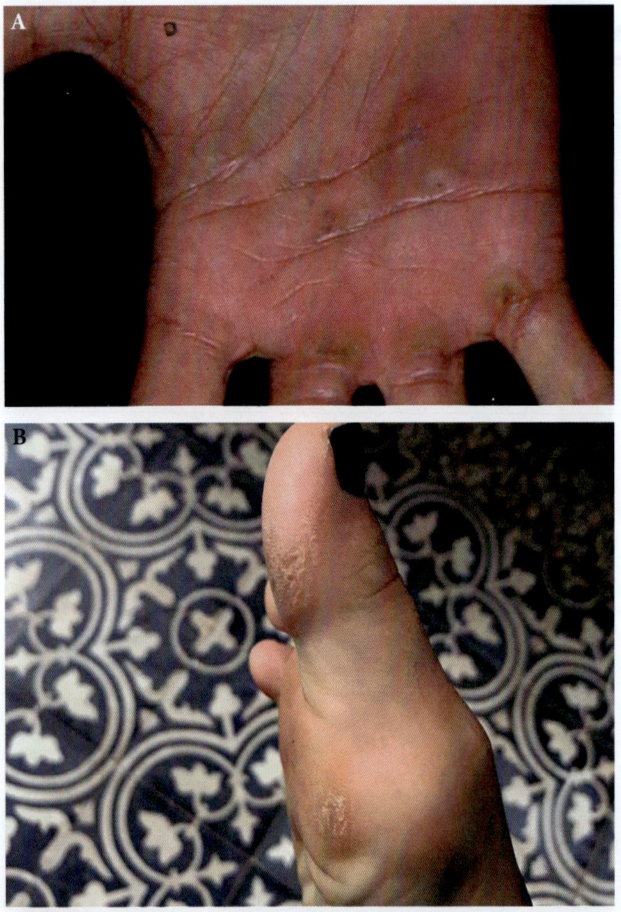

■ **Figura 89.3** (**A**) Calosidades na mão de remador. (**B**) Calosidade no pé de tenista.

A melhor forma de tratamento dessas afecções é a prevenção, que deve ser feita usando-se material esportivo adequado, principalmente para os pés. Queratolíticos como o ácido salicílico ou abrasivos em geral produzem melhora temporária.[8] Formas peculiares de calosidades são observadas em diferentes modalidades esportivas, como judô.

Unha encravada dos pés

Apesar de ser comum em não atletas, a unha encravada requer especial atenção nestes, pois pode afetar o seu desempenho. Geralmente é causada por calçado inadequado que força a lateral da unha a entrar na derme, na qual atua como um corpo estranho. O tratamento consiste desde a adequação do calçado até medidas cirúrgicas como cantotomia com matricectomia (Figura 89.4).

Fratura ou avulsão da placa ungueal

A unha pode ser traumatizada geralmente em esportes com futebol, atletismo, tênis, handebol, basquete, balé, entre outros. Esse trauma pode levar a fratura parcial da placa ungueal ou até avulsão (Figura 89.5).

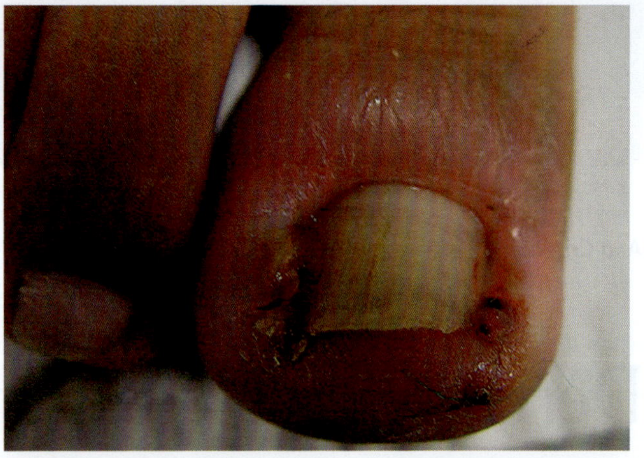

■ **Figura 89.4** Unha encravada.

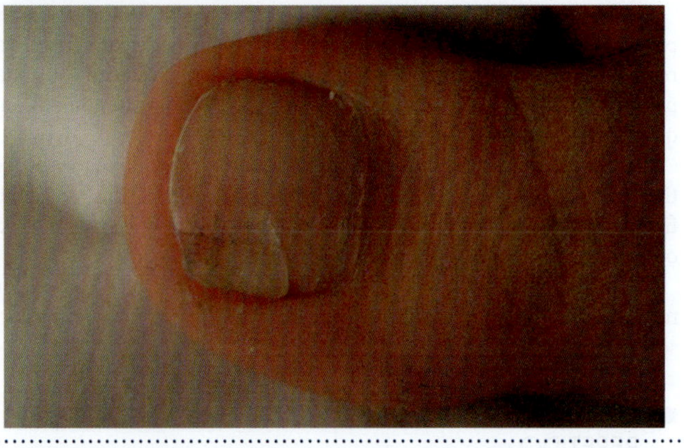

■ **Figura 89.5** Unha de tenista fraturada com pontos de hematoma.

Pápulas piezogênicas

São múltiplas pápulas de 2 a 5 mm, dolorosas, que se formam na face lateral dos calcanhares, resultantes da herniação do tecido subcutâneo. A pressão, piezis, é um fator agravante e as lesões tornam-se mais evidentes quando o indivíduo está em posição ortostática.[7] Estão presentes em 10% a 20% da população e podem ser sintomáticas ou assintomáticas. Existem autores que consideram pápulas piezogênicas apenas as dolorosas. Entre os atletas é mais frequente em fundistas, podendo ser tão dolorosas que impedem o atleta de correr.[1,4,6,9]

Hálux dos atletas de grama artificial (*turf toe*)

Atletas que jogam em grama artificial, tais como no futebol e futebol americano, podem apresentar uma lesão causada por tendinite aguda dos tendões flexores e extensores, em consequência de esforços nas arrancadas e paradas rápidas. O hálux torna-se doloroso, eritematoso e edemaceado. Pode ser confundido com gota ou paroníquia aguda. O único tratamento eficaz é repouso e uso de calçado adequado para grama artificial.[9-17]

Mamilos dos praticantes de *jogging*

São nódulos eritematosos e dolorosos, nos mamilos, que fissuram e ulceram com frequência. Surgem em decorrência do atrito com roupas sintéticas, como as usadas pelos corredores de longas distâncias. Ocorrem com maior frequência em mulheres. Como tratamento, são indicados cremes de antibióticos na fase aguda, e proteção com bandagem durante a prática de esportes[6,18] (Figura 89.6).

Nódulos dos atletas

Trata-se de uma variedade de nódulos de 0,5 a 4 cm, assintomáticos, hipertróficos, da cor da pele ou ligeiramente eritematosos, decorrentes de traumas e fricções repetidas nos pés, nos tornozelos ou nas articulações das mãos. Podem surgir como resultado de qualquer atividade esportiva, porém são mais frequentes nos surfistas, boxeadores, jogadores de futebol e lutadores.

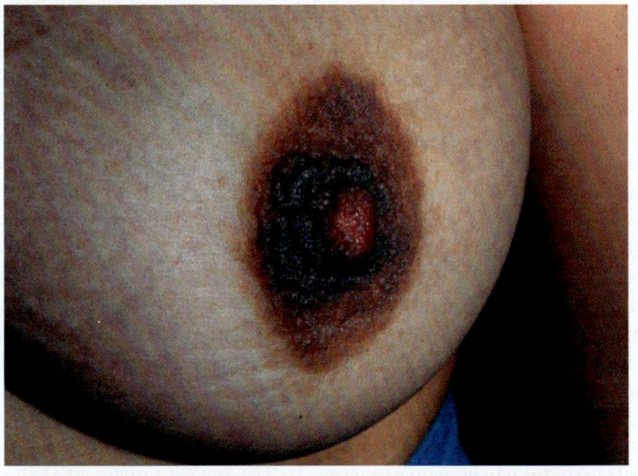

■ **Figura 89.6** Mamilos de praticante de *jogging*.

Têm várias causas, e alguns autores admitem como fator originário a presença de corpos estranhos (grãos de areia, por exemplo) e cistos no dorso do pé.[19]

Ombros dos nadadores

São placas eritematosas, com discreto edema, que se formam nos ombros de nadadores. Essas lesões resultam da irritação provocada pela barba dos nadadores de estilo livre. O tratamento preventivo consiste em se barbear antes da prática do esporte.[11]

Glúteo dos remadores

São placas eritematosas, liquenificadas e hiperqueratósicas que se formam na região sacral. Semelhantes ao líquen simples crônico, resultam do atrito, durante longos períodos, com assentos inadequados, O tratamento consiste em melhorar as condições dos assentos.[11]

Glúteo dos corredores

Consiste em pequenas equimoses na região superior interglútea em corredores de longa distância. Acredita-se ser resultado do atrito constante. Desaparece espontaneamente após um período sem treino.

Cistos das dançarinas

São nódulos inflamatórios, eritematoedematosos, com dor local, que se formam na região sacral em decorrência de exercícios físicos praticados em superfícies duras, como tablados, esteiras e tatames. O diagnóstico diferencial mais importante é o cisto pilonidal.[20]

Máculas do tênis de mesa (*ping pong patches*)

São máculas eritematosas de 2 a 3 cm de diâmetro associada ao impacto de alta velocidade causado pela bolinha nos antebraços e mãos.[21]

■ AFECÇÕES DE CARÁTER HEMORRÁGICO

Pontos negros nos tornozelos (*black heel* ou *talon noir*)

São petéquias com distribuição linear e bilateral que geralmente se formam na porção superior dos tornozelos. Podem surgir também na região plantar (Figura 89.7), no dorso das mãos e dos punhos. São assintomáticos e ocorrem em atletas que praticam modalidades esportivas com paradas e arrancadas bruscas, como jogadores de basquete, futebol e tenistas. As lesões inicialmente eritematosas, tornam-se escuras, podendo ser confundidas com melanoma. A escoriação superficial da pele, removendo delicadamente as camadas superficiais, é curativa, além de auxiliar no diagnóstico.[11,24-25] O tratamento consiste na interrupção do esporte até total recuperação da pele.[26] A dermatoscopia também pode ajudar no diagnóstico.

Pontos negros nas mãos (*black palm* ou *tache noir*)

É semelhante ao anterior, mas a localização é nas mãos e aparece em halterofilistas, ginastas, jogadores de golfe, basquetebol, tenistas e alpinistas.[24]

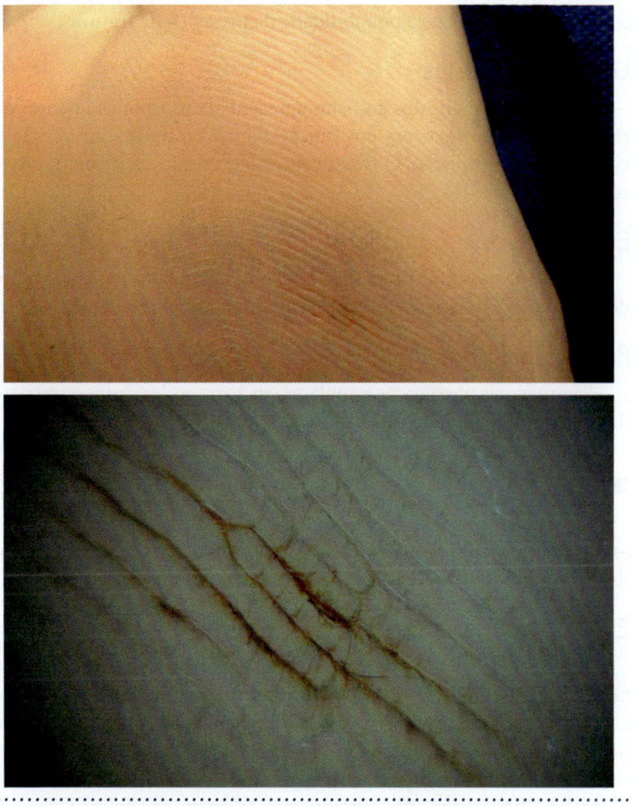

■ **Figura 89.7** Hematoma no pé de tenista mimetizando um nevo melanocítico na região plantar e na dermatoscopia também apresenta distribuição semelhante a um nevo, mas, olhando com cuidado, percebe-se que se trata de pigmento hemático. A lesão teve duração de 8 horas com desaparecimento completo.

Hematoma nos pododáctilos dos usuários de tênis (*tennis toe/jogger's toenail*)

São hematomas subungueais, dolorosos, uni ou bilaterais, que podem provocar distrofias ungueais quando são de longa duração ou recidivantes. Ocorrem mais comumente no hálux e no 2º pododáctilo, podendo acometer qualquer pododáctilo, em tenistas, maratonista (Figura 89.8), esquiadores, alpinistas e em praticantes de caminhadas. Mas pode ocorrer em qualquer esporte que cause deslizamento do pé anteriormente contra o calçado.

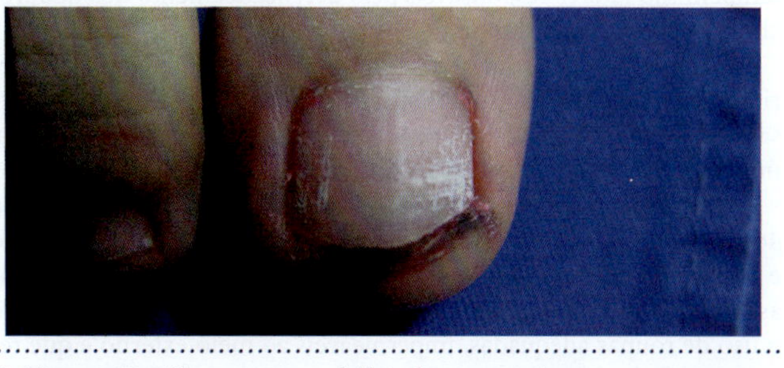

■ **Figura 89.8** Hematoma no hálux de maratonista.

O diagnóstico diferencial mais importante é o de melanoma maligno. Em golfistas, hematomas geralmente lineares nos polegares e no dedo indicador são consequências da má empunhadura do taco de golfe.[11-13]

Muitos traumas ungueais crônicos levam a hiperqueratose ungueal, sendo confundida com onicomicose, mas um simples exame micológico direto faz o diagnóstico diferencial.[16]

O tratamento consiste no uso de calçado adequado e cortar bem as unhas como prevenção. A drenagem do hematoma, na fase aguda, deve ser feita perfurando-se a unha com uma agulha ou bisturi de lâmina 11, o alívio da dor costuma ser imediato. Nos casos em que persistir a dor, é necessário raio X, pela possibilidade da presença de fraturas.[11,15-16]

Unha dos golfistas

A unha das mãos dos golfistas apresenta hemorragias lineares ou puntiformes que ocorrem em função da má empunhadura do taco com excesso de pressão. O tratamento é a correção da maneira como se usa o taco.[28]

Equimoses dos esquiadores

Forma-se na região hipotenar, podendo atingir as palmas das mãos dos esquiadores e são causadas pela empunhadura do bastão de esqui.[29]

Púrpura pelo *paintball*

São máculas purpúricas e anulares em áreas onde ocorre o impacto da bola de tinta do jogo chamado *paintball*.[30]

■ AFECÇÕES POR CAUSAS AMBIENTAIS

Como os esportes, em sua maioria, são praticados ao ar livre, a exposição aos elementos externos pode provocar variados quadros dermatológicos ou agravá-los.

Exposição ao frio (*frostnip* e *frostbite*)

Produzidas pelo frio intenso, essas lesões atingem a pele e o tecido celular subcutâneo, predominando na face, nos braços e no pescoço. Nos corredores que disputam provas de longas distâncias, podem ocorrer no pênis. No início essas lesões são brancas ou ligeiramente acinzentadas, tornando-se posteriormente eritematoedematosas ou mesmo bolhosas, que após rompimento, formam-se exulcerações, ulcerações e crostas. A sensação de latejamento e de dor podem persistir por semanas após a cura dessas lesões.

A exposição prolongada aos elementos externos, principalmente sob condições climáticas mais rigorosas, tem como consequência quadros mais graves (*frostbite*) nos quais a agressão atinge não só a pele como também o tecido subcutâneo, os músculos e ossos, resultando em áreas de necrose e gangrena, principalmente nas extremidades.

A cicatrização é demorada. Inicialmente, há sensação de queimação, seguida de dor e posteriormente, de anestesia. Persistindo as condições climáticas, ocorrem as lesões de *frostbite*. Bolhas, sensação de desconforto, prurido e aumento da sudorese local podem permanecer por semanas ou meses após a resolução do quadro.

No frio intenso, exercícios físicos prolongados, sudorese, umidade, roupas molhadas, vento, contato com metais, que são bons condutores do frio, e a baixa concentração de oxigênio em altitudes elevadas também são fatores responsáveis pelo desencadeamento dos quadros clínicos e por seu agravamento.

Como o metabolismo celular cessa a -2 °C ou temperaturas inferiores, há formação de gelo no espaço intercelular, com a consequente saída de água das células, desidratando-as. Este é o mecanismo principal imputado nas lesões causadas pelo frio.

O tratamento consiste em aquecer o indivíduo com banhos de 38 a 44 °C, com 20 a 30 minutos de duração. A exposição ao calor excessivo e a aplicação de massagens provocam vasodilatação, podendo agravar as lesões. O melhor tratamento é a prevenção, que deve ser feita com o uso de roupas adequadas, impermeáveis ao meio externo e que retenham o calor.[7,11]

Urticária ao frio

Esta é uma forma rara de afecção por causa ambiental, que atinge a área exposta ao frio e pode generalizar-se. Quadros graves podem ocorrer quando há exposição abrupta em ambientes mais frios, como a imersão em piscinas sem aquecimento. Nestes casos, pode ocorrer choque anafilático. O tratamento é evitar o frio, uso de roupas adequadas para o aquecimento do corpo e anti-histamínicos.[11]

Lesões induzidas pela luz solar

A radiação ultravioleta é um perigo ambiental ao qual estamos todos expostos. Está associado a várias formas de dano cutâneo, incluindo queimadura solar, foto-envelhecimento e câncer de pele. A maioria das pessoas se expõem mais ao sol durante a infância e adolescência.[31] Estudos associam essa exposição durante a vida precoce ao aumento da incidência de melanoma e câncer não melanoma de pele na vida adulta.[32-37] Para os atletas que fazem atividades ao ar livre esse grau de exposição solar contínua aumenta. E geralmente a exposição ocorre nos horários de pico da radiação solar. Aumentando assim, o risco de desenvolvimento de neoplasias futuras.[38] A primeira forma de prevenção contra o câncer de pele e o foto-envelhecimento é o uso de protetor solar e evitar a exposição solar. Para os atletas de atividades ao ar livre evitar o sol é impossível, sendo o uso de protetor solar a sua arma mais eficaz na prevenção. Em um estudo feito em mais de 250.000 atletas universitários, mostrou que 86% dos atletas de universidades entrevistados não usavam protetor solar e apenas 6% tinham esse hábito mostrando que há necessidade de um programa educacional para que se mude essa constatação catastrófica.[5-6,39]

O uso de fotoprotetores pelos atletas é importante como preventivo das afecções agudas e crônicas da radiação ultravioleta solar.

Considerar o tipo de modalidade esportiva praticada pelo atleta. Por exemplo, no caso de nadadores, usar preparados insolúveis na água e veículos repelentes da água.

Urticária solar

Desenvolve-se em minutos com a exposição solar ou UV artificial e desaparece após 1 hora. Prurido e queimação são os primeiros sintomas, seguidos de eritema e edema.[7,11,25]

■ DOENÇAS INFECCIOSAS

As infecções nos atletas são comuns pois estão associadas ao contato pessoal constante entre os atletas e ao uso de lugar comum nos vestiários.

Infecção bacteriana

Queratólise plantar

Causada pelo *Corinebacterium*, a infecção é caracterizada por lesões crateriformes pequenas, de 1 a 3 mm, que coalescem na região plantar. A área afetada apresenta-se úmida e com odor fétido, mas são assintomáticas. O tratamento é feito com eritromicina tópica ou sistêmica, clindamicina tópica ou formalina tópica a 5%. A prevenção inclui o uso de meias absorventes, pó para os pés e uso de solução de cloreto de alumínio a 20% como agente secante do pé.[11]

Otite externa (otite dos nadadores)

A maceração da pele, a diminuição da quantidade de cerume do canal auditivo externo e a alcalinização local facilitam a inflamação e a ocorrência de infecções causadas por bactérias, especialmente Gram-negativas, como pseudomonas. O trauma local provocado por secagem e limpeza excessivas e o uso de substâncias irritantes favorecem a ocorrência da otite externa.

O tratamento consiste em evitar a manipulação local e a aplicação de substâncias irritantes, recomendando-se o uso de protetores moldáveis durante a prática do esporte. O ácido acético a 2%, em propilenoglicol, também é indicado para proteger o conduto auditivo externo, simulando a proteção natural e acidificando o local. Nas infecções, é recomendada a aplicação de soluções de polimixina B e neomicina, associadas ou não à hidrocortisona.[11,23]

Foliculite das nádegas (foliculite do biquíni)

São lesões foliculares formadas principalmente nas nádegas de nadadores, especialmente do sexo feminino, que permanecem por longos períodos na água e/ou em atletas que atritam essa região do corpo em virtude das peculiaridades dos esportes que praticam. As principais causas dessas lesões são, possivelmente, a maceração e a oclusão dos poros dos folículos pilosos. Os agentes etiológicos mais comuns são *Streptococcus* ou *Staphylococcus*.[23]

Infecção fúngica

As micoses superficiais mais comuns em atletas são a tinha dos pés (Figura 89.9), ou "pé de atleta", e a tinha crural (Figura 89.10). Fatores como umidade e maceração facilitam a infecção por dermatófitos. Ambientes contaminados, como banheiros, chuveiros, vestiários e piscinas, somados a uma série de fatores individuais, contribuem para a manutenção dessa infecção fúngica.

A tinha dos pés se apresenta com quadro clínico em que predominam as lesões eritematodescamativas ou eritematocircinadas, vesiculosas, e com maceração dos interdígitos. A tinha crural apresenta lesões dermatológicas semelhantes às da tinha dos pés, podendo atingir as nádegas, a região pudenda, o hipogastro inferior e a raiz das coxas comum nos corredores, patinadores, jogadores de futebol e tênis.

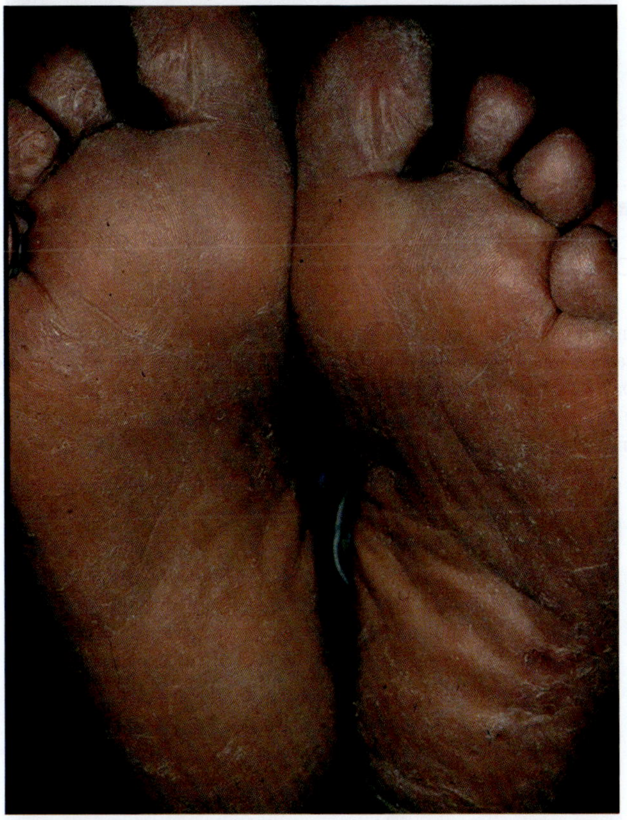

■ **Figura 89.9** Tinha dos pés.

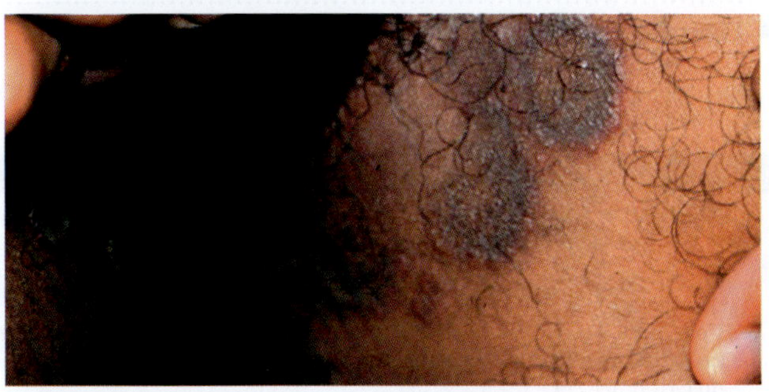

■ **Figura 89.10** Tinha crural.

O tratamento é feito com antifúngicos locais, cremes ou soluções de iconazol, cetoconazol, miconazol, clotrimazol e terbinafina. Nos casos mais intensos e extensos, recomenda-se o tratamento com itraconazol 100 mg/dia, cetoconazol 200 mg/dia e terbinafina 250 mg/dia, por via oral e, no mínimo, por 30 dias.[4,6-7,38-39]

Infecção viral

Verruga plantar

É uma afecção comum nos pés de corredores e pode atrapalhar o seu desempenho. As verrugas devem ser diferenciadas das calosidades e clavus. Para seu tratamento, o uso de imiquimod oclusivo é uma opção terapêutica sugerida, pois é menos dolorida do que as opções clássicas como a crioterapia e cauterizações químicas, o que facilita o retorno do atleta as suas atividades. Como medida preventiva os atletas devem usar chinelos nos vestiários e nos chuveiros.[38]

Herpes dos gladiadores

Ocorre em lutadores, predominando na face à direita em decorrência de posição assumida pelos lutadores na competição e pode acometer também o pescoço e nuca (Figura 89.11). É causado pelo vírus do herpes simples tipo 1 e o contágio ocorre em decorrência do contato direto. O curso dessa infecção é o mesmo do herpes simples desencadeado por outras causas: inicia-se com vesículas agrupadas sobre placa eritematosa, as quais se rompem e formam crostas, seguida de exulceração. São comumente detectadas adenopatias satélites e, em casos mais severos, ocorre febre, calafrios e cefaleia.

O tratamento é com o uso oral de aciclovir 200 mg, 5 vezes ao dia, por 5 dias ou famciclovir 125 mg ou valaciclovir 500 mg, 2 vezes ao dia, por 5 dias.[11,40]

Miscelânias

Dermatite de contato

Os quadros de dermatite de contato, tanto por irritante primário como por sensibilização, são causados pelos mais variados agentes, dependendo da modalidade esportiva praticada e dos aparelhos, uniformes e demais materiais usados pelos atletas.

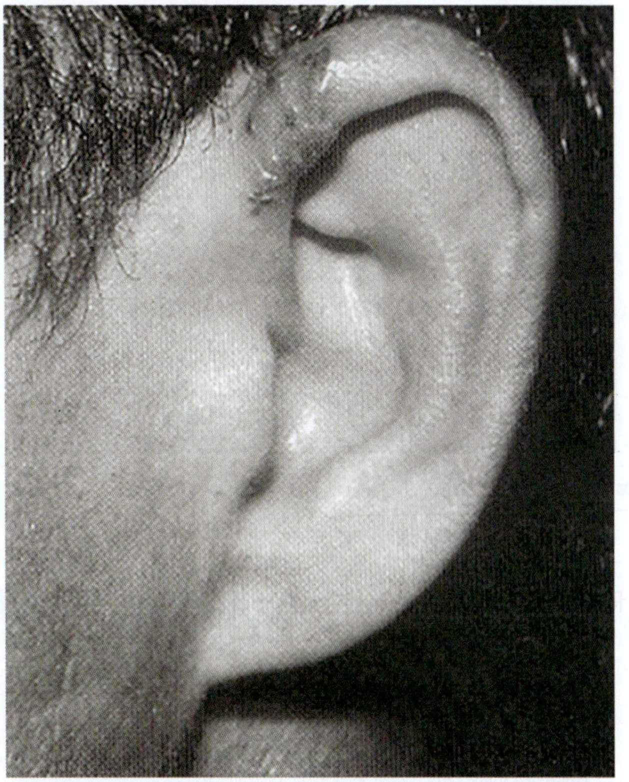

■ **Figura 89.11** Herpes simples no pavilhão auricular de lutador.

A borracha é o material que, com maior frequência, produz dermatite de contato alérgica.

Em nadadores, mergulhadores e esportistas que usam óculos ou máscaras, podem desenvolver dermatite de contato ao redor dos olhos. Mas o uso desses equipamentos por longos períodos pode causar no local eritema limitado à área, petéquias ou mesmo pequenos hematomas decorrentes da pressão local, que não pode ser confundido com a dermatite de contato.[11,23]

Erupção acneiforme

A pressão local exercida por equipamentos, a fricção, o aumento da temperatura, a oclusão causada por óleos, pós ou uniformes e o uso de anabolizantes são fatores que, com frequência, agravam ou recidivam a acne vulgar preexistente. As áreas mais afetadas são a face, os ombros e a região peitoral (Figura 89.12). Os quadros clínicos surgem abruptamente e são resistentes ao tratamento.[4,6]

Acne aquagênica

Nadadores e esportistas que permanecem por longos períodos na água geralmente apresentam pele seca, embora em alguns deles, por contraste, haja aumento da oleosidade da pele. Seria um fenômeno de rebote, pois durante a permanência na água por períodos de 3 a 4 horas, há hiper-hidratação do estrato córneo, com a consequente obstrução dos folículos pilossebáceos e o bloqueio da excreção sebácea, o que provoca posteriormente um aumento da produção compensatória do sebo. O cloro das piscinas também pode contribuir para o seu desencadeamento.

Pele seca dos nadadores

Os nadadores, especialmente no inverno, podem apresentar pele xerótica em consequência da diminuição do manto sebáceo da pele durante imersões prolongadas. Os banhos de longa duração e o uso excessivo de sabonetes agravam a xerose cutânea.

O tratamento indicado consiste na prevenção, com banhos rápidos de chuveiro e com água tépida, aplicando-se sabonete somente nas partes íntimas, no couro cabeludo e nas axilas, além de óleos ou cremes hidratantes após o banho.

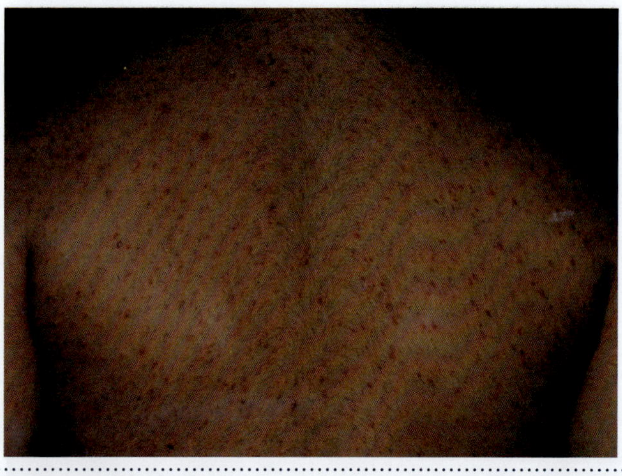

■ **Figura 89.12** Erupção acneiforme.

Cabelos verdes

Os nadadores, especialmente os de pele e cabelos claros, podem apresentar coloração esverdeada dos cabelos. Essa condição se acentua com os cabelos molhados e é mais frequente em crianças e homens adultos. A alteração da cor é provocada pelo cobre existente nos algicidas e nas tubulações, com a possível participação do cloro usado no tratamento da água.

O tratamento indicado é a aplicação de peróxido de hidrogênio, de 2% a 3%, deixando atuar por 30 minutos.[11,23]

Víbices ou estrias

São lesões atróficas e lineares, inicialmente eritematosas, da cor da pele ou mais claras. Resultam do rompimento das fibras elásticas da pele. Ocorrem em nadadores e atletas que fazem musculação, sendo mais frequentes no dorso, nos ombros e nas coxas[11] (Figura 89.13).

■ **Figura 89.13** Víbices na face lateral das coxas.

Orelha quebrada dos lutadores de judô

Nesse tipo de afecção dermatológica ocorre, inicialmente, processo inflamatório com eritema, dor e edema de intensidade variável. Passado o quadro agudo, observa-se a descontinuidade da cartilagem do pavilhão auditivo, o aumento do volume da pele da região pigmentada e a deformação da orelha. As lesões são consequência do atrito e do impacto provocados pelo quimono nessa área do corpo[11] (Figura 89.14).

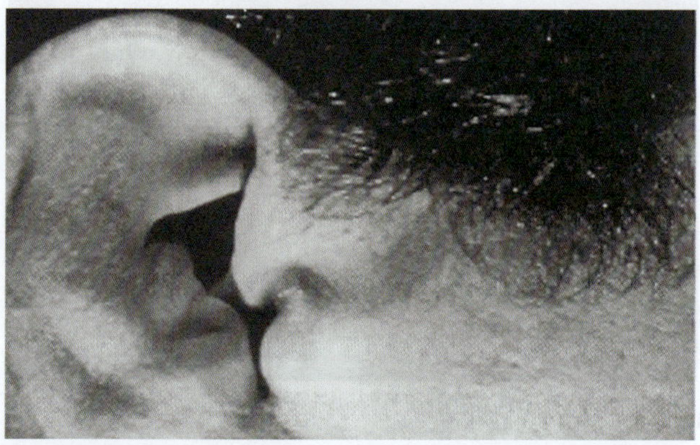

■ **Figura 89.14** Orelha quebrada de um lutador de judô.

Referências bibliográficas

1. Basler RSW. Skin injuries in sports medicine. J Am Acad Dermatol 1989;21:1257-62.
2. Joy RJT. The effect of prior heat acclimatization upon military performance in hot climates. Mil Med 1964;129:51-7.
3. Herring KM, Richie DH. Friction blisters and sock fiber composition. A double blind controlled study. J Am Pediatr Med Assoc 1990;80:63-71.
4. Dover JS. Sports dermatology. In: Fitzpatrick TB, Eisen AZ, Wolf K et al. editors. Dermatology in general medicine. New York: McGraw Hill, 1991. p. 1617-23.
5. Tlougan BE, Mancini AJ, Sanchez MR et al. Skin Conditions in figures skaters Ice-hockey players and Speed Skaters-Part I Mechanical Dermatoses. Sports Med 2011;41(9):709-719.

6. Helm MF, Helm TN, Bergfeld WF. Skin problems in long-distance runner 2500 years after battle of marathon. Int J Dermatol 2012;51:263-270.
7. Tlougan BE, Mancini AJ, Sanchez MR et al. Skin Conditions in figures skaters Ice-hockey players and Speed Skaters-Part II Mechanical Dermatoses. Sports Med 2011;41(11):967-984.
8. Cortese TA, Fukuyama K, Epstein WL et al. Treatment of friction blisters. Arch Dermatol 1968;97:717-21.
9. Montgomery RM. Tennis and its skin problems. Cutis 1977;19:480-2.
10. Shelley WB, Raunsley AM. Painful feet due to herniation of fat. JAMA 1968;205:308-30.
11. Pharis DB, Teller C, Wolf JE. Cutaneous manifestations of sports participation. J Am Acad Dermatol 1997;36:448-449.
12. Gibbs R. Tennis toe. Arch Dermatol 1973;107:918.
13. Sher RK. Jogger's toe. Int J Dermatol 1978;17:719-20.
14. Adams BB. Jogger's toenail. J Am Acad Dermatol 2003;48:S58-9.
15. Levine N. Dermatologic aspects of sports medicine. J Am Acad Dermatol 1980; 3:415-424.
16. Adams BB. Running-related toenail abnormality. Phys Sports Med 1999;27:85; 14. Doller J, Strother S. Turf toe. J Am Pediatr Assoc 1978;68:512-4.
17. Levit F. Jogger's nipples [letter]. N Engl J Med 1977;297:1127.
18. Cohen PR, Eliezri YD, Silvers DN. Athlete's nodules: sports-related connective tissue nevi of the collagen type (collagenomas). Cutis 1992;50:131-5.
19. Radford PJ, Greatorex RA. Jazz ballet bottom. Br Med J 1987;295:1173.
20. Scott MJ Jr, Scott MJ III. Ping pong patches. Cutis 1989;43:363-4.
21. Nichols AW. Nonorthopaedic problems in the aquatic athlete. Clin Sports Med 1999;18(2):395-411.
22. Basler RSW, Basler CG, Palmer AH & Garcia MA. Special skin symptoms seen in swimmers. J Am Acad Dermatol 2000;43:299-305.
23. Wilkinson DS. Black heel. Cutis 1977;20:393-6.
24. Houston SD, Knox JM. Skin problems related to sports and recreational activities. Cutis 1977;19:487-91.
25. Ayers S Jr, Mihan R. Calcaneal petechiae [letter]. Arch Dermatol 1972;106:262.
26. Izumi AK. Pigmented palmar petechiae (black palm). Arch Dermatol 1974;109:261.
27. Ryan AM, Goldsmith LA. Golfer's nails. Arch Dermatol 1995;131:857-8.
28. Swinehart JM. Mogul skier's palm: traumatic hypothenar ecchymosis. Cutis 1992;50:117.
29. Conn JM, Annest JL, Gilchrist J, Ryan GW. Injuries from paintball game related activities in the United States, 1997-2001. Inj Prev 2004;10:139-43.
30. Williams ML, Pennella R. Melanoma, melanocytic nevi, and other melanoma risk factors in children. J Pediatr 1994;124:833-45.
31. Stern RS, Weinstein MC, Baker SG. Risk reduction for nonmelanoma skin cancer with childhood sunscreen use. Arch Dermatol 1986;122:537-45. Elwood JM, Jopson J. Melanoma and sun exposure: an overview of published studies. Int J Cancer 1997;73:198-203.
32. Autier P, Dore J. Influence of sun exposures during childhood and during adulthood on melanoma risk. Int J Cancer 1998;77:533-7.
33. Kennedy C, Bajdik CD, Willemze R, De Gruijl FR, Bouwes Bavinck JN. Leiden Skin Cancer Study. The influence of painful sunburns and lifetime sun exposure on the risk of actinic keratoses, seborrheic warts, melanocytic nevi, atypical nevi,and skin cancer. J Invest Dermatol 2003;120:1087-93.
34. Weinstock MA, Colditz GA, Willett WC, Stampfer MJ, Bronstein BR, Mihm MC Jr et al. Nonfamilial cutaneous melanoma incidence in women associated with sun exposure before 20 years of age. Pediatrics 1989;84:199-204.
35. Steinberg Benjes L, Brooks DR, Zhang Z, Livstone L, Sayers L, Powers C et al. Changing patterns of sun protection betweenthe first and second summers for very young children. Arch Dermatol 2004;140:925-30.
36. Dozier S, Wagner RF Jr, Black SA, Terracina J. Beachfront screening for skin cancer in Texas Gulf coast surfers. South Med J 1997;90:55-8.
37. Hamant ES & Adams BB. Sunscreen use among collegiate athletes. J Am Acad Dermatol 2005;53:237-41.
38. Sevier TL. Infectious diseases in athletes. Sports Med 1994;78: 389-412.
39. Mailler-Savage EA, Adams BB. Skin manifestations of running. J Am Acad Dermatol 2006;55:290-301.
40. Becker TM. Herpes gladiatorum: a growing problem in sports medicine. Cutis 1992;50:150-2.

90 capítulo

Octávio Moraes Junior • Mary Ivone Damasceno

Dermatologia dos Pés

■ INTRODUÇÃO

A Dermatologia, assim como a Ortopedia, a Cirurgia e a Fisioterapia, tem, no segmento podal, um amplo campo de atuação. Disso resulta uma área plenamente delimitada chamada Podologia. Importante no seu estudo é a postura multidisciplinar, cuja consequência será uma avaliação correta das características individuais, dos eventuais problemas, permitindo proporcionar uma solução mais efetiva possível.

Podologia é a disciplina do estudo dos pés, tanto em sua anatomia e fisiologia quanto em sua patologia e terapia, estando integrada com as citadas especialidades. Numa visão prática, observamos que, infelizmente, poucos são os profissionais efetivamente interessados nesse assunto, ficando frequentemente relegada a um aparente plano inferior de preocupação. Como resultado, sobra para o técnico podólogo ou até para o prático (pedicuro) a iniciativa das ações diagnósticas e terapêuticas.

Em nosso ponto de vista, o dermatologista pode ser o coordenador desse enfoque, pois nos pés as manifestações dermatológicas são as que mais chamam a atenção, muitas vezes resultantes de longo prazo de alterações ortopédicas e posturais, entre outras. Por exemplo, uma aparente micose de unha, com seu aspecto esbranquiçado, na realidade pode ser o resultado do impacto repetitivo no aparelho ungueal por um calçado mal ajustado ou por uma pequena deformidade podal. Isso faz com que o portador do problema procure um atendimento dermatológico, desconhecendo a causa primária de sua patologia.

Neste capítulo, procuramos estimular o leitor a aumentar e diversificar seus conhecimentos e, na medida de seu interesse, assumir mais participação nesse segmento. A consequência será a ampliação de seu campo de atuação e, o mais importante, terá subsídios para a melhor solução dos problemas, que sempre se apresentam.

Para evitar um enfoque repetitivo, os assuntos abordados em outros capítulos serão apenas citados, tais como as patologias específicas dos pés, por exemplo, as dermatomicoses, as alterações ungueais, o mal perfurante plantar, entre outros. Nosso objetivo maior é promover uma visão mais completa das alterações do segmento podal, as quais ficam muitas vezes sem um diagnóstico efetivo, e a solução ou não é oferecida ou deixa a desejar. O profissional atendente poderá observar, de um ângulo diferente, os problemas que afetam os pés, como alterações ortopédicas, distúrbios neurológicos, metabólicos, vasculares e congênitos, assim como as técnicas que são utilizadas, algumas de cunho milenar, para solucionar ou ao menos minimizar o desconforto de sua manifestação.

Neste trabalho de revisão para a 4ª edição do *Tratado de Dermatologia*, procuramos nos valer da internet para orientar os ambientes onde imagens estáticas e filmadas relacionadas com o estudo da Podologia podem ser encontradas, facilitando e ampliando a compreensão do assunto. Esses endereços serão citados em notas de rodapé referenciadas ao longo do texto.

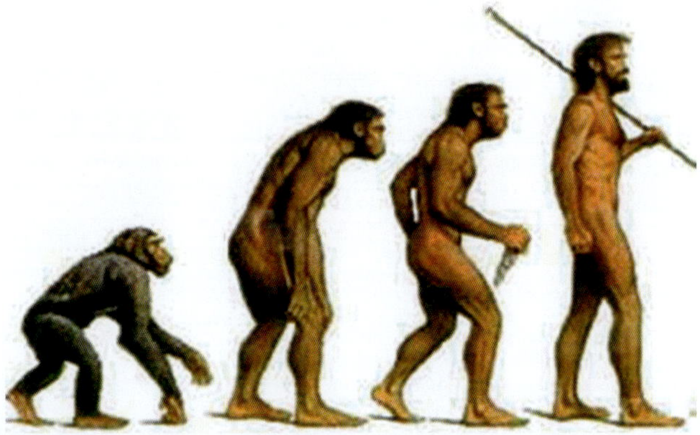

■ **Figura 90.1** Evolução do homem.

■ UM POUCO DE HISTÓRIA

O grande salto evolutivo, que em termos fisiológicos culmina na postura bípede, desencadeou nos pés as consequentes alterações estruturais, entre elas os calos e as calosidades. Estas formações foram descritas por Hipócrates, que reconheceu a necessidade de reduzir fisicamente a pele dura, seguido pela remoção da causa.

Apesar de em seu famoso juramento estar contida a sentença "Não praticarei a talha, mesmo sobre um calculoso confirmado; deixarei essa operação aos práticos que disso cuidam" (os médicos da época consideravam as intervenções invasivas um assunto menor), é atribuída a ele a invenção de raspadores com a finalidade de remover ou minimizar as calosidades, os quais seriam os precursores dos bisturis atuais. Hipócrates (em grego antigo: Ἱπποκράτης, transl. Ippokrátis; * 460 a.C. em Cós; † 370 a.C. em Tessália) é considerado por muitos uma das figuras mais importantes da história da Medicina.

Aulus Cornelius Celsus (50 a 25 a.C.), um cientista e filósofo romano, foi provavelmente o responsável por dar aos calos (*callus*) seu nome. Mais tarde, Paulo de Aegina (615 a 690 d.C.) definiu um calo como "um corpo circular branco como a cabeça de um prego, podendo apresentar-se em todas as partes do corpo, especialmente na sola e dedos dos pés. Pode ser removido desbastando a parte proeminente com um escalpelo ou friccionando com uma superfície rugosa".

O pé, por sua fundamental contribuição para a marcha, quando doente ou lesionado, provocava a necessidade de ser tratado ou substituído. Os egípcios, grandes conhecedores da anatomia humana, conseguiam reproduzir estruturas como a exemplificada na Figura 90.2. Essa prótese egípcia foi encontrada por uma equipe de pesquisadores britânicos em uma múmia e está à mostra no museu do Cairo. Essa pessoa viveu entre os anos 1000 e 600 a.C. A prótese substitui o hálux e a parte do pé, tendo sido confeccionada com madeira e couro. Os estudiosos agora querem provar que essa estrutura funcionava tão bem quanto o pé verdadeiro. Foram recrutadas pessoas que perderam essa parte do pé para testar uma versão reconstruída da prótese.

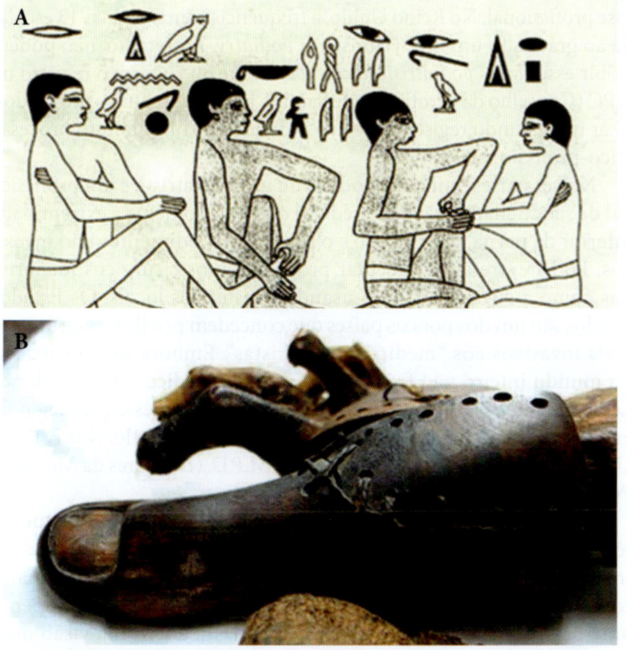

■ **Figura 90.2** **(A)** Reprodução esquemática de um baixo-relevo de tumba egípcia. **(B)** Foto: France Presse/U. de Manchester.

Esculturas em baixo-relevo na entrada do túmulo de Ankmahor, um médico egípcio, mostram o profissional cuidando de pés e mãos. Muitos estudiosos acreditam que o tratamento dos pés já era empregado, provavelmente, por toda a civilização egípcia.

Na Roma imperial, como a manutenção do poderio exigia o deslocamento constante das tropas por longas distâncias e enfrentando terrenos irregulares, as lesões podais nos legionários eram frequentes. Acompanhavam essas tropas os "corta-calos", cuja função era mitigar o sofrimento dos pés dos soldados.[1]

Saber exatamente como surgiram essas práticas é muito difícil, mas existem relatos de que a massagem terapêutica de mãos e pés, a reflexologia, uma terapia de pressão, era reconhecida como atitude de Medicina terapêutica e preventiva, tendo suas raízes em antigas civilizações. Os baixos-relevos na entrada do túmulo de Ankmahor exemplificavam a profissão do indivíduo enterrado e foram datados como sendo de 2.400 a.C. (Figura 90.3).

Um cientista inglês, Sir Henry Head, por volta de 1890, realizou estudos neurológicos que culminaram com a descoberta de zonas de pele, nas mãos e pés, sensíveis à pressão, lançando assim as bases da reflexologia científica. Quando o órgão ligado a esses nervos estava comprometido por alguma alteração de seu funcionamento normal, isso podia ser bloqueado por essas massagens[2] (Figura 90.4).

Uma interessante e esclarecedora videoaula pode ser obtida em <www.youtube.com/watch?v=77wPGQmRoAc>.*

* Disponível em: <www.youtube.com/watch?v=77wPGQmRoAc>. Apr 3, 2012 – Uploaded by Portal Educação, <http://www.portaleducacao.com.br/medicina>.

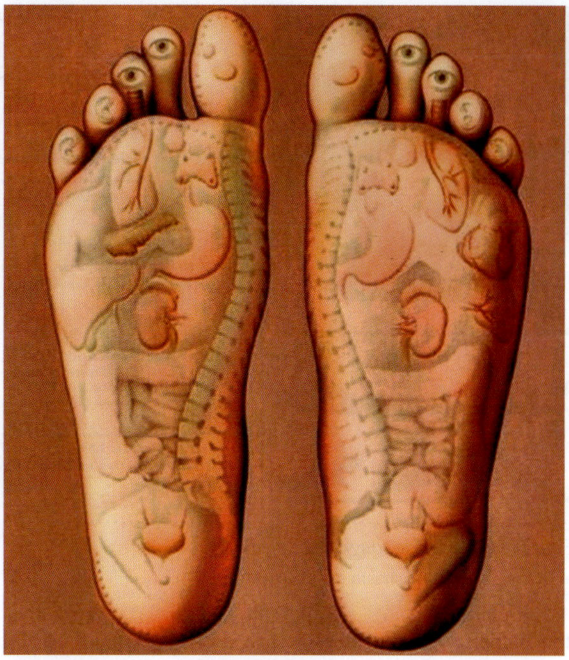

■ **Figura 90.3** Representação artística dos pontos de reflexologia.

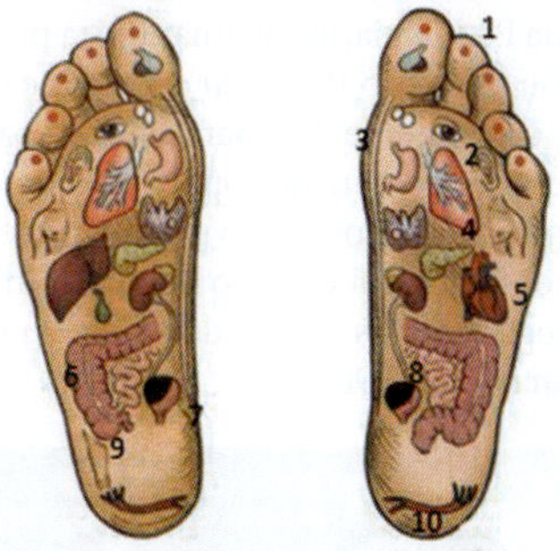

1. cabeça e pescoço
2. órgãos dos sentidos
3. tireoide e paratireoide
4. pulmão e diafragma
5. nervos
6. intestino grosso
7. vias urinárias
8. sistema gastrointestinal
9. área pélvica
10. nervo ciático

■ **Figura 90.4** Representação de orgãos na região plantar.

Por volta de 1600, começa a ser percebida, nos relatos, a atividade de calistas e cirurgiões barbeiros. Cervantes, em seu escrito *O juiz e o divórcio*, faz referência a esses práticos. Também nas pinturas de mestres flamengos, como o holandês Brower, datadas de 1635, em cenas denominadas "operação do pé" e "charlatão da vila", estão registradas as atividades dos profissionais que tratavam dos pés, entre outros atributos. Eram pessoas muito populares e atuavam nas feiras e mercados da época.

Nos anos finais do século XVIII, aparecem os primeiros relatos literários sobre a Podologia. É dessa época o livro intitulado *L'art de soigner les pieds* (A arte de cuidar dos pés), escrito pelo francês Laforest, mais conhecido como "o calista", e que foi traduzido para o inglês com o título *QuiroPodologia*. Esse livro foi uma das primeiras fontes de consulta que ofereciam notas sobre calos, verrugas, durezas, como eram chamadas as hiperqueratoses, infecções das unhas, entre outras patologias. Tinha ilustrações das doenças e problemas, além dos instrumentos a serem empregados. Luiz XVI abrigava Laforest em sua corte e o tinha em grande consideração pelo trabalho de alívio das dores de seus pés (Figura 90.5).

Napoleão, em cuja corte atuava um podólogo, também pensava como os romanos, ao afirmar que "um soldado sem os pés em bom estado não está suficientemente equipado".

Até a virada do último século, os quiropodistas – conhecidos agora como podólogos – estavam separados da Medicina organizada. Eram os médicos independentemente licenciados que tratavam os pés, o tornozelo e as estruturas relacionadas aos pés. Lewis Durlacher foi um dos primeiros a reconhecer a necessidade de uma profissão protegida.

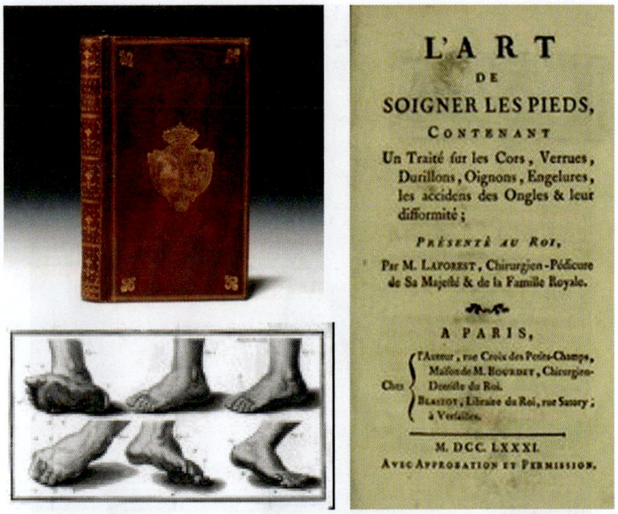

■ **Figura 90.5** *L'art de soagner les pieds.*

Fonte: Disponível em: <baumanrarebooks.com>.

Tentou estabelecer a primeira associação dos práticos em 1854, embora isso tenha demorado muitas décadas para efetivamente se concretizar (Figura 90.6).

Em Milão, no Hospital Maior, Anselmo de Briziano, considerado o autêntico precursor da moderna Podologia, abriu uma clínica podiátrica em 1850. Em 1881, publicou o tratado *Podiatria cirúrgica e conservadora*. Nos Estados Unidos, o presidente Abraham Lincoln sofria muito com seus pés. Tinha preferência por um quiropodista chamado Isachar Zacharie, que não somente cuidou dos pés do presidente como também, por despertar ampla confiança, foi enviado por Lincoln em missões confidenciais para dialogar com os líderes da Confederação durante a Guerra Civil Americana (Figura 90.7).

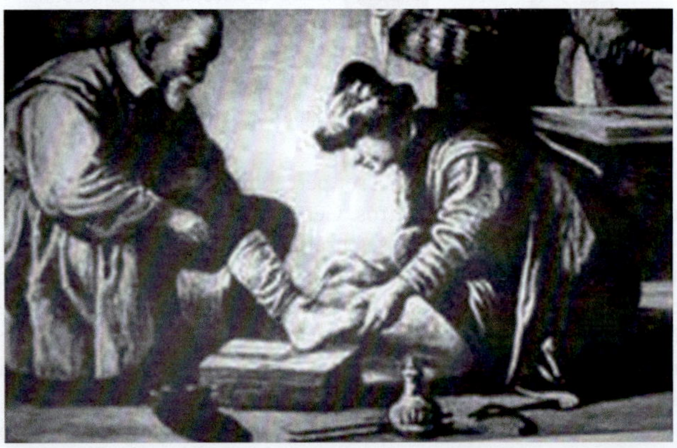

■ **Figura 90.6** Quiropodista.

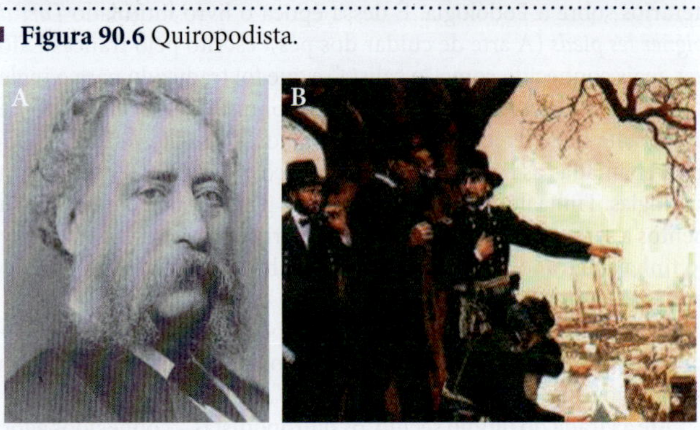

■ **Figura 90.7 (A)** Isachar Zacharie **(B)** Lincoln e o general Grant inspecionando o fronte.

Fonte: Disponível em: <http://educaterra.terra.com.br/voltaire/mundo/pimage/secessao_generais.jpg>.

No ano de 1911, em Nova York, foi aberta a primeira escola de quiropodistas. No ano seguinte, em Londres, é estabelecida uma sociedade no Hospital do pé, sendo uma escola criada em 1919. Na Austrália isso ocorre em 1924. As primeiras publicações nos Estados Unidos sobre Podologia datam de 1907. Nesse país, o *podiatrist*, ou "doutor do pé", é uma pessoa voltada ao estudo e tratamento dos distúrbios do pé, tornozelo e perna inferior. Esse nome originou-se na América do Norte, mas atualmente é bem-aceito na comunidade de língua inglesa.

No Reino Unido, Nova Zelândia e em determinadas províncias de Canadá, o nome *chiropodist* é usado frequentemente. Deve-se observar que os títulos *podiatrist* e *chiropodist* são permutáveis com o termo "podiatrista", que se tornou atualmente a maneira correta de designar esse profissional. No Reino Unido, a frequência a uma de suas 13 escolas dá ao graduado um BSC (Hons) em *podiatry*. Entretanto, não podem exibir esse *status podiatrist* ou *chiropodist* até que ocorra o registro no HPC (Conselho das Profissões de Saúde), porque são títulos protegidos. Usar não estando registrado leva o indivíduo a enfrentar um processo ético-profissional.

Nesses países, um quiropodista ou um podiatrista é um profissional de saúde aliado (não um médico) que trata somente a extremidade inferior da perna, o tornozelo e o pé com procedimentos não invasivos. Pode, entretanto, executar procedimentos cirúrgicos menores, tais como a cirurgia do calo usando anestésicos locais. Os Estados Unidos são um dos poucos países que concedem privilégios cirúrgicos mais invasivos aos "médicos podiatristas". Embora os podiatristas do mundo inteiro não frequentem a escola médica tradicional, nos Estados Unidos e na Austrália são concedidos a eles o privilégio de executar procedimentos cirúrgicos do pé e do tornozelo. Nos Estados Unidos, os graduados em Podiatria são M.P.D. (Doutores da Medicina Podiátrica).

Nos dias atuais, em nosso meio, a Podologia, no seu segmento técnico, ganha um grande impulso, pois recebe a atenção de estruturas educacionais de qualidade, que elaboram cursos de maior conteúdo teórico prático. Com isso, o técnico deixa de ter apenas uma participação operacional-prática e passa a ter uma visão mais completa do que é Podologia. Cabe ao médico, por sua capacidade diagnóstica e terapêutica, completar esse quadro, exercendo seu papel fundamental de coordenador dessa atividade multidisciplinar. É possível ampliar o conhecimento sobre a História da Medicina e da Podologia antiga e moderna acessando os endereços disponibilizados na nota de rodapé.*

■ ANATOMIA E FISIOLOGIA

A compreensão dos componentes básicos anatômicos do pé, assim como dos processos fisiológicos da locomoção, permite perceber, de forma rápida e precoce, onde está a possível causa do problema que se apresenta. Consequentemente, observar essa estrutura de forma dinâmica, ou seja, em movimento, é tão ou mais importante que a análise estática. Importante também compreender a terminologia empregada, pois a partir dela poderemos entender para que lado vai o movimento podal.

Os termos abdução e adução, quando aplicados ao tornozelo e pé, são particularmente causadores de confusão porque esses movimentos são usualmente considerados ocorrendo no plano frontal. Nas articulações talocrural e tarsal, no entanto, abdução e adução são usadas para movimentos no plano transverso em torno de um eixo vertical. Alguns autores estão descrevendo abdução e adução do pé e tornozelo a partir de rotação que ocorre no joelho e quadril. Por exemplo, quando uma pessoa está sentada em uma cadeira com os seus pés sobre o chão, o pé pode ser movido medial ou lateralmente em torno de um eixo vertical através da tíbia. O movimento não está ocorrendo nas articulações do pé, mas, em vez disso, entre a tíbia e o fêmur, pela ativação alternada

* Disponível em: <https://www.youtube.com/watch?v=z3YKTAiC2Bs>; <https://books.google.com.br/books?isbn=8490118361>.

dos posteriores das coxas mediais e a seguir laterais. Ainda maior movimento é exibido pelo pé quando o joelho é estendido e o quadril é rotado interna e externamente. Este movimento, que pode ser até de 90° em cada direção, ocorre nas articulações do quadril e do joelho.*

- **Abdução:** posição ou movimento do segmento *afastando-se da linha mediana*, independentemente de qual o segmento que se move. A abdução do quadril ocorre quando o segmento da coxa move-se se afastando da linha mediana ou o segmento pélvico aproxima-se da coxa, como ao inclinar-se para o lado enquanto de pé sobre uma perna. É o movimento ou posição afastando-se do segmento de referência.
- **Adução:** posição ou movimento aproximando-se da linha mediana. Movimento no sentido do segmento.
- **Supinação:** inclinação para fora, quando em excesso faz com que a parte externa do pé suporte todo o peso do corpo.
- **Pronação:** inclinação para dentro do pé, quando em excesso força o arco plantar a suportar o peso corporal na parte interna do pé.
- **Valgismo:** movimento para dentro da articulação (joelho ou tornozelo).
- **Varismo:** movimento para fora da articulação (joelho ou tornozelo)[3] (Figura 90.8).

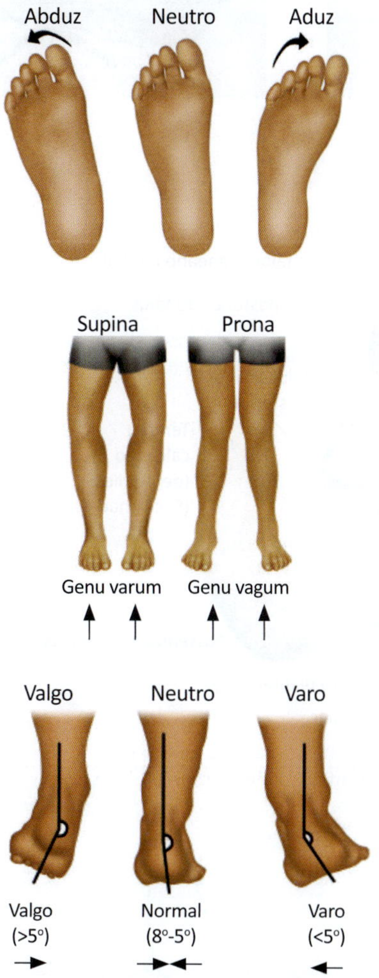

Figura 90.8 Anatomia dos pés.

O exame do tamanho relativo dos dedos dos pés define três tipos principais de conformação, os quais denominamos (Figura 90.9):

a) Pé Egípcio - 1>**2**>3>4>5
b) Pé Grego - 1<**2**>3>4>5
c) Pé Quadrado - 1=**2**>3>4>5

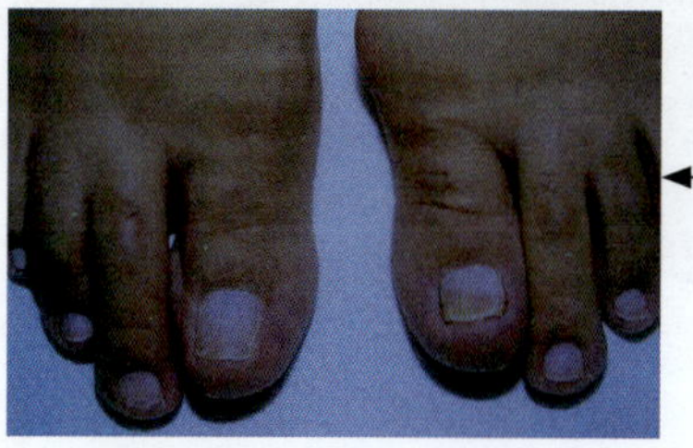

Figura 90.9 Tamanho relativo dos dedos.

Grande parte das patologias que aparecem na pele e nas unhas do pé resulta do desequilíbrio entre o peso do indivíduo e a capacidade do pé em suportá-lo, ou, então, é fruto da movimentação excessiva, como nos atletas, de calçados mal-adaptados, deformidades anatômicas ou alterações funcionais, como a deficiência circulatória decorrente do diabete (Figura 90.10).

ANATOMIA ÓSSEA E LIGAMENTAR

O pé é composto basicamente por 28 ossos, 40 ligamentos, 19 músculos intrínsecos e 12 extrínsecos. Sua função é a de suportar o corpo e permitir a locomoção, numa atividade integrada com os músculos, ligamentos e ossos da perna e da bacia (Figura 90.11).

De forma didática, dividimos essa estrutura em RP (retropé), MP (médio ou meio pé) e AP (antepé). A composição óssea respectivamente é: calcâneo e tálus, no RP, navicular, cuboide e cuneiformes[3] no MP e metatarsofalangianos[5,14] e sesamoides[2] no AP (Figura 90.12).

ANATOMIA MUSCULAR E FASCIAL

Os músculos envolvidos na locomoção estão representados nas Tabelas 90.1 e 90.2.

Tabela 90.1 Na Figura 90.13 estão localizados os grupos musculares => 1, 2 e 3.

Grupo extrínseco	Atividade	Músculo
1 – anterior	Dorsiflexão do calcanhar	Tibial anterior, extensor longo do hálux, extensor digital longo, terceiro peroneal
2 – lateral	Eversão do pé	Peroneais longo e breve
3 – posterior	Flexão plantar no calcanhar	Gastrocnêmio, sóleo, plantar, tibial posterior, flexor longo do hálux, flexor digital longo
Pronação (mov. para dentro)	Pronação do pé e flexão plantar do primeiro metatarso	Peroneais longo e breve
Supinação (mov. para fora)	Supinação e inversão do pé	Tibiais anterior e posterior

Tabela 90.2 Na Figura 90.14 localizamos as camadas musculares => 1, 2, 3 e 4.

Grupo intrínseco	Atividade	Músculo
Região plantar 1 – camada superficial	Flexão plantar do 2º, 3º, 4º e 5º pododáctilo e AMTF, reforço do arco longitudinal podal	Flexor digital breve
1 – camada superficial	Abdução do hálux (externo à linha média) e flexão plantar	Abdutor do hálux
2 – camada intermediária	Abdução do 5º pododáctilos (interno à linha média)	Abdutor digital mínimo

(Continua)

* Disponível em: <http://www.wgate.com.br/conteudo/medicinaesaude/fisioterapia/cinesio/abducao_aducao.htm>.

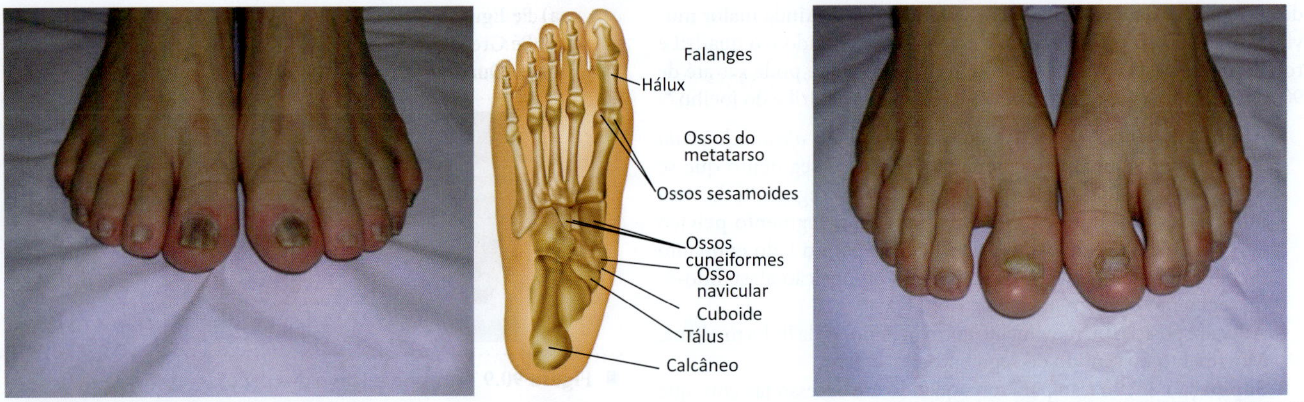

■ **Figura 90.10** Anatomia óssea.

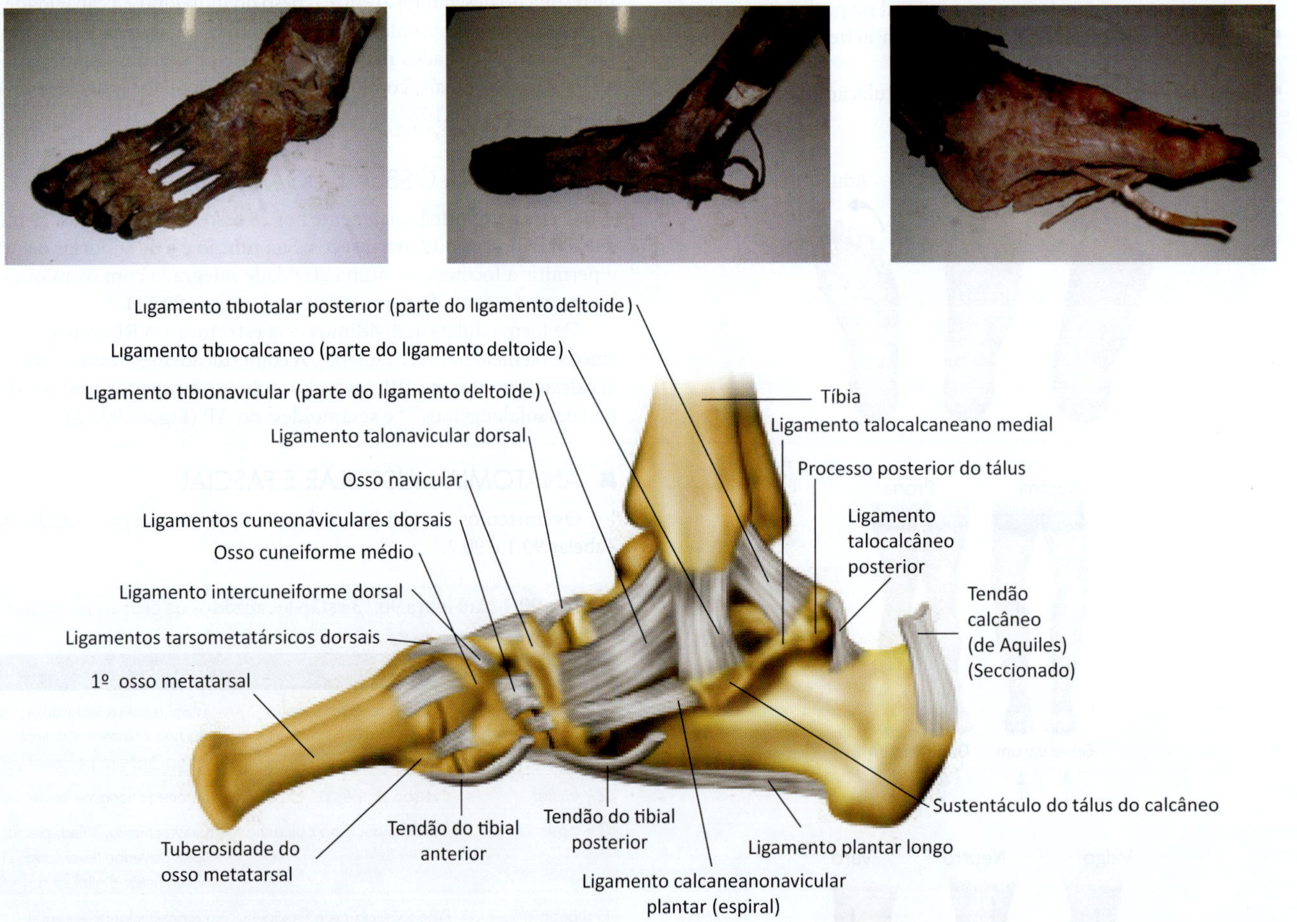

■ **Figura 90.11** Anatomia óssea e ligamentar.

Fonte: Disponível em: <auladeanatomia.com>.

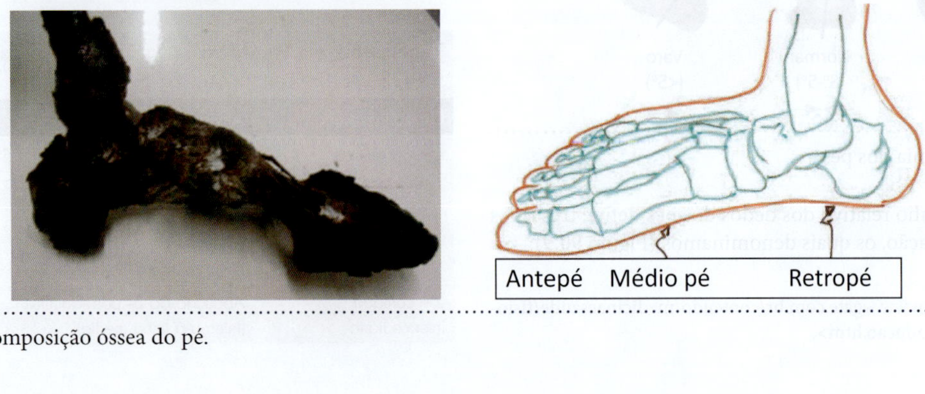

■ **Figura 90.12** Composição óssea do pé.

Tabela 90.2 Na Figura 90.14 localizamos as camadas musculares => 1, 2, 3 e 4. (Continuação)

Grupo intrínseco	Atividade	Músculo
2 – camada intermediária	Aumento de levantamento do flexor digital longo, flexão plantar dos dedos menores	Quadrado plantar, flexor acessório
2 – camada intermediária	Flexão plantar da AMTF de 2º, 3º, 4º e 5º pododáctilos, dorso flexão da JIF de 2º, 3º, 4º e 5º pododáctilos	Lubricais
2 – camada intermediária	Flexão plantar da AMTF do 1º pododáctilo, abdução do hálux (ext. à linha média)	Flexor breve do hálux
2 – camada intermediária	Flexão plantar da AMTF do 1º pododáctilo, abdução do hálux (ext. à linha média)	Abdutor do hálux (oblíquo)
2 – camada intermediária	Acentua arco transverso e AMTF	Abdutor do hálux (transverso)
3 – camada profunda	Flexão da AMTF do 5º pododáctilo	Flexor digital mínimo breve
4 – camada muito profunda	Abdução de 2º, 3º e 4º pododáctilos (externo à linha média)	Plantar interósseo
Região dorsal	Abdução e dorso flexão de dedos e AMTF	Extensor digital breve

AMTF, articulação metatarsofalangiano; AIF, articulação interfalangiana.

As fáscias presentes no pé estão distribuídas nas áreas dorsal e plantar. Ligamentos e cápsulas fibrosas mantêm as articulações em forte coesão e alinhamento. Trauma ou estiramento crônico, como ocorre numa pronação excessiva, pode causar estiramento ou torção ligamentar. Um movimento brusco ou intenso consegue desencadear uma avulsão ligamentar de sua inserção óssea, como o provocado por calçados de salto alto, na conhecida "torção do tornozelo". Na Tabela 90.3, um esquema didático sobre suas características[4] (Figura 90.15).

Para entender mais sobre anatomia óssea e muscular do pé, além das ações articulares, assista videoaulas acessando os endereços disponibilizados na nota de rodapé.*

IRRIGAÇÃO, DRENAGEM E INERVAÇÃO

O suprimento arterial do pé é realizado pela artéria tibial com seus ramos anterior e posterior, que por sua vez formam os arcos plantares e dorsais. A drenagem é feita pelas veias dorsal superficial e plantares superficial e profunda. A primeira descarrega nas safenas longa e curta; e as segundas, ambas na veia tibial posterior. Detalhe importante é conhecer a "bomba venosa" que funciona com a marcha. Ao apoiar o pé, as veias profundas são comprimidas e esvaziadas pela ação da musculatura plantar, e por essa ação o sangue é propelido perna acima, daí a importância do movimento para evitar a estase venosa (Figuras 90.16 e 90.17).

* Disponível em: <https://www.youtube.com/watch?v=23Vo3beBQv0>; <https://www.youtube.com/watch?v=dUt7KhmX9d8>; <https://www.youtube.com/watch?v=Idd-jiSq56M>.

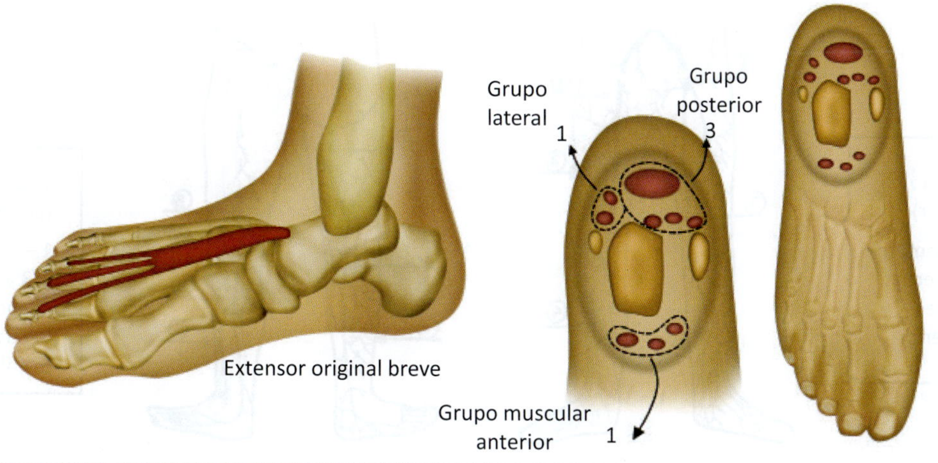

Figura 90.13 Anatomia muscular.

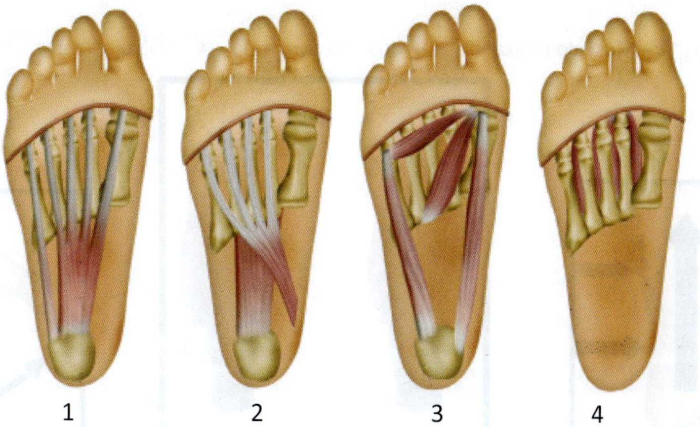

Figura 90.14 Camadas musculares.

Tabela 90.3 Características das fáscias.

Tipo	Localização	Características	Patologia associada
Fáscia dorsal	Superficial	Fina, pequena gordura subcuticular. Forma um retículo nas regiões lateral, medial e dorsal do tornozelo	Formação eventual de bursa
Fáscia plantar	Superficial	Grossa, é uma rede fibrogordurosa, age como um absorvedor de impacto, está presente principalmente sob o calcanhar e AMTFs	Formação eventual de bursa. Levanta os dedos nas deformidades do antepé
	Profunda	Rija, firme e inelástica, mantém os arcos transverso e longitudinal, forma os ligamentos transversos plantares	Relacionada com o retesamento crônico no pé plano e na pronação excessiva

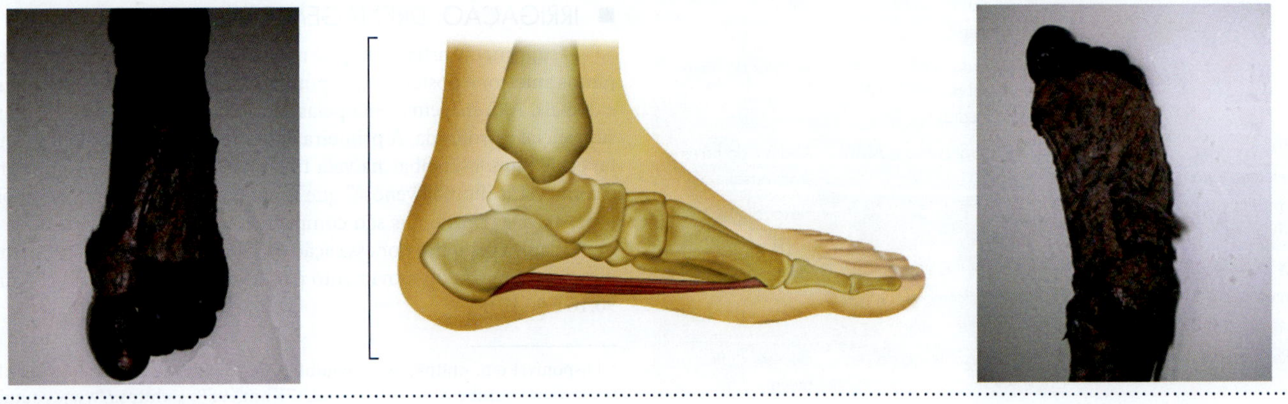

■ **Figura 90.15** Localização da fáscia.

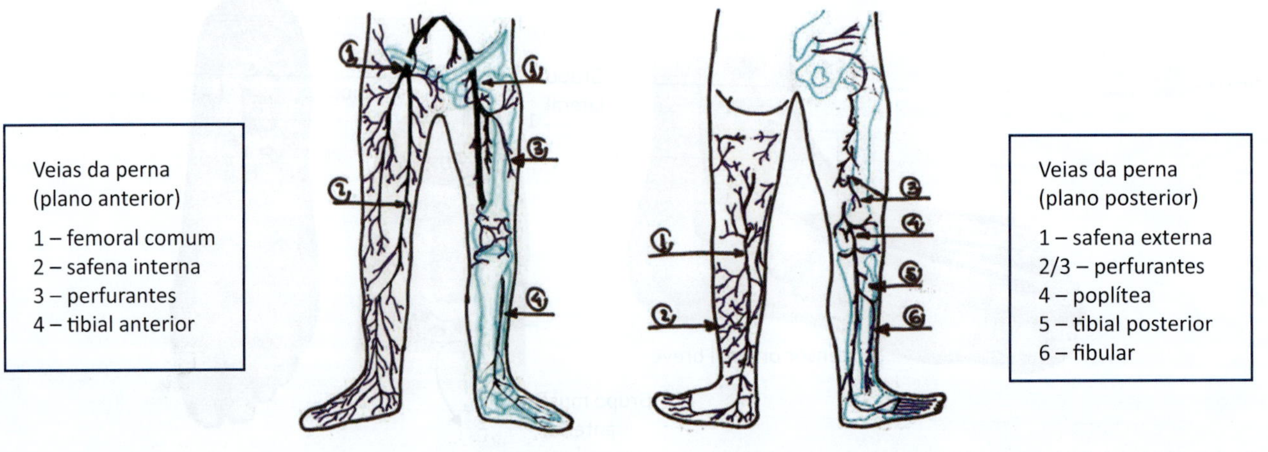

■ **Figura 90.16** Funcionamento esquemático da bomba venosa.

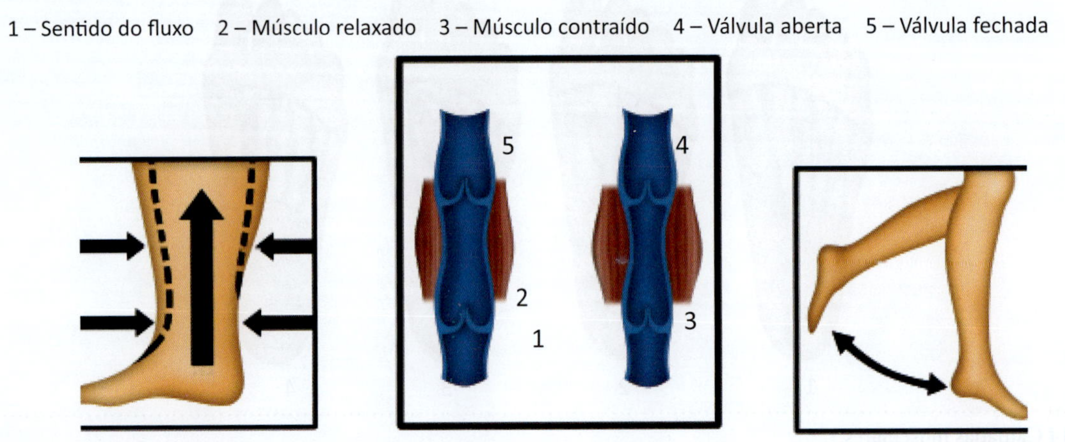

■ **Figura 90.17** Funcionamento esquemático da bomba venosa.

A drenagem linfática que passa pela lateral do pé desemboca nos gânglios poplíteos, a que vai pelo lado medial, nos gânglios inguinais (Figura 90.18).

A inervação tem características próprias, particularmente com a presença de grande número de fibras sensitivas no leito ungueal, onde existem corpos neurovasculares chamados glômus. Sua função é a de provocar vasodilatação, em resposta ao frio, auxiliando na manutenção da perfusão vascular. Na Figura 90.19, uma demonstração esquemática da inervação do segmento inferior.

Para entender mais sobre inervação, irrigação e drenagem do membro inferior e pé, assista a videoaulas acessando os endereços disponibilizados na nota de rodapé.*

A PELE

Rica em nervos e plexos vasculares, a derme recobre a fáscia superficial, tendo em seu interior os anexos, tais como glândulas sudoríparas e complexos pilossebáceos. A epiderme na região dorsal do pé é fina e flexível, na ventral, grossa, recoberta por espessa camada queratinizada, especialmente nos pontos de apoio. O ciclo normal médio de crescimento celular epidérmico, da camada basal à descamação final, dura 28 dias. Nos pontos de calos e calosidades, em decorrência do estímulo provocado pelo atrito, há um incremento local na proliferação celular, ao mesmo tempo que ocorre uma diminuição na descamação. Normalmente a pele recupera-se rapidamente após um trauma, condição que lhe é inerente, pois sua função é a de regenerar-se continuamente. Nas ulcerações, essa condição está comprometida, complicando a necessária atividade de revestimento protetor[5] (Figura 90.20).

O trauma crônico, resultante de forças externas aplicadas sobre a pele do pé, pode ser de variada intensidade. Na Tabela 90.4 esse processo está esquematizado.

Para entender mais sobre a anatomia da epiderme e a formação de calos e calosidades, assista a videoaulas acessando os endereços disponibilizados na nota de rodapé.**

* Disponível em: <https://www.youtube.com/watch?v=iLsPEck2_SA&list=PLh4rVeGdYgh8_kMQiL-YG91QfUR2MBLfd&index=17>; <https://www.youtube.com/watch?v=rpX-_8DXp_k>

** Disponível em: <https://www.youtube.com/watch?v=jwJ-A4HcnKM>; https://www.youtube.com/watch?v=WWBsnW-BDJQ>.

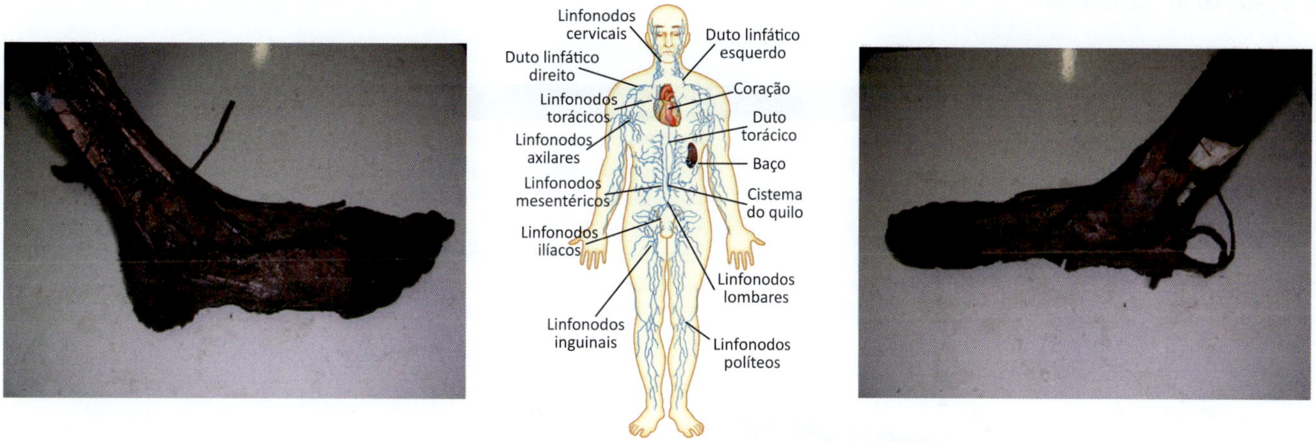

Figura 90.18 Inervação.

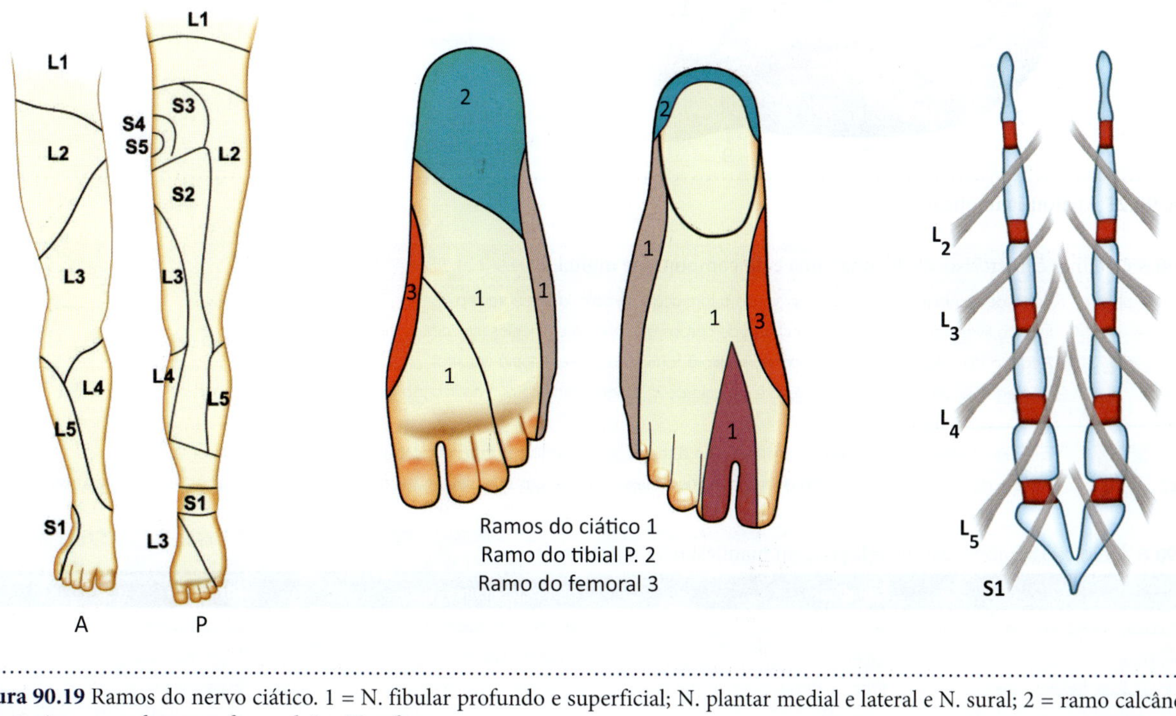

Figura 90.19 Ramos do nervo ciático. 1 = N. fibular profundo e superficial; N. plantar medial e lateral e N. sural; 2 = ramo calcâneo do N. tibial posterior; ramo do nervo femoral; 3 = N. safeno.

■ AS UNHAS

Ao desenvolverem-se, as unhas fazem a cobertura da porção dorsal digital, tendo a função de proteger as estruturas sensoriais e vasculares que aí predominam, além de sua original função de instrumento de ataque e defesa (Tabela 90.5). Na Figura 90.21, uma visão anatômica de uma unha, num corte transversal.

Para mais imagens e informações sobre o tema "unhas", assista à videoaula acessando o endereço disponibilizado na nota de rodapé.*

A análise anatômica cuidadosa de unha e pele do pé pode indicar a presença de doenças, locais ou sistêmicas. Na Tabela 90.6, sintetizamos algumas delas (Figura 90.22).

* Disponível em: <https://www.google.com.br/search?q=anatomia+e+fisiologia+das+unha>.

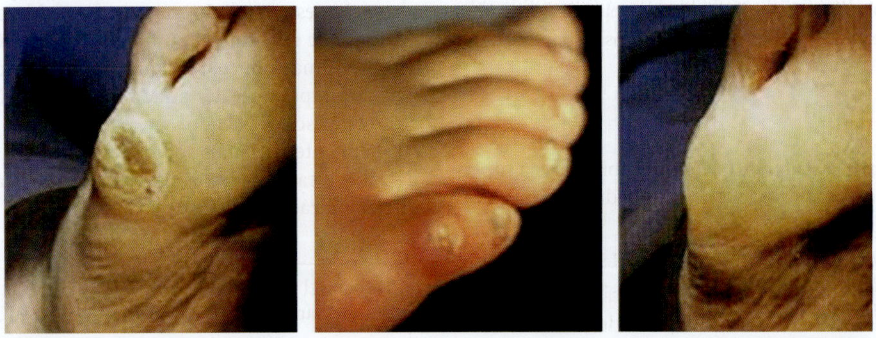

■ **Figura 90.20** Calosidades.

Tabela 90.4 Efeitos do trauma local.

Intensidade	Tipo	Resultado na pele
Abrupto/forte	Fricção, arrancamento	Perda/esgarçamento de epiderme/derme – exposição de tecidos subjacentes
Moderado/repetitivo	Fricção, arrancamento	Formação de bolha, acantólise (principalmente em áreas sudorais), formação de calosidade
	Compressão	Formação de calo Ulceração e perda tecidual
	Tensão	Formação de fissura, desenvolvimento inicial de calo (especialmente em pele seca)
Leve, intermitente (psoríase/inflamação/atopia)	Qualquer das situações anteriores	Formação de hiperqueratose (> produção celular/< descamação), paraqueratose (formação imperfeita de queratina/aumento da taxa de crescimento celular)

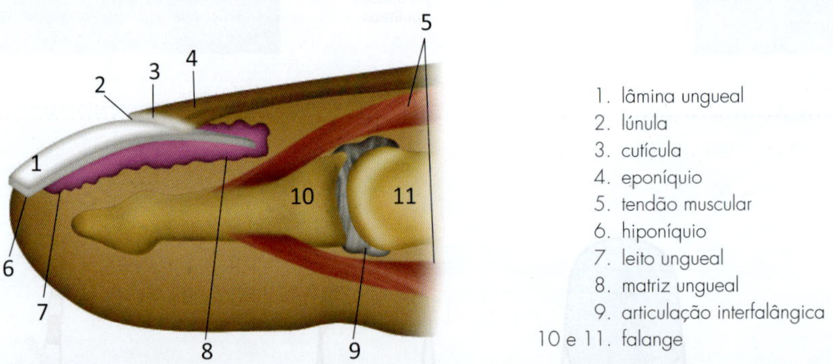

■ **Figura 90.21** Anatomia ungueal.

Tabela 90.5 Detalhes característicos de uma unha e do componente digital.

1 – borda lateral	Sulco de tecido mole lateral à unha sujeito à formação de calosidade e trauma
2 – borda livre	Espaço livre sob a unha sujeito à entrada de corpos estranhos e elementos infecciosos (fungos)
3 – leito ungueal	Apoio à lâmina, vasculatura importante, sujeito à formação de hematoma (trauma)
4 – lâmina	Fina e translúcida normalmente sujeita à descoloração, engrossamento ou fragilização (p. ex., infecções fúngicas)
5 – lúnula	Porção visível da matriz
6 – cutícula	Extensão epidérmica que evita a penetração de agentes químicos/físicos ou infecciosos na matriz
7 – matriz	Abaixo da dobra proximal, forma a lâmina ungueal, sujeita a doenças que alteram sua função (infecções fúngicas, inflamações, psoríase)

Tabela 90.6 Alteração anatômica e sua relação com manifestações clínicas.

Alteração	Condição	Fator complicante	Atividade
Pele seca, calos, avaria tecidual	Anidrose	Isquemia, neuropatia	Subatividade
Erosões plantares	Queratólise	Atividade bacteriana	Hiperatividade
Maceração, bolhas, fissuras, onicólise	Bromo-hidrose	Atividade bacteriana	Hiperatividade
Maceração, bolhas, fissuras, onicólise	Hiperidrose	Temperatura ambiental elevada	Hiperatividade

■ FISIOLOGIA

Deve-se compreender a fisiologia da marcha e ter uma base lógica de raciocínio para entender as alterações que se apresentarão. Devemos observar a deambulação do paciente dinamicamente, pedindo para que ele ande tanto de forma consciente, quanto de forma automática. Quando observamos sua marcha, sem avisar que o estamos fazendo, conseguimos um ponto de partida para compreender os problemas que enfrentaremos.

O ciclo da marcha normal é uma sequência de eventos onde o pé toma parte. A essência do deslocamento humano é um processo de utilização energética que resultará num movimento suave. A função do pé é governada por suas estruturas anatômicas, que atuam de forma inter-relacionada durante o movimento. Nesse processo, o pé apresenta duas ações antagônicas: de um lado, sendo uma plataforma estável para atuar como suporte para a pisada, além de permitir a propulsão com flexibilidade para dispersar as forças geradas pela locomoção; por outro lado, adaptando-se com maestria ao terreno onde se apoiará (Figura 90.23).

Para saber mais sobre a fisiologia da marcha, assista à videoaula acessando o endereço disponibilizado na nota de rodapé.*

As transformações na flexibilidade podal são desencadeadas primariamente pelo posicionamento das junções (ligamentos) JST (subtalares) e JMT (mediotarsais). No apoio do calcanhar, a JST torna-se pronada, dando flexibilidade e absorvendo o choque ao tempo em que o pé alcança o chão. Pronação subtalar é um movimento em três planos corporais, consistindo em eversão, dorsiflexão e abdução. O efeito dessa pronação é destravar a JMT e transformar o pé num colchão amortecedor. Clinicamente é visto como pé chato, apresentando o calcâneo evertido e um ligeiro alongamento do arco longitudinal, em decorrência do achatamento provocado. Quando o pé entra na fase intermediária, apresentando contato integral com o solo, passa a suportar o corpo enquanto a outra perna se move, tende a ficar menos pronado e inicia um movimento de supinação, que é o inverso da pronação. Essa fase dá ao pé um aspecto mais arqueado (ocorre inversão, flexão plantar e adução).[6]

A supinação da JST permite ao pé tornar-se mais rígido, para permitir uma propulsão efetiva. Quando o calcanhar se levanta, o pé permanece numa posição supinada, o apoio do peso corporal se desloca para os dedos e disso resulta uma fase de balanço (Figura 90.24).

* Disponível em: <https://www.youtube.com/watch?v=MF8GexW9xLs>.

Um pé cavo ou supinado tem como característica um aumento da altura do arco longitudinal, inversão do calcâneo e, consequentemente, encurtamento do tamanho do pé.

A função dos dedos é muito importante para a marcha normal, o primeiro artelho em particular, pois promove uma transmissão suave do peso corporal, de um pé para outro. Quando ocorre o levantamento do calcanhar, os músculos intrínsecos estabilizam os dedos sobre as cabeças dos metatarsos, prevenindo o salto dos artelhos, através dos tendões dos extensores e flexor longo, que os amarram, mantendo sua estabilidade (Figura 90.25).

A marcha anormal pode ser resultado de uma pronação ou supinação excessiva e prolongada. A origem seria, por exemplo, consequência de um desalinhamento da perna inferior, pelve ou região lombar. Esses processos, supinação ou pronação, em maior intensidade que o necessário podem atuar como gatilhos de outros problemas do pé e da perna.

Os vídeos disponibilizados na nota de rodapé apresentam a diferença entre marcha supinada, pronada e neutra, bem como o tipo ideal de calçado para cada tipo de pisada.**

A correta avaliação biomecânica permite uma elucidação da verdadeira causa do problema que se apresenta. A Tabela 90.7, de forma sintética, relaciona causas e consequências.

Muitas "onicomicoses" podem decorrer de um calçado mal-adaptado, associado a um pé anormal, pois isso permite desencadear problemas ainda maiores que os existentes. Observa-se essa ocorrência no antepé, ao redor dos artelhos e principalmente nas unhas dos pés. Calçados de má qualidade, com erros de planejamento e fabricação, contribuem para alterações ungueais, devendo ser alvo de análise acurada em conjunto com a alteração que se evidencia. O simples ato de observar o tipo de marcha do indivíduo, as características de seu calçado, como pés e unhas se apresentam, em muito contribui para o correto diagnóstico e a melhor orientação terapêutica.[7]

O calçado ideal deve ter salto baixo, calçamento rápido e fácil, um desenho que contemple a acomodação anatômica dos artelhos e um interior sem saliências ou costuras que possam provocar alterações reflexas no pé. Nos exemplos a seguir, demonstramos o que ocorre na relação altura de salto-equilíbrio podal (Figura 90.26).

** Disponível em: <https://www.youtube.com/watch?v=DfdEyvpVedc>; <https://www.youtube.com/watch?v=BKfz3knl6T0>.

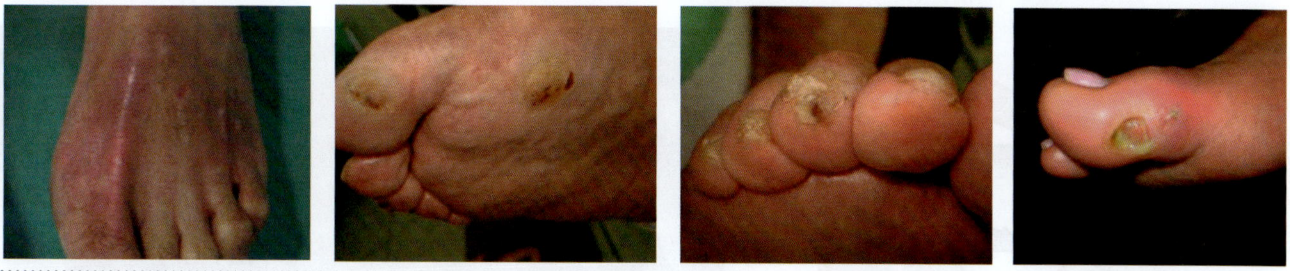

■ **Figura 90.22** Alterações anatômicas.

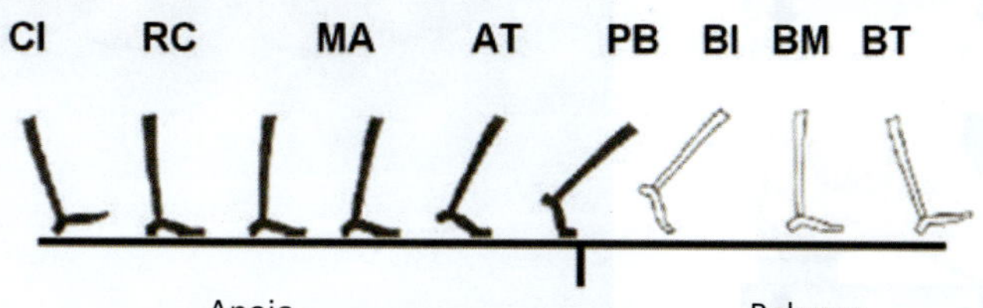

■ **Figura 90.23** Ciclo da marcha normal: CI = contato inicial; RC = resposta à carga; MA = médio apoio; AT = apoio terminal; PB = pré-balanço; BI = balanço inicial; BM = balanço médio; BT = balanço terminal.

Tabela 90.7 Alteração anatômica e suas manifestações.

Consequência	Causa
Eversão-inversão do antepé Tibial varo Torsão femoral Tornozelo equino Pé cavo Pé chato	Mau alinhamento biomecânico
Talo vertical Coalizão tarsal	Deformidades congênitas Pé torto congênito
Acidente cerebrovascular Doença de Charcot-Marie-Tooth Poliomielite Espinha bífida Neuroartropatia diabética	Déficits neurológicos
Artrite reumatoide Lúpus eritematoso sistêmico	Doenças do tecido conjuntivo

Especificamente com relação ao calçado, o exame de seu interior fornece dados que muitas vezes passam despercebidos do usuário. Áreas de atrito ou desgaste excessivo, aspectos de torção, desalinhamentos, entre outros, ajudam a esclarecer a consequência ou a causa do problema.

Sapatos de salto muito elevado, frequentemente dissociados de uma fixação firme do pé ao calçado, permitem um deslizamento do antepé, comprimindo e traumatizando dedos e unhas. O uso prolongado desse tipo de calçado pode desencadear um encurtamento do tendão de Aquiles, provocando dor na panturrilha, quando o usuário volta a usar um modelo de salto baixo ou fica descalço. Ao reduzir a altura do salto, associada a uma fixação mais eficiente, com cadarço ou fita de velcro, promovemos um menor movimento anterior, fixando o pé na região do calcanhar. Uma caixa de artelhos que seja muito estreita ou muito rasa trabalha pressionando o antepé, força essa que se repetirá com a marcha, inclusive sofrendo ampliação contínua. Nesses casos, qualquer saliência dos artelhos, causada por dedos proeminentes, pode ser o fator desencadeante do problema.

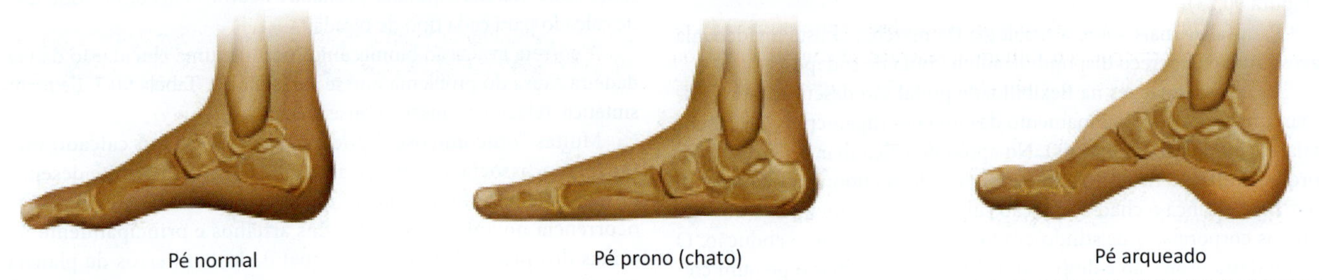

■ **Figura 90.24** Tipos de pés.

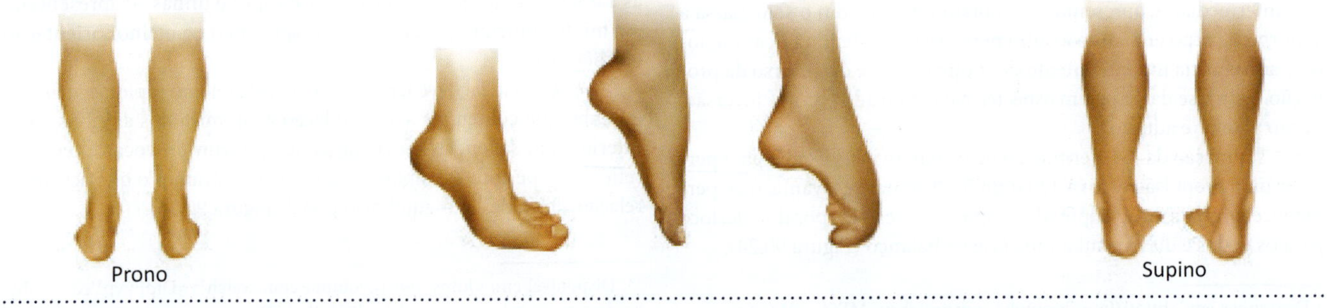

■ **Figura 90.25** Posição prono e supino.

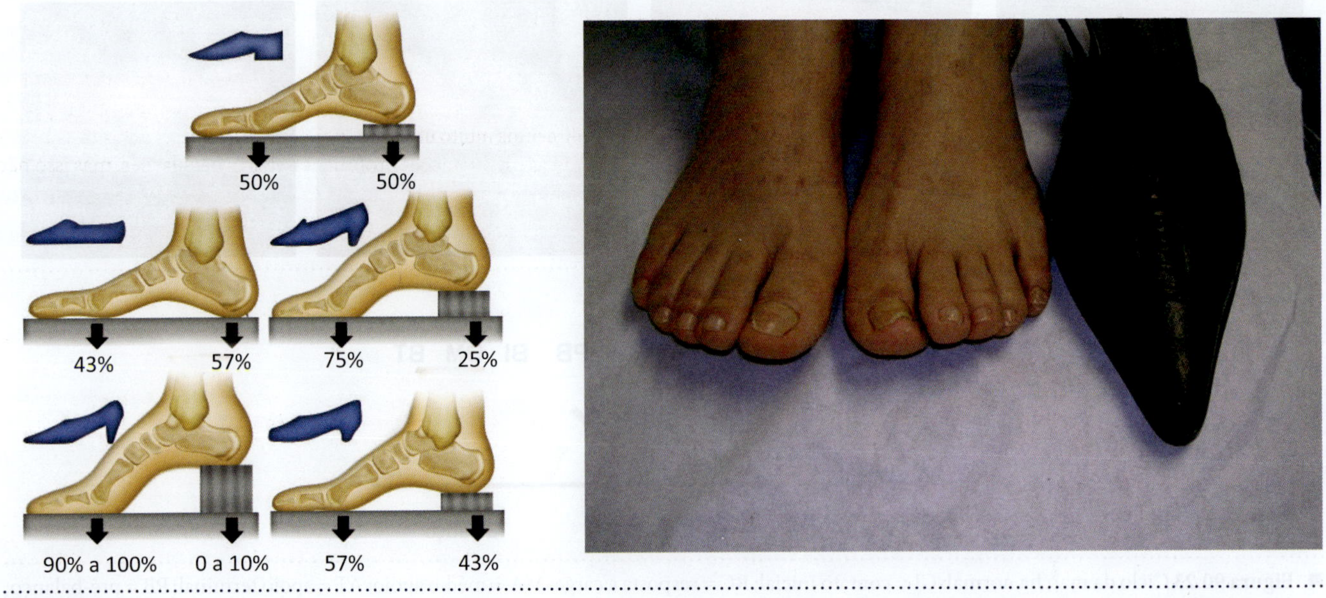

■ **Figura 90.26** Tipos de calçados.

Calçados alongados ou sem fixação podem provocar ou incrementar o trauma ungueal, em decorrência do movimento circular de fricção que costumam fazer sobre as unhas. O usuário, por sua vez, faz um movimento inconsciente de travamento dos dedos no calçado para permitir maior estabilidade. A consequência final é um aumento de pressão no dorso e na ponta do artelho, além de comprometimento da lâmina e leito ungueais.[8,9]

Para entender como avaliar um paciente e saber qual o calçado e o número ideais, assista aos vídeos acessando os endereços disponibilizados na nota de rodapé.*

■ DISTÚRBIOS ANATÔMICOS E FUNCIONAIS

Calos e calosidades

Uma frase simples, mas muito emblemática, delimita esse problema: "em pés normais não existem calosidades" (Figura 90.27).

Calos e calosidades formam-se como uma tentativa de proteção. São uma camada extra de epiderme que se forma em locais sob constante fricção ou pressão, em decorrência de situações como sapatos apertados, atividades que colocam pressão sobre os pés, as mãos ou os joelhos. Essas formações costumam apresentar-se como pápulas ou placas amareladas, espessas, sendo uma resposta da epiderme à pressão ou fricção intermitente ou contínua.

A localização mais frequente é na região das cabeças dos metatarsos, nos ápices e dorsos dos pés, além das bordas podais. O diferencial entre uma calosidade (tiloma) e um calo (hiloma) consiste no maior tamanho daquela, pela não ocorrência de núcleo e por frequentemente desencadear fissuras. As causas básicas são o microtraumatismo repetitivo, o atrito constante e o aumento de pressão sobre um determinado ponto. O uso de calçados inadequados, as posturas viciosas, as irregularidades ósseas, tanto adquiridas quanto congênitas, além das deformidades ortopédicas, costumam ser listadas entre suas causas.

Doenças como diabete e artrite reumatoide, por sua frequente interferência, causando atrofia dos coxins gordurosos, podem ser incriminadas como potenciais causadores primários. As queratodermias que acometem as plantas dos pés também podem estar presentes nas regiões palmares. Psoríase e origem congênita ou hereditária podem ser o diagnóstico efetivo nesses casos. Os cuidados de hiper-hidratação, desbaste e prevenção ou tratamento das eventuais fissuras minimizam o desconforto que essa afecção provoca.

A gênese de um calo é sintetizada em três etapas:

- **Fase de hiperqueratose:** a pressão contínua e/ou repetitiva desenvolve uma isquemia tecidual, leva à morte celular e ao acúmulo de material desvitalizado na camada córnea. Tudo isso ocorre como um mecanismo de defesa, para proteger as camadas mais profundas contra a dita agressão. Essa hiperqueratose é localizada.
- **Fase de higroma:** a constante irritação provoca um processo inflamatório que promove a formação de uma bolsa de serosidade, com acúmulo de líquido, o chamado higroma. Caso a inflamação persista e progrida, essa bolsa pode inflamar-se mais ainda, inclusive podendo ocorrer supuração.
- **Fase de afecção óssea:** decorrente da ação pressórica e traumática localizada. As superfícies ósseas se hipertrofiam, podendo até resultar em espiculação. Essas formações são como "esporões", que, por sua vez, traumatizam as partes mais moles, fechando um ciclo de trauma, inflamação, dor e calosidade. Nos casos crônicos, onde não se interrompem essas ações, pode acontecer necrose asséptica e/ou osteoporose localizada (Figura 90.28).

A intensidade da dor varia de mínima até impeditiva, sendo que uma calosidade passa a ser considerada um calo verdadeiro quando apresenta um núcleo central de pele hiperqueratótica. O higroma pode sofrer uma inflamação, absceder e, caso não se rompa, deve ser drenado, para evitar riscos de linfangite, osteomielite e necrose com progressiva gangrena. Calos podem ser confundidos com verrugas, mas existem formas práticas de fazer a diferenciação, como exemplificado na Tabela 90.8 e Figura 90.29.

Tabela 90.8 Diferenças entre verruga e calo.

	Verruga	Calo
Localização	Qualquer parte do pé	Exclusivamente em pontos de pressão
Aspecto	Não se observam as cristas digitais (dermatóglifos)	Os dermatóglifos estão presentes
Dor	Dor >> pela pressão lateral	Dor >> pela pressão direta
Evolução	Pode resolver-se espontaneamente	Só resolve quando a causa é eliminada
Idade	Crianças e adolescentes	Idosos ou meia-idade

Podemos classificar os calos e as calosidades considerando os critérios de ponto de aplicação, direção e intensidade da pressão, de acordo com a Tabela 90.9.

Tabela 90.9 Tipos de calos e calosidades.

Pressão localizada em um ponto único	Calo duro, calo mole, calo vascular, calo neurovascular
Pressão localizada em um ponto amplo	Calosidades
Pressão localizada em um ponto muito amplo	Hiperqueratoses
Pressão irregular sobre vários pontos	Calos miliares ou granulosos
Pressão/atrito irrita bolsas anatômicas	Bursites de fricção => hiperqueratose

Outra forma classificatória especifica o tipo de calo em face de sua localização, conforme Tabela 90.10 e Figura 90.30.

O tratamento dos calos e calosidades baseia-se fundamentalmente na profilaxia, identificando e afastando a causa sempre que possível. Procedimentos muito utilizados por aqueles que desconhecem esse processo são as cauterizações profundas e eletrocoagulações, mas isso não dará resultado; pelo contrário, poderá agravar ainda mais o processo, em função da cicatriz que se formará no local operado.[10]

* Disponível em: <https://www.youtube.com/watch?v=yIu0woRCoE0>; <https://www.youtube.com/watch?v=lIKriCHqu2I>; <https://www.youtube.com/watch?v=RezpIpVxMe0>.

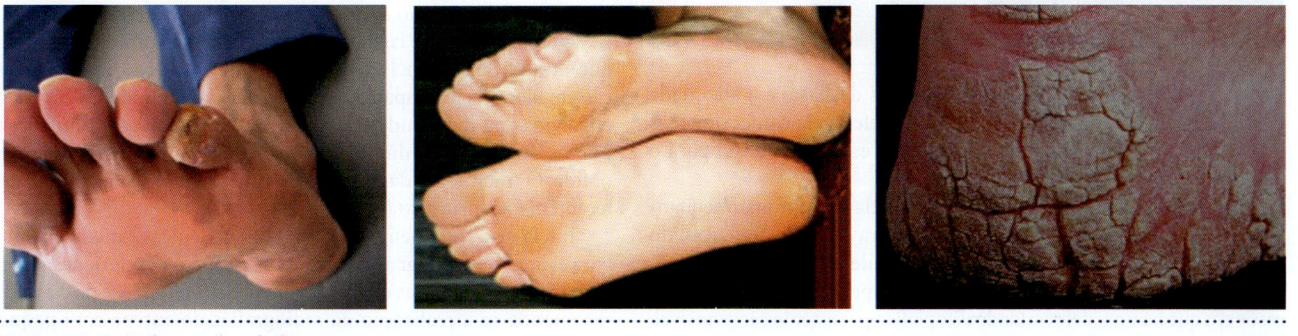

■ **Figura 90.27** Calos e calosidades.

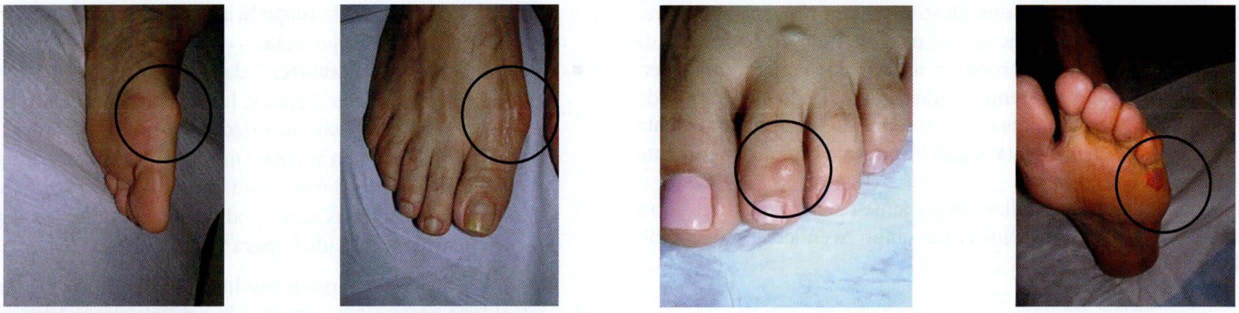

■ **Figura 90.28** Diferentes manifestações de alterações localizadas.

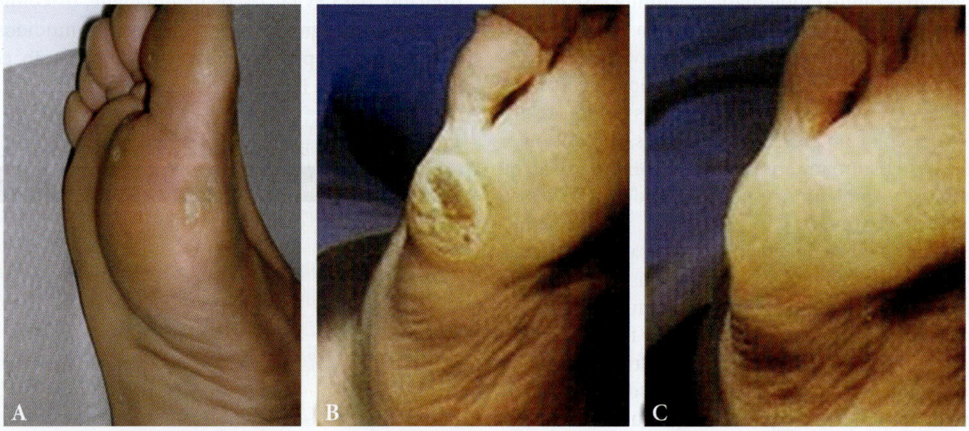

■ **Figura 90.29** (**A**) Verruga plantar. (**B**) Calo. (**C**) Calo após desbaste.

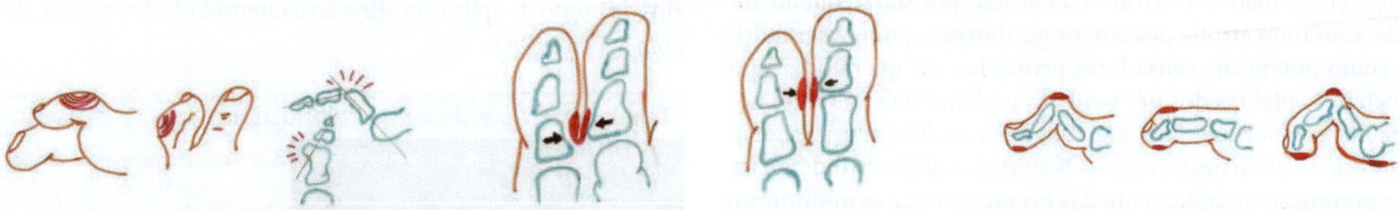

■ **Figura 90.30** Tipos de calos.

Tabela 90.10 Tipos de calos.

Calo duro	• R. calcanhar – R. metatársica/núcleo + higroma pode ocorrer/calçado ++
Calo mole	• Interdigital (4º espaço)
Calo miliar	• Cavo plantar/associado com hiperidrose
Calo neurovascular	• R. plantar (= calo duro) • Vasos/nervos evidentes ⇒ dor +++
Calo vascular	• R. plantar (= calo duro) tem vasos que sangram facilmente • Diferenciar de v. plantar é obrigatório
Calo de Millet	• Dorso do pé ovalizado – atrito +++
Calo sub ou periungueal (onicofose)	• Bordas de unhas ⇒ dor +
Calo dorsal dos artelhos	• Dedo em martelo/coxim fibroadiposo

Na fase de início de um calo, o simples desbaste e a adequada proteção do local afetado com órteses, de preferência confeccionadas com gel de silicone, são condutas eficientes e de baixo custo para o paciente (Figura 90.31).

Na fase de complicação, quando se evidencia um higroma, ou quando já ocorre um abscesso, impõem-se abertura do local, drenagem do material existente e, se necessário, introdução de medicação, principalmente antibiótica para evitar ou bloquear um processo infeccioso. Nos casos em que há uma deformidade ortopédica persistente e irreversível, deve-se proceder à orientação adequada do paciente, no sentido da manutenção podológica com desbastes repetitivos, uso de calçados adequados, controle da carga excessiva e da marcha irregular, as quais podem agravar o quadro inicial.[11]

Quando o objetivo é o tratamento definitivo dos calos nos pés, devemos ter por base a correção das deformidades e dos desvios responsáveis pela hiperpressão. Operações que incidam apenas sobre os calos, além de inúteis, dolorosas e perigosas, denotam desconhecimento da etiopatogenia e fisiopatologia dessas lesões.

Quando os calos decorrem de deformidades em garra dos dedos, a técnica cirúrgica escolhida dependerá de sua flexibilidade ou redutibilidade. Nos casos flexíveis, a opção é pela transferência de ambos os cabos do tendão do músculo flexor longo dos dedos para o aparelho extensor sobre a região da falange proximal (Girdlestone-Parrish).

Quando a garra é rígida, a técnica a ser utilizada é a de Du Vries, que, através de uma incisão elíptica no dorso do dedo, realiza a ressecção em bloco da pele, aparelho extensor e das extremidades das falanges envolvidas na deformidade. Quando é feita a sutura da incisão com pontos de Donatti, reduz-se a deformidade e estabiliza-se a correção obtida. O tratamento das calosidades interdigitais (calos moles) é preferentemente cirúrgico (K. Johnson – 1989).

Inicia-se o tratamento com medidas higiênicas e medicamentosas para evitar ou controlar as infecções fúngicas e/ou bacterianas. Para um diagnóstico preciso das estruturas envolvidas na gênese da calosidade, recomenda-se a realização de radiografias do antepé com pequenas peças de chumbo presas com esparadrapo ao centro da lesão – no "olho da perdiz". Dessa forma, identificam-se qual ou quais acidentes ósseos estão relacionados com a lesão.

Através de incisões que não atravessem a área de hiperqueratose, com a ajuda de formões ou pinças saca-bocado, é feita a ressecção dos acidentes ósseos. De maneira geral, os calos interdigitais na região do corpo do dedo são em decorrência da hipertrofia dos côndilos das falanges, e os calos do vértice do interdígito são em razão da compressão pela base da falange proximal ou cabeça do metatarsiano do dedo vizinho (geralmente base da FP (Flasia Plantar) do IV dedo produzindo calo no vértice do V dedo) contra a diáfise da falange do dedo acometido.[12,13] Disponibilizamos na nota de rodapé *links* de alguns vídeos sobre articulações, calos e calosidades.*

ALTERAÇÕES ORTOPÉDICAS RELACIONADAS AOS PÉS

Um denominador comum nas afecções (ou alterações ortopédicas) é a dor. Muitas vezes, de forma equivocada, observamos clientes chegarem ao consultório querendo uma intervenção imediata sobre a causa da dor, achando que existe um "corpo estranho" causando o problema e solicitando sua remoção. Isso não é tão simples como se imagina, pois a causa a ser pesquisada, se encontrada, na medida do possível deverá ser corrigida. As possibilidades de correção ortóticas serão abordadas em conjunto, no final deste tópico.

Hálux valgo

É a mais habitual das alterações deformantes do grande artelho. Quando é sintomático, recebe o nome de "joanete". Muito comum em mulheres idosas que têm "pé chato" ou pronado e metatarso alongado. Com frequência, o hálux está encavalado no segundo pododáctilo (Figura 90.32).

Essa denominação refere-se ao hálux que apresenta um desvio lateral à linha média, geralmente associado a uma rotação, também valga, desse dedo. Com esse desvio, desenvolve-se uma proeminência da cabeça do primeiro metatarso, a qual, ao sofrer o inevitável atrito do calçado, apresenta-se avermelhada e inflamada. O segundo pododáctilo pode acompanhar esse movimento ou então apresentar uma deformação conhecida como "dedo em martelo". As alterações mais características são:

1. O hálux está dobrado e em direção ao segundo artelho.
2. Ocorre um alargamento da cabeça do primeiro metatársico.
3. Há uma inflamação com espessamento dos tecidos da face medial da articulação (Figura 90.33).

As causas desse processo são desconhecidas, apesar de várias teorias serem propostas. Um primeiro metatarso mais curto costuma ser um dos motivos, tanto por origem congênita quanto traumática, desde que

* Disponível em: <https://www.youtube.com/watch?v=WWBsnW-BDJQ>; <https://www.youtube.com/watch?v=yQKRya7A9PU>; <https://www.youtube.com/watch?v=CQKJrAei2qA>.

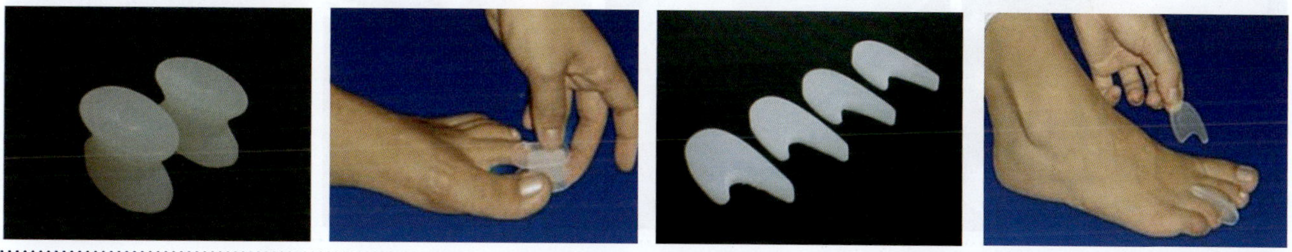

Figura 90.31 Tipos de protetores.

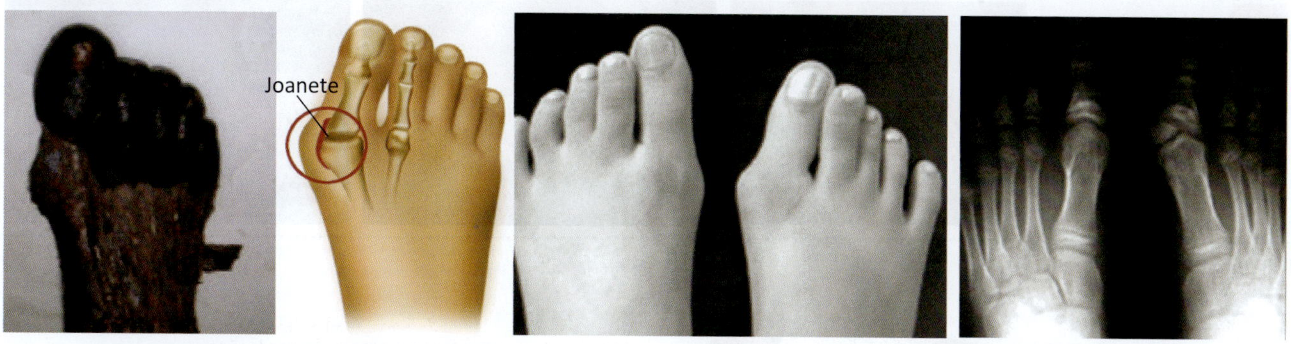

Figura 90.32 Hálux valgo.

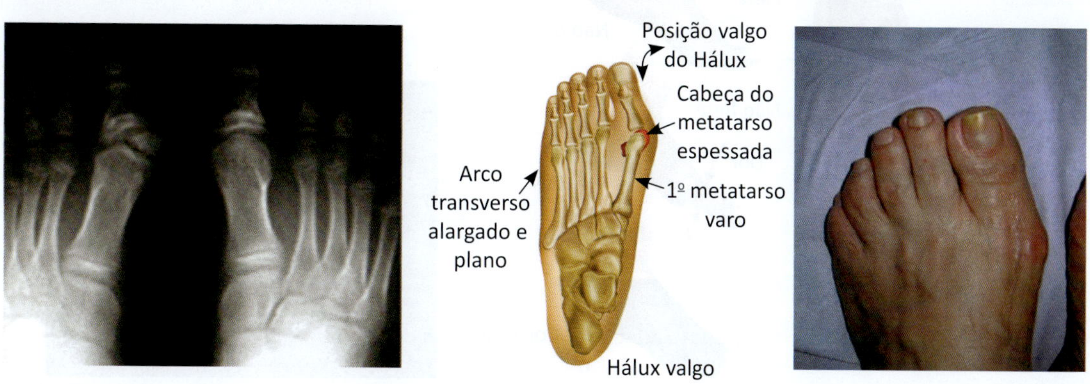

Figura 90.33 Hálux valgo.

tenha ocorrido na infância. Um desequilíbrio muscular, seja primário ou secundário, pode provocar o hálux valgo, em função da tração lateral da primeira falange. Aventa-se um possível padrão familiar, predominando em mulheres, bem como processos inflamatórios articulares parecem acelerar a afecção. Calçados de baixa qualidade e/ou de salto alto e bico fino podem complicar, pois provocam uma concentração do peso no local do grande artelho, enfraquecendo a musculatura e propiciando o desvio. Também uma pronação excessiva parece ser um fator de predisposição.

O hálux valgo que tenha se manifestado antes dos 20 anos é, geralmente, hereditário, sendo o tratamento conservador. Esse consiste em exercícios específicos, calçados especiais e o uso controvertido de uma tala estabilizadora para uso noturno. O tratamento imediato deve privilegiar o conforto, devendo ser indicados calçados que acomodem os pés e não permitam deformações, as quais, por sua vez, facilitam o desenvolvimento de calos e calosidades. Órteses de silicone em gel, pré-moldadas, podem ser indicadas, tanto para aliviar atrito quanto para promover apoio mais consistente (Figura 90.34).

A confecção de órteses de silicone, moldadas no pé afetado, permite uma personalização do aparato, principalmente nos casos mais exuberantes ou com deformidades que não sejam solucionáveis com as órteses prontas. Essas órteses possibilitam uma deambulação mais segura e menos dolorosa, aumentando o conforto e a segurança da marcha. As órteses rígidas, para uso noturno, como no exemplo da Figura 90.35, têm sua efetividade questionada.

A cirurgia do hálux valgo tem sua indicação naquelas situações onde a dor persiste apesar das tentativas terapêuticas não invasivas, ou quando a deformidade evolui com mais severidade.[14]

Disponibilizamos na nota de rodapé um interessante vídeo sobre a técnica de tratamento cirúrgico do hálux valgo.*

Hálux rígido e limitado

É um problema doloroso do grande artelho, sendo considerado o segundo em frequência após o hálux valgo. Essa condição ainda tem sua etiologia não totalmente definida, havendo várias teorias para tentar explicar a afecção. Alguns autores acreditam que uma osteoartrite articular localizada possa ser um fator desencadeante, assim como um pé excessivamente pronado ou um primeiro metatarso muito longo.

Esses acometimentos desencadeariam um enrijecimento do primeiro metatarso, levando a uma limitação da dorsiflexão e, por outro lado, a uma hiperextensão do hálux, consequente hipertrofia da unha, tornando o pé suscetível a danos, principalmente com o uso de calçados rasos (Figuras 90.36 e 90.37).

* Disponível em: <https://www.youtube.com/watch?v=uLncMTM2atI>.

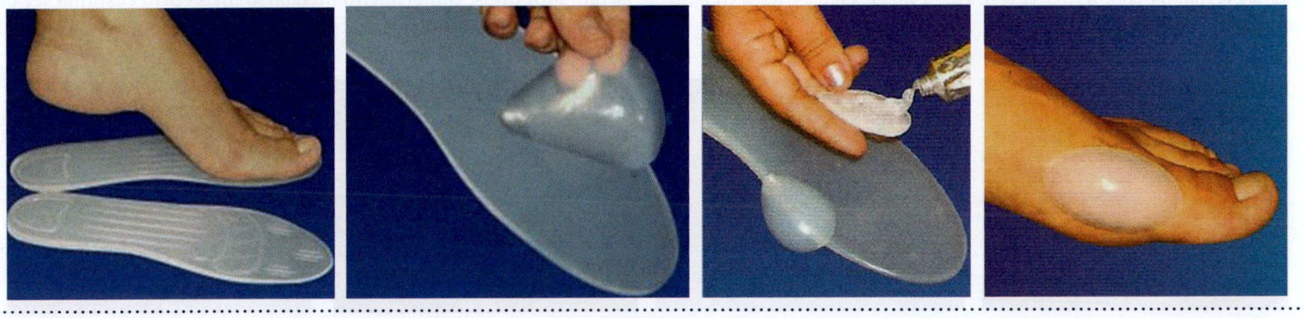

Figura 90.34 Protetores.

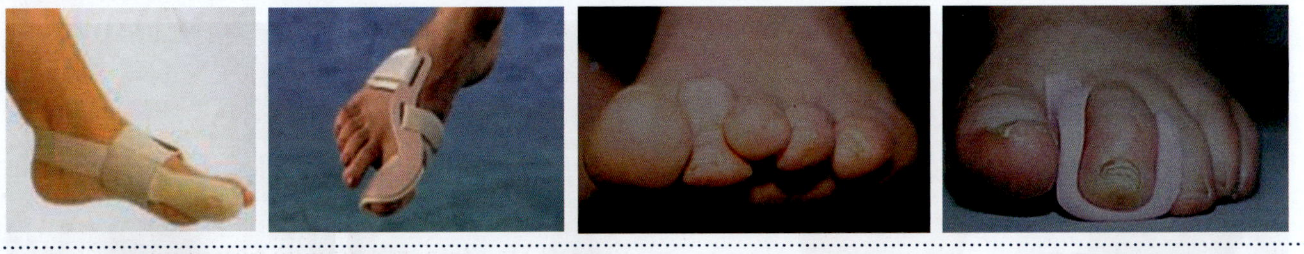

Figura 90.35 Protetores.

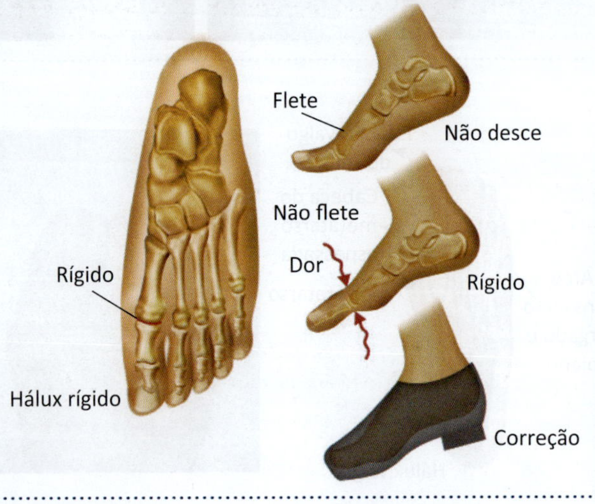

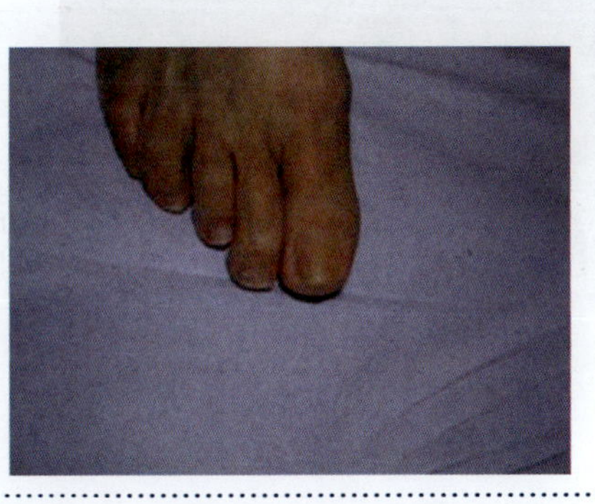

Figura 90.36 Hálux rígido.

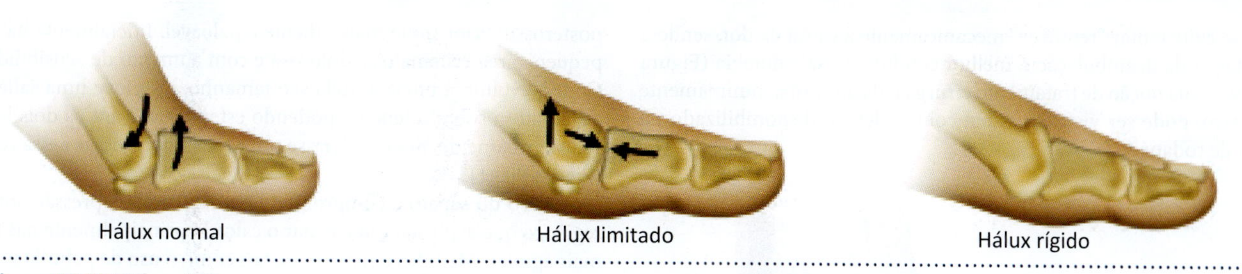

■ **Figura 90.37** Hálux rigido.

O exemplo mais clássico é o de um homem que se queixa de dor matinal, a qual diminui ou chega a desaparecer durante o dia, porém se agrava com a postura em pé ou com a deambulação mais intensa. Costuma ocorrer uma alteração da marcha normal, com modificação postural para aliviar a dor. Esse processo, por sua vez, pode resultar em lesões secundárias, como calosidades e calos, além de espessamento da unha do hálux.

Quando o paciente queixa-se de dores nos pés, principalmente na região do hálux, é uma consequência da pressão mal distribuída durante a marcha, predominando na borda anterior do pé, pois, inconscientemente, tenta-se evitar o movimento sobre o grande artelho. Deve-se destacar que a dor pode ser inexistente quando o hálux é totalmente rígido. O tratamento consiste no alívio sintomático, na remoção de agravantes, como os calçados deformados ou mal-adaptados. As órteses de silicone auxiliam no suporte e melhor distribuição do peso sobre a articulação dolorosa. Nos casos mais intensos, a imobilização com faixas elásticas é a conduta que resulta em maior benefício. Existem corretivos ortóticos, tais como coxins e barras de aço, que podem ser aplicados ao calçado para melhor acomodar o pé. Cirurgicamente, nos casos onde a indicação é uma alternativa viável, realizam-se a ressecção da articulação e um remodelamento da cabeça metatarsal.

■ DEFORMIDADES DOS DEDOS MENORES

A deformidade também conhecida como "dedo em martelo" predomina no segundo artelho e costuma aparecer quando a articulação interfalangiana está em flexão fixa. Essas condições podem ser adquiridas ou congênitas. Uma função anormal é o fator desencadeante mais comum, como um pé excessivamente pronado ou supino (Figura 90.38). A Tabela 90.11 procura sintetizar as causas dessa ocorrência.

As retrações ou formações digitais em garra geralmente são consequência de processos inflamatórios articulares ou deformidades em posição supina. A flexão plantar dos metatarsos provoca uma retração dorsal dos dedos. Como resultado final, acontece maior atrito nos calçados, finalizando numa hiperqueratose nos dedos de apoio. O acúmulo de peso sobre a borda metatarsal desencadeia uma metartarsalgia, fechando um ciclo de complicações que aumentam progressivamente com a marcha. A pronação excessiva, ocorrência mais comum, associada a um aplanamento do arco plantar do antepé e alteração do ângulo de levantamento do tendão flexor longo, promove essa deformidade, também conhecida como *adductovarus*. A consequência é uma hiperqueratose no ápice desses dedos.[15]

Tabela 90.11 Causas de deformidades em dedos menores.

Causas adquiridas
▪ Função podal anormal (pronação excessiva, por exemplo) ▪ Calçado mal construído ▪ Trauma ▪ Inflamação articular (gota, AR) ▪ Doenças neurológicas (paralisia espástica) ▪ Desbalanceamento da musculatura do pé ▪ Idiopática
Causas congênitas
▪ Sindactilia ▪ Espinha bífida

O "dedo em martelo" geralmente é produto de um efeito secundário associado a um hálux *abducto* valgo. Raramente é de origem congênita, e quando isso acontece, costuma afetar mais de um artelho, podendo estar associado a outros defeitos e deformidades congênitas do pé. Vale lembrar que as cirurgias realizadas para correção de hálux rígido ou valgo podem ter como consequência o surgimento secundário de "dedos em martelo". O tratamento pode ser conservador.[16]

Apofisite calcânea

Essa afecção ocorre em crianças e adolescentes, em média dos 7 aos 13 anos. Costuma ser referida como tendo ocorrido a penetração de um corpo estranho na região do calcâneo, porém isso não é visualizado. Na realidade, deriva de uma distensão aguda ou crônica do tendão de Aquiles, em sua apófise posterior, a qual ainda não está fundida. A dor fica evidente ao toque na parte posterior do calcanhar, sendo que, na movimentação, a dor não é motivo de queixa, evidenciando-se apenas quando se comprime ou é tocada a região do calcâneo, principalmente quando o paciente está calçado. Ficar na ponta dos pés ou correr pode agravar a dor. Quanto ao tratamento, é importante orientar para

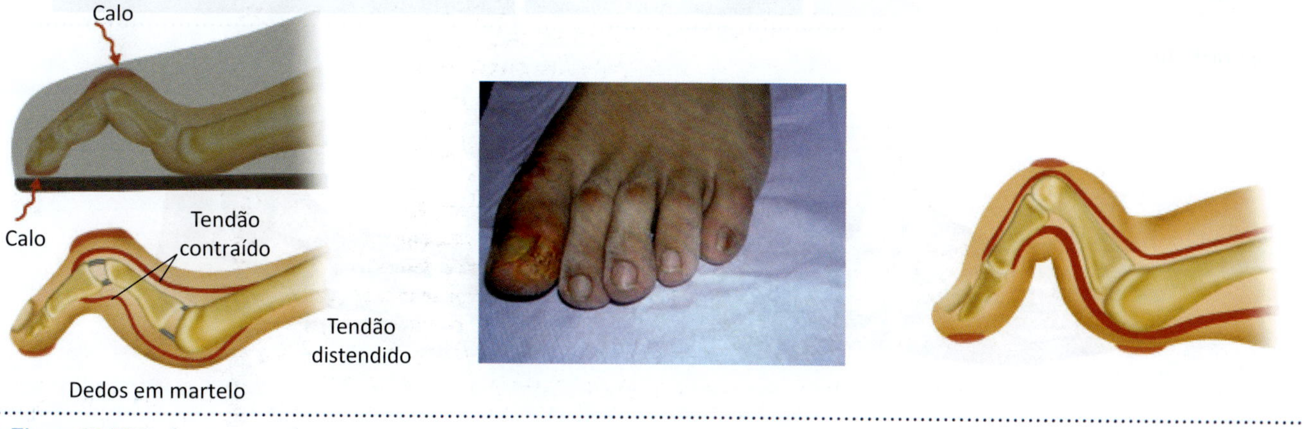

■ **Figura 90.38** Dedos em martelo.

que se evite tentar "remover" mecanicamente a causa da dor, sendo a limitação da deambulação a melhor conduta nessa patologia (Figura 90.39). Uma opção de tratamento cirúrgico da apofisite, minimamente invasivo, pode ser visto no vídeo com endereço disponibilizado na nota de rodapé.*

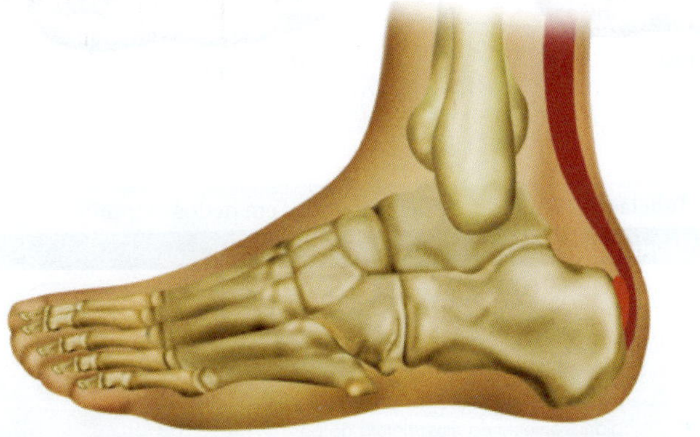

■ **Figura 90.39** Apofisite calcânea.

Artrite subtalar

Nessa patologia, a sensação de corpo estranho também costuma ser a queixa que pode levar o paciente ao consultório dermatológico, entre outros profissionais da área médica, para que seja removida a causa. Na realidade, a etiologia é frequentemente traumática, sendo o exemplo clássico a fratura do calcâneo. Ao ser solicitada a imagem radiográfica, destaca-se a irregularidade óssea entre o astrágalo e o calcâneo. O sinal da crepitação é encontrado ao movimento, o repouso alivia a sintomatologia, porém a solução conservadora não provoca o resultado esperado. Dessa forma, a solução cirúrgica é a melhor opção terapêutica (Figura 90.40).

Bursite posterior do calcâneo

Principalmente nas mulheres, a bursa existente entre o calcâneo e o tendão de Aquiles pode inflamar-se, fazendo com que a face posterossuperior fique mais saliente e palpável. Inicialmente há uma pequena área eritematosa, dolorosa e com aumento de sensibilidade. Com o evoluir, a bursa amplia seu tamanho, promove uma saliência eritematosa sobre o tendão, podendo estender-se para os dois lados. Mais tardiamente, desencadeia-se um processo fibrótico nessa região (Figura 90.41).

O uso do sapato é comprometido, pois amplia a pressão sobre a região, o que explica ter que evitar o calçado principalmente nas fases mais agudas. Medidas terapêuticas, tais como o uso de palmilhas para suprimir ou diminuir a pressão no local, infiltrações de corticosteroides associados a anestésicos locais e analgésicos sistêmicos costumam dar alívio à dor. Sapatos especiais, que auxiliem no controle da pressão local e, consequentemente, da dor são medidas efetivas. Não é indicada a intervenção cirúrgica, pois ela pode agravar o quadro existente entre a pele e o tendão de Aquiles.

Coxim calcâneo doloroso

Sua função é de atuar como um verdadeiro amortecedor de choques. Essa estrutura tem em sua composição a presença de tecido fibroelástico encapsulado e gordura. Com a idade, há uma diminuição desses tecidos e o processo de amortecimento diminui, resultando em dor difusa em todo o coxim calcâneo. Clinicamente há uma queixa de dor na região do calcâneo, resultante da formação de tecido cicatricial e calcificação do osso calcâneo. Pode existir uma ruptura das estruturas do coxim, diminuindo ainda mais a compressibilidade, consequentemente comprometendo a deambulação (Figura 90.42).

Essa condição é limitante e demanda medidas para alívio de pressão tanto na redução de peso quanto na inserção de palmilhas de materiais amortecedores, como os confeccionados com gel de silicone. Outra orientação importante é a mudança do apoio, trazendo a carga para a frente do pé, com o uso de saltos mais altos. Também podem ser realizadas infiltrações de anestésicos locais associados ou não a corticosteroides. Em fisioterapia, utiliza-se a técnica da "crochetagem" ou "diafibrólise percutânea", que é um método empregado no tratamento das algias do aparelho locomotor, através da busca da remoção das aderências e dos corpúsculos irritativos interaponeuróticos, ou mioaponeuróticos, com o uso de ganchos colocados e mobilizados sobre a pele.[17-19]

* Disponível em: <https://www.youtube.com/watch?v=99jwmI4LarM>.

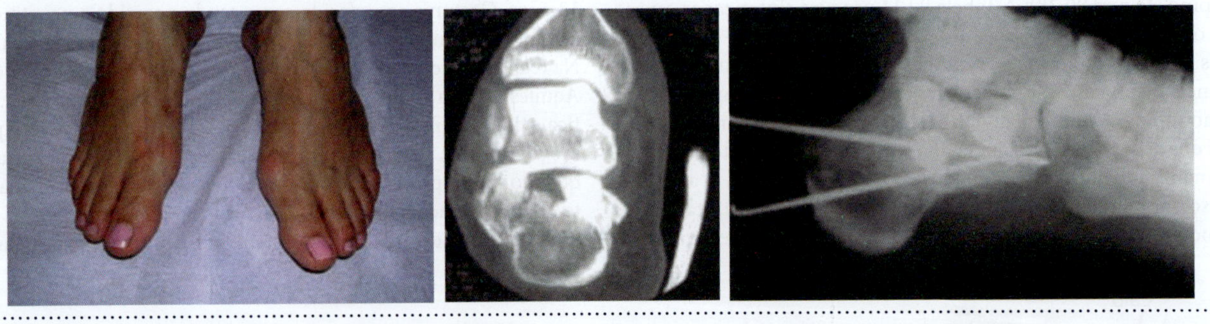

■ **Figura 90.40** Artrite subtalar.

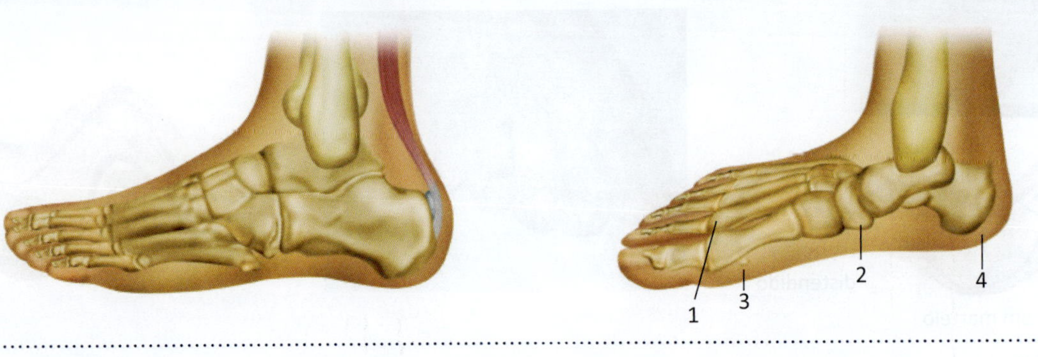

■ **Figura 90.41** Pontos de bursite.

Entorses por eversão e inversão

Os ligamentos são estruturas estabilizadoras. Toda vez que ocorrer uma distensão ou até uma ruptura parcial ou total, deve-se ter em mente que a recuperação dependerá das medidas iniciais tomadas. São ocorrências frequentes, as quais merecem um conhecimento maior, inclusive por parte dos não especialistas no assunto. A orientação terapêutica precoce pode evitar um agravamento do processo (Figura 90.43). Na Tabela 90.12, classificamos os tipos de entorses.

A imobilização da região, seja com bandagens de crepe, faixas elásticas, seja até mesmo com talas gessadas associadas a compressas de gelo, permitirá a interrupção do processo de agravamento. Essas medidas atuam tanto protegendo as estruturas ligamentares quanto impedindo a progressão do extravasamento de líquidos. Nos casos mais graves, a solução é, obviamente, cirúrgica.

Para entender mais sobre o tema acesse os endereços disponibilizados na nota de rodapé.*

Fasciite plantar

A postura bípede, citada no início deste capítulo, principalmente naqueles que precisam ficar de pé por longos períodos, provoca uma carga constante sobre as estruturas podais de apoio. Isso predomina na região do calcanhar, ou retropé, ocasionando dor inicialmente localizada nessa área, a qual posteriormente se irradia para a região plantar. Se houver a utilização de um calçado que permita um movimento de deslocamento lateral, como exemplificado, a fasciite torna-se mais intensa. Esse ponto doloroso é o local de fixação da aponeurose plantar, que pode ser visualizada na Figura 90.28. O deslocamento da carga para o antepé ajuda a minimizar essa sintomatologia, isso sendo feito com calçados de saltos mais elevados (Figura 90.44).

* Disponível em: <https://www.youtube.com/watch?v=uWMg1H6HcGI>; <https://www.youtube.com/watch?v=JZU_nvUBJWg>

Tendão de Aquiles

A mitologia usa a figura aquiliana como exemplo da importância de uma estrutura de sustentação, apoio e promoção do movimento. A famosa figura de Aquiles atingido por uma flecha, justamente em sua região tendinosa, é o símbolo de uma ação que provocou a mudança literal do curso da história grega. A imagem de um pé alado costuma ser associada às empresas transportadoras, assim como o tendão flechado mostra como atingir um alvo em seu ponto vulnerável (Figura 90.45).

Os esforços crônicos ou movimentos exagerados podem provocar lesões nessa estrutura. Quando é apenas um esforço exagerado, recebe o nome de paratendinite. Nesses casos, o motivo costuma ser a ação repetitiva de saltar ou correr, principalmente com calçados não apropriados. A prática da corrida sem orientação correta é a maior causa desses processos. Clinicamente, observa-se um tendão aparentemente normal, algumas vezes podendo apresentar-se edemaciado

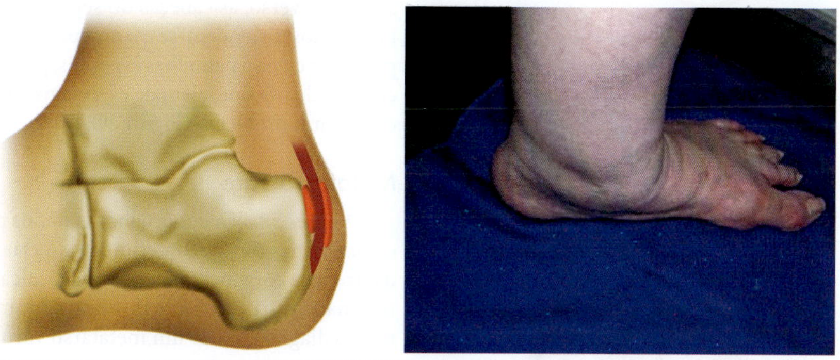

■ **Figura 90.42** Coxim calcâneo.

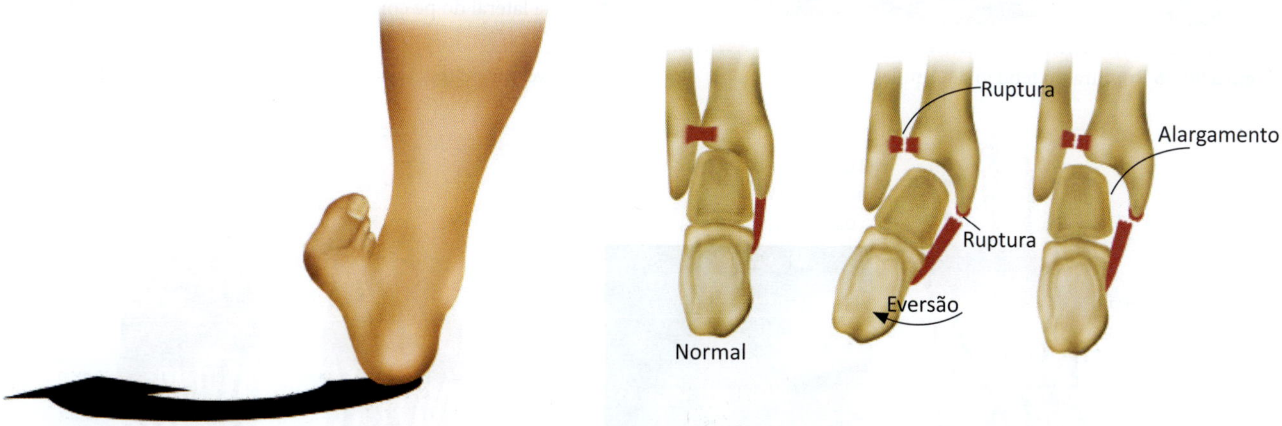

■ **Figura 90.43** Entorses.

Tabela 90.12 Tipos de entorses.

Tipo	Ligamento	Edema	Dor	Hemorragia	Deambulação
Leve	Íntegro	+/–	Leve	Não	Limitação leve
Moderada	Ruptura parcial	+ > ++	+ > ++	Equimose	Dificuldade + > ++
Grave	Ruptura total	+++	+++	Sim	Incapacidade total

ou distendido. Queixa frequente, que pode ser constatada ao exame físico, é a crepitação ao movimento, além da dor à palpação da área afetada. A imobilização e o resfriamento terapêutico com gelo auxiliam na recuperação (Figura 90.46).

Quando acontece a ruptura do tendão, a sintomatologia é aguda e intensamente limitante pelo quadro doloroso intenso. Costuma

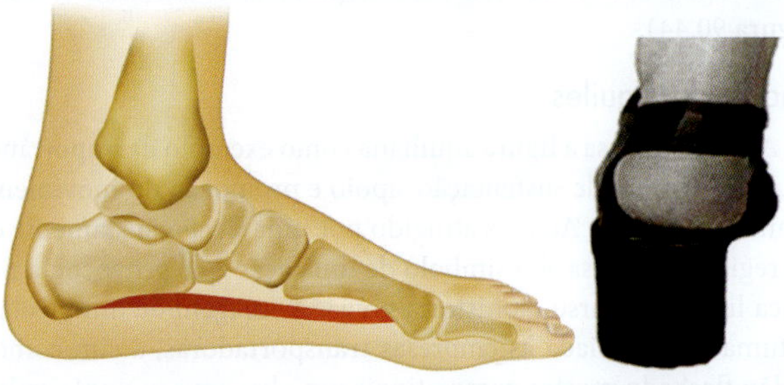

■ **Figura 90.44** Fasciite plantar.

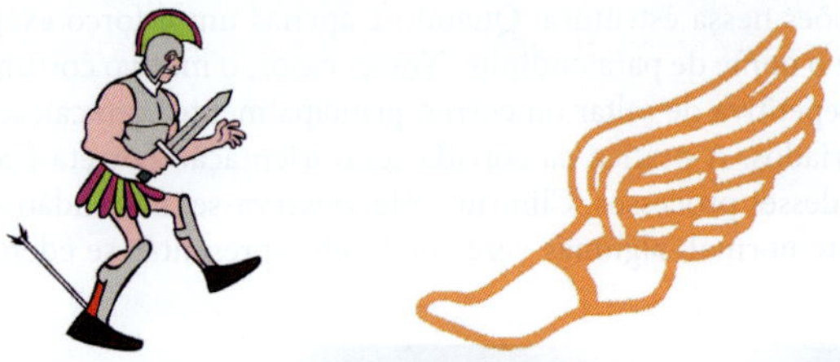

■ **Figura 90.45** Tendão de Aquiles.

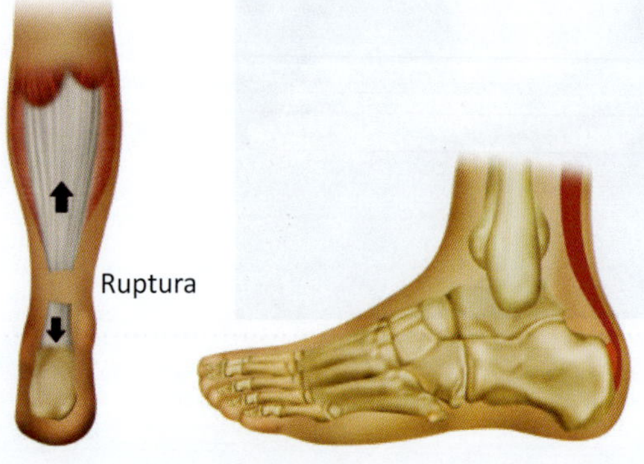

■ **Figura 90.46** Ruptura do tendão de Aquiles.

acontecer em indivíduos sedentários que iniciam um programa de atividade física intensa, quase sempre sem orientação adequada.

A interpretação da causa reside em:

1. Um esforço adicional intenso sobre um tendão tensionado.
2. Uma dorsiflexão do tornozelo quando se está despreparado ou relaxado.
3. Uma lesão direta aguda sobre um tendão tensionado (um chute).

A dor intensa na região inferior da panturrilha é o sintoma predominante e a limitação da deambulação o sinal característico. Imobilização imediata, transporte em cadeira de rodas ou muletas de apoio axilar e solução cirúrgica são as condutas nesses casos.

Para uma visão prática, assista ao vídeo acessando o endereço disponibilizado na nota de rodapé.*

Metatarsalgias

Acompanhadas ou não de espessamento da epiderme local, as lesões presentes nas cabeças dos metatarsos são consequência de uma depressão do arco transverso, fazendo com que a carga nesse local seja maior. Isso costuma aparecer na meia-idade em decorrência do frequente aumento de peso, sendo referido na história da moléstia como uma sensação de corpo estranho entre o pé e o calçado.

Em termos de sustentação da carga, a cabeça do primeiro metatarso recebe dois sextos do peso, ficando cada uma das outras com um sexto, respectivamente. Aventa-se a capacidade de a cabeça do quinto receber uma carga um pouco maior. Ao ocorrer o aplanamento do arco transverso, as cabeças do segundo terceiro e quarto abaixam, os ligamentos distendem-se e o antepé sofre uma abertura. A redução do peso, associada a palmilhas especiais, preferencialmente confeccionadas com gel de silicone, além de exercícios corretivos, ajudam a minimizar ou evitar o problema (Figura 90.47).

Metatarso varo

A apresentação dos artelhos voltados para dentro (posição vara) é a característica desse acometimento. A criança anda de forma desajeitada, tropeça com facilidade, desgasta calçados e pode apresentar lesões traumáticas na epiderme dos pés. Algumas condições características para o diagnóstico de um metatarso varo são (Figura 90.48):

- Antepé em adução (para dentro).
- Calcanhar em valgo (para fora).
- Borda lateral do pé convexa (angulada na altura dos metatarsos).

* Disponível em: <https://www.youtube.com/watch?v=HxrtqHFVCno>.

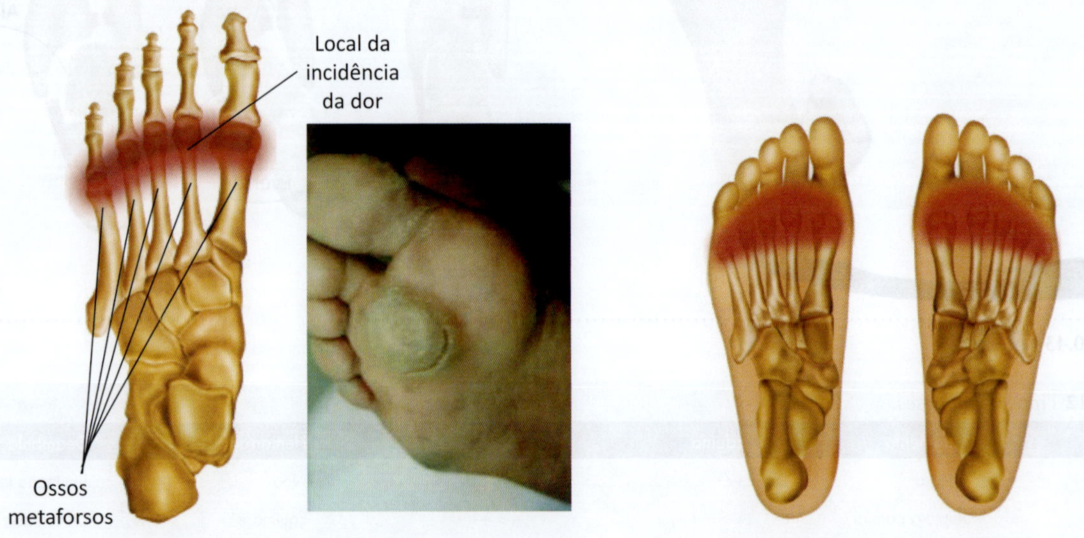

■ **Figura 90.47** Metatarsalgias.

- Tíbia em adução (para dentro).
- Angulação dos metatarsos em varo (maior no primeiro).
- Tálus anteriorizado em relação ao calcâneo.
- Dorsiflexão do pé está normal e não há deformidade em equino (apoio de ponta).

Há uma situação em que apenas o primeiro metatarso está alterado. Isso recebe a denominação "metatarso primo varo". A borda lateral está normal e os outros artelhos não apresentam alterações. A causa dessa afecção costuma ser atribuída ao cuneiforme intermédio, que pode se apresentar angulado ou deformado. A terapêutica é expectante, geralmente ocorrendo involução espontânea com o crescimento da criança (Figura 90.49).

O vídeo com endereço disponibilizado na nota de rodapé apresenta a opção cirúrgica para casos em que isso não ocorre.*

Pé equino varo congênito

Entre as deformidades congênitas que acometem os pés de recém-nascidos, o pé equino varo é o mais comum. As suas características estão listadas a seguir (Figura 90.50):

- Não corrige passivamente, só de forma ativa.
- Pode acometer um ou ambos os pés.
- Antepé aduzido (para dentro) e invertido.
- Calcâneo em posição varo (para dentro).
- Posição em equino (apoio de ponta).
- Face medial do pé em contratura tecidual.
- Face lateral da perna com musculatura eversora não desenvolvida.
- Panturrilha com musculatura contraída e pouco desenvolvida.
- Tíbia em adução (para dentro) pode ocorrer.
- Dedos em flexão e rebeldes à extensão.

Deformidades nos arcos

Essas condições por alterações nos arcos longitudinal e transverso provocam situações específicas, desencadeando dores, calosidades consequentes e alterações no estilo da marcha, as quais, por sua vez, podem resultar num agravamento dos problemas existentes. São eles:

- **Pé cavo:** há um aumento da altura do arco longitudinal associado a uma contratura das articulações metatarsofalangianas, onde estão fletidas demonstrando os artelhos em "garra". As calosidades predominam sobre os metatarsos e artelhos. Nos calos mais leves, calçados especiais, palmilhas de alívio ou correção são a solução empregada. Nas situações de maior intensidade e gravidade, associam-se exercícios corretivos e até procedimentos cirúrgicos (Figura 90.51).
- **Pé espalmado:** é a denominação que se dá quando o antepé está alargado por afrouxamento dos ligamentos metatársicos, frequentemente associado a uma debilidade da musculatura intrínseca. Dor e aumento de sensibilidade nas cabeças metatarsianas e articulações metatarsofalangianas são os sintomas mais relatados. Clinicamente, observam-se calosidades nesses locais. Órteses de alívio confeccionadas com gel de silicone, associadas ou não a calçados especiais, são a forma de atenuar o processo (Figura 90.52).
- **Pé pronado:** também conhecido como pé chato, é muito comum na infância, resulta em calosidades reativas, deformidades progressivas com o agravamento pela marcha desequilibrada. Costuma ser classificado de acordo com a gravidade (Figura 90.53) (Tabela 90.13).

* Disponível em: <https://www.youtube.com/watch?v=aOTFikuB0kc>.

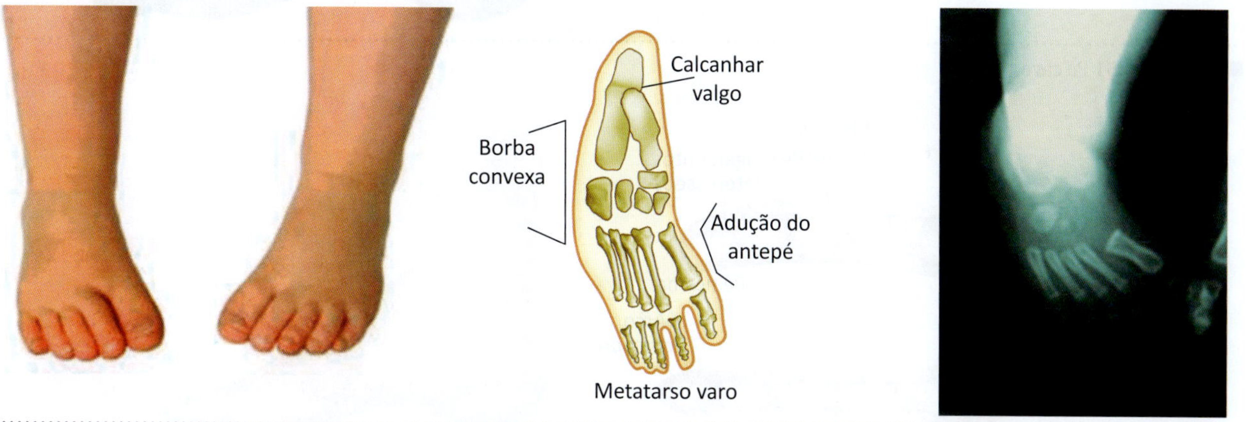

Figura 90.48 Metatarso varo.

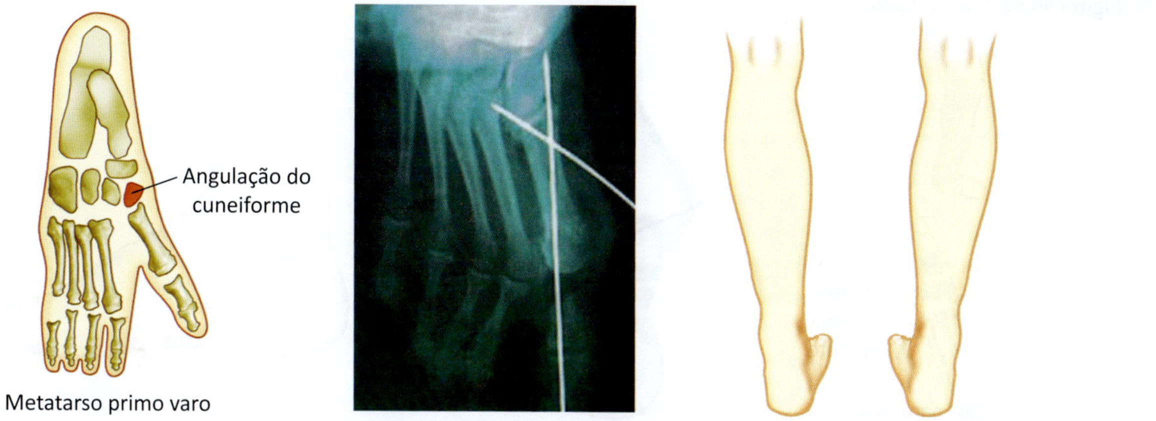

Figura 90.49 Metatarso varo.

Tabela 90.13 Pé pronado.

Tipo	Arco longitudinal	Sustentação	Contorno do pé
1º grau	Pouco visível	Borda medial	Pouco alterado
2º grau	Deprimido	Osso navicular	Alterado
3º grau	Ausente	Borda interna	Muito alterado

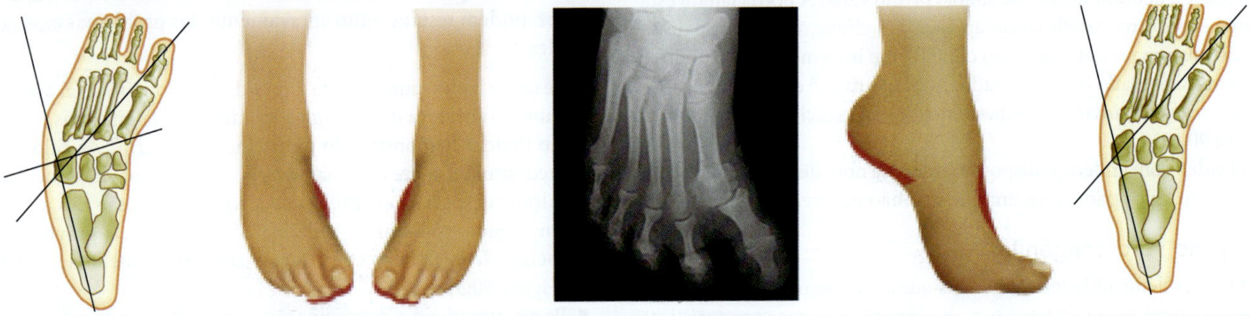

■ **Figura 90.50** Pé equino varo congênito.

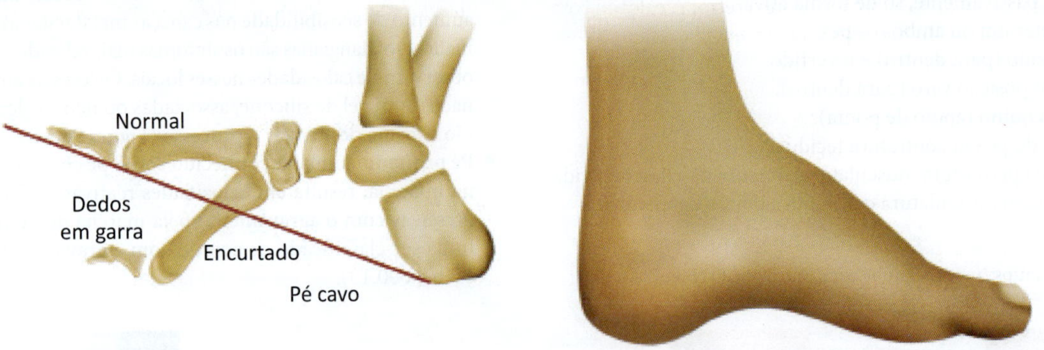

■ **Figura 90.51** Pé cavo.

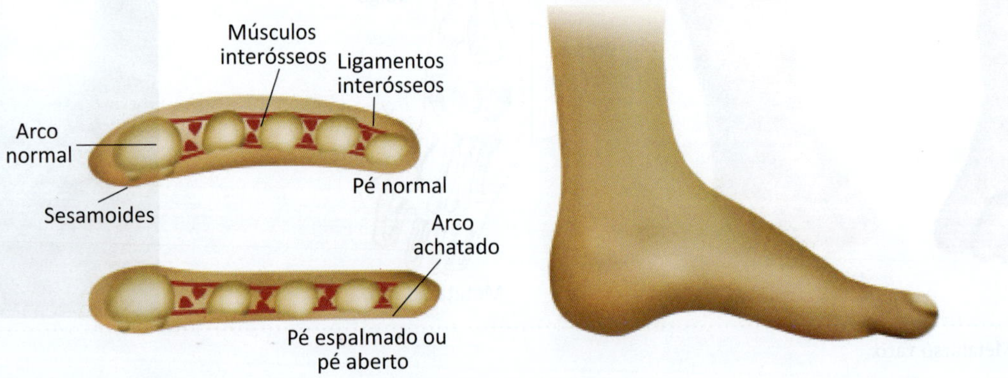

■ **Figura 90.52** Pé espalmado.

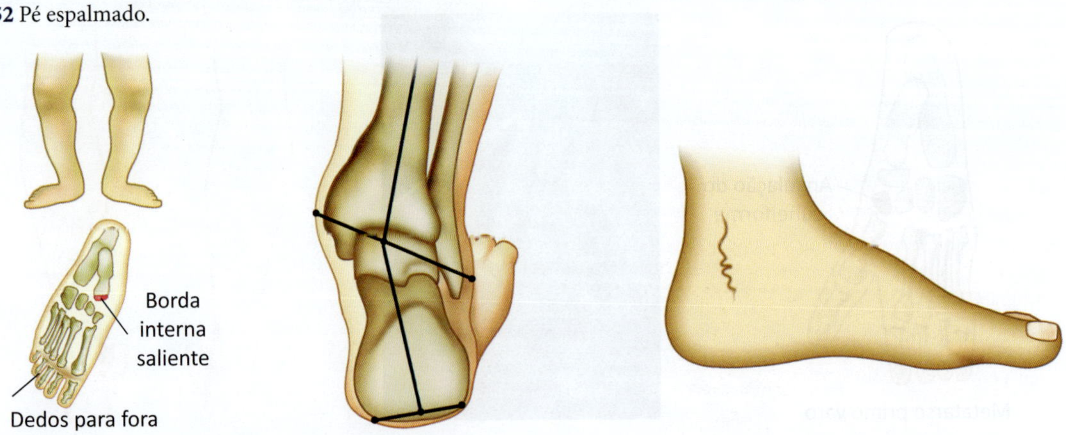

■ **Figura 90.53** Pé pronado.

O tratamento depende do grau de afecção, da faixa etária e da associação ou não com outras deformidades. Nos casos mais precoces e leves, palmilhas de apoio e/ou correção são indicadas, associadas a calçados especiais. Nos casos mais intensos pode ser aventada a possibilidade de correção cirúrgica, nem sempre resultando no sucesso esperado. Para saber mais, acesse o vídeo com endereço disponibilizado na nota de rodapé.*

Sinostose tarsal

Em pacientes onde ocorre a fusão (sinostose) de tecido ósseo, cartilaginoso ou ligamentar, pode resultar numa situação clínica de um pé rígido, aplanado, com limitação de movimentação e apresentando um aspecto deformado. Esse processo pode ser de origem traumática, com ou sem inflamação e até mesmo de origem congênita. A sintomatologia é variável, dependendo a dor do grau de tensão suportado pelas articulações envolvidas. Repouso e medicação sintomática são as medidas básicas adotadas. Nos casos mais graves está indicada a correção cirúrgica[20] (Figura 90.54).

Esporão do calcâneo

A tríade "marcha repetitiva e forçada sobre o retropé, calçado com apoio duro e peso excessivo" fatalmente resultará em alterações na área de apoio do osso calcâneo. Formam-se espículas ósseas na face plantar e posterior do calcâneo, as quais podem provocar inflamação e dor de intensidade variável, tanto na marcha quanto no repouso. A confirmação diagnóstica é feita radiologicamente e o tratamento é realizado de forma paliativa ou invasiva (Figura 90.55).

* Disponível em: <https://www.youtube.com/watch?v=PNBPcw7fabs>.

A remoção da eventual formação calósica, associada a uma palmilha amortecedora de material absorvedor do choque, como o gel de silicone, auxilia de forma imediata a aumentar o conforto. Se o esporão for pequeno, apenas essas medidas geralmente permitem sua reabsorção. Nos enfermos em que a espícula é de localização posterior, um calçado com o contraforte (área posterior do calçado) macio é suficiente para solucionar o problema. Nos paciente com grandes formações espiculadas, principalmente na face plantar, a intervenção cirúrgica deve ser considerada, mas caso a "tríade" não seja interrompida, a recidiva é a regra. Veja um vídeo explicativo sobre o esporão do calcâneo no endereço disponibilizado na nota de rodapé.**

Tumorações ósseas

Essas patologias são de cunho ortopédico, mas da mesma forma que solicitamos uma atenção preventiva em patologias tumorais que têm a pele como sua origem, como acontece no melanoma, outros tecidos também podem originar tumores. Sua detecção precoce é imperativa.

- **Condromas:** os ossos curtos das mãos e dos pés são o local de predileção para o aparecimento desses tumores. Macroscopicamente, observa-se uma saliência no local acometido, podendo a dor ser um sintoma associado. Microscopicamente se apresentam como formações de tecido de coloração clara, revestidas por um pericôndrio endurecido e muitas vezes intensamente vascularizado. As superfícies ósseas afetadas costumam apresentar-se encurvadas, alongadas ou encurtadas. A solução é cirúrgica, com remoção do material anômalo e correção das alterações eventualmente formadas.

** Disponível em: <https://www.youtube.com/watch?v=IFD3-IZ734Q>.

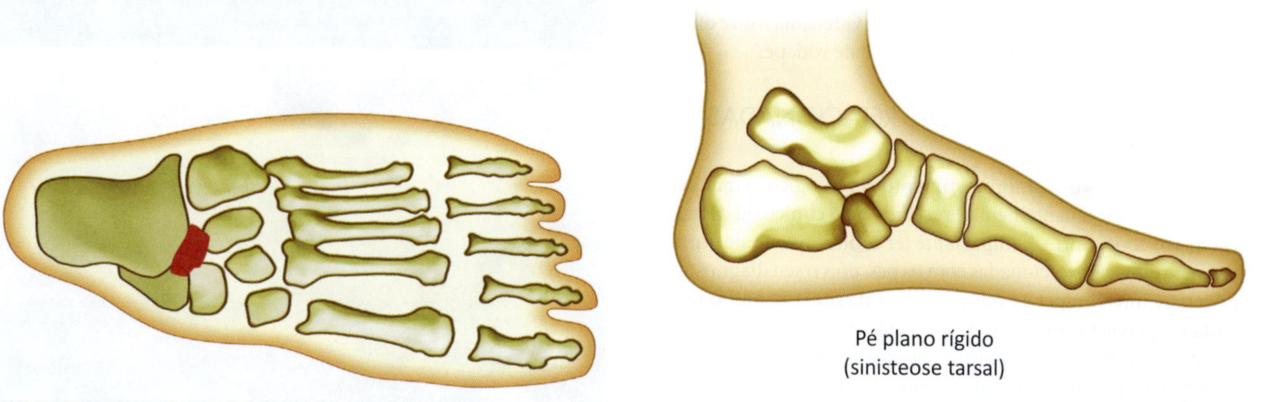

■ **Figura 90.54** Sinostose tarsal.

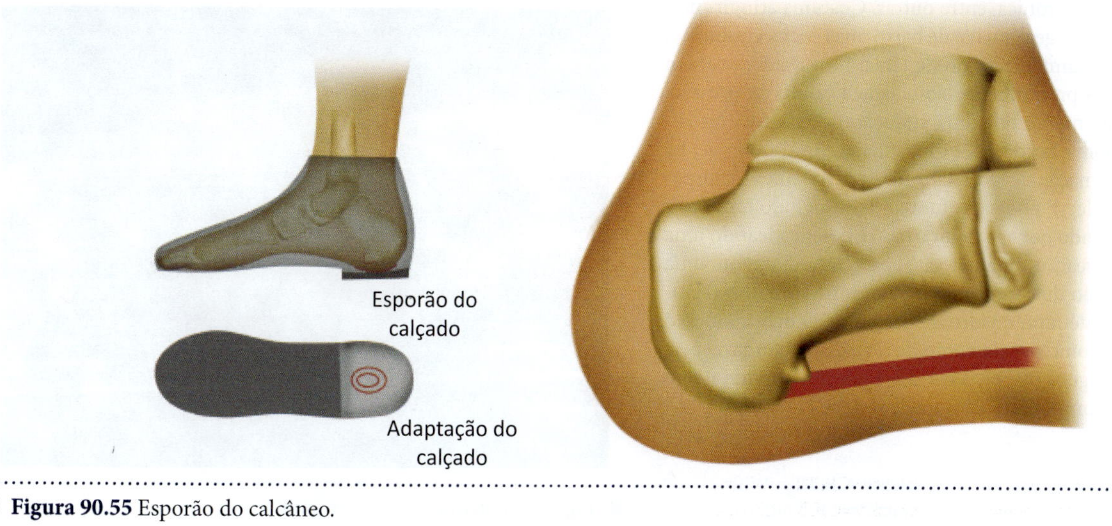

■ **Figura 90.55** Esporão do calcâneo.

- **Cisto benigno:** geralmente é um achado radiológico, acomete ossos longos, é relativamente raro, costuma ocorrer na segunda década de vida e a sintomatologia é discreta. O que chama atenção é uma tumefação óssea, que à palpação não desencadeia sensação dolorosa. A solução é cirúrgica.
- **Osteoma osteoide:** dores de início abruptas, principalmente em períodos de repouso. Quando é maior a atenção do paciente para essas sensações, é o sintoma que orienta o diagnóstico. Apresenta-se como uma formação óssea isolada, formato arredondado, tamanho variando de 0,5 a 1 cm, acometendo adultos jovens. Quando há deformidade no membro afetado, esta é geralmente em valgo, ou seja, voltada para dentro. A solução também é cirúrgica, pois com o decorrer da doença aparecem espessamentos e dores à pressão no local atingido.
- **Tumor de células gigantes:** localizado nas epífises de ossos longos, acomete indivíduos jovens que podem não relatar sintomas por muitos anos. Em determinado momento, o tumor pode ter um crescimento rápido, desencadeando um quadro de inflamação e dor. O diagnóstico é complementado pela imagem radiológica e a cirurgia é a solução.
- **Osteossarcoma:** tumor ósseo maligno primário, apresenta em seu início um reflexo cutâneo, com aumento de temperatura por vasodilatação. Há um crescimento rápido, edema, perturbação articular, dores intensas, inclusive em repouso. A intervenção cirúrgica precoce, dependendo do estágio tumoral, melhora a prognose.
- **Sinovialoma:** acomete as bainhas tendinosas, devendo ser diferenciado de formações benignas. A característica frequente é um crescimento rápido, dores sem causa aparente e edema endurecido e doloroso à pressão. A intervenção cirúrgica imediata, com remoção ampla do tecido afetado, seguida de radioterapia, pode permitir um melhor prognóstico.[21]

Para melhor avaliação desses tumores, veja a videoaula sobre onco-ortopedia no endereço disponibilizado na nota de rodapé.*

ALTERAÇÕES NEUROLÓGICAS RELACIONADAS COM OS PÉS

Entre os problemas de comprometimento neurológico, o mal perfurante é o que mais frequentemente é recebido pelo clínico ou dermatologista em seu consultório. É importante ter conhecimento de outras patologias neurológicas relacionadas com os pés, pois o seu diagnóstico precoce permite interromper a evolução para uma situação muito mais complicada ou grave. O simples exame do calçado e uma observação mais acurada do estilo de marcha fornecem importantes subsídios para orientar e impedir problemas progressivamente maiores.

- **Mal perfurante plantar:** Tem como origem doenças que provocam perda parcial ou total da sensibilidade, tais como a hanseníase, diabete, sífilis, artrite crônica, entre outras. Costuma atingir mais homens que mulheres, geralmente de baixo nível socioeconômico. Apresenta-se como uma ulceração de tamanho variado, oval em sua maioria, borda proeminente, associada a ponto de pressão. Inicia-se frequentemente por uma situação de hiperqueratose, que desenvolve bolha serosa ou seropurulenta. Ao romper-se, há fissuração e/ou formação de ulceração que, sem tratamento, torna-se crônica. Essa úlcera pode aprofundar-se, atingindo tendões e músculos, terminando por acometer o osso e desencadeando uma osteomielite. Pela reação inflamatória, aparece tardiamente uma linfangite, supuração do comprometimento intra-articular (sinovite), terminando até num quadro de gangrena. O debridamento é imperioso, bem como o tratamento da infecção secundária e da causa primária (Figura 90.56). Veja um exemplo no vídeo cujo endereço está disponibilizado na nota de rodapé.**
- **Neurites:** calçados mal-adaptados ou desenhados sem o devido respeito anatômico são motivos frequentes desse tipo de patologia. Outros fatores, como trauma repetitivo ou intenso, alcoolismo, doenças sistêmicas, devem ser identificados e afastados, na medida do possível.
  - **N. interdigital:** em consequência à hiperextensão dos artelhos, os feixes nervosos apresentam-se angulados sobre os respectivos ligamentos. Se houver uma compressão, desencadeia-se um quadro doloroso latejante que persiste mesmo após ter sido aliviada a carga. A eliminação da hiperextensão deve ser o objetivo terapêutico, com orientação para calçados de melhor desenho ou órteses de apoio ou alívio.
  - **N. do tibial anterior:** também aqui, de forma mais específica, o calçado é causa frequente desse tipo de sintomatologia. O ramo fibular profundo pode ser lesado no dorso do pé (acompanha a artéria dorsal), quando se torna superficial sob o ligamento anular lateral do tarso. Calçado de baixa altura ou que tenha sido atado com muita força costuma provocar esse tipo de problema. Sua identificação e eliminação são o tratamento de escolha.

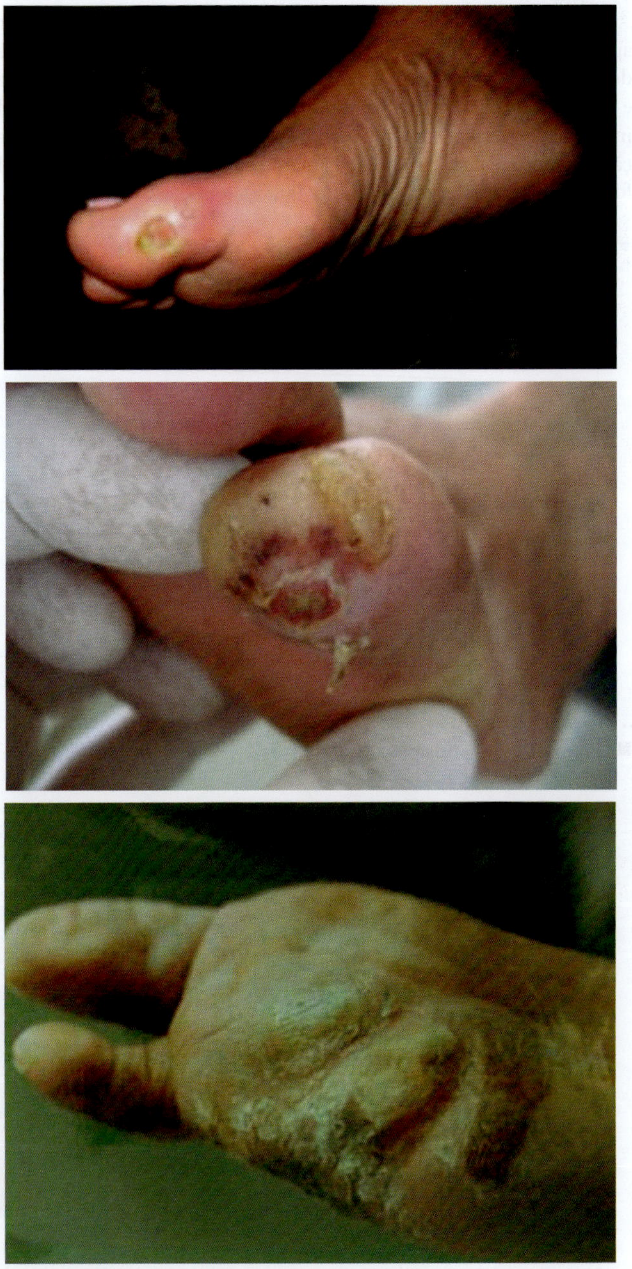

Figura 90.56 Mal perfurante plantar.

* Disponível em: <https://www.youtube.com/watch?v=CFLDkguWhls>.
** Disponível em: <https://www.youtube.com/watch?v=L6Ub5RS31C4>.

- **Polineurite:** várias patologias costumam desencadear uma situação desse tipo, tais como o alcoolismo, pressão local de forma aguda e intensa ou moderada e repetitiva, hipotermia, hemorragias etc. A sintomatologia típica é a perda sensitiva associada com fraqueza motora e reflexos tendinosos diminuídos, daí ser importante a pesquisa da sensibilidade com o instrumental adequado. Podem ser comunicadas alterações de sensibilidade, como adormecimento, diminuição ou ausência do reflexo tendinoso profundo do Aquiles e ulcerações de caráter indolor, associadas ou não com irregularidades na marcha. A correção da causa básica é a terapia de escolha, devendo ser feita o mais precoce possível, de forma que se evitem sequelas de grau variado.
- **Paralisias:** hérnias discais da região lombar podem ser a causa de paralisias das raízes nervosas que compõem o ciático. As consequências são sinais neurológicos tanto no tornozelo quanto no pé. A perda de flexibilidade na região lombar, com uma escoliose (desvio) funcional, é um dos sinais, sendo a sintomatologia típica a queixa de uma dor irradiada que se inicia na região lombar e progride pela perna, em sua face posterior, passa pela panturrilha, tornozelo, incidindo até sobre os artelhos. São casos em que por longa data o paciente faz uso de analgésicos e anti-inflamatórios, postergando o diagnóstico correto e a possível solução de menor agressividade, que pode até ser de caráter fisioterápico.
  Outra situação paralítica é a chamada "paralisia espástica", cuja lesão nos neurônios motores superiores compromete o pé. Pode ser o sinal de um acidente vascular cerebral, quando acomete adultos. Nos jovens é mais frequente como consequência de uma paralisia cerebral. O sinal típico é o do pé em "equino varo", com os artelhos tendo dificuldade de erguer-se do chão no decorrer da marcha. O pé apresenta-se em flexão plantar, impedindo que o calcanhar apoie-se no solo. Interromper ou diminuir a contratura do tendão de Aquiles, bem como fortalecer os eversores e dorsiflexores do tornozelo, é imperativo para que as sequelas e o impedimento da marcha normal não se tornem cada vez mais intensos.
- **Tabes *dorsalis*:** complicação tardia da neurossífilis, no passado foi importante causa de problemas de ordem neurológica. Nos dias atuais, pode acontecer de um diagnóstico não ser realizado, nem o tratamento ser instituído, podendo a doença evoluir para uma situação desse tipo. Os neurônios sensoriais ascendentes estão comprometidos, havendo uma progressiva degeneração deles. A sintomatologia caracteriza-se por queixar-se de dores agudas e súbitas, perda de reflexos tendinosos e alterações de sensibilidade em seus pés, tais como hipoalgesia e estesia. A marcha apresenta-se alterada, pois há descoordenação muscular e desequilíbrio sensorial. O tratamento da causa é imperativo, sendo o repouso e a medicação sintomática o complemento terapêutico.[22]

ALTERAÇÕES UNGUEAIS

As deformidades ungueais, comumente atribuídas a causas infecciosas, devem ser compreendidas de maneira mais específica, pois os traumatismos repetitivos, as deformidades ortopédicas e os calçados mal-adaptados são causa importante dessas alterações. A simples observação de como o paciente caminha pode trazer um esclarecimento sobre o problema que venha a ser apresentado. A análise dinâmica é tão importante quanto a estática. O comportamento holístico, procurando enxergar o indivíduo como um todo, é ponto importante para um diagnóstico correto e para uma solução efetiva. O conhecimento da terminologia específica, empregada para descrever o aparelho ungueal, auxilia na compreensão dos distúrbios desse segmento.[23]

- Coiloníquia – unha em formato côncavo (colher).
- Exostose subungueal – formação óssea que pode deformar a unha.
- Hepaloníquia – unhas amolecidas.
- Leucoma – manchas brancas por trauma na matriz.
- Leuconíquia – manchas brancas por distúrbio de ceratinização ou trauma (bolhas de ar).
- Linha de Beau – depressão transversa que se segue a alterações orgânicas (doenças).
- Onicalgia – dor nas unhas.
- Onicauxe – hipertrofia ungueal.
- Onicoatrofia – unha reduzida em tamanho.
- Onicocausa – igual onicocauxe – unha muito espessa, cresce como um chifre.
- Onicocriptose – unha encravada.
- Onicofagia – hábito de roer as unhas.
- Onicofimia – espessamento das unhas.
- Onicofose – neoformação córnea sob as unhas (calosidade).
- Onicogrifose – encurvamento das unhas (como bico de ave de rapina).
- Onicólise – descolamento ou desprendimento ungueal.
- Onicoma – tumor na raiz (base) ungueal.
- Onicomadese – deslocamento desde a base até a borda livre.
- Onicomalácia – amolecimento das unhas.
- Onicoptose – queda (desprendimento) das unhas.
- Onicorrexia – unhas adelgaçadas.
- Onicose – deformação das unhas.
- Onicosquizia – unha crescendo por baixo de outra.
- Onicotilomania – hábito de manipular as unhas, traumatizando e causando deformidade.
- Paroníquia – inflamação da pele das bordas ungueais por causa química ou infecciosa.
- Pit ungueal (Figura 90.57) – depressões puntiformes na lâmina por alterações na matriz (psoríase).
- Pterígio dorsal – fixação do hiponíquio na lâmina com destruição parcial desta.
- Pterígio inverso – fixação do hiponíquio além da emergência da lâmina ungueal.
- Unha hipocrática – unha exageradamente convexa.

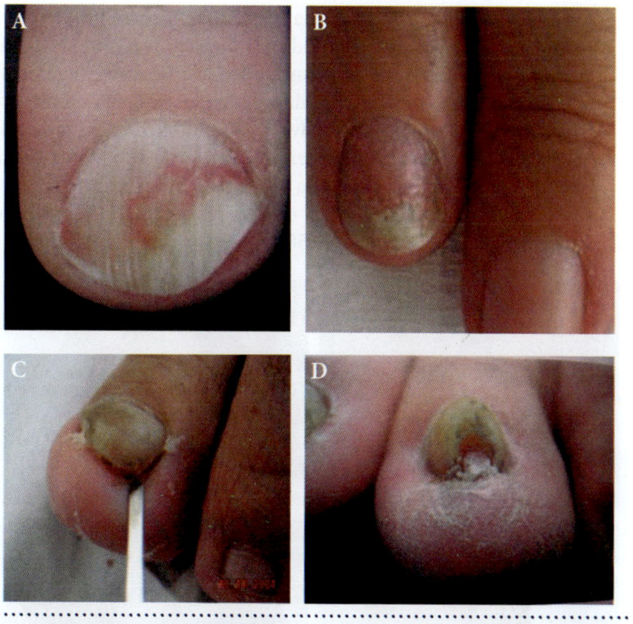

Figura 90.57 (**A**) Psoríase. (**B**) Pit ungueal. (**C**) Onicomicose. (**D**) Onicogrifose.

SITUAÇÕES MAIS FREQUENTES EM PATOLOGIA UNGUEAL

Espessamento ungueal

- **Onicocauxis:** é o espessamento de toda a lâmina ungueal, geralmente presente no hálux. O trauma repetitivo é uma causa comum, devendo ser feito o diagnóstico diferencial com doenças que interferem na lâmina, como psoríase (sinal da gota de óleo) e onicomicoses (exame micológico). Esta última afecção pode estar associada a onicocauxis de origem traumática, principalmente em pacientes idosos. Quando é feita a identificação da causa primária, a solução pode ser mais efetiva.

- **Onicogrifose:** é um quadro semelhante ao anterior, porém ocorre o desenvolvimento de formato "em garra". Há uma tendência de crescimento lateralizado, rápido e com tonalização escura. Várias são as causas, a saber: trauma crônico repetitivo, má-formação congênita, má higiene, processos infecciosos como paroníquia por leveduras, tinha ungueal, lues secundária, além de esclerodermia e gota. Também nesses casos a identificação da causa é o ponto de partida para uma solução correta, o corte técnico com instrumental adequado, assunto que será abordado no tópico de tratamento, que é um importante auxílio terapêutico.

Afinamento ungueal

- **Onicorrexe:** a lâmina sofre um adelgaçamento, quebra com facilidade e pode ter um aspecto estriado ou fissurado. A causa geralmente é química, ocasionada pelo uso de solventes orgânicos, como sabões, detergentes, solventes de películas, como acetona e éter, além dos variados agentes de limpeza doméstica que estão à disposição para auxiliar na higiene do lar. Doenças internas, tais como anemias, distúrbios da tireoide e doenças circulatórias devem ser descartadas. Com a identificação e a supressão da causa, pode-se obter uma recuperação total. O uso de luvas ou cremes de barreira são medidas efetivas para aquelas situações onde a causa não pode ser evitada.
- **Onicoatrofia:** má-formação congênita, avulsão traumática ou microtraumatismo repetitivo, que lesem a matriz ungueal e podem provocar uma atrofia da lâmina. Ocorre uma fragilidade, o aspecto é quebradiço e o resultado final é uma redução de espessura, tamanho e comprimento da lâmina.

Descolamento ungueal

- **Onicólise:** é quando, a partir da borda livre, ocorre um descolamento, o qual pode acometer toda a lâmina e infectar-se secundariamente por fungos ou bactérias, podendo aparecer mudança de coloração. Assim como no caso da onicorrexe, os agentes químicos de limpeza costumam estar envolvidos. Hábitos exagerados de higiene ungueal, como os de remover material subungueal com objetos pontiagudos, facilitam a afecção. A interrupção da causa associada com uma terapêutica do eventual agente infectante soluciona o problema (Figura 90.58).

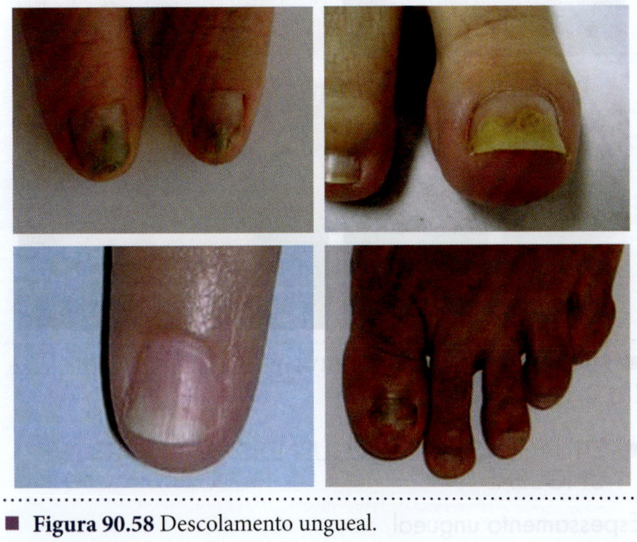

Figura 90.58 Descolamento ungueal.

Encravamento ungueal

- **Onicocriptose:** é uma causa frequente de consulta médica, nem sempre sendo dado o encaminhamento ideal ao caso. Deriva da penetração da lâmina ungueal, ou parte dela, na prega ungueal lateral interna ou externa, geralmente acometendo o hálux. A infecção secundária é habitual e a formação de um tecido de granulação, normalmente sangrante, costuma ser quase uma regra.

  O corte errado, com instrumental inadequado ou não afiado, dá como resultado uma borda serrilhada ou uma espícula. Essa ocorrência, associada com calçados apertados, pode provocar uma penetração da lâmina na prega ungueal, geralmente não sendo perceptível na fase inicial. O paciente evita manipular o local, a dor incipiente estimula esse comportamento e o resultado é um agravamento progressivo, culminando com a formação do granuloma, o qual pode ser a porta de entrada para uma infecção mais profunda, como uma erisipela. A solução imediata é o corte da espícula (o qual pode ser feito sem a necessidade de uma anestesia por infiltração) associado a uma cauterização do tecido granulomatoso, geralmente feita com substâncias cáusticas, como fenol 88% ou ácido tricloro acético a 70% (no capítulo de terapêutica esta técnica será abordada). Caso haja uma infecção secundária, o tratamento concomitante é imperioso (Figura 90.59).

  A orientação para o corte correto, preferencialmente feito por técnico habilitado (podólogo) principalmente nos casos em que o paciente não tem mobilidade ideal para tanto ou quando as unhas são muito espessas, é fator importante na prevenção da patologia.[24]

  Quando há uma cronicidade e repetição do problema, a solução cirúrgica, com a eliminação de uma faixa lateral da unha, inclusive alcançando a matriz, é a maneira eficaz de eliminar definitivamente essa ocorrência.[25]

Hematoma subungueal

O trauma sobre a lâmina ou o leito ungueal, tanto de causa aguda, com um objeto contundente, quanto de causa crônica, por calçado apertado ou microtrauma repetitivo (corrida de longa distância, por exemplo), costuma desencadear a formação de um lago venoso entre a lâmina e o leito.

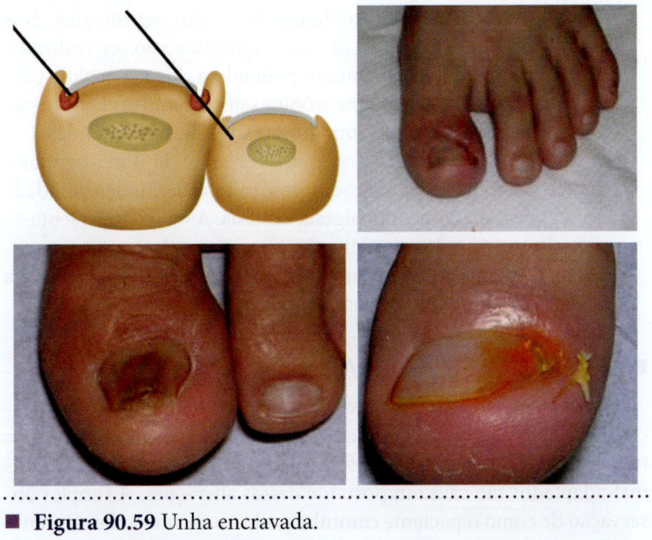

Figura 90.59 Unha encravada.

Na fase aguda de formação, há o relato de dor de intensidade variável. A intervenção precoce, com trepanação da lâmina para a saída do material sanguíneo, é de grande auxílio terapêutico, inclusive impedindo um descolamento ainda maior da lâmina de seu leito. Nos casos em que não exista história de trauma, é imperioso o diagnóstico diferencial com nevos de matriz ou mesmo melanoma (Figura 90.60). Uma aula virtual sobre o tema "unhas" pode ser vista no vídeo com endereço disponibilizado na nota de rodapé.*

* Disponível em: <https://www.youtube.com/watch?v=bbZeklN1sW0>.

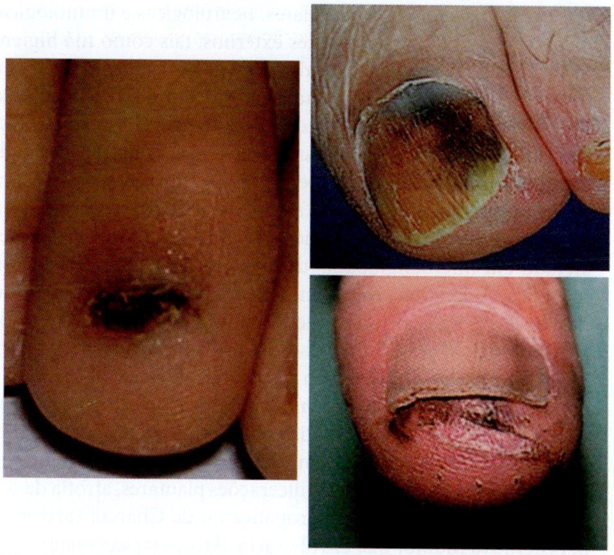

■ **Figura 90.60** Hematoma subungueal.

■ DISTÚRBIOS INFLAMATÓRIOS, VASCULARES E METABÓLICOS

De forma sintética podemos estabelecer as causas de distúrbios inflamatórios, classicamente representados pela quadra calor, rubor, tumor e dor. Associa-se a isso a perda parcial ou total da função da área afetada. Importante também lembrar que, num ambiente de 20 graus centígrados de temperatura e 40% de umidade relativa, a quantidade de umidade liberada por um pé, dentro do calçado, é de 20 a 50 ml por hora. Como o calçado fechado age como um agravante, deve ser prevista a orientação da ventilação e resfriamento, para que se evite complicar o problema de base.

Para melhor compreender os temas deste tópico, abordados em outros capítulos deste livro, procuramos fazer uma série de tabelas informativas, com o objetivo de sintetizar e facilitar a compreensão das patologias associadas que têm a inflamação como causa comum. Também para ser mais didático, foi feita uma divisão das inflamações relativas às causas e à localização, superficial ou profunda (Tabela 90.14).

- **Angiodermites:** estão entre as patologias de origem vascular, que podem manifestar-se nos pés e ser de origem venosa ou arterial. Os sinais e sintomas mais comuns são:
- **Quanto à cor:** cianose, palidez, eritema, pigmentação.
- **Quanto ao aspecto:** edema, atrofia (superficial e profunda), eczema.
- **Quanto aos sintomas:** dor, prurido, formigamento, hipertermia.
- **Quanto aos pelos:** ausentes, queda acentuada, cor alterada.
- **Quanto às unhas:** quebradiças, fracas, fissuradas.

Tabela 90.14 Causas inflamatórias.

Causa	Agente
Química	Ácidos, calicidas, liberação de histamina (alergia, picadas de insetos, ferroadas)
Térmica	Queimaduras (solares ou não), crioterapia, eletroterapia, Raynaud
Mecânico-traumática	Torções, estiramentos, fraturas, calos e calosidades, bolhas, pronação excessiva
Infecciosa	Fungos, bactérias, vírus
Autoimune	Doenças reumatológicas (dermatomiosite, esclerodermia, I.E.)

Localização	Sinais e sintomas	Causa	Agente
Superficial	Calor Edema Eritema Dor variável	Infecciosa-bactérias Infecciosa-fungos Infecciosa-vírus Dermatite Psoríase Reações (hipersensibilidade) Acantólise Ulcerações	→ Unha encravada → Onicomicose → Verruga – molusco → Atopia, dermatite de contato → Placas, pústulas, pit → Picadas, ferroadas → Pênfigo → Isquemia-neuropatia
Profunda	Calor Edema variável Limitação do movimento Dor variável (palpação ou movimento)	Bursite Paniculite Estiramento Fasciite Artrite-artrose Osteomielite	→ Congênita ou adventícia → Coxim fibrogorduroso → Pronação excessiva → Pronação excessiva → Artrite reumatoide → Mal perfurante

A arteriosclerose obliterante é a causa mais comum de doença vascular que altera a luz arterial. Costuma aparecer entre os 50 e 70 anos de idade, mas pode acontecer antes. Sintomaticamente, dor mesmo em repouso, claudicação intermitente e distrofia no local afetado são referidas. A dor distribui-se entre os dedos, sendo citada como uma câimbra, sensação de formigamento ou dormência. Cianose ou aspecto pálido no membro afetado é outro sinal importante.

Conduta importante nesses casos é a palpação dos pulsos arteriais, os quais estarão reduzidos com a obstrução. Nas situações mais avançadas, além da palidez, podem ser notados sinais de isquemia, pelos ausentes e unhas deformadas, quebradiças e irregulares. A confirmação diagnóstica é feita pela arteriografia, exame essencial para estabelecer a situação exata dos vasos arteriais, indicando uma intervenção cirúrgica quando necessário, pois o tratamento clínico está dirigido aos casos onde não haja evidências de isquemia. Exames que utilizam tecnologia de imagem por infravermelho permitem observar o estado da temperatura e a microcirculação, entre outras evidências.

O profissional especializado no tratamento dos pés inclui no estudo a avaliação sensorial táctil, vibratória, pressórica e de dor térmica, assim como o estudo do fluxo arterial (com *doppler*) e a identificação de pontos de pressão anormais, feita com o auxílio de um pedobarógrafo, exemplo na Figura 90.61.

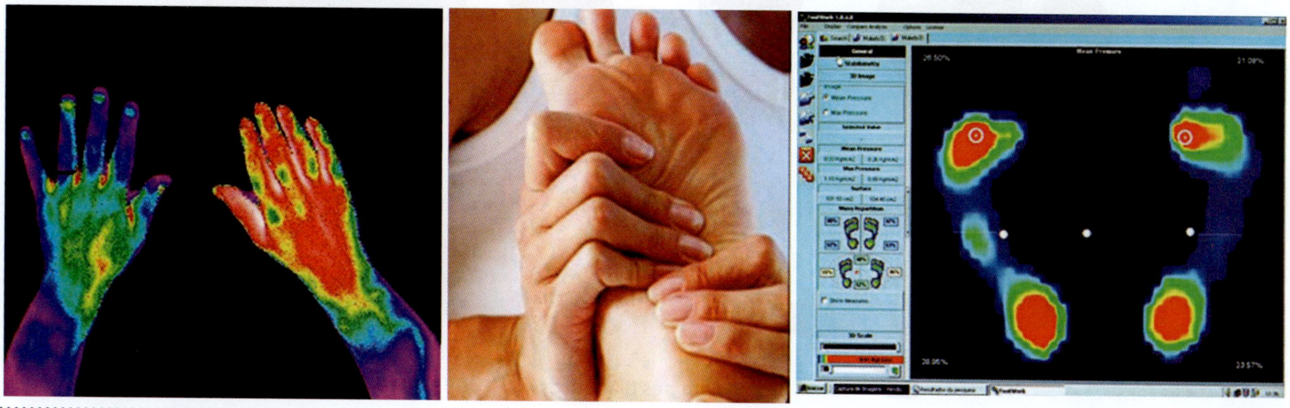

■ **Figura 90.61** Angiodermites.

- **Metabólicas:** entre as várias patologias passíveis de acometerem os pés, podemos citar a gota, cuja incriminação, por parte dos leigos, como causa de seu problema podal é um dos mais citados. Ao contrário da crença popular, a afecção acomete mais as estruturas articulares, pela deposição de cristais de urato, promovida pela falta de eliminação adequada por via urinária. A consequência é uma sinovite aguda, que acomete o hálux com mais frequência. Há reação granulomatosa, degeneração cartilaginosa e óssea, culminando em artropatia crônica. Na pele, podem apresentar-se tardiamente os tofos gotosos, os quais eliminam o material seroso ao serem perfurados. Idosos são os mais afetados, porém pode incidir em indivíduos mais jovens, principalmente naqueles onde o esforço muscular se combina com alimentação excessivamente proteica e alcoólica. Repouso, dieta e medicação, tanto específica quanto analgésica e anti-inflamatória, fazem parte da conduta terapêutica.
- O diabete *mellitus* é um caso à parte em Podologia, pois, consequente ao diagnóstico insuficiente ou tardio e, principalmente, à falta de cuidados específicos, apresenta-se numa forma conhecida como "pé diabético". Infelizmente, muitos profissionais envolvidos com o tratamento da doença não atentam para as alterações que acometem os pés, permitindo que as complicações se agravem por simples falta de um exame mais minucioso, além da não orientação para um cuidado maior com o membro inferior. Quando isso acontece, o quadro podológico já pode estar num estágio bastante avançado, terminando então nas inevitáveis amputações. A alteração vascular é o ponto de partida para a morbidade e a indesejada mortalidade. A polineuropatia, de início lento e insidioso, é a forma mais frequente de neuropatia periférica, estando associada em grande parte dos casos com atrofia ou debilidade muscular assimétrica.

  Por causa das alterações vasculares, neurológicas e imunológicas, os pacientes que têm agravantes externos, tais como má higiene, limitações de movimentação, alimentação deficiente e tratamento insuficiente ou ausente desencadeiam as ulcerações diabéticas. Elas incidem originalmente sobre aquele pé insensível, consequentes a um trauma indolor, pois a neuropatia interfere na sensibilidade. Complicando o problema, a doença vascular torna o processo cicatricial muito mais difícil. Essas alterações vasculares, que ocorrem de forma progressiva, são divididas de acordo com o calibre do vaso afetado em microangiopatia, doença arteriolar e arteriosclerose diabética. A gangrena é o acometimento frequente em indivíduos de mais de 45 anos, principalmente nas mulheres, sendo a característica principal dessa complicação a ausência de dor, ao contrário das outras causas de obstrução vascular arterial.

  O pé diabético, por sua sensibilidade deficiente ou ausente, está sujeito a todo tipo de traumatismo, predominando no calcanhar e nas saliências ósseas. Podem estar presentes sinais e sintomas importantes, como a anidrose, ulcerações plantares, atrofia da pele e subcutâneo, articulação neuropática ou de Charcot (artropatia degenerativa indolor que envolve articulações tarsometatársicas e metatarsofalangianas). Quando existe uma situação de alcoolismo, a neuropatia alcoólica se sobrepõe à diabética, agravando ainda mais a situação vascular.

  Infecção secundária por fungos e bactérias é frequente, estando aqueles na posição de promotores, pela fissuração interdigital que sua presença provoca. Encravamento ungueal, calosidades e esporão do calcâneo são outras portas de entrada para infecções, desencadeando celulites, linfangites, abscessos, osteomielite, terminando até em quadros de gangrena, principalmente nos tabagistas crônicos (Figura 90.62).

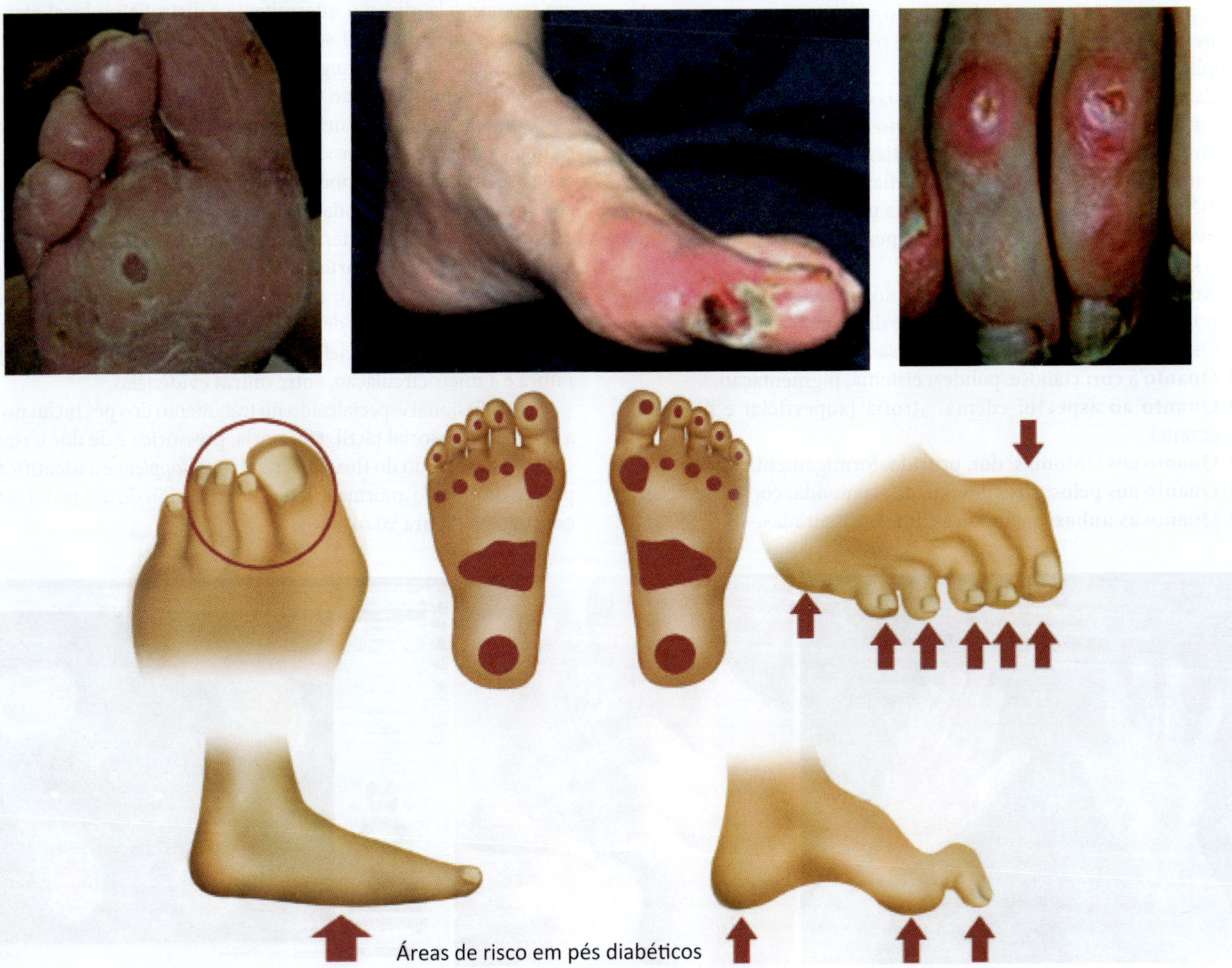

Figura 90.62 Angiodermites.

Um exame cuidadoso, tanto por parte do paciente quanto pelo cuidador ou profissional de saúde, é o ponto de partida preventivo e orientador terapêutico. Atenção para o cuidado com a sensibilidade térmica, táctil e dolorosa, que deve ser enfatizada e compreendida adequadamente, pois a tendência é a preocupação apenas quando há alteração dolorosa, o que acontece mais tardiamente. Calçados adequados, sem costuras salientes, examinados constantemente para evitar a presença de corpos estranhos em seu interior também fazem parte da conduta preventiva. O corte técnico adequado das unhas, bem como o desbaste de calos e calosidades e a manutenção da hidratação dos tecidos podais, completam essa postura.

Patologias inflamatórias específicas dos pés

- **Estiramentos e torções:** quanto mais fibroso o tecido, menor a vascularização, com isso o processo inflamatório é menor, tal como ocorre na fáscia plantar. Em contrapartida, também por essa característica, a recuperação é muito mais lenta. Lesões ligamentares profundas podem resultar em depressões e danos nos tecidos moles. Na Figura 90.63, esquematizamos os pontos dolorosos mais frequentes.

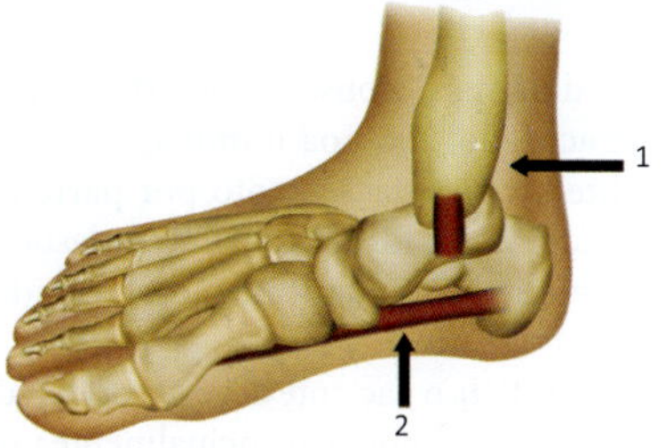

1. pé cavo ⇒ ação de estiramento repetitivo no tornozelo porção lateral;
2. pé plano ⇒ ação de estiramento repetitivo no tornozelo porção medial;
3. pé hipermóvel ⇒ ação de estiramento na fáscia plantar;
4. pé pronado ⇒ ação de estiramento na fáscia plantar.

■ **Figura 90.63** Pontos dolorosos mais frequentes.

- **Bursites:** bursas de origem congênita são normalmente encontradas nos pés, porém bursas de origem adventícia podem desenvolver-se, tal como os sacos sinoviais, em resposta a um trauma agudo ou crônico. A repetição da ação costuma desencadear uma inflamação no local, que recebe o nome de bursite. Essas bursas inflamadas podem romper-se, permitindo a contaminação bacteriana. Doenças reumatológicas são causas promotoras de bursites, principalmente nos pontos de apoio das cabeças dos metatarsos. Na Figura 90.64 procuramos exemplificar os pontos mais frequentes das bursites que acometem os pés.

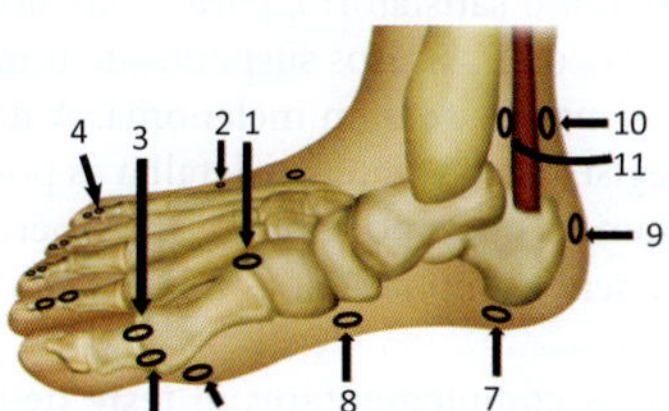

1. hálux abductovalgo – porção medial da 1ª JMF – aspecto de novelo
2. hálux abductovalgo – porção lateral da 5ª JMF – aspecto de nó
3. hálux rígido – porção dorsal da 1ª JMF
4. dedos em martelo – calosidades dorsais presentes
5. JMF na artrite reumatoide
6. "pé do policial", reação à postura de pé, excessiva
7. pé cavo – área dorsal do tarso
8. pé plano – área plantar tarsal, úlcera em casos de isquemia neuropática
9. pronação excessiva – área posterior do calcâneo bolhas podem se formar
10. pé cavo funcional ou calcanhar equino – área do tendão de Aquiles
11. porção profunda do tendão de Aquiles acima do calcanhar.

■ **Figura 90.64** Pontos de bursite.

- **Tendinites:** traumas por torção ou atividade excessiva permitem provocar uma inflamação ou ruptura nas bainhas tendinosas. Isso está exemplificado na Figura 90.65.

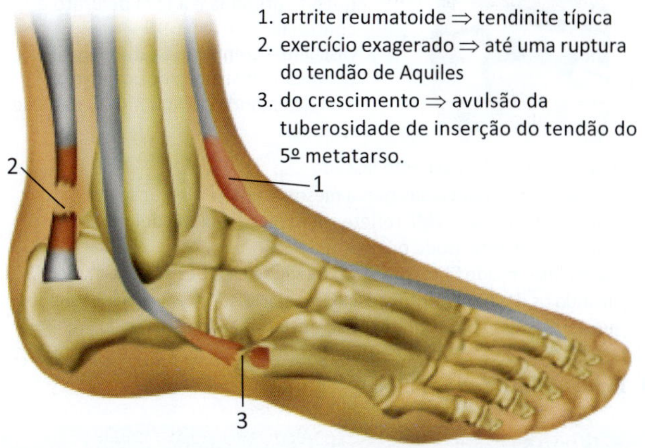

1. artrite reumatoide ⇒ tendinite típica
2. exercício exagerado ⇒ até uma ruptura do tendão de Aquiles
3. do crescimento ⇒ avulsão da tuberosidade de inserção do tendão do 5º metatarso.

■ **Figura 90.65** Tendinites.

Para saber mais sobre tendinites e causas de dores nos pés, assista aos vídeos com endereço disponível na nota de rodapé.*

- **Osteítes:** são inflamações nas superfícies ósseas que tenham contato com os calçados ou estejam sujeitas a um esforço agudo ou repetitivo pelo exercício (Figura 90.66).

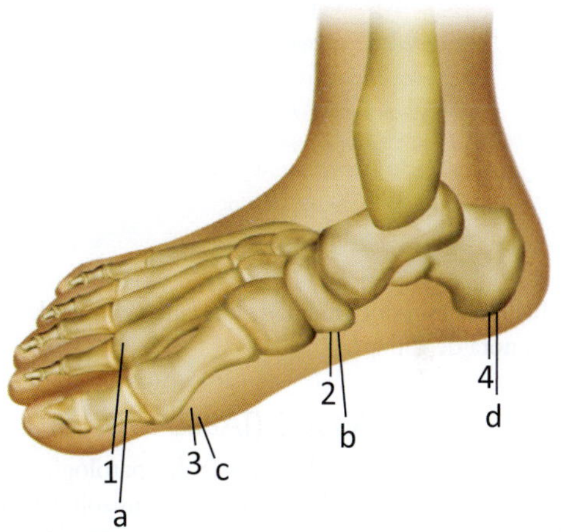

1. artrite reumatoide – estágio tardio – osteófitos nas margens ósseas das articulações afetadas.
2. entesiopatia – tensão na inserção da fáscia plantar provoca o levantamento periósteo e o desenvolvimento de um esporão no calcâneo.
3. fratura do *stress* – esforço crônico provoca fratura nos metatarsos ou 1º metatarso com flexão plantar provoca fratura do sesamoide.
4. artropatia de Charcot – articulação neuropática submetida a microfraturas.
5. necrose avascular – morte celular de tecido ósseo – áreas preferenciais:
   a) Doença de Freiberg – cabeça do segundo metatarso;
   b) Doença de Kohler – osso navicular;
   c) Segunda doença de Kohler – osso sesamoide medial;
   d) Doença de Sever – face posterior do calcanhar.

■ **Figura 90.66** Osteítes.

- **Tecidos moles:** ocorrem associados aos processos inflamatórios articulares. São frequentemente confundidos com outras patologias que afetam os pés, infelizmente não apenas por parte dos leigos. É recorrente a queixa de que o "ácido úrico" elevado é a causa de uma tinha plantar, disidrose ou dermatite de contato (Figura 90.67).

---

* Disponível em: <https://www.youtube.com/watch?v=o3cARYnB67Q>; <https://www.youtube.com/watch?v=s_KwdbPaFIc>.

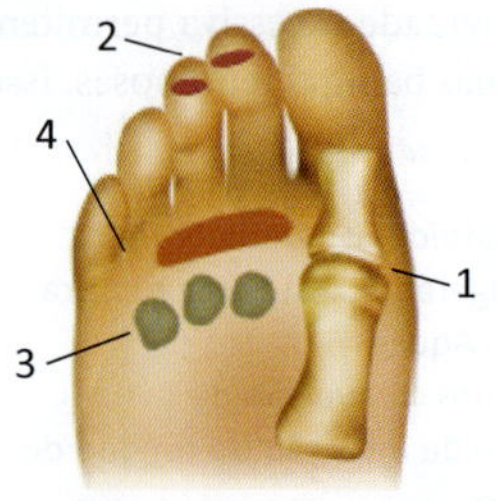

1. tofo gotoso – depósito de cristal de urato na área articular, subungueal ou abaixo da articulação. Ulceração libera material leitoso e só resolve quando drenada e a taxa de urato é controlada.
2. vasculite – complexos autoimunes provocam obstrução dos capilares, desencadeando sofrimento ou necrose tecidual.
   - A subungueal → aspecto lascado
   - A vasculites associadas numa mesma área → ulceração
3. bursa reumatoide – JMF reflete a inflamação aguda dolorosa da bursa subjacente, pode ocorrer ulceração.
4. paniculite – tecido fibrogorduroso de suporte do peso é mobilizado quando os dedos estão em posição de martelo, retraídos ou distorcidos em garra, e as cabeças dos MTT atuam lesionando esse tecido.

■ **Figura 90.67** Tecidos moles.

Tabela 90.15 Ulcerações: ocorrências mais comuns e seus tipos.

Tipo	Características associadas	Doença associada
Úlcera trófica (neuropática)	Pé em garra, ulcerações em pontos de pressão, microarteriopatias	Diabete – hanseníase
Úlcera vascular	Proeminências ósseas – pé plano – hálux abductovalgo	Artrite reumatoide
Úlcera pelo frio	Vasoespasmo periódico	D. Raynaud – congelamentos
Úlcera venosa	Dorso do pé – edema – veias varicosas – depósitos de hemossiderina – eczema de estase	Insuficiência venosa
Úlcera iatrogênica	Tratamentos com cáusticos criocirurgia ou eletrocirurgia	Verrugas – calosidades
Úlcera maligna	Úlcera crônica pode desenvolver malignidade, leito ungueal pode estar envolvido, região plantar afetada	MM ou CEC

A úlcera diabética está documentada em vídeo com endereço disponibilizado na nota de rodapé.*

■ DISTÚRBIOS INFECCIOSOS (TABELA 90.16)

Comumente incriminados pela maioria das patologias dos pés, os fungos realmente têm uma efetiva participação nosológica. Outros agentes também tomam parte, como as bactérias e os vírus, agindo aqui de forma primária ou secundária, quando outro agente permite sua penetração, como um trauma crônico por desequilíbrio da marcha.

Devemos ter em mente que existe uma flora normal agindo localmente e que apenas devemos tratar a flora comprovadamente patogênica. Os exames laboratoriais microbiológicos auxiliares são importantes ferramentas de orientação terapêutica, evitando agressões hepáticas e renais desnecessárias pela comum terapia empírica, com antimicrobianos orais e locais, aplicados indiscriminadamente. Além disso, a micologia permite orientar para a medicação mais efetiva e de menor custo para o paciente, pois um simples exame micológico direto custa uma fração de um tratamento equivocado ou aleatório. Como essas doenças já foram abordadas em outros capítulos deste tratado, optamos pela tabela de demonstração, para tornar mais didática a relação entre as doenças e suas características principais.[28]

■ CONDUTA DIAGNÓSTICA

Com base nas observações anteriores, um comportamento diagnóstico efetivo evita as terapêuticas simplórias e intempestivas, derivadas obviamente de uma observação superficial, fruto de uma anamnese incompleta e de um exame físico descompromissado (Figura 90.68).

A atenta observação da marcha do paciente traz muitas informações para o diagnóstico da causa do problema. Um simples espelho colocado em posição adequada permite o acompanhamento tanto pelo médico quanto, principalmente, pelo paciente do tipo de marcha que está sendo realizado, se o apoio é nos pontos corretos ou não, se, além do pé, outras estruturas estão envolvidas, como as articulações coxofemorais e do joelho.[29] Outro ponto importante nessa ação é o exame do calçado, tanto em relação ao tipo utilizado, se de boa qualidade ou não, quanto dos eventuais desgastes que apresenta, o que permite inferir sobre o efeito da carga sobre o solado e o salto (Figura 90.69).

Uma forma mais completa de fazer essa observação é com o auxílio de uma câmera fotográfica digital, realizando uma filmagem da marcha. Isso ajuda a convencer o paciente das eventuais necessidades de corrigir a postura, tipo de calçado etc. Na Figura 90.70, há um exemplo de como realizar esse procedimento de forma simples e eficiente. Para os que querem aprimorar-se nesse tema, um equipamento sofisticado, como um "podógrafo", promove uma visualização mais completa, porém o custo é bem mais alto (Figura 90.70). Marchas normal e patológica estão representadas em vídeo com endereço disponibilizado na nota de rodapé.**

Após a análise dinâmica, a observação estática deve contemplar um exame visual acurado, sob boa iluminação, de preferência em posição que facilite a visualização tanto por parte do examinador quanto do examinado. Dessa forma, detalhes de lesões ou patologias, que podem ainda estar assintomáticas, são percebidos e diagnosticados (Figura 90.71).

Com o mesmo objetivo, o paciente deve ser orientado para a observação contínua do segmento podal, principalmente nos idosos.[30] Não podemos nos esquecer de que a extremidade inferior, por sua natural distância dos olhos, destacadamente na idade avançada, quando a acuidade visual é menor, passa a ser relegada a um segundo plano de preocupação. Quando os problemas aparecem, muitas vezes já são de longa evolução e poderiam ter sido evitados ou minimizados, se tivesse ocorrido uma observação mais precoce. Um espelho colocado em posição adequada permite a visualização mais detalhada, por exemplo, de um caso de diabete, onde a sensibilidade pode estar alterada e uma erosão ou mesmo ulceração plantar pode passar despercebida. A manipulação pessoal, quando há condições de alcance ou por um cuidador ou técnico de saúde, fornece importantes informações sobre temperatura, sensibilidade, consistência, pontos dolorosos etc. (Figura 90.72).

Ainda neste tópico, a realização dos registros adequados, tanto escritos quanto de imagens, permite colecionar informações que muito ajudam na constatação da forma de evolução do problema, se está evoluindo de modo satisfatório, para uma cura, no caso de um tratamento ungueal, ou nos casos suspeitos de tumores, como é o de um nevo transformando-se num melanoma. A dermatoscopia complementa esse registro, pois amplia e detalha as possíveis alterações que se manifestam, as quais podem passar despercebidas numa análise mais rápida e sem a ampliação das imagens que essa técnica fornece (Figura 90.73).

Quanto aos exames complementares, o teste de sensibilidade associado à análise visual, a olho nu, ampliado por uma lupa ou pela dermatoscopia, complementa um correto enfoque feito pelo observador. Um conjunto de materiais, de simples e barata aquisição, fornece subsídios valiosos para a pesquisa de sensibilidade, tão importante nos casos de hanseníase e diabete, onde esses sintomas estão alterados. A radiologia também pode auxiliar, ao mostrar detalhes importantes para que se possa traçar diagnóstico e conduta corretos (Figura 90.74).

Os exames laboratoriais tradicionalmente utilizados, além da patologia clínica, são a dermatopatologia, a qual é de domínio do

* Disponível em: <https://www.youtube.com/watch?v=ujmv420FlDY>.

** Disponível em: <https://www.youtube.com/watch?v=oQyxq3fH0Yk>; <https://www.youtube.com/watch?v=MF8GexW9xLs>.

Tabela 90.16 Distúrbios infecciosos.

Agente	Tipo	Doença relacionada	Característica
Bactérias 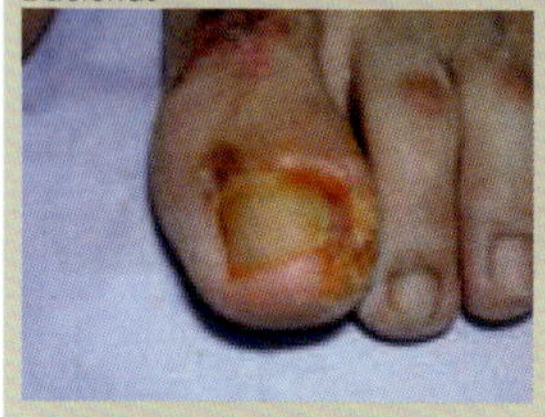	Corinebactéria	Eritrasma queratose sulcada plantar	▪ Floresce à luz de Wood ▪ Poros – erosões circulares
	Estreptococo	Erisipela dactilite bolhosa distal	▪ Porta de entrada aberta ▪ Trauma – manipulação
	Estafilococo	Impetigo paroníquia aguda	▪ Trauma – higiene ▪ Trauma – manipulação
	Bac. Koch	Tuberculose	▪ Úlcera – lúpus vulgar
	Bac. Hansen	Hanseníase	▪ Sensibilidade alterada
Vírus 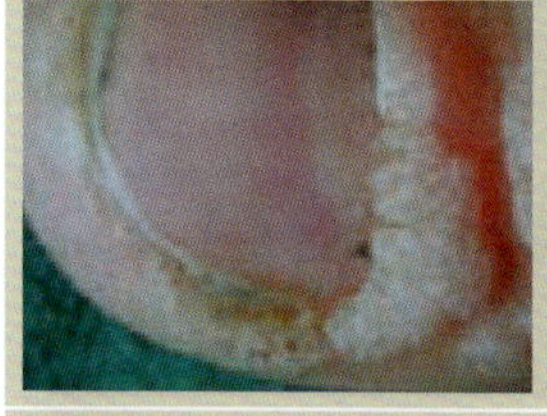	Hpv	Verruga plana, verruga vulgar, verruga plantar, verruga perisubungueal, verruga em mosaico	▪ Dorso do pé ▪ Pontos hemorrágicos ▪ Pontos de pressão ▪ Trauma – manipulação ▪ Adultos jovens
Fungos 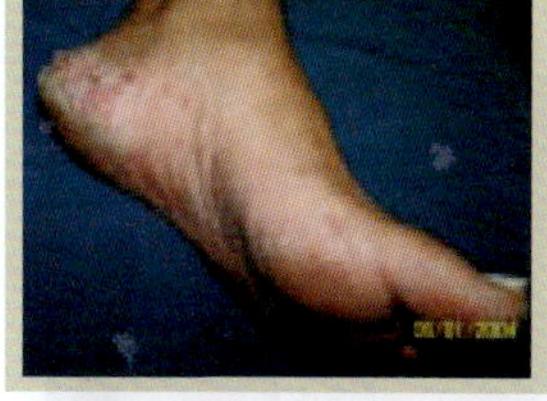	Dermatófitos	Tinha do pé (plantar), tinha da unha, tinha interdigital	▪ Jovem – calçado fechado ▪ Idoso – assimetria ▪ Afeta além do 4º espaço

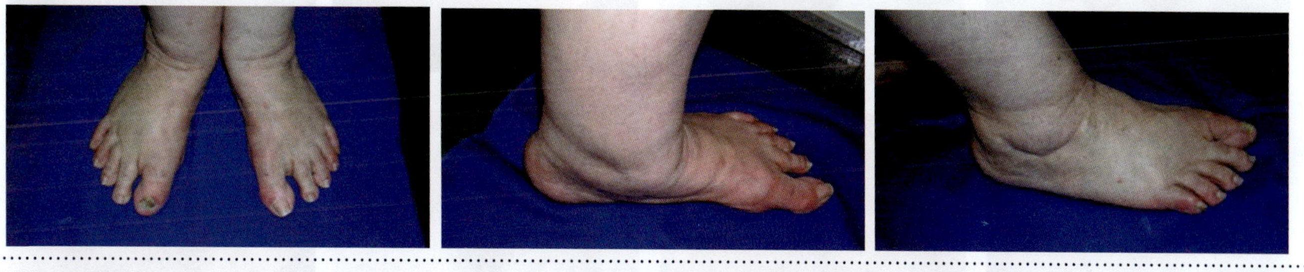

■ **Figura 90.68** Exame físico.

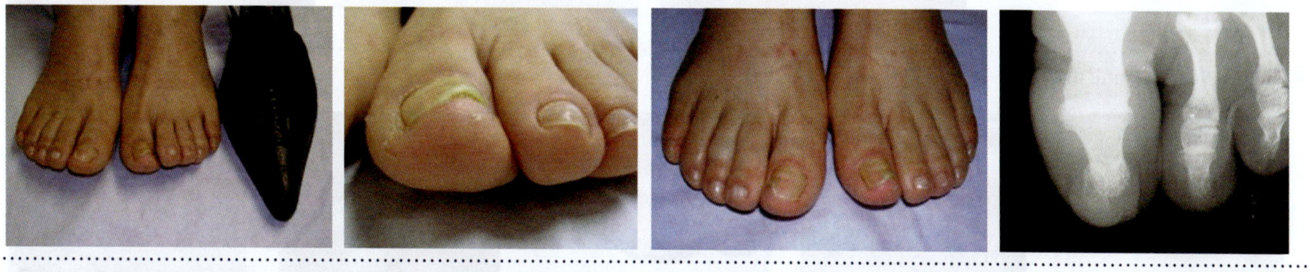

■ **Figura 90.69** Exame físico.

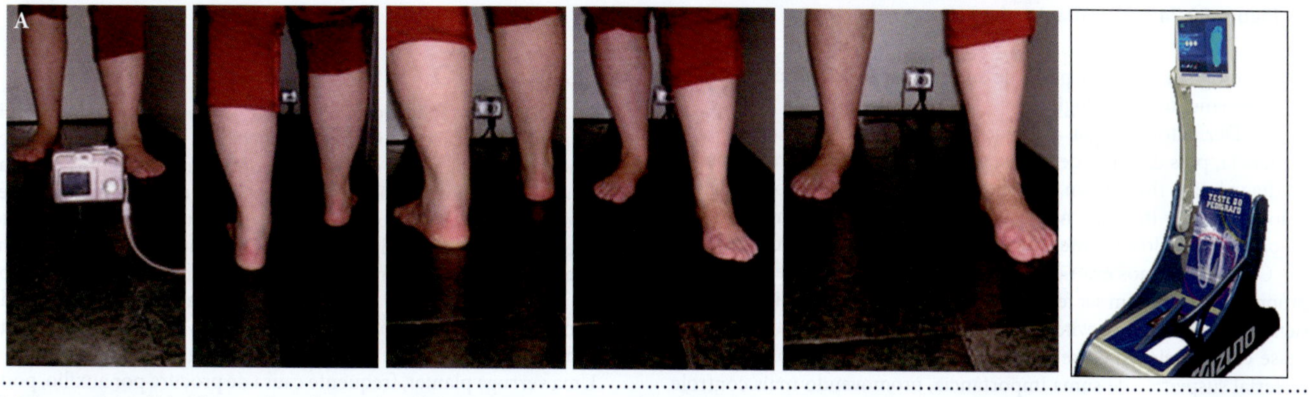

■ **Figura 90.70** (**A**) Câmera digital para fotofilmagem da marcha. (**B**) Podógrafo.

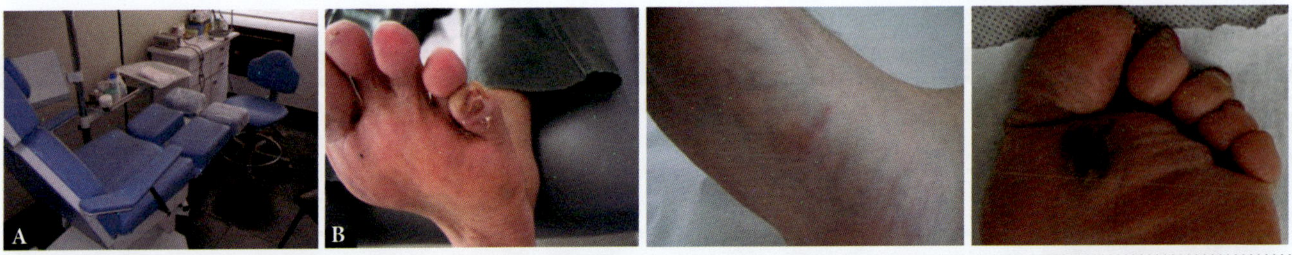

■ **Figura 90.71** (A) Cadeira podológica. (B) Lesões podológicas de visualização dificultada pela localização.

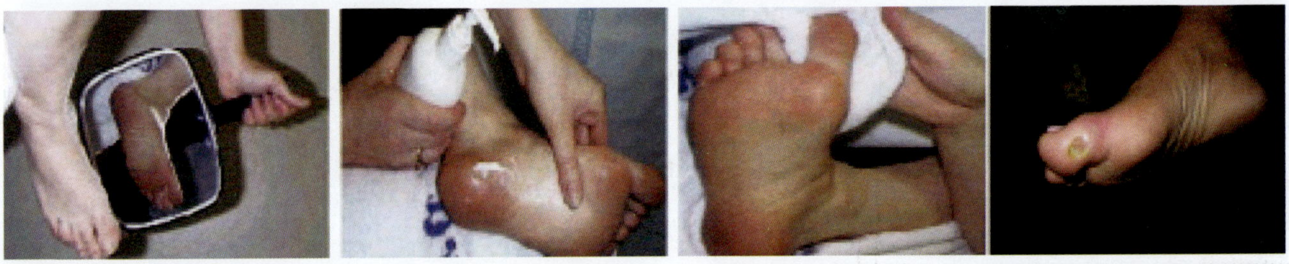

■ **Figura 90.72** Exame físico.

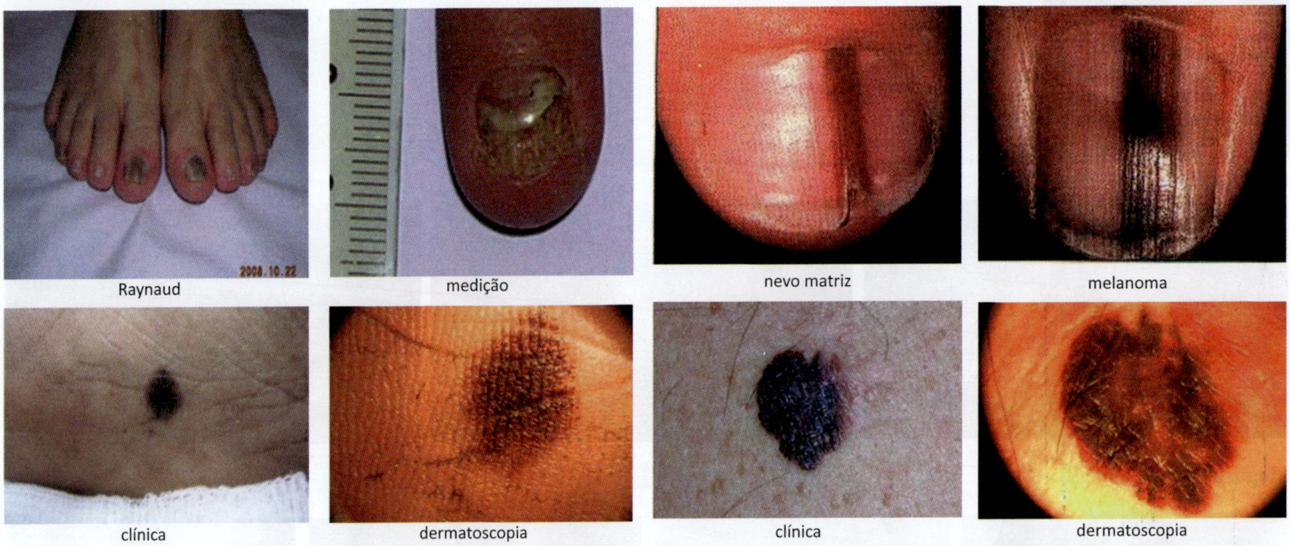

■ **Figura 90.73** Exame físico.

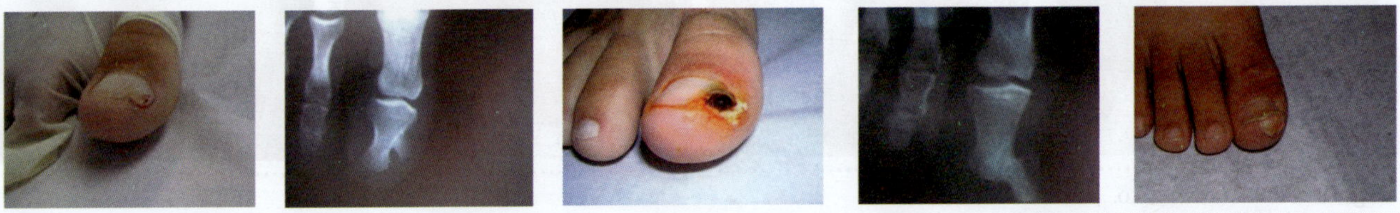

■ **Figura 90.74** Exame diagnóstico.

dermatologista, pois faz parte de sua formação, e a microbiologia, particularmente a micologia.

Na Dermatopatologia, a interação com o patologista é de vital importância, pois detalhes de história e do exame físico darão subsídio ao diagnóstico final. Com a facilidade tecnológica das fotos digitais e do envio pela internet, não há justificativa para não enviar, com a biópsia colhida do paciente, as imagens capturadas naquele momento.

Com relação aos exames micológicos, se não forem realizados na própria clínica, devem ser feitos em laboratório com profissionais experientes, de modo que se evitem os indesejados falsos negativos. Também nesse caso, a relação entre o solicitante e a equipe que processará o material suspeito é de suma importância, promovendo mais controle de qualidade sobre os exames que forem executados.

■ TRATAMENTO

Os esquemas terapêuticos medicamentosos ou cirúrgicos aplicáveis ao segmento podal são muito bem conhecidos, não havendo grandes diferenças em Podologia. O diferencial baseia-se na frequente postergação da necessária intervenção, pois teme-se a dor do procedimento a ser realizado, no caso das unhas encravadas, ou releva-se a terapêutica, no caso de idosos com dificuldade de movimentação e visualização. Com base em um diagnóstico preciso, os procedimentos medicamentosos são de importância crucial, no sentido de interromper a evolução de um processo infeccioso, como no caso de uma celulite, que teve sua porta de entrada através de uma fissura interdigital (Figura 90.75).

Uma verruga plantar, frequente causa de procura por auxílio, pode ser removida de forma simples e praticamente indolor, na maioria dos casos, usando-se a técnica do desbaste, aplicação de cáusticos e oclusão. No caso a seguir, foi feito o desbaste inicial para remover a capa de queratina, aplicação de fenol 88% (diminui a sensibilidade), seguida da aplicação de ácido nítrico fumegante (o que deixa o aspecto enegrecido do tecido tratado) e oclusão com fita adesiva plástica (para manter o produto e promover maceração). O resultado é alcançado em poucas sessões, que se repetem 1 ou 2 vezes por semana (Figura 90.76).

Outra opção terapêutica é a crioterapia com nitrogênio líquido, com o preparo prévio removendo a capa de queratina para permitir uma ação mais intensa do produto. Para diminuir a dor, usamos o fenol 88%, permitindo uma aplicação crioterápica suportável, evitando a anestesia por infiltração, bem mais dolorosa. Quando bem realizada, uma ou duas sessões são suficientes para o sucesso terapêutico. A evolução de uma crioterapia e a técnica do sistema "Points" são apresentados em vídeo com endereço disponibilizado em nota de rodapé.*

* Disponível em: <https://www.youtube.com/watch?v=wDw8NNixEv4>; <https://www.youtube.com/watch?v=eQ1P7G0sbZI>.

Entre os atos invasivos, que são de responsabilidade médica, a remoção da espícula ungueal, causa frequente de procura por auxílio na clínica, principalmente dermatológica, deve ser do conhecimento e uso frequente desse profissional, pois em sua grande maioria pode ser feita de forma rápida, praticamente indolor e trazendo grande alívio ao paciente. Evita-se, desse modo, a tradicional remoção de toda a lâmina, forma simplista e dolorosa de resolver esse tipo de queixa.

O instrumental que complementa o equipamento médico tradicional é composto por bisturis e sondas (semelhantes ao que se usa em Odontologia), alicates (espiculectomia e osteotomia), tesouras de ponta fina e angulada (espiculectomia), alicates de ortodontia (dobra de fios de aço para correção de unha), lâminas especiais de bisturi (tipo "U" ou goiva), além de lâminas flexíveis (dobradas no formato desejado para desbaste). O uso de um micromotor para desbaste é uma ferramenta de utilidade indiscutível em Podologia, pois permite a remoção de hiperqueratoses e espessamentos ungueais com facilidade e de forma indolor (Figura 90.77).

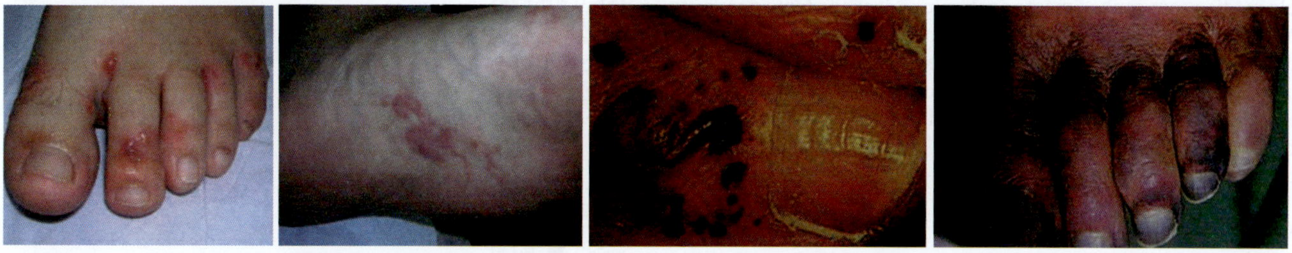

Figura 90.75 Exame físico e conduta diagnóstica.

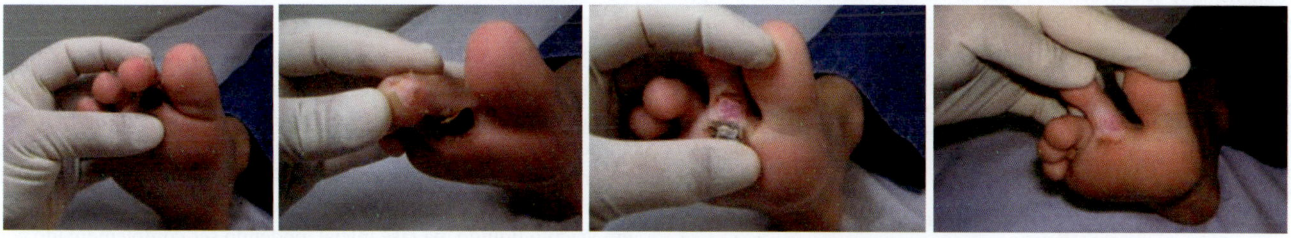

Figura 90.76 Avaliação terapêutica.

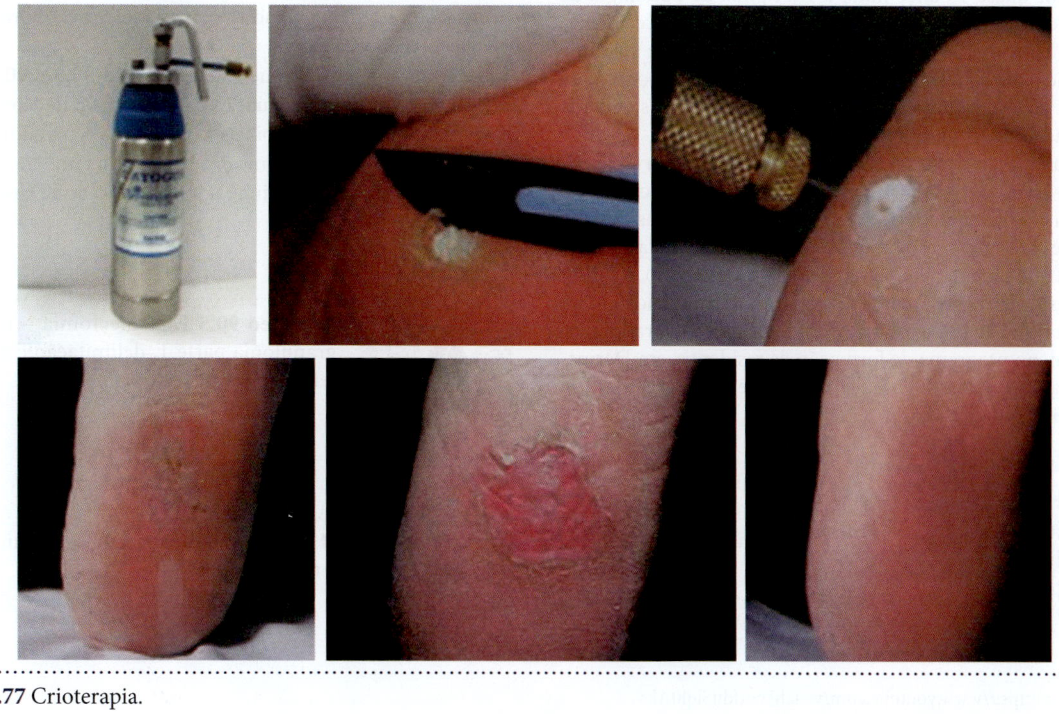

Figura 90.77 Crioterapia.

Espiculectomia

Esse procedimento é um dos mais importantes, porque de maneira simples e rápida se faz a remoção da causa do incômodo podológico, que na maioria dos casos é de grande intensidade. A espícula costuma ser resultado de corte errado na unha, o qual deixou um fragmento dentro da borda lateral. Com o crescimento da lâmina, passa a introduzir-se no tecido, resultando num processo inflamatório e infeccioso, com grande sensibilidade dolorosa. A conduta tomada frequentemente, antes da visita ao especialista, passa pelo uso de analgésicos, anti-inflamatórios e antibióticos locais e orais, porém a necessária intervenção é postergada. Dessa forma, é imperativo que seja realizada a remoção, que de forma simples e suportável é feita no local afetado (Figuras 90.78 e 90.79).[31]

Veja uma técnica de remoção de espícula em vídeo com endereço disponibilizado em nota de rodapé.*

■ CIRURGIA DA UNHA

É um procedimento simples, porém invasivo, que só pode ser feito pelo médico com conhecimento anatômico adequado tanto para o ato anestésico quanto para o ato cirúrgico propriamente dito. A lesão nervosa e vascular deve ser levada em consideração, para que não ocorram complicações e quadros dolorosos intensos no pós-operatório. Podem ser realizadas exéreses parciais ou totais da lâmina ungueal. Nos casos dos encravamentos repetitivos, a cirurgia do canto da unha é a melhor opção (Figura 90.80).

Ato técnico (podólogo)

Na Dermatologia dos Pés, o auxílio promovido pelo profissional de Podologia é fundamental para implementar a boa resolução dos problemas que se apresentam. Muitas vezes, o médico realiza o procedimento principal, como a extração de uma unha ou uma cirurgia de liberação de borda encravada, porém, a realização dos curativos e o acompanhamento do crescimento da unha precisam ser feitos de forma correta. Nesse momento, entra o podólogo(a) para complementar e fazer a manutenção, de forma a procurar evitar a indesejada recidiva da patologia que existia e, que muitas vezes, por mau acompanhamento, torna-se crônica.

Para melhor ilustrar, colocamos uma série de vídeos de procedimentos feitos na Podologia, que mostram como essa atividade pode auxiliar o médico na Dermatologia dos Pés.

Atuamos por quase 15 anos junto à Disciplina de Podologia do Senac Tiradentes, e pudemos constatar que entre tantos oferecidos na unidade, é um curso de formação profissional que oferece ao aluno subsídios teóricos e práticos valiosos, promovendo condições para atuar de forma segura, científica e, principalmente ética, respeitando as competências de cada nível profissional.

Conhecer a atuação desse profissional, estabelecer uma parceria, que visa o bem-estar dos pacientes, torna o médico, em especial o dermatologista, que é o orientador da área da Dermatologia dos Pés, um profissional que conseguirá resultados muito melhores em sua atuação, nessa estrutura que é a base, literalmente, do corpo humano, o pé.

De forma especial, agradecemos a colaboração da podóloga Mary Ivone, formada pelo Senac e que atua conosco como colaboradora, na F. M. de Jundiaí, no programa de formação de residentes em Dermatologia, pela realização dos vídeos ilustrativos que estão a seguir, com as devidas explicações de cada situação.

■ **Vídeo 90.1** Espiculectomia (VAM – 69 anos – pré-diabético).

- **Patologia:** onicocriptose bilateral no hálux esquerdo, aspecto avermelhado da matriz à polpa digital, presença de secreção purulenta e dor no local.
- **Procedimento de Podologia:** realizado remoção da espícula ungueal nas duas faces do hálux esquerdo (no vídeo apresentamos somente a remoção da face medial).

Obs.: estão inseridas em conjunto, várias situações de onicocriptose com resolução podológica, sem necessidade de anestesia infiltrativa, que é procedimento restrito ao profissional médico com essa competência.

■ **Vídeo 90.2** Espiculectomia – onicocriptose, trauma e hemorragia.

■ **Vídeo 90.3** Espiculectomia – onicocriptose e espiculectomia.

■ **Vídeo 90.4** Espiculectomia – onicocriptose.

Em todas essas frequentes situações, após a sondagem da existência e extensão da espícula ungueal presente, inicia-se o corte com alicate de bico. Em seguida com bisturi de Podologia ou de lâmina 15 (com o gume voltado para cima), realiza-se o corte lateral seguindo para o alto da lâmina ungueal, de forma a liberar a borda traumatizada, permitindo sua cicatrização. O curativo é realizado com agentes antimicrobianos em veículo líquido, na fase inicial, podendo ser complementado com antimicrobiano na forma de pomada. Para preservar a integridade do tecido em cicatrização, pode ser colocada uma órtese feita com fita teflon, na forma de pequeno rolo, inserido entre a borda ungueal e a pele da contraborda lateral.

Destacamos nessa sequência, os **Vídeos 90.5** e **90.6** onde, após a delimitação da área de atuação com uma luva de látex, que ajuda a garrotear o dedo afetado, foi usado o fenol 88% para diminuir o risco de sangramento do granuloma e, sendo assim, também diminui a sensibilidade dolorosa, permitindo a intervenção sem o uso de anestesia infiltrativa.

■ **Vídeo 90.5** Espiculectomia – onicocriptose, granuloma parte 1, delimitação e anestesia com fenol 88%.

■ **Vídeo 90.6** Espiculectomia – granuloma parte 2 e remoção da espícula.

* Disponível em: <https://www.youtube.com/watch?v=tfduSlqi0Ak>.

■ **Vídeo 90.7** Calo mole e remoção de hiperqueratose (CGRM – 78 anos).

- **Patologia:** calo mole vascularizado no pé esquerdo, localizado no segundo artelho, face medial da falange distal (apresentava dor na deambulação e no uso de calçado).
- **Procedimento de Podologia:** formação de queratose sobre o calo mole: realizado retirada por camada da queratose com uso de bisturi largo e alicate de eponíquio; complementada a remoção usando motor com lixa ungueal e broca larga.

■ **Vídeo 90.8** Onicomatricoma e laminectomia (AA – 57 anos – cardiopata).

- **Patologia:** onicomatricoma presente nos dois hálux (D/E) face medial.
- **Procedimento de Podologia:** realizado corte parcial da lâmina dos háluxes (D/E) com uso de bisturi estreito, delaminação e acabamento com motor e broca ponta fina.

■ **Vídeo 90.9** Tratamento de verruga plantar (FD – 22 anos – jogador de futebol).

- **Patologia:** verruga plantar, pé esquerdo.
- **Procedimento de Podologia:** uso de algodão e soro fisiológico para emoliência do anel de queratose que se forma sobre a VP. Retirado o anel queratinizado com bisturi de calosidade e alicate de eponíquio, em seguida isolado o campo para aplicação de ácido prescrito pelo médico. Recomendado a retornar de 7 em 7 dias para acompanhamento do tratamento.

■ **Vídeo 90.10** Outra situação de tratamento podológico de verruga plantar.

■ **Vídeo 90.11** Onicogrifose – laminectomia e desbaste de fibrose subungueal (OT – 67 anos – engenheiro de segurança aposentado – uso durante seu período profissional de sapatão de bico de aço).

- **Patologia:** onicogrifose intensa nos háluxes e leve nos artelhos.
- **Procedimento de Podologia:** o hálux esquerdo sofreu emoliência usando soro fisiológico. Realizado corte das lâminas ungueais e retirada de tecido fibroso abaixo da lâmina com cuidado, pois ocorre em alguns casos, formação de tecido de granulação vascular.

■ **Vídeo 90.12** Deslaminação e correção com resina acrílica (CRB – 32 anos).

- **Patologia:** trauma (pisada/tropeço).
- **Procedimento de Podologia:** fibra molecular de memória – corte parcial da lâmina ungueal do pé esquerdo, deslaminação da queratose contaminada formada abaixo e recomposição da lâmina com resina acrílica.

■ **Vídeo 90.13** Essa é outra situação frequente, principalmente nos ambulatórios assistenciais, em que nos chegam pacientes com extensas e dolorosas hiperqueratoses, fissuras e contaminações por agentes microbianos. A intervenção do podólogo estimula a manutenção por parte do paciente, devolvendo-lhe a autoestima, evitando complicações maiores como as indesejadas celulites do seguimento podal.

■ **Vídeo 90.14** Desbaste de calosidade plantar (ACB – 62 anos – doença vascular e em recuperação de câncer intestinal).

- **Patologia:** calosidade plantar existente nos pés.
- **Procedimento de Podologia:** no vídeo mostramos o desbastamento plantar na região do calcâneo do pé esquerdo com uso de bisturi largo, após aplicação por 10 minutos, de soro fisiológico para provocar emoliência. Após, lixamento plantar com motor e hidratação com creme de ureia a 5%.

■ **Vídeo 90.15** Espiculectomia + fibra de memória molecular (LA – 18 anos).

- **Patologia:** onicocriptose nos háluxes direito e esquerdo.
- **Procedimento de Podologia:** após tratamento da onicocriptose com corte físico, foi colocada fibra molecular de memória (fibra de vidro + resina epóxi) para correção da lâmina ungueal involuta e rígida, sendo assim, ajudando a evitar a retração.

■ **Vídeo 90.16** Outra situação de uma unha de hálux com aspecto tubular, em paciente idoso e diabético. O corte técnico, associado à aplicação da fibra de memória, pode melhorar a evolução da unha, muitas vezes evitando uma intervenção cirúrgica que nem sempre tem a anuência do paciente, além dos riscos inerentes nessa faixa etária e suas comorbidades.

■ **Vídeo 90.17** Laminectomia em paciente com esclerose (MAM – 75 anos – esclerose múltipla e diabética).

- **Patologia:** lâminas involutas e extremamente finas.
- **Procedimento de Podologia:** durante todo o procedimento de Podologia a paciente tem movimentos involuntários, sendo assim, não é realizada a remoção de eponíquio, apenas corte das lâminas ungueais.

■ **Vídeo 90.18** Remoção de calosidade com núcleo (MAC – 61 anos).

- **Patologia:** calo com núcleo, desidrose, calosidade plantar.
- **Procedimento de Podologia:** apresentamos a remoção do calo com núcleo (plantar-região cabeça do quarto metatarso), com uso de bisturi estreito e acabamento com motor e broca de ponta redonda.

■ **Vídeo 90.19** Deslaminectomia + órtese com teflon (MBV – 71 anos).

■ **Vídeo 90.20** Demonstra-se o instrumental normalmente usado em Podologia e a técnica da esterilização, que preserva a integridade do material utilizado e evita contaminação cruzada, risco que pode ocorrer caso esses cuidados não sejam realizados.

- **Patologia:** sobrepeso, hipertensa, úlcera varicosa. Cirurgia de varizes em 2000. Pés pronados, o segundo artelho de ambos os pés se sobrepõe ao hálux, levando a trauma repetitivo da lâmina ungueal.
- **Procedimento da Podologia:** remoção parcial da lâmina ungueal de ambos os háluxes. Com a remoção deixa-se livre o crescimento para uma lâmina íntegra. A órtese com rolo de teflon ajuda manter a integridade da lâmina e preserva a prega, evitando a formação de granuloma.

O diferencial aqui passa a ser a manipulação dos pés, área onde o técnico podólogo tem seu campo de atuação, tanto nos procedimentos de desbaste, manutenção de unhas e calosidades, quanto na orientação aos cuidados com o pé diabético e neurológico, às órteses de apoio e correção, bem como na aplicação dos procedimentos de reflexologia, os quais têm grande aceitação por parte dos clientes em virtude do conforto que essa atitude traz (Figura 90.81).[32]

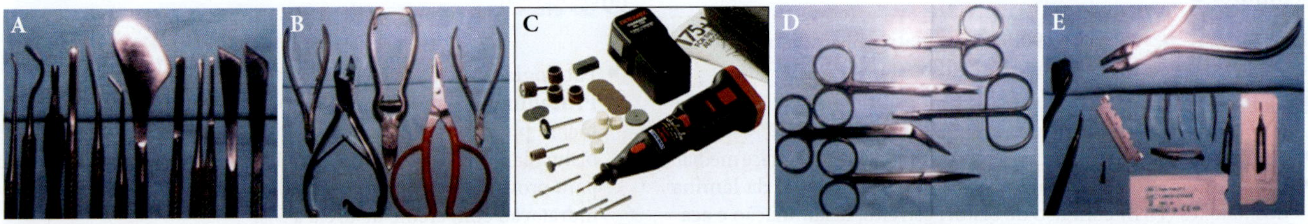

■ **Figura 90.78** (**A**) Bisturis e sondas. (**B**) Alicates. (**C**) Micromotor. (**D**) Tesouras. (**E**) Alicate e lâminas.

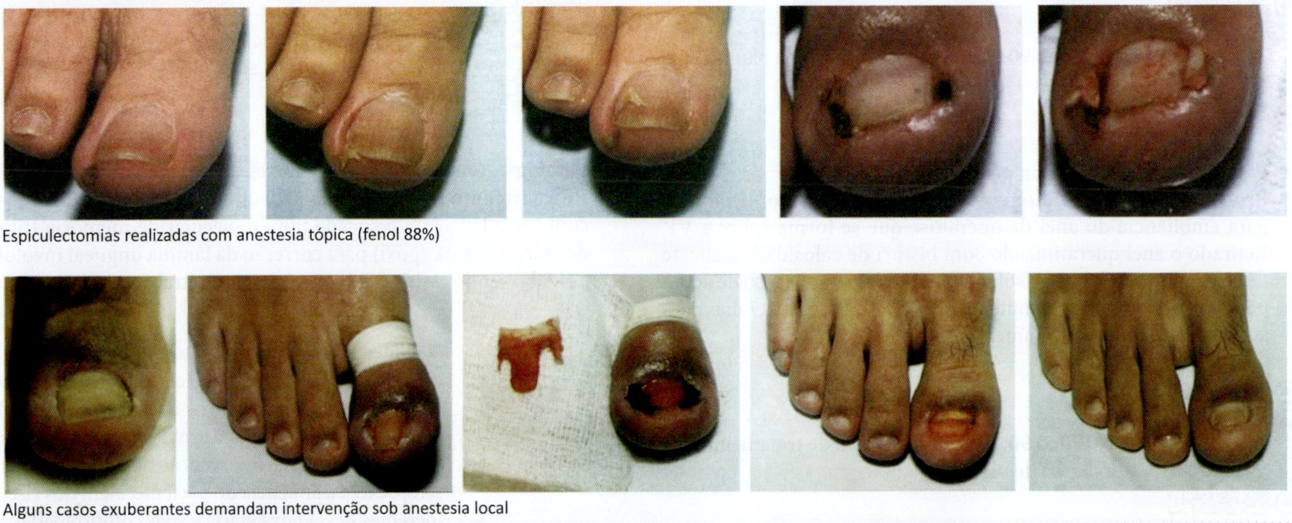

■ **Figura 90.79** Espiculectomia.

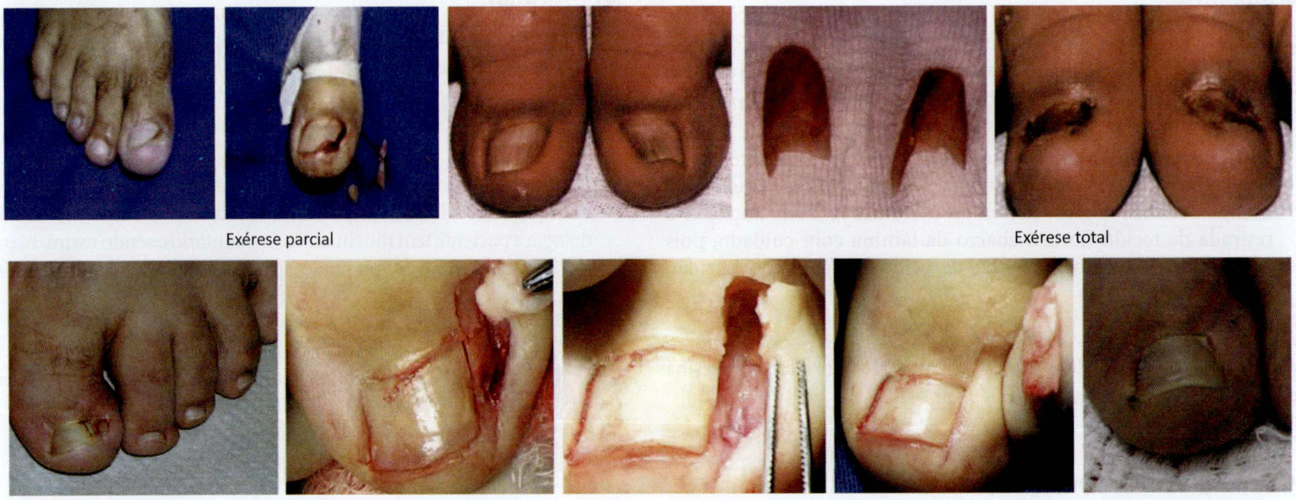

■ **Figura 90.80** Cirurgia da unha.

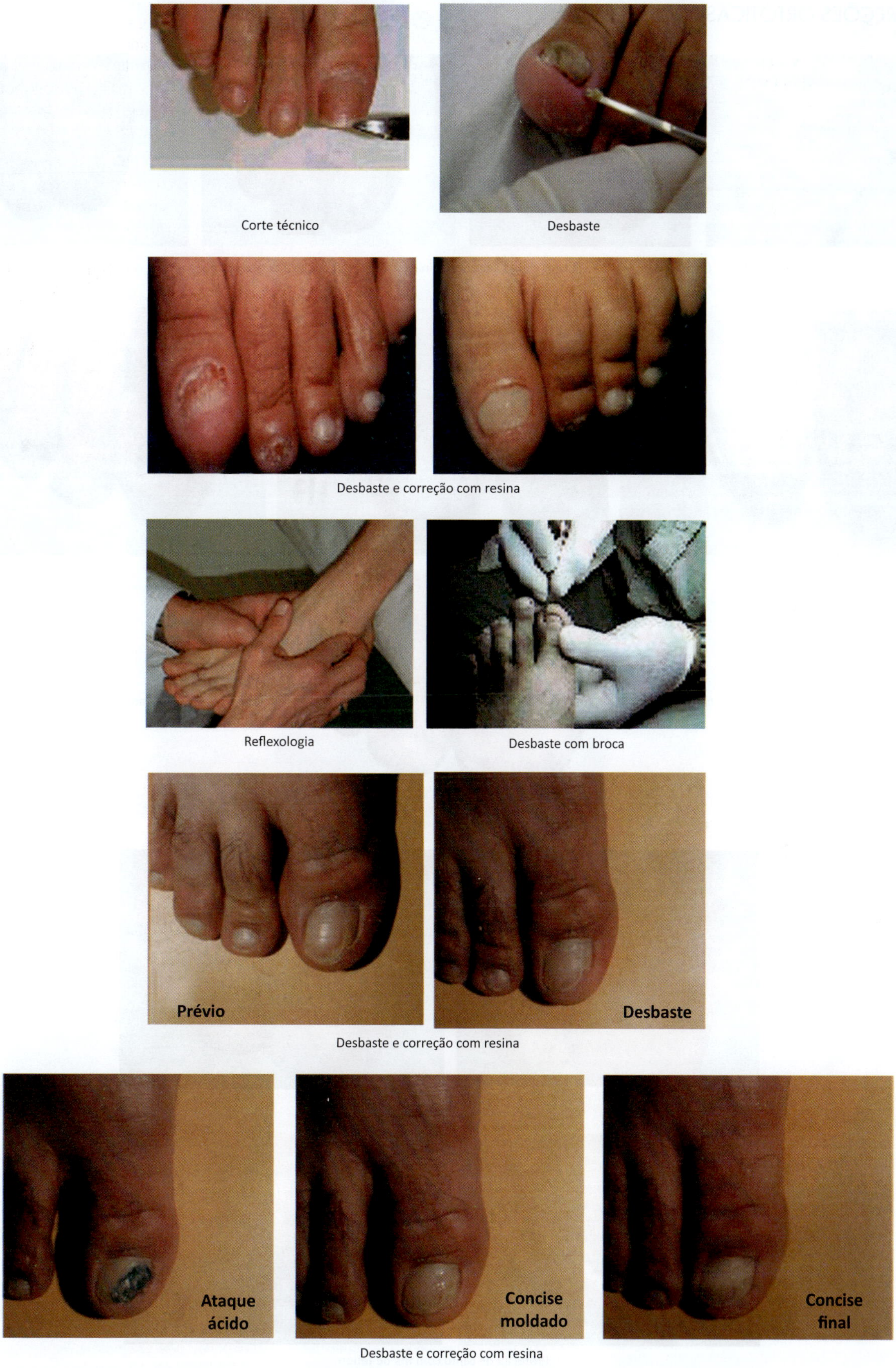

■ **Figura 90.81** Manuseio por podólogo.

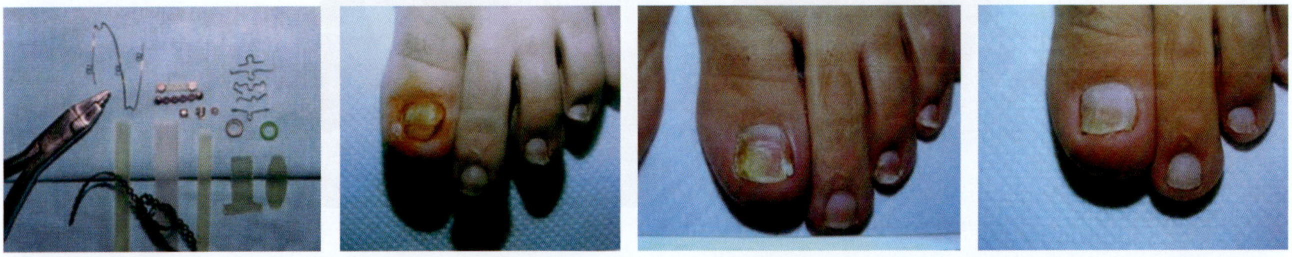

Órtese de memória feita com fibra de vidro e resina epóxi, fixada com cola de cianoacrilato

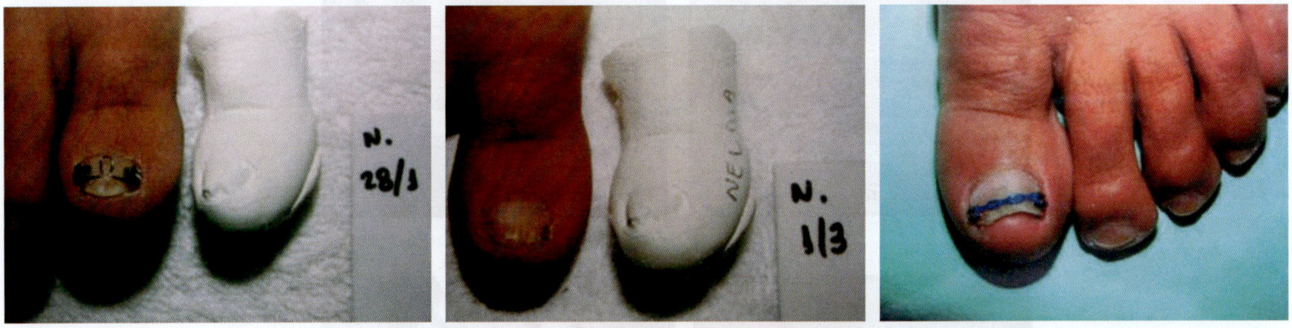

Órtese metálica fixada em *bracket* dental

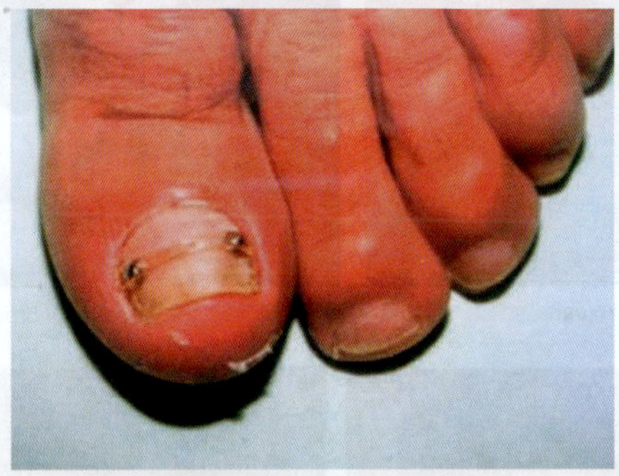

Órtese elástica – fixada em botão metálico

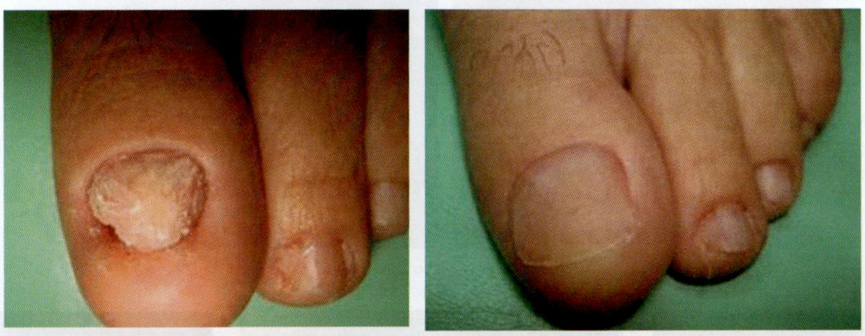

Desbaste e correção com resina

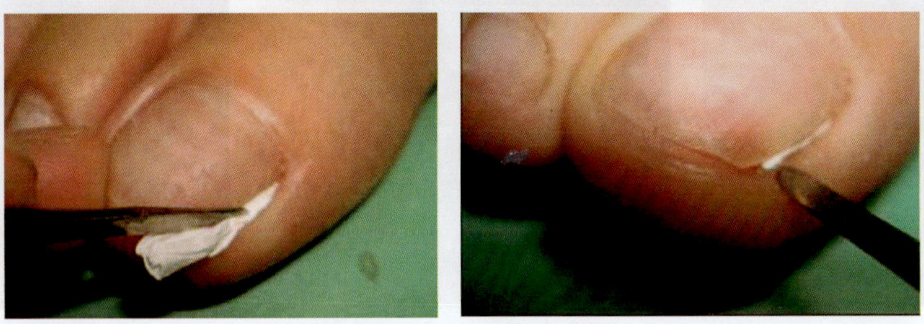

Proteção de canto com fita de teflon

■ **Figura 90.82** Correções ortóticas.

■ CORREÇÕES ORTÓTICAS PARA OS PÉS

A possibilidade de correção ortótica, através de instrumentos que promovam um equilíbrio e reposicionamento dos pés, deve ser do conhecimento médico, pois são de confecção simples e proporcionam um grande conforto principalmente para as chamadas "patologias menores" do pé. Permite-se evitar, numa primeira instância, uma proposta de correção cirúrgica, o que nem sempre é da intenção do paciente.[33]

Denomina-se "órtese" todo artifício aplicado a uma estrutura que possa modificar seu assentamento e a forma de desenvolvimento. Na Odontologia, isso é facilmente observável, sendo também possível na Podologia, tanto nas alterações ortopédico-posturais quanto nos distúrbios ungueais passíveis de correção ortótica (Figura 90.82).

As órteses podem ser confeccionadas em vários materiais: alguns preferem couro, outros os polímeros elásticos, tais como o látex e o silicone em gel. Este último, por sua facilidade de utilização e por ser possível a aquisição num esquema pré-moldado, torna-se uma opção viável e de baixo custo. Pode ser feita uma montagem personalizada, realizada pelo técnico podólogo, sobrepondo camadas de gel. Com isso, consegue-se uma correção confortável e que permita a necessária e a constante utilização.

Podemos dividir as órteses em "corretivas" ou de "compensação". No primeiro caso, as "corretivas" têm seu emprego principalmente na infância, quando se tenta corrigir de forma estável e, se possível, definitiva uma situação patológica. Nas órteses de "compensação", muito utilizadas nos adultos, o objetivo é o de reequilibrar o assentamento de pé no chão. Outra forma de classificação é quanto ao tipo de fixação no calçado, podendo ser fixa (aderida ao calçado por colagem) ou móvel, como no caso das palmilhas.

Não basta prescrever uma órtese, assim como um medicamento, se o paciente não conseguir utilizá-la corretamente e na frequência ideal. Um exemplo são os filtros solares, que, se não forem tolerados, deixarão de ser aplicados, por melhor que seja sua qualidade e maior que seja a necessidade de uso. Uma órtese, para ser plenamente aceita, deve atender aos seguintes preceitos básicos (Figura 90.83):

- Ser leve.
- Ser flexível, permitindo uma boa ação articular.
- Deve desencadear pouco incômodo.
- Deve ser estável para o pé e não para o calçado.

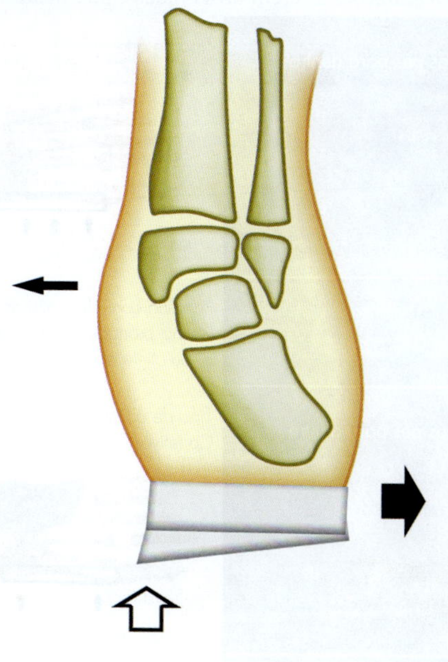

■ **Figura 90.83** Órtese plantar.

- Sua estrutura deve resistir ao uso sem alterar-se facilmente.
- Deve ser inerte tanto biológica quanto eletrostaticamente.

Basicamente, as órteses são aplicadas no formato de "cunhas", as quais atuam no sentido varizante (quando têm a função de elevar a metade medial do calcanhar, impulsionando em varo), valgizante (quando elevam a metade lateral do calçado, impulsionando em valgismo) e pronador (quando têm por função elevar o médio e o antepé lateralmente, propiciando a pronação e deixando livres as articulações metatarsofalangianas), conforme a Figura 90.84.

Para mais informações sobre opções em órteses siliconadas, acesse as páginas indicadas na nota de rodapé.*

* Disponível em: <http://www.orthopauher.com.br/2014/contato.asp?language=pt>; <http://www.orthopauher.com/2014/catalogo.asp?language=pt>.

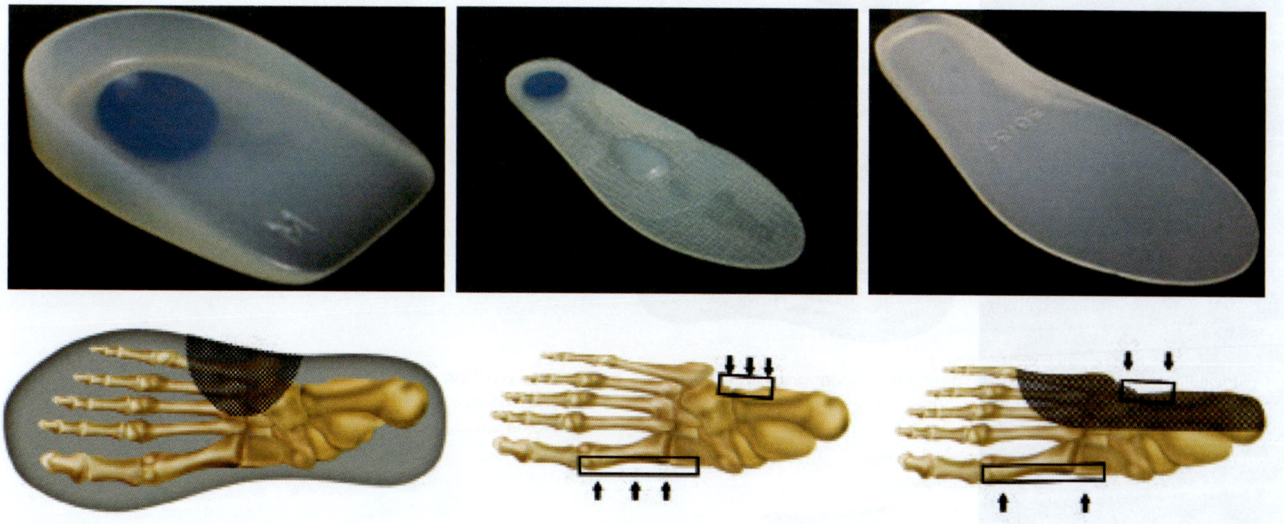

■ **Figura 90.84** Órtese plantar.

Tabela 90.17 Situações a serem observadas e potencialmente corrigidas.

Ocorrência Marcha com os pés para dentro	Tipo de órtese: Corretiva 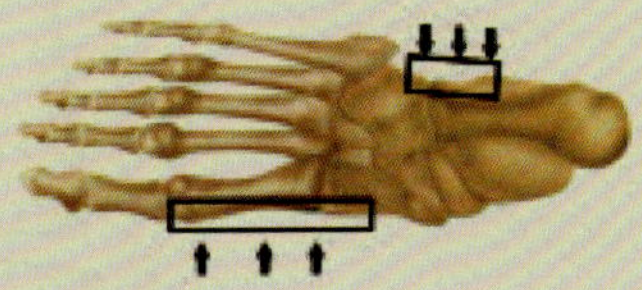	Função da órtese	Tipo de calçado
Pé metatarso varo	Palmilha com elevação da borda externa (cunha pronadora) e/ou cunha varizante e/ou atleta abdutora do antepé	1 – Abduzir antepé 2 – Corrigir valgo do retropé (se existir) 3 – Corrigir a intraversão da marcha	Tênis de cano alto ou bota que promova firmeza
Ocorrência Marcha com os pés para dentro	Tipo de órtese: Corretiva 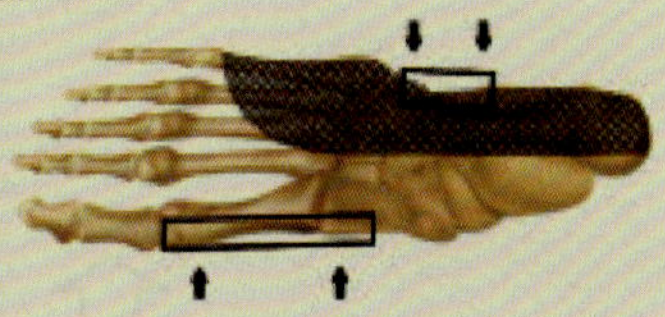	Função da órtese	Tipo de calçado
Pé torto congênito	Palmilha com cunha pronadora e valgizante e/ou atleta abdutora do antepé	1 – Abduzir metatarsos 2 – Corrigir a supinação e a intraversão	Tênis de cano alto ou bota que promova firmeza
Ocorrência Marcha com os pés para dentro	Tipo de órtese: Corretiva 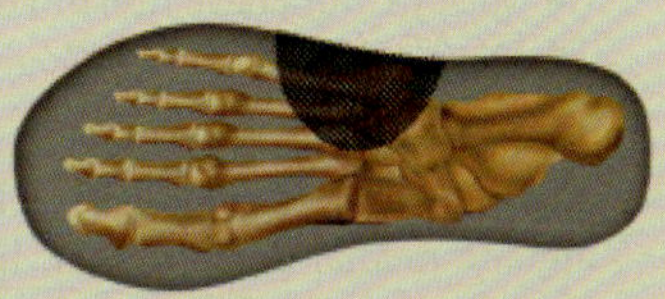	Função da órtese	Tipo de calçado
Rotação interna da tíbia	Cunha pronadora	1 – Corrigir a intratorsão	Tênis de cano alto ou bota que promova firmeza
Ocorrência Marcha com os pés para dentro	Tipo de órtese: Corretiva 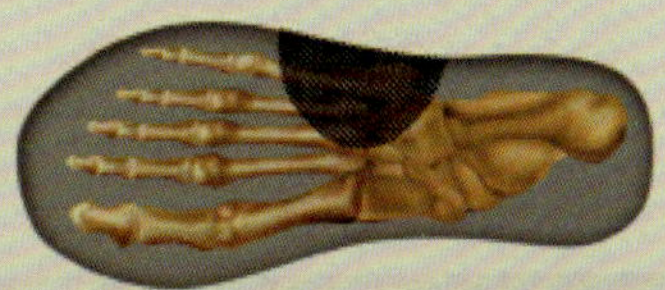	Função da órtese	Tipo de calçado
Anteversão do colo femural	Cunha pronadora + cinta desrrotativa (cinta que envolve a perna e força a abertura em abdução da perna)	1 – Corrigir a anteversão	Tênis de cano alto ou bota que promova firmeza
Ocorrência	Tipo de órtese: Corretiva 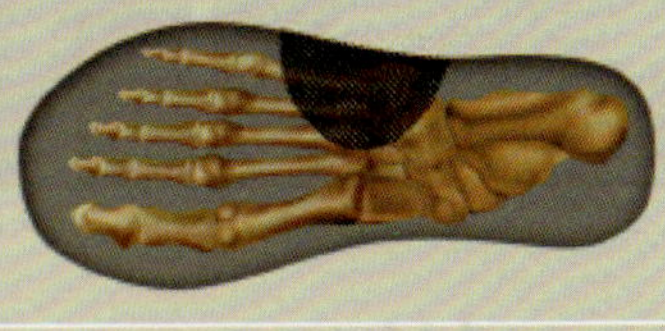	Função da órtese	Tipo de calçado
Pé plano infantil	Palmilha com cunha varizante e/ou cunha pronadora + apoio em um quarto de esfera	1 – Varizar o retropé 2 – Pronar o antepé 3 – Devolver o tálus à sua posição	Tênis de cano alto ou bota que promova firmeza
Ocorrência	Tipo de órtese: Compensação 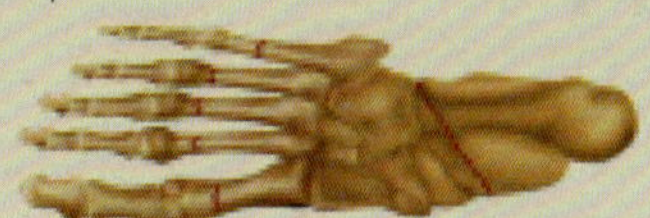	Função da órtese	Tipo de calçado

(Continua)

Tabela 90.17 Situações a serem observadas e potencialmente corrigidas. (Continuação)

Pé plano do adulto – valgo	Cunha varizante e pronadora + palmilha com apoio suave da abóboda plantar	1 – Apoiar suavemente a abóboda plantar 2 – Relaxar as partes moles plantares	Tênis ou calçado que promova firmeza
Ocorrência	Tipo de órtese: Compensação 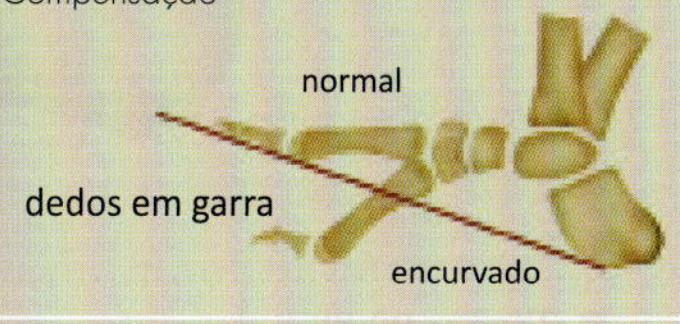	Função da órtese	Tipo de calçado
Pé cavo – Estadiamento 1 – Sobrecarga 1ª cabeça 2 – Sobrecarga 5ª cabeça 3 – Sobrecarga 1ª e 5ª cabeça 4 – Metatarsalgia total	Palmilha apoiando a abóbada plantar e compensando a metatarsalgia	1 – Combater a metatarsalgia 2 – Corrigir a direção do calcâneo (sn) 3 – Apoiar a abóboda plantar 4 – Aliviar a tensão tibioperonial flexionando o tálus	Tênis ou calçado que promova firmeza
Ocorrência	Tipo de órtese: Compensação 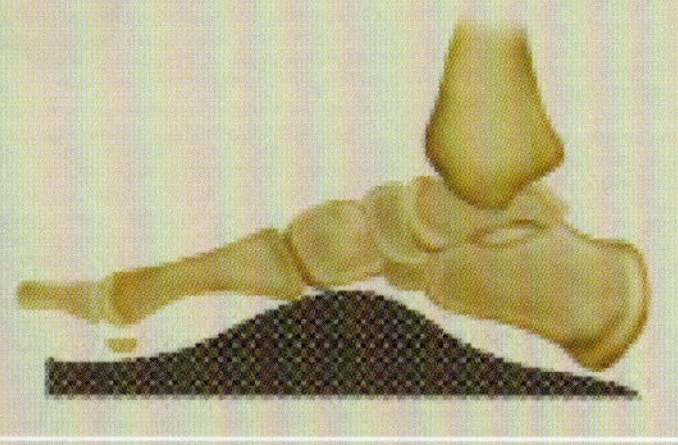	Função da órtese	Tipo de calçado
Metatarsalgia – Estadiamento 1 – 2ª e 3ª cabeça 2 – Só 2ª cabeça 3 – 3ª cabeça 4 – 1ª cabeça 5 – 1ª e 5ª cabeça 6 – Todas as cabeças	Palmilha apoiando a abóbada plantar e compensando a metatarsalgia 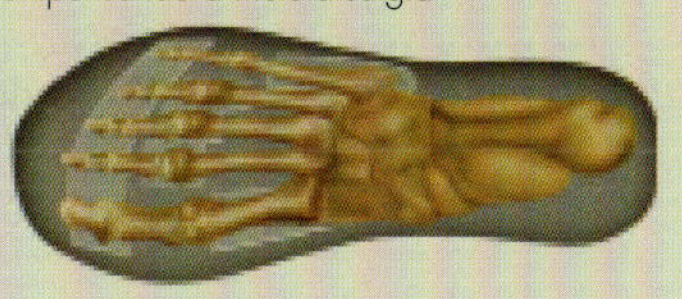	1 – Combater a metatarsalgia 2 – Corrigir a direção do calcâneo (sn) 3 – Apoiar a abóboda plantar 4 – Aliviar a tensão tibioperonial flexionando o tálus	Tênis ou calçado que promova firmeza

TÉCNICAS DE MANUTENÇÃO PARA PÉS SAUDÁVEIS

Um adulto médio pesa 70 quilos. Ao andar, os amortecedores podológicos suportam uma carga três vezes maior que seu peso. Multiplicando-se esse evento pontual, ou seja, um simples passo pelos milhares de passos dados semanalmente, chega-se a um cálculo hipotético de toneladas! Por isso, não é de se surpreender que em algum momento de nossa vida tenhamos algum tipo de alteração ou problema com nosso sistema de locomoção e suporte de carga.

Nossos pés, como pudemos observar nos assuntos tratados anteriormente, são um complexo sistema, maravilhosamente projetado e construído para absorver impactos, auxiliar no movimento, adaptando-se a qualquer tipo de terreno com maestria e elasticidade. Entre as centenas de patologias que podem acometer os pés, destacamos as dores nos calcanhares, os joanetes, os encravamentos ungueais e tantos outros. Por isso, cabe ao médico ou seu braço de apoio fundamental nesse campo, o técnico podólogico, a iniciativa de não apenas tratar das patologias, mas também de estimular uma ação preventiva da saúde dos pés, promovendo a manutenção de sua flexibilidade. Musculação, alongamento, massagem, relaxamento são atividades que devem ser feitas com os músculos do corpo, como do abdome, por exemplo. Mas os pés, por seus longos períodos de ortostatismo, ou seja, na posição de pé, comumente inseridos em calçados de salto elevado, como no caso das mulheres, sofrem muito e merecem ser recompensados pelo esforço sofrido.

O alongamento dos dedos é de simples execução e de grande resultado. Pessoas que sofrem de câimbras ou apresentam dedos em martelo beneficiam-se muito com esse tipo de exercício. Assuma cada posição por 10 segundos, repetindo 5 vezes (Figura 90.85).

A compressão dos dedos também é de grande benefício, principalmente nos casos de circulação deficiente. Use pequenos pedaços de espuma firme ou blocos de gel de silicone. Mantenha a ação por 10 segundos e repita 5 vezes (Figura 90.86).

Afastamento usando elástico é muito bom para as pessoas que têm joanetes, dedos em martelo e câimbras. Mantenha a ação por 10 segundos e repita 5 vezes (Figura 90.87).

Rolamento com bola. Use uma de consistência firme, de borracha ou material rígido. Faça a ação contando 50 movimentos em sentido horário e 50 em anti-horário. Excelente exercício para quem tem fasciite plantar, estiramentos de arcos e câimbras (Figura 90.88).

Flexão dos dedos. Use um pedaço de tecido e tente agarrá-lo com os dedos. Repita 10 vezes. Excelente ação para quem tem dedos em martelo, dores no antepé, atividade ortostática intensa (vendedores) e casos de câimbras nos pés (Figura 90.89).

Segurando bolas de gude ou rolhas. Coloque dez exemplares sobre uma toalha, pegue uma a uma e transfira para outro ponto da toalha. É indicado para casos com dores no antepé, dedos em martelo e câimbras (Figura 90.90).

Caminhando na areia. Excelente atividade para massageamento e fortalecimento da musculatura podal (Figura 90.91).

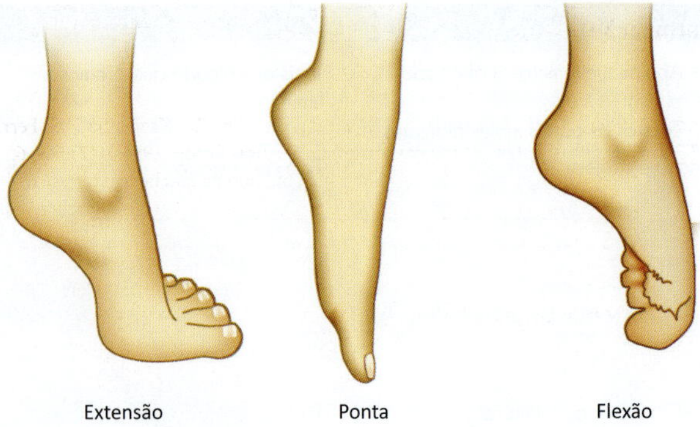

■ **Figura 90.85** Alongamento.

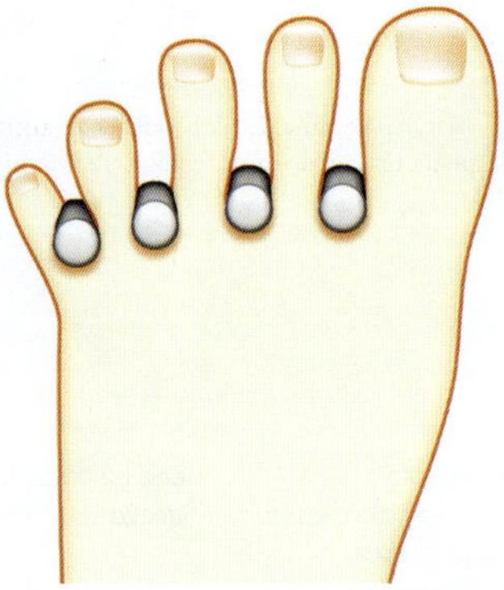

■ **Figura 90.86** Compressão.

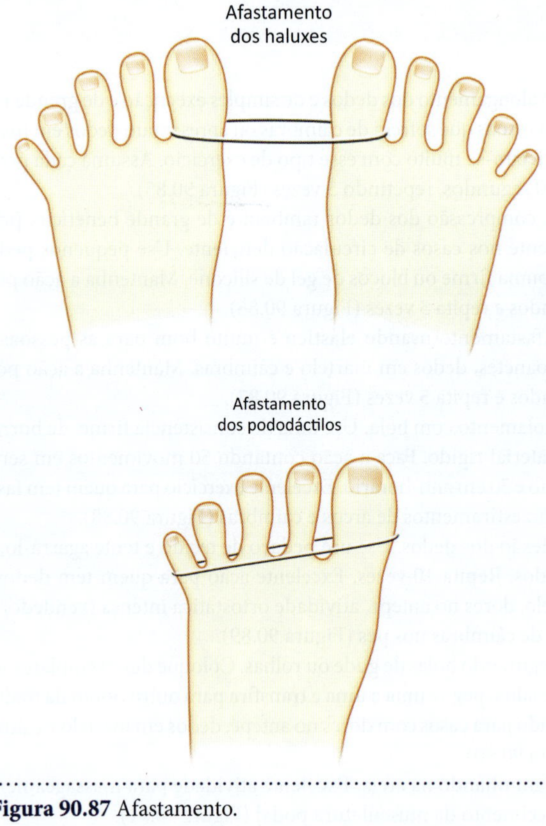

■ **Figura 90.87** Afastamento.

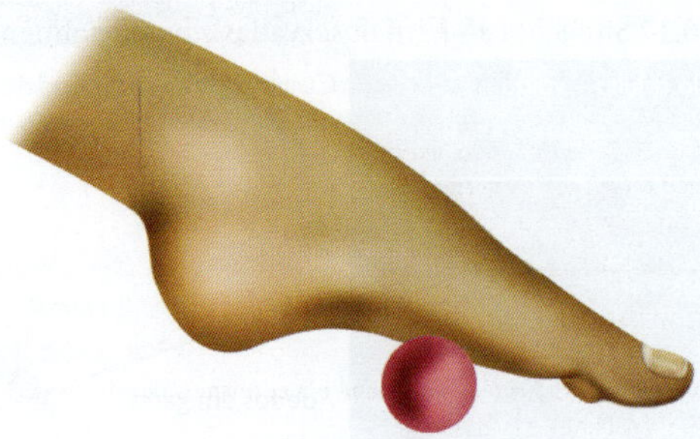

■ **Figura 90.88** Rolamento com bola.

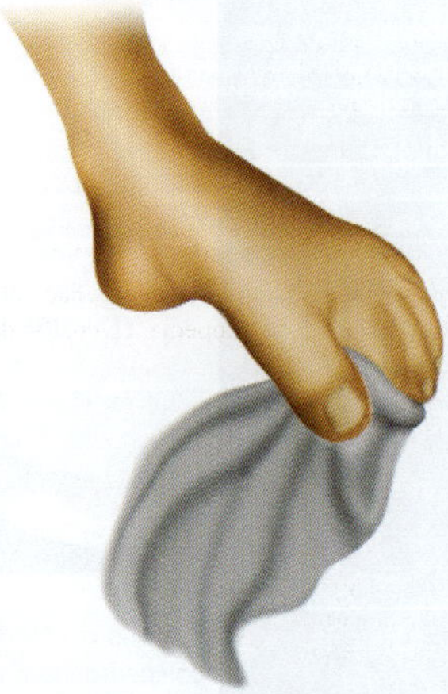

■ **Figura 90.89** Flexão dos dedos.

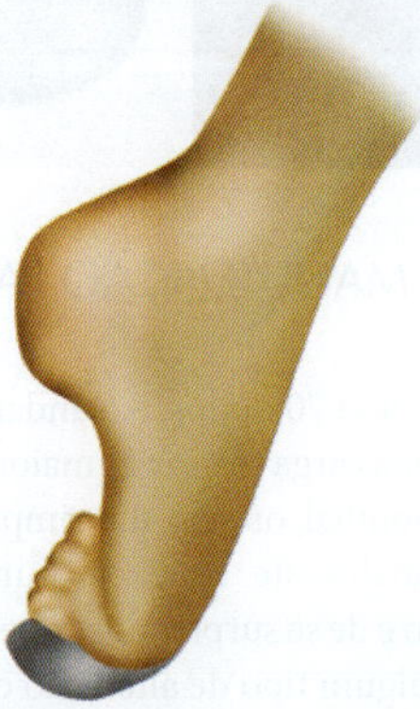

■ **Figura 90.90** Segurando bola.

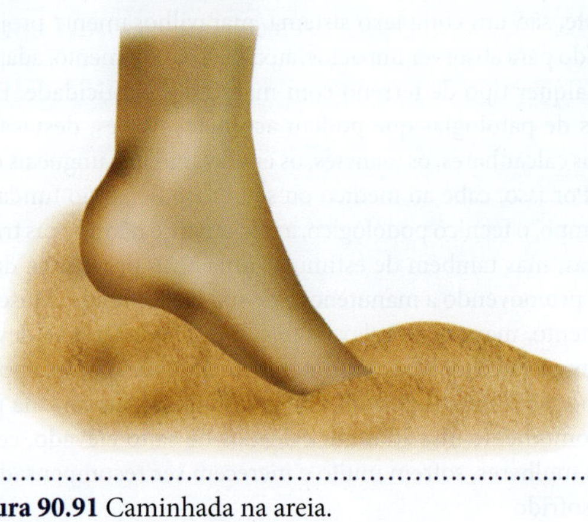

■ **Figura 90.91** Caminhada na areia.

Referências bibliográficas

1. Carini LG. Evolução do podólogo através do tempo. 1999.
2. Homeos [homepage da internet]. Curso prático de reflexologia [acesso em 20 nov. 2008]. Disponível em: http://www.homeos.pt.
3. Moore KL, Dalley AF. Anatomia orientada para a clínica. 4. ed. Rio de Janeiro: Guanabara Koogan; 2001.
4. Gardner E, Gray DJ, Rahilly RO. Anatomia – Estudo regional do corpo humano. 4. ed. Rio de Janeiro: Guanabara Koogan; 1988.
5. Guyton AC, Hall JE. Fisiologia humana e mecanismos das doenças. 6. ed. Rio de Janeiro: Guanabara Koogan; 1998.
6. Andrade LM. Análise da marcha: protocolo experimental a partir de variáveis cinemáticas e antropométricas [dissertação de mestrado]. Campinas: Faculdade de Educação Física da UNICAMP; 2002.
7. Calvete SA. A relação entre alteração postural e lesões esportivas em crianças e adolescentes obesos. Rio Claro: Motriz; 2004. v.10.
8. Dawber R, Baran R, Berker D, Bristow I. Nails, appearance and therapy. 2nd ed. London: Martin Dunitz Ltd; 2002.
9. Dickson FD, Develley RL. Functional disorders of the foot. 2nd ed. Phillადelphia: J.B. Lippincott; 1994.
10. Piedade PFB. Podologia: técnicas de trabalho e instrumentação no atendimento de patologias dos pés. 2. ed. São Paulo: Editora Senac; 2002.
11. Justino CAP, Justino JR. OrtoPodologia siliconada. São Paulo: Editora Senac; 1999.
12. Adams JC, Hamblen DL. Manual de ortopedia. 11. ed. Rio de Janeiro: Artes Médicas; 1994.
13. Hebert S, Xavier R, Pardini JR, Arlindo G. Ortopedia e traumatologia – Princípios e prática. 3. ed. Porto Alegre: Artmed; 2003.
14. Weinstein SL, Backwalter JA. Ortopedia de Turek: Princípios e sua aplicação. 5. ed. São Paulo: Manole; 2000.
15. Araújo AGN, Andrade LM, Barros RML. Sistema para análise cinemática da marcha humana baseado em videogrametria. Fisioter pesqui. 2005;12(1):3-10.
16. Greve JMA, Amatuzzi MM. Medicina de reabilitação aplicada à ortopedia e traumatologia. São Paulo: Rocco; 1999.
17. Imamura M, Carvalho Junior AE, Fernandez TD, Leivas TP, Kaziyama HH, Ferraz TB et al. Fascite plantar: estudo comparativo. Rev Bras Ortop. 1996;31(7):561-6.
18. Jordão ACR. Tratamento da fascite plantar pelo método da crochetagem [tese de bacharelado]. Vassouras: Curso de fisioterapia da Universidade Severino Sombra; 2004.
19. Baumgarth H. Crochetagem – Apostila de curso (diafibrólise percutânea). Rio de Janeiro; 2003.
20. Dawber R, Bristow I, Mooney J. The foot: problems in podiatry and dermatology. London: Martin Dunitz Ltd; 1996.
21. Cyriax JH, Cyriax PJ. Manual ilustrado de medicina ortopédica. 2. ed. São Paulo: Manole; 2001.
22. Robbins SL, Cotran RS, Kumar V, Collins T. Patologia estrutural e funcional. 6. ed. Rio de Janeiro: Guanabara Koogan; 2000.
23. Dawber R, Baran R, Berker D. Doenças da unha, tratamento clínico e cirúrgico. Rio de Janeiro: Revinter; 2000.
24. Bega, A. Tratado de Podologia. São Paulo: Yendis; 2006.
25. Tosti A, Piraccini BM, Di Chiacchio N. Doenças da unhas. São Paulo: Luana; 2007.
26. Snider RK. Tratamento das doenças do sistema músculo esquelético. São Paulo: Manole; 1975.
27. Starkey CR, Jeffrey L. Avaliação de lesões ortopédicas e esportivas. São Paulo: Manole; 2001.
28. Sampaio SAP, Rivitti E. Dermatologia. São Paulo: Artes médicas; 2000.
29. Rose J, Gamble JG. Marcha humana. 2. ed. São Paulo: Garnier; 1993.
30. Hoppenfeld S. Propedêutica ortopédica: coluna e extremidades. Rio de Janeiro: Atheneu; 2001.
31. Thomsen K. Nails, a manual and atlas. Copenhagen: AiO Tryk; 1992.
32. Nussbaumer P, Justino JR, Justino CAP, Bombonato AM. Unha, técnicas e procedimentos no aparelho ungueal. São Pauló: Páginas do Brasil; 2007.
33. Astur N. Órteses para o pé, apostila de orientação e esquemas de prescrição. São Paulo: Ortopedia Palmipé; 1998.
34. Pozzi I, Reginaldo S, Almeida MV, Cristante, AF. Manual do trauma ortopédico. Comissão de Edição Continuada, SBOT; 2011.
35. Soares, AES. Dermatologia de membros inferiores. Joinville: Clube dos Autores; 2016.

PARTE 7

Afecções Metabólicas e Nutricionais

capítulo 91

Luciana Baptista Pereira • Lucas Campos Garcia

Dermatoses Nutricionais

INTRODUÇÃO

As doenças provocadas por desordens nutricionais envolvem de forma variável os diversos órgãos e sistemas do corpo humano, incluindo disfunções imunológicas. Resultam em geral de dieta inadequada, absorção diminuída ou defeito no metabolismo de nutrientes específicos. As manifestações cutâneas de várias destas desordens fornecem sinais importantes para o diagnóstico das mesmas. Através da alimentação, o organismo recebe os nutrientes indispensáveis à promoção de uma nutrição adequada. Entende-se por nutrição o processo pelo qual os seres vivos recebem e utilizam esses nutrientes necessários à manutenção da vida, crescimento, funcionamento normal dos órgãos e produção de energia. O indivíduo recebe os nutrientes por intermédio de alimentos que devem conter proteínas, gorduras, carboidratos, vitaminas, minerais, além de água. O paciente malnutrido é aquele que apresenta deficiências, excessos ou dietas inadequadas quando ao aporte de nutrientes. O termo desnutrição se refere a três condições:[1]

1. **Subnutrido:** incluindo baixo peso para altura (perda de peso intensa e recente), baixa altura para a idade (desnutrição crônica ou recorrente) ou baixo peso para idade (podendo ser secundário a perdas agudas ou crônicas).
2. **Desnutrição:** relacionada com deficiência ou excesso de micronutrientes. Do ponto de vista de saúde pública mundial, a deficiência de iodo, ferro e vitamina A são as maiores ameaças, particularmente para as crianças e mulheres grávidas.[1]
3. **Sobrepeso:** obesidade e doenças crônicas como diabetes, cânceres, doenças pulmonares (fibrose cística), cardíacas, gastrointestinais (doenças inflamatórias intestinais, doença celíaca, enterocolite necrosante), anomalias congênitas (atresias), cirurgias com grandes ressecções do trato gastrointestinal, entre outras.[1,2]

As fases de maior crescimento como os dois primeiros anos de vida, adolescência e mulheres grávidas caracterizam-se pelas necessidades aumentadas de nutrientes, sendo épocas mais suscetíveis às suas deficiências.[1] Entretanto, deficiências nutricionais não são raras nos idosos, especialmente nos hospitalizados e nos que vivem em asilos.[3] Em contrapartida, a obesidade e outros transtornos da alimentação, como a bulimia e a anorexia, vêm se tornando um problema mundial, por hábitos errados de alimentação, especialmente em países do primeiro mundo. Em 2014, aproximadamente 462 milhões de adultos estavam abaixo do peso e 1,9 milhões apresentavam sobrepeso ou obesidade. Em 2016, foram estimadas 155 milhões de crianças menores que 5 anos desnutridas e 41 milhões com sobrepeso ou obesas.[1] Todos os países são afetados por uma ou mais formas de nutrição inadequada e o combate aos problemas nutricionais está entre os maiores problemas de saúde mundiais na atualidade.[1]

As proteínas são compostos orgânicos de alto peso molecular, formadas por cadeias de aminoácidos. Representam cerca de 50% a 80% do peso seco da célula sendo, portanto, o composto orgânico mais abundante de matéria viva. De uma maneira geral, as proteínas desempenham nos seres vivos as seguintes funções: estrutural, enzimática, hormonal, defesa, nutritiva, coagulação sanguínea e transporte.

Os carboidratos são compostos orgânicos que têm função estrutural na membrana celular, fornecem e armazenam energia sob a forma de glicogênio.

As gorduras apresentam várias funções como fonte e reserva de energia, além de ser um importante isolante térmico. São importantes também para a síntese de outras substâncias, ou para o melhor funcionamento destas, como as vitaminas lipossolúveis, lipoproteínas, e alguns hormônios sexuais. Os ácidos graxos essenciais para o ser humano são os ácidos araquidônico, alfa linolênico (ômega 3) e linoleico (ômega 6). A importância destes ácidos graxos está na sua capacidade de se transformar em substâncias biologicamente ativas, com funções especiais no equilíbrio homeostático e no componente estrutural de membranas celulares e tecido neural.

Além dos macronutrientes já citados (proteínas, carboidratos e gorduras), a importância dos micronutrientes deve ser ressaltada. Os micronutrientes são substâncias de origens diversificadas, orgânicas ou minerais, relacionadas a várias atividades metabólicas do ser humano. São divididos em vitaminas e minerais.

De acordo com sua função as vitaminas podem agir como coenzimas (tiamina, riboflavina, niacina, piridoxina, biotina, ácido pantotênico, ácido fólico, cianocobalamina, vitamina K), como antioxidantes (vitamina C e E), indutoras da síntese proteica (vitaminas A e D) ou apresentar ação hormonal (vitamina D). Conforme a solubilidade, as vitaminas se classificam em hidrossolúveis (vitaminas do complexo B e vitamina C) ou lipossolúveis (vitaminas A, D, E e K).[4]

Os minerais podem ser classificados didaticamente em macrominerais (cálcio, fósforo e magnésio), os quais são encontrados em concentrações maiores que 0,01% do peso corporal, ou em microminerais (ferro, sódio, cloreto, potássio, cobre, selênio, manganês, cromo, zinco, iodo e flúor), encontrados em concentrações menores que 0,01% do peso corporal.[5]

Este capítulo relata os achados cutâneos relacionados à deficiência (quando já se pode evidenciar a doença carencial), insuficiência (estado premonitor da deficiência) ou mesmo excesso dos macro ou micronutrientes. Em algumas situações o uso dermatológico dos nutrientes é citado.

■ DESNUTRIÇÃO ENERGÉTICO-PROTEICA

A desnutrição é um problema de ordem médica e social relacionada com baixo grau de compreensão intelectual, pobreza, problemas familiares, atingindo especialmente as crianças.[1] A desnutrição energético proteica é um processo espectral, tendo o kwashiorkor e o marasmo como extremos. Apresenta grande prevalência nos países em desenvolvimento, admitindo-se que cerca de 45% das mortes em menores de 5 anos no mundo se relacionam, direta ou indiretamente, com a desnutrição.[1]

Marasmo

O marasmo resulta de uma longa e grave privação da ingestão de proteínas e carboidratos. Ocorre principalmente na infância predominando nos primeiros 2 anos de vida,[2] mas qualquer faixa etária pode ser atingida. Entre as causas podemos citar crianças vítimas de negligência ou miséria, crianças prematuras, dietas restritivas para tratamento de processos alérgicos, modismos alimentares, alcoolismo, desordens psiquiátricas (anorexia nervosa, bulimia, autismo), doenças que levam a má absorção no trato gastrointestinal, diarreia crônica, doenças malignas, doenças sistêmicas crônicas, Aids, doenças genéticas e transtornos metabólicos.

A criança apresenta uma diminuição de peso importante para a altura, com peso < 60% do esperado para a idade, peso para altura z-score < −3, circunferência do meio do braço < 11,5 cm.[2,6] Clinicamente, apresenta-se muito emagrecida, com perda da gordura subcutânea e da massa muscular, levando a uma face envelhecida e aparência simiesca[7] (Figura 91.1). Do ponto de vista psíquico, um estado alerta geralmente está mantido, mesmos em fases avançadas nas quais diminuição da temperatura corpórea e bradicardia podem ser notadas.[2] A pele torna-se fina, pálida, com frouxidão e rugas (Figura 91.2). Há hipotonia da musculatura abdominal resultando em um abdome distendido e a perda da gordura perianal pode levar ao prolapso anal ou retal.[7] Descamação fina e hiperpigmentação podem estar presentes. Os cabelos são finos, crescem lentamente e caem com facilidade, podendo causar alopecia.[7] Há também um excesso de pelo do tipo lanugo na superfície cutânea, principalmente na face e pescoço.[7] As unhas são frágeis, fissuradas e com baixa taxa de crescimento.[7] Exulcerações e púrpura podem estar presentes. Nos adultos, hiperceratose folicular e foliculite são vistas.[7]

Infecções pulmonares e gastrointestinais são frequentes. Os achados laboratoriais incluem principalmente anemia, baixas taxas de zinco, glicose e anormalidades hidroeletrolíticas.[7] Com a redução intensa da ingesta de alimentos há diminuição da produção de insulina, catabolismo, gliconeogênese, quebra dos lípides do tecido subcutâneo, com o objetivo de preservar a massa muscular.[7]

No tratamento deve-se instituir dieta adequada de forma lenta, tratar doenças associadas, em geral infecciosas, e suplementação de zinco e outros minerais quando necessário.[7]

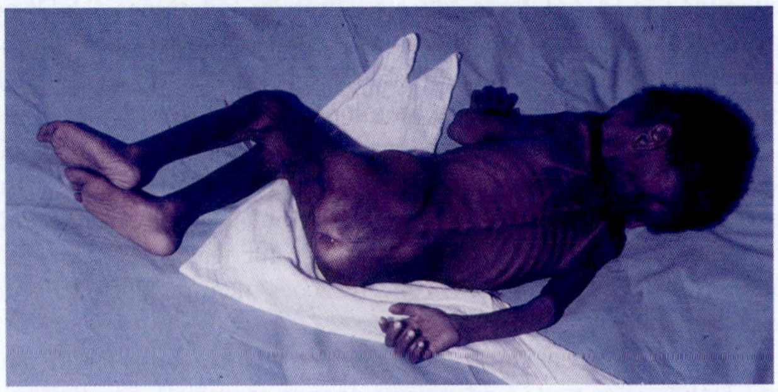

■ **Figura 91.1** Marasmo. Criança muito emagrecida, perda do tecido subcutâneo e massa muscular.
Fonte: Cortesia Dr. Ennio Leão.

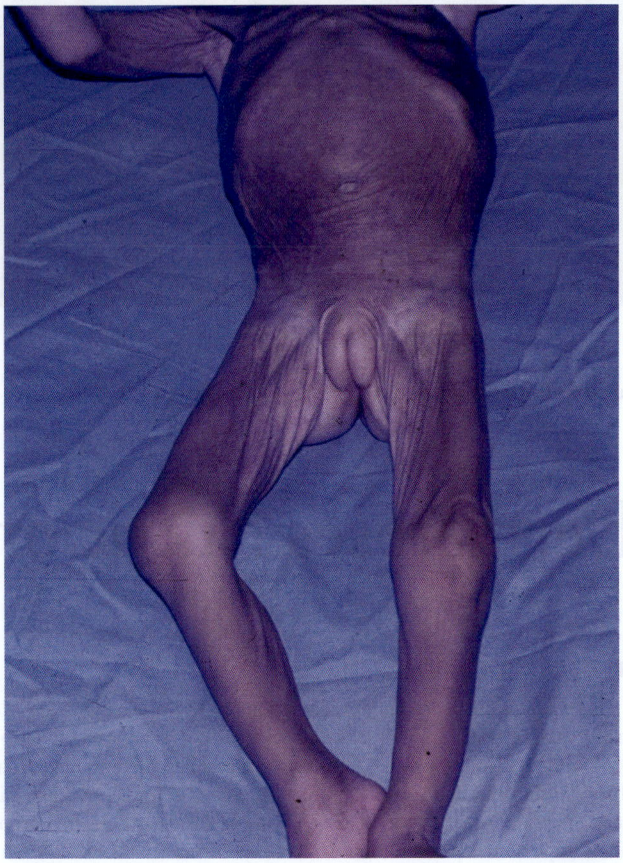

■ **Figura 91.2** Marasmo. Pele fina com importante frouxidão da pele e rugas.
Fonte: Cortesia Dr. Ennio Leão.

Kwashiorkor

Kwashiorkor, também conhecida como desnutrição edematosa, foi atribuída durante muitos anos ao déficit de ingestão proteica, mas com ingestão calórica adequada. Esse pensamento foi suportado principalmente pelos níveis diminuídos de albumina sérica nesses pacientes. Entretanto, pacientes com desnutrição edematosa não ingerem menos proteínas que os pacientes que desenvolvem marasmo. Assim, a hipótese de deficiência proteica como explicação exclusiva da desnutrição edematosa não é aceita atualmente. Apesar da causa ainda não ser totalmente esclarecida, acredita-se que essas crianças apresentam diminuição de aminoácidos com enxofre, zinco e ácidos graxos essenciais, levando a uma alteração do colágeno, queratina e aumento da permeabilidade da mucosa intestinal.[6]

Ocorre em países em desenvolvimento, especialmente em locais onde a dieta principal se baseia em milho, arroz e/ou feijões.[8] Casos de kwashiorkor têm sido vistos em crianças de países desenvolvidos vítimas de maus-tratos, negligência, dietas manipuladas após suposta alergia ao leite, dietas esdrúxulas ou modismos alimentares, dietas vegetarianas, bem como em crianças vivendo em ambiente de caos social.[7,9-11] Enteropatia perdedora de proteínas, doenças inflamatórias intestinais, extensas cirurgias gastrointestinais e Aids também podem ser as causas.

O quadro clínico do kwashiorkor é mais frequente entre os 6 meses e 5 anos de vida, especialmente após o desmame. Na fase inicial observa-se xerose e descamação fina da pele. Com o agravamento do quadro formam-se escamas espessas e escuras inicialmente nos cotovelos, joelhos, punhos e tornozelos evoluindo para acometimento das pernas e antebraços, que com o descolamento formam-se grandes áreas desnudas (exulceradas) com a presença de eritema, petéquias e equimoses.[6] O quadro tem aspecto pelagroide (Figura 91.3). Os cabelos são finos, esparsos, de cor clara, e às vezes formam bandas claras e escuras entremeadas, configurando o "sinal da bandeira", onde as áreas mais claras representam o período de pior nutrição.[7] As unhas são fracas e amolecidas. Nas mucosas observa-se queilite, xeroftalmia e vulvovaginite. Clinicamente observam-se dificuldades no crescimento, desenvolvimento e a criança pode se tornar apática ou irritada. Os indivíduos pesam 60% a 80% do peso ideal para idade.[2,7] Anorexia, face em lua cheia, edema de extremidades, que às vezes se generaliza, perda de massa muscular, diarreia e hepatomegalia são achados que também podem estar presentes (Figura 91.4). Há uma diminuição da imunidade celular e humoral, favorecendo infecções.[6,7]

Em quadros avançados, as crianças apresentam altas taxas de morbidade e mortalidade, por sepse, falência circulatória por supressão da síntese proteica incluindo imunoglobulinas. Podem apresentar hipoalbuminemia, hipoproteinemia, aumento de transaminases por esteatose hepática.[2]

No diagnóstico diferencial, devem ser consideradas a pelagra, a acrodermatite enteropática e a síndrome nefrótica.

O tratamento deve ser apropriado, especialmente na correção de distúrbios eletrolíticos e das infecções. A dieta a ser instituída deve ser balanceada com proporção adequada de proteínas e calorias, suplementação com vitaminas e sais minerais. O aumento é gradativo tanto em quantidade quanto no valor energético e o tratamento de casos mais graves é feito com a criança hospitalizada. Na pele é recomendado cremes tipo barreira contendo zinco, vaselina, gases vaselinadas nas áreas exulceradas e cremes hidratantes reparadores da barreira cutânea.

Quadro 91.1 Características principais do marasmo e kwashiorkor.

	Marasmo	Kwashiorkor
Idade prevalente	1º ano de vida	2º e 3º anos de vida
Edema	Ausente	Presente
Dermatoses	Discretas	Comuns
Alterações do cabelo	Discretas	Muito comuns
Panículo adiposo	Ausente	Presente, mas diminuído
Hipotrofia muscular	Presente	Presente
Hepatomegalia (esteatose)	Ausente	Comum
Apetite	Mantido	Diminuído
Estado mental	Alerta	Irritação, apatia, desinteresse
Albumina sérica	Normal ou pouco diminuída	Diminuída

Fonte: Adaptado de Figueiredo Filho PM et al., 2005.[12]

Ácidos graxos essenciais

As membranas celulares apresentam uma parede dupla formada por proteínas. O espaço ocupado pelas camadas é ocupado por ácidos graxos essenciais. Estresse fisiológico causa conversão dos ácidos graxos essenciais em prostaglandinas, leucotrienos e tromboxanos. O alfa linolênico (ômega 3) produz prostaglandina E1, leucotrieno 5, prostanoide TxA3 que reduzem a inflamação, promovem vasodilatação e anticoagulação. Já o ácido linoleico (ômega 6) produz prostaglandina E2, leucotrieno 4 e prostanoide TxA2 resultando em aumento da inflamação, vasoconstrição e agregação plaquetária.[13] Os ácidos graxos essenciais não são sintetizados pelos seres humanos e são obtidos através da dieta. São produzidos por fotossíntese nas plantas que são alimentos de animais, variando na proporção de ômega 3 e 6. Dieta rica em carne vermelha aumenta os níveis de ômega 6 enquanto a dieta rica em peixes aumenta os níveis de ômega 3. As algas presentes na água produzem ômega 3 e plantas terrestres, ômega 6.[13] O ácido araquidônico pode ser metabolizado a partir do ácido linoleico obtido da dieta.

A deficiência de ácidos graxos essenciais é rara e normalmente acompanha outras deficiências nutricionais, especialmente em pacientes recebendo nutrição parenteral sem suplementação mínima de lípides, em dietas com baixo teor de gorduras, cirurgias e doenças gastrointestinais que levam a má absorção e na síndrome nefrótica.[2]

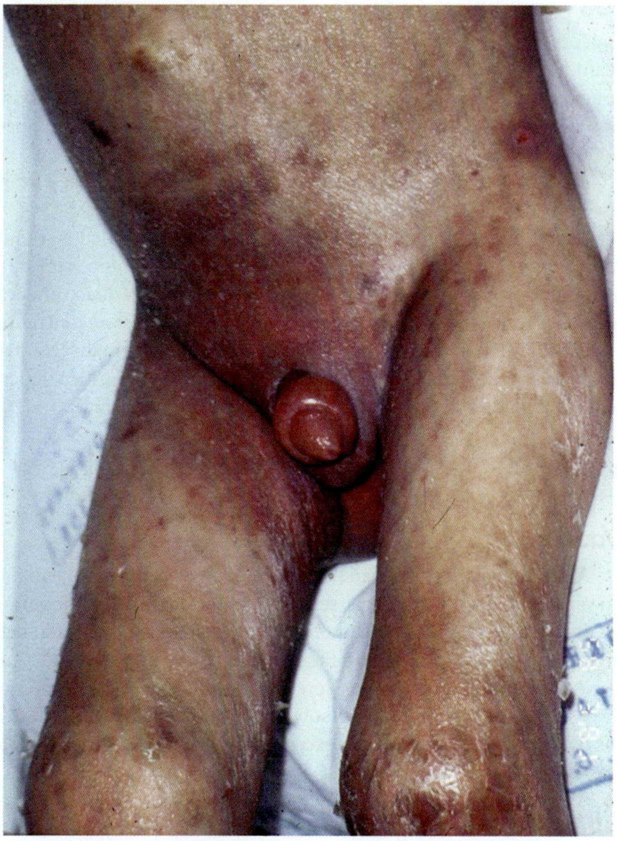

■ **Figura 91.3** Kwashiorkor. Edema com aspecto pelagroide, escamas farináceas e ictiosiformes, áreas eritemato-purpúricas na região de fraldas.

Fonte: Cortesia Dra. Andréa Luchesi.

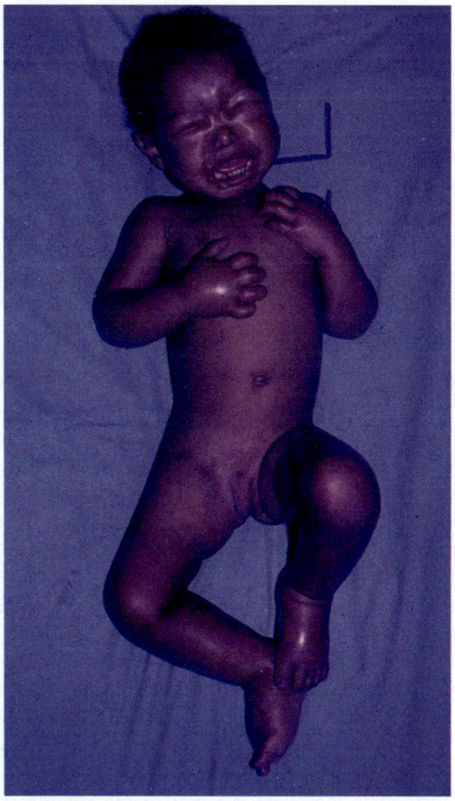

■ **Figura 91.4** Kwashiorkor. Edema generalizado.

Fonte: Cortesia Dr. Ennio Leão.

A pele se apresenta seca, descamativa, com eritema, áreas de exulcerações e petéquias e com dificuldade em cicatrizar feridas. Os cabelos ficam frágeis podendo ocasionar alopecia.[2] A perda transepidérmica de água pela pele está aumentada.[2] Há retardo do crescimento, problemas na reprodução, insuficiência renal e hepática, dano neurológico, hemólise e maior suscetibilidade às infecções.

A histologia da pele revela hiperqueratose, hipergranulose e acantose com atrofia de glândulas sebáceas.

No plasma as dosagens dos ácidos linoleico, linolênico e araquidônico estão baixas. Presença de ácido 5,8,11 icosatrienoico (produto anormal da ação de enzima que tenta converter o ácido oleico em araquidônico), anemia e plaquetopenia também podem ser encontrados.

O tratamento consiste na reposição destes ácidos graxos. Na pele pode-se usar óleos com ácidos graxos essenciais.[2] O prognóstico depende da gravidade e coexistência de outros déficits nutricionais.

DERMATOSES RELACIONADAS AOS DISTÚRBIOS ALIMENTARES

Obesidade

A prevalência da obesidade está aumentando de forma alarmante em várias populações mundiais, sendo reconhecida como um dos grandes problemas atuais de saúde pública. Em levantamento realizado pelo IBGE, o índice de obesidade no Brasil está próximo de 60%, sendo que cerca de 82 milhões de pessoas apresentam índice de massa corpórea (IMC) igual ou maior que 25 (sobrepeso ou obesidade).[14] A partir dos 65 anos há um declínio no excesso de peso.[14] Índices de crianças brasileiras obesas variam entre 26,5% e 46,2%.[14]

A obesidade relaciona-se a várias alterações da pele, como nas funções de barreira, nas glândulas sebáceas e sudoríparas, micro e macrocirculação, estrutura e função do colágeno e do tecido subcutâneo, alterações do sistema imunológico, que contribui para o surgimento de doenças inflamatórias, infecciosas e câncer[15] (Quadro 91.2). Pacientes obesos apresentam um risco aumentado para melanoma e cânceres não melanoma.[15]

Andrógenos, insulina, hormônio do crescimento, fatores de crescimento insulina-símile estão elevados com consequente ativação da glândula sebácea. O tecido adiposo desempenha um papel importante nas funções endócrinas, no metabolismo de lípides e carboidratos. Peptídeos endócrinos são secretados pelos adipócitos como leptina e fator de necrose tumoral alfa.[16] A acantose nigricante é a manifestação dermatológica mais comum da obesidade e está relacionada com hiperinsulinismo e aumento da resistência periférica à insulina[16] (Figura 91.5). A hiperpigmentação observada é secundária às acantose e papilomatose da epiderme, mais do que por um aumento do funcionamento dos melanócitos. A acantose nigricante apresenta-se como placas hipercrômicas, "aveludadas", simétricas, acometendo principalmente áreas de dobras como axilas, virilhas e pescoço, mas podem ocorrer em qualquer lugar. Tratamentos com retinoides tópicos e sistêmicos, metformina, ocreotida, calcipotriol tópico e *laser* de alexandrita têm sido relatados.[7] Acrocórdons estão frequentemente associados com a acantose nigricante, mas sua associação parece ser mais forte com o diabete do que com a obesidade em si. Surgem principalmente no pescoço, axilas, virilhas e região interna das coxas[7] (Figura 91.5). A hiperinsulinemia também é responsável pelo aumento da produção de andrógenos ovarianos, aumentando a chance do aparecimento de hirsutismo, acne e alopecia androgenética.[15] Os obesos também produzem mais andrógenos no tecido adiposo.[16]

Obesos apresentam extensas dobras cutâneas. O superaquecimento entre as camadas leva a um aumento da sudorese e do componente friccional, com maior incidência de infecções como candidíase, foliculites, furunculoses, eritrasma e tinha inguinocrural[15,16] (Figura 91.6).

Fatores hormonais, mecânicos e genéticos aumentam a chance do surgimento de estrias e a lipodistrofia ginoide fica mais evidente[15,16] (Figura 91.7). As estrias são encontradas principalmente no abdome, coxas, nádegas e mamas. São cicatrizes atróficas lineares inicialmente eritematosas ou violáceas, se tornando brancas.[15] Adipose dolorosa, também conhecida como doença de Dercum, é encontrada em mulheres obesas pós-menopausa. Trata-se de lipomas dolorosos distribuídos de forma simétrica em qualquer local do corpo, mas, mais comumente, em tronco e extremidades inferiores, como joelhos.[7]

Quadro 91.2 Manifestações cutâneas da obesidade.

Resistência à insulina	Mecânicas

▪ Acantose nigricante
▪ Acrocórdons
▪ Hiperandrogenismo
  ▪ Acne
  ▪ Hirsutismo
  ▪ Alopecia androgenética
	▪ Hiperceratose plantar, pés largos
	▪ Nódulos piezogênicos
	▪ Estrias
	▪ Celulite (lipodistrofia ginoide)
	▪ Adipose dolorosa
	▪ Linfedema
	▪ Lipodermatoesclerose
	▪ Elefantíase *nostra*
	▪ Dermatite ocre
	▪ Insuficiência venosa crônica
	▪ Úlceras venosas

Predisposição a infecções	**Metabólicas**
▪ Intertrigo com candidíase ▪ Dermatofitoses ▪ Eritrasma ▪ Foliculites superficiais e furúnculos ▪ Celulite, erisipela, fasciite necrosante, gangrena	▪ Tofo gotoso
Cânceres melanoma e não melanoma	**Inflamatórias**
	▪ Psoríase ▪ Hidradenite supurativa

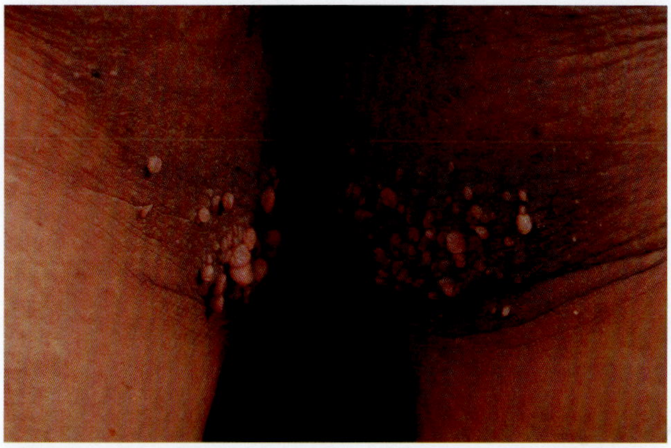

Figura 91.5 Acantose nigricante e acrocórdons na região interna das coxas.
Fonte: Cortesia Departamento de Dermatologia do HC-UFMG.

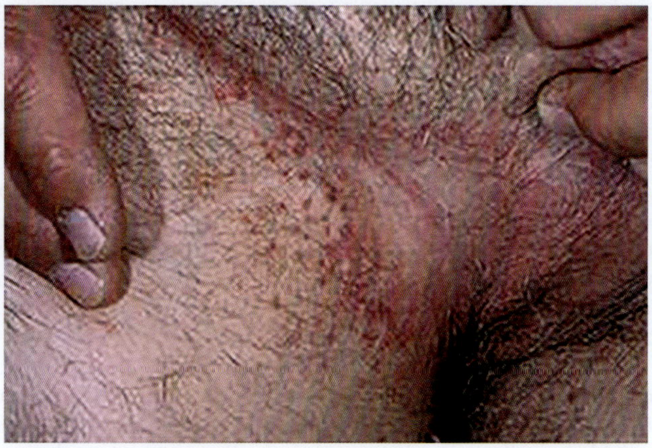

Figura 91.6 Obesidade, intertrigo, candidíase intertriginosa.

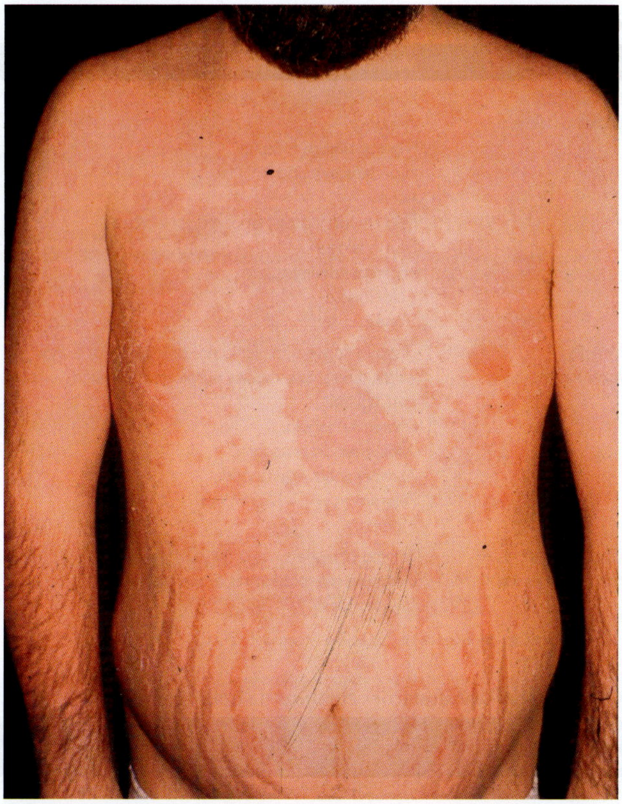

■ **Figura 91.7** Obesidade, estrias, pitiríase versicolor.

Pacientes com aumento de peso apresentam dificuldades no fluxo linfático. Há predisposição para formação de linfedema, fibrose da derme e do tecido subcutâneo (lipodermatoesclerose). Consequentemente há um estado inflamatório crônico nos tecidos, com diminuição da oxigenação local e formação de um ambiente propício para crescimento bacteriano. Uma insuficiência venosa associada é comum, muitas vezes complicada com ulcerações e infecções (erisipela e celulite). Elefantíase *nostra* verrucosa pode ser o resultado final, em estados avançados e crônicos.[15,16] Aumento da pressão intravascular leva ao extravasamento de hemácias na derme e tecido subcutâneo formando a dermatite ocre[15] (Figura 91.8).

A hiperqueratose plantar na porção posterior do pé é muito comum nos pacientes com excesso de peso. Os pés dos obesos são mais largos, podem apresentar calosidades e alterações no alinhamento.[15,16]

Parece haver um aumento na incidência de psoríase em pacientes obesos. É proposto que a obesidade está associada com inflamação crônica e produção de citocinas inflamatórias como o fator de necrose tumoral alfa, o qual está envolvido na patogênese da psoríase.[15] A hidradenite supurativa também se associa frequentemente com a obesidade, provavelmente pela fricção aumentada nas áreas de dobras.[15,16]

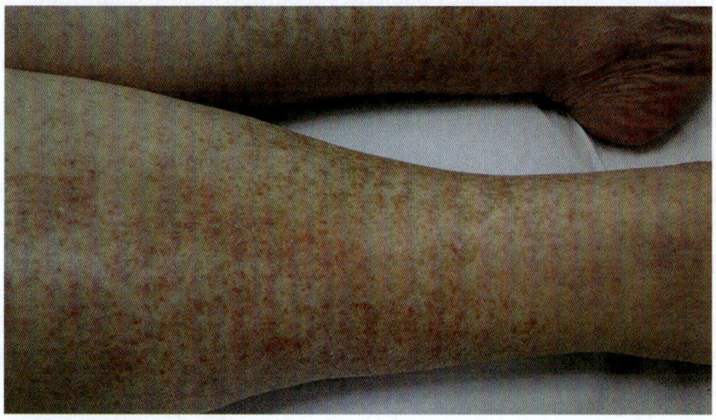

■ **Figura 91.8** Dermatite ocre.

Cirurgia bariátrica e dermatoses associadas

A cirurgia bariátrica é uma opção terapêutica para um contingente crescente de pacientes obesos. As técnicas mais frequentemente empregadas incluem cirurgias restritivas ou a combinação destas com procedimentos disabsortivos.[17] Além da eficácia na redução do peso e aumento da expectativa de vida, há possibilidade de melhora de diversas comorbidades, incluindo algumas doenças dermatológicas.[18] Especialmente as dermatoses inflamatórias costumam melhorar após a intervenção. A redução de citocinas inflamatórias secretadas pelo tecido adiposo parece ser uma das explicações fisiopatológicas para o fenômeno. A psoríase e a hidradenite supurativa são exemplos clássicos de dermatoses que habitualmente melhoram após o emagrecimento.[18,19] Os obesos são mais predispostos às complicações diretamente ligadas ao ato cirúrgico, como infecção de ferida operatória, deiscência de sutura, cicatrizes inestéticas, resposta granulomatosa aos fios e linfedema.[18] Além disso, outras dermatoses ligadas indiretamente ao procedimento podem surgir.[19] Os obesos mórbidos frequentemente sofrem por uma série de deficiências nutricionais. Estas deficiências podem ser rapidamente agravadas pela cirurgia bariátrica e resultar de hábitos dietéticos inadequados, alterações da anatomia do sistema digestório e aumento do estresse oxidativo.[20] Acrodermatite enteropática, por deficiência de zinco, frinoderma por deficiência de vitamina A, púrpura fulminante no contexto de pneumonia estafilocócica e deficiência de vitamina K são descritos.[19] Vários nutrientes podem apresentar níveis plasmáticos reduzidos após cirurgia bariátrica (Quadro 91.3). As alterações cutâneas podem ser o primeiro sintoma da deficiência nutricional e podem surgir meses ou anos após a cirurgia. Gestantes ou nutrizes que passaram pelo procedimento, ausência de acompanhamento adequado pós-cirurgia, são grupos de alto risco.[17] Eczema asteatótico, erupção cutânea secundária às drogas, principalmente aos polivitamínicos e eflúvio telógeno podem associar-se à cirurgia bariátrica. A suplementação empírica com sulfato de zinco está indicada, com boa resposta terapêutica.[18,19] A síndrome da artrite-dermatose associada ao intestino, previamente conhecida como síndrome do *bypass* intestinal, é uma doença neutrofílica marcada por diarreia, acometimento articular e lesões cutâneas, como pústulas, púrpuras e paniculites como eritema nodoso.[19] A superproliferação bacteriana em alças de fundo cego e a resposta imune a este processo parecem estar implicadas na patogênese da condição. A remoção cirúrgica destas alças pode ser curativa.

O excesso de pele resultante do processo de emagrecimento excessivo pode favorecer quadros de intertrigo.

Síndrome Stewart-Torres é definida como o desenvolvimento de angiossarcoma secundário ao linfedema crônico, que pode ocorrer em obesos tendo feito ou não cirurgia bariátrica.[19]

Quadro 91.3 Cirurgia bariátrica e redução de níveis dos nutrientes.

Macronutrientes	Proteínas (albumina principalmente)	
	Vitaminas hidrossolúveis	Tiamina (B1) Riboflavina (B2) Niacina (B3) Ácido pantotênico (B5) Piridoxina (B6) Biotina (B7) Cobalamina (B12) Ácido ascórbico (C)
Micronutrientes	Vitaminas lipossolúveis	Vitamina A Vitamina D Vitamina E Vitamina K
	Minerais	Ferro Cálcio
	Oligoelementos	Selênio Zinco

Fonte: Adaptado de Manzoni et al., 2015 e Bal et al., 2012.

Anorexia nervosa e bulimia

Estes distúrbios alimentares são causas importantes de morbidade e mortalidade. Ocorrem mais comumente em adolescentes e adultos jovens, sendo 10 vezes mais frequentes nas mulheres, mas também podem acometer pessoas com mais de 40 anos.[22] São fatores de risco: sexo feminino, crianças que tiveram problemas alimentares ou gastrointestinais, baixa autoestima com autoavaliação negativa, história de abuso sexual ou outras experiências traumatizantes, dificuldades sexuais, dificuldades interpessoais e de lidar com perdas, desordens psiquiátricas em geral.[22] Estão associados com graves consequências médicas e psicológicas, incluindo osteoporose, retardo no crescimento, desenvolvimento e morte.[23] Embora anorexia e bulimia apresentem manifestações e evoluções distintas, os dois quadros são marcados por uma dupla obsessão: imagem corporal e comida. Apesar de avançados estudos na área, estes distúrbios alimentares ainda se mostram desafiadores para os clínicos e pesquisadores por sua natureza sindrômica e não completamente clara, do ponto de vista etiológico. Os critérios para diagnóstico destas duas entidades são apresentados no Quadro 91.4.

Quadro 91.4 Critérios diagnósticos para anorexia nervosa e bulimia.

Anorexia nervosa	Bulimia
a) Recusa em manter o peso na proporção normal para idade e estatura, mantendo peso < 85% esperado para idade e altura	a) Episódios recorrentes de comer compulsivo ▪ Grandes quantidades de comida em um curto período de tempo ▪ Sensação de falta de controle sobre a comida (pensamentos de incapacidade em parar de comer)
b) Medo intenso de engordar, mesmo com peso abaixo do normal	b) Comportamento compensatório inadequado: vômitos, laxantes, diuréticos, enemas, jejum, exercícios físicos extenuantes
c) Autoavaliação alterada do peso e forma do corpo	c) Ocorrência dos episódios A e B, ao menos 2 vezes por semana, por pelo menos 3 meses
d) Em mulheres após menarca, presença de amenorreia (ausência de pelo menos 3 ciclos menstruais consecutivos)	d) Autoestima influenciada pelo peso e forma corporal

Fonte: Critérios propostos pela Associação Americana de Psiquiatria, por Strumia R, 2013.

A anorexia nervosa é uma condição psicológica associada com imagem corporal distorcida levando a uma perda de peso significativa. A desnutrição proteico calórica e deficiências nutricionais específicas são responsáveis por vários sinais cutâneos presentes nesta afecção.[22,24] Os pacientes variam de um espectro que vai da restrição alimentar a um estado purgativo através do uso de laxantes, vômitos, supositórios, diuréticos, flebotomias e, nos diabéticos, uso de doses baixas de insulina.

A bulimia é um transtorno psicológico que leva a episódios recorrentes e compulsivos de superalimentação e um comportamento compensatório, recorrente e inapropriado, como a indução de vômitos, abuso de laxantes e diuréticos, abstinência alimentar e excesso de exercícios físicos. Há o grupo de pacientes que induzem vômitos, usam laxantes, diuréticos e enemas (tipo "purgativo") e outro grupo que utiliza comportamentos compensatórios como exercícios extenuantes e períodos de jejum (tipo "não purgativo").[22]

As alterações cutâneas são quase sempre detectáveis nos pacientes com anorexia nervosa e bulimia, servindo como alerta no diagnóstico precoce de casos ainda não diagnosticados.[23] Elas refletem as consequências da desnutrição, abuso de drogas (laxantes e diuréticos), vômitos provocados e distúrbios psiquiátricos. Nos Quadros 91.5 e 91.6 são apresentados os principais sinais cutâneos destas desordens nutricionais. Vale destacar o sinal de Russel, descrito por Gerald Russel, que identificou a presença de calosidades no dorso das mãos, resultante do roçar excessivo da pele contra os incisivos superiores. É causado pelo hábito de provocar vômitos, colocando a mão na boca. Este sinal é mais frequente na bulimia que na anorexia nervosa. Nenhum sinal isolado tem valor preditivo positivo de 100%, no entanto a combinação de diferentes achados pode levar a um diagnóstico precoce.[25]

Quadro 91.5 Manifestações cutâneas da anorexia nervosa.

Associação	Manifestações cutâneas
Desnutrição proteico-calórica	Xerose (70% dos pacientes) Prurido Hiperqueratose folicular Hiperpigmentação Acne Pelo lanugo (costas, abdome, antebraços) Eflúvio telógeno Hipercarotenemia Acrocianose Cáries
Déficits nutricionais	Distrofia ungueal (coiloníquia, onicosquizia, estrias longitudinais, depressões puntiformes, eritema periungueal) Estomatite angular Alterações do paladar Acrodermatite enteropática Pelagra Escorbuto
Causas comportamentais	Eritema *ab igne* Dermatite artefata (cortes e queimaduras) Tricotilomania

Fonte: Adaptado de Tyler et al., 2002 e Strumia R, 2013.

Quadro 91.6 Manifestações cutâneas da bulimia.

Local/tipo de acometimento	Sinal clínico
Cutâneo	Xerose difusa Acne Sinal de Russel Carotenodermia
Anexos	Alopecia Cabelos opacos Unhas frágeis Hipertricose lanuginosa
Mucosas	Cáries Aftas Queilite angular
Associados aos distúrbios de comportamento	Sinal de Russel Púrpura Hemorragia subconjuntival Edema (cíclico) Erupção por drogas – laxantes, diuréticos, entre outras (reações de fotossensibilidade, erupção fixa, urticária) Abuso de álcool

Fonte: Adaptado de Tyler et al., 2002; Glorio et al., 2000; Strumia R, 2013.

Ao exame clínico, hipotensão, bradicardia e hipotermia (mãos e pés frios, com cianose) são achados frequentes em associação com baixo peso extremo. Edema das parótidas e glândulas submandibulares, dentição anormal, perimólise (perda da dentina na superfície de oclusão e lingual dos dentes) podem ser vistos em associação com a autoindução crônica do vômito. Nesses pacientes a composição e quantidade de saliva estão alteradas, com redução do pH e levando a um ataque ácido aos dentes. Um processo inflamatório difuso e assintomático leva ao aumento bilateral das glândulas parótidas.[22,26]

A perda óssea e a formação inadequada dos ossos são problemas clínicos sérios que podem acompanhar a amenorreia e desnutrição, e resultar em osteopenia grave.[26] A amenorreia é um sinal cardinal da anorexia nervosa, mas oligomenorreia ou mesmo a amenorreia podem aparecer também em pacientes com bulimia.[26]

O caroteno sérico pode estar elevado nos pacientes com anorexia, em decorrência da diminuição do metabolismo ocasionado pela própria afecção, levando a uma quebra hepática lenta dessa substância. É agravada por consumo excessivo de caroteno, achado em alimentos com baixo teor calórico, como cenoura, abóbora e espinafre. Caracteriza-se por uma pigmentação alaranjada nas palmas, plantas e sulcos nasolabiais.[22]

Púrpura difusa e reticulada tem sido relatada em pacientes com anorexia nervosa. Provavelmente por depressão da medula óssea e consequente trombocitopenia, além do enfraquecimento das paredes dos capilares.[22]

Achados laboratoriais como hipoglicemia pelo jejum e anemia, leucopenia e trombocitopenia provavelmente por uma hipoplasia da medula óssea, podem estar presentes. A anemia geralmente é normocrômica e normocítica e geralmente não associadas a deficiência de ferro, ácido fólico e/ou vitamina B12. Os estoques de ferro em garotas anoréxicas costumam ser maiores que em garotas saudáveis pela ausência de ciclo menstrual.[22]

Os sinais cutâneos dos distúrbios alimentares podem ser confundidos com outras doenças tais como hipertireoidismo, doença inflamatória intestinal, imunodeficiências, má absorção, infecções crônicas, doença de Addison, tumores e diabetes.[23]

Com o reconhecimento dos aspectos médicos dos distúrbios alimentares, uma visão simplista de considerá-las puramente como transtornos psiquiátricos deve ser evitada. A comunicação aberta com os pacientes, com o foco direcionado principalmente para a sua saúde, facilita uma abordagem na qual todos os profissionais envolvidos têm um papel importante.[27]

Anorexia do idoso

Anorexia do idoso é definida como a perda de apetite e/ou diminuição da ingestão de alimentos que acontece tardiamente na vida, sendo um importante modelo de estudo nos dias atuais e de alguma forma considerada "fisiológica".[28] Os sentidos, olfato e paladar, diminuem com a idade e as papilas gustatórias iniciam processo de atrofia. Várias doenças, medicamentos e tabagismo podem acentuar esse processo. Há também um declínio na produção de saliva, reduzindo a capacidade de dissolver os alimentos e limitando as interações dos receptores do paladar na língua.[28]

Baixos níveis de grelina (hormônio da fome), níveis aumentados de colecistoquinina (hormônio da saciedade), insulina e leptina contribuem para a diminuição da fome e aumento da saciedade em idosos.[28]

Diminuição da motilidade com retardo no esvaziamento gástrico aumentam a saciedade pós-prandial. Alguns medicamentos como os inibidores da bomba de prótons podem levar à hipocloridria e participar também, no retardo do esvaziamento gástrico. Vários medicamentos podem diminuir o apetite como digoxina, amiodarona, espironolactona, anti-inflamatórios não hormonais, fenotiazinas, lítio, amitriptilina, fluoxetina e outros inibidores da recaptação de serotonina. Já os laxantes diminuem a absorção e outros como a teofilina, aumentam o metabolismo.[28]

Falta de atividades diárias, isolamento social, dificuldades em alimentar por si só, em comprar alimentos, cozinhar, alterações na dentição, dificuldades na mastigação alteram a quantidade e qualidade dos alimentos ingeridos.[28]

Doenças do trato gastrointestinal, insuficiência cardíaca congestiva, doenças pulmonares, renais crônicas, doenças neurológicas como Parkinson, síndromes demenciais como Alzheimer, depressão, entre outras, estão associadas à anorexia do idoso.[28]

Consequentemente, os idosos podem ficar desnutridos contribuindo para fraqueza muscular, óssea e vários outros comprometimentos em sua saúde.

Anorexia da idade é uma realidade na atualidade com alta prevalência e impacto negativo na qualidade de vida, morbidade e mortalidade. As alterações cutâneas da desnutrição podem estar presentes nesses pacientes.

Inanição

A inanição resulta da ausência parcial ou total de ingestão de alimentos. Pode ser encontrada em situações de greve de fome, maus tratos, prisão em campos de concentração. Alterações cutâneas tais como caquexia, pigmentação cutânea em áreas de proeminências ósseas, pigmentação na mucosa oral, hiperceratose palmoplantar, fissuras plantares e palmares, onicopatias foram descritas.[29]

■ VITAMINAS

Vitaminas lipossolúveis

Vitamina A

A vitamina A, também conhecida pela designação de retinol, é um álcool primário, polietilênico e lipossolúvel. É encontrada pré-formada nos alimentos de origem animal, como no leite e seus derivados não desnatados, no fígado e gema de ovo e também, como provitamina A, que é um conjunto de carotenos com a capacidade de se transformar em vitamina A, entre eles o alfa e o beta caroteno. Estes compostos carotenoides, chamados de provitamina A, estão presentes em frutas, cenoura e vegetais verdes, sendo absorvidos e convertidos em vitamina A pelo organismo humano. A absorção ocorre no íleo e situações que interferem na digestão de lipídios, como dietas ricas em fibras e pancreatite crônica podem afetá-la.[7] O armazenamento da vitamina A é feito sob a forma de ésteres de retinil. Cerca de 50% a 80% da vitamina A no corpo é armazenada no fígado e ligada à proteína ligadora de retinol. A excreção é realizada através do colo e glândulas sebáceas.[7] Sua principal função é a formação da rodopsina ocular que é indispensável para a visão em ambientes de baixa luminosidade. Participa da indução e da diferenciação celular dos epitélios produtores de muco e queratina, formação do esmalte dentário, osteogênese, espermatogênese, crescimento embrionário, transcrição gênica, imunidade celular e humoral e ação antitumoral.[30] Dieta deficiente em vitamina A ou em gordura (veículo da vitamina), desnutrição energético proteica, deficiência de zinco, vitamina E e outros antioxidantes que melhoram a absorção da vitamina A são fatores associados aos quadros de deficiência primária da vitamina. Em países desenvolvidos, causas secundárias de hipovitaminose A são as mais frequentes, tais como má absorção de gorduras animais, anorexia nervosa, autismo infantil e dietas alternativas.[7] Afetando cerca de 100 milhões de crianças em todo o mundo, a deficiência de vitamina A é a causa principal de cegueira infantil nos países em desenvolvimento[8] e responsável pela morte de 1 a 2,5 milhões de crianças no mundo.[31] A associação com deficiência de zinco é fator de risco importante no aumento da taxa de mortalidade infantil.[32] A hipovitaminose A ainda é um grande problema de saúde pública em vários países em desenvolvimento,[33] inclusive o Brasil.[34]

A deficiência em vitamina A leva a um defeito na queratinização dos tecidos ectodérmicos: a pele torna-se seca e descamativa e evolui com intensa hiperqueratose folicular (frinoderma), com aparecimento de pápulas filiformes, pequenas ou grandes com centros hiperqueratóticos (Figuras 91.9 e 91.10). Estas lesões aparecem nas superfícies extensoras das extremidades, dando uma aparência áspera à pele. Apesar de ser um achado não específico que pode estar ligado a outras dermatoses nutricionais, como deficiência de vitamina E, ácidos graxos essenciais e vitamina B2, a maioria dos quadros responde à terapêutica com reposição de vitamina A.[7,35] Quadro de xerose generalizada pode acontecer. Os cabelos podem ser esparsos e frágeis. Cegueira noturna e fotofobia são alterações oculares associadas com a deficiência moderada de vitamina A. Manchas de Bitot são manchas brancas acinzentadas, ovais, triangulares ou irregulares localizadas superficialmente na conjuntiva por alteração da queratinização. A ceratomalácia ocorre em graus intensos de hipovitaminose A, se inicia com intensa secura do olho (xeroftalmia) podendo finalizar com ulcerações[36] (Figura 91.11). A hipovitaminose A aumenta a suscetibilidade a infecções e promove um quadro de déficit de desenvolvimento ponderoestatural, apatia e retardo mental.

O exame histopatológico da pele demonstra hiperqueratose ao redor dos folículos pilosos, tampões córneos foliculares e atrofia das glândulas sebáceas. Metaplasia com queratinização ocorre nas superfícies mucosas das glândulas salivares, mucosa oral e nasal, bem como mucosas da laringe, brônquios e vagina.

O diagnóstico baseia-se no quadro clínico, na avaliação da dieta e testes oftalmológicos de adaptação ao escuro. O teste confirmatório é a detecção de níveis baixos de retinol no sangue. No diagnóstico diferencial devem ser afastadas outras deficiências nutricionais (biotina, vitamina C), queratose pilar de causa genética, doença de Darier, acne e erupções acneiformes e pitiríase rubra pilar.

No tratamento da carência corrige-se a dieta e emprega-se o retinol medicamentoso. A dosagem varia de 5.000 a 200.000 UI, via oral ou intramuscular, em vários esquemas, dependendo da gravidade do quadro. As alterações cutâneas demoram semanas a meses para apresentar melhora, e nos casos em que já houve formação de cicatrizes na córnea, o distúrbio visual é permanente.

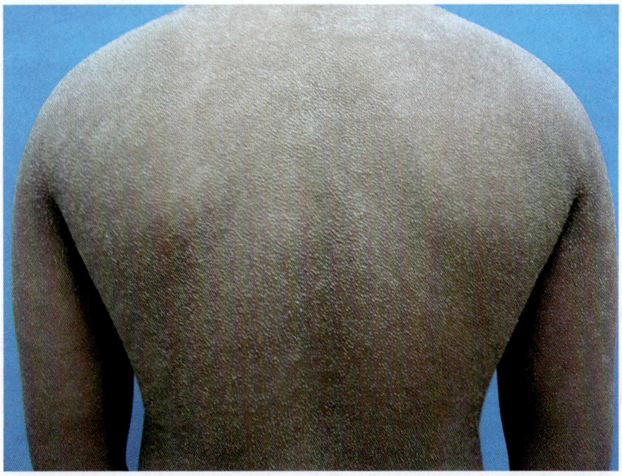

■ **Figura 91.9** Frinoderma. Hiperceratose folicular difusa no tronco.
Fonte: Cortesia Departamento de Dermatologia do HC-UFMG.

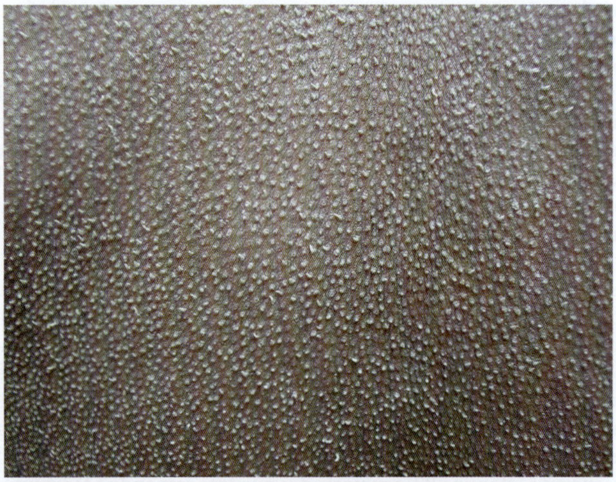

■ **Figura 91.10** Frinoderma. Detalhe da lesão.
Fonte: Cortesia Departamento de Dermatologia do HC-UFMG.

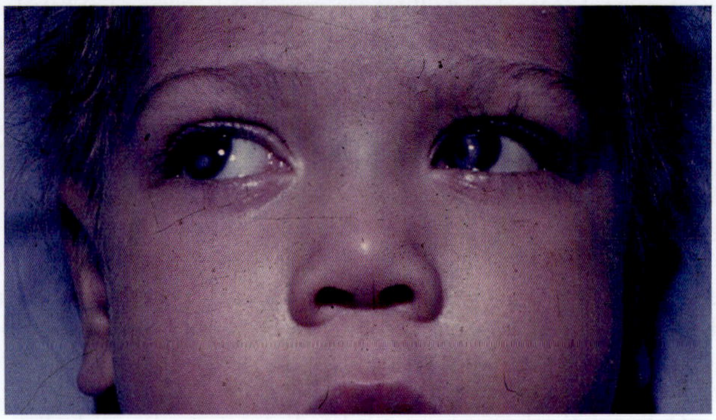

■ **Figura 91.11** Xeroftalmia (osteomalácia) nas córneas, deficiência de vitamina A.
Fonte: Agradecimento ao Dr. Ennio Leão.

Em contrapartida, o excesso de vitamina A também causa danos ao organismo e pode se manifestar sob duas formas distintas, a hipervitaminose A e a hipercarotenemia.[7] A hipervitaminose A pode ser observada em crianças e adultos que usam suplementos vitamínicos em doses excessivas. Sinais e sintomas de hipervitaminose A incluem pele seca, descamativa, áspera, perda de cabelos, fissuras nos lábios, prurido, língua ou boca dolorida e febre baixa.[7] Sintomas sistêmicos incluem edema doloroso dos membros por alterações ósseas (visto em crianças pequenas), letargia, cefaleia, síndrome de pseudotumor cerebral e sinais de hepatotoxicidade. O diagnóstico se faz pela história alimentar e pelos níveis sanguíneos aumentados de retinol e ésteres de retinil. O tratamento é a suspensão imediata da complementação de vitamina A.

Sabe-se que tanto a ingestão deficiente quanto a ingestão excessiva da vitamina A estão associadas com defeitos congênitos, dependendo de qual sistema está em fase de diferenciação no momento da exposição. As alterações dependentes e mediadas pela vitamina A sobre o metabolismo do DNA podem provocar reabsorção de embriões e morte fetal.[37]

A hipercarotenemia ou carotenodermia é a coloração amarelo alaranjada ocasionada pelo depósito de carotenos em áreas com número abundante de glândulas sebáceas e em áreas onde a camada córnea é espessa (palmas e solas). Aparece quando o nível de caroteno está 3 a 4 vezes acima do valor normal, e acontece pelo excesso de ingestão de alimentos ricos em caroteno. Não apresenta repercussão clínica. O diagnóstico diferencial inclui a icterícia e a pigmentação causada por drogas[7] (Figuras 91.12 e 91.13).

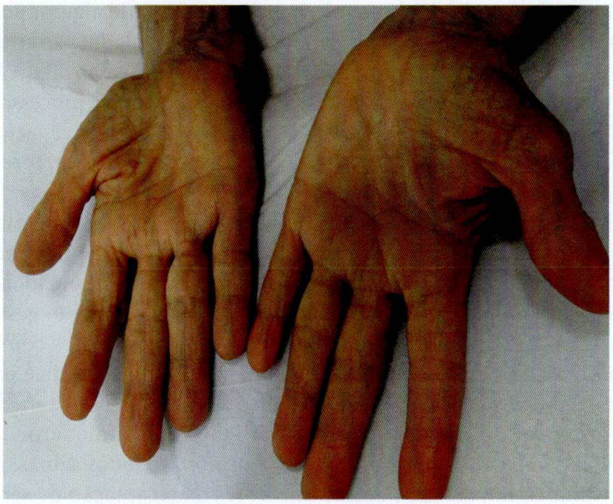

■ **Figura 91.12** Carotenodermia nas palmas.

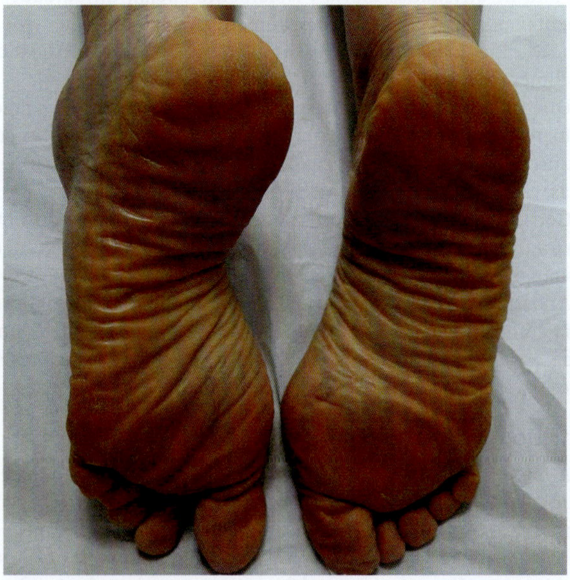

■ **Figura 91.13** Carotenodermia nas plantas.

Vitamina D

A vitamina D participa juntamente com os hormônios da paratireoide e a calcitonina, na regulação do metabolismo do cálcio e fósforo, mantendo níveis séricos adequados para mineralização e formação de ossos normais. A vitamina D tem papel importante na função dos queratinócitos, além de inibir a maturação e diferenciação de células dendríticas e proliferação de células T. Age, portanto, como um modulador do sistema imune, prevenindo a expressão excessiva de citocinas inflamatórias e aumentando a capacidade oxidativa dos macrófagos.[38] Trabalhos recentes vem identificando a vitamina D3 como fator importante na produção e regulação das catalecidinas, peptídeos antimicrobianos produzidos pela pele.[39] Por este papel no processo de maturação dos queratinócitos e imunomodulação cutânea, a influência dos níveis de vitamina D em diversas dermatoses como psoríase e dermatite atópica tem sido objeto de estudos.[38]

Nos humanos a vitamina D pode ser obtida de duas formas: através da dieta ou pela síntese na pele através da radiação ultravioleta (espectro de 290 a 320 nm) de seu precursor 7-deidrocolesterol (pró-vitamina D3). A partir daí ela sofre isomerização para vitamina D3 (colecalciferol) e entra dentro dos capilares dérmicos. Neste ponto, tanto a vitamina D3 quanto a vitamina D2 (ergocalciferol) obtida da dieta sofrem hidroxilação no fígado se transformando em 25-hidroxivitamina D. Esta molécula vai até os rins onde se hidroxila novamente para formar a vitamina D madura (1,25-hidroxivitamina D ou calcitriol).[7] A vitamina D2 pode ser encontrada no leite fortificado, óleo de fígado de bacalhau, manteiga, ovos e fígado.[8] Nos idosos, a síntese de vitamina D endógena pode estar diminuída, e em indivíduos imobilizados, a falta de exposição solar pode contribuir para a deficiência de vitamina D.[9]

A deficiência de vitamina D na infância leva ao raquitismo (deficiência na mineralização da placa de crescimento endocondral dos ossos longos, com prejuízo à osteogênese normal). Na vida adulta, a deficiência leva a osteomalácia (defeito de mineralização óssea fora da placa de crescimento). O raquitismo predomina em crianças entre 4 meses e 2 anos de idade. Também pode ocorrer pela baixa ingestão ou absorção deficiente de cálcio. Pode prejudicar o crescimento, assim como levar a deformidades ósseas importantes, e outros sintomas tais como hipotonia muscular, irritabilidade, sudorese e tetania.[7]

O emprego excessivo e prolongado de doses maciças de vitamina D podem levar a intoxicação. A hipervitaminose D manifesta-se com hipercalcemia e hipercalciúria. Posteriormente aparece anorexia, constipação, vômitos, poliúria, polidipsia e hipotonia muscular. Podem surgir calcificações metastáticas especialmente nos rins, às vezes com dano renal irreversível. Nestes casos, deve-se suspender a vitamina, diminuir a ingestão de cálcio e promover a diurese.[40]

Vitamina E

A vitamina E compreende oito isoformas diferentes, sendo quatro denominadas tocoferois (α, β, γ e δ) e quatro, tocotrienois (α, β, γ e δ).[41] Os compostos que apresentam atividade de vitamina E são sintetizados por vegetais, estando presentes na maioria dos óleos de origem vegetal, tais como gérmen de trigo, girassol e oliva[41] e também em sementes de oleaginosas como amendoim, castanhas e amêndoas. Azeite de dendê, urucum e óleo de farelo de arroz são as principais fontes dos tocotrienois.[42]

A principal função da vitamina E é de antioxidante, promovendo a redução da taxa de radicais livres e protegendo a integridade das estruturas enzimáticas celulares. Em função da sua potente atividade antioxidante, acredita-se que a vitamina E tenha a capacidade de otimizar e aumentar a resposta imune.[43]

Deficiência grave de vitamina E é resultante de defeitos genéticos de proteínas transportadoras. A má absorção de lípides que ocorre em síndromes colestáticas e na fibrose cística também causam deficiência de vitamina E.[41] Em pacientes com fibrose cística a absorção de vitamina E está prejudicada apenas naqueles pacientes que apresentam alteração na secreção biliar.[44]

Recém-nascidos pré-termos com deficiência de vitamina E apresentam anemia hemolítica, trombocitose, edema de pálpebras, genitais, e membros inferiores. A deficiência de vitamina E leva a um quadro neurológico progressivo: neuropatia periférica principalmente sensitiva, déficits cognitivos, oftalmoplegia, ataxia. O músculo cardíaco pode ser acometido em deficiências graves e o paciente pode evoluir com óbito.[43,44]

O diagnóstico da deficiência é feito através da dosagem sanguínea de alfa tocoferol. Entretanto, níveis de alfa tocoferol circulante são muito difíceis de interpretar.[41] Obesos e pacientes com esteato-hepatite não alcoólica podem apresentar níveis falsamente normais de alfa tocoferol, mas diminuídos quando são corrigidos levando em consideração os níveis habitualmente elevados de triglicerídeos e colesterol.[41] Em contrapartida, pacientes desnutridos também podem apresentar níveis falsamente normais de alfa tocoferol pela falta de lípides, diminuindo os carreadores de vitamina E para os tecidos.[41]

Teste da fragilidade osmótica dos eritrócitos pode também auxiliar o diagnóstico da deficiência. A anemia é um marcador tradicionalmente utilizado para avaliar deficiência de vitamina E, sendo uma das manifestações iniciais, entretanto, a deficiência de mais de um micronutriente pode estar envolvido na causa.[41]

O excesso de alfa tocoferol aumenta a chance de sangramentos por interferir com os níveis de vitamina K. A vitamina E e K parecem compartilhar da mesma via metabólica para o catabolismo.[44]

Há trabalhos relatando efeitos terapêuticos dos tocotrienois na melhora da saúde cardiovascular, câncer de mama e pâncreas, modulação imunológica, neuroproteção e melhora da função cognitiva.[42] Com relação à pele, é considerado apresentar efeitos de fotoproteção e melhora de cicatrizes hipertróficas.[42]

O alfa tocoferol é a única forma sintetizada comercialmente. A suplementação de vitamina E com objetivo antioxidante, melhora da função imunológica, prevenção de doenças infecciosas, inflamatórias e neoplásicas é motivo de grande discussão na literatura. A maioria dos trabalhos existentes até o momento estão relacionados com o uso do alfa tocoferol.[42,45,46] Esses efeitos benéficos não foram confirmados por revisão sistemática realizada pela Cochrane Database Systematic Review. Nesta revisão, considerou-se, inclusive, que o uso de altas doses de alfa tocoferol pode aumentar as taxas de mortalidade.[45]

Vitamina K

A vitamina K é necessária para a síntese dos fatores de coagulação II (protrombina), VII, IX e X. Há evidências crescentes sugerindo que a vitamina K possa atuar sinergicamente com a vitamina D, cálcio e possivelmente outros micronutrientes maximizando a mineralização óssea e diminuindo a calcificação vascular.[47] Os compostos da vitamina K (K1,ou filoquinona; K2 ou menaquinona e K3 ou menadiona) são lipossolúveis e depositam-se principalmente no fígado. A vitamina K1 está amplamente distribuída nos vegetais folhosos e legumes, a vitamina K2, é sintetizada pelas bactérias intestinais e a vitamina K3 é a forma sintética.

A hipovitaminose K no recém-nascido é frequentemente encontrada e diversas causas podem estar implicadas na sua patogênese, como reservas hepáticas baixas, ingestão inadequada de vitamina K, bem como uma produção intestinal diminuída (intestino não colonizado). O quadro clássico de deficiência de vitamina K em neonatos se manifesta entre o segundo e sétimo dia de vida. Início precoce (primeiras 24 horas) ou tardio dos sintomas (após uma semana de vida) pode ocorrer. Nesses casos, deve-se pensar em etiologias como ingestão de cumarínicos pela mãe e colestase neonatal não diagnosticada, respectivamente. No recém-nascido, a hipovitaminose K se manifesta por sangramentos difusos ou localizados, em lugares variados, sendo os mais comuns os intestinais e cutâneos, que podem ser encontrados tanto na manifestação clássica, quanto na precoce e tardia.[48]

A redução da microflora intestinal por antibióticos de largo espectro diminui a síntese desta vitamina. Cumarínicos, certas cefalosporinas e altas doses de salicilatos inibem a enzima epoxiredutase (enzima que recicla a forma inativa de vitamina K em sua forma ativa) e podem levar a uma deficiência de vitamina K. Já o uso de colestiramina diminui a absorção da mesma. Doenças biliares tais como icterícia obstrutiva ou má absorção (doença celíaca, cirurgias no trato digestivo) também são responsáveis por hipovitaminose K.[7]

Nos adultos, a intensidade das manifestações clínicas depende do nível de vitamina K. Todas as manifestações da deficiência dos fatores de coagulação podem aparecer, desde hematomas até hemorragias do sistema digestivo e sistema nervoso. Estudos indicam que a deficiência subclínica da vitamina K pode estar associada com osteoporose, e possivelmente com hepatocarcinoma e aterosclerose.[49]

O diagnóstico da hipovitaminose K é clínico e pode ser confirmado pelos tempos de protrombina e tromboplastina parciais elevados. Níveis plasmáticos de vitamina K também podem ser medidos. O tratamento consiste na administração subcutânea, intramuscular, intravenosa ou oral da vitamina e nos casos de urgência na transfusão de sangue ou plasma fresco. Em recém-nascidos deve-se usar somente a vitamina K1, pelo risco de hemólise e *kernicterus* quando outras formas são usadas.

Vitaminas hidrossolúveis

Vitamina C

Os seres humanos não possuem a capacidade de transformar a glicose (ácido D-glucorônico) em ácido L-ascórbico, por isso a vitamina C torna-se um nutriente essencial na dieta. Apenas a forma levo é biologicamente ativa e pode ser encontrada nos vegetais, particularmente frutas cítricas e hortaliças de folhas verdes, batata, tomate e repolho. Apresenta propriedades redutoras e oxida-se facilmente em ácido deidroascórbico, o qual ainda tem ação vitamínica. É estável em solução ácida, mas inativada pela exposição ao ar, luz solar, aquecimento e alcalinização. A vitamina C do leite é totalmente perdida após sua fervura.[7]

A vitamina C é um agente antioxidante e participa de várias funções metabólicas como síntese do colágeno, elastina, norepinefrina, carnitina e neurotransmissores e aumenta a biodisponibilidade do ferro alimentar.[50] Com relação à síntese do colágeno, o ácido ascórbico é requerido como cofator na hidroxilação da prolina e lisina em cadeias livres de pró-colágeno. A hidroxilação leva a formação de um colágeno maduro com hélices triplas e rígidas, que é vital para a formação das paredes vasculares e cabelos.[7]

O estado nutricional é um fator importante para a imunocompetência do indivíduo. Os mecanismos de defesa da imunidade inata e adaptativa são complexas, mas podem ser organizados em três compartimentos principais: as barreiras físicas feitas pela pele, mucosas e secreções mucosas, a imunidade celular e a imunidade humoral.[30] Os micronutrientes, como a vitamina C, apresentam um papel importante na manutenção de uma boa resposta imunológica do organismo, agindo junto com a vitamina A, E e zinco, na manutenção da integridade da barreira epitelial[30] (Quadro 91.7).

Quadro 91.7 Sumário dos locais de ação dos micronutrientes no sistema imune.

Barreiras epiteliais	Imunidade celular	Produção de anticorpos
Vitamina A	Vitamina A	Vitamina A
Vitamina C	Vitamina B6	Vitamina B6
Vitamina E	Vitamina B12	Vitamina B12
Zinco	Vitamina C	Vitamina D
	Vitamina D	Vitamina E
	Vitamina E	Ácido fólico
	Ácido fólico	Zinco
	Ferro	Cobre
	Zinco	Selênio
	Cobre	
	Selênio	

Fonte: Adaptado de Maggini S et al., 2007.

Aplicação tópica de vitamina C, em concentrações que variam de 5% a 15%, tem sido utilizada para diminuir sinais clínicos do fotoenvelhecimento cutâneo. Em estudos *in vitro* e *in vivo* há demonstrações que o ácido ascórbico leva a proliferação de fibroblastos, apresenta efeito anti-inflamatório e seu uso tópico pode diminuir radicais livres, prevenindo e tratando o fotodano. Como a quantidade de vitamina C na pele após ingestão oral é limitada, o uso tópico desta substância torna-se mais atrativo.[51]

Escorbuto

O escorbuto é uma das doenças mais antigas da história da humanidade e talvez nenhuma doença nutricional tenha castigado tanto a humanidade. Os primeiros relatos remontam ao Antigo Egito, sendo encontrados nos papiros de Ebers (1550 a.C.). Entretanto, a incidência tomou grande vulto nos séculos XV e XVI, na era das Grandes Navegações.[50] Atualmente o escorbuto pode ocorrer principalmente em homens que vivem de forma isolada, idosos, alcoólatras, pacientes que fazem dietas esdrúxulas, dieta parenteral total sem suplementação, pacientes dialíticos ou que evitam comidas "ácidas" por causa de distúrbios gastrointestinais, pacientes psiquiátricos ou com problemas dentais crônicos como as periodontites, portadores de neoplasias ou doenças que levam à má absorção intestinal, como doenças inflamatórias intestinais ou cirurgias desabsortivas.[2,7] Escorbuto pode ser visto também em lactentes (6 a 24 meses) que se alimentam exclusivamente de leite materno e cuja mãe apresenta deficiência de vitamina C ou naqueles que se alimentam apenas de leite animal fervido e não enriquecido.[52]

A dose diária de vitamina C recomendada é de 60 mg para adultos, com o objetivo de manter um estoque total no organismo de 1.500 mg. Escorbuto ocorre quando este estoque está abaixo de 300 mg. Isto acontece após 60 a 90 dias de uma dieta sem vitamina C.[2] Uma ingestão diária de 10 mg de vitamina C mantém os níveis no organismo acima de 300 mg e previne o escorbuto.[52]

As manifestações cutâneas são marcantes no escorbuto. Como consequência do defeito no colágeno, há uma fragilidade vascular que se manifesta pela presença de púrpuras, que são mais frequentes nos membros inferiores. As petéquias geralmente apresentam uma distribuição folicular ou podem ocupar grandes áreas, manifestando-se como equimoses. Edema nos membros inferiores associa-se comumente. Pode haver formação de tampões córneos foliculares e os pelos se tornam quebrados ou encurvados, tomando a forma de "pescoço de cisne ou saca-rolhas", principalmente nas costas, nádegas e membros.[2]

Hemorragias podem ocorrer em gengivas, conjuntiva, submucosas, músculos, articulações, região subdural e subperióstea, podendo dar a impressão de maus tratos. Gengivite inflamatória, dentina malformada e hemorragias gengivais podem levar a queda dos dentes.[2,52]

Fraqueza muscular geralmente ocorre pela deficiência na produção de carnitina, a qual é requerida nas mitocôndrias das fibras musculares esqueléticas e cardíacas.[2] Defeito na formação da matriz óssea e hemorragias subperiósteas levam às queixas de dores, edema, fraqueza nos membros inferiores, pseudoparalisia e fratura, manifestações que são comuns quando o escorbuto acomete crianças. Posições antálgicas como em batráquio podem ser encontradas. Pode haver formação de um rosário costal clínico e radiológico, portanto o diagnóstico diferencial com raquitismo é importante.[7]

Mal-estar generalizado e letargia são frequentes e geralmente o primeiro sinal. Na maioria das vezes são explicados por anemia, que ocorre em 75% dos casos, por perda de sangue e deficiências de folato e ferro frequentemente associadas. A vitamina C e o ácido fólico estão presentes nas mesmas fontes alimentares e a vitamina C é responsável pela redução do ferro para o seu estado ferroso e ajuda em sua absorção gastrointestinal.[7]

O diagnóstico do escorbuto geralmente é clínico, mas pode ser confirmado pela dosagem de vitamina C plasmática (níveis abaixo de 11 μmol/L indicam um estoque corporal total menor que 300 mg) ou leucocitária, que reflete melhor os estoques do organismo.[7,52]

A biópsia de pele distinguirá as púrpuras do escorbuto de uma vasculite, já que no escorbuto a púrpura apresenta um caráter não inflamatório.

O tratamento do escorbuto é simples e o ácido ascórbico deve ser dado na dosagem de 1 grama, por 2 semanas e depois passado para 500 mg por dia, até desaparecimento das condições que levaram o paciente a apresentar o escorbuto. Há uma melhora importante com 2 dias de tratamento e as manifestações clínicas desaparecem em poucas semanas.[52]

Vitaminas do Complexo B

Vitamina B1 (tiamina, aneurina)

A tiamina não é sintetizada pelo organismo e também não pode ser armazenada nos tecidos. Trata-se de uma vitamina termossensível e sua absorção ocorre no jejuno na forma de tiamina fosfoquinase. Posteriormente ocorre uma fosforilação hepática para a sua forma ativa, pirofosfato de tiamina. Atua nas células como coenzima da carboxilase em diversos sistemas enzimáticos. A descarboxilação oxidativa do ácido pirúvico para formação de acetil-CoA, do alfa-cetoglutarato para formação do succinil-CoA são algumas das suas ações fundamentais.[2]

As principais fontes alimentares de tiamina são as carnes, vísceras, ovos, leveduras e cereais. O processo de cozimento e processamento alimentar, incluindo o beneficiamento do arroz para obter o arroz branco polido, reduzem significativamente os níveis de tiamina biodisponíveis.[2,53]

A deficiência da tiamina resulta em acúmulo de ácidos pirúvico e lático, comprometendo processos relacionados com o crescimento e a função do sistema nervoso central. A carência isolada de vitamina B1 resulta no quadro clínico denominado beribéri, que pode apresentar-se como variante úmida ou seca. Anorexia, perda de peso, fadiga fácil, constipação intestinal são frequentemente os sintomas iniciais comuns a ambas as apresentações. A insuficiência cardíaca está classicamente relacionada à forma úmida e o paciente afetado apresenta-se pálido, taquicárdico, edematoso e com pele de aspecto graxento. Na forma seca, predominam os sintomas neurológicos como a polineurite sensitivo-motora simétrica progressiva, que se inicia distalmente e evolui com perda gradual dos reflexos.[2] Ocorre principalmente no alcoolismo crônico. O álcool diminui a fosforilação hepática da tiamina e diminui sua absorção intestinal. Nesses pacientes, a administração de fluidos ricos em glicose podem precipitar uma piora aguda do quadro, sob a forma da encefalopatia de Wernicke, com nistagmo, oftalmoplegia, delírio e, eventualmente, coma.[2] Pode ocorrer também em pacientes que sofreram ressecção intestinal ou apresentam síndromes de má absorção, pacientes grávidas, com diabete ou com mixedema.[53] A deficiência da tiamina está comumente associada com deficiências de outros componentes do complexo vitamínico B, como niacina e riboflavina.

Manifestações cutâneas como dermatite seborreica, queilite angular, ceratodermia palmoplantar com fissuras, onicosquizia e hemorragias ungueais são citadas como secundárias à deficiência de tiamina.[53]

A determinação da deficiência de vitamina B1 pode ser feita pelo teste da transcetolase. Entretanto, o teste mais utilizado é a dosagem de difosfato de tiamina eritrocitária. Vale ressaltar que o alto custo destes testes e o tempo de espera pelo resultado tornam a prova terapêutica uma importante ferramenta diagnóstica.[53]

O tratamento é feito pelo uso da tiamina, 2 a 3 mg TID por via oral nos casos leves, e quando há polineurite e paresia muscular, 20 mg BID por via parenteral.[53]

Vitamina B2 (riboflavina)

A vitamina B2 é fosforilada na parede intestinal e percorre a corrente sanguínea como flavina adenina dinucleotídeo. Age no ciclo respiratório mitocondrial e no ciclo de Krebs. É indispensável na degradação de aminoácidos, metabolismo de purinas e para a síntese de ácidos graxos de cadeias longas.[7]

A deficiência ocorre em pacientes com dietas não balanceadas, ricas em carboidratos e lípides e pobre em proteínas. Alcoolismo e cirrose hepática são causas frequentes. Há relatos de deficiência de vitamina B2 em recém-nascidos com icterícia e submetidos à fototerapia.[7]

Clinicamente a deficiência se apresenta como síndrome óculo-oro-genital, com lábios vermelhos, secos, lisos, fissurados ou ulcerados. Manifestações mucosas como queilite angular, língua seca, atrófica, vermelha ou enegrecida podem estar presentes. Alterações cutâneas são menos específicas do que as mucosas podendo apresentar-se de forma semelhante à dermatite seborreica. A região do escroto ou vulva pode ficar hiperpigmentada e conjuntivite pode acontecer.[7]

Dosagens sanguíneas ou urinárias de vitamina B2 podem ser úteis para o diagnóstico, como a dosagem da atividade da glutationa redutase eritrocitária, mas o teste terapêutico é o mais eficaz. Injeção intravenosa de riboflavina na dose de 1 a 2 mg/dia em crianças e 20 a 40 mg/dia em adultos leva a uma melhora do quadro.[7]

Vitamina B3 (niacina)

Niacina ou vitamina B3 é uma vitamina solúvel em água e álcool.[7] São nomes genéricos utilizados para representar o ácido nicotínico e seu derivado natural nicotinamida ou niacinamida.[7] É absorvida no estômago e funciona como coenzima em pelo menos 200 reações bioquímicas diferentes, especialmente naquelas usadas para produzir ATP (trifostato de adenosina), metabolizar ácidos graxos e glicose e na reparação tecidual.[54] Carne, peixe, aves, feijão, cereais, nozes e ovos são ricos em niacina. Além disso, o triptofano pode ser convertido em niacina no nosso organismo. Esta conversão requer vitaminas B1, B2 e B6 (Quadro 91.8). Aproximadamente metade da nicotinamida vem da alimentação e metade através do metabolismo do triptofano.[7]

Quadro 91.8 Metabolismo do triptofano à niacina.

Triptofano
↓ Vitamina B1
Formil quinurenina
↓
Quinurenina
↓ Vitamina B2
3-OH-quinurenina
↓ Vitamina B6
3-OH-ácido antranílico
↓
Ácido nicotínico (niacina)
↓
Nicotinamida (niacinamida)
↓
Nicotinamida adenina dinucleotídeo (NAD)
↓
Nicotinamida adenina fosfato (NADP)

A pelagra é uma desordem nutricional causada pela deficiência de niacina. Ainda é endêmica em áreas da África e Ásia, locais onde a dieta é pobre em proteínas animais, vegetais verdes e frutas. Em outros continentes, ocorre de forma esporádica, em pessoas que apresentam uma dieta inadequada, pacientes psiquiátricos, usuários de drogas e alcoólatras.[54] Pode acontecer também em pacientes que apresentam defeitos na absorção intestinal, como portadores de doença de Chron e retocolite ulcerativa, e naqueles que se submeteram a cirurgias do trato gastrointestinal.

A doença de Hartnup é uma desordem genética rara, autossômica recessiva, que leva a um defeito na absorção intestinal de aminoácidos, como o triptofano. Estas crianças apresentam alterações cutâneas pelagra símile e alterações neurológicas como ataxia cerebelar e retardo mental.[54]

Na síndrome carcinoide, alterações cutâneas como rubor, telangiectasias e uma dermatite pelagroide podem ocorrer. Nestes pacientes, grande parte do triptofano absorvido é metabolizado em serotonina, levando a uma subprodução de niacina. Várias drogas também podem interferir no metabolismo da niacina e levar a um quadro pelagroide como a isoniazida, 6-mercaptopurina, 5-fluoracil, pirazinamida, fenitoína, cloranfenicol, azatioprina, fenobarbital e etionamida.[2,7,54]

Pacientes com Aids podem apresentar deficiência de ácido nicotínico, pois a infecção pelo HIV leva a uma deficiência intracelular da niacina que é revertida pela suplementação.[54]

Acredita-se que as manifestações da pelagra ocorrem pela diminuição dos níveis de NAD e NADP, impedindo a produção de energia celular. Assim os tecidos que apresentam grandes necessidades de energia, como o cérebro, pele e aparelho digestivo, são os primeiros alvos da deficiência. A fotossensibilidade pode ser explicada pela deficiência do ácido urocânico, o qual é responsável pela proteção da pele aos raios ultravioletas, principalmente o ultravioleta B. Além do mais, o ácido quinurênico, que é acumulado na deficiência da nicotinamida, apresenta efeitos fototóxicos. A redução de NAD e NADP também parecem desempenhar papel na fotossensibilidade pela redução dos processos de reparo na epiderme.[54]

A síndrome clínica é caracterizada por erupção cutânea fotossensível associada a manifestações gastrointestinais e distúrbios neurológicos e psiquiátricos (Figura 91.14). É lembrada como a doença dos 3 "D"s: dermatite, diarreia e demência.[7] A manifestação cutânea inicial é um eritema, pruriginoso que se inicia no dorso das mãos e que se estende para as demais áreas expostas como face, pescoço, antebraços (Figura 91.15) e pés (Figura 91.16). Posteriormente, a pele se torna edematosa, podendo formar vesículas e bolhas, que às vezes se rompem e formam crostas. Progressivamente, a pele se torna espessada, descamativa e hiperpigmentada (Figura 91.17). Fissuras dolorosas podem ocorrer nas palmas e plantas. A distribuição das lesões é simétrica e há uma nítida demarcação com a pele normal, não fotoexposta. No pescoço a dermatose pode ter a configuração de um colar, conhecido como colar de Casal, que foi o primeiro autor a descrever a pelagra, em 1735 (Figura 91.18). Pode apresentar também lesões perineais, escrotais ou vaginais levando a formação de ulcerações e fissuras dolorosas. Os lábios podem estar secos e fissurados e a mucosa oral vermelha, seca e lisa, com numerosas lesões aftosas. A língua inicialmente edematosa e vermelha, pode se tornar atrófica e enegrecida.[2,7,54]

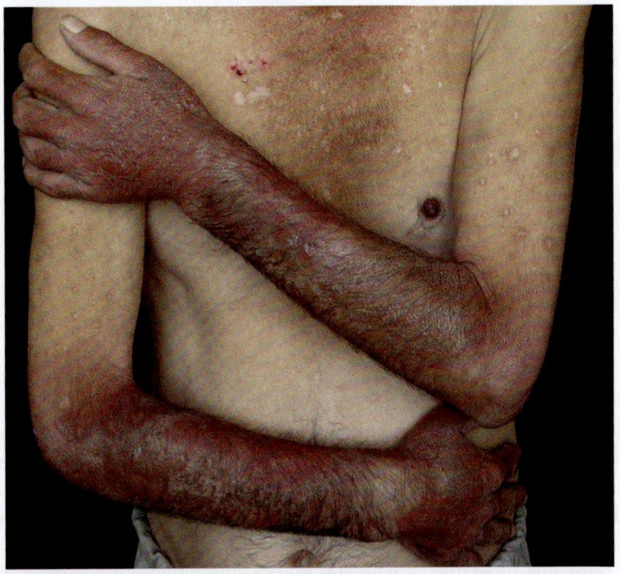

■ **Figura 91.14** Pelagra. Eritema em áreas fotoexpostas.

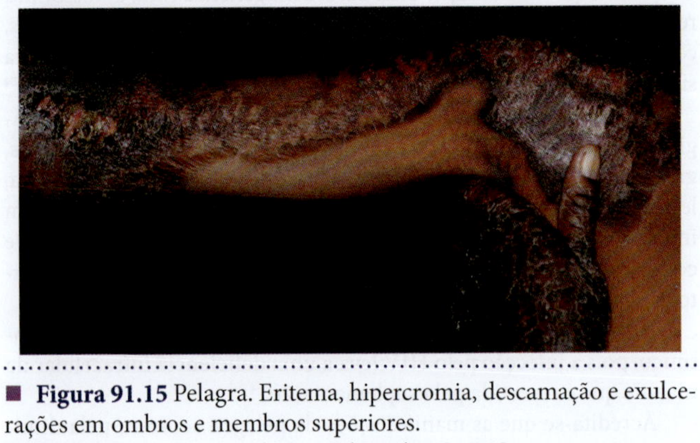

■ **Figura 91.15** Pelagra. Eritema, hipercromia, descamação e exulcerações em ombros e membros superiores.

Fonte: Cortesia Departamento de Dermatologia do HC-UFMG.

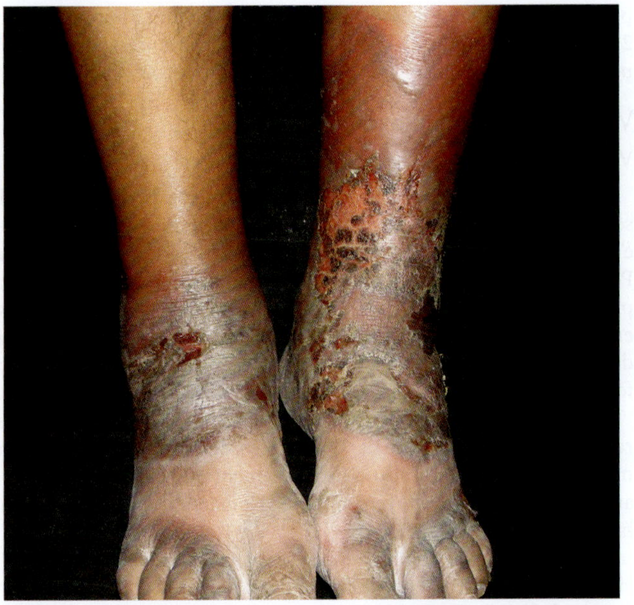

■ **Figura 91.16** Pelagra. Eritema, edema, bolhas, exulcerações e escamas na parte distal dos membros inferiores.

Fonte: Cortesia Departamento de Dermatologia do HC-UFMG.

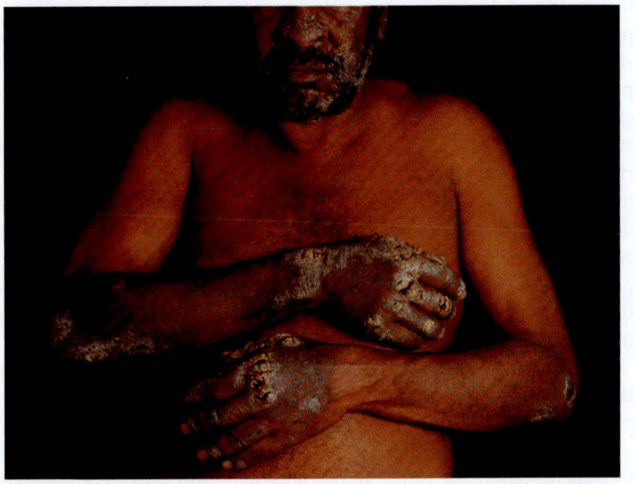

■ **Figura 91.17** Pelagra. Hipercromia, escamas e crostas nas áreas expostas ao sol.

Fonte: Cortesia Departamento de Dermatologia do HC-UFMG.

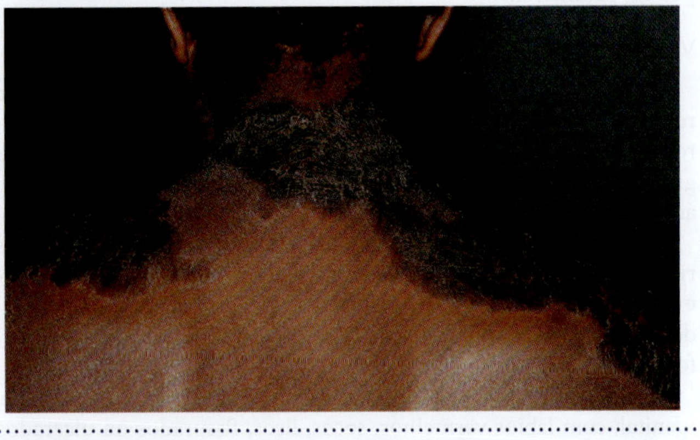

■ **Figura 91.18** Pelagra. Colar de Casal.

Fonte: Cortesia Departamento de Dermatologia do HC-UFMG.

Com relação ao trato gastrointestinal, o sintoma inicial é uma língua dolorida, perda de apetite e dor abdominal. Evolui com náuseas, vômitos e diarreia. A diarreia leva a um quadro de má absorção, criando um ciclo vicioso.[7,54]

As manifestações neurológicas e psiquiátricas são mais tardias. Insônia, fadiga, irritabilidade, depressão, apatia e perda de memória podem ocorrer. Neuropatia motora e sensitiva, retinite, atrofia do nervo óptico também podem estar presentes. A morte súbita raramente acontece como resultado de uma mielinólise pontina central.[7]

O diagnóstico diferencial da pelagra deve ser realizado principalmente com as porfirias, síndrome de Hartnup, reações pelagroides induzidas por drogas, erupção polimorfa a luz, lúpus eritematoso subagudo e reações fotoalérgicas crônicas.[55,56]

O tratamento é realizado pela administração oral de ácido nicotínico, 500 mg/dia, em 3 a 4 doses separadas. A nicotinamida é preferida por não causar distúrbios vasomotores, como elevação da pressão arterial, taquicardia e aumento da temperatura corporal. Alterações mentais desaparecem em 24 a 48 horas e as lesões de pele em 3 a 4 semanas. O ideal é fazer uma administração concomitante com riboflavina e piridoxina e uma dieta calórica e rica em proteínas.[7]

A nicotinamida por via oral, de forma isolada ou associada com outras drogas, tem sido tentada no tratamento de várias dermatoses. Há relatos de sua utilização em dermatite herpetiforme, granuloma anular generalizado, necrobiose lipoídica, penfigoide bolhoso, *erythema elevatum diutinum*, dermatose IgA linear, pênfigos, penfigoide cicatricial, líquen plano penfigoide entre outras. Por via tópica tem sido usada no tratamento da dermatite atópica, rosácea, acne, fotoenvelhecimento e hiperpigmentação.[57]

Vitamina B5 (ácido pantotênico)

O ácido pantotênico é uma vitamina termolábil que atua no ciclo de Krebs como coenzima A. Dessa forma participa de processos essenciais de liberação de energia, síntese de aminoácidos, ácidos graxos, hormônios esteroides e hemoglobina.[58] Encontra-se amplamente distribuído nos alimentos, portanto a carência isolada desta vitamina é extremamente rara. Vísceras, peixes, carnes, ovos, brócolis, legumes, cogumelos e amendoim são fontes ricas da vitamina B5.[58]

As manifestações da deficiência do ácido pantotênico são consideradas inespecíficas, como emagrecimento, distúrbios do crescimento, cefaleia, irritabilidade, insônia ou sonolência. Parestesias nas mãos e pés, hiper-reflexia, fraqueza muscular, instabilidade cardiovascular, distúrbios gastrointestinais, aumento da suscetibilidade a infecções, infertilidade, aborto espontâneo, disfunção adrenocortical também são relatados.[59] O ácido pantotênico parece ser essencial para o funcionamento normal da epiderme e sua falta pode levar a descamação da pele e mucosas.[59]

O dexpantenol é um análogo alcoólico do ácido pantotênico. É solúvel em água e álcool, insolúvel em gorduras e é a forma mais estável do ácido pantotênico em líquidos. O dexpantenol é usado topicamente na forma de pomada ou emulsão, em concentrações que variam de 2% a 5%, como auxiliar no tratamento de várias lesões cutâneas e mucosas e aliviar o prurido. Medicações tópicas com dexpantenol têm mostrado ser superiores ao veículo em trabalhos controlados.[59-61]

Apresenta função de barreira, levando a hidratação do extrato córneo e reduzindo a perda transepidérmica de água. Parece também exercer um papel na migração de fibroblastos, acelerando o processo de cicatrização. É utilizado em várias dermatoses, como dermatite de fraldas, fissuras anais e de mamas, úlceras de decúbito, eczemas, queilites, ictiose, psoríase e queimaduras leves. Na forma de colírios é utilizado no tratamento de erosões córneas. Dexpantenol também pode ser administrado por via sistêmica (250 a 500 mg para adultos).[59]

Vitamina B6 (piridoxina)

A vitamina B6 é um nutriente importante que funciona como cofator de pelo menos 110 enzimas e existe em 3 formas livres: piridoxal, piridoxamina e piridoxina. Funcionam como coenzimas na formação de neurotransmissores como dopamina, serotonina, ácido butírico e histamina. É uma coenzima no metabolismo do triptofano, que resulta no ácido nicotínico[7] (Quadro 91.7). Afeta a síntese proteica, de fosfolípides e ácido nucleico, a expressão e ação de receptores dos hormônios esteroides e modifica a função imune dos linfócitos T e B. Cerca de 70% da vitamina B6 está localizada nos músculos, participando assim do metabolismo do glicogênio.[62]

A principal fonte alimentar é a carne, seguida das vísceras, ovos, leite, batata, banana e aveia. A deficiência pode ocorrer por dieta inadequada, geralmente associada a outras deficiências vitamínicas. O alcoolismo e o uso de certos fármacos, como isoniazida, hidralazina, penicilamina, contraceptivos orais e teofilina, podem ser um dos fatores agravantes.[7,63]

A deficiência de vitamina B6 não produz quadro clínico típico. Anemia, linfopenia, eosinofilia, fraqueza muscular, náuseas, vômitos, quadros convulsivos, hiperestesia, parestesia ascendente, diminuição dos reflexos tendinosos são descritos.[7] Quadro de dermatite seborreica símile em face, couro cabeludo, pescoço, ombros, nádegas e períneo pode ser um sinal cutâneo da deficiência de vitamina B6. Outros achados podem ser estomatite angular, queilite, glossite, conjuntivite e intertrigo. Um quadro semelhante a pelagra pode ocorrer, pois a deficiência em piridoxina geralmente leva a uma deficiência do ácido nicotínico.[7] O tratamento é feito com o uso de 100 mg de piridoxina por dia.[7]

O excesso e mesmo o uso farmacológico da piridoxina podem levar a quadros de fototoxicidade e fotossensibilidade em humanos, provavelmente no espectro ultravioleta A.[7]

Vitamina B7 (biotina ou vitamina H ou coenzima R)

A biotina é um ácido carboxílico, solúvel em água e funciona como coenzima de 4 carboxilases (enzimas que fixam CO_2), participando de vários processos metabólicos importantes, como na síntese de ácidos graxos e RNA e no metabolismo de proteínas e glicídios.[7]

Deficiência adquirida de biotina é muito rara, porque há biotina em vários alimentos como leite, gema de ovo, carnes, vísceras, amendoim, tomate, cereais e cogumelos e, além disso, esta vitamina é sintetizada por bactérias entéricas.[7] Deficiência pode acontecer em situações em que ocorre eliminação da biota intestinal, pacientes com má absorção, nutrição parenteral prolongada ou lactentes que se alimentam apenas de fórmulas que não possuem biotina. Pode ocorrer também quando há ingestão excessiva da clara de ovos que não foram submetidos ao cozimento, ricos em avidina. A avidina se liga de forma irreversível a biotina, impedindo sua absorção.[7,63] Sintomas da deficiência incluem alopecia, conjuntivite, eczema em volta do nariz, olhos e boca, lábios ressecados, atrofia papilar na língua, eritema difuso da mucosa oral, hiperestesia, parestesia, depressão e dor muscular.[63]

Há erros inatos do metabolismo, que levam à deficiência de biotina: deficiência genética da holocarboxilase sintetase ou da biotinidase. Ambas são transmitidas de forma autossômica recessiva. Pacientes com deficiência de holocarboxilase apresentam sinais graves de acidemia ao nascimento, como vômitos incoercíveis, taquipneia, desmaios, hipo ou hipertonia, podendo evoluir para a morte se não diagnosticados a tempo. Estes pacientes podem se apresentar com erupção cutânea eritematosa e descamativa, ocupando praticamente todo o corpo, lembrando ictiose ou dermatite seborreica.[7,63] A deficiência da biotinidase leva a uma diminuição da absorção de biotina e a incapacidade de reciclar a biotina livre. Os sintomas geralmente se iniciam a partir dos 3 meses de idade. As lesões cutâneas são semelhantes às da acrodermatite enteropática. Os cabelos são ralos ou ausentes. Sintomas neurológicos são proeminentes como convulsões mioclônicas, ataxia, encefalopatia metabólica e surdez neurossensorial. A reposição de biotina é capaz de reverter a encefalopatia metabólica. A surdez neurossensorial não é revertida com a reposição, mas pode ser prevenida por ela.[7]

O tratamento das várias formas de deficiência de biotina é feito com 10 a 40 mg/dia de biotina por via oral.[64]

Vitamina B9 (ácido fólico)

O ácido fólico compreende um grupo de compostos formados por ácido glutâmico, ácido para-aminobenzoico e pteridina.[65] Participa da síntese das purinas e pirimidinas, necessárias à síntese de DNA, RNA e proteínas.[52] No organismo, o ácido fólico é convertido em ácido folínico, o qual é a forma biologicamente ativa. A deficiência tem efeitos deletérios sobre células que se renovam rapidamente, como as células da medula óssea.[65]

A deficiência geralmente resulta de ingestão inadequada; por deficiência na absorção, como na doença celíaca; aumento das necessidades como na gravidez, lactação, hipertireoidismo e neoplasias; por perdas anormais; por ação de antagonistas como metotrexato, trimetoprim, pirimetamina, etanol ou por deficiências enzimáticas congênitas.[7] Há descrição de fotodegradação do ácido fólico durante tratamento com fotoforese extracorpórea e questiona-se se este processo ocorre em pacientes que se submetem a fototerapia com radiação ultravioleta.[66,67]

O ácido fólico pode ser encontrado em vegetais folhosos verdes, fígado, carne, laranja e leveduras. O leite humano e o leite de vaca têm quantidades adequadas, mas o leite de cabra é deficiente.[7]

A maioria dos sintomas da deficiência do ácido fólico estão relacionados com sintomas de anemia, como fraqueza, glossite, anorexia, taquicardia e esplenomegalia. Alterações neurológicas como déficit de memória, irritabilidade, distúrbios do sono, ataxia, podem estar presentes. Acredita-se que a deficiência de folato leva a um risco maior de doenças cardiovasculares e carcinogênese. Além disso, há um aumento de malformações do tubo neural, como a espinha bífida, em recém-nascidos de mães com deficiência desta vitamina.[65] O hemograma evidencia anemia macrocítica e segmentação dos núcleos dos neutrófilos, além disso os níveis séricos de folato estão baixos.[52] Deficiência de vitamina B12 associada deve sempre ser pesquisada, pois os sinais e sintomas das duas deficiências são muito semelhantes.[7]

Não há sinais cutâneos específicos da deficiência do ácido fólico, mas hiperpigmentação em áreas expostas, manchas escuras nas palmas e plantas, pigmentação da genitália e língua, queilite, sensação de queimação oral persistente, glossite e erosões mucosas têm sido descritas.[52]

O tratamento é feito através do uso oral de 1 a 5 mg de ácido fólico por dia. Nos casos de uso de antagonistas do ácido fólico, recomenda-se o uso profilático de ácido folínico.[7]

Vitamina B12 (cobalamina)

A vitamina B12 desempenha um papel importante na síntese do DNA, sendo de grande importância na função normal da medula óssea e do sistema nervoso central.[68] Está presente apenas em alimentos de origem animal e não pode ser sintetizada pelo ser humano.[68,69] Existe sob várias formas, das quais, duas são coenzimas biologicamente ativas: metilcobalamina e adenosilcobalamina. A metilcobalamina age junto com o ácido fólico na síntese de purinas e pirimidinas. A adenosilcobalamina está envolvida na degradação de ácidos graxos.[68]

A absorção da vitamina B12 ocorre no íleo terminal, após ligação com fator intrínseco produzido pelo estômago. É encontrada no sangue ligada à haptocorrina, transcobalamina II e em quantidades mínimas, na forma livre. É levada para os tecidos e se liga a receptores contidos nas células endoteliais e hepatócitos. O fígado estoca grande quantidade de cobalamina.[68]

O excesso de cobalamina é visto em vários estados patológicos como leucemia mieloide crônica, leucemia promielocítica, policitemia vera e síndrome hipereosinofílica por aumento da produção da haptocorrina (transportador) pelos granulócitos e seus precursores. Também pode estar aumentada nas hepatites agudas, cirrose, carcinoma hepatocelular, metástases hepáticas pelo aumento da liberação da cobalamina pelo fígado afetado. Achados cutâneos como eczema, eritrodermia, prurido, urticária, angioedema e úlceras mucosas podem estar presentes por causa dessas doenças.[68]

A deficiência está tipicamente relacionada com má absorção: doenças gástricas com defeito na secreção do ácido clorídrico e/ou fator intrínseco (anemia perniciosa), uso de bloqueadores da secreção gástrica, doenças intestinais como doença celíaca e enterites que alteram absorção no íleo terminal, ressecções cirúrgicas do íleo terminal (frequente na doença de Crohn), cirurgias bariátricas e doenças congênitas com deficiências genéticas do fator intrínseco.[68] Ocorre em pacientes com dieta vegetariana restrita ou recém-nascidos alimentados exclusivamente com leite materno, cuja mãe apresenta deficiência de vitamina B12.[69] O diagnóstico da deficiência pode ser feito por níveis séricos diminuídos de cobalamina e elevados de homocisteína e ácido metilmalônico. A cobalamina age na conversão de homocisteína, ácido fólico e ácido metilmalônico em metionina e succinil-coenzima A.[68]

Pseudodeficiência de cobalamina está associada com a deficiência dos transportadores. Nestes casos, níveis do ácido metilmalônico e homocisteína estarão normais.[68]

As manifestações da deficiência da vitamina B12 geralmente ocorrem 3 a 6 anos após o início das anormalidades gastrointestinais, porque o fígado estoca grandes quantidades de cobalamina. Há um envolvimento multissistêmico com alterações na pele, sistema nervoso central e medula óssea.[70] É possível fator de risco para trombose, infarto do miocárdio e infertilidade.[68,71] Manifestações cutâneas ocorrem em cerca 41% dos pacientes, incluindo hiperpigmentação (19%), glossite (31%), estomatite angular (8%), alterações nos cabelos (9%), vitiligo (3%). Alterações ungueais também são descritas. Há relato de eritema nodoso que resolveu após reposição da vitamina B12.[68]

A hiperpigmentação pode ser generalizada e simétrica. Pode ser a primeira manifestação de deficiência de vitamina B12.[68] As áreas mais afetadas incluem a face, tronco, palmas, plantas e regiões flexurais, como pescoço e axilas. Algumas vezes a hipercromia é mais acentuada nos pontos de pressão, como cotovelos, maléolos, joelhos, dorso das falanges e nas linhas das palmas.[68,72] As manchas hipercrômicas podem ser reticuladas ou lineares.[70,72] Pode ocorrer manchas hipercrômicas na mucosa oral, como gengivas e língua.[72] Alterações ungueais como melanoníquia linear longitudinal e/ou leito ungueal pálido são descritos na hipovitaminose B12.[70]

A glossite geralmente apresenta-se com língua atrófica, vermelho-brilhante e dolorida.[70] A atrofia das papilas filiformes inicia-se na ponta, estendendo para as bordas da língua.[72] Úlceras recorrentes, parestesia da língua, distorção do paladar (disgeusia), intolerância a próteses dentárias, xerostomia e queilite angular podem ocorrer.[68]

Um achado paradoxal na deficiência da vitamina B12 é a canície prematura.[70,72] Poliose também pode ocorrer. Vitiligo tem sido descrito associado a deficiência de vitamina B12, mas terapia com a vitamina é controversa.[68]

O mecanismo exato da hiperpigmentação é desconhecido, mas acredita-se que a vitamina B12 leva a uma diminuição dos níveis intracelulares de glutationa, a qual normalmente inibe a tirosinase. Com a diminuição dos níveis de glutationa, há aumento da ação da tirosinase aumento na melanogênese e consequente hiperpigmentação.[68,72] Do ponto de vista histológico, há aumento de melanossomos em melanócitos e melanina nos queratinócitos.[68] Outros mecanismos aventados seriam os níveis aumentados da fenilalanina, defeitos no transporte e incorporação da melanina nos queratinócitos, defeitos no metabolismo das purinas e pirimidinas e aumento da angiogênese.[68,70-72]

A hiperpigmentação cutânea pode ser encontrada em várias situações, tornando o diagnóstico diferencial amplo. As seguintes condições devem ser ressaltadas: síndrome de imunodeficiência adquirida, doença de Addison, ocronose, amiloidose, síndrome de Cushing, intoxicação por metais pesados, hemocromatose, hipertireoidismo, neoplasias, feocromocitoma, porfiria cutânea tardia, hiperpigmentação pós-inflamatória, sífilis, diabete, uso de medicamentos como minociclina, amiodarona, antimaláricos e tapazol.[70]

Manifestações neurológicas ligadas a uma degeneração da medula espinhal são frequentemente encontradas na deficiência de vitamina B12, como fraqueza generalizada, hipotonia, parestesias, neuropatia periférica, tremores e ataxia.[68,71] Sintomas associados com alterações do nervo óptico (escotomas), irritabilidade, apatia, sonolência, psicose, deterioração intelectual ou retardo no desenvolvimento também podem estar presentes. Parece que a produção de mielina está alterada na deficiência da vitamina B12.[71] Casos de ilusões parasitárias já foram descritos, portanto, avaliação do ácido fólico e cobolamina deve ser realizada nesses casos.[68]

Pacientes com deficiência de vitamina B12 também evoluem com manifestações hematológicas: o sangue e a medula óssea apresentam alterações megaloblásticas, levando a anemia macrocítica, neutropenia e trombocitopenia.[68,69]

Várias formas de reposição da vitamina B12 existem. Uma delas consiste na injeção intramuscular de 1 mg de vitamina B12, diariamente, por 5 a 10 dias, depois 1 mg a cada semana por um mês seguido por 1 mg por mês por toda a vida, a não ser que haja resolução da causa que levou a deficiência. A diminuição da hiperpigmentação usualmente ocorre com 2 semanas após o início do tratamento e o desaparecimento total demora em torno de 12 semanas. Quanto mais precoce é o diagnóstico e tratamento, mais rápido a resolução dos sintomas. Com o tratamento há uma diminuição do núcleo dos queratinócitos e a reversão das alterações da pele, cabelo e unhas.[70] Como efeitos colaterais do tratamento deve-se ressaltar erupções acneiformes, exacerbação da acne vulgar preexistente, reações anafiláticas, reações cutâneas no local da injeção como reação de corpo estranho ou esclerodermiforme.[68,73] O cobalto é componente da cobolamina, assim pacientes sensibilizados ao cobalto podem apresentar dermatite alérgica após a injeção, como dermatite vesicular nas mãos, queilite e estomatite.[68]

■ MINERAIS

Os minerais são elementos inorgânicos que constituem 4% do peso do adulto. Estão localizados principalmente em ossos e músculos. Exercem várias funções no organismo entre as quais a manutenção do equilíbrio acidobásico e na constituição de proteínas, carboidratos e gorduras. Podem ser classificados em macrominerais (como cálcio, fósforo e magnésio), quando são encontrados em concentrações maiores que 0,01% do peso corporal, ou em microminerais como, ferro, iodo, cobre e zinco, quando em concentrações menores que 0,01% do peso corporal.

Ferro

Deficiência de ferro

A deficiência de ferro é a deficiência nutricional mais comum em todo o mundo, estima-se que mais de 2 bilhões de pessoas em todo mundo sejam afetadas. São grupos de risco: mulheres em idade fértil, doadores de sangue regulares, crianças na fase de crescimento e alimentadas com dieta pobre em ferro, recém-nascidos prematuros, pequenos para idade gestacional e/ou filhos de mães diabéticas e lactentes com curta duração do aleitamento materno exclusivo.[74] O ferro está no organismo humano sob três formas: estoque, transporte e funcional. O estoque é representado pela ferritina e hemossiderina e sua melhor avaliação é pela medida da ferritina sérica. O ferro é transportado para os tecidos através da transferrina e sua avaliação é feita pela dosagem do ferro sérico e da capacidade de ligação e saturação da transferrina. O ferro funcional é aquele que está ligado a hemoglobina, mioglobina, enzimas heme como os citocromos e enzimas não heme como a ribonucleotídeo redutase. O ferro funcional é medido pela concentração de hemoglobina e hematócrito. Todo mecanismo está sob o controle da hepcidina e é dominado pelas necessidades da síntese de hemoglobina.[74] O conteúdo total do ferro no organismo de um homem adulto é de 4 a 5 g, sendo que 60% a 70% está ligado à hemoglobina. O organismo humano tem baixa capacidade de excretar ativamente o ferro e sua homeostase é mantida principalmente pelo ajuste da absorção. Entretanto, a descamação cutânea é responsável por cerca de 20% a 25% das perdas fisiológicas de ferro. Situações patológicas que cursam com aceleração desta podem aumentar significativamente a perda de ferro.[75] As várias causas de deficiência de ferro são descritas no Quadro 91.9.

Apenas a deficiência de ferro causa diminuição da ferritina sérica, tornando sua dosagem muito específica, sendo, portanto, o melhor indicador. O aumento da ferritina ocorre na sobrecarga de ferro e em várias outras situações como infecções, doenças inflamatórias, malignidades e doenças hepáticas, sendo neste caso, menos específica.[74]

Os sintomas clássicos da deficiência de ferro e anemia ferropriva são: fadiga, anorexia, perversão do apetite como geofagia, apatia, irritabilidade, cefaleia, diminuição da tolerância ao exercício físico, palidez cutâneo e mucosa, taquicardia e hipotensão. Pode haver prejuízo no desenvolvimento neuropsicomotor, aprendizagem e no sistema imunológico.[76] As manifestações mucocutâneas incluem queilite angular, atrofia das papilas filiformes, enantema da língua e sensação de queimação oral. A tríade composta por anemia ferropriva, disfagia e presença de anéis esofagianos é clássica da síndrome de Plummer-Vinson.[63]

A coiloníquia apesar de estar classicamente ligada à anemia ferropriva não é um achado patognomônico e pode ser manifestação de dermatite atópica, líquen plano, psoríase e hipertireoidismo. Nas crianças, o achado de coiloníquia pode preceder as alterações laboratoriais da deficiência de ferro.[77]

Quadro 91.9 Causas de deficiência de ferro.

Aumento da demanda de ferro e/ou da hematopoiese
▪ Crescimento rápido na infância e adolescência ▪ Gravidez e lactação ▪ Terapia com eritropoietina
Perda de ferro (perda sanguínea)
▪ Parto ▪ Cirurgia ▪ Lesões no trato gastrointestinal, genitourinário ou respiratório ▪ Menstruação ▪ Doação de sangue ▪ Flebotomia
Diminuição na ingestão ou absorção de ferro
▪ Ingestão insuficiente ▪ Absorção diminuída ▪ Doenças como doença celíaca, doença de Crohn ▪ Cirurgias gástrica e intestinal ▪ Inflamação aguda ou crônica

Fonte: Adaptado de Trost LB, Bergfeld WF, Calogeras E, 2006.

Muitos estudos já tentaram relacionar a deficiência de ferro à perda de cabelos. Alguns trabalhos sugeriram que poderia haver uma relação desta deficiência com a alopecia androgenética, alopecia areata, eflúvio telógeno e com a perda difusa. Até o momento não há evidências suficientes para recomendar suplementação de ferro em pacientes com alopecia na ausência da anemia ferropriva. Apesar da ausência de evidências definitivas, alguns autores sugerem fazer a suplementação de ferro por via medicamentosa ou pela dieta até que os níveis de ferritina se tornem superiores a 70 ng/mL.[76,78]

Hemocromatose

A hemocromatose é uma síndrome caracterizada por hiperpigmentação da pele, diabete *mellitus* e cirrose hepática, associada com o aumento do depósito de ferro em órgãos internos. Hipogonadismo está frequentemente associado. É mais comum no sexo masculino e o início dos sintomas é gradual, usualmente entre 40 e 60 anos. Pode ser primária, provavelmente por um defeito genético no controle da absorção do ferro ou secundária, por uma sobrecarga de ferro, que pode ocorrer em alcoólatras, pacientes com anemias hemolíticas ou que apresentam uma eritropoiese ineficaz.[79]

A pele mostra uma pigmentação cinza-amarronzada, especialmente na face, flexuras e áreas expostas. A mucosa oral também pode estar pigmentada. Pode haver queda de cabelos, dos pelos axilares e genitais, alterações ungueais como coiloníquia e pele seca, ictiosiforme. Outros sintomas associados à insuficiência hepática como eritema palmar, leuconíquia e aranhas vasculares também são relatados.[79]

Sódio, cloreto e potássio

São minerais essenciais na manutenção do equilíbrio osmótico, hidroeletrolítico e acidobásico do organismo, bem como nas atividades enzimáticas. O sódio é o principal eletrólito do líquido extracelular. Sua carência pode advir da ingestão reduzida, perdas gastrointestinais, sudorese excessiva, uso de diuréticos, queimaduras extensas ou na síndrome da secreção imprópria do hormônio antidiurético. Sua deficiência é caracterizada por diminuição de turgor e elasticidade da pele, além dos outros sintomas da hiponatremia como astenia, fraqueza, hipotensão ortostática, taquicardia e cefaleia.[80] Os cloretos têm importância junto com o sódio na regulação da pressão osmótica corpórea, transporte de gases e equilíbrio acidobásico. Sua deficiência geralmente está associada à do sódio e manifesta-se com espasmos musculares. O potássio é um íon principalmente intracelular. Participa na contração muscular e seus níveis interferem no ritmo cardíaco. A deficiência de potássio de origem nutricional é vista principalmente na desnutrição proteico-energética. A hipopotassemia se manifesta por fraqueza muscular a até paralisia, distensão abdominal com peristaltismo intestinal diminuído, podendo chegar ao íleo paralítico.

Cálcio

O cálcio tem inúmeras funções essenciais à vida, participando na contração muscular e na função cardíaca, mantendo a integridade da membrana celular e participando da coagulação sanguínea. A homeostase do cálcio sistêmico é alcançada pela regulação da vitamina D e do paratormônio nos órgãos-alvo (intestino, rins e ossos). Cerca de 99% do cálcio encontra-se nos ossos e nos dentes, e o restante, no líquido extracelular e no citoplasma das células teciduais.[81] Uma das frações do cálcio, o cálcio ionizado, deve ser mantido em níveis adequados para a utilização celular, havendo para isso um sistema de manutenção e controle do cálcio iônico disponível para as células. Esse sistema é composto pela vitamina D, paratormônio e calcitonina, que atua na absorção, eliminação renal e nos depósitos orgânicos do cálcio.[81] Clinicamente a deficiência sérica de cálcio manifesta-se por tetania. A ingestão ou absorção deficientes de cálcio, por tempo prolongado, pode levar ao raquitismo. A hipercalcemia está associada com hipervitaminose D, doenças malignas, sarcoidose e hipercalcemia idiopática da infância, entre outras.[81] Altos níveis plasmáticos de cálcio podem cursar com calcificações metastáticas e calcifilaxia.[82]

Fósforo

É um elemento extremamente importante em todas as células do organismo. É componente dos ossos e faz parte da composição das membranas celulares, como fosfolípides. A produção e estoque de energia dependem de fontes adequadas de fósforo, incluindo adenosina trifosfato e outros compostos fosforilados. É componente essencial de mensageiros celulares e alguns hormônios dependem da fosforilação para sua ativação.[83] Pode ocorrer hipofosfatemia nos casos de hiperparatireoidismo, pelo aumento da excreção renal, assim como nos defeitos dos túbulos renais. Na recuperação nutricional, a realimentação com dieta contendo quantidade inadequada de fósforo pode levar à hipofosfatemia, com ou sem hipocalcemia.[84] Na hipofosfatemia observa-se alteração do crescimento, osteomalácia, miopatia proximal, miocardiopatia, arritmias e trombocitopenia. A hiperfosfatemia acontece por hipoparatireoidismo ou insuficiência renal.[83]

Cobre

O cobre faz parte da estrutura molecular de várias enzimas. Tem papel importante na síntese de hemoglobina e de outras proteínas que contém ferro, pois faz parte da ceruloplasmina. Como componente de várias proteínas, o cobre é necessário às respiração celular, formação óssea, mineralização do sistema nervoso central, pigmentação da pele, manutenção da integridade dos vasos sanguíneos e formação do colágeno.[85] O seu papel no desenvolvimento e manutenção do sistema imune tem sido demonstrado. Deficiência adquirida de cobre é rara e foi descrita em crianças recebendo leite com baixo teor de cobre, na desnutrição proteico energética, e como consequência da ingestão excessiva de zinco. As manifestações clínicas constam de anemia hipocrômica que não responde ao tratamento com ferro, neutropenia, hipodesenvolvimento corporal, despigmentação da pele e cabelos, e alterações ósseas semelhantes ao escorbuto.[85] As doenças de Wilson e de Menkes estão ligadas ao metabolismo do cobre.

A doença de Wilson é uma desordem genética autossômica recessiva do metabolismo do cobre. Há uma deficiência de produção de ceruloplasmina e deposição de cobre principalmente no cérebro, fígado, rins e córnea, onde se pode evidenciar o sinal de Kayser-Fleischer sob a forma de um anel periférico amarelo-esverdeado. Apresenta grande morbidade e pode levar à morte se não tratada. Alguns estudos têm identificado o papel do cobre na patogênese da doença e também, marcadores clínicos, bioquímicos e genéticos que podem ser úteis ao diagnóstico. A descoberta do gene na doença de Wilson abriu a possibilidade de um diagnóstico molecular e pode ajudar na procura da terapia genética.[86]

A síndrome de Menkes, ou tricopoliodistrofia, é afecção genética transmitida por gene recessivo ligado ao X, causada por absorção deficiente de cobre com baixos níveis deste elemento no sangue, fígado e cabelo. É causada por diversas mutações no gene que codifica a enzima transportadora de cobre, a ATP7B. Trata-se de doença neurodegenerativa que afeta meninos que evoluem bem até os 2 a 6 meses de vida, posteriormente desenvolvem letargia, hipotermia, hipotonia, aneurisma de aorta, convulsões intratáveis com retardo mental, alterações ósseas semelhantes ao escorbuto, anemia e parada no crescimento e desenvolvimento.[85] O prognóstico é ruim, com deterioração progressiva e expectativa de vida em torno de 3 a 5 anos. A face tem um aspecto grosseiro, com aspecto semelhante ao de uma perdiz. Os achados mais importantes na síndrome de Menkes são as anormalidades estruturais dos cabelos, entre elas *pili torti*, *moniletrix* e tricorrexe nodosa. Os cabelos ficam retorcidos, finos, hipopigmentados e quebradiços, e os pelos das sobrancelhas podem também estar acometidos. O diagnóstico pré-natal e neonatal da doença é possível e o tratamento precoce com cobre pode melhorar a evolução clínica.[87]

Flúor

O flúor deposita-se nos ossos e dentes, incorporando-se à hidroxiapatita. Sua principal função é a proteção contra a desmineralização patológica de tecidos calcificados. É um dos fatores preventivos das cáries dentárias. Sua fonte principal é a água. Sinais específicos da deficiência de flúor não foram descritos em seres humanos. A ingestão crônica de doses diárias elevadas de flúor – 4 mg ou mais – leva à fluorose, que se caracteriza pelo aparecimento de manchas brancas nos dentes, que se tornam escuras quando há continuidade do processo. A ingestão de doses elevadas por tempo prolongado, em geral em regiões com alto teor de flúor na água, pode levar a alteração nos ossos.[88]

Selênio

O selênio é um micronutriente não metálico. Está presente na natureza na forma inorgânica (selenita), ligado à cisteína (selenocisteína), à metionina (selenometionina), em alimentos de origem animal e vegetal. É encontrado em alimentos como a castanha-do-Pará (castanha-do-Brasil, noz amazônica), aipo, alho, brócolis, cebola, pepino, repolho, cereais integrais, cogumelos, farelo de trigo, germe de trigo, fígado, atum, frango, frutos do mar, gema de ovo e leite. A quantidade do selênio nos alimentos depende da quantidade do mineral no solo.[89]

O selênio possui várias ações resultantes das funções das selenoproteínas, entre elas: proteção das células contra o dano oxidativo, regulação do hormônio tireoidiano, modulação da resposta imunológica, ativação de enzimas que metabolizam drogas como o citocromo P450, contraposição aos efeitos tóxicos dos metais pesados, carcinógenos químicos e luz ultravioleta.[90,91] Além disso, é importante na formação do esperma e no funcionamento da próstata.[92]

A deficiência do selênio pode ocorrer em pacientes renais crônicos submetidos à hemodiálise, nutrição parenteral total prolongada, lactentes alimentados com fórmulas lácteas à base de soja e recém-nascidos de baixo peso. Está relacionada com a progressão da doença de Chagas e parece contribuir para o desenvolvimento da insuficiência cardíaca congestiva em crianças com kwashiorkor e marasmo-kwashiorkor. Os chineses fizeram a relação entre a deficiência de selênio e desenvolvimento de cardiomiopatia. Na China, o selênio é deficiente no solo, tornando a deficiência deste mineral mais comum. A deficiência do selênio provoca uma elevação do colesterol plasmático, aumentando também as chances de coronariopatia. Pode também causar dor muscular, fraqueza e macrocitose. O uso do selênio parece diminuir a chance de câncer de pulmão e da replicação viral do HIV.[89]

Do ponto de vista dermatológico, a deficiência de selênio pode causar discromotriquia e alterações ungueais. Há relato de um caso de deficiência de selênio com alterações dermatológicas semelhantes à deficiência de zinco. A ingestão excessiva pode causar alopecia, paroníquia e pigmentação avermelhada das unhas, cabelos e dentes.

O selênio pode ser incorporado em xampus como sulfetos e utilizados no tratamento da dermatite seborreica, por sua eficácia contra espécies de Malassezia. [90]

Iodo

O iodo é um micronutriente presente no solo e na água do mar. Cerca de três quartos do iodo no organismo humano se encontram na tireoide, sendo componente essencial da tiroxina e da triiodotironina. As fontes de iodo são peixes e frutos do mar, vegetais folhosos como espinafre e agrião, carnes, ovos, leite e sal iodado. A deficiência de iodo ocasiona o bócio simples eutireoidiano ou quando mais intensa, o hipotireoidismo.[93] Do ponto de vista dermatológico, o paciente com hipotireoidismo pode apresentar várias alterações como pele pálida, fria, seca e com descamação, ceratose palmoplantar, diminuição da sudorese, edema das mãos, face e pálpebras, unhas frágeis e queda de pelos.

Há várias medicações tópicas contendo iodo, comumente utilizadas como agentes antibacterianos. Casos de dermatite de contato alérgica ou por irritação a esses compostos têm sido descritos. O excesso de iodo pode ocasionalmente cursar com manifestações cutâneas, como erupção acneiforme, dermatite herpetiforme, penfigoide bolhoso e iododerma. O iodismo é caracterizado por hiperemia conjuntival, lacrimejamento, visão embaçada, rinorreia e sialorreia. Na prática clínica, estes sintomas podem ocorrer durante tratamentos realizados com iodeto de potássio e o dermatologista deve saber identificá-los. A sensação de gosto metálico é outra queixa comum.[94]

Zinco

O zinco é um elemento essencial para o equilíbrio metabólico, requerido para funções imunes, crescimento, desenvolvimento cognitivo, reparação tissular, incluindo cicatrização de feridas, reprodução e atividades antioxidantes. São mais de 300 metaloenzimas envolvidas em vários estágios do metabolismo de carboidratos, proteínas e lípides.[95]

A deficiência de zinco pode ser dividida em duas categorias: hereditária e adquirida. Uma das deficiências de zinco hereditária é denominada acrodermatite enteropática (OMIM 201100),[96] herança autossômica recessiva, com mutação no transportador intestinal específico para o zinco, localizado no gene SLC39A4, cromossomo 8q24.3. Este transportador é produzido pelo pâncreas, se liga ao zinco da dieta e o conjunto é transportado para as células epiteliais do intestino delgado para promover a absorção do zinco. Na acrodermatite enteropática, a amamentação é protetora. O zinco do leite materno é bem absorvido pelo intestino e o quadro de acrodermatite geralmente surge após o desmame.[95,96]

Estes pacientes devem ser distinguidos da deficiência de zinco neonatal em decorrência do baixo conteúdo de zinco no leite materno (OMIM 608118). Há mães que produzem leite materno deficientes em zinco (cerca de 40% a menos) e esta condição é herdada geneticamente, herança autossômica dominante, mutação localizada no gene SLC30A2, cromossomo 1p36.11.[97] Essas mães não apresentam deficiência de zinco, tendo níveis plasmáticos de zinco normais. Assim, um aumento do aporte de zinco para as mães, não são capazes de elevar os conteúdos de zinco em seu leite.[97] Os filhos apresentam um quadro de deficiência de zinco durante o aleitamento materno e há desaparecimento do quadro, quando alimentos sólidos são introduzidos na dieta.[97]

A deficiência adquirida pode apresentar-se em prematuros que apresentam níveis baixos de zinco ao nascimento, filhos de mães com deficiência carencial de zinco, dieta parenteral total, pacientes com perdas importantes durante episódios de doença diarreica ou fístulas intestinais e em fases do crescimento com elevada demanda desse micronutriente, como gestação.[95] O zinco tem baixa biodisponibilidade em fontes vegetais e pessoas com dietas vegetarianas restritas, alcoólatras e desnutridos também são grupos de risco.

O quadro clínico das formas genéticas e adquiridas é semelhante. Caracteriza-se por placas eritematosas, descamativas, às vezes associadas com vesículas, bolhas e pústulas, resultando em um padrão eczematoso e/ou psoriasiforme de distribuição simétrica (Figura 91.19). As lesões desenvolvem-se nas extremidades, áreas orificiais como perioral (Figura 91.20), perianal (Figura 91.21) e genital (Figura 91.22). Queilite angular, alterações do paladar e alterações ungueais são manifestações comuns (Figuras 91.23 e 91.24). Diarreia e alopecia completam a tríade clássica da acrodermatite enteropática. A alopecia pode acometer cabelos, pelos das sobrancelhas e cílios. Pacientes com doença avançada podem apresentar retardo de crescimento e desenvolvimento, ataxia cerebelar, tremores, irritabilidade, labilidade emocional, hepatomegalia, esplenomegalia, dificuldade na cicatrização, anemia, fotofobia, hipogeusia, anorexia, retardo na puberdade e hipogonadismo.[95-97] Apresentam alterações na imunidade celular com infecções por Candida sp. frequentes.[96,97]

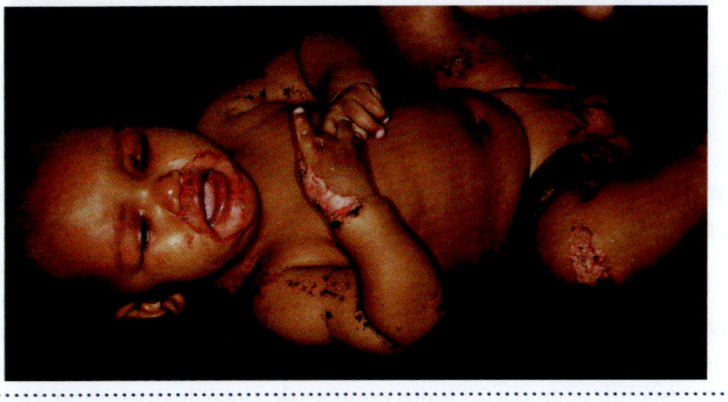

Figura 91.19 Acrodermatite enteropática.
Fonte: Cortesia Departamento de Dermatologia do HC-UFMG.

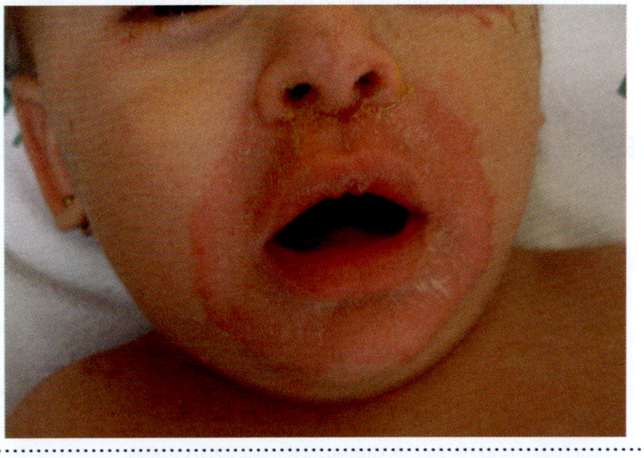

Figura 91.20 Eritema e descamação perioral e periorbicular.

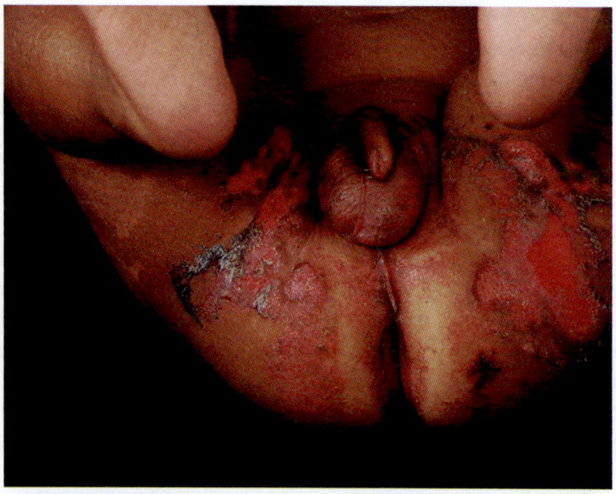

■ **Figura 91.21** Acrodermatite enteropática. Eritema e descamação na genitália externa.

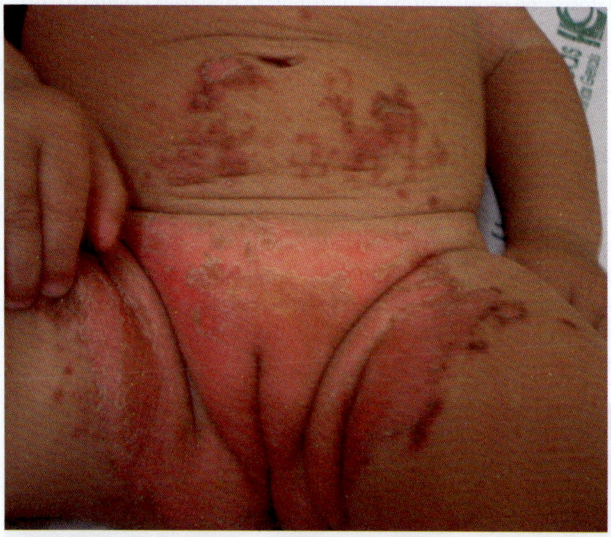

■ **Figura 91.22** Acrodermatite enteropática. Eritema, exulcerações e crostas na genitália externa e região perianal.

O diagnóstico laboratorial é muitas vezes difícil. Os níveis de zinco podem estar diminuídos em quadros inflamatórios e podem estar normais, mesmo em pacientes com deficiência, pois o zinco plasmático corresponde apenas a 0,1% dos estoques de zinco do organismo. Uma forma indireta de determinar o conteúdo de zinco é avaliar a atividade das enzimas dependentes do zinco. A fosfatase alcalina é uma delas, e geralmente está diminuída quando há deficiência de zinco. Na maioria das vezes o diagnóstico é feito através de uma prova terapêutica.[95]

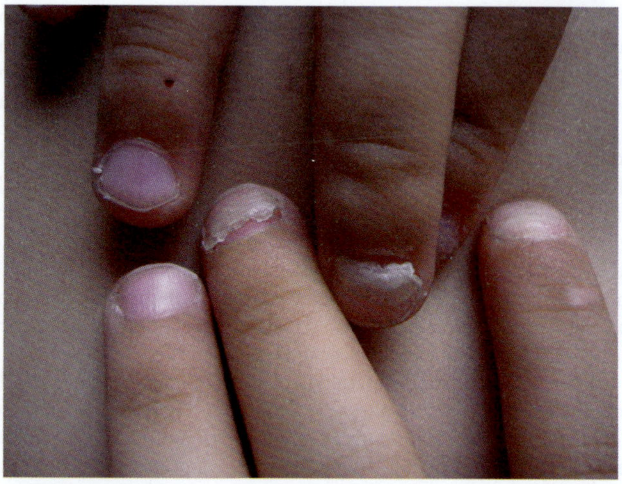

■ **Figura 91.23** Acrodermatite enteropática. Distrofia ungueal (coiloníquia e traquioníquia).

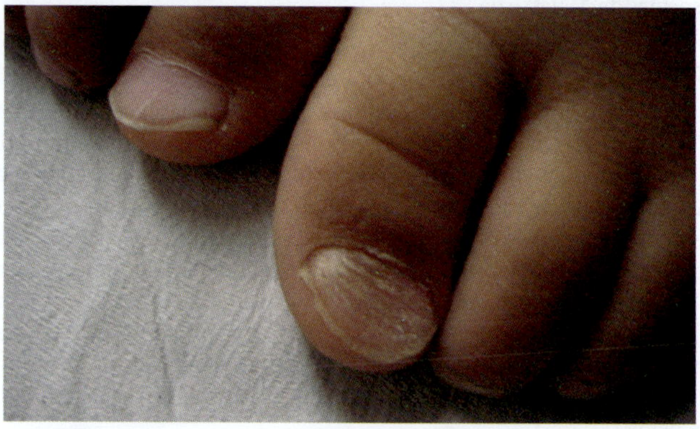

■ **Figura 91.24** Acrodermatite enteropática. Onicomadese.

O tratamento deve ser feito através da reposição do zinco começando com uma dose de 3 mg/kg/dia do zinco elementar, considerando que há 50 mg de zinco elementar para cada 220 mg de sulfato de zinco. Tipicamente, há uma melhora rápida em dias a poucas semanas. Posteriormente pode haver uma diminuição da dose para até cerca de 0,5 a 1 mg/kg/dia. A complementação com zinco pode ser necessária por toda a vida, nos casos de deficiência genética do transportador ou até que haja desaparecimento dos fatores desencadeantes das outras formas.

Concomitante a suplementação com zinco pode haver uma redução na absorção do cobre, que pode ser controlada através do hemograma já que a deficiência de cobre pode levar à anemia microcítica e neutropenia. Outros efeitos colaterais como náuseas, vômitos, hemorragia gástrica também são descritos com o uso oral do sulfato de zinco.[95]

Referências bibliográficas

1. www.who.int/en/ [Internet]. Geneva: World Health Organization. Malnutrition Fact sheet [updated may 2017; cited fev 2018]. Available from: http://www.who.int/mediacentre/factsheets/malnutrition/en/.
2. Lee LW, Yan AC. Skin manifestations of nutritional deficiency disease in children: modern day contexts. Int J Dermatol. 2012;51:1407-18.
3. Schneider JB, Norman RA. Cutaneous manifestations of endocrine-metabolic disease and nutritional deficiency in the elderly. Dermatol Clin. 2004;22:23-31.
4. Leão E, Norton RC. Desvitaminoses. In: Freire LMS, editor. Diagnóstico Diferencial em Pediatria. Rio de Janeiro: Guanabara Koogan; 2008. p.826-33.
5. Mattos AP, Kochi C, Figueiredo Filho PP, Welfort VRS. Carências de micronutrientes. In: Lopez FA, Campos Júnior D, editors. Tratado de Pediadria. Barueri: Manole; 2007. p.1503-16.
6. Heilskov S, Rytter MJH, Vestergaard C, Briend A, Babirekere E, Deleuran MS. Dermatosis in children with oedematous malnutrition (Kwashiokor): a review of the literature. J Eur Acad Dermatol Venereol. 2014;28:995-1001.
7. Jen M, Yan AC. Syndromes associated with nutritional deficiency and excess. Clin Dermatol. 2010;28:669-85.
8. Oumeish YO, Oumeih I. Nutritional skin problems in children. Clin Dermatol. 2003;21:260-3.

9. Katz AK, Mahlberg MH, Honig PJ, Yan AC. Rice nightmare: kwashiorkor in 2 Philadelphia-area infants fed rice dream beverage. J Am Acad Dermatol. 2005;52:S69-72.
10. Liu T, Howard RM, Mancini AJ, Weston WL, Paller AS, Drolet BA et al. Kwashiorkor in the United States – fat diets, perceived and true milk allergy, as nutritional ignorance. Arch Dermatol. 2001;137:630-6.
11. Alcaina MB, Roig AM, Pujals Ferrer JM, Vall Combelles O. Kwashiorkor como síntoma de maltrato y negligencia en Barcelona. An Esp Pediatr. 2001;54:405-8.
12. Figueiredo Filho PP, Figueiredo PCP, Leão E, Lamounier J. In: Leão E, Corrêa E, Mota JAC, Viana MB, editors. Pediatria Ambulatorial. Belo Horizonte: COOPMED; 2005. p.314-20.
13. Kaminski Jr MV, Drinane JJ. Learning the oral and cutaneous signs of micronutrient deficiencies. J Wound Ostomy Continence Nurs. 2014;41(2):127-35.
14. ABESO (Associação Brasileira para estudo da obesidade e síndrome metabólica). [acesso em 29 jan 2018, atualizado em agosto 2015]. Available from: http://www.abeso.org.br.
15. Tobin AM, Ahern T, Rogers S, Collins P, O'Shea D, Kirby B. The dermatological consequences of obesity. Int J Dermatol. 2013;52:927-32.
16. Yosipovitch G, De Vore A, Dawn A. Obesity and the skin: skin physiology and skin manifestations of obesity. J Am Acad Dermatol. 2007;56:901-16.
17. Monshi B, Stockinger T, Vigl K, Ricther L, Weihsengruber F, Rappersberger K. Phrynoderma and acquired acrodermatitis enteropathica in breastfeeding women after bariatric surgery. J Deutsch Dermatol Ges.2015;13(11):1147-54.
18. Farias MM, Gajardo C, Alvarez V, Cuevas A, Perez-Cotapos ML. Short-term skin reactions associated to sleeve gastrectomy in eight patients. Obes Surg. 2014;24:1826-9.
19. Halawi A, Abiad F, Abbas O. Bariatric surgery and its effects on the skin and skin diseases. Obes Surg. 2013;23:408-13.
20. Manzoni APDS, Weber MB. Skin changes after bariatric surgery. An Bras Dermatol. 2015;90(2):157-66.
21. Bal BS, Finelli FC, Shope TR, Koch TR. Nutritional deficiencies after bariatric surgery. Nat Rev Endocrinol. 2012;8(12):544-56.
22. Strumia R. Eating disorders and the skin. Clin Dermatol. 2013;31:80-5.
23. Strumia R. Dermatological signs in patients with eating disorders. Am J Clin Dermatol. 2005;6(3):165-73.
24. Tyler I, Wiseman MC, Crawford RI, Birmingham CL. Cutaneous manifestations of eating disorders. J Cutan Med Surg. 2002;6:345-53.
25. Glorio R, Allevato M, Pablo A, Abbruzzese M, Carmona L, Savarin M et al. Prevalence of cutaneous manifestations in 200 patients with eating disorders. Int J Dermatol. 2000;39:348-53.
26. Becker A, Grinspon SK, Klibanski A, Herzog DB. Current concepts: eating disorders. NEJM.1999;340(14):1092-8.
27. Kreipe ER, Birndorf S. Eating disorders in adolescents and young adults. Med Clin North Am 2000;84(4):1027-49.
28. Landi F, Calvani R, Tosato M, Martone AM, Ortolani E, Savera G et al. Anorexia of aging: risk factors, consequences, and potential treatments. Nutrients. 2016:8(2):69.
29. Lee BY, Hogan DJ, Ursine S, Yanamandra K, Bocchini JA. Personal observation of skin disorders in malnutrition. Clin Dermatol. 2006;24:222-7.
30. Maggini S, Wintergerst ES, Beveridge S, Hornig DH. Selected vitamins and trace elements support immune function by strengthening epithelial barriers and cellular and humoral immune responses. Br J Nutr. 2007;98(Suppl 1):S29-35.
31. Congdon NG, Friedman DS, Lietman T. Important causes of visual impairment in the world today. JAMA 2003;290(15):2057-60.
32. Black RE, Allen LH, Bhutta ZA, Caulfield LE, Onis M, Ezzati M et al. Maternal and child undernutrition 1. Maternal and child undernutrition: global and regional exposures and health consequences. www.thelancet.com. 2008;371(19):243-60.
33. Sommer A, Vyas KS. A global clinical view on vitamin A and carotenoids. Am J Clin Nutr. 2012;(96):1204S-6S.
34. Souza WA, Vilas Boas OMGC. A dificiência de vitamina A no Brasil: um panorama. Ver Panam Salud Publica/Pan AM J Public Health 2002;12(3):173-9.
35. Ragunatha S, Jagannath KV, Murugesh SB, Ramesh M, Narendra G, Meenakshi K. Therapeutic response of vitamin A, vitamin B complex, essential fatty acids (EFA) and vitamin E in the treatment of phrynoderma: a randomized controlled study. J Clin Diagn Res. 2014;8(1):116-8.
36. West Jr KP. Vitamin A deficiency disorders in children and women. Food Nutr Bull. 2003;24(4 suppl):S78-S90.
37. Azais-Braesco, Pascal G. Vitamin A in pregnancy: requirements and safety limits. Am J Clin Nutr. 2000;71:1325S-33S.
38. Wadhwa B, Relhan V, Goel K, Kochhar AM, Garg VK. Vitamin D and skin diseases: a review. Indian J Dermatol Venereol Leprol. 2015;81:344-55.
39. Schauber J, Gallo RL. Antimicrobial peptides and the skin immune defense system. J Allergy Clin Immunol. 2008;122(2):261-6.
40. Lehmann B, Querings K, Reichrath J. Vitamin D and skin: new aspects for dermatology. Exp Dermatol 2004;13(Suppl.4):11-15.
41. Traber, MG. Vitamin E inadequacy in humans: causes and consequences. Adv Nutr. 2014;5:503-14.
42. Meganathan P, Ju-Yen F. Biological properties of tocotrienols: evidence in human studies. Int J Mol Sci. 2016;17:1682.
43. Nikki E, Traber MG. A history of vitamin E. Ann Nutr Metab. 2012;(61):207-12.
44. Traber, MG. Mechanisms for the prevention of vitamin E excess. J Lipid Res. 2013;54:2295-306.
45. Bjelakovic G, Nikolova D, Gluud LL, Simonetti RG, Gluud C. Antioxidant supplements for prevention of mortality in healthy participants and patients with various diseases. Cochrane Database Syst Rev. 2012;3:CD007176.
46. Oliver CJ, Myers SP. Validity of a Cochrane systematic review and meta-analysis for determining the safety of vitamin E. BMC Complement Altern Med. 2017;17: 408.
47. Vermmer C, Shearer MJ, Zittermann A, Bolton-Smith C, Szulc P, Hodges S et al. Beyond deficiency: potencial benefits of increase intakes of vitamin K for bone and vascular health. Eur J Nutr. 2004;43:325-35.
48. Shearer MJ. Vitamin K deficiency bleeding (VKDB) in early infancy. Blood Rev. 2009;(23):49-59.
49. Kaneki M, Hosoi T, Ouchi Y, Orimo H. Pleiotropic actions of vitamin K: protector of bone and beyond? Nutrition 2006;22:845-52.
50. Magiorkinis E, Beloukas A, Diamantis A. Scurvy: Past, present and future. Eur J Intern Med. 2011;22(2):147-52.
51. Stamford NPJ. Stability, transdermal penetration, and cutaneous effects of ascorbic acid and its derivatives. J Cosmet Dermatol. 2012 Nov;11(4):310-7.
52. Tolkachjov SN, Bruce AJ. Oral manifestations of nutritional disorders. Clin Dermatol. 2017;35:441-52.
53. Sriram K, Manzanares W, Joseph K. Thiamine in nutrition therapy. Nutr Clin Pract. 2012;27(1):41-50.
54. Wan P, Moat S, Anstey A. Pellagra: a review with emphasis on photosensitivity. Br J Dermatol. 2011;164(6):1188-200.
55. Karthikeyan K, Thappa DM. Pellagra and skin. Int J Dermatol.2002;41:476-81.
56. Hegyi J, Schwartz RA, Hegyi V. Pellagra: dermatitis, dementia, and diarrhea. Int J Dermatol. 2004;43:1-5.
57. Namazi MR. Nicotinamide in dermatology: a capsule summary. In J Dermatol. 2007;46:1229-31.
58. Said HM. Water-soluble vitamins. World Rev Nutr Diet. 2015;111:30-7.
59. Ebner F, Heller A, Rippke F, Tausch I. Topical use of dexpanthenol in skin disorders. Am J Clin Dermatol. 2002;3(6):427-33.
60. Wananukul S, Limpongsanuruk W, Singalavanija S, Wisuthsarewong W. Comparison of dexpanthenol and zinc oxide ointment with ointment base in the treatment of irritant diaper dermatitis from diarrhea: a multicenter study. J Med Assoc Thai. 2006;89(10):1654-8.
61. Biro K, Thaçi D, Ochsendorf FR, Kaufmann R, Boehncke WH. Efficacy of dexpanthenol in skin protection against irritation: a double-blind, placebo-controlled study. Contact Dermatitis 2003;49:80-4.
62. Coburn SP, Slominski A, Mahuren JD, Wortsman J, Hessle L, Millan JL. Cutaneous metabolism of vitamin B6. J Invest Dermatol. 2003;120:292-300.
63. Tolkachjov SN, Bruce AJ. Oral manifestations of nutritional disorders. Clin Dermatol. 2017;35(5):441-52.
64. Heath ML, Sidbury R. Cutaneous manifestations of nutricional deficiency. Curr Opin Pediatr. 2006;18:417-22.
65. Liew S-C. Folic acid and diseases – supplement it or not? Rev Assoc Med Bras. 2016;62(1):90-100.
66. Der-Petrossian M, Födinger M, Knobler R, Hönigsmann H, Trautinger F. Photodegradation of folic acid during extracorporeal photoforesis. Br J Dermatol. 2007;156:117-21.
67. Cohn B. Sunlight, skin color, and folic acid. J Am Acad Dermatol. 2002;46:317-8.
68. Brescoll J, Daveluy S. A review of vitamina B12 in dermatology. Am J Clin Dermatol. 2015;16(1):27-33.
69. Kannan R, Ming MJ. Cutaneous lesions and vitamin B12 deficiency. Can Fam Physician. 2008;54:529-32.
70. Hoffman CF, Palmer DM, Papadopoulos D. Vitamina B12 deficiency: a case report of ongoing cutaneous hyperpigmentation. Cutis. 2003;71:127-30.
71. Simsek OP, Gönç N, Gümrük F, Çetin M. A child with vitamin B12 deficiency presenting with pancytopenia and hyperpigmentation. J Pediatr Hematol Oncol. 2004;26(12):834-6.
72. Niiyama S, Mukai H. Reversible cutaneous hyperpigmentation and nails with white hair due to vitamin B12 deficiency. Eur J Dermatol. 2007;17(6):551-2.
73. Ho J, Rothchild YH, Sengelmann R. Vitamin B12-associated localized scleroderma and its treatment. Dermatol Surg. 2004;30(9):1252-5.
74. Camaschella C. Iron deficiency: new insights into diagnosis and treatment. Hematology Am Soc Hematol Educ Program. 2015:8-13.
75. Wright JA, Richards T, Srai SKS. The role of iron in the skin and cutaneous wound healing. Front Pharmacol. 2014;5:156.
76. Trost LB, Bergfield WF, Calogeras E. The diagnosis and treatment of iron deficiency and its potential relationship to hair loss. J Am Acad Dermatol. 2006;54:824-44.
77. Walker J, Baran R, Vélez N, Jellinek N. Koilonychia: an update on pathophysiology, differential diagnosis and clinical relevance. J Eur Acad Dermatol Venereol. 2016;30(11):1985-91.
78. Thompson JM, Mirza MA, Park MK, Qureshi AA, Cho E. The role of micronutrients in alopecia areata: a review. Am J Clin Dermatol. 2017;18(5):663-79.
79. Yun S, Vincelette ND. Update on iron metabolism and molecular perspective of common genetic and acquired disorder, hemochromatosis. Crit Rev Onco Hematol. 2015;95(1):12-25.
80. Álvarez LE, González CE. Bases fisiopatológicas de los trastornos del sodio en pediatría. Rev Chil Pediatr. 2014;85(3):269-80.
81. Allgrove J. Physiology of calcium, phosphate, magnesium and vitamin D. Endocr Dev. 2015;28:7-32.
82. Li Q, Uitto J. Mineralization/anti-mineralization networks in the skin and vascular connective tissues. Am J Pathol. 2013;183(1):10-8.

83. Padelli M, Leven C, Sakka M, Plée-Gautier E, Carré J-L. Causes, conséquences et traitement de l'hypophosphorémie: une revue systématique de la littérature. Presse Med. 2017;46(11):987-99.
84. Pulcini CD, Zettle S, Srinath A. Refeeding syndrome. Pediatr Rev. 2016;37(12):516-23.
85. Hordyjewska A, Popiołek Ł, Kocot J. The many "faces" of copper in medicine and treatment. Biometals. 2014;27(4):611-21.
86. Schilsky ML. A century for progress in the diagnosis of Wilson disease. J Trace Elem Med Bio. 2014;28(4):492-4.
87. Ala A, Walker AP, Askan K, Dooley JS, Schilsky ML. Wilson's disease. Lancet. 2007;369(9559):397-408.
88. Rugg-Gunn AJ, Spencer AJ, Whelton HP, Jones C, Beal JF, Castle P et al. Critique of the review of water fluoridation for the prevention of dental caries published by the Cochrane Collaboration in 2015. Br Dent J. 2016;220 (7):335-40.
89. Freitas RGBON, Nogueira RJN, Antonio MARGM, Barros-Filho AA, Hessel G. Selenium deficiency and the effects of supplementation on preterm infants. Rev Paul Pediatr. 2014 Mar;32(1):126-35.
90. Kaller SG, Holmes CS, Goldstein DS, Tang J, Godwin SC, Donsante A, Liew CJ, Sato S, Patronas N. Neonatal diagnosis and treatment of Menkes disease. N Engl J Med. 2008 Feb 7;358(6):605-14.
91. Kanekura T, Yotsumoto S, Maeno N, Kamenosono A, Saruwatari H, Uchino Y et al. Selenium deficiency: report of a case. Clin Dermatol. 2005;30:346-8.
92. Burk RF, Hill KE. Regulation of selenium metabolism and transport. Annu Rev Nutr. 2015;35(1):109-34.
93. Pearce EN. Iodine deficiency in children. Endocr Dev. 2014;26:130-8.
94. Costa RO, Carvalhal A, Macedo PM, Bernardes-Engemann AR. Use of potassium iodide in dermatology: updates on an old drug. An Bras Dermatol. 2013;88(3):396-402.
95. Corbo MD, Lam J. Zinc deficiency and its management in the pediatric population: a literature review and proposed etiologic classification. J Am Acad Dermatol. 2013;69(4):616-24.
96. Omim.org [Internet]. Acrodermatitis enteropathica, zinc-deficiency type; AEZ; #201100. OMIM (Online Mendelian Inheritance in Man). Jonhns Hopkins University; Inc.; 1996-2017 [updated 09/08/2009; cited 02/13/2018]. Available from: http://www.ncbi.nlm.nih.gov/.
97. Omim.org [Internet]. Zinc deficiency, transient neonatal; TNZD; #608118. OMIM (Online Mendelian Inheritance in Man). Jonhns Hopkins University; Inc.; 1996-2017 [updated 12/04/2012; cited 02/13/2018]. Available from: http://www.ncbi.nlm.nih.gov/.

capítulo 92

Cristiana Silveira Silva • Paulo Ricardo Criado

Xantomas

INTRODUÇÃO

Os xantomas são tumores que ocorrem por acúmulo de lipídios na pele ou tecido celular subcutâneo.[1]

Os xantomas cutâneos foram introduzidos no campo da Medicina por Rayer em 1835, quando publicou uma gravura de xantelasma. Em 1835, Addison e Gull descreveram várias formas de xantomas associados a doença hepática e diabete *mellitus*. Em 1908, Pick e Pinkus demonstraram que os xantomas podiam ser acompanhados por elevação do colesterol no sangue. Em 1967, Frederickson, Lees e Levy propuseram a classificação das hiperlipidemias familiares baseando-se nos padrões eletroforéticos das lipoproteínas plasmáticas.

Os xantomas podem ocorrer por alterações primárias ou secundárias do metabolismo lipídico, podendo ou não estar associados a quadros de hiperlipoproteinemias.[1,2] Quando associados a quadro de hiperlipidemia, o quadro clínico se correlaciona aos níveis dos lipídios sanguíneos.[2] Com base em estudos clínicos e bioquímicos, os lipídios depositados na pele se originam das lipoproteínas circulantes.[3,4] Essas lipoproteínas atravessam o endotélio, são fagocitadas e depositadas no citoplasma dos macrófagos da derme.[2,3] Existem evidências que sugerem que o mecanismo de formação dos xantomas é análogo ao mecanismo de formação de placa de aterosclerose nos vasos arteriais.[2-3] Em ambos os quadros ocorrem alterações semelhantes: células espumosas repletas de lipídios em seu citoplasma compõem o infiltrado e se acumulam, distorcendo os tecidos.[3] A migração dos monócitos sanguíneos para a derme é essencial para a progressão do xantoma, pois a maioria dos macrófagos presentes nos infiltrados cutâneos tem origem nos monócitos sanguíneos.[2,3]

METABOLISMO LIPÍDICO

Os dois tipos principais de lipídios presentes na corrente sanguínea são o colesterol e as triglicérides.[4,5] Estas moléculas são transportadas como lipoproteínas. As lipoproteínas são partículas compostas por lipídios (colesterol, triglicerídeos e fosfolípides) envoltas por um conjunto de proteínas específico: as apoproteínas.[4,5] Na Figura 92.1, podemos observar as vias metabólicas gerais do colesterol e triglicerídeos da dieta humana.

A concentração e composição das lipoproteínas plasmáticas dependem do equilíbrio entre diversos fatores como a formação, transformação, transporte e absorção de tais moléculas no organismo humano.[6] O colesterol é um elemento essencial pois participa da formação de todas as membranas celulares e é substância precursora de hormônios esteroides e ácidos biliares.[4,5] Os triglicerídeos funcionam como fonte de energia para as células.[4,5] As lipoproteínas são classificadas de acordo com a sua densidade a depender da concentração de triglicerídeos (o que as tornam menos densa) e apoproteínas (o que as tornam mais densa). As partículas menos densas são chamadas de quilomícrons, as de maior densidade são denominadas HDL as de densidade intermediária são chamadas de LDL e as menos densa ainda são chamadas de VLDL, composta por triglicerídeos em sua quase totalidade.[4-5] O receptor de LDL é uma proteína da membrana plasmática que transfere partículas de colesterol plasmáticas para dentro das células através da endocitose, sendo o fígado é a maior fonte de receptores de LDL.[4-5]

O termo hiperlipidemia é utilizado para denominar a elevação dos lipídios no sangue e o termo dislipoproteinemia indica anormalidades na dosagem sérica dos lipídios, estando eles elevados ou não.[1] As lipoproteínas têm livre acesso a tecidos como a pele, tecido celular subcutâneo e tendões, o seu acúmulo nestes tecidos leva ao aparecimento de xantomas.[1] Os xantomas podem se desenvolver também associados a quadros de doenças sistêmicas como hipotireoidismo, cirrose biliar, diabete, síndrome nefrótica, gamopatia monoclonal e após uso de medicações como betabloqueadores e diuréticos, nestes casos são consideradas como hiperlipoproteinemias secundárias.[1,2] Segundo Frederickson as hiperlipoproteinemias primárias são classificadas em 5 tipos diferentes (tipo I a V) de acordo com o padrão encontrado na eletroforese das lipoproteínas e seu fenótipo:[1,7]

- **Tipo I:** elevação dos quilomícrons.
- **Tipo IIa:** elevação das beta-lipoproteínas.
- **Tipo IIb:** elevação das beta-lipoproteínas associada à discreta elevação de VLDL.
- **Tipo III:** elevação das lipoproteínas de densidade intermediária.
- **Tipo IV:** elevação da lipoproteína pré-beta.
- **Tipo V:** elevação da lipoproteína pré-beta e quilomícrons.

Hiperlipoproteinemias Familiares

Existem diversos mecanismos que podem estar presentes em quadros de hiperlipoproteinemias. Mutações genéticas podem afetar enzimas importantes, receptores ou ligantes a receptores que podem gerar aumento na produção das hiperlipoproteínas ou a inibição do seu metabolismo.[1]

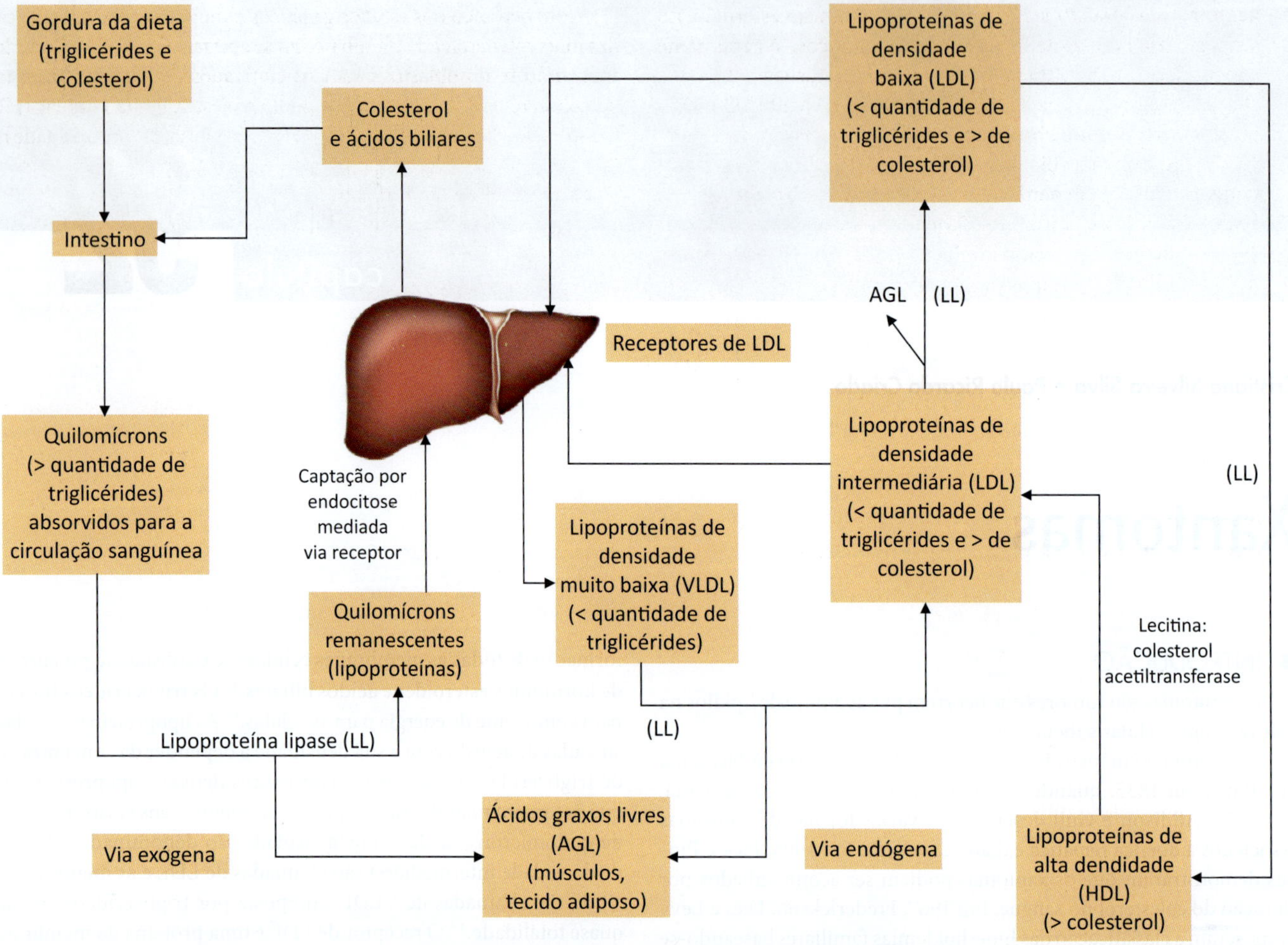

■ **Figura 92.1** Vias metabólicas do colesterol e triglicerídeos após a ingestão alimentar e lipoproteínas humanas envolvidas.

- **Tipo I:** conhecida anteriormente como hiperlipidemia idiopática ou doença de Burger-Grutz.[8] É doença rara, hereditária de transmissão autossômica recessiva.[8] O quadro clínico se inicia na infância com xantomas eruptivos, hepatoesplenomegalia, dor abdominal aguda, pancreatite e lipemia retiniana.[8] A incidência de doença cardiovascular é pequena com tolerância a glicose normal. Ocorre elevação sérica de triglicerídeos por elevação de quilomícrons.[8] Este distúrbio ocorre ou em função da deficiência da lipoproteína lípase, ou produção anormal da enzima ou deficiência da apoproteína C-II.[8] O tratamento consiste na redução da ingestão de gorduras.[8]
- **Tipo II:** é transmitida por herança autossômica dominante e se caracteriza pela elevação do colesterol LDL.[1,9] Pode ser heterozigótica ou homozigótica.[1] É causada ou por um defeito no receptor do LDL ou por baixa afinidade do LDL pelo seu receptor ou por degradação acelerada do receptor LDL.[9] O quadro clínico consiste em xantomas tendinosos, xantelasma, xantoma tuberoso, arco corneano e uma incidência elevada de eventos cardiovasculares.[1,9] A tolerância à glicose encontra-se geralmente normal.[1] A forma homozigota se manifesta logo nos primeiros anos de vida com aterosclerose coronariana presente antes da adolescência.[9] Raramente podem estar presentes xantomas em dobras que se manifestam como placas amareladas na região interdigital, glútea, fossa antecubital e poplítea e são considerados patognomônicos desta doença.[1] Os exames laboratoriais mostram elevação do colesterol total e do LDL. As formas heterozigóticas apresentam níveis de colesterol entre 300 e 500 mg/dL e as formas homozigóticas geralmente apresentam níveis acima de 500 mg/dL.[1,9]

O tratamento consiste em dieta pobre em colesterol e gorduras não saturadas, estatinas, ácido nicotínico, estrógenos, colestiramina, D-tiroxina, clofibrato e ezetimida.[9] Este último é uma nova medicação que atua no intestino delgado diminuindo a absorção de colesterol sem interferir na absorção de ácidos biliares, ácidos graxos, vitaminas lipossolúveis e triglicerídeos. Quando o tratamento medicamentoso falha, as outras opções são plasmaférese e o transplante hepático.[1]

- **Tipo III:** a hiperlipoproteinemia tipo III se caracteriza pela elevação o colesterol total e triglicerídeos. O defeito principal ocorre por mutação na apolipoproteína E (Apo-E).[10] A apo-E alterada tem baixa afinidade aos receptores hepáticos e periféricos resultando na degradação e metabolização deficiente dos lipídios séricos.[10] Os lipídios se acumulam nos macrófagos teciduais causando as diversas apresentações clínicas da doença. Os níveis de colesterol se encontram entre 300 e 1.000 mg/dL e os triglicerídeos encontram-se elevados de 1 a 2 vezes acima do valor do colesterol.[10] A curva glicêmica costuma estar alterada. Estes pacientes apresentam risco elevado de aterosclerose prematura e doença arterial periférica. As lesões cutâneas incluem o xantoma plano, principalmente nos sulcos palmares associados ou não a xantomas tuberosos ou túbero-eruptivos em superfícies extensoras.[8] A Hiperlipoproteinemia tipo III responde geralmente a fibratos, ácido nicotínico e inibidores da 3-hidroxi-3-metil-glutaril coenzima A, usados de forma isolada ou associada.[10]
- **Tipo IV:** a forma de transmissão provável é dominante.[8] O quadro clínico consiste em xantomas eruptivos, lipemia retiniana, dor abdominal, pancreatite e obesidade.[8] A incidência de alterações cardiovasculares é menor do que nos tipos II e III. Células

xantomatosas podem ser identificadas na punção esternal e no sistema reticulo endotelial. A tolerância a glicose é geralmente anormal. O soro mostra aumento de triglicerídeos e VLDL e a eletroforese revela uma banda pré-beta proeminente.[8] O mecanismo ocorre por uma hipertrigliceridemia de origem endógena geralmente por distúrbio do metabolismo de carboidratos. O tratamento consiste em perda de peso, dieta baixa em carboidratos, ácido nicotínico e clofibrato. O quadro da hiperlipidemia tipo IV pode ocorrer associado ao diabete, pancreatite, alcoolismo, doença de Von Gierke, hipercalcemia idiopática, hipotireoidismo, síndrome nefrótica, mieloma múltiplo, crio e macroglobulinemia e gestação.[8]

- **Tipo V:** não está definido ainda se este tipo represente uma entidade diferente ou uma variante do tipo IV ou uma combinação do tipo I e IV.[8] O quadro clínico é similar ao tipo I, porém se inicia ao redor da terceira década de vida.[8] O quadro clínico consiste em xantomas eruptivos, obesidade frequentemente associada ao diabete tipo II, hepatoesplenomegalia, lipemia retiniana e pancreatite. A aterosclerose precoce não é muito comum.[8]

Com o avanço dos estudos genéticos e moleculares a classificação das hipercolesterolemias familiares foi se aperfeiçoando.[9] Com estudos utilizando-se fibroblastos cutâneos cultivados de pacientes com hipercolesterolemia conclui-se que a hipercolesterolemia familiar (HF) constitui um distúrbio metabólico decorrente de uma anormalidade no receptor do LDL (LDL-R).[9] O gene que codifica o LDL-R encontra-se no braço curto do cromossomo 19 e é codificado por 839 aminoácidos.[9] As anormalidades nesse gene estão associadas à HF; mais do que 1.200 mutações no gene do LDL-R já foram relatadas.[9] Recentemente demonstrou-se uma mutação com ganho de função da pró-proteína convertase subtilisin/kexin tipo 9 (PCSK9), a qual degrada o LDL-R e assim quando presente esta mutação, a maior atividade desta proteína PCSK9 reduz o número e a atividade dos LDL-R, mimetizando o quadro clínico da HF causado exclusivamente por mutações gênicas do LDL-R.[9]

No Quadro 92.1, podemos consultar a atual classificação das hipercolesterolemias.

Mabuchi[9] descreveu uma coorte de pacientes com hipercolesterolemia familiar tipo dominante e a incidência de mutações nos genes destes pacientes (Quadro 92.2).

Quadro 92.1 Classificação geral das hipercolesterolemias.

Hipercolesterolemia heterozigota	Critérios diagnósticos clínicos	Hipercolesterolemia (hipercolesterolemia LDL) com xantoma tendinoso, ou hipercolesterolemia em parentes de primeiro ou segundo grau dos pacientes com hipercolesterolemia familiar
	Critérios diagnósticos genéticos	Mutações heterozigotas de genes envolvidos na hipercolesterolemia familiar [gene do LDL-R, gene da apolipoproteína B-100 (ApoB), gene da PCSK9 e gene STAP1]
Hipercolesterolemia homozigota	Critérios diagnósticos clínicos	Xantomatose juvenil com nível de colesterol plasmático acima de duas vezes dos valores dos pais ou outros membros da família com hipercolesterolemia familiar heterozigota
	Critérios diagnósticos genéticos	Homozigotos verdadeiros, heterozigotos compostos ou dupla heterozigose dos genes envolvidos na hipercolesterolemia familiar [gene do LDL-R, gene da apolipoproteína B-100 (ApoB), gene da PCSK9 e gene STAP1]

Quadro 92.2 Incidência de alelos mutantes nos genes dos pacientes com a forma homozigota autossômica dominante de hipercolesterolemia familiar.[9]

Hipercolesterolemia genética	Classificação da hipercolesterolemia familiar	Mutação gênica	Homozigose (n) (%)	Heterozigose (n) (%)	Total de alelos mutantes (n) (%)
Hipercolesterolemia autossômica dominante (HAD)	HAD 1	LDL-R	69 (84,1%)	757 (71,8%)	826 (72,6%)
	HAD 2	APO-B	0	0	0
	HAD 3	PCSK-9	13 (15,9%)	62 (5,9%)	75 (6,6%)
	HAD 4	STAP1	0	0	0
Desconhecida			0	236 (22,4%)	236 (20,8%)
Total			82 (100%)	1.055 (100%)	1.137 (100%)

Os casos de HF heterozigota tem anormalidade gênicas altamente diversas, e desta forma é evidente que os níveis de colesterol sérico variam dependendo de uma mutação em particular.[9] Assim, também a heterogeneidade genotípica do LDL-R produz uma variação fenotípica, bem como ocorre com outros genes relacionados à HF.[9] Em termos de gravidade clínica a ordem que se segue é a seguinte: mutação LDL-R > mutação apoB > mutação PCSK9 > mutação ARH.[9] Estima-se que a HF heterozigota ocorra em 1/200 a 1/500 indivíduos entre a população em geral, com níveis plasmáticos de 322 ± 60 mg/dL, enquanto nos homozigotos com mutação PCSK9 os níveis de colesterol plasmático variam entre 269 e 630 mg/dL.[9] No diagnóstico de HC heterozigota, a palpação do tendão de Aquiles à procura de xantomas ou o estudo radiológico da área do tendão constitui uma ferramenta indispensável na clínica lipidológica.[9] Para o tratamento dos níveis de LDL-C tanto em pacientes homozigotos como heterozigotos com HF, os inibidores da PCSK9, o mipomersen, o lomitapide e a aférese da LDL em adição às estatinas têm sido preconizados.[9]

Sitosterolemia/Fitosterolemia

A sitosterolemia é uma alteração do metabolismo lipídico descrito inicialmente por Bhattacharya e Connorin em 1974.[11] O nome sitosterol se refere à classe predominante de esteróis de origem vegetal. Como outros esteróis de origem vegetal podem estar presentes nesta doença, o termo fitosterolemia parece ser mais adequado.[11] A fitosterolemia é transmitida de forma autossômica recessiva.[11] Os indivíduos heterozigóticos apresentam apenas uma discreta elevação nos níveis plasmáticos de sitosteróis sem alterações clínicas ou bioquímicas detectáveis em exames de rotina.[11] Existem menos de 50 casos descritos na literatura atualmente. A alteração bioquímica predominante é a elevação na concentração plasmática de sitosteróis (24-etil colesterol).[11] Os níveis plasmáticos de colesterol plasmático encontra-se geralmente elevados mas podem estar dentro dos limites normais.[11] Os níveis de sitosterol em indivíduos normais está em geral abaixo de 0,4 mg/dL e não são identificados nos exames de rotina que dosam o colesterol, estes também não conseguem distinguir a elevação de sitosteróis com o colesterol e, provavelmente por este motivo a doença seja pouco diagnosticada.[11] Para se diferenciar a elevação do colesterol dos sitosteróis é necessário a realização de exames sofisticados como a cromatografia líquida de alta performance ou a cromatografia de gás líquido utilizando coluna capilar.[11] Em situação fisiológica, o colesterol corresponde a 99,6% dos esteroides plasmáticos e os esteroides vegetais e colestanol respondem por apenas 0,2% do colesterol total. Em contraste, em pacientes com sisterolemia este valor se inverte para 80% dos esteroides plasmáticos.[11] A sisterolemia ou fitosterolemia se caracterizam clinicamente por xantomas, doença cardiovascular prematura, e artrite.[11]

■ XANTOMA VERRUCOSO

Introdução

O xantoma verrucoso (XV) é uma entidade rara que afeta predominantemente a mucosa oral.[12,13] Acomete geralmente indivíduos de meia-idade com discreta predileção por indivíduos do sexo masculino geralmente sem hiperlipidemia associada.[12,13]

O xantoma verrucoso se apresenta clinicamente como pápulas ou placas com superfície verrucosa ou plana.[12,13] As lesões são assintomáticas, de coloração esbranquiçada, amarelada ou eritematosa de acordo com a espessura da queratinização do epitélio, da quantidade de macrófagos espumosos e da espessura do tecido conjuntivo na papila.[12,13]

A etiologia do xantoma verrucoso permanece ainda desconhecida. Já foram sugeridos fatores inflamatórios,[14] virais[15] e imunológicos,[16] porém nenhuma destas teorias foi comprovada ainda. O fator viral é o menos provável, pois a hibridização in situ só identifica nos fragmentos das lesões de XV o DNA do HPV em menos de 10% dos casos.[12] O estudo ultraestrutural das lesões identificou na epiderme adjacente degeneração de queratinócitos basais e supra basais com acúmulo de lipídio intracitoplasmático associado à ruptura da membrana basal. Essa alteração sugere que os queratinócitos degenerados são a fonte de lipídios presentes no citoplasma dos histiócitos dérmicos.[13] Como a maioria dos locais acometidos está sujeito a trauma ou irritação prévia se sugere que traumatismos leves e contínuos possam induzir a degeneração de queratinócitos com a liberação de lipídios que são fagocitados posteriormente por histiócitos na derme.[13]

O xantoma verrucoso ocorre mais frequentemente na mucosa oral, mas pode acometer também a região escrotal, peniana vulvar e região perianal.[19,20] Na mucosa oral as regiões mais comuns são a mucosa gengival (57,4%), seguido pela língua (10,3%), palato duro (7,1%), mucosa bucal ou vestibular (6,7%), assoalho da boca (4,6%), e palato mole (3,2%).[24] Estudos relatam associação do XV com outras doenças como líquen plano,[12] pênfigo vulgar,[12] carcinoma *in situ*[17] e carcinoma espinocelular.[18]

Achados histopatológicos

Podem ser observados graus variáveis de hiperceratose, papilomatose, acantose e paraceratose na epiderme. Na derme superficial são visualizados numerosos macrófagos xantomizados.[12,13] Os achados histológicos das lesões orais são semelhantes aos encontrados nas lesões orais.[13]

Diagnóstico diferencial

O diagnóstico diferencial inclui o carcinoma verrucoso, o carcinoma espinocelular e a hiperplasia verrucosa.[12,13]

Tratamento

O tratamento padrão do xantoma verrucoso é a excisão cirúrgica com risco de recorrência extremamente raro.[12,13]

■ XANTOMA ERUPTIVO

Introdução

Os xantomas eruptivos se desenvolvem em casos de elevação acentuada e abrupta dos triglicerídeos plasmáticos. A hipertrigliceridemia é causada geralmente por diabetes, hiperlipoproteinemias familiares, hemocromatose, cirrose biliar primária, mixedema, mieloma múltiplo, e histiocitoses.[19,20]

Apresentação clínica

Os xantomas eruptivos se apresentam como pápulas eritematosas a amareladas medindo entre 1 e 4 mm (Figuras 92.2 e 92.3) localizadas em pontos de pressão, mãos, superfícies extensoras (Figuras 92.4 a 92.7) e região glútea.[19-21] As lesões iniciais aparecem em surtos e podem apresentar halo eritematoso, prurido e discreta dor.[21] Pode ocorrer o fenômeno de Koëbner (Figura 92.8) ou as lesões podem aparecer em locais de traumatismo prévio como em cicatrizes.[19-21] Os xantomas eruptivos podem aparecer em conjunto com casos de hipertrigliceridemia primária e secundária (Figura 92.9). Segundo a classificação de Frederickson as hipertrigliceridemias primárias associadas podem ser: o tipo I (elevação de quilomícrons), tipo IV (elevação de VLDL) e tipo V (elevação de quilomícrons e VLDL). A anormalidade identificada pode ser a deficiência de atividade da lipoproteína lipase, disfunção na apoproteína C-II, hiperprodução hepática ou diminuição da ação da insulina. Fatores como hipotireoidismo, diabete, síndrome nefrótica, mieloma múltiplo, lipodistrofias, hemocromatose, uso de álcool ou medicações como a olanzapina, estrógenos corticosteroides, retinoides orais podem agravar ou vir associadas ao quadro.[19,22]

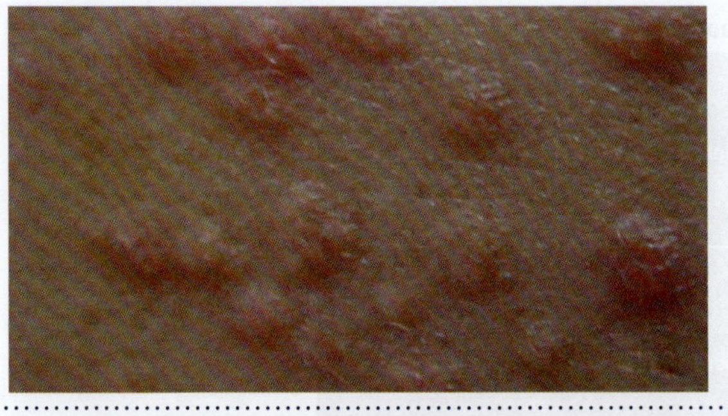

■ **Figura 92.2** Xantoma eruptivo.

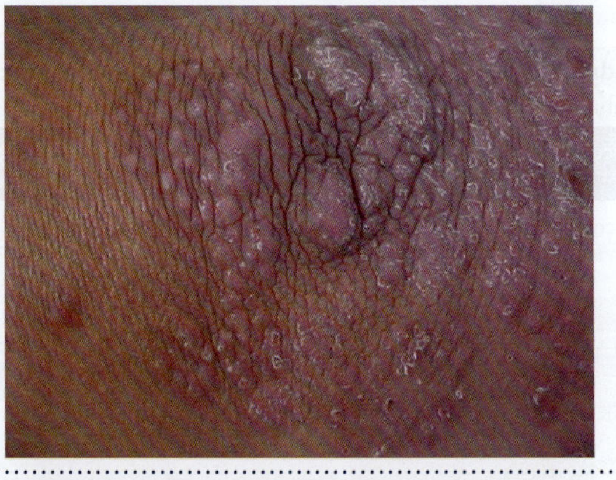

■ **Figura 92.3** Xantoma eruptivo no cotovelo.

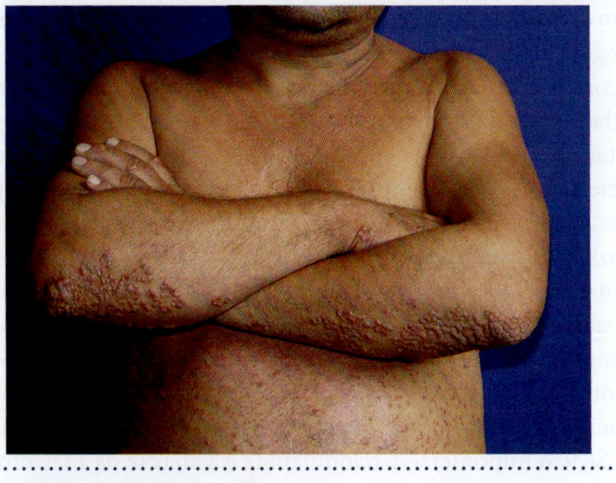

■ **Figura 92.4** Xantoma eruptivo.

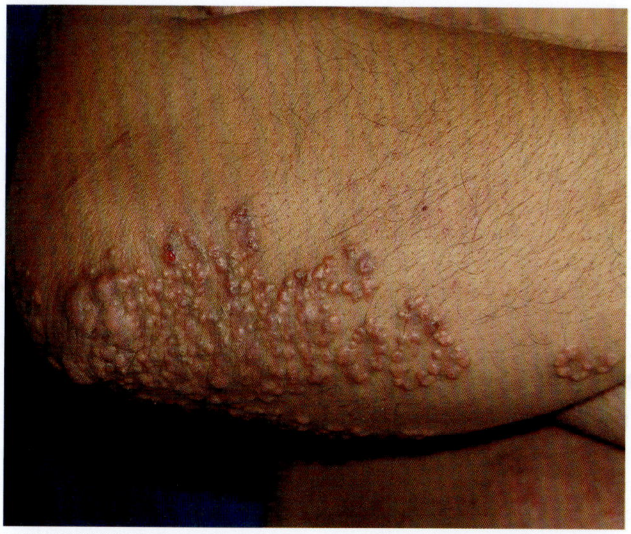

■ **Figura 92.5** Xantoma eruptivo.

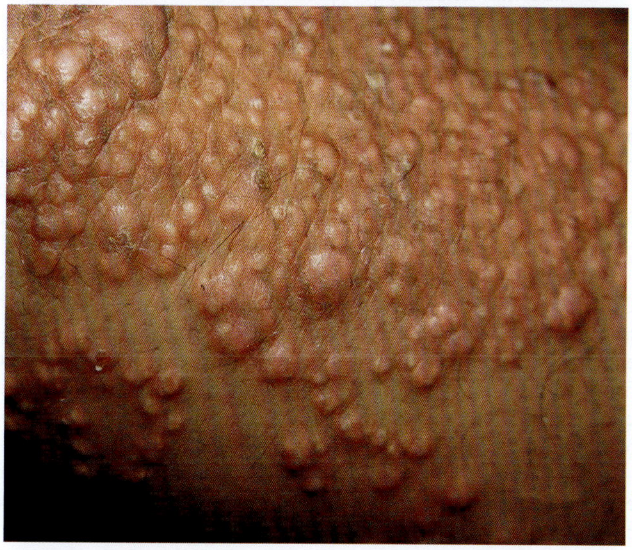

■ **Figura 92.6** Xantoma eruptivo.

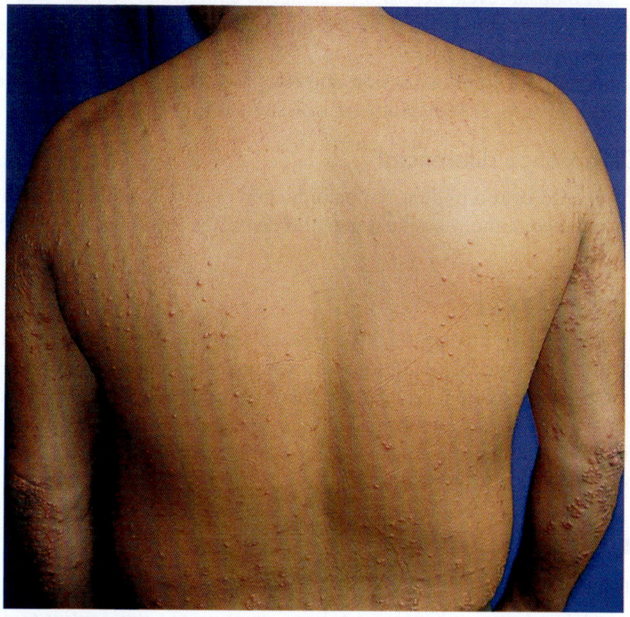

■ **Figura 92.7** Xantoma eruptivo com lesões disseminadas no tronco.

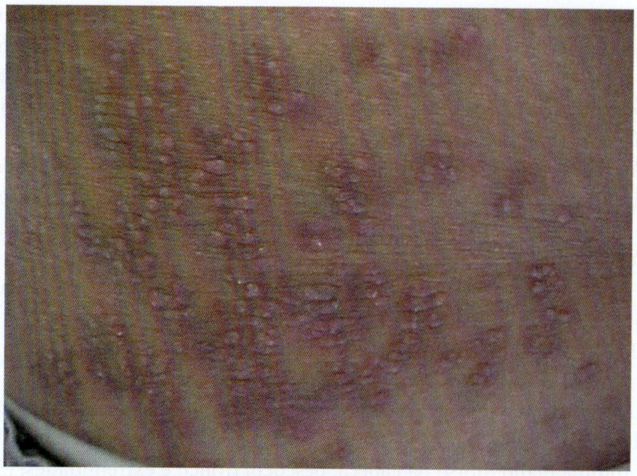

■ **Figura 92.8** Xantoma eruptivo com fenômeno de Koëbner.

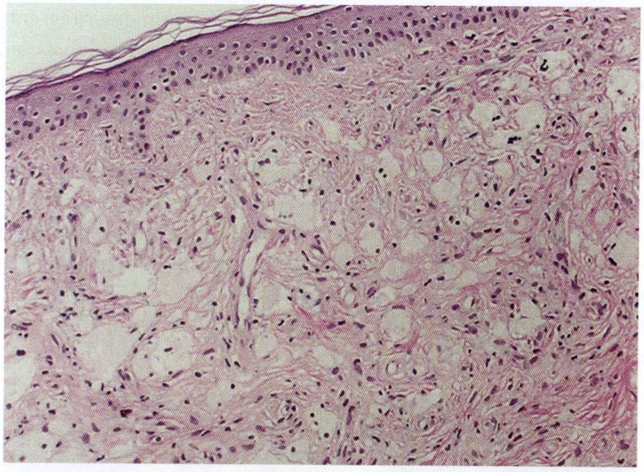

■ **Figura 92.9** Histopatologia demonstrando células macrofágicas xantomizadas.

Fonte: Cortesia Profa. Dra. Mirian Nacagami Sotto do Departamento de Dermatologia da FMUSP.

Achados histopatológicos

A microscopia revela um infiltrado dérmico composto por linfócitos, neutrófilos e macrófagos espumosos. Geralmente é observada também a presença de lipídios extracelulares em função da rapidez de acúmulo de tais substâncias. Lesões mais antigas mostram massas de células xantomatosas bem desenvolvidas na derme (Figura 92.9).[21,22] O depósito de lipídios em lesões de xantoma eruptivo consiste principalmente de triglicerídeos e menos colesterol, porém em lesões em resolução apresentam primariamente acúmulo de colesterol pois esta partícula é removida mais lentamente que os triglicerídeos.[22]

Diagnóstico diferencial

O diagnóstico diferencial é feito com as histiocitoses não Langerhans, ou em formas xantomatosas das histiocitoses de Langerhans e com o granuloma anular disseminado.[22]

Tratamento

O tratamento inclui a identificação da causa e início de tratamento dietoterápico ou medicamentoso na tentativa de diminuir os níveis lipídicos séricos.[22]

■ XANTOMA PLANO

Introdução

Os xantomas planos se apresentam como máculas ou placas amareladas e podem se localizar em diversas áreas.[23] Quando acometem a região interdigital fossa antecubital ou região inguinal sugerem a hiperlipidemia familiar homozigótica, quando se apresentam nos sulcos palmares (xantoma estriado palmar) são característicos da disbetalipoproteinemia. Podem estar associados a quadros de hiperlipidemia ou não.[24] Os xantomas normolipêmicos são divididos em 3 tipos: tipo I é encontrado em associação a estrutura ou conteúdo das lipoproteínas, tipo II é encontrado associado a doenças linfoproliferativas benignas ou malignas e o tipo III está associado a alterações locais nos tecidos acometidos.[11,12]

O xantelasma é um tipo de xantoma plano que ocorre na região palpebral, considerada a forma mais comum de xantoma cutâneo[23,25-27] (Figura 92.10) e será abordado em detalhes mais adiante.

Em 1962, Altman e Winkelmann descreveram pela primeira vez o xantoma plano difuso. As suas características principais na época da descrição inicial foram: (1) presença de xantelasma; (2) presença de xantoma plano difuso na cabeça, pescoço, tronco e extremidades; (3) lipídios plasmáticos normais.[11,12,24] Quatro anos depois, foi descrita a associação do xantoma plano difuso com desordens do sistema retículo endotelial. Desde então diversas associações já foram descritas, entre elas podemos incluir mieloma múltiplo, gamopatias monoclonais, leucemia mieloide crônica, linfoma, síndrome de Sezary, doença de Castleman, crioglobulina, histiocitose não Langerhans, entre outros.[11,12,24] A fisiopatologia do xantoma plano difuso permanece desconhecida. Várias teorias já foram propostas. Alguns autores sugerem que complexos de lipoproteínas-paraproteínas são depositados nos tecidos e fagocitados por macrófagos.[11,12,24] Outros sugerem que células leucêmicas invadem a pele e sofrem xantomização secundária e outros sugerem que o XPD seja uma forma de histiocitose não Langerhans com casos descritos de XPD que sofreram transformação para xantogranuloma necrobiótico.[11,12]

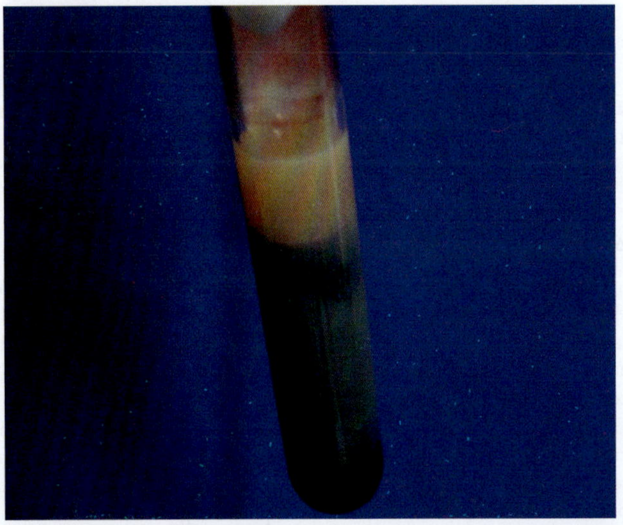

■ **Figura 92.10** Soro lipêmico de paciente com hipertrigliceridemia e xantoma plano decorrente de diabete e hipotireoidismo não tratados.

Apresentação clínica

As lesões se apresentam como máculas, pápulas ou placas discretamente elevadas, de tamanhos variados com bordas bem delimitadas rodeadas por pele normal, em alguns casos a borda é mal delimitada.[23,24] A face principalmente a região palpebral, face lateral do pescoço e tronco são os locais mais acometidos.[24] Geralmente se distribuem de forma simétrica podendo aparecer em locais de cicatrizes.[23,28]

Achados histopatológicos

A biópsia cutânea revela histiócitos dérmicos com citoplasma vacuolizado associado a células de Touton e infiltrado inflamatório composto por linfócitos principalmente.[24,28]

Diagnóstico diferencial

As lesões palpebrais e da face podem ser confundidas com o xantogranuloma necrobiótico, siringomas e hiperplasia sebácea.[24]

Tratamento

As lesões podem ser removidas cirurgicamente, porém com recidivas frequentes principalmente em casos de xantelasma.[27,28] Outros tratamentos incluem ablação por *laser*, dermoabrasão, crioterapia e cauterização química.[23,27,28] Nas lesões difusas é recomendado o acompanhamento dos pacientes em razão da possibilidade de associação com doenças mieloproliferativas.[11,12]

■ XANTOMA TENDINOSO

Introdução

Os xantomas tendinosos ocorrem por deposição de colágeno e acúmulo de macrófagos contendo lipídios em seu citoplasma. Geralmente estão associados a quadros de hiperlipidemia.

Apresentação clínica

Os xantomas tendinosos se apresentam como nódulos firmes subcutâneos podendo acometer o tendão de Aquiles ou tendões dos joelhos, cotovelos e mãos (superfície extensora).[1] A pele que os recobre geralmente é normal sem alteração na coloração. Isto ocorre, pois os ésteres de colesterol se depositam na profundidade dos tendões.[1] Estudos sugerem que os lipídios acumulados nos xantomas tendinosos se originam dos lipídios circulantes no plasma e não decorrente de síntese local, secreção ou morte celular. Provavelmente o LDL derivado do plasma é depositado entre as fibras de colágeno e glicosaminoglicanos da matriz do tendão, sendo posteriormente oxidados nestes sítios e fagocitados por macrófagos.[29]

O volume da lesão se correlaciona com os níveis séricos de lipídios. Os xantomas tendinosos se acompanham de aumento de volume do tendão causado não só pelo acúmulo de lipídios, mas também por edema e inflamação da área.[29] Estas alterações podem interferir com o funcionamento de tais estruturas causando dor local alteração cosmética e raramente ruptura espontânea do tendão. Podem estar associados tendinite ou tenossinovite.[29]

Para a avaliação inicial o melhor exame é a ultrassonografia por ser exame não invasivo e de baixo custo quando comparado a tomografia computadorizada ou ressonância magnética.

Achados histopatológicos

A biópsia revela depósito de colágeno e infiltrado de macrófagos repletos de lipídios em seu citoplasma.[29] Os maiores constituintes dos xantomas tendinosos são lipídios (33%) e colágeno (24%). A análise detalhada dos lipídios revelou que estes são compostos por 55% de colesterol livre, 28% de ésteres de colesterol e 13% de fosfolípides.[29]

Diagnóstico diferencial

É feito com o nódulo reumatoide, tofo gotoso, granuloma anular subcutâneo, tumor de células gigantes da bainha tendinosa, tendinite, bursite.[9]

Tratamento

O objetivo principal do tratamento em casos de xantomas tendinosos é o controle da desordem metabólica primária associada. O tratamento principal é a excisão cirúrgica total ou subtotal.[29] Além da cirurgia, várias medicações podem ser usadas como o probucol, fibratos, estatinas e estrógenos. Outras modalidades indicadas são a plasmaférese ou aférese de LDL.[29]

■ XANTOMA TUBEROSO/TUBEROERUPTIVO

Introdução

Os xantomas tuberosos e túbero-eruptivo são um *continum* da mesma doença. Ocorrem associados à hiperlipoproteinemias primárias com elevação dos níveis de colesterol como a hipercolesterolemia familiar, à disbetalipoprotinemia familiar ou associado a quadros como cirrose biliar, mixedema, fitosterolemia e disbetalipoproteinemia normocolesterolêmica.

Apresentação clínica

Podem ocorrer em qualquer idade e se caracterizam por nódulos firmes, únicos ou múltiplos, amarelados ou alaranjados com tendência a confluência das lesões localizada em regiões articulares principalmente joelhos e cotovelos. Outros locais menos frequentes são a face, mãos e região inguinal, axilar e glútea. As lesões recentes costumam apresentar coloração eritematosa ou amarelada, com a progressão das lesões ocorre fibrose com perda da coloração característica.

Achados histopatológicos

A microscopia revela um infiltrado dérmico composto por linfócitos, neutrófilos e macrófagos espumosos.

Diagnóstico diferencial

O diagnóstico diferencial é feito com o eritema elevado *diutinum* e a retículo-histiocitose multicêntrica.

Tratamento

A abordagem inicial inclui o tratamento da doença primária e excisão cirúrgica quando necessário.

XANTOMA INFLAMATÓRIO

Constituem xantomização secundária em cicatrizes de herpes-zóster, gomas, laparotomias e em áreas de curetagem e eletrocoagulação de carcinomas basocelulares.[31] Foi referido também em lúpus eritematoso discoide, bem como áreas de osteomielite crônica, em vesícula biliar cronicamente inflamada e salpingite crônica e parede de abscessos antigos.[31] Desde que muitos destes pacientes têm lípides normais no plasma, provavelmente este processo de xantomização constitui um processo local resultante de síntese intracelular ou fagocitose de lipídios por células do sistema monocítico-macrofágico.[31]

XANTELASMA[32-38]

O termo "xantelasma" é derivado da palavra grega *xanthos* (amarelo) e "elasma" (placa de metal batida). O xantelasma da pálpebra ou *palpebrarum* (XP) é o xantoma cutâneo mais comum, com prevalência em torno de 1,1% nas mulheres e 0,3% nos homens. Caracteriza-se pela constituição de placas papulosas amareladas, que ocorrem mais comumente perto do canto interno da pálpebra, em geral com mais frequência na pálpebra superior do que na inferior. As lesões são distribuídas simetricamente, podendo ser únicas ou múltiplas, nodulares ou planas e moles, semissólidas ou endurecidas. Hiperlipidemia, disfunção tireoidiana e diabete *mellitus* são possíveis fatores desencadeantes.

Além disso, o XP foi relatado após eritrodermia, distúrbios inflamatórios da pele e dermatite alérgica de contato, apesar da presença de perfis lipídicos séricos normais.

O XP é uma condição benigna que nunca limita a função, porém para muitos pacientes é esteticamente perturbador; portanto, os pacientes consultam dermatologistas, oftalmologistas ou cirurgiões plásticos para remoção das lesões. Vários métodos são usados para tratar o XP e incluem excisão cirúrgica simples, crioterapia, *peeling* químico com ácido tricloroacético (ATA), radiofrequência (RF) e tratamento a *laser*. Cada modalidade tem suas próprias vantagens e desvantagens.

Fisiopatologia

Os xantomas são depósitos ricos em colesterol que podem aparecer em qualquer parte do corpo, durante vários estados da doença. O XP é um tipo de xantoma que ocorre sobre as pálpebras, com ausência de xantomas em outras regiões topográficas do tegumento. Os xantomas podem estar associados a hiperlipidemias primárias, como os tipos II e IV, com baixos níveis de lipoproteína de alta densidade (HDL), ou hiperlipidemias secundárias, como hipotireoidismo, diabete *mellitus*, alguns medicamentos (glucocorticosteroides, ciclosporina, cimetidina, estrogênios, alguns medicamentos anti-hipertensivos, retinoides, certos medicamentos antiepilépticos, esteroides anabolizantes, tamoxifeno etc.) e alimentos (dietas ricas em gorduras saturadas, colesterol e álcool). O XP pode ocorrer em pessoas normolipêmicas com baixos níveis de HDL.

A histopatologia do XP demonstra células xantomizadas ou células espumosas, que são histiócitos carregados de depósitos de gordura intracelular, localizados principalmente na derme reticular superior ou em áreas perivasculares e perianexiais. Os vacúolos intra-histiocitários contêm colesterol esterificado.

Características clínicas

O XP é raro na população geral, com incidência variável entre 0,56% e 1,5% nos países ocidentais. É mais comum em mulheres com incidência de 32% *versus* 17,4% em homens. A idade de início varia entre 15 e 73 anos, com pico de ocorrência entre 30 e 50 anos. Clinicamente, apresenta-se como pápulas, placas ou nódulos amarelados de consistência mole, mas pode ser semissólida ou endurecida.

As lesões geralmente são distribuídas simetricamente no lado medial das pálpebras superiores, mas também podem envolver as pálpebras inferiores. O XP pode ser facilmente diagnosticado com base no histórico clínico. Em casos ambíguos, a excisão cirúrgica e a histopatologia devem ser realizadas. As lesões do XP não têm potencial pré-maligno. Cerca de metade dos pacientes com XP têm dislipidemias.

Clinicamente, o xantogranuloma necrobiótico, os siringomas, a síndrome de asma de início adulto e o xantogranuloma periocular (AAPOX), a sarcoidose palpebral e a hiperplasia sebácea são as principais condições a serem consideradas como diagnósticos diferenciais. Lesões atípicas do XP podem ter que ser diferenciadas da doença de Erdheim-Chester, um distúrbio xantogranulomatoso sistêmico (as lesões são endurecidas), classificado nas histiocitoses não Langerhans, além da lipoidoproteinose (doença de Urbach-Wiethe ou hialinose cutaneomucosa), doença onde as lesões cutâneas aparecem como uma série de nódulos ao longo da margem da pálpebra, além da presença de outros envolvimentos mucocutâneos. A cirurgia de retina com óleo de silicone no tecido foi relatada para mimetizar o xantelasma – uma entidade denominada pseudo-xantelasma.

O XP pode ser considerado um fator de risco para doença cardíaca isquêmica, independente de outros fatores de risco cardiovascular bem conhecidos (p. ex., colesterol plasmático, concentrações de triglicerídeos). O arco senil da córnea é visto em pacientes com XP, mas não é considerado um preditor independente de risco.

Tratamento

Os pacientes com XP apresentam distúrbios lipídicos, portanto, os níveis de lipídios plasmáticos, incluindo triglicerídeos, colesterol, lipoproteína de baixa densidade e HDL, e níveis de apolipoproteína B100 devem ser avaliados.

Várias opções de tratamento estão disponíveis para o XP, mas nenhuma delas produz resultados satisfatórios. O manejo dermatológico envolve modificações no estilo de vida, como exercícios físicos regulares e dieta com baixo teor de gordura, além de medicamentos hipolipemiantes. Embora seja importante o cuidado geral de um paciente com lipídios anormais, o tratamento dermatológico tem um papel limitado no tratamento do XP. As modalidades cirúrgicas disponíveis para tratamento do XP são a excisão cirúrgica simples, a terapia a *laser*, a cauterização química com ATA, a RF e a crioterapia.

Excisão cirúrgica

Tem sido o tratamento de escolha do XP há décadas. É realizada nos (i) casos com hiperlipoproteinemia familiar definida; (ii) envolvimento das quatro pálpebras, e (iii) mais de uma recorrência. Segundo Lee e colaboradores[33] os pacientes podem ser classificados em quatro graus, dependendo da localização e da extensão da lesão: grau I - pacientes com lesões apenas nas pálpebras superiores; grau II - pacientes nos quais as lesões se estendem para a área do canto medial das pálpebras; grau III - pacientes com lesões no lado medial das pálpebras superiores e inferiores; grau IV - pacientes com envolvimento difuso nos lados medial e lateral das pálpebras superiores e inferiores. Além disso, a altura das lesões deve ser observada.

A excisão simples com ou sem blefaroplastia e epicantoplastia medial pode ser realizada nas lesões graus I e II, enquanto em casos avançados, cirurgia de decapeamento das lesões, retalhos locais e enxertos de pele podem ser realizados. O método mais comum de cirurgia é a excisão total da pele. No XP que infiltra a camada muscular, é necessária a ressecção muscular.[34]

Entretanto, existem muitas desvantagens associadas à cirurgia. Há sempre necessidade de anestesia sistêmica ou local para o procedimento. A excisão cirúrgica é muitas vezes seguida de cicatrizes leves, independentemente de o fechamento da ferida ser obtido por meio de fechamento primário, enxerto de pele de espessura total ou granulação. Pode causar ectrópio e despigmentação como complicações pós-operatórias.

Terapia a *laser*

O primeiro relato de luz para o tratamento do XP foi feito por Meyer-Schwickerath.[35] Ele usou luz de xenônio em um procedimento que não era simples, mas exigia várias sessões. O *laser* é a terapia ideal para o XP em razão da sua localização superficial. A terapia a *laser* funciona no princípio da destruição das células espumosas perivasculares por meio da energia calórica que se origina da coagulação dos vasos presentes no estrato córneo. Além disso, a coagulação dos vasos previne a recorrência, bloqueando o extravasamento de lipídios para os tecidos. A fotoablação e a coagulação precisas da pele permitem a remoção, sem sangue das lesões, com cicatrizes mínimas, dor e inflamação perilesional, ainda, reduz o risco de infecção secundária. Vários tipos de *laser* foram testados, incluindo *laser* de dióxido de carbono, *laser* de argônio, Er: *laser* YAG, *Q-switched* Nd: *laser* YAG20 e *laser* de corante pulsado (*pulsed dye laser*).

O *laser* de argônio montado em lâmpada de fenda (azul-verde) com comprimento de onda médio de 514 nm, tamanho de ponto (*spot*) de 700 µm na duração do modo contínuo e saída de energia de 500 a 750 mW, com base na resposta do tecido, é usado na prática. A energia é absorvida pelos cromóforos da pele e então convertida em calor, alterando assim as células espumosas, resultando em reabsorção do material lipídico, com dano térmico adjacente à epiderme sobrejacente.

Os *lasers* de dióxido de carbono e argônio têm sido utilizados com bons resultados, porém com risco de cicatrizes e alterações pigmentares. Uma alta taxa de recorrência nos primeiros 12 a 16 meses também foi observada com *laser* de argônio. O *laser* de dióxido de carbono proporciona melhor hemostasia e, portanto, é mais adequado para lesões mais profundas. Os *lasers* Er: YAG e *Q-switched* Nd: YAG são relatados induzir maior edema, sangramento e crostas e com menos eficácia. O *laser* de corante pulsado pode ser realizado sem anestesia, com excelentes resultados estéticos; no entanto, é eficaz em lesões vasculares precoces. As complicações da terapia a *laser* incluem eritema persistente, despigmentação superficial, cicatrizes, queimaduras graves, ectrópio transitório ou permanente da pálpebra inferior e lesões da córnea ou perfuração ocular se o procedimento for realizado na região periocular. As vantagens dos *lasers* incluem melhor aceitação, evitar cirurgia, perda mínima de tecido, bons resultados funcionais e estéticos e repetibilidade da terapia. Além disso, o procedimento é de fácil execução e apresenta resultados rápidos. As desvantagens incluem alto custo e resultados imprevisíveis. Além disso, não é possível obter uma amostra histopatológica.

Radiofrequência

Para o XP, a RF é considerada um tratamento fácil, seguro, rápido, barato e eficaz. Nos procedimentos de RF, a energia térmica induz agitação iônica, com vaporização no nível celular nos tecidos. Ela usa uma corrente de RF controlada para reduzir o volume do tecido, de modo preciso e controlado. A RF causa alterações fibróticas e redução de volume nos tecidos durante o período de cicatrização. O tecido necrótico nas lesões é gradativamente reabsorvido como parte do processo natural de homeostase do corpo, reduzindo assim o volume tecidual. Os locais de tratamento devem ser primeiramente limpos com iodopovidona a 10%, solução normal padronizada, seguido de creme anestésico tópico (lidocaína com prilocaína) aplicado nas lesões, 30 minutos antes do tratamento. Os resultados cosméticos são satisfatórios. Esta técnica trata lesões com impacto mínimo nos tecidos circundantes, tornando-a adequada para áreas delicadas. Os efeitos colaterais temporários incluem dor, prurido, queimação, edema e eritema. Complicações, como hipopigmentação, hiperpigmentação e ectrópio são observados, mas raramente.

Ácido tricloroacético

O ATA é uma modalidade de cauterização química como tratamento acessível e versátil, particularmente em países com baixos recursos financeiros. É um procedimento rápido, simples e barato. Observou-se que o ATA a 100% apresenta os melhores resultados nas lesões papulonodulares, porém nas lesões maculares levemente elevadas, o TCA 50% é suficiente. A técnica requer que o aplicador seja treinado e o ATA seja aplicado com bastão de algodão adequado de forma circular com maior quantidade do ATA na margem da lesão, seguido de neutralização com bicarbonato de sódio. A hipopigmentação é o efeito colateral mais comum, seguido por hiperpigmentação, irritação e dor. Cicatrizes e atrofia são outros efeitos colaterais raros. Um fenômeno do tipo Koëbner também foi relatado com a aplicação do ATA. Além disso, a profundidade de penetração tecidual dos produtos químicos é dificilmente controlável; portanto, muitas vezes, o efeito terapêutico das medidas químicas é insatisfatório. Sugerimos iniciar com concentrações baixas de ATA 20% e progressivamente aumentar a concentração em outras sessões, a fim de evitar acidentes e iatrogenia. Além disso, recomendamos isolar as áreas adjacentes da pele relacionadas ao XP com gaze, evitar excesso de ácido no bastão aplicador, com o paciente em decúbito dorsal, a fim de evitar que o ATA escorra para dentro dos olhos ou pele sã adjacente.

Criocirurgia

É um dos métodos modernos de tratamento do XP. É um procedimento ambulatorial seguro, relativamente indolor, eficaz, esteticamente aceitável e livre de complicações maiores. No entanto, requer várias sessões e a pigmentação pós-inflamatória pode ocorrer após o procedimento. Dewan e colaboradores[36] estudaram 100 casos de XP em que usaram um criojato de sonda fechada com gás de óxido nitroso, como criogênio. Após uma única sessão de um ciclo de congelamento-descongelamento com duração de 15 segundos, todos os casos foram acompanhados por 6 meses. As lesões foram resolvidas em todos os pacientes, exceto em alguns que desenvolveram hipopigmentação pós-inflamatória após o procedimento. Vinte e seis casos tiveram recorrência do XP. Nenhuma cicatriz ou *milia* foi observada em nenhum dos casos tratados.

Escolha do tratamento

Se o paciente tiver uma condição médica subjacente com perfil lipídico anormal, o paciente deve ser encaminhado a um especialista em Medicina interna. Se o paciente for normolipêmico sem condição médica subjacente, a lesão deve ser removida. A modalidade a ser utilizada depende do tamanho e da localização da lesão. Para lesões limitadas à derme superficial, com altura ≤ 5 mm, consistência macia e início ≤ 1 ano, a cirurgia geralmente não é necessária. Nesses casos, outras modalidades como terapia a *laser*, RF, quimiocirurgia com ATA e crioterapia podem ser individualizadas de acordo com a necessidade do paciente. Para lesões envolvendo a derme profunda e/ou músculo, altura ≥ 5 mm, consistência dura e início ≥ 1 ano, além de flacidez cutânea, blefarocalásia e necessidade de refinamento estético, a excisão cirúrgica é a opção terapêutica mais adequada.

A Figura 92.11 mostra qual é a orientação mais adequada para o tratamento do xantelasma da pálpebra (XP).

Prognóstico

A recorrência é comum, independentemente do modo de tratamento. Mendelson e Masson[37] relataram que 40% dos pacientes com o XP tiveram recorrência após excisão cirúrgica primária, 60% após excisão secundária e 80% quando todas as quatro pálpebras foram envolvidas. Eles não mencionaram a extensão da lesão em relação à profundidade, o que pode ser a causa de uma taxa de recorrência relativamente alta, se a excisão cirúrgica não for profunda. Dessas falhas, 26% ocorrem no primeiro ano e são mais prováveis de ocorrer em pacientes com síndromes de hiperlipidemia e naqueles com todas as quatro pálpebras afetadas.

Lesões profundas não devem ser tratadas com *laser*. Apenas lesões pequenas e rasas (< 5 mm) tratadas com essa terapia cicatrizam por segunda intenção. As lesões profundas podem resultar em defeito parcial da pálpebra. Portanto, o tratamento cirúrgico é preferível a outras modalidades para lesões profundas, pois há menos chances de deformidade palpebral, com cicatriz mais bem tolerada e a taxa de recorrência é mínima.

Pontos gerais relevantes aos xantomas de forma geral[38]

Os xantomas evoluem em essência como aglomerados de células espumosas no tecido conjuntivo da pele, nos tendões e fáscias musculares e ocasionalmente no periósteo. As células espumosas são formadas a partir de macrófagos como consequência do aumento intracelular gradual do acúmulo de lipídios captados por receptores específicos ou pelo mecanismo de fagocitose. As doenças metabólicas associadas aos xantomas são sumarizadas no Quadro 92.3.

O quadro clínico dos xantomas é variável, de máculas macias na pele a placas semissólidas ou pápulas a grandes nódulos, geralmente de cor amarela (grego *xanthos* = amarelo), em virtude da presença do caroteno contido nos lipídios.

Nos últimos anos, o interesse pelos xantomas tem sido estimulado por várias razões. Os mecanismos envolvidos no desenvolvimento dessas lesões patológicas cutâneas parecem ser análogos aos estágios iniciais das placas ateroscleróticas. Do ponto de vista clínico, os xantomas são frequentemente associados a dislipidemias congênitas ou adquiridas, inclusive podem ser patognomônicos de algumas delas. Entre os erros inatos do metabolismo lipídico, as hipercolesterolemias autossômicas dominantes são relativamente comuns. Esse grupo amplo consiste na hipercolesterolemia familiar causada por mutações nos genes que codificam o receptor do LDL (LDLR), apolipoproteína B-100 defeituosa familiar com mutações no gene APOB, e não FH/não FDB hipercolesterolemia com mutações no gene PCSK9.

Outros tipos de xantomas são marcadores diagnósticos úteis de hipertrigliceridemia grave e disbetalipoproteinemia primária. Os xantomas também podem chamar a atenção para a presença de algumas condições incomuns, como xantomatose cerebrotendinosa causada por mutações no gene esterol 27-hidroxilase (CYP27A), o qual induz a deficiência de 27-hidroxilase e β-sitosterolemia familiar (fitosterolemia), com mutações nos genes que codificam os transportadores de esteróis específicos ABCG5 e ABCG8. O desenvolvimento de xantomas pode sinalizar risco elevado para doenças metabólicas e cardiovasculares graves, bem como para neoplasias linfoproliferativas.

O diagnóstico de xantomas geralmente é bastante fácil e feito com base no quadro clínico. Em casos duvidosos, é indicada biópsia cutânea para exame histopatológico. Os xantomas associados a dislipidemia e aterosclerose precoce (xantelasma, xantomas tendíneos e tuberosos) requerem investigação adicional. Históricos pessoal e familiar podem revelar distúrbios metabólicos e/ou doenças cardiovasculares, bem como o tempo de manifestação no paciente e em seus parentes de primeiro grau. A descoberta do xantelasma deve orientar a um exame não invasivo e cuidadoso dos vasos sanguíneos (ultrassonografia Doppler das artérias do pescoço, espessura íntima-média das artérias carótidas, índice tornozelo-braquial) e ultrassonografia do fígado (para confirmar ou excluir a presença de esteatose/doença hepática não alcoólica).

Quadro 92.3 Xantomas em vários tipos de dislipidemias.

Condição	Defeito molecular	Herança	Prevalência	Tipo de xantoma
Hipercolesterolemia familiar (HF)	LDLR	AD	1:500 (ht); 1:10^6 (hm)	Xantoma tendíneo
Defeito familiar da apolipoproteína B-100 (FBD)	APOB	AD	1:800 (ht); 1:4 x 10^6 (hm)	Xantoma tuberoso
Hipercolesterolemia não FH/não FDB (FH3)	PSCK9	AD	1:25 x 10^3 (ht)	Xantelasma/arco lipídico da córnea[1]
β-sistostelolemia	ABCG5/ABCG8	AR	1:5 x 10^6	Xantoma tendíneo
Xantomatose cerebrotendinosa (XC)	CYP27A	AR	1:5 x 10^4	Xantoma tuberoso
Hiperlipoproteinemia (HLP) tipo III[3]	E2/E2	AR	1:5 x 10^3	Xantoma palmar estriado, xantoma eruptivo (tuberoeruptivo)[2]
Hiperquilomicronemia familiar (níveis TG > 1.000 mg/dL)	LPL APOC-II	AR AR	1:10^6	Xantoma eruptivo
Hipertrigliceridemia grave familiar	?	AD	Rara	Xantelasma palpebral
Hipertrigliceridemia grave[4]	?	AD	18:10^5	Xantoma eruptivo
Hipercolesterolemia poligênica (HCP)[5]	?	Poligênica	1:100 a 150	Xantelasma palpebral
Hiperlipidemia combinada familiar (HCF)[6]	?	AD, poligênica	1:100	Arco lipídico da córnea

LDLR: gene para receptor do LDL; APOB: gene para apolipoproteína B-100; PCSK9: gene da pró-proteína convertase subtilisina/kexina 9; LPL: gene para lipoproteína lipase; APOC-II: gene para apolipoproteína C-II; AD: autossômica dominante; AR: autossômica recessiva; hm: homozigoto; ht: heterozigoto; DLP: dislipoproteinemia; FCH: hiperlipidemia familiar combinada. Explicações e observações: 1) a presença de xantelasma *palpebrarum* e *arcus lipoides corneae* é importante para o diagnóstico de hipercolesterolemias familiares autossômicas dominantes (HF, FDP, FH3) apenas em indivíduos menores de 20 anos; 2) quando há recidiva da doença e agravamento da dislipidemia; 3) HLP tipo III: precisa de combinação de homozigose para apoE2/E2 (com herança autossômica recessiva) e outras formadoras de hiperlipidemia (dislipoproteinemа, DLP, familiar) ou a presença de DLP secundária (diabete *mellitus*, DM descompensado, hipotireoidismo, obesidade, ingestão de álcool, dosagem farmacológica de estrogênios); 4) início de HTG grave (HLP tipo V com VLDL alto e presença de quilomícrons); 5) a HCP é causada pela combinação de fatores exógenos e genéticos (mutações/polimorfismos em apoE4, CETP, lipase hepática, LPL, PCSK9, ABCG5/G8, LCAT, CYP7A1); 6) HCF: supõe-se que os polimorfismos de apoB-100, LPL, apoE, cluster de apoC-III/apoA-I/apoA-IV participem da fisiopatologia da doença. Os defeitos/polimorfismos de apoC-II e receptor para proteína estimulante de acilação (ASP) também são possíveis; 7) FH3: alguns pacientes têm mutações no gene PCSK9 que codifica a convertase 2 regulada por apoptose neural (NARC-1), aumentando a degradação dos receptores de LDL. As mutações relacionadas com a regulação positiva de PCSK9 (ganho de função) estão ligadas à hipercolesterolemia.

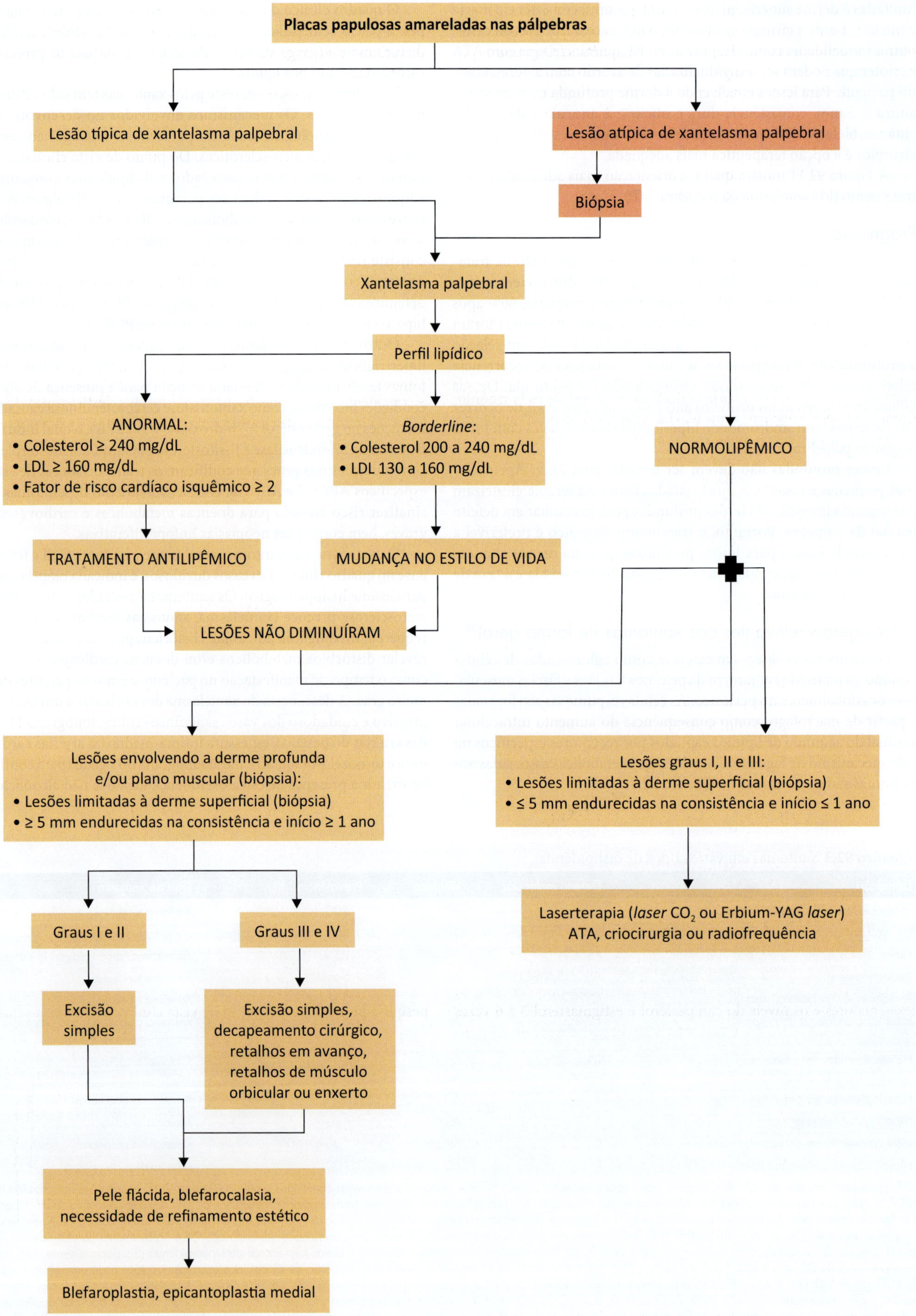

■ **Figura 92.11** Algoritmo para as opções terapêuticas do xantelasma da pálpebra.

Se houver suspeita de hipercolesterolemia familiar, o exame deve ser complementado por imagens do tendão de Aquiles (ultrassonografia, tomografia computadorizada, ressonância magnética). O exame de primeira escolha é a ultrassonografia realizada 2 cm acima da inserção no calcâneo. A imagem fornecida pela ultrassonografia é em corte transversal não irradiante menos custoso e retrata lesões focais, que outros exames não conseguem detectar. Para a hipercolesterolemia familiar, o aumento da espessura do tendão (valores limiares para idade e sexo são tabulados) é típico, assim como a perda da textura fibrosa regular e a presença de áreas ecolucentes. Além disso, esses achados podem diferenciar entre hipercolesterolemia familiar e outros tipos de dislipidemias primárias, em geral, a hipercolesterolemia poligênica. Para o diagnóstico da dislipidemia familiar combinada, as seguintes questões devem ser consideradas: história familiar, história clínica de doença coronária prematura, arco senil da córnea (*arcus senilis corneae*), LDL (tipicamente acima de 75% da população saudável) em medições repetidas e/ou uma mutação causadora detectada por genética molecular, e mutações LDLR, APOB, PCSK9 (*proprotein convertase subtilisinkexin subtype* 9). As causas secundárias de hiperlipidemia devem ser excluídas determinando que as enzimas hepáticas, a função renal e os hormônios tireoidianos estão normais e que não há hiperglicemia ou albuminúria.

Para identificar aterosclerose coronariana assintomática, eletrocardiograma de esforço, ecocardiograma, varredura de calcificação da artéria com o Eléctron Beam CT (EBCT) e angiotomografia são recomendados. Algumas diretrizes ressaltam o valor da imagem não invasiva na avaliação e no tratamento de pacientes assintomáticos com aterosclerose em pacientes com hipercolesterolemia familiar.

A rara β-sitosterolemia familiar manifesta-se na infância. Seu quadro clínico inclui tendinosas ou tuberosas xantomas, aterosclerose prematura e crises de hemólise, artralgia ou artrite. A xantogranulomatose cerebrotendinosa também é rara (frequência 1:50.000 nascimentos), com sinais e sintomas na primeira infância de colestase, catarata e diarreia; nos adultos, paraparesia, ataxia, disartria, diminuição das funções cognitivas e demência podem completar o quadro clínico. O exame deve ser complementado com testes genéticos. O xantoma plano difuso e o xantogranuloma necrobiótico requerem exames laboratoriais visando a presença de gamopatia monoclonal e distúrbios linfoproliferativos, incluindo PET/CT, citometria de fluxo e exames histológicos e também dos linfonodos, pois são entidades classificadas como histiocitoses de células não Langerhans.

O exame dermatológico e geral (incluindo lipidológico) deve ser realizado em todos os pacientes com xantomas. Se indicado, especialistas em outros ramos da Medicina devem ser consultados (cardiologistas, angiologistas, oftalmologistas, imunologistas e reumatologistas). Se possível, testes genéticos devem ser feitos (mutações nos genes LDLR e APOB, isoformas apoE, CYP27). No caso de suspeita de β-sitosterolemia, os fitoesteróis dever ser determinados quantitativamente por cromatografia gasosa, possivelmente com espectroscopia de massa; concentrações plasmáticas de β-sitosterol pode ser 10 a 60 vezes maiores e os níveis do campesterol e estigmasterol 3 a 6 vezes maiores do que em indivíduos normais. O diagnóstico pode ser confirmado pelo exame genético molecular dos transportadores ABCG5/ABCG8. Exames laboratoriais em pacientes com xantogranulomatose cerebrotendinosa mostram concentrações plasmáticas aumentadas de colestanol (cerca de 6 vezes) e alta excreção urinária de álcoois biliares.

A prevenção de xantomas anda de mãos dadas com o tratamento dos distúrbios subjacentes do metabolismo lipídico. Indivíduos com distúrbios lipídicos graves têm indicação (de acordo com os princípios da EBM) ao uso das estatinas como terapia de primeira escolha. Terapia medicamentosa combinada, ou seja, estatina mais ezetimiba e/ou resina de ácido biliar é recomendada em pacientes com hipercolesterolemia grave. Em pacientes com hipertrigliceridemia grave, o uso de fibratos ou niacina reduzir o risco de pancreatite aguda. A alta ingestão de ácidos graxos ômega-3 constitui uma alternativa para o tratamento desses pacientes.

O tratamento hiperlipidêmico pode induzir a regressão substancial de xantomas eruptivos, palmares e tuberosos, enquanto diminui os níveis plasmáticos de lipoproteínas aterogênicas em direção à normalidade. Na fase inicial dos xantomas tendinosos, a regressão pode ser esperada após 12 meses de tratamento. Xantomas maciços no tendão de Aquiles podem necessitar de reconstrução cirúrgica. O tratamento da xantomatose cerebrotendinosa consiste na administração de ácido quenodesoxicólico e estatinas. Os pacientes com β-sitosterolemia requerem medidas dietéticas (restrição de fitosteróis nos alimentos) e tratamento com sequestrantes (colestipol, colestiramina) do ácido biliar ou inibidores de absorção colesterol (ezetimiba). No tratamento local de inestéticas do xantelasma da pálpebra, a ablação a *laser* foi bem-sucedida, assim como a ablação química com ácido tricloracético; a terapia cirúrgica raramente é indicada, conforme a Figura 92.11.

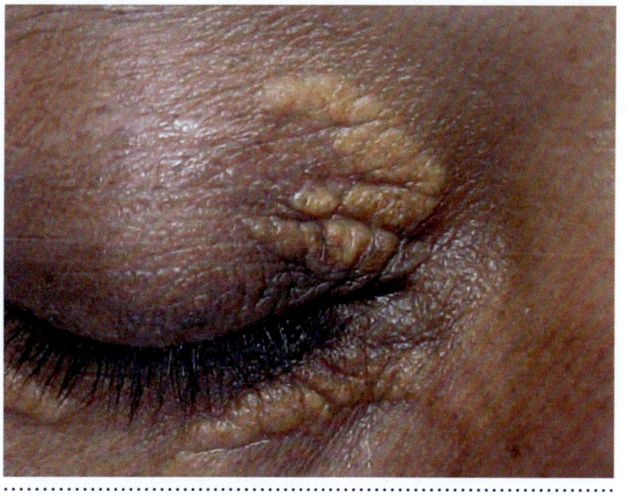

■ **Figura 92.11** Xantelasma.

■ CONCLUSÃO

Os xantomas são condições cutâneas frequentemente associadas a distúrbios do metabolismo lipídico. A sua evolução inicial assemelha-se à aterogênese e, consequentemente, tem sido objeto de intensa pesquisa biomédica. Do ponto de vista clínico, os xantomas não podem ser considerados meras lesões cosméticas, pois podem sinalizar dislipidemias graves, comuns e raras, bem como um risco aumentado de doenças metabólicas, cardiovasculares e tumorais (em especial das histiocitoses de células não Langerhans, como o xantoma plano difuso e o xantogranuloma necrobiótico).

Referências bibliográficas

1. Sethuraman G, Sugandhan S, Sharma G, Chandramohan K, Chandra CN, Dash SS, Komal A, Sharma VK. Familial Homozygous Hypercholesterolemia: Report of Two Patients and Review of the Literature. Pediatric Dermatology. 2007;24(3):230-4.
2. Hu CH, Ellefson RD, Winkelmann RK. Lipid Synthesis in Cutaneous Xanthomas. The Journal of Investigative Dermatology. 1982;79:80-5.
3. Matsumoto M, Kunimitsu S, Wada K, Ikeda M, Yokogawa M,Keyama A, Kodama H. Vascular endothelial cell distribution and adhesion molecule expression in xanthoma.J Cutan Pathol. 2007;34:754-61.
4. Neville BW, Weathers DR. Verruciform xanthoma. Oral Surg Oral Med Oral Pathol. 1980;49:429-34.

5. Tsouli SG, Kiortsis DN, Argyropoulou MI, Mikhailidis DP, Elisaf MS. Pathogenesis, detection and treatment of Achilles tendon xanthomas.Eur J Clin Invest. 2005;35(4):236-44.
6. Ascaso J, Santos PG, Mijares AH, Rojas AM, Masana L, Millan J,Pallardo LF, Pedro--Botet J, Jimenez FP, Pinto X, Plaza I, Rubies J, Zuniga M.Management of Dyslipidemia in the Metabolic Syndrome Recommendations of the Spanish HDL-Forum. Am J Cardiovasc Drugs. 2007;7(1):39-58.
7. Fredrickson DS, Levy R I, Lees RS. Fat Transport in Lipoproteins – An Integrated Approach to Mechanisms and Disorders. New England J. Med. 1967;276:32.
8. Asztalos BF et al. High density lipoprotein subpopulations in pathologic conditions. Am J Cardiol 2003; 91:12E.
9. Mabuchi H. Half a century tales of familial hypercholesterolemia (FH) in Japan. J Atheroscler Thromb 2017;24:189-207.
10. Feussner G, Dobmeyer J, Nissen H, Hansen TS. Unusual Xanthomas in a Young Patient with Heterozygous Familial Hypercholesterolemia and Type III Hyperlipoproteinemia. American Journal of Medical Genetics. 1996;65:149-54.
11. Altman J et al. Diffuse normolipemic plane xanthoma. Arch Dermatol. 1962;85:633.
12. Marcoval J et al. Diffuse plane xanthoma: clinicopathologic study of 8 cases. J Am Acad Dermatol. 1998;39:439.
13. Alam M, Garzon, MC, Salen, G Starc TJ.Tuberous Xanthomas in Sitosterolemia. Pediatric Dermatology Vol. 17 N. 6 447-449, 2000.
14. Yu CH, Tsai TC, Wang JT, Liu BY, Wang YP, Sun A, Chiang CP.Oral verruciform Xanthoma: a clinicopathologic study of 15 cases.J Formos Med Assoc. 2007 Feb;106(2):141-7.
15. Connolly SB, Lewis, EJ Lindholm JS, MD, Zelickson BD, Zachary CB, Tape WD. Management of cutaneous verruciform xanthoma. J Am Acad Dermatol 2000;42:343-7.
16. Zegarelli DJ, Zegarelli-Schmidt EC, Zegarelli EV. Verruciform xanthoma. A clinical, light microscopic, and electron microscopic study of two cases. Oral Surg Oral Med Oral Pathol. 1974;38:725-34.
17. Rowden D, Lovas G, Shafer W et al. Langerhans cells in verruciform xanthomas: an immunoperoxidase study of 10 oral cases. J Oral Pathol. 1986;15:48-53.
18. Philipsen HP, Reichart PA, Takata T et al. Verruciform xanthoma – biological profile of 282 oral lesions based on a literature survey with nine new cases from Japan. Oral Oncol. 2003;39:325-36.
19. Miller DM, Brodell RT. Eruptive xanthomatosis with linear koebnerization. J Am Acad Dermatol. 1995;33:834-5.
20. Merola JF, Mengden SJ, Soldano A, Rosenman K Eruptive xanthomas. Dermatology Online Journal. 14(5):10.
21. Chang HY, Ridky TW, Kimball AB, HughesE, Oro AE. Eruptive Xanthomas Associated With Olanzapine Use. Arch Dermatol. 2003;139:1045-8.
22. Stibbe JR, Lee J, Hsu S. Multiple Umbilicated Papules on a Young Man Arch Dermatol. 2001;137:85-90.
23. Raulin C, Schoenermark MP, Werner S, Greve B.Xanthelasma Palpebrarum: Treatment with the Ultrapulsed CO2 Laser. Lasers in Surgery and Medicine. 1999;24:122-7.
24. Ginarte M, Peteiro C, Toribio J. Generalized plane xanthoma and idiopathic Bence--Jones Proteinuria. Clinical and Experimental Dermatology. 1997;22:192-4.
25. Bergman R. Xanthelasma palpebrarum and risk of atherosclerosis. International Journal of Dermatology. 1998;37:343-9.
26. Berger C, Kopera D. KTP Laser coagulation for xanthelasma palpebrarum. JDDG. 2005;3:775-9.
27. Ghosh YK, Pradhan E, Ahluwalia HS.Excision of Xanthelasmata – clamp, shave, and suture. International Journal of Dermatology. 2009;48:181-3.
28. Borelli C, Kaudewitz P. Xanthelasma Palpebrarum: Treatment with the Erbium: YAG Laser. Lasers in Surgery and Medicine. 2001;29:260-264.
29. Drummond JF, White DK, Damm DD et al. Verruciform xanthoma within carcinoma in situ. J Oral Maxillofac Surg1989. 47:398-400.
30. Santa Cruz DJ, Martin SA. Verruciform xanthoma of the vulva. Report of two cases. Is J Clin Pathol. 1979; 71:224-8.
31. Fleischmajer R, Schragger AH. The clinical significance of cutaneous xanthomas. Postgrad Med J. 1970;46(541):671-7.
32. Nair PA, Singhal R. Xanthelasma palpebrarum – a brief review. Clin Cosmet Investig Dermatol. 2017;11:1-5.
33. Lee HY, Jin US, Minn KW, Park YO. Outcomes of surgical management of xanthelasma palpebrarum. Arch Plast Surg. 2013;40(4):380-6.
34. Mittelviefhaus H, Kreusser C, Bohringer D, Auw-Hädrich C. The underestimated depth of tissue invasion of xanthelasma: a histological study. Klin Monbl Augenheilkd. 2011;228(1):14-8.
35. McBurney E. Clinical usefulness of the argon laser for the 1990s. J Dermatol Surg Oncol. 1993;19(4):358-362.
36. Dewan SP, Kaur A, Gupta RK. Effectiveness of cryosurgery in xanthelasma palpebrarum. Indian J Dermatol Venereol Leprol. 1995;61(1):4-7.
37. Mendelson BC, Masson JK. Xanthelasma: follow-up on results after surgical excision. Plast Reconstr Surg. 1976;58(5):535-8.
38. Zak A, Zeman M, Slaby A, Vecka M. Xanthomas: clinical and pathophysiological relations. Biomed Pap Med Fac Univ Palacky Olomouc Czech Repub. 2014;158(2):181-8.

capítulo 93

Fatima Mendonça Jorge Vieira

Porfirias

As porfirias são doenças metabólicas, predominantemente hereditárias, que resultam da deficiência catalítica de diferentes enzimas, envolvidas na cadeia de biossíntese do complexo heme (Figura 93.1). As mutações nos genes, que codificam estas enzimas, herdadas de forma recessiva ou dominante, levam ao acúmulo de porfirinas e/ou de seus precursores.[1] Quase todas as porfirias mostram uma herança Mendeliana e resultam de mutações, exceto a porfiria cutânea tardia (PCT) que apresenta uma forma adquirida (Tipo I ou esporádica).[2] As informações sobre as enzimas e seus genes, da cadeia de biossíntese do heme, estão resumidas na Tabela 93.1.[3-6]

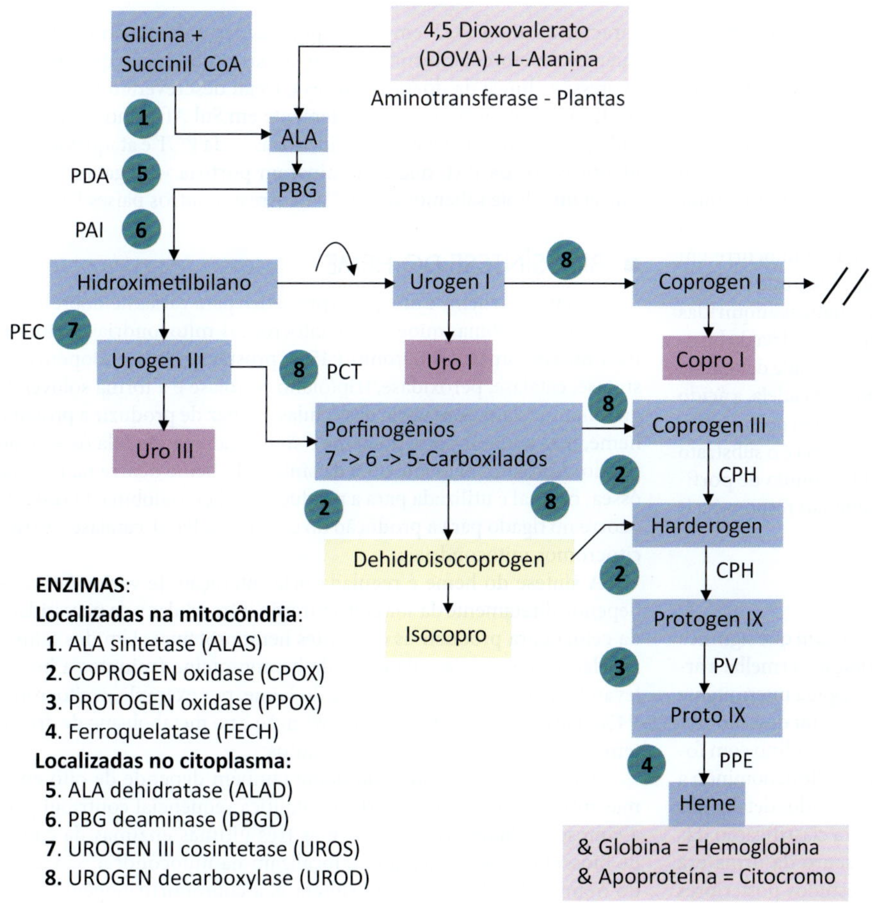

(1) Ácido delta-aminolevulínico (ALA) se forma a partir da glicina e succinil Coenzima A (Côa) que é catalisada pela enzima ALA sintetase (ALAS).
(2) Duas moléculas de ALA são unidas pela ALA de-hidratase (ALAD) formando o monopirrol porfobilinogênio (PBG).
(3) Quatro moléculas de PBG são convertidas no tetrapirrol linear, hidroximetilbilano pela PBG deaminase (PBGD), que depois se torna cíclico, espontaneamente, formando o uroporfirinogênio I (Urogen I).
(4) Os quatro grupos acetil da Urogen I são sequencialmente descarboxilados pela Urogen descarboxilase (UROD), formando o coproporfirinogênio I (Coprogen I), que não consegue seguir na cadeia de biossíntese do heme.
(5) O hidroximetilbilano também pode ser convertido em uroporfirinogênio III (Urogen III) pela enzima Urogen III cossintetase (UROS). Nesta reação um dos anéis do monopirrol vira alterando a sequência das cadeias laterais.
(6) Os grupos acetil da Urogen III são sequencialmente descarboxilados pela UROD para formar a coproporfirinogênio III (Coprogen III).
(7) Coprogen III é convertida em protoporfirinogênio IX (Protogen IX) pela enzima Coprogen oxidase (CPOX), que catalisa a oxidação sequencial do grupo carboxil de dois grupos propionato, formando inicialmente o harderoporfirinogênio (Harderogen), um 3-carboxilporfirinogênio, e em seguida o protoporfirinogênio (Protogen), um 2-carboxilporfirinogênio.
(8) Protogen IX é convertido a protoporfirina IX (Proto IX) pela Protogen oxidase (PPOX).
(9) Proto IX é convertida em heme pela ferroquelatase (FECH), que catalisa a inserção do íon ferro na molécula. O heme é o produto final da cadeia, que difunde para fora da mitocôndria e vai para o citoplasma, onde ele fica disponível para funcionar como um grupo protético combinando com apoproteínas apropriadas.[1]

PDA: porfiria por deficiência de ALAD; PAI: porfiria aguda intermitente; PEC: porfiria eritropoiética congênita; PCT: porfiria cutânea tardia; CPH: coproporfiria hereditária; PV: porfiria variegata); PPE: protoporfiria eritropoiética.

■ **Figura 93.1** Cadeia de biossíntese das porfirinas-heme e as enzimas envolvidas nas diferentes porfirias.

Tabela 93.1 Enzimas da biossíntese do heme e seus genes.

Enzima	Símbolo do gene	Localização no cromossomo	cDNA (bp)	Proteína (aa)	Localização na célula	Mutações conhecidas*	Gene	
							Tamanho (kb)	Número de éxons
ALA sintetase								
Manutenção (*Housekeeping*)	*ALAS1*	3p21.1	2.199	640	M	6	17	12
Eritroide-específico	*ALAS2*	Xp11.2	1.937	587	M		22	13
ALA de-hidratase								
Manutenção (*Housekeeping*)	*ALAD*	9q33.1	1.149	330	C	13	15.9	14
Eritroide-específico	*ALAD*	9q33.1	1.154	330	C		15.9	14
HMB-sintetase (ou PBG deaminase)								
Manutenção (*Housekeeping*)	*HMBS*	11q23.3	1.086	361	C	421	11	15 (1 + 3 a 15)
Eritroide-específico	*HMBS*	11q23.3	1.035	344	C		11	15 (2 a 15)
URO III Cosintetase								
Manutenção (*Housekeeping*)	*UROS*	10q26.2	1.296	265	C	51	34	18
Eritroide-específico	*UROS*	10q26.2	1.216	265	C		34	18
URO descarboxilase	*UROD*	1p34.1	1.104	367	C	122	3	10
COPRO oxidase	*CPOX*	3q11.2	1.062	354	M	71	14	10
PROTO oxidase	*PPOX*	1q23.3	1.431	477	M	184	5.5	19
Ferroquelatase	*FECH*	18q21.31	1.269	423	M	195	45	11

ALA: ácido δ–aminolevulínico; HMB: hidroximetilbilano; PBG: porfobilinogênio; URO: uroporfirinogênio; aa: número de aminoácidos; M: mitocôndria; C: citoplasma.
*Número de mutações conhecidas (Human Gene Mutation Database, www.hgmd.org) de maio 2012.
Fonte: Modificada de Sassa, 2006 e Balwani, 2012 e atualizada com dados obtidos de Yasuda, 2019 e Stölzel, 2021.

O complexo heme, produto do final da reação, é um tetrapirrol em que a protoporfirina é quelada com o ferro. Sem este tetrapirrol quelado com ferro não seriam possíveis várias reações bioquímicas, pois ele entra na formação de várias proteínas celulares importantes (hemoglobina, mioglobina, catalase, peroxidase, citocromos etc.). O heme tem grande importância em vários processos metabólicos em função da sua capacidade de capturar e liberar oxigênio e por facilitar o transporte de elétrons.[1]

A síntese diária de porfirinas e heme no ser humano ocorre em quantidades suficientes para o metabolismo normal, sendo este controle muito preciso.[1] A porfiria resulta de alterações enzimáticas adquiridas ou hereditárias na síntese do heme. Há oito enzimas na cadeia de biossíntese do heme e a maioria das porfirias resulta da atividade deficiente de uma enzima específica, exceto da primeira enzima da cadeia, a ácido δ-aminolevulínico sintetase (ALAS).[7] Em geral, a principal porfirina ou precursor da porfirina excretada em determinada porfiria é o substrato oxidado para a enzima deficiente ou defeituosa. O acúmulo de porfirinas e de seus precursores leva a efeitos tóxicos que são responsáveis pelas manifestações clínicas da porfiria.[1]

ASPECTOS HISTÓRICOS

O termo porfiria origina-se da palavra grega *porphura* que significa cor roxa. Utilizou-se este termo em função da coloração vermelha a arroxeada da urina de pacientes afetados pela porfiria aguda intermitente (PAI). O primeiro caso conhecido de porfiria cutânea foi descrito por Schultz em 1874, ele descreve um paciente do sexo masculino com fotossensibilidade, esplenomegalia e urina avermelhada. Ele denominou a doença de *penphigus leprosus*, uma doença bolhosa.[8] Estudos detalhados realizados por Gunther em 1911 levaram à primeira classificação das porfirias.[9] Gunther acreditava que o pigmento escuro da urina era uma porfirina sintética, a hematoporfirina, mas estudos posteriores realizados por Fischer provaram que o pigmento era uma porfirina natural que ele denominou uroporfirina (URO), pois foi isolada da urina de um paciente com porfiria congênita.[10]

A porfiria aguda intermitente (PAI) e a porfiria cutânea tardia (PCT) foram descritas por Waldenström em 1937.[11] Subsequentemente,[12-14] caracterizaram a PCT em várias populações e demonstraram a influência de fatores ambientais, como drogas e substâncias químicas, na expressão clínica da doença. Barnes e Dean descreveram um tipo de porfiria, que ocorre predominantemente em Sul Africanos, caracterizada por manifestações cutâneas idênticas às da PCT e ataques agudos idênticas aos da PAI, que denominaram porfiria variegata (PV).[15-17] Entretanto, hoje sabemos que a PV ocorre em outros países.[18,19]

BIOSSÍNTESE DO HEME[1]

O complexo heme é um grupo prostético para várias hemoproteínas como hemoglobina, mioglobina, citocromos mitocondriais, citocromos microssomais (citocromo P450), prostaglandina-endoperóxido sintase, catalase, peroxidase, triptofano pirrolase e a forma solúvel da guanilato-ciclase. A maioria das células é capaz de produzir a proteína heme, mas a maior parte do heme é sintetizada na medula óssea e no fígado. Aproximadamente 85% da síntese do heme ocorre na medula óssea, na qual é utilizada para a produção da hemoglobina. O restante ocorre no fígado para a produção do citocromo P450, catalase e vários citocromos mitocondriais.

A síntese do heme é regulada pela interação de vários fatores e depende diretamente da sua concentração intracelular e da necessidade da célula para produzir as diferentes hemoproteínas. Um dos fatores reguladores é a meia vida curta da hemoproteína (minutos a horas) levando a uma alta taxa de síntese do heme, por exemplo, o citocromo P450 que está envolvido na desintoxicação e no metabolismo de drogas tem uma meia vida de 90 a 180 minutos.

A regulação da síntese do heme também depende de oito enzimas intracelulares, cuja atividade catalítica sequencial contribui para a síntese do heme. A primeira e as três últimas enzimas da cadeia de biossíntese do heme, que se localizam na mitocôndria, são a ácido δ-aminolevulínico (ALA) sintetase, a coproporfirinogênio (COPROGEN) oxidase, a protoporfirinogênio (PROTOGEN) oxidase e a ferroquelatase. As demais enzimas intermediárias, que se localizam no citoplasma, são a ALA desidratase (ALAD), a porfobilinogênio desaminase (PBGD), a uroporfirinogênio III cosintetase (UROS) e a uroporfirinogênio descarboxilase (UROD). Outra forma do heme regular sua síntese é inibindo ou suprimindo a síntese da ALA sintetase (ALAS). A regulagem das enzimas da cadeia de biossíntese do heme é tecido específico. Por exemplo, há dois genes separados para ALAS, ou seja, os genes de manutenção ou constitutivos (*Housekeeping genes*) presentes em todas as células e os genes eritroide-específicos, chamados de ALAS1 (ou ALAS-N) e ALAS2 (ou ALAS-E), respectivamente. O heme regula a ALAS1 do fígado, mas não a ALAS2 da medula óssea. Também há dois genes separados (manutenção e eritroide-específicos) para ALAD, HMBS e UROS.

A degradação do heme é catalisada por enzimas microssomais, a NADPH-citocromo C redutase, a heme oxigenase e a biliverdina redutase, que convertem o tetrapirrol cíclico em pigmentos biliares lineares.

O cDNA das oito enzimas da cadeia de biossíntese do heme já foram clonados de células de mamíferos. Um defeito nestas enzimas, hereditário ou adquirido, leva ao acúmulo de porfirinas e de seus precursores, levando a doenças que denominamos porfirias. Diante da suspeita clínica, o diagnóstico definitivo das porfirias depende da dosagem das porfirinas, da medição da atividade das enzimas, que compõem a cadeia de biossíntese, ou da identificação das mutações nos genes que codificam as enzimas. Cada tipo de porfiria apresenta um padrão de acúmulo de porfirinas ou precursores de porfirina no sangue ou de excreção na urina e/ou fezes (Tabela 93.2).

Para entender a complexa cadeia de biossíntese do complexo heme (Figura 93.1) falaremos separadamente de cada enzima:[1]

Ácido delta-aminolevulínico sintetase (ALAS)

A síntese do heme inicia-se na mitocôndria, onde a ALA sintetase (ALAS) conjuga a glicina e a succinil coenzima A, para formar o ácido delta-aminolevulínico (ALA). Esta reação requer o 5-piridoxil fosfato como cofator. A ALAS é uma enzima mitocondrial que catalisa a formação de ALA e é um homodímero com duas subunidades idênticas, cataliticamente ativas, com massa molecular de 55 kDa, ligados a substratos cataliticamente inativos de massa molecular maior.

Esta enzima desempenha um papel importante na regulagem do ritmo de síntese do heme no fígado por meio de um *feedback* negativo. O heme age em múltiplos sítios para regular os níveis de ALAS no fígado. O heme suprime a transcrição do gene da ALAS-1 e inibe a passagem do seu precursor para dentro da mitocôndria. O heme também pode reduzir a estabilidade do mRNA da ALAS-1. Acredita-se que a quantidade de heme livre hepatocelular influencia a atividade da ALA sintetase de duas formas: 1) inibindo a atividade da ALAS ou 2) controlando o ritmo de síntese da ALAS.

Temos um aumento da atividade da ALAS nas porfirias hepáticas caracterizadas por ataques agudos com sintomas neurológicos e viscerais. O aumento da ALA sintetase é o principal marcador para a porfiria aguda intermitente (PAI), porfiria variegata (PV) e coproporfiria hereditária (CPH). Há substâncias (xenobióticos) que podem induzir o aumento da atividade da ALAS e induzir exacerbações das manifestações clínicas nestes tipos de porfiria. A ALAS eritropoiética comporta-se de uma forma diferente e não tem sua atividade induzida por substâncias químicas. São dois genes que codificam o mRNA da ALAS nos tecidos e há diferenças imunoquímicas entre a ALAS hepática e a eritropoiética, pois enquanto o produto do gene eritroide é expresso exclusivamente nos eritrócitos, o produto do gene hepático tem expressão ubíqua. O gene constitutivo (*Housekeeping*) da enzima de manutenção está localizado no cromossomo 3p21.1 e o gene eritroide localiza-se na sub-região distal do cromossomo Xp11.21.[4,5] A pré-proteína eritroide é mais de 75% homóloga à proteína hepática.

Tabela 93.2 Porfirias com suas respectivas enzimas alteradas e suas características bioquímicas.[1,222]

Doença	Enzima/atividade	Urina		Fezes porfirinas	Eritrócitos porfirinas	Plasma porfirinas
		PBG/ALA	Porfirinas			
Porfiria eritropoiética congênita (PEC)	UROS/2-20%	NL	URO I (4+) Copro I (2+)	Copro I (3+) URO (1+) Proto (1+)	ZnProto e Proto livre (3+) Copro I (3+) URO I (4+)	↑URO I ↑Copro I
Porfiria cutânea tardia (PCT) ▪ Esporádica ▪ Familiar	UROD/16-47% UROD/29-58, 41-57%	NL	URO I e III (4+) HEPTA III[1] Copro (2+)	Isocopro HEPTA[1] URO (2+) Copro (3+)	NL	↑URO HEPTA
Porfiria hepatoeritropoiética (PHE)	UROD/3-28%	NL	URO (3+) ↑Isocopro	Isocopro	Proto (4+) Copro (1+)	↑URO
Coproporfiria hereditária (CPH) ▪ Homozigoto	CPOX/48-53% CPOX/10%	PBG > ALA[2]	Copro III (4+)[2] URO (2+)[2]	Copro III (3a4+)[3] URO (1a2+)[3] Proto (NL a 1+)[3]	NL	Copro III??
Porfiria variegata (VP) ▪ Homozigoto	PPOX/43-59% PPOX/<10%	PBG > ALA[2]	Copro III (3+)[2] URO (3+)[2]	Proto IX (3a4+)[3] Copro III (2a3+)[3] Conjugados proteína-porfirina (X-porfirina) URO (NL a 2+)[2]	NL	Conjugados proteína-porfirina
Protoporfiria eritropoiética (PPE)	Ferroquelatase/ 28±8	NL	NL	Proto IX (2a4+) Copro (2+)	Proto IX livre (4+) Copro (NL a 1+)	↑Proto IX
Porfiria aguda intermitente (PAI)	PBGD/50%	PBG e ALA (1a3+ na latente) (2a4+ na aguda)	URO (3+)[2] Copro (2+)[2]	URO (NL a 1+) Copro (NL a 1+) Proto (NL a 1+)	NL	NL
Porfiria por deficiência de ALAD (PDA)	ALAD/< 5%	ALA (3+) PBG NL	URO (1+) Copro (2+)	Copro (1+) Proto (1+)	Proto (2+)	↑Proto ↑Copro ↑ALA

Porfobilinogênio (PBG); Ácido δ-aminolevulínico (ALA); Uroporfirinogênio III cossintetase (UROS); Uroporfirinogênio descarboxilase (UROD); Coproporfirinogênio oxidase (CPOX); Protoporfirinogênio oxidase (PPOX).

[1] Porfirinas hexa- e penta-carboxílicos estão aumentados numa menor proporção.

[2] Estão aumentados durante a crise neurovisceral aguda, mas pode estar normal na forma latente.

[3] Está aumentado nas formas latente e aguda.

Ácido delta-aminolevulínico de-hidratase (ALAD)

Na próxima reação, duas moléculas de ALA são unidas pela ALAD para formar o monopirrol porfobilinogênio (PBG), com a remoção de duas moléculas de água. A ALAD também é denominada PBG sintetase. A ALAD localiza-se no citoplasma da célula. Sua atividade é 50 a 100 vezes maior do que a ALAS para que toda ALA sintetizada seja convertida em PBG.[20] A ALAD localiza-se no cromossomo 9q33.1.[5] A enzima requer um grupo sulfidrila intacto e um átomo de zinco por subunidade para sua atividade catalítica máxima e é altamente sensível à inibição pelo chumbo. O gene da ALAD tem 19 kb de extensão e contém duas regiões promotoras e dois éxons não codificantes alternativos, 1A e 1B, que geram a transcrição das enzimas de manutenção (*housekeeping*) e eritroide-específicas, respectivamente, por meio de *splicing* alternativo. Os dois têm a mesma sequência de aminoácidos, pois a translação se inicia no éxon 2.[5,7]

A porfiria por deficiência de ALAD (PDA) é autossômica recessiva e causa ataques agudos associados ao aumento de ALA, mas não de PBG. A maioria é heterozigoto composto.[21]

Porfobilinogênio desaminase (PBGD)

Outras denominações dadas à PBGD são uroporfirinogênio I sintetase ou hidroximetilbilano sintetase (HMBS). A PBGD, terceira enzima da cadeia, catalisa a polimerização de quatro moléculas do monopirrol PBG para formar o tetrapirrol linear hidroximetilbilano (HMB). O HMB, na ausência da UROGEN cosintetase (UROS), se torna cíclico espontaneamente e forma o porfirinogênio inicial, ou tetrapirrol, conhecido como uroporfirinogênio l (UROGEN l), enquanto na presença da enzima UROS, o HMB é convertido em UROGEN III. Há diferentes tipos de isômeros de tetrapirróis dependendo da forma como o PBG se organiza. A única diferença entre os isômeros I e III é um rearranjo intramolecular do quarto anel pirrólico (anel D), que está virado.

O gene da PBGD já foi clonado e caracterizado. Apresenta duas isoformas, uma eritroide-específica e outra presente em todas as células, codificadas por um único gene localizado no cromossomo 11q23. O gene contém 15 éxons espalhados em 13kb do DNA.[5]

A PBGD é a enzima com a segunda concentração mais baixa, a ALAS é a de concentração mais baixa. Isto sugere que fatores genéticos ou adquiridos podem influenciar na atividade da PBGD e assim apresentar uma influência reguladora importante na taxa de biossíntese do heme. Consequentemente, se o PBG em excesso é formado pelo aumento da atividade da ALA sintetase, como nas porfirias hepáticas agudas, somente uma parte dos monopirróis é convertida em UROGEN l. Isto leva ao aumento do PBG urinário característico nos ataques das porfirias hepáticas agudas.

A atividade da PBGD está reduzida em 50% nos tecidos dos pacientes com PAI. Há uma variante da PAI (10% dos casos) na qual o defeito do PBGD está restrito ao tecido não eritroide em decorrência de mutações no éxon 1, que está ausente no mRNA eritroide. Mais de 421 mutações já foram relatadas no lócus da PBGD; já foram descritas mutações com deleções, inserções, mutações com sentido trocado (*missense*), mutações sem sentido (*nonsense*), e defeitos de emenda (*splicing*).[5]

A ALA e o PBG, os dois precursores alifáticos não porfirínicos do heme, são excretados primariamente na urina (normalmente 4.000 a 1.500 μg, respectivamente, em 24 horas). Entretanto, em alguns tipos de porfiria (PAI e PV) durante os ataques há um aumento de 10 a 100 vezes na excreção urinária de ALA e PBG, que pode ser detectado usando testes diagnósticos simples. Por exemplo, o teste de Watson-Schwartz, no qual o PBG reage com o reagente de Ehrlich (p-dimetilamino-benzaldeído em ácido hidroclorídrico) resultando em uma reação de coloração vermelha. O cromógeno não é extraído pelo clorofórmio ou pelo butanol; ele permanece na fase aquosa em que o PBG está elevado. O teste de Hoesch é uma modificação do teste de Watson-Schwartz que aumenta a sua sensibilidade.[22]

Uroporfirinogênio III cosintetase (UROS)

A uroporfirinogênio III cosintetase (UROS) é a quarta enzima da cadeia que catalisa a formação de UROGEN III a partir do hidroximetilbilano ou do PBG, se a PBGD estiver presente. A única diferença entre os isômeros I e III do porfirinogênio é uma inversão das cadeias laterais do anel D deste tetrapirrol. Este isômero III é muito importante para a formação do heme, pois somente o isômero III pode seguir a biossíntese do heme; o heme é uma porfirina do tipo III. A formação do UROGEN III é catalisada pela enzima citoplasmática UROS, que está estreitamente ligada à PBGD. Esta enzima pode ser inibida por metais pesados como zinco, cádmio e cobre. O gene humano que codifica a UROS se localiza no cromossomo 10q25.2→q26.3.[5] Na maioria dos tecidos temos um excesso de UROS em relação à PBGD assegurando uma conversão máxima do isômero I em III. A enzima hepática e eritropoiética são idênticas. Esta enzima está deficiente na porfiria eritropoiética congênita (PEC). Aproximadamente 51 mutações no gene da UROS já foram identificadas, como deleções, inserções, defeitos de *splicing*, mutações de *missense* e *nonsense*, incluindo vários no promotor eritroide-específico.[5,23-26] A ausência da UROS em camundongos é letal no embrião, enquanto a introdução de algumas mutações leva ao desenvolvimento de fotossensibilidade cutânea semelhante àquela observada na PEC.[27]

Uroporfirinogênio descarboxilase (UROD)

A uroporfirinogênio descarboxilase (UROD), a quinta enzima da cadeia de biossíntese do heme, é um polipeptídio com uma sequência de 368 aminoácidos, massa molecular de aproximadamente 42 kDa, codificada por um único gene no cromossomo 1p34 que contém 10 éxons distribuídos em 8kb.[5,28] A UROD encontra-se no citoplasma e catalisa a descarboxilação (oxidativa) sequencial dos quatro grupos carboxila da cadeia lateral acetato, do uroporfirinogênio (UROGEN), em grupos metil formando o coproporfirinogênio (COPROGEN). O uroporfirinogênio (UROGEN I e III) contém oito grupos carboxila como cadeias laterais, quatro delas são acetato (-CH_2-COOHORAS) e quatro são propionato (-CH_2-CH_2-COOHORAS) (Figura 93.2). Portanto, o UROGEN, um 8-carboxil porfirinogênio, é convertido em 7-carboxil porfirinogênio, que sequencialmente é convertido em 6-carboxil porfirinogênio e após isto em 5-carboxil porfirinogênio. Quando este último sofre descarboxilação do seu último grupo acetil, forma-se o 4-carboxil porfirinogênio, também conhecido como COPROGEN. Estes intermediários também são denominados hepta-, hexa-, penta- e tetra-carboxil porfirinogênios. O COPROGEN I não entra na sequência da cadeia de biossíntese do heme. Na PCT há uma inversão na sequência de ação das enzimas UROD e COPROGEN oxidase (CPOX). A UROD normalmente age na 5-carboxil porfirinogênio para formar a COPROGEN III e esta é subsequentemente convertida em PROTOGEN pela CPOX. Entretanto na PCT onde temos a deficiência da UROD, a COPROGEN oxidase pode descarboxilar primeiramente o grupo propionato do 5-carboxil porfirinogênio e formar a de-hidroisocoproporfirinogênio (DEHIDROISOCOPROGEN). Há uma inversão na sequência de ação das enzimas UROD e CPOX (Figura 93.1). Quando o grupo acetil da DEHIDROISOCOPROGEN é descarboxilado pela UROD, forma-se o harderoporfirinogênio (HARDEROGEN), e subsequentemente ocorre o retorno à cadeia de biossíntese do heme. Alternativamente, a DEHIDROISOCOPROGEN pode sofrer hidratação e formar o isocoproporfirina (ISOCOPRO). Isto não ocorre durante o processo normal de síntese do heme e explica o aumento de ISOCOPRO nas fezes característico de pacientes com PCT.[1]

A atividade do UROD está reduzida na PCT e PHE. Aproximadamente 20% dos pacientes com PCT apresentam diminuição de 50% da concentração da UROD em todos os tecidos; esta forma de PCT é herdada de forma autossômica dominante, mas apresenta uma baixa penetrância e relativamente poucos pacientes tem história familiar, chamamos esta forma de PCT tipo II.[29] Mais de 120 mutações da UROD já foram identificadas.[5] Na PCT tipo I, conhecida como forma esporádica, o defeito enzimático está restrito ao fígado. Há também outra forma familiar, a PCT tipo III, onde a atividade e a concentração da UROD eritrocitária são normais; sugerindo que um gene autossômico, não necessariamente no lócus da UROD, pode influenciar na expressão da PCT.[30]

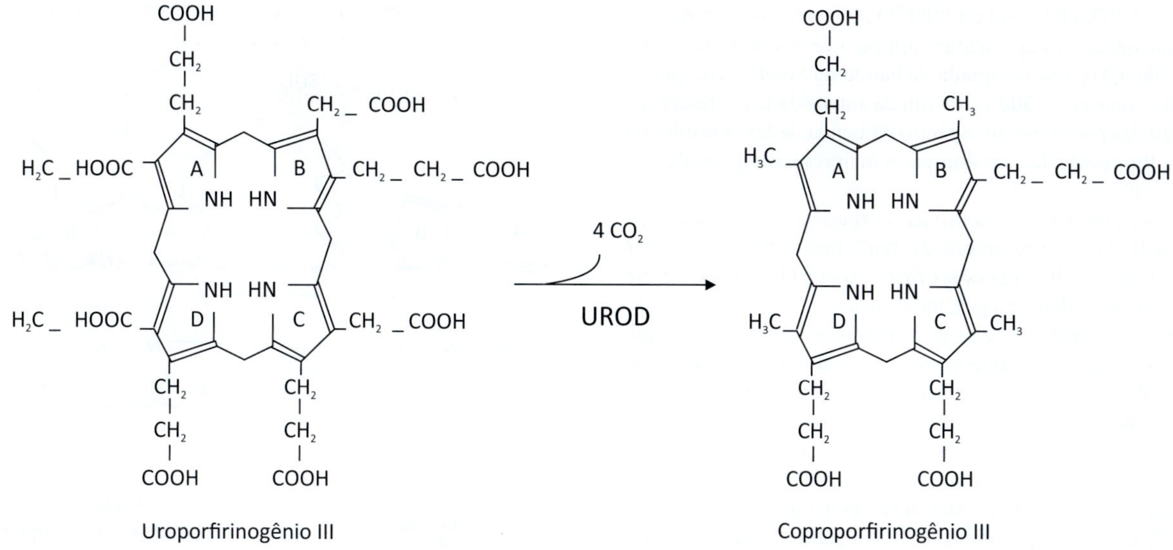

■ **Figura 93.2** Estrutura da uroporfirinogênio III e da coproporfirinogênio III. A enzima UROD catalisa a descarboxilação sequencial dos quatro grupos carboxil da cadeia lateral acetato (CH_2-COOH) em grupos metil (CH_3) para formar o coproporfirinogênio.

Na PHE a atividade UROD é 5% a 10% do normal. Os pacientes são homozigóticos ou heterozigóticos compostos para mutações no gene da UROD. Uma mutação descrita nos homozigóticos para PHE está associada à PCT em heterozigóticos.[31] Uma mutação descrita em algumas famílias com PHE é a substituição (*shift*) 281 (Gly-Glu).[32]

Coproporfirinogênio oxidase (CPOX)

O coproporfirinogênio (COPROGEN) III tem quatro grupos carboxil, que compõem a cadeia lateral propionato (-CH_2-CH_2-COOHORAS) (Figura 93.2). A CPOX catalisa a oxidação sequencial do grupo carboxil de dois grupos propionato, formando inicialmente o harderoporfirinogênio (HARDEROGEN), um 3-carboxilporfirinogênio, e em seguida o protoporfirinogênio (PROTOGEN), um 2-carboxilporfirinogênio. Esta enzima apresenta peso molecular de 74 kDa e se localiza na superfície externa da membrana interna da mitocôndria. O seu gene localiza-se no cromossomo 3q12.[33] O gene CPOX tem 18 kb e apresenta 7 éxons e 6 introns.[5] A sua atividade está diminuída em pacientes com coproporfiria hereditária (CPH). Mais de 70 mutações já foram descritas em pacientes heterozigóticos ou homozigóticos para CP HORAS, como substituição de bases (*point mutation*) ou salto de éxons.[5]

Na PCT há uma inversão na sequência de ação das enzimas UROD e CPOX, já descrita anteriormente, que explica o aumento de isocoproporfirina (ISOCOPRO) nas fezes.

Protoporfirinogênio oxidase (PPOX)

A PPOX é uma enzima da membrana mitocondrial interna, que catalisa a oxidação do protoporfirinogênio (PROTOGEN) IX em protoporfirina (PROTO) IX. Esta reação necessita de oxigênio e consiste na remoção de seis hidrogênios da PROTOGEN IX. Esta reação pode ocorrer de forma não enzimática, mas a enzima é necessária para que o heme seja produzido em quantidade adequada. A atividade da PPOX está diminuída na porfiria variegata (PV). Múltiplas mutações já foram identificadas, uma delas é a mutação R59W, responsável pela alta incidência da PV na África do Sul.[34] O gene PPOX foi mapeado no cromossomo 1q22 e consiste de 13 éxons se estendendo em 9kb.[5] Nishimura e colaboradores clonaram e caracterizaram o cDNA da PPOX e demonstraram que a enzima apresentava 477 aminoácidos com massa molecular de 51kD.[35]

Ferroquelatase

A ferroquelatase (FECHORAS) é responsável pelo passo final da biossíntese do heme, incorporando o íon ferroso (Fe^{2+}) na PROTO. Diferente das demais enzimas, a FECH utiliza a PROTO IX como substrato e não sua forma reduzida, a PROTOGEN. Os porfirinogênios (porfirinas reduzidas) são os verdadeiros intermediários da cadeia de biossíntese do heme. As porfirinas livres (URO, COPRO) são subprodutos oxidativos dos seus respectivos porfirinogênios. As porfirinas livres oxidadas irreversivelmente, exceto a PROTO, não funcionam como substrato para as enzimas da cadeia e não apresentam função biológica; elas exibem um espectro de absorção com pico máximo na região de 400 nm, chamada de banda de Soret, e um pico de absorção menor entre 580 e 650 nm. Estas porfirinas oxidadas induzem efeitos fotodinâmicos na pele quando exposta a radiação ultravioleta (RUV) e à luz visível de ondas curtas (360 a 420 nm) ou comprimento de ondas vermelhas (640 a 700 nm).

O produto final, FePROTO ou heme, difunde da mitocôndria para o citoplasma, na qual funciona como um grupo protético combinando com as apoproteínas apropriadas. A enzima localiza-se na face matricial da membrana interna da mitocôndria e apresenta uma massa molecular de 63 kDa. Esta enzima, que também pode ser chamada de heme sintetase, apresenta atividade diminuída nos tecidos de pacientes com protoporfiria eritropoiética (PPE). O mRNA da FECH é codificado por um único gene espalhado em 46 kb, localizado no cromossomo 18q21.3, que apresenta 11 éxons e 10 introns.[5] Estudos genéticos revelaram 195 mutações conhecidas nos pacientes com PPE,[5] sendo que as mais frequentes são a deleção de éxons, resultando em proteínas truncadas com a atividade catalítica reduzida ou ausente. A transição $C \rightarrow T$ na posição -23 do intron 1 é detectada em todos os pacientes com PPE e em alguns indivíduos normais, sugerindo que pacientes com PPE são heterozigotos para as mutações da enzima.

■ FISIOPATOLOGIA DAS LESÕES CUTÂNEAS NAS PORFIRIAS

Uma das manifestações cutâneas mais frequentes é a fotossensibilidade, observada em pacientes com PEC, PPE, PCT, PV, CPH e PHE em decorrência do aumento das porfirinas no plasma e nos tecidos. Pacientes com PAI apresentam apenas porfirinas precursoras (ALA e PBG), que não são fotossensibilizantes. Nenhum dos pacientes relatados com PDA apresentou fotossensibilidade.

As porfirinas apresentam propriedades fotobiológicas e espectroscópicas características. As porfirinas queladas ao ferro (p. ex., heme ou FePROTO) ou outros metais paramagnéticos, como Mn^{2+}, Co^{2+}, ou Zn^{2+} (p. ex., clorofila, ZnPROTO) não apresentam fluorescência. Esta é a razão pela qual os pacientes intoxicados com chumbo, que apresentam aumento de ZnPROTO, não apresentam fotossensibilidade.

Entretanto, a URO, a COPRO e a PROTO são porfirinas sem metais, que em soluções ácidas apresentam um pico de maior absorção na região de 400 a 410 nm (chamada de banda de Soret) e em quatro bandas adicionais entre 500 e 700 nm de intensidade decrescente.[1] A exposição das porfirinas ao espectro da banda de Soret resulta na emissão de fluorescência com dois picos maiores nas regiões de 600 a 610 nm e 640 a 660 nm.[36]

Meyer-Betz, em 1913, fez a primeira experiência que evidenciou as propriedades fotossensibilizantes das porfirinas na pele após injetar em si mesmo 200 mg de hematoporfirina e expor a pele à luz solar. Ele observou eritema e edema na pele fotoexposta.[37]

Pacientes com porfirias de origem eritropoiética frequentemente se queixam da sensação de queimação e prurido quando se expõem ao sol. Na PPE a exposição solar não desencadeia muitos efeitos no primeiro dia, mas os sintomas se intensificam nos dias subsequentes à medida que o indivíduo continua se expondo ao sol, sugerindo que o reparo da pele fotossensibilizada pela porfirina deve estar prolongado.[38] Estas queixas subjetivas estão ausentes nas porfirias hepáticas, como a PCT e a PV. As propriedades físico-químicas das porfirinas podem explicar algumas diferenças entre a PPE e a PCT. O alvo da fototoxicidade depende da distribuição das porfirinas no tecido e, portanto, das suas propriedades físico-químicas (coeficiente de partição óleo-água). A URO e a COPRO são hidrofílicas, e preferencialmente se acumulam na porção inferior da epiderme na zona da membrana basal (ZMB) e na derme superior; já a PROTO é lipofílica e apresenta mais afinidade pelas membranas da célula endotelial e do lisossomo. Isto explica algumas diferenças clínicas entre a PPE e a PCT.[39] Os eritrócitos têm sido utilizados no estudo da interação das porfirinas na membrana celular, pois a PROTO fotoativada leva à peroxidação do colesterol presente na membrana. Este efeito também é observado nos mastócitos, PMN e fibroblastos. A URO e COPRO não apresentam este efeito nas membranas.[36]

Não há um mecanismo de ação claramente definido, que pode explicar a fotossensibilidade provocada pelas porfirinas e a luz, mas há numerosos fatores celulares e solúveis que podem ser responsáveis. Entre eles temos as espécies reativas do oxigênio ($^1O_2$, O_2^-, H_2O_2, -OH), algumas células (mastócitos, polimorfonucleares e fibroblastos), mediadores solúveis (sistema complemento, vias fator XII-dependentes e os eicosanoides) e as metaloproteinases matriciais. É provável que a interação entre estes fatores seja responsável pela patogênese das lesões cutâneas. Falaremos de cada um destes fatores.

Espécies reativas do oxigênio (ERO)

As porfirinas (URO, COPRO e PROTO) absorvem a energia da luz gerando uma molécula de porfirina no seu estado excitado singleto, que apresenta meia-vida muito curta (< 0,01µs) e que se converte espontaneamente no estado tripleto. Neste último o nível de energia é mais baixo e a meia-vida mais longa (na ordem de microssegundos a milissegundos), permitindo a sua reação com substratos biológicos. As moléculas de porfirina em seu estado excitado retornam ao seu estado basal liberando a energia absorvida na forma de luz (fluorescência se emitido por moléculas no estado singleto ou fosforescência se no estado tripleto), calor ou transferindo a energia para os constituintes da célula (membranas, organelas, proteínas e DNA) (Figura 93.3).

As porfirinas no seu estado tripleto também podem transferir a energia para as moléculas de oxigênio (O_2) produzindo as espécies reativas do oxigênio (ERO), como o oxigênio singleto ($^1O_2$), ânion superóxido (O_2^-), radicais hidroxila (OH), peróxido de hidrogênio (H_2O_2) e peróxidos lipídicos, que interagem com as membranas celulares e causam lesão tecidual e a liberação de mediadores pró-inflamatórios. O oxigênio singleto ($^1O_2$) é provavelmente o principal mediador do dano das porfirinas à pele.[40] Estes processos, nos quais o oxigênio ativado tem um papel na fotossensibilização são chamados de reações fotodinâmicas (Figura 93.3).

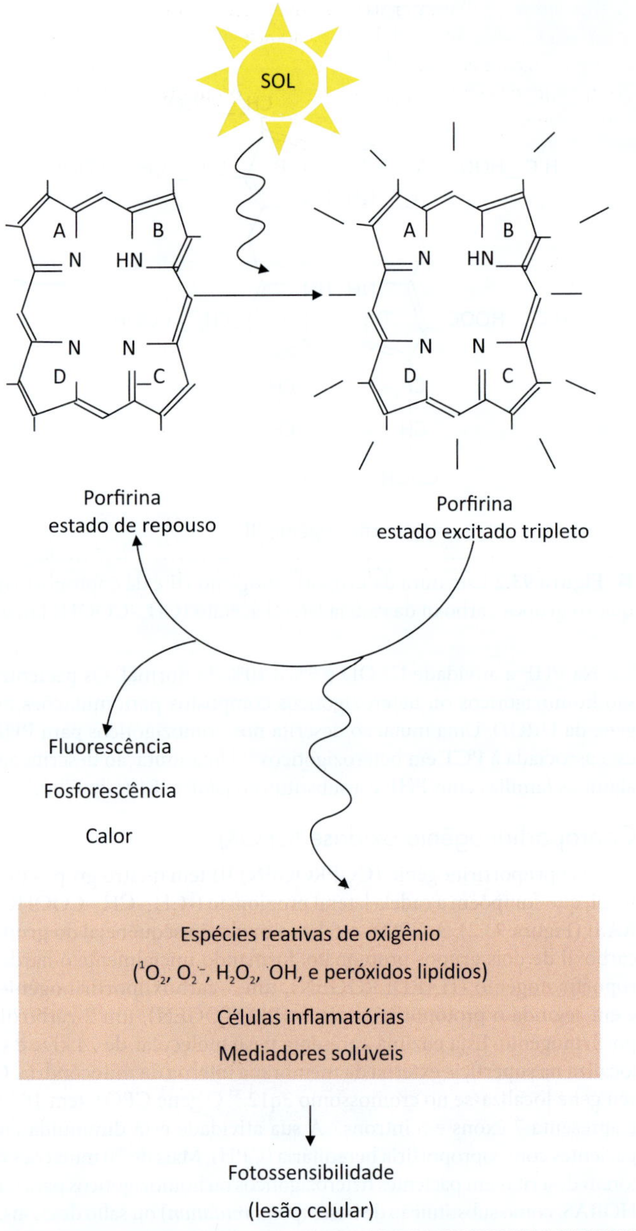

■ **Figura 93.3** As porfirinas no seu estado de repouso absorvem a energia da luz solar e sofrem transição para o seu estado excitado, inicialmente no estado singleto e depois no estado tripleto (mais estável). Porfirinas fotoexcitadas no seu estado tripleto transferem a energia absorvida para as moléculas de oxigênio, produzindo as espécies reativas de oxigênio ($^1O_2$, O_2^-, OH, H_2O_2 e peróxidos lipídios), que interagem com as membranas celulares causando lesão tecidual. A porfirina fotoexcitada também atua nas células inflamatórias e nos mediadores solúveis.

A fotossensibilização mediada pela porfirina é uma reação fotodinâmica, que pode ser minimizada com a eliminação do oxigênio reativo. Vários estudos fornecem suporte à participação das ERO na fototoxicidade induzida pelas porfirinas, mas sua ação na pele ainda está por ser estabelecida. Uma hipótese relacionada ao mecanismo de fotossensibilidade induzido pela porfirina envolve a transferência de energia do oxigênio ativado para a água ou lipídios, criando o peróxido de hidrogênio (H_2O_2) e os peróxidos lipídicos. Estes peróxidos podem danificar as membranas celulares ricas em lipídios resultando em lesão tecidual. Goldstein e Harber demonstraram que a fotoestimulação dos eritrócitos, enriquecidos por PROTO, resultavam na formação de peróxidos de hidrogênio e peróxidos lipídicos, que eram altamente destrutivos às estruturas membranosas ricas em lipídios.[41] A liberação de mediadores inflamatórios pelos mastócitos, induzida pela PROTO fotoativada, pode ser inibida pela catalase, que inativa o peróxido de hidrogênio convertendo-o em água e oxigênio.[42] Demonstrou-se que o oxigênio singleto medeia o fotodano do citocromo P450 microssomal (hepático e epidérmico) induzido pela porfirina.[43] *In vivo*, o betacaroteno é um quelante (*scavenger*) do oxigênio singleto e tem sido efetivo para diminuir a severidade da fotossensibilidade cutânea dos pacientes com PPE. Há trabalhos realizados com animais e avaliações clínicas nos quais os danos agudos causados pela radiação UV e, possivelmente, também a degradação do DNA são atenuados com a administração do betacaroteno.[44,45] No modelo murino demonstrou-se que ânions superóxidos (O_{2-}) gerados pela xantina oxidase tem um papel significativo no desenvolvimento da fototoxicidade induzida pela HPD (derivado hematoporfirina).[46]

Mastócitos

A degranulação dos mastócitos ocorre na pele exposta de pacientes com PPE.[47] Os mastócitos tratados com PROTO, *in vitro*, liberam mediadores quando irradiados, mas nenhum mediador é liberado quando as células são irradiadas na presença da URO. Estes achados podem explicar as diferenças na apresentação clínica de pacientes com PPE e PCT. A PROTO elevada em pacientes com PPE pode induzir a liberação de mediadores do mastócito *in vivo*, depois da exposição solar, resultando em eritema, edema e prurido. A ausência destas alterações na PCT provavelmente deve-se à aparente inabilidade da URO fotoativada de danificar os mastócitos.[1]

Estudos em modelos animais confirmam a participação dos mastócitos na fototoxicidade induzida por porfirinas, pois a fototoxicidade está associada ao aumento do nível de histamina sérica e à degranulação de mastócitos dérmicos.[48] Esta resposta fototóxica pode ser suprimida pelo tratamento prévio com anti-histamínicos (bloqueadores H1) e pela injeção intradérmica de secretagogos de mastócitos (composto 48/80).[49]

Polimorfonucleares (PMN)

A exposição de PMN a PROTO e radiação, *in vitro*, resulta na lesão da membrana celular, semelhante ao que ocorre com os mastócitos. Em um modelo animal a resposta fototóxica estava associada a um infiltrado de PMN na derme[48] e a fototoxicidade estava diminuída em animais leucopênicos.[49] Estes resultados sugerem que os PMN são necessários, mas não suficientes para a manifestação completa da fototoxicidade induzida pelas porfirinas.[1]

Proliferação fibroblástica e fibrose

A PROTO induz a fotólise dos fibroblastos *in vitro*.[50] Na PCT, a fibrose pode ser secundária à lesão vascular, levando à deficiência nutricional da derme, mas isto em si não explica as alterações esclerodermiformes.[51] Um aumento na biossíntese do colágeno foi observado após a incubação de fibroblastos com URO.[52] Este efeito é independente da irradiação de luz e, em parte, explica as placas esclerodermiformes, que acometem tanto as áreas expostas quanto as cobertas. Outra hipótese é o estímulo fototóxico dos fibroblastos; os autores sugerem que a histamina, liberada pelos mastócitos sob a influência da anafilotoxina (C5a), pode estimular a produção de colágeno pelos fibroblastos e produzir alterações esclerodermiformes.[53] A hipótese baseia-se no fato de que: (1). Ocorre a ativação do complemento no soro de pacientes com PCT, resultando na geração de anafilotoxina (C5a).[40] (2). Os mastócitos são células alvo de C5a na pele; o C5a liga-se aos mastócitos, levando as células a liberar histamina.[54] (3). A histamina exerce um efeito marcante no crescimento da cultura de fibroblastos e na síntese de colágeno.[55]

Participação do sistema complemento

A participação do complemento na fototoxicidade induzida pela porfirina foi inicialmente sugerida por estudos de imunofluorescência identificando componentes do complemento na parede dos vasos e na junção dermoepidérmica (JDE) de pacientes com porfiria cutânea.[51,56,57] *In vitro*, a irradiação do soro obtido de pacientes com PPE e PCT resulta na ativação do complemento.[58] Em modelos animais, a fototoxicidade induzida por porfirinas está associada à ativação do complemento; ela está suprimida em animais com depleção do complemento e em animais congenitamente deficientes da quinta fração do complemento (C5).[59] A geração de quimiotaxia, derivada da C5, também é observada após a exposição da pele de pacientes com PCT à radiação na banda de Soret.[40,60] Presume-se que a porfirina quando irradiada pela luz resulta na geração de espécies reativas de oxigênio, mais provavelmente o oxigênio singleto, que ativam o complemento. A ativação da cascata do complemento pelas porfirinas e luz com comprimento de onda apropriado é uma via adicional ou a mais provável, que leva à lesão endotelial. Entretanto, a lesão endotelial sempre precede o influxo de leucócitos polimorfonucleares,[47] portanto a geração de quimiotaxia pode representar somente um processo patogênico adicional, que se soma à lesão tecidual. A observação de que a ativação do complemento ocorre após a irradiação do soro de pacientes com PPE e PCT pode explicar porque as alterações vasculares são semelhantes em ambas as doenças.[58] Hönigsmann e colaboradores provocaram múltiplos surtos de fototoxicidade induzidos pela luz em ratos com níveis elevados de protoporfirina por um período prolongado; a pele tornou-se esclerótica nas áreas expostas e microscopicamente eram idênticas à pele de pacientes com PPE, na histoquímica, imunohistoquímica e na ultraestrutura. Estes autores demonstraram que cada irradiação levava à destruição do endotélio, que era seguida por vazamento maciço do conteúdo vascular. Como a membrana basal do vaso continuava intacta, fornecia um suporte para a regeneração das células endoteliais, que por sua vez depositava uma nova membrana basal ao longo da membrana basal original. As exposições subsequentes produzindo a lesão endotelial resultaram em várias camadas da membrana basal, formando um tubo concêntrico em torno do vaso, que era PAS positiva e continha debris celulares e componentes do soro.[61]

Via da coagulação dependente do fator XII

A via da coagulação dependente do fator XII (fator Hageman) é ativada na presença da PROTO *in vitro*.[62] A URO e COPRO não induzem esta resposta. Não sabemos se esta ativação, que ocorre independente de irradiação, contribui para a patogênese da fototoxicidade induzida pelas porfirinas.

Eicosanoides

As porfirinas e a radiação afetam o metabolismo dos eicosanoides. A incubação de macrófagos peritoniais ou células do fibrossarcoma *in vitro* com derivado de hematoporfirina (PHOTOFRIN II), seguido de radiação com 630 nm resulta na geração de prostaglandina E_2 (PGE_2).[63] Sabe-se que o líquido da bolha de PCT contém PGE_2.[64]

Metaloproteinases matriciais (MMP)

A URO fotoexcitada, *in vitro*, induz colagenases intersticiais [metaloproteinase matricial-1 (MMP-1), colagenase tipo IV (MMP-2) e a stromelisin-1 (MMP-3)] em fibroblastos de derme humana.[65] A indução das MMPs pela porfirina fotossensibilizada sugere que a degradação da derme e da membrana basal pode ser decorrente destas enzimas.

FISIOPATOLOGIA DOS ATAQUES AGUDOS NAS PORFIRIAS

Nas porfirias agudas e mistas, ainda não se esclareceu o mecanismo pelo qual ocorrem as manifestações neuroviscerais. As manifestações devem-se a uma disfunção no sistema nervoso central, periférico e autonômico. Duas hipóteses foram postuladas, a possível neurotoxicidade da 5-ALA e a deficiência do heme. A primeira hipótese baseia-se no fato dos ataques agudos ocorrerem quando a excreção do ALA está aumentada. Há outras duas doenças, a tirosinemia tipo I e o envenenamento por chumbo, que apresentam sintomas neuroviscerais semelhantes e que estão associadas ao aumento da excreção do ALA. Demonstrou-se que o ALA produz vários efeitos nos sistemas biológicos, como a interação com neurotransmissores (ácido gama-aminobutírico (GABA) e o ácido L-glutâmico) e a formação de radicais livres secundários à sua auto-oxidação.[66] A segunda hipótese é a deficiência do heme hepático resultando na deficiência de proteínas que necessitam do heme. Esta situação resulta na deficiência da triptofano dioxigenase, enzima que regula o metabolismo oxidativo do triptofano em quinurenina. A deficiência do heme hepático leva ao aumento do aporte de triptofano ao cérebro. O triptofano funciona como um substrato para a triptofano hidroxilase, portanto o seu aumento leva a uma elevação na produção de serotonina. Níveis séricos elevados de serotonina têm sido identificados em pacientes com PAI e muitos sintomas da porfiria aguda podem ser explicados pelo aumento da atividade serotoninérgica.[67]

■ CLASSIFICAÇÃO DAS PORFIRIAS

As porfirias podem ser classificadas como hepática, eritropoiética e hepatoeritropoiética, dependendo de onde ocorre o excesso de produção de porfirinas ou precursores.[68] A expressão do defeito genético em determinado tecido, fígado ou medula óssea, é em grande parte devida ao controle tecido-específico da expressão genética da via biossintética do heme.[7] Outra classificação divide as porfirias de acordo com a presença ou não dos ataques agudos neuroviscerais, em dois grupos: porfirias agudas e não agudas.[69] Entretanto, Mascaro JM sugere dividir as porfirias em três categorias de acordo com suas manifestações clínicas: porfirias agudas, cutâneas, e mistas (Quadro 93.1).[70,71] A PV e a CPH são consideradas porfirias mistas ou neurocutâneas, pois apresentam manifestações neurológicas e cutâneas. A dificuldade no diagnóstico reside no fato das diferentes porfirias apresentarem sobreposição de características clínicas e bioquímicas (Figura 93.4).

As porfirias agudas englobam a PAI, a PV, a CPH e a PDA. A PV e CPH também apresentam manifestações cutâneas (porfirias mistas). A PAI é a porfiria aguda mais frequente, mas em alguns países outras formas agudas podem predominar, como no caso da PV no Chile e na África do sul. O ataque agudo da porfiria apresenta vários sinais e sintomas: dor abdominal intensa, vômitos, alterações eletrolíticas (hiponatremia), constipação, taquicardia, hipertensão, dores musculares, fraqueza muscular, convulsões, paresia dos membros superiores e inferiores, paralisia e uma variedade de sintomas psiquiátricos.[72] Os ataques agudos neuroviscerais podem ser desencadeados por vários fatores externos, drogas, álcool, flutuações hormonais e diminuição da ingestão calórica em dietas ou com jejum.[73] Na prática é difícil identificar o agente causal do ataque agudo. Em razão da grande variedade de manifestações clínicas, a porfiria mimetiza várias doenças e seu diagnóstico pode ser difícil mesmo para médicos experientes. O diagnóstico precoce é importante para a sobrevida, pois várias complicações podem ter consequências fatais se não forem diagnosticadas e tratadas. A dor abdominal pode mimetizar a apendicite ou diverticulite e levar o indivíduo à intervenção cirúrgica. A administração de determinadas drogas (p. ex., barbitúricos e tiopental) durante a anestesia podem agravar ataques agudos.[74] A paralisia muscular pode ser de pequenos grupos musculares ou evoluir para paralisia flácida de múltiplos músculos resultando em paraplegia e comprometimento respiratório. Estes achados podem ser acompanhados pela perda sensorial e amiotrofia. Em alguns casos a paralisia pode progredir rapidamente e afetar os nervos cranianos ou desenvolver uma síndrome pseudo-Guillain-Barré.[1] Na eletroneuromiografia observa-se uma degeneração axonal difusa e não desmielinização do nervo periférico.[75]

Quadro 93.1 Classificação das porfirias com sua herança e enzima deficiente ou defeituosa correspondente.[70-71]

1. Porfirias agudas		
Porfiria por deficiência de ALAD (PDA)	AR	→ ↓ALAD
Porfiria aguda intermitente (PAI)	AD	→ ↓PBGD/↑ALAS
2. Porfirias mistas		
Porfiria variegata (PV)	AD	→ ↓PPOX/↑ALAS
Coproporfiria hereditária (CPH)	AD	→ ↓CPOX/↑ALAS
3. Porfirias cutâneas		
Porfiria cutânea tardia (PCT)	AD	→ ↓UROD
Porfiria hepatoeritropoiética (PHE)	AR	→ ↓UROD
Protoporfiria eritropoiética (PPE)	AD>AR	→ ↓Ferroquelatase
Porfiria eritropoiética congênita (PEC)	AR	→ ↓UROS
Coproporfiria eritropoiética	AD	→ ?

ALAD: ácido delta-aminolevulínico dehidratase; PBGD: porfobilinogênio deaminase; ALAS: ALA sintetase; UROD: uroporfirinogênio descarboxilase; UROS: uroporfirinogênio cosintetase; PPOX: protoporfirinogênio oxidase; CPOX: coproporfirinogênio oxidase.

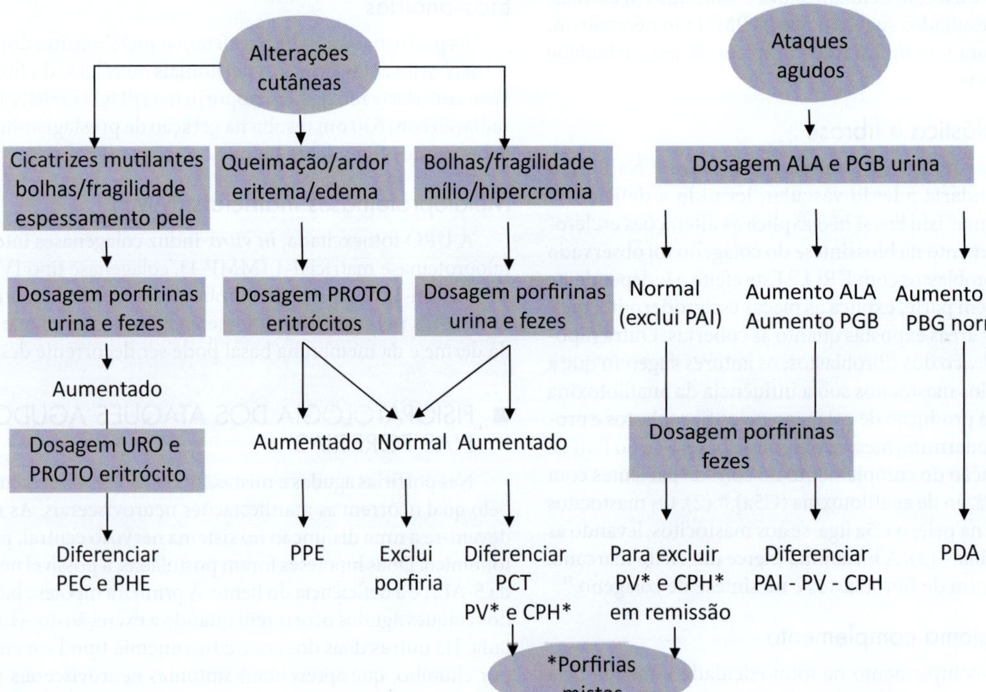

PEC: porfiria eritropoiética congênita; PHE: porfiria hepatoeritropoiética; PPE: protoporfiria eritropoiética; PCT: porfiria cutânea tardia; PV: porfiria variegata; CPH: coproporfiria hereditária; PAI: porfiria aguda intermitente; PDA: porfiria por deficiência de ALAD; ALA: ácido δ-aminolevulínico; PBG: porfobilinogênio.

■ **Figura 93.4** Algoritmo para o diagnóstico das porfirias com base nos sinais clínicos.

As porfirias não agudas englobam a PCT, a mais prevalente de todas as porfirias, a PPE, a PEC e a PHE. As porfirias não agudas podem apresentar diferentes manifestações cutâneas, que incluem fotossensibilidade, fragilidade cutânea, vesículas e bolhas, queimação, edema, prurido, hipertricose, cicatrizes e hiperpigmentação.

PORFIRIA AGUDA INTERMITENTE (PAI)

Sinônimos

Porfiria Sueca, pirroloporfiria, deficiência de PBGD e deficiência de UROGEN I sintetase.

Aspectos históricos

A doença é conhecida desde o século XIX. A primeira descrição clínica detalhada da PAI foi de Waldenström que descreveu um total de 179 casos na Suécia. Destes, 103 apresentava porfiria aguda, caracterizados por ataques agudos de dor abdominal com constipação, sintomas neuropsiquiátricos e paralisias, acompanhado pelo aumento da excreção urinária de PBG.[11]

Etiologia

A PAI é a porfiria hepática aguda mais importante, tanto em incidência quanto em gravidade. A PAI deve-se à herança autossômica dominante de mutações no gene HMBS da porfobilinogênio desaminase (PBGD) reduzindo a atividade da enzima. A deficiência da PBGD, que converte o PBG em UROGEN l nos diversos tecidos, explica o excesso da excreção de ALA e PBG na urina destes pacientes. A atividade enzimática da PBGD está diminuída em ~ 50% nos indivíduos afetados. Não há diferença na atividade da PBGD eritrocitária entre pacientes e portadores latentes do gene.[3] A diminuição da PBGD leva a um bloqueio parcial da síntese do heme causando uma diminuição do reservatório do heme no fígado e, consequentemente, um desbloqueio da repressão da síntese de mRNA para ALA sintetase. O aumento da ALA sintetase no fígado é uma característica das porfirias agudas.[76] Existe evidência convincente de que a ALA é a causa da dor nas porfirias agudas. Semelhante ao que ocorre na porfiria aguda, a tirosinemia hereditária e a intoxicação por chumbo, apesar de serem doenças distintas, alteram a síntese de heme e apresentam uma síndrome dolorosa similar com excesso de ALA; o tratamento com hematina, que inibe a ALAS1 hepática, reduz a formação de ALA aliviando os sintomas nestes pacientes. Já o uso de porfobilinogênio desaminase recombinante, que reduz o porfobilinogênio, foi ineficaz na porfiria aguda.[77]

Apesar de a PAI ser uma doença autossômica dominante, a maioria dos indivíduos é apenas portador do defeito do gene da PBGD, ou seja, permanece latente e nunca expressa o fenótipo clínico.[78] A penetrância é baixa, somente 10% a 20% dos portadores do gene da PAI se tornarão sintomáticos no decorrer de suas vidas.[72,79]

Genética

A enzima PBGD é codificada por um gene localizado no cromossomo 11q23.3, denominado HMBS, que contém 15 éxons.[3] Existem duas isoformas da enzima, uma presente em todos os tecidos, ou seja, ubíqua (*housekeeping)* e pode ser isolada do fígado e a outra restrita aos eritrócitos.[80] As duas isoformas são codificadas a partir do mesmo gene, por emenda (*splicing*) alternativa[81] e diferem entre si por aproximadamente 2 kD (40 and 42 kD). A forma não eritroide contém 17 aminoácidos a mais.[81] Foi demonstrado que o gene da PBGD (HMBS) é transcrito por dois promotores diferentes, produzindo dois mRNA. O primeiro promotor é ativo em todos os tecidos e tem características estruturais de um promotor de manutenção (*housekeeping*), ao passo que o segundo promotor é ativo somente nos eritrócitos.[82] A transcrição do HMBS de manutenção (*housekeeping*) é codificada pelos éxons 1 e 3-15 e a eritrocitária é codificada pelos éxons 2-15.[83]

A PAI apresenta um polimorfismo genético e está relacionada a várias mutações da PBGD.[78] Mais de 400 mutações já foram identificadas no gene que codifica esta enzima (deleções, inserções, em sítios de *splicing*, *missense, nonsense* e mutação no promotor).[72,84] As mutações impedem a codificação da proteína pelo alelo mutante (mais frequente) ou resultam na síntese de uma proteína estável, mas com atividade catalítica alterada.[85]

Levando em consideração as alterações encontradas na PBGD, a PAI pode ser subdividida em 3 subtipos: Tipo I com a atividade e a enzima da PBGD reduzidas em 50% em todos os tecidos; tipo II quando o defeito enzimático está restrito às células não eritroides (mutação leva à deleção do éxon 1) e tipo III que apresenta diminuição na atividade da PBGD e a enzima estruturalmente alterada em todos os tecidos.[7] Na forma clássica da PAI (Tipo I e III) as duas isoformas da PBGD, ubíqua (*housekeeping*) e a eritrocitária, estão deficientes. Entretanto, cerca de 5% das famílias apresentam a PAI tipo II, com defeito apenas na isoforma não eritroide (ubíqua), ou seja, tem níveis normais da isoforma eritroide. As características clínicas das duas formas são idênticas e os métodos diagnósticos com base nos níveis da enzima nos eritrócitos não são eficazes.[86,87]

O camundongo com deficiência de PBGD induzido pela técnica de recombinação homóloga no gene apresenta sintomas semelhantes aos observados na PAI, como alterações motoras, ataxia, aumento dos níveis de ALA no plasma e no cérebro e a diminuição da saturação de heme no fígado. Este modelo pode ser útil no estudo dos mecanismos das alterações neurológicas nas porfirias agudas.[88]

Epidemiologia

Embora não haja diferença no transporte dos genes, os ataques agudos afetam 5 vezes mais as mulheres do que os homens.[72]

Os sintomas podem surgir a qualquer tempo após a puberdade. O pico de incidência do primeiro ataque é entre os 20 e os 30 anos de idade, sendo incomum o surgimento do primeiro ataque antes da primeira ou após a sexta década de vida.[89]

As estimativas de prevalência variam amplamente e nem sempre distinguem entre a forma latente (nunca teve sintomas) ou sintomática da doença (história anterior ou atual). A prevalência de PAI sintomática é de 5,4 casos por milhão, exceto na Suécia, onde a prevalência é maior (23 por milhão). Análises genômicas confirmaram, que a prevalência de prováveis mutações patogénicas causando PAI é de aproximadamente 560 casos por milhão.[72]

Manifestações clínicas

Todos os sinais clínicos e sintomas da PAI estão relacionados aos efeitos da ALA no sistema nervoso autônomo. Não apresenta lesões cutâneas, pois os precursores de porfirina, PBG e ALA, não são fotossensibilizantes. O ataque agudo caracteriza-se por dor abdominal e sintomas neurológicos e psiquiátricos, que surgem de forma intermitente e evoluem durante algumas horas ou dias. Os ataques agudos são acompanhados de convulsões, principalmente em pacientes com hiponatremia. A hiponatremia é frequente durante o ataque agudo e pode ajudar a sugerir o diagnóstico. Este distúrbio hidroeletrolítico pode resultar de vômitos, do tratamento inapropriado com soro, ou também da síndrome de secreção inapropriada de hormônio antidiurético. Hipertensão e taquicardia também podem ocorrer durante o ataque agudo. A maioria apresenta dor abdominal (85% a 95%) durante o ataque agudo e entre os ataques não apresentam sintomas. A dor é intensa, podendo ser difusa ou localizada e, frequentemente, é intermitente e espástica. Vômitos e constipação estão associados com frequência. Febre e leucocitose podem ocorrer dificultando o diagnóstico. Por esta razão, muitos pacientes são submetidos a laparotomias antes do diagnóstico. A neuropatia periférica frequentemente está presente no quadro clínico. Apresenta dor localizada principalmente nos membros, pescoço, cabeça e região peitoral. A fraqueza geralmente se inicia nos músculos proximais, mais frequentemente nos braços do que nas pernas, podendo evoluir para completa paralisia flácida generalizada. Os pacientes podem ir a óbito, geralmente em razão da insuficiência respiratória ou arritmia cardíaca, mas podem melhorar lentamente, porém geralmente apresentam uma fraqueza residual. A urina é de cor vermelho escura, em razão da presença de porfobilina, produto oxidado do PBG.[3,90-92]

Yeung Laiwah e colaboradores observaram uma associação com insuficiência renal crônica precoce. A hipertensão foi considerada o fator causal mais provável, mas outras possibilidades são o aumento da suscetibilidade a nefropatia por analgésicos e os efeitos nefrotóxicos das porfirinas e seus precursores.[93]

Beukeveld e colaboradores relatam um caso raro de uma criança com PAI, que apresentava porencefalia além de retardo grave do desenvolvimento e foi a óbito com 8 anos de idade. A mãe apresentava PAI e o pai, apesar de nunca ter apresentado sintomas, apresentava alteração na urina e no sangue.[94] Posteriormente demonstrou-se que se tratava de heterozigoto composto para duas mutações no gene HMBS.[95]

Hessel e colaboradores descrevem o caso de um menino de 7 anos com PAI homozigótica, que apresentava hepatoesplenomegalia, anemia, retardo mental leve, dentes amarelo-acastanhados, urina avermelhada e aumento da excreção urinária de ALA, PBG e URO. A atividade de PBGD estava diminuída para 2% a 4% do normal.[96]

Fatores desencadeantes

A maioria (~ 90%) dos indivíduos que herdam a deficiência de PBGD nunca desenvolve sintomas de porfiria. O defeito genético em si parece não ter consequências, a não ser que o indivíduo se exponha a fatores desencadeantes adicionais.[97] Somente 10% a 20% dos portadores do gene da PAI se tornam sintomáticos durante a vida.[79] Com frequência é possível associar a ativação da doença com a exposição a agentes, que sabidamente são capazes de precipitar o ataque agudo, isto é, drogas lipofílicas, solventes orgânicos, álcool e congêneres, cannabis, terpenos, biocidas, hormônios esteroides, vários tipos de estresse incluindo o estresse oxidativo, flutuação dos hormônios femininos, cirurgias, jejum, exercícios intensos, infecções ou doenças intercorrentes. Thunnel discute os agentes capazes de precipitar os sintomas na porfiria aguda e aborda de uma forma bem ampla as razões da variação na morbidade entre os portadores do gene.[98]

- **Drogas:** as drogas estão entre os fatores desencadeantes mais importantes, sendo os barbitúricos e os antibióticos sulfonamídicos os mais frequentes.[97] Várias drogas são consideradas potencialmente prejudiciais aos pacientes com PAI e estão listadas no Quadro 93.2. No Quadro 93.3 estão detalhadas as principais drogas utilizadas em anestesia. Uma lista atualizada das drogas pode ser encontrada na *internet* (http://www.drugs-porphyria.org/), entretanto o conhecimento sobre a segurança de muitas drogas ainda está incompleto. A dose total e o tempo de exposição à droga têm um papel importante no desencadeamento do ataque agudo. O uso de drogas de eliminação rápida aumenta a segurança da anestesia, entretanto pode haver variações de um indivíduo para o outro.[74] A maioria das drogas desencadeantes induz a atividade da ALAS no fígado diretamente ou indiretamente pela indução do citocromo P-450 no fígado, que por sua vez aumenta a demanda da síntese hepática do heme.[3] O anticoncepcional oral, sozinho ou interagindo com outros fatores, sabidamente provoca ataques agudos. Os hormônios endógenos, principalmente a progesterona (potente indutor da ALAS), podem explicar parcialmente por que os ataques agudos são mais frequentes em mulheres e por que ocorrem mais na fase lútea do ciclo menstrual.[99] O único método de anticoncepção seguro são os métodos de barreira, porém nem sempre bem aceito. Nem todas as mulheres vão apresentar o ataque agudo quando expostas ao anticoncepcional hormonal, porém não é possível prever quando isso vai acontecer. O risco de provocar um ataque agudo está aumentado nas mulheres com níveis elevados de PBG na urina. Os anticoncepcionais injetáveis estão totalmente contraindicados, pois não é possível removê-los se houver um ataque agudo.
- **Fatores nutricionais:** o jejum prolongado contribui frequentemente para os ataques agudos, devendo ser evitado, mesmo quando por períodos curtos, durante dietas de emagrecimento ou em pós-operatório. O jejum induz a atividade da heme oxigenase (HO-1), que leva à depleção do heme hepático, contribuindo para a indução da ALAS. A transcrição da ALAS1 também pode estar aumentada pela ação do PGC-1α (*peroxisome proliferator-activated receptor-γ coactivator* 1α). Em condições de glicemia baixa, há o aumento da produção da PGC-1α, levando a um aumento nos níveis de ALAS1, criando as condições para os ataques agudos.[100] A glicose e outros carboidratos são efetivos para o tratamento dos ataques agudos.
- **Etilismo:** o consumo de bebida alcoólica desencadeia o ataque agudo, pelo estímulo direto da ALAS1.[72]
- **Tabagismo:** sabe-se que as substâncias químicas presentes na fumaça do cigarro, como os hidrocarbonetos aromáticos cíclicos, são indutoras das enzimas hepáticas do citocromo P450 e da síntese do heme. A associação entre fumar cigarros e ataques repetidos foi feita em um levantamento de 144 pacientes com PAI na Inglaterra.[101] Parar de fumar traz benefícios para estes pacientes.
- **Gestação:** pode ser um fator desencadeante de ataques agudos em decorrência do aumento dos níveis de estrógeno e progesterona. Neilson em 1985 fez uma revisão da literatura mundial em relação à evolução da gravidez nas pacientes com porfiria. De 76 gestações em 40 pacientes, o ataque agudo ocorreu em 95% e a mortalidade materna foi de 42,5%.[102] Hunter também relatou exacerbações em 94% e mortalidade materna de 27%.[103] Com o pré-natal adequado estes dados têm melhorado. A paciente é orientada a evitar jejum (em função da hiperemese ou durante o trabalho de parto), evitar drogas porfirinogênicas e tratar infecções precocemente.[104]
- **Infecções, cirurgia e estresse:** a maioria destas condições está associada ao aumento da atividade HO-1 hepática.[105]

Quadro 93.2 Drogas potencialmente prejudiciais a pacientes com porfiria hepática aguda.

Ácido Nalidíxico	Griseofulvina
Ácido Valproico	Halotano
Álcool etílico	Hidralazina
Amidopirina	Isopropilmeprobamato
Aminoglutetimida	Mefenitoína
Anfetaminas	Meprobamato
Antipirina	Metais pesados
Barbitúricos	Metildopa
Bemegride	Metiprilon
Carbamazepina	N-butilescopolamina (brometo)
Carbromal	Nicotinamida
Clormetazona	Niquetamida
Clorpropamida	Nitrazepam
Danazol	Nortriptilina
Dapsona	Novobiocina
Diclofenaco	Pargilina
Dietilpropiona (anfepramona)	Pentazocina
Difenilhidantoína	Pentilenetetrazol
Dimenidrinato (Dramamine)	Pirazinamida
Enflurane	Primadona
Ergot e derivados	Progestágenos sintéticos
Eritromicina	Rifampicina
Estrógenos sintéticos	Sedormid
Etclorvinol	Succinimidas
Etinamato	Sulfonamidas
Etosuximide	Sulfonetilmetano
Fenilbutazona	Sulfonilureias
Fenoxibenzamina	Teofilina
Fentanil	Tolazamida
Furosemida	Tolbutamida
Furoxene	Trimetadiona
Glutetimida	

Fonte: Disponível em: http://www.porphyria-europe.org; Bickers, 2012.

Quadro 93.3 Drogas em anestesia.

	Seguro	Provavelmente seguro	Inseguro ou sem informações
Indução	Propofol	Cetamina Midazolam	Tiopental Etomidato
Inalação	Óxido nitroso Enflurano	Isoflurano Sevoflurano	Fluroxeno metoxiflurano
Paralisia	Suxametonium Relaxantes musculares não despolarizantes: ▪ Vercuronium ▪ Atracurium ▪ Mivacurium ▪ Cisatracurium	Alcuronium	
Analgesia	Fentanil Opioides (morfina, diamorfina, petidina)	Oxicodona Nalbufina	Pentazocina
Sedativos/ antieméticos	Fenotiazinas Domperidona Temazapam Triazolam		Nitrazepam
Hipotensão	Adrenalina Noradrenalina		
Outros	Atropina Alfa-agonistas Beta-agonistas Betabloqueadores Magnésio Neostigmina Fentolamina	Verapamil Flumazenil Naloxona	

Fonte: Disponível em: http://www.porphyria-europe.org.

Achados laboratoriais

A alteração bioquímica primária da PAI é a deficiência de ~ 50% da PBGD originando o aumento da excreção urinária de ALA e PBG em todos os pacientes sintomáticos[106] e até em indivíduos assintomáticos que herdaram a deficiência enzimática.[107] Durante o ataque agudo há um aumento da excreção de precursores (ALA 25 a 100 mg/d; PBG 50 a 200 mg/d).[3] Durante a remissão clínica a excreção urinária de ALA e PBG diminui, mas geralmente está acima dos níveis normais. Diferentemente do que ocorre na porfiria variegata e coproporfiria hereditária, que geralmente exibem excreção normal de ALA e PBG entre os ataques agudos, portanto o aumento pode passar desapercebido se a coleta da amostra de urina for protelada.[72] Resultados normais de PBG urinário em um paciente com sintomas agudos afasta o diagnóstico de porfiria aguda.[72] As porfirinas urinárias também podem estar elevadas (Tabela 93.3), mas este achado é inespecífico. A concentração de ALA e PBG também estão aumentadas no plasma;[107] podemos utilizar a dosagem no plasma nos pacientes com insuficiência renal.

Dois testes de *screening* estão disponíveis para testar o aumento de PBG na urina logo que é coletada. A primeira é somente expor a urina ao sol por várias horas ("teste do parapeito da janela"). A urina fica com cor vermelha escura, pois, o PBG é polimerizado em porfirinas, como a porfobilina e uroporfirina. O segundo teste rápido é conhecido como teste de Hoesc horas, no qual se acrescenta 2 mL do reagente de Ehrlich (3 g de p-dimetilaminobenzaldeído dissolvido em 125 mL de ácido acético e 24 mL de ácido perclórico) a duas gotas de urina recém coletada. A coloração vermelho-rósea indica uma reação positiva. O teste baseia-se na formação de um cromógeno pelo PBG e o reagente aldeído de Ehrlich produzindo um pigmento vermelho com absorção em 552 nm. O teste de Hoesch é uma modificação do teste de Watson--Schwartz que aumenta a sua sensibilidade.[22] O teste de Hoesch baseia-se no mesmo princípio do teste de Watson-Schwartz, pois utilizam o mesmo reagente de Ehrlic horas, porém elimina a etapa de extração do urobilinogênio, necessária após a reação no teste de Watson-Schwartz. O teste de Watson-Schwartz é útil para avaliar a eficácia do tratamento no ataque agudo e é muito utilizado para o diagnóstico rápido no início do ataque agudo, apesar dos falsos positivos.[108] Há falso-positivos neste teste quando o nível de urobilinogênio está elevado, ou quando algumas drogas, como a clorpromazina, interferem no resultado. O diagnóstico da PAI não pode ser afastado apenas pela negatividade destes testes qualitativos, pois eles somente se tornam positivos quando a concentração de PBG é maior que 9 mg/L.[109] Para fazer os testes, a amostra de urina deve ser recente, em coletor sem conservante, protegida da luz (usando papel alumínio) e mantido refrigerado (< 4 °C) durante o envio ao laboratório para evitar falso-negativos, pois a luz leva à isomerização não enzimática da ALA/PBG em porfirinas e outros metabólitos.[72,110] Importante ressaltar que o resultado do exame deverá ficar pronto no máximo em 24 horas, portanto o contato que o laboratório responsável é mandatório.[72] Em pacientes com suspeita de PAI a medição quantitativa de ALA e PBG na urina de 24 horas são essenciais. O método que utiliza a coluna de troca iônica de Mauzerall e Granick é quantitativo e mais específico e, por esta razão, está sendo mais utilizado.[3] Outro método quantitativo, que apresenta uma boa correlação com o anterior, mas de técnica mais simples, é o de Tomokuni e Ogata que utiliza a leitura por espectrofotometria.[111]

O diagnóstico pode ser estabelecido demonstrando a redução da atividade de PBGD nos eritrócitos (~ 50% do normal) nos pacientes com PAI tipo I e tipo III. A PAI tipo II apresenta atividade da PBGD normal nos eritrócitos, mas está reduzida em células não eritroides, como fibroblastos e linfócitos.[97] O diagnóstico com base na atividade da PBGD pode ser dificultado pelos seguintes fatores: (1) há uma sobreposição de valores entre o valor mínimo encontrado em pessoas normais e o limite máximo da dosagem encontrada nos pacientes com PAI; (2) a atividade enzimática é mais alta em eritrócitos jovens e, portanto, aumenta se houver aumento da eritropoiese; e (3) o processamento, transporte e conservação inadequados podem diminuir a atividade da enzima.[99]

A análise da mutação do gene revela uma variante patogênica em mais de 95% dos doentes afetados.[112] A detecção de mutações da PBGD pode ajudar a confirmar o diagnóstico da PAI, mas não podemos excluir a PAI na ausência de mutações.[112] Não fazemos o teste genético rotineiramente, exceto para o *screening* dos descendentes e o aconselhamento genético, pois os métodos bioquímicos não apresentam a sensibilidade e a especificidade necessárias para a investigação nos membros da família. Inicialmente identificamos a mutação causadora no probando para depois testar essa mutação nos demais familiares em risco.[72]

Histopatologia

Sem alterações dignas de nota.

Tabela 93.3 Alterações laboratoriais que ajudam a diferenciar a porfiria aguda intermitente, porfiria variegata e coproporfiria hereditária.[99]

Doença	Níveis da PBGD eritrocitária	Porfirinas urinárias	Porfirinas fecais	Porfirinas plasmáticas
Porfiria aguda intermitente (PAI)	↓ ~ 50% (em 90% dos casos)	↑↑ (URO)	Normal ou ↑ discreto	Normal ou ↑ discreto
Porfiria variegata (PV)	Normal	↑↑ (COPRO)	↑↑ (COPRO III e PROTO)	↑↑ (pico de fluorescência característica)
Coproporfiria hereditária (CPH)	Normal	↑↑ (COPRO)	↑↑ (COPRO III)	Geralmente normal

Nota: Estes achados são considerados diagnósticos para a PAI se os níveis de PBG estão aumentados e para a CPH e a PV mesmo quando os níveis de PBG já retornaram ao normal.

Diagnóstico diferencial

Segundo Waldenström, as manifestações clínicas são tão variáveis, que uma grande variedade de diagnósticos incorretos pode ser feita em um paciente com PAI. Ele chamou a PAI de *little imitator*.[113] Devemos lembrar do diagnóstico diferencial com apendicite, complicações da gravidez ou pancreatite.[72] Diante do ataque agudo, deve-se fazer o diagnóstico diferencial da PAI com PV, CPH e PDA, pois estes também apresentam alterações neuropsiquiátricas. A PDA apresenta PBG normal e um aumento significativo da ALA.[99] O padrão de excreção das porfirinas na urina e nas fezes pode ser útil para diferenciar o tipo de porfiria.[114] São as porfirinas plasmáticas e fecais (Tabela 93.3), que ajudam a diferenciar a PAI da PV e a CPH.[72,98] Outros diagnósticos diferenciais importantes são: a Síndrome de Landry-Guillain-Barré-Strohl,[115] as porfirinúrias sintomáticas (p. ex., o plumbismo) e a esquizofrenia.[116]

Tratamento

O tratamento das porfirias agudas deve ser iniciado o mais rápido possível, para se evitar as complicações dos ataques agudos como paralisias, insuficiência respiratória e coma. Se o tratamento não for apropriado a taxa de mortalidade é 10% a 15%; com o tratamento adequado a mortalidade cai para aproximadamente 2%.[1] Todo tratamento tem como objetivo suprimir a ALAS, a enzima que controla a taxa de biossíntese do heme. Este objetivo é alcançado evitando-se os fatores desencadeantes (drogas, álcool, esteroides, jejum etc.) e com outros tratamentos como glicose em altas doses, infusão de hematina e administração de hormônio análogo à gonadotrofina. Os pacientes devem usar bracelete de aviso da doença e carregar lista de drogas a serem evitadas.[117]

O tratamento do ataque agudo é basicamente o mesmo para PAI, PDA, CPH e PV. Antes da hematina utilizava-se a sobrecarga de glicose intravenosa como primeira escolha, mas atualmente utiliza-se a glicose apenas nos ataques mais leves, pois seu benefício é controverso em decorrência do risco potencial de hiponatremia, que leva a edema cerebral e desmielinização osmótica.[72] Os carboidratos suprimem a indução da ALAS, entretanto a resposta a este tipo de tratamento é variável. A administração intravenosa de carboidrato (2 L de glicose a 20% em 24 horas dividida em doses de 500 mL por cateter venoso central) deve fornecer 300 a 500g de carboidrato por dia.[117] A glicose e insulina associadas são mais efetivas do que a glicose isolada, pois a insulina bloqueia o efeito da PGC-1α.[100]

A hematina intravenosa é o tratamento de escolha e o mais eficiente, pois reduz a excreção de ALA e PBG; já que altas doses do produto-final heme ajudam a reprimir a síntese de ALAS. A hematina quando administrada no estágio inicial leva à resolução mais rápida dos sintomas e diminui a incidência de complicações, como neuropatia e convulsões; ela não reverte a neuropatia já estabelecida, mas previne o seu início ou a progressão do dano.[72] A reconstituição da hematina para infusão intravenosa deve ser realizada de acordo com protocolos descritos.[72,118] *Normosang* [Orphan Europe (UK) Ltd, Henley-on-Thames, UK] é uma solução estável de hematina associada à arginina (heme arginato). Esta solução causa menos complicações, como a tromboflebite e é mais estável do que a solução de hematina convencional.[119] A dose recomendada de hematina varia entre 1 e 4 mg/kg de peso corporal (dose tóxica: acima de 6 mg/kg/dia). A dose recomendada de arginato de hematina é de 3 mg/kg (até no máximo 250 mg/dia) durante 4 dias consecutivos, embora cursos mais longos sejam usados em casos graves.[72,117] Uma minoria de doentes desenvolve ataques recorrentes; definido como 4 ou mais ataques, que precisam de internação hospitalar em 1 ano.[72] Os ataques agudos recorrentes graves afetam 3% a 5% dos pacientes e são mais comuns na PAI e nas mulheres.[72] A hematina profilática tem sido utilizada para reduzir a frequência dos ataques recorrentes em pacientes gravemente afetados. Uma auditoria no Reino Unido de 22 pacientes mostrou uma frequência de 1 a 8 infusões de heme arginato por mês.[120] As complicações incluíram problemas de acesso vascular, sobrecarga de ferro em longo prazo e dificuldade para a sua retirada. Dois terços dos pacientes tiveram uma redução na dor, mas outros continuaram com internações hospitalares repetidas, o que pode representar doenças mais graves, taquifilaxia, desenvolvimento de dor crônica ou coexistência de outras patologias; o risco-benefício deve ser avaliado individualmente.[120] A hemodiálise pode ser útil, nos países em desenvolvimento, quando o paciente apresenta um ataque agudo grave e não há a disponibilidade do heme arginato, evitando a lesão neurológica permanente que pode ocorrer se o tratamento for tardio.[121] A hemodiálise é utilizada em pacientes com insuficiência renal aguda associada, ela remove ALA e PBG do plasma, mas não reduz a produção do ALA e PBG, portanto os resultados são melhores quando associado ao tratamento com hematina.[122]

O transplante de fígado já foi realizado com sucesso em pacientes com PAI grave e refratários ao tratamento; os níveis de PBG e ALA normalizaram 24 horas após o transplante. O transplante hepático deve ser realizado antes do dano neurológico permanente.[123] A administração de análogo do hormônio liberador de hormônio luteinizante (LHRHORAS) pode ser útil, pois inibe a ovulação sem ser porfirinogênica e reduz os ataques pré-menstruais.[124] Um modulador seletivo de receptores de estrógeno, o raloxifeno, não metabolizado pela via do citocromo P450, também pode ser útil nestas mulheres.[125] As mulheres apresentam risco aumentado de ataques durante a gravidez e no período pós-natal, provavelmente em decorrência de efeitos hormonais; havendo risco aumentado de aborto espontâneo e morte perinatal.[72] No entanto, a gravidez geralmente é bem tolerada com um desfecho favorável, particularmente quando o diagnóstico de porfiria aguda já é conhecido.[72]

Uma das maiores dificuldades é a escolha das medicações antiepiléticas que podemos utilizar no ataque agudo ou no período intercrítico de pacientes epiléticos. Uma lista de drogas anticonvulsivantes consideradas seguras pode ser encontrada na *Internet* (http://www.porphyria-europe.org/e http://www.porphyriafoundation.com/). A taquicardia e a hipertensão são tratadas com betabloqueadores (propranolol).[126] A clorpromazina e/ou outros fenotiazínicos, além de analgésicos opioides podem ser utilizados para o tratamento da dor. Há um trabalho que sugere o uso de vasodilatadores (p. ex., doxazosina), pois acredita-se que a dor abdominal se deve a vasoespasmo causando angina do trato gastrointestinal.[127]

Os pacientes com porfiria agudam apresentam risco aumentado de carcinoma hepático, além de câncer renal e de endométrio; justificando-se o acompanhamento com ultrassonografia anual.[72,128] Segundo uma revisão sistemática, o risco de desenvolver câncer de fígado é de 4,8% e nem sempre a doença hepática avançada ou cirrose é um pré-requisito para seu desenvolvimento.[129]

Vários estudos sugerem que doentes com PAI apresentam maior risco de insuficiência renal crônica (IRC), independentemente da presença de hipertensão; evidências experimentais recentes sugerem toxicidade vascular dos metabolitos das porfirinas na patogênese das lesões túbulo-intersticiais.[72,130]

No futuro teremos novas abordagens da doença. Um estudo de fase 1 de terapia genética usou como vetor para transferência gênica um vírus adenoassociado recombinante (AAVr) que expressa a porfobilinogênio desaminase em 8 pacientes com PAI. Não houve evidência de redução na excreção de ALA ou PBG; contudo apresentaram diminuição da dor e usaram menos hematina.[131] Diferentemente do transplante de fígado, a terapia genética restaura a função de apenas uma parte das células hepáticas, não havendo, portanto, a normalização total dos níveis de ALA e PBG.[132] Outro estudo descreve o uso de uma molécula de interferência por RNA (RNAi) voltada para a ALAS1 e que atinge o fígado por meio da conjugação com a GalNAc; apresenta potencial de reduzir a atividade de ALAS1 e limitar o acúmulo de precursores de porfirina, como a ALA.[133] Givosiran é uma nova droga aprovada pelo FDA e Agência Europeia de Medicamentosa, que modifica a via de síntese do heme usando um pequeno RNA de interferência (siRNA, *short-interfering* RNA) direcionado ao fígado visando normalizar os níveis de ALAS1, que está sobrelevado durante os ataques agudos de porfiria. Os ensaios clínicos (fases I, II e III) randomizados e controlados por placebo mostraram redução rápida e sustentada do mRNA da ALAS1, diminuição dos níveis de precursores do heme e diminuição da frequência de ataques agudos comparado com placebo. O medicamento é aprovado para uso em adultos e adolescentes com 12 anos ou mais.[134]

O mais importante no tratamento da porfiria é a prevenção dos ataques agudos. Deve-se, dessa forma, orientar o paciente a evitar todos os fatores desencadeantes como jejum, dietas de emagrecimento, álcool e drogas porfirinogênicas. Outra forma de prevenção é identificar os portadores assintomáticos das mutações, que geralmente são específicos de cada família; raramente a mesma mutação é encontrada em pacientes de famílias diferentes.[135]

■ PORFIRIA VARIEGATA (PV)

Sinônimos

Porfiria sul africana, porfiria mista, deficiência de protoporfirinogênio oxidase e protocoproporfiria.

Aspectos históricos

A PV tem sido muito confundida com outras porfirias. Em 1957, Waldenström revisou sua classificação original das porfirias de 1937 e descreveu dois tipos de PCT. A PCT sintomática e a PCT hereditária.[11,13] A PCT sintomática foi descrita como a PCT típica. Já a PCT hereditária foi descrita em indivíduos mais jovens (15 a 30 anos) com grande aumento de PROTO e COPRO nas fezes e com ataques agudos indistinguíveis da PAI. Waldenström sugeriu denominá-la protocoproporfiria para separá-la da PCT.[13] Barnes descreveu doença semelhante na África do Sul, mas como não era médico houve dificuldades para fazer um estudo clínico.[15] Geoffrey Dean migrou para a África do Sul e junto com Barnes estudou famílias acometidas com este tipo de porfiria.[17] Como nesta porfiria apresentam lesões cutâneas com fotossensibilidade e ataques agudos, eles a denominaram porfiria variegata (PV). Os ataques agudos eram idênticos aos da PAI, predominando nas mulheres e numerosos membros da mesma família, geralmente homens, apresentavam quadro clínico semelhante ao da PCT.[15,17]

Etiologia

Dowdle e colaboradores demonstraram que a ALAS hepática está elevada no fígado de pacientes com PV assim como na PAI, portanto este é um achado inespecífico.[136] Atualmente reconhece-se como defeito primário da PV, a diminuição de 50% da atividade da protoporfirinogênio oxidase (PPOX), secundária à mutação no gene PPOX.[137] Esta enzima age no penúltimo passo da biossíntese do heme catalisando a oxidação da PROTOGEN IX formando a PROTO IX, no entanto, não consegue catalisar a oxidação da COPROGEN (I ou III) ou UROGEN I. Trata-se de doença autossômica dominante com penetrância em torno de 40%, que leva ao acúmulo de protoporfirina (PROTO).[138]

Genética

O gene da PPOX (OMIM *600923) localiza-se no cromossomo 1q23.3 e apresenta 19 éxons, que se estendem em 5.5kb.[4,139] O cDNA apresenta um comprimento de 1.431 bp e codifica um polipeptídeo de 477 aminoácidos. Análises com *northern blot* indicam que há apenas uma única transcrição da PPOX em todos os tecidos. As primeiras mutações relatadas na PV foram de quatro pacientes caucasianos franceses, nos quais identificaram em um paciente a inserção de um G na posição 1.022 do cDNA, produzindo um *frameshift* que resultou em um codon de terminação prematuro e nos outros três pacientes observaram uma mutação *missense* que levou à substituição da glicina pela arginina (G232R) no éxon 7.[140] Mais de 165 mutações já foram descritas.[4] A mutação R59W foi descrita na África do Sul e representa a mutação do gene herdada desde os colonizadores e que explica a alta incidência de PV nessa população.[141] A maioria apresenta a herança de mutações diferentes em cada alelo (heteroalelos), ou seja, são heterozigotos compostos. Os verdadeiramente homozigotos ou homoalelos (que apresentam a mesma mutação em cada alelo) são muito raros.[142] Na forma homozigota, a atividade da PPOX residual nos linfócitos e cultura de fibroblastos é de 0% a 20% do normal;[143] as manifestações clínicas são mais severas e a doença inicia-se na infância.[144] A associação da mutação do gene PPOX com a mutação do gene da hemocromatose causa um fenótipo mais severo nos pacientes com PV.[145]

Epidemiologia

Na maior parte das populações, a PV é menos frequente do que a PAI, entretanto ela é comum entre a população de raça branca e mestiça da região do Cabo na África do Sul e no Chile. Na África do Sul deve-se à descendência de colonizadores holandeses que saíram da Holanda em 1688. Esta doença é herdada de uma forma autossômica dominante e a incidência na África do Sul é a mais alta no mundo, aproximadamente 1:300 indivíduos. As manifestações cutâneas da PCT e da PV são indistinguíveis.[1] Descrevem-se casos de PCT e PV na mesma família.[146] Todos os pacientes com suspeita de PCT devem ser investigados para PV, pois esta pode apresentar risco de vida potencial se tiver ataque agudo.

Manifestações clínicas

O paciente com PV pode apresentar sintomas neuroviscerais semelhantes aos da PAI e alterações cutâneas semelhantes às da PCT. A descrição clássica de 300 casos na África do Sul, feito por Eales e colaboradores em 1980, demonstrou que 52% apresentavam manifestações cutâneas, 17% ataques agudos e 21% apresentavam os dois.[147] Fraunberg e colaboradores descreveram sua experiência com 103 casos de PV em seguimento desde 1966 e observaram que depois de 1980 a frequência dos ataques agudos diminuiu (de 19% para 6%) e dos casos assintomáticos aumentou (de 36% para 60%).[148] Outros estudos confirmaram esta observação.[138] Geralmente as mulheres apresentam em maior número ataques agudos típicos da PAI e os homens as lesões cutâneas da PCT. Duas grandes diferenças entre PV e PCT são: (1) a sintomatologia neurovisceral e (2) as alterações cutâneas, que geralmente se desenvolvem numa idade mais jovem (segunda e terceira década) quando comparado com a PCT (quarta e quinta década). Na maioria, as manifestações cutâneas não têm uma correlação com os ataques agudos. Mais de 50% dos portadores da alteração no gene se mantêm assintomáticos no decorrer da vida.[149]

Manifestações cutâneas

O indivíduo apresenta lesões cutâneas na pele fotoexposta, indistinguível daquelas encontradas na PCT e na CPH. Apresenta nas áreas fotoexpostas, principalmente no dorso das mãos, bolhas, erosões ou úlceras associadas a pequenos traumas mecânicos em decorrência do aumento da fragilidade cutânea. As bolhas geralmente são hemorrágicas e cicatrizam lentamente, produzindo cicatrizes hipocrômicas e mílio. Hiperpigmentação e hipertricose também são observados. Ocasionalmente o indivíduo tem história de fotossensibilidade aguda com queimadura, eritema e edema. As alterações clínicas e bioquímicas são observadas depois da puberdade, exceto para os casos homozigóticos que podem apresentar sinais logo após o nascimento.[1,150] Não há associação entre a ocorrência de sintomas sistêmicos e cutâneos.[151]

Ataques agudos

Os sintomas neuroviscerais, idênticos aos que ocorrem nas demais porfirias agudas, incluem dor abdominal, hipertensão, taquicardia, constipação, vômitos, dores nas extremidades e dorso, fraqueza muscular simétrica, paralisia, insuficiência respiratória, ansiedade, depressão, alucinações, delírios, demência e convulsões (que podem estar associados à hiponatremia).[149,152,153] A frequência de cada sintoma no ataque agudo está citada na Tabela 93.4. Os ataques agudos são precipitados pelos mesmos fatores desencadeantes da PAI discutidos anteriormente.

Ocasionalmente os pacientes com PV apresentam alterações hepáticas crônicas como inflamação e fibrose moderada do trato portal, além do depósito de ferro.[154] O aumento do risco de carcinoma hepático tem sido relatado na PV, como também já foi relatado na PAI e na PCT.[155-159]

Tabela 93.4 Frequência das manifestações clínicas no ataque agudo da PV.[147,149,153]

Dor abdominal	95% a 98%
Taquicardia	35% a 90%
Constipação	25% a 80%
Neuropatia	10% a 80%
Sintomas psiquiátricos	80%
Vômitos	60% a 75%
Hipertensão	55% a 60%
Paralisia do músculo respiratório	40%
Convulsão	5% a 25%
Alteração de nervos cranianos	5% a 20%

Porfiria variegata homozigótica

As manifestações clínicas iniciam-se na infância, a maioria antes dos 18 meses de idade. Apresentam fotossensibilidade severa com deformidade das mãos e encurtamento dos dedos (principalmente das falanges distais), acompanhada de sintomas neurológicos, convulsões e alterações de desenvolvimento.[142,144] Retardo de crescimento e retardo mental foram relatados em 50% dos casos. Palmer e colaboradores em 2001 revisaram nove casos de PV homozigótica e observaram a ausência dos ataques agudos (dor abdominal e alterações neuropsiquiátricas) em todos os casos.[160] O heterozigoto composto também pode apresentar quadro clínico semelhante à forma homozigótica com início na infância, bolhas e fotossensibilidade nas áreas expostas, baixa estatura, braquidactilia, nistagmo, epilepsia, ataxia, atraso no desenvolvimento e retardo mental.[161]

Há casos descritos de PV associada à PCT no mesmo indivíduo (porfiria dupla).[146] A associação de PV com CPH também já foi descrita.[162] O diagnóstico nestes casos se baseou nas dosagens das porfirinas e/ou de seus precursores na urina e nas fezes e nas análises enzimáticas, mas faltam relatos que confirmem as mutações nos dois genes que codificam as enzimas correspondentes.[163]

Achados laboratoriais

A ALA e o PBG estão elevados na urina durante os ataques agudos da PV (teste de Watson-Schwartz é positivo), porém, voltam ao normal ou permanecem discretamente elevados entre os ataques. Já na PAI, a ALA e o PBG estão elevados durante e entre os ataques agudos. Outra característica, que diferencia as duas patologias, é a excreção de porfirinas nas fezes. Na PV os pacientes apresentam aumento dos níveis de PROTO e COPRO nas fezes durante ou entre os ataques agudos, mas é importante ressaltar, que nem sempre as porfirinas fecais estão aumentadas nos períodos assintomáticos. Os níveis de PROTO e COPRO podem flutuar durante os ataques agudos e, tipicamente, a PROTO excede a COPRO. Na PV a COPRO urinária é 70% a 90% da isoforma tipo III, assim como na PAI. Na PAI, as porfirinas fecais não estão elevadas entre os ataques e geralmente aumentam discretamente durante os ataques.[78,149]

Para distinguir a PV da PCT podemos utilizar os padrões de excreção de porfirinas urinárias e fecais. Na PV, a dosagem de URO urinária é moderadamente elevada e, geralmente, é menor que a de COPRO. Já na PCT ativa observa-se o contrário, isto é, a URO urinária é muito mais alta que a COPRO. Ainda na PV, as porfirinas fecais excedem 500 μg/g de peso seco em 92% dos casos, entretanto, na PCT esta quantidade de porfirina nas fezes é excretada somente por 1% dos casos. Outra característica, que ajuda na diferenciação, é a proporção de PROTO e COPRO nas fezes, que na PV geralmente excede 1,5:1 e na PCT é quase sempre < 1:1; além do aumento de ISOCOPRO característico da PCT.[164] O padrão de excreção de porfirinas nas fezes tanto da PV como da PCT pode ser encontrado em diferentes membros da mesma família.[155] Na PV, a dosagem de porfirinas nas fezes pode ser ambígua ou normal em indivíduos assintomáticos e nestes casos podemos utilizar a dosagem de porfirinas na bile para confirmar o diagnóstico, pois estas estão sempre aumentadas.[166] Os cálculos que se formam na vesícula biliar contem PROTO.[167]

Poh-Fitzpatrick demonstrou que o plasma de pacientes com PV, diluído em soro fisiológico, emite uma fluorescência característica com o pico de emissão no espectro de 626 nm, que pode ser utilizada para diferenciar a doença da PCT, da PPE, do envenenamento por chumbo e de outras formas de porfiria aguda.[168] Este método que avalia a emissão de fluorescência do plasma por espectroscopia é considerado o teste de primeira escolha para detectar os portadores assintomáticos da mutação da PV, pois apresenta uma especificidade de 100% e uma sensibilidade de 86%, em contraste com a dosagem de porfirinas fecais, que demonstra uma sensibilidade de 36% para detectar os portadores assintomáticos.[169]

Outra característica é a presença de um conjugado porfirina-peptídeo (éter-acético ácido-insolúvel) hidrofílico nas fezes de indivíduos com PV. Esta porfirina foi denominada porfirina-X, pois era extraída das fezes quando misturada com ureia e o detergente Triton-X.[160] A utilidade de dosar a porfirina-X foi questionada, porque ela podia ser detectada em níveis semelhantes nas fezes de pacientes com PCT ativa.[171]

Podemos estudar, apesar de tecnicamente trabalhoso, a atividade da PPOX nos linfócitos e na cultura de fibroblastos, demonstrando sua diminuição para 50% do normal em indivíduos heterozigóticos[137] e para até 20% do normal em indivíduos homozigóticos.[143]

Outra característica são os níveis de PROTO nos eritrócitos, que apresentam aumento de 8 a 15 vezes nos indivíduos homozigóticos (com 60% a 80% da PROTO ligada ao zinco)[143,172] e de 1,5 vezes nos heterozigóticos.[149]

A dosagem de porfirinas urinárias e fecais pode não ser suficiente para se fazer o diagnóstico de todos os casos latentes de PV. O *screening* para identificar mutações conhecidas, entre os membros de uma família com PV, pode ajudar no diagnóstico dos portadores assintomáticos. A análise do DNA para confirmar o diagnóstico deve ser realizada sempre que possível.

Histopatologia

As alterações histopatológicas são idênticas às da PCT e compreende o espessamento da parede dos vasos da derme superficial por material corado pelo ácido periódico de Schiff (PAS-positivo) e o depósito de imunoglobulinas na imunofluorescência direta.[173]

Diagnóstico diferencial

Durante um ataque agudo deve-se dosar a ALA e o PBG urinário, mas o espectro de fluorescência do plasma e o aumento de PROTO > COPRO nas fezes e na bile são importantes para distinguir a PV das demais porfirias agudas (PAI e CPH). A elevação da COPRO III nas fezes é diagnóstica para a CPH. A presença de lesões cutâneas também a diferenciam da PAI. Como as lesões cutâneas são idênticas às da PCT, entre os diagnósticos diferenciais temos outras doenças bolhosas. Nestes pacientes com fotossensibilidade deve-se utilizar a fluorescência no plasma, a dosagem da URO e COPRO urinárias e da PROTO fecal para distingui-la das demais porfirias cutâneas (PCT, PHE, CP HORAS, PPE e PEC).[149,168,173] A PHE é caracterizada pela deficiência da UROD eritrocitária e apresenta elevação da PROTO eritrocitária e aumento da ISOCOPRO nas fezes.

Tratamento

A PV não conta com um tratamento específico. O tratamento é preventivo, ou seja, devemos orientar a fotoproteção e evitar os fatores desencadeantes como na PAI, principalmente as drogas indutoras. Os ataques agudos são tratados da mesma forma que na PAI. Com a infusão do heme arginato, a excreção das porfirinas inicialmente se normaliza, mas após a interrupção voltam aos níveis pré-tratamento.[174] O tratamento das lesões cutâneas é difícil e vários tratamentos como d-penicilamina, alcalinização da urina, flebotomia, cloroquina, propranolol, hemodiálise, betacaroteno e carvão ativado não são efetivos.[153,175,176] Apesar da possibilidade de a cloroquina reduzir a fotossensibilidade, ela faz parte do grupo de drogas capazes de induzir ataques agudos e deve ser evitada nestes pacientes.[2] O heme arginato também não melhora as lesões cutâneas e a fotossensibilidade.[174] A vitamina E em altas doses já foi sugerida, mas falta comprovação em um número maior de casos.[177] Outro estudo demonstrou que a suplementação da dieta com vitamina E (50 mg/dia) e vitamina C (150 mg/dia) diminuiu o dano oxidativo plasmático destes pacientes.[178]

■ COPROPORFIRIA HEREDITÁRIA (CPH)

Sinônimos

Deficiência de COPROGEN oxidase, harderoporfiria (subtipo de CPH).

Etiologia

A CPH é uma porfiria hepática de herança autossômica dominante, causada por mutações no gene da COPROGEN oxidase (CPOX), que fica no cromossomo 3q11 e contém 7 éxons, resultando no aumento da excreção de COPRO na urina e nas fezes.[179] Pelo menos 64 mutações envolvendo os 7 éxons já foram identificados.[180,181] A penetrância da doença é baixa, pois a maioria dos indivíduos heterozigotos para a mutação não apresentam sintomas de CPH.[181] As mutações no gene da CPOX causam três doenças distintas: coproporfiria hereditária (CPH), a sua variante homozigótica e a harderoporfiria.[182] Na CPH a CPOX apresenta 50% da sua atividade enzimática normal na cultura de fibroblastos,[183] enquanto os pacientes homozigóticos podem apresentar apenas 2% da atividade enzimática normal.[184] A harderoporfiria é uma variante homozigótica de CP HORAS, extremamente rara, que apresenta a atividade muito baixa da CPOX (7% a 10% do valor normal) e o aumento da excreção de harderoporfirinas. Esta é uma forma eritropoiética da CP HORAS, que se caracteriza pela hiperbilirrubinemia, anemia hemolítica, hepatoesplenomegalia, e às vezes fotossensibilidade.[185-188] Não se observa alterações neuropsiquiátricas ou dor abdominal nestes casos.[188] Os casos descritos apresentam a mutação *missense,* K404E, no éxon 6 do gene CPOX, sugerindo que a interrupção desta região altera o segundo estágio da conversão da COPROGEN III na PROTOGEN IX, levando ao acúmulo do HARDEROGEN.[188]

Epidemiologia

A CPH é menos frequente do que a PAI e a PV. Apresenta distribuição mundial e, como na PAI, predomina nas mulheres. O primeiro caso de CPH foi descrito em 1955, por Berger e Goldberg.[189] A doença é latente antes da puberdade, mas casos homozigóticos[184-187,189,190] ou heterozigóticos compostos[188] podem apresentar um início precoce. Entretanto, há exceções, pois Hasegawa e colaboradores apresentam um paciente com CPH com início neonatal, sem aumento de harderoporfirinas e heterozigoto para a mutação no gene CPOX; o paciente apresentava sintomas semelhantes aos da porfiria eritropoiética (fotossensibilidade, anemia hemolítica e icterícia) associado insuficiência adrenocortical e hipospádia.[191]

Manifestações clínicas

Cerca de 50% dos casos são assintomáticos. Os ataques agudos são semelhantes aos da PAI e a fotossensibilidade cutânea é semelhante à da PCT e da PV. Na CPH predomina a sintomatologia neurovisceral e a fotossensibilidade ocorre somente em uma minoria dos casos.[76] Os ataques agudos podem ser desencadeados pelos mesmos fatores que precipitam os ataques na PAI, como as drogas indutoras, os hormônios esteroides (endógenos ou exógenos) e a flutuação hormonal associada ao ciclo menstrual. Em uma série de 53 casos, na Alemanha, identificou-se dor abdominal (89%), alterações neurológicas (33%), sintomas psiquiátricos (28%), alterações cardiovasculares (25%) e fotossensibilidade (14%).[192] A fotossensibilidade, associada a fragilidade cutânea e bolhas é menos frequente do que na PV.[151,181] Geralmente, os ataques agudos não são tão frequentes e a intensidade não é tão severa como na PAI e PV, entretanto casos de paralisia respiratória já foram descritos.[3,181] O risco de carcinoma hepatocelular também está aumentado, como na PAI e na PV.[3]

Achados laboratoriais

A CPH caracteriza-se pelo aumento na excreção de COPRO III na urina e fezes. O aumento acentuado (geralmente de 10 a 200 vezes) da COPRO fecal, com mais de 90% do isômero III, está sempre presente nos pacientes sintomáticos. As fezes também podem conter quantidades aumentadas de porfirinas hepta, hexa e pentacarboxiladas. O espectro de fluorescência do plasma apresenta um pico de fluorescência de 619 nm.[193] Na harderoporfiria temos aumento da harderoporfirina e da COPRO nas fezes. Durante os ataques, além do aumento na urina da COPRO III, temos o aumento da URO, da ALA e do PBG.[1,180] Durante a remissão (entre os ataques) as porfirinas fecais e urinárias podem normalizar.[194] Diferentemente da PAI, os níveis de ALA excedem os de PBG e, geralmente, normalizam mais rapidamente após o ataque agudo.[195]

Histopatologia

Não foi relatada.

Diagnóstico diferencial

Os ataques agudos são semelhantes aos da PAI e as lesões cutâneas são semelhantes às da PCT e PV. O diagnóstico diferencial depende das porfirinas fecais e da medida da atividade enzimática da CPOX nos fibroblastos ou leucócitos. As porfirinas fecais são normais na PAI e a predominância de COPRO III é mais sugestiva de CPH do que de PV; o aumento de protoporfirina IX (PROTO), que ocorre somente na PV, também ajuda no diferencial.[1,195] O ideal é identificar a mutação no gene da CPOX para confirmar o diagnóstico. O hipoglicemiante oral, glipizida, é relatado como uma droga capaz de desencadear uma síndrome coproporfiria símile, reversível com a suspensão da droga.[196]

Tratamento

Deve-se identificar e evitar os fatores desencadeantes, por exemplo as drogas indutoras. O tratamento dos ataques agudos é idêntico ao da PAI. O aporte de glicose e a infusão de heme arginato são úteis.

■ PORFIRIA POR DEFICIÊNCIA DE ALA DEHIDRATASE (PDA)

Sinônimos

Porfiria de Doss, deficiência de PBG sintetase, porfiria ALAD e porfiria hepática aguda.

Etiologia e genética

Estes pacientes apresentam a atividade da ALAD (também denominada PBG sintetase) abaixo de 5% em relação ao normal, tanto nos eritrócitos quanto nas células não eritroides, e seus pais apresentam aproximadamente 50% da atividade enzimática. Apesar da PDA já ter sido citada como homozigótica, observou-se que a maioria é heterozigótica composta, ou seja, tem mutações diferentes nos dois alelos.[21] Em um estudo sueco se demonstrou que a atividade da ALAD está abaixo de 50% do normal, em 16 de 880 indivíduos normais, ou seja, a prevalência desta condição é de ~ 2% na população normal.[197] O fato da ALAD ser abundante nas células e sua atividade ser 80 a 100 vezes maior do que a de ALAS (primeira enzima da biossíntese do heme) explica por que os heterozigotos (com ~ 50% da atividade ALAD normal) são assintomáticos.[181] Estes indivíduos assintomáticos, portadores heterozigóticos para a deficiência da ALAD, são mais vulneráveis a substâncias ou compostos químicos (chumbo, tricloroetileno, bromobenzeno etc.) que inibem a atividade da ALAD.[21]

Epidemiologia

Esta é uma forma de porfiria hepática aguda, extremamente rara e de herança autossômica recessiva.[181] O primeiro caso foi descrito por Doss e colaboradores em 1979.[198] Apenas sete casos foram confirmados com o estudo molecular, que se tratava de mutações da ALAD: três casos na Alemanha,[199] dois na Suécia,[197,200,201] um na Bélgica[202] e um na América do Norte.[203] Outros casos já foram descritos, mas sem a confirmação com biologia molecular.[204]

Manifestações clínicas

Clinicamente estes pacientes apresentam sintomas semelhantes aos da PAI. Estresse e álcool precipitam os ataques. Não foram relatadas alterações cutâneas. A idade de início dos sintomas é variável; a maioria foi em torno dos 14 anos de idade, mas pode ocorrer ao nascimento ou na vida adulta.[181]

Achados laboratoriais

A urina apresenta elevação maciça da ALA, entretanto o PBG está dentro dos níveis normais. A COPRO e, numa extensão menor, a URO também estão aumentadas na urina. As porfirinas fecais revelam discreto aumento de COPRO e PROTO em um paciente, somente aumento de COPRO em outro e porfirinas normais em outros dois pacientes. A PROTO eritrocitária está aumentada em todos os pacientes. O aumento de ALA, COPRO e PROTO no plasma tem sido relatado. A razão para o aumento das porfirinas é desconhecida.[21]

Diagnóstico diferencial

A PDA caracteriza-se pelo aumento na produção de ALA, 10 a 20 vezes maior do que o de PBG, enquanto na PAI observa-se uma produção aumentada de ALA e de PBG. O fato da PDA e a da PAI serem clinicamente indistinguíveis, isto sugere que, provavelmente, a ALA é a principal responsável pela neurotoxicidade.[3]

Outras causas de deficiência de ALAD, como envenenamento por chumbo, tirosinemia, etilismo, tabagismo, cirrose, insuficiência renal e diabete *mellitus* devem ser excluídas.[202] No envenenamento por chumbo, chamado de plumbismo ou saturnismo, o chumbo substitui o zinco que está ligado à ALAD, levando à inibição da enzima.[205] A inibição é mais acentuada nos eritrócitos, pois cerca de 99% do chumbo estão nos eritrócitos e, deste, mais de 80% estão ligados à ALAD.[206] Estes pacientes desenvolvem sintomas neurológicos semelhantes aos encontrados na PDA. O inibidor mais potente da ALAD é a succinilacetona, um análogo estrutural da ALA, que é encontrada na urina e no sangue de pacientes com tirosinemia hereditária tipo I.[207] Consequentemente, cerca de 40% das crianças com tirosinemia hereditária desenvolvem sinais e sintomas de PDA.[208]

Tratamento

O tratamento é semelhante ao da PAI. O ataque agudo é tratado com o afastamento do agente desencadeante e heme arginato. A sobrecarga de glicose não foi efetiva em quatro casos descritos.[181] Apesar da PDA ser considerada uma porfiria hepática, o transplante hepático não foi benéfico no caso de uma criança com doença grave.[181] Deve-se evitar agentes que estimulam a atividade da ALAS ou que inibem a atividade da ALAD para prevenir futuros ataques.

■ PORFIRIA CUTÂNEA TARDIA (PCT)

Sinônimos

Porfiria hepatocutânea, deficiência de UROD.

Aspectos históricos

Gunther, em 1911, descreveu a "hematoporfiria crônica" incluindo casos que atualmente são reconhecidos como porfiria cutânea tardia (PCT) e como porfiria variegata (PV).[9] Waldenström em 1937 renomeou este grupo de 'porfiria cutânea tardia', mas não distinguiu a PCT da PV.[11] Entretanto, em 1957, reconheceu a distinção entre estas duas doenças, baseando-se no trabalho de Dean e Barnes, na África do Sul e de Watson, nos Estados Unidos.[13]

Epidemiologia

Apresenta distribuição mundial e não tem preferência por raça, exceto entre os Bantus na África do Sul, que apresentam uma incidência elevada de hemossiderose.[209] A PCT é a mais frequente de todas porfirias; a prevalência global é de 1/10.000 habitantes.[210] A prevalência estimada é variável de acordo com o país, variando de 1/5.000 (0,02%) na Tchecoslováquia[211] a 1/25.000 (0,004%) na América do Norte.[212] No Reino Unido a incidência de casos novos é de 2-5 por milhão por ano.[213] No Brasil não há dados estatísticos a esse respeito.

A doença geralmente se inicia em indivíduos de meia-idade, a maioria acima dos 40 anos, podendo se desenvolver antes desta idade.[214] No passado, predominava em homens,[215] mas alguns autores encontraram uma incidência semelhante nos dois sexos. O aumento da incidência em mulheres deve-se à ingestão de estrógenos (anticoncepcionais, reposição hormonal na menopausa) e ao aumento do consumo de álcool pelas mulheres nas últimas décadas.[216] Homens tratados com estrógenos para o tratamento de carcinoma de próstata também podem desenvolver PCT.[217]

Etiologia

A PCT é um grupo heterogêneo de doenças causadas pela deficiência parcial da atividade enzimática da uroporfirinogênio descarboxilase (UROD), herdada ou adquirida, que resulta no acúmulo de uroporfirina (URO) e hepta-carboxil porfirinogênio predominantemente no fígado.[28]

Contrastando com as outras porfirias, a PCT não é uma doença de herança monogênica. Indivíduos com PCT aparentemente são predispostos geneticamente a desenvolver a deficiência de UROD como resposta à agressão hepática, pois a doença pode ser precipitada por fatores desencadeantes como ingestão de álcool, ingestão de estrógenos, hemodiálise, vírus da imunodeficiência humana (HIV), vírus da hepatite C (HCV ou VHC), hidrocarbonetos aromáticos poli-halogenados, carcinoma hepatocelular e sobrecarga de ferro.[213,218,219] Aparentemente a expressão clínica da PCT resulta da inativação progressiva da UROD (estruturalmente normal) no fígado, por um processo específico que atinge o sítio catalítico, não afetando os principais epítopos.[220] Para que haja produção suficiente de porfirinas para resultar na fotossensibilização é necessário que a atividade da UROD no fígado diminua para 25% ou menos.[220,221] Embora esteja mais bem relatado na PCT esporádica, provavelmente este processo também ocorre na forma familiar, no qual é provável que uma menor inativação seja necessária, pois nestes casos a concentração da enzima já está diminuída à metade do normal.[222]

Mecanismo de inativação da UROD no hepatócito

Elder, em 1998, revisou os fatores que interferem no mecanismo de inativação da UROD no hepatócito em modelos experimentais e observou que três fatores principais aceleravam sua inativação: a sobrecarga de ferro, a indução dos citocromos da subfamília P450 1A (CYP1A) e o aumento do suplemento de ALA.[223]

O ferro age promovendo a formação de espécies reatoras do oxigênio (EROs). Há fortes evidências de que o ferro age oxidando o substrato da UROD, isto é, o uroporfirinogênio (UROGEN), gera a uroporfirina (URO) e produtos oxidados não porfirínicos (uroporfometileno) que inibem a enzima.[224] O uroporfometileno tem capacidade de se adaptar ao sítio catalítico da UROD inibindo a enzima.[224] A oxidação ocorre por meio dos radicais hidroxila, cuja formação é promovida pelo ferro.[221] O ferro também induz a heme oxigenase, causando o esgotamento do pool regular de heme e, assim, sem a inibição da ALA sintetase, há o aumento da produção do UROGEN e da URO. Por fim, o ferro pode induzir a ALA sintetase e assim aumentar a quantidade de ALA, precursora do UROGEN.[225] O ferro tem um papel importante na patogênese da doença. A remissão após a flebotomia e a falha do tratamento se for administrado suplemento de ferro sugerem que o ferro contribui para o excesso de produção das porfirinas hepáticas.[226,227]

Os hidrocarbonetos cíclicos clorados e não clorados induzem o citocromo P450 e provocam a PCT tóxica e uroporfiria experimental.[228] Em roedores, o citocromo P4501A2 catalisa a oxidação microssomal (NADPH-dependente) da UROGEN em URO.[229] O citocromo humano é menos ativo como catalítico da oxidação do UROGEN em relação ao do roedor.[229]

A indução de uroporfiria em roedores com hidrocarbonetos cíclicos e ferro é acelerada de forma marcante com a adição de ALA.[230,231] A adição de ALA tem um efeito acelerador provavelmente porque serve como um fornecedor de uroporfirinogênio, substrato para a UROD que está inibida. A medida da atividade da ALA sintetase, enzima reguladora da biossíntese do heme, não está aumentada, provavelmente porque basta estar um pouco acima dos níveis basais para produzir o aumento na produção de porfirinas.[231]

Alguns autores sugerem que autoanticorpos também podem estar envolvidos na inibição da UROD.[69,232] os pacientes com hepatite C teriam um aumento da resposta autoimune no fígado e os autoanticorpos funcionariam como inibidores da atividade catalítica da UROD.

Outro estudo de 2018, comparou as células de carcinoma hepático com expressão da proteína *core* do HCV e células controle após tratamento com ácido 5-aminolevulínico (precursor da porfirina), demonstrando que as células HCV apresentavam quantidades menores de protoporfirina IX intracelular e heme, além de maiores quantidades excretadas de coproporfirina III, a forma oxidada do coproporfirinogênio III. Sugerindo que a proteína *core* do HCV afeta o metabolismo da porfirina e facilita a exportação do excesso de coproporfirinogênio III e/ou coproporfirina III, possivelmente via transportadores de porfirina, pois houve aumento da expressão do mRNA dos exportadores de porfirina ABCG2 e FLVCR1. Identificaram ainda aumento da expressão de ALAS1 maduro (enzima reguladora da biossíntese do heme) nas células com HCV. Esses achados podem explicar parcialmente a suscetibilidade de indivíduos infectados pelo HCV ao desenvolvimento de PCT.[233]

Na Figura 93.5 observamos a interação entre os fatores hereditários e adquiridos implicados na inativação da UROD (modelo patogênico).[29]

Em condições normais, praticamente todo UROGEN III é convertido em COPROGEN III. Na presença de ferro a proporção oxidada de URO e de produtos de oxidação não porfirínicos está aumentada; isto ocorre quando há indução do citocromo P450 ou acúmulo intracelular de UROGEN (secundário à deficiência de UROD ou à administração de ALA). A inativação da UROD é autossustentada exceto quando a formação de espécies reativas do oxigênio (EOR) for prevenida pela remoção de ferro. O ferro age como um interruptor que controla a geração de inibidores da UROD, começando um ciclo vicioso de inativação da UROD; sua remoção permite a restauração da atividade da UROD.[223] São vários os genes candidatos a induzir a PCT. Mutações no *locus* da UROD podem diminuir a concentração da enzima de forma que uma inativação menor seria necessária para atingir o nível no qual surge a doença. Outros *loci*, candidatos potenciais, seriam *loci* envolvidos na regulação do metabolismo do ferro, na produção do heme hepático (e também na formação de ALA) e na indução do citocromo P450. As mutações ocorridas em mais do que um destes *loci* pode explicar porque a PCT é uma reação incomum entre as causas frequentes de lesão hepática. Genes de suscetibilidade fora do *locus* da UROD, além do gene da hemocromatose, ainda não foram identificados. Os depósitos de ferro hepático podem estar aumentados pela ingestão na dieta alimentar. Ajioka e colaboradores demonstraram que a expressão de hepcidina hepática estava significativamente reduzida em pacientes com PCT (independentemente do genótipo HFE) quando comparados com pacientes com HH (sem PCT) e com sobrecarga de ferro comparável, sugerindo que a siderose hepática associada à PCT deve-se à desregulação da hepcidina.[234] A hepcidina, um peptídeo de 25 aminoácidos e rico em cisteína, é a chave reguladora da absorção de ferro no ser humano; ela induz à internalização e degradação de ferroportina e isto leva à redução do ferro exportado da célula. Portanto, o aumento da hepcidina leva à deficiência de ferro e a deficiência da hepcidina resulta na sobrecarga de ferro. Indivíduos infectados por HCV comparados a controles apresentavam níveis baixos de expressão da hepcidina.[235,236] Além do HCV, outros fatores desencadeantes, como etilismo e as mutações HFE, também diminuem a produção da hepcidina nos hepatócitos e esta diminuição leva ao aumento da absorção de ferro no intestino delgado.[237] Entretanto, pode ser que a desregulação da hepcidina não seja a causa primária da sobrecarga de ferro na PCT (diferentemente do que ocorre nas doenças associadas como hemocromatose, hepatite C ou etilismo), pois Darwich e colaboradores identificaram que os níveis séricos de hepcidina estavam aumentados nos pacientes com PCT sugerindo que os mecanismos que regulam a homeostase do ferro na PCT diferem daqueles envolvidos nas doenças associadas.[238] O álcool, os estrógenos e os hidrocarbonetos cíclicos podem também induzir o gene da ALA sintetase, enzima que controla a geração do UROGEN, que é precursor de inibidores da UROD.[29,237]

Classificação

A descoberta da atividade diminuída da uroporfirinogênio descarboxilase (UROD) hepática na PCT levou à sua subdivisão.[239] Podemos classificar a PCT em quatro subtipos:

- **Porfiria cutânea tardia esporádica (Tipo I):** ocorre em cerca de 72% a 84% dos casos[30,213,223] e apresenta a deficiência enzimática limitada ao fígado, ou seja, a atividade da UROD eritrocitária é normal.[240] Não há história familiar. O defeito enzimático específico do fígado não parece ser causado por uma mutação no *locus* da UROD,[28] e as sequências de cDNA da UROD hepática, extra-hepática e a região promotora de seu gene são normais.[241]
- **Porfiria cutânea tardia familiar (Tipo II):** corresponde a 16% a 28% dos casos e apresenta a atividade da UROD reduzida à metade do normal em todos os tecidos (eritrocitária e hepática) em razão da diminuição na síntese ou na estabilidade da enzima.[29,30,223,242,243] A discriminação entre a PCT tipo I e o tipo II não pode se basear somente na atividade da UROD eritrocitária, pois alguns pacientes com PCT tipo II apresentam UROD eritrocitária no limite inferior do intervalo normal, e alguns pacientes com PCT tipo I apresentavam UROD eritrocitária abaixo do intervalo normal.[30,244] Isto demonstra que a análise das mutações no gene da UROD é mais adequado para discriminar as formas familiares das esporádicas.[216] Múltiplas mutações da UROD têm sido identificadas.[245-249] Na maioria dos casos de PCT familiar, a mutação específica era única para cada família.[250] A herança é autossômica dominante, com penetrância clínica baixa; menos de 10% dos indivíduos afetados desenvolvem sintomas.[243] Como a maioria dos indivíduos que herdam o defeito enzimático não manifesta a doença, isto sugere que fatores genéticos ou não genéticos adicionais são necessários para a expressão da doença.[29] Nenhuma diferença foi encontrada entre os pacientes com PCT tipo I e II, quanto à idade do início da doença, a gravidade dos sintomas, a distribuição entre os sexos e o perfil das enzimas hepáticas e de ferro.[216] Pacientes com história familiar de PCT e/ou com mutação HFE apresentam com frequência apenas um fator precipitante isolado, demonstrando que nestes casos menos fatores desencadeantes contribuem para desencadear a PCT.[251] Pacientes com PCT tipo II e homozigotos para C282Y apresentaram início dos sintomas aos 33 anos, enquanto os homozigotos para o tipo selvagem, iniciaram sintomas aos 50 anos.[252] Na PCT familiar, demonstrou-se aumento de uma variante polimórfica (D519G, c.1556A>G, rs11558492) da gliceronafosfato O-aciltransferase (GNPAT), gene associado ao aumento da absorção de ferro.[253] Esta mutação não foi observada na PCT adquirida. Não há a obrigatoriedade de pesquisar as mutações na UROD, pois a resposta ao tratamento e o prognóstico nas duas formas (tipo I e tipo II) são similares; as duas formas respondem igualmente a flebotomia ou hidroxicloroquina em baixas doses.[181]
- **Porfiria cutânea tardia (tipo III):** bioquimicamente é indistinguível do tipo I, ou seja, a concentração da UROD eritrocitária é normal, mas há o acometimento de outros membros na família. Esta forma ocorre em um pequeno contingente de pacientes (inferior a 5%).[28,254,255] A região promotora e a sequência do DNA do gene UROD são normais sugerindo que outros *loci* estão envolvidos na patogênese, talvez genes afetando o ferro tecidual.[30,241] Não foi comprovado se a PCT tipo III representa uma forma distinta da doença ou se seria a PCT tipo I com uma forte contribuição hereditária, presumivelmente fora do *locus* da UROD.[223]

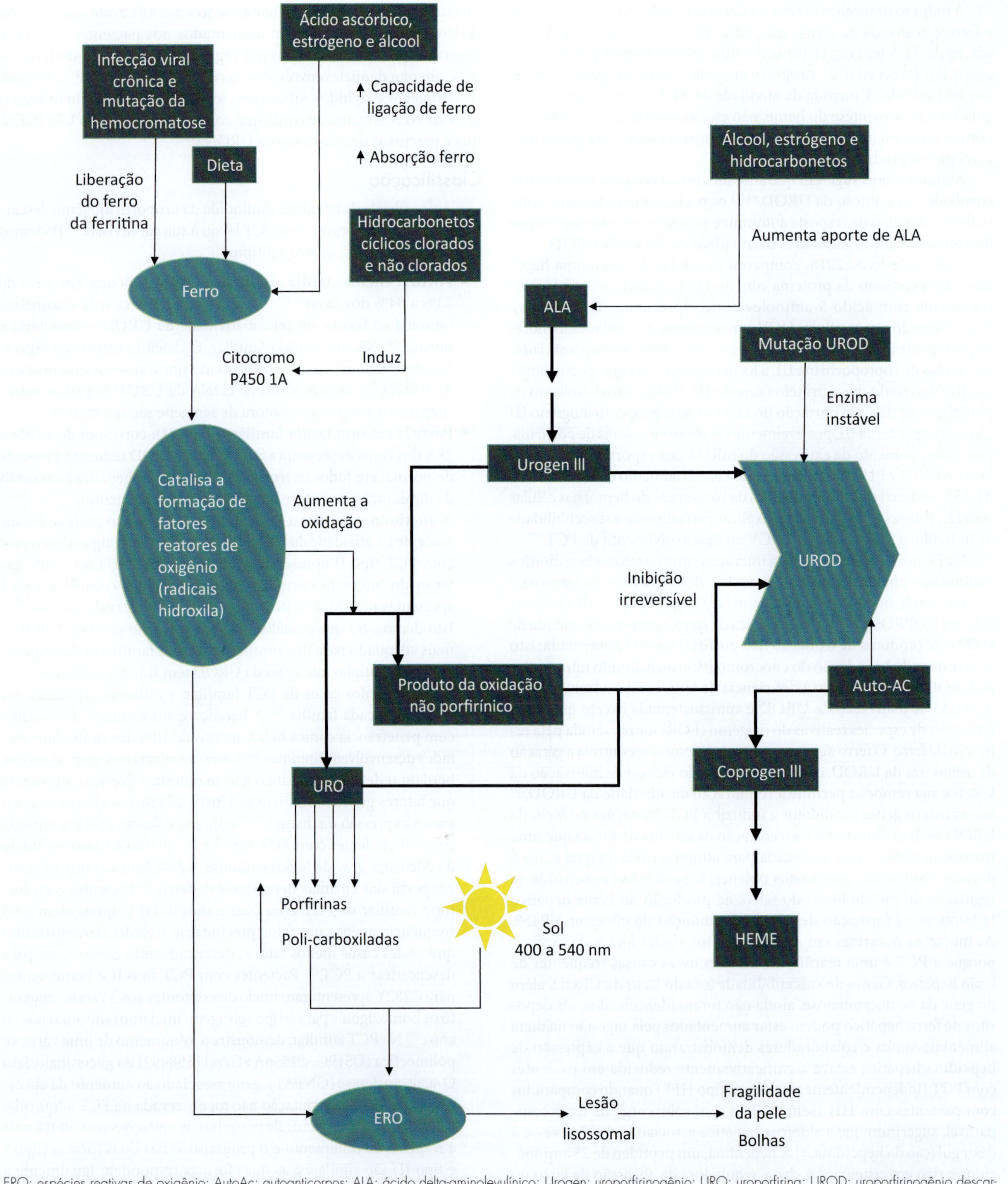

ERO: espécies reativas de oxigênio; AutoAc: autoanticorpos; ALA: ácido delta-aminolevulínico; Urogen: uroporfirinogênio; URO: uroporfirina; UROD: uroporfirinogênio descarboxilase; Coprogen: coproporfirinogênio.

■ **Figura 93.5** O mecanismo de inativação da uroporfirinogênio descarboxilase nos hepatócitos e a interação entre fatores hereditários e adquiridos na porfiria cutânea tardia (modelo patogênico).[29]

- **Porfiria cutânea tardia tóxica:** o aparecimento deste tipo de PCT não é influenciado por uma suscetibilidade individual; é uma resposta previsível, mas variável, relacionada à dose de absorção da substância química porfirinogênica.[223] A forma tóxica ocorre após a exposição a substâncias químicas que reduzem a atividade da UROD hepática.

No sudeste da Turquia, uma grande epidemia ocorreu na década de 1950 (período pós-guerra) após o consumo de farinha contaminada com hexaclorobenzeno (HCB), pois utilizou-se trigo destinado para o plantio.[256] Outros casos são relatados após a exposição pct familiar acidental na indústria a 2,3,7,8-tetraclorodibenzo-*p*-dioxina (TCDD).[257]

Biologia molecular

O gene da UROD localiza-se no cromossomo 1p34; apresenta ~ 3kb de comprimento e contém 10 éxons. Em contraste ao mecanismo de expressão eritroide das primeiras quarto enzimas da cadeia de biossíntese do heme, o gene da UROD apresenta um único promotor e o gene é transcrito com um único mRNA.[258] Mais de 105 mutações da UROD já foram identificadas.[4] Descreveram-se mutações *missense*, *nonsense*, em sítio de *splicing*, deleções (pequenas ou grandes) e uma pequena inserção.[31,245-249,259-261] As mutações G281E, IVS6^{+1} e g10insA foram identificadas em várias famílias, enquanto as demais mutações foram identificadas individualmente em apenas uma família.[31,246,261] As mutações no gene da UROD não foram encontradas na PCT tipo I.[223,241] Um estudo descobriu que duas variantes de sequência, c.578G > C e c.5636 + 1G > C, produzem mutações no gene UROD e representam 30% a 40% dos casos PCT Tipo II na Noruega.[252]

Fatores desencadeantes

Os fatores que frequentemente contribuem para o desenvolvimento da PCT (tipo I, adquirida ou esporádica) são o álcool, estrógenos, infecções virais [vírus da hepatite C (HCV ou VHC) e vírus da imunodeficiência humana (HIV)], hidrocarbonetos policlorados [principalmente hexaclorobenzeno (HCB) e 2,3,7,8-tetraclorodibenzo-*p*-dioxina (TCDD)], a hemodiálise em pacientes com insuficiência renal crônica e a sobrecarga de ferro (hemocromatose hereditária). Pelo menos um destes fatores está presente na maioria dos pacientes, independentemente do tipo de PCT.[214,242] Em estudo brasileiro, mais de dois fatores precipitantes foram observados em 42,5% dos pacientes e a associação mais frequente foi alcoolismo e infecção pelo HCV.[251]

- **Álcool:** o etilismo desde muito é reconhecido como um importante fator desencadeante de PCT. A maioria dos pacientes etilistas com PCT consome pelo menos 40 g de etanol por dia.[223] Como somente 40% dos pacientes com PCT apresentam ingestão de álcool acima de 3 litros por mês e a grande maioria dos indivíduos etilistas não desenvolve PCT, isto indica que o álcool age em sinergismo com outros fatores em indivíduos predispostos.[262] A análise da excreção de porfirina urinária e da concentração de porfirina hepática em etilistas com hepatopatia crônica sugere que as alterações bioquímicas consistentes com deficiência de UROD são mais comuns do que o diagnóstico de PCT.[263] O etilismo crônico leva à supressão da eritropoiese e aumenta a absorção de ferro da dieta alimentar,[264] mas talvez esteja ligada à herança de mutações associadas à hemocromatose, como a mutação Cys282Tyr (ou C282Y), que é dominante em países nos quais o álcool é o fator desencadeante mais comum de PCT.[265] O álcool induz o aumento da ALA sintetase (ALAS) hepática em pacientes com PCT. Este aumento pode ocorrer em pacientes com cirrose hepática sem PCT; esta associação suscita a questão quanto à relevância dos efeitos do álcool na ALA sintetase na expressão clínica da PCT.[266] O álcool e os compostos fenólicos do vinho induzem as isoenzimas do citocromo P450 resultando em consumo do heme hepático e afetando a expressão da enzima reguladora, a ALAS. O aumento subsequente na geração do precursor pode sobrecarregar a UROD, inibida ou alterada geneticamente, provocando a manifestação da deficiência enzimática.[267] A ingestão de álcool é um fator desencadeante de difícil de controle e é a causa mais frequente de recidiva.[251]
- **Estrógenos:** o uso dos estrógenos, como contraceptivos ou para reposição hormonal pós-menopausa e como terapia hormonal de homens com carcinoma de próstata, pode estar associado à PCT.[215,268] O estrógeno é o único fator desencadeante em mais de 25% das mulheres com PCT[269] e a suspensão do hormônio geralmente é o suficiente para a remissão, se o tratamento hormonal foi por um período curto.[270] O mecanismo pelo qual atua o estrógeno na expressão da PCT ainda não foi estabelecido. Na porfiria experimental (p. ex., porfiria induzida por HCB em ratos) o estrógeno aumenta a excreção de porfirina, mas alguns autores acham que o efeito do estrógeno foi superestimado, pois não se observou recidiva da PCT durante a gravidez de paciente, que havia tido PCT desencadeada por anticoncepcional oral no passado.[271] O estrógeno dietilestilbestrol induz a ALAS hepática, mas isto não explica o padrão de excreção de porfirinas encontrado na PCT.[272] Outros autores vincularam o componente progestagênico do anticoncepcional como mais efetivo na indução da ALAS.[273] O estrógeno também pode atuar inibindo a UROD no fígado de pacientes que apresentam previamente a UROD geneticamente diminuída.[219] A maioria dos pacientes que recebe estrógenos não manifesta as alterações bioquímicas associadas à PCT. A administração do estrogênio transdérmico aparentemente é mais seguro do que por via oral porque a concentração do estrogênio no fígado é maior na administração oral.[274] Na gravidez o aumento dos estrógenos no primeiro trimestre e o suplemento de ferro podem ser os responsáveis pela indução da PCT. Como a PCT está associada ao teste positivo para o fator antinuclear (FAN) em 36% dos pacientes e isto pode ter importantes implicações na gestação, recomenda-se fazer o teste do anticorpo anticoagulante lúpico e anticardiolipina durante a gestação.[275] Aparentemente há um aumento de pré-eclâmpsia entre as pacientes com PCT, porém não de abortos recorrentes.[275] Se houver a necessidade de tratamento, a flebotomia é a melhor opção.[276] A cloroquina (Categoria D) é embriotóxica em roedores, mas não no ser humano; o seu uso seria aceitável considerando-se seu benefício terapêutico apenas nos casos refratários.[275]
- **Hexaclorobenzeno (HCB):** o HCB usado como fungicida causou uma "epidemia" de uma síndrome PCT-símile no sudeste da Turquia em 1952.[277] Utilizado como um defensivo agrícola em sementes de trigo destinado ao plantio, mas em razão da fome no período pós-guerra, milhares de pessoas, na sua maioria crianças, comeram pão feito com o trigo e desenvolveram PCT tóxica. Mais de 4 mil casos desta síndrome foram relatados entre 1956 e 1961, em indivíduos de diferentes etnias. Não há necessidade de suscetibilidade individual para desenvolver PCT tóxica. Como o HCB tem uma meia-vida biológica longa, muitos pacientes ainda apresentavam sintomas após 20 anos, sendo que as porfirinas urinárias e fecais permaneceram elevadas em muitos pacientes.[256] Estudos experimentais demonstram que o HCB pode inativar a UROD abolindo a sua atividade catalítica sem modificar a quantidade da enzima.[278]

A porfiria tóxica também pode ser causada por outros hidrocarbonetos clorados como o bifenil policlorado (PCB) e o 2,3,7,8-tetraclorodibenzo-*p*-dioxina (TCDD), que é um subproduto na síntese do herbicida ácido 2,4,5-triclorofenoxiacético.[279] O TCDD é um poluente ambiental tóxico e o seu efeito porfirinogênico pode ser inibido em ratos se eles forem depletados de ferro. O Agente Laranja utilizado pelo exército americano na Guerra do Vietnã, para causar o desfolhamento das plantas e facilitar o reconhecimento do inimigo em solo, contém TCDD; os soldados expostos desenvolveram PCT.[280]

Estudos adicionais dos efeitos porfirinogênicos do HCB, TCDD e PCB sugerem que a ativação metabólica do citocromo P450 e as espécies reativas do oxigênio mediadas pelo ferro estão associadas ao ataque no sítio catalítico da UROD.[29,281] Além da inativação do sítio catalítico da UROD, eles também têm a capacidade de induzir a ALAS por meio da depleção do heme, secundário à indução das isoenzimas do citocromo P450; gerando substrato em excesso para a UROD que se encontra inibida.[29]

- **Hemocromatose e metabolismo do ferro:** a alteração no metabolismo do ferro é comum na PCT;[262,282,283] o ferro sérico e a ferritina estão elevados ou no limite superior do normal.[244] No fígado, a concentração do ferro não ligada ao heme e os depósitos de ferro estão aumentados em 65% dos pacientes.[262,282,283] A sobrecarga de ferro é leve a moderada na maioria dos pacientes e a hemocromatose clínica é incomum.[218] Certo grau de siderose hepática está presente em 80% dos pacientes com PCT, especialmente nos hepatócitos periportais.[214,262,282,285] Os depósitos de ferro estão frequentemente associados aos cristais de uroporfirina dentro dos hepatócitos.[214] A PCT é frequente onde o etilismo é por cerveja ou vinho com alto teor de ferro, como na África do Sul e em algumas regiões da

Itália.[231] A adição de ferro ferroso ao fígado in vitro inibe a UROD e parcialmente a UROGEN III cosintetase; fornecendo uma possível explicação bioquímica para o padrão de excreção com o excesso do isómero URO I em pacientes com PCT.[284] A mutação C282Y no gene da hemocromatose tem sido identificada como um fator de suscetibilidade à PCT adquirida ou familiar.[213] Os homozigóticos desta mutação apresentam hemocromatose e tem o risco aumentado de até 60 vezes de desenvolver PCT.[269] Demonstrou-se que a homozigose da mutação C282Y estava associada ao início mais precoce das lesões cutâneas tanto na PCT esporádica como na forma familiar.[248] Em populações do sul da Europa, uma segunda mutação no gene da hemocromatose, a H63D, também pode estar associada à PCT.[286] A mutação H63D contribui para o aumento dos níveis de ferro hepático, mas não resulta em hemocromatose clínica na ausência da mutação C282Y.[287] Um trabalho brasileiro identificou que 17,4% dos pacientes com PCT apresentavam a mutação C282Y, enquanto no grupo controle a mutação ocorreu em 4%; neste trabalho não houve aumento na mutação H63D.[288] Outro estudo brasileiro identificou que a frequência dos alelos das mutações C282Y e H63D foi significativamente mais elevada nos pacientes com PCT comparada à população controle, justificando a pesquisa das mutações nos pacientes com PCT; entretanto, além de identificar as mutações devemos ficar atentos às manifestações clínicas (fenótipo) da hemocromatose nos pacientes com PCT, pois no Brasil um terço dos pacientes com hemocromatose clínica apresentam mutações desconhecidas.[289,251] A saturação de transferrina (satT) pode ser um parâmetro utilizado para suspeitar da associação da hemocromatose nos pacientes com PCT, já que as duas doenças cursam com aumento da ferritina.[251,289,290] A satT maior que 50% em mulheres na pré-menopausa e maior que 60% nos homens levantam a suspeita de hemocromatose.[291] Diante da suspeita de sobrecarga de ferro normalmente utilizamos a ferritina plasmática, mas como a ferritina é um reagente de fase aguda e pode estar aumentada nos pacientes com doenças infecciosas e/ou inflamatórias associadas, podemos utilizar a ressonância nuclear magnética para quantificar a sobrecarga de ferro como uma alternativa menos invasiva do que a biópsia hepática.[289] A flebotomia é mais indicada para a redução dos depósitos de ferro nos pacientes com mutação HFE (homozigóticos para a mutação C282Y ou heterozigóticos compostos para as mutações C282Y e H63D).[287] Contudo, a redução do ferro não é o único mecanismo envolvido no tratamento da PCT, pois a remissão da PCT pode ocorrer apesar da siderose.[251] O dermatologista tem um papel importante, pois a PCT pode ser o prenuncio de uma hemocromatose subclínica não diagnosticada; impedindo que o paciente apresente as complicações tardias da hemocromatose como cirrose, hipotireoidismo, impotência e diabete.[251,291,292] A sobrecarga de ferro associada à hemocromatose e infecção pelo HCV está associada a risco aumentado de doença arterial coronariana.[290]

- **Infecções virais:** o papel dos vírus hepatotrópicos no desencadeamento da PCT é relatado desde 1992.[293,294] A prevalência de anticorpos anti-HCV varia de 8% a 90%, e está relacionada à sua endemicidade na população,[213,223,295] sendo mais elevada no sul da Europa (França[296], Espanha[297], Itália[232,293] e Polônia[298]) e nos Estados Unidos (59%).[269] Um estudo de 60 doentes no Brasil identificou anticorpos anti-HCV em 47% dos pacientes com PCT.[289] Não há predominância de nenhum genótipo do HCV nas porfirias.[299]

Os pacientes com sorologia positiva para HCV apresentam um aumento do ferro sérico, da saturação de transferrina e da concentração de ferritina sérica, sugerindo que o HCV é capaz de deslocar o ferro do hepatócito produzindo "ferro livre", que leva à formação de radicais livres e oxidação do UROGEN.[269,293] Doentes com hepatite C crônica apresentam um benefício adicional por meio da flebotomia para a redução do ferro, pois melhora a inflamação hepática e a resposta ao tratamento com interferon.[300] O excesso de ferro e a hepatite C são importantes fatores de risco, mas aparentemente são insuficientes para causar a PCT de forma isolada, pois menos de 10% de todos os indivíduos com excesso patológico de ferro desenvolve a PCT[301] e a maioria dos indivíduos com hepatite C também não o desenvolve.[302] Evidentemente certos indivíduos são predispostos a desenvolver a deficiência enzimática. Como a PCT pode ser a primeira indicação de infecção pelo HCV, é importante a investigação de HCV em todos os doentes.[303]

As hipóteses que explicam o papel do HCV na PCT seriam: (1) Diminuição na atividade da UROD secundária à lesão do hepatócito;[297,304] (2) Alteração no metabolismo da porfirina por meio do sistema oxidase dependente do citocromo P450;[304] (3) HCV produz espécies reativas de oxigênio, que diminuem os níveis de hepcidina, causando a sobrecarga de ferro, que reduz a atividade da UROD;[305] (4) HCV reduz a glutationa nos hepatócitos diminuindo a capacidade de reduzir a oxidação das porfirinas e o acúmulo destes inibe a UROD;[296] e (5) Aumento da resposta autoimune no fígado.[232] Em um trabalho no qual se estudou o padrão de autoanticorpos de 111 doentes com PCT, somente 8% dos doentes apresentavam HCV; não houve aumento de autoanticorpos circulantes (anticorpos antinúcleo, antimúsculo liso, anticélulas parietais, anticorpo antimicrossomal fígado/rim tipo I (anti-LKM 1) e antimitocôndria) comparado ao grupo controle.[306] Outro trabalho utilizou o "imunoblot" para identificar autoanticorpos contra o citosol (que contém UROD) e contra a fração microssomal (que contém citocromo P450) do hepatócito humano, de 82 doentes com PCT (77% com infecção pelo HCV), 105 com outras doenças hepáticas e 40 indivíduos saudáveis. Os anticorpos anticitosol foram mais frequentes nos pacientes com PCT (46%) comparado aos controles e nos pacientes com PCT eram mais frequentes nos HCV positivos (57%) do que nos HCV negativos (11%).[307] O antígeno citosólico apresentava um peso molecular de 40 kDa, que é semelhante à UROD que tem 42 kDa. Os anticorpos funcionariam como inibidores da atividade catalítica da UROD. Provavelmente a reatividade ao citosol deve-se a um mecanismo de imitação molecular, semelhante ao que ocorre na hepatite C e na produção de autoanticorpos anti-LKM 1,[308] antinúcleo e antimúsculo liso.[309,310]

Indivíduos infectados pelo HCV, mas sem PCT, podem apresentar um aumento das porfirinas e a diminuição da atividade da UROD no fígado. Como não foi comprovada a associação destas alterações com a carga viral, o conteúdo de ferro hepático ou à lesão histológica, sugere-se que as reações imunológicas podem ser a ligação entre o vírus e a PCT.[311]

Outros vírus têm sido implicados na patogênese da PCT. Alguns trabalhos demonstram um pequeno aumento da prevalência de hepatite B.[312]

A associação do vírus da imunodeficiência humana (HIV) e a PCT foi inicialmente reconhecida em 1987,[313] e nos primeiros relatos a PCT geralmente incidia-se nas fases mais tardias da infecção pelo HIV,[314] mas atualmente, na maioria dos casos o diagnóstico de HIV é relatado concomitante com a PCT.[315] Devem-se, portanto, considerar a sorologia para HIV em todos os pacientes com PCT. Infecções combinadas de HIV e HCV já foram relatadas.[316] Outros fatores desencadeantes geralmente estão associados, como álcool, hepatite B e hepatite C; provavelmente é a combinação destes fatores que causa a lesão hepática e a infecção pelo HIV potencializa esta lesão.[315] As infecções pelo HIV, HCV ou ambos atuariam através de uma lesão hepática inespecífica que age como um fator desencadeante em indivíduos predispostos.[302] As alterações nas porfirinas séricas tornam-se mais frequentes nos pacientes com as duas infecções (HCV e HIV) e nos doentes HIV positivo sem HCV, quando comparados aos doentes HIV negativo com HCV, sugerindo que o HIV tem um papel independente do HCV.[317] Anormalidades no metabolismo da porfirina, como a deficiência de UROD, são mais frequentes em doentes com Aids do que naqueles com infecção pelo HCV.[317] O diagnóstico de PCT deve ser cogitado no diagnóstico diferencial dos doentes HIV com quadro de fotossensibilidade e prurido.[315] O papel destas infecções virais na patogênese da PCT não está claro. Uma conexão com a mutação H63D da hemocromatose tem sido sugerida, mas é possível que esta conexão seja eventual.[29]

- **Hemodiálise:** a PCT pode ocorrer em doentes com insuficiência renal crônica (IRC) tratados com hemodiálise.[318,319] Estes doentes são predispostos a PCT provavelmente pela diminuição pré-existente da atividade da UROD hepática.[320] A sobrecarga de ferro, em razão da insuficiência renal, diminui a atividade enzimática da UROD levando à doença clínica.[321]

Cada um destes fatores desencadeantes contribui para o excesso de porfirinogênese hepática característica da PCT. Há evidências de que a siderose hepática é o evento patológico crítico na PCT e que outros agentes de alguma forma intensificam a habilidade do ferro em oxidar o substrato da UROD. A maioria dos doentes apresenta mais de um fator de risco para o desenvolvimento da PCT, frequentemente HCV e álcool, principalmente nos homens.[303] Deste modo, a expressão da PCT depende da interação entre vários fatores, tanto genéticos quanto ambientais.

Manifestações clínicas

O doente refere urina avermelhada. A amostra de urina ao ser exposta à luz natural após algumas horas fica acastanhada.[210] (Figura 93.6) Vesículas e bolhas, seguidas de erosões e crostas, ocorrem predominantemente nas áreas expostas ao sol e sujeitas a trauma; acomete com maior frequência a face, o dorso das mãos e dos pés.[215,322] Há aumento da fragilidade da pele em praticamente todos os doentes. As bolhas são tensas, não circundadas por inflamação e seu conteúdo geralmente é claro, podendo, no entanto, ocorrer bolhas hemorrágicas (Figura 93.7). Cicatrizes hipopigmentadas ou hiperpigmentadas, com milia permanecem na região, principalmente nos dedos e no dorso das mãos.[71] A doença piora no verão e melhora no inverno.[215] Nos pacientes com altos níveis de porfirinas no plasma e na urina, a radiação solar pode induzir a formação de bolhas.[71] No verão há o aumento da excreção de porfirinas.[1] Outra alteração cutânea é a hiperpigmentação difusa da face e das áreas fotoexpostas.[215,303,322] A hipertricose é não virilizante, ou seja, não acomete as mesmas regiões que o hirsutismo por hiperandrogenismo; pode ser o primeiro sintoma da doença na mulher.[323] Os pelos geralmente são do tipo lanugem, mas podem variar em espessura e cor; acometem a região frontotemporal e malar superior estendendo-se até os supercílios (Figura 93.8).[322] Nas crianças envenenadas por HCB na Turquia, a hipertricose, ocasionalmente, acometia o tronco e extremidades.[324]

Placas esclerodermiformes são pouco frequentes; ocorrem em 1,6% a 18% dos doentes e geralmente se desenvolvem após uma longa evolução da doença.[325-327] As placas são branco-amareladas, endurecidas e podem surgir nas áreas expostas (Figura 93.9) como também nas áreas protegidas pela roupa (Figura 93.10).[53] Acometem a face, pescoço, tórax e couro cabeludo.[71] A PCT é um diagnóstico diferencial a ser considerado quando estamos diante do diagnóstico de alopecia cicatricial (Figura 93.11) ou esclerodermia, pois estas podem ser manifestações clínicas isoladas na PCT, ou seja, o doente pode não apresentar as outras características clínicas típicas de PCT como bolhas e hipertricose. Ocasionalmente, se tem observado esclerose sistêmica e esclerodactilia.[302] A histopatologia das lesões é semelhante à da esclerodermia e podem ocorrer calcificações nas placas, principalmente na região pré-auricular e no couro cabeludo.[215,328] A associação de PCT com esclerodermia é rara, mas já foi descrita.[329]

Outras alterações cutâneas são o envelhecimento precoce da pele da face com elastose solar e comedões e onicólise[71,303,322] As manifestações não cutâneas incluem a neuropatia periférica,[330] surdez, insônia, alterações da personalidade, conjuntivite e epífora (aumento do lacrimejamento). Em casos raros, a fotossensibilidade prolongada pode produzir a escleromalácia perfurante de Van der Hoeve, que consiste numa úlcera redonda enegrecida no limbo da esclerocórnea em razão da destruição superficial da esclera.[328,331] A náusea, anorexia, diarreia, obstipação intestinal e fibromatose palmar já foram relatadas,[71] Entretanto é importante ressaltar, que normalmente a PCT não cursa com sintomas sistêmicos como febre, emagrecimento, fraqueza, artralgia ou mal-estar geral; quando estes sintomas estiverem presentes devemos lembrar da associação com outras doenças, principalmente do LES, ou até da possibilidade de tratar-se de outra porfiria cutânea como a PV ou CPH que podem cursar com ataques agudos. Quando o diagnóstico de lúpus for prévio ao de PCT, os antimaláricos na sua dose plena provocam uma reação hepatotóxica severa com uroporfirinúria maciça, febre, náuseas, fotossensibilização, aumento das enzimas hepáticas, inclusive com risco de necrose hepática;[332] os desavisados podem pensar erroneamente na hepatite lúpica nestes casos.

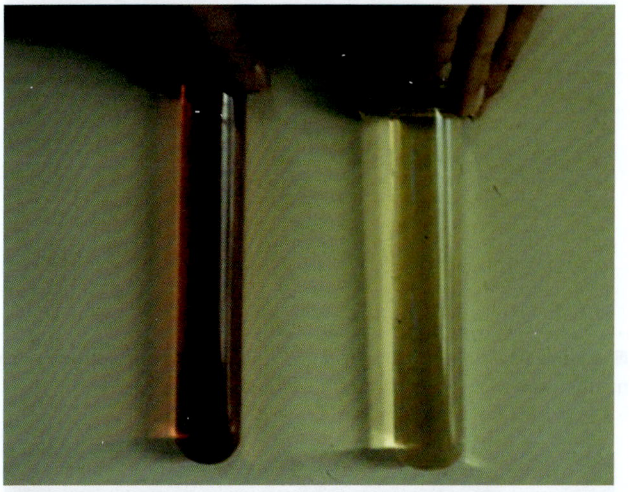

■ **Figura 93.6** Porfiria cutânea tardia – amostra de urina normal à direita e urina de paciente com PCT à esquerda.
Fonte: Cortesia Departamento de Dermatologia do HCFMUSP.

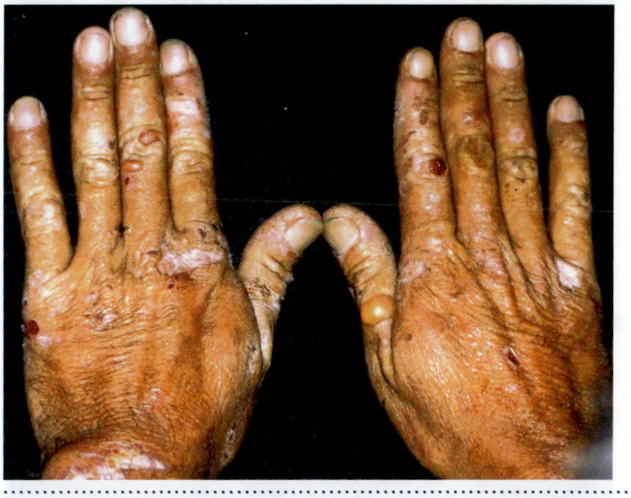

■ **Figura 93.7** Porfiria cutânea tardia – bolhas, vesículas, erosões recobertas por crostas, cicatrizes e milia no dorso das mãos.
Fonte: Cortesia Departamento de Dermatologia do HCFMUSP.

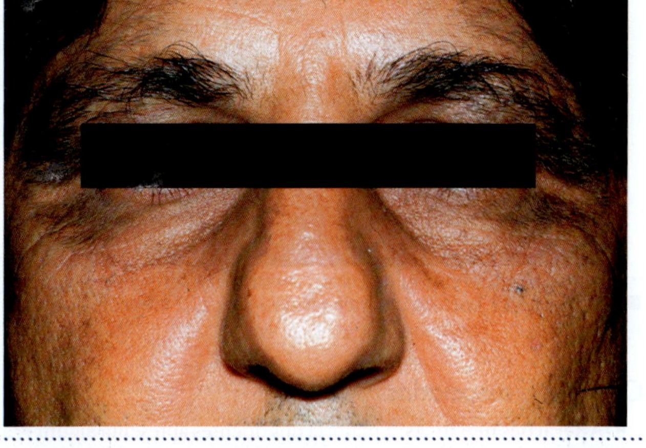

■ **Figura 93.8** Porfiria cutânea tardia – hipertricose acometendo a região frontotemporal estendendo-se até os supercílios.
Fonte: Cortesia Departamento de Dermatologia do HCFMUSP.

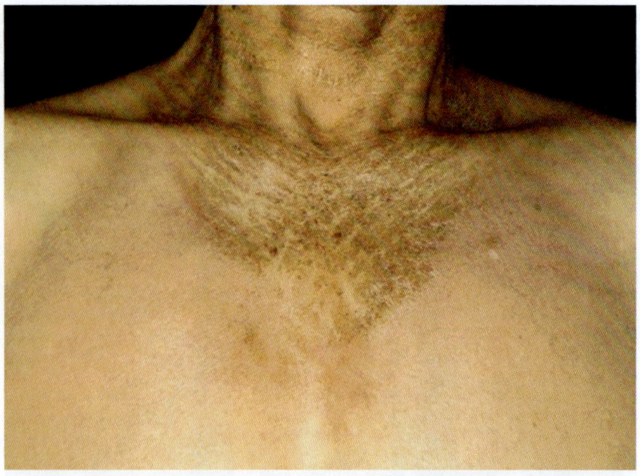

■ **Figura 93.9** Porfiria cutânea tardia – placa esclerodermiforme acometendo área fotoexposta do "V" do decote.
Fonte: Cortesia Departamento de Dermatologia do HCFMUSP.

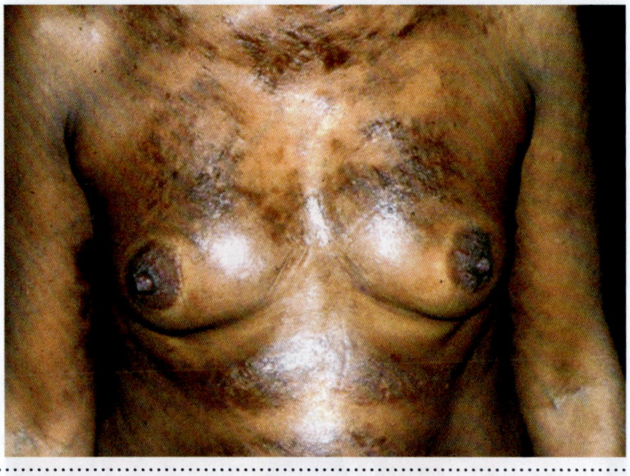

■ **Figura 93.10** Porfiria cutânea tardia – placas esclerodermiformes acometendo o tronco.
Fonte: Cortesia Departamento de Dermatologia do HCFMUSP.

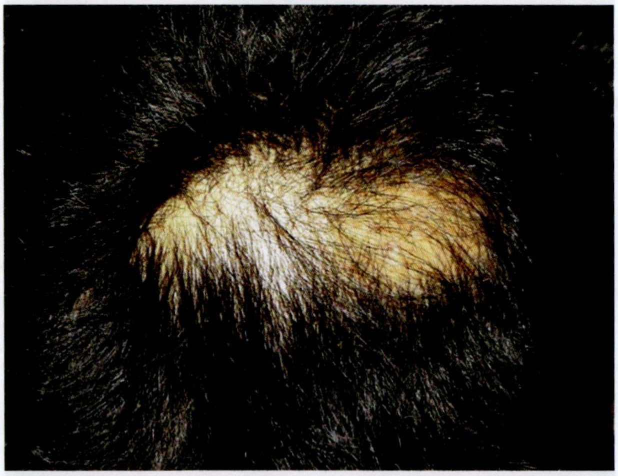

■ **Figura 93.11** Porfiria cutânea tardia – placa de alopecia cicatricial.
Fonte: Cortesia Departamento de Dermatologia do HCFMUSP.

Condições associadas

- **Alterações hepáticas:** a maioria dos doentes apresenta algum grau de lesão hepática.[231] Evidência clínica de doença hepática não é usual, independentemente de apresentar alteração das enzimas hepáticas e aumento da concentração de porfirina hepática com cristais de uroporfirinogênio precipitado dentro dos hepatócitos.[333] Uma característica importante é a presença destas inclusões citoplasmáticas acastanhadas em forma de agulha e birrefringentes na luz polarizada.[334] Estes cristais são específicos para PCT e sua contribuição à iniciação ou progressão da doença hepática é controversa.[335] Além da siderose (depósito de hemossiderina nas células hepáticas periportais), as alterações histopatológicas são a infiltração gordurosa discreta (esteatose), necrose lobular focal e a presença de macrófagos repletos de material ceroide.[285,335,336] A cirrose está presente em menos de 15% dos doentes e estes apresentam maior risco de desenvolver carcinoma hepatocelular (CHC) do que outros tipos de cirrose.[335,337-339] A incidência de CHC em PCT varia de 5% a 16%,[340] mas em necropsias é de 40% a 50% indicando que estes tumores são assintomáticos e progridem lentamente.[155,340] A coexistência de fatores como hepatite viral, álcool e sobrecarga de ferro podem explicar a ocorrência de CHC em doentes com PCT mesmo na ausência de cirrose.[337,341] O risco de CHC aumenta nos homens acima de 50 anos, que apresentam PCT sintomática por 10 anos ou mais e com cirrose associada.[338,340] O risco de CHC diminui com o tratamento efetivo e precoce.[339,340] Os doentes devem ser monitorados por ultrassom e dosagem de alfa-fetoproteína sérica para a detecção precoce de malignidade hepática.[342] A intervenção cirúrgica e a injeção intratumoral de álcool absoluto para necrosar o tumor tem sucesso se o tumor for pequeno e não houver cirrose associada. Independentemente do tipo de tratamento, as metástases são frequentes mesmo nos tumores pequenos, pois apresentam invasão vascular microscópica. Transplante hepático pode ser indicado.[29]
- **Intolerância à glicose:** a intolerância à glicose é frequentemente relatada na PCT, existindo alguns relatos de incidência acima de 40% de diabete *mellitus*, especialmente em homens.[215] Outros autores observaram que 3 de 30 doentes apresentavam diabete *mellitus* e que 77% apresentavam o teste de tolerância a glicose (GTT) alterado.[262] Em um estudo controlado, no qual comparam o GTT de 20 doentes com PCT com o de um grupo controle, não encontraram grandes diferenças entre os dois grupos.[343] A única diferença entre os dois grupos foi o aumento da excreção de insulina nos pacientes com PCT, semelhante ao que ocorre nos pacientes com doença hepática crônica. O que explica o aumento da insulina na cirrose é a diminuição do catabolismo da insulina e o *shunt* porta-cava derivando uma parte da insulina produzida pelo pâncreas direto para a circulação periférica. Estes autores acreditam que a alteração hepática na PCT se deve mais ao etilismo do que aos depósitos de ferro. Outro fato importante a ressaltar é que não se encontrou um aumento de uroporfirinas entre doentes diabéticos, o que fala contra a associação de diabete *mellitus* e PCT.[343] Outros autores associam a intolerância à glicose mais à presença do gene da hemocromatose do que à PCT.[344] Os níveis de ferritina sérica persistentemente elevados ao longo do tempo podem ser um fator de risco independente para diabete *mellitus* em doentes com PCT.[345]
- **Outras condições associadas à PCT:** há relatos de associação com lúpus eritematoso sistêmico,[346-348] lúpus eritematoso discoide,[349] síndrome de Sjögren,[350] dermatomiosite,[215] esclerose sistêmica,[329] distúrbios hematológicos,[351] anemia sideroblástica,[223] talassemia,[223] e infecção pelo citomegalovírus.[321] Estas doenças geralmente apresentam alteração da função hepática ou do metabolismo do ferro.

A causa da associação entre LES e PCT é desconhecida, entretanto o LES e a PCT têm um componente genético predisponente situado no mesmo cromossomo. O gene para a UROD está localizado no cromossomo 1 (1p34) e a região 1q41–1q42 tem sido associada ao LES.[348]

Doentes com câncer de mama sensível a hormônios (estrógeno ou progesterona) e suscetíveis a PCT ou com hemocromatose deverão ser tratadas com anastrozol em vez de tamoxifeno. O anastrozol inibe a síntese de estrógeno, enquanto o tamoxifeno é um modulador seletivo do receptor de estrógeno e apresenta alguma atividade agonista estrogênica.[352]

Em 2010 foi descrito um caso de aumento das porfirinas urinárias em um doente medicado com olmesartana, inibidor do receptor da angiotensina II; os sintomas de PCT se resolveram com a suspensão da droga.[353]

Achados laboratoriais

Quando a quantidade de porfirinas na urina recém-coletada é grande, a urina apresenta fluorescência rósea-avermelhada ao ser observada com a lâmpada de Wood.[210] Em serviços que não dispõem prontamente da dosagem de porfirinas, pode-se realizar um teste de *screening*, que consiste na acidificação de uma amostra de urina ou de fezes e a observação de fluorescência usando a lâmpada de Wood (Figura 93.12 - *vide* nota ao final do capítulo - Quadro 93.4).[354] Se o teste for positivo ou duvidoso, o método quantitativo deverá ser realizado. A quantificação das porfirinas na urina e nas fezes é feita pelo método de cromatografia líquida de alta eficiência [*high performance liquid chromatography (HPLC)*].[355,356] Na urina, o padrão característico é o aumento da excreção de URO (50 vezes acima do nível normal), da hepta-carboxil porfirina e da COPRO, mas este último numa extensão menor. A hexa- e a penta--carboxil porfirinas também podem estar aumentadas.[29,231] A URO e a hepta-carboxil porfirinas são as porfirinas urinárias predominantes na PCT (> 90% do total das porfirinas), portanto a relação URO/COPRO, geralmente, é maior que 3:1, sendo que em condições fisiológicas essa relação é em torno de 1:4.[1] Isto ocorre em todos os pacientes com doença ativa e inclusive nos indivíduos que estão em remissão da PCT.[223,357] Na PCT observa-se um padrão característico de excreção de isômeros tipo I e III. A URO é 60% isômero tipo I e 40% isômero tipo III; a hepta- e hexa- carboxil porfirinas são mais de 90% isômero tipo III e menos de 10% isômero tipo I; a penta-carboxil porfirina e a COPRO são aproximadamente 50% de cada isômero. O marcador bioquímico utilizado para avaliar a atividade da doença e a resposta ao tratamento é a quantificação das porfirinas urinárias.[303]

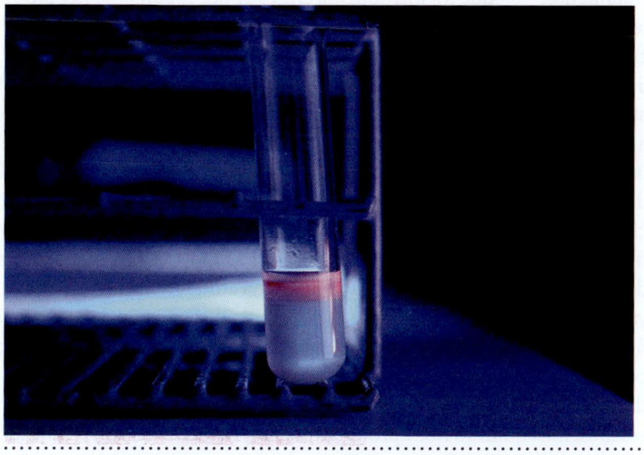

■ **Figura 93.12** Porfiria cutânea tardia - Teste de *screening* com a Lâmpada de Wood da urina com fluorescência róseo-avermelhada na camada superior (amil-álcool) denotando o excesso de URO e COPRO (*vide* nota ao final do capítulo - Quadro 93.4).
Fonte: Cortesia Departamento de Dermatologia do HCFMUSP.

Nas fezes, as porfirinas estão aumentadas e consistem principalmente de ISOCOPRO, hepta-carboxil porfirina e menor quantidade de URO e COPRO. A quantidade de porfirinas excretadas nas fezes em 24 horas excede o total excretado pela urina.[1]

A principal porfirina plasmática é a URO, que pode ser dosada por um teste qualitativo, no qual o plasma é diluído em uma solução salina tamponada com fosfato e colocado em espectrofotômetro. Depois é submetido a comprimento de onda de 410 nm produzindo um pico de emissão característico entre 618 e 620 nm.[358]

Outras alterações bioquímicas

A maioria dos doentes apresentam aumento do ferro sérico, da saturação de transferrina e da ferritina.[1] Cerca de 50% apresentam as transaminases séricas e a gama-glutamil transpeptidase (GGT) elevadas,[222] sendo que os pacientes com HCV associado apresentam níveis séricos mais elevados.[299]

Histopatologia

A característica histopatológica da PCT é a bolha subepidérmica, cuja base apresenta-se festonada, ou seja, com as papilas dérmicas projetadas para o interior da cavidade da bolha. O festonamento é explicado pela rigidez da derme superior induzida pelo depósito de material eosinófilo em torno da parede dos vasos papilares (Figura 93.13). O infiltrado inflamatório está ausente ou é discreto.[359] As lesões esclerodermiformes da PCT remetem à esclerodermia histologicamente,[51] mas a imunofluorescência direta (IFD) permite a diferenciação entre as duas, pois na esclerodermia a IFD é negativa.[326] A pele exposta frequentemente exibe uma quantidade considerável de elastose solar.[51] Na coloração pelo PAS (ácido periódico-Schiff), um material hialino, PAS positivo e diastase-resistente, é revelado na parede dos vasos da derme superior e na junção dermoepidérmica (JDE) (Figura 93.14).[56,360] Na microscopia eletrônica, a JDE apresenta múltiplas camadas da lâmina basal e o alargamento dos espaços perivasculares com fibras colágenas finas e dispersas por pequena quantidade de material filamentar e amorfo.[51,56,360]

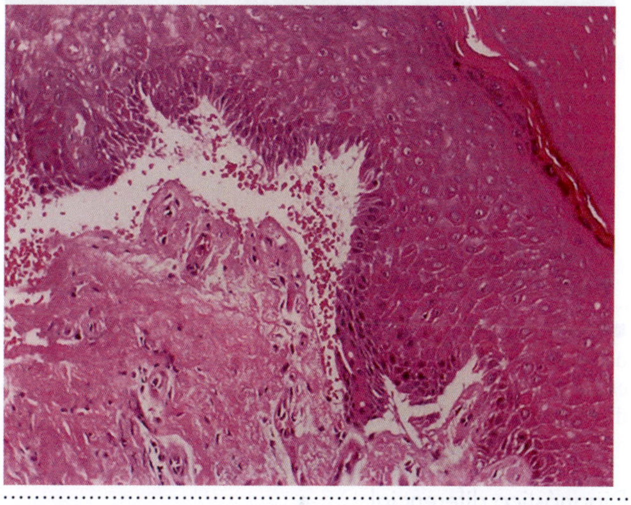

■ **Figura 93.13** Porfiria cutânea tardia - bolha subepidérmica com as papilas dérmicas projetadas para o interior da cavidade da bolha (festonamento) e infiltrado inflamatório discreto.
Fonte: Cortesia Departamento de Dermatologia do HCFMUSP.

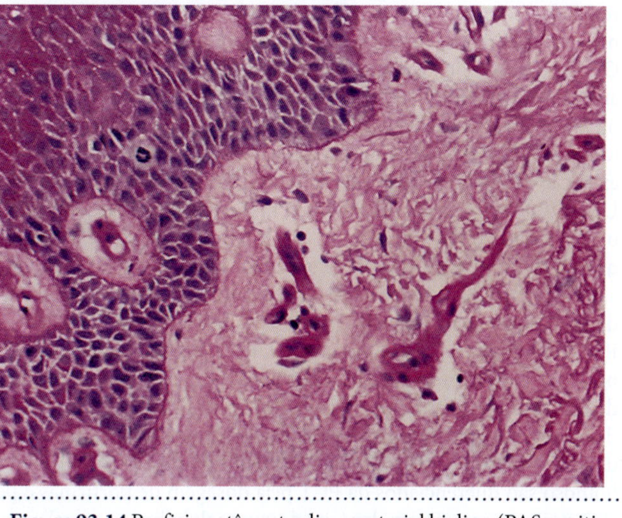

■ **Figura 93.14** Porfiria cutânea tardia - material hialino (PAS positivo e diastase-resistente) na parede dos vasos da derme superior e na junção dermoepidérmica (JDE).
Fonte: Cortesia Departamento de Dermatologia do HCFMUSP.

Na IFD da pele lesada observa-se o depósito de imunoglobulinas (IgG, IgM e IgA), fibrinogênio e/ou complemento (C3) no interior e na parede dos vasos, bem como na junção dermoepidérmica (JDE) de indivíduos afetados (Figura 93.15).[51,56,57] O depósito de imunoglobulina na JDE equivale ao depósito nos vasos da derme superior, portanto, é provável que sejam os componentes do plasma que escaparam do vaso e ficaram presos na JDE.[51,56] As alterações na IFD são mais evidentes na pele exposta ao sol do que na pele não exposta, que apresenta fluorescência menor.[56] Vários autores sugerem que o depósito resulta do enclausuramento de imunoglobulinas e complemento no material hialino[51,326] e não de um fenômeno imunológico, pois não foram identificados autoanticorpos circulantes contra antígenos vasculares ou perivasculares, nem imunocomplexos.[51,56] Na remissão bioquímica (PCT inativa), a pele exposta apresenta diminuição do depósito de complemento (C3) nos vasos, mas o depósito de imunoglobulinas continua, provavelmente, em razão da persistência do material hialino perivascular.[361]

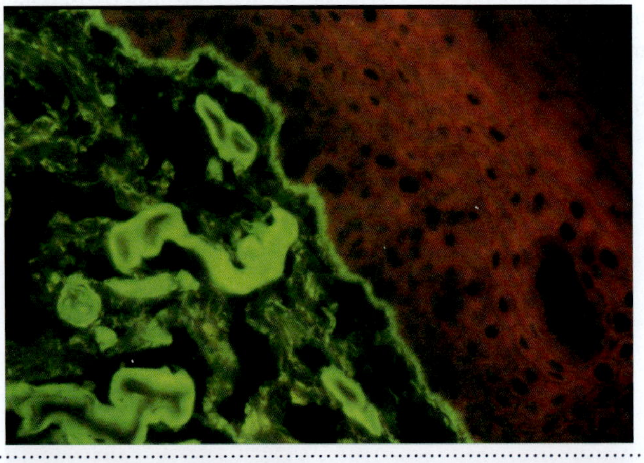

■ **Figura 93.15** Porfiria cutânea tardia – imunofluorescência direta da pele lesada revela depósito de imunoglobulinas (IgG, IgM e IgA), e/ou complemento (C3) no interior e na parede dos vasos e na junção dermoepidérmica (JDE).
Fonte: Cortesia Departamento de Dermatologia do HCFMUSP.

Diagnóstico diferencial

O diagnóstico diferencial da PCT deve ser feito com coproporfiria hereditária (CPH), porfiria variegata (PV), porfiria hepatoeritropoiética (PHE), pseudoporfiria, epidermólise bolhosa adquirida (EBA), LES bolhoso e esclerodermia. Todas estas doenças podem ser diferenciadas com base nas manifestações clínicas, histopatologia, imunofluorescência direta ou pelo estudo bioquímico das porfirinas. Na CP HORAS, o doente apresenta ataques agudos e caracteriza-se pelo aumento de COPRO III na urina, além do aumento de ALA e PBG na urina durante os ataques. Na PV, o doente apresenta lesões de pele idênticas às da PCT e ataques agudos. Na PV observa-se aumento da excreção de PROTO e COPRO nas fezes (PROTO>COPRO) e a relação URO:COPRO na urina geralmente é menor que 1:1 (URO<COPRO), o que ajuda na diferenciação com a PCT, que apresenta a relação maior que 3:1 (URO>COPRO). A PHE apresenta manifestações semelhantes à PCT e à porfiria eritropoiética congênita (PEC); mas diferentemente da PCT inicia-se na infância e a fotossensibilidade é mais evidente. A PHE caracteriza-se pelo aumento de URO e hepta-carboxil porfirina na urina, COPRO e ISOCOPRO nas fezes igual à PCT, mas a presença de PROTO nos eritrócitos ajuda no diferencial. Na pseudoporfiria o doente apresenta as mesmas manifestações cutâneas e histopatológicas da PCT, mas sem alteração no perfil das porfirinas.[362,363] A EBA e LES bolhoso são diferenciados da PCT pela dosagem de porfirinas e pela IFD, pois não apresentam depósito de imunoglobulinas e complemento no interior e na parede dos vasos típicos da PCT. Pela nossa experiência, doentes de PCT com quadro clínico de bolhas e fragilidade cutânea apresentam porfirinas totais > 800 µg/24 horas e quando estão em remissão clínica (sem lesão cutânea) apresentam porfirinas totais < 400 a 600 µg/24 horas (parâmetros normais: mulheres < 159 µg/24 horas e homens < 199 µg/24 horas), portanto devemos suspeitar de outras doenças bolhosas se a dosagem de porfirinas se encontrar apenas discretamente acima dos parâmetros normais. Lembrar que pode haver interferências na dosagem das porfirinas urinárias em razão da má conservação do frasco de coleta (que deve ficar na geladeira) ou infecção urinária acarretando aumento de COPRO; normalmente na PCT observamos predomínio da URO.

Tratamento

Inicialmente se deve fazer uma história pregressa detalhada, no sentido de identificar o fator desencadeante da doença como álcool, estrógeno, hidrocarbonetos clorados e infecção pelo HCV ou HIV. Com a suspensão do fator desencadeante, especialmente álcool ou estrógeno, há uma melhora gradual do quadro podendo ocorrer remissão clínica e bioquímica, entretanto isto pode levar meses ou anos.[223,364] A PCT, independentemente do tipo, esporádica ou familiar, responde a dois tratamentos específicos: a depleção dos estoques de ferro por flebotomia[29,365] e baixas doses de cloroquina.[366,367] Outra opção terapêutica nos pacientes com contraindicação ou intolerância aos antimaláricos e à flebotomia (doentes sem acesso venoso, com anemia subjacente ou com insuficiência renal crônica e em hemodiálise) seria o uso de quelantes de ferro como a desferroxamina parenteral; o que conduz a uma remissão mais rápida do que na flebotomia, mas seu custo ainda é alto.[365] A colestiramina[368] e a talidomida via oral[369] já foram utilizadas no tratamento, mas seu uso não é justificado pois temos outros tratamentos mais eficazes.

Flebotomia

Numerosos relatos enfatizam a segurança e eficácia desta forma de tratamento,[226,364] que foi introduzida em 1961 por Ippen.[370] A flebotomia leva à depleção do excesso de ferro hepático característico da PCT.[226] É um procedimento ambulatorial no qual aproximadamente 350 a 500 mL (uma unidade) de sangue total é removido a cada 2 semanas até a hemoglobina atingir 10 g/dL ou o ferro sérico atingir níveis de 50 a 60 µg/dL.[1] O objetivo do tratamento é reduzir o estoque de ferro ao limite inferior do normal.[222] A ferritina sem sempre avalia a intensidade do depósito de ferro,[371] pois pode estar aumentada em doenças infecciosas, inflamatórias e malignas.[372] A ferritina baixa, entretanto, sempre indica um estoque baixo de ferro corporal;[373] portanto as flebotomias devem ser interrompidas quando a ferritina atingir o limite inferior dos valores de referência.[374] Quando a sobrecarga de ferro não é tão elevada, 5 a 6 flebotomias podem ser suficientes para atingir a remissão; doentes com hemocromatose podem precisar de mais flebotomias.[4] No início do tratamento com flebotomias reavaliamos os níveis de ferro a cada 4 sessões, mas quando nos aproximamos dos níveis de ferro pretendidos reduzimos o intervalo para cada uma ou duas sessões. Antes de cada flebotomia sempre avaliamos a hemoglobina (Hb) e o hematócrito (Ht); se a Hb < 11 g/dL interrompemos a flebotomia e reavaliamos os níveis de ferro e as porfirinas urinárias. A flebotomia não desencadeia anemia abruptamente, portanto, se acontecer, devemos suspeitar da anemia autoimune associado a LES, que pode passar despercebida. A excreção das porfirinas pode continuar diminuindo mesmo após a interrupção das flebotomias.[1]

A remissão clínica antecede a remissão bioquímica por alguns meses; com flebotomia a remissão clínica ocorre após 2 a 4 meses e a bioquímica dentro de 9 a 12 meses.[210] Em outro relato, 90% dos doentes tratados com flebotomia, a excreção urinária de URO atingiu níveis normais (< 100 µg/24 horas) após 5 a 12 meses.[364] Há poucos trabalhos a respeito do seguimento pós-tratamento no longo prazo, mas a maioria dos pacientes com recidiva responde a um novo tratamento. O tempo de remissão é muito variável (4 a 85 meses)[215] e depende do controle dos fatores precipitantes. A recidiva ocorre em torno de 2,5 anos após o término do tratamento.[375] Na nossa experiência pessoal a recidiva pode ser evitada, na maior parte dos doentes, se afastarmos os fatores precipitantes e controlarmos a sobrecarga de ferro, que o doente pode voltar a apresentar no longo prazo, com flebotomia.

Ao tratar um doente com PCT e hepatite C, a redução do ferro é mais efetiva com a flebotomia; reduzindo desta forma a agressão do HCV ao fígado e diminuindo o risco de o doente desenvolver carcinoma hepático.[237,300] Este também é o tratamento de primeira escolha no doente com mutação do gene da hemocromatose, pois previne a lesão hepática induzida pelo ferro.[287] Na suspeita de hemocromatose vale conferir o artigo publicado por Adams e Barton, pois abordam de forma prática o tratamento destes doentes, entretanto o acompanhamento em conjunto com o gastroenterologista e/ou hematologista é aconselhável.[376]

As contraindicações são anemia, doença cardiovascular (em razão das alterações do volume sanguíneo), cirrose hepática (a perda de sangue leva a um aumento da necessidade da síntese de albumina), infecção pelo HIV (relativa) e crianças.

Antimaláricos

Os antimaláricos são a droga de escolha quando a flebotomia está contraindicada. Utilizam-se as aminoquinolonas, difosfato de cloroquina ou hidroxicloroquina, drogas antimaláricas, em doses baixas. Em 1957, se fez uso da cloroquina pela primeira vez para o tratamento da PCT, em razão da sua possível ação em algumas fotodermatoses.[377] A cloroquina em doses antimaláricas ou altas doses deve ser evitada, pois o doente apresenta uroporfirinúria maciça associada a quadro agudo de mal-estar geral, febre, anorexia, náuseas, vômitos, dor abdominal e o aumento de transaminases.[332,378,379] Difosfato de cloroquina em baixas doses de 125 mg[366,375,380] ou 250 mg,[367] 2 vezes por semana foram utilizadas com sucesso em vários relatos, sem apresentarem efeitos colaterais de importância. As bolhas e a fragilidade cutânea melhoram em aproximadamente 6 meses e a excreção de porfirinas normaliza-se em 6 a 15 meses.[366,367,381] Na literatura recomenda-se que o tratamento não seja descontinuado até que a concentração de porfirinas (URO) na urina tenha diminuído abaixo de 100 µg/24 horas;[366] contudo vale lembrar que o laboratório pode ter níveis de referência diferentes, no nosso serviço, por exemplo, seria abaixo de 199 µg/24 horas para homens e 159 µg/24 horas para mulheres. O período de remissão geralmente tem duração de 17 a 24 meses.[366,381] A administração da cloroquina é seguida por um aumento na excreção de porfirinas policarboxiladas na urina[382] e discreto aumento das transaminases hepáticas no início do tratamento, provavelmente em decorrência de certo grau de toxicidade às estruturas centrolobulares do fígado.[367] Entretanto, a morfologia hepática continua intacta e a cloroquina não agrava a lesão hepática.[367,383]

Não há muitos relatos utilizando a hidroxicloroquina na PCT. Entretanto, isto deve mudar, pois a difosfato de cloroquina vem sendo substituída progressivamente pela hidroxicloroquina em decorrência do risco de a retinopatia ocorrer com menor frequência com esta última. Contudo, não há registros na literatura de maculopatia da retina com doses baixas de difosfato de cloroquina (250 mg, 2 vezes por semana).[381] A equivalência preconizada da hidroxicloroquina e da difosfato de cloroquina é de 6 mg/kg/dose e 4 mg/kg/dose, respectivamente. Consequentemente, a dose equivalente de 250 mg de difosfato de cloroquina (2 vezes por semana) seria a dose de 400 mg de hidroxicloroquina (2 vezes por semana). Um estudo demonstrou que a hidroxicloroquina 100 mg (2 vezes por semana) teve efeito terapêutico semelhante ao da flebotomia,[384] porém é necessário ainda averiguar se haverá a recidiva precoce nestes doentes como já foi descrito em tratamentos com doses baixas.[385] Observou-se que utilizando inicialmente doses baixas e depois aumentando a dose evitava-se a reação hepatotóxica inicial descrita ao se utilizar doses altas.[385] No nosso serviço, observou-se que alguns doentes referiam mal-estar geral, acompanhado de náuseas e fraqueza, ao iniciar o tratamento com hidroxicloroquina (400 mg, 2 vezes por semana) e que a redução da dose (200 mg, 2 vezes por semana) melhorava a tolerância ao medicamento; posteriormente, com a redução dos níveis de porfirinas, estes doentes toleravam a dose usual. Outro estudo demonstrou que a hidroxicloroquina foi mais efetiva do que a flebotomia para reduzir as porfirinas, mas cogitou-se a possibilidade de piora das alterações hepáticas.[386] A hidroxicloroquina em altas doses (250 mg, 3 vezes por dia por 3 dias) já foi utilizada, mas estes doentes apresentam hepatotoxicidade semelhante à que ocorre com a difosfato de cloroquina e também necessitam de hospitalização para receber este tratamento.[387] Esta última abordagem terapêutica não se justifica pelos riscos associados.

Há várias hipóteses sobre o mecanismo de ação da cloroquina: (1) A cloroquina quela o ferro do hepatócito sendo eliminado posteriormente.[388] (2) A cloroquina reduz a atividade da ALA sintetase, provavelmente por meio da interação com os grupos sulfidrila da enzima, regulando a biossíntese do heme que está aumentada na PCT humana.[389] (3) A cloroquina forma um complexo com a uroporfirina, sendo excretado pelo fígado na bile.[390] Este mecanismo foi proposto em ratos com porfiria induzida por DDC (3,5 dicarbetoxi 1,4 dihidro 2,4,6 trimetil piridina) que inibe a ferroquelatase e leva ao acúmulo de protoporfirina, e, portanto, este modelo não seria comparável à PCT humana ou à PCT tóxica por HCB.[389] e (4) A cloroquina aumenta a excreção de porfirinas por exocitose e exerce um efeito porfirinostático inibindo a produção de porfirinas.[367]

Há estudos utilizando a hidroxicloroquina ou cloroquina em crianças com bons resultados.[391,392] O tratamento com cloroquina é efetivo, seguro, de baixo custo e conveniente, porém a recidiva é mais precoce do que pela flebotomia.[375] Geralmente, a flebotomia associada à cloroquina é empregada quando a resposta for inadequada a qualquer um dos tratamentos isolados,[393] entretanto na nossa experiência utilizamos esta associação com frequência, pois desta forma atingimos a remissão bioquímica sem necessariamente deixar o doente anêmico (Hb: 10 g/dL) e o controlamos o ferro de forma mais efetiva evitando a recidiva.

Antioxidantes

Doentes com PCT apresentam níveis sanguíneos baixos de antioxidantes como a vitamina E, vitamina C e o betacaroteno.[394] O betacaroteno é utilizado no tratamento da protoporfiria eritropoiética (PPE), mas foi observado nenhum benefício no tratamento da PCT.[395] Na PCT experimental em roedores, o ascorbato previne o desenvolvimento de uroporfiria,[394,396] mas evitamos o suplemento de vitamina C porque este aumenta a absorção intestinal de ferro e o ácido ascórbico reduzido libera o ferro catalítico dos estoques.[397] Antes de se pensar em um tratamento com antioxidantes, deve-se primeiramente remover o ferro, agente gerador de radicais livres. O doente deve ser aconselhado a consumir frutas e verduras para aumentar a oferta de antioxidantes.

Não indução da 5-aminolevulínico sintetase

O excesso de ALA acelera o ritmo de inativação da UROD na uroporfiria experimental;[28] o seu excesso pode ser um fator patogênico adicional na PCT. Este mecanismo ainda não está bem aceito na PCT, pois o efeito acelerador da ALA é menos visível na PCT do que nas porfirias agudas, que sofrem a indução da ALAS. Entretanto, a hipótese de que a PCT pertence às porfirias que sofrem indução, ganha apoio com a observação de que a cimetidina, antagonista do receptor H2 e inibidora da ALAS, tem um efeito benéfico na PCT.[398]

Tratamento da hepatite C

A administração de interferon-alfa (IFN-α) a doentes com PCT associada à HCV pode produzir uma melhora das lesões cutâneas e dos marcadores bioquímicos da porfiria.[399,400] A diminuição das porfirinas pode ocorrer sem mudanças na carga viral da hepatite C.[401] O mecanismo de ação do IFN-α no metabolismo das porfirinas não foi esclarecido, talvez porque há uma diminuição da siderose hepática[399] ou porque o efeito imunomodulador do IFN-α diminui a resposta inflamatória ao HCV e esta inflamação seria a responsável pela inibição da UROD na PCT.[401] A siderose hepática reduz a efetividade do tratamento com interferon[402] e agrava a lesão hepática na hepatite C, portanto a flebotomia é preferível nestes doentes.[303] A PCT já foi desencadeada pelo tratamento de hepatite C com IFN/ribavirina; provavelmente em razão da tendência da ribavirina induzir anemia hemolítica, consequentemente aumentando as reservas de ferro hepático em indivíduos suscetíveis.[403] No passado, o tratamento do HCV com interferon nem sempre era bem-sucedido; apresentava taxa de resposta virológica sustentada que variava de 16% a 82%, causava efeitos colaterais significativos.

Recentemente passou-se a utilizar os agentes antivirais de ação direta (DAAs) no tratamento da hepatite C. Os DAAs são mais seguros, não pioram as lesões cutâneas, exigem cursos mais curtos (8 a 12 semanas), e são mais eficazes do que o interferon, pois a taxa de resposta virológica sustentada com os DAAs é próximo de 95%.[404] Tong e colaboradores relatam 3 homens com HCV, que tiveram resolução da PCT, após um período de 1 a 5 meses depois de completar o tratamento com dois DAAs combinados, o ledipasvir (90 mg) e sofosbuvir (400 mg).[405] Em estudos limitados, a PCT de pacientes com HCV e sem sobrecarga de ferro foi tratada de forma eficaz somente com as DAAs sem a associação de hidroxicloroquina ou flebotomia.[404]

Tratamento PCT verdadeira em doentes com insuficiência renal crônica (IRC) em hemodiálise

As opções de tratamento para os pacientes com a PCT "verdadeira" e insuficiência renal crônica (IRC) são limitadas. As porfirinas apresentam uma alta afinidade pelas proteínas plasmáticas e, portanto, não são dialisáveis. A cloroquina não pode ser utilizada porque os complexos que ela forma com a porfirina não são filtrados na hemodiálise e a presença da anemia secundária à IRC exclui a flebotomia. Na PCT "verdadeira" é possível melhorar a condição da pele abordando o principal fator patogênico, isto é, a sobrecarga de ferro hepático. Com a condição de que a hemossiderose está presente, como é sugerido pelo aumento da concentração de ferritina sérica (na ausência de alteração hepática), o excesso de ferro pode ser removido do fígado e ligar-se à hemoglobina pela administração de eritropoietina recombinante humana no doente anêmico.[406-408] A dose de eritropoietina intravenosa pode variar de 50 UI[408] a 150 UI[409] por kg de peso corporal 3 vezes por semana depois da diálise. Hamzi e colaboradores relatam um caso tratado com dose alta de eritropoietina via oral (100 a 200 µg de Mircera® por mês) associada a microflebotomias (300 mL/mês).[410] Ocasionalmente o doente não responde ao tratamento com eritropoietina como, por exemplo, nos casos de hiperparatireoidismo,[411] pielonefrite crônica[412] e com condição inflamatória aguda ou crônica associada.[413] Estes casos podem ser tratados com flebotomias de pequeno volume,[411] mas preferencialmente sempre combinadas com a eritropoietina.[411,412,414] Outra opção terapêutica seriam os quelantes de ferro orais disponíveis como o deferasirox (Exjade®, Novartis) e a deferiprona (Ferriprox®, Apotex). A dose usual de deferasirox é de 10 mg/kg de peso corporal/dia; entretanto este tratamento é muito caro e tem efeitos colaterais como, por exemplo, erupção cutânea, nefrotoxicidade e hepatotoxicidade. Outro quelante de ferro é a desferroxamina (Desferal®, Novartis), que pode ser administrada por via subcutânea com infusão por bomba ou via intravenosa. Este tratamento é efetivo, mas seu custo é alto e apresenta efeitos colaterais como, por exemplo, toxicidade auditiva (oitavo par craniano) e catarata.[415] Há relatos de doentes com insuficiência renal crônica em hemodiálise com PCT verdadeira, cuja sobrecarga de ferro foi tratada com desferroxamina (40 mg/kg intravenoso uma vez por semana por 6 semanas) com melhora dramática dos sintomas.[416,417] Os doentes que não respondem a estes tratamentos podem melhorar da PCT com o transplante renal.[418]

Monitoramento do tratamento

Deve-se ressaltar ao doente a importância de afastar o fator desencadeante de modo definitivo (especialmente álcool ou estrógeno) e evitar reposição desnecessária de ferro para manter-se em remissão clínica e bioquímica, pois a reexposição ao fator desencadeante causa recidiva. Os doentes devem ser acompanhados por um longo período para supervisionar a doença hepática coexistente e prevenir as recidivas com a dosagem das porfirinas (urinárias ou plasmáticas) e observando os níveis de ferro. A excreção das porfirinas urinárias reflete claramente o conteúdo de porfirina hepática. O monitoramento do tratamento pela análise das porfirinas urinárias é altamente confiável; a porfirinúria antecede a manifestação dermatológica, permitindo a introdução precoce de medidas preventivas e terapêuticas. Recomenda-se a análise das porfirinas urinárias a cada 3 meses enquanto estiver em tratamento e anualmente após a normalização das porfirinas na intenção de reconhecer o aumento das porfirinas antes da recidiva clínica. Entretanto, o monitoramento das porfirinas urinárias pode ser mais frequente nos pacientes com a forma geneticamente predisposta (tipo II)[419] ou nos pacientes com suspeita de hemocromatose. Monitorar os níveis de ferro (independentemente da suspeita de hemocromatose) dos doentes em remissão bioquímica é importante, pois podem apresentar fatores desconhecidos, que levam ao aumento dos níveis de ferro e, subsequentemente, recidiva da PCT.[289] Recidivas de até 35% já foram registradas em um período de seguimento de 11 anos,[420] mas esta frequência reduz substancialmente quando controlamos os níveis de ferro com flebotomias periódicas e afastamos a exposição aos fatores precipitantes.

■ PSEUDOPORFIRIA

A pseudoporfiria é um termo utilizado para descrever doentes que apresentam as mesmas manifestações cutâneas (bolhas e fragilidade cutânea) e histopatologia da PCT, mas sem a alteração no perfil das porfirinas.[362,363] Milia, hipertricose e hipercromia não são observados.[421] Pode ser induzida por PUVA, bronzeamento artificial e drogas como como diuréticos (furosemida e torasemida), anti-inflamatórios não hormonais (como naproxeno, benoxaprofeno, que está em desuso, ácido tiaprofênico e diclofenaco), finasterida, ciprofloxacina, ácido nalidíxico, tetraciclina, piridoxina, sulfonamidas (dapsona), sulfonilureias, amiodarona, eritropoietina, voriconazol, isotretinoína, etretinato, malato de sunitinibe, e recentemente, suplementos "detox" com clorofila e olanzapina.[362,421-423] O dano à pele pela droga, provavelmente, se deve ao seu acúmulo na membrana basal ou seu efeito citotóxico nas membranas.[421] Ademais, contribuindo para a fragilidade da JDE temos a produção de espécies reativas de oxigênio inibindo a síntese de colágeno pelo fibroblasto e a degranulação de mastócitos liberando enzimas como a triptase.[421]

A pseudoporfiria também ocorre no indivíduo com insuficiência renal crônica (IRC)[424] e em hemodiálise, e nesta última condição pode ser denominada dermatose bolhosa da hemodiálise.[425-427] A dermatose bolhosa da hemodiálise[425] ocorre em 4% a 7% dos casos de hemodiálise e geralmente se desenvolve após o tratamento prolongado (5 a 7 anos).[426,427]

Importante salientar que o doente renal crônico pode apresentar um aumento das porfirinas plasmáticas (2 a 4 vezes) sem lesões cutâneas de porfiria, em função da ligação das porfirinas a proteínas plasmáticas não dialisáveis,[428] ou apresentar a própria PCT com aumento das porfirinas (5 a 100 vezes) em razão da diminuição da atividade da UROD.[429] Para confirmar o diagnóstico de PCT no indivíduo com IRC utiliza-se a dosagem de porfirinas no plasma e nas fezes (ISOCOPRO). A elevação das porfirinas plasmáticas é secundária à: (1) diminuição do *clearance* renal; (2) diminuição do clearance pelos filtros de diálise (peso molecular de exclusão de 10 kDa);[428] (3) inibição da UROD em função da azotemia;[430] e (4) sobrecarga de ferro em decorrência do tratamento da anemia com transfusões sanguíneas e o suplemento de ferro, conduzindo à inibição da UROD, especialmente em indivíduos geneticamente predispostos.[412]

Tratamento da pseudoporfiria causada por drogas é a suspensão do medicamento causador, corticosteroide tópico e fotoproteção; a melhora pode levar semanas a meses. Já na pseudoporfiria associada à IRC há relatos de resolução completa com N-acetilcisteína (600 a 1.200 mg/dia por 8 semanas) precursora da glutationa, pois estes doentes apresentam deficiência de glutationa no sangue e eritrócitos aumentando o estresse oxidativo e sua suscetibilidade aos efeitos da RUV.[424]

■ PORFIRIA HEPATOERITROPOIÉTICA (PHE)

A porfiria hepatoeritropoiética (PHE) é uma forma rara de porfiria, causada pela deficiência acentuada da uroporfirinogênio descarboxilase (UROD).[28] Clinicamente assemelha-se à porfiria eritropoiética congênita (PEC), mas apresenta achados bioquímicos semelhantes aos encontrados na PCT. O primeiro caso de PHE conhecido foi de um desenho iconográfico do século XVI de uma mulher com 20 anos de idade apresentando hipertricose facial sem aumento de pêlos no corpo.[431] A PHE foi descrita pela primeira vez por Piñol Aguadé e colaboradores em 1969 e desde então cerca de 40 casos foram descritos.[432,433] A deficiência da atividade da UROD na PHE foi descrita pela primeira vez por Elder e colaboradores em 1981.[434] Na maioria dos casos observa-se que a atividade catalítica da UROD é muito baixa (em torno de 10% do nível normal).

Biologia molecular

A PHE é herdada de forma autossômica recessiva, que resulta da mutação homozigótica no gene da UROD (como se fosse a forma homozigótica da PCT tipo II) ou da herança de um alelo mutante de cada um dos pais (heterozigoto composto).[3] Várias mutações foram identificadas no gene da UROD dos pacientes com PHE, indicando a heterogeneidade molecular desta doença.[31,259,435-438] Cinco de 10 mutações identificadas na PHE também foram encontradas na PCT familiar (tipo II), o que reafirma a ideia de que a PHE é a forma homozigótica da PCT.[439] As mutações da UROD encontradas na PCT aparentemente são mais críticas à atividade enzimática da UROD do que as mutações encontradas na PHE.[7] Há casos, homozigóticos para a mutação F46L, que apresentam sintomas mais discretos e iniciam-se na adolescência, cujas porfirinas apresentam o predomínio da 5-carboxil porfirina.[439]

Manifestações clínicas

A PHE inicia-se na infância e apresenta com frequência a urina escura e avermelhada. Clinicamente se assemelha mais à PEC do que à PCT; caracteriza-se por fotossensibilidade intensa, prurido e lesões bolhosas, que evoluem para cicatrizes mutilantes nas áreas fotoexpostas. Eritema com bolhas induzidos pelo sol ocorre antes dos 2 anos de idade em 75% dos casos relatados.[433] A fotossensibilidade tende a diminuir com a idade, mas é seguida de hiperpigmentação e alterações esclerodermiformes proeminentes semelhantes às encontradas na PEC. Apresentam espessamento da pele, afunilamento das pontas dos dedos (esclerodactilia) e encurtamento das falanges distais. Apresentam hipertricose facial, que pode ser exuberante (Figura 93.16),[440] eritrodontia, foto-onicólise e alterações oculares como ectrópio (em função da esclerose cutânea) e escleromalácia perfurante. Alguns doentes podem apresentar anemia hemolítica (> 50% dos casos) e hepatesplenomegalia.[1,209] Artrite, atraso no desenvolvimento neuromotor, epilepsia e trombocitopenia neonatal já foram descritos.[433] Devemos suspeitar do diagnóstico de PHE quando a fotossensibilidade é intensa. Semelhante ao que ocorre com a PCT, Hift e colaboradores relatam o caso de uma criança de 2 anos de idade com PHE, cujas lesões cutâneas foram precipitadas pela hepatite A.[441] A associação com a mutação da hemocromatose contribui para aumento da gravidade da apresentação clínica, ressaltando o papel dos modificadores ambientais e genéticos na doença.[433]

Achados laboratoriais

Os achados bioquímicos são semelhantes aos encontrados na PCT. Apresentam aumento das porfirinas urinárias, predominantemente de URO (isômero tipo I) e em menor quantidade a hepta-carboxil porfirina (predominantemente, do isômero tipo III) e relação URO/COPRO maior que 5:1. A ISOCOPRO apresenta uma concentração maior ou igual à COPRO e pode ser encontrada na urina e nas fezes. A concentração de Zn-PROTO nos eritrócitos também está aumentada. Provavelmente o excesso de ZnPROTO nos eritrócitos é formado a partir do acúmulo dos intermediários da via de biossíntese do heme, que são posteriormente metabolizados em protoporfirina e, em seguida, ligada ao zinco.[181] O aumento de ISOCOPRO (urina e fezes) e de Zn-PROTO (eritrócitos) são critérios diagnósticos.[209] Estes achados laboratoriais sugerem que a síntese de porfirinas está alterada no fígado e na medula óssea.[1] Alguns doentes podem apresentar alterações das enzimas hepáticas, mas os níveis de ferro sérico e a capacidade de ligação do ferro são normais.

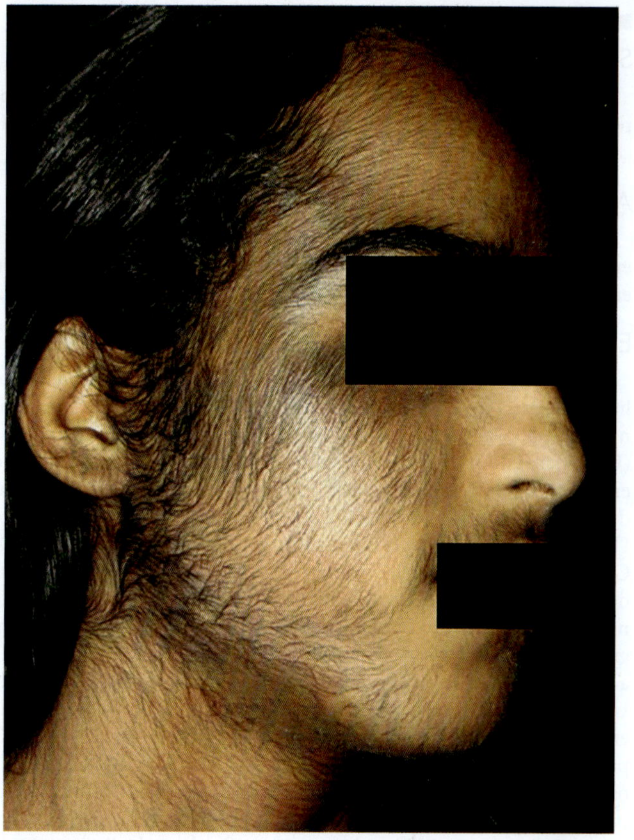

Figura 93.16 Porfiria hepatoeritropoiética (PHE). Hipertricose exuberante na face de paciente feminina.
Fonte: Cortesia Departamento de Dermatologia da FMUSP.

Histopatologia

Bolhas subepidérmicas semelhantes às encontradas na PCT.

Diagnóstico diferencial

O diagnóstico diferencial deverá ser com as porfirias que se manifestam na infância, como a PEC e a PPE. Na PEC observamos a eritrodontia e cicatrizes mutilantes, mas laboratorialmente a dosagem de porfirinas nos eritrócitos ajudam no diferencial: a PEC apresenta aumento da URO e a PHE aumento da Zn-PROTO. A análise das porfirinas urinárias distingue a PHE da PPE, pois nesta última as porfirinas urinárias são normais.[1] A PHE e a PCT tipo II familiar têm padrão similar das porfirinas urinárias, mas o aumento da Zn-PROTO nos eritrócitos da PHE e o fato da PCT tipo II acometer o indivíduo adulto ajudam na diferenciação das duas porfirias. Casos de PHE com início dos sintomas na vida adulta já foram relatados,[181] portanto o ideal é sequenciar o gene UROD para identificar as mutações, pois na PHE o doente é homozigoto ou heterozigoto composto para a mutação da UROD.

Tratamento

O tratamento é idêntico ao da PEC, ou seja, o doente é orientado a usar filtro solar e evitar o sol. Diferentemente da PCT, as concentrações de ferro são normais e a flebotomia não é efetiva nesta doença; entretanto não há estudos considerando flebotomia nos pacientes com mutações da hemocromatose associada. Na nossa experiência pessoal, utilizamos a hidroxicloroquina (400 mg/2 vezes por semana) com melhora da hiperpigmentação, diminuição do número e do tamanho das bolhas e discreta melhora da fotossensibilidade; o doente não atinge remissão bioquímica como na PCT tipo II, mas observa-se redução dos níveis das porfirinas urinárias.[442] O mecanismo de ação da hidroxicloroquina é discutida no tratamento da PCT. Os doentes devem ser orientados a evitar fatores precipitantes conhecidos como: álcool, estrógenos, tabagismo e drogas indutoras do citocromo P450.

PORFIRIA ERITROPOIÉTICA CONGÊNITA (PEC)

Sinônimos

Doença de Gunther, hematoporfiria congênita, uroporfiria eritropoiética, deficiência da UROS, deficiência da uroporfirinogênio III cosintetase, porfiria congênita e porfiria eritropoiética.

Aspectos históricos

A primeira descrição de PEC na literatura foi realizada por Schultz em 1874, que a descreveu como uma forma especial de lepra.[8] Gunther, em 1911, descreveu a PEC e a denominou hematoporfiria congênita.[9]

Etiologia

A PEC está associada a fotossensibilidade intensa e anemia hemolítica, herdada de forma autossômica recessiva, que resulta da diminuição de 80% a 90% da atividade da uroporfirinogênio III cosintetase (UROS). A UROS é responsável pela conversão do hidroximetilbilano em uroporfirinogênio III (UROGEN III),[443] mas a maior parte do hidroximetilbilano (85%) se torna cíclico espontaneamente e forma o UROGEN I, que é biologicamente inativo. A UROD converte a UROGEN I em COPROGEN I, que não tem êxito no seguimento da cadeia de biossíntese do heme. A diminuição da atividade da UROS resulta no acúmulo da UROGEN I e COPROGEN I, que são excretados em grande quantidade na urina e nas fezes (URO I e COPRO I).[444] Esta é a única porfiria que produz o isômero tipo I em excesso.[3] O gene da UROS apresenta promotores alternativos que geram a transcrição de enzimas de manutenção (*housekeeping*) e eritroide-específicas.[445] O principal local de expressão do defeito enzimático da UROS é a medula óssea, sendo que 30% a 70% dos eritroblastos apresentam fluorescência, principalmente no núcleo das células.[466] Os portadores assintomáticos heterozigóticos para PEC podem ser identificados pela diminuição da atividade da UROS (59 ± 11% do normal) e pelo aumento da proporção de COPRO I na urina (40% a 61%; o normal é 17% a 31%).[467]

Genética

O gene da UROS foi clonado e a sequência dos nucleotídeos já foi determinada. Na PEC as mutações são heterogêneas. O indivíduo pode ser homozigótico ou heterozigótico composto para a mutação no gene da UROS (PEC AR). Cerca de 40 mutações diferentes já foram descritas no gene da UROS.[26] As características clínicas são muito variáveis e dependem do tipo de mutação. As correlações genótipo/fenótipo identificaram os pacientes com manifestações mais graves e mais leves.[4] A mutação *missense* c.217T>C (p. Cys73Arg) é a predominante, afetando cerca de um terço dos pacientes com PEC. O homozigótico para esta mutação tem menos de 1% de atividade enzimática da UROS e apresenta um fenótipo mais grave.[26,448] Outras mutações que produzem variantes com fenótipos mais leves são: c.244G> T (p. Val82Phe) com 35%, c.311C> T (p. Ala104Val) com 7,7% e c.197C> T (p. Ala66Val) com 14,5% da atividade enzimática da UROS.[449] Há relato de uma variante ligada ao X da PEC (PEC XL) causada por uma mutação GATA1 no hemizigoto e, portanto, afetando homens heterozigotos.[23] Não foram encontradas nenhuma relação entre a atividade enzimática da UROS e a magnitude da excreção de porfirinas e a intensidade dos sintomas clínicos.[447] To-Figueras e colaboradores relatam um doente com PEC grave que apresentava 2 mutações: no gene UROS e outro no gene ALAS2 (heterozigoto). A ALAS2 controla a velocidade de síntese do heme eritrocitário e sua mutação está associada ao de ganho de função, aumentando dessa forma a gravidade da doença em comparação aos seus irmãos afetados e sem a mutação ALAS2.[450]

Epidemiologia

Distribuição mundial. Não demonstra predileção por raça ou sexo. A sua prevalência foi estimada em < 1 por 1 milhão de habitantes. Na literatura, há aproximadamente 350 relatos de casos, mas muitos deles são duplicados, limitando o número real de doentes com PEC para aproximadamente 280.[444] A maioria se manifesta na infância com fotossensibilidade desde os primeiros dias de vida, mas há casos que se iniciam na vida adulta.[444,451] Dos pacientes com PEC iniciando na idade adulta, alguns apresentam a PEC autossômica recessiva de manifestação mais tardia e mais leve, mas outros indivíduos > 50 anos de idade exibem malignidade mieloide preexistente associada; esta última foi denominada uroporfiria eritropoiética secundária à malignidade mieloide. Nestes a atividade da UROS do eritrócito é normal e nenhuma mutação foi identificada nos genes UROS ou GATA1 das células germinativas; apenas um pequeno clone das células da linhagem somática apresenta as mutações da UROS, conduzindo ao acúmulo de uroporfirinogênio e ao fenótipo de início tardio.[452] A PEC pode ocorrer também em animais como gado, suínos e gatos, o que pode ser de grande auxílio para pesquisa.[453]

Manifestações clínicas

A idade em que os sintomas se iniciam é muito variável, desde a hidropisia fetal não imune decorrente de hemólise intensa intraútero ao aparecimento tardio de apenas lesões cutâneas na vida adulta, entretanto a maioria se inicia na infância.[4] Há um caso descrito de bolhas desencadeadas pelo banho de luz para tratamento de icterícia neonatal.[454] A primeira manifestação que sugere o diagnóstico de PEC é a pigmentação rósea ou castanha escura da urina na fralda e a fotossensibilidade, que geralmente se manifesta nos primeiros meses de vida e deve-se ao aumento da URO I e COPRO I nos eritrócitos, no plasma e na pele levando à fotólise das células. Geralmente o doente não se queixa de sintomas como prurido, ardência ou edema após a exposição solar, como ocorre na PPE.

A PEC causa as lesões cutâneas mais mutilantes de todas as porfirias (Figura 93.17). Apresenta lesões bolhosas e vesículas nas áreas fotoexpostas, principalmente nas mãos e face, que podem conter líquido fluorescente róseo. Estas lesões e a fragilidade cutânea produzem erosões crostosas, que cicatrizam deixando hiper– e hipopigmentações, além de cicatrizes. Pode ocorrer infecção secundária e demora na cicatrização. Com a evolução há o espessamento da pele fotoexposta, acompanhada do aumento das rugas de expressão da face. Pode ocorrer a perda do tecido acral levando à mutilação do nariz, orelhas e da ponta dos dedos (Figura 93.18). A alopecia cicatricial do couro cabeludo é frequente. Hipertricose com pelo escuro tipo lanugem pode ocorrer principalmente nas áreas fotoexpostas como a face, pescoço e extremidades. As alterações oculares são fotofobia, queratoconjuntivite, ectrópio, simbléfaro e até a perda da visão. A eritrodontia (dentes com fluorescência avermelhada na lâmpada de Wood e cor vermelho-acastanhada na luz natural) ocorre em decorrência do depósito de porfirinas nos dentes decíduos e permanentes e é considerado patognomônico de PEC (Figura 93.19).

Os doentes podem apresentar sinais e sintomas de anemia hemolítica como esplenomegalia e litíase biliar. Os cálculos biliares são ricos em porfirina e a medula óssea apresenta eritroblastos fluorescentes. A anemia hemolítica está associada à meia vida diminuída dos eritrócitos (36 dias *versus* 120 dias), mas não sabemos se a anemia hemolítica se deve à foto-hemólise (em função da porfirina nos eritrócitos) ou a um defeito intracorpuscular.[455] A restrição solar levando à diminuição da vitamina D e a hiperplasia eritroide da medula óssea podem resultar na diminuição da densidade óssea, lesões osteolíticas, fraturas patológicas, colapso de vértebras e baixa estatura.[3,209]

Achados laboratoriais

O defeito primário é a diminuição da atividade da UROS na medula óssea, resultando no acúmulo e excreção de porfirinas do isômero tipo I. A urina apresenta sempre a URO I e a COPRO I aumentadas (20 a 60 vezes).[209] A hepta-, hexa- e penta-carboxil porfirinas também estão aumentadas, mas em menor quantidade.[456] A excreção urinária da ALA e do PBG é normal. Os eritroblastos da medula óssea exibem fluorescência estável com aumento principalmente da URO I e em menor quantidade da COPRO I. A PROTO também pode estar aumentada nos eritrócitos em decorrência do aumento da eritropoiese. A COPRO I é excretada em grande quantidade nas fezes. A demonstração do aumento de porfirinas na urina, fezes e eritrócitos, predominando o isômero tipo I, estabelece o diagnóstico da PEC. Entretanto, o ideal é confirmar o diagnóstico pela identificação das mutaçoes patogênicas nos dois alelos da UROS (PEC AR) ou, mais raramente, identificação da mutação no gene GATA1 ligado ao X (PEC XL).

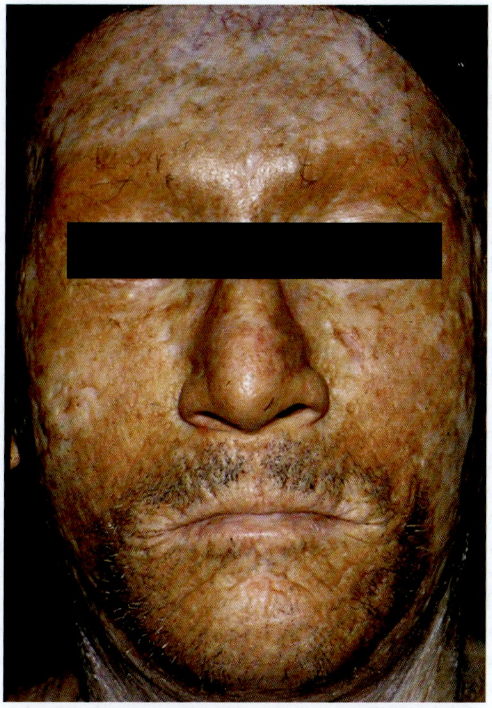

■ **Figura 93.17** Porfiria eritropoiética congênita – espessamento da pele, aumento das rugas de expressão da face e ectrópio.
Fonte: Cortesia Departamento de Dermatologia do HC-FMUSP.

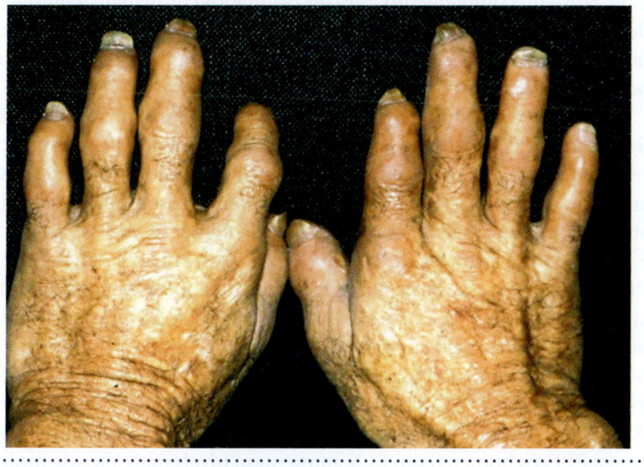

■ **Figura 93.18** Porfiria eritropoiética congênita – perda de tecido acral levando a encurtamento das falanges distais.
Fonte: Cortesia Departamento de Dermatologia do HC-FMUSP.

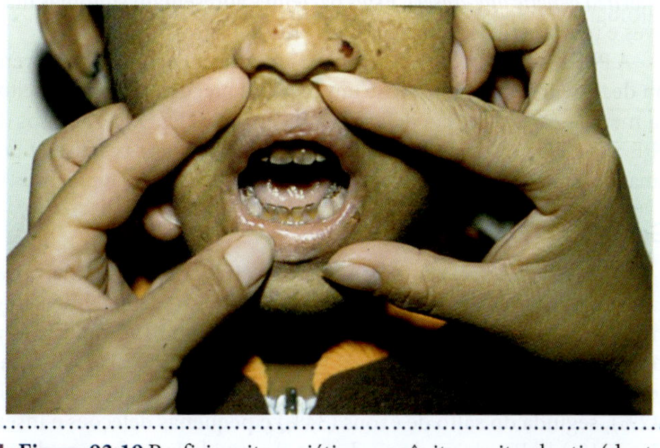

■ **Figura 93.19** Porfiria eritropoiética congênita – eritrodontia (dentes com cor vermelho-acastanhada na luz natural).
Fonte: Cortesia Departamento de Dermatologia do HC-FMUSP.

A hemólise, que pode ser moderada a intensa, caracteriza-se por anemia, anisocitose, poiquilocitose, policromasia, pontilhado basofílico, reticulocitose, aumento das células vermelhas nucleadas, ausência de haptoglobulina, aumento da bilirrubina não conjugada, aumento do urobilinogênio fecal e aumento do *turnover* do ferro plasmático. A esplenomegalia secundária pode contribuir para a anemia e também levar à leucopenia e trombocitopenia.[3]

Histopatologia

A bolha é subepidérmica e apresenta inflamação discreta. Espessamento do colágeno ocorre em áreas cicatriciais. Depósitos perivasculares da porfirina podem ser observados na pele e no fígado com o microscópio de fluorescência.

Diagnóstico diferencial

O diagnóstico geralmente é realizado pela instalação precoce de fotossensibilidade severa associada à urina avermelhada e eritrodontia. Devemos distinguir a PEC de outras fotodermatoses congênitas como xeroderma pigmentoso, epidermólise bolhosa, hidroa vacciniforme e penfigoide bolhoso, mas as porfirinas nestas condições são normais. Doentes com porfirias hepáticas como PCT e PV podem ser diferenciados pelo conteúdo normal de PROTO nos eritrócitos. A PHE pode ser clinicamente semelhante a PEC. A PHE caracteriza-se pelo predomínio da PROTO nos eritrócitos e da ISOCOPRO nas fezes e na PEC o predomínio de URO e COPRO do isômero I ajudam no diferencial. A dosagem da atividade enzimática da UROS (diminuído na PEC) e da UROD (diminuído na PHE) também ajuda a diferenciar as duas porfirias. Há relatos da associação da PEC com a CPH[457] e com a deficiência de UROD.[458]

Tratamento

O tratamento é preventivo e sintomático. Evitar a luz solar é mandatório, pois a fotossensibilidade é causada pela luz visível (banda de Soret 100 a 410 nm) e pela UVA de comprimento de onda longa. O doente deverá proteger a pele da luz, pois a UVA de ondas longas passa pelo vidro e também pode ser emitido por lâmpadas fluorescentes. Deve-se orientar: o uso de roupa fotoprotetora e óculos; a colocar películas protetoras nas janelas da casa e no vidro do carro; preferir lâmpadas incandescentes vermelhas; além do uso do filtro solar inorgânico (mineral/físico), que contenha óxido de zinco ou dióxido de titânio pois estes protegem mais contra radiação de comprimento de onda maior > 400 nm. Deve se suplementar a vitamina D e tratar as infecções cutâneas; além de monitorizar a anemia, os níveis de ferro e função hepática.[449]

Carvão ativado via oral (60 mg, 3 vezes por dia, por 9 meses) levou à diminuição dos níveis de porfirina e da fotossensibilidade durante o tratamento.[459,460] O carvão interfere com a recirculação enterohepática das porfirinas levando a um aumento da excreção das porfirinas nas fezes. O uso crônico de carvão necessita de suplementação de vitamina B12, vitamina D e ácido fólico. Entretanto, outros autores não confirmam esta resposta terapêutica.[461]

A anemia pode ser tão severa que alguns doentes necessitam de transfusão de hemácias. A supressão da eritropoiese pela transfusão de hemácias causa uma diminuição na produção e na excreção de porfirinas, mas o obstáculo é o aumento do ferro sérico e a transmissão de infecções.[462,463] A esplenectomia controla a anemia reduzindo a necessidade de transfusões e, ocasionalmente, melhora a fotossensibilidade, mas este efeito é de curta duração; a eritropoiese ineficiente e litíase biliar persistem.[463] A esplenectomia está indicada nos casos de pancitopenia por hiperesplenismo.

A real eficácia do betacaroteno (120 a 180 mg/dia) na PEC ainda necessita de comprovação, apesar dos relatos que afirmam aumentar a tolerância à luz.[464] O tratamento com hidroxiureia já foi proposto, pois reduz a síntese de porfirinas na medula óssea.[465] A hematina EV inibe a biossíntese de porfirinas e foi utilizada em um doente com o resultado semelhante àquele alcançado com a transfusão de hemácias, mas a melhora teve curta duração, provavelmente em função da administração de quantidades pequenas de hematina.[466] A deficiência de ferro induzida por tratamento com deferasirox melhorou a fotossensibilidade e hemólise em um doente; a redução de ferro reduz a atividade da ALAS2 e sucessivamente a produção de porfirinas.[467]

As decisões terapêuticas podem ser muito difíceis em função da raridade e heterogeneidade clínica da PEC. Um estudo de 29 doentes com PEC do Reino Unido, França, Alemanha e Suíça relata que, 5 de 6 crianças tratadas com o transplante de medula óssea (TMO) permaneceram sintomaticamente curadas no pós-transplante por 11,5 anos. Os tratamentos como carvão oral, esplenectomia e a transfusão crônica não foram de benefício algum ou foram associados a complicações e impacto negativo na qualidade de vida. A correlação entre genótipo e fenótipo auxilia a prever o prognóstico da doença. As complicações hematológicas determinam o prognóstico e o TMO deve ser considerado naqueles genótipos associados a doença sintomática progressiva, anemia hemolítica e/ou trombocitopenia.[48] O TMO ou de cordão umbilical de irmãos HLA-compatíveis em casos graves é considerado curativo e resulta na redução da fotossensibilidade e dos níveis de porfirina.[469-472]

Em doentes sem doador compatível uma alternativa em potencial é a terapia gênica.[473-475] Observou-se que os níveis enzimáticos podem ser restaurados após tratamento da célula com o inibidor de proteassoma MG132; a proteína C73R-UROIIIS recuperada de dentro da célula mostra atividade enzimática. Esta pode ser uma promessa terapeutica no futuro para os pacientes com PEC.[475] Até o momento a terapia genética foi avaliada apenas em modelo murino de PEC; a transferência foi mediada por lentivírus do cDNA UROS humano em células-tronco eritropoiéticas de ratos Uros (mut 248) e resultou na correção enzimática, metabólica e fenotípica completa da doença em longo prazo.[476] A UROS mutante (variante missense) é instável levando à deficiência enzimática. Demonstrou-se que a inibição do proteossoma utilizando bortezomib, uma droga disponível, melhorou significativamente a proteostase da UROS mutante. Os moduladores da proteólise da UROS, como os inibidores do proteossoma ou chaperonas químicas, podem representar no futuro uma opção terapêutica para reduzir a acúmulo de porfirina e prevenir a fotossensibilidade da pele de doentes com PEC e genótipo missense. Entretanto, este tratamento não é uma escolha segura em decorrência de efeitos colaterais neurológicos.[477,478]

PROTOPORFIRIA ERITROPOIÉTICA (PPE)

Sinônimos

Porfiria eritrohepática, protoporfiria, protoporfiria eritrohepática, protoporfiria eritropoiética congênita, deficiência da ferroquelatase e deficiência da heme sintetase.

Aspectos históricos

A PPE foi inicialmente relatada por Kosenow & Treibs e Langhof e colaboradores,[479,480] mas foi em 1961, que Magnus e colaboradores definiram e nomearam a doença, demonstrando a relação da protoporfirinemia e a fotossensibilidade cutânea na banda de Soret.[481] Esta doença não foi detectada por muitos anos, provavelmente por duas razões: (1) os sinais clínicos objetivos da fotossensibilidade são mais discretos na PPE do que na PEC, e (2) o excesso de porfirinas não é encontrado na urina em função da insolubilidade da PROTO na água.[1]

Etiologia

A PPE resulta da deficiência parcial da ferroquelatase (FECH), responsável pela última reação da cadeia de biossíntese do heme inserindo o ferro ferroso (Fe2+) na PROTO IX para formar o heme (ou FePROTO). A FECH também catalisa a inserção do zinco na PROTO remanescente, ou seja, aquela PROTO que não foi utilizada na síntese do heme, formando a protoporfirina de zinco (ZnPROTO); daí por que na redução da atividade enzimática da FECH observa-se que ~ 85% da PROTO nos eritrócitos é a forma livre de metais.[181] A PROTO livre de metais se acumula nos eritrócitos, plasma e fezes. Estes doentes não apresentam aumento de porfirinas urinárias, exceto no estágio final quando ocorre a falência hepática. Os reticulócitos da medula óssea são a principal fonte da PROTO em excesso.[3] A PROTO acumulada é liberada para o plasma a partir das hemácias circulantes e da medula óssea, levando à sua deposição nas células vasculares, bem como no fígado, que é o principal responsável pela sua excreção.[482]

A atividade fotossensibilizante das porfirinas está relacionada à absorção e emissão de luz característica destes tetrapirróis. A PROTO livre (não quelada a metal) é responsável pela reação de fotossensibilidade na pele. Na PPE a maior parte da PROTO em excesso está na forma livre, que se difunde para o exterior do eritrócito e é detectada no plasma, levando à fotossensibilidade cutânea.[455] Supõe-se que a ausência de anemia hemolítica na PPE se deva à capacidade da PROTO sair do eritrócito e se ligar à albumina no plasma. Deste modo, a PROTO não permaneceria tempo suficiente na membrana do eritrócito para ao se expor à luz e produzir lesão à célula e a albumina sérica teria um efeito inibitório potente sobre a foto-hemólise. Indivíduos com intoxicação por chumbo ou com anemia ferropriva apresentam aumento dos níveis de ZnPROTO nos eritrócitos, mas estes não apresentam fotossensibilidade.[483] A ZnPROTO permanece ligada às cadeias de globina dentro do eritrócito, o que leva à sua incapacidade de se difundir para o plasma e depois para a pele. Portanto, nestes casos a PROTO plasmática não está elevada.[36,484]

Há flutuações nos fatores do sistema do complemento associadas à variação na intensidade luminosa. Observou-se aumento significativo das proteínas C3 e fator-B (FB), principalmente no verão, demonstrando o envolvimento da via alternativa do sistema do complemento na reação fototóxica.[485] Outro estudo relatou aumento de C5 e da properdina (principal proteína que se liga ao complexo FB-C3b, que desencadeia a alça de amplificação da via alternativa), além de uma diminuição do fator inibidor H (FHORAS) levando à perda da alça de inibição da via alternativa do complemento.[486] Esses resultados confirmam a presença de inflamação na reação fototóxica e explicam os calafrios, mal-estar, fadiga, náusea e sensibilidade excessiva à temperatura relatada por pacientes após longa exposição solar.[487]

Whatley e colaboradores. Em 2008 descreveram a protoporfiria ligada ao X (PLX), que apresenta o mesmo fenótipo da PPE, entretanto resulta de mutações no último éxon do gene 5-aminolevulínico sintetase eritroide-específico (ALAS2) localizado no cromossomo X, induzindo aumento da função da enzima e, consequentemente, excesso de ALA e PROTO para a síntese do heme. Como o FECH não é deficiente na PLX, parte do excesso de protopofirina medida nos eritrócitos é quelada ao zinco e apenas 50% a 85% são livres de metais. A PLX caracteriza-se bioquimicamente pelo aumento de porfirinas de zinco-protoporfirina nos eritrócitos em quantidade suficiente para causar fotossensibilidade e doença hepática.[488] Cerca de 10% dos doentes descritos como PPE na América do Norte apresentavam esta forma de porfiria.[482] Comparando com a PPE, os homens com PLX apresentam níveis mais altos de protoporfirinas, além de fotossensibilidade e doença hepática mais grave.[482]

Há uma forma mais rara de PPE genética herdada, que surge na idade adulta (> 18 anos), denominada PPE de início tardio (IGLO – *inherited genetic late-onset*). Estes pacientes apresentam sintomas mais leves e níveis séricos mais baixos de PROTO livre.[489]

A PPE também pode se desenvolver em adultos com policitemia vera, em decorrência da expansão de um clone de precursores de eritrócitos na medula óssea, que são deficientes da enzima FECH.[181] Há casos de PPE adquirida associados a síndromes mielodisplásicas causada por uma mutação somática que afeta um clone de células hematopoiéticas.[490]

Genética

O gene da FECH está no cromossomo 18q21.3.[491] Há uma variedade de mutações descritas: mutações *missense*, defeitos de *splicing*, inserções, deleções e mutações *nonsense*. Mais de 190 mutações já foram descritas.[5,181] As mutações predominantes são a substituição de um único nucleotídeo na região codificadora do gene da FECH (42%), seguida do salto de éxons (34%) e pequenas deleções e inserções (21%).[492] Em decorrência do fato da atividade da ferroquelatase na cultura de fibroblastos da pele apresentar somente 10% a 25% da atividade normal surgiram dúvidas com relação à sua herança dominante. Doentes com PPE apresentam apenas 10% a 25% da atividade normal da FEC HORAS, enquanto os portadores assintomáticos apresentam cerca de 50% da atividade enzimática. Isto indica que não é uma herança autossômica dominante simples e que outros fatores são necessários para a expressão clínica da PPE. Hoje, considera-se a PPE autossômica recessiva.[482] Sugere-se que há uma expressão baixa (hipomórfica) do alelo normal (N_T) associada ao alelo mutante (M). A presença da transição C→T na posição 23 do intron 1 (N_T) reduz a atividade da FEC HORAS; mas o alelo N_T em si não é o suficiente para o indivíduo manifestar a PPE, mesmo quando está presente em homozigose. É necessário, portanto, a presença do alelo mutante (M) associado ao alelo N_T para a expressão clínica da PPE.[493,494] Deste modo, os pacientes com PPE podem ser definidos como M-M ou M-N_T, portadores assintomáticos como M-N_C e controles normais como N_C-N_C, N_C-N_T ou N_T-N_T. Este modelo explica por que: 1. Os controles normais têm uma variação grande na atividade da FEC HORAS; 2. Nos portadores assintomáticos a atividade da FECH é maior do que nos doentes e 3. os pacientes com PPE apresentam a atividade da FECH menor do que 50% do normal. Este modelo explica a maioria dos casos de PPE, exceto os casos autossômicos recessivos.[3]

Epidemiologia

A PPE inicia-se tipicamente na infância com fotossensibilidade cutânea nas áreas expostas. Sua incidência tem aumentado e provavelmente é o terceiro tipo mais frequente de porfiria, depois da PAI e da PCT. A PPE é a forma mais frequente de porfiria eritropoiética e a mais frequente em crianças.[4] A prevalência da PPE oscila entre 1/75.000 e 1/200.000 habitantes.[495] Não apresenta predileção por raça ou sexo.[1,3,209] Um estudo demonstrou o aumento da PROTO eritrocitária, diagnóstica para PPE, em 8% dos indivíduos com queixa de fotossensibilidade.[1] Deve se suspeitar de PPE quando a criança chora ou queixa-se de dor na pele durante ou após a exposição solar. A demora para fazer o diagnóstico é maior do que em qualquer outro tipo de porfiria.

Manifestações clínicas

A PPE caracteriza-se por episódios agudos de fotossensibilidade produzindo queimação dolorosa, ardor e prurido na pele fotoexposta, principalmente no nariz, região malar e dorso das mãos. O doente apresenta sintomas desencadeados pela exposição à luz solar (direta ou através do vidro) e a outras fontes de luz visível. A queixa de queimação ocorre minutos após a exposição solar e, após algumas horas, é seguida de eritema, edema, lesões urticariformes; que geralmente melhora após 12 a 24 horas, mas pode levar até 7 dias.[181,496,497] Raramente surgem petéquias ou púrpuras, que podem persistir por alguns dias.[496] Há doentes que apresentam apenas a sensação de queimação sem sinais cutâneos, levando ao erro diagnóstico de doença psiquiátrica. A fotossensibilidade geralmente surge no começo da primavera, continua no verão e melhora no inverno. O edema e eritema geralmente se resolve sem deixar cicatriz. Na face e dorso nasal as lesões cutâneas resolvem-se lentamente espessando a pele, podendo deixando pequenas cicatrizes atróficas, deprimidas e ceráceas. Pode haver também onicólise e rugas periorais (pseudorágades) (Figura 93.20). A pele dos dedos, principalmente sobre as articulações metacarpofalangianas e interfalangianas, apresenta-se espessada, enrugada e com aspectoceráceo. Este envelhecimento precoce (*old knuckles*) do dorso dos dedos é patognomônico, sobretudo em crianças (Figura 93.21). Queratose palmar já foi descrita.[498] Vesículas e bolhas são raras na PPE, mas podem ocorrer em países tropicais. Há doentes que ficam menos sintomáticos à medida que crescem, mas as alterações das porfirinas persistem durante toda a vida. Não apresentam eritrodontia, hipertricose, milio, alterações esclerodermiformes ou hiperpigmentação.[1]

Muitas pessoas com PPE têm um grau leve de anemia microcítica sugerindo deficiência de ferro, mas sua etiologia ainda precisa de elucidação.[181,497,499] Aparentemente não tem relação com anemia crônica ou perda de ferro.[497] Anemia hemolítica é incomum; a causa da anemia é desconhecida e acomete 11% dos pacientes com PPE.[500]

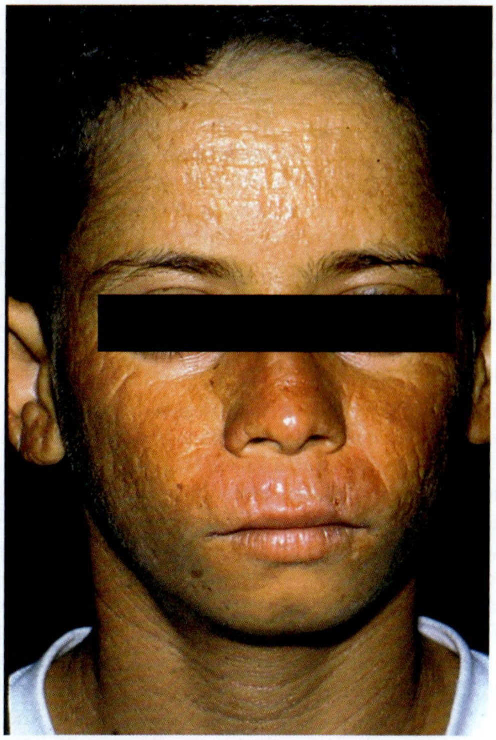

■ **Figura 93.20** Protoporfiria eritropoiética – face com espessamento da pele, rugas periorais (pseudorágades) e cicatrizes atróficas deprimidas e ceráceas.
Fonte: Cortesia Departamento de Dermatologia do HC-FMUSP.

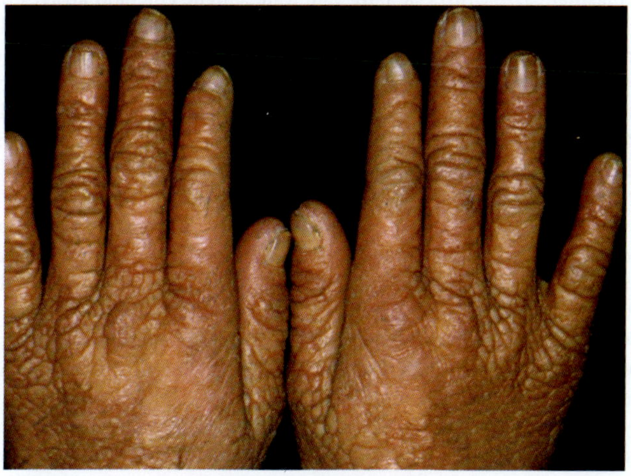

■ **Figura 93.21** Protoporfiria eritropoiética – pele sobre as articulações metacarpofalangianas e interfalangianas, apresenta-se espessada, enrugada e com aspecto ceráceo (*old knuckles*).
Fonte: Cortesia Departamento de Dermatologia do HC-FMUSP.

Biopsias hepáticas revelam fibrose portal e periportal e depósito de pigmento acastanhado, que pode obstruir os ductos e canalículos biliares. O pigmento também está presente nos hepatócitos, nas células de Kupfer e nos macrófagos periportais. O pigmento é birrefringente na microscopia de polarização.[501] Os hepatócitos podem conter inclusões citoplasmáticas e mitocondriais, cuja ultraestrutura é de cristais semelhantes a agulhas, formados a partir da precipitação da PROTO.[502] Cerca de 5% a 20% dos pacientes apresentam doença hepática, sendo a hepatite colestática aguda com insuficiência hepática terminal relatada em cerca de 5% dos pacientes com PPE.[110,533] Todos estes indivíduos apresentavam icterícia, cirrose hepática e morreram em coma hepático ou em decorrência da hipertensão portal. Nesta fase alguns doentes podem apresentar neuropatia axonal e dor abdominal semelhante a porfiria aguda, mas a PBG e a ALA são normais. Desconhece-se quais são os fatores de risco para se desenvolver insuficiência hepática, mas a lesão hepática provavelmente se deve aos depósitos de cristais de PROTO. As complicações hepáticas são mais frequentes na PPE autossômica recessiva em decorrência de 2 mutações no gene FECH e na PLX.[504] Estudos experimentais demonstram que a perfusão de fígado de rato com PROTO induz a uma colestase dose dependente, que pode contribuir para o efeito hepatotóxico da PROTO.[505] As comorbidades como hepatite viral, etilismo, drogas hepatotóxicas e anticoncepcionais orais podem afetar a função hepática ou metabolismo da protoporfirina e contribuir para a doença hepática em alguns casos.[506] A colelitíase é frequente na PPE e os cálculos biliares são formados por PROTO.[507]

Achados laboratoriais

A amostra de sangue deve ser protegida da luz direta (embalada em papel alumínio) e mantida refrigerado, mas não congelada (4°C). Tanto a PROTO livre quanto a ZnPROTO devem ser dosados.[110] O diagnóstico é feito ao detectar níveis elevados de PROTO livre nos eritrócitos (> 3 vezes acima do limite superior), plasma e fezes, mas não na urina em função de sua baixa solubilidade em água.[1,110] Apresenta aumento discreto de COPRO nas fezes e, ocasionalmente, nos eritrócitos. Na expressão incompleta da PPE podemos ter somente aumento da PROTO fecal.[1] Além dos níveis de PROTO, os níveis de ZnPROTO são acentuadamente elevados na Protoporfiria ligada ao X (ALAS2), e a proporção pode ajudar diferenciar entre PPE relacionado a ALAS2 e a FECH.[110] O esfregaço do sangue quando observado no microscópio de fluorescência revela fluorescência vermelha nos eritrócitos em 5% a 30% dos casos; este exame deve ser realizado em ambiente escuro, pois a fluorescência é transitória e sensível à luz.

Poh-Fitzpatrick e colaboradores desenvolveram um ensaio microfluorométrico quantitativo rápido para dosar a PROTO eritrocitária e plasmática.[508] Utiliza-se para este teste sangue coletado através da punctura do dedo e colocado em um papel de filtro. Este é um teste de *screening* útil para casos suspeitos de PPE. A presença de PROTO no plasma e nos eritrócitos é específica para PPE.[209] Gou e colaboradores relatam os cuidados que devem ser tomados ao fazer a dosagem de PROTO nestes doentes para evitar resultados falso negativos, pois nem sempre se observa aumento da PROTO plasmática, mesmo quando a PROTO está aumentada nos eritrócitos.[509]

Os níveis de PROTO nos eritrócitos são maiores entre os pacientes com doença hepática quando comparado àqueles sem doença hepática. Sugere-se que o risco de doença hepática aumenta com a elevação de PROTO nos eritrócitos acima de 1.500 a 2.000 µg/dL (normal, 20 a 80 µg/dL) ou PROTO no plasma acima de 50 µg/dL (normal, < 0,9 µg/dL). os pacientes com insuficiência hepática apresentam COPRO na urina (maior proporção do isômero 1).[510]

Depois do diagnóstico bioquímico deve-se confirmar o diagnóstico com a análise da mutação no gene FECH e ALAS2.

Histopatologia

Imediatamente após a irradiação observa-se lesão endotelial, degranulação de mastócitos e polimorfonucleares na derme.[47] Na pele fotoexposta se observa um espessamento da parede dos vasos da derme papilar em decorrência do acúmulo de material amorfo, homogêneo e discretamente basofílico, que é corado pelo PAS (ácido periódico--Schiff) e diastase resistente. O material perivascular resulta do excesso de síntese de membrana basal, estudos de microscopia eletrônica demonstraram múltiplas camadas parcialmente fragmentadas de membrana basal e material fibrilar fino.[511] Estudos de imunohistoquímica[512] e de imunofluorescência[513] demonstraram aumento do colágeno tipo IV na parede dos vasos. Outros estudos demonstram o colágeno tipo IV, a laminina, o amiloide P e a fibronectina depositados na parede vascular.[514] Estudos histoquímicos demonstraram que os depósitos hialinos contêm triptofano que é derivado do sangue e não é encontrado no colágeno ou no tecido elástico.[515] Os depósitos hialinos seriam, portanto, uma resposta decorrente de episódios repetidos de lesão da parede vascular com vazamento do seu conteúdo.[61] Os achados histológicos são semelhantes aos encontrados na lipoidoproteinose (hialinose cutaneomucosa).[516]

Diagnóstico diferencial

A PPE deve ser diferenciada de outras causas de fotossensibilidade, como hidroa estival, erupção polimorfa à luz (EPL), urticária solar idiopática, dermatite de contato, angioedema e outros tipos de porfiria. As lesões da EPL são pápulas, placas e papulovesículas. Na EPL não há história familiar de fotossensibilidade e não apresenta a queimação e ardor da pele, durante ou após a exposição solar, como é comum ocorrer na PPE. As dosagens de porfirinas e a histopatologia (PAS) auxiliam no diferencial com a EPL. A urticária solar pode ser diferenciada pela dosagem de PROTO normal (eritrócitos e fezes). A dermatite de contato pode acometer a pele não exposta e apresenta a dosagem de porfirinas normal. O angioedema acomete qualquer região do corpo inclusive membranas mucosas e apresenta a dosagem de porfirinas normal. A coproporfiria eritropoiética (CPE), apesar de rara, é clinicamente semelhante e a diferenciação ocorre pelo estudo das porfirinas eritrocitárias. A PPE pode ser confundida com uma psiconeurose ou simulação de doença, pois geralmente as queixas são desproporcionais às lesões visíveis; a dosagem das porfirinas permite o diferencial.[1]

Tratamento

Evitar a luz solar é mandatório para estes doentes e a orientação é semelhante àquela já descrita anteriormente na PEC. Se o doente se expor inadvertidamente ao sol podemos utilizar compressas frias, anti-histamínico e corticosteroide tópico para alívio dos sintomas.[517] Os benefícios do corticosteroide sistêmico não são evidentes. Lembrar de repor vitamina D nestes pacientes, pois apresentam aumento da prevalência de osteopenia e osteoporose.[497]

O betacaroteno auxilia na prevenção ou minimização dos sintomas de fotossensibilidade na PPE.[518] A efetividade desta droga tem sido confirmada por diversos autores.[519,520] Cerca de 84% de 200 doentes apresentaram um efeito benéfico com o betacaroteno e este é considerado o tratamento de primeira escolha.[521] Um único trabalho realizado com grupo controle falhou em demonstrar a efetividade terapêutica do betacaroteno.[522] Entretanto, estes doentes haviam recebido doses mais baixas do que aquelas empregadas atualmente e, posteriormente, responderam a doses mais altas.[521] O betacaroteno é um carotenoide poliênico insaturado encontrado na natureza sob a forma de pigmento em vários vegetais, como cenoura, tomate, laranja etc. Ele é precursor da vitamina A e produz duas moléculas de retinol na clivagem. Classificado como totalmente atóxico até o valor de 5 mg/kg de peso corporal. Sua faixa de absorção da radiação solar situa-se entre 360 e 500 nm, com pico em 450 nm. A melhora da tolerância ao sol ocorre 6 a 8 horas após a ingestão, aumentando assim a dose eritematosa mínima (DEM) tolerada pelo indivíduo.[523] Doentes adultos recebem 120 a 180 mg por dia, mas em alguns casos pode ser necessário chegar a 300 mg por dia. Crianças menores de 12 anos recebem 30 a 90 mg por dia. Para atingir a fotoproteção adequada, os níveis séricos de betacaroteno devem se manter em 600 a 800 µg/dL. A efetividade máxima somente ocorre após 1 a 3 meses, portanto se deve iniciar o tratamento no início da primavera e mantê-lo até durante o outono.[3,518,520] A droga é bem tolerada nesta dosagem, e não há efeitos tóxicos conhecidos. Ocasionalmente ocorre diarreia em alguns doentes. Fezes alaranjadas ou ferruginosas são comuns. Um efeito colateral visível é a coloração amarelada da pele resultante da carotenodermia, principalmente nas palmas e plantas. Seu uso prolongado produz granulação na mácula ocular.[523] A aplicação tópica de betacaroteno não é efetiva, pois o caroteno é fotolábil.[1] O mecanismo de fotoproteção do betacaroteno é desconhecido. Ele não funciona como um protetor solar, todavia ele parece absorver radicais livres, ou seja, suprime os radicais de oxigênio, formados pela interação da luz com a PROTO e a molécula de oxigênio.[524,525] Uma revisão sistemática de cerca de 25 estudos demonstrou que os dados disponíveis não provam a eficácia do β-caroteno, da N-acetilcisteína e nem da vitamina C; o betacaroteno não funciona em todos os doentes, mas pode ainda ser uma tentativa a ser considerada.[526] Em 2012, a Autoridade Europeia para a Segurança dos Alimentos (EFSA) publicou uma metanálise sobre o benefício e toxicidade do β-caroteno como suplemento nutricional, onde demonstraram risco aumentado de câncer de pulmão e de estômago, particularmente em fumantes e trabalhadores de amianto com doses ≥ 20 mg/dia, concluindo que o seu uso seguro em humanos não deveria exceder 25 mg/dia quando usado em suplementos.[527] Evitar a prescrição de β-caroteno para tabagistas ou indivíduos em contato com asbestos é aconselhável em decorrência do risco aumentado de desenvolver câncer.

Um estudo dinamarquês investigou a eficácia do sulfato de zinco 200 mg 3 vezes por dia, com base na hipótese de que o zinco pode reduzir a absorção de ferro no intestino; tratamento reduziu a sensibilidade à luz e a dor na pele em 71% dos doentes.[528]

Recentemente, estudos clínicos demonstram o tratamento com análogo do hormônio alfa estimulante dos melanócitos (α-MSH), o Afamelanotide. Ele se liga ao receptor de melanocortina 1 na derme e aumenta a produção do pigmento de eumelanina fotopolimerizado, que escurece a pele, absorve e dispersa a luz sem causar danos celulares e aumenta a tolerância à luz solar. A droga é administrada por meio de implante subcutâneo e tem duração de 2 meses.[529] O implante subcutâneo com 16 mg é aplicado 1 a 4 vezes por ano. Pacientes relatam aumento da exposição à luz solar sem sintomas, diminuição do efeito fototóxico e melhora na qualidade de vida com apenas efeitos colaterais leves, como náusea, dor de cabeça, sintomas gripais e rubor.[110,530,531]

O uso da UVB *narrow-band* foi utilizado com aumento da tolerância ao sol em 5 de 6 doentes.[521,532] A UVB-NB tem um comprimento de onda de 311 a 313 nm e as porfirinas têm seu pico de absorção entre 400 a 410 nm. O mecanismo de ação é desconhecido, acredita-se que possa ser pelo espessamento da epiderme e camada córnea, indução da melanina e imunossupressão.[517]

A cisteína (500 mg, 2 vezes por dia) foi utilizada em um estudo duplo-cego com 16 doentes, em que se observou o prolongamento do tempo necessário para desenvolver eritema no fototeste e aumento da tolerância ao sol.[533]

Dos 15 pacientes, 11 relataram uma diminuição na fotossensibilidade durante o tratamento com cimetidina. Apenas efeitos colaterais leves foram relatados. A cimetidina pode diminuir a PROTO eritrocitária em pacientes com PPE, pois inibe a ALAS influenciando a biossíntese do heme.[534] Um relato de caso de PPE em uso de ácido ursodesoxicólico (UDCA) e infusão de glicose apresentou melhora da icterícia e crises abdominais com a associação de cimetidina e lactulose. A cimetidina inibe a ALAS hepática e a lactulose limita a reabsorção de protoporfirina. A icterícia, disfunção hepática e os sintomas abdominais melhoraram. Após 1,5 anos de uso contínuo de ácido ursodesoxicólico (UDCA), cimetidina e lactulose foi realizada uma biópsia, que revelou acentuada diminuição da fibrose periportal e dos depósitos de protoporfirina. Esta é a primeira demonstração de melhora histológica de anormalidades hepáticas induzidas pela PPE e pode ser uma opção terapêutica na lesão hepática relacionadas à PPE.[535]

O controle da insuficiência hepática é difícil. A colestiramina (resina de troca aniônica) associada à vitamina E (antioxidante) foi utilizada em um caso com insuficiência hepática, que demonstrou uma melhora bioquímica, ou seja, a diminuição da PROTO eritrocitária e o aumento da excreção de PROTO nas fezes.[503] A administração oral de sais biliares já foi utilizada em associação com a colestiramina, no esforço de diminuir a circulação entero-hepática da PROTO e aumentar a capacidade de excreção da PROTO, mas se observou que foi a colestiramina que aumentou a excreção fecal da PROTO e não os sais biliares.[536]

A infusão de hematina também foi utilizada em casos com insuficiência hepática; ela diminui a produção do heme temporariamente e está associada à diminuição da PROTO nas fezes e no plasma.[537,538] A hematina intravenosa com ou sem plasmaferese tem sido usada para tratar a neuropatia e a crise da PPE no período pós-transplante de fígado.[506]

A transfusão de sangue diminui os níveis de PROTO e a fotossensibilidade, pois suprime a eritropoiese, mas não pode ser recomendada em decorrência de seus efeitos colaterais e o risco de doenças infecciosas.[539,540] A transfusão pode ser útil no caso de insuficiência hepática grave.[540]

Outra tentativa foi o uso de grande quantidade de ferro via oral em doentes com PPE associada à insuficiência hepática.[541] O ferro aumentaria a conversão de PROTO em heme, mas não se observou este efeito em alguns doentes, sugerindo que há dois subtipos distintos de PPE, que respondem de forma diversa à sobrecarga de ferro.[542] Entretanto, Barman-Aksözen e colaboradores ao observarem que a deficiência primária na FECH leva a um aumento secundário na expressão da ALAS2, contribuindo assim para o acúmulo de PROTO, levantaram a hipótese de que os pacientes com PPE podem se beneficiar de uma deficiência de ferro leve, uma vez que esta limitaria a expressão da ALAS2 e consequentemente a produção de PROTO.[543] Há um grande debate se devemos suplementar ferro nestes pacientes, pois o aporte de ferro pode melhorar ou piorar os sintomas, este último provavelmente em decorrência do aumento da atividade da ALAS2. Os níveis de hepcidina sérica e urinária são mais baixos em pacientes com PPE e PLX quando comparado com voluntários normais e não se observou relação com a ferritina. Demonstrou-se que a absorção intestinal do sulfato ferroso não estava alterada nestes pacientes, mas apresentavam uma inibição da liberação do ferro dos enterócitos pela hepcidina sugerindo que há vários fatores implicados no fenótipo de deficiência do ferro. A deficiência funcional e/ou absoluta do ferro e a resposta à suplementação de ferro pode ser influenciada pelo peso relativo e genética do paciente. A reposição indiscriminada do ferro a todos pacientes deve ser evitada, a não ser que o paciente apresente anemia ferropriva evidente, mas sempre com supervisão para evitar possíveis efeitos colaterais (acompanhar de perto o hemograma, enzimas hepáticas e perfil de ferro).[497,544] A suplementação de ferro requere mais estudos.

Transplante hepático na PPE deve ser considerado um tratamento sintomático apenas para casos graves. Antes do transplante, é necessário diminuir os níveis de porfirina para evitar queimaduras durante a cirurgia, a neuropatia pós-transplante ou a recorrência da doença hepática no aloenxerto. As medidas efetivas incluem: 1) Supressão das porfirinas com hemina; 2) Plasmaferese ou aférese de eritrócitos; 3) Aumento da excreção de porfirinas pelo sistema biliar com ácido ursodesoxicólico (AUDC) e colestiramina. Aproximadamente a metade dos transplantes hepáticos requerem estas medidas preventivas antes do transplante.[510] Com o transplante hepático há um grande risco de recorrência, pois a agressão hepática provém dos níveis elevados de PROTO e que provém da medula óssea.[545] Portanto, se deve considerar o transplante da medula óssea associada ao transplante do fígado.[117] O transplante da medula isolado pode ser realizado com bons resultados em doentes sem insuficiência hepática.[546]

Como os doentes podem apresentar insuficiência hepática devemos evitar drogas hepatotóxicas, anticoncepcionais orais, ingestão de álcool ou restrição calórica.[117] No seguimento destes doentes devemos acompanhar, cada 6 a 12 meses, os níveis de PROTO no sangue, a excreção de porfirinas, função hepática, hemograma, níveis de ferro, vitamina D e ultrassom hepático.[497] Cuidados são necessários se observarmos aumento dos níveis de PROTO eritrocitária (> 30μmol/L), diminuição da PROTO fecal e aparecimento da COPRO na urina (isômero I>III). O surgimento de fadiga, dor abdominal, esteatorreia, anemia ou icterícia pode sugerir a evolução para insuficiência hepática.[117]

A iluminação dos focos cirúrgicos pode produzir uma reação de fotossensibilidade interna grave.[547] Utilizam-se filtros acrílicos amarelos, que absorvem a luz abaixo de 530 nm, para atenuar a luz dos focos no intraoperatório.[548] Outros autores sugerem cobrir não apenas a luz do foco cirúrgico, mas também todas as luzes do teto da sala de cirúrgica com o filme de poliimida amarelo, pois este filtro bloqueia completamente o comprimento de onda nocivo da luz (400 a 470 nm).[549] A deficiência de ferro e da vitamina D é frequente e sua suplementação deve ser considerada.[550]

A terapia gênica é uma alternativa para o futuro.[547,551,552]

COPROPORFIRIA ERITROPOIÉTICA (CPE)

Há relato de apenas três casos. Heilmeyer e Clotten descreveram a doença em detalhe;[553] relatam o caso de um homem de 22 anos com grande aumento de COPRO III (até 100x o normal) e PROTO nos eritrócitos associado a edema e prurido após a exposição solar. A excreção de COPRO na urina e fezes era normal. A doença foi demonstrada na mãe, mas não no pai, portanto o mais provável é que a herança seja dominante. Topi e colaboradores descreveram dois irmãos com fotossensibilidade semelhante à PPE, mas com PROTO e COPRO III aumentados nos eritrócitos. Pouco se sabe desta doença.[554]

PORFIRIAS DUPLAS

O diagnóstico da porfiria baseia-se na sintomatologia clínica, características bioquímicas e dosagens enzimáticas, porém alguns, doentes ou famílias, podem apresentar alterações compatíveis com duas porfirias diferentes. Este fenômeno é denominado porfiria dupla. A análise genética por meio da biologia molecular é necessária para caracterizar os pacientes com a dupla deficiência enzimática. Poblete-Gutiérrez e colaboradores revisaram as porfirias duplas e observaram relatos de 15 doentes e famílias até 2006, indicando que esta variante de porfiria é rara ou não diagnosticada.[163] A maioria das porfirias duplas compreende uma deficiência combinada da UROD com a PPOX, PBGD, CPOX ou UROS, provavelmente porque a PCT é a porfiria mais frequente. Três famílias apresentavam a deficiência da CPOX associada à deficiência da PBGD, da UROS ou da ALAD. O estudo genético não foi realizado na maioria destes casos, mas este é necessário para o diagnóstico, pois o doente pode ter uma deficiência adquirida e não genética da UROD.[163] Em 2006, dois trabalhos descreveram os primeiros casos com mutações em dois genes diferentes: Harraway e colaboradores relataram uma doente feminina com deficiência de PBGD e UROD e Akagi e colaboradores, que relataram um doente masculino com mutações no gene da CPOX e da ALAD.[203,555] van Tuyll van Serooskerken e colaboradores em 2011 descreveram um doente com mutação no gene CPOX e PPOX.[162]

Exame de *screening* para porfirinas com lâmpada de wood (Quadro 93.4).

Quadro 93.4 Exame de *screening* para porfirinas com lâmpada de wood.[354]

Este teste simples descrito por Magnus IA no seu livro (Dermatological Photobiology. Clinical and Experimental Aspects. London: Blackwell Scientific Publications; 1976) foi reproduzido ao final deste capítulo na intenção de auxiliar o dermatologista que não tem fácil acesso a laboratório de referência para a dosagem das porfirinas. O teste deve ser utilizado apenas para um *screening* inicial; posteriormente deve-se confirmar o diagnóstico utilizando um método quantitativo, pois este método não detecta baixas quantidades de porfirinas

Urina (Método de Rimington) (Vídeo 93.1)

O objetivo é detectar o excesso de URO e COPRO na urina. As porfirinas são instáveis, portanto, a urina deve ser fresca, guardada protegida da luz, refrigerada e testada o mais rápido possível

- **Princípio do teste:** na PCT mais grave a quantidade de porfirinas na urina (logo que coletada) pode ser elevada e apresentar florescência visível sem necessidade de acidificação da amostra. Entretanto, a fluorescência está comumente quelada e, para sobrepor a isto, a amostra de urina é acidificada e desta forma a URO e COPRO são extraídas no amil-álcool (onde as porfirinas fluorescem livremente) e os outros materiais fluorescentes e quelantes ficam na camada aquosa
- **Reagentes e materiais:** (1) um tubo de ensaio; (2) álcool amílico; (3) ácido acético glacial; (4) lâmpada de Wood – é uma lâmpada ultravioleta de vapor de mercúrio com vidro ou filtro da luz de Wood (o comprimento de onda precisa conter radiação entre 350 a 420 nm, isto é, radiação ultravioleta (UVR) de comprimento de onda longa e luz violeta, mas nenhuma luz vermelha)
- **Método:** em 2 mL de urina adicionar 5 gotas de ácido acético e 0,5 mL de álcool amílico. Misturar vigorosamente e deixar decantar até a separação das fases líquidas. Examinar no escuro com a lâmpada de Wood a camada superior (amil-álcool) procurando uma fluorescência rósea-avermelhada
- **Interpretação:** urina normal é negativa. Fluorescência rosa ou vermelha na camada superior denota excesso de porfirina (URO e COPRO) (Figura 93.12). Um resultado positivo pode ocorrer em qualquer tipo de porfiria exceto na protoporfiria eritropoiética. Na porfiria aguda intermitente ou porfiria variegata, um resultado positivo pode ocorrer em função da transformação espontânea do porfobilinogênio em porfirina

Fezes (Método de Rimington)

O objetivo do teste é detectar o excesso de COPRO e PROTO. Entretanto as fezes podem conter normalmente, pigmentos de clorofila e pequenas quantidades de COPRO e PROTO provenientes da dieta. A COPRO nas fezes é relativamente estável se a amostra for guardada sob refrigeração, mas a PROTO é instável mesmo a 0-4 °C. Daí a necessidade de a amostra de fezes ser recém-colhida

- **Princípio do teste:** COPRO e PROTO são extraídos de fezes acidificadas dentro do éter; as porfirinas são depois colocadas em ácido clorídrico a 5%, em que seu excesso é indicado por fluorescência forte avermelhada. Pigmentos de clorofila permanecem na camada superior de éter
- **Reagentes e materiais:** (1) dois tubos de ensaio; (2) bastão de vidro para mexer; (3) ácido acético glacial; (4) ácido clorídrico (HCl) – diluído a aproximadamente 5% (120 mL de ácido concentrado diluído em 1 litro de água destilada); (5) éter (grau anestésico); (6) lâmpada de Wood (ver teste da urina)
- **Método:** (1) Colocar um pedaço de fezes do tamanho de uma semente de cereja (0,5g) em um tubo de ensaio, adicionar cerca de 0,5 mL de ácido acético e misturar com o bastão formando uma pasta. (2) Adicionar cerca de 2 mL de éter e misturar bem. (3) Esperar o resíduo se separar do éter. Coloca a fase líquida depois de decantado dentro de um segundo tubo e acrescenta cerca de metade do seu volume de ácido clorídrico a 5% e mistura. (4) Quando a camada de ácido clorídrico e éter se separarem, examinar com a lâmpada de Wood e procura por uma fluorescência rósea-avermelhada na camada inferior (ácida) do tubo
- **Interpretação:** (1) Fezes normais são negativas ou com fluorescência avermelhada fraca na camada inferior (ácida). (2) Se a COPRO, PROTO ou ambos, estão presentes em excesso, a fluorescência na camada inferior ácida é forte. O teste pode ser positivo em qualquer tipo de porfiria, mas tem significado diagnóstico na porfiria variegata. (3) Fluorescência avermelhada na camada superior (éter) não tem significado diagnóstico

Sangue – eritrócitos (Método de Rimington-Doyle)

O objetivo deste teste é detectar o excesso de porfirinas nos eritrócitos e não no plasma. PROTO, COPRO, ou URO, em excesso são detectadas nos glóbulos vermelhos, se a dosagem estiver acima de 500 μg/dL. As porfirinas plasmáticas nunca são altas suficientes para dar falso positivo. A estabilidade das porfirinas nos glóbulos vermelhos é imprevisível, portanto, a amostra deve ser analisada o mais rápido possível. O sangue deve ser coletado com anticoagulante, pois se ocorrer hemólise a amostra estará inadequada para um exame quantitativo

- **Princípio do teste:** porfirina é extraída do sangue em acetato de etila acidificado e depois acrescentado ácido clorídrico (HCl). Fluorescência avermelhada no ácido indica excesso de porfirina
- **Materiais:** (1) misturar acetato de etila (4 vol) e ácido acético glacial (1 vol); (2) ácido clorídrico (HCl) a 5% (ver teste das fezes); (3) dois tubos de ensaio; (4) bastão de vidro para misturar; (5) lâmpada de Wood
- **Método:** (1) Em cerca de 2,5 mL da mistura de acetato de etila – ácido acético glacial acrescentar 4 gotas de sangue (0,2 mL). Misturar bem com o bastão e quebrar o coágulo em uma suspensão. (2) Aguardar a suspensão se separar e colocar o fluido decantado em um segundo tubo. (3) Acrescentar 0,5 mL de ácido clorídrico ao fluido e misturar bem. (4) Quando as duas camadas se separarem, ver a camada (ácida) inferior e procurar por fluorescência rósea-avermelhada com a lâmpada de Wood no escuro
- **Interpretação:** (1) No sangue normal, a fluorescência na camada (ácida) inferior é indetectável. Excesso de porfirina produz uma fluorescência fraca rósea-avermelhada na camada ácida inferior. É positiva na PPE e PEC (Doença de Günther) e negativa na PCT

Fonte: Magnus, 1976.

1. Bickers DR, Frank J. The porphyrias. In: Goldsmith LA, Katz SI, Gilchrest LA, Paller AS, Leffell DJ, Wolff K, eds. Fitzpatrick's Dermatology in General Medicine, 8 edition, McGraw Hill, 2012:1228-1256.
2. Poblete-Gutiérrez P, Wiederholt T, Merk HF, Frank J. The porphyrias: clinical presentation, diagnosis and treatment. Eur J Dermatol. 2006;16(3):230-40.
3. Sassa S. Modern diagnosis and management of the porphyrias. Br J Haematol. 2006;135(3):281-92.
4. Balwani M, Desnick RJ. The porphyrias: advances in diagnosis and treatment. Blood. 2012;120(23):4496-504.
5. Yasuda M, Chen B, Desnick RJ. Recent advances on porphyria genetics: Inheritance, penetrance & molecular heterogeneity, including new modifying/causative genes. Mol Genet Metab. 2019 Nov;128(3):320-331.
6. Stölzel U, Stauch T, Kubisch I. Porphyrien [Porphyria]. Internist (Berl). 2021 Sep;62(9):937-951. German. doi: 10.1007/s00108-021-01066-1. Epub 2021 Jun 29. PMID: 34185109; PMCID: PMC8387262.
7. Sassa S, Kappas A. Molecular aspects of the inherited porphyrias. J Intern Med. 2000;247:169-78.
8. Schultz JH. Ein Fall von Pemphigus leprosus complicite durch Lepra visceralis. Greifswald, Kunike, 1874.
9. Gunther J. Die Hamatoporphyrie. Dtsch Arch Klin Med. 1911;105:89-146.
10. Fischer H. Uber das Urinporphyrin. Z Physiol Chem. 1915;95:34-60.
11. Waldenström J. Studien uber Porphyrie. Acta Med Scand (suppl). 1937;82:1-254.
12. Brunsting LA. Observations on porphyria cutanea tarda. Arch Dermatol Syphilol. 1954;70:551-64.
13. Waldenström J. The porphyrias as inborn errors of metabolism. Am J Med. 1957;22:758-73.
14. Schmid R. Cutaneous porphyria in Turkey. N Engl J Med. 1960;263:397-8.
15. Barnes HD. A note on porphyrinuria with a resumé of eleven South African cases. Clin Proc. 1945;4:269-75.
16. Dean G. Porphyria. Br Med J. 1953;2:1291.
17. Dean G, Barnes HD. Porphyria in Sweden and South Africa. S Afr Med Jr. 1959;33:246-54.
18. Fromke VL, Bosse nmaier J, Cardinal R, Watson CJ. Porphyria variegata. Study of a large kindred in the United States. Am J Med. 1978;65:80-8.
19. Mustajoki P. Variegate porphyria. Ann Intern Med. 1978;89:238-44.
20. Sassa S. ALAD porphyria. Semin Liver Dis. 1998;18:95-101.
21. Maruno M, Furuyama K, Akagi R, Horie Y, Meguro K, Garbaczewski L, Chiorazzi N, Doss MO, Hassoun A, Mercelis R, Verstraeten L, Harper P, Floderus Y, Thunell S, Sassa S. Highly heterogeneous nature of delta-aminolevulinate dehydratase (ALAD) deficiencies in ALAD porphyria. Blood. 2001;97:2972-8.
22. Lamon J, With TK, Redeker AG. The Hoesch test: Bedside screening for urinary porphobilinogen in patients with suspected porphyria. Clin Chem. 1974;20:1438-40.
23. Solis C, Aizencang GI, Astrin K HORAS, Bishop DF, Desnick RJ. Uroporphyrinogen III synthase erythroid promoter mutations in adjacent GATA1 and CP2 elements cause congenital erythropoietic porphyria. J Clin Invest. 2001;107:753-62.
24. Fontanellas A, Bensidhoum M, Enriquez de Salamanca R, Moruno TA, de Verneuil HORAS, Ged C. A systematic analysis of the mutations of the uroporphyrinogen III synthase gene in congenital erythropoietic porphyria. Eur J Hum Genet. 1996;4:274-82.
25. Desnick RJ, Glass IA, Xu W, Solis C, Astrin KH. Molecular genetics of congenital erythropoietic porphyria. Seminars in Liver Disease. 1998;18:77-84.
26. Ged C, Mégarbané HORAS, Chouery E, Lalanne M, Mégarbané A, de Verneuil H. Congenital erythropoietic porphyria: report of a novel mutation with absence of clinical manifestations in a homozygous mutant sibling. J Invest Dermatol. 2004;123:589-91.
27. Bishop DF, Johansson A, Phelps R, Shady AA, Ramirez MC, Yasuda M, Caro A, Desnick RJ. Uroporphyrinogen III synthase knock-in mice have the human congenital erythropoietic porphyria phenotype including the characteristic light-induced cutaneous lesions. American Journal of Human Genetic. 2006;78:645-58.
28. Elder G HORAS, Roberts AG. Uroporphyrinogen decarboxylase. J Bioenerg Biomembr. 1995;27:207-14.
29. Thunell S, Harper P. Porphyrins, porphyrin metabolism, porphyrias. III. Diagnosis, care and monitoring in porphyria cutanea tarda – Suggestions for a handling programme. Scand J Clin Lab Invest. 2000;60:561-79.
30. Held JL, Sassa S, Attalah K, Harber LC. Erythrocyte uroporphyrinogen decarboxylase activity in porphyria cutanea tarda: a study of 40 consecutive patients. J Invest Dermatol. 1989;93:332-4.
31. Roberts AG, Elder G HORAS, De Salamanca RE, Herrero C, Lecha M, Mascaro JM. A mutation (G281E) of the human uroporphyrinogen decarboxylase gene causes both hepatoerythropoietic porphyria and overt familial porphyria cutanea tarda: Biochemical and genetic studies on Spanish patients. J Invest Dermatol. 1995;104:500-2.
32. de Verneuil HORAS, Hansen J, Picat C, Grandchamp B, Kushner J, Roberts A, Elder G, Nordmann Y. Prevalence of the 281 (Gly—Glu) mutation in hepatoerythropoietic porphyria and porphyria cutanea tarda. Hum Genet.1988;78:101-2.
33. Grandchamp B, Lamoril J, Puy H. Molecular abnormalities of coproporphyrinogen oxidase in patients with hereditary coproporphyria. J Bioenerg Biomembr. 1995;27:215-19.
34. Wang B, Wen X, Qin X, Wang Z, Tan Y, Shen Y, Xi Z. Quantitative Structural Insight into Human Variegate Porphyria Disease. The Journal of Biological Chemistry. 2013;288(17):11731-40.
35. Nishimura K, Taketani S, Inokuchi H. Cloning of a human cDNA for protoporphyrinogen oxidase by complementation in vivo of a hemG mutant of Escherichia coli. J Biol Chem. 1995;270:8076-80.
36. Lamola AA, Piomelli S, Poh-Fitzpatrick MB, Yamane T, Harber LC. Erythropoietic protoporphyria and lead intoxication: the molecular base for difference in cutaneous photosensitivity. II. Different binding of erythrocyte protoporphyrin to hemoglobin. J Clin Invest. 1975;56:1528-35.
37. Meyer-Betz F. Untersuchungen uber die biologische (photodynamische) Wirkung dês Hämatopophyrins und anderer Derivate des Blut– und Gallenfarbstoffs. Deutsch Arch Klin Med. 1913;112:476-503.
38. Poh-Fitzpatrick MB: The "priming phenomenon" in the acute phototoxicity of erythropoietic protoporphyria. J Am Acad Dermatol. 1989;21:311.
39. Emiliani C, Delmelle M. The lipid solubility of porphyrins modulates their phototoxicity in membrane models. Photochem Photobiol. 1983;37:487-90
40. Lim HW, Poh-Fitzpatrick MB, Gigli I. Activation of the complement system in patients with porphyrias after irradiation in vivo. J Clin Invest. 1984;74:1961-5.
41. Goldstein BD, Harber LC. Erythropoietic protoporphyria: Lipid peroxidation and red cell membrane damage associated with photohemolysis. J Clin Invest. 1972;51:892-902.
42. Lim HW, Gigli I, Wasserman SI. Differential effects of protoporphyrin and uroporphyrin on murine mast cells. J Invest Dermatol. 1987;88:281-6.
43. Dixit R, Mukhtar HORAS, Bickers DR.Destruction of microsomal cytochrome P-450 by reactive oxygen species generated during photosensitization of hematoporphyrin derivative.Photochem Photobiol.1983;37:173-176.
44. Ribaya-Meriado GM. Effect of betacarotene supplementation on the human sunburn reaction. Exp Dermat. 1994;4:101-11.
45. Raabs W. Betacarotene in the prevention of chronic ultraviolet damage and non--melanoma. In: Ed. Altmeyer P, Hoffmann K, Stucker M. Skin Cancer and UV Radiation. Berlim/Heidelberg: Springer-Verlog, 1997;395-402.
46. Athar M, Elmets CA, Bickers DR, Mukhtar H. A novel mechanism for the generation of superoxide anions in hematoporphyrin derivative-mediated cutaneous photosensitization. Activation of the xanthine oxidase pathway. J Clin Invest. 1989;83:1137-43.
47. Schnait FG, Wolff K, Konrad K. Erythropoietic protoprophyria—Submicroscopic events during the acute photosensitivity flare. Br J Dermatol. 1975;92:545-57.
48. He D, Soter NA, Lim HW. The late phase of hematoporphyrin derivative-induced phototoxicity in mice: Release of histamine and histologic changes. Photochem Photobiol. 1989;50:91-95.
49. Lim HW, Young L, Hagan M, Gigli I. Delayed phase of hematoporphyrin-induced phototoxicity: modulation by complement, leukocytes, and antihistamines. J Invest Dermatol. 1985;84:114-7.
50. Wakulchik SD, Schiltz JR, Bickers DR. Photolysis of protoporphyrin-treated human fibroblasts in vitro: Studies on the mechanism. J Lab Clin Med. 1980;96(1):158-67.
51. Wolff K, Hönigsmann HORAS, Rauschmeier W, Schuler G, Pechlaner R. Microscopic and fine structural aspects of porphyrias. Acta Derm Venereol (Stockh). 1982;100(Suppl):17-28.
52. Varigos G, Schiltz JR, Bickers DR. Uroporphyrin I stimulation of collagen biosynthesis in human skin fibroblasts. A unique dark effect of porphyrin. J Clin Invest. 1982;69:129-35.
53. Torinuki W, Kudoh K, Tagami H. Increased mast cell numbers in the sclerotic skin of Porphyria cutanea tarda. Dermatologica. 1989;178:75-8.
54. Hugli TE. Structure and function of the anaphylatoxins. Springer Semin Immunopathol. 1984;7:193-219.
55. Russel JD, Russel SB, Trupin KM. The effect of histamine on the growth of cultured fibroblasts isolated from normal and keloid tissue. J Cell Physiol. 1977;93:389-94.
56. Epstein J HORAS, Tuffanelli DL, Epstein WL. Cutaneous changes in the porphyrias: A microscopic study. Arch Dermatol. 1973;107:689-98.
57. Cormane R HORAS, Szabò E, Hoo TT. Histopathology of skin in acquired and hereditary porphyria cutanea tarda. Br J Dermatol. 1971;85:531-9.
58. Lim HW, Perez HD, Poh-Fitzpatrick M, Goldstein IM, and Gigli I. Generation of chemotactic activity in serum from patients with erythropoietic protoporphyria and porphyria cutanea tarda. N Engl J Med. 1981;304(4):212-6.
59. Lim HW, Gigli I. Role of complement in porphyrin-induced photosensitivity. J Invest Dermatol. 1981;76(1):4-9.
60. Meurer M, Schulte C, Weiler A, Goerz G. Photodynamic action of uroporphyrin on the complement system in porphyria cutanea tarda. Arch Dermatol Res. 1985;277(4):293-8.
61. Hönigsmann HORAS, Gschnaiat F, Konrad K, Stingl G, Wolff K. Mouse model for protoporphyria. III. Experimental production of chronic erythropoietic protoporphyria-like skin lesions. J Invest Dermatol. 1976;66(3):188-95.
62. Becker CG, Wagner M, Kaplan AP, Silverberg M, Grady R W, Liem HORAS, Muller--Eberhard U. Activation of factor XII dependent pathways in human plasma by hematin and protoporphyrin. J Clin Invest.1985;76:413-19.
63. Henderson BW, Donovan JM: Release of prostaglandin E 2 from cells by photodynamic treatment in vitro. Cancer Res. 1989;49:6896-900.

64. Sandberg S, Romslo I, Hovding G, Bjorndal T. Porphyrin-induced photodamage as related to the subcellular localization of the porphyrins. Acta Derm Venereol Suppl. 1982;100:75-80.
65. Herrmann G, Wlaschek M, Bolsen K, Prenzel K, Goerz G, Scharffetter-Kochanek K. Photosensitization of uroporphyrin augments the ultraviolet A-induced synthesis of matrix metalloproteinases in human dermal fibroblasts. J Invest Dermatol. 1996;107:398-403.
66. Meyer UA, Schuurmans MM, Lindberg RLP. Acute porphyrias: pathogenesis of neurological manifestations. Semin Liver Dis. 1998:18:43-52.
67. Puy HORAS, Deybach JC, Baudry P, Callebert J, Touitou Y, Nordmann Y. Decreased nocturnal plasma melatonin levels in patients with recurrent acute intermittent porphyria attacks. Life Sci. 1993: 53: 621-627.
68. Watson CJ, Lowry PT, Schmid R, Hawkinson VE, Schwartz S. The manifestations of the different forms of porphyria in relation to chemical findings. Trans Assoc Am Physicians. 1951;64:345-52
69. Murphy GM. The cutaneous porphyrias: a review. Br J Dermatol. 1999;140:573-81.
70. Mascaro JM. The porphyiras. Dermatology. 1994;189(suppl 2):45.
71. Mascaro JM. The Porphyrias: A Brief Overview Based On 25 Years of Experience (1969-1994) by the Department of Dermatology of the Hospital Clinic and Faculty of Medicine of Barcelona, Spain. J Dermatol. 1995;22:823-28.
72. Stein PE, Badminton MN, Rees DC. Update review of the acute porphyrias. Br J Haematol. 2017;176(4):527-38.
73. Moore MR, Hift RJ. Drugs in the acute porphyrias – toxicogenetic diseases. Cell Mol Biol (Noisy-le-grand). 1997;43:89-94.
74. Rigal JC, Blanloeil Y. Anaesthesia and porphyria. Minerva Anestesiol. 2002;68(5):326-31.
75. Flugel KA, Druschky KF. Electromyogram and nerve conduction in patients with acute intermittent porphyria. J Neurol. 1977;214:267-79.
76. Thunell S, Harper P. Porphyrins, porphyrin metabolism and porphyrias. II. Diagnosis and monitoring in the acute porphyrias. Scand J Clin Lab Invest. 2000;60:541-59.
77. Bissell DM, Lai JC, Meister RK, Blanc PD. Role of delta-aminolevulinic acid in the symptoms of acute porphyria. Am J Med. 2015;128(3):313-7.
78. Kushner JP. Laboratory diagnosis of the porphyrias. N Engl J Med. 1991;324:1432-4.
79. Petrides PE. Acute intermittent porphyria: mutation analysis and identification of gene carriers in a German kindred by PCR-DGGE analysis. Skin Pharmacol. Appl. Skin Physiol.1998;11:374-80.
80. Deybach JC, Puy H. Porphobilinogen deaminase gene structure and molecular defects. J Bioenerg Biomemb.1995;27:197-205.
81. Grandchamp B, de Verneuil HORAS, Beaumont C, Chrétien S, Walter O, Nordmann Y. Tissue-specific expression of porphobilinogen deaminase. Two isozymes from a single gene. Eur J Biochem. 1987;162:105-10.
82. Chretien S, Dubart A, Beaupain D, Raich N, Grandchamp B, Rosa J, Goossens M, Romeo PH. Alternative transcription and splicing of the human porphobilinogen deaminase gene result either in tissue-specific or in housekeeping expression. Proc Nat Acad Sci. 1988;85:6-10.
83. Chen C HORAS, Astrin K HORAS, Lee G, Anderson KE, Desnick RJ. Acute intermittent porphyria: identification and expression of exonic mutations in the hydroxymethylbilane synthase gene: an initiation codon missense mutation in the housekeeping transcript causes 'variant acute intermittent porphyria' with normal expression of the erythroid-specific enzyme. J Clin Invest. 1994;94:1927-37.
84. Cappellini MD, Montemuros FM, Di Pierro E, Fiorelli G. Hematologically important mutations: acute intermittent porphyria. Blood Cells Mol. Dis. 2002;28:5-12.
85. Grandchamp B. Acute intermittent porphyria. Semin Liver Dis. 1998;18:17-24.
86. Puy HORAS, Gross U, Deybach JC, Robreau AM, Frank M, Nordmann Y, Doss M. Exon 1 donor splice site mutations in the porphobilinogen deaminase gene in the non--erythroid variant form of acute intermittent porphyria. Hum Genet. 1998;103:570-75.
87. Whatley SD, Roberts AG, Llewellyn D HORAS, Bennett CP, Garrett C, Elder GH. Non-erythroid form of acute intermittent porphyria caused by promoter and frameshift mutations distant from the coding sequence of exon 1 of the HMBS gene. Hum Genet. 2000;107:243-8.
88. Lindberg RL, Porcher C, Grandchamp B, Ledermann B, Burki A, Brandner S, Aguzzi A, Meyer UA. Porphobilinogen deaminase deficiency in mice causes a neuropathy resembling that of human hepatic porphyria. Nature Genetics. 1996;12:195-9.
89. Watson CJ. Porphyria. Adv Intern Med. 1954;6:235-99.
90. Goldberg A. Acute intermittent porphyria. Quart J Med. 1959;28:183-209.
91. Stein JA, Tschudy DP. Acute intermittent porphyria: a clinical and biochemical study of 46 patients. Medicine. 1970;49:1-16.
92. Becker DM, Kramer S. The neurological manifestations of porphyria: a review. Medicine. 1977;56:411-23.
93. Yeung Laiwah AAC, Mactier R, McColl KEL, Moore MR, Goldberg A. Early-onset chronic renal failure as a complication of acute intermittent porphyria. Quart J Med. 1983;52:92-8.
94. Beukeveld GJJ, Wolthers BG, Nordmann Y, Deybach JC, Grandchamp B, Wadman SK. A retrospective study of a patient with homozygous form of acute intermittent porphyria. J Inherit Metab Dis. 1990;13:673-83.
95. Picat C, Delfau M HORAS, de Rooij FWM, Beukeveld GJJ, Wolthers BG, Wadman SK, Nordmann Y, Grandchamp B. Identification of the mutations in the parents of a patient with a putative compound heterozygosity for acute intermittent porphyria. J Inherit Metab Dis. 1990;13:684-6.
96. Hessels J, Voortman G, van der Wagen A, van der Elzen C, Scheffer HORAS, Zuijderhoudt FMJ. Homozygous acute intermittent porphyria in a 7-year-old boy with massive excretions of porphyrins and porphyrin precursors. J Inherit Metab Dis. 2004;27:19-27.
97. Sassa S. Diagnosis and therapy of acute intermittent porphyria. Blood Reviews. 1996;10:53-8.
98. Thunell S. (Far) Outside the box: Genomic Approach to Acute Porphyria. Physiol Res. 2006;55(2):S43-S66.
99. Anderson KE, Bloomer JR, Bonkovsky HL, Kushner JP, Pierach CA, Pimstone NR, Desnick RJ. Recommendations for the Diagnosis and Treatment of the Acute Porphyrias. Ann Intern Med. 2005;142:439-50.
100. Handschin C, Lin J, Rhee J, Peyer AK, Chin S, Wu P HORAS, Meyer UA, Spiegelman BM. Nutritional regulation of hepatic heme biosynthesis and porphyria through PGC-1alpha. Cell. 2005;122:505-15.
101. Lip GY, McColl KE, Goldberg A, Moore MR. Smoking and recurrent attacks of acute intermittent porphyria. British Medical Journal.1991;302:507.
102. Neilson DR, Neilson RP. Porphyria complicated by pregnancy. West J Surg Obstet Gynecol. 1985;66:134-7.
103. Hunter DJ. Acute intermittent porphyria and pregnancy. Obstet Gynecol Br Commonw. 1971;78:746-50.
104. Aggarwal N, Bagga R, Sawhney HORAS, Suri V, Vasishta K. Pregnancy with acute intermittent porphyria: A case report and review of literature. J Obstet Gynaecol Res. 2002;28:160-2.
105. Rodgers PA, Stevenson DK. Developmental biology of heme oxygenase. Clin Perinat. 1990;17:275-91.
106. Aarsand AK, Petersen P HORAS, Sandberg S. Estimation and application of biological variation of urinary δ-aminolevulinic acd and porphobilinogen in healthy individuals and in patients with acute intermittent porphyria. Clinical Chemistry. 2006;52:650-6.
107. Floderus Y, Sardh E, Moeller C, Andersson C, Rejkjaer L, Andersson DE HORAS, Harper P. Variations in porphobilinogen and 5-aminolevulinic acid concentrations in plasma and urine from asymptomatic carriers of the acute intermittent porphyria gene with increased porphyrin precursor excretion. Clinical Chemistry. 2006;52:701-7.
108. Watson CJ, Schwartz S. A simple test for urinary porphobilinogen. Proc Soc Exp Biol Med. 1941;47:393-4.
109. Schreiber WE, Jamani A, Pudek MR. Screening tests for porphobilinogen are insensitive. The problem and its solution. Am J Clin Pathol. 1989;92:644-9.
110. Neeleman RA, Wensink D, Wage nmakers MAEM, Mijnhout GS, Friesema EC HORAS, Langendonk JG. Diagnostic and therapeutic strategies for porphyrias. Neth J Med. 2020 Jul;78(4):149-160. PMID: 32641543.
111. Tomokuni K, Ogata M. Simple method for determination of urinary δ-aminolevulinic acid as index of lead exposure. Clin Chem.1972;18:1534-6.
112. Whatley SD, Mason NG, Woolf JR, Newcombe RG, Elder G HORAS, Badminton MN. Diagnostic strategies for autosomal dominant acute porphyrias: retrospective analysis of 467 unrelated patients referred for mutational analysis of the HMBS, CPOX, or PPOX gene. Clinical Chemistry. 2009;55:1406-14.
113. Waldenström J. Neurological symptoms caused by so-called acute porphyria. Acta Psychiatr Neurol. 1939;14:375-9.
114. Ratnaike JE, Blake D. The diagnosis and follow up of porphyria. Pathology. 1995;27:142-53.
115. McEneaney D, Hawkins S, Trimble E, Smye M: Porphyric neuropathy – A rare and often neglected differential diagnosis of Guillain-Barré syndrome. J Neurol Sci. 1993;114:231-2.
116. Moore MR, Graham DJM. Monopyrroles in porphyria, psychosis and lead exposure. Int J Biochem. 1980;12:827-32.
117. Lecha M, Herrero C, Ozalla D. Diagnosis and treatment of the hepatic porphyrias. Dermatol Ther. 2003;16:65-72.
118. Anderson KE, Bonkovsky HL, Bloomer JR, Shedlofsky SI. Reconstituion of hematin for intravenous infusion. Ann Intern Med. 2006;144:537-8.
119. Mustajoki P, Tenhunen R, Pierach C, Volin L. Heme in the treatment of porphyrias and hematological disorders. Semin Hematol. 1989;26:1-9.
120. Marsden JT, Guppy S, Stein P, Cox TM, Badminton M, Gardiner T, Barth J HORAS, Stewart MF, Rees DC. Audit of the use of regular haem arginate infusions in patients with acute porphyria to prevent recurrent symptoms. JIMD reports. 2015;22:57-65.
121. Prabahar MR, Manorajan R, Sathiyakumar D, Soundararajan P, Jayakumar M. Hemodialysis: A therapeutic option for severe attacks of acute intermittent porphyria in developing countries. Hemodial Int. 2008;12:34-8.
122. Attarian S, Yu C, Anderson KE, Friedman EW. Effects of hemin and hemodialysis in a patient with acute intermittent porphyria and renal failure. Blood Adv. 2017;1(14):915-7.
123. Singal AK, Parker C, Bowden C, Thapar M, Liu L, McGuire BM. Liver transplantation in the management of porphyria. Hepatol. 2014 Sep;60(3):1082-9.
124. Anderson KE, Spitz IM, Sassa S, Bardin CW, Kappas A. Prevention of cyclical attacks of acute intermittent porphyria with a long-acting agonist of luteinizing hormone--releasing hormone. New Eng J Med. 1984;311:643-5.
125. DeBlock CEM, Leeuw I HORAS, Gaal LFV. Premenstrual attacks of acute intermittent porphyria: hormonal and metabolic aspects – a case report. Eur J Endocrinol. 1999;141:50-4.
126. Srugo I, Said E, Korman S, Jaffe M. Acute intermittent porphyria--an unusual cause of 'surgical' abdomen: response to propranolol therapy. Europ J Pediat. 1987;146:305-8
127. Lithner F. Could attacks of abdominal pain in cases of acute intermittent porphyria be due to intestinal angina? J Intern Med. 2000;247:407-9.
128. Baravelli CM, Sandberg S, Aarsand AK, Nilsen RM, Tollånes MC. Acute hepatic porphyria and cancer risk: a nationwide cohort study. J Intern Med. 2017;282(3):229-40.

129. Ramai D, Deliwala SS, Chandan S, Lester J, Singh J, Samanta J, di Nunzio S, Perversi F, Cappellini F, Shah A, Ghidini M, Sacco R, Facciorusso A, Giacomelli L. Risk of Hepatocellular Carcinoma in Patients with Porphyria: A Systematic Review. Cancers (Basel). 2022 Jun 15;14(12):2947. doi: 10.3390/cancers14122947. PMID: 35740611; PMCID: PMC9221430.
130. Pallet N, Mami I, Schmitt C, Karim Z, Francois A, Rabant M, Nochy D, Gouya L, Deybach J-C, Xu-Dubois Y, Thervet E, Puy HORAS, Karras A. High prevalence of and potential mechanisms for chronic kidney disease in patients with acute intermittent porphyria. Kidney Int. 2015;88:386-95.
131. D'Avola D, López-Franco E, Sangro B, Pãneda A, Grossios N, Gil-Farina I, Benito A, Twisk J, Paz M, Ruiz J, Schmidt M, Petry HORAS, Harper P, de Salamanca RE, Fontanellas A, Prieto J, Gonzalez-Aseguinolaza G. Phase I open label liver-directed gene therapy clinical trial for acute intermittent porphyria. J Hepatol. 2016;65:776-83.
132. Brunetti-Pierri N, Newsome PN. AAV-mediated liver-directed gene therapy for Acute Intermittent Porphyria: It is safe but is it effective? J Hepatol. 2016;65(4):666-7.
133. Chan A, Liebow A, Yasuda M, Gan L, Racie T, Maier M, Kuchimanchi S, Foster D, Milstein S, Charisse K, Sehgal A, Manoharan M, Meyers R, Fitzgerald K, Simon A, Desnick RJ, Querbes W. Preclinical development of a subcutaneous ALAS1 RNAi therapeutic for treatment of hepatic porphyrias using circulating RNA quantification. Mol Ther Nucleic Acids. 2015;4:e263.
134. Sardh E, Harper P. RNAi therapy with givosiran significantly reduces attack rates in acute intermittent porphyria. J Intern Med. 2022 May;291(5):593-610. doi: 10.1111/joim.13443. Epub 2022 Jan 23. PMID: 35067977.
135. Gonzaga ADG, Amorim LMF, Fonseca ABM, Nogueira TLS, Pereira OMD, Nagai MA, Barretto OCO, Ribeiro GS. Hydroxymethylbilane Synthase Gene Mutations and Polymorphisms in Brazilian Families with Acute Intermittent Porphyria. Ann Hum Genet. 2015;79:162-72.
136. Dowdle EB, Mustard P, Eales L. Delta-aminolevulinic acid synthetase activity in normal and porphyric human livers. S Afr Med J. 1967;41:1093-6.
137. Brenner DA, Bloomer JR. The enzymatic defect in variegate porphyria. Studies with human cultured skin fibroblasts. N Engl J Med. 1980;302:765-9.
138. Hift RJ, Meissner D, Meissner PN. Photobiology: A systematic study of the clinical and biochemical expression of variegate porphyria in a large South African family. Br J Dermatol. 2004;151:465-71.
139. Roberts AG, Whatley SD, Daniels J, Holmans P, Fenton I, Owen MJ, Thompson P, Long C, Elder GH. Partial characterization and assig nment of the gene for protoporphyrinogen oxidase and variegate porphyria to human chromosome 1q23. Hum Molec Genet. 1995;4:2387-90.
140. Deybach JC, Puy HORAS, Robréau AM, Lamoril J, Da Silva V, Grandchamp B, Nordmann Y. Mutations in the protoporphyrinogen oxidase gene in patients with variegate porphyria. Hum Mol Genet. 1996;5(3):407-10.
141. Meissner PN, Dailey TA, Hift RJ, Ziman M, Corrigall AV, Roberts AG, Meissner DM, Kirsch RE, Dailey HA. A R59W mutation in human protoporphyrinogen oxidase results in decreased enzyme activity and is prevalent in South Africans with variegate porphyria. Nat Genet. 1996;13(1):95-7.
142. Roberts AG, Puy HORAS, Dailey TA, Morgan RR, Whatley SD, Dailey HA, Martasek P, Nordmann Y, Deybach JC, Elder GH. Molecular characterization of homozygous variegate porphyria. Hum Mol Genet. 1998;7:1921-5.
143. Mustajoki P, Tenhunen R, Niemi KM, Nordmann Y, Kaariainen HORAS, Norio R. Homozygous variegate porphyria. A severe skin disease of infancy. Clin Genet. 1987;32:300-5.
144. Hift RJ, Meissner PN, Todd G, Kirby P, Bilsland D, Collins P, Ferguson J, Moore MR. Homozygous variegate porphyria: an evolving clinical syndrome [errata: Postgrad Med J 1994 Nov;70(829):855]. Postgrad Med J. 1993;69:781-6.
145. de Villiers JNP, Hillermann R, Loubser L, Kotze MJ. Spectrum of mutations in the HFE gene implicated in haemochromatosis and porphyria. Hum Molec Genet. 1999;8:1517-22.
146. Sieg I, Bhutani LK, Doss MO. Dual porphyria of coexisting variegata and cutanea tarda. Eur J Clin Chem Clin Biochem. 1995;33:405-10.
147. Eales L, Day RS, Blekkenhorst GH. The clinical and biochemical features of variegate porphyria: an analysis of 300 cases studied at Groote Schuur Hospital, Cape Town. Int J Biochem. 1980;12:837-53.
148. Fraunberg M, Timonen K, Mustajoki P, Kauppinen R. Clinical and biochemical characteristics and genotype–phenotype correlation in Finnish variegate porphyria patients. Eur J Hum Genet. 2002;10:649-57.
149. Mustajoki P. Variegate porphyria. Twelve years' experience in Finland. Quart J Med. 1980;49:191-203.
150. Day RS. Variegate porphyria. Semin Dermatol. 1986;5:138-54.
151. Kaftory R, Edel Y, Snast I, Lapidoth M, Mamet R, Elis A, Hodak E, Levi A. Greater disease burden of variegate porphyria than hereditary coproporphyria: An Israeli nationwide study of neurocutaneous porphyrias. Mol Genet Metab Rep. 2021 Jan 13;26:100707. doi: 10.1016/j.ymgmr.2021.100707. PMID: 33489763; PMCID: PMC7811049.
152. Crimlisk HL. The little imitator -porphyria: a neuropsychiatric disorder. J Neurol Neurosurg Psychiatry. 1997;62:319-28.
153. Kirsch RE, Meissner PN, Hift RJ. Variegate porphyria. Semin Liver Dis. 1998;18:33-41.
154. Mascaro JM, Bruguera M, Herrero C, Lecha M, Muniesa AM. Microscopic abnormalities in the liver of two patients with porphyria variegata. J Cutan Pathol. 1985;12:395-9.
155. Berman J, Braun A. Incidence of hepatoma in porphyria cutanea tarda. Rev Czech Med. 1962;7:290-5.
156. Kauppinen R, Mustajoki P. Acute hepatic porphyria and hepatocellular carcinoma. Br J Cancer. 1988;57:117-20.
157. Tidman MJ, Higgins EM, Elder G HORAS, MacDonald DM. Variegate porphyria associated with hepatocellular carcinoma. Br J Dermatol. 1989;121:503-5.
158. Germanaud J, Luthier F, Causse X, Kerdraon R, Grossetti D, Gargot D, Nordmann Y. A case of association between hepatocellular carcinoma and porphyria variegata. Scand J Gastroenterol. 1994;29:671-2.
159. Luvai A, Mbagaya W, Narayanan D, Degg T, Toogood G, Wyatt JI, Swinson D, Hall CJ, Barth JH. Hepatocellular carcinoma in variegate porphyria: a case report and literature review. Ann Clin Biochem. 2015;52(3):407-12.
160. Palmer RA, Elder G HORAS, Barrerr DF, Keohane SG. Homozygous variegate porphyria: a compound heterozygote with novel mutations in the protoporphyrinogen heterozygote with novel mutations in the protoporphyrinogen oxidase gene. Br J Dermatol. 2001;144:866-69.
161. Pinder VA, Holden ST, Deshpande C, Siddiqui A, Mellerio JE, Wraige E, Powell AM. Homozygous variegate porphyria presenting with developmental and language delay in childhood. Clin Exp Dermatol. 2013;38(7):737-40.
162. van Tuyll van Serooskerken AM, de Rooij FW, Edixhoven A, Bladergroen RS, Baron JM, Joussen S, Merk HF, Steijlen PM, Poblete-Gutiérrez P, te Velde K, Wilson J HORAS, Koole R HORAS, van Geel M, Frank J. Digenic inheritance of mutations in the coproporphyrinogen oxidase and protoporphyrinogen oxidase genes in a unique type of porphyria. J Invest Dermatol. 2011;131(11):2249-54.
163. Poblete-Gutiérrez P, Badeloe S, Wiederholt T, Merk HF, Frank J. Dual porphyrias revisited. Exp Dermatol. 2006;15:685 –91.
164. Eales L, Levey MJ, Sweeney G. The place of screening tests and quantitative investigations in the diagnosis of the porphyrias, with particular reference to variegate and symptomatic porphyria. S Afr Med J. 1966;40:63-71.
165. Day RS, Eales L, Meissner D. Coexistent variegate porphyria and porphyria cutanea tarda. N Engl J Med. 1982;307:36-41.
166. Logan GM, Weimer MK, Ellefson M, Pierach CA, Bloomer JR. Bile porphyrin analysis in the evaluation of variegate porphyria. N Engl J Med. 1991;324:1408-11.
167. Herrick AL, Moore MR, Thompson GG, Ford GP, McColl KE. Cholelithiasis in patients with variegate porphyria. J Hepatol. 1991;12:50-3.
168. Poh-Fitzpatrick MB. A plasma porphyrin fluorescence marker for variegate porphyria. Arch Dermatol. 1980;116:543-7.
169. Long C, Smyth SJ, Woolf J, Murphy GM, Finlay AY, Newcombe RG, Elder GH. Detection of latent variegate porphyria by fluorescence emission spectroscopy of plasma. Br J Dermatol. 1993;129:9-13.
170. Rimington C, Lockwood W HORAS, Belcher RV. The excretion of porphyrin-peptide conjugates in porphyria variegata. Clin Sci. 1968;35(2):211-47.
171. Elder G HORAS, Magnus IA, Handa F, Doyle M. Faecal 'X porphyrin' in the hepatic porphyrias. Enzyme. 1974;17:29-38.
172. Kordac V, Martasek P, Zeman J, Rubin A. Increased erythrocyte protoporphyrin in homozygous variegate porphyria. Photodermatol. 1985;2:257-9.
173. Timonen K, Niemi KM, Mustajoki P, Tenhunen R. Skin changes in variegate porphyria. Clinical, histopathological and ultrastructural study. Arch Dermatol Res. 1990;282:108-14.
174. Timonen K, Mustajoki P, Tenhunen R, Lauharanta J. Effects of haem arginate on variegate porphyria. Br J Dermatol. 1990;123:381-7.
175. Cramers M, Jepsen LV. Porphyria variegata: failure of chloroquin treatment. Acta Derm Venereol. 1980;60:89-91.
176. Hift RJ, Todd G, Meissner PN, Kirsch RE. Administration of oral activated charcoal in variegate porphyria results in a paradoxical clinical and biochemical deterioration. Br J Dermatol. 2003;149(6):1266-9.
177. Ayres S. Homozygous variegate porphyria: vitamin E as a possible therapeutic approach. J R Soc Med. 1987;80:129.
178. Ferrer MD, Tauler P, Sureda A, Palacín C, Tur JA, Pons A. Variegate porphyria induces plasma and neutrophil oxidative stress: effects of dietary supplementation with vitamins E and C. Br J Nutr. 2010;103(1):69-76.
179. Sassa S, Kondo M, Taketani S, Nomura N, Furuyama K, Akagi R, Nagai T, Terajima M, Galbraith RA, Fujita H. Molecular defects of the coproporphyrinogen oxidase gene in hereditary coproporphyria. Cell Mol Biol (Noisy-le-grand). 1997;43:59-66.
180. Martasék P. Hereditary coproporphyria. Semin Liver Dis. 1998;18:25-32.
181. Ramanujam VM, Anderson KE. Porphyria Diagnostics – Part 1: A Brief Overview of the Porphyrias. Curr Protoc Hum Genet. 2015;86:17.20.1-26.
182. Lamoril J, Puy HORAS, Whatley SD, Martin C, Woolf JR, Silva VD, Deybach JC, Elder GH. Characterization of Mutations in the CPO Gene in British Patients Demonstrates Absence of Genotype-Phenotype Correlation and Identifies Relationship between Hereditary Coproporphyria and Harderoporphyria. Am J Hum Genet. 2001;68:1130-8.
183. Elder G HORAS, Evans JO, Thomas N, Cox R, Brodie MJ, Moore MR, Goldberg A, Nicholson DC. The primary enzyme defect in hereditary coproporphyria. Lancet. 1976;2:1217-9.
184. Grandchamp B, Phung N, Nordmann Y. Homozygous case of hereditary coproporphyria. (Letter) Lancet. 1977;2:1348-9.
185. Doss M, von Tiepermann R, Köpp W. Harderoporphyrin coproporphyria [letter]. Lancet. 1984;1:292.
186. Nordmann Y, Grandchamp B, Verneuil HORAS, Phung L, Cartigny B, Fontaine G. Harderoporphyria: a variant hereditary coproporphyria. J Clin Invest. 1983;72:1139-49.
187. Lamoril J, Martasek P, Deybach JC, Da Silva V, Grandchamp B, Nordmann Y. A molecular defect in coproporphyrinogen oxidase gene causing harderoporphyria, a variant form of hereditary coproporphyria. Hum Mol Genet. 1995;4:275-8.

188. Lamoril J, Puy HORAS, Gouya L, Rosipal R, Da Silva V, Grandchamp B, Foint T, Bader-Meunier B, Dommergues JP, Deybach JC, Nordmann Y. Neonatal hemolytic anemia due to inherited harderoporphyria: clinical characteristics and molecular basis. Blood. 1998;91:1453-7.
189. Berger HORAS, Goldberg A. Hereditary coproporphyria. Brit Med J. 1955;2:85-8.
190. Martasek P, Nordmann Y, Grandchamp B. Homozygous hereditary coproporphyria caused by an arginine to tryptophane substitution in coproporphyrinogen oxidase and common intragenic polymorphisms. Hum Mol Genet. 1994;3:477-480.
191. Hasegawa K, Tanaka HORAS, Yamashita M, Higuchi Y, Miyai T, Yoshimoto J, Okada A, Suzuki N, Iwatsuki K, Tsukahara H. Neonatal-Onset Hereditary Coproporphyria: A New Variant of Hereditary Coproporphyria. JIMD Rep 2017;37:99-106.
192. Kuhnel A, Gross U, Doss MO. Hereditary coproporphyria in Germany: clinical--biochemical studies in 53 patients. Clin Biochem. 2000;33:465-73.
193. Kauppinen R. Porphyrias. Lancet. 2005;365(9455):241-52.
194. Szlendak U, Bykowska K, Lipniacka A. Clinical, Biochemical and Molecular Characteristics of the Main Types of Porphyria. Adv Clin Exp Med. 2016;25(2):361-8.
195. Besur S, Hou W, Schmeltzer P, Bonkovsky HL. Clinically Important Features of Porphyrin and Heme Metabolism and the Porphyrias. Metabolites. 2014;4(4): 977-1006.
196. Moder KG, Schwenk NM. A coproporphyria-like syndrome induced by glipizide. Mayo Clin Proc. 1991;66(3):312-6.
197. Thunell S, Holmberg L, Lundgren J. Aminolevulinate dehydratase porphyria in infancy. A clinical and biochemical study. J Clin Chem Clin Biochem.1987;25:5-14.
198. Doss M, von Tiepermann R, Schneider J, Schmid H. New type of hepatic porphyria with porphobilinogen synthase defect and intermittent acute clinical manifestation. Klin Wochenschr. 1979;57:1123-7.
199. Doss MO, Stauch T, Gross U, Renz M, Akagi R, Doss-Frank M, Seelig HP, Sassa S. The third case of Doss porphyria (delta-amino-levulinic acid dehydratase deficiency) in Germany. J Inherit Metab Dis. 2004;27:529-36.
200. Plewinska M, Thunell S, Holmberg L, Wetmur JG, Desnick RJ. δ-Aminolevulinate dehydratase deficient porphyria: identification of the molecular lesions in a severely affected homozygote. Am J Hum Genet.1991;49:167-74.
201. Akagi R, Yasui Y, Harper P, Sassa S. A novel mutation of d-aminolaevulinate dehydratase in a healthy child with 12% erythrocyte enzyme activity. Br J Haematol. 1999;106:931-7.
202. Hassoun A, Verstraeten L, Mercelis R, Martin JJ. Biochemical diagnosis of an hereditary aminolevulinate dehydratase deficiency in a 63-year-old man. J Clin Chem Clin Biochem. 1989;27:781-6.
203. Akagi R, Inoue R, Muranaka S, Tahara T, Taketani S, Anderson KE, Phillips JD, Sassa S. Dual gene defects involving delta-aminolaevulinate dehidratase and coproporphyrinogen oxidase in a porphyria patient. Br J Haematol. 2006;132:237-43.
204. Wolff C, Piderit F, Armas-Merino R. Deficiency of porphobilinogen synthase associated with acute crisis: diagnosis of the first two cases in Chile by laboratory methods. Eur J Clin Chem Clin Biochem. 1992;29:313-5.
205. Granick JL, Sassa S, Kappas A. Some biochemical and clinical aspects of lead intoxication. In: Bodansky O, Latner AL, eds. Advances in Clinical Chemistry. New York: Academic Press, 1978:287-339.
206. Bergdahl IA, Grubb A, Schutz A, Desnick RJ, Wetmur JG, Sassa S, Skerfving S. Lead binding to delta-aminolevulinic acid dehydratase (ALAD) in human erythrocytes. Pharmacol Toxicol. 1997;81:153-8.
207. Sassa S, Kappas A. Hereditary tyrosinemia and the heme biosynthetic pathway. Profound inhibition of δ-aminolevulinic acid dehydratase activity by succinylacetone. J Clin Invest. 1983;71:625-34.
208. Lindblad B, Lindstedt S, Steen G. On the genetic defects in hereditary tyrosinemia. Proc Natl Acad Sci U S A. 1977;74:4641-5.
209. Sassa S. The porphyrias. Photodermatol Photoimmunol Photomed. 2002;18:56-67.
210. Handler NS, Handler MZ, Stephany MP, Handler GA, Schwartz RA. Porphyria cutanea tarda: an intriguing genetic disease and marker. Int J Dermatol. 2017;56(6):e106-e117.
211. Martasek P, Kordak V, Zonbek V et al. Epidemiology of porphyria cutanea tarda in Czechoslovakia and Mongolia. Bolletino dell'Instituto Dermatologica San Gallicano. 1987;8:330-1.
212. Harber LC, Bickers DR. Photosensitivity diseases: principles of diagnosis and treatment. Philadelphia: Saunders; 1981. p.189-223.
213. Elder G HORAS, Worwood M. Mutations in the hemochromatosis (HFE) gene, porphyria cutanea tarda and iron overload. Hepatology. 1998;27:289-91.
214. Siersema PD, Rademakers LHPM, Cleton MI, Kate FJW, De Bruijn WC, Marx JJM, Wilson JHP. The difference in liver pathology between sporadic and familial form of porphyria cutanea tarda: the role of iron. J Hepatol. 1995;23:259-67.
215. Grossman ME, Bickers DR, Poh-Fitzpatrick MB, DeLeo VA, Harber LC. Porphyria Cutanea Tarda – Clinical Features and Laboratory Findings in 40 Patients. Am J Med. 1979;67:277-86.
216. Bygum A, Christiansen L, Peterson NE, Horder M, Thomsen K, Brandrup F. Familial and Sporadic Porphyria Cutanea Tarda: Clinical, Biochemical and Genetic Features with Emphasis on Iron Status. Acta Derm Venereol. 2003;83:115-20.
217. Weimar VM, Weimar GW, Ceilley RI. Estrogen-induced porphyria cutanea tarda complicating treatment of prostatic carcinoma. J Urol. 1978;120:643-4.
218. Kappas A, Sassa S, Galbraith RA, Nordmann Y. The porphyrias. In: C. R. Scriver CR, Beaudet AL, Sly WS, Valle D, eds. The Molecular and Metabolic Basis of Inherited Disease. 7th ed. Vol. 2. New York: Mc Graw-Hill; 1995:2103-60.
219. Sixel-Dietrich F, Doss M. Hereditary uroporphyrinogen-decarboxylase deficiency predisposing porphyria cutanea tarda (chronic hepatic porphyria) in females after oral contraceptive medication. Arch Dermatol Res. 1985;278(1):13-6.
220. Elder GH. Porphyria cutanea tarda: a multifactorial disease. Rec Adv Dermatol. 1990;8:55-69.
221. De Matteis F. Role of iron in the hydrogen peroxide-dependent oxidation of hexahydroporphyrins (porphyrinogens): a possible mechanism for the exacerbation by iron of hepatic uroporphyria. Molecular Pharmacology. 1988;33:463-9.
222. Elder GH. The cutaneous porphyrias, in Photodermatology, edited by Hawk JLM, Arnold, co-published in the United States of America by Oxford University Press Inc, New York, NY, 1999, pp171-197.
223. Elder GH. Porphyria cutanea tarda. Semin Liver Dis. 1998;18(1):67-75.
224. Phillips JD, Bergonia HA, Reilly CA, Franklin MR, Kushner JP. A porphomethene inhibitor of uroporphyrinogen decarboxylase causes porphyria cutanea tarda. Proc Natl Acad Sci U S A. 2007;104(12):5079-84.
225. Lambrecht RW, Bonkovsky HL. Hemochromatosis and porphyria. Semin Gastrointest Dis. 2002;13(2):109-19.
226. Lundvall O. The effect of phlebotomy therapy in porphyria cutanea tarda. Its relations to the phlebotomy-induced reduction of iron stores. Acta Med Scand. 1971;189:33-49.
227. Lundvall O. The effect of replenishment of iron stores after phlebotomy in porphyria cutanea tarda. Acta Med Scand. 1971;189:51-63.
228. Francis JE, Smith AG. Oxidation of uroporphyrinogens by hydroxyl radicals: evidence for nonporphyrin products as potential inhibitors of uroporphyrinogen decarboxylase. Febs Lett. 1988;233:311-4.
229. Lambrecht RW, Sinclair PR, Gorman N, Sinclair JF. Uroporphyrinogen oxidation catalyzed by reconstituted cytochrome P4501A2. Arch Biochem Biophys. 1992;294:504-10.
230. De Matteis F. Drug induced abnormalities of liver heme biosynthesis. In: Meeks RG, Harrison SD, Bull RJ. Hepatotoxicology. Boston: CRC Press; 1991. p.437-79.
231. Sweeney GD. Porphyria cutanea tarda, or the uroporphyrinogen decarboxylase deficiency diseases. Clin Biochem. 1986;19:3-14.
232. Ferri C, Baicchi U, LaCivita L, Greco F, Longombardo G, Mazzoni A, Careccia G, Bombardieri S, Pasero G, Zignego AL, Manns MP. Hepatitis C virus-related autoimmunity in patients with porphyria cutanea tarda. Eur J Clin Invest. 1993;23:851-5.
233. Nakano T, Moriya K, Koike K, Horie T. Hepatitis C virus core protein triggers abnormal porphyrin metabolism in human hepatocellular carcinoma cells. PLoS One. 2018 Jun 1;13(6):e0198345. doi: 10.1371/journal.pone.0198345. PMID: 29856826; PMCID: PMC5983478.
234. Ajioka RS, Phillips JD, Weiss RB, Dunn DM, Smit MW, Proll SC, Katze MG, Kushner JP. Down-regulation of hepcidin in porphyria cutanea tarda. Blood. 2008;112:4723-8.
235. Fujita N1, Sugimoto R, Takeo M, Urawa N, Mifuji R, Tanaka HORAS, Kobayashi Y, Iwasa M, Watanabe S, Adachi Y, Kaito M. Hepcidin expression in the liver: relatively low level in patients with chronic hepatitis C. Mol Med. 2007;13:97-104.
236. Girelli D, Pasino M, Goodnough JB, Nemeth E, Guido M, Castagna A, Busti F, Campostrini N, Martinelli N, Vantini I, Corrocher R, Ganz T, Fattovich G. Reduced serum hepcidin levels in patients with chronic hepatitis C. J Hepatol. 2009;51:845-52.
237. Ryan Caballes F, Sendi HORAS, Bonkovsky HL. Hepatitis C, porphyria cutanea tarda and liver iron: an update. Liver Int. 2012;32(6):880-93.
238. Darwich E, To-Figueras J, Molina-López RA, Deulofeu R, Olbina G, Westerman M, Sánchez-Tápias JM, Muñoz-Santos C, Herrero C. Increased serum hepcidin levels in patients with porphyria cutanea tarda. J Eur Acad Dermatol Venereol. 2013;27(1):e68-74.
239. Kushner JP, Barbuto AJ, Lee GR. An inherited enzymatic defect in porphyria cutanea tarda: Decreased uroporphyrinogen decarboxylase activity. J Clin Invest. 1976;58:1089-97.
240. Elder G HORAS, Urquhart AJ, De Salamanca RE, Munoz JJ, Bonkovsky H. Immunoreactive uroporphyrinogen decarboxylase in the liver in porphyria cutanea tarda. Lancet. 1985;2:229-32.
241. Garey JR, Franklin KF, Brown DA, Harrison LM, Metcalf KM, Kushner JP. Analysis of uroporphyrinogen decarboxylase complementary DNAs in sporadic porphyria cutanea tarda. Gastroenterology. 1993;105:165-9.
242. Kószó F, Morvay M, Dobozy A, Simon N. Erythrocyte uroporphyrinogen decarboxylase activity in 80 unrelated patients with porphyria cutanea tarda. Br J Dermatol. 1992;126:446-49.
243. de Verneuil HORAS, Aitkne G, Nordmann Y. Familial and sporadic porphyria cutanea tarda: Two different diseases. Hum Genet. 1978;44:145-51.
244. Doss MO, Frank M, Braun-Falco O. Porphyria cutanea tarda: erythrocyte uroporphyrinogen decarboxylase activity in 471 consecutive patients. Curr Probl Dermatol. 1991;20:97-105.
245. McManus JF, Begley CG, Sassa S, Ratnaike S. Five new mutations in the uroporphyrinogen decarboxylase gene identified in families with cutaneous porphyria. Blood. 1996;88:3589-600.
246. Mendez M, Sorkin L, Rossetti MV, Astrin K HORAS, del C. Batlle AM, Parera VE, Aizencang G, Desnick RJ. Familial porphyria cutanea tarda: characterization of seven novel uroporphyrinogen decarboxylase mutations and frequency of common hemochromatosis alleles. Am J Hum Genet. 1998;63:1363 75.
247. Christiansen L, Bygum A, Jensen A, Brandrup F, Thomsen K, Horder M, Petersen NE. Uroporphyrinogen decarboxylase gene mutations in Danish patients with porphyria cutanea tarda. Scand J Clin Lab Invest. 2000;60:611-15.
248. Brady JJ, Jackson HA, Roberts AG, Morgan RR, Whatley SD, Rowlands GL, Darby C, Shudell E, Watson R, Paiker J, Worwood MW, Elder GH. Co-inheritance of mutations in the uroporphyrinogen decarboxylase and hemochromatosis genes accelerates the onset of porphyria cutanea tarda. J Invest Dermatol. 2000;115:868-74.

249. Phillips JD, Parker TL, Schubert HL, Whitby FG, Hill CP, Kushner JP. Functional consequences of naturally occurring mutations in human uroporphyrinogen decarboxylase. Blood. 2001;98(12):3179-85.
250. Poblete-Gutiérrez P, Mendez M, Wiederholt T, Merk HF, Fontanellas A, Wolff C, Frank J. The molecular basis of porphyria cutanea tarda in Chile: identification and functional characterization of mutations in the uroporphyrinogen decarboxylase gene. Exp Dermatol 2004;13: 372-9.
251. Arteaga JEC, Vieira FMJ, Reis VMS dos. Experience in management of porphyria cutanea tarda in a tertiary referral Brazilian hospital from 2002 to 2017. International journal of dermatology. 2019; 58(8): 925-932.
252. Aarsand AK, Boman HORAS, Sandberg S. Familial and sporadic porphyria cutanea tarda: characterization and diagnostic strategies. Clin Chem. 2009;55:795-803.
253. Farrell CP, Overbey JR, Naik HORAS, Nance D, McLaren GD, McLaren CE, Zhou L, Desnick RJ, Parker CJ, Phillips JD. The D519G Polymorphism of Glyceronephosphate O-Acyltransferase Is a Risk Factor for Familial Porphyria Cutanea Tarda. PLoS One. 2016 Sep 23;11(9):e0163322. doi: 10.1371/journal.pone.0163322. PMID: 27661980; PMCID: PMC5035022.
254. Roberts AG, Elder G HORAS, Newcombe RG, Enriquez de Salamanca R, Munoz JJ. Heterogeneity of familial porphyria cutanea tarda. J Med Genet. 1988;25(10):669-76.
255. D'Alessandro Gandolfo L, Griso D, Macri A, Biolcati G, Topi GC. Familial porphyria cutanea tarda with normal erythrocytic urodecarboxylase: An exception to the rule? Dermatologica. 1989;178:206-8.
256. Cripps DJ, Peters HA, Gocmen A, Dogramici I. Porphyria turcica due to hexachlorobenzene – a 20 to 30 year follow-up study on 204 patients. Br J Dermatol. 1984;111:413-22.
257. Pazderova-Vejlupková J, Nemcova M, Pícková J, Jirásek L, Lukás E. The development and prognosis of chronic intoxication by tetrachlorodibenzo-p-dioxin in men. Arch Env Health. 1981;36:5-11.
258. Roméo P HORAS, Raich N, Dubart A, Beaupain D, Pryor M, Kushner J, Cohen-Solal M, Goossens M. Molecular cloning and nucleotide sequence of a complete human uroporphyrinogen decarboxylase cDNA. J Biol Chem. 1986;261(21):9825-31.
259. Moran-Jimenez MJ, Ged C, Romana M, Enriquez De Salamanca R, Taïeb A, Topi G, D'Alessandro L, de Verneuil H. Uroporphyrinogen decarboxylase. complete human gene sequence and molecular study of three families with hepatoerythropoietic porphyria. Am J Hum Genet. 1996;58:712-21.
260. Garey JR, Hansen JL, Harrison LM, Kennedy JB, Kushner JP. A point mutation in the coding region of uroporphyrinogen decarboxylase associated with familial porphyria cutanea tarda. Blood. 1989;73:892-5.
261. Garey JR, Harrison LM, Franklin KF, Metcalf KM, Radisky ES, Kushner JP. Uroporphyrinogen decarboxylase. a splice site mutation causes the deletion of exon 6 in multiple families with porphyria cutanea tarda. J Clin Invest. 1990;86:1416-22.
262. Lundvall O, Weinfeld A, Lundin P. Iron storage in porphyria cutanea tarda. Acta Med Scand. 1970;188:37-53.
263. Doss M, Look D, Henning HORAS, Nawrocki P, Schmidt A, Dolle W, Korb G, Luders J, Strohmeyer G. Hepatic porphyrins and urinary porphyrins and porphyrin precursors in liver cirrhosis. Klin Wochenshr. 1972;50:1025-32.
264. Chapman RW, Morgan MY, Laulicht M, Hoffbrand AV, Sherlock S. Hepatic iron stores and markers of iron overload in alcoholics and patients with hemochromatosis. Dig Dis Sci. 1982;27(10):909-16.
265. Sampietro M, Fiorelli G, Fargion S. Iron overload in porphyria cutanea tarda. Haematologica. 1999;84(3):248-53.
266. Kodama T, Kondo M, Urata G, Satoh HORAS, Ohtake HORAS, Iwasaki Y, Itakura HORAS, Ohkubo A, Kosaka K. Changes in aminolevulinate synthase and aminolevulinate dehydratase activity in cirrhotic liver. Gastroenterology. 1983;84(2):236-41.
267. Thunell S, Floderus Y, Henrichson A, Moore M, Meissner P, Sinclair J. Alcoholic beverages in acute porphyria. J Stud Alcohol. 1992;53:272-6.
268. Roengk HH Jr, Gottlob ME. Estrogen-induced porphyria cutanea tarda. Arch Dermatol. 1970;102:260-6.
269. Bulaj ZJ, Phillips JD, Ajioka RS, Franklin MR, Griffen LM, Guinee DJ, Edwards CQ, Kushner JP. Hemochromatosis genes and other factors contributing to the pathogenesis of porphyria cutanea tarda. Blood. 2000;95(5):1565-71.
270. Haberman HF, Rosenberg F, Menon IA. Porphyria cutanea tarda: comparison of cases precipitated by alcohol and estrogens. Can Med Assoc J. 1975;113:653-5.
271. Goerz G, Hammer G. Porphyria cutanea tarda and pregnancy. Dermatológica. 1983;166(6):316-8.
272. Levere RD. Stilbestrol-induced porphyria: Increase in hepatic δ-aminolevulinic acid synthetase. Blood. 1966;28(4):569-72.
273. Rifkind AB, Gilette PN, Song CS, Kappas A. Induction of hepatic delta-aminolevulinic acid synthetase by oral contraceptive steroids. J Clin Endocrinol Metad. 1970;30:330-5.
274. Phillips JD. Heme biosynthesis and the porphyrias. Mol Genet Metab. 2019 Nov;128(3):164-177. doi: 10.1016/j.ymgme.2019.04.008. Epub 2019 Apr 22. PMID: 31326287; PMCID: PMC7252266.
275. de Mola JRL, Muise KL, Duchon MA. Porphyria cutanea tarda and pregnancy. Obstet Gynecol Surv. 1996;51(8):493-7.
276. Rajka G. Pregnancy and porphyria cutanea tarda. Acta Derm Venereol. 1984;64(5):444-5.
277. Ochner RK, Schmid R. Acquired porphyria in man and rat due to hexachlorobenzene intoxication. Nature. 1961;189:499.
278. Elder G HORAS, Sheppard DM. Immunoreactive uroporphyrinogen decarboxylase is unchanged in porphyria caused by TCDD and hexachlorobenzene. Biochem Biophys Res Commun. 1982;109:113-20.
279. Altomare G, Capella GL. Occupational porphyria cutanea tarda due to exposure to symmetrical triazine herbicides. Eur J Dermatol. 1995;5:66-8.
280. Patterson AT, Kaffenberger B HORAS, Keller RA, Elston DM. Skin diseases associated with Agent Orange and other organochlorine exposures. J Am Acad Dermatol 2016;74:143-170.
281. Smith AG, Clothier B, Carthew P, Childs NL, Sinclair PR, Nebert DW, Dalton TP. Protection of the Cyp1a2(–/–) null mouse against uroporphyria and hepatic injury following exposure to 2,3,7,8-tetrachlorodibenzo- p-dioxin. Toxicol Appl Pharmacol. 2001;173:89-98.
282. Edwards CQ, Griffen LM, Goldgar DE, Skolnick M HORAS, Kushner JP. HLA-linked hemochromatosis alleles in sporadic porphyria cutanea tarda. Gastroenterology. 1989;98:972-81.
283. Fargion S, Fracanzani AL, Romano R, Cappellini MD, Fare M, Mattioli M, Piperno A, Ronchi G, Fiorelli G. Genetic hemochromatosis in Italian patients with porphyria cutanea tarda: possible explanation for iron overload. J Hepatol. 1996;24(5):564-9.
284. Kushner JP, Stei nmuller DP, Lee GR. The role of iron in the pathogenesis of porphyria cutanea tarda. II. Inhibition of uroporphyrinogen decarboxylase. J Clin Invest. 1975;56:661-7.
285. Bruguera M. Liver involvement in porphyria. Seminars Dermatol. 1986;5:178-85.
286. Sampietro M, Pipeno A, Lupica L, Arosio C, Vergani A, Corbetta N, Malosio I, Mattioli M, Fracanzani AL, Cappellini MD, Fiorelli G, Fargion S. High prevalence of the His63Asp HFE mutation in Italian patients with porphyria cutanea tarda. Hepatology. 1998;27(1):181-4.
287. McCrossin I. Porphyria cutanea tarda in south-east New South Wales. Austral J Dermatol. 2002;43:285-8.
288. Martinelli AL, Zago MA, Roselino AM, Filho AB, Villanova MG, Secaf M, Tavella M HORAS, Ramalho LN, Zucoloto S, Franco RF. Porphyria cutanea tarda in Brazilian patients: association with hemochromatosis C282Y mutation and hepatiits C virus infection. Am J Gastroenterol. 2000;95(12):3516-21.
289. Vieira FM, Nakhle MC, Abrantes-Lemos CP, Cançado ELR, Reis VMS. Precipitating factors of porphyria cutanea tarda in Brazil with emphasis on hemochromatosis gene (HFE) mutations. Study of 60 patients. An. Bras. Dermatol. 2013; 88(4):530-40.
290. Hashemi L, Nisenbaum R. A Case-Based Review of Iron Overload With an Emphasis on Porphyria Cutanea Tarda, Hepatitis C, C282Y Heterozygosity, and Coronary Artery Disease. Fed Pract. 2020 Feb;37(2):95-100. PMID: 32269472; PMCID: PMC7138343.
291. Mehrany K, Drage LA, Brandhagen DJ, Pittelkow MR. Association of porphyria cutanea tarda with hereditary hemochromatosis. J Am Acad Dermatol. 2004;51(2):205-11.
292. Trofymenko O, Sagerman P, Kurtzman DJB. Porphyria Cutanea Tarda as the Initial Manifestation of Subclinical Hereditary Hemochromatosis. Clin Gastroenterol Hepatol. 2017;15(9):A37-A38.
293. Fargion S, Piperno A, Cappellini MD, Sampietro M, Fracanzani AL, Romano R, Caldarelli R, Marcelli R, Vecchi L, Fiorelli G. Hepatitis C virus and porphyria cutanea tarda: Evidence of a strong association. Hepatology. 1992;16(6):1322-6.
294. Murphy A, Dooley S, Hillary IB, Murphy GM. HCV infection in porphyria cutanea tarda. Lancet. 1993;341:1534-5.
295. Quecedo L, Costa J, de Salamanca RE. The role of the hepatitis C virus in the liver disease of porphyria cutanea tarda. Med Clin (Barc). 1996;106(9):321-4.
296. Lacour JP HORAS, Bodokh I, Castanet J, Bekri S, Ortonne JP. Porphyria cutanea tarda and antibodies to hepatitis C virus. Br J Dermatol. 1993;128:121-3.
297. DeCastro M, Sánchez J, Herrera JF, Cháves A, Durán R, García-Buey L, García-Monzón C, Sequí J, Moreno-Otero R. Hepatitis C virus antibodies and liver disease in patients with porphyria cutanea tarda. Hepatology. 1993;17(4):551-7.
298. Dabrowska E, Jablonska-Kaszewska I, Falkiewicz B. High prevalence of hepatitis C virus infection in patients with porphyria cutanea tarda in Poland. Clin Exp Dermatol. 1998;23:95-6.
299. Cribier B, Petiau P, Keller F, Schmitt C, Vetter D, Held E, Grosshans E. Porphyria cutanea tarda and hepatitis C viral infection. Arch Dermatol. 1995;131:801-4.
300. Bonkovsky HL, Poh-Fitzpatrick M, Pimstone N, Obando J, Di Bisceglie A, Tattrie C, Tortorelli K, LeClair P, Mercurio MG, Lambrecht RW. Porphyria cutanea tarda, hepatitis C, and HFE gene mutations in North America. Hepatology. 1998;27(6):1661-9.
301. O'Reilly FM, Darby C, Fogarty J, Tormey W, Kay EW, Leader M, Murphy GM. Screening of patients with iron overload to identify hemochromatosis and porphyria cutanea tarda. Arch Dermatol. 1997;133(9):1098-101.
302. Cribier B, Rey D, Uhl G, Le Coz C, Hirth C, Libbrecht e, Vetter d, Lang JM, Stoll-Keller F, Grosshans E. Abnormal urinary coproporphyrin levels in patients infected by hepatitis C virus with or without HIV. Arch Dermatol. 1996;132:1448-52.
303. Sarkany RPE. The management of porphyria cutanea tarda. Clin Exp Dermatol. 2001;26:225-32.
304. Herrero C, Vicente A, Bruguera M, Ercilla MG, Barrera JM, Vidal J, Terés J, Mascaró JM, Rodés J. Is hepatitis C infection a trigger of porphyria cutanea tarda? Lancet. 1993;341:788-9.
305. Nishina S, Hino K, Korenaga M, Vecchi C, Pietrangelo A, Mizukami Y, Furutani T, Sakai A, Okuda M, Hidaka I, Okita K, Sakaida I. Hepatitis C virus induced reactive oxygen species raise hepatic iron level in mice by reducing hepcidin transcription. Gastroenterology. 2008;134:226-38.
306. Stölzel U, Schuppan D, Tillmann HL, Manns MP, Tannapfel A, Doss MO, Zimmer T, Koszka C, Köstler E. Autoantibodies in porphyria cutanea tarda: a controlled study. J Hepatol. 2000;33(5):858-9.

307. Ma Y, Fracanzani AL, Sampietro M, Mattioli M, Cheeseman P, Williams R, Mieli--Vergani G, Vergani D, Fargion S. Autoantibodies to human cytosol: a marker of sporadic porphyria cutanea tarda. Clin Exp Immunol. 2001;126:47-53.
308. Mackie FD, Peakman M, Yun M, Sallie R, Smith HORAS, Davies ET, Mieli-Vergani G, Vergani D. Primary and secondary liver/kidney microsomal autoantibody response following infection with hepatitis C virus. Gastroenterology. 1994;106:1672-5.
309. Gregorio GV, Pensati P, Iorio R, Vegnente A, Mieli-Vergani G, Vergani D. Autoantibody prevalence in children with liver disease due to chronic hepatitis C virus (HCV) infection. Clin Exp Immunol. 1998;112:471-6.
310. Lenzi M, Bellentani S, Saccoccio G, Muratori P, Masutti F, Muratori L, Cassani F, Bianchi FB, Tiribelli C. Prevalence of non-organ-specific autoantibodies and chronic liver disease in the general population: a nested case-control study of the Dinysos cohort. Gut. 1999;45:435-41.
311. Brudieux E, de Lédinghen V, Moran MJ, Fontanellas A, Oui B, Trimoulet P, Belleannée G, Piton A, Raymond JM, Doutre MS, Amouretti M, de Verneuil HORAS, Couzigou P. Hepatic porphyrin concentration and uroporphyrinogen decarboxylase activity in hepatitis C virus infection. J Viral Hepat. 2001;8(1):41-7.
312. Navas S, Bosch P, Castillo I, Marriott E, Carreno V. Porphyria cutanea tarda and hepatitis C virus and B virus infection: a retrospective study. Hepatology. 1995;21:279-84.
313. Wissel PS, Sordillo P, Anderson KE, Sassa S, Savillo RL, Kappas A. Porphyria cutanea tarda associated with the acquired immune deficiency syndrome. Am J Hematol. 1987;25:107-13.
314. Castanet J, Lacour JP, Bodokh I, Bekri S, Ortonne JP. Porphyria cutanea tarda in association with human immunodeficiency virus infection: is it related to hepatitis C virus infection? Arch Dermatol. 1994;130:664-5.
315. Mansourati FF, Stone VE, Mayer KH. Porphyria cutanea tarda and HIV/AIDS: a review of pathogenesis, clinical manifestations and management. Int J STD AIDS. 1999;10(1):51-6.
316. Chuang TY, Brashear R, Lewis C. Porphyria cutanea tarda and hepatitis C virus: A case-control study and meta-analysis of the literature. J Am Acad Dermatol. 1999;41:31-6.
317. Nomura N, Zolla-Pazner S, Simberkoff M, Kim M, Sassa S, Lim HW. Abnormal serum porphyrin in patients with acquired immunodeficiency syndrome with or without hepatitis C virus infection. Arch Dermatol. 1996;132:906-10.
318. Stevens BR, Fleischer AB Jr, Piering F, Crosby DL. Porphyria cutanea tarda in the setting of renal failure: response to renal transplantation. Arch Dermatol. 1993;129:337-9.
319. Garcia Parrilla J, Ortega R, Pena ML, Rodicio JL, Salamanca RE, Olmos A, Elder GH. Porphyria cutanea tarda during maintenance haemodialysis. Br Med J. 1980;280(6228):1358.
320. Elder G HORAS, Path MRC, Lee GB, Tovey JA. Decreased activity of hepatic uroporphyrinogen decarboxylase in sporadic porphyria cutanea tarda. N Engl J Med. 1978;299:274-8.
321. Burnett JW, Lamon JM, Levin J. Haemophilia, hepatitis and porphyria. Br J Dermatol. 1977;97:453-5.
322. Mascaro JM, Herrero C, Lecha M, Muniesa AM. Uroporphyrinogen-decarboxylase deficiencies: Porphyria cutanea tarda and related conditions. Semin Dermatol. 1986;5:115-24.
323. Boffa MJ, Reed P, Weinkove C, Ead RD. Hypertrichosis as the presenting feature of porphyria cutanea tarda. Clin Exp Dermatol. 1995;20:62-4.
324. Cam C, Nigogosyan G. Acquired toxic porphyria cutanea tarda due to hexachlorobenzene. Report of 348 cases caused by this fungicide. JAMA. 1963;183(2):88-91.
325. Castanet J, Lacour JP, Perrin C, Guidoni JF, Ortonne JP. Sclerodermatous changes revealing porphyria cutanea tarda. Acta Derm Venereol. 1994;74(4):310-1.
326. Krajnc I, Vizjak A, Hvala A, Jurcic V, Rozman B. The significance of histologic analysis of skin lesions in porphyria cutanea tarda. Light microscopy, electron microscopy, immunohistochemical and immunofluorescence analysis. Wien Klin Wochenschr. 1998;110(18)651-4.
327. Doyle JA, Friedman SJ. Porphyria and scleroderma: A clinical and laboratorial review of 12 patients. Australas J Dermatol. 1983;24:109-14.
328. Mascaro JM. Porphyria cutanea tarda: Clinical manifestations. Curr Probl Dermatol. 1991;20:79-90.
329. Sigal M, Nahum HD, Crickx B, Bilet S, Mourier-Massicot C HORAS, Belaich S. Porphyria cutanea tarda and scleroderma – Chance association or related disease: A case report. Clin Exp Dermatol. 1990;15:285-8.
330. Enriquez de Salamanca R, Cocero E, Jimenez LC, Franco C, Valls MV. Electrophysiological abnormalities in porphyria cutanea tarda. Clin Exp Dermatol. 1985;10:438-43.
331. Piñol-Aguadé J, Mascaro JM, Galy-Mascaro C, Apdevila JM. Sur quelques manifestations cutanées et oculaires peu connues des porphyries. Ann Dermatol Syph. 1969;96(3):265-70.
332. Liu AC. Hepatotoxic reaction to chloroquine phosphate in a patient with previously unrecognized porphyria cutanea tarda. West J Med. 1995;162:548-51.
333. Fakan F, Chlumska A. Demonstration of needle-shaped hepatic inclusions in porphyria cutanea tarda using the ferric ferricyanide reduction test. Virchows Archives A Pathol Anat Histopathol. 1987;411:365-8.
334. James KA, Cortes JM, Paradinas FJ. Demonstration of cytoplasmic needle-like inclusions in hepatocytes with porphyria cutanea tarda. J Clin Pathol. 1980;33:899-900.
335. Cortés J, Oliva HORAS, Paradinas FJ, Hernandez-Guío C. The pathology of the liver in porphyria cutanea tarda. Histopathology. 1980;4:471-85.
336. Lefkowitch J HORAS, Grossman ME. Hepatic pathology in porphyria cutanea tarda. Liver. 1983;3(1):19-29.
337. Fracanzani AL, Taioli E, Sampietro M, Fatta E, Bertelli C, Fiorelli G, Fargion S. Liver cancer risk is increased in patients with porphyria cutanea tarda in comparison to matched control patients with chronic liver disease. J Hepatol. 2001;35(4):498-503.
338. Salata HORAS, Cortes JM, Enriquez de Salamanca R, Oliva HORAS, Castro A, Kusak E, Carreno V, Hernandez Guio C. Porphyria cutanea tarda and hepatocellular carcinoma. Frequency of occurrence and related factors. J Hepatol. 1985;1(5):477-87.
339. Bengtsson NO, Hardell L. Porphyrias, porphyrins and hepatocellular cancer. Br J Cancer. 1986;54:115-7.
340. Lim HW, Mascaro JM. The porphyries and hepatocelular carcinoma. Dermatol Clin. 1995;13:135-42.
341. Moreno FJ, Santoyo J, Bondía JA, Suárez MA, Jiménez M, Fernández JL, Conde M, Marín R, Ribeiro M, Peláez JM, de la Fuente A. Hepatocellular carcinoma associated to porphyria cutanea tarda and hepatitis C virus infection without cirrhosis. Rev Esp Enferm Dig. 1998;90(1):48-50.
342. Siersema PD, ten Kate FJW, Mulder PG HORAS, Wilson JHP. Hepatocellular carcinoma in porphyria cutanea tarda: frequency and factors related to its occurrence. Liver. 1992;12:56-61.
343. Lisi P, Santeusanio F, Lombardi G, Compagnucci P. Carbohydrate metabolism in porphyria cutanea tarda. Dermatológica. 1983;166(6):287-93.
344. van Ginneken EE, Lutterman JA, Netten PM. Diabetes mellitus in connection with hereditary disease. Ned Tijdschr Geneeskd. 1997;141:1230-4.
345. Muñoz-Santos C1, Guilabert A, Moreno N, Gimenez M, Darwich E, To-Figueras J, Herrero C. The association between porphyria cutanea tarda and diabetes mellitus: analysis of a long-term follow-up cohort. Br J Dermatol. 2011;165:486-491.
346. Gibson GE, McEvoy MT. Coexistence of lupus erythematosus and porphyria cutanea tarda in fifteen patients. J Am Acad Dermatol. 1998; 38: 569-73.
347. van Tuyll van Serooskerken AM, Habets JM, Badeloe S, Poblete-Gutiérrez P, Frank J. Porphyria cutanea tarda in pre-existent lupus erythematosus – is there an association? Int J Dermatol. 2007;46(Suppl 3):50-2.
348. Haendchen L, Jordão JM, Haider O, Araújo F, Skare TL. Porphyria cutanea tarda and systemic lupus erythematosus. An Bras Dermatol. 2011;86:173-5.
349. O'Reilly FM, O'Loughlin S, Murphy GM. Discoid Lupus Erythematosus and porphyria cutanea tarda. J R Soc Med. 1996;89:523-4.
350. Fang S, Sun XJ, Wang Z, Song D, Li T. Porphyria cutanea tarda and Sjogren's syndrome. An Bras Dermatol. 2014;89(4):689-91.
351. Guyotat D, Nicolas JF, Augey F, Fiere D, Thivolet J. Porphyria cutanea tarda after allogenic bone marrow transplantation for chronic myelogenous leukemia. Am J Hematol. 1990;34:69-70.
352. Bertoli LF, Barton JC. Remission of porphyria cutanea tarda after anastrozole treatment of breast cancer. Clin Breast Cancer. 2007;7:716-8.
353. Mas-Vidal A, Coto-Segura P, García-Varona A, Santos-Juanes J. Porphyria cutanea tarda induced by olmesartan. J Eur Acad Dermatol Venereol 2010;24:977-8.
354. Magnus IA. Dermatological Photobiology. Clinical and Experimental Aspects. Appendix II – Clinical Screening tests for excess porphyrins. London: Blackwell Scientific Publications; 1976. p.253-5.
355. Lim CK, Peters TJ. Urine and faecal porphyrin profiles by reversed-phase high-performance liquid chromatography in the porphyrias. Clin Chim Acta. 1984;139:55-63.
356. Alves ANL, Burattini MN, Sumita NM, Della Rosa HV. Validação de metodologia para dosagem de porfirinas urinárias por cromatografia líquida de alta eficiência. Rev Bras Cienc Farm. 2007;43(4):581-8.
357. To-Figueras J, Ozalla D,Mateu CH. Long-standing changes in the urinary profile of porphyrin isomers after clinical remission of porphyria cutanea tarda. Ann Clin Lab Sci. 2003;33(3):251-6.
358. Gibbs NK, Traynor N, Ferguson J. Biochemical diagnosis of the cutaneous porphyrias: five years experience of plasma spectrofluorimetry [abstract]. Br J Dermatol. 1995;133(suppl 45):13-27.
359. Lever WF, Schaumberg-Lever G. Histopatologia da pele. Tradução de Nelson Gomes de Oliveira. 7ª ed. São Paulo: Manole; 1991. p.419-22.
360. Timonen K, Niemi KM, Mustajoki P. Skin morphology in porphyria cutanea tarda does not improve despite clinical remission. Clin Exp Dermatol. 1991;16:355-8.
361. Vieira FMJ, Aoki V, Oliveira ZNP, Martins JEC. Estudo da imunofluorescência direta, imunomapeamento e microscopia ótica na porfiria cutânea tardia. An Bras Dermatol. 2010;85(6):827-37.
362. Hrabovsky SL, Elmets CA. Pathogenesis, characteristics, diagnosis, and treatment of pseudoporphyria. Curr Opin Dermatol. 1996;3:105-10.
363. Poh-Fitzpatrick MB. Porphyria, pseudoporphyria, pseudo-pseudoporphyria…? Arch Dermatol. 1986;122:403-4.
364. Ramsay CA, Magnus IA, Turnbull A, Baker H. The treatment of porphyria cutanea tarda by venesection. Q J Med. 1974;43(169):1-24.
365. Rocchi E, Gibertini P, Cassanelli M, Pietrangelo A, Borghi A, Pantaleoni M, Jensen J, Ventura E. Iron removal therapy in porphyria cutanea tarda: Phlebotomy versus slow subcutaneous desferrioxamine infusion. Br J Dermatol. 1986;114:621-9.
366. Ashton RE, Hawk JLM, Magnus IA. Low-dose oral chloroquine in the treatment of porphyria cutanea tarda. Br J Dermatol. 1981;111:609-13.
367. Kordac V, Jirsa M, Kotal P, Kaláb M, Cervinka J, Kotyk A, Martásek P. Agents affecting porphyrin formation and secretion: implications for porphyria cutanea tarda treatment. Semin Hematol. 1989;26:16-23.
368. Stathers GM. Porphyrin-binding effect of cholestyramine. Results of in vitro and in vivo studies. Lancet. 1966;2:780-3.

369. Monastirli A, Georgiou S, Bolsen K, Pasmatzi E, Papapanagiotou A, Goerz G, Kalofoutis A, Merk HF, Tsambaos D. Treatment of porphyria cutanea tarda with oral thalidomide. Skin Pharmacol Appl Skin Physiol. 1999;12(6):305-11.
370. Ippen H. Allgemeinsymptome der späten Hautporphyrie (Porphyria Cutanea Tarda) als Hinweise fur deren Behandlung. Deutsche Méd Wochenschr. 1961; 86:127-33.
371. Rocchi E, Gibertini P, Cassanelli M, Pietrangelo A, Borghi A, Ventura E. Serum ferritin in the assessment of liver iron overload and iron removal therapy in porphyria cutanea tarda. J Lab Clin Méd. 1986;107(1):36-42.
372. Vautier G, Murray M, Olnyk JK. Hereditary haemochromatosis: detection and management. Med J Aust. 2001;175:418-21.
373. Lipschitz DA, Cook JD, Finch CA. A clinical evaluation of serum ferritin as an index of iron stores. N Engl J Méd. 1974;290:1213-6.
374. Ratnaike S, Blake D, Campbell D Cowen P, Varigos G. Plasma ferritin levels as a guide to the treatment of porphyria cutanea tarda by venesection. Australas J Dermatol. 1988;29:3-8.
375. Malina L, Chlumsky J. A comparative study of the results of phlebotomy therapy and low-dose chloroquine treatment in porphyria cutanea tarda. Acta Derm Venereol. 1981;61(4):346-50.
376. Adams PC, Barton JC. How I treat hemochromatosis. Blood. 2010;116(3):317-25.
377. London ID. Porphyria cutanea tarda: Report of a case successfully treated with chloroquine. Arch Dermatol. 1957;75:801-3.
378. Baler R. Porphyria precipitated by hydroxychloroquine treatment of systemic lupus erythematosus. Cutis. 1976:17:96-98.
379. Cripps D, Curtis A. Toxic effect of chloroquine on porphyria hepatica. Arch Dermatol. 1962:86:575-581.
380. Kordac V, Papezová R, Semrádová M. Chloroquine in the treatment of porphyria cutanea tarda. N Eng J Med. 1977;296(16):949.
381. Valls V, Ena J, Enriquez de Salamanca R. Low-dose oral chloroquine in patients with porphyria cutanea tarda and low-moderate iron overload. J Dermatol Sci. 1994;7(3):169-75.
382. Freesemann A, Frank M, Sieg I, Doss MO. Treatment of porphyria cutanea tarda by the effect of chloroquine on the liver. Skin Pharmacol. 1995;8:156-61.
383. Chlumska A, Chlumska J, Malina L. Liver changes in porphyria cutanea tarda patients treated with chloroquine. Br J Dermatol. 1980;102:261-6.
384. Singal AK, Kormos-Hallberg C, Lee C, Sadagoparamanujam VM, Grady JJ, Freeman DH Jr, Anderson KE. Low-dose hydroxychloroquine is as effective as phlebotomy in treatment of patients with porphyria cutanea tarda. Clin Gastroenterol Hepatol. 2012;10(12):1402-9.
385. Malkinson FD, Levitt L. Hydroxychloroquine treatment of porphyria cutanea tarda. Arch Dermatol. 1980;116:1147-50.
386. Cainelli T, Di Padova C, Marchesi L, Gori G, Rovagnati P, Podenzani SA, Bessone E, Cantoni L. Hydroxychloroquine versus phlebotomy in treatment of porphyria cutanea tarda. Br J Dermatol. 1983;108:593-600.
387. Petersen CS, Thomsen K. High-dose hydroxychloroquine treatment of porphyria cutanea tarda. J Am Acad Dermatol. 1992;26(4):614-9.
388. Taljaard JJF, Shanley BC, Stewart-Wynne EG, Deppe WM, Joubert SM. Studies on low dose chloroquine therapy and the action of chloroquine in symptomatic porphyria. Br J Dermatol. 1972;87:261-9.
389. Goerz G, Bolsen K, Merk H. Influence of chloroquine on the porphyrin metabolism. Arch Dermatol Res. 1985;277(2):114-7.
390. Scholnick PL, Epstein J HORAS, Marver HS. The molecular basis of the action of chloroquine in porphyria cutanea tarda. J Invest Dermatol. 1973;61:226-32.
391. Bruce AJ, Ahmed I. Childhood-onset porphyria cutanea tarda: Successful therapy with low-dose hydroxychloroquine (Plaquenil). J Am Acad Dermatol. 1998;38:810-14.
392. Badcock NR, O'Reilly DA, Zoanetti GD, Robertson EF, Parker CJ. Childhood porphyrias: implications and treatments. Clin Chem. 1993:39:1334-40.
393. Seubert S, Seubert A, Stella AM,Guzman HORAS, Batlle A. Ergebnisse bei der Behandlung der Porphyria cutanea tarda mit Aderlass und Resorchin. Z Hautkr. 1990;65:223-5.
394. Sinclair PR, Gorman N, Shedlofsky SI, Honsinger CP, Sinclair JF, Karagas MR, Anderson KE. Ascorbic acid deficiency in porphyria cutanea tarda. J Lab Clin Med. 1997;130(2):197-201.
395. Mathews-Roth MM, Pathak MA, Fitzpatrick TB, Harber LC, Kass EH. Beta-carotene as an oral photoprotective agent in erythropoietic protoporphyria. JAMA. 1974;228(8):1004-8.
396. Sinclair PR, Gorman N, Walton HS, Bement WJ, Jacobs JM, Sinclair JF. Ascorbic acid inhibition of cytochrome P450-catalyzed uroporphyrin accumulation. Arch Biochem Biophys. 1993;304:464-70.
397. Herbert V, Shaw S, Jayatilleke E. Vitamin C–driven free radical generation from iron. J Nutr. 1996;126:1213S-20S.
398. Horie Y, Tanaka K, Okano J, Ohgi N, Kawasaki HORAS, Yamamoto S, Kondo M, Sassa S. Cimetidine in the treatment of porphyria cutanea tarda. Intern Med. 1996;35(9):717-9.
399. Okano J, Horie Y, Kawasaki HORAS, Kondo M. Interferon treatment of porphyria cutanea tarda associated with chronic hepatitis type C. Hepatogastroenterology. 1997;44(14):525-8.
400. Takikawa HORAS, Yamazaki R, Shoji S, Miyake K, Yamanaka M. Normalization of urinary porphyrin level and disappearance of skin lesions after successful interferon therapy in a case of chronic hepatitis C complicated with porphyria cutanea tarda. J Hepatol. 1995;22:249-50.
401. Sheikh MY, Wright RA, Burruss JB. Dramatic resolution of skin lesions associated with porphyria cutanea tarda after interferon-alpha therapy in a case of chronic hepatitis C. Dig Dis Sci. 1998;43(3):529-33.
402. Roeckel IE. Commentary: iron metabolism in Hepatitis C infection. Ann Clin Lab Sci. 2000;30:163-5.
403. Azim J, McCurdy HORAS, Moseley RH. Porphyria cutanea tarda as a complication of therapy for chronic hepatitis C. World J Gastroenterol. 2008;14:5913-5.
404. John JJ, Sterling RK. Hepatitis-Induced Porphyria: Are Direct-Acting Antiviral Agents the Way of the Future? ACG Case Rep J. 2021 May 14;8(5):e00581. doi: 10.14309/crj.0000000000000581. PMID: 34007857; PMCID: PMC8126551.
405. Tong Y, Song YK, Tyring S. Resolution of Porphyria Cutanea Tarda in Patients With Hepatitis C Following Ledipasvir-Sofosbuvir Combination Therapy. JAMA Dermatol. 2016;152(12):1393-5.
406. Zappacosta AR, Perras ST, Bell A. Weekly subcutaneous recombinant human erythropoietin corrects anemia of progressive renal failure. Am J Med. 1991;91(3):229-32.
407. Fontanellas A, Herrero JA, Coronel F, Santos JL, Morán JM, Barrientos A, Enriques De Salamanca R. Effects of recombinant human erythropoietin on porphyrin metabolism in uremic patients on hemodialysis. J Am Soc Nephrol. 1996;7:774-9.
408. Sarkell B, Patterson JW. Treatment of porphyria cutanea tarda of end stage renal disease with erythropoietin. J Am Acad Dermatol. 1993;29(3):499-500.
409. Anderson KE, Goeger DE, Carson RW, Lee SM, Stead RB. Erythropoietin for the treatment of porphyria cutanea tarda in a patient on long-term hemodialysis. N Engl J Med. 1990;322(5):315-7.
410. Hamzi MA, Alayoud A, Asseraji M, Akhmouch I, Oualim Z. Porphyria Cutanea Tarda in a Hemodialysis Patient with Hepatitis C Virus: Efficacy of Treatment with Multiple Phlebotomies and Erythropoietin. Saudi J Kidney Dis Transpl. 2013;24(1):121-3.
411. Poux JM, Demontis R, Cadranel JF, Ghazali A, Fievet P, Nordmann Y. Porphyria cutanea tarda in a dialyzed patient with hepatitis C virus infection: dramatic efficacy of small repeated phlebotomies. Am J Méd. 1997;103(2):163-4.
412. Albitar S, Bourgeon B, Chuet C. Porphyria cutanea tarda, hepatitis C infection, and iron overload in a patient on hemodialysis. Am J Med. 1999;106(2):266-7.
413. Erslev AJ, Besarab A. Erythropoietin in the pathogenesis and treatment of the anemia of chronic renal failure. Kidney Int. 1997;51:622-30.
414. Shieh S, Cohen JL, Lim HW. Management of porphyria cutanea tarda in the setting of chronic renal failure: A case report and review. J Am Acad Dermatol. 2000;42:642-52.
415. Siddesh Besur, Weihong Hou, Paul Schmeltzer, and Herbert L. Bonkovsky. Clinically Important Features of Porphyrin and Heme Metabolism and the Porphyrias. Metabolites. 2014;4(4): 977-1006.
416. Pitche P, Corrin E, Wolkenstein P, Revuz J, Bagot M. Successful treatment of haemodialysis-related porphyria cutanea tarda with deferoxamine. Ann Dermatol Venereol. 2003;130(1Pt1):37-9.
417. Labidi J. Porphyria cutanea tarda in a chronic hemodialysis patient. Saudi J Kidney Dis Transpl. 2010;21(5):919-22.
418. Ewing S, Crosby DL. Renal Transplantation for Porphyria Cutanea Tarda. N Engl J Med. 1997;336(11):811.
419. Gross U, Hoffmann GF, Doss MO. Erythropoietic and hepatic porphyrias. J Inherit Metab Dis. 2000;23(7): 641-61.
420. Salameh HORAS, Sarairah HORAS, Rizwan M, Kuo YF, Anderson KE, Singal AK. Relapse of porphyria cutanea tarda after treatment with phlebotomy or 4-aminoquinoline antimalarials: a meta-analysis. Br J Dermatol. 2018 Dec;179(6):1351-1357.
421. Khandpur S, Porter RM, Boulton SJ, Anstey A. Drug-induced photosensitivity: new insights into pathomechanisms and clinical variation through basic and applied science. Br J Dermatol. 2017;176(4):902-9.
422. Rossi E, Borchard K, Cole JM. Pseudoporphyria following self-medication with chlorophyll. Austral J of Dermatol 2015; 56:47-8.
423. Johnson OR, Stewart MF, Bakshi A, Weston P. An unusual bullous eruption: olanzapine induced pseudoporphyria. BMJ Case Rep. 2019 Nov 2;12(11):e232263. doi: 10.1136/bcr-2019-232263. PMID: 31678928; PMCID: PMC6827790.
424. Katoulis AC, Ferra D, Toumbis E, Papadavid E, Kanelleas A, Panayiotides I, Rigopoulos D. Pseudoporphyria associated with nonhemodialyzed renal insufficiency, successfully treated with oral N-acetylcysteine. Case Rep Dermatol Med. 2013;2013:271873.
425. Gilchrest B, Rowe JW, Mihm MC Jr. Bullous dermatosis of hemodialysis. Ann Intern Med. 1975;83:480-3.
426. Anderson CD, Gibson IM, Rossi E. Actinic damage in the skin of patients on haemodialysis for chronic renal failure. Photodermatol. 1988;5:15-24.
427. Korting GW. Uber Porphyria cutanea tarda-like aspects in two prolonged hemodialysis patients (author's transl). Dermatologica. 1975;150:58-61.
428. Siersema PD, de Rooij FW, Edixhoven-Bosdijk A, Weimar W, Wilson JHP. Heme synthesis in chronic renal failure: The effects of hemodialysis, peritoneal dialysis and erythropoietin treatment. Nephron. 1995;71:297-302.
429. Gebril M, Weinkove C, Ead R, McDonald K, Morton R. Plasma porphyrins in chronic renal failure. Nephron. 1990;55:159-63.
430. Day RS, Eales L. Porphyrins in chronic renal failure. Nephron. 1980;26:90-5.
431. Biolcati, G. and Dolazza, C. 1599: First iconographic description of hepatoerythropoietic porphyria. Int J Dermatol. 2006;45:976-8.
432. Piñol Aguadé J, Castells A, Indacochea A, Rodés J. A case of biochemically unclassifiable hepatic porphyria. Br J Dermatol. 1969;81(4):270-5.
433. Cantatore-Francis JL, Cohen J, Balwani M, Kahn P, Lazarus HM, Desnick RJ, Schaffer JV. Hepatoerythropoietic Porphyria Misdiagnosed as Child Abuse: Cutaneous, Arthritic, and Hematologic Manifestations in Siblings with a Novel UROD Mutation. Arch Dermatol. 2010;146(5):529-33.

434. Elder G HORAS, Smith SG, Herrero C, Lecha M, Mascaro JM, Muniesa AM, Czarnecki DB, Brenan J, Poulos V, DE Salamanca RE. Hepatoerythropoietic porphyria: a new uroporphyrinogen decarboxylase defect or homozygous porphyria cutanea tarda? Lancet. 1981;1(8226):916-9.
435. de Verneuil HORAS, Grandchamp B, Beaumont C, Picat C, Nordmann Y. Uroporphyrinogen decarboxylase structural mutant (Gly281 Glu) in a case of porphyria. Science. 1986;234:732-4.
436. de Verneuil HORAS, Grandchamp B, Romeo P HORAS, Raich N, Beaumont C, Goossens M, Nicolas HORAS, Nordmann Y. Molecular analysis of uroporphyrinogen decarboxylase deficiency in a family with two cases of hepatoerythropoietic porphyria. J Clin Invest. 1986;77:431-5.
437. Romana M, Grandchamp B, Dubart A, Amselem S, Chabret C, Nordmann Y, Goossens M, Romeo PH. Identification of a new mutation responsible for hepatoerythropoietic porphyria. Eur J Clin Invest. 1991;2:225-9.
438. Meguro K, Fujita HORAS, Ishida N, Akagi R, Kurihara T, Galbraith RA, Kappas A, Zabriskie JB, Sassa S, Toback AC, Harber L. Molecular defects of uroporphyrinogen decarboxylase in a patient with mild hepatoerythropoietic porphyria. J Invest Dermatol. 1994;102:681-5.
439. Armstrong DKB, Sharpe PC, Chambers CR, Whatley SD, Roberts AG, Elder GH. Hepatoerythropoietic porphyria: a missense mutation in the UROD gene is associated with mild disease and an unusual porphyrin excretion pattern. Br J Dermatol. 2004;151:920-3.
440. Biolcati G, Dolazza C. 1599: First iconographic description of hepatoerythropoietic porphyria. Int J Dermatol. 2006;45:976-8.
441. Hift RJ, Meissner PN, Todd G. Hepatoerythropoietic porphyria precipitated by viral hepatitis. Gut. 1993;34:1632- 4.
442. Lee D, Arbache S, Vieira FMJ, Reis VMS dos. Case report: A hepatoerythropoietic porphyria treated with hydroxychloroquine [Internet]. J Am Acad Dermatol. 2017;76(6):AB63. Disponível no link: http://www.jaad.org/article/S0190--9622(17)30748-X/pdf
443. Deybach JC, DeVerneuil HORAS, Boulechfar S, Grandchamp B, Nordmann Y. Point mutations in the uroporphyrinogen III synthase gene in congenital erythropoietic porphyria (Gunther's disease). Blood. 1990;75:1763-5.
444. Di Pierro E, Brancaleoni V, Granata F. Advances in understanding the pathogenesis of congenital erythropoietic porphyria. Br J Haematol. 2016;173(3):365-79.
445. Aizencang GI, Bishop DF, Forrest D, Astrin K HORAS, Desnick RJ. Uroporphyrinogen III synthase. An alternative promoter controls erythroid-specific expression in the murine gene. J Biol Chem. 2000;275:2295-304.
446. Schmid R, Schwartz S, Sundberg RD. Erythropoietic (congenital) porphyria. a rare abnormality of normoblasts. Blood. 1955;10:416-28.
447. Freesemann AG, Gross U, Bensidhoum M, de Verneuil HORAS, Doss MO. Immunological, enzymatic and biochemical studies of uroporphyrinogen III-synthase deficiency in 20 patients with congenital erythropoietic porphyria. Eur J Biochem. 1998;257:149-53.
448. Warner CA, Yoo HW, Roberts AG, Desnick RJ. Congenital erythropoietic porphyria. Identification of exonic mutations in the uroporphyrinogen III synthase gene. J Clin Invest. 1992;89:693-700.
449. Erwin A, Balwani M, Desnick RJ. Porphyrias Consortium of the NIH-Sponsored Rare Diseases Clinical Research Network. Congenital Erythropoietic Porphyria. 2013 Sep 12 [Updated 2016 Apr 7]. In: Adam MP, Ardinger H HORAS, Pagon RA, Wallace SE, Bean LJ HORAS, Stephens K, Amemiya A, editors. GeneReviews® [Internet]. Seattle (WA): University of Washington, Seattle; 1993-2018. Disponível no link: https://www.ncbi.nlm.nih.gov/books/NBK154652/
450. To-Figueras J, Ducamp S, Clayton J, Badenas C, Delaby C, Ged C, Lyoumi S, Gouya L, de Verneuil HORAS, Beaumont C, Ferreira GC, Deybach JC, Herrero C, Puy H. ALAS2 acts as a modifier gene in patients with congenital erythropoietic porphyria. Blood. 2011;118(6):1443-51.
451. Horiguchi Y, Horio T, Yamamoto M, Tanaka T, Seki Y, Imamura S. Late onset erythropoietic porphyria. Br J Dermatol. 1989;121:255-62.
452. Sarkany RP, Ibbotson S HORAS, Whatley SD, Lawrence CM, Gover P, Mufti GJ, Murphy GM, Masters GS, Badminton MN, Elder GH. Erythropoietic uroporphyria associated with myeloid malignancy is likely distinct from autosomal recessive congenital erythropoietic porphyria. J Invest Dermatol. 2011;131(5):1172-5.
453. Watson CJ, Perman V, Spurrell FA, Hoyt H HORAS, Schwartz S. Some studies of the comparative biology of human and bovine erythropoietic porphyria. Arch Intern Med. 1959;103:436-44.
454. Baran M, Eliaçık K, Kurt I, Kanık A, Zengin N, Bakiler AR. Bullous skin lesions in a jaundiced infant after phototherapy: a case of congenital erythropoietic porphyria. Turk J Pediatr. 2013;55(2):218-21.
455. Poh-Fitzpatrick MB. Erythropoietic porphyrias: current mechanistic, diagnostic, and therapeutic considerations. Semin Hematol.1977;14:211-219.
456. Fritsch C, Bolsen K, Ruzicka T, Goerz G. Congenital erythropoietic porphyria. J Am Acad Dermatol. 1997;36:594-610.
457. Nordmann Y, Amram D, Deybach JC, Phung LN, Lesbros D. Coexistent hereditary coproporphyria and congenital erythropoietic porphyria (Gunther disease). J Inherit Metab Dis. 1990;13:687-91.
458. Freesemann AG, Hofweber K, Doss MO. Coexistence of deficiencies of uroporphyrinogen III synthase and decarboxylase in a patient with congenital erythropoietic porphyria and in his family. Eur J Clin Chem Clin Biochem. 1997;35:35-9.
459. Pimstone NR, Gandhi SN, Mukerji SK. Therapeutic efficacy of oral charcoal in congenital erythropoietic porphyria. N Engl J Med. 1987;316:390-3.
460. Tishler PV, Winston SH. Rapid improvement in the chemical pathology of congenital erythropoietic porphyria with treatment with superactivated charcoal. Methods Find Exp Clin Pharmacol. 1990;12:645-8.
461. Minder EI, Schneider-Yin X, Moll F. Lack of effect of oral charcoal in congenital erythropoietic porphyria. N Engl J Med. 1994;330:1092-4.
462. Haining RG, Cowger ML, Labbe RF, Finch CA. Congenital erythrpoietic porphyria. II. The effects of induced polycythemia. Blood. 1970;36:297-309.
463. Piomelli S, Poh-Fitzpatrick MB, Seaman C, Skolnick LM, Berdon WE. Complete suppression of the symptoms of congenital erythropoietic porphyria by long-term treatment with high-level transfusions. N Engl J Med. 1986;314:1029-31.
464. Seip M, Thune PO, Eriksen L. Treatment of photosensitivity in congenital erythropoietic porphyria (CEP) with beta-carotene. Acta Derm Venereol (Stockh). 1974;54:239-40.
465. Guarini L, Piomelli S, Poh-Fitzpatrick MB. Hydroxyurea in congenital erythropoietic porphyria. N Engl J Med. 1994;330(15):1091-2.
466. Watson CJ, Bosse nmaier I, Cardinal R, Petryka ZJ. Repression by hematin of porphyrin biosynthesis in erythrocyte precursors in congenital erythropoietic porphyria. Proc Natl Acad Sci USA. 1974;71:278-82.
467. Egan DN, Yang Z, Phillips J, Abkowitz JL. Inducing iron deficiency improves erythropoiesis and photosensitivity in congenital erythropoietic porphyria. Blood. 2015;126:257-61.
468. Katugampola RP, Anstey AV, Finlay AY, Whatley S, Woolf J, Mason N, Deybach JC, Puy HORAS, Ged C, de Verneuil HORAS, Hanneken S, Minder E, Schneider-Yin X, Badminton MN. A management algorithm for congenital erythropoietic porphyria derived from a study of 29 cases. Br J Dermatol. 2012;167(4):888-900.
469. Kauffman L, Evans DI, Stevens RF, Weinkove C. Bone-marrow transplantation for congenital erythropoietic porphyria. Lancet. 1991;337:1510-11.
470. Thomas C, Ged C, Nordmann Y, de Verneuil HORAS, Pellier I, Fischer A, Blanche S. Correction of congenital erythropoietic porphyria by bone marrow transplantation. J Pediatr. 1996;129:453-6.
471. Zix-Kieffer I, Langer B, Eyer D, Acar G, Racadot E, Schlaeder G, Oberlin F, Lutz P. Successful cord blood stem cell transplantation for congenital erythropoietic porphyria (Gunther's disease). Bone Marrow Transplant. 1996;18:217-20.
472. Tezcan I, Xu W, Gurgey A, Tuncer M, Cetin M, Oner C, Yetgin S, Ersoy F, Aizencang G, Astrin K HORAS, Desnick RJ. Congenital erythropoietic porphyria successfully treated by allogeneic bone marrow transplantation. Blood. 1998;92:4053-8.
473. Moreau-Gaudry F, Ged C, de Verneuil H. Gene therapy for erythropoietic porphyrias. Gene Ther.1996;3:843-844.
474. Géronimi F, Richard E, Lamrissi-Garcia I, Lalanne M, Ged C, Redonnet-Vernhet I, Moreau-Gaudry F, de Verneuil H. Lentivirus-mediated gene transfer of uroporphyrinogen III synthase fully corrects the porphyric phenotype in human cells. J Mol Med. 2003;81(5):310-20.
475. Fortian A, González E, Castaño D, Falcon-Perez JM, Millet O. Intracellular rescue of the uroporphyrinogen III synthase activity in enzymes carrying the hotspot mutation C73R. J Biol Chem. 2011;286:13127-33.
476. de Verneuil HORAS, Robert-Richard E, Ged C, Mazurier F, Richard E, Moreau--Gaudry F. Successful gene therapy of mice with congenital erythropoietic porphyria. Med Sci (Paris) 2008;24:615-20.
477. Blouin JM, Bernardo-Seisdedos G, Sasso E, Esteve J, Ged C, Lalanne M, Sanz-Parra A, Urquiza P, de Verneuil HORAS, Millet O, Richard E. Missense UROS mutations causing congenital erythropoietic porphyria reduce UROS homeostasis that can be rescued by proteasome inhibition. Hum Mol Genet. 2017;26(8):1565-76.
478. ben Bdira F, Gonzalez E, Pluta P, Lain A, Sanz-Parra A, Falcon-Perez JM, Millet O. Tuning intracellular homeostasis of human uroporphyrinogen III synthase by enzyme engineering at a single hotspot of congenital erythropoietic porphyria. Hum Mol Genet. 2014;23:5805-13.
479. Kosenow W, Treibs A. Lichtuberempfindlichkeit und Porphyrinämie. Z Kinderheilkd. 1953;73:82-92.
480. Langhof HORAS, Muller HORAS, Rietschel L. Untersuchungen zur familiären protoporphyrinemischen. Lichturticaria. Arch Klin Exp Derm. 1961; 212:506-18
481. Magnus IA, Jarrett A, Prankerd TA, Rimington C. Erythropoietic protoporphyria. A new porphyria syndrome with solar urticaria due to protoporphyrinaemia. Lancet. 1961;2:448-51.
482. Balwani M, Doheny D, Bishop DF, Nazarenko I, Yasuda M, Dailey HA, Anderson KE, Bissell DM, Bloomer J, Bonkovsky HL, Phillips JD, Liu L, Desnick RJ; Porphyrias Consortium of the National Institutes of Health Rare Diseases Clinical Research Network. Loss-of-function ferrochelatase and gain-of-function erythroid-specific 5-aminolevulinate synthase mutations causing erythropoietic protoporphyria and x-linked protoporphyria in North American patients reveal novel mutations and a high prevalence of X-linked protoporphyria. Mol Med. 2013;19:26-35.
483. Sandberg S, Talstad I, Hovding G, Bejelland N. Light-induced release of protoporphyrin, but not of zinc protoporphyrin, from erythrocytes in a patient with greatly elevated erythropoietic protoporphyria. Blood. 1983;62:846-51.
484. Piomelli S, Lamola AA, Poh-Fitzpatrick MF, Seaman C, Harber LC. Erythropoietic protoporphyria and lead intoxication: the molecular basis for difference in cutaneous photosensitivity. I. Different rates of disappearance of protoporphyrin from the erythrocytes, both in vivo and in vitro. J Clin Invest. 1975;56:1519-27.
485. Granata F, Duca L, Graziadei G, Brancaleoni V, Missineo P, De Luca G, Fustinoni S, Di Pierro E. Inflammatory involvement into phototoxic reaction in erythropoietic protoporphyria (EPP) patients. Immunol Res. 2019 Oct;67(4-5):382-389. doi: 10.1007/s12026-019-09097-5. PMID: 31760565.

486. Granata F, Duca L, Brancaleoni V, Fustinoni S, De Luca G, Motta I, Graziadei G, Di Pierro E. Alternative Pathway Involvement in Protoporphyria Patients Related to Sun Exposure. Front Immunol. 2021 Feb 16;12:615620. doi: 10.3389/fimmu.2021.615620. PMID: 33664746; PMCID: PMC7921788.
487. Di Pierro E, Granata F, De Canio M, Rossi M, Ricci A, Marcacci M, De Luca G, Sarno L, Barbieri L, Ventura P, Graziadei G. Recognized and Emerging Features of Erythropoietic and X-Linked Protoporphyria. Diagnostics (Basel). 2022 Jan 8;12(1):151. doi: 10.3390/diagnostics12010151. PMID: 35054318; PMCID: PMC8775248.
488. Whatley SD, Ducamp S, Gouya L, Grandchamp B, Beaumont C, Badminton MN, Elder G HORAS, Holme SA, Anstey AV, Parker M, Corrigall AV, Meissner PN, Hift RJ, Marsden JT, Ma Y, Mieli-Vergani G, Deybach JC, Puy H. C-terminal deletions in the alas2 gene lead to gain of function and cause x-linked dominant protoporphyria without anemia or iron overload. Am J Hum Genet. 2008;83:408-14.
489. Noyman Y, Edel Y, Snast I, Sherman S, Kaftory R, Lapidoth M, Mimouni D, Hodak E, Levi A. Inherited genetic late-onset erythropoietic protoporphyria: A systematic review of the literature. Photodermatol Photoimmunol Photomed. 2021 Sep;37(5):374-379. doi: 10.1111/phpp.12667. Epub 2021 Feb 21. PMID: 33556208.
490. Heerfordt IM, Fontenete S, Lerche CM, Wulf HC. Distribution of protoporphyrin IX in erythrocytes in a case of acquired erythropoietic protoporphyria. Photodiagnosis Photodyn Ther. 2022 Mar;37:102629. doi: 10.1016/j.pdpdt.2021.102629. Epub 2021 Nov 16. PMID: 34798346.
491. Taketani S, Inazawa J, Nakahashi Y, Abe T, Tokunaga R. Structure of the human ferrochelatase gene: exon/intron gene organization and location of the gene to chromosome 18. Eur J Biochem. 1992;205:217-22.
492. Rufenacht UB, Gouya L, Schneider-Yin X, Puy HORAS, Schäfer BW, Aquaron R, Nordmann Y, Minder EI, Deybach JC. Systematic analysis of molecular defects in the ferrochelatase gene from patients with erythropoietic protoporphyria. Am J Hum Genet. 1998;62:1341-52.
493. Gouya L, Deybach JC, Lamoril J, Da Silva V, Beaumont C, Grandchamp B, Nordmann Y. Modulation of the phenotype in dominant erythropoietic protoporphyria by a low expression of the normal ferrochelatase allele. Am J Hum Genet. 1996;58:292-9.
494. Gouya L, Puy HORAS, Lamoril J, Da Silva V, Grandchamp B, Nordmann Y, Deybach JC. Inheritance in erythropoietic protoporphyria: a common wild-type ferrochelatase allelic variant with low expression accounts for clinical manifestation. Blood. 1999;93(6):2105-10.
495. Casanova-González MJ, Trapero-Marugán M, Jones EA, Moreno-Otero R. Liver disease and erythropoietic protoporphyria: a concise review. World J Gastroenterol. 2010;16(36):4526-31.
496. Poh-Fitzpatrick MB. Diagnosis and treatment of erythropoietic protoporphyria. Compr Ther. 1984;10:12-7.
497. Balwani M. Erythropoietic Protoporphyria and X-Linked Protoporphyria: pathophysiology, genetics, clinical manifestations, and management. Mol Genet Metab. 2019 Nov;128(3):298-303. doi: 10.1016/j.ymgme.2019.01.020. Epub 2019 Jan 24. PMID: 30704898; PMCID: PMC6656624.
498. Minder EI, Schneider-Yin X, Mamet R, Horev L, Neuenschwander S, Baumer A, Austerlitz F, Puy HORAS, Schoenfeld N. A homoallelic FECH mutation in a patient with both erythropoietic protoporphyria and palmar keratoderma. J Eur Acad Dermatol Venereol. 2010;24(11):1349-53.
499. Goerz G, Bunselmeyer S, Bolsen K, Schürer NY. Ferrochelatase activities in patients with erythropoietic protoporphyria and their families. Br J Dermatol. 1996; 134(5):880-885.
500. Schmidt HORAS, Snitker G, Thomsen K, Lintrup J. Erythropoietic protoporphyria. A clinical study based on 29 cases in 14 families. Arch Dermatol. 1974;110:58-64.
501. Klatskin G, Bloomer JR. Birefringence of hepatic pigment deposits in erythropoietic protoporphyria. Specificity of polarization microscopy in the identification of hepatic protoporphyrin deposits. Gastroenterology. 1974;67:294-302.
502. Wolff K. Liver inclusions in erythropoietic protoporphyria. Eur J Clin Invest. 1975;5:21-6.
503. Romslo I, Gadeholt HG, Hovding G. Erythropoietic protoporphyria terminating in liver failure. Arch Dermatol. 1982;118:668-71.
504. Minder EI, Gouya L, Schneider-Yin X, Deybach JC. A genotype-phenotype correlation between null allele mutations in the ferrochelatase gene and liver complication in patients with erythropoietic protoporphyria. Cell Mol Biol (Noisy-le-grand). 2002;48(1):9196.
505. Avner DL, Lee RG, Berenson MM. Protoporphyrin-induced cholestasis in the isolated in situ perfused rat liver. J Clin Invest. 1981;67:385-94.
506. McGuire BM, Bonkovsky HL, Carithers RL, Chung RT, Goldstein LI, Lake JR, Lok AS, Potter CJ, Rand E, Voigt MD, Davis PR, Bloomer JR. Liver transplantation for erythropoietic protoporphyria liver disease. Liver Transpl. 2005;11:1590-6.
507. Lock G, Holstege A, Mueller AR, Christe W, Doss MO, Schölmerich J, Neuhaus P. Liver failure in erythropoietic protoporphyria associated with choledocholithiasis and severe post-transplantation polyneuropathy. Liver. 1996;16:211-7.
508. Poh-Fitzpatrick MB, Piomelli S, Young P, Hsu HORAS, Harber LC. Rapid quantitative assay for erythrocyte porphyrins. Arch Dermatol. 1974;110:225-30.
509. Gou EW, Balwani M, Bissell DM, Bloomer JR, Bonkovsky HL, Desnick RJ, Naik HORAS, Phillips JD, Singal AK, Wang B, Keel S, Anderson KE. Pitfalls in Erythrocyte Protoporphyrin Measurement for Diagnosis and Monitoring of Protoporphyrias. Clin Chem 2015;61(12):1453-6
510. Singal AK, Parker C, Bowden C, Thapar M, Liu L, McGuire BM. Liver Transplantation in the Management of Porphyria. Hepatology (Baltimore, Md). 2014;60(3):1082-1089.
511. Ryan EA, Madill GT. Electron microscopy of the skin in erythropoietic protoporphyria. Br J Dermatol. 1968;80:561-70.
512. Murphy GM, Hawk JLM, Magnus IA. Late-onset erythropoietic protoporphyria with unusual cutaneous features. Arch Dermatol. 1985;121:1309-12.
513. Wick G, Hönigsmann HORAS, Timpl R. Immunofluorescence demonstration of type IV collagen and a noncollagenous glycoprotein in thickened vascular basal membranes in protoporphyria. J Invest Dermatol. 1979;73:335-8.
514. Breathnach SM, Bhogal B, de Beer FC, Melrose SM, Black MM, Pepys MB. Immunohistochemical studies of amyloid P component and fibronectin in erythropoietic protoporphyria. Br J Dermatol. 1983;108:267-75.
515. Ryan EA. Histochemistry of the skin in erythropoietic protoporphyria. Br J Dermatol. 1966;78:501-18.
516. Cripps DJ, Calnan CD, Senter GW, Pegum JS. Four cases of erythropoietic protoporphyria presenting as light-sensitive lipoid proteinosis. Proc R Soc Med. 1964;57:1095-7.
517. Christiansen AL, Aagaard L, Krag A, Rasmussen LM, Bygum A. Cutaneous Porphyrias: Causes, Symptoms, Treatments and the Danish Incidence 1989-2013. Acta Derm Venereol 2016;96(7):868-72.
518. Mathews-Roth MM. Systemic photoprotection. Dermatol Clin. 1986;4:335-9.
519. Krook G, Haeger-Aronsen B. Beta-carotene in the treatment of erythropoietic protoporphyria. A short review. Acta Derm Venereol Suppl (Stockh). 1982;100:125-129.
520. Lamoril J, Boulechfar S, de Verneuil HORAS, Grandchamp B, Nordmann Y, Deybach JC. Human erythropoietic protoporphyria: two point mutations in the ferrochelatase gene. Biochem Biophys Res Commun. 1991;181:594-9.
521. Todd DJ. Therapeutic options for erythropoietic protoporphyria. Br J Dermatol. 2000;142:826-7.
522. Corbett MF, Herxheimer A, Magnus IA, Ramsay CA, Kobza-Black A. The long term treatment with B-carotene in erythropoietic protoporphyria: a controlled trial. Br J Dermatol. 1977;97:655-62.
523. Martins JEC, Lacaz E. Fotoprotetores. Med Cután Iber Lat Am. 2001;29:145-52.
524. Brun A, Sandberg S, Hovding G, Bjordal M, Romslo I. Zinc as an oral photoprotective agent in erythropoietic protoporphyria? Int J Biochem. 1980;12:931-4.
525. Carraro C, Pathak MA. Studies on the nature of in vitro and in vivo photosensitization reactions by psoralens and porphyrins. J Invest Dermatol. 1988;90:267-75.
526. Minder EI, Schneider-Yin X, Steurer J, Bachmann LM. A systematic review of treatment options for dermal photosensitivity in erythropoietic protoporphyria. Cell Mol Biol (Noisy-le-grand). 2009;55(1):84-97.
527. Di Pierro E, Granata F. Nutrients and Porphyria: An Intriguing Crosstalk. Int J Mol Sci. 2020 May 14;21(10):3462. doi: 10.3390/ijms21103462. PMID: 32422947; PMCID: PMC7279006.
528. Petersen AB, Philipsen PA, Wulf HC. Zinc sulphate: a new concept of treatment of erythropoietic protoporphyria. Br J Dermatol. 2012;166:1129-31.
529. Harms J, Lautenschlager S, Minder CE, Minder EI. An alpha-melanocyte-stimulating hormone analogue in erythropoietic protoporphyria. N Engl J Med. 2009;360(3):306-7.
530. Biolcati G, Marchesini E, Sorge F, Barbieri L, Schneider-Yin X, Minder EI. Long-term observational study of afamelanotide in 115 patients with erythropoietic protoporphyria. Br J Dermatol. 2015;172(6):1601-12.
531. Langendonk JG, Balwani M, Anderson KE, Bonkovsky HL, Anstey AV, Bissell DM, Bloomer J, Edwards C, Neumann NJ, Parker C, Phillips JD, Lim HW, Hamzavi I, Deybach JC, Kauppinen R, Rhodes LE, Frank J, Murphy GM, Karstens FPJ, Sijbrands EJG, de Rooij FWM, Lebwohl M, Naik HORAS, Goding CR, Wilson JHP, Desnick RJ. Afamelanotide for Erythropoietic Protoporphyria. N Engl J Med. 2015;373(1):48-59.
532. Collins P, Ferguson J. Narrow band UVB (TL-01) phototherapy: an effective preventative treatment for the photodermatoses. Br J Dermatol. 1995;132:956-63.
533. Mathews-Roth MM, Rosner B, Benfell K, Roberts JE. A double-blind study of cysteine photoprotection in erythropoietic protoporphyria. Photodermatol Photoimmunol Photomed. 1994;10:244-8.
534. Heerfordt IM, Lerche CM, Wulf HC. Cimetidine for erythropoietic protoporphyria. Photodiagnosis Photodyn Ther. 2022 Jun;38:102793. doi: 10.1016/j.pdpdt.2022.102793. Epub 2022 Mar 2. PMID: 35245673.
535. Fujimori N, Komatsu M, Tanaka N, Iwaya M, Nakano HORAS, Sugiura A, Yamazaki T, Shibata S, Iwaya Y, Muraki T, Ichikawa Y, Kimura T, Joshita S, Umemura T, Matsumoto A, Tanaka E. Cimetidine/lactulose therapy ameliorates erythropoietic protoporphyria-related liver injury. Clin J Gastroenterol. 2017 Oct;10(5):452-458. doi: 10.1007/s12328-017-0760-1. Epub 2017 Jul 4. PMID: 28676994.
536. McCullough AJ, Barron D, Mullen KD, Petrelli M, Park MC, Mukhtar HORAS, Bickers DR. Fecal protoporphyrin excretion in erythropoietic protoporphyria: effect of cholestyramine and bile acid feeding. Gastroenterology. 1988;94:177-81.
537. Lamon JM, Poh-Fitzpatrick MB, Lamola AA. Hepatic protoporphyrin production in human protoporphyria. Effects of intravenous hematin and analysis of erythrocyte protoporphyrin distribution. Gastroenterology. 1980;79:115-120.
538. Bloomer JR, Pierach CA. Effect of hematin administration to patients with protoporphyria and liver disease. Hepatology. 1982;2:817-21.
539. Bechtel MA, Bertolone SJ, Hodge SJ. Transfusion therapy in a patient with erythropoietic protoporphyria. Arch Dermatol. 1981;117:99-101.
540. Dobozy A, Csató M, Siklósi C, Simon N. Transfusion therapy for erythropoietic protoporphyria. Br J Dermatol. 1983;109:571-6.
541. Gordeux VR, Brittenham GM, Hawkins CW, Mukhtar HORAS, Bickers DR. Iron therapy for hepatic dysfunction in erythropoietic protoporphyria. Ann Intern Med. 1986;105:27- 31.
542. Milligan A, Graham-Brown RA, Sarkany I, Baker H. Erythropoietic protoporphyria exacerbated by oral iron therapy. Br J Dermatol. 1988;119:63-6.

543. Barman-Aksözen J, Minder EI, Schubiger C, Biolcati G, Schneider-Yin X. In ferrochelatase-deficient protoporphyria patients, ALAS2 expression is enhanced and erythrocytic protoporphyrin concentration correlates with iron availability. Blood Cells Mol Dis. 2015;54(1):71-7.
544. Buzzetti E, Ventura P, Corradini E. Iron in Porphyrias: Friend or Foe? Diagnostics (Basel). 2022 Jan 21;12(2):272.
545. Meerman L, Haagsma EB, Gouw AS, Slooff MJ, Jansen PL. Long-term follow-up after liver transplantation for erythropoietic protoporphyria. Eur J Gastroenterol Hepatol. 1999;11:431-8.
546. Wahlin S, Aschan J, Björnstedt M, Broomé U, Harper P. Curative bone marrow transplantation in erythropoietic protoporphyria after reversal of severe cholestasis. J Hepatol. 2007;46:174-9.
547. Todd DJ. Erythropoietic protoporphyria. Br J Dermatol. 1994;131:751-66.
548. Meerman L, Verwer R, Slooff MJ, van Hattum J, Beukeveld GJ, Kleibeuker J HORAS, Haagsma EB. Perioperative measures during Liver Transplantation for Erythropoietic Protoporphyria. Transplantation. 1994;57:155-8.
549. Hanaki T, Noda T, Eguchi HORAS, Iwagami Y, Akita HORAS, Asaoka T, Gotoh K, Kobayashi S, Umeshita K, Mori M, Doki Y. Successful Liver Transplantation for Liver Failure With Erythropoietic Protoporphyria by Covering the Operating Theater Lights With Polyimide Film: A Case Report. Transplant Proc. 2020 Mar;52(2):625-629. doi: 10.1016/j.transproceed.2019.12.004. Epub 2020 Feb 4. PMID: 32029313.
550. Wahlin S, Floderus Y, Stål P, Harper P. Erythropoietic protoporphyria in Sweden: demographic, clinical, biochemical and genetic characteristics. J Intern Med. 2011;269(3):278-88.
551. Pawliuk R, Bachelot T, Wise RJ, Mathews-Roth MM, Leboulch P. Long-term cure of the photosensitivity of murine erythropoietic protoporphyria by preselective gene therapy. Nat Med. 1999;5(7):768-73.
552. Fontanellas A, Mendez M, Mazurier F, Cario-André M, Navarro S, Ged C, Taine L, Géronimi F, Richard E, Moreau-Gaudry F, Enriquez De Salamanca R, de Verneuil H. Successful therapeutic effect in a mouse model of erythropoietic protoporphyria by partialgenetic correction and fluorescence-based selection of hematopoietic cells. Gene Ther. 2001;8(8):618-26.
553. Heilmeyer L, Clotten R. Congenital erythropoietic coproporphyria. A 3rd form of erythropoietic porphyria. Dtsch Med Wochenschr. 1964;89:649-54.
554. Topi GC, D'Alessandro Gandolfo L, Fazio M, Mariani L. Congenital erythropoietic coproporphyria in 2 brothers. Med Cutan Ibero Lat Am. 1976;4:229-38.
555. Harraway JR, Florkowski CM, Sies C, George PM. Dual porphyria with mutations in both the UROD and HMBS genes. Ann Clin Biochem. 2006;43:80-82.

capítulo 94

Antonio Carlos Martins Guedes • Soraya Neves Marques Barbosa dos Santos

Mucinoses

Grupo heterogêneo de doenças nas quais ocorre acúmulo anormal de mucina na pele. A etiopatogênese é desconhecida. Subdivide-se em:

- **Primária:** mostra deposição de mucina predominante no quadro histológico levando a manifestação clínica variável; as mucinoses cutâneas primárias subdividem-se em forma degenerativa e inflamatória que pode acometer tanto a derme como os folículos pilosos, e uma forma neoplásica/hamartomatosa.
- **Secundária:** apresenta deposição de mucina de ocorrência incidental em doenças dermatológicas diversas, tais como paraproteinemia (escleromixedema, escleredema), diabete *mellitus* (escleredema), doença da tireoide (mixedema pré-tibial, mixedema), doença tecido conjuntivo autoimune (lúpus eritematoso, dermatomiosite), doença de Degos, granuloma anular, doença enxerto *versus* hospedeiro crônica.

INTRODUÇÃO

As mucinoses cutâneas caracterizam-se por ser um grupo heterogêneo de doenças cuja anormalidade é o acúmulo de mucina (ácidos glicosaminoglicanos), especialmente o ácido hialurônico e, mais raramente, -4 e 6-sulfato condroitin e heparina, focal ou difusamente na derme.

Os ácidos glicosaminoglicanos são secretados por fibroblastos e fazem parte dos constituintes normais das membranas celulares e do tecido conectivo. Assim, a mucina é um componente dérmico da matriz extracelular produzida em pequenas quantidades pelos fibroblastos. Não se conhece o motivo pelo qual a produção de mucinas é aumentada em algumas doenças dermatológicas. Há uma provável causa multifatorial, sendo sugerida pela presença de citocinas (interleucina 1, fator de necrose tumoral-TNF-alfa e fator transformador de crescimento-TGF-beta) e/ou imunoglobulinas e por fatores não identificados no soro dos pacientes afetados. Os fibroblastos em atividade secretora mostram forma estrelada contendo vesículas secretoras intracitoplasmáticas e, o seu achado em cortes histológicos, é indicativo da presença de mucina.

A mucina mostra consistência gelatinosa e se apresenta como complexos de carboidratos compostos por unidades de múltiplos polissacarídeos que se repetem. Os ácidos glicosaminoglicanos podem estar ligados em ambos os lados por uma proteína central (monômeros proteoglicanos), como o sulfato de dermatan e sulfato de condroitina, ou podem estar livres, como ocorre com o ácido hialurônico, principal componente da mucina dérmica. A mucina tem capacidade de absorver 1.000 vezes o seu peso em água, o que se traduz na sua principal função que é a manutenção do balanço hidrossalino na derme. Esta capacidade de absorção aquosa pelo ácido hialurônico é responsável pelo endurecimento e espessamento da pele neste grupo de doenças.

O ácido hialurônico cora-se com o ferro coloidal em azul esverdeado, pelo *alcian blue*, pH 2,5, em azul, mas não no pH 0,4 e vermelho pelo "mucicarmin". É negativo pelo PAS. Cora-se metacromaticamente pelo azul de toluidina, azul de metileno e tionina. As mucinas sulfatadas ácidas coram-se com o *alcian blue* pH 0,5 e pelo aldeído-fucsina. Na fixação e processamento de rotina resulta em condições anidróticas em que a mucina mostra-se em faixas ou grânulos basofílicos. Na pele normal é encontrada em torno de anexos e da vasculatura cutânea. A fixação do fragmento de pele obtido por biópsia em álcool absoluto preserva a mucina melhor do que em formol. Recentemente o uso de anticorpos monoclonais tem se tornado método de escolha para detectar proteoglicanos sulfatados (heparan). Como a maioria da mucina presente é composta por ácido hialurônico os depósitos são sensíveis a hialuronidase. A deposição excessiva de mucina leva ao rompimento de fibras colágenas que assumem um aspecto puído. Por outro lado, exceto com o escleromixedema, há uma sobreposição acentuada neste grupo de doenças. O diagnóstico dependerá de uma forma geral do quadro clínico e dos resultados de investigações bioquímicas. Assim, surgem cinco formas mais importantes de mucinoses: mixedema generalizado, mixedema pré-tibial, líquen mixedematoso, mucinose eritematosa reticular e escleredema.

CLASSIFICAÇÃO[1]

As mucinoses cutâneas podem ser classificadas em primárias, em que a presença de mucina predomina no quadro histopatológico, resultando em aspectos clínicos peculiares e, a secundária, em que a ocorrência de mucina é uma associação incidental. De acordo com a localização da mucina pode também ser subdividida em dérmica ou folicular.

1. Mucinoses cutâneas primárias:
   1.1. Mucinoses primárias degenerativas/inflamatórias.
      1.1.1. Mucinoses dérmicas:
      - Escleromixedema (mucinose generalizada, líquen mixedematoso esclerodermoide, ou mucinose papular).
      - **Variantes localizadas do líquen mixedematoso:** forma papular discreta (HIV), mucinose papular acral persistente (HIV), mucinose papular cutânea da infância, forma nodular.

[1] Adaptado de: Dermatology, 2. ed., Bolognia JL et al., 2008.

- **Mucinose cutânea autocurável:** forma adulta, forma juvenil.
- Escleredema.
- **Mucinoses associadas com alteração da função da tireoide:** mixedema pré-tibial localizado, mixedema generalizado.
- Mucinose eritematosa reticulada.
- Mucinose lúpus cutâneo.
- Mucinose focal cutânea.
- Cisto mucoso digital (cisto mixoide).
- Miscelânea.

1.1.2. Mucinoses foliculares primárias:
- Mucinose folicular.
- Mucinose folicular urticária-símile.

1.2. Mucinoses primárias hamartomatosas/neoplásicas:
- Nevo mucinoso.
- Angiomixoma.

2. Mucinoses secundárias (doenças associadas com deposição histológica de mucina):

2.1. Mucinoses epiteliais:
- Carcinoma basocelular.
- Carcinoma escamoso (rara).

2.2. Mucinoses dérmicas:
- Granuloma anular.
- Lúpus eritematoso, dermatomiosite, esclerodermia.
- Tumores mesenquimais (mixossarcoma, lipoblastoma mixoide).
- Tumores neurais (neurofibroma, neuromixoma).
- Tumores epiteliais (carcinoma basocelular, carcinoma écrino).
- Cicatriz hipertrófica.
- Raras: GVHD crônica, reações cutâneas interferon, mucinose histiocítica hereditária progressiva.

2.3. Mucinoses foliculares:
- Linfoma células T.
- Dermatoses eczematosas.
- Raras: lúpus eritematoso, picada de insetos, efeitos colaterais imatinib, reticuloendoteliose familial.

ESCLEROMIXEDEMA

Atribui-se a Dubreuilh em 1906 e Reitman em 1908 as primeiras descrições da doença. Montgomery e Underwood em 1953, em trabalho de revisão, individualizaram a esclerodermia e o mixedema generalizado. No ano seguinte Gottron definiu como escleromixedema a forma esclerótica generalizada.

Apresenta como sinônimo mixedema generalizado, líquen mixedematoso esclerodermoide ou mucinose papular, seria a forma generalizada do líquen mixedematoso. Caracteriza-se erupção papular generalizada e quadro esclerodermoide com correspondente tríade microscópica: deposição de mucina, proliferação de fibroblastos e fibrose. Os pacientes podem apresentar gamopatia monoclonal e sistêmica e não há alterações tireoideanas.

Epidemiologia e patogênese

É uma pacientes rara atingindo adultos de meia idade, quarta e quinta décadas de vida, sem predomino de sexo. A patogênese é desconhecida. O significado da associação com a gamopatia monoclonal é ainda controverso. Os níveis de paraproteinemia não se correlacionam com a gravidade ou extensão da doença. A participação de fatores circulantes outros que não a paraproteína são sugeridos pelo fato de que o soro de pacientes com escleromixedema pode estimular a proliferação de fibroblastos *in vitro*, bem como uma imunoglobulina purificada da paraproteína presente no soro falha no mesmo intento. O crescimento de fibroblastos em cultura de tecido produz maior quantidade de ácido hialurônico e ácidos glicosaminoglicanos do que controles normais. A síntese de colágeno é reduzida. O transplante autólogo de células-tronco hematopoiéticas leva a remissão clínica do escleromixedema apontando para medula óssea com fonte destes fatores circulantes suspeitos.

Manifestações clínicas

Presença de numerosas pápulas de 2 a 3 mm, brancas ou eritematosas, firmes, lisas e localizadas podendo desenvolver um padrão simétrico e disseminado. As áreas mais comumente afetadas são as mãos, antebraços, cabeça, pescoço, tronco superior e coxa (Figura 94.1). Pápulas lineares proeminentes podem ser evidentes na fronte, no pescoço (Figura 94.2), nas axilas e retroauriculares (Figura 94.3). A pele pode mostrar aspecto esclerodermoide levando à formação típica de fissuras longitudinais profundas na glabela, levando o aspecto leonino. Máculas eritematosas e acastanhadas ou edema podem estar presentes em áreas acometidas. Placas eritematosas e infiltradas podem surgir com a evolução das lesões, resultando em pele endurecida, esclerodactilia e diminuição da mobilidade das juntas da boca provocando microstomia, dando a face aspecto máscara-símile. A ausência de calcificação acral e telangiectasia e o fenômeno de Raynaud, que ocorre raramente, ajudam a diferenciar da esclerodermia. As mucosas não são acometidas.

Sintomas sistêmicos são relatados, como aperistalsia esofagiana, neuropatia periférica, miopatia proximal, doenças cardíacas e cerebrovasculares. Confirmação de envolvimento visceral após a morte é rara levando à hipótese de que seriam mais concomitâncias de patologias do que associações. Contudo, manifestações neurológicas têm significado e incluem psicose aguda, encefalopatia e coma, crises epiletiformes, afasia, perda de memória, depressão e disfunção motora. A síndrome do túnel do carpo é achado frequente e a presença de tumores malignos é excepcional, como um caso de associação com hepatocarcinoma. Casos raros de associação com infecção por HIV, hepatite C e dermatomiosite. Acredita-se que o desenvolvimento de miopatia se associe à pior prognóstico.

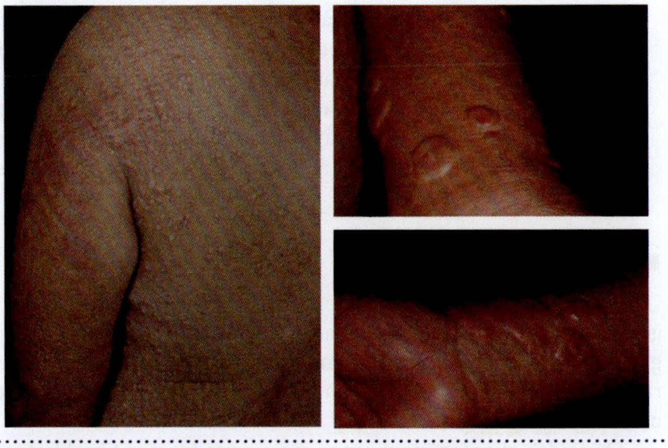

Figura 94.1 Líquen mixedematoso apresentando pápulas brancacentas de poucos milímetros disseminadas no dorso e membros; placas eritematoinfiltradas e lisas nos antebraços.
Fonte: Dermatologia HC/UFMG.

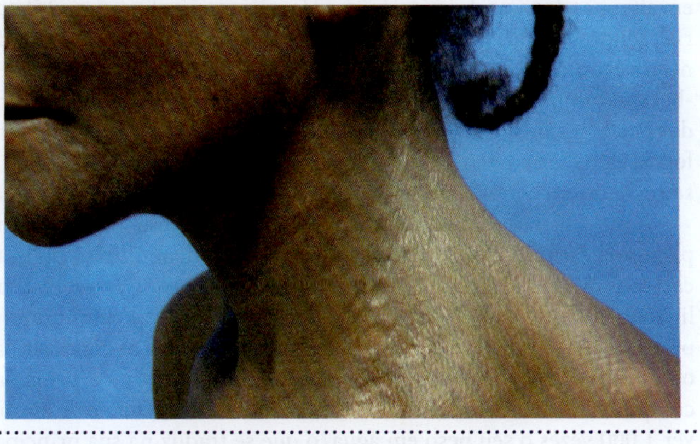

Figura 94.2 Escleromixedema, infiltração difusa da pele.
Fonte: Dermatologia HC/UFMG.

Associa-se à paraproteinemia e a gamopatia monoclonal de IgG com cadeias lambdas leves, por vezes, da classe IgM ou IgA. Pode ocorrer plasmocitose leve em biópsias de medula óssea e 10% dos pacientes com escleromixedema pode progredir para mieloma múltiplo.

Patologia

A epiderme pode ser normal, acantótica ou atrófica e, por vezes, hiperceratose e paraceratose estão presentes. Nas lesões precoces encontram-se fibroblastos estrelados em meio a fibras colágenas desorganizadas na derme reticular. A derme papilar não mostra alterações e mastócitos podem estar presentes de permeio. Há leve infiltrado inflamatório crônico perivascular na derme superficial e depósitos focais de mucina são observados. Os casos mais graves mostram numerosos fibroblastos com fibrose e espessamento da derme. Nestes casos os depósitos de mucina são menos evidentes ou ausentes (Figuras 94.4 e 94.5). Pode ocorrer diminuição das fibras elásticas.

Na microscopia eletrônica os fibroblastos ativos caracterizam-se por presença de retículo endoplasmático rugoso e aparelho de Golgi abundantes. Há aumento do número de mitocôndrias e de inclusões citoplasmáticas associadas à deposição de colágeno.

O envolvimento sistêmico não tem sido rotineiramente detectado sendo, eventualmente, descrita a presença de mucina na adventícia de vasos sanguíneos viscerais e na papila renal de casos isolados.

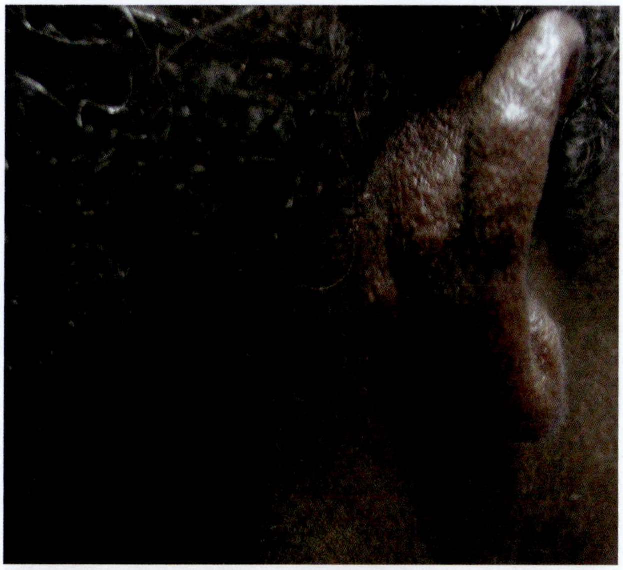

■ **Figura 94.3** Escleromixedema, infiltração pescoço e pavilhão auricular.
Fonte: Dermatologia HC/UFMG.

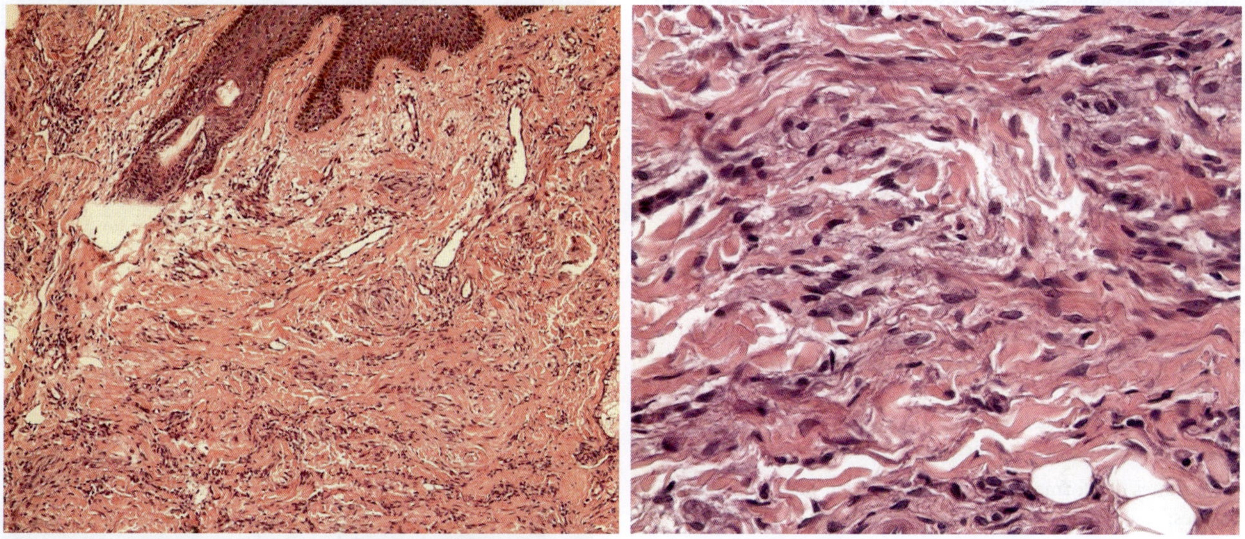

■ **Figura 94.4** Escleromixedema, aspecto histológico da derme com aumento de fibras colágenas, fibroblastos e, de permeio, deposição de mucina levemente basofílica.

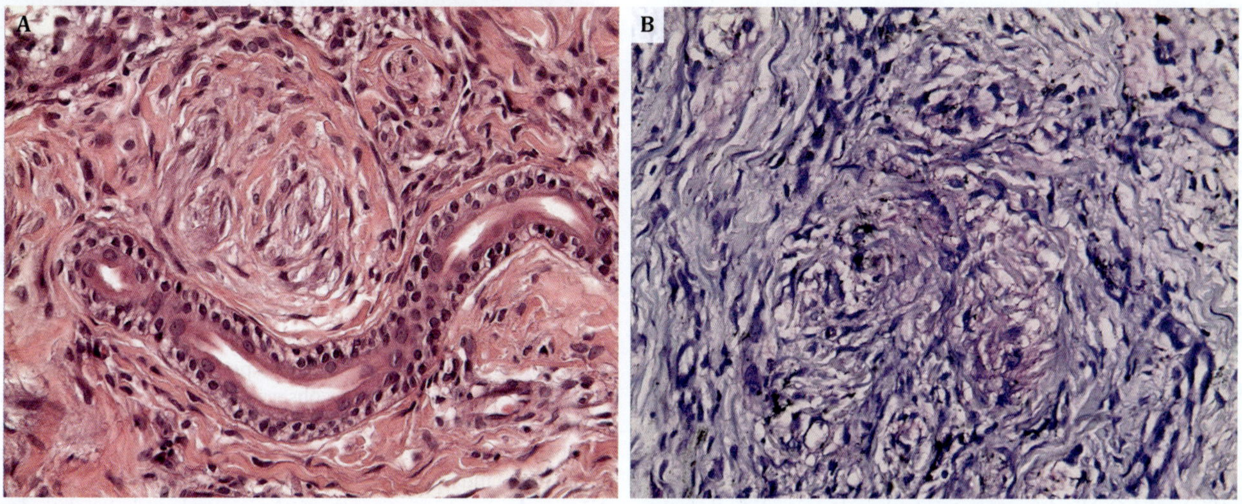

■ **Figura 94.5** **(A)** Presença de mucina focal em meio e proliferação de fibroblastos na hematoxilina eosina que se evidencia na coloração pelo *alcian blue* **(B)**.

A imunofluorescência apresenta imunoglobulinas na derme reticular ou logo abaixo da epiderme, IgG e raramente IgM, em 35% dos pacientes. A imunofluorescência indireta é negativa.

Diagnóstico diferencial

O escleromixedema fica afastado pela presença de pápulas, especialmente quando mostram arranjo linear. A presença de disfunção renal é necessária para a diagnose de fibrose sistêmica nefrogênica e pela ausência do acometimento facial. O líquen mixedematoso mostra erupção papular que, confluindo, resultam em nódulos ou placas, há deposição de mucina e proliferação fibroblástica inconstante, ausência de gamopatia monoclonal e não há acometimento da tireoide.

Tratamento

O tratamento é desapontador. As mais variadas armas terapêuticas foram tentadas com resultados nulos ou os efeitos colaterais foram predominantes. Melfalan, no passado, foi à droga de escolha tendo como alvo a discrasia plasmocitária, sendo abandonada pelos seus efeitos colaterais muitas vezes fatais. Outras drogas podem ser tentadas: ciclofosfamida, bortezomibe e dexametasona, metotrexato e clorambucil, sem quaisquer vantagens entre elas. Os corticosteroides, tópico ou intralesional, são citados. PUVA, retinoides sistêmicos, plasmaférese podem produzir alguma melhora. Talidomida e corticosteroides, de forma análoga ao que se usa para mieloma múltiplo, tem resultados inconstantes. A imunoglobulina IV pode ser considerada como primeira escolha em alguns casos por ser bem tolerada e não ser um tratamento imunossupressor. A melhora espontânea tem sido observada ocasionalmente, mesmo em casos de longa evolução, 15 anos ou mais.

■ LÍQUEN MIXEDEMATOSO

Trata-se de uma doença com a forma localizada na pele sem acometimento sistêmico e cujos critérios diagnósticos das formas localizadas do líquen mixedematoso incluem:

- Existência de pápulas, placas ou erupção nodular da pele.
- Deposição de mucina na derme com proliferação fibroblástica variável.
- Ausência de doença da tireoide.
- Ausência de gamopatia monoclonal.

As variantes das formas localizadas do líquen mixedematoso são as seguintes:

- Forma papular discreta.
- Mucinose papular acral persistente.
- Mucinose papular cutânea da infância.
- Mucinose nodular.

Os dados epidemiológicos sobre LM localizado são limitados. Parece ser raro e menos prevalente do que o escleromixedema, embora a frequência real seja subestimada. A mucinose papilar persistente acral é a mais frequente dos subtipos. Geralmente se desenvolve em adultos e ocorre em ambos os sexos, com uma ligeira prevalência em homens. A mucinose nodular foi relatada principalmente em adultos jovens. A mucinose cutânea da infância está presente ao nascimento ou surge no início da infância. A patogênese é desconhecida. Infecções virais tais como o vírus da imunodeficiência humana adquirida, cirurgias, traumas físicos como radioterapia podem estimular a produção de mucina e colágeno contribuindo para a forma localizada.

Manifestações clínicas

A forma papular discreta mostra lesões em qualquer área, mas principalmente no tronco e membros de forma simétrica. As pápulas medem de 2 a 5 milímetros e podem variar de algumas lesões a centenas (Figura 94.6). Não há espessamento da pele acometida e a face é poupada. Há progressão lenta das lesões sem qualquer manifestação sistêmica. A possibilidade de regressão espontânea é evento incomum.

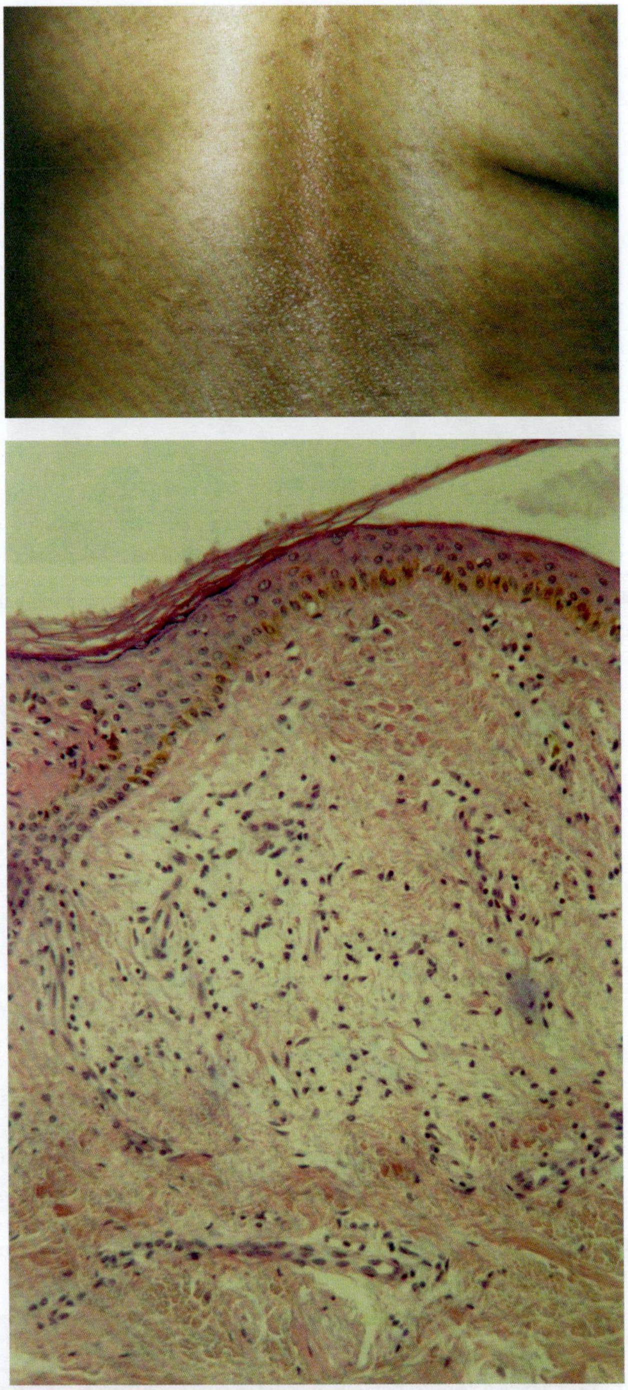

■ **Figura 94.6** Mucinose papular, forma discreta, apresentando na hematoxilina eosina deposição de mucina na derma superior e dissociando tecido colágeno.

A mucinose papular acral persistente é rara e afeta preferencialmente as mulheres, na proporção de 3:1. Caracteriza-se por pequenas pápulas múltiplas, persistentes, discretas, simétricas, superfície lisa, 2 a 7 mm, no dorso das mãos e punhos e, por vezes, estendendo-se as áreas distais dos antebraços. As pápulas são marfínicas, cor da pele ou translúcidas e, ao serem perfuradas, podem eliminar fluidos claros e viscosos. As lesões não são observadas na face e tronco e não há espessamento da pele. São assintomáticas e o prurido pode ser evento excepcional. Há descrição de casos isolados de acometimento de duas irmãs apontando para a possibilidade de possível ocorrência familial. Não se observa acometimento sistêmico, embora haja relato de caso único com associação de gamopatia monoclonal por IgA. As lesões tendem a persistir.

Histologicamente mostram acentuada deposição de mucina na derme reticular superficial com presença de faixa normal de colágeno a separar da epiderme suprajacente. Aumento do número de células fusiformes ou fibroblastos estrelados pode, eventualmente, ser encontrado. A presença de fibrose tal qual se observa no líquen mixedematoso não é observada. A imunofluorescência direta revela depósito granular de IgM na junção dermoepidérmica e, por vezes, IgG linear em torno de glândulas écrinas. A microscopia eletrônica mostra fibroblastos ativos com retículo endoplasmático rugoso dilatado. Os feixes colágenos mostram-se separados por depósito de material amorfo elétron-denso.

A mucinose papular cutânea da infância é uma forma rara e casos de ocorrência familial têm sido documentados. Consiste de agrupamento denso de pápulas firmes nos cotovelos, lesões em menor número estão dispersas nos antebraços e dorso das mãos. Casos isolados de lesões em disposição linear no dorso de dedos e outro de pápulas agrupadas no dorso inferior forma descritos, podendo ser classificados como nevo mucinoso provavelmente. A evolução, a história natural e o prognóstico são desconhecidos, pela raridade de casos.

Há deposição acentuada de mucina na derme papilar (ácido hialurônico) sob uma epiderme acantótica. As lesões mais antigas podem mostrar aspecto histológico idêntico ao observado no líquen mixedematoso com fibrose e proliferação dos fibroblastos da derme. A presença de infiltrado inflamatório crônico encontra-se na derme superficial.

A mucinose nodular caracteriza-se pelo achado de nódulos cutâneos múltiplos nos membros ou tronco em que o componente papular é leve ou ausente.

Formas atípicas de líquen mixedematoso são descritas em que se observam casos intermediários entre escleromixedema e líquen mixedematoso localizado.

O diagnóstico diferencial deve considerar lesões papulosas que mostram características clínicas que podem simular o líquen mixedematoso localizado, como o líquen amiloidótico, granuloma anular, erupções liquenoides como o líquen plano, colagenoma eruptivo etc. A ajuda histológica se impõe.

Tratamento

Não requer terapia e a resolução espontânea pode ocorrer. Corticosteroide tópico ou intralesional assim como dermoabrasão e eletrocirurgia podem ser indicados com algum benefício. O uso de isotretinoína oral e pimecrolimus tem sido descrito como de auxílio em casos isolados.

MUCINOSE CUTÂNEA AUTOCURÁVEL

É um quadro clínico bastante raro e apenas alguns casos foram documentados. Encontra-se em adolescentes, entre 1 e 15 anos. Apresenta início abrupto com o surgimento de pápulas e placas, tendo predileção para a face, pescoço, couro cabeludo, abdome e coxas caracterizando uma forma aguda, e outra forma com nódulos profundos na face e regiões periarticulares, edema periorbital. Caracteristicamente as placas se mostram com pápulas agrupadas de forma linear levando a pele se mostrar com aspecto corrugado. A erupção se resolve em semanas a meses. Há artrite leve com envolvimento de cotovelos, joelhos e juntas interfalangeanas, sugerindo uma possível policondrite, que pode ser persistente. Caso isolado de síndrome do túnel do carpo bilateral foi descrito. Poucos casos descritos em adultos que, atualmente de acordo com alguns autores, poderiam ser considerados como exemplos de líquen mixedematoso localizado com resolução espontânea. Manifestações inespecíficas podem estar presentes como fadiga, perda de peso, e mialgia. Não se observa disfunção tireoidiana ou paraproteinemia.

A causa é desconhecida, mas tem sido sugerida a possibilidade de infecções viróticas prévias estimulariam a atividade dos fibroblastos.

A epiderme é normal ou apresenta discreta hiperceratose na análise histológica. Os depósitos de mucina são observados na derme papilar e na derme reticular superior, separando ou dividindo os feixes colágenos. Existem casos isolados em que a mucina em que se identificou sialomucina (PAS positiva) e outro consistindo em ácido hialurônico. Os fibroblastos podem estar levemente aumentados e há leve infiltrado inflamatório crônico perivascular na derme superficial. As lesões nodulares mostram depósitos de mucina mais profundos associados a uma proliferação mais acentuada de fibroblastos e consequente faixas de fibrose.

ESCLEREDEMA

Escleredema de Buschke é uma forma rara de mucinose primária caracterizada por endurecimento simétrico da pele na parte superior do tronco provocada por espessamento da derme e deposição de mucina.

Epidemiologia e patogênese

A patogênese é desconhecida. O soro de um paciente com escleredema e uma paraproteinemia acentuada estimulou a produção de colágeno em cultura de fibroblastos de pele normal, indicando que fatores ou fatores circulantes relacionados à paraproteinemia poderiam induzir a fibrose dérmica. A pele acometida mostra aumento da síntese de colágeno tipo I, que poderia ser o responsável pela fibrose dérmica. Os fibroblastos envolvidos na pele dos portadores de escleredema apresentam aumento na produção de proteínas, síntese de colágeno e incorporação de glicosamina. Não somente o colágeno tipo I está em níveis aumentados como também o tipo III. As análises bioquímicas da pele envolvida no escleredema confirmam o aumento dos glicosaminoglicanos, cujo componente principal é o ácido hialurônico. A glicosilação irreversível do colágeno associada à resistência à degradação pela colagenase resulta no acúmulo de colágeno. Outra possibilidade viria do excesso de estímulo pela insulina, lesões microvasculares e hipóxia poderiam levar ao aumento da síntese de colágeno e mucina.

O escleredema afeta todas as raças e o diabete *mellitus* pode ser um fator patogênico. A forma associada a diabete é mais observada no sexo masculino, enquanto as demais predominam no sexo feminino.

Manifestações clínicas

Existem três subtipos de escleredema, embora alguns prefiram uma divisão simplificada entre portadores de diabete e os não portadores. O primeiro tipo é visto mais comumente como uma forma aguda afetando principalmente mulheres de meia idade e crianças, caracteriza-se por início rápido, surgindo em poucas semanas após quadro infeccioso, especialmente no trato respiratório superior. As estreptococcias são mais implicadas, mas casos após uma gama de doenças viróticas são observados (sarampo, caxumba, influenza, citomegalovírus, varicela). Muitos dos casos resolvem espontaneamente em meses a anos, um grande número é persistente e as exacerbações são raras. As mulheres são mais afetadas que os homens; e a doença predomina nos meses de inverno. Sintomas prodrômicos podem se manifestar como mal-estar, mialgia, miastenia generalizada e artralgias. As lesões cutâneas são variadas e podem se mostrar como eritema transitório, urticárias, erupções anulares, dermografismo, antecedendo o quadro cutâneo característico. Pode sobrepor, em casos excepcionais em crianças, a fasciite eosinofílica. A pele da região cervicofacial mostra-se repentinamente endurecida, estendendo para o tronco e raízes dos membros superiores. A face apresenta-se inexpressiva, a abertura da boca e a deglutição encontram-se comprometidas pelo envolvimento da língua e faringe.

O segundo tipo apresenta início mais insidioso e não se acompanha de qualquer doença aguda prévia. Persiste por anos e é frequentemente associado a gamopatia monoclonal.

O terceiro tipo o escleredema surge em associação a diabete *mellitus* de início tardio (*scleredema diabeticorum*). Ocorre principalmente em homens obesos de meia idade e com diabete insulinodependente. Outras manifestações do diabete incluem nefropatia, hipertensão, retinopatia, neuropatia e insuficiência vascular periférica e coronariana. O diabete precede o surgimento do escleredema na maioria dos casos. Tem início gradual, dissemina-se e tende a ser persistente. Há eritema e endurecimento da parte posterior do pescoço e dorso, dando a pele aspecto de casca de laranja.

Casos raros de acometimento localizados, como a área periorbital, são observados. Ocasionalmente o escleredema é associado com paraproteinemia, IgG e IgA por vezes, raramente com mieloma múltiplo. Possivelmente é um fenômeno secundário, pois não há qualquer evidência de que a paraproteína possa levar a lesão cutânea. Apesar da denominação *scleredema adultorum*, muitos dos pacientes são de fato crianças. São raros os casos de crianças acometidas de escleredema associado a diabete. Caso isolado de escleredema congênito foi observado. Casos ocasionais de associação a hiperparatireoidismo primário ou secundário, bem como à artrite reumatoide, síndrome de Sjögren, insulinoma maligno, carcinoma vesícula biliar. Na infecção por HIV tem sido descrito e após exposição a solventes orgânicos.

As manifestações cutâneas são semelhantes nos três subtipos, variando apenas a intensidade do acometimento. Os pacientes mostram edema não depressível simétrico e derme espessada, afetando em especial as áreas laterais e a posterior do pescoço. A face, pescoço anterior, tronco superior e membros superiores são afetados com frequência. Raramente a doença pode estender-se para abdome inferior e pernas. As palmas e plantas, ou região genital podem ser acometidos excepcionalmente. A pele acometida é brilhante e endurecida ao tato, sendo impossível enrugar, em decorrência do envolvimento da derme reticular. Nos pacientes com envolvimento mais acentuado há redução da mobilidade que se torna problema por vezes. A face pode ser inexpressiva, as linhas de clivagem são perdidas, sorrir e abrir a boca pode ser difícil.

As manifestações sistêmicas nas três formas incluem efusões pericárdicas, pleurais e peritoneais; disartria e disfagia por lesões da língua e faringe; hepatoesplenomegalia; manifestações cardíacas e da musculatura esquelética; envolvimento da parótida; alterações oculares como endurecimento das pálpebras e conjuntiva. Nestes casos de envolvimento sistêmico, depósitos de mucina são observados na medula óssea, fígado, nervos, glândulas salivares e coração. A não ser pela limitação de movimentos o escleredema causa pouca morbidade. O primeiro tipo pode clarear em 6 meses a 2 anos, enquanto os outros dois subtipos podem ser mais arrastados. O tipo três pode ser fatal em casos raros de envolvimento de órgãos internos.

Patologia

O quadro histológico é quase sempre tênue e o diagnóstico é difícil. A epiderme pode se mostrar ou levemente atrofiada ou normal. A derme reticular é bastante espessada a expensas do tecido subcutâneo e as glândulas écrinas encontram-se situadas, anormalmente, no terço superior da derme ou na derme média. As fibras colágenas estão alargadas e, principalmente nas fases precoces, estão separadas de forma irregular por espaços claros, fenestrações dérmicas. Tardiamente podem conter pequenas quantidades de mucina, mais frequentes em colorações especiais como o *alcian blue* e ferro coloidal, e biópsia múltipla é necessária para sua demonstração. Os fibroblastos estão em número normal. Um infiltrado inflamatório crônico é evidente por vezes na derme superficial e mastócitos podem estar em número aumentado. A imunofluorescência direta é negativa.

Diagnóstico diferencial

O escleredema pode ser diferenciado da esclerodermia pela ausência do fenômeno de Raynaud, esclerose acral com calcificação, alterações pigmentares telangiectasia. Na histologia os anexos estão atróficos e enclausurados ou ausentes na esclerodermia e há esclerose dérmica difusa mais do que o aspecto fenestrado observado no escleredema.

Tratamento

Não é necessário nos casos associados a infecções estreptocócicas por terem um tempo autolimitado, enquanto os casos associados com diabete e gamopatia monoclonal mostram regressão ocasional e não há qualquer tratamento específico. O controle da hiperglicemia não tem qualquer influência nas lesões cutâneas. Existe uma série de condutas terapêuticas que se relacionam a resultados benéficos no escleredema, mas sem ser o tratamento ideal. Seriam PUVA, pulsoterapia com corticosteroides orais (1,5 mg/kg/dose inicial) e ciclofosfamida, ciclosporina, penicilina V (1,5 g 3 vezes ao dia por 3 semanas), radioterapia superficial, imunoglobulina intravenosa (2 g/kg por 2 dias seguidos a cada 4 semanas em 5 ciclos). As terapias agressivas devem ser reservadas para pacientes com a doença incapacitante ou manifestações sistêmicas.

■ MUCINOSES ASSOCIADAS COM FUNÇÃO TIREOIDIANA ALTERADA

Mixedema pré-tibial localizado

Caracteriza-se pela associação com hipertireoidismo e, clinicamente, pelo endurecimento da pele na área pré-tibial por deposição de mucina. A associação ocorre em 3% a 5% dos casos, mas pode acompanhar o tratamento da doença de tireoide. É uma das três manifestações clássicas da doença autoimune de tireoide (doença de Graves), sendo as outras duas a exoftalmia e a acropatia da tireoide (fusão digital associada à nova formação subperiosteal óssea). O mixedema pré-tibial é a mais tardia manifestação da doença de Graves podendo, em casos excepcionais, precedê-la ou surgir na ausência de oftalmopatia. Não se restringe à área pé-tibial e pode ocorrer no tornozelo, dorso do pé, cotovelos, joelhos, pescoço e dorso superior. Em 10% de doença de Graves os pacientes não apresentam hipertireoidismo. O mixedema pré-tibial pode ocorrer muito raramente em pacientes sem alteração tireoidiana passada ou presente e em pacientes com tireoidite de Hashimoto. O Hipertireoidismo bem como hipotireoidismo pode ser associado com depósito de glicosaminoglicanos nos antebraços, denominando-se mixedema pré-radial. Placas e nódulos lisos, róseos a amarelados e, por vezes, tumores desenvolvem inicialmente na face anterolateral das pernas (Figura 94.7). Em alguns pacientes a pele mostra-se endurecida com os folículos pilosos proeminentes levando ao aspecto de casca de laranja (Figura 94.8). Hipertricose secundária pode ser bem acentuada e, por vezes, pode ser observada hiperidrose localizada. Em alguns casos a doença pode progredir e envolver de forma acentuada a parte inferior de perna levando, raramente, a um aspecto elefantisiforme. As lesões menores mostram prurido leve ou são assintomáticas e as placas maiores podem ser dolorosas. O mixedema localizado pode, ocasionalmente, surgir em outras áreas como braços, ombros, abdome abdome, pescoço, face e orelhas. Nódulos são raros nas mãos. Lesões são observadas em cicatrizes prévias, como cicatrizes de vacina de varíola, áreas doadoras de enxertos. O acometimento de nervos peroneais por tecido conectivo mucinoso pode levar a manifestações tipo pé caído ou dorso flexão defeituosa.

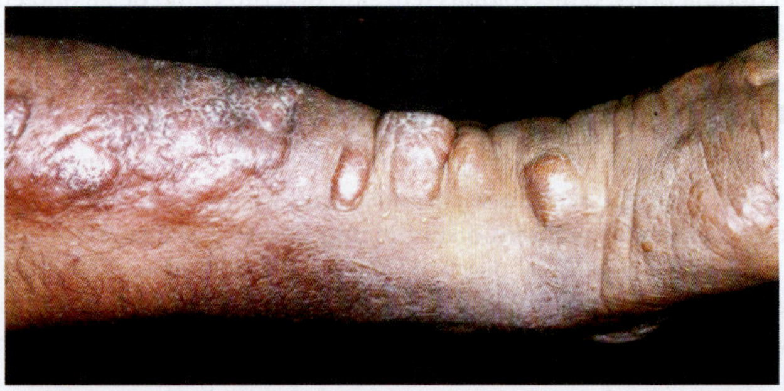

■ **Figura 94.7** Mixedema pré-tibial apresentando lesões tumorais na face anterolateral das pernas.

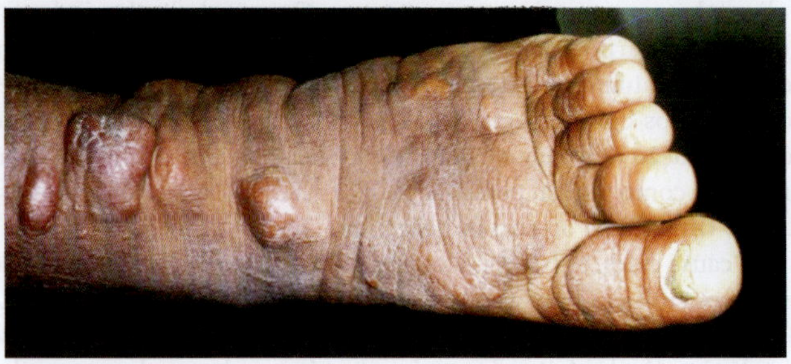

■ **Figura 94.8** Mixedema pré-tibial; pele endurecida com aspecto "casca de laranja".

Existem casos raros de mixedema pré-tibial sem qualquer evidência de doença de tireoide e, nestes casos, biópsia revela alterações presentes em estase que é quadro histológico que faz diagnóstico diferencial com mixedema.

É, por vezes, o mixedema pré-tibial, uma doença autolimitada e, após anos de estado, pode involuir. A remissão completa ocorre em torno de 26% dos casos, mas depende da intensidade da doença.

Há uma forma excepcional de deposição pré-tibial de mucina que se confunde com o mixedema pré-tibial da doença de Graves, trata-se de uma associação à síndrome de Sjögren que recebe a denominação mucinose ictiosiforme acral. Nestes casos os pacientes mostram testes de função tireoidiana normais e os depósitos de mucina predominam na derme papilar.

Etiologia e patogênese

A etiologia é desconhecida. O mixedema pré-tibial associa-se com a presença de LATS (*long-acting thyroid stimulator*) no soro, embora se acredite que a detecção de LATS não ser a causa. Na década de 1970 foi sugerido que o fator estimulador de fibroblastos associado às propriedades mucigênicas isoladas do soro de pacientes com mixedema pré-tibial poderia ser responsável pela patogênese. Estudos recentes mostram que os fibroblastos na pele pré-tibial e órbita de pacientes contêm sequências idênticas às do receptor do hormônio estimulador de tireoide. Propõe-se também que fibroblastos podem conter uma proteína de reação cruzada mais que um verdadeiro receptor que se liga com autoanticorpos contra receptor fator estimulante de tireoide (THS). Assim, tem-se proposto que autoanticorpos contra hormônio receptor do fator estimulante de tireoide reagem com fibroblastos portadores destas sequências, levando à produção de citocinas que induzem a produção de glicosaminoglicanos. Os fibroblastos da derme nas extremidades inferiores a fatores séricos responsáveis pelo estímulo à produção de mucina, do que os fibroblastos de outras áreas do corpo. Um fator de crescimento insulina-símile, trauma, obstrução linfática pela mucina pode ter papel relevante.

Patologia

A epiderme mostra hiperceratose e tampões córneos foliculares e, por vezes, papilomatose e acantose nos casos mais grosseiros clinicamente. Na derme os feixes colágenos estão separados por intensa deposição de mucina. A deposição de grande quantidade de mucina na derme reticular pode levar a espessamento da derme, podendo se observar uma zona grenz de colágeno normal (Figura 94.9). Fibroblastos estrelados estão presentes, sem aumento de número exceto nos casos de elefantíase. Infiltrado inflamatório linfocítico com mastócitos de permeio nas áreas perivasculares e perianexiais podem ser observados. As fibras elásticas podem estar diminuídas.

A imunofluorescência direta é negativa, embora possa mostrar eventualmente depósitos granulares de IgM na derme papilar superficial. A microscopia eletrônica apresenta material granular amorfo tanto no retículo endoplasmático rugoso dos fibroblastos como revestindo a superfície dos fibroblastos e no interstício ao redor das fibras colágenas separadas e fibras elásticas. Estruturas túbulo-reticulares têm sido identificadas em células endoteliais e na derme.

A ausência da deposição de mucina na histologia facilita o diagnóstico diferencial com neurodermatite circunscrita, líquen plano hipertrófico, linfedema e elefantíase.

Tratamento

A droga mais usada seria o corticosteroide, oclusivo ou intralesional, especialmente nos casos associados a prurido ou dermatite superposta. O tratamento do hipertireoidismo, não melhora as lesões cutâneas. É aconselhável evitar fatores de piora como obesidade, tabagismo e estase. O mixedema localizado pode regredir de forma espontânea, em período médio de 3,5 anos.

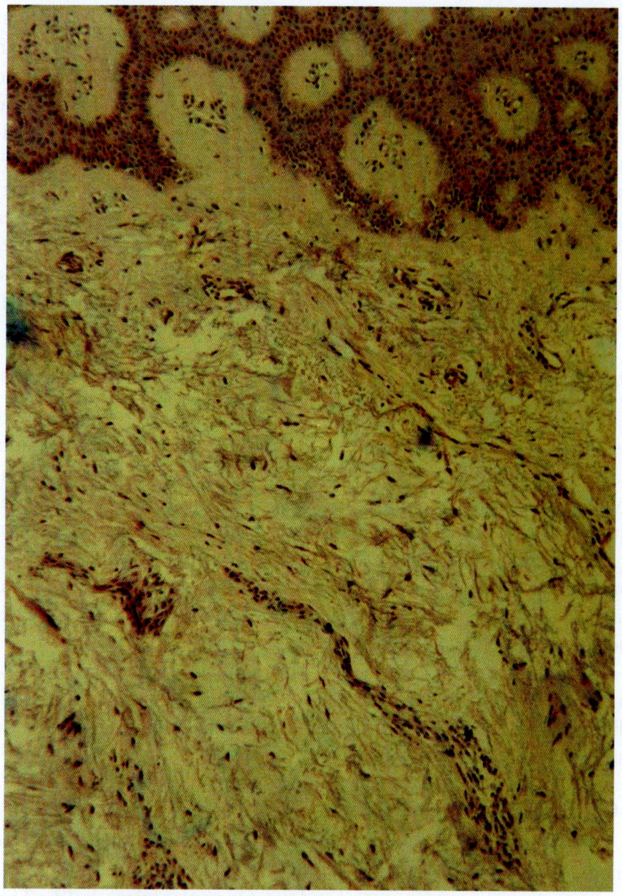

■ **Figura 94.9** Mixedema pré-tibial mostrando deposição acentuada de mucina na derme reticular e com dissociação das fibras colágenas e presença de zona grenz.

■ MIXEDEMA GENERALIZADO

É uma manifestação grave de hipotireoidismo em que a mucina é depositada na derme, levando a um aspecto liso e brilhante da pele. O hipotireoidismo pode ser congênito, o cretinismo, ou de início na idade juvenil ou adulta.

Hipotireoidismo congênito ocorre em 1/5.000 neonatos e causa síndromes distintas como dwarfismo, retardo mental, alterações sistêmicas e cutâneas, mas 1/3 dos casos não têm sintomas.

Hipotireoidismo juvenil mostra baixa estatura, desenvolvimento físico e mental anormal, retardo maturidade sexual, baixo rendimento escolar e hipertricose nos ombros e no dorso.

Hipotireoidismo adulto é a forma mais comum. Ocorre em mulheres de 40 a 60 anos. Frequentemente resulta de uma doença autoimune (tireoidite de Hashimoto), terapia de hipertireoidismo e raramente por falência da hipófise.

Os sintomas iniciais podem surgir de forma abrupta com indolência mental e física, ganho de peso, constipação, câimbras nas pernas, perda de apetite e intolerância ao frio. A face mostra uma expressão lerda e inexpressiva.

Os pacientes podem mostrar uma aparência amarela pálida pela combinação dos efeitos do edema, anemia e carotenemia. A carotenemia se deve ao defeito na conversão de betacaroteno em vitamina A no fígado, observando-se de forma especial nas palmas, plantas e áreas nasolabiais. Raramente pode generalizar. A pele pode ser fria, seca, áspera, lisa e infiltrada, especialmente em torno dos olhos e bochechas, mãos e pés podem mostrar edema não depressível. As secreções écrina e sebácea diminuem e a pele se mostra xerótica, resultando em um aspecto ictiosiforme ou de eczema asteatósico. As proeminências ósseas podem apresentar hiperceratose que lembra avitaminose A. Alopecia é um achado comum e o acometimento do terço externo das sobrancelhas é característico. Os cabelos da barba e os pelos sexuais podem afinar, associando-se uma perda dos cabelos do couro cabeludo, traduzindo um aumento de folículos pilosos na fase telogênica. Os cabelos são secos, ásperos e quebradiços. As unhas mostram-se finas, quebradiças e estriadas. Manifestações cutâneas inespecíficas incluem lesões papulopruriginosas, púrpuras e equimoses e cicatrização comprometida. Lesões de mucinose folicular generalizada ou mucinose cutânea focal múltipla são manifestações cutâneas adicionais. Muitos pacientes apresentam rouquidão pelo envolvimento da orofaringe e laringe. Há um risco inerente de que desenvolvam hiperlipidemia podendo levar a manifestações clínicas de xantoma eruptivo ou tuberoso.

Patologia

O quadro histológico mostra a epiderme normal. Frequentemente as alterações dérmicas são tênues e não diagnósticas. Por outro lado, casos mais floridos mostram edema leve e separação dos feixes colágenos por edema e, em colorações especiais, observam-se pequenas quantidades de mucina presentes na derme, especialmente perivascular e perifolicular e, por vezes, no tecido subcutâneo e nervos. A proliferação de fibroblastos não é observada, mas as fibras elásticas são reduzidas. Depósitos de mucina no cérebro seriam responsáveis pelos sintomas psiquiátricos.

O diagnóstico é clinicamente suspeitado e se confirma por baixos níveis de T4 livre circulante. O nível de TSH sérico é alto no hipotireoidismo primário e baixo no secundário. O mixedema não é observado no hipotireoidismo secundário.

Tratamento

O tratamento precoce é fundamental para o desenvolvimento mental adequado de neonatos com hipotireoidismo, mas também é importante para os casos juvenil e adulto. Os níveis séricos de T4 e TSH devem ser realizados 3 a 6 dias após o nascimento e o tratamento deve ser iniciado antes do quarto mês de vida. Os sintomas cedem com o uso de tiroxina e recorrem se suspende a droga. Mesmo as áreas com perda de pelos recuperam com o tratamento adequado. Caso o tratamento não seja instituído, os pacientes podem ir a óbito por coma mixedematoso.

■ MUCINOSE ERITEMATOSA RETICULAR (REM)

É uma dermatose crônica rara e predominando em mulheres (2:1). Pode surgir em qualquer idade, mas é mais frequente entre a segunda e quarta décadas e rara em crianças. A sua forma mais comum de apresentação seriam máculas urticadas, reticulares, persistentes e, às vezes, eritema papular com borda irregular e bem definida. As lesões ocorrem na região central do tórax e dorso superior. Raramente podem ser vistas na face, braços, abdome e virilhas, mas na periferia são esparsas. Os pacientes correlacionam exacerbação das lesões com o sol, embora a relação entre a exposição solar e a doença, se existe, não é bem compreendida. Pacientes são assintomáticos ou relatam prurido ou queimação após exposição ao sol. Não há qualquer evidência de acometimento sistêmico.

Vez ou outra, alguns pacientes mostram mais placas e pápulas infiltradas, descritas, originalmente, como mucinose cutânea placa-símile e, atualmente, se aceita como mucinose reticular eritematosa. Esta forma da doença, placa-símile, tem importância por ser descrita em associação com carcinoma de mama e colo.

Os pacientes portadores de REM mostram risco aumentado para doença de tireoide, artrite e diabete *mellitus*. Casos de tireoidite de Hashimoto e hipertireoidismo foram descritos. A associação de tireoidite de Hashimoto com mixedema e REM já foi descrita.

REM tem sido documentado nos pacientes com infecção por HIV, bem como outras mucinoses, incluindo escleredema e líquen mixedematoso. Por outro lado, é comum a deposição de mucina na medula óssea dos pacientes com Aids. Se há uma relação etiopatogênica entre estas diversas formas de deposição de mucina, não se conhece. Não há evidências clínicas que permitam uma conclusão adequada.

Patogênese

Não existe uma patogênese conhecida. A fototoxicidade tem importância na doença, quer de forma direta ou indireta. As atividades líticas das células NK e a citoxicidade mediada por células anticorpo dependente estão diminuídas. Os níveis de imunocomplexos circulantes estão elevados e, por vezes, decrescem com o tratamento, tornando-se elevados com a recorrência após o tratamento. Conclui-se que um defeito imune pode ser importante na patogênese da REM. Achados similares têm sido observados na infiltração linfocítica de Jessner. Os fibroblastos dos pacientes com REM mostram uma resposta anormal ao estímulo exógeno com IL-1β.

Patologia

A epiderme pode ser normal ou levemente atrófica. Na derme os capilares estão dilatados com acentuado infiltrado perivascular e perifolicular, composto predominantemente por linfócitos T auxiliares. A mucina em excesso, principalmente ácido hialurônico, pode ser vista na derme superior e, nas lesões crônicas pode estar ausente. A mucina cora-se positivamente com *alcian blue* (pH 2,5) e ferro coloidal, mas não mostra metacromasia com azul de toluidina. As fibras colágenas estão separadas e, morfologicamente, mostram-se normais. As fibras elásticas podem estar fragmentadas e não há proliferação de fibroblastos.

Há casos de imunofluorescência direta positiva. Corpos citoides na derme papilar são positivos para IgM que, raramente, está positiva ao longo da junção derme-epiderme. Não há consenso a respeito destes achados, mas apontam para base imunológica da patogênese da REM.

A microscopia eletrônica não ajuda muito. Encontra-se dilatação inconstante do retículo endoplasmático rugoso em fibroblastos dérmicos. Apenas se confirmam os achados de microscopia ótica com a separação acentuada dos fascículos de fibras colágenas. Estruturas tubulorreticulares foram observadas no citoplasma de células endoteliais, que podem ser retículo endoplasmático rugoso alterado na sua forma, enrolado. Têm sido encontrados no mixedema pré-tibial, dermatomiosite, lúpus eritematoso, papulose maligna atrófica e linfomas.

Diagnóstico diferencial

O lúpus eritematoso e a erupção polimorfa à luz são os diagnósticos diferenciais mais importantes; tanto clínico como histológico. Distinguir entre REM e lúpus eritematoso pode ser impossível, especialmente se as condições forem concomitantes. A REM, histologicamente, não mostra alterações epidérmicas do LE e os resultados de imunofluorescência são negativos. Há poucos relatos de deposição granular de imunoglobulinas de aspecto granular na junção derme-epidérmica. A presença de imunorreagentes, análises clínicas e sorológicas são necessárias para firmar o diagnóstico de lúpus.

Na erupção polimorfa à luz depósito de mucina é muito menos acentuado e se limitam à derme papilar. Infiltrado inflamatório perifolicular não se observa na erupção polimorfa à luz. Alterações epidérmicas como espongiose e, por vezes vesiculação, em lesões papulosas ou eczematizadas e leve degeneração hidrópica da basal na variante em placa, podem distinguir as doenças. A erupção polimorfa à luz desaparece ao se evitar a exposição solar, enquanto na REM as lesões persistem. Histologicamente, a infiltração linfocítica de Jessner e a REM podem se sobrepor, mas a deposição de mucina só ocorre na última.

Tratamento

Os antimaláricos, hidroxicloroquina, estão indicados e podem ser efetivos com clareamento das lesões em 2 a 6 semanas. Os protetores solares estão indicados no tratamento e prevenção. Drogas várias, como corticosteroides, tracolimus tópico, anti-histamínico oral, tetraciclina etc., mostram resultados inconstantes. A irradiação com UVA, embora possa exacerbar a doença, tem sido usada com algum sucesso. Deve-se ter em mente a possibilidade de resolução espontânea mesmo após longos períodos.

MUCINOSE LÚPUS CUTÂNEO

Mucinose cutânea papular e nodular do lúpus eritematoso sistêmico tem se apresentado como manifestação clínica específica a deposição de mucina em cerca de 1,5% dos pacientes. Mostra-se de forma assintomática como pápulas umbilicadas e nódulos cor da pele no pescoço, tronco e membros superiores. Há descrição de casos raros de mucinose cutânea massiva e, por vezes, pápulas hiperpigmentadas. As lesões são melhor visualizadas com luz tangencial que dá a pele aspecto mais encrespado. A deposição de mucina é mais frequente nos pacientes com a forma sistêmica de lúpus, especialmente nos que mostram FAN homogêneo e anticorpos antiDNA e portadores de lesões articulares e renais. A ocorrência no LED é evento ocasional. Há uma relação inconstante com exposição à luz solar. A esclerodermia sistêmica pode apresentar em caráter excepcional lesões papulares ou nodulares por deposição de mucina.

As lesões cutâneas mucinosas do LE podem anteceder ou surgirem concomitantemente ao lúpus. O curso clínico pode estar relacionado à doença de base. Assim 75% dos pacientes com LE que desenvolvem mucinose papular ou nodular têm envolvimento sistêmico, primariamente renal e articular.

Histologicamente a epiderme não se mostra alterada, estando mesmo ausente as lesões do LES. As alterações de interface já foram descritas em casos raros. A mucina se mostra presente na derme papilar e derme reticular superior, associada com leve infiltrado inflamatório crônico perivascular. A imunofluorescência direta pode mostrar depósitos lineares ou granulares de imunoglobulinas IgG ou IgM e complemento na junção dermoepidérmica.

O tratamento é o mesmo de LE, com protetores solares, corticosteroides tópicos e antimaláricos orais. Alguns casos mais resistentes exigem terapêutica mais agressiva com corticosteroides sistêmicos ou intralesionais para nódulos e placas maiores.

MUCINOSE CUTÂNEA FOCAL

Apresenta-se como pápula ou nódulo dérmico benigno com menos de 1 cm de diâmetro, assintomático, solitário, mais frequente na face, pescoço, tronco e extremidades dos adultos. A lesão é cupuliforme, branca ou cor da pele e, por vezes, com halo eritematoso. Uma variante verrucosa tem sido descrita. Não há evidências de associação com doenças de tireoide, porém casos raros são observados concomitantemente a REM e escleromixedema.

Histologicamente a lesão localiza-se na derme superior e na média, separadas da epiderme por uma zona grenz de derme livre. Consiste de deposição focal de mucina, pobremente demarcada, contendo aumento de células fusiformes e fibroblastos estrelados com citoplasma alongado. Vacúolos citoplasmáticos dispersos podem ser observados. As fibras colágenas mostram número reduzido e há leve infiltrado inflamatório crônico perivascular na derme adjacente. Na microscopia eletrônica os fibroblastos mostram retículo endoplasmático rugoso proeminente e vesículas intracitoplasmáticas próximas à membrana contendo grande quantidade de material eletrodenso.

A mucinose cutânea focal deve ser diferenciada do angiomixoma superficial que é uma lesão mixoide cutânea e subcutânea benigna com tendência para recorrência local. A mucinose cutânea focal representaria uma reação mucigênica do tecido conectivo a um estímulo inespecífico, enquanto a angiomixoma como o cisto mucoso digital representa uma verdadeira neoplasia.

A mucinose cutânea focal pode ser removida cirurgicamente, sendo as recidivas raras.

CISTO MUCOSO DIGITAL (CISTO MIXOIDE)

É, por vezes, referido de forma inapropriada como cisto sinovial. Apresenta-se como um nódulo cístico liso ou flutuante na área dorsal interfalangeana distal (Figura 94.10), metacarpofalangeana e, de forma menos comum, nas juntas metatarsofalangeanas. Existem raros casos de lesões múltiplas. O cisto mixoide pode surgir em qualquer idade e é mais frequente nas mulheres. A superfície é lisa, mas casos verrucosos podem ocorrer. Os cistos contêm fluidos viscosos, amarelos a claro. As lesões tendem a ser dolorosas ou sensíveis. Ao envolver a área proximal da lâmina ungueal pode levar a presença de sulco longitudinal da unha. Osteoartrose pode ser evidente.

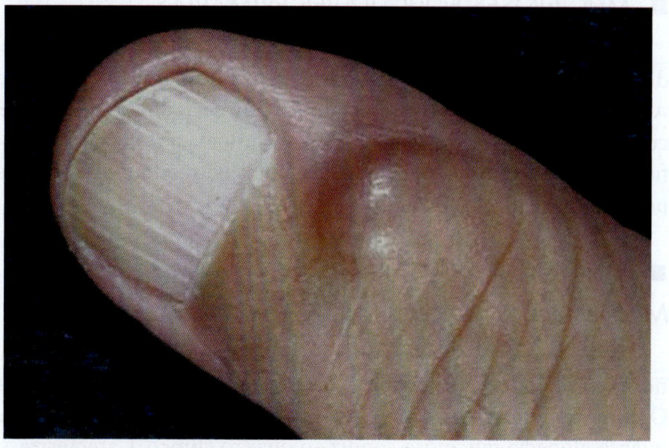

Figura 94.10 Clínica de cisto mixoide.
Fonte: Cortesia Dra. Luciana B. Pereira.

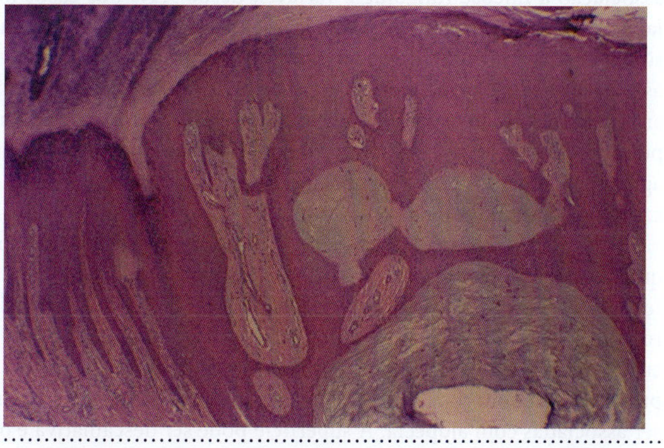

Figura 94.11 Cisto mixoide apresentando um grande lago de mucina sem revestimento e com hiperplasia do epitélio adjacente.
Fonte: Cortesia Prof. Moisés S. Pedrosa.

Histologicamente o cisto não mostra qualquer revestimento e consiste de um grande lago de mucina contendo fibroblastos fusiformes e estrelados com citoplasma proeminente. A epiderme suprajacente mostra-se atrófica e hiperceratótica. Acantose pode ser vista nas bordas da lesão (Figura 94.11). A lesão inicial pode ser idêntica a mucinose cutânea focal. Não há nenhuma evidência de conexão com a junta subjacente.

O tratamento pode ser desde a remoção cirúrgica, passando pela criocirurgia com ou sem infiltração de corticosteroides, até uma regressão após trauma. A recidiva é frequente à revelia do tratamento instituído.

MISCELÂNEA

Há outras mucinoses inflamatórias e degenerativas que não podem ser classificadas dentro dos critérios das formas anteriormente descritas. Compreendem:

- Neuropatia mucinosa cutânea que apresenta nervos intradérmicos hipertróficos encapsulados pela mucina; ocorrendo em homens jovens que mostram livedo reticular nas pernas e hiperestesia.
- Mixedema tuberoso atípico que é, provavelmente, uma variante nodular do líquen mixedematoso.
- Mucinose perifolicular e mucinose écrina descritas em pacientes HIV sorotipo positivo, que reflete a reação cutânea mucigênica que ocorre tanto na pele quanto na medula óssea.

- Formas familiares de mucinose, ainda não muito bem definida, seria uma forma papular que pode ser uma forma familial de líquen mixedematoso localizado.

MUCINOSES FOLICULARES PRIMÁRIAS

O acúmulo de mucina no epitélio folicular mostra dois quadros distintos, a mucinose folicular e a mucinose folicular urticária-símile. A mucinose folicular é um epifenômeno, ou seja, uma mucinose secundária, mas associada frequentemente a linfoma de células T (micose fungoide e síndrome de Sèzary), bem como a outras doenças cutâneas, por exemplo, a dermatite atópica.

MUCINOSE FOLICULAR

Manifestações clínicas

A mucinose folicular, também conhecida como alopecia mucinosa, é uma doença idiopática benigna de etiologia desconhecida. O nome mucinose folicular refere-se ao seu aspecto histológico, enquanto alopecia mucinosa condiz ao quadro clínico. Caracteriza-se por degeneração folicular mucinosa e pode ser acompanhada por linfoma cutâneo, especialmente micose fungoide. A incidência da associação à micose fungoide é variável, desde 9,4% dos casos no Japão até 32% nos Estados Unidos. Há descrição de associação ocasional com a síndrome de Sèzary ou com linfoma de Hodgkin. A associação ocorre principalmente em adultos jovens, entre 20 e 25 anos. Há relatos da ocorrência de mucinose folicular em pacientes portadores de outras malignidades, tais como leucemia mieloblástica aguda, leucemia linfocítica crônica, linfoma cutâneo de células B e carcinoma escamoso de língua.

Há uma predominância no sexo masculino e pode ocorrer em qualquer idade, da infância a idosos, mas com predileção para a terceira e quarta décadas. Existem dois padrões clínicos. O primeiro apresenta-se como placas infiltradas e endurecidas, em geral na cabeça e pescoço. As lesões podem ser solitárias ou múltiplas e, se presentes no couro cabeludo ou área da barba (Figura 94.12), podem ser associadas com alopecia. A superfície pode ser descamativa e os óstios foliculares estão dilatados e bem evidenciados (Figura 94.13). Mesmo que não exista uma regra, a apresentação inicial na cabeça e pescoço é mais provável ser um quadro de mucinose folicular benigna. O segundo padrão mostra-se como pápulas foliculares agrupadas, ou localizadas ou distribuídas de forma extensiva no tronco e membros proximais associadas ao acometimento da face e couro cabeludo. Os pacientes com lesões disseminadas apresentam maior chance de associação com linfoma.

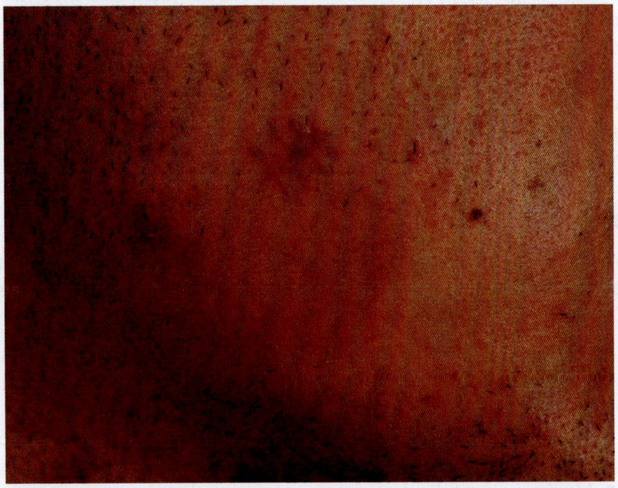

Figura 94.12 Mucinose folicular; placa eritematosa e sem pelos.
Fonte: Dermatologia HC/UFMG.

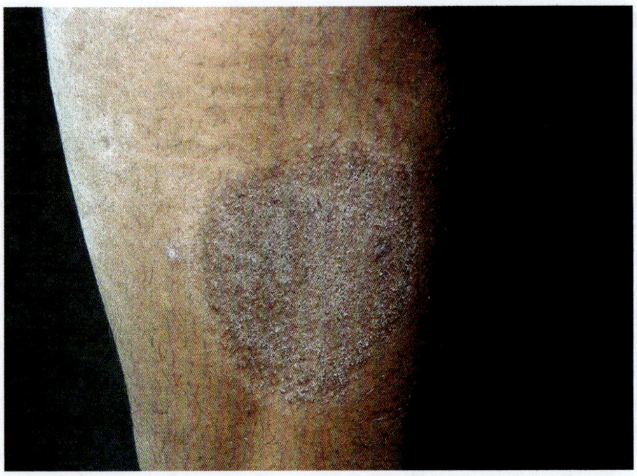

Figura 94.13 Mucinose folicular; placa descamativa com os óstios foliculares dilatados.
Fonte: Dermatologia HC/UFMG.

Existem quadros atípicos, incluindo lesões acneiformes com comedões, outros com eliminação de fluido mucinoso pelos óstios foliculares (mucinorreia) e ainda casos com prurido intenso.

A evolução clínica pode, tradicionalmente, apresentar três padrões diferentes. O primeiro padrão mostra regressão espontânea, após meses até 2 anos do início das lesões. Um quadro recidivante crônico por muitos anos e de evolução benigna caracteriza o segundo padrão. No terceiro estariam os casos que evoluem em associação a linfomas.

O segundo padrão é denominado por alguns mucinose folicular benigna crônica ou persistente. Tem sido aceito que pacientes neste grupo possam, com maior chance, fazer parte da categoria associada a linfomas, pois a mucinose folicular pode preceder o linfoma por anos. O seguimento cuidadoso de pacientes aparentemente sem linfoma é necessário. A associação de mucinose folicular e linfoma pioram o prognóstico, mostrando no acompanhamento de uma série de 49 pacientes uma sobrevida de 68% e 28%, respectivamente para 5 e 10 anos, em casos de micose fungoide associada a mucinose folicular.

A mucinose folicular tem sido encontrada em associação com doenças inflamatórias, como a doença de Ofugi, foliculite eosinofílica associada ao HIV, "foliculite pitirospórica", hiperplasia angiolinfoide, síndrome de Goodpasture, lúpus eritematoso e reações a picada de insetos. Pode estar associada a nevo melanocítico e lentigo maligno.

Patologia

O quadro histopatológico é de degeneração da bainha externa do folículo e glândulas sebáceas, associando infiltrado inflamatório perivascular e perifolicular. Nos casos mais avançados os folículos são transformados em verdadeiros espaços císticos contendo mucina, células inflamatórias e ceratinócitos alterados (Figura 94.14). A mucina cora-se positivamente pelo *alcian blue* (Figura 94.15), apresenta metacromasia com o azul de toluidina e não reage com o PAS após diástase. Nos casos crônicos em que a alopecia está presente surge dilatação folicular acentuada com formação cística e, por vezes, processo cicatricial perifolicular. Tanto a derme como a epiderme afetada mostram infiltração por número variável de células inflamatórias que, nos casos benignos, seriam linfócitos, histiócitos e eosinófilos. Nos casos associados a linfoma os linfócitos atípicos, linfócitos convolutos, grandes células transformadas e figuras mitóticas podem estar presentes. Os microabscessos de Pautrier podem estar associados ao quadro histológico.

O infiltrado consiste de células CD4+, linfócitos T auxiliares, que se somam com grande número de células de Langerhans e macrófagos. As grandes células transformadas são frequentes e coexpressam CD30 e, se presentes em grande número, correlacionam-se a um pior prognóstico. De permeio pode surgir uma pequena população de células B, CD20+.

Diagnóstico diferencial

É um quadro que mostra dificuldades na distinção entre os casos benignos e aqueles associados à micose fungoide. Os casos em que as células atípicas estão presentes não deixam dúvidas; a ausência de eosinófilos e a presença de infiltrado inflamatório em faixa no derma superior podem ser indicativas de provável micose fungoide. Nos casos em que a dúvida persiste, há indicação de biópsia múltipla, procurando lesões mais infiltradas. Estudos de rearranjo gênico podem colaborar com o achado de população clonal em 50% dos casos associados a tumor.

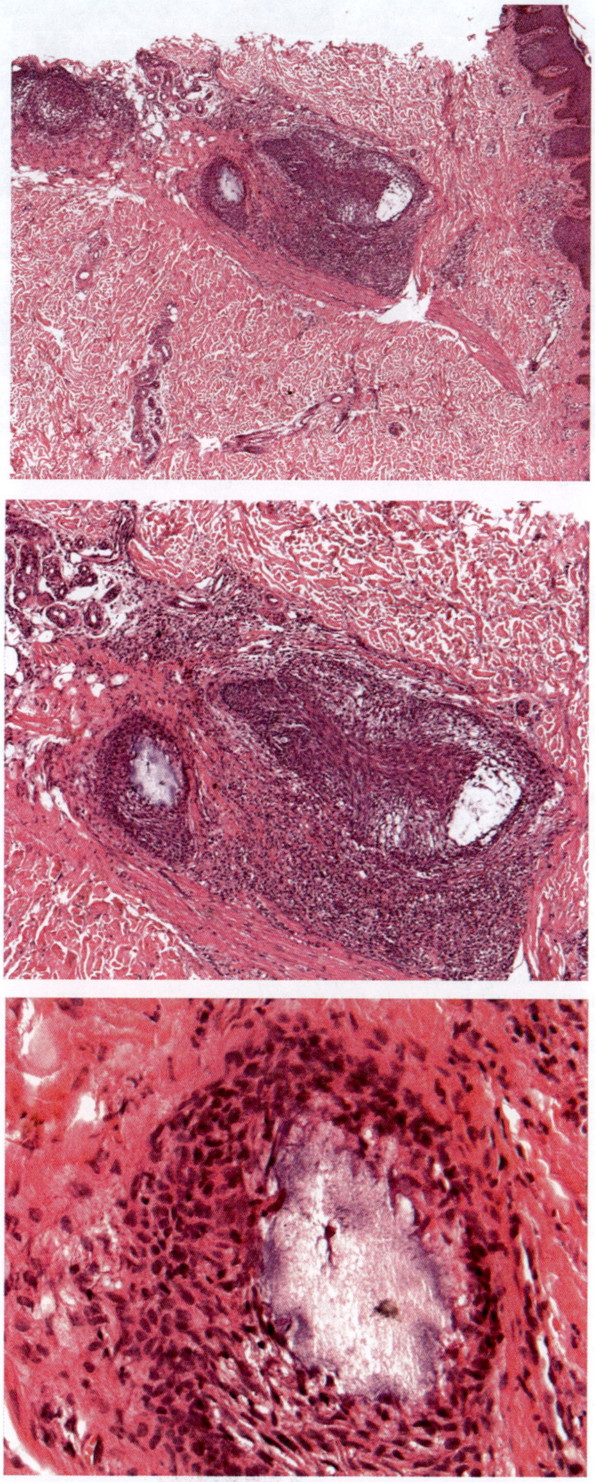

■ **Figura 94.14** Mucinose folicular com verdadeiros espaços císticos foliculares e infiltrado inflamatório mononuclear perivascular e perifolicular.

Hoje há tendência a classificar a mucinose folicular associada à micose fungoide como micose fungoide foliculotrópica que ficaria dentro das micoses fungoides foliculares. A dificuldade de se ter certeza desta classificação está na descrição de pequeno número de casos de lesões foliculotrópicas puras sem deposição de mucina.

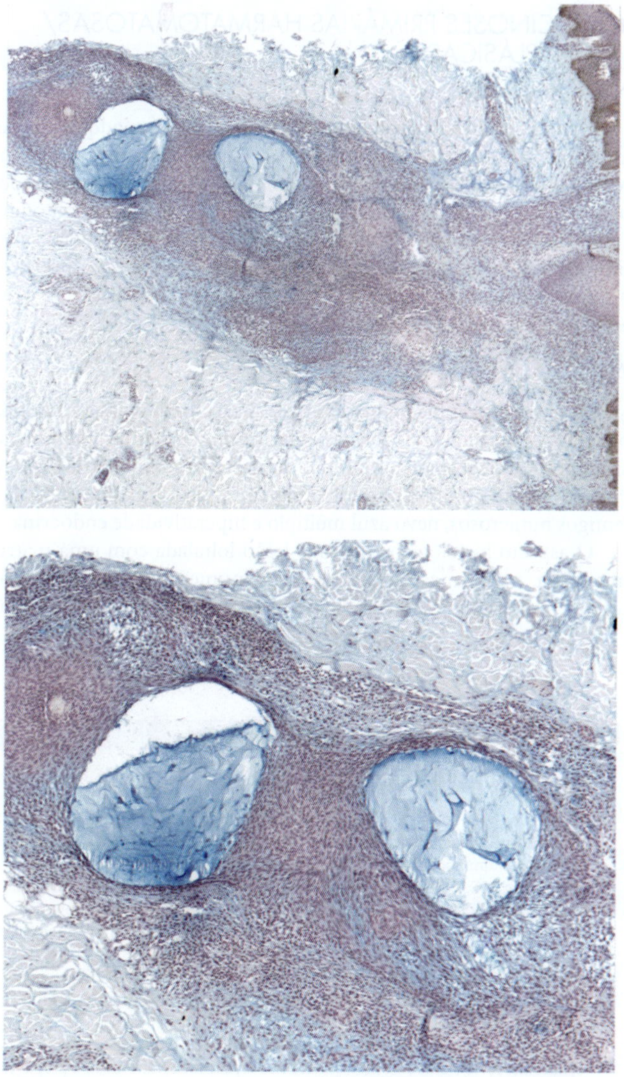

■ **Figura 94.15** Mucinose folicular, presença de lagos de mucina corados pelo *alcian blue*.

Tratamento

Um tratamento específico não existe. Uma conduta conservadora na mucinose folicular primária está indicada já que a maioria dos casos regride espontaneamente em 2 a 24 meses. PUVA, corticosteroides em todas as vias de administração, DDS, indometacina, antimaláricos, isotretinoína oral, minociclina, interferon-α-2b, fototerapia etc., têm mostrado resultados benéficos. Para os casos secundários, associados ao linfoma, o tratamento é da doença de base após estadiamento.

■ MUCINOSE FOLICULAR URTICÁRIA-SÍMILE

É doença rara que tem predileção para homens de meia idade. Apresenta pápulas ou placas urticariformes na cabeça e pescoço e com prurido intenso em base eritematosa, lembrando ceratose seborreica. Há regressão das lesões com máculas eritematosas residuais que podem persistir por semanas. O envolvimento de áreas pilosas não mostra alopecia e nem tampões córneos foliculares. O quadro pode persistir por longo período de tempo e não se associa à doença sistêmica. Há resposta terapêutica irregular na exposição ao sol.

Histologicamente lembra as mucinoses foliculares primárias, mostrando espaços císticos nos folículos pilosos e, na derme superior há infiltrado inflamatório composto de linfócitos com eosinófilos de permeio, nas áreas perivasculares e perifoliculares. O prognóstico é bom e pode ser usado DDS ou antimaláricos.

■ MUCINOSES PRIMÁRIAS HARMATOMATOSAS/NEOPLÁSICAS

Nevo mucinoso

É uma condição rara que pode ser congênita ou adquirida. As áreas mais frequentemente afetadas são o tronco ou membros inferiores. Clinicamente os pacientes mostram pápulas ou nódulos ou lesões placa-símile, em arranjo linear, preferentemente em um dermátomo.

O quadro histológico mostra mucina na derme superficial substituindo tecido colágeno e elástico. Hiperplasia epidérmica pode ser vista em alguns casos, que podem representar a associação de nevo epidérmico e nevo mucinoso.

Angiomixoma

Também denominado mixoma e constitui uma neoplasia adquirida benigna. Apresenta-se de forma solitária com ou sem acometimento sistêmico, e uma forma múltipla que faz parte do complexo de Carney. Este complexo compreende mixomas múltiplos, mixoma cardíaco, lentigos numerosos, nevo azul múltiplo e hiperatividade endócrina.

O aspecto histológico é de uma lesão lobulada com uma matriz mucinosa, na derme e subcutâneo. Há número variável de fibroblastos, mastócitos e poucas fibras colágenas e reticulares. Células multinucleadas bizarras e figuras mitóticas estão presentes. Os capilares dilatados são bem característicos. O epitélio apresenta cistos de ceratina ou feixes com aspecto tricoblástico. Deve ser diferenciado da mucinose cutânea focal. Há tendência a recorrer após excisão.

■ MUCINOSES SECUNDÁRIAS

Doenças associadas com deposição histológica de mucina, sendo um achado incidental (Figura 94.16). Assim, as doenças encontram-se estudadas nos seus respectivos capítulos, ver classificação no início do texto.

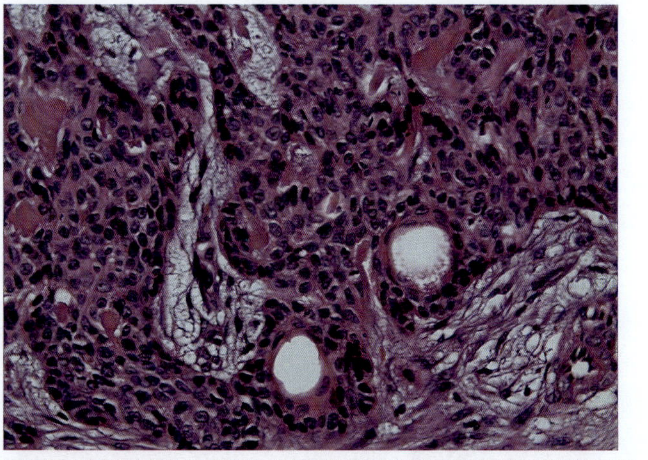

■ **Figura 94.16** Deposição focal de mucina em proroma écrino.

Referências bibliográficas

1. Alchelburg MC, Loewe R, Schicher N, Sator PG, Karlhofer FM, Stingl G, Jalili S. Succesful treatment of post strepttococcal scleredema adultorum buschke with intravenous Immunoglobulins. Arch Dermatol. 2012 oct;148(10):1126-28.
2. Alchelburg MC, Loewe R, Schicher N, Sator PG, Karlhofer FM, Stingl G, Jalili S. Bidier M, Zschoche C, Gholam P et al. Scleromyxoedema: clinical follow-up after successful treatment with high-dose immunoglobulins reveals different long-term outcomes. Acta Derm Venereol 2012;92:408.
3. Cerroni L, Fink-Puches R, Back B, Kerl H. Follicular mucinosis. A critical reappraisal of clinicopathologic features and association with mycosis fungoides and Sezary syndrome. Arch Dermatol. 2002;138:182-9.
4. Cohen PR, Rabinowitz AD, Ruszkowski AM et al. Reticular erythematous mucinosis syndrome: review of the world literature and report the syndrome in a prepuberal child. J Dermatol (Tokyo) 1990;13:213-6.
5. Daumarie C, Ludgate M, Costagliola S et al. Evidence for thyrotropin receptor immunoreactivity in pretibial connective tissue from patients with thyroid-associated dermopathy. Eur J Endocrinol 2002;146:35-8.
6. Jacob N, Gleichmann U, Stadler R. Scleredema adultorum in secondary hyperparathyroidism. Hautarzt. 2002;53:121-5.
7. Manchanda Y, Das S, Sharma VK, Srivastava DN. Scleredema associated with carcinoma of the gall bladder. Br J Dermatol. 2005;152:1373-4.
8. Mckee PH, Calonge E, Granter SR. Pathology of the skin with clinical correlations. 3th ed. Mosby Elsevier, 2005. v. I. p. 269.
9. Mir-Bonafé JM, Vicente-Villa A, Suñol M et al. Cutaneous Mucinosis of Infancy: A Rare Congenital Case with Coexisting Progressive, Eruptive, and Spontaneously Involuting Lesions. Pediatr Dermatol 2015;32:e255.
10. Niepomniszcze H, Amad RH. Skin disorders and thyroid diseases. J Endocrinol Invest 2001;24:628-38.
11. Rongioletti F, Merlo G, Cinotti E et al. Scleromyxedema: a multicenter study of characteristics, comorbidities, course, and therapy in 30 patients. J Am Acad Dermatol 2013; 69:66.
12. Rongioletti F, Rebora A. Cutaneous mucinosis. Microscopic criteria for diagnosis. Am J Dermatopathol. 2001;23:257-67.
13. Rongioletti F, Rebora A. Mucinoses. In: Bolognia JL, Jorizzo JL, Rapini RP, editors. Dermatology. 2th ed. 2008. v. 1. p. 611.
14. Rongioletti F, Rebora A. Updated classification of popular mucinosis, lichen myxedematosus, and scleromyxedema. J Am Acad Dermatol. 2001;44:273-81.
15. Schwartz KM, Fatourechi V, Ahmed DD et al. Dermopathy of Graves' disease (pretibial myxedema): long-term outcome. J Clin Endocrinol Metab. 2002;87: 438-46.

capítulo 95

Maurício Mota de Avelar Alchorne • Alice de Oliveira de Avelar Alchorne • Dalva Regina Neto Pimentel • Marilda Aparecida Milanez Morgado de Abreu

Amiloidose

O termo amiloidose refere-se a um grupo de doenças raras e heterogêneas em que ocorre o depósito de amiloide, material fibrilar proteináceo, extracelular, na pele ou em outros tecidos, resultando em danos progressivos. Vários tipos de depósitos amiloide, formados a partir de diversas proteínas e por diferentes mecanismos patogênicos, têm sido descritos.[1-3]

CLASSIFICAÇÃO

A amiloidose pode ser classificada, de acordo com o local de depósito da substância amiloide, em sistêmica (ou generalizada, afetando vários órgãos e tecidos) e localizada (limitada a um órgão). Na sistêmica, os precursores da amiloide são secretados na circulação e a amiloide é depositada à distância, enquanto na localizada, o material é depositado próximo ou no local da sua produção (Quadro 95.1).[4]

Quadro 95.1 Classificação da amiloidose, segundo o local de depósito da substância amiloide.

Amiloidose sistêmica	
Primária (AL)	Discrasias de células plasmáticas associadas ao mieloma múltiplo
Reativa (AA) (secundária)	Inflamação crônica (p. ex., artrite reumatoide)
	Infecção crônica (p. ex., tuberculose)
Heredofamiliar	Polineuropatia amiloidótica familial
	Febre do Mediterrâneo familial
Amiloidose localizada	
Cutânea	Primária: macular, líquen amiloide, nodular
	Secundária: em processos tumorais ou inflamatórios
Endócrina	Carcinoma de tireoide, insulinoma, diabete *mellitus* tipo II
Cerebral	Doença de Alzheimer

SUBSTÂNCIA AMILOIDE

- **Composição:** as proteínas fibrilares constituem o principal componente da substância amiloide. São de aparência semelhante ou idêntica, apesar da origem de proteínas variadas. Várias moléculas adicionais, como o componente amiloide P sérico e o proteoglicano de sulfato de heparano, estão sempre presentes. Apolipoproteína (apo-)AI e apo-AIV, apo-E e outras também podem estar presentes. A importância dessas proteínas ainda não é bem conhecida, mas podem ajudar na identificação do material amiloide e, por isso, são muitas vezes chamadas de "proteínas de assinatura amiloide.[2]
- **Nomenclatura:** todas as proteínas da fibrila amiloide são chamadas de proteína A+ a proteína específica como um sufixo, por exemplo AL (L = imunoglobulina de cadeia leve) ou ATTR (TTR = transtirretina). Outras especificações podem ser fornecidas após o nome da proteína.[2]
- **Propriedades:** a amiloide é caracterizada, na microscopia ótica comum, pela coloração de hematoxilina-eosina (HE), por massa fissurada de material amorfo e eosinofílico e, pode ser evidenciada, na coloração vermelho-Congo, como material de cor vermelho-alaranjada, visto com coloração verde birrefringente na luz polarizada.[2] Outras colorações que podem evidenciá-la são: cristal violeta, tioflavina-T, vermelho-pagoda (Dylon), vermelho-escarlate, vermelho-sirius e PAS.
  Com relação à amiloidose localizada cutânea, os marcadores para queratina, como EAB-903, Lp34, MNF 116, RCK 102 e CK5/6 podem ser positivos nos tipos de amiloidose macular e liquenoide. A imunohistoquímica para cadeia leve da imunoglobulina, transtirretina e proteína sérica amiloide A (SAA) é positiva nos depósitos de amiloide dos tipos específicos. A amiloide forma uma lâmina beta pregueada à difração dos raios X e na espectroscopia infravermelha; filamentos não ramificados com diâmetros entre 6 e 10 nm são detectados na microscopia eletrônica.[5-12]
- **Proteínas da fibrila amiloide e seus precursores:** são específicas de cada condição clínica. Estas, inicialmente solúveis, sofrem alterações que acarretam a sua agregação, polimerização e formação de fibrilas, sendo então depositadas nos tecidos como amiloide insolúvel, caracterizando a amiloidose. Os fatores que promovem essas transformações são variáveis, conforme cada tipo de amiloidose. Atualmente, 18 proteínas, na amiloidose sistêmica, e 22 nas formas localizadas foram identificadas. Algumas proteínas podem aparecer tanto como depósitos de amiloide sistêmicos quanto localizados (Quadro 95.2).[2]

No tipo nodular, os depósitos de amiloide são compostos de imunoglobulinas de cadeia leve. Quanto aos tipos macular e líquen amiloidótico, não está estabelecido qual é a proteína precursora, mas para algumas há evidências de que a origem é do queratinócito, porque há reação positiva com anticorpos antiqueratina de padrão dos queratinócitos basais (CK5/6).[12] As fibrilas de amiloide seriam derivadas da queratina (por isso denominada amiloide K), após agressão na pele e apoptose dos queratinócitos,[13,14] caracterizando a teoria da apoptose.

Quadro 95.2 Proteínas da fibrila amiloide e seus precursores em humanos.[2]

Proteína fibrilar	Proteína precursora	Sistêmica e/ou localizada	Adquirida ou hereditária	Órgão-alvo
AL	Imunoglobulina de cadeia leve	S, L	A, H	Todos os órgãos geralmente, exceto o SNC
AH	Imunoglobulina de cadeia pesada	S, L	A	Todos os órgãos, exceto o SNC
AA	(Apo) amiloide A sérica	S	A	Todos os órgãos, exceto o SNC
ATTR	Transtirretina, tipo selvagem	S	A	Coração principalmente nos homens, pulmão, ligamentos, tenossinovia
	Transtirretina, variantes	S	H	PNS, ANS, coração, olho, leptomeninges
Aβ2M	β2-microglobulina, tipo selvagem	S	A	Sistema musculoesquelético
	β2-microglobulina, variantes	S	H	SNC
AApoAI	Apolipoproteína AI, variantes	S	H	Coração, fígado, rim, SNP, testículo, laringe (variantes C terminal), pele (variantes C terminal)
AApoAII	Apolipoproteína AII, variantes	S	H	Rim
AApoAIV	Apolipoproteína AIV, tipo selvagem	S	A	Medula renal e sistêmica
AApoCII	Apolipoproteína CII, variantes	S	H	Rim
AApoCIII	Apolipoproteína CIII, variantes	S	H	Rim
AGel	Gelsolina, variantes	S	H	Rim PNS, córnea
ALys	Lisozima, variantes	S	H	Rim
ALECT2	Fator quimiotático leucocitário-2	S	A	Rim, primariamente
AFib	Fibrinogênio α, variantes	S	H	Rim, primariamente
ACys	Cistatina C, variantes	S	H	CNS, PNS, pele
ABri	ABriPP, variantes	S	H	CNS
ADan	ADanPP, variantes	L	H	CNS
Aβ	Precursor da proteína Aβ, tipo selvagem Precursor da proteína Aβ, variante	L L	A H	CNS CNS
AαSyn	α-sinucleína	L	A	CNS
ATau	Tau	L	A	CNS
APrP	Proteína priônica, tipo selvagem Variantes de proteína priônica	L L	A H	CJD, insônia fatal CJD, síndrome GSS, insônia fatal
	Variante de proteína priônica	S	H	PNS
ACal	(Pro)calcitonina	L S	A A	Tumores de tireoide de células C Rim
AIAPP	Polipeptídeo amiloide da ilhota	L	A	Ilhotas de Langerhans, insulinomas
AANF	Fator natriurético atrial	L	A	Átrios cardíacos
APro	Prolactina	L	A	Prolactinomas hipofisários, hipófise envelhecida
AIns	Insulina	L	A	Iatrogênica, injeção local
ASPC	Proteína surfactante pulmonar	L	A	Pulmão
ACor	Corneodesmosina	L	A	Epitélio cornificado, folículos pilosos
AMed	Lactaderina	L	A	Aórtica senil, mídia
AKer	Queratoepitelina	L	A	Córnea, hereditária
ALac	Lactoferrina	L	A	Córnea
AOAAP	Proteína odontogênica associada a ameloblastos	L	A	Tumores odontogênicos
ASem1	Semenogelina 1	L	A	Vesícula seminal
AEnf	Enfuvirtida	L	A	Iatrogênico
ACatK	Catepsina K	L	A	Tumor associado
AEFEMP1	Proteína 1 da matriz extracelular semelhante à fibulina contendo EGF (EFEMP1	L	A	Veias portais Envelhecimento associado

Estudos anteriores sugeriam que os peptídeos de galectina-7 estavam envolvidos na formação de fibrilas amiloides.[15] Porém estudo recente mostrou que a galectina-7 não faz parte dos depósitos amiloides, estando presentes as queratinas 5 e 14, e existindo proteínas potencialmente adicionais envolvidas nas fibrilas amiloides formadas no líquen cutâneo localizado ou na amiloidose macular.[2,16] No líquen amiloidótico, a análise proteômica identificou numerosas proteínas diferencialmente expressas, sugerindo um possível papel na patogênese, por meio do aumento das atividades de adesão, diferenciação e cicatrização de feridas, e um possível aumento da concentração de Ca^{2+}.[17]

A teoria da apoptose na etiopatogenia da amiloidose cutânea primária é fortalecida pela demonstração da expressão de vários fatores pró ou antiapoptóticos na lesão, presença de dermatite de interface em alguns casos[18] e de substância lâmina basal-*like* ligada a fibrilas de ancoragem entre os depósitos de amiloide.[19]

Outra teoria, a secretória, propõe que a amiloide é um produto secretório de queratinócitos basais estimulados, visto que em muitas lesões de amiloidose cutânea primária os depósitos de amiloide dispõem-se em faixa linear, ao longo da zona da membrana basal, subjacente a queratinócitos basais viáveis, com poucos queratinócitos apoptóticos.[20]

■ AMILOIDOSE LOCALIZADA

Amiloidose cutânea localizada primária

Na amiloidose cutânea localizada primária (ACLP) ocorre o depósito de amiloide na pele normal, sem associação com outras doenças ou depósitos em outros órgãos e sem detecção de proteína monoclonal circulante no soro ou na urina. Os tipos mais comuns são: amiloidose macular, líquen amiloide, amiloidose bifásica (associação da amiloidose macular com líquen amiloide) e amiloidose nodular.

É mais frequente nas Américas do Sul e Central e também nos asiáticos.

A etiologia não está totalmente esclarecida, envolvendo fatores genéticos e ambientais, sendo a maioria dos casos esporádica. A suscetibilidade genética é demonstrada pela ocorrência comum em certas raças, ocorrência familiar ocasional e em associação com síndromes autossômicas dominantes (síndrome de Sipple ou neoplasia endócrina múltipla tipo 2A). Vários fatores estão descritos como desencadeantes, como atrito na pele afetada, fatores ambientais (radiação ultravioleta solar), agentes infecciosos (como os vírus Epstein-Barr e da hepatite C, após terapia térmica e em associação com inúmeras desordens imunomediadas, como sarcoidose, nefropatia por IgA, dermatite atópica, esclerodermia, artrite reumatoide, lúpus eritematoso sistêmico, cirrose biliar primária, colangite autoimune, doença de Kimura, espondilite anquilosante e tireoidite autoimune. O prurido, frequentemente presente, às vezes debilitante, é de fisiopatologia desconhecida, mas provavelmente associado à hipersensibilidade das fibras nervosas cutâneas.[7,9,21-32]

Amiloidose macular

A amiloidose macular (AM) ocorre em ambos os sexos, porém com preponderância no gênero feminino e em adultos entre 20 e 50 anos.

Acomete a porção superior do tronco, em especial a área interescapular, e face extensora dos membros (Figura 95.1). Eventualmente, atinge grande extensão da pele, com lesões difusas, e, mais raramente, acomete a genitália e a região periocular.

■ **Figura 95.1** Amiloidose macular dorsal.

Apresenta-se como lesões hiperpigmentadas, sendo característico o padrão de pigmentação reticulado (*rippled*) (Figuras 95.2 e 95.3). Outros padrões descritos são: pigmentação difusa generalizada, linear (ao longo das linhas de Blaschko), hiperpigmentação nevoide, incontinência pigmentar-*like* ou como fenômeno de Koebner. Frequentemente, são pruriginosas, mas podem ser assintomáticas.[33-39]

Pode haver sobreposição clínica entre AM e notalgia parestética, pois o prurido e consequente fricção podem causar a AM. No entanto, a notalgia parestésica compreende uma neuropatia sensorial predominantemente dos ramos posteriores do segundo ao sexto nervos espinhais dorsais, causando sintomas inespecíficos (prurido, queimação, formigamento).[40]

A dermatoscopia pode auxiliar no diagnóstico, sendo o achado mais comum um núcleo central, branco e/ou marrom, rodeado por várias configurações de pigmentação acastanhada, incluindo estrias finas, extensões com aspecto de folha e projeções bulbosas.[41] Listras alternadas de marrom e branco irradiando do centro, chamado de "pétalas da flor de lírio-de-dia", com faixas alternadas de marrom avermelhado e amarelo são aspectos também observados. Outros achados dermatoscópicos na AM são estruturas semicirculares e hiperpigmentadas.[42]

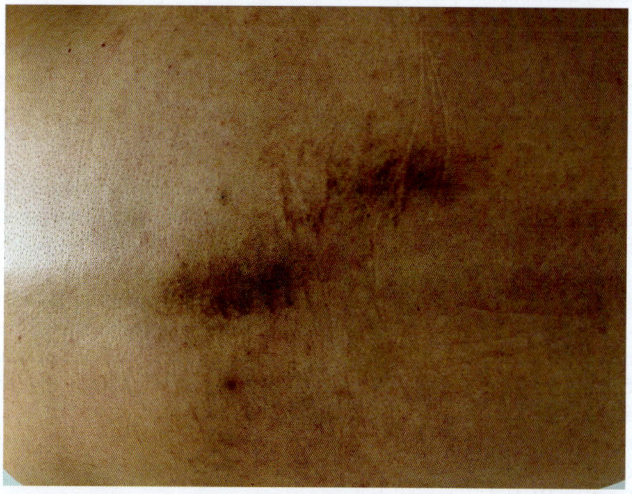

■ **Figura 95.2** Amiloidose macular, região dorso lombar, padrão reticulado.

■ **Figura 95.3** Amiloidose macular padrão reticulado.

Histopatologicamente, a AM apresenta depósitos de amiloide restritos à derme superior, principalmente na derme papilar (Figura 95.4). Outros aspectos que podem ser vistos são: disqueratose, degeneração hidrópica focal das células basais, necrose celular satélite e incontinência pigmentar (particularmente em peles mais escuras).[43] Nos estágios tardios somente o depósito de amiloide e melanófagos (Figura 95.5) são encontrados.[44]

A AM é diferenciada da notalgia parestética pela ausência de depósitos de amiloide na última. Outras dermatoses para serem diferenciadas da AM são: dermatite atópica, líquen escleroso, poiquilodermia de Civatte, hiperpigmentação pós-inflamatória, hiperplasia sebácea, xantomas, pitiríase versicolor, dermatite de contato fototóxica, eritema discrômico persistente, líquen plano atrófico e eritema pigmentar fixo.

Líquen amiloide

O líquen amiloide (LA) é a forma mais comum de ACLP nos chineses adultos. As lesões iniciam-se como pápulas da cor da pele normal, hiperpigmentadas ou eritematosas, ceratósicas e endurecidas, que coalescem formando placas, com aspecto de ondulação. São muito pruriginosas e persistentes; geralmente, distribuem-se bilateral e simetricamente, acometendo as superfícies extensoras dos membros, em especial as pernas (Figuras 95.6 e 95.7). Já foi descrito também acometimento das orelhas, do lábio superior e do sulco nasolabial, com o mesmo aspecto clínico dos locais clássicos.[45-51]

Há relatos de associação com tireoidite autoimune, artrite reumatoide, dermatite atópica, epidermólise bolhosa pruriginosa e neoplasia endócrina múltipla tipo 2A (MEN2A).[52-55]

É possível a ocorrência de lesões "termossensíveis", de localização em áreas mais frias do corpo, poupando as áreas mais quentes; o tratamento com luz ultravioleta B pode proporcionar a regressão do quadro nesses casos, sugerindo um possível tratamento para os pacientes com essa distribuição lesões.[56]

A dermatoscopia com luz polarizada pode ajudar no diagnóstico de LA, evidenciando fibrilas amiloides birrefringentes, detectadas como faixas brancas brilhantes.[57] O núcleo central, visto também na AM, é esbranquiçado e, nos casos com hiperqueratose e acantose proeminente, é substituído por morfologia semelhante à cicatriz esbranquiçada (*scar-like*). Às vezes, o centro é circundado por alguns pontos acastanhados ou um aro de colarete branco, semelhante a uma cratera vulcânica. Quando as pápulas são maiores e mais espessas, pode tornar-se uma área completamente sem estrutura.[41] Em caucasianos, a pigmentação é menos pronunciada e as estruturas vasculares são mais evidentes quando comparadas aos achados dermatoscópicos em pacientes com fototipo III-V de Fitzpatrick.[58]

Histopatologicamente, a epiderme é acantótica e hiperceratósica. Podem ser vistas degeneração hidrópica focal das células basais e necrose celular satélite. Os depósitos de amiloide podem expandir à derme papilar, alargar as cristas lateralmente e estão em associação com corpos coloides agrupados. Observa-se incontinência pigmentar e infiltrado linfo-histiocitário perivascular (Figuras 95.8 a 95.10).[43] A pigmentação castanha, vista na dermatoscopia, corresponde à hiperpigmentação basal, à incontinência pigmentar e aos grânulos de melanina dentro da deposição de amiloide na papila dérmica.[41]

O LA deve ser diferenciado das seguintes entidades: líquen simples crônico, líquen plano hipertrófico, dermatite papular pruriginosa pré-tibial, prurido nodular, papulose mucinosa, penfigoide nodular e epidermólise bolhosa pruriginosa. Nessas dermatoses não se encontra depósitos de amiloide na histopatologia.

Amiloidose bifásica

Embora não seja usual, as variantes AM e LA podem coexistir, sugerindo uma etiologia comum para ambas.[59]

Amiloidose nodular

A amiloidose nodular (AN) é rara e causada por depósito de imunoglobulinas de cadeias leves, produzidas por proliferação local de plasmócitos das proximidades dos locais do depósito, na ausência de proliferação clonal de células plasmáticas na medula óssea, diferente das fibrilas de amiloide na AM e no LA, que é secretada pelos queratinócitos, compreendendo, principalmente, citoqueratinas.

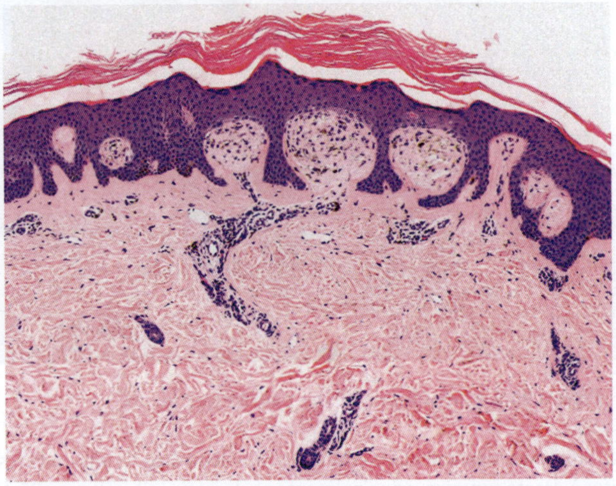

■ **Figura 95.4** Amiloidose macular: histopatologia HE 40x – acúmulo de material amorfo eosinófilo e globular alargando as papilas dérmicas.
Fonte: Cortesia Nilceo Michalany.

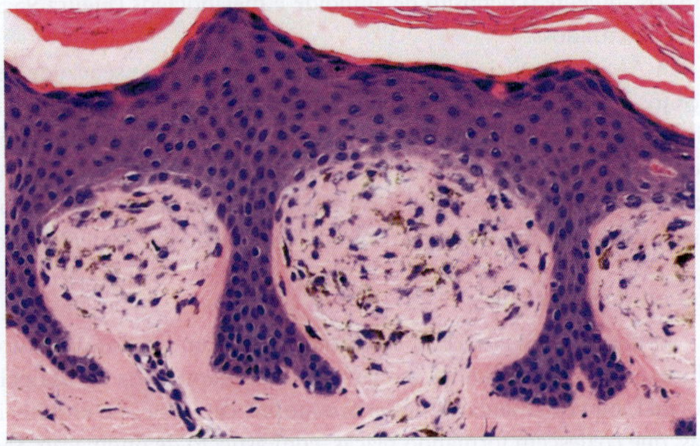

■ **Figura 95.5** Amiloidose macular: histopatologia HE 200x – melanófagos nas papilas responsáveis pela coloração acastanhada da lesão clínica.
Fonte: Cortesia Nilceo Michalany.

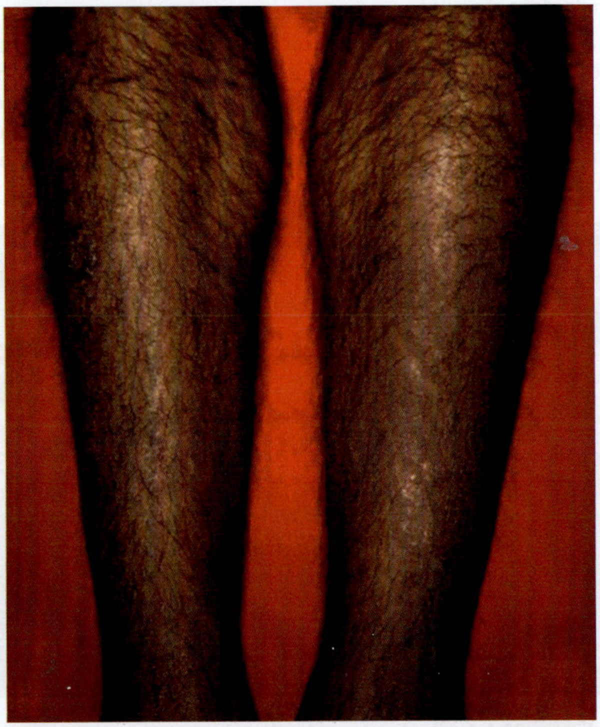

■ **Figura 95.6** Líquen amiloidótico nas pernas (paciente masculino).

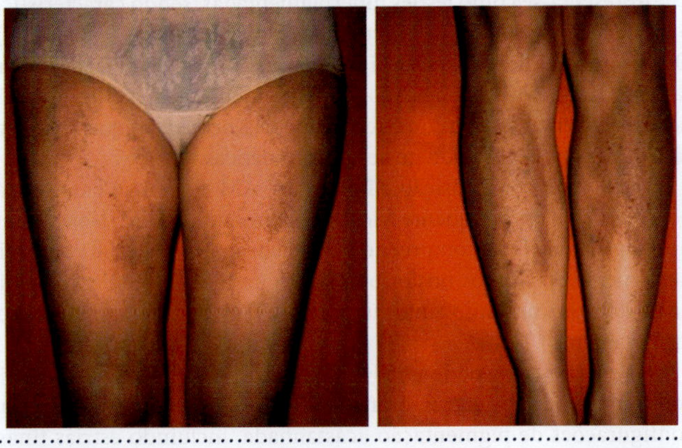

■ **Figura 95.7** Líquen amiloidótico nos membros inferiores (paciente feminino).

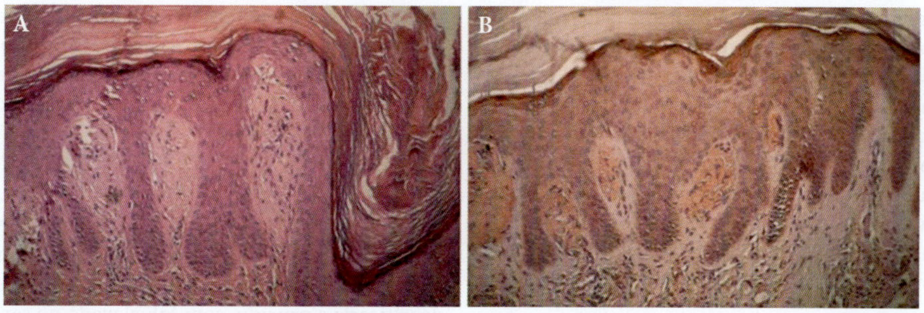

■ **Figura 95.8** Líquen amiloidótico: histopatologia. **(A)** HE – epiderme acantótica e hiperceratótica com depósitos de amiloide na derme papilar; **(B)** coloração vermelho-Congo.

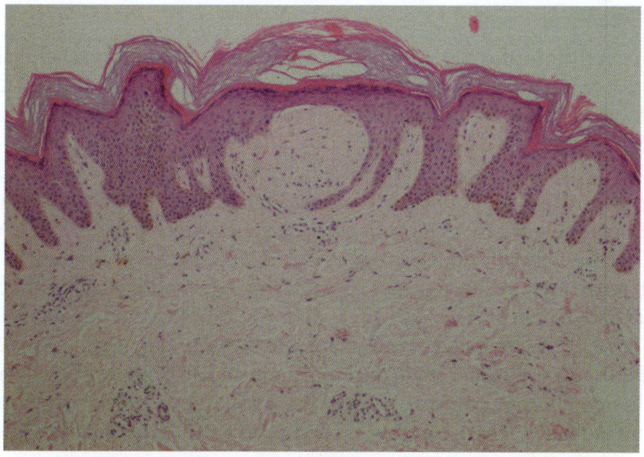

■ **Figura 95.9** Líquen amiloidótico: histopatologia HE 40x – papilas dérmicas alargas pelo depósito da substância amiloide.
Fonte: Cortesia Nilceo Michalany.

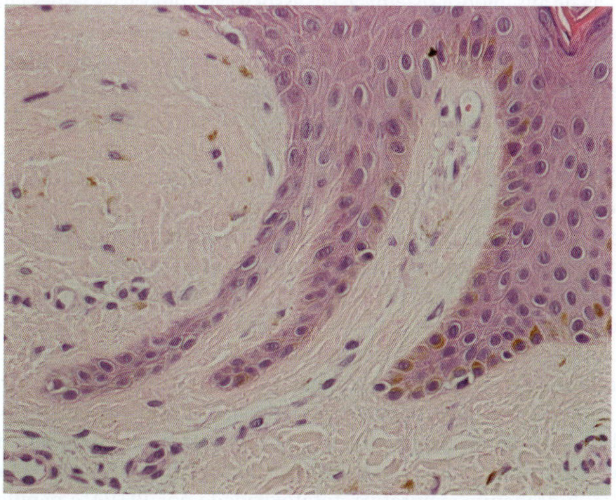

■ **Figura 95.10** Líquen amiloidótico: histopatologia HE 400x – detalhe.
Fonte: Cortesia Nilceo Michalany.

Recentemente, estudos imunohistoquímicos evidenciaram a presença de oligômeros de amiloide não fibrilares (proteínas pequenas deformadas), compostos, principalmente, por imunoglobulinas de cadeia leve lambda, e menores quantidades de oligômeros de cadeia leve kappa. Os oligômeros são associados a morte celular e toxicidade. Supõe-se, inclusive, que a formação de fibrilas de amiloide seria possivelmente um mecanismo protetor contra os efeitos tóxicos dos oligômeros.[60]

A AN não apresenta predileção por gênero, afetando pessoas de 20 a 87 anos de idade, sendo mais comum na sexta década.

Apresenta-se como lesões nodulares ou placas infiltradas, bem definidas, única ou múltiplas, hipercrômicas, castanho-amareladas, medindo entre 0,5 a 7 cm, às vezes extensas, no tronco e nas extremidades, excepcionalmente nos interdígitos dos pés, na face, nas têmporas[61-63] e na glande.[64] A superfície pode ser atrófica ou anetodérmica. Pode haver formação de bolha.[65]

A dermatoscopia pode mostrar fundo homogêneo central laranja-amarelado, com telangiectasias alongadas e serpiginosas, mimificando doença granulomatosa.[66]

Na histopatologia, observa-se que a invasão de amiloide tende a ser menos superficial, localizando-se na derme e no subcutâneo, intra e extracelularmente, circundando adipócitos e comprometendo a parede de vasos sanguíneos[54] (Figuras 95.11 e 95.12). Os achados não diferem da amiloidose sistêmica primária e associada ao mieloma.[67]

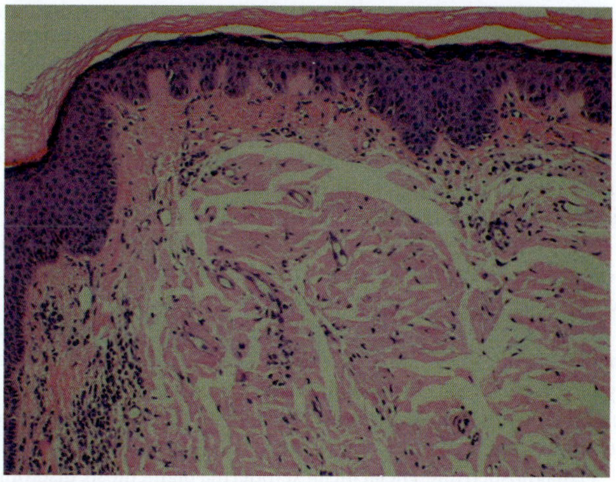

■ **Figura 95.11** Amiloidose nodular: histopatologia HE 100x – substância amiloide difusamente distribuída na derme profunda.
Fonte: Cortesia Nilceo Michalany.

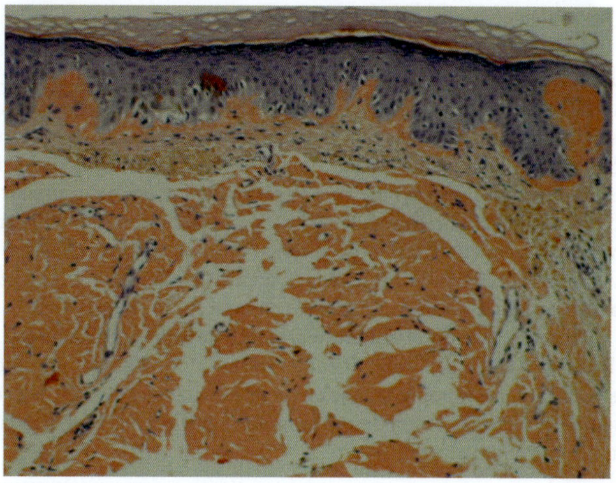

■ **Figura 95.12** Amiloidose nodular: histopatologia 100x – coloração vermelho-Congo destacando a presença da substância amiloide.
Fonte: Cortesia Nilceo Michalany.

A AN deve ser diferenciada dos processos inflamatórios granulomatosos como: sarcoidose, lúpus vulgar, granuloma anular, pseudolinfoma nodular e mastocitose.[7,28,68]

Os pacientes devem ser acompanhados, pois a AN pode progredir para amiloidose sistêmica em 7% dos casos.[69-72] Há relatos de associação com doenças do tecido conectivo, incluindo a síndrome de Sjogren (em 25% dos casos) e a esclerodermia,[54-56] placa crônica de psoríase, sarcoidose[69-72] e calcificação distrófica na lesão.[73] Pode representar uma manifestação incomum de linfoma cutâneo de zona marginal[74,75] e de leucemia linfocítica crônica.[76]

Outras variantes

Amiloidose discrômica

A amiloidose discrômica (AD) é uma variante rara, descrita por Morishma no Japão, em 1970, mais comum em japoneses, com história familiar, de início pré-puberal. Há relatos de casos sem história familiar e de início pós-puberal.[77,78]

A etiologia é desconhecida, mas suspeita-se de hipersensibilidade à luz UVB e defeitos na reparação de DNA, em decorrência de dano UVB repetitivo.[79] A ocorrência de casos familiares e início da doença antes da puberdade sugere uma etiologia genética.[80] Similar à AM e ao LA, acredita-se que a amiloide seja derivada de queratinócitos degenerados, o que foi demonstrado pelo encontro de anticorpos anticitoqueratina positivos.[14,81] Embora a patogênese das lesões cutâneas hipopigmentadas ainda não tenha sido elucidada, há hipótese de que possam resultar de incontinência melânica pigmentar, sem relação com os depósitos de amiloide, talvez porque a incontinência pigmentar e a amiloidose possam ser geneticamente relacionadas a um gene comum.[82] GPNMB (*glycoprotein nonmetastatic gene B*), pertencente à família de proteína pré-melanoma, é altamente expresso em melanócitos e mutações, com perda de função no GPNMB, foram associadas à etiologia da AD autossômica recessiva. Não há relatos de amiloidose sistêmica, não havendo necessidade de investigação.[84]

Caracteriza-se por uma leucodermia gutata, sobreposta à hiperpigmentação pontilhada reticular, sem pápulas ou atrofia, por quase todo o corpo, e pouca ou nenhuma sensação de prurido.[77]

No exame histopatológico, pequenos focos de amiloide estão imediatamente abaixo da epiderme[77] e pode ser vista incontinência pigmentar nas lesões hipopigmentadas.[78] Nos casos em que não se detecta amiloide por colorações especiais, a imunohistoquímica pode identificar anticorpos anticitoqueratina.[81]

O diagnóstico diferencial inclui xeroderma pigmentoso, discromatose universal hereditária e amiloidose poiquilodérmica.

O tratamento não é bem documentado, havendo relatos isolados de sucesso com fotoproteção, antioxidantes e acitretina.[81,84,85]

Amiloidose poiquilodérmica

A amiloidose poiquilodérmica (AP) ou "síndrome amiloidose cutânea poiquiloderma-*like*" foi descrita em 1929. É outra entidade rara. Existem dois tipos clínicos: o tipo comum e a síndrome de AP. As principais características da AP comum são manifestações cutâneas poiquilodermatosas, pápulas liquenoides e formação de bolhas de início tardio, enquanto a síndrome de AP, geralmente é de início precoce, no início da vida, caracterizada pela presença de sintomas do tipo AP comum, juntamente com fotossensibilidade, baixa estatura, bolhas e queratose palmoplantar moderada. A idade de início é fundamental para distinguir a síndrome AP da AP comum.[86,87]

Um aspecto já observado foi a presença de milias disseminadas.[88] Alguns pacientes não preenchem os critérios clínicos de poiquilodermia (hiper e hipopigmentação, atrofia e telangiectasia).[89] Lesões poiquiloderma-*like* foram descritas após terapia térmica e associada a carcinoma papilar de tireoide.[90]

Amiloidose anossacral

A variante anossacral ocorre em homens japoneses e chineses. Apresenta-se como máculas hiperpigmentadas brilhantes ou lesões queratósicas liquenificadas radiadas, localizadas nas regiões anal e sacral que podem ser pruriginosas. Muitos pacientes também apresentam lesões concomitantes de amiloidose macular ou liquenoide em outras partes do corpo. Também é descrita na região genital, associada à síndrome de Sjogren.[28,92]

Amiloidose bolhosa

Raramente a ACLP manifesta-se por lesões bolhosas, as quais podem associarem-se a lesões discrômicas, liquenoides e poiquiloderma-*like*. É descrito aspecto dermatite herpetiforme-*like*, seguindo quadro de urticária e prurido, com IgE elevado no sangue e clivagem no nível da lâmina lúcida.[86,93] Nas formas bolhosas se observa clivagem subepidérmica, com depósitos de amiloide na derme papilar.[94]

Amiloidose familial

A maioria dos casos de ACPL é esporádica, sendo a forma familial rara, com tendência a manifestar-se durante a segunda década da vida. A suscetibilidade genética é demonstrada pela ocorrência comum em certas raças, ocorrência familiar ocasional e em associação com síndromes autossômicas dominantes (síndrome de Sipple ou neoplasia endócrina múltipla tipo 2A e paquioníquia congênita). Além disso, é descrita em associação com colagenoses e cirrose biliar.[95-99] PLCA familiar foi mapeada no cromossoma 5p13.1-7q11.2 e uma análise genética identificou mutações no gene OSMR que codifica o receptor β da oncostatina M (OSMRβ), uma subunidade do receptor interleucina (IL)-31.[100] Essas mutações resultam em apoptose do queratinócito e deposição amiloide. Estudo mostrou que quando o paciente é portador destas mutações, o início da amiloidose é mais precoce, especialmente nas mulheres, mas as características clínicas não diferem daqueles que não apresentam essas mutações.[18,101]

Amiloidose cutânea localizada secundária

A amiloidose cutânea localizada secundária (ACLS) ocorre na ausência de amiloidose sistêmica, em associação com várias lesões cutâneas, neoplásicas (benignas ou malignas) ou inflamatórias. A origem da substância amiloide, nesta modalidade de amiloidose, é discutível. A presença de depósitos amiloides intratumorais observada no carcinoma de células escamosas induziu a pensar que fossem derivados das células cancerígenas.[102] No entanto, a ocorrência em lesões benignas contradiz esta hipótese. Então, uma hipótese aceita é a de que a substância amiloide seja derivada de queratinócitos epidérmicos degenerados, por meio de degeneração filamentosa ou apoptose.[103] Estudos imunohistoquímicos mostram positividade em 34βE12 e CK5.[104]

A ACLS foi descrita em lesões como: nevus, tumores de glândulas sudoríparas, pilomatrixoma, dermatofibroma, queratose seborreica, elastose solar, mílio coloide, poroqueratose de Mibelli, siringofibroadenomatose écrina reativa, queratose actínica, doença de Bowen, carcinoma basocelular, carcinoma espinocelular, hialinose cutaneomucosa, colagenoses (lúpus eritematoso discoide, esclerodermia, dermatomiosite), sarcoidose, cirrose biliar primária, micose fungoide poiquilodérmica, hidradenite supurativa, fototoxicidade por PUVA e papulose bowenoide.[105] Pode ocorrer em vários locais e, numa série estudada de localização vulvar, foi associada a neoplasia intraepitelial vulvar.[7,28,106-113]

A amiloidose secundária a medicamento ou iatrogênica tem sido descrita no local das injeções de insulina, na qual o depósito de amiloide apresenta resultado de coloração positiva com anticorpos anti-insulina. A maioria dos pacientes apresenta uma massa solitária subcutânea, referida como "bola de insulina" ou como amiloidoma. A enfuvirtida, um medicamento antirretroviral usado para tratar pacientes com infecção pelo HIV, demonstrou induzir depósitos de amiloide nos locais de injeção.[107,108,114,115,116]

No exame histopatológico, são detectadas pequenas quantidades de amiloide, raramente abundantes, de tonalidade marrom-escuro, predominantemente na derme papilar, imediatamente abaixo da junção dermoepidérmica, geralmente num modo linear, às vezes não linear, com áreas intercaladas não envolvidas (Figuras 95.13 e 95.14). Estudos de microscopia eletrônica descreveram as características das fibrilas como ligeiramente espiraladas, medindo 7 a 10 nm em largura, sugerindo que os depósitos podem ter derivado da degradação dessas fibrilas espiraladas.[7,28,117]

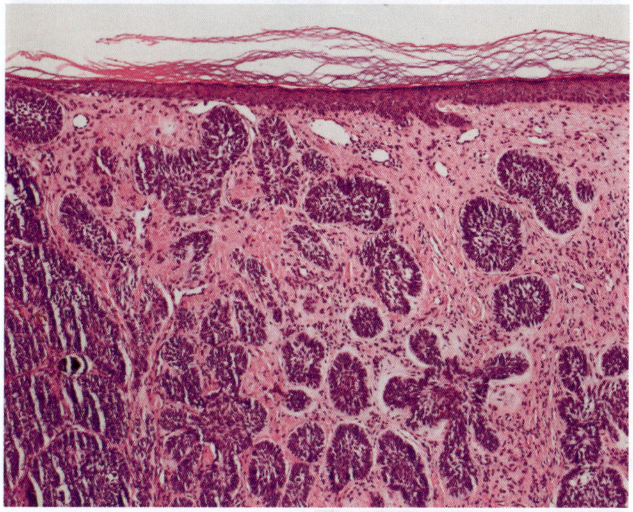

■ **Figura 95.13** Amiloidose secundária: histopatologia HE 100x - carcinoma basocelular micronodular com estroma escasso contendo substância amiloide.
Fonte: Cortesia Alexandre Michalany.

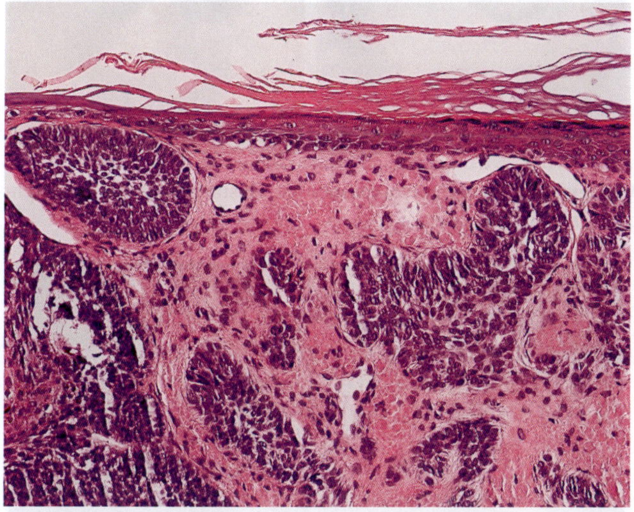

■ **Figura 95.14** Amiloidose secundária: histopatologia HE 200x - carcinoma basocelular micronodular (sem o condensador do microscópio): detalhe da substância amiloide em meio ao componente epitelial da neoplasia.
Fonte: Cortesia Alexandre Michalany.

Tratamento

Os tratamentos para a ACP geralmente são sintomáticos, pois nenhuma modalidade leva à cura da doença ou à eliminação dos depósitos de amiloide. Uma metanálise mostrou que não há recomendação definitiva de procedimentos terapêuticos preferíveis e que falta ensaios controlados aleatórios para oferecer aos pacientes uma terapia com base em evidências com regimes de tratamento padronizados de alta qualidade.[118]

As medidas existentes visam o alívio do prurido ou a remoção da substância amiloide. Em razão de o atrito estar relacionado entre os fatores etiológicos ou desencadeantes, deve-se orientar o paciente a evitar o atrito por coçaduras ou fricção dos locais com esponjas de banho ou toalhas. Alternativas de uso tópico para o alívio do prurido são: corticosteroides de alta potência, com ou sem oclusão, tacrolimus 0,1%, calcipotriol 0,03%, mentol 2%, curativos hidrocoloides, solução de dimetilsulfóxido 50% a 100% e *patch* de capsaicina 8%. Infiltração intralesional de corticosteroide parece aumentar o depósito de amiloide, mas infiltração de metotrexato reduziu significativamente as lesões. A ureia, o ácido salicílico, o ácido retinoico e a vitamina C auxiliam na diminuição das lesões de LA. A fototerapia com UVB ou UVA, isoladas ou associadas a psoralenos ou à acitretina por via oral, pode ajudar nos casos de LA, melhorando especialmente o prurido. Os anti-histamínicos sedantes por via oral podem ser úteis. Outros medicamentos sistêmicos, como prednisona, isotretinoina, azatioprina, hidroxicloroquina, talidomida, colchicina, amitriptilina, ciclosporina, metotrexato, ciclofosfamida, cefarantina, aciclovir e interferon-α são relatadas como opções terapêuticas, especialmente na forma nodular. Bortezomibe, um inibidor de proteassoma, com ou sem corticosteroide, pode ser opção nos casos refratários sintomáticos.[119] Na forma discrômica, a acitretina mostra bons resultados. Remoção cirúrgica, dermabrasão, crioterapia, eletrocoagulação e *laser*, como o *pulsed-dye laser*, o *Nd:YAG laser* e o *laser* de CO2, isoladamente ou em associação com agentes tópicos, podem levar à melhora, mas ocorre recidiva das lesões.[46,56,84,120-133]

■ AMILOIDOSE SISTÊMICA

Na amiloidose sistêmica os depósitos de amiloide podem estar presentes no parênquima das vísceras e de todos os tecidos, exceto o cérebro, bem como nas paredes dos vasos sanguíneos do corpo.[134,135] Podem ser adquiridas ou hereditárias.[3]

Amiloidoses adquiridas

Os dois principais tipos de amiloidose sistêmica adquirida são a "amiloidose AL" e a "amiloidose AA", embora vários subtipos de amiloide tenham sido relatados.[3]

Amiloidose sistêmica primária de cadeia leve

A amiloidose sistêmica primária de cadeia leve (AL) é o subtipo mais comum. Caracteriza-se pela deposição amiloide de cadeias leves de imunoglobulinas monoclonais, que se polimerizam como fibrilas amiloides. Pode apresentar-se isoladamente ou associada à macroglobulinemia de Waldenstrom ou mieloma múltiplo. No mieloma múltiplo, ocorre em apenas cerca de 15% dos casos. A atividade amiloidogênica é relatada apenas para uma pequena porcentagem de cadeias leves de imunoglobulina.[134,136]

Pode apresentar-se sistemicamente, com deposição de amiloide ocorrendo em múltiplos órgãos, longe do sítio da síntese de imunoglobulina, ou localmente, com a deposição limitada a um único órgão. Embora a maioria dos pacientes tenha 1 ou 2 órgãos acometidos, 30% dos pacientes têm participação de 3 ou mais órgãos no momento do diagnóstico. Os sinais e sintomas são extremamente variáveis e inespecíficos e variam de acordo com o órgão afetado (Quadro 95.3). O envolvimento cutâneo é relativamente comum, em aproximadamente 40% dos pacientes, podendo ser a primeira manifestação. Na cavidade oral, ocorre macroglossia, sendo a língua endurecida, com pontos hemorrágicos e bolhas (Figuras 95.15 e 95.16). A mucosa oral encontra-se edemaciada, com textura levemente borrachosa. Pode ocorrer xerostomia, por infiltração de amiloide nas glândulas salivares. Característica importante é o surgimento de púrpura periorbitária após a manobra de Valsalva, tosse ou qualquer outro ato que promova aumento da pressão no segmento cefálico (Figura 95.17). Isto ocorre por fragilidade vascular decorrente da deposição de amiloide na parede dos vasos sanguíneos, o que pode, também, ocasionar equimoses e púrpuras por pequenos traumatismos nas dobras cervicais, axilas e região perianal (Figura 95.18). A pele da face, pontas dos dedos, região cervical, couro cabeludo e região anogenital podem apresentar pequenas pápulas de coloração cérea e translúcidas ou purpúricas, semelhantes ao aspecto da amiloidose nodular. Bolhas tensas, hemorrágicas, dolorosas, podem ser sinal inicial da doença, confundindo-se com outras doenças bolhosas. O mecanismo de formação das bolhas é mal compreendido, mas possivelmente se deve à clivagem subepidérmica, causada pela fragilidade, decorrente da deposição de amiloide. Às vezes, associam-se mílios. Úlceras nos membros inferiores e no pênis foram descritas antecedendo os sinais sistêmicos. Envolvimento das unhas pode ser a manifestação inicial da amiloidose sistêmica e é causado pela deposição de amiloide na matriz ungueal, manifestando-se com onicólise, afinamento, clareamento, estrias e fragilidade ungueal e, mais raramente, placas verrucosas subungueais. Descreveu-se placas esclerodermiformes em pacientes que apresentam infiltração cutânea difusa. O couro cabeludo pode apresentar aspecto semelhante à cútis vértice girata e com alopecia, geralmente difusa não cicatricial.[28,121,134-144]

Quadro 95.3 Sinais clínicos associados à amiloidose AL, segundo o órgão afetado.[25]

Órgão afetado	Sinais clínicos
Infiltração visível do tecido	Sangramento (especialmente periorbitário)
Rim	Proteinúria, hipoalbuminemia, edema, hipertensão, insuficiência renal crônica
Coração	Cardiomiopatia restritiva, arritmias, insuficiência cardíaca congestiva, dispneia, hepatomegalia, edema de membros inferiores
Fígado	Hepatomegalia (aumento de volume irregular e endurecido em 50% dos pacientes), insuficiência hepática
Nervos periféricos	Síndrome do túnel do carpo, neuropatia sensório-motora simétrica
Sistema nervoso autônomo	Hipotensão ortostática, impotência, alteração da motilidade intestinal, incontinência urinária
Sistema gastrointestinal	Perda de peso, sangramentos, alteração da motilidade intestinal
Sistema linforreticular	Esplenomegalia, linfadenopatia
Adrenal	Hipoadrenalismo

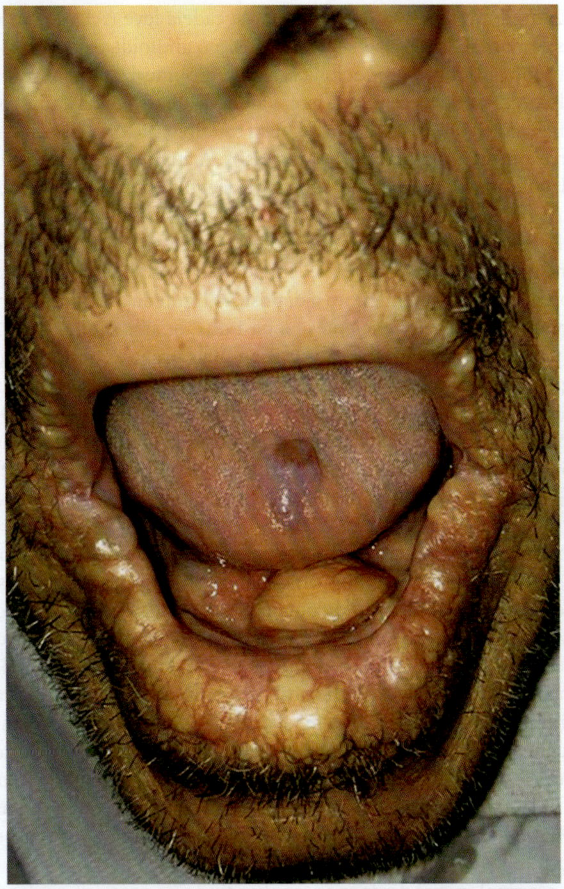

Figura 95.15 Amiloidose sistêmica. Alterações da mucosa oral e língua.

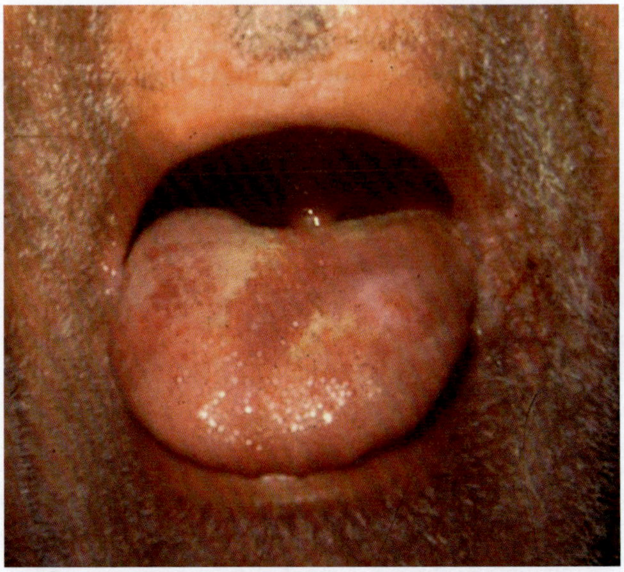

Figura 95.16 Amiloidose sistêmica. Alteração da mucosa oral e língua.

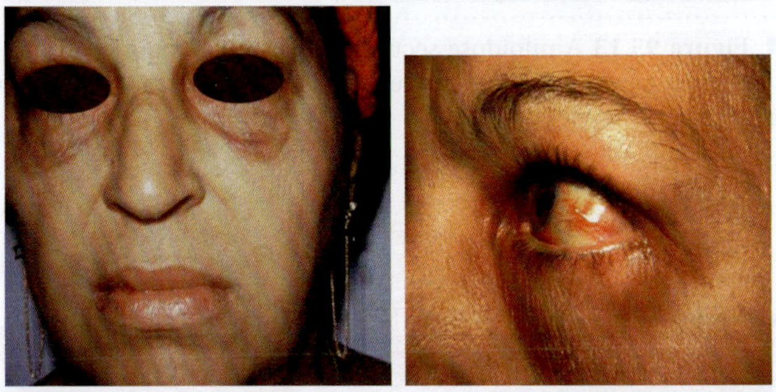

Figura 95.17 Amiloidose sistêmica. Destaque para as lesões purpúricas palpebral e ocular.

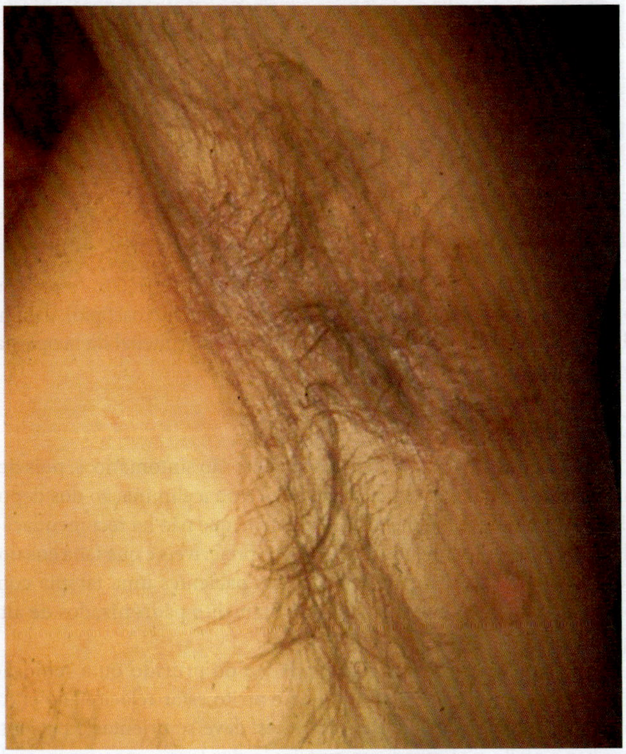

Figura 95.18 Amiloidose sistêmica. Destaque para a lesão purpúrica na axila.

Amiloidose sistêmica secundária ou reativa

A amiloidose sistêmica secundária ou reativa (AA) é uma complicação de doenças inflamatórias crônicas, infecciosas ou não infecciosas, ou neoplasia maligna, nas quais existe substancial superprodução da proteína de fase aguda, a proteína amiloide sérica A (SAA), sintetizada no fígado, que parece ter uma função reguladora no metabolismo lipoproteico durante a inflamação. SAA é uma apolipoproteína, de alta densidade lipoproteica, e as fibrilas de amiloide são compostas de proteína AA, um fragmento N-terminal da AA.[93] As doenças relatadas neste processo são tuberculose, hanseníase virchowiana, artrite reumatoide, esclerodermia, lúpus eritematoso sistêmico, espondilite anquilosante, psoríase generalizada e pustulosa, epidermólise bolhosa distrófica, hidrosadenite supurativa, úlcera crônica das pernas, síndrome de Mucke-Wells, doença de Castleman, doença de Crohn, febre do Mediterrâneo e neoplasias, como linfoma e mesotelioma. Noventa e cinco por cento dos pacientes têm história prévia de doença inflamatória crônica, sepse, complicações de condições paraplégicas ou abuso de drogas.[145-147]

A doença pode se apresentar em qualquer idade, da criança ao idoso, mas a média de idade é 48 anos nos Estados Unidos. O intervalo entre o fator desencadeante provável e a apresentação clínica da amiloidose é por volta de 20 anos. Parece ser mais frequente nos homens.[28]

As lesões cutâneas não são frequentes na AA, atingindo mais comumente os rins, apresentando, com frequência, proteinúria seguida de disfunção renal progressiva e síndrome nefrótica em 50% dos pacientes. Menos frequentemente, acomete o fígado (hepatomegalia em 10%), baço, adrenais e trato gastrointestinal. O comprometimento do coração e do sistema nervoso é muito raro.[134]

Amiloidose sistêmica associada à diálise

A ocorrência de amiloidose foi observada em pacientes dialíticos (hemodiálise e diálise peritoneal ambulatorial contínua) de longo prazo, pelo acúmulo de β2-microglobulina (β2-M). Nesses pacientes, a taxa de produção da β2-M é maior que a de remoção, resultando em concentrações séricas aumentadas. A β2-M, molécula de cadeia leve da superfície celular, classe HLA I, é filtrada nos glomérulos e é exclusivamente catabolizada no túbulo renal proximal. Esta concentração plasmática permanece alta em decorrência da falência renal. Os principais sintomas são associados a ossos e articulações, como ombro doloroso, síndrome do túnel do carpo, contraturas em flexão dos quirodáctilos, dedo em gatilho, ruptura espontânea de tendão, hemartrose e fratura patológica. Podem ocorrer erupções papulosas cutâneas e na língua.[134,148]

Amiloidose sistêmica senil

A amiloidose sistêmica senil ocorre, usualmente, em homens, por volta dos 70 anos. Em cerca de 25% dos pacientes com mais de 80 anos, foram evidenciados depósitos amiloides cardíacos no exame *post mortem*.[136] As fibrilas de amiloide são compostas pelas formas normais da transtiretina, sendo usualmente microvascular e assintomática. Eventualmente, em razão de depósitos importantes, pode acarretar cardiomiopatia restritiva e insuficiência cardíaca congestiva.[120]

■ AMILOIDOSES HEREDITÁRIAS

Mutação no DNA pode provocar alteração da cadeia polipeptídica, com síntese de proteínas amiloidogênicas, sendo as principais na amiloidose familiar a transtirretina e a lisozima, embora mutações tenham sido descritas para o gene que codifica as apolipoproteínas AI e AII, cistatina C, gelsolina e a cadeia alfa do fibrinogênio A.[134] Pacientes com amiloidose familiar podem apresentar sintomas neuropáticos, cardiomiopáticos e nefropáticos.[136]

A polineuropatia amiloidótica familiar (PAF), autossômica dominante, de prevalência baixa, caracteriza-se pelo acúmulo de agregados de transtirretina mutante (TTR), através dos nervos periféricos, causando uma polineuropatia periférica sensório-motora, com disfunção autonômica. Associa-se xerose, disidrose, síndrome do túnel do carpo, incontinência urinária, impotência sexual, alterações da motilidade intestinal, hipotensão ortostática e insuficiência cardíaca e renal. A sobrevida é entre 10 e 15 anos, sem considerar os pacientes submetidos ao transplante de fígado. Nas outras amiloidoses heredofamiliares, a morte ocorre por falência renal ou hepática.[136,149]

Na amiloidose hereditária gelsolin, a cútis laxa é a principal manifestação dermatológica, ocasionada por depósito de amiloide gelsolin (Agel), circundando as fibras elásticas.[136,150]

Diagnóstico

Exames laboratoriais e exames de imagem[136]

Os biomarcadores cardíacos séricos (NTproBNP e troponina T cardíaca) contribuem para a avaliação do risco e estadiamento da amiloidose AL, enquanto o envolvimento renal pode ser avaliado pela proteinúria e taxa de filtração glomerular. Discrasia de células plasmáticas é identificada em cerca de 94% dos pacientes com AL e proteínas monoclonais podem ser detectadas por eletroforese no soro e na urina.[136]

Na suspeita de amiloidose AA, deve-se medir o nível sérico da SAA, não disponível rotineiramente. A avaliação dos níveis de proteína C reativa seriada é uma alternativa, embora em alguns pacientes, os níveis estejam normais.[136]

Exame da medula óssea e exames radiológicos do esqueleto excluem ou confirmam mieloma múltiplo.[136]

Entre os exames de imagem, na amiloidose cardíaca, a eletrocardiografia (ECG) e a ecocardiografia mostram o nível de envolvimento cardíaco. No ECG, voltagens reduzidas do QRS são sugestivas de amiloidose AL cardíaca, enquanto na ecocardiografia, o espessamento concêntrico das paredes ventriculares, com cavidades ventriculares normais ou pequenas, válvulas espessadas e átrios dilatados são os principais achados. A ressonância magnética cardíaca fornece detalhes adicionais sobre a função e morfologia cardíaca; a ocorrência de realce tardio subendocárdico por gadolínio é quase típica de amiloidose cardíaca e o prognóstico pode estar associado a esse achado.[136,151]

A cintilografia de corpo inteiro do componente amiloide P sérico (SAP) radiomarcado é um teste rápido e específico, uma vez que SAP (encontrada no soro normal e em todos os depósitos amiloide) se liga a depósitos de amiloide, revelando e quantificando a sua presença nas vísceras.[152]

Biópsia[136]

O padrão-ouro para confirmar o diagnóstico da amiloidose é a biópsia dos órgãos envolvidos, mas nem sempre isso é possível. Amostras de gordura abdominal, glândula salivar, lábio, gengiva, língua e mucosa retal são alternativas mais simples e seguras, porém o resultado negativo não exclui o diagnóstico. A amiloide pode ser encontrada na pele normal, nas lesões cutâneas, nas glândulas sudoríparas e na parede dos vasos sanguíneos. O diagnóstico histológico requer coloração com vermelho-Congo e identificação de birrefringência verde sob luz de polarização cruzada.[136]

Na amiloidose AL, anormalidade da cadeia leve livre de imunoglobulina (CFL) é suspeita da doença.[136]

A identificação definitiva da amiloidose pode exigir microscopia imunoeletrônica, que combina imunohistoquímica e microscopia eletrônica, mostrando fibrilas não ramificadas distribuídas ao acaso nos agregados amiloides.[136] A identificação de SAP, por imunohistoquímica, pode ser útil, porém o padrão de coloração pode ser difícil de avaliar.[136] A imunohistoquímica muitas vezes define o subtipo de amiloidose. Perspectivas futuras com relação à subtipagem da amiloidose incluem a espectrometria de massa para análise proteômica.[136]

O sequenciamento gênico deve ser realizado, em caso de amiloidose hereditária. As mutações amiloidogênicas são constantemente atualizadas e disponibilizadas *online*.[136,151]

Tratamento

O tratamento de todos os tipos de amiloidose sistêmica baseia-se na remoção dos depósitos de amiloide e na redução do suprimento da respectiva proteína precursora da fibrila de amiloide, o que requer a identificação do seu tipo. Apesar de avanços no manuseio, as estratégias ainda são falhas.

O tratamento da AL objetiva suprimir a proliferação da linhagem das células B clonal e, assim, a produção da imunoglobulina monoclonal amiloidogênica. Os medicamentos utilizados são os empregados no tratamento do mieloma múltiplo, como melfalan, ciclofosfamida, colchicina, talidomida, lenalidomida, vincristina doxorrubicina, infliximab, bendamustina.[28,145,153] Esses agentes têm sido usados isoladamente ou associados, muitas vezes acrescentando a dexametasona. Os inibidores de proteassoma, como o bortezomibe, o ixazomibe, o carfilzomibe, proporcionam boa resposta hematológica. A terapia com anticorpos é uma perspectiva, uma vez que anticorpos podem ter como alvo os depósitos de amiloide.[136]

Na amiloidose AA, o tratamento varia conforme a natureza da doença subjacente, como as terapias biológicas para a artrite reumatoide, os antimicrobianos para as infecções e a anti-IL-1 nas doenças autoinflamatórias.[154] Além disso, a inibição da IL-1 ou IL-6 melhorou os sintomas em pacientes com amiloidose AA de origem desconhecida. A redução da interação entre glicosaminoglicanos e fibrilas amiloides é perspectiva futura, uma vez que os glicosaminoglicanos são um componente comum de todos os agregados amiloides.[136]

Na amiloidose associada à diálise renal, técnicas modernas de diálise de alto fluxo e transplante renal reduzem os sintomas de doenças estabelecidas. Hemoperfusão direta usando uma coluna de lixelle para a adsorção de β2-microglobulina melhora os sintomas ou previne a progressão na maioria dos pacientes.[155]

Na amiloidose senil, os cuidados são medidas de suporte e tratamento sintomático da insuficiência cardíaca. O transplante cardíaco permite bons resultados em pacientes mais jovens selecionados.[136]

As opções de tratamento para amiloidose hereditária ainda são debatidas. O transplante de órgãos, como fígado e rim é uma opção. Novos agentes foram desenvolvidos para prevenir a amiloidogênese TTR, como o composto tafamidis, diflunisal e o bortezomib com dexametasona, seguido de transplante autólogo de células-tronco do sangue periférico.[136,146,156]

Prognóstico

A sobrevida dos pacientes com AL é baixa, atingindo 5 anos em menos de 10% dos pacientes e 10 anos em 5%, sendo a média de 1 ano após o diagnóstico. A maioria dos pacientes morre por falência cardíaca, uremia ou disfunção autônoma. As indicações de prognóstico adverso incluem o envolvimento de vários órgãos, mieloma múltiplo coexistente, plasmacitose da medula óssea, células plasmáticas circulantes e a presença de imunoglobulinas de cadeia leve na urina.[128]

Referências bibliográficas

1. Buxbaum JN. The amyloidoses. Mt Sinai Med. 1996;63:16-23.
2. Benson MD, Buxbaum JN, Eisenberg DS, Merlini G, Saraiva MJM, Sekijima Y et al. Amyloid nomenclature 2020: update and recommendations by the International Society of Amyloidosis (ISA) nomenclature committee. Amyloid. 2020;27(4):217-222. doi: 10.1080/13506129.2020.1835263.
3. Picken M. The Pathology of amyloidosis in classification: a review. Acta Haematol. 2020;143:322-334. doi: 10.1159/000506696.
4. Buxbaum JN, Tagoe CE. The genetics of the amyloidosis. Ann Rev Med. 2000;51:543-69.
5. Furumoto H, Shimizu T, Asagami C, Muto M, Takahashi M, Hoshii Y et al. Apolipoprotein E is present in primary localized cutaneous amyloidosis. J Invest Dermatol. 1998 Sep;111(3):417-21.
6. Schepis C, Siragusa M, Gagliardi ME, Torre V, Cicciarello R, Albiero F et al. Primary macular amyloidosis: an ultrastructural approach to diagnosis. Ultrastruct Pathol. 1999 Sep-Oct;23(5):279-84.
7. Black MM. Amyloidosis. In: Champion RH, Burton JL, Burns AD et al., eds. Rook/Wilkinson/Ebling. Textbook of dermatology. 6th ed. Oxford: Blackwell Science, 1998. V. 3. p. 2626-37.
8. Huilgol SC, Ramnarain N, Carrington P, Leigh IM, Black MM. Cytokeratins in primary cutaneous amyloidosis. Australas J Dermatol. 1998 May;39(2):81-5.
9. Mysore V, Bhushnurmath SR, Muirhead DE, Al-Suwaid AR. Frictional amyloidosis in Oman-a study of ten cases. Indian J Dermatol Venereol Leprol. 2002 Jan-Feb;68(1):28-32.
10. Cheung ST, Maheshwari MB, Tan CY. A comparative study of two Congo red stains for the detection of primary cutaneous amyloidosis. J Am Acad Dermatol. 2006 Aug;55(2):363-4.
11. Rapini PR. Dermatopatologia prática. Rio de Janeiro: Dilivros; 2007. p. 118-9.
12. Sinha A, Manjunath GV, Basavaraj V. Primary cutaneous amyloidosis: A clinicopathological, histochemical, and immunohistochemical study. Indian J Pathol Microbiol. 2021 Apr-Jun;64(2):323-328. doi: 10.4103/IJPM.IJPM_32_20. PMID: 33851627.
13. Hashimoto K, Ito K, Taniguchi Y, Yang F, Youngberg G. Keratin in cutaneous amyloidoses. Clin Dermatol. 1990;8(2):55-65.
14. Apaydin R, Gürbüz Y, Bayramgürler D, Müezzinoglu B, Bilen N. Cytokeratin expression in lichen amyloidosus and macular amyloidosis. J Eur Acad Dermatol Venereo 2004; 18: 305-309.
15. Ono K, Fujimoto E, Fujimoto N, Akiyama M, Satoh T, Maeda H et al. In vitro amyloidogenic peptides of galectin7: possible mechanism of amyloidogenesis of primary localized cutaneous amyloidosis. J Biol Chem. 2014 Oct 17;289(42):29195-207.
16. Chapman JR, Liu A, Yi SS et al. Proteomic analysis shows that the main constituent of subepidermal localised cutaneous amyloidosis is not galectin-7. Amyloid. 2021;28(1):35-41. doi:10.1080/13506129.2020.1811962.
17. Cai D, Li Y, Zhou C, Jiang Y, Jiao J, Wu L. Comparative proteomics analysis of primary cutaneous amyloidosis. Exp Ther Med. 2017 Oct;14(4):3004-12.
18. Tanaka A, Lai-Cheong JE, van den Akker PC, Nagy N, Millington G, Diercks GF et al. The molecular skin pathology of familial primary localized cutaneous amyloidosis. Exp Dermatol 2010; 19: 416-23.
19. Kumakiri M, Hashimoto K. Histogenesis of primary localized cutaneous amyloidosis: sequential change of epidermal keratinocytes to amyloid via filamentous degeneration. J Invest Dermatol. 1979;73:150-62.
20. Lee YS, Fong PH. Macular and lichenoid amyloidosis: a possible secretory product of stimulated basal keratinocytes. An ultrastructural study. Pathology 1991; 23:322-6.
21. Bourke JF, Berth-Jones J, Burns DA. Diffuse primary cutaneous amyloidosis. Br J Dermatol. 1992 Dec;127(6):641-4.
22. de Argila D, Ortiz-Romero PL, Ortiz-Frutos J, Rodriguez-Peralto JL, Iglesias L. Cutaneous macular amyloidosis associated with multiple endocrine neoplasia. Clin Exp Dermatol. 1996 Jul;21(4):313-4.
23. Macsween RM, Saihan EM. Nylon cloth macular amyloidosis. Clin Exp Dermatol. 1997 Jan;22(1):28-9.
24. Chang YT, Liu HN, Wong CK, Chow KC, Chen KY. Detection of Epstein-Barr virus in primary cutaneous amyloidosis. Br J Dermatol. 1997 Jun;136(6):823-6.
25. Eswaramoorthy V, Kaur I, Das A, Kumar B. Macular amyloidosis: etiological factors. J Dermatol. 1999 May;26(5):305-10.
26. Garg A, Mahalingam M, Alavian C. Pruritic patches on the back and papules on the legs. Primary localized cutaneous amyloidosis (PLCA) (cutaneous lichen amyloidosis and macular amyloidosis). Arch Dermatol. 2007 Feb;143(2):255-60.
27. Iwasaki J, Yoshida Y, Yamamoto O, Tajima S. Thermie and friction therapy performed using a special instrument. J Dermatol. 2007 Jul;34(7):486-9.
28. Lachmann HJ, Hawkins PN. Amyloidosis and skin. In: Wolff K, Goldmith LA, Katz SI, Gilchrest BA, Paller AS, Leffell DJ. Fitzpatrick´s Dermatology in General Medicine. 7 ed. New York: McGraw Hill; 2008. V. 2, p. 1257-75.
29. Dahdah MJ, Kurban M, Kibbi AG, Ghosn S. Primary localized cutaneous amyloidosis: a sign of immune dysregulation? Int J Dermatol. 2009; Apr;48(4):419-21.
30. Abe M, Kawakami Y, Oyama N, Nakamura-Wakatsuki T, Yamamoto T. A rare co-occurrence of primary localized cutaneous amyloidosis and chronic C type hepatitis. Int J Dermatol. 2010, 49, 960-9.
31. Chia B1, Tan A, Tey HL. Primary localized cutaneous amyloidosis: association with atopic dermatitis. J Eur Acad Dermatol Venereol. 2014 Jun;28(6):810-3.
32. Tey HL, Cao T, Nattkemper LA, Tan VW, Pramono ZA, Yosipovitch G. Pathophysiology of pruritus in primary localized cutaneous amyloidosis. Br J Dermatol. 2016 Jun;174(6):1345-50.
33. Wang CK, Lee JY. Macular amyloidosis with widespread diffuse pigmentation. Br J Dermatol. 1996 Jul;135(1):135-8.
34. Siragusa M, Ferri R, Cavallari V, Schepis C. Friction melanosis, friction amyloidosis, macular amyloidosis, towel melanosis: many names for the same clinical entity. Eur J Dermatol. 2001 Nov-Dec;11(6):545-8.
35. Hung CC, Wang CM, Hong HS, Kuo TT. Unusual skin manifestation of cutaneous amyloidosis. Dermatology. 2003;207(1):65-7.
36. Ritter M, Nawab RA, Tannenbaum M, Hakky SI, Morgan MB. Localized amyloidosis of the glans penis: a case report and literature review. J Cutan Pathol. 2003 Jan;30(1):37-40.
37. Rasi A, Khatami A, Javaheri SM. Macular amyloidosis: an assessment of prevalence, sex, and age. Int J Dermatol. 2004 Dec;43(12):898-9.

38. Abbas O, Ugent S, Borirak K, Bhawan J. Linear macular amyloidosis. J Eur Acad Dermatol Venereol. 2009 Dec;23(12):1446-8.
39. Wan H, Ran Y. Unusual primary cutaneous amyloidosis with an incontinentia pigmenti-like pattern. Int J Dermatolol. 2011;50:485-96.
40. Peña-Penabad MC, Garcia-Silva J, Armijo M. Notalgia paraesthetica and macular amyloidosis: cause-effect relationship? Clin Exp Dermatol. 1995 May;20 (3):279.
41. Chuang YY, Lee DD, Lin CS, Chang YJ, Tanaka M, Chang YT et al. Characteristic dermoscopic features of primary cutaneous amyloidosis: a study of 35 cases. Br J Dermatol. 2012;167:548-54.
42. Madarkar MS, Koti VR. FotoFinder Dermoscopy Analysis and Histopathological Correlation in Primary Localized Cutaneous Amyloidosis. Dermatol Pract Concept. 2021 May 20;11(3):e2021057. doi: 10.5826/dpc.1103a57. PMID: 34123561; PMCID: PMC8172053.
43. Tanaka A, Arita K, Lai-Cheong JE, Palisson F, Hide M, McGrath JA. New insight into mechanisms of pruritus from molecular studies on familial primary localized cutaneous amyloidosis. Br J Dermatol. 2009;161:1217-24.
44. Chang YT, Wong CK, Chow KC, Tsai CH. Apoptosis in primary cutaneous amyloidosis. Br J Dermatol. 1999; 140:210-15.
45. Hicks BC, Weber PJ, Hashimoto K, Ito K, Koreman DM. Primary cutaneous amyloidosis of the auricular concha. J Am Acad Dermatol. 1988 Jan;18(1 Pt 1):19-25. Comment in: Am J Dermatopathol. 2002 Oct;24(5):447-8.
46. Khaitan BK, Sood A, Verma KK, Ramam M, Singh MK. Primary cutaneous amyloidosis involving the external ears along with the classical sites. Indian J Dermatol Venereol Leprol. 2001 Jan-Feb;67(1):46-7.
47. Salim T, Shenoi SD, Balachandran C, Mehta VR. Lichen amyloidosus: a study of clinical, histopathologic and immunofluorescence findings in 30 cases. Indian J Dermatol Venereol Leprol. 2005 May-Jun;71(3):166-9.
48. Shimauchi T, Shin JH, Tokura Y. Primary cutaneous amyloidosis of the auricular concha: case report and review of published work. J Dermatol. 2006 Feb;33(2):128-31.
49. Errol C. Lichen amyloidosis of the auricular concha: report of two cases and review of the literature. Dermatol Online J. 2006 Sep;12(5):1.
50. Jhingan A, Lee JS, Kumarasinghe SP. Lichen amyloidosis in an unusual location. Singapore Med J. 2007 Jun;48(6):e165-7.
51. Wenson SF, Jessup CJ, Johnson MM, Cohen LM, Mahmoodi M. Primary cutaneous amyloidosis of the external ear: a clinicopathological and immunohistochemical study of 17 cases. J Cutan Pathol. 2012 Feb;39(2):263-9.
52. Andrese E, Vâţă D, Ciobanu D, Stătescu L, Solovăstru LG. The autoimmune constellation in lichen amyloidosis. Rev Med Chir Soc Med Nat Iasi. 2015 Oct--Dec;119(4):1045-50.
53. Chen Q, Lee JS, Tey HL. Epidermolysis bullosa pruriginosa: a case with a novel mutation and co-existent lichen amyloidosus. Indian J Dermatol Venereol Leprol. 2015 Jan-Feb;81(1):40-2.
54. Scapineli JO, Ceolin L, Puñales MK, Dora JM, Maia AL. MEN 2A-related cutaneous lichen amyloidosis: report of three kindred and systematic literature review of clinical, biochemical and molecular characteristics. Fam Cancer. 2016 Oct;15(4):625-33.
55. Tchernev G, Chokoeva AA, Wollina U. Lichen amyloidosis associated with rheumatoid arthritis: unique presentation in a Bulgarian patient. Sao Paulo Med J. 2017 Jan-Feb;135(1):76-8.
56. Parsi K, Kossard S. Thermosensitive lichen amyloidosis. Int J Dermatol. 2004 Dec;43(12):925-8.
57. Arnold SJ, Bowling JC. 'Shiny white streaks' in lichen amyloidosis: a clue to diagnosis. Australas J Dermatol. 2012 Nov;53(4):272-3.
58. Żychowska M, Pięta K, Rudy I, Skubisz A, Reich A. Dermoscopic Features of Lichen Amyloidosis in Caucasians-A Case Series and Literature Review. Medicina (Kaunas). 2021;57(10):1027. Published 2021 Sep 27. doi:10.3390/medicina57101027.
59. Brownstein, M. H., Hashimoto, K., & Greenwald, G. (1973). Biphasic amyloidosis: Link between macular and lichenoid forms. The British Journal of Dermatology, 88 (1), 25 - 29.
60. Clos AL, Lasagna-Reeves CA, Castillo-Carranza DL, Sengupta U, Jackson GR, Kelly B et al. Formation of immunoglobulin light chain amyloid oligomers in primary cutaneous nodular amyloidosis. Br J Dermatol. 2011;165:1349-54.
61. Verma SB, Khopkar U. Bilateral recurrent facial primary cutaneous nodular amyloidosis (PCNA). JAAD Case Rep. 2016 Jan 23;2(1):31-3.
62. Schucht K, Schröder J, Siegmund H, Grafe C, Schreml S. Nodular cutaneous amyloidosis at the temple. Case Rep Dermatol. 2016 Jul 12;8(2):193-6.
63. Kim HJ, Lee YB, Kim JW, Yu DS. Multiple interdigital nodular amyloidosis of the toe: a unique presentation of localized cutaneous amyloidosis. Ann Dermatol. 2017 Jun;29(3):349-351.
64. González-Rivera C, Puebla-Miranda M, Pacheco-Guevara M. Primary cutaneous amyloidosis in glans.Dermatol Rev Mex. 2021; 65 (4): 605-611. https://doi.org/10.24245/dermatolrevmex.v65i4.6613.
65. La Chance A, Phelps A, Finch J, Lu J, Elaba Z, Rezuke W et al. Nodular localized primary cutaneous amyloidosis: a bullous variant. Clin Exp Dermatol. 2014 Apr;39(3):344-7.
66. Rongioletti F, Atzori L, Ferreli C, Pinna A, Aste N, Pau M. A unique dermoscopy pattern of primary cutaneous nodular amyloidosis mimicking a granulomatous disease. J Am Acad Dermatol. 2016 Jan;74(1):e9-e10.
67. Konopinski JC, Seyfer SJ, Robbins KL, Hsu S. A case of nodular cutaneous amyloidosis and review of the literature. Dermatol Online J. 2013; 19 (4):10.
68. Annessi G, Petresca M, Petresca A. Pretibial pruritic papular dermatitis: a distinctive cutaneous manifestation in response to chronic rubbing. Am J Dermatopathol. 2006 Apr;28(2):117-21.
69. Woollons A, Black MM. Nodular localized primary cutaneous amyloidosis: a long--term follow-up study. Br J Dermatol. 2001:145:105-9.
70. Borrowman TA, Lutz ME, Walsh JS. Cutaneous nodular amyloidosis masquerading as a foot callus. J Am Acad Dermatol. 2003 Aug;49(2):307-10.
71. Criado PR, Silva CS, Vasconcellos C, Valente NY, Maito JB. Extensive nodular cutaneous amyloidosis: an unusual presentation. J Eur Acad Dermatol Venereol. 2005 Jul;19(4):481-3.
72. Kalajian AH, Waldman M, Knable AL. Nodular primary localized cutaneous amyloidosis after trauma: a case report and discussion of the rate of progression to systemic amyloidosis. J Am Acad Dermatol. 2007 Aug;57(2 Suppl):S26-9.
73. Planas-Ciudad S, Roé Crespo E, Mir-Bonafé JF, Muñoz-Garza FZ, Puig Sanz L. Dystrophic Calcification in a Patient with Primary Localized Cutaneous Nodular Amyloidosis: An Uncommon Ultrasound Finding. Acta Derm Venereol. 2018 Jan 12;98(1):144-145. doi: 10.2340/00015555-2790. PMID: 28902953.
74. Nakai N, Ozawa A, Katoh N. Nodular primary localized cutaneous amyloidosis in a patient with pulmonary sarcoidosis. Indian J Dermatol. 2014 May;59(3):307-8.
75. Walsh NM, Lano IM, Green P, Gallant C, Pasternak S, Ly TY et al. AL amyloidoma of the skin/subcutis: cutaneous amyloidosis, plasma cell dyscrasia or a manifestation of primary cutaneous marginal zone lymphoma? Am J Surg Pathol. 2017 Aug;41(8):1069-76.
76. Blixt EK, Brewer JD. Chronic lymphocytic leukemia: cutaneous involvement associated with nodular amyloidosis. Int J Dermatol. 2015 Jun;54(6):e230-2.
77. Huang WH, Wu CY, Yu CP, Chiang CP. Amyloidosis cutis dyschromica: four cases from two families. Int J Dermatol. 2009 May;48(5):518-21.
78. Ho MSL, Ho J, Tan SH. Hypopigmented macular amyloidosis with or without hyperpigmentation. Clin Exp Dermatol. 2009; 34:e547-51.
79. Moriwaki S, Nishigori C, Horiguchi Y, Imamura S, Toda K, Takebe H. Amyloidosis cutis dyschromica: DNA repair reduction in the cellular response to UV light. Arch Dermatol 1992; 128: 966-70.
80. Sakhiya J, Sakhiya D, Patel M, Daruwala F. Amyloidosis Cutis Dyschromica, A Rare Subtype of Primary Cutaneous Amyloidosis: Case Report and Literature Review. Indian Dermatol Online J. 2021;12(2):330-334. Published 2021 Mar 2. doi:10.4103/idoj.IDOJ_293_20.
81. Ozcan A, Senol M, Aydin NE, Karaca S. Amyloidosis cutis dyschromica: a case treated with acitretin. J Dermatol 2005; 32: 474-7.
82. Eng AM, Cogan L, Gunnar R, Blekys I. Familial generalized dyschromic amyloidosis cutis. J Cutan Pathol 1976; 3:102-8.
83. Yang CF, Lin SP, Chiang CP et al. Loss of GPNMB Causes Autosomal-Recessive Amyloidosis Cutis Dyschromica in Humans. Am J Hum Genet. 2018;102(2):219-232. doi:10.1016/j.ajhg.2017.12.012.
84. Mahon C1, Oliver F, Purvis D, Agnew K. Amyloidosis cutis dyschromica in two siblings and review of the epidemiology, clinical features and management in 48 cases. Australas J Dermatol. 2015 Apr 12.
85. Vijaikumar M, Thappa DM. Amyloidosis cutis dyschromica in two siblings. Clin Exp Dermatol. 2001; 26:674-6.
86. Chandran NS, Goh B, Lee S, Goh C. Case of primary localized cutaneous amyloidosis with protean clinical manifestations: Lichen, poikiloderma-like, dyschromic and bullous variants. J Dermatol 2011; 38:1066-71.
87. Lin YL, Chu GY. Successful Treatment of Poikiloderma-Like Cutaneous Amyloidosis: A Case Report and Literature Review. Indian J Dermatol. 2021 Jul-Aug;66(4):434-437. doi: 10.4103/ijd.IJD_764_19. PMID: 34759414; PMCID: PMC8530065.
88. Wang X, Wen S, Sun J. Poikiloderma like cutaneous amyloidosis accompanied by generalized milia in a Chinese man. J Dermatol. 2017 Apr;44(4):476-7.
89. Ogino A, Tanaka S. Poikiloderma-like cutaneous amyloidosis. Report of a case and review of literature. Dermatologica 1977; 155: 301-9.
90. Wu J, Qian Y, Liu Y, Chen J, Yin X, Long FQ. Poikiloderma-like cutaneous amyloidosis associated with papillary thyroid carcinoma. J Dermatol. 2017 Feb 22.
91. Gerhardt CA, Cardon B, Rodriguez-Waitkus P, Seminario-Vidal L, Chen WS. Anosacral amyloidosis in a Chinese-Caribbean male. JAAD Case Rep. 2022;21:46-48. Published 2022 Jan 6. doi:10.1016/j.jdcr.2021.12.003.
92. Konishi A, Fukuoka M, Nishimura Y. Primary localized cutaneous amyloidosis with unusual clinical features in a patient with Sjögren's syndrome. J Dermatol. 2007 Jun;34(6):394-6.
93. Ruzicka T, Schmoeckel C, Ring J, Linke Rp, Braun-Falco O. Bullous amyloidosis. Br J Dermatol. 1985;113:85-95.
94. Suranagi VV, Siddramappa B, Bannur HB, Patil PV, Davangeri RS. Bullous variant of familial biphasic lichen amyloidosis: a unique combination of three rare presentations. Indian J Dermatol. 2015 Jan-Feb;60(1):105.
95. Tidman MJ, Wells RS, MacDonald DM. Pachyonychia congenita with cutaneous amyloidosis and hyperpigmentation - a distinct variant. J Am Acad Dermatol. 1987 May;16(5 Pt 1):935-40.
96. Jabbour SA, Davidovici BB, Wolf R. Rare syndromes. Clin Dermatol. 2006 Jul--Aug;24(4):299-316.
97. Tafarel JR, Lemos LB, Oliveira PM, Lanzoni VP, Ferraz ML. Cutaneous amyloidosis associated with primary biliary cirrhosis. Eur J Gastroenterol Hepatol. 2007 Jul;19(7):603-5.

98. Baykal C, Buyukbabani N, Boztepe H, Barahmani N, Yazganoglu KD. Multiple cutaneous neuromas and macular amyloidosis associated with medullary thyroid carcinoma. J Am Acad Dermatol. 2007 Feb;56(2 Suppl):S33-7.
99. Fuleihan Gel-H, Rubeiz N. Dermatologic manifestations of parathyroid-related disorders. Clin Dermatol. 2006 Jul-Aug;24(4):281-8.
100. Arita K, South AP, Hans-Filho G, Sakuma TH, Lai-Cheong J, Clements S et al. Oncostatin M receptor-beta mutations underlie familial primary localized cutaneous amyloidosis. Am J Hum Genet. 2008; 82:73-80.
101. Chang YT1, Lin CH, Lee CT, Lin MW, Liu LY, Chen CC et al. Detection of common mutations in sporadic primary localized cutaneous amyloidosis by DNA mass spectrometry. Br J Dermatol. 2014 Apr;170(4):974-6.
102. Ueno T, Hoshii Y, Cui D, Kawano H, Gondo T, Takahashi M et al. Immunohistochemical study of cytokeratins in amyloid deposits associated with squamous cell carcinoma and dysplasia in the oral cavity, pharynx and larynx. Pathol Int. 2003;53:265-9.
103. Kobayashi H, Hashimoto K. Amyloidogenesis in organ-limited cutaneous amyloidosis: an antigenic identity between epidermal keratin and skin amyloid. J Invest Dermatol. 1983;80:66-72.
104. Izumi K, Arita K, Horie K, Hoshina D, Shimizu H. Localized cutaneous amyloidosis associated with poikilodermatous mycosis fungoides. Acta Derm Venereol. 2014; 94: 225-6.
105. Baykal C, Hurdogan O, Kobaner GB, Ekinci AP, Buyukbabani N. Secondary Localized Cutaneous Amyloidosis is not Rare in Bowen's Disease and Bowenoid Papulosis. Turk Patoloji Derg. 2022;38(1):54-59. English. doi: 10.5146/tjpath.2021.01530. PMID: 34514563.
106. Powell AM, Albert S, Bhogal B, Black MM. Discoid lupus erythematosus with secondary amyloidosis. Br J Dermatol. 2005 Oct;153(4):746-9.
107. Lonsdale-Eccles AA, Gonda P, Gilbertson JA, Haworth AE. Localized cutaneous amyloid at an insulin injection site. Clin Exp Dermatol. 2009 Dec;34(8):e1027-8.
108. Morilla ME, Kocher J, Harmaty M. Localized amyloidosis at the site of enfuvirtide injection. Ann Intern Med. 2009 Oct 6;151(7):515-6.
109. Kikuchi N, Sakai E, Nishibu A, Ohtsuka M, Yamamoto T. Primary localized cutaneous amyloidosis in patients with scleroderma. Acta Derm Venereol. 2010 May;90(3):326-7.
110. Quddus MR, Sung CJ, Simon RA, Lawrence WD. Localized amyloidosis of the vulva with and without vulvar intraepithelial neoplasia: report of a series. Hum Pathol. (20145, 2037-42.
111. Saggini A, Mully T. Reactive eccrine syringofibroadenomatosis secondary to primary cutaneous amyloidosis: a novel association. J Cutan Pathol. 2014 Apr;41(4):380-5.
112. Billero VL, Jacobsen AA, Miteva MI, Wulkan AJ, Marasca C, Romanelli P. Nodular cutaneous amyloidoma of the extremity secondary to chronic granulomatous inflammation in setting of sarcoidosis. J Cutan Pathol. 2017 Sep;44(9):801-4.
113. Nam CH, Park MK, Choi MS, Hong SP, Park BC, Kim MH. Secondary cutaneous amyloidosis in a patient with mycosis fungoides. Ann Dermatol. 2017 Feb;29(1):79-82.
114. Shiba M., Kitazawa T. Progressive insulin-derived amyloidosis in a patient with type 2 diabetes. Case Rep Plast Surg Hand Surg. 2016;3:73-76.
115. Benson M.D., Buxbaum J.N., Eisenberg D.S. Amyloid nomenclature 2018: recommendations by the International Society of Amyloidosis (ISAnomenclature committee. Amyloid. 2018;25:215-219.
116. Samlaska C, Reber S, Murry T. Insulin-derived amyloidosis: The insulin ball, amyloidoma. JAAD Case Rep. 2020;6(4):351-353. Published 2020 Mar 25. doi:10.1016/j.jdcr.2020.02.011.
117. Gondo T, Ishihara T, Kawano H, Uchino F, Takahashi M, Iwata T et al. Localized amyloidosis in squamous cell carcinoma of uterine cervix: electron microscopic features of nodular and star-like amyloid deposits. Virchows Arch A Pathol Anat Histopathol. 1993;422:225-31.
118. Weidner T, Illing T, Elsner P. Primary localized cutaneous amyloidosis: a systematic treatment review. Am J Clin Dermatol. 2017 Mar 24.
119. Khan NAJ, Nellhaus E, Griswold D, Jamil MO. First Case of Nodular Localized Primary Cutaneous Amyloidosis Treated With Bortezomib and Dexamethasone. J Investig Med High Impact Case Rep. 2021;9:23247096211058488. doi:10.1177/23247096211058488.
120. Hudson LD. Macular amyloidosis: treatment with ultraviolet B. Cutis. 1986 Jul;38(1):61-2.
121. Breathnach SM. Amyloid and amyloidosis. J Am Acad Dermatol. 1988 Jan;18(1 Pt 1):1-16.
122. Ozkaya-Bayazit E, Kavak A, Güngör H, Ozarmagan G. Intermittent use of topical dimethyl sulfoxide in macular and popular amyloidosis. Int J Dermatol. 1998 Dec;37(12):949-54.
123. Das J, Gogoi RK. Treatment of primary localised cutaneous amyloidosis with cyclophosphamide. Indian J Dermatol Venereol Leprol. 2003 Mar-Apr;69(2):163-4.
124. Bernardini FP, Schneider S, de Conciliis C, Devoto MH. Advanced periocular, facial, and oral amyloidosis. Ophthal Plast Reconstr Surg. 2005 Sep;21(5):397-8.
125. Gupta R, Gupta S. Dexamethasone cyclophosphamide pulse therapy in lichen amyloidosus: a case report. J Dermatolog Treat. 2007;18(4):249-51.
126. Grimmer J, Weiss T, Weber L, Meixner D, Scharffetter-Kochanek K. Successful treatment of lichen amyloidosis with combined bath PUVA photochemotherapy and oral acitretin. Clin Exp Dermatol. 2007 Jan;32(1):39-42.
127. Choi JY, Sippe J, Lee S. Acitretin for lichen amyloidosus. Australas J Dermatol. 2008 May;49(2):109-13.
128. An Q, Zhang L, Zheng S, Lin J, Hong Y, Chen HD et al. Thalidomide improves clinical symptoms of primary cutaneous amyloidosis: report of familiar and sporadic cases. Dermatol Ther. 2013 May-Jun;26(3):263-6.
129. Atacan D, Ergin C, Çelik G, Gönül M, Adabağ A. Oral isotretinoin: A new treatment alternative for generalized lichen amyloidosis. Australas J Dermatol. 2016 Aug;57(3):246-7.
130. Al Yahya RS. Treatment of primary cutaneous amyloidosis with laser: a review of the literature. Lasers Med Sci. 2016 Jul;31(5):1027-35.
131. Zeidler C, Metze D, Ständer S. Successful treatment of lichen amyloidosis using capsaicin 8% patch. J Eur Acad Dermatol Venereol. 2016 Jul;30(7):1236-8.
132. Raymond J, Choi J. Nodular cutaneous amyloidosis effectively treated with intralesional methotrexate. JAAD Case Rep. 2016 Sep 29;2(5):373-6.
133. Luo YJ, Gao XH, Chen HD, Li YH· The successful treatment of primary cutaneous localized amyloidosis with a combined therapy of ablative fractionated CO2 laser⊠topical retinoid, corticosteroids and levovitamin C: five cases with a two-year follow up. J Cosmet Laser Ther. 2017 Apr 20.
134. Pepys MB. Pathogenesis, diagnosis and treatment of systemic amyloidosis. Philos Trans R Soc Lond B Biol Sci. 2001 Feb 28;356(1406):203-10; discussion 210-1.
135. Gupta R, Khaitan BK, Sharma SK. Systemic cutaneous amyloidosis. J Assoc Physicians India. 2005 Feb;53:119.
136. D'Aguanno V, Ralli M, Artico M, Russo FY, Scarpa A, Fiore M,Tirassa P, Severini C, de Vincentiis M, Greco A. Systemic Amyloidosis: a contemporary overview. Clin Rev Allergy Immunol. 2020 Dec;59(3):304-322. doi: 10.1007/s12016-019-08759-4.
137. Black MM, Albert S. Amyloidosis. In: Bolognia JL, Jorizzo JL, Rapini RP. Dermatology. London: Mosby; 2003.V. 1. P.659-67.
138. Alhaddab M, Srolovitz H, Rosen N. Primary systemic amyloidosis presenting as extensive cutaneous ulceration. J Cutan Med Surg. 2006 Sep-Oct;10(5):253-6.
139. Stoopler ET, Alawi F, Laudenbach JM, Sollecito TP. Bullous amyloidosis of the oral cavity: a rare clínical presentation and review. Oral Surg Oral Med Oral Pathol Oral Radiol Endod. 2006 Jun;101(6):734-40.
140. Fujita Y, Tsuji-Abe Y, Sato-Matsumura KC, Akiyama M, Shimizu H. Nail dystrophy and blisters as sole manifestations in myeloma-associated amyloidosis. J Am Acad Dermatol. 2006 Apr;54(4):712-4.
141. Cholez C, Cuny JF, Pouaha J, Thomas P, Tromp G, Truchetet F. Nail abnormalities and scleroderma-like lesions on the face associated with systemic amyloidosis. Ann Dermatol Venereol. 2005 Mar;132(3):252-4.
142. Fernandez-Flores A, Castañón-González JA, Guerrero-Ramos B, Castro-Gaytan A, Saeb-Lima M. Systemic amyloidosis presenting with glans penis involvement. J Cutan Pathol. 2014 Oct;41(10):791-6.
143. Ventarola DJ, Schuster MW, Cohen JA, Silverstein DI. Bullae and nodules on the legs of a 57-year-old woman. J Am Acad Dermatol 2014;71(5):1035-7.
144. Tausend W, Neill M, Kelly B. Primary amyloidosis-induced nail dystrophy. Dermatol Online J. 2014 Jan 15;20(1):21247.
145. Cabezuelo JB, Egea JP, Ramos F, Torrella E, Muray S, Alcázar C. Infliximab in the treatment of amyloidosis secondary to Crohn's disease. Nefrologia. 2012 May 14;32(3):385-8.
146. Waton J, Fays-Michel S, Chandeclerc ML, Corby S, Cuny JF, Barbaud A et al. AA amyloidosis: a little-known complication of chronic leg ulcer. Ann Dermatol Venereol. 2008 Feb;135(2):119-22.
147. Stankovic K, Grateau G. Auto inflammatory syndromes: diagnosis and treatment. Joint Bone Spine. 2007 Dec;74(6):544-50.
148. Uenotsuchi T, Imafuku S, Nagata M, Kiryu H, Morita K, Koga T et al. Cutaneous and lingual papules as a sign of beta 2 microglobulin-derived amyloidosis in a long-term hemodialysis patient. Eur J Dermatol. 2003 Jul-Aug;13(4):393-5.
149. Rocha N, Velho G, Horta M, Martins A, Massa A. Cutaneous manifestations of familial amyloidotic polyneuropathy. J Eur Acad Dermatol Venereol. 2005 Sep;19(5):605-7.
150. Kiuru-Enari S, Keski-Oja J, Haltia M. Cutis laxa in hereditary gelsolin amyloidosis. Br J Dermatol. 2005 Feb;152(2):250-7.
151. Flett AS, Hayward MP, Ashworth MT, Hansen MS, Taylor AM, Elliott PM et al. Equilibrium contrast cardiovascular magnetic resonance for the measurement of diffuse myocardial fibrosis: preliminary validation in humans. Circulation 2010;122:138-44.
152. Hawkins PN, Lavender JP, Pepys MB. Evaluation of systemic amyloidosis by scintigraphy with 123 I-labeles serum amyloid P component. N Engl J Med. 1990;323:508-13.
153. Pink AE, Stefanato CM, Breathnach SM. An unusual presentation of systemic AL amyloidosis: bullae, milia and nail dystrophy. Clin Exp Dermatol. 2012 Oct;37(7):788-90.
154. Pinney JH, Hawkins PN. Amyloidosis. Ann Clin Biochem. 2012; 49: 229-41.
155. Gejyo F, Amano I, Ando T, Ishida M, Obayashi S, Ogawa H et al. Survey of the effects of a column for adsorption of β2-microglobulin in patients with dialysis-related amyloidosis in Japan. Ther Apher Dial. 2013 Feb;17(1):40-7.
156. de Lartigue J. Tafamidis for transthyretin amyloidosis. Drugs Today (Barc). 2012 May;48(5):331-7.

capítulo 96

Renan Rangel Bonamigo • Lia Dias Pinheiro Dantas • Juliana Catucci Boza • Gabriela Fortes Escobar • Juliano Peruzzo • Chinobu Chisaki

Alterações do Metabolismo do Cálcio, Ferro, Zinco e Cobre

INTRODUÇÃO

Este capítulo abordará as modificações metabólicas e as consequências clínicas de importantes componentes orgânicos da saúde humana; especificamente o cálcio, ferro, zinco e cobre. O diagnóstico e o manejo terapêutico das principais dermatoses associadas às alterações metabólicas serão discutidos.

ALTERAÇÕES DO METABOLISMO DO CÁLCIO

Fisiopatologia

O cálcio é fundamental para uma série de processos fisiológicos. Na pele, por exemplo, desempenha uma importante função na proliferação e diferenciação dos queratinócitos e na adesão intercelular.

A calcinose cutânea (*calcinosis cútis* ou calcificação) e a ossificação decorrem de depósitos de componentes cálcicos insolúveis relacionados a contextos locais ou sistêmicos. Estes sais de cálcio consistem primariamente de cristais de hidroxiapatita (ossificação) ou de fosfato de cálcio amorfo (calcificação). A calcificação se refere ao depósito de sais de cálcio em tecidos moles (com depósito de cálcio e fosfato nas matrizes orgânicas dos tecidos), em uma condição não organizada. O termo ossificação é utilizado para descrever a fase mineral arranjada de maneira semelhante a uma formação óssea normal.[1]

A calcinose cutânea e a ossificação decorrem de depósitos de componentes cálcicos insolúveis relacionados a contextos locais ou sistêmicos. Estes sais de cálcio consistem primariamente de cristais de hidroxiapatita (ossificação) ou de fosfato de cálcio amorfo (calcificação). A calcificação ectópica, sem dano tecidual prévio, pode ocorrer na hipercalcemia ou hiperfosfatemia quando a solubilidade do produto cálcio – fósforo é excedida (> 70 mg/dL). Estes níveis extracelulares elevados podem resultar em aumento dos níveis intracelulares e precipitação cristalina. Alternativamente, um tecido lesado pode permitir um influxo de íons cálcio levando a um elevado nível de cálcio intracelular e uma subsequente precipitação cristalina. O dano tecidual também pode resultar em proteínas desnaturadas que preferencialmente se ligam ao fosfato. O cálcio então reage com os íons fosfatos ligantes levando a precipitação de fosfato de cálcio. A calcificação na paniculite pancreática decorre da ação de enzimas do pâncreas sobre o tecido adiposo, liberando ácidos graxos que reagindo com o cálcio, formam "sabões cálcicos".[2,3]

Quadro clínico

Serão descritas as calcificações e as ossificações.

Calcificação

É possível classificar as calcificações em 5 tipos principais, de acordo com suas causas:

- **Distrófica:** é a mais frequente entre as calcificações, associada a danos ou mudanças teciduais, sem alteração sistêmica no metabolismo do cálcio (exames laboratoriais de cálcio e fósforo normais). Há uma doença subjacente.
- **Metastática:** associada à alteração do metabolismo do cálcio e/ou do fósforo (exames laboratoriais de cálcio e fósforo anormais), com depósitos de cálcio ocorrendo quando o produto cálcio/fósforo excede a 70 mg/dL.
- **Idiopática:** não associada a dano ou mudanças teciduais e não associada à alteração metabólica. Não há uma doença subjacente e os exames laboratoriais de cálcio e fósforo são normais.
- **Iatrogênica:** associada à administração de agentes contendo cálcio ou fósforo que induzem à precipitação de cálcio. Em geral, decorrência do uso de medicamentos ou substâncias utilizadas em testes diagnósticos.
- **Calcifilaxia:** calcificação de vasos sanguíneos pequenos ou médios decorrentes de alterações provocadas pela insuficiência renal crônica e/ou diálise. Denomina-se calcifilaxia circunscrita (*circumscripta*) se limitada a uma extremidade ou articulação e de calcifilaxia universal (*universalis*) se houver envolvimento difuso do tecido subcutâneo e fibrose de estruturas de músculos e tendões.

O Quadro 96.1 cita as principais etiologias dos diferentes tipos de calcificação.[1]

Calcificação distrófica

Entre as calcificações, a calcificação distrófica é a mais frequente. Os níveis séricos de cálcio e fósforo são normais. A anormalidade primária é caracterizada pelo dano tecidual que libera proteínas ligantes de fosfato que resulta em calcificação. Há inflamação crônica e hipóxia tecidual. Níveis mitocondriais de fosfato e cálcio elevados ocasionam formação de cristais e necrose celular. Interleucinas IL-6, IL-1 e fator de necrose tumoral contribuem para a formação de sais de cálcio, os quais são formados por hidroxiapatita e fosfato de cálcio amorfo.[1,2]

A calcificação distrófica está associada a diversas doenças, incluindo doenças autoimunes, doenças do tecido conectivo, neoplasias, paniculites e infecções.

Doenças autoimunes do tecido conectivo

As doenças do tecido conectivo (esclerose sistêmica, dermatomiosite, lúpus eritematoso sistêmico, artrite reumatoide, esclerodermia e síndrome de Sjögren) constituem as etiologias mais frequentes de calcificação distrófica.[3] Entre elas, a calcificação é mais frequente na esclerose sistêmica (em 25% dos pacientes), particularmente na forma CREST (Calcificação, fenômeno de Raynaud, disfunção Esofágica, Esclerodactilia e Teleangiectasias), e na dermatomiosite infantil (50% a 70% das crianças podem desenvolver algum grau de calcificação, enquanto apenas 20% dos pacientes adultos com dermatomiosite apresentam a complicação).[4-7]

Na forma CREST, a calcificação é menos grave e mais tardia que na dermatomiosite. A calcinose cútis surge em média 7 anos após o diagnóstico da esclerose sistêmica.[6] O depósito pode ocorrer na pele subcutâneo, músculos ou tendões, mais comumente em áreas de microtraumas. É mais frequente nas extremidades, principalmente nos dedos dos pés e das mãos, seguido do tronco e da cabeça.[6] Apresentam-se como nódulos ou placas não raramente dolorosos e que podem sofrer ulceração, infecção secundária e estruir material branco semelhante a giz (Figuras 96.1 a 96.5). As Figuras 96.6 e 96.7 representam aspectos histológicos de nódulo calcificado dérmico. A calcinose *universalis*, uma rara apresentação, é mais observada em pacientes com esclerodermia (calcificação difusa, a qual se estende ao longo das fáscias musculares, provocando importantes alterações funcionais). Há uma tendência de calcinoses mais exuberantes ocorrerem em pacientes com anticorpo anticentrômero reagente.[4]

Quadro 96.1 Diagnósticos diferenciais de calcinose cutânea.

Calcificação distrófica
▪ Doenças do tecido conectivo (forma CREST da esclerodermia, dermatomiosite, LES) ▪ Paniculites (pancreática, neoplásica, necrose gordurosa do recém-nascido, LE, dermatomiosite) ▪ Doenças genéticas (fibrodisplasia ossificante, pseudoxantoma elástico, síndrome de Ehlers-Danlos, síndrome de Werner, síndrome de Rothmund-Thompson) ▪ Tumores benignos e malignos (cistos epidérmicos, lipomas, angiomas, pilomatricoma, lipossarcomas) ▪ Infecciosos (cistos de parasitas, herpes simples intrauterino) ▪ Outros (traumáticos: corpo estranho, hematoma, necrose de células gordurosas; inflamatórias: acne, varizes, granuloma tuberculoso, cicatrizes cirúrgicas; infartos degenerativos de artérias e veias; porfiria cutânea tarda)
Calcificação metastática
▪ Insuficiência renal crônica (calcificação nodular benigna) ▪ Hiperparatireoidismo ▪ Hipervitaminose D ▪ Sarcoidose ▪ Síndrome leite-álcali ▪ Calcinose por neoplasia ▪ Destruições ósseas ▪ Carcinoma metastático, linfoma, mieloma múltiplo, leucemia ▪ Doença de Paget
Calcificação idiopática
▪ Calcinose escrotal idiopática ▪ Nódulos calcificados subepidérmicos ▪ Calcinose tipo milia ▪ Calcinose tumoral
Calcificação iatrogênica
▪ Infusões intravenosas ou extravasamento de infusões de cálcio ou fósforo ▪ Contato da pele com pasta de cloreto de cálcio em exames diagnósticos ▪ Curativos com alginato de cálcio
Calcifilaxia
▪ Insuficiência renal crônica ▪ Condições não urêmicas: hiperparatireoidismo primário, malignidades, doença hepática alcoólica, doenças do tecido conjuntivo

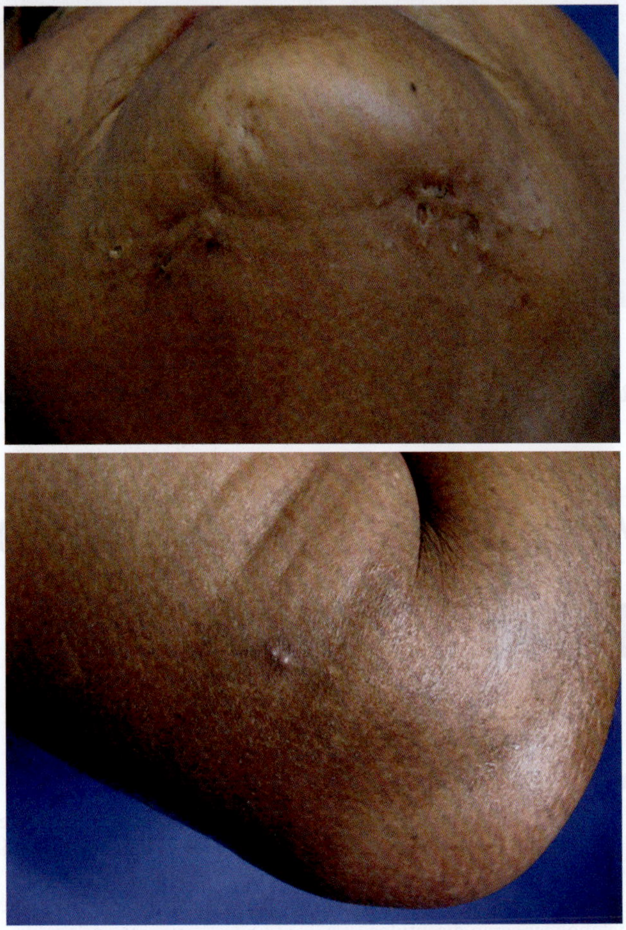

■ **Figura 96.1** Esclerodermia. Pápulas e nódulos calcificados e cicatrizes pós-ulcerações.

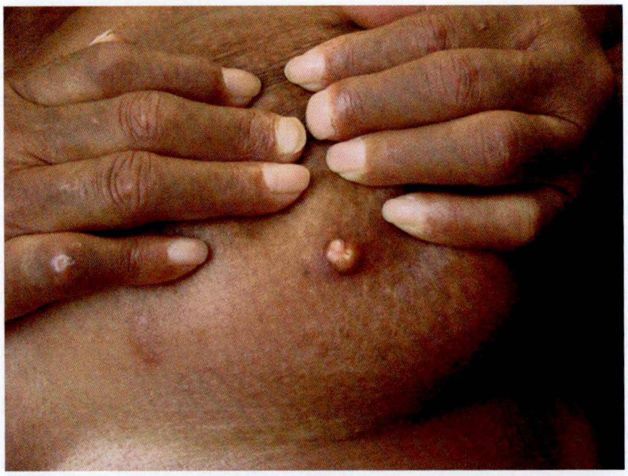

■ **Figura 96.2** Calcificação no dedo e na mama – síndrome CREST.

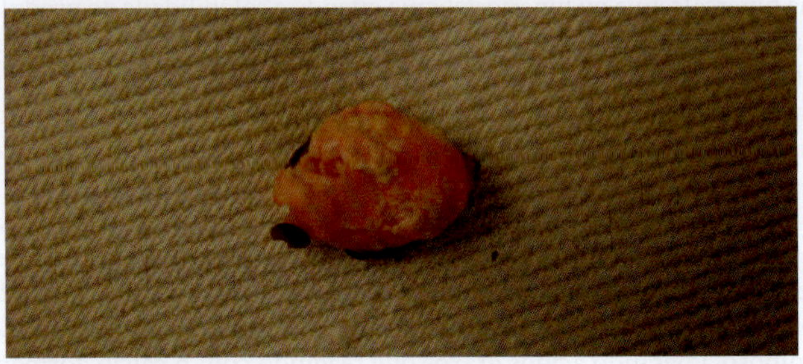

■ **Figura 96.3** Aspecto macroscópico do material retirado da mama.

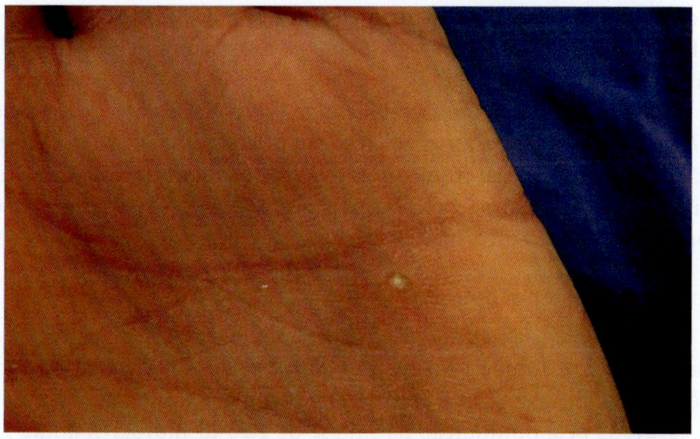

■ **Figura 96.4** Calcificação na mão - CREST.

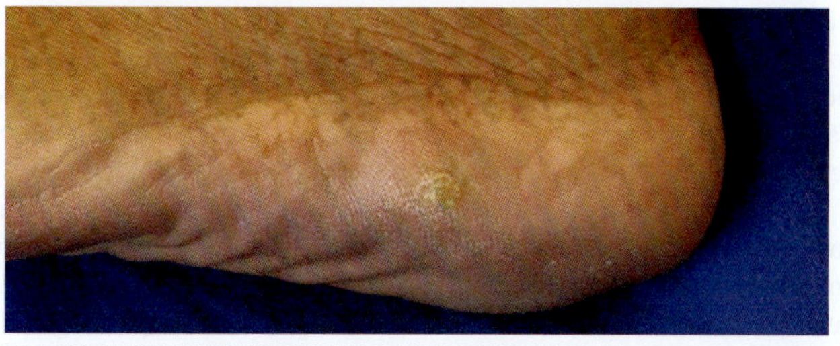

■ **Figura 96.5** Calcificação no pé - CREST.

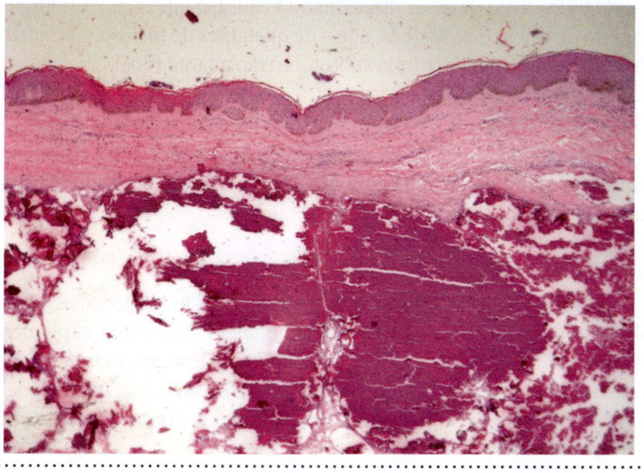

■ **Figura 96.6** Epiderme adelgaçada e parte de nódulo calcificado dérmico (HE 40X).

Fonte: Cortesia Dr. Gilles Landman.

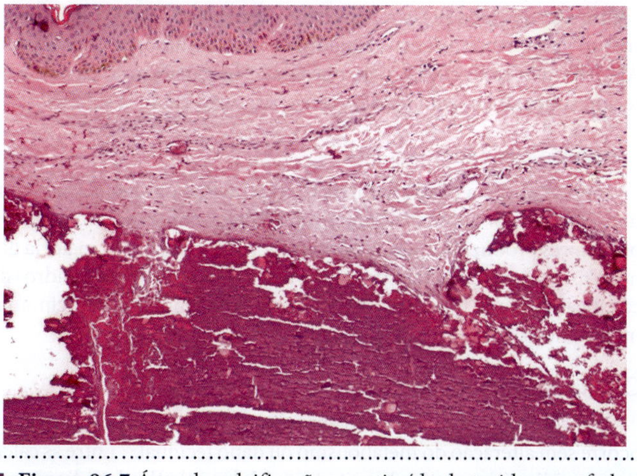

■ **Figura 96.7** Área de calcificação constituída de tecido amorfo basofílico (HE 100X).

Fonte: Cortesia Dr. Gilles Landman.

Na forma juvenil da dermatomiosite a calcificação tende a ocorrer 3 anos após o início da doença, enquanto na clássica tende a aparecer mais tardiamente.[6] Apresentam-se mais frequentemente nas extremidades, como cotovelos, ombros, joelhos e nádegas (áreas de traumas repetidos). São nódulos ou placas que podem sofrer ulceração e infecção, eliminar cálcio, além de apresentarem dor. Os depósitos de cálcio podem ser extensos nas fáscias e músculos, levando a formas graves de calcinosis universalis.[7-10]

Em pacientes com dermatomiosite, as ulcerações das porções distais dos dedos e uma longa evolução temporal estão mais fortemente relacionadas ao desenvolvimento de calcinose.[7-9]

No lúpus eritematoso sistêmico, a calcificação ocorre em até 17% dos pacientes e surge mais tardiamente no curso da doença (cerca de 21 anos após o diagnóstico).[11] É geralmente diagnosticada como um achado radiológico. No entanto, a calcinose é descrita em todos os subtipos de lúpus eritematoso.[12-16] As lesões caracteristicamente se localizam nos membros superiores (cotovelos, antebraços e articulações interfalangeanas), mas podem ocorrer nas nádegas, na região periauricular e nas áreas de lesões de lúpus cutâneo.[11]

O tratamento da calcinose cutânea associado às colagenoses é limitado e não padronizado, em razão especialmente da raridade dos achados. Diltiazem parece ser uma opção, especialmente na esclerose sistêmica, melhorando a isquemia e prevenindo o depósito de cálcio. Rituximabe também é uma alternativa, com estudos demonstrando resposta parcial e completa. Os bifosfonados são opção terapêutica, principalmente nos casos de dermatomiosite. Tiossulfato sódico parece ter benefício quando usado topicamente. Outras opções relatadas são imunoglobulina intravenosa, minociclina, colchicina e ciclofosfamida.[7-19] A excisão cirúrgica dos depósitos de cálcio pode trazer alívio aos pacientes.[18]

Paniculites

Muitas formas de paniculite, principalmente as variantes lobulares, podem evoluir com calcificações distróficas associadas à necrose gordurosa.[12]

A paniculite pancreática está associada a diversas doenças do pâncreas e é ocasionada por extensa liberação enzimática e manifesta-se sob a forma de nódulos subcutâneos eritematosos, edematosos, dolorosos, principalmente na região pré-tibial. Podem se tornar flutuantes, ulcerar e drenar material oleoso. A ação hidrolítica das enzimas pancreáticas nos adipócitos leva à calcificação. Histologicamente é observado necrose gordurosa com depósitos basofílicos de cálcio.[1,12]

A necrose gordurosa do recém-nascido é uma forma lobular de paniculite e apresenta-se em placas e nódulos subcutâneos que podem se calcificar, particularmente na região malar, ombros, dorso, nádegas e na porção proximal das extremidades inferiores. Alguns casos de necrose gordurosa do recém-nascido estão associados a hipercalcemia ou trombocitopenia. A hipercalcemia pode se manifestar 1 a 4 meses após o início das lesões de pele.[12]

A paniculite lúpica (lúpus profundo) pode ocorrer na vigência ou ausência de lúpus eritematoso sistêmico. Ocorrem nódulos, que podem ulcerar, localizados geralmente na porção proximal das extremidades, na cabeça e no tronco (Figura 96.8). Histologicamente apresenta-se como uma paniculite lobular polimórfica com focos de calcificação.[6,12]

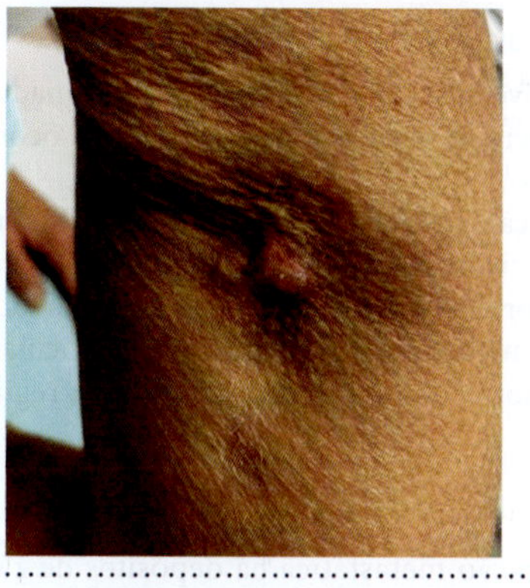

■ **Figura 96.8** Nódulo calcificado na face posterior do braço de paciente com paniculite lúpica.

Doenças genéticas

Calcificações distróficas podem ocorrer no pseudoxantoma elástico, na síndrome de Ehlers-Danlos, síndrome de Werner e síndrome de Rothmund-Thompson.[1]

No pseudoxantoma elástico, doença autossômica recessiva que apresenta mutação do gene codificador de adenosina-trifosfato (no cromossoma 16), há calcificações de fibras elásticas, as quais podem sofrer rompimento, implicando em defeitos graves na pele, no sistema cardiovascular, nos olhos e no trato gastrointestinal.[1] Na maioria dos casos, a evidência de calcificação é realizada apenas histopatologicamente, pois lesões cálcicas sólidas ou extrusões clinicamente observáveis são raras. Histopatologicamente, fibras elásticas fragmentadas e calcificadas constitui o achado diagnóstico.[20,21]

A síndrome de Ehlers-Danlos é um grupo de alterações do metabolismo do colágeno que ocasionam quadro de pele hiperextensível, articulações hipermóveis e fragilidades teciduais. Vários tecidos podem ser afetados, a depender da mutação específica. As manifestações cutâneas incluem os pseudotumores moluscoides (herniações formadas nas áreas de pressão ou sobre cicatrizes) e os esferoides calcificados (calcificação subcutânea focal).[1,12] Acredita-se que os esferoides representem lóbulos de gordura isquêmicos calcificados.[12,22]

A síndrome de Werner tem como achados o envelhecimento precoce, alterações do tipo escleroderma, risco aumentado para malignidades, entre outros. Calcificações periarticulares e de tecidos moles podem ocorrer, sendo esta uma complicação rara.[12,23]

A síndrome de Rothmund-Thompson, uma doença rara e autossômica recessiva, caracteriza-se por fotossensibilidade, poiquilodermia, catarata, displasias esqueléticas e dentárias e aumento de risco para neoplasias, em especial osteosarcoma.[24] A doença pode apresentar múltiplas pápulas amareladas nas extremidades dos dedos, resultantes de calcificação.[12]

Infecções

Agentes infecciosos podem causar dano cutâneo suficiente e levar à calcificação distrófica. Oncocercose e cisticercose são doenças infecciosas que podem cursar com nódulos subcutâneos calcificados.[1,2,12] Criptococose e histoplasmose também podem levar à calcificação e há relato de calcinose secundária a infecção intrauterina por herpes simples.[12]

Neoplasia cutâneas

Neoplasias cutâneas benignas e malignas podem exibir calcificação. O tumor mais comumente afetado por depósitos de cálcio é o pilomatricoma. Este tumor apresenta calcificação em aproximadamente 75% dos casos, e ossificação em 15% a 20%. Outros tumores que comumente sofrem calcificação são os cistos triquilemais (25%), os carcinomas basocelulares (20%) e o siringoma condroide.[1,20] No entanto, diversos outros tumores podem apresentar focos de calcificação, como os nevos melanocíticos (por provável inflamação ou foliculite) e o melanoma desmoplásico.[12]

Trauma e outras doenças

Traumas diversos, como cicatrizes por queimaduras e cirurgias e queloides, podem levar à calcificação e podem ocorrer muitos anos após os eventos.[1,12]

A calcificação na porfiria cutânea tarda é incomum e costuma ocorrer nos pacientes com lesões esclerodermiformes (cerca de 8% dos casos). Ocorre pelos episódios de inflamação local e posterior fibrose. Costumam localizar-se nas regiões periarticulares dos cotovelos e joelhos, no dorso das mãos, couro cabeludo, região pré-auricular e pescoço.[2,25]

Calcificação metastática

Na calcificação metastática há depósitos de cálcio em tecidos normais decorrentes de níveis séricos anormais de cálcio e fósforo (hipercalcemia e/ou hiperfosfatemia). Quando os níveis retornam ao normal, as lesões normalmente melhoram.[2] Os principais tecidos afetados são a pele, tecido subcutâneo, vasos sanguíneos, rins, pulmões e mucosa gástrica.[1,5]

Qualquer doença que ocasione uma elevação dos níveis de cálcio e/ou fósforo pode ocasionar calcificação metastática. As mais comuns são: insuficiência renal crônica, intoxicação por vitamina D, sarcoidose, síndrome leite-álcali e neoplasias malignas (mecanismo paraneoplásico ou por destruição metastática).[1,2,5]

Insuficiência renal crônica

A insuficiência renal é a causa mais comum de calcificação metastática. Decorre de hiperfosfatemia em razão da diminuição do *clearance* renal. A hipocalcemia que é um resultado direto desta hiperfosfatemia é agravada pela diminuição da síntese de 1,25 di-hidroxivitamina D, uma vez que sua hidroxilação ocorre no rim. Como uma medida compensatória da hipocalcemia há uma produção excessiva de hormônio paratireoidiano (hiperparatireoidismo secundário) que promove a mobilização do cálcio e fósforo dos ossos, levando à normalização dos índices de cálcio e hiperfosfatemia. A solubilidade do produto cálcio-fósforo é excedida, e ocorre depósito metastático de cálcio nos tecidos.[12]

A calcificação metastática normalmente se apresenta com nódulos benignos periarticulares, embora possa ocorrer rigidez articular, inflamação, fístulas, ulceração e dor.[26] Além disso, a calcificação pode ser observada em outros locais, como rins, pulmões e mucosa gástrica.[26] O grau de hiperfosfatemia determina o número e o tamanho dos depósitos de cálcio.[2,12]

O tratamento deve ser direcionado à causa, o que inclui restringir a ingesta de cálcio e de fósforo, o uso de quelantes de fósforo, tiossulfato de sódio, paratireoidectomia subtotal e transplante renal.[26,27]

Hipervitaminose D

A ingestão crônica de vitamina D em dose maior que a fisiológica pode levar a hipercalcemia e hipercalciúria. Podem ocorrer calcinose cutânea e nefrolitíase.[12]

Síndrome leite-álcali

A síndrome leite-álcali é caracterizada pela ingestão excessiva de alimentos ou antiácidos ricos em cálcio, além da própria suplementação de cálcio, que levam à hipercalcemia. Além das manifestações agudas de hipercalcemia podem ocorrer nefrocalcinose, insuficiência renal e calcificações metastáticas subcutâneas, predominantemente periarticulares.[28]

Osteodistrofia hereditária de Albright

A Osteodistrofia hereditária de Albright (OHA) é uma doença ocasionada por uma mutação no alelo materno do gene GNAS que codifica a subunidade Gsα. Pacientes apresentam deficiência responsiva ao paratormônio, em um quadro de pseudo-hipoparatireoidismo. Além de alterações cognitivas e obesidade, há calcificação da pele e do tecido subcutâneo, com tendência à ossificação cutânea simétrica.[29,30]

Calcinose por neoplasia

Hipercalcemia é uma complicação frequente das neoplasias e podem ocorrer por aumento da reabsorção pelo acometimento ósseo ou por fatores produzidos pelo próprio tumor.[31] A princípio, a maioria das neoplasias que produza destruição óssea poderia ocasionar quadros de calcificação, como linfomas, leucemias, mieloma múltiplo e carcinomas metastáticos.[32]

Calcificação idiopática

Ao contrário dos tipos anteriores de calcificação, o tipo idiopático ocorre sem alteração do metabolismo ou dano tecidual.[33] Entre as calcificações idiopáticas estão descritos os nódulos calcificados idiopáticos do escroto, nódulos calcificados subepidérmicos, calcinose tipo milia e calcinose tumoral.[1,4,5]

Nódulos calcificados idiopáticos do escroto

São múltiplos nódulos calcificados de 0,2 a 1 cm de diâmetro, benignos, encontrados em homens saudáveis e normalmente surgem no adolescente ou no adulto jovem. Questiona-se se as lesões são verdadeiramente idiopáticas ou se são secundários à calcificação distrófica em cistos epidérmicos inflamados ou rotos da região escrotal. São relatados também calcificação idiopática no pênis, na vulva, nas mamas e na face.[34] A excisão cirúrgica é o tratamento de escolha.[35-37]

Nódulos calcificados subepidérmicos

Os nódulos calcificados subepidérmicos ocorrem predominantemente na população pediátrica e no sexo masculino.[38] São encontrados em áreas expostas da cabeça (mais comumente nas orelhas – Figura 96.9), na região cervical e na região lateral dos dedos. Geralmente são nódulos solitários de 3 a 10 mm, fazendo diagnóstico diferencial com cistos de inclusão, molusco contagioso e verruga viral. As possíveis hipóteses para o aparecimento das lesões são: trauma, eventualmente *in* útero, calcificação de milia pré-existente, hamartomas écrinos ou nevos e a presença de folículos pilosos. A remoção cirúrgica é o tratamento de escolha.[38-40] Os aspectos histológicos são mostrados nas Figuras 96.10 a 96.12.

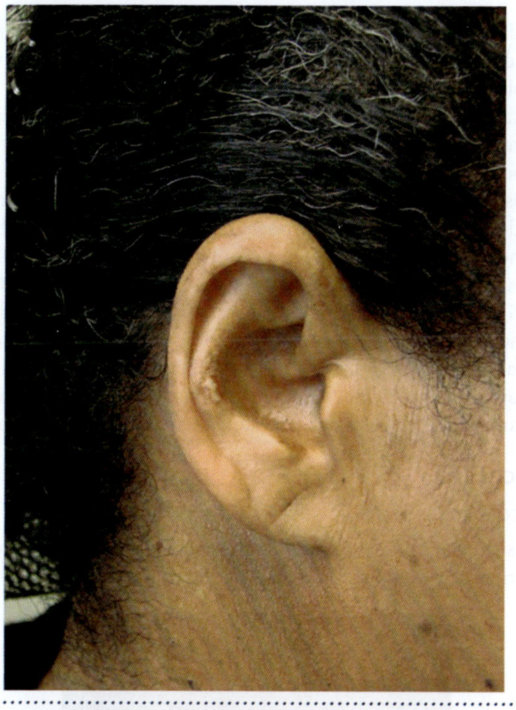

■ **Figura 96.9** Nódulo calcificado subepidérmico na orelha.

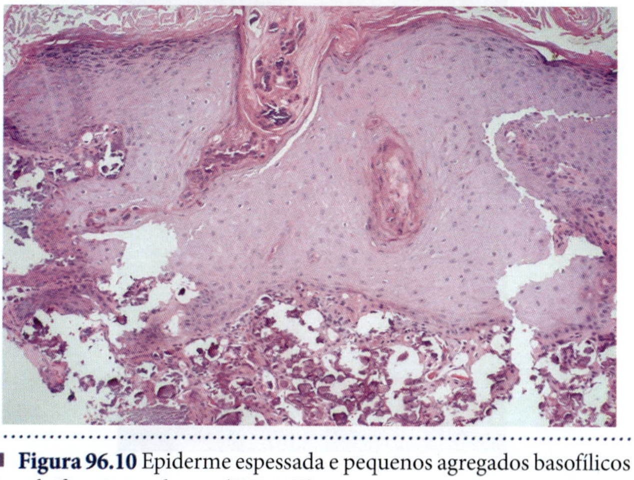

■ **Figura 96.10** Epiderme espessada e pequenos agregados basofílicos de calcificação na derme (HE-40X).

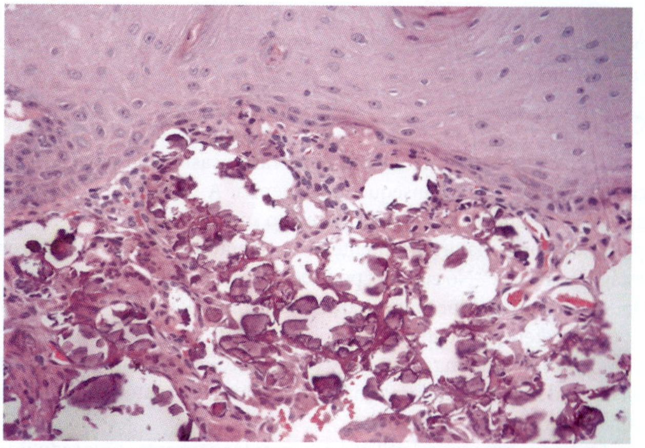

■ **Figura 96.11** Pequenos nódulos de calcificação dérmica (HE-100X).

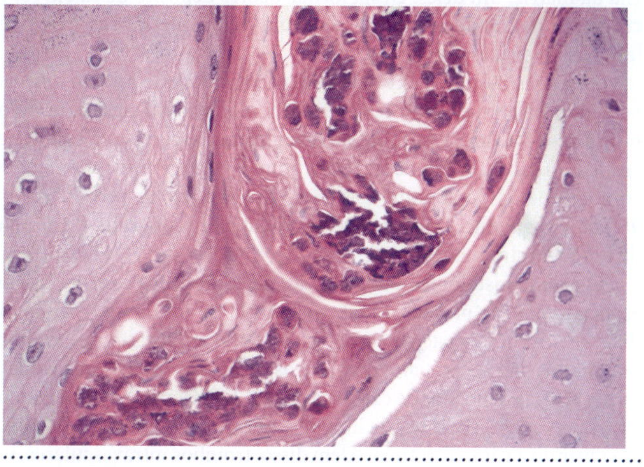

■ **Figura 96.12** Eliminação transepidérmica de cálcio (HE-200X).

Calcinose tipo milia

A calcinose idiopática do tipo milia ocorre na infância e está associada à síndrome de Down em aproximadamente dois terços dos casos. Siringomas perilesionais ou palpebrais podem estar associados. Apresentam-se como pápulas branco-amareladas firmes de 1 a 4 mm, normalmente múltiplas, localizadas nas mãos, nos pés e, raramente, na face.[41]

Calcinose tumoral

Afecção rara, a denominada calcinose tumoral é observada mais em adolescentes saudáveis. As calcificações ocorrem principalmente em sobreposição a grandes articulações (quadril, escápulas, cotovelos e joelhos), o que pode ocasionar importantes disfuncionalidades e exigir correção cirúrgica do problema. Níveis séricos elevados de fósforo podem estar presentes, especialmente nos casos familiares da doença, o que levaria a considerar a classificação como calcificação metastática. Também pode ocorrer secundário à insuficiência renal crônica.[42,43]

Calcificação iatrogênica

A calcificação iatrogênica ocorre mais comumente com o extravasamento de soluções intravenosas de cloreto de cálcio ou gluconato de cálcio ou soluções contendo fosfato. A lesão tecidual local leva à formação de nódulos calcificados. Calcificações decorrentes do contato prolongado da pele (às vezes abrasada) com pastas saturadas de cálcio utilizadas em eletrodos para exames de potencial evocado, eletroencefalográficos e eletromiográficos também já foram descritos.[1,5] Síndrome de lise tumoral e calcinose cútis após transplante de órgãos também são considerados formas de calcificação iatrogênica.[44]

Além da prevenção do extravasamento, medidas terapêuticas relatadas incluem uso de triancinolona e hialuronidase, creme de tiossulfato de sódio a 10% e remoção cirúrgica.[45]

Neonatos podem desenvolver nódulos calcificados após múltiplas punturas venosas, possivelmente relacionadas ao trauma ou elevações transitórias de cálcio.[5]

Calcifilaxia

A calcifilaxia é uma vasculopatia rara ocasionada por calcificação microvascular e consequente isquemia. A maioria dos pacientes apresentam alterações preexistentes no metabolismo cálcio-fosfato, por isso ocorre majoritariamente nos pacientes com doença renal em estágio terminal.[46] No entanto, pode ocorrer secundário a malignidades, doença hepática, hiperparatireoidismo primário, uso de varfarina ou de corticosteroides, entre outros.[47,48] Fatores de risco incluem o gênero feminino, idade acima de 60 anos, obesidade, hiperfosfatemia, diabete *mellitus*, deficiência de proteínas C e S e outros transtornos do metabolismo do cálcio e fósforo.[46]

Os pacientes com calcifilaxia parecem ter concentrações reduzidas de fatores que inibem a deposição do fosfato de cálcio, sendo a proteína Gla da matriz, um deles. Desta forma, ocorre depósito de cálcio especialmente na camada íntima e na lâmina lúcida interna das arteríolas, levando ao processo oclusivo.[46,49]

As lesões iniciais são extremamente dolorosas e podem simular paniculite ou se manifestar como púrpura retiforme ou placas e nódulos purpúricos.[49] Com a evolução, surgem úlceras e escaras com tecido necrótico. Áreas com abundante tecido adiposo são comumente afetadas, como as mamas, o abdome e as coxas, assim como as pernas (Figura 96.13). No entanto, pode ocorrer em qualquer topografia e em mais de um local simultaneamente.[50]

O exame histológico pode não ser necessário nos casos clássicos, especialmente no paciente renal crônico. No entanto, caso haja dúvida diagnóstica ou nos pacientes que apresentam lesões atípicas, embora os achados não sejam patognomônicos, a biópsia deve ser realizada.[51] Observam-se depósitos de cálcio na derme, hipoderme e nos pequenos e médios vasos da derme e da hipoderme, especialmente intravascular, envolvendo a camada íntima. Além disso, trombos intravasculares, infiltrado inflamatório, dano endotelial sem sinais de vasculite e necrose da epiderme e da gordura também são encontrados.[2]

Além disso, estudos radiológicos podem auxiliar no diagnóstico quando a biópsia é inconclusiva ou não pode ser realizada, demonstrando um padrão de calcificação semelhante à rede (Figuras 96.14 e 96.15).[46]

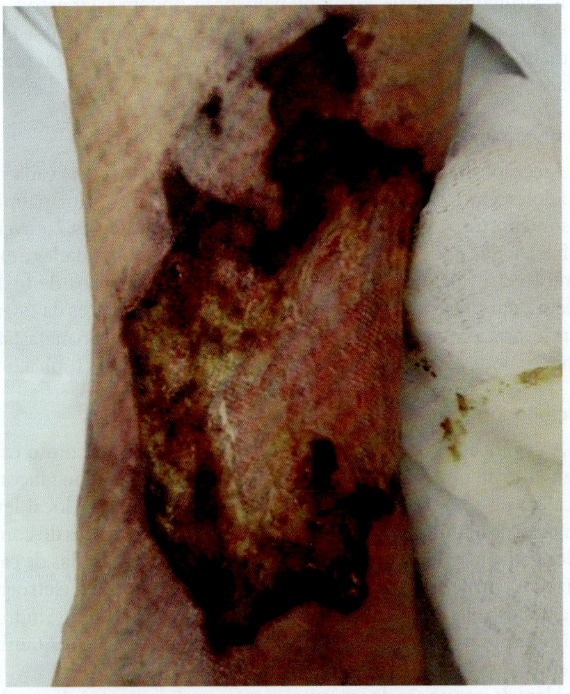

■ **Figura 96.13** Úlcera retiforme e tecido necrótico na perna de paciente com calcifilaxia.

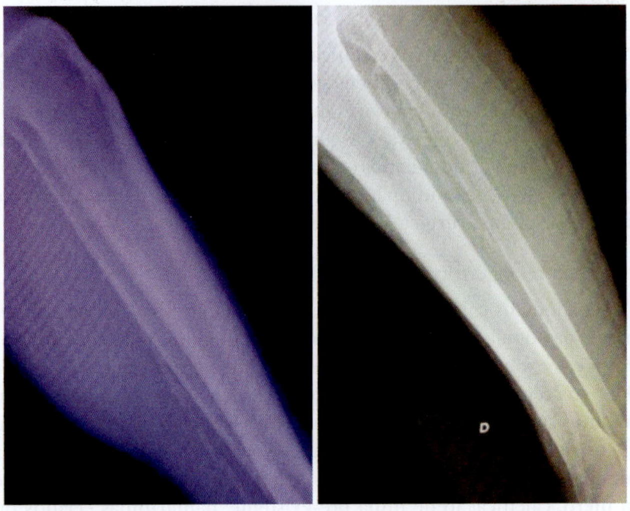

■ **Figuras 96.14 e 96.15** Radiografia simples demonstrando extensa calcificação vascular e áreas de padrão em rede, característica da calcifilaxia.

O diagnóstico diferencial se faz com outras causas de púrpura retiforme, como infecções, como meningococcemia, necrose por varfarina, crioglobulinemia, entre outros.

A calcifilaxia apresenta alta taxa de mortalidade (em torno de 64%), com evolução de poucos meses para acometimento de tecidos profundos e potencial para sobreposição de quadro séptico.

Nos pacientes com doença renal em estágio terminal, o controle dos níveis de paratormônio e fósforo séricos estão associados a melhora do desfecho clínico. O cuidado agudo com as feridas e o controle da dor, em geral com opioides, são de extrema importância. O tiossulfato sódico (TSS) age como antioxidante e vasodilatador que previne calcificação dos vasos e deve ser usado até resolução da púrpura.[52,53] Nos casos de calcifilaxia não nefrogênica, o TSS intralesional pode ser uma opção. Alternativas relatadas incluem pentoxifilina, bifosfonados, anticoagulação com apixabana e heparina e suplementação com vitamina K.[53]

Ossificações

Ossificações cutâneas (osteoma cútis)

Ossificação cutânea é uma doença rara e benigna caracterizada pela formação de osso na pele e no tecido subcutâneo (Figura 96.16).[54]

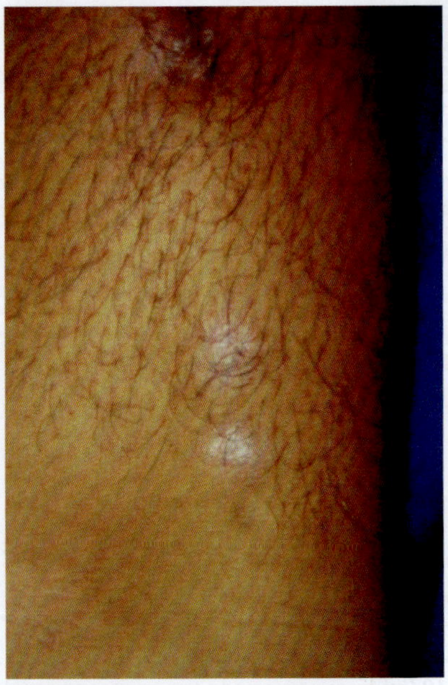

■ **Figura 96.16** Calcificação e ossificação em terço inferior da perna.

As ossificações da pele são classificadas em primárias e secundárias. A ossificação primária ocorre na ausência de processos inflamatórios ou neoplásicos cutâneos, enquanto a ossificação secundária é mais frequente e está relacionada a doenças inflamatórias crônicas que levam à degradação das fibras de colágeno, como acne, ou a outras causas, como trauma e neoplasias.[55,56]

A ossificação primária pode ser dividida em endocondral (envolvimento da pele e do tecido subcutâneo por extensão direta da estrutura óssea) e intramembranosa (quando o processo se inicia na derme).[56] Existem quatro síndromes genéticas ossificantes bem descritas: fibrodisplasia ossificante progressiva, heteroplasia óssea progressiva, osteoma cútis em placa e osteodistrofia hereditária de Albright. A primeira faz parte do grupo endocondral, enquanto as demais são do tipo intramembranosa.

Além destas condições genéticas raras, há um quadro mais comum de ossificação primária adquirida que é o osteoma cútis miliar da face e as exostoses (crescimentos tumorais ósseos benignos), sendo que alguns dos exemplos destas são a exostose subungueal, o *torus palatinus* e o *torus mandibularis* (Figura 96.17). Os *torus* têm origem congênita, prevalência de 12% a 15%, são assintomáticos e são necessariamente associados a alteração sistêmica.[57,58]

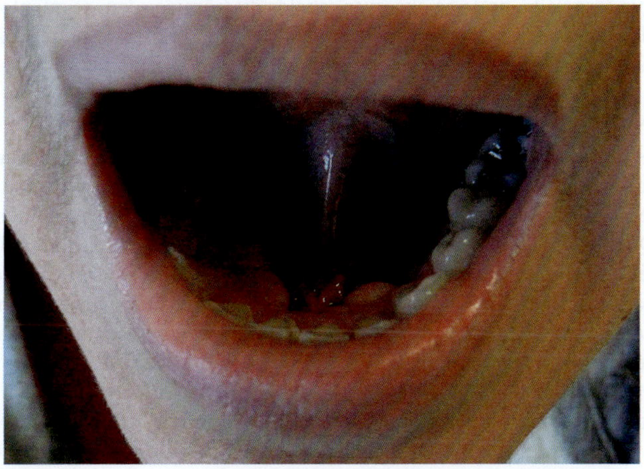

■ **Figura 96.17** *Torus mandibularis*.
Fonte: Cortesia Dra. Elisa R. M. C. Marques.

Principais ossificações primárias da pele

A fibrodisplasia ossificante progressiva é uma doença autossômica dominante caracterizada por malformações congênitas dos háluces e ossificação heterotópica precoce, que pode ser espontânea ou provocada por traumas.[59] O envolvimento da pele e do tecido subcutâneo é somente uma extensão do acometimento profundo. O mecanismo endocondral de formação óssea na fibrodisplasia ossificante progressiva difere das outras desordens ossificantes. Outras características da síndrome incluem anomalias dos polegares, surdez, alopecia e retardo mental. Estes pacientes raramente se apresentam ao dermatologista em razão do seu estado limitante e do acometimento tardio da pele.[60]

A heteroplasia óssea progressiva pode ser autossômica dominante ou ocorrer de maneira esporádica. Caracteriza-se por ossificação da derme na primeira infância com progressão para o tecido subcutâneo e conjuntivo com o passar dos anos. Clinicamente se manifestam como lesões maculopapulares endurecidas que coalescem formando placas. Pequenas espículas ósseas dérmicas podem estruir através da derme. Pode levar à anquilose e restrição de crescimento das articulações.[54,61] Não há anormalidades endócrinas ou do desenvolvimento associadas.

As lesões do osteoma cútis em placa são similares às da heteroplasia óssea progressiva, mas são em número limitado ou única, e também não se encontram outras alterações associadas, sugerindo que possa representar uma forma limitada da heteroplasia óssea progressiva.[62] Afeta principalmente crianças e costuma se apresentar ao nascimento ou nos primeiros anos de vida.[56]

Outra forma de ossificação cutânea primária é o osteoma cútis miliar da face, que se apresenta como múltiplas pequenas pápulas firmes, normocrômicas, brancas ou azuladas, principalmente na face e no couro cabeludo.[56] Ocorre predominantemente em mulheres e uma proporção dos casos é secundário à acne vulgar, questionando a classificação como ossificação primária. No entanto, existem relatos de osteoma cútis miliar sem qualquer doença prévia.[56,63] Histologicamente há ilhas de formação óssea na derme (Figura 96.18).

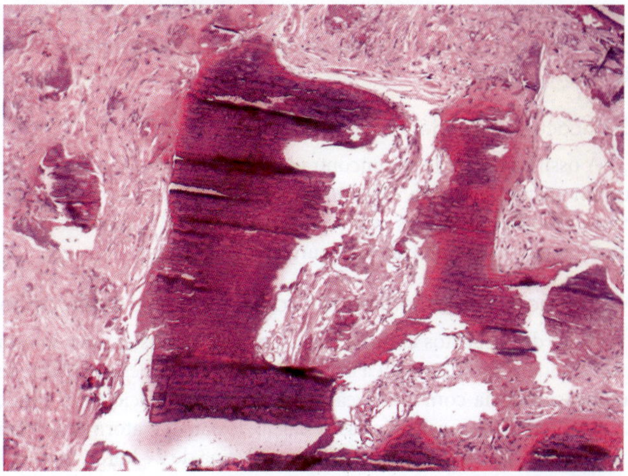

■ **Figura 96.18** Aspecto histológico do osteoma cútis. Na derme, representação de trabéculas ósseas bem formadas, com algumas lacunas contendo osteócitos (HE-100X).
Fonte: Cortesia Dr. Gilles Landman.

Além disso, existem o osteoma cútis solitário (isolado ou nodular), caracterizado por um nódulo solitário que pode ocorrer em qualquer local da pele, e o osteoma cútis disseminado (Figuras 96.19 e 96.20), que cursa como múltiplos osteomas generalizados e que surgem no período neonatal.[54]

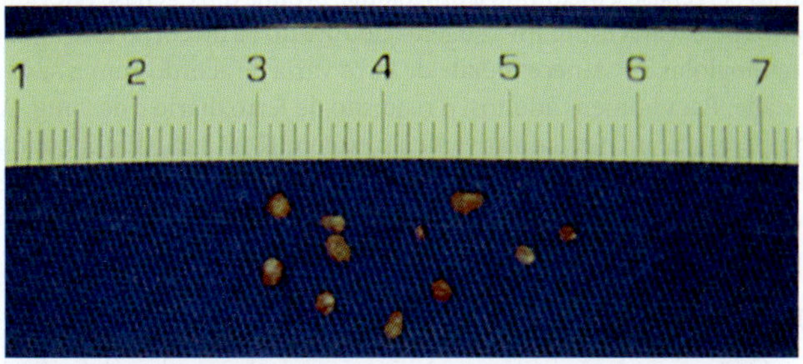

■ **Figura 96.19** Fragmentos ósseos de osteoma cútis miliar da face.

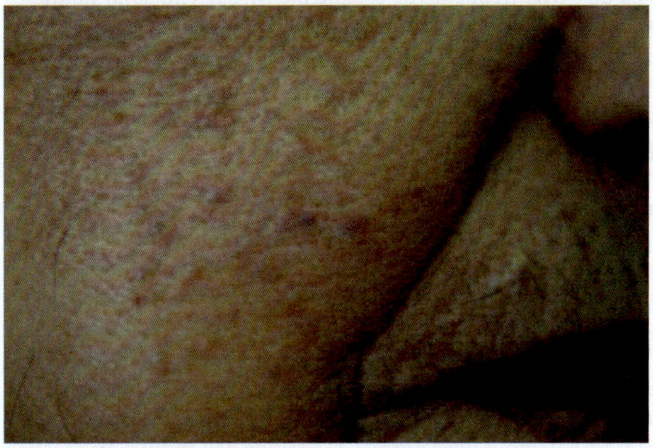

■ **Figura 96.20** Pápulas cor da pele e azuladas de osteoma cútis miliar da face.

A osteodistrofia hereditária de Albright é uma doença rara de caráter autossômico dominante que cursa com ossificação cutânea em 25% a 50% dos casos, alterações endocrinológicas (resistência renal e óssea ao hormônio paratireoideano), baixa estatura, face em lua cheia, obesidade, braquidactilia e ondulações sobre as articulações metacarpofalangeanas (sinal de Albright).[54,64,65]

O tratamento da maioria das ossificações cutâneas é difícil. Deve-se realizar a correção das anormalidades do cálcio e fósforo quando existentes.[64] O tratamento deve levar em consideração o desejo do paciente de tratar por razões cosméticas. A conduta cirúrgica é na maioria dos casos, podendo-se utilizar retinoides tópicos e *laser* ablativos.[54,56,66])

Ossificações secundárias da pele

A ossificação pode ser encontrada na maioria das desordens que sofrem calcificação. São descritos em nevos, cistos pilares e epidérmicos, tumores benignos como pilomatricomas e malignos como o carcinoma basocelular, trauma cirúrgico ou acidental.

Avaliação complementar das calcificações e ossificações

Além dos aspectos clínicos mencionados, alguns exames laboratoriais podem ser úteis para a avaliação de calcificações e ossificações cutâneas: biópsia com coloração específica para cálcio (von Kossa, Alizarin red S), dosagens séricas de cálcio, fosfato, paratormônio, vitamina D3, dosagem de cálcio e fosfato em urina de 24 horas, atividade e função da proteína C nas suspeitas de calcifilaxia e análises genéticas nas suspeitas de desordens hereditárias. Os exames de imagem, como radiografias simples, tomografia computadorizada ou ultrassonografia da pele, podem auxiliar a avaliar a calcificação.[54]

■ ALTERAÇÕES DO METABOLISMO DO FERRO

Fisiopatologia normal do ferro

O ferro (Fe) é um dos metais mais abundantes no corpo e funciona em grande parte no transporte de oxigênio e reações de oxidação-redução, especialmente na respiração. O Fe desempenha um papel em várias oxigenases, incluindo a procolonia-prolina dioxigenase relevante para a pele. Uma estimativa sugere que 70% do Fe do corpo está ligado à hemoglobina.[65] A necessidade de ferro varia de acordo com o sexo e a idade. Para homens adultos, o requisito de ferro diário é de 8 mg. As mulheres que menstruam ativamente exigem 15 a 18 mg dia, enquanto as mulheres pós-menopausa requerem significativamente menos, apenas 8 mg dia.[65,66] Tanto a deficiência como a sobrecarga de Fe podem desencadear doenças com manifestações dermatológicas.

Deficiência de ferro

Certas populações estão em maior risco de desenvolver deficiência de ferro. Mulheres na pré-menopausa estão em maior risco em decorrência da perda frequente de sangue menstrual, enquanto mulheres pós-menopáusicas e homens podem apresentar o mesmo risco em razão da perda de sangue gastrointestinais. Outros fatores de risco incluem distúrbios de má absorção (como a doença celíaca), bem como a acloridria ou o uso de bloqueadores de H2, uma vez que o ferro requer um pH ácido para absorção. Veganos e vegetarianos também apresentam um maior risco de ferropenia, pois seus requisitos para o ferro dietético são considerados 1,8 vezes maior do que para os consumidores de carne. Ferro sem heme, encontrado em plantas, tem menor biodisponibilidade do que ferro heme, encontrado em carne e peixe.[67,68] A vitamina C é considerada um fator importante na absorção e metabolismo do ferro no corpo.[66]

Pacientes com deficiência mais avançada de ferro desenvolvem anemia e requerem tratamento. A deficiência de ferro também pode resultar na redução do ferro armazenado, que é medido pela ferritina sérica. No entanto, o nível normal de ferritina não exclui o diagnóstico de deficiência de ferro, uma vez que este marcador também representa um reagente inflamatório de fase aguda.[67]

Alterações no couro cabeludo e cabelos

A relação entre micronutrientes e a perda de cabelo foi avaliada em vários estudos desde os anos 1960. A causa nutricional mais citada na queda de cabelo inclui a deficiência de ferro, um dos principais micronutrientes no metabolismo do nosso corpo. No entanto, seu papel na perda de cabelo ainda não está bem estabelecido.[67,69]

As células da matriz do folículo capilar são algumas das células que se dividem mais rapidamente no corpo, e a deficiência de ferro provavelmente contribui para a perda de cabelo em razão de seu papel como cofator para ribonucleótido redutase, a enzima limitante de velocidade para síntese de DNA.[70] Além disso, vários genes foram identificados no folículo piloso humano, e alguns podem ser regulados pelo ferro.[67,68-73]

Nos artigos que documentaram a perda de cabelo, incluindo alopecia androgenética padrão feminino.[70] eflúvio telógeno.[74,75] alopecia areata.[70,76] e alopecia universal ou total, alguns defendem a associação entre a ferropenia e os tipos de alopecia citados e outros a excluem.[70,77,78]

Em mulheres sem inflamação sistêmica ou outros distúrbios subjacentes, há estudos que mostram evidências de que níveis séricos de ferritina abaixo de valores que variam de 30 a 70 ng/mL estão fortemente associados ao eflúvio telógeno.[67,74,75]

Nos casos mais graves de deficiência de ferro, já apresentando anemia associada, pode-se observar cabelos discrômicos com segmentos alternados de coloração negra, marrom escura, brancos e prateados, assim como fios mais secos e quebradiços.[66]

Alterações de pele e mucosas

As áreas da pele com maior concentração de ferro são aquelas com maior vascularização, sugerindo que uma grande proporção de ferro está contida dentro de vasos sanguíneos e glóbulos vermelhos. Queratinócitos, melanócitos, papilas do cabelo, placa de unhas epitélio, glândulas apócrinas e sebáceas e os macrófagos dérmicos são particularmente sensíveis à deficiência de ferro. Os pacientes com deficiência de ferro, principalmente os anêmicos, apresentam fadiga geral, estomatite/queilite angular (Figura 96.21), xerose e prurido. Modificações da coloração da pele, palidez das mucosas, glossite com atrofia papilar e glossodinia, assim como resistência reduzida a infecções e dificuldade na cicatrização de feridas também estão associadas à deficiência de ferro.[66]

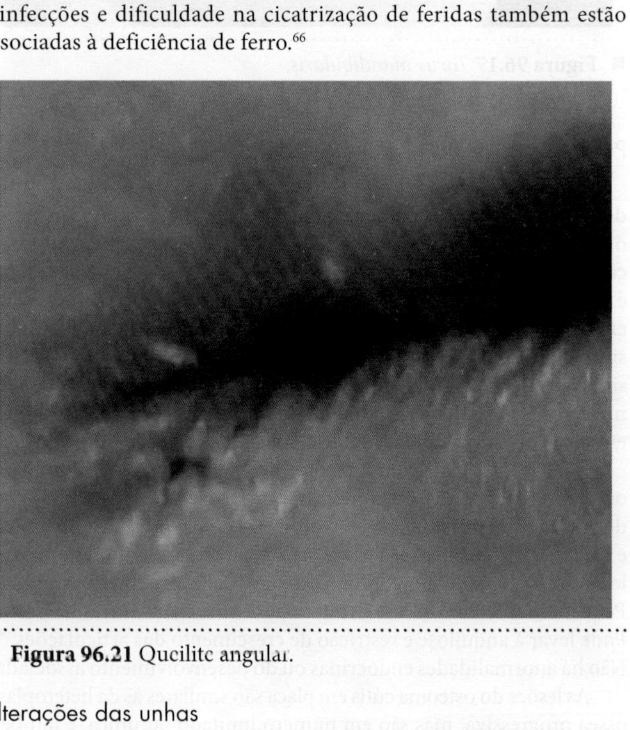

■ **Figura 96.21** Queilite angular.

Alterações das unhas

As unhas apresentam grandes quantidades de queratina e são importantes marcadores da deficiência de ferro. Leuconíquia, coiloníquia, unhas quebradiças e linhas transversais (linhas de Beau) são indicativos de deficiência de ferro.[66,79] Entretanto, a exposição de unhas humanas a 10% de cloreto férrico induz a uma rápida oxidação da tirosina e escurecimento do tecido por meio de aumento da melanogênese, dado significante para a fabricação e uso de cosméticos.[2,80]

A patogênese das deformidades nas unhas pela deficiência de ferro é complexa. A leuconíquia e coloração de unha pálida em pacientes anêmicos provavelmente é atribuível a uma redução no fluxo sanguíneo e diminuição do heme na matriz ungueal. A coiloníquia tem sido relacionada a defeitos no metabolismo da cistina na placa ungueal, já que a ferropenia diminui a tensão de oxigênio, prejudicando a oxidação dos resíduos de sulfidrila e consequente diminuição da quantidade de cistina disponível para os queratinócitos em maturação da unha.[66,81]

Em adultos, a quantidade de ferro nas unhas varia ao longo do ano e é influenciada pela dieta consumida. Também pode ser possível que ocorra absorção de ferro e outros minerais a partir de cosméticos para as unhas.[66,80]

O nível mínimo de ferro na circulação para o crescimento normal das unhas ainda não é conhecido.[66]

Sobrecarga de ferro

A sobrecarga de ferro perturba a estrutura histológica e a função de diversos órgãos do corpo. A deficiência manifesta-se por desconforto abdominal, letargia e fadiga, enquanto dispneia aos esforços e edema periférico indicam comprometimento cardíaco decorrente da sobrecarga grave de ferro.[82] Algumas doenças que apresentam sobrecarga de ferro podem também apresentar manifestações dermatológicas e podem ser primárias ou secundárias.

Primária

Hemocromatose hereditária

A hemocromatose hereditária é uma desordem genética relacionada a proteínas envolvidas no transporte de ferro, resultando em sobrecarga de ferro e deposição de ferro em vários tecidos do corpo. A mutação mais comum que causa hemocromatose hereditária é a substituição da cisteína por tirosina na posição 282 (C282Y) do gene HFE. Este é um distúrbio genético autossômico recessivo. No entanto, um heterozigoto composto com outro alelo H63D (substituição de histamina com ácido aspártico na posição 63) também pode resultar na manifestação de hemocromatose.[83]

Várias outras mutações relacionadas à proteína HFE e outras proteínas envolvidas no transporte de ferro, conhecidas como ferroportina, hepcidina, receptor-2 da transferrina, hemojuvelina e ceruloplasmina, podem levar à hemocromatose hereditária.[84]

O diagnóstico de hemocromatose hereditária é suspeitado por estudos anormais de ferro sérico, como ferritina sérica e saturação de transferrina, e estabelecido pela presença de produtos de genes homozigotos C282Y ou a presença de outras mutações raras conhecidas.[84]

A elevação assintomática da ferritina sérica e da saturação de transferrina é um modo comum de apresentação clínica da doença. Em pessoas sintomáticas, sintomas comuns relacionados à hemocromatose hereditária são fadiga, mal-estar, diabete e artralgia.[84]

As complicações relacionadas à hemocromatose hereditária incluem cirrose hepática (e complicações relacionadas, como insuficiência hepática e carcinoma hepatocelular), insuficiência cardíaca, arritmias cardíacas, impotência, diabete e artrite.[85,86]

A manifestação cutânea mais comum é uma hiperpigmentação mucocutânea cinza-a-marrom, particularmente mais pronunciada nas áreas expostas da face, do dorso das mãos, dos antebraços e da região inguinal.[87]

Em até 20% dos pacientes com hemocromatose hereditária, as mucosas também são pigmentadas.[87]

Biópsia de alterações cutâneas hiperpigmenta, geralmente mostram deposição de hemossiderina na derme; no entanto, a pigmentação visível manifesta-se como aumento da melanina na camada basal da epiderme.[87]

Outros achados dermatológicos associados incluem alopecia, prurido, xerose, ictiose localizada a generalizada, atrofia cutânea e coiloníquia.[88,89]

Os principais tratamentos para hemocromatose hereditária incluem flebotomia, eritrocitaferese e administração de agentes quelantes de ferro como desferroxamina.[89]

Na flebotomia, recomenda-se a remoção de 500 mL de sangue por semana guiada por níveis séricos de transferrina e níveis de hemoglobina.[85]

A eritrocitoferese envolve a remoção apenas de células vermelhas em vez de sangue total e requer equipamento especializado. No entanto, o número de tratamentos pode ser reduzido em comparação com a flebotomia normal, pois mais ferro pode ser removido por sessão.[83]

A desferroxamina é geralmente administrada por via subcutânea, intramuscular ou intravenosa. Recomenda-se uma dose inicial de 500 mg e o medicamento pode ser administrado 3 a 7 vezes por semana. O deferasirox é um agente de quelação oral e parece ter perfis equivalentes de eficiência e segurança em comparação com o desferroxamina.[83]

Secundária

Eritropoiese ineficaz (talassemia major/anemia sideroblástica)

A sobrecarga de ferro é um grande desafio ao tratar a talassemia major (TM) e a anemia sideroblástica. Persiste mesmo após a cura de TM com transplante de medula óssea e resulta de aumento da absorção de ferro e de repetidas transfusões de sangue, causando aumento de ferro no plasma e nos fluídos intersticiais. O depósito de ferro em órgãos como coração, fígado, glândulas endócrinas e outros leva a danos nos tecidos e disfunção orgânica.[82]

A sobrecarga de ferro pode causar hiperpigmentação da pele (o ferro estimula a produção de melanina por melanócitos).[82,90]

A terapia de quelação de ferro e flebotomia para sobrecarga de ferro são opções terapêuticas, mas apresentam efeitos adversos e algumas contraindicações.[82]

Doença hepática crônica (porfiria cutânea tarda/cirrose alcoólica/hepatite viral crônica)

As porfirias são um grupo de doenças genéticas da via heme, das quais Porfiria cutânea tardia (PCT) é a mais comum e a única forma de porfiria que pode ser adquirida e hereditária. Diferentes formas de porfiria resultam de deficiências de enzimas na via de formação do heme. Este grupo de distúrbios resultante no acúmulo de precursores de porfirina ou porfirinas dentro do fígado ou da medula óssea. A localização de acumulação é usada para classificar os tipos de porfirias e prever a apresentação de sintomas.[91,92]

A porfiria cutânea Tarda (PCT) é a porfiria mais comum no mundo (prevalência estimada de 1:10.000) e apresenta maior prevalência entre a terceira e a quarta década de vida. Resulta de uma atividade catalítica diminuída da uroporfirinogênio descarboxilase, a quinta enzima na biossíntese do Heme.[92,94]

A PCT pode ser dividida em 4 subtipos:

1. **Esporádica ou tipo I:** apresenta a deficiência enzimática limitada ao fígado. Não tem história familiar ou mutação no gene da UROD.
2. **Familiar ou tipo II:** apresenta a atividade da UROD reduzida à metade do normal em todos os tecidos (eritrocitária e hepática) em razão de mutações no gene da UROD. A herança é autossômica dominante, com penetrância clínica baixa (< 10% desenvolvem PCT).
3. **Tipo III:** indistinguível do tipo I, mas com o acometimento de demais membros na família. Não foi comprovado se representa uma forma distinta da doença ou se seria a PCT tipo I com uma forte contribuição hereditária, presumivelmente fora do *locus* da UROD.
4. **PCT tóxica:** ocorre após a exposição a substâncias químicas, como o hexaclorobenzeno e a 2,3,7,8-tetraclorodibenzo-p-dioxina, e seu aparecimento depende da dose de absorção da substância porfirinogênica.[95]

O quadro clínico é crônico e recorrente e se manifesta com fotossensibilidade moderada a grave, apresentando vesículas e bolhas, fragilidade cutânea, erosões, crostas, milia, e cicatrizes nas áreas expostas ao sol, principalmente face, dorso das mãos e dorso dos pés (Figura 96.22). Apresentam também hiperpigmentação difusa e hipertricose tipo lanugem na região frontotemporal e malar superior. Podem ser encontradas menos frequentemente placas esclerodermiformes e acometem a face, a região cervical, o tórax e o couro cabeludo.[95-97]

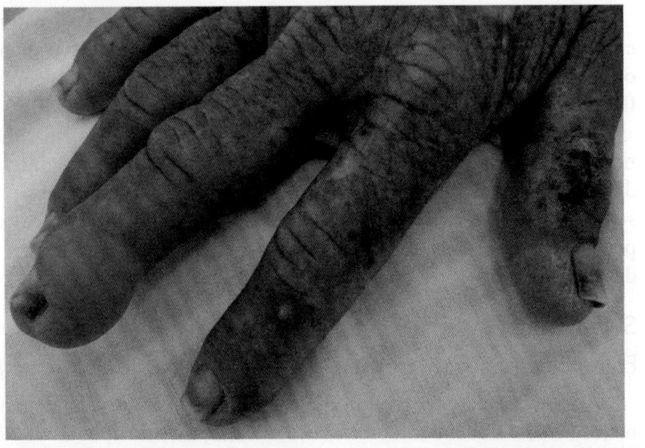

■ **Figura 96.22** Bolha, escamo-crostas e cicatrizes no dorso da mão de paciente com PCT.

Apresentam siderose hepática e inclusões citoplasmáticas acastanhadas em forma de agulha e birrefringentes na luz polarizada específicos para PCT. O risco de carcinoma hepatocelular é aumentado.[95]

A urina recém coletada apresenta fluorescência púrpura-avermelhada quando observada com a lâmpada de Wood. O padrão característico na urina é o aumento da excreção de uro e coproporfirinas. Nas fezes, as porfirinas estão aumentadas e consistem principalmente de ISOCOPRO e menor quantidade de URO e COPRO. A principal porfirina plasmática é a URO e, na espectrofotometria, o plasma produz um pico de emissão característico entre 618 e 620 nm.[98] Praticamente todos os pacientes têm aumento do ferro sérico, da saturação de ferro e da ferritina. Cerca de 50% apresentam transaminases séricas e a gamaglutamil transpeptidase elevadas. Na histopatologia da pele apresenta bolha subepidérmica, cuja base apresenta papilas dérmicas projetadas para o interior da cavidade da bolha (festonamento) e infiltrado inflamatório discreto ou ausente.[99] Na coloração pelo PAS (ácido periódico-Schiff), um material hialino é revelado na parede dos vasos da derme superior e na junção dermoepidérmica (JDE).[100] Na imunofluorescência direta (IFD) da pele lesada observa-se o depósito de imunoglobulinas (IgG, IgM e IgA) e/ou complemento (C3) no interior e na parede dos vasos e na junção dermoepidérmica (JDE).[96,100]

Como tratamento, inicialmente deve-se identificar e suspender o fator desencadeante. Fatores desencadeantes incluem aumento dos níveis de ferro sérico, abuso de álcool e nicotina, infecções por hepatite C, mutações no gene da hemocromatose, estrógeno e infecção pelo HIV.

A PCT, independentemente do tipo, responde a dois tratamentos específicos: flebotomia e baixas doses de antimaláricos (Cloroquina e Hidroxicloroquina). A flebotomia leva à depleção do excesso de ferro hepático característico da PCT. É um procedimento ambulatorial no qual aproximadamente 500 mL (uma unidade) de sangue é removido a cada 2 semanas até a hemoglobina atingir 10 g/dL ou o ferro sérico atingir níveis de 50 a 60 μg/dL. A ferritina nem sempre avalia a intensidade do depósito de ferro, pois pode estar aumentada em doenças infecciosas, inflamatórias e malignas. Uma ferritina baixa, entretanto, sempre indica estoque baixo de ferro corporal; portanto as flebotomias devem ser interrompidas quando a ferritina atingir o limite inferior dos valores de referência,[31] sendo desejável a manutenção das taxas de ferritina em torno de 40 a 50 ng/dL.

Os antimaláricos são o medicamento de escolha quando a flebotomia é contraindicada. Utilizam-se baixas doses (Cloroquina 125 mg ou 250 mg, 2 vezes por semana e Hidroxicloroquina 100 mg, 2 a 3 vezes por semana ou 200 mg, 1 vez por semana),[102] com sucesso e sem efeitos colaterais. A cloroquina em doses antimaláricas produz uma reação hepatotóxica severa com uroporfirinúria maciça associada a quadro agudo de mal-estar geral, febre, anorexia, náuseas, vômitos, dor abdominal e aumento de transaminases. O tratamento não deve ser descontinuado até que a concentração de porfirinas na urina tenha normalizado.[95] Os sintomas clínicos precedem a normalização das taxas de excreção urinária de porfirina.

A flebotomia associada aos antimaláricos pode ser empregada em casos resistentes. Outras formas de tratamento já descritas são a administração lenta de deferoxamina subcutânea (quelante de ferro).[103] a colestiramina e a talidomida via oral.[95]

Sobrecarga parenteral de ferro (transfusões repetidas/uso de ferro parenteral)

A siderose cutânea é o acúmulo de ferro na derme e no tecido subcutâneo secundário ao extravasamento de ferro, que fora aplicado intramuscular ou intravascularmente. Os depósitos de ferro se concentram em macrófagos dérmicos que se acumulam perivascular e perianexialmente, com uma afinidade especial pelas glândulas ecrinas. A hiperpigmentação do ferro é muitas vezes irregular com tons variados e surge semanas após o tratamento. Ela se apresenta como máculas em tons variados de marrons sem contornos distintos e pode se apresentar por todo o corpo.[104] A hiperpigmentação é permanente sem tratamento.[105,106] Há relatos de melhora das lesões com o uso de *lasers* Q-switched Nd:YAG 532 nm.[107] e 1,064 nm,[108] assim como *laser* de rubi 694 nm.[108] e *laser* de Q-switched alexandrite 755 nm.[105]

Apesar de não ser a forma mais comum de hiperpigmentação causada pela hidroxiureia, há relatos de depósito de ferro causando hiperpigmentação pelo uso desta medicação.

Outras manifestações cutâneas causadas pelo ferro

Hiperpigmentação após o uso tópico de sais de ferro

Há relatos de hiperpigmentação após o uso de solução de cloreto férrico (Solução de Monsel) em área de erosão por dermabrasão de rinofima. O exame histopatológico mostrou pontos de áreas de fibrose acastanhada na derme papilar. Houve melhora importante da lesão com o uso de adapaleno 0,1% tópico por 20 meses.[109]

Toxicidade cutânea ao ferro

Cosméticos coloridos contendo óxido de ferro foram aplicados na pele da face para embelezar e/ou camuflar pequenas imperfeições desde a antiguidade. Embora existam poucos relatos sobre a toxicidade tópica de compostos de ferro ou ferro puro, há evidências significativas de modelos experimentais de animais que sugerem que ocorra a liberação de Fe da hemoglobina durante o estresse oxidativo cutâneo induzido pro radiação ultravioletas (UVR). Curiosamente, a análise de ferro da epiderme derivada da pele exposta ao sol e não exposta revelou que a pele exposta ao sol exibia níveis significativamente maiores de ferro livre do que a pele não exposta (53 *versus* 17,8 ppm), respectivamente. Há trabalhos em animais mostrando que o uso de um quelante de ferro atrasou o início de tumores de pele induzidos por radiação ultravioleta B.[65]

A absorção de ferro de cosméticos e fontes ambientais através de pele intacta provavelmente é muito baixa relação à quantidade absorvida através do intestino. No entanto, se os compostos de ferro forem usados em máscaras ou outras preparações aplicadas a fissuras, erosões ou outras lesões na pele, o aumento da absorção pode ser esperado.[66]

■ ALTERAÇÕES DO METABOLISMO DO ZINCO

Fisiopatologia

O zinco é um dos mais importantes minerais essenciais, participando de diversos processos metabólicos celulares, como a formação e função de mais de 300 enzimas. Além disso, mais de 1 mil fatores de transcrição são dependentes do zinco.[111] Atua também na síntese do DNA, divisão celular, cicatrização de feridas, sistema imunológico e síntese proteica.[112]

As localizações celulares do zinco são o núcleo (40%), citoplasma (50%) e membranas (10%). Aproximadamente 30% do zinco é absorvido no intestino delgado e carreado no sangue periférico pela albumina (80%) e pela alfa 2 macroglobulina (20%). O zinco está presente no organismo nos músculos (60%), ossos (30%), fígado (5%) e pele (5%).[113]

O corpo humano contém entre 2 e 3 g de zinco e em torno de 90% podem ser encontrados nos ossos e músculos. Outros órgãos que apresentam reservas de zinco são o fígado, rins, pele, pulmões, cérebro, coração, trato gastrointestinal, próstata e pâncreas. A homeostase do zinco é regulada pelas enzimas zinco-importadora e zinco-transportadora.

Há três vias de entrada do zinco no organismo: inalação, pele e ingestão.

A dose diária recomendada de zinco é de 11 mg por dia para homens e 8 mg por dia para mulheres. Entre os alimentos, os ovos e as carnes são as principais fontes.[114]

Quadro clínico

Deficiência de zinco

Há duas formas de deficiência de zinco, a genética e a adquirida. A forma genética é chamada de acrodermatite enteropática. A forma adquirida pode ocorrer por má absorção (doenças inflamatórias intestinais, ressecção intestinal, pós cirurgia bariátrica), nutrição parenteral, doença renal ou hepática crônica ou malignidade, entre outras causas. Também são reconhecidas como populações de risco os pacientes etilistas, as gestantes, os indivíduos vegetarianos ou veganos.[113]

Algumas das manifestações cutâneas da deficiência de zinco podem ser vistas no Quadro 96.2.[115]

Quadro 96.2 Manifestações cutâneas da deficiência de zinco.

Couro cabeludo	Alopecia
Oral	Queilite
Face	Blefarite, placas periorificiais eritemato-descamativas
Extremidades	Placas eritemato-descamativas
Unhas	Distrofia
Regiões intertriginosas e anogenitais	Placas eritemato-descamativas

Acrodermatite enteropática

A acrodermatite enteropática (AE) é uma forma grave de deficiência de zinco, tendo sida descrita inicialmente por Brand em 1936, com origem autossômica recessiva.[116,117] A mutação ocorre no gene SLC 39A4, localizado na região cromossômica 8q24.3, que codifica uma proteína ligada ao transporte do zinco.[116,117]

A AE incide em 1:500.000 crianças, sem predileção por sexo ou raça e clinicamente cursa com dermatite acral e periorificial, alopecia e diarreia.[114]

Os sinais e sintomas são variáveis dependendo da gravidade da doença. Classicamente manifestam-se a partir dos primeiros meses de vida, pela presença de diversos fatores, como a redução da concentração de zinco no leite materno de > 3 mg/L após o parto para < 1 mg/L aos 6 meses, a depleção das reservas fetais e o aumento do metabolismo do recém-nascido.[118]

As manifestações cutâneas são as mais prevalentes, descritas como placas eritematosas que podem evoluir para formas descamativas, pustulosas ou bolhosas de localização acral (Figura 96.23), genital, perineal, glútea e periorificial (Figura 96.24), predispondo a infecções bacterianas e fúngicas. O acometimento da cavidade oral pode se apresentar na forma de gengivite, estomatite ou glossite. Queilite angular e paroníquia são considerados achados precoces.[119,120]

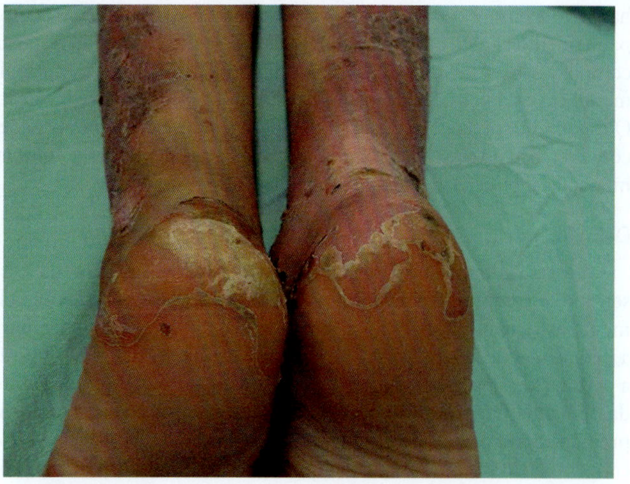

Figura 96.23 Acrodermatite enteropática: lesões acrais.

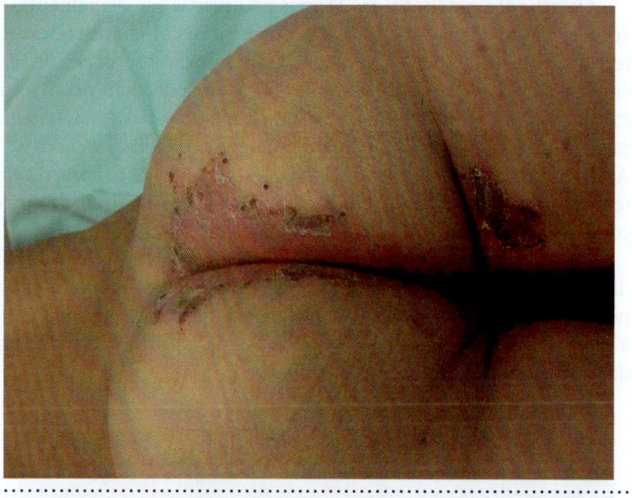

Figura 96.24 Acrodermatite enteropática: lesões na região glútea e perianal.

A alopecia tem sido descrita como um dos componentes da tríade clínica clássica de EA juntamente com dermatite e diarreia. Além disso, manifestações como cabelos quebradiços e frágeis também podem ocorrer. As alterações da haste capilar incluem variações no diâmetro do cabelo com aparência fusiforme, tricorrexe nodosa atípica com fraturas por estiramento e torções, inchaços nodais pseudomoniletrix, afinamento do córtex e padrão irregular de alternância faixas escuras e claras. As alterações capilares têm boa resposta ao tratamento.[121]

A deficiência do zinco interfere na atividade mitótica e síntese do DNA do bulbo capilar, ocasionando os achados a tricoscopia de pseudomoniletrix com constrições de PoulPinkus, que são afilamentos fusiformes irregulares intermitentes da haste capilar. Essas alterações também são descritas em outras situações como desordens nutricionais graves, quimioterapia e alopecia areata em atividade.[113]

O zinco apresenta comportamento dinâmico, podendo estar falsamente baixo em estados inflamatórios agudos, hipoalbuminemia e hemólise, ou falsamente elevado após as refeições. Nível de zinco sérico menor que 50 ug/dL é sugestivo de AE.[122,123]

A histopatologia da AE não apresenta alterações patognomônicas, podendo ser semelhante a outras formas de deficiência nutricional, e apresenta achados variados como espongiose, paraqueratose, acantose confluente, palidez citoplasmática, vacuolização e degeneração balonizante, necrose de queratinócitos no estrato espinhoso e granuloso.[124]

O teste genético, quando disponível, é recomendado.[117]

O tratamento baseia-se na reposição oral de zinco. Inicia-se com dose 2 a 3 mg/kg/dia de zinco elementar. A resposta clínica é rápida, havendo melhora das lesões em 2 a 3 semanas. É necessário um acompanhamento clínico e laboratorial a cada 3 meses, não havendo resposta completa, doses de até 5 a 10 mg/kg/dia podem ser usadas, especialmente em estágios acelerados de crescimento, na gestação e lactação. O tratamento precoce deve ser instituído, a fim de evitar complicações como retardo no crescimento, sonolência, letargia, depressão, fotofobia, hipoacusia, puberdade tardia, hipogonadismo entre outras.[119]

Deficiência de zinco adquirida

A forma adquirida pode estar relacionada a diversos fatores. Nesse sentido, é sempre importante investigar causas sistêmicas possivelmente associadas. Existe um sistema de classificação etiológica para a deficiência de zinco. O tipo I é secundário a baixa ingesta, o tipo II a perda excessiva, o tipo III por mal absorção, o tipo IV por aumento da demanda (como pode ocorrer na gestação, lactação e em crianças prematuras) e o tipo V, relacionado à síndrome de Down e defeitos congênitos do timo. Nos casos adquiridos, avaliação nutricional completa a procura de outros distúrbios em especial deficiência de ferro deve ser rotineiramente realizada.[125]

Os achados cutâneos das formas adquiridas são semelhantes a acrodermatite enteropática. Lesões periorificiais são bastante características e a queilite angular é uma manifestação precoce.[122] Placas eritemato-descamativas em áreas de dobras podem evoluir com vesículas, pústulas e bolhas (Figura 96.25). Também estão descritas alterações distróficas e diminuição de crescimento de unhas e cabelos.[126] A deficiência de zinco está associada a eflúvio telógeno, e mais recentemente também alguns estudos relacionaram baixos níveis de zinco com alopecia areata.[127]

Na histopatologia lesional, semelhante ao que ocorre em outras deficiências nutricionais, há palidez citoplasmática, vacuolização e necrose de queratinócitos. As lesões cutâneas respondem rapidamente à suplementação de zinco (doses entre 1 e 3 mg/kg/dia), iniciando com doses de 0,5 a 1 mg/kg/dia.[114,115]

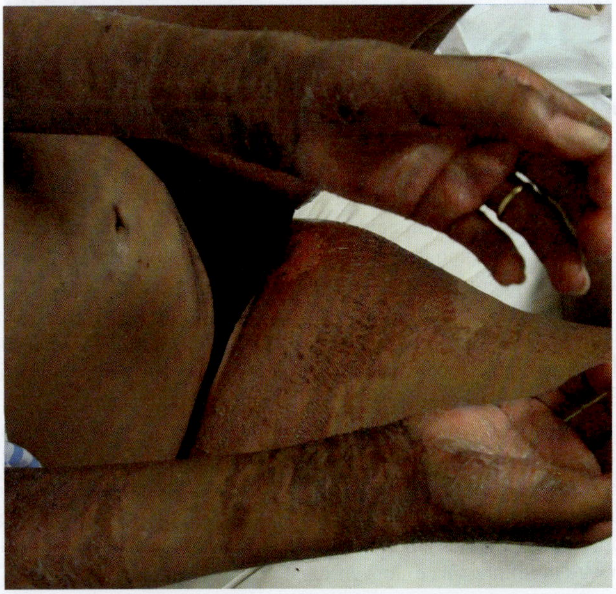

■ **Figura 96.25** Deficiência de zinco adquirida em paciente com neoplasia.

Zinco e queda de cabelo

A alopecia é um sinal bem conhecido de deficiência de zinco com crescimento do cabelo ocorrendo com a suplementação de zinco. Entretanto dados que correlacionam deficiência de zinco com eflúvio telógeno e alopecia androgenética são controversos.[128] Alguns estudos evidenciam também baixos níveis de zinco na alopecia areata.[129]

Não há, até o momento, uma recomendação formal quanto ao *screening* de zinco nos quadros de queda de cabelo, porém, em pacientes com esta queixa e com fatores de risco para deficiência deve ser considerada a dosagem do zinco. Essas situações podem ocorrer em: pacientes que consomem grandes quantidades de grãos de cereais (que contém uma fitato considerado agente quelante de zinco); naqueles com baixo consumo de carne (como veganos e vegetarianos) ou em NPT, e em lactentes em uso de fórmula láctea. Outras causas de deficiência de zinco incluem anorexia nervosa (secundária à ingestão inadequada, aumento da excreção de zinco e má absorção em decorrência do abuso de laxantes), doença inflamatória intestinal, cirurgia de *bypass* e fibrose cística. Alcoolismo, malignidade, queimaduras, infecções e gravidez podem causar aumento do metabolismo e excreção de zinco.[130]

Excesso de zinco e toxicidade

Grandes exposições ao zinco podem ocasionar intoxicação aguda e manifestações de deficiência de cobre (hipocupremia). A toxicidade por zinco tem sido relatada por exposição a fumos contendo zinco, administração intravenosa e ingestão de grandes quantidades de zinco. Não há manifestações cutâneas. As manifestações são náuseas e vômitos severos, dor abdominal e diarreia, além de letargia, tonturas, neuropatia e desidratação. Há um relato de morte por ingestão excessiva de zinco: uma paciente que ingeriu 28 g de sulfato de zinco apresentou vômitos, taquicardia, hiperglicemia e evoluiu ao óbito 5 dias após, com pancreatite hemorrágica e insuficiência renal.[131]

■ ALTERAÇÕES DO METABOLISMO DO COBRE

Aspectos gerais: metabolismo e transporte

O cobre é um elemento mineral essencial e o terceiro metal mais frequente encontrado no corpo humano. Suas principais fontes alimentares são: carnes, frutos do mar, nozes, sementes, grãos e vegetais. Em adultos, a ingestão diária recomendada é entre 1 e 3 mg/dia e os níveis normais do elemento variam entre 0,8 e 1,2 μg/mL.[132] A deficiência de cobre pode ocorrer em casos de estoques insuficientes (prematuros e bebês), necessidades aumentadas (gestação, lactação e cicatrização), desnutrição, cirurgias gastrointestinais (incluindo a cirurgia bariátrica), doença inflamatória intestinal, doença celíaca e ingestão excessiva de zinco (elemento que diminui a absorção de cobre).[132,133] Os achados de deficiência incluem anemia, neutropenia, mielodisplasia, diminuição da síntese de anticorpos e linfócitos T, dislipidemia, osteopenia, alterações no tecido conjuntivo, e déficits neurológicos.[133] Na pele, os achados incluem defeitos na queratinização, despigmentação e retardo na cicatrização.[132,133] Níveis altos de cobre podem ser encontrados em pacientes com neoplasias, doenças cardiovasculares, disfunções tireoidianas, lúpus eritematoso, artrite reumatoide, cirrose e uso de anticoncepcionais orais. Além disso, pode ocorrer má distribuição do elemento em pacientes com doenças neurodegenerativas ou com diabete *mellitus*.[134]

O organismo de um adulto saudável contém, aproximadamente, 100 a 120 mg de cobre, distribuídos principalmente no fígado, rins e cérebro.[132,135,136] Em condições normais, o trato gastrointestinal absorve 10% do cobre ingerido.[133] Após sua absorção, o cobre utiliza a proteína ATP7A, presente no epitélio duodenal, para chegar à circulação portal. Nessa etapa, o cobre está ligado principalmente à albumina. Ao chegar ao fígado, a proteína ATP7B presente no complexo de Golgi auxilia sua ligação à ceruloplasmina, forma na qual é transportado aos outros órgãos e tecidos periféricos. Após a incorporação da quantidade necessária de cobre, a ATP7B também participa da eliminação do excedente para a bile.[133] Enquanto a ATP7A é expressa em todos os tecidos exceto o fígado, a ATP7B é expressa predominantemente neste órgão.[135]

O cobre tem um papel fundamental em vários processos biológicos. Este elemento é cofator de diversas metaloenzimas, entre elas: lisil oxidase (*cross-linking* do colágeno e elastina); sulfidril oxidase (*cross-linking* da queratina); citocromo oxidase (metabolismo celular e produção de energia); tirosinase (melanogênese); dopamina beta--hidroxilase (síntese de catecolaminas) e superóxido dismutase (ação antioxidante e antibacteriana).[132,133] Desta forma, participa da síntese de colágeno, reparo ao dano tecidual, cicatrização, resposta imune, neurotransmissão e produção de energia e pigmento.[137] Na sua atividade antioxidante, desempenha um papel fundamental na neutralização de radicais livres que podem causar danos celulares.[133]

Doenças do cobre

Doença de Menkes

A Doença de Menkes (DM), também conhecida como *Kinky Hair Syndrome*, é uma doença neurodegenerativa recessiva ligada ao X.[138] É causada por mutações no gene ATP7A (localizado no cromossomo Xq21.1), que codifica uma proteína de transporte de cobre, a ATPase (adenosina trifosfatase tipo P). O defeito causa diminuição na absorção intestinal de cobre e redução nas atividades das enzimas cuprodependentes.[132]

É uma doença rara, apresentando uma incidência estimada de 1:300.000 nascimentos.[138] Sendo uma doença ligada ao X, a vasta maioria dos afetados são do sexo masculino. Mulheres heterozigotas carreadoras são em geral assintomáticas, mas algumas podem apresentar algum grau de *pili torti* ou hipopigmentação.[138,139] Além disso, alguns casos femininos já foram descritos por inativação randômica do X ou translocações cromossômicas.[135] Até o presente momento, já foram relatadas cerca de 200 mutações diferentes nesse gene.[140] A doença apresenta uma variabilidade clínica de manifestações, desde uma apresentação clássica grave de DM, até um quadro mais indolente como a Síndrome do Corno Occipital (SCO), dependendo da atividade residual da ATP7A.[135,140]

A forma clássica caracteriza-se laboratorialmente por níveis séricos extremamente baixos de cobre e ceruloplasmina.[138] A deficiência de cobre prejudica o funcionamento de todas as cuproenzimas, como a citocromo oxidase, tirosinase, superóxido dismutase, dopamina beta-hidrolase, lisil oxidase e sulfidril oxidase. Com isso, várias funções vitais são prejudicadas, como a proteção contra radicais livres, produção de catecolaminas e formação de colágeno, elastina e melanina.[132]

Os valores séricos de cobre em indivíduos normais variam entre 70 e 140 μg/dL, sendo que entre o nascimento e os 6 meses essa faixa normal varia entre 20 e 70 μg/dL. Os pacientes com DM apresentam valores entre 0 e 55 μg/dL, enquanto na SCO os valores ficam entre 40 e 80 μg/dL. Com relação à ceruloplasmina, os valores de referência no adulto e no bebê são, respectivamente, 200 a 450 mg/L e 50 a 220 mg/L. Em pacientes com DM e SCO, a ceruloplasmina geralmente está entre, respectivamente, 10 a 160 mg/L e 110 a 240 mg/L.[141] Como é possível perceber pelos valores de referência, o diagnóstico precoce é um desafio, pois os valores normais em bebês são mais baixos e semelhantes com os valores encontrados na DM.[138]

O prognóstico da DM depende da gravidade da mutação no gene ATP7A, da função residual de sua proteína e de quão precoce o tratamento é instituído.[138] O tratamento é considerado modificador do curso da doença quando iniciado no período neonatal (até os 30 dias de vida) e em meninos assintomáticos.[138] Após esse período ou no caso de bebês sintomáticos, não há mais indicação para tratamento e a evolução geralmente é para o óbito nos primeiros anos de vida.[138,141] Quando o tratamento é indicado, utiliza-se a histidina de cobre subcutânea. A administração oral é ineficaz, pois não ocorre absorção intestinal.[138]

Forma clássica

Bebês com DM clássica costumam manifestar sintomas ao redor dos 3 meses de idade, quando apresentam retardo do desenvolvimento, regressão das funções motoras, hipotonia e convulsões.[138,141] O quadro neurológico é acompanhado por alterações capilares e cutâneas. Os pelos são esparsos, hipopigmentados (branco, cinza ou prateado), friáveis e com torções rotacionais (*pili torti*).[135,141] A análise na microscopia eletrônica do *pili torti* revela hastes com rotações de 180 graus e áreas de haste achatadas (não cilíndricas).[141] Outras alterações capilares menos frequentes incluem: *tricorrexis nodosa* (fratura da haste capilar seguindo intervalos), *monilethrix* (diâmetros variáveis das hastes com formação de nódulos elípticos, resultando na aparência de "colar de contas"), tricoclasis (fratura transversal da haste capilar entre 6 a 8 mm da pele) e tricoptilosis (fratura longitudinal da haste do pelo).[135,141]

Na parte cutânea, hiperlassidão dos ligamentos e da pele pode ser observada, assim como alterações pigmentares (hipopigmentação moteada e palidez), causadas pela deficiência na tirosinase.[135]

Forma clínica mais branda

Menor comprometimento do desenvolvimento cognitivo e motor, entretanto a deficiência no tecido conjuntivo é mais proeminente. O *pili torti* está presente.[141]

Síndrome do corno occipital

A síndrome do corno occipital (SCO) é considerada uma forma branda da doença de Menkes, com predomínio de alterações de tecido conjuntivo.[35] Como o nome denota, caracteriza-se por calcificações simétricas, em formato de cunha, nos ossos occipitais.[135,141] As calcificações podem ser clinicamente palpáveis ou visualizadas em radiografias do crânio. Diferente da SM, a SCO manifesta-se na metade da infância e é caracterizada predominantemente por alterações de tecido conjuntivo, como hiperlassidão de pele e articulações, vasos tortuosos, divertículos de bexiga e hérnias inguinais. O déficit cognitivo é leve.[141] O prognóstico é melhor, com sobrevida até a fase adulta.[35,141]

Assim como na DM, a SCO caracteriza-se por baixas concentrações séricas de cobre, resultado da deficiência de absorção do elemento no intestino.[141] Entretanto, os indivíduos com SCO permanecem com maior quantidade da enzima, explicando o quadro clínico mais brando.[135] O tratamento é similar à DM.

Manifestações clínicas (Quadro 96.3)

Quadro 96.3 Manifestações clínicas.

Sintomas dermatológicos	Doença de Menkes clássica	Doença de Menkes intermediária	Síndrome do corno posterior
Anormalidades capilares	++	+	+/-
Hipopigmentação cutânea	+	+	-
Cútis laxa	+	+	++

Fonte: Adaptado de Ojha e Prasad, 2016.

Doença de Wilson

A doença de Wilson (DW), ou degeneração hepatolenticular, é uma doença autossômica recessiva que resulta no acúmulo de cobre no corpo, predominantemente no fígado e nos núcleos da base.[133,142,143] É causada por uma mutação no gene ATP7B, presente no cromossomo 13, que controla a proteína transportadora responsável pela excreção de cobre na bile.[133,143,144] No organismo saudável, ao chegar ao fígado, o cobre entra nos hepatócitos e o ATP7B favorece sua ligação com a ceruloplasmina, liberando o complexo na circulação sanguínea. O excesso de cobre é eliminado na bile pela ação da ATP7B, sendo responsável pela excreção de 95% do excesso de cobre do organismo.[144] Ambas as funções de ATP7B estão defeituosas na DW: o cobre acumula no fígado e a ceruloplasmina secretada sem o cobre é rapidamente degradada na corrente sanguínea. Além disso, o nível sérico de cobre não ligado à ceruloplasmina aumenta a patamares tóxicos.[141,145] A doença afeta 1 a cada 30 mil indivíduos e sua distribuição é igual entre os sexos.[133,142,143] A DW, geralmente se manifesta ao redor dos 10 aos 20 anos de idade, mas apresentações em crianças ou adultos mais velhos também são descritas.[142] Apesar de ser uma doença tratável, muitas vezes o diagnóstico é realizado de forma tardia, causando um atraso no tratamento.[142]

O cobre é um metal de transição e o seu excesso causa aumento do estresse oxidativo nas células e, consequentemente, dano celular. No fígado, o dano oxidativo resulta em hepatite, fibrose e cirrose. Com a sobrecarga hepática de cobre, o elemento é liberado na circulação sanguínea na forma livre (e não ligada à ceruloplasmina), precipitando nos rins, olhos e sistema nervoso. Os sintomas relacionados ao acúmulo hepático incluem vômitos, náuseas, ascite, icterícia e prurido. No cérebro, é depositado nos núcleos da base (putâmen e globo pálido), causando disfunção do sistema extrapiramidal. Entre as manifestações neurológicas, podem ser citadas: tremores, diasartria, distonia, parkinsonismo, coreia e anormalidades na marcha.[142,143] Além disso, as manifestações psiquiátricas são frequentemente o primeiro sintoma da DW, entretanto geralmente não conduzem ao diagnóstico até que alterações hepáticas ou neurológicas também estejam presentes.[142] Os achados incluem depressão, ansiedade, déficits cognitivos e alterações de personalidade (agressividade, desinibição ou obsessividade).[142] Os depósitos oculares na córnea são chamados de anéis de Kayser-Fleischer, sendo um achado muito específico.[143,144] As manifestações dermatológicas incluem a icterícia, aranhas vasculares, eritema palmar, hiperpigmentação de membros inferiores, acantose nigricans e a *lunulae ceruleae* (descoloração azulada da lúnula ungueal decorrente do excesso de cobre).[143,145]

Como a DW é crônica, a terapia deve ser mantida continuamente. O tratamento é realizado aumentando a excreção do cobre através de quelantes (p. ex., a D-penicilamina e o trientine), assim como diminuindo sua absorção com o uso de sais de zinco e com redução da ingesta dietética.[133,142,143] Os quelantes ligam-se diretamente ao cobre no sangue e tecidos, facilitando sua excreção, enquanto os sais de zinco interferem com a absorção intestinal de cobre. Deve-se atentar, durante o tratamento, para evitar estados de deficiência de cobre.[146] Além disso, alterações cutâneas também podem surgir em aproximadamente 20% a 30% dos pacientes como efeito colateral ao tratamento com D-penicilamina. Esse fármaco pode inibir a síntese de colágeno, causando manifestações como cútis laxa, anetodermia, pseudoxantoma elástico e elastose perforante serpiginosa.[145] O diagnóstico e tratamento precoce reduz a mortalidade da DW, diminui a necessidade de transplante hepático e permite uma expectativa de vida semelhante à da população em geral. Além disso, a maioria dos pacientes apresenta uma regressão dos sintomas hepáticos e neurológicos com o tratamento adequado.[142,144]

Relatos de cobre com outras doenças dermatológicas

Há trabalhos na literatura mostrando dados controversos a respeito do cobre sérico e as patologias dermatológicas mais frequentes. Na área de neoplasias cutâneas, Matthews e colaboradores conduziram uma revisão sistemática sobre o risco de melanoma e neoplasias queratinocíticas e os níveis de cobre. Quanto ao melanoma, há um estudo caso-controle mostrando níveis elevados de cobre em unhas dos pés de pacientes com esta neoplasia, enquanto outro estudo não nenhuma associação estatisticamente significativa. Já ao analisar neoplasias queratinocíticas, um caso controle mostrou níveis mais elevados de ceruloplasmina em pacientes com carcinoma basocelular (CBC), enquanto outro estudo não mostrou associação entre a ingesta diária de cobre e CBC. A conclusão final desta revisão foi de que as evidências atuais são escassas e que não é possível estabelecer uma relação definitiva entre cobre, neoplasias queratinocíticas e melanoma.[147] Com relação aos linfomas cutâneos, Vonderheid e colaboradores observou níveis séricos elevados de cobre em 20% dos pacientes analisados com micose fungoide. Além disso, os níveis elevados de cobre foram associados a um maior risco de progressão de doença naqueles com manchas ou placas, porém essa mesma associação não foi estabelecida em pacientes com lesões tumorais ou eritrodérmicos.[148]

Sobre eczemas, David e colaboradores relataram níveis significativamente elevados de cobre em pacientes com esta patologia, apresentando também uma correlação dos valores com a área de superfície corporal afetada.[149] Posteriormente, Vaughan e colaboradores conduziram uma revisão sistemática sobre vários micronutrientes em dermatite atópica e mostraram que há trabalhos associando a dermatose em crianças a níveis séricos mais elevados de cobre, enquanto outros estudos não mostraram relação. Assim, os autores concluem que não há elementos suficientes para estabelecer uma associação entre dermatite atópica e cobre.[150]

Na psoríase, alguns estudos sugerem que o cobre possa estar elevado,[151,152] uma vez que os níveis séricos de ceruloplasmina podem aumentar em situações de inflamação, doenças ou estresse físico. Como a ceruloplasmina é uma transportadora do metal, isso poderia refletir em maiores níveis séricos de cobre. Dessa forma, o aumento no nível sérico também poderia ser um marcador de inflamação. Apesar de existir estudos prévios apontando uma ausência de relação, Lei e colaboradores conduziram uma metanálise com 15 artigos para avaliar os níveis de cobre em pacientes com psoríase e a conclusão dos autores foi de os níveis séricos deste elemento estavam elevados nessa patologia.[153] Além disso, Aggarwal e colaboradores mostraram que existe uma correlação entre os níveis de cobre e a gravidade da psoríase.[154]

Com relação ao vitiligo, Wacewicz e colaboradores[137] analisaram pacientes com a doença e controles, sendo que os portadores de vitiligo foram submetidos a 20 sessões de fototerapia UVB-NB (radiação ultravioleta B *narrow band*). Não foi encontrada diferença estaticamente significativa entre os pacientes com vitiligo e o grupo controle, assim como não houve diferença nos níveis de cobre antes e após as sessões de fototerapia. Contudo, Zeng e colaboradores realizaram uma metanálise com 16 estudos e observaram níveis de cobre significativamente mais baixos em pacientes com vitiligo, ao comparar com controles.[155] Dessa forma, níveis reduzidos de cobre poderiam prejudicar a atividade de enzimas envolvidas na síntese de melanina, causando um agravamento do vitiligo.[155]

Dermatites de contato

O cobre é utilizado em diversos produtos, incluindo a produção de moedas, bijuterias, ferramentas, encanamentos, materiais dentários e fios elétricos. Além disso, é o principal metal de liga utilizado em joias de prata e ouro, sendo também utilizado para produzir latão (junção de cobre e zinco) e bronze (geralmente cobre com estanho).[156,157] Além da exposição cutânea, pode ocorrer a exposição de mucosas com o contato a dispositivos intrauterinos (DIU) e materiais de restauração dentária.[158] Nesse sentido, Gara e colaboradores relataram o caso de uma paciente com dermatite alérgica sistêmica causada por um DIU do material.[158] Embora seja frequente o contato com o cobre, dermatites de contato alérgicas pelo metal são raras.[157]

O sulfato de cobre é incluído em muitas baterias de teste de contato a substâncias metálicas, mas não há consenso quanto à concentração e ao veículo a ser utilizado.[156] Uma revisão sobre o assunto encontrou uma frequência de 3,8% de testes cutâneos de contato (*patch test*) positivos ao cobre em pacientes com suspeita de sintomas possivelmente relacionados à exposição.[156] Nesse estudo, foram incluídos 33 trabalhos publicados, com um total de 13.765 pacientes testados (principalmente com sulfato de cobre, porém em diferentes veículos e concentrações). As amostras incluíam indivíduos controles e pacientes com suspeita de dermatite de contato. Nos controles, nenhum teste foi positivo. Conclui-se, portanto, que o cobre é um sensibilizante fraco, ao comparar com outros metais, como o níquel.

O cobre é um dos vários metais que podem induzir mais de um tipo de reação de hipersensibilidade, dependendo em parte do tipo de exposição. Reações do tipo imediato, urticária de contato, hipersensibilidade cutânea tardia, reações alérgicas sistêmicas, estomatite de contato e hipersensibilidade respiratória já foram relatados. Uma resposta imune dupla, por exemplo, de ocorrência simultânea de reações de hipersensibilidade de tipo imediato e de tipo tardio, também foi descrita.[159]

A sensibilidade concomitante a vários metais é frequente, e há uma alta incidência de sensibilização ao níquel em indivíduos sensíveis ao cobre.[156] Entretanto, desconhece-se a real prevalência de indivíduos alérgicos a níquel que apresentam reação cruzada ao cobre.[156]

Outras propriedades do cobre

Sistema imunológico

O cobre apresenta potentes propriedades biocidas, revisado por Borkow,[136] sendo ativo contra bactérias Gram-positivas e Gram-negativas, esporos, fungos e vírus. Dessa forma, compostos contendo cobre podem ser introduzidos em têxteis e superfícies, inclusive em ambientes hospitalares. Produtos de liga de cobre antimicrobianos estão sendo adotados em estabelecimentos de saúde como, por exemplo, corrimãos feitos de liga de cobre e zinco.[156] Adicionalmente, pode ser incorporado em meias a fim de auxiliar na prevenção e tratamento de infecções fúngicas cutâneas, como a *tinea pedis*.[136,160] O cobre também desempenha um papel no desenvolvimento e na manutenção do sistema imunológico e vários estudos experimentais demonstraram que os níveis do metal podem alterar vários aspectos funcionais de neutrófilos, monócitos e da enzima superóxido dismutase.[136]

Antienvelhecimento

As nanopartículas de cobre podem aumentar significativamente a permeabilidade de fármacos durante a administração de medicamentos, possibilitando o uso do *drug delivery* transdérmico. Sendo assim, compostos de cobre podem ser utilizados na pele para fins cosmecêuticos ou medicinais.[161] Quanto ao papel de antienvelhecimento do cobre, pesquisadores investigaram a exposição de fibroblastos dérmicos ao elemento. Este trabalho mostrou que os benefícios relacionados à regeneração cutânea podem ocorrer pelo estímulo de produção de proteínas extracelulares as matriz (ECM), fator de transformação do crescimento β1 (TGF-β1), fator de crescimento endotelial vascular (VEGF) e inibição de efeitos do estresse oxidativo.[162] Ademais, outra pesquisa incorporou o elemento a fronhas, com o objetivo de diminuir rítides.[163] Neste estudo, houve uma diminuição estatisticamente significativa de rítides no grupo dos indivíduos que utilizaram a fronha contendo óxido de cobre, em comparação ao grupo controle.

Cicatrização

Na pele, o cobre estimula a proliferação de fibroblastos dérmicos, aumenta a produção de colágeno (tipos I, II e V) e de fibras de elastina (elastina, fibrilinas) por fibroblastos, estabiliza o ECM e favorece a angiogênese (por meio do fator induzível de hipóxia 1-alfa).[136,164] Sendo assim, participa de processos críticos na formação e cicatrização da pele. Borkow e colaboradores estudaram o uso de cobre em feridas e o seu efeito na regeneração tecidual. O uso de curativos contendo óxido de cobre em feridas em modelos animais resultou no aumento de fatores proangiogênicos (p. ex., fator de crescimento placentário e fator de crescimento endotelial vascular), causando um aumento significativo na formação de vasos sanguíneos e na cicatrização das feridas, comparado aos curativos de controle (sem cobre ou contendo prata). Sendo assim, demonstrou-se a capacidade do cobre de melhorar a cicatrização e o seu uso está inclusive suplantando o de curativos contendo prata.[164,165] Entretanto, o uso excessivo de cobre poderia ser tóxico, já que gera radicais livres, causando a peroxidação lipídica e a morte celular.[164] Desta forma, estudos têm buscado as concentrações ideais do elemento, atentando para os níveis acima dos quais poderia prejudicar a cicatrização.

Oncologia

Kim e colaboradores observaram que o chaperone antioxidante 1 de cobre (ATOX1) tem sua expressão aumentada em células de melanoma, além de também estar associado ao progressão tumoral e a pior sobrevida. Assim, os autores mostraram que, ao inibir o ATOX1 em células de melanomas BRAF-mutados, houve diminuição do crescimento BRAFV600E-dependente e da sinalização das células tumorais. Desta forma, o bloqueio de ATOX1 poderia ser um tratamento adjuvante em pacientes com melanomas BRAF-mutados.[166] Posteriormente, os mesmos autores mostraram que o quelante de cobre tetratiomolibdato (associado a um inibidor BCL2) poderia ser utilizado em células de melanoma BRAF-mutados que se tornaram resistentes aos tratamentos com inibidores BRAF e/ou MEK. Com essa associação, houve a retomada da supressão do crescimento tumoral e a indução de apoptose.[167] Sendo assim, esses resultados mostram a possibilidade de que quelantes de cobre possam ter um papel futuro no tratamento de melanomas.

Referências bibliográficas

1. Reiter N, El-Shabrawi L, Leinweber B, Berghold A, Aberer E. Calcinosis cútis: part I. Diagnostic pathway. J Am Acad Dermatol. julho de 2011;651:1-12; quiz 13-4.
2. Jiménez-Gallo D, Ossorio-García L, Linares-Barrios M. Calcinosis cútis y calcifilaxis. Actas Dermo-Sifiliográficas. dezembro de 2015;10610:785-94.
3. Ghadimi H, Nikdel M, Eshraghi B. Bilateral calcinosis cútis of orbital walls in CREST syndrome. J Scleroderma Relat Disord. junho de 2019;42:NP1-4.
4. Boulman N, Slobodin G, Rozenbaum M, Rosner I. Calcinosis in rheumatic diseases. Semin Arthritis Rheum. junho de 2005;346:805-12.
5. Touart DM, Sau P. Cutaneous deposition diseases. Part II. J Am Acad Dermatol. outubro de 1998;39(4 Pt 1):527-44; quiz 545-6.
6. Balin SJ, Wetter DA, Andersen LK, Davis MDP. Calcinosis cútis occurring in association with autoimmune connective tissue disease: the Mayo Clinic experience with 78 patients, 1996-2009. Arch Dermatol. abril de 2012;1484:455-62.
7. Valenzuela A, Chung L, Casciola-Rosen L, Fiorentino D. Identification of clinical features and autoantibodies associated with calcinosis in dermatomyositis. JAMA Dermatol. julho de 2014;1507:724-9.
8. Bowyer SL, Blane CE, Sullivan DB, Cassidy JT. Childhood dermatomyositis: Factors predicting functional outcome and development of dystrophic calcification. J Pediatr. dezembro de 1983;1036:882-8.
9. Clemente G, Piotto DGP, Barbosa C, Peracchi OA, Len CA, Hilário MOE et al. High frequency of calcinosis in juvenile dermatomyositis: a risk factor study. Rev Bras Reumatol. agosto de 2012;524:549-53.
10. Meher BK, Mishra P, Sivaraj P, Padhan P. Severe calcinosis cútis with cutaneous ulceration in juvenile dermatomyositis. Indian Pediatr. novembro de 2014;5111:925-7.
11. Achebe I, Mbachi C, Asotibe JC, Paintsil I. Dystrophic Calcinosis Cútis in Systemic Lupus Erythematosus. Cureus. 20 de junho de 2020;126:e8727.
12. Walsh JS, Fairley JA. Calcifying disorders of the skin. J Am Acad Dermatol. novembro de 1995;33(5 Pt 1):693-706; quiz 707-10.
13. Yamamura K, Takahara M, Masunaga K, Sawabe T, Kitano M, Mashino T et al. Subcutaneous calcification of the lower legs in a patient with mixed connective tissue disease: Subcutaneous calcification of the lower legs. J Dermatol. agosto de 2011;388:791-3.
14. Rothe MJ, Grant-Kels JM, Rothfield NF. Extensive calcinosis cútis with systemic lupus erythematosus. Arch Dermatol. agosto de 1990;1268:1060-3.
15. Marzano AV, Kolesnikova LV, Gasparini G, Alessi E. Dystrophic Calcinosis cútis in Subacute Lupus. Dermatology. 1999;1981:90-2.
16. Carocha APG, Torturella DM, Barreto GR, Estrella RR, Rochael MC. Calcinose cútis distrófica universal associada a lúpus eritematoso sistêmico: um caso exuberante. An Bras Dermatol. dezembro de 2010;856:883-7.
17. Traineau H, Aggarwal R, Monfort JB, Senet P, Oddis CV, Chizzolini C et al. Treatment of calcinosis cútis in systemic sclerosis and dermatomyositis: A review of the literature. J Am Acad Dermatol. fevereiro de 2020;822:317-25.
18. Shinjo SK, Souza FHC de. Update on the treatment of calcinosis in dermatomyositis. Rev Bras Reumatol. abril de 2013;532:211-4.
19. Dima A, Balanescu P, Baicus C. Pharmacological treatment in calcinosis cútis associated with connective-tissue diseases. Romanian J Intern Med Rev Roum Med Interne. junho de 2014;522:55-67.
20. Federico A, Weinel S, Fabre V, Callen JP. Dystrophic calcinosis cútis in pseudoxanthoma elasticum. J Am Acad Dermatol. abril de 2008;584:707-10.
21. Fernandez KH, Liu V, Swick BL. Nonuremic calciphylaxis associated with histologic changes of pseudoxanthoma elasticum. Am J Dermatopathol. fevereiro de 2013;351:106-8.
22. Villan S, Sever A, Mills P, Mounter NA, Sever AR. Unusual breast calcification due to Ehlers-Danlos syndrome, detected by mammography. Clin Radiol. novembro de 2005;6011:1216-8.
23. Leone A, Costantini AM, Brigida R, Antoniol OM, Antonelli-Incalzi R, Bonomo L. Soft-tissue mineralization in Werner syndrome. Skeletal Radiol. janeiro de 2005;341:47-51.
24. van Rij MC, Grijsen ML, Appelman-Dijkstra NM, Hansson KBM, Ruivenkamp CAL, Mulder K et al. Rothmund-Thomson syndrome and osteoma cútis in a patient previously diagnosed as COPS syndrome. Eur J Pediatr. fevereiro de 2017;1762:279-83.
25. Nogueira A, Moreira E, Santos P, Azevedo F. Calcinosis cútis in porphyria cutanea tarda - not always a marker of disease activity. Eur J Dermatol. maio de 2009;193:280-1.
26. Jaeger VA, Newman MG, Mirkes CR. Metastatic Calcinosis Cútis in End-Stage Renal Disease. Bayl Univ Med Cent Proc. 1o de julho de 2017;303:368-9.
27. Takashima S, Sakamoto T, Ota M. Tumoral calcinosis in chronic renal failure. Lancet Diabetes Endocrinol. outubro de 2014;210:852.
28. Picolos MK, Lavis VR, Orlander PR. Milk-alkali syndrome is a major cause of hypercalcaemia among non-end-stage renal disease (non-ESRD) inpatients. Clin Endocrinol (Oxf). novembro de 2005;635:566-76.

29. Levine MA. An update on the clinical and molecular characteristics of pseudohypoparathyroidism. Curr Opin Endocrinol Diabetes Obes. dezembro de 2012;196:443-51.
30. Lau K, Willig RP, Hiort O, Hoeger PH. Linear skin atrophy preceding calcinosis cútis in pseudo-pseudohypoparathyroidism: Linear skin atrophy preceding calcinosis cútis in pseudo-pseudohypoparathyroidism. Clin Exp Dermatol. agosto de 2012;376:646-8.
31. Dennin MH, Dulmage BO, Yazdan P, Keimig E. Metastatic calcinosis cútis in a patient with Hodgkin's lymphoma. Dermatol Online J. 15 de novembro de 2018;2411:13030/qt7z73b3kk.
32. Chaves Alvarez AJ, Herrera Saval A, Marquez Enriquez J, Camacho Martinez F. Metastatic calcinosis cútis in multiple myeloma: CORRESPONDENCE. Br J Dermatol. abril de 2000;1424:820-2.
33. Tawekji T, Abdul-Baki MN, Dhemesh Y, Douri T. Diffuse Idiopathic calcinosis cútis: a case report in a 13-year-old Syrian boy. Oxf Med Case Rep. 1o de julho de 2020;20207:omaa054.
34. Marsh HR, Miyake BA, Alamiri NN, Mims MM. Calcinosis Cútis of the Nasal Dorsum. Plast Reconstr Surg - Glob Open. 17 de fevereiro de 2022;102:e4120.
35. Seyf A, Alenmyr L. Scrotal Calcinosis Treated with Carbon Dioxide Laser: Two Cases and a Short Literature Review. Acta Derm Venereol. 2021;1014:adv00444.
36. Wang Q, Heller DS. Calcinosis Cútis of the Vulva: A Review. J Low Genit Tract Dis. janeiro de 2019;231:75-6.
37. Holliday AC, Clos A, Kelly B. Firm papules on the penis and scrotum. Dermatol Online J. 18 de fevereiro de 2014;202:doj_21548.
38. Patel AD, Bellet JS. That's Not Molluscum! A literature review of 109 cases of subepidermal calcified nodules. Pediatr Dermatol. julho de 2021;384:759-63.
39. Nico MM, Bergonse FN. Subepidermal calcified nodule: report of two cases and review of the literature. Pediatr Dermatol. junho de 2001;183:227-9.
40. Kantor GR, Olivo MP. Subepidermal calcified nodule in an octogenarian. Arch Dermatol. outubro de 1989;12510:1438-9.
41. Mansur AT, Küllü S. A solitary lesion of idiopathic calcinosis cútis in an infant: subepidermal nodular calcinosis or milia-like idiopathic calcinosis cútis? Dermatol Online J [Internet]. 11 de junho de 2021 [citado 24 de abril de 2022];275. Disponível em: https://escholarship.org/uc/item/03d1q512.
42. Yano H, Kinjo M. Tumoral calcinosis. Cleve Clin J Med. abril de 2021;884:208-9.
43. Fathi I. Review of tumoral calcinosis: A rare clinico-pathological entity. World J Clin Cases. 2014;29:409.
44. Le C, Bedocs PM. Calcinosis Cútis. Em: StatPearls [Internet]. Treasure Island (FL): StatPearls Publishing; 2022 [citado 24 de abril de 2022]. Disponível em: http://www.ncbi.nlm.nih.gov/books/NBK448127/.
45. Rumancik BE, Rahnama-Moghadam S. Severe Iatrogenic Calcinosis Cútis From Extravasated Calcium Gluconate. Cureus [Internet]. 13 de agosto de 2020 [citado 24 de abril de 2022]; Disponível em: https://www.cureus.com/articles/38185-severe-iatrogenic-calcinosis-cútis-from-extravasated-calcium-gluconate.
46. Rick J, Strowd L, Pasieka HB, Saardi K, Micheletti R, Zhao M et al. Calciphylaxis: Part I. Diagnosis and pathology. J Am Acad Dermatol. maio de 2022;865:973-82.
47. Nigwekar SU, Wolf M, Sterns RH, Hix JK. Calciphylaxis from Nonuremic Causes: A Systematic Review. Clin J Am Soc Nephrol. julho de 2008;34:1139-43.
48. Yu WYH, Bhutani T, Kornik R, Pincus LB, Mauro T, Rosenblum MD et al. Warfarin-Associated Nonuremic Calciphylaxis. JAMA Dermatol. 1o de março de 2017;1533:309.
49. Nigwekar SU. Calciphylaxis: Curr Opin Nephrol Hypertens. julho de 2017;264:276-81.
50. Georgesen C, Fox LP, Harp J. Retiform purpura: A diagnostic approach. J Am Acad Dermatol. abril de 2020;824:783-96.
51. Brandenburg VM, Evenepoel P, Floege J, Goldsmith D, Kramann R, Massy Z et al. Lack of evidence does not justify neglect: how can we address unmet medical needs in calciphylaxis? Nephrol Dial Transplant Off Publ Eur Dial Transpl Assoc - Eur Ren Assoc. agosto de 2016;318:1211-9.
52. Zitt E, Konig M, Vychytil A, Auinger M, Wallner M, Lingenhel G et al. Use of sodium thiosulphate in a multi-interventional setting for the treatment of calciphylaxis in dialysis patients. Nephrol Dial Transplant. 1o de maio de 2013;285:1232-40.
53. Rick J, Rrapi R, Chand S, Shinohara MM, Strowd L, Pasieka HB et al. Calciphylaxis: Treatment and outlook—CME part II. J Am Acad Dermatol. maio de 2022;865:985-92.
54. Limaiem F, Sergent SR. Osteoma Cútis. Em: StatPearls [Internet]. Treasure Island (FL): StatPearls Publishing; 2022 [citado 29 de abril de 2022]. Disponível em: http://www.ncbi.nlm.nih.gov/books/NBK559216/.
55. Niebel D, Poortinga S, Wenzel J. Osteoma Cútis and Calcinosis Cútis: "Similar but Different". J Clin Aesthetic Dermatol. novembro de 2020;1311:28-31.
56. Moreira Amorim G, Mastrangelo Marinho Falcão EMMF, Carvalho Quintella D, Cuzzi T, Canedo de Magalhães T, Raso Bastos P. Primary isolated osteoma cútis of the face. Dermatol Online J. 15 de abril de 2017;234:13030/qt4zz8d3tm.
57. Garcia ASG, Gonzalez JMM, Fort RG, Rivadeneira AS, Roldan LO. Current status of the torus palatines and torus mandubularis. Med oral Patol oral Cir Bucal. 2010;152:353-60.
58. Marrison MD, Tamimi F. Oral tori are associated mith local mechanical and systemic factores: case-control study, J oral Maxillofac Surg. 2013;71:14-22.
59. Akesson LS, Savarirayan R. Fibrodysplasia Ossificans Progressiva. Em: Adam MP, Ardinger HH, Pagon RA, Wallace SE, Bean LJ, Gripp KW et al., organizadores. GeneReviews® [Internet]. Seattle (WA): University of Washington, Seattle; 1993 [citado 29 de abril de 2022]. Disponível em: http://www.ncbi.nlm.nih.gov/books/NBK558090/.
60. Fazeli P, Harvell J, Jacobs MB. Osteoma cútis (cutaneous ossification). West J Med. outubro de 1999;1714:243-5.
61. Berbert A, Mantese S, Hiraki K, Loyola A, Queiroz N. Multiple cutaneous miliary osteomas of the face: a case report. Surg Cosmet Dermatol. T{ } - Multiple cutaneous miliary osteomas of the face: a case report de 2012;4:360-3.
62. Tami L, Rherib C, Chefchaouni K, Knouni H, Barkat A. Ostéodystrophie héréditaire d'Albright: à propos d'une observation. Pan Afr Med J [Internet]. 10 de dezembro de 2019 [citado 1o de maio de 2022];34. Disponível em: http://www.panafrican-med--journal.com/content/article/34/190/full/.
63. Jabbour SA. Cutaneous Manifestations of Endocrine Disorders: A Guide for Dermatologists. Am J Clin Dermatol. 2003;45:315-31.
64. Duarte IGL. Lesões múltiplas de osteoma cútis na face: terapêutica minimamente invasiva em pacientes com sequela de acne - relato de casos. An Bras Dermatol. outubro de 2010;855:695-8.
65. Polefka TG, Bianchini RJ, Shapiro S. Interaction of mineral salts with the skin: a literature survey. Int J Cosmet Sci. 2012 Oct;345:416-23.
66. Lansdown ABG. Iron: a cosmetic constituent but an essential nutrient for healthy skin. Int J Cosmet Sci. 2001 Jun;233:129-37.
67. Guo EL, Katta R. Diet and hair loss: effects of nutrient deficiency and supplement use. Dermatol Pract Concept. 2017 Jan;71:1-10.
68. Trost LB, Bergfeld WF, Calogeras E. The diagnosis and treatment of iron deficiency and its potential relationship to hair loss. J Am Acad Dermatol. 2006 May;545:824-44.
69. Park SY, Na SY, Kim JH, Cho S, Lee JH. Iron plays a certain role in patterned hair loss. J Korean Med Sci. 2013 Jun;286:934-8.
70. Kantor J, Kessler LJ, Brooks DG, Cotsarelis G. Decreased serum ferritin is associated with alopecia in women. J Invest Dermatol. 2003 Nov;1215:985-8.
71. Ohyama M, Terunuma A, Tock CL, Radonovich MF, Pise-Masison CA, Hopping SB et al. Characterization and isolation of stem cell-enriched human hair follicle bulge cells. J Clin Invest. 2006 Jan;1161:249-60.
72. St Pierre SA, Vercellotti GM, Donovan JC, Hordinsky MK. Iron deficiency and diffuse nonscarring scalp alopecia in women: more pieces to the puzzle. J Am Acad Dermatol. 2010 Dec;636:1070-6.
73. Du X, She E, Gelbart T, Truksa J, Lee P, Xia Y et al. The serine protease TMPRSS6 is required to sense iron deficiency. Science. 2008 May 23;320(5879):1088-92.
74. Moeinvaziri M, Mansoori P, Holakooee K, Safaee Naraghi Z, Abbasi A. Iron status in diffuse telogen hair loss among women. Acta Dermatovenerol Croat ADC. 2009;174:279-84.
75. Deloche C, Bastien P, Chadoutaud S, Galan P, Bertrais S, Hercberg S et al. Low iron stores: a risk factor for excessive hair loss in non-menopausal women. Eur J Dermatol EJD. 2007 Dec;176:507-12.
76. Thompson JM, Mirza MA, Park MK, Qureshi AA, Cho E. The Role of Micronutrients in Alopecia Areata: A Review. Am J Clin Dermatol. 2017 Oct;185:663-79.
77. Olsen EA, Reed KB, Cacchio PB, Caudill L. Iron deficiency in female pattern hair loss, chronic telogen effluvium, and control groups. J Am Acad Dermatol. 2010 Dec;636:991-9.
78. Sinclair R. There is no clear association between low serum ferritin and chronic diffuse telogen hair loss. Br J Dermatol. 2002 Nov;1475:982-4.
79. Handfield-Jones SE, Kennedy CT. Nail dystrophy associated with iron deficiency anaemia. Clin Exp Dermatol. 1988 Jan;131:54.
80. Harrison WW, Clemena GG. Survey analysis of trace elements in human fingernails by spark source mass spectrometry. Clin Chim Acta Int J Clin Chem. 1972 Feb;362:485-92.
81. Hogan GR, Jones B. The relationship of koilonychia and iron deficiency in infants. J Pediatr. 1970 Dec;776:1054-7.
82. El Sayed SM, Abou-Taleb A, Mahmoud HS, Baghdadi H, Maria RA, Ahmed NS et al. Percutaneous excretion of iron and ferritin (through Al-hijamah) as a novel treatment for iron overload in beta-thalassemia major, hemochromatosis and sideroblastic anemia. Med Hypotheses. 2014 Aug;832:238-46.
83. Buzzetti E, Kalafateli M, Thorburn D, Davidson BR, Tsochatzis E, Gurusamy KS. Interventions for hereditary haemochromatosis. In: The Cochrane Collaboration, editor. Cochrane Database of Systematic Reviews [Internet]. Chichester, UK: John Wiley & Sons, Ltd; 2017 [cited 2017 Dec 11]. Available from: http://doi.wiley.com/10.1002/14651858.CD011647.pub2.
84. Limdi JK, Crampton JR. Hereditary haemochromatosis. QJM Mon J Assoc Physicians. 2004 Jun;976:315-24.
85. Pinheiro T, Silva R, Fleming R, Gonçalves A, Barreiros M, Silva J et al. Distribution and Quantitation of Skin Iron in Primary Haemochromatosis: Correlation with Total Body Iron Stores in Patients Undergoing Phlebotomy. Acta Derm Venereol. 2014;941:14-9.
86. Rosalki SB. Genetic haemochromatosis. Int J Clin Pract. 2002 Oct;568:609-10.
87. Chacon AH, Morrison B, Hu S. Acquired hemochromatosis with pronounced pigment deposition of the upper eyelids. J Clin Aesthetic Dermatol. 2013 Oct;610:44-6.
88. Sredoja Tišma V, Bulimbašić S, Jaganjac M, Stjepandić M, Larma M. Progressive pigmented purpuric dermatitis and alopecia areata as unusual skin manifestations in recognizing hereditary hemochromatosis. Acta Dermatovenerol Croat ADC. 2012;203:181-6.
89. Chevrant-Breton J, Simon M, Bourel M, Ferrand B. Cutaneous manifestations of idiopathic hemochromatosis. Study of 100 cases. Arch Dermatol. 1977 Feb;1132:161-5.
90. Bucak IH, Almis H, Benli S, Turgut M. The Assessment of Skin Color and Iron Levels in Pediatric Patients with β-Thalassemia Major Using a Visual Skin Color Chart. Hemoglobin. 2017 Mar;412:120-3.
91. Muschalek W et al. The Porphyrias. J Dtsch Dermatol Ges2022 Mar;203:316-331.
92. Karim Z, Lyoumi S, Nicolas G, Deybach J-C, Gouya L, Puy H. Porphyrias: A 2015 update. Clin Res Hepatol Gastroenterol. 2015 Sep;394:412-25.

93. Frank J, Poblete-Gutiérrez P. Porphyria cutanea tarda - When skin meets liver. Best Pract Res Clin Gastroenterol. 2010 Oct;245:735-45.
94. Bonkovsky HL, Guo J-T, Hou W, Li T, Narang T, Thapar M. Porphyrin and Heme Metabolism and the Porphyrias. In: Terjung R, editor. Comprehensive Physiology [Internet]. Hoboken, NJ, USA: John Wiley & Sons, Inc.; 2013 [cited 2017 Dec 18]. Available from: http://doi.wiley.com/10.1002/cphy.c120006.
95. Vieira FMJ, Martins JEC. Porfiria cutânea tardia. An Bras Dermatol. 2006 Dec;816:573-84.
96. Grossman ME, Bickers DR, Poh-Fitzpatrick MB, Deleo VA, Harber LC. Porphyria cutanea tarda. Clinical features and laboratory findings in 40 patients. Am J Med. 1979 Aug;672:277-86.
97. Mascaro JM. The porphyrias: a brief overview based on 25 years of experience (1969-1994) by the Department of Dermatology of the Hospital Clinic and Faculty of Medicine of Barcelona, Spain. J Dermatol. 1995 Nov;2211:823-8.
98. Lim CK, Peters TJ. Urine and faecal porphyrin profiles by reversed-phase high--performance liquid chromatography in the porphyrias. Clin Chim Acta Int J Clin Chem. 1984 May 16;1391:55-63.
99. Wolff K, Hönigsmann H, Rauschmeier W, Schuler G, Pechlaner R. Microscopic and fine structural aspects of porphyrias. Acta Derm Venereol Suppl (Stockh). 1982;100:17-28.
100. Epstein JH, Tuffanelli DL, Epstein WL. Cutaneous changes in the porphyrias. A microscopic study. Arch Dermatol. 1973 May;1075:689-98.
101. Cormane RH, Szabò E, Hoo TT. Histopathology of the skin in acquired and hereditary porphyria cutanea tarda. Br J Dermatol. 1971 Dec;856:531-9.
102. Neeleman RA et al. Diagnostic and therapeutic strategies for porphyrias. Neth J Med. 2020 Jul;784:149-160.
103. Labidi J. Porphyria cutanea tarda in a chronic hemodialysis patient. Saudi J Kidney Dis Transplant Off Publ Saudi Cent Organ Transplant Saudi Arab. 2010 Sep;215:919-22.
104. Mark Wong, Michelle Bryson. Extensive skin hyperpigmentation following intravenous iron infusion. Br J Haematol. 2019 Mar;1845:709.
105. Lloyd AA, Graves MS, Ross EV. Cutaneous siderosis secondary to intramuscular iron dextran treated with 755 nm Q-switched alexandrite laser: A case report: CUTANEOUS SIDEROSIS SECONDARY. Lasers Surg Med. 2015 Jul;475:386-7.
106. Ozlu E, Karadag AS, Bilgili SG, Bayram I. Cutaneous siderosis after intramuscular iron injections: a case report. Cutan Ocul Toxicol. 2014 Dec;334:348-50.
107. Hammami Ghorbel H, Lacour J-P, Passeron T. Successful treatment with 532-nm Q-switched Nd:YAG laser of cutaneous siderosis following intravenous iron extravasation. J Eur Acad Dermatol Venereol JEADV. 2015 Apr;294:818-9.
108. Raulin C, Werner S, Greve B. Circumscripted pigmentations after iron injections--treatment with Q-switched laser systems. Lasers Surg Med. 2001;285:456-60.
109. Lee KP et al. Hydroxyurea-induced hyperpigmentation with iron deposition. Dermatol Online J. 2019 Oct 15;2510:13030/qt6q51c0p9.
110. Drakensjö I, Lengstam I, Hedblad M. Skin Discoloration Caused by Iron Salts. Acta Derm Venereol. 2014;941:92-3.
111. Prasad AS. Discovery of human zinc deficiency: its impact on human health anddisease. Adv Nutr. 2013;4:176-90.
112. Mahawar KK, Bhasker AG, Bindal V, Graham Y, Dudeja U, Lakdawala M, Small PK. Zinc Deficiency after Gastric Bypass for Morbid Obesity: a SystematicReview. ObesSurg. 2017; 27: 522-529.
113. Ogawa Y, Kawamura T, Shimada S. Zinc and skin biology. Arch Biochem Biophys. 2016;611:113-119.
114. Galimberti F, Mesinkovska NA. Skin findings associated with nutritional deficiencies. CleveClin J Med. 2016; 83:731-739.
115. Nosewicz J, Spaccarelli N, Roberts KM, Hart PA, Kaffenberger JA, Trinidad JC, Kaffenberger BH. The epidemiology, impact, and diagnosis of micronutrient nutritional dermatoses part 1: Zinc, selenium, copper, vitamin A, and vitamin C. J Am Acad Dermatol. 2022 Feb;862:267-278.
116. Brandt T. Dermatitis in childrenwithdisturbancesof general conditionandabsorptionoffoodelements. Acta DermVenereol 1936;17:513-537.
117. Danbolt N. Acrodermatitisenteropathica. Acta DermVenereol. 1951;31:453-454.
118. Krebs NF. Update onzincdeficiencyandexcessin clinicalpediatricpractice. Ann NutrMetab. 2013;62 Suppl 1:19-29.
119. Kharfi M, El Fékih N, Aounallah-Skhiri H, Schmitt S, Fazaa B, Küry S, KamounMR. Acrodermatitisenteropathica: a reviewof 29 Tunisian cases. Int J Dermatol. 2010; 49:1038-44.
120. Maverakis E, Fung MA, Lynch PJ, Draznin M, Michael DJ, Ruben B, Fazel N. Acrodermatitisenteropathicaandan overview ofzincmetabolism. J AmAcadDermatol. 2007; 56:116-24.
121. Perinazzo Pauvels LS, Dorn T, Cartell A, Boza JC, Cestari TF. Trichoscopy in acrodermatitis enteropathica. Int J Dermatol. 2022 Apr;614:480-483.
122. Lakdawala N, Grant-Kels JM. Acrodermatitisenteropathicaandothernutritionaldiseasesofthefolds (intertriginousareas). Clin Dermatol. 2015; 33:414-9.
123. Gupta M, Mahajan VK, Mehta KS, Chauhan PS.Zinctherapy in dermatology: a review. Dermatol Res Pract. 2014;2014:709152.
124. Maverakis E, Fung MA, Lynch PJ, Draznin M, Michael DJ, Ruben B, Fazel N. Acrodermatitisenteropathicaandan overview ofzincmetabolism. J AmAcadDermatol. 2007; 56:116-24.
125. Corbo MD, Lam J. Zincdeficiencyand its management in thepediatricpopulation: a literaturereviewandproposedetiologicclassification. J AmAcadDermatol. 2013; 69:616-624.e1.
126. Krebs NF. Update onzincdeficiencyandexcessin clinicalpediatricpractice. Ann NutrMetab. 2013;62 Suppl 1:19-29.15.
127. Thompson JM, Mirza MA, Park MK, Qureshi AA, Cho E. The Role of Micronutrientsin Alopecia Areata: A Review. Am J ClinDermatol. 2017; 18:663-679.
128. Al Mohanna HM, Ahmed AA, Tsantalis JP, Tosti A. The Role of Vitamins and Minerals in Hair Loss: A Review. Dermatol Ther (Heidelb). 2019 Mar;91:51-70.
129. Thompson JM, Mirza MA, Park MK, Qureshi AA, Cho E. The role of micronutrients in alopecia areata: a review. Am J Clin Dermatol. 2017;185:663-79.
130. Almohanna HM, Ahmed AA, Tsatalis JP, Tosti A. The Role of Vitamins and Minerals in Hair Loss: A Review. Dermatol Ther (Heidelb). 2019 Mar;91:51-70.
131. Plum LM, Rink L, Haase H. Essential Toxin: Impact of Zinc on Human Health. Int J Environ Res Public Health. 2010 Apr; 74: 1342-1365.
132. Altarelli M, Ben-Hamouda N, Schneider A, Berger MM. Copper Deficiency: Causes, Manifestations, and Treatment. Nutr Clin Pract Off Publ Am Soc Parenter Enter Nutr. 2019 Aug;344:504-13.
133. Collins JF. Copper nutrition and biochemistry and human (patho)physiology. Adv Food Nutr Res. 2021;96:311-64.
134. Chen J, Jiang Y, Shi H, Peng Y, Fan X, Li C. The molecular mechanisms of copper metabolism and its roles in human diseases. Pflugers Arch. 2020 Oct;47210:1415-29.
135. Ojha R, Prasad AN. Menkes disease: what a multidisciplinary approach can do. J Multidiscip Healthc. 2016;9:371-85.
136. Borkow G. Using Copper to Improve the Well-Being of the Skin. Curr Chem Biol. 2014 Aug;82:89-102.
137. Wacewicz M, Socha K, Soroczyńska J, Niczyporuk M, Aleksiejczuk P, Ostrowska J et al. Selenium, zinc, copper, Cu/Zn ratio and total antioxidant status in the serum of vitiligo patients treated by narrow-band ultraviolet-B phototherapy. J Dermatol Treat. 2017 Aug 1;1-6.
138. Vairo FPE, Chwal BC, Perini S, Ferreira MAP, de Freitas Lopes AC, Saute JAM. A systematic review and evidence-based guideline for diagnosis and treatment of Menkes disease. Mol Genet Metab. 2019 Jan;1261:6-13.
139. Smpokou P, Samanta M, Berry GT, Hecht L, Engle EC, Lichter-Konecki U. Menkes disease in affected females: the clinical disease spectrum. Am J Med Genet A. 2015 Feb;167A2:417-20.
140. Yoganathan S, Sudhakar SV, Arunachal G, Thomas M, Subramanian A, George R et al. Menkes disease and response to copper histidine: An Indian case series. Ann Indian Acad Neurol. 2017 Mar;201:62-8.
141. Kaler SG. ATP7A-Related Copper Transport Disorders. In: Adam MP, Ardinger HH, Pagon RA, Wallace SE, Bean LJ, Mefford HC et al., editors. GeneReviews(®) [Internet]. Seattle (WA): University of Washington, Seattle; 1993 [cited 2017 Nov 8]. Available from: http://www.ncbi.nlm.nih.gov/books/NBK1413/.
142. Mulligan C, Bronstein JM. Wilson Disease: An Overview and Approach to Management. Neurol Clin. 2020 May;382:417-32.
143. Stremmel W, Merle U, Weiskirchen R. Clinical features of Wilson disease. Ann Transl Med. 2019 Apr;7(Suppl 2):S61.
144. Shribman S, Warner TT, Dooley JS. Clinical presentations of Wilson disease. Ann Transl Med. 2019 Apr;7(Suppl 2):S60.
145. Dzieżyc-Jaworska K, Litwin T, Członkowska A. Clinical manifestations of Wilson disease in organs other than the liver and brain. Ann Transl Med. 2019 Apr;7(Suppl 2):S62.
146. Kathawala M, Hirschfield GM. Insights into the management of Wilson's disease. Ther Adv Gastroenterol. 2017 Nov;1011:889-905.
147. Matthews NH, Fitch K, Li W-Q, Morris JS, Christiani DC, Qureshi AA et al. Exposure to Trace Elements and Risk of Skin Cancer: A Systematic Review of Epidemiologic Studies. Cancer Epidemiol Biomark Prev Publ Am Assoc Cancer Res Cosponsored Am Soc Prev Oncol. 2019 Jan;281:3-21.
148. Vonderheid EC, Martinez AR. Prognostic Significance of Serum Copper in Patients With Cutaneous T-cell Lymphoma. Clin Lymphoma Myeloma Leuk. 2019 Apr;194:228-238.e4.
149. David TJ, Wells FE, Sharpe TC, Gibbs AC, Devlin J. Serum levels of trace metals in children with atopic eczema. Br J Dermatol. 1990 Apr;1224:485-9.
150. Vaughn AR, Foolad N, Maarouf M, Tran KA, Shi VY. Micronutrients in Atopic Dermatitis: A Systematic Review. J Altern Complement Med N Y N. 2019 Jun;256:567-77.
151. Wacewicz M, Socha K, Soroczyńska J, Niczyporuk M, Aleksiejczuk P, Ostrowska J et al. Concentration of selenium, zinc, copper, Cu/Zn ratio, total antioxidant status and c-reactive protein in the serum of patients with psoriasis treated by narrow-band ultraviolet B phototherapy: A case-control study. J Trace Elem Med Biol Organ Soc Miner Trace Elem GMS. 2017 Dec;44:109-14.
152. Sheikh G, Masood Q, Majeed S, Hassan I. Comparison of levels of serum copper, zinc, albumin, globulin and alkaline phosphatase in psoriatic patients and controls: A hospital based casecontrol study. Indian Dermatol Online J. 2015 Apr;62:81-3.
153. Lei L, Su J, Chen J, Chen W, Chen X, Peng C. Abnormal Serum Copper and Zinc Levels in Patients with Psoriasis: A Meta-Analysis. Indian J Dermatol. 2019 Jun;643:224-30.
154. Aggarwal J, Singh A, Gupta S, Prasad R. Copper and Zinc Status in Psoriasis: Correlation with Severity. Indian J Clin Biochem IJCB. 2021 Jan;361:120-3.
155. Zeng Q, Yin J, Fan F, Chen J, Zuo C, Xiang Y et al. Decreased copper and zinc in sera of Chinese vitiligo patients: a meta-analysis. J Dermatol. 2014 Mar;413:245-51.
156. Fage SW, Faurschou A, Thyssen JP. Copper hypersensitivity. Contact Dermatitis. 2014 Oct;714:191-201.
157. Hostynek JJ, Maibach HI. Copper hypersensitivity: dermatologic aspects. Dermatol Ther. 2004;174:328-33.

158. Gara S, Litaiem N, Bacha T, Jones M, Houas A, Zeglaoui F. Systemic allergic dermatitis caused by a copper-containing intra-uterine device. Contact Dermatitis. 2021 Feb;842:132-4.
159. Barkoff JR. Urticaria secondary to a copper intrauterine device. Int J Dermatol. 1976 Oct;158:594-5.
160. Baveja S, Patil CC, Vashisht S, Vashisht D, Pathania V, Tripathy D et al. Copper-impregnated socks: A novel therapeutic option for combating occupational dermatophytosis. Med J Armed Forces India. 2021 Oct;774:437-43.
161. Li H, Toh PZ, Tan JY, Zin MT, Lee C-Y, Li B et al. Selected Biomarkers Revealed Potential Skin Toxicity Caused by Certain Copper Compounds. Sci Rep. 2016 Nov 28;6:37664.
162. Philips N, Samuel P, Parakandi H, Gopal S, Siomyk H, Ministro A et al. Beneficial regulation of fibrillar collagens, heat shock protein-47, elastin fiber components, transforming growth factor-β1, vascular endothelial growth factor and oxidative stress effects by copper in dermal fibroblasts. Connect Tissue Res. 2012;535:373-8.
163. Baek JH, Yoo MA, Koh JS, Borkow G. Reduction of facial wrinkles depth by sleeping on copper oxide-containing pillowcases: a double blind, placebo controlled, parallel, randomized clinical study. J Cosmet Dermatol. 2012 Sep;113:193-200.
164. Salvo J, Sandoval C. Role of copper nanoparticles in wound healing for chronic wounds: literature review. Burns Trauma. 2022;10:tkab047.
165. Borkow G, Gabbay J, Dardik R, Eidelman AI, Lavie Y, Grunfeld Y et al. Molecular mechanisms of enhanced wound healing by copper oxide-impregnated dressings. Wound Repair Regen Off Publ Wound Heal Soc Eur Tissue Repair Soc. 2010 Apr;182:266-75.
166. Kim Y-J, Bond GJ, Tsang T, Posimo JM, Busino L, Brady DC. Copper chaperone ATOX1 is required for MAPK signaling and growth in BRAF mutation-positive melanoma. Met Integr Biometal Sci. 2019 Aug 1;118:1430-40.
167. Kim Y-J, Tsang T, Anderson GR, Posimo JM, Brady DC. Inhibition of BCL2 Family Members Increases the Efficacy of Copper Chelation in BRAFV600E-Driven Melanoma. Cancer Res. 2020 Apr 1;807:1387-400.

PARTE 8

Afecções Hereditárias – Genodermatoses

capítulo 97

Maria Cecília da Matta Rivitti Machado • Chan I Thien • Luciana de Paula Samorano • Zilda Najjar Prado de Oliveira

Distúrbios Hereditários da Queratinização – Ictioses e Queratodermias Palmoplantares

INTRODUÇÃO

A diferenciação sofrida pelas células da epiderme desde a camada basal até o desprendimento das células córneas ou lamelares é chamada de corneificação ou queratinização, que é o termo mais empregado. Trata-se de um processo complexo que envolve numerosos genes cujas suas mutações resultam em doenças. Neste capítulo serão abordadas as ictioses e as queratodermias palmoplantares, distúrbios da queratinização.

ICTIOSES

As ictioses congênitas são genodermatoses que constituem um grupo heterogêneo de doenças causadas por defeitos na diferenciação da epiderme, ocasionando hiperqueratose e descamação, muitas vezes acompanhados por eritema, fissuras, prurido; achados extracutâneos podem ocorrer.

Ictiose é uma palavra derivada do grego *ichthys*, que significa peixe, designando a pele seca e espessa com escamas. As várias formas de ictioses podem ser classificadas e distinguidas por meio do quadro clínico, exame histopatológico, modo de herança e pela mutação gênica. Em algumas formas, o acometimento é exclusivo da pele (ictioses não sindrômicas), enquanto em outras, o estado ictiosiforme pode estar associado a malformações e manifestações em outros órgãos, sendo chamadas de ictioses sindrômicas.[1]

As ictioses que acometem predominantemente a pele estão listadas no Quadro 97.1.[2,3]

As ictioses complexas ou com comprometimento sistêmico estão listadas no Quadro 97.2.[2,3] Além dos quadros aqui descritos, já bastante raros, muitos outros casos de ictioses associadas a defeitos variados são descritos esporadicamente.

Há considerável superposição de quadros de ictiose com queratodermias palmoplantares, por exemplo na queratodermia da loricrina.

Outros transtornos metabólicos geno-hereditários também podem se manifestar com quadro ictiosiforme, por exemplo a acidemia metil malônica, a fibrose cística, a GM-1 gangliosidose e outras.[4]

Avanços nos estudos de genética e biologia molecular são responsáveis por informações importantes para uma melhor categorização das ictioses. Testes genéticos já se encontram disponíveis, mas não de modo amplamente acessível na saúde pública e em setores da saúde complementar; nesses contextos, o diagnóstico continua sendo essencialmente com base no quadro clínico, histológico e acompanhamento do portador, com o ônus do diagnóstico tardio de formas que podem necessitar de intervenções.

Quadro 97.1 Ictioses não sindrômicas.

Ictiose vulgar (IV)
Ictiose recessiva ligada ao X (IRLX)
Ictioses congênitas autossômicas recessivas (ICAR)
- Ictiose arlequim (IA)
- Ictiose lamelar (IL)
- Eritrodermia ictiosiforme congênita não bolhosa

Ictioses autossômicas recessivas pleomórficas (ICAR variantes)
- Bebê colódio autoinvolutivo
- Ictiose acral
- Ictiose do tronco (*bathing suit ichtyosis*)
- Ictioses queratinopáticas (IQ)
- Ictiose epidermolítica (IE) (anteriormente chamada ictiose bolhosa ou eritrodermia ictiosiforme congênita de Brocq ou hiperqueratose epidermolítica)

Variantes
- IE superficial
- IE anular
- Ictiose de Curth-Macklin
- IE recessiva
- IE nevoide
- Ictiose em confete ou eritrodermia ictiosiforme congênita reticular

Eritroqueratodermias
- Eritroqueratodermia simétrica progressiva
- Eritroqueratodermia *variabilis*

Síndrome da pele decídua (*peeling skin syndrome*)
- Forma generalizada
  - Inflamatória
  - Não inflamatória
- Forma acral
  - Queratodermia da loricrina com ictiose

Síndrome KLICK (*keratosis linearis with ichthyosis congenita and sclerosing keratoderma*)
- Ictiose-prematuridade

Fonte: Adaptado de Oji V et al.[1,2]

Quadro 97.2 Ictioses sindrômicas.

Ictioses sindrômicas com alterações dos cabelos
- Ictiose linear circunflexa (doença de Conmèl-Netherton ou síndrome de Netherton)
- Tricotiodistrofia
- Síndrome IFAP (ictiose folicular, alopecia, fotofobia) e queratose folicular espinulosa decalvante (*keratosis folicularis spinulosa decalvans*)
- Síndrome KID (*keratitis ichthyosis deafness*)
- Síndrome ictiose-hipotricose
- Síndrome NISCH (*neonatal ichthyosis – sclerosating cholangitis syndrome*)

Ictioses com comprometimento neurológico proeminente
- Síndrome de Sjogren-Larsson
- Doença de Refsum do adulto
- Ictiose ligada ao X sindrômica
- Síndrome MEDNIK (retardo mental, surdez – *deafness*, neuropatia, ictiose, queratodermia)
- Síndrome CEDNIK (disgenesia cerebral, neuropatia, ictiose, quaratodermia palmoplantar)
- Síndrome CHIME (colobomas, malformação cardíaca – *heart*, ictiose migratória, retardo mental, anomalias auriculares – *ear*, epilepsia)
- Doença de Gaucher tipo 2
- Síndrome de Dorfman-Chanarin (tesaurismose de lípides neutros)
- Síndrome ARC: artrogrifose, disfunção renal, colestase

Ictioses com apresentação nas linhas de Blaschko
- Síndrome Conradi-Hunermann-Happle (CDPX2)
- Síndrome CHILD (*congenital hemidysplasia with ictiosiform nevus and limb defects*; em português, hemidisplasia congênita com nevo ictiosiforme e malformação dos membros)

Fonte: Adaptado de Oji et al.[1,2] e Saral et al.

O diagnóstico da forma de ictiose é importante na determinação do prognóstico, da necessidade de avaliações complementares, tratamento e aconselhamento genético. Entretanto, alterações de expressão fenotípica em diferentes fases da vida são comuns, fazendo com que o acompanhamento seja importante em muitos casos. Por exemplo, na ictiose queratinopática, ao nascimento o quadro pode ser bolhoso; o aspecto típico pode demorar meses para se estabelecer.

Algumas características clínicas são importantes para o diagnóstico das ictioses, como a herança (ictiose adquirida ou herdada), a presença ao nascimento ou aparecimento tardio, o tipo e distribuição das escamas, a presença de bolhas, bem como a extensão da doença limitada à pele ou associada a comprometimento de outros órgãos. A história familiar completa e exame físico são essenciais.

Algumas das doenças da queratinização podem ter seu diagnóstico confirmado pelo exame histopatológico, por exemplo a ictiose queratinopática, em que se observa hiperqueratose epidermolítica, descrita adiante. Em outros casos de ictioses, provas bioquímicas ou moleculares podem ser diagnósticas, como na deficiência de esteroide sulfatase e na doença de estocagem lipídica. Testes já são disponíveis para vários genes, mas o diagnóstico causal para todos os quadros ainda não é viável. Nos últimos anos os genes responsáveis por muitos quadros foram descritos, mas ainda há fenótipos em que a mutação genética ainda não foi determinada.

Pesquisas dos defeitos genéticos e suas consequências biológicas poderão certamente ser de grande valor no diagnóstico, no aconselhamento genético adequado e em testes pré-natais, além de possibilitar o desenvolvimento de intervenções terapêuticas para estas doenças.

ICTIOSE VULGAR

A ictiose vulgar recebe essa denominação por ser a forma mais frequente de doença da queratinização, com prevalência aproximada de 1:80 a 1:250 casos. A herança é autossômica semidominante com penetrância incompleta e expressão variável entre as famílias. Não há predomínio por etnia ou gênero.[5]

Patogênese

Foram demonstradas, em portadores de ictiose vulgar, mutações no gene *FLG* no cromossomo 1q21.3, que codifica a filagrina. A profilagrina, uma proteína insolúvel, é produzida nos queratinócitos e degradada no estrato córneo, produzindo a filagrina. A profilagrina é parte dos grânulos de querato-hialina, visíveis à microscopia óptica na camada granulosa.[5]

A profilagrina apresenta diversos domínios que são importantes para diferenciação da epiderme; também se liga às queratinas 1 e 10, com papel no achatamento das células e enucleação. Mutações da filagrina causam diminuição nos corpos lamelares e da bicamada lipídica. A filagrina contribui para o envelope corneificado, que substitui a membrana plasmática e tem papel crucial na diminuição da perda de água transepidérmica e também contribui para impedir a penetração de antígenos e micro-organismos.[5]

A proteólise da filagrina libera seus aminoácidos componentes, que vão constituir o NMF (do inglês *natural moisturizing factor*), fator de umidade natural, que fica no interior do corneócito, contribuindo para a hidratação e integridade da barreira cutânea. Foi demonstrado que mutações que anulam o gene da filagrina em humanos se relacionam ao baixo nível desses aminoácidos, causando aumento da perda de água transepidérmica.[5]

Manifestações clínicas

A ictiose vulgar caracteriza-se por pele seca e com descamação discreta, queratose pilar, hiperlinearidade palmar e plantar, tendência a manifestações atópicas (dermatite atópica, asma, rinite), eczema das mãos, propensão a sensibilização ao níquel e outros contactantes ou irritantes.[6]

A descamação geralmente não está presente ao nascimento. As formas graves manifestam-se na primeira infância, entre o segundo e o sexto mês de vida e por vezes ainda mais tarde; as formas leves podem só ser perceptíveis em condições ambientais que favorecem o ressecamento da pele.

Tipicamente, escamas muito finas, achatadas, poligonais são evidentes nas superfícies extensoras das extremidades. A região inguinal e áreas flexurais são poupadas em razão do aumento de umidade destas regiões (Figura 97.1). Nas pernas, as escamas geralmente são mais largas com aderência no centro e bordas mais destacadas. Em casos graves a descamação acomete áreas do tronco, couro cabeludo, região frontal e malar e pode estar associada a prurido.

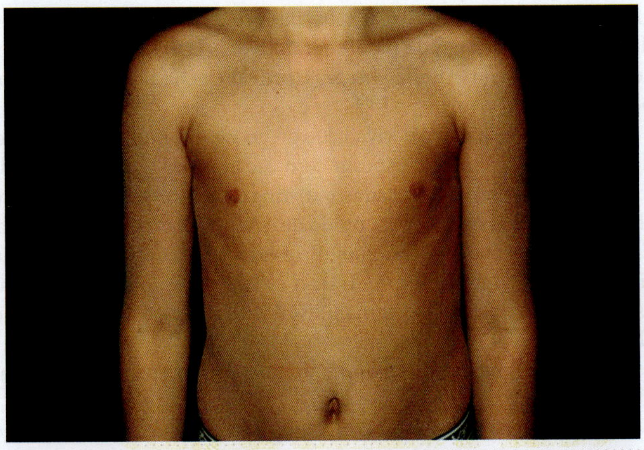

Figura 97.1 Escamas finas, achatadas e poligonais no tronco e membros. Áreas flexurais são poupadas. Ictiose vulgar.

As palmas e plantas podem ser discretamente espessadas, com sulcos mais evidentes (hiperlinearidade). A queratose pilar é comumente associada e geralmente acomete as áreas posteriores dos braços, bem como as coxas e glúteos.

A intensidade do quadro é variável, mesmo entre os membros de uma mesma família. Os sintomas clínicos e a gravidade dependem da época do ano e do clima, melhorando durante o verão e com o aumento da umidade e piorando no clima seco e frio, com banhos quentes e prolongados ou com o uso de sabonetes com alto poder de detergência.[7]

A ictiose vulgar está frequentemente associada a manifestações de atopia: asma, rinite alérgica e dermatite atópica, sendo esta encontrada em 25% a 50% dos pacientes.[8,9]

A mutação do gene da filagrina causando perturbação da função barreira da epiderme tem sido considerada fator predisponente para o desenvolvimento de manifestações atópicas, tanto cutâneas (dermatite) como respiratórias (asma).[10-12]

Exame histopatológico

Na ictiose vulgar observa-se hiperqueratose leve a moderada, sendo poupada a derme. A camada granulosa está diminuída em parte dos pacientes, não sendo visíveis, à microscopia eletrônica, os grânulos de querato-hialina. Podem estar presentes anormalidades estruturais de grânulos de querato-hialina quando a camada granulosa está presente, além de alterações na disposição dos tonofilamentos.[13,14]

Diagnóstico diferencial

A diferenciação entre pele seca (xerose cutânea) por causas ambientais a e a ictiose vulgar leve é difícil. Nos indivíduos do sexo masculino o diagnóstico diferencial deve ser feito também com a ictiose ligada ao X, que apresenta escamas maiores e escuras, envolvimento do pescoço e outras flexuras. A ictiose adquirida também pode ocorrer na infância e é relacionada à desnutrição e doenças infecciosas como a hanseníase, doenças paraneoplásicas ou inflamatórias como a sarcoidose ou doenças metabólicas (ver Ictioses Sindrômicas).

■ ICTIOSE RECESSIVA LIGADA AO X (ICTIOSE LIGADA AO SEXO, DEFICIÊNCIA DE ARILSULFATASE)

A ictiose recessiva ligada ao X (IRLX) é uma doença que compromete apenas indivíduos do sexo masculino, em razão da herança recessiva ligada ao cromossomo X. As mulheres são portadoras do defeito genético, podendo apresentar manifestações mínimas do processo. A incidência varia entre 1:2.000 e 1:9.500 casos.[15]

Patogênese

A diminuição ou ausência completa da atividade da esteroide sulfatase (arilsulfatase C) resulta de deleção completa do gene *STS* no cromossomo Xp22.3 em 90% dos pacientes; deleções parciais e mutações de inatividade são responsáveis pelos demais casos. Deleções cromossômicas maiores podem envolver genes contíguos, resultando em IRLX sindrômica (ver adiante).[16]

A deficiência de esteroide sulfatase resulta em hidrólise não pareada de sulfato de colesterol e sulfato de dehidroepiandrosterona (DHEAS) com subsequente acúmulo de sulfato de colesterol-3 na epiderme, inibindo a ação da transglutaminase-1, enzima necessária para a formação do envelope corneificado e barreira cutânea normal.[16]

Em gestantes com fetos acometidos, a deficiência de esteroide sulfatase na placenta fetal causa níveis baixos ou ausentes de estrogênio na urina e líquido amniótico, em decorrência da desconjugação inadequada de DHEAS necessária para a síntese de estrogênio. O trabalho de parto pode apresentar falha no início espontâneo ou progressão, pela insuficiente dilatação cervical.[16]

Manifestações clínicas

Cerca de 90% dos homens portadores da mutação apresentam manifestações da doença. A ictiose ligada ao X caracteriza-se pelo aparecimento de eritema e descamação generalizada, algumas semanas após o nascimento. A distribuição é simétrica nas extremidades, tronco e região cervical (Figura 97.2). As escamas são largas, achatadas, poligonais e escuras (*ictiose nigricante*), aderidas à pele. A escama pode, por vezes, ser acinzentada ou branca, assim como apresentar tamanho maior nas extremidades inferiores. Áreas flexurais podem ou não ser afetadas, mas a região cervical é frequentemente comprometida (Figura 97.3). Escamas finas no couro cabeludo podem ser observadas durante a infância e diminuem com o tempo. As palmas, plantas e face geralmente são poupadas, com exceção da região pré-auricular, acometimento ocasional, porém muito característico.

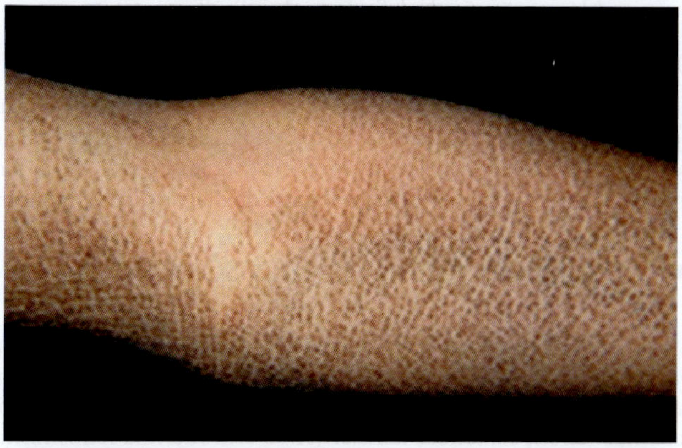

■ **Figura 97.2** Escamas largas, achatadas, poligonais e escuras aderidas à pele. Flexuras comprometidas. Ictiose ligada ao X.

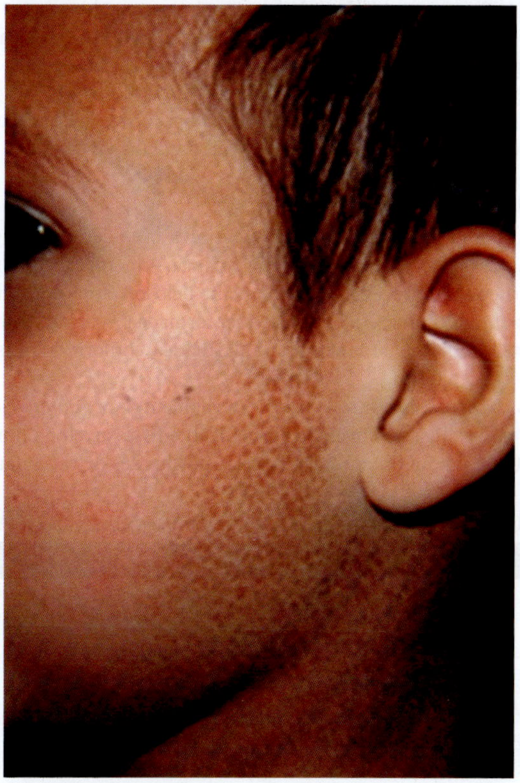

■ **Figura 97.3** Escamas poligonais e escuras acometendo região cervical e região pré-auricular. Ictiose ligada ao X.

A ictiose ligada ao X tende a melhorar no verão, mas ao contrário do que ocorre na ictiose vulgar, não melhora com a idade.

Opacificações corneanas assintomáticas ocorrem em 50% dos pacientes afetados e em 25% das mulheres carreadores, portadoras, surgindo entre os 10 e 30 anos de idade.[17,18]

Os pacientes acometidos podem apresentar criptorquidia. Embora a atividade da *STS* seja reduzida em 85% das portadoras femininas, não há manifestações cutâneas.

Exame histopatológico

São observados hiperqueratose ou paraqueratose com camada granulosa normal, podendo estar presente hiperqueratose folicular. Na microscopia eletrônica são encontrados grânulos de querato-hialina aumentados em tamanho e número. Os melanossomos da camada córnea são mais proeminentes.[13]

Diagnóstico

O diagnóstico baseia-se em teste genético, mais acurado, ou bioquímico (demonstração da deficiência da arilsulfatase C).[19]

Diagnóstico diferencial

O principal diagnóstico diferencial é feito com a ictiose vulgar, que poupa áreas de flexuras, tem escamas mais claras e se associa a aumento das linhas palmares e plantares, assim como queratose pilar. Outras formas de ictioses também devem fazer parte do diagnóstico diferencial.

■ ICTIOSES CONGÊNITAS AUTOSSÔMICAS RECESSIVAS (ICAR)

Em 1966, Frost e Van Scott introduziram o termo ictiose lamelar para todas as formas autossômicas recessivas de ictioses não bolhosas. Williams e Elias, posteriormente, separaram este grupo em dois distintos fenótipos, ictiose lamelar (IL) e eritrodermia ictiosiforme congênita não bolhosa. No entanto, existe considerável superposição entre a apresentação clínica dessas formas; e ainda a mesma mutação pode se relacionar tanto à IL como à EIC, e ainda a outras apresentações menos comuns como ictiose do tronco e ictiose acral.[1,20-23]

As ICAR comprometem exclusivamente a pele e são geneticamente heterogêneas, isto é, podem ser causadas por diferentes genes. Quase sempre são transmitidas de modo autossômico recessivo.[2]

As ICAR são doenças raras, de ocorrência universal e prevalência estimada em torno de 1 em cada 200 mil nascidos vivos.[2]

Patogênese

Os queratinócitos das camadas superiores da epiderme (granulosa e córnea) têm papel crucial na barreira cutânea. A membrana plasmática dos corneócitos é revestida internamente pelo envelope corneificado, uma estrutura proteica que começa a ser formada na camada granulosa e reveste internamente a membrana plasmática, conferindo resistência mecânica à epiderme.

Os corneócitos são revestidos externamente por um envelope lipídico que se liga ao envelope corneificado. Esse envelope lipídico é importante para a organização lamelar dos lípides extracelulares. Os lípides extracelulares são produzidos e envelopados no aparato de Golgi e secretados como precursores para o meio extracelular nos corpos lamelares. Estas estruturas correspondem aos grânulos observados à microscopia óptica e que caracterizam a camada granulosa. Os lípides precursores sofrem ação de enzimas e transformam-se nas formas ativas, como é o caso do ácido linoleico, esterificado em ω-hidroxiacilceramida por lipoxigenases. O envelope lipídico é ligado ao envelope corneificado pela transglutaminase cutânea.[24,25]

Em portadores de ICAR foram descritas até agora mutações nos seguintes genes: *TGM1, ALOXE3, ALOX12B, NIPAL4, CYP4F22, ABCA12, CERS3, SDR9C7, PNPLA1, SLC27A4* e *LIPN, ABHD5, ELOVL4, SULT2B1*. Mutações em outros genes podem influenciar a apresentação clínica das ictioses.[21]

O gene *TGM1* codifica a transglutaminase-1, uma enzima que se expressa nas camadas superiores da epiderme, e que é fundamental na formação do envelope corneificado por meio do *cross-linking* (ligações cruzadas) de numerosas proteínas estruturais, como loricrina, filamentos de queratina e outras, assim como na adesão de ceramidas ao envelope lipídico.[25,26]

Mutações da *TGM1* são responsáveis por grande parte dos casos das ICARs, correspondendo ao fenótipo da ictiose lamelar. São os portadores que apresentam ectrópio, escamas espessas e tendência à alopecia cicatricial. Mutações de *TGM1* são responsáveis por parte dos casos de EIC, ictiose do tronco, ictiose acral.[26]

Diversos genes cujas mutações foram relacionadas às ICAR, como *ABCA12, CERS3, CYP4F22, PNPLA1, ALOXE3* e *ALOXE12B, ST14, SDR9C7, CASP14, ABHD5, ELOVL4* estão envolvidos na via da produção da ϖ-hidroxi-ceramida ou das camadas lipídicas que formam o envelope lipídico. A ϖ-hidroxi-ceramida é um dos principais componentes do envelope lipídico e que se liga de modo covalente ao envelope corneificado pela transglutaminase.[2,26,27]

O catálogo OMIM®, *Online Mendelian Inheritance in Man*®, é um compêndio abrangente de fenótipos e genes humanos disponível gratuitamente *on-line* e atualizado periodicamente. Relaciona tipos de 15 ictioses congênitas autossômicas recessivas, que se encontram resumidas no Quadro 97.3.[28]

Quadro 97.3 Ictioses congênitas autossômicas recessivas (ICAR).

ICAR	Fenótipo	Gene	Produto do gene
ICAR1	IL	*TGM1*	Transglutaminase 1
ICAR2	EIC	*ALOX12B*	Aracdonato 12-Lipoxigenase (12R Lipoxigenase)
ICAR3	Bebê colódio autorresolutivo	*ALOXE3*	Aracdonato 3-Lipoxigenase
ICAR4A	IL	*ABCA12*	ATP – *Binding Cassette, Subfamily A, Member 12*
ICAR4B	Ictiose arlequim	*ABCA12*	ATP – *Binding Cassette, Subfamily A, Member 12*
ICAR5	Escamas finas esbranquiçadas Sem eritrodermia e sem ectrópio/eclábio	*CYP4F22*	*Cytochrome P450, Subfamily IVF, Polypeptide 22*
ICAR6	IL ou EICN	*NIPAL4*	*NIPA-Like Domain-Containing 4* ou *Ictiína*
ICAR7	EIC/IL Infecções fúngicas	*Desconhecido*	
ICAR8	EIC	*LIPN*	*Lipase Family, Member N*
ICAR9	EIC	*CERS3*	*Ceramide Synthase 3*
ICAR10	EIC	*PNPLA1*	*Patatin-Like Phospholipase Domain-Containing Protein 1*
ICAR11	IL Hipotricose couro cabeludo, cílios e sobrancelhas Queratose pilar Fotofobia	*ST14*	*Suppression of Tumorigenicity 14* ou *Epitina*
ICAR 12	Descamação generalizada Sem eritrodermia	*CASP14*	*Caspase 14, Apoptosis-Related Cysteine Protease*
ICAR 13	Escamas largas Poupa face Infecções fúngicas	*SDR9C7*	*Short Chain Dehydrogenase/Reductase, Family 9C, Member 7*
ICAR 14	Escamas largas escuras Melhora gradual das escamas e do prurido com a idade	*SULT2B1*	*Sulfotransferase Family 2B, Member 1, Gene* (SULT2B1a SULT2B1b)

ICAR: ictiose congênita autossômica recessiva; IL: ictiose lamelar; EICNB: eritrodermia ictiosiforme congênita não bolhosa.

Manifestações clínicas

As ICAR apresentam-se com diferentes fenótipos, agrupados do ponto de vista clínico em quatro grupos: ictiose lamelar, eritrodermia ictiosiforme congênita não bolhosa, ictiose arlequim e ictioses pleomórficas. O bebê colódio constitui um fenótipo transitório de apresentação de diferentes distúrbios da queratinização.[21]

Bebê colódio

Parte dos casos de ICARS se apresenta ao nascimento como bebê colódio (Figura 97.4). Essa denominação deve-se ao aspecto da pele, que apresenta espessamento da camada córnea, formando um envoltório espesso, brilhante, pouco flexível e translúcido, permitindo a visualização do eritema subjacente e responsável pelo ectrópio e eclábio típicos.

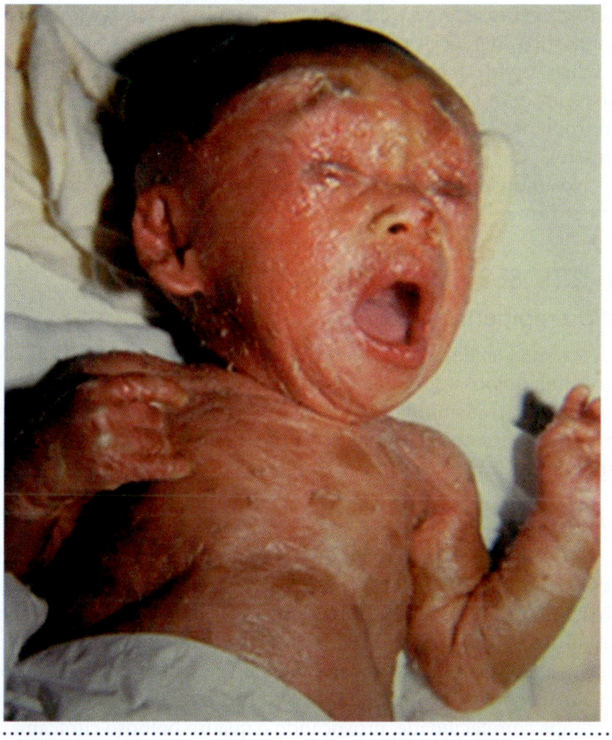

■ **Figura 97.4** Bebê colódio. Descamação semelhante a película, ectrópio.

O espessamento exuberante da camada córnea pode ocasionar hipoplasia da pirâmide nasal, dos pavilhões auriculares ou dos dedos. A função de barreira da pele é deficiente, favorecendo a desidratação, o desequilíbrio hidroeletrolítico, a septicemia, a absorção aumentada de tópicos, podendo haver intoxicações.

A pele espessa e pouco flexível sofre fissuras e descamação característica, com escamas largas, ao longo das 6 a 10 primeiras semanas de vida. Após este período os pacientes apresentam as características da forma de ictiose que herdaram, sendo as mais comuns a ictiose lamelar e a eritrodermia ictiosiforme congênita. Outras genodermatoses também podem se apresentar como bebê colódio: a síndrome de Netherton, a tricotiodistrofia, a síndrome de Sjögren-Larsson, a ictiose em confete e há casos autoinvolutivos.

Ictiose lamelar

A ictiose lamelar caracteriza-se por eritema muito discreto e descamação em escamas poligonais espessas, achatadas, aderidas pelo centro e com bordas elevadas, de coloração clara ou acastanhada, acometendo todo o corpo (Figura 97.5). O acometimento da pele da face resulta em ectrópio e eclábio. Queratodermia palmoplantar moderada é constante. Pode haver alopecia difusa. As unhas são uniformemente espessadas. Há intolerância ao calor, com piora do eritema e descamação no verão ou quando houver febre. O quadro permanece inalterado ao longo da vida. A ictiose lamelar corresponde essencialmente a ICAR1 e ICAR 4A relacionadas no Quadro 97.3.

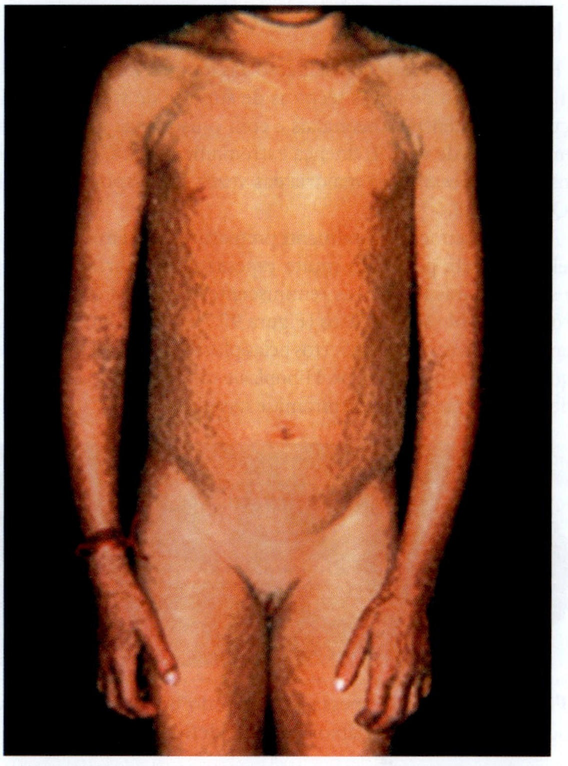

■ **Figura 97.5** Descamação em escamas poligonais espessas, achatadas, aderidas, de coloração acastanhada, acometendo todo o tegumento. Ictiose lamelar.

■ ERITRODERMIA ICTIOSIFORME CONGÊNITA NÃO BOLHOSA

Pode se apresentar desde o nascimento como bebê colódio ou se iniciar somente nos primeiros meses de vida, com eritema de intensidade variável. A descamação é fina e clara, menos evidente na face. Ectrópio não é frequente, e quando presente é menos pronunciado do que nos portadores de ictiose lamelar. Queratodermia palmoplantar de moderada intensidade pode estar presente. As unhas são espessas e curvas. Os cabelos não apresentam alteração.

Em raros casos, na puberdade, há melhora da descamação na face, mas não do eritema (Figura 97.6). O maior consumo energético decorrente da eritrodermia pode ocasionar deficiência na evolução ponderoestatural, com baixa estatura e desnutrição.

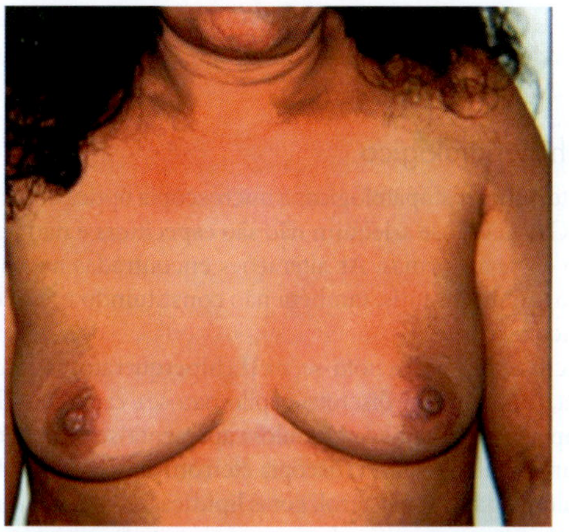

■ **Figura 97.6** Descamação fina e clara com predomínio de intenso eritema difusamente. Eritrodermia ictiosiforme congênita não bolhosa.

Variação fenotípica é observada nas EICs, que no Quadro 97.3 compreendem as ICAR 2, 5 a 13.

ICTIOSE ARLEQUIM

Forma mais grave de apresentação das ictioses, foi considerada fatal até o surgimento de novas técnicas de suporte de vida nas unidades de cuidados intensivos neonatais e com o uso de acitetrina desde os primeiros dias de vida. É doença extremamente rara, de transmissão autossômica recessiva na maioria das vezes. Corresponde à ICAR 4B no Quadro 97.3.

Após o nascimento, geralmente prematuro, o recém-nato apresenta a pele recoberta por placa muito espessada, lisa, brilhante e opaca que sofre fissuras losângicas reminiscentes da roupa do arlequim. O ectrópio e eclábio são intensos (Figura 97.7). Os pavilhões auriculares raramente são visíveis, encobertos pelas placas hiperqueratósicas, sendo frequentemente hipoplásicos. Hipoplasia também pode comprometer os dedos das mãos e pés e a pirâmide nasal.

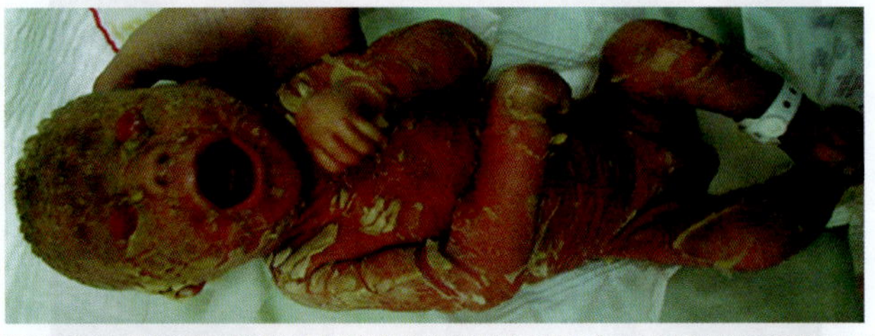

Figura 97.7 Placas espessadas por todo o tegumento e fissuras, associadas a ectrópio e eclábio evidentes. Ictiose arlequim.

A pele espessada dificulta os movimentos, ficando a criança em postura de semiflexão; há restrição respiratória e dificuldade de alimentação, com movimentos de sucção prejudicados.

A função de barreira da pele apresenta alterações e é agravada pelas fissuras; ocorre desidratação, distúrbios hidroeletrolíticos e infecções na quase totalidade dos casos, sendo indicada a internação nas unidades intensivas neonatais.

Os sobreviventes, condição cada vez mais comum graças a melhores cuidados neonatais, apresentam descamação intensa, eritema acentuado em todo o corpo e na face. As palmas e plantas são espessadas, há ectrópio e eclábio. O peso e a estatura costumam ser baixos. Pode haver artrite.[29]

ICTIOSES CONGÊNITAS AUTOSSÔMICAS RECESSIVAS PLEOMÓRFICAS

Compreende um grupo de ictioses com quadro mais intenso ao nascimento e que melhora com o passar do tempo, sofrendo influência de condições do ambiente como temperatura e umidade. Nesse grupo inclui-se a ictiose-prematuridade, a ictiose em roupa de banho e ictiose acral. Nas duas últimas, a denominação indica as regiões em que as escamas são mais evidentes.[21,22,27]

Exame histopatológico

As alterações histopatológicas à microscopia óptica encontradas na IL, na EIC e na ictiose arlequim não são específicas e não permitem a distinção entre as formas. As alterações encontradas na microscopia eletrônica são muito sutis, também não constituindo método de valor diagnóstico na rotina.

À microscopia óptica nota-se, na IL, hiperqueratose ortoqueratósica intensa, com acantose discreta, papilomatose e capilares dilatados na derme superficial. A camada granulosa apresenta-se normal ou ligeiramente aumentada.[13] Na microscopia eletrônica, na IL são observadas lacunas alongadas de colesterol, gotas lipídicas translúcidas no estrato córneo e envelope corneificado fino ou ausente.[30]

Na EIC paraqueratose focal ou difusa, acantose e hipergranulose. Infiltrado inflamatório na derme superior e vasos sanguíneos proeminentes podem estar presentes. O *turnover* epidérmico está aumentado, fato não observado na ictiose lamelar. Há aumento de mitoses e da expressão de citoqueratinas hiperproliferativas K6/K16/K17. A microscopia eletrônica revela corpos lamelares anormais retidos na camada córnea. Há acúmulos de gotas lipídicas no estrato córneo e as lamelas lipídicas intercelulares mostram-se desorganizadas.[13]

Na ictiose arlequim observa-se hiperqueratose acentuada associada à camada granulosa normal ou espessada. Pode haver paraqueratose evidente, associada à acantose e papilomatose.[13]

As características observadas na microscopia eletrônica são corpos lamelares anormais ou ausentes na camada granulosa e presença de inclusões lipídicas no estrato córneo.[30]

Diagnóstico e diagnóstico diferencial

O diagnóstico das ICAR fundamenta-se no quadro clínico; numerosos genes responsáveis pelas mutações já podem ser testados. O diagnóstico diferencial se faz com as ictioses congênitas e, nas primeiras semanas de vida, inclui aquelas com apresentação inicial de bebê colódio (eritrodermia ictiosiforme congênita não bolhosa, tricotiodistrofia, síndrome de Netherton e síndrome de Sjogren-Larsson, ictiose em confete).

Nos indivíduos com mais idade, o diferencial se faz com as diferentes formas de ictiose não sindrômicas e entre as ICAR.

ICTIOSES QUERATINOPÁTICAS

Ictiose epidermolítica

A ictiose epidermolítica, antes chamada eritrodermia ictiosiforme congênita bolhosa de Brocq ou hiperqueratose epidermolítica é uma doença rara, transmitida por meio de herança autossômica dominante; com muitos casos esporádicos, decorrentes de mutações novas, espontâneas.[1,2,27]

Patogênese

A doença decorre da mutação nos genes que codificam as queratinas 1 (K1) ou 10 (K10), localizados respectivamente nos cromossomos 17q12-21 e 12q11-13. A K1 e a K10 são expressas nas camadas suprabasais dos epitélios estratificados queratinizados, formando o citoesqueleto da célula. As queratinas alteradas resultantes destas mutações são responsáveis por um citoesqueleto funcionalmente alterado, que se rompe com facilidade, provocando o quadro bolhoso clinicamente observado. A expressão das queratinas 1 e 10 parece ter efeito inibitório na proliferação celular; a hiperqueratose observada seria resultado da inibição celular insuficiente e também do estímulo de citoquinas liberadas pela lise celular.[31]

Nas formas localizadas, ditas nevoides, a mutação está presente somente nas células dos locais acometidos, fenômeno denominado mosaicismo, definido como coexistência de populações celulares geneticamente distintas em um mesmo indivíduo.

Na forma esfoliativa ou de Siemens há mutação da queratina K2e.[32]

Na eritrodermia ictiosiforme congênita reticular (também chamada variegata ou em confete) foram identificadas mutações de queratina 10. Nas áreas de pele normal que se desenvolvem em meio à pele comprometida foi demonstrada perda de heterozigosidade resultando na reversão para fenótipo normal.[33]

Os portadores de ictiose bolhosa com queratodermia palmoplantar apresentam mutação da queratina 1, que nas palmas e plantas encontra-se pareada com a queratina 9. Pacientes com as formas nevoides, podem transmitir a doença a seus filhos.[31]

Manifestações clínicas

Ao nascer há eritema e bolhas superficiais muito frágeis e fugazes; são mais evidentes áreas de exulceração com fundo róseo brilhante, muito semelhante à epidermólise bolhosa.

Nas primeiras semanas, a pele sofre espessamento, assumindo o aspecto típico da doença, com escamas escuras, muito espessas, poliédricas; o eritema subjacente pode ser discreto ou muito intenso. Ocasionalmente notam-se áreas exulceradas, de fundo eritematoso e brilhante. A região central da face geralmente é poupada (Figura 97.8).

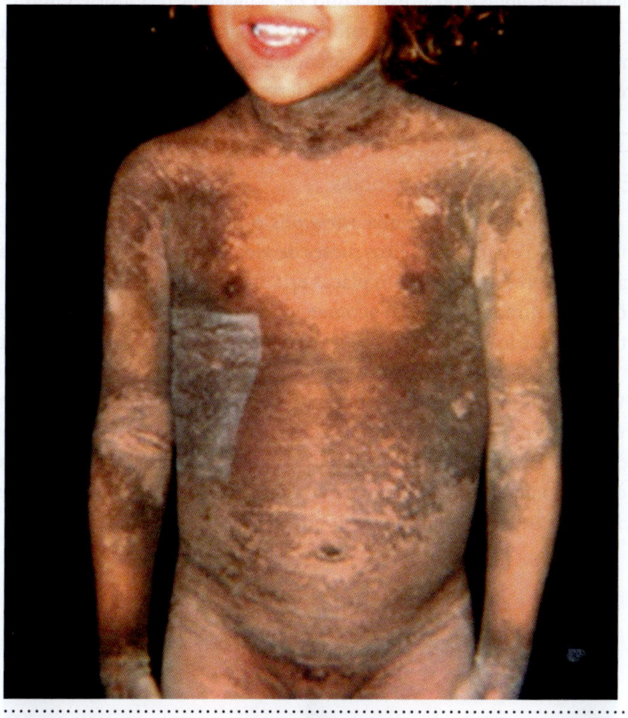

■ **Figura 97.8** Escamas escuras, muito espessas, poliédricas, acometendo região cervical e tronco, poupando a face. Ictiose queratinopática.

As lesões apresentam odor peculiar e intenso, de forma constante, resultado do acúmulo de restos celulares e proliferação bacteriana nas criptas da pele espessada (Figura 97.9). Parte dos pacientes têm queratodermia palmoplantar acentuada, com formação de bolhas que causam dificuldade de locomoção e manipulação de objetos.

A forma superficial ou de Siemens ou bolhosa ou esfoliativa caracteriza-se por menor hiperqueratose e intensa tendência à formação de bolhas e exulcerações ao trauma e com piora no clima quente.

Os pacientes podem apresentar quadro generalizado ou localizado, sendo de distribuição linear seguindo as linhas de Blaschko, evidenciando o mosaicismo genético, mecanismo responsável por essa apresentação peculiar. As formas acometem pequenas áreas, formando o *nevo verrucoso*; quando acometem as linhas de Blaschko alternando áreas de pele sã com áreas de lesões verrucosas, acometendo um segmento corporal, ou um hemicorpo ou todo o corpo, são denominadas *ictiose histrix*. Alguns autores denominam *ictiose histrix* qualquer forma de ictiose queratinopática e até mesmo a síndrome KID. O sinal de Nikolsky (formação de bolha ou descolamento da epiderme consequente à pressão) pode estar presente nos casos graves.

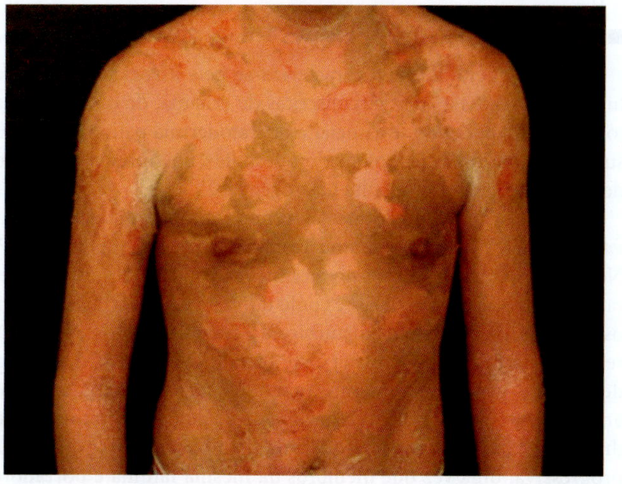

■ **Figura 97.9** Escamas espessas e áreas exulceradas. Ictiose queratinopática.

A eritrodermia ictiosiforme congênita reticular ou variegata ou em confete é uma doença extremamente rara que inicialmente se apresenta com eritrodermia e descamação semelhante a formas graves de ICAR, como a ictiose lamelar. Ilhotas de pele aparentemente normal vão surgindo e aumentando em número antes da puberdade.[2,21]

Exame histopatológico

A degeneração granular, composta por vacuolização das células granulosas e malpighianas altas, com grande quantidade de finos grânulos de querato-hialina dispersos pela camada granulosa vacuolizada, caracteriza as lesões (Figura 97.10A e B). Ocorre hiperqueratose acentuada, papilomatose e acantose.[13]

Essa alteração histopatológica, ainda que característica das ictioses queratinopáticas não é exclusiva, ocorrendo em outras entidades como no nevo epidérmico, nevo comedoniano, acantomas, queratodermias palmoplantares, na epiderme suprajacente a dermatofibromas e mesmo no epitélio de revestimento de cistos epidérmicos.

Diagnóstico e diagnóstico diferencial

O diagnóstico baseia-se na clínica e histopatologia. No diagnóstico diferencial, nas fases iniciais, devem ser consideradas a epidermólise

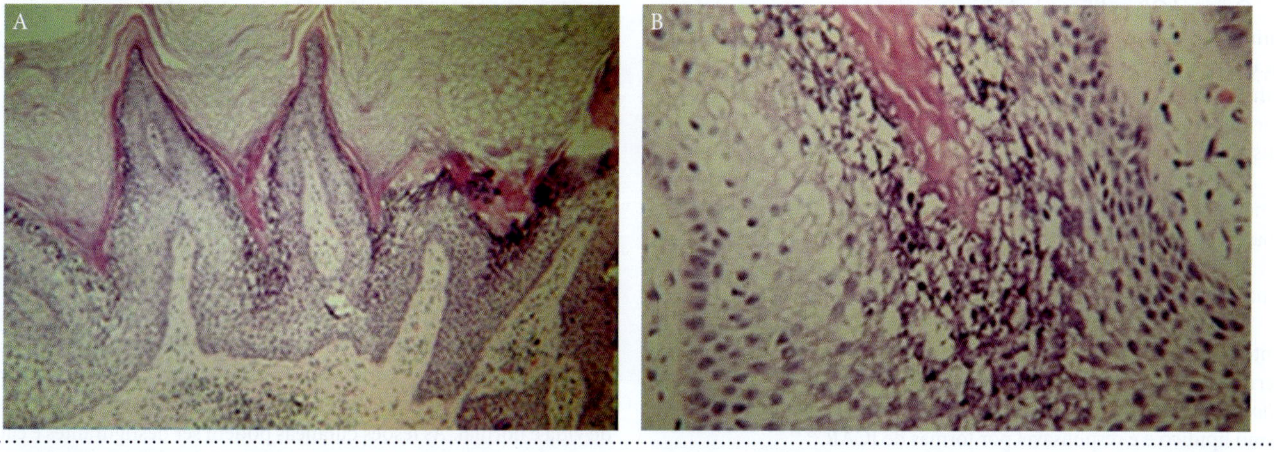

■ **Figuras 97.10** Exame histopatológico evidenciando hiperqueratose acentuada, papilomatose e acantose, com degeneração granular e vacuolização das células granulosas e espinhosas altas, associadas à grande quantidade de grânulos de querato-hialina dispersos pela camada granulosa vacuolizada **(A)**. Maior detalhe **(B)**. Ictiose queratinopática.

bolhosa, a síndrome da pele escaldada estafilocócica e a necrose epidérmica tóxica. Nas fases queratósicas, devem ser consideradas a ictiose bolhosa de Siemens e a *ictiose histrix* de Curth-Macklin. Nas formas localizadas o diferencial se faz com os nevos epidérmicos não epidermolíticos.

ERITROQUERATODERMIAS

A eritroqueratodermia caracteriza-se pela associação de placas hiperqueratósicas a áreas circunscritas de eritema, de caráter migratório ou fixo, podendo se associar a queratodermia palmoplantar. Há substancial variação entre os quadros descritos, que apresentam modos de herança e genética bastante heterogêneos.

Os dois principais fenótipos descritos são a: eritroqueratodermia *variabilis* (EKV) e eritroqueratodermia simétrica progressiva (EKSP), No entanto, como mutações no mesmo gene podem ser responsáveis tanto pela EKV quanto EKSP, e como também há superposição entre os quadros, o consenso de distúrbios da queratinização de 2009 não reconhece a EKSP como forma distinta da EKV.[1] O OMIM, catálogo de doenças genéticas de herança mendeliana, denomina a doença eritroqueratodermia variável e progressiva, incluindo também a síndrome de Greither ou queratodermia palmoplantar transgressiva e progressiva, uma vez que membros da mesma família e portadores da mesma mutação apresentaram quadro correspondente à EKV, EKSP e Greither.[34]

Patogênese

Na eritroqueratodermia foram identificadas diversas mutações, sendo relatadas formas autossômicas dominantes e autossômicas recessivas (até o momento, 7 formas foram descritas). As formas AD correspondem a mutações dos genes *GJB2*, *GJB3*, *GJB4*, *GJA1*, *LOR* e *TRPM4*. Nas formas AR foram encontradas mutações de *ELOVL4*, *ABHD5*, *KDSR*, *KRT83* e *PERP*. Além disso, foram descritas mutações de genes relacionados a ictioses como *PNPLA1* e *ABHD5*.[35,36]

O gene GJB2 codifica a conexina 26, relacionado também a formas de surdez e queratodermias palmo plantares (ver adiante). Os genes *GJB3* e *GJB4* codificam respectivamente as conexinas 31 e 30. As conexinas são constituintes das *gap junctions*, os canais intercelulares que permitem o trânsito de íons e pequenas moléculas entre as células adjacentes. Geralmente a herança é autossômica dominante, com alguns casos esporádicos e de herança recessiva.[35] O gene *GJB3* está associado ao tipo 1 e o gene *GJB4* ao tipo 2 de eritroqueratodermia *variabilis* e progressiva.[34]

O gene *GJA1* codifica a conexina 43 e a sua mutação causa a eritroqueratodermia *variabilis* e progressiva tipo 3, além de doenças como displasia oculodentodigital, queratodermia palmoplantar com alopecia congênita e sindactilia tipo III.[34]

O gene *LOR* codifica a loricrina, proteína que se expressa em queratinócitos diferenciados e tem sido relacionada a outros distúrbios da queratinização. O gene *ELOVL4* (*Elongation of Very Long Chain Fatty Acids-Like* 4) tem papel no metabolismo lipídico e é responsável por quadros de ictiose com ataxia e pela doença de Stargardt tipo 3 (distrofia macular).[35,36]

TRPM4 pertence à família do canal receptor transiente relacionado à melastatina e mutações no gene estão associadas à eritroqueratodermia *variabilis* e progressiva tipo 6.[34]

O gene *ABHD5* é responsável pela doença de Chanarin-Dorfman, uma doença do metabolismo lipídico que se manifesta com ictiose.[35,36]

O gene *KDSR* (3-*Ketodihydrosphingosine Reductase*) participa da síntese de esfingolípides, e foi relacionado à forma de eritroqueratodermia *variabilis* e progressiva tipo 4. O gene *PNPLA1* (*Patatin-like Phospholipase Domain-Containing Protein* 1) relaciona-se ao metabolismo lipídico e é responsável por formas de ICAR.[35,36]

O gene *KRT83* está envolvido na formação e queratinização de estruturas como cabelos e unhas. Está acometido na eritroqueratodermia *variabilis* e progressiva tipo 5 e no moniletrix.[34]

O gene *PERP* codifica a proteína de membrana p53/p63, que é um mediador de apoptose e um componente de desmossomos e outras junções celulares. A sua mutação relaciona-se com a eritroqueratodermia *variabilis* e progressiva tipo 7 e a síndrome de Olmsted tipo 2.[34]

Os quadros de eritroqueratodermias constituem, portanto, à manifestação fenotípica, correspondendo a diferentes mutações de genes relacionados à diferenciação da epiderme.

Quadro clínico

Eritroqueratodermia *variabilis*

Na eritroqueratodermia *variabilis* o início se dá geralmente ao nascimento ou nos primeiros meses de vida na grande maioria dos pacientes. Apresentam-se com placas eritematosas, circunscritas, migratórias e figuradas podendo acometer qualquer parte do tegumento. A morfologia e localização das lesões eritematosas variam constantemente e continuadamente, em minutos a dias, originando a denominação *variabilis*. Simultaneamente observa-se placas eritematoqueratósicas recobertas por escamas acastanhadas (Figura 97.11), generalizadas ou localizadas com predileção por áreas extensoras das extremidades. Essas lesões são persistentes, sem o caráter variável das placas eritematosas. Há queratodermia palmoplantar em 50% dos casos.

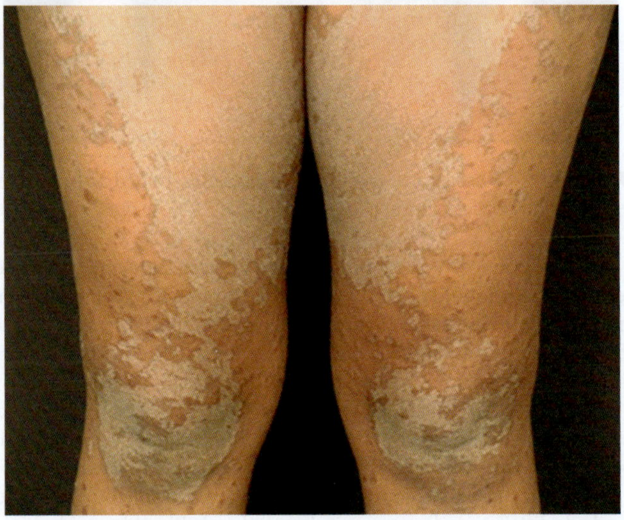

Figura 97.11 Placas eritematoqueratósicas anulares e serpiginosas, circunscritas, localizadas nos membros inferiores. A descamação na borda é característica. Eritroqueratodermia.

A progressão da doença ocorre durante a infância, estabilizando-se na adolescência e regredindo na idade adulta. Pode ocorrer piora na gestação ou por uso de anticoncepcional oral. As lesões cutâneas podem ser desencadeadas por fatores internos e externos como estresse, frio, mudanças bruscas de temperatura, trauma, e raramente exposição solar.

Eritroqueratodermia simétrica progressiva

Na forma simétrica progressiva observa-se placas hiperqueratósicas sobre base eritematosa (Figura 97.12). As lesões são simetricamente distribuídas sobre os joelhos, cotovelos, palmas, plantas, dorso das mãos e dos pés e face é poupada. O surgimento das lesões ocorre nos primeiros meses de vida, porém já foram observados casos de início na idade escolar e puberdade, assim como ao nascimento.

As eritroqueratodermias são doenças crônicas de acometimento exclusivo da pele, poupando outros órgãos e sistemas. A expectativa de vida é normal. As lesões cutâneas podem ser desfigurantes e causar danos psicológicos graves aos pacientes, dependendo da gravidade e extensão da doença. A hiperqueratose generalizada pode contribuir para intolerância ao calor.

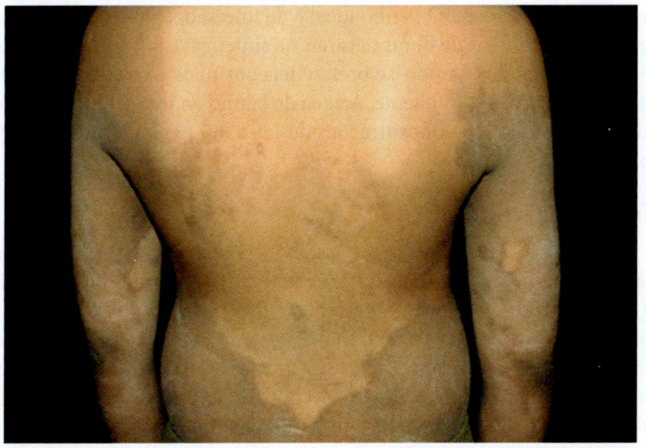

■ **Figura 97.12** Placas queratósicas sobre base eritematosa com distribuição simétrica sobre os cotovelos e dorso das mãos e dos pés. Eritroqueratodermia simétrica progressiva.

Diagnóstico

O diagnóstico é clínico. A histopatologia não é específica e mostra hiperqueratose em cesta de basquete com ortoqueratose, moderada a acentuada acantose, papilomatose, além da presença de capilares alongados e dilatados com pouco infiltrado inflamatório perivascular na derme papilar.

■ SÍNDROME DA PELE DECÍDUA OU QUERATÓLISE ESFOLIATIVA CONGÊNITA (*PEELING SKIN SYNDROME*)

Pacientes com esta rara síndrome de herança autossômica recessiva apresentam descamação superficial periódica e não dolorosa da pele, exacerbada por calor ou umidade. As áreas com descamação apresentam eritema residual e têm resolução em alguns dias.

São tradicionalmente descritas duas variantes: não inflamatória acral e generalizada, essa por sua vez dividida em forma não inflamatória (tipo A) e forma inflamatória (tipo B). Atualmente são descritos seis tipos (Quadro 97.4).

Quadro 97.4 Síndrome da pele decídua ou *peeling skin syndrome* (PSS).

PSS	Fenótipo	Gene	Produto do gene
PSS1	Inflamatória generalizada	*CDSN*	Corneodesmosina
PSS2	Acral (palmoplantar)	*TGM5*	Transglutaminase 5
PSS3	Não inflamatória	*CHST8*	*Carbohydrate sulfotransferase* 8
PSS4	Acral	*CTSA*	Cistatina A (protease)
PSS5	Acral Dorso pés e mãos	*SERPINB8*	*Serpin peptidase inhibitor, clade B (ovalbumin), member 8* (inibidor de protease)
PSS6	Bolhas no tronco e nas áreas flexurais Prurido Espessamento nas palmas	*FLG2*	*Filaggrin family member-2 gene*

■ SÍNDROME DA PELE DECÍDUA ACRAL OU QUERATÓLISE ESFOLIATIVA CONGÊNITA ACRAL

Caracteriza-se pela descamação assintomática da pele, limitada às palmas e plantas, evidente desde as primeiras semanas de vida. Pode cursar com bolhas ou erosões, devendo ser diferenciada da epidermólise bolhosa simples de mãos e pés. Ao exame histológico, na síndrome da pele decídua acral observa-se clivagem na altura da camada granulosa ou estrato córneo.[23]

■ SÍNDROME DA PELE DECÍDUA GENERALIZADA

A forma não inflamatória caracteriza-se por esfoliação superficial, sem eritema, assintomática, disseminada, que se inicia nas primeiras semanas de vida e tende a se agravar no verão. Pode haver vesículas, hiperqueratose palmoplantar, distrofia ungueal, queratose pilar, queilite. Não há relação das lesões com trauma. A histologia evidencia clivagem ao nível da camada granulosa.[37]

A forma inflamatória caracteriza-se por esfoliação generalizada, que se inicia nos primeiros dias de vida, sem relação com temperatura, e eritema tanto da área esfoliada como de outras áreas. Costuma haver prurido. (Figura 97.13). A histologia, como nas outras formas de síndrome da pele decídua, mostra clivagem na transição da camada granulosa para lamelar.[37] O diagnóstico diferencial se faz com a síndrome de Conmel-Netherton, com a epidermólise bolhosa e com a síndrome de McGrath.

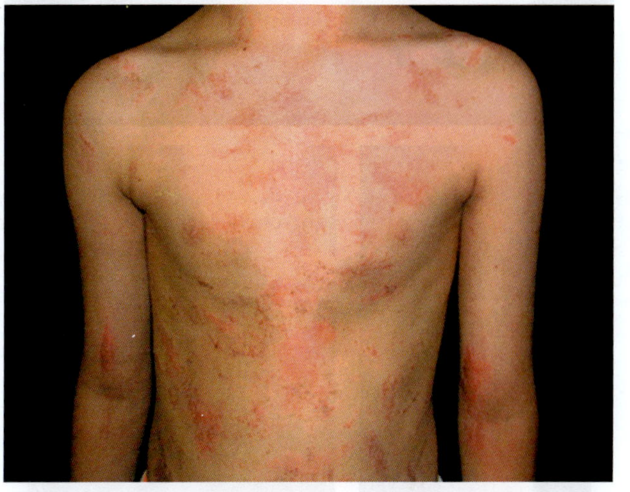

■ **Figura 97.13** Síndrome da pele decídua. Forma generalizada inflamatória.

■ QUERATODERMIA DA LORICRINA COM ICTIOSE OU DOENÇA DE CAMISA

Trata-se de doença causada por mutação no gene *LOR*, que codifica a loricrina, uma proteína componente do complexo de diferenciação epidérmica. Inicialmente foi considerada uma variante da síndrome de Vohwinkel. Caracteriza-se por ictiose, queratodermia palmoplantar, pseudoainhum – constrição circular de falange, que progride podendo culminar com auto amputação, usualmente do quinto dedo da mão. A audição é normal. (Figura 97.14).[23]

■ SÍNDROME KLICK (*KERATOSIS LINEARIS WITH ICHTHYOSIS CONGENITA AND SCLEROSING KERATODERMA*)

Causada por mutação do gene *POMP* (*proteasome maturation protein*), de herança AR. A queratodermia tem aspecto em favo de mel, acompanhada por distrofia ungueal, ictiose generalizada e hiperqueratose de arranjo linear nas flexuras. Pode haver bandas de constricção.[23]

■ ICTIOSE-PREMATURIDADE

Doença causada por mutação do gene *SLC27A4*, que codifica a proteína FATP4 (*fatty acid transporter protein* 4). À ultrassonografia há poli-hidramnio, separação das membranas amnióticas e coriônica e o fluído amniótico apresenta-se ecogênico em razão de debris originados na pele. Ocorre prematuridade, asfixia por aspiração de corneócitos do fluido amniótico e escamas semelhantes ao vérnix caseoso. Há eritema e, após o nascimento, grande melhora do aspecto da pele, com discreta hiperqueratose residual. Alergias respiratórias e alimentares são habituais, acompanhadas de prurido crônico debilitante.[3]

Tratamento dos distúrbios da queratinização

Medidas gerais[38]

Não há tratamento curativo das ictioses até o momento, portanto medidas complementares e alguns fármacos de ação limitada constituem o esteio do tratamento da doença. O objetivo terapêutico é a melhora clínica das lesões e da sintomatologia. O calor moderado é benéfico, mas quando em excesso torna-se prejudicial pela hipo-hidrose. Os banhos devem ser mornos, com uso moderado de sabões, a fim de se controlar as infecções, mas sem agravar o ressecamento da pele.

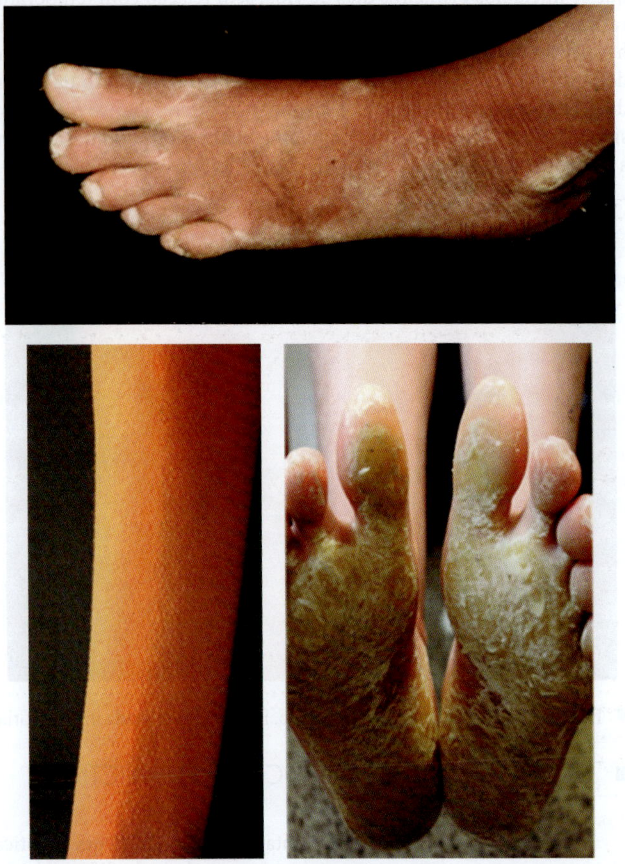

■ **Figura 97.14** Ictiose, queratodermia palmoplantar e pseudoainhum: queratodermia da loricrina ou doença de Camisa.

Os recém-nascidos com quadro de ictiose arlequim ou bebê colódio encontram-se em risco de vida por apresentarem dificuldades para se movimentar, incluindo respirar e sugar; são mais sujeitos a quadros infecciosos e desidratação hipernatrêmica. Os eletrólitos devem ser monitorados: sódio, potássio, cálcio e magnésio. As perdas calóricas são elevadas, e há intolerância ao calor; a manutenção da criança em incubadora umidificada é fundamental, a fim de propiciar ambiente de temperatura e umidade controladas.

A membrana colódia (hiperqueratose) não deve ser removida, pois o destacamento ocorrerá de forma natural e progressiva. Emolientes devem ser aplicados várias vezes ao dia, preferencialmente vaselina. Os emolientes devem ser livres de ureia, lactatos ou ácido salicílico, pelo risco de absorção percutânea e toxicidade. O aleitamento materno deve ser estimulado, assim como o contato físico da mãe e do pai com a criança.

É muito importante que o médico assistente dispense especial atenção para o fato de que nascimento de uma criança portadora da condição de bebê colódio ou arlequim possa vir a ocasionar grave crise familiar, mantendo uma atitude serena da equipe; esse cuidado pode contribuir de maneira positiva para aceitação da criança e manutenção da unidade familiar. Embora retinoides sistêmicos possam ser indicados no período neonatal, são os demais cuidados de suporte que usualmente determinam a sobrevida da criança.

Após o período neonatal uma maior variedade de substâncias tópicas poderá ser prescrita. O tratamento tópico é fundamental para aumentar o teor hidrolipídico da pele, permitindo maior flexibilidade da camada córnea, sendo parte imprescindível do tratamento de todas as formas de ictioses. O banho ideal é de imersão, com leve esfoliação mecânica (esponjas de fibras naturais ou sintéticas). Sabonetes comuns podem ser usados, dando-se preferência aos mais suaves com subsequente aplicação de emoliente. À água do banho podem ser adicionados cloreto de sódio em concentrações de 1% a 8% para adultos e até 3% para crianças.[2]

Tratamento tópico

Nos portadores adultos e adolescentes podem ser utilizadas formulações contendo ureia a 10%, ácido lático a 10% ou lactato de amônia a 12% em creme ou loção hidratante, para aplicação imediata após o banho, pelo menos 2 vezes ao dia. Podem ser associadas a essas formulações concentrações de 5% a 10% de óleos (de amêndoas, de semente de uva, de canola, de oliva ou outros). O propilenoglicol é uma alternativa, pode ser utilizado no corpo em solução aquosa ou loção cremosa com concentração entre 10% e 30%. A N-acetilcisteína a 10% associada a ureia 10% também tem sido empregada com sucesso como queratolítico.

Nas palmas e plantas pode ser utilizada ureia de 20% até 40% em creme, propilenoglicol a 50% em água destilada ou ainda formulações contendo ácido salicílico em concentrações queratolíticas (10% a 25%). A aplicação deve ser 1 ou 2 vezes ao dia, após proteção das fissuras e da pele ao redor (p. ex. com vaselina/geleia de petrolato), com ou sem oclusão com filme plástico (com cautela em razão da maior absorção). Ureia ≥ 10% não está recomendada antes de 1 ano de idade, com exceção de uso localizado nas palmas e nas plantas, uma vez ao dia.[39]

Em crianças, o uso de ácido salicílico de modo contínuo deve ser evitado e está contraindicado em menores de 2 anos de idade.[39] Da mesma forma nos adultos, em grandes extensões de pele, pelo risco de intoxicação (salicilismo); costumamos orientar especificamente os portadores quanto a esse fato.[2] Também podem ser empregados retinoides tópicos (adapaleno, tazaroteno), calcitriol ou calcipotriol, com resultados variáveis. O tratamento tópico geralmente é satisfatório nas ictioses vulgar e ligada ao X, podendo ser eficaz em alguns casos de eritrodermia ictiosiforme congênita.

Os tratamentos tópicos estão sumarizados no Quadro 97.5.[39]

Quadro 97.5 Agentes tópicos usados em ictioses congênitas.

Agentes hidratantes	Ureia (< 5%) Propilenoglicol (< 20%) Dexpantenol Glicerol (glicerina)
Agentes lubrificantes	Petrolato/vaselina Parafina
Agentes queratolíticos	Ureia (> 10%), até 40% Propilenoglicol (> 20%) Alfa hidroxiácidos (ácido lático, ácido glicólico) (5% a 12%) Ácido salicílico (2% a 5%), até 25%
Retinoides tópicos	Retinoides tópicos (tazaroteno, adapaleno)
Outros agentes tópicos	Calcipotriol (análogo de vitamina D) N-acetilcisteína***

*Todos os queratolíticos devem ser usados com cautela por crianças (risco de absorção).
**A adição de fragrâncias pode amenizar parcialmente o odor intenso.
Fonte: Adaptado de Mazereeuw-Hautier et al.[39]

Tratamento sistêmico

O tratamento com retinoides sistêmicos (acitretina e isotretinoína) pode ser instituído precocemente nas formas graves de ictioses, nas quais as medidas locais não são suficientes, particularmente na hiperqueratose epidermolítica, ictiose lamelar, ictiose arlequim e formas mais graves de eritrodermia ictiosiforme congênita.

O tratamento sistêmico de portadores de ictioses com acitretina e isotretinoína tem impacto fortemente positivo na qualidade de vida dos portadores de ictioses e seus familiares, facilitando sua inserção na sociedade. Pode ser iniciado em qualquer idade, inclusive já ao nascimento, e mantido por longos períodos, sem necessidade de intervalos.

Os autores têm experiência de mais de 20 anos de uso prolongado e continuado de retinoides sistêmicos, que consideramos muito seguro.

As doses efetivas variam entre 0,3 e 1 mg/kg/dia tanto para a acitretina como para a isotretinoína; doses mais altas aumentam a fragilidade cutânea e o eritema, assim como acentuam os efeitos colaterais. Habitualmente iniciamos o tratamento com dose de 0,5 mg/kg/dia de acitretina, que é modificada conforme a resposta ao tratamento; nas formas de hiperqueratose mais intensa, a manutenção se dá com 0,7 mg/kg/dia, em média. Deve-se atingir a menor dose possível para manutenção, sendo imprescindível a associação ao tratamento tópico.

Controle laboratorial de transaminases hepáticas, colesterol e triglicerídeos devem ser feitos previamente ao tratamento, após algumas semanas e depois, periodicamente, 2 a 3 vezes ao ano. Os efeitos colaterais ósseos (desmineralização ou calcificação de ligamentos) são raros, e podem ocorrer após longos períodos de tratamento. A monitorização pode ser feita anualmente ou a cada 2 anos; os exames indicados são a cintilografia óssea, radiografia simples ou densitometria. Os retinoides não causam alteração no crescimento, nem deformidades esqueléticas quando administrados no período pós-natal.

A acitretina e a isotretinoína são teratogênicas, sendo imprescindível contracepção de alta eficácia nas mulheres que planejam usar, que estejam usando ou que usaram isotretinoína ou acitretina orais. A contracepção deve ser iniciada antes do tratamento e mantida por 2 meses após a última dose, quando do uso de isotretinoína, e por 3 anos após a última dose de acitretina nos pacientes do sexo feminino. Nas portadoras de ictiose em idade fértil, costumamos ter preferência pela isotretinoína, pelo menor tempo de contracepção necessário após a última dose.

O uso de retinoides sistêmicos, associados à aplicação 2 a 3 vezes ao dia de substâncias tópicas, é fundamental para a melhora da descamação, com melhora significativa na qualidade de vida e contribuindo para a inserção do portador de ictiose na sociedade.

O portador de ictiose deve ser estimulado e receber apoio para participar de atividades escolares, sociais e esportivas, visto que não representam nenhum risco para ele ou para os contactantes. O calendário de vacinação não se altera nos pacientes com ictiose.

Retinoides sistêmicos como a acitretina ou isotretinoína, na experiência dos autores, são muito importantes para evitar a progressão do pseudoainhum, diminuindo a constrição e evitando a amputação.

■ ICTIOSES SINDRÔMICAS

As ictioses sindrômicas constituem um grupo de doenças muito raras, de maior ocorrência em populações com altos índices de consanguinidade.[3] Cursam com comprometimento de outros órgãos ou sistemas além da pele. Alterações do sistema nervoso são as mais encontradas, pela origem embriológica comum. Embora toda a constelação de sinais e sintomas possa demorar décadas para se manifestar, em muitas doenças o diagnóstico precoce é possível, por meio de características do cabelo, desenvolvimento neurológico, alterações esqueléticas, manifestações do trato gastrointestinal e triagem para surdez.[3,40]

ICTIOSES SINDRÔMICAS COM ALTERAÇÃO DOS CABELOS

Ictiose linear circunflexa (doença de Conmèl-Netherton ou síndrome de Netherton)

Caracteriza-se pela associação de ictiose de padrão peculiar, *tricorrexis invaginata* (cabelos em bambu) e dermatite atópica. Pode ser a causa de cerca de 18% das eritrodermias congênitas.[41]

Patogênese

Existe um defeito no gene *SPINK 5* (*serine protease inhibitor Kasal type 5*) que codifica um inibidor de protease sérica, o LEKTI (*lymphoepitelial Kazal-type-related inhibitor*), expresso na pele e no tecido linfoide. A deficiência da LEKTI resulta em não inibição da atividade das proteases KLK5 (*kallikrein-related peptidase 5*), KLK7 e ELA2 (elastase 2). A atividade KLK5 causa a degradação da desmogleína 1 e clivagem do desmossomo, provocando destacamento do estrato córneo, facilitando a penetração de antígenos e micro-organismos. Ocorre então ativação da caspase 1 e produção de IL-1β (interleucina 1 beta). Simultaneamente, a atividade KLK5 e proteases do *S. aureus* resultam na ativação de outra via, a do receptor PAR-2 (*protease-activated receptor-2*). Essa via suscita a produção de TNF-α (*tumour necrosis factor-α*), IL-8 e TSLP (*thymic stromal lymphopoietin*), desencadeando a cascata alérgica.[42]

O TSLP promove a migração de células de Langerhans para o linfonodo e produção de citoquinas IL-4, IL-5, IL-13 e TNF-α. Os queratinócitos recrutam células TH2 via CCR4. Estas, por sua vez, ativam a produção de imunoglobulina E (IgE) por linfócitos B, ativam eosinófilos e mastócitos, e também agravam o defeito da barreira, reduzindo a expressão de genes do EDC (*epidermal differenciation complex*) e FLG (filagrina). A IgE que se liga a antígenos ativa mastócitos, com papel no prurido, dor e inflamação. Também libera IL-31, que contribui para o prurido, IL-8, triptase e histamina. A IL-8 recruta neutrófilos, e contribui para a inflamação, clivando a pró-IL-1ß. Assim, citoquinas pró inflamatórias como TNF-α, ICAM-1 e IL-8 pioram a inflamação e o defeito na barreira cutânea.[43]

A desregulação imune provoca redução de linfócitos B de memória, diminuição da atividade *natural killer*, responsáveis pelas infecções repetidas.[44]

Manifestações clínicas

Eritrodermia generalizada de intensidade variável pode estar presente ao nascimento ou aparecer alguns dias mais tarde, com aspecto similar à eritrodermia ictiosiforme congênita ou dermatite seborreica grave ou psoríase. Parte dos portadores ao nascer são bebê colódio. Complicações comuns decorrentes da perda da proteção epidérmica são observadas, como instabilidade térmica, desidratação hipernatrêmica, infecções e sepse.

Durante a infância, metade dos pacientes desenvolve lesões de ictiose linear circunflexa, principalmente no tronco e extremidades (Figura 97.15). Trata-se de lesões eritematosas, descamativas, de contornos anulares ou policíclicos, muitas vezes com uma característica descamação dupla nas bordas. São migratórias e de padrão cefalocaudal, podendo ser recorrentes.

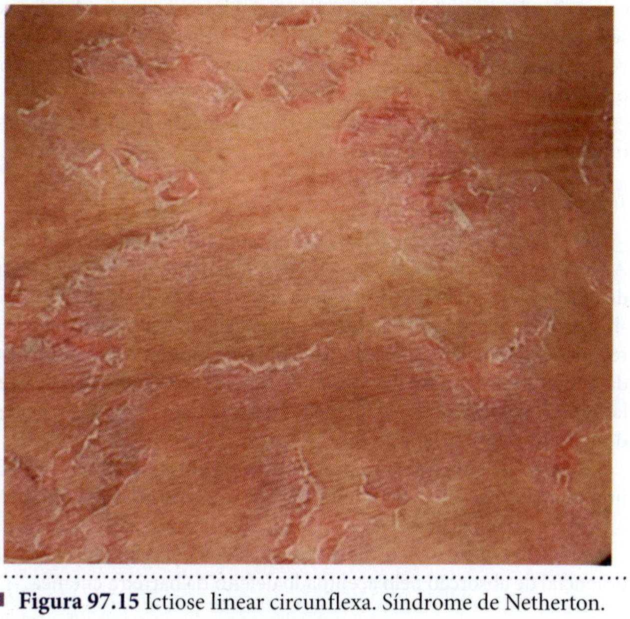

■ **Figura 97.15** Ictiose linear circunflexa. Síndrome de Netherton.

Há melhora das lesões cutâneas com a idade na maioria dos pacientes. Alguns casos com eritrodermia crônica podem desenvolver lesões pré-malignas e malignas.

Os cabelos, cílios, sobrancelhas e pelos podem apresentar crescimento lento, aspecto frágil e quebradiço, que se deve à *tricorrexis invaginata*, a mais específica manifestação da síndrome de Netherton (SN). Consiste na invaginação da parte distal sobre a proximal da haste pilosa, também chamada de cabelo em bambu. Muitas vezes pode passar despercebida na infância em razão do crescimento capilar lentificado, muitas vezes atribuído à própria eritrodermia. A alteração pilosa, embora frequente, não é patognomônica da SN. Essa alteração pode ocorrer por trauma da haste pilosa em cabelos normais. O crescimento do cabelo também melhora com a idade, com adultos clinicamente normais, sendo as alterações vistas apenas microscopicamente. Um pequeno número de pacientes pode apresentar alterações ungueais distróficas, causando espessamento e pterígio. Nas sobrancelhas, o achado de alterações em bambu é 10 vezes mais frequente do que no couro cabeludo. Altos níveis de IgE sérica e hipereosinofilia podem estar presentes.[44]

A alteração imunológica mais comum é a dermatite atópica, grave e de difícil tratamento. Infecções repetidas da pele por *S. aureus*, bem como infecções respiratórias ou do trato gastrointestinal são comuns. Há acentuado retardo do desenvolvimento pôndero-estatural.[44]

Exame histopatológico

São observadas alterações psoriasiformes da epiderme com paraqueratose de núcleos grandes, presença de células claras na epiderme superior ou estrato córneo, disqueratose, infiltrado com neutrófilos ou eosinófilos e capilares dilatados na derme superficial. O conjunto destes achados caracteriza a SN.[45]

Estudos de microscopia eletrônica sugerem que a *tricorrexis invaginata* ocorra em razão de um defeito transitório da queratinização na zona queratogênica. O defeito ocorre na bainha radicular interna que está queratinizada, mas poupa a haste do pelo. Possivelmente a fraqueza da região cortical do pelo decorra da conversão incompleta do radical sulfidril em pontes de sulfeto na região cortical. Os tonofilamentos presentes no córtex mostram padrão em ziguezague. A região distal queratinizada é englobada pela região proximal do pelo, com aspecto de cálice, em decorrência da menor densidade da região interna ainda não completamente queratinizada, causando a invaginação.[46]

Diagnóstico

Deve-se suspeitar da SN em portadores de dermatite atópica grave, com eritrodermia subjacente, quadro facial intenso, que lembra fotossensibilidade e com sobrancelhas rarefeitas e cabelos quebradiços, uma vez que o aspecto de ictiose linear circunflexa pode só ser aparente após o terceiro ano de vida.

O diagnóstico diferencial é feito com a dermatite atópica, dermatite infectiva, psoríase e síndrome KID.

Tratamento

O tratamento dos pacientes com SN constitui desafio terapêutico. A primeira abordagem é semelhante à dermatite atópica, com uso de emolientes, antibióticos sistêmicos, corticosteroide tópicos e anti-histamínicos. Há necessidade de manutenção por tempo prolongado e repetições frequentes da antibioticoterapia. Como em outros distúrbios da queratinização, retinoides sistêmicos podem ser indicados. Há relatos do controle das lesões cutâneas e hastes pilosas com doses baixas de acitretina, como 5 mg ao dia.[47]

Relatos isolados mostram a eficácia da fototerapia com UVB, imunoglobulinas, biológicos anti-TNF-α, calcipotriol e de inibidores tópicos da calcineurina.[40]

Medicamentos tópicos devem ser usados com cuidado, dado o potencial de absorção pelo acentuado defeito da barreira cutânea.

■ TRICOTIODISTROFIA

A tricotiodistrofia (TTD) é uma doença rara, clínica e geneticamente heterogênea. A TTD é transmitida de modo autossômico recessivo, e é causada por mutações em pelo menos dois genes diferentes: *ERCC2/XPD* (maioria dos casos) e *ERCC3/XPB*, que codificam duas subunidades do fator TFIIH de transcrição/reparo e também o gene *GTF2H5* (*general transcription factor IIH subunit 5*).[40]

O nome deriva do aspecto do cabelo: fino, esparso e quebradiço pela deficiência em enxofre. À microscopia óptica com luz polarizada verifica-se o aspecto em bandas alternadas claras e escuras, referido como em cauda de tigre, que é diagnóstico dessa condição, e também tricorrexe nodosa e fraturas transversais.[48]

A TTD divide-se em 3 grupos, com ictiose ou sem. O grupo com ictiose relaciona-se à mutação de *ERCC2/XPD*. O grupo sem ictiose é causado por mutações de *ERCC3/XPB* e *GTF2H5*.[40]

A TTD com ictiose foi descrita como síndrome de Tay ou IBIDS ou PIBIDS, acrônimo para *photosensitivity, ichthyosis, brittle hair, impaired intelligence, decreased fertility and short stature* (ictiose, cabelos quebradiços, diminuição da inteligência, infertilidade e baixa estatura).

Portadores desta doença apresentam cabelos e unhas quebradiços, em decorrência da redução de proteínas ricas em cisteína. A pele apresenta-se ictiósica, podendo ser eritrodérmica. Ao nascimento pode haver apresentação como bebê colódio, com eritrodermia mais intensa que, com o passar do tempo, assume aspecto de descamação fina. Há fotossensibilidade que *in vitro* ocorre na totalidade dos casos, porém só é perceptível clinicamente em 50% deles. A face tem aspecto envelhecido, o subcutâneo é escasso, mas não há alterações pigmentares ou neoplasias. O tecido mamário é ausente com mamilos presentes.

Alterações neurológicas são encontradas em 90% dos casos. Há microcefalia, retardo mental, catarata, baixa estatura, e hipogamaglobulinemia, podendo ocorrer infecções recorrentes. À microscopia óptica, os cabelos apresentam tricorrexe nodosa e fraturas transversais; à luz polarizada, estão presentes bandas alternadas claras e escuras, transversais, patognomônicas.[49]

As formas sem ictiose congênita são causadas por mutações não envolvidas no reparo do DNA (genes *TARS1, MPLKIP, GTF2E2, MARS1, AARS1, RNF113A*). Esses pacientes não apresentam fotossensibilidade nos ensaios *in vitro*.[50] Descamação fina e generalizada pode ser encontrada mais tardiamente.[3]

■ SÍNDROME IFAP (ICTIOSE FOLICULAR, ALOPECIA, FOTOFOBIA) E *KERATOSIS FOLICULARIS SPINULOSA DECALVANS* (KFSD)

A síndrome IFAP é uma doença rara, de herança recessiva ligada ao X, é causada por mutação no gene MBTPS2 (*membrane-bound transcription factor protease, site 2*), que é uma metaloproteinase da membrana que ativa proteínas sinalizadoras envolvidas no controle do estresse do retículo endoplasmático via colesterol.[40]

Caracteriza-se por projeções queratósicas foliculares, alopecia do couro cabeludo, cílios, sobrancelhas e corpo, placas psoriasiformes, hipohidrose, distrofia ungueal. A face é típica, com orelhas grandes, bossa frontal e atresia de coanas. Nas mulheres pode haver distribuição ao longo das linhas de Blaschko. A fotofobia pode se associar à vascularização da córnea com formação de cicatrizes e cegueira eventual. Pode haver convulsões e déficit intelectual, além de malformações do encéfalo e malformações viscerais diversas.[3,40]

A KFSD é uma variante alélica que se apresenta com eritema facial, queratodermia palmar e plantar, distrofia ungueal e queratose folicular generalizada que causa alopecia, incluindo couro cabeludo e face.[51]

Mutações do mesmo gene são responsáveis pela queratose folicular espinulosa decalvante ligada ao X, pela síndrome de Olmsted. Alguns pacientes apresentam em associação à síndrome IFAP quadro com anomalias variadas, sendo referidos como síndrome IFAP/BRESHECK (*brain anomalies, mental retardation, ectodermal dysplasia, skeletal malformations, Hirschsprung disease, ear/eye anomalies, cleft palate/cryptorchidism, and kidney dysplasia/hypoplasia*): anomalias cerebrais, retardo mental, displasia ectodérmica, malformações esqueléticas, doença de Hirschsprung, anomalias oculares e auditivas e malformações renais).[52,53]

IFAP2 é causada por mutação em heterozigose no gene SREBF1 (*sterol regulatory element-binding transcription factor*-1 *gene*), de herança autossômica dominante. Caracteriza-se por ictiose folicular ou queratose folicular, placas hiperqueratósicas, redução ou ausência de pelos no corpo, distrofia ungueal, fotofobia com lesões córneas e tricorrexe nodosa.[54]

■ SÍNDROME KID (*KERATITIS-ICTHYOSIS-DEAFNESS*)

É síndrome genética rara, de herança autossômica dominante, caracterizada por queratite, dermatite ictiosiforme e surdez tipo neurossensorial.

Patogênese

Causada por mutação no gene GJB2 (*gap junction protein beta 2*), que codifica a conexina 26, localizada no cromossomo 13q11-q12. A maioria dos casos de síndrome KID é esporádica, com casos de herança autossômica dominante e recessiva já descritos.[55]

Manifestações clínicas

Na infância são observados hiperqueratose localizada nas flexuras, cotovelos e joelhos. Placas hiperqueratósicas são comuns também no couro cabeludo, orelhas e face, podendo acometer membros e tronco (Figura 97.16). Há risco aumentado de desenvolvimento de carcinomas espinocelulares cutâneos.[55]

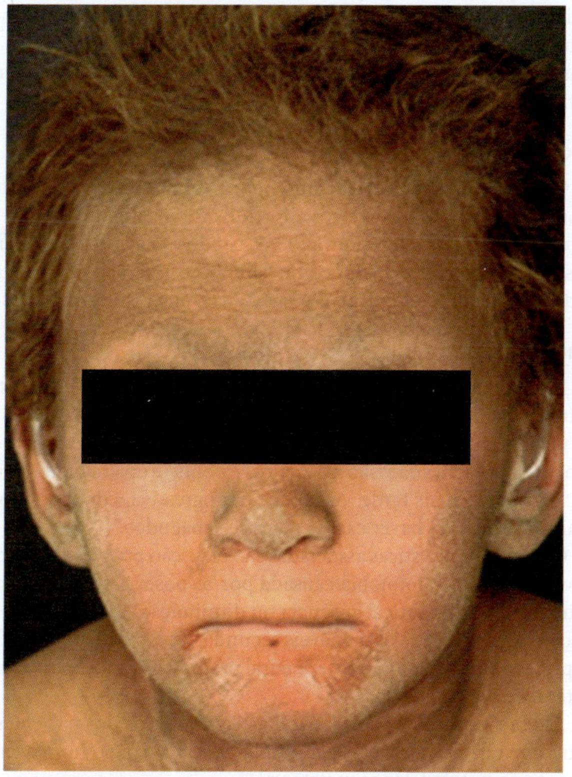

■ **Figura 97.16** Placas hiperqueratósicas no couro cabeludo, orelhas, face, membros e tronco. Síndrome KID.

A maioria dos pacientes apresenta alopecia do couro cabeludo, de cílios, supercílios e pelos do corpo, como resultado da hiperqueratose folicular. Erupções acneiformes são comuns. Infecções fúngicas e bacterianas podem ser causa de óbito na infância. As unhas podem ser distróficas e os dentes de tamanho reduzido.[55]

A surdez congênita neurossensorial surge na infância em muitos casos. Na síndrome KID, ocorre vascularização progressiva da córnea na infância, resultando em cegueira na adolescência.[55]

Diagnóstico e diagnóstico diferencial

O diagnóstico é clínico, complementado pela avaliação de surdez neurossensorial e exames oftalmológicos. Diagnóstico diferencial se faz com eritroqueratodermia congênita com surdez e displasias ectodérmicas.

Tratamento

Retinoides sistêmicos não mostraram grandes benefícios na síndrome KID, com casos de piora da queratite em alguns pacientes. Emolientes são úteis para aliviar a sintomatologia.[55]

■ SÍNDROME ICTIOSE-HIPOTRICOSE

De herança autossômica recessiva, causada por mutações no gene *ST14* (gene supressor de tumorigenicidade 14). Apresenta-se ao nascimento como ictiose lamelar com hipotricose do couro cabeludo, ausência de cílios e sobrancelhas. As palmas e plantas são poupadas. Na adolescência pode haver cabelo esparso e enrolado. Há queratose pilar e fotofobia ocasional. Em fases posteriores da vida, cabelos grossos podem nascer e a ictiose se apresenta generalizada, poupa dobras e com escamas finas.[3,40] Essa síndrome foi previamente citada no Quadro 97.3, como ICAR 11.

■ SÍNDROME NISCH (*NEONATAL ICHTHYOSIS – SCLEROSATING CHOLANGITIS SYNDROME*)

Síndrome também chamada de ILVASC (*ichthyosis, leucocyte vacuoles, alopecia, sclerosating cholangitis*), é transmitida de modo autossômico recessivo e causada por mutação no gene *CLDN1* (claudina 1). É caracterizada por ictiose, hipotricose do couro cabeludo com alopecia cicatricial, icterícia pela colangite esclerosante e vacuolização de leucócitos. Na microscopia eletrônica estão presentes separações das placas de ancoramento dos desmossomos dos queratinócitos da camada granulosa.[3,56]

■ ICTIOSES COM COMPROMETIMENTO NEUROLÓGICO PROEMINENTE

Síndrome de Sjogren-Larsson

A associação de ictiose congênita, tetraplegia ou diplegia espástica e leve a moderado retardo mental constitui a síndrome de Sjogren-Larsson. Consiste em erro inato do metabolismo, raro, com herança autossômica recessiva, com cerca de 200 casos reportados mundialmente. A incidência estimada é cerca de 1 caso para 250 mil habitantes.[57]

Patogênese

A síndrome de Sjogren-Larsson é um erro inato do metabolismo dos lipídios. Apresenta mutação no gene *ALDH3A2*, localizado no cromossomo 17p11.2, responsável pela codificação da enzima microssômica aldeído graxo dehidrogenase (FALDH). Essa alteração causa deficiência no metabolismo lipídico.[58]

O acúmulo de ácidos graxos e seus produtos lipídicos nas membranas intercelulares do estrato córneo pode causar alterações na barreira epidérmica, composta por lipídios, resultando em ictiose. A integridade da membrana mielínica cerebral também é alterada, provocando alterações da substância branca e espasticidade. Pode haver acúmulo de leucotrieno B4 e seus produtos de degradação, provavelmente responsáveis pelo prurido presente na síndrome. O baixo nível de alguns ácidos graxos poli-insaturados circulantes no soro dos portadores da doença pode contribuir para o agravamento da doença cutânea e neurológica.[58,59]

Manifestações clínicas

A ictiose está presente desde o nascimento; a maior parte dos casos se apresenta como bebê colódio. As escamas são finas, secas com distribuição generalizada, acometendo pescoço, tronco e membros e mais acentuadas nas flexuras (Figura 97.17). Na face e couro cabeludo há discreta queratose. Nas regiões palmoplantares há queratose moderada, mais evidente após atrito. Cabelos e unhas geralmente são poupados. Hipo ou anidrose são frequentes, com exceção das regiões palmares, plantares e face.[3]

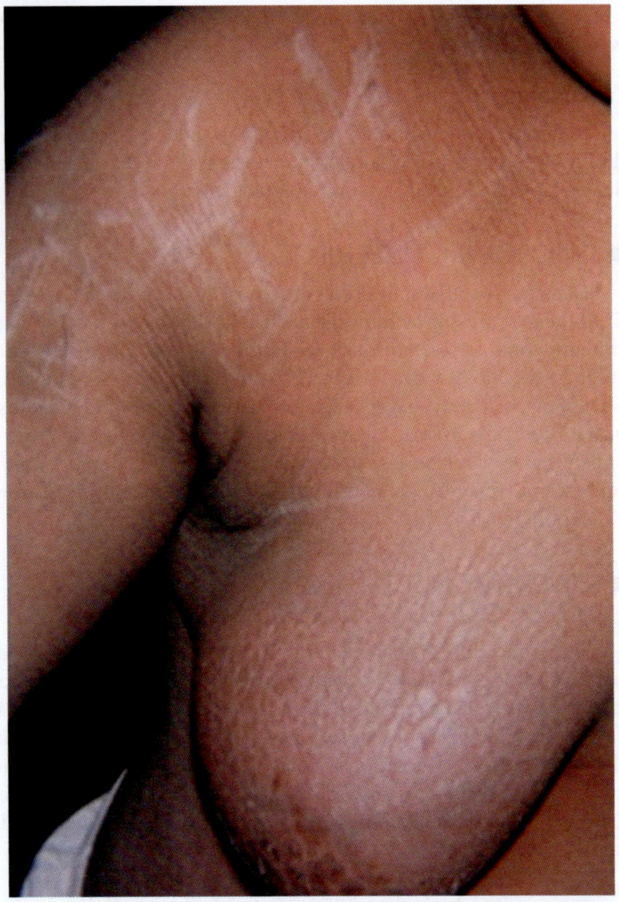

■ **Figura 97.17** Escamas finas e secas com distribuição generalizada, escoriações resultantes do prurido, associados à diplegia espástica. Síndrome de Sjogren-Larson.

Há retardo do desenvolvimento neuropsicomotor, que fica evidente nos primeiros anos de vida, assim como a di ou tetraplegia espástica, que se apresenta como rigidez e movimentos bruscos e não coordenados das pernas. Estas alterações são geralmente verificadas pela mãe ao trocar as fraldas das crianças. Geralmente há déficit cognitivo, de intensidade variável. Distúrbios da fala, como disartria e disfonia foram descritos. Crises convulsivas ocorrem em cerca de 40% dos casos.[58]

Fotofobia e miopia são frequentes. Inclusões na retina (pontos cintilantes ou cristais brancos foveolares e parafoveolares) são patognomônicas, mas não são encontradas em todos os casos.[59,60]

Diagnóstico

O diagnóstico clínico é estabelecido a partir da ictiose, espasticidade, retardo do desenvolvimento neuropsicomotor. As alterações retinianas, os pontos brancos brilhantes, se presentes, confirmam a suspeita. O diagnóstico bioquímico é realizado pela mensuração da enzima aldeído graxo dehidrogenase em cultura de fibroblastos proveniente de biópsia da pele. Identificação de mutações conhecidas pode ser feita por reação em cadeia de polimerase (PCR) ou pelo sequenciamento do gene.[61]

Exame histopatológico

À histopatologia da pele encontra-se hiperqueratose com acantose. Essas alterações não são patognomônicas da síndrome de Sjogren-Larsson, estando presentes em outras formas de ictioses. À microscopia eletrônica há alterações do complexo de Golgi e depósito de substância *disk-like*.[61]

Diagnóstico diferencial

Antes do aparecimento do comprometimento neurológico, o diferencial é feito com as ictioses autossômicas recessivas. Após o comprometimento neurológico ser evidente, o diferencial inclui a doença de Refsum, a síndrome de Chanarin-Dorfman e a deficiência múltipla de sulfatases.

Tratamento

O tratamento deve ser multidisciplinar, com dermatologista, neurologista, oftalmologista, ortopedista e fisioterapeuta. Dietas com redução de gorduras totais, associadas à suplementação de ácidos graxos essenciais, podem apresentar melhora cutânea em alguns pacientes, com resultados inconsistentes. Não há evidências na melhora do quadro neurológico.[59]

O uso de emolientes e queratolíticos nas lesões da pele deve ser orientado. Também são descritos uso oral de retinoides para alívio da hiperqueratose, assim como calcipotriol tópico. Ácidos graxos de cadeia média empregados por via oral podem aliviar o quadro de ictiose e sintomas gastrointestinais.[61] O uso de anti-histamínicos pode ser útil para diminuir o prurido. Inibidores de leucotrienos também podem ser utilizados.

■ DOENÇA DE REFSUM DO ADULTO

A síndrome de Refsum ou heredopatia atáxica polineuritiforme é uma doença metabólica muito rara, transmitida de modo AR, causada por mutações dos genes que codificam duas enzimas envolvidas na oxidação do ácido fitânico nos peroxissomos. Mutações no primeiro destes genes, *phytanoyl-CoA 2-hidroxilase* (*PAHX* ou *PHYH*), são responsáveis pela maioria dos casos em adultos. Também foram descritas mutações no gene *PEX7* (peroxina-7).[3,61]

Patogênese

O defeito na oxidação do ácido fitânico, um ácido graxo de cadeia ramificada derivado de diversos alimentos como laticínios, folhas verdes e peixes, provoca seu acúmulo nos tecidos. O ácido fitânico então substitui outros ácidos graxos como o linoleico e o aracdônico, causando deficiência de ácidos graxos essenciais, o que resulta em ictiose.[62]

Manifestações clínicas

A tríade da doença de Refsum compreende retinite pigmentosa, polineuropatia periférica e ataxia cerebelar.

Os sintomas manifestam-se na infância tardia ou adolescência, com hemeralopia (perda da visão no escuro) e polineuropatia motora distal. A ictiose surge mais tarde. A doença é progressiva, com períodos de remissão, podendo haver casos agudos e subagudos.[63]

Outras características associadas são restrição progressiva do campo visual, catarata, fotofobia causada por resposta ineficaz da pupila, polineuropatia periférica, ausência ou diminuição dos reflexos tendinosos, nervos periféricos palpáveis secundários à hipertrofia, perda da propriocepção, nistagmo, surdez neural progressiva, anosmia, tremores e alterações vesicais.[63]

Alterações ósseas são encontradas em um terço dos pacientes, simétricas e bilaterais (displasia múltipla da epífise). É comum o encurtamento da quarta falange metatarsal.[64]

Anormalidades na condução cardíaca e cardiomiopatias são associadas a mortes prematuras.[65] Aminoacidúria está associada a envolvimento renal, resultado dos altos níveis de ácido fitânico.[63]

Diagnóstico

O diagnóstico é clínico, complementado com estudos de condução nervosa (baixa velocidade) e dosagem plasmática de ácido fitânico (elevada). Os níveis plasmáticos normais de ácido fitânico são indetectáveis; nos pacientes com a doença de Refsum os níveis podem chegar a 5% a 30% do total de ácidos graxos.[61]

Exame histopatológico

O exame anatomopatológico é inespecífico, com hiperqueratose, ortoqueratose e vacúolos com conteúdo lipídico nos queratinócitos da camada basal.[61]

Diagnóstico diferencial

O diagnóstico diferencial deve incluir ataxia de Friedreich, outras neuropatias motoras e sensoriais, abetalipoproteinemia, deficiência de vitamina E, além de outras deficiências peroxissomais em que o acúmulo de ácido fitânico pode ocorrer.

Tratamento

O tratamento consiste na exclusão de vegetais verdes que contêm clorofila, peixes e derivados do leite da dieta. A ingesta diária média de ácido fitânico é de 50 a 100 mg nos indivíduos normais, devendo ser reduzida para 10 a 20 mg nos pacientes.[63] A plasmaférese para remoção do ácido fitânico do sangue pode ser útil nas crises.[61]

ICTIOSE LIGADA AO X SINDRÔMICA (IRLX)

Esta síndrome é causada por deleções do gene *STS* (deficiência da esteroide sulfatase), às vezes englobando regiões maiores do cromossomo X, resultando em associação com outras doenças causadas por genes vizinhos (síndrome do gene contíguo).[3,61]

Além das características da ictiose ligada ao X (escamas escuras em pacientes do sexo masculino) pode-se encontrar obesidade, déficit intelectual, além de associação com:

- Baixa estatura, por alterações do gene *SHOX* (*short stature homeobox*).
- Condrodisplasia puntata - CDPX1, originada em mutações do gene *ARSE* (arilsulfatase E).
- Síndrome de Kalmann, que se apresenta com hipogonadismo hipogonadotrópico, anosmia, movimento das mãos em espelho, relacionada ao gene *KAL1* (*Kallmann syndrome interval gene* 1).
- Albinismo ocular - OA1, causado por mutação do gene *GPR143* (G *Protein-Coupled Receptor* 143).[3,61]

A síndrome De Rud (ictiose, epilepsia, hipogonadismo, baixa estatura, anemia macrocítica e polineurite) não é atualmente considerada uma entidade; provavelmente tratava-se de IRLX com síndrome do gene contíguo.[1]

A deficiência múltipla de sulfatases é um erro inato do metabolismo extremamente raro, de herança autossômica recessiva, resultante de mutação do gene *SUMF1* (fator modificador de sulfatase 1). O produto desse gene, chamado FGE (*formylglycine-generating enzyme*) é uma enzima catalisadora de sulfatases. Assim, acúmulo de sulfatos, glicosaminoglicanos sulfatados, esfingolípides e esteroides sulfatados resulta em quadro clínico que combina características de leucodistrofia metacromática, mucopolissacaridoses, condrodisplasia puntata e IRLX.[66]

SÍNDROME MEDNIK (RETARDO MENTAL, SURDEZ, NEUROPATIA, ICTIOSE, QUERATODERMIA)

Doença autossômica recessiva muito rara, causada por mutação do gene *AP1S1*, que tem função no metabolismo de proteínas relacionadas ao metabolismo do cobre. O fenótipo combina características da doença de Menkes e de Wilson. Apresenta-se ao nascimento ou primeiras semanas de vida com eritema semelhante ao da eritroqueratodermia *variabilis*; a descamação é progressiva, semelhante à EKV. As unhas são espessadas e as mucosas comprometidas. Há surdez neurossensorial congênita, neuropatia periférica, retardo do desenvolvimento neuropsicomotor e do crescimento e diarreia crônica que ameaça a vida. O cobre sérico e a ceruloplasmina são baixos. O quadro pode melhorar com a quelação de cobre.[1,3]

SÍNDROME CEDNIK (DISGENESIA CEREBRAL, NEUROPATIA, ICTIOSE, QUERATODERMIA PALMOPLANTAR)

Doença grave e rara, causada por mutações no gene *SNAP29*, envolvido no tráfego dos grânulos lamelares. O dismorfismo facial e a disgenesia cerebral podem ser detectados precocemente. Há retardo do desenvolvimento neurológico, microcefalia, ausência do corpo caloso, displasia cortical. A ictiose manifesta-se após os 6 meses de vida, com hiperqueratose palmoplantar acentuada. A doença tem evolução fatal ao fim da primeira década de vida.[3]

SÍNDROME ARC (ARTROGRIFOSE, DISFUNÇÃO RENAL, COLESTASE)

Causada por mutação de *VPS33B* (*Vacuolar Protein Sorting 33, Yeast, Homolog of*, B), que interage com SNAP29, responsável pela síndrome CEDNIK.

Ao nascimento já se verifica a artrogrifose (de intensidade variável), disfunção tubular renal, colestase e atraso no desenvolvimento ponderoestatural. Disfunção plaquetária é comum, assim como anomalias encefálicas.

Evolução fatal na infância é comum.[3]

SÍNDROME CHIME (*OCULAR COLOBOMAS, HEART DISEASE, ICHTHYOSIS, MENTAL RETARDATION, EAR ANOMALIES*, OU COLOBOMAS OCULARES, MALFORMAÇÃO CARDÍACA, ICTIOSE, RETARDO MENTAL, ANOMALIAS AURICULARES, EPILEPSIA) OU ZUNICH *NEUROECTODERMAL SYNDROME*

Doença muito rara, causada por mutações do gene *PIGL* (*phosphatidylinositol glycan anchor biosynthesis class L protein*). Entidade caracterizada por colobomas da retina, alteração cardíaca (tetralogia de Fallot), ictiose, retardo mental, epilepsia, surdez e face típica, com poucos casos descritos.[3,67]

DOENÇA DE GAUCHER TIPO 2

De herança autossômica recessiva, é causada por mutação no gene que codifica a beta glucosidase (gene *GBA*). Apresenta-se ao nascimento como bebê colódio ou, pouco mais tarde, com ictiose semelhante à eritrodermia ictiosiforme congênita não bolhosa. Pode haver hidropisia fetal. Ocorre deterioração neurológica rapidamente progressiva, e a morte ocorre por volta dos 2 anos de idade. Há hepatoesplenomegalia, alterações respiratórias, artrogrifose. A face é dismórfica.[1,3]

SÍNDROME DE CHANARIN-DORFMAN (TESAURISMOSE DE LÍPIDES NEUTROS)

A associação de ictiose congênita autossômica recessiva e vacuolização lipídica leucocitária representa uma lipoidose multissistêmica específica por armazenamento de lípides neutros.[3]

Patogênese

A síndrome de Dorfman-Chanarin é uma doença metabólica multissistêmica com ictiose tipo eritrodermia ictiosiforme congênita não bolhosa e acúmulo de vesículas lipídicas em diferentes órgãos. É rara, com herança autossômica recessiva. É causada por mutação no gene *ABHD5*, conhecido como CGI-58 (*abhydrolase domain containing-5 gene*), localizado no cromossomo 3p21. A exata fisiopatogenia da doença permanece desconhecida, visto que o produto da codificação do gene *ABHD5* é um cofator necessário para lipólise mediada pela ATGL (*adipose triglyceride lipase*) e pode ter função no metabolismo do ácido aracdônico.

A deposição de triglicérides sob forma de gotículas no citoplasma das células de linhagem branca de vários órgãos resulta na combinação de anormalidades cutâneas, hepáticas, musculares e oculares. Há cerca de 30 casos reportados, sendo a maior parte dos pacientes originários do Oriente Médio, provenientes de famílias consanguíneas.[68]

Manifestações clínicas

As características clínicas são variáveis. Há eritrodermia ictiosiforme com alopecia difusa, ectrópio e eclábio, podendo expressar-se, ao nascimento, como bebê colódio ou eritrodérmico. Prurido pode estar presente e hipo-hidrose pode ocorrer.[68]

Miopatia e elevação de enzimas musculares associadas à ictiose são sugestivas da síndrome de Dorfman-Chanarin. Hepatoesplenomegalia, alteração de enzimas hepáticas e infiltração gordurosa do fígado podem estar presentes. Catarata pode ser detectada a partir da infância em cerca de 50% dos casos, raramente afetando a visão. Outras alterações são surdez, atraso no desenvolvimento motor e anormalidades neurológicas.[68]

Diagnóstico e diagnóstico diferencial

O diagnóstico é realizado pela microscopia de sangue periférico, com vesículas lipídicas nos granulócitos, denominada anomalia de Jordan. A biópsia muscular apresenta vesículas lipídicas nas fibras musculares e a eletroneuromiografia demonstra sinais de miopatia. Os níveis séricos de lipídios são normais.[68]

O diagnóstico diferencial é feito com a doença de Gaucher tipo 2, deficiência de carnitina muscular e doença de Wolman.

Tratamento

O tratamento é sintomático. Emolientes são úteis. Retinoides sistêmicos utilizados em baixas doses continuamente ou cursos intermitentes melhoram o quadro cutâneo. Dieta com redução de ácidos graxos de cadeia longa e aumento dos de cadeia moderada têm mostrado eficácia em poucos casos, sendo limitada a avaliação quanto ao efeito nos sintomas sistêmicos.[68]

■ ICTIOSES COM APRESENTAÇÃO NAS LINHAS DE BLASCHKO

Doença de Conradi-Hunermann-Happle (condrodisplasia puntata tipo 2)

É uma condrodisplasia puntacta, caracterizada por alterações em vários órgãos, como pele, ossos, olhos e coração. Há relatos de casos em todo mundo e acometendo todas as raças, com incidência em torno de 1:500.000.

As condrodisplasias puntatas são displasias esqueléticas congênitas de origem heterogênea, caracterizando-se pela presença de calcificações puntiformes nas cartilagens, perceptíveis já no período neonatal. Diversas doenças podem se apresentar com condrodisplasia puntata, como disfunções dos peroxissomos e do metabolismo do colesterol, outros erros inatos do metabolismo como a mucolipidose tipo 2, anomalias cromossômicas como trissomia 18 e 21, síndrome alcoólica fetal, ruptura do metabolismo de vitamina K.[69]

A doença de Conradi-Hunermann-Happle ou condrodisplasia puntata tipo 2 (CDP2) é a mais bem estudada das formas.

Transmitida por herança dominante ligada ao X, a CDP2 é a causada por mutação no gene *EPB*, que codifica a proteína ligadora do emopamil, antagonista do cálcio, resultando em defeito na via da biossíntese do colesterol.[3,61]

Manifestações clínicas

As principais alterações cutâneas observadas na CDP2 são escamas esbranquiçadas, secas, distribuídas ao longo das linhas de Blaschko (Figura 97.18). Pode haver queratose folicular e hipotricose. As palmas e plantas geralmente são poupadas. Membrana coloide, ectrópio e eclábio são incomuns.[70]

Alterações ortopédicas são caracterizadas por defeitos no sistema ósseo, como encurtamento dos ossos longos, principalmente fêmur e úmero, flexão dos cotovelos e joelhos com resistência à extensão passiva, palato ogival, nariz em sela, bossa frontal, hexadactilia, displasia dos ossos do quadril, deslocamento da patela, deformidade dos pés, como pé equino ou valgo, hipoplasia unilateral da cabeça causando assimetria e escoliose da coluna vertebral decorrente de ausência de corpos vertebrais. Calcificações nas epífises cartilaginosas dos ossos também podem estar presentes, desaparecendo por volta dos 9 meses de idade.[3,61,70]

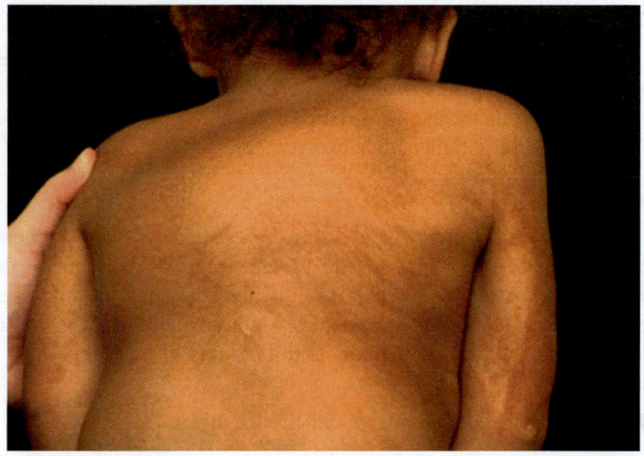

■ **Figura 97.18** Ictiose ao longo das linhas de Blachko, assimetria esquelética. Síndrome de Conradi-Hunermann-Happle.

O defeito ocular mais encontrado é a catarata, podendo desenvolver-se precocemente na infância. Outros achados são epicanto, nistagmo, microftalmia, microcórnea, glaucoma, sinéquias anteriores e posteriores, e atrofia da retina e do nervo óptico.[3,61,70]

Defeitos cardíacos, como ducto arterioso patente, defeitos valvulares e do septo interventricular, podem fazer parte da síndrome. Retardo do crescimento pode estar presente e é secundário ao encurtamento dos úmeros e condrodisplasia.[3,61,70]

Exame histopatológico

São observados hiperqueratose de retenção com acentuado aumento da camada córnea. Não há paraqueratose. Há diminuição ou ausência da camada granular e tampões córneos foliculares. Hiperpigmentação focal nas camadas inferiores dos queratinócitos e leve aumento dos macrófagos dérmicos podem ocorrer. Não há infiltrado inflamatório na derme ou epiderme.[71]

Diagnóstico diferencial

O diagnóstico diferencial do ponto de vista dermatológico deve ser feito com outros distúrbios da queratinização que se manifestam ao longo das linhas de Blaschko, como a ictiose histrix, o nevo verrucoso sistematizado, e a síndrome CHILD. Deve-se notar que muitas das manifestações clínicas podem não estar presentes no momento do diagnóstico, mas surgem na evolução do caso, como alopecia, ictiose e catarata. Outras tendem a desaparecer com a idade, como as calcificações puntiformes, sem deixar deformidades ósseas.

Tratamento

Emolientes auxiliam no tratamento (ver Medidas Gerais no Tratamento dos Distúrbios da Queratinização).

■ SÍNDROME CHILD (*CONGENITAL HEMIDYSPLASIA – ICHTHYOSIFORM ERYTHRODERMA – LIMB DEFECTS*)

O termo síndrome CHILD foi proposta em 1980 por Happle como acrônimo para as três principais alterações presentes nos pacientes acometidos: hemidisplasia congênita, eritrodermia ictiosiforme e defeitos nos membros. Em 1987 o mesmo autor reconheceu que as lesões unilaterais e de padrão ictiosiforme observadas na síndrome seriam mais adequadamente classificadas como *nevos* e substituiu eritrodermia ictiosiforme por nevo ictiosiforme (nevo de CHILD).[72,73]

Patogênese

Síndrome genética rara, de herança autossômica dominante ligada ao cromossomo X. Causada por mutação do gene *NDSDHL*, que codifica a NAD(P)H esteroide dehidrogenase, localizada no cromossomo Xq28. Essa enzima participa da via metabólica da síntese do colesterol.[74]

Manifestações clínicas

A principal característica é o nevo de CHILD, lesões ictiosiformes caracterizadas por descamação e eritema vivo, de distribuição unilateral, bem delimitadas, respeitando a linha média. Pode estar presente ao nascimento ou surgir nos primeiros anos de vida, acometendo todo um hemicorpo, ser segmentar ou, ainda, alternar áreas de pele normal seguindo as linhas de Blaschko (Figura 97.19). As regiões mais acometidas são a região inguinal, axila e sulco interglúteo. Xantomas verruciformes podem se desenvolver nas lesões ictiosiformes.[3,61]

Os defeitos dos membros são ipsilaterais à ictiose e variam desde hipoplasia digital até agenesia completa do membro. Podem existir anormalidades cardíacas, pulmonares, endócrinas e renais.[61]

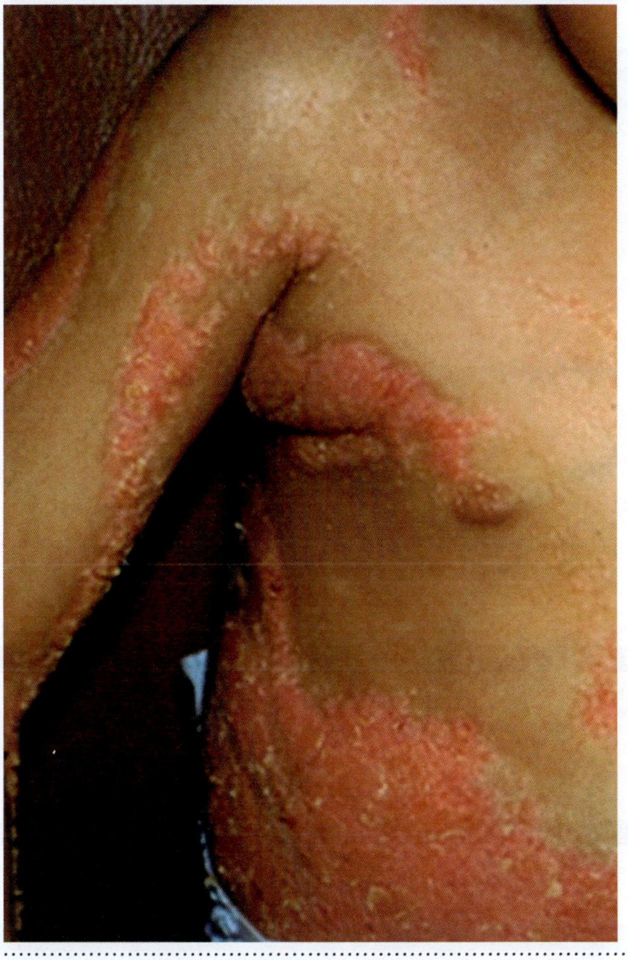

■ **Figura 97.19** Lesões com eritema vivo e descamação graxenta ao longo das linhas de Blaschko e xantomas verruciformes (região axilar). Síndrome CHILD.

Diagnóstico e diagnóstico diferencial

O diagnóstico da síndrome CHILD não costuma oferecer dificuldades quando o quadro clínico está completo. Na presença apenas de lesão cutânea, o nevo de CHILD deve ser diferenciado do NEVIL (nevo epidérmico verrucoso inflamatório linear) e da doença de Conradi-Hunermann-Happle.

Tratamento

O tratamento é multidisciplinar, com dermatologista, ortopedista, cardiologista e nefrologista, conforme o acometimento sistêmico.

Em 2011 Paller e colaboradores descreveram o tratamento da síndrome CHILD com colesterol a 2% e lovastatina a 2% em loção emoliente, amparado na patogenia da doença. O quadro clínico resulta não só da deficiência de colesterol na pele como do acúmulo de precursores. Assim, a formulação suplementa o colesterol deficiente e simultaneamente a lovastatina bloqueia a via da síntese, reduzindo precursores do colesterol que contribuem para o quadro. Há melhora das lesões cutâneas em poucas semanas de aplicação da formulação, mas não das lesões ungueais, por não ser possível atingir a matriz.[75]

A lovastatina pode ser substituída por sinvastatina ou rosuvastatina (experiência das autoras).

■ ICTIOSES ADQUIRIDAS

Ictiose de aparecimento tardio é observada em algumas situações clínicas, denominadas ictioses adquiridas. O quadro clínico assemelha-se à ictiose vulgar, com escamas chatas, finas e secas de aparecimento rápido. As causas são variadas:

- Ambientais: clima ou ambiente seco.
- Senil.
- Medicamentosa: hipocolesterolemiantes, clofazimina, ácido nicotínico, triparanol, alopurinol, butirofenonas, retinoides, kava, cimetidina.
- Metabólicas/nutricionais: disfunção tireoidiana, paratireoidiana, insuficiência renal, neuropatias, síndrome de má absorção, hipovitaminose A, carência de zinco, deficiência de ácidos graxos essenciais.
- Infecciosas: hanseníase, tuberculose, infecção pelo HIV.
- Doenças autoimunes: lúpus eritematoso, doença enxerto-hospedeiro.
- Tumores: podendo ser localizada (pitiríase rotunda) ou generalizada. Os linfomas são as neoplasias que mais se relacionam às ictioses adquiridas, principalmente o linfoma de Hodgkin, o linfoma cutâneo de células T e a papulose linfomatoide. Pode haver associação com mieloma múltiplo, gamopatia monoclonal, carcinomas de mama, pulmão, esôfago, cólon, bexiga, leiomiossarcoma e melanoma. Outras situações que podem ocasionar a ictiose são a sarcoidose, radioterapia e permanência prolongada no leito.

■ QUERATODERMIAS PALMOPLANTARES

As queratodermias palmoplantares (QPP) representam um grupo heterogêneo de doenças hereditárias ou adquiridas, que apresentam em comum o achado de hiperqueratose anormal da pele das palmas e plantas.

As citoqueratinas são proteínas heteropoliméricas que formam os filamentos intermediários do citoesqueleto nas células da epiderme. Os genes que as codificam são alocados em dois cromossomos, 17q e 12q. As citoqueratinas relacionadas ao 17q são as chamadas citoqueratinas tipo 1 ou ácidas, enquanto as relacionadas ao cromossomo 12q são denominadas tipo 2 ou básicas. Sabe-se, hoje em dia, que as citoqueratinas têm papel importante na manutenção da integridade da pele e de outros epitélios.[76]

As citoqueratinas do tipo 1 incluem as de K9 a K20, enquanto as do tipo 2, de K1 a K8. Cada tipo de citoqueratina 1 tem sua dupla correspondente dentro do tipo 2, formando pares que se expressam e se comportam de maneira distinta em cada nível da epiderme. Assim, K1 e K10 se expressam principalmente nas células da camada basal de epitélio pavimentoso estratificado, enquanto K5 e K14 nos queratinócitos basais da epiderme e de epitélios estratificados. K16 e K6a são encontrados nas palmas, plantas, anexos epidérmicos e mucosa. K9 é altamente expressa nas palmas e plantas, e acredita-se que faça par com K1.

Nas QPP hereditárias, várias formas de herança têm sido descritas, como a autossômica dominante, a autossômica recessiva e a ligada ao X.

Clinicamente, as QPP hereditárias podem ser divididas em dois grupos:[77,78]

1. **QPP difusa:** em que há hiperqueratose difusa, simétrica e homogênea das palmas e plantas.
2. **QPP focal:** em que se nota a presença de acúmulos focais de queratina, particularmente acentuados nos locais sujeitos à pressão ou trauma, obedecendo a padrões tanto numulares como lineares ou puntiforme, com variação importante de um indivíduo para outro.

As QPP também podem ser divididas em formas de acometimento transgressivo, ou seja, com progressão da hiperqueratose para os punhos, dorso das mãos e pés, cotovelos, joelhos; e em formas não transgressivas, com lesões estritamente palmoplantares.[77,78]

Além disso, na classificação das QPP é importante a distinção entre as formas simples, nas quais somente a pele é acometida, das com múltiplas estruturas ectodérmicas afetadas. O ectoderma do embrião dará origem à epiderme, cabelos, unhas, glândulas cutâneas e mamárias, adeno-hipófise, ouvido interno, lentes oculares e esmalte dentário, além dos nervos sensitivos e cranianos, medula da glândula suprarrenal e melanócitos. Essa diferenciação do ectoderma embrionário ajuda a entender como as QPP podem estar associadas a alterações extracutâneas, como surdez e alterações dentárias, por exemplo.

As causas de queratodermias palmoplantares adquiridas encontram-se relacionadas no Quadro 97.6.

Quadro 97.6 Queratodermias palmoplantares.

	Padrão e associações	Histologia	Herança	Gene	Proteína
Simples					
Difusas	Não transgressivas				
QPP epidermolítica (Vorner ou Unna-Thost)	Eritema margeando as lesões	Hiperqueratose epidermolítica	AD	*KRT1* *KRT9*	Queratina 1 Queratina 9
QPP difusa por DSG1		Clivagem espinhosa alta e granulosa	AD	*DSG1*	Desmogleína 1
Difusas	Transgressivas				
QPP Greither	Progressiva Hiperidrose + Dorso de mãos e pés Punhos, cotovelos Joelhos, tornozelos	Hiperqueratose espessa	AD	*KRT1*	Queratina 1
QPP Sybert	Hiperidrose+ Queratose cotovelos face posterior dos braços Joelhos, e face anterior das pernas	Hiperqueratose espessa	AD	*Desconhecido*	
Mal de Meleda ou QPP de Siemens	Punhos e tornozelos eritema perioral e periocular Hiper-hidrose	Hiperqueratose acentuada	AR	*SLURP-1*	*Secreted LY6/UPAR-related protein 1*
QPP Gamborg-Nielsen	Knuckle pads	Hiperqueratose espessa	AR	*SLURP-1*	*Secreted LY6/UPAR-related protein 1*
QPP tipo Nagashima	Aspecto esponjoso esbranquiçado ao contato com a água Não progressiva Cotovelos, joelhos, tendão Aquiles	Hiperqueratosis Moderada	AR	*SERPINB7*	Inibidor da protease sérica BR
QPP tipo Bothniano	Aspecto esponjoso esbranquiçado ao contato com a água	Hiperqueratose moderada	AD	*AQP5*	Aquaporina 5
Plurifocais					
QPP focal	Semelhantes a calosidades, induzidas por estresse mecânico Dolorosas	Hiperqueratose compacta intensa	AD	*KRT16* *KRT6C* *DSG1* *TRPV3*	Queratina 16 Queratina 6 Desmogleína 1 *Transient receptor potential cation channel, subfamily V, member 3 ou vanilloid-receptor-like protein*
Estriada					
Brunauer-Fohs-Siemens	Tipo 1 Tipo 2 Tipo 3		AD	*DSG1* *DSP1* *KRT1*	Desmogleína 1 Desmoplaquina 1 Queratina 1
Puntata					
Buschke-Fischer-Brauer (puntata tipo 1A)	Após 10 anos idade Múltiplas pápulas queratósicas minúsculas		AD	*AAGAB*	*Alpha and gamma-adaptin-binding-protein*
Puntata tipo 1B			AD	*COL14A1*	Colágeno 14, alfa1
Poroqueratótico (puntata tipo 2)	Queratose espiculada Surge na puberdade		AD	*Desconhecido*	
Acrohiperqueratose focal ou acroqueratoelastoidose (puntata tipo 3)	Placas e nódulos amarelados Palmas e plantas com extensão para superfície dorsal Elastólise na histologia		AD	*Desconhecido*	
QPP marginada de Ramos e Silva	Trabalhadores rurais		*Desconhecida*	*Desconhecido*	
Complexas	Difusas				
Mutilante ou síndrome de Vohwinkel	Em favo de mel Placas estreladas acima das articulações Alopecia Ainhum Surdez		AD	*GJB2*	Conexina 26
Síndrome de Bart-Pumphrey (variante da síndrome de Vohwinkel)	Acantofibromatose Leuconíquia Surdez Não mutilante		AD	*GJB2*	Conexina 26

(Continua)

Quadro 97.6 Queratodermias palmoplantares. (Continuação)

	Padrão e associações	Histologia	Herança	Gene	Proteína
Puntata					
Doença de Camisa ou variante da síndrome de Vohwinkel	QPP mutilante Surdez		AD	*LOR*	Loricrina
Síndrome KID (ceratite, ictiose, surdez)	Ictiose peculiar compromete face Surdez Ceratite		AD	*GJB2*	Conexina 26
Síndrome HID (ictiose histrix-*like*, surdez)	Ictiose similar à histrix Surdez		AD	*GJB2*	Conexina 26
Variante de aparecimento tardio com surdez variável	Surdez de intensidade variável Surge na infância QPP nas áreas de pressão na idade adulta		AD	*GJB2*	Conexina 26
Síndrome de Olmsted	Paquioníquia contraturas e constrições dos dedos		AD	*TRPV3*	*Transient receptor potential vanilloid-3 cation channel*
	Placas queratósicas periorificiais e nas dobras Hipotricose/alopecia Leucoqueratose mucosa		XL	*MBTPS2*	*Membrane-bound transcription factor protease, site 2*
KFSD (*queratosis folicularis spinulosa decalvans*)	Eritema facial Distrofia ungueal Queratose folicular generalizada Alopecia do couro cabeludo e face		XL	*MBTPS2*	*Membrane-bound transcription factor protease, site 2*
Síndrome KLICK (*keratosis linearis with ichthyosis congenita and sclerosing keratoderma*)	Queratodermia em favo de mel Distrofia ungueal Ictiose Queratose linear nas dobras Bandas de constrição		AR	*POMP*	*Proteasome maturation protein*
Síndrome de Papillon-Lefèvre	Periodontite Pode haver imunodeficiência		AR	*CTSC*	Catepsina C
Variante da síndrome de Haim-Munk	Periodontite Onicogrifose Aracnodactilia Acroosteólise		AR	*CTSC*	Catepsina C
Síndrome de Huriez QPP com escleroatrofia	Placas escleroatróficas no dorso das mãos Hipoplasia ungueal Esclerodactilia Carcinomas de pele e de intestino Cariótipo 46 XX com fenótipo masculino		AD	*RSPO1*	R-espondina 1
QPP com alterações dos cabelos					
Sem fragilidade cutânea – cursam com cardiopatia					
Doença de Naxos	Cabelos lanosos Arritmias e cardiomiopatia do ventrículo direito Queratose folicular da face Xerose Acantose nigricante		AR	*JUP ou PKGB*	Placoglobina
Variante CAPK (cardiomiopatia do ventrículo direito, alopecia, queratodermia palmoplantar)	Semelhante a Naxos + alopecia		AR	*JUP ou PKGB*	Placoglobina
Síndrome de Carvajal-Huerta	Cabelos lanosos QPP estriada Queratoses flexurais Alteração ungueal Cardiomiopatia arritmogênica do ventrículo esquerdo Pode haver fragilidade cutânea		AR	*DSP*	Desmoplaquina
Síndrome dos cabelos lanosos e QPP leve			AR	*DSP*	Desmoplaquina
Com fragilidade cutânea – sem cardiopatia					
Síndrome de McGrath	Cabelos lanosos ou alopecia Fragilidade cutânea/bolhas Distrofia ungueal Queilite		AR	*PKP1*	Placofilina
QPP com cabelos exuberantes	Leuconíquia Distrofia ungueal Cabelos exuberantes e encaracolados		AR	*FAM83G*	*Family with sequence similarity 83 member G*

(Continua)

Quadro 97.6 Queratodermias palmoplantares. (Continuação)

	Padrão e associações	Histologia	Herança	Gene	Proteína
Queratodermias palmoplantares complexas plurifocais					
Tirosinemia ou síndrome de Richner-Hanhart	QPP dolorosa tardia Ulcerações herpetiformes da córnea Retardo no crescimento e no desenvolvimento		AR	*TAT*	Tirosina transaminase
Síndrome de Howel-Evans	QPP tardia Leucoqueratose boca e esôfago Carcinoma de esôfago		AD	*RHBDF2*	*Rhomboid 5, drosophila homolog of, 2*
Deficiência PIGO (*phosphatidylinositol glycan anchor biosynthesis class O protein*)	Epilepsia Dismorfismo facial Braquitelefalangia Anomalias anorretais Hipoplasia ungueal Ictiose Anomalias hematológicas, neurológicas e cardíacas		AR	*PIGO*	*Phosphatidylinositol glycan anchor biosynthesis class O protein*
Queratodermia aquagênica	Pápulas esbranquiçadas na imersão na água		AR	*CTFR*	
Poiquiloderma Clericuzio com neutropenia	Poiquilodermia Paquioníquia Infecções respiratórias		AR	*USB1/ C16orf57*	*U6 small nuclear RNA biogenesis phosphodiesterase 1/C16orf57*

QUERATODERMIAS PALMOPLANTARES HEREDITÁRIAS DIFUSAS

Queratodermia palmoplantar de Vorner/Unna-Thost

Em 1880, Thost descreveu uma família com QPP difusa não transgressiva. Posteriormente, Unna descreveu duas famílias com características semelhantes.[77,78,92]

A descrição de quadro clínico semelhante por Vorner incluiu a descrição histológica, com aspecto epidermolítico. Estudos posteriores de membros das mesmas famílias mostraram se tratar da mesma doença.[79,80]

A QPP tipo Unna-Thost/Vorner é uma doença autossômica dominante, causada por mutações nos genes que codificam as queratinas K1 e 9. Caracteriza-se por hiperqueratose limitada às superfícies palmoplantares, circundada por halo eritematoso; eventualmente pode haver lesões na superfície volar dos punhos e dedos (Figura 97.20).[77,78]

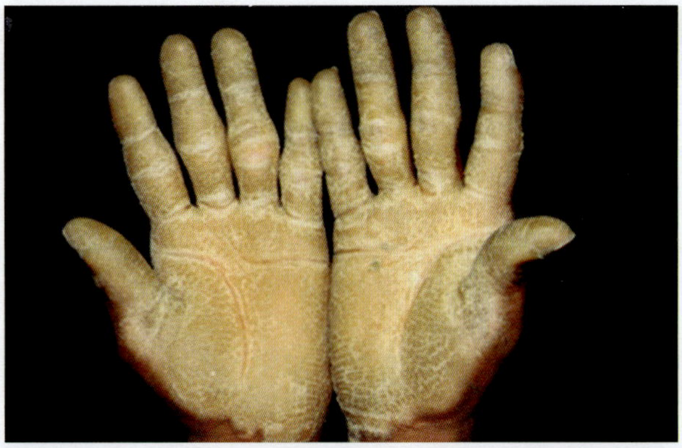

Figura 97.20 Queratodermia palmoplantar difusa tipo Vorner/ Unna-Thost.

A doença pode se manifestar já nos primeiros meses de vida e, geralmente, já é bem evidente na infância precoce. Raramente surge após a terceira década de vida. Não há tendência a acometimento da superfície dorsal de mãos e pés. As margens da placa de hiperqueratose apresentam borda eritematosa, cuja coloração às vezes pode ser identificada sob a área de hiperqueratose amarelada.[77,78]

As unhas são geralmente poupadas, podendo estar espessadas, sem evidência de distrofia. Os cabelos são normais. É relativamente comum a infecção por dermatófitos e queratólise plantar sulcada por bactérias, visto que a hiperidrose é frequente.[77,78]

O exame histopatológico mostra hiperqueratose epidermolítica, uma vez que as mutações afetam regiões centrais das proteínas que são importantes para a reunião e estabilidade dos filamentos, originando degeneração celular e ruptura do citoplasma.[77,78]

Outras doenças genohereditárias estão relacionadas a mutações do gene que codifica a K1: a ictiose queratinopática (hiperqueratose epidermolítica); a ictiose histrix tipo Curth-Macklin; a ictiose cíclica com hiperqueratose epidermolítica; os nevos verrucosos epidermolíticos; a queratodermia palmoplantar estriada tipo 3.

A queratodermia palmoplantar com acantofibromatose (*knucle pads*) é uma variante clínica causada por mutações do gene K9 em que tanto a queratodermia como as lesões de acantofibromatose são acentuadas nos locais de maior trauma.[81]

Queratodermia palmoplantar por mutação da desmogleína 1

Tem clínica heterogênea, podendo se apresentar não só com padrão difuso, mas também focal ou estriado. Pode cursar com onicólise. À histologia observa-se clivagem entre as camadas granulosa e espinhosa.[82-84]

Queratodermia palmoplantar transgressiva e progressiva tipo Greither

É doença rara, de herança autossômica dominante. Também é causada por mutações no gene que codifica a queratina K1. Inicia-se nas primeiras semanas de vida com eritema palmoplantar que evolui para queratodermia intensa, em luva. É transgressiva, isto é, além da queratose palmoplantar difusa, há comprometimento do dorso das mãos e dos pés, tornozelos, punhos, joelhos e cotovelos (Figura 97.21). Progride até a quarta década, podendo então regredir. As unhas são curvas, com hiperqueratose subungueal. A histologia mostra hiperqueratose sem epidermólise.[77,78]

Queratodermia palmoplantar transgressiva e progressiva tipo Sybert

É uma forma de QPP transgressiva, de herança autossômica dominante, com gene causador desconhecido. Clinicamente é semelhante à QPP de Greither, com hiperqueratose dos cotovelos, joelhos, face posterior do antebraço e face anterior das pernas, porém com hiperqueratose mais intensa.[85]

Mal de Meleda ou queratodermia palmoplantar transgressiva de Siemens

O Mal de Meleda é raro, com a maioria dos casos descritos reportados em descendentes de habitantes da ilha de Mljet, uma ilha do mar Adriático. Trata-se de doença autossômica recessiva, causada por mutação no gene que codifica a proteína SLURP-1 (*secreted LY6/ uPAR-related protein* 1), um neuromodulador epidérmico essencial para homeostase e inibição da liberação de TNF-α pelos macrófagos durante o processo de cicatrização.[86]

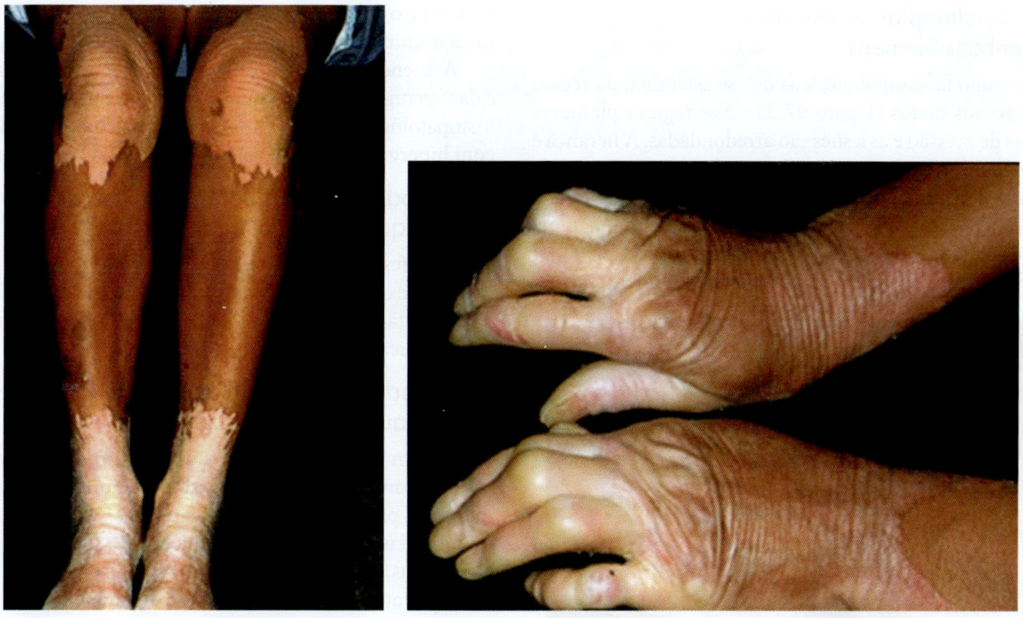

■ **Figura 97.21** Queratodermia palmoplantar transgressiva e progressiva tipo Greither.

A queratodermia palmoplantar é difusa, em luva, transgressiva, acompanhada por hiperidrose intensa (Figura 97.22). Odor fétido e infecções fúngicas e bacterianas secundárias são características. Bandas de constrição são observadas nos dedos, podendo resultar em amputação. Placas eritematosas psoriasiformes ou liquenoides ocorrem nos joelhos e cotovelos. Pode haver eritema perioral e periorbital, alterações ungueais como espessamento, hipercurvatura e coiloníquia e língua plicada.[77,78,86]

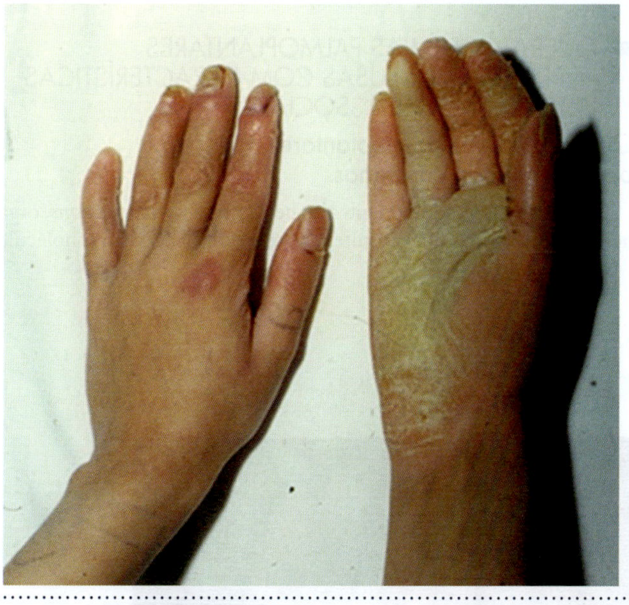

■ **Figura 97.22** Mal de Meleda.

Casos de QPP tipo Mal de Meleda com acometimento periorificial devem ser diferenciados do tipo Olmsted, que apresenta, caracteristicamente, acometimento periorificial mais intenso. Na doença de Naxos, os achados de QPP são idênticos aos do Mal de Meleda, porém os pacientes apresentam cabelo lanoso e cardiopatia, caracterizada por anormalidades de condução e cardiomiopatia ventricular direita.

A QPP de Gamborg-Nielsen, descrita na Suécia, representa uma variante alélica do Mal de Meleda, com quadro de hiperqueratose mais branda, acantofibromatose das falanges (*knucle pads*) e sem lesões distais. Também é causada por mutações do gene *SLURP-1*.[87-89]

Queratodermia palmoplantar tipo Nagashima

Forma mais comum de QPP no Japão e China, de herança autossômica recessiva, apresenta-se com hiperqueratose moderada palmoplantar transgressiva, comprometendo joelhos, cotovelos e área do tendão de Aquiles. As lesões têm base eritematosa, mas não são progressivas: não evoluem para bandas de constrição, deformidade em flexura ou amputação de dedos, como ocorre na QPP tipo Meleda.[90,91]

É causada por mutação do gene *SERPINB7*, que codifica o inibidor de peptidase, clade B (*ovalbumin*), *member* 7, um inibidor de protease sérica.[92]

Queratodermia palmoplantar tipo Bothniano

Forma bastante prevalente na Suécia, tem apresentação clínica semelhante à QPP tipo Nagashima, isto é, com QPP moderada transgressiva e não progressiva e que assume aspecto esponjoso esbranquiçado em contato com a água. Causada por mutações no gene da aquaporina 5 (*AQP5*), que tem papel no transporte transmembrânico de água.[93,94]

As queratodermias tipo Bothniano e tipo Nagashima, por apresentarem aspecto esbranquiçado esponjoso quando do contato com a água, devem ser diferenciadas do queratodermia aquagênica (ver adiante).[77]

■ QUERATODERMIAS PALMOPLANTARES PLURIFOCAIS

As queratodermias palmoplantares plurifocais podem se apresentar com lesões focais ou numulares, estriadas ou puntatas. A primeira se manifesta com lesões arredondadas, semelhantes a calosidades, mais acentuada nas superfícies plantares. As lesões estriadas correspondem a placas hiperqueratósicas lineares, dispostas na superfície palmar ao longo dos tendões; nas plantas o aspecto costuma ser numular, com placas arredondadas, semelhantes a calosidades. As lesões puntatas se apresentam como pápulas intensamente queratósicas de aspecto translúcido dispostas sobre superfície também queratósica.

■ QUERATODERMIAS PALMOPLANTARES FOCAIS

Assemelham-se a calosidades, distribuindo-se nas áreas de maior pressão; são dolorosas. Causada por mutações nos genes *KRT16*, *KRT6c*, *DSG1*, *TRPV3*, sendo transmitidas de modo autossômico dominante. Pode haver lesões ungueais discretas. O diagnóstico diferencial se faz com a paquioníquia congênita, que apresenta também queratoses focais, com lesões ungueais pronunciadas, causada por mutações em *KRT6A*, *KRT6B*, *KRT16* ou *KRT17*.[77,95]

Queratodermia palmoplantar estriada ou de Brunauer-Fohs-Siemens

Apresenta-se como faixas queratósicas que se estendem da região palmar em direção aos dedos (Figura 97.23). Nas regiões plantares compromete áreas de pressão e as lesões são arredondadas. A herança é autossômica dominante, e é geneticamente heterogênea. A QPP estriada tipo 1 é causada por mutação do gene que codifica a desmogleína 1 (*DSG1*); o tipo 2 está relacionado à mutação do gene da desmoplaquina (*DSP*); o tipo 3 resulta de mutações do gene da queratina K1(*KRT1*).[77]

Histologicamente há evidência de hiperqueratose epidemolítica.[77]

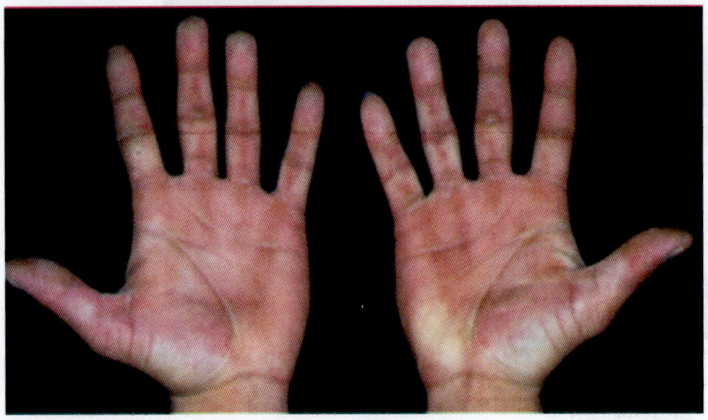

■ **Figura 97.23** Queratodermia palmoplantar estriada ou de Brunauer--Fohs-Siemens.

■ QUERATODERMIAS PALMOPLANTARES PUNTATAS

Queratodermia palmoplantar puntata tipo 1 de Stevens ou de Buschke-Fischer-Brauer

Manifesta-se com pápulas hiperqueratósicas semelhantes à *clavus*, com depressão central. Aparece após os 10 anos de idade. A herança é autossômica dominante. Múltiplas pápulas queratósicas, que variam de 2 a 8mm de diâmetro, surgem nas palmas e plantas (Figura 97.24). Inicialmente, as lesões são pápulas translúcidas e firmes, que podem se tornar opacas e verrucosas com o passar do tempo. Algumas vezes, um ponto de queratose central está presente e, quando removido, deixa uma pequena depressão central. O trauma repetitivo pode ocasionar o aumento do tamanho das lesões e torná-las dolorosas. Há grande variação de apresentação em indivíduos da mesma família. O tipo 1 A é causado por mutações do gene *AAGAB* (*alpha- and gamma-adaptin-binding protein*) e o tipo 1B por mutações de COL14A1. A herança é autossômica dominante.

A doença é subdiagnosticada, devendo ser diferenciada dos *clavus* e das verrugas plantares, que têm quadro clínico semelhante. O exame histopatológico da QPP mostra colunas compactas de hipequeratose com hipergranulose e derme sem evidência de inflamação.[77,78]

Queratodermia palmoplantar tipo 2 de Stevens ou poroqueratose puntata palmar e plantar

Manifesta-se após a puberdade com pequenas espículas queratósicas. Ao exame anatomopatológico, a lamela cornoide é evidente.[96]

A mutação responsável ainda não está determinada. A herança é autossômica dominante.[77]

Queratodermia palmoplantar tipo 3 de Stevens ou acroqueratoelastoidose

Usualmente esporádica; casos familiares sugerem herança autossômica dominante. Manifesta-se na segunda década de vida como múltiplas pápulas brilhantes amareladas, arredondadas ou ovaladas, umbilicadas, localizadas no limite entre a superfície palmar e plantar das palmas, plantas e dedos (Figura 97.25). A histopatologia evidencia hiperqueratose focal com elastorrexe (fragmentação e diminuição das fibras elásticas na derme reticular).[96] A elastose solar pode funcionar como fator agravante das lesões. A hiperqueratose focal acral, clinicamente muito semelhante à acroqueratoelastoidose, não apresenta degeneração das fibras elásticas. O gene causador é desconhecido.[77]

■ QUERATODERMIA MARGINADA DE RAMOS E SILVA

Apresenta-se como faixa hiperqueratósica que acompanha a borda cubital ou ulnar na face palmar das mãos ou dedos. Como é mais frequente em trabalhadores rurais expostos a agressão solar e mecânica, admite-se que seja forma especial de queratodermia resultante da associação desses dois fatores.[77]

■ QUERATODERMIAS PALMOPLANTARES HEREDITÁRIAS DIFUSAS COM CARACTERÍSTICAS EXTRACUTÂNEAS ASSOCIADAS

Queratodermias palmoplantares por mutação de conexinas

Conexinas são componentes de hemicanais e *gap junctions*, organelas especializadas que permitem a passagem de pequenas moléculas

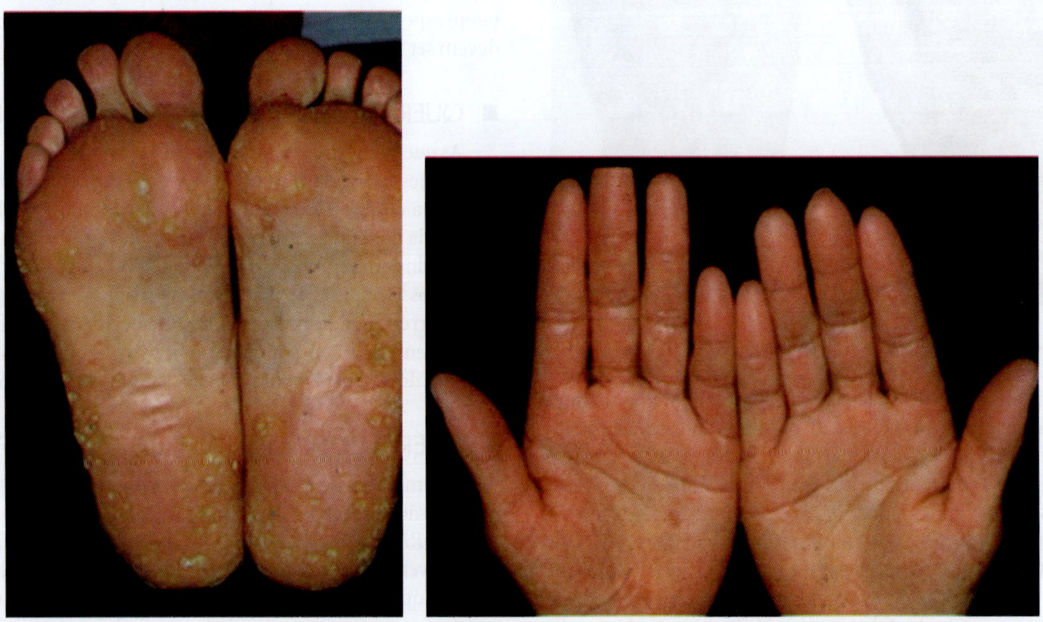

■ **Figura 97.24** Múltiplas pápulas queratósicas nas palmas e plantas. Queratodermia Palmoplantar Puntata tipo 1 de Stevens ou de Buschke-Fischer-Brauer.

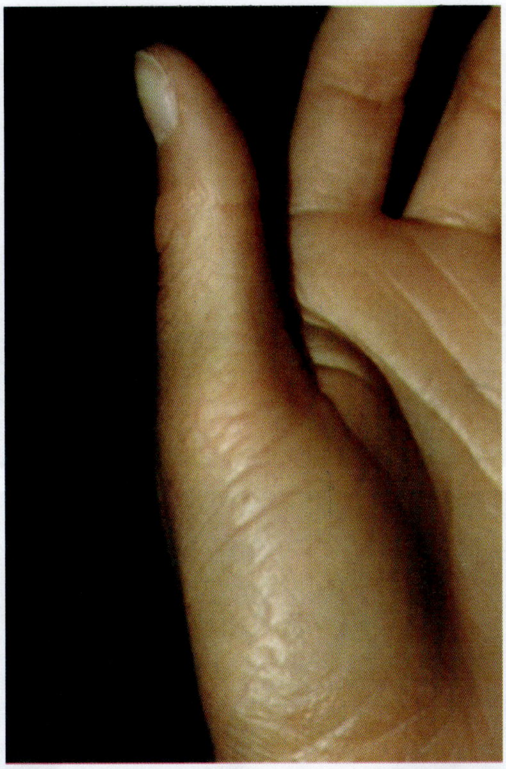

■ **Figura 97.25** Múltiplas pápulas cor da pele nas faces laterais das mãos. Queratodermia palmoplantar tipo 3 de Stevens ou acroqueratoelastoidose.

entre células adjacentes, com importante papel na proliferação e diferenciação epidérmica. Tradicionalmente, as doenças foram descritas e agrupadas segundo características fenotípicas, e novas descobertas permitem novas classificações.[97]

Queratodermia palmoplantar mutilante (síndrome de Vohwinkel clássica)

A síndrome de Vohwinkel é uma doença autossômica dominante, causada por mutação no gene *GJB2* que codifica a conexina 26.[77,78]

Caracteriza-se por queratose palmoplantar "em favo de mel" associada a placas queratósicas estreladas no dorso dos dedos (Figura 97.26). A QPP se faz notar por volta do segundo ano de vida. Mais tarde, apresenta transgressão e faixas fibrosas de constrição que podem progredir até amputação nos dedos (ainhum). Surdez é característica fundamental da síndrome, bem como alopecia e distrofia ungueal.[77]

O exame histopatológico da área afetada mostra hiperqueratose, acantose e hipergranulose com paraqueratose.[77,78]

A doença conhecida como variante de Camisa, que se apresenta com queratodermia em favo de mel, ictiose e sem surdez designa a doença agora conhecida como queratodermia da loricrina, causada por mutações do gene *LOR*, de herança autossômica dominante - ver seção Ictioses Não Sindrômicas (Figura 97.14).[23,77,78]

Outras doenças resultam de mutações no gene *GJB2* (variantes alélicas):[98]

a) Queratodermia palmoplantar não epidermolítica com surdez neurossensorial: a surdez tem intensidade variável e a QPP manifesta-se na idade adulta. Ambas as características se acentuam com a idade.
b) Síndrome de Bart-Pumphrey: de herança autossômica dominante, causada por mutação no gene *GJB2*, em que há associação de queratodermia palmoplantar com acantofibromatose falangiana, leuconíquia e surdez neurossensorial. Diferencia-se da síndrome de Vohwinkel por não apresentar ainhum.
c) Síndrome KID (*keratitis, ichthyosis and deafness*; em português, ceratite, ictiose e surdez): caracteriza-se por eritrodermia ictiosiforme intensa, ceratite, surdez, infecções fúngicas de repetição e propensão ao desenvolvimento de carcinoma espinocelular da pele.
d) Síndrome HID (ictiose histrix-símile e surdez).
e) Queratodermia palmoplantar, hipotricose e distrofia ungueal (semelhante à síndrome de Clouston).
f) Várias formas de surdez neurossensorial.

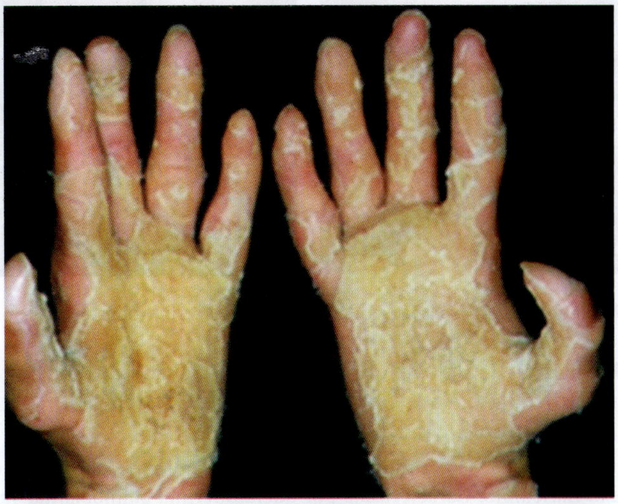

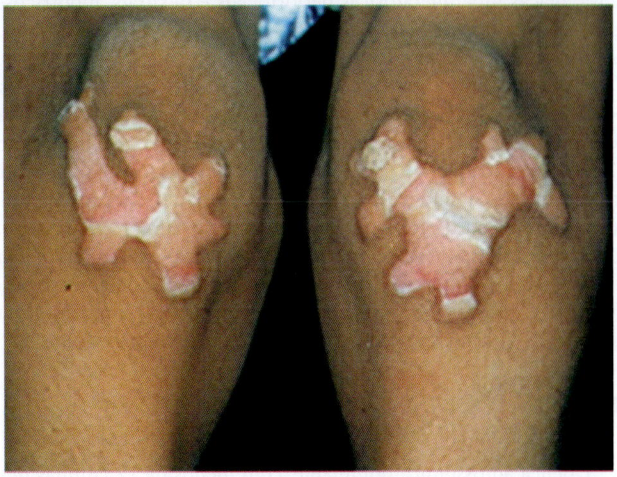

■ **Figura 97.26** Queratodermia mutilante (síndrome de Vohwinkel). Lesões queratósicas estreladas características.

Outras doenças com queratodermia geralmente classificadas em outros grupos são causadas por mutações de outras conexinas: a síndrome de Clouston, as eritroqueratodermias e a síndrome queratodermia-hipotricose-*leukoniquia totalis*.

■ DISPLASIA ECTODÉRMICA HIDRÓTICA (SÍNDROME DE CLOUSTON)

Trata-se de doença de transmissão autossômica dominante, causada por mutação do gene *GJB6* que codifica a conexina 30.[99,100]

Além da QPP difusa, encontramos também hipotricose e distrofia ungueal. A hipotricose pode envolver não apenas o couro cabeludo, mas também as sobrancelhas, cílios, áreas axilares e pubianas. A perda dos cabelos tende a ser gradual, com piora após a puberdade, porém casos de alopecia já foram relatados na infância precoce. Normalmente as unhas não estão afetadas ao nascimento, tornando-se espessadas e distróficas com o tempo, evoluindo com a perda delas. A queratodermia se inicia nos pontos de pressão das palmas e plantas, progredindo para a forma difusa com o passar do tempo (Figura 97.27). Além disso, placas de queratose podem se desenvolver sobre a superfície de falanges, joelhos e cotovelos.[99]

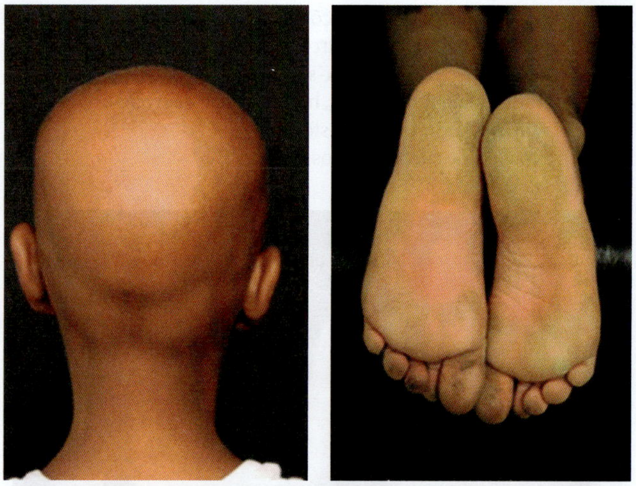

■ **Figura 97.27** Displasia ectodérmica hidrótica – síndrome de Clouston

■ QUERATODERMIA PALMOPLANTAR MUTILANTE COM PLACAS QUERATÓSICAS PERIORIFICIAIS OU SÍNDROME DE OLMSTED

Doença congênita muito rara, sendo a maioria dos afetados do sexo masculino. Caracterizada por queratodermia palmoplantar intensa, placas hiperqueratósicas periorificiais e flexurais, hipotricose, espessamento das unhas, leucoqueratose da mucosa bucal, faringe e laringe, queratose pilar intensa.[101]

A queratodermia se inicia no primeiro ano de vida e caracteriza-se por ser sólida, espessa, rodeada por margens eritematosas; pode causar contratura dos dedos e fissuras, prejudicando os movimentos (Figura 97.28). Ocasionalmente, pode ocorrer autoamputação. Há relatos de transformação carcinomatosa.[78] Deve ser distinguida da paquioníquia congênita e de outras formas de queratodermia palmoplantar.

São descritas mutações do gene *TRPV3* (*transient receptor potential vanilloid-3 cation channel*), transmitidas de modo autossômico dominante.[102] Também foi relatada forma ligada ao X por mutação de *MBTPS2* (*membrane-bound transcription factor protease, site 2*).[103]

■ QUERATODERMIA PALMOPLANTAR COM ESCLEROATROFIA (SÍNDROME DE HURIEZ)

Doença autossômica dominante, com menos de 12 famílias descritas, caracteriza-se pela associação de queratodermia palmoplantar, placas escleroatróficas do dorso das mãos, hipoplasia ungueal e esclerodactilia. A queratodermia é leve, com acometimento mais intenso das palmas do que das plantas. Carcinomas espinocelulares agressivos desenvolvem-se nas áreas de pele atrófica, bem como no intestino.[104] Os portadores são tanto do sexo feminino como masculino. Fenômeno de reversão sexual, isto é, genótipo 46, XX com fenótipo masculino pode estar presente em portadores dessa síndrome. O gene responsável é o *RSPO1*, localizado no cromossomo 4q22, que codifica a R-espondina 1, que se expressa durante a embriogênese em áreas correspondentes ao desenvolvimento de membros e do SNC e é inibidor do desenvolvimento da gônada em direção ao sexo masculino. No adulto, regula proliferação e adesão de queratinócito.[105]

No exame histopatológico das áreas de queratodermia, estão presentes hiperortoqueratose, acantose e hipergranulose. É característica a completa ausência de células de Langerhans na pele.[105]

■ QUERATODERMIA PALMOPLANTAR COM PERIODONTITE (SÍNDROME DE PAPILLON-LEFÈVRE)

Doença autossômica recessiva causada por mutações no gene *CTSC*, localizado no cromossomo 11q14, que codifica a catepsina C, protease lisossomal expressa em leucócitos, resultando na imunodeficiência generalizada do tipo celular T.[106]

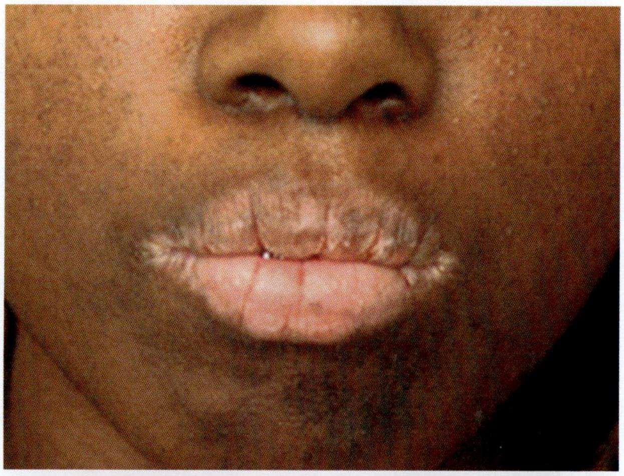

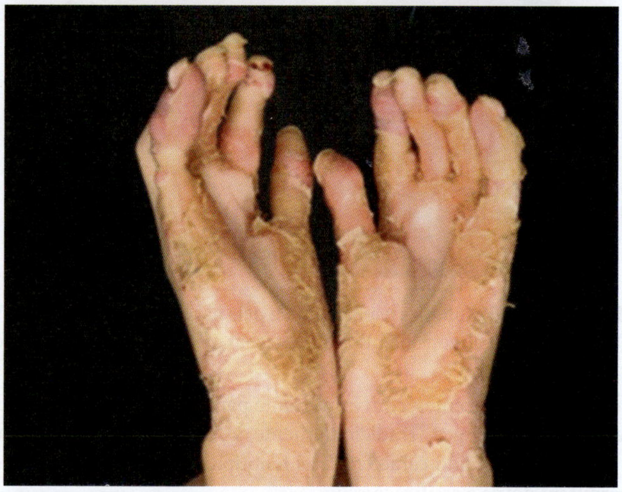

■ **Figura 97.28** Queratodermia palmar com flexão e constrição dos dedos. Síndrome de Olmsted.

O quadro clínico se apresenta nos três primeiros anos de vida, com queratodermia palmoplantar transgressiva e periodontite grave, que pode resultar em perda precoce tanto dos dentes decíduos como permanentes. Uma pequena parte dos pacientes apresenta suscetibilidade a infecções internas. Lesões psoriasiformes podem estar presentes nas extremidades.[107]

O tratamento odontológico é mandatório (medidas higiênicas, antibioticoterapia, cirurgia); o uso precoce de retinoides sistêmicos (acitretina ou isotretinoína tem mostrado eficácia para evitar perda dos dentes).

Uma variante, a síndrome de Haim-Munk, também originada em mutação da catepsina C se apresenta com queratodermia palmoplantar, periodontite, onicogrifose, aracnodactilia e acroosteólise.[108]

■ QUERATODERMIAS PALMOPLANTARES COM CARDIOPATIA E ALTERAÇÕES DOS CABELOS – INCLUI A DOENÇA DE NAXOS, A SÍNDROME DE CARVAJAL-HUERTA E OUTRAS

Os desmossomos são organelas presentes nos queratinócitos e miócitos cardíacos, participando da adesão intercelular e de vias de sinalização. A placoglobina (PG), as placofilinas (PKP) 1 e 2, as desmogleínas (DSG) 1 a 4, as desmocolinas (DSC) 1 a 3, a desmoplaquina (DSP) e a corneodesmosina (CDSN) são encontradas na epiderme. No músculo cardíaco encontram-se: PKP2, DSP, PG, DSC2 e DSG2.

Mutações de proteínas dos desmossomos são responsáveis por doenças hereditárias que comprometem a pele, cabelos e/ou o coração. O comprometimento cardíaco caracteriza-se por arritmia e cardiomiopatia, usualmente manifesta antes dos 8 anos de idade. Na pele, o sinal mais evidente e constante é a queratodermia palmoplantar; também podem ocorrer fragilidade cutânea, com tendência a formar bolhas, distrofia das unhas e anomalias dos cabelos, como cabelos lanosos ou frágeis.[109]

Mutações de *DSG1* e *DSP* (de herança AD) podem causar quadro de queratodermia palmoplantar difusa não transgressiva ou estriada.

Mutações de *DSG4* e *CDSN* (de herança AR) relacionam-se a quadros de hipotricose *simplex* do couro cabeludo. Mutações de *DSC3* (herança AR) relacionam-se a quadro de hipotricose generalizada. Não há QPP nesses casos.

Quadros de QPP associados a anomalias do cabelo podem ser divididos em dois grandes grupos: com ou sem fragilidade cutânea.[109]

No grupo sem fragilidade cutânea, o comprometimento cardíaco é regularmente encontrado. Cardiomiopatia arritmogênica do ventrículo direito corresponde às síndromes de Naxos e CAPK (cardiomiopatia, alopecia e queratodermia palmoplantar), ambas de transmissão AR, causadas por mutações da placoglobina juncional (JUP). O comprometimento predominante do ventrículo esquerdo é encontrado na síndrome de Carvajal-Huerta, resultante de mutações da DSP, e na síndrome de cabelos lanosos e QPP leve.[109]

No grupo QPP com fragilidade cutânea, pode ou não haver comprometimento cardíaco. Um grupo de pacientes com mutações de DSP apresenta características da síndrome de Carvajal com distrofia ungueal, e por isso são referidos como sendo portadores de forma de displasia ectodérmica.[109]

O grupo QPP com fragilidade cutânea sem comprometimento cardíaco é representado principalmente pela síndrome de McGrath, causada por mutações AR de PKP1. Também são descritos portadores apenas de cabelos lanosos, com mutação AR de JUP e um grupo com cabelos lanosos e distrofia ungueal, por mutações AR de DSP. Estes dois grupos necessitam de acompanhamento cardiológico por toda a vida.[109]

Doença de Naxos

A doença de Naxos, descrita na ilha grega do mesmo nome, é transmitida de modo autossômico recessivo, e causada por mutações no gene que codifica a placoglobina (*JUP* ou *PKGB*), importante componente tanto da adesão intercelular (desmossomos) como entre células e matriz (hemidesmossomos) em diferentes tecidos, inclusive epiderme, cabelo e coração.[110]

Há cabelos lanosos desde o nascimento, queratodermia palmoplantar não transgressiva que se apresenta no primeiro ano de vida e doença cardíaca (arritmias, falência cardíaca, morte súbita), que se manifesta durante a adolescência. Outros achados são a xerose cutânea, queratose folicular da face e acantose nigricante.[110]

Na síndrome CAPK (cardiomiopatia, alopecia e queratodermia palmoplantar), descrita na Turquia, o quadro é semelhante, mas há alopecia.[109]

Síndrome de Carvajal-Huerta ou queratodermia com cabelos lanosos e miocardiopatia dilatada ventricular esquerda

Trata-se de uma doença autossômica recessiva descrita no Equador. É provocada por mutações do gene da desmoplaquina (gene *DSP*), proteína componente dos desmossomos. Os cabelos lanosos (*woolly hair*) são evidentes desde o nascimento; a queratodermia é estriada e se faz notar no primeiro ano de vida. Também pode ocorrer hiperqueratose liquenoide das dobras, queratose folicular, alterações ungueais e fragilidade cutânea ou bolhas no tronco e extremidades. A alteração cardiológica, inicialmente assintomática, tende a se manifestar na adolescência. Caracteriza-se por miocardiopatia arritmogênica esquerda, causando insuficiência cardíaca precoce.[109,111,112]

■ SÍNDROME DE MCGRATH OU DISPLASIA ECTODÉRMICA ASSOCIADA A FRAGILIDADE CUTÂNEA

Caracteriza-se por fragilidade cutânea (exulcerações superficiais ao trauma, com menor intensidade em comparação com as epidermólises bolhosas), cabelos esparsos, curtos, que não crescem, queratodermia palmoplantar exuberante, distrofia ungueal, queilite.[113]

■ QUERATODERMIA PALMOPLANTAR COM CABELOS EXUBERANTES

Causada por mutação do gene *FAM83G (family with sequence similarity 83 member G)*, de herança AR, apresenta-se com queratodermia palmar e plantar de início na infância, leuconíquia, distrofia ungueal e cabelos exuberantes e encaracolados.[114]

■ QUERATODERMIA AQUAGÊNICA OU HIPERENRUGAMENTO AQUAGÊNICO OU ACROQUERATODERMIA SIRÍNGEO AQUAGÊNICA

Caracteriza-se pelo aparecimento de pápulas translúcidas relacionadas aos óstios sudoríparos das palmas após a imersão das mãos em água. As lesões desaparecem em cerca de meia hora. Em alguns pacientes foi encontrada mutação no gene da fibrose cística.[115]

■ QUERATODERMIAS PALMOPLANTARES FOCAIS COM ACOMETIMENTO SISTÊMICO

Deficiência de tirosina-aminotransferase ou queratose palmoplantar com distrofia corneana ou tirosinemia tipo II ou doença de Richner-Hanhart

Doença autossômica recessiva causada por mutação no gene localizado no braço longo do cromossomo 16, que codifica a tirosina transaminase (gene *TAT*). Caracteriza-se por fotofobia e úlceras corneanas herpetiformes que se apresentam na infância, queratodermia palmoplantar dolorosa de aparecimento na adolescência, bolhas e hiper-hidrose, retardo de crescimento, retardo mental, tirosinemia, tirosinúria. Pode haver lesões queratósicas nos cotovelos, joelhos, língua. O diagnóstico precoce permite tratamento com restrição dietética de fenilalanina e tirosina.[116]

No exame com a lâmpada de fenda, pode-se evidenciar depósitos de cristais de tirosina. No diagnóstico diferencial das QPP associadas a alterações da córnea devem ser lembradas outras síndromes de classificação ainda incerta, como a síndrome córneo-dermato-óssea. Esta doença também é conhecida como síndrome de Stein-Lubinski-Dhurrie, cursa com placas eritematosas nos joelhos, onicólise, fotofobia, baixa estatura e prematuridade.

O exame histopatológico das lesões hiperqueratósicas não é específico, com hipergranulose e hiperqueratose.

Tilose com câncer do esôfago ou síndrome de Howel-Evans

Transmitida de modo autossômico dominante, causada por mutação no TOC (gene *RHBDF2-romboid 5 Drosophila homolog of 2 gene*), localizado no cromossomo 17q25. Pode ser subdividida em tipo A e tipo B. No tipo A, o início da QPP, não transgressiva, é mais tardio, entre os 5 e 10 anos de vida; apresentam risco aumentado de câncer esofágico relacionado à síndrome; a QPP é mais proeminente nas plantas, principalmente nas áreas de pressão; outros achados clínicos associados são queratose pilar, xerose cutânea e leucoqueratose oral. No tipo B, a QPP surge precocemente e não está associada ao câncer esofágico; essa forma também é chamada de variante benigna da síndrome. Em cerca de 70% dos casos, carcinoma do esôfago desenvolve-se por volta dos 50 anos. Foi sugerido que o gene responsável possa funcionar como um gene supressor tumoral; a perda da sua heterozigose foi demonstrada em várias outras neoplasias, incluindo esôfago. No exame histopatológico, é observada hiperqueratose não epidermolítica.[96]

Deficiência PIGO (*phosphatidylinositol glycan anchor biosynthesis class O protein*)

Doença rara, de herança AR, causada por mutação do gene *PIGO*, que participa da biossíntese da *phosphatidylinositol glycan anchor*, e por isso classificada entre os defeitos da glicosilação. Esses afetam proteínas da superfície celular que são modificadas de modo pós translacional. Caracteriza-se por: epilepsia, dismorfismo facial, braquitelefalangia, anomalias anorretais e alterações cutâneas, marcadamente hipoplasia ungueal. Também são descritos quadros eritematosos na primeira infância e posteriormente estado ictiosiforme e queratodermia palmoplantar. Podem ocorrer anomalias hematológicas, neurológicas ou cardíacas.[117]

Poiquilodermia de Clericuzio com neutropenia

Doença rara, descrita inicialmente em ameríndios navajos e posteriormente na Turquia, causada por mutações no gene *USB1 (U6 small nuclear RNA biogenesis phosphodiesterase 1)/C16orf57*, que codifica uma fosfodiesterase. Caracteriza-se por poiquilodermia acompanhada de neutropenia não cíclica. Também cursa com infecções respiratórias recorrentes, paquioníquia e queratodermia palmoplantar. O principal diagnóstico diferencial se faz com as genodermatoses poiquilodérmicas como a síndrome de Rothmund-Thompson.[118]

■ OUTRAS QUERATODERMIAS PALMOPLANTARES

Paquioníquia congênita

Múltiplas classificações têm sido propostas na paquioníquia congênita. Em 2010, no International Pachyonychia Congenita Symposium foi proposta uma classificação com base na genética, substituindo as denominações anteriores (variante paquioníquia congênita tipo 1 ou tipo Jadassohn-Lewandowsky, e a paquioníquia congênita tipo 2 ou tipo Jackson-Lawler).[119] A doença tem padrão autossômico dominante e os principais achados são espessamento das unhas, queratodermia palmoplantar e dor plantar.[119]

Os tipos descritos são:

- **PC-K6a:** causada por mutação de *KRT6A*.
- **PC-K6b:** causada por mutação de *KRT6B*.
- **PC-K6c:** causada por mutação de *KRT6C*.
- **PC-K16:** causada por mutação de *KRT16*.
- **PC-K17:** causada por mutação de *KRT17*.

As unhas se tornam espessas por hiperqueratose subungueal com elevação da lâmina, que pode ser intensa (Figura 97.29). O acometimento é muito mais importante na porção distal comparado à porção proximal das unhas. As 20 unhas podem ser acometidas, mas geralmente o 1º e 2º quirodáctilos apresentam manifestações mais exuberantes. O primeiro sinal pode ser eritema do leito ungueal, precedendo os outros achados.[120]

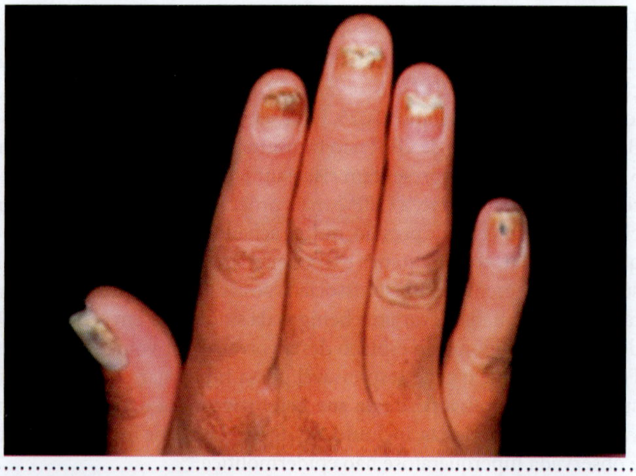

■ **Figura 97.29** Unhas espessas em decorrência da hiperqueratose subungueal, com elevação da lâmina ungueal. Paquioníquia congênita.

A QPP é do tipo focal acometendo preferencialmente áreas sujeitas a pressão ou fricção (Figura 97.30). Pode haver bolhas. A hiper-hidrose é comum. O exame histológico não é específico, com hiperqueratose e hipergranulose. A QPP é não epidermolítica. Em alguns tipos (PC-K17), cistos *velus* e esteatocistomas desenvolvem-se na puberdade; pode haver história de dentes ao nascimento e a QPP costuma ser menos intensa. Podem estar presentes queratose pilar, queilite angular e leucoqueratose oral.[120]

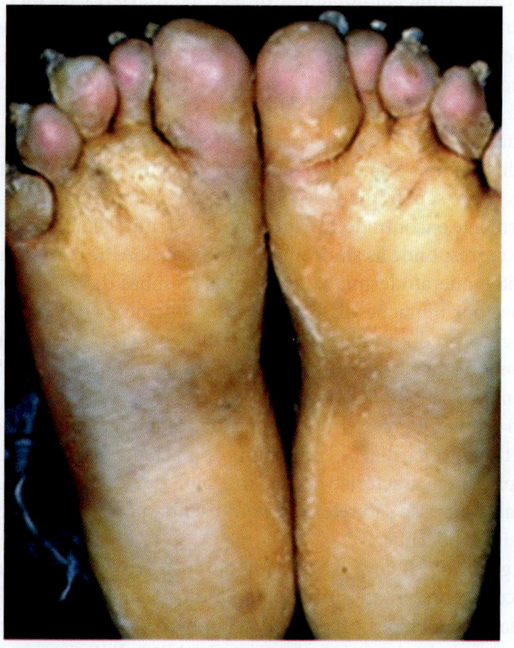

■ **Figura 97.30** Paquioníquia congênita. Hiperqueratose plantar compacta.

Hipoqueratose palmoplantar circunscrita

Quadro de etiologia desconhecida, usualmente notada em mulheres na idade adulta, mas com casos congênitos descritos. Caracteriza-se por placas únicas ou múltiplas, levemente eritematosas e deprimidas nas palmas ou plantas. A histologia mostra uma diminuição abrupta do estrato córneo na borda da lesão, sem lamela cornoide. A epiderme subjacente é discretamente hiperqueratósica. Tem evolução benigna e é pouco responsível a tratamentos tópicos.[121]

Queratodermias palmoplantares adquiridas

As causas de queratodermias palmoplantares adquiridas estão listadas no Quadro 97.7.

Quadro 97.7 Queratodermias palmoplantares adquiridas.
Infecciosas • Fúngicas: tinhas • Escabiose norueguesa • Sífilis • Gonorreia (queratodermia blenorrágica) • Verruga vulgar (papilomavírus humano) • SIDA • Tuberculose
Inflamatórias • Psoríase • Pitiríase rubra pilar • Líquen plano • Eczemas • Síndrome de Reiter • Dermatomiosite
Tumorais • Síndrome de Sézary • Paraneoplásica (acroqueratose paraneoplásica de Bazex)
Físicas • *Calus/clavus* • Marginadas • Radiodermite
Químicas • Arsênico

OUTRAS GENODERMATOSES QUE TAMBÉM PODEM CURSAR COM QUERATODERMIAS PALMOPLANTARES

O Quadro 97.8 ilustra outras genodermatoses que podem apresentar queratodermias palmoplantares como manifestação clínica.

Quadro 97.8 Outras genodermatoses que também podem cursar com QPP.

Queratodermia palmoplantar difusa:
- Doenças mecanobolhosas
  - Epidermólise bolhosa simples tipo Weber-Cockayne
  - Epidermólisis bolhosa simples tipo Dowling-Meara
  - Síndrome de Kindler-Weary
- Ictiose
  - Hiperqueratose epidermolítica
  - Ictioses congênitas autossômicas recessivas (ictiose lamelar/eritrodermia ictiosiforme congênita/ictiose arlequim)
- Eritroqueratodermias
- Displasias ectodérmicas
  - Displasia ectodérmica hidrótica de Clouston
  - Síndrome de Naegeli Franceschetti-Jadassohn
  - Síndrome de Rapp-Hodgkin
  - Síndrome Schöpf-Schultz-Passarge

Queratodermia palmoplantar focal:
- Paquioníquia congênita

Queratodermia palmoplantar puntacta:
- Doença de Darier
- Síndrome de Cowden

Queratodermias palmoplantares seguindo linhas de Blaschko:
- *Nevus* epidérmico

TRATAMENTO DAS QUERATODERMIAS

O tipo de terapia queratolítica vai depender da intensidade dos sintomas, do grau de hiperqueratose e da idade do paciente.

Agentes tópicos

O ácido salicílico em vaselina, isolado ou associado a propilenoglicol pode ser utilizado, orientando oclusão com filme plástico durante a noite, mas apenas em superfícies limitadas.

A ureia também pode ser útil, em concentrações variando entre 5% e 20%, devendo ser formulada em cremes (não em vaselina, em que precipita por ser hidrófila).

A N-acetilcisteína a 5% pode ser associada a ureia em creme emoliente para aplicação tópica.

As infecções fúngicas e bacterianas secundárias geralmente necessitam de terapêutica sistêmica para cura.

Tratamento sistêmicos

Pode ser de utilidade em casos mais exuberantes. São empregados retinoides sistêmicos (isotretinoína ou acitretina), a exemplo do tratamento das ictioses (ver a sessão Medidas Gerais no Tratamento das Ictioses). São particularmente indicados nas formas que cursam com periodontite, quando contribuem para evitar a perda dos dentes, desde que associados a medidas higiênicas intensivas, bem como nas formas com pseudoainhum, evitando a perda de dedos ou falanges.

As placas mais espessas muitas vezes só podem ser afiladas de forma mecânica (desbastamento). O tratamento das QPP é muito semelhante em todas as suas formas, seja difusa, focal ou plurifocal.

Referências bibliográficas

1. Oji V, Tadini G, Akiyama M, Blanchet Bardon C, Bodemer C, Bourrat E, Coudiere P, DiGiovanna JJ, Elias P, Fischer J, Fleckman P, Gina M, Harper J, Hashimoto T, Hausser I, Hennies HC, Hohl D, Hovnanian A, Ishida-Yamamoto A, Jacyk WK, Leachman S, Leigh I, Mazereeuw-Hautier J, Milstone L, Morice-Picard F, Paller AS, Richard G, Schmuth M, Shimizu H, Sprecher E, Van Steensel M, Taïeb A, Toro JR, Vabres P, Vahlquist A, Williams M, Traupe H. Revised nomenclature and classification of inherited ichthyoses: results of the First Ichthyosis Consensus Conference in Sorèze 2009.J Am Acad Dermatol. 2010;63(4):607-41.
2. Oji V, Preil ML, Kleinow B, Wehr G, Fischer J, Hennies HC, Hausser I, Breitkreutz D, Aufenvenne K, Stieler K, Tantcheva-Poór I, Weidinger S, Emmert S, Hamm H, Perusquia-Ortiz AM, Zaraeva I, Diem A, Giehl K, Fölster-Holst R, Kiekbusch K, Höger P, Ott H, Traupe H. S1 guidelines for the diagnosis and treatment of ichthyoses – update. J Dtsch Dermatol Ges. 2017 Oct;15(10):1053-1065.
3. Saral S, Vural A., Wollenberg A., Ruzicka T. A practical approach to ichthyoses with systemic manifestations. Clin Genet 2017: 91: 799-812.
4. Boggio P, Machado MC, De Oliveira ZN, Sotto MN. Methylmalonic acidemia presenting with ichthyosis vulgaris-like aspect. Pediatr Dermatol 2007;24:455-6.
5. Brown SJ, McLean WHI. One remarkable molecule: FilaggrinJ Invest Dermatol. 2012 March; 132(3 Pt 2): 751-762.
6. Thyssen JP, Godoy-Gijon E, Elias PM. Ichthyosis vulgaris: the filaggrin mutation disease. Br J Dermatol. 2013 Jun;168(6):1155-66.
7. Shwayder T. Disorders of keratinization. Diagnosis and Management. Am J Clin Dermatol 2004;5:17-29.
8. Uehara M, Hayashi S. Hyperlinear palms. Association with ichthyosis and atopic dermatitis. Arch Dermatol 1981;117:490-1.
9. Bremmer SF, Hanifin JM, Simpson EL. Clinical detection of ichthyosis vulgaris in an atopic dermatitis clinic: implications for allergic respiratory disease and prognosis. J Am Acad Dermatol 2008;59:72-8.
10. Palmer CN, Irvine AD, Terron-Kwiatkowski A, Zhao Y, Liao H, Lee SP et al. Common loss-of-function variants of the epidermal barrier protein filaggrin are a major predisposing factor for atopic dermatitis. Nat Genet. 2006;38:441-6.
11. Marenholz I, Nickel R, Rüschendorf F, Schulz F, Esparza-Gordillo J, Kerscher T, Grüber C, Lau S, Worm M, Keil T. Filaggrin loss-of-function mutations predispose to phenotypes involved in the atopic march. J Allergy Clin Immunol 2006;118:866-71.
12. Palmer CN. Filaggrin null mutations are associated with increased asthma severity in children and young adults. J Allergy Clin Immunol 2007;120:64-8.
13. Richard G, Ringpfeil F. Ichthyoses, Erythrokeratodermas and related disorders. In: Bolognia JL, Jorizzo JL, Rapini RP. Dermatology, Mosby 2007, pp 743-776.
14. Ishida-Yamamoto A, Takahashi H, Iizuka H. Immunoelectron microscopy links molecules and morphology in the studies of keratinization. Eur J Dermatol 2000;10:429-35.
15. Digiovanna JJ, Robinson-Bostom L. Ichthyosis. Am J Clin Dermatol 2003;4:81-95.
16. Paige DG, Emilion GG, Bouloux PM, Harper JI. A clinical and genetic study of X-linked recessive ichthyosis and contiguous gene defects. Br J Dermatol 1994;131:622-9.
17. Jay B, Blach RK, Wells RS. Ocular manifestations of ichthyosis. Br J Ophthalmol 1968;52:217-226.
18. Haritoglou C, Ugele B, Kenyon KR, Kampik A. Corneal manifestations of X-linked ichthyosis in two brothers. Cornea 2000;19:861-3.
19. Wu B, Paller AS. Ichthyosis, X-Linked. StatPearls [Internet]. Treasure Island (FL): StatPearls Publishing;2017 Jun-.2017 Oct 22.
20. Frost P, van Scott EJ. Ichthyosiform dermatoses. Arch Dermatol 1966;94:113-126.
21. Vahlquist A, Fischer J, Törmä H. Inherited Nonsyndromic Ichthyoses: An Update on Pathophysiology, Diagnosis and Treatment. Am J Clin Dermatol. 2018 Feb;19(1):51-66.
22. de Almeida H Jr, Has C, Fischer J, Hausser I. Acral lamellar Ichthyosis – expanding the phenotype of temperature-sensitive keratinization disorders.J Eur Acad Dermatol Venereol. 2017 Dec 1. doi: 10.1111/jdv.14724.
23. Takeishi T, Akiyama M. Inherited ichthyosis: non-syndromic forms. Journal of Dermatology 2016; 43: 242-251.
24. Williams ML, Elias PM. Heterogeneity in autosomal recessive ichthyosis. Arch Dermatol 1985;121:477-88.
25. Akiyama M, Takizawa Y, Kokaji T, Shimizu H. Novel mutation of TGM1 in a child with congenital ichthyosiform erythroderma. Br J Dermatol 2001;144:401-7.
26. Akiyama M. Corneocyte lipid envelope (CLE), the key structure for skin barrier function and ichthyosis pathogenesis. J Dermatol Sci. 2017 Oct;88(1):3-9.
27. Marukian NV and Choate KA. How to cite this article: Recent advances in understanding ichthyosis pathogenesis [version 1; referees: 2 2016, (F1000 Faculty Rev):1497].
28. Online Mendelian Inheritance in Man, OMIM®. Johns Hopkins University, Baltimore, MD. MIM Number:242300: 07/13/2017. World Wide Web URLhttp://omim.org/entry/242300.
29. Rajpopat S, Moss C, Mellerio J, Vahlquist A, Gånemo A, Hellstrom-Pigg M, Ilchyshyn A, Burrows N, Lestringant G, Taylor A, Kennedy C, Paige D, Harper J, Glover M, Fleckman P, Everman D, Fouani M, Kayserili H, Purvis D, Hobson E, Chu C, Mein C, Kelsell D, O'Toole E. Harlequin ichthyosis: a review of clinical and molecular findings in 45 cases. Arch Dermatol. 2011 Jun;147(6):681-6.
30. Yotsumoto S, Akiyama M, Yoneda K, Fukushige T, Kobayashi K, Saheki T, Kanzaki T. Analysis of the transglutaminase gene mutation and ultrastructural characteristics in a Japanese patient with lamellar ichthyosis. J Dermatol Sci 2000;24:119-125.
31. Lacz NL, Schwartz RA, Kihiczak G. Epidermolytic hyperkeratosis: a keratin 1 or 10 mutational event. Int J Dermatol 2005;44:1-6.
32. Kremer H, Zeeuwen P et al. Ichthyosis bullosa of Siemens is caused by mutations in the keratin K2e gene. J Invest Derm 1994;103:286-9.

33. Choate KA, Lu Y et al. Mitotic recombinationin patients with ichthyosis causes reversion of dominant mutations in KRT10. Science 2010;330:94-97.
34. Online Mendelian Inheritance in Man, OMIM®. Johns Hopkins University, Baltimore, MD. MIM Number: 133200: 08/26/2019: World Wide Web URLhttp://omim.org/entry/133200.
35. Youssefian L, Touati A, Vahidnezhad H, Saeidian AH, Sotoudeh S, Zeinali S, Uitto J. Erythrokeratoderma: a manifestation associated with multiple types of ichthyoses with different gene defects.Br J Dermatol. 2017 Oct 10.
36. Boyden LM, Vincent NG, Zhou J, Hu R, Craiglow BG, Bayliss SJ, Rosman IS, Lucky AW, Diaz LA, Goldsmith LA, Paller AS, Lifton RP, Baserga SJ, Choate KA.. Mutations in KDSR Cause Recessive Progressive Symmetric Erythrokeratoderma. Am J Hum Genet. 2017 Jun 1;100(6):978-984.
37. Bowden PE.Peeling skin syndrome: genetic defects in late terminal differentiation of the epidermis.J Invest Dermatol 2011;131:561-4.
38. Mazereeuw-Hautier J, Hernández-Martín A, O'Toole EA, Bygum A, Amaro C, Aldwin M, Audouze A, Bodemer C, Bourrat E, Diociaiuti A, Dolenc-Voljč M, Dreyfus I, El Hachem M, Fischer J, Ganemo A, Gouveia C, Gruber R, Hadj-Rabia S, Hohl D, Jonca N, Ezzedine K, Maier D, Malhotra R, Rodriguez M, Ott H, Paige DG, Pietrzak A, Poot F, Schmuth M, Sitek JC, Steijlen P, Wehr G, Moreen M, Vahlquist A, Traupe H, Oji V. Management of congenital ichthyoses: European guidelines of care, part two. Br J Dermatol. 2019 Mar;180(3):484-495. doi: 10.1111/bjd.16882. Epub 2018 Dec 3. PMID: 29897631.
39. Mazereeuw-Hautier J, Vahlquist A, Traupe H, Bygum A, Amaro C, Aldwin M, Audouze A, Bodemer C, Bourrat E, Diociaiuti A, Dolenc-Voljc M, Dreyfus I, El Hachem M, Fischer J, Gånemo A, Gouveia C, Gruber R, Hadj-Rabia S, Hohl D, Jonca N, Ezzedine K, Maier D, Malhotra R, Rodriguez M, Ott H, Paige DG, Pietrzak A, Poot F, Schmuth M, Sitek JC, Steijlen P, Wehr G, Moreen M, O'Toole EA, Oji V, Hernandez-Martin A. Management of congenital ichthyoses: European guidelines of care, part one. Br J Dermatol. 2019 Feb;180(2):272-281. doi: 10.1111/bjd.17203. Epub 2018 Dec 3. PMID: 30216406.
40. Rasheed M, Shahzad S, Zaeem A, Afzal I, Gul A, Khalid S. Updated strategies for the management, pathogenesis and molecular genetics of different forms of ichthyosis syndromes with prominent hair abnormalities. Arch Dermatol Res. 2017 Dec;309(10):773-785.
41. Bitoun E, Chavanas S, Irvine AD, Lonie L, Bodemer C, Paradisi M, Hamel-Teillac D, Ansai S, Mitsuhashi Y, Taïeb A, de Prost Y, Zambruno G, Harper JI, Hovnanian A. Netherton syndrome: disease expression and spectrum of SPINK5 mutations in 21 families. J Inv Dermatol 2002;118 352-361.
42. Hovnanian A. Netherton syndrome: skin inflammation and allergy by loss of protease inhibition. Cell Tissue Res. 2013 Feb;351(2):289-300.
43. Furio L, Hovnanian A. Netherton syndrome: defective kallikrein inhibition in the skin leads to skin inflammation and allergy. Biol Chem. 2014 Sep;395(9):945-58.
44. Renner ED, Hartl D, Rylaarsdam S, Young ML, Monaco-Shawver L, Kleiner G, Markert ML, Stiehm ER, Belohradsky BH, Upton MP, Torgerson TR, Orange JS, Ochs HD. Comèl-Netherton syndrome defined as primary immunodeficiency.J Allergy Clin Immunol. 2009 Sep;124(3):536-43.
45. Leclerc-Mercier S, Bodemer C, Furio L, Hadj-Rabia S, de Peufeilhoux L, Weibel L, Bursztejn AC, Bourrat E, Ortonne N, Molina TJ, Hovnanian A, Fraitag S. Skin Biopsy in Netherton Syndrome: A Histological Review of a Large Series and New Findings. Am J Dermatopathol. 2016 Feb;38(2):83-91.
46. Duquia RP, Almeida JR HL, Souza PRM, Vettorato G. Síndrome de Netherton com 20 anos de acompanhamento. An Bras Dermatol 2006;81:563-6.
47. Caputo R, Vanotti P, Bertani E. Netherton's syndrome in two adult brothers. Arch Dermatol 1984;120:220-2.
48. V. H. Price, R. B. Odom, W. H. Ward, F. T. Jones. Trichothiodystrophy: sulfur-deficient brittle hair as a marker for a neuroectodermal symptom complex. Arch Dermatol 1980; 116: 1375-1384.
49. Itin PH, Sarasin A, Pittelkow MR. Trichothiodystrophy: update on the sulfur-deficient brittle hair syndromes. J Am Acad Dermatol 2001;44:891-920.
50. Online Mendelian Inheritance in Man, OMIM®. Johns Hopkins University, Baltimore, MD. MIM Number: 601675: 02/15/2022:. World Wide Web URLhttp://omim.org/entry/601675.
51. Aten, E., Brasz, L. C., Bornholdt, D., Hooijkaas, I. B., Porteous, M. E., Sybert, V. P., Vermeer, M. H., Vossen, R. H. A. M., van der Wielen, M. J. R., Bakker, E., Breuning, M. H., Grzeschik, K.-H., Oosterwijk, J. C., den Dunnen, J. T. Keratosis follicularis spinulosa decalvans is caused by mutations in MBTPS2. Hum. Mutat. 31: 1125-1133, 2010.
52. Castori, M., Covaciu, C., Paradisi, M., Zambruno, G. Clinical and genetic heterogeneity in keratosis follicularis spinulosa decalvans. Europ. J. Med. Genet. 52: 53-58, 2009.
53. Oeffner, F., Fischer, G., Happle, R., Konig, A., Betz, R. C., Bornholdt, D., Neidel, U., Boente, M. del C., Redler, S., Romero-Gomez, J., Salhi, A., Vera-Casano, A., Weirich, C., Grzeschik, K.-H. IFAP syndrome is caused by deficiency in MBTPS2, an intramembrane zinc metalloprotease essential for cholesterol homeostasis and ER stress response. Am. J. Hum. Genet. 84: 459-467, 2009.
54. Wang H, Humbatova A, Liu Y, Qin W, Lee M, Cesarato N, Kortüm F, Kumar S, Romano MT, Dai S, Mo R, Sivalingam S, Motameny S, Wu Y, Wang X, Niu X, Geng S, Bornholdt D, Kroisel PM, Tadini G, Walter SD, Hauck F, Girisha KM, Calza AM, Bottani A, Altmüller J, Buness A, Yang S, Sun X, Ma L, Kutsche K, Grzeschik KH, Betz RC, Lin Z. Mutations in SREBF1, Encoding Sterol Regulatory Element Binding Transcription Factor 1, Cause Autosomal-Dominant IFAP Syndrome. Am J Hum Genet. 2020 Jul 2;107(1):34-45. doi: 10.1016/j.ajhg.2020.05.006. Epub 2020 Jun 3. PMID: 32497488; PMCID: PMC7332643.
55. Mazereeuw-Hautier J, Bitoun E, Chevrant-Breton J, Man SY, Bodemer C, Prins C, Antille C, Saurat JH, Atherton D, Harper JI, Kelsell DP, Hovnanian A. Keratitis ichthyosis deafness syndrome: disease expression and spectrum of connexin 26 (GJB2) mutations in 14 patients. Br J Dermatol 2007;156:1015-9.
56. Feldmeyer L, Huber M, Fellmann F, Beckmann JS, Frenk E, Hohl D. Confirmation of the origin of NISCH syndrome. Hum Mutat 2006;27:408-10.
57. Gordon N. Sjögren-Larsson syndrome. Review. Developmental Medicine & Child Neurology 2007; 49:152-154.
58. Rizzo WB. Sjogren-Larsson syndrome: molecular genetics and biochemical pathogenesis of fatty aldehyde dehidrogenase deficiency. Mol Genet Metabol 2007; 90(1):1-9.
59. Taube B, Billeaud C, Labrèze C, Entressanglese B, Fontanj D, Taïeb A. Sjögren-Larsson syndrome: early diagnosis, dietary management and biochemical studies in two cases. Dermatology 1999;198:340-345.
60. Aslam SA, Sheth HG. Ocular features of Sjogren-Larsson syndrome. Clin Experiment Ophthalmol 2007;35:98-9.
61. Yoneda K. Inherited ichthyosis: Syndromic forms. Journal of Dermatology 2016; 43: 252-263.
62. Komen JC, Distelmaier F et al. Phytanic acid impairs mitochondrial respiration through protophoric action. Cell Mol Life Sci. 2007; 64:3271-81.
63. Wills AJ, Manning NJ, Reilly MM. Refsum's disease. Q J Med 2001;94:403-406.
64. Plant GR, Hansell DM, Gibberd FB, Sidey MC. Skeletal abnormalities in Refsum's disease (heredopathia atactica polyneuritiformis). Br J Radiol 1990;63:537-541.
65. Leys D, Petit H, Bonte-Adnet C, Millaire A, Fourrier F, Dubois F, Rosseaux M, Ducloux G. Refsum's disease revealed by cardiac disorders. Lancet 1989;1:621.
66. Ahrens-Nicklas R, Schlotawa L, Ballabio A, Brunetti-Pierri N, De Castro M, Dierks T, Eichler F, Ficicioglu C, Finglas A, Gaertner J, Kirmse B, Klepper J, Lee M, Olsen A, Parenti G, Vossough A, Vanderver A, Adang LA. Complex care of individuals with multiple sulfatase deficiency: Clinical cases and consensus statement. Mol Genet Metab. 2018 Jan 31. pii: S1096-7192(17)30759-X.
67. Shashi V, Zunich J, Kelly TE, Fryburg JS. Neuroectodermal (CHIME) syndrome: an additional case with long term follow up of all reported cases. J Med Genet 1995;32:465-9.
68. Gandhi V, Aggarwal P, Dhawan J, Singh Ur, Bhattacharya Sn. Dorfman-Chanarin syndrome. Indian J Dermatol Venereol Leprol 2007;73:36-9.
69. Jurkiewicz E, Marcinska B, Bothur-Nowacka J, Dobrzanska A. Clinical and radiological pictures of two newborn babies with manifestations of chondrodysplasia punctata and review of available literature. P ol J Radiol 2013;78(2):57-64.
70. Cañueto J, Girós M, Ciria S, Pi-Castán G, Artigas M, García-Dorado J, García-Patos V, Virós A, Vendrell T, Torrelo A, Hernández-Martín A, Martín-Hernández E, Garcia--Silva MT, Fernández-Burriel M, Rosell J, Tejedor M, Martínez F, Valero J, García JL, Sánchez-Tapia EM, Unamuno P, González-Sarmiento R. Clinical, molecular and biochemical characterization of nine Spanish families with Conradi-Hünermann--Happle syndrome: new insights into X-linked dominant chondrodysplasia punctata with a comprehensive review of the literature. Br J Dermatol. 2012 Apr;166(4):830-8.
71. Kolde G, Happle R. Histologic and ultrastructural features of the ichthyotic skin in X-linked dominant chondrodysplasia punctata. Acta Derm Venereol 1984;64:389-94. Happle R, Koch H, Lenz W. The CHILD syndrome: Congenital hemidysplasia with ichtyosiform erythroderma and limd defects. Eur J Pediatr 1980;134:27-33.
72. Happle R. CHILD naevus is not ilven. J Med Genet 1991;28:214.
73. Happle R, Effendy I, Megahed M, Orlow SJ, Kuster W. CHILD syndrome in a boy. Am J Med Genet 1996;62:192-4.
74. Konig, A., Happle, R., Bornholdt, D., Engel, H., Grzeschik, K.-H. Mutations in the NSDHL gene, encoding a 3-beta-hydroxysteroid dehydrogenase, cause CHILD syndrome. Am. J. Med. Gênet. 90: 339-346, 2000.
75. Paller AS, van Steensel MA et al. Pathogenesis-based therapy reverses cutaneous abnormalities in an inherited disorder of distal cholesterol metabolism. J Invest Dermatol 2011;131:2242-8.
76. Irvine AD, McLean WHI. Human keratin diseases: the increasing spectrum of disease and subtlety of the phenotype-genotype correlation. Br J Dermatol 1999;140:815-28.
77. Sakiyama T, Kubo A. Hereditary palmoplantar keratoderma "clinical and genetic differential diagnosis" J Dermatol. 2016 Mar;43(3):264-74.
78. Has C, Technau-Hafsi K. Palmoplantar keratodermas: clinical and genetic aspects.J Dtsch Dermatol Ges. 2016;14(2):123-39.
79. Reis A, Hennies HC, Langbein L et al. Keratin 9 gene mutations in epidermolytic palmoplantar keratoderma (EPPK). Nat Genet 1994; 6: 174-179.
80. Kuster W, Reis A, Hennies HC. Epidermolytic palmoplantar keratoderma of Vorner: re-evaluation of Vorner's original family and identification of a novel keratin 9 mutation. Arch Dermatol Res 2002; 294: 268-272.
81. Chiu, H.-C., Jee, S.-H., Sheen, Y.-S., Chu, C.-Y., Lin, P.-J. Liaw, S.-H.: Mutation of keratin 9 (R163W) in a family with epidermolytic palmoplantar keratoderma and knuckle pads. (Letter) J. Derm. Sci. 45: 63-65, 2007.
82. Keren H, Bergman R, Mizrachi M et al. Diffuse nonepidermolytic palmoplantar keratoderma caused by a recurrent nonsense mutation in DSG1. Arch Dermatol 2005; 141: 625-628.
83. Milingou M, Wood P, Masouye I et al. Focal palmoplantar keratoderma caused by an autosomal dominant inherited mutation in the desmoglein 1 gene. Dermatology 2006; 212: 117-122.
84. Rickman L, Simrak D, Stevens HP et al. N-terminal deletion in a desmosomal cadherin causes the autosomal dominant skin disease striate palmoplantar keratoderma. Hum Mol Genet 1999; 8: 971-976.
85. Sybert VP, Dale BA, Holbrook KA. Palmar-plantar keratoderma. A clinical, ultrastructural, and biochemical study. J Am Acad Dermatol 1988; 18: 75-86.

86. Fischer J, Bouadjar B, Heilig R, Huber M, Lefèvre C, Jobard F, Macari F, Bakija-Konsuo A, Ait-Belkacem F, Weissenbach J, Lathrop M, Hohl D, Prud'homme JF. Mutations in the gene encoding SLURP-1 in Mal de Meleda. Hum Mol Genet 2001;10:875-80.
87. Gamborg Nielsen P. Two different clinical and genetic forms of hereditary palmoplantar keratoderma in the northernmost county of Sweden. Clin Genet 1985; 28: 361-366.
88. Kastl I, Anton-Lamprecht I, Gamborg Nielsen P. Hereditary palmoplantar keratosis of the Gamborg Nielsen type. Clinical and ultrastructural characteristics of a new type of autosomal recessive palmoplantar keratosis. Arch Dermatol Res 1990; 282: 363-370.
89. Zhao L, Vahlquist A, Virtanen M et al. Palmoplantar keratoderma of the Gamborg-Nielsen type is caused by mutations in the SLURP1 gene and represents a variant of Mal de Meleda. Acta Derm Venereol 2014; 94: 707-710.
90. Mitsuhashi Y, Hashimato I. Keratosis palmoplantaris Nagashima. Dermatologica 1989; 179: 231.
91. Kabashima K, Sakabe J, Yamada Y et al. "Nagashima-type" keratosis as a novel entity in the palmoplantar keratoderma category. Arch Dermatol 2008; 144: 375-379.
92. Kubo A, Shiohama A, Sasaki T et al. Mutations in SERPINB7, encoding a member of the serine protease inhibitor superfamily, cause Nagashima-type palmoplantar keratosis. Am J Hum Genet 2013; 93: 945-956.
93. Blaydon, D. C., Lind, L. K., Plagnol, V., Linton, K. J., Smith, F. J. D., Wilson, N. J., McLean, W. H. I., Munro, C. S., South, A. P., Leigh, I. M., O'Toole, E. A., Lundstrom, A., Kelsell, D. P.Mutations in AQP5, encoding a water-channel protein, cause autosomal-dominant diffuse nonepidermolytic palmoplantar keratoderma. Am. J. Hum. Genet. 93: 330-335, 2013.
94. Lind L, Lundstrom A, Hofer P-A, Holmgren G. The gene for diffuse palmoplantar keratoderma of the type found in northern Sweden is localized to chromosome 12q11-q13.Hum. Molec. Genet. 3: 1789-1793, 1994.
95. Eliason MJ, Leachman SA, Feng BJ et al. A review of the clinical phenotype of 254 patients with genetically confirmed pachyonychia congenita. J Am Acad Dermatol 2012; 67: 680-686.
96. Stevens HP, Kelsell DP, Bryant SP, Bishop DT, Spurr NK, Weissenbach J, Marger D, Marger RS, Leigh IM. Linkage of an American pedigree with palmoplantar keratoderma and malignancy (palmoplantar ectodermal dysplasia type III) to 17q24: literature survey and proposed updated classification of the keratodermas. Arch Derm 1996;132:640-651.
97. Lilly E, Sellitto C, Milstone LM, White TW. Connexin channels in congenital skin disorders. Semin Cell Dev Biol. 2016;50:4-12.
98. Disponível em: Online Mendelian Inheritance in Man, OMIM®. Johns Hopkins University, Baltimore, MD. MIM Number: 121011: 11/12/2017. World Wide Web URL: http://omim.org/.
99. Lamartine, J., Essenfelder, G. M., Kibar, Z., Lanneluc, I., Callouet, E., Laoudj, D., Lemaitre, G., Hand, C., Haylick, S. J., Zonana, J., Antonarakis, S., Radhakrishna, U., Kelsell, D. P., Christianson, A. L., Pitaval, A., Der Kaloustian, V., Fraser, C., Blanchet-Bardon, C., Rouleau, G. A., Waksman, G. Mutations in GJB6 cause hidrotic ectodermal dysplasia. Nature Genet. 26: 142-144, 2000.
100. Disponível em: Online Mendelian Inheritance in Man, OMIM®. Johns Hopkins University, Baltimore, MD. MIM Number: 129500: 16/05/2017. World Wide Web URL: http://omim.org/.
101. Mevorah B, Goldberg I, Sprecher E, Bergman R, Metzker A, Luria R, Gat A, Brenner S. Olmsted syndrome: mutilating palmoplantar keratoderma with periorificial keratotic plaques. J Am Acad Dermatol 2005;53:S266-72.
102. Lin Z, Chen Q et al. Exome sequencing reveals mutations in TRPV3 as a cause of Olmsted syndrome. Am J Med Genet 2012; 90:558-64.
103. Haghighi, A., Scott, C. A., Poon, D. S., Yaghoobi, R., Saleh-Gohari, N., Plagnol, V., Kelsell, D. P.A missense mutation in the MBTPS2 gene underlies the X-linked form of Olmsted syndrome. (Letter) J. Invest. Derm. 133: 571-573, 2013.
104. Hamm H, Traupe H, Brocker EB, Schubert H, Kolde G. The scleroatrophic syndrome of Huriez: a cancer-prone genodermatosis. Br J Dermatol 1996;134:512-518.
105. Parma P, Radi O, Vidal V, Chaboissier MC, Dellambra E, Valentini S, Guerra L, Schedl A, Camerino G. R-spondin 1 is essential in sex determination, skin differentiation and malignancy. Nature Genet 2006;38:1304-1309.
106. Hart PS, Zhang Y, Firatli E, Uygur C, Lotfazar M, Michalec MD, Marks JJ, Lu X, Coates BJ, Seow WK, Marshall R, Williams D, Reed JB, Wright JT, Hart TC. Identification of cathepsin C mutations in ethnically diverse Papillon-Lefèvre syndrome patients. J Med Genet 2000;37:927-32.
107. Hart TC, Hart PS, Bowden DW, Michalec MD, Callison SA, Walker SJ, Zhang Y, Firatli E. Mutations of the cathepsin C gene are responsible for Papillon-Lefevre syndrome. J Med Genet 1999;36:881-887.
108. Hart TC, Hart PS, Michalec MD, Zhang Y, Firatli E, Van Dyke TE, Stabholz A, Zlotogorski A, Shapira L, Soskolne WA. Haim-Munk syndrome and Papillon-Lefèvre syndrome are allelic mutations in cathepsin C. J Med Genet 2000;37:81-2
109. Polivka L, Bodemer C, Hadj-Rabia S. Combination of palmoplantar keratoderma and hair shaft anomalies, the warning signal of severe arrhythmogenic cardiomyopathy: a systematic review on genetic desmosomal diseases. J Med Genet 2016;53:289-295.
110. McKoy G, Protonotarios N, Crosby A, Tsatsopoulou A, Anastasakis A, Coonar A, Norman M, Baboonian C, Jeffery S, McKenna WJ. Identification of a deletion in plakoglobin in arrhythmogenic right ventricular cardiomyopathy with palmoplantar keratoderma and woolly hair (Naxos disease). Lancet 2000;355: 2119-2124.
111. Carvajal-Huerta, L. Epidermolytic palmoplantar keratoderma with woolly hair and dilated cardiomyopathy. J. Am. Acad. Derm. 39: 418-421, 1998. [PubMed: 9738775, related citations] [Full Text].
112. Norgett, E. E., Hatsell, S. J., Carvajal-Huerta, L., Ruiz Cabezas, J.-C., Common, J., Purkis, P. E., Whittock, N., Leigh, I. M., Stevens, H. P., Kelsell, D. P. Recessive mutation in desmoplakin disrupts desmoplakin-intermediate filament interactions and causes dilated cardiomyopathy, woolly hair and keratoderma. Hum. Molec. Genet. 9: 2761-2766, 2000.
113. McGrath, J. A., McMillan, J. R., Shemanko, C. S., Runswick, S. K., Leigh, I. M., Lane, E. B., Garrod, D. R., Eady, R. A. J. Mutations in the plakophilin 1 gene result in ectodermal dysplasia/skin fragility syndrome. Nature Genet. 17: 240-244, 1997.
114. Maruthappu T, McGinty LA, Blaydon DC, Fell B, Määttä A, Duit R, Hawkins T, Braun KM, Simpson MA, O'Toole EA, Kelsell DP. Recessive mutation in FAM83G associated with palmoplantar keratoderma and exuberant scalp hair J Invest Dermatol. 2017 Nov 11. pii: S0022-202X(17)33157-3.
115. Katz KA, Yan AC, Turner ML Aquagenic wrinkling of the palms in patients with cystic fibrosis homozygous for the delta F508 CFTR mutation. Arch Dermatol 2005;141:621-4.
116. Tallab TM. Richner-Hanhart syndrome: importance of early diagnosis and early intervention. J Am Acad Derm 1996;35:857-859.
117. Morren MA, Jaeken J, Visser G, Salles I, Van Geet C; NIHR BioResource, Simeoni I, Turro E, Freson K. PIGO deficiency: palmoplantar keratoderma and novel mutations. Orphanet J Rare Dis. 2017 May 25;12(1):101.
118. Patiroglu T, AkarHH. Clericuzio-type Poikiloderma with Neutropenia Syndrome in a Turkish Family: a Three Report of Siblings with Mutation in the C16orf57 gene. Iran J Allergy Asthma Immunol June 2015; 14(3):331-337.
119. Kansal NK, Pachyonychia Congenita: Brief Appraisal of History and Current Classification. Indian Dermatol Online J.2017;8(4):287.
120. Smith FJD, Hansen CD, Hull PR et al. Pachyonychia Congenita. 2006 Jan 27 [Updated 2017 Nov 30]. In: Adam MP, Ardinger HH, Pagon RA et al., editors. GeneReviews® [Internet]. Seattle (WA): University of Washington, Seattle; 1993-2018. Disponível em: https://www.ncbi.nlm.nih.gov/books/NBK1280/.
121. Erkek E, Çetin ED, Sezer E, Sahin S. Circumscribed acral hypokeratosis: a report of 2 cases and a brief review of the literature. Cutis. 2014;93(2):97-101.

Hiram Larangeira de Almeida Junior • Rodrigo Pereira Duquia • Juliano de Avelar Breunig

Genodermatoses Primariamente Não Bolhosas Relacionadas a Outros Distúrbios Tegumentares

SÍNDROME DE NETHERTON

A síndrome de Netherton (OMIM#256500) é doença autossômica recessiva rara, caracterizada por eritema difuso, com áreas de descamação policíclicas e migratórias. Os indivíduos acometidos apresentam manifestações de atopia com altos níveis de IgE e alteração específica nos pelos, denominada *tricorrexe invaginata*.[1-2] Comèl, em 1949, descreveu pela primeira vez a ictiose linear circunflexa (ILC) com alterações cutâneas ictiosiformes migratórias, lineares e circunflexas.[1] Em 1958, Netherton descreveu a mesma alteração cutânea associada à alteração dos cabelos em paciente com *rash* eritematoso ictiosiforme, presente desde o nascimento. Posteriormente Wilkinson e colaboradores cunharam o epônimo "doença de Netherton" para a combinação de ictiose congênita, cabelos em bambu e atopia.[2]

A síndrome de Netherton (SN) caracteriza-se pela presença de eritema difuso, com áreas de descamação, geralmente policíclicas e migratórias, com dupla borda, a chamada ictiose linear circunflexa (Figura 98.1); pela *tricorrexe invaginata* que consiste na invaginação da parte distal sobre a proximal da haste pilosa (Figuras 98.2 e 98.3), também chamada de cabelo em bambu; e por manifestações de atopia.[1-3]

Existe um defeito genético associado, descrito no gen SPINK 5, o qual codifica um inibidor de protease sérica, o LEKT 1.[2] Este é expresso na pele e no tecido linfoide. Por isso existe a associação da alteração de queratinização com o quadro atópico, pois a ausência ou disfunção desses inibidores desregula a diferenciação celular. Semelhante a outras genodermatoses, é possível fazer correlações geno-fenotípicas, e os casos com ausência da LEKT 1 apresentam quadros mais graves.

Geralmente a primeira manifestação da SN ocorre no período neonatal, como eritrodermia, acompanhada de cabelos esparsos e frágeis em decorrência da tricorrexe invaginada. A SN já foi descrita como a terceira maior causa, das eritrodermias neonatais.[3] Em um estudo sobre eritrodermia neonatal demonstrou-se que todos apresentavam alopecia grave, sendo que 55% deles tinham alopecia das sobrancelhas e cílios, oito dos nove pacientes com essa doença apresentavam consanguinidade entre os pais, e apenas um terço referia familiares com história de atopia. Dos achados laboratoriais, apenas um dos estudados não apresentava aumento na contagem de eosinófilos no sangue periférico, e 78% deles apresentavam aumento dos níveis séricos de IgE.[3]

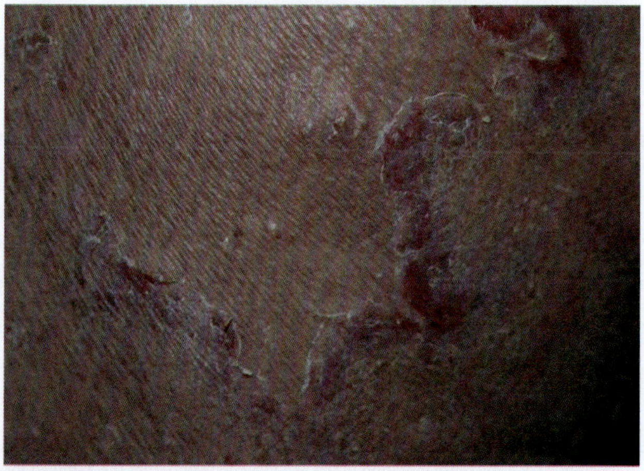

Figura 98.1 Ictiose linear circunflexa com dupla borda, configuração serpiginosa.

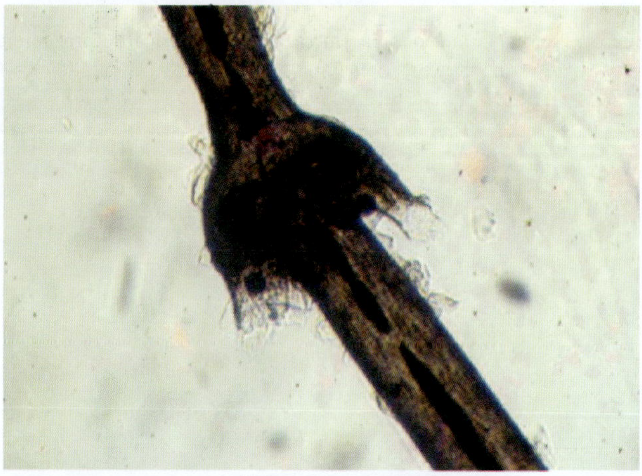

Figura 98.2 *Tricorrexe invaginata* na microscopia óptica.

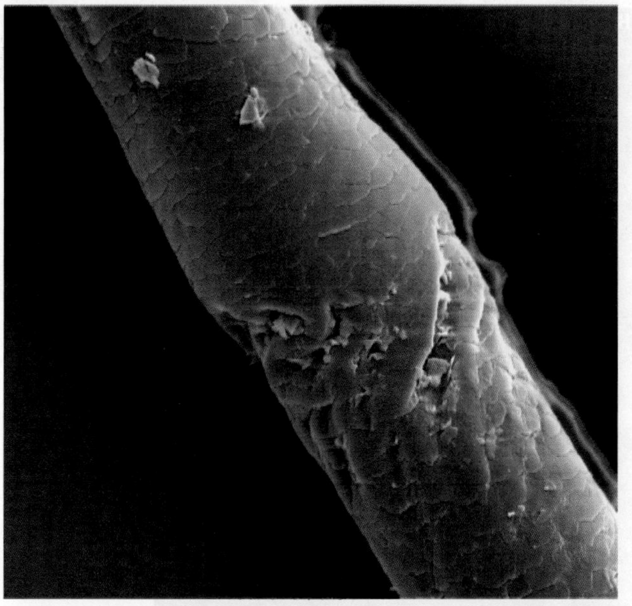

■ **Figura 98.3** Lesão inicial de *tricorrexe invaginata* mostrando desabamento da estrutura pilar (microscopia eletrônica de varredura x 500).

Já na infância outros achados são mais frequentes, como a hipotriquia, cabelos curtos em razão de alterações pilosas. Alopecia grave, no couro cabeludo, sobrancelhas e cílios, também pode ocorrer. Alguns pacientes apresentam eosinofilia e aumento sérico de IgE.

O diagnóstico da SN é difícil, por várias razões: história familiar da doença pode não estar presente, hipotriquia e estigmas de atopia são encontrados em muitos dos recém-nascidos eritrodérmicos com outras doenças, e nem todos os cabelos apresentam a *tricorrexe invaginata*, sendo necessária análise de vários pelos e muitas vezes em diferentes ocasiões. Das manifestações da SN, a mais específica é a alteração pilosa, devendo sempre ser pesquisada em crianças eritrodérmicas. Deve-se, também, realizar a pesquisa nos pelos das sobrancelhas, pois alguns autores consideram o achado de alterações em bambu dos pelos mais frequente nestes locais. Não existe uma manifestação específica de atopia relacionada à SN. Contudo, já foram relatadas lesões eczematosas, prurido, febre alta, angioedema, urticária, altos níveis de imunoglobulina E sérica e hipereosinofilia. Como toda genodermatose o sequenciamento gênico pode ser utilizado para diagnóstico.

O exame anatomopatológico apresenta alterações inespecíficas psoriasiformes com paraceratose, acantose e depósito de material eosinofílico logo abaixo do estrato córneo, que pouco auxiliam o diagnóstico. Estudos ultraestruturais e histológicos revelam queratinização incompleta da epiderme e defeito da cornificação, com infiltrado linfocítico na derme. Estudos de microscopia eletrônica sugerem que a *tricorrexe invaginata* ocorra em razão da presença de um defeito transitório da queratinização na zona queratogênica. O defeito ocorre na bainha radicular interna, a qual está queratinizada, mas a haste do pelo, não. Sugere-se que a fraqueza da região cortical do pelo decorra da incompleta conversão sulfidril em pontes de sulfeto na região cortical. Os tonofilamentos no córtex mostram padrão marcante em ziguezague. A região distal queratinizada é englobada pela região proximal do pelo, em aspecto de cálice, porque o interior, mais mole, ainda não está completamente queratinizado, o que causaria a invaginação.[3] Apesar de característica da SN, não é patognomônica e pode ser decorrente de trauma da haste pilosa, em cabelos normais ou não.

O tratamento, como em outros distúrbios da queratinização, pode ser feito com retinoides sistêmicos, respeitando suas restrições.[1,2] Há relatos do controle das lesões cutâneas com doses baixas de acitretina, e da melhora dos cabelos com essa terapia.[1] Nos últimos anos 2 artigos foram publicados demonstrando efeito benéfico do uso de infliximabe para controle das lesões eczematosas bem como sobre o crescimento dos pelos. Entretanto, por tratar-se apenas de dois artigos entendemos que novos estudos são necessários para se avaliar riscos e benefícios desta modalidade terapêutica para os indivíduos com Netherton. As alterações eczematosas geralmente são controladas com corticosteroides tópicos, inibidores da calcineurina ou fototerapia de banda estreita.[4] A síndrome de Netherton é doença rara e complexa, que pode apresentar complicações sérias no período neonatal, em razão da desidratação hipernatrêmica, hipotermia, perda de peso importante, infecção respiratória e sepse.

■ PITIRÍASE RUBRA PILAR

A pitiríase rubra pilar (PRP) (OMIM#173200) é uma doença rara, de etiologia desconhecida caracterizada pela presença de pápulas queratóticas foliculares (Figura 98.4 A) bem delimitadas com áreas eritematoescamosas cor de salmão entremeadas por áreas de pele sã (Figura 98.4 B), sendo muito frequente queratodermia palmoplantar (Figura 98.4 A). Apresenta distribuição bimodal sendo o primeiro pico na primeira década de vida e o segundo entre a quinta e sexta década. A PRP afeta igualmente ambos os sexos e é dividida em 5 tipos, sendo os tipos I e II mais frequentes em indivíduos adultos e os tipos III, IV e V nos adolescentes.[5,6]

As lesões foliculares papuloescamosas podem ser localizadas ou generalizadas.[6,7] Mutações no gene CARD 14, que codifica uma caspase, que regula o fator nuclear kappa B (NF-κB), expresso na pele, foram descritas nos últimos anos.[8]

Tipos

- **Tipo I:** ocorre mais frequentemente nos adultos caracteriza-se pela presença de eritrodermia com típicas áreas de pele normal dentro das lesões, hiperqueratose folicular e queratodermia palmoplantar (Figura 98.4). Esta é a forma mais frequente entre os adultos. Geralmente as lesões têm início na cabeça acometendo posteriormente o tronco e membros.
- **Tipo II:** é uma forma mais rara, caracteriza-se pela presença de hiperqueratose folicular, lesões ictiosiformes nas pernas e cabelos esparsos. Geralmente apresenta distribuição generalizada.
- **Tipo III:** apresenta as mesmas características do tipo I, mas inicia nos primeiros anos de vida.
- **Tipo IV:** é a forma mais frequente na adolescência. Caracteriza-se pela presença de placas bem delimitadas eritematosas nos joelhos e cotovelos simulando psoríase.
- **Tipo V:** inicia nos primeiros anos de vida, caracteriza-se pela presença de hiperqueratose folicular e presença de alterações acrais esclerodermiformes.

Os achados histopatológicos não são específicos da PRP, caracterizam-se pela presença de áreas de paraqueratose e ortoqueratose, hiperplasia epidérmica irregular com hipergranulose e um leve a moderado infiltrado linfocítico. Plug folicular com paraqueratose perifolicular é achado sugestivo.[6,7]

Tratamento

O tratamento da PRP nos casos em que apresenta distribuição extensa geralmente é de difícil controle. Nos indivíduos com doença localizada a terapêutica tópica, mesmo não sendo curativa, costuma ser o suficiente para o tratamento. As opções terapêuticas descritas na literatura estão listadas a seguir. Em razão da raridade da doença, não existe consenso sobre a melhor terapêutica. Os retinoides sistêmicos podem ser utilizados[6] e nos últimos anos casos de melhora com a alitretinoína foram relatados.[7]

Relatos de melhora com infliximabe bem como com ustequinumabe estão descritos na literatura em relatos de casos. Desta maneira, sua indicação terapêutica deve ser considerada naqueles casos em que todas as outras alternativas tenham falhado.

Tópico

- Emolientes.

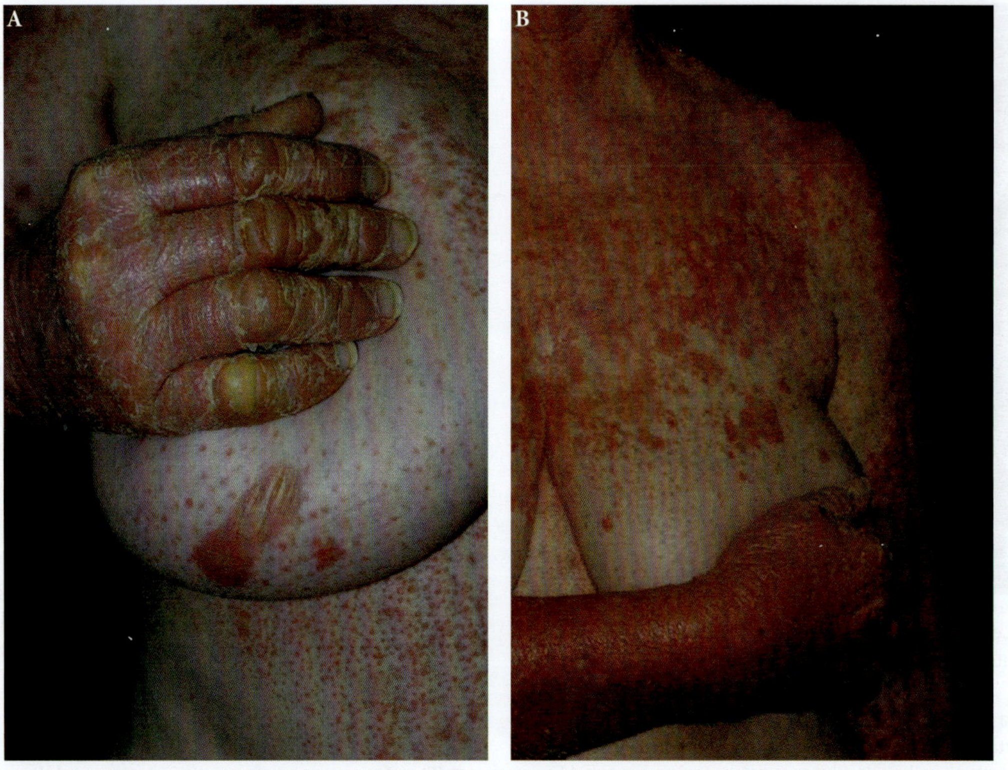

■ **Figura 98.4** (A) Pápulas eritematosas foliculares com hiperqueratose da mão. (B) Características áreas de pele normal, dentro da área afetada.

- Queratolíticos.
- Calcipotriol.
- Corticosteroide.

Sistêmico

- Acitretin.
- PUVA.
- Metotrexato.
- Azatioprina.
- Ciclosporina.
- Alitretinoína.
- Infliximabe e ustequinumabe.

■ POROQUERATOSES

A poroqueratose é uma genodermatose rara, autossômica dominante inicialmente descrita por Vittorio Mibelli e Respigui independentemente, em 1893.[9,10] O prefixo "poro" vem do grego πόρος e significa passagem, conduto.[11] Mibelli chamou esta desordem de poroqueratose, pois acreditava que a alteração cutânea iniciasse nos condutos das glândulas sudoríparas.[9]

A poroqueratose caracteriza-se clinicamente pela presença de lesões inicialmente papulosas, que apresentam crescimento centrífugo formando pequenas placas com centro normal ou atrófico e periferia com uma muralha córnea. O achado clássico e que define o diagnóstico de poroqueratose é a presença histopatológica de uma coluna de células paraqueratósicas formando pequenas invaginações na epiderme chamada de lamela cornoide (Figura 98.5). De especial atenção são os relatos de associação entre a poroqueratose carcinomas epidermoides encontrado na literatura. Uma das hipóteses é que a lamela cornoide represente um clone de células epiteliais com alteração no seu DNA que predisponha a degeneração maligna.

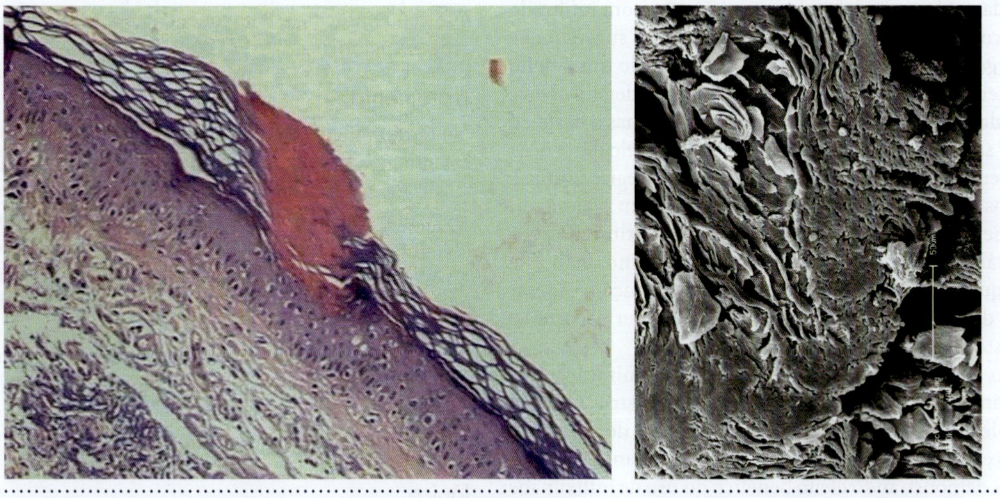

■ **Figura 98.5** Coluna paraqueratótica típica da poroqueratose à microscopia óptica, com aspecto eosinofílico característico. Microscopia eletrônica de varredura de um corte transversal demonstrando a queratina compacta na área paraqueratótica, cincundada por escamas normais.

Existem seis variantes de poroqueratose:

1. Poroqueratose de Mibelli (PM) (OMIM 175800 175900).
2. Poroqueratose superficial disseminada (PSD).
3. Poroqueratose actínica superficial disseminada (PASD) (OMIM#612353).
4. Poroqueratose palmoplantar disseminada (PPPD) (OMIM#175850).
5. Poroqueratose palmoplantar *puntacta* (PPPP).
6. Poroqueratose linear (PL).

Poroqueratose de Mibelli

A PM foi a primeira variante descrita, inicia geralmente na infância com lesões papulosas em pequena quantidade. As lesões de PM caracterizam-se por serem de tamanhos diferentes podendo alcançar grandes proporções. Caracteristicamente esta variante apresenta lesões bem definidas tanto no exame clínico como no histopatológico. A região central das placas geralmente é atrófica e a muralha córnea mais elevada do que a pele normal que cerca a lesão (Figura 98.6).

A PM pode ocorrer em qualquer parte do corpo, mas parece ter predileção pelos membros. Acometimento mucoso pode correr e não há relatos de intensificação da doença no verão.

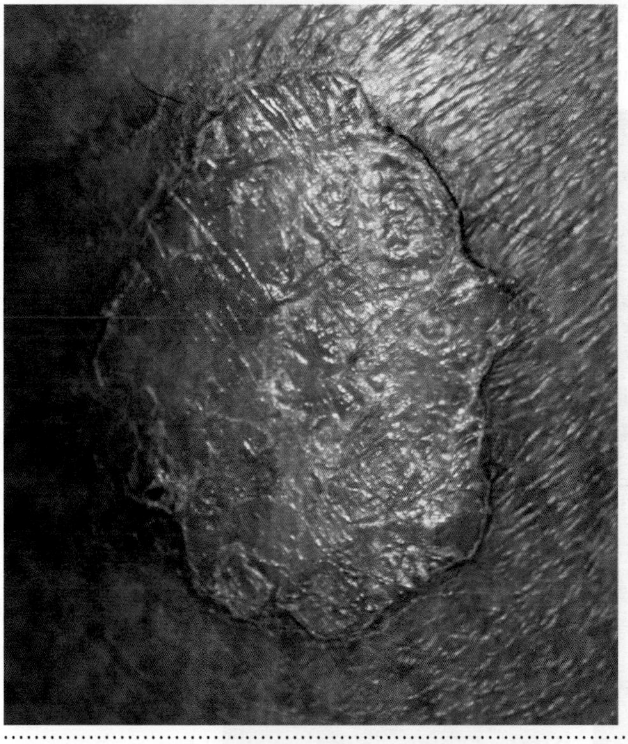

■ **Figura 98.6** Placa com crescimento centrífugo e borda queratótica anular da poroqueratose de Mibelli.

Poroqueratose superficial disseminada

A PSD caracteriza-se por apresentar lesões papulosas com bordas levemente hiperceratóticas apresentando diâmetro de 2 a 7 centímetros. As lesões costumam iniciar na terceira e quarta década de vida. Usualmente apresentam a mesma coloração da pele e apresentam distribuição disseminada com maior densidade de lesões nas extremidades. Geralmente a PSD poupa palmas, plantas e mucosas.

Poroqueratose actínica superficial disseminada

A PASD é a variante clínica mais comum.

Vários genes podem estar envolvidos na sua causa, o mais consistente até o momento são mutações descritas no gene MVK, o qual codifica a enzima mevalonato quinase.[12]

Foi inicialmente descrita por Chernosky e Freeman, em 1967, caracteriza-se pela presença de múltiplas lesões anulares, com diâmetro inicial de 0,1 a 0,3 cm.[13] Com a progressão da doença as lesões podem aumentar de tamanho, apresentando diâmetro maior de 3 cm. Geralmente as lesões iniciam na adolescência e desenvolvem-se até a quinta década de vida.[13]

As lesões de PASD são semelhantes as da poroqueratose superficial disseminada, porém apresentam predileção por áreas fotoexpostas (Figura 98.7), sendo menores, mais numerosas e superficiais. Uma grande parte dos pacientes apresentam exacerbação da doença no verão.

Poroqueratose palmoplantar disseminada

As lesões desta variante costumam surgir na adolescência acometendo inicialmente a região palmoplantar com posterior acometimento de outras partes do corpo como tronco e membros. Alguns indivíduos acometidos pela PPPD apresentam sintomas como prurido e ardência no local das lesões. Exacerbação da doença com a exposição solar também é frequentemente relatada. As lesões localizadas nas palmas e plantas costumam apresentar a muralha córnea mais pronunciada do que as lesões de outras partes da pele.

Poroqueratose palmoplantar puntacta

Variante clínica com minúsculas pápulas palmoplantares, também chamada de queratoderma em caixa de música.

Poroqueratose linear

Diferencia-se das outras formas pela distribuição linear das lesões (Figura 98.8).

O tratamento deve ser instituído conforme a extensão das lesões. De aplicação local são utilizados o 5-fluoracil tópico, retinoides, calcipotriol e imiquimod, a crioterapia pode ser útil. Quando o número de lesões for muito extenso podemos utilizar retinoides sistêmicos.[13]

■ QUERATOSE PILAR

A queratose pilar (QP) é uma desordem hereditária (OMIM#604093) muito comum, caracterizada pela presença de hiperqueratose folicular com eritema ao redor do folículo piloso de intensidade variável. A QP é uma afecção folicular que se caracteriza pela presença de ortoqueratose envolvendo o óstio e infundíbulo. É um distúrbio comum em indivíduos com ictiose vulgar e com atopia.[14] Existem dois padrões de QP, o mais frequente é constituído pela presença de lesões com início precoce na infância antes dos 2 anos de idade, com acometimento da face e regiões extensoras dos braços apresentando melhora gradual das lesões na adolescência. O segundo inicia ao redor dos 10 anos de idade sendo a região extensora dos braços e região superior das pernas os locais mais afetados. Geralmente a QP apresenta melhora após os 20 anos de idade. A histologia da QP é inespecífica demonstrando apenas orifício folicular distendido por queratina.

Clinicamente, as áreas queratóticas nos orifícios foliculares nos indivíduos com QP, produz uma sensação de aspereza quando palpamos a pele. Em alguns casos observam-se pequenas pápulas foliculares nos locais acometidos

O tratamento deve consistir na orientação ao paciente sobre a benignidade do quadro e uso de hidratantes ou queratolíticos. A utilização de queratolíticos muitas vezes intensifica o eritema perifolicular.

■ *ERYTHROMELANOSIS FOLLICULARIS FACIEI ET COLLI*

A *Erythromelanosis Follicularis Faciei et Colli* (EFF) é uma condição que se caracteriza pela presença da tríade hiperpigmentação, pápulas foliculares e eritema na face e pescoço. Acomete principalmente adolescentes e adultos jovens com aparente predisposição pelo sexo masculino. Usualmente as lesões apresentam distribuição simétrica e não apresentam atrofia. A frequente associação com queratose pilar dos braços sugere associação entre ambas as doenças.[15,16]

A histopatologia é inespecífica demonstrando vários graus de hiperqueratose folicular, dilatação vascular na derme superior, infiltrado inflamatório perivascular e hiperpigmentação da camada basal.

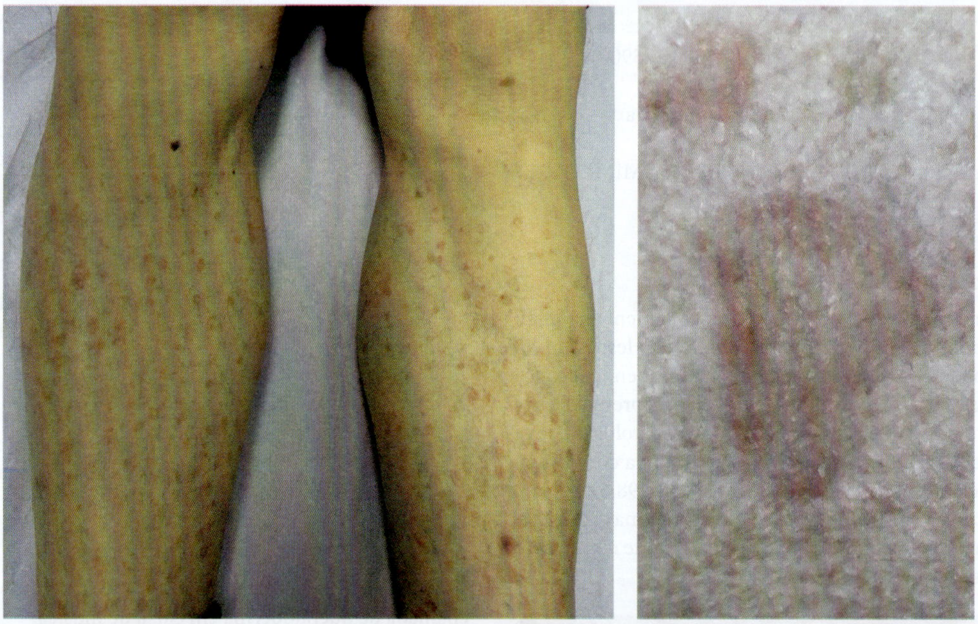

■ **Figura 98.7** Distribuição da PASD em paciente feminina, com lesões discretamente eritematosas, distribuídas nas áreas expostas (note que começam abaixo do joelho), no detalhe a semelhança com as outras formas, demonstrando a borda queratótica anular.

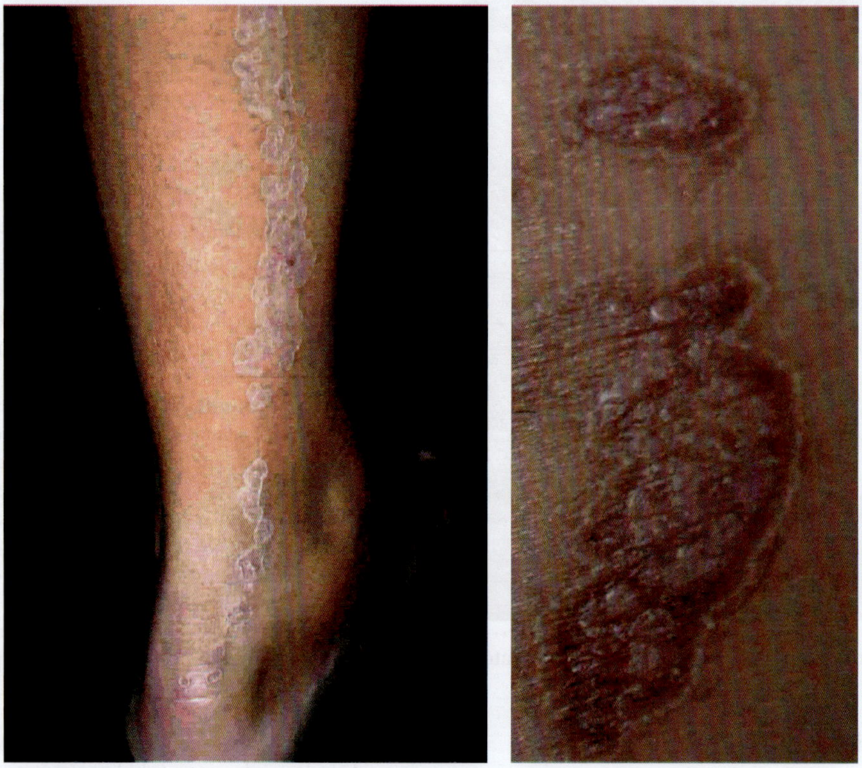

■ **Figura 98.8** Poroqueratose linear, detalhe da lesão com bordos em muralha.

Consiste em evitar a exposição solar e utilização de fotoprotetor. Uso de retinoides tópicos, apesar de diminuir as pápulas foliculares, pode intensificar o eritema.[17] Terapêutica com *laser* está descrita por alguns autores como uma opção para a melhora estética das lesões.

■ HIPERQUERATOSE LENTICULAR PERSISTENTE (DOENÇA DE FLEGEL)

A hiperqueratose lenticular persistente (HLP) ou também conhecida como doença de Flegel (OMIM#144150) foi descrita pela primeira vez por Flegel em 1958. A HLP é uma genodermatose rara, autossômica dominante, causada por uma desordem na proliferação de queratinócitos que pode simular outras doenças como Kyrle, poroqueratose, estucoqueratose entre outras, sendo distinguida por achados histopatológicos.[18,19]

As lesões típicas são pápulas de coloração vermelho amarronzado, com tamanho de 1 a 5 mm de diâmetro (Figura 98.9). As lesões acometem principalmente a região distal dos membros inferiores e dorso dos pés, mas podem acometer também outras localidades. As lesões papulosas apresentam área hiperqueratótica que quando destacada causa leve sangramento. As lesões são geralmente assintomáticas, mas alguns indivíduos referem leve prurido local.

A HLP caracteriza-se histopatologicamente pela presença de infiltrado linfocitário bem delimitado na derme papilar, com uma hiperqueratose compacta sobreposta a uma fina camada malpiguiana e fina ou ausente camada granular. Outras alterações estruturais têm sido descritas na HLP, em particular alterações nos corpúsculos de Odland.[18,19]

Em razão da raridade desta doença, não existe consenso sobre a melhor terapêutica a ser utilizada. A terapêutica mais descrita é com 5-fluoracil 5% tópico, com resultados favoráveis, mas com recidivas frequentes. Mais recentemente alguns autores têm utilizado calcipotriol tópico, ou PUVA com resultados favoráveis, mas não sustentáveis após 3 meses de interrupção do tratamento. Relatos de melhora com isotretinoína oral também são relatados na literatura.

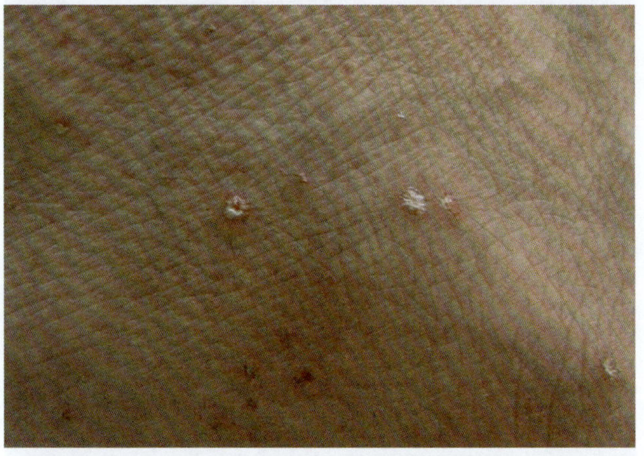

Figura 98.9 Pápulas queratóticas no dorso do pé.

QUERATOSE FOLICULAR ESPINULOSA DECALVANTE

A queratose folicular espinulosa decalvante (QFED) (OMIM#308800) pertence ao grupo das queratoses foliculares atrofiantes tendo sido descrito inicialmente por Siemens em 1926.[20] É uma doença hereditária rara ligada ao cromossomo X. Caracteriza-se pela presença de alopécia cicatricial do couro cabeludo e das sobrancelhas associada a queratose pilar disseminada.[20,21]

As lesões de QFED iniciam geralmente na infância com a presença de lesões foliculares hiperqueratóticas no couro cabeludo com posterior acometimento das sobrancelhas, cílios e dorso das mãos e dedos. O quadro pode estar associado a hiperqueratose plantar, especialmente nos calcanhares. Com a puberdade as lesões foliculares tendem a desaparecer deixando área atrófica no local. Fotofobia é outro achado frequente nestes indivíduos em decorrência da distrofia corneana, pois defeitos epiteliais corneanos também são frequentes nestes indivíduos.[20,21]

Os achados histopatológicos incluem hiperqueratose folicular com áreas cicatriciais com preservação das glândulas sebáceas.

Em razão da raridade da doença, não existe consenso sobre a melhor terapêutica. O tratamento mais amplamente utilizado é o uso de antibiótico sistêmico, seguido do corticosteroide tópico. Relatos do uso de retinoides sistêmicos são encontrados na literatura.

DOENÇA DE KYRLE

A doença de Kyrle (OMIM 149500), também chamada de *Hyperkeratosis Follicularis et Parafollicularis in Cutem Penetrans* é uma doença rara, inicialmente descrita por Joseph Kyrle em 1916.[22]

A doença de Kyrle faz parte das dermatoses perfurantes que tem como característica comum a eliminação transepidérmica. Atualmente aceita-se que o número de casos seja menor do que o relatado na literatura. Muitos dos relatos descritos anteriormente como Kyrle foram identificados como dermatoses perfurantes adquiridas.

Inicialmente a doença de Kyrle foi associada a outras enfermidades como diabete *mellitus* (DM) e doença renal, porém dada à raridade é difícil estabelecer fatores associados.

As lesões cutâneas elementares caracterizam-se por pápulas hiperqueratóticas, podendo ocorrer um grande número de lesões, algumas recobertas por crosta que podem coalescer formando placas.[23,24] As lesões apresentam predileção pelos membros inferiores, mas braços e tronco também podem ser afetados, palmas solas e mucosas não são afetadas. A doença parece ter predileção pelo sexo feminino e ocorrer com maior frequência na quarta e quinta década de vida.

Os achados histopatológicos caracterizam-se pela presença de rolhas córneas foliculares ou extrafoliculares com paraqueratose focal dentro de uma invaginação epidérmica;[23] coleções de material basofílico degenerado identificado em pequenas coleções dentro da rolha córnea com ausência de colágeno ou elastina; disqueratose com hiperplasia epitelial irregular e componente inflamatório tipicamente granulomatoso com pequenos focos de supuração.

Deve-se realizar coloração para fibras elásticas e colágenas para excluir elastose perfurante serpiginosa e colagenose reativa perfurante.

Também não há consenso sobre a melhor terapêutica. Relatos de tratamento com queratolíticos, eletrocirurgia, crioterapia e exérese cirúrgica são descritos na literatura. Sistemicamente existem relatos de uso de retinoides orais e de tratamento combinado de retinoide oral e PUVA.[25]

ACROQUERATOSE VERRUCIFORME DE HOPF

A acroqueratose verruciforme de Hopf (OMIM#101900) é uma genodermatose rara, autossômica dominante, frequentemente associada à doença de Darier, (havendo relatos de mutações no mesmo gene), que acomete indivíduos de ambos os sexos com início geralmente na infância.[26,27]

Caracteriza-se pela presença de múltiplas pápulas verrucosas localizadas principalmente no dorso das mãos e pés, com distribuição simétrica e da cor da pele. Eventualmente podemos observar lesões nos joelhos, cotovelos e braços. Frequentemente observamos a presença de pequenas depressões queratóticas nas palmas e plantas e defeitos ungueais semelhantes à doença de Darier com chanfradura em forma de "V" na parte distal das unhas.

O diagnóstico é realizado por meio da clínica e histopatologia, a qual apresenta hiperqueratose acentuada, hipergranulose, acantose e papilomatose. A doença de Hopf deve ser diferenciada clinicamente das verrugas planas e estucoqueratoses.

O tratamento pode ser feito com queratolíticos com melhora discreta e eventualmente crioterapia.

ATROFODERMIA VERMICULAR

Atrofodermia vermicular (AV) é uma desordem cutânea benigna, caracterizada pela presença de lesões atróficas confluentes na pele da região malar. Apesar dos poucos relatos sobre AV esta é uma desordem ocasionalmente observada em consultas dermatológicas.[28]

As lesões iniciam geralmente na infância e apresentam nítida predileção pela área das bochechas. As lesões são puntiformes com diâmetro em torno de 1,5 mm sobrepostas a uma área de eritema. Com a evolução desta desordem, as lesões puntiformes confluem formando uma área semelhante a um favo de mel. Acometimento da testa, braços, pernas foi descrito.[29]

O defeito primário da AV parece ser uma desordem da queratinização com uma hiperqueratinização folicular da porção superior do folículo piloso podendo provocar obstrução do ducto piloso, ocasionando inflamação folicular e consequente atrofia.

A terapêutica é muito limitada, além de muitos indivíduos procurarem atendimento somente após o aparecimento das lesões atróficas. Uso de fotoprotetor, retinoide tópico e corticosteroide tópico foram descritos na literatura. Um caso de melhora com o uso de isotretinoína oral foi descrito na literatura.

DOENÇA DE DARIER

A doença de Darier (OMIM#124200), também denominada Doença de Darier-White ou Queratose Folicular, é uma doença cutânea autossômica dominante, crônica caracterizada pela perda da adesão entre as células epidérmicas e por anormalidade na queratinização.[30-32] É causada pela mutação no gene *ATP2A2*, levando a disfunção no transporte de cálcio, o qual é importante para a diferenciação queratinocítica.[30] Acomete indivíduos de ambos os sexos e de todas as raças com início das manifestações geralmente na adolescência.

As manifestações cutâneas da doença de Darier caracterizam-se pela presença de pápulas queratóticas com coloração amarelo amarronzado que se desenvolvem nos folículos pilosos, podem ser isoladas (Figura 98.10) ou formar grandes placas confluentes crostosas. As lesões apresentam predileção pelas áreas seborreicas, dorso das mãos, unhas e mucosas. As lesões das dobras podem tornar-se vegetantes e são frequentemente infectadas apresentam mau cheiro.

Alterações ungueais são um dos achados mais específicos da doença de Darier (Figura 98.10), as unhas são frágeis apresentam estrias longitudinais brancas ou avermelhadas e hiperceratose subungueal. Na borda livre das unhas apresentam uma chanfradura em forma de "V" típica desta genodermatose.[33] As lesões na mucosa oral são semelhantes às da pele, porém apresentam coloração esbranquiçada.

Infecções secundárias e eczematização da pele são fenômenos frequentes que ocorrem principalmente nas áreas intertriginosas. Os pacientes com Darier apresentam piora das lesões em épocas quentes ou com a exposição solar.

A microscopia óptica caracteriza-se pela presença das seguintes alterações:

- Disqueratose (queratinização anormal), que resulta na formação de corpos redondos e grãos.
- Acantólise suprabasal, causando a formação de fendas suprabasais ou lacunas (Figura 98.11).
- Proliferação dérmica irregular em direção ascendente para o interior das fendas suprabasais.

Ainda podemos observar papilomatose, acantose e hiperqueratose. Na derme podemos observar a presença de infiltrado inflamatório crônico.[32]

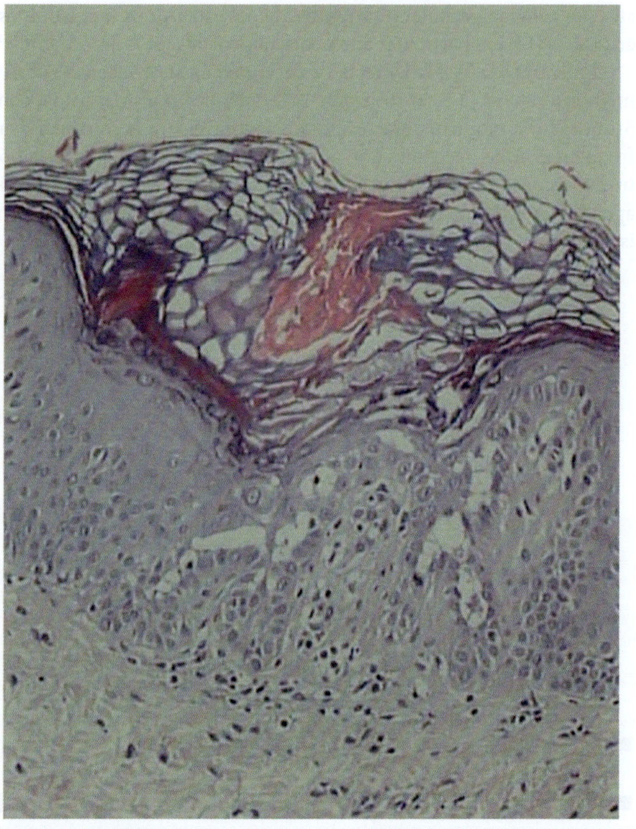

Figura 98.11 Microscopia óptica com hiperqueratose importante, clivagem suprabasal, acantólise e disqueratose.

Tratamento

O tratamento consiste em duas partes: medicamentoso e evitar os fatores predisponentes como:

- Exposição solar.
- Ambientes quentes.
- Infecções bacterianas da pele.

Tratamento medicamentoso

- Corticosteroides tópicos nas áreas eczematizadas.
- Tretinoína tópica em lesões localizadas.
- Retinoides orais (acitretin, isotretinoína ou alitretinoína)[34] promovem melhora do quadro, sem haver consenso sobre qual o mais efetivo, devendo-se sempre considerar idade, sexo e fertilidade na escolha dessa classe de medicações.

DOENÇA DE DOWLING-DEGOS

A doença de Dowling-Degos (DD) (OMIM#179850) é uma genodermatose rara, autossômica dominante inicialmente descrita por Dowling e Freudenthal, em 1938. Betz e colaboradores identificaram a ocorrência de mutação no gen KRT5 levando a perda de função da citoqueratina 5.[35] A distribuição da DD parece ser igual em ambos os sexos e entre as diversas raças. A doença de DD deve ser diferenciada principalmente da doença de Gali-Gali que é considerada por alguns autores como uma variante da doença de DD. O principal achado que diferencia estas doenças é a presença de focos de acantólise na doença de Gali Gali.[36]

A DD geralmente acomete indivíduos adultos jovens. Caracteriza-se pela presença de hiperpigmentação reticular em áreas de flexuras e pequenas pápulas amarronzadas nestas mesmas localizações.[36,37] Geralmente

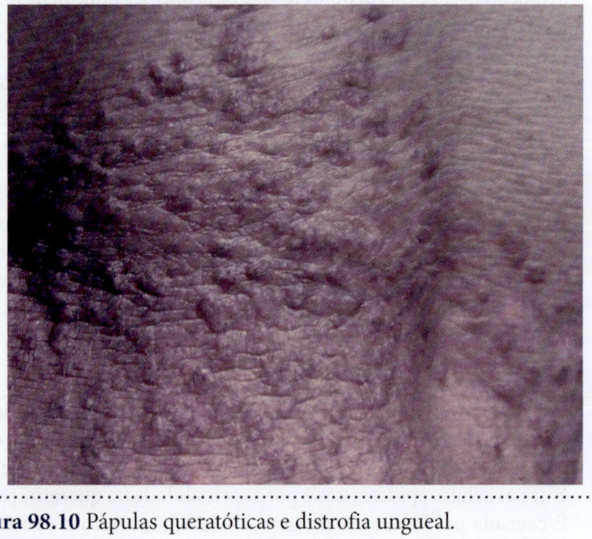

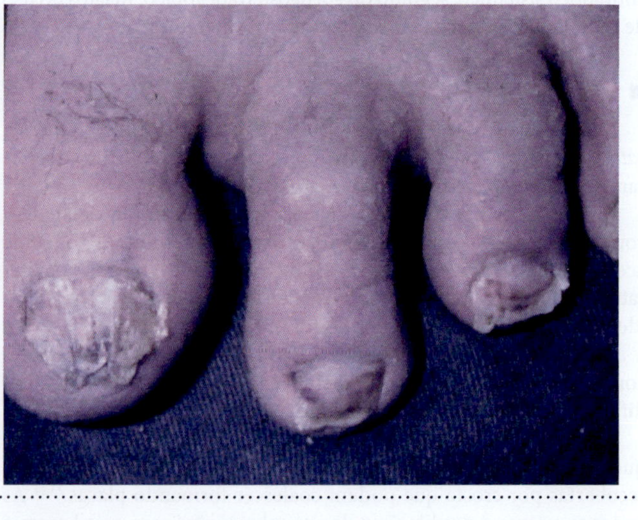

Figura 98.10 Pápulas queratóticas e distrofia ungueal.

as lesões iniciam nas axilas e virilha estendendo-se, posteriormente, para outras dobras do corpo. Em alguns casos pode ocorrer a presença de pápulas foliculares hiperqueratóticas e lesões puntactas cicatriciais.

O tratamento da doença de DD não é satisfatório. A utilização de retinoide tópicos e sistêmicos não demonstrou resposta eficiente no tratamento das lesões.[37]

Referências bibliográficas

1. Duquia R, Souza P, de Almeida Jr. HL, Vettorato G. Síndrome de Netherton com 20 anos de acompanhamento. An Bras Dermatol. 2006;81(6):563-6.
2. Komatsu N, Saijoh K, Jayakumar A, Clayman GL, Tohyama M, Suga Y et al. Correlation between SPINK5 gene mutations and clinical manifestations in Netherton syndrome patients. J Invest Dermatol. 2008 May;128(5):1148-59.
3. Pruszkowski A, Bodemer C, Fraitag S, Teillac-Hamel D, Amoric JC, de Prost Y. Neonatal and infantile erythrodermas: a retrospective study of 51 patients. Arch Dermatol. 2000 Jul;136(7):875-80.
4. Kaminska EC, Ortel B, Sharma V, Stein SL. Narrowband UVB phototherapy as a novel treatment for Netherton syndrome. Photodermatol Photoimmunol Photomed. 2012 Jun;28(3):162-4.
5. Yang CC, Shih IH, Lin WL, Yu YS, Chiu HC, Huang PH et al. Juvenile pityriasis rubra pilaris: Report of 28 cases in Taiwan. J Am Acad Dermatol. 2008 Sep 24.
6. Davis KF, Wu JJ, Murase JE, Rosenberg FR, Sorenson EP, Meshkinpour A. Clinical improvement of pityriasis rubra pilaris with combination etanercept and acitretin therapy. Arch Dermatol. 2007 Dec;143(12):1597-9.
7. Pampin A, Gomez-de la Fuente E, Caro Gutierrez MD, Lopez-Estebaranz JL. Successful treatment of atypical adult pityriasis rubra pilaris with oral alitretinoin. J Am Acad Dermatol. 2013 Aug;69(2):e105-6.
8. Fuchs-Telem, D., Sarig, O., van Steensel et al. Familial pityriasis rubra pilaris is caused by mutations in CARD14. Am J Hum Genet 2012; 91: 163-170.
9. De Simone C, Paradisi A, Massi G, Proietti I, Capponi A, Amerio PL et al. Giant verrucous porokeratosis of Mibelli mimicking psoriasis in a patient with psoriasis. J Am Acad Dermatol. 2007 Oct;57(4):665-8.
10. Freedberg IM, Eisen AZ, Wolff K, Austen KF, Goldsmith LA, Katz SI. Porokeratosis. Fitzpatrick´s Dermatology in General Medicine; 2003. p. 532-7.
11. Galvão R. Vocabulário Etimológico, Ortográfico e Prosódico das Palavras Portuguesas Derivadas da Língua Grega. 1a ed.; 1909.
12. Zhang Z, Li C, Wu F et al. Genomic variations of the mevalonate pathway in porokeratosis. Hobbs HH, ed. eLife. 2015;4:e06322.
13. Liu P, Zhang S, Yao Q, Liu X, Wang X, Huang C et al. Identification of a genetic locus for autosomal dominant disseminated superficial actinic porokeratosis on chromosome 1p31.3-p31.1. Hum Genet. 2008 Jun;123(5):507-13.
14. Hwang S, Schwartz RA. Keratosis pilaris: a common follicular hyperkeratosis. Cutis. 2008 Sep;82(3):177-80.
15. Arnold AW, Buechner SA. [Keratosis pilaris and keratosis pilaris atrophicans faciei]. J Dtsch Dermatol Ges. 2006 Apr;4(4):319-23.
16. Ermertcan AT, Ozturkcan S, Sahin MT, Turkdogan P, Sacar T. Erythromelanosis follicularis faciei et colli associated with keratosis pilaris in two brothers. Pediatr Dermatol. 2006 Jan-Feb;23(1):31-4.
17. Sardana K, Relhan V, Garg V, Khurana N. An observational analysis of erythromelanosis follicularis faciei et colli. Clin Exp Dermatol. 2008 May;33(3):333-6.
18. Blaheta HJ, Metzler G, Rassner G, Garbe C. Hyperkeratosis lenticularis perstans (Flegel's disease)--lack of response to treatment with tacalcitol and calcipotriol. Dermatology. 2001;202(3):255-8.
19. Li TH, Hsu CK, Chiu HC, Chang CH. Multiple asymptomatic hyperkeratotic papules on the lower part of the legs. Hyperkeratosis lenticularis perstans (HLP) (Flegel disease). Arch Dermatol. 1997 Jul;133(7):910-1, 3-4.
20. Janjua SA, Iftikhar N, Pastar Z, Hosler GA. Keratosis follicularis spinulosa decalvans associated with acne keloidalis nuchae and tufted hair folliculitis. Am J Clin Dermatol. 2008;9(2):137-40.
21. Harries MJ, Sinclair RD, Macdonald-Hull S, Whiting DA, Griffiths CE, Paus R. Management of primary cicatricial alopecias: options for treatment. Br J Dermatol. 2008 Jul;159(1):1-22.
22. Holubar K. The man behind the eponym. Hyperkeratosis follicularis et parafollicularis in cutem penetrans. Josef Kyrle and "his" disease. Am J Dermatopathol. 1985 Jun;7(3):261-3.
23. Lever WF, Elder DE, Elenitsas R, Johnson BL, Murphy GF. Degenerative Disease and Perforating Disorders. In: Wilkins LW, editor. Lever's Histopathology of the Skin 2004. p. 404-9.
24. Kasiakou SK, Peppas G, Kapaskelis AM, Falagas ME. Regression of skin lesions of Kyrle's disease with clindamycin: implications for an infectious component in the etiology of the disease. Journal of infection. 2005;50:412-6.
25. Morgan MB, Truitt CAMA, Taira J, Somach S, Pitha JV, Everett MA. Fibronectin and the Extracellular Matrix in the Perforating Disorders of the Skin. The American Journal of Dermatopathology. 1998;20(2):147-54.
26. Rallis E, Economidi A, Papadakis P, Verros C. Acrokeratosis verruciformis of Hopf (Hopf disease): case report and review of the literature. Dermatol Online J. 2005;11(2):10.
27. Piskin S, Saygin A, Doganay L, Kircuval D, Gurkan E. Coexistence of Darier's disease and acrokeratosis verruciformis of Hopf. Yonsei Med J. 2004 Oct 31;45(5):956-9.
28. Kose O, Safali M, Riza Gur A. Atrophoderma vermiculatum with Melkersson-Rosenthal syndrome. Dermatology. 2005;210(1):76-7.
29. Weightman W. A case of atrophoderma vermiculatum responding to isotretinoin. Clin Exp Dermatol. 1998 Mar;23(2):89-91.
30. Savignac M, Edir A, Simon M, Hovnanian A. Darier disease: a disease model of impaired calcium homeostasis in the skin. Biochim Biophys Acta 2011;1813(5):1111-7.
31. Byrne CR. The focal nature of Darier's disease lesions: calcium pumps, stress, and mutation? J Invest Dermatol. 2006 Apr;126(4):702-3.
32. Lever WF, Elder DE, Elenitsas R, Johnson BL, Murphy GF. Congenital Diseases (Genodermatoses). Lever's Histopathology of the Skin. 9. ed. Lippincott Williams & Wilkins; 2004. p. 156-8.
33. Godic A. Darier disease: a guide to the physician. J Med. 2004;35(1-6):5-17.
34. Letule V, Herzinger T, Ruzicka T, Molin S. Treatment of Darier disease with oral alitretinoin. Clinical and experimental dermatology. 2013 Jul;38(5):523-5.
35. Betz RC, Planko L, Elgelshoven S. Loss-of function mutations in the keratin 5 gene lead to Dowling-Degos disease. Am J Hum Genet 2006.
36. Crovato F, Nazzari G, Rebora A. Dowling-Degos disease (reticulate pigmented anomaly of the flexures) is an autosomal dominant condition. Br J Dermatol. 1983 Apr;108(4):473-6.
37. Asahina A, Ishii N, Kai H, Yamamoto M, Fujita H. Dowling-Degos disease with asymmetrical axillary distribution and no KRT 5 exon 1 mutation. Acta Derm Venereol. 2007;87(6):556-7.

99 capítulo

Luciana de Paula Samorano • Maria Cecília da Matta Rivitti Machado • Zilda Najjar Prado de Oliveira

Genodermatoses Bolhosas

EPIDERMÓLISES BOLHOSAS HEREDITÁRIAS

Epidermólises bolhosas hereditárias (EB) são doenças bolhosas congênitas, raras, que apresentam diferentes formas de transmissão genética. Afetam a pele e, em alguns subtipos, as membranas mucosas e outros órgãos.

São consideradas dermatoses mecanobolhosas, havendo formação de bolhas aos mínimos traumatismos.[1-3]

Etiopatogenia

Todas as formas de EB são caracterizadas por fragilidade mecânica da pele, como resultado de mutações genéticas, que ocorrem em genes que codificam proteínas estruturais presentes na epiderme ou na junção dermoepidérmica (zona da membrana basal) (ZMB). Essas alterações são responsáveis por defeitos de adesão entre as estruturas que constituem a pele. As EB são transmitidas por herança autossômica dominante ou autossômica recessiva, dependendo do tipo e subtipo da doença. Mutações *de novo* não são incomuns nas formas de EB simples autossômicas dominantes, mas representam apenas a minoria dos casos nas EB distrófica dominante. Penetrância incompleta tem sido raramente documentada em famílias com EB autossômica dominante.

A etiopatogenia das EB não pode ser bem compreendida sem o conhecimento da organização da ZMB. A ZMB é composta por um grupo de estruturas especializadas que se combinam para formar complexos de ancoragem. Nas porções mais superiores da ZMB, filamentos intermediários do citoesqueleto das células basais se inserem na membrana das células basais, formando o hemidesmossomo. Filamentos de ancoragem se estendem através da lâmina lúcida, conectando os hemidesmossomos à lâmina densa e às fibrilas de ancoragem. Nas porções mais inferiores da ZMB, o colágeno tipo VII está presente nas fibrilas de ancoragem, que se estendem da lâmina densa em direção à derme papilar e se combinam (lâmina densa e placas de ancoragem) com fibrilas de colágeno intersticial. A ZMB faz a conexão entre o abundante citoesqueleto das células basais com a rede de fibrilas do colágeno intersticial na derme, promovendo a sustentação da pele.

Além disso, a localização precisa de cada uma dessas proteínas determina a localização ultraestrutural, onde são formadas as bolhas em cada tipo e subtipo específico de EB.[3-4]

Classificação

Em 1962, foi apresentada, formalmente, a primeira classificação das epidermólises bolhosas hereditárias (EB), com base em características de microscopia eletrônica.[5] Desde então, em decorrência do grande número de estudos sobre os aspectos epidemiológicos, de biologia celular, imunologia e biologia molecular, atualmente são descritos mais de 30 subtipos clínicos da doença, com mutações patogênicas identificadas em pelo menos 18 genes diferentes. Em 2020, foi publicada a classificação mais atual para as epidermólises bolhosas congênitas.[6]

As EB são subdivididas em quatro grandes grupos: epidermólise bolhosa simples, epidermólise bolhosa juncional, epidermólise bolhosa distrófica e EB Kindler. Previamente, eram utilizados diversos epônimos para nomear os subtipos de EB, porém, atualmente, recomenda-se a eliminação do seu uso e sua substituição por termos descritivos.[2]

A epidermólise bolhosa simples (EBS) compreende todos os subtipos de EB em que a formação de bolhas é confinada à epiderme. Previamente, era denominada, por alguns, como EB epidermolítica, porém, este termo não deve ser utilizado, uma vez que não há lise celular nas EB hereditárias. As EBS são subdivididas em dois subgrupos: suprabasal e basal, com base no plano de clivagem dentro da epiderme.[2-7]

A epidermólise bolhosa juncional (EBJ) caracteriza-se como grupo de doenças em que as bolhas se desenvolvem dentro da porção média da junção dermoepidérmica, região também conhecida como lâmina lúcida.[2]

A epidermólise bolhosa distrófica (EBD) inclui todos os subtipos de EB, em que as bolhas ocorrem imediatamente abaixo da lâmina densa da zona da membrana basal (na porção mais superior da derme).[2,8]

A EB Kindler foi incluída na classificação das EB congênitas em 2008 e se caracteriza pela presença de fotossensibilidade e pela formação de bolhas em múltiplos níveis de clivagem dentro da zona da membrana basal e/ou logo abaixo dela.[2,9,10]

Epidemiologia

A incidência e a prevalência exatas destas doenças é difícil de ser estimada, uma vez que estudos epidemiológicos sobre este tema são escassos.

A maior fonte de dados advém do Registro Nacional sobre Epidermólises Bolhosas (do inglês, *National Epidermolysis Bullosa Registry* – NEBR). O NEBR é um registro de EB criado em 1986 nos Estados Unidos, com a finalidade de se obter dados epidemiológicos sobre este grupo de doenças. Por este meio, estima-se que, naquele país, a incidência de EB seja de 19,57 casos em um milhão de nascidos vivos e a prevalência de 11,07 casos por milhão da população. Destes, a maioria apresenta EBS, sobretudo a forma localizada.[11] Outros países também desenvolveram seus registros nacionais. Na Itália, a prevalência estimada de EB é de 10,1 casos por milhão.[12] Na Croácia, foi observada prevalência de EB de 9,56 por milhão de habitantes, sendo o subtipo mais frequente a EBD recessiva.[13] Na Escócia, observou-se predomínio de EBS.[14] Na Irlanda do Norte, as prevalências de EBS, EBJ e EBD foram de 28, 0,7 e 3 por milhão de habitantes, respectivamente.[15] No Japão, a prevalência de casos de EB por milhão é estimada em 4,03 a 5,16 por milhão de habitantes (EBS: 1,45; EBJ: 0,34; EBD dominante: 1,02 e EBD recessiva: 1,6).[15] Na Espanha, foram identificados 6 pacientes com EBD por milhão de habitantes.[17] Estes estudos ainda evidenciaram ausência de predileção da EB comparado ao gênero e à etnia. No Brasil, não há um registro nacional oficial das EB e, portanto, não temos este tipo de estimativa.

Epidermólise bolhosa simples

A EBS é a forma mais comum de EB, sendo caracterizada pela fragilidade da pele (e das mucosas, em alguns casos), provocando a formação de bolhas e exulcerações aos mínimos traumas. É subdividida em dois subgrupos maiores, sendo eles EBS autossômicas dominantes e EBS autossômicas recessivas. Dentro de cada subgrupo, há vários subtipos de EB simples, com diferentes proteínas alteradas (Quadro 99.1).[2,6]

Quadro 99.1 Subtipos clínicos da epidermólise bolhosa simples e respectivas proteínas-alvo alteradas.[6]

Subgrupos de EBS	Subtipos de EBS mais comuns	Proteína alterada
EBS autossômicas dominantes	Localizada	K5; K14
	Intermediária	K5; K14
	Grave	K5; K14
	Com pigmentação moteada	K5
	Eritema circinado migratório	K5
	Intermediária	Plectina
	Intermediária com cardiomiopatia	Kelch-*like member* 24
EBS autossômicas recessivas	Intermediária ou grave	K14; K5
	Intermediária	Plectina
	Localizada ou intermediária com deficiência de BP230	BP230
	Localizada ou intermediária com deficiência de exofilina 5	Exofilina 5
	Intermediária com distrofia muscular	Plectina
	Grave com atresia do piloro	Plectina
	Localizada com nefropatia	CD151

Fonte: Adaptado de Has et al., 2020.

O início da atividade da doença geralmente ocorre logo após o nascimento, embora, nos pacientes com EBS localizada, as primeiras bolhas possam ser observadas mais tardiamente na infância.

Nas diferentes formas de EBS, é menos usual a ocorrência de cicatrizes, milia e distrofia ungueal, em comparação com EBJ e EBD.[3]

A maioria das formas é de herança autossômica dominante, tendo sido descritos também alguns subtipos com herança autossômica recessiva.

O diagnóstico das EBS pode ser feito pela correlação das características clínicas, histopatológicas, imunológicas e de biologia molecular. Na histologia, observa-se clivagem intraepidérmica. No exame de imunomapeamento, que, no Laboratório de Imunopatologia do Hospital das Clínicas da Faculdade de Medicina da Universidade de São Paulo, utiliza os marcadores anticorpo anti-AgPb, antilaminina, anticolágeno IV e VII, observa-se fluorescência no assoalho da bolha com todos os marcadores antigênicos, demonstrando clivagem intraepidérmica (Figura 99.1).[2,18] Teste genético, disponível em poucos centros no mundo, pode ser realizado, sendo este considerado, atualmente, o exame padrão-ouro para o diagnóstico destas doenças.[2]

O tratamento da EBS é semelhante entre os diferentes subtipos e o objetivo principal é diminuir a formação de bolhas, por meio de medidas de proteção e uso de curativos.

É recomendado o uso de roupas e calçados adequados, no sentido de minimizar o atrito sobre a pele. Luvas e meias de tecidos não aderentes também auxiliam a diminuir a formação de bolhas, por conferirem maior proteção contra traumas.

O banho deve ser, preferencialmente, diário e analgésicos podem ser administrados, a fim de se atenuar a dor.

As bolhas maiores necessitam ser esvaziadas com agulha estéril, preferencialmente de médio calibre, tomando-se o cuidado para não deixar romper o teto de maneira extensa, a fim de diminuir a dor e o risco de infecção. Os curativos devem ser feitos cobrindo-se as lesões com óleos com ácidos graxos essenciais ou óleos minerais e vegetais ou vaselina, com posterior colocação de gazes não aderentes, como gaze de rayon, ou outros tipos de curativos não aderentes disponíveis.

A colonização bacteriana das lesões é inevitável, mas, na maioria das vezes, não interfere com a cicatrização delas. Tendo em vista o risco aumentado de resistência bacteriana, deve-se evitar o uso rotineiro de antibióticos tópicos e curativos antimicrobianos, os quais devem ser utilizados apenas nos casos de sinais de infecção bacteriana ou mesmo nas feridas colonizadas por bactérias e que não cicatrizam ("colonização crítica"). Os curativos impregnados com prata também são eficazes na redução da carga biológica, mas há preocupação com absorção da prata e elevação dos seus níveis no plasma. Quando houver sinais clínicos de infecção, deve-se avaliar a indicação de antibiótico tópico ou sistêmico, a depender da extensão do quadro e do estado geral do paciente.[19,20]

A hiperidrose, frequente em pacientes com EBS, deve ser tratada para prevenir e atenuar a formação de bolhas e o prurido. Para isto, podem ser utilizados o amido de milho ou outros pós absorventes, aplicação tópica de cloridrato de alumínio hexahidratado a 20%, iontoforese e até aplicação de toxina botulínica nos casos mais graves.[20,22]

Nos casos com hiperqueratose palmo-plantar, podem ser utilizados queratolíticos tópicos (p. ex., ureia, ácido salicílico, lactato de amônio). A sua concentração depende da idade do paciente, da frequência de aplicação, da duração do tratamento e da tolerabilidade local.[20,23]

A seguir, são descritos os principais subtipos da doença.

Epidermólise bolhosa simples localizada

A EBS localizada era previamente conhecida como EBS de Weber-Cockayne ou erupção bolhosa recorrente das mãos e dos pés.[6]

As lesões costumam ser detectadas nos dois primeiros anos de vida, embora existam casos de aparecimento tardio. As bolhas ocorrem, predominantemente, no dorso e na região plantar dos pés e nas superfícies dos dedos das mãos (Figuras 99.2 e 99.3).[3] Como achado extracutâneo, erosões ou bolhas intraorais podem ser observadas, principalmente durante a infância.[24] Na idade adulta, pode haver hiperqueratose palmo-plantar focal.

O prognóstico é bom, havendo tendência à diminuição das lesões com a idade.[3]

Epidermólise bolhosa simples intermediária

A EBS intermediária era previamente conhecida como EBS de Koëbner ou não Dowling-Meara ou EBS generalizada intermediária.[6]

As primeiras manifestações surgem ao nascimento ou logo após, em áreas de pressão ou trauma. Surgem bolhas e exulcerações, de dimensões variáveis, com conteúdo seroso ou hemorrágico, podendo deixar, eventualmente, cicatrizes atróficas (Figura 99.4). Nesta forma de EB, as palmas e as plantas costumam ser poupadas, diferentemente do que se observa na EBS localizada. Pode haver hiperqueratose palmo-plantar focal e, raramente, pode ser observada a formação de lesões melanocíticas relacionados à EB, o que é conhecido como nevo EB. Nas formas mais graves, pode haver lesões nas mucosas oral e ocular e distrofia ungueal.

O prognóstico é satisfatório e as lesões tendem a melhorar na puberdade, sendo a complicação mais frequente infecção secundária das bolhas.[3]

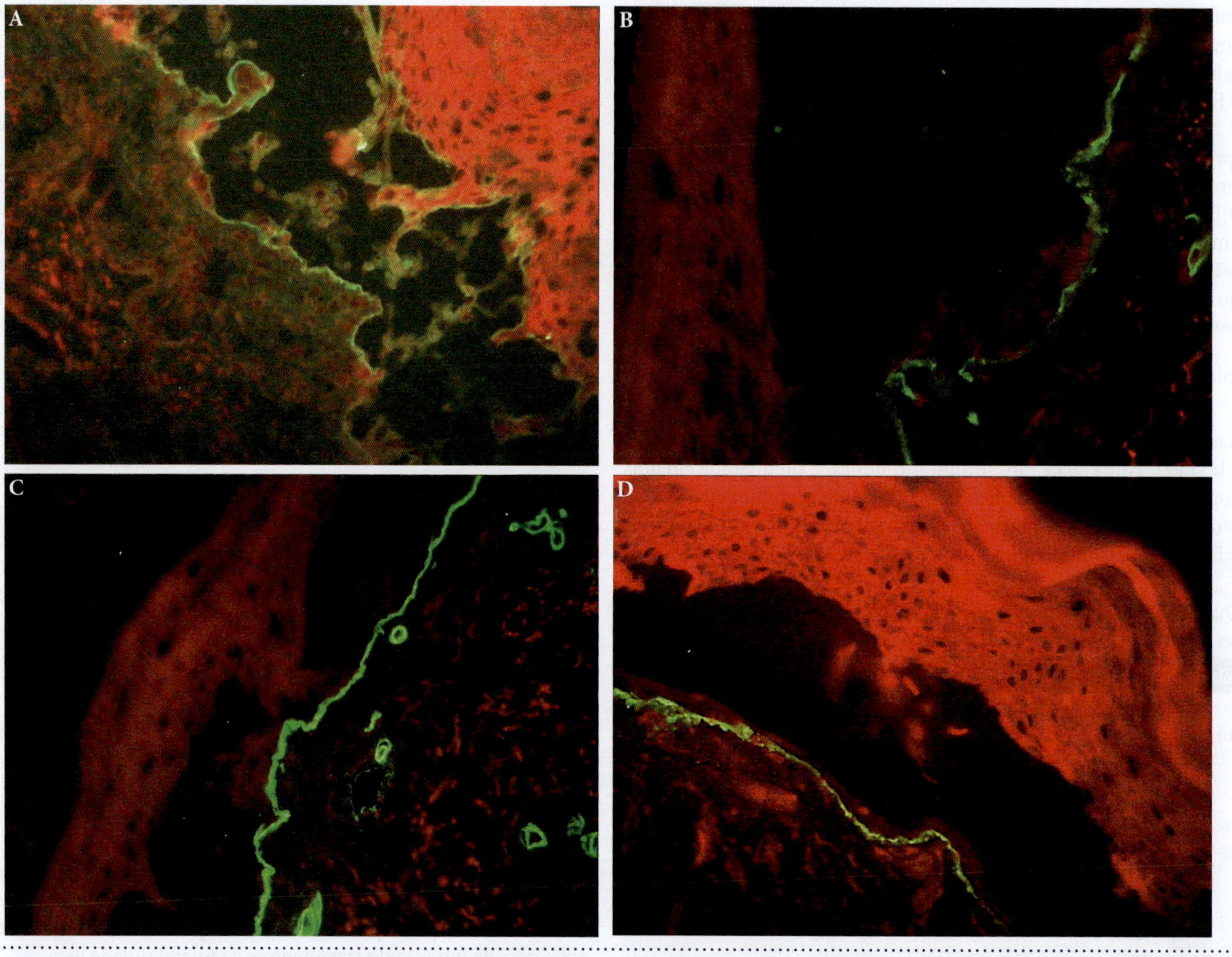

■ **Figura 99.1** Exame de imunomapeamento de paciente com epidermólise bolhosa simples, evidenciando fluorescência no assoalho da bolha com todos os marcadores antigênicos, demonstrando clivagem intraepidérmica. **(A)** Anticorpo antipenfigoide bolhoso. **(B)** Anticorpo antilaminina 332. **(C)** Anticorpo anticolágeno IV. **(D)** Anticorpo anticolágeno VII.

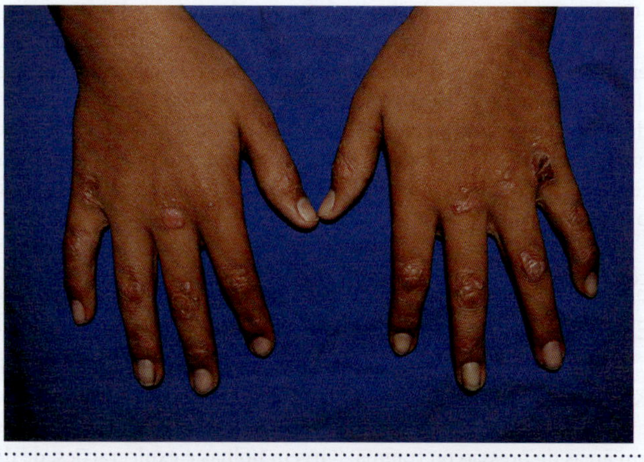

■ **Figura 99.2** Epidermólise bolhosa simples localizada. Erosões, crostas e cicatrizes nas mãos.

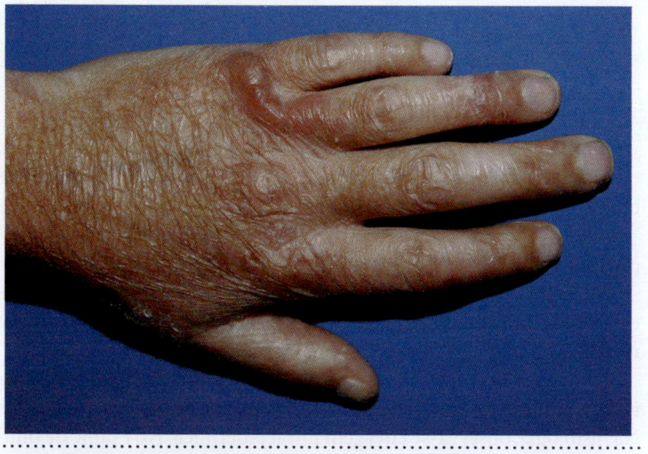

■ **Figura 99.3** Epidermólise bolhosa simples localizada. Bolha íntegra e cicatrizes atróficas na mão esquerda.

Epidermólise bolhosa simples grave

EBS grave era previamente denominada EBS de Dowling-Meara ou EBS herpetiforme ou EBS generalizada grave.[6]

As manifestações clínicas costumam surgir nos primeiros dias de vida e se caracterizam pelo aparecimento de vesículas e bolhas no tronco e extremidades, por vezes com disposição herpetiforme e acompanhadas de milia. Neste subtipo, também pode ser observada a formação do nevo EB (raramente) e pode ocorrer hiperqueratose palmo-plantar difusa e distrofia ungueal. Lesões orais são comuns e pode haver anemia, atraso do crescimento e comprometimento de outros órgãos, como o aparelho gastrointestinal, com constipação. Raramente, pode ocorrer comprometimento traqueolaríngeo.[3,25]

Esta forma de EBS está associada a maior morbidade e, raramente, complicações desta doença podem levar ao óbito precoce.[3]

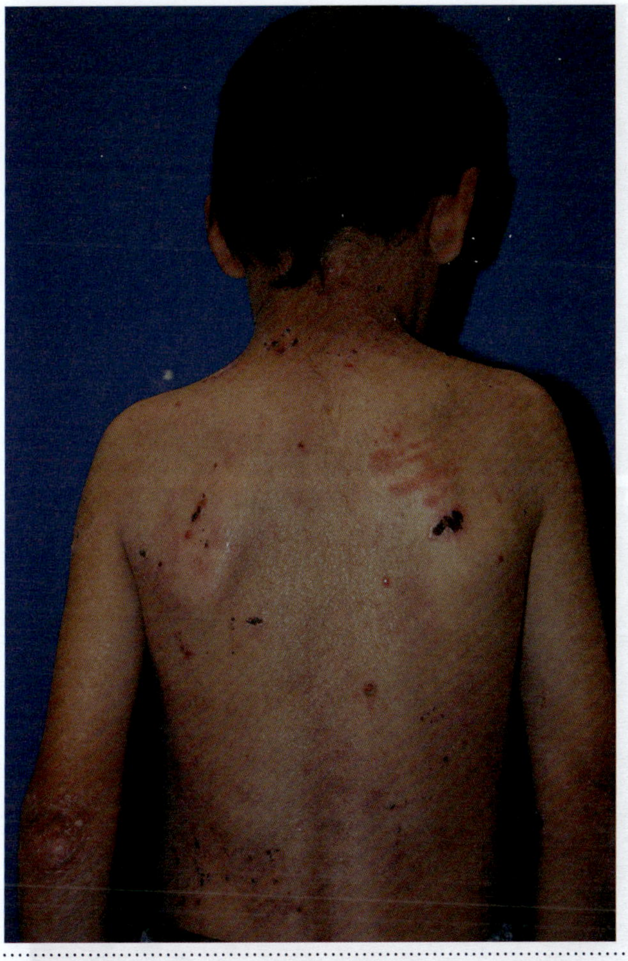

■ **Figura 99.4** Bolhas tensas de conteúdo claro, lesões hemorrágicas e erosões disseminadas.

Epidermólise bolhosa juncional

Trata-se de grupo de EB raras, em que estão alteradas proteínas envolvidas na aderência entre o queratinócito basal e a lâmina densa, ocorrendo clivagem na lâmina lúcida. A forma de herança, na grande maioria dos casos, é autossômica recessiva.

Atualmente, as EB juncionais (EBJ) são subdivididas em dois subgrupos principais, a EBJ grave e a EBJ intermediária (Quadro 99.2).[6]

Quadro 99.2 Subtipos clínicos da epidermólise bolhosa juncional e respectivas proteínas-alvo alteradas.[6]

Subtipos de EBJ mais comuns	Proteína alterada
Grave	Laminina 332
Intermediária	Laminina 332
Intermediária	Colágeno XVII
Com atresia pilórica	Integrina $\alpha 6\beta 4$
Localizada	Laminina 332, colágeno tipo XVII, integrina $\alpha 6\beta 4$, integrina subunidade $\alpha 3$
Inversa	Laminina 332
De início tardio	Colágeno tipo XVII
Síndrome LOC	Laminina $\alpha 3A$
Com doença pulmonar intersticial e síndrome nefrótica	Integrina subunidade $\alpha 3$

Fonte: Adaptado de Has et al., 2020.

O diagnóstico das EBJ pode ser feito pela correlação das características clínicas, histopatológicas, imunológicas e de biologia molecular.[2] A presença de hipoplasia do esmalte dentário é achado característico das EBJ e pode auxiliar no diagnóstico da doença e na diferenciação com outras formas de EB hereditária.[24] Na histologia, observa-se clivagem dermoepidérmica, a qual, ultraestruturalmente, ocorre na lâmina lúcida, entre a membrana plasmática das células basais e a lâmina basal da epiderme. No exame de imunomapeamento, em todos os subtipos, a fluorescência se apresenta no teto da bolha, com o anticorpo contra o antígeno do penfigoide bolhoso. Com o anticorpo contra a laminina 332, pode se localizar no teto ou assoalho da bolha e com os anticorpos anticolágeno IV e VII, no assoalho da bolha (Figura 99.5).[2,18]

Por fim, teste genético pode ser realizado, sendo este considerado exame padrão-ouro para o diagnóstico destas doenças.[2]

Quanto ao tratamento, assim como em outras formas de EB, as medidas mais relevantes são a prevenção da formação de bolhas e o uso de curativos não aderentes, que propiciem cicatrização precoce das lesões, atenuando o risco de infecção secundária. Para prevenir a formação de bolhas, deve-se orientar o uso de roupas, meias e calçados macios, sem costuras internas e apliques, para haver mínimo atrito com a pele do paciente. É aconselhável a utilização de curativos acolchoados nos joelhos e cotovelos e o uso de luvas e meias de materiais não aderentes. Quando houver formação de bolhas, recomenda-se esvaziá-las, conforme referido previamente, com agulha estéril, mantendo-se o teto da bolha. As bolhas e erosões devem ser recobertas com curativos não aderentes, os quais devem, idealmente, ser removidos durante o banho, para atenuar a dor associada a este processo. Se houver sinais de infecção bacteriana associada às lesões cutâneas, antibiótico deve ser utilizado.

Em razão das manifestações odontológicas associadas, é recomendado acompanhamento regular com dentista especializado. Além das alterações do esmalte dentário, há elevada incidência de cáries, devendo a dieta destes pacientes conter menos açúcar. A higiene oral precisa ser cuidadosa, com a utilização de escovas macias.

Nos casos com comprometimento sistêmico, é necessário suporte nutricional, inclusive com reposição de ferro, por via oral ou injetável. O tratamento destes pacientes deve ser multidisciplinar, com o auxílio de pediatra e de nutricionista para elaborar dieta hiperproteica e hipercalórica, levando-se em conta possíveis dificuldades de alimentação. Por vezes, é preciso recomendar a ingestão de alimentos pastosos e líquidos e até a realização de gastrostomia para otimizar o aporte nutricional, sobretudo nos casos mais graves de EBJ. Também devem ser programadas consultas frequentes ao oftalmologista, de acordo com o grau do acometimento ocular.[3,19,20,26]

A seguir, são descritos os subtipos mais comuns da doença.

Epidermólise bolhosa juncional grave

A EBJ grave, previamente conhecida como EBJ variante Herlitz, epidermólise bolhosa letal ou EBJ generalizada grave, é uma das formas mais graves de EB.[2,3,6]

Surgem, desde o nascimento e de maneira disseminada, erosões e bolhas de conteúdo seroso e hemorrágico, de difícil cicatrização. Pode haver formação de milia. Achado patognomônico desta forma de EB é a presença de tecido de granulação exuberante, que geralmente aparece de modo precoce e pode ocorrer na pele e na via aérea superior (Figura 99.6). Bolhas na mucosa oral são comuns e pode haver eventual microstomia e anquiloglossia (alteração no freio da língua, resultando em limitação dos seus movimentos). Estas alterações, associadas às perdas proteicas por meio das lesões cutâneas, geram distúrbios nutricionais, que podem resultar em retardo do crescimento e anemia. Alterações dentárias, por defeitos do esmalte, e cáries, são comumente observadas. As unhas podem estar ausentes ou distróficas. Lesões no couro cabeludo podem evoluir com alopecia. Pode ocorrer ausência congênita localizada da pele, previamente conhecida como síndrome de Bart (aplasia cútis, EB congênita e distrofia ungueal) e atualmente denominada EB com ausência congênita da pele. É valido destacar que aplasia cútis pode ocorrer também em outras formas de EB, como na EB simples e na EB distrófica.[27]

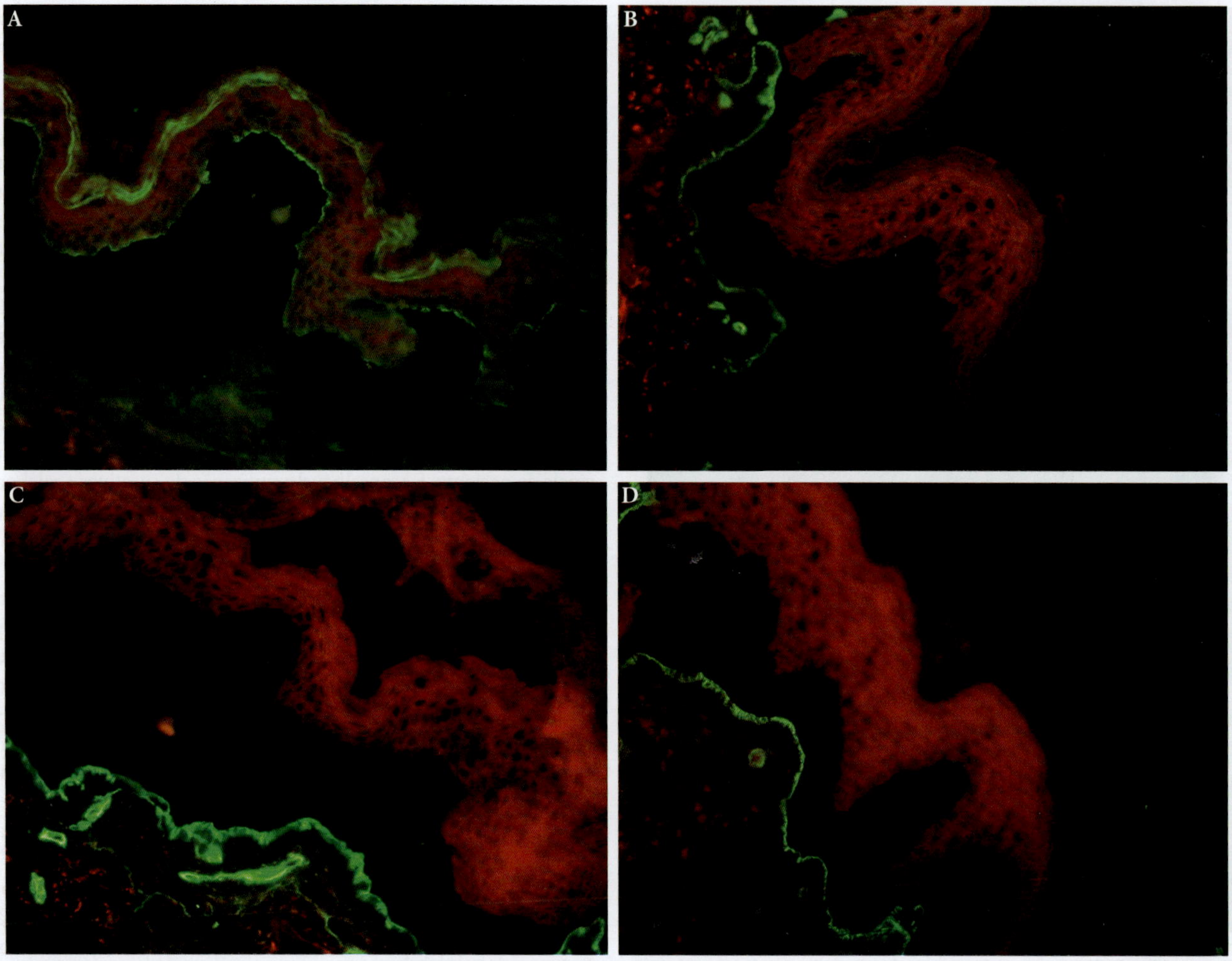

■ **Figura 99.5** Exame de imunomapeamento de paciente com epidermólise bolhosa juncional, evidenciando fluorescência no teto da bolha, com o anticorpo contra o antígeno do penfigoide bolhoso, e no assoalho do bolha com os demais anticorpos. **(A)** Anticorpo antipenfigoide bolhoso. **(B)** Anticorpo antilaminina 332. **(C)** Anticorpo anticolágeno IV. **(D)** Anticorpo anticolágeno VII.

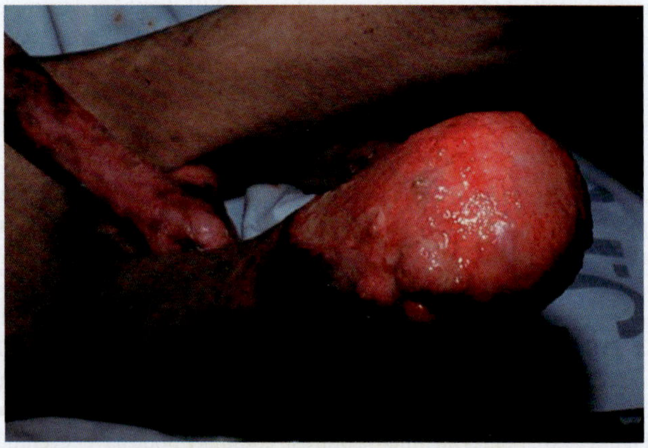

■ **Figura 99.6** Epidermólise bolhosa juncional. Extensa área com erosão e exuberante tecido de granulação, com transformação para carcinoma espinocelular.

Na EBJ grave, é frequente o acometimento de órgãos extracutâneos, como esôfago (estenose), olhos (bolhas, erosões e cicatrizes na córnea, ectrópio), via aérea superior (constrições e estenose) e trato genitourinário.[3,28-30]

Em alguns pacientes, pode ocorrer carcinoma de células escamosas, em idade mais precoce que na população geral (Figura 99.6).[31]

O prognóstico é ruim, muitas vezes com êxito letal dentro dos dois primeiros anos de vida, embora alguns indivíduos possam atingir a idade adulta. Geralmente, estes pacientes morrem por septicemia ou por obstrução traqueolaríngea.[3,28,29]

Epidermólise bolhosa juncional intermediária

A EBJ intermediária, previamente conhecida como EBJ variante não Herlitz, epidermólise bolhosa atrófica generalizada benigna ou EBJ generalizada intermediária, é variante mais comum e menos grave de EBJ.[6]

As bolhas aparecem desde o nascimento, de maneira generalizada, e apresentam conteúdo sero-sanguinolento. Costumam ser observadas cicatrizes atróficas e alterações pigmentares, com hipocromia e acromia pós-inflamatórias. Pode haver formação de milia e formação do nevo EB. Os cabelos apresentam-se esparsos e pode haver alopecia cicatricial e não cicatricial. As unhas costumam ser distróficas e pode ocorrer anoníquia. As lesões mucosas são moderadas e pode haver estenose esofágica, porém de modo menos comum do que é observado na EBJ grave. Os dentes apresentam-se alterados por defeitos no esmalte e cáries são frequentes. Complicações extracutâneas podem ser observadas, como anemia e retardo do crescimento, porém de maneira menos frequente, em comparação com os pacientes com EBJ grave.

O tratamento é semelhante ao recomendado para pacientes com outras formas de EB, sendo fundamentais as medidas de proteção para evitar a formação de bolhas.

O prognóstico é bem melhor que na EBJ grave, porém evolução a óbito também pode ocorrer, principalmente por obstrução da via aérea superior.[2,3,28,29]

Epidermólise bolhosa distrófica

Há vários subtipos de EBD, com transmissão genética autossômica dominante e/ou recessiva e diferentes apresentações clínicas (Quadro 99.3).[6]

Neste subgrupo de EB, há mutação da proteína conhecida como colágeno VII, que é produzida pelos queratinócitos. A microscopia eletrônica e a caracterização imunohistoquímica com anticorpos contra o colágeno VII mostram alteração nas fibrilas de ancoragem, desde diminuição até sua ausência completa.

Quadro 99.3 Subtipos clínicos da epidermólise bolhosa distrófica e respectivas proteínas-alvo alteradas e genes mutados.[6]

Subgrupos de EBD	Subtipos de EBD	Proteína alterada
Autossômica dominante	Intermediária	Colágeno tipo VII
	Localizada	
	Pruriginosa	
	Autorreparável	
Autossômica recessiva	Grave	
	Intermediária	
	Inversa	
	Localizada	
	Pruriginosa	
	Autorreparável	
Dominante e recessiva (heterozigose composta)	Grave	

Fonte: Adaptado de Has et al., 2020.

Clinicamente, costumam ser observadas milias (Figura 99.7), cicatrizes atróficas e, principalmente na forma EBD recessiva, pseudossindactilia (Figura 99.8).[3]

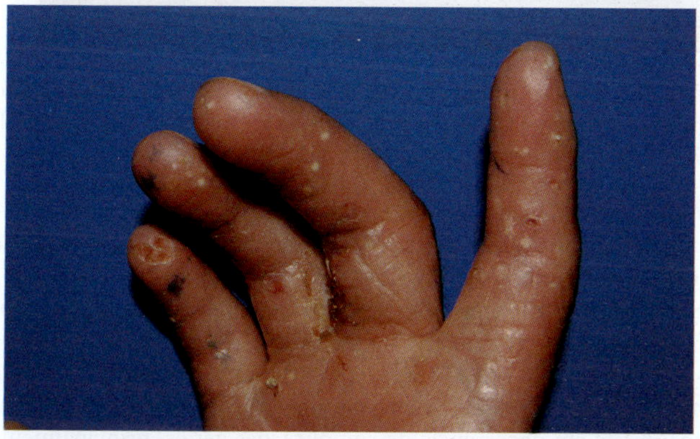

■ **Figura 99.7** Milia em paciente com epidermólise bolhosa congênita.

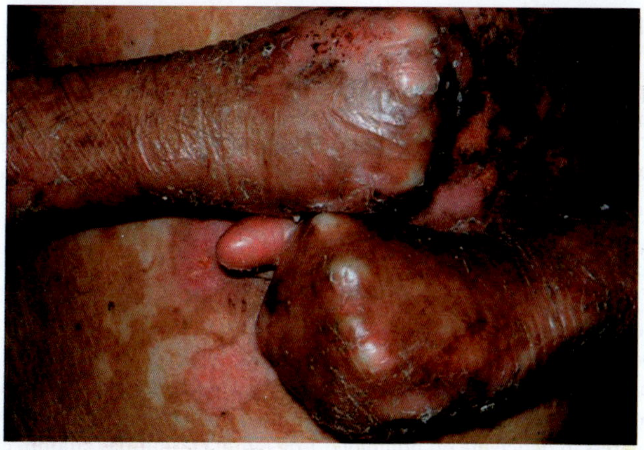

■ **Figura 99.8** Pseudossindactilia em caso de paciente com epidermólise bolhosa distrófica recessiva.

No exame histopatológico, não há diferenças entre as formas de epidermólise bolhosa distrófica dominante e recessiva. No exame de imunomapeamento, a fluorescência se apresenta no teto da bolha com os anticorpos contra o antígeno do penfigoide bolhoso, contra a laminina 332 e contra o colágeno IV. Com o anticorpo contra o colágeno VII, este pode se localizar no teto ou assoalho da bolha na forma dominante e estar diminuído ou ausente na forma recessiva (Figuras 99.9 e 99.10). O teste genético é o exame padrão-ouro para o diagnóstico.[2,3,18]

As terapias de suporte constituem a base do tratamento. A prevenção para a formação de novas bolhas e cuidados com as feridas são fundamentais. Novas bolhas devem ser drenadas, com a utilização de agulha estéril, mantendo-se o teto, o qual atua como curativo de feridas naturais. Recomenda-se que as bolhas sejam recobertas por curativos não aderentes, os quais devem ser trocados diariamente, após limpeza da pele. Curativos adesivos e compressivos devem ser evitados, porque induzem novas bolhas. Assim como previamente mencionado, se houver sinais clínicos de infecção, tratamento antimicrobiano deve ser introduzido.[3,8]

Os pacientes com EB apresentam elevado gasto de energia e perda proteica pelo processo constante de cicatrização de feridas, sobretudo naqueles com formas mais graves. Ao mesmo tempo, em alguns pacientes com EBD recessiva, há envolvimento da mucosa orofaríngea, esofágica e gastrointestinal, ocasionando limitações na ingestão de alimentos. Nestes casos, é recomendado especial atenção à nutrição, com dietas com mais calorias e proteínas, a fim de otimizar a cicatrização de feridas, haver o adequado crescimento e desenvolvimento do paciente e melhorar sua qualidade de vida. Pode ser necessário, inclusive, uso de sonda nasogástrica ou até mesmo gastrostomia.[3,8,24,26]

Outro sintoma comumente observado é obstipação intestinal, geralmente por retenção fecal pelas dores produzidas pelas erosões anais, sendo necessário, por vezes, o uso de laxativos.[8]

Sobretudo nos pacientes com EBD recessiva, é fundamental o cuidado na prevenção da formação de pseudossinéquias entre os dedos. O uso de luvas, feitas sob medida e com tecido não aderente, impedem que os dedos com erosões entrem em contato entre si e, portanto, dificultam a adesão entre eles. Se já houver esta complicação, cirurgia corretiva pode ser realizada com ortopedista especializado em cirurgia de mãos em pacientes com EB. Após a cirurgia, são indicados cuidados para evitar novas pseudossinéquias entre os dedos e contraturas, por meio de fisioterapia especializada e uso de órteses noturnas e luvas diurnas, de tecido não aderente.[32,33]

Pacientes com EBD recessiva, usualmente, apresentam maior incidência de cáries. Hipoplasia do esmalte dentário, observada nos pacientes com EBJ, não costuma ocorrer.[24]

Casos graves, com sintomas em vários órgãos, requerem acompanhamento multidisciplinar, com pediatras, dermatologistas, cirurgiões dermatológicos, ortopedistas, dentistas, nutricionistas, fisioterapeutas, psicólogos e outros especialistas.[3,8]

A seguir, são descritas as variantes mais comuns entre as EBD.

Epidermólise bolhosa distrófica dominante intermediária

Esta variante de EB, previamente denominada epidermólise bolhosa de Pasini, ED de Cockayne-Touraine ou EBDD generalizada, apresenta suas primeiras manifestações logo ao nascimento. As lesões ocorrem de forma generalizada e caracterizam-se pela formação de bolhas tensas, de conteúdo seroso ou hemorrágico (Figura 99.11). Com a evolução, surgem cicatrizes atróficas e, ocasionalmente, hipertróficas, discromias e milia. Em alguns pacientes, as lesões cicatriciais assumem a forma de placas brancas, elevadas, frequentemente peri-foliculares, localizadas predominantemente nas extremidades dos membros, cotovelos, joelhos e tronco. Nestes, na adolescência, podem surgir lesões atróficas sem lesões bolhosas prévias. Esta apresentação era anteriormente denominada variante albopapuloide de Pasini. Onicodistrofias são comuns, podendo ocorrer também anoníquia. Acometimento da mucosa oral é raro e não há alterações dentárias. O estado geral dos pacientes com esta forma de EBD não é comprometido e, geralmente, o prognóstico é bom, podendo haver diminuição da atividade da doença ao longo dos anos.[2,3,6,8]

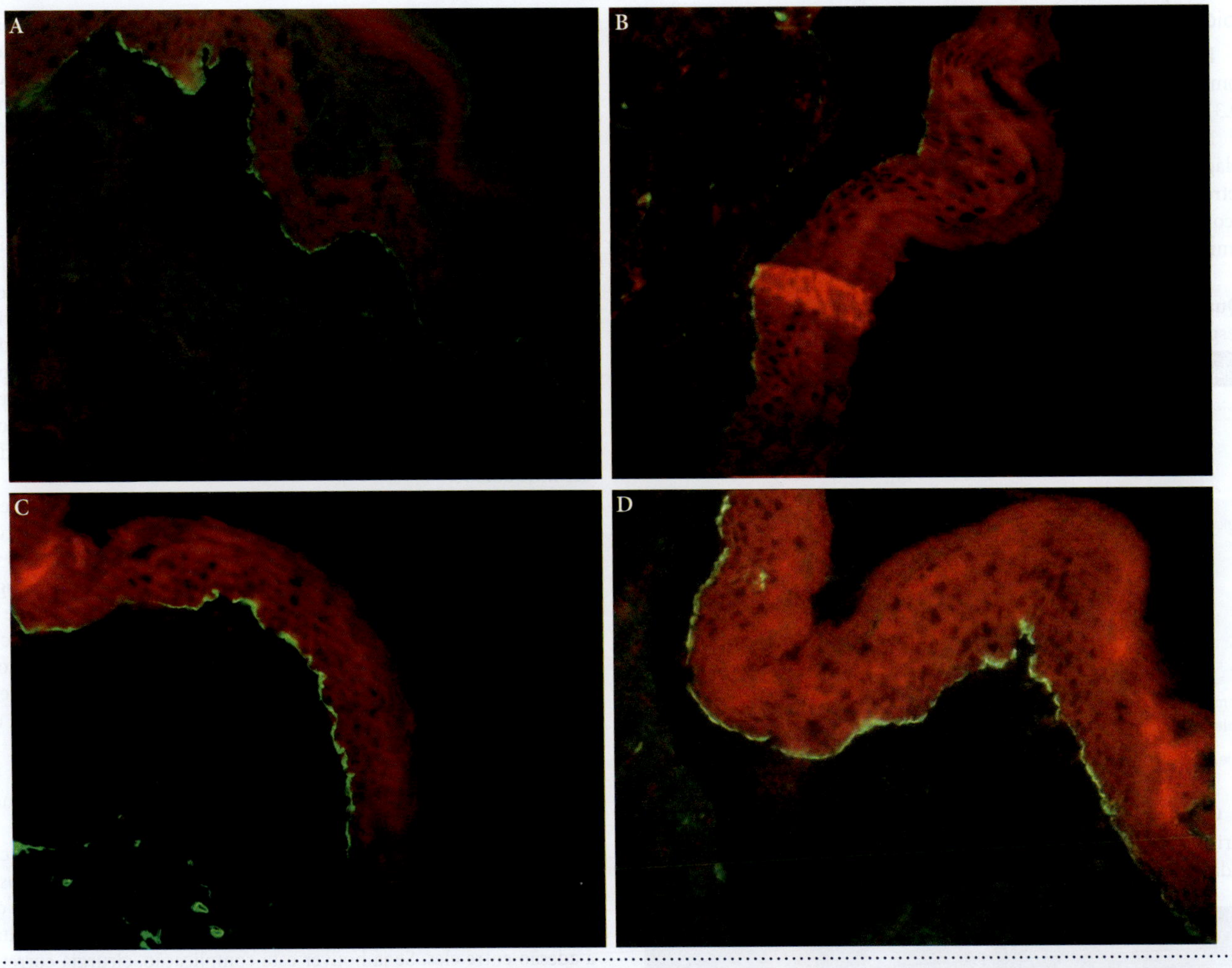

■ **Figura 99.9** Exame de imunomapeamento de paciente com epidermólise bolhosa distrófica dominante, evidenciando fluorescência no teto da bolha com os anticorpos contra o antígeno do penfigoide bolhoso, contra a laminina 332, contra o colágeno IV e contra o colágeno VII. **(A)** Anticorpo antipenfigoide bolhoso. **(B)** Anticorpo antilaminina 332. **(C)** Anticorpo anticolágeno IV. **(D)** Anticorpo anticolágeno VII.

Epidermólise bolhosa distrófica recessiva grave

Trata-se de subtipo de EB hereditária grave, anteriormente designada epidermólise bolhosa de Hallopeau-Siemens ou EBDR generalizada grave, causada pela redução significativa ou ausência da expressão do colágeno VII.[2,3,6]

O quadro é observado, desde o nascimento, sob a forma de bolhas hemorrágicas e erosões generalizadas, que acometem a pele e as mucosas (Figura 99.12). Comumente, há a formação de cicatrizes, por vezes mutilantes, milia e discromias (Figura 99.13). O prurido é sintoma constante e pode desencadear mais lesões e aumentar o risco de infecção bacteriana secundária (Figura 99.14). Os cabelos costumam ser mais rarefeitos e pode haver alopecia cicatricial. As lesões da mucosa oral determinam o aparecimento de anquiloglossia, microstomia e cicatrizes. Lesões esofágicas podem resultar em estenoses graves. Estas alterações dificultam a nutrição, sendo comum o desenvolvimento de anemia, retardo do crescimento, atraso da puberdade e osteoporose. Há frequência aumentada de cáries, mas não se observa alteração do esmalte dentário.

As mãos e os pés podem apresentar pseudossinéquias e até fusão total dos dedos, unhas hipoplásicas ou anoníquia, e contraturas, causando a inutilização funcional das extremidades.

Os pacientes apresentam manifestações extracutâneas, com possível envolvimento dos olhos, do trato gastrointestinal, trato geniturinário, rins e coração. Nos olhos, é frequente haver abrasões, cicatrizes, *pannus* corneano (vascularização superficial da córnea, com infiltração de tecido de granulação, causando redução da acuidade visual), bolhas nas pálpebras e ectrópio, bolhas na conjuntiva e simbléfaro (aderência entre a superfície conjuntival das pálpebras e o bulbo ocular). Há risco aumentado de glomerulonefrite, amiloidose renal, nefropatia por IgA e cardiomiopatia dilatada, esta, possivelmente, associada à deficiência de micronutrientes e/ou reposição crônica e excessiva de ferro.

Pode ocorrer formação de nevo EB, desenvolvimento de carcinomas espinocelulares e melanoma, de forma precoce.[3,8,28]

O prognóstico dos pacientes com EBD recessiva grave é ruim e a maioria dos pacientes não sobrevive além dos 30 anos de idade, principalmente em decorrência de complicações gerais, principalmente renais, infecciosas e carcinoma espinocelular agressivo.[8,34]

Epidermólise bolhosa distrófica recessiva intermediária

Neste subtipo de EB congênita, anteriormente designada como epidermólise bolhosa não Hallopeau-Siemens ou EBDR generalizada intermediária, há expressão do colágeno VII, porém de forma reduzida.

Apresenta quadro clínico semelhante à EBD recessiva grave, porém as manifestações são, no geral, menos exuberantes e o prognóstico destes pacientes costuma ser melhor.[2,3,6,8]

Epidermólise bolhosa Kindler

A EB Kindler é caracterizada pela formação de bolhas, de forma generalizada, seguido pelo desenvolvimento de fotossensibilidade e poiquilodermia.

Trata-se de doença de herança autossômica recessiva, por mutações de perda de função no gene kindlin-1 (FERMT1), ocasionando expressão deficiente do homólogo 1 da família fermitina (kindlin-1), uma proteína que auxilia na ligação do citoesqueleto de actina dos queratinócitos basais à matriz extracelular subjacente.

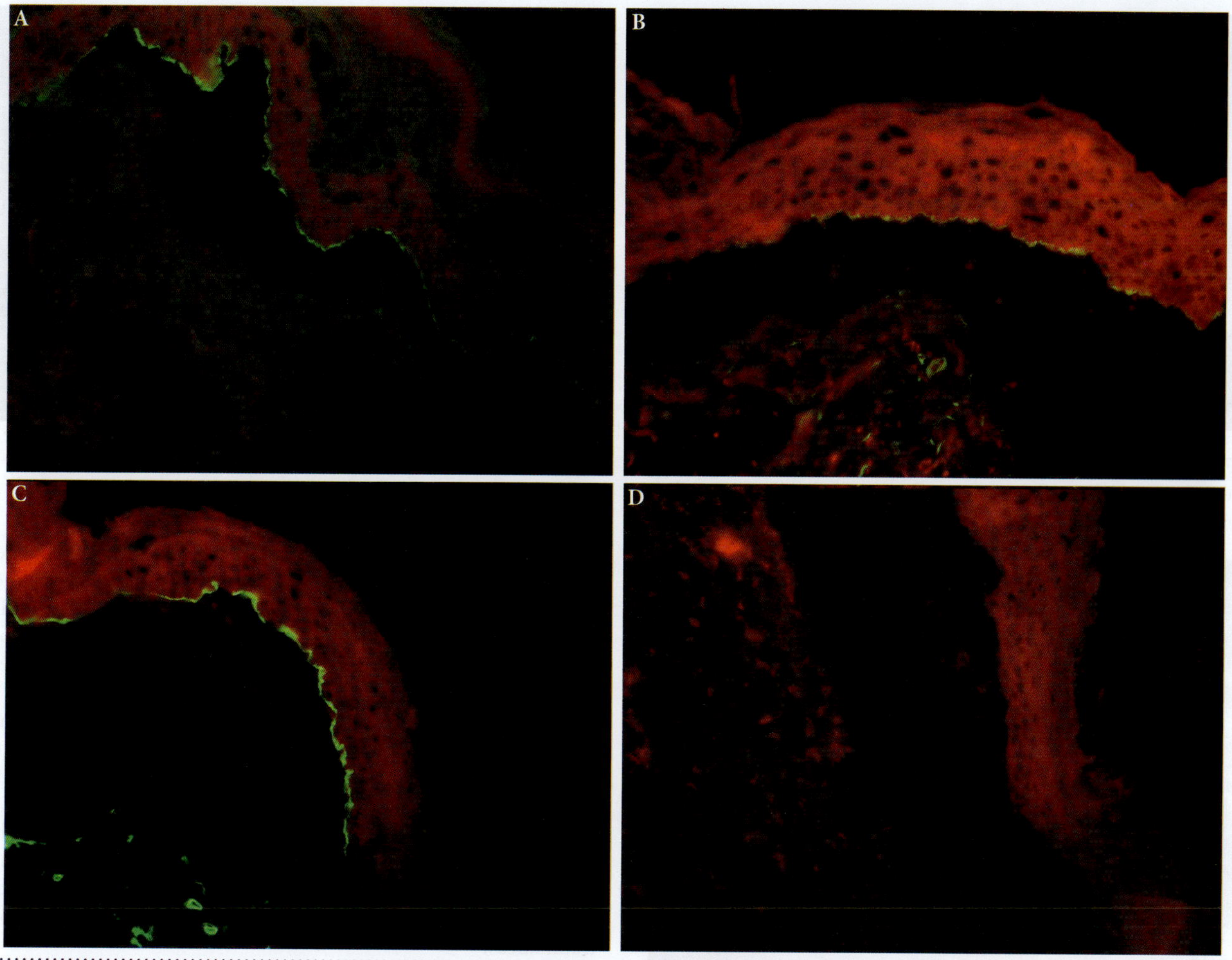

■ **Figura 99.10** Exame de imunomapeamento de paciente com epidermólise bolhosa distrófica recessiva, evidenciando fluorescência no teto da bolha com os anticorpos contra o antígeno do penfigoide bolhoso, contra a laminina 332 e contra o colágeno IV. Observa-se ausência de fluorescência contra o colágeno VII. (**A**) Anticorpo antipenfigoide bolhoso. (**B**) Anticorpo antilaminina 332. (**C**) Anticorpo anticolágeno IV. (**D**) Anticorpo anticolágeno VII.

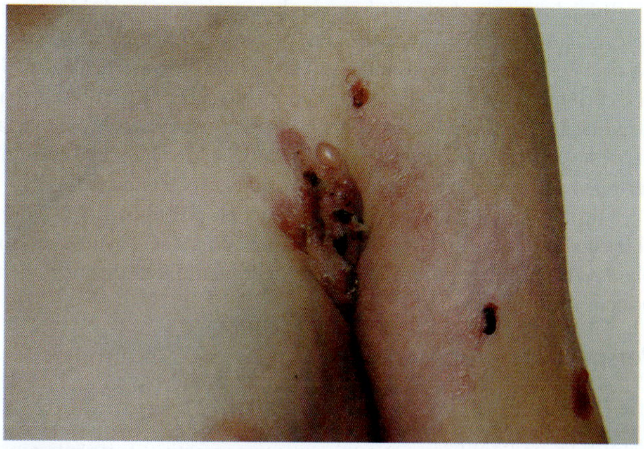

■ **Figura 99.11** Epidermólise bolhosa distrófica dominante. Bolhas íntegras e rotas, crostas serosas e hemorrágicas e cicatrizes atróficas em região sujeita a trauma.

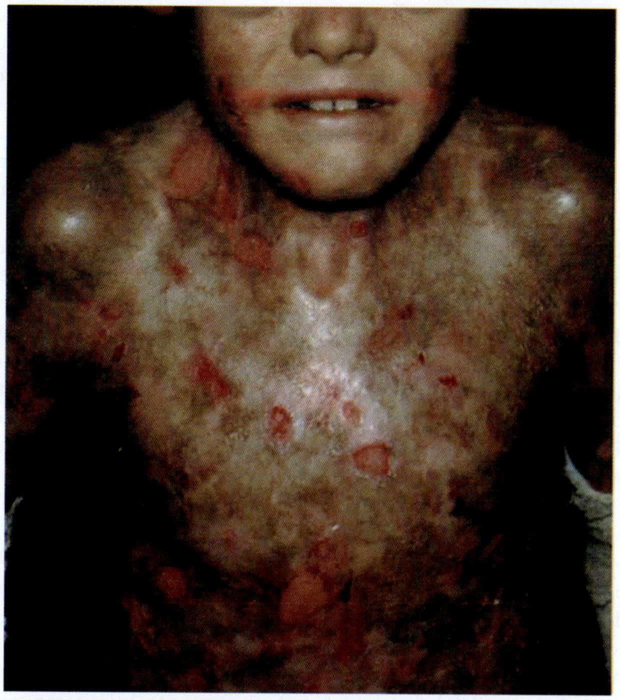

■ **Figura 99.12** Epidermólise bolhosa distrófica recessiva. Extenso acometimento cutâneo com erosões e cicatrizes.

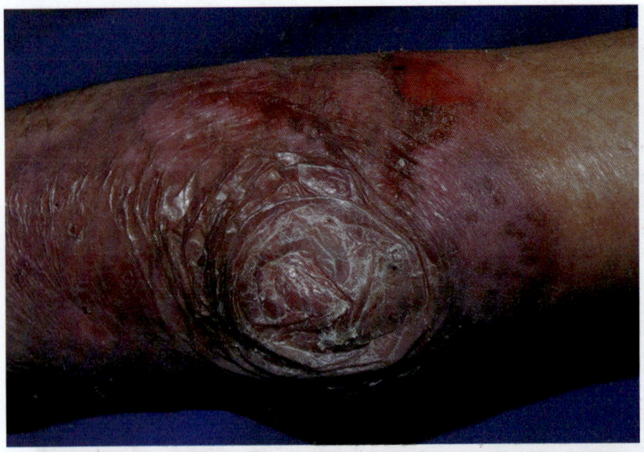

■ **Figura 99.13** Epidermólise bolhosa distrófica recessiva. Detalhe de lesão cicatricial atrófica no cotovelo, associada a lesões erodidas recentes.

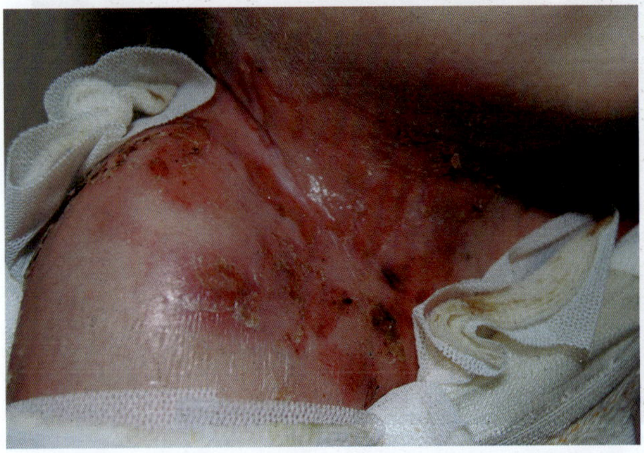

■ **Figura 99.14** Epidermólise bolhosa distrófica recessiva. Múltiplas erosões em área de trauma, com crostas melicéricas.

O diagnóstico baseia-se no exame clínico e determinação, por biópsia, do nível de clivagem das bolhas formadas após pequenos traumas. A biópsia de amostras de pele demonstra planos de clivagem variados, pois a formação de bolhas pode ocorrer abaixo da lâmina densa, dentro da lâmina lúcida ou dentro dos queratinócitos basais. O diagnóstico é confirmado por teste genético molecular.

A doença geralmente se manifesta logo ao nascimento, com formação de bolhas induzidas por trauma, as quais tendem a se tornar menos comuns ao longo dos anos. O acometimento da mucosa oral é frequente, inclusive com hiperplasia gengival, gengivite e periodontite. São também comumente observados fotossensibilidade (mais proeminente na infância), poiquilodermia progressiva e atrofia cutânea (Figura 99.15). Podem ocorrer colite, esofagite e estenose esofágica. Envolvimento anal (sangramento, estenose), urogenital (sangramento uretral, estenose meatal) e ocular (ectrópio) também têm sido descritos. Outras características podem incluir: xerose cutânea e descamação fina, hiperqueratose palmo-plantar, formação de milia, distrofia ungueal, pseudoainhum, pseudossindactilia, maior incidência de cáries e maior suscetibilidade para o desenvolvimento precoce de carcinoma espinocelular.

Quanto ao tratamento, o paciente deve ser acompanhado por equipe multidisciplinar. Para o quadro cutâneo, recomendam-se medidas de prevenção da formação de bolhas, uso de curativos não aderentes sobre as feridas e uso de emolientes, uma vez que a pele destes pacientes costuma ser seca. As medidas preventivas também devem ser adotadas para a fotossensibilidade, com fotoproteção, tanto mecânica como com a utilização de fotoprotetores tópicos. Na maioria dos casos, a expectativa de vida não é afetada.[2,3,6,35,36]

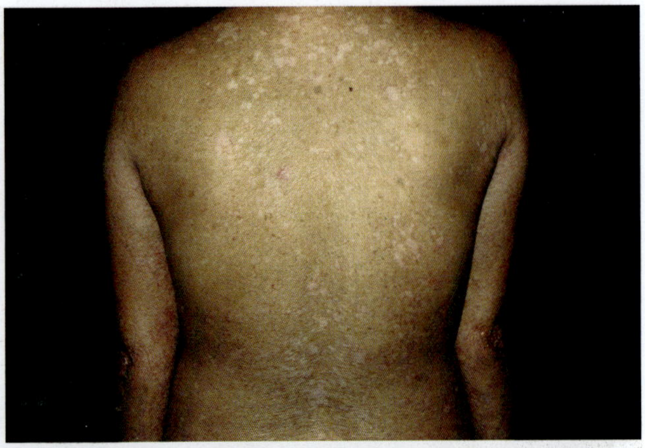

■ **Figura 99.15** Paciente com poiquilodermia e atrofia cutânea.

Diagnósticos diferenciais

Na maioria das situações, o diagnóstico de EB hereditária pode ser feito sem dificuldade. Em apenas uma minoria dos casos, usualmente em neonatos e crianças pequenas, haverá necessidade de um diagnóstico diferencial mais acurado, antes da confirmação laboratorial, sobretudo se não houver história familiar de doença bolhosa congênita ou se os achados clínicos forem atípicos para EB.

Os diagnósticos diferenciais principais, entre as doenças congênitas, são: ictiose epidermolítica (hiperqueratose epidermolítica), paquioníquia congênita, porfirias congênitas, acrodermatite enteropática, incontinência pigmentar, displasia ectodérmica e aplasia cútis. Entre as doenças adquiridas, podem ser consideradas: dermatose bolhosa por IgA linear, penfigoide bolhoso infantil, pênfigo, epidermólise bolhosa adquirida, herpes simples neonatal, síndrome da pele escaldada estafilocócica, impetigo bolhoso, mastocitose com bolhas e bolhas traumáticas.[3,37]

Para epidermólise bolhosa pruriginosa, uma variante incomum de EBD, descrita por McGrath em 1994,[38] outros diagnósticos diferenciais podem ser incluídos, como líquen plano hipertrófico, líquen simples crônico, prurigo nodular, amiloidose cutânea, doença de Nekam e dermatite artefata.[39,40]

No caso da EB Kindler, o diagnóstico diferencial inclui, além das outras formas de EB hereditária, as doenças congênitas com fotossensibilidade e poiquilodermia, como a síndrome de Rothmund-Thomson, a síndrome de Bloom, a disqueratose congênita e o xeroderma pigmentoso.[35]

Diagnóstico pré-natal das epidermólises bolhosas congênitas

É possível a realização de diagnóstico pré-natal de EB hereditária em famílias sob risco de ocorrência de formas graves da doença.

Inicialmente, os testes tinham por base amostragem de biópsia de pele fetal. Atualmente, são realizadas, preferencialmente, análises com base no DNA, sobretudo usando-se o DNA fetal derivado de biópsia de vilo coriônico. Este procedimento é conduzido entre a 10ª e 12ª semanas de gestação e os casais devem ser aconselhados que o risco de perda fetal para este procedimento é de 0,5% a 1%. A análise do DNA fetal costuma ser realizada entre 48 e 72 horas após a sua recepção no laboratório.

Outra possibilidade é o rastreio genético pré-implantação, uma abordagem que define um genótipo associado à doença antes da implantação no útero, porém, esta técnica somente está disponível em poucos centros no mundo.[3,41]

Perspectivas terapêuticas

Vários estudos, com abordagens experimentais para o tratamento das EB hereditárias, sobretudo as formas mais graves, estão sendo publicados e, desta forma, surgem novas perspectivas terapêuticas.

Opções descritas na literatura são: curativos biológicos, como enxerto de pele alogênico e autólogo, uso de matriz de regeneração dérmica (Integra®), enxerto de pele cultivada; terapia celular, como transplante de fibroblastos alogênicos (nos casos de EBD recessiva, para fornecer uma fonte de colágeno VII normal) e transplante de células-tronco derivadas da medula óssea; terapia gênica; e infusão de proteínas recombinantes (nos casos de pacientes com EBD recessiva, infusão de colágeno VII).

No entanto, estas abordagens são extremamente complexas, não só em termos técnicos, mas também na forma como a doença crônica, sua evolução e suas complicações podem ser alteradas em longo prazo. Eficácia terapêutica, bem como resultados inesperados, devem ser cuidadosamente monitorizados.[3,42]

ACRODERMATITE ENTEROPÁTICA

Acrodermatite enteropática é doença rara, hereditária, em que ocorre deficiência de zinco, por defeito em sua absorção no intestino, principalmente no duodeno e jejuno. Caracteriza-se pela tríade clássica de dermatite periorificial e acral, alopecia e diarreia. Pode até ser fatal se não tratada.[43,44]

Foi descrita, pela primeira vez, por Brandt em 1936 e identificada como doença distinta por Danbolt e Closs em 1943.[45,46]

Etiopatogenia

Trata-se de doença de herança autossômica recessiva, com mutação no gene SLC39A4, localizado no cromossomo 8q24.3. Este gene é responsável pela codificação da proteína transportadora ZIP 4, resultando em absorção intestinal insuficiente de zinco e sua consequente deficiência.[43,44,47]

O zinco é microelemento essencial para diversos processos biológicos. Ele é parte da estrutura de metaloenzimas e fatores de transcrição, atua na síntese de ácido nucleico e proteínas, na eliminação de radicais livres, na cicatrização de feridas e no adequado funcionamento do sistema imunológico.[47]

As primeiras manifestações da acrodermatite enteropática, geralmente, iniciam-se no lactente, quando se substitui o leite materno por leite de vaca ou alguns dias a semanas após o nascimento em lactentes alimentados exclusivamente com leite bovino. O leite humano e o bovino contêm concentrações semelhantes de zinco, porém, o zinco do leite materno é mais biodisponível para lactentes do que o presente no leite bovino. O zinco no leite humano é fixado a um ligante de baixo peso molecular secretado pelo pâncreas, o que favorece sua absorção.[48,49]

Epidemiologia

Estima-se que a doença tenha prevalência de 1 a 9 em cada 1 milhão de indivíduos e incidência de um caso para 500 mil recém-nascidos. Não há predileção por sexo e etnia.[47]

Manifestações clínicas

A tríade clássica consiste em dermatite acral, alopecia e diarreia, porém, ela é observada, de forma completa, na minoria dos pacientes.

As lesões se desenvolvem, usualmente, em dias a semanas após o nascimento, em crianças alimentadas com leite bovino e, logo após o desmame, em crianças que estavam em aleitamento materno. As primeiras manifestações são lesões eritematodescamativas ou eczematosas, às vezes lesões vesiculobolhosas ou pustulosas, distribuídas de forma simétrica e localizadas nas regiões perioral, anogenital e acral (Figuras 99.16 e 99.17). Sem tratamento, o quadro cutâneo torna-se mais extenso, podendo acometer as regiões periocular, perinasal, peri-auricular, cervical, abdome, dorso, região inguinal e coxas. Outros sinais mucosos e cutâneos consistem em alopecia difusa, perda de cílios e sobrancelhas, queilite, glossite, gengivite, estomatite, e alterações ungueais, como onicodistrofia e onicólise.

A diarreia é a alteração extracutâneo mais comum. Em crianças com diarreia, distúrbios neuropsicológicos são comuns, como irritabilidade, letargia, depressão e anorexia. Podem ser também observados retardo do crescimento, perda de peso, anemia, cicatrização prejudicada e envolvimento oftalmológico (fotofobia, blefarite, conjuntivite).

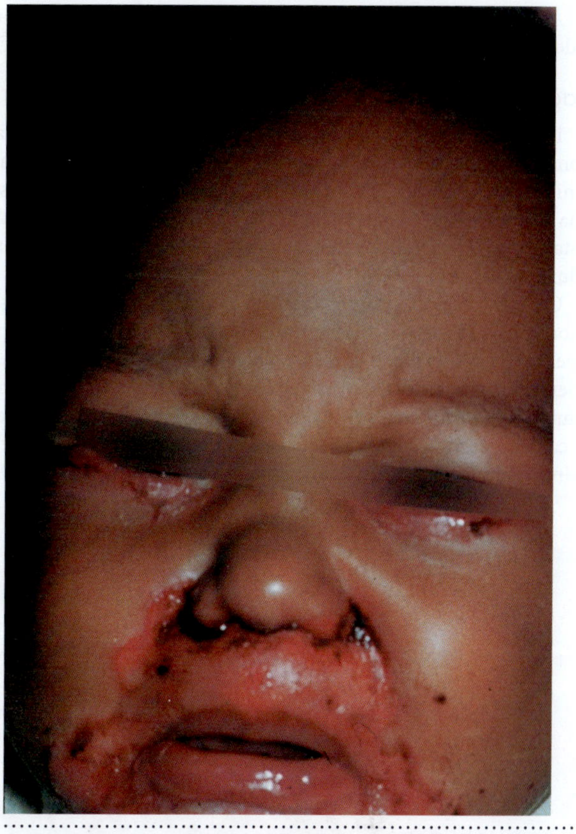

Figura 99.16 Acrodermatite enteropática. Placas eritematoerosivas, bem delimitadas na face, com predomínio nas áreas periorificiais.

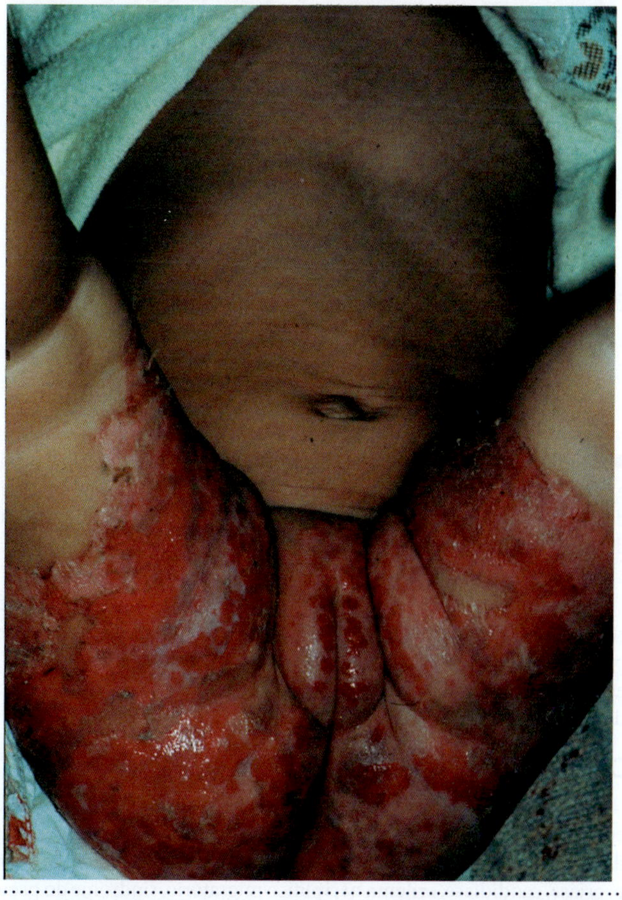

Figura 99.17 Acrodermatite enteropática. Extensa placa eritematovesicobolhosa, com múltiplas erosões, na região anogenital e inguinal.

As infecções bacterianas secundárias e candidíases são comuns e podem modificar o quadro clínico.[43,50]

Diagnóstico

Em nosso meio, o diagnóstico é realizado, principalmente, pela demonstração de baixos níveis de zinco plasmático ou sérico. A dosagem diminuída de fosfatase alcalina também pode auxiliar no diagnóstico, uma vez que esta é uma metaloenzima dependente de zinco. É válido destacar que hipoalbuminemia acentuada está associada a níveis séricos reduzidos de zinco.

O exame histopatológico também pode auxiliar no diagnóstico, embora não seja específico, e revela dermatite subaguda. Na parte superior da epiderme, a presença de células claras é abundante. Há hiperplasia psoriasiforme e vesículas subcórneas e ausência de camada granulosa. As lesões mais antigas mostram hiperplasia e paraqueratose na camada córnea, algumas células disqueratóticas e acantolíticas, e há infiltrado linfo-histiócitário perivascular na derme (Figura 99.18).

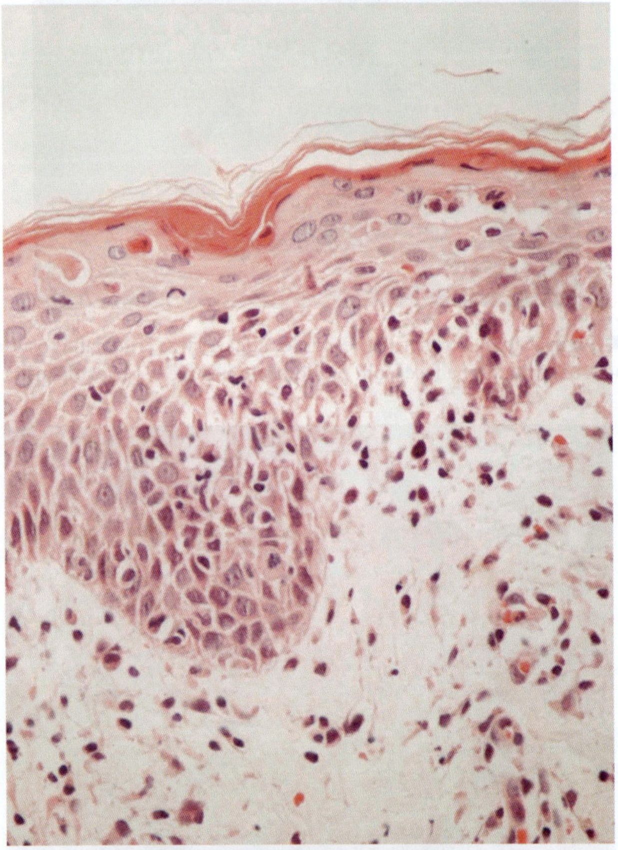

■ **Figura 99.18** Acrodermatite enteropática. Epiderme com hiperplasia e paraqueratose, algumas células disqueratóticas e acantolíticas, ausência de camada granulosa e infiltrado linfo-histiócitário perivascular na derme (hematoxilina eosina, magnificação: 10x).

Em variantes raras de acrodermatite enteropática, os níveis séricos de zinco podem ser normais, possivelmente por haver, nestes pacientes, liberação alterada de zinco para os tecidos. Desta forma, o exame padrão-ouro para diagnóstico é o teste genético, com pesquisa de mutações no gene SLC39A4.[51-54]

Diagnósticos diferenciais

Os principais diagnósticos diferenciais a serem considerados são: epidermólise bolhosa congênita, histiocitose de células de Langerhans, dermatite atópica, dermatite seborreica grave, dermatite de contato, psoríase, candidíase, eritema necrolítico migratório, síndrome do pseudoglucagonoma, deficiência de biotina, deficiência de vitamina B2 (riboflavina), deficiência de ácidos graxos essenciais, fenilcetonúria, desordens metabólicas do ciclo da ureia (p. ex., deficiência de ornitina transcarbamilase) e acidemias orgânicas, causadas por degradação aberrante de aminoácidos de cadeia ramificada, como acidemia propiônica e acidemia metilmalônica.[48-50,52,55,56]

Observou-se ainda que níveis de zinco do leite materno anormalmente baixos causam deficiência transitória de zinco em lactentes em aleitamento materno. Mutações no gene materno SLC30A2, que codifica o transportador de zinco ZnT2, já foram identificadas.[57,58]

A deficiência de zinco também pode ocorrer de forma adquirida e os achados clínicos são similares aos da forma herdada. Várias afecções podem resultar nesta deficiência, como doenças inflamatórias intestinais, síndromes diarreicas, fibrose cística, queimaduras graves, gravidez, infecção pelo HIV, síndrome nefrótica, prematuridade, quimioterapia, alcoolismo, insuficiência pancreática, gastrectomia total ou parcial, cirrose hepática, neoplasias, e nutrição parenteral prolongada.[55,59]

Tratamento

A suplementação oral ou intravenosa de zinco promove melhora rápida, com reversão da maioria das manifestações clínicas em horas a dias. A diarreia melhora geralmente em 24 horas e as lesões cutâneas desaparecem dentro de 1 a 2 semanas de tratamento, sem a necessidade de terapia tópica complementar.[43]

Sulfato ou gluconato de zinco, por via oral, na dose de 1 a 3 mg/kg/dia de zinco elementar costuma ser suficiente para o reajuste dos níveis séricos de zinco e a reposição deve ser mantida por toda a vida. Deve-se fazer dosagem de zinco, inicialmente, trimestral e quando se mantiver estável, semestral ou anual. Antes da introdução desta terapia, o prognóstico era pobre, com mortalidade elevada.[47,50,54,60,61]

A reposição excessiva do zinco, acima dos níveis recomendados, deve ser evitada, porque a suplementação com zinco pode diminuir os níveis de cobre no sangue e overdoses acidentais podem causar falência de múltiplos órgãos. Os efeitos colaterais da terapia de zinco incluem irritação gástrica, com náuseas, vômitos e hemorragia gástrica.[62]

■ PÊNFIGO BENIGNO FAMILIAR CRÔNICO

Trata-se de doença rara, crônica, caracterizada por vesículas, erosões e maceração nas regiões flexurais. Também conhecida como doença de Hailey-Hailey, é genodermatose de herança autossômica dominante, com penetrância completa, na qual se constata história familiar em dois terços dos casos.[63]

Etiopatogenia

O gene alterado no pênfigo benigno familiar é o ATP2C1, localizado no cromossomo 3q21q24. Sua função é manter as concentrações intracelulares normais de Ca^{2+}/Mn^{2+}, transportando Ca^{2+}/Mn^{2+} para o aparelho de Golgi. As mutações do gene ATP2C1 são responsáveis pelos níveis anormais de Ca^{2+}/Mn^{2+} no citoplasma e falha na deposição de cálcio no aparelho de Golgi, causando defeitos no processamento de proteínas e ruptura dos desmossomos. Como resultado, há comprometimento da adesão dos queratinócitos e acantólise. As variações fenotípicas observadas indicam que fatores ambientais e outros fatores genéticos podem alterar as manifestações clínicas da doença.[63,64]

Epidemiologia

A prevalência do pênfigo benigno familiar é estimada em 1:50.000, sendo ambos os sexos afetados igualmente. As primeiras manifestações, em geral, começam entre a segunda e quarta décadas de vida.[64,65]

Manifestações clínicas

As lesões podem ser únicas ou múltiplas. Apresentam-se como placas eritematosas com vesículas flácidas, as quais se rompem facilmente, resultando em erosões lineares superficiais, com exsudação, crostas e maceração. Costuma haver prurido, ardor e odor desagradável. O sinal de Nikolsky é negativo. A progressão das lesões é centrífuga, resultando em aspecto arciforme ou circinado, com atividade periférica e tendência à cura central, com hiperpigmentação. As áreas mais comumente afetadas são a região cervical, as axilas, as regiões inguinocrurais, inguinoscrotais e inguinoperineais, inframamárias e antecubitais, isto é, áreas intertriginosas, embora possam ser encontradas lesões em outras localizações, como no dorso. Lesões mucosas são extremamente raras. Em alguns pacientes, pode haver alterações ungueais, como leuconíquia estriada assintomática (Figuras 99.19 e 99.20).

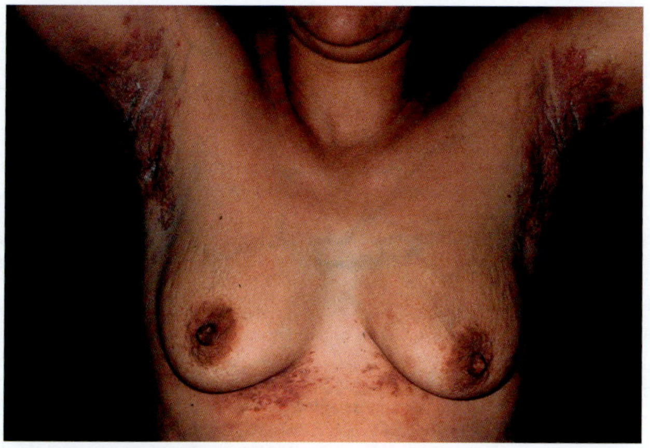

■ **Figura 99.19** Pênfigo benigno familiar crônico. Placas eritematoerosivas hipertróficas em áreas intertriginosas.

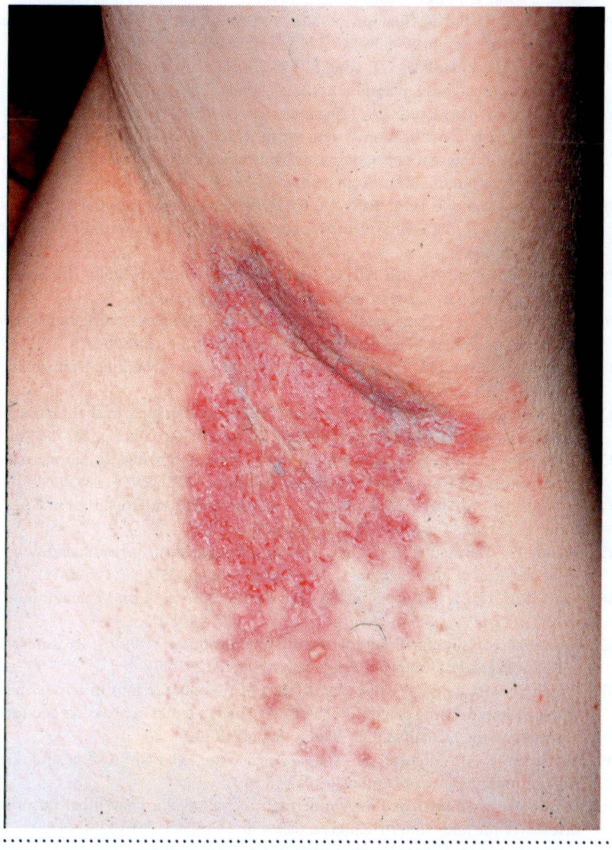

■ **Figura 99.20** Pênfigo benigno familiar crônico. Placa eritematovesicobolhosa, macerada e com erosões superficiais na axila.

Frequentemente, as lesões apresentam-se infectadas por bactérias, como os estafilococos; leveduras, como a *Candida albicans*; e por vírus, particularmente o herpes simples.

Diversos fatores desencadeantes são descritos, como calor, umidade, fricção, menstruação, gravidez, infecções cutâneas, transpiração excessiva e exposição à radiação ultravioleta.[63,64,66]

Diagnóstico

O diagnóstico da doença é realizado com base nas características clínicas, história familiar e exames complementares, como o exame anatomopatológico. Teste genético, se disponível, pode ser utilizado para confirmar o diagnóstico, mas não costuma ser necessário. Testes genéticos pré-natais também são possíveis, se a mutação causadora da doença na família for conhecida.

O exame anatomopatológico evidencia hiperplasia epidérmica, paraqueratose, bolha intraepidérmica acantolítica suprabasal e acentuada disqueratose dos queratinócitos, grãos e corpos redondos. Pode haver infiltrado inflamatório linfocítico na derme superior (Figura 99.21).

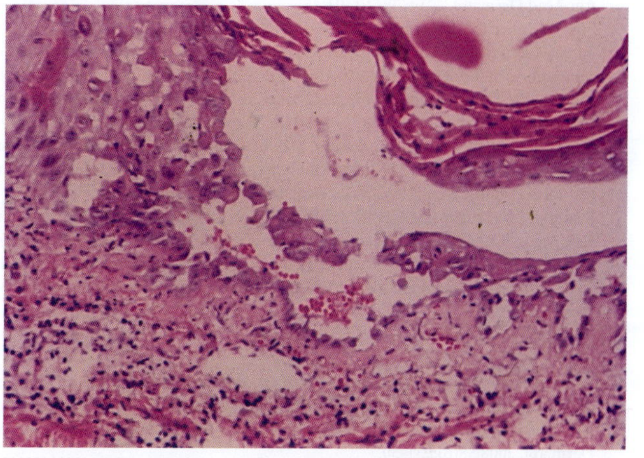

■ **Figura 99.21** Pênfigo benigno familiar crônico. Epiderme com acantólise supra basal e disqueratose dos queratinócitos (hematoxilina eosina, magnificação: 100x).

Observa-se negatividade na pesquisa de anticorpos antiepiteliais pelos exames de imunofluorescência direta e indireta.[63,67,68]

Diagnósticos diferenciais

Os principais diagnósticos diferenciais são pênfigo vulgar, pênfigo vegetante, doença de Darier, psoríase invertida, dermatite de contato, impetigo, intertrigo simples ou com infecção secundária fúngica ou bacteriana e dermatite acantolítica transitória.[69]

Tratamento

A doença tem curso crônico e o tratamento é sintomático. Medidas não farmacológicas podem auxiliar, minimizando alguns dos fatores desencadeantes. Recomenda-se uso de roupas leves e soltas, gerenciamento do peso corporal, uma vez que a obesidade pode piorar o quadro e dificultar o manejo. É importante realizar atividades físicas que não provoquem acentuado atrito físico e usar ventiladores ou ar-condicionado nos ambientes.

Nas lesões, podem ser indicados cremes de corticosteroide, preferencialmente associados a antibióticos tópicos, e até mesmo infiltrações intralesionais com corticosteroides. Em condições extremamente agudas e excepcionalmente, os corticosteroides por via sistêmica podem ser utilizados. Porém, seu uso envolve os riscos de rebote e desencadeamento de infecção, principalmente pelo herpes vírus.

A frequente infecção secundária das lesões e seu possível efeito desencadeante indicam o uso de antibióticos sistêmicos, como tetraciclinas e eritromicina, por prazo longo. Também podem ser indicados antifúngicos sistêmicos para tratamento das candidíases, como cetoconazol, fluconazol ou itraconazol.

Outros tratamentos que também se revelaram eficazes são a aplicação de toxina botulínica do tipo A e, quando factível, a retirada cirúrgica das lesões. Ainda, há relatos de benefício com o uso de ciclosporina, retinoides, metotrexato, UVB-nB, terapia fotodinâmica, dapsona, *lasers*, como *laser* de dióxido de carbono, erbium:YAG e *laser* de corante pulsado e, mais recentemente, com naltrexone, por via oral, em baixas doses.

Quanto ao prognóstico, a doença evolui com períodos de remissão e recidiva. A qualidade de vida dos pacientes costuma ser afetada, especialmente quando a doença é grave. Geralmente, a intensidade da doença costuma diminuir com a idade.[63,66,68-73]

Referências bibliográficas

1. El Hachem M, Giancristoforo S, Diociaiuti A. Inherited epidermolysis bullosa. G Ital Dermatol Venereol. 2014;149(6):651-62.
2. Fine JD, Bruckner-Tuderman L, Eady RA, Bauer EA, Bauer JW, Has C et al. Inherited epidermolysis bullosa: updated recommendations on diagnosis and classification. J Am Acad Dermatol. 2014;70(6):1103-26.
3. Fine JD. Inherited epidermolysis bullosa. Orphanet J Rare Dis. 2010;5:12.
4. Turcan I, Jonkman MF. Blistering disease: insight from the hemidesmosome and other components of the dermal-epidermal junction. Cell Tissue Res. 2015;360(3):545-69.
5. Pearson RW. Studies on the pathogenesis of epidermolysis bullosa. J Invest Dermatol. 1962;39:551-75.
6. Has C, Bauer JW, Bodemer C, Bolling MC, Bruckner-Tuderman L, Diem A et al. Consensus reclassification of inherited epidermolysis bullosa and other disorders with skin fragility. Br J Dermatol. 2020;183(4):614-27.
7. Pfendner EG, Bruckner AL. Epidermolysis Bullosa Simplex. In: Adam MP, Ardinger HH, Pagon RA, Wallace SE, Bean LJH, Stephens K et al., editors. GeneReviews((R)). Seattle (WA): University of Washington, SeattleUniversity of Washington, Seattle. GeneReviews is a registered trademark of the University of Washington, Seattle. All rights reserved.; 1993.
8. Shinkuma S. Dystrophic epidermolysis bullosa: a review. Clin Cosmet Investig Dermatol. 2015;8:275-84.
9. Fine JD, Eady RA, Bauer EA, Bauer JW, Bruckner-Tuderman L, Heagerty A et al. The classification of inherited epidermolysis bullosa (EB): Report of the Third International Consensus Meeting on Diagnosis and Classification of EB. J Am Acad Dermatol. 2008;58(6):931-50.
10. Youssefian L, Vahidnezhad H, Uitto J. Kindler Syndrome. In: Adam MP, Ardinger HH, Pagon RA, Wallace SE, Bean LJH, Stephens K et al., editors. GeneReviews((R)). Seattle (WA): University of Washington, SeattleUniversity of Washington, Seattle. GeneReviews is a registered trademark of the University of Washington, Seattle. All rights reserved.; 1993.
11. Fine JD. Epidemiology of Inherited Epidermolysis Bullosa Based on Incidence and Prevalence Estimates From the National Epidermolysis Bullosa Registry. JAMA Dermatol. 2016;152(11):1231-8.
12. Tadini G, Gualandri L, Colombi M, Paradisi M, Angelo C, Zambruno G et al. The Italian Registry of hereditary epidermolysis bullosa. G Ital Dermatol Venereol. 2005;140(4):359-72.
13. Pavicic Z, Kmet-Vizintin P, Kansky A, Dobric I. Occurrence of hereditary bullous epidermolyses in Croatia. Pediatr Dermatol. 1990;7(2):108-10.
14. Horn HM, Priestley GC, Eady RA, Tidman MJ. The prevalence of epidermolysis bullosa in Scotland. Br J Dermatol. 1997;136(4):560-4.
15. McKenna KE, Walsh MY, Bingham EA. Epidermolysis bullosa in Northern Ireland. Br J Dermatol. 1992;127(4):318-21.
16. Shinkuma S, Natsuga K, Nishie W, Shimizu H. Epidermolysis bullosa in Japan. Dermatol Clin. 2010;28(2):431-2, xvi.
17. Hernandez-Martin A, Aranegui B, Escamez MJ, de Lucas R, Vicente A, Rodriguez-Diaz E et al. Prevalence of dystrophic epidermolysis bullosa in Spain: a population-based study using the 3-source capture-recapture method. Evidence of a need for improvement in care. Actas Dermosifiliogr. 2013;104(10):890-6.
18. Oliveira ZN, Perigo AM, Fukumori LM, Aoki V. Immunological mapping in hereditary epidermolysis bullosa. An Bras Dermatol. 2010;85(6):856-61.
19. Pope E, Lara-Corrales I, Mellerio J, Martinez A, Schultz G, Burrell R et al. A consensus approach to wound care in epidermolysis bullosa. J Am Acad Dermatol. 2012;67(5):904-17.
20. El Hachem M, Zambruno G, Bourdon-Lanoy E, Ciasulli A, Buisson C, Hadj-Rabia S et al. Multicentre consensus recommendations for skin care in inherited epidermolysis bullosa. Orphanet J Rare Dis. 2014;9:76.
21. Benson RA, Palin R, Holt PJ, Loftus IM. Diagnosis and management of hyperhidrosis. Bmj. 2013;347:f6800.
22. Swartling C, Karlqvist M, Hymnelius K, Weis J, Vahlquist A. Botulinum toxin in the treatment of sweat-worsened foot problems in patients with epidermolysis bullosa simplex and pachyonychia congenita. Br J Dermatol. 2010;163(5):1072-6.
23. Khan MT. Podiatric management in epidermolysis bullosa. Dermatol Clin. 2010;28(2):325-33, x-xi.
24. Wright JT. Oral manifestations in the epidermolysis bullosa spectrum. Dermatol Clin. 2010;28(1):159-64.
25. Fine JD, Johnson LB, Weiner M, Suchindran C. Tracheolaryngeal complications of inherited epidermolysis bullosa: cumulative experience of the national epidermolysis bullosa registry. Laryngoscope. 2007;117(9):1652-60.
26. Zidorio APC, Dutra ES, Castro LCG, Carvalho KMB. Effectiveness of Gastrostomy for Improving Nutritional Status and Quality of Life in Patients with Epidermolysis Bullosa: A Systematic Review. Br J Dermatol. 2017.
27. Medenica L, Lens M. Recessive dystrophic epidermolysis bullosa: presentation of two forms. Dermatol Online J. 2008;14(3):2.
28. Fine JD, Mellerio JE. Extracutaneous manifestations and complications of inherited epidermolysis bullosa: part II. Other organs. J Am Acad Dermatol. 2009;61(3):387-402; quiz 3-4.
29. Kelly-Mancuso G, Kopelan B, Azizkhan RG, Lucky AW. Junctional epidermolysis bullosa incidence and survival: 5-year experience of the Dystrophic Epidermolysis Bullosa Research Association of America (DebRA) nurse educator, 2007 to 2011. Pediatr Dermatol. 2014;31(2):159-62.
30. Casanova JM, Marti RM, Baradad M, Egido R, Mascaro JM. [Bart syndrome associated to lethal junctional epidermolysis bullosa (Herlitz form)]. Actas Dermosifiliogr. 2006;97(10):658-61.
31. Montaudie H, Chiaverini C, Sbidian E, Charlesworth A, Lacour JP. Inherited epidermolysis bullosa and squamous cell carcinoma: a systematic review of 117 cases. Orphanet J Rare Dis. 2016;11(1):117.
32. Fine JD, Johnson LB, Weiner M, Stein A, Cash S, Deleoz J et al. Pseudosyndactyly and musculoskeletal contractures in inherited epidermolysis bullosa: experience of the National Epidermolysis Bullosa Registry, 1986-2002. J Hand Surg Br. 2005;30(1):14-22.
33. Tuncer S, Sezgin B, Kaya B, Ayhan S, Latifoglu O. An algorithmic approach for the management of hand deformities in dystrophic epidermolysis bullosa. J Plast Surg Hand Surg. 2017:1-7.
34. Intong LR, Murrell DF. Inherited epidermolysis bullosa: new diagnostic criteria and classification. Clin Dermatol. 2012;30(1):70-7.
35. Anwar MI, Rashid A, Ghafoor R, Tahir M, Rao SU, Mir F. Kindler's syndrome: a report of five cases in a family. J Coll Physicians Surg Pak. 2014;24(10):763-5.
36. Almeida HL, Jr., Heckler GT, Fong K, Lai-Cheong J, McGrath J. Sporadic Kindler syndrome with a novel mutation. An Bras Dermatol. 2013;88(6 Suppl 1):212-5.
37. Fine JD, Eady RA, Bauer EA, Briggaman RA, Bruckner-Tuderman L, Christiano A et al. Revised classification system for inherited epidermolysis bullosa: Report of the Second International Consensus Meeting on diagnosis and classification of epidermolysis bullosa. J Am Acad Dermatol. 2000;42(6):1051-66.
38. McGrath JA, Schofield OM, Eady RA. Epidermolysis bullosa pruriginosa: dystrophic epidermolysis bullosa with distinctive clinicopathological features. Br J Dermatol. 1994;130(5):617-25.
39. Kumar P, Mondal AK, Lal NR, Gharami RC. Epidermolysis bullosa pruriginosa affecting 3 successive generations. Skinmed. 2013;11(5):308-9.
40. Das JK, Sengupta S, Gangopadhyay AK. Epidermolysis bullosa pruriginosa--report of three cases. Indian J Dermatol Venereol Leprol. 2005;71(2):109-11.
41. Fassihi H, McGrath JA. Prenatal diagnosis of epidermolysis bullosa. Dermatol Clin. 2010;28(2):231-7, viii.
42. Rashidghamat E, McGrath JA. Novel and emerging therapies in the treatment of recessive dystrophic epidermolysis bullosa. Intractable Rare Dis Res. 2017;6(1):6-20.
43. Nistor N, Ciontu L, Frasinariu OE, Lupu VV, Ignat A, Streanga V. Acrodermatitis Enteropathica: A Case Report. Medicine (Baltimore). 2016;95(20):e3553.
44. Al Rashed A, Al Shehri M, Kaliyadan F. Acrodermatitis enteropathica in a pair of twins. J Dermatol Case Rep. 2016;10(4):65-7.
45. Brandt TH. Dermatitis in children with disturbances of the general condition and the absorption of food elements. . Acta Derm Venereol. 1936;17(1):513-46.
46. Danbolt N, Closs, K. Acrodermatitis enteropathica. Acta Derm Venereol (Stockh) 1943;23:127-69.
47. Jagadeesan S, Kaliyadan F. Acrodermatitis, Enteropathica. StatPearls. Treasure Island (FL): StatPearls PublishingStatPearls Publishing LLC.; 2017.
48. Jensen SL, McCuaig C, Zembowicz A, Hurt MA. Bullous lesions in acrodermatitis enteropathica delaying diagnosis of zinc deficiency: a report of two cases and review of the literature. J Cutan Pathol. 2008;35 Suppl 1:1-13.
49. Kumar P, Lal NR, Mondal AK, Mondal A, Gharami RC, Maiti A. Zinc and skin: a brief summary. Dermatol Online J. 2012;18(3):1.
50. Lakdawala N, Grant-Kels JM. Acrodermatitis enteropathica and other nutritional diseases of the folds (intertriginous areas). Clin Dermatol. 2015;33(4):414-9.
51. Garza-Rodriguez V, de la Fuente-Garcia A, Liy-Wong C, Kury S, Schmitt S, Jamall IS et al. Acrodermatitis Enteropathica: A Novel SLC39A4 Gene Mutation in a Patient with Normal Zinc Levels. Pediatr Dermatol. 2015;32(3):e124-5.
52. Pinto M, Bhat MR, Dandekeri S, Kambil SM. Acrodermatitis enteropathica in an infant with normal zinc levels. Indian J Dermatol Venereol Leprol. 81. India2015. p. 70-1.
53. Lee SY, Jung YJ, Oh TH, Choi EH. A case of acrodermatitis enteropathica localized on the hands and feet with a normal serum zinc level. Ann Dermatol. 2011;23 Suppl 1:S88-90.
54. Maverakis E, Fung MA, Lynch PJ, Draznin M, Michael DJ, Ruben B et al. Acrodermatitis enteropathica and an overview of zinc metabolism. J Am Acad Dermatol. 2007;56(1):116-24.

55. Jung AG, Mathony UA, Behre B, Kury S, Schmitt S, Zouboulis CC et al. Acrodermatitis enteropathica: an uncommon differential diagnosis in childhood - first description of a new sequence variant. J Dtsch Dermatol Ges. 2011;9(12):999-1002.
56. Arora K, Das RR, Panda SS, Kabra M. Acrodermatitis enteropathica-like skin lesions in a neonate. BMJ Case Rep. 2013;2013.
57. Itsumura N, Kibihara Y, Fukue K, Miyata A, Fukushima K, Tamagawa-Mineoka R et al. Novel mutations in SLC30A2 involved in the pathogenesis of transient neonatal zinc deficiency. Pediatr Res. 2016;80(4):586-94.
58. Itsumura N, Inamo Y, Okazaki F, Teranishi F, Narita H, Kambe T et al. Compound heterozygous mutations in SLC30A2/ZnT2 results in low milk zinc concentrations: a novel mechanism for zinc deficiency in a breast-fed infant. PLoS One. 2013;8(5):e64045.
59. Kang D. Acquired zinc deficiency in an adult patient diagnosed by zinc therapy. An Bras Dermatol. 2017;92(2):290-1.
60. Krebs NF. Update on zinc deficiency and excess in clinical pediatric practice. Ann Nutr Metab. 2013;62 Suppl 1:19-29.
61. Azemi M, Berisha M, Kolgeci S, Avdiu M, Hoxha-Kamberi T, Daka A. Acrodermatitis enteropathica. Med Arh. 2012;66(2):137-9.
62. Stephan F, Revuz J. [Zinc salts in dermatology]. Ann Dermatol Venereol. 2004;131(5):455-60.
63. Engin B, Kutlubay Z, Celik U, Serdaroglu S, Tuzun Y. Hailey-Hailey disease: A fold (intertriginous) dermatosis. Clin Dermatol. 2015;33(4):452-5.
64. Deng H, Xiao H. The role of the ATP2C1 gene in Hailey-Hailey disease. Cell Mol Life Sci. 2017;74(20):3687-96.
65. Yadav N, Madke B, Kar S, Prasad K, Gangane N. Hailey-Hailey disease. Indian Dermatol Online J. 2016;7(2):147-8.
66. Le Sache-de Peufeilhoux L, Raynaud E, Bouchardeau A, Fraitag S, Bodemer C. Familial benign chronic pemphigus and doxycycline: a review of 6 cases. J Eur Acad Dermatol Venereol. 2014;28(3):370-3.
67. Chiaravalloti A, Payette M. Hailey-Hailey disease and review of management. J Drugs Dermatol. 2014;13(10):1254-7.
68. Arora H, Bray FN, Cervantes J, Falto Aizpurua LA. Management of familial benign chronic pemphigus. Clin Cosmet Investig Dermatol. 2016;9:281-90.
69. Farahnik B, Blattner CM, Mortazie MB, Perry BM, Lear W, Elston DM. Interventional treatments for Hailey-Hailey disease. J Am Acad Dermatol. 2017;76(3):551-8.e3.
70. Hunt KM, Jensen JD, Walsh SB, Helms ME, Soong VY, Jacobson ES et al. Successful treatment of refractory Hailey-Hailey disease with a 595-nm pulsed dye laser: a series of 7 cases. J Am Acad Dermatol. 2015;72(4):735-7.
71. Campbell V, McGrath C, Corry A. Low dose naltrexone: a novel treatment for Hailey--Hailey disease. Br J Dermatol. 2017.
72. Alsahli M, Debu A, Girard C, Bessis D, Du Thanh A, Guillot B et al. Is photodynamic therapy a relevant therapeutic option in refractory benign familial pemphigus (Hailey-Hailey disease)? A series of eight patients. J Dermatolog Treat. 2017;28(7):678-82.
73. Ibrahim O, Hogan SR, Vij A, Fernandez AP. Low-Dose Naltrexone Treatment of Familial Benign Pemphigus (Hailey-Hailey Disease). JAMA Dermatol. 2017;153(10):1015-7.

100 capítulo

Hiram Larangeira de Almeida Junior • Rodrigo Pereira Duquia • Juliano de Avelar Breunig

Genodermatoses Hiperplásicas, Aplásicas, Displásicas e Atróficas

SÍNDROMES DE ENVELHECIMENTO PRECOCE

As síndromes de envelhecimento precoce, também chamadas de síndromes progeroides, pertencem a um grupo de doenças caracterizadas por sinais que imitam o envelhecimento fisiológico.

PROGÉRIA DA INFÂNCIA (PROGÉRIA DE HUTCHINSON-GILFORD)

A progéria da infância (HGPS, OMIM 176670) tem uma incidência de 1 para cada 4 ou 8 milhões de nascidos vivos. O diagnóstico é estabelecido geralmente no primeiro ano de vida, quando aparecem sinais cutâneos como veias proeminentes no segmento cefálico, alopecia e alterações esclerodermiformes.

A *facies* é característica com olhos proeminentes, nariz afilado e, por vezes, micrognatia (Figura 100.1). Apresenta também baixa estatura, pouca massa muscular, voz fina, osteoporose e posteriormente faltarão sinais de maturidade sexual.[1,2] A sobrevida é curta, uma vez que ocorrem complicações vasculares, como isquemia miocárdica e acidente vascular cerebral, na segunda década de vida. O defeito molecular foi identificado nas lamininas nucleares, as quais formam a interface entre a membrana nuclear e a cromatina, de modo que a progéria da infância pertence ao grupo das laminopatias,[3] o gene LMNA é o único até o momento envolvido. O envelhecimento precoce nuclear seria responsável pelo quadro clínico.

O tratamento é focado na correção das complicações do envelhecimento precoce; além disso, novos fármacos que diminuem o acúmulo de progerina (produto alterado da prelaminina A) podem retardar os sintomas.[4]

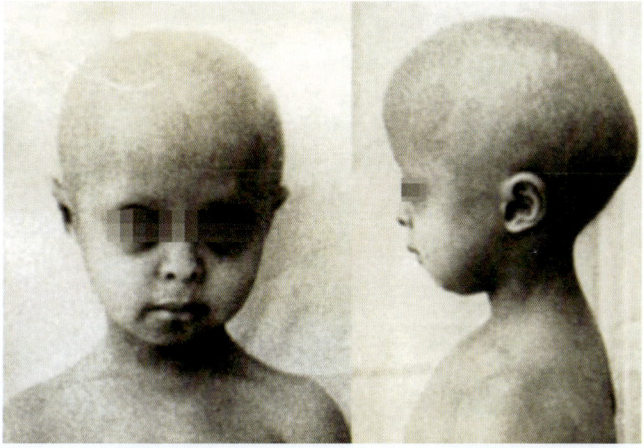

Figura 100.1 Típica face da progéria da infância.

PROGÉRIA DO ADULTO (PANGÉRIA)

Também denominada progéria de Werner (OMIM 277700), inicia mais tardiamente, entre 15 e 30 anos, com *facies* semelhante ao da forma infantil associada à aparência senil, voz fina, catarata e hipogonadismo. O aparecimento de catarata precoce bilateral com os sinais cutâneos é altamente sugestivo do diagnóstico.[5]

As alterações vasculares e tumores surgem ao redor da quinta década de vida,[6] diabete e osteoporose também são frequentes. A pele também apresenta alterações esclerodermiformes, perda de tecido subcutâneo e pregueamento aumentado. O defeito molecular foi identificado em helicases nucleares, o que leva a erros nas mitoses e "envelhecimento" nuclear precoce, e é mais comum no Japão e na Sardenha. A enfermidade é autossômica recessiva e o gene envolvido foi denominado WRN (ou RECQL2).

O acompanhamento deve ser multidisciplinar.

ACROGÉRIA

Quadro com envelhecimento precoce das extremidades com pele fina, telangiectásica, e surge geralmente na primeira década de vida. O couro cabeludo não é afetado e não ocorre comprometimento vascular ou manifestações sistêmicas.

APLASIA CUTÂNEA CONGÊNITA

Quadro caracterizado pela falta localizada de pele, sendo que 70% dos casos localizam-se no couro cabeludo, pode ser esporádica ou autossômica dominante (OMIM 107600). Raramente acompanha-se de sintomas ou malformações neurais. Em casos de Epidermólise Bolhosa Distrófica pode ocorrer ausência de pele, nesses casos mais comumente nas pernas, decorrente do defeito de aderência dermoepidérmica.

HIPOPLASIA DÉRMICA FOCAL (SÍNDROME DE GOLTZ)

Genodermatose rara caracterizada, como o próprio nome diz, pela ausência focal da derme (OMIM 305600). Tem herança ligada ao cromossoma X, geralmente letal para os fetos masculinos.[7] Raros casos masculinos relatados podem, como em muitas doenças ligadas a X, ser decorrentes de mutações pós-zigóticas ou mosaicismos.[8,9] O defeito genético foi identificado no gene PORCN, o qual está envolvido na sinalização durante o período embrionário, daí a ausência tecidual e o envolvimento de múltiplos órgãos.

Três lesões cutâneas são características: lesões vegetantes, moriformes, periorificiais[10] (Figura 100.2), nas quais não se demonstra participação viral; lesões atróficas hipocrômicas que seguem as linhas de Blaschko (Figura 100.2), pela ausência da derme; e os pseudotumores de gordura que, pela mesma razão, são uma herniação do tecido adiposo. Os aspectos histológicos das lesões atróficas são característicos, e demonstram tecido adiposo próximo à epiderme, pela diminuição/ausência da derme. Cabelos escassos, anoníquia, diminuição de suor, orelhas dismórficas (Figura 100.2) com implantação baixa foram também descritos.

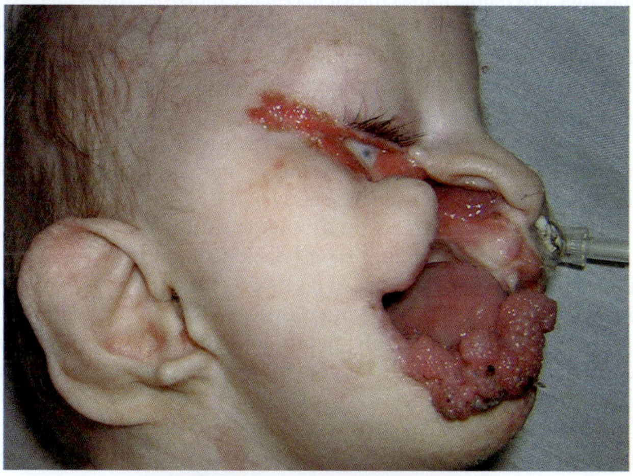

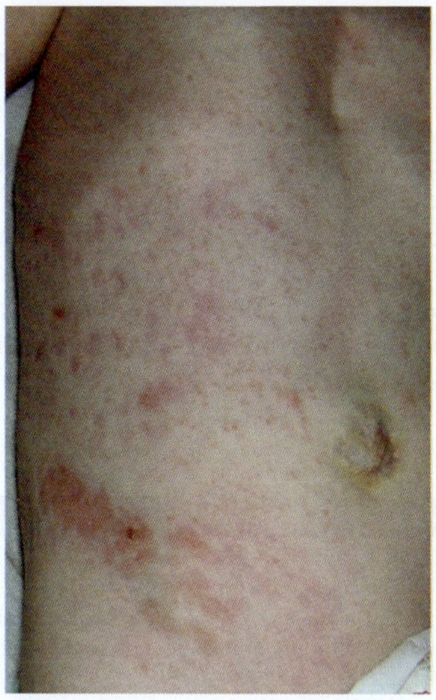

Figura 100.2 Quadro grave com ausência de parte da face, que leva à dificuldade na alimentação, micro-oftalmia e as lesões papilomatosas moriformes periorificiais. Lesões atróficas no tronco, algumas com distribuição linear.

Várias manifestações extracutâneas fazem parte do quadro, como a osteopatia estriada nas metáfises dos ossos longos (20% dos casos)[10] e o defeito em "garra de lagosta" nas mãos e pés (Figura 100.3), sindactilia é encontrada em 60% dos casos. Há grande variabilidade no comprometimento acral.[8,11] O comprometimento ocular ocorre em 40% dos casos, sendo coloboma o mais frequente, e ocorre também micro-oftalmia, estrabismo e nistagmo. Assim como a derme, outros tecidos podem estar ausentes, daí a possibilidade de anodontia,[10] adactilia e anoftalmia.

Além de o termo focal ser correto, histológica e clinicamente, pode ser utilizado para mnemonicamente lembrar as principais características (sexo **f**eminino, **o**steopatia estriada, **c**oloboma, **a**usência tecidual, alteração das extremidades, "garra de **l**agosta").

O único tratamento possível é a correção multidisciplinar dos variados defeitos; as alterações oculares e aplásicas devem ser diferenciadas da síndrome de MIDAS.

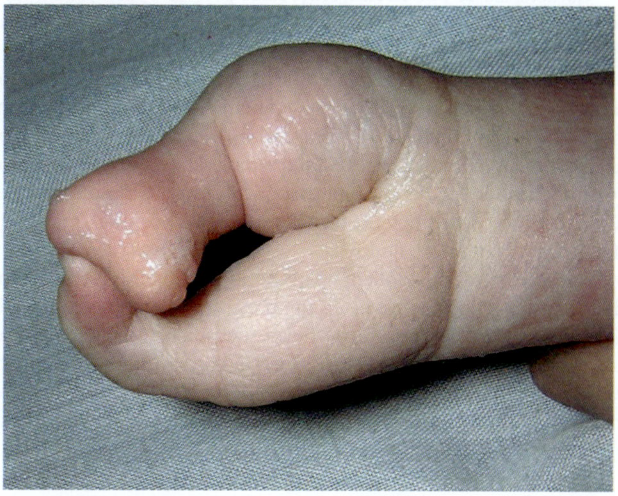

Figura 100.3 Aspecto típico da mão em garra de lagosta, com adactilia a sindactilia.

SÍNDROME DE MIDAS

A associação de micro-oftalmia e defeitos lineares cutâneos foi descrita no início dos anos 1990,[12] e logo diferenciada da hiplosia dérmica focal.[13] Foi denominada micro-oftalmia com alterações cutâneas lineares (MLS) (OMIM 309801) ou síndrome de MIDAS (do acrônimo em inglês Micro-oftalmia, Aplasia Dérmica e Esclerocórnea)[13,14] (Figura 100.4). À dermatoscopia, nota-se ausência de anexos cutâneos, como glândulas sebáceas e pelos, o que denota sua característica aplásica.[14]

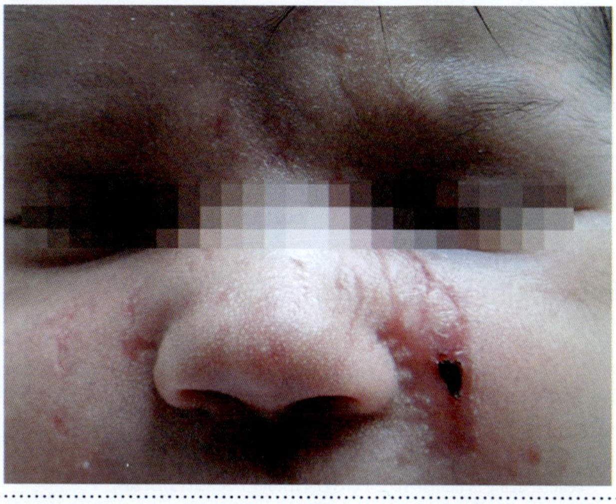

Figura 100.4 Lesões atróficas/aplásicas lineares na face, associadas à micro-oftalmia.

Está associada a deleções da região Xp22.2 ou mutações no gene HCCS (encontrado nessa região), os quais codificam a holocitocromo tipo C sintase mitocondrial,[15] outros genes envolvidos já foram descritos como o gene COX7B. Atualmente, a maior parte dos casos descritos da síndrome de MIDAS é no sexo feminino,[16] sendo ligada a X, possivelmente letal para o sexo masculino.[11] Como em outras enfermidades genéticas ligadas ao cromossoma X, raros casos masculinos foram relatados.

Os aspectos clínicos dessa entidade com defeitos cutâneos lineares foram ampliados e novos genes envolvidos foram descritos e um termo mais abrangente foi sugerido por alguns autores: defeitos cutâneos lineares com múltiplas anomalias congênitas (em inglês LSDMCA).[17]

■ CÚTIS *VERTICIS GIRATA*

Caracteriza-se por circunvoluções da pele do couro cabeludo, a qual está espessada, o que leva a aspecto cerebriforme.[18] As formas primárias podem estar associadas com deficiência mental (OMIM 219300), porém, casos idiopáticos sem outros acometimentos são encontrados. Formas sindrômicas também já foram descritas, com mutação no gene FGFR2 (OMIM 123790). Sua etiologia é desconhecida, e surge muitas vezes na puberdade, o que sugere estímulo hormonal, pode ter herança autossômica recessiva ou dominante. Afeta mais comumentemente o vértex e a região occipital, mas pode afetar todo o couro cabeludo.

Casos secundários podem aparecer ao nascimento e estar associados a vários tipos de nevos ou tumores (nevo lipomatoso superficial, cilindromas, neurofibromas, nevos melanocíticos[18]), ou a outras doenças genéticas[19] (síndrome de Ehlers-Danlos, síndrome de Noonan, Paquidermioperostose, Esclerose Tuberosa) ou adquiridas, como acromegalia.[20,21] A microscopia óptica estabelece o diagnóstico de certeza, o que exclui alterações tumorais.

O único tratamento possível é a correção cirúrgica.[22]

■ PAQUIDERMOPERIOSTOSE (SÍNDROME DE TOURAINE-SOLENTE-GOLÉ)

Essa enfermidade caracteriza-se por aumento do tecido periarticular, a periostose, com espessamento da pele da face ou couro cabeludo com baqueteamento digital,[23] por isso, é também denominada osteoartropatia hipertrófica primária,[24,25] e pode estar associada com dor articular e poliartrite. Somente 5% dos são casos primários, com herança autossômica recessiva (OMIM 259100 e 614441) ou dominante (OMIM 167100), os casos adquiridos restantes estão associados com doença cardiopulmonar. As formas primárias autossômicas recessivas foram relacionadas ao gene SLCO2A1 e a defeito no gene HPGD, o qual codifica a enzima hidroxiprostaglandina desidrogenase, importante na degradação das prostaglandinas,[25,26] seu defeito pode levar a aumento das dessas prostaglandinas e ser responsável pelos sintomas.[26] As formas dominantes também foram relacionadas ao gene SLCO2A1.

É aconselhado acompanhamento com reumatologista e/ou pneumologista, para tratamento das manifestações extracutâneas. Há relatos de correção cirúrgica parcial do espessamento da pele da face.[26]

■ SÍNDROME DE GARDNER

Pertence ao grupo da Polipose Adenomatosa Familiar (OMIM 175100), de herança autossômica dominante, caracteriza-se pela tríade polipose intestinal, múltiplos osteomas e tumores cutâneos de partes moles.[27,28] O defeito genético foi demonstrado no gene APC (*adenomatous polyposis coli locus*), o qual está envolvido em mecanismos de sinalização celular, que suprimem neoplasias. Atualmente, o termo polipose associada ao APC, que engloba variantes desse grupo, é utilizado por vários autores.[29,30]

A síndrome de Gardner pertence a esse grupo de doenças, cujo diagnóstico pode levar a detecção e prevenção de neoplasias internas. No caso dessa doença, acredita-se que a chance de malignização dos pólipos seja próxima de 100%,[29] sendo mandatório acompanhamento com gastroenterologistas.

A manifestação cutânea mais frequente são cistos epidérmicos múltiplos, cujo aparecimento é precoce, na puberdade e de localização incomum, como face, couro cabeludo e extremidades. Outros tumores descritos são tumores desmoides, lipomas, fibromas, neurofibromas e leiomiomas.[30] A localização mais comum dos osteomas é a mandíbula, além de ocorrer no crânio e ossos longos. Outras neoplasias malignas, como carcinoma de tireoide, lipossarcomas e osteossarcomas, foram descritas.[30]

■ SÍNDROME DE COWDEN

A síndrome de Cowden (OMIM 158350), também conhecida como síndrome dos hamartomas múltiplos (pele e mucosas, tratos digestivo e genitourinário), é transmitida de maneira autossômica dominante, sendo o envolvimento cutâneo em 90% dos casos, daí a importância do diagnóstico dermatológico, pertence ao grupo das doenças hereditárias predisponentes a câncer.

A maior parte das mutações foi descrita no gene PTEN (*phosphatase and tensin homolog*), o qual é supressor de tumores,[31] daí a ocorrência de múltiplos tumores nesses pacientes.

De forma semelhante à síndrome de Gardner, alguns autores preferem um termo abrangente e relacionado ao gene envolvido: síndrome hamartomatosa ligada ao PTEN, em que outras variantes são alocadas (síndrome de Bannayan-Riley-Ruvalcaba e síndrome de Proteus-símile por envolvimento do PTEN).[32] Outros quadros semelhantes já foram descritos com outros genes, o que torna complexa sua classificação.

As manifestações cutâneas são: múltiplos triquilemomas na face (pápulas normocrômicas de alguns milímetros, de distribuição periorificial); pápulas esbranquiçadas na mucosa oral, que histologicamente são fibromas, e podem ser acompanhadas de língua escrotal; pápulas verrucosas no dorso das mãos, que lembram a acroqueratose verruciforme; queratoses palmo-plantares. Efélides penianas também são descritas em um percentual alto dos pacientes (60%).

O diagnóstico dessa enfermidade por dermatologistas deve ser obrigatoriamente seguido também por oncologistas,[33] dado o risco de carcinoma de tireoide (ao redor de 10% dos casos), de mama (ao redor de 30% dos casos femininos) tubo digestivo e genitourinário (endométrio em 10% dos casos), nesses órgãos tumores benignos podem também ser diagnosticados, como adenoma de tireoide, fibroadenoma de mama e polipose intestinal.

Referências bibliográficas

1. Merideth MA, Gordon LB, Clauss S, Sachdev V, Smith AC, Perry MB et al. Phenotype and course of Hutchinson-Gilford progeria syndrome. N Engl J Med. 2008 Feb 7;358(6):592-604.
2. McClintock D, Ratner D, Lokuge M, Owens DM, Gordon LB, Collins FS et al. The mutant form of lamin A that causes Hutchinson-Gilford progeria is a biomarker of cellular aging in human skin. PLoS ONE. 2007 Dec 5;2(12):e1269.
3. Navarro CL, Cau P, Lévy N. Molecular bases of progeroid syndromes. Hum Mol Genet. 2006 Oct 15;15(Spec No 2):R151-61.
4. Cenni V, Capanni C, Columbaro M et al. Autophagic degradation of farnesylated prelamin A as a therapeutic approach to lamin-linked progeria. European Journal of Histochemistry: EJH. 2011;55:e36.
5. Oshima J, Martin GM, Hisama FM. Werner Syndrome. 2002 Dec 2 [Updated 2021 May 13]. In: Adam MP, Everman DB, Mirzaa GM et al., editors. GeneReviews® [Internet]. Seattle (WA): University of Washington, Seattle; 1993-2022.
6. Goto M, Miller RW, Ishikawa Y, Sugano H. Excess of rare cancers in Werner syndrome (adult progeria). Cancer Epidemiol Biomarkers Prev. 1996 Apr;5(4):239-46.

7. Souza-e-Souza I, Cunha PCAS. Síndrome de Goltz: relato de dois casos. An Bras Dermatol 2003;78:91-7.
8. Bostwick B, Van den Veyver IB, Sutton VR. Focal dermal hypoplasia. 2008 May 15 [Updated 2016 Jul 21]. In: Adam MP, Ardinger HH, Pagon RA et al., editors. GeneReviews® [Internet]. Seattle (WA): University of Washington, Seattle; 1993-2018.
9. Lyons D, Rushton C, Sidhu S. A rare case of mainly unilateral focal dermal hypoplasia (Goltz syndrome) in an adult male: a case report and review of the literature. J Med Cases. 2020 Mar;11(3):61-4.
10. Nobre ÁVV, Taba M, Silva AR, de Souza SLS, Motta ACF. Focal dermal hypoplasia (Goltz syndrome): a case report showing a wide variety of systemic and oral manifestations. Ann Dermatol. 2022;34(4):291-6.
11. Mianda SB, Delmaestro D, Bertoli R, Marinho T, Lucas E. Focal dermal hypoplasia with exuberant fat herniations and skeletal deformities. Pediatr Dermatol. 2005;22(5):420-3.
12. Happle R, Daniëls O, Koopman RJ. MIDAS syndrome (microphthalmia, dermal aplasia, and sclerocornea): an X-linked phenotype distinct from Goltz syndrome. Am J Med Genet. 1993;47:710-3.
13. Al-Gazali LI, Mueller RF, Caine A et al. Two 46,XX,t(X;Y) females with linear skin defects and congenital microphthalmia: a new syndrome at Xp22.3. J Med Genet. 1990;27:59-63.
14. Almeida HL Jr, Rossi G, Abreu LB, Bergamaschi C, Silva AB, Kutsche K. Dermatoscopic aspects of the microphthalmia with linear skin defects (MLS) syndrome. An Bras Dermatol. 2014 Jan-Feb;89(1):180-1.
15. Wimplinger I, Rauch A, Orth U et al. Mother and daughter with a terminal Xp deletion: implication of chromosomal mosaicism and X-inactivation in the high clinical variability of the microphthalmia with linear skin defects (MLS) syndrome. Eur J Med Genet. 2007;50:421-31.
16. van Rahden VA, Rau I, Fuchs S et al. Clinical spectrum of females with HCCS mutation: from no clinical signs to a neonatal lethal form of the microphthalmia with linear skin defects (MLS) syndrome. Orphanet J Rare Dis. 2014;9:53.
17. Indrieri A, Franco B. Linear skin defects with multiple congenital anomalies (LSDMCA): an unconventional mitochondrial disorder. Genes (Basel). 2021 Feb 11;12(2):263.
18. Zeng W, Guo L. A rare cutis verticis gyrata secondary to cerebriform intradermal nevus: case report and literature review. BMC Surg. 2021 May 4;21(1):234.
19. Larsen F, Birchall N. Cutis verticis gyrata: three cases with different aetiologies that demonstrate the classification system. Australas J Dermatol. 2007 May;48(2):91-4.
20. Al-Bedaia M, Al-Khenaizan AS. Acromegaly presenting as cutis verticis gyrata. Int J Dermatol. 2008 Feb;47(2):164.
21. Landenberger GMC, Ongaratti BR, Pereira-Lima JFS, Oliveira MDC. Cutis verticis gyrata: a cutaneous finding in acromegaly. An Bras Dermatol. 2022 May-Jun;97(3):369-71.
22. Zhao L, Fang F, Xu J, Wang Y, Qian G, Lin J et al. Giant primary cutis verticis gyrata successfully treated with surgical excision and tissue expansion. Dermatol Surg. 2006 May;32(5):753-5.
23. Fridlington J, Weaver J, Kelly B, Kelly E. Secondary hypertrophic osteoarthropathy associated with solitary fibrous tumor of the lung. J Am Acad Dermatol. 2007 Nov;57(5 Suppl):S106-10.
24. Uppal S, Diggle CP, Carr IM et al. Mutations in 15-hydroxyprostaglandin dehydrogenase cause primary hypertrophic osteoarthropathy. Nat Genet. 2008 Jun;40(6):789-93. Epub 2008 May 25.
25. Marques P, Stelmachowska-Banas M, Collier D, Wernig F, Korbonits M. Pachydermoperiostosis mimicking the acral abnormalities of acromegaly. Endocrine. 2020;67(2):499-500.
26. Seyhan T, Ozerdem OR, Aliagaoglu C. Severe complete pachydermoperiostosis (Touraine-Solente-Golé syndrome). Dermatol Surg. 2005 Nov;31(11 Pt 1):1465-7.
27. Núñez Núñez R, Galán Gómez E, Moreno Hurtado C, Romero Albillo A, Santamaría Osorio JI. [Familial adenomatous polyposis: Gardner's syndrome]. Cir Pediatr. 2006 Apr;19(2):111-4.
28. Fotiadis C, Tsekouras DK, Antonakis P, Sfiniadakis J, Genetzakis M, Zografos GC. Gardner's syndrome: a case report and review of the literature. World J Gastroenterol. 2005 Sep 14;11(34):5408-11.
29. Gu X, Li X, Xu J, Yang J, Li H, Wu Q et al. Accumulated genetic mutations leading to accelerated initiation and progression of colorectal cancer in a patient with Gardner syndrome: a case report. Medicine (Baltimore). 2021 Apr 2;100(13):e25247.
30. Yen T, Stanich PP, Axell L et al. APC-Associated Polyposis Conditions. 1998 Dec 18 [Updated 2022 May 12]. In: Adam MP, Everman DB, Mirzaa GM et al., editors. GeneReviews® [Internet]. Seattle (WA): University of Washington, Seattle; 1993-2022.
31. Teresi RE, Zbuk KM, Pezzolesi MG, Waite KA, Eng C. Cowden syndrome-affected patients with PTEN promoter mutations demonstrate abnormal protein translation. Am J Hum Genet. 2007 Oct;81(4):756-67. Epub 2007 Aug 15.
32. Piccione M, Fragapane T, Antona V, Giachino D, Cupido F, Corsello G. PTEN hamartoma tumor syndromes in childhood: description of two cases and a proposal for follow-up protocol. Am J Med Genet A 2013;161A:2902-8.
33. Miguelote S, Silva R, Fougo JL, Barbosa LE, Araújo Teixeira JP. Cowden syndrome is a risk factor for multiple neoplasm: a case report. World J Surg Oncol. 2020 Aug 17;18(1):211.

Hiram Larangeira de Almeida Junior • Rodrigo Pereira Duquia • Juliano de Avelar Breunig

Genodermatoses Mesenquimais

CUTIS LAXA

A *cutis laxa* é uma genodermatose rara, havendo uma variante adquirida da doença. Caracteriza-se histologicamente pela diminuição do tecido elástico.[1] A fibra elástica é importante componente do tecido conectivo, a qual dá elasticidade à pele, é composta por tropoelastina, posteriormente transformada em elastina, fibrilinas, fibulinas e glicoproteínas; inúmeras proteínas e enzimas estão envolvidas na sua síntese final, daí a complexidade em estabelecer correlações genofenotípicas, boa parte dos casos está relacionada a mutações no gene FBLN5, codificador da fibulina 5.[2]

Clinicamente apresenta pele pendular, inelástica (Figura 101.1). A face do paciente com *cutis laxa* tem aparência senil, com ectrópio palpebral, inclinação das fissuras palpebrais, nariz alargado, achatado e com columela curta, lábio superior alargado com acentuação dos sulcos nasogenianos e orelhas grandes, decorrentes dos lóbulos pendulares Formas localizadas ou generalizadas foram descritas. Na microscopia óptica há fragmentação, encurtamento com ausência ou com poucas fibras elásticas (Figura 101.2) e na microscopia eletrônica há degeneração das fibras elásticas (Figura 101.3).

Vários subtipos, com diferentes padrões hereditários estão descritos, na base de dados OMIM, há mais de uma dezena.

O envolvimento de fibras elásticas de outros tecidos, leva a manifestações extracutâneas, principalmente na *cutis laxa* congênita autossômica recessiva, podendo levar ao óbito ainda na infância. As alterações sistêmicas encontradas nessa forma congênita são: cardiovasculares (ectasia de aorta e grandes vasos, cardiomegalia, insuficiência cardíaca congestiva, estenose de artéria pulmonar e prolapso de válvulas cardíacas); respiratórias (enfisema pulmonar, pneumotórax e bronquiectasias); digestivas (presença de divertículos no tubo digestivo, dilatação esofágica, hepatomegalia e má rotação intestinal); genitourinárias (divertículos, cistocele, prolapso retal e uterino, genitália infantil e esterilidade); podem também ocorrer o aparecimento de diversos tipos de hérnias e alterações osteoarticulares.[2,3]

A forma adquirida da *cutis laxa*, tem sido descrita após processos inflamatórios, exposição solar prolongada, reações alérgicas, urticária, picada de artrópodes, após uso de medicamentos (isoniazida, penicilina), eritema multiforme e outras dermatoses como: lúpus eritematoso sistêmico, artrite reumatoide, amiloidose, sarcoidose, síndrome nefrótica, sífilis, deficiência de alfa 1 antitripsina, dermatite herpetiforme, linfoma, mieloma múltiplo e infecção por *Borrelia burgdorferi*. Essa forma costuma ser localizada, sem comprometimento sistêmico, com aparecimento no adulto jovem e seu curso costuma ser benigno.

O único tratamento possível é a correção cirúrgica do excesso de pele resultante da diminuição das fibras elásticas e das complicações em outros órgãos.

SÍNDROME DE EHLERS-DANLOS

A síndrome de Ehlers-Danlos (SED) compreende um grupo de afecções hereditárias do tecido conjuntivo caracterizadas por hiperelasticidade variável da pele (Figura 101.4), articulações hipermóveis e fragilidade dos vasos sanguíneos e outros tecidos. As alterações ocorridas nesta síndrome devem-se a defeitos no colágeno. Mutações nos genes estruturais das cadeias de colágeno, assim como mutações nos genes codificando as enzimas vitais na síntese e processamento das fibras de colágeno, têm sido identificadas.[4-8] Assim como na cútis laxa, inúmeras variantes estão catalogadas na base de dados OMIM.

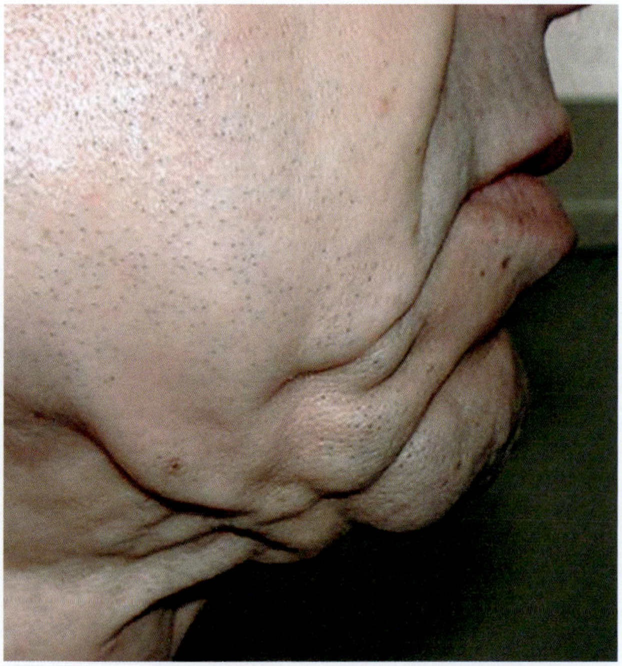

Figura 101.1 Pele pendular e pregueada na região mentoniana em paciente adulto jovem, com 22 anos de idade, dando aspecto envelhecido à face.

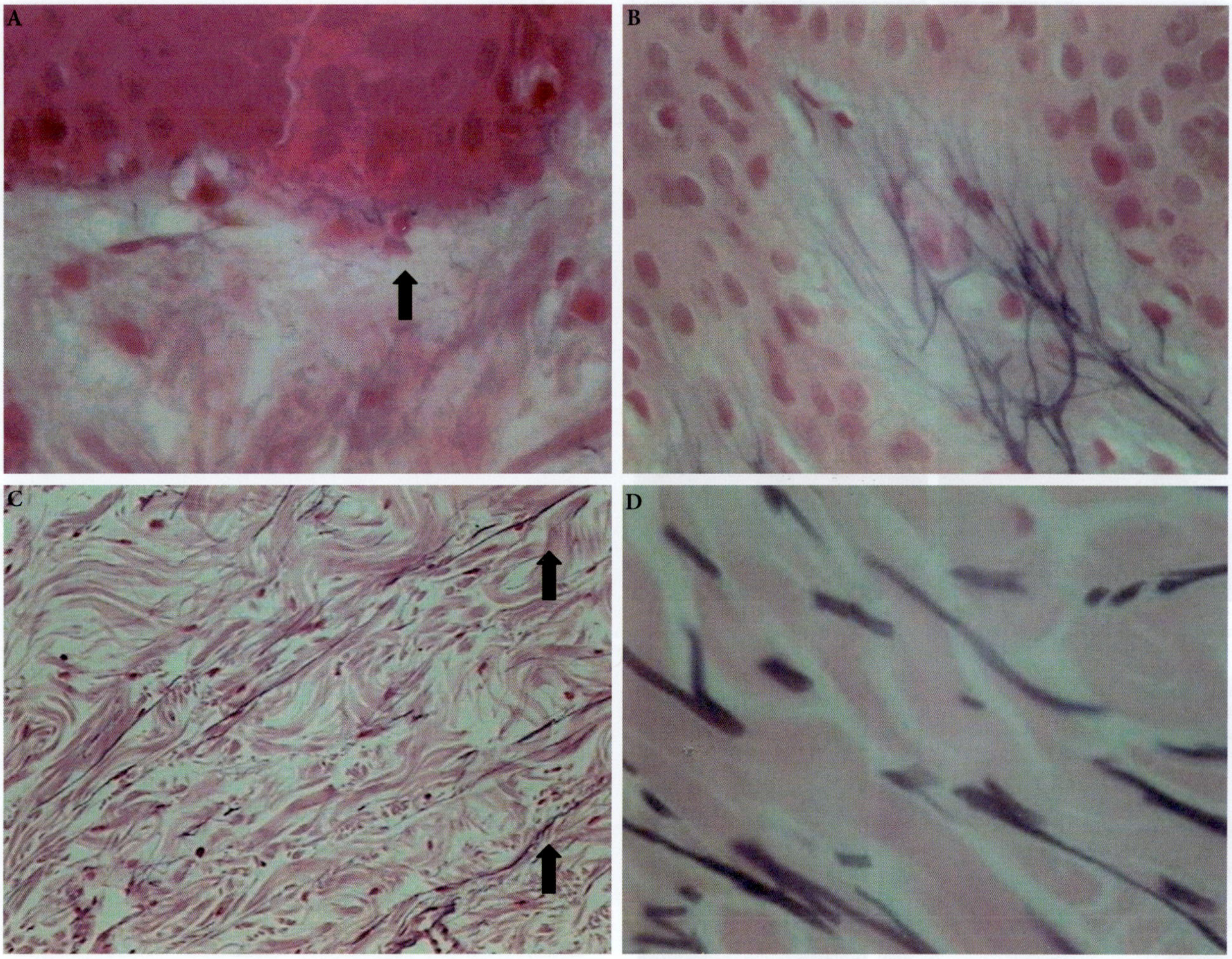

■ **Figura 101.2** Microscopia óptica da cútis laxa com diminuição importante tanto das fibras elásticas elaunínicas na junção dermoepidérmica **(A)**, quanto na derme reticular **(C)**, observam-se ainda restos de fibras elásticas (setas), elas coram-se de preto, e têm, em condições normais, uma disposição perpendicular na derme papilar **(B)** e paralela aos feixes de colágeno na derme reticular **(D)** (Weigert 100 e 400x).

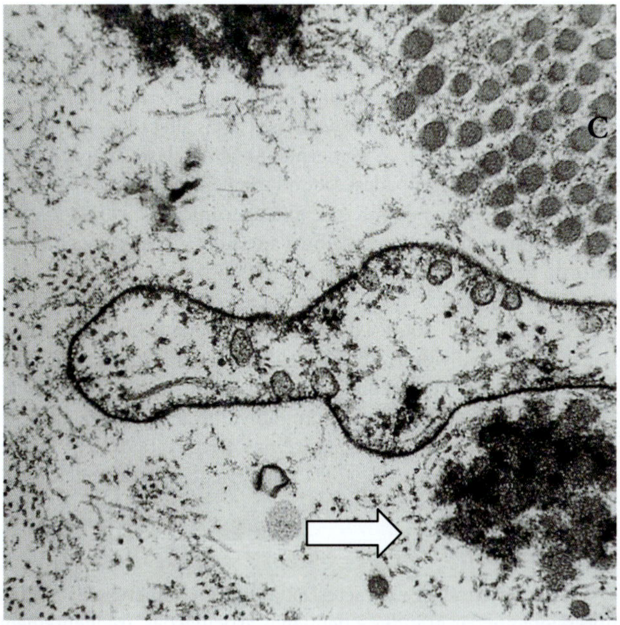

■ **Figura 101.3** Microscopia eletrônica de transmissão da cútis laxa com colágeno normal (C) e degeneração granular do tecido elástico (seta) (x 30.000).

Manifestações clínicas

Os sintomas principais da SED ocorrem na pele e no sistema esquelético, porém podem também acometer tecidos vasculares, oculares, gastrointestinais e outros.

A pele é aveludada, macia e tipicamente hiperelástica e hiperextensível (Figura 101.4). Alguns casos mostram características da *cútis laxa* com pele redundante e não elástica. A pele apresenta-se frágil, surgindo equimoses e/ou contusões aos mínimos traumas. Desta forma, a pele tende a tornar-se atrófica (algumas vezes hipertrófica), e com cicatrizes hiper ou hipopigmentadas. Especialmente no exame físico de crianças, devem ser procuradas cicatrizes atípicas em áreas de trauma repetitivo (fronte, joelhos, cotovelos e regiões pré-tibiais), formando por vezes pseudotumores (Figura 101.5). Hipermobilidade pode afetar articulações grandes e pequenas e pode levar a deslocamentos. Complicações típicas incluem edema articular e efusões, resultando em artrites e artroses em uma idade precoce (associadas a endurecimento das articulações). A hipermobilidade é associada a um aumento da instabilidade nas articulações, resultando em desenvolvimento motor atrasado nas crianças. Sintomas da SED acometendo outros órgãos incluem:[3] intestinais (hérnias, divertículos e ruptura de colo), cardiovasculares (aneurismas, ruptura arterial espontânea, prolapso mitral), uterinos (ruptura prematura das membranas fetais, nascimento prematuro, ruptura uterina), oculares (microcórnea, sangramento retiniano, descolamento de retina) e musculoesqueléticas (dores articulares e ósseas).

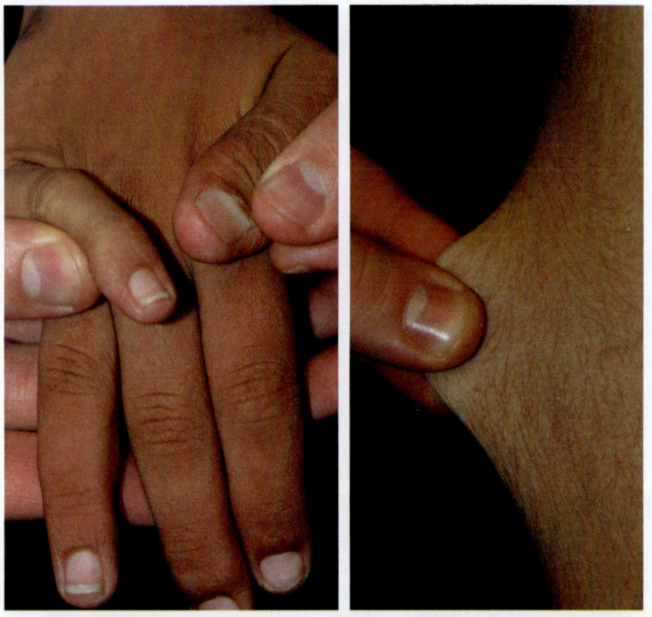

■ **Figura 101.4** Hiperelasticidade cutânea e articular.

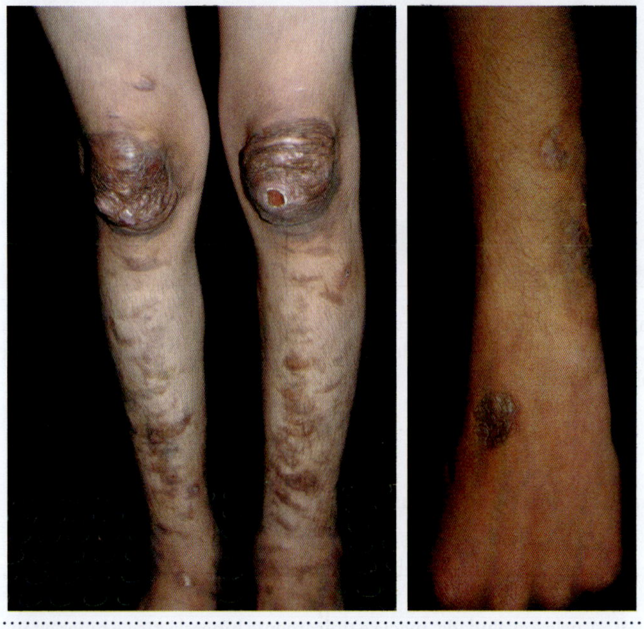

■ **Figura 101.5** Cicatrizes anormais nas pernas e antebraço com os pseudotumores nos joelhos.

Histopatologia

Para confirmar o diagnóstico da SED, é necessária biópsia profunda abrangendo toda a derme. A rotina de histopatologia consiste em HE e colorações para tecido elástico, demonstrando desorganização do colágeno dérmico (Figura 101.6) e preservação das fibras elásticas, permitindo a diferenciação com a *cútis laxa*. A microscopia eletrônica confirma a alteração do colágeno (Figura 101.7). As mudanças ultraestruturais nas fibras de colágeno associadas às características clínicas permitem o diagnóstico do tipo específico da SED.

Formas clínicas

Tipo clássico

A forma clássica da SED apresenta-se com articulações hipermóveis (Figura 101.4) e a pele hiperextensível, macia, extremamente frágil e com cicatrizes atróficas. Pseudotumores moluscoides frequentemente desenvolvem-se como herniações (Figura 101.5) que se formam em

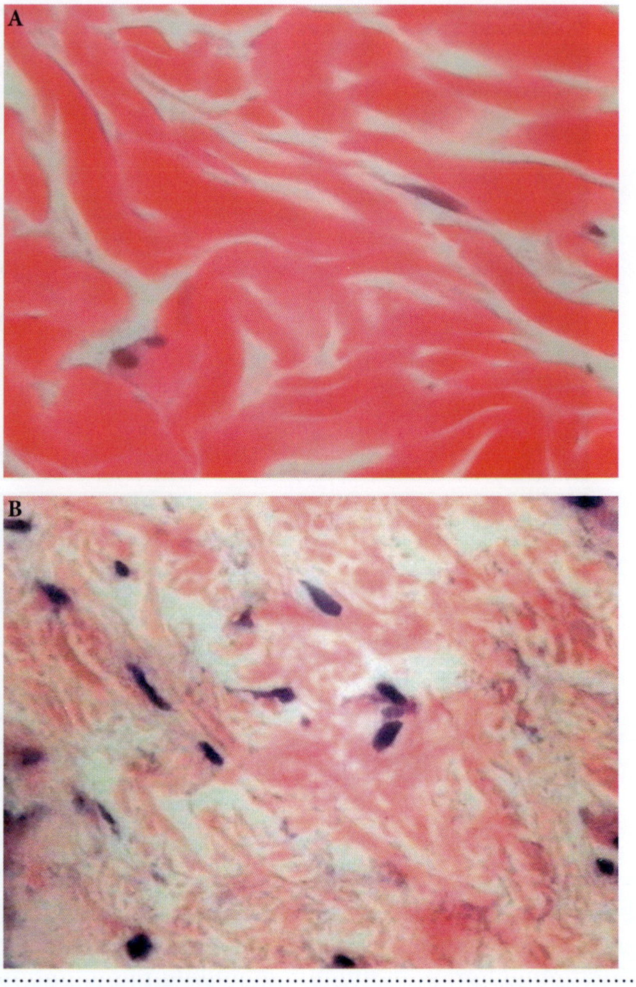

■ **Figura 101.6** Colágeno dérmico normal com formação dos feixes **(A)** e colágeno alterado na síndrome de Ehlers-Danlos em **(B)**, mostrando fibras dispersas e fibroblastos de contorno irregular (HE 400x).

pontos de pressão (cotovelos, joelhos), assim como pápulas piezogênicas no calcanhar e *knuckle pads* nas mãos e pés. Frequentemente ocorrem escoliose, prolapso da válvula mitral e varicosidades. Em alguns casos ocorrem rupturas arteriais e vasculares.[4] Na microscopia óptica são vistas apenas raramente mudanças na arquitetura do tecido conectivo dérmico. O tecido conjuntivo, nesses casos alterados, apresenta as fibras de colágeno dispersas na derme. As fibras elásticas apresentam-se irregularmente agrupadas, secundariamente à desorganização do colágeno. Os achados de microscopia eletrônica são característicos, com tamanho e diâmetro das fibras variados; fibras colágenas com contorno irregular em couve-flor foram também descritas. O grau de alterações morfológicas nem sempre corresponde à severidade clínica.

A herança é autossômica dominante. É estimado que aproximadamente 50% dos indivíduos afetados tenham herdado a variante patogênica de um dos pais com a condição, e aproximadamente 50% possuam a variante de novo. Cada filho de um indivíduo afetado apresenta 50% de chance de herdar a variante patogênica. Diagnóstico pré-natal para gestações em risco é possível para famílias em que a variante tenha sido identificada em um membro afetado.

Tipo hipermóvel

A SED hipermóvel é caracterizada por uma hiperextensibilidade impressionante das grandes e pequenas articulações, frequentemente levando a deslocamentos das articulações. Deslocamentos congênitos do quadril não são típicos. A patologia articular frequentemente causa edema e artrites ou osteoartrites de início precoce. A dor é uma

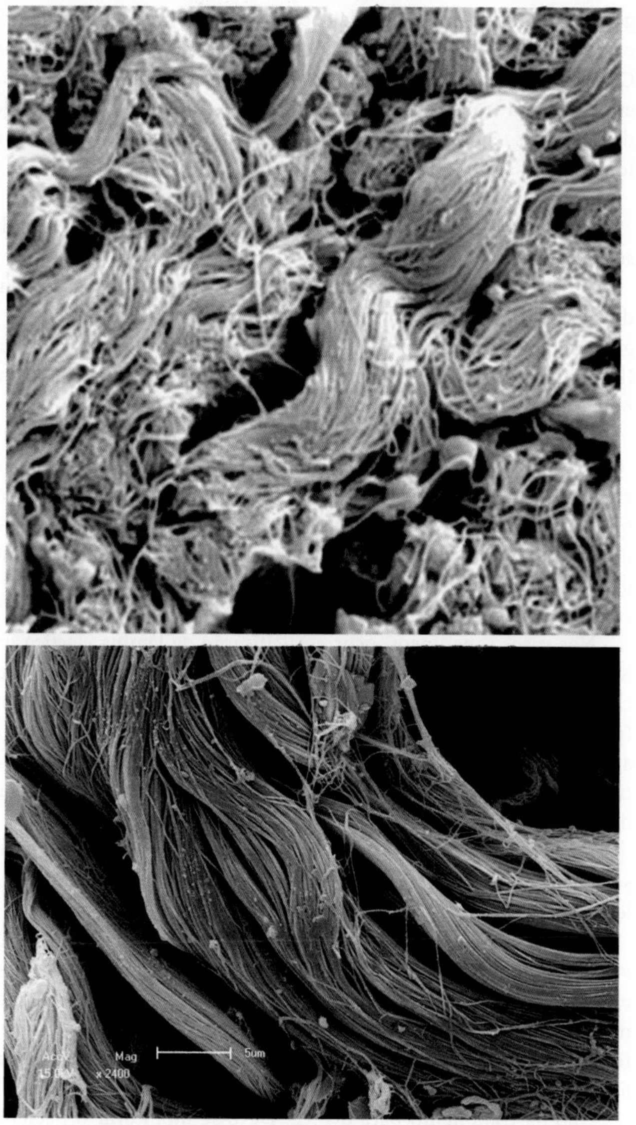

■ **Figura 101.7** Microscopia eletrônica de varredura do colágeno na síndrome de Ehlers-Danlos demonstrando as fibras colágenas dispersas (3.500x). Colágeno normal para comparação (2.400x).

característica típica da variável da SED hipermóvel. Dor musculoesquelética crônica das pernas deve tornar a SED parte do diagnóstico diferencial (devendo-se procurar por articulações hiperextensíveis). Dor articular generalizada é comum. Alterações cutâneas desta variável da SED são leves comparadas às outras variantes dela. A pele é macia, aveludada e hiperelástica, porém não há fragilidade. Apenas casos raros desenvolvem aneurismas. Na microscopia óptica o tecido conectivo dérmico parece normal; as fibras colágenas e elásticas estão normalmente distribuídas. A microscopia eletrônica revela poucas ou múltiplas fibras alteradas nas faixas de colágeno normais nos demais aspectos. As fibras elásticas são normais morfologicamente.

Tipo vascular

Na variante vascular da SED, a pele é translúcida, não é hiperextensível, mas mais comumente tensa. No tórax anterior, abdome e membros há um padrão vascular pronunciado (enxerga-se de forma muito clara os vasos sanguíneos sob a pele translúcida). A fragilidade cutânea acarreta equimoses ou contusões após pequenos traumas. Estes podem levar a suspeita de maus tratos. A cicatrização é lenta. O aspecto atrófico da pele acompanha-se de enrugamento. Os pacientes apresentam-se prematuramente envelhecidos (acrogeria). Os aspectos faciais típicos incluem lábios e nariz finos, bochechas côncavas e olhos proeminentes. As alterações vasculares afetam artérias e veias, levando ao risco de sangramentos por ruptura arterial espontânea, aneurismas ou varicosidades. Ocorre também aumento do risco de ruptura intestinal, pneumotórax espontâneo, ruptura uterina e ruptura prematura das membranas fetais. A maior parte dos pacientes é diagnosticada após história de ruptura ou sangramentos com causa desconhecida. A expectativa de vida é marcadamente reduzida. A microscopia óptica é frequentemente típica com uma derme muito reduzida em espessura. Ocorre redução do colágeno e um grande aumento das fibras elásticas com relação às fibras colágenas. Microscopia eletrônica pode mostrar variação nos diâmetros das fibras e faixas de colágeno, com diminuição da coesão das fibras e diminuição de diâmetro das fibras.

Tipo cifoescoliótico

A variante tipo cifoescoliótica da SED é extremamente rara. A principal característica clínica desta variante é uma grave escoliose que pode estar aparente já ao nascimento. A causa desta escoliose é a hipotonia muscular e a lassidão dos tendões. Envolvimento ocular é típico. Pode ocorrer hemorragia retiniana, descolamento de retina ou microcórnea. Os achados dermatológicos incluem fragilidade cutânea com equimoses e contusões aos mínimos traumas e cicatrização anormal. Bebês apresentam um retardo no desenvolvimento motor. A hipotonia muscular deixa os bebês frouxos. Os vasos sanguíneos podem estar acometidos, assim como no tipo vascular da SED. Na microscopia óptica a morfologia é normal. A microscopia eletrônica encontra apenas mudanças sutis nas faixas de colágeno (seu envelopamento apresenta-se frouxo). O diagnóstico definitivo desta variável da SED é realizado por estudos bioquímicos.

Tipo artrocalásia

O tipo artrocalásia da SED é caracterizado por um envolvimento proeminente dos ligamentos e cápsulas articulares, resultando em uma marcada hipermobilidade das pequenas e grandes articulações. Resulta então em deslocamentos nas articulações, incluindo deslocamento congênito bilateral do quadril. A cifoescoliose e o deslocamento de quadril geralmente resultam em baixa estatura. A instabilidade articular frequentemente obriga os pacientes a utilizarem cadeiras de rodas. A microscopia óptica não mostra alterações. Na microscopia eletrônica, praticamente todas as fibras colágenas estão alteradas.

Tipo dermatosparaxis

Apenas recentemente este subtipo foi identificado em humanos. Apenas sete casos foram publicados até o momento. Este subtipo da SED apresenta escleras azuis, edema palpebral, hérnia umbilical, fragilidade cutânea extrema e articulações hipermóveis. Estes achados associados com as fibras de colágeno típicas em hieróglifos na microscopia eletrônica levam ao diagnóstico.

Diagnóstico

O diagnóstico da forma clássica da SED é estabelecido por história familiar e exame clínico. Estudos quantitativos e qualitativos das cadeias de colágeno tipo V usualmente não são úteis em confirmar o diagnóstico. Pelo menos 50% dos indivíduos com a forma clássica da SED possuem uma variante patogênica identificável no *COL5A1* ou *COL5A2*, os genes que codificam o colágeno tipo V; entretanto, este número pode não ser correto, pois estudos moleculares prospectivos do *COL5A1* e *COL5A2* não foram realizados em um grupo clinicamente bem definido. Também pode ocorrer mutações no gene *COL1A1*, do colágeno tipo 1.[4]

O diagnóstico do tipo vascular da SED é com base em achados clínicos e confirmado pela identificação de uma variante heterozigótica patogênica do *COL3A1*.[4] Análise sequencial do DNA detecta > 95% das variantes patogênicas, enquanto deleções raras de exons são detectadas pela análise de deleção/duplicação do COL3A1 ou *screening* de colágeno e amplificação de DNAc. Análise dos colágenos produzidos por cultura de fibroblastos ("estudos bioquímicos") de indivíduos afetados pode demonstrar anormalidades na produção do procolágeno tipo III, retenção intracelular, secreção reduzida, e/ou mobilidade alterada nas células de alguns indivíduos nos quais nenhuma variação patogênica foi detectada por sequenciamento genômico.

A SED tipo cifoescoliótica é causada por mutação do *PLOD1*, resultando em uma atividade deficiente da enzima pró-colágeno-lisina, 2-oxoglutarato 5-dioxigenase 1 (PLOD1: lisil hidroxilase 1). O diagnóstico baseia-se em uma taxa de ligações cruzadas aumentada de deoxipiridinolina para piridinolina na urina medida por HPLC, um teste altamente sensível e específico. Testes da atividade da enzima lisil hidroxilase nos fibroblastos cutâneos e testes genéticos moleculares do *PLOD1* são possíveis. A herança é autossômica recessiva.

Na SED tipo artrocalásia, mutações ocorrem nas cadeias alfa-1 (tipo A), e alfa-2 (tipo B) do colágeno tipo I. É caracterizada por luxação bilateral congênita do quadril e hipermobilidade articular grave. Fragilidade tecidual (incluindo cicatrizes atróficas) e hiperextensibilidade são usualmente presentes; severidade varia de leve à grave. É causado por uma mutação do *COL1A1* ou *COL1A2* levando à deleção do exon 6 do RNAm que codifica as cadeias $\alpha1$ ou $\alpha2$ do colágeno tipo I, respectivamente. Herança é autossômica dominante.

A SED tipo dermatosparaxis é caracterizada por fragilidade cutânea extrema, lassidão, e uma aparência flácida e redundante. Outras características distintas são o fechamento retardado das fontanelas, *facies* característica, edema palpebral, escleras azuis, hérnia umbilical, dedos curtos e estatura baixa. É causada pela atividade deficiente do procolágeno-N-peptidase, a enzima que excisa o propeptídeo N-terminal nos pró-colágenos tipo I, II e III. Herança é autossômica recessiva.

Ainda não há gene determinado para a variante hipermóvel da SED. Mudanças nos componentes não fibrilares da substância fundamental que influenciam a função da matriz extracelular (e, assim, indiretamente a síntese de colágeno) podem também desempenhar um papel na patogênese.[5]

Atualmente a SED é dividida em seis tipos principais que se sobrepuseram aos tipos de I à IX da classificação antiga. Outras formas extremamente raras são com base em relatos de casos, como o tipo V, o tipo VIII e o tipo autossômico recessivo com deficiência de tenascina-X.

Tratamento

É necessário acompanhamento por ortopedista em decorrência das alterações articulares. Educação para o paciente quanto à sua fragilidade cutânea e restrições associadas são mandatórias. Cuidados com fotoproteção e com traumas cutâneos devem ser seguidos, devidos aos problemas de cicatrização. Fisioterapia é importante para fortalecimento da musculatura, a fim de compensar a disfunção do tecido conjuntivo. Porém, são contraindicadas atividades físicas que sobrecarreguem as articulações. Deve haver acompanhamento com exames de imagem para diagnóstico precoce das alterações vasculares, como aneurismas.[6] Problemas cardiovasculares são tratados da forma usual. Ferimentos dérmicos são fechados sem tensão, preferencialmente em 2 camadas. Para outros ferimentos, suturas profundas são aplicadas generosamente; suturas cutâneas são removidas com o dobro do tempo usual; e as bordas da pele adjacente são cuidadosamente protegidas com fitas adesivas para prevenção de alargamento da cicatriz. Nos subtipos com acometimento oftalmológico deve-se ter um acompanhamento também dessa especialidade.

Referente às alterações vasculares um estudo com betabloqueador chamado Celiprolol, publicado em 2021 traz a possibilidade de um novo tratamento. Neste estudo foram randomizados 53 pacientes entre os grupos intervenção ou placebo. Após 47 meses, os eventos de ruptura ou dissecção arterial foram menores naqueles que receberam Celiprolol 20% contra 50% naqueles que receberam placebo.[9] Apesar de ser um estudo pequeno, um segundo estudo observacional incluindo 144 também identificou efeito protetor do Celiprolol.

PSEUDOXANTOMA ELÁSTICO

O pseudoxantoma elástico (PXE) (OMIM: 177850 e 264800) é uma rara doença do tecido elástico de herança autossômica recessiva, que geralmente se inicia na segunda década de vida.[10] É caracterizado por calcificação do tecido elástico na pele, olhos e sistema cardiovascular. O defeito molecular está no gene *ABCC6*, o qual codifica proteína envolvida em transporte celular, cuja disfunção levaria ao acúmulo de cálcio nos tecidos. Mais de 300 mutações no gene *ABCC6* já foram identificadas.[11-13]

Correlações genofenotípicas ainda não estão disponíveis.[10]

A doença acomete mais mulheres do que homens (2:1), além de ser mais intensa nas mulheres.

A pele apresenta pápulas amareladas (daí a denominação pseudoxantoma) agrupadas formando placas. As lesões são simétricas e geralmente ocorrem na região cervical (Figura 101.8) e outras áreas flexurais, algumas vezes causando dobras redundantes. Possuem aparência de "pele de galinha".

Na retina, podem ocorrer estrias angioides, as quais resultam do rompimento da lâmina elástica na membrana de Bruch. As estrias angioides usualmente aparecem na terceira ou quarta décadas de vida, mas podem desenvolver-se em qualquer idade ou estar ausentes. Outras mudanças incluem degeneração macular disciforme e pigmentação da retina. A diminuição da acuidade visual é comum, mas a cegueira completa é rara.

Nos vasos sanguíneos, ocorre calcificação da lâmina elástica interna das artérias de médio calibre. Complicações decorrentes desta calcificação são hipertensão arterial sistêmica, aterosclerose prematura (podendo resultar em angina ou infarto agudo do miocárdio), pulsos arteriais diminuídos e claudicação intermitente. A manifestação gastrointestinal mais comum consiste em sangramentos em decorrência de erosões superficiais na mucosa gastrointestinal.

Dos pacientes com betatalassemia, 20% apresentam um fenótipo semelhante ao pseudoxantoma elástico, sem apresentar o defeito molecular no gene *ABCC6*.[13]

Na histologia, em colorações para fibras elásticas e para cálcio, são vistas fragmentação (Figura 101.9), aglutinação e calcificação das fibras elásticas. Essas fibras apresentam-se degeneradas na derme reticular média e profunda. A microscopia eletrônica de transmissão demonstra fibras elásticas aberrantes[14] (Figura 101.10), sugerindo defeito na sua formação e em alguns casos depósitos de cálcio.

Não há tratamento para o PXE. Deve-se monitorar o paciente para o diagnóstico precoce e controle das complicações da doença. Acompanhamentos oftalmológico e cardiológico são necessários para diagnóstico precoce e controle das complicações do PXE. Deve-se evitar medicações que aumentem o risco de sangramentos, como ácido acetil salicílico e anti-inflamatórios não hormonais.[10] Esportes ou situações de impacto que aumentem o risco de sangramentos também devem ser evitados.[10] Excisão cirúrgica da pele redundante é possível.

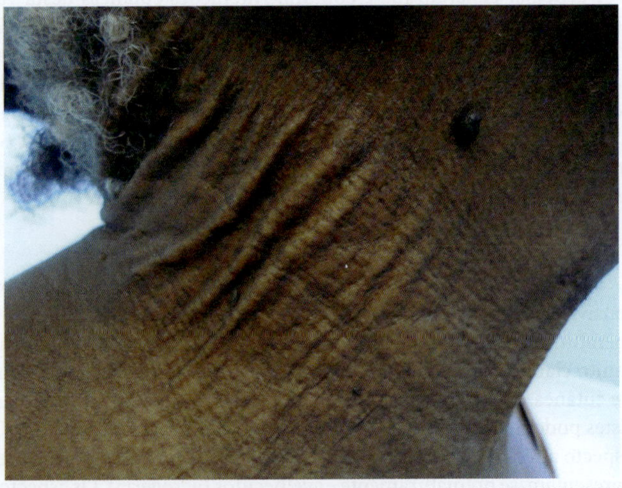

Figura 101.8 pápulas amareladas confluentes na região cervical.

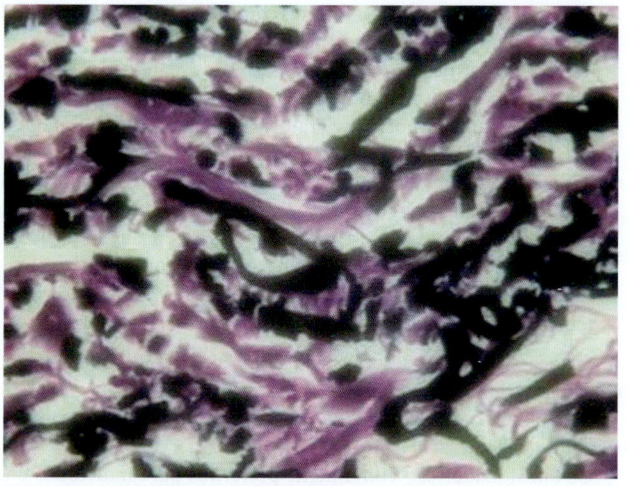

■ **Figura 101.9** Microscopia óptica com coloração Weigert, demonstrando fragmentação das fibras elásticas (x 400).

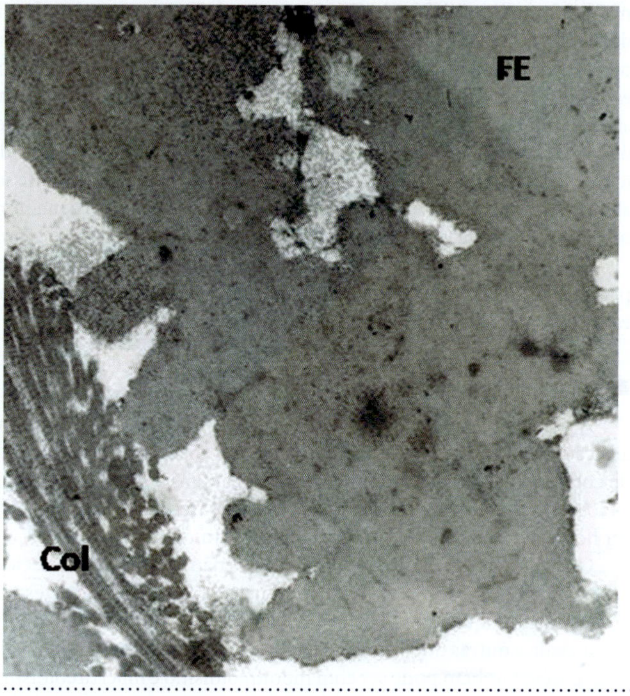

■ **Figura 101.10** Microscopia eletrônica de transmissão com fibra elástica (FE) aberrante, sem sua conformação linear habitual, sugerindo defeito na sua formação, colágeno apresenta-se normal (Col) (x 12.000).

■ ELASTOSE PERFURANTE SERPIGINOSA

A elastose perfurante serpiginosa (EPS) (OMIM 130100) é uma rara dermatose crônica caracterizada pela extrusão transepidérmica de fibras elásticas. Os achados cutâneos incluem pápulas hiperqueratóticas que são caracteristicamente arranjadas em uma disposição serpiginosa. Não há envolvimento de outros órgãos além da pele. Faz parte do grupo de doenças conhecido como dermatoses perfurantes cutâneas (EPS, colagenose perfurante reativa, foliculite perfurante, doença de Kyrle e dermatose perfurante adquirida). Nessas dermatoses perfurantes há em comum a eliminação de componentes dérmicos alterados através da epiderme.[15]

A etiologia da EPS é desconhecida, mas em 30% a 40% dos casos ela é associada a doenças sistêmicas, como a síndrome de Down, osteogênese imperfeita, pseudoxantoma elástico, esclerodermia, acrogeria, síndrome de Ehlers-Danlos tipo IV, síndrome de Marfan e síndrome de Rothmund-Thomson.[16] A EPS também pode ocorrer em pacientes utilizando penicilamina,[17] geralmente no primeiro ano de uso da medicação.

A EPS inicia, mais comumente, na infância. As lesões geralmente ocorrem nas extremidades superiores e pescoço, apesar de também poderem ocorrer na face, tronco e extremidades inferiores. Usualmente são simétricas. Já foram descritos também apresentações disseminadas da EPS. Inicialmente ocorre uma pápula que evolui a múltiplas pápulas em uma distribuição serpiginosa. As pápulas são hiperqueratóticas e formam uma umbilicação central através da qual eliminam elastina alterada e outros conteúdos dérmicos. O material eliminado cria um *plug* central aderente que se estende até a derme. Se o *plug* é removido, pode haver sangramento da derme papilar. Os canais transepidérmicos não são relacionados a estruturas foliculares ou apêndices cutâneos. Na coloração de Verhoef é observado um aumento no conteúdo de elastina, a qual está aglutinada, granular e fragmentada. A epiderme perilesional é hiperplásica e acantótica.

Podemos distinguir 3 subtipos de EPS. O primeiro, conhecido como reativo, é associado a doenças do tecido conjuntivo, como a síndrome de Ehlers-Danlos (tipo IV), *cutis laxa*, síndrome de Marfan, acrogeria, síndrome de Rothmund-Thomson, osteogênese imperfeita e pseudoxantoma elástico. Existem outras comorbidades possíveis. A segunda forma da doença é a induzida por medicamentos. É causada pela D-penicilamina. Neste tipo de EPS a ocorrência da doença é observada no primeiro ano de tratamento, e é estimado que atinja 1% dos usuários desta medicação. O último subtipo é o idiopático, que pode ser associado a herança genética autossômica dominante. Entretanto, até o momento, não houve genes identificados.

A EPS costuma ser autolimitada, podendo persistir por 6 meses a 5 anos. Restam cicatrizes atróficas e hipocrômicas. Há relatos de tratamentos com retinoides orais e tópicos, antibióticos orais, crioterapia, fototerapia, alopurinol, imiquimod, *lasers* (CO2, Erbium-YAG e *pulsed dye lasers*).[18]

■ SÍNDROME DE MARFAN

A síndrome de Marfan (SM) (OMIM 154700), uma afecção autossômica dominante do tecido conectivo que afeta aproximadamente 1 em 10 mil pessoas, é causada por mutações no gene *FBN1*, que codifica a fibrilina-1.[19-21] Uma neomutação ocorre em 20% dos casos relatados (não possuem pais afetados). As mutações na fibrilina-1 causam defeitos em múltiplos órgãos. Entre esses defeitos, o mais grave e potencialmente fatal é a progressiva dilatação e dissecção da raiz da aorta. O portador da SM deve ser acompanhado por um cardiologista para periódicos exames de imagem e o uso de agentes farmacológicos para reduzir o estresse hemodinâmico na parede da aorta. Este tratamento, geralmente com betabloqueadores, aumentou a expectativa de vida destes pacientes.[18] Ainda assim, complicações graves como regurgitação mitral, cardiomiopatia, pneumotórax, deformidade da caixa torácica, miopatia e diminuição da acuidade visual ainda acometem alguns pacientes.

Novos problemas estão surgindo com o aumento da expectativa de vida dos portadores da SM, como cistos renais e hepáticos e litíase renal. Os portadores são geralmente altos, com os membros longos, principalmente nas porções distais, dando origem à aracnodactilia. Outras manifestações que ocorrem na SM são articulações hiperextensíveis, deslocamento do cristalino dos olhos e anormalidades esqueléticas.

As manifestações cutâneas na SM são estrias de distensão no período de crescimento e hérnias inguinais e incisionais. Pode haver cicatrizes papiráceas e hiperextensibilidade cutânea. Raramente pode haver associação com a elastose perfurante serpiginosa.

O portador da SM deve sempre ser avaliado e acompanhado por um cardiologista e um oftalmologista, além de outras especialidades, conforme a necessidade e as manifestações da síndrome.

A síndrome de Marfan é autossômica dominante. Aproximadamente 75% dos indivíduos com a síndrome têm um genitor afetado; aproximadamente 25% têm uma variante patogênica *FBN1 de novo*. Uma vez que a variante patogênica do *FBN1* foi detectada em um membro da família afetado, teste pré-natal para uma gravidez de risco e para diagnóstico genético pré-implantação são possíveis.[21]

■ OSTEOGÊNESE IMPERFEITA

A osteogênese imperfeita é uma desordem genética caracterizada por fragilidade óssea, baixa densidade óssea e outras manifestações do tecido conjuntivo. Ocorre por vários graus de disfunção na formação do colágeno tipo I. A maioria dos casos é causada por mutações nos genes COL1A1 e COL1A2, no braço longo do cromossomo 17, que codificam as cadeias de pró-colágeno alfa-1 e alfa-2, respectivamente. Entretanto, várias outras alterações genéticas têm sido descritas nos últimos anos.[22,23] Essas mutações resultam em fenótipos que variam de apresentações com perda de audição condutiva até fraturas produzidas por traumas mínimos e deformidades secundárias, hipermobilidade articular, escleras azuis, equimoses aos mínimos traumas, dentinogênese imperfeita e perda de audição progressiva. Ainda existem formas letais que não sobrevivem à gestação. De acordo com o fenótipo são divididas nos tipos a seguir.[22,23]

As manifestações cutâneas são as escleras azuis e a pele hiperextensível, dependendo do subtipo da osteogênese imperfeita (havendo várias classificações):

- **Tipo I (OMIM 166200):** altura normal ou pouco abaixo do normal, escleras azuis e não há dentinogênese imperfeita. Gene COL1A1.
- **Tipo II (OMIM 166210):** múltiplas fraturas nas costelas e ossos longos ao nascimento, deformidades pronunciadas, ossos longos largos, baixa densidade dos ossos do crânio nas radiografias, escleras escuras. É letal no período perinatal, geralmente por insuficiência respiratória resultante de múltiplas fraturas nas costelas. Genes COL1A2 ou COL1A1.
- **Tipo III (OMIM 259420):** estatura muito baixa, face triangular, escoliose grave, esclera acinzentada e dentinogênese imperfeita. É a mais grave em crianças sobrevivendo ao período neonatal. Possuem estatura muito baixa e deformidades de membros e coluna secundárias a múltiplas fraturas, as quais podem levar a dificuldades respiratórias, identificadas como a principal causa de morte nesse grupo. Genes COL1A2 ou COL1A1.
- **Tipo IV (OMIM 166220):** estatura moderadamente baixa, escoliose leve à moderada, esclera acinzentada ou branca, dentinogênese imperfeita. Ocorrem deformidades ósseas leves à moderadas e estatura baixa variável. Genes COL1A2 ou COL1A1.
- **Tipo V:** estatura baixa leve à moderada, deslocamento da cabeça radial, membrana interóssea mineralizada, calo ósseo hiperplásico, esclera branca, não há dentinogênese imperfeita. Há fragilidade óssea moderada a grave. Hereditariedade parece seguir padrão autossômico dominante, mas não há evidência de anormalidade no colágeno tipo I. Gene IFITM5.
- **Tipo VI:** estatura moderadamente baixa, escoliose, acúmulo de osteoide no tecido ósseo, padrão em escamas de peixe nas lamelas ósseas, escleras brancas, não há dentinogênese imperfeita. É moderada a grave e definida pelos aspectos histológicos ósseos. Gene SERPINF1.
- **Tipo VII:** estatura levemente baixa, fêmur e úmero curtos, coxa vara, esclera branca, não há dentinogênese imperfeita. Tem herança recessiva e foi descrita apenas uma vez em uma colônia de nativos americanos no norte de Quebec.[22] Gene CRTAP.
- **Tipo VIII:** escleras azuis, deficiência de crescimento grave, desmineralização óssea extrema e metáfises bulbosas. Gene P3H1.
- **Tipo IX:** forma autossômica recessiva grave. Gene PPIB.
- **Tipo X:** forma autossômica recessiva caracterizada por múltiplas deformidades ósseas e fraturas, osteopenia generalizada, dentinogênese imperfeita e escleras azuis. Gene SERPINH1.
- **Tipo XI:** forma autossômica recessiva. Gene FKBP10.
- **Tipo XII:** forma autossômica recessiva caracterizada por fraturas recorrentes, deformações ósseas leves, osteoporose generalizada, erupção dental tardia, sem dentinogênese imperfeita, audição normal, e escleras azuis. Gene SP7.
- **Tipo XIII:** forma autossômica recessiva caracterizada por dentes normais, escleras azuis claras, deficiência de crescimento grave, osteoporose borderline, e uma média de 10 a 15 fraturas por ano afetando tanto membros inferiores como superiores e apresentando deformidade óssea grave. Gene BMP1.
- **Tipo XIV:** forma autossômica recessiva caracterizada por vários graus de gravidade com múltiplas fraturas e osteopenia, com dentes, escleras e audição normais. Fraturas ocorrem primeiramente no período pré-natal ou na idade de 6 anos. Gene TMEM38B.
- **Tipo XV:** forma autossômica recessiva caracterizada por início precoce de fraturas recorrentes, deformidades ósseas, redução significativa da densidade óssea, estatura baixa e, em alguns pacientes, escleras azuladas. Desenvolvimento dentário e audição normais. Retardos no desenvolvimento e aprendizado e anomalias cerebrais têm sido observados em alguns pacientes. Gene WNT1.

Sua classificação e descrição de novos subtipos, com os avanços moleculares estão sempre em constante evolução.

O tratamento inclui cuidados para evitar traumas que possam causar fraturas, fisioterapia e cirurgias ortopédicas.

Os bifosfonados são comumente prescritos para indivíduos com osteogênese imperfeita.[24,26] As evidências atuais, embora limitadas, demonstram que os bifosfonados orais ou intravenosos aumentam a densidade mineral óssea em crianças e adultos com essa condição. Estes não mostraram ser diferentes em sua capacidade de aumentar a densidade mineral óssea. Não está claro se o tratamento com bifosfonato oral ou intravenoso diminui consistentemente as fraturas, embora vários estudos relatem isso independentemente e nenhum estudo relate um aumento da taxa de fratura com o tratamento. Dado o seu uso contínuo, o método ideal, a duração da terapia e a segurança em longo prazo da terapia com bifosfonados requerem investigação adicional. Além disso, atenção deve ser dada à redução de fraturas em longo prazo e melhora nos indicadores de qualidade de vida.

Estudos preliminares com transplante de medula óssea alogênica parecem promissores. Terapia com células tronco pode constituir uma estratégia para a terapia das mutações dominantes.[24,25]

■ COLAGENOSE PERFURANTE REATIVA

A colagenose perfurante reativa (CPR) (OMIM 216700) é uma afecção caracterizada por uma eliminação transepidérmica de fibras de colágeno dérmico. Apresenta-se como pápulas ou nódulos umbilicados com uma crosta central aderente de aparência ceratótica. Pode ser herdada ou adquirida, sendo o quadro clínico semelhante.

O defeito molecular dos casos familiares não foi ainda estabelecido. Esta forma inicia precocemente na infância e recorre 1 ou 2 vezes por ano. A forma adquirida ocorre principalmente em idosos, e geralmente é associada a outras doenças, mais frequentemente com o diabete *mellitus*, porém também pode ser com hipotireoidismo e hipertireoidismo, colangite esclerosante, SIDA, linfoma, leucemia, outras malignidades, escabiose, insuficiência renal, cirrose hepática, esclerose renal, fibrose pulmonar, aspergilose pulmonar e alterações endocrinológicas.[27] A relação entre estas condições e a CPR não é conhecida, porém fatores associados à remodelação tecidual parecem estar envolvidos. O fator transformador de crescimento beta (FTC-β) está relacionado à remodelação tecidual na cirrose hepática, esclerose renal associada ao DM e fibrose pulmonar. Essa fibrose associada ao FTC-β ocasiona um aumento da reticulina, o que é detectado na histologia.[28] O FTC-β e a reticulina provavelmente desempenham algum papel na CPR com dermatite atópica, neurodermite, escabiose e picadas de insetos.

A CPR, quando associada a essas doenças citadas anteriormente, geralmente acompanha o surgimento ou piora dessas doenças. Pode haver resolução da CPR simplesmente com o controle das doenças associadas.

Na microscopia óptica as características dependem da evolução das lesões. Lesões precoces mostram acantose epidérmica e acumulação de colágeno basofílico na derme papilar. Lesões completamente desenvolvidas demonstram uma depressão em forma de domo (cratera) preenchida com uma rolha paraceratótica, colágeno e debris. Fibras colágenas basofílicas verticalmente orientadas são extruídas. Envolvimento folicular é presente em 40% dos casos.

Os diagnósticos diferenciais mais importantes são pseudoxantoma elástico perfurante, prurigo nodular, dermatoses perfurantes adquiridas, hiperceratose folicular *perstans* (doença de Flegel), e doenças dérmicas escoriadas (granuloma anular, líquen plano, entre outras). Existe uma tendência em considerar as doenças perfurantes como um único padrão reativo chamado doenças perfurantes adquiridas (doença de Kyrle, foliculite perfurante, colagenose perfurante reativa e dermatose perfurante adquirida).

A CPR pode regredir com o controle da doença associada. O tratamento específico é difícil. Podem ser utilizadas corticoterapia tópica ou intralesional, fototerapia com UVB de banda estreita, retinoides tópicos e sistêmicos, PUVA, remoção cirúrgica e alopurinol.[29]

■ COLAGENOMAS

Os nevos do tecido conjuntivo são hamartomas da matriz extracelular dérmica compostos predominantemente por um dos seus componentes (colágeno, tecido elástico ou proteoglicanos),[30] e os colagenomas são um subtipo com predominância do colágeno na sua composição.

A classificação dos nevos conjuntivos mais aceita até o presente momento é a de Uitto e colaboradores, de 1980.[30] Esta classificação, posteriormente revisada, é com base em considerações clínicas, genéticas e histológicas.[31] Os colagenomas são divididos em colagenoma cutâneo familiar, colagenoma eruptivo, colagenoma cerebriforme plantar, *shagreen patch* na esclerose tuberosa, *knuckle pads* e outros colagenomas.

Colagenoma cutâneo familiar

O colagenoma cutâneo familiar (OMIM 115250) caracteriza-se por nevos do tecido conjuntivo, apresentando padrão de herança autossômica dominante. Foi primeiramente descrita por Henderson e colaboradores, em 1968.[32]

No colagenoma cutâneo familiar há desenvolvimento de nódulos dérmicos endurados múltiplos e assintomáticos. As lesões são simétricas e a localização preferencial é no tronco e porções proximais dos membros superiores. Na epiderme, há poucas alterações, exceto por aparência ocasional de *peau d'orange*. Estes nevos podem variar de poucos milímetros a alguns centímetros de tamanho; e de 12 a mais de 100 em cada portador. Não há relatos de resolução espontânea.

Há relatos de colagenomas cutâneos familiares associados a anormalidades cardíacas.

Os aspectos histológicos do colagenoma cutâneo familiar demonstram acúmulo de fibras de colágeno densas, além da diminuição das fibras elásticas, que podem estar fragmentadas.

Não há tratamento satisfatório descrito até o momento.

Colagenoma eruptivo

O colagenoma eruptivo assemelha-se clinicamente ao colagenoma cutâneo familiar, porém não há história familiar ou doenças associadas.[33] Caracteriza-se por múltiplas pápulas ou nódulos adquiridos de consistência firme (Figura 101.11). São assintomáticos, com superfície plana e lisa ou com aspecto de casca de laranja. Possuem cor da pele e formato arredondado.

A localização preferencial é no tronco e porções proximais dos membros superiores, mas podem surgir em qualquer local do corpo. Geralmente aparecem na primeira ou segunda décadas de vida.

Na microscopia óptica há feixes de colágeno espessos e homogeneizados. Nas colorações para tecido elástico verificam-se fibras elásticas geralmente reduzidas em quantidade (Figura 101.11), fragmentadas ou não. A epiderme não apresenta alterações ou é levemente atrófica.[33]

O colagenoma eruptivo deve ser diferenciado da síndrome de Buschke-Ollendorff. Esta síndrome caracteriza-se por ser autossômica dominante, causando nevos do tecido conjuntivo. Na síndrome de Buschke-Ollendorff há osteopoiquilose no estudo radiológico ósseo, além de as lesões cutâneas serem elastomas, e não colagenomas.

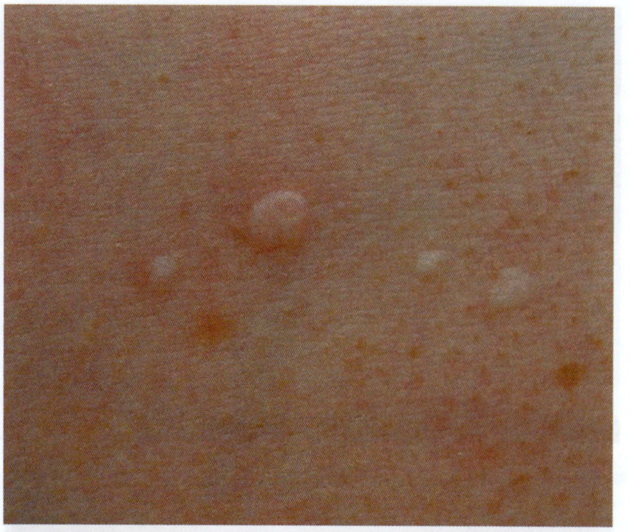

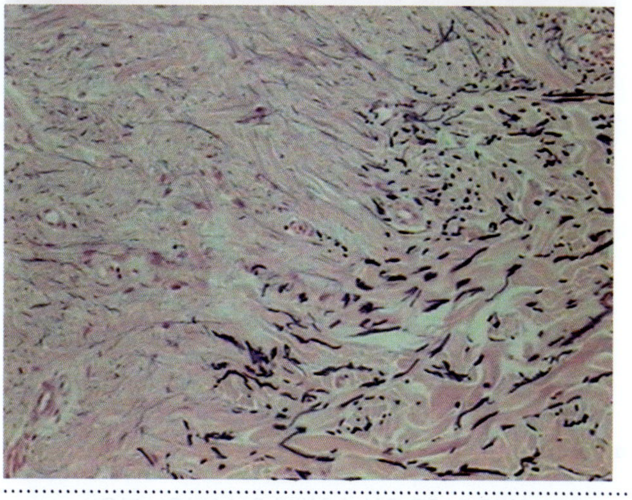

■ **Figura 101.11** Pápulas fibróticas do colagenoma eruptivo, aspecto histológico demonstrando a diminuição de fibras elásticas na lesão (Weigert 100x).

Colagenoma cerebriforme plantar

O colagenoma cerebriforme plantar possui aspecto simulando a superfície cerebral, sendo da cor da pele (Figura 101.12), tem superfície aveludada e consistência elástica. Esse colagenoma tem sido considerado um dos critérios diagnósticos maiores da síndrome de Proteus,[34] porém não configura a síndrome se for o único achado.[35] A síndrome de Proteus é caracterizada por hemi-hipertrofia, macrodactilia, tumores subcutâneos (com ampla variação histológica), hiperplasia cutânea cerebriforme nas plantas e/ou palmas, exostoses, nevos epidérmicos e escoliose. Algumas das manifestações estão presentes ao nascimento, mas a maior parte surge durante a infância precoce.

Na microscopia óptica há aumento das fibras de colágeno com arranjo desorganizado nas dermes papilar e reticular. A epiderme apresenta leve hiperplasia. A coloração de Van Gieson para fibras elásticas demonstra essas fibras fragmentadas e diminuídas. A coloração com ferro coloidal não revela mucopolissacarídeos.

■ *SHAGREEN PATCH*

A *shagreen patch* consiste em uma placa apresentando limites irregulares e superfície com aspecto de *peau d'orange*. Geralmente ocorre na região lombar (Figura 101.13) e varia de menos de 1 até mais de 10 centímetros de diâmetro. É um colagenoma pertencente a uma genodermatose denominada esclerose tuberosa. A esclerose tuberosa caracteriza-se pela formação de hamartomas em vários órgãos, como a pele, encéfalo, olhos, rins e coração.

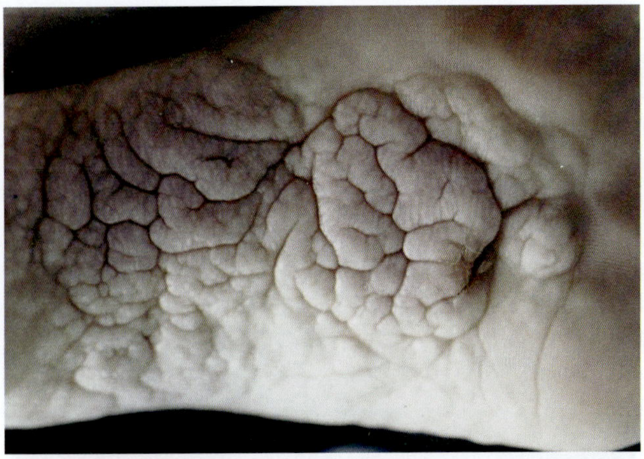

■ **Figura 101.12** Lesão cerebriforme na região plantar.

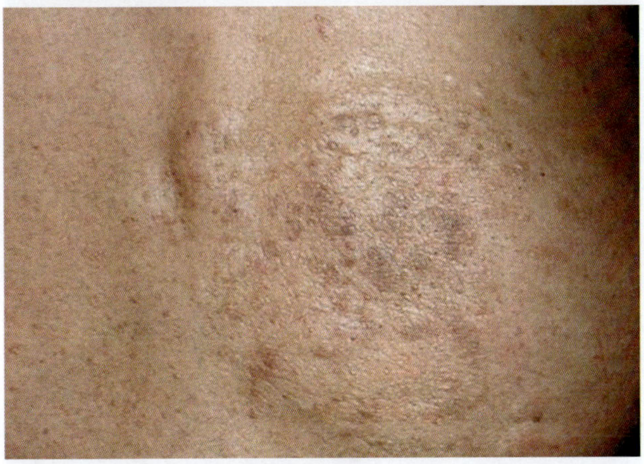

■ **Figura 101.13** Placa com relevo irregular na região lombar.

■ *KNUCKLE PADS* OU COXIM FALANGIANO

Knuckle pads são espessamentos circunscritos na porção extensora das articulações dos quirodáctilos, apresentando epiderme com hiperceratose e acantose. O tecido conjuntivo dérmico é hiperplásico e as fibras de colágeno podem ser espessadas. Geralmente são esporádicos, mas podem ocorrer com padrão de herança autossômica dominante (Figura 101.14).

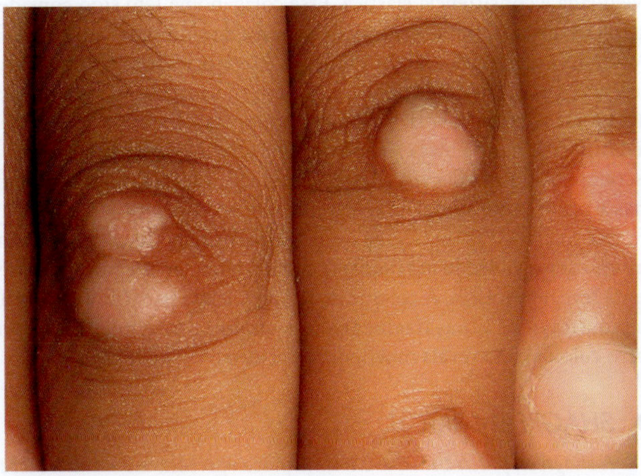

■ **Figura 101.14** Pápulas fibróticas justa-articulares.

■ OUTROS COLAGENOMAS

Existem relatos de outros colagenomas adquiridos não pertencentes às classificações anteriores. Como exemplos, há colagenomas isolados, colagenoma associado à síndrome de Down, colagenoma zosteriforme, entre outros.

■ LIPODISTROFIA CONGÊNITA GENERALIZADA

A lipodistrofia congênita generalizada é uma rara síndrome autossômica recessiva caracterizada por importante resistência à insulina e redução extrema da gordura corporal desde o nascimento. Foi primeiramente descrita em 1954. Pertence ao grupo das lipodistrofias, que podem ser localizadas ou generalizadas, congênitas ou adquiridas.[36]

Subtipos com diferentes *loci* genéticos foram identificados.[37,38] Lipodistrofia generalizada congênita tipo 1 (LGC1), OMIM 608594, ou síndrome de Berardinelli-Seip, apresenta também hipertrigliceridemia, esteatose hepática, *acanthosis nigricans*, hipertrofia muscular, hepatomegalia e intolerância à glicose ou diabete *mellitus*. É causada por mutação homozigótica ou heterozigótica composta no gene codificando 1-acilglicerol-3-phosfato O-aciltransferase-2 (AGPAT2; 603100) no cromossoma 9q34.[39]

Lipodistrofia generalizada congênita tipo 2 (LGC2, OMIM 269700) é causada por mutações no gene BSCL2 (606158). A lipodistrofia congênita generalizada do tipo 3 (LCG3, OMIM 612526) é causada por uma mutação no gene CAV1 (601047). A lipodistrofia congênita generalizada tipo 4 (LCG4, 613327) é causada por uma mutação no gene PTRF (603198).

O fenótipo no LCG1 parece ser menos grave do que nos acometidos pelo LCG2 em respeito à lipodistrofia. Porém, os afetados pelo LCG2 apresentam mais comumente redução na capacidade intelectual e cardiomiopatia hipertrófica. A variante LCG3 foi encontrada em um paciente com redução extrema da gordura corporal e resistência à vitamina D. A variante LCG4 apresenta falta extrema de gordura corporal, miopatia congênita, estenose pilórica e cardiomiopatia.

É essencial para o tratamento dieta específica para o diabete *mellitus* e a hipertrigliceridemia. Porém, geralmente é necessária terapia farmacológica adicional. Muitas vezes é necessária insulina em doses muito altas.[40] Pode-se também recorrer aos métodos de preenchimento da lipodistrofia para fins estéticos.

■ SÍNDROME DA FIBROMATOSE HIALINA

O conceito de síndrome da fibromatose hialina (SFH), OMIM 228600, foi introduzido recentemente por Nofal e colaboradores. Com o objetivo de reclassificar as enfermidades: hialinose sistêmica infantil (HSI) e fibromatose hialina juvenil (FHJ). Este conceito fundamenta-se no fato de estas duas doenças serem histologicamente semelhantes e partilharem entre si um conjunto de sinais e sintomas, assim como a mutação do gene ANTRX2, localizado no cromossoma 4q21.[41]

A hialinose sistêmica infantil é caracterizada por depósitos hialinos na derme papilar e outros tecidos. Apresenta-se tipicamente ao nascimento ou infância com dor grave aos movimentos, contraturas articulares progressivas, e frequentemente com incapacidades motoras graves, pele espessada, e máculas/pápulas sobre proeminências ósseas das articulações. Hipertrofia gengival, nódulos cutâneos, pápulas peroláceas na face e pescoço, e massas perinasais são comuns. Complicações de enteropatia perdedora de proteínas e déficit de crescimento podem ser causar a morte. Desenvolvimento cognitivo é normal. Muitas crianças com a forma grave (previamente chamada de hialinose sistêmica infantil) morrem na infância precoce. Algumas com o fenótipo leve (previamente chamada de fibromatose hialina juvenil) sobrevivem à vida adulta.

O diagnóstico da hialinose sistêmica infantil é com base em achados clínicos ou resultados de testes genéticos. Biópsia cutânea pode revelar acúmulo de material hialino na derme ou achados não diagnósticos; biópsia intestinal pode demonstrar atrofia vilosa e linfangiectasia. Raio X esquelético pode revelar osteopenia, reação periosteal e lesões lucentes. ANTXR2 é o único gene em que foram descobertas mutações para a hialinose sistêmica infantil.

É possível tratamento cirúrgico por razões estéticas das lesões cutâneas, além de cirurgias para as contraturas musculares e hipertrofia gengival.[42]

Anti-inflamatórios, opiáceos e possivelmente gabapentina podem ser utilizados para dor; consulta com um especialista em dor conforme a necessidade; fisioterapias para as contraturas articulares se for possível em razão da dor; uso sonda nasogástrica ou gastrostomia sob supervisão de gastroenterologista e nutricionista; nutrição específica para a possibilidade de malabsorção ou linfangiectasia; hidratação e infusões de albumina para a enteropatia perdedora de proteínas; infecções são manejadas com bases no sítio e agente causador; lesões causando obstrução das vias aéreas ou que interfiram com a alimentação podem ser excisadas, mas podem recorrer.

A hialinose sistêmica infantil é autossômica recessiva. Se a variante patogênica do risco na família é conhecida, teste pré-natal para gestações de risco é possível em laboratórios que ofereçam o teste do gene.[43]

SÍNDROME DE PEUTZ-JEGHERS

A síndrome de Peutz-Jeguers (SPJ) (OMIM: 175200) é rara e tem herança autossômica dominante, afetando múltiplos órgãos, também denominada polipose hamartomatosa intestinal ou síndrome de manchas e pólipos. Dependendo da população estudada, a incidência varia entre 1 e 50 para cada 200 mil nascimentos.

Os principais achados cutâneos da SPJ são máculas hipercrômicas, de marrons a negras, que geralmente aparecem na infância precoce.[44] Essas máculas são irregularmente ovais e apresentam, geralmente, menos de 5 mm de diâmetro. Geralmente ocorrem nos lábios e mucosa oral, mas eventualmente podem também surgir nas regiões nasal e periorbital, cotovelos, dorso dos dedos das mãos e pés, palmas, plantas, e regiões periumbilical e perianal. As lesões pigmentares na pele e lábios frequentemente esmaecem após a puberdade. Aquelas na mucosa bucal, palato e língua geralmente persistem.

Polipose intestinal pode ocorrer em qualquer local do trato gastrointestinal, porém tende a aparecer predominantemente no intestino delgado. Sintomas em decorrências desses pólipos hamartomatosos geralmente ocorrem precocemente na vida. Mais de um terço dos pacientes apresentam-se com sintomas na primeira década. Os sintomas destes pólipos podem incluir dor abdominal, anemia secundária a sangramentos e obstrução intestinal decorrente da intussuscepção.[45] Os pólipos podem também ser encontrados no estômago, intestino grosso, brônquios e trato urinário.

Os pacientes com a SPJ possuem risco aumentado de desenvolvimento de câncer intestinal, de mama, de pulmão, de ovários, de útero, de colo de útero, de testículos e de pâncreas.

Na maioria dos casos, o gene responsável pela SPJ é o *STK11*, o qual codifica uma quinase sérica. Até recentemente, mais de 230 diferentes mutações neste gene já foram descritas.[46]

O diagnóstico é com base em achados clínicos. Identificação de variante heterozigótica patogênica no STK11 por teste genético confirma o diagnóstico e permite estudos familiares.

Laser e luz intensa pulsada podem ser utilizados para o tratamento das máculas cutâneas.[47]

Apesar de autossômica dominante, aproximadamente 45% dos indivíduos afetados não possui história familiar; a proporção exata de casos causados por uma variante patogênica *de novo* é desconhecida assim como a frequência de sinais sutis da doença nos pais não foi amplamente avaliada e dados genéticos são insuficientes.

INCONTINÊNCIA PIGMENTAR

Incontinência pigmentar (IP), (OMIM 308300) também conhecida como síndrome de Bloch-Sulzberger, é uma rara genodermatose com herança dominante ligada ao X, que se apresenta como um distúrbio da pigmentação cutânea que pode estar associado a uma variedade de malformações dos olhos, dentes, esqueleto, coração, entre outros. O diagnóstico da IP é com base em achados clínicos e testes genéticos do *IKBKG* (previamente *NEMO*), o único gene conhecido em associação com a IP,[48,49] o qual codifica proteínas envolvidas em fatores importantes à transcrição, cuja alteração traz alterações imunológicas, inflamatórias e apoptose. Uma deleção que remove éxons 4 a 10 do *IKBKG* está presente em aproximadamente 65% dos indivíduos afetados.

Na síndrome completa, os padrões clássicos dermatológicos ocorrem em quatro estágios. Porém, alguns estágios podem não ocorrer ou até mesmo ocorrer simultaneamente.

No primeiro estágio ocorrem bolhas, pústulas e vesículas que seguem as linhas de Blaschko e geralmente ocorrem ao nascimento ou nas primeiras semanas de vida, podendo ser desencadeadas por surtos febris. Na microscopia óptica encontram-se vesículas em epiderme espongiótica e com infiltrado predominantemente de eosinófilos.

A segunda fase ocorre algumas semanas após a primeira e é quando essas bolhas são substituídas por pápulas ou linhas verrucosas, e geralmente ocorre nos primeiros meses de vida; histologicamente há papilomatose e hiperqueratose.

A terceira fase é caracterizada por hiperpigmentação residual ao longo das linhas de Blaschko – esse distúrbio pigmentar trata-se de depósito de melanina secundário à apoptose epidérmica, daí o nome da enfermidade.

A quarta fase ocorre quando as linhas se tornam hipopigmentadas, atróficas, por vezes sem anexos e persistem por toda a vida.

O diagnóstico é clínico, com base nas características das lesões e sua típica distribuição ao longo das linhas de Blaschko, e confirmado por exame anatomopatológico da pele.

Os afetados pela IP geralmente são do sexo feminino, pois a herança dominante ligada ao X causa, geralmente, morte intrauterina nos portadores do sexo masculino. Há apenas 40 casos relatados até o momento de sobreviventes do sexo masculino com IP.[50] É importante acompanhamento oftalmológico, já que é frequente acometimento retiniano, catarata, micro-oftalmia. Dentes distróficos e alterações neurológicas e ósseas são descritos.

Não há tratamento efetivo e recomenda-se aconselhamento genético. A herança é ligada ao X. Em torno de 65% dos indivíduos afetados resultam de uma mutação *de novo*. IP é uma embriopatia letal em muitos fetos masculinos. Sobreviventes do sexo masculino foram encontrados com um cariótipo 47, XXY ou mosaicismo somático para a deleção comum do *IKBKG*.[48] Uma mulher com IP pode ter herdado a variante patogênica da *IKBKG* da mãe ou ter sofrido uma mutação *de novo*. Os pais podem tanto ser clinicamente afetados quanto não afetados possuindo mosaicismo gonadal. Mulheres afetadas possuem 50% de chance de transmitir o alelo mutante do *IKBKG* na concepção; entretanto, fetos masculinos com uma mutação de perda de função do *IKBKG* sofrem aborto.

ANEMIA DE FANCONI

A Anemia de Fanconi (AF) é uma rara desordem genética autossômica recessiva caracterizada por anormalidades físicas, insuficiência de medula óssea, e um risco aumentado a cânceres. A AF caracteriza-se por hipersensibilidade cromossômica e celular aos agentes mutagênicos como a mitomicina C e o diepoxibutano. Presumivelmente, todos estes produtos genéticos participam em uma mesma via de reparação ou processamento de *cross-links* e quebras de DNA.[51,52] O teste diagnóstico clássico para AF é a avaliação da hipersensibilidade celular a agentes como a mitomicina C e o diepoxibutano. O teste de indução de quebra cromossômica induzida por diepoxibutano tem sido utilizado amplamente para o diagnóstico primário de AF. O diagnóstico é confirmado pela identificação de um dos seguintes: variantes patogênicas bialélicas em um dos 18 genes conhecidos por causar a AF autossômica recessiva. Uma variante patogênica heterozigótica no *RAD51*, causador de AF autossômica dominante. Uma variante patogênica hemizigótica no *FANCB*, causadora de AF ligada ao X.

Os pacientes portadores de AF apresentam anormalidades da pigmentação cutânea em 85% dos casos, geralmente iniciando entre os 4 e 10 anos de idade. Há hiperpigmentação mais intensa no tronco entremeada por pequenas máculas hipocrômicas. Ocorrem também máculas café com leite. Malignidades hematológicas também são típicas nesta faixa etária.

Outros possíveis achados da síndrome são microcefalia, hipoplasia genital, estrabismo, baixa estatura, aplasia do rádio e diminuição de tamanho ou ausência dos primeiros quirodáctilos. Porém, é relatado que 25% a 40% dos portadores de AF sejam fisicamente normais.

Anemia hipoplásica ocorre de forma progressiva associada à neutropenia e trombocitopenia. Leucemia aguda e outras neoplasias podem ocorrer.

Análise da base de dados internacional de pacientes com AF revela uma predisposição importante a carcinomas epidermoides, do colo do útero e da cabeça e pescoço.[53] Foi sugerida a hipótese de o HPV ser um desencadeador da carcinogênese nestes pacientes, pois antígenos virais do HPV foram encontrados em 84% dos tumores em pacientes portadores de AF.[52] Todos os portadores de AF devem receber vacina para HPV. A incidência cumulativa de carcinomas epidermoides em pacientes com AF atinge 19% na idade de 40 anos.

Referências bibliográficas

1. Kielt CA, Sherrat MJ, Schuttleworth CA. Elastic Fibers. J Cell Science 2002;115:2817-28.
2. Van Maldergem L, Loeys B. FBLN5-Related Cutis Laxa. 2009 Mar 19 [Updated 2014 Mar 13]. In: Adam MP, Ardinger HH, Pagon RA et al., editors. GeneReviews® [Internet]. Seattle (WA): University of Washington, Seattle; 1993-2018.
3. Lewis GK, Bercovitch L, Dill S, Robinson-Bostom L. Acquired disordes of elastc tissue: Part.II. Decreased elastc tissue. J Am Acad Dermatol 2004;51:165-85.
4. Malfait F, Wenstrup R, De Paepe A. Classic Ehlers-Danlos Syndrome. 2007 May 29 [Updated 2018 Jul 26]. In: Adam MP, Everman DB, Mirzaa GM et al., editors. GeneReviews® [Internet]. Seattle (WA): University of Washington, Seattle; 1993-2022.
5. Pepin M, Schwarze U, Superti-Furga A, Byers PH. Clinical and genetic features of Ehlers-Danlos syndrome type IV, the vascular type. N Engl J Med 2000;342:673-80.
6. Proske S, Hartschuh W, Enk A, Hausser I. [Ehlers-Danlos syndrome--20 years experience with diagnosis and classification at the university skin clinic of Heidelberg]. J Dtsch Dermatol Ges 2006;4:308-18.
7. Colige A, Nuytinck L, Hausser I, van Essen AJ, Thiry M, Herens C et al. Novel types of mutation responsible for the dermatosparactic type of Ehlers-Danlos syndrome (Type VIIC) and common polymorphisms in the ADAMTS2 gene. J Invest Dermatol 2004;123:656-63.
8. Karaa A, Stoler JM. Ehlers Danlos Syndrome: An Unusual Presentation You Need to Know about. Case Rep Pediatr 2013;2013:764659.
9. Kelly J, Lyons O. Medical Therapy Affects the Arteriopathy of Vascular Ehlers-Danlos Syndrome. Eur J Vasc Endovasc Surg 2021: 61, 332.
10. Terry SF, Bercovitch L. Pseudoxanthoma Elasticum. 2001 Jun 5 [Updated 2020 Jun 4]. In: Adam MP, Ardinger HH, Pagon RA et al., editors. GeneReviews® [Internet]. Seattle (WA): University of Washington, Seattle; 1993-2018.
11. Hendig D, Knabbe C, Götting C. New insights into the pathogenesis of pseudoxanthoma elasticum and related soft tissue calcification disorders by identifying genetic interactions and modifiers. Front Genet 2013;4:114.
12. Jiang Q, Endo M, Dibra F, Wang K, Uitto J. Pseudoxanthoma elasticum is a metabolic disease. J Invest Dermatol. 2009;129:348-54.
13. Hamlin N, Beck K, Bacchelli B, Cianciulli P, Pasquali-Ronchetti I, Le Saux O. Acquired Pseudoxanthoma elasticum-like syndrome in beta-thalassaemia patients. Br J Haematol 2003;122:852-4.
14. Almeida HL Jr, Almeida MG, Jorge VM, Abreu LB. Ultrastructural aspects of pseudoxanthoma elasticum. An Bras Dermatol. 2017;92:527-530.
15. Vearrier D, Buka RL, Roberts B, Cunningham BB, Eichenfield LF, Friedlander SF. What is standard of care in the evaluation of elastosis perforans serpiginosa? A survey of pediatric dermatologists. Pediatr Dermatol 2006;23:219-24.
16. Lother AS, Arrese JE, Nikkels AF. Chronic annular lesions of the cheeks. Elastosis perforans serpiginosa (EPS). Int J Dermatol 2013;52:649-50.
17. Sahn EE, Maize JC, Garen PD, Mullins SC, Silver RM. D-penicillamine-induced elastosis perforans serpiginosa in a child with juvenile rheumatoid arthritis. Report of a case and review of the literature. J Am Acad Dermatol 1989;20:979-88.
18. Polańska A, Bowszyc-Dmochowska M, Żaba RW, Adamski Z, Reich A, Dańczak-Pazdrowska A. Elastosis perforans serpiginosa: a review of the literature and our own experience. Postepy Dermatol Alergol 2016;33:392-395.
19. Jondeau G, Michel JB, Boileau C. The translational science of Marfan syndrome. Heart 2011;97:1206-14.
20. Keane MG, Pyeritz RE. Medical management of Marfan syndrome. Circulation 2008;117:2802-13.
21. Dietz H. FBN1-related Marfan Syndrome. 2001 Apr 18 [Updated 2022 Fev 17]. In: Adam MP, Ardinger HH, Pagon RA et al., editors. GeneReviews® [Internet]. Seattle (WA): University of Washington, Seattle; 1993-2018.
22. Cundy T. Recent advances in osteogenesis imperfecta. Calcif Tissue Int 2012;90:439-49.
23. Marini JC, Forlino A, Bächinger HP, Bishop NJ et al. Osteogenesis imperfecta. Nat Rev Dis Primers. 2017;3:17052.
24. Biggin A, Munns CF. Long-Term Bisphosphonate Therapy in Osteogenesis Imperfecta. Curr Osteoporos Rep. 2017;15:412-418.
25. Devogelaer JP, Coppin C. Osteogenesis imperfecta: current treatment options and future prospects. Treat Endocrinol 2006;5:229-42.
26. Steiner RD, Adsit J, Basel D. COL1A1/2-Related Osteogenesis Imperfecta. 2005 Jan 28 [Updated 2021 May 6]. In: Adam MP, Ardinger HH, Pagon RA et al., editors. GeneReviews® [Internet]. Seattle (WA): University of Washington, Seattle; 1993-2018.
27. Tilz H, Becker JC, Legat F, Schettini AP, Inzinger M, Massone C et al. Allopurinol in the treatment of acquired reactive perforating collagenosis*. An Bras Dermatol 2013;88:94-7.
28. Tsuboi H, Katsuoka K. Characteristics of acquired reactive perforating collagenosis. J Dermatol 2007;34:640-4.
29. Saray Y, Seckin D, Bilezikci B. Acquired perforating dermatosis: clinicopathological features in twenty-two cases. J Eur Acad Dermatol Venereol 2006;20:679-88.
30. Uitto J, Santa Cruz DJ, Eisen AZ. Connective tissue nevi of the skin. Clinical, genetic, and histopathologic classification of hamartomas of the collagen, elastin, and proteoglycan type. J Am Acad Dermatol 1980;3:441-61.
31. Pierard GE, Lapiere CM. Nevi of connective tissue. A reappraisal of their classification. Am J Dermatopathol 1985;7:325-33.
32. Henderson RR, Wheeler CE, Jr., Abele DC. Familial cutaneous collagenoma. Report of cases. Arch Dermatol 1968;98:23-7.
33. de Almeida HL Jr, Breunig Jde A, Wolter M, de Castro LA, Rocha NM. Light and electron microscopy of eruptive collagenoma. J Cutan Pathol 2009;36:35-8.
34. Almeida Jr. HL, Gonçalves NL. Importância das lesões cutâneas no diagnóstico da síndrome de Proteus. An Bras Dermatol 1999; 74:597-599.
35. Martinez W, Arnal F, Capdevila A, Almagro M. Isolated plantar cerebriform collagenoma. Pediatr Dermatol 1994;11:84-5.
36. Akinci B, Sahinoz M, Oral E. Lipodystrophy Syndromes: Presentation and Treatment. [Updated 2018 Apr 24]. In: Feingold KR, Anawalt B, Boyce A et al., editors. Endotext [Internet].
37. Garg A. Clinical review: Lipodystrophies: genetic and acquired body fat disorders. J Clin Endocrinol Metab 2011;96:3313-25.
38. Magre J, Delepine M, Khallouf E, Gedde-Dahl T, Jr., Van Maldergem L, Sobel E et al. Identification of the gene altered in Berardinelli-Seip congenital lipodystrophy on chromosome 11q13. Nat Genet 2001;28:365-70.
39. Haghighi, A., Kavehmanesh, Z., Haghighi, A., Salehzadeh, F., Santos-Simarro, F., Van Maldergem, L., Cimbalistiene, L., Collins, F., Chopra, M., Al-Sinani, S., Dastmalchian, S., de Silva, D. C., Bakhti, H., Garg, A., Hilbert, P. Congenital generalized lipodystrophy: identification of novel variants and expansion of clinical spectrum. Clin Genet 2016 89: 434-441.
40. Garg A. Lipodystrophies. Am J Med 2000;108:143-52.
41. Nofal A, Sanad M, Assaf M, Nofal E, Nassar A, Almokadem S et al. Juvenile hyaline fibromatosis and infantile systemic hyalinosis: a unifying term and a proposed grading system. J Am Acad Dermatol 2009;61:695-700.
42. Quintal D, Jackson R. Juvenile hyaline fibromatosis. A 15-year follow-up. Arch Dermatol 1985;121:1062-3.
43. Shieh JTC, Hoyme HE, Arbour LT. Hyaline Fibromatosis Syndrome. 2008 Feb 27 [Updated July 23, 2020]. In: Adam MP, Ardinger HH, Pagon RA et al., editors. GeneReviews® [Internet]. Seattle (WA): University of Washington, Seattle; 1993-2018.
44. Heymann WR. Peutz-Jeghers syndrome. J Am Acad Dermatol 2007;57:513-4.
45. McGarrity TJ, Amos CI, Baker MJ. Peutz-Jeghers Syndrome. 2001 Feb 23 [Updated 2021 Sep 2]. In: Adam MP, Everman DB, Mirzaa GM et al., editors. GeneReviews® [Internet]. Seattle (WA): University of Washington, Seattle; 1993-2022.
46. Borun P, Bartkowiak A, Banasiewicz T, Nedoszytko B, Nowakowska D, Teisseyre M et al. High Resolution Melting analysis as a rapid and efficient method of screening for small mutations in the STK11 gene in patients with Peutz-Jeghers syndrome. BMC Med Genet 2013;30:58-64.
47. Remington BK, Remington TK. Treatment of facial lentigines in Peutz-Jeghers syndrome with an intense pulsed light source. Dermatol Surg 2002;28:1079-81.
48. Scheuerle AE, Ursini MV. Incontinentia Pigmenti. 1999 Jun 8 [Updated 2017 Dec 21]. In: Adam MP, Everman DB, Mirzaa GM et al., editors. GeneReviews® [Internet]. Seattle (WA): University of Washington, Seattle; 1993-2022.
49. Aradhya S, Woffendin H, Jakins T, Bardaro T, Esposito T, Smahi A et al. A recurrent deletion in the ubiquitously expressed NEMO (IKK-gamma) gene accounts for the vast majority of incontinentia pigmenti mutations. Hum Mol Genet 2001;10:2171-9.
50. Ardelean D, Pope E. Incontinentia pigmenti in boys: a series and review of the literature. Pediatr Dermatol 2006;23:523-7.
51. Yamamoto K, Nihrane A, Aglipay J, Sironi J, Arkin S, Lipton JM et al. Upregulated ATM gene expression and activated DNA crosslink-induced damage response checkpoint in Fanconi anemia: implications for carcinogenesis. Mol Med 2008;14:167-74.
52. Rosenberg PS, Greene MH, Alter BP. Cancer incidence in persons with Fanconi anemia. Blood 2003;101:822-6.
53. Kee Y, D'Andrea A. Molecular pathogenesis and clinical management of Fanconi anemia. J Clin Invest 2012;122:3799-3806.

João Roberto Antonio • Lívia Arroyo Trídico

Neurofibromatose

INTRODUÇÃO

A neurofibromatose (NF), doença descrita em 1882 por Friedrich Daniel von Recklinghausen,[1] é uma anormalidade neuroectodérmica constituída por um conjunto de condições com manifestações clínicas que comprometem principalmente a pele, sistema nervoso, ossos, olhos[2] e eventualmente com repercussões aos outros órgãos internos. O quadro clínico manifesta-se sob diversas formas em cada paciente, existindo uma considerável variação da enfermidade dentro de uma mesma família. É uma das entidades com padrão de herança autossômica dominante mais frequente na espécie humana, com incidência estimada em um caso em cada 3 mil habitantes e que atinge todas as raças.[3]

Acredita-se que pelo menos um milhão de pessoas em todo o mundo seja portadora de NF[4] e a prevalência da doença varia de 1 em cada 2.500 a 1 em cada 7.800 pessoas, conforme o país. A maioria das publicações referente a pacientes dos Estados Unidos, cuja população de afetados por NF é estimada em 100 mil indivíduos.[5]

O tipo mais comum é o NF1, e justifica mais de 90% de todos os casos, anteriormente conhecido como doença de von Recklinghausen, ou também NF periférica ou NF "usual". Suas características são as manchas "café com leite" (MCCL), neurofibromas múltiplos e nódulos de Lisch.

DIAGNÓSTICO – CRITÉRIOS CLÍNICOS

Os critérios clínicos para o diagnóstico da doença de von Recklinghausen-NF1, foram estabelecidos de uma forma mais completa em 1987, por ocasião da National Institute of Health Conference (NIH), em Bethesda, Estados Unidos.[6,7] Para o diagnóstico da NF em sua forma clássica, é necessário a presença de pelo menos duas ou mais das seguintes características:

1. Seis ou mais MCCL igual ou maior que 5 mm em crianças de menos de 6 anos e maiores de 15 mm, em indivíduos acima de 6 anos.
2. Dois ou mais neurofibromas, ou pelo menos um neurofibroma plexiforme.
3. Efélides ("sardas") nas regiões axilares e inguinais.
4. Um glioma do nervo óptico.
5. Dois ou mais hamartomas de íris (nódulos de Lisch) (estes hamartomas, detectáveis ao exame oftalmológico, somente ocorrem em cerca de 10% dos pacientes abaixo de 6 anos).
6. Uma lesão óssea característica (displasia do esfenoide ou afinamento da córtex de ossos longos, com ou sem pseudoartrose).
7. Recorrência familiar com pelo menos um parente de primeiro grau com as alterações enumeradas.

As manifestações dermatológicas da NF1, classicamente, caracterizam-se pela presença clínica de neurofibromas e MCCL distribuídas de maneira variável pelo tegumento cutâneo.

Em 2018, grupos de especialistas se reuniram em Nova York na tentativa de propor novos critérios diagnósticos, valendo-se de análise genética do paciente e da presença de acometimento de pelo menos um dos pais.[38]

CLASSIFICAÇÃO DA NEUROFIBROMATOSE

Em 1982, Riccardi,[8] classificou-a em oito tipos, cujas designações, características clínicas e padrões de herança são relacionados a seguir (Quadro 102.1):

Quadro 102.1 Classificação da neurofibromatose.

Tipo	Padrão de herança	Características clínicas
1. Neurofibromatose (NF1)	AD	MCCL, neurofibromas, nódulos de Lisch, sardas axilares, alterações ósseas e neurológicas, neoplasias benignas e malignas
2. Acústica (NF2)	AD	Neuromas acústicos bilaterais, poucas MCCL e neurofibromas
3. Mista (NF3)	AD	Combinação de 1 e 2
4. Variante (NF4)	Desconhecido	Variações nas MCCL, neurofibromas, neoplasias do SNC, nódulos de Lisch
5. Segmenta (NF5)	Não herdável	Neurofibromas segmentares e/ou MCCL
6. MCCL familial (NF6)	Desconhecido	MCCL
7. Início tardio (NF7)	Desconhecido	Após a 3ª década de vida, neurofibromas, poucas MCCL
8. Não especificada (NF8)	Desconhecido	Sinais variáveis

AD: autossômico dominante; MCCL: manchas "café com leite".

A classificação de tipos proposta por Riccardi, 1982, não tem sido aceita por todos pesquisadores e clínicos, porque inclui formas de difícil definição e distinção clínica, como é o caso do tipo 3, que é considerado "misto", do tipo 4 que é "variante", do tipo 7 que é de "início tardio", e do tipo 8 que é "não especificado", no que pode ser justificado pelo conjunto de genes do indivíduo.

As manifestações clínicas da neurofibromatose foram classificadas em 1994 por Huson[9] em:

1. *Major*: são específicas de NF1, aparecem na grande maioria dos afetados e são a base dos critérios diagnósticos do NHI: MCCL, sardas axilares, neurofibromas periféricos e nódulos de Lisch.
2. *Minor*: aparecem em alta frequência nos afetados de NF, mas não são utilizadas como critérios diagnósticos: macrocefalia e baixa estatura.
3. **Complicações associadas:** são referidas como as demais características que envolvem os sistemas nervoso, esquelético, genitourinário, endócrino, cardiovascular, respiratório, gastrointestinal, hematopoiético e pele.

Simplificando, consideramos somente três tipos:

1. NF1 ou clássica ou principal.
2. NF2 ou acústica.
3. NF atípicas, incluindo todas as outras formas.[10]

QUADRO CLÍNICO

Manifestações dermatológicas

As manifestações dermatológicas da NF, classicamente, caracterizam-se pela presença clínica de neurofibromas e manchas café com leite (MCCL) distribuídas de maneira variável pelo tegumento cutâneo (Figura 102.1).

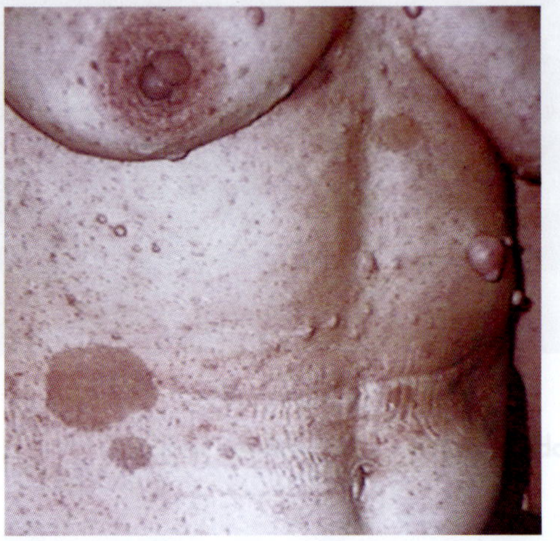

Figura 102.1 MCCL e neurofibromas característicos da NF.

Clinicamente os neurofibromas, solitários ou múltiplos, são tumores de consistência macia, semiglobosos ou pediculados, da cor da pele ou violáceos, que variam tanto em número – podendo ser escassos e únicos ou cobrir o corpo por completo (Figura 102.2) como em tamanho – desde punctiformes até massas de 5 ou mais centímetros de diâmetro (Figura 102.3). Em geral, são assintomáticos, entretanto podem ser pruriginosos, dolorosos e sensíveis ao tato.[35,37]

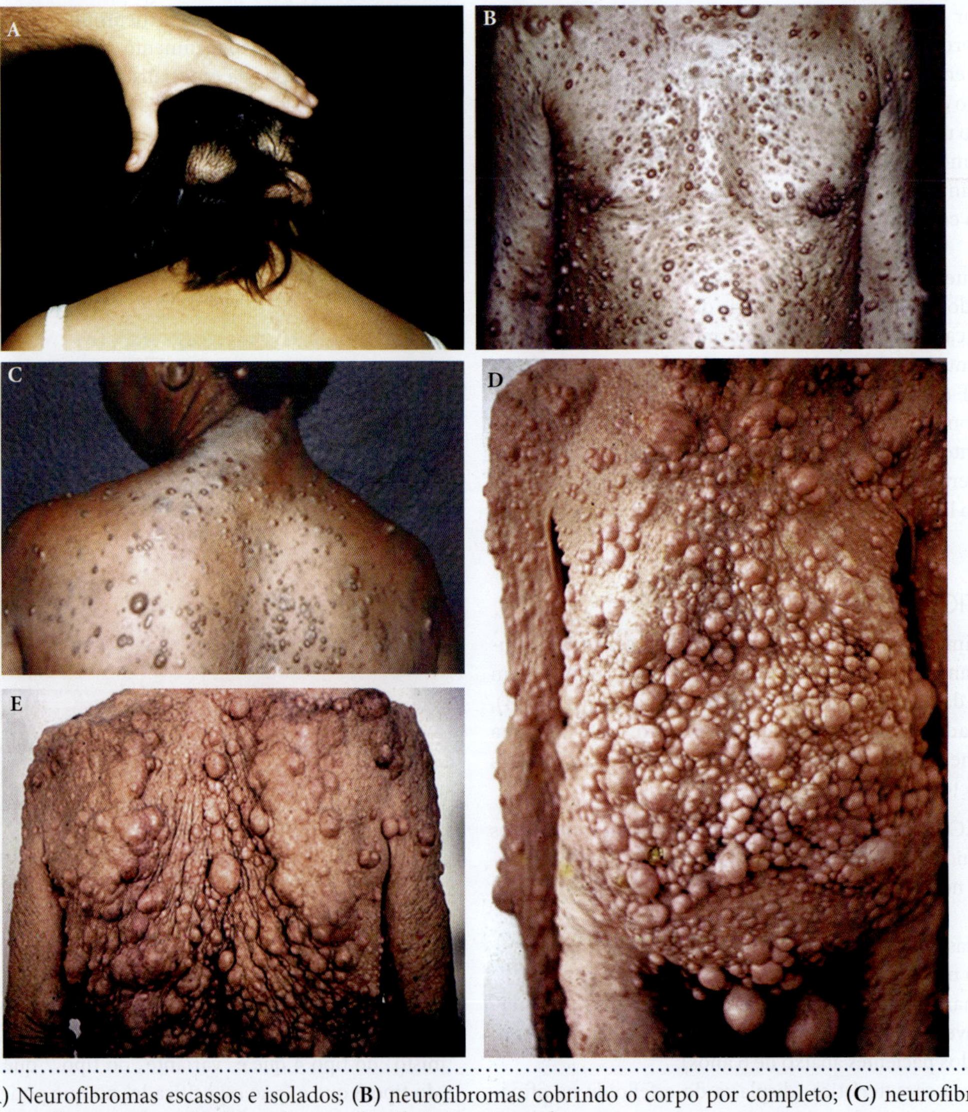

Figura 102.2 (**A**) Neurofibromas escassos e isolados; (**B**) neurofibromas cobrindo o corpo por completo; (**C**) neurofibromas de diversos tamanhos; (**D** e **E**) neurofibromas de vários tamanhos em distribuição universal.

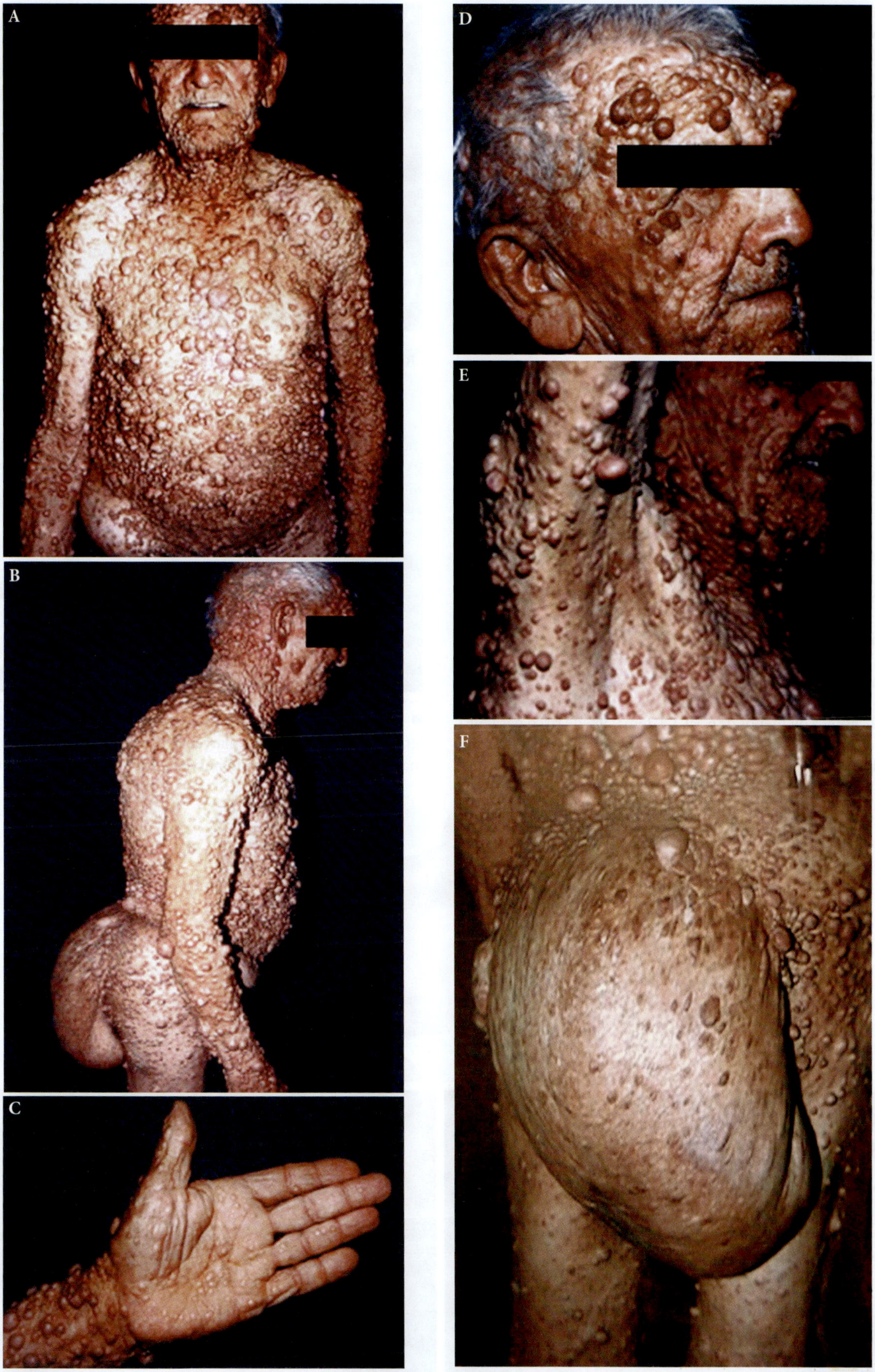

■ **Figura 102.3** (A a E) Paciente com neurofibromas em várias dimensões distribuídos universalmente, incluindo palmas da mãos e plantas dos pés e neurofibroma plexiforme cobrindo as nádegas. **(F)** Neurofibroma gigante, plexiforme, em região sacral cobrindo as nádegas e neurofibromas menores tanto na periferia como em sua superfície.

Os neurofibromas são tumores displásicos, de textura amolecida, derivados das células de Schwann, que se localizam ao longo dos nervos, principalmente nos tecidos subcutâneos.

Apesar de serem tumores benignos podem comprometer funções vitais como a visão e audição.[11,12]

Em certos casos, os neurofibromas acompanham todo o trajeto de um nervo atingindo grandes extensões sendo denominados neurofibromas plexiformes (Figura 102.3 F).

Assim considera-se que existem 4 tipos de neurofibromas:

1. Neurofibromas Cutâneos-superficiais, moles e botonosos (Figuras 102.1 e 102.8).
2. Neurofibromas Subcutâneos – mais profundos, na derme adjacente aos nervos subcutâneos, frequentemente acompanham-se de dores localizadas (Figura 102.4 A e B).
3. Neurofibromas Nodulares Plexiformes – formam extensa rede no subcutâneo com envolvimento direto das raízes dos nervos dorsais (Figura 102.3).
4. Neurofibromas Plexiformes Difusos – comprometem todas as camadas da pele, podendo penetrar profundamente nos músculos, ossos e vísceras (Figuras 102.7 e 102.9).

As MCCL, são máculas acastanhadas que ocorrem em quase todos os pacientes com NF. Frequentemente precedem os tumores cutâneos. Podem estar presentes ao nascimento (Figura 102.5 A), ou aparecerem mais tardiamente, aumentando em número e tamanho durante a primeira década de vida, especialmente nos primeiros 2 anos. Embora poucas MCCL estejam presentes em pessoas sem NF, a presença de mais de seis manchas e acima de 1,5 cm de diâmetro é indicação desta doença, como também a sua presença nas regiões axilares, constituindo as chamadas sardas axilares, consideradas patognomônicas dessa doença (Figura 102.5 B).

Em um estudo de 2017, foi proposto um algoritmo a fim de se determinar o risco de crianças com MCCL apresentarem NF1. Os resultados mostraram que crianças acima de 29 meses com pelo menos uma MCCL atípica ou menos de 6 MCCL tem 0,9% de risco para NF1, enquanto crianças acima de 29 meses com 6 ou mais MCCL tem alto risco (80,4%).[39]

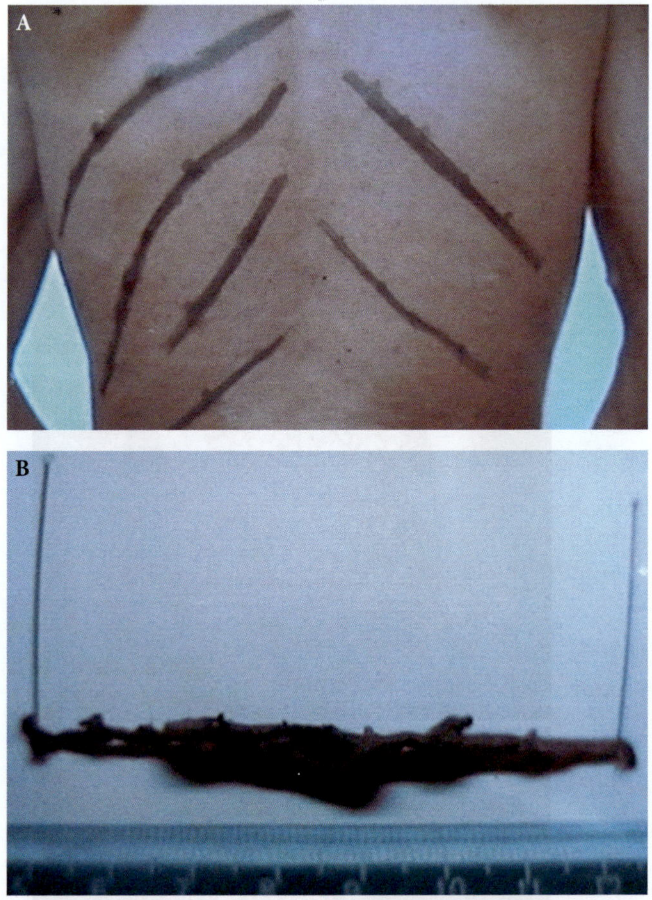

■ **Figura 102.4** Nódulos subcutâneos delimitados, nos espaços intercostais pela palpação e marcação com tinta preta **(A)** e visualização macroscópica no trajeto do nervo retirado cirurgicamente **(B)**.

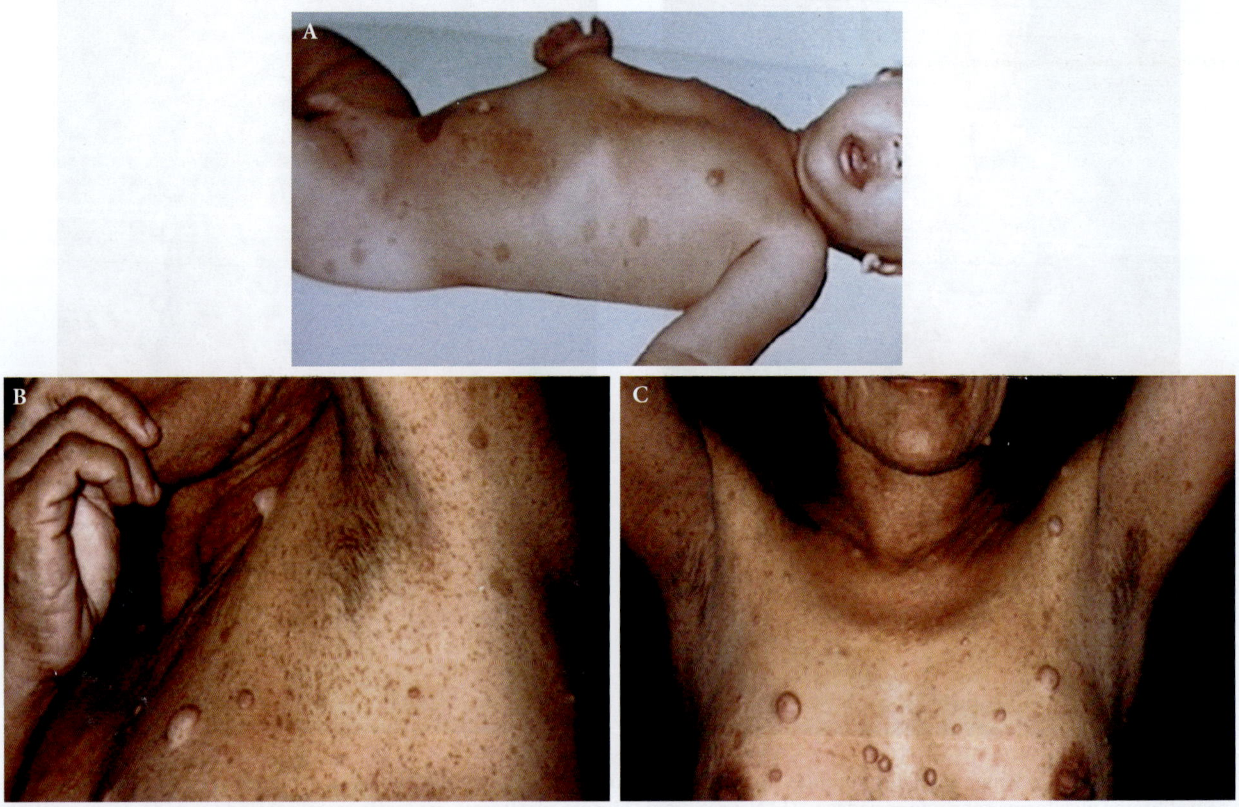

■ **Figura 102.5 (A)** MCCL, presentes desde o nascimento. **(B e C)** MCCL, sardas axilares e alguns neurofibromas.

Um outro tipo de mancha hiperpigmentada ocorre sobre toda a extensão dos neurofibromas plexiformes, que apresentam colorações mais escuras que as MCCL[11] (Figura 102.6).

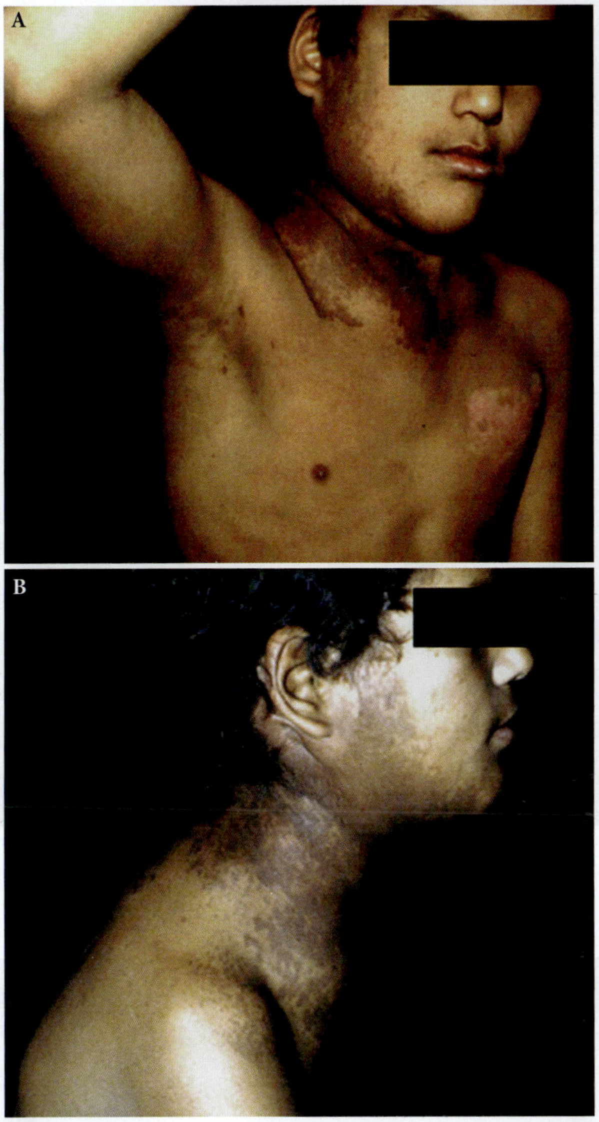

■ **Figura 102.6** (**A** e **B**) Neurofibroma plexiforme com hiperpigmentação em região cervical estendendo-se ao tórax superior, conferindo assimetria regional. MCCL no tronco.

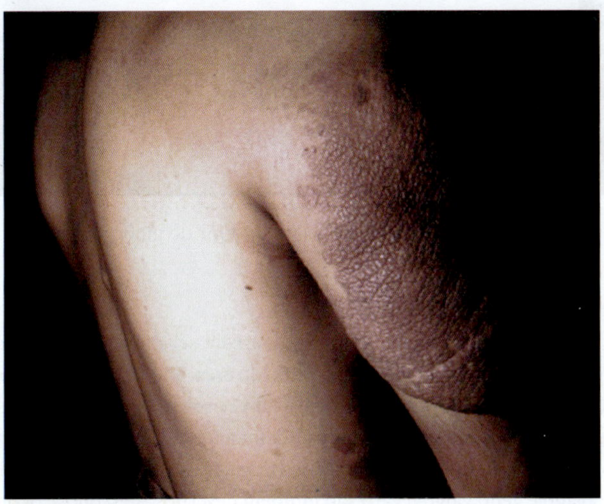

■ **Figura 102.7** Neurofibroma plexiforme.

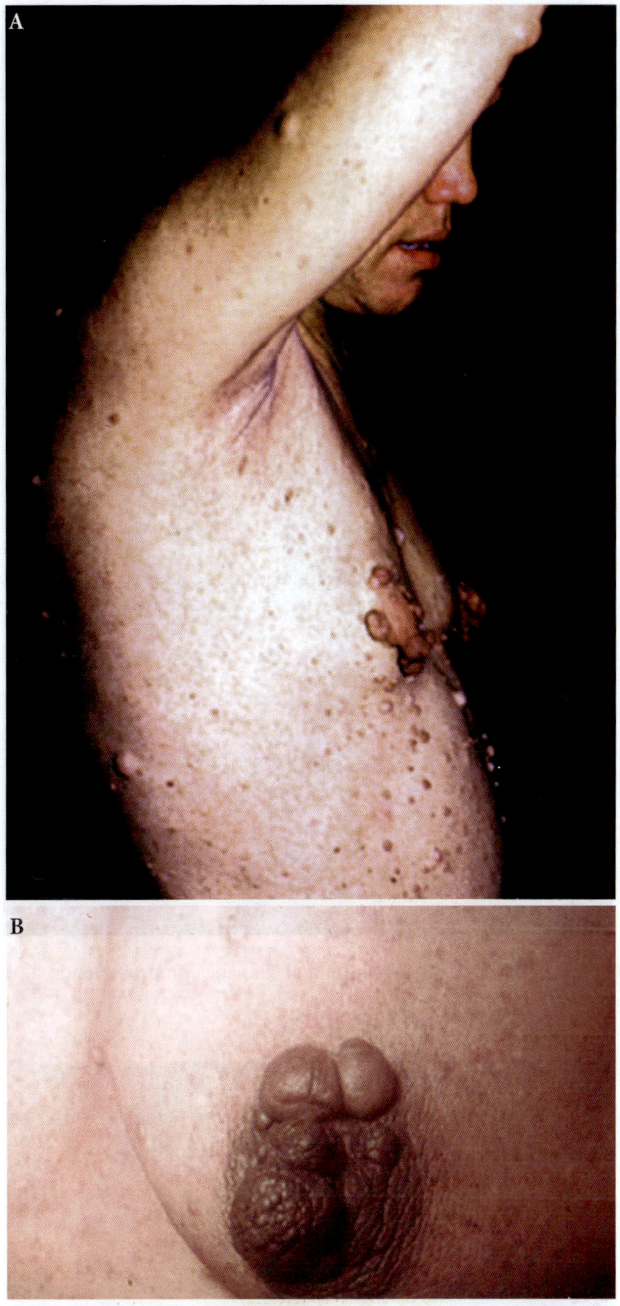

■ **Figura 102.8** (**A**) Neurofibromas cutâneos-superficiais, moles e botonosos; (**B**) neurofibromas supramamilares.

Manifestações oftalmológicas

A mais importante é o nódulo de Lisch descrito em 1937 por K. Lisch e que merecidamente recebeu o seu nome. Caracteristicamente numerosos, são lesões de natureza hamartomatosa, tipo elevações de aspecto gelatinoso na superfície da íris e de formas arredondadas, variando em coloração de transparente ao amarelo ou marrom, bilaterais e bem definidos. A presença de nódulos de Lisch múltiplos é uma característica que parece ser exclusiva da NF, embora já tenha sido descrito em doença de Cushing. São assintomáticos e têm somente um significado diagnóstico (Figura 102.10).

Entre as anormalidades oftalmológicas, o glioma óptico é a mais comum em NF1, ocorrendo em 15% a 40% dos pacientes. Podem surgir em qualquer ponto do trajeto do nervo óptico. Inicialmente são assintomáticos, porém, eventualmente, em 60% a 80% dos pacientes produzem diminuição da acuidade visual, exoftalmia ou dor. Na maioria desses pacientes o diagnóstico de glioma óptico é estabelecido em torno dos 6 anos de idade.

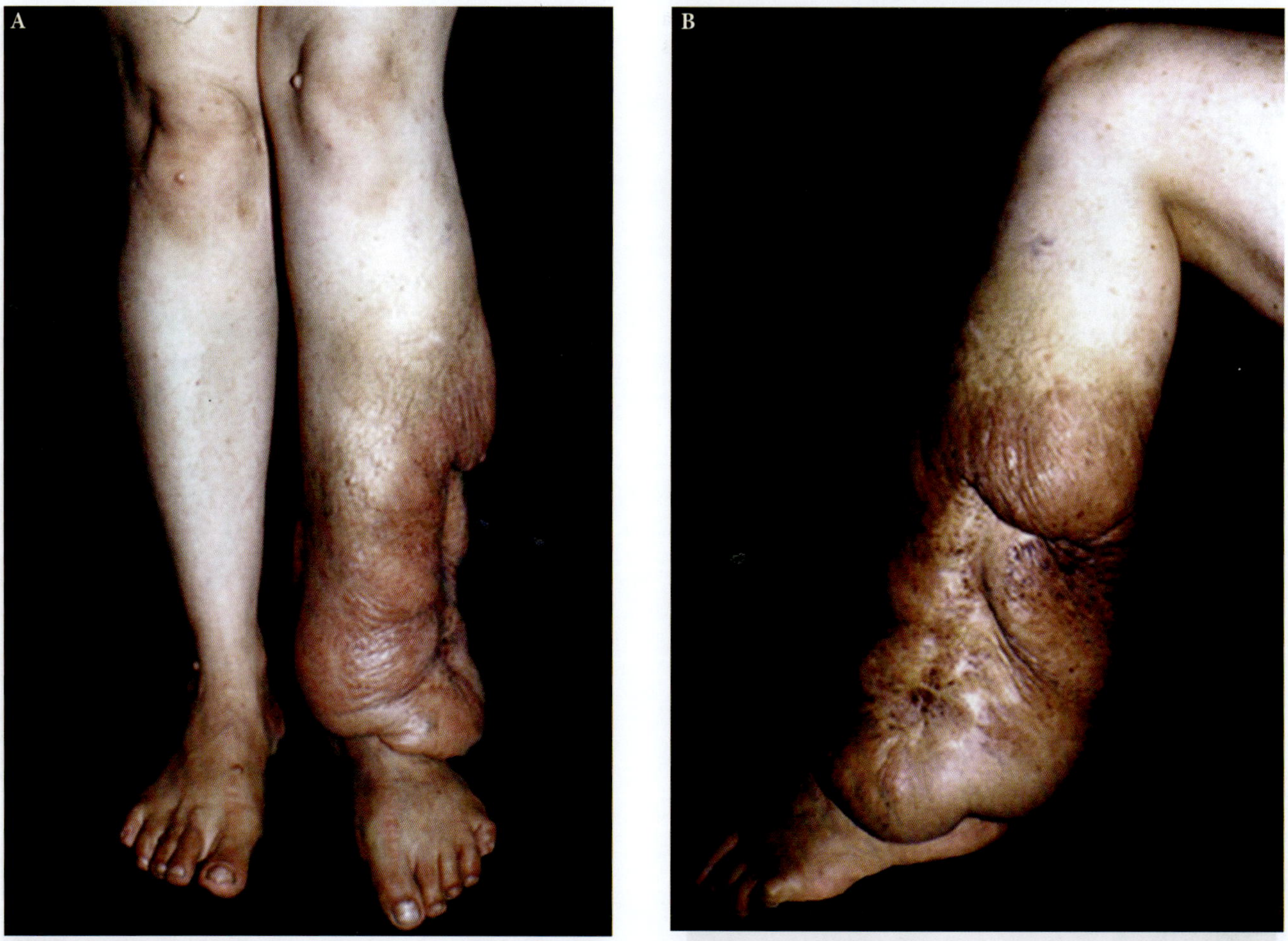

■ **Figura 102.9** (**A**) Neurofibroma plexiforme comprometendo a perna esquerda; (**B**) neurofibroma plexiforme invadindo todas as camadas da pele, visão lateral.

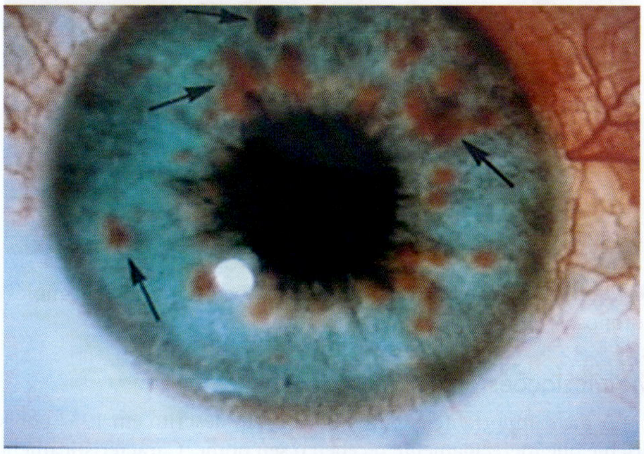

■ **Figura 102.10** Nódulos de Lisch na superfície da íris e apontados pelas setas.

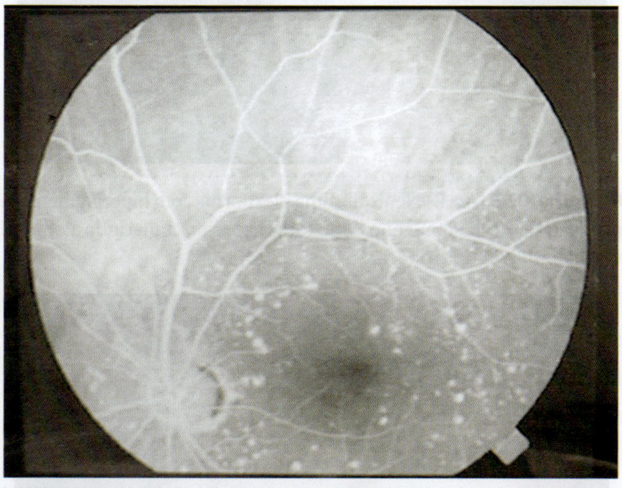

■ **Figura 102.11** Gliomas ópticos no interior do globo ocular.

Este tumor pode envolver qualquer parte do trajeto óptico, incluindo nervos, quiasma e podem se estender ocasionalmente além dos corpos geniculados laterais. Essas lesões, patologicamente, com frequência são de baixo potencial maligno, porém podem ter localização agressiva[18] (Figura 102.11).

O glioma óptico é parte integrante da NF e na maioria dos casos já pode ser observado precocemente em crianças. O diagnóstico radiológico do glioma óptico se faz principalmente na demonstração do aumento do forâme óptico, sendo a tomografia computadorizada o exame de eleição.

Manifestações ósseas

As mais apontadas na NF incluem escoliose, cifose, cifoescoliose, anomalias da coluna cervical, distúrbio do crescimento, pseudoartrose dos ossos longos, proliferação óssea subperiostal, neoplasias ósseas e meningocele intratorácica, sendo as deformidades de coluna e a pseudoartrose da tíbia os achados mais frequentes. Baixa estatura, peito escavado e geno valgo e varo são também descritos A escoliose ocorre em quase metade dos pacientes, e geralmente acomete a coluna dorsal inferior, e comumente apresenta uma angulação pronunciada e pode vir acompanhada de cifose, especialmente mais pronunciada na coluna cervical (Figuras 102.12 a 102.16).

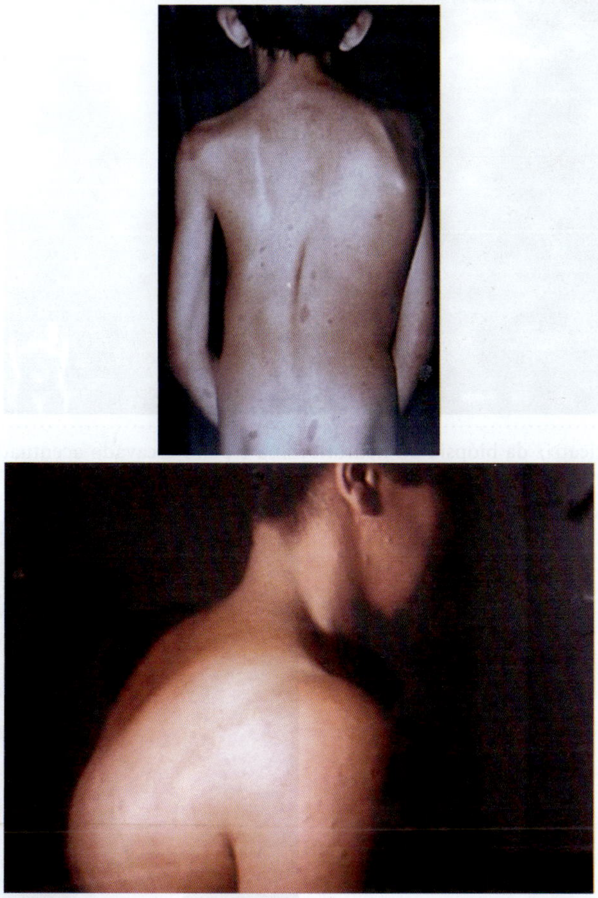

■ **Figura 102.12** Escoliose na coluna vertebral inferior e MCCL na pele.

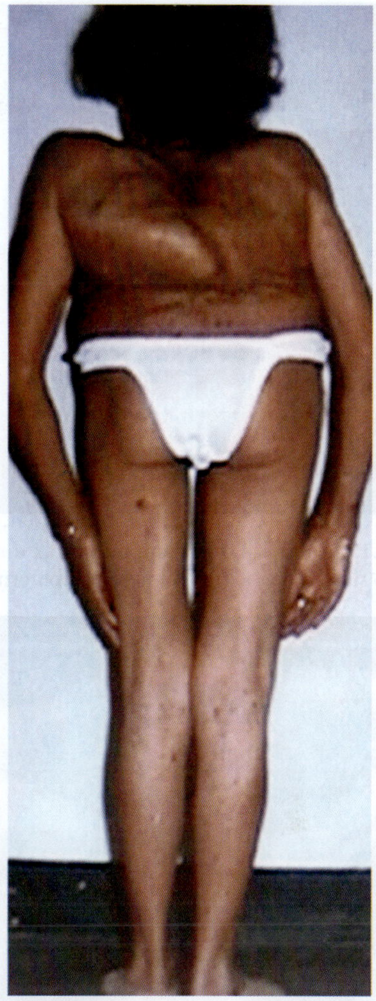

■ **Figura 102.13** Cifose levando a baixa estatura.

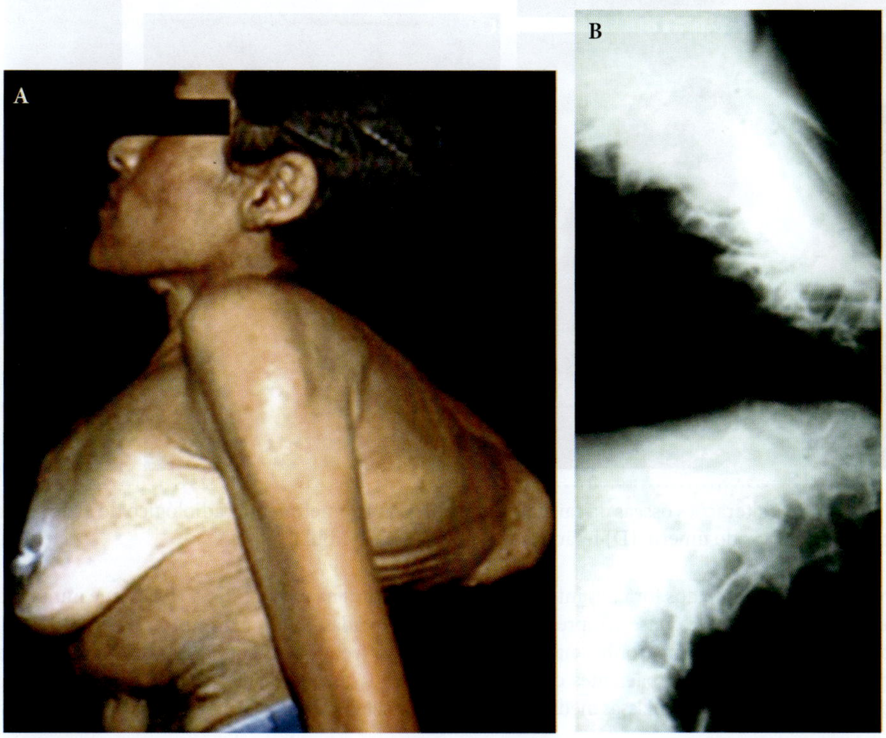

■ **Figura 102.14** (**A**) Deformidade da caixa torácica por comprometimento da coluna vertebral; (**B**) aspecto radiológico da angulação pronunciada da coluna vertebral.

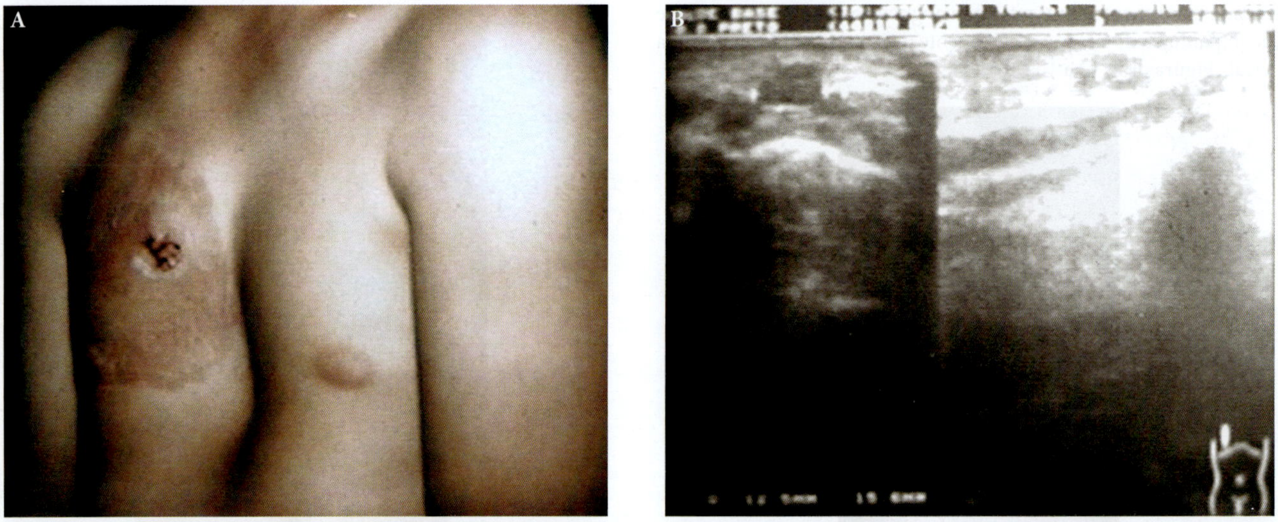

■ **Figura 102.15** (**A**) MCCL placar no hemitórax direito centrada por cicatriz da biópsia do neurofibroma e peito escavado acentuado; (**B**) US: nódulo subcutâneo sólido, homogêneo, contornos bem definidos.

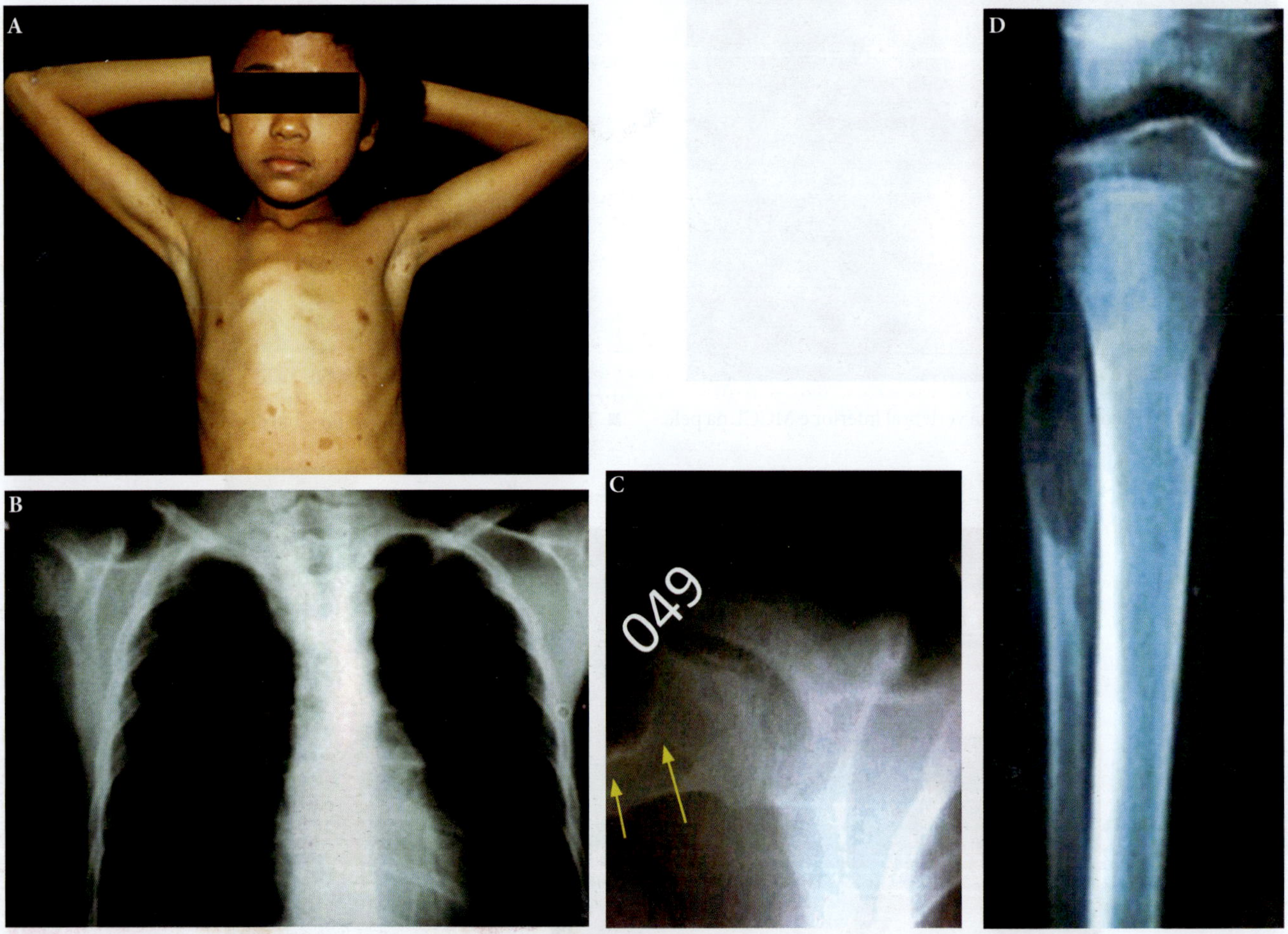

■ **Figura 102.16** (**A**) MCCL na pele e alterações ósseas da caixa torácica; (**B**) comprometimento radiológico do esterno e do úmero; (**C**) detalhe radiológico das lesões císticas no interior do úmero; (**D**) lesão cística no interior da fíbula.

A erosão dos corpos vertebrais e aumento dos forâmes intervertebrais encontrada em pacientes com NF se deve quase sempre a cistos ou à dilatação dos condutos raquídeos, e não por neurofibromas locais.

As meningoceles intratorácicas descritas em pacientes com NF, geralmente são assintomáticos e podem apresentar massas mediastinais posteriores na radiografia do tórax que muitas vezes são erroneamente interpretadas como neurofibromas.

São frequentemente encontradas no crânio lesões ósseas radioluscentes, arredondadas e irregulares mais comumente vistas junto às suturas lambdoides esquerdas.

As alterações em outros ossos, ocorrem em menos de 10% dos casos. Essas alterações são:

- Erosões do periósteo por neurofibromas ou em tecidos moles adjacentes.
- Lesões císticas solitárias ou múltiplas dentro do osso.

A pseudoartrose consiste em uma complicação da NF que pode ocorrer como entidade nosológica a parte. Metade dos pacientes com pseudoartrose manifestam outros sinais de NF.[13,14]

As alterações do crescimento ósseo, em particular dos ossos tubulares, é outra manifestação da NF. Em geral, o osso aumenta de comprimento e diâmetro. A hipertrofia pode acontecer em um ou em todos os ossos de uma extremidade junto com a hipertrofia dos tecidos moles.

Algumas análises concluíram que baixos níveis circulantes de vitamina D se correlacionam inversamente com manifestações cutâneas e anormalidades ósseas na neurofibromatose tipo 1 (NF1).[40]

Manifestações do sistema nervoso central

Associadas à NF estão o retardo mental (40%), epilepsia, macrocefalia, os distúrbios do desenvolvimento com problemas de linguagem, hiperatividade, déficit de atenção e dificuldade motora, anormalidades neuroaudiológicas[15a] e neuropatias.[15b] O astrocitoma, tumor comum do SNC, pode determinar o aumento do tronco ou do hemisfério cerebral. Outras são os neuromas acústicos, os neurilemomas, os meningeomas, os ganglioneuromas e outros tipos mais raros.[16]

Um estudo de 29 estruturas intracranianas em 389 adultos com NF1 por meio de ressonância magnética encontrou os seguintes achados: aumento do corpo caloso e alteração da morfologia do tronco cerebral em alguns pacientes, correlacionados ao aumento do volume de substância branca total entre os pacientes NF1. Esses achados são consistentes com a hipótese de que a desregulação da produção de mielina cerebral é uma importante manifestação de NF1 em adultos.[41]

Em estudo recente, pesquisadores avaliaram dados epidemiológicos, clínicos, moleculares e radiológicos sobre epilepsia em 784 pacientes com NF1. Em cerca de 70% dos casos, as convulsões surgiram no contexto de achados neurorradiológicos (vasculopatias cerebrais e a hidrocefalia). Na ausência de anormalidades estruturais, a prevalência de epilepsia encontrada foi de 1,27%, (aproximadamente igual à prevalência na população geral). Pacientes NF1 com convulsões apresentam maior incidência de deficiência intelectual e/ou atraso no desenvolvimento, bem como de dificuldades de aprendizagem isoladas. Não houve correlação genótipo-fenótipo específica.[42]

Manifestações auditivas

O neuroma acústico é a principal característica da NF2 (95% dos pacientes) e está presente na segunda e terceira décadas de vida. Os sintomas são, evolutivamente, perda progressiva da audição, zumbidos e desequilíbrio. Em pacientes que desenvolvam esse tumor antes dos 40 anos de idade deve-se pensar em NF2. Essas lesões podem ser facilmente identificadas na tomografia computadorizada pelo grande alargamento e erosão dos poros.[17] A imagem de ressonância magnética pode ser usada para demonstrar a extensão da lesão dentro do canal auditivo interno. Schwannomas de outros nervos cranianos podem estar também presentes nesses casos.

Manifestações malignas

Correspondem às complicações mais sérias da NF pelo desenvolvimento das neoplasias malignas, sendo a mais comum[18] o neurofibrossarcoma ou schwannoma maligno (Figuras 102.17 A, B e 102.18 A, B, C, D).

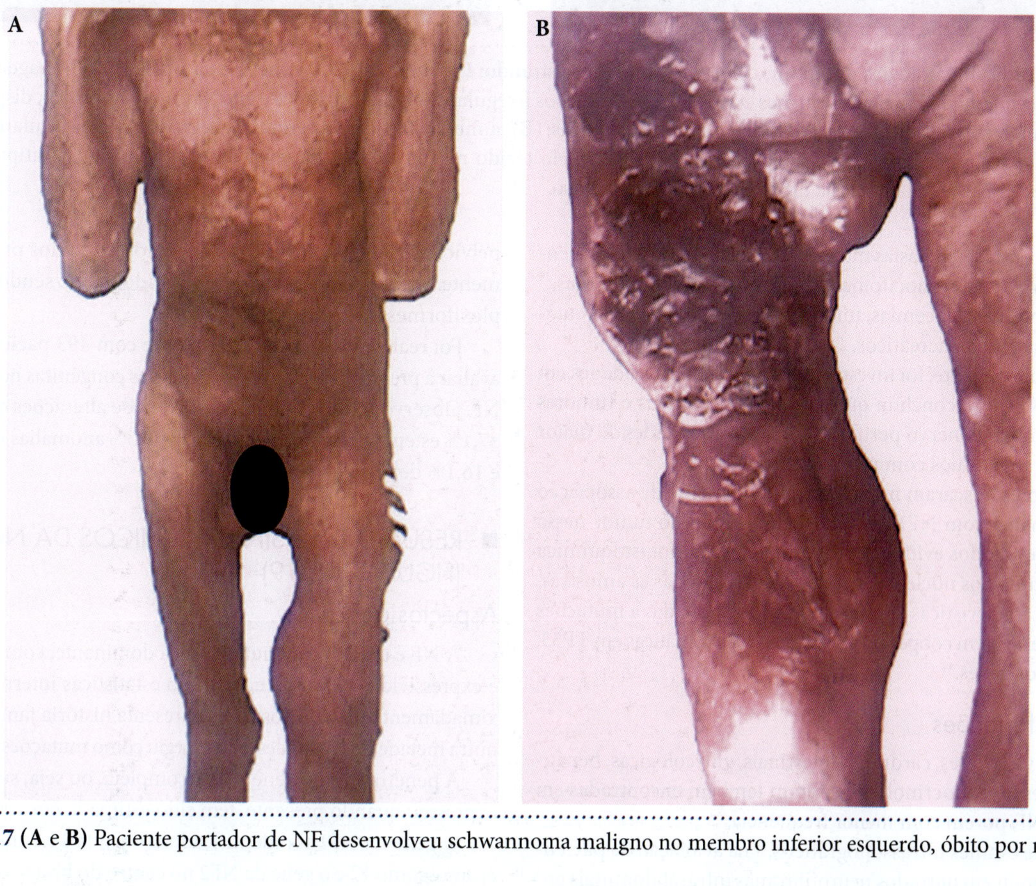

■ **Figura 102.17** (**A** e **B**) Paciente portador de NF desenvolveu schwannoma maligno no membro inferior esquerdo, óbito por metástases.

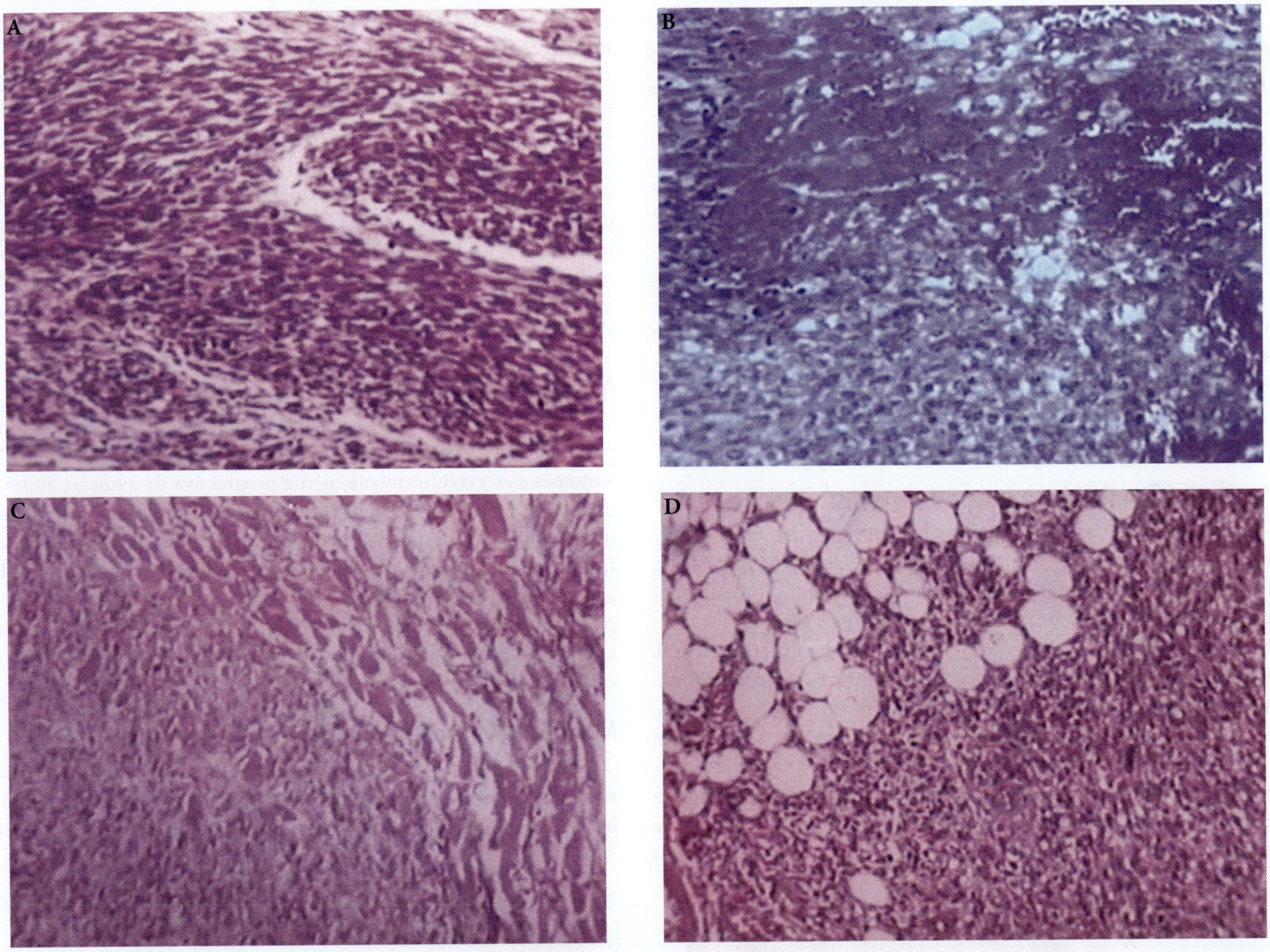

■ **Figura 102.18** Histopatologias do tumor, coloração HE, demonstrando: **(A)** aumento 200 x, neoplasia maligna de linhagem neural que se caracteriza por células anaplásicas, fusiformes com núcleos volumosos irregulares hipercromáticos e citoplasma eosinofílico, dispostas em feixes que se entrelaçam em várias direções e alto índice de mitoses atípicas; **(B)** aumento 400 x, área central de necrose e atipias celulares; **(C)** aumento 200 x, observa-se o caráter invasivo da neoplasia infiltrando-se pelo tecido muscular; **(D)** aumento 200 x, várias figuras atípicas de mitose e atipias nucleares e invasão da neoplasia infiltrando o tecido adiposo.

Entretanto, outras neoplasias malignas foram descritas em pacientes com NF, como feocromocitomas, tumores ósseos, carcinomas,[19] melanomas, sarcomas, leucemias, tumores de células granulares cutâneas, e schwannomas pancreáticos.

Em um estudo recente, foi investigado o risco de malignidades em crianças com NF1 e se concluiu que os tumores cerebrais e tumores malignos da bainha do nervo periférico são as malignidades de maior prevalência em indivíduos com menos de 20 anos.[43]

Outros autores buscaram melhorar o entendimento da associação de câncer de mama com NF1 pelo risco aumentado do tumor nessa síndrome. Os resultados evidenciaram expressão imunohistoquímica da neurofibromina nos núcleos e/ou citoplasma de todas as amostras. Sugere-se que características agressivas estão relacionadas a mutações germinativas de NF1 em cooperação com mutações somáticas em TP53, KMT2C e outros genes.[44]

Outras manifestações

Alterações vasculares, cardíacas, intestinais, ginecológicas, hepáticas, pulmonares[20] e endocrinológicas foram também encontradas em paciente com NF, porém com menor frequência.

Por meio de exames ultrassonográficos,[21] na avaliação de pacientes com NF1 foram encontrados neurofibromas intra-abdominais envolvendo o fígado, veia porta e seus principais ramos. Associando-se ultrassonografia e tomografia computadorizada observou-se massas pélvicas retroperitoneais e ao longo dos músculos psoas, respectivamente. Esses achados foram comprovados como sendo neurofibromas plexiformes.

Foi realizado um estudo de coorte com 493 pacientes a fim de se avaliar a presença de alterações cardíacas congênitas nos pacientes com NF. Observou-se prevalência de 12,6% de alterações cardíacas, sendo 37,1% estenose da válvula pulmonar, 32,3% anomalias na válvula mitral e 16,1% defeitos no septo.[45]

■ RESUMO DOS SINAIS CLÍNICOS DA NF (FIGURA 102.19)

Aspectos genéticos

A NF é uma doença autossômica dominante, com alta penetrância e expressividade variável e, segundo estatísticas internacionais,[22] aproximadamente metade dos casos apresenta história familiar, enquanto a outra metade dos casos descritos surgiu como mutações espontâneas.[23-26]

A penetrância do gene NF1 é completa, ou seja, sua capacidade de expressão quando presente, tem sido estimada em 100%.[27]

O gene da NF1 foi identificado na banda 11.2 do braço longo do cromossomo 17 e o gene da NF2 no centro do braço longo do cromossomo 22, por meio de um mapeamento genético obtido com determinados marcadores (Figura 102.20).

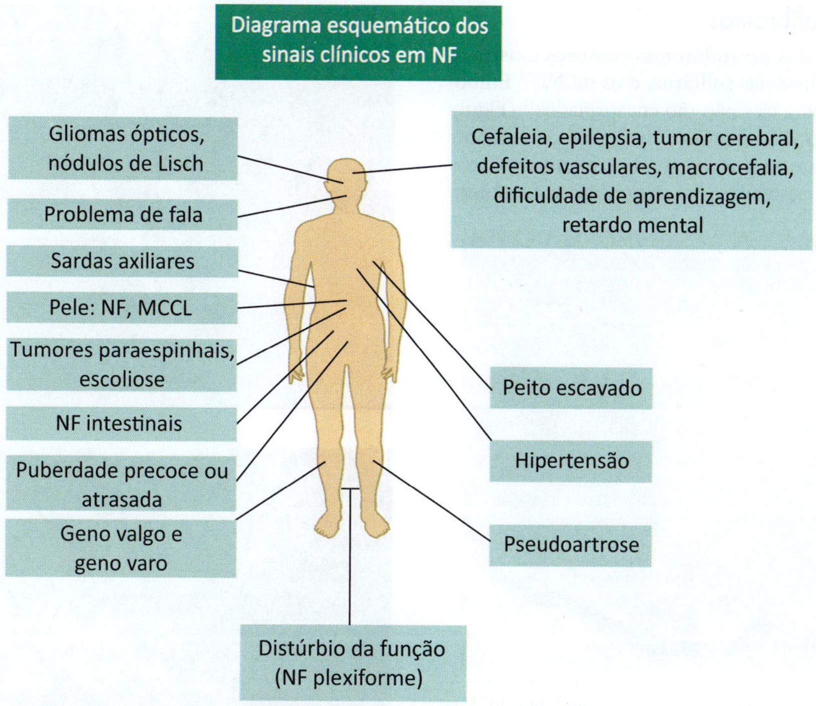

■ **Figura 102.19** Diagrama esquemático dos sinais clínicos em NF.

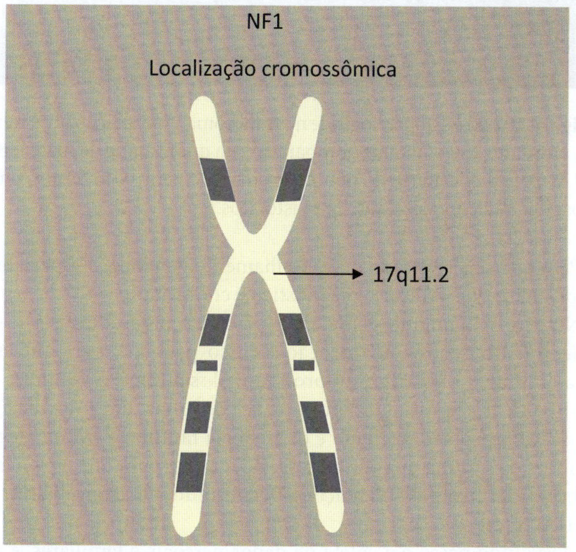

■ **Figura 102.20** Gene da NF1.

Além de confirmar que os dois tipos de neurofibromatose são entidades distintas, o mapeamento é o primeiro passo para se compreender a patogênese de cada condição e permitir o diagnóstico pré-natal e pré-sintomático.

Na NF1, o índice de mutação é extremamente alto, sendo que pelo menos metade dos casos representa várias mutações Os marcadores de NF1 estão bem próximos ao *locus* do gene dessa doença, para permitir seu uso no diagnóstico pré-natal e pré-sintomático em famílias cujos filhos têm 50% de risco de herdar o gene. Entretanto, a aplicação clínica desses marcadores ainda é controversa.[28]

Quanto à NF2, não existem ainda marcadores genéticos próximos que possam permitir o diagnóstico pré-natal ou pré-sintomático.

Quanto à expressividade e à heterogeneidade nesta doença podemos destacar do seguinte modo: "o termo expressividade refere-se à variabilidade de sinais físicos ou clínicos associados a um dado gene. A NF é uma das melhores doenças para exemplificar esse fenômeno, pois expressa alta variabilidade, mesmo intrafamiliar: um paciente gravemente afetado pode ter descendentes levemente afetados e vice-versa. Alguns pacientes podem apresentar formas tão suaves das características, ou seja, uma expressividade tão leve da doença, que o diagnóstico fica significativamente dificultado. Em alguns casos, o diagnóstico pode até nem ser feito e, portanto, o indivíduo acaba tendo sua prole sem saber os riscos que está correndo".[10]

Há pelo menos três níveis de variação em NF:

1. **A expressividade temporal:** por tratar-se de entidade na qual as características clínicas são progressivas.
2. **A expressividade individual:** por ser a NF altamente variável em suas manifestações de um indivíduo para outro.
3. **A heterogeneidade genética ou fisiopatológica:** em função de extensas diferenças entre as manifestações de alguns pacientes ou familiares.

Assim sendo, é muito importante a tentativa de um diagnóstico mais específico em diferentes tipos, que compreendem categorias com características genético-clínicas semelhantes.

Alguns pesquisadores correlacionaram os tipos de mutações genéticas à categorização fenotípica de NF1 em 427 pacientes. A NF1 foi mais prevalente em pacientes com mutações truncadas/*splicing* e grandes deleções do que naqueles com mutações missense (59,6%, 64,3% *versus* 36,6%). Sugere-se que os tipos de mutação estão associados não apenas com maior prevalência de fenótipos graves em NF1, mas também com seu início mais precoce.[46]

Em um outro estudo, autores relacionaram a relação das variações genéticas com variações fenotípicas da NF1, sugerindo que os genes modificadores de fenótipo seriam AKT1, BRAF, EGFR, LIMK1, PAK1, PTEN, RAF1, SDC2, SMARCA4 e VCP, sendo os principais *SDC2* e *VCP*.[47]

Aspectos psicológicos

Com frequência os pacientes dermatológicos podem apresentar-se com baixa estima, envergonhados e menosprezando sua autoimagem. Isto ocorre particularmente em pacientes que apresentem o início da doença quando ainda são jovens, quando as lesões são extensas ou localizadas em áreas expostas.[29]

Dessa forma eles podem apresentar dificuldades em seus relacionamentos principalmente com o sexo oposto, tornando-se introspectivos e solitários ou, em outros casos, agressivos e rebeldes.

Histopatologia dos neurofibromas

O exame histopatológico dos neurofibromas cutâneos mostra os mesmos achados dos neurofibromas solitários e os da NF.[30] Embora usualmente bem circunscrito, eles não são encapsulados[31] (Figura 102.21). Ocasionalmente não são separados da derme circundante de modo nítido, porém entremeiam-se no tecido conjuntivo. Eventualmente, grandes tumores se estendem para a gordura subcutânea.

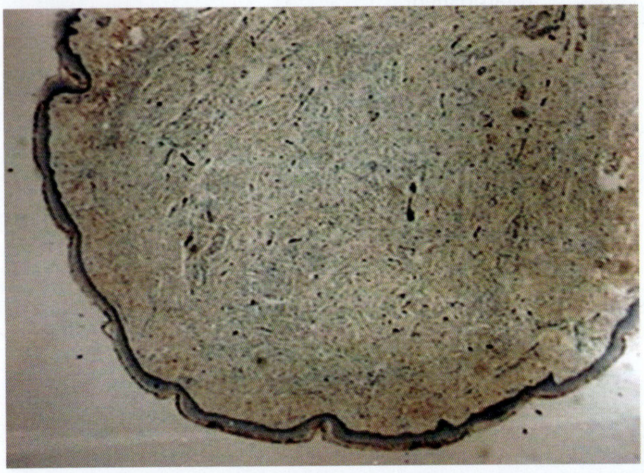

■ **Figura 102.21** Histopatologia de um neurofibroma, azul de toluidina e pequeno aumento: tumor benigno não encapsulado, não separado da derme circundante e entremeando-se no tecido conjuntivo.

Os neurofibromas típicos são compostos de fibras colágenas fracamente eosinofílicas, finas, onduladas, jazendo em feixes frouxamente texturizados que se estendem em várias direções. As fibras colágenas do tipo I e tipo III (reticulares) estão presentes em quantidades menores do que na pele suprajacente, sendo que esta diminuição é estatisticamente significativa e elas são o componente fibrilar predominante dos neurofibromas.[32]

Já as fibras elásticas estão presentes em quantidade comparável ao que pode ser visto na pele, porém mais delgadas e com distribuição menos compacta.[32]

Entre as fibras colágenas há grande número de núcleos ovais à fusiformes, de tamanho razoavelmente uniforme. As colorações com o azul de toluidina ou pelo Giemsa, revelam um número considerável de mastócitos na maioria dos neurofibromas (Figura 102.22 A e B).

Sua matriz extracelular ainda revela pequena a moderada quantidade de glicosaminoglicanas/proteoglicanas, comparável ao que pode ser visto na pele; são desprovidos de fibras nervosas mielínicas em seu estroma, e anexos cutâneos aparecem infiltrados pelo neurofibroma.[33]

Estudos imunohistoquímicos evidenciaram modulação da expressão das galectinas-1 e galectinas-3, particularmente nas células epiteliais dos tecidos analisados, demonstrando sua relação com o desenvolvimento das lesões de neurofibroma.[34] Ainda, o aumento na expressão da Gal-3 nas lesões sugere essa proteína como alvo importante para novas descobertas terapêuticas no tratamento dessa patogênese.

Outras substâncias possivelmente envolvidas na tumorigênese dos neurofibromas são a grelina e a leptina, conforme alguns estudos têm sugerido.[48,49]

Aconselhamento genético

É o processo pelo qual o indivíduo ou a família obtém informações sobre um problema genético real ou possível. Ele tem como objetivos fazer com que o paciente e a família compreendam os fatos médicos, incluindo o diagnóstico e a evolução da doença, sejam informados sobre os riscos de ocorrência e recorrência da condição, levantar as opções da Medicina atual com relação aos possíveis tratamentos e o acompanhamento médico adequado. Além disso, deve oferecer o diagnóstico pré-natal, fornecer opções com relação ao controle reprodutivo, minimizar o sentimento de culpa, ansiedade e o sofrimento com relação ao problema e fornecer apoio psicoterápico.

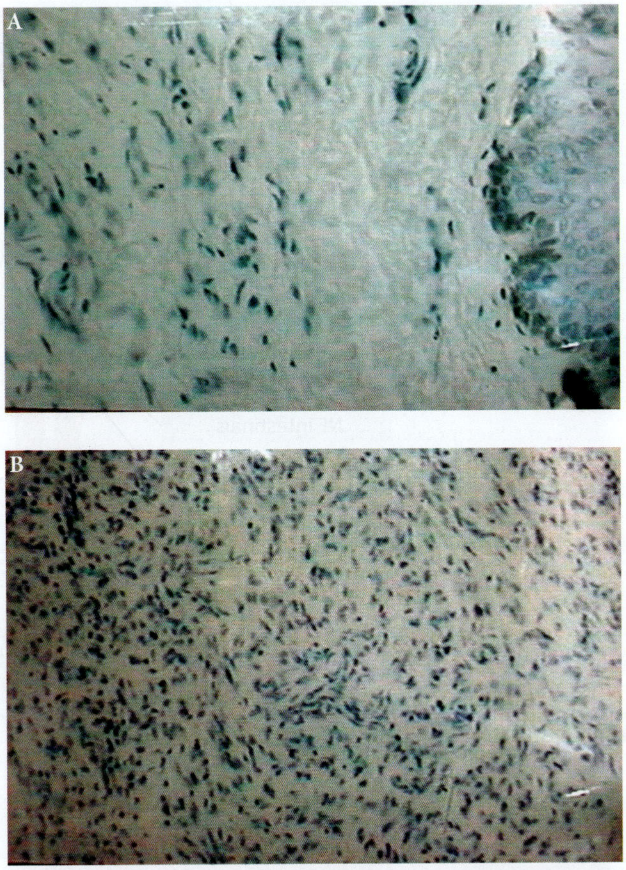

■ **Figura 102.22** Histopatologia de neurofibroma, coloração azul de toluidina, aumento 250 x. Exame comparativo da quantidade de mastócitos em: **(A)** pele da periferia do neurofibroma; **(B)** centro do tumor, onde se observa alta concentração de mastócitos.

Para que seja realizado o aconselhamento genético, o especialista terá primeiro que realizar o diagnóstico e confirmá-lo.

No aconselhamento genético, o primeiro passo deve ser o estabelecimento de uma boa relação médico-paciente, para que esse possa confiar no trabalho do profissional, sentir-se a vontade, ou seja, não ficar constrangido durante as consultas, dar informações precisas (do próprio paciente e da história familiar), trazer outros membros da família quando necessário, enfim, para que o paciente colabore com todas as solicitações, permitindo um aconselhamento genético eficaz.

O segundo passo é a coleta de dados pessoais e familiares, e em seguida, deve ser realizado o exame físico detalhado. Após o exame, serão explicados ao paciente as primeiras conclusões e o motivo da realização de cada exame complementar e/ou avaliações de outras especialidades médicas.

O terceiro passo é o aconselhamento genético propriamente dito. O aconselhador inicialmente deverá descrever e explicar as características *major*, quando elas aparecem e depois as *minor*, e em seguida as complicações.[10]

Informar que é melhor para o paciente orientar-se corretamente com um profissional qualificado do que receber informações exageradas ou erradas por meio de jornais, programas de televisão, filmes, internet ou pessoas não especializadas no assunto, inclusive familiares que apresentam complicações da doença.

A nossa experiência, no atendimento ambulatorial desses pacientes, observamos que a grande maioria, não tinha recebido qualquer orientação ou acompanhamento periódico, muitos estavam em idade reprodutiva e não sabiam dos riscos de transmissão para a prole. O paciente deve então ser esclarecido, inclusive recebendo um relatório escrito em linguagem correta e simples do que é a NF.

Em função dos riscos, o aconselhador deve colocar as alternativas reprodutivas, ou seja, contracepção temporária ou permanente, inseminação artificial por doador, se o paciente for do sexo masculino, fertilização *in vitro* com óvulo de doadora se a paciente for do sexo feminino. Provavelmente em breve será possível identificar a mutação no gene NF1 no óvulo por meio de biópsia do corpúsculo polar e, seletivamente, inseminar *in vitro* somente o óvulo não portador da mutação, ou identificar a mutação em embriões no estágio de quatro ou oito células, com implantação uterina somente dos embriões não portadores da mutação. Deve-se, também, levantar a hipótese de adoção. Na opção por gravidez, pode ser recomendado o diagnóstico pré-natal ou até o aborto eugênico se detectado grave comprometimento do concepto, o que depende da legislação de cada país.

O paciente deve ser informado sobre possíveis tratamentos e a necessidade de acompanhamento médico e psicológico contínuo. O aconselhamento genético, na verdade, é um ponto de ligação com todas as outras áreas médicas de que o paciente necessita, e esse aspecto é importante para o paciente, pois o geneticista o acompanhará por um tempo prolongado e terá todas as informações, diferentemente das outras áreas médicas que só avaliam ou tratam determinada característica da doença.

É interessante, ainda, que o paciente receba um relatório completo sobre toda a avaliação realizada, resultado, conclusões e informações geral sobre a NF pois ele tem interesse em saber como está a sua saúde ou o que poderá surgir.

O contato com outros afetados e a atenção de profissionais qualificados é também muito importante para o paciente. A experiência nos mostra que o encontro com outros afetados, com psicólogos e assistentes sociais, contribui para melhorar a ansiedade e depressão de muitos dos pacientes, pela possibilidade de compartilhar experiências e de esclarecer dúvidas e receber informações.

Assim, após a realização de todos os exames e avaliações, é realizado o diagnóstico e, se possível, a identificação do tipo. Isso é importante, pois apesar das controvérsias sobre as classificações, sabe-se que a NF1, NF2, NF3 e a NF6 são formas autossômicas dominantes, a última com um prognóstico benigno, e a NF5 e a NF7 não são herdadas e parecem ser resultado de mutações somáticas.

A localização do serviço de aconselhamento genético em hospital-escola já é preconizada, pois os pacientes com problemas genéticos sempre necessitam de avaliação e acompanhamento multidisciplinar, os profissionais que trabalham nessas instituições têm interesse científico, há biblioteca especializada para consultas específicas e existem todos os serviços para realização dos exames complementares em um único local. Na verdade, tem sido proposto que os pacientes com NF necessitam de serviço médico ainda mais específico, ou seja, em centros ou instituições só para atendimento de pacientes com NF, pois as complicações, já discutidas, atingem todos os sistemas do corpo, e a população de pacientes com NF é muito grande. A equipe multidisciplinar deve ser constituída por: Genética Clínica e Molecular; Dermatologia; Histopatologia; Oftalmologia; Radiologia e Diagnóstico por Imagem; Otorrinolaringologia; Cirurgia Mandíbulo-facial; Neurologia; Ortopedia; Psicologia e Ginecologia e outras conforme a necessidade.

Na atualidade, na investigação genética, podemos utilizar o Painel de Neurofibromatose, que identifica nos genes (p. ex. NF1), a posição, variação, consequência e cópias. A análise molecular por sequenciamento de nova geração pode ser realizada para investigar a presença de variantes potencialmente patogênicas nos genes listados. A análise médica é orientada pelas informações que motivaram a realização desse exame. A partir desse exame podemos recomendar ou não a realização do aconselhamento genético.[57]

■ DIAGNÓSTICO DIFERENCIAL

Diagnóstico diferencial histórico que marcou a neurofibromatose no passado por, na época, ter sido erroneamente considerada uma neurofibromatose múltipla, foi o chamado "Homem Elefante". Com base nessa história verídica, foram escritos livros e produzido um filme dirigido por David Lynch em 1980 que relatou a história de John Merrick, e chegou a ser apontado para seis Oscars.

Assim, pela notoriedade conquistada e seu primeiro diagnostico foi, por anos, comparada a neurofibromatose como sendo essa doença.

Muitas vezes fomos questionados por familiares, se sua criança diagnosticada como portadora de NF1, poderia se tornar um "Homem Elefante", estigmatizando essa doença por muitos anos.[9]

A história do Homem Elefante ou a vida de Joseph Merric, nascido em 1862, na Inglaterra, foi marcada pelas deformidades que apresentava, afetado por uma doença congênita que se traduzia por uma cabeça com enormes proporções, desfigurando-o por completo e obrigando-o a andar em público com um saco para cobrir a cabeça.

A mãe sempre cuidou bem do menino, que sofreu incontáveis humilhações e horrores por conta da aparência. Infelizmente, ela faleceu quando Joseph tinha 11 anos de idade em decorrência de uma pneumonia e, partir daí, a vida do menino só piorou. Seu pai se casou em um ano e meio e a madrasta detestava o enteado deformado, que trabalhava em troca de comida. O pai também começou a desprezar o filho. Vítima de maus-tratos, fugiu aos 16 anos e, depois de passar algum tempo vivendo nas ruas, foi acolhido por um tio que não tinha como sustentar o sobrinho. Então, com 17 anos, o garoto arranjou um lugar para ficar em um abrigo de Leicester, mas chegou à conclusão de que a única maneira que havia era tirar proveito de sua condição física e se apresentar como uma curiosa aberração.

Sua carreira começou em 1884, quando começou a trabalhar como parte de um grupo itinerante que se apresentava pela Inglaterra. Então, durante sua passagem por Londres, Joseph, que já havia adotado o nome artístico de "Homem Elefante", conheceu Tom Norman, proprietário de um local que exibia aberrações e se ofereceu para emprego e um lugar para morar.

Joseph ganhou certa notoriedade enquanto esteve sob a tutela de Tom Norman, pessoa que exibia suas aberrações. Foi nessa época que o médico Frederick Treves, ao assistir sua apresentação, se apiedou e interessou pelo caso do chamado "Homem Elefante". Joseph concordou em ser examinado e passou por uma série de análises, medições e testes, porém, deixou o hospital para voltar aos shows de aberrações. No final do século XIX, começaram a ser proibidos na Inglaterra esses shows e Joseph viajou pela Europa para sobreviver. Tragicamente, quando chegou à Bélgica, em 1886, o seu agente roubou todo o seu dinheiro e fugiu, deixando-o abandonado em um país estranho. Conseguiu ajuda para voltar à Inglaterra, mas, ao chegar, enquanto pedia esmolas para retornar a Leicester, sua aparência estranha causou comoção e Joseph acabou sendo preso.

Com ele, os policiais encontraram o cartão do médico Frederick Treves. Assim, Joseph voltou para o hospital onde Frederick trabalhava. O médico lançou uma campanha para arrecadar fundos para ajudar o "Homem Elefante" e a iniciativa foi um sucesso. Com o dinheiro conseguido por meio de doações, a instituição tinha o suficiente para cuidar de Joseph até o fim de sua vida e duas salas foram adaptadas para que ele pudesse viver longe dos olhares e humilhações do mundo exterior. Contudo, sua saúde se deteriorou bastante, e ele foi encontrado morto em sua cama no dia 11 de abril de 1890, aos 27 anos de idade. A necropsia revelou que ele tentou dormir deitado, mas seu pescoço, que não era capaz de suportar o peso da cabeça, sofreu um deslocamento durante o sono.

Atualmente, ficou evidente que ele não tinha neurofibromatose, e sim, o diagnostico sugestivo da síndrome Proteus.[9] A síndrome de Proteus é uma rara síndrome hamartomatosa, congênita. Foi descrita pela primeira vez em 1979 por Cohen e Hayden,[1] como uma síndrome hamartomatosa e posteriormente nomeada como síndrome de Proteus, em 1983, por Wiedeman.[59] Apresenta como característica malformações causadas por um crescimento excessivo e multifocal dos tecidos, derivados dos três folhetos germinativos, que determinam gigantismo parcial dos membros, nevos pigmentados, tumores subcutâneos, macrocefalia e visceromegalias, porém com desenvolvimento mental normal.[58]

Quanto aos outros diagnósticos diferenciais, inúmeras condições genéticas e síndromes de anomalias congênitas múltiplas que incluem as MCCL ou outras lesões da neurofibromatose tipo 1 foram descritas, contudo, poucas dessas doenças podem ser confundidas com a NF1. Podemos citar algumas mais apontadas em literaturas como: síndrome de Noonan com lentiginosas múltiplas, síndrome de McCune-Albright com displasia fibrosa, síndrome de Lynch, cujo fenótipo é semelhante ao da NF1, schwannomatoses e outras. Entretanto, as características clínicas da neurofibromatose tipo 1 são marcantes para o seu diagnóstico.

■ TRATAMENTO

Não existe ainda tratamento específico comprovado para essas alterações genéticas descritas. Lembrar que alguns casos podem não precisar de tratamento, somente de uma observação clínica cuidadosa.

Nas manifestações da doença, podem ser feitos tratamento clínicos ou cirúrgicos das lesões cutâneas e dos outros sistemas orgânicos acometidos pela enfermidade, além de um acompanhamento multidisciplinar.[36]

Fundamentado no grande número de mastócitos presentes em neurofibromas e da possibilidade de contribuírem para o crescimento do tumor, podemos raciocinar na utilização de medicamentos cujo mecanismo de ação estabilize ou bloqueie a degranulação dos mastócitos, que possa evitar a liberação de histamina dos grânulos e que inibam o metabolismo do seu desenvolvimento. Para isso, tem-se sugerido o uso do cetotifeno em doses variáveis de 2 até 4 mg/dia (4 mg dose máxima para adultos), por cerca de 30 meses, observando-se melhora do prurido ou dor, quando presentes, e da consistência das lesões, com aparente diminuição do crescimento do tumor. No entanto, o paciente deve ter acompanhamento médico regular.[61]

A hidroxicloroquina e a cloroquina também podem ser possíveis candidatas ao tratamento dos neurofibromas por restaurar as metaloproteinases reduzidas na NF1.[50]

Consequentemente, esses tipos de substâncias poderão, possivelmente na prática clínica, dificultar o aparecimento dos neurofibromas, como também o seu crescimento, principalmente em pacientes diagnosticados precocemente.

Novas moléculas, alvo específicas, e outras, têm sido experimentadas em um possível tratamento para NF1 e suas implicações.

O primeiro estudo observacional com o uso de selumatinib, um inibidor oral da proteína MEK 1/2 foi feito em 2020 no tratamento de neurofibromas plexiformes. Foram tratados 19 pacientes e após seguimento de 223 dias observou-se que todos, menos um paciente, apresentaram melhora clínica e radiológica, principalmente nos primeiros 60 a 90 dias de tratamento.[51]

O selumatinib também foi utilizado para tratamento de 50 crianças com NF1 e neurofibromas plexiformes sintomáticos inoperáveis na dose de 2 vezes ao dia (25 mg/m^2 da superfície corporal); e após um ano de tratamento foi observado melhora clínica, redução da dor, melhora da amplitude e da força dos movimentos, além de melhor qualidade de vida.[52]

O everolimus, imunossupressor, que age inibindo a glicoproteína-P, reduziu o volume dos neurofibromas desconfigurantes. Em outro estudo, o mesma medicamento foi capaz de manter estáveis e até de reduzir a progressão de gliomas ópticos, com um perfil de toxicidade bem tolerado.[53,54]

Um estudo de fase 2 testou a ação do cabozantinib, um fármaco inibidor de quinases c-Met e VEGFR, nos neurofibromas plexiformes da NF1, obtendo uma redução do volume tumoral e melhorando a dor.[55]

O trametinib, um inibidor de MEK, demonstrou melhora clínica em cinco pacientes tratados por 4 a 28 meses, em decorrência de neuromas plexiformes e gliomas de baixo grau.[56]

Outro aspecto a ser considerado é a compreensão da dor relacionado a alguns pacientes com NF1 Com o aumento da prevalência das comorbidades relacionadas a dor em NF1, torna-se importante reconhecer a sua etiologia na tentativa de solucioná-la terapeuticamente. A compreensão desse sintoma no atendimento clínico, visa melhorar o estilo e a qualidade de vida dos portadores de NF1.[60]

Apesar de não haver um protocolo terapêutico definido para a supressão das manifestações da NF1, o advento de novos medicamentos e o avanço do conhecimento bioquímico da doença fazem com que as expectativas sejam favoráveis em médio e longo prazo.

■ HISTÓRICO CRONOLÓGICO DA NEUROFIBROMATOSE (QUADRO 102.2)

Quadro 102.2 Histórico da neurofibromatose – relato cronológico.

Séculos XIII e XVI	Surgem, na literatura, os casos mais antigos, descritos por Madigan, Schaw e Masello em "Neurofibromatosis in 13th Century and Report of NF-like Case – Monstrorum History". Em Neurofibromatosis, vols. 1 e 2, 1988[1,2]
1785	Mark Akensidi apresenta relatos maiores referentes a um paciente apelidado de "homem-verruga" (*wart man*), com nódulos cutâneos, manchas nas pernas, escaras, prurido e uma enorme cabeça[3]
1803	Odier introduz o termo neuroma para descrever enfaticamente o envolvimento nervoso do tumor[4]
1830	Schwann descreve o predomínio das células da bainha do nervo nos neurofibromas[5]
1847	Virchow relata neuromas em vários membros de uma mesma família e, em 1863, divide os tumores dos nervos periféricos em neuromas verdadeiros (que conteriam elementos nervosos) e falsos (originários do tecido conjuntivo da bainha dos nervos)[4]
1849	Robert Smith relata dois casos de pacientes com neuromas, semelhantes àqueles descritos posteriormente por von Recklinghausen, em 1882[6]
1870	Genersick publica considerações de um caso de múltiplos neuromas associados a lesões cutâneas e viscerais (nos rins, ureteres e estômago) e cifoescoliose[7]
1873	Von Michel, pela primeira vez, reporta um paciente com glioma óptico[5]
1878	Gerhardt relata, pela primeira vez, o envolvimento do trato urinário em portadores de neurofibromas generalizados[5]
1880	Marchand e Weischselbaum, dois patologistas relatam, em 1881, tumores das suprarrenais associados a pigmentações sugestivas de portadores de neurofibromas (NF).[8] Weischselbaum baseia-se na autópsia de um paciente de 76 anos de idade, com múltiplos neuromas, encontrando um ganglioneuroma na suprarrenal e interpreta este tumor como produto do crescimento de tecidos embrionários[8]
1882	Friederich Daniel von Recklinghausen reconhece a NF como entidade nosológica ao descrever dois casos de neurofibromatose múltipla, um dos quais foi à necrópsia. Postula que os tumores ao longo dos grandes nervos periféricos e também os falsos neuromas da pele provinham do tecido conjuntivo da bainha dos nervos e dos plexos nervosos, particularmente do perinervo e do endonervo; também descreve áreas pigmentadas na pele, mas, aparentemente, não inclui as manchas "café com leite" como parte da doença; frisa que raramente tumores de sistema nervoso central são acompanhados das manifestações cutâneas. Nenhum dos pacientes tinha manifestações neurológicas, exceto baixo nível de inteligência[4]
1884	Sir Frederick Treves relata, com grandes detalhes, a vida de seu paciente Joseph Carey. Merrick, então com 22 anos de idade, com deformidades cutâneas e ósseas, é cruelmente apresentado em circos, cognominado "homem elefante", e teve diagnosticada, erroneamente, por décadas, uma forma atípica de NF. Isso foi tema do livro e do filme *The elephant man*, que narra a sofrida história de um homem disforme, de aspecto repugnante, porém inteligente, carente de amor e de afetividade. Atualmente, ficou evidente que ele não tinha NF, mas, sim, a síndrome Proteus. Esse triste fato estigmatizou a NF com a figura do chamado "homem elefante"[9]
1892	Hamilton, em seu livro *Lectures on tumors from a clinical standpoint*, 2. ed. Detroit G. S. Davis, publica a primeira ilustração sobre NF[5]

(Continua)

Quadro 102.2 Histórico da neurofibromatose – relato cronológico. (Continuação)

1896	Marie, Barnard e Chauffard foram os pioneiros em indicar a pigmentação macular como um sinal além do neurofibroma[10]
1900	Thomson salienta o caráter hereditário da NF[5]
1901	Adrian descreve a transmissão hereditária da NF em 20% dos casos por ele pesquisados[5]
1909	Suzuki foi o primeiro a apontar a associação entre NF e feocromocitoma[5]
1910	Verocay sugere o nome de neurinoma a esses tumores nervosos e postula sua origem a partir de células indiferenciadas (neuroectodérmicas), capazes de dar origem aos vários tipos de tumores da doença de von Recklinghausen[11]
1911	Greggio publica a presença de grande número de mastócitos nos neurofibromas[12]
1916	Henshen identifica a alta incidência de neuromas bilaterais no nervo acústico como parte da doença[5]
1917	Cushing estabelece meningiomas múltiplos e neuromas bilaterais no nervo acústico como componentes da NF[5]
1918	Preiser e Davenport estabelecem que a doença não é ligada ao sexo e que obedece à lei de Mendel como um caráter dominante[4]
1924	Brooks e Lehman classificam, pela primeira vez, as alterações esqueléticas na literatura americana[5]
	Harrison identifica a origem das células de Schwann na crista neural[5]
1931	Hosoi, com base em dados da literatura, calcula a incidência de degeneração maligna em cerca de 13% dos casos publicados e tabula princípios para o tratamento cirúrgico da NF: 1. a excisão parcial do neurofibroma pode estimular sua malignização; 2. após completa excisão de um neurofibrossarcoma, outro neurofibroma pode tornar-se maligno; 3. após cirurgia, recorrências locais ou regionais são comuns e 4. metástases à distância são raras[13]
1933	Pohl relata, pela primeira vez, um paciente com meningocele torácica e NF[5]
1937	Lisch descreve outra manifestação clínica da NF: nódulos na superfície da íris, tipo elevações de aspecto gelatinoso e de forma arredondada, caracteristicamente numerosos, de natureza hamartomatosa, variando em coloração, de transparente ao amarelo ou marrom, bilaterais e bem definidos. Merecidamente, recebem o seu nome: nódulos de Lisch[3]
	Ducroquet (*apud* Klatte e colaboradores, 1976) associa, como primeiro relato, a pseudoartrose por ele encontrada em 9 entre 11 pacientes com NF[14]
1940	Davis estabelece o glioma óptico como parte da doença[5]
	Reubi e Feyrter reconhecem uma relação direta entre NF e lesão vascular como uma tendência proliferativa de tecidos não nervosos ou um desenvolvimento blastomatoso dos vasos próprios dos nervos. De acordo com Reubi, a lesão vascular resultaria, então, de uma proliferação geral de tecidos não nervosos, enquanto Feyrter acreditava que ela representava um desenvolvimento blastomatoso dos vasos próprios dos nervos. Mais recentemente, investigações ultraestruturais sugeriram que a lesão vascular pode ser decorrente, em parte, de uma displasia mesodérmica (Greene e colaboradores, 1974)[15,16]
1952	Glenn e colaboradores descrevem uma paciente com NF e hipertensão arterial e coartação da aorta abdominal[17]
1959	Szabo reconhece, microscopicamente, os grânulos gigantes pigmentados nos melanócitos como uma característica da doença[5]
1963	Israel-Asselain e Devies identificam alterações císticas e fibrose pulmonar como parte da doença[5]
	Russel e Rubenstein observam que dois tipos morfológicos de neoplasias, neurofibroma e schwannoma, podem ser encontrados juntos (fundidos) em uma única e grande massa, e que cada um dos componentes pode mostrar evidência histológica de malignidade[18]
1965	Halpern e Currarino enfatizam a estenose renal como causa de hipertensão em NF[19]
1967	Rosman e Pearce identificam alterações da arquitetura cortical associadas à deficiência mental em pacientes com NF[20]
1972	Brasfield e Das Gupta, em 110 pacientes, identificam 29% de transformação maligna para tumores da bainha nervosa e 15% para tumores epiteliais, e encontram igual distribuição entre os sexos.[21] Outros autores haviam, anteriormente, observado maior incidência no sexo masculino (Preiser e Davenport, 1918 e Canale e colaboradores, 1972)[4]
	Bricaire e colaboradores apontam que o mérito de se ter dado atenção à associação entre acromegalia e NF pertence, inequivocamente, a De Castro (1934), ao descrever um caso de um homem de 33 anos com múltiplos neurofibromas cutâneos (aproximadamente 67 tumores), deformidades acromegálicas da face e mãos e escoliose evidente. A suspeita de um tumor cerebral teve como bases as queixas de dores de cabeça associadas à glicosúria, distúrbios oculares com atrofia óptica bilateral e radiografia evidenciando sela túrcica alargada em todas as direções. A necrópsia confirmou a existência de um tumor de hipófise formando saliência dentro da cavidade craniana[8]
	Chaves e colaboradores estudam os dermatóglifos nos dedos de dois pacientes, encontrando padrão de alça em 90% (alça cubital em 50% e alça radial em 40%) e 10% padrão de arco. Comparando-se ao padrão do controle normal, referem o predomínio da alça radial seguida pela de arco, mas não concluem por julgarem muito pequeno o número de pacientes em estudo[22]
1974	Schenkein e colaboradores identificam atividade estimuladora de crescimento nervoso no soro de pacientes com a enfermidade[5]
1976	Isaacson estuda a concentração e a distribuição dos mastócitos em 132 casos de tumores benignos derivados da bainha nervosa e verifica que, com raras exceções, os neurofibromas são caracterizados por uma alta concentração de mastócitos difusamente distribuídos[23]
1977	Jurecka e colaboradores apontam, histopatologicamente, que os núcleos de mastócitos representam, aproximadamente, 5% de todos os núcleos presentes nos neurofibromas[24]
1980	Gholam e colaboradores apontam a experiência na terapêutica do glaucoma congênito da NF, que é o mesmo daquela usada para os outros tipos de glaucomas congênitos, porém com pior prognóstico. Ressaltam que o glaucoma congênito foi primeiramente relatado como uma complicação da NF, dois anos após von Recklinghausen estabelecê-la como entidade nosológica[25]
1982	Riccardi classifica a NF em oito tipos com designações, características clínicas e padrões de herança[26]
1986	Carey e colaboradores propõem que a NF seja classificada em apenas cinco tipos, com base nas características clínicas distintas e nas implicações genéticas para o paciente[27]
1987	Riccardi sugere que a liberação de substâncias dos mastócitos contribui para o crescimento do tumor e da sintomatologia associada e que a utilização de medicamentos que bloqueiem essa secreção pode retardar esse crescimento[28]
	Barker e colaboradores e Seizinger e colaboradores mapeiam o gene da NF1 na região pericentromérica do cromossomo 17[29,30]
1988	O National Institute of Health (NIH) estabelece critérios de diagnósticos para NF[31]
1989	Collins e colaboradores, Diehel e colaboradores, Fountain e colaboradores, O'Connell e colaboradores e Stephens e colaboradores determinam a região em que o gene *NF1* está localizado, no braço longo do cromossomo 17[32-36]
1990	Cawthon e colaboradores, Viskochil e colaboradores e Wallace e colaboradores mapeiam o gene em 17q11.2 e efetuam estudos que facilitam o desenvolvimento do isolamento, clonagem e caracterização do gene[37-39]

(Continua)

Quadro 102.2 Histórico da neurofibromatose – relato cronológico. (Continuação)

1990	Rouleau e colaboradores e Wolf e colaboradores localizam o gene NF2 na banda q.1.2 do cromossomo 22 e presumem que ele atua como um gene supressor[40,41]
1993	Rouleau e colaboradores e Trofatter e colaboradores clonam o gene NF2[42,43]
	Legius e colaboradores e Andersen e colaboradores concluem que o NF é um gene supressor[44,45]
1994	Collins e colaboradores, em estudos mais específicos, mapeiam mais precisamente o gene NF1 em 17q11.2[46]
	Goloni-Bertollo, Antônio e colaboradores, em artigo de revisão sobre avaliação genético-clínica em NF, quanto à expressividade e à heterogeneidade nesta doença, destacam que há, pelo menos, três níveis de variação: 1. A expressividade temporal, características clínicas progressivas 2. A expressividade individual, altamente variável em suas manifestações de um indivíduo para outro 3. A heterogeneidade genética ou fisiopatológica, extensas diferenças entre as manifestações de alguns pacientes ou familiares Concluíram mostrando a importância de um diagnóstico mais específico nos diferentes tipos que compreendem categorias com características genético-clínicas semelhantes[47]
	Goloni-Bertollo, em tese de doutorado, avalia alterações citogenéticas e clínicas em pacientes com NF[48]
	Huson classifica as características clínicas da NF em *major*, *minor* e complicações associadas, com base nos critérios diagnósticos do National Institute of Health (1988)[49]
1996	Valerio, em dissertação de mestrado, propõe uma classificação psicossocial de NF[50]
1998	Cnossem e colaboradores relatam que os sinais menores da NF1 se mostram úteis em prever o diagnóstico da doença em crianças menores de 6 anos com critérios diagnósticos insuficientes[51]
	Cnossem e colaboradores encontram uma associação entre os problemas comportamentais de crianças com NF1 e a presença de complicações da doença, relatando que estes problemas poderiam ser consequências das complicações[52]
	Kaste e Pivnik descrevem alterações ósseas na morfologia orbital de pacientes com NF1. As mais comuns foram: aumento do diâmetro transorbital e da distância interorbital, características que contribuem para a presença de hipertelorismo nestes pacientes[53]
	Howell e colaboradores indicam que a terapia de reposição do hormônio do crescimento em pacientes portadores de NF1, e com evidência bioquímica da deficiência deste hormônio, resultou em moderado aumento da estatura nesses indivíduos[54]
	Machado, em dissertação de mestrado, realiza avaliação clínica, citogenética e molecular em pacientes portadores de NF[55]
1999	Nielsen e colaboradores concluem que a transformação maligna da NF1 está associada à perda de expressão da proteína p16, que é secundária à deleção do gene CDKN2A/p16, sugerindo que a inativação deste gene ocorre durante a transformação maligna dos neurofibromas[56]
	Teixeira, em dissertação de mestrado, avalia alterações oculares em pacientes com NF tipo 1[57]
2000	John e colaboradores são os primeiros a caracterizar as mutações tanto germinativas quanto somáticas em neurofibromas plexiformes de pacientes com NF1[58]
	Szudek, Birch e Friedman sugerem que a macrocefalia e a baixa estatura são características que podem afetar todos os pacientes com NF1, não estando limitadas a subgrupos específicos[59]
	Ferner e colaboradores afirmam que a tomografia por emissão de pósitrons fluorodeoxyglucose (FDG PET) mostrou ser uma ferramenta auxiliar para determinar alterações malignas em neurofibromas plexiformes de pacientes com NF1[60]
	De Bella, Szudek e Friedman relatam que 46% das crianças portadoras de NF1 falharam em preencher os critérios diagnósticos do National Institute of Health (NIH) com um ano de idade, porém 97% delas já se encaixavam neste critério aos 8 anos e 100% delas aos 20 anos. Sugeriram, assim, a necessidade de modificar os critérios diagnósticos para crianças abaixo de 8 anos[61]
2001	Rasmussen, Yang e Friedman concluem, ao estudar o perfil da mortalidade na NF1, que os portadores da doença apresentam menor expectativa de vida comparados à população em geral. Além disso, tumores cerebrais e tumores de tecido conectivo e de partes moles são as causas de óbito mais frequentes nesses pacientes[62]
	Illes e colaboradores observam que há uma diminuição da densidade mineral óssea na coluna lombar de pacientes com NF1 e escoliose em comparação com a população normal[63]
	Antônio, em tese de doutorado com o tema: "Estudo genético-clínico, avaliação quantitativa dos mastócitos e dos componentes da matriz extracelular em neurofibromas", fundamentado no grande número de mastócitos presentes em neurofibromas e na possibilidade de contribuírem para o crescimento do tumor, considera a utilização de medicamentos cujo mecanismo de ação estabilize ou bloqueie a degranulação de mastócitos, de modo que possam evitar a liberação de histamina dos grânulos e que inibam o metabolismo do seu desenvolvimento[64]
2002	Mautner e colaboradores mostram uma alta incidência de desordens de hiperatividade e déficit de atenção em crianças com NF1, relatando uma associação entre essas desordens e os problemas sociais e de aprendizado presentes nos portadores desta doença[65]
	Guillamo e colaboradores concluem, em um estudo retrospectivo, que o prognóstico de pacientes com NF1 associado a tumores no SNC depende da idade do paciente, da presença de sintomas relacionados ao tumor e de tumor extraóptico[66]
	Evans e colaboradores estabelecem que pacientes com NF1 apresentam risco de 8% a 13% para o desenvolvimento de tumores malignos de nervo periférico ao longo de suas vidas[67]
	Singhal e colaboradores observam que os gliomas ópticos em pacientes com NF1 trazem risco para o desenvolvimento de tumor secundário do SNC[68]
2003	Ars e colaboradores relatam que a presença de mutações recorrentes do gene *NF1* é comum em pacientes portadores de NF1[69]
	De Raedt e colaboradores reportam que indivíduos portadores da NF1, e com microdeleção no gene NF1, apresentam maior risco de desenvolver tumor maligno de nervo periférico do que indivíduos portadores da doença sem microdeleção neste gene[70]
	Cunha, Barboza e Fonseca relatam que a maioria dos pacientes com NF1 apresenta receptores para o hormônio do crescimento (GH) nos neurofibromas localizados, sugerindo que o GH possa desempenhar algum papel no desenvolvimento desses neurofibromas[71]
2004	Ozerdem mostra que a angiogênese está acelerada em pacientes com NF1 decorrente de hiperproliferação de pericitos e de células endoteliais nos tumores destes pacientes, podendo, inclusive, ser alvos potenciais terapêuticos para a NF1[72]
	Kuorilehto e colaboradores estudam 26 mulheres portadoras de NF1 menopausadas, revelando que todas elas apresentavam osteoporose ou osteopenia[73]

(Continua)

Quadro 102.2 Histórico da neurofibromatose – relato cronológico. (Continuação)

2004	Mattocks e colaboradores mostram que as mutações do gene da neurofibromatose estão distribuídas ao longo da sequência de códigos do gene *NF1* e não agrupadas ao domínio relacionado à ativação da GTPase[74]
	Yang e colaboradores indicam que a supressão do gene *NF1* também pode contribuir para a patogênese molecular da leucemia mieloide aguda, doença que apresenta maior risco de incidência nestes pacientes[75]
	Venturin e colaboradores concluem que a presença de dismorfismos, anormalidades cardíacas e retardo mental deve, quando presentes em pacientes com NF1, levantar suspeita de microdeleções envolvendo o gene *NF1* e genes contíguos[76]
	Ferner e colaboradores relatam que a neuropatia do neurofibroma ocorre em cerca de 1,3% dos pacientes com NF1, podendo ser resultante da sinalização inapropriada entre células de Schwann, fibroblastos e células perineurais[77]
	Muniz, em tese de doutorado, investiga lesões ósseas de pacientes com NF para o diagnóstico de neurofibromatose[78]
2005	Tucker e colaboradores concluem que a presença de tumores malignos de nervos periféricos em pacientes com NF1 está fortemente associada à presença de neurofibromas internos (subcutâneos), sugerindo que pacientes com estes tumores benignos necessitam maior atenção quanto à malignidade[79]
	Johannessen e colaboradores sugerem que a rapamicina possa representar um tratamento viável para a NF1 por inibir o mTOR (*mammalian target of rapamycin*), que se encontra bastante ativado em células com deficiência do gene *NF1*[80]
2006	De Schepper e colaboradores observam que as manchas "café com leite" apresentam maior número de melanócitos em pacientes com NF1 do que em indivíduos sem a doença[81]
	Page e colaboradores descrevem que a NF1 causa vários impactos na vida dos pacientes, porém o maior deles é o de aspecto emocional. Além disso, pacientes com lesões mais visíveis relataram maior prejuízo na qualidade de vida do que aqueles com lesões sutis[82]
	Levine e colaboradores encontram deficiências acadêmicas, leve diminuição do quociente de inteligência e maior preponderância aos déficits de atenção nos pacientes com NF1[83]
	Rubben, Bausch e Nikkels evidenciam, por meio de técnica molecular de PCR, a inativação do gene da neurofibromatose em melanoma superficial de portador de NF1. Sugerem, assim, que a base genética da NF1 é responsável pelo melanoma neste paciente, recomendando a realização do *screening* de melanoma em pacientes NF1[84]
	Lim e colaboradores concluem que os neurofibromas superficiais apresentam características diferentes na ressonância magnética quando comparados aos neurofibromas profundos em pacientes com NF1[85]
	Muniz e colaboradores revisam a importância da realização de radiografia e tomografia computadorizada em pacientes com NF1, portadores de alterações ósseas, a fim de identificar pacientes com maior risco de anormalidades ósseas debilitantes e iniciar o tratamento precocemente[86]
2007	Yoshida e colaboradores demonstram resultados positivos no tratamento de lesões pigmentadas da NF1 realizado com a luz intensa pulsada (IPL-RF) e aplicação tópica de pomada de vitamina D3[87]
	Hanemann, Hayward e Hilton relatam um caso de paciente portadora de NF1 e com sintomas gastrointestinais recorrentes que, ao ser submetida à laparotomia, revelou, ao exame histopatológico, displasia do sistema nervoso entérico. Desta forma, os autores atribuíram os sintomas gastrointestinais em pacientes com NF1 às anormalidades dos nervos entéricos[88]
	Stevenson e colaboradores relatam que crianças e adolescentes com NF1 apresentam diminuição da densidade mineral óssea quando comparados à população geral, o que, consequentemente, pode predispor adultos com NF1 a desenvolver osteoporose e fraturas[89]
	Brems e colaboradores descrevem uma desordem com manifestações cutâneas (manchas "café com leite" e sardas axilares) e fenótipo semelhantes à NF1, porém com outro gene causador (SPRED1)[90]
2008	Brunetti-Pierre e colaboradores demonstram que pacientes com NF1 apresentam redução na massa óssea e que a coluna lombar é acometida de forma mais severa[91]
	Carrol e Ratner referem que a formação de neurofibromas na NF1 está relacionada à sinalização de alguns tipos celulares e do fator de crescimento que agem em conjunto com a ausência da expressão de neurofibrina nas células de Schwann[92]
	McKeever e colaboradores descrevem que as principais complicações da NF1 em crianças abaixo de 16 anos são: dificuldade de aprendizado e malignidade (principalmente glioma óptico e tumores no SNC)[93]
	Krab e colaboradores mostram em seu estudo que o tratamento de pacientes portadores de NF1 com sinvastatina (inibidor da HMG-CoA redutase), no intuito de melhorar o desempenho cognitivo, não revelou melhoria alguma[94]
	Stevenson e colaboradores demonstram que crianças portadoras de NF1 apresentam maior excreção urinária de produtos da degradação do colágeno, refletindo um aumento na reabsorção óssea e contribuindo para o remodelamento ósseo anormal e defeitos esqueléticos presentes nesta doença[95]
2009	Boley e colaboradores sugerem que a exposição à radiação UV exerce um efeito na patogênese dos nódulos de Lisch que, associado à haploinsuficiência do gene *NF1*, é suficiente e necessário para a formação destes nódulos em pacientes portadores de NF1[96]
	Brems e colaboradores demonstram que a presença de tumores glômicos em pacientes com NF1 é secundária à inativação bialélica do gene *NF1* e que a perda de função da neurofibrina é fundamental para sua patogênese[97]
2010	Boyd e colaboradores concluem que as manchas "café com leite" em pacientes com NF1 apresentam variações de pigmentação, não apenas entre os pacientes, mas também em um único indivíduo, e que esta variação não está relacionada à exposição solar[98]
	Turbyville e colaboradores descobrem que a molécula Schweinfurthin A (SA) inibe o crescimento de células tumorais de pacientes com NF1[99]
	Johnson e colaboradores identificam atrasos na proficiência motora de crianças portadoras de NF1[100]
2011	Kolanczyk e colaboradores estabelecem o gene Mia (*melanoma-inhibitory activity/cd-rap*) como um potencial biomarcador tumoral em pacientes com NF1, podendo ser utilizado no seguimento da doença e na monitorização terapêutica[101]
	Duong e colaboradores estudam a mortalidade em pacientes com NF1 na França, estabelecendo uma taxa de mortalidade maior do que na população geral e apontando o câncer como causa predominante[102]
	Sbidian e colaboradores demonstram que pacientes com neurofibroma subcutâneo são um fenótipo de alto risco para o desenvolvimento de neurofibromas internos com tendência à transformação em tumores malignos. Além disso, estão associados à presença de neuropatia[103]
	Pasmant e colaboradores confirmam que pacientes com microdeleção no gene *NF1* têm incidência aumentada de déficit de aprendizagem e dismorfismo facial quando comparados aos pacientes com mutação intragênica deste gene[104]

(Continua)

Quadro 102.2 Histórico da neurofibromatose – relato cronológico. (Continuação)

2012	Upadhyaya e colaboradores estudam o número de cópias gênicas por *microarray* em pacientes com NF1 e revelam a associação de genes da via Rho-GTPase no processo de tumorigênese associada à NF[105]
	Kantaputra e colaboradores identificam uma nova mutação no gene *NF1*, c.4821delA, que resulta em truncamento da proteína neurofibromina[106]
	Chaudhary e colaboradores mostram a eficiência da terapia metronômica em tumores relacionados à NF, quando a quimioterapia não funciona[107]
	Gong e colaboradores apontam a expressão reduzida do microRNA miR-204 como novo biomarcador para tumores em NF1[108]
	Robertson e colaboradores avaliaram o uso de mesilato de imatinib para o tratamento de neurofibroma plexiforme em pacientes com NF1. Os resultados mostraram que 26% dos pacientes submetidos ao tratamento apresentaram redução de 20% ou mais no volume do neurofibroma plexiforme, sugerindo, assim que essa medicação possa atuar na redução de neurofibromas, embora mais estudos sejam necessários[109]
2013	Hockett e colaboradores concluíram que embora as crianças portadoras de NF1 apresentem menor força muscular e mais anormalidades ósseas do que as crianças não afetadas, isso não está relacionado à falta de vitamina D comum aos pacientes portadores dessa doença[110]
	Ji e colaboradores demonstraram que as crianças portadoras de NF1 têm maior tortuosidade do nervo óptico quando comparadas às crianças sem NF1. Dessa forma, a tortuosidade do nervo óptico pode estar relacionado à formação do glioma óptio ou desenvolvimento de déficit visual em portadores de NF1[111]
	Mainberger e colaboradores demonstraram o benefício da lovastatina como possível terapêutica para déficit de atenção em pacientes com NF1, uma vez que houve redução da inibição intracortical e aumento da plasticidade sináptica dos pacientes portadores da doença que receberam essa medicação[112]
2014	Cai e colaboradores identificaram uma mutação nova (c.702_703delGT) em uma família de pacientes com neurofibromatose tipo 1, essa mutação é responsável por não formar a proteína neurofibrina[113]
	Javed e colaboradores relataram que alterações psicológicas associadas a alterações dentais, em pacientes portadores de NF1, levam a manifestações em mucosas orais de pelo menos 70% desses pacientes[114]
	Widemann e colaboradores avaliaram o uso de pirfenidone, um anti-inflamatório oral e antifibrótico, como mediador de atividade antitumoral em NF1 a fim de avaliar uma possível ação na inibição de fibroblastos. Os resultados não mostraram atividade desse medicamento na NF1, embora tenha sido bem tolerado pelos pacientes portadores da doença[115]
2015	Madubata e colaboradores estabeleceram uma relação entre NF1 e doenças neurológicas, chegando à conclusão de que entre os pacientes portadores de NF1 há maior prevalência de casos de epilepsia, doença de Parkinson, cefaleia e distúrbios do sono
	Weiss e colaboradores demonstraram que pacientes com neurofibromatose tipo 1 portadores de neurofibroma plexiforme quando tratados com sirolimus via oral, apresentaram redução na progressão tumoral comparados aos pacientes não tratados com sirolimus[117]
	Seminong e Goldacre concluíram que mulheres portadoras de NF1 têm risco 6,5 vezes maior de desenvolver câncer de mama dos 30 aos 39 anos quando comparadas às mulheres não portadoras de NF1. Na faixa etária de 40 aos 49 anos esse risco é 4,4 vezes maior. Mulheres com NF1 tem mais chances de desenvolver câncer de mama em idade mais jovem que a população geral[118]
	Incecik e colaboradores avaliaram as alterações cardíacas em paciente com NF1. Foram encontradas anormalidades em 15% dos pacientes avaliados, sendo que as principais foram insuficiência da válvula mitral, defeito no septo atrial, estenose da válvula pulmonar, defeito no septo ventricular, regurgitação tricúspide e aórtica. Os autores sugerem avaliação cardíaca de todos os pacientes diagnosticados com seguimento regular
2016	Ater e colaboradores trataram 127 pacientes com NF1 e glioma do nervo óptico progressivo de baixo grau com carboplatina e vincristina e os resultados evidenciaram maior resposta tumoral e taxa de sobrevivência sem eventos significativos superiores às crianças tratadas da mesma forma para o mesmo tipo de glioma, porém sem NF1
	Duboy e colaboradores avaliaram a influência da idade paterna avançada nos casos de NF1 com mutações de novo, e o resultado foi que a idade dos pais nesses casos foi maior que a idade dos pais da população em geral, concluindo, assim, que o risco de NF1 esporádico aumenta gradualmente com a idade dos pais
	Mirikova e colaboradores relataram o caso de uma criança de 5 anos com NF1 portadora de um glioma óptico tratado de forma eficaz com vitamina C intravenosa em alta dose
	Madeira e colaboradores estudaram a capacidade termorregulatória em pacientes com NF1 comparados a pacientes-controle evidenciando que pacientes com NF1 apresentam menor transpiração, menos redução da pressão diastólica e temperaturas timpânicas mais altas durante a exposição a temperaturas elevadas, sugerindo, assim, disfunção autonômica nos indivíduos com NF1
	Sweeney e colaboradores descreveram a eficácia da terapia de inibição de MEK e terapia fototérmica à base de nanopartículas (PTT) para tratar os tumores malignos da bainha do nervo periférico (MPNST) em pacientes com NF1. Os inibidores de MEK bloqueiam a atividade conduzida por Ras, um oncogene ativado constitutivamente nesses tumores associados a NF1, enquanto o PTT serve como um método minimamente invasivo para ablar células cancerosas. Esse tratamento gera apoptose, necrose e diminuição da proliferação, mitigando o crescimento tumoral e aumentando a sobrevivência dos pacientes, sugerindo potencial "nanoquimioterapia" para o tratamento de indivíduos com NF1 e MPNSTs
2017	Garcia-Penas estudou as desordens de aprendizado em pacientes com NF1, concluindo que transtornos cognitivos e comportamentais afetam entre 50% e 80% de todas as crianças com NF1. Os déficits cognitivos mais comuns estão relacionados a comprometimento visual-espacial, no entanto memória funcional e déficits da função executiva associados à disfunção do córtex pré-frontal também são importantes. Estudos em modelos animais sugerem que as dificuldades de aprendizagem associadas à NF1 são causadas por atividade excessiva de Ras que leva ao aumento da inibição do ácido gama-aminobutírico (GABA)
	Rietman e colaboradores avaliaram problemas motores em pacientes (4 a 16 anos) com NF1 em um estudo de 12 anos. 61% dos pacientes foram diagnosticados com problemas motores que não melhoraram com a idade
	Watson e colaboradores concluíram em seu estudo que os tumores malignos da bainha do nervo periférico quando associados à NF1 apresentam menor taxa de sobrevivência, maior comprometimento truncal e menor taxa de ressecção de margens negativas quando comparados aos tumores esporádicos da bainha do nervo periférico
	Shachar e colaboradores avaliaram um algoritmo a fim de determinar o risco de crianças MCCL apresentarem NF1, os resultados mostraram que crianças acima de 29 meses com pelo menos uma MCCL atípica ou menos de 6 MCCL tem 0,9% de risco para NF1, enquanto crianças acima de 29 meses com 6 ou mais MCCL têm alto risco (80,4%)
	Rozza-de-Menezes e outros autores, avaliaram a expressão dos receptores do hormônio grelina nos neurofibromas e encontraram sua expressão nos 108 neurofibromas avaliados, sendo que a intensidade da expressão foi maior quanto maior o volume, que a grelina tenha, possivelmente, uma ação nas tumorigêneses dos neurofibromas
2018	Sim-Yap e demais autores buscaram melhorar o entendimento da associação de câncer de mama com NF1 pelo risco aumentado do tumor nessa síndrome. Os resultados evidenciaram expressão imunohistoquímica da neurofibromina nos núcleos e/ou citoplasma de todas as amostras. Sugere-se que características agressivas estão relacionadas a mutações germinativas de NF1 em cooperação com mutações somáticas em TP53, KMT2C e outros genes

(Continua)

Quadro 102.2 Histórico da neurofibromatose – relato cronológico. (Continuação)

2018	Rozza-de-Menezes avaliou as características dos neurofibromas lipomatosos em 85 pacientes com NF1. Evidenciou-se 17,5% de prevalência dessa variante histopatológica dos neurofibromas e a presença da leptina foi positiva em todos os neurofibromas cutâneos, sugerindo seu papel na patogênese dos tumores
	Slopis e colaboradores realizaram estudo de fase II que evidenciou a redução do volume dos neurofibromas desconfigurantes pela administração de everolimus oral
2019	Pinna e colaboradores, realizaram estudo de coorte com 493 pacientes a fim de avaliar a presença de alterações cardíacas congênitas. Observou-se prevalência de 12,6% de alterações cardíacas, sendo 37,1% estenose da válvula pulmonar, 32,3% anomalias na válvula mitral e 16,1% defeitos no septo
	Peltonen e demais autores investigaram o risco de malignidades em crianças com NF1 e concluíram que os tumores cerebrais e tumores malignos da bainha do nervo periférico são as malignidades de maior prevalência em indivíduos < 20 anos
2020	Kang e colaboradores correlacionaram os tipos de mutações genéticas à categorização fenotípica de NF1 em 427 pacientes. A NF1 foi mais prevalente em pacientes com mutações truncadas/*splicing* e grandes deleções do que naqueles com mutações missense (59,6%, 64,3% *versus* 36,6%). Sugere-se que os tipos de mutação estão associados não apenas com maior prevalência de fenótipos graves em NF1, mas também com seu início mais precoce
	Santo e colaboradores realizaram o primeiro estudo observacional com o uso de selumatinib no tratamento de neurofibromas plexiformes. 19 pacientes foram tratados e após seguimento de 223 dias observou-se que todos, menos um paciente, apresentaram melhora clínica e radiológica, principalmente nos primeiros 60 a 90 dias de tratamento
	Gross e outros autores, trataram 50 crianças com NF1 e neurofibromas plexiformes sintomáticos inoperáveis com selumatinib, 2 vezes ao dia (25 mg/m^2 da superfície corporal) e após um ano de tratamento foi observada melhora clínica, redução da dor, amplitude e força dos movimentos, além de melhor qualidade de vida
	Kowalsky e colaboradores relacionaram a relação das variações genéticas com variações fenotípicas da NF1, sugerindo que os genes modificadores de fenótipo seriam AKT1, BRAF, EGFR, LIMK1, PAK1, PTEN, RAF1, SDC2, SMARCA4 e VCP, sendo os principais SDC2 e VC
	Riccardi e colaboradores concluíram que baixos níveis circulantes de vitamina D se correlacionam inversamente com manifestações cutâneas e anormalidades ósseas na neurofibromatose tipo 1 (NF1)
	Ullrich e colaboradores concluíram que os gliomas de baixo risco recorrentes/progressivos associados a NF1 demonstram significativa estabilidade/redução com o tratamento com everolimo oral e perfil de toxicidade bem tolerado
2021	Fisher e colaboradores conduziram estudo de fase 2 que indicou a ação do cabozantinibe nos neurofibromas plexiformes da NF1, reduzindo volume do tumor e melhorando a dor
	Tsuji e demais autores sugerem que os bloqueadores lipossomais, hidroxicloroquina e cloroquina, são candidatos ao tratamento dos neurofibromas por restaurar as metaloproteinases reduzidas na NF1
	Ronsley e colaboradores usaram trametinib, um inibidor de MEK, no tratamento de neuromas plexiformes e gliomas de baixo grau e demonstraram melhora clínica em cinco pacientes tratados por 4 a 28 meses. A terapia foi eficaz, porém novos estudos são necessários para avaliar tolerância, eficácia e duração da resposta terapêutica
	Wang e colaboradores realizaram estudo de 29 estruturas intracranianas em 389 adultos com NF1 por meio de ressonância magnética. Os achados foram aumento do corpo caloso e alteração da morfologia do tronco cerebral em alguns pacientes, correlacionados ao aumento do volume de substância branca total entre os pacientes NF1. Esses achados são consistentes com a hipótese de que a desregulação da produção de mielina cerebral é uma importante manifestação de NF1 em adultos
	Sorrentino e colaboradores, avaliaram dados epidemiológicos, clínicos, moleculares e radiológicos sobre epilepsia em 784 pacientes com NF1. Em cerca de 70% dos casos, as convulsões surgiram no contexto de achados neurorradiológicos (vasculopatias cerebrais e a hidrocefalia). Na ausência de anormalidades estruturais, a prevalência de epilepsia encontrada foi 1,27%, (aproximadamente igual à prevalência na população geral). Pacientes NF1 com convulsões apresentam maior incidência de deficiência intelectual e/ou atraso no desenvolvimento, bem como de dificuldades de aprendizagem isoladas. Não houve correlação genótipo-fenótipo específica

DEDICATÓRIA

Dedico este capítulo a todos os pacientes portadores de neurofibromatose. A eles meu profundo respeito pelo que o destino lhes deu sem ter-lhes dado a oportunidade de escolha.

J. R. A.

Referências bibliográficas

Neurofibromatose

1. Von Recklinghausen; apud Canale D. J.; Bebin J. von Recklinghausen disease of the nervous system. In: Handbook of Clinical Neuroly. Amsterdam, Holland Publishing Company, v. 14, cap. 4, p. 132-162. 1972.
2. Roos K. L. The neurofibromatosis. ENT Journal 71(10):512-8. 1992.
3. Riccardi V. M. Type 1 neurofibromatosis and the pediatric patient. Curr Probl Pediatr 22:66-106. 1992.
4. Riccardi V. M. Neurofibromatosis mimicry. Arch. Dermatol. 127;1714-5. 1991.
5. Riccardi V. M. Neurofibromatosis: clinical heterogeneity. Current Problems in Cancer, v. 8, n. 2, p. 1-34. 1982.
6. Franck-Stromborg M. Neurofibromatosis. Seminars in Oncology v. 8, n. 4, p. 265-271. 1992.
7. NIH. National Institutes of Health Consensus Development Conference. Neurofibromatosis. Arch. Neurol. v. 45, p. 575-8. 1988.
8. Niimura M. Neurofibromatoses: in Dermatology Progress and Perspective. The proceedings of the 18 th World Congress of Dermatology, the Parthenon Publishing Group Inc. New York, p. 767-8. 1993.
9. Riccardi V. M. Neurofibromatosis: clinical heterogeneity. Current Problems in Cancer, v. 8, n. 2, p. 1-34. 1982.
10. Huson SM. 1. Neurofibromatosis: histological perspective, classification and diagnostic criteria. 7. Neurofibromatosis 1: a clinical and genetic overview. In: HUSON S. M. HUGHES R. A C. The neurofibromatoses. A pathogenetic and clinical overview. Preface. Chapman & Hall, London first edition. 1994.
11. Goloni-Bertollo E. M.; Antônio Jr.; Varella-Garcia M. Avaliação Genético-Clínico em Neurofibromatose, An. Bras. Dermatol. 69(4)311-322. 1994.
12. Riccardi VM. Von Recklinghausen neurofibromatosis. N. Engl. J. Med. v. 305, p. 1617-1627. 1981.
13. Jones, K. L. Smith's Recognizable Patterns of Human Malformation. 4a. ed, Philadelphia, W. B. Saunders Co. p. 778. 1988.

14. Aegerter E.; Kirkpatrick J. A. Orthopedic diseases, W. B. Sanders, 2(3): 1376-1397. 1964.
15. Aegerter apud Klatte E. C., Franken E. A.; Smith J. A. Radiographic, spectrum in neurofibromatosis. Semin Roentgenol, 11(1): 17-33. 1976.
15a Pensak M. L.; Keith, R. W.; Dignan P. S. J. Stowens D.W.; Towbin R. B.; Katbamna B. Neuroaudiologic abnormalities in patientes with type 1 neurofibromatosis laryngoscope, v. 99, p. 702-7-6. 1989.
15b Thomas P. K.; King R. H. M.; Chiang T. R.; Scaravilli F.; Sharma A. K.; Downie A. W. Neurofibromatous neropaty. Muscle & Nerve, v. 13, p. 93-101. 1990.
16. Tilesius apud Canale DJ; Bebin J. von Recklinghausen disease of the nervous system. In: handbook of Clinical Neurology, Amsterdam, Holland Publishing Company, v. 14, cap. 4, p. 132-162. 1972.
17. Silvalingam A.; Augsburger J.; Perilongo G.; Zimmerman R.; Barabas G. Combined hamartoma of the retina and retinal pigment epithelium in a patient with neurofibromatosis type 2. J. Pediatric. Ophthalm. & Strabismus, v. 28, n. 6, p. 320-322. 1991.
18. Neville B. W.; Hann J.; Narang R. L.; Garen P. Oral neurofibrosarcoma associated with neurofibromatosis type 1. Oral Surg. Oral med. Pathol, v. 72, p. 456-461. 1991.
19. Yoshida A.; Hatanaka S.; Ohi U.; Umekita Y.; Yoshida H. von Recklingausen's disease associated with somatostatin-rich duodenal carcinoid (somatostatinoma), medullary thyroid carcinoma and diffuse adrenal medullary hiperplasia. Acta Pathol Jap, v. 41, n. 11, p. 847-856. 1991.
20. Faintuch J. J.; Saito R.; Warth M. P. T. N.; Rocha AS. Comprometimento pulmonar letal na neurofibromatose. Ver. Hosp. Clin. Fac. Med. S. Paulo, v. 45, n. 5. 1990.
21. Katsubata Y.; Kakitsubata S.; Sonoda T.; Watanabe K. Neurofibromatosis type 1 involving the liver: ultrasson and CT manifestation. Pediatric Radiol. 24(1): 66-7. 1994.
22. Mulvihil J. J.; Parry D. M.; Sherman J. L.; PikuS A.; Kaiser-Kupper M. L.; Eldridge R. Neurofibromatosis 1 (recklinghausen disease) and Neurofibromatosis 2 (bilateral acoustic neurofibromatoses). Ann. Inter. Med. v. 113, p. 39-52. 1990.
23. Crowe F. W.; Schull W. J.; Neel J. V. Multiple neurofibromatosis. Springfield IL. Charcles C. Thomas. 1955.
24. Crowe F. W. Axilary freckling as a diagnostic aid in neurofibromatoses. Ann. Intern. Med. 61:1142-1143. 1964.
25. Crowe F. W.; Schull W. J. Diagnostic importance of café-au-lait spot in neurofibromatoses. Arch. Intern. Med. 91: 758-766. 1953.
26. Crowe F. W.; Shull W. J.; Neels J. V et al. Clinical Pathological and Genetic Study of Multiple Neurofibromatoses. Springfield, IL; Charles C. Thomas. 1956.
27. Riccardi V. M.; Lewis R. A penetrance of von Recklinghausen neurofibromatosis: a distinction between prodecessors and descendants. Am. J. Hum. Genet. v. 42, p. 284-289. 1988.
28. Mulvihil J. J.; Parry D. M.; Sherman J. L.; Pikus A.; Kaiser-Kupper M. L.; Eldridge R. Neurofibromatosis 1 (recklinghausen disease) and Neurofibromatosis 2 (bilateral acoustic neurofibromatoses). Ann. Inter. Med. v. 113, p. 39-52. 1990.
29. Pontelo, R. Neme, LC. Psicodermatoses. Rev. Bras. Med. 53(11),1074-81,1996.
30. Lever W. F.; Shcaumburg-Lever. In: histopatologia da pele. 7. ed. São Paulo, Manole. 1991.
31. Reed R. J. Cutaneous manifestations of neural crest disorders (neurocristopathies) (review). Int. J. Dermatol, 16:807-826. 1977.
32. Magnabosco A. L.; Mathias-Sanches C. E.; Santos F. C. Taboga S. R. Goloni-Bertollo E. M.; André J. C. Análise histológica dos componentes fibrosos dos neurofibromas na neurofibromatose tipo 1 (NF1). Arq. Ciênc Saúde v. 18(4) p. 157-161 2011.
33. Lever W. F. S. Lever Histopatologia da pele 10. ed. S. Paulo: Manoli; 2011.
34. Klíma J.; Lacina L.; Dvoránková B.; Herrmann D.; Carnwath J. W.; Niemann H.; Kaltner H.; André S.; Motlík J.; Gabius H. J.; Smetana K. Jr. Differential regulation of galectin expression/reactivity during wound healing in porcine skin and in cultures of epidermal cells with functional impact on migration. Physiol Res. 58(6):873-84. 2009.
35. Antônio J. R.; Trídico L. A.; Goloni-Bertollo. An Bras Dermatol. 88(3): 333-47. 2013.

Em educação médica continuada

36. Hirbe A. C.; Gutmann D. H. Neurofibromatosis type 1: a multidisciplinary approach to care. The Lancet Neurology: 13(8): 834-843. 2014.
37. Monroe C. L.; Dahiya S.; Gutmann D. H. Dissecting Clinical Heterogeneity in Neurofibromatosis Type 1. Annual Review of Pathology: Mechanisms of Disease: 12, 53-74. 2017.
38. Legius E.; Messiaen L. Wolkenstein P. Pancza P. Avery R. A. Berman Y. & Plotkin S. R. (2021). Revised diagnostic criteria for neurofibromatosis type 1 and Legius syndrome: an international consensus recommendation. Genetics in Medicine 23(8): 1506-1513.
39. Ben-Shachar S.; Dubov T.; Toledano-Alhadef H.; Mashiah J.; Sprecher E.; Constantini S.; Messiaen L. M. Predicting neurofibromatosis type 1 risk among children with isolated café-au-lait macules. Journal of the American Academy of Dermatology 76(6): 1077-1083. 2017.
40. Riccardi C.; Perrone L.; Napolitano F.; Sampaolo S.; Melone M. A. B. Understanding the biological activities of vitamin d in type 1 neurofibromatosis: New insights into disease pathogenesis and therapeutic design. Cancers 12(10): 2965. 2020.
41. Wang S.; Mautner V. F.; Buchert R.; Flibotte S.; Suppa P.; Friedman J. M.; Heran M. K. Alterations in brain morphology by MRI in adults with neurofibromatosis 1. Orphanet Journal of Rare Diseases 16(1): 1-12. 2021.
42. Sorrentino U.; Bellonzi S.; Mozzato C.; Brasson V.; Toldo I.; Parrozzani R.; Trevisson E. Epilepsy in NF1: Epidemiologic Genetic and Clinical Features. A Monocentric Retrospective Study in a Cohort of 784 Patients. Cancers 13(24): 6336. 2021.
43. Peltonen S.; Kallionpä R. A.; Rantanen M.; Uusitalo E.; Lähteenmäki P. M.; Pöyhönen M.; Peltonen J. Pediatric malignancies in neurofibromatosis type 1: a population based cohort study. International Journal of Cancer 145(11): 2926-2932. 2019.
44. Yap Y. S.; Munusamy P.; Lim C.; Chan C. H.; Prawira A. Loke S. Y.; Lee A. S. Breast cancer in women with neurofibromatosis type 1 (NF1): a comprehensive case series with molecular insights into its aggressive phenotype. Breast Cancer Research and Treatment 171(3): 719-735. 2018.
45. Pinna V.; Daniele P.; Calcagni G.; Mariniello L.; Criscione R.; Giardina C. De Luca A. Prevalence type and molecular spectrum of NF1 mutations in patients with neurofibromatosis type 1 and congenital heart disease. Genes 10(9): 675. 2019.
46. Kang E.; Kim Y. M.; Seo G. H.; Oh A.; Yoon H. M.; Ra Y. S.; Lee B. H. Phenotype categorization of neurofibromatosis type I and correlation to NF1 mutation types. Journal of Human Genetics 65(2): 79-89. 2020.
47. Woycinck Kowalski T.; Brussa Reis L.; Finger Andreis T.; Ashton-Prolla P.; Rosset C. Systems biology approaches reveal potential phenotype-modifier genes in neurofibromatosis Type 1. Cancers 12(9): 2416. 2020.
48. Rozza-de-Menezes R. E.; Gaglionone N. C.; Andrade-Losso R. M.; Siqueira O. H.; Almeida L. M.; Peruzini K. D. S.; Cunha K. S. Receptor of ghrelin is expressed in cutaneous neurofibromas of individuals with neurofibromatosis 1. Orphanet journal of rare diseases 12(1): 1-5. 2017.
49. Rozza de Menezes R. E.; Brum C. D. A. I.; Gaglionone N. C.; de Sousa Almeida L. M.; Andrade Losso R. M.; Paiva B. V. B.; Cunha K. S. Prevalence and clinicopathological characteristics of lipomatous neurofibromas in neurofibromatosis 1: An investigation of 229 cutaneous neurofibromas and a systematic review of the literature. Journal of cutaneous pathology 45(10): 743-753. 2018.
50. Tsuji G.; Takai-Yumine A.; Kato T.; Furue M. Metalloproteinase 1 downregulation in neurofibromatosis 1: Therapeutic potential of antimalarial hydroxychloroquine and chloroquine. Cell death & disease 12(6): 1-11. 2021.
51. Espírito Santo V.; Passos J.; Nzwalo H.; Carvalho I.; Santos F.; Martins C.; Nunes S. Selumetinib for plexiform neurofibromas in neurofibromatosis type 1: a single--institution experience. Journal of neuro-oncology 147(2) 459-463. 2020.
52. Gross A. M.; Wolters P. L.; Dombi E.; Baldwin A.; Whitcomb P.; Fisher M. J.; Widemann B. C. Selumetinib in children with inoperable plexiform neurofibromas. New England Journal of Medicine 382(15) 1430-1442. 2020.
53. Slopis J. M.; Arevalo O.; Bell C. S.; Hebert A. A.; Northrup H.; Riascos R. F.; Koenig M. K. Treatment of disfiguring cutaneous lesions in neurofibromatosis-1 with everolimus: a phase II open-label single-arm trial. Drugs in R&D 18(4) 295-302. 2018.
54. Ullrich N. J.; Prabhu S. P.; Reddy A. T.; Fisher M. J.; Packer R. Goldman S.; Kieran M. W. A phase II study of continuous oral mTOR inhibitor everolimus for recurrent radiographic-progressive neurofibromatosis type 1–associated pediatric low-grade glioma: a Neurofibromatosis Clinical Trials Consortium study. Neuro-oncology 22(10) 1527-1535. 2020.
55. Fisher M. J.; Shih C. S.; Rhodes S. D.; Armstrong A. E.; Wolters P. L.; Dombi E.; Clapp D. W. Cabozantinib for neurofibromatosis type 1–related plexiform neurofibromas: a phase 2 trial. Nature medicine 27(1) 165-173. 2021.
56. Ronsley R.; Hounjet C. D.; Cheng S.; Rassekh S. R.; Duncan W. J.; Dunham C.; Hukin J. Trametinib therapy for children with neurofibromatosis type 1 and life threatening plexiform neurofibroma or treatment refractory low grade glioma. Cancer Medicine 10(11) 3556-3564. 2021.
57. Friedman JM. Neurofibromatosis. 1. 1998 Oct. 2 (Update 2019 Jun. 6) In: Adam M. P.; Ardinger H. H.; Pagon R. A et al editors GeneReviews* (internet) Seatle (WA) University of Washington Seatle. 1993-2021. Available from: https:/www. nbci. nim. gov/book/NBK1109/.
58. Sene L. S.; Sales P. O.; Chojniak R. Síndrome de Proteus. Rev. da Assoc. Med. Bras. 59 (4), Ago 2013
59. Wiedemann H. R.; Burgio G. R.; Aldenhoff P.; Kunze J.; Kaufmann H. J.; Schirg E. The Proteus syndrome. Partial gigantism of the hands and/or feet nevi hemihypertrophy subcutaneous tumors macrocephaly or other skull anomalies and possible accelerated growth and visceral affections. Eur J Pediatr. 1983;140:5-12.
60. Bellampalli S. S.; Khanna R. Towards a neurobiological understanding of pain in neurofibromatosis type 1: mechanisms and implications for treatment. Pain. 160:1007-18. 2019.
61. Antônio J. R. Tese de doutorado com o tema: "Estudo genético-clínico avaliação quantitativa dos mastócitos e dos componentes da matriz extracelular em neurofibromas". 2001.

Histórico da neurofibromatose – relato cronológico

62. Madigan P.; Shaw R. V. Neurofibromatosis in 13th century Austria? Neurofibromatosis. 1988;1:339-41.
63. Madigan P.; Masello M. J. Report of neurofibromatosis - like case: Monstrorum Historia 1642. Neurofibromatosis. 1988;2:53-6.
64. Riccardi V. M. Neurofibromatosis: phenotype natural history and pathogenesis. 2. ed. Baltimore: Johns Hopkins University Press; 1992. p. 86; 498.
65. Canale D. J.; Bebin J. von Recklinghausen disease of the nervous system. In: Vinken PJ Bruyn GW editors. Handbook of clinical neurology. Amsterdam: Holland Publishing Company; v. 14. p. 132-62.

66. Wander JV Das Gupta TK. Neurofibromatosis. Curr Probl Surg. 1977;14:1-81. 1972.
67. Smith R. W. Jr. The dermal oleastoses. Arch Dermatol. 1963;88:382-92.
68. Schmitt J. Visceral aspects of the phakomatosis. In: Vinken PJ Bruyn GW. Handbook of clinical neurology. Amsterdam: Holland Publishing Company; 1972. V. 14. p. 668-91.
69. Bricaire H.; Fardeau M.; Mazet PR. Endocrine disorders associated with the Phakomatosis. In: Vinken PJ Bruyn GW editors. Handbook of clinical neurology. Amsterdam: Holland Publishing Company; 1972. V. 14. p. 731-44.
70. Treves F. A case of congenital deformity. Trans Pathol Soc Lond. 1885;36:494-8.
71. Murger A. Dermatological aspects of the phakomatosis. In: Vinken PJ Bruyn GW editors. Handbook of clinical neurology. Amsterdam: Holland Publishing Company; 1972. p. 562-72.
72. Verocay J. Zur kenntnis der neurofibrome. Beitr Pathol Anat Allg Pathol. 1910;48:1-69.
73. Greggio H. Les cellules granuleuses (Mastzellen) dans les tissues normaux et dans certaines maladies churgicales. Arch Med Exp 1911;23:323.
74. Hosoi K. Multiple neurofibromatosis (von Recklinghausen disease) with special reference to malignant transformation. Arch Surg. 1931;22:258-81.
75. Klatte E. C.; Franken E. A.; Smith J. A. The radiographic spectrum in neurofibromatosis. Semin Roentgenol. 1976;11:17-33.
76. Reubi F. Les vaisseaux et les glands endocrine dans la neurofibromatoses: le syndrome sympathicontonique dans la maladie de Recklinghausen. Schweiz Z Pathol Bacteriol. 1944;7:168-239.
77. Greene J. F. Jr.; Fitzwater J. E.; Burgess J. Arterial hipertension associated with neurofibromatosis. Am J Clin Pathol. 1974;62:481-7.
78. Schurch W.; Messerli F. H. Genest J Lefebure R Roy P Cartier P et al. Arterial hipertension and neurofibromatosis: renal artery stenosis and coarctation of abdominal aorta. Cand Med Assoc J. 1975;113:879-85.
79. Russel D. S.; Rubenstein I. J. Pathology of tumors of the nervous system. Baltimore: Willians and Wilkins Co. ; 1963.
80. Halpern M.; Currarino G. Vascular lesion causing hypertension in neurofibromatosis. N Engl J Med. 1965;273:248-52.
81. Rosman N. P.; Pearce J. The brain in multiple neurofibromatosis (von Recklinghausen's disease): a suggested neuropathological basis for the associated mental defects. Brain. 1967;90:829-38.
82. Brasfield J. F.; Das Gupta T. K. von Recklinghausen Disease: a clinicopathological study. Ann Surg. 1972;175: 86-104.
83. Chaves C.; Bieler J.; Morettor R. Neurofibromatose de von Recklinghausen. Rev Med HSE. 1972;24:177-201.
84. Isaacson P. Mast cells in benign nerve sheat tumours. J Pathol. 1976;119:193-6.
85. Jurecka W.; Lassmann H.; Gebhart W. Classification of peripheral nerve sheath tumor. Arch Dermatol Res. 1977;258:100.
86. Gholam A. P.; Sanders D. R.; Goldberg M. E. The Phakomatosis. In: Albert D. M.; Jacobiec F. A. Principles and practice of ophthalmology. Philadelphia: WB Saunders Company; 1980. p. 1197-201.
87. Riccardi V. M. Neurofibromatosis: clinical heterogeneity. Curr Probl Cancer 1982;8:1-34.
88. Carey J. C.; Baty B. J.; Johnson J. P.; Morrison T.; Skolnik M.; Kivlin J. The genetic aspects of neurofibromatosis. Ann NY Acad Sci. 1986;486:45-6.
89. Riccardi V. M. Mast-cell stabilization to decrease neurofibroma growth. Preliminary experience with ketotifen. Arch Dermatol. 1987;123:1011-6.
90. Barker D. E.; Wright K.; Nguien K.; Cannon L.; Fain P.; Goldgar D et al. Gene for Von Recklinghausen neurofibromatosis is in the pericentric region of chromosome 17. Science. 1987;236:1100-2.
91. Seizinger B. R.; Martuza R. L.; Gusella J. F. Loss of genes on chromosome 22 in tumorigenesis of human acoustic neuroma. Nature. 1986;322:664-7.
92. Neurofibromatosis. Conference statement. National Institutes of Health Consensus Development Conference. Arch Neurol. 1988;45:575-8.
93. Collins F. S.; O'connell P.; Ponder B. A. J.; Seizinger B. R. Progress towards identifying the neurofibromatosis (NF1) gene. Hum Genet Dis. 1989;5:217-21.
94. Diehl S. R.; Boehnke M.; Erickson R. P.; Ploughman L. M.; Seiler K. A.; Lieberman J. L et al. A refinated genetic maps of the region of chromosome 17 surrounding the von Recklinghausen neurofibromatosis (NF1) gene. Am J Human Genet. 1989;44:33-7.
95. Fountain J. W.; Wallace M. R.; Bruce M. A.; Seizinger B. R.; Menon A. G.; Gusella J. F et al. Physical mapping of a translocation breakpoint in neurofibromatosis. Science. 1989;224:1085-7.
96. O'Connel P.; Leach R. J.; Ledbetter D. H.; Cawthon R. M.; Culter M.; Eldridge Jr et al. Fine structure DNA mapping studies of the chromosomal region harboring the genetic defect in neurofibromatosis type I. Am J Hum Genet. 1989;44:51-7.
97. Stephens K.; Green P.; Riccardi V. M.; Ng S.; Rising M.; Barker D.; Darby J. K et al. Genetic analysis of eight loci tightly linked to neurofibromatosis 1. Am J Hum Genet. 1989;44:13-9.
98. Cawthon R. M.; Weiss R.; Xu G. F.; Viskochil D.; Culver M.; Stevens J et al. A major neurofibromatosis type-1 gene: cDNA sequence genomic structure and point mutations. Cell. 1990;62:193-201.
99. Viskochil D.; Buchberg A. M.; Xu G.; Cawthon R. M.; Stevens J.; Wolff R. K et al. Deletion and a translocation interrupt a cloned gene at the neurofibromatosis type 1 locus. Cell. 1990;62:187-92.
100. Wallace M. R.; Marchuk D. A.; Andersen L. B.; Letcher R.; Odeh H. M.; Saulino A. M et al. Type-1 neurofibromatosis gene: identification of a large transcript desrupted in three NF1 patients. Science. 1990;249:181-6.
101. Rouleau G. A.; Seizinger B. R.; Wertelecki W.; Haines J. L.; Supermeau D. W.; Martuza R. L et al. Flanking markers bracket the neurofibromatosis type 2 (NF2) gene on chromosome 22. Am J Hum Genet. 1990;46:323-8.
102. Wolf R. K.; Frazer K. A.; Jacker R. K.; Lanser M. J.; Pitts L. H.; Cox D. R. Analysis of chromosome22 deletions in neurofibromatosis type 2-related tumors. Am J Hum Genet. 1992;51:478-85.
103. Rouleau G. A.; Merel P.; Lutchman M.; Sanson M.; Zucman J.; Marineuau C et al. Alteration a new gene encoding a putative membrane-organizing protein causes neuro-fibromatosis type 2. Nature. 1993;363:515-21.
104. Trofatter J. A.; MacCollin M. M.; Rutter J. L.; Murrell J. R.; Duyao M. P.; Parry D. M et al. A novel moesin-ezrin-radixin-like gene is a candidate for the neurofibromatosis 2 tumor suppressor. Cell. 1993;72:791-800.
105. Legius E.; Descheemaeker M. J.; Steyaert J.; Spaepen A.; Vlietinck R.; Casaer P et al. Neurofibromatosis type 1 in childhood: correlation of MRI findings with intelligence. J Neurol Neurosurg Psychiatry. 1995;59:638-40.
106. Andersen L. B.; Fountain J. W.; Gutmann D. H.; Tarlé S. A.; Glover T. W.; Dracopoli N. C et al. Mutation in the neurofibromatosis 1 gene in sporadic malignant melanoma cell lines. Nat Genet. 1993;3:118-21.
107. Collins F. S.; O'connell P.; Ponder B. A. J.; Seizinger B. R. Progress towards identifying the neurofibromatosis (NF1) gene. Hum Genet Dis. 1989;5:217-21.
108. Goloni-Bertollo E. M.; Antônio J. R.; Varella-Garcia M. Avaliação genético-clínico em neurofibromatose. An Bras Dermatol. 1994;69:311-22.
109. Goloni-Bertollo E. M. Estudo genético-clínico e citogenético em neurofibromatose. [tese]. São Paulo (SP): Universidade Estadual Paulista Júlio de Mesquita Filho; 1994.
110. Huson S. M. Neurofibromatosis: histological perspective classification and diagnostic criteria. 7. Neurofibromatosis 1: a clinical and genetic overview. In: Huson SM Hughes RAC. The neurofibromatoses. A pathogenetic and clinical overview. Preface. London: Chapman & Hall; 1994.
111. Valerio N. I. Neurofibromatose: gravidade da doença do ponto de vista de observadores e estratégias de enfrentamento [dissertação]. São José do Rio Preto (SP): Faculdade de Medicina de São José do Rio Preto; 1996.
112. Cnossen M. H.; Moons K. G.; Garssen M. P.; Pasmans N. M.; de Goede-Bolder A.; Niermeijer M. F et al. Minor disease features in neurofibromatosis type 1 (NF1) and their possible value in diagnosis of NF1 in children < or = 6 years and clinically suspected of having NF1. J Med Genet. 1998;35:624–7.
113. Cnossen M. H.; de Goede-Bolder A.; van den Broek K. M.; Waasdorp C. M.; Oranje A. P.; Stroink H et al. A prospective 10 year follow up study of patients with neurofibromatosis type 1. Arch Dis Child. 1998;78:408-12.
114. Kaste S. C.; Pivnick E. K. Bony orbital morphology in neurofibromatosis type 1 (NF1). J Med Genet. 1998;35:628–31.
115. Howell S. J.; Wilton P.; Lindberg A.; Shalet S. M. Growth hormone replacement and the risk of malignancy in children with neurofibromatosis. J Pediatr. 1998;133:201-5.
116. Machado L. A. Avaliação clínica citogenética e molecular em pacientes portadores de NF [dissertação]. São Paulo (SP): Universidade Estadual Paulista Júlio de Mesquita Filho; 1998.
117. Nielsen G. P.; Stemmer-Rachamimov A. O.; Ino Y.; Moller M. B.; Rosenberg A. E.; Louis D. N. Malignant transformation of neurofibromas in neurofibromatosis 1 is associated with CDKN2A/p16 inactivation. Am J Pathol. 1999;155:1879-84.
118. Teixeira M. F. Alterações oculares em Neurofibromatose Tipo 1 (NF1) [dissertação]. São José do Rio Preto (SP): Faculdade de Medicina de São José do Rio Preto; 1999.
119. John A. M.; Ruggieri M.; Ferner R.; Upadhyaya M. A search for evidence of somatic mutations in the NF1 gene. J Med Genet. 2000;37:44-9.
120. Szudek J.; Birch P.; Friedman J. M. Growth in North American white children with neurofibromatosis 1 (NF1). J Med Genet. 2000;37:933-8.
121. Ferner R. E.; Lucas J. D.; O'Doherty M. J.; Hughes R. A.; Smith M. A.; Cronin B. F et al. Evaluation of fluorodeoxyglucose positron emission tomography (FDG PET) in the detection of malignant peripheral nerve sheath tumours arising from within plexiform neurofibromas in neurofibromatosis 1. J Neurol Neurosurg Psychiatry. 2000;68:353-7.
122. DeBella K.; Szudek J.; Friedman J. M. Use of the national institutes of health criteria for diagnosis of neurofibromatosis 1 in children. Pediatrics. 2000;105:608-14.
123. Rasmussen S. A.; Yang Q.; Friedman J. M. Mortality in neurofibromatosis 1: an analysis using U. S. death certificates. Am J Hum Genet. 2001;68:1110-8.
124. Illés T.; Halmai V.; de Jonge T.; Dubousset J. Decreased bone mineral density in neurofibromatosis-1 patients with spinal deformities. Osteoporos Int. 2001;12:823-7.
125. Antonio J. R. Neurofibromatose: estudo genético-clínico avaliação quantitativa dos mastócitos e dos componentes da matriz extracelular em neurofibromas [tese]. São José do Rio Preto (SP): Faculdade de Medicina de São José do Rio Preto; 2001.
126. Mautner V. F.; Kluwe L.; Thakker S. D.; Leark R. A. Treatment of ADHD in neurofibromatosis type 1. Dev Med Child Neurol. 2002;44:164-70.
127. Guillamo J. S. Créange A.; Kalifa C.; Grill J. Rodriguez D.; Doz F et al. Prognostic factors of CNS tumours in Neurofibromatosis 1 (NF1): a retrospective study of 104 patients. Brain. 2003;126:152-60.
128. Evans D. G.; Baser M. E.; McGaughran J.; Sharif S.; Howard E.; Moran A. Malignant peripheral nerve sheath tumours in neurofibromatosis 1. J Med Genet. 2002;39:311-4.
129. Singhal S.; Birch J. M.; Kerr B.; Lashford L.; Evans D. G. R. Neurofibromatosis type 1 and sporadic optic gliomas. Arch Dis Child. 2002;87:65-70.
130. Ars E.; Kruyer H.; Morell M.; Pros E.; Serra E.; Ravella A et al. Recurrent mutations in the NF1 gene are common among neurofibromatosis type 1 patients. J Med Genet. 2003;40:e82.
131. De Raedt T.; Brems H.; Wolkenstein P.; Vidaud D.; Pilotti S.; Perrone F et al. Elevated risk for MPNST in NF1 microdeletion patients. Am J Hum Genet. 2003;72:1288-92.
132. Cunha K. S. G.; Barboza E. P.; Da Fonseca E. C. Identification of growth hormone receptor in localised neurofibromas of patients with neurofibromatosis type 1. J Clin Pathol. 2003;56:758-63.

133. Ozerdem U. Targeting Neovascular Pericytes in Neurofibromatosis type 1. Angiogenesis. 2004;7:307-11.
134. Kuorilehto T.; Pöyhönen M.; Bloigu R.; Heikkinen J.; Vaananen K.; Peltonen J. Decreased bone mineral density and content in neurofibromatosis type 1: lowest local values are located in the load-carrying parts of the body. Osteoporos Int. 2005;16:928-36.
135. Mattocks C.; Baralle D.; Tarpey P.; Ffrench-Constant C.; Bobrow M.; Whittaker J. Automated comparative sequence analysis identifies mutations in 89% of NF1 patients and confirms a mutation cluster in exons 11-17 distinct from the GAP related domain. J Med Genet. 2004;41:e48.
136. Yang G.; Khalaf W.; van de Locht L.; Jansen J. H.; Gao M.; Thompson M. A et al. Transcriptional repression of the Neurofibromatosis-1 tumor suppressor by the t(8;21) fusion protein. Mol Cell Biol. 2005;25:5869-79.
137. Venturin M.; Guarnieri P.; Natacci F.; Stabile M.; Tenconi R.; Clementi M et al. Mental retardation and cardiovascular malformations in NF1 microdeleted patients point to candidate genes in 17q11. 2 J Med Genet. 2004;41:35-41.
138. Ferner R. E.; Hughes R. A.; Hall S. M.; Upadhyaya M.; Johnson M. R. Neurofibromatous neuropathy in neurofibromatosis 1 (NF1). J Med Genet. 2004;41:837-41.
139. Muniz M. P. Lesões ósseas no diagnóstico de neurofibromatose [tese]. São José do Rio Preto (SP): Faculdade de Medicina de São José do Rio Preto; 2004.
140. Tucker T.; Wolkenstein P.; Revuz J.; Zeller J.; Friedman J. M. Association between benign and malignant peripheral nerve sheath tumors in NF1. Neurology. 2005;65:205-11.
141. Johannessen C. M.; Reczek E. E.; James M. F.; Brems H.; Legius E.; Cichowski K. The NF1 tumor suppressor critically regulates TSC2 and mTOR. Proc Natl Acad Sci USA. 2005;102:8573-8.
142. De Schepper S.; Boucneau J.; Vander Haeghen Y.; Messiaen L.; Naeyaert J. M.; Lambert J. Cafe-au-lait spots in neurofibromatosis type 1 and in healthy control individuals: hyperpigmentation of a different kind? Arch Dermatol Res. 2006;297:439-49.
143. Page P. Z.; Page G. P.; Ecosse E.; Korf B. R.; Leplege A.; Wolkenstein P. Impact of neurofibromatosis 1 on Quality of Life: a cross-sectional study of 176 American cases. Am J Med Genet A. 2006;140:1893-8.
144. Levine T. M.; Materek A.; Abel J.; O'Donnell M.; Cutting L. E. Cognitive profile of neurofibromatosis type 1. Semin Pediatr Neurol. 2006;13:8-20.
145. Rübben A.; Bausch B.; Nikkels A. Somatic deletion of the NF1 gene in a neurofibromatosis type 1-associated malignant melanoma demonstrated by digital PCR. Mol Cancer. 2006.; 5:36.
146. Lim R.; Jaramillo D.; Poussaint T. Y.; Chang Y.; Korf B. Superficial neurofibroma: a lesion with unique MRI characteristics in patients with neurofibromatosis type 1. AJR Am J Roentgenol. 2005.; 184:962-8.
147. Muniz M. P.; Ferraz F.; Lopes J. R.; Souza A. S.; Zanusso S. H.; Bertelli E. C. P.; Bertollo E. M. G. Neurofibromatosis type 1: clinical and radiological aspects. Rev Imagem. 2006.; 28:87-96.
148. Yoshida Y.; Sato N.; Furumura M.; Nakayama J. Treatment of pigmented lesions of neurofibromatosis 1 with intense pulsed-radio frequency in combination with topical application of vitamin D3 ointment. J Dermatol. 2007.; 34:227-30.
149. Hanemann C. O.; Hayward C.; Hilton D. A. Neurofibromatosis type 1 with involvement of the enteric nerves. J Neurol Neurosurg Psychiatry. 2007.; 78:1163-4.
150. Stevenson D. A.; Moyer-Mileur L. J.; Murray M.; Slater H.; Sheng X.; Carey J. C et al. Bone Mineral Density in Children and Adolescents with Neurofibromatosis Type 1. J Pediatr. 2007.; 150:83-8.
151. Brems H.; Chmara M.; Sahbatou M.; Denayer E.; Taniguchi K.; Kato R et al. Germline loss-of-function mutations in SPRED1 cause a neurofibromatosis 1-like phenotype. Nat Genet. 2007.; 39:1120-6.
152. Brunetti-Pierri N.; Doty S. B.; Hicks J.; Phan K.; Mendoza-Londono R.; Blazo M et al. Generalized metabolic bone disease in Neurofibromatosis type I. Molecular Genetics and Metabolism. 2008.; 94:105-11.
153. Carroll & Nancy Ratner. How Does the Schwann Cell Lineage Form Tumors in NF1? Glia. 2008.; 56:1590-605.
154. McKeever K.; Shepherd C. H.; Crawford H.; Morrison P. J. An epidemiological clinical and genetic survey of Neurofibromatosis type 1 in children under sixteen years of age. Ulster Med J. 2008.; 77:160-3.
155. Krab L. C.; de Goede-Bolder A.; Aarsen F. K.; Pluijm S. M.; Bouman M. J. van der Geest J. N et al. Effect of simvastatin on cognitive functioning in children with neurofibromatosis type 1: a randomized controlled trial. JAMA. 2008.; 300:287-94.
156. Stevenson D. A.; Schwarz E. L.; Viskochil D. H.; Moyer-Mileur L. J.; Murray M. Firth S. D et al. Evidence of Increased Bone Resorption in Neurofibromatosis Type 1 Using Urinary Pyridinium Crosslink Analysis. Pediatr Res. 2008.; 63:697-701.
157. Boley S.; Sloan J. L.; Pemov A.; Stewart D. R. A Quantitative assessment of the burden and distribution of Lisch nodules in adults with neurofibromatosis type 1. Invest Ophthalmol Vis Sci. 2009.; 50:5035-43.
158. Brems H.; Park C.; Maertens O.; Pemov A.; Messiaen L.; Upadhyaya M et al. Glomus tumors in neurofibromatosis type 1: genetic functional and clinical evidence of a novel association. Cancer Res. 2009.; 69:7393-401.
159. Boyd K. P.; Gao L.; Feng R.; Beasley M.; Messiaen L.; Korf B. R et al. Phenotypic variability among café-au-lait macules in neurofibromatosis type 1. J Am Acad Dermatol. 2010.; 63:440-7.
160. Turbyville TJ Gürsel DB Tuskan RG Walrath JC Lipschultz CA Lockett SJ et al. Schweinfurthin A selectively inhibits proliferation and Rho signaling in glioma and neurofibromatosis type 1 tumor cells in a NF1-GRD-dependent manner. Mol Cancer Ther. 2010.; 9:1234-43.
161. Johnson B. A.; MacWilliams B. A.; Carey J. C.; Viskochil D. H.; D'Astous J. L.; Stevenson D. A. Motor Proficiency in Children with Neurofibromatosis Type 1. Pediatr Phys Ther. 2010.; 22:344–8.
162. Kolanczyk M.; Mautner V.; Kossler N; Nguyen R.; Kühnisch J.; Zemojtel T et al. MIA is a potential biomarker for tumour load in neurofibromatosis type 1. BMC Med. 2011;9:82.
163. Duong T. A.; Sbidian E.; Valeyrie-Allanore L.; Vialette C.; Ferkal S.; Hadj-Rabia S et al. Mortality associated with neurofibromatosis 1: a cohort study of 1895 patients in 1980-2006 in France. Orphanet J Rare Dis. 2011;6:18.
164. Sbidian E.; Bastuji-Garin S.; Valeyrie-Allanore L.; Ferkal S.; Lefaucheur J. P.; Drouet A et al. At-risk phenotype of neurofibromatose-1 patients: a multicentre case-control study. Orphanet J Rare Dis. 2011;6:51.
165. Pasmant E.; Masliah-Planchon J.; Lévy P.; Laurendeau I.; Ortonne N.; Parfait B et al. Identification of genes potentially involved in the increased risk of malignancy in NF1-microdeleted patients. Mol Med. 2011;17:79-87.
166. Upadhyaya M.; Spurlock G.; Thomas L.; Thomas N. S.; Richards M.; Mautner V. F et al. Microarray-based copy number analysis of neurofibromatosis type-1 (NF1)--associated malignant peripheral nerve sheath tumors reveals a role for Rho-GTPase pathway genes in NF1 tumorigenesis. Hum Mutat. 2012;33:763-76.
167. Kantaputra P. N.; van den Ouweland A.; Sangruchi T.; Limwongse C. Severe plexiform facial neurofibromatosis type 1 with underdeveloped eyes and a novel NF1 mutation. Am J Med Genet A. 2012;158A:1750-3.
168. Chaudhary N.; Borker A. Metronomic therapy for malignant peripheral nerve sheath tumor in neurofibromatosis type 1. Pediatr Blood Cancer. 2012;59:1317-9.
169. Gong M.; Ma J.; Li M.; Zhou M.; Hock J. M.; Yu X. MicroRNA-204 critically regulates carcinogenesis in malignant peripheral nerve sheath tumors. Neuro Oncol. 2012;14:1007-17.
170. Robertson K. A.; Nalepa G.; Yang F. C.; Bowers D. C.; Ho C. Y.; Hutchins G. D.; Croop J. M.; Vik T. A.; Denne S. C.; Parada L. F.; Hingtgen C. M.; Walsh L. E.; Yu M.; Pradhan K. R.; Edwards-Brown M. K.; Cohen M. D.; Fletcher J. W.; Travers J. B.; Staser K. W.; Lee M. W.; Sherman M. R.; Davis C. J.; Miller L. C.; Ingram D. A.; Clapp D. W. Imatinib mesylate for plexiform neurofibromas in patients with neurofibromatosis type 1: a phase 2 trial. Lancet Oncol. 2012 Dec;13(12):1218-24.
171. Hockett C. W.; Eelloo J.; Huson S. M.; Roberts S. A.; Berry J. L.; Chaloner C.; Rawer R.; Mughal M. Z. Vitamin D status and muscle function in children with neurofibromatosis type 1 (NF1). J Musculoskelet Neuronal Interact. 2013 Mar;13(1):111-9.
172. Ji J.; Shimony J.; Gao F.; McKinstry R. C.; Gutmann D. H. Optic nerve tortuosity in children with neurofibromatosis type 1. Pediatr Radiol. 2013 Oct;43(10):1336-43. Epub 2013 May 2. Erratum in: Pediatr Radiol. 2013 Oct;43(10):1418.
173. Mainberger F.; Jung N. H.; Zenker M.; Wahlländer U.; Freudenberg L.; Langer S.; Berweck S.; Winkler T.; Straube A.; Heinen F.; Granström S.; Mautner V. F.; Lidzba K.; Mall V. Lovastatin improves impaired synaptic plasticity and phasic alertness in patients with neurofibromatosis type 1. BMC Neurol. 2013 Oct 2;13:131.
174. Cai S. P.; Fan N.; Chen J.; Xia Z. L.; Wang Y.; Zhou X. M.; Yin Y.; Wen T. L.; Xia Q. J.; Liu X. Y.; Wang HY. A novel NF1 frame-shift mutation (c. 702_703delGT) in a Chinese Family with neurofibromatosis type 1. Genet Mol Res. 2014 Jul 24;13(3):5395-404.
175. Javed F.; Ramalingam S.; Ahmed H. B.; Gupta B.; Sundar C.; Qadri T.; Al-Hezaimi K.; Romanos G. E. Oral manifestations in patients with neurofibromatosis type-1: a comprehensive literature review. Crit Rev Oncol Hematol. 2014 Aug;91(2):123-9.
176. Widemann B. C.; Babovic-Vuksanovic D.; Dombi E.; Wolters P. L.; Goldman S.; Martin S.; Goodwin A.; Goodspeed W.; Kieran M. W.; Cohen B.; Blaney S. M.; King A.; Solomon J.; Patronas N.; Balis F. M.; Fox E.; Steinberg S. M.; Packer R. J. Phase II trial of pirfenidone in children and young adults with neurofibromatosis type 1 and progressive plexiform neurofibromas. Pediatr Blood Cancer. 2014 Sep;61(9):1598-602.
177. Madubata C. C.; Olsen M. A.; Stwalley D. L.; Gutmann D. H.; Johnson K. J. Neurofibromatosis type 1 and chronic neurological conditions in the United States: na administrative claims analysis. Genet Med. 2015 Jan;17(1):36-42.
178. Weiss B.; Widemann B. C.; Wolters P.; Dombi E.; Vinks A.; Cantor A.; Perentesis J.; Schorry E.; Ullrich N.; Gutmann D. H.; Tonsgard J.; Viskochil D.; Korf B.; Packer R J.; Fisher M. J. Sirolimus for progressive eurofibromatosis type 1-associated plexiform neurofibromas: a neurofibromatosis Clinical Trials Consortium phase II study. Neuro Oncol. 2015 Apr;17(4):596-603.
179. Seminog O. O.; Goldacre M. J. Age-specific risk of breast cancer in women with neurofibromatosis type 1. Br J Cancer. 2015 Apr 28;112(9):1546-8.
180. Jett K.; Friedman J. M. Clinical and genetic aspects of neurofibromatosis 1. Genet Med. 2010;12:1-11.
181. Williams VC Lucas J Babcock MA Gutmann DH Korf B Maria BL. Neurofibromatosis Type 1 Revisited. Pediatrics. 2009;123:124-33.
182. Pulst S. M. Prenatal diagnosis of the neurofibromatosis. Clin Perinatol. 1990;17:829-44.
183. Ross K. L. The neurofibromatosis. ENT J. 1992;71:512-8.
184. Valero M. C Martín Y Hernández-Imaz E Marina Hernández A Meleán G Valero AM et al. A hightly sensitive genetic protocol to detect NF1 mutations. J Mol Diagn. 2011;13;113-22.
185. Declue J. E.; Cohen B. D.; Lowy D. R. Identification and characterization of the neurofibromatosis type 1 protein product. Proc natl Acad Sc USA. 1991;88:9914-8.
186. Daston M. M.; Scrable H.; Nordlund M.; Sturbaum A. K.; Nissen L. M.; Ratner N. The protein product of neurofibromatosis type 1 gene is expressed at highest abundance in neurons Scwann cells and oligodendrocytes. Neuron. 1992;8:415-28.
187. Norduland M.; Gu X.; Shipley M. T.; Ratner N. Neurofibrin is enriched in the endoplasmic reticulum of CNS neurons. J Neurosci. 1993;13:1588-600.

188. Martin G. A.; Viskochil D.; Bollag G.; McCabe P. C.; Crosier W. J.; Haubruck H et al. The GAP-related domain of the neurofibromatosis type 1 gene product interacts with ras p21. Cell. 1990;63:843-9.
189. Boguski M. S.; McCormick F. Proteins regulating Ras and its relatives. Nature. 1993;366:643-54.
190. Trovó-Marqui A. B.; Tajara E. H. Neurofibromin: a general Outlook. Clin Genet. 2006;70:1-13.
191. Rasmussen S. A.; Friedman J. M. NF1 Gene and neurofibromatosis 1. Am J Epidemiol. 2000;151:33-40.
192. Tonsgard JH. Clinical manifestations and management of neurofibromatosis type 1. Semin Pediatr Neurol. 2006;13:2-7.
193. Ferner R. E. Neurofibromatosis 1. Eur J Hum Genet. 2007;15:131-8.
194. Williams V. C.; Lucas J.; Babcock M. A Gutmann DH Korf B Maria BL. Neurofibromatosis type 1 revisited. Pediatrics. 2009;123:124-33.
195. Crowe F. W.; Schull W. J. Diagnostic importance of café-au-lait spot in neurofibromatoses. Arch Intern Med. 1953;91:758-66.
196. Riccardi V. M. Pathophyology of neurofibromatosis. Dermatological insights into heterogeneity and pathogenesis. J Am Acad Dermatol. 1980;3:157-66.
197. Zhu Y.; Ghosh P.; Charnay P.; Burns D. K.; Parada L.F. Neurofibromas in NF1: Schwann cell origin and role of tumor environment. Science. 2002;296:920-2.
198. Aloi F.; Massobrio R. Solitary plexiform neurofibroma. Dermatologica 1989;179:84-6.
199. Lubs MLE Bauer M. J Formas ME Djokic B. Lisch nodules in neurofibromatosis type 1. N Engl J Med. 1991;324:1264-6.
200. Gordon R. R. S. Measurement of cranial capacity in children. Br J Radiol 1966;39:377.
201. Holt J. F.; Kuhns L. R. Macrocranium and macroencephaly in neurofibromatosis. Skeletal Radiol 1976;1:25-8.
202. Sengpiel G. W.; Ruzicka F. F.; Lodnnel E. A. Lateral intra thoracic meningocele. Radiology. 1968;50:515-20.
203. Handa J.; Kayama T.; Shimizy Y.; Yoneda S. Skull defect involving the lambdoid suture in neurofibromatosis. Surg Neurol. 1975;3:119-21.
204. Pitt M. J.; Mosher J. F.; Edeiken J. Periosteum and abnormal bone in neurofibromatosis. Radiology. 1972;103:143-6.
205. Korf B. R. Malignancy in neurofibromatosis type 1. Oncologist. 2000;5:477-85.
206. Souza J. F.; Toledo L. L.; Ferreira M. C.; Rodrigues L. O.; Rezende N. A. Neurofibromatosis type 1: more frequent and severe then usually thought. Rev Assoc Med Bras. 2009;55:394-9.
207. Niimura M. Neurofibromatoses: in Dermatology Progress and Perspective. The proceedings of the 18th World Congress of Dermatology. New York: The Parthenon Publishing Group Inc. ; 1993. p. 767-8.
208. İncecik F.; Hergüner Ö. M.; Erdem S.; Altunbaşak S. Neurofibromatosis type 1 and cardiac manifestations. Turk Kardiyol Dern Ars. 2015 Dec;43(8):714-6.
209. Ater J. L.; Xia C.; Mazewski C. M.; Booth T. N.; Freyer D. R.; Packer R. J.; Sposto R.; Vezina G.; Pollack I. F. Nonrandomized comparison of neurofibromatosis type 1 and non-neurofibromatosis type 1 children who received carboplatin and vincristine for progressive low-grade glioma: A report from the Children's Oncology Group. Cancer. 2016 Jun 15;122(12):1928-36.
210. Dubov T.; Toledano-Alhadef H.; Bokstein F.; Constantini S.; Ben-Shachar S. The effect of parental age on the presence of de novo mutations – Lessons from neurofibromatosis type I. Mol Genet Genomic Med. 2016 Jun 16;4(4):480-6.
211. Mikirova N.; Hunnunghake R.; Scimeca R. C.; Chinshaw C.; Ali F.; Brannon C.; Riordan N. High-Dose Intravenous Vitamin C Treatment of a Child with Neurofibromatosis Type 1 and Optic Pathway Glioma: A Case Report. Am J Case Rep. 2016 Oct 24;17:774-781.
212. Madeira L. G.; Passos R. L.; Souza J. F.; Rezende N. A.; Rodrigues L. O. Autonomic thermoregulatory dysfunction in neurofibromatosis type 1. Arq Neuropsiquiatr. 2016 Oct;74(10):796-802.
213. Sweeney E. E.; Burga R. A.; Li C.; Zhu Y.; Fernandes R. Photothermal therapy improves the efficacy of a MEK inhibitor in neurofibromatosis type 1-associated malignant peripheral nerve sheath tumors. Sci Rep. 2016 Nov 11;6:37035.
214. Garcia-Penas J. J. [Learning disorders in neurofibromatosis type 1]. Rev Neurol. 2017 Feb 24;64(s01):S59-S63. Spanish.
215. Rietman A. B.; Oostenbrink R.; Bongers S.; Gaukema E.; van Abeelen S.; Hendriksen J. G.; Looman C. W. N.; de Nijs P. F. A.; de Wit M. C. Motor problems in children with neurofibromatosis type 1. J Neurodev Disord. 2017 May 19;9:19.
216. Watson K. A. L.; Sannaa G. A.; Kivlin C. M.; Ingram D. R.; Landers S. M.; Roland C. L.; Cormier J. N.; Hunt K. K.; Feig B. W.; Ashleigh Guadagnolo B.; Bishop A. J.; Wang W. L.; Slopis J. M.; McCutcheon I. E.; Lazar A. J.; Torres K. E. Patterns of recurrence and survival in sporadic neurofibromatosis Type 1-associated and radiation-associated malignant peripheral nerve sheath tumors. J Neurosurg. 2017 Jan;126(1):319-329.
217. Ben-Shachar S.; Dubov T.; Toledano-Alhadef H.; Mashiah J.; Sprecher E.; Constantini S.; Messiaen L. M. (2017). Predicting neurofibromatosis type 1 risk among children with isolated café-au-lait macules. Journal of the American Academy of Dermatology 76(6) 1077-1083.
218. Riccardi C.; Perrone L.; Napolitano F.; Sampaolo S.; Melone M. A. B. Understanding the biological activities of vitamin d in type 1 neurofibromatosis: New insights into disease pathogenesis and therapeutic design. Cancers 12(10) 2965. 2020.
219. Wang S.; Mautner V. F.; Buchert R.; Flibotte S.; Suppa P.; Friedman J. M.; Heran M. K. Alterations in brain morphology by MRI in adults with neurofibromatosis 1. Orphanet Journal of Rare Diseases 16(1) 1-12. 2021.
220. Sorrentino U.; Bellonzi S.; Mozzato C.; Brasson V.; Toldo I.; Parrozzani R.; Trevisson E. Epilepsy in NF1: Epidemiologic Genetic and Clinical Features. A Monocentric Retrospective Study in a Cohort of 784 Patients. Cancers 13(24) 6336. 2021.
221. Peltonen S.; Kallionpä R. A.; Rantanen M.; Uusitalo E.; Lähteenmäki P. M.; Pöyhönen M.; Peltonen J.. Pediatric malignancies in neurofibromatosis type 1: a population based cohort study. International Journal of Cancer 145(11) 2926-2932. 2019.
222. Yap Y. S.; Munusamy P.; Lim C.; Chan C. H.; Prawira A.; Loke S. Y.; Lee A. S. Breast cancer in women with neurofibromatosis type 1 (NF1): a comprehensive case series with molecular insights into its aggressive phenotype. Breast Cancer Research and Treatment 171(3) 719-735. 2018.
223. Pinna V.; Daniele P.; Calcagni G.; Mariniello L.; Criscione R.; Giardina C.; De Luca A. Prevalence type and molecular spectrum of NF1 mutations in patients with neurofibromatosis type 1 and congenital heart disease. Genes 10(9) 675. 2019.
224. Kang E.; Kim Y. M.; Seo G. H.; Oh A.; Yoon H. M.; Ra Y. S.; Lee B. H. Phenotype categorization of neurofibromatosis type I and correlation to NF1 mutation types. Journal of Human Genetics 65(2) 79-89. 2020.
225. Woycinck Kowalski T.; Brussa Reis L.; Finger Andreis T.; Ashton-Prolla P.; Rosset C. Systems biology approaches reveal potential phenotype-modifier genes in neurofibromatosis Type 1. Cancers 12(9) 2416. 2020.
226. Rozza-de-Menezes R. E.; Gaglionone N. C.; Andrade-Losso R. M.; Siqueira O. H.; Almeida L. M.; Peruzini K. D. S.; Cunha K. S. Receptor of ghrelin is expressed in cutaneous neurofibromas of individuals with neurofibromatosis 1. Orphanet journal of rare diseases 12(1) 1-5. 2017.
227. Rozza de Menezes R. E.; Brum C. D. A. I.; Gaglionone N. C.; de Sousa Almeida L. M.; Andrade Losso R. M.; Paiva B. V. B.; Cunha K. S.revalence and clinicopathological characteristics of lipomatous neurofibromas in neurofibromatosis 1: An investigation of 229 cutaneous neurofibromas and a systematic review of the literature. Journal of cutaneous pathology 45(10) 743-753. 2018.
228. Tsuji G.; Takai-Yumine A.; Kato T.; Furue M. Metalloproteinase 1 downregulation in neurofibromatosis 1: Therapeutic potential of antimalarial hydroxychloroquine and chloroquine. Cell death & disease 12(6) 1-11. 2021.
229. Espírito Santo V.; Passos J.; Nzwalo H.; Carvalho I.; Santos F.; Martins C.; Nunes S. Selumetinib for plexiform neurofibromas in neurofibromatosis type 1: a single--institution experience. Journal of neuro-oncology 147(2) 459-463. 2020.
230. Gross A. M.; Wolters P. L.; Dombi E.; Baldwin A.; Whitcomb P.; Fisher M. J.; Widemann B. C. Selumetinib in children with inoperable plexiform neurofibromas. New England Journal of Medicine 382(15) 1430-1442. 2020.
231. Slopis J. M.; Arevalo O.; Bell C. S.; Hebert A. A.; Northrup H.; Riascos R. F.; Koenig M. K. Treatment of disfiguring cutaneous lesions in neurofibromatosis-1 with everolimus: a phase II open-label single-arm trial. Drugs in R&D 18(4) 295-302. 2018.
232. Ullrich N. J.; Prabhu S. P.; Reddy A. T.; Fisher M. J.; Packer R.; Goldman S.; Kieran M. W. A phase II study of continuous oral mTOR inhibitor everolimus for recurrent radiographic-progressive neurofibromatosis type 1–associated pediatric low-grade glioma: a Neurofibromatosis Clinical Trials Consortium study. Neuro-oncology 22(10) 1527-1535. 2020.
233. Fisher M. J.; Shih C. S.; Rhodes S. D.; Armstrong A. E.; Wolters P. L.; Dombi E.; Clapp D. W. Cabozantinib for neurofibromatosis type 1–related plexiform neurofibromas: a phase 2 trial. Nature medicine 27(1) 165-173. 2021.
234. Ronsley R.; Hounjet C. D.; Cheng S.; Rassekh S. R.; Duncan W. J.; Dunham C.; Hukin J. Trametinib therapy for children with neurofibromatosis type 1 and life threatening plexiform neurofibroma or treatment refractory low grade glioma. Cancer Medicine 10(11) 3556-3564. 2021.

João Roberto Antonio • Ana Luiza Magnabosco de Mathias • Carlos Eduardo de Mathias Sanches

Genodermatoses Neurocutâneas

INTRODUÇÃO

Genodermatoses neurocutâneas compreendem doenças de herança genética que acometem a pele e o sistema nervoso de modo expressivo. São, muitas vezes, doenças raras, mas que assumem importância em decorrência de sua gravidade, potencial de incapacidade dos pacientes afetados com interferência na qualidade de vida pessoal e familiar.

INCONTINÊNCIA PIGMENTAR

Sinônimos

- Síndrome de Bloch-Sulzberger.
- Síndrome de Bloch-Siemens.

História

Uma série de casos de provável incontinência pigmentar (IP) foi apresentada na Europa no início do século XX. No entanto, foi Bloch quem primeiro usou o termo "incontinência pigmentar" para esta condição, e Sulzberger que forneceu um relato mais detalhado do paciente de Bloch.

Definição

Incontinência pigmentar é uma síndrome hereditária rara e complexa, na qual as lesões cutâneas vesiculares, verrucosas e pigmentadas estão associados a defeitos de desenvolvimento dos olhos, dentes e sistema nervoso central.

Etiologia

Acúmulo de pontos de dados genéticos para uma característica dominante ligada ao cromossomo X que é letal para os homens afetados homozigotos. O gene da IP foi mapeado no Xq28. Mutações envolvendo alelos do gene NEMO resulta em fenótipos diferentes da IP, incluindo displasia anidrótica ectodérmica com imunodeficiência.

Patologia

As bolhas estão situadas abaixo da camada córnea ou dentro da epiderme espongiótica. A derme mostra mudanças inflamatórias não específicas com um infiltrado celular, incluindo numerosos eosinófilos. O infiltrado estende para a epiderme, e o conteúdo das bolhas pode ser constituído predominantemente por eosinófilos. As pápulas liquenoides mostram hiperqueratose, acantose e edema da camada basal, muitas células são degeneradas. Os macrófagos carregados de melanina estão presentes na derme superior. Nas lesões verrucosas, ocorre ainda hiperqueratose e, dentro da epiderme irregularmente acantótica, estão corpos hialinos que representam queratinização celular individual. As mudanças epidérmicas nesta fase podem sugerir hiperplasia pseudoepiteliomatosa.

As manchas pigmentadas mostram diminuição ou ausência de pigmento nas células basais e grandes quantidades de melanina em melanófagos na derme superior. A epiderme pode ser normal ou ligeiramente acantótica. Estudos ultraestruturais mostram que, em particular nas fases iniciais, existem muitas células disceratóticas na epiderme. Além de eosinófilos, estão linfócitos ativados, mastócitos e basófilos, em particular na derme superior. Em todas as três etapas, melanófagos estão presentes.

Características clínicas

As alterações cutâneas estão muitas vezes presentes ao nascimento, e geralmente se desenvolvem antes do final da primeira semana e raramente aparecem depois dos primeiros 2 meses. Quatro etapas clínicas distintas são reconhecidas:

- **Fase 1:** máculas inflamatórias, pápulas, vesículas e pústulas.
- **Fase 2:** lesões hiperqueratósicas e verrucosas.
- **Fase 3:** pigmentação cinza-marrom.
- **Fase 4:** atrófica com bandas ou faixas hipopigmentadas e despigmentadas sem pelos, anidróticas, e que não se bronzeiam a exposição solar.

A sequência destas fases é irregular, a sua duração é variável e pode se sobrepor. É possível que as fases inflamatórias possam ocorrer no útero e não progridem após o nascimento. A característica marcante da IP são bolhas claras, tensas em ordem linear que tendem a desenvolver ao longo de linhas de Blaschko no tronco e membros. Estas lesões são geralmente em grupos recorrentes, menos frequentemente generalizadas. As lesões persistem por alguns dias ou por um mês ou dois. São acompanhadas ou seguidas por nódulos eritematosos lisos ou placas, muitas vezes de maneira irregular lineares, nos membros e no tronco. As placas podem ser extensas e podem preceder bolhas. Elas podem ser roxo azuladas e podem ulcerar. Lesões verrucosas lineares podem estar presentes no dorso das mãos e dos pés no momento do nascimento, mas geralmente desenvolvem na infância, tendendo a diminuir até os 6 meses de idade. A pigmentação, que pode ser a única anormalidade e estar presente desde o início, ou aparecem quando as lesões inflamatórias diminuem. Lesões inflamatórias podem se desenvolver em áreas que já são pigmentadas. Atividade raramente pode persistir na vida adulta. A pigmentação, variando na cor de cinza-azulada ou ardósia para marrom, é uma característica da síndrome, e o bizarro "padrão de letras chinesas" é diagnóstico.

O cabelo é geralmente normal, mas em cerca de 25% dos casos, lesões de alopecia cicatricial assemelhando-se a pseudopelada, estão presentes desde o nascimento ou se desenvolvem na infância. As unhas são geralmente normais, mas podem ser pequenas e distróficas. Uma série de características extra-cutâneas também são relatadas.

Diagnóstico

A combinação de bolhas com lesão nodular linear ou lesões verrucosas em uma criança do sexo feminino é patognomônico. Durante a fase puramente bolhosa os seguintes diagnósticos diferenciais devem ser considerados e excluídos: penfigoide infantil, infecção por herpes simples, mastocitose, histiocitose de células de Langerhans, epidermólise bolhosa. A biópsia da pele em fase de formação de bolhas é importante no estabelecimento do diagnóstico, com a presença de muitos eosinófilos na epiderme e derme.

Tratamento

Normalmente nenhum tratamento é necessário, exceto, o controle da infecção secundária. O tratamento sistêmico com corticosteroides ou sulfapiridina é geralmente sem sucesso. Supervisão dentária qualificada minimizará as alterações estéticas. Assis como acontece com outros graves distúrbios geneticamente determinados, aconselhamento familiar deve ser oferecido. Exame oftalmológico na infância é obrigatório. Exame dental também deve ser realizado no período infantil precoce após a idade de um ano. Se as alterações neurológicas estão presentes, a criança deve ser avaliada por um neurologista.

Prognóstico

O prognóstico é determinado pelo espectro de características clínicas. Aqueles com manifestações neurológicas tendem a ter pior prognóstico do que aqueles com manifestações menores da síndrome. As alterações pigmentares geralmente desaparecem durante a infância.

■ XERODERMA PIGMENTOSO

Definição

Xeroderma pigmentoso (XP) é doença autossômica recessiva rara, caracterizada por fotossensibilidade, alterações pigmentares, envelhecimento cutâneo prematuro, neoplasias e reparo do DNA anormal. Alguns pacientes com XP têm também complicações neurológicas.

Etiologia

O xeroderma pigmentoso é encontrado em todo o mundo em todas as raças, com uma incidência igual entre sexos. Ocorre com frequência de aproximadamente 1 em 250 mil casos na Europa e nos Estados Unidos. No Japão, a frequência tem sido relatada superior (1 em 40 mil). A herança é autossômica recessiva, os pais de pacientes afetados são heterozigotos obrigatórios e clinicamente normais. XP demonstra heterogeneidade genética considerável, havendo pelo menos oito subtipos diferentes reconhecidos. A maioria dos pacientes com XP típico não têm a capacidade normal para reparar os danos da radiação ultravioleta ao DNA. Em 1970, Epstein e colaboradores demonstraram que a reparação do DNA era defeituosa *in vivo*. Aproximadamente 80% dos pacientes com XP mostram um defeito no início do reparo do DNA por excisão de fotoprodutos UV. Nestes pacientes, a reparação da replicação é reduzida em todos os tipos celulares de células epidérmicas, fibroblastos, linfócitos, células da conjuntiva, células da córnea, células do fígado, células de carcinomas de células basais e amniócitos.

O ensaio de síntese não programada de DNA (sequência de irradiação de UV das células em cultura) é o método padrão para o diagnóstico laboratorial de XP. O grupo complementar pode ser determinado por meio de técnicas de fusão celular para identificar o defeito da reparação no XP. Fibroblastos cultivados a partir de dois pacientes diferentes com XP são fundidos de modo que os seus núcleos coexistem no mesmo citoplasma (formando um heterocarionte). Se ambos os núcleos têm o mesmo defeito, então o heterocarionte mostra defeito de reparação do DNA, após irradiação UV, e os pacientes estão no mesmo grupo complementar. Se os núcleos têm defeitos diferentes, em seguida, cada um fornecerá o que o outro está em falta e a reparação do DNA dentro do heterocarionte será normal. Sete grupos de complementação distintos são reconhecidos nos pacientes com XP (A-G).

Patologia

As mudanças histológicas na fase atrófica totalmente desenvolvida assemelham-se aquelas da pele senil. A epiderme é fina e achatada e o colágeno da derme mostra degeneração basófila. As queratoses e os tumores malignos complicam as alterações histológicas já presentes, mas os casos mais leves não mostram características histológicas específicas.

Estudos de microscopia eletrônica mostram retração de queratinócitos e seus núcleos, e anormalidades da morfologia nuclear. Os melanócitos são também anormais, com melanossomas polimórficos e pode haver pigmentos gigantes granulados nos melanócitos ou queratinócitos. Há também anormalidades nos desmossomos, retículo endoplasmático e mitocôndrias. Fibroblastos dérmicos parecem comportar-se como macrófagos e engolfam melanossomas dentro dos vacúolos. Em máculas hipocrômicas os melanócitos são escassos, mas as células de Langerhans são numeras.

Características clínicas

A pele é normal no nascimento, os primeiros sintomas são observados entre o sexto mês e terceiro ano em mais de 75% dos casos, mas pode aparecer muito cedo na infância ou tardiamente. Embora a doença sempre avance por suas fases sucessivas, a taxa de progressão é imprevisível e não tem qualquer relação constante com a idade de início. A maioria dos casos começa na primeira infância até atingir o estágio de tumor antes da idade de 20 anos, embora alguns apresentem um curso mais benigno e em alguns casos de aparecimento posterior podem desenvolver tumores múltiplos dentro de poucos anos. Efélides e xerose em áreas expostas à luz são geralmente as primeiras manifestações, podendo seguir queimadura aguda ou eritema persistente. Efélides aparecem primeiro sobre a face e as mãos e, posteriormente, outras áreas expostas, como pescoço, pernas, lábios e conjuntiva, em casos graves, o tronco é afetado. Coloração variando do claro ao marrom escuro com tamanho de um pontinho a um centímetro ou mais, podem se fundir para formar manchas irregulares de pigmentação. Tendem a desaparecer nos primeiros meses de inverno, e logo se tornam permanentes. Uma vez que aumentam progressivamente em número, telangiectasias e pequenos angiomas aparecem intercalados entre eles. Telangiectasia e angiomas sobre a pele não exposta e nas mucosas bucal e lingual têm sido relatados. Máculas atróficas pequenas, redondas ou irregulares também se desenvolvem. Algumas seguem lesões vesicobolhosas, outras surgem de modo independente. Úlceras superficiais se curam deixando cicatrizes desfigurantes, e nas pálpebras pode produzir ectrópio. Ceratoacantomas podem se formar, mesmo nos casos mais leves, e resolvem-se espontaneamente em alguns meses. Queratoses actínicas são frequentes, e podem resolver espontaneamente ou sofrer transformação maligna. Os primeiros tumores malignos podem se desenvolver já no terceiro ou quarto ano, com uma média de idade de início de 8 anos. Pacientes até a idade de 20 anos têm uma incidência 1 mil vezes maior de melanoma e câncer de pele não melanoma do que a população em geral. O carcinoma basocelular é comum, e grande quantidade, às vezes pigmentados, podem aparecer ao longo dos anos. O carcinoma de células escamosas, também é comum e podem surgir na porção anterior da língua, exposta aos raios UV. Melanomas podem ser múltiplos e podem resultar em morte precoce por metástases disseminadas ou executar um curso mais benigno, mesmo em adultos, embora histologicamente maligno. Outros tumores malignos, como angiossarcoma e fibrosarcoma, podem ocorrer raramente.

A doença é geralmente fatal antes da idade de 10 anos, e no mundo, dois terços morrem antes de 20 anos de idade. Estas estatísticas têm melhorado nos países onde as crianças estão devidamente protegidas do sol. Múltiplas metástases de carcinoma de células escamosas, ou melanoma são uma das causas da morte, mas muitos pacientes morrem de infecção, que são anormalmente suscetíveis, ou de complicações neurológicas. Sobrevivência para além da meia-idade às vezes é possível em casos leves ou com tratamento adequado. Variação interfamiliar marcante na expectativa de vida foi relatada.

Lesões oculares

Os olhos são afetados em cerca de 80% dos casos. Fotofobia e conjuntivite são sintomas iniciais comuns. Ectrópio e destruição da conjuntiva bulbar, simbléfaro e ulceração podem ocorrer. Máculas pigmentadas na conjuntiva são comuns. Pterígio vascular, opacidades corneanas e epiteliomas das pálpebras, conjuntiva ou córnea também podem se desenvolver.

Complicações neurológicas

Anormalidades neurológicas progressivas ocorrem em aproximadamente 20% dos pacientes com XP com um ou mais dos seguintes: retardo mental, arreflexia ou hiporreflexia, espasticidade, ataxia, surdez neurossensorial, neuropatia periférica, disfasia e achados eletroencefalográficos anormais. Pacientes com anormalidades neurológicas costumam ser do grupo A ou D, embora alguns tenham sido relatados sendo do grupo C, G ou doença variante do XP. Envolvimento neurológico é pensado surgir a partir de acúmulo de danos ao DNA na ausência de reparo adequado da excisão do nucleotídeo, causando a morte neuronal. A gravidade da doença neurológica depende do grupo de apresentação e da falha de recuperação da síntese de RNA nos fibroblastos após irradiação ultravioleta, mas não está necessariamente correlacionado à gravidade da doença cutânea.

■ SÍNDROME DE SANCTIS-CACCHIONE

Esse termo tem sido aplicado para o XP com início precoce e envolvimento neurológico grave, podendo surgir no contexto da complementação de diversos grupos diferentes, porém mais notavelmente no grupo A. Além disso, tem sido descrito em irmãos com uma mutação homozigótica no gene CS, CSB. Microcefalia, deficiência mental grave, hipogonadismo, surdez, coreoatetose e ataxia têm sido relatados. Achados pós-morte mostram atrofia cerebral e perda neuronal olivopontocerebelar, sem dano primário à substância branca, ou gliose.

XP com CS (síndrome de Cockayne)

Raramente, CS pode ocorrer em combinação com XP no grupo XP-B, XP-D e XP-G. Esses pacientes têm variabilidade de características clínicas e gravidade que não são totalmente compreendidas, mas em geral, aqueles com CS e XP-B têm a doença mais branda do que aqueles com XP-D e XP-G.

XP autossômico dominante

Uma forma autossômica dominante de XP tem sido descrita em duas famílias. Esses pacientes tiveram um curso clínico leve e, em uma família, houve redução da síntese de reparação do DNA dos fibroblastos após a exposição UV.

Diagnóstico

No caso totalmente desenvolvido, o diagnóstico da XP é inconfundível. Os casos leves ou de início devem ser diferenciados de efélides comuns. Outras formas de fotossensibilidade e envelhecimento precoce, incluindo progeria, acrogéria, síndrome de Rothmund-Thomson, síndroma de Bloom, síndrome de Hartnup, devem ser excluídas.

Diagnóstico pré-natal por meio da avaliação da síntese de reparação do DNA induzida por UV de amniócitos cultivados ou vilosidades coriônicas é possível.

Tratamento

Assim que o diagnóstico seja estabelecido, os pacientes devem ser protegidos da luz solar, de todas as maneiras possíveis. Eles não devem ir ao ar livre durante o dia, exceto no início da manhã ou à noite, e devem usar duas camadas de roupa e um chapéu de abas largas. Todas as superfícies da pele descobertas devem ser protegidas por um filtro protetor solar potente e óculos de sol com proteção lateral. A radiação UV é prejudicial até pelo menos 320 nm, e algumas luzes fluorescentes podem emitir radiação inferior a este comprimento de onda. Exérese precoce e adequada de todos os tumores é essencial, e é preferível a radioterapia em decorrência do estado atrófico e degenerado da pele. Tratamento com 5-fluorouracil pode ser útil para as lesões iniciais ou pré-malignas. Peelings químicos e dermoabrasão também podem ser úteis. Cirurgia plástica e enxertia das grandes áreas da pele facial podem às vezes ser necessárias. Terapia fotodinâmica não deve ser usada, pois a irradiação envolvida é provável resultar em maiores danos à pele e carcinogênese. Há agora provas substanciais para sugerir que os retinoides orais reduzam a ocorrência de câncer de pele no XP. Um ensaio de tratamento profilático deve ser considerado. Os olhos podem precisar de serem tratados com lágrimas artificiais, lentes de contato moles ou mesmo transplante de córnea. Os familiares de casos conhecidos devem ser cuidadosamente examinados para que os pacientes levemente afetados possam ser detectados o mais precoce possível. Experimentos *in vitro* e *ex vivo* têm demonstrado que a correção do defeito genético subjacente em diferentes formas do XP é possível. Os estudos em animais utilizando vetores virais também estabeleceram que as abordagens de terapia genética para pacientes com esta doença deverão em breve se tornar possível.

■ HIPOMELANOSE DE ITO

Sinônimo

- Incontinência pigmentar acromiante de Ito.

História

Em 1952, o dermatologista japonês Ito Minor descreveu uma mulher com 21 anos de idade apresentando lesões hipomelanóticas, espirais, disseminadas e simétricas que haviam iniciado com a idade de 5 anos.

Genética

Quase todos os casos são esporádicos, sugerindo uma mutação pós-zigótica. A mutação só pode sobreviver em um mosaico e é normalmente letal quando transmitida para a descendência em decorrência da falta de mistura com linhas de células normais. No entanto, caso de herança de Hipomelanose de Ito foi avaliado, de acordo com Herança dominante ligada ao X com letalidade de embriões masculinos.

Patologia

Não há dano à camada basal e nenhuma incontinência pigmentar.

Características clínicas

Desordem neurocutânea variável em extensão e que pode ser unilateral ou bilateral. As áreas de hipomelanose ocorrem ao longo das linhas de Blaschko, um requisito para o diagnóstico desta condição. As faixas brancas estão geralmente presentes ao nascimento e tendem a progredir, mas eventualmente podem repigmentar. Muitas vezes está associada a desordens do sistema musculoesquelético, dentes, olhos e sistema nervoso central. Convulsões e deficiência mental ocorrem geralmente nos casos relatados. As aparências se assemelham aos estágios finais de incontinência pigmentar, mas difere por não apresentar a fase inflamatória e sem a herança ligada ao sexo da incontinência pigmentar.

Diagnóstico diferencial

As lesões devem ser diferenciadas das variáveis formas de nevos hipocrômicos e hipoplasia dérmica focal em que a pele mostra também alterações atróficas.

■ DISAUTONOMIA FAMILIAR

Sinônimos

- Síndrome de Riley-Day.
- Neuropatia sensorial hereditária tipo III.

Manifestações cutâneas

- Placas eritematosas definidas maiores que 2 cm; a maioria compromete face e tórax superior; ocorrem durante o ato de comer ou excitação (distúrbio vasomotor), desaparecem em 10 a 15 minutos.
- Hiperhidrose profusa, especialmente no tronco, desencadeada por fatores emocionais.
- Livedo reticular frequente e acrocianose de extremidades.
- Anquiloglossia e ulcerações da língua, lábios e membranas mucosas em alguns pacientes.
- Ausência de papila fungiforme e, menos consistentemente, papila circunvalada, resultando em deficiência da percepção do tato.

Manifestações não cutâneas

- Os pacientes apresentam um defeito de desenvolvimento seletivo nas vias aferentes dos barorreceptores, causando anormalidades do sistema nervoso autonômico, com pressão arterial extremamente variável.
- Indiferença à dor em recém-nascidos.
- Disfagia e episódios de vômitos após o nascimento.
- Características faciais incluem hipertelorismo, olhos em formato de almôndegas, orelhas largas e com implantação baixa, queixo fino, e face com aparência geral com expressão apreensiva.
- Baixa estatura em decorrência de retardo de crescimento ósseo e desenvolvimento de cifoescoliose tardia na primeira década.
- Salivação persistente na infância.
- Pneumonia recorrente e apneia noturna.
- Ausência de lacrimejamento normal especialmente evidente durante o choro.
- Hipoestesia ou anestesia da córnea resultando em ceratites puntatas, úlceras e opacidades.
- Hipertensão intermitente, hipotensão postural, episódios febris inexplicáveis, mão e pés frios (alteração da termorregulação).
- Diminuição ou ausência dos reflexos tendinosos profundos.
- Disartria, disfagia, constipação ou diarreia.
- Outras anormalidades neurológicas incluem retardo mental ocasional, fala anasalada e ataxia.

Genética

- Herança autossômica recessiva causada por uma deficiência da proteína IKAP.
- Afetam mais frequentemente indivíduos da raça judia (Ashkenazim).[1]

Dados laboratoriais

- Aumento do ácido homovalínico urinário e decréscimo do ácido vanilmandélico.
- Injeção intradérmica de histamina falha em produzir dor ou reação eritematosa.
- Metilcolina nos olhos causa miose imediata.
- Hipoglicemia prolongada responsiva a insulina.
- Aumento intenso da pressão sistólica e do pulso com injeção de noraepinefrina.
- Teste de Schimer demonstra disfunção lacrimal.

Prognóstico

- Instabilidade emocional e vasomotora persistente na vida, perda sensorial é gradativamente progressiva.[2]
- Morte na infância é comum; causas incluem pneumonia aspirativa ou infecciosa, parada cardíaca secundária a hipotensão e respiratória durante o sono; entretanto, no mínimo um terço dos pacientes são maiores de 20 anos e a proporção de sobreviventes na quarta década está aumentando.

Discussão

- Neuropatia hereditária mais comum e mais extensivamente estudada.

ESCLEROSE TUBEROSA

Sinônimos

Doença de Bourneville; Facomatose de Pringle-Bourneville; Epiloia; Complexo Esclerose Tuberosa.

"Epiloia", trata-se de um termo arcaico para a síndrome, é uma contração de **epi** = *epilepsia*, **loi** = *low intelligence* (baixa inteligência), e **a** = *adenoma sebáceo*.

Genética

Síndrome neurocutânea, com expressões clínicas variadas foi inicialmente descrito em 1862 por Von Recklinghausen. Apresenta herança autossômica dominante; sendo que acima de 85% são mutações novas.

Ocorre um defeito genético no cromossomo 16 em dois terços dos pacientes, e no cromossomo 9, em aproximadamente, um terço dos pacientes.

Caracteriza-se por uma expressão genética intensamente variável, poupando gerações com frequência (ao contrário da neurofibromatose, que raramente pula gerações). Taxa de comprometimento homem/mulher é de 1:1. Decorre de uma mutação dos genes supressores tumorais TSC1 e TSC2, responsáveis pela codificação das proteínas hamartina e tuberina, respectivamente, que atuam na supressão tumoral.

Manifestações clínicas

Caracteriza-se por uma doença multissistêmica, que pode cursar com hamartomas, afetando qualquer órgão, mais comumente pele, sistema nervoso central, rins, pulmão e coração. Sua prevalência é de 1:20.000.

Manifestações cutâneas

Quase 100% dos indivíduos afetados apresentam achados cutâneos ou dentários da doença, facilmente detectáveis no exame físico. Suas principais manifestações cutâneas são a presença de máculas hipopigmentadas em forma de folha ou pontos, semelhantes a confetes (*ash-leaf*)[4] (Figura 103.1) podem ser vistas ao nascimento em 50% dos pacientes, e eventualmente em mais de 80% (início raramente tardio até a meia infância). Qualquer região do corpo pode estar envolvida, mas o tronco é a região mais frequentemente afetada. A luz de Wood pode ser útil na detecção. Seu número pode variar de uma a mais de 100 lesões.

Os angiofibromas (tumores de Pringle; adenoma sebáceo), ocorre em 75% dos pacientes (Figura 103.2), inicialmente, envolvem sulcos nasolabiais, depois acometem progressivamente a face, incluindo a região frontal simetricamente. Usualmente poupam lábio superior e raramente podem ser vistos abaixo da clavícula. O seu início ocorre na primeira década, usualmente dos 4 aos 9 anos de idade e raramente estão presentes ao nascimento, com um aumento em número e tamanho na puberdade. Múltiplos angiofibromas faciais também ocorrem na síndrome de Birt-Hogg-Dubé (BHD) e na neoplasia endócrina múltipla tipo 1 (MEN1).

Apesar de serem de fácil diagnóstico clínico, sua documentação histopatológica auxilia a afastar a possibilidade da existência de lesões similares, como siringoma, tricoepiteliomas múltiplos, síndrome do nevo basocelular e verrugas planas. O quadro histopatológico evidencia vasos sanguíneos dilatados e aumentados em número, permeados por fibrose dérmica. Podem ser encontradas glândulas sebáceas hipoplásicas e estruturas pilosas.

Podem estar presentes placas vermelho-amareladas localizadas na região frontal; podendo ser variantes de nevos de tecido conjuntivo.[3]

Os nevos de tecido conjuntivo (placas colagenosas; placas de Shagreen – Figura 103.3) são placas espessadas, duras, cor róseo-amarelada, assintomáticas, podendo atingir grandes dimensões, com uma aparência de "pele de porco"; tipicamente ocorrem na infância tardia ou adolescência, mas podem estar presentes ao nascimento. Podem ocorrer em qualquer localização, preferencialmente na região lombossacra e, frequentemente, precedem o início dos angiofibromas. Ocorrem em cerca de 50% a 70% dos indivíduos. A histologia mostra fibrose dérmica.

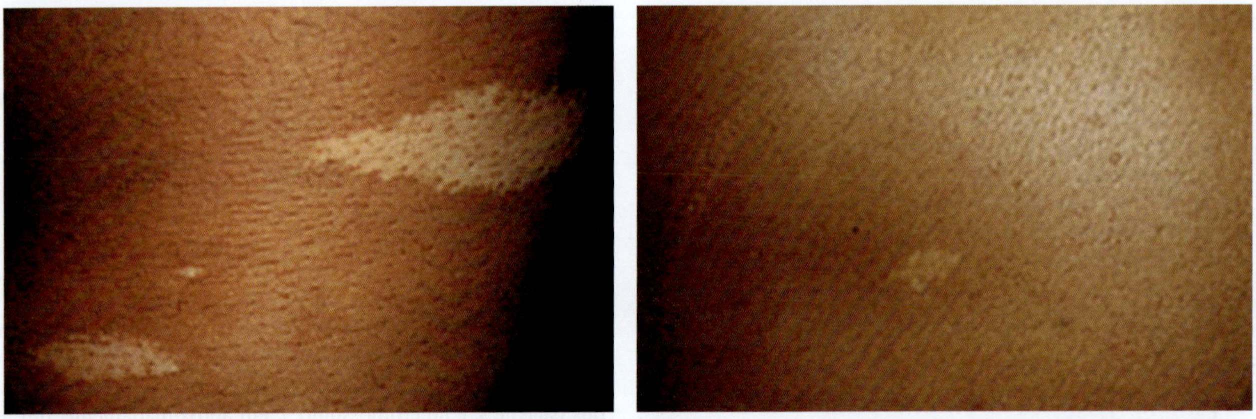

■ **Figura 103.1** Máculas hipopigmentadas em forma de folha.

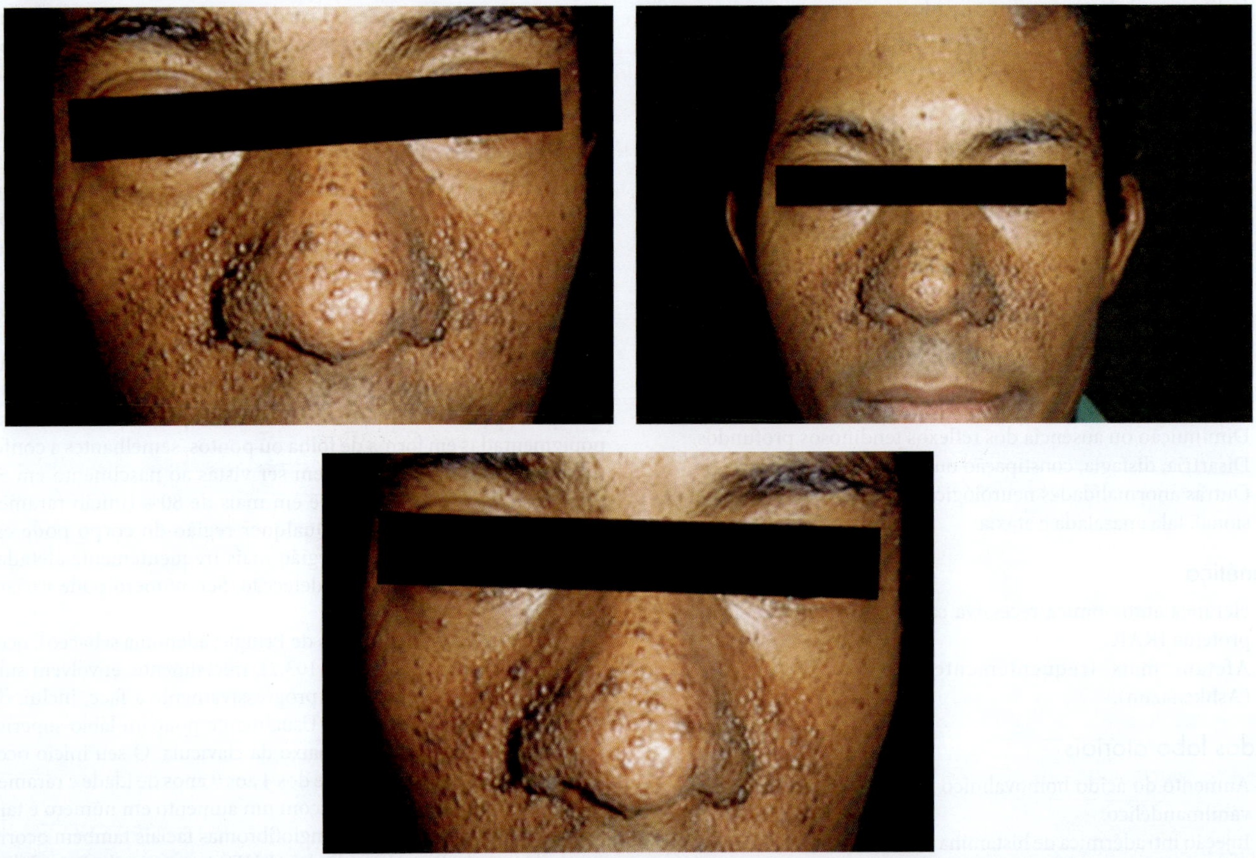

■ **Figura 103.2** Angiofibromas.

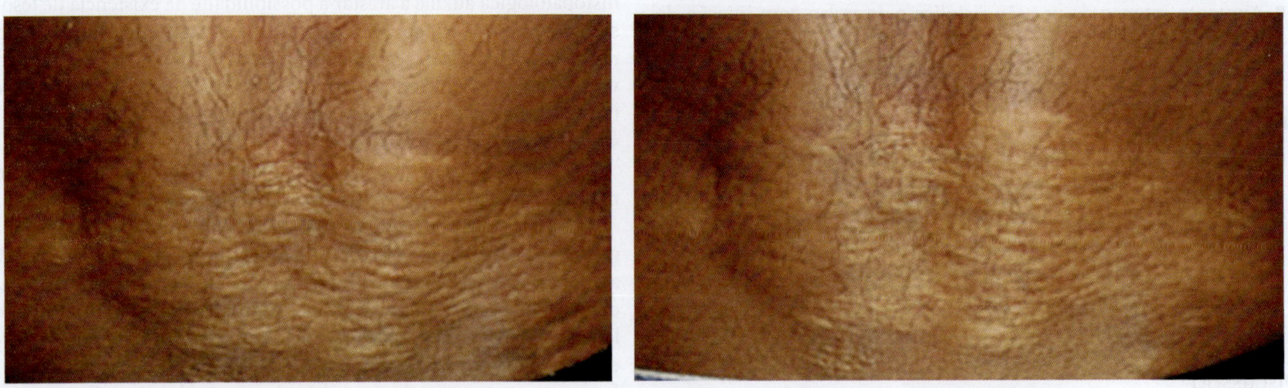

■ **Figura 103.3** Placas de Shagreen.

Outras manifestações da síndrome são os fibromas subungueais e periungueais (tumores de Koenen), que iniciam usualmente após a puberdade (Figura 103.4).

Ocorrem em 15% a 20% dos casos. São pápulas duras, firmes, que surgem nas dobras ungueais ou em suas adjacências. A presença de um único fibroma ungueal, na ausência de quaisquer outros indícios da síndrome, não deve ser considerada um critério básico a ser utilizado no diagnóstico, pois lesões isoladas podem surgir após trauma local.

Podem ainda estar presentes fibromas do couro cabeludo; pólipos fibrosos cutâneos ao redor do pescoço e axilas; poliose (áreas circunscritas de hipomelanose do cabelo); manchas *café-au-lait*; pontos brancos semelhantes a confetes usualmente no tronco (não máculas *ash-leaf*) presentes na infância; nódulos fibrosos na gengiva, mucosa bucal (Figura 103.5), palato duro, língua e mucosa nasal; e defeitos no esmalte em dentes permanentes e decíduos.

Manifestações extracutâneas

Fazem parte da síndrome deficiência mental e/ou epilepsia, em muitos pacientes com início na infância; entretanto, mais de 25% dos pacientes afetados têm inteligência normal. Além dessas, nódulos subependimais e o astrocitoma celular gigante subependimétrico podem ser encontrados. Os nódulos subependimais são benignos e se originam da parede de revestimento dos ventrículos. O astrocitoma, embora benigno, pode causar comprometimento neurológico grave.

Hamartomas em algumas estruturas internas, como a retina, são observados em 30% a 50% dos pacientes, podendo ser múltiplos. Geralmente não causam alteração na visão.

Doença renal é vista em mais de 80% dos casos: rins policísticos e/ou hamartomas (caracteristicamente angiomiolipomas) frequentemente múltiplos e bilaterais; usualmente assintomáticos, mas ocasionalmente

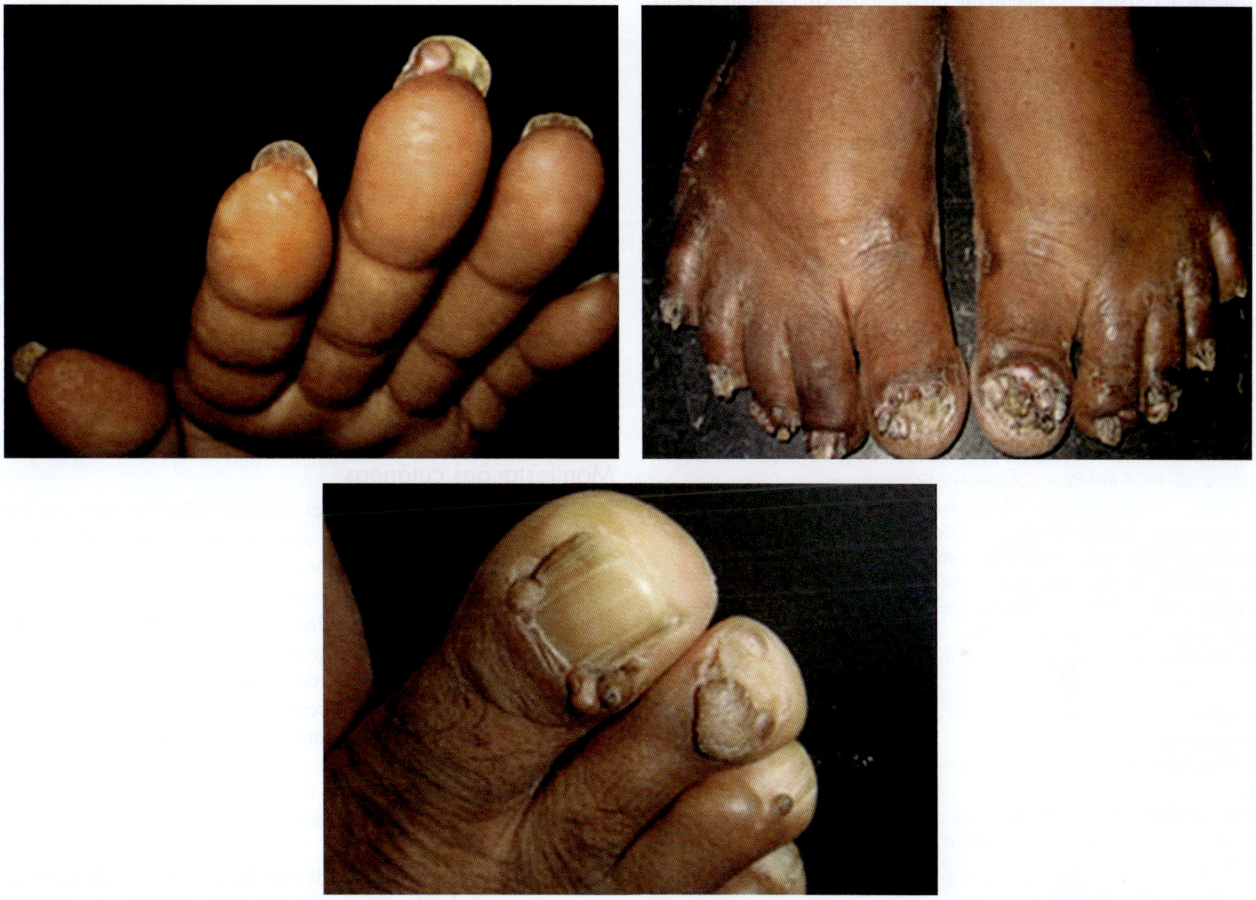

■ **Figura 103.4** Fibromas subungueais e periungueais.

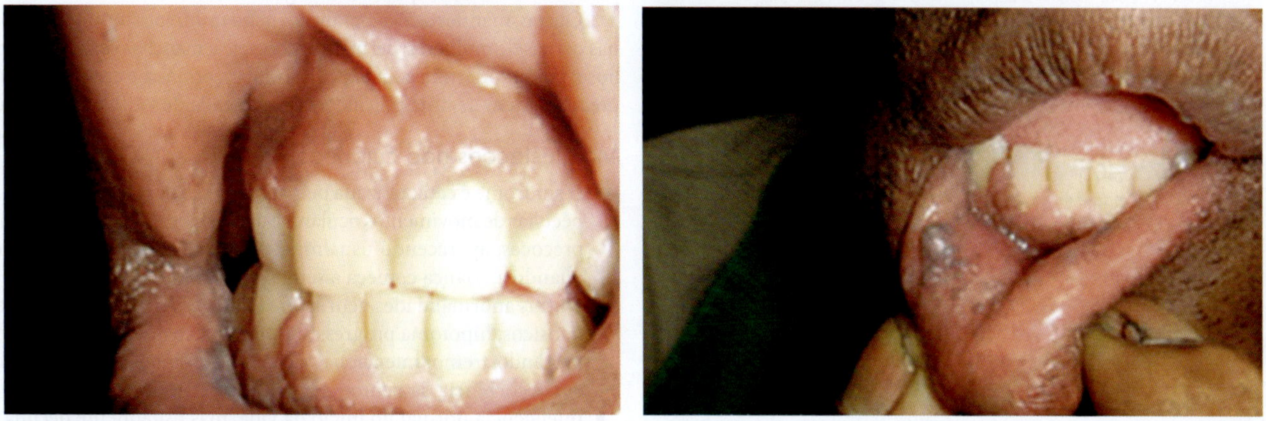

■ **Figura 103.5** Nódulos fibrosos da gengiva e mucosa bucal.

podem acarretar hematúria em decorrência de sua natureza vascular e pode causar a necessidade de diálise e até transplante.[5]

Outros achados incluem doenças pulmonares, como a linfangioleiomiomatose, LAM, que está associada à invasão intersticial do pulmão com células de músculo liso de aparência benigna.

Aneurisma de aorta abdominal também foi descrito como manifestação do complexo esclerose tuberose.

Fisiopatologia

Máculas *ash-leaf* são em decorrência da anormalidade da síntese de melanina e impedimento da transferência de melanossomas de melanócitos aos queratinócitos.

Exames de imagem

- Radiografia: múltiplos sítios bilaterais de calcificação no cérebro podem ser vistos precocemente no diagnóstico; ocasionalmente densidades com aparência de "bolas de algodão" em pacientes mais idosos; cistos falangeanos; espessamento cortical de ossos planos.
- Anormalidades eletroencefalográficas.
- Tuberosidades gliais: detectadas na tomografia computadorizada e ressonância magnética. Tomografia computadorizada dos pais e parentes dos pacientes pode detectar alterações mínimas da doença.

Diagnóstico

Os critérios de diagnóstico foram atualizados em 2012 (Quadro 103.1).[32]

Quadro 103.1 Critérios de diagnóstico.

A. Critérios de diagnóstico genético

- Identificação de uma mutação patogênica TSC1 ou TSC2 em DNA de tecido normal é suficiente para fazer um diagnóstico definitivo do complexo esclerose tuberosa. Uma mutação patogênica é definida como uma mutação que desativa claramente a função das proteínas TSC1 ou TSC2 (p. ex., mutação indel ou nonsense fora do quadro), evita a síntese de proteínas (p. ex., supressão genômica grande) ou é uma mutação missense cujo efeito sobre a função proteica foi estabelecido por avaliação funcional (www.lovd.nl/TSC1, www.lovd/TSC2 e Hoogeveen-Westerveld et al., 2012 e 2013). Outras variantes TSC1 ou TSC2 cujo efeito na função é menos certo não atendem a esses critérios e não são suficientes para fazer um diagnóstico definitivo. Nota-se que 10% a 25% dos pacientes com a doença não têm mutação identificada pelo teste genético convencional, e um resultado normal não exclui a doença.

B. Critérios diagnósticos clínicos

- Principais características:
  1. Maculas hipomelanóticas (maior ou igual a 3, pelo menos 5 mm de diâmetro)[z]
  2. Angiofibromas (maior ou igual a 3) ou placa cefálica fibrosa
  3. Fibromas não oficiais (maior ou igual a 2)
  4. Placas de Shagreen
  5. Hamartomas Retinais Múltiplos
  6. Displasias corticais*
  7. Nódulos subependimais
  8. Astrocitoma celular gigante subependimétrico
  9. Rabdomioma cardíaco
  10. Linfangioleiomiomatose (LAM)[y]
  11. Angiomiolipomas (maior ou igual a 2)[y]
- Características menores:
  1. Máculas hipopigmentadas em confete
  2. Pits nos esmaltes dentário (maior ou igual a 3)
  3. Fibromas intra-orais (maior ou igual a 2)
  4. Mancha acrômica na retina
  5. Cistos renais múltiplos
  6. Hamartomas não renais
- **Diagnóstico definitivo:** duas características principais ou uma característica principal com mais duas características menores
- **Possível diagnóstico:** uma das principais características ou 2 ou mais características menores

* Inclui tubérculos e linhas de migração radial de matéria branca cerebral.
y: Uma combinação das duas principais características clínicas (LAM e angiomiolipomas) sem outras características não atende aos critérios para um diagnóstico definitivo.
z: A poliose, devem ser incluídas na contagem de máculas hipomelanóticas.

Prognóstico

- Expectativa de vida diminui em decorrência do aumento da incidência de crises epiléticas, infecções intercorrentes, falência cardíaca, fibrose pulmonar ou tumores (cardíacos, renais ou cerebrais). Morte ocorre desde a infância até a vida adulta sendo que é mais precoce nos pacientes mais severamente afetados do que naqueles com doenças menos severas (p. ex., comprometimento predominantemente cutâneo).
- Tríade de adenomas sebáceos, retardo mental e epilepsia é usualmente presente, mas a expressão pode variar.
- Exame com luz de Wood para ajudar na detecção de máculas *ash-leaf* e precisa ser realizada em qualquer criança com outras epilepsias não diagnosticadas ou com retardo mental.

ATAXIA-TELANGISCTÁSICA

Sinônimos

- Síndrome de Louis Bar.
- Telangiectasia óculo-cefalocutânea.

Introdução

A síndrome da ataxia-teleangiectásica ou a doença de Louis Barr é uma doença neurodegenerativa rara, descrita em 1957 por Elena Boder e Robert P. Sedgwick.

Síndrome autossômica recessiva, caracterizada por envolvimento: neurológico, imunológico, endocrinológico, oftalmológico, hepático e cutâneo. As principais manifestações clínicas incluem a presença de ataxia cerebelar progressiva, telangiectasia ocular e cutânea, doença pulmonar crônica, alta incidência de neoplasias e imunodeficiência combinada. Sua frequência é calculada em 1:80.000, e 1,4% da população é carreadora do gene.

Manifestações cutâneas

Início de telangiectasias na conjuntiva bulbar (periferia ao limbo) entre 4 ou 5 anos (usualmente após ataxia estar presente), às vezes mais tardiamente na primeira década, e raramente ao nascimento.[6] Sua característica constante, de não variação com as emoções ou tempo, é que a diferencia de outras telangiectasias ou de quadros de conjuntivite. Sua ausência não exclui o diagnóstico.

As telangiectasias podem se desenvolver em qualquer região da cabeça, especialmente na orelha e região periorbitária, também no tronco e nas extremidades e ocasionalmente em áreas corporais flexurais (p. ex., fossa poplítea e antecubital).

Ocasionalmente surgem no fígado e nos pulmões.

A pele, em alguns casos, torna-se esclerodermiforme, especialmente na face e orelhas.

Podem ocorrer a formação de pápulas, placas e nódulos eritematosos persistentes, descamativos, algumas vezes atróficos nas extremidades e menos comumente no tronco; frequentemente ulceram e surgem preferencialmente na primeira e segunda décadas de vida.

Outras manifestações cutâneas incluem hirsutismo nos braços e nas pernas de mulheres; dermatite seborreica; manchas *café-au-lait*; poliose; poiquilodermia com exposição solar contínua e envelhecimento precoce. Além de uma prevalência aumentada de vitiligo e verrugas.

Manifestações não cutâneas

- A síndrome é caracterizada pela ataxia cerebelar com característica peculiar de movimentos oculares e disartria cerebelar, que são sinais precoces, aparecendo usualmente entre 12 e 18 meses de idade, quando a criança começa a sentar e andar.
- Outras anormalidades neurológicas incluem movimentos coreoatetósicos, hipotonia progressiva, diminuição do reflexo tendinoso profundo, tremor intencional, sialorreia constante, atrofia muscular em decorrência da neuropatia difusa e periférica.
- Inteligência normal no início da vida, mas usualmente declina na infância tardia.

- A presença de uma tosse inadequada, associada a aspiração crônica pela função do bulbo prejudicada, causa infecções sinopulmonares frequentes em três quartos dos casos, com início habitualmente entre 3 e 8 anos de idade; suas sequelas incluem doença pulmonar obstrutiva crônica (em mais de 25% dos pacientes), bronquiectasias, falência respiratória e morte.
- Frequente hipoplasia ou aplasia do timo, retardo de crescimento, hipogonadismo, e hipodesenvolvimento sexual secundário.
- Diabete *mellitus* insulino resistente é encontrada em aproximadamente metade dos pacientes.
- Ocasionalmente ocorre linfadenopatia generalizada e hepatoesplenomegalia.

Genética

Síndrome com herança autossômica recessiva. Nos Estados Unidos, frequência genética estimada é 1:100. A incidência em homozigotos é de 1:40.000.

Fisiopatologia

Sua fisiopatologia caracteriza-se por defeitos característicos do DNA que incluem quebra cromossomial espontânea induzida por raios X, rearranjo, translocações e formações de anéis demonstráveis em linfócitos periféricos.

Dados laboratoriais

- Em exames de imagem, é possível identificar a degeneração difusa ou atrofia do verme do cerebelo e das hemifaces das células de Purkinje. Outras alterações como gliose, alterações vasculares e neuronais foram observadas no tronco cerebral, medula espinal e cérebro.[34]
- Geralmente as alterações nos exames de imagem se iniciam com o crescimento das crianças afetadas, estando normais quando pequenas.
- A histopatologia de pápulas, placas e nódulos mostra inflamação granulomatosa.[7] Eles ocorrem em menos de 10%, e não estão associadas a presença de um patógeno identificado.
- Exames de sangue com linfocitopenia e anemia leve são comuns.
- Baixos níveis de uma ou mais classes de imunoglobulina podem ser encontrados (IgG, IgA, IgM ou IgG). Ocorre ainda uma redução no número de células B e de células T.
- Alfa-fetoproteína e antígeno carcinoembriônico podem estar elevados.
- Ocorre aumento do número de células T com cadeias gama-delta nos receptores de células T, maior que cadeias alfa/beta vistas em linfócitos T maduros. Em indivíduos normais, cadeias gama/delta são mais frequentemente encontradas em células T imaturas; podem estar relacionadas ao defeito da imunidade celular.[8]
- Também já foi descrita hipersensibilidade *in vitro* após irradiação com raios X, e, paralelamente, hipersensibilidade clínica aos raios X.

Prognóstico

- Os pacientes, na maioria das vezes, requerem cadeira de rodas aos 10 anos de idade.
- Em alguns casos, a imunoterapia com gamaglobulina pode ser benéfica.
- Infecções respiratórias severas e doença pulmonar crônica causam morte em aproximadamente metade dos pacientes.
- Malignidades linforreticulares, incluindo doença de Hodgkin, leucemia linfocítica, e sarcoma indiferenciado, desenvolvem-se naqueles que sobrevivem até a adolescência.

Discussão

- Não se observa aumento da taxa de dano ao DNA à radiação ultravioleta, em contraste com o xeroderma pigmentoso no qual as células são sensíveis a radiação ultravioleta, mas não aos raios X.
- Heterozigotos apresentam um aumento na incidência de malignidades, especialmente do pulmão, ovário, trato biliar e estômago; se verdade, esta doença pode contribuir na casuística de alguns carcinomas "esporádicos" da população geral.

DOENÇA DE VON HIPPEL-LINDAU

Sinônimos

- Hemangioblastoma de cerebelo e retina; Angiomatose retinocerebelar.

Manifestações cutâneas

Mancha vinho do porto na face e região occiptocervical (5%).[9]

Manifestações não cutâneas

O quadro clínico da Síndrome de Von Hippel Lindau é variável e, raramente, os pacientes têm todas as manifestações da doença. Aproximadamente 50% dos pacientes só terão uma manifestação. Não existe diferença entre homens e mulheres na apresentação clínica. As manifestações mais frequentes são hemangioblastomas de retina e SNC, seguidas do carcinoma renal.

Esta síndrome pode ser classificada em 3 tipos clínicos:

- **Tipo I:** hemangioblastomas de SNC e retina, cistos, carcinomas renais e doença cística pancreática; esses pacientes não apresentam feocromocitoma. É a forma clínica mais comum.
- **Tipo IIA:** hemangioblastomas de SNC e retina, feocromocitoma e tumores de ilhotas pancreáticas; esses pacientes não são portadores de carcinoma de rim e têm melhor prognóstico.
- **Tipo IIB:** hemangioblastomas de SNC e retina, feocromocitoma, tumores renais e pancreáticos; esses pacientes têm todas as manifestações da síndrome e constituem a forma mais rara de sua apresentação.

Outras características da doença:

- Angiomas da retina em mais da metade dos pacientes. podem resultar em cegueira se não tratados.
- Hemangioblastoma cerebelar, medular ou espinal.
- Feocromocitomas usualmente bilaterais.
- Carcinoma de células renais em aproximadamente um quarto dos pacientes.
- Outros achados incluem policitemia, doença policística de numerosos órgãos incluindo pâncreas e rins, e lesões vasculares de glândulas adrenais, pulmões e fígado.
- Epilepsia ocasional e retardo mental.

Genética

Herança autossômica dominante, cuja alteração do DNA está no braço curto do cromossoma 3.

Prognóstico

Mortalidade está relacionada, principalmente, ao desenvolvimento de carcinoma de rim e tumores do SNC.

Hipertensão e hemangioblastoma cerebelar podem provocar hemorragia subaracnoide.

SÍNDROME CARCINOMA BASOCELULAR NEVOIDE

Sinônimos

- Síndrome do nevo basocelular.
- Síndrome do carcinoma basocelular nevoide.
- Síndrome de Gorlin.
- Síndrome de Gorlin-Goltz.

Manifestações cutâneas

- Pápulas da cor da pele ou castanho-avermelhadas podem lembrar nevo melanocítico, mas são histologicamente carcinomas basocelulares. Ocorrem mais frequentemente na face, no pescoço, e no tórax superior, mas podem aparecer em qualquer localização. Ao seu crescimento, podem desenvolver telangiectasias típicas em seu interior ou ulcerações.

- O surgimento dos tumores se dá geralmente entre a segunda e a quarta décadas, mas podem ocorrer precocemente ou mais tardiamente. Carcinomas basocelulares podem estar presentes ao nascimento ou não aparecerem até a meia-idade.
- Tipicamente aumentam em número na puberdade e podem se tornar invasivos, mas raramente originam metástases.
- O grau de invasão dos carcinomas é variável, apresentando predileção pelas pálpebras e pela região periorbitária. Complicações severas incluem invasão direta do sistema nervoso central (p. ex., nervo facial).
- Depressões palmares e plantares em mais da metade dos pacientes já foram descritas.
- Mília na face e cistos epidermoides no tronco e extremidades são comuns, e cistos epidermoides acrais (especialmente digital) são característicos.
- Máculas *café-au-lait* são sinais ocasionais.

Manifestações não cutâneas

- Sinais precoces incluem meduloblastoma, catara congênita, hidrocefalia congênita, cistos maxilares e mandibulares, podem ocorrer antes dos achados cutâneos.
- Ceratocistos odontogênicos em 65% a 75% dos pacientes; mais comumente são mandibulares e bilaterais do que maxilares e unilaterais.
- Estes cistos ocorrem frequentemente na primeira década de vida, preferencialmente antes dos tumores cutâneos aparecerem; frequentemente são sintomáticos e sua recorrência após remoção é comum.
- Fibromas ovarianos (75%) e uterinos, e outras anormalidades do sistema reprodutivo masculino e feminino, incluindo hipogonadismo em homens e cistos ovarianos calcificados em mulheres.[10]
- Meduloblastoma cerebelar tem sido a primeira manifestação em alguns pacientes. Se radiação for utilizada para tratamento deste tumor, numerosos carcinomas basocelulares podem se desenvolver na área irradiada.
- Outras anormalidades do sistema nervoso central incluem hidrocefalia congênita; meningiomas; calcificação da foice do cérebro, do tentório do cerebelo e do diafragma da cela túrcica.
- Anormalidades oculares incluem estrabismo e, menos comumente, catarata congênita, glaucoma, e colobomas da íris e trato óptico.
- Anormalidades craniofaciais compreendem circunferência occipitofrontal alargada, lábio ou palato fendido, e hipertelorismo ocular.
- Alterações musculoesqueléticas incluem anormalidades da costela, espinha bífida oculta de vértebras cervical ou torácica, cifoescoliose, *pectus excavatum* ou *carinatum*, lesões pseudocísticas dos ossos.
- Podem ser vistos ainda achados musculoesqueléticos ocasionais, como hábito marfanoide, polidactilia, e anormalidades escapulares (deformidade de Sprengle); muitos deles são congênitos.
- Outras manifestações menos comuns são cistos linfomesentéricos do trato gastrointestinal, fibrossarcomas maxilares, fibromas miocárdicos, agenesia do corpo caloso e rabdomioma fetal.

Genética

- Herança autossômica dominante.
- Brancos são mais afetados do que negros.
- Mutação é localizada no braço longo do cromossomo 9.

Fisiopatologia

- Hipersensibilidade cutânea clínica à irradiação por raios X.[11]
- Tumores não são afetados pela luz solar *in vivo*, mas possível aumento da sensibilidade à luz ultravioleta tem sido demonstrada *in vitro*.

Dados laboratoriais

- Histopatologia: carcinomas basocelulares podem ter uma característica única descrita como cistos infundibulares por Walsh e Ackerman (1990); são mais prováveis de terem calcificação ou ossificação, quando comparados com carcinomas basocelulares esporádicos.[12]
- Anormalidades evidentes na radiografia: incluem cistos mandibulares, pseudocistos ósseos, defeitos esqueléticos, calcificação da foice do cérebro, tentório do cerebelo e cela túrcica.

Prognóstico

- Terapia com raios X para lesões cutâneas é contraindicada, radioterapia é frequentemente requerida para tumores do sistema nervoso central e como já mencionado induz usualmente carcinomas basocelulares nas áreas irradiadas.
- Os ceratocistos são frequentemente removidos em função da degeneração fibrossarcomatosa, mas, ironicamente, radiografia pré-operatória pode causar metade dos fibrossarcomas mandibulares.

Discussão

- Menos de 10% dos pacientes apresentam sinais internos ou outros estigmas, mas nenhum carcinoma basocelular.

NEVO BASOCELULAR UNILATERAL COM COMEDÕES

- Carcinomas basocelulares unilaterais lineares.
- Comedões e cistos epidérmicos.
- Atrofia estrias-*like*.
- Início usualmente ao nascimento.
- Não associado aos outros achados da síndrome do carcinoma basocelular nevoide (que é muito raramente unilateral).
- Esporádicos; podem representar uma mutação somática pós-zigótica.

SÍNDROME LEOPARD

LEOPARD é um acrônimo para:
L = **L**entigens, anormalidades
E = **E**letroencefalográficas
O = hipertelorismo **O**cular
P = estenose **P**ulmonar
A = **A**normalidades genitais
R = **R**etardo de crescimento
D = surdez (**D***eafness*).

Sinônimos

- Síndrome lentiginosa múltipla.
- Lentiginose cardiomiopática progressiva.

Manifestações cutâneas

- Lentigos múltiplos maiores que 5 cm de diâmetro, concentrados no pescoço e tórax superior; poucos na face, couro cabeludo, axilas, palmas, plantas e genitália; outros em mucosas.
- Início durante ou logo após o nascimento; aumentam em número e a pigmentação com a idade.
- Máculas *café-au-lait* ocasionais.
- Coiloníquia ou leuconíquia ocasionais.

Manifestações não cutâneas

- Anormalidades cardíacas incluem malformações anatômicas (p. ex., estenose pulmonar) e defeitos da condução.
- Retardo do crescimento (abaixo do percentil 25).
- Hipertelorismo ocular.
- Anormalidades musculoesqueléticas incluem *pectus carinatum* ou *excavatum* e cifoescoliose.
- Anomalias geniturinárias como criptorquidia, hipoplasia gonadal e hipospadia; puberdade retardada é frequente.
- Surdez neurossensorial acomete aproximadamente 25% dos pacientes, mas a prevalência verdadeira não é conhecida; o início é

usualmente na infância, mas menos comumente pode surgir mais tardiamente ou raramente após o nascimento.[13]

Genética

- Herança autossômica dominante.

Dados laboratoriais

- Biópsia das lesões cutâneas pigmentadas não é diagnóstica, revelando lentigos ou nevo melanocítico juncional.

Prognóstico

- A maioria dos pacientes tem vida normal, exceto aqueles com anormalidades cardíacas sintomáticas, especialmente miopatias obstrutivas, quando a cirurgia pode ser benéfica.[14]

Discussão

- Sua expressividade variável é marcante, com poucos pacientes tendo todas as características da síndrome, e em alguns podem faltar os lentigos.
- Lentigos adquiridas podem ser vistas com distribuição generalizada, unilateral, centrofacial e periorificial.
- Síndrome de Moynaham é provavelmente o mesmo que síndrome lentiginosa múltipla; ênfase na aparência precoce das máculas pigmentadas.

SÍNDROME DE WAARDENBURG

Síndrome de herança autossômica dominante com mutação no gene localizado no cromossoma 2q. Causa a ausência de melanócitos na pele despigmentada.

Manifestações cutâneas

- Clinicamente, manifesta-se com madeixa branca na linha média com pele despigmentada, a maioria está presente ao nascimento.
- Adicionalmente, poliose do couro cabeludo, supercílios e pálpebras e máculas hipopigmentadas com distribuição variável podem ocorrer.

Manifestações não cutâneas

- Incluem a perda da audição bilateral (algumas vezes unilateral) em aproximadamente 25% dos pacientes cuja severidade é variada.
- Distopia lateral do canto médio ocasionando falsa aparência da convergência.
- Hipertricose da porção média das sobrancelhas.
- Despigmentação da íris ocasionando heterocromia da íris parcial ou total com coloração azul residual no lugar da cor normal; algumas vezes bilateral.
- Desarranjo lateral do ducto lacrimal inferior.
- Blefarofimose pode ocorrer, assim como fissura do lábio e/ou do palato e da face; lábio inferior protuberante.
- Incidência possivelmente maior da doença de Hirschsprung.[15]

Discussão

- Alguns autores distinguem a síndrome de Waardenburg em tipo I e tipo II.
- As manifestações cutâneas da síndrome de Waardenburg são idênticas ao piebaldismo.

SÍNDROME NOONAN

Sinônimos

- Síndrome cardiofaciocutânea.

Manifestações cutâneas

Caracteriza-se por cabelos loiros, grossos e ondulados, com linha occipital dos cabelos baixa, unhas curtas e largas.[16] Linfedema transitório do dorso das mãos e pés na infância, tornando-se progressivo ou estacionário na vida adulta. Pele com suave elasticidade cutânea, com tendência aumentada à formação de queloides.

Uleritema ofriógenes e nevos melanocíticos múltiplos ocasionalmente.

Manifestações não cutâneas

Apresenta ainda baixa estatura, com pescoço curto e largo, anormalidades craniofaciais que incluem: hipertelorismo, fendas palpebrais inclinadas para baixo, blefaroptose, orelhas malformadas, palato arqueado e micrognatia.

E anormalidades musculoesqueléticas como *pectus carinatum* (superiormente) e *pectus excavatum* (inferiormente) e clinodactilia. Pode apresentar ainda anormalidades cardíacas e estenose pulmonar. Além de retardo mental leve que é mais comum em homens e anormalidades genitais incluindo criptorquidia.

Genética

Síndrome com herança autossômica dominante sendo que muitos casos são esporádicos representam mutações novas.[17]

Discussão

Fenotipicamente lembram síndrome de Turner, mas com cariótipo normal; diferenças da síndrome de Turner incluem ocorrência em ambos os sexos, presença de *pectus excavatum* ou *carinatum*, fendas palpebrais inclinadas para baixo, estenose da válvula pulmonar (coarctação da aorta), e alta possibilidade de retardo mental.

SÍNDROME CARDIOFACIOCUTÂNEA (SÍNDROME BAIXA ESTATURA NOOOAN-*LIKE*)

Síndrome com padrão de herança autossômica dominante caracterizada por cabelos curtos grossos, loiros, com dificuldade de crescimento. Supercílios e cílios grossos. Pode apresentar ainda, erupção ictiosiforme leve ou difusa.

Outras manifestações compreendem linfedema congênito das mãos e pés, hipotonia generalizada, baixa estatura, anormalidades craniofaciais similares aquelas da síndrome de Noonan, incluindo fronte alta, face arredondada com macrocefalia, hipertelorismo, orelhas anguladas posteriormente, e septo nasal deprimido.

Defeitos cardíacos incluem estenose pulmonar, defeitos do septo atrial e cardiomiopatia.

PORFIRIA VARIEGATA

Sinônimos

- Porfiria mista.
- Porfiria Sul-Africana.
- Protocoproporfiria hereditária.

Manifestações cutâneas

- Lesões cutâneas idênticas à porfiria cutânea tarda, início usualmente entre as idades de 15 a 30 anos.[18]
- Sinais cutâneos precedem o início dos sintomas abdominais e neurológicos em dois terços dos casos e podem ser mais comuns em homens.

Manifestações não cutâneas

- Sintomas neurológicos e abdominais semelhantes àqueles da porfiria aguda intermitente; são mais comuns em mulheres.

Genética

- Herança autossômica dominante.
- Encontrada na África do Sul e Finlândia, raramente em outros locais.

Dados laboratoriais

- **Enzimas:** Protogen oxidase diminuída, aumento da ALA sintetase, possível decréscimo da ferrroquelatase.

- **Urina:** aumento do ALA e porfobilinogênio nos ataques, coloração avermelhada da urina somente durante os ataques.
- **Fezes:** aumento da protoporfirina, coproporfirina (uroporfirina somente nos ataques), e porfirina X.[19]

Prognóstico

Desencadeamento por medicamentos (barbitúricos, hidantoína, griseofulvina, sulfonamidas, etanol, estrógenos exógenos) e prognóstico similar a porfiria aguda intermitente sendo que a morte pode resultar de falência respiratória em função de alteração neurológica, especialmente paralisia medular.

Tratamento

Evitar fármacos indutores, usar fotoproteção e atuar com medicamentos apropriados nas crises agudas.

Discussão

Membros familiares assintomáticos podem ter aumento da coproporfirina fecal.

Homozigotos apresentam início dos achados cutâneos na infância; elevação dos níveis séricos de protoporfirina.

■ SÍNDROME DE VERBOV-SHARLAND

Sinônimo

- Queratodermia palmoplantar com surdez neurossensorial.[20,21]
- Síndrome caracterizada por queratodermia palmoplantar do tipo difusa, bilateral e progressiva e frequente hipoacusia neurossensorial.[20,21]

■ SÍNDROME DE STEIJLEN

Síndrome rara com provável herança autossômica recessiva caracterizada por queratodermia palmoplantar transgressiva que se estende para a face dorsal das mãos ou dos pés, atriquia congênita, perda precoce dos dentes e retardo mental de grau moderado a grave.[22]

■ SÍNDROME BJORNSTAD

Síndrome rara com herança autossômica recessiva, caracterizada por cabelos escassos e crespos, rarefação ocasional dos supercílios, surdez neurossensorial.[23] Em exame físico *pili torti.*

■ SÍNDOME SHAPIRA

Síndrome rara, caracterizada por cabelos claros, esparsos, quebradiços. Baixa estatura, atraso no desenvolvimento neuropsicomotor, anormalidades neurológicas leves a moderadas incluindo ataxia e marcha irregular.[24]

■ SÍNDROME ELEJALDE

Sinônimo

- Doença neuroectodérmica melanolisossômica.[25,37]
- Síndrome rara com provável herança autossômica recessiva caracterizada por cabelos prateados e disfunção no sistema nervoso central. Suas principais características incluem hipopigmentação generalizada, cabelos prateados, bronzeamento intenso após exposição ao sol, anormalidades neurológicas severas incluindo epilepsia e retardo do desenvolvimento neuropsicomotor e anormalidades oftalmológicas que incluem nistagmo, diplopia, amaurose e ausência do reflexo pupilar.
- Relação com a síndrome de Chédiak-Higashi não está definida.

■ SÍNDROME CHIME

Síndrome neuroectodérmica rara com provável transmissão autossômica recessiva descrita em 1983. Caracterizada por colobomas oculares, defeitos cardíacos, dermatose ictiosiforme precoce migratória, retardo mental e defeitos na orelha com perda auditiva e anormalidades genito-urinária.[26,27,36]

■ SÍNDROME DE BARSY

A síndrome de De Barsy apresenta herança autossômica recessiva, é caracterizada por cutis laxa e turvação da córnea. Descrita inicialmente por De Barsy e colaboradores em 1968, e apenas alguns casos foram relatados na literatura de língua inglesa. Reconhecido como um subgrupo da síndrome de cutis laxa (cutis laxa tipo III) e expresso em apresentações variáveis envolvendo anormalidades oculares, esqueléticas, dermatológicas e neurológicas.[28,29,35]

■ SÍNDROME DUBOWITZ

A síndrome de Dubowitz é uma doença rara com herança autossômica recessiva caracterizada por anomalias congênitas múltiplas entre elas o atraso cognitivo, falha no crescimento, defeito imune, risco aumentado de discrasia sanguínea e malignidade. Suas manifestações cutâneas incluem eritema, descamações na face e extremidades na infância, rarefação de cabelos e supercílios que são frequentemente claros.[30,31]

Apresenta ainda um desenvolvimento dentário tardio, retardo de crescimento natal e pós-natal, voz rouca, anormalidades craniofaciais produzindo face com aspecto de "palhaço triste" incluindo microcefalia, ptose ocular, blefarofimose, ponta nasal larga, palato fendido, úvula bífida, micrognatia e orelhas proeminentes.[30,31]

Referências bibliográficas

1. Brunt PW, McKusick VA. Familial dysautonomia: a report of genetic and clinical studies, with a review of the literature. Medicine 1970;49:343-373.
2. Axelrod FB, Abularrage JJ. Familial dysautonomia: a prospective study of survival. J. Pediatr 1982;101:234-236.
3. Fryer AE, Osborne JP, Schutt W. Forehead plaque: a presenting skin sign in tuberous sclerosis. Arch Dis Child 1987;62:292-304.
4. Mlynarczyk G. Enamel pitting: common symptom of tuberous sclerosis. Oral Surg 1991;71:63-67.
5. Reed WB, Nickel WR, Campion G. Internal manifestations of tuberous sclerosis. Arch Dermatol 1963;87:715-728.
6. Cohen LE, Tanner DJ, Schaefer HG, Levis WR. Common and uncommon cutaneous findings in patients with ataxia-telangiectasia. J AM Acad Dermatol 1984;10:431-438.
7. Paller AS, massey RB, Curtis MA et al. Cutaneous granulomatous lesions in patients with ataxia-telangiectasia. J Pediatr 1991;119:917-922.
8. Carbonari M, Cherchi M, paganelli R et al. Relative increase or T cells expressing the gamma/delta rather than the alpha/beta receptor in ataxia-telangiectasia. N England J Med 1990;322:73-76.
9. Horton WA, Wong V, Eldridge R. Von Hippel-Lindau disease. Arch Intern med 1976;136:769-777.
10. Johnson AD, Herbert AA, Esterly NB. Nevoid basal cell carcinoma syndrome: bilateral ovarian fibromas in a 3 years-old girl. J Am Acad dermatol 1986;14:371-374.
11. Frentz G, Munch-Petersen B, Wulf HC et al. The nevoid basal cell carcinoma syndrome: sensitivity to ultraviolet and x-ray irradiation. J Am Acad Dermatol 1987;17:637-643.
12. Walsh N, Ackerman AB. Infundibulocystic basal cell carcinoma: a newly described variant. Mod Pathol 1990;3:599-608.
13. Capute AJ, Rimoin DL, Konigsmark BW et al. Congenital deafness and multiple lentigines. Arch Dermatol 1969;100:207-213.
14. Moynahan EJ. Progressive cardiomyopathic lentiginosis: first report of autopsy findings in a recently recognized inheritable disorder (autosomal dominant). Proc R Soc Med 1970;63:448-451.
15. Mallory SB, Wiener E, Nordlund JJ, Waardenburg syndrome with Hirschsprung disease: a neural crest defect. Pediatr dermatol 1986;3:119-124.
16. Borradori L,Blanchet-Bardon C. Skin manifestations of cardio-fasio-cutaneous syndrome. J Am Acad Dermatol 1993;28:815-819.

17. Sharland M, Morgan M, Smith G et al. Genetic counselling in Noonan Syndrome. Am J Med Genet 1993;45:437-440.
18. Corey TJ, DeLeo VA, Christianson H, Poh-Fitzpatrick MB. Variegate porphyria: clinical and laboratory features. J Am Acad Dermatol 1980;2:36-43.
19. Logan GM, Weimer MK, Ellefson M et al. Bile porphyrin analysis in the evaluation of variegate porphyria. N Engl J Med 1991;324:1408-1411.
20. Verbov J. Palmoplantar keratoderma, deafness, atopy.Br J Dermatol 1991;116:881.
21. Sharland M et al. Autosomal dominant palmoplantar hyperqueratosis and sensori-neural deafness in three generations. J Med Genet 1992;29:55.
22. Steijlen PM et al. Congenital atrichia palmoplantar hyperkeratosis, mental retardation, and early loss of teeth in four siblings: A new syndrome? J Am Acad dermatol 1994;30:893.
23. Scott MJ Jr, Bronson DM, Esterly NB. Bjornstad syndrome and pili torti. Pediatr Dermatol 1983;1:45-50.
24. Shapira SK et al. unknown syndrome in sibs. Pili torti, growth delay, developmental delay, and mild neurological abnormalities. J Med Genet 1992;29:509.
25. Elejalde BR et al. Mutations affecting pigmentation in man: I. Neueroctodermal melanolysosomal disease. Am J Med Genet 1979;3:65-80.
26. Zunish J, Esterly NB, Holbrook KA et al. Congenital migratory ichthyosiform dermatosis with neurologic and ophthalmologic abnormalities. Arch Dermatol 1985;121:1149-1156.
27. Zunich J, Kaye CI. Additional case report of new neuroectodermal syndrome. Am J Med genet 1984;17:707-710.
28. Karnes PS, Shamban AT, Olsen DR et al. DeBarsy syndrome: report of case, literature review, and elastin gene expression studies of the skin. Am J Med Genet 1992;42:29-34.
29. Kunze J, Majewski F, Montgomery P et al. DeBarsy syndrome – an autosomal recessive, progeroid syndrome. Eur J Pediatr 1985;144:348-354.
30. Dubowitz V. Familial low birthweight dwarfism with an unusual facies and a skin eruption. J Med Genet 1965;2:12-17.
31. Wilroy RS Jr, Tipton RE, Summitt RL. The Dubowitz syndrome. Am J Med Genet 1978;2:275-284.
32. Northrup H, Krueger DA, International Tuberous Sclerosis Complex Consensus Grou. Tuberous sclerosis complex diagnostic criteria update: recommendations of the 2012 International Tuberous Sclerosis Complex Consensus Conference. Pediatric neurology. 2013;49:(4)243-254.
33. Muci-Mendoz R, González C, Basile N, Velásquez W, Ravelo ME. Síndrome de ataxia telangiectasia (enfermedad de Louis Barr): una rara facomatosis. Gac. méd. Caracas. 2013;121:(1)52-56.
34. Rothblum-Oviat C, Wright J, Lefton-Greif MA, McGrath-Morrow SA, Crawford TO, Lederman HM. (2016). Ataxia telangiectasia: a review. Orphanet journal of rare diseases. 2016;11:(1)159.
35. Dutta A, Ghosh SK, Ghosh A, Roy S. A 5-year journey with cutis laxa in an Indian child: The de barsy syndrome revisited. Indian journal of dermatology. 2016;61:(1)81.
36. Commin MH, Kokta V, Hatami A, McCuaig C. Le syndrome CHIME: un syndrome neuroectodermique associé à une ichtyose lamellaire migratrice. In Annales de Dermatologie et de Vénéréologie (Vol. 143, No. 12, p. S291). 2016 Elsevier Masson.
37. Shanehsaz SM, Rezazadeh A, Dandashli, A. (2016). Elejalde syndrome: Case presentation. Journal of Pakistan Association of Dermatology. 2016;24:(4)351-354.

Hiram Larangeira de Almeida Junior • Rodrigo Pereira Duquia • Juliano de Avelar Breunig

Displasias Ectodérmicas

DISQUERATOSE CONGÊNITA

A disqueratose congênita tem tríade cutânea de hiperpigmentação moteada (Figura 104.1), distrofia ungueal e lesões leucoplasiformes das mucosas, as quais podem originar carcinomas espinocelulares. Os cabelos podem ter coloração acinzentada.[1-3] A hiperpigmentação é decorrente de derrame pigmentar (Figura 104.2), secundário à disqueratose.

Os três padrões hereditários foram descritos (autossômico dominante e recessivo, ligados a X, com pelo menos 16 diferentes genes envolvidos, tendo vários subtipos listados na base de dados OMIM),[2] sendo a forma clássica também denominada síndrome de Zinsser-Engman-Cole, a qual acomete mais homens.

O defeito molecular foi descrito em proteínas teloméricas,[1] causando encurtamento precoce dos telômeros, daí a tendência às neoplasias e instabilidade cromossômicas descritas.[4] Foi a primeira enfermidade humana relacionada à lesão telomérica.[3]

Além da tríade cutânea são frequentes as manifestações hematológicas, como falência medular, síndrome mielodisplásica e leucemia aguda mielogênica.[2] Ao redor de metade dos pacientes desenvolve falência medular até os 15 anos de idade, sendo necessário acompanhamento hematológico desses pacientes. Fibrose hepática e pulmonar, alterações dentárias, oculares e carcinoma de esôfago foram também descritos.[2]

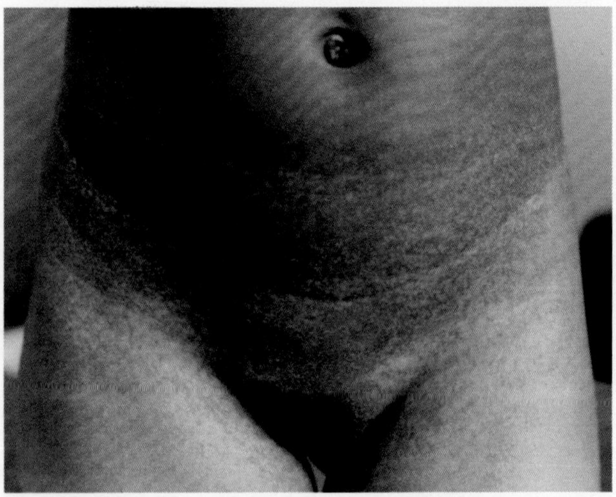

Figura 104.1 Hiperpigmentação moteada na cintura em caso feminino de disqueratose congênita.

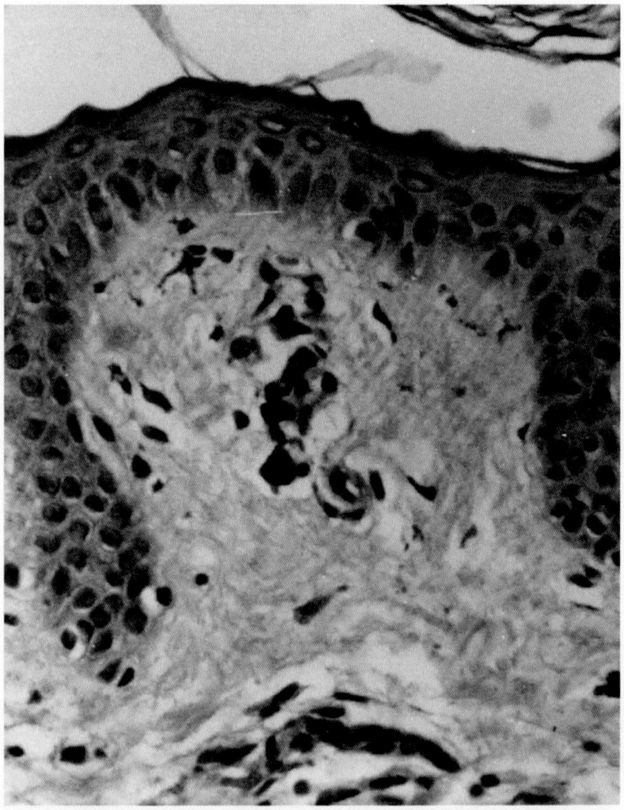

Figura 104.2 Microscopia óptica com melanina na derme papilar (derrame pigmentar) e atrofia da epiderme (He x 100).

O tratamento é das neoplasias e das complicações hematológicas.

SÍNDROME DE ROTHMUND-THOMSON

A síndrome de Rothmund-Thomson (OMIM 268400 e 618625), ou poiquiloderma congênito é herdado de forma autossômica recessiva, e decorrente de mutações no gene RECQL4, o qual codifica uma helicase do DNA, as quais estão envolvidas em estabilidade genômica, sendo que sua disfunção causa envelhecimento celular precoce e tendência a neoplasias.[5,6] Em uma variante clínica ocorrem mutações no gene

ANAPC1, codificador de proteínas envolvidas no ciclo celular. Casos com *overlap* são descritos e nem sempre se encontram mutações.[7]

As características principais são poiquilodermia precoce, a qual começa geralmente nas regiões malares, podendo ter início nos primeiros meses de vida,[6] fotossensibilidade, catarata de aparecimento precoce (ao redor de 50% dos pacientes), displasias ósseas (no rádio, podendo ser malformado ou ausente, e polegares, podendo também haver ausência de polegares[8]), com predisposição a osteossarcoma (nas mutações do RECQL4), tumores cutâneos[9] e imaturidade sexual. O cabelo pode ser esparso e as unhas distróficas.

Recomendam-se fotoproteção e acompanhamento para detecção precoce das neoplasias.

■ SÍNDROME DE KINDLER

Doença rara descrita na década de 1950, também denominada poiquilodermia acroqueratótica hereditária (OMIM 173650), sendo caracterizada por fragilidade e atrofia cutânea[9,10] com bolhas acrais (Figura 104.3 A e B), com posterior surgimento de poiquilodermia e fotosensibilidade.[11] A herança é autossômica recessiva.[10]

Em função da fragilidade cutânea muitos autores a consideram atualmente uma forma de epidermólise bolhosa, apesar do quadro não ser de somente bolhas com perda tecidual recorrente, típico das epidermólises bolhosas.

O gene FERMT1 (anteriormente KIND1) foi relacionado à doença. Ele codifica a proteína denominada kindlina, a qual faz a ligação do citoesqueleto de actina e a matrix extracelular,[12] daí a semelhança com as formas de epidermólise bolhosa simplex, nas quais também o citoesqueleto (no caso as citoqueratinas) está alterado.

Além das manifestações cutâneas apresenta acometimento mucoso relevante, podendo causar estenoses vaginais, anais e esofagianas,[10] bem como periodontite grave.[13,14]

A microscopia óptica mostra vacuolização de queratinócitos basais com clivagem, semelhante a epidermólise bolhosa simplex. É interessante salientar que a microscopia eletrônica mostra duplicação da membrana basal.[9]

O tratamento é fotoproteção e evitar traumas, como há risco aumentado do desenvolvimento de carcinomas espinocelulares, os pacientes devem ser seguidamente acompanhados.

■ SÍNDROME DE BLOOM

É genodermatose autossômica recessiva, mais comum em judeus Ashkenazi, também denominada eritema teleangiectásico congênito (OMIM 210900) caracterizada por fotossensibilidade,[14,15] cujo quadro cutâneo são telangiectasias principalmente nas regiões malares e queilite, o que a diferencia do quadro poiquilodérmico da síndrome de Rothmund-Thomson.

A *facies* é característica com nariz afilado, pavilhões auriculares grandes e pouca gordura facial, dando aspecto de pássaro. O defeito molecular é no gene BLM (também chamado de RECQL3), o qual codifica uma helicase, provocando também instabilidade cromossômica e chance muito aumentada de neoplasias (semelhante à síndrome de Rothmund-Thomson, causada por mutação em outra helicase),[16] como linfoproliferativas ou carcinomas digestivos[17] e imunodeficiência com hipoglobulinemia, com infecções respiratórias de repetição.[16] O crescimento e desenvolvimento podem ser afetados.[16]

O tratamento além da fotoproteção deve ser acompanhado por hematologistas e pediatras para detecção precoce de neoplasias.

■ XERODERMA PIGMENTOSO

Enfermidade caracterizada por fotossensibilidade com lesões hiperpigmentadas, com envelhecimento precoce e de aspecto xerótico, daí sua denominação, cunhada por Kaposi em 1882. É transmitida geralmente de maneira autossômica recessiva,[18] na base OMIM já há pelo menos 9 variantes descritas e pelo menos 9 genes envolvidos.[19]

O defeito molecular é no sistema de reparação dos danos ao DNA provocados pela radiação ultravioleta, esse sistema mantém a integridade do DNA após exposição a radiação ultravioleta. Nove genes codificadores dessas enzimas endonucleares foram descritos como causadores da doença.[19] O defeito na reparação do DNA faz com que esses pacientes tenham doses eritematosas mínimas inferiores a dos indivíduos normais e um risco mil vezes maior de ter neoplasia de pele.[20] Uma quinta parte dos afetados tem esse sistema de reparação normal, sendo o defeito na polimerase do DNA, foi denominada XP-V (variante de xeroderma pigmentoso) há casos com envolvimento neurológico e outros com superposição à síndrome de Cockayne.[21]

Clinicamente três estágios podem ser identificados: no primeiro, após nascer com pele normal, após o sexto mês de vida, surgem nas áreas expostas eritema, descamação e sardas (Figura 104.4). No segundo estágio surge telangiectasias, atrofia, hiper e hipopigmentação, dando à pele aspecto poiquilodérmico e de fotodano, os quais não são compatíveis com a idade do paciente. No terceiro estágio surgem neoplasias cutâneas como carcinomas espinocelulares e basocelulares, melanomas e fibrossarcomas, localizados de preferência nas áreas expostas e precocemente, como aos 4 ou 5 anos de idade (Figura 104.4).

Na maioria dos pacientes os olhos também podem ser acometidos pela sensibilidade à luz com fotofobia, conjuntivite, pterígio e opacidade corneana (Figura 104.4).[17]

Acometimento neurológico ocorre em um quarto dos pacientes (chamada de síndrome de Sanctis-Cacchione) com surdez, ataxia, espasticidade e alteração cognitiva progressiva,[19] sendo que os indivíduos com maior tendência a queimadura solar, têm acometimento neurológico mais importante.[18] A média de idade de morte dos pacientes com acometimento neurológico é de 29 anos, sendo de 37 anos nos casos sem acometimento neurológico.[19]

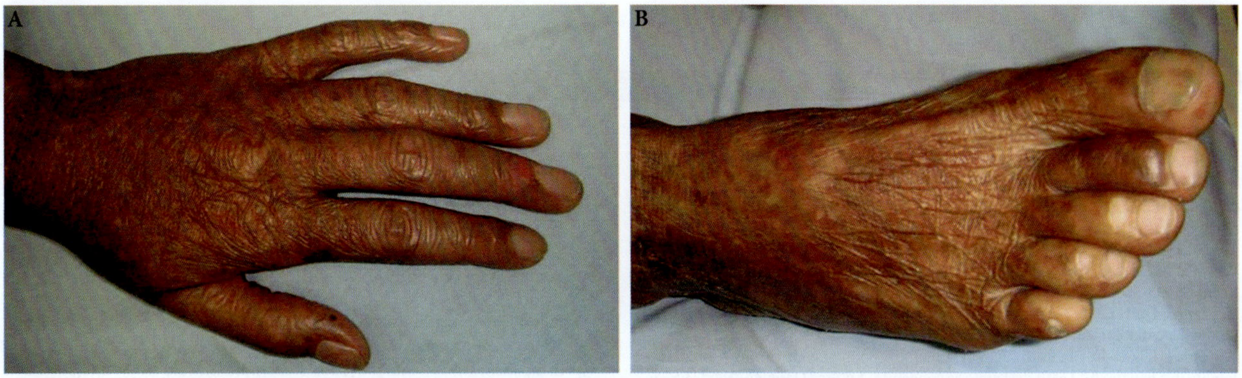

■ **Figura 104.3** **(A)** Importante atrofia e envelhecimento precoce do dorso da mão, note a fragilidade cutânea na erosão na falange distal do dedo médio. **(B)** Quadro semelhante no dorso do pé.
Fonte: Reproduzida com permissão dos Anais Brasileiros de Dermatologia (Stinco et al., 2008; e Almeida et al., 2015).

O tratamento é evitar totalmente a exposição solar, com fotoprotetores potentes e medidas de proteção mecânica para pele e olhos, acompanhamento das lesões para diagnóstico precoce das neoplasias com seus respectivos tratamentos.

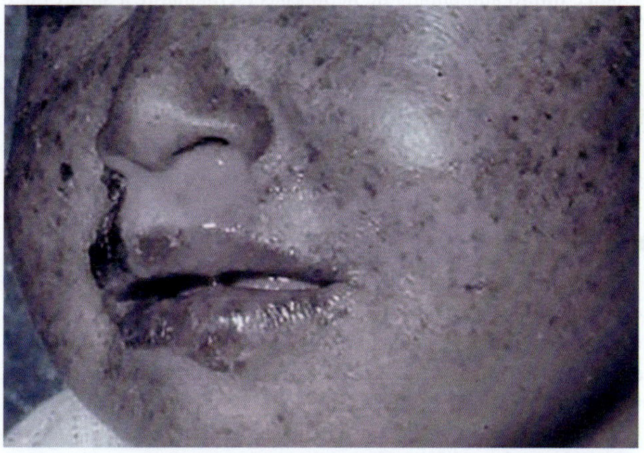

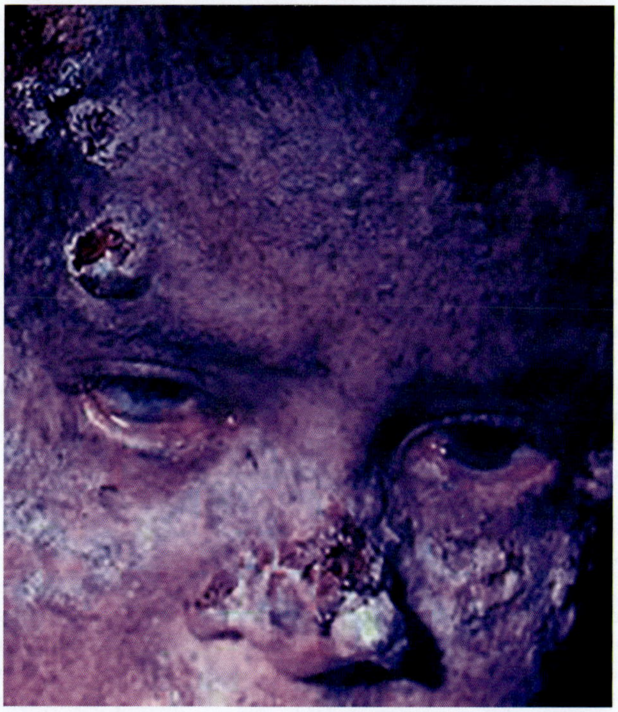

■ **Figura 104.4** Sardas no primeiro ano de vida. Múltiplas neoplasias e queratoses na face na infância, note-se o acometimento corneano à direita.

■ SÍNDROME DE COCKAYNE

Essa enfermidade (OMIM 216400) é caracterizada por déficit importante de crescimento e desenvolvimento, associado a fotossensibilidade, diferencia-se do Xeroderma Pigmentoso por não ter tendência a neoplasias cutâneas. Apresentam também envelhecimento precoce, surdez, retardo mental e retinopatia. O defeito também é na reparação do DNA, pertencendo a um espectro de doenças em que se inclui o xeroderma pigmentoso.[21]

■ DISPLASIAS ECTODÉRMICAS

As displasias ectodérmicas são um grupo de genodermatoses caracterizadas por defeitos em dois ou mais tecidos originados na embriogênese a partir do ectoderma, os tecidos envolvidos são pele, cabelos, unhas, glândulas sudoríparas e dentes. Uma classificação ampla e internacionalmente aceita é de Freire-Maia e Pinheiro em subgrupos de acordo com a presença ou ausência de: pelos (tricodisplasias); alterações dentárias; onicodisplasias; e alterações das glândulas sudoríparas écrinas.

Para a Dermatologia interessam principalmente a forma hipoidrótica recessiva ligada a X (síndrome de Christ-Siemens-Touraine – OMIM 305100) e a forma hidrótica (síndrome de Clouston – OMIM 129500), havendo mais de uma dezena de subtipos descritos na base OMIM, alguns autores referem centenas de variantes clínicas.[22]

A displasia ectodérmica hipoidrótica anteriormente denominada displasia ectodérmica anidrótica, tem como característica importante a diminuição da sudorese (hipoidrose), com intolerância importante ao calor, podendo haver hipertermia, Ocorre também hipodontia ou anodontia ocasional, dentes em cavilha, persistência de dentes decíduos, hipotricose do couro cabeludo, corpo, supercílios e cílios dando *facies* típico de passarinho (também com fronte prominente, lábios evertidos, hiperpigmentação periorbital e orelhas grandes com implantação baixa); bigode e barba estão geralmente presentes. As unhas podem ser quebradiças. As glândulas salivares e lacrimais podem ser hipoplásicas.[23]

Nessa forma ligada a X a mães carreadoras do gene podem ter manifestações em mosaico nas linhas de Blaschko. O intelecto dos afetados é normal. O defeito foi identificado no gen EDA, que codifica a proteína denominada ectodisplasina, a qual está envolvida no crescimento e diferenciação celulares.

Há raros relatos autossômicos recessivos ou dominantes, nos quais estão envolvidos os receptores da ectodisplasina, daí os diferentes padrões de herança.

A displasia ectodérmica hidrótica, a qual tem sudorese e dentes normais, é autossômica dominante com *facies* normal, hipotricose cefálica, diminuição ou ausência das sobrancelhas, distrofia ungueal, hiperqueratose palmoplantar polidactilia, sindactilia ou baqueteamento digital. O defeito genético geralmente é no gene GJB6, o qual codifica uma proteína da junção intercelular, a conexina 30.

Aumentando a complexidade da classificação clínica e molecular desse grupo de doenças, há quadros semelhantes associados a mutações do p63.[24]

Referências bibliográficas

1. Basel-Vanagaite L, Dokal I, Tamary H, Avigdor A, Garty BZ, Volkov A, Vulliamy T. Expanding the clinical phenotype of autosomal dominant dyskeratosis congenital caused by TERT mutations. Haematologica. 2008;93(6):943-4.
2. Savage SA, Niewisch MR. Dyskeratosis Congenita and Related Telomere Biology Disorders. 2009 Nov 12 [Updated 2022 Mar 31]. In: Adam MP, Everman DB, Mirzaa GM et al., editors. GeneReviews® [Internet]. Seattle (WA): University of Washington, Seattle; 1993-2022.
3. Bessler M, Du HY, Gu B, Mason PJ. Dysfunctional telomeres and dyskeratosis congenita. Haematologica. 2007 Aug;92(8):1009-12.
4. Almeida HL Jr, Delia PB, Roth MGM, Garcias GL. Spontaneous chromossomal instability in a female child with dyskeratosis congenita. An Bras Dermato 1998;73:57-6.
5. Dietschy T, Shevelev I, Stagljar I. The molecular role of the Rothmund-Thomson-, RAPADILINO- and Baller-Gerold-gene product, RECQL4: recent progress. Cell Mol Life Sci. 2007 Apr;64(7-8):796-802.
6. Yang JY, Sohn YB, Lee J-S, Jang J-H, Lee E-S. Rare presentation of Rothmund--Thomson syndrome with predominantly cutaneous findings. JAAD Case Reports. 2017;3:172-174.
7. Wang LL, Plon SE. Rothmund-Thomson Syndrome. 1999 Oct 6 [Updated 2020 Jun 4]. In: Adam MP, Everman DB, Mirzaa GM et al., editors. GeneReviews® [Internet]. Seattle (WA): University of Washington, Seattle; 1993-2022.
8. Pujol LA, Erickson RP, Heidenreich RA, Cunniff C. Variable presentation of Rothmund-Thomson syndrome. Am J Med Genet. 2000 Nov 27;95(3):204-7.
9. Stinco G, Governatori G, Mattighello P, Patrone P. Multiple cutaneous neoplasms in a patient with Rothmund-Thomson syndrome: case report and published work review. J Dermatol. 2008 Mar;35(3):154-61.
10. Almeida HL Jr, Goetze FM, Fong K, Lai-Cheong J, McGrath J. Is adermatoglyphia an additional feature of Kindler Syndrome? An Bras Dermatol 2015;90:592-3.

11. Almeida HL Jr, Heckler GT, Fong K, Lai-Cheong J, McGrath J. Sporadic Kindler syndrome with a novel mutation. An Bras Dermatol 2013;88(6 Suppl 1):212-5.
12. Burch JM, Fassihi H, Jones CA, Mengshol SC, Fitzpatrick JE, McGrath JA.Kindler syndrome: a new mutation and new diagnostic possibilities. Arch Dermatol. 2006 May;142(5):620-4.
13. Ashton GH. Kindler syndrome. Clin Exp Dermatol. 2004 Mar;29(2):116-21.
14. Yıldırım TT, Kaya FA, Taşkesen M, Dündar S, Bozoğlan A, Tekin GG, Akdeniz S. Aggressive periodontitis associated with Kindler syndrome in a large Kindler syndrome pedigree. Turk J Pediatr. 2017;59(1):56-61.
15. Morimoto W, Kaneko H, Isogai K, Kasahara K, Kondo N. Expression of BLM (the causative gene for Bloom syndrome) and screening of Bloom syndrome. Int J Mol Med. 2002 Jul;10(1):95-9.
16. Schawalder J, Paric E, Neff NF. Telomere and ribosomal DNA repeats are chromosomal targets of the bloom syndrome DNA helicase. BMC Cell Biol. 2003 Oct 27;4:15.
17. Cunniff C, Bassetti JA, Ellis NA. Bloom's Syndrome: Clinical Spectrum, Molecular Pathogenesis, and Cancer Predisposition. Mol Syndromol. 2017;8:4-23.
18. Inui H, Oh KS, Nadem C, Ueda T, Khan SG et al. Xeroderma pigmentosum-variant patients from America, Europe, and Asia. J Invest Dermatol. 2008;128:2055-68.
19. Kraemer KH, DiGiovanna JJ, Tamura D. Xeroderma Pigmentosum. 2003 Jun 20 [Updated 2022 Mar 24]. In: Adam MP, Everman DB, Mirzaa GM et al., editors. GeneReviews® [Internet]. Seattle (WA): University of Washington, Seattle; 1993-2022.
20. Esporcatte APG, Rutowitsch MS Xeroderma pigmentoso: estudo clínico em três irmãos de raça negra. An Bras Dermatol 1995;70:467-471.
21. Kraemer KH, Patronas NJ, Schiffmann R, Brooks BP, Tamura D, DiGiovanna JJ. Xeroderma pigmentosum, trichothiodystrophy and Cockayne syndrome: a complex genotype-phenotype relationship. Neuroscience. 2007 Apr 14;145(4):1388-96.
22. Deshmukh S, Prashanth S. Ectodermal dysplasia: a genetic review. Int J Clin Pediatr Dent. 2012 Sep;5(3):197-202.
23. Morasso MI, Radoja N. Dlx genes, p63, and ectodermal dysplasias. Birth Defects Res C Embryo Today. 2005 Sep;75(3):163-71.
24. Rinne T, Brunner HG, van Bokhoven H. p63-associated disorders. Cell Cycle. 2007 Feb 1;6(3):262-8.

105 capítulo

José Roberto Paes de Almeida

Afecções Queratóticas

■ *ACANTHOSIS NIGRICANS*

Introdução

Descrita com o nome atual por Pollitzer e Janowsky em 1890. Darier denominou-a "distrofia papilar e pigmentar" e fez a correlação com a presença de tumor maligno, em 1893.[1]

A *acanthosis nigricans* (AN) é doença rara com tropismo epidérmico patognomônico, bem caracterizado por pele de aspecto sujo, escuro ou já de coloração acinzentada, muito semelhante àquilo que, na natureza, é próprio dos vegetais musgosos. A superfície epidérmica assim alterada está semeada por excrescências ceratósicas papulodigitiformes. O prognóstico é variável na dependência de sua múltipla etiologia.[2,3]

Epidemiologia

A *acanthosis nigricans* (AN) pode comprometer ambos os sexos em qualquer idade, desde bebês até adultos. A prevalência pode diferir de acordo com o grupo étnico, mas predomina significantemente entre obesos e diabéticos.[4]

Etiologia

Todos os portadores de *acanthosis nigricans* podem ser enquadrados em uma das seguintes causas: obesidade, endocrinológica, síndromes genéticas, familial, malignidade e por drogas.[5]

Curth (1951) diferenciou e caracterizou as duas importantes formas polares da AN, a saber: a benigna e a maligna. A forma benigna, já expressando sua natureza, não tendo, portanto, na etiopatogênese qualquer antecedente ou correlação com malignidade, contrapõe-se, outrossim, à outra forma polar, aqui classificada como verdadeira paraneoplasia cutânea e correlacionada com o adenocarcinoma visceral. A forma benigna, própria de diferentes doenças com base endocrinológica, pode também ser importante componente de diferentes síndromes congênitas, própria da obesidade ou ser causada por diferentes fármacos.[6] Característica marcante das formas benignas da AN é a resistência insulínica, o que não ocorre na maligna. A assim denominada pseudoacantose nigricans nada mais é do que a forma de acantose nigricans relacionada à obesidade e cujo tratamento conduz à regressão das lesões dermatológicas.[1,3]

Na forma maligna, é preponderante a ação do importante mecanismo regulador "fator de crescimento", entre eles o FGF-α atuando nos receptores EGF-R. Nas síndromes hereditárias, é a insuficiente ativação pelo fator IGF-1 (*insulin – like growth factor)* e os receptores da mutação dos fibroblastos (FGF) da ampla família de citocinas que facilitam o crescimento e a proliferação epidérmica, incluindo o fator de crescimento epidérmico, fibroblastos e insulina. As raras queratinas 18 e 19 são encontradas nos queratinócitos da AN. O Quadro 105.1 sintetiza as associações clínicas.

Quadro 105.1 *Acanthosis nigricans* e associações clínicas.[2,3,13,17]

Paraneoplásicas
Carcinoma do sistema gastrointestinal, rins, bexiga, cérvix e linfomas
Endócrina e congênita
Síndrome da resistência insulínica, lipoatrofias, Prader-Willi, leprechaunismo e hiperplasia pineal
Familial
Aparecimento na infância ou puberdade
Fármacos
Somatotrópicos, corticosteroides, contraceptivos, dietilbestrol (estilbestrol), metiltestosterona, niacina (ácido nicotínico), ácido fusídico (tópico), insulina, aripiprazole
Obesidade
Resistência insulínica

Manifestações clínicas

O isomorfismo é a característica principal dos quadros clínicos. Porém, variações graduais de expressão quantitativa podem ser encontradas naquelas áreas simétricas comprometidas e com frequência variáveis, elegendo em sequência: axilas (Figura 105.1), face lateral do pescoço (Figura 105.2), nuca (Figura 105.3), face anterior do pescoço (Figura 105.4), inframamária (Figura 105.5), região genital (Figura 105.6), face interna das coxas (Figura 105.7), *facies* (Figura 105.8) e (Figura 105.9), cotovelos, oco poplíteo, umbigo (Figura 105.10), dorso das mãos, mamilos, pés, pálpebras, narinas, lábios e também mucosa jugal.[7,8] Eventualmente, mesmo as formas benignas podem comprometer extensas áreas do tegumento (Figura 105.11).

As placas musgoides, caracterizadas por hiperplasias verruciformes, hiperceratoses e hiperpigmentação, revelam variações regionais e evolutivas descrevendo em intensidade na sua expansão centrífuga, quando, então faz limites imprecisos ou mesmo se confundindo com a pele normal circunjacente. A cronicidade evolutiva tanto acentua o tapete papilomatoso como propicia a formação de dobras e pregas nas regiões acometidas, chegando mesmo ao aspecto cristado na sua exuberância morfológica. Nas regiões intertriginosas, excrescências corneoverrucosas (Figura 105.12), (Figura 105.13) e (Figura 105.14), maceração, mau odor e prurido são queixas frequentes. As palmas e as plantas estão comprometidas, com intensidade nas formas malignas, quando se identificam acentuada aspereza e vilosidades em tudo semelhantes às lesões encontradas no intestino de animais (tripa, bucho) – *tripe palms.* Na língua, a saburra é o achado comum, enquanto na mucosa jugal também são encontradas excrescências papilomatosas semelhantes às dos lábios e narinas. As manifestações evolutivas iniciais são pouco acentuadas e caracterizadas pelo aspecto semelhante ao encontrado no suinismo (*dermatosis neglecta*), tendo como consequência as inúteis tentativas de remoção por higiene. No obeso, com ou sem alteração endócrina, são frequentes a hiperplasia e a aspereza da epiderme em áreas intertriginosas, pescoço, axilas e genitais, mas são também comuns na acromegalia, gigantismo, síndrome de Stein-Loewenthal, síndrome de Cushing, *diabete melittus*, hipotireoidismo, síndromes hipogonádicas, doença de Addison, estados de hiperandrogenismo e mesmo em outras situações caracterizadas pela resistência insulínica, incluindo lipoatrofias, leprechaunismo, pinealoma, síndrome de Rabson-Mendenhall, síndrome da hipertrofia acral e na síndrome tipo A com defeito no receptor insulínico ou mutação na laminina A e o tipo B, quando anticorpos para o receptor da insulina estão presentes.[6] Enquanto as síndromes A e B preferem os negros, o tipo A predomina em crianças com manifestação de hiperandrogenismo. A síndrome B é encontrada em adultos com doenças autoimunes. A maioria dos pacientes, senão todos, com esse tipo de AN apresenta resistência insulínica clínica ou mesmo subclínica, podendo ter simultaneamente baixos níveis de glicose e de insulina. Em adultos, o nível de glicose-insulina maior que 4,5 é anormal, enquanto, na puberdade, índice menor do que 7 também é normal.[2,3]

■ *ACANTHOSIS NIGRICANS* BENIGNA

Acanthosis nigricans familial

Apresenta herança frequentemente autossômica dominante em consequência de mutação em FGFR3 (*fibroblast growth factor receptor* 3).[9] As manifestações surgem já ao nascimento ou se desenvolvem na infância (Figura 105.15) ou na puberdade (Figura 105.16).

Raro é o comprometimento das mucosas, mas, quando presente, revela também hiperplasia papilar em tapete da língua. As extremidades não estão comprometidas, porém quando estão, permanecem estacionárias ou podem mesmo involuir. É de bem menor expressão clínica quando comparada coma a AN maligna.

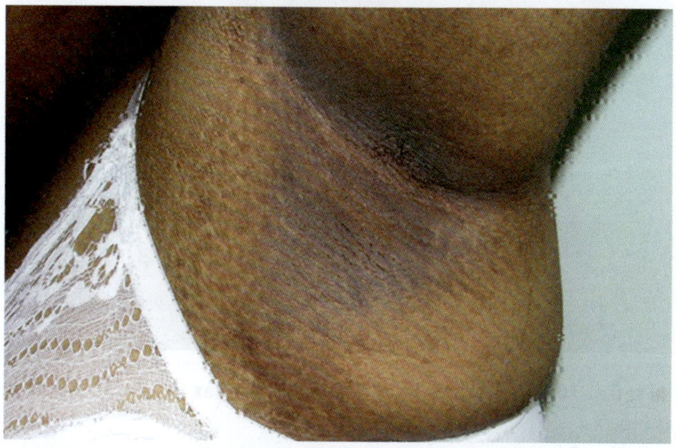

■ **Figura 105.1** *Acanthosis nigricans*. Axilas.

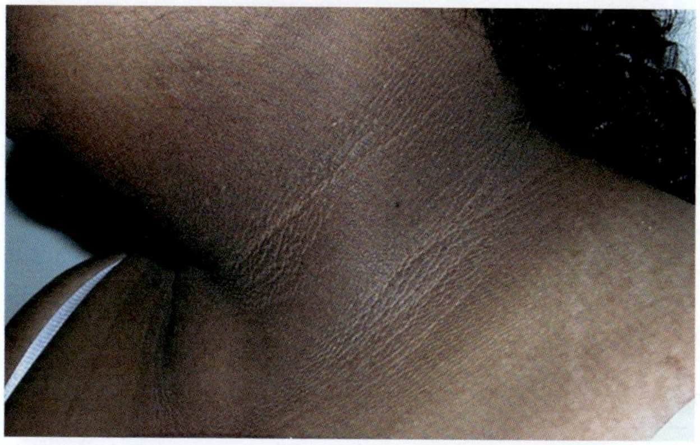

■ **Figura 105.2** *Acanthosis nigricans*. Face lateral do pescoço.

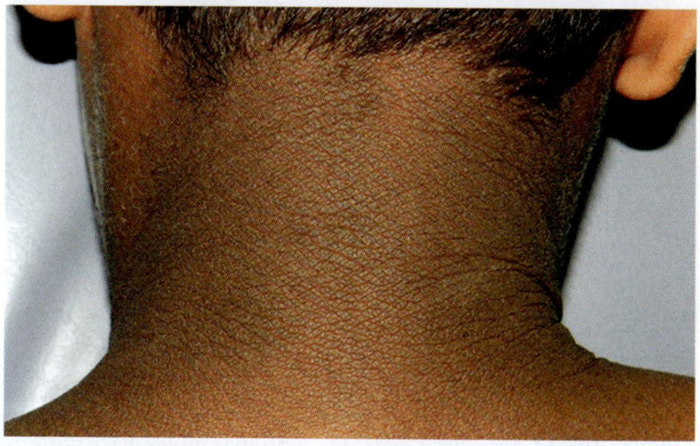

■ **Figura 105.3** *Acanthosis nigricans*. Face posterior do pescoço.

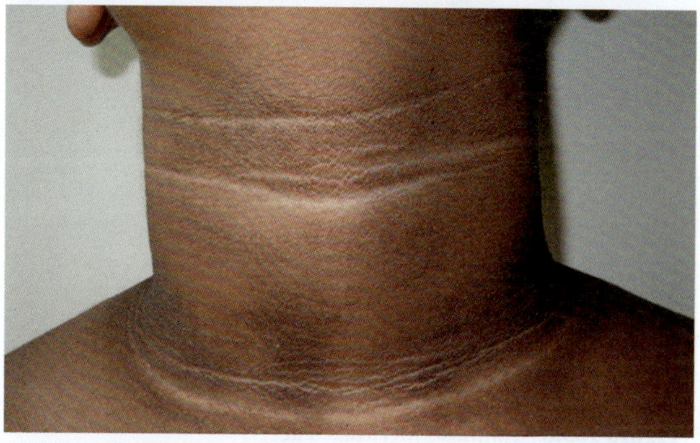

■ **Figura 105.4** *Acanthosis nigricans*. Face anterior do pescoço.

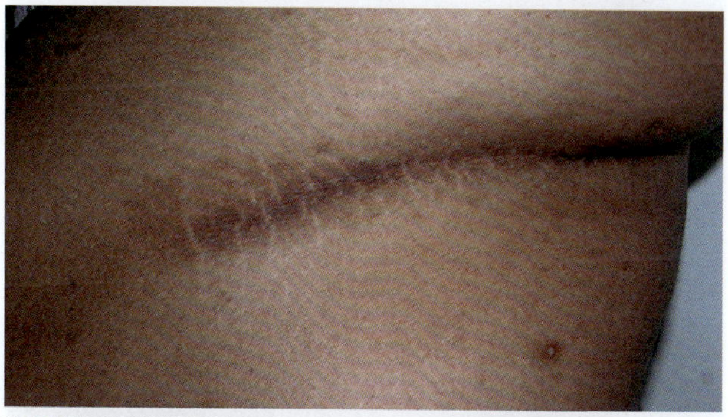

■ **Figura 105.5** *Acanthosis nigricans*. Inframamária.

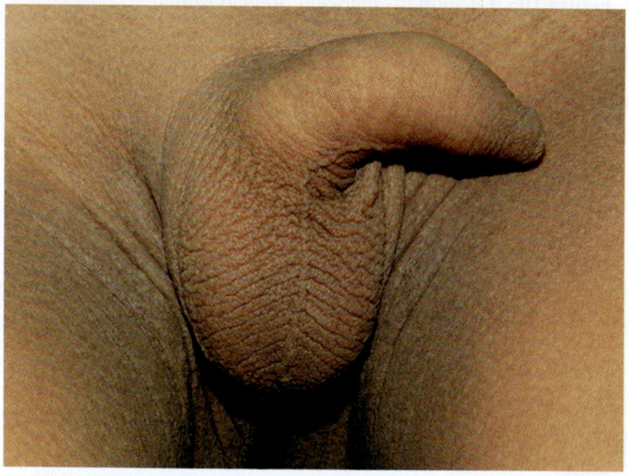

■ **Figura 105.6** *Acanthosis nigricans*. Genital.

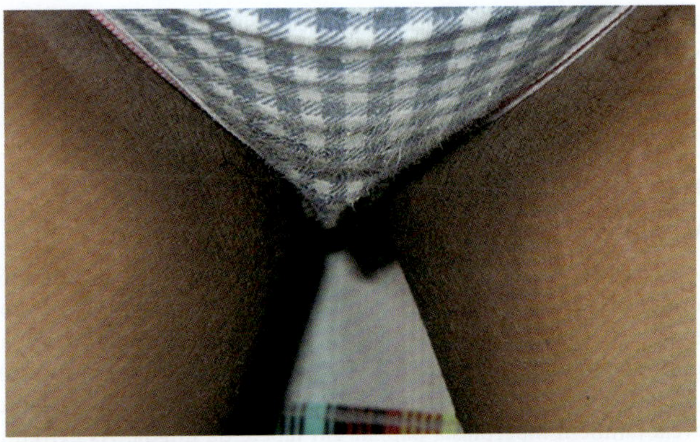

■ **Figura 105.7** *Acanthosis nigricans*. Inguinocrural.

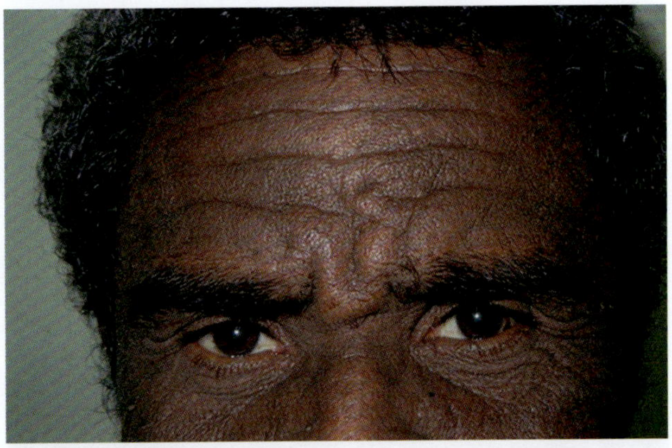

■ **Figura 105.8** *Acanthosis nigricans*. Face.

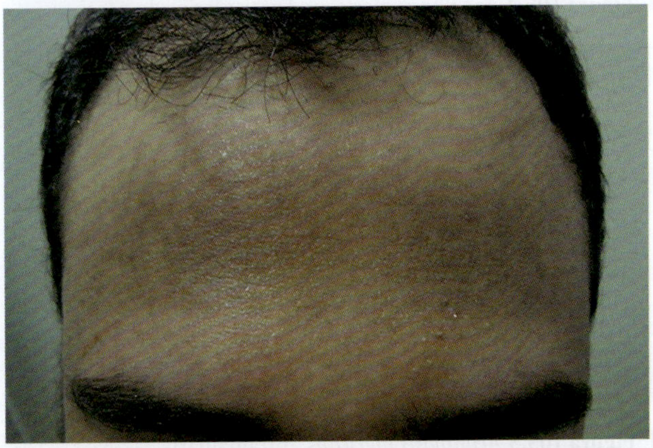

■ **Figura 105.9** *Acanthosis nigricans*. Região frontal.

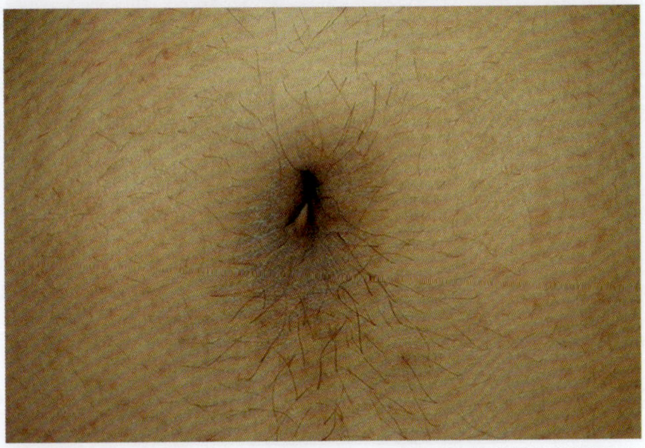

■ **Figura 105.10** *Acanthosis nigricans*. Cicatriz umbilical.

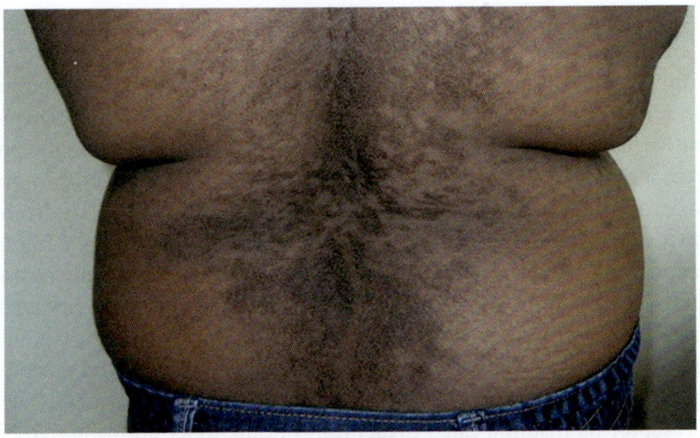

■ **Figura 105.11** *Acanthosis nigricans*. Extensa.

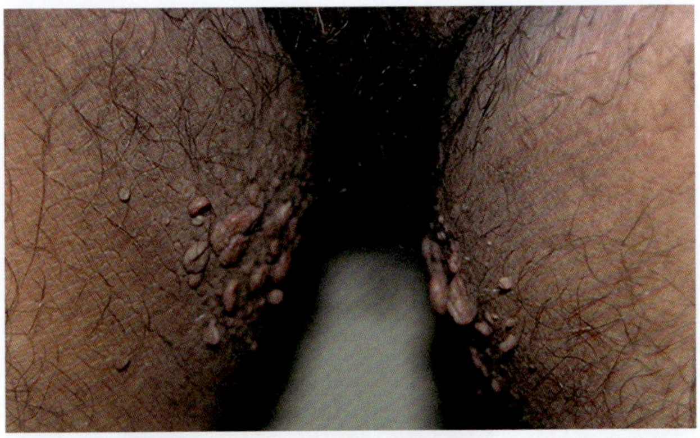

■ **Figura 105.12** *Acanthosis nigricans*. Fibromas moles. Face interna das coxas.

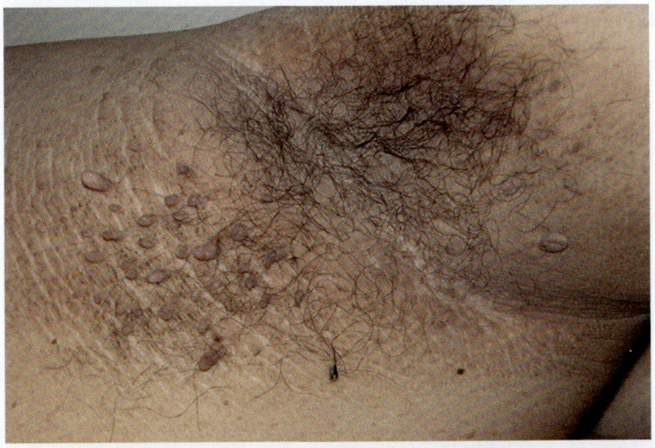

■ **Figura 105.13** *Acanthosis nigricans*. Fibromas moles. Axilas.

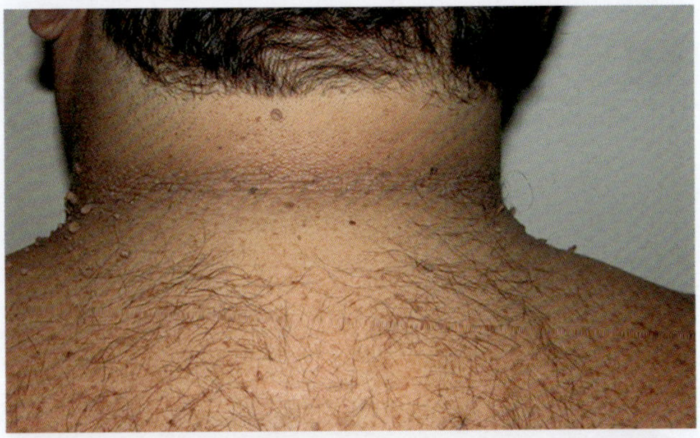

■ **Figura 105.14** *Acanthosis nigricans*. Fibromas moles. Face posterior do pescoço.

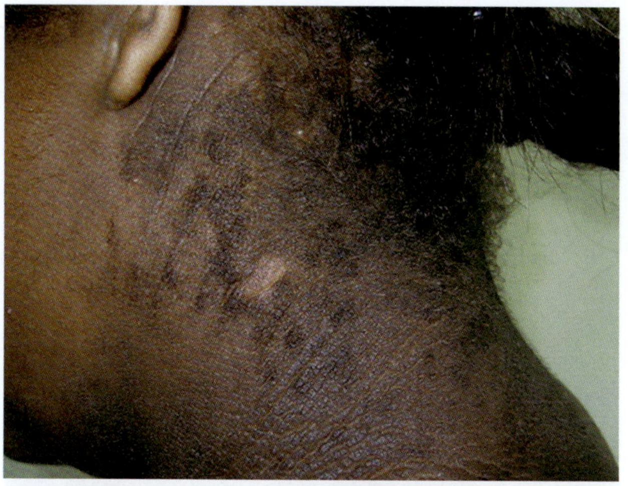

■ **Figura 105.15** *Acanthosis nigricans* familiar. Início aos 8 anos.

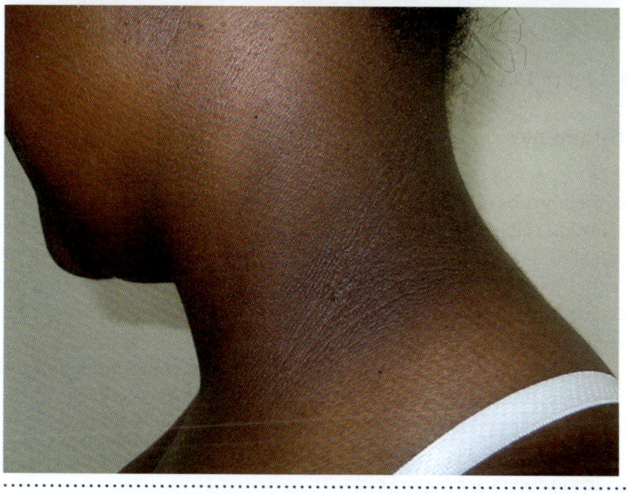

■ **Figura 105.16** *Acanthosis nigricans* familiar. Início aos 16 anos.

Acanthosis nigricans como sintoma parcial de síndromes hereditárias

É manifestação encontrada dentro do cortejo clínico hereditário e com caráter recessivo. Surge na infância ou puberdade e tem expressão clínica pouco acentuada.[2,3]

A AN benigna é sintoma parcial de síndromes hereditárias. O desenvolvimento clínico é suave e lento em seu desenrolar e é encontrada no cortejo clínico de diversas síndromes hereditárias com caráter recessivo. A AN pode ser encontrada em múltiplas síndromes tais como: Bloom, Alström, ataxia telangiectásica, Costelo, Marfan (retardo mental, alta estatura, dismorfia facial), Capozuela, Prader-Willi, Beare-Stevenson, *cutis gyrata,* Down, Crouzon, Hermansky-Pudlack, Rud, doença de Wilson, Miescher (Quadro 105.2). Aproximadamente 10% dos transplantados renais desenvolvem AN.[3,7,8]

Acanthosis nigricans e doenças endócrinas adquiridas

A AN benigna não hereditária é sintoma próprio dos tumores da hipófise, suprarrenais e ovários. As primeiras manifestações clínicas se revelam na puberdade ou na idade adulta. Nem sempre se constata a obesidade. Síndromes endocrinológicas próprias da puberdade com gigantismo, acromegalia e elevado nível de hormônio do crescimento se acompanham da AN. Do mesmo modo se manifesta na síndrome de Cushing, doença de Addison ou na síndrome dos ovários policísticos. É relativamente frequente naqueles pacientes jovens, adiposes com *diabete melittus* juvenil. Faz parte da síndrome HAIR-AN que é um subtipo da síndrome dos ovários policísticos, onde ocorre o hiperandrogenismo, resistência insulínica e acantose nigricante.[2,3,10,11]

Acanthosis nigricans por fármacos

A *acanthosis nigricans* raramente ocorre como efeito colateral de um medicamento. Os medicamentos que mais frequentemente são os responsáveis por esse efeito são aqueles que induzem à hiperinsulinemia. Entre eles estão os corticosteroides sistêmicos,[12] insulina,[13] contraceptivos orais,[14] niacina,[15] testosterona,[16] e a droga antipsicótica aripiprazole[17] que é um antagonista do receptor 5-HT2A da serotonina.

Acanthosis nigricans maligna

É encontrada em pacientes com carcinomas viscerais. Em aproximadamente 60% existe correlato sincrônico entre a lesão dermatológica e o processo maligno interno. Em outros 20% o processo maligno antecede por alguns anos a dermatose, por causa, em parte, de relatos sintomáticos imprecisos, quando então, em outros 20% a lesão cutânea é secundária.[2] Nessas síndromes paraneoplásicas, a AN se desenvolve preferencialmente na idade adulta, e com a resolução do tumor há, frequentemente, a involução da lesão cutânea. O diagnóstico tumoral preponderante, em aproximadamente 60% dos pacientes, é de adenocarcinoma do estômago, revelando-se nos outros 30% tumores em outras vísceras abdominais e tendo ainda localização aleatória em outros 10%. Pâncreas, bexiga, colo, reto, útero, ovários, próstata, esôfago,

Quadro 105.2 Síndromes hereditárias.

Síndrome
Síndrome de Berardinelli (1954)-Seip (1959)
Características acromegaloides. Desde o nascimento ou na infância, lipodistrofia progressiva e generalizada, hipertricose, hiperlipidemia e xantomatose
Síndrome de Bloom
Eritema telangiectásico congênito e nanismo
Síndrome de Crouzon (1912)
Disostose craniofacial hereditária: anomalia craniana e oftálmica; hipoplasia do maxilar superior, surdez, retardo mental, com início na infância ou puberdade
Síndrome de Lawrence (lipodistrófica)
Características acromegaloides, diabete *mellitus* insulinorresistentes, hiperlipidemia, lipodistrofia, hepatomegalia, com início na infância ou já na idade adulta
Síndrome de Miescher (1921)
Imbecilidade, diabete *mellitus*, hipertricose, *cutis verticis gyrata* e anomalias dentárias
Síndrome de Prader-Willi (1956)
Adiposidade, nanismo, acromicria, criptoquismo, oligofrenia e miatonia (recém-nato)
Síndrome de Rabson-Mendenhall (1956)
Resistência insulínica consequente à desorganização do receptor de insulina. Na infância surgem as primeiras manifestações de hiperglicemia e glicosúria. O aporte insulínico é considerável. Anticorpos contra a insulina não são comprovados. Manifestações clínicas: macroglossia, displasia dentária, macrogenitossomia precoce consequente à hiperplasia da suprarrenal, assim como papilomatose mucocutânea. Carcinomas não são constatados. Na resistência insulínica, supõe-se que ela desempenhe importante papel na patogenia, pois o fator IGF-1 é encontrado nos ceratinócitos e, portanto, alta dose de insulina (diabete insulinorresistentes) estimula a proliferação celular epidérmica

glândula mamária ou pulmão podem ser responsáveis pela correlação. No cortejo clínico, com acentuado comprometimento está a mucosa oral. Importante, ainda, com acentuada expressão clínica é a lesão das extremidades distais, incluindo-se as palmas e as plantas.[2,3]

Histopatologia

Papilomatose acentuada com hiperplasia digitiforme e ligeira acantose com formação de pseudocistos córneos. Característica importante é a hiperpigmentação da camada basal (Figura 105.17). Assim, o termo *acanthosis* batiza o aspecto clínico, e não a histologia da lesão musgoide; o aspecto sujo da lesão clínica não tem a melanina como responsável, e sim, a hiperqueratose.[2,3]

Diagnóstico diferencial

É feito com as doenças que apresentam paraceratose granular e outras como a hiperpigmentação reticulada (síndrome de Gougerot--Carteaud), (Figura 105.18) doença de Dowling-Degos, síndrome de Haber e hiperpigmentação reticulada de Kitamura. A paraceratose granular apresenta-se como pápulas e placas eritematosas ou mais escuras nas regiões intertriginosas. Em mulheres, é observada nas axilas, submamárias e prega inguinocrural. A doença de Dowling-Degos é doença familiar nevoide, com aparecimento tardio com hiperpigmentação escura das áreas de flexão associada a fibromas e hiperceratose folicular, cicatrizes acneicas ou variceliformes.[2,3] Diagnóstico diferencial que sempre deve ser lembrado, principalmente com lesões comprometendo o tórax, é a *dermatosis neglecta*[18] (Figura 105.19). Diagnóstico esse que pode ser confirmado utilizando-se um algodão embebido em água e sabão, o qual friccionado sobre a pele comprometida confirma a existência de detritos acumulados no local, fazendo a dermatose desaparecer.

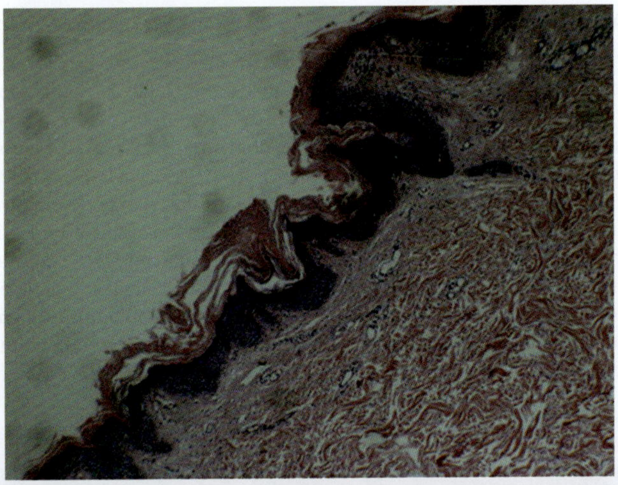

Figura 105.17 *Acanthosis nigricans*. Histologia.

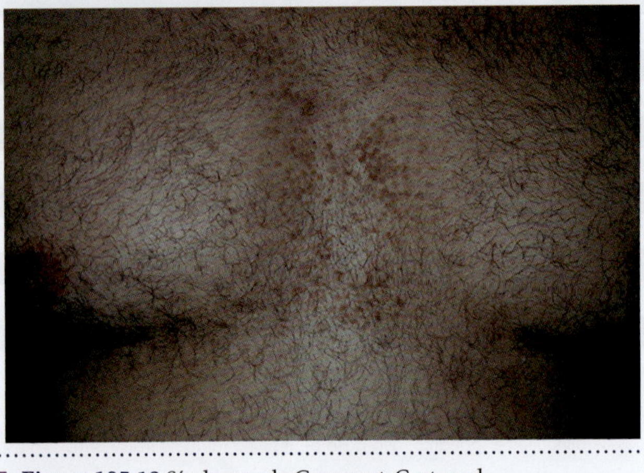

Figura 105.18 Síndrome de Gougerot-Carteaud.

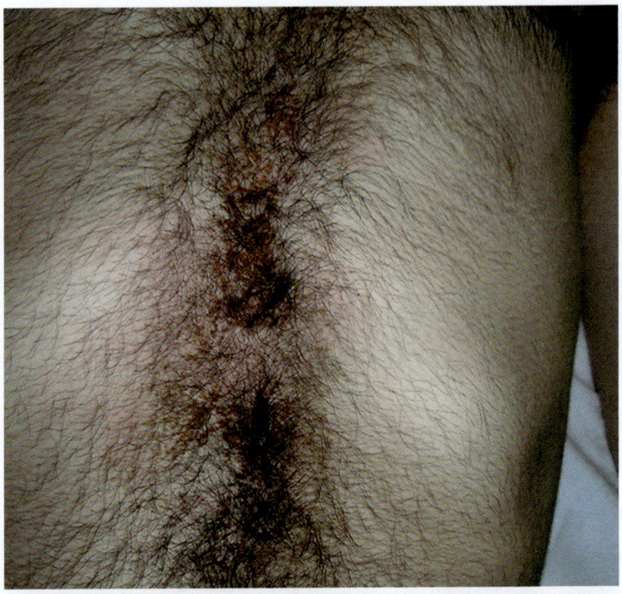

Figura 105.19 *Dermatosis neglecta*.

Tratamento

Em pacientes obesos a perda de peso tem se demostrado eficaz na melhora da AN.[19] Quando houver resistência insulínica deve ser instituído tratamento com metformina ou rosiglitazona que aumentam a sensibilidade à insulina.[20,21] A retirada da droga responsável pela AN frequentemente resulta na melhora das lesões da pele.[22] A melhora ou resolução da AN tem sido relatada em muitos pacientes, seguindo a retirada do tumor maligno responsável.[23,24]

Opções com fármacos para uso tópico como etretinato, tretinoína, calciopotriol, ureia, *laser* ablativo de CO_2 e alexandrita *long-pulse* são opções de tratamento reportadas como sendo de sucesso em casos isolados.[8,25]

STUCCO KERATOSIS

Introdução

Descrita por Kocsard e Ofner em 1966 com o nome de keratoelastoidose verrucosa das extremidades ou *stucco keratosis*, que descreveram as lesões verrucoides lenticulares localizadas preferencialmente na face posterior das pernas e sobre o tendão de Aquiles.[26]

Considerada uma das 5 variantes da queratose seborreica (as outras são: queratose seborreica comum, dermatose papulosa negra, queratose seborreica pedunculada e melanoacantoma).[27,28]

Epidemiologia

As primeiras manifestações ocorrem ao redor dos 40 anos e são mais frequentes em idosos. Homens são 4 vezes mais afetados que as mulheres.[28] Diferente da queratose seborreica comum não tem incidência familiar.

Manifestações clínicas

As lesões simulam morfologicamente o estuque (acabamento com gesso utilizado no interior de residências). É uma queratoelastoidose verrucosa nas pernas, preferindo sua porção distal (pernas e pés) (Figura 105.20) e tendão de Aquiles (Figura 105.21). Pode também ser encontrada no dorso dos pés, antebraços e mãos. Nunca comprometidas estão as palmas e solas, tronco e cabeça. Essas excrescências facilmente removíveis, o que induz à gratagem, variam de 1 a 5 mm em seus diâmetros. A intensidade é variável e preferencialmente eleitos são aqueles com idade média ao redor dos 40 anos. Pela microscopia eletrônica não se comprovam partículas virais, mas pela óptica se assemelham à ceratose verrucosa sem hipergranulose. A hidratação da camada córnea por emolientes e hidratantes é opção confiável.[2,3,29,30] Aquelas alterações encontradas também nas lesões por dano actínico são comuns a este quadro.

Diagnóstico diferencial

É feito com a *hiperqueratosis lenticulares pertans* (Flegel), caracterizada clinicamente por pápulas cupuliformes, ásperas, ceratóticas, amarelo-escuras, com 2 a 5 mm de diâmetro e acometendo a panturrilha. Excepcionalmente se dá o acometimento de outras regiões. Casos familiares são registrados.[31]

Histopatologia

Hiper e paraceratose sobre uma epiderme atrófica ou mesmo já acantótica. Acompanha infiltrado liquenoide no limite dermoepidérmico.

Tratamento

Emolientes, ureia e 5-fluoracil podem, quando e se necessário, ser úteis. Os retinoides orais, uma vez judiciosamente avaliados, podem melhorar o quadro, mas são injustificáveis para dermatose assintomática e crônica. Após *shaving* não recidivam.

HIPERQUERATOSE DO MAMILO E DA ARÉOLA

Introdução

Descrita por Tauber em 1923. Lévy-Franckel em 1938 identificou três subtipos: a) como expressão de um nevo epidérmico, b) associada a ictiosis e c) forma idiopática isolada.[32] Menos de setenta casos foram descritos até 2012.[33] Em 2013 foi publicado por Higgins WH e colaboradores, artigo apresentando 25 novos casos associados com a gravidez.[34]

Etiologia

A hiperqueratose do mamilo e aréola (HMA) tem patologia benigna adquirida, desconhecida e assintomática. Tem ginecotropismo em torno de 80%, dos casos, manifestando-se ao redor da segunda ou terceira década da vida; no homem esta é variável. A apresentação unilateral pode ocorrer (Figura 105.22) mas o acometimento bilateral é a regra.

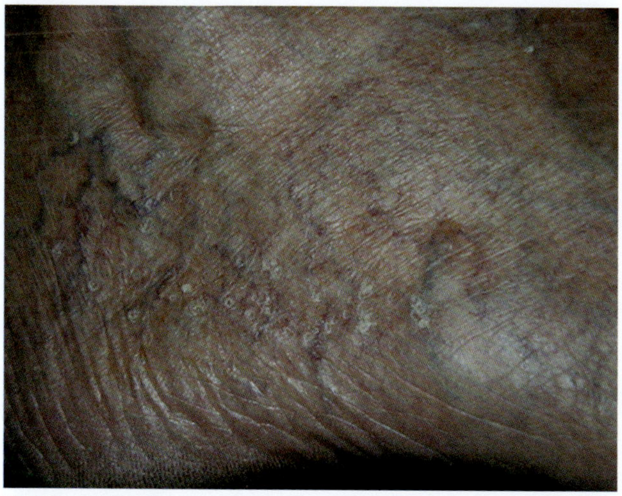

Figura 105.20 *Stucco keratosis*. Face lateral do pé.

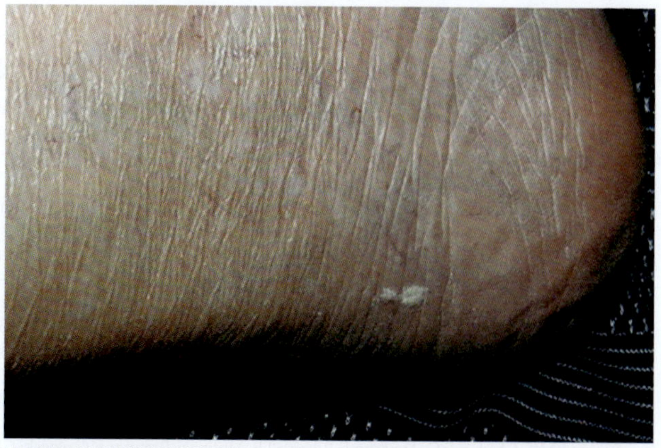

Figura 105.21 *Stucco keratosis*. Sobre tendão de Aquiles.

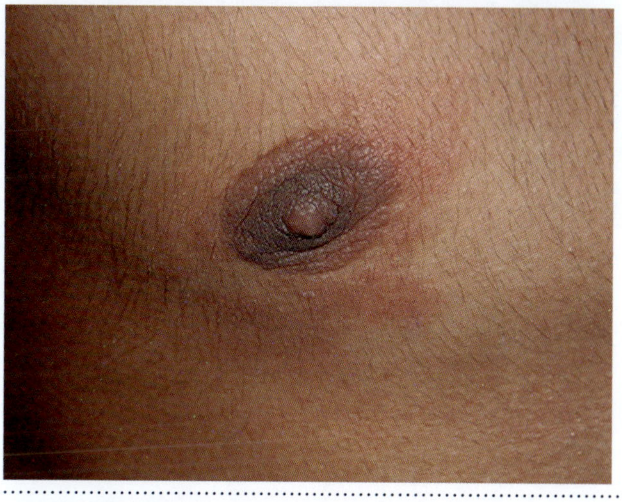

Figura 105.22 Hiperqueratose do mamilo e da aréola.

Manifestações clínicas

É mais frequente que tanto o mamilo quanto a aréola expressem essa ceratose, mas casos isolados podem ocorrer. A amamentação não fica comprometida. A morfologia revela espessamento e verrucosidade escura na região.

Histologia

Ortoceratose com cistos ceratósicos esparsos na epiderme acantótica filiforme.

Terapêutica e diagnóstico diferencial

A terapêutica com calcipotriol é relatada como sendo efetiva. O diagnóstico diferencial se faz com nevo epidérmico, ictioses, *acanthosis nigricans*, doença de Darier e líquen simples crônico. As pápulas isoladas ou pequenas placas são próprias da ceratose seborreica.[35]

Referências bibliográficas

1. Degos R. Dermatologie. Flammarion Medicine-Sciences. 1963:636-8.
2. Andrew S. Diseases of the skin: clinical dermatology. 10ª ed. chapter 24, p. 506-8.
3. Braun-Falco O, Plewig G, Wolf HH, Winkelmann RK. Dermatologie und venerologie. 3rd revised edition. Berlin Heidelberg: Springer-Verlag; 1984. p. 455-8.
4. Hud JA Jr, Cohen JB, Wagner JM, Cruz PD Jr. Prevalence and significance of acanthosis nigricans in an adult obese population. Arch Dermatol 1992;128:941.
5. Mazer JM. Acanthosis nigricans. Encycl Méd Chir Dermatologie. Paris: Elsevier; 1999. 98-670-A-10, 9p.
6. Weedom D. Acanthosis nigricans. In: Skin pathology. 3ª ed. China: Elsevier; 2010. p. 504-6.
7. Sampaio SAP, Rivitti E. Manifestações cutâneas paraneoplásicas e metástases cutâneas. In: Dermatologia. 3ª ed. 2007. p. 375-382.
8. Azulay DR, Azulay RD. Dermatoses paraneoplásicas. In: Dermatologia. 4ª ed. 2006. p. 577-580.
9. Berk DR, Spector EB, Bayliss SJ. Familial acanthosis nigricans due to K650T FGFR3 mutation. Arch Dermatol 2007;143:1153.

10. Roselino AMF. Doenças de origem metabólica e nutricional. In: Ramos-e-Silva, M, Castro MCR. Fundamentos de Dermatologia. Rio de Janeiro: Atheneu; 2010. p. 1097-1116.
11. Rager KM, Omar HA. Androgen excess disorders in women: the severe insulin-resistant hyperandrogenicc syndrome, HAIR-AN. Scientific World Journal. 2006 Jan 24;6:116-21.
12. Schwatz RA. Acanthosis nigricans. J Am Acad Dermatol 1994;31:1.
13. Fleming MG, Simon SI. Cutaneous insulin reaction resembling acanthosis nigricans. Arch Dermatol 1986;122:1054.
14. Skouby SO. Update on the metabolic effects of oral contraceptives. J Obstet Gynaecol (Lahore) 1986;6 Suppl 2:S104.
15. Stais H, Vercammen C, Peeters C, Morren MA. Acanthosis nigricans caused by nicotinic acid: case report and review of the literature. Dermatology 1994;189:203.
16. Karadag A, Kavala M, Demir F et al. A case of hyperpigmentation and acanthosis nigricans by testosterona injection. Hum Exp Toxicol 2014;33:1297.
17. Manu P, Al-Dhaher Z, Dargani N, Correl CU. Acanthosis nigricans during treatment with aripiprazole. Am J Ther 2004;21:e90.
18. Sasaya EMK, Ghislandi C, Trevisan F, Ribeiro TB, Mulinari-Brenner F, Gaiewski CB. Dermatosis neglecta. An Bras Dermatol. 2015;90(3 Suppl 1):S59-61.
19. Kuroki R, Sadamoto Y, Imamura M et al. Acanthosis nigricans with severy obesity-retated, insulin resistance and hypothyroidism: improvement by diet control. Dermatology 1999;198:164.
20. Romo A, Benavides. S. Treatment options in insulin resistance obesity-related acanthosis nigricans. Ann Pharmacother 2008;42:1090.
21. Bubna AK. Mettformin – For the Dermatologist. Indian J Pharmacol. 2016 Jan-Feb;48(1):4-10.
22. Sinha S, Schwartz RA. Juvenile acanthosis nigricans. J Am Acad Dermatol 2007;57:502.
23. Anderson SH, Hudson-Peacock M, Muller AF. Malignant acanthosis nigricans: potencial role of chemotherapy. Br J Dermatol 1999;141:714.
24. Lee SS, Jung NJ, Im M et al. Acral-type Malignant Acanthosis Nigricans Associated with Gastric Adenocarcinoma. Ann Dermatol 2011;23:S208.
25. Curth H. Significance of acanthosis nigricans. Arch Dermatol. 1952;66:80-100.
26. Degos R. Dermatologie. Flammarion Medicine-Sciences. 1975:671 f.
27. Alapatt GF, Sukumar D, Bhat MR. A clinicopathological and dermatoscopic correlation of seborrheic keratosis. India J Dermatol 2016;61:622-7.
28. Bolognia JL, Jorizzo JL, Rapini RP, eds. Dermatology. 2nd ed. Philadelphia, PA: Mosby Elsevier; 2008. 2:1661-4.
29. Kocsard E, Ofner I. Keratoelastoidosis verrucosa of extremities. Dermatol. 1966;133:225-35.
30. Braun-Falco O, Weissmann I. Stukkokeratosen. Uebersicht und eigene Beobochtuegen. Hautarzt. 1978;29:573-7.
31. Jank KA, Choi JH, Sung KJ, Moonk C, Koh JK. Hyperkeratosis lenticularis perstans (Flegel's Disease): histologic, immunohistochemical and ultrastrutural features in a caser. Am J Dermatopathol 1999;21:395-402.
32. Ruiz-Villaverde R, Sánchez-Cano D, Pacheco Sánchez Lafuente FJ. Hiperqueratosis nevoide del pezón y la areola. An Pediatr. 2006;64:180-1.
33. Ilana S, Rosman IS, Hepper DM, Lind AC, Anadkat MJ. Nevoid hyperkeratosis of the areola misinterpreted as mycosis fungoides. J Cutan Pathol 2012;39:545-8.
34. Higgins HW, Jenkins J, Horn TD, Kroumpouzos G. Pregnancy-Associated Hyperkeratosis of the Nipple. Jama Dermatol. 2013;149(6):722-6.
35. Baykal C et al. Nevoid hyperkeratosis of the nipple and areola. A distinct entity. J Am Acad Dermatol. 2002;46:414.

Maria Cecília Teixeira de Carvalho Bruno • Carlos Alberto Bruno Mendes de Oliveira • Walter Belda Junior

Doença de Cole

INTRODUÇÃO

A doença de Cole é uma genodermatose autossômica dominante congênita, extremamente rara, caracterizada por máculas hipocrômicas disseminadas, localizadas tipicamente nos membros superiores e inferiores, associadas a queratodermias puntactas palmoplantares.[1,3-5] Essas alterações estão presentes no nascimento ou se desenvolvem no primeiro ano de vida, permanecendo inalteradas por toda a vida. Em alguns casos, há depósitos de cálcio (calcificações) nos tendões, que causam dor na mobilização.[5]

FREQUÊNCIA

A doença de Cole é extremamente rara, sendo sua prevalência desconhecida. Poucos casos de ocorrências familiares são descritos na literatura.[1-8]

ALTERAÇÕES GENÉTICAS

A doença de Cole é causada por mutações no gene ENPP1 (gene codificador do ectonucleotídeo pirofosfatase-fosfodiesterase 1), que produz uma proteína que previne o controle do depósito de minerais nos tecidos (incluindo o cálcio) e também desempenha papel no controle da sinalização celular, por meio da interação entre uma parte do ENPP1 (a proteína chamada SMB2 domínio) e o receptor de insulina.

A insulina desempenha várias funções no organismo, incluindo o controle glicêmico, a integridade da epiderme e o transporte de melanina por meio dos queratinócitos.

A mutação no ENPP1 compromete o transporte de melanina e o desenvolvimento dos queratinócitos, ocasionando, assim, lesões hipopigmentadas e a queratodermia puntacta, encontradas nessa doença. Essas mutações também podem alterar o controle da deposição de minerais (incluindo o cálcio) nos diversos tecidos. Por razões ainda desconhecidas no ENPP1, elas não afetam o controle glicêmico.[2]

QUADRO CLÍNICO

As manifestações clínicas estão presentes ao nascimento ou podem surgir até os 3 anos de idade,[1,3-6] sendo persistentes. As lesões encontradas são máculas hipocrômicas irregulares de tamanhos e números variados, localizadas tipicamente nos membros inferiores e superiores (Figuras 106.1 e 106.2). Nas plantas dos pés (Figuras 106.3 e 106.4) e palmas das mãos (Figura 106.5) há presença de queratoses puntactas.[1-3] Os cabelos e as unhas não apresentam alterações e não há nenhuma manifestação sistêmica.[3]

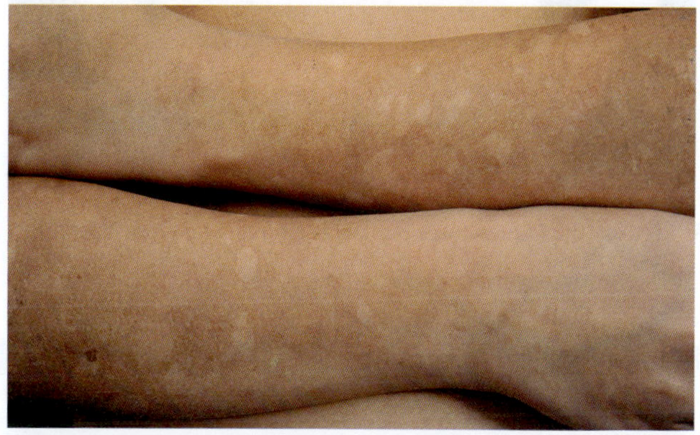

Figura 106.1 Máculas hipocrômicas nos braços.

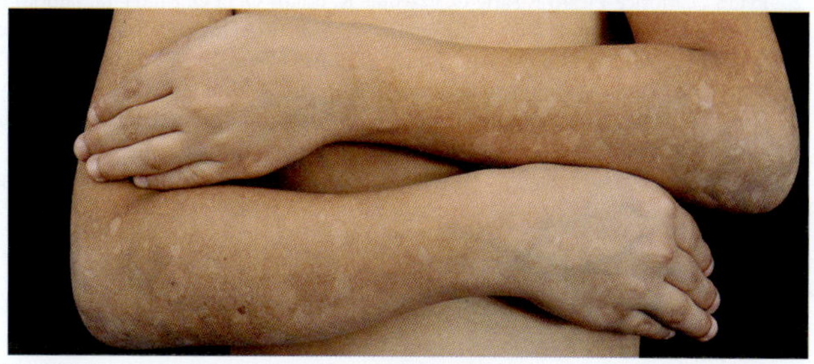

Figura 106.2 Máculas hipocrômicas, simétricas, nos braços.

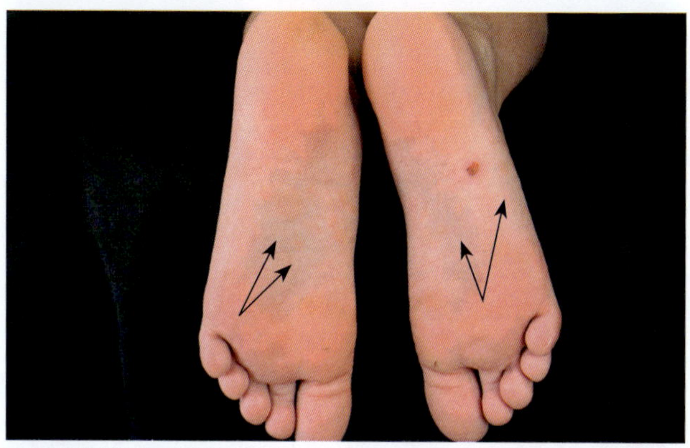

Figura 106.3 Queratoses puntactas em região plantar.

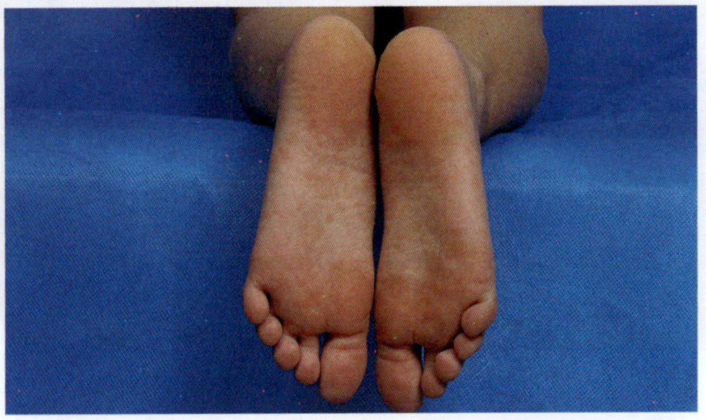

■ **Figura 106.4** Queratoses puntactas em região plantar.

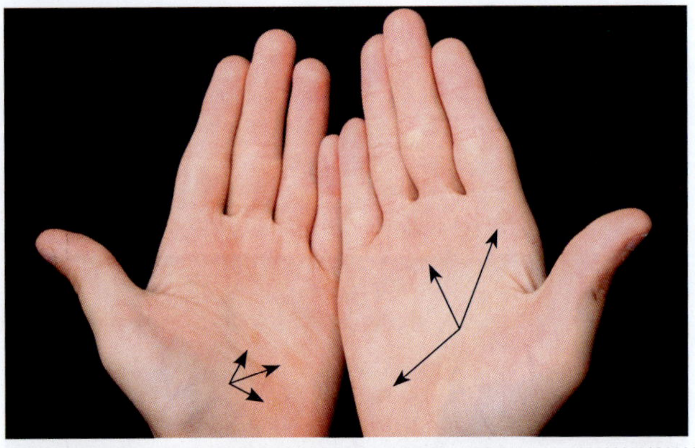

■ **Figura 106.5** Queratoses puntactas em região palmar bilateral.

■ HISTOPATOLOGIA

A doença de Cole não possui achados histológicos característicos de valor diagnóstico, e pouco se sabe sobre sua patogênese. Acredita-se que a doença seja causada por uma alteração nos queratinócitos ocasionada pela ruptura da transferência do melanossoma ou por um descontrole da epidermopoiese. No entanto, nas lesões hipopigmentadas há relatos da diminuição de melanina na camada de células basais.[6]

O quadro histológico da doença de Cole é inespecífico. Nas lesões palmoplantares, observa-se hipergranulose, hiperortoqueratose e acantose. Nas máculas hipocrômicas, há redução de melanina nos queratinócitos, mas nos melanócitos a quantidade permanece sem alterações.[2]

■ MICROSCOPIA ELETRÔNICA

A análise da ultraestrutura revela que os melanócitos estão desproporcionalmente em maior número nos melanossomas, no citoplasma e nos dendritos, mas os queratinócitos mostram baixos números dessas organelas, sugerindo alteração na transferência do melanossoma.[2,3]

■ DIAGNÓSTICO DIFERENCIAL

O diagnóstico diferencial para as hipopigmentações na infância devem incluir vitiligo, piebaldismo, síndrome de Waardenburg, síndrome de Tietze, hipomelanose de Ito e máculas da esclerose tuberosa, porém, nenhuma dessas patologias está associada a hiperqueratoses palmoplantares.[5] As lesões palmoplantares devem ser diferenciadas das manifestações clínicas da queratodermia puntacta palmoplantar na doença de Buschke-Fischer-Brauer, hiperqueratose acral focal, poroqueratose puntacta, acroqueratose elastoide, as quais, entretanto, apresentam manifestações.[5,7]

Referências bibliográficas

1. Cole LA. Hypopigmentation with punctate keratosis of the palms and soles. Arch Dermatol. 1976;112(7):998-1000.
2. Eytan O, Morice-Picard F, Sarig O, Ezzedine K, Isakov O, Li Q, Ishida-Yamamoto A, Shomron N, Goldsmith T, Fuchs-Telem D, Adir N, Uitto J, Orlow SJ, Taieb A, Sprecher E. Cole disease results from mutations in ENPP1. Am J Hum Genet. 2013;93(4):752-57.
3. Vignale R, Yusín A, Panuncio A, Abulafia J, Reyno Z, Vaglio A. Cole disease: hypopigmentation with punctate keratosis of the palms and soles. Pediatr Dermatol. 2002;19(4):302-6.
4. Moore MM, Orlow SJ, Kamino H, Wang N, Schaffer JV. Cole disease: guttate hypopigmentation and punctate palmoplantar keratoderma. Arch Dermatol. 2009;145(4):495-97.
5. Schmieder A, Hausser I, Schneider SW, Goerdt S, Peitsch WK. Palmoplantar hyperkeratoses and hypopigmentation Cole disease. Acta Derm Venereol. 2011;91(6):737-8.
6. Kim JM, Cho HH, Ko HC. Cole disease: a case report and literature review. J Eur Acad Dermatol Venereol. 2015;29(12):2492-3.
7. Schlipf NA, Traupe H, Gilaberte Y Peitsch WK, Hausser I, Oji V, Schmieder A, Schneider SW, Demmer P, Rösler B, Fischer J. Association of cole disease with novel heterozygous mutations in the somatomedin-B domains of the ENPP1 gene: necessary, but not always sufficient. Br J Dermatol. 2016;174(5):1152-3.
8. Tey HL. A practical classification of childhood hypopigmentation disorders. Acta Derm Venereol. 2010;90(1):6-11.

Luciana de Paula Samorano • Maria Cecília da Matta Rivitti Machado • Zilda Najjar Prado de Oliveira

Mastocitose

■ INTRODUÇÃO

Historicamente, a primeira descrição da mastocitose é atribuída a Nettleship e Tay, que, em 1869, cunharam o termo urticária pigmentosa.[1] Paul Ehrlich foi o primeiro a referir o mastócito, 10 anos mais tarde.[2] A mastocitose foi considerada uma doença exclusivamente cutânea até 1949, quando do primeiro relato de acometimento visceral por Ellis.[3] Desde então, foram descritas diferentes apresentações clínicas da doença.

A descrição de novos marcadores e achados sobre a patogenia da doença geraram a necessidade de estabelecimento de consensos com relação à classificação, ao diagnóstico das diferentes formas e ao tratamento.[4-9]

■ DEFINIÇÃO

O termo mastocitose designa um grupo heterogêneo de doenças caracterizadas pelo acúmulo anormal de mastócitos em um ou mais órgãos ou sistemas, com envolvimento frequente da pele, da medula óssea e do trato gastrointestinal.

É atualmente considerada doença hematopoiética clonal, em decorrência de mutações identificadas no receptor KIT (receptor da tirosina quinase) dos mastócitos na maioria dos pacientes adultos e em muitos dos pacientes pediátricos.

O curso da moléstia é variável, com formas quase assintomáticas até outras muito agressivas, que são mais raras.[6,7,9,10]

■ ETIOPATOGENIA

A célula que está implicada na patogênese da doença é o mastócito, que tem origem hematopoiética e é derivado de células progenitoras mieloides. Precursores dos mastócitos migram da medula óssea para o sangue e então para os tecidos, onde terminam seu processo de diferenciação. Tem vida média de vários meses, sendo mais longa que a dos basófilos e outros leucócitos.[11] Apresentam formato arredondado, oval ou fusiforme, núcleo central e citoplasma que contém numerosos grânulos basofílicos. Estes não se coram pelas colorações habituais, como a hematoxilina-eosina (Figura 107.1), mas se coram, metacromaticamente, pelo azul de metileno, presente tanto na coloração de Giemsa como na de azul de toluidina (Figura 107.2) e, ortocromaticamente (mistura de azul e vermelho), pelo alcian blue.[12]

Os mastócitos são encontrados em, praticamente, todos os órgãos e tecidos, mas são mais abundantes na pele, no sistema respiratório e nos tratos gastrointestinal e geniturinário, principalmente próximos aos vasos sanguíneos, linfáticos e nervos periféricos.[10]

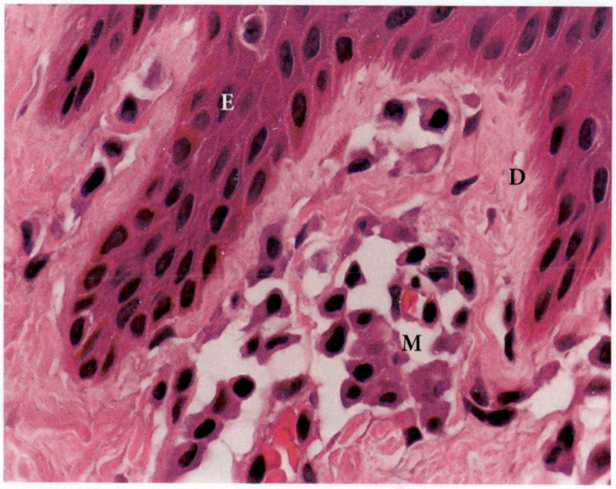

■ **Figura 107.1** Fragmento de pele, obtido de caso de mastocitose, corado pela hematoxilina-eosina, onde se observa a epiderme (E) e mastócitos (M), estes em número aumentado, dispostos ao redor de vasos na derme papilar (D).

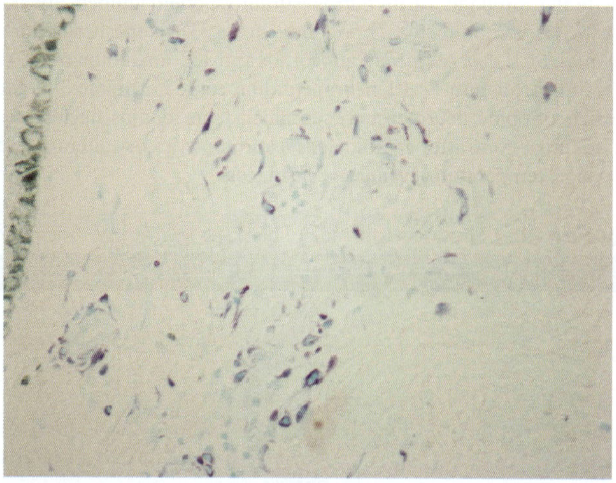

■ **Figura 107.2** Mastocitose cutânea. A coloração de azul de toluidina destaca os grânulos presentes no citoplasma dos mastócitos, corados, metacromaticamente, em roxo, bem como a forma fusiforme dessas células.

Os grânulos dos mastócitos (Figura 107.3) estocam vários mediadores vasoativos e imunorreguladores, que são liberados em resposta à ligação ao receptor de IgE de alta afinidade (FcεRI) e também pela ativação de outros receptores, como de complemento, de IgG (FcγR), do fator de crescimento neural de alta afinidade (TrKA), de citocinas e receptores do tipo Toll (TLRs, *toll-like receptors*). Os mediadores estocados são classificados pré-formados; outros são produzidos sob influência de estímulos. Os principais mediadores pré-formados são histamina, serotonina, heparina, proteoglicanas e proteases neutras (triptase, quimase, carboxipeptidase e catepsina G), que participam em diversos processos, como contração de músculo liso, vasodilatação, vasoconstrição, angiogênese, mitogênese, degradação proteica, dano e reparo tecidual e inflamação. Depois da ativação do mastócito, prostaglandinas, leucotrienos e tromboxanas são sintetizados a partir do metabolismo do ácido araquidônico, atuando como fatores quimiotáticos para polimorfonucleares, ainda na fase imediata da reação. Após algumas horas da degranulação, ocorre a síntese e liberação de fator de necrose tumoral alfa, interleucinas, como IL-6, IL-9 e IL-13, quimiocinas, fator estimulador da formação de colônias de granulócitos e macrófagos, entre outros.[10,11,13,14]

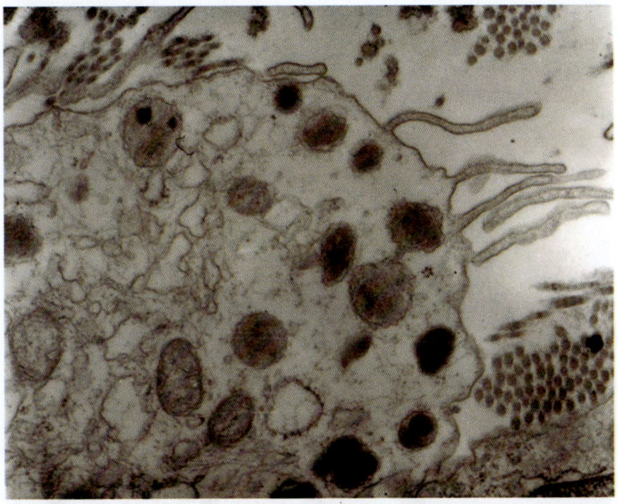

■ **Figura 107.3** Mastócito à microscopia eletrônica. No citoplasma, observam-se os grânulos.

Os mastócitos, considerados células efetoras principais das reações alérgicas, são ativados por meio da exposição a um antígeno (alérgeno), que interage com uma IgE específica, a qual já está ligada ao receptor de IgE de alta afinidade. Vários outros estímulos podem também ativar os mastócitos, como citocinas (p. ex. interleucina 33), fator estimulador de colônias (SCF, *stem cell factor*), anticorpos anti-IgE, anafilotoxinas C3a e C5a, anticorpos anti-FcεRI, neuropeptídios, como hormônio liberador de corticotropina, neurotensina e substância P, hormônios, nucleotídeos da adenina, contrastes radiológicos, estímulos físicos (alterações de pressão e temperatura), venenos e fármacos.[11,14,15]

A triptase é mediador enzimático secretado continuamente e também em resposta a estímulos. Seu nível sérico é proporcional ao número de mastócitos e por isso pode ser utilizado na estimativa da carga total de mastócitos nas doenças que cursam com proliferação destas células.[5,16]

Diversos sinais e sintomas têm sido associados às desordens mastocitárias e à liberação de mediadores pelos mastócitos, como rubor transitório (*flushing*), urticas, angioedema, prurido, congestão nasal, taquicardia, alterações da pressão arterial, fadiga, osteoporose, diarreia, cefaleia e outros (Quadro 107.1).[17]

As células progenitoras dos mastócitos, originadas na medula óssea, expressam CD34, CD13 e CD117 ou KIT (receptor transmembrana com atividade tirosina quinase intrínseca), mas ainda não apresentam os grânulos secretórios característicos e o FcεRI.[11,13] KIT, codificado pelo proto-oncogene c-KIT, é expresso em diversos tipos celulares, como mastócitos, melanócitos, células progenitoras hematopoiéticas, células germinativas e células intersticiais de Cajal no trato gastrointestinal. Com o amadurecimento das células, a expressão do KIT na superfície celular é perdida, com exceção dos mastócitos, em que a expressão permanece elevada.[11]

Os mastócitos se diferenciam em células maduras, que produzem triptase após sua entrada nos tecidos e sob influência de citocinas, das quais a mais importante é o SCF, expresso pelas células progenitoras e codificado pelo proto-oncogene c-KIT.[7]

Mutações somáticas de c-KIT e alterações imunofenotípicas nos mastócitos exercem papel importante na etiopatogenia das mastocitoses. Várias mutações têm sido descritas como capazes de ativar o receptor KIT, independentemente dos seus ligantes, induzindo proliferação clonal. As mutações identificadas mais comuns são observadas no éxon 17 do gene c-KIT e no éxon 11, sendo de destaque a mutação KIT D816V, em que ocorre substituição de valina por ácido aspártico no códon 816 da proteína humana KIT, detectável em mais de 90% dos casos de mastocitose em adultos.[8,10,18] Nas mastocitoses em crianças, embora haja indícios de a doença também ser clonal, há diferentes observações com relação às mutações identificadas. Méni e colaboradores, em revisão sistemática, evidenciaram mutação KIT D816V em 35% dos pacientes testados, 40% apresentavam outras mutações em c-KIT e em 25% não foram detectadas mutações neste gene.[19]

Postula-se que inibição da apoptose dos mastócitos também possa estar relacionada ao desenvolvimento das mastocitoses. Demonstrou-se atividade aumentada da proteína antiapoptose BCL-2 nos pacientes com mastocitose.[20]

Embora a mastocitose não seja doença hereditária, existem raros casos descritos de mastocitose familiar, geralmente relacionados a mutações germinativas do c-KIT.[21,22]

Quanto ao prurido observado na doença, além dos mediadores liberados pelos mastócitos, parece também estar envolvida a produção aumentada da citocina IL-31.[23]

■ CLASSIFICAÇÃO

A classificação adotada atualmente (Quadro 107.2) é a da Organização Mundial de Saúde (OMS, em inglês World Health Organization

Quadro 107.1 Sintomas constitucionais e sua relação com mediadores liberados pelos mastócitos.

Órgãos e sistemas	Sintomas	Mediadores mastocíticos relacionados mais relevantes
Pele	*Flushing*, prurido, urticária, angioedema	CRH, histamina, IL-6, IL-8, IL-33, PAF, PGD_2, TNF, triptase
Digestivo	Diarreia, cólicas abdominais, refluxo gastroesofágico, náuseas e vômitos	CRH, histamina, IL-6, neurotensina, PAF, PGD_2, serotonina, TNF, triptase, VIP
Cardiovascular	Hipotensão, síncope, taquicardia, tontura	CRH, quimase, histamina, IL-6, PAF, renina, TNF, triptase
Respiratório	Congestão nasal, prurido nasal, sibilos, falta de ar, edema de glote	Histamina, IL-6, PAF, PGD_2, leucotrienos
Neurológico	Ansiedade, depressão, diminuição da concentração, perda da memória, insônia, cefaleia	CRH, histamina, IL-6, neurotensina, PAF, PGD_2, TNF
Músculo-esquelético	Dores musculares, dores ósseas, osteopenia, osteoporose	IL-6, PGD_2, RANKL, TNF, triptase
Outros/efeitos sistêmicos	Fadiga, mal-estar generalizado, perda de peso	CRH, histamina, IL-6, TNF

CRH: hormônio liberador de corticotropina; PAF: fator ativador de plaquetas; IL: interleucina; PGD: prostaglandina; RANKL: ligante do receptor ativador do fator nuclear κB; TNF: fator de necrose tumoral.

– WHO).[9,24] Na última atualização, de 2016, dividiu-se a doença em três grupos: mastocitoses cutâneas (MC), mastocitoses sistêmicas (MS) e tumores mastocíticos localizados.

As principais modificações, relacionadas às classificações anteriores, foram: MS *smouldering* foi individualizada e não mais classificada como subtipo de MS indolente; mastocitoma extracutâneo foi excluído da classificação, por ser extremamente raro; sugeriu-se o uso preferencial dos termos MS com neoplasia hematológica associada, ao invés de MS com doença hematológica clonal de linhagem não mastocítica; subdivisão da MS agressiva em doença não transformada e doença em transformação para leucemia mastocítica.

Quadro 107.2 Classificação das mastocitoses cutâneas segundo a Organização Mundial da Saúde, 2016.[9,24]

Mastocitose cutânea (MC)
Urticária pigmentosa ou MC maculopapular MC difusa Mastocitoma cutâneo
Mastocitose sistêmica (MS)
MS indolente MS *smouldering* MS com doença hematológica clonal de linhagem não mastocítica associada ou MS com neoplasia hematológica associada MS agressiva Leucemia mastocítica
Sarcoma mastocítico

■ EPIDEMIOLOGIA

Estudos epidemiológicos sobre mastocitoses são escassos. São consideradas doenças raras, com prevalência estimada em 9 casos para 100 mil indivíduos.[10]

Podem ocorrer em qualquer idade, embora o início seja mais comumente observado na infância, sobretudo nos primeiros 2 anos de vida. Mastocitose congênita, com manifestações desde o nascimento, é descrita excepcionalmente. Quando de início na infância, costuma haver resolução ou estabilidade da doença. Um segundo pico de incidência é observado entre a segunda e quinta décadas de vida. Não parece haver predileção entre os sexos.[25]

■ MASTOCITOSE CUTÂNEA

Mastocitoses cutâneas são formas de mastocitose que afetam, primariamente, a pele.

Segundo Valent e colaboradores, as mastocitoses cutâneas caracterizam-se por:

a) quadro cutâneo típico;
b) presença de infiltrado focal composto por mastócitos na derme;
c) ausência de critérios que estabeleçam o diagnóstico de mastocitose sistêmica.[7]

A mastocitose cutânea acomete, predominantemente, crianças. O pico de incidência ocorre no primeiro ano de vida e, na maior parte dos casos, as primeiras manifestações iniciam-se antes dos 2 anos de idade. Costuma ter curso benigno e autolimitado, com remissão das lesões até a puberdade.[25,26]

As manifestações mais comuns são prurido, eritema e edema no local das lesões. Na maioria dos pacientes, o primeiro sinal de doença é erupção maculopapulosa típica (urticária pigmentosa), com sinal de Darier positivo (eritema e edema ao atritar as lesões) (Figuras 107.4 a 107.6).

As bolhas, que podem ser hemorrágicas, ocorrem raramente em todas as formas de mastocitose cutânea, porém são mais observadas na mastocitose cutânea difusa e no mastocitoma cutâneo, e podem ser preditoras de episódios de ativação mastocítica intensa e complicações graves.[27,28]

Sintomas sistêmicos podem ocorrer pela liberação de mediadores dos mastócitos, mesmo nas formas puramente cutâneas. Estes sintomas são, geralmente, desencadeantes por estímulos físicos (frio, calor, fricção, exposição à luz solar), estresse psicológico, exercício ou febre. Pode haver *flushing*, hipotensão, sintomatologia gastrointestinal, principalmente diarreia e dor abdominal, e, mais raramente, choque anafilático.[10,28]

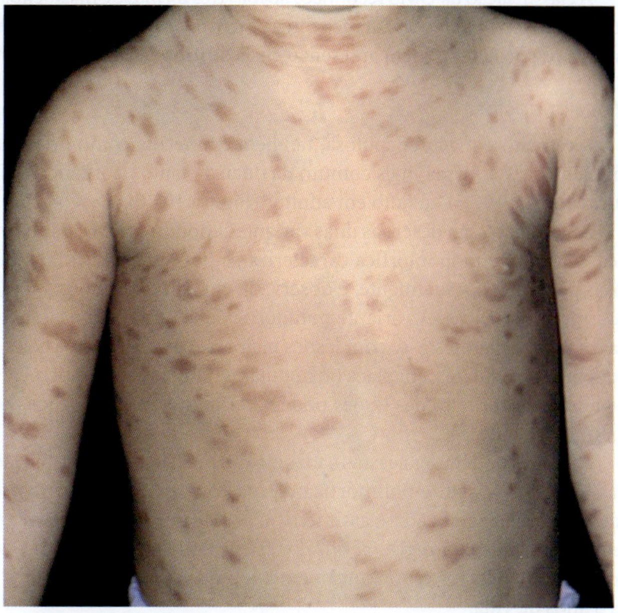

■ **Figura 107.4** Mastocitose cutânea, forma urticária pigmentosa.

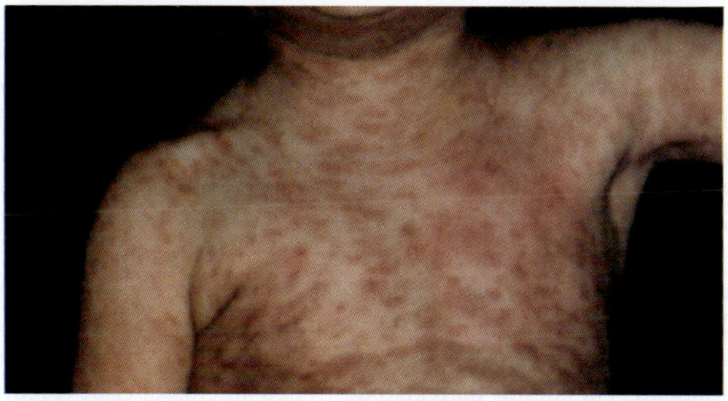

■ **Figura 107.5** Sinal de Darier (eritema e edema) positivo na urticária pigmentosa.

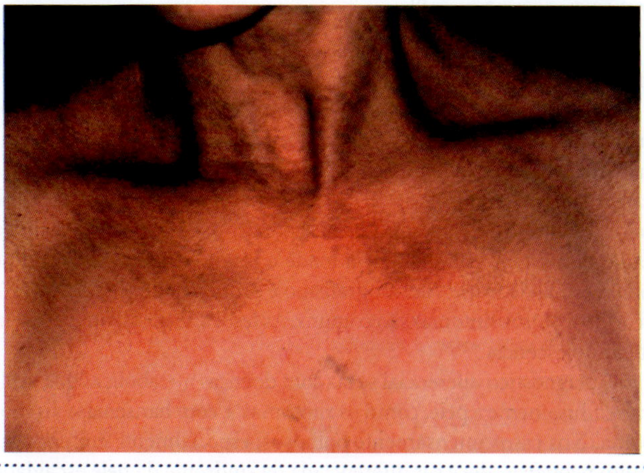

■ **Figura 107.6** Mastocitose maculopapulosa (urticária pigmentosa) em adulto jovem, evidenciando-se o sinal de Darier positivo.

Quadro clínico das mastocitoses cutâneas

As lesões podem ser únicas ou múltiplas, com apresentação clínica variada, e costumam apresentar positividade para o sinal de Darier, sobretudo na infância (Figuras 107.5 e 107.6). Este é considerado positivo quando, ao se atritarem as lesões de mastocitose, estas se tornam eritematosas e edematosas, por liberação da histamina contida nos grânulos dos mastócitos.[28]

A classificação da OMS reconhece apenas três formas de mastocitose cutânea: maculopapulosa, cutânea difusa e mastocitoma cutâneo. Sabe-se que os pacientes podem apresentar mais de uma variante clínica.[9,24]

Maculopapulosa

Mastocitose maculopapulosa, também conhecida como urticária pigmentosa, é a forma mais comum da doença, tanto na infância (Figuras 107.4 e 107.5), quanto em adultos (Figura 107.6).

Atualmente, são descritas duas variantes: monomórfica e polimórfica. A variante monomórfica caracteriza-se por lesões maculopapulosas pequenas e, usualmente, é observada em adultos, embora possa ocorrer em crianças. A variante polimórfica é observada tipicamente na infância e manifesta-se com lesões maiores e assimétricas, as quais podem ser maculares, em placa ou nodulares. Observa-se também que o padrão e o formato das lesões podem variar ao longo dos anos, no mesmo paciente.[8,29]

As lesões podem ser acastanhadas ou avermelhadas. A distribuição das lesões da variante polimórfica da mastocitose maculopapulosa costuma ser generalizada e assimétrica, classicamente envolvendo o segmento cefálico, a região cervical e as extremidades. Formação de bolhas pode ocorrer espontaneamente ou após atrito, sobretudo até os 3 anos de vida.

As lesões tendem a regredir, parcialmente ou completamente, na maioria das crianças, porém, geralmente são persistentes nos adultos.[8,10]

Prurido costuma estar presente e sua intensidade é variável.

Outra variante da urticária pigmentosa, mais rara, apresenta-se sob a forma de lesões infiltradas e amareladas e, previamente, era denominada mastocitose cutânea xantelasmoidea (Figuras 107.8 e 107.9). Observações revelaram que esta variante clínica costuma apresentar bom prognóstico, com resolução das lesões por volta dos 14 a 16 anos de vida.

A antiga forma de mastocitose cutânea, conhecida como telangiectasia macular eruptiva persistente (TMEP), atualmente não é mais reconhecida como uma variante pela maioria dos especialistas. A presença de telangiectasias ou máculas avermelhadas fixas pode ser observada, raramente, em adultos na região do tronco anterossuperior (Figura 107.7), ombros, região cervical e dorso superior, mas estes pacientes costumam apresentar lesões maculopapulares associadas.[8]

Mastocitose cutânea difusa

Trata-se de forma rara de mastocitose cutânea e potencialmente mais grave, podendo acometer crianças e adultos.

As primeiras manifestações costumam ocorrer em neonatos ou nos primeiros meses de vida. Caracterizam-se por infiltração generalizada da pele (paquidermia), associada a eritema difuso, fazendo a pele parecer mais escura (Figura 107.8). Pode haver pápulas e formação de bolhas (Figura 107.9), desencadeadas por atrito, infecção viral e início da dentição, mas esta tendência tende a remitir até o quarto ano de vida. O sinal de Darier/dermografismo é pronunciado (Figura 107.8). Prurido e outros sintomas são comuns. As lesões, usualmente, remitem até a adolescência.[8,29,30]

O diagnóstico diferencial se faz com doenças metabólicas que infiltram difusamente a pele, como os xantomas, e com hanseníase virchowiana. Nos casos intensamente bolhosos, especialmente em crianças muito pequenas, deve ser diferenciada da síndrome da pele escaldada estafilocócica, da infecção neonatal pelo vírus do herpes simples, da síndrome de Kindler, da hiperqueratose epidermolítica, da síndrome de Stevens-Johnson/Necrólise Epidérmica tóxica e das doenças bolhosas autoimunes ou hereditárias.[30]

Mastocitoma cutâneo

Trata-se de forma de mastocitose mais comum na infância, sendo rara no adulto.

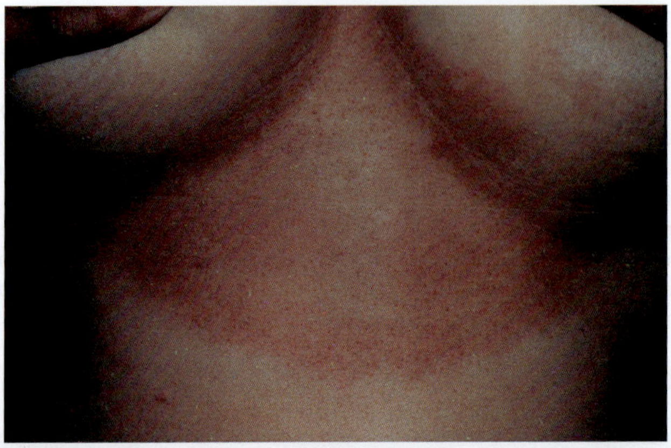

■ **Figura 107.7** Evidencia a antiga forma de mastocitose, conhecida como telangiectasia macular eruptiva persistente, atualmente considerada uma forma de mastocitose maculopapulosa.

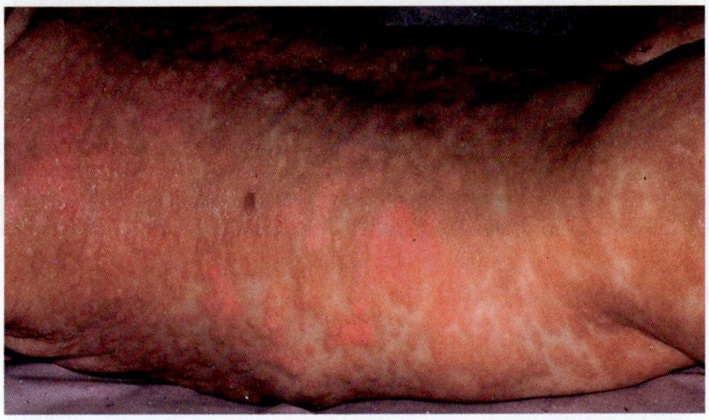

■ **Figura 107.8** Mastocitose cutânea difusa.

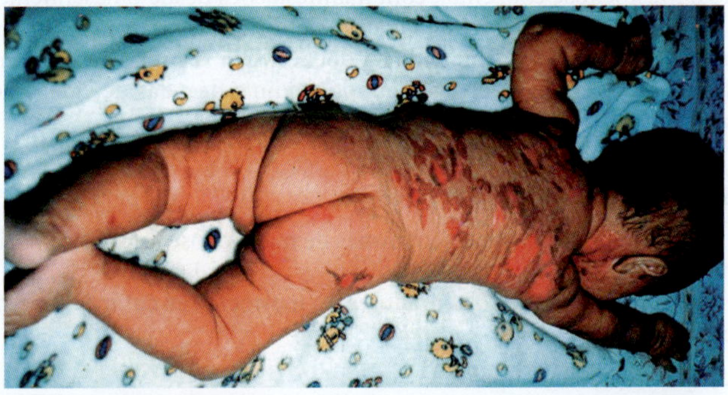

■ **Figura 107.9** Mastocitose cutânea difusa com lesões bolhosas.

Apresenta-se, usualmente, como nódulo único, de consistência firme e coloração amarelada ou acastanhada, localizado, em geral, nas extremidades, poupando palmas e plantas (Figura 107.10). Mais raramente, as lesões são múltiplas, embora, por convenção, se quatro ou mais lesões desta natureza são observadas no mesmo indivíduo, deve-se denominar o quadro de mastocitose maculopapular cutânea.[8] Pode haver formação de bolha sobre a lesão, principalmente quando for sujeita a atrito. Geralmente, o mastocitoma cutâneo é assintomático, porém, se a lesão for friccionada, pode ser observado sinal de Darier e prurido, podendo, também, haver flushing e até hipotensão.[8,31]

Quanto à evolução, a lesão costuma involuir espontaneamente. Na infância, o principal diagnóstico diferencial é o xantogranuloma juvenil.[8,32]

Diagnóstico das mastocitoses cutâneas

Exame histopatológico

Nos fragmentos de pele obtidos por biópsia, à microscopia óptica, verifica-se, ao redor de vasos dérmicos superficiais, agrupamentos de

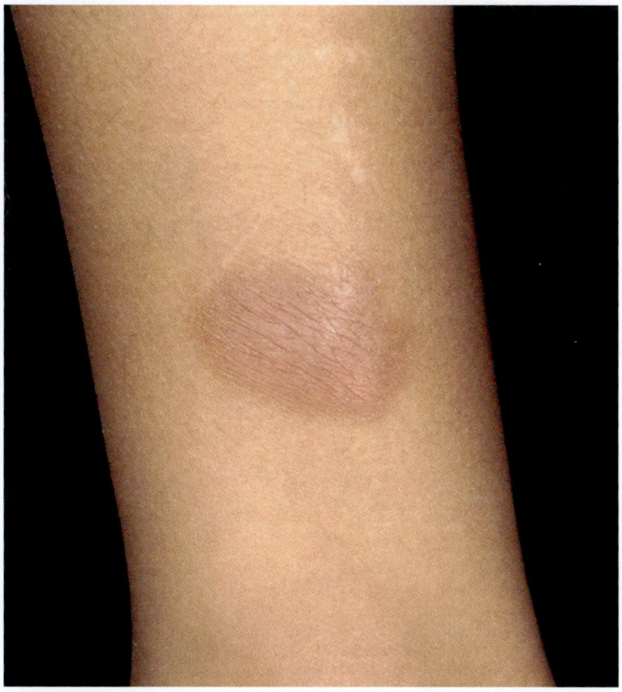

■ **Figura 107.10** Mastocitoma cutâneo.

mastócitos em número aumentado (Figura 107.1). Nestes cortes, os mastócitos são visualizados como células com aspecto fusiforme, cujo citoplasma se cora, metacromaticamente, por tinturas, como azul de toluidina (Figura 107.2).[8] A imunohistoquímica para triptase e/ou para KIT (CD 117) é positiva, podendo auxiliar na detecção de pequenos agrupamentos de mastócitos (Figuras 107.11 e 107.12).[33]

Para se estabelecer o diagnóstico histopatológico de mastocitose, o número de mastócitos detectados na derme da pele lesada de pacientes com mastocitose cutânea deve ser 4 a 8 vezes maior, em média, do que da pele de indivíduos saudáveis. Entretanto, em pacientes com mastocitose, o número de mastócitos na derme é variável entre os diferentes indivíduos acometidos e parece ser maior nos pacientes com mastocitose cutânea difusa, mastocitoma e na variante polimórfica de mastocitose maculopapulosa. Para detecção e contagem do número de mastócitos, o recomendável é o uso do anticorpo antitriptase como marcador imunohistoquímico padrão. Colorações, como azul de toluidina e Giemsa, podem ser utilizadas, porém mastócitos com poucos grânulos podem ser perdidos na contagem por estes métodos.[7,8,34]

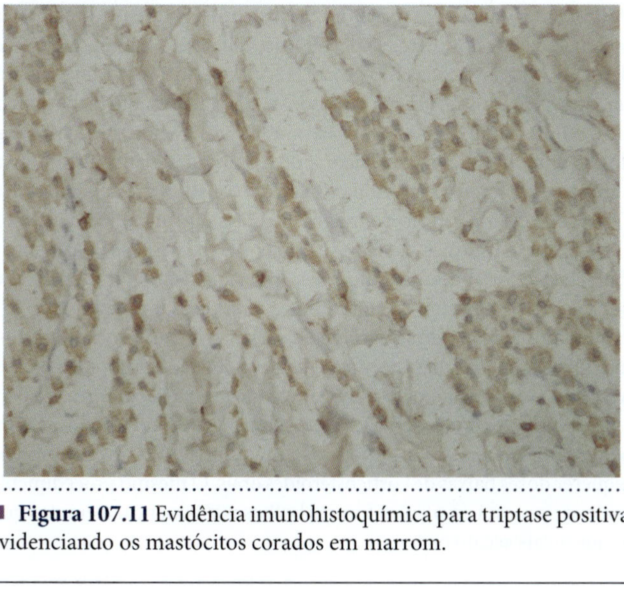

■ **Figura 107.11** Evidência imunohistoquímica para triptase positiva, evidenciando os mastócitos corados em marrom.

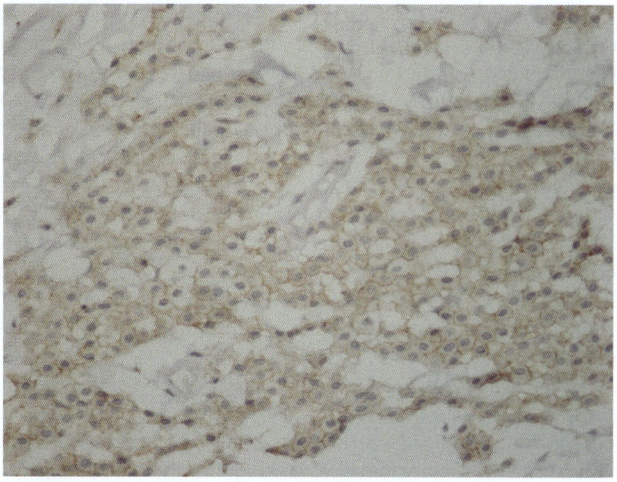

■ **Figura 107.12** Evidência imunohistoquímica para KIT (CD 117) positiva, evidenciando os mastócitos corados em marrom.

Critérios para diagnóstico do envolvimento cutâneo nos pacientes com mastocitose e investigação laboratorial complementar

Em 2007, foram propostos critérios para classificar a mastocitose com lesões de pele. Estes critérios foram revisados em novo consenso, publicado em 2016. O critério maior é a presença de lesões típicas de mastocitose, associadas ao sinal de Darier. Os critérios menores são: número aumentado de mastócitos no exame histopatológico de lesão de pele e identificação de mutação no gene KIT em lesão de pele.[7,8]

O diagnóstico de mastocitose na pele pode tanto significar a forma cutânea como a sistêmica. Nas crianças, a forma mais frequente é a cutânea; nos adultos, a sistêmica é a mais comum.

Não há consenso universal sobre quais exames laboratoriais devem ser realizados em crianças com mastocitose cutânea e com qual frequência eles devem ser repetidos no seguimento ambulatorial. Ao contrário do que ocorre nas formas do adulto, alterações no hemograma e na bioquímica são quase sempre ausentes nas crianças com mastocitose. Níveis urinários de metabólitos da histamina não são fidedignos para o diagnóstico ou avaliação da gravidade da doença. O mais confiável marcador para avaliar a extensão da doença parece ser o nível sérico da triptase.[35-37] Nos adultos, os níveis totais de triptase sérica correlacionam-se ao tipo e à gravidade da doença; níveis abaixo de 20 ng/mL geralmente indicam mastocitose cutânea sem envolvimento sistêmico; níveis acima de 20 ng/mL são associados a mastocitose sistêmica indolente e podem ser significativamente mais elevados na mastocitose sistêmica agressiva. De fato, níveis séricos de triptase permanentemente superiores a 20 ng/mL são considerados um critério menor para mastocitose sistêmica, porém, deve-se observar que cerca de 25% dos adultos com mastocitose sistêmica apresentam níveis séricos totais de triptase sérica abaixo de 20 ng/mL.[38] Além disso, no adulto, na mastocitose sistêmica indolente, os níveis séricos de triptase permanecem, em geral, constantes ao longo dos anos, enquanto na mastocitose sistêmica agressiva e na leucemia mastocítica, os níveis séricos frequentemente aumentam, principalmente na progressão da doença. Outro achado importante é que, nestas formas, os níveis de triptase sérica, em geral, diminuem quando o tratamento induz boa resposta.[39] Na mastocitose da infância, a correlação entre triptase sérica total e mastocitose sistêmica não está bem estabelecida. Neste sentido, tem sido observado e relatado que, na mastocitose da faixa etária pediátrica, o nível sérico de triptase correlaciona-se à extensão do envolvimento cutâneo e à gravidade clínica da doença. Observou-se ainda que níveis séricos elevados de triptase, neste grupo de pacientes, parecem ser preditores para episódios de ativação mastocitária mais graves e sintomáticos.[19,35]

Pelo consenso de 2007,[7] estabeleceu-se que nas crianças com nível sérico de triptase menor que 20 ng/mL e sem sinais de alterações sistêmicas, não se indica o estudo da medula óssea. Se o nível sérico de triptase estiver entre 20 e 100 ng/mL, sem sinais sistêmicos, faz-se diagnóstico provisório de mastocitose na pele e deve-se monitorar o paciente até a puberdade. Se as lesões não involuírem, deve-se fazer estudo da medula óssea. Quando a triptase sérica for maior de 100 ng/mL, deve-se considerar o estudo medular ósseo mesmo na infância. Se houver sintomas de envolvimento sistêmico ou níveis séricos de triptase em elevação, também deve-se considerar biópsia da medula óssea.[40] Na doença de aparecimento na idade adulta, o exame de medula óssea geralmente é indicado, mesmo se a triptase sérica for normal.[7]

É importante ressaltar que a dosagem da triptase sérica e a imunohistoquímica para triptase ainda não são amplamente disponíveis. Sendo assim, a recomendação de outros exames varia entre os diferentes autores e incluem hemograma, provas bioquímicas, enzimas hepáticas e ultrassonografia de abdome, os quais podem ser realizados anualmente. Alguns autores concordam que exames invasivos só devem ser realizados se houver alterações hematológicas, dor óssea persistente e localizada, alteração das enzimas hepáticas, organomegalia ou sintomas gastrointestinais graves e persistentes.[10,41]

Na experiência das autoras, enquanto a dosagem de triptase sérica e a imunohistoquímica para triptase não são amplamente disponíveis, o diagnóstico histológico tem sido feito com a coloração HE e Giemsa ou outra que core, metacromaticamente, os grânulos, conforme descrito. Os pacientes são reavaliados periodicamente, com exame clínico geral e dermatológico. Uma vez ao ano, realiza-se hemograma, provas de função hepática e ultrassonografia de abdome, tanto nos casos infantis como adultos. Caso haja alteração, encaminha-se para avaliação por outras especialidades. Os casos em adultos têm sido sempre avaliados, em conjunto, por médicos hematologistas.

Mutação de c-KIT

A mutação c-KIT mais comum é a D816V, observada no cromossomo 17. Outras mutações têm sido descritas, nos éxons 8, 9 e 11.

Análise da mutação c-KIT pode ser realizada em amostras biológicas obtidas do sangue periférico, de biópsia cutânea ou de biópsia da medula óssea.[40]

Índice SCORMA (SCORing MAstocytosis)

Em 2001, foi desenvolvido um sistema para mensurar a extensão clínica da mastocitose, em que foram avaliados nove pacientes por um grupo de nove dermatologistas.[42] O sistema é conhecido como índice SCORMA (SCORing MAstocytosis). Ele consiste em três partes e se baseia nos princípios do índice SCORAD (SCORing Atopic Dermatitis).[43]

No índice SCORMA, a extensão das alterações cutâneas é avaliada na primeira parte (A), usando-se um formulário (Figura 107.13). A área marcada representa a porcentagem da pele acometida. Por definição, no mastocitoma solitário, registra-se como 1% a área de pele afetada e registra-se 100% na mastocitose cutânea difusa. A intensidade da doença é abordada na parte B, em que uma lesão típica, representando a maioria das lesões, preferencialmente de área não fotoexposta, é examinada. Esta lesão é então avaliada quanto à sua pigmentação/eritema, vesiculação, elevação e sinal de Darier. Cada item é pontuado de 0 a 3 (0 = ausente, 3 = mais intenso). Cinco sintomas subjetivos (fatores desencadeantes, *flushing*, diarreia, prurido e dor óssea) que podem ocorrer na doença são medidos na parte C, em que o paciente deve informar em uma escala analógica visual, na qual 0 = ausente e 10 = continuamente presente. A fórmula: A/5 + 5B + 2C/5 é usada para calcular o índice SCORMA final, o qual pode variar de 5,2 a 100.[42]

O uso do SCORMA parece ter valor nos casos de mastocitose cutânea e de mastocitose sistêmica com envolvimento cutâneo para se determinar a gravidade da doença, podendo ser utilizado em consultas sequenciais como ferramenta para se avaliar a progressão da doença e a eficácia do tratamento.[36]

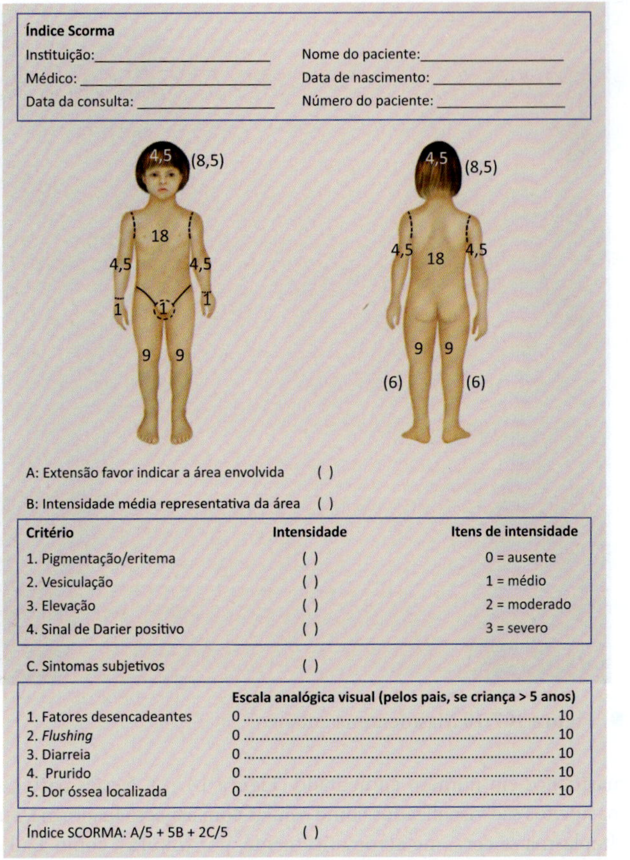

Índice Scorma

Instituição: ____________ Nome do paciente: ____________

Médico: ____________ Data de nascimento: ____________

Data da consulta: ____________ Número do paciente: ____________

A: Extensão favor indicar a área envolvida ( )

B: Intensidade média representativa da área ( )

Critério	Intensidade	Itens de intensidade
1. Pigmentação/eritema	( )	0 = ausente
2. Vesiculação	( )	1 = médio
3. Elevação	( )	2 = moderado
4. Sinal de Darier positivo	( )	3 = severo

C. Sintomas subjetivos ( )

	Escala analógica visual (pelos pais, se criança > 5 anos)
1. Fatores desencadeantes	0 10
2. *Flushing*	0 10
3. Diarreia	0 10
4. Prurido	0 10
5. Dor óssea localizada	0 10

Índice SCORMA: A/5 + 5B + 2C/5 ( )

Figura 107.13 Índice SCORMA.[43] Reprodução autorizada por Oranje AP.

Tratamento das mastocitoses cutâneas

O objetivo do tratamento é o controle dos sintomas, uma vez que o tratamento curativo da mastocitose cutânea ainda não existe. Orienta-se evitar fatores que estimulam a liberação de mediadores pelos mastócitos, na medida do possível (Quadro 107.3). É importante destacar que medicações, alimentos e vacinação são raramente envolvidos, exceto em crianças com mastocitose cutânea difusa. Sendo assim, estas exposições são contraindicações relativas e, se o paciente tolera algumas delas, não é preciso descontinuar seu uso.[40,44]

Tratamento medicamentoso está indicado se a doença for sintomática ou, de forma profilática, em pacientes com envolvimento cutâneo extenso e/ou triptase sérica elevada, a fim de atenuar sinais e sintomas associados à degranulação dos mastócitos. Se houver prurido, podem-se utilizar antagonistas dos receptores de histamina H1, sendo preferencial o uso dos fármacos de segunda geração, por serem não ou menos sedantes. Antagonistas dos receptores H2 (cimetidina, ranitidina) podem ser acrescentados nos casos de resposta parcial aos anti-histamínicos anti-H1 ou se houver sintomas gastrointestinais. A cinarizina, bloqueador seletivo dos canais de cálcio, por sua atividade anti-histamínica, antisserotoninérgica e antidopaminérgica, constitui opção terapêutica. Cetotifeno é outra opção de tratamento para o prurido.[7,40,45,46]

Caso os sintomas gastrointestinais persistam, especialmente a diarreia e a dor abdominal, pode ser utilizado cromoglicato de sódio, por via oral, em pacientes maiores de 2 anos de idade, na dose de 15 a 20 mg/kg/dia, podendo ser aumentada para até 40 mg/kg/dia, com dose máxima de 800 mg/dia. Cromoglicato de sódio a 0,21% tópico pode ser utilizado como tratamento adjuvante para atenuação do prurido.[40,45]

O *flushing* pode responder a antagonistas de leucotrienos, e também a anti-histamínicos. Hipotensão e taquicardia recorrentes podem requerer doses baixas de corticosteroides orais. O mesmo procedimento pode ser necessário para as formas bolhosas da doença, além dos cuidados locais secativos.[7]

Quadro 107.3 Fatores estimuladores da liberação de histamina pelos mastócitos que devem ser evitados.[10,26]

Estímulos físicos
▪ Calor, alterações de temperatura ▪ Fricção ▪ Luz solar ▪ Endoscopia ▪ Manipulação do trato gastrointestinal durante procedimentos cirúrgicos
Situações emocionais
▪ Ansiedade ▪ Estresse ▪ Privação de sono
Peptídeos biológicos
▪ Áscaris ▪ Medusas ▪ Lagosta ▪ Veneno de abelhas, vespas etc.
Fármacos
▪ Ácido acetilsalicílico ▪ Anti-inflamatórios não hormonais ▪ Contrastes radiológicos iodados intravenosos ▪ Opioides: codeína, morfina ▪ Polimixina B ▪ Quinina ▪ Tiamina ▪ Curare ▪ Succinilcolina ▪ Escopolamina ▪ Efedrina ▪ Isoproterenol ▪ Galamina ▪ Decametônio ▪ Reserpina ▪ Vancomicina ▪ Papaverina ▪ Produtos com corante tartrazina
Outros
▪ Toxinas bacterianas, gripe, febre, álcool, exercícios físicos, vacinação

Em crianças, corticosteroides tópicos de baixa potência, podem ser aplicados, em esquema de rodízio em diferentes áreas, para casos de urticária pigmentosa e mastocitomas, com acompanhamento frequente, pelo risco de efeitos colaterais (atrofia da pele, absorção com supressão do eixo hipotálamo-hipófise-adrenal). Inibidores da calcineurina tópicos, como pimecrolimo a 1% em creme ou tacrolimo a 0,03% em pomada, também podem ser indicados para crianças com quadro clínico cutâneo extenso e/ou muito sintomático.[29,47] Em adultos, pode haver boa resposta quando se faz a aplicação tópica de corticosteroide com curativos oclusivos, em rodízio entre as diferentes áreas acometidas.[40,46]

Fototerapia com PUVA (psoralênicos por via oral associados à exposição à ultravioleta A) ou com UVB pode ser utilizada nos casos de envolvimento cutâneo massivo, associados a sintomas graves e formação repetida de bolhas, refratários a outros tratamentos.[45]

Os mastocitomas também podem ser excisados.

A ocorrência de anafilaxia é impossível de ser prevista e todos os pacientes devem ser informados dessa possibilidade no caso de picadas de abelhas ou inoculação de outros venenos. O risco parece ser maior em pacientes com nível sérico de triptase elevado, com envolvimento cutâneo difuso ou com mastocitoma grande. Nestes casos, recomenda-se prescrever para os pacientes dispositivos de autoadministração de adrenalina e orientá-los sobre seu uso.[7,40,45,48] Anafilaxia não é comum na experiência das autoras.

A resposta à terapêutica é variável, tendo sido propostos critérios com base na diminuição da extensão das lesões (em porcentagem) e da gravidade dos sintomas (Quadro 107.4).[7]

Quadro 107.4 Resposta terapêutica nos pacientes com mastocitose.[7]

Quanto à extensão das lesões
▪ Regressão completa: desaparecimento de todas as lesões ▪ Regressão importante: mais de 50% das lesões ▪ Regressão parcial: 10% a 50% das lesões ▪ Sem regressão: menos de 10% das lesões
Quanto à gravidade dos sintomas
▪ Regressão completa: desaparecimento de todos os sintomas ▪ Regressão importante: mais de 50% dos sintomas e/ou diminuição da frequência de eventos graves (grau 4) de B para A ou de C para B ▪ Regressão parcial: 10% a 50% dos sintomas ▪ Sem regressão: menos de 10% dos sintomas

Fonte: Adaptado de Valent et al., 2007.

▪ MASTOCITOSE SISTÊMICA

Mastocitose sistêmica é definida como o acúmulo de mastócitos anormais em um ou mais tecidos extracutâneos, incluindo a medula óssea, o trato gastrointestinal, o fígado e o baço. Geralmente, ocorre nos adultos e apresenta curso persistente.[49] É considerada doença mieloproliferativa, conceito corroborado pelo conhecimento de que os mastócitos derivam de células mieloides progenitoras multipotentes e pela incidência relativamente elevada de doença mielodisplástica associada, incluindo leucemias secundárias.[6]

Nas formas de mastocitose sistêmica, mutações de ativação do gene KIT são usualmente identificadas, principalmente a mutação D816V. Outras alterações moleculares provavelmente também contribuem para a patogênese da mastocitose sistêmica e parecem estar relacionadas à maior gravidade da doença e pior prognóstico, como mutações no gene supressor de tumor TET2 e nos genes ASXL1, SRSF2, CBL e RUNX1.[50]

A classificação da OMS[4] baseia-se em critérios que permitem separar as mastocitoses cutâneas das sistêmicas, bem como estas das doenças mielomastocíticas e também de aumentos reativos de mastócitos. Isto viabiliza estimar o prognóstico e definir a necessidade de terapia específica. Os critérios diagnósticos da OMS para mastocitose sistêmica foram definidos em 2001, tendo sido revisados e atualizados em 2008 e 2016 (Quadro 107.5). Demonstração de um critério maior associado a um menor, ou de três critérios menores permite o diagnóstico de mastocitose sistêmica.[4,9]

Quadro 107.5 Critérios da Organização Mundial da Saúde para o diagnóstico de mastocitose sistêmica.[4,9]

Critério maior de MS	Infiltrados multifocais densos (≥ 15 mastócitos em agregados) em cortes de biópsia de medula óssea e/ou outro órgão extracutâneo
Critérios menores de MS	a) > 25% dos mastócitos são células atípicas (tipo I ou tipo II) em aspirado de medula óssea ou são fusiformes nos infiltrados detectados em outros órgãos b) Mutação de KIT no códon 816 na medula óssea ou em outro órgão extracutâneo c) Mastócitos na medula óssea ou no sangue periférico ou em outro órgão extracutâneo exibem marcação por CD2 e/ou CD 25 d) Triptase sérica basal > 20 ng/mL (em caso de neoplasia mieloide não relacionada, o item d não é válido como critério para MS)

MS: mastocitose sistêmica.

O diagnóstico de mastocitose sistêmica requer a demonstração de um critério maior e um menor ou três critérios menores.

Quadro clínico das mastocitoses sistêmicas

A apresentação clínica das mastocitoses sistêmicas é variável e depende da forma da doença. Os sintomas podem ser persistentes ou episódicos. Em formas mais graves e em estágios mais avançados, pode ocorrer perda de peso, ascite e fraturas patológicas. Lesões cutâneas são comuns e sua ausência está relacionada à doença mais agressiva. De acordo com o órgão infiltrado pelos mastócitos, os principais sintomas e achados são:

- **Gerais:** fadiga, letargia, fraqueza, suor excessivo, febre, perda de peso, infecções recorrentes.
- **Cutâneos:** prurido, urticas, angioedema, *flushing*.
- **Neurológicos e psicológicos:** cefaleia, tontura, alterações cognitivas, depressão, ansiedade, distúrbios do sono.
- **Cardiovasculares:** hipotensão, palpitações, taquicardia, síncope.
- **Respiratórios:** anafilaxia, congestão nasal, falta de ar, prurido nasal.
- **Gastrointestinais:** náusea, vômito, azia, diarreia, dor abdominal, úlceras duodenais, gastrite, hipertensão portal, ascite, hepatoesplenomegalia.
- **Reprodutivos:** cólicas uterinas.
- **Hematológicos:** linfadenomegalia, citopenias, desordens da coagulação.
- **Musculoesqueléticos:** mialgias, artralgias, osteopenia, osteoporose, fraturas patológicas.[49,51]

Mastocitose sistêmica indolente

A maioria dos pacientes com mastocitose sistêmica apresenta a forma indolente. Ocorre infiltração discreta de órgãos por mastócitos, sem prejuízo de suas funções. Caracteriza-se por preencher os critérios para mastocitose sistêmica, pode haver sintomas gastrointestinais, alterações cognitivas e lesões cutâneas, mas o curso é indolente e o prognóstico é bom. Os sintomas relacionados à liberação de mediadores são frequentes, mas a carga de mastócitos é baixa, com o grau de infiltração na medula óssea, em geral, inferior à 5%. Usualmente, não se observa achados do tipo B ou C nesta forma (Quadros 107.6 e 107.7), os quais podem ser observados nas formas mais agressivas. Transformação em variante agressiva ou desenvolvimento de malignidade associada são possíveis, mas incomuns.[6,49,51,52]

Quadro 107.6 Achados do tipo B: indicam carga elevada de mastócitos e expansão do defeito para outras linhagens mieloides, segundo Valent.[6]

Medula óssea
Infiltração da medula óssea por mastócitos maior que 30% e/ou Triptase sérica maior que 200 ng/mL
Dismielopoiese
Medula hipercelular com perda de células adiposas ou Sinais discretos de mielodisplasia ou mieloproliferação com hemograma normal ou com desvio discreto, persistente e não progressivo
Organomegalia
Hepatomegalia palpável sem ascite ou disfunção e/ou Linfonodomegalia palpável ou detectada em exame de imagem e/ou Esplenomegalia palpável sem hiperesplenismo

Quadro 107.7 Achados do tipo C: função de órgão prejudicada pela infiltração de células neoplásicas, segundo Valent.[6]

Acometimento da medula óssea
▪ Citopenias de uma ou mais séries, sem evidência de malignidade hematopoiética não mastocítica ▪ Neutrófilos abaixo de 1.000/µL ▪ Hemoglobina menor que 10 g/dL ▪ Plaquetas abaixo de 100.000/µL
Hepatopatia
▪ Hepatomegalia palpável com ascite, anormalidade nos testes de função e/ou ascite ou hipertensão portal
Acometimento esplênico
▪ Baço palpável, aumentado, com hiperesplenismo
Acometimento do trato gastrointestinal
▪ Má absorção com hipoalbuminemia e perda de peso
Acometimento esquelético
▪ Lesões osteolíticas e/ou osteoporose grave com fraturas patológicas

Mastocitose sistêmica *smouldering*

A mastocitose sistêmica *smouldering* diferencia-se da indolente por ter carga de mastócitos maior, que se demonstra na constatação de achados do tipo B: dismielopoiese, hepato ou esplenomegalia, aumento de linfonodos, embora achados do tipo C não sejam observados. O nível sérico de triptase é elevado nesta forma de mastocitose sistêmica.[6,9]

Mastocitose sistêmica com doença hematológica clonal de linhagem não mastocítica associada ou mastocitose sistêmica com neoplasia hematológica associada

Esta forma de mastocitose sistêmica costuma ser observada em pacientes mais velhos, os quais, usualmente, apresentam sintomas constitucionais e anormalidades hematológicas. Lesões cutâneas são menos observadas neste grupo de pacientes e a sobrevida costuma ser menor em comparação com indivíduos com mastocitose sistêmica isolada. As neoplasias hematológicas associadas incluem leucemia mieloide aguda, síndrome mielodisplástica, neoplasias mieloproliferativas, linfoma de células B/leucemia/neoplasia de células plasmáticas e leucemia crônica mielomonocítica.[6,52,53]

Mastocitose sistêmica agressiva

Caracteriza-se pela infiltração progressiva de mastócitos em vários órgãos, com prejuízo de suas funções (achados do tipo C, Quadro 107.7). É subdivida em duas variantes: não transformada e em transformação para leucemia mastocítica. Na variante em transformação para leucemia mastocítica, a porcentagem de mastócitos no aspirado de medula óssea é maior ou igual a 5% e menor do que 20%. O curso é variável, com progressão lenta ou rápida.[6,9,52]

Leucemia mastocítica

É neoplasia rara, definida pelo aumento de mastócitos atípicos em pelo menos 20% na medula óssea e 10% no sangue periférico. Há variante aleucêmica, mais comum, na qual há menos de 10% de mastócitos neoplásicos no sangue periférico. Tem sido dividida em duas formas: crônica, na qual não há dano orgânico óbvio (sem achados do tipo C), e aguda, forma mais agressiva, em que dano orgânico é identificado (com achados do tipo C).

A evolução costuma ser rápida, com organopatia. O prognóstico, usualmente, é ruim, com mortalidade elevada.[6,52]

Investigação laboratorial das mastocitoses sistêmicas

O diagnóstico e a classificação da mastocitose sistêmica baseiam-se na identificação de mastócitos neoplásicos por critérios morfológicos, imunofenotípicos e moleculares, utilizando-se os critérios da OMS, previamente descritos.

Biópsia da medula óssea deve ser realizada. Biópsia de outros órgãos, como fígado ou baço, geralmente não é necessária ou realizada, tanto para fins de diagnóstico como para demonstrar a infiltração de mastócitos como a causa da disfunção orgânica, com exceção da pele. Para marcação imunohistoquímica, a triptase é o marcador mais sensível e permite a detecção de mastócitos pequenos e/ou imaturos. Na mastocitose sistêmica, a detecção imunohistoquímica da expressão de CD25 aberrante nos mastócitos na medula óssea também auxilia no diagnóstico, tendo em vista sua capacidade de detectar mastócitos anormais em todas as formas de mastocitose sistêmica.

Estudos de imunofenotipagem dos mastócitos, por citometria de fluxo ou imunomarcação, são capazes de identificar e quantificar pequeno número de mastócitos. Os mastócitos neoplásicos geralmente expressam CD25 e/ou CD2, e a expressão anormal de pelo menos um desses dois antígenos caracteriza-se como critério menor para o diagnóstico de mastocitose sistêmica pelos critérios da OMS.

O nível sérico de triptase deve ser solicitado, se disponível, uma vez que auxilia no diagnóstico da doença (critério menor).

Hemograma completo com diferenciais deve ser realizado, uma vez que na mastocitose sistêmica por haver alterações hematológicas, como anemia, trombocitopenia, trombocitose, leucocitose e eosinofilia.

Esfregaço do sangue periférico pode auxiliar para avaliar a possível associação a neoplasias hematológicas.

Perfil bioquímico deve ser solicitado para avaliação de possíveis alterações hepáticas e dos eletrólitos.

Recomenda-se realização de densitometria óssea e ultrassonografia de abdome.

Exames moleculares, se disponíveis, também devem ser realizados, pois auxiliam no estabelecimento do diagnóstico, em especial a pesquisa de mutação do gene KIT, no códon 816.[51,54]

Tratamento das mastocitoses sistêmicas

Para pacientes com mastocitose sistêmica, o tratamento deve ser individualizado. Anti-histamínicos e corticosteroides sistêmicos podem ser indicados, para alívio sintomático. Deve-se orientar medidas de prevenção de anafilaxia e promover controle e tratamento das alterações ósseas.[55]

O critério principal para se instituir tratamento específico é a presença de achados sintomáticos do tipo C, os quais indicam doença agressiva, com infiltração de mastócitos. A terapêutica a ser instituída inclui medicamentos citorredutores, inibidores da tirosina quinase e terapias-alvo.

Em pacientes com mastocitose sistêmica indolente e mastocitose sistêmica *smouldering*, tratamento antineoplásico em geral não é necessário. Em pacientes com mastocitose sistêmica *smouldering* com episódios de anafilaxia grave, terapia antineoplásica está indicada. As opções terapêuticas, nestes casos, são cladribina, um análogo de nucleosídeo purínico e midostaurina, um inibidor de tirosina quinase; avapratinibe, um inibidor da tirosina quinase direcionado por mutação KIT seletivo, é opção promissora em investigação.[55]

Para pacientes com mastocitose sistêmica agressiva em progressão lenta ou leucemia mastocítica crônica, não elegíveis para transplante, as opções de medicamento são a cladribina ou a midostaurina. Avapratinibe também é opção promissora em investigação.[55] Geralmente, a resposta é satisfatória e duradoura. Nos casos com resposta insatisfatória, na mastocitose sistêmica agressiva rapidamente progressiva e na forma aguda da leucemia mastocítica, outros tratamentos são indicados, como poliquimioterapia e transplante alogênico de células tronco hematopoiéticas. O transplante deve ser considerado para pacientes jovens e que tenham um doador compatível. Nos casos em que o transplante não puder ser realizado, pode ser utilizada poliquimioterapia isolada, cladribina ou midostarina. O mesilato de imatinibe, um inibidor de tirosina quinase, é medicação de escolha nos casos de mastocitose sistêmica agressiva e leucemia mastocítica, com alvo sensível ao imatinibe (presença de mutação de FPDGFRA/B, mutações de KIT do tipo selvagem (*wild type* - WT KIT) e mutação de BCR-ABL). Nos pacientes resistentes a esses fármacos, tratamento com hidroxiureia pode ser considerado, dada sua atividade mielossupressora, como medicamento paliativo. Nos pacientes com mastocitose sistêmica com neoplasia hematológica associada, a mastocitose deve ser tratada de forma independente da neoplasia hematológica e vice-versa.[9,56]

A resposta aos tratamentos é variável, desde completa, parcial, mínima e até sem qualquer resposta.[7]

Alterações ósseas, como osteopenia e osteoporose, devem ser tratadas. É indicada a suplementação de cálcio e vitamina D, e também deve-se considerar opções como bifosfonados, denosumabe e interferon-α.[55,57]

SARCOMA MASTOCÍTICO

Trata-se de forma rara de mastocitose, caracterizada pela presença de tumor(es) sólido(s) formado por mastócitos malignos, os quais apresentam capacidade de infiltração destrutiva e potencial metastático. Tumor ósseo é manifestação frequente e sintomas de ativação mastocitária são raramente observados.

O prognóstico de pacientes com sarcoma mastocítico é ruim, com sobrevida média de menos de 18 meses, e a progressão para leucemia mastocítica não é incomum.

Quanto ao tratamento, quimioterapias convencionais geralmente não induzem resposta satisfatória. O papel dos tratamentos alvo e do transplante de medula óssea nesta forma agressiva de mastocitose ainda não está bem estabelecido.[58,59]

AGRADECIMENTOS

Agradecemos à Dra. Ilana Halpern pelas fotos de histopatologia e de imunohistoquímica.

Referências bibliográficas

1. Nettleship J, Tay W. Rare forms of urticaria. Br Med J. 1869;2:323-4.
2. Ehrlich P. Contributions to the knowledge on granulated connective tissue cells and eosinophilic leukocytes. Arch Anat Physiol Lpz. 1879;3:166-9.
3. Ellis JM. Urticaria pigmentosa; a report of a case with autopsy. Arch Pathol (Chic). 1949;48(5):426-35.
4. Valent P, Horny HP, Escribano L, Longley BJ, Li CY, Schwartz LB et al. Diagnostic criteria and classification of mastocytosis: a consensus proposal. Leuk Res. 2001;25(7):603-25.
5. Valent P, Akin C, Sperr WR, Mayerhofer M, Fodinger M, Fritsche-Polanz R et al. Mastocytosis: pathology, genetics, and current options for therapy. Leuk Lymphoma. 2005;46(1):35-48.
6. Valent P. Diagnostic evaluation and classification of mastocytosis. Immunol Allergy Clin North Am. 2006;26(3):515-34.
7. Valent P, Akin C, Escribano L, Fodinger M, Hartmann K, Brockow K et al. Standards and standardization in mastocytosis: consensus statements on diagnostics, treatment recommendations and response criteria. Eur J Clin Invest. 2007;37(6):435-53.
8. Hartmann K, Escribano L, Grattan C, Brockow K, Carter MC, Alvarez-Twose I et al. Cutaneous manifestations in patients with mastocytosis: Consensus report of the European Competence Network on Mastocytosis; the American Academy of Allergy, Asthma & Immunology; and the European Academy of Allergology and Clinical Immunology. J Allergy Clin Immunol. 2016;137(1):35-45.
9. Valent P, Akin C, Metcalfe DD. Mastocytosis: 2016 updated WHO classification and novel emerging treatment concepts. Blood. 2017;129(11):1420-7.
10. Azana JM, Torrelo A, Matito A. Update on Mastocytosis (Part 1): Pathophysiology, Clinical Features, and Diagnosis. Actas Dermosifiliogr. 2016;107(1):5-14.
11. Metcalfe DD. Mast cells and mastocytosis. Blood. 2008;112(4):946-56.
12. Lever WF, Schaumburg-Lever G. Histopathology of the skin. 6th ed., 1983. p. 53-4.
13. Hide M, Yanase Y, Greaves MW. Cutaneous mast cell receptors. Dermatol Clin. 2007;25(4):563-75, ix.
14. Tharp MD. Understanding mast cells and mastocytosis. J Invest Dermatol. 108. United States1997. p. 698-9.
15. Lunderius-Andersson C, Enoksson M, Nilsson G. Mast Cells Respond to Cell Injury through the Recognition of IL-33. Front Immunol. 2012;3:82.
16. Gleixner KV, Mayerhofer M, Cerny-Reiterer S, Hormann G, Rix U, Bennett KL et al. KIT-D816V-independent oncogenic signaling in neoplastic cells in systemic mastocytosis: role of Lyn and Btk activation and disruption by dasatinib and bosutinib. Blood. 2011;118(7):1885-98.
17. Theoharides TC, Valent P, Akin C. Mast Cells, Mastocytosis, and Related Disorders. N Engl J Med. 2015;373(2):163-72.
18. Yanagihori H, Oyama N, Nakamura K, Kaneko F. c-KIT Mutations in patients with childhood-onset mastocytosis and genotype-phenotype correlation. J Mol Diagn. 2005;7(2):252-7.
19. Meni C, Bruneau J, Georgin-Lavialle S, Le Sache de Peufeilhoux L, Damaj G, Hadj--Rabia S et al. Paediatric mastocytosis: a systematic review of 1747 cases. Br J Dermatol. 2015;172(3):642-51.
20. Hartmann K, Artuc M, Baldus SE, Zirbes TK, Hermes B, Thiele J et al. Expression of Bcl-2 and Bcl-xL in cutaneous and bone marrow lesions of mastocytosis. Am J Pathol. 2003;163(3):819-26.
21. Tang X, Boxer M, Drummond A, Ogston P, Hodgins M, Burden AD. A germline mutation in KIT in familial diffuse cutaneous mastocytosis. J Med Genet. 2004;41(6):e88.
22. Pollard WL, Beachkofsky TM, Kobayashi TT. Novel R634W c-KIT mutation identified in familial mastocytosis. Pediatr Dermatol. 2015;32(2):267-70.
23. Ferretti E, Corcione A, Pistoia V. The IL-31/IL-31 receptor axis: general features and role in tumor microenvironment. J Leukoc Biol. 2017;102(3):711-7.

24. Valent P, Akin C, Hartmann K, Nilsson G, Reiter A, Hermine O et al. Advances in the Classification and Treatment of Mastocytosis: Current Status and Outlook toward the Future. Cancer Res. 2017;77(6):1261-70.
25. Brockow K. Epidemiology, prognosis, and risk factors in mastocytosis. Immunol Allergy Clin North Am. 2014;34(2):283-95.
26. Middelkamp Hup MA, Heide R, Tank B, Mulder PG, Oranje AP. Comparison of mastocytosis with onset in children and adults. J Eur Acad Dermatol Venereol. 2002;16(2):115-20.
27. Brockow K, Ring J, Alvarez-Twose I, Orfao A, Escribano L. Extensive blistering is a predictor for severe complications in children with mastocytosis. Allergy. 2012;67(10):1323-4.
28. Lange M, Lugowska-Umer H, Niedoszytko M, Wasag B, Limon J, Zawrocki A et al. Diagnosis of Mastocytosis in Children and Adults in Daily Clinical Practice. Acta Derm Venereol. 2016;96(3):292-7.
29. Lange M, Hartmann K, Carter MC, Siebenhaar F, Alvarez-Twose I, Torrado I et al. Molecular Background, Clinical Features and Management of Pediatric Mastocytosis: Status 2021. Int J Mol Sci. 2021;22(5).
30. Koga H, Kokubo T, Akaishi M, Iida K, Korematsu S. Neonatal onset diffuse cutaneous mastocytosis: a case report and review of the literature. Pediatr Dermatol. 2011;28(5):542-6.
31. Tamay Z, Ozceker D. Current approach to cutaneous mastocytosis in childhood. Turk Pediatri Ars. 2016;51(3):123-7.
32. Nair B, Sonthalia S, Aggarwal I. Solitary mastocytoma with positive Darier's sign. Indian Dermatol Online J. 2016;7(2):141-2.
33. Horny HP, Sillaber C, Menke D, Kaiserling E, Wehrmann M, Stehberger B et al. Diagnostic value of immunostaining for tryptase in patients with mastocytosis. Am J Surg Pathol. 1998;22(9):1132-40.
34. Wolff K, Komar M, Petzelbauer P. Clinical and histopathological aspects of cutaneous mastocytosis. Leuk Res. 2001;25(7):519-28.
35. Alvarez-Twose I, Vano-Galvan S, Sanchez-Munoz L, Morgado JM, Matito A, Torrelo A et al. Increased serum baseline tryptase levels and extensive skin involvement are predictors for the severity of mast cell activation episodes in children with mastocytosis. Allergy. 2012;67(6):813-21.
36. Heide R, van Doorn K, Mulder PG, van Toorenenbergen AW, Beishuizen A, de Groot H et al. Serum tryptase and SCORMA (SCORing MAstocytosis) Index as disease severity parameters in childhood and adult cutaneous mastocytosis. Clin Exp Dermatol. 2009;34(4):462-8.
37. Lange M, Zawadzka A, Schrors S, Slomka J, Lugowska-Umer H, Nedoszytko B et al. The role of serum tryptase in the diagnosis and monitoring of pediatric mastocytosis: a single-center experience. Postepy Dermatol Alergol. 2017;34(4):306-12.
38. Escribano L, Alvarez-Twose I, Sanchez-Munoz L, Garcia-Montero A, Nunez R, Almeida J et al. Prognosis in adult indolent systemic mastocytosis: a long-term study of the Spanish Network on Mastocytosis in a series of 145 patients. J Allergy Clin Immunol. 2009;124(3):514-21.
39. DeAngelo DJ, George TI, Linder A, Langford C, Perkins C, Ma J et al. Efficacy and safety of midostaurin in patients with advanced systemic mastocytosis: 10-year median follow-up of a phase II trial. Leukemia. 2017.
40. Klaiber N, Kumar S, Irani AM. Mastocytosis in Children. Curr Allergy Asthma Rep. 2017;17(11):80.
41. Azana JM, Torrelo A, Mediero IG, Zambrano A. Urticaria pigmentosa: a review of 67 pediatric cases. Pediatr Dermatol. 1994;11(2):102-6.
42. Heide R, Middelkamp Hup MA, Mulder PG, Oranje AP. Clinical scoring of cutaneous mastocytosis. Acta Derm Venereol. 2001;81(4):273-6.
43. Kunz B, Oranje AP, Labreze L, Stalder JF, Ring J, Taieb A. Clinical validation and guidelines for the SCORAD index: consensus report of the European Task Force on Atopic Dermatitis. Dermatology. 1997;195(1):10-9.
44. Alvarez-Twose I, Gonzalez-de-Olano D, Sanchez-Munoz L, Matito A, Jara-Acevedo M, Teodosio C et al. Validation of the REMA score for predicting mast cell clonality and systemic mastocytosis in patients with systemic mast cell activation symptoms. Int Arch Allergy Immunol. 2012;157(3):275-80.
45. Azana JM, Torrelo A, Matito A. Update on Mastocytosis (Part 2): Categories, Prognosis, and Treatment. Actas Dermosifiliogr. 2016;107(1):15-22.
46. Cardet JC, Akin C, Lee MJ. Mastocytosis: update on pharmacotherapy and future directions. Expert Opin Pharmacother. 2013;14(15):2033-45.
47. Mashiah J, Harel A, Bodemer C, Hadj-Rabia S, Goldberg I, Sprecher E et al. Topical pimecrolimus for paediatric cutaneous mastocytosis. Clin Exp Dermatol. 2018;43(5):559-65.
48. Fuller SJ. New insights into the pathogenesis, diagnosis, and management of mastocytosis. Hematol Oncol Clin North Am. 2012;26(6):1143-68.
49. Tremblay D, Carreau N, Kremyanskaya M, Mascarenhas J. Systemic Mastocytosis: Clinical Update and Future Directions. Clin Lymphoma Myeloma Leuk. 2015;15(12):728-38.
50. Schwaab J, Schnittger S, Sotlar K, Walz C, Fabarius A, Pfirrmann M et al. Comprehensive mutational profiling in advanced systemic mastocytosis. Blood. 2013;122(14):2460-6.
51. Abid A, Malone MA, Curci K. Mastocytosis. Prim Care. 2016;43(3):505-18.
52. Scherber RM, Borate U. How we diagnose and treat systemic mastocytosis in adults. Br J Haematol. 2018;180(1):11-23.
53. Wang SA, Hutchinson L, Tang G, Chen SS, Miron PM, Huh YO et al. Systemic mastocytosis with associated clonal hematological non-mast cell lineage disease: clinical significance and comparison of chomosomal abnormalities in SM and AHNMD components. Am J Hematol. 2013;88(3):219-24.
54. Pardanani A. Systemic mastocytosis in adults: 2017 update on diagnosis, risk stratification and management. Am J Hematol. 2016;91(11):1146-59.
55. Pardanani A. Systemic mastocytosis in adults: 2021 Update on diagnosis, risk stratification and management. Am J Hematol. 2021;96(4):508-25.
56. Vaes M, Benghiat FS, Hermine O. Targeted Treatment Options in Mastocytosis. Front Med (Lausanne). 2017;4:110.
57. Rossini M, Zanotti R, Viapiana O, Tripi G, Orsolini G, Idolazzi L et al. Bone involvement and osteoporosis in mastocytosis. Immunol Allergy Clin North Am. 2014;34(2):383-96.
58. Pardanani A, Brockman SR, Paternoster SF, Flynn HC, Ketterling RP, Lasho TL et al. FIP1L1-PDGFRA fusion: prevalence and clinicopathologic correlates in 89 consecutive patients with moderate to severe eosinophilia. Blood. 2004;104(10):3038-45.
59. Monnier J, Georgin-Lavialle S, Canioni D, Lhermitte L, Soussan M, Arock M et al. Mast cell sarcoma: new cases and literature review. Oncotarget. 2016;7(40):66299-309.

capítulo 108

Walter Refkalefsky Loureiro

Fibromatoses

As fibromatoses compreendem um grupo heterogêneo de doenças marcadas pela proliferação de fibroblastos, miofibroblastos, colágeno maduro e mesenquimal, sendo considerados como intermediários entre os fibromas e fibrossarcomas.[1]

Representam processos neoplásicos ou reativos e tendem a ser benignos por natureza, embora várias doenças tenham o potencial de recorrência subsequente à excisão, porém sem a ocorrência de metástases.[2]

Podem surgir ao nascimento ou precocemente na infância, podendo muitas vezes produzir limitações funcionais.

Associam diferentes quadros clínicos, com lesões isoladas e ou múltiplas, muitas vezes resultando em síndromes bem definidas clínica e histologicamente e outras vezes de difícil classificação.

CLASSIFICAÇÃO

As fibromatoses podem ser classificadas em dois grandes grupos:[3]

- Congênita e juvenil
  - Fibromatose digital infantil (fibromatose digital infantil recorrente).
  - Fibromatose infantil agressiva.
  - Fibromatose congênita generalizada.
  - Fibromatose hialina juvenil.
  - Hialinose sistêmica juvenil (síndrome de *landing*).
- Juvenil e adulta
  - Fibromatose palmar (doença de Dupuytren).
  - Fibromatose plantar (doença de Ledderhose).
  - Fibromatose do pênis (doença de Peyronie).
  - Fasciite nodular.
  - Coxim falangiano.
  - Paquidermodactilia.
  - Dermopatia fibrosante nefrogênica.
  - Tumor de células gigantes da bainha do tendão.

FIBROMATOSES CONGÊNITA E JUVENIL

Fibromatose digital infantil

Doença rara e benigna descrita por Reye[4] em 1965, caracterizada pelo surgimento de nódulos fibrosos solitários ou múltiplos. Localizam-se preferencialmente na região dorsal lateral dos dedos dos pés ou das mãos, em geral nas últimas falanges e poupando caracteristicamente o polegar e o hálux.[5-6]

O início se dá geralmente até os 12 meses de idade[5] e a etiologia é desconhecida. Lesões congênitas são raras, porém descritas.[7] Alguns autores postulam uma possível etiologia viral,[2-3] em função típico achado de corpúsculos de inclusão eosinofílicos nos cortes histológicos compostos principalmente de miofibroblastos, porém poucas evidências sustentam esta hipótese.[2,5] Mukai e colaboradores evidenciaram a presença de filamentos de actina nestes corpúsculos de inclusão através de imunohistoquímica.[8]

Os diagnósticos diferenciais incluem queloides, cicatrizes hipertróficas, fibromatose infantil, fibromatose palmoplantar e fibroma juvenil aponeurótico. Displasia óssea terminal com alterações pigmentares é uma doença genética que acomete crianças e apresenta múltiplos fibromas nos dedos, porém, não apresenta os corpúsculos de inclusão.[9]

Podem involuir espontaneamente e as exéreses cirúrgicas cursam com frequentes recidivas, possivelmente por ressecção incompleta.[5,6,10,11] A cirurgia micrográfica de Mohs parece ser uma alternativa com menor índice de recidivas.[12] Outras opções terapêuticas incluem infiltrações intralesionais com corticosteroides e 5-Fluoracil.[13-14] A escolha do tratamento deve pesar os riscos e benefícios. Pacientes assintomáticos sem déficits funcionais poderiam ser observados em conduta expectante ou serem submetidos a tratamentos não cirúrgicos.[15]

Fibromatose infantil agressiva (miofibromatose infantil)

A miofibromatose infantil é um raro tumor da infância de origem mesenquimal, podendo acometer pele, tecido subcutâneo, músculos, ossos e órgãos internos.[16] A maioria dos casos é espontânea e surgem no primeiro ano de vida.[17]

Apresenta-se como um nódulo de crescimento rápido, geralmente no tronco, situado no plano musculoesquelético. As lesões são geralmente solitárias e os locais mais comuns são a região da cabeça e pescoço.[2] Por vezes estão presentes ao nascimento, manifestando-se como pápulas ou nódulos de coloração variando de cor da pele à púrpura. O comprometimento visceral é raro na presença de lesões cutâneas isoladas.

Os principais diagnósticos diferenciais são: hemangioma da infância, mastocitoma, histiocitoma e fibroma digital infantil.

Tem prognóstico benigno nos casos de lesões solitárias podendo até involuir espontaneamente, sendo indicada cirurgia para elucidação diagnóstica ou melhorar a qualidade de vida. Por outro lado, nas lesões multicêntricas ou com envolvimento visceral, a mortalidade é de 73%.[16] Variantes patogênicas gene PDGFRB que codificam o receptor β da tirosina quinase do fator de crescimento derivado de plaquetas, têm sido implicadas na miofibromatose infantil. Observações sugerem sensibilidade aos inibidores da tirosina quinase como sorafenib e imatinib.[18]

Fibromatose congênita generalizada (miofibromatose generalizada congênita)

Apresenta-se como tumores cutâneos e subcutâneos esparsos, além de lesões osteolíticas.[2,10] O envolvimento visceral está presente em 37% dos pacientes com lesões multicêntricas.[16]

Pode ocorrer comprometimento visceral com lesões em pulmões, trato gastrointestinal, coração, fígado, rins, baço, linfonodos, meninges, tireoide, e, interferindo com funções vitais. A mortalidade é maior quando acomete trato gastrointestinal, pulmões, coração e fígado, nesta ordem.[19]

Os principais diagnósticos diferenciais são xantogranuloma juvenil, hemangiomatose, mastocitose e sarcoma.

Nos pacientes com comprometimento disseminado ou envolvendo órgãos, a mortalidade é maior, justificado o uso da quimioterapia.[2,19]

Fibromatose hialina juvenil

Desordem hereditária autossômica recessiva rara. Acredita-se estar associada a mutação no gene ANTXR2 localizado no cromossomo 4q21, que codifica uma proteína transmembrana contendo o domínio A do fator de von Willebrand que, por sua vez, se liga ao colágeno tipo VI. Mutações no gene ANTXR2 afetam esta ligação interrompendo a degradação do colágeno tipo VI, causando o seu acúmulo no tecido.[20] Se caracteriza por uma superprodução cutâneo articular difusa de material hialino. Esta produção aumentada pode invadir outros órgãos.[21]

Costuma iniciar entre os 3 meses e 4 anos de idade. As lesões se apresentam como pápulas peroladas na face (sulco nasogeniano e mento), pescoço e região retroauricular. Podem estar presentes grandes nódulos no couro cabeludo, tronco e membros, bem como, podem haver placas ou nódulos perianais.[22-23] Hiperplasia gengival é comum, compromete a alimentação, podendo até mesmo ser incapacitante, levando a um baixo peso e estatura[24] (Figura 108.1).

Manifestações ósseas ocorrem por infiltração progressiva das articulações dos membros até seu bloqueio. Osteopenia generalizada e lesões osteolíticas podem ocorrer e complicar com fraturas. Acometem principalmente as falanges distais e metáfises, com afinamento da cortical. O desenvolvimento mental é normal.[22,25]

O histopatológico revela proliferação benigna de fibroblastos na derme, hipoderme e tecido subcutâneo envolvida por depósito de material amorfo com aspecto hialino na coloração do PAS[21] (Figura 108.2).

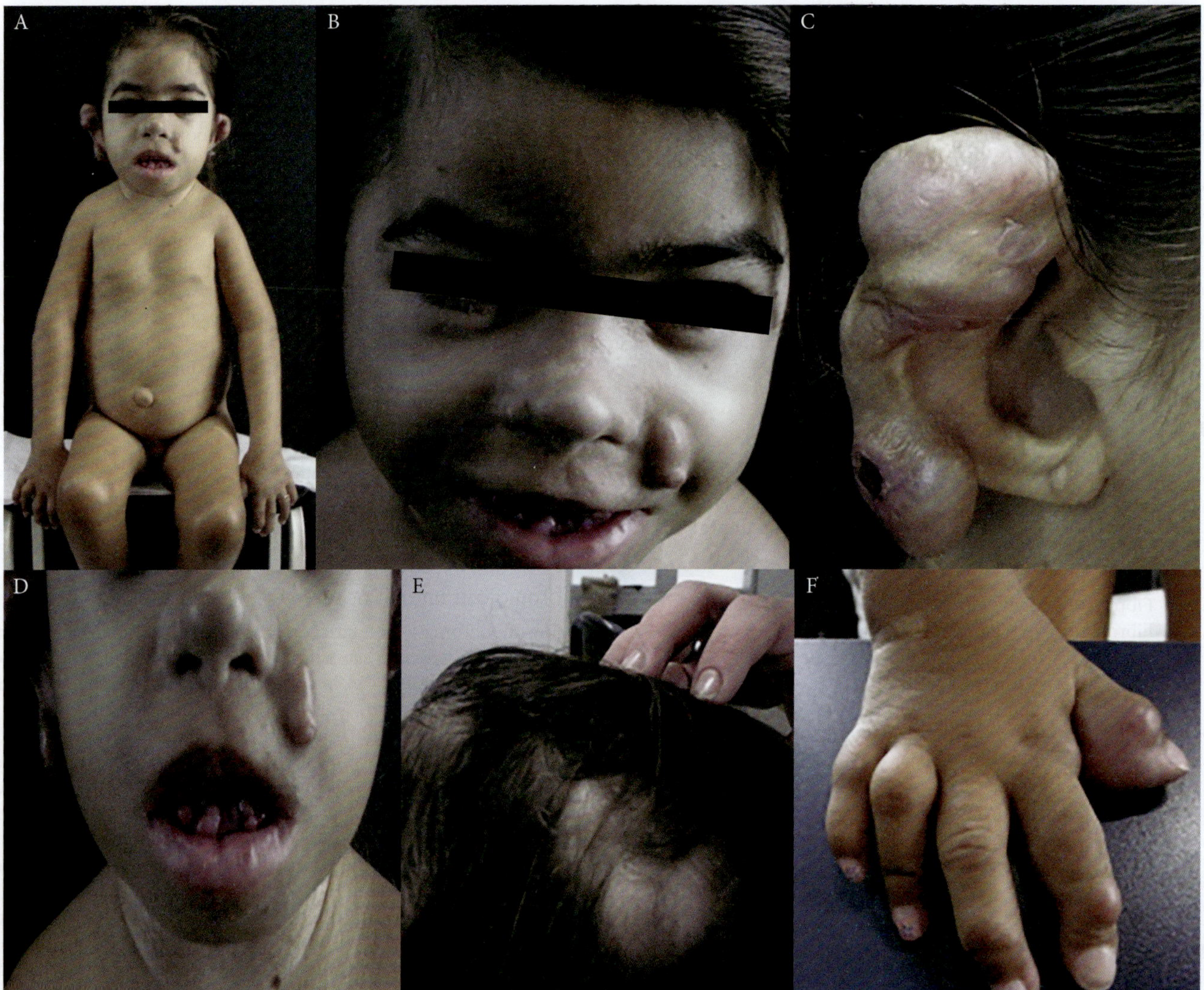

■ **Figura 108.1 (A-F)** Fibromatose hialina juvenil – lesões múltiplas, pápulas peroladas em face e pescoço, nódulos e tumorações em pavilhão auricular, tronco e couro cabeludo. Presença de nódulos perinasais e hiperplasia gengival.

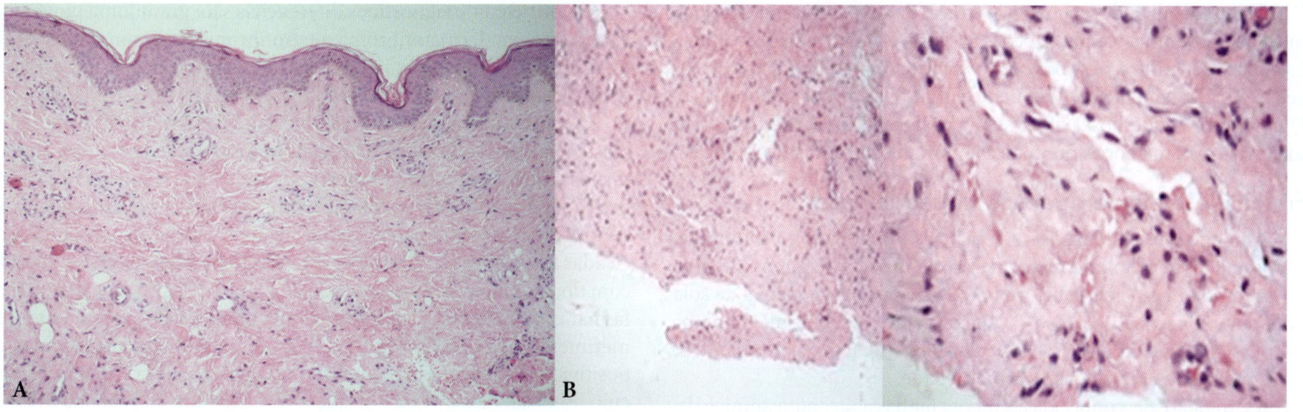

■ **Figura 108.2** (**A** e **B**) Derme com proliferação fibroblástica e fibras colágenas de aspecto hialinizado.

Os principais diagnósticos diferenciais são: neurofibromatose, lipoidoproteinose, hialinose sistêmica juvenil, síndrome de Winchester (hiperplasia gengival, contraturas articulares, lesões oculares, sem nódulos cutâneos).[22,25]

O tratamento consiste na remoção cirúrgica, que pode ser mutilante e as recorrências são frequentes.[26-27]

Hialinose sistêmica juvenil (síndrome de Landing)

Considerada por muitos autores uma variante da fibromatose hialina juvenil, porém mais agressiva, sendo os doentes afetados desde o nascimento e com péssimo prognóstico. A expectativa de vida é ao redor de 2 anos de idade.

O quadro cutâneo e osteoarticular é muito semelhante à fibromatose hialina, porém se associam pele espessada e hiperpigmentada sobre as proeminências ósseas com envolvimento precoce das articulações. Desenvolvem infecções de repetição, diarreia e osteoporose causadas por infiltração hialina na mucosa intestinal, o que leva a desnutrição por enteropatia perdedora de proteínas. Sepse e insuficiência respiratória e cardíaca são causas comuns de morte.[22,25,28-29]

O anatomopatológico também evidencia depósito de material amorfo hialino eosinofílico em pele e órgãos como trato gastrointestinal, adrenais, bexiga, musculoesquelético e timo.

■ FIBROMATOSES JUVENIL E ADULTA

Fibromatose palmar (doença de Dupuytren)

A fibromatose palmar é uma doença fibroproliferativa benigna relativamente comum que acomete a fáscia palmar. A incidência é maior em adultos acima dos 50 anos de idade, embora existam vários relatos de casos em crianças.[30-31] Fatores de risco para o desenvolvimento da doença incluem: doença hepática, tabagismo, diabete *mellitus* e trauma prévio na mão.[32-33] Um coorte que acompanhou 30 mil pares de gêmeos na Dinamarca observou uma hereditariedade com a doença de Dupuytren de aproximadamente 80%.[34]

Ocupações que usem ferramentas vibratórias por períodos superiores a 15 anos, também são significativamente associadas com a doença.[35]

Apresenta-se como um ou múltiplos nódulos na região palmar e ulnar, com crescimento lento e posterior involução e aplainamento dos nódulos, surgindo fibrose e consequentemente retração do 4º e 5º artelhos.

Em função aspecto clínico da mão acometida o principal diagnóstico diferencial se faz com hanseníase (mão em garra)[3] (Figura 108.3). Outros diagnósticos diferenciais incluem: fibromatose digital infantil (tumor de Reye), tumor de células gigantes da bainha do tendão, fibroma aponeurótico calcificante, tumor fibro-histiocítico plexiforme, fibrossarcoma congênito infantil e fibromas da bainha do tendão.[36]

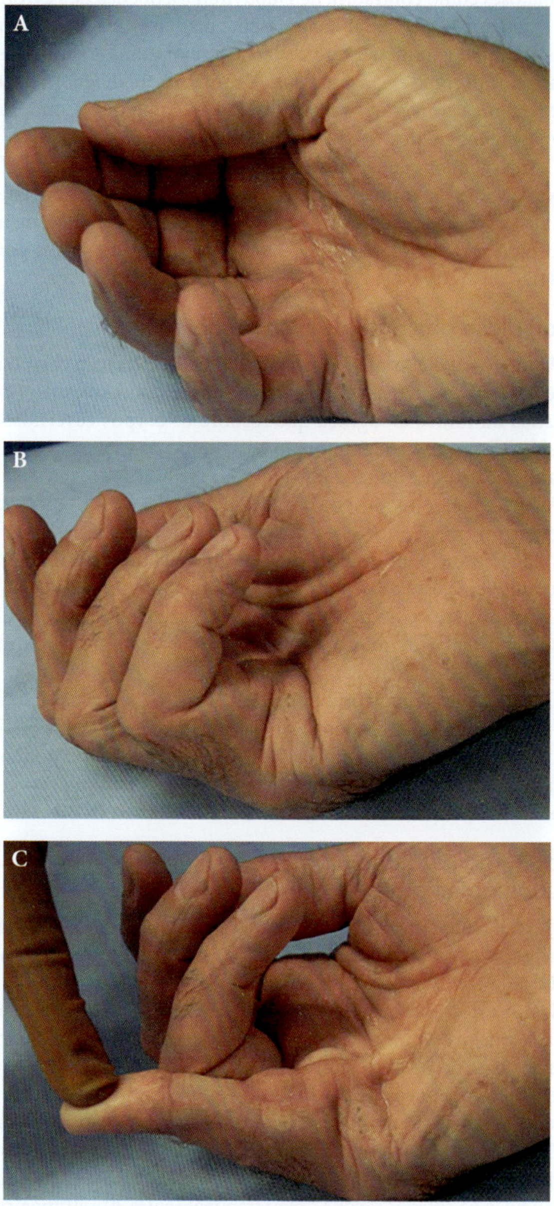

■ **Figura 108.3** (**A-C**) Contratura de Dupuytren.
Fonte: Cortesia Dr. Rames Mattar Jr.

O tratamento pode ser cirúrgico através de aponeurotomia, fasciotomia ou fasciectomia palmar. Opções não cirúrgicas incluem fisioterapia, imobilização, infiltrações com corticosteroides, interferon gama e colagenase.[37-38] Tratamento com sorafenib em casos avançados de doença de Dupuytren e Ledderhose parece ser uma alternativa relativamente bem tolerada e com melhora sintomática importante em ambas as doenças.[39]

Fibromatose plantar (doença de Ledderhose)

A doença de Ledderhose é caracterizada por uma proliferação fibrosa na fáscia plantar com formação de nódulos benignos. Se apresenta como um espessamento ou nódulo firme na face medial da sola, podendo ou não ser doloroso.[40-41] Geralmente o acometimento é unilateral, sendo apenas em 25% dos casos bilateral. É mais prevalente no sexo masculino em pacientes de meia-idade.

A etiologia é desconhecida e, embora tenha caráter autossômico dominante, casos familiares são raros.[42] A incidência aumenta com a idade, é mais frequente nos homens e pode estar associada a outras formas de fibromatoses como contratura de Dupuytren e a doença de Peyronie.

Diagnóstico diferencial inclui fasciite plantar (causa mais comum de aumento de volume na fáscia plantar), leiomioma, rabdomiossarcoma, neurofibroma e lipossarcoma. A confirmação diagnóstica geralmente é clínica através de exames de imagem como ultrassonografia e ressonância magnética.[43]

O tratamento pode ser conservador através de imobilizações, fisioterapia e infiltração intralesional com corticosteroides ou colagenase.[42] Na falha terapêutica, tratamentos cirúrgicos são a opção.[44] Recentemente o uso do sorafenib tem se mostrado como uma alternativa para os casos não cirúrgicos avançados.[45]

Fibromatose peniana (doença de Peyronie)

A doença de Peyronie é um distúrbio de cicatrização caracterizado pelo depósito de placas colágenas formando uma cicatriz fibrosa inelástica da túnica albugínea que recobre os corpos cavernosos do pênis. Isto leva a um encurvamento, estreitamento e encurtamento do pênis levando a dor e dificuldade na ereção prejudicando o ato sexual.[46]

A incidência é maior em homens mais velhos, entretanto pode acometer jovens, sendo necessário tratamento mais agressivo.[47] Fatores de risco incluem trauma, diabete, hipertensão e dislipidemia.[48] Frequentemente está associado à doença de Dupuytren.

O diagnóstico é com base na história clínica e exame físico. Exames complementares e de imagem geralmente são realizados quando se planeja tratamento cirúrgico.

O tratamento clínico oral pode ser realizado com doses baixas de L-citrulina e pentoxifilina em associação. Injeções intralesionais de verapamil, INF-ab2 e colagenase *Clostridium histolyticum* podem ser usadas tanto nas fases agudas quanto crônicas em conjunção com a terapia de tração peniana.[49]

Fasciite nodular (fibromatose subcutânea pseudossarcomatosa)

Descrita inicialmente por Konwaller[50] em 1955, como fibromatose (fasciite) pseudossarcomatosa subcutânea, clínica e histologicamente confundida com sarcoma.[10]

Trata-se de uma doença fibroproliferativa reacional benigna e autolimitada, que se estende da fáscia superficial para o tecido subcutâneo e músculos.[51] A etiologia é desconhecida, estando possivelmente relacionada a traumas, embora ainda não se consiga estabelecer relação evidente de fatores traumáticos como agentes desencadeantes na maioria dos casos.

Clinicamente caracteriza-se por nódulos firmes e bem delimitados de crescimento rápido e geralmente maiores do que 2 cm. Não existe diferença de incidência entre os sexos e é mais frequente entre 20 e 40 anos, sendo que 10% a 20% dos casos ocorrem em indivíduos acima de 50 anos.[52-53] A localização mais frequente se faz em extremidades superiores e inferiores de adultos. Em crianças atinge principalmente a cabeça e pescoço.[54-55]

Mehregan divide a fasciite nodular clássica em 3 tipos: subcutânea, intramuscular e fascial. Formas não clássicas incluem intravascular, intradérmica, cranial, ossificante e fasciite proliferativa.[56]

Os principais diagnósticos diferenciais são: granuloma piogênico, cistos, lipoma, dermatofibroma, neurofibroma e sarcoma. Exames de imagem são de pouco auxílio para o diagnóstico, não havendo nenhum sinal característico ao US ou TC.[57]

O quadro histológico mostra a presença de fibroblastos e miofibroblastos grandes e pleiomórficos com mitoses evidentes e sem atipias, dispostos em faixa e com presença de infiltrado inflamatório crônico de células mononucleares. Alterações mixoides com evidente deposição de mucina podem ser evidenciadas, além de células gigantes multinucleadas fusiformes semelhantes a osteoclastos, podendo ser confundido com fibrossarcoma e outros tumores malignos.[10,58] As lesões tem origem fascial com infiltração na gordura subcutânea e raramente comprometimento muscular[59] (Figura 108.4). A imunohistoquímica mostra positividade para vimentina, actina muscular específica e actina de músculo liso. Não há expressão de queratina, desmina ou proteína S-100.[60]

O tratamento consiste na remoção cirúrgica completa da lesão com margens de segurança, sendo a recorrência rara.[58]

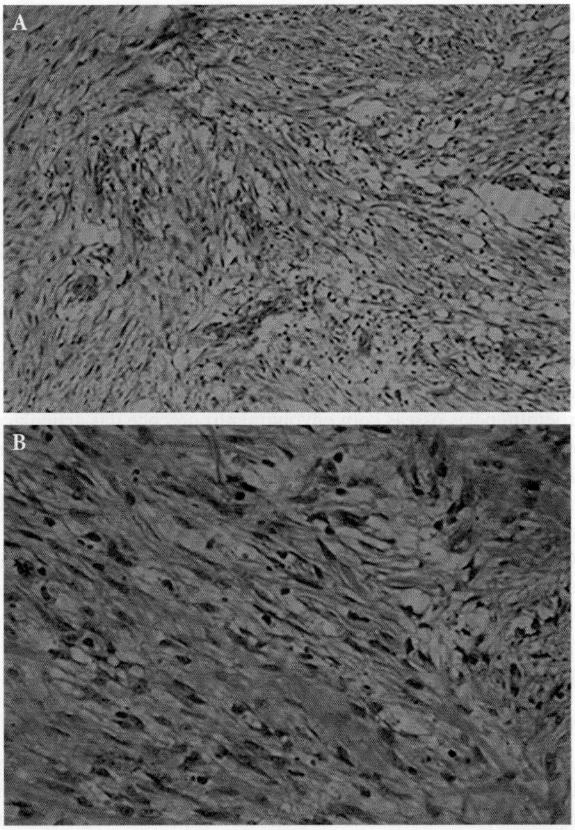

■ **Figura 108.4** (A e B) Fasciite nodular – presença de fibroblastos e miofibroblastos, infiltrando o tecido subcutâneo adiposo. Alterações mixoides com deposição de mucina. Presença de células gigantes.
Fonte: Cortesia Dr. Nylceo Michalany.

Coxim falangeano (*knucle pads*)

Descrita em 1893 por Garrot,[61] caracteriza-se pela presença de lesões espessadas circunscritas, principalmente na região das articulações interfalangianas proximais em sua porção dorsal.

Pode ser considerada idiopática, geneticamente herdada ou adquirida, como resposta à traumas persistentes e repetitivos das articulações interfalangianas, observadas em trabalhadores (jardineiros, abatedores de aves) esportistas como atletas, boxeadores, ginastas, surfistas e crianças com alterações psicológicas que apresentam o hábito de sucção e mordedura dos dedos, neste caso sendo considerados como pseudocoxim falangeano, uma vez que, não são consequentes a alterações primárias do colágeno, mas correspondendo a calos e calosidades.[10]

Afeta ambos os sexos igualmente, sem predileção. A faixa etária atingida é geralmente na faixa dos 40 anos de idade.

Clinicamente as lesões são assintomáticas, benignas, bem delimitadas representadas por pápulas, nódulos ou placas de cor da pele ou hiperpigmentadas, múltiplas, simétricas. Sintomatologia dolorosa e funcional relacionadas a atividade profissional podem ocorrer em alguns pacientes.

Alguns casos familiares mostram herança autossômica dominante e associações com: pseudoxantoma elástico, síndrome de Bart-Pumphey, doença de Ledderhose, doença de Peyronie e doença de Dupuytren. Pacientes portadores de Contratura de Dupuytren apresentam quatro vezes mais coxins falangianos comparados à população geral.[62]

Os diagnósticos diferenciais mais importantes devem ser feitos com: calosidades ocupacionais, granuloma anular, nódulos reumatoides, fibromas, verrugas virais, eritema *elevatum diutinum* e paquidermodactilia.[63] Exames de imagem são mais úteis para exclusão dos diagnósticos diferenciais. A ultrassonografia do coxim falangeano evidencia espessamento subcutâneo hipoecoico difuso ou focal, sem fluxo ao Doppler nos nódulos.[64]

Na histologia observam-se hiperceratose, ortoceratose e acantose moderadas, derme com proliferação fibroblástica e vasos na porção papilar, feixes colágenos espessados, dispostos em faixas e discreto infiltrado inflamatório crônico. Diagnóstico diferencial histológico com fibromatose palmoplantar deve ser considerado.

O tratamento apresenta poucos resultados efetivos e geralmente ineficazes. São relatados: cirurgia, infiltração de corticosteroides, silicone gel, crioterapia e radioterapia. Casos relacionados a traumas evidentes após orientação adequada e afastamento do fator causal, podem involuir espontaneamente ou com auxílio terapêutico. Intervenções inadequadas podem evoluir para complicações indesejáveis como cicatrizes hipertróficas e queloidianas além da possibilidade de recidiva.

Paquidermodactilia

Forma rara de fibromatose digital descrita por Bazex em 1973 e nomeada por Verbov em 1975, envolvendo as porções proximais dos dedos.[65] Afeta homens jovens e caracteriza-se clinicamente pelo aumento assintomático das partes moles em torno das falanges proximais e articulações interfalangianas nas porções laterais.[64,66] É uma condição benigna e indolor produzindo edema e espessamento da pele na região referida.[67]

Algumas formas têm sido descritas dependendo da topografia, etiologia e associações patológicas:[68]

1. **Clássica:** acometimento de vários dedos das mãos bilateralmente, associado ao trauma local.
2. **Monopaquidermodactilia ou paquidermodactilia localizada:** um só dedo é afetado.
3. **Transgressiva:** espessamento cutâneo além dos dedos das mãos como as regiões metacarpofalangianas.
4. Familiar.
5. Paquidermodactilia associada à esclerose tuberosa.

A etiologia permanece desconhecida, sugere-se que traumas repetitivos, levariam ao desenvolvimento desse espessamento cutâneo. Atividades relacionadas seriam resultantes da profissão, esportes ou uso de instrumentos musicais.[69] Outras possíveis causas incluem o uso excessivo de teclado de microcomputadores na adolescência e efeitos hormonais: andrógenos, hormônios de crescimento e disfunção tiroidiana.[68,70]

O exame histopatológico revela hiperceratose e acantose na epiderme, na derme observamos aumento no número de fibroblastos e depósito de fibras colágenas. Observamos redução no colágeno tipo I, aumento do tipo III e eventualmente tipo V. Depósito de mucina está presente em 39% dos casos.[71]

O principal diagnóstico diferencial deve ser feito com coxim falangiano, granulomas de corpo estranho, artropatias.

Condições coexistentes relacionadas: esclerose tuberosa,[72] atrofia maculosa variliforme, contratura de Dupuytren, síndrome do túnel do carpo e síndrome de Ehlers Danlos.[68]

O tratamento também consiste na eliminação dos estímulos repetitivos, uso de luvas ou bandagens protetoras.[73] Corticoterapia intralesional com triancinolona e excisão cirúrgica com respostas variadas. Tratamento de distúrbios psiquiátricos subjacentes também pode ser útil.

Dermopatia fibrosante nefrogênica (fibrose nefrogênica sistêmica, enfermidade renal escleromixedema *like*)

Descrita inicialmente em 2000 por Couper e colaboradores, é uma desordem fibrótica sistêmica, causando lesões semelhantes a esclerodermia em pacientes com insuficiência renal (crônica, transplantados renais e hemodiálise).[74] Alguns autores preferem a terminologia de fibrose nefrogênica sistêmica, ao invés de dermopatia fibrosante nefrogênica, por causa do comprometimento de outros órgãos e complicações sistêmicas.

A quase totalidade dos casos de dermopatia fibrosante nefrogênica foi observada em pacientes com insuficiência renal aguda ou insuficiência renal crônica em estágios IV ou V.[75]

A patogênese e a causa permanecem desconhecidas. O gadolínio, substância utilizada como meio de contraste em tomografias e ressonâncias, tem sido relacionada como desencadeante desta doença quando utilizados em doentes renais.[76-80]

Clinicamente os pacientes apresentam manifestações cutâneas caracterizadas pelo aparecimento de nódulos, pápulas, espessamento difuso e lesões enduradas confluentes semelhante ao escleromixedema, atingindo principalmente os membros inferiores, superiores e raramente o tronco, poupando a face e o pescoço.[79]

Evolutivamente o espessamento pode comprometer músculos e articulações, levando a sintomas dolorosos com limitação funcional e debilitante dos movimentos podendo atingir outros órgãos como o coração, fígado e esôfago. Eventos trombóticos podem ocorrer, caracterizando os quadros graves, por vezes com evolução fatal.[79-80]

Histologicamente a derme apresenta feixes de colágeno espessados, separados por fendas na profundidade, ausência de infiltrado inflamatório significativo podendo atingir o tecido adiposo até a fáscia.[78] Aumento de fibras elásticas, depósito de mucina e presença de células gigantes foram relatados.[81]

Não há tratamento efetivo, tentativas terapêuticas foram relatadas com imunossupressores, corticosteroides tópicos e injetáveis, fotoférese e plasmaférese, talidomida e pentoxifilina. Todos com respostas limitadas e ineficazes, permitindo apenas o retardo da evolução das lesões. Transplante renal tem sido indicado em alguns casos com respostas variáveis.[82]

Tumor de células gigantes da bainha do tendão

Clinicamente se apresenta como um ou mais nódulos de 1 a 3 cm de diâmetro, acometendo frequentemente a face palmar ou dorsal dos dedos das mãos, pés, punhos e raramente joelhos e tornozelos[81,83] (Figura 108.5).

Predomina no sexo feminino na proporção de 3:2, faixa etária adulta na faixa dos 40 a 50 anos. É raro na infância. A etiologia é controversa apontando provavelmente para causas traumáticas, inflamatórias, metabólicas ou neoplásicas.[84] Muitos autores consideram como idiopático.

Tem sido classificado em dois tipos segundo a apresentação: nodular localizado, mais comum nas mãos e difuso, predominando nas grandes articulações.[84]

Embora não existam relatos de malignização, às vezes é confundido com patologia maligna pelo seu caráter invasivo, atingindo estruturas sinoviais das articulações adjacentes em alguns pacientes.[85] O diagnóstico diferencial deve ser feito com granuloma de corpo estranho, xantoma tendinoso, fibroma da bainha tendinosa, lipoma, cisto epidermoide e nódulos reumatoides. Alguns autores consideram o tumor de células gigantes da bainha do tendão como sendo uma variante do fibro-histiocitoma.[86]

Na histologia do tipo nodular localizado, observa-se proliferação tumoral circunscrita, eventualmente lobulada com histiócitos xantomizados, fibro-histiócitos e presença de hemossiderina; células gigantes em número variável e algumas com aspecto osteoclástico (Figura 108.6). O tipo difuso não é capsulado, sendo multicêntrico ou apresentando lesões satélites.

O tratamento mais adequado é a cirurgia com excisão completa do tumor.[87] A remoção incompleta bem como a não retirada de lesões satélites, podem explicar as recidivas em torno de 10% dos casos.[88-90]

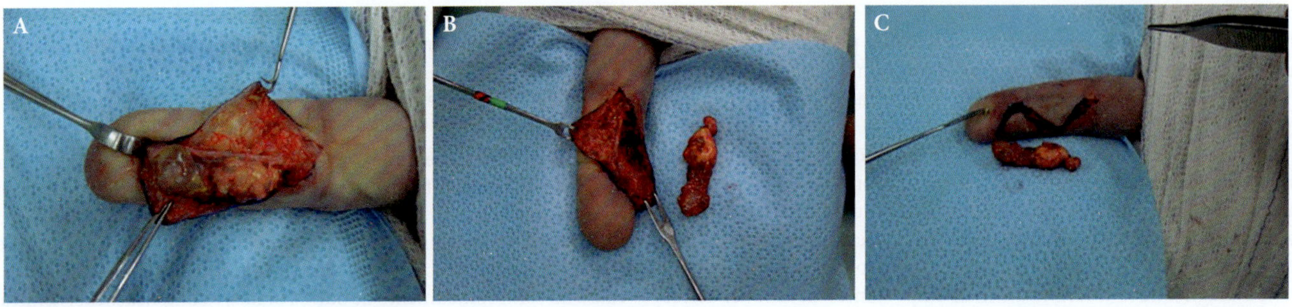

■ **Figura 108.5 (A-C)** Tumor de células gigantes da bainha do tendão.
Fonte: Cortesia Dr. Rames Mattar Jr.

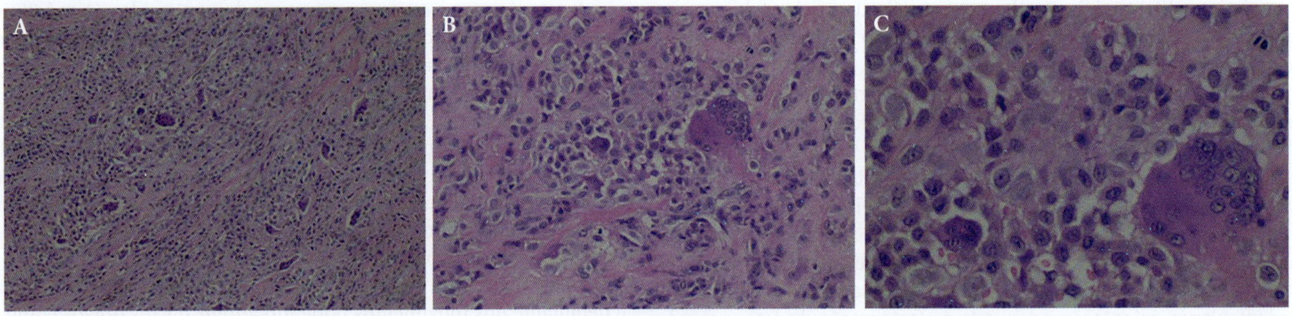

■ **Figura 108.6 (A-C)** Histiócitos xantomizados, fibro-histiócitos e células gigantes com aspecto osteoclástico.
Fonte: Cortesia Dr. Nylceo Michalany.

Referências bibliográficas

1. Rook A, Wilkinson DS, Eberling FJG, Champignon RN, Burton JL. Textbook of Dermatology. 9th ed. Blackwell Scientific. 2016. v.3, p. 31-42.
2. Hurwitz S. Dermatologia pediátrica. Tratado de doenças da pele na infância e adolescência. 3. ed. Ruwinter. 2009. Cap. 4, p. 230-232.
3. Azulay RD, Azulay DR. Dermatologia. 4. ed. Guanabara Koogan. 2006. p. 556-58.
4. Reye RDK. Recurring digital fibroma of childhood. Arch Pathol. 1965 Sept;80:228-31.
5. Burgert S, Jones DH. Recurring digital fibroma of childhood. J Hand Surg Br. 1996 Jun;21(3):400-2.
6. Moloney SR, Cabbabe EB, Shively RE, deMello DE. Recurring digital fibroma of childhood. J Hand Surg Am. 1986 Jul;11(4):584-7.
7. Kang SK, Chang SE, Choi JH, Sung KJ, Moon KC, Koh JK. A case of congenital infantile digital fibromatosis. Pediatr Dermatol. 2002 Sep-Oct;19(5):462-3.
8. Mukai M, Torikata C, Iri H, Hata J, Naito M, Shimoda T. Immunohistochemical identification of aggregated actin filaments in formalin-fixed, paraffin-embedded sections. I. A study of infantile digital fibromatosis by a new pretreatment. Am J Surg Pathol. 1992 Feb;16(2):110-5.
9. Cabrera González M, Pérez López LM, Gutiérrez de la Iglesia D, Rovira Zurriaga C, Martorell Sampol L, González Enseñat A. Diagnosis and treatment of digitocutaneous dysplasia, a rare infantile digital fibromatosis: a case report. Hand (NY). 2013 Dec;8(4):473-8.
10. Sampaio SA, Rivitti EA. Dermatologia. 3. ed. São Paulo: Artes Médicas. Cap 77, p. 848-850.
11. Tan Baser N, Tuncali D, Balci Akbuga U et al. Eur J Plast Surg 2006;29:38.
12. Campbell LB, Petrick MG. Mohs micrographic surgery for a problematic infantile digital fibroma. Dermatol Surg. 2007 Mar;33(3):385-7.
13. Holmes WJ, Mishra A, McArthur P. Intra-lesional steroid for the management of symptomatic Infantile Digital Fibromatosis. J Plast Reconstr Aesthet Surg. 2011 May;64(5):632-7.
14. Oh CK, Son HS, Kwon YW, Jang HS, Kwon KS. Intralesional fluorouracil injection in infantile digital fibromatosis. Arch Dermatol. 2005 May;141(5):549-50.
15. Rodríguez-Lomba E, Lozano-Masdemont B, Campos-Domínguez M. Infantile digital fibromatosis: Primum non nocere. Actas Dermosifiliogr. 2022 Apr;113(4):432-434.
16. Wiswell TE, Davis J, Cunningham BE, Solenberger R, Thomas PJ. Infantile myofibromatosis: the most common fibrous tumor of infancy. J Pediatr Surg. 1988 Apr;23(4):315-8.
17. Hazarey J, Hazarey S, Moghe G. Unusually aggressive myofibromatosis in a neonate. J Neonatal Surg. 2012 Apr 1;1(2):35. eCollection 2012 Apr-Jun.
18. Pattisapu P, Wenger TL, Dahl JP, Bly RA, Bonilla-Velez J, Wu N, Hall A, Rudzinski ER, Perkins JA. Avoidance of surgery for head and neck infantile myofibromatosis using imatinib monotherapy. Clin Case Rep. 2022 Feb 9;10(2):e05382.
19. Wu SY, McCavit TL, Cederberg K, Galindo RL, Leavey PJ. Chemotherapy for Generalized Infantile Myofibromatosis with Visceral Involvement. J Pediatr Hematol Oncol. 2015 Jul;37(5):402-5.
20. Choochuen P, Laochareonsuk W, Tanaanantarak P, Kanjanapradit K, Sangkhathat S. Juvenile hyaline fibromatosis: Report of a case with a novel ANTXR2 gene mutation. Am J Case Rep. 2022 Jun 26;23:e935921.
21. Mallet S, Boye T, Hesse S, Fournier B, Guennoc B, Carsuzaa F. [Juvenile hyaline fibromatosis]. Ann Dermatol Venereol. 2010 May;137(5):364-8.
22. Al-Najjadah I, Bang RL, Ghoneim IE, Kanjoor JR. Infantile systemic hyalinosis. J Craniofac Surg. 2003 Sep;14(5):719-23.
23. Habibeddine S, Khadir K, Azzouzi S, Skalli S, Lakhdar H. [Juvenile hyaline fibromatosis: 2 twin brothers affected]. Ann Dermatol Venereol. 2003 Jan;130(1Pt1):43-6.
24. Mancini GM, Stojanov L, Willemsen R, Kleijer WJ, Huijmans JG, van Diggelen OP, de Klerk JB, Vuzevski VD, Oranje AP. Juvenile hyaline fibromatosis: clinical heterogeneity in three patients. Dermatology. 1999;198(1):18-25.
25. Muniz ML, Lobo AZ, Machado MC, Valente NY, Kim CA, Lourenço SV, Nico MM. Exuberant juvenile hyaline fibromatosis in two patients. Pediatr Dermatol. 2006 Sep-Oct;23(5):458-64.
26. Stanford D, Rogers M. Dermatological presentations of infantile myofibromatosis: a review of 27 cases. Australas J Dermatol. 2000 Aug;41(3):156-61.
27. Brandão FV, Silva CM, Gontijo B, Guedes AC. [Juvenile hyaline fibromatosis and infantile systemic hyalinosis. Case for diagnosis]. An Bras Dermatol. 2009 Nov-Dec;84(6):677-9.
28. Shin HT, Paller A, Hoganson G, Willner JP, Chang MW, Orlow SJ. Infantile systemic hyalinosis. J Am Acad Dermatol. 2004 Feb;50(2 Suppl):S61-4.
29. Glover MT, Lake BD, Atherton DJ. Clinical, histologic and ultrastructural findings in two cases of infantile systemic hyalinosis. Pediatr Dermatol. 1992;9:255-58.
30. Kalgaonkar PS, Wade M, Warke C, Makhecha M, Khare M. Juvenile Hyaline Fibromatosis – A Rare Autosomal Recessive Disease. J Clin Diagn Res. 2017 Jul;11(7):SD04-SD06.
31. Bebbington A, Savage R. Dupuytren's disease in an infant. J Bone Joint Surg Br 2005;87(1):111-113.
32. Korambayil PM, Padikala AF. Pediatric Dupuytren's disease. Indian J Plast Surg 2011;44(3):521-524.
33. Noble J, Arafa M, Royle SG, McGeorge G, Crank S. The association between alcohol, hepatic pathology and Dupuytren's disease. J Hand Surg [Br] 1992;17(1):71-74.
34. Larsen S, Krogsgaard DG, Aagaard Larsen L, Iachina M, Skytthe A, Frederiksen H. Genetic and environmental influences in Dupuytren's disease: a study of 30330 danish twin pairs. J Hand Surg Eur. 2015;40:171-176.
35. Mathieu S, Naughton G, Descatha A, Soubrier M, Dutheil F. Dupuytren's disease and exposure to vibration: systematic review and meta-analysis. Joint Bone Spine. 2020;87:203-207.

36. An HS, Southworth SR, Jackson WT, Russ B. Cigarette smoking and Dupuytren's contracture of the hand. J Hand Surg Am 1988;13(6):872-874.
37. Stewart HD, Innes AR, Burke FD. The hand complications of Colles' fractures. J Hand Surg [Br] 1985;10(1):103-106.
38. Izadpanah A, Viezel-Mathieu A, Izadpanah A, Luc M. Dupuytren contracture in the pediatric population: a systematic review. Eur J Pediatr Surg. 2015 Apr;25(2):151-4.
39. Schoenfeld JD, Agaram NP, Lefkowitz RA, Kelly CM, Healey JH, Gounder MM. Sorafenib in Dupuytren and Ledderhose disease. Oncologist. 2022 Mar 11;27(3):e294--e296.
40. Desai SS, Hentz VR. The treatment of Dupuytren disease. J Hand Surg Am. 2011 May;36(5):936-42.
41. Eaton C. Evidence-based medicine: Dupuytren contracture. Plast Reconstr Surg. 2014 May;133(5):1241-51.
42. Motolese A, Mola F, Cherubino M, Giaccone M, Pellegatta I, Valdatta L. "Squamous cell carcinoma and ledderhose disease: a case report," International Journal of Lower Extremity Wounds 2013;12(4):297-300.
43. de Souza DF, Micaelo L, Cuzzi T, Ramos-e-Silva M. "Ledderhose disease: an unusual presentation," Journal of Clinical and Aesthetic Dermatology 2010;3(9):45-47.
44. Graells Estrada J, Garcia Fernández D, Badia Torroella F, Moreno Carazo A. Familial plantar fibromatosis. Clin Exp Dermatol. 2003;28(6):669-670.
45. Schoenfeld JD, Agaram NP, Lefkowitz RA, Kelly CM, Healey JH, Gounder MM. Sorafenib in Dupuytren and Ledderhose disease. Oncologist. 2022 Mar 11;27(3): e294-e296.
46. Omor Y, Dhaene B, Grijseels S, Alard S. Ledderhose Disease: Clinical, Radiological (Ultrasound and MRI), and Anatomopathological Findings. Case Rep Orthop. 2015;2015:741461.
47. Zgonis T, Peter Jolly G, Polyzois V, Kanuck DM, Stamatis ED. "Plantar bromatosis," Clinics in Pediatric Medicine and Surgery 2005;22(1):11-18.
48. Al-Thakafi S, Al-Hathal N. Peyronie's disease: a literature review on epidemiology, genetics, pathophysiology, diagnosis and work-up. Transl Androl Urol. 2016 Jun;5(3):280-9.
49. Farrell MR, Ziegelmann MJ, Levine LA. Minimally invasive therapies for Peyronie's disease: the current state of the art. Transl Androl Urol. 2020 Mar;9(Suppl 2): S269-S283.
50. Rhoden EL, Riedner CE, Fuchs SC et al. A cross-sectional study for the analysis of clinical, sexual and laboratory conditions associated to Peyronie's disease. J Sex Med 2010;7:1529-37.
51. Gelbard MK, Chagan L, Tursi JP. Collagenase Clostridium histolyticum for the Treatment of Peyronie's Disease: The Development of This Novel Pharmacologic Approach. J Sex Med. 2015 Jun;12(6):1481-9.
52. Konwaller BE, Keasbly L, Kaplan L. Subcutaneous pseudosarcomatousfibromatosis (fasciitis). J ClinPathol. 1955,25:241-52.
53. Evans H, Bridge JA. Nodular fasciitis. World Health Organization classification of tumours. In: Fletcher C, Unni K & Mertens F (eds.). Pathology and genetics of tumours of soft tissue and bone. Lyon: IARC Press, 2002:48-9.
54. Nair P, Barrett AW, Theodossy T. Oral nodular fasciitis: case report. Br J Oral Maxillofac Surg 2004;42:360-2.
55. Martínez-Blanco M, Bagán JV, Alba JR et al. Maxillofacial nodular fasciitis: a report of 3 cases. J Oral Maxillofac Surg 2002;60:1211-14.
56. Nishi SPE, Brey NV, Sanches RL. Dermatol nodular fasciitis: three cases reports of the head and neck and literature review. J Cutan Pathol. 2006;33:378-82.
57. Thompson LDR. Nodular fasceites. Ear nose thoat Journal. 2002 Dec:530.
58. Fallah A, Grochmal J, Lu JQ, Di Francesco LM, Khalil M, Clark AW et al. Nodular fasciitis presenting in the obturator nerve and gracilis muscle. J Neurol SCI. 2008;35:111-4.
59. Kamiya H, Araki M, Kitajima Y. Nodular fasciitis of the cheek. Eur J Dermatol 2003;13:189-91.
60. Shin JH, Lee HK, Cho KJ et al. Nodular fasciitis of the head and neck: radiographic findings. Clin Imaging 2003;27:31-7.
61. Graadt van Roggen JF, Hogendoom PC, Flecher CD. Myxoid tumours of soft tissue. Histopathology 1999;35:291-312.
62. Hino S, Masuda I, Fukai S et al. A case of nodular fasciitis involving the tongue. J Oral Maxillofac Surg 2014.
63. Lagier R, Meineck R. Pathology of knuckle pads study of four cases. Virchow Arch. A PatholoAnat Hist. 1975;365(3):185-190.
64. Tamborrini G, Gengenbacher M, Bianchi S. Knuckle pads a rare finding. J Ultrason. 2012 Dec;12(51):493-8.
65. Milkelsen AO. Knucle pads in Dupuytren disease. Hand 1977 Oct;9(3):301-5.
66. Verbov J. Letter: Pachydermodactyly: a variant of the true knuckle pad. Arch Dermatol. 1975;111:524.
67. Cohen PR, Eliezri YD, Silvers DN. Athletes nodules. J Am Acad Dermatol 1991, Feb;24(2pt1):317-8.
68. Sagransky MJ, Pichardo-Geisinger RO, Muñoz-Ali D et al. Pachydermodactyly from repetitive motion in poultry processing workers: a report of 2 cases. Arch Dermatol. 2012;148:925-8.
69. Vale LRG, Michalany N, Porro AM, Coeli FR, Hassumk KM. Paquidermodactilia transgressiva: relato de um caso. An Bras Dermatol. 2009;84(2):190-193.
70. Kin TH, Cho YH, Park HB. Two cases of pachydermodactily. J. Dermatol 1996,23: 419-24.
71. Ulusoy H, Tas NP, Akgol G et al. Unusual unilateral presentation of pachydermodactyly: a case report. Rheumatol Int. 2012;32:1747-50.
72. Ohno H, Kowatari Y, Owaki M et al. Effects of androgens on cultured cells derived from canine anterior cruciate ligament. Okajimas Folia Anat Jpn. 2012;89:35-8.
73. Dallos T, Oppl B, Kovács L, Zwerina J. Pachydermodactyly: a review. Curr Rheumatol Rep. 2014;16(9):442.
74. Bardazzi F, Neri I, Raone B, Patrizi A. Pachydermodactyly: seven new caes. Ann Dermatol Venereol. 1998;125:247-50.
75. Blanes M, Betlloch I, Pastor N et al. Classic pachydermodactyly: study of 5 cases in young boys. J Am Acad Dermatol. 2005;52:153.
76. Couper SE, Robin HS, Steinberg SM, Su LD, Gupta S. Le Boit PE. Scleromixedema like cutaneous disease in renal dialysis patients. Lancet 2000;356:100-1.
77. Braverman IM, Cowper S. Nephrogenic systemic fibrosis. F1000 Med Rep. 2010 Nov 24;2:84.
78. Deng AC, Bilu Martin D, Sina B, Gaspari A. Localized nephrogenic fibrosing dermopathy: Aberrant dermal repairing? J Am Acad Dermatol. 2008 Feb;58(2):336-9.
79. Naylor E, Hu S, Robinson L. Nefrogenic system fibrosis with septal panniculites mimicking erythemanodosum. J Am Acad. Dermatol. 2008;58:149-50.
80. Aires NB, Sotto MN, Menta MN. Nefrogenic fibrosing dermopathy: report of two cases. Acta Dermatol Venereol. 2007;7:521-4.
81. Hiunor C, Coupe S, Wherth UP. Nefrogenic fibrosing dermopathy nefrogenic systemic fibrosis: a case series of nine patients and review of the literature. Int of Dermatology. 2007:447-52.
82. Karam MAH. Risco de fibrose nefrogênica com o uso de contraste à base de gadolinio em doença renal crônica. J Bras. Neurol. 2000;30(1):67-71.
83. Cuffy MC, Singh M, Formica R et al. Renal transplantation for nephrogenic systemic brosis: a case report and review of the literature. Nephrol Dial Transplant 2011;26:1099-1101.
84. Monaghanm H, Salter DM, Giant cell tumor of tendon sheath clinical pathological feature of 71 cases. J Clin Pathol. 2001;54:404-7.
85. Stefanato MC, Turner SM, Browan J. High pressure paint gun injury of the finger simulating giant cell tumor of tendon sheath. J Cutan Pathol. 2005;32:179-183.
86. Byers PD, Cotton RE, Deacon OW et al. The diagnosis and treatment of pigmented villonodular synovitis. J Bone Joint Surg Br. 1968;50(2):290-305.
87. King DT, Millman AJ, Gurevitch AW, Hirose FM. Giant cell tumor of the tendon sheath involving skin. Arch Dermatol. 114:994-990.
88. Ushijima M. Hashimoto H, Tsuneiyoshi M, Enjoj M. Giant cell tumor of the tendon sheath. A study of 207 cases. Cancer 1986;57:875-84.
89. Noore JR, Weiland AJ, Curtis RM. Localized nodular tenosynovitis. Experience with 115 cases. J Hand Surg Am. 1984;(9):411-7.
90. Neilly KIE, Stern PJ, Dale JA. Recurrent giant cell tumors of the tendon sheath. J Hand Surg Am. 1999;24:1298-302.

PARTE 9

Afecções Tegumentares e Interdisciplinares

capítulo 109

Paulo Ricardo Criado • Neusa Yuriko Sakai Valente

Manifestações Dermatológicas das Trombofilias

INTRODUÇÃO

A hemostasia é a resposta fisiológica que minimiza a perda sanguínea, após uma injúria vascular, a fim de se manter o fluxo sanguíneo adequado às funções vitais. O dano endotelial desencadeia vasoconstrição imediata e expõe o fator tecidual (FT), bem como o colágeno na matriz subendotelial, propiciando uma superfície de adesão às plaquetas e formação do tampão plaquetário.

Tradicionalmente, a coagulação tem sido descrita como uma cascata de reações enzimáticas, que constituem a via extrínseca e a via intrínseca, as quais convergem para a via final comum, a fim de produzir o coágulo de fibrina insolúvel. Apesar de tradicionalmente as vias extrínseca e intrínseca, respectivamente se correlacionarem com valores laboratoriais do tempo de protrombina e com o tempo de tromboplastina parcialmente ativada, este modelo é simplista e incapaz de expressar a importância dos elementos celulares durante a cascata da coagulação. Dessa maneira, tem-se proposto um modelo de coagulação "com base em células", constituído de 3 fases: iniciação, amplificação e propagação, os quais resultam em ativação plaquetária e produção do coágulo de fibrina. Na fase de iniciação as células que contém o FT, como fibroblastos, expõem o FT na superfície, o qual ativa via ruptura da integridade endotelial o fator VII (FVIIa), o qual ativa os fatores IX e V, resultando na geração de trombina (FIIa) via complexo protrombinase FVa e Va. A amplificação ocorre sobre as plaquetas, e a trombina formada durante a fase de iniciação ativa os fatores V, VIII e XI levanto a ativação plaquetária (Esquema 100.1A). Na fase de propagação (Esquema 100.1B), quantidades significativas de trombina são formadas na superfície das plaquetas já ativadas via complexo protrombinase e complexo tenase (FIXa e FVIIIa). A trombina cliva o fibrinogênio solúvel em fibrina insolúvel, o qual se polimeriza e se liga ao fator XIIIa. A plasmina, ativada pelo ativador do plasminogênio tecidual é responsável pela fibrinólise.

A

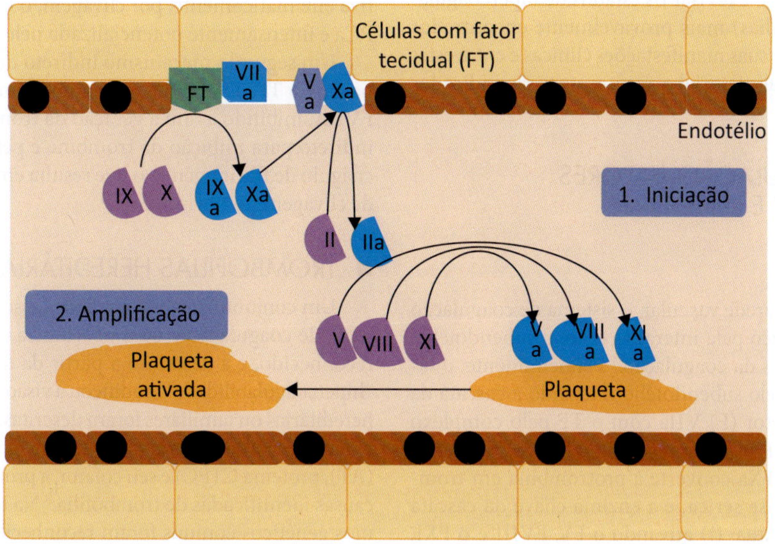

■ **Esquema 109.1A** Fases de iniciação e amplificação da coagulação.

B

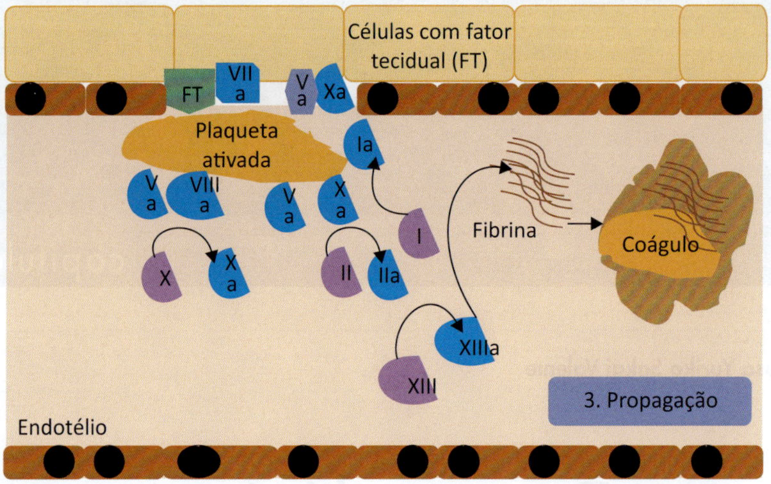

Esquema 109.1B Propagação com formação de fibrina e coágulo.

Trombofilia é o termo atualmente utilizado para condições em que fenômenos de hipercoagulabilidade sanguínea ocorrem, determinando uma predisposição aumentada a eventos tromboembólicos.[1] Frequentemente na prática clínica atendemos pacientes que desenvolvem tromboses arteriais ou venosas sem fatores de risco evidentes.[2] Vários fatores de risco, genéticos ou adquiridos, estão na patogênese da trombose, tanto no segmento arterial, como venoso.[1] Alguns destes indivíduos desenvolvem tromboses recorrentes apesar das medidas preventivas, ou desenvolvem tromboses em localizações incomuns.[2-4] Estes pacientes podem apresentar um estado de hipercoagulabilidade oculto.[2] No Quadro 109.1 encontram-se os fatores de risco genéticos e adquiridos, mais relacionados a tromboses venosas.[1]

Nos países ocidentais a incidência de tromboembolismo venoso (TEV) por ano é de cerca de 1 em cada 1 mil habitantes,[5,6] ocasionando nos Estados Unidos cerca de 50 mil óbitos por ano.[3] Vale ressaltar que fatores de risco para o TEV diferem daqueles da doença trombótica arterial (hipertensão arterial, tabagismo, dislipidemia e diabete *mellitus*, por exemplo, não aumentam o risco de TEV).[3] Os fatores de risco adquiridos, clássicos para o TEV incluem a idade avançada, imobilização prolongada, cirurgia, fraturas, uso de anticoncepcionais hormonais, gestação, puerpério, neoplasias e a síndrome antifosfolípide.[3]

O rastreamento de estados de hipercoagulabilidade na população geral é impraticável, tanto do ponto de vista clínico, como economicamente.[2] O escopo deste artigo é revisar os estados de hipercoagulabilidade sanguínea (trombofilias) mais provavelmente encontrados pelo dermatologista, descrever suas manifestações clínicas e entre estas quais as necessitam pesquisa laboratorial e quais exames são indicados nessas situações.

SISTEMA DA COAGULAÇÃO (FATORES PRÓ-COAGULANTES E INIBIDORES DA COAGULAÇÃO)

Fatores pró-coagulantes

Em resposta ao dano da parede vascular, o sistema de coagulação origina um tampão hemostático pela interação entre o subendotélio, plaquetas e fatores plasmáticos da coagulação.[4] Primeiramente, o fator tecidual (TF) é liberado pelo subendotélio iniciando a cascata da coagulação.[4] O arranjo do Fator (F) VIIa com o TF pelo complexo Tenase, resulta na geração do FXa.[4] Na presença do FV, do cálcio e de uma superfície fosfolípide, o FXa converte a protrombina em trombina. A trombina, uma protease sérica, é a enzima chave da cascata da coagulação.[4] A Trombina atua: (i) ativando o FV, FVIII e o FXI, aumentando sua própria geração; (ii) cliva o fibrinopeptídeo A (FBA) e B do fibrinogênio e forma a fibrina; (iii) promove a ligação cruzada da fibrina pela ativação do FXIII; e (iv) é um potente ativador fisiológico das plaquetas.[4] Uma via alternativa da cascata da coagulação é desencadeada pela ativação dos fatores de contato (FXII, FXI, pré-calicreína, cininogênio de alto peso molecular).[4] Embora esta via não seja de importância fisiológica na ativação do sistema da cascata de coagulação, ela propicia importante aceleração do processo pela retroalimentação com a ativação do FVIII, FIV e FX.[4] A Figura 109.1 reflete o conhecimento atual do sistema de coagulação.[4]

Inibidores da coagulação

A homeostase é mantida inibindo a coagulação e realizando fibrinólise. A trombina gerada *in vivo* é inibida por uma série de mecanismos (Figura 109.2).[4] Os inibidores da trombina são classificados em diretos e indiretos. Os inibidores diretos são a antitrombina (AT), a α_2-macroglobulina (α_2-M) e o cofator II da Heparina (HCII).[4] A AT e o HCII intermedeiam a inibição da trombina e são acelerados por glicosaminoglicans endógenos e pela heparina exógena.[4] Os inibidores indiretos da trombina são a proteína C (PC), a proteína S (PS) e o inibidor da via do fator tecidual (TFPI).[4] A trombina livre torna-se parcialmente ligada a um receptor na célula endotelial, a trombomodulina (TM).[4] O complexo trombomodulina-trombina não pode mais clivar fibrinogênio e não mais ativa o FV, FVIII e as plaquetas.[4] Além disso, o complexo TM-trombina inibe a formação do coágulo por meio da ativação da proteína C (PC), formando a PC ativada (PCa). A PCa inativa enzimaticamente, por clivagem, o FVa e o FVIIIa.[4] A atividade da PCa é intensamente potencializada pelo seu cofator, a proteína S (PS).

Um segundo mecanismo indireto de regular a geração de trombina é pelo TPFI.[4] O TPFI forma um complexo com o FXa que inibe o FVIIA, inibindo assim a geração da trombina.[4] O terceiro mecanismo indireto para inibição da trombina é pela ligação da trombina com o coágulo de fibrinogênio, o que resulta em considerável redução na taxa de clivagem do fibrinogênio.[4]

TROMBOFILIAS HEREDITÁRIAS

Um conjunto de anormalidades associadas à hiperatividade do sistema de coagulação e/ou a ocorrência de fenômenos trombóticos foi reconhecido, e a descrição a partir da década de 1950 dos estados de "hipercoagulabilidade" modificou a visão acerca do TEV. As trombofilias hereditárias ou familiares foram descritas inicialmente em 1956 sob base clínica por Jordan e Nandorff.[7] As deficiências herdadas da antitrombina (AT), proteína C (PC) e seu cofator, a proteína S (PS) foram as primeiras causas identificadas de trombofilia.[8] Na última década dois polimorfismos genéticos comuns foram reconhecidos como causas de hipercoagulabilidade: fator V mutante ou Fator V G1691A (Fator V Leiden), que o torna resistente à ação anticoagulante da proteína C 8 e a mutação do gene da protrombina (protrombina G20210A), associada a aumento dos níveis circulantes da protrombina.[9] Moderada hiper-homocisteinemia é também um fator já estabelecido como risco para trombofilia.[8]

Em contraste com as doenças de herança monogênicas, resultantes de mutações em um único gene resultam em doença, as multigênicas decorrem de diferentes mutações em genes distintos.[3] As doenças multigênicas podem também ser a consequência da interação de um conjunto heterogêneo de eventos de origem genética, com eventos ambientais;[3] dessa maneira, além de multigênicas, são geralmente multifatoriais.[3] Assim o conceito de doença multigênica é aplicável na Medicina a diversas condições, incluindo o tromboembolismo venoso (TEV).[3] Dessa maneira, o TEV é agora reconhecido como um modelo de doença multifatorial, sendo o evento trombótico o resultado de interações gene-gene e/ou gene-ambiente (Figura 109.3).

Quadro 109.1 Fatores de risco genéticos (hereditários) e adquiridos para eventos trombóticos.

A. Causas de trombofilias hereditárias

1. Deficiência de antitrombina
2. Deficiência da proteína C
3. Deficiência da proteína S
4. Mutação do fator V (Leiden) (resistência genética à proteína C ativada)
5. Mutação do fator II (protrombina): G20210A
6. Hiper-homocisteinemia:
   - Deficiência da metileno tetra-hidrofolato redutase (MTHFR)
   - Deficiência da cystathione-β-synthase
7. Níveis plasmáticos alterados dos fatores da coagulação:
   - Níveis elevados do fator VIII
   - Níveis elevados do fibrinogênio
   - Níveis elevados do fator IX
   - Níveis elevados do fator XI
8. Mutação do fator XIII
9. Aumento do inibidor do ativador do plaminogênio tecidual
10. Diminuição do ativador do plaminogênio tecidual
11. Plasminogênio anormal
12. Disfibrinogenemia
13. Deficiência do cofator II da heparina
14. Síndrome da plaqueta rígida
15. Deficiência do inibidor da via do fator tecidual

B. Causas de trombofilias adquiridas

1. Síndrome antifosfolípide
2. Hemoglobinúria paroxística noturna
3. Coagulação intravascular disseminada
4. Púrpura trombótica trombocitopênica
5. Covid-19
6. Doenças mieloproliferativas
7. Gravidez e puerpério
8. Neoplasias malignas
9. Síndrome nefrótica
10. Hiperviscosidade:
    - Crioglobulinemia
    - Criofibrinogenemia
11. Relacionada a medicamentos:
    - Terapia de reposição hormonal
    - Anticoncepcionais orais
    - Tamoxifeno/raloxifeno
    - Quimioterapia/talidomida
    - Trombocitopenia induzida pela heparina
    - Necrose cutânea induzida por cumarínicos
12. Uso de anticoncepcionais orais
13. Medicamentos
14. Trauma e cirurgias
15. Imobilização prolongada
16. Policitemia vera
17. Vasculites
18. Cateter venoso central
19. Viagens prolongadas
20. Doença inflamatória intestinal
21. Hiper-homocisteinemia
22. Calcifilaxia
23. Resistência a proteína C não relacionada ao fator V de Leiden
24. Tabagismo

Fonte: Adaptado de Garcia e Franco, 2001; Johnson et al., 2005; Franco, 2001; Whitlatch e Ortel, 2008 e Nusbaum et al., 2021.

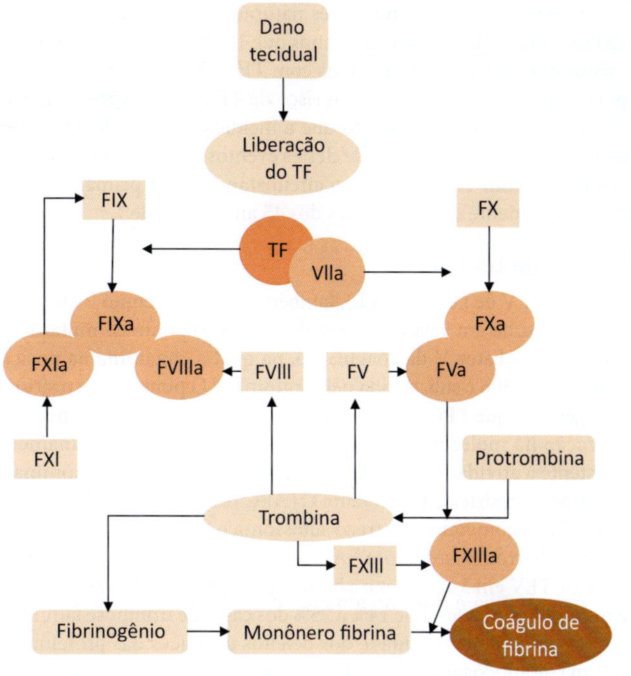

■ **Figura 109.1** Esquema do sistema pró-coagulante.
TF: fator tecidual.

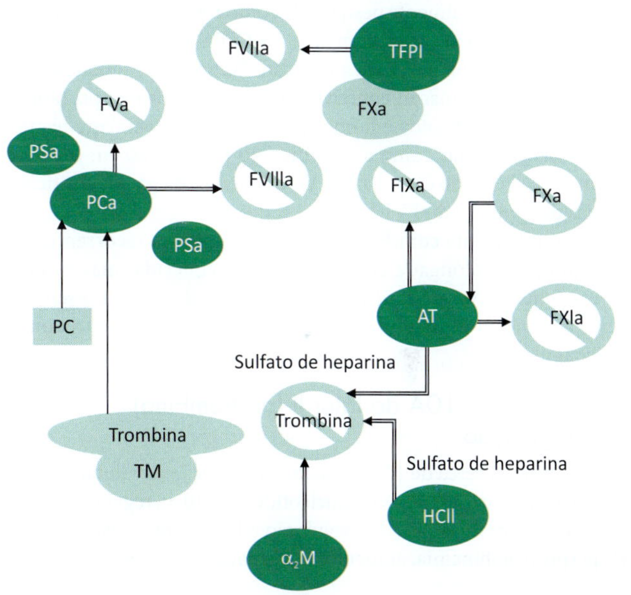

■ **Figura 109.2** Sistema de anticoagulação.
PCa: proteína C ativada; α_2-M: α_2-macroglobuilina; AT: antitrombina; HCII: cofator II da heparina; PC: proteína C; TFPI: inibidor da via do fator tecidual; TN: trombomodulina. Setas duplas indicam ativação da reação e setas únicas inibição da reação.

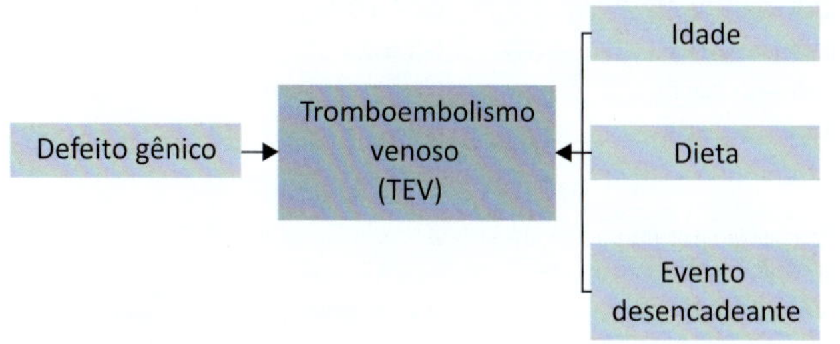

■ **Figura 109.3** Modelos patogênicos das manifestações clínicas associadas às trombofilias hereditárias.
Fonte: Adaptada de De Stefano et al., 2002.

As deficiências dos inibidores naturais da coagulação (AT, PC e PS) são raras e detectadas em menos que 1% da população geral e em menos que 10% não selecionados com TEV (Tabela 109.1).[8] Entre os portadores dessas deficiências, o risco de TEV é 5 a 8 vezes maior do que na população geral, sendo que a incidência anual do TEV é em torno de 1%.[8] Cerca de metade destes eventos trombóticos ocorre em associação com fatores de risco circunstanciais e o primeiro evento mais comumente se instala antes dos 45 anos de idade.[8]

Fator V de Leiden

O Fator V de Leiden (FVL), também conhecido como $FVR^{506}Q$ ou $FV{:}Q^{506}$ resulta em 95% dos casos de um único ponto de mutação na molécula do Fator V da coagulação, na qual a glutamina na posição aminoácido 506 é substituída pela arginina.[3,8] O ponto 506 é o sítio de clivagem em que a PC ativada atua na molécula do FVa.[3] Esta pequena alteração na molécula torna o Fator V ativado (FVa) extremamente resistente à atividade proteolítica da proteína C, o que é denominado fenótipo de resistência à proteína C (APC resistência ou APC-R).[8] Os indivíduos acometidos por traço autossômico dominante têm um risco elevado de trombose venosa.[8] A heterozigose da mutação aumenta o risco de TEV em 3 a 8 vezes e a homozigose em 50 a 100 vezes.[3] O FVL é responsável por cerca de 14% a 25% dos casos de trombose familiar,[8,9] contrastando com a raridade dos defeitos genéticos das proteínas do sistema de anticoagulação, a AT, PC e PS, o FVL é altamente prevalente em diversas populações caucasianas, com frequências variando entre 1% e 15%, sendo o mais frequente defeito genético, nas trombofilias, podendo ser encontrado em 10% a 60% dos casos de TEV.[10]

A APC-R é atualmente pesquisada como rotina na investigação do TEV, utilizando-se o ensaio com base no TTPA, e a utilização de plasma deficiente em fator V para a diluição das amostras testadas, o que resulta em discriminação confiável entre indivíduos não portadores, portadores heterozigotos e homozigotos.[3] Alternativamente técnicas de análise molecular como a amplificação pela reação em cadeia da polimerase (PCR) do éxon 10 do FV pode ser usada para identificação precisa da mutação do FVL.[3]

Caso o paciente com FVL apresente tromboses recorrentes, anticoagulação prolongada com varfarina é requerida, mantendo-se o *International Normalized Ratio* (INR) entre 2 e 3.[2] A presença da mutação em um indivíduo assintomático, não requer, entretanto, a anticoagulação.[2]

Mutação G20210A do fator II (protrombina) da coagulação

Descrito há cerca de 10 anos, como a transição da Glutamina pela Adenosina, transição G → A no nucleotídeo 20210 na região não traduzida a 3' do gene do fator II da coagulação.[10] Esta mutação está associada à hiperprotrombinemia, aumento da formação de trombina e do risco de TEV.[11] A mutação ocorre em 1% a 3% da população geral, e entre 6% e 18% dos pacientes com TEV, sendo a segunda anormalidade genética mais comum nas trombofilias.[3,8]

O diagnóstico é estabelecido por técnicas de análise gênica, de forma similar ao FVL, com base na amplificação do DNA genômico pela PCR e reconhecimento da mutação por digestão enzimática.[3]

O manejo ideal do paciente com a mutação da protrombina ainda não foi consensualmente estabelecido.[2] É provável que envolva anticoagulação por período longo com varfarina naqueles com tromboses em idade precoce ou recorrentes.[2] Kearon e colaboradores[12] sugeriram que os com mutação 20210A não recebam anticoagulação em longo prazo, e sejam anticoagulados apenas na presença de um fator de risco exógeno para o tromboembolismo (p. ex. imobilização prolongada).

Deficiência da antitrombina

A antitrombina (AT), denominada anteriormente antitrombina III, é um fator anticoagulante natural, que se liga ao heparan sulfato nas células endoteliais e inativa a trombina.[2] Ela também inibe o fator X ativado e, em menor intensidade os fatores IX, XI e XII.[13] A prevalência de deficiência herdada da protrombina é de 1:5.000 habitantes.[2] Até o presente há cerca de 100 mutações do gene da AT que conduzem à síndrome de deficiência da AT clinicamente relevantes.[2] Há dois tipos clínicos de deficiência de AT.[2,3] No tipo I há redução funcional e quantitativa da AT.[2] No tipo II há produção relativamente normal com redução desproporcional na função da AT.[2]

O risco de trombose aumenta quando a atividade funcional da AT se reduz para menos que 80% dos níveis normais, com o maior risco quando os níveis da AT são menores que 60% do normal.[14] O nível da AT em heterozigotos é geralmente entre 40% e 70% dos níveis normais.[2] A homozigose geralmente determina letalidade no embrião, a menos que não afete o sítio de ligação da heparina com a AT.[2] Na deficiência heterozigótica da AT o risco de TEV é cerca de 10 vezes.[3] O TEV na deficiência de AT é incomum antes dos 20 anos de vida, com um platô de incidência em torno dos 40 anos, tendo as mulheres um risco de desenvolver tromboses mais precocemente que os homens.[2] A deficiência de AT manifesta-se clinicamente quando em níveis menores que 50% dos normais.[2]

O manejo dos pacientes com complicações trombóticas agudas pela deficiência da AT é realizado com o uso da heparina associada à AT exógena.[2] O objetivo é manter o TTPA em 1,5 a 2 vezes os valores normais.[2] O tratamento com varfarina, que pode aumentar os valores basais da AT, é recomendado aos pacientes que sofreram um evento trombótico.[2]

Deficiência das proteínas C e S

A proteína C e a proteína S são proteínas endógenas anticoagulantes vitamina K-dependentes, sintetizadas no fígado.[2] Seus níveis

Tabela 109.1 Epidemiologia das trombofilias hereditárias e sua associação com tromboembolismo venoso (TEV).

Herança de trombofilia	População geral caucasiana (% de portadores)	Pacientes com TEV não selecionados (% de portadores)	Pacientes com TEV selecionados (% de portadores)	Risco relativo de TEV (estudos caso-controle)	Risco relativo de TEV (estudos familiares)	Incidência anual de TEV (%)
Deficiência de AT	0,02 a 0,16	1,9	4,3	5	5 a 8	1 a 2
Deficiência de PC	0,2 a 0,4	3,7	4,8	6,5	5 a 8	1 a 2
Deficiência de PS	(–)	2,3	4,3	1,7	5 a 8	1 a 2
Fator V de Leiden	4,8	18,8	18	7 para (heterozigotos), 40 a 80 para (homozigotos)	2 a 4	0,19 a 0,67
Protrombina mutante (PT G20210A)	2	7,1	7,3	2 u 3	2	0,13
Fator V de Leiden + PT G20210A	0,01 (esperada)	(–)	2,2	20	6	0,57
Hiper-homocisteinemia	5	13 a 25	10 a 25	2,5	(–)	(–)
MTHFR 677 TT	13,7	(–)	13,9	1	(–)	(–)

AT: antitrombina; PC: proteína C; PS: proteína S; MTFFR: metileno tetra-hidrofolato redutase.
Fonte: Adaptada de De Stefano et al., 1996.

encontram-se diminuídos em pacientes com insuficiência hepática, insuficiência renal crônica, deficiência da Vitamina K, na coagulação intravascular disseminada e durante episódios de agudos de trombose.[2] A via da proteína C é a via anticoagulante endógena dominante.[2] A proteína C é ativada (PCa, proteína C ativada) *in vitro* pela clivagem de sua cadeia pesada pela trombina, durante a cascata de coagulação.[2] A PCa rapidamente inativa os fatores ativados V e VIII da coagulação.[2] A atividade de ambos os fatores pode ser reduzida a 20% do normal dentro de 3 minutos, e toda sua atividade é eliminada em 5 minutos.[15] A PCa também diminui a atividade do inibidor do ativador do plasminogênio tecidual (PAI-I), aumentando o potencial fibrinolítico pela redução da inibição da conversão da plasmina em plasminogênio.[2]

A deficiência congênita da PC é transmitida como traço autossômico dominante, com prevalência de 1:200 a 1:300.[2] O gene que codifica a PC localiza-se no cromossomo 2, podendo ter mais de 150 mutações.[12] Assim como na deficiência da AT, há o tipo I de deficiência da PC, com diminuição quantitativa e funcional da PC, e o tipo II apenas com redução funcional da proteína C.[12] Níveis de PC menores que 2 mg/L são prevalentes em 3,2% da população e se associam com um risco de TEV ajustado para a idade em torno de 3,4 vezes maior do que em pacientes com níveis maiores que 2 mg/L.[2]

A Proteína S (PS) é um cofator da PC que aumenta a atividade da PCa.[2] A PS, na presença de fosfolípides, aumenta muito a taxa de inativação do FVa pela PCa, porém não têm atividade endógena anticoagulante ou fibrinolítica por si só.[2] A PS também tem uma atividade PCa-independente, reduzindo a degradação dos fatores II e X, por meio da ligação com os fatores V, VIII e X.[16] *In vivo*, de 60% a 70% da PS está ligada a proteína ligadora do C4.[2] A prevalência da deficiência da PS é estimada em 1:500.[2] É herdada com penetrância variável, e a homozigose se associa com a *púrpura fulminante neonatal*, caracterizada por trombose da microcirculação, com grave comprometimento cutâneo.[17] As deficiências de PC e PS se manifestam clinicamente quando seus níveis são menores que 50% dos valores normais.[12] Há três tipos descritos de deficiência de PS: o Tipo I, em que há baixos níveis do antígeno livre e total da PS, com diminuição da sua atividade de cofator da PCa; o Tipo II de deficiência da PS, no qual se encontram níveis normais do antígeno livre e total da PS, com baixos níveis da sua atividade de cofator da PCa; e o Tipo III de deficiência de PS, no qual há níveis normais a baixos da PS total, baixos níveis da PS livre e uma elevada fração de PS ligada à proteína ligadora do C4.[2] Dois terços dos casos são do tipo de deficiência de PS do Tipo I.[2] O terço restante é de deficiência do tipo II, que é extremamente incomum.[18]

O diagnóstico das deficiências de AT, PC e PS é estabelecido por meio da dosagem das respectivas proteínas no plasma, utilizando-se métodos funcionais ou imunológicos.[3]

Há pouca evidência que suporta os benefícios da anticoagulação profilática em pacientes com deficiência da PC ou OS.[2] Entretanto, após um episódio trombótico, o tratamento com heparina deve ser instituído seguido pela introdução da varfarina, a qual deve ser ajustada a fim de se manter o INR entre 2 e 3.[2]

Embora as deficiências de AT, PC e PS sejam fatores de risco independentes para o TEV, em conjunto, essas anormalidades respondem por apenas 5% a 15% do total de casos de TEV em diferentes populações.[3]

Deficiência do cofator II da heparina

O cofator II da heparina é um inibidor direto da heparina, produzido no fígado.[2] A deficiência deste cofator é rara e transmitida como traço autossômico dominante.[2] A heparina aumenta a taxa de inativação da trombina por meio do seu cofator II.[2] Uma depleção maior que 50% do cofator II da heparina associa-se com aumento no risco de trombose.[19]

Hiperhomocisteinemia

Elevadas concentrações da homocisteína (hiper-homocisteinemia – HHC) são relevantes ao estabelecimento de doença vascular prematura.[2] A HHC está presente em 25% a 32% dos pacientes com doença arterial oclusiva periférica precoce (DAOPP), de forma significativamente maior que na população geral.[2] A homocisteína é um aminoácido sulfidrílico derivado da conversão da metionina.[8] A HHC moderada é um fator de risco para oclusão arterial e venosa.[8] Fatores genéticos, como o polimorfismo C6777T no gene da metileno tetra-hidrofolato redutase (MTHFR) pode interagir com fatores adquiridos (baixa ingesta de piridoxina, cobalamina e folato) produzindo moderada HHC.[8] Portadores homozigotos podem desenvolver HHC especialmente na presença de baixos níveis de folato.[8] Entre caucasianos a prevalência do genótipo homozigoto (TT) é 13,7%, muito similar ao encontrado entre os pacientes com TEV, sugerindo que a pesquisa deste genótipo não apresenta utilidade clínica *per se*.[8]

A HHC pode ser diagnosticada pela cromatografia líquida de alto desempenho ou pelo imunoensaio de fluorescência polarizada.[2]

O tratamento é realizado pela suplementação com folato (1 a 3 mg/dia) e vitaminas B_6 e B_{12} se necessário.[2]

Defeitos herdados combinados

O risco de um primeiro evento trombótico aumenta na presença de defeitos genéticos combinados.[8] A combinação de moderada HHC com o FVL ou mutação do gene da protrombina produz um aumento de 20 a 50 vezes no risco de TEV.[8] A frequência de dupla heterozigose para o FVL e para a mutação do gene da protrombina é esperada na população geral em proporção de 1 caso para cada 1 mil indivíduos, conferindo um risco 20 vezes maior para o TEV.[8]

Anormalidades plasmáticas adicionais associadas a aumento no risco de trombose venosa

O aumento nos níveis do fibrinogênio circulante, da lipoproteína, fator VIII, fator IX ou fator XI eleva o risco de TEV em 2 a 4 vezes.[8] Recentemente demonstrou-se que o aumento dos níveis do inibidor da fibrinólise ativado pela trombina (TAFI) produz um risco 1,7 vezes maior para o TEV.[8]

TROMBOFILIAS ADQUIRIDAS

Entre as causas adquiridas de trombose recomenda-se a pesquisa de: síndrome do anticorpo antifosfolípide, hemoglobinúria paroxística noturna, doenças mieloproliferativas, neoplasias, gestação e puerpério, síndrome nefrótica e hiperviscosidade.[1]

Síndrome antifosfolípide (SAF)

Constitui uma trombofilia autoimune adquirida caracterizada pela presença de anticorpos antifosfolípides (AAF), desordens trombóticas e/ou perdas fetais recorrentes.[20] Os anticorpos antifosfolípides constituem um grupo heterogêneo de imunoglobulinas (Ig), especialmente IgG, IgM e IgA, que se ligam ao complexo formado por fosfolípides aniônicos, principalmente a cardiolipina, e proteínas plasmáticas.[20] Estas proteínas são basicamente a β2-glicoproteína I (β_2GP-I) e a protrombina, embora haja outros anticorpos contra a proteína C, proteína S, anexina e antitrombina, entre outros.[20] Alguns destes anticorpos podem se ligar diretamente a fosfolipídios sem a necessidade de interagir com proteínas do plasma, geralmente em situações de ingestão de medicamentos, infecções, neoplasias, porém geralmente não se associam à doença trombótica.[20]

Os AAF podem ser detectados laboratorialmente por dois métodos: a) por interferir com os testes de coagulação *in vitro* dependentes de fosfolipídios, denominado fenômeno do anticoagulante lúpico (AL), ou b) pelo método do ensaio imunoenzimático (ELISA).[20] O segundo método detecta anticorpos contra o complexo proteína plasmática-fosfolípides pelo uso de um fosfolipídio como antígeno (especialmente a cardiolipina), são os chamados anticorpos anticardiolipina (ACA), ou diretamente usando extratos purificados de proteína como antígeno (β_2GP-I), denominados anticorpos anti-β_2GP-I (Quadro 109.2).[20]

Quadro 109.2 Anticorpos antifosfolípides.

Anticoagulante lúpico
▪ Constitui o melhor marcador de trombose e doença materna ▪ Menos sensível, porém mais específico que os ACA
Anticorpos anticardiolipina
▪ Podem ser relevantes em títulos acima de 40. Altos títulos são melhores marcadores de trombose ▪ IgG constitui melhor marcador de trombose que a IgM ▪ IgM, em baixos títulos, é comum em infecções, não se associando à trombose
Anticorpos anti-β_2GP-I
▪ Geralmente associados a outros AAF ▪ Bons marcadores de trombose e doença materna, especialmente se em altos títulos ▪ Títulos acima do percentil 99 da população saudável podem ser representativos
Mais do que 1 AAF em qualquer combinação se constitui em melhor marcador de trombose do que quando isolado. De maneira conjunta, os ACA e anti-β_2GP-I são melhores marcadores do que ACA isolados
Não se solicitam testes a menos que haja uma suspeita clínica de SAF
Os AAF podem estar presentes sem trombose em 5% a 10% da população geral saudável (a porcentagem aumenta com a idade). Estados infecciosos (sífilis, hanseníase, tuberculose, parvovirose e adenovírus), medicamentos (hidantoína, clorpromazina, hidralazina, estreptomicina, procainamida), doença neoplásica e paproteinemias podem se relacionar com a presença de AAF
Os AAF são solicitados rotineiramente no lúpus eritematoso sistêmico. São positivos em cerca de 50% dos pacientes e cerca de 70% desenvolverão trombose após 20 anos de seguimento

Fonte: Adaptado de Garcia-Garcia, 2007.

O espectro das manifestações trombóticas da SAAF é amplo.[1] Todas as faixas etárias podem ser acometidas. Aproximadamente 70% dos eventos trombóticos ocorrem no território venoso e 30% no arterial.[1] Podem ocorrer oclusões viscerais e periféricas, sendo os acidentes cerebrovasculares (AVC) complicação frequente.[1] As manifestações dermatológicas da SAAF são amplas e classificadas em trombóticas e não trombóticas:[20-23] (i) trombóticas (úlceras necróticas tipo vasculopatia livedoide ou tipo doença de Degos, úlceras necróticas extensas tipo pioderma gangrenoso, ulcerações periungueais, púrpura necrotizante, trombose venosa superficial, tipo tromboflebite, gangrena digital, hemorragias subungueais lineares múltiplas, e necrose cutâneas superficial disseminada ou púrpura retiforme) e (ii) não trombóticas (livedo reticular, livedo racemoso, acrocianose, anetodermia primária, síndrome dos R dedos azuis, púrpura pigmentosa crônica, urticária crônica). O envolvimento cutâneo na SAAF é muito comum (Tabela 109.2)[20,24,25] (Figura 109.4). O exame anatomopatológico pode revelar trombose de veias, arteríolas, e artérias de pequeno a médio calibre na pele (derme e tecido celular subcutâneo), sem componente inflamatório na parede do vaso.[20] Este tipo de achado é muito incomum no livedo reticular (com exceção do livedo reticular no contexto da síndrome antifosfolípide catastrófica, denominada síndrome de Asherson), e quando ele é evidente ocorre tanto no centro (área pálida) como na borda do livedo (área eritematosa-violácea).[20] A histopatologia da lesão de anetodermia é similar a outras anetodermias, embora a trombose possa ser raramente observada.[20]

Tabela 109.2 Manifestações cutâneas na síndrome do anticorpo antifosfolípide (SAAF).

Achados dermatológicos	Porcentagens[a]	Porcentagens[b]
Livedo reticular/racemoso	24,1%	25,5% (17,5% como primeira manifestação)
Tromboflebite superficial	11,7%	5%
Úlceras da perna	5,5%	4,5%
Pseudovasculite	3,9%	3%
Gangrena digital	3,3%	7,5%
Necrose cutanea	2,1%	3,5% (localizada), 2% (extensa)
Hemorragias subungueais	0,7%	5%
Púrpura trombocitopênica	3,5%	–
Anetodermia primária	2%	–

[a]Série de 1 mil pacientes com síndrome do anticorpo antifosfolípide (Cervera et al., 2002).
[b]Série de 200 pacientes com síndrome do anticorpo antifosfolípide (Francês et al., 2005).
Fonte: Adaptada de Garcia-Garcia, 2007.

Os critérios para o diagnóstico para SAAF foram estabelecidos no Eighth International Congresso on Antiphospholipid Antibodies que ocorreu em Sapporo no Japão em 1998, e foram revisados posteriormente Eleventh Congress em Sydney, Austrália, em 2004 (Quadro 109.3). Infelizmente os achados dermatológicos não são valorizados entre os critérios clínicos, talvez em parte pela ausência de representação da especialidade durante os congressos do tema.[26]

Com relação ao tratamento das manifestações da SAAF, é multidisciplinar, envolvendo reumatologistas, hematologistas e outros especialistas. No tocante às manifestações dermatológicas devemos lembrar que elas podem auxiliar o diagnóstico e nem sempre têm tratamento efetivo.[20] O livedo reticular não melhora apesar do tratamento anticoagulante, e não há terapia satisfatória até o momento.[20] A necrose cutânea extensa e a gangrena digital requerem anticoagulação oral (varfarina) com a manutenção do INR mantido entre 2 e 3, como no caso de pacientes com tromboses em outros órgãos.[20] As pseudovasculites (lesões de púrpuras, pequenas pápulas, nódulos violáceos e eritematosos, além de necrose cutânea focal) ou a vasculopatia livedoide-símile podem responder a doses baixas de salicilatos (ácido acetilsalicílico 100 mg/dia VO) ou agentes antiplaquetários.[20] No entanto, frente a manifestações deste tipo, graves ou recorrentes a anticoagulação deve ser considerada.[20]

Hemoglobinúria paroxística noturna (HPN)

A HPN é doença clonal, adquirida e rara.[1] Sua incidência é cerca de 2 a 6 casos por milhão de habitantes por ano, ocorrendo em qualquer idade, porém com pico médio aos 35 anos.[1] Manifestam-se clinicamente como hemólise intravascular, acompanhada de hemoglobinúria, pancitopenia e eventos trombóticos.[1] Púrpura extensa é um achado frequente. Uma mutação adquirida do gene PIG-A (Fosfatidil Inositol Glicano complemento grupo A) é responsável pela doença. Até o momento foram detectadas 174 mutações somáticas neste gene, o que predispõe ao ataque das membranas celulares pelo complemento ativado (C5b-9).[1] O diagnóstico da HPN é feito por citometria de fluxo, com o uso de anticorpos monoclonais que demonstram a diminuição de proteínas de membrana, ancoradas na PIG nas hemácias e nos granulócitos dos pacientes.[1]

Doenças mieloproliferativas

Constitui um grupo de doenças crônicas em que há proliferação clonal das células progenitoras da medula óssea (MO).[1] A mielofibrose (metaplasia mieloide agnogênica) progride para a falência da MO ou transformação blástica, podendo ocorrer manifestação trombótica, principalmente no sistema porta, quando há trombocitose após esplenectomia.[1] A Policitemia Vera (PV) e a Trombocitopenia Essencial (TE) se associam, mais comumente, à trombose venosa ou arterial.[1] A maioria dos eventos trombóticos ocorre na apresentação ou durante os dois anos que precedem o diagnóstico da doença mieloproliferativa. A trombose arterial é comum, acometendo coronárias, sistema nervoso central (SNC) e vasos periféricos.[1] O segmento venoso mais envolvido é o das veias mesentéricas, porta, cava inferior e cerebrais.[1]

A eritromelagia ocorre com maior frequência na TE e se caracteriza por eritema e dor nas extremidades, podendo evoluir para um quadro isquêmico grave e até gangrena periférica.[1] A resposta ao ácido acetilsalicílico é excelente, aliviando e na maioria das vezes revertendo o quadro clínico.[1]

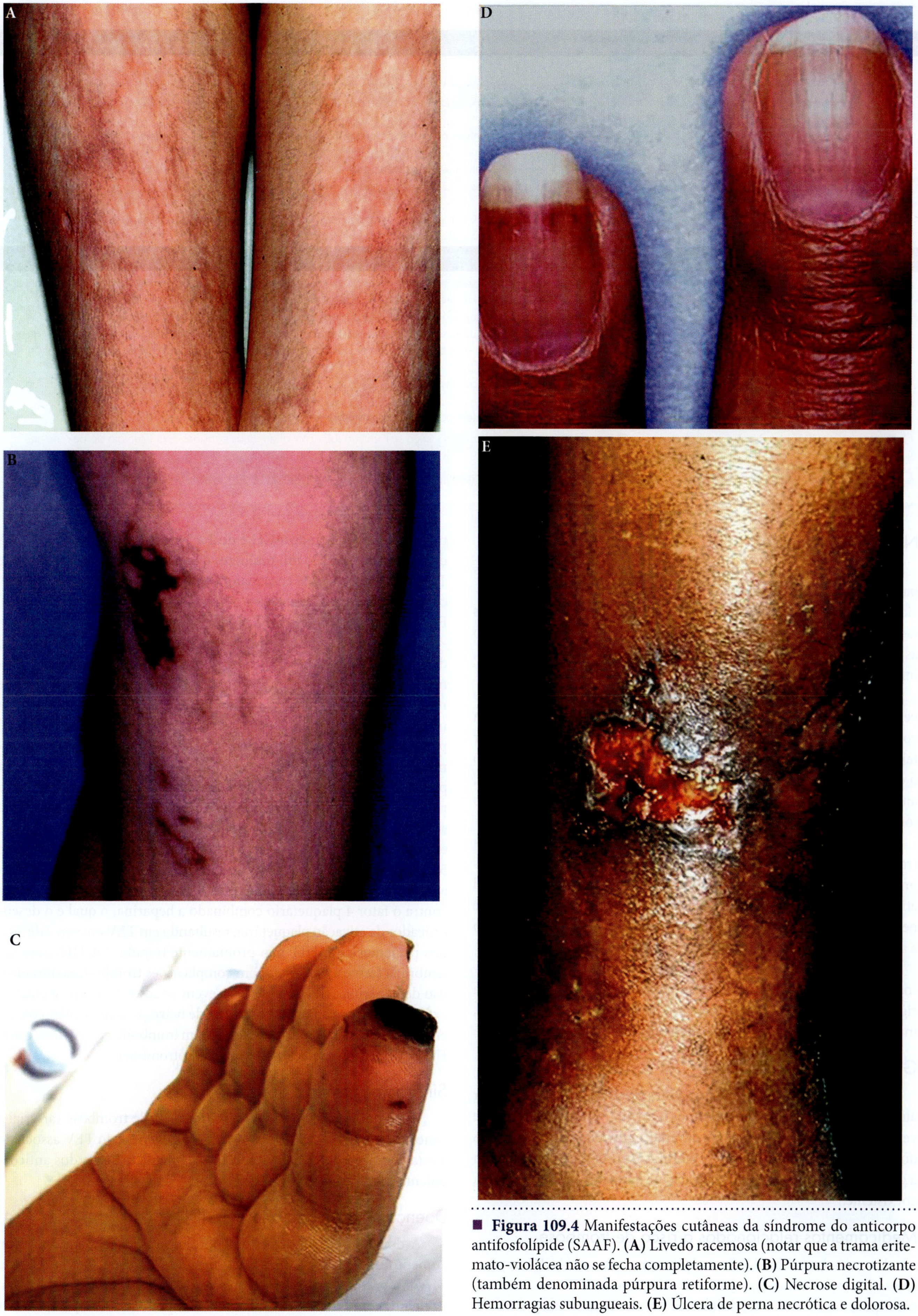

■ **Figura 109.4** Manifestações cutâneas da síndrome do anticorpo antifosfolípide (SAAF). **(A)** Livedo racemosa (notar que a trama eritemato-violácea não se fecha completamente). **(B)** Púrpura necrotizante (também denominada púrpura retiforme). **(C)** Necrose digital. **(D)** Hemorragias subungueais. **(E)** Úlcera de perna necrótica e dolorosa.

Quadro 109.3 Critérios diagnósticos para SAF.

Critérios clínicos

1. Trombose vascular

Um ou mais episódios de tromboses venosa, arterial ou de pequenos vasos em qualquer tecido ou órgão (excluindo-se trombose venosa superficial). Este evento deve ser confirmado por técnicas de imagem, ultrassonografia Doppler, e/ou estudo histopatológico (a trombose não deve ser acompanhada por inflamação na parede do vaso)

2. Morbidade gestacional

- Um ou mais perdas fetais sem explicação de fetos morfologicamente normais (confirmada por ultrassonografia ou exame fetal direto) na 10ª semana de gestação ou após

ou

- Um ou mais nascimentos prematuros de neonatos normais na 34ª semana, ou antes, em decorrência de eclâmpsia, pré-eclâmpsia grave ou insuficiência placentária grave (estas situações devem ser definidas de acordo como o American College of Obstetricians and Gynecologists)

ou

- Três ou mais abortos não explicáveis, consecutivos, antes da 10ª semana, exceto em razão de anormalidades anatômicas na mulher, ou alterações cromossômicas paternas ou maternas

Critérios laboratoriais

1. Anticoagulante lúpico (AL) presente no plasma, em 2 ou mais ocasiões, com pelo menos 12 semanas de intervalo entre os exames (de acordo com a padronização da International Society of Thrombosis and Hemostasis – Subcomitê científico em anticoagulante lúpico e anticorpos dependentes de fosfolípides)
2. Anticorpos anticardiolipina (ACA) isotipos IgG e/ou IgM em títulos médios a altos > 40 GPL ou MPL, ou > percentil 99 da população saudável, ou > média de + 3 desvios padrão de 40 controles sadios, aferidos por técnica padronizada do ELISA, em 2 ou mais ocasiões, com pelo menos 12 semanas de intervalo entre os exames
3. Anticorpos anti-β_2-glicoproteína 1 (anti-β_2-GP-I) IgG e/ou IgM em títulos acima do percentil 99 da população saudável, em 2 ou mais ocasiões, com pelo menos 12 semanas de intervalo entre os exames, aferidos por técnica padronizada do ELISA

Os pacientes podem ser divididos em 3 categorias de acordo com seus critérios laboratoriais: I, mais do que 1 critério presente em qualquer combinação; IIa, AL isolado; IIb, ACA isolada; IIc: anti-β_2GP-I.

A utilidade clínica dos ACA classe IgA ainda não se encontra estabelecida e sua aferição não é rotineiramente recomendada

O diagnóstico de "SAF definitiva" é considerado se estão presentes pelo menos 1 critério clínico e 1 critério laboratorial em duas ocasiões com intervalo de pelo menos 12 semanas

O diagnóstico de SAAF definitivo deve ser evitado quando o intervalo entre os AAF positivos e as manifestações clínicas for menor que 12 semanas ou maior que 5 anos

Fonte: Adaptado de Garcia-Garcia, 2007.

Neoplasias malignas

Eventos tromboembólicos ocorrem em cerca de 10% a 15% dos pacientes com neoplasia maligna.[1] Em achados de necropsia, a frequência de trombose chega a 30%, sendo a segunda maior causa de óbitos nesses pacientes.[1] As neoplasias mais frequentemente associadas são as do pulmão, pâncreas (principalmente corpo e cauda), estômago, intestino, ovários e próstata.[1]

A incidência de neoplasia é maior em pacientes com trombose venosa sem causa definida, especialmente no TEV recorrente.[1] Podem comprometer tanto segmento arterial como o venoso. Assim deve-se ser feita uma pesquisa criteriosa de neoplasia nestes pacientes, incluindo o exame físico com toque retal, pesquisa de sangue oculto nas fezes, análise de urina, hemograma, função renal e hepática, radiologia do tórax e estudo de imagem do abdome.[1]

Os mecanismos da trombose nas neoplasias ainda não se encontram totalmente elucidados. Poderiam estar envolvidas substâncias pró-coagulantes das células tumorais que atuam como fator tecidual ativador do fator VII ou proteases ativadoras do fator X, além do fator de necrose tumoral (TNF), que age sobre as células endoteliais, facilitando a ativação da coagulação e dificultando a fibrinólise.[1]

Pacientes com neoplasia apresentam um alto risco de TEV pós-operatório, estando indicada, na eventualidade de cirurgia, a profilaxia rigorosa com heparina (não fracionada ou de baixo peso molecular), mantida por 2 a 4 semanas no período pós-operatório.[1]

Gravidez e puerpério

A gravidez confere um risco 5 a 6 vezes maior de TEV, sendo maior ainda no puerpério (até 6 semanas após o parto).[1,2] O risco de trombose venosa profunda (TVP) aumenta durante a gravidez, com quase 50% dos eventos ocorrendo durante o 3º trimestre.[27] O risco de TEV com a gravidez se multiplica quando a paciente apresenta uma trombofilia coexistente.[27]

Medicamentos relacionados a risco de trombose

A terapia hormonal [anticonceptivos hormonais (ACH), reposição hormonal e tamoxifeno] tem se associado ao TEV, assim como com quimioterápicos e a talidomida.[27] A incidência anual de TVP nas mulheres utilizando ACH é de 2 a 3 casos em 100 mil, comparados a 0,8 caso em 100 mil mulheres que não usam ACH.[27] O risco de TEV é maior com ACH com maior conteúdo de estrógenos e naqueles com progestágenos de terceira geração (desogestrel ou gestodene).[27] Estes agentes diminuem a AT e a PS, além de aumentar fatores pró-coagulantes, reduzindo a atividade da PCa, determinando um estado de hipercoagulabilidade.[26] Estudos observacionais e o estudo denominado *Women's Health Initiative* (WHI) demonstraram que a terapia de reposição hormonal duplica o risco de TEV.[28] Mulheres com câncer da mama sob quimioterapia e uso de tamoxifeno apresentam um efeito pró-coagulante adicional significativo.[29] Por sua vez, a talidomida administrada junto com corticosteroides ou combinada à quimioterapia para tratamento do mieloma múltiplo aumenta significativamente o risco do TEV, sendo a profilaxia para trombose indicada nessa última situação.[30] A trombocitopenia induzida pela heparina (HIT) consiste em uma reação autoimune ao medicamento que ocorre em cerca de 5% dos pacientes recebendo heparina não fracionada.[27] Estes pacientes apresentam hipercoagulabilidade em razão da presença de anticorpos contra o fator 4 plaquetário combinado a heparina, o qual é o desencadeador da ativação plaquetária, resultando em TEV em cerca de 50% dos pacientes com HIT não prontamente tratada.[27] A HIT deve ser lembrada frente a pacientes com complicações trombóticas durante o uso de heparina.[27] Raramente descrevem-se casos de necrose cutânea extensa associada ao uso de heparina de baixo peso molecular como a enoxiparina, em pacientes que apresentam trombofilias herdadas (como FV de Leiden ou mutação do gene da protrombina).[31]

Síndrome nefrótica

Pacientes com esta afecção têm um risco de trombose (arterial e venosa) estimado entre 10% e 40%.[27] A patogênese do TEV associado a esta condição parece ser decorrente da perda urinária dos anticoagulantes naturais (AT, PC e PS).[27]

Doença inflamatória intestinal (DII)

A doença de Crohn e a retocolite ulcerativa se associam a um aumento no risco do TEV.[32] Em um estudo retrospectivo, o risco do TEV em pacientes com DII foi três vezes maior.[32] O risco do TEV em pacientes com DII é ainda debatido, com poucos dados prospectivos confirmando esta associação.[27] Recentemente Bernstein e colaboradores[33] em estudo prospectivo concluíram que os pacientes com DII têm maior risco de doença tromboembólica arterial cerebral, independente da doença de base e do gênero. O tabagismo, aspectos protrombóticos da doença inflamatória sistêmica ou a predisposição genética podem contribuir para esse risco.[33]

Resistência à proteína C ativada (RPCA)

A RPCA na ausência da mutação do Fator V de Leiden representa cerca de 5% a 10% dos casos de RPCA, sendo um fator de risco independente para o TEV.[32] Causas adquiridas para a RPCA incluem: gravidez, uso de ACH, FVIII elevado, fator II (protrombina) elevado e anticorpos antifosfolípides.[32]

Crioglobulinemias[79]

A crioglobulinemia é classificada em 3 categorias, de acordo com o tipo de imunoglobulina. O tipo 1 é a crioglobulinemia simples caracterizada por uma única imunoglobulina monoclonal, que pode ser proteína IgG, IgM, IgA ou Bence Jones, normalmente observada nas doenças linfoproliferativas de células B. Os tipos 2 e 3 são crioglobulinemias mistas, com tipo 2 envolvendo imunoglobulinas monoclonais e policlonais simultaneamente e o tipo 3 envolvendo uma ou mais classes de imunoglobulinas policlonais. As crioglobulinas mistas são vistas em geral nas doenças infecciosas, principalmente hepatite C, e doenças autoimunes. O criofibrinogênio constitui compostos de um complexo insolúvel de fibrina, fibrinogênio, produtos de degradação da fibrina e imunoglobulinas; sua presença está frequentemente associada à crioglobulinemia e pode indicar um quadro de fenótipo mais grave da doença.

A avaliação laboratorial das crioglobulinas e criofibrinogênio é multifacetada e requer qualidade e processamento antes da análise quantitativa. Condições estritas são necessárias durante a coleta e processamento da amostra para evitar precipitação prematura; amostra sanguínea inapropriadamente manipulada é a razão mais comum para resultados falsos-negativos.

O sangue deve ser coletado em tubos pré-aquecidos para manter a temperatura em 37 °C para coleta, transporte e centrifugação. A amostra é armazenada a 4 °C por 7 dias para permitir tempo suficiente para a precipitação da proteína. As crioglobulinas tipo 1 tendem a precipitar em poucas horas, e os tipos 2 e 3 de crioglobulinas e criofibrinogênio podem demorar vários dias para precipitar. Se for identificado crioprecipitado, são realizados testes quantitativos e qualitativos. Para análise quantitativa, estimativa manual do crioprecipitado é realizada, conhecido como criócrito. Este é um teste rápido, conveniente e barato, mas só é capaz de fornecer uma estimativa bruta. Além disso, a quantificação pode ser deduzida calculando a área sob a curva na eletroforese durante análise. A análise qualitativa caracteriza o isotipo e a clonalidade das crioglobulinas e componentes do criofibrinogênio precipitado. A imunofixação é mais frequentemente usada, e tem sensibilidade de 54%. A imunoeletroforese não é frequentemente utilizada, pela baixa sensibilidade de 28% para detectar crioproteínas. O Immunoblot tem a melhor sensibilidade (98%), mas não é amplamente disponível em laboratórios clínicos. Em razão de detecção de crioglobulinas ser tecnicamente difícil, o uso do fator reumatoide e das proteínas do complemento como marcadores substitutos podem fornecer evidência adicional da presença da crioglobulinemia. A atividade do fator reumatoide está frequentemente presente nos tipos 2 e 3 crioglobulinemia, mas raramente é visto no tipo 1. Níveis diminuídos de complemento C1q, C2 e C4 com preservação relativa de C3, também suporta o diagnóstico de crioglobulinemia mista.

Fatores de risco transitórios

Trauma, cirurgia, viagens de longa duração, imobilização, instalação de cateter venoso central são considerados fatores de risco transitórios.[31] Qualquer tipo de viagem pode aumentar o risco de TEV, sendo a duração da viagem o fator chave que determina o risco.[32] Viagens por carro, trem, avião ou ônibus por 4 ou mais horas consecutivas, aumentam o risco de TEV em 2 vezes, sendo que este risco persiste ao longo de várias semanas.[32]

MANIFESTAÇÕES DERMATOLÓGICAS ASSOCIADAS ÀS TROMBOFILIAS

Em várias condições citadas previamente, alterações cutâneas podem constituir a primeira, ou a mais evidente manifestação de um episódio de trombose. O fenômeno trombosante pode ser consequente a diversas trombofilias adquiridas ou congênitas. Neste cenário podemos observar as manifestações dermatológicas trombosantes da SAAF (tromboses superficiais, ulcerações, anetodermia, púrpura necrotizante, hemorragias subgungueais, gangrena digital, necrose cutânea extensa e púrpura retiforme),[21-23] a necrose cutânea pela varfarina (cumarínicos),[34] as úlceras dos membros inferiores que não cicatrizam com tratamento apropriado,[35] as púrpuras retiformes,[36-38] o livedo racemoso que evolui para necrose,[39] a vasculopatia livedoide associada a trombofilia,[40-46] as ulcerações tipo doença de Degos.[7] A seguir discutiremos algumas condições dermatológicas em particular.

Vasculopatia livedoide

A atrofia branca de Milian (ABM) é a manifestação cutânea de diversas doenças que causam a trombose não inflamatória dos vasos dérmicos, deixando cicatrizes nacaradas estrelares residuais, com origem frequente na vasculopatia livedoide (VL).[40] Apesar de não ser consenso, atualmente a maioria dos autores considera essa trombose uma forma de tromboembolismo venoso localizado, ou seja, doença multigênica e multifatorial.[40-46] De maneira geral, os três principais fatores que predispõem à trombose são: lesão endotelial, alterações do fluxo sanguíneo e alterações sanguíneas causando a hipercoagulabilidade.[40] De fato, na literatura encontraram-se relatos associando a vasculopatia livedoide a diversas condições clínicas que, à primeira vista, podem não parecer ter nenhuma conexão entre si, mas, analisadas mais atentamente, estarão relacionadas direta ou indiretamente ao risco aumentado de trombose.[40-46] Jorge e colaboradores[40] no nosso meio (HC-FMUSP) estudaram a frequência de trombofilia de origem genética e adquirida entre pacientes com VL encontrando associação com essas anormalidades em 44% dos 9 pacientes da série de casos, casuística está comparável a diversas séries da literatura.[44,45] Recentemente Hairston e colaboradores[44] na Mayo Clinic (Estados Unidos) encontraram anormalidades de trombofilia em 44,1% de 29 pacientes avaliados.

Necrose cutânea induzida por varfarina

A necrose cutânea associada ou induzida por cumarínicos consiste em um efeito adverso raro e é estimada ocorrer em apenas 0,01% a 1% dos pacientes que utilizam esses medicamentos.[34] Também é conhecida como necrose cutânea induzida pela varfarina. A necrose pela varfarina é uma entidade bem estabelecida e com a qual todos os clínicos deveriam se familiarizar.[34] A morbidade associada é alta, frequentemente necessitando de intervenções cirúrgicas com desbridamento local amplo, enxertia ou até mesmo amputação.[34] A incapacidade no reconhecimento precoce e no tratamento pode ocasionar o óbito.[34]

A instalação do processo é precedida por parestesia, ou a sensação de pressão local, associada a um eritema que geralmente tem bordas pouco definidas.[34] As lesões se tornam dolorosas, bem localizadas e inicialmente revelam-se eritematosas ou hemorrágicas (purpúricas ou equimóticas).[34] O edema dérmico e subcutâneo produz aspecto de *peau dórange* tornando as bordas geograficamente delimitadas, o que por vezes origina o aspecto de púrpura retiforme.[34] Dentro das primeiras 24 horas, bolhas hemorrágicas surgem dentro das lesões, sinal de dano cutâneo irreversível, e a necrose de toda espessura da epiderme é inevitável.[34] A escara eventualmente se desprende, revelando o defeito que se estende na profundidade, por vezes ao subcutâneo.[33] Esta condição geralmente ocorre em mulheres de meia-idade, frequentemente na perimenopausa, acometidas de obesidade e sob tratamento de trombose venosa profunda ou embolia pulmonar.[34] Os primeiros sintomas surgem entre 1 e 10 dias do início do tratamento com varfarina, sendo a mama o local mais comum, seguido pelas nádegas e coxas.[34] Nos homens por vezes a pele peniana pode ser acometida.[34]

A histopatologia revela dano da microvasculatura com trombos de fibrina nas vênulas pós-capilares e pequenas veias, necrose difusa da derme e subcutâneo (Figura 109.5A a 109.5C).[34] Achados microscópicos idênticos têm sido observados na doença renal terminal com calcifilaxia,[48] na embolia por colesterol,[49] criofibrinogenemia,[50] necrose cutânea pela SAAF[51,52] ou mesmo no pioderma gangrenoso.[53]

O que determina qual paciente desenvolverá a necrose pela varfarina ainda é desconhecido.[34] Após o início da varfarina, tanto os níveis, como a atividade da PC caem abruptamente, comparados aos níveis de outros fatores da coagulação vitamina K-dependentes, como os Fatores IX, e X e a protrombina, causando oclusões trombóticas e necrose.[34]

A prevenção desta condição pode ser alcançada aumentando-se progressivamente as doses da varfarina ao longo de um período de tempo maior no início do tratamento, em pacientes considerados de risco para este evento (mulheres de meia-idade que iniciam tratamento para doença tromboembólica).[34] Grandes doses de varfarina devem ser evitadas.[34] A parada ou a continuidade do tratamento com a varfarina não altera a cura ou a progressão da escara.[34] Após a parada do uso da varfarina, a anticoagulação deve ser alcançada com o uso da heparina intravenosa, especialmente de baixo peso molecular, até que a lesão necrótica tenha se resolvido.[34] A fim de manter os níveis da PC durante o período crítico do início do uso da varfarina, dose inicial baixa de 1 a 2 mg por dia VO deve ser usada com incrementos diários lentos de 1 a 2 mg/dia, até alcançar ao INR desejado, em cerca de 10 dias.[34]

Necrose cutânea pela heparina

O uso de heparina por via intravenosa ou subcutânea também pode originar necrose cutânea, clinicamente indistinguível da necrose pela varfarina.[31,54] A necrose cutânea pela heparina surge em torno do quinto ao décimo dia do tratamento.[34] Os achados histopatológicos são similares aos da varfarina e outras síndromes de oclusão microvascular.[34] As regiões mais acometidas são a parede abdominal, as extremidades superiores e inferiores, nariz e o dorso das mãos.[34]

Púrpura retiforme (PR)

A PR é uma forma incomum de púrpura em um padrão livedoide, reticulado ou arciforme, com contornos geográficos, que morfologicamente reflete a oclusão da vasculatura dérmica e subcutânea.[38] O diagnóstico diferencial da PR inclui a calcifilaxia, a necrose cutânea induzida pela varfarina, pela heparina e pelos anticorpos antifosfolípides, além de variadas entidades clínicas decorrentes de vasculites, oclusão vascular, coagulação sanguínea alterada e alterações hematológicas como a crioglobulinemia.[38] A PR não palpável (não inflamatória) pode estar relacionada a tamponamento plaquetário da microvasculatura, embolização, oclusão por eritrócitos, micro-organismos angioinvasivos, criopreciptinas, trombofilias e alterações no controle da coagulação como, a coagulação intravascular disseminada ou púrpura fulminante.[38,55] Recentemente, adicionando mais uma condição relacionada à PR, Blume e Miller[56] relataram o caso de um paciente com câncer prostático metastático, tratado durante 4 semanas com gefitinibe, o qual desenvolveu extenso livedo reticular que evoluiu para PR com áreas de necrose no tronco e nos membros. Os autores teorizaram que o gefitinibe possa ter produzido uma vasculopatia oclusiva subcutânea, resultando em congestão na derme e, finalmente, isquemia cutânea

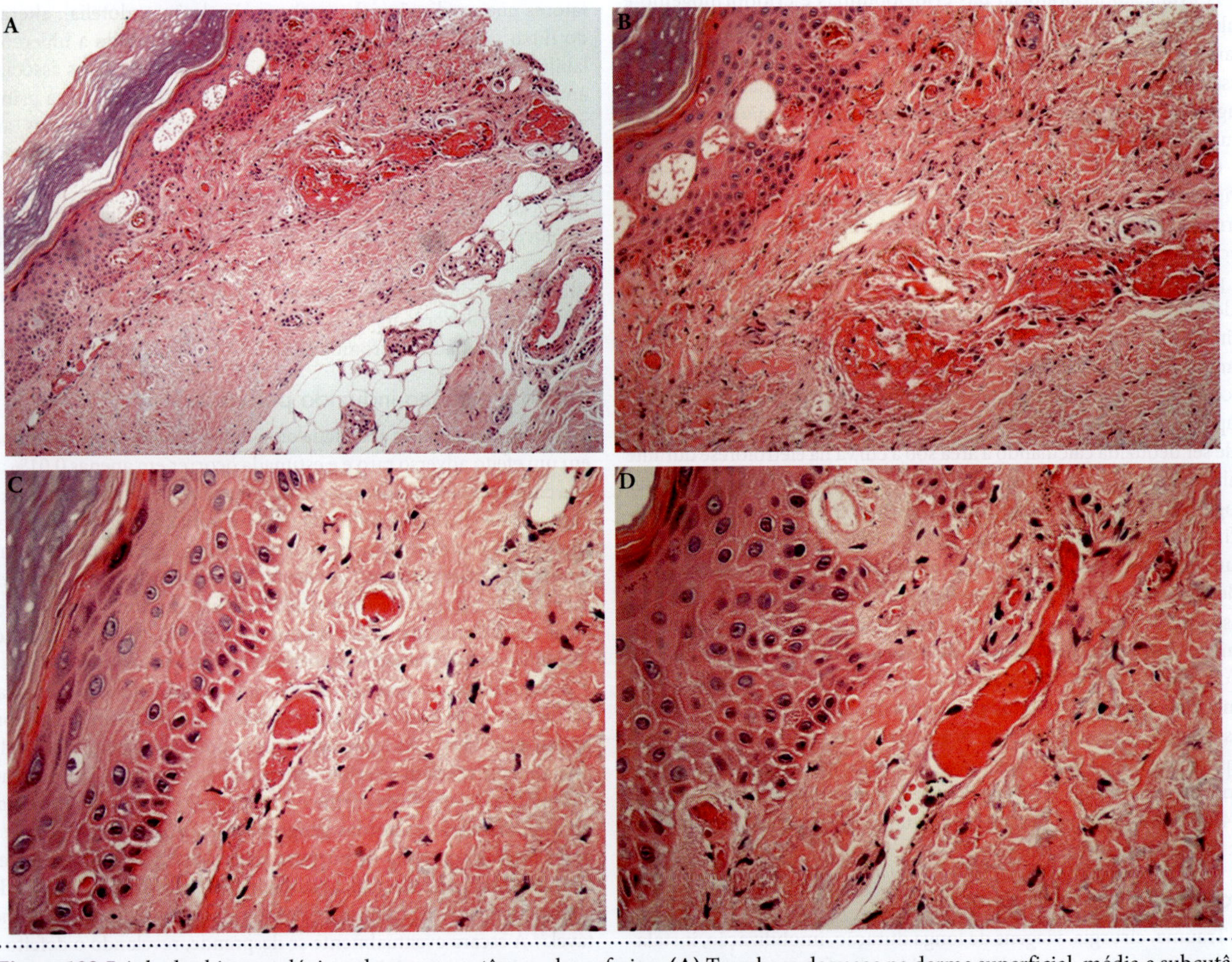

■ **Figura 109.5** Achados histopatológicos da necrose cutânea pela varfarina. **(A)** Trombose de vasos na derme superficial, média e subcutâneo (HE, OM 100x). **(B)** Mesmo fragmento que o **(A)** em maior aumento (HE, OM 400x). **(C e D)** HE, OM 400x.

e necrose, justificado pelo aumento na agregação plaquetária e nos níveis de tromboxano, fato demonstrado previamente por Kanazawa e colaboradores[57] em pacientes tratados com gefitinibe.

Anetodermia

A anetodermia, também denominada atrofia macular, é uma desordem elastolítica de origem desconhecida, a qual se caracteriza pela presença de áreas localizadas de pele flácida, a qual pode parecer atrófica ou protuberante. A histopatologia revela perda das fibras elásticas da derme, o que é mais bem visualizado por colorações histoquímicas especiais como o Verhoeff-van Gieson. A anetodermia primária ocorre em áreas da pele sem doença cutânea prévia, enquanto a secundária ocorre em áreas de pele previamente acometida, sendo o mais comum a varicela e a acne. A anetodermia primária tem sido relacionada em associação com o HIV, uso de penicilamina e doenças autoimunes como lúpus e tireoidite. Também tem sido referida como uma manifestação cutânea da síndrome antifosfolípide e deficiência de antitrombina.

Quem deve ser investigado para fatores de risco herdados ou adquiridos de trombofilia? (Quadro 109.4).

Ao se produzirem recomendações com relação a quais pacientes devam ser investigados laboratorialmente, deve-se ressaltar que: (i) há diferentes indicações para se recomendar testes de trombofilias herdadas e adquiridas, havendo um consenso limitado para estas indicações;[27] (ii) as recomendações infelizmente nunca levam os achados dermatológicos em consideração primária à indicação de se realizar os exames, talvez, em parte, pela escassez de estudos relevantes que envolvam a comunidade dermatológica.

Para as trombofilias herdadas alguns autores consideram as indicações listadas no Quadro 109.5.[27,58-60] Entretanto, a avaliação para trombofilias adquiridas deve ser considerada em todo paciente que não preenche os critérios do Quadro 109.5 e tenha tido um primeiro episódio de trombose venosa profunda.[27] As trombofilias adquiridas que necessitam de algum grau de avaliação laboratorial compreendem a SAAF, as desordens mieloproliferativas (DMP), malignidades, a trombocitopenia induzida pela heparina (TIH) e a hemoglobinúria paroxística noturna (HPN).[27]

Um outro aspecto a se considerar é se devemos submeter a exames para trombofilias os parentes do paciente em que se descobriu uma trombofilia genética.[27] As trombofilias herdadas são transmitidas em herança autossômica dominante.[27] Entretanto as mutações gênicas comuns as trombofilias são de expressividade clínica variável, de modo que nem todos os pacientes com trombofilia herdada irão desenvolver trombose.[61] Em uma revisão de 723 parentes de primeiro e segundo grau de 150 pacientes índices tanto com FV de Leiden e mutação do gene da protrombina, ou deficiência de antitrombina, PC ou PS, os parentes com deficiência de PS tinham um risco relativo (RR) de 8,5 de ter trombose ao longo da vida e parentes com FV de Leiden tinham um RR menos, de 2,2, porém maior que os controles.[62] De forma interessante, em 50% dos episódios trombóticos em parentes com trombofilia herdada, um fator de risco adquirido também estava presente.[62] A utilidade destes testes em parentes assintomáticos é ainda controversa, porém alguns autores entendem que esses exames possam beneficiar indivíduos adultos selecionados, uma vez que isto pode interferir em decisões a respeito do uso de anticoagulação profilática, em situações sabidamente de risco para TEV, incluindo viagens, uso de anticoncepcionais hormonais, ou cirurgia.[27]

Quais situações dermatológicas devem levar a suspeita de trombofilia?

Devemos pensar na possibilidade de um evento trombótico da vasculatura cutânea frente a:

- Úlceras dolorosas que não cicatrizam.[35,63-65]
- Vasculopatia livedoide refratária ao tratamento.[40,41]
- Na presença de vasculite e seus diagnósticos diferenciais.[66]
- Lesões com diagnóstico de pioderma gangrenoso que não curam com o tratamento adequado.[54]
- Presença de púrpura retiforme.[38]
- Necrose cutânea extensa.[67,68]
- Lesões cutâneas de caráter clínico isquêmico (livedo racemoso, acrocianose, síndrome dos dedos azuis, hemorragias cutâneas) associadas a acometimento visceral múltiplo[20-23,69] (Figura 109.6).

Frente a estas condições em que doenças adquiridas de caráter trombofílico (SAF, crioglobulinemia e/ou doença mieloproliferativa, síndrome nefrótica, anemia falciforme, medicamentos relacionados à trombose) foram excluídas e a etiologia permanece idiopática, parece-nos racional proceder à pesquisa de trombofilias genéticas, especialmente se há história pessoal ou familiar de trombose. A sensibilidade e especificidade de alguns exames usados na avaliação laboratorial das trombofilias pode ser consultada na Tabela 109.3.

Em 2002, Bradbury e colaboradores[70] publicaram um artigo de revisão sobre trombofilia e úlcera venosa crônica (UVC). Neste artigo os autores ressaltam que as úlceras venosas crônicas acometem pelo menos 1% da população adulta e que a trombose venosa profunda (TVP) constitui claramente o maior fator de risco para que a ulceração ocorra.[70] Assim parece razoável a hipótese de que a TVP se desenvolva em alguns pacientes mais jovens, portadores de fatores de trombofilia, que por fim determina a UVC em decorrência da síndrome pós-flebítica, com úlceras mais extensas, que podem ser mais resistentes a fibrinólise endógena (natural) e recanalização, menos favorável ao tratamento convencional para úlceras de membros inferiores e mais frequentemente recorrentes.[70] Além disso, a UVC está associada a trombose microvascular e o desenvolvimento de um anel (*cuff*) de fibrina pericapilar, ambos os quais podem refletir o defeito na capacidade de fibrinólise.[70] No Quadro 109.6, Bradbury e colaboradores[70] sugerem fatores de risco para trombose venosa.

Ao nível da microcirculação os pacientes com UVC têm reconhecidamente uma diátese de hipercoagulabilidade, caracterizada pela atividade fibrinolítica deprimida, aumento da agregação de eritrócitos, dano de células endoteliais, expressão de moléculas de adesão e liberação de citocinas.[70] É notório que se observa que mesmo após longos períodos da fase aguda da TVP, encontra-se evidência de formação crônica de trombina e fibrina, evidenciada pela elevação dos D-dímeros e fragmentos 1+2 da protrombina (PF1+2), e que estes elementos podem ser um fator preditivo de eventos trombóticos recorrentes.[70]

Quadro 109.4 Recomendações de investigação de trombofilias herdadas.
Trombose idiopática e/ou em idade igual ou inferior a 50 anos*
Histórico de tromboses recorrentes
Localização incomum de trombose (mesentérica, esplênica, portal, hepática, cerebral)
Parentes de primeiro grau com trombose, particularmente de pacientes acometidos pela trombose antes dos 50 anos de idade
Evento trombótico durante a gestação
Evento trombótico durante o uso de anticoncepcionais hormonais

*Caso o paciente não tenha evidência de um fator de risco adquirido e se tiver ≤ 50 anos quando apresentou trombose idiopática, recomenda-se a pesquisa de trombofilia herdada.
Fonte: Adaptado de Whitlach.

Quadro 109.5 Investigação laboratorial para pacientes potencialmente portadores de trombofilia.
Pesquisa da resistência à proteína C ativada (RPCA) com um exame da coagulação que dilui o plasma do paciente em plasma deficiente em fator V ou exame genético (reação em cadeia da polimerase, PCR) para o fator V de Leiden
Confirmação dos resultados positivos nos exames de coagulação para RPCA, com exames genéticos (PCR)
Teste genético (PCR) para mutação da protrombina (G20210A)
Teste funcional da antitrombina (cofator da heparina)
Teste funcional da proteína C
Teste funcional da proteína S conjuntamente com ensaio imunológico da proteína S total e livre
Testes de coagulação para pesquisa do anticoagulante lúpico e ELISA para anticorpos anticardiolipina (ACA) IgM/IgG e anti-β_2-glicoproteína I
Medida em jejum dos níveis plasmáticos totais da homocisteína
Dosagem de criopreciptinas (crioglobulinas, crioaglutininas e criofibrinogênio)

Fonte: Adaptado de Bauer, 2001.

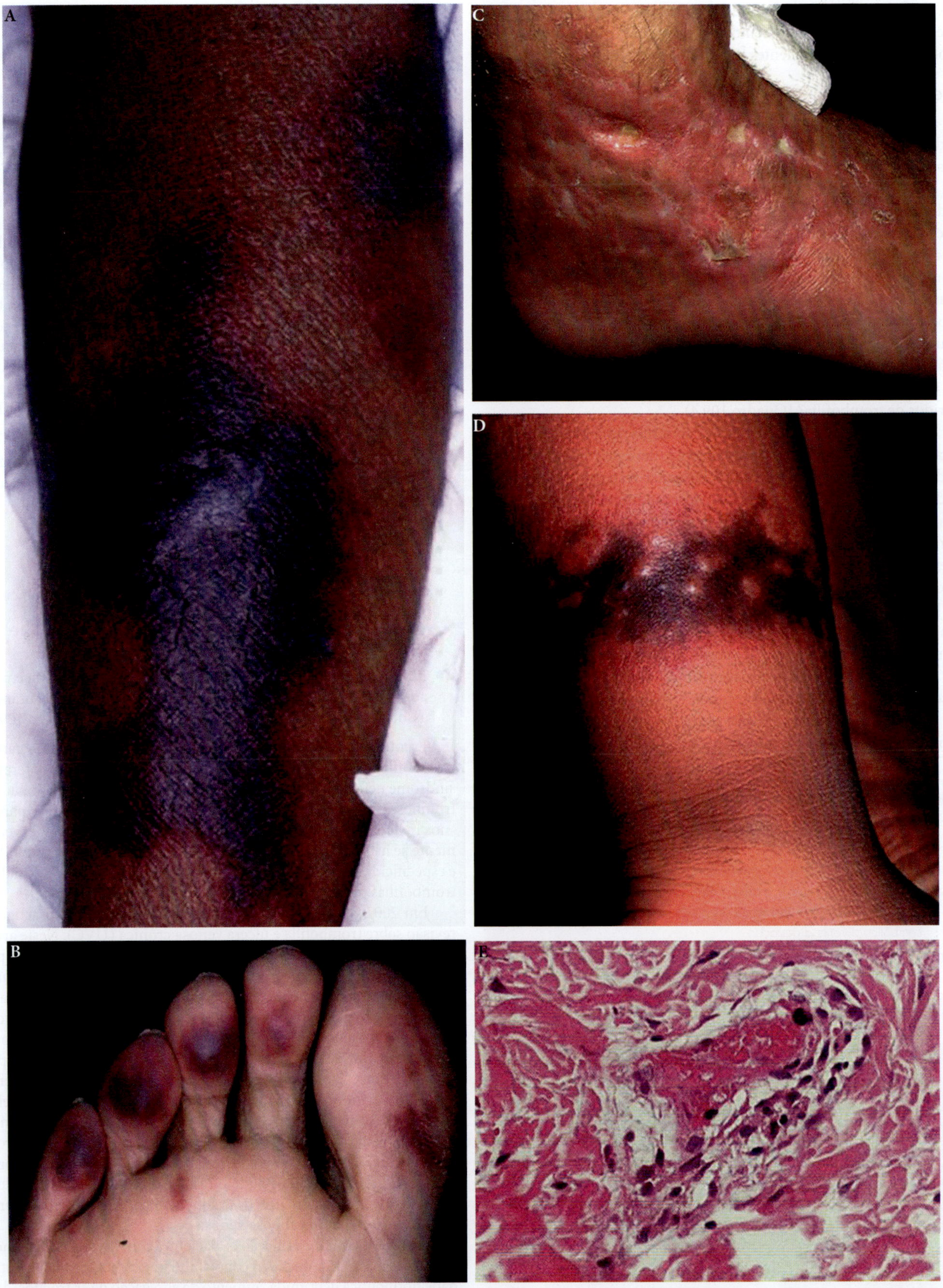

■ **Figura 109.6** (**A**) Paciente com lesões de púrpura retiforme decorrentes de *purpura fulminans*. (**B**) Púrpura acral e necrose no mesmo paciente. (**C**) Paciente com úlceras na perna e nos pés, portador de homozigose do fator V de Leiden. (**D**) Púrpura retiforme em criança com 2 anos de idade com deficiência congênita da proteína C. (**E**) Exame histopatológico da pele biopsiada do paciente da Figura 109.6D, demonstrando trombose de vasos da derme não inflamatória (HE, OM 400x).

Tabela 109.3 Resumo das características dos testes laboratoriais relacionados às trombofilias.[79]

Exame	Sensibilidade	Especificidade	Comentários
D-dímero	93%	74%	Referência em uma grande coorte de pacientes com trombose de pequenos e grandes vasos com lúpus. Pode ser elevado nas urticárias, penfigoide bolhoso e outras doenças com ativação eosinofílica
Anticoagulante lúpico	96%	78% a 98%	Pode ser sugestiva a sua presença quando o TTPa se encontra prolongado na ausência de anticoagulação
Anticardiolipina ELISA *multiplex*	50% a 94% 86% a 100%	36% a 96% 73% a 93%	
Anti-β2-glicoproteína I, ELISA *multiplex*	20% a 90% 88% a 89%	87% a 98% 93% a 95%	
Ensaio de atividade da proteína C	80% a 95%	75% a 97%	Confirmação molecular da mutação genética pode ser útil e é o exame padrão-ouro Anticoagulação pode interferir no ensaio de atividade
Ensaio de atividade da proteína S	98% a 100%	Cerca de 100%	Confirmação molecular da mutação genética pode ser útil e é o exame padrão-ouro Anticoagulação pode interferir no ensaio de atividade
Ensaio de atividade da antitrombina	Desconhecido	Desconhecido	Confirmação molecular da mutação genética pode ser útil e é o exame padrão-ouro Anticoagulação pode interferir no ensaio de atividade
Eletroforese de proteínas séricas	79%	92,5%	
Imunofixação de proteínas séricas	87%	100%	Detecta a presença de proteína M (monoclonal), indicando gamopatia monoclonal de significado indeterminado, mieloma múltiplo, plasmocitoma, e a macroglobulinemia de Waldenström
Dosagem de cadeias leves (lambda e kappa) livres	74%	96% a 98%	Detecção de gamopatia monoclonal de significado indeterminado, mieloma múltiplo, plasmocitoma, e a macroglobulinemia de Waldenström
Imunofixação de proteínas sérica + dosagem de cadeias leves séricas	97%	Informação não disponível	Detecção de gamopatia monoclonal de significado indeterminado, mieloma múltiplo, plasmocitoma, e a macroglobulinemia de Waldenström
Imunofixação de crioglobulinas	54%	Informação não disponível	Identificação de crioglobulinas em pacientes com sintomas de crioglobulinemia em qualquer exame quantitativo ou qualitativo

Quadro 109.6 Possíveis fatores de risco relacionados a trombofilia e trombose venosa.

Aumento nos níveis de fatores de coagulação	
Hipertrigliceridemia e hipercolesterolemia	
Níveis elevados de glucosilceramida no plasma	
Elevação dos níveis de lipoproteína (a)	
Polimorfismos gênicos que alteram a atividade e/ou os níveis dos seguintes fatores	Mutações do inibidor da via do fator tecidual (TFIP) Trombomodulina Inibidor da fibrinólise ativado pela trombina (TAFI) Inibidor do ativador do plasminogênio (PAI) Fator XIII Inibidor da enzima conversora da angiotensina Fibrinogênio Fator VI β_2-glicoproteína I

A elevação do fator VIII da coagulação em níveis superiores a 150 IU/dL está associada a um risco quase 5 vezes maior de TVP e está presente em cerca de 10% da população normal.[70] Nós encontramos três pacientes entre nossos pacientes com ulcerações dos membros inferiores, com níveis elevados do FVIII e úlceras dos MMII, além de história prévia de TVP, os quais foram relatados em um artigo publicado em 2014,[71,76] dois deles com diagnóstico de ulceras crônicas venosas dos membros inferiores, de difícil terapêutica e outro com vasculopatia livedoide. Os pacientes com níveis elevados do Fator VIII da coagulação são propensos a tromboses recorrentes.[70] É necessário ressaltar que os níveis do FVIII podem se elevar também como parte de uma resposta de fase aguda e recomenda-se que a proteína C reativa (PCR) seja mensurada ao mesmo tempo.[70]

Em 2011, Wiszniewski e colaboradores[72] na Polônia estudaram as taxas de prevalência de trombofilias herdadas em pacientes com UVC e ulcerações venosas recorrentes nas pernas. Foram incluídos 110 pacientes com UVC e 110 pacientes no grupo-controle de pessoas saudáveis. Trombofilia herdada foi encontrada em 30% dos pacientes e em apenas 1,8% dos pacientes do grupo-controle. No grupo com UVC e trombofilia herdada 88% dos pacientes tiveram trombose venosa profunda recorrente. Os resultados deste estudo demonstraram que a UVC surge mais precocemente em pacientes com trombofilias herdadas, permanece não cicatrizada por períodos de tempo maiores e recorre mais frequentemente, do que as UVC de pacientes sem trombofilias herdadas.[72] Não houve diferença entre os dois grupos avaliados com relação ao tamanho das úlceras, sua localização, bem como o nível experimentado de dor pelos pacientes, com ou sem trombofilias herdadas.

Em 2012, Calistru e colaboradores,[73] em Portugal, compararam 27 pacientes com UVC de início precoce na vida adulta (antes dos 50 anos de idade) com outros 27 pacientes com UVC, as quais iniciaram em idade superior aos 50 anos. Houve um maior risco da presença de trombofilias entre os pacientes do grupo com UVC de instalação em idade anterior aos 50 anos de vida, e entre eles também foi comum a presença de múltiplas trombofilias concomitantes (≥ 3) ($p = 0,02$). A presença de homozigose para o polimorfismo 4G/4G do PAI-1 foi significativamente mais comum entre os pacientes do grupo com UVC de início mais precoce, denotando a importância da via fibrinolítica na fisiopatogenia da UVC dos membros inferiores. Estes autores ressaltaram que a presença de uma única trombofilia de caráter de herança heterozigota não confere um aumento significativo no risco de trombose, mas quando mais do que uma destas anormalidades coexiste e são acompanhadas por trombofilias adquiridas e fatores precipitantes, então o risco de trombose venosa profunda aumenta dramaticamente.[73]

Com relação ao tratamento da UVC em pacientes com trombofilia, vários relatos têm referido efeitos benéficos da varfarina, dalteparina, clopidogrel, ácido acetilsalicílico (AAS) ou combinação de AAS-pentoxifilina.[72,74-76]

Por fim, em 2014 o "American Venous Forum (AVF): *management of venous leg ulcers*" recomendou "Nós sugerimos avaliação laboratorial para trombofilia em pacientes com histórico de trombose venosa recorrente e úlceras venosas crônicas recorrentes".[77] Esta associação com trombofilia é aumentada em pacientes com eventos trombóticos documentados, histórico familiar de eventos trombóticos, UVC das pernas antes dos 50 anos de idade, e UVC recorrente ou resistente ao tratamento.[77]

Quais exames solicitar?

Aos pacientes considerados de alta probabilidade em apresentar trombofilia recomenda-se solicitar os exames constantes no Quadro 109.5.[58]

Quando anticoagular o paciente?

Até o presente momento manifestações dermatológicas infelizmente não se encontram entre os critérios formais de indicações de anticoagulação. Apenas frente a vasculopatia livedoide associada ou não a trombofilia detectável há séries de casos em que se aplica o uso de anticoagulação (Grau C de recomendação pela Medicina com base em evidências).

A anticoagulação por tempo indefinido, com objetivo de se manter o INR* entre 2 e 3 é recomendada apenas em pacientes de alto risco, como:[58,70]

1. Que apresentaram 2 ou mais tromboses.
2. Uma trombose espontânea no caso de deficiência da antitrombina ou de SAAF.
3. Uma trombose espontânea com risco fatal (em geral, tromboembolia pulmonar grave, cerebral, mesentérica ou portal).
4. Um episódio de trombose espontânea em local incomum (em geral, veia mesentérica ou cerebral).
5. Uma trombose espontânea na presença de mais de um defeito genético único que predisponha a evento tromboembólico.

Os tratamentos farmacológicos para o tromboembolismo venoso incluem agentes antiplaquetários e medicamentos anticoagulantes (Tabela 109.4). A embolectomia pode ser realizada para removerem-se grandes trombos e filtros da veia cava inferior podem ser colocados para se prevenir êmbolos pulmonares adicionais.

Na Dermatologia, o uso mais frequentemente relatado de medicamentos antiplaquetários é no escopo do tratamento da vasculopatia livedoide (VL).[78] Também há relatos e series de casos tratados com heparina de baixo peso molecular, como enoxiparina e dalteparina, além da heparina não fracionada.[78] Outros tratamentos para a VL incluem a varfarina, ácido acetilsalicílico, dipiridamol, clopidogrel, ticlopidina, ativador do plasminogênio tecidual recombinante e rivaroxaban.[78]

Nos pacientes com úlcera venosa crônica (UVC) há relatos de sucesso no tratamento com varfarina, heparinas de baixo peso molecular (enoxiparina, fondaparinux ou dalteparina), clopidogrel e ácido acetilsalicílico.[78]

Nos pacientes com tromboflebite superficial (TFS) de pelo menos 5 cm de extensão, os tratamentos recomendados incluem dose profilática de fondaparinux (2,5 mg via subcutânea diária).[78] Os anti-inflamatórios não hormonais tem sido a pedra angular do tratamento da tromboflebite superficial, e embora estes agentes reduzam a dor e recorrência da TFS, eles não reduzem a ocorrência de tromboembolismo venosos.[78] Em pacientes com um primeiro episódio de trombose venosa profunda das pernas, o tratamento com varfarina é recomendado por 3 meses.[78]

■ HIPERCOAGULABILIDADE NA COVID-19 OU COAGULOPATIA ASSOCIADA À COVID-19 (CAC)[80]

A doença de coronavírus 2019 (covid-19) é uma doença viral causada pelo coronavírus 2 da síndrome respiratória aguda grave (SARS-CoV-2).[80] A covid-19 traz várias implicações cardiovasculares importantes.[80] Desde o início desta doença pandêmica, tem-se observado um aumento da ocorrência de eventos tromboembólicos, em pacientes sem histórico de doença cardiovascular.[80] A progressiva aquisição de conhecimento sobre os efeitos patogenéticos da infecção pelo SARS-CoV-2 encontrou um papel proeminente do sistema vascular venoso e arterial na doença.[80]

Evidências acumuladas mostraram que a coagulopatia é frequentemente observada em pacientes com covid-19, especialmente naqueles com doença crítica.[80] O aumento do D-dímero é particularmente acentuado em pacientes graves e pode ser usado na triagem de pacientes e monitoramento da doença.[80]

A infecção por SARS-CoV-2 em formas graves desencadeia um ciclo vicioso que inclui hipercoagulabilidade, ativação de células endoteliais e liberação maciça de mediadores inflamatórios.[80] Tudo isso causa um aumento da incidência de fenômenos trombóticos pulmonares e sistêmicos, incluindo púrpura retiforme na pele e necroses acrais. Uma grande série de autópsias documentou uma incidência de tromboembolismo venoso (TEV) de 42,5% e embolia pulmonar (EP) de 21%.[81] Entre as complicações sistêmicas mais temidas da infecção por SARS-CoV-2 está a coagulação intravascular disseminada (CIVD), principalmente caracterizada por fenômenos trombóticos, com menor incidência de sangramento e trombocitopenia do que outras infecções virais.

As autópsias também revelaram microangiopatia trombótica observada nos pulmões, denominada "coagulopatia intravascular pulmonar".[80] Na covid-19 grave, a "tempestade de citocinas" está associada a parâmetros anormais da coagulação.[80] Foi observado que, em pacientes com covid-19, níveis sanguíneos mais elevados de interleucina (IL)-6 estão diretamente relacionados aos níveis de fibrinogênio, que predispõem a um estado de hipercoagulabilidade e eventos tromboembólicos.[80]

As manifestações clínicas da covid-19 grave quanto a hipercoagulabilidade podem ser classificadas em: eventos trombóticos venosos (ETV) e eventos trombóticos arteriais (ETA).[80]

Uma das principais causas de morbidade e mortalidade em pacientes com covid-19 é a tromboinflamação (a ativação coordenada de trombose e inflamação, ou imunotrombose).[80] Os exames laboratoriais revelaram, em uma grande porcentagem de pacientes hospitalizados com covid-19, a evidência de uma coagulopatia semelhante à CIVD, com níveis elevados de D-dímeros no plasma, um leve prolongamento do tempo de protrombina e trombocitopenia limítrofe.[80] Os exames post-mortem dos pacientes com covid-19 mostraram lesão endotelial extensa e microtrombose difusa.[80] No entanto, a etiologia da coagulopatia associada à covid-19 ainda é controversa e provavelmente heterogênea, envolvendo muitos tipos celulares diferentes.[80] De fato, estudos observacionais e séries de casos mostraram que nem todos os pacientes com covid-19 admitidos na UTI preenchiam os critérios ISTH para CIVD (elevação dos níveis de D-dímero, trombocitopenia moderada a grave, prolongamento do tempo de protrombina e diminuição dos níveis de fibrinogênio). Goshua e colaboradores[82] observaram que, em uma coorte de pacientes criticamente enfermos com covid-19, as contagens de plaquetas eram normalmente normais ou levemente elevadas e os níveis de fibrinogênio estavam acentuadamente aumentados: achados inconsistentes com coagulopatia de consumo, como CIVD.[80] A interpretação global, a partir desses diversos relatos é que, embora a coagulopatia associada à covid-19 tenha algumas características fisiopatológicas compartilhadas com a CIVD, a coagulopatia observada os pacientes com covid-19 pode ser considerada uma entidade distinta.

Na covid-19, o estado variável de hipercoagulabilidade depende tanto do tipo de envolvimento celular (p. ex. células endoteliais, plaquetas, leucócitos), quanto do tempo de coleta da amostra durante o processo da doença. Em pacientes com covid-19 grave, os níveis elevados de marcadores inflamatórios (como proteína C reativa, ferritina, velocidade de hemossedimentação e citocinas, incluindo IL-1β, IL-6 e TNF) conduzem a uma resposta hiperinflamatória conhecida como "tempestade de citocinas", que está associada a resultados ruins.[80] Aparentemente há uma correlação entre níveis circulantes elevados de citocinas inflamatórias e parâmetros anormais de coagulação.[80] Os níveis de IL-6 demonstraram se correlacionar diretamente com os níveis de fibrinogênio em pacientes com covid-19, bem como os níveis de reagentes fase aguda protrombóticos (fibrinogênio, vWF e fator VIII) estao aumentados em pacientes com covid-19 em comparaçao com indivíduos saudáveis. As plaquetas e as células endoteliais são os dois principais tipos de células cuja disfunção contribui para o inflamação e coagulopatia associada ao covid-19, resultando em trombose e, eventualmente, em morte.[80] No contexto dos fatores de risco cardiovascular

*INR (*International Normalized Ratio*): mede o tempo de coagulação do sangue do paciente em relação a um controle normal. Dessa maneira, quanto mais elevado seu valor, maior o tempo de formação do coágulo. Na maioria dos laboratórios o tempo de protrombina (TP) tem sido ajustado em valores de INR. O INR é definido pela equação: INR = (TP do paciente/TP normal)^{ISI}, sendo o ISI (Índice de Sensibilidade Internacional) próprio de cada fabricante do teste.

Tabela 109.4 Medicamentos anticoagulantes e antiplaquetários.

Classe	Medicamento	Duração do efeito	Monitorização	Indicação dermatológica (ausente em bula)	Dose	Comentários
Antagonistas da vitamina K	Varfarina	4 a 5 dias para atingir o efeito máximo e vida média no sangue de 40 horas	INR	SAF/VL*	2,5 a 5 mg ao dia, com diferentes esquemas posológicos a fim de se manter o INR entre 2 e 3 na profilaxia de trombose venosa e em 3 na de trombose arterial	Múltiplas interações medicamentosas e com alimentos. Atua inibindo a produção dos fatores de coagulação dependentes da vitamina K (fatores VII, IX e X), mas também os anticoagulantes naturais (proteína C, S e Z). Sem *clearence* renal
Agente antiplaquetário	Clopidogrel	5 dias	Tempo de sangramento	SAF/VL*	75 mg, VO, 1 vez ao dia	Interações medicamentosas
	Ticlopidina	10 a 14 dias	Tempo de sangramento	SAF/VL*	250 mg, VO, 2 vezes ao dia	Interações medicamentosas
Heparinas não fracionadas	Heparina		TTPA	SAF/VL*	Profilática: 5.000 U via SC a cada 12 horas Anticoagulação plena: 5.000 U via SC a cada 8 horas	
Heparinas de baixo peso molecular	Enoxiparina, baixa dose	12 horas	Níveis séricos	SAF/VL*	40 mg, SC, 1 vez ao dia	1) Menor ligação a proteínas plasmáticas e proteínas de fase aguda; 2) menor ligação aos macrófagos e células endoteliais; 3) menor ligação às plaquetas e fator plaquetário 4 (PF4); 4) menor ligação aos osteoblastos. Essas diferenças proporcionam vantagens terapêuticas, como resposta anticoagulante mais previsível, meia-vida plasmática mais longa, maior biodisponibilidade, redução da trombocitopenia induzida pela heparina – TIH e menor osteopenia. Estas propriedades permitem que as HBPM possam ser usadas uma ou 2 vezes ao dia por via subcutânea, sem necessidade de linha venosa e bomba de infusão e com monitorização laboratorial mínima
	Enoxiparina, alta dose	24 horas	Níveis séricos	SAF/VL*	1 mg/kg, SC, a cada 12 horas	
	Dalteparina, baixa dose	12 horas	Níveis séricos	SAF/VL*	100 UI/kg, via SC, 1 vez ao dia	
	Dalteparina, alta dose	12 horas	Níveis séricos, fator Xa	SAF/VL*	100 UI/kg, via SC, 2 vezes ao dia. Não exceder 18.000 UI ao dia	
	Fondaparinux	4 dias	Níveis séricos	?	Profilaxia daTVP: 2,5 mg, SC, 1 vez ao dia e tratamento da TVP: 7,5 mg, SC, 1 vez ao dia	
Inibidores indiretos do fator Xa	Apixaban	1 a 4 horas Meia-vida de 12 horas	Nenhuma. Para seu uso o *clearence* de creatinina deve ser de pelo menos 30 a 50 mL/minuto	SAF*	Profilaxia TEV pós-cirurgia eletiva de joelho e quadril, bem como AVC em pacientes com fibrilação atrial	Interação com citocromo P450 (3A4) e glicoproteína P (P-gp) *Clearence* renal de 25%
	Rivaroxaban	1 a 4 horas Meia-vida de 7 a 11 horas	Nenhuma. Para seu uso o *clearence* de creatinina deve ser de pelo menos 30 a 50 mL/minuto	SAF*/VL*	10 mg/dia na profilaxia TEV pós-cirurgia eletiva de joelho e quadril, bem como 20 mg/dia AVC em pacientes com fibrilação atrial	Interação com citocromo P450 (3A4) e glicoproteína P (P-gp) *Clearence* renal de 33%
Inibidores diretos da trombina	Lepirudin	4 a 6 horas	TTPA	?	Infusão EV com base no peso	
	Bivalirudin	1 a 2 horas	TTPA	?	Infusão EV com base no peso	
	Argatroban	2 a 4 horas	TTPA	?	2 μg/kg/minuto	

AVC: acidente cerebral vascular; EV: endovenosa; HBPM: heparinas de baixo peso molecular; INR: *international normalized ratio*; SC: via subcutânea; VO: via oral; TTPA: tempo de tromboplastina parcialmente ativada; TEV: tromboembolismo venoso; TVP: trombose venosa profunda; SAF: síndrome antifosfolípide; VL: vasculopatia livedoide.
* Indicações não presentes em bula.
"?" Indicação ainda não bem estabelecida.

(diabete *mellitus*, obesidade, envelhecimento e tabagismo), o mecanismo de trombocitopatia e endoteliopatia tem sido bem representado.[80] Esses achados estão de acordo com as evidências de que pacientes com covid-19 com fatores de risco cardiovascular apresentam alta incidência de complicações vasculares (como TEV, trombose arterial e microangiopatia trombótica), que contribuem para a alta mortalidade.[80]

Ao contrário do que se pensava no passado, com relação às suas funções limitadas, as plaquetas interagem com muitos outros tipos de células, incluindo células sanguíneas circulantes e células endoteliais, seja diretamente ou por meio da liberação de moléculas sinalizadoras, funcionando assim como um componente do sangue que faz a ponte entre o sistema imunológico (por meio de interações com vários leucócitos) e a trombose (via ativação plaquetária e liberação de mediadores hemostáticos e inflamatórios).[80] As plaquetas estão hiperativadas em pacientes com covid-19.[80] As plaquetas ativadas expressam em sua superfície algumas moléculas envolvidas na estimulação de o sistema imunológico (como P-selectina e CD40 L).[80] Além disso, as plaquetas ativadas podem liberar grânulos α, complemento C3 e várias citocinas (CCL2, IL-1β, IL-7 e IL-8), desencadeando um campo de ativação do sistema imunológico.[80] Outra causa da hiperativação das plaquetas é a hipóxia,[80] uma condição amplamente documentada em pacientes com covid-19, que desenvolvem hipóxia leve a grave com dessaturação de oxigênio no sangue periférico.[80] Além disso, a disfunção plaquetária pode estar associada a uma infecção viral direta.[80] A enzima ACE2 (tipo 2 da enzima conversora da angiotensina), que atua como o receptor de entrada celular para SARS-CoV-2, é expressa no epitélio respiratório e células endoteliais, mas foram detectados traços de RNA de SARS-CoV-2 nas plaquetas.[80] Outros métodos potenciais de entrada de SARS-CoV-2 nas plaquetas, independentes da ACE2 estão sendo observados.[80] Por fim, um mecanismo potencial para hiperativação plaquetária e trombocitopenia consiste na formação de imunocomplexos semelhantes aos observados na trombocitopenia induzida por heparina (TIH) com a consequência de um aumento da depuração plaquetária.[80]

A endoteliopatia é uma característica crítica do covid-19 grave em vários estudos.[80] O dano endotelial e a trombose microvascular são resultados tanto da infecção viral direta das células endoteliais pelo SARS-CoV-2, quanto da resposta das células endoteliais ao processo inflamatório associado ao covid-19.[80] Em pacientes criticamente enfermos com covid-19, é possível revelar níveis circulantes aumentados de marcadores de dano celular endotelial, incluindo trombomodulina, angiopoietina 2 e o fator de von Willebrand.[80] Observou-se um número aumentado dos *esquisócitos* no esfregaço de sangue periférico de pacientes hospitalizados com covid-19 em diferentes estágios de gravidade da doença, identificando assim um novo biomarcador para revelar uma subpopulação de alto risco com dano microvascular sistêmico latente, independentemente de sintomas respiratórios.[80] Está bem documentado que a idade é o principal fator de risco para morte relacionada à covid-19.[80] O envelhecimento está estritamente associado à disfunção endotelial em razão do estresse oxidativo e nitrosativo.[80] Nas células endoteliais envelhecidas, o acúmulo de espécies reativas de oxigênio pode diminuir a disponibilidade de óxido nítrico (NO), um potente vasodilatador com propriedades antiplaquetárias e efeitos cardioprotetores e fatores anti-inflamatórios.[80] Nos idosos, a invasão simultânea do endotélio pelo SARS-CoV-2, por meio do receptor da enzima conversora de angiotensina 2 (ACE2) pode exacerbar a disfunção e o dano endotelial, promovendo ainda mais inflamação vascular e trombose.[80]

As anormalidades hemostáticas mais consistentes com a covid-19 incluem, como mencionado anteriormente, níveis aumentados do D-dímero.[80] Um estudo prospectivo comparando distúrbios de parâmetros de coagulação entre pacientes com covid-19 e controles saudáveis sugeriu que os níveis de D-dímero (10,36 *versus* 0,26 ng/L; P < 0,001), produtos de degradação de fibrina/fibrinogênio (33,83 *versus* 1,55 mg/L; P < 0,001) e fibrinogênio (5,02 *versus* 2,9 g/L; P < 0,001), em todos os casos de infecção pelo SARS-CoV- 2, foram substancialmente maiores do que aqueles em controles saudáveis.[80] Além disso, esses biomarcadores, especialmente os produtos de degradação da fibrina, o D-dímero e o fibrinogênio, foram maiores em pacientes com infecção grave por SARS-CoV-2 do que naqueles com doença leve.[80] Outro achado comum é a trombocitopenia leve.[80] Uma metanálise mostrou que os pacientes com doença grave apresentaram a presença de contagem de plaquetas significativamente mais baixa (diferença média: −31 × 109/L; intervalo de confiança de 95% [IC], −35 a −29 × 109/L) e a trombocitopenia foi associada a uma chance 5 vezes maior de ter a doença grave (*odds ratio*: 5,13; IC 95%, 1,81 a 14,58).[80] Outras anormalidades hemostáticas variavelmente associadas à gravidade do covid-19 são o prolongamento do tempo de protrombina, normalizado internacionalmente (INR), e tempo de trombina.[80] Uma tendência de redução do tempo de tromboplastina parcial ativada (aPTT) está variavelmente associada à gravidade da doença.[80] Tang e colaboradores[83] avaliaram 183 pacientes com covid-19, sendo que 21 pacientes (11,5%) foram a óbito.[80] Os pacientes que morreram apresentaram níveis aumentados de D-dímero e produtos de degradação da fibrina (3,5 e 1,9 vezes, respectivamente) e prolongamento tempo de protrombina (em 14%) (p < 0,001), quando comparados com os sobreviventes.[80] Entre os pacientes que morreram, 71% preencheram os critérios da Sociedade Internacional de Trombose e Hemostasia (ISTH) para a presença de CIVD, em comparação com apenas 0,6% entre os sobreviventes.[80] Em conjunto, essas anormalidades hemostáticas indicam algumas formas de coagulopatia, que podem predispor a eventos trombóticos.[80] No entanto, o mecanismo subjacente que provoca as manifestações clínicas de TEV ainda é desconhecido.[80]

Assim, ainda é incerto se essas alterações hemostáticas são um efeito específico da infecção por SARS-CoV-2 ou são uma consequência da tempestade de citocinas que precipita o início da síndrome da resposta inflamatória sistêmica (SIRS), conforme documentado em outras doenças virais graves.[41,42] Um estudo recente relatou 3 casos com covid-19 grave e infarto cerebral, com um associado a isquemia bilateral do membro, no cenário de anticorpos antifosfolipídios elevados.[43] A presença de anticorpos antifosfolipídios (p. ex. anticardiolipina IgA, anti-β2-glicoproteína I IgA e IgG) foi descrito no soro de pacientes com covid-19. Esse achado pode contribuir para um risco aumentado de trombose venosa e arterial.[44,45] No entanto, alguns estudos destacaram que ao definir um alto grau de inflamação, como na SIRS, e um nível aumentado de marcadores inflamatórios, esses anticorpos podem ser falsamente positivos.[46] Se os anticorpos antifosfolípides desempenham um papel significativo na fisiopatologia da trombose associada ao covid-19 requer investigação adicional.

Uma reviravolta na luta contra a covid-19 tem sido o desenvolvimento de vacinas, cuja eficácia, especialmente contra formas graves da doença, e perfil de segurança levaram a uma rápida "autorização condicional de comercialização" pelas principais agências reguladoras.[80]

A ativação anormal do sistema de coagulação tem sido implicada na patogênese de algumas reações adversas graves relacionadas à administração de vacinas anti-covid-19.[80] Após a autorização de comercialização, tem havido relatos crescentes, embora raros, de complicações trombóticas em locais incomuns, associadas à trombocitopenia, surgindo principalmente após a administração de vacinas de vetores virais (Vaxzevria pela AstraZeneca e covid-19 Vaccine Janssen pela Janssen-Cilag International NV).[80] A incidência desta complicação, denominada síndrome de trombose imune e trombocitopenia associada à vacina (VITT), permanece amplamente desconhecida e parece estar entre 1 em 125 mil e 1 em 1 milhão de receptores destas vacinas.[80]

Em abril de 2021, o New England Journal of Medicine relata um total de 39 casos de trombose, observados após a administração da vacina Vaxzevria, em diferentes estudos descritivos.[80] As manifestações clínicas aparecem entre 5 e 24 dias após a primeira administração da vacina AstraZeneca.[80] A população afetada é predominantemente do sexo feminino com idade inferior a 50 anos.[80] Em alguns casos (25,9%), as mulheres acometidas faziam uso de anticoncepcional oral.[80] Na maioria dos casos, a trombose envolveu veias cerebrais, embora casos de envolvimento do distrito venoso esplâncnico e embolia pulmonar tenham sido descritos, bem como casos raros de necrose cutânea.[80] Destaca-se que a trombocitopenia grave (contagem de plaquetas < 25.000/mm^3) esteve presente em 52,6% dos casos avaliados.[80] A concomitância de trombocitopenia e trombose sugeriu um mecanismo autoimune na patogênese desta síndrome.[80] Um grupo alemão liderado por Andreas Greinacher lançou luz sobre a patogênese da VITT, destacando suas semelhanças com a condição conhecida como trombocitopenia induzida pela heparina (HIT). A HIT se deve à formação de autoanticorpos direcionados contra um epítopo formado pelo complexo fator 4 derivado de plaquetas (PF4) e heparina ou outra molécula polianiônica.[80] Esses autoanticorpos podem se ligar ao receptor FcγIIa (FcRγIIa) presente na superfície plaquetária causando intensa ativação e agregação plaquetária intravascular, no entanto, a causa da formação destes autoanticorpos nos pacientes com a síndrome VITT ainda não é clara.[80]

Casos de redução da contagem de plaquetas associados a sangramento, na ausência de fenômenos trombóticos foram descritos em pessoas vacinadas com vacinas de vetor de mRNA (Comirnaty da BioNTech Manufacturing GmbH e covid-19 Vaccine Moderna da Moderna Biotech Spain, SL).[80] Embora ainda não esteja claro se existe uma ligação causal entre essa condição e a vacina, um mecanismo do tipo autoimune também foi hipotetizado.[80]

Assim sabemos que a coagulopatia é comum na sepse aguda, em geral.[80] No entanto, a hipercoagulabilidade associada à infecção por SARS-CoV-2 tem características peculiares.[80] A covid-19 está associada a uma alta taxa de complicações trombóticas, principalmente no território venoso.[80] A "tromboinflamação ou imunotrombose" que caracteriza a doença é evidente, nas alterações dos parâmetros laboratoriais e em algumas manifestações clínicas caracterizadas por uma alta taxa de mortalidade.[80] Numerosos ensaios clínicos estão em andamento para definir a melhor estratégia preventiva e terapêutica no manejo da trombose por covid-19.[80]

■ CONCLUSÕES

As trombofilias herdadas e adquiridas constituem uma realidade que pode se apresentar ao dermatologista. Dado o potencial grau de morbidade e mortalidade que envolve estas condições, a perspicácia clínica frente aos achados cutâneos pode significar a oportunidade ao diagnóstico e ao tratamento adequado destes pacientes.

Referências bibliográficas

1. Garcia AA, Franco RF. Trombofilias adquiridas. Medicina, Ribeirão Preto 2001;34:258-68.
2. Johnson CM, Mureebe L, Silver D. Hypercoagulable states: a review. Vasc Endovasc Surg 2005;39:123-33.
3. Franco RF. Trombofilias hereditárias. Medicina, Ribeirão Preto 2001;34:248-57.
4. Kuhle S, Male C, Mitchell L. Developmental hemostasis: pro- and anticoagulant systems during childhood. Semin Thromb Hemost. 2003;29(4):329-38.
5. Anderson FA Jr, Wheeler HB, Goldberg RJ, Hosmer DW, Patwardhan NA, Jovanovic B, Forcier A, Dalen JE. A population-based perspective of the hospital incidence and case-fatality rates of deep vein thrombosis and pulmonary embolism. The Worcester DVT Study. Arch Intern Med. 1991;151(5):933-8.
6. Nordström M, Lindblad B, Bergqvist D, Kjellström T. A prospective study of the incidence of deep-vein thrombosis within a defined urban population. J Intern Med. 1992;232(2):155-60.
7. Jordan FL, Nandorff A. The familial tendency in thromboembolic disease. Acta Med Scand 1956;156:267-75.
8. De Stefano V, Rossi E, Paciaroni K, Leone G. Screening for inherited thrombophilia: indications and therapeutic implications. Haematologica. 2002;87(10):1095-108.
9. De Stefano V, Finazzi G, Mannucci PM. Inherited thrombophilia: pathogenesis, clinical syndromes, and management. Blood. 1996;87(9):3531-44.
10. Franco RF, Trip MD, ten Cate H, van den Ende A, Prins MH, Kastelein JJ et al.The 20210 G-->A mutation in the 3'-untranslated region of the prothrombin gene and the risk for arterial thrombotic disease. Br J Haematol. 1999;104(1):50-4.
11. Poort SR, Rosendaal FR, Reitsma PH, Bertina RM. A common genetic variation in the 3'-untranslated region of the prothrombin gene is associated with elevated plasma prothrombin levels and an increase in venous thrombosis. Blood. 1996;88(10):3698-703.
12. Kearon C, Crowther M, Hirsh J. Management of patients with hereditary hypercoagulable disorders. Annu Rev Med. 2000;51:169-85.
13. Lane DA, Mannucci PM, Bauer KA, Bertina RM, Bochkov NP, Boulyjenkov V et al. Inherited thrombophilia: Part 1.Thromb Haemost. 1996;76(5):651-62.
14. Sagar S, Nairn D, Stamatakis JD, Maffei FH, Higgins AF, Thomas DP et al. Efficacy of low-dose heparin in prevention of extensive deep-vein thrombosis in patients undergoing total-hip replacement. Lancet. 1976;1(7970):1151-4.
15. Clouse LH, Comp PC. The regulation of hemostasis: the protein C system. N Engl J Med. 1986;314(20):1298-304.
16. van Wijnen M, Stam JG, van't Veer C, Meijers JC, Reitsma PH, Bertina RM et al. The interaction of protein S with the phospholipid surface is essential for the activated protein C-independent activity of protein S. Thromb Haemost. 1996;76(3):397-403.
17. Gómez E, Ledford MR, Pegelow CH, Reitsma PH, Bertina RM. Homozygous protein S deficiency due to a one base pair deletion that leads to a stop codon in exon III of the protein S gene. Thromb Haemost. 1994;71(6):723-6.
18. Almeida JI, Coats R, Liem TK, Silver D. Reduced morbidity and mortality rates of the heparin-induced thrombocytopenia syndrome. J Vasc Surg. 1998;27(2):309-14.
19. Bertina RM, Koeleman BP, Koster T, Rosendaal FR, Dirven RJ, de Ronde H et al. Mutation in blood coagulation factor V associated with resistance to activated protein C. Nature. 1994;369(6475):64-7.
20. Garcia-Garcia C. Antiphopholipid antibodies and antiphospholipid syndrome: diagnosis and management. Actas Dermosifilogr 2007;98:16-23.
21. Gantcheva M. Dermatologic aspects ofantiphospholipid syndrome. Int J Dermatol 1998;37:173-80.
22. Santamaría JR, Badziak D, Barros MF, Mandelli FL, Cavalin LC, Sato MS. An Bras Dermatol. 2005;80(3):225-39.
23. Diógenes MJ, Diógenes PC, de Morais Carneiro RM, Neto CC, Duarte FB, Holanda RR. Cutaneous manifestations associated with antiphospholipid antibodies. Int J Dermatol. 2004;43(9):632-7.
24. Cervera R, Piette JC, Font J, Khamashta MA, Shoenfeld Y, Camps MT et al; Euro--Phospholipid Project Group. Antiphospholipid syndrome: clinical and immunologic manifestations and patterns of disease expression in a cohort of 1,000 patients. Arthritis Rheum. 2002;46(4):1019-27.
25. Francès C, Niang S, Laffitte E, Pelletier F, Costedoat N, Piette JC. Dermatologic manifestations of the antiphospholipid syndrome: two hundred consecutive cases. Arthritis Rheum. 2005;52(6):1785-93.
26. Kriseman YL, Nash JW, Hsu S. Criteria for the diagnosis of antiphospholipid syndrome in patients presenting with dermatologic symptoms. J Am Acad Dermatol. 2007;57(1):112-5.
27. Whitlatch NL, Ortel TL. Thrombophilias: when should we test and how does it help? Semin Respir Crit Care Med. 2008;29(1):25-39.
28. Cushman M, Kuller LH, Prentice R, Rodabough RJ, Psaty BM, Stafford RS et al; Women's Health Initiative Investigators. Estrogen plus progestin and risk of venous thrombosis. JAMA. 2004;292(13):1573-80.
29. Saphner T, Tormey DC, Gray R. Venous and arterial thrombosis in patients who received adjuvant therapy for breast cancer. J Clin Oncol. 1991;9(2):286-94.
30. Rajkumar SV. Thalidomide therapy and deep venous thrombosis in multiple myeloma. Mayo Clin Proc. 2005;80(12):1549-51.
31. Nadir Y, Mazor Y, Reuven B, Sarig G, Brenner B, Krivoy N. A fatal case of enoxaparin induced skin necrosis and thrombophilia. Eur J Haematol. 2006;77(2):166-8.
32. Bernstein CN, Blanchard JF, Houston DS, Wajda A. The incidence of deep venous thrombosis and pulmonary embolism among patients with inflammatory bowel disease: a population-based cohort study. Thromb Haemost. 2001;85(3):430-4.
33. Bernstein CN, Wajda A, Blanchard JF. The incidence of arterial thromboembolic diseases in inflammatory bowel disease: a population-based study. Clin Gastroenterol Hepatol. 2008;(1):41-5.
34. Chan YC, Valenti D, Mansfield AO, Stansby G. Warfarin induced skin necrosis.. Br J Surg. 2000;87(3):266-72.
35. Clivati Brandt HR, de Lorenzo Messina MC, Belda Júnior W, Costa Martins JE, Criado PR. Leg ulcers associated with factor V Leiden and prothrombin G20210A and methyltetrahydrofolate reductase mutations: successful treatment with warfarin. Int J Dermatol. 200;46(12):1319-20.
36. Criado PR, Bernardelli IM, Rivitti EA, Sotto MN, Vilella MA, Valente NY et al. Childhood-onset skin necrosis resulting from protein C deficiency. J Eur Acad Dermatol Venereol. 2007;21(4):537-9.
37. Lipsker D, Kara F. Images in clinical medicine. Retiform purpura. N Engl J Med. 20080;358(2):e1.
38. Jones A, Walling H. Retiform purpura in plaques: a morphological approach to diagnosis. Clin Exp Dermatol. 2007;32(5):596-602.
39. Kalajian AH, Turpen KB, Donovan KO, Malone JC, Callen JP. Phenylephrine-induced microvascular occlusion syndrome in a patient with a heterozygous factor V Leiden mutation. Arch Dermatol. 2007;143(10):1314-7.
40. Jorge AD, Fantini BC, Rivitti EA, Benabou JE, Vasconcellos C, Criado PR. Análise da frequência de trombofilia em pacientes com atrofia branca de Milian. An Bras Dermatol. 2007;82(1):25-33.
41. Davis MD, Wysokinski WE. Ulcerations caused by livedoid vasculopathy associated with a prothrombotic state: Response to warfarin. J Am Acad Dermatol. 2008r;58(3):512-5.
42. Anavekar NS, Kelly R. Heterozygous prothrombin gene mutation associated with livedoid vasculopathy. Australas J Dermatol. 2007;48(2):120-3.
43. Callen JP. Livedoid vasculopathy: what it is and how the patient should be evaluated and treated. Arch Dermatol. 2006;142(11):1481-2.
44. Hairston BR, Davis MD, Pittelkow MR, Ahmed I. Livedoid vasculopathy: further evidence for procoagulant pathogenesis.Arch Dermatol. 2006;142(11):1413-8.
45. Cocuroccia B, Tonanzi T, Menaguale G, Fazio M, Girolomoni G. Livedoid vasculopathy and skin ulcers in patients with inherited thrombophilia. Eur J Dermatol. 2002;12(4):360-3.
46. Biedermann T, Flaig MJ, Sander CA. Livedoid vasculopathy in a patient with factor V mutation (Leiden). J Cutan Pathol. 2000;27(8):410-2.
47. Gilaberte Y, Coscojuela C, Lezaún A, Marigil MA. Degos disease associated with protein S deficiency. Br J Dermatol. 2005;153(3):666-7.

48. Gipstein RM, Coburn JW, Adams DA, Lee DB, Parsa KP, Sellers A et al. Calciphylaxis in man. A syndrome of tissue necrosis and vascular calcification in 11 patients with chronic renal failure. Arch Intern Med. 1976;136(11):1273-80.
49. Matsumura T, Matsumoto A, Ohno M, Suzuki S, Ohta M, Suzuki E et al. A case of cholesterol embolism confirmed by skin biopsy and successfully treated with statins and steroids. Am J Med Sci. 2006;331(5):280-3.
50. Rachmilewitz EA, Sacks MI, Zlotnick A. Essential cryofibrinogenemia. Clinical, pathological and immunological studies. Isr J Med Sci. 1970;6(1):32-43.
51. Dodd HJ, Sarkany I, O'Shaughnessy D. Widespread cutaneous necrosis associated with the lupus anticoagulant. Clin Exp Dermatol. 1985;10(6):581-6.
52. Rossini J, Roverano S, Graf C, Paira S. Widespread cutaneous necrosis associated with antiphospholipid antibodies: report of four cases. J Clin Rheumatol. 2002;8(6):326-31.
53. Barrio VR, Sanfilippo AM, Malone JC, Callen JP. Nonhealing ulcer secondary to factor V Leiden mutation and cryofibrinogenemia. J Am Acad Dermatol. 2004;51(5 Suppl):S194-6. Erratum in: J Am Acad Dermatol. 2004;51(6):1040.
54. Prasad HK, Govindarajan R. Heparin-induced skin necrosis associated with thrombocytopenia and acquired protein C and protein S deficiency. Am J Hematol. 2007;82(12):1116-7.
55. Silveira, M T, Criado PR, Valente NYS, Vasconcellos C. Púrpura fulminante em paciente HIV positivo. An Bras Dermatol 2004;79(suppl 2) S291-99.
56. Blume JE, Miller CC. Livedo reticularis with retiform purpura associated with gefitinib (Iressa®). Int J Dermatol 2007;46:1307-8.
57. Kanazawa S, Yamaguchi K, Kinoshita Y, Muramatsu M, Komiyama Y, Nomura S. Gefitinib affects functions of platelets and blood vessels via changes in prostanoids balance. Clin Appl Thromb Hemost. 2005;11(4):429-34.
58. Bauer KA. The thrombophilias: well-defined risk factors with uncertain therapeutic implications. Ann Intern Med. 2001;135(5):367-73.
59. Perry SL, Ortel TL. Clinical and laboratory evaluation of thrombophilia. Clin Chest Med. 2003;24(1):153-70.
60. Moll S. Thrombophilias--practical implications and testing caveats. J Thromb Thrombolysis. 2006;21(1):7-15.
61. Lochhead P, Miedzybrodzka Z. The essential role of genetic counseling in inherited thrombophilia. Semin Hematol. 2007;44(2):126-9.
62. Simioni P, Tormene D, Prandoni P, Zerbinati P, Gavasso S, Cefalo P et al. Incidence of venous thromboembolism in asymptomatic family members who are carriers of factor V Leiden: a prospective cohort study. Blood. 2002;99(6):1938-42.
63. Mavragani CP, Pikazis D, Aroni K, Paikos S, Voulgarelis M. Cutaneous ulcers: An unusual manifestation of inherited thrombophilia. Am J Hematol. 2004;76(2):139-42.
64. Renner R, Simon JC. Current therapeutic options of chronic leg ulcers. J Dtsch Dermatol Ges. 2008;6(5):389-401.
65. Bradbury AW, MacKenzie RK, Burns P, Fegan C. Thrombophilia and chronic venous ulceration. Eur J Vasc Endovasc Surg. 2002;24(2):97-104.
66. Handel DW, Roenigk HH Jr, Shainoff J, Deodhar S. Necrotizing vasculitis. Etiologic aspects of immunology and coagulopathy. Arch Dermatol. 1975;111(7):847-52.
67. Bednarek N, Morville P, Delebarre G, Akhavi A, Sommer C. Necrotic skin lesions and cerebral infarction in the newborn: two case reports. J Child Neurol. 2007;22(3):354-7.
68. Agras PI, Ozdemir H, Baskin E, Ozbek N. Recurrent vasculopathic skin lesions associated with homozygous protein C deficiency. Pediatr Dermatol. 2007;24(1):57-60.
69. Uthman IW, Khamashta MA. Livedo racemosa: a striking dermatological sign for the antiphospholipid syndrome. J Rheumatol. 2006;33(12):2379-82.
70. Bradbury AW, MacKenzie RK, Burns P, Fegan C. Thrombophilia and chronic venous ulceration. Eur J Vasc Endovasc Surg.2002;24(2):97-104.
71. Alavi A, Hafner J, Dutz J, Sibbald RG, Criado PR, Senet P, Callen JP, Phillips TJ, Romanelli M, Kirsner RS. Atrophie Blanche. Adv Skin Wound Care. 2014 Nov;27(11):518-24; quiz 525-6.
72. Wisznieswki A, Bykowska K, Bilski R, Ja´skowiak W, Proniewskki J. Prevalence rate for inherited thrombophilia in patients with chronic and recurrent venous leg ulceration.
73. Calistru AM, Braudier T, Gonçalves L, Azevedo F. Thrombophilia invenous leg ulcers: a comparative study in early and later onset. Indian J Dermatol Venereol Leprol 2012;78(3):406. doi: 10.4103/0378-6323.95477.
74. Ibbotson SH, Layton AM, Davies JA, Goodfield MJ. The effect of aspirin on haemostatic activity in the treatment of chronic venous leg ulceration. Br J Dermatol 1995;422-6.
75. O'Donnell TF Jr, Passman MA, Marston WA, Ennis WJ, Dalsing M, Kistner RL et al. Management of venous leg ulcers: clinical practice guidelines of the Society for Vascular Surgery® and The American Venous Forum.J Vasc Surg. 2014;60(2 Suppl):3S-59S. doi: 10.1016/j.jvs.2014.04.049.
76. Bauer KA. Management of thrombophilia. J Thromb Haemost. 2003;1(7):1429-34.
77. Criado PR, Duarte GV, Magalhães LS, de Carvalho JF. Thrombophilia: the dermatological clinical spectrum. Glob Dermatol, 2016;3(2): 286-294. doi: 10.15761/GOD.1000176 Disponível em: http://www.oatext.com/pdf/GOD-3-176.pdf.
78. Thornsberry LA, LoSicco KI, English III JC. The skin and hypercoagulable States. J Am Acad Dermatol 2013;69:450-62.
79. Nusbaum KB, Korman AM, Tyler KH, Kaffenberger JA, Trinidad JC, Dean S, Cataland S, Kaffenberger BH. In vitro diagnostics for the medical dermatologist. Part II: Hypercoagulability tests. J Am Acad Dermatol. 2021;85(2):301-310.
80. Massaro G, Lecis D, Martuscelli E, Chiricolo G, Sangiorgi GM. Clinical Features and Management of covid-19-Associated Hypercoagulability. Card Electrophysiol Clin. 2022;14(1):41-52.
81. Edler C., Schröder A.S., Aepfelbacher M et al. Dying with SARS-CoV-2 infection—an autopsy study of the first consecutive 80 cases in Hamburg, Germany. Int J Legal Med. 2020;134:1275–1284.
82. Goshua G., Pine A.B., Meizlish M.L et al. Endotheliopathy in covid-19-associated coagulopathy: evidence from a single-centre, cross-sectional study. Lancet Haematol. 2020;7:e575–e582.
83. Tang N., Li D., Wang X et al. Abnormal coagulation parameters are associated with poor prognosis in patients with novel coronavirus pneumonia. J Thromb Haemost. 2020;18:844–847.

capítulo 110

Anete Sevciovic Grumach

Manifestações Dermatológicas em Erros Inatos da Imunidade

■ INTRODUÇÃO

A pele é um importante órgão afetado em pacientes com Erros Inatos da Imunidade (EII) e as manifestações cutâneas são as formas de apresentação em um grande número de pacientes. À medida que a lista de EII continua a aumentar, da mesma forma, é esperado para o espectro de alterações em pele. As afecções cutâneas infecciosas e não infecciosas são comuns nos EII e podem estar entre as manifestações clínicas apresentadas.[1]

Os erros inatos da imunidade (EII), anteriormente denominados de imunodeficiências primárias (IDPs) representam um grupo heterogêneo de doenças hereditárias causadas por mutações em genes que codificam proteínas funcionais das células imunes. Cerca de 6 milhões de pessoas em todo o mundo estão sofrendo de erros inatos de imunidade (IEI).[2] Os EII são geralmente caracterizados por infecções recorrentes e/ou graves, bem como um risco aumentado de autoimunidade, autoinflamação, malignidade e distúrbios alérgicos[3] (Quadro 110.1).

Quadro 110.1 Classificação dos erros inatos da imunidade.
▪ Imunodeficiências combinadas
▪ Imunodeficiências combinadas com características sindrômicas
▪ Deficiências predominantemente de anticorpos
▪ Doenças de imunodesregulação
▪ Defeitos congênitos de fagócitos
▪ Defeitos na imunidade intrínseca e inata
▪ Doenças autoinflamatórias
▪ Deficiências de complemento
▪ Fenocópias de erros inatos da imunidade
▪ Falha da medula óssea

Fonte: Adaptado de Tangye et al., 2020.

As infecções cutâneas induzidas por *Staphylococcus (S.) aureus* são as doenças infecciosas cutâneas mais comuns relatadas em EII. Por outro lado, a dermatite é uma das manifestações cutâneas não infecciosas mais proeminentes e pode fazer parte da síndrome atópica. Com base em revisões narrativas anteriores, sem uma abordagem sistemática, infecções de pele por *S. aureus*, dermatite e outras doenças de pele, bem como atopia, parecem ser bastante comuns em pacientes com EII, mas também são frequentemente descritas na população em geral.[4] Portanto, é importante perceber que a presença de sintomas específicos da pele por si só não aponta necessariamente para um EII. No entanto, o reconhecimento de condições específicas da pele em combinação com outras características clínicas sugestivas de uma imunodeficiência deve aumentar a conscientização sobre uma EII subjacente e pode facilitar o diagnóstico mais precoce.[5]

Manifestações cutâneas foram relatadas em 40% a 70% dos pacientes com IEI, e estão entre as características de apresentação na maioria deles.[1,6-10] As manifestações cutâneas afetaram mais de 50% dos pacientes com deficiências de complemento e quase metade dos pacientes com Imunodeficiência Combinada e (IDC) associada a síndromes. Houve associação, também, entre ter manifestações cutâneas e a categoria de EII.[11] Em um estudo, os pacientes com manifestações cutâneas eram diagnosticados com mais idade e com um maior atraso no diagnóstico que os pacientes sem sintomas em pele.[11]

Um aspecto interessante a ser comentado é que segundo uma revisão de artigos que incluem os EII e manifestações cutâneas, observou-se que em apenas 27 dos 67 artigos incluídos, o departamento de Dermatologia estava envolvido e muitas das lesões não foram biopsiadas ou vistas pelo dermatologista.[5] Assim, a adequada descrição dos distúrbios cutâneos pode ser questionada.

■ CARACTERÍSTICAS CLÍNICAS

O levantamento dos principais quadros de pele associados com EII sugeriu as seguintes apresentações: lesões que lembram dermatite; anormalidades de cabelos; infecções cutâneas; úlceras; lesões eritematosas; distúrbios vasculares; distúrbios pigmentares; doenças neoplásicas; *rash*; alterações ungueais; lesões semelhantes a psoríase; granulomatose; lesões semelhantes a acne; urticária e outras[5] (Quadro 110.2).

As infecções de pele tem sido as mais prevalentes, seguidas por eczema/erupções eczematoides e associações cutâneas autoimunes. As manifestações infecciosas bacterianas têm sido relatadas como mais prevalentes, seguidas de infecções virais e fúngicas.[11] Várias outras manifestações são também observadas como teleangiectasias, despigmentação da pele, cabelos prateados e angioedema.

Quadro 110.2 Principais manifestações cutâneas associadas a erros inatos da imunidade.

Eczema ▪ Com alergia ▪ No período neonatal ▪ Eritematosa ▪ Exsudativa	Granuloma Ictiose Cabelo ▪ Alopecia areata ou *universalis* ▪ Pouco cabelo, em bambu ▪ Prateado
Eritrodermia	
Infecções ▪ Molusco contagioso extenso ou grave ▪ Herpes grave ▪ Candidíase mucocutânea	Micobacteriose Alterações ungueais Úlceras Petéquias
Abscesso ▪ Não purulento ▪ Frio com pouca inflamação ▪ Perianal	Doenças pigmentares Psoríase *Rash* Lúpus eritematoso sistêmico

Fonte: Adaptado de Ettinger et al., 2018.[12]

O eczema representa a segunda apresentação cutânea nos EII em frequência.[1]

A eritrodermia é definida como o envolvimento do corpo por eritema superior a 90% e em escala variável. A eritrodermia no primeiro ano de vida é rara, mas representa uma manifestação potencial de EII, embora possa também ser uma característica de apresentação de dermatoses incluindo dermatite atópica, dermatite seborreica ou psoríase.[13] A eritrodermia em si não é um diagnóstico, mas um fenótipo. O diagnóstico adequado é um desafio em função da baixa incidência, heterogeneidade e uma ampla gama de possíveis diagnósticos subjacentes. Uma revisão ampla das publicações feitas verificou que um terço das eritrodermias estavam associadas a EII tais como Hiper-IgE, síndrome de Wiskott-Aldrich, poliendocrinopatia enteropatia ligada ao X (IPEX) e síndrome de Omenn.[14] A biópsia de pele é recomendada ao avaliar uma criança com eritrodermia e suspeita de EII. Especificamente, as características histológicas de espongiose, exocitose linfocítica epidérmica associada com necrose de queratinócitos associada e um extenso infiltrado dérmico linfocítico são características relatadas como mais consistentes com uma imunodeficiência subjacente. A causa subjacente da eritrodermia neonatal é determinada por uma avaliação cuidadosa das características clínicas, laboratoriais e histológicas; no entanto, testes genéticos podem ser necessários para estabelecer claramente um diagnóstico.[13]

O principal dilema do médico é diferenciar situações clínicas como a dermatite atópica de defeitos imunológicos que se apresentam de forma semelhante. Sinais de alerta para a investigação imunológica são o aumento da taxa de infecções, manifestações não imunes, incluindo características faciais, comprometimento de outros tecidos causando anormalidades esqueléticas, por exemplo. As alterações imunológicas podem auxiliar no delineamento da pesquisa genética. Outra observação é que a candidíase mucocutânea é mais característica dos EII que na dermatite atópica.

Quanto as manifestações autoimunes relacionadas à pele, cabelos e unhas, estas ocorreram em segundo lugar se forem consideradas as citopenias, constituindo segundo autores 21% dos pacientes com todas as doenças autoimunes. Considerando-se pacientes com EII comparando com a população geral, as manifestações autoimunes são mais frequentes com um fator de 10 e tendem a ocorrer ao longo da vida, com significado prognóstico.[15]

As manifestações clínicas sobrepostas destas condições representam um desafio diagnóstico para os médicos, muitas vezes adiando o diagnóstico correto até que as investigações genéticas estejam disponíveis. Embora os testes genéticos sejam necessários para o diagnóstico definitivo na maioria dos casos, estes são demorados e podem não estar prontamente disponíveis em todas as regiões.

Para um diagnóstico mais precoce, há a necessidade de avaliar a história familiar, presença de consanguinidade, sinais como prejuízo no ganho de peso e crescimento, sintomas associados como diarreia e infecções. O exame físico quanto a comprometimento sistêmico como linfonodomegalia e/ou hepatoesplenomegalia e o comprometimento de outros órgãos são relevantes para o diagnóstico diferencial.

▪ IMUNODEFICIÊNCIAS PRIMÁRIAS SELECIONADAS COM SINAIS DA PELE

Imunodeficiência combinada grave

A Imunodeficiência Combinada Grave (IDCG) é um grupo geneticamente heterogêneo de distúrbios caracterizados por deficiências em um ou mais subgrupos de células T. Alguns pacientes também têm as células B ou *natural Killer* (NK) não funcionais. A IDCG ocorre em aproximadamente 1 em 50 mil nascimentos e representa a forma mais grave de imunodeficiência primária. Com o acesso a triagem neonatal, o diagnóstico mais precoce é favorecido.[16]

A IDCG geralmente se apresenta nas primeiras semanas a meses de vida, com infecções como a pneumonia por *Pneumocystis jirovecii* (PJP), infecções virais graves, infecções respiratórias, candidíase oral, dermatite de fralda por Candida, déficit de crescimento e reação enxerto *versus* hospedeiro.[15] Em pacientes com formas mais leves de IDC, a dermatite eczematosa é uma das primeiras manifestações da doença, aparecendo como uma erupção descamativa, morbiliforme ou vesiculopapular dentro de 1 a 21 dias de vida e se espalhando rapidamente para envolver todo o corpo (Figura 110.1). A perda da função da barreira cutânea pode levar à superinfecção por estafilococos, estreptococos, enterococos e Pseudomonas que podem levar à sepse, com risco de morte.

A síndrome de Omenn (SO) é uma variante da IDCG com um fenótipo cutâneo distinto. É mais comumente causada por mutações hipomórficas nos genes RAG1/RAG2, que codificam enzimas responsáveis pela recombinação de receptores de linfócitos T e B; porém, pode ser causada por outras mutações. Nesta síndrome não há o bloqueio total do desenvolvimento da célula T; há linfócitos T presentes no sangue periférico, embora estes representem um número de clones de células T aberrantemente expandidos. Desta forma, as características clínicas são diferentes com linfoadenopatia, hepatoesplenomegalia, eritroderma esfoliativo, alopecia difusa e espessamento da pele (paquidermatose).[17]

A doença enxerto contra hospedeiro (DECH) cutâneo em função de enxerto materno-fetal pode ser visto em associação com IDCG. Apresenta-se com achados semelhantes aos de indivíduos com DECH convencional após transplante de medula óssea. Essas erupções incluem xerose generalizada, erupções morbiliformes, seborreia generalizada ou eczema, dermatite com ou sem placas liquenificadas ou áreas focais de escamas e crosta espessas, e eritrodermia.[13]

Síndrome de Hiper-IgE

A primeira descrição da síndrome de Hiper-IgE foi feita em pacientes com dermatite grave, infecções estafilocócicas cutâneas e infecções pulmonares denominando de síndrome de Job. A seguir, o quadro clínico foi associado a uma *facies* característica. Em 1999, a síndrome de Hiper-IgE foi descrita não somente com alterações imunológicas como com anormalidades do tecido esquelético, conjuntivo e dentário. Antes do reconhecimento dos genes envolvidos na síndrome, o Instituto Nacional de Saúde (NIH) desenvolveu um sistema de pontuação clínica para a detecção precoce da forma autossômica dominante de HIES.[18,19]

A síndrome de Hiper-IgE autossômica dominante é causada por mutações dominantes negativas no Transdutor de Sinal e Ativador de Transcrição 3 (STAT3), um fator de transcrição conhecido por desempenhar um papel fundamental na sinalização de citocinas inflamatórias, desenvolvimento, diferenciação celular e morte celular. O STAT3 desempenha um papel fundamental no desenvolvimento de células T efetoras TH17, produtoras de IL-17, que são importantes para controlar infecções bacterianas e fúngicas cutâneas.[20]

As características clássicas da síndrome de Hiper-IgE, além dos níveis elevados de IgE, incluem resfriados recorrentes, abscessos,

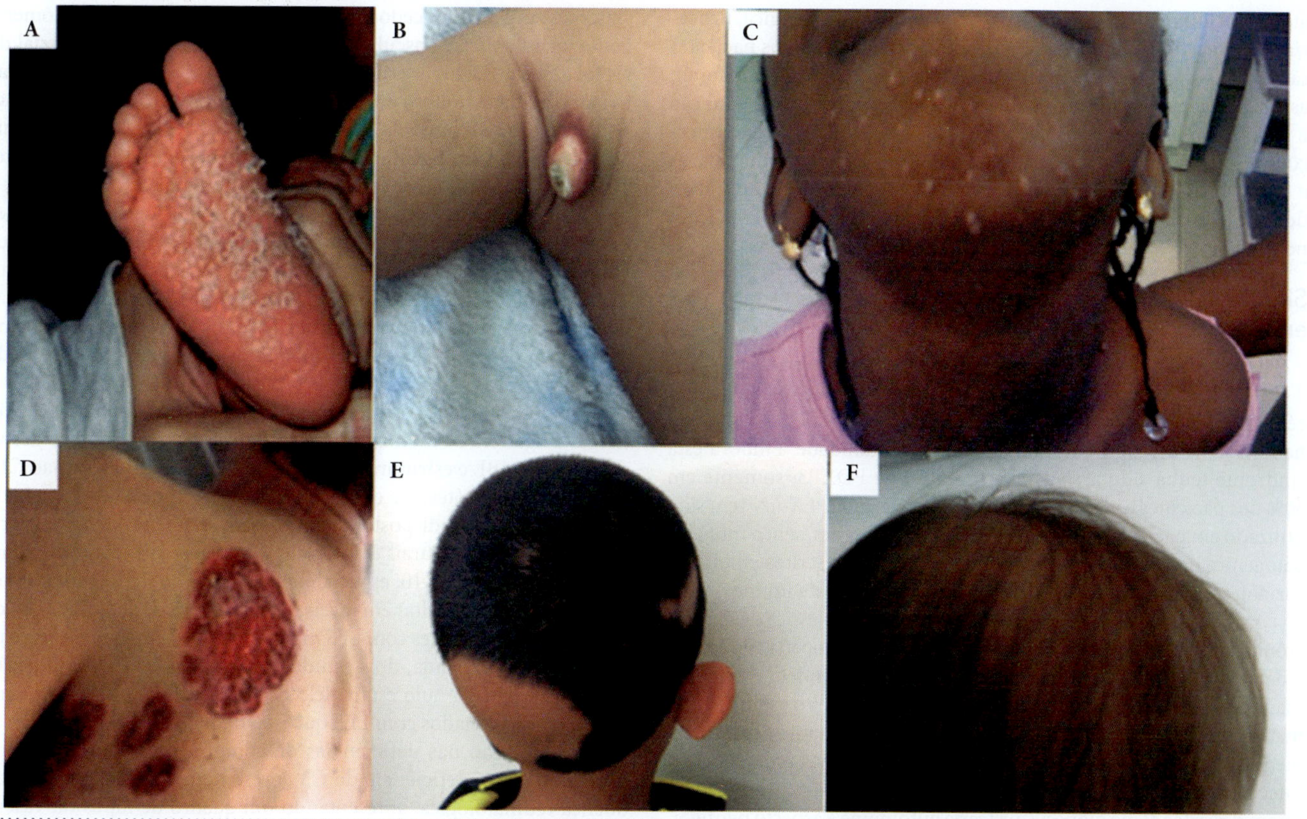

■ **Figura 110.1** Manifestações cutâneas em pacientes com Erros Inatos da Imunidade: (**A**) Descamação em pé em paciente com Imunodeficiência Combinada Grave. (**B**) Reação a vacina BCG em paciente com mutação no receptor de IFN-γ. (**C**) Molusco contagioso em paciente com Ataxia-teleangiectasia. (**D**) Infecção por *Trycophyton* em paciente com deficiência de CARD9. (**E**) Alopecia em paciente com desregulação imune. (**F**) Cabelos esparsos em paciente com defeito da imunidade inata.

pneumonia estafilocócica com formação de pneumatocele e um quadro denominado dermatite eczematosa.[19] A dermatite típica da síndrome de Hiper-IgE autossômica dominante (AD) que aparece na infância não atende aos critérios clínicos aceitos para dermatite atópica. Frequentemente se apresenta no primeiro mês de vida como uma erupção papulopustulosa envolvendo a face, couro cabeludo, região inguinal/períneo e axilas. Escamas e liquenificação (espessamento e escurecimento da pele), ambos comuns na dermatite atópica, também não são características proeminentes da síndrome de Hiper-IgE-AD. Outras características clínicas podem auxiliar no diagnóstico. O paciente apresenta uma *facies* denominado rude, assimetria facial, fronte proeminente, ponta nasal bulbosa e ponte nasal alargada. O palato elevado, troca dentária atrasada ou retida, hiperextensibilidade, fraturas, osteopenia, infecções estafilocócicas e candidíase são outros sintomas.[13]

A síndrome resultante de mutações autossômicas recessivas do gene DOCK8 (*dedicator de citokinesis 8*) foi inicialmente denominada Hiper-IgE autossômica recessiva (AR), entretanto, diversas mutações e fenótipos foram associados a concentrações de IgE elevadas e herança AR. A deficiência de DOCK8 leva a uma imunodeficiência com muitas manifestações compartilhadas com a SWA incluindo dermatite atópica, alergias alimentares com aumento da incidência de anafilaxia, infecções virais recorrentes e um aumento do risco de autoimunidade e malignidades. O DOCK8 é relevante na organização do citoesqueleto, com atividade na sinalização intracelular, migração celular, quimiotaxia e formato celular.[21] É altamente expresso em linfócitos e sua falta de expressão resulta em contagens de células T diminuídas e números variavelmente diminuídos de células B e células NK.[22] Clinicamente, apresenta-se com quadro de atopia grave, infecções sinopulmonares, de pele e membranas mucosas de repetição por vírus e bactérias e predisposição à malignidade. Diferentemente da Hiper-IgE AD, as características da pele assemelham-se à dermatite atópica. Há suscetibilidade a molusco contagioso, herpes e papilomavírus. Raramente apresentam alterações dentárias e musculoesqueléticas, assim como candidíase. O diagnóstico genético-molecular pode ser feito assim como a avaliação da expressão de DOCK8 por citometria de fluxo.[23]

Síndrome de Wiskott-Aldrich

A síndrome de Wiskott-Aldrich (SWA) é uma imunodeficiência ligada ao X causada por mutações do gene WAS que codifica uma proteína (WASp). É expressa exclusivamente em células da linhagem hematopoiética sendo central para a transdução de sinal e polimerização de actina. Esta mutação afeta a organização do citoesqueleto, transdução de sinal intracelular e formação de sinapses imunes, com redução do número e função das células T, atividade NK, função fagocitária e resposta de anticorpos.[21] Observa-se trombocitopenia com plaquetas pequenas. A SWA apresenta-se classicamente como uma tríade de trombocitopenia com plaquetas pequenas, infecções e dermatite eczematosa, embora muitos pacientes com SWA não apresentem todos esses achados antes do diagnóstico. A dermatite manifesta-se já nos primeiros meses de vida, porém, em função de alterações em plaquetas, os primeiros sintomas percebidos são decorrentes de sangramento como púrpura, petéquias e epistaxe. As infecções cutâneas incluem celulite e abscessos bacterianos, impetigo, molusco contagioso, infecções por herpes vírus, papilomavírus e candida. Fenômenos autoimunes como vasculite autoimune, anemia hemolítica autoimune, artrite, vasculite cerebral e doença renal ocorrem provavelmente secundários à função aberrante das células T reguladoras. Manifestações cutâneas como lúpus eritematoso sistêmico, alopecia e vitiligo são mesmo frequentes. Neoplasias hematológicas também são um risco principalmente em pacientes com autoimunidade.[24]

Síndrome de Netherton

A SN é classicamente caracterizada pela tríade de eritrodermia ictiosiforme congênita (CIE), *tricorrexis invaginata* e predisposição à atopia, incluindo doença reativa das vias aéreas, rinite alérgica, urticária e alergia alimentar. Em razão das alterações cutâneas, os pacientes são predisponentes a infecções cutâneas por estafilococos que foram associadas a quebra da barreira cutânea e a alterações da maturação e função imune celular. Também são suscetíveis a septicemia, infecções respiratórias, gastroenterite aguda, infecções por papilomavírus e desenvolvimento de neoplasias cutâneas. O diagnóstico definitivo de SN é feito pelo sequenciamento genético para identificar mutações no gene SPINK5.[25]

Síndrome IPEX (imunodesregulação, poliendrocrinopatia, enteropatia, ligada ao X)

Esta síndrome é causada por mutações no gene *forkhead box protein 3* (FOXP3), resultando no desenvolvimento e função anormais das células T reguladoras. A consequência destas mutações é o prejuízo na tolerância o próprio, resultando em autoimunidade. Embora esta síndrome tenha sido associada à mutação de FOXP3, somente em 50% dos pacientes é identificada, portanto, o termo *IPEX-like* tem sido utilizado em pacientes com clínica semelhante, porém, sem a mutação patogênica em FOXP3. Quadros semelhantes são descritos em outras variantes genéticas que atuam na regulação da resposta imune.

A síndrome IPEX é caracterizada por uma tríade clássica de diarreia crônica secundária a enteropatia autoimune, endocrinopatia autoimune e dermatite eczematosa. As lesões de pele correspondem a segunda manifestação mais frequente após a diarreia, possuem o aspecto eczematoso, entretanto, podem ser descritas como dermatite psoriasiforme, prurigo extenso ou eritroderma. Estas condições predispõem a infecções estafilocócicas graves e sepse. Outras manifestações cutâneas foram descritas como alopecia, uritcária autoimune e aspecto penfigoide. Além do estudo genético-molecular, a citometria de fluxo também foi usada para identificar a falta de expressão da proteína FOXP3 em células T CD4+CD25+.[15,20,22]

Deficiências de proteínas da cascata do sistema complemento

A associação de deficiência de complemento com LES mostra uma hierarquia de prevalência e gravidade da doença de acordo com a posição da proteína na via de ativação. A maior frequência e gravidade da doença está associada com deficiência de uma das proteínas do complexo C1 (C1q, C1r e C1s) ou com deficiência total C4 (isto é, C4A e C4B). Entre 75% e 90% dos indivíduos com deficiência homozigótica de C1 ou C4 tem LES ou lúpus-*like*. A taxa intrafamiliar concordância para LES em combinação com deficiência de C1 ou C4 excede até a observada entre irmãos gêmeos monozigóticos (24% a 69%). Relata-se que o LES associado à deficiência de complemento tem início mais precoce e acomete o sexo feminino com frequência semelhante ao masculino, diferentemente da preponderância feminina entre os pacientes com LES. A deficiência de C2 está associada a uma prevalência muito baixa de doença, estimada em cerca de 10%, e características clínicas semelhantes àqueles sem deficiência. Uma suscetibilidade maior a infecções bacterianas também é descrita nas deficiências dos primeiros componentes do complemento.[26,27]

A deficiência de C1q pode ser decorrente de uma deficiência quantitativa ou por uma molécula disfuncional. A apresentação clínica mais comum é o lúpus eritematoso sistêmico, com manifestações semelhantes aos pacientes sem deficiência de complemento. Entretanto, o início dos sintomas pode ser mais precoce e a doença pode ser mais grave.[28] Essa deficiência também foi observada em pacientes com lesões urticariformes e vasculite cutânea, algumas vezes com a detecção de precipitinas contra C1q. Quase todas as deficiências hereditárias de C1r e C1s relatadas são do tipo combinado. Nas deficiências, comumente, os níveis de C1r estão acentuadamente reduzidos (< 1% do normal) e C1s estão a 20% a 50% do normal. As manifestações clínicas são semelhantes àquelas apresentadas para a ausência de C1q.[29]

A maioria dos deficientes de C4 tem doenças por imunecomplexos como LES ou glomerulonefrite. À semelhança da deficiência de C1, os sintomas surgem mais cedo e características cutâneas como fenômeno de Raynaud e úlcera vasculítica são comuns. A deficiência parcial de C4 foi descrita em lúpus eritematoso sistêmico (LES), autismo, hiperatividade, eritema nodoso da hanseníase, tireoidite pós-parto, esclerose sistêmica difusa e limitada, esquizofrenia, diabete *mellitus* tipo 1, hiperplasia adrenal congênita, artrite reumatoide, dermatite de contato, infecções por bactérias encapsuladas e morte súbita.[29,30]

A deficiência de C2 é a mais comum das deficiências de complemento, com uma prevalência estimada de 1/10.000 indivíduos. Aproximadamente 40% dos pacientes com deficiência de C2 desenvolvem LES ou lúpus discoide e alguns indivíduos são assintomáticos. Outras doenças reumáticas com manifestações em pele foram descritas na deficiência de C2, incluindo dermatomiosite, púrpura anafilactoide e vasculite.[26,27]

Estudos em doenças autoimunes sugerem que a deficiência de MBL (Lectina ligadora de Manose) pode prejudicar o quadro clínico destas doenças. A MBL é estruturalmente e funcionalmente análoga ao C1q e isso levou à hipótese de que os indivíduos com uma deficiência da MBL podem ser predispostos para o desenvolvimento de LES. Cinco polimorfismos estruturais e do promotor no gene que codifica para a MBL no cromossoma 10, especialmente em um ponto de mutação no códon 54, podem resultar em níveis reduzidos séricos de MBL. Estudos realizados em pacientes com LES mostraram que ocorriam níveis mais baixos de MBL. Ainda, dois estudos verificaram que a combinação de um alelo de C4 nulo e um alelo de MBL disfuncional eram mais fortemente associados com LES que isoladamente.[29,31,32]

Assim como nas deficiências de componentes da via clássica, indivíduos com deficiência de C3 apresentam risco aumentado de doença reumatológica, apresentando um quadro de lúpus ou vasculite sistêmica. O espectro de apresentações clínicas cutâneas é amplo, podendo se manifestar com quadros clínicos semelhantes ao lúpus; artralgia, púrpura, *rash* cutâneo ou como uma erupção transitória maculopapular vesiculosa e eritema *gyratum perstans*. Vale ressaltar que muitos pacientes relatados com sintomas semelhantes a lúpus têm etnia oriental. Apenas casos isolados de LES têm sido relatados entre os pacientes com deficiências dos componentes da via terminal do Sistema Complemento (C5-C9).[29,30]

A Deficiência de Inibidor de C1 esterase, proteína que regula as três vias de ativação do Sistema Complemento, cuja manifestação causa o Angioedema Hereditário, será abordada em capítulo à parte.

■ DIAGNÓSTICO IMUNOLÓGICO

Como comentado anteriormente, há um número crescente de EII sendo identificados. A realização padronizada de exames de triagem imunológica não é capaz de estabelecer o diagnóstico na maioria das condições clínicas. Em função da diversidade de manifestações clínicas, é importante que a investigação laboratorial de EII seja direcionada com base no fenótipo clínico. Assim, os defeitos que acometem a imunidade mediada por anticorpos estão associados a infecções por encapsulados, enterovírus e Giardíase. Quando há prejuízo da imunidade mediada por linfócitos T, o indivíduo torna-se suscetível a infecções por agentes infecciosos intracelulares como bactérias intracelulares, vírus, fungos e micobactérias. Bactérias catalase positivas estão relacionadas a defeitos de morte intracelular, porém, estes pacientes também podem desenvolver infecções fúngicas e por micobactérias. Nas deficiências de complemento, as bactérias encapsuladas, que necessitam de opsonização, estão envolvidas. As infecções por *Neisseriae* necessitam da atividade do complemento.

A dosagem de Imunoglobulinas IgG, IgM e IgA e a resposta de anticorpos vacinais podem avaliar as concentrações e a capacidade funcional dos anticorpos, respectivamente. O hemograma representa um bom exame para a checagem quantitativa de linfócitos, neutrófilos e plaquetas. Em algumas situações clínicas pode ser uma ferramenta de diagnóstico como na observação de grânulos intracelulares de Chédiak-Higashi ou plaquetas pequenas na síndrome de Wiskott-Aldrich. Com o acesso melhor à citometria de fluxo, a imunofenotipagem de células T, B e NK podem ser realizadas em substituição aos testes intradérmicos anteriormente utilizados. A cultura de linfócitos com mitógenos e antígenos permite avaliar a capacidade proliferativa dos linfócitos a estímulos. A morte intracelular em fagócitos pode ser analisada pelo teste da dihidrorodamina (DHR). A triagem da via clássica do sistema complemento é feita pelo CH50 ou CH100 que expressa a hemólise dependente de complemento com a formação de um complexo imune pelas hemácias de carneiro e anticorpos anti-hemácias.[33]

Os exames citados são iniciais para avaliação imunológica e, em muitos casos, somente o estudo genético-molecular poderá definir o defeito imunológico específico (Quadro 110.3).

Quadro 110.3 Exames imunológicos para avaliação de pacientes com suspeita de erros inatos da imunidade.

Resposta imune	Exames iniciais
Anticorpos	▪ Dosagem de imunoglobulinas IgG, IgM, IgA ▪ Resposta de anticorpos a antígenos de vacinas previamente expostos ▪ Contagem de células B
Célula T	▪ Hemograma ▪ Contagem de células T e subpopulações ▪ Resposta proliferativa de linfócitos T com mitógeno e antígeno
Neutrófilos	▪ Hemograma ▪ Dihidrorodamina ▪ Glicose 6 fosfato desidrogenase
Sistema complemento	▪ CH50 ▪ Nível de proteínas específicas
Células NK	▪ Contagem de células NK ▪ Citotoxicidade
Receptores *toll-like*	▪ Expressão de receptores *toll-like*

Fonte: Adaptado de Grumach e Goudouris, 2021.

■ ABORDAGEM TERAPÊUTICA

Considerando-se que os EII correspondem a quase 500 defeitos gênicos, seria muito difícil abordar o tratamento de cada defeito. Desta forma, é relevante salientar a orientação de pacientes com suspeita de defeitos imunológicos até que o diagnóstico definitivo seja estabelecido.

As manifestações alérgicas são muito frequentes e, portanto, a orientação de higiene ambiental deve ser estabelecida. Os alimentos crus devem ser evitados sem o preparo adequado para evitar as infecções intestinais ou helmintíases. Cuidados com a pele são relevantes para impedir as complicações infecciosas. Os processos infecciosos devem ser tratados imediatamente e, em algumas situações clínicas, a antibioticoterapia profilática tem indicação. As complicações pulmonares são frequentes e precisam ser prevenidas e tratadas com fisioterapia respiratória. Caso haja necessidade de transfusão sanguínea ou de derivados, estes produtos devem ser irradiados para que não ocorra a reação enxerto contra hospedeiro. Cuidado especial deve ser tomado na aplicação de vacinas com micro-organismos atenuados. Desta forma, medidas gerais podem ser tomadas antes mesmo de um diagnóstico ser concluído. A administração de imunoglobulinas e imunobiológicos depende do defeito imunológico identificado.

Referências bibliográficas

1. Al-Herz W, Nanda A. Skin manifestations in primary immunodeficient children. Pediatr Dermatol 2011;28(5):494-501 doi: 10.1111/j.1525-1470.2011.01409.x.
2. Bousfiha AA, Jeddane L, Ailal F, Benhsaien I, Mahlaoui N, Casanova JL et al. Primary Immunodeficiency Diseases Worldwide More Common Than Generally Thought. J Clin Immunol 2013; 38:1-7. doi: 10.1007/s10875-012-9751-7.
3. Tangye SG, Al-Herz W, Bousfiha A, Chatila T, Cunningham-Rundles C, Etzioni A et al. Human Inborn Errors of Immunity: 2019 Update on the Classification from the International Union of Immunological Societies Expert Committee. J Clin Immunol. 2020 Jan;40(1):24-64. doi: 10.1007/s10875-019-00737-x. Epub 2020 Jan 17. Erratum in: J Clin Immunol. 2020 Feb 22; PMID: 31953710; PMCID: PMC708230.
4. Pichard DC, Freeman AF, Cowen EW. Primary immunodeficiency update: Part I. Syndromes associated with eczematous dermatitis. J Am Acad Dermatol 2015;73(3):355-364; quiz 365-356.
5. de Wit J, Brada RJK, van Veldhuizen J, Dalm VASH, Pasmans SGMA. Skin disorders are prominent features in primary immunodeficiency diseases: A systematic overview of current data. Allergy. 2019 Mar;74(3):464-482. doi: 10.1111/all.13681. Epub 2018 Dec 27. PMID: 30480813.
6. Moin A, Farhoudi A, Moin M, Pourpak Z, Bazargan N. Cutaneous manifestations of primary immunodeficiency diseases in children. Iran J Allergy Asthma Immunol 2006;5(3):121-126.
7. Lewis DJ, Wu JH, Boyd M, Duvic M, Feldman SR. Cutaneous Manifestations of Genodermatoses and Primary Immunodeficiency. Dermatol Online J 2019; 25(6):13030/qt1gj1n07j. doi: 10.5070/D3256044442.
8. Berron-Ruiz A, Berron-Perez R, Ruiz-Maldonado R. Cutaneous Markers of Primary Immunodeficiency Diseases in Children. Pediatr Dermatol 2000; 17 (3):91-6. doi: 10.1046/j.1525 1470.2000.01721.x.
9. Guirat Dhouib N, Ben Khaled M, Ouederni M, Ben-Mustapha I, Kouki R, Besbes H. Cutaneous Manifestations of Primary Immunodeficiency Diseases in Tunisian Children. Mediterr J Hematol Infect Dis 2018; 10(1):e2018065. doi: 10.4084/MJHID.2018.065.
10. López-Qintero W, Cleves D, Gomez-Vasco J, Pérez P, Patiño J, Medina Valencia D et al. Skin Manifestations in Pediatric Patients With Primary Immunodeficiency Diseases (PIDs) in a Tertiary Care Hospital in Colombia. World Allergy Organ J 2021; 14(3):e100527. doi: 10.1016/j.waojou. 2021.100527.
11. Al-Herz W, Zainal M, Nanda A. A Prospective Survey of Skin Manifestations in Children With Inborn Errors of Immunity From a National Registry Over 17 Years. Front Immunol. 2021;12:751469. doi: 10.3389/fimmu.2021.751469. PMID: 34659256; PMCID: PMC8514786.
12. Ettinger M, Schreml J, Wirsching K, Berneburg M, Schreml S. Skin signs of primary immunodeficiencies: how to find the genes to check. Br J Dermatol. 2018 Feb;178(2):335-349. doi: 10.1111/bjd.15870. Epub 2018 Jan 2. PMID: 28791687.
13. Hoskins S, Skoda-Smith S, Torgerson TR, Boos MD. Eczematous dermatitis in primary immunodeficiencies: A review of cutaneous clues to diagnosis. Clin Immunol. 2020 Feb;211:108330. doi: 10.1016/j.clim.2019.108330. Epub 2019 Dec 30. PMID: 31899331.
14. Cuperus E, Bygum A, Boeckmann L, Bodemer C, Bolling MC, Caproni M et al. Proposal for a 6-step approach for differential diagnosis of neonatal erythroderma. J Eur Acad Dermatol Venereol. 2022 Jul;36(7):973-986. doi: 10.1111/jdv.18043. Epub 2022 Mar 15. PMID: 35238435.
15. Fischer A, Provot J, Jais JP, Alcais A, Mahlaoui N, Members of the CEREDIH French PID Study Group et al. Autoimmune and Inflammatory Manifestations Occur Frequently in Primary Immunodeficiencies.J Allergy Clin Immunol 2017; 140(5):1388-93. doi: 10.1016/j.jaci.2016.12.978.
16. Barreiros LA, Sousa JL, Geier C, Leiss-Piller A, Kanegae MPP, França TT et al. SCID and Other Inborn Errors of Immunity with Low TRECs – the Brazilian Experience. J Clin Immunol. 2022 May 3. doi: 10.1007/s10875-022-01275-9. Epub ahead of print. PMID: 35503492.
17. Zafar R, Ver Heul A, Beigelman A et al. Omenn Syndrome Presenting with Striking Erythroderma and Extreme Lymphocytosis in a Newborn. Pediatr Dermatol. 2017;34(1):e37-e39. doi:10.1111/pde.13023.
18. Kasap N, Celik V, Isik S, Cennetoglu P, Kiykim A, Eltan SB et al. A set of clinical and laboratory markers differentiates hyper-IgE syndrome from severe atopic dermatitis. Clin Immunol. 2021 Feb;223:108645. doi: 10.1016/j.clim.2020.108645. Epub 2020 Dec 7. PMID: 33301882.
19. Bardou MLD, Henriques MT, Grumach AS. Inborn errors of immunity associated with characteristic phenotypes. J Pediatr (Rio J). 2021 Mar-Apr;97 Suppl 1:S75-S83. doi: 10.1016/j.jped.2020.10.015. Epub 2020 Dec 19. PMID: 33347837.
20. Schimke LF, Sawalle-Belohradsky J, Roesler J et al. Diagnostic approach to the hyper--IgE syndromes: Immunologic and clinical key findings to differentiate hyper-IgE syndromes from atopic dermatitis. J Allergy Clin Immunol. 2010;126(3):611-617.e1. doi:10.1016/j.jaci.2010.06.029.
21. Nelson RW, Geha RS, McDonald DR. Inborn Errors of the Immune System Associated With Atopy. Front Immunol. 2022 Apr 27;13:860821. doi: 10.3389/fimmu.2022.860821. PMID: 35572516; PMCID: PMC9094424.
22. Mogensen TH. Primary Immunodeficiencies with Elevated IgE. Int Rev Immunol. May 2015:1-18. doi:10.3109/08830185.2015.1027820.
23. On behalf of the inborn errors working party of EBMT, Aydin SE, Kilic SS et al. DOCK8 Deficiency: Clinical and Immunological Phenotype and Treatment Op-

tions – a Review of 136 Patients. J Clin Immunol. 2015;35(2):189-198. doi:10.1007/s10875-014-0126-0.
24. Candotti F. Clinical Manifestations and Pathophysiological Mechanisms of the Wiskott-Aldrich Syndrome. J Clin Immunol. 2018;38(1):13-27. doi:10.1007/s10875-017-0453-z.
25. Sarri CA, Roussaki-Schulze A, Vasilopoulos Y et al. Netherton Syndrome: A Genotype-Phenotype Review. Mol Diagn Ther. 2017;21(2):137-152. doi:10.1007/s40291-016-0243-y.
26. Grumach AS, Goudouris ES. Inborn Errors of Immunity: how to diagnose them? J Pediatr (Rio J). 2021 Mar-Apr;97 Suppl 1:S84-S90. doi: 10.1016/j.jped.2020.11.007. Epub 2021 Jan 2. PMID: 33400918.
27. Lipsker D, Hauptmann G. Cutaneous manifestations of complement deficiencies Lúpus 2010; 19, 1096-1106.
28. Macedo AC, Isaac L. Systemic Lúpus Erythematosus and Deficiencies of Early Components of the Complement Classical Pathway. Front Immunol. 2016 Feb 24;7:55. doi: 10.3389/fimmu.2016.00055. PMID: 26941740; PMCID: PMC4764694.
29. Grumach AS, Kirschfink M. Are complement deficiencies really rare? Overview on prevalence, clinical importance and modern diagnostic approach. Mol Immunol. 2014 Oct;61(2):110-7. doi: 10.1016/j.molimm.2014.06.030. Epub 2014 Jul 15. PMID: 25037634.
30. Brodszki N, Frazer-Abel A, Grumach AS, Kirschfink M, Litzman J, Perez E et al. European Society for Immunodeficiencies (ESID) and European Reference Network on Rare Primary Immunodeficiency, Autoinflammatory and Autoimmune Diseases (ERN RITA) Complement Guideline: Deficiencies, Diagnosis, and Management. J Clin Immunol. 2020 May;40(4):576-591. doi: 10.1007/s10875-020-00754-1. Epub 2020 Feb 17. PMID: 32064578; PMCID: PMC7253377.
31. El Sissy C, Rosain J, Vieira-Martins P, Bordereau P, Gruber A, Devriese M, de Pontual L, Taha MK, Fieschi C, Picard C, Frémeaux-Bacchi V. Clinical and Genetic Spectrum of a Large Cohort With Total and Sub-total Complement Deficiencies. Front Immunol. 2019 Aug 8;10:1936. doi: 10.3389/fimmu.2019.01936. PMID: 31440263; PMCID: PMC6694794.
32. Heitzeneder S, Seidel M, Förster-Waldl E, Heitger A. Mannan-binding lectin deficiency – Good news, bad news, doesn't matter? Clin Immunol. 2012; 143(1):22-38.
33. Kalia N, Singh J, Kaur M. The ambiguous role of mannose-binding lectin (MBL) in human immunity. Open Med (Wars). 2021 Feb 17;16(1):299-310. doi: 10.1515/med-2021-0239. PMID: 33681468; PMCID: PMC7917369.

Paulo Ricardo Criado • Roberta Fachini Jardim Criado • Marco Aurélio Palazzi Safadi • Fernando Luiz Affonso Fonseca

Covid-19 – Coronavírus, Infecção, Doença, Vacinas e Suas Manifestações Dermatológicas

■ INTRODUÇÃO

Os coronavírus são vírus RNA com ampla distribuição entre humanos, outros mamíferos e aves.[1-6] Na microscopia eletrônica, esses vírus são vistos como círculos, com espículas que terminam em pequenas gotas que se exteriorizam de sua superfície, parecendo uma coroa (a palavra *corona*, em latim, tem o significado de "coroa") (Figura 111.1). Os coronavírus pertencem à subfamília Coronavirinae da família dos Coronaviridae, ordem Nidovirales. Essa subfamília inclui quatro gêneros: Alfacoronavírus; Betacoronavírus; Gamacoronavírus; e Deltacoronavírus.[7]

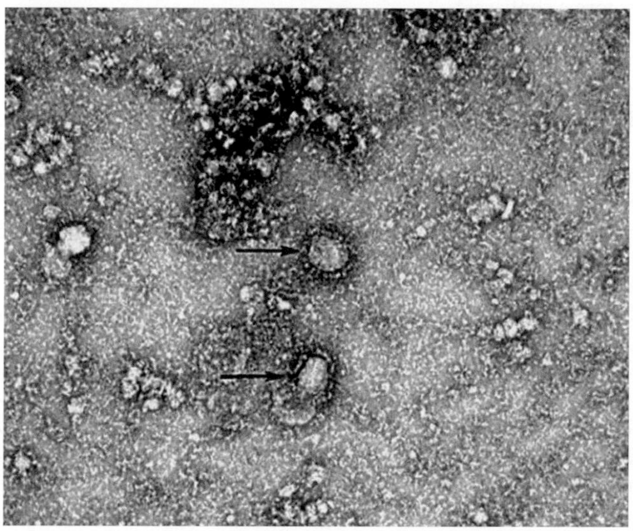

■ **Figura 111.1** Imagem do novo coronavírus 2019-nCoV em microscopia.
Fonte: Fornecido pelo CDC da China.

Até o ano de 2019, seis diferentes espécies de coronavírus eram conhecidas como causa de doença em seres humanos, entre os quais quatro delas – 229E, NL63, OC43, e o HKU1 – de alta prevalência e tipicamente associadas a quadros de resfriados e infecções leves do trato respiratório superior em pacientes imunocompetentes de todas as faixas etárias. As outras duas cepas, *severe acute respiratory syndrome coronavírus* (SARS-CoV) e a *Middle East respiratory syndrome coronavírus* (MERS-CoV), têm origem zoonótica e estão associadas a quadros graves e potencialmente fatais de insuficiência respiratória. O SARS-CoV foi responsável por surtos de síndrome respiratória aguda grave nos anos de 2002 e de 2003 na China, com 8.096 casos em 29 países e 774 mortes (letalidade de 9,5%), enquanto o MERS-CoV foi o agente responsável por surtos de doença respiratória grave ocorridos no Oriente Médio no ano de 2012, com registro de 2.494 casos em 27 países e 858 mortes (letalidade de 34%).[8,9]

A alta prevalência dos coronavírus, com ampla distribuição no mundo, aliada à sua diversidade genética e frequentes oportunidades de recombinação genômica, em locais com intensa interação entre o homem e outros animais, forma um cenário que facilita o surgimento periódico de novas cepas de coronavírus.

Quando alcançamos a primeira quinzena de junho de 2022, a doença já atingiu o exponencial número de 548.784.266 casos confirmados, com o número de fatalidades registrado em 6.350.574 pessoas ao redor do mundo, tendo o Brasil registrado 670.418 óbitos.[2]

O vírus foi identificado com o uma nova variante de CoV, denominado inicialmente "2019 nCoV", o sétimo a ser descrito como causa de doença em seres humanos.[1] O surto em Wuhan foi declarado emergência em saúde pública, pela Organização Mundial da Saúde (OMS), em 30 de janeiro de 2020.[1] No entanto, a doença continuou a se disseminar pelo mundo todo e, em 11 de março de 2020, a OMS a declarou uma pandemia, e o vírus 2019 n-CoV foi renomeado como SARS-CoV-2, sendo a doença causada pelo vírus denominada "covid-19".[1] Análises filogenéticas classificaram o novo coronavírus no gênero betacoronavírus, que incluem coronavírus humanos, de morcegos e de outros animais selvagens. Esse novo coronavírus compartilha 79,5% de sua sequência genética com o SARS-CoV e tem 96,2% de homologia com um coronavírus de morcegos.[2] Ainda é desconhecida qual foi a espécie animal intermediária entre os morcegos e os humanos; no caso do SARS, foram os gatos civet, enquanto, no caso do MERS, foram os camelos. Os primeiros casos descritos foram associados a um mercado de frutos de mar e de animais silvestres vivos na cidade de Wuhan, na província de Hubei.[1] Embora a SARS, MERS e a covid-19 apresentem muitas similaridades, a apresentação clínica, a transmissão, o manejo e as manifestações extrapulmonares na covid-19 são paulatinamente reconhecidas a cada semana que a doença aumenta na população global,[1] incluindo as mucocutâneas, incomuns em casos de SARS e MERS. A taxa média de letalidade pela covid-19, em julho de 2020, foi estimada em 2,3%.[1] A SARS e a covid-19 tiveram como hospedeiros primários silvestres os morcegos, e a MERS, os dromedários (assintomáticos).[1]

■ CORONAVÍRUS (COVS)

Os CoVs são vírus RNA da subfamília Coronavirinae, família Coronaviridae e ordem Nidovirales, segundo o Comitê Internacional de Taxonomia (Figura 111.2).

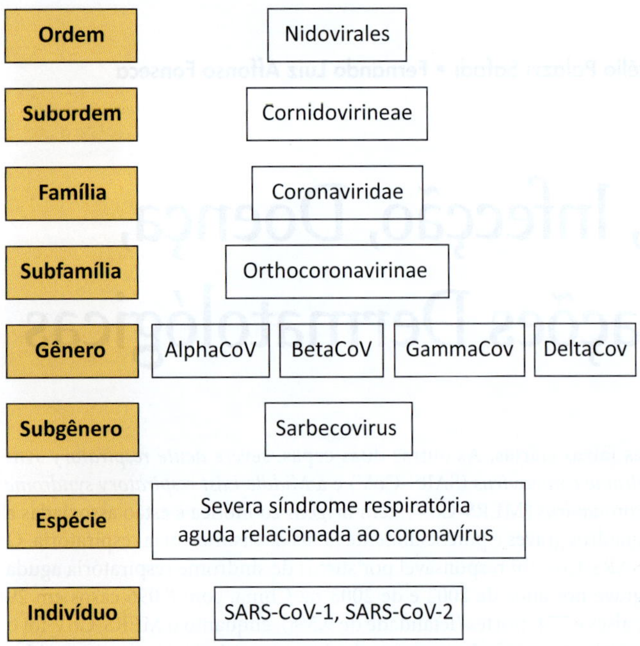

■ **Figura 111.2** Classificação dos coronavírus publicada em https://www.nature.com/articles/s41564-020-0695-z.

O genoma dos CoV tem de seis a dez *open reading frames* (ORF), em português "fase de leitura aberta".[1] As proteínas estruturas são denominadas "Spike" (S), uma proteína de conformação trimérica, a proteína de membrana (M), a proteína do envelope (E) e a proteína do nucleocapsídeo (N).[1] Os beta-CoV, entre eles o SARS-CoV-2, SARS-CoV-1 e MERS-CoV têm uma glicoproteína hemaglutinina esterase (HE).[1]

O RNA é uma fita simples, com uma estrutura de região ou sequência não traduzida (UTR), extremidade 5', antes do códon de iniciação e outra UTR de poliadenil no final do 3'. O RNA do vírus é constituído de uma fita simples, com uma estrutura de região ou sequência não traduzida (UTR), uma extremidade 5', antes do códon de iniciação e outra UTR de poliadenil no final da porção 3'. A porção final 5' codifica a enzima viral polimerase, seguida por genes que codificam a proteína do envelope e para a proteína do nucleocapsídeo viral.[1] O material genético dos CoV é muito suscetível a mutações frequentes, ocasionando novas cepas do vírus com virulências diferentes. O CoV se une com os receptores de superfície da célula hospedeira por intermédio de suas proteínas S e da introdução do envelope viral em conjunto com a membrana plasmática da célula do mamífero, formando uma vesícula endocítica, que libera seu genoma (RNAm) no citoplasma da célula hospedeira.[1]

Todo o ciclo de replicação ocorre no citoplasma, envolvendo a produção de fitas menores de subgenoma (sg) e intermediários de RNA de comprimento total. O genoma viral serve como mRNA para as poliproteínas de replicase e um molde para a síntese de fitas de RNA menores.[1]

Os CoV concorrem para cerca de 30% dos casos de resfriado comum nos seres humanos, principalmente os HCoV, *human coronavírus* (dois são betacoronavírus, o HCoV-OC43 e o HCoV-HKU1, e outros dois são alf-coronavírus, o HCoV-229E, e o HCoV-NL63).[1] Os CoV da SARS, MERS e covid-19 podem apresentar tanto sintomas respiratórios como gastrointestinais.[1] Os sete principais CoV que causam doença em humanos estão descritos no Quadro 111.1.

■ INTERAÇÃO VÍRUS-HOSPEDEIRO

Coronavírus *diseases* 2019 (covid-19)

A transmissão inter-humana do agente viral SARS-CoV-2 decorre do contato direto ou por meio de gotículas respiratórias disseminadas pela tosse ou por espirros, até cerca de 2 semanas da resolução dos sintomas.[1]

Um estudo com 73 pacientes na China demonstrou que 54,3% dos pacientes tinham amostras positivas nas fezes para o SARS-CoV-2.[1,3] Mais que 75% das infecções pelos CoV têm animais como fonte primária de infecção, sendo os morcegos considerados reservatórios de todos os coronavírus humanos.[1] Ainda há incerteza sobre o hospedeiro intermediário que levou o SARS-CoV-2 aos seres humanos, porém os pangolins são considerados os prováveis hospedeiros intermediários do SARS-CoV-2, uma vez que o Pangolin-CoV é idêntico ao SARS-CoV-2 em 91% e idêntico ao Bat CoV $RaTG_{13}$ em 90,55% em sua constituição.[1] Já o Bat CoV $RaTG_{13}$, oriundo do morcego *Rhinolophus affinis*, demonstra identidade de genoma total de 96% comparada ao SARS-CoV-2.[1]

Os principais eventos relacionados à pandemia pelo SARS-CoV-2 podem ser consultados no Quadro 111.1. A taxa básica de transmissão ou de reprodução da infecção (R0) é estimada entre 2 e 3 (intervalo: 1,7 a 14,8), e a elevada heterogeneidade das estimativas do R0 pode ser mais bem explicada por uma alta dispersão interindividual das probabilidades de transmissão viral. Essa dispersão é descrita por outro parâmetro, o coeficiente de dispersão kappa, que, quanto menor seu valor, maior sua dispersão. Para o SARS-CoV-2, o número de dispersão (kappa) é de 0,1 (0,05 a 0,2), cujo período de incubação tem mediana de 5,7 dias, com 99% das infecções ocorrendo entre 2 e 14 dias.[4-6] O vírus é transmitido principalmente por gotículas, que podem transmitir infecções a uma distância de até 1,5 m. Aerossóis com alta densidade de vírus também podem desencadear infecções.[4] A transmissão pelas fezes ou outras secreções gastrointestinais ainda não foi comprovada de forma confiável.[4]

A proporção de infecções entre o pessoal médico foi de 2,7% na China, 11,1% na Itália e 5,8% na Alemanha.[4] Com essas taxas, não está claro qual proporção de contágio ocorreu fora ou durante o trabalho.[4] Em dois grandes estudos nacionais de soroconversão (Espanha, Itália), a soroprevalência na equipe médica foi quase o dobro em comparação com a taxa de infecção em todos os grupos ocupacionais (Itália: 5,3% *versus* 2,8%; Espanha: 10,2% *versus* 4,8%).[4] As transmissões e infecções nosocomiais tornaram-se muito raras graças a medidas de higiene rigorosas.[4] Diferentes variantes de interesse do coronavírus original de Wuham surgiram ao longo da pandemia, com taxas de transmissibilidade mais elevadas, e, em dezembro de 2021, passou a ser disseminada a variante Ômicron, a qual até então mostrou-se ser a mais contagiosa, com um Ro similar ao do vírus do sarampo.

As pessoas infectadas com SARS-CoV-2, geralmente, são transmissoras antes do aparecimento dos sintomas, cerca de 3 dias em média.[4] O fator mais importante para a rápida disseminação do vírus é provavelmente a replicação elevada e ativa no trato respiratório superior, o que também possibilita a transmissão da infecção por pessoas infectadas, que sejam oligo ou assintomáticas, quando em curtas distâncias umas das outras, ou com formação de aerossol eficaz (p. ex., cantando em espaços pequenos).[4]

O SARS-CoV-2 tem um genoma não fragmentado de 30 Kb que se replica continuamente, mas sofre transcriçao descontínua na célula hospedeira.[6] Os genomas virais podem ser divididos em três seções que têm duas estruturas de leitura aberta (orf) na extremidade 5', orf1a e orf1ab, e 12 orf na extremidade 3', consistindo em quatro genes estruturais e oito genes acessórios orf.[6] As orf1a e orf1b produzem 15 proteínas não estruturais (nsps), que são processadas durante e após a transdução,

Quadro 111.1 Características epidemiológicas e clínicas dos coronavírus que causam doenças em humanos.

HCoV-229E	HCoV-OC43	HCoV-NL63	HCoV-HKU1	SARS-CoV-1	MERS-CoV	SARS-CoV-2
Descrito em 1966	Descrito em 1967	Descrito em 2004	Descrito em 2004	Descrito em 2002	Descrito em 2012	Descrito em 2019
Resfriado comum com congestão nasal, dor de garganta, cefaleia, mal-estar, 20% a 30% dos pacientes com febre e tosse	Mimetiza o vírus da *influenza* e *Rhinovirus*	Causa coriza, febre, bronquiolite em alguns casos, membrana orofaríngea tipo difteria	Causa sintomas respiratórios leves	Causa SDRGA(ARDS, sigla do inglês). Causa também mialgias, mal-estar, febre, calafrios, tosse, dispneia e desconforto respiratório, como sintoma final. Em casos graves acometimento multiorgânico (gastrointestinal, hepático e renal) Diarreia em 40% a 70% dos casos. Achados laboratoriais comuns: alteração das transaminases, creatinoquinase e linfopenia	Causa febre, tosse, calafrios, dor de garganta, mialgias, artralgias, dispneia, pneumonia e insuficiência renal aguda	Causa inicialmente febre, tosse e dispneia. Em uma revisão de 45 estudos, a febre ocorreu em 81,2%, tosse (62,9%), perda do olfato (33,7%), dificuldade respiratória (26,9%), perda de apetite (25,4%), expectoração (24,2%), cefaleia (15,49%), diarreia (9,1%), náusea/vômitos (5,2%) e dor abdominal (3,5%) Complicações possíveis são SDRGA, falência respiratória aguda, arritmias, choque séptico, dano cardíaco agudo, cardiomiopatia, insuficiência renal aguda
Período de incubação de 2 a 5 dias	Desconhecido	Período de incubação de 2 a 4 dias	Período de incubação de 2 a 3 dias	Período de incubação de 4,6 dias (3,8 a 5,8 dias; IC 95%)	Período de incubação de 5,2 dias, variando entre 1,9 a 14,7 dias	Período de incubação de 5,2 dias (4,1 a 7; IC 95%)
Pico de ocorrência durante o inverno em climas tépidos	Pico de ocorrência durante o inverno em climas tépidos	Geralmente disseminado e picos no início do verão, da primavera e do inverno. Em 71% dos casos há coinfecção com outros vírus respiratórios	Pico de ocorrência durante o inverno	Pandemia	Pandemia	Pandemia
	Em camundongos, infecta neurônios em estudos *in vivo* e têm características clínicas neuroinvasivas	Acomete mais crianças abaixo de 5 anos, porém pode ocorrer em todas as idades	Concorre para 15% a 30% das infecções respiratórias em 1 ano e causa doença mais grave em idosos, imunocomprometidos, naqueles com comorbidades e em neonatos			
Transmissão respiratória por gotículas e fômites	Transmissão respiratória por gotículas e fômites	Transmissão respiratória por gotículas e fômites	Transmissão respiratória por gotículas e fômites	Transmissão respiratória por gotículas, fômites e fecal-oral. Utiliza os receptores de ECA2, como porta de entrada em células de mamíferos	Transmissão respiratória por gotículas, fômites. Utiliza os receptores dipeptidyl peptidase (DDP4) como porta de entrada em células de mamíferos	Transmissão respiratória por gotículas, fômites e fecal-oral Utiliza os receptores de ECA2, como porta de entrada em células de mamíferos Tem 10 a 20 vezes mais afinidade pelo receptor ECA2 comparado ao SARS-CoV-2
				Achados laboratoriais: linfopenia acentuada, elevação da ALT (TGP), elevação da desidrogenase láctica (DHL), citocinas pró-inflamatórias	Achados laboratoriais: leucopenia com linfocitose ou linfopenia, transaminases elevadas, DHL elevada, elevação da creatinina	Achados laboratoriais: linfopenia, elevação da PCR, elevação da AST (TGO), elevação dos níveis de procalcitonina, elevação do tempo de protrombina, prolongamento do (TTPa), elevação dos D-dímeros e da VHS
				Achados radiológicos: aspecto normal, espessamento intersticial, opacidade do espaço aéreo focal a multilobular com as opacidades aéreas sendo mais comuns	Achados radiológicos: doença do espaço aéreo focal ou multilobular, imagens em vidro fosco e derrame pleural ocasional com as opacidades em vidro fosco sendo os mais comuns	Achados radiológicos: opacidades em vidro fosco, consolidação pulmonar, sinal da pavimentação em pedra, espessamento pleural, espessamento vascular e achados frequentes de lesões fibrinosas nos vasos sanguíneos

SDRGA: síndrome do desconforto respiratório grave aguda; IC: intervalo de confiança; ECA: enzima conversora da angiotensina; PCR: proteína C-reativa; VHS: velocidade de hemossedimentação; TTPa: tempo de tromboplastina parcialmente ativado.

para produzir proteínas vitais, como a RdRp. Essas duas orf são traduzidas diretamente do RNA viral, após a entrada na célula hospedeira, gerando, assim, o polipeptídeo pp1a e pp1ab, por troca ribossomal na extremidade 3' da orf1a.[6] O processamento proteolítico dessas orf resulta das proteases produzidas pelas orf1a, como nsp3 e nsp5.[6]

Os coronavírus interagem com as proteínas da superfície celular usando a proteína SS, um trímero, com cada uma das suas três unidades constituída por uma glicoproteína do tipo 1 com duas subunidades, porções S1 e S2.[6] A S2 atua para facilitar a fusão do envelope viral, com a membrana celular e os domínios S1 C e N-terminais, ligando-se diretamente aos receptores das membranas celulares dos mamíferos; entre eles, os seres humanos.[6]

Enquanto a maioria dos coronavírus usa a aminopeptidase N (APN) para a ligação inicial, um subconjunto de vírus, incluindo SARS--CoV-1 e SARS-CoV-2, utiliza a enzima conversora de angiotensina 2 (ECA-2) como o receptor para a entrada na célula hospedeira. O MERS-CoV, por sua vez, se liga à *dipeptidil peptidase* 4 (DDP4)/CD26 para facilitar a entrada na célula do hospedeiro.[6] Atualmente, alguns estudos também mostraram que o Basigin ou CD147 também podem atuar como um ponto de entrada alternativo para o SARS-CoV-2.[6,7] Estudos de coimunoprecipitação demonstraram que a proteína S viral e o CD147 se ligam um ao outro.[6,7] O bloqueio de CD147 pelo anticorpo monoclonal meplazumab inibiu significativamente a entrada do vírus nas células hospedeiras.[7,8]

Um estudo em 17 pacientes (número NCT: NCT04275245), conduzido na China, mostrou melhores resultados clínicos após o tratamento com meplazumabe.[9] Acredita-se que o mecanismo de interação do CD147 com o SARS-CoV-2 seja semelhante aos observados em outros vírus, como o vírus da imunodeficiência humana (HIV), o herpesvírus associado ao sarcoma de Kaposi (KSHV, HHV8) e o vírus da hepatite B (HBV), cujo mecanismo de interação se dá por meio da ciclofilina A (CyPA).[6] A ideia de um receptor de entrada diferente de ECA2 pode explicar os sintomas variados de covid-19, mas mais pesquisas são necessárias para validar a interação CD147 e SARS-CoV-2.[6]

Nos pulmões humanos, os septos alveolares foram identificados como o local primário de infecção pelo SARS-CoV-2 em estudos histopatológicos.[6] As imagens de exames de tomografias computadorizadas demonstram a presença de opacidades do tipo vidro fosco, características mesmo em indivíduos assintomáticos.[6] Uma elevada expressão da ECA2 é encontrada nas células do epitélio alveolar, especialmente nos pneumócitos tipo II, nos alvéolos, consistente com a destruição dos espaços aéreos distais pulmonares associada ao SARS-CoV-2.[6] A ECA2, é expressa em vários tecidos humanos como o epitélio olfatório, células epiteliais da conjuntiva ocular, células epiteliais nasais, células da linhagem pulmonar, enterócitos do intestino delgado e grosso, podócitos glomerulares renais e células epiteliais tubulares renais.[6]

A ECA2 foi identificada como o receptor mais importante no hospedeiro, mediando a ligação da proteína S viral na entrada do SARS-CoV-2 na célula do mamífero.[6] A proteína transmembrana ECA2 se liga à S viral em duas etapas. A proteína S intacta se liga a um local (primeiro sítio de ligação na ECA2) e, então, após sua clivagem pela serinaprotease transmembrana 2 (TMRPSS2), a Spike se liga a um segundo sítio de ligação na ECA2, aderindo o vírus à membrana plasmática do hospedeiro. A TMPRSS2 é uma enzima de superfície de membrana celular, que cliva a proteína S e a prepara para a endocitose, regulando, assim, a captação viral.[6] Posteriormente, o domínio da peptidase extracelular de ECA2 reconhece o domínio do receptor da proteína S, proporcionando o reconhecimento molecular e a infecção (Figura 111.3).[6] A presença de um sítio de clivagem tipo furina, no SARS-CoV-2 facilita o *priming* da proteína S e pode aumentar a eficiência da infecção pelo SRA-Cov-2 em comparação com outros betacoronavírus.

Seguida por endocitose, a ativação da tradução de acessórios virais e de proteínas estruturais ocorre no citoplasma da célula do hospedeiro.[6] Aqui, as partículas virais são produzidas, montadas e embaladas em uma vesícula para extrusão da célula do hospedeiro.[6] A fusão das vesículas contendo o *vírion*, com a membrana celular, libera o vírus no ambiente intracelular.[6] Isso também resulta na ativação de várias vias celulares centrais do hospedeiro e na ativação por transdução da sua resposta imune.[6]

A interação vírus-hospedeiro foi investigada por vários estudos para desvendar a influência do vírus e do genoma do hospedeiro, a variação genética e a diversidade na infecção, a patogênese, a gravidade e a mortalidade, entre uma infinidade de outros aspectos.[6] Os estudos de translatômica e proteômica do sistema de cultura de células humanas (Caco-2) infectado com um isolado clínico do SARS-CoV-2 revelaram a remodelação das vias celulares centrais, incluindo o metabolismo do ácido nucleico, *splicing* de tradução e proteostase.[6] Uma abordagem experimental com base em dados auxiliou na identificação da inibição da replicação viral pela ribavirina, NMS-873.[6,10]

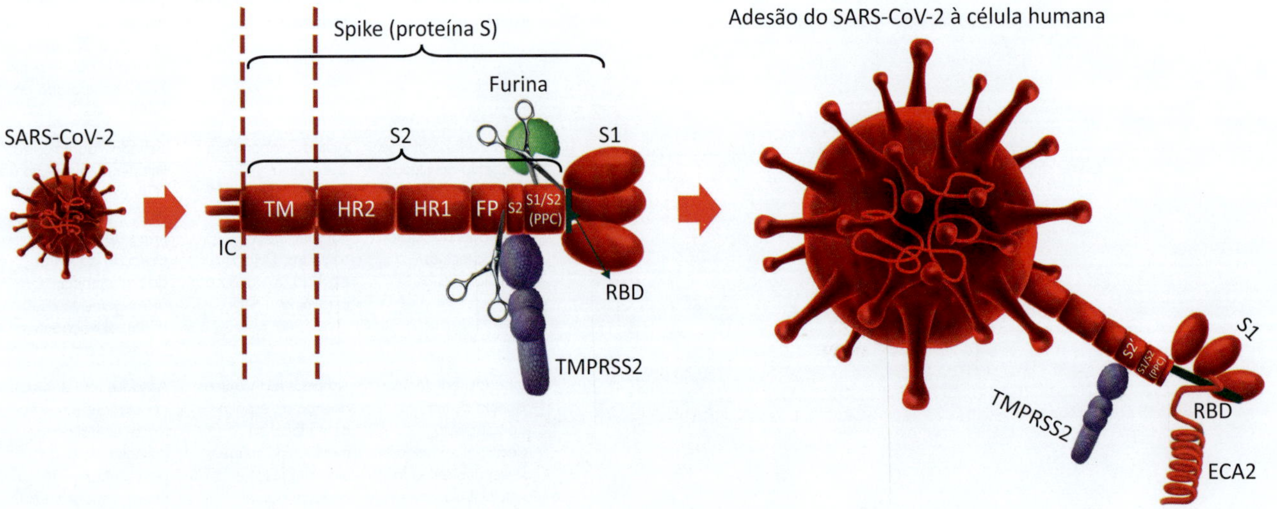

■ **Figura 111.3.** Interação da proteína S (Spike viral do SARS-CoV-2) com o receptor principal na célula humana, a enzima conversora da angiotensina tipo 2.
IC: porção intracelular; TM: âncora transmembrana; S2': posição S2' (ativação por clivagem via TMPRSS2); S1/S2 (PPC): limite S1/S2. Essa é a região onde somente a proteína "Spike" do SARS-CoV-2 contém um suposto resíduo PCC-RRAR, na região S mutante (TNSPRRA), que é distinto da sequência (SLL) observada no SARS-CoV-1 anterior, a qual é o alvo da enzima furina.

Da mesma forma, o mapa de interação de proteínas do SARS-CoV-2 e proteínas humanas identificou 332 interações proteína-proteína de alta confiança.[6] O estudo identificou 26 proteínas SARS-CoV-2 interagindo com proteínas humanas envolvidas em vários processos biológicos, incluindo imunidade inata, como nsp13 e orf9c visando as vias do interferon e fator nuclear κB (NF-κB), respectivamente.[6] As regiões funcionais das proteínas SARS-CoV-2 são conservadas evolutivamente com base na genômica estrutural em larga escala e roteiros de interatividade.[6] A análise de abordagem com base em rede do interactoma vírus-hospedeiro revelou alta similaridade estrutural entre os coronavírus humanos, embora as sequências da glicoproteína S e de aminoácidos fossem diferentes.[6,10]

As características genéticas do hospedeiro humano podem propiciar um cenário de maior ou menor gravidade no curso clínico da covid-19. Dado o conhecido conjunto de proteínas humanas para (a) a entrada da SARS-CoV-2 na célula humana, (b) a resposta imune inata do hospedeiro e (c) as interações vírus-hospedeiro (proteína-proteína e RNA-proteína), têm sido explorados os efeitos potenciais da variação genética humana nessas diferentes proteínas do hospedeiro, que podem contribuir para diferenças clínicas na patogênese da covid-19 e ajudar a determinar o risco individual da infecção pelo SARS-CoV-2.[11] O Banco de Dados de Agregação de Genoma (gnomAD) foi usado para mostrar que algumas variantes raras de proteínas exômicas da linha germinativa, nessas vias, ocorrem na população humana, sugerindo que portadores dessas variantes raras (especialmente para proteínas de vias da imunidade inata) estão em risco de sintomas graves (como os sintomas graves observados em pacientes que são conhecidos como *portadores de variantes raras*), ao passo que portadores de outras variantes podem ter uma vantagem protetora contra a infecção.[11] Assim, espera-se que a ocorrência de variação genética motive a sondagem experimental de variantes naturais para compreender as diferenças dos mecanismos envolvidos na patogênese da covid-19 de um indivíduo para outro.[11] Diferentes estudos têm sugerido uma base genética individual e a suscetibilidade para a progressão da covid-19 a formas mais graves, havendo múltiplos fatores genéticos envolvidos.[11]

Em geral, as proteínas envolvidas nas vias relacionadas ao ciclo de vida viral e à defesa do hospedeiro são fatores importantes nessa constituição genética que confere maior ou menor risco à doença grave.[11] Espera-se que variantes polimórficas de proteínas humanas envolvidas nessas vias tenham importante participação na suscetibilidade à gravidade da covid-19.[11]

Esses fatores genéticos humanos de suscetibilidade ou proteção contra patógenos já foram previamente demonstrados em outras doenças, por exemplo: (a) a variante do *missense* (mutação de troca de sentido, ou sentido errado ou não sinômicas; nesse tipo de mutações, há alteração de uma das bases do DNA, de tal forma que o tripleto de nucleotídeos da qual ela faz parte se altera, passando a codificar um aminoácido incorreto, diferente do que seria esperado na posição correspondente da proteína; isso pode alterar a função da proteína em maior ou menor grau, dependendo da localização e da importância desse aminoácido em particular) denominada "HBB" contra o *Plasmodium falciparum*; (b) a variante de deleção CCR5 contra HIV-1; (c) as variantes FUT2 contra o vírus Norwalk; (d) as variantes SLC4A1 contra o *Plasmodium falciparum*, e assim por diante. O CCR5Δ32 (ou seja, a variante de deleção do correceptor CCR5) prejudica a entrada do HIV-1 na célula T humana, assim como as variantes FUT2 e SLC4A1 prejudicam a entrada dos respectivos patógenos na célula hospedeira.[11] Em outras palavras, certas variantes naturais de uma proteína hospedeira têm o potencial de influenciar o resultado clínico de uma interação hospedeiro-patógeno específica se a proteína hospedeira for essencial para o ciclo de vida do patógeno.[11]

No entanto, muitas das variantes responsáveis por sintomas de doenças infecciosas graves são raras, e os catálogos de variantes raras, agora disponíveis em estudos de sequenciamento de próxima geração (NGS), de grandes populações (p. ex., gnomAD)[12] exigem, portanto, uma discussão cuidadosa no contexto da suscetibilidade a doenças.[11] Com base nas observações que têm sido registradas na literatura, a suscetibilidade à infecção grave pelo SARS-CoV-2 ou a proteção contra ela são centradas na engrenagem molecular que envolve a relação das proteínas do hospedeiro humano que se relacionam com: (i) a entrada do SARA-CoV-2 na célula humana; (ii) proteínas da imunidade inata; e (iii) interações vírus-proteína do hospedeiro, RNA viral e proteínas.[11]

Enzima conversora da angiotensina humana 2 (ECA2)

É o receptor celular da proteína S do SARS-CoV-2 e a proteína ECA2 serve como o local crítico para a fixação viral. A ECA2, uma carboxipeptidase contrarreguladora ligada à membrana (responsável pela proteólise da angiotensina I/II, neurotensina, kinetensina e apelins), é um componente essencial do sistema hormonal renina-angiotensina, desempenhando um papel crítico na homeostase cardiovascular.[11]

Ela também está incluída entre os genes que escapam da inativação dos cromossomos X (CXi) (ou seja, o gene que a codifica é expresso tanto dos cromossomos X ativos como dos inativos nas mulheres), e é menos provável, portanto, que as contribuições das variantes ECA2 para as interações SARS-CoV-2 nas mulheres dependam do CXi.[11] A ECA2 também age como acompanhante do tráfico de membrana de um transportador de aminoácidos, o B0AT1, também conhecido como SLC6A19.[13] O B0AT1 mede a absorção de aminoácidos neutros nas células intestinais de forma dependente do sódio.[13] Sua deficiência pode causar o distúrbio de Hartnup, uma doença hereditária com pelagra, ataxia cerebelar e psicose.[13]

O B0AT1 é expresso principalmente no intestino e nos rins e pode interferir na clivagem proteolítica da ECA2 pela TMPRSS2, competindo com a TMPRSS2 pelo acesso a ela.[11] Assim, variantes *missense* no gene que codificam o B0AT1 podem influenciar o resultado proteolítico na ECA2 e, assim, na endocitose do complexo SARS-CoV-2-ECA2 para o citoplasma, de forma que essas variantes genéticas do B0AT1 (especialmente a p.Arg214Gly), presentes em europeus não finlandeses (frequência do alelo $6{,}1 \times 10^{5}$) e populações africanas ($3{,}5 \times 10^{5}$), podem favorecer a endocitose viral por não competirem com a TMPRSS2 na ligação com a ECA2.[11]

Quanto às mutações na ECA2, também foram observadas substituições de aminoácidos associadas a uma série de variantes *missense* mostrando depleção de amplitude média (p.Glu35Lys, p.Glu37Lys, p.Asn51Ser, p.Lys68Glu, p.Phe72Val, p.Gly326Glu, p.Glu329Gly, p.Gly352Val, e p.Gln388Leu) ou enriquecimento da proteína (p. ex., p.Lys26Arg, p.Asn64Lys, p.Gln102Pro e p.His378Arg), sugerindo que essas variantes poderiam contribuir para enfraquecer ou melhorar a afinidade com a região RDB (*receptor-binding domain*) do Spike viral e com o PD (*Peptidase Domain*) da ECA2, respectivamente. A dose de um inóculo viral é um fator importante para a infecção ou gravidade da infecção; uma afinidade enfraquecida/aumentada pode influenciar a carga viral necessária para o sucesso de infecções em indivíduos portadores de variantes, e essas observações incentivam a investigação das consequências dessas variantes do hospedeiro na patogênese da infecção pelo SARS-CoV-2.[11]

Vale lembrar que, nas mulheres, há genes funcionais para a codificação da ECA2 em ambos os cromossomos X, de forma que a heterozigose pode favorecê-las, enquanto nos homens (hemizigotos) há apenas um gene de codificação, que pode ser normal ou ser mutado, conferindo maior ou menor afinidade da ECA2 ao RDB do SARS-Cov2.

Essas variantes, no entanto, são raras (frequências dos alelos gnomAD[12], 10^{-3} a 10^{-5}) e é improvável que ocorram na ECA2 ao mesmo tempo.[11] A frequência de ocorrência dessas variantes também varia entre subpopulações humanas.[11] Por exemplo, no gnomAD[12] a variante p.Thr27Ala é observada apenas na população latina (frequência dos alelos, $7{,}3 \times 10^{-5}$), p.Glu37Lys é observada nas populações finlandesas europeias ($3{,}2 \times 10^{-4}$) e africanas ($1{,}0 \times 10^{-4}$) e a variante p.Ser19Pro é observada apenas na população africana ($3{,}3 \times 10^{-3}$), e essa mutação pode desestabilizar a região de contado PD da ECA2 com o RDB viral, dificultando a infecção das células humanas nos portadores dessa mutação.[14] Com uma população de ~1,3 bilhões de pessoas na África (e assumindo que 50% sejam de homens), tendo a variante p.Ser19Pro, em uma frequência de $3{,}3 \times 10^{-3}$, é provável que ela esteja presente em um número significativo de pessoas.[11] Nas mulheres, é provável que essas variantes ocorram predominantemente como heterozigotas (ECA2 escapa do XCI).[11] Em heterozigotos, a transformação da proteína na forma oligomérica pode ser afetada (p. ex., o traço falciforme dos heterozigotos) ou haptoglobina oligomérica dos heterozigotos e homozigotos.[11]

Proteínas da imunidade inata do hospedeiro

Vários estudos recentes apontam as contribuições da imunidade inata à gravidade da covid-19. Por exemplo, um importante estudo recente de Bastard e colaboradores[15] relataram que em torno de 10% dos pacientes com pneumonia pela covid-19 com risco de morte têm autoanticorpos neutralizantes (auto-Abs) contra interferons, enquanto os auto-Abs anti-interferon estão ausentes em pacientes assintomáticos.[15] Os interferons (subgrupo de citocinas) são proteínas de sinalização chave da imunidade inata, especialmente em infecções virais.[11] A ausência de proteínas de sinalização de imunidade funcional inata decorrente de mutações na linha germinal ou auto-Abs contra elas pode comprometer a resposta imune inata, resultante em grave infecção (alta carga viral).[11]

Também foram descritas mutações no gene que codifica o receptor Toll-like 7 (*Toll-like receptor* (TLR7)), que funciona como um receptor de padrão de reconhecimento (PRR) (em geral, importante para reconhecer vírus RNA), o qual tem ação importante na resposta imune antiviral e é codificado no cromossomo X.[11] Variantes do TLR7 foram encontradas por van der Made e colaboradores[16] em quatro homens jovens (dois pares de irmãos) de famílias não relacionadas entre si e sem histórico de doença crônica relevante. As variantes encontradas nesses irmãos de duas famílias distintas era uma mutação *frameshift* (mutação de mudança de quadro de leitura/*Frameshift*: esse tipo de mutação ocorre quando a adição ou a remoção de bases de DNA altera a estrutura de leitura de um gene. Uma sequência de leitura consiste em grupos de três bases, que codificam um aminoácido, sequência esta denominada "códon". Uma mutação de mudança de quadro altera o agrupamento dessas bases e altera o código dos aminoácidos. A proteína resultante é geralmente não funcional. Inserções, deleções e duplicações podem ser mutações *frameshift*). p.Gln719Argfs*18 (em uma família) e *missense* na outra família, p.Val795Phe, as quais são variantes que constituem a região de repetições ricas em leucina (LRR, *leucine-rich repeats*) na região estrutural do TLR7. Ensaios experimentais com agonistas do TLR7, mas células desses pacientes demonstraram um defeito de regulação nos genes relacionados ao interferon do tipo I (IFN-I), em comparação com células normais.[11,16] Homens portadores dessas variantes gênicas do TLR7 poderiam desenvolver covid-19 grave.[11]

Zhang e colaboradores[17] demonstraram a presença de raras variantes gênicas com perda de função (LOF, *loss-of-function*) em proteínas associadas com os 13 *loci* humanos que codificam o TLR3 e via de sinalização do IFN-I-dependente do fator 7 regulador de interferon (IRF7), em 659 pacientes com pneumonia grave pela covid-19, comparado a 534 indivíduos com infecção assintomática ou leve. Ao se testarem essas e outras variantes raras nesses 13 *loci*, definiram-se experimentalmente variantes de LOF subjacentes a deficiências autossômicas recessivas ou autossômicas dominantes em 23 pacientes (3,5%) com idade entre 17 e 77 anos.[17] Os fibroblastos humanos com mutações que afetam esse circuito são vulneráveis ao SARS-CoV-2.[17] Erros congênitos de imunidade envolvendo o TLR-3 e o IFN-I IRF7-dependente podem ser a base da pneumonia na covid-19 com risco de morte em pacientes, mesmo sem infecção grave prévia registrada.[17]

Wang e colaboradores,[18] estudando 332 pacientes chineses com covid-19, identificaram um polimorfismo de nucleotídeo único (SNP) rs6220284 no lócus do gene TMEM189-UBE2V1 e no lócus TMEM189-UBE2V1 que são reconhecidos como necessários ao funcionamento da via de sinalização da interleucina-1 (IL-1). Essa variante rs6220284 determina um aumento na expressão gênica dentro desse lócus e foi mais prevalente nos pacientes graves e críticos de covid-19.[18]

Notavelmente, os alelos HLA-A*11:01, B*51:01 e C*14:02 foram significativamente mais prevalentes nos pacientes graves e críticos com a covid-19, em comparação aos pacientes com a doença em graus leve e moderado, após um controle cuidadoso da estrutura populacional e dos caracteres demográficos como idade e sexo.[18]

Os três alelos estavam em desequilíbrio de ligação entre si e foi relatado anteriormente haver uma frequência de 2% a 3% de alelos populacionais nas minorias Dai e Jinpo na China, e o B*51:01 foi anteriormente ligado à doença de Behçet.[18] Wang e colaboradores[18] não conseguiram acessar o papel do HLA-B*46:01, embora este tenha sido previsto como o HLA de maior suscetibilidade, apresentando alelos HLA para o proteoma do SARS-CoV-2 e ligado ao surto da SARS em 2003.[18]

Pairo-Castineira e colaboradores[19] descreveram os resultados do estudo GenOMICC (*Genetics Of Mortality in Critical Care*) usando *Genome-Wide Association Study* (GWAS) ou *Estudo de Associação Genômica Ampla*, em 2.244 pacientes com covid-19 grave em 208 unidades de terapia intensiva (UTI) no Reino Unido.

Os autores identificaram associações significantes no cromossomo 12q24.13 (chr12q24.13, variante rs10735079, $p = 1,65 \times 10^{-8}$) em um agrupamento (*cluster*) de genes que codificam ativadores de enzimas antivirais de restrição (OAS1, OAS2, OAS3), no cromossomo 19p13.2 (rs10735079, $p = 1,65 \times 10^{-8}$) próximo ao gene que codifica a tirosinaquinase (TYK2), no cromossomo 19p13.3 (rs2109069, $p = 3.98 \times 10^{-12}$), o qual codifica a dipeptidase peptidase 9 (DPP9) e no chr21q22.1 (rs2236757, $p = 4.99 \times 10^{-8}$), no gene receptor de interferon IFNAR2.[19] Os autores também encontraram uma ligação causal entre a baixa expressão do IFNAR2 e alta expressão da TYK2, com formas muito graves da covid-19; a associação transcriptômica, em todo o tecido pulmonar, revelou que a alta expressão do receptor quimiotático monócito/macrófago CCR2 está associada à covid-19 grave.[19]

Huffman e colaboradores[20] analisaram dados de 20.779 pacientes hospitalizados por covid-19 em seis diferentes coortes de pacientes, de ancestralidade europeia e africana, e 1.810.493 indivíduos-controle e concluíram que, em bases genéticas, há dois exemplos notáveis de herança de lócus gênico, sendo um no cromossomo 3 (3p21.31) e outro o lócus que codifica os genes OAS1/2/3 no cromossomo 12 (12q24.13), ambos de origem nos ancestrais Neandertais. Os genes OAS codificam enzimas que catalisam a síntese de poliadenilatos, os quais ativam a ribonuclease I, que, por sua vez, degrada as duplas fitas de RNA intracelular e desencadeia várias outras respostas antivirais.[20] O haplótipo de genes derivados dos Neandertais confere um fator de proteção, que permite aos infectados pelo SARS-CoV-2 cerca de um risco 23% menor de se tornarem pacientes críticos. O haplótipo herdado dos Neandertais, na região OAS, tem esse efeito protetor particularmente nos indivíduos de ancestralidade europeia. Em especial, a presença da variante com o alelo G na região rs10774671 do exon 7 do gene da OAS1 resulta em uma atividade cerca de 60% maior e mais duradoura desta enzima.[20]

Na Figura 111.4, podemos observar os eventos mais marcantes da covid-19 no ano de 2020.

O espectro das consequências de uma infecção varia de cursos assintomáticos a infecções com sintomas leves a moderadamente graves a pneumonia com insuficiência pulmonar, falência de múltiplos órgãos e morte.[4]

A frequência de infecções assintomáticas pode ser derivada de estudos de soroprevalência ou de surtos locais.[4] No entanto, nem todas as infecções não diagnosticadas são assintomáticas: a proporção de infecções assintomáticas está entre cerca de 27% e 40%.[4] No geral, aproximadamente 90% de todas as infecções são simples, ou seja, assintomáticas, oligossintomáticas ou associadas a sintomas leves ou moderados.[4] Apesar de a maioria das infecções pelo SARS-CoV-2 ser não complicada, 5% a 10% dos pacientes são hospitalizados, principalmente pela pneumonia com inflamação grave.[5]

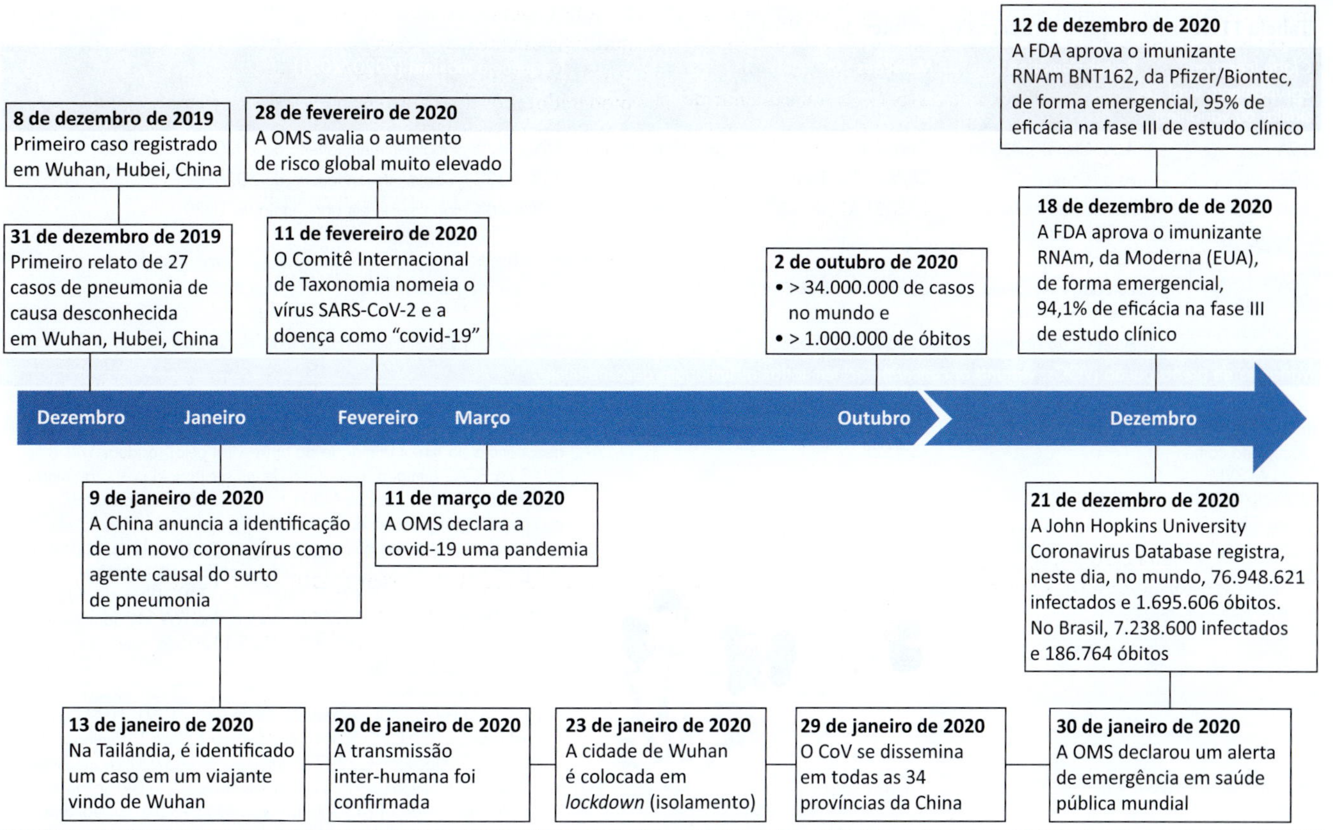

■ **Figura 111.4** Linha do tempo dos eventos marcantes em 2020, relacionados à pandemia pela covid-19.
OMS: Organização Mundial da Saúde; FDA: US Food and Drug Administration; EUA: Estados Unidos.

Apesar de o quadro clínico ser muito similar, comparado ao SARS--CoV-2 foram definidas, até 13 de janeiro de 2021, cerca de 7.048.722 sequências genômicas no mundo, depositadas no sistema *Global Initiative on Sharing All Influenza Data* (GISAID, http://www.gisaid.org/), sendo que cinco variantes (cepas ou *clades*) foram reportadas (Tabela 111.1).[6]

Uma variante do SARS-CoV-2, que atende à definição de variante de interesse (VOI) por meio de uma avaliação comparativa, demonstrou estar associada a uma ou mais das seguintes alterações em grau de significância para a saúde pública global se preenche um dos seguintes critérios:

- Aumento da transmissibilidade ou mudança prejudicial na epidemiologia da covid-19 **ou**
- Aumento da virulência ou alteração na apresentação clínica da doença **ou**
- Diminuição da eficácia das medidas de saúde pública e sociais ou diagnósticos, vacinas ou terapêuticas disponíveis.

Essas mutações do gene S (gene do Spike) e deleções são encontradas em vários contextos genômicos (diferentes *clades* ou variantes, em diferentes países), o que pode ser uma indicação precoce de alguma vantagem potencial para esses vírus, mas não significa necessariamente uma mudança na gravidade clínica ou na eficácia de transmissão do agente viral.

A letalidade da covid-19 só pode ser estimada.[4] A letalidade é mais bem calculada como a taxa de mortes entre todas as pessoas infectadas (taxa de mortalidade por infecção (IFR)).[4] Dada a alta taxa de pessoas oligossintomáticas, os casos relatados refletem apenas de forma incompleta o processo de infecção; dependendo da estratégia ou da densidade de aplicação dos testes diagnósticos, o número de casos não relatados varia.[4] Apenas a letalidade pode ser calculada diretamente com relação aos casos notificados (taxa de letalidade de casos (CRF)). Isso é essencialmente influenciado por três fatores: o intervalo de tempo entre a infecção e a morte; o número de casos de infecção não relatados; e a distribuição por idade das pessoas infectadas.[4]

Um grupo de trabalho do Imperial College London analisou o número de casos e de óbitos em diferentes países ou regiões e, a partir disso, criou uma estimativa de modelo para uma IFR dependente da idade do paciente.[4] Outras estimativas se baseiam na análise do surto na Coreia do Sul, com um número presumivelmente baixo de casos não relatados, um estudo soroepidemiológico de base populacional da Espanha e análises de coorte da França e dos Estados Unidos (EUA).[4] Uma comparação direta com a gripe pandêmica é difícil porque nenhuma estimativa IFR está disponível para ela.[4] No entanto, existem estimativas da CFR para a pandemia de *influenza* de 1918 a 1976, como o acumulado de todas as faixas etárias; um grupo de trabalho nos Centros de Controle e Prevenção de Doenças (CDC dos EUA) descobriu que era estimado em até 2,04% (*influenza* de 1918), 0,1% a 0,3% (*influenza* de 1957) e menos de 0,05% (*influenza* de 1968).[4] A letalidade geral de covid-19 é maior do que a das conhecidas pandemias de *influenza*, de forma que, na Alemanha, a CRF é em torno de 4% dos casos de covid-19.[4] No entanto, na maioria dos países europeus, uma primeira onda da covid-19 pôde ser vista entre fevereiro e junho.[4] Apesar de sua disseminação baixa na população, ela causou uma mortalidade considerável.[4]

■ FISIOPATOGENIA

Uma resposta de INF efetiva ou uma desregulação nas vias do IFN constitui o ponto determinante do prognóstico evolutivo da covid-19.[21] O prognóstico da infecção pelo SARS-CoV-2 é muito amplo, com a grande maioria dos indivíduos (50% a 80% com base em cenários de pesquisa do CDC, EUA) apenas tendo sintomas leves, similares aos de um resfriado comum, ou se apresentando assintomáticos.[21]

No entanto, outros 20% a 50% dos indivíduos podem progredir para doença respiratória grave e síndromes sistêmicas, necessitando de hospitalização e de cuidados intensivos, dependendo de fatores

Tabela 111.1 Informação sobre cepas e variantes do SARS-CoV-2.

Clade (cepa ou agrupamento viral similar ou variantes)	Países primários	Mutações	Frequência máxima (2020/2021)
19A	Ásia: China/Tailândia	*Clade* (cepa) original (linhagem Wuhan-Hu-1)	65% a 47% globalmente em janeiro de 2020
19B	Ásia: China	C8782T T28144C	28% a 33% globalmente em janeiro de 2020
20A	América do Norte: EUA, Europa: Bélgica, Ásia: Índia	C1408T A23403G	41% a 46% globalmente em abril/maio de 2020
20B	Europa: Reino Unido, Bélgica e Suécia	G28881A G28882A G28883C	19% a 20% globalmente em março/abril de 2020
20C	América do Norte: EUA	C1059T G25563T	19% a 21% globalmente em abril/maio de 2020
Variantes de preocupação (VOCs: *variants of concern*): incluem todas as linhagens descendentes			
Variante alfa (B.1.1.7 também conhecida como variante 7VUI-20201/01 no *clade* GR)	Reino Unido, Brasil, Estados Unidos, França	N501Y Subtipo de sequência monitorada: +S:484K +S:452R 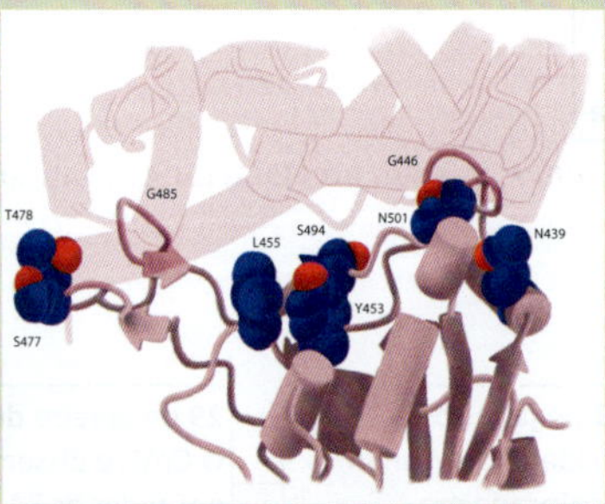	Detectada entre setembro e outubro de 2020 na Inglaterra. Aparentemente de maior capacidade de transmissibilidade em decorrência da maior afinidade do Spike viral pelos resíduos Y41 e K353 na ECA2 humana, pela troca de um aminoácido asparaginina por uma tirosina, na posição N501 na região RBD (*receptor-binding domain*) da glicoproteína do Spike viral. Ocorrem interações RDB-ECA2 não covalentes e pontes de hidrogênio, com pontes polares e apolares Linhagem B1.1.7 (VOC-202012/10) e GENES com mutação: 1. Orf1AB: nucleotídeo C3267T (aminoácido T1001I); nucleotídeo C5388A (aminoácido A1708D); nucleotídeo T6954C (aminoácido I2230T); nucleotídeo DELEÇÃO 11288-11296 (aminoácido DELEÇÃO SGF 3675-3677) 2. SPIKE (S): nucleotídeo DELEÇÃO 21765-21770 (aminoácido DELEÇÃO HV 69-70); nucleotídeo DELEÇÃO 21991-21993 (aminoácido DELEÇÃO Y144); nucleotídeo A23063T (aminoácido N501Y); nucleotídeo C23271A (aminoácido A570D); nucleotídeo C23604A (aminoácido P681H); nucleotídeo C23709T (aminoácido T716I); nucleotídeo T24506G (aminoácido S982A); nucleotídeo G24914C (aminoácido D1118H) 3. Orf8: nucleotídeo C27972T (aminoácido Q27STOP); nucleotídeo G28048T (aminoácido R52I); nucleotídeo A28111G (aminoácido Y73C) 4. Proteína N (nucleocapsídeo): nucleotídeo 28280 GAT->CTA (aminoácido D3L); nucleotídeo C28977T (aminoácido S235F)
Variante beta (B.1.351 conhecida também como 20H/501Y.V2)	África do Sul	Várias mutações tipo polimorfismo de nucleotídeo único (SNP). Subtipo de sequência monitorada: +S:L18F	Frequência não amplamente estimada aa:E (envelope): P71L aa:N (nucleocapsídeo): T205I aa:Orf1a: K1655N aa:S (spike): D80A aa:S (spike): D215G aa:S (spike): K417N aa:S (spike): A701V aa:S (spike): N501Y aa:S (spike): E484K
Variante gama (ou P.1)	Manaus, Amazonas, Brasil, novembro 2020	Várias mutações Subtipo de sequência monitorada: +S:681H	1. Ofr1ab: synT33C, synC2749T, S1188L, K1796Q, del11288-11296 (3675-3677SGF), synC12778T, synC13860T, E5662D 2. Spike: L18F, T20N, P26S, D136Y, K417T, E484K, N501Y, H655Y, T1027I 3. Orf8: E92K, ins29269-28273 4. N: P80R
Variante delta (B.1.617.2)	Índia, outubro de 2020.	Subtipo de sequência monitorada: +S:417N +S:484K	
Ômicron (B.1.1.529)	Grã-Bretanha	Subtipo de sequência monitorada: +S:R346K	

Os dados podem ser consultados em: 1. https://www.cdc.gov/coronavirus/2019-ncov/more/science-and-research/scientific-brief-emerging-variants.html; 2. https://virological.org/t/genomic-characterisation-of-an-emergent-sars-cov-2-lineage-in-manaus-preliminary-findings/586; 3. https://www.who.int/en/activities/tracking-SARS-CoV-2-variants/.

como etnia e condições médicas como comorbidades.[21] Excetuando-se o impacto patogênico da própria infecção pelo SARS-CoV-2 em si, os principais agravos à saúde subjacentes à covid-19 grave decorrem da desregulação de uma ampla variedade de fatores imunes, tanto no nível celular, como no molecular.[21] Um dos cenários na covid-19 grave é a reação macrofágica exagerada (também conhecida como "síndrome de ativação macrofágica" (MAS)) e linfopenia, neutropenia, diminuição do número de linfócitos CD4+, além das células *natural-killer* (células NK).[21]

No nível molecular, a hiperestimulação de mediadores pró-inflamatórios (como a IL-6, o fator de necrose tumoral alfa (TNF-α), IL-8, S1000A8/9 e proteína C-reativa, PCR), uma diminuição significativa na expressão do gene do antígeno leucocitário humano tipo D (HLA-D) nos monócitos CD14 e uma resposta desregulada de IFN antiviral são parte principal do conjunto de distúrbios observados nos pacientes com covid-19 grave.[21]

O genoma do SARS-CoV-2 contém os genes orf1a/1b, codificando uma poliproteína, que é processada via proteólise em proteínas não estruturais (nsp) 1-16.[21] Proteínas estruturais, incluindo a S, o envelope (E), a membrana (M) e proteínas do nucleocapsídeo (N) são denominadas "estruturais". Outras proteínas acessórias codificadas no final 3' da fita simples do RNA viral compreendem as orf 3a, 3b, 6, 7a, 7b, 8, 9a, 9b e 10.[21] O Painel inferior mostra as proteínas SARS-CoV-2 (N = nucleocapsídeo, nsp1, nsp14, nsp15, nsp16), as quais interferem nas vias de indução ou de ação do IFN e são posicionadas próximas a seus alvos/passos conhecidos ou hipotéticos na sinalização do IFN, como o TLR/RLR (*retinoic acid-inducible gene 1-like receptors*).[20] A proteína M parece interferir na ativação do TBK1+IKKs, a nsp3 no IRF3/7, o nsp1 na tradução do IFN e orf9b no MAVS (*mitochondrial antiviral signaling protein*).[21]

Assim, SARS-CoV-2 parece desenvolver múltiplos mecanismos antagônicos contra a sinalização IFN do hospedeiro e, especialmente, aqueles na sinalização inicial de indução IFN.[21] A indução celular do IFN pode se dar por um caminho dependente da MAVS ou do STING (*signaling effector stimulator of interferon gene*), os quais respondem a padrões moleculares de RNA ou ao DNA patogênico citossólico, respectivamente.[21]

Da mesma forma, a sinalização da ação do IFN pode se dar pela indução canônica (via constitucionalmente ativa) de ISGs (*interferon-stimulated gene*), com uma pró-inflamação limitada ou de uma sinalização inflamatória cruzada por meio do TNF e do TLR, para aumentar a expressão de ISGs não canônicos (via de sinalização induzida), acompanhando um ambiente pró-inflamatório e autoimune, por intermédio de uma regulação epigenética.[21] O fluxo de sinalização canônica do IFN, que atua geralmente num estágio inicial da infecção pelo SARS-CoV-2, para restringir principalmente a infecção viral, é representado pela estimulação fornecida pela presença do RNA viral ou de proteínas virais estruturais e não estruturais reconhecidas, pelo TLR que estimula a MAVS, a qual ativa sucessivamente TRAF3 (*tumor necrosis factor receptor-associated factor 3*) e, então, os IRF 3/7, que, quando fosforilado no núcleo da célula humana, dá início ao comando de síntese dos interferons α, β e λ, os quais são excretados da célula a fim de estimular outras células.[21] Já o fluxo de sinalização IFN não canônico, ativado via STING, num estágio posterior na covid-19 grave, em geral por fragmentos de DNA liberados pela morte elevada de células do hospedeiro humano (piroptose), acaba sendo altamente associado à pró-inflamação e imunopatias deletérias ao organismo do hospedeiro.[21]

Assim, a integração tanto da sinalização do IFN via canônica como pela via não canônica explica o comportamento da covid-19 em diferentes estágios: (1) a resposta fraca de IFN, que resultada da supressão pelo SARS-CoV-2 e de seus componentes estruturais e não estruturais na sinalização canônica, principalmente pelo RNA viral, no estágio inicial da doença, que, depois, progride para a forma grave; (2) nos casos de covid-19 grave, há ativação da sinalização não canônica via cGAS (*cyclic GMP-AMP synthase*)-STING, para produção de IFN exagerada, como por meio da regulação epigenética do INF-TNF com expressão da ISG, o que ocorre nos estágios tardios e graves da covid-19 ou quando os pacientes experimentam a complicação de pneumonia progressiva e danos multiorgânicos.[21] Assim, a produção desregulada do INF tipo I é uma das marcas da covid-19.[21]

Modelos *in vivo* em camundongos indicam que uma expressão induzida de IFN-α/βe INF-λ2/3 pelas células imunes pulmonares (primariamente células dendríticas) causa dano no epitélio alveolar, bloqueio na reparação do pulmão e aumento na suscetibilidade de coinfecções bacterianas letais.[21] Assim, nesses pacientes com covid-19 grave ou crítica que sofrem uma desregulação de IFN e outras reações imunes, há maior incidência de coinfecções por outros micro-organismos, incluindo fungos e outros vírus. Como já explorado anteriormente, deficiências de INF podem complicar a covid-19, como no caso dos autoanticorpos contra o IFN encontrados por Bastard e colaboradores,[15] que detectaram, inclusive autoanticorpos contra o IFN-κ expressos em queratinócitos da pele humana. Esses anticorpos contra INF tipo I foram previamente encontrados em pacientes submetidos ao tratamento com interferon para outras doenças, bem como no lúpus eritematoso sistêmico e em quase todos pacientes com síndrome da poliendocrinopatia autoimune tipo I.[21] De forma intrigante, 95% dos pacientes com autoanticorpos com IFN eram homens, o que pode explicar pelo, menos parcialmente, por que o sexo masculino apresenta maior risco de ter covid-19 grave, resultando em um maior risco de mortalidade.[21] Assim, conjuntamente, erros inatos da produção de IFN, bem como o bloqueio autoimune por autoanticorpos contra o IFN, demonstram como a sinalização do IFN é um determinante crítico para a progressão da covid-19 para formas graves.[21]

Do ponto de vista da fisiopatogenia da covid-19, os diferentes grupos de pacientes podem ser formados conforme as características expostas na Figura 111.5.

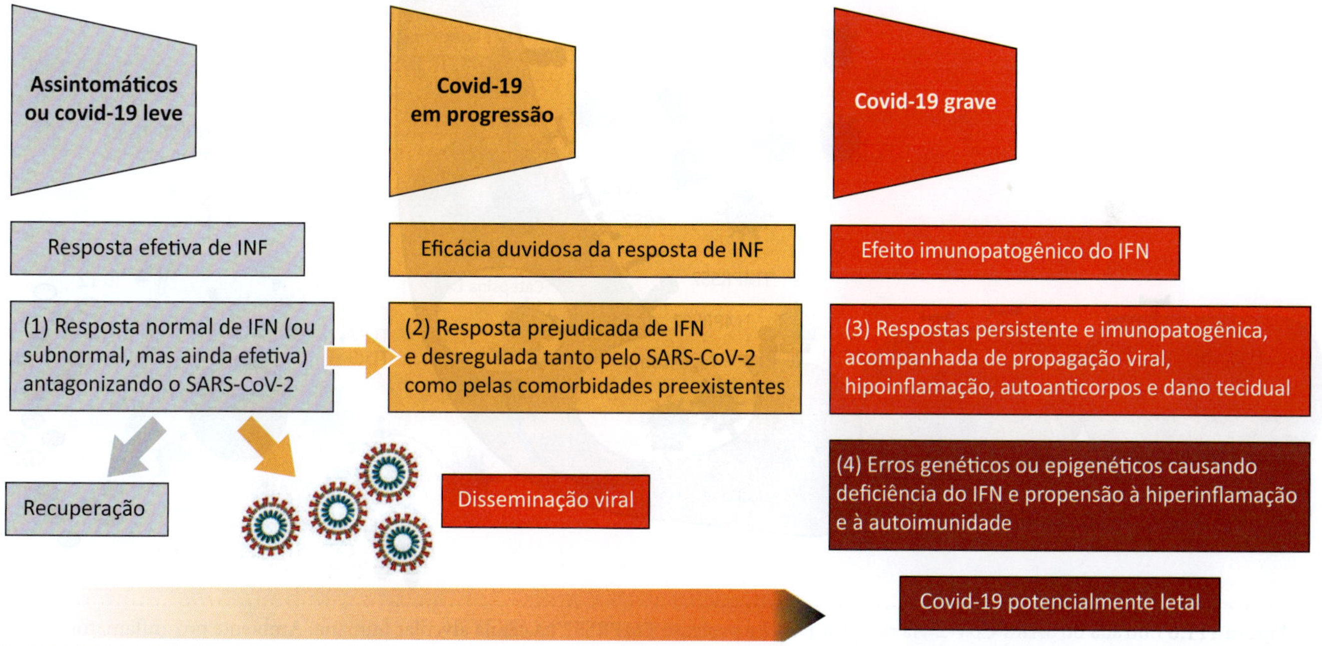

■ **Figura 111.5** Esquema de grupos de pacientes com infecções pelo SARS-CoV-2 com base na gravidade da covid-19 e nas respostas subjacentes do IFN-I-α e β. A resposta eficaz ou desregulada do IFN determina o desenvolvimento da covid-19 grave e ameaçadora da vida. A desregulação da resposta do IFN pode resultar progressivamente do antagonismo/virulência viral, comorbidades preexistentes, do gênero/idade e hiperinflamação exacerbada, com as falhas genéticas extremas prejudicando o caminho de sinalização do IFN. Portanto, o efeito profilático ou terapêutico das terapias com o IFN exógeno deve ser projetado e, na verdade, esse efeito é mais dependente da cinética temporal das respostas do IFN, durante a infecção pelo SARS-CoV-2, e da progressão da doença. Além de seu antagonismo na tentativa em desviar a resposta do IFN hospedeiro, a alta contagiosidade do SARS-CoV-2 também vem da eficiente infecção pelo vírus e sua propagação pelos indivíduos não hospitalizados, na comunidade, que são assintomáticos ou têm apenas sinais leves (oligossintomáticos).

■ CLÍNICA E LABORATÓRIO

A covid-19 tem seu curso agravado por fatores de risco inerentes ao hospedeiro como a faixa etária, o sexo, a etnia, a presença de diabete *mellitus*, hipertensão arterial sistêmica, doença cardiovascular, presença de malignidade, entre outros fatores, como doença pulmonar obstrutiva crônica (DPOC), obesidade, doença renal crônica, má nutrição, imunodeficiência, asma, doenças autoimunes como esclerose múltipla, artrite reumatoide e lúpus eritematoso sistêmico, além de doença cerebrovascular e doença hepática crônica, ou fatores decorrentes do próprio SARS-CoV-2.[22] A seguir, citamos aspectos de alguns desses fatores:

- **Idade:** menos comum abaixo dos 14 anos de idade, sendo frequentemente assintomática nos jovens, e os idosos apresentam maior taxa de mortalidade.
- **Sexo:** os homens parecem ser mais suscetíveis à doença clínica. Entre outros fatores comportamentais discutíveis, está a ação androgênica dos hormônios masculinos na maior expressão da TMPRSS2, que auxilia a internalização viral (Figura 111.6).[23] Os indivíduos portadores desse polimorfismo de nucleotídeo único (SNP) podem ter maior suscetibilidade à infecção pelo SARS-CoV-2, em virtude do aumento da expressão do TMPRSS2 na superfície celular e do arrefecimento simultâneo da resposta celular antiviral.[23] Asselta e colaboradores[23] identificaram numerosos SNP no gene que codifica a TMPRSS2, em uma coorte italiana, na qual todos estavam previsivelmente associados a níveis mais altos de expressão gênica da protease. Uma dessas variantes estava mais associada com uma expressão mais elevada da enzima TMPRSS2 em resposta a andrógenos, sugerindo outro possível mecanismo envolvido na maior gravidade da covid-19 em homens.[23] Por sua vez, a proteína denominada "A Disintegrin and Metalloprotease 17" (ADAM17) é mais expressa nos pulmões e no fígado e está envolvida em clivagens de proteínas de superfície de membranas, entre elas a ECA2. A ADAM17 retira a ECA2 da superfície das células e deixando-a na forma solúvel, no sangue, o que poderia atuar como um tampão para o vírus circulante e impedir sua internalização celular.[22] O hormônio estradiol, presente em altas concentrações nas mulheres, aumenta a expressão e atividade da ADAM17, assim aumenta a ECA2 solúvel, e esse fenômeno pode ser uma das causas da menor prevalência da covid-19 nas mulheres em relação aos homens.[22]

Por sua vez, os genes ligados ao cromossomo X relacionados à resposta imune podem desempenhar um papel relevante na resposta imune ao vírus. As mulheres apresentam melhores respostas imunes inatas, mediadas por células, bem como respostas humorais mais efetivas. Esses fatores podem reduzir a carga viral e acelerar a eliminação do vírus, mas também podem propiciar um aumento nas respostas

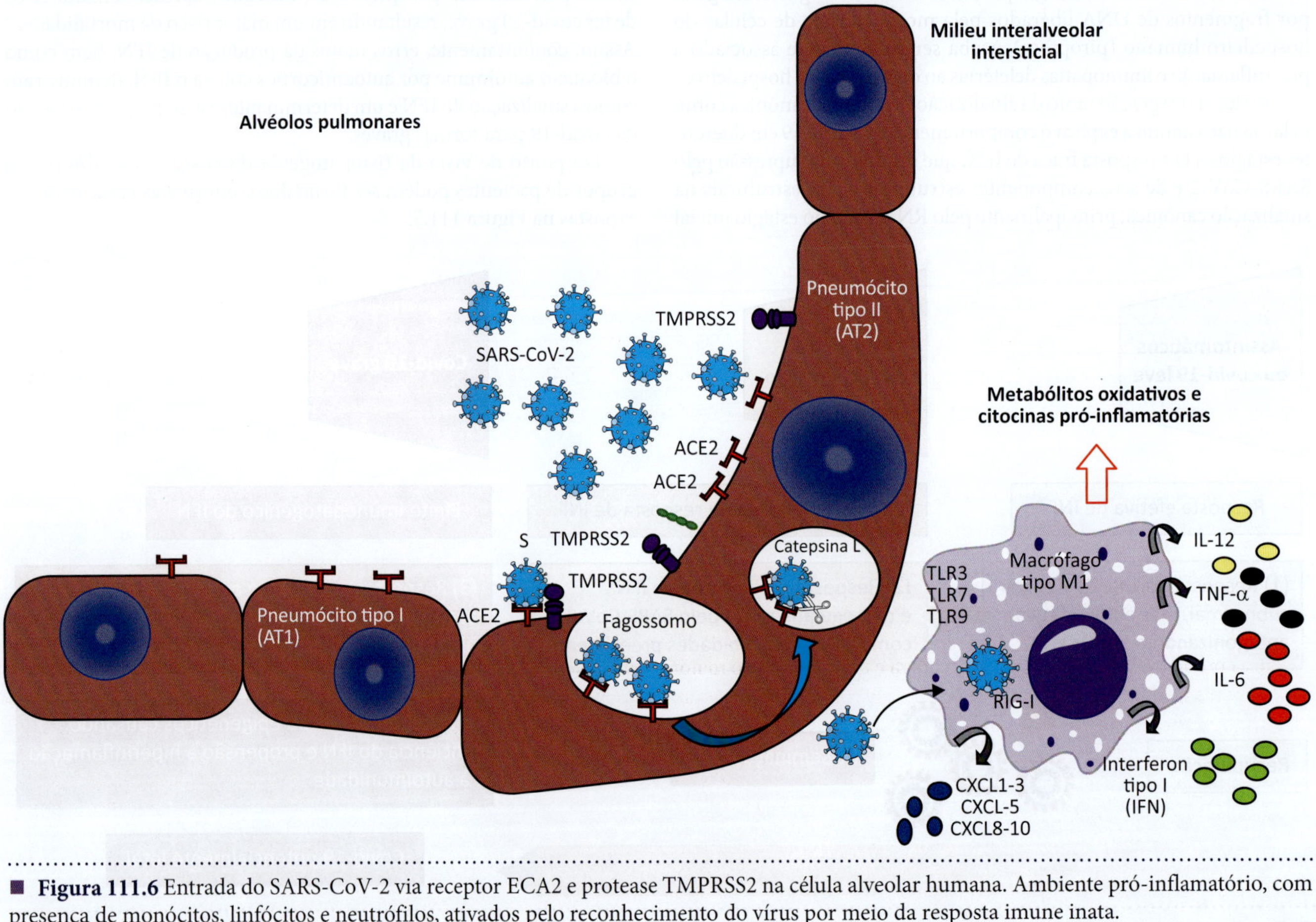

■ **Figura 111.6** Entrada do SARS-CoV-2 via receptor ECA2 e protease TMPRSS2 na célula alveolar humana. Ambiente pró-inflamatório, com presença de monócitos, linfócitos e neutrófilos, ativados pelo reconhecimento do vírus por meio da resposta imune inata.
O SARS-CoV pode entrar nas células humanas por duas vias distintas, dependendo da disponibilidade da protease celular necessária para a ativação viral. A ativação da primeira via ocorre sem a presença das proteases ativadoras de SARS-S, expressas na membrana celular. Após a ligação da proteína da membrana viral S à ECA2, o vírus é absorvido pelo endossomo (fagossomo) e, na segunda etapa, o SARS-S é clivado e ativado pela protease catepsina L cisteína pH-dependente (pH ácido é necessário). A segunda via de ativação pode ser realizada se a protease de ativação TMPRSS2 para o SARS-S for expressa em conjunto com a ECA2 na membrana celular humana. A ligação à *ECA2* e o processamento pela TMPRSS2 são necessários para permitir a fusão na superfície celular ou após a captação de vesículas celulares, porém antes do transporte do vírus para os endossomos celulares do hospedeiro.

imunes, ocasionando doenças inflamatórias mais exacerbadas ou autoimunes. Sabe-se que os estrógenos suprimem a linfopoiese de células T e B, ativam a função de células B e influenciam o desenvolvimento das células T. Além disso, os estrógenos regulam várias citocinas (p. ex., a IL-1, IL-10 e o IFN-γ), as quais modulas as respostas imunes. Enquanto o estrógeno tem uma função imunoestimuladora, a progesterona e os andrógenos são imunossupressores e contrapõem as vias mediadas pelos estrógenos. Em particular, a progesterona aumenta a IL-4, reduz o INF-γ e as respostas de células TH1, a proliferação das células T e as respostas por anticorpos dependentes de células T. Entretanto, nas células T CD8+, a progesterona reduz a síntese de INF-γ e a capacidade de citotoxicidade. Os andrógenos têm também efeitos imunossupressores nas respostas imunes. O cromossomo X contém vários genes relacionados ao sistema imune. As mulheres, em particular, são mosaicos para genes ligados ao X, e isso contribui para gerar respostas imunes mais robustas (tanto inatas, como adaptativas) e, assim, doenças inflamatórias e autoimunes são mais comuns em mulheres.

- **Diabete *mellitus*:** pacientes diabéticos são menos responsivos ao tratamento da covid-19 e têm maior risco de morte (14% *versus* 31%, p = 0,0051).[22,24] Em pacientes diabéticos, a imunidade inata é prejudicada élos elevados níveis de glicose no sangue, portanto a glicosilação das citocinas perturba a função de citoquinas dependentes de linfócitos T *helper*. Microangiopatia pulmonar, danos teciduais causados pelo estresse oxidativo na hiperglicemia e inflamação pulmonar predispõem os pacientes à covid-19, como ocorre de forma semelhante em pacientes suscetíveis à tuberculose.[21]
- **Hipertensão arterial sistêmica:** frequentemente, uma condição genética que é exacerbada por estímulos externos, como o estilo de vida, dieta e estresse. Com a idade, a pressão arterial também aumenta, geralmente em virtude de alterações nos vasos sanguíneos, como a aterosclerose.[22]
- **Doença cardiovascular:** os pacientes com doenças cardiovasculares são mais sensíveis à covid-19.[22] A razão pode estar relacionada à expressão da ECA2 nos miócitos e nos fibroblastos vasculares.[22] A presença do vírus nas células cardiovasculares pode danificá-las e estimular a infiltração de células inflamatórias mononucleares no tecido cardíaco e a inflamação exacerberá a doença.[22]
- **Malignidade:** em um estudo chinês envolvendo 2007 pacientes com câncer, de 575 hospitais, em 2020, observou-se que os pacientes com câncer tinham um risco maior de eventos graves (um parâmetro composto definido como a porcentagem de pacientes admitidos na UTI que necessitaram de ventilação invasiva ou evoluíram ao óbito), em comparação com pacientes sem câncer (7 [39%] de 18 pacientes contra 124 [8%] de 1.572 pacientes; exato p = 0,0003 de Fisher).[22,25]
- **Etnia:** após o ajuste para covariáveis, os condados americanos com uma proporção maior da população negra e uma proporção maior de adultos, com menos de um diploma do ensino médio, tiveram número de casos e mortes por covid-19 desproporcionalmente maiores ($\beta > 0$, $p < 0,05$ para todas as relações).[26] Uma proporção maior da população hispânica foi associada com um maior número de casos confirmados ($\beta = 0,68$, 95% CI = 0,48-0,87).[26] A maioria das disparidades observadas nas mortes por covid-19 persistiu mesmo após o controle para óbitos por todas as causas em 2019 e de casos da covid-19/100 mil habitantes dos condados avaliados. Isso pode agravar as disparidades de saúde existentes entre esses grupos populacionais.[26]

  Em outro estudo conduzido na cidade de Nova York (EUA), entre 5 março e 16 de abril de 2020, envolveu 22.254 pacientes que foram testados para o SARS-CoV-2.[27] Desses testados, 3.442 (61%) foram positivos; entre estes, a mediana de idade foi de 52,7 anos (faixa interquartil [IQR] 39,5-64,5), 7.481 (56%) eram homens, 3.518 (26%) eram negros e 4.593 (34%) eram hispânicos. Quase metade (4.669, 46%) tinha pelo menos uma doença crônica (27% diabete, 30% hipertensão e 21% doença cardiovascular). Desses pacientes que apresentaram testes positivos, 6.248 (46%) foram hospitalizados. A idade média foi de 61,6 anos (IQR 49,7-72,9); 3.851 (62%) eram homens, 1.950 (31%) eram negros e 2.102 (34%) eram hispânicos. Mais da metade (3.269, 53%) tinha pelo menos uma doença crônica (33% diabete, 37% hipertensão, 24% doença cardiovascular, 11% doença renal crônica) e 1.724 (28%) pacientes hospitalizados morreram. A idade média era 71 anos (IQR 60, 80,9); 1.087 (63%) eram homens, 506 (29%) eram negros e 528 (31%) eram hispânicos. As doenças crônicas foram comuns (35% diabete, 37% hipertensão arterial, 28% doença cardiovascular, 15% doença renal crônica). O sexo masculino, idade avançada, diabete, história cardíaca e doença renal crônica foram significativamente associados a uma maior quantidade de testes positivos, hospitalização e óbito. As disparidades raciais/étnicas foram observadas em todos os resultados.[27]

  Fatores de risco potencialmente ligados ao SARS-CoV-2:

1. As mutações no RNA desse vírus são mais frequentes nas regiões orf, 1a, S, 8, N e na RNA-polimerase dependente de RNA (RdRp).[22] As mutações afetam a replicação do vírus, sua transmissão, respostas imunes, virulência do vírus, resistência às drogas e adaptação ao novo hospedeiro.[22]
2. O SARS-CoV-2 e seu receptor, a ECA2, estão presentes nas células do trato respiratório inferior, nas células epiteliais da boca e da língua e multiplica-se nessas células.[21] O vírus pode ser eliminado no ambiente por um longo tempo, até mesmo por 37 dias.[22] A carga viral em um paciente assintomático é semelhante à de pacientes sintomáticos, mas o número de vírus é cerca de 4 vezes maior em indivíduos assintomáticos, em relação aos pacientes sintomáticos; portanto, os assintomáticos podem infectar um número significativo maior de pessoas.[22] Além disso, pessoas que são expostas a alta carga viral que infecta seu organismo têm maior estimulação na resposta imune inata, o que provoca severa inflamação e possível posterior tempestade de citocinas, o que pode colocar em perigo suas vidas.[22]

Quadro clínico da covid-19 nos adultos

Liu e colaboradores[28] publicaram uma metanálise sobre as manifestações clínicas da covid-19 e suas diferenças entre populações do Leste (oeste e sudeste asiático, incluindo China, Coreia do Sul e Tailândia) e Oeste (América do Norte, Europa e países do Meio-Oeste, incluindo Estados Unidos, Itália, França e Irã) do planeta. Dos 1.527 estudos inicialmente identificados pela pesquisa bibliográfica, 169 artigos de texto integral foram recuperados e selecionados como adequados à inclusão na metanálise. Cinquenta e sete destes, descrevendo 19.353 pacientes, foram considerados elegíveis para inclusão. Desse total, 45 estudos com 8.416 pacientes eram do Leste, enquanto 12 estudos com 10.937 pacientes eram do Oeste. Os resultados indicaram que as incidências de tosse, dor de cabeça, tontura, congestão nasal e sintomas digestivos, em pacientes do Leste com covid-19 eram menores do que as dos pacientes do Oeste. Os dados laboratoriais mostraram que não houve diferenças significativas nos níveis de linfócitos, leucócitos, proteína C-reativa e contagem de plaquetas entre os dois grupos. Além disso, os resultados também mostraram que a incidência de lesões cardíaca e renal, assim como a elevação dos níveis de creatinina, alanina transaminase e aspartato transaminase, foi significativamente maior em pacientes do Ocidente do que nos do Oriente. Assim, essa metanálise indicou que existem diferenças nas manifestações clínicas da covid-19 em pacientes do Oriente e do Ocidente. Pacientes com covid-19 do Ocidente parecem sofrer danos mais graves ao fígado, rim e coração resultante de infecção pelo SARS-CoV-2.[28]

Com base no atual levantamento epidemiológico, o período de incubação do SARS-CoV-2 é de 1 a 14 dias. Febre, fadiga e tosse seca são os principais sintomas.[29] Alguns pacientes apresentam obstrução nasal, congestão e coriza nasal, dor de garganta e diarreia.[29] Em casos graves, a dispneia e/ou hipoxemia geralmente ocorre 1 semana após o início da doença e progride rapidamente para a síndrome do desconforto respiratório agudo (SDRA), choque séptico, acidose metabólica, sangramento e disfunção da coagulação, que são difíceis de manejar.[29] Vale notar que a resposta pirogênica de pacientes com doença grave e crítica pode ser de moderada a baixa, ou os pacientes podem não ter sintomas óbvios.[29] Na Figura 111.7, podemos observar o comportamento clínico das infecções pelo SARS-CoV-2.

Os pacientes com doença leve só apresentam febre baixa e astenia leve, sem pneumonia.[29] Atualmente, o prognóstico da maioria dos pacientes é bom, com apenas alguns deles relatados como criticamente pacientes e a taxa de mortalidade variando de 0% a 14,6%.[29] Entretanto, o prognóstico dos idosos e daqueles com doenças crônicas subjacentes é reservado, e os sintomas das crianças são relativamente leves.[28] As características clínicas da covid-19 estão graduadas no Quadro 111.2.[29]

Testes laboratoriais e resultados de imagem

A análise laboratorial de amostras de sangue dos casos positivos revelou uma contagem inferior ou normal de leucócitos e uma contagem inferior de linfócitos, além da amplitude de distribuição eritrocitária (RDW alterado), a qual é um fator de prognóstico.[29] Na morfologia eritrocitária, verificam-se anisocitose (RDW alterado) e poiquilocitose com hemácias pinçadas (hemácia em forma de cogumelo ou *mushroom shaped*). Alguns pacientes mostraram níveis aumentados de enzimas hepáticas, desidrogenase láctica, enzimas musculares e mioglobina.[29] Alguns pacientes críticos apresentam níveis aumentados de troponina; entretanto, a maioria dos pacientes apresenta aumento da proteína C--reativa (PCR) e velocidade de hemossedimentação (VHS), com níveis normais de procalcitonina.[29] Em casos graves, os níveis de D-dímeros aumentam e a contagem de linfócitos do sangue periférico diminuiu progressivamente.[29]

O RNA do SRA-CoV-2 pode ser detectado em esfregaços nasofaríngeos, expectoração, secreções do trato respiratório inferior, sangue, fezes e outros espécimes.[29] Pacientes com condições graves e críticas frequentemente apresentam fatores inflamatórios elevados.[29] Também foi relatado que os níveis plasmáticos das IL-2, IL-7, IL-10 e fator estimulante da colônia de granulócitos (G-SCF), proteína-10 induzida por interferon (IP10), proteína-1 quimiotáxica de monócitos (MCP-1), proteína inflamatória de macrófagos 1α (MIP1A), e do fator de necrose tumoral-α (TNF-α), nos pacientes internados em UTI são mais altos que nos pacientes não internados em UTI; e níveis iniciais plasmáticos das IL-1B, IL-1RA, IL-7, IL-8, IL-9, IL-10, fator de crescimento de fibroblastos (FGF), G-CSF, fator de estimulação de colônia de granulócitos-macrófagos (GM-CSF), IFN-γ, IP10, MCP1, MIP1A, MIP1B, fator de crescimento derivado de plaquetas (PDGF), TNF-α e fator de crescimento endotelial vascular (VEGF) são mais elevados tanto em pacientes de UTI como em pacientes não UTI em comparação aos indivíduos saudáveis.[29]

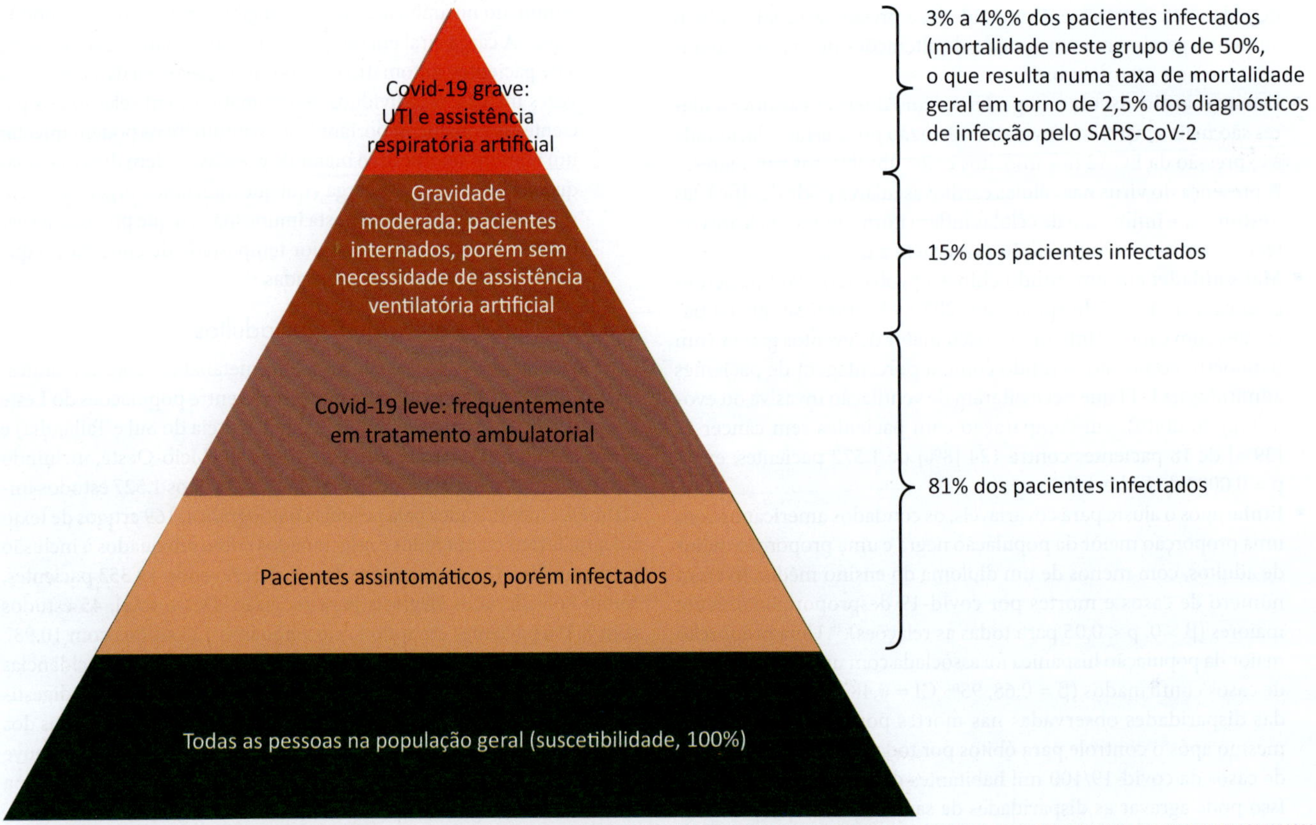

■ **Figura 111.7** Evolução clínica esperada nas infecções pelo SARS-CoV-2 na comunidade.

Fonte: Wu Z, McGoogan JM. Characteristics of and Important Lessons from the Coronavirus Disease 2019 (covid-19) Outbreak in China: summary of a report of 72.314 Cases from the Chinese Center for Disease Control and Prevention. JAMA. 2020. doi:10.1001/jama.2020.2648.

Quadro 111.2 Características clínicas da covid-19.

Grupos de pacientes infectados	Características clínicas
Assintomáticos	Soroconversão tardia
Leve	Febre baixa, fadiga, tosse seca, astenia leve, elevação na PCR e na VHS
Moderado	Aumento na PCR e na VHS, aumento nas imagens de vidro fosco e infiltrações em ambos os pulmões
Grave e crítico	Dispneia, hipóxia, SDRA, choque séptico, acidose metabólica, hemorragia, disfunção na coagulação sanguínea, elevação na troponina sérica, aumento na PCR e na VHS, aumento nos níveis de D-dímeros, diminuição na contagem dos linfócitos no sangue periférico, aumento das imagens em vidro fosco e infiltração em ambos os pulmões, consolidação pulmonar. Soroconversão precoce, em torno do 5º ao 7º dia de sintomas, alta carga viral

PCR: proteína C-reativa; VHS: velocidade de hemossedimentação; SDRA: síndrome do desconforto respiratório agudo.

A tomografia computadorizada do tórax (TC) mostra, em geral, múltiplas pequenas opacidades e alterações intersticiais na zona externa do pulmão durante o curso precoce da doença (Figura 111.8).[29] Um aumento do aspecto em vidro fosco e sombras infiltrantes foram observados nos pulmões, nos estágios intermediário e tardio da doença.[29] Em casos graves, a consolidação dos pulmões pode ocorrer, mas a efusão pleural é rara.[29] Entretanto, os resultados normais da TC, por si só, não podem descartar uma infecção pelo SARS-CoV-2.[29]

Embora o teste de transcriptase reversa pela reação em cadeia da polimerase (RT-PCR) tenha sido usado como padrão de referência para diagnosticar a covid-19, um caso RT-PCR positivo pode ter resultados normais de TC.[29] Portanto, os resultados da TC do tórax foram removidos dos critérios diagnósticos.[29] Portanto, o diagnóstico exato da covid-19 deve se basear no exame RT-PCR e no sequenciamento de genes.[28] Entretanto, a diversidade genética e a rápida evolução da SARS-CoV-2 podem resultar em resultados falso-negativos ou falso-positivos.[29] Portanto, para fazer um melhor diagnóstico, os resultados da RT-PCR devem ser combinados com outros resultados de detecção e características clínicas da covid-19. Chan e colaboradores[30] compararam três ensaios de RT-PCR e descobriram que um ensaio visando a RNA polimerase (RdRp)/helicase (Hel) dependente de RNA mostrou alta sensibilidade e especificidade.

Critérios de gravidade da covid-19 e deterioração do estado do paciente

Chen e colaboradores[31] estudaram retrospectivamente todos os 1.315 pacientes com covid-19 de grau moderado, internados na província de Guandong, na China, de 14 de janeiro a 16 de março. A deterioração da doença foi definida como o desenvolvimento de sintomas graves ou críticos em casos moderados. Os pacientes foram assim classificados: (a) sintomas moderados – febre e sintomas respiratórios leves (tosse, dor de garganta, coriza nasal etc.), múltiplas sombras em manchas e opacidade de vidro moído na tomografia pulmonar e faixa normal de sinais vitais; (b) sintomas graves – dificuldade respiratória [frequência respiratória (RR) ≥ 30 respirações/min e/ou $SaO_2 \leq 93\%$ e/ou tensão arterial de oxigênio/fração inspiratória de oxigênio (PaO_2/FiO_2) ≤ 300 mmHg em condições de repouso], (1 mmHg = 0,133 kPa) e/ou resultados radiológicos mostrando que a gama de lesões pulmonares

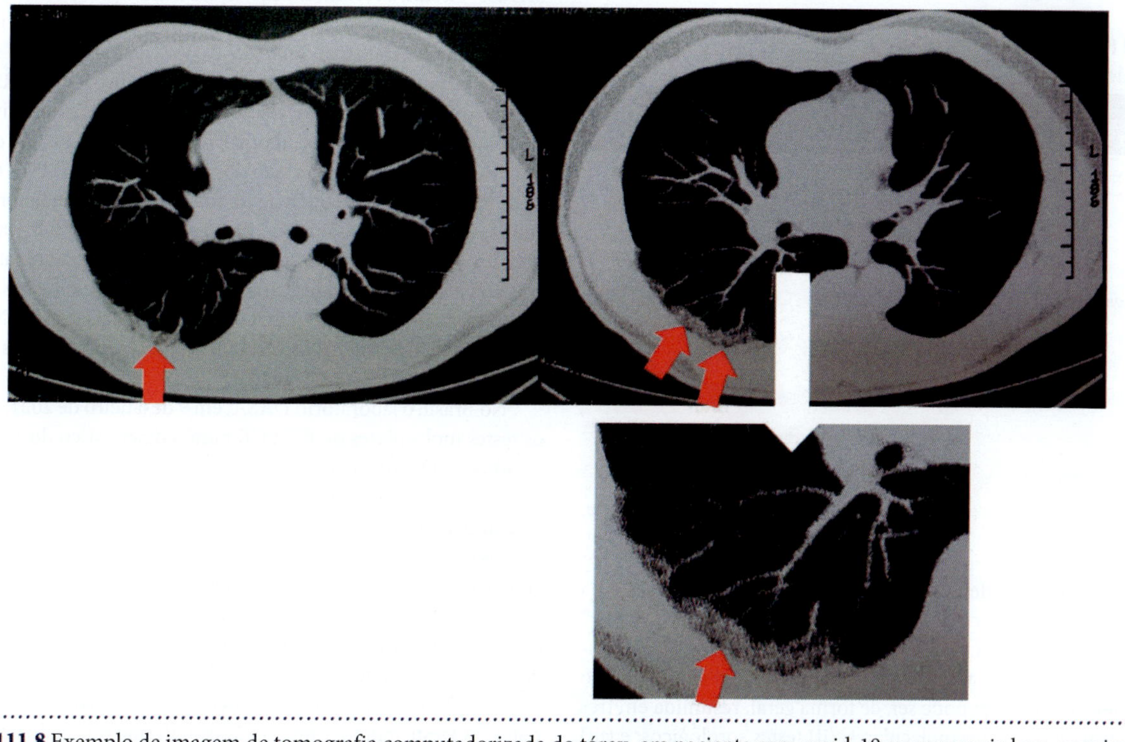

■ **Figura 111.8** Exemplo de imagem de tomografia computadorizada do tórax, em paciente com covid-19 e pneumonia leve, com imagens em vidro fosco. As setas vermelhas indicam as imagens em vidro fosco, geralmente posteriores e bilaterais na covid-19.

aumentou em mais de 50% dentro de 24 a 48 horas, mas nenhuma ventilação mecânica é necessária, e nenhuma falha de órgão; e (c) sintomas críticos – síndrome do desconforto respiratório agudo (SDRA) ($PaO_2/FiO_2 \leq 100$ mmHg) que requer ventilação mecânica e/ou choque e/ou presença de falência de órgãos. Pacientes com sintomas moderados, graves e críticos foram definidos como pacientes moderados, pacientes graves e pacientes críticos, respectivamente.

Dos 1.168 pacientes moderados incluídos, 148 (13%) deterioraram para o estado grave (130 casos) ou crítico (18 casos).[30] Mais de 20% do subgrupo mais idoso (> 50 anos de idade) apresentaram deterioração clínica da doença.[31] O tempo médio de deterioração foi de 11 dias após o início [intervalo interquartil (IQR) 9 a 14 dias].[31] Além disso, 12,2% de casos graves poderiam evoluir ainda mais para o estado crítico após 3 dias (IQR 2 a 6,5 dias) de instalada uma condição grave.[31] Disfunção respiratória e hipoxia foram as principais manifestações como deterioração da doença, enquanto 76 casos (52,1%) apresentaram frequência respiratória > 30 respirações/minuto, 119 casos (80,4%) apresentaram $SaO_2 < 93\%$, 100 casos (67,5%) apresentaram $201 < PaO_2/FiO_2 < 300$ e 27 casos (18,9%) apresentaram ácido láctico no sangue > 2 mmol/L.[30] Com relação à disfunção de múltiplos órgãos, 87,8% apresentaram SDRA; 20,2%, insuficiência renal aguda (IRA); 6,8%, coagulopatia, 4%, insuficiência cardíaca aguda (ICA), 3,4%, dano hepático agudo (DHA), e 5,4% tiveram choque, entre os pacientes deteriorados, ao passo que a lesão de órgãos ocorreu na seguinte sequência: SDRA; IRA; ICA; coagulopatia; DHA; e choque.[31]

O padrão de deterioração clínica nos pacientes com covid-19 moderada é caracterizado com o início no 11º dia de doença (IQR 9 a 14 dias), sendo um importante ponto de deterioração da doença, com exacerbação adicional para condição crítica em 3 dias (IQR 2 a 6,5 dias), com a SDRA seguida pela IRA, os modos típicos de lesão sequencial de órgãos.[31]

Cevik e colaboradores[32] sugerem as características clínicas e laboratoriais listadas no Quadro 111.3 como fatores de risco ao desenvolvimento de doença grave, admissão em UTI e mortalidade.

Quadro 111.3 Características clínicas e laboratoriais de progressão à gravidade e óbito.

Condição preexistente	Apresentação de sinais e sintomas	Marcadores laboratoriais
Idade avançada	Febre maior que 39 °C na admissão	Neutrofilia/linfopenia
Hipertensão arterial sistêmica	Dispneia na admissão	Lactato elevado e DHL elevada
Doença cardiovascular	Alto escore qSOFA	PCR elevada
Doença pulmonar obstrutiva crônica		Ferritina elevada
Diabete *mellitus*		IL-6 elevada
Obesidade		Elevada ECA2
Malignidade interna		D-dímeros > 1 μg/mL

PCR: proteína C-reativa; ECA: enzima conversora de angiotensina; IL: interleucina; DHL: desidrogenase láctica.

Na Figura 111.9, podemos encontrar um resumo das fases e da gradação de gravidade da covid-19, modificados de Siddiqi & Mehra[33] e Kowalik e colaboradores.[34]

A avaliação laboratorial na suspeita diagnóstica da covid-19 e no monitoramento da doença pode ser, de forma geral, resumida em três grupos de exames: (i) testes moleculares; (ii) testes sorológicos; e (iii) monitorização bioquímica.[35] A Figura 111.10 sumariza esses diferentes exames.[35,36]

Assim, o diagnóstico da covid-19 (doença sintomática) necessita da avalição da história de exposição ao vírus e sinais e sintomas da doença, interpretação dos exames laboratoriais e de imagem de rotina e de RT-PCR. A repetição do exame RT-PCR, às vezes, se faz necessária para excluir-se o diagnóstico. Em alguns casos, a TC do tórax e os testes antigênicos podem aumentar a acurácia diagnóstica.[36]

Os testes moleculares são atualmente o padrão-ouro no diagnóstico de casos suspeitos de covid-19.[35] Esses testes são de amplificação do ácido nucleico (NAAT), de forma que o mais frequentemente utilizado é a transcrição reversa pela reação em cadeia da polimerase (rRT-PCR), endossada tanto pelo CDC (EUA) como pela OMS.[35] A amplificação isotérmica do ácido nucleico (isto é, pelos métodos *reverse transcription loop-mediated isothermal amplification, transcription-mediated amplification* e CRISPR-*based assay*) representa o segundo tipo mais comum de NAAT usado em ensaios moleculares autorizados.[35] No entanto, poucos exames autorizados utilizam esses métodos, incluindo o ID NOW Covid-19 (Abbott Diagnostics Scarborough, Inc.) e IAMP Covid-19 Detection kit (Atila BioSysytems, Inc.).[35] As amostras do trato respiratório superior incluem a secreção obtida por *swab* (cotonete em bastão) de nasofaringe (NF) ou orofaringe (garganta), mais frequentemente.[35] A positividade do *swab* nasal via rRT-PCR é em torno de 60% e a do *swab* da orofaringe, em torno de 40%.[35] A carga viral máxima obtida por *swabs* faríngeos é alcançada nos primeiros 5 dias do início dos sintomas da doença e é mais elevada em amostras de saliva da orofaringe posterior nos primeiros 7 dias após o início dos sintomas.[4] Em geral, o tempo da negativação do RT-PCR é de 20 dias (17 a 24 dias), entre o início dos sintomas e o teste se tornar negativo, entre pacientes hospitalizados.[35]

Os ensaios moleculares usados para diagnosticar o SARS-CoV-2 são projetados para detectar genes e regiões virais alvo-específicas, incluindo as proteínas S, envelope (E) e nucleocapsídeo (N), que representam três das quatro proteínas que estruturalmente constituem o vírus, bem como o RNA dependente da RNA polimerase (RdRp) e o gene orf1ab.[35] Assim, a recombinação viral ou mutações podem representar uma questão de confusão na interpretação analítica.[35] Já evidências de recombinação viral ativa do SARS-CoV-2, de forma que já se identificaram 14 mutações de aminoácidos na proteína S do SARS-CoV-2.[35] Muitas outras são mutações sinônimas observadas no nível do nucleotídeo (https://www.gisaid.org/).[35] Essas recombinações e mutações podem comprometer a precisão dos resultados da RT-PCR em virtude de desajustes entre a sequência de RNA da amostra e do primer e das sondas do ensaio, o que pode produzir resultados falso-negativos.[35] Estudos no 1º semestre de 2020 já correlacionaram algumas mutações emergentes com diferentes características epidemiológicas, incluindo maior transmissibilidade e um curso clínico mais grave.[35] No Quadro 111.4, são demonstrados os principais ensaios moleculares aprovados nos Estados Unidos e no Canadá.[35]

No Brasil, o laboratório DASA, em 9 de janeiro de 2021, empregava os testes moleculares de RT-PCR para o diagnóstico do SARS-CoV-2 listados no Quadro 111.5.

No Quadro 111.6, podemos observar alguns exames laboratoriais de detecção de anticorpos contra o SARS-CoV-2.

Os *testes antigênicos* foram aprovados pela agência americana Food and Drug Administration (FDA) em 8 de maio de 2020.[36] Esses testes detectam antígenos de proteínas do nucleocapsídeo do SARS-CoV-2 na nasofaringe ou de amostras nasais utilizando, em geral, a técnica do enzimaimunoensaio "sanduíche" de imunofluorescência de fluxo lateral.[36] Os testes antigênicos podem proporcionar resultados em minutos.[36] O teste imunocromatográfico tem sido realizado para pesquisa antigênica a partir de amostras de secreção nasal, com resultados em 15 minutos após o início do teste (Figura 111.11).

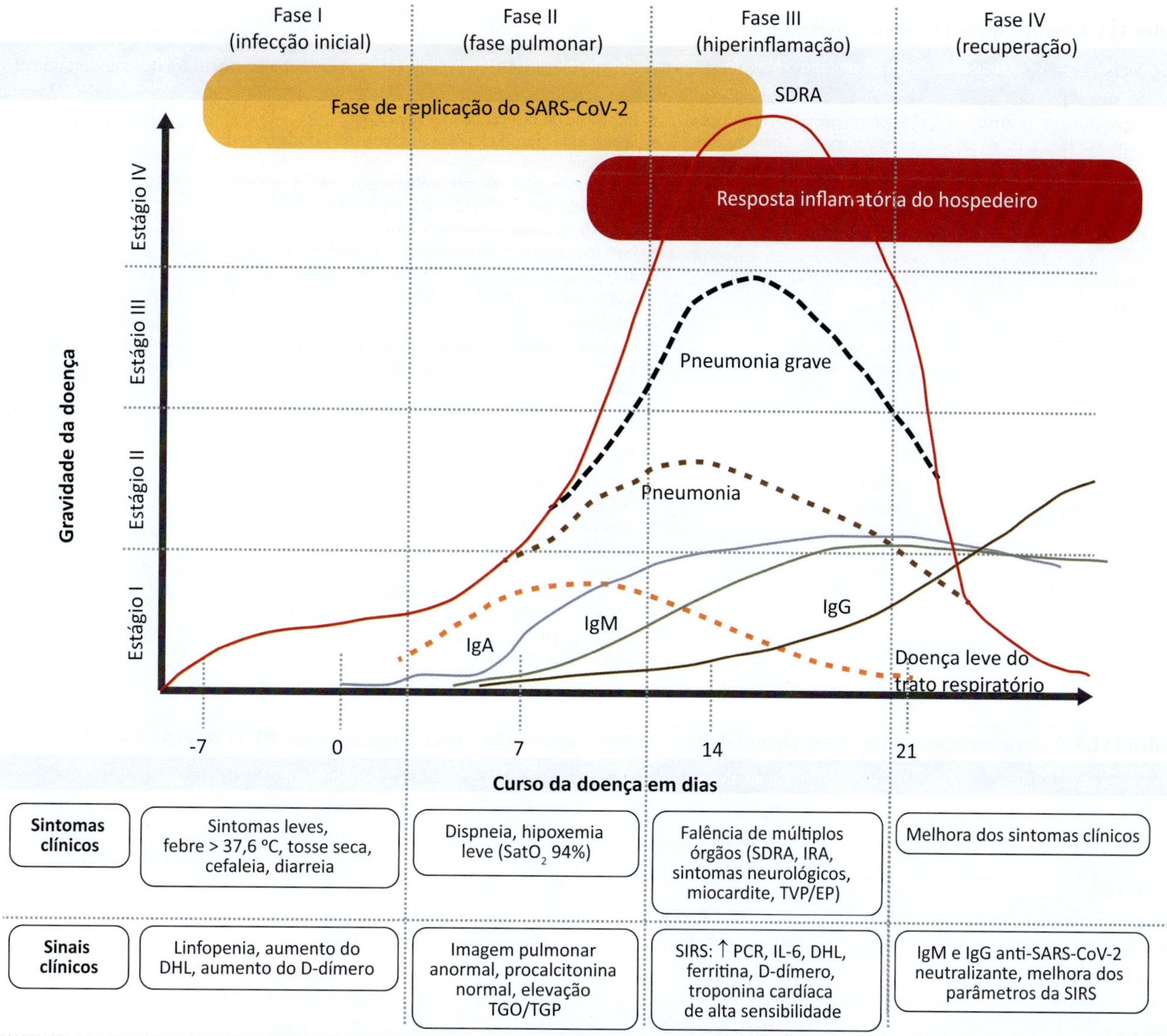

■ **Figura 111.9** Estágios e gravidade da covid-19. Durante a replicação inicial do SARS-CoV-2, a proliferação viral está acelerando rapidamente nos primeiros 4 a 10 dias (Fase I). Com o efeito citopático da replicação do vírus, surgem sintomas clínicos e os primeiros mecanismos imunológicos são acionados (Fase II). Com a ocorrência dos primeiros anticorpos não neutralizantes, aumenta a inflamação dependente de anticorpos, a qual soma-se com trombose local (imunotrombose) na microcirculação pulmonar, que pode se estender a outros órgãos, pode ocorrer sepse, a qual resulta na falência de múltiplos órgãos (FMO), SDRA, IRA e TVP e/ou embolia pulmonar (EP). A covid-19 pode apresentar quatro estágios de gravidade: leve infecção do trato respiratório (linha amarela); pneumonia viral (linha marrom); pneumonia grave (linha preta); ou SDRA (linha vermelha).
SIRS: síndrome da resposta inflamatória sistêmica; SDRA: síndrome do desconforto respiratório agudo; IRA: insuficiência renal aguda; TVP: trombose venosa profunda; EP: embolia pulmonar; PCR: proteína C-reativa; IL: interleucina.

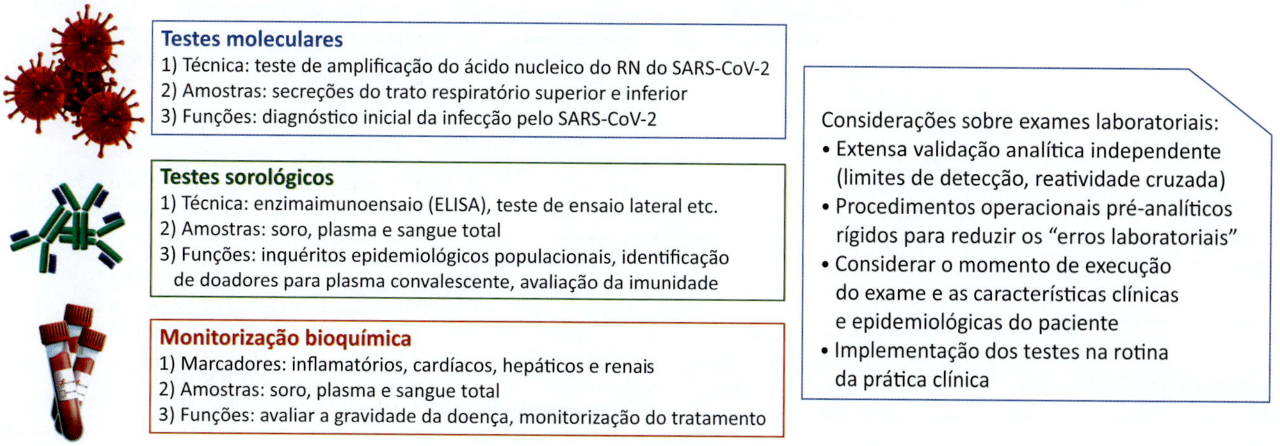

■ **Figura 111.10** Visão geral dos fundamentos do laboratório clínico no manejo da covid-19.

Quadro 111.4 Exames moleculares mais comuns.

Empresa (nome do exame)	Gene-alvo	Tipo de amostra aceita	Método empregado	Validação analítica e desempenho clínico	Autorização para o uso clínico
Abbott Diagnostics Scarborough, Inc. (*ID NOW Covid-19*)	RdRp	Nasal, garganta e nasofaringe	Amplificação isotérmica do ácido nucleico	▪ LoD (limite de detecção): 125 cópias/mL ▪ Reatividade cruzada (análise *in silico*): reatividade cruzada não significativa ▪ PPA (porcentagem de concordância positiva, em amostra de nasofaringe): 100% (20/20) em 2 vezes a LoD e 100% (10/10) em 5 vezes a LoD ▪ NPA (porcentagem de concordância negativa): 100% (30/30)	EUA (FDA)
Cepheld (*Xpert Apress SARS-CoV-2*)	N2, E	Nasofaringe, orofaringe (garganta), nasal, lavagem/aspirado nasal	rRT-PCR	▪ -LoD (limite de detecção): 250 cópias/mL (referência material SARS-CoV-2) e 0,0100 PFU/mL (SARS-CoV-2/cepa EUA_WA1/2020) ▪ Reatividade cruzada (análise *in silico*): primes E/sondas não são específicas para o SARS-CoV-2 e irão detectar o SARS-Cov-1 humano e de morcegos ▪ PPA (em amostra de nasofaringe): 100% (20/20) a 2 vezes a LoD e 100% (5/5) em 3 vezes a LoD, e 100% (5/5) a 5 vezes a LoD ▪ NPA: 100% (35/35) e 100% (30/30)	EUA (FDA) Canadá (Health Canada) Austrália Singapura Filipinas Brasil
Mesa Biotech, Inc (*Accula SARS-CoV-2 test*)	N	Secreção da garganta, secreção nasal	RT-PCR	▪ LoD: 100 cópias/mL (referência material SARS-CoV-2) e 200 cópias/mL (SARS-CoV-2/cepa EUA_WA1/2020) ▪ Reatividade cruzada (análise *in silico*): primes/sondas não são específicas para o SARS-CoV-2 e podem detectar SARS-Cov-1 humano ▪ PPA (amostra de nasofaringe): 100% (20/20) a 2 vezes a LoD e 100% (7/7) em 5 vezes a LoD, 100% (2/2) a 10 vezes a LoD e 100% (1/1) a 50 vezes a LoD ▪ NPA: 100% (30/30)	EUA (FDA)

EUA: Estados Unidos; FDA: Food and Drug Administration; PPA: porcentagem de concordância positiva; NPA: porcentagem de concordância negativa; LoD: limite de detecção.

Quadro 111.5 Testes empregados no início de janeiro de 2021 no Laboratório DASA para diagnóstico por RT-PCR do SARS-CoV-2.

Fornecedores	Genes-alvo	Sensibilidade
ABBOTT	N e RdRP	100 cópias/mL
Roche	ORF1A e E	Alvo 1 ORF1A = 25 cópias/mL; Alvo 2 GENE E = 32 cópias/mL
"In-House"/LDT	E	408 cópias/mL
Seegene	E, N, S# e RdRP#	50 cópias/reação
Thermo Taqpath Covid-19	N, S e ORF1A e B	9.441 cópias/mL
Qsanger (Billion-To-One)	N	800 cópias/mL
Cepheid	N e E	800 cópias/mL
Micobiomed	ORF3 e N	ORF 3 = 1.800 cópias/μL; N = 4.239 cópias/μL
Idnow	RdRP	125 cópias/mL

Fonte: Disponível em: https://bkt-sa-east-1-cms-2-assets-prd.s3.sa-east-1.amazonaws.com/prd/sites/7/2021/01/06163951/Dasa-informa_-Identificada-nova-variante-do-Coronavirus-no-Brasil_v3.pdf.

Quadro 111.6 Exames sorológicos e suas características.

Companhia (nome do exame)	Anticorpo-alvo	Tipo de amostra biológica aceitável	Método analítico	Validação analítica e comportamento clínico
Abbott (Abbott Architect SARS-CoV-2 IgG)	IgG	Soro e plasma (heparina, EDTA, citrato)	▪ Qualitativo ▪ Imunoensaio com micropartículas e quimiluminescência	▪ Reatividade cruzada: citomegalovírus IgG ▪ Sensibilidade: 100% (88/88) ▪ Especificidade: 99,6% (1.066/1.070) ▪ Valor preditivo positivo na prevalência = 5%: 92,9% ▪ Valor preditivo positivo na prevalência = 5%: 100%
Autobio (anti-SARS-CoV-2 Rapid Test)	IgM e IgG	Soro e plasma (heparina, EDTA, citrato)	▪ Qualitativo ▪ Fluxo lateral (método de captura *one step*)	▪ Reatividade cruzada: não relatada ▪ Sensibilidade: 88,1% (357/405) ▪ Especificidade: 99% (309/312) ▪ Valor preditivo positivo na prevalência = 5%: 82,9% ▪ Valor preditivo positivo na prevalência = 5%: 99,4%
Bio-Rad Laboratories (Platella SARS-CoV-2 Total Ab)	Anticorpos totais	Soro e plasma (EDTA)	▪ Qualitativo ▪ Captura antigênica *one step*, enzimaimunoensaio (ELISA)	▪ Reatividade cruzada: não relatada ▪ Sensibilidade: 92,21% (47/51) ▪ Especificidade: 99,6% (684/687) ▪ Valor preditivo positivo na prevalência = 5%: 91,7% ▪ Valor preditivo positivo na prevalência = 5%: 99,6%
Cellex, Inc. (qSARS-CoV-2 IgG/IgM Rapid Test)	IgM e IgG	Soro e plasma (EDTA), citrato, ou sangue total (venoso)	▪ Qualitativo ▪ Fluxo lateral enzimaimunoensaio	▪ Reatividade cruzada: não relatada ▪ Sensibilidade: 93,8% (120/128) ▪ Especificidade: 96% (240/250) ▪ Valor preditivo positivo na prevalência = 5%: 55,2% ▪ Valor preditivo positivo na prevalência = 5%: 99,7%

(Continua)

Quadro 111.6 Exames sorológicos e suas características. (Continuação)

Companhia (nome do exame)	Anticorpo-alvo	Tipo de amostra biológica aceitável	Método analítico	Validação analítica e comportamento clínico
Chemblo diagnostic Systems, Inc. (DPP® covid-19 IgM/IgG System)	IgM e IgG	Soro e plasma (EDTA), citrato, ou sangue total (venoso e capilar)	▪ Qualitativo ▪ Fluxo lateral (teste rápido imunocromatográfico)	▪ Reatividade cruzada: coronavírus humano 229E e coronavírus humano HKU1 ▪ Sensibilidade: 93,5% (29/31) ▪ Especificidade: 94,4% (118/125) ▪ Valor preditivo positivo na prevalência = 5%: 46,8% ▪ Valor preditivo positivo na prevalência = 5%: 99,6%
DiaSorin (LIAISON® SARS-CoV-2 S1/S2 IgG)	IgG	Soro e plasma (EDTA, heparina)	▪ Qualitativo ▪ Imunoensaio por quimioluminescência	▪ Reatividade cruzada: antiHBV, fator reumatoide, anti-*influenza* A ▪ Sensibilidade: 97,6% (40/41) ▪ Especificidade: 99,3% (1.082/1.090) ▪ Valor preditivo positivo na prevalência = 5%: 88% ▪ Valor preditivo positivo na prevalência = 5%: 99,9%
EUROIMMUN (anti-SARS-CoV-2 ELISA IgG)	IgG	Soro e plasma (EDTA, heparina e citrato)	▪ Qualitativo ▪ ELISA de alto rendimento	▪ Reatividade cruzada: *Chlamydophilia pneumoniae* (IgG), SARSCoV1, ANA, outros autoanticorpos, *Mycoplasma* (IgM, IgG), RSV, pneumonia aguda bacteriana com elevada concentração de procalcitonina ▪ Sensibilidade: 90% (27/30) ▪ Especificidade: 100% (80/80) ▪ Valor preditivo positivo na prevalência = 5%: 100% ▪ Valor preditivo positivo na prevalência = 5%: 99,5%
Mont Sinal Hospital Clinical Laboratory (Mt. Sinal Laboratory covid-19 ELISA Antibody Test)	IgG	Soro e plasma	▪ ELISA de alto rendimento	▪ Reatividade cruzada: não reportada ▪ Sensibilidade: 92,5% (37/40) ▪ Especificidade: 100% (74/74) ▪ Valor preditivo positivo na prevalência = 5%: 100% ▪ Valor preditivo positivo na prevalência = 5%: 99,6%
Ortho Clinical Diagnostics (VITROS Immunodiagnostic Products Anti-SARS-CoV-2 Total)	IgG	Soro	▪ Qualitativo ▪ Imunoensaio por quimioluminescência	▪ Reatividade cruzada: não reportada ▪ Sensibilidade: 87,5% (42/48) ▪ Especificidade: 100% (407/407) ▪ Valor preditivo positivo na prevalência = 5%: 100% ▪ Valor preditivo positivo na prevalência = 5%: 99,3%
Wadsworth Center, New York State Department of Health (New York SARS-CoV Microsphere Immunoassay for Antibody Detection)	Anticorpos totais	Soro	▪ ELISA de alto rendimento	▪ Reatividade cruzada: *West Nile virus* ▪ Sensibilidade: 88% (95/108) ▪ Especificidade: 98,8% (428/433) ▪ Valor preditivo positivo na prevalência = 5%: 79,4% ▪ Valor preditivo positivo na prevalência = 5%: 99,4%
Roche (Elecsys Anti-SARS-CoV-2)	Anticorpos totais	Soro e plasma (EDTA e heparina)	▪ Qualitativo ▪ Imunoensaio por quimioluminescência	▪ Reatividade cruzada: não relatada ▪ Sensibilidade: 100% (29/29) ▪ Especificidade: 98,8% (5.262/5.272) ▪ Valor preditivo positivo na prevalência = 5%: 96,5% ▪ Valor preditivo positivo na prevalência = 5%: 100%

RSV: vírus sincicial respiratório.

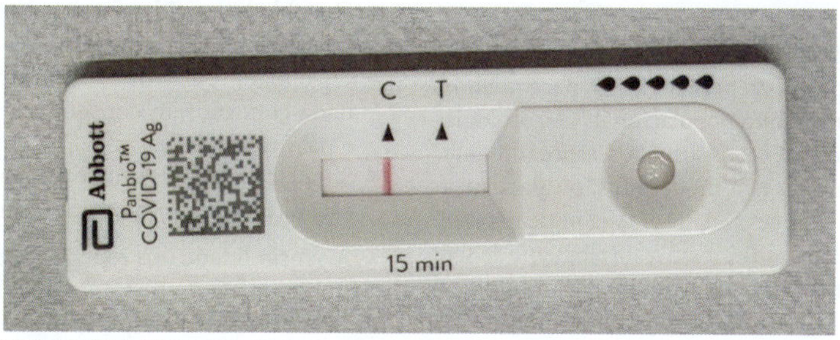

■ **Figura 111.11** Teste de pesquisa de antígeno do SARS-CoV-2 pelo método da imunocromatografia. Para ser considerado positivo quanto à presença de antígeno na secreção nasal coletada por *swab* estéril, deve haver faixa vermelha na letra C (Controle Positivo) e na letra T (Teste do Paciente). Na imagem, está representado um teste negativo.

Os testes rápidos de antígenos são executados por técnicas imunodiagnósticas como os ensaios de fluxo lateral (LFA), comumente denominados "testes de diagnóstico rápido" ou "Ag-RDT".[36] Esses testes detectam infecção ativa, podem ser utilizados em locais de atendimento diversos, são de fácil execução, fornecem resultados rápidos (normalmente em 30 minutos), permitindo a implementação rápida de medidas de controle de infecção, incluindo rastreamento de contato, e são economicamente mais acessíveis do que o NAAT.[36] A sensibilidade mais baixa do Ag-RDT significa que o valor preditivo negativo é menor do que com o uso do NAAT, especialmente em locais com elevada prevalência do SARS-CoV-2.[37] O teste NAAT confirmatório de teste antigênico (Ag-RDT) positivo é recomendado em todos os ambientes de baixa prevalência e para RDT negativo em ambiente de alta prevalência.[36] Os resultados negativos de Ag-RDT não podem ser usados para que um indivíduo contactante de um infectado não se resguarde em quarentena.[37] https://www.saude.go.gov.br/files//conecta-sus/produtos-tecnicos/I%20-%202021/Covid-19%20-%20Testes%20de%20Ant%C3%ADgeno.pdf.

No Brasil, a Gerência de Vigilância Epidemiológica de Doenças Transmissíveis da Secretaria de Estado da Saúde de Goiás, por meio da Nota Técnica n. 8/2021 – GVEDT – 03816 (2021), orienta o uso prioritário dos testes rápidos de antígeno nas seguintes situações:[37]

- Triagem em gestantes sintomáticas/assintomáticas quando internadas para procedimentos obstétricos.
- Diagnosticar a infecção por SARS-CoV-2 em hipóteses em que o acesso ao NAAT seja limitado ou indisponível ou quando o seu tempo de resposta for prolongado.
- Em zona rural e outras áreas remotas em que há restrições de acesso aos testes moleculares.
- Nos primeiros sintomas da doença, para isolar o paciente infectado e efetivamente controlar a propagação do vírus na população.
- Suspeitas de surtos de covid-19 em presídios, instituições de longa permanência para idosos (ILPI) e comunidades semifechadas.
- Contatos de pacientes confirmados de covid-19, com alta possibilidade de terem sido infectados por novas variantes, portanto com altas cargas virais.
  - Na atenção básica, para o monitoramento de pacientes com doenças crônicas que se enquadram em casos suspeitos de síndrome gripal (SG) ou síndrome respiratória aguda grave (SRAG).
- Triagem de pacientes sintomáticos que necessitam de internação.
- Profissionais de saúde sintomáticos quando o NAAT não está disponível em tempo hábil.

A (OMS estabeleceu que os testes rápidos de antígeno devem ter como requisitos mínimos de desempenho sensibilidade ≥ 80% e especificidade ≥ 97%, em comparação com um ensaio de referência de NAAT (teste de amplificação de ácidos nucleicos, os quais são realizados pela técnica de RT-PCR).[37] Os testes antigênicos podem ser usados em uma gama de situações em que o NAAT não está disponível ou quando tempos prolongados para a divulgação dos resultados limitam sua utilidade clínica).[37]

Com relação aos *testes sorológicos* para a covid-19, podem ser empregados em soro, plasma ou sangue periférico total para a detecção de imunoglobulinas, IgG, IgM e IgA, específicas a antígenos do SARS-CoV-2, incluindo Spike viral e a proteína do nucleocapsídeo.[35] Os métodos laboratoriais variam desde os testes de detecção rápida (ensaios disponíveis de imunocromatografia de fluxo lateral) a ensaios imunoenzimáticos (ELISA) ou imunoensaios de quimioimunolulinescência que são executados em instrumentos laboratoriais automatizados.[35] Os resultados sorológicos positivos, eventualmente, podem decorrer de infecções passadas ou presentes com cepas de coronavírus não SARS-CoV-2, como HKU1, NL63, OC43, ou 229E.[36]

Há atualmente uma grande demanda por produtos específicos e ensaios sorológicos sensíveis para a detecção de anticorpos contra o SARS-CoV-2.

Espera-se que os testes sorológicos desempenhem um papel importante no diagnóstico da infecção pregressa pela covid-19, para melhor avaliar a prevalência da infecção em âmbito populacional.[35] A sorologia também pode ser útil na confirmação de casos suspeitos, especialmente em pacientes com doença de graus leves a moderados, ou pacientes testados na fase final da covid-19, em que o SARS-CoV-2 pode não ser detectado com os ensaios moleculares.[35] Também a sorologia pode ser essencial na identificação da presença de anticorpos no plasma convalescente de potenciais doadores, assim como no monitoramento das respostas imunes na covid-19.[35] Entretanto, com o rápido surgimento de vários imunoensaios de diagnóstico de distintos fabricantes, sua precisão, utilidade clínica e valor permanecem, em grande parte, ainda não esclarecidos.[35]

Os dados sugerem que a soroconversão ocorre aproximadamente de 7 a 14 dias após o início dos sintomas.[35] Uma publicação usando um método ELISA em amostras de plasma em série de pacientes hospitalizados com covid-19 mostrou soroconversão mediana para imunoglobulinas totais, IgM e IgG no dia 11, dias 12 e dia 14, respectivamente.[35,38] Outros estudos utilizando um ELISA desenvolvido internamente relatam a detecção de IgM muito mais cedo, indicando IgM detectável em 85% dos pacientes confirmados com covid-19, entre 1 e 7 dias após o início dos sintomas.[34,39] Notavelmente, a resposta de IgA se desenvolve precocemente, coincidindo com a resposta de IgM, atingindo picos após 18 a 21 dias, e parece ser ainda mais forte e mais persistente do que a resposta de IgM.[35] Em geral, a utilidade do uso diagnóstico de testes serológicos na fase aguda da infecção ainda não foi claramente demonstrado.[35] Atualmente, desconhece-se por quanto tempo os anticorpos persistem após a infecção e se todos os anticorpos produzidos são capazes de neutralizar o vírus.[35]

Os exames serológicos disponíveis dependem da detecção de diferentes anticorpos, incluindo anticorpos totais, IgG, IgM, e IgA.[35] A resposta imunológica clássica a patógenos virais geralmente envolve primeiro a produção de IgM, acompanhada, com frequência, pelo surgimento de IgA e, depois, seguida por uma mudança em direção à produção de IgG.[35] Na covid-19, a evidência atual está conflitante com alguns grupos que concluem que a IgM é produzida primeiro, e outros sugerem que a produção de IgM e IgG ocorre simultaneamente, semelhante ao que foi observado em outros coronavírus associados a outra síndrome respiratória aguda.[35] Entretanto, é improvável que a IgM desempenhe o papel principal nos testes de anticorpos covid-19 em razão dos tradicionais desafios de especificidade associados a altas taxas de falso-positivos para essa imunoglobulina.[35]

A IgG é um anticorpo de maior duração associado à atividade neutralizadora viral potencial.[35] Muitos fabricantes, portanto, concentraram seus esforços no desenvolvimento de imunoensaios contra a IgG em vez daquelas contra IgM.[35] Os exames para IgA fornecem uma alternativa clinicamente útil.[35] Esses anticorpos são secretados na superfície da mucosa corporal, e sua detecção e titulação no soro ou plasma do paciente podem refletir sua função imunológica nas membranas mucosas.[35] O Quadro 111.6 demonstra as principais técnicas e exames sorológicos para detecção de anticorpos contra o SARS-CoV-2.

TOMOGRAFIA COMPUTADORIZADA DO TÓRAX NA COVID-19

Os achados na (TC do tórax que sugerem a covid-19 incluem opacidade do vidro fosco (frequentemente bilateral) e lesões periféricas predominantes sem adenopatia mediastinal ou derrames pleurais, embora esses resultados representem manifestações inespecíficas de lesão pulmonar aguda associada a numerosas etiologias infecciosas e não infecciosas.[36] Os achados acidentais consistentes com a covid-19 são observados na TC do tórax em pacientes sem sintomas respiratórios.[36]

No Brasil, o Ministério da Saúde considera as seguintes alterações tomográficas na TC de alta resolução compatíveis com caso de covid-19 (fonte: disponível em: https://www.conasems.org.br/wp-content/uploads/2021/03/Guia-de-vigila%CC%82ncia-epidemiolo%CC%81gica-da-covid_19_15.03_2021.pdf):

- Opacidade em vidro fosco periférico, bilateral, com ou sem consolidação ou linhas intralobulares visíveis ("pavimentação").
- Opacidade em vidro fosco multifocal de morfologia arredondada com ou sem consolidação ou linhas intralobulares visíveis ("pavimentação").
- Sinal de halo reverso ou outros achados de pneumonia em organização (observados posteriormente na doença).

A sensibilidade dos especialistas em radiologia ao diagnóstico da covid-19 por TC do tórax varia de 72% a 94% com especificidade de 24% a 100%.[36] Estudos preliminares de inteligência artificial relatam que a sensibilidade dos radiologistas melhora de 79% a 88% e a especificidade de 88% a 91% com a avaliação das imagens por meio da inteligência artificial,[36] enquanto outros pressupõem que o papel mais valioso para essa tecnologia é proporcionar a quantificação da proporção de pulmão afetado pela covid-19.[36] Apesar dessas questões, vários estudos salientam o fato de que a sensibilidade da TC é substancialmente superior à da primeira RT-PCR, enquanto a combinação de TC e RT-PCR proporciona uma sensibilidade máxima (~97%).[36] Teoricamente, a sensibilidade da TC diminuiria ao testar populações fora de uma epidemia (baixas taxas de prevalência), ao passo que a especificidade seria reduzida porque doenças mimetizadoras como a *influenza* são mais comuns.[36] A British Society of Thoracic Imaging recomenda para diagnóstico não realizar a TC do tórax quando o exame RT-PCR é positivo, mas considerar a TC quando o RT-PCR inicial é negativo para identificar doenças coexistentes ou potenciais complicações da covid-19, como embolia pulmonar.[36]

O papel do laboratório clínico no contexto da covid-19 vai além do diagnóstico inicial e da vigilância epidemiológica.[35] Os testes bioquímicos laboratoriais de rotina, hematológicos e imunoquímicos são essenciais para avaliar a gravidade da doença, selecionar as opções terapêuticas apropriadas e monitorar a resposta ao tratamento.[35] Como o número de casos confirmados de covid-19 continua a aumentar globalmente, as anormalidades laboratoriais associadas à maior gravidade da doença estão se tornando cada vez mais evidentes e algumas podem ser consultadas na Figura 111.12.

Vários biomarcadores inflamatórios têm sido implicados na covid-19 grave, sugerindo um perfil imunoquímico consistente com a chamada "tempestade de citocinas".[35] Em resumo, a elevação de citocinas pró-inflamatórias, particularmente da IL-6 e do TNF-α, tem sido observada em pacientes com formas graves da doença e também se verificou estar significativamente associada a maior mortalidade.[35] É importante observar que as citocinas pró-inflamatórias parecem não ser apenas biomarcadores, mas também fatores causais na progressão e mortalidade da covid-19.[35] Embora a mensuração de citocinas não seja comum em prática laboratorial de rotina, marcadores bioquímicos que podem revelar inflamação, incluindo a ferritina, proteína C-reativa (PCR) e VHS têm sido encontradas com valores elevados na forma grave da covid-19 e podem ser úteis na avaliação da gravidade da doença.[35]

Níveis séricos mais altos de procalcitonina também foram observados na covid-19 grave, sugerindo o início de coinfecção ou de suprainfecção bacteriana em pacientes gravemente enfermos.[35] Além dos marcadores bioquímicos da inflamação, novas observações hematológicas sugerem que a linfopenia, a presença de elevada relação neutrófilos/linfócitos (NLR) e a relação plaquetas/linfócitos (PLR) têm potencial de prognóstico.[35] A elevação no sangue dos D-dímeros também tem sido consistentemente relatada e associada ao agravo da doença, além de a um maior risco em se desenvolver um amplo espectro de eventos tromboembólicos, nos pacientes com covid-19, incluindo microtrombose pulmonar *in situ*, trombose venosa profunda (TVP), franca embolia pulmonar (EP) e até mesmo coagulação intravascular disseminada (CIVD).[35]

Os mecanismos suspeitos envolvidos nas complicações cardiovasculares da covid-19 incluem: (a) miocardite viral; (b) lesão miocárdica direta; (c) lesão miocárdica causada por citocinas; (d) microangiopatia; e (e) exacerbação da doença arterial coronária prévia.[35] Foi observado, na China, que 12% de todos os pacientes com covid-19 clínica e 31% dos pacientes internados em UTI apresentaram lesão miocárdica aguda, conforme determinado pelo aumento sérico nos níveis de troponina I cardíaca.[40]

Os mecanismos clínicos potenciais envolvidos na disfunção hepática na covid-19 incluem: (a) danos imunomediados consequentes à resposta inflamatória grave após a infecção; (b) citotoxicidade direta em virtude da replicação viral ativa nas células epiteliais biliares que expressam ECA2; (c) hepatite hipóxica resultante de anóxia; e (d) lesão hepática induzida por drogas.[35]

A insuficiência renal aguda é rara na covid-19, mas ocorre em cerca de 0,5% a 19,1% dos pacientes, em diferentes estudos, sendo mais comum nos pacientes em ventilação mecânica em UTI.[35] De forma similar à disfunção hepática, os mecanismos fisiopatológicos envolvidos na disfunção renal, nos pacientes com a covid-19, são desconhecidos e provavelmente multifatoriais.[35] Os mecanismos potenciais incluem: (a) inflamação intrarrenal e danos decorrentes da resposta inflamatória das citocinas à infecçã;, (b) efeitos citopáticos diretos no tecido renal; e (c) interações cruzadas entre órgãos (p. ex., cardiomiopatia e miocardite viral aguda podem contribuir para a congestão das veias renais, hipotensão e hipoperfusão renal).[35] Na Figura 111.13, representamos a sucessão de eventos clínicos e laboratoriais encontrados na covid-19 moderada e grave com relação à infecção pelo SARS-CoV-2 e à resposta do hospedeiro humano.

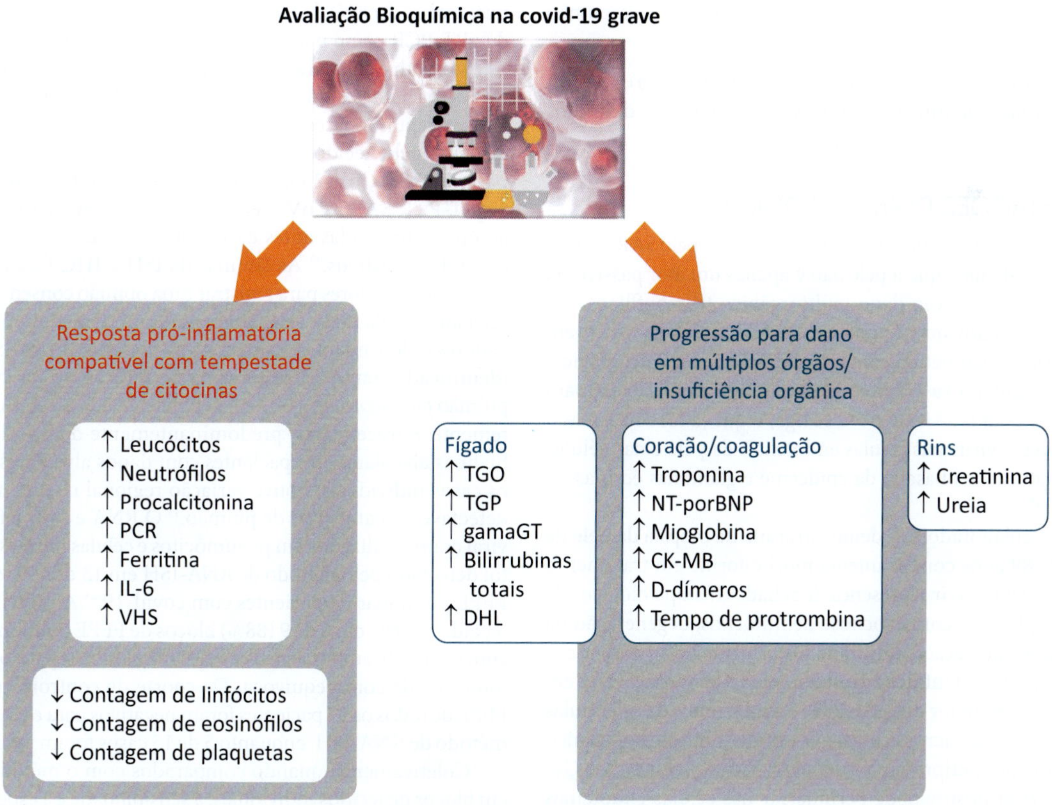

■ **Figura 111.12** Monitorização laboratorial bioquímica na covid-19.
PCR: proteína C-reativa; IL: interleucina; VHS: velocidade de hemossedimentação; CK-MB: creatinaquinase encontrada principalmente no coração.

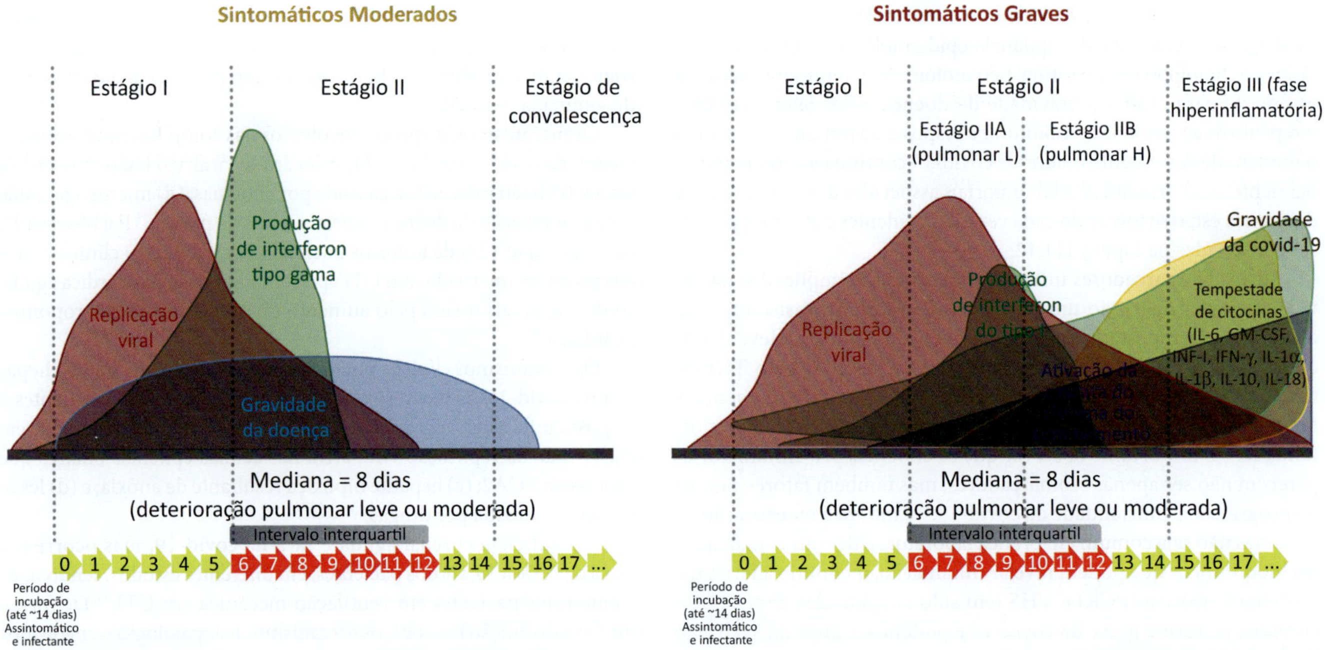

■ **Figura 111.13** Gravidade da covid-19 em representação esquemática, ao longo do tempo e características dos pacientes com doença moderada e grave.
Fonte: Adaptada de JAMA 2020;323(11):1061-69.

■ CÓDIGOS INTERNACIONAIS DE DOENÇAS (CID-10) PARA A COVID-19

- **B34.2:** infecção por coronavírus de localização não especificada.
- **U07.1:** covid-19, vírus identificado. É atribuído a um diagnóstico da covid-19 confirmada por testes de laboratório.
- **U07.2:** covid-19, vírus não identificado, clinicoepidemiológico. É atribuído a um diagnóstico clínico ou epidemiológico da covid-19, em que a confirmação laboratorial é inconclusiva ou não está disponível.

Os novos códigos U07.1 (covid-19, vírus identificado) e U07.2 (covid-19, vírus não identificado, clinicoepidemiológico), definidos pela OMS, são os marcadores da pandemia no Brasil.

■ MANIFESTAÇÕES DERMATOLÓGICAS

A pele é um dos órgãos que podem ser acometidos pelo SARS-CoV-2.[41] Atualmente, sabemos que a pele não é apenas um ator passivo na tempestade de citocinas com dano multiorgânico trombofílico, mas que ela se comporta ativamente por ser alvo das ações do vírus, em alguns pacientes, e é acometida com um padrão de epiteliotropismo e tropismo pelo endotélio vascular cutâneo, em que ambos expressam a enzima ECA, à qual o SARS-CoV-2 se liga, o que já foi confirmado pela detecção desse vírus nas células endoteliais da pele e nas células epiteliais (queratinócitos basais) da epiderme e glândulas écrinas da pele humana.[41-43]

Nishimori e colaboradores[44] demonstraram, na biópsia da pele de um paciente de 89 anos com exantema morbiliforme em tratamento de covid-19 com favipiravir, a presença de achados histopatológicos de espongiose na epiderme com exocitose de linfócitos, degeneração da camada basal por liquefação e infiltrado linfo-histiocitário perivascular na derme superior. O infiltrado celular era também observado em menor intensidade ao redor dos glândulas écrinas, dutos das glândulas na derme e ao redor do acrossiríngeo. O estudo imuno-histoquímico utilizando anticorpos antiproteína S do SARS-CoV-2 (clone:1A9; GeneTex) demonstrou positividade perinuclear nas células endoteliais da derme, na porção secretora das glândulas écrinas e no interior dos ductos écrinos.[44]

Massoth e colaboradores[43] ressaltaram que o SARS-CoV-2 é visualizado na microscopia eletrônica, porém há uma demanda crescente por técnicas amplamente aplicáveis para se visualizarem os componentes virais dentro dos espécimes de diferentes tecidos humanos. A proteína viral e o RNA podem ser detectados no tecido em parafina fixada em formalina (FFPE) usando-se a imunohistoquímica (IHC) e a hibridização *in situ* (ISH).[40] Esses autores avaliaram o desempenho dos métodos de ISH para SARS-CoV-2 e a IHC direcionados à proteína nucleocapsídeo (N) do SARS-CoV e compararam os resultados ao teste de qRT-PCR como padrão-ouro nos tecidos avaliados.[43]

Massoth e colaboradores[43] avaliaram cortes de FFPE de oito autópsias de pacientes com a covid-19, incluindo 19 amostras pulmonares e 39 extrapulmonares provenientes do coração, fígado, rim, intestino delgado, pele, tecido adiposo e medula óssea. Realizaram RNA-ISH para o SARS-CoV-2 em todos os casos e a IHC para SARS-CoV e o qRT-PCR SARS-CoV-2 em casos selecionados. Os pulmões de 37 autópsias realizadas antes da pandemia da covid-19 serviram como controles negativos.[43] As lâminas da ISH e IHC foram revisados por quatro observadores para registrar uma opinião consensual. As lâminas selecionadas da ISH e IHC também foram revisadas por quatro observadores independentes. Evidências da presença do SARS-CoV-2 foram identificadas tanto na plataforma de IHC como na ISH. Dentro do pulmão *post-mortem*, a proteína viral detectada e o RNA eram frequentemente extracelulares, predominantemente dentro das membranas hialinas alveolares, em pacientes com danos alveolares difusos. Entre os casos individuais, houve variação regional na quantidade de vírus detectável em amostras de pulmão.[43] O RNA e a proteína intracelular viral eram localizados em pneumócitos e células imunes.[43] O RNA viral foi detectado pelo método de RNA-ISH em 13 dos 19 (68%) blocos de FFPE pulmonar de pacientes com covid-19.[43] A proteína viral foi detectada na IHC em 8 de 9 (88%) blocos de FFPE pulmonar de pacientes com covid-19, embora em 5 casos a imagem histopatológica tenha sido interpretada como equívoca. Da coorte de controle, os bloqueios de FFPE de todos os 37 pacientes foram negativos para o SARS-CoV-2 pelo método de RNA-ISH, enquanto 5 de 13 casos foram positivos na IHC.[43]

Coletivamente, quando comparados com o método de qRT-PCR em blocos de tecidos individuais, a sensibilidade e a especificidade para o método da ISH foram de 86,7% e 100%, respectivamente, enquanto para o método de IHC foram de 85,7% e 53,3%, respectivamente. A variabilidade interobservador para a técnica de ISH variou de moderada a quase perfeita, enquanto para o método de IHC variou de leve a moderada. Todas as amostras extrapulmonares de casos de covid-19 positivos foram negativas para a presença do SARS-CoV-2 pelos métodos de ISH, IHC e qRT-PCR. O SARS-CoV-2 é detectável tanto pela técnica de RNA-ISH como no IHC nucleocapsídeo.[43] No pulmão, o RNA viral e a proteína do nucleocapsídeo são predominantemente extracelulares e dentro das membranas hialinas em alguns casos, enquanto as localizações intracelulares são mais proeminentes em outros órgãos. O vírus intracelular é detectado dentro dos pneumócitos, células epiteliais brônquicas e possivelmente em células imunes.[43] A plataforma de ISH é mais específica, mais fácil de analisar e sua interpretação está associada com uma melhor concordância interobservador.[43] As técnicas e métodos da ISH, IHC e qRT-PCR não detectaram o vírus no coração, fígado e rim entre os casos avaliados por Massoth e colaboradores.[43]

No entanto, o encontro de estruturas de aspecto compatível com o coronavírus na pele, pela microscopia eletrônica, só foi demonstrado até o final de dezembro de 2020, por Colmenero e colaboradores[45] estudando lesões do tipo eritema pérnio. Esses achados foram questionados por Brealey e Miller,[46] que argumentaram que a estrutura observada por Colmenero e colaboradores[45] na pele de paciente com lesão de perniose se tratava de uma estrutura celular normal, denominada "vesículas revestidas de clatrina (CCV)", as quais intermedeiam o transporte vesicular de moléculas como proteínas, entre organelas na rede subcelular pós-complexo de Golgi conectando a rede transcomplexo de Golgi, como endossomos, lisossomos e a membrana celular. Assim, até o momento, podemos encontrar na pele sinais moleculares de componentes do SARS-CoV-2, mas as evidências de estruturas virais infectantes inteiras ainda são escassas.

Rongioletti e colaboradores[41] estimam que a incidência global de envolvimento cutâneo na covid-19 seja entre 1% e 2%, enquanto as taxas de prevalência variaram de 0,2%, em uma coorte de pacientes chineses;[47] 1%, em pacientes na França;[48] a 20,4%, em um estudo italiano.[49]

Algumas manifestações cutâneas podem surgir antes do início dos sintomas respiratórios na covid-19, sugerindo, assim, uma possível chave para o diagnóstico da doença e seu prognóstico.[50] Lesões eritema pérnio-símile, na casuística inicial do grupo Espanhol, de Galván-Casas,[50] surgiram em 59% dos pacientes com covid-19, que as tiveram, após outros sintomas da doença, sendo, assim, uma expressão dermatológica tardia e relacionada a caso com a covid-19 menos grave ou a crianças assintomáticas em contato com familiares que tiveram a doença sintomática.

Uma classificação racional para as manifestações dermatológicas na covid-19 foi apresentada por Rokea A. el-Azhary, em editorial no *International Journal of Dermatology*.[51] A autora propôs que, sob os conhecimentos atuais, podemos simplificar a classificação das manifestações cutâneas da covid-19 em duas categorias, com base na fisiopatologia e nos processos reativos da doença:

1. **Vasculopatias:** com base na fisiopatologia, as apresentações de eritema pérnio-símile, livedo, púrpura retiforme ou lesões hemorrágicas são todas consideradas variações de vasculopatias leves a moderadas, ou o espectro da covid-19 grave. Todas são doenças vasculares que começam com dano endotelial acral e trombos microvasculares e podem ser bastante leves, mas podem progredir para uma trombose sistêmica grave em vasos sanguíneos venosos e arteriais maiores, com prognóstico ruim. Na Figura 111.14, demonstramos esse espectro que se relaciona ao predomínio de ação de citocinas inflamatórias ou à imunotrombose, determinando diferentes quadros cutâneos.
   Nesse contexto, as lesões tipo eritema pérnio ou livedo reticular, geralmente, ocorrem em pacientes com RT-PCR negativo, sorologia negativa e os pacientes são assintomáticos ou têm covid-19 leve, com a doença caminhando para resolução ou progredir eventualmente para doença mais grave. Já pacientes com necrose endotelial acral (púrpura acral) têm trombose microvascular, geralmente testes para covid-19 positivos e quadros moderados de covid-19.

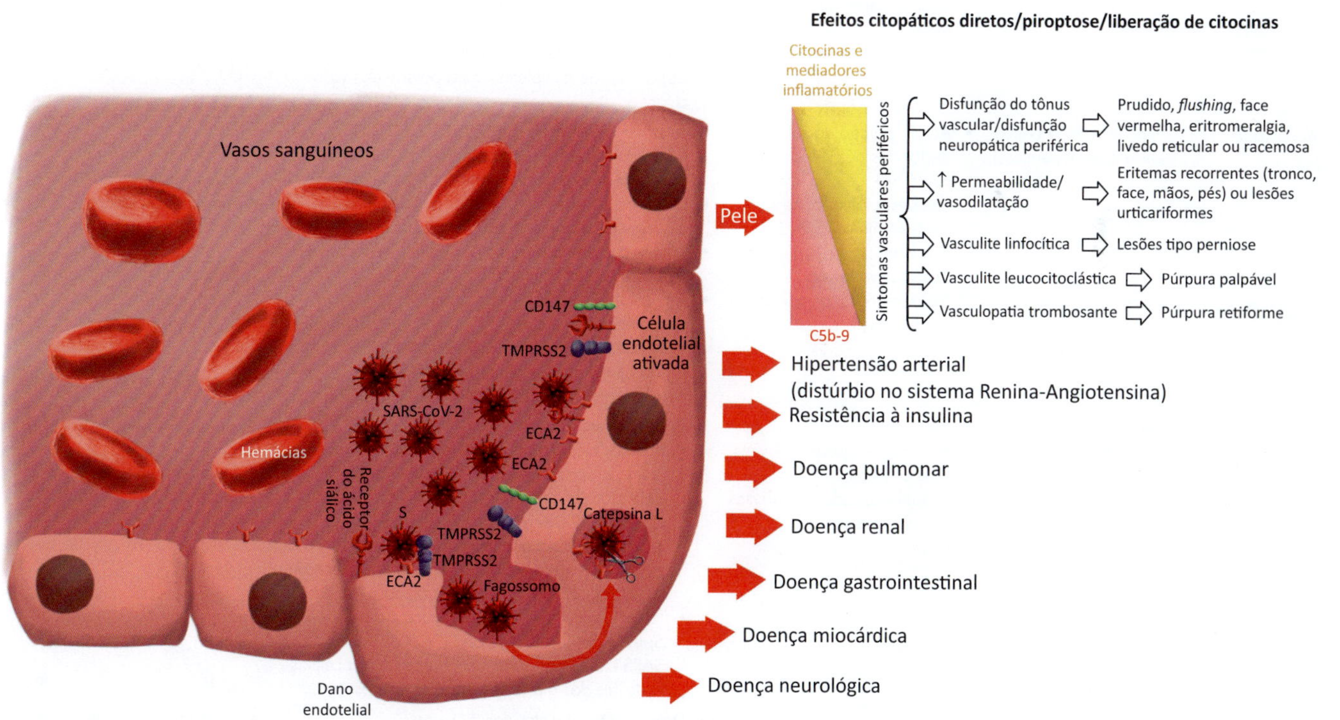

■ **Figura 111.14** A predominância de efeitos citopáticos pelo vírus e/ou ativação da cascata do complemento gerando complexo de ataque à membrana das células (MAC, C5b-9) determinando dano endotelial, pró-coagulação e trombose (imunotrombose) com lesões de acroisquemia, púrpura retiforme (vasculopatias obliterantes) e lesões cutâneas decorrentes dos efeitos de citocinas pró-inflamatórias e mediadores inflamatórios ou imunocomplexos causando prurido, exantemas, lesões urticariformes, erupções papulovesiculosas, eritema pérnio e vasculites.

Os pacientes com livedo racemoso, acroisquemia, gangrena seca e púrpura retiforme são pacientes com coagulopatias sistêmicas, CIVD, elevação proeminente nos D-dímeros (> 1.000 mg/dL), apresentando covid-19 sistêmica e grave, com pior prognóstico, podendo desenvolver acidente cerebrovascular, TVP e EP; portanto, formas críticas da covid-19 que requerem, geralmente, internação em UTI.[51-54]

2. **Lesões cutâneas reativas:** as apresentações como lesões urticariformes, exantemáticas morbilliformes e papulovesiculares são manifestações reativas à infecção pelo SARS-CoV-2, a outros vírus por coinfecção, ou a uso concomitante de medicamentos (farmacodermias). Normalmente, essas manifestações se resolvem quando a infecção cede.

Do ponto de vista clinicopatológico, Rongioletti e colaboradores[41] propuseram uma classificação com base em grandes séries de casos publicadas: o grupo Espanhol[50] e a Liga Internacional das Sociedades de Dermatologia (ILDS, do inglês Internacional Legue of Dermatological Societies),[55] que dividem as manifestações dermatológicas associadas à covid-19/infecção pelo SARS-CoV-2 em cinco grandes grupos, conforme listadas no Quadro 111.7. É de se ressaltar que nenhuma dessas manifestações é patognomônica da covid-19, podendo ocorrer em outros contextos de doenças sistêmicas ou cutâneas.

No estudo de casuística publicado pela ILDS,[55] que incluiu 716 pacientes, foram detectadas as frequências dos seguintes achados cutâneos: exantema morbiliforme (22%); perniose-símile (18%); lesões urticariformes (16%); eritema macular (13%); erupção vesicular (11%); erupção papuloescamosa (9,9%); e púrpura retiforme (6,4%).

Aspectos referentes aos aspectos clínicos, histopatológicos e sua associação com o curso temporal e gravidade da covid-19 são demonstrados no Quadro 111.8 e esquematizados na Figura 111.15.

Quadro 111.7 Classificação clinicopatológica proposta por Rongioletti e colaboradores.[41]

Lesões eritema pérnio-símile	
Lesões (acro)isquêmicas, livedo racemoso, lesões necróticas ou hemorrágicas	
Erupções exantemáticas	▪ Papulovesiculosas/vesiculosas ou variceliformes ▪ Exantema eritematoso ou maculopapuloso ou morbiliforme ▪ Lesões urticariformes ▪ Erupção petequial ou purpúrica
Lesões mucocutâneas relacionadas à síndrome inflamatória multissistêmica (doença de Kawasaki atípica)	
Miscelânea	▪ Erupção pitiríase rósea-símile ▪ Lesões papuloescamosas digitadas ▪ Livedo reticular transitório ▪ Lesões tipo eritema nodoso/síndrome de Sweet ▪ Lesões tipo eritema nodoso

Quadro 111.8 Características clínicas e histopatológicas das manifestações dermatológicas e sua relação com o curso da covid-19.

Fisiopatogenia	Manifestação cutânea	Apresentação clínica	Achados histopatológicos	Curso em relação à covid-19
Vasculopáticas (microtrombose)	Lesões isquêmicas/livedo racemoso/púrpura retiforme/gangrena seca acral	▪ Lesões acrais agudas e dolorosas; bolhas hemorrágicas frequentes; possível progressão para acometimento cutâneo extenso	▪ Necrose epidérmica ▪ Vasculopatia trombótica de pequenos e médios vasos da pele (vênulas e artérias de pequeno calibre) na derme superficial e profunda ▪ Necrose de glândulas écrinas ▪ Leve infiltrado inflamatório linfocitário perivascular ▪ Ausência de sinais de vasculite leucocitoclástica ▪ Deposição de complemento na parede dos vasos cutâneos	▪ Doença grave ou crítica; mortalidade em torno de 10% em série espanhola

Vasculíticas	Erupção eritema pérnio-símile (pseudoperniose)	▪ Acrais: porção dorsal dos dedos dos pés ("dedos da covid-19"), porção lateral dos pés, plantas e menos frequentemente os dedos das mãos
		▪ Sintomas variáveis: assintomáticos, pruriginosas ou dolorosas
			▪ Infiltrado inflamatório perivascular nos vasos da derme superficial e profunda, com linfócitos intramurais e edema endotelial ("vasculite linfocítica")
			▪ Dermatite de interface vacuolar com esparsos queratinócitos apoptóticos (necróticos)
			▪ Ausência da evidência de trombose difusa na pele ou vasculite leucocitoclástica
			▪ Às vezes, presença de microtrombos nos vasos capilares da derme superficial e necrose epidérmica nas lesões acrais que se sobrepõem com lesões de padrão livedoide/isquêmico/necrótico
			▪ Imunofluorescência direta negativa
				▪ Crianças e pessoas jovens:
				  ▪ assintomáticas ou
				  ▪ com doença leve
				▪ Adultos mais idosos:
				  ▪ Frequentemente em associação com lesões isquêmicas em doença com espectro mais grave

	Erupções eritema multiforme-símile	▪ Variável:
		  ▪ Acrais em pessoas jovens e crianças
		  ▪ Generalizadas em adultos com mais idade
			▪ Tipo acral em pacientes mais jovens:
			  ▪ Padrão "mini pérnio-símile" (*mini-chilblain pattern*) (termo proposto pelo Dr. Raffaele Gianotti, dermatopatologista, em Milão, Itália): infiltrado linfocitário CD3+ perivascular superficial e profundo, com acometimento periécrino, glândulas e ductos e algumas discretas alterações vasculopáticas com pequenos trombos capilares
			  ▪ Positividade na imunohistoquímica para a proteína Spike e do nucleocapsídeo (N) do SARS-CoV-1/SARS-CoV-2 nas células endoteliais e nas células epiteliais das glândulas e ductos écrinos
				▪ Doença moderada em jovens
				▪ Doença sintomática com curso variável em adultos

	Manifestações mucocutâneas da síndrome Inflamatória multissistêmica (doença de Kawasaki atípica)		▪ Dois padrões distintos nas biópsias:
			  ▪ Vasculite leucocitoclástica
			  ▪ Eritema multiforme-símile
				▪ Sintomas e sinais de doença multiorgânica em crianças
				▪ Frequentemente RT-PCR nasofaríngeo negativo
				▪ Um caso descrito em paciente adulto

(Continua)

Quadro 111.8 Características clínicas e histopatológicas das manifestações dermatológicas e sua relação com o curso da covid-19. (Continuação)

Fisiopatogenia	Manifestação cutânea	Apresentação clínica	Achados histopatológicos	Curso em relação à covid-19
Reativas	Erupções com eritema confluente ou maculopapulosas ou morbiliformes	▪ Disseminadas na pele ▪ Tendem a poupar as palmas e plantas e mucosas	▪ Características variadas consistentes com exantemas virais: ▪ Espongiose, vacuolização da camada basal da epiderme, infiltrado linfocitário perivascular com alguns neutrófilos e eosinófilos nas lesões iniciais ▪ Histiócitos intersticiais nas lesões mais longevas ▪ Vasculite linfocítica ▪ Características de doença de Grover-símile ▪ Microtrombos (raramente)	▪ Doença inicial e sintomática, geralmente curso mais moderado a grave ▪ Adultos
	Erupções urticariformes	▪ Urticas disseminadas de pequeno ou grande tamanho	▪ Características variadas desde espongiose com infiltrado perivascular à dermatite de interface (dois casos) até vasculite de pequenos vasos (urticária vasculite) ▪ Eosinofilia tecidual variável	▪ Geralmente doença de moderada a grave ▪ Presença de eosinófilos é sugerida como de melhor prognóstico
	Erupção vesicular ou varicela-símile ou papulovesiculosa	▪ Difusa, envolvimento do tronco é uma constante ▪ Pruriginosa	Lesões iniciais: ▪ Degeneração vacuolar da camada basal da epiderme ▪ Queratinócitos hipercrômicos, multinucleados com muitas células disqueratóticas (apoptóticas) ▪ Infiltrado inflamatório mínimo ou ausente Lesões já bem estabelecidas: ▪ Vesículas intraepidérmicas contendo queratinócitos multinucleados e balonizados, com células acantolíticas e disqueratóticas (similares às infecções herpéticas ou doença de Grover pseudo-herpes)	▪ Curso imprevisível ▪ Em série espanhola, houve doença pulmonar grave em 42% dos pacientes, com 13,6% fatais em uma série italiana
	Erupção petequial ou purpúrica	Variável: ▪ Início periflexural ▪ Limitada aos membros inferiores, ou ▪ Generalizada	Dois tipos de padrões diferentes em algumas poucas biópsias realizadas: ▪ Infiltrado perivascular superficial com linfócitos, hemorragia (extravasamento de hemácias), edema da derme papilar e algumas células disqueratóticas na ausência de vasculopatia ▪ Vasculite leucocitoclástica	▪ Doença sintomática com curso em geral benigno
	Miscelânea: ▪ Pitiríase rósea-símile ▪ Erupção papuloescamosa digitiforme ▪ Moteamento macular (neonatos) ▪ Síndrome de Sweet atípica ▪ SDRIFE-símile (exantema intertriginoso e flexural) ▪ Lesões urticadas em cotovelos ▪ Erupção folicular generalizada sem pústulas com prurido ou queimação ▪ Eritrodisestesia palmoplantar	▪ Relatos de casos com morfologia específica	Geralmente não foram biopsiadas Na forma papuloescamosa digitiforme: ▪ Espongiose epidérmica com vesículas espongióticas contendo linfócitos e células de Langerhans ▪ Edema da derme papilar e infiltrado superficial linfohistiocítico Na síndrome de Sweet atípica: ▪ Dermatose neutrofílica superficial e profunda ▪ Biópsia de mácula revelou infiltrado inflamatório linfocitário ao redor dos vasos sanguíneos da derme e glândulas écrinas	▪ Associadas com doença sintomática, porém, curso aparentemente benigno ▪ Apenas um caso relatado com evolução fatal (erupção papuloescamosa digitiforme)

Lesões eritema pérnio (perniose)-símile

Estas lesões geralmente se associam a resultados da RT-PCR de material nasofaríngeo e sorológicos negativos,[35,56-58] o que pode explicar um envolvimento limitado da imunidade adaptativa em pacientes jovens com doença leve ou assintomática.[59] Em um estudo prospectivo espanhol, apenas 14,8% dos pacientes com essas lesões tiveram RT-PCR para o SARS-CoV-2 positivo.[60] É mais comum em crianças, mas pode ser vista em adultos sintomáticos (Figura 111.16).

As lesões desse tipo foram uma das mais relatadas em séries de casos sobre manifestações cutâneas da covid-19, especialmente no Hemisfério Norte, de forma que ocorreu em 19% da série Espanhola[50] e 18% na série da International League of Dermatological Societies.[55]

Essas lesões surgem tardiamente no curso da doença em casos leves de covid-19, durando entre 10 e 14 dias e, às vezes, persistindo por alguns meses, mas, em geral, se associam com um bom prognóstico.[35]

Uma teoria interessante sugere que o sistema imune inato está implicado por intermédio de uma resposta precoce de IFN-I, mediada pela resposta do hospedeiro, barrando precocemente a replicação do SARS-CoV-2, mas produzindo uma microangiopatia periférica, clinicamente visível como lesões semelhantes à perniose.[60] O sistema imune adaptativo não intervém, o que explica a falta de anticorpos específicos na maioria dos pacientes.[35] A resposta inata do hospedeiro eficaz também explica o curso indolente da infecção, na maioria dos pacientes jovens, pois a maioria apresenta *swabs* nasofaríngeos negativos ou são assintomáticos para a covid-19.[35] Por outro lado, sabemos que os níveis de IFN-I aumentam com a idade; assim, em pessoas idosas, uma ativação excessiva da via do IFN pode ser deletéria, ou seja, deflagar a "tempestade de citocinas", característica dos pacientes sintomáticos da covid-19.[61]

Também foi proposta uma reação imunomediada retardada ao vírus, em pacientes com predisposição genética;[62] no entanto, alguns

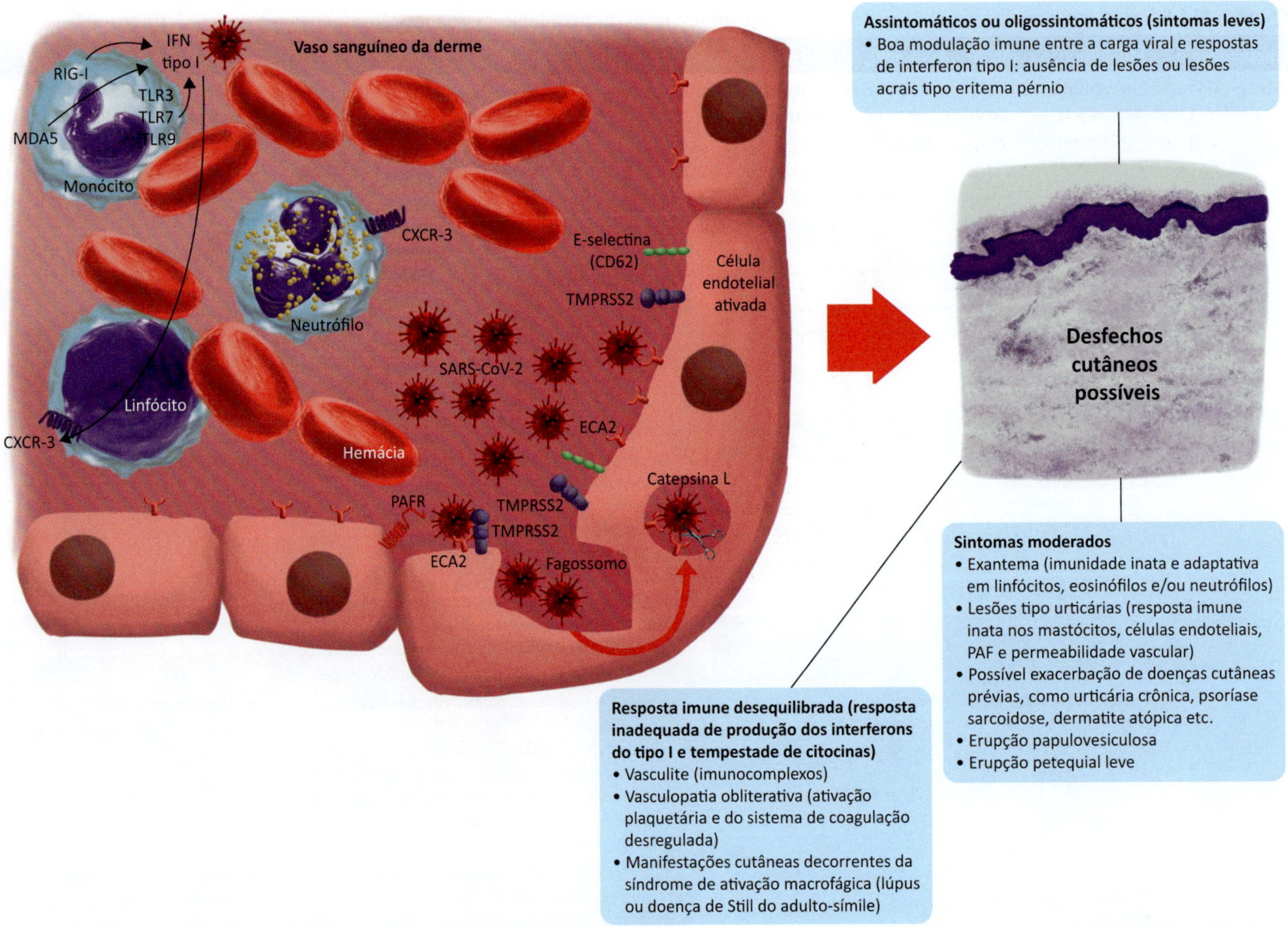

■ **Figura 111.15** Características do acometimento cutâneo e sua relação com a gravidade da covid-19 ou infecção pelo SARS-CoV-2.

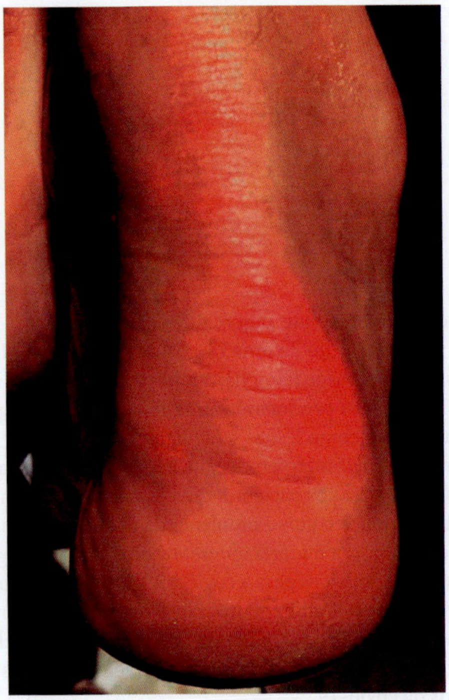

■ **Figura 111.16** Paciente com covid-19 com lesão tipo perniose no calcanhar.

autores sugeriram que mudanças no estilo de vida, consequentes às medidas de *lockdown* e quarentena, poderiam, por si próprios, ser os responsáveis pela ocorrência das lesões do tipo perniose.[35,63] Vários fatores de risco para o desenvolvimento de lesões do tipo perniose foram relatados em uma pesquisa belga, incluindo a redução da atividade física, um estilo de vida mais sedentário e o andar descalço ou usando apenas meias.[56,64]

A pele é uma chave para novas descobertas sobre a imunologia humana. Em junho de 2020, publicamos um artigo de revisão,[61] no qual abordávamos, frente às características de lesões tipo perniose, a possibilidade de um comportamento de alguns pacientes similar ao de portadores de interferonpatias tipo I, com ganho (GOF) ou perda (LOF) de função gênica. Em novembro de 2020, Hubiche e colaboradores[65] estudaram 40 pacientes com lesões eritema pérnio-símile, em Nice, na França, durante o período da pandemia. A maioria dos pacientes era composta por indivíduos jovens, com idade média de 22 anos (12 a 67 anos), sendo 19 homens e 21 mulheres. A apresentação clínica foi similar em todos, especialmente quanto aos dedos dos pés, com bolhas em 11 pacientes, acrocianose ou dedos frios em 19 (47,5%) e evolução para áreas de pele necrótica em 11 pacientes. O tempo médio entre os sinais clínicos suspeitos da presença da covid-19 e o início das lesões do tipo eritema pérnio símile foi de 18,5 dias.

Houve agregação de casos familiares em duas famílias, respectivamente, em uma, dois irmãos e, em outra, pai e filha.[65] O exame de RT-PCR para o SARS-CoV-2 de amostras de *swab* nasofaríngeo e amostras fecais foi negativo em todos os pacientes, e os exames sorológicos para o SARS-CoV-2 foram positivos em apenas 12 pacientes (30%) [IgM em 1,

IgA em oito e IgG em cinco pacientes].[65] As concentrações séricas dos D-dímeros estiveram elevadas em 24 pacientes (60%, com 5 acima de 500 µg/mL e 3 acima de 2.000 µg/mL).[65] As pesquisas de crioglobulinas, anticorpos antifosfolípides, fator antinúcleo (FAN), dosagem do complemento (C3, C4, CH50) e a sorologia para o parvovírus B19 foram negativas ou normais em todos os pacientes.[65]

Nas biópsias cutâneas de 19 dos seus 40 pacientes, Hubiche e colaboradores[65] encontraram padrões semelhantes; entre eles, duas características principais: (a) inflamação linfocitária; e (b) dano vascular na derme semelhante a lesões de perniose lúpus-símile/interferonpatia. De relevância, foi o achado de dermatite de interface na porção intraepidérmica do acrossiríngeo, em 15 (83%) dos 19 pacientes biopsiados, achado geralmente raro na perniose lúpica. Em todos os casos, as paredes das vênulas estavam moderadamente espessadas, especialmente na derme papilar e reticular.[65]

Nesses pacientes, o estudo de IHC demonstrou proliferação de células marcadas positivamente para actina do músculo liso e com marcação negativa para marcadores endoteliais (CD34 e CD31), sugerindo hiperplasia dos pericitos. Em cinco pacientes, foram encontrados achados positivos na imunofluorescência direta (IFD), com deposição granular de C3 e IgM na parede dos capilares da derme superficial e apenas C3 em outros casos estudados.[65] Vale ressaltar que esse é um achado frequente também em doença vaso-oclusiva da microcirculação cutânea, a vasculopatia livedoide, fora do contexto da covid-19.

Foram executados testes de estimulação para produção de interferon por meio da coleta de amostras de sangue total no dia do exame clínico, e 1 mL do sangue foi estimulado com anticorpo anti-CD3 para estímulo de células T e R848 como agonista dos TLR7/8.[65] Após incubação por 16 a 24 horas e posterior centrifugação, o soro e o plasma não estimulados e o soro estimulado foram congelados a -20 °C.[65] Posteriormente, o sobrenadante dessas amostras com e sem estímulo foi analisado para a mensuração de citocinas usando-se o sistema de análise ELL (ProteinSimple®) para a detecção do IFN-α2.[65] Os autores encontraram um aumento significativo na produção do INF-α2 após a estimulação *in vitro* dos linfócitos do sangue dos pacientes, comparados com pacientes com covid-19 aguda com RT-PCR positivo com uma gravidade de doença entre moderada a grave.[65] Esses resultados, não mudaram quando os pacientes foram pareados pela idade. Além disso, não houve diferença na resposta de produção do IFN-α2 entre os pacientes com lesões tipo eritema pérnio-símile que desenvolveram anticorpos contra o SARS-CoV-2 (média[variação] 953,9[224-2.414] pg/mL; mediana, 765 pg/mL) e naqueles que não desenvolveram anticorpos (média[variação] 1.132,0 [3,3-4.086] pg/mL; mediana, 765 pg/mL). O curso das lesões cutâneas tipo eritema pérnio-símile foi favorável em todos os pacientes, com resolução completa das lesões (nos 40), mas 14 pacientes (35%) permaneceram com dedos frios ou acrocianose por um tempo de seguimento de (média[variação], 27[18 a 68] dias).[65]

O estudo de Hubiche e colaboradores[65] trouxe a confirmação de uma importante constatação de que essas lesões de eritema pérnio-símile, entre os pacientes com formas leves, em geral, da covid-19, têm um comportamento de características clínicas e biológicas e achados histológicos, sugerindo que o vírus induz uma interferonopatia tipo I.

De fato, as lesões perniose-símile são uma das marcas registradas da apresentação clínica das interferonopatias do tipo I genéticas. É de se notar que as lesões do tipo perniose observadas nesse tipo de interferonopatias são conhecidas por serem, às vezes, mais graves, com lesões bolhosas e necrose, como foram observadas em alguns dos casos de Hubiche e colaboradores.[65] Os INF-I são cruciais na resposta precoce contra as infecções virais, embora uma resposta de IFN-I inadequada possa contribuir para evolução clínica de forma negativa. Hubiche e colaboradores[65] observaram uma resposta significativamente maior de produção do IFN-α2 nos pacientes com lesões do tipo eritema pérnio-símile, em comparação com os pacientes que tiveram covid-19 clínica de forma grave. A produção de IFN-α é maior na infância e nos jovens adultos e, depois, diminui com a idade.[65]

Casos graves da covid-19, frequentemente observados em populações mais idosas, em geral, se associam a um defeito na resposta da produção do IFN-I, propiciando uma proliferação descontrolada do vírus.[65] Outros autores notaram que os casos graves de covid-19 em homens jovens foram associados com a perda de variantes de função (LOF) associada a uma alteração na resposta de produção do IFN-I.[17] Isso está de acordo com o fato de que, ao que sabemos, as lesões eritema pérnio-símile não foram relatadas na literatura, em nenhuma forma moderada e grave da covid-19.[65] A resposta exagerada de produção do IFN-I pode explicar também a taxa relativamente baixa de soropositividade nesses pacientes, pois eles seriam capazes de clarear o vírus do organismo antes que ocorra a resposta da imunidade humoral.[65]

Lesões acro-isquêmicas/livedo-símile ou livedo racemosa/lesões necróticas (púrpura retiforme)

Este grupo de lesões é caracterizado por uma apresentação aguda e dolorosa, incluindo formas de manchas purpúricas e retiformes, as quais são precedidas por livedo racemoso, algumas com bordas angulares; na maioria das vezes, nos pés e dedos dos pés; e, menos frequentemente, nos dedos e mãos.[35] A progressão para a formação de bolhas e gangrena seca é frequente (Figuras 111.17, 111.18 e 111.19). Um espectro contínuo tem sido postulado, variando de manifestações leves em forma de pernioses (*chilblain-like lesions*) até a gangrena seca.[34] Os primeiros casos foram relatados em pacientes chineses gravemente pacientes (idade média de 59 anos);[66] depois, em 6% dos pacientes espanhóis da covid-19;[50] e em três pacientes dos Estados Unidos, apresentando uma erupção difusa em forma de púrpura, livedo racemoso-símile envolvendo o tórax, nádegas e extremidades.[67]

O prognóstico das lesões acroisquêmicas é grave, estando associado a um estado de hipercoagulação.[35] Níveis elevados de D-Dímeros, fibrinogênio e produtos de degradação do fibrinogênio são geralmente encontrados, junto com tempo prolongado de protrombina no cenário clínico de CIVD.[35] Na série de casos espanhola, a taxa de mortalidade foi de aproximadamente 10%,[50] enquanto o tempo médio desde o início da acroisquemia até o óbito, em outro estudo chinês, foi de 12 dias.[68] Balestri e colaboradores[69] relataram o caso de uma mulher com covid-19 de 74 anos de idade que desenvolveu lesões acrais necróticas. Os autores descreveram que ela se recuperou completamente, sem implicações sistêmicas, como o paciente nosso aqui demonstrado (Figura 111.17), exceto pela amputação de alguns dedos.

As lesões acroisquêmicas/necróticas estão relacionadas à ativação do sistema de coagulação em virtude do SARS-COV-2,[35,67] envolvendo tanto as vias alternativa como a da lectina do sistema do complemento, gerando o complexo de ataque à membrana (MAC, C5b-9), o que causa dano endotelial e ativação plaquetária e do sistema de coagulação.[35] Esta pode causar lesões microvasculares, embora a fisiopatologia ainda não esteja totalmente esclarecida.[35]

Erupção vesicular ou papulovesiculosa ou variceliforme

É considerada a mais específica erupção cutânea difusa associada à covid-19.[35,41] Isso foi inicialmente descrito em uma série de casos de 22 pacientes italianos covid-19-positivos[70] e até 9% dos pacientes espanhóis de meia-idade.[50] Uma revisão sistemática confirmou uma prevalência que varia de 11% a 18% entre os pacientes de covid-19.[44] O significado no prognóstico é variável, pois 42% dos pacientes espanhóis desenvolveram pneumonia,[50] e 13,6% dos pacientes italianos morreram de covid-19.[70]

A erupção é caracterizada por pequenas vesículas monomórficas dispersas, muito semelhantes à varicela, com envolvimento constante do tronco e prurido de intensidade leve a ausente, surgindo 3 dias após os achados sistêmicos terem se desenvolvido e desaparecendo em cerca de 8 dias e sem deixar lesões cicatriciais.[35,41] Além dessa típica erupção vesicular, um padrão mais polimorfo, que inclui pápulas e pústulas, foi recentemente descrito.[70] Em alguns pacientes, a erupção lembra a doença de Grover ou lesões semelhantes a herpes.[35,41]

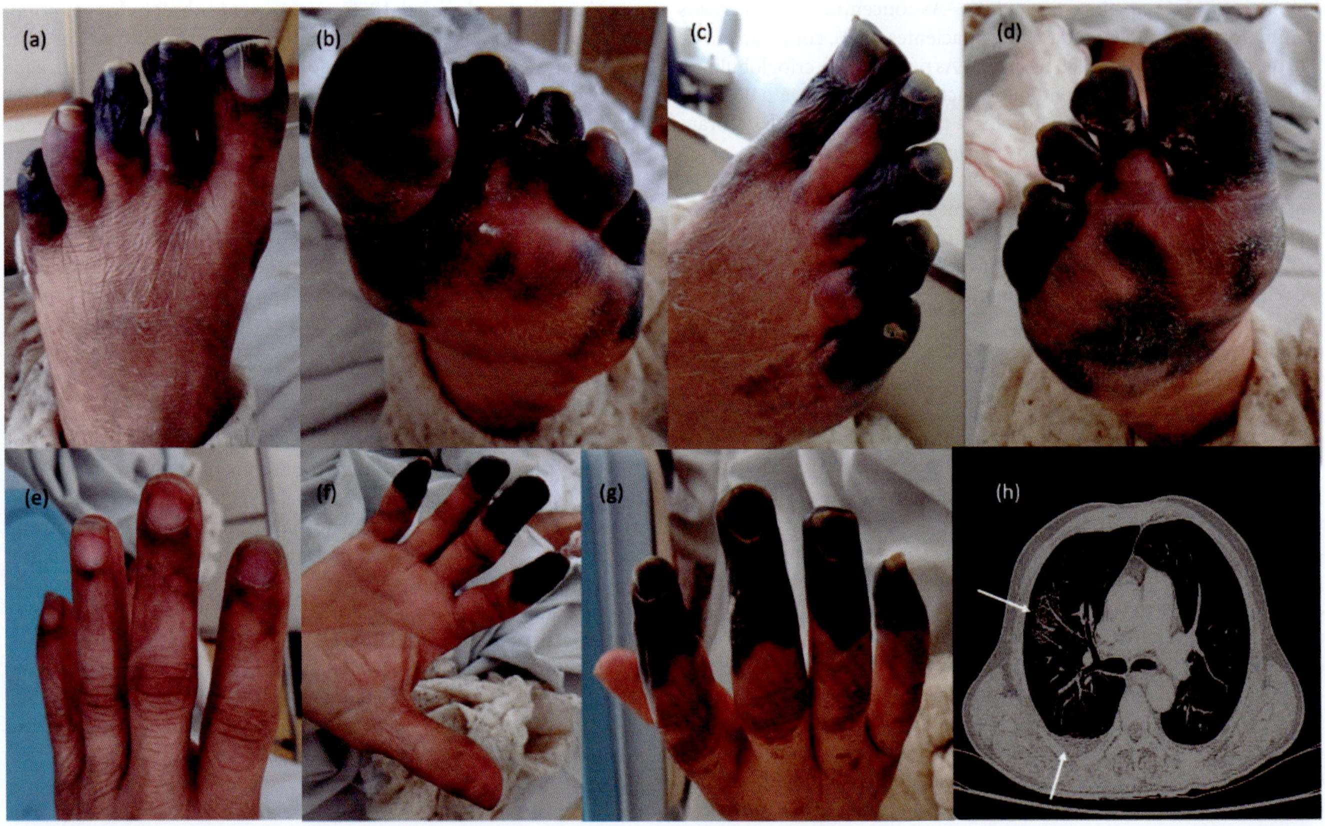

■ **Figura 111.17** Lesões de acroisquemia (gangrena seca) em paciente que sobreviveu à covid-19. Gangrena acral seca nos dois pés de nosso paciente (**a-d**), lesões fixas eritematosas-violáceas nos dedos da mão esquerda (**e**) e gangrena seca digital nos dedos da mão direita (**f-g**). Tomografia computadorizada torácica mostrando o vidro fosco no pulmão esquerdo (seta branca superior) e a consolidação pulmonar posterior (seta branca inferior).

Fonte: Caso clínico em colaboração com os doutores Eduardo Lacaz Martins, José Maria Duarte Zacarias, Rodrigo Scabora, Jefferson Alfredo de Barros e Mariângela Cristina Crispino Barata.

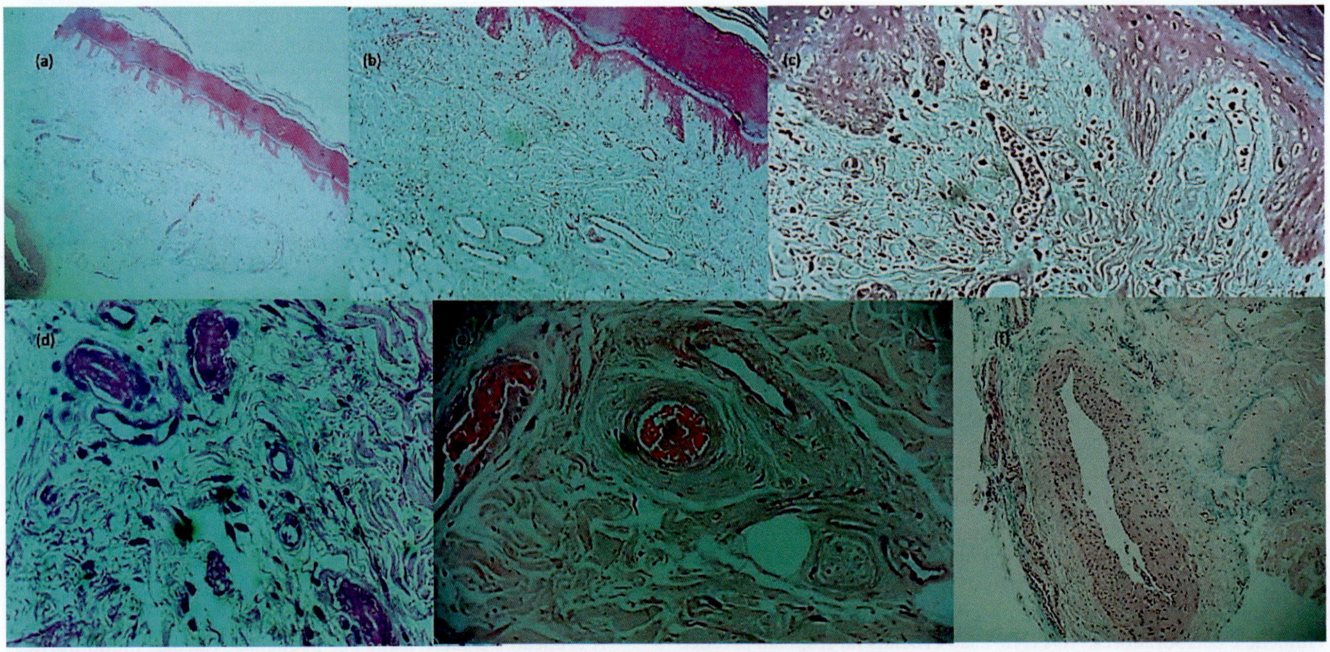

■ **Figura 111.18** Imagens histopatológicas da biópsia da pele. **(a)** Uma pele total pálida consequentemente à necrose (coloração pela hematoxilina-eosina corada, HE, 40x, OM); **(b)** infiltrado inflamatório escasso na derme (HE,100x, OM); **(c)** congestão nos vasos sanguíneos dérmicos superficiais (HE, 200x, OM); **(d-e)** trombos intraluminosos nos vasos sanguíneos dérmicos (HE, 400x, OM); **(f)** vaso arterial de tamanho médio, sem oclusão intraluminal na transição dérmico-hipodérmica (HE, 400x, OM).

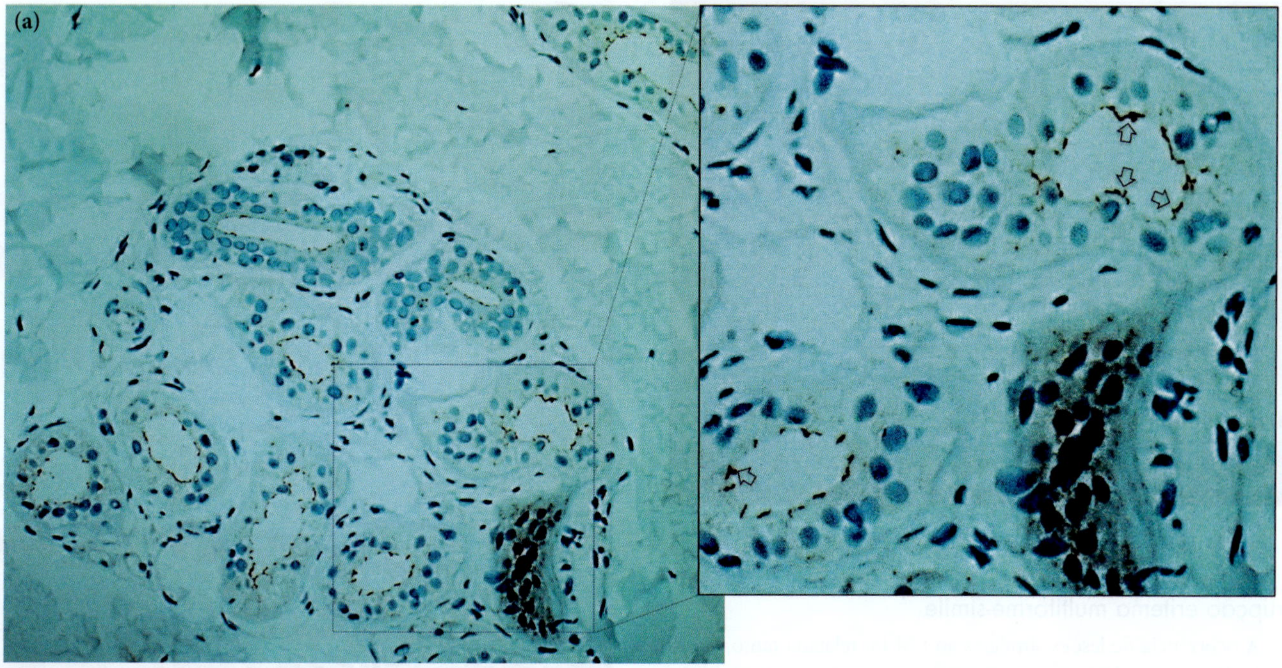

■ **Figura 111.19** Imagens histopatológicas da biópsia da pele do paciente da Figura 111.17. Estudo imunohistoquímico realizado pelo professor Raffaele Gianotti, dermatopatologista, da Clinica Dermatologica, Università degli Studi di Milano, Itália, em colaboração com nosso grupo da Faculdade de Medicina do ABC (FMABC). **(a)** Técnica de imunohistoquímica utilizando anticorpos contra o nucleocapsídeo (N) do SARS-CoV-2 (400x, OM). Observar as glândulas écrinas (azul claro) com imunomarcação na porção interna do ducto para o nucleocapsídeo viral na membrana das células epiteliais écrinas, na porção interna das glândulas, com coloração castanho-escura (demonstrado pelas setas na ampliação da imagem no lado direito). Observar o infiltrado linfo-histiocitário em torno de um conjunto de glândulas écrinas na porção inferior direita.

A interação viral com a ECA2 parece capaz de induzir acantólise e disqueratose, sendo uma das explicações para esse tipo de erupção.

Exantemas eritematosos ou maculopapular ou morbiliformes

Erupção eritematosa levemente pruriginosa é a manifestação cutânea mais frequente associada à covid-19, embora menos específica.[35,41] O primeiro estudo a relatar sua ocorrência foi um trabalho italiano que a descreveu em 16% dos pacientes,[49] enquanto dois estudos espanhóis relataram uma prevalência variando de 30%[72] a 47%.[50] Uma revisão sistemática avaliou uma prevalência de 44%;[73] entretanto, na maioria dos trabalhos, a terminologia é variável,[34] indo da erupção eritematosa, à erupção maculopapular ou à erupção morbiliforme. A erupção poupa a pele palmoplantar e as mucosas.[35,41] Caracteristicamente, ela aparece num estágio tardio da doença, dura cerca de 9 dias e parece estar associada a um curso mais severo.[35,41] É incomum entre as crianças covid-19-positivas.[35,41]

Postula-se que partículas virais do SARS-CoV-2 que circulam no sangue de pacientes com covid-19 possam chegar aos vasos cutâneos, onde desencadeiam uma vasculite linfocítica.[74] A deposição de imunocomplexos e de citocinas liberadas pelo estado inflamatório pode produzir alterações semelhantes às que ocorrem na arterite trombofílica.[35,41] Os queratinócitos podem ser um alvo secundário, após a ativação das células de Langerhans, induzindo, assim, um espectro de diferentes manifestações clínicas e patológicas, indo da simples vasodilatação e espongiose à vasculite linfocítica e formação de microtrombos.[35,41]

Também se propõe a possibilidade de que a fisiopatologia do desenvolvimento de erupções tipo exantema nos pacientes com covid-19 possa ter semelhança com os mecanismos encontrados nas lesões de eritema multiforme (EM) associadas à infecção pelo vírus do herpes simples (EMAH).[75,76] Após a infecção por esse vírus (HSV), o DNA viral pode ser fragmentado e esses fragmentos podem ser transportados a locais da pele distantes da infecção viral inicial pelas células mononucleares do sangue periférico (PBMC).[75,76] Linfócitos Th1 CD4+ específicos do HVS são recrutados pelo antígeno viral até a pele e iniciam uma cascata inflamatória, a qual induz o desenvolvimento do EMAH.[75]

Na infecção pelo SARS-CoV-2, embora ainda sejam controversos os estudos sobre a presença do vírus íntegro nas lesões cutâneas, células T CD4+ e CD8+ hiperativas foram encontradas no sangue de pacientes por intermédio da citometria de fluxo.[75] Além disso, a concentração de células Th17 CCR4 e CCR6 positivas está aumentada.[75] O CCR4 tem sido implicado na migração das células T para a pele, e seu ligante, o CCL17, é expresso nas células endoteliais.[70] Assim, células T específicas do vírus na circulação podem ser recrutadas para o tecido cutâneo.[75] Esses achados sugerem que os exantemas possam ser causados por células T específicas do vírus.[75]

Erupções urticariformes

Apesar de poucas evidências publicadas ainda, pode-se dizer que a urticária aguda ou as lesões urticariformes, embora não específicas, foram relatadas como um achado clínico prodrômico entre pacientes adultos com a covid-19, com um período variável: algumas lesões apareceram antes do início da febre, enquanto outras em combinação com pirexia e tosse.[35,41] A apresentação não é diferente da urticária idiopática (Figura 111.20), com maior ou menor intensidade de prurido nas lesões. Na coorte espanhola de pacientes covid-19-positivos, 19% deles apresentaram uma erupção urticária com duração média de 6,8 dias e um prognóstico bastante grave, com uma taxa de mortalidade de 2%.[50] Foi sugerido que a eosinofilia sistêmica concomitante fosse preditora de um melhor resultado.[76]

O SARS-CoV-2 pode induzir direta e/ou indiretamente a ativação de mastócitos e basófilos, embora isso ainda não tenha sido demonstrado.[35,41,77] Lesões tardias persistentes provavelmente estão relacionadas à ativação geral do sistema imunológico, confirmada pela associação com vasculite, ausência de eosinófilos no infiltrado, com dermatite espongiótica ou de interface líquenoide.[78,79]

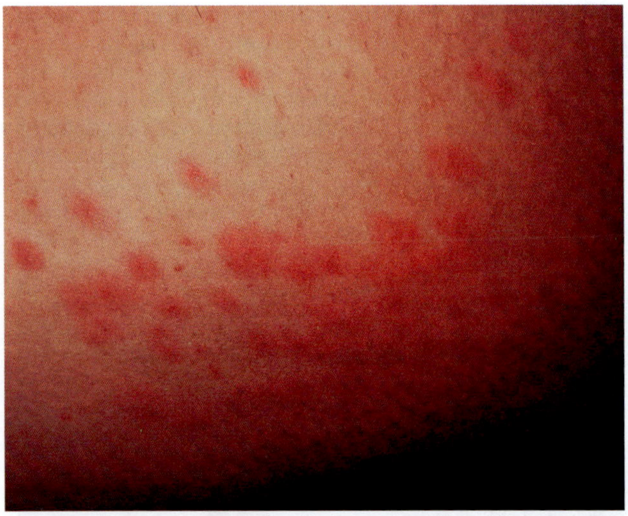

■ **Figura 111.20** Lesões urticariformes em paciente com a covid-19.

Erupção eritema multiforme-símile

A ocorrência de lesões similares ao EM foi relatada tanto em pacientes jovens, com bom prognóstico,[49,50] como em pessoas mais idosas, associadas a formas graves da covid-19.[80] Nos jovens, as lesões variam de máculas confluentes em padrão de alvo (três anéis concêntricos) a alvos atípicos (dois anéis concêntricos), pápulas e placas, algumas com hemorragias e crostas centrais e estão associadas a lesões semelhantes à perniose (*chilblain-like*) em áreas acrais, como palmas das mãos, cotovelos e joelhos.[35,41] As lesões regridem espontaneamente em 1 a 3 semanas.[35,41]

De forma oposta, em pacientes mais idosos (idade média de 67 anos), a erupção é generalizada, com máculas no palato e petéquias, poupando palmas das mãos e plantas dos pés, e está associada a alterações leves no sistema de coagulação, com elevação nos D-dímeros séricos.[35,41,80] Em um paciente, a erupção cutânea ocorreu concomitantemente aos sintomas da covid-19, enquanto três pacientes adicionais apresentaram erupção semelhante à de EM após a alta para recuperação da doença, causando, assim, uma nova hospitalização.[35,41]

Nas Figuras 111.21 e 111.22, podemos observar uma paciente idosa que desenvolveu covid-19 moderada, com acometimento pulmonar e elevação dos D-dímeros, a qual foi tratada com hidroxicloroquina e azitromicina e desenvolveu erupção do tipo EM extensa e intensamente pruriginosa.

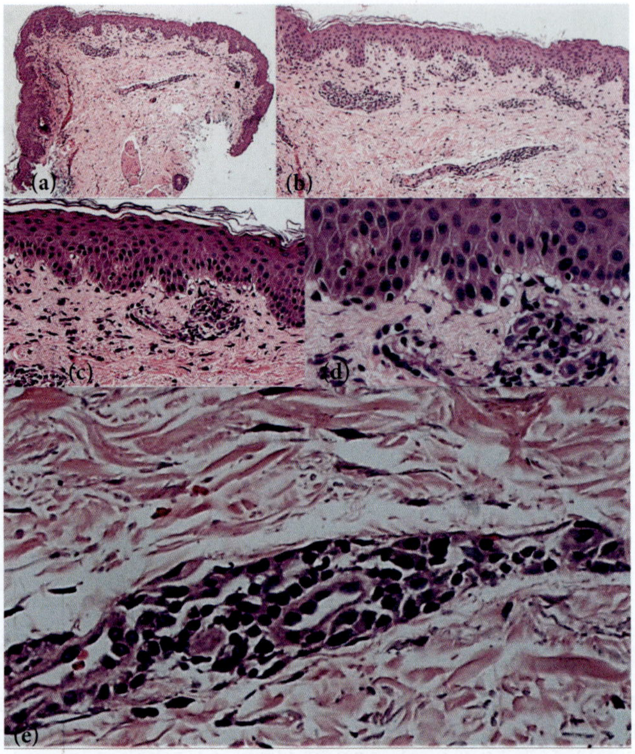

■ **Figura 111.22** Achados histopatológicos na biópsia cutânea da paciente da Figura 111.18 com lesões EM-símile. Padrão histopatológico descrito como minipérnio-símile (*mini-chilblain-like*), descrito pelo professor Raffaele Gianotti em Milão, na Itália. (**a**) Fragmento de pele mostrando epiderme normal com infiltração celular superficial na derme superior e região perianexial (coloração pela hematoxilina-eosina, HE, 40x aumento original, OM); (**b**) epiderme normal e infiltrado inflamatório na derme papilar e área perivascular (HE, 100x, OM); (**c**) linfócitos e monócitos na derme papilar (HE, 200x, OM); (**d**) degeneração hidrópica da camada basal da epiderme, com células inflamatórias mononucleares em estreito contato com queratinócitos basais epidérmicos. Note que os eosinófilos e neutrófilos estão ausentes (HE, 400x, OM); (**e**) detalhe do infiltrado de células inflamatórias perivaculares ao redor dos vasos sanguíneos dérmicos, sem vasculite e composto por células mononucleares (HE, 400x, OM).

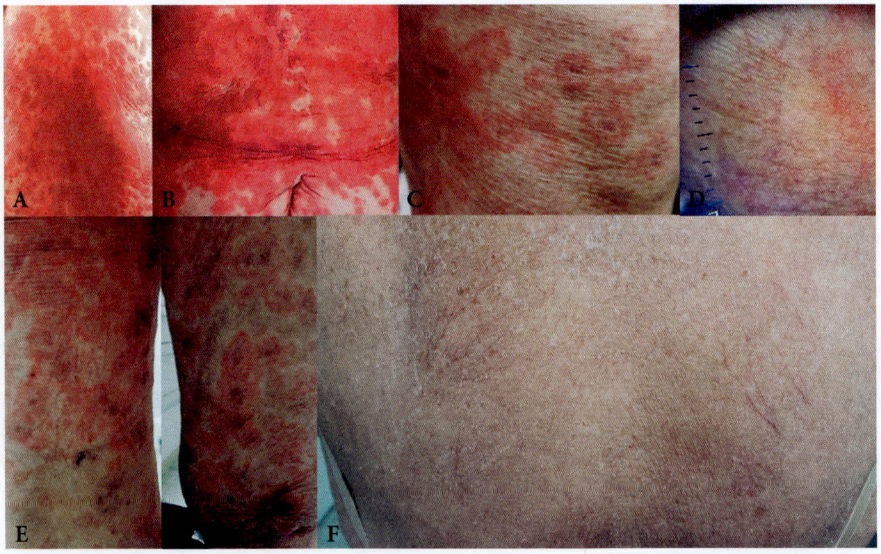

■ **Figura 111.21** Lesões confluentes em alvos atípicos (**A-C**), dermatoscopia demonstrando ausência de púrpura (**D**), lesões em remissão, após corticosteroideterapia sistêmica (**E**) e recuperação total da pele da paciente, com xerose apenas (**F**).

É provável que as lesões do tipo EM-símile, em crianças, sejam uma variante clínica das lesões do tipo perniose-símile (*chilblain-like*) vistas também em crianças,[81] enquanto a erupção mais generalizada do EM-símile, nos adultos com enantema, correspondam a uma forma de EM relacionado a uma resposta tardia ao SARS-CoV-2, já que a maioria dos pacientes se recuperou da covid-19 no início das lesões cutâneas.[35,41] Uma reação adversa ao medicamento não pode ser descartada em razão do uso de drogas múltiplas prescritas para esses pacientes, bem como por outros possíveis estímulos desencaeantes.[80]

A covid-19 é uma doença que vem se revelando a cada dia. Novos conhecimentos sobre a doença e seu envolvimento cutâneo se tornarão evidentes ainda nos próximos anos.

A erupção variceliforme/vesicular parece estar relacionada ao tropismo cutâneo que o SARS-CoV-2 apresenta, como documentado por mudanças microscópicas citopáticas.[35,41,81] Quanto às outras erupções exantemáticas, os achados histopatológicos são menos confiáveis porque o infiltrado perivascular misto pode ser secundário a um dano celular endotelial direto, mediado pelo SARS-CoV-2, bem como por citoquinas circulantes, desencadeando a expressão de fatores teciduais, vasodilatação, espongiose e dermatite de interface em graus variáveis.

O diagnóstico diferencial continua sendo um grande desafio.[35,41] Com exceção das lesões acroisquemicanecróticas, a associação do SARS-CoV-2 com erupções exantemáticas permanece presuntiva, pois muitas infecções virais desenvolvem erupções semelhantes.[35,41] O vírus Epstein-Barr, o vírus do herpes humano (HHV) 6 e 7, o citomegalovírus (CMV), o HSV e o varicela-zoster vírus (VZV) podem se reativar no curso da doença sistêmica, ou como efeito dos tratamentos empregados na covid-19,[35,41] como ocorre na síndrome da farmacodermia com eosinofilia e sintomas sistêmicos (DRESS, na sigla do inglês *drug reaction with eosinofilia and systemic symptom*). O diagnóstico diferencial com a dengue é um problema emergente em países tropicais, como o Brasil, onde a dengue e a covid-19 são doenças.[35,41,83] As infecções bacterianas têm sido suspeitas de se associarem com a covid-19, especialmente o *Mycoplasma pneumoniae*, que pode desencadear EM.[35,41] O principal diagnóstico diferencial envolve reações adversas a medicamentos[35,41] cuja histopatologia inclui uma ampla gama de padrões microscópicos,[84] desde espongiose epidérmica a um infiltrado inflamatório misto perivascular, até dermatite de interface ou vasculite.[35,41] A correlação temporal com a administração de medicamentos, o espectro de reações associadas a uma droga específica[85] e as principais características histológicas podem ajudar a distinguir as lesões da covid-19 das relacionadas a drogas.[34] Robustelli Test e colaboradores[86] sugerem, por exemplo, que as erupções pustulosas como a pustulose exantematosa generalizada aguda (PEGA) são mais frequentemente associadas ao emprego da hidroxicloroquina e ao de antibióticos macrolídeos do que propriamente às infecções virais.

Manifestações dermatológicas nas crianças e adolescentes e síndrome inflamatória multissistêmica em crianças

A prevalência de manifestações dermatológicas da doença coronavírus 2019 (covid-19) é estimada entre 0,25% e 3% em crianças e adolescentes.[87]

A maioria dos pacientes tem entre 11 e 17 anos de idade e as manifestações cutâneas predominam no sexo masculino.[87] A maior parte dos pacientes é assintomática ou apresenta alguns poucos sintomas gerais.[87] Em geral, as manifestações dermatológicas da covid-19 na infância ocorrem em crianças saudáveis sem sintomas gerais ou com sintomas respiratórios ou gastrointestinais leves.[87] Comumente, os testes RT-PCR ou serológicos são negativos.[87] O tempo de latência, desde o aparecimento dos sintomas gerais até os cutâneos, é, em média, entre 1 dia e algumas semanas. As lesões cutâneas desaparecem entre 3 e 88 dias sem nenhuma sequela, espontaneamente ou com corticosteroides tópicos ou sistêmicos.[87]

Um dos aspectos mais intrigantes da pandemia causada pela covid-19, presente em todo o mundo, consiste no fato de que as crianças e adolescentes apresentam, em sua maioria, formas clínicas leves ou assintomáticas, com menor risco de complicações, de hospitalizações e de óbitos quando comparadas com os adultos, em particular com os acima de 50 anos de idade.[88,89]

Várias hipóteses foram formuladas para tentar explicar esse fenômeno da menor gravidade da covid-19 em crianças e em adolescentes, em especial, com relação à expressão da ECA-2 nesta faixa etária no trato respiratório, que funciona como receptor da entrada do vírus; exposição recente a outros coronavírus, propiciando algum grau de proteção cruzada; peculiaridades da qualidade da resposta imune, em virtude do sistema imunológico inato com maior número de células T, B e NK nos jovens; menor resposta pró-inflamatória de citocinas entre outros (imunosenescência nos mais idosos), porém as suas razões ainda são incertas.[88,88]

Apesar de a maioria das crianças e adolescentes apresentar um curso benigno e autolimitado da covid-19, algumas podem desenvolver manifestações clínicas exuberantes e graves. O lactente e o paciente imunodeprimido podem apresentar apenas febre como sintoma clínico. Dispneia é um sinal de alerta para casos graves e críticos.[88]

No final de abril de 2020, sociedades de pediatria da Europa emitiram um alerta reportando a identificação de uma nova apresentação clínica em crianças e adolescentes, possivelmente associada à covid-19. Os pacientes apresentaram uma síndrome inflamatória multissistêmica, com manifestações clínicas e alterações dos exames complementares similares às observadas em crianças e adolescentes com síndrome de Kawasaki, Kawasaki incompleto e/ou síndrome do choque tóxico.[90,91] Essa doença foi denominada "síndrome inflamatória multissistêmica pediátrica", temporalmente associada à covid-19 (SIM-P). As crianças e os adolescentes, em casos raros, desenvolvem um quadro clínico associado a uma resposta inflamatória tardia e exacerbada, que geralmente ocorre 2 a 4 semanas após a infecção pelo vírus SARS-CoV-2. É uma síndrome potencialmente grave, e grande parte dos casos necessita de admissão em UTI. A doença apresenta amplo espectro clínico, com acometimento multissistêmico e os sintomas podem incluir febre persistente, manifestações gastrointestinais, conjuntivite bilateral não purulenta, sinais de inflamação mucocutânea, além de acometimento cardiovascular frequente. Os casos mais graves evoluem para o choque, com necessidade de suporte hemodinâmico, podendo, em determinadas situações, evoluir para o óbito. As manifestações respiratórias estão, de forma geral, presentes em uma menor frequência dos casos quando comparadas às manifestações GI e/ou cardiovasculares. Os casos de SIM-P reportados apresentam elevação dos marcadores de atividade inflamatória e exames laboratoriais que indicam infecção recente pelo SARS-CoV-2 (por provas virológicas ou sorologia) ou vínculo epidemiológico com caso confirmado para covid-19.[90,91]

A OMS publicou um documento[91] sugerindo uma definição de caso preliminar para essa síndrome multissistêmica temporalmente associada à covid-19, sendo esses critérios imediatamente adotados pelo Ministério da Saúde no Brasil em documento publicado em parceria com a Sociedade Brasileira de Pediatria[92] a seguir descritos:

- Crianças e adolescentes de 0 a 19 anos com febre ≥ 3 dias.

E dois dos seguintes:

1. Exantema ou conjuntivite não purulenta bilateral ou sinais de inflamação mucocutânea (orais, mãos ou pés).
2. Hipotensão ou choque.
3. Características de disfunção miocárdica, pericardite, valvulite ou anormalidades coronárias (incluindo achados do ecocardiograma ou elevações de troponina/pró-BNP).
4. Evidência de coagulopatia (TP, TTPA, d-dímero elevado).
5. Problemas gastrointestinais agudos (diarreia, vômito ou dor abdominal).

e

Marcadores elevados de inflamação, como VHS, proteína C-reativa ou procalcitonina.

e

Nenhuma outra causa de inflamação microbiana, incluindo sepse bacteriana, síndromes de choque estafilocócica ou estreptocócica.

e

Evidência de covid-19 (RT-PCR, teste antigênico ou sorologia positiva) ou provável contato com pacientes com covid-19.

Os primeiros relatos da SIM-P descreveram crianças gravemente afetadas. Entretanto, à medida que se aprende mais sobre a doença, torna-se aparente que seu espectro varia muito, desde casos leves até os graves, potencialmente letais. Além disso, aproximadamente 40% a 50% dos casos apresentam-se com o fenótipo Kawasaki-like completo ou incompleto.[93]

A avaliação laboratorial inicial de uma criança com suspeita de SIM-PMIS-C deve incluir: hemograma completo; VHS, proteína C-reativa e pró-calcitonina; ferritina; função hepática e DHL; eletrólitos e função renal; urina tipo 1; tempo de protrombina, tempo de tromboplastina parcial ativada, dímero D, fibrinogênio; troponina, BNP ou pró-BNP; sorologia e PCR para SARS-CoV-2.

Ressalta-se que à medida que a pandemia progride, a soropositividade para SARS-CoV-2 aumentará. Assim, haverá um número crescente de crianças febris que podem, por acaso, apresentar sorologias positivas.

Até 11 de junho de 2022 (SE 23), foram notificados 3.026 casos suspeitos da SIM-P associada à covid-19 em crianças e adolescentes de zero a 19 anos no território nacional. Desses, 1.781 (58,9%) foram confirmados para SIM-P, 993 (32,8%) foram descartados (por não preencherem os critérios de definição de caso ou por ter sido constatado outro diagnóstico que melhor justifique o quadro clínico) e 252 (8,3%) seguiam em investigação. Dos casos confirmados, 117 evoluíram para óbito (letalidade de 6,6%), 1.493 tiveram alta hospitalar e 171 estão com o desfecho em aberto[94] (Figura 111.23).

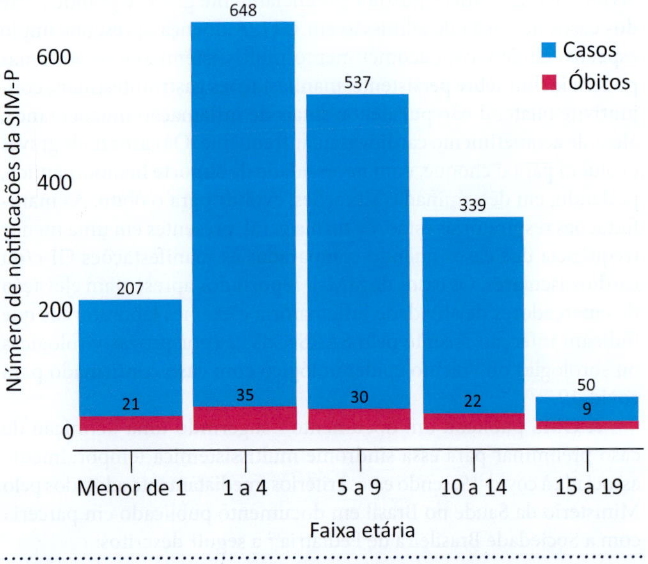

■ **Figura 111.23** Casos e óbitos por SIM-P por faixa etária, Brasil, 2020, 2021 e 2022, até SE 23.[94]

De acordo com o boletim do Ministério da Saúde, a maioria dos casos confirmados apresenta evidência laboratorial de infecção pelo SARS-CoV-2; dessa forma, 1.393 casos (78,2%) foram encerrados pelo critério laboratorial e 388 casos (21,8%) foram encerrados pelo critério clinicoepidemiológico, por terem histórico de contato próximo com caso confirmado para covid-19. As informações contidas no formulário de notificação demonstram que, além da febre, os sintomas mais comumente relatados foram os gastrointestinais (dor abdominal, diarreia, náuseas ou vômitos) e estavam presentes em cerca de 82,9% (n = 1.476) dos casos; 54,6% (n = 973) dos pacientes apresentavam manchas vermelhas na pele; 38,5% (n = 685) apresentaram conjuntivite; 59,9% (n = 1.067) desenvolveram alterações cardíacas; 33,8% (n = 602) tiveram hipotensão arterial ou choque; e 49,4% (n = 880) dos indivíduos apresentaram alterações neurológicas, como cefaleia, irritabilidade, confusão mental ou convulsão. Apresentaram linfadenopatia 20,2% (n = 360) e 17,7% (n = 316) apresentaram oligúria. Cerca de 66,6% (n = 1.187) dos indivíduos apresentaram sintomas respiratórios, incluindo coriza, odinofagia, tosse, dispneia ou queda da saturação. Ressalta-se que a queda da saturação pode estar presente em virtude de alterações cardíacas ou de forma secundária em relação à instabilidade hemodinâmica.[94]

As manifestações cutâneas mais relatadas são as lesões tipo eritema pérnio-símile, EM, dactilites, eritema acral, urticária aguda, livedo reticular, pele mosqueada na coloração, acroisquemia, lesões maculopapulares generalizadas, dermatite das pálpebras, lesões tipo miliária, lesões variceliformes e petéquias e/ou púrpura.[82]

Young e colaboradores[95] descreveram manifestações mucocutâneas em 35 crianças hospitalizadas, as quais preencheram critérios para o diagnóstico da SIM-P entre 1 de abril a 14 de julho de 2020, na New York University (Nova York, EUA).

Entre os 35 pacientes relatados por Young e colaboradores,[95] 74% tinham manifestações mucocutâneas, as quais eram muito polimorfas. Os exantemas tinham morfologia variada, desde morbiliforme (9%), escarlatiniforme (14%), urticariforme (9%), eritema malar (17%), eritema macular (11%) até eritema reticulado (9%). Os locais de acometimento variaram entre delimitados, acometimento acrofacial e disseminados. A presença de língua em framboesa foi observada em 23% dos pacientes, conjuntivite (60%), enantema labial (49%) e fissuras labiais (37%) e eritema palmoplantar (51%), independentemente da idade dos pacientes.[95] As erupções urticariformes foram observadas em pacientes menores de 2 anos de idade, o edema periorbitário e o edema palmoplantar foram vistos em pacientes menores de 6 anos de idade.[95] As alterações mucocutâneas não estiveram associadas com disfunção cardíaca, necessidade de drogas com efeito inotrópico ou admissão em UTI.[95] Oito pacientes (23%) tiveram RT-PCR nasofaríngeo positivo e IgG positiva, 2 (6%) tiveram apenas RT-PCR positivo e 11 (31%) apenas IgG sérica positiva. Dezessete pacientes (49%) tiveram exposição conhecida com paciente com covid-19, porém 10 pacientes (29%) desconheciam contato com pacientes acometidos pela infecção.[95]

Embora achados mucocutâneos classicamente vistos em pacientes com KD tenham sido observados em várias combinações em nossos pacientes com SIM-P,[12] também observamos achados únicos não tipicamente vistos em pacientes com doença de Kawasaki clássica.[88] Esses achados incluíram edema periorbital marcado e eritema reminiscente de uma erupção tipo heliotropo, bem como eritema malar proeminente e erupções eritematosas reticuladas reminiscentes àquelas do eritema infeccioso.[95]

Os pacientes com SIM-P em comparação com a doença de Kawasaki apresentam, de forma geral, mediana de idade superior, maior frequência de complicações agudas, como choque cardiogênico e injúria miocárdica,[90-96] sintomas neurológicos, linfopenia e trombocitopenia. Além disso, um número maior de casos é resistente aos tratamentos de 1ª linha para a doença de Kawasaki clássica.[87-96] Os pacientes com SIM-P apresentam mais frequentemente febre, sintomas gastrointestinais, choque cardiogênico, sintomas neurológicos.[87] Foram observadas erupções cutâneas maculopapulares generalizadas em aproximadamente metade desses pacientes.[87] Além disso, mais casos são resistentes a uma única dose de imunoglobulina endovenosa (IVIG) e exigem tratamentos adicionais, incluindo corticosteroides sistêmicos, terapia biológica ou doses adicionais da IVIG.[87]

A biópsia da pele de pacientes com SIM-P demonstra necrose de epiderme e derme, vasculite leucocitoclástica, infiltração de neutrófilos e poeira nuclear na parede dos vasos, além de extravasamento de hemácias.[87] A imunofluorescência direta da pele mostrou deposição de complemento (C3) e IgA dentro da parede dos vasos.[87]

Levando-se em conta as semelhanças clínicas com a doença de Kawasaki, o tratamento da SIM-P baseia-se em imunomoduladores, incluindo imunoglobulina intravenosa (IGIV) e/ou corticosteroides. Estudos recentes observacionais avaliaram os efeitos das diferentes propostas de tratamento e, apesar dos resultados conflitantes, a maioria deles mostrou que a terapia inicial com IGIV mais corticosteroides está associada a um melhor desfecho. A identificação precoce do quadro é muito importante. Há necessidade de internação hospitalar, sendo frequente a admissão em UTI. Esses pacientes frequentemente necessitam de uso de oxigenioterapia, drogas vasoativas (agentes inotrópicos, principalmente, como dobutamina ou milrinona), antibioticoterapia de amplo espectro (em consequência dos diagnósticos diferenciais de etiologia bacteriana invasiva), imunoglobulina intravenosa, corticosteroides, anticoagulantes e antivirais.[97-99]

ENANTEMAS NA COVID-19

Disfunções gustativas são comumente relatadas em pacientes com covid-19.[100] Lesões dolorosas ulceradas e eritematosas da mucosa bucal foram descritas com máculas no palato duro, língua e lábios na covid-19.[100,101] A inflamação dolorosa da papila da língua, evoluindo para uma úlcera irregular na língua, também foi relatada nessa doença.[102] Lesões maculares e petequiais no palato foram descritas na covid-19, sendo esta última mais comum em adultos.[103] Lesões vesicobolhosas orais também foram relatadas em associação com infecções pelo SARS-CoV-2.[104] Enantemas associados à covid-19 podem ocorrer 2 dias antes a 24 dias após o início dos sintomas.[103]

Em estudo envolvendo 95 pacientes com SIM-P, em Nova York, 56% tinham enantema e congestão conjuntival e 27% alterações em outras mucosas.[105]

Nas Figuras 111.24 e 111.25, esquematizamos as interações entre o SARS-CoV-2, resposta do hospedeiro humano e sua relação com as manifestações dermatológicas na covid-19 sob a luz do atual conhecimento em dezembro de 2020.

DOENÇA CUTÂNEA EM ASSINTOMÁTICOS OU PAUCISSINTOMÁTICOS PARA COVID-19

Ainda há poucos dados que sustentam a possibilidade de que várias dermatoses observadas por dermatologistas ao longo do ano de 2020 possam ter ocorrido em pessoas assintomáticas ou (oligo) paucissintomáticas para infecção pelo SARS-CoV-2 durante a pandemia, até porque muitos indivíduos não foram testados com RT-PCR ou sorologia para o vírus por razões logísticas, socioeconômicas e outras.

No entanto, a vigilância deve aumentar depois que Gianotti e colaboradores[106] relataram o caso de uma mulher, na região de Milão na Itália, que se apresentou, em novembro de 2019, a um dermatologista com queixa de lesões na pele, as quais tinham morfologia urticada, e relatava apenas dor de garganta como sintoma extracutâneo. Como diagnóstico histopatológico, em decorrência do infiltrado inflamatório linfomononuclear perivascular e perianexial, inclusive na porção da derme reticular profunda, foi feito o diagnóstico de lúpus túmido. Em abril de 2020, a dermatose da paciente remitiu e, em junho de 2020, a sorologia para IgG contra o SARS-CoV-2, na paciente, foi positiva. Durante o mês de julho de 2020, os autores revisaram seus arquivos de biópsias de 2019 e encontraram, entre outros casos com aspecto de infiltrado linfomonuclear perivascular e perianexial, o caso dessa mulher.[106]

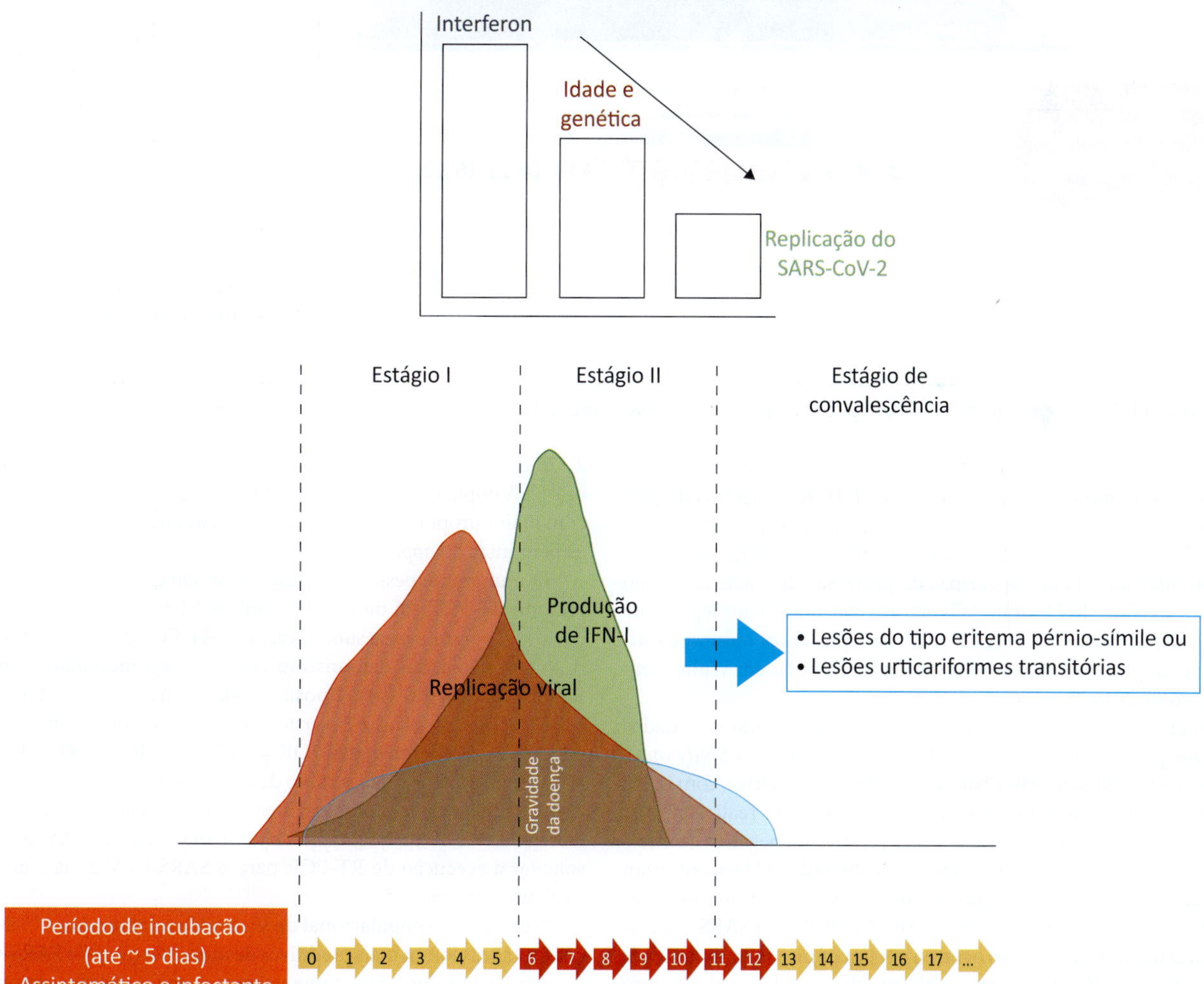

Figura 111.24 Pacientes infectados com boa resposta a resposta moderada de interferon e quadros dermatológicos possíveis.
Fone: Adaptada de JAMA 2020;323(11):1061-69.

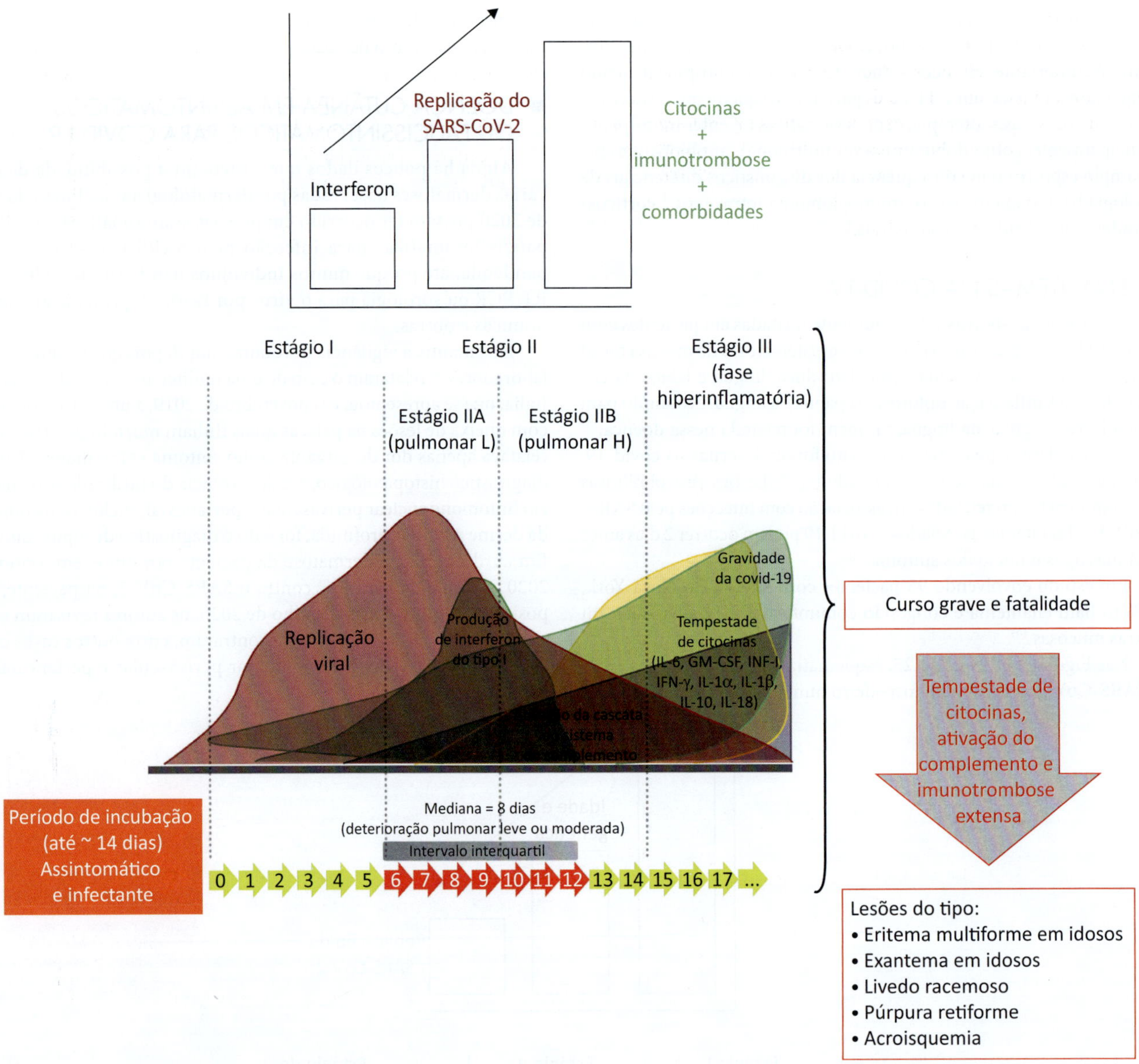

■ **Figura 111.25** Pacientes infectados com pobre resposta ou resposta tardia de interferon e quadros dermatológicos possíveis.

Utilizando técnicas de imunohistoquímica e de hibridização *in situ* por imunofluorescência direta (RNA-*FISH*) (as amostras da pele foram previamente tratadas com RNase para evitar falsa positividade), na pele biopsiada arquivada, encontraram respectivamente marcação pericuticular nas glândulas écrinas de proteínas do nucleocapsídeo do SARS-CoV-2 e RNA viral.[101] Os autores concluíram que a paciente em questão tenha sido a doente "zero" na Itália, antes mesmo da divulgação do primeiro caso pelas autoridades chinesas em Wuhan, em dezembro de 2019.[106]

Em um estudo populacional realizado no Reino Unido, com dados coletados por intermédio de um *app* (*COVID Symptom Study app*), divulgado em mídias sociais e baixado por 336.847 usuários, com idade entre 1 a 90 anos, entre os quais, 17.407 referiram ter realizado teste RT-PCR válido para o SARS-CoV-2 (i.e., positivo ou negativo), entre 7 de maio e 22 de junho de 2020, Visconti e colaboradores[107] encontraram dados que demonstram que algumas erupções mucocutâneas são preditivas de um resultado positivo no teste de RT-PCR para SARS-CoV-2, pelo *swab* nasofaríngeo, e isso ocorreu em um número significativo de casos, tanto em indivíduos sem os sintomas clássicos da covid-19 como também em pacientes nos quais as manifestações cutâneas precederam outros sintomas clássicos da doença. O questionário de sintomas cutâneos relacionados à covid-19 foi respondido por 11.546 pessoas, tendo 2.328 delas enviado fotografias das suas lesões na pele ou na mucosa oral.[107] A população estudada foi, em sua maioria, de etnia caucasiana, com maior proporção de mulheres e jovens entre os que responderam às perguntas do *app*.[107]

O número de pessoas que usaram o *app* que foram testadas pelo método RT-PCR foi de 27.157 e outras 54.852 tinham sintomas da covid-19, porém não se submeteram ao RT-PCR para o SARS-CoV-2. A análise dos dados demonstrou que 8,8% dos indivíduos com teste RT-PCR para SARS-CoV-2 positivo relataram erupções cutâneas (OR = 1,67, 95% IC = 1,42-1,97) *versus* 5,4% dos indivíduos com o RT-PCR para SARS-CoV-2 negativo (OR = 1,67, 95%, IC = 1,41-1,96).[107] De forma muito interessante, a razão de chance (*odds ratio*) para apresentar lesões tanto no tronco como nas áreas acrais foi maior do que apresentar febre (OR = 1,48), a qual é um critério amplamente utilizado para se solicitar a execução de RT-PCR para o SARS-CoV-2 via amostra de *swab* nasofaríngeo.[107]

No inquérito populacional de Visconti e colaboradores,[107] as erupções cutâneas foram mais preditivas de uma infecção pelo SARS-CoV-2 do que a febre. Indivíduos que usaram o *app* e relaram sintomas da covid-19, mas não testados para o SARS-CoV-2 pelo RT-PCR, também mostraram uma maior incidência de manifestações cutaneomucosas.[107] Os autores também observaram que, em 17% dos indivíduos com teste

RT-PCR para o SARS-CoV-2, as manifestações cutâneas surgiram antes de qualquer outro sintoma relacionado à covid-19.[107] Em 21% dos indivíduos com teste RT-PCR para o SARS-CoV-2 positivo, a erupção cutânea foi a única manifestação da infecção viral.[107]

As erupções papulosas foram as mais relatadas (41%), seguidas pelas lesões urticariformes (30%) e lesões acrais (23%).[107] As erupções no tronco foram mais frequentes do que as lesões acrais (6,8% *versus* 3,1%), embora seu valor preditivo tenha sido similar (OR = 1,66, 95%, IC = 1,37-1,99 *versus* 1,72, 95% IC = 1,33-2,28).[107] As lesões urticariformes foram as que tiveram curso mais breve (em média, 5 dias, Wilcoxon's $P < 2,2 \times 10^{-6}$).[107] A média de duração da erupção cutânea nas lesões acrais foi de 13 dias e 14 dias para erupções papulosas.[107]

Os relatos da concomitância de lesões acrais com lesões no tronco foram raros nessa coorte de indivíduos (1,1%), o que sugere uma patogênese diferente para esses tipos de lesões, com as do tronco mais relacionadas a reações imunes contra o vírus, e as acrais mais provavelmente relacionadas a oclusões tardias dos pequenos vasos por trombos ou dano na parede dos pequenos vasos.[107]

O estudo de Visconti e colaboradores[107] apoia fortemente a inclusão de erupções cutâneas na lista de sintomas suspeitos da covid-19. Embora sejam menos prevalentes do que a febre, são mais específicos, duram mais do que outros sintomas e podem ser facilmente identificados pelos próprios pacientes. Os autores ressaltam que as erupções cutâneas foram a única manifestação da infecção pelo SARS-CoV-2 em um quinto dos pacientes diagnosticados com a covid-19.[107] A Bristish Association of Dermatologists (BAD) disponibiliza um catálogo de 400 imagens obtidas no estudo de Visconti e colaboradores[107] no sítio eletrônico https://covidskinsigns.com.

Nosso grupo, junto com o grupo de Milão, encontrou expressão do nucleocapsídeo do SARS-CoV-2 em biópsias cutâneas de dois pacientes assintomáticos para covid-19, que apresentaram urticária vasculite de difícil controle.

■ DIFERENTES VIAS DE ENTRADA DO SARS-COV-2 NAS CÉLULAS HUMANAS – UM CAMPO DE ESTUDO NA DERMATOLOGIA

Os receptores para o SARS-CoV-2 e a protease celular no corpo do hospedeiro são moléculas de entrada que foram reconhecidas por desempenhar um papel essencial na transmissão da infecção SARS-CoV-2, resultando na covid-19. A proteína S do SARS-CoV-2 consiste em duas subunidades, que são S1 (subunidade de ligação ao receptor) e S2 (subunidade de fusão). A subunidade S1 é responsável pela ligação do receptor por meio de seu domínio de ligação ao receptor (Figura 111.3), enquanto a subunidade S2 é responsável pela fusão viral à membrana da célula-alvo. A clivagem proteolítica catalisada por protease endógena é necessária para facilitar a fusão viral à célula membrana e entrar nas células-alvo.

Vários receptores celulares têm sido sugeridos como alternativa à ECA2 na infecção viral pelo SARS-CoV-2 na célula humana hospedeira (Figura 111.26).

Na pele humana, até o momento, está demonstrada a expressão da ECA2. Um vasto campo de pesquisa está aberto à investigação de outros receptores para o SARS-CoV-2, bem como para fatores protetores contra a infecção por esse vírus.

Ainda não foi esclarecida a razão para a alta transmissão de casos de SARS-CoV-2 entre humanos em comparação com a SARS-CoV-1 ou MERS-CoV. Portanto, possíveis fatores relacionados à entrada viral podem ser decorrentes de variedades de receptores potenciais na superfície celular, proteases celulares diversas e o próprio "fator hospedeiro", que pode influenciar a capacidade do vírus em infectar células do corpo humano.[109,110]

O Quadro 111.9 resume os receptores para internalização do SARS-CoV-2 em diferentes tecidos e suas possíveis complicações.[109,110]

No Quadro 111.10, podemos observar a expressão de proteases que permitem a entrada do SARS-CoV-2 nas células humanas.[109]

■ COAGULOPATIA ASSOCIADA À COVID-19 (CAC)

A etiologia da CAC parece seguir a tradicional tríade de Virchow (Figura 111.27).[111] No entanto, a CAC parece ser peculiar e distinta da coagulopatia induzida pele sepse (SIC) e da CIDV, em que a elevação do tempo de protrombina (TP) e a diminuição das plaquetas e do fibrinogênio são características predominantes.[112] Além disso, na SIC/CIVD, os níveis dos D-dímeros não se elevam em relação à gravidade da infecção em virtude da supressão da fibrinólise (bloqueio fibrinolítico).[112]

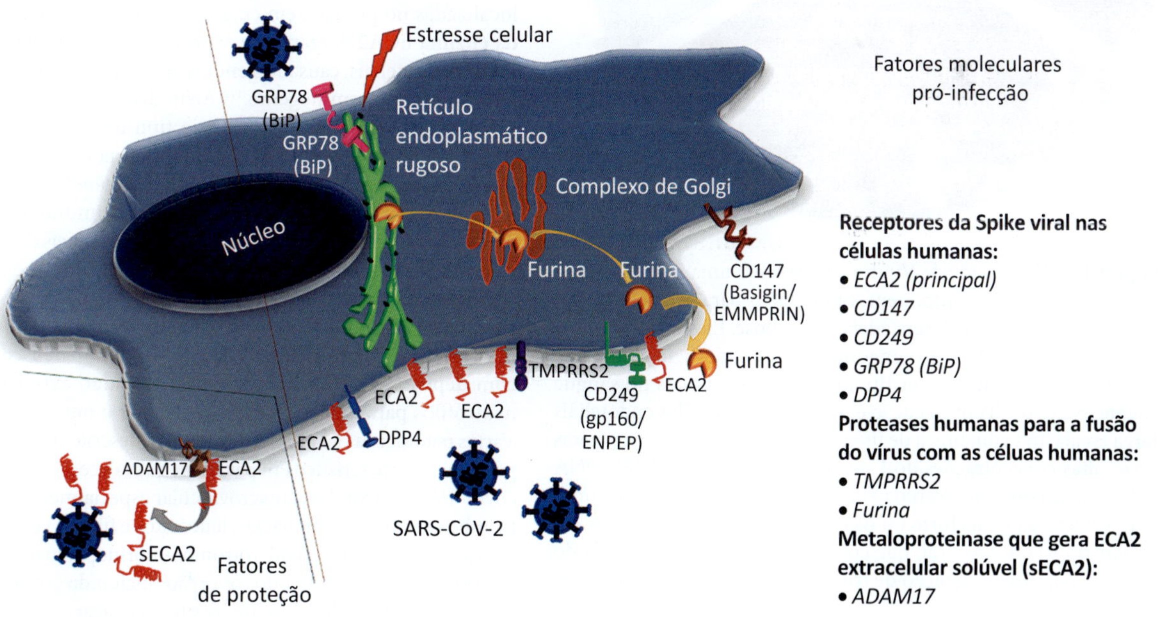

■ **Figura 111.26** Moléculas e mecanismos que facilitam a adesão do SARS-CoV-2, com ação de receptores, nas células humanas e fatores que podem dificultar sua adesão.

Quadro 111.9 Receptores para o SARS-CoV-2 nas células e tecidos humanos.

Receptor	Expressão tecidual	Possíveis danos e complicações
ECA2	Elevada expressão no intestino delgado, testículos, rins, coração, tireoide. Expressão média nos pulmões, intestino grosso, bexiga, fígado e glândulas adrenais	Exsudatos celulares fibromixoides com distribuição bilateral do dano alveolar
CD147 (basigin)	Expressão elevada em tecidos tumorais e tecidos inflamados	Fibrose
NRP1 (neuropilin-1)	Expressão no epitélio respiratório, epitélio olfatório, células endoteliais, neurônios excitatórios e células epiteliais da cavidade nasal	Angiogênese em câncer e aumento da permeabilidade vascular, causando edema
DDP4 (dipeptidilpeptidase4)	Expresso nos rins, pulmões, músculo liso, fígado e capilares	Inflamação
ANPEP (alanilaminopeptidase)	Elevada expressão no íleo, cólon, reto, rins, pele e fígado	Infiltração de neutrófilos
ENPEP (glutamil-aminopeptidase)	Expressão similar ao receptor da ECA2	Pressão sanguínea irregular
AGTR2 (receptor do tipo II da angiotensina)	Elevada expressão nos pulmões	Possíveis complicações pulmonares

Quadro 111.10 Proteases potencialmente envolvidas na clivagem do RDB e internalização celular do SARS-CoV-2.

Protease	Local de expressão
TMPRSS2 (serinaprotease transmembrana tipo 2)	Pneumócitos do tipo II, ramos brônquicos subsegmentares, enterócitos do intestino delgado, coração, fígado, rins e neurônios
CatN/L (catepsina B e L)	Elevada expressão no coração
Furin	Intestino delgado
Trypsin	Células respiratórias e gastrointestinais, particularmente no intestino delgado

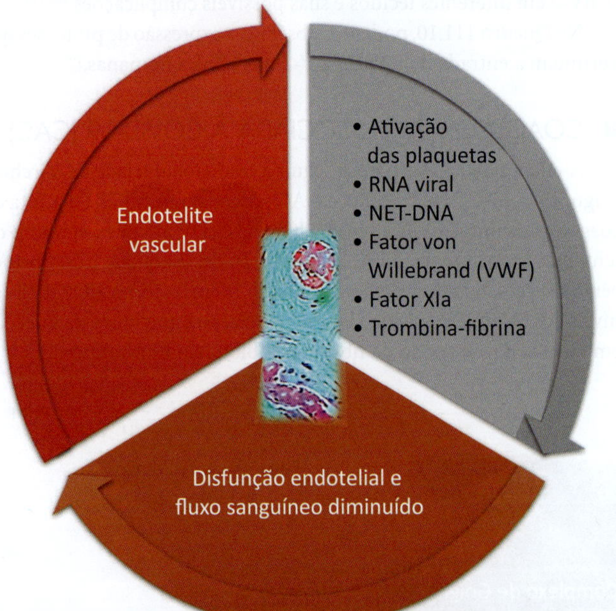

■ **Figura 111.27** A tríade de Virchow representa uma interação fundamental, na qual três componentes interagem para estabelecer um ambiente que favorece ou desencadeia a trombose. Eles incluem anormalidades da parede do vaso sanguíneo ou da superfície endotelial, fluxo sanguíneo alterado e constituintes pró-trombóticos no sangue circulante. Na CAC, há inflamação e disfunção das células endoteliais em larga escala, uma dinâmica de fluxo sanguíneo anormal e plaquetas ativadas, altas concentrações do Fator von Willebrand (VWF), DNA livre de células como neutrófilos e macrófagos apoptóticos, histonas nucleares livres, as quais formam os chamados NET (*neutrophils extracellular traps*) e RNA viral, que coletivamente causam ativação do fator XI da coagulação, geração de trombina e formação de fibrina.[112]

Os pericitos e células perivasculares estão presentes na superfície externa dos microvasos sanguíneos, fazendo parte da assim denominada "unidade microvascular da derme" (UMD), onde estão embebidos pela membrana basal vascular.[112] As junções tipo *gap* proporcionam um portal de comunicação direta entre células endoteliais e os pericitos por meio do qual íons, proteínas parácrinas e pequenas moléculas podem ser trocados com o objetivo de sinalizar e manter a integridade vascular. Os pericitos desempenham muitos papéis importantes na homeostase vascular, desde a reparação dos vasos até a regulação do tônus vascular; no entanto, eles desempenham um papel particularmente importante nos estados inflamatórios, em que recobrem as junções tipo *gap*.[111] Anormalidades dentro dos pericitos ou sua degeneração causam lesões teciduais e alterações metabólicas que também podem ser prejudiciais aos órgãos vitais.[112]

Magro e colaboradores[67] relataram os resultados da autópsia de cinco pacientes que foram a óbito, com graves infecções pela covid-19 e SDRA. Esses autores identificaram um padrão de dano tecidual envolvendo o pulmão e a pele consistente com lesão microvascular mediada por complementos.[67] Houve depósito acentuado do complexo C5b-9, C4d e da *Mannan-binding lectin serine protease* (MASP)-2, suportando uma ativação generalizada da via alternativa do complemento e da via das lectinas.[67] Semelhante a outros estudos de autópsia, nesse estudo os autores descreveram a lesão capilar pauci-inflamatória, com deposição de fibrina mural e intraluminal.[67] Além disso, as alterações caraterísticas da presença de SDRA clássica pulmonar, com danos alveolares difusos (DAD), formação de membranas hialinas, inflamação e hiperplasia dos pneumócitos tipo II (ATII), não foram achados proeminentes.[67] As lesões cutâneas foram caracterizadas como uma vasculopatia trombogênica pauci-inflamatória.[67]

Nos estágios iniciais da covidD-19, a inflamação e a trombose são localizadas no pulmão, em cujas células o SARS-CoV-2 entra através da enzima ECA2, largamente expressa nos pneumócitos tipo 2 e nas células endoteliais, causando endotelite, com uma liberação intensa de ativadores do plasminogênio.[112] Além disso, os macrófagos alveolares liberam ativador de plasminogênio tipo uroquinase, estimulando a fibrinólise local nos alvéolos, o que poderia explicar a elevação dos D-dímeros conforme a progressão da infecção.[98] Por sua vez, a internalização da ECA2 com o vírus na célula diminui sua expressão na membrana celular e isso ocasiona elevação nos níveis da angiotensina II, a qual causa vasoconstrição e contribui para a hipercoagulabilidade.[112]

A integração entre a infecção pulmonar na covid-19, a ação de citocinas e a trombose foi observada mediante achados com base na infiltração de neutrófilos nos capilares pulmonares, capilarite aguda com deposição de fibrina no lúmen vascular, extravasamentos dos neutrófilos para dentro do espaço alveolar e mucosite neutrofílica.[111] Vários patologistas ao redor do globo têm descrito um quadro anatomopatológico característico em pacientes que faleceram em decorrência da covid-19:[112] (i) trombose macrovascular especialmente constituída, por trombos vermelhos (hemácias, leucócitos e fibrina) e trombos brancos (plaquetas e fibrina); (ii) microtrombos fibrinoplaquetários nas vênulas, arteríolas e capilares em todos os órgãos incluindo gordura mesentérica, evidência mínima de microangiopatia, megacariócitos ($CD61^+$) intravasculares, trombos endocárdicos; (iii) partículas virais nos adipócitos; e (iv) uma abundância incomum de plaquetas no baço.[112]

Acúmulo de células inflamatórias e inclusões virais foram identificadas pela histologia e microscopia eletrônica, respectivamente, dentro do endotélio do coração, intestino delgado, rins e pulmões.[112] A ligação do vírus com a superfícies das células endoteliais e células mononucleares pode ocasionar a ativação das vias de apoptose celular.[112] Inclusões reticulares, primariamente dentro de células endoteliais de vasos sanguíneos, são compostas por glicoproteínas e fosfolipídios que se originam dentro do retículo endoplasmático rugoso em resposta à produção de INF-I.[112] As infecções virais e as doenças autoimunes sãos as causas mais comuns de elevada produção de INF-I e as inclusões reticulares, que, por sua vez, causam dano às células endoteliais, disfunção nessas células e expressão de genes pró-trombóticos.[112]

Em resposta ao forte estímulo gerado pelo SARS-CoV-2, os neutrófilos e, em menor grau, os monócitos e os eosinófilos liberam as redes extracelulares (*extracelular traps* (ET)), as quais são constituídas por fragmentos de DNA e histonas (Figura 111.28) em um processo conhecido como NETose (*NETosis*), os quais podem estimular os TLR2 e TLR4 nas plaquetas, ativando-as.[111,112]

As NET nos tecidos causam ativação e trombose plaquetária, possivelmente a partir das histonas associadas às NET que podem induzir agregação plaquetária por meio de receptores semelhantes aos TLR, em plaquetas e outras células.[112] A sinalização plaquetária ativa o principal receptor de adesão plaquetária, a integrina αIIb-β3, que intermedeia a agregação plaquetária, bem como a liberação de grânulos, sua exposição à fosfatidilserina, a expressão do fator FV/Va da coagulação e a geração de trombina.[112]

As NET são reconhecidas como um elo entre a inflamação, coagulação e trombose, tanto local como sistemicamente em múltiplas condições.[112] As Net representam um *continuum* entre a inflamação estéril e a trombose, que pode envolver todos os leitos vasculares, incluindo a circulação microvascular.[112] Na covid-19, alguns autores observaram que, além de um aumento contínuo dos níveis de D-dímeros, alguns pacientes têm anticorpos anticardiolipina (IgM) e anticorpos IgM anti-β2-glicoproteína I, além de aumento marcado nos níveis de antígeno VWF, aumento na atividade VWF (~ 4 vezes acima dos níveis normais) e do fator VIII da coagulação.[112] Os resultados são consistentes com a ativação sistêmica das células endoteliais vasculares em larga escala.[112]

Uma observação frequente entre os pacientes com covid-19, particularmente entre aqueles com doença grave, consiste na presença de elevação dos níveis dos D-dímero no sangue periférico.[113] Uma grande série de casos de pacientes com covid-19 (n = 5.700 pacientes), na área de Nova York, incluiu valores dos D-dímeros no início do seu acompanhamento.[114] A mediana dos níveis dos D-Dímeros, nesses pacientes, foi de 438 ng/mL (IQR: 262-872 ng/mL) (faixa normal de referência 0 a 229 ng/mL).[114]

O D-dímero é um produto de degradação da fibrina, formado como resultado da conversão do fibrinogênio em fibrina, empregando a trombina como catalisadora.[112] A presença do D-dímero na circulação sinaliza a decomposição dos polímeros de fibrina pela plasmina, com ativação da via fibrinolítica.[112] Enquanto a presença do D-dímero na circulação periférica suporta a existência de trombos e correlaciona-se diretamente com a carga de fibrina que, subsequentemente, sofre lise, ela não especifica o(s) local(is) da ocorrência do trombo.[111] As evidências disponíveis, as quais são derivadas de observações clínicas e séries de autópsias, distinguem a CAC da microangiopatia trombótica e da CIVD.[112] Potenciais sobreposições podem ser observadas em pacientes críticos, em que o colapso circulatório, a falha de múltiplos órgãos, hipoxemia refratária e a SDRA causam CIVD completa.[112]

Ocorre também, na imunotrombose da covid-19, a liberação de vesículas de membrana fosfolipídica, denominadas "micropartículas", as quais exibem uma ampla gama de eventos inflamatórios e de estímulo à coagulação, como induzir as células humanas a liberar citocinas inflamatórias e expressar o fator tecidual (TF), um sinal de ativação da via extrínseca da coagulação.[103] Todos esses elementos tendem a estabelecer um círculo vicioso, que amplifica a relação entre a inflamação e a trombose durante a infecção pelo SARS-CoV-2 (Figura 111.29).[112]

A fisiopatologia da CAC é complexa, multifatorial e ainda parcialmente desconhecida.[102] A CAC simula algumas características da CIVD e da microangiopatia trombótica (MAT), mas, em relação a suas características únicas, merece ser definida como uma nova categoria de coagulopatia, e é necessário um conhecimento mais aprofundado para seu manejo otimizado.[112] As principais diferenças entre a CAC, CIVD e MAT podem ser consultadas no Quadro 111.11.

Desta forma, o SARS-CoV-2 determina reações cutâneas citopáticas na camada basal da epiderme, com dermatite vacuolar de interface como um polo de espectro fisiopatológico, bem como trombos nos vasos da derme como um espectro da CAC.[115-121]

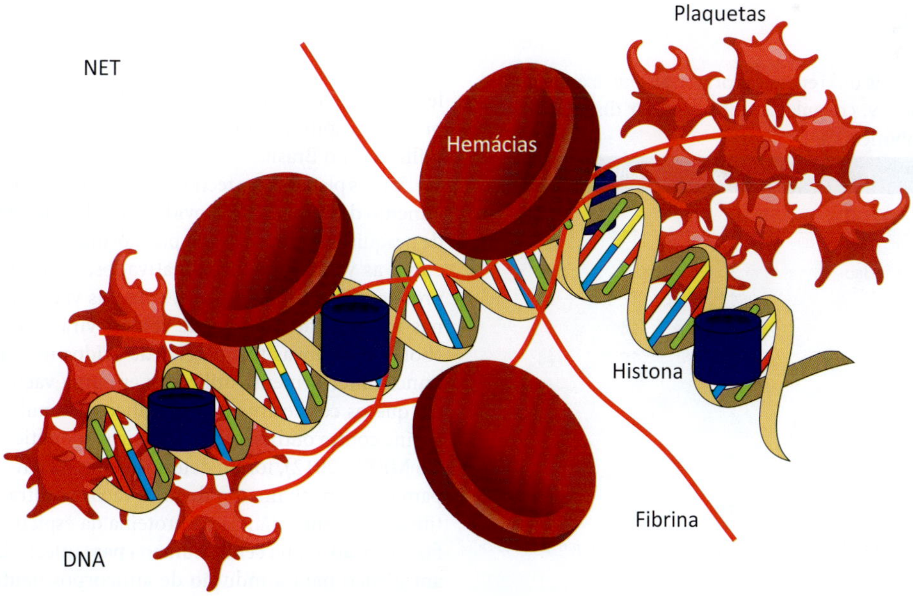

■ **Figura 111.28** As NET consistem em fios de cromatina extracelular (ácidos nucleicos, DNA) enrolados em torno de histonas (nucleossomos) e entrelaçados com fios de fibrina. As NET são uma base ou modelo ideal para a agregação de plaquetas ativadas, hemácias e leucócitos, ativando o fator XI da coagulação e gerando trombina para a produção de fibrina.

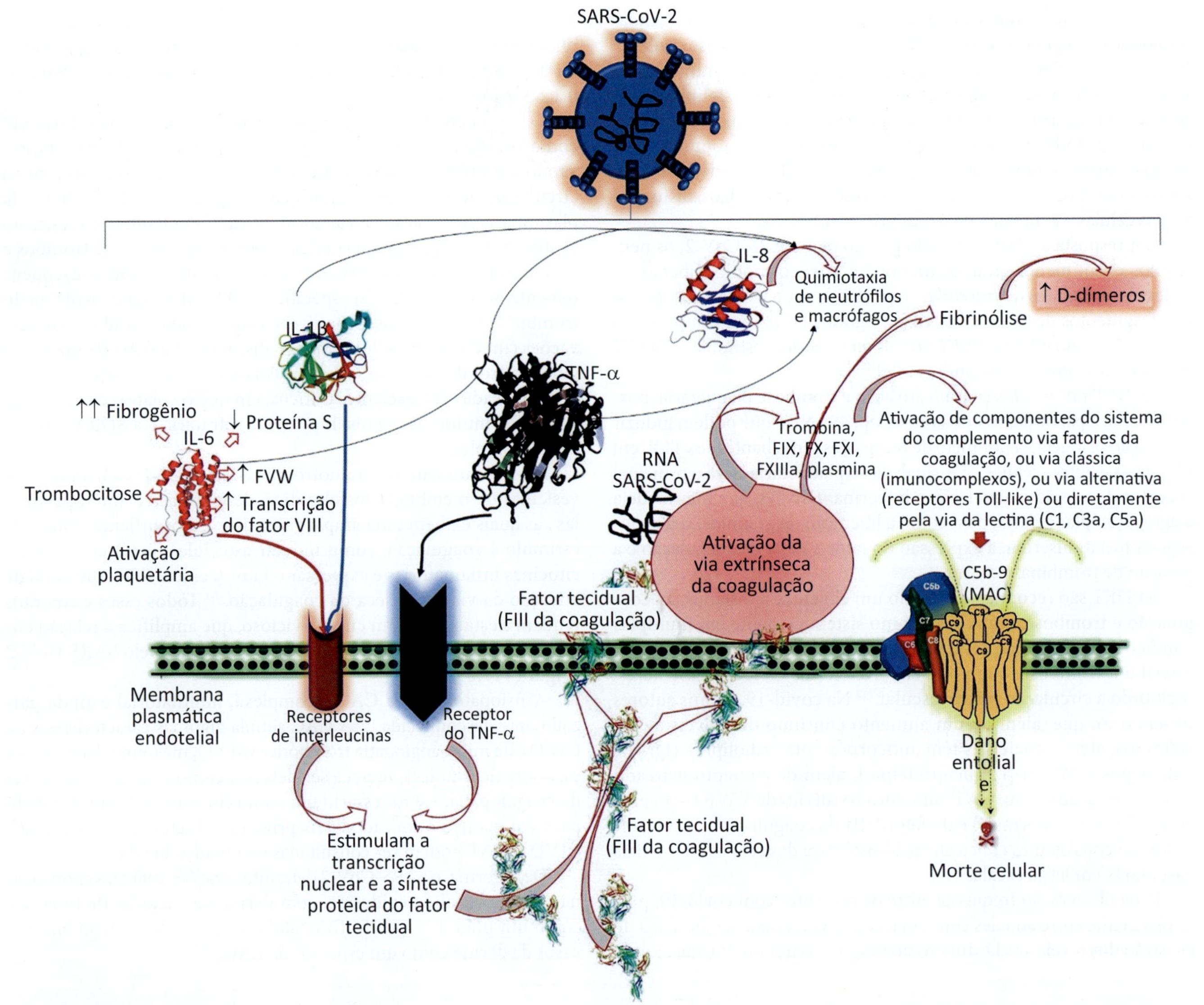

■ **Figura 111.29** Conceito da "imunotrombose" (interação imunidade inata, sistema da coagulação e sistema do complemento).
Fonte: Baseada em Kamel et al.[114]

Quadro 111.11 Principais diferenças laboratoriais entre a coagulopatia associada à covid-19, coagulação intravascular disseminada e microangiopatia trombótica.

Parâmetro laboratorial	CAC	CIVD	MAT
Tempo de protrombina	↑↑	↑↑	↔
Tempo de tromboplastina parcialmente ativada	↑	↑↑	↔
Produtos da degradação da fibrina	↑↑	↑↑	↔
D-dímeros	↑↑ ou ↑+	↑	↔
Contagem de plaquetas	↑↑ ou ↔	↓↓	↓
Fator de von Willebrand	↑↑	↑↑	↔
ADAMTS 13	↔		↓
Antitrombina	↑	↓	↓
Anticorpos anticardiolipina	+		
Proteína C	+	↓	↔
Fibrinogênio	↑↑	↓	↔

(+), ≥ 6 vezes o limite superior da normalidade; ADAMTS-13: *a disintegrin and metalloproteinase with a thrombospondin type 1 motif, member.*

■ VACINAS CONTRA O SARS-COV-2

As vacinas para a prevenção da covid-19 são consideradas o principal instrumento de controle do impacto da pandemia, tendo sido determinantes para alterar a história natural da doença. Existem diferentes vacinas em uso no mundo, sendo esta sessão destinada do presente capítulo a uma melhor compreensão das que estão sendo utilizadas no Brasil.

Várias plataformas tecnológicas foram empregadas para o desenvolvimento das vacinas anticovid-19 atualmente em uso ou ainda em fase de pesquisa. Algumas dessas plataformas utilizam tecnologias clássicas, como as vacinas de vírus inativados, vírus atenuados, subunitárias proteicas; tecnologias novas, como as vacinas recombinantes (usada nas vacinas anti-HPV) e de vetores virais (usados na vacina contra ebola); e as novas tecnologias de ácidos nucleicos (DNA e RNAm), nunca anteriormente utilizadas em uma vacina licenciada. Destaca-se que os conhecimentos científicos acumulados na busca por uma vacina contra outros dois coronavírus zoonóticos, o SARS-CoV (2002) e o MERS (2012), foram determinantes na pavimentação do caminho para o desenvolvimento de uma vacina contra o SARS-CoV-2, identificando a importância da proteína da espícula (Spike) do vírus, que faz a ligação a uma célula humana para infectá-la, como principal alvo antigênico para a indução de anticorpos neutralizantes e respostas imunes de células T.[122]

No Brasil, por ocasião da redação deste capítulo, as vacinas anticovid-19 estão indicadas para toda a população acima de 5 anos de idade, com perspectiva iminente de autorização para crianças já a partir de

6 meses de idade. Até o início de junho de 2022, já haviam sido distribuídas 476 milhões de doses de vacinas para as unidades da federação, com cerca de 399 milhões de doses aplicadas e registradas. A cobertura vacinal para a primeira dose (D1) é de 91,5% e para a segunda (D2) é de 85,8% para a população geral.[123]

Existem, neste momento, quatro diferentes vacinas, com base em três plataformas de produção, em uso no País:

1. As vacinas de vírus inativados são plataformas consagradas e utilizadas em diversas vacinas em uso, com comprovação de eficácia na prevenção de doenças causadas por vírus, por exemplo, as vacinas de hepatite A e *influenza*. Essas vacinas baseiam-se na exposição dos mesmos epítopos presentes no vírus, desencadeando uma resposta imune protetora. A vacina Coronavac, produzida pelo laboratório Sinovac, é composta pelo SARS-CoV-2 (cultivado em células Vero) inativado com β-propionolactona, purificado e adsorvido em hidróxido de alumínio. Ela está recomendada no Brasil para uso em pessoas com pelo menos 6 anos de idade.[123]
2. Vacinas de vetores virais utilizam vírus (replicantes ou não replicantes) geneticamente modificados que agem como vetores. Genes selecionados do SARS-CoV-2 são inseridos em um vírus geneticamente modificado que, então, ao infectará células humanas, levará segmentos genômicos selecionados para dentro das células, as quais passarão a produzir proteínas específicas do coronavírus, estimulando, portanto, a produção de anticorpos contra o SARS-CoV-2. No Brasil, utilizamos duas vacinas com essa tecnologia: a vacina Ad26.COV2.S, produzida pela Janssen; e a vacina ChAdOx1nCoV-19, produzida por uma parceria entre a Universidade de Oxford e o laboratório AstraZeneca (projeto que incluiu a transferência de tecnologia para o Instituto Bio-Manguinhos/Fiocruz no RJ). Ambas as vacinas utilizam vetores virais não replicantes, Oxford/AstraZeneca (adenovírus de chimpanzé) e Janssen (adenovírus humano 26 – Ad26). As vacinas ChAdOx1nCoV-19 e Ad26.COV2.S estão recomendadas para uso em adultos acima de 18 anos de idade.[123]

   Ensaios randomizados em adultos demonstram um risco reduzido de covid-19 sintomática e grave nos primeiros meses após a vacinação com Ad26.COV2.S. Em um estudo controlado por placebo, a eficácia da série primária que caracterizou-se por uma dose única da vacina para a prevenção de covid-19 moderada a grave/crítica (que incluía pacientes com pneumonia, dispneia, taquipneia ou pelo menos dois sintomas de covid-19), em uma mediana de 2 meses de seguimento, foi de 66,9% (IC95% 59,0-73,4) em adultos de 18 anos ou mais.[124] A eficácia da vacina contra formas graves/críticas de doença (ou seja, com hipóxia, disfunção de órgãos ou doença crítica) foi maior, em 78% e 85% após 14 e 28 dias após a vacinação. As estimativas de eficácia após uma mediana de 4 meses de seguimento foram de 56,3% a 60,8% para covid-19 no mínimo classificada como moderada e 74,6% (IC 95% 64,1-82,1) para covid-19 grave/crítica. Efeitos adversos locais e sistêmicos foram relativamente comuns; a maioria de gravidade leve ou moderada e mais comumente ocorrendo no 1º dia após a vacinação. No ensaio de eficácia da fase III, as taxas de eventos adversos graves entre os que receberam vacina ou placebo foram semelhantes. Houve mais casos de eventos tromboembólicos (11 *versus* 3), zumbido (6 *versus* 0) e convulsões (4 *versus* 1) entre os que receberam a vacina comparados a placebo, mas o número de eventos foi muito pequeno para determinar se havia associação causal com a vacinação.[124]

   Também com a vacina ChAdOX1-nCoV19, os ensaios randomizados em adultos demonstram um risco reduzido de covid-19 sintomática nos primeiros meses após a vacinação. Em ensaios controlados por placebo, a eficácia da vacina de uma série primária de duas doses na prevenção da doença sintomática, em uma mediana de 2 meses de seguimento, foi de 76% (95% IC 54,8-80,6) após 14 dias após a segunda dose.[125,126] Avaliações adicionais desse estudo sugerem que a administração da segunda dose 12 semanas ou mais após a primeira dose foi associada a maior eficácia vacinal do que a administração em intervalos < 6 semanas (81 *versus* 55%).[127] Esses achados dão suporte à extensão do intervalo de tempo entre a primeira e a segunda doses para 12 semanas (estratégia adotada aqui no Brasil com essa vacina e também com a vacina de RNAm). Nesses ensaios iniciais, fadiga, dor de cabeça e febre foram relativamente comuns após o recebimento da vacina e classificadas como graves em até 8% dos vacinados. No ensaio de fase III, houve dois casos de mielite transversa em vacinados com ChAdOx1n-CoV-19, sendo um deles reportado como possivelmente relacionado à vacinação.[125]
3. As vacinas de RNAm baseiam-se na introdução da informação genética responsável pela codificação de um determinado antígeno viral nas células do indivíduo, programando essas células a produzirem o antígeno do vírus alvo. O RNAm na vacina é formulado envolto em nanopartículas lipídicas, codificando a proteína S completa do SARS-CoV-2 ancorada à membrana. A presença desses antígenos estimulará a resposta imune, com produção de anticorpos e indução de imunidade celular. A plausibilidade de segurança dessas vacinas era amparada na ausência de integração do RNAm injetado ao genoma do indivíduo vacinado. As vacinas de RNAm apresentam o atrativo da viabilidade de produção de grande quantidade de doses em um espaço de tempo relativamente curto, permitindo também a possibilidade de rápida adaptação do RNAm contemplado nas vacinas às variantes do SARS-CoV-2 que eventualmente demonstrem capacidade de evasão da resposta imune induzida pelas versões iniciais do vírus. Existe uma vacina que utiliza essa tecnologia, produzida pela Pfizer/BioNTech, em uso no Brasil (BNT162b2). A vacina BNT162b2 está recomendada para uso em pessoas acima de 5 anos de idade. Ensaios randomizados em crianças e adultos demonstraram um risco substancialmente reduzido de covid-19 sintomática e grave nos primeiros meses após a vacinação BNT162b2. Em um estudo controlado por placebo, a eficácia da série primária de duas doses da vacina, na prevenção de covid-19 sintomática em uma mediana de 2 meses de seguimento, foi de 95% (IC95% 90,3-97,6) para indivíduos com 16 anos ou mais[128] e 100% (IC95% 75,3-100) para adolescentes de 12 a 15 anos.[129] Os estudos em crianças menores de 12 anos com a vacina de RNAm da Pfizer tiveram inicialmente, na fase 1, a definição de concentração da dose a ser utilizada. Para as crianças de 5 a 11 anos, a dose escolhida para ser testada foi a de 10 microgramas (um terço da dose usada nos adolescentes e adultos) e para as crianças menores de 5 anos a dose escolhida foi a de 3 microgramas (um décimo da dose dos adultos e adolescentes). Na segunda parte do estudo, uma vez definida a dose, os objetivos primários foram avaliar segurança, a tolerabilidade e a imunogenicidade (resposta de anticorpos – por método de *immunobridging* –, ou seja, de demonstração de não inferioridade da resposta de AC neutralizantes 7 dias após a segunda dose em relação ao grupo comparador, de 16 a 25 anos, em que houve demonstração de eficácia). Como objetivos secundários, entre outros, foi estabelecida a investigação de eficácia para prevenção de doença. No estudo, que incluiu 2.268 participantes de 5 a < 12 anos de idade, a vacina demonstrou um perfil de segurança favorável, provocou respostas robustas de anticorpos neutralizantes, usando um regime de duas doses de 10 μg, demonstrando uma eficácia contra a covid-19 sintomática em participantes de 5 a 11 anos, com início 7 dias ou mais depois da segunda de 90,7% (IC 95%, 67,7 a 98,3).[130]

   Entre os adultos ≥ 65 anos que tinham comorbidades médicas ou obesidade, a eficácia da vacina foi de 91,7% (IC95% 44,2-99,8). Em um acompanhamento mais longo, a eficácia da vacina diminuiu para 90% aos 2 ou 4 meses após a vacinação e para 84% aos 4 a 6 meses.[131] De 30 casos de covid-19 grave (ou seja, com hipóxia, disfunção de órgãos ou doença crítica), entre quase 50 mil participantes do estudo ao longo de 6 meses, apenas um ocorreu em um indivíduo vacinado. Os efeitos adversos locais e sistêmicos são relativamente comuns, em especial após a segunda dose; a maioria é de gravidade leve ou moderada (ou seja, não restringe atividades diárias) e limita-se aos dois primeiros dias após a vacinação.[132] As reações locais (dor, hiperemia, edema e prurido) ocorrem em aproximadamente 65%; fadiga, dor de cabeça e mialgias em aproximadamente 40 a 50%; e febre, calafrios e dor nas articulações em cerca de 20%. As taxas são ligeiramente maiores entre adolescentes de 12 a 15 anos e menores entre crianças de 5 a 11 anos.[129,133] Reações locais e sistêmicas ocorrem com menos frequência entre aqueles com 65 anos ou mais.[128]

Dados de efetividade observados após o uso das vacinas em programas de imunização

Os dados observacionais, de mundo real, mostraram que todas as vacinas disponíveis no país são altamente eficazes, reduzem o risco da covid-19, em especial das formas graves/críticas da doença, e têm sido associadas a reduções substanciais nas internações e nos óbitos associados à infecção. Esses mesmos estudos observacionais, reportados em vários países, mostraram também uma clara tendência de diminuição da efetividade no transcorrer do tempo após a vacinação, particularmente no contexto de circulação de determinadas variantes de preocupação do SARS-CoV-2. Embora a efetividade geral da vacina contra as formas graves de doença e na diminuição de internações se mantenha elevada por mais tempo que a observada contra as formas leves, alguns dados observacionais sugerem que pode haver um declínio relativo, particularmente entre indivíduos com mais de 65 anos e aqueles com fatores de risco para complicações da doença.[134-137]

Os títulos de anticorpos neutralizantes também diminuem com o tempo após a vacinação com declínios mais acentuados nos títulos de anticorpos neutralizantes ao longo de 6 meses entre indivíduos ≥ 65 anos e indivíduos imunocomprometidos.[138] A atividade neutralizante é menor em relação à variante Delta (B.1.617.2)[139,140] e substancialmente menor em relação à variante Ômicron (B.1.1.529) e suas diversas sublinhagens em comparação com a atividade direcionada contra versões anteriormente circulantes.[141]

Aqui se faz importante destacar que a ausência de correlação entre a falta de atividade neutralizante contra Ômicron no soro de indivíduos vacinados e a persistência da proteção contra formas graves de doença podem ser, em parte, explicadas pelo fato de os anticorpos neutralizantes não serem a única medida imune da proteção vacinal. A imunidade celular induzida por vacina ou infecção parece robusta contra Ômicron, justificando a manutenção da proteção contra formas graves por mais tempo que a proteção contra as formas leves da doença.

Por exemplo, nos Estados Unidos, durante a circulação da variante Delta, a efetividade contra infecção pelo SARS-CoV-2 caiu de 88% (95% de IC 86-89) durante o 1º mês após a vacinação completa para 47% após 5 meses.[135] Reduções na efetividade foram observadas independentemente da variante SARS-CoV-2. Entretanto, a efetividade contra a internação por infecções com a variante Delta se manteve elevada (93% [IC95% 84-96]) até 6 meses.[142]

Já durante o período de circulação da variante Ômicron no Reino Unido, a efetividade contra doença sintomática após 2 doses das vacinas AZ/Oxford ou BNT162b2 iniciava-se em 45% e 60%, caindo para 0% e 20%, respectivamente, após 25 semanas da segunda dose.[143] Dados acumulados sugerem que uma dose de reforço melhora a eficácia/efetividade da vacina no curto prazo, inclusive no contexto da prevalência da ômicron.[144-148] Como observado após a série primária, a efetividade da vacina após uma dose de reforço também parece diminuir com o tempo. Em um estudo realizado durante a circulação da variante Ômicron, a efetividade da vacina contra a hospitalização por covid-19 foi de 91% nos dois primeiros 2 meses após a vacinação de reforço, caindo para 78% após 4 meses.[149]

A vacinação reduz o risco geral de transmissão, uma vez que indivíduos vacinados são menos propensos a contrair a infecção. Dados observados no período pré-Ômicron sugeriram que indivíduos que desenvolveram infecção apesar de vacinados eram menos propensos a transmitir o vírus a outros, diminuindo ainda mais o risco de transmissão.[150,151] No entanto, ainda é incerto o risco de transmissão entre vacinados no período da Ômicron com as vacinas hoje disponíveis.[152]

DOSES DE REFORÇO

Em virtude da possibilidade de diminuição da imunidade e também da efetividade contra variantes que podem escapar da resposta imune direcionada contra a proteína S alvo das vacinas originais, vários países iniciaram a administração de doses de reforço para indivíduos que receberam uma série primária completa, incluindo o Brasil.[153]

Para indivíduos com determinadas condições de imunossupressão (transplantados de órgão sólido ou de medula óssea; pessoas vivendo com HIV/Aids; portadores de imunodeficiência primária grave; quem faz quimioterapia ou radioterapia para câncer; quem tem doenças inflamatórias imunomediadas em atividade e em uso de dose de prednisona ou equivalente > 10 mg/dia; pacientes com condições autoinflamatórias e doenças intestinais inflamatórias; pacientes em hemodiálise; pacientes com doenças imunomediadas inflamatórias crônicas; portadores de neoplasias hematológicas), sugere-se a administração de 3 doses de vacina na imunização primária em vez de 2 doses (a terceira dose deve ser tomada 8 semanas depois da segunda dose). Da mesma forma, recomenda-se uma dose adicional de vacina mRNA ou de vetor viral para esses indivíduos que anteriormente receberam uma única dose da vacina Ad26.COV2.S na sua série primária.[153]

Dados brasileiros demonstraram a diminuição de efetividade das vacinas anticovid-19 para casos sintomáticos pela variante Ômicron observada já após 90 dias de reforços homólogos e heterólogos.[153] A redução da efetividade das plataformas vacinais com o avançar da idade pode ser explicada, em parte, pelo envelhecimento natural do sistema imunológico (imunossenescência) e, por esse motivo, estratégias diferenciadas para garantir a proteção em adultos mais velhos e idosos devem ser rotineiramente reavaliadas. Nos Estados Unidos, a FDA autorizou e o CDC recomenda uma dose de reforço para todos os indivíduos com 5 anos ou mais, independentemente da vacina recebida.[154] No Brasil, a recomendação de uma dose de reforço, atualmente, inclui todas as pessoas com 12 anos ou mais.[123]

Entre os indivíduos que receberam uma série primária de BNT162b2 (vacina Pfizer anticovid-19), de Coronavac (Sinovac) ou de ChAdOx1nCoV-19 (Oxford/AZ), o Ministério da Saúde recomenda uma dose de reforço pelo menos 4 meses após a última dose da imunização primária. Já para os que receberam a dose única da vacina Ad26.COV2.S na sua imunização primária, a dose de reforço deve ser realizada pelo menos 2 meses depois.[123]

O Ministério da Saúde também recomenda uma segunda dose de reforço de vacina pelo menos 4 meses após o primeiro reforço para indivíduos que têm 40 anos ou mais.

As vacinas a serem utilizadas para o primeiro e para o segundo reforço deverão ser preferencialmente das plataformas de mRNA (BNT162b2/Pfizer) ou, na ausência destas, as vacinas de vetor viral (Ad26.COV2.S/Janssen ou ChAdOx1nCoV-19/AZ); as plataformas de vacinas inativadas não estão recomendadas para as doses de reforço neste momento.[123]

O suporte de evidências para o uso de uma vacina diferente para a dose de reforço, em relação à que foi utilizada na série primária de imunização, vem de estudos que indicam robusta imunogenicidade com esquemas heterólogos (utilizando plataformas distintas), assim como efetividade comparável à observada com esquemas homólogos, embora em alguns casos haja uma possibilidade de maiores taxa de reações sistêmicas em comparação com o uso da mesma vacina para ambas as doses.[155]

Mulheres atualmente gestantes ou puérperas, com 40 anos ou mais, que receberam anteriormente as vacinas Coronovac, Pfizer, AstraZeneca ou Janssen, estão aptas a receber um segundo reforço com a vacina Pfizer (mRNA). Para essa condição, em locais onde o imunizante Pfizer não estiver disponível, poderá ser utilizada a vacina Coronavac para o reforço.[123]

As doses de reforço também são recomendadas em indivíduos imunocomprometidos que receberam uma dose adicional de vacina na série primária, a partir de 4 meses da dose adicional.

Dados de segurança observados após o uso das vacinas em programas de imunização

A ocorrência de casos de miocardite e pericardite, principalmente em adolescentes do sexo masculino e em adultos jovens, foi identificada após a implementação da vacinação em diversos países. Esse risco após as vacinas de RNAm, tanto com a BNT162b2 (Pfizer/BioNTech) como com a vacina RNAm-1273 (Moderna), foi percebida, de forma rara e mais comumente após a segunda dose destas vacinas, nos primeiros dias após a vacinação e com maior risco em pessoas do sexo masculino.[156,157]

Esse achado motivou uma análise conduzida pela ACIP (Advisory Committee on Immunization Practices), órgão responsável pelas recomendações de vacinação nos Estados Unidos, comparando os riscos e os benefícios oferecidos pela imunização com as vacinas de RNAm (Pfizer e Moderna) no contexto epidemiológico americano. A conclusão da ACIP foi que os benefícios da vacinação (prevenção de casos, hospitalizações e mortes) desse grupo etário superavam os riscos (ocorrência de casos de miocardite) em todos os grupos etários em que a vacinação está recomendada, tanto em adolescentes como em adultos jovens. Importante se faz destacar que os casos de miocardite observados por efeito adverso da vacina de RNAm para covid-19 têm sido quase sempre muito menos graves do que a miocardite na mesma faixa etária causada pela própria covid-19 e do que a miocardite observada após outras causas, necessitando de menos dias de internação (em média 3 dias) e de menos admissões em UTI.[155,157] Em uma revisão do Sistema de Notificação de Eventos Adversos de Vacinas (VAERS), um sistema de vigilância passiva nos Estados Unidos, entre mais de 192 milhões de pessoas que receberam uma vacina de RNAm entre dezembro de 2020 e agosto de 2021, houve 1.626 casos (ou seja, 8 casos para cada milhão de vacinados) que atenderam à definição de miocardite após o recebimento da vacina.[158] A maioria desses casos ocorreu após a segunda dose, a idade mediana foi de 21 anos e 82% ocorreram no sexo masculino. Para aqueles que desenvolvem miocardite ou pericardite após a primeira dose de uma vacina RNAm, sugere-se que a segunda dose seja feita com uma vacina de outra plataforma; Indivíduos com histórico de miocardite resolvida ou pericardite não relacionada à vacinação anticovid-19 podem receber uma vacina RNAm.

A anafilaxia após a vacinação foi relatada a uma taxa aproximada de cinco eventos por 1 milhão de doses; 80% dos casos de anafilaxia ocorreram em indivíduos com histórico de reações alérgicas e 90% ocorreram nos primeiros 30 minutos após a aplicação da vacina.[159] Outras reações alérgicas relatadas incluíram prurido, erupção cutânea, dor de garganta e sintomas respiratórios leves.[160]

Outros eventos adversos importantes não foram consistentemente associados à vacina BNT162b21.[161] Dados iniciais de farmacovigilância nos Estados Unidos não identificaram a associação da vacina com a ocorrência de trombose venosa cerebral com trombocitopenia.[162]

Para as vacinas mRNA, as reações locais e sistêmicas foram relatadas com menor frequência após a dose de reforço do que a segunda dose.[163,164] O risco de miocardite também aparece menor após uma dose de reforço do que a segunda dose de uma vacina mRNA. Após 82,6 milhões de doses de reforço administradas a adultos nos Estados Unidos, houve 37 relatos ao CDC que atenderam aos critérios de miocardite.[165] As maiores taxas foram entre os homens de 18 a 24 anos após a vacina de mRNA-1273 (8,7 por 1 milhão de doses), consideravelmente menor do que o relatado após a série primária. Da mesma forma, após 2,8 milhões de doses de reforço BNT162b2 administradas em adolescentes nos Estados Unidos, a taxa estimada de miocardite entre adolescentes do sexo masculino de 12 a 17 anos foi de 11,4 por 1 milhão de doses de reforço.[165] Em um estudo preliminar de Israel, não houve casos de miocardite em pessoas de 12 a 15 anos depois de > 6 mil doses de reforço administradas.[166]

Trombose com trombocitopenia: as vacinas ChadOx1nCoV-19/AZD1222 e Ad26.COV2.S/Janssen foram associadas a um risco raro de eventos trombóticos com trombocitopenia. Não foi identificado um risco semelhante com as vacinas RNAm. Muitos desses casos têm sido associados à presença de autoanticorpos direcionados contra o antígeno do fator plaquetário 4 (PF4), semelhante ao encontrado em pacientes com trombocitopenia induzida por heparina.[165-169] Alguns especialistas se referem a essa síndrome como trombocitopenia imunológica associada à vacina (VITT); outros têm usado o termo "síndrome de trombose com trombocitopenia" (TTS).

Nos casos relatados, a trombose ocorreu frequentemente em locais incomuns, incluindo os seios venosos cerebrais e vasos mesentéricos, e em mais de um local. A maioria dos eventos inicialmente relatados ocorreu em 2 semanas após o recebimento da dose inicial da vacina e em mulheres com menos de 60 anos de idade, embora casos subsequentes tenham sido relatados após um intervalo pós-vacina mais longo e em homens e mulheres mais velhas. Alguns casos fatais foram relatados.[170-173]

Os eventos adversos de trombose com plaquetopenia raros descritos em países europeus após a vacina ChAdOx1-nCoV19 ocorreram dentro em 30 dias após a vacinação (mais comumente entre 4 e 30 dias), numa incidência aproximada de 1 caso a cada 100 mil doses aplicadas, ou seja, 0,001% dos indivíduos vacinados. A maior parte desses casos ocorre em indivíduos com menos de 60 anos de idade e avalia-se uma frequência maior em mulheres, porém isso pode ter acontecido apenas pela maior prevalência do sexo feminino no grupo de vacinados. Em consequência da raridade das ocorrências, ainda não foi possível identificar fatores de risco associados à síndrome. As formas clínicas mais frequentemente reportadas foram de trombose de seio venoso cerebral (ou trombose venosa cerebral), mas também há relatos de trombose de veias intra-abdominais, tromboembolismo pulmonar e tromboses arteriais. Pode ocorrer sangramento de forma significava e inesperada. É importante que a trombose seja confirmada por método de imagem adequado para a localização do evento. Além disso, para a caracterização da síndrome, deve haver plaquetopenia associada definida pela contagem de plaquetas em hemograma abaixo de 150.000/mm^3 e deverá idealmente ser confirmada por microscopia.[174-178]

Nos Estados Unidos, os riscos dessa síndrome após o recebimento do Ad26.COV2.S foram avaliados como 3,8 casos e 0,57 óbitos por milhão de doses no total, e de 9 a 10,6 casos e de 1,8 a 1,93 óbitos/milhão de doses para mulheres de 30 a 49 anos.[174]

Os órgãos reguladores dos Estados Unidos e da Europa concluíram que, no atual cenário epidemiológico, os benefícios populacionais e individuais dessas vacinas (em comparação com nenhuma vacinação), incluindo reduções de morte e formas críticas de doença, superam o risco desses raros eventos.[175-177] No entanto, os vacinados devem estar atentos à possível associação e procurar cuidados imediatos para sinais e sintomas sugestivos de trombocitopenia (p. ex., novas petéquias ou equimoses) ou complicações trombóticas (incluindo falta de ar, dor no peito, edema de extremidade inferior, dor de cabeça grave, novos sintomas neurológicos focais e convulsões).[178]

Síndrome de Guillain-Barré

Uma potencial associação entre as vacinas vetoriais de adenovírus (Ad26.COV2. e ChAdOx1 nCoV-19) e síndrome de Guillain-Barré (SGB) ainda está sendo investigada, não tendo sido estabelecida uma relação causal até o momento. Um sinal semelhante não foi observado com as vacinas mRNA covid-19. A FDA, o CDC e reguladores europeus afirmam que os benefícios dessas vacinas superam seus riscos.[179] Casos de SGB, incluindo os recorrentes, também foram notificados no contexto da infecção pelo SARS-CoV-2,[179-180] e dados observacionais sugerem que o risco de SGB após a infecção excede o eventual risco após a vacinação.[181]

Metas dos programas de imunização

No início de 2022, aproximadamente 1 ano após a primeira vacina receber por parte da OMS a autorização de uso emergencial, mais de 9 bilhões de doses já haviam sido administradas globalmente e cerca de 50% da população mundial havia recebido sua série primária de imunização. A OMS estabeleceu como objetivos prioritários dos programas de imunização para a recuperação completa da pandemia: i) minimizar mortes, formas graves da doença e sua carga; ii) diminuir a sobrecarga nos sistemas de saúde; iii) permitir a retomada da atividade socioeconômica; e iv) reduzir o risco de surgimento de novas variantes. As vacinas atualmente em uso têm uma capacidade limitada de reduzir o risco de transmissão no contexto de circulação de variantes de preocupação do SARS-CoV-2, particularmente da Ômicron. Dessa forma, evitar mortes e hospitalizações e proteger os sistemas de saúde permanecem como os objetivos precípuos das vacinas em uso atualmente, além de também reduzir morbidade, incluindo as complicações após a covid-19.[182]

As crianças e os adolescentes, em função do menor risco de complicações graves da doença quando comparados aos adultos, não foram priorizados na ordem de distribuição dos programas de imunização em todo o mundo. Entretanto, não há nenhuma dúvida de que a covid-19 representa uma ameaça à população pediátrica. O número de mortes e de hospitalizações em crianças em razão da infecção, nos anos de 2020, 2021 e 2022, no Brasil (até início de junho foram contabilizadas mais de 54 mil hospitalizações e 2.971 mortes associadas à covid-19 em crianças e adolescentes de 0 a 19 anos),[183] deixou claro que prevenir essa doença nesse grupo etário é também uma prioridade de saúde pública. A covid-19 em crianças traz consequências tão ou mais graves quanto diversas outras doenças infecciosas que fazem parte do Programa Nacional de Imunizações. Aqui, mais uma vez se faz importante destacar o fato de que, no Brasil, a experiência com os casos de SIM-P mostrou um risco de morte muito superior ao observado em outros países. Entre as crianças hospitalizadas por SIM-P, a necessidade de internação em UTI ocorreu em 44,5% dos casos e a letalidade foi de 6% (cerca de 5 vezes superior à relatada nos Estados Unidos). Outro aspecto das consequências da covid-19 é a denominada "covid longa", ou seja, a persistência de sintomas com impacto nos sistemas sensorial, neurológico e cardiorrespiratório, bem como a saúde mental, associada à doença meses após a infecção ter ocorrido. Os resultados dos estudos de seguimento de crianças e de adolescentes acometidos pela covid-19 ainda estão em curso para fornecer evidências mais robustas do real impacto da covid longa no grupo pediátrico, mas evidentemente é mais uma das faces da doença que deve ser considerada nas análises de riscos associados à infecção pelo SARS-CoV-2 em crianças.

Desta forma, estender o benefício da vacinação às crianças e aos adolescentes, privilegiando, nessa hierarquização, inicialmente, os grupos de maior risco, é um caminho inexorável no contexto da pandemia.

Neste momento, apenas crianças com pelo menos 5 anos de idade, junto aos adolescentes, estão contemplados no programa de imunização contra a covid-19 no Brasil, sendo a vacina de RNAm da Pfizer/BioNTech autorizada para uso no grupo de crianças a partir de 5 anos e a Coronavac, a partir de 6 anos. Além de prevenir a ocorrência de casos, hospitalizações e mortes, já há dados que demonstram a capacidade das vacinas de reduzir o risco da SIM-P entre crianças e adolescentes,[184] existindo uma perspectiva da vacinação reduzir a chance da ocorrência da covid longa e ainda representar um mecanismo de segurança para o retorno das crianças e adolescentes ao convívio escolar.

A Pfizer e a Moderna receberam da FDA autorização em junho de 2022 para uso de suas vacinas de RNAm em lactentes a partir de 6 meses de idade.[185] Os dados preliminares indicaram que, em crianças de 6 meses a até 5 anos, 3 doses de uma formulação BNT162b2 de baixa dose (3 μg) resultaram em respostas de anticorpos não inferiores às observadas em adultos jovens após 2 doses padrão. Da mesma forma, a vacina de RNAm da fabricante Moderna demonstrou, no grupo etário de 6 meses a 5 anos, que 2 doses da vacina, em uma concentração de 25 μg, também se mostraram associadas a uma resposta imune não inferior à observada em adultos com 2 doses da formulação com 100 μg. Esses dados antecipam a possibilidade de em breve também podermos utilizar essas vacinas em crianças pequenas no Brasil.

Alguns países como a Argentina e o Chile já iniciaram a vacinação de crianças acima de 3 anos, com vacinas de vírus inativados, dos fabricantes chineses Sinopharm e Sinovac. Essas vacinas, levando em conta seus perfis de segurança, parecem uma interessante opção para uso em crianças e adolescentes saudáveis, havendo ainda dúvidas em relação à sua efetividade nesse grupo etário no contexto da variante Ômicron e de suas sublinhagens.

É importante continuar monitorando a disseminação de variantes de preocupação na população e continuar a avaliar a carga da covid-19 nas faixas etárias mais jovens também em relação às sequelas (covid longa) e risco de MIS-C. As lições aprendidas com a pandemia causada pela covid-19 nos indicam que a eliminação do SARS-CoV-2, um vírus zoonótico, com características peculiares de transmissão e patogênese, não é possível com as vacinas disponíveis atualmente. Vacinas de nova geração, capazes de gerar respostas imunes efetivas contra novas versões do vírus e com potencial de proteção efetiva e duradoura contra todas as formas clínicas da doença e também contra a infecção, devem desempenhar relevante papel no controle da covid-19 no período pós-pandêmico.

Reações mucocutâneas adversas às vacinas contra a covid-19

Apesar de a vacinação contra a covid-19 representar uma forma efetiva e segura para a prevenção da doença, proporcionando diminuição da morbidade e da mortalidade, como todo produto farmacêutico, pode apresentar efeitos adversos, inclusive reações adversas tegumentares. Estas, segundo uma revisão sistemática realizada na literatura indexada no PubMed e no Scopus, por Washrawirul e colaboradores,[186] entre artigos publicados no período de 1 de janeiro de 2019 a 31 de dezembro de 2021, ocorreram em 3,8% (IC95%, 2,7-5,3) de 946.366 indivíduos registrados nos diferentes estudos avaliados (21,9% dos estudos com vacinas com SARS-CoV-2 inativado, 53,1% dos pacientes em estudos sobre vacinas com base em RNAm viral, 9,4% dos pacientes alocados em estudos sobre vacinas com vetor viral e 15,6% dos pacientes em estudos com mais de uma plataforma de vacinas). A literatura sobre vacinas anticovid-19 demonstra uma ampla variação nas taxas de prevalência de eventos adversos cutâneos de 0,04%[187] a 25,4%,[188] dependendo da coorte de indivíduos e das vacinas estuadas. Vale ressaltar que a prevalência de eventos adversos obtida nessa metanálise com vacinas anticovid-19 foi muito próxima àquela estimada em vacinas para outras doenças infectocontagiosas preveníveis por imunização.[186]

As vacinas de plataforma em RNAm, como a da Moderna®, Janssen® e Pfizer®, apresentaram uma prevalência de 6,9%, maior do que a prevalência de outras plataformas de desenvolvimento.[186] Em geral, as reações adversas cutâneas às vacinas contra o SARS-CoV-2 são alguns dos efeitos adversos mais frequentemente relatados na literatura.[186] Há de se relembrar que segundo a OMS, "evento adverso após imunização" se refere a "qualquer ocorrência médica inesperada, a qual ocorre após imunização e não apresenta necessariamente relação causal com o uso da vacina ou imunizante".

Muitos estudos incluíram indivíduos recebendo placebo, sendo nove ensaios controlados e randomizados,[189-197] nos quais 46.072 indivíduos receberam vacinas contra a covid-19 e 41.401 indivíduos-controle receberam placebo (hidróxido de alumínio em seis estudos e solução salina em 3 estudos). Todas as vacinas e placebos foram injetados via intramuscular. A razão de probabilidade (*odds ratio*) de ocorrer uma reação adversa cutânea foi 1,68 vezes maior com a vacina em relação ao placebo (IC95% 0,47-5,95).[186]

No mesmo estudo de metanálise de Washrawirul e colaboradores,[186] as reações cutâneas mais frequentes foram as reações agudas no local da injeção (n = 32.173 indivíduos, 72,16%), urticária ou angioedema (n = 2.913 indivíduos, 6,53%), prurido sem lesão cutânea (n = 1.009 indivíduos, 2,26%), reações locais tardias grandes (n = 847, 1,9%), exantema maculopapuloso (n = 221 indivíduos, 0,5%), herpes-zóster (n = 182 indivíduos, 0,1%), vesículas/bolhas orais (n = 162 indivíduos, 0,36%), lesões pitiríase rósea-símile/pitiríase rósea (n = 10,8 indivíduos, 0,24%), lesões vesicobolhosas (n = 86 indivíduos, 0,19%), petéquias, púrpura/equimoses (n = 60 indivíduos, 0,14%), lesões tipo eritema pérnio (n = 58 indivíduos, 0,13%) e lesões tipo vasculite/vasculite-símile (n = 46 indivíduos, 0,1%). Na Tabela 111.2, estão as diferentes reações mucocutâneas observadas na metanálise de Washrawirul e colaboradores.

Tabela 111.2 Reações adversas tegumentares após vacinação contra a covid-19.

Manifestação tegumentar	Total de indivíduos, com todas as vacinas avaliadas (n = 44.582) (100%)	Vacinas RNAm (n = 27.665 indivíduos) (100%)	Vacinas de vetores virais (n = 15.113 indivíduos) (100%)	Vacinas de vírus inativados (n = 1.112 indivíduos) (100%)	Vacinas baseadas em proteína viral (n = 2 indivíduos) (100%)	Vacinas de fabricantes indefinidos (n = 700 indivíduos) (100%)
Reação aguda no local de injeção	32.173 (72,17%)	19.106 (69,09%)	12.110 (60,13%)	382 (34,35%)	0 (0%)	575 (82,14%)
Erupção cutânea não especificada (*rash*)	6.158 (13,81%)	3.90,8 (14,13%)	1.803 (11,93%)	404 (36,33%)	0 (0%)	43 (6,14%)
Urticária e/ou angioedema	2.913 (6,53%)	1.812 (6,55%)	920 (6,09%)	165 (14,84%)	0 (0%)	16 (2,29%)
Prurido sem lesão cutânea	1.009 (2,26%)	996 (3,57%)	6 (0,04%)	4 (0,36%)	0 (0%)	13 (1,86%)
Reação local tardia grande	847 (1,9%)	820 (2,97%)	24 (0,16%)	0 (0%)	0 (0%)	3 (0,43%)
Exantema maculopapular	221 (0,5%)	162 (0,59%)	36 (0,24%)	17 (1,53%)	0 (0%)	6 (0,86%)
Herpes-zóster	182 (0,41%)	134 0,49%)	28 (0,19%)	12 (1,0,8%)	0 (0%)	8 (1,14%
Vesículas/bolhas/ulcerações orais	86 (0,19%)	76 (0,28%)	7 (0,05%)	3 (0,27%)	0 (0%)	3 (0,43)
Pitiríase rósea/pitiríase rósea-símile	10,8 (0,24%)	65 (0,24%)	12 (0,08%)	26 (2,34%)	0 (0%)	5 (0,71%)
Lesões vesicobolhosas	86 (0,19%)	76 (0,28%)	7 (0,05%)	3 (0,27%)	0 (0%)	0 (0%)
Petéquias/púrpuras/equimoses	60 (0,14%)	19 (0,07%)	22 (0,15%)	19 (1,71%)	0 (0%)	0 (0%)
Eritema pérnio/lesões eritema pérnio-símile	58 (0,13%)	43 (0,16%)	7 (0,05%)	3 (0,27%)	0 (0%)	5 (0,71%)
Vasculite/lesões vasculite-símile	46 (0,10%)	27 (0,10%)	9 (0,06%)	9 (0,81%)	0 (0%)	1 (0,14%)
Lúpus eritematoso cutâneo	42 (0,09%)	40 (0,15%)	2 (0,01%)	0 (0%)	0 (0%)	0 (0%)
Eczema/lesões eczematosas	40 (0,09%)	17 (0,06%)	5 (0,03%)	18 (1.62%)	0 (0%)	0 (0%)
Lesões papulovesiculosas	35 (0,0,8%)	19 (0,07%)	9 (0,06%)	7 (0,63%)	0 (0%)	0 (0%)
Eritromeralgia	34 (0,0,8%)	34 (0,12%)	0 (0%)	0 (0%)	0 (0%)	0 (0%)
Eritema multiforme	31 (0,07%)	18 (0,07%)	4 (0,03%)	4 (0,36%)	0 (0%)	5 (0,71%)
Reações inflamatórias tardias a preenchedores dérmicos	31 (0,07%)	30 (0,11%)	0 (0%)	0 (0%)	0 (0%)	1 (0,14%)
Psoríase	30 (0,07%)	18 (0,07%)	10 (0,07%)	2 (0,18%)	0 (0%)	0 (0%)
Lacas orais brancas/vermelhas	27 (0,06%)	22 (0,0,8%)	22 (0,0,8%)	0 (0%)	0 (0%)	0 (0%)
Anafilaxia	23 (0,05%)	3 (0,01%)	5 (0,03%)	15 (1,35%)	0 (0%)	0 (0%)
Dermatite de contato	18 (0,04%)	17 (0,06%)	0 (0%)	0 (0%)	0 (0%)	1 (0,14%)
Infecção pelo vírus do herpes simples	16 (0,04%)	9 (0,03%)	7 (0,05%)	0 (0%)	0 (0%)	0 (0%)
Descoloração cutânea residual	15 (0,03%)	15 (0,05%)	0 (0%)	0 (0%)	0 (0%)	0 (0%)
Queilite angular	14 (0,03%)	13 (0,05%)	1 (0,01%)	0 (0%)	0 (0%)	0 (0%)
Líquen plano	14 (0,03%)	11 (0,04%)	1 (0,01%)	0 (0%)	1 (50,00%)	1 (0,14%)
Penfigoide bolhoso	13 (0,03%)	11 (0,04%)	1 (0,01%)	1 (0,09%)	0 (0%)	0 (0%)
Reação adversa cutânea grave	12 (0,03%)	4 (0,01%)	5 (0,03%)	1 (0,09%)	1 (50,00%)	1 (0,14%)
Queimação gengival	10 (0,02%)	10 (0,04%)	0 (0%)	0 (0%)	0 (0%)	0 (0%)
Alopecia	11 (0,03%)	11 (0,03%)	4 (0,03%)	0 (0%)	0 (0%)	2 (0,29%)
Púrpura trombocitopênia idiopática (PTI)	8 (0,02%)	6 0,02	2 (0,01%)	0 (0%)	0 (0%)	0 (0%)
Lesões papuloescamosas/lesões pitiriasiformes	8 (0,02%)	0 (0%)	0 (0%)	8 0,72	0 (0%)	0 (0%)
Pênfigo vulgar	7 (0,02%)	5 (0,02%)	2 (0,01%)	0 (0%)	0 (0%)	0 (0%)
Acne/erupção acneiforme	7 (0,02%)	1 (< 0,01%)	1 (0,01%)	5 (0,45%)	0 (0%)	0 (0%)
Síndrome de Sweet	6 (0,01%)	3 (0,01%)	3 0,02	0 (0%)	0 (0%)	0 (0%)
Erupção fixa medicamentosa	6 (0,01%)	5 0,02	0 (0%)	0 (0%)	0 (0%)	1 0,14
Pitiríase rubra pilar/lesões PRP-símile	5 (0,01%)	3 (0,01%)	2 (0,01%)	0 (0%)	0 (0%)	0 (0%)
Doença de Hailey-Hailey	5 (0,01%)	5 0,02	0 (0%)	0 (0%)	0 (0%)	0 (0%)
SDRIFE	4 (0,01%)	2 (0,01%)	1 (0,01%)	1 0,09	0 (0%)	0 (0%)
Vitiligo	4 (0,01%)	3 (0,01%)	0 (0%)	1 0,09	0 (0%)	0 (0%)
Reações ao implante mamário	4 (0,01%)	3 (0,01%)	1 (0,01%)	0 (0%)	0 (0%)	0 (0%)
Descoloração cutânea tipo ferrugem	4 (0,01%)	4 (0,01%)	0 (0%)	0 (0%)	0 (0%)	0 (0%)
Alopecia areata	4 (0,01%)	1 (< 0,01%)	3 (0,02%)	0 (0%)	0 (0%)	0 (0%)
Eritema nodoso	4 (0,01%)	0 (0%)	2 (0,01%)	0 (0%)	0 (0%)	2 (0,29%)
Livedo reticular	4 (0,01%)	3 (0,01%)	0 (0%)	0 (0%)	0 (0%)	1 (0,14%)
Eritema tóxico	4 (0,01%)	0 (0%)	0 (0%)	0 (0%)	0 (0%)	4 (0,57%)
Granular anular	3 (0,01%)	2 (0,01%)	0 (0%)	0 (0%)	0 (0%)	1 (0,14%)
Necrose cutânea	3 (0,01%)	2 (0,01%)	1 (0,01%)	0 (0%)	0 (0%)	0 (0%)
Febre do feno	3 (0,01%)	3 (0,01%)	0 (0%)	0 (0%)	0 (0%)	0 (0%)
Doença de Still	2 (< 0,01%)	1 (< 0,01%)	1 (0,01%)	0 (0%)	0 (0%)	0 (0%)
Síndrome de Nicolau	2 (< 0,01%)	2 (0,01%)	0 (0%)	0 (0%)	0 (0%)	0 (0%)
Síndrome inflamatória multissistêmica	2 (< 0,01%)	1 (< 0,01%)	1 (< 0,01%)	0 (0%)	0 (0%)	0 (0%)

(Continua)

Tabela 111.2 Reações adversas tegumentares após vacinação contra a covid-19. (Continuação)

Manifestação tegumentar	Total de indivíduos, com todas as vacinas avaliadas (n = 44.582) (100%)	Vacinas RNAm (n = 27.665 indivíduos) (100%)	Vacinas de vetores virais (n = 15.113 indivíduos) (100%)	Vacinas de vírus inativados (n = 1.112 indivíduos) (100%)	Vacinas baseadas em proteína viral (n = 2 indivíduos) (100%)	Vacinas de fabricantes indefinidos (n = 700 indivíduos) (100%)
Dermatite de recaída de radiação	2 (< 0,01%)	0 (0%)	1 (0,01%)	1 0,09	0 (0%)	0 (0%)
Descamação palmar	2 (< 0,01%)	2 (0,01%)	0 (0%)	0 (0%)	0 (0%)	0 (0%)
Reação cutânea na cicatriz da BCG	2 (< 0,01%)	2 (0,01%)	0 (0%)	0 (0%)	0 (0%)	0 (0%)
Lesões papulopustulosas	2 (< 0,01%)	1 (< 0,01%)	1 (0,01%)	0 (0%)	0 (0%)	0 (0%)
Reação à droga linfomatoide	2 (< 0,01%)	1 (< 0,01%)	0 (0%)	0 (0%)	0 (0%)	1 (0,14%)
Eritema palmar	2 (< 0,01%)	0 (0%)	0 (0%)	2 0,18	0 (0%)	0 (0%)
Pitiríase liquenoide	2 (< 0,01%)	2 (0,01%)	0 (0%)	0 (0%)	0 (0%)	0 (0%)
Hemangiomatose papulosa eruptiva	1 (< 0,01%)	1 (< 0,01%)	0 (0%)	0 (0%)	0 (0%)	0 (0%)
Eritema anular centrífugo	1 (< 0,01%)	0 (0%)	0 (0%)	0 (0%)	0 (0%)	0 (0%)
Livedo racemosa	1 (< 0,01%)	1 (< 0,01%)	0 (0%)	0 (0%)	0 (0%)	0 (0%)
Pseudolinfoma	1 (< 0,01%)	1 (< 0,01%)	0 (0%)	0 (0%)	0 (0%)	0 (0%)
Púrpura anular teleangiectoide de Majocchi	1 (< 0,01%)	1 (< 0,01%)	0 (0%)	0 (0%)	0 (0%)	0 (0%)
Síndrome de Rowell	1 (< 0,01%)	1 (< 0,01%)	0 (0%)	0 (0%)	0 (0%)	0 (0%)
Verrugas virais	1 (< 0,01%)	0 (0%)	0 (0%)	0 (0%)	0 (0%)	0 (0%)
Erupção psoriasiforme	1 (< 0,01%)	1 (< 0,01%)	0 (0%)	0 (0%)	0 (0%)	0 (0%)
Doença de Darier	1 (< 0,01%)	0 (0%)	0 (0%)	0 (0%)	0 (0%)	0 (0%)
Eritema migratório	1 (< 0,01%)	1 (< 0,01%)	0 (0%)	0 (0%)	0 (0%)	0 (0%)
Líquen estriado	1 (< 0,01%)	1 (< 0,01%)	0 (0%)	0 (0%)	0 (0%)	0 (0%)
Desordem linfoproliferativa cutânea primária CD-30 positiva	1 (< 0,01%)	1 (< 0,01%)	0 (0%)	0 (0%)	0 (0%)	0 (0%)
Escara	1 (< 0,01%)	1 (< 0,01%)	0 (0%)	0 (0%)	0 (0%)	0 (0%)
Úlcera de Lipschütz	1 (< 0,01%)	0 (0%)	1 (0,01%)	0 (0%)	0 (0%)	0 (0%)
Pustulose exantemática generalizada aguda	1 (< 0,01%)	0 (0%)	1 (0,01%)	0 (0%)	0 (0%)	0 (0%)
Trombose venosa superficial	1 (< 0,01%)	0 (0%)	1 (0,01%)	0 (0%)	0 (0%)	0 (0%)
Celulite eosinofílica	1 (< 0,01%)	1 (< 0,01%)	0 (0%)	0 (0%)	0 (0%)	0 (0%)
Dermatoses purpúricas pigmentadas	1 (< 0,01%)	1 (< 0,01%)	0 (0%)	0 (0%)	0 (0%)	0 (0%)
Reação tipo doença do soro-símile	1 (< 0,01%)	0 (0%)	0 (0%)	1 (0,09%)	0 (0%)	0 (0%)
Dermatose por IgA linear	1 (< 0,01%)	0 (0%)	1 (0,01%)	0 (0%)	0 (0%)	0 (0%)
Reações liquenoides exuberantes	1 (< 0,01%)	0 (0%)	1 (0,01%)	0 (0%)	0 (0%)	0 (0%)
Hanseníase multibacilar	1 (< 0,01%)	1 (< 0,01%)	0 (0%)	0 (0%)	0 (0%)	0 (0%)
Nódulos subcutâneos	1 (< 0,01%)	1 (< 0,01%)	0 (0%)	0 (0%)	0 (0%)	0 (0%)
Picadas de insetos	1 (< 0,01%)	0 (0%)	1 (0,01%)	0 (0%)	0 (0%)	0 (0%)
Morfeia	1 (< 0,01%)	1 (< 0,01%)	0 (0%)	0 (0%)	0 (0%)	0 (0%)
Raynaud	1 (< 0,01%)	1 (< 0,01%)	0 (0%)	0 (0%)	0 (0%)	0 (0%)
Sarcoidose	1 (< 0,01%)	0 (0%)	1 (0,01%)	0 (0%)	0 (0%)	1 (0,14%)
Edema facial	1 (< 0,01%)	1 (< 0,01%)	0 (0%)	0 (0%)	0 (0%)	0 (0%)
Foliculite	1 (< 0,01%)	0 (0%)	0 (0%)	1 (0,09%)	0 (0%)	0 (0%)

Com relação à anafilaxia, estimou-se que, na população Tailandesa imunizada com a Sinovac® (vacina de vírus inativado), esse evento ocorra em um paciente a cada 2,2 milhões de doses aplicadas.[198] A taxa de reações alérgicas graves após a administração de todas as vacinas contra a covid-19 permanece muito baixa, mas parece ser um pouco maior em comparação com as vacinas tradicionais.[199] Em geral, entre os imunizados com vacinas anticovid-19, o risco de desenvolver essas reações parece ser maior no período imediato após a vacinação e é maior em mulheres e naqueles com histórico de alergia.[200] Em comparação com as vacinas de plataforma RNAm, há poucas informações atuais do mundo real sobre anafilaxia após as vacinas de vetor viral para a covid-19.[200]

No entanto, não foram documentadas diferenças substanciais entre vacinas de plataforma RNAm e vacinas de vetor viral contra a covid-19.[16] Apesar da hipótese de que excipientes como polietilenoglicol e polissorbato 80, usados em vacinas covid-19, sejam potenciais desencadeantes para o surgimento de reações alérgicas, o mecanismo subjacente exato das reações alérgicas das vacinas com plataforma RNAm contra a covid-19 não foi totalmente elucidado.[201]

De acordo com os dados do VAERS (*Vaccine Adverse Event Reporting System*), de 55 estados e territórios dos Estados Unidos, de 14 de dezembro de 2020 a 5 de fevereiro de 2021, a incidência relativa de anafilaxia após a administração de vacinas contra a covid-19 foi 2 e sete vezes maior para indivíduos receptores dessas vacinas com histórico prévio de alergias e indivíduos que sofreram anafilaxia prévia, respectivamente.[201] No entanto, alergia a alimentos, medicamentos, alérgenos inalantes ou venenos de insetos não constituem contraindicações para receber as vacinas.[201,202] As únicas contraindicações para a vacinação anticovid-19 são um diagnóstico comprovado de hipersensibilidade aos componentes da vacina ou história prévia de reação alérgica grave à primeira dose da vacina.[202]

As reações alérgicas após a vacinação contra covid-19 podem resultar de componentes do imunizante, incluindo o respectivo antígeno ativo, adjuvantes, conservantes, estabilizadores, antibióticos, materiais de cultura de células e componentes de embalagem do imunizante.[203] O antígeno da vacina raramente, ou nunca, causa uma reação alérgica, e qualquer reação tem como causa mais provável os excipientes na vacina.[203] As reações de hipersensibilidade às vacinas em geral, inclusive outras que não as contra a covid-19, são infrequentes, estimadas em 1,31 casos/milhão de doses de vacina de um estudo de base populacional.[201] A maioria dos relatos de reações adversas à vacina não é grave.[203] No entanto, reações alérgicas graves, como anafilaxia, podem ocorrer.[203] A hipersensibilidade imunomediada pode ter início de ação imediato ou tardio.[203] As reações de hipersensibilidade do tipo I podem se manifestar como anafilaxia grave com risco de vida e geralmente ocorrem em minutos ou em até 4 horas após a exposição.[203] Uma reação sistêmica mediada por IgE aos excipientes da vacina anticovid-19 pode desempenhar um papel no potencial mecanismo causador da anafilaxia.[203] As reações sistêmicas envolvendo vários órgãos resultaram da liberação de mediadores causada pela degranulação de mastócitos.[203] A pseudoalergia relacionada à ativação do complemento (CARPA) é outro mecanismo considerado uma causa de reação alérgica grave.[203] IgM anti-PEG preexistente pode desencadear a via clássica do complemento, que envolve a liberação de anafilatoxinas (C3a, C5a), o que causa reação de hipersensibilidade.[203] No Quadro 111.12 podemos consultar os excipientes das vacinas contra a covid-19 e suas funções.[203]

O CDC dos Estados Unidos sugeriu uma plataforma de vacina intercambiável usando uma vacina, que contém diferentes excipientes, para pacientes que tiveram reações aos excipientes na primeira dose da vacina.[203] A vacina da Janssen para a covid-19 com base em vetor adenoviral pode ser considerada para indivíduos que tiveram uma reação alérgica grave a uma vacina anticovid-19 com base em plataforma RNAm (Pfizer e Moderna).[203] Uma alternativa para a administração de uma vacina anticovid-19 a pacientes que tiveram reações com vacinas de RNAm é o uso da vacina Janssen anticovid-19 com base em vetor adenoviral.[203] No entanto, a vacinação com cautela é recomendada em virtude da possibilidade de reatividade cruzada entre o PEG e o polissorbato 80.[203] Embora a dosagem de desafio gradual tenha sido usada para outras vacinas, não há dados de apoio sobre a segurança e a eficácia da dosagem de desafio gradual para vacinas de RNAm.[203] A pré-medicação com um anti-histamínico é controversa.[18] A OMS recomendou que a pré-medicação pode mascarar os sintomas iniciais de uma reação sistêmica, resultando em diagnóstico tardio.[203] No entanto, o pré-tratamento com um anti-histamínico de 2ª geração pode ser considerado em indivíduos com sintomas leves (apenas prurido ou urticária).[203]

Quanto às reações adversas tegumentares com as vacinas anticovid-19 mais frequentes, a Tabela 111.3 demonstra dados demográficos, de apresentação clínica e de tratamento dessas reações, conforme apresentados na revisão de metanálise conduzida por Washrawirul e colaboradores.[186]

Quadro 111.12 Excipientes nas vacinas contra a covid-19 e suas funções.

Excipiente	RNAm Pfizer BNT162b2	Moderna RNAm-1273	Janssen
Ativo	RNAm modificado por nucleosídeo que codifica a glicoproteína de pico viral de SARS-CoV-2	RNAm modificado por nucleosídeo que codifica a glicoproteína de pico viral de SARS-CoV-2	Vetor adenovírus26 (Ad26) recombinante e incompetente para replicação, que codifica uma variante estabilizada da proteína Spike (S) do SARS-CoV-2
Nanopartículas de lipídios: estabilidade e transporte dp RNAm PEGlado	2-[(Polietilenoglicol)-2000]-N,N-ditetradecilacetamida (ALC-0159), 1,2-diestearoil-sn-glicero-3-fosfocolina (DSPC), ((4hidroxibutil)azanediil)bis (hexano-6,1-diil)bis(2-hexildecanoato) (ALC-0315), colesterol	1,2-dimiristoil-rac-glicero-3-metoxipolietilenoglicol-2000 (PEG2000 DMG), 1,2-diestearoil-sn-glicero-3-fosfocolina (DSPC), lipídio SM-102 (lipídio ionizável patenteado), colesterol	
Tampão: estabilidade das nanopartículas de lipídeos/ inibição da oxidação de radicais	Di-hidrogenofosfato de potássio/fosfato dissódico di-hidratado	Trometamol/cloridrato de trometamol, ácido acético/acetato de sódio tri-hidratado	
Outros estabilizadores, força iônica, surfactante, quelatos de metais iônicos	Cloreto de potássio, cloreto de sódio		Polissorbato 80, 2-hidroxipropil-β-ciclodextrina, ácido cítrico monohidratado, citrato trissódico di-hidratado, cloreto de sódio, etanol
Termoestabilização	Sucrose	Sucrose	

Tabela 111.3 Dados demográficos, apresentação clínica e tratamento das reações adversas tegumentares com as vacinas anticovid-19.

Tipo de manifestação	Idade em anos, média (±DP)	♂/♀/não identificados	Início (dias), média (±DP)	Duração (dias), média (±DP)	Dose, n (%)	Sintomas locais, n (%)	Sintomas sistêmicos, n (%)	Tratamentos, n (%)
Reação no local da injeção (n = 55)	51,15 (15,10)	4/23/28	2,50 (2,90)	5,50 (2,12)	Dose 1: 36 (65,38), dose 2: 17 (30,77), ambas as doses: 2 (3,85)	Prurido 36 (65,45), dor 32 (58,18), queimação 25 (45,45), sem sintomas 13 (23,6)	Febre 30 (54,55), cefaleia 5 (9,09), mialgia 3 (5,45), sem sintomas 21 (38,18)	Corticosteroides (CE) tópicos 32 (58,18), anti-histamínicos 30 (54,55), CE sistêmicos 1 (1,82), remissão espontânea 30 (54,55)
Reação tardia no local da injeção (n = 82) (Figura 111.30)	51,05 (13,86)	10/72	6,72 (3,88)	5,13 (4,64)	Dose 1: 40 (48,78), dose 2: 12 (14,63), dose 3: 1 (1,21), ambas as doses 1&2: 28 (34,14), não relatado: 1 (1,21)	Prurido 23 (28,05), dor 25 (30,49), queimação 4 (4,88), ausência de sintomas 15 (18,29)	Febre 17 (20,73), mialgia 16 (19,51), cefaleia 11 (13,41), fadiga 12 (14,63), linfadenopatia 6 (7,32), ausência de sintomas 36 (43,90)	CE tópicos 27 (32,93), anti-histamínicos 20 (24,39), CE sistêmicos 5 (6,09), antibióticos 4 (4,87), antitérmicos 3 (3,66), analgésicos 2 (2,44), remissão espontânea 18 (21,95)
Urticária e/ou angioedema (n = 46)	40,67 (12,92)	10/36	6,46 (16,97)	24,28 (34,38)	Dose 1: 22 (47,82), dose 2: 8 (17,39), ambas as doses: 10 (21,74), não relatado: 6 (13,04)	Prurido4 5 (97,82), ausência de sintomas 1 (2,17)	Febre 2 (4,35), mialgia 2 (4,35), fadiga 1 (2,17), diarreia 1 (2,17), ausência de sintomas 34 (73,91)	Anti-histamínicos orais 12 (26,09), anti-histamínicos intravenosos 9 (19,57), CE sistêmicos 8 (17,39), CE tópicos 2 (4,35), anticorpo monoclonal anti-IgE 1 (2,17), remissão espontânea 20 (43,48)

(Continua)

Tabela 111.3 Dados demográficos, apresentação clínica e tratamento das reações adversas tegumentares com as vacinas anticovid-19. (Continuação)

Tipo de manifestação	Idade em anos, média (± DP)	♂/♀/não identificados	Início (dias), média (±DP)	Duração (dias), média (±DP)	Dose, n (%)	Sintomas locais, n (%)	Sintomas sistêmicos, n (%)	Tratamentos, n (%)
Herpes-zóster (n = 72) (Figura 111.31)	56,25 (18,17)	35/37	7,76 (6,38)	12,46 (6,81)	Dose 1: 37 (51,39), dose 2: 24 (33,33), ambas as doses: 2 (2,78), não relatado: 9 (12,50)	Dor 36 (50,00), prurido 15 (20,83), queimação 11 (15,28), disestesia 3 (4,17), ausência de sintomas 13 (18,06)	Mialgia 4 (5,56), fadiga 3 (4,17), febre 2 (2,78), cefaleia 1 (1,39), ausência de sintomas 38 (52,78)	Agentes antivirais 57 (79,17), anticonvulsivantes 12 (16,67), analgésicos 9 (12,50), CE sistêmicos 5 (6,94), antibióticos 3 (4,17), CE tópicos 1 (1,38), remissão espontânea 3 (4,17)
Pitiríase rósea/ lesões pitiríase rósea-símile (n = 58) (Figura 111.32)	42,98 (13,03)	26/32	9,64 (6,11)	49 (24,09)	Dose 1: 32 (55,17), dose 2: 22 (37,93), ambas as doses: 4 (6,90)	Prurido 32 (55,17), ausência de sintomas 26 (44,83)	Sem sintomas	CE tópicos 7 (12,07), anti-histamínicos 5 (8,62), CE sistêmicos 1 (1,72), remissão espontânea 40 (68,97)
Psoríase (n = 29) (início *de novo* n = 5, exacerbação de psoríase preexistente n = 24)	62,24 (13,80)	62,24 (13,80)	9,87 (8,03)	14,50 (11,96)	Dose 1: 8 (27,59), dose 2: 19 (65,52), ambas as doses: 2 (6,90)	Prurido 18 (62,07), ausência de sintomas 11 (37,93)	Febre 4 (13,79), fadiga 3 (10,34), artralgia 2 (6,89), mialgia 1 (3,44), ausência de sintomas 19 (65,51)	Análogos vitamina D3 9 (31,03), CE tópicos 7 (24,13), agentes biológicos 5 (17,24), fototerapia 5 (17,24), anti-histamínicos 4 (13,79), inibidores da calcineurina 2 (6,90), CE sistêmicos 2 (6,90), derivados da vitamina A 1 (3,45)
Vasculite cutânea (n = 25) (início *de novo* n = 4, exacerbação de preexistente n = 1) (Figuras 111.33 a 111.36)	53,24 (22,75)	8/17	6,35 (6,24)	15,21 (13,70)	Dose 1: 11 (44), dose 2: 8 (32), ambas as doses 1&2: 3 (12), ambas as doses 1&2&3: 1 (4), não relatados: 2 (8)	Prurido 6 (24,00), dor 4 (16), queimação 3 (12), ausência de sintomas 5 (20)	Artralgia 5 (20), febre 4 (16), mialgia 4 (16), fadiga 2 (8), diarreia 1 (4), dor abdominal 1 (4), hematúria 1 (4), ausência de sintomas 3 (12)	CE sistêmicos 12 (48), CE tópicos 9 (36), anti-histamínicos 6 (24), analgésicos 3 (12), antibióticos 2 (8), remissão espontânea 5 (20)
Lesões tipo eritema pérnio/eritema pérnio (n = 17)	51,71 (14,11)	9/7/1	4,94 (3,99)	23,88 (13,93)	Dose 1: 7 (41,17), dose 2: 3 (17,65), ambas as doses: 5 (29,41), não relatados: 2 (11,76)	Prurido 4 (23,53), dor 4 (23,53), edema 2 (11,76), queimação 1 (5,88), ausência de sintomas 4 (23,53)	Fadiga 1 (5,88), cefaleia 1 (5,88), ausência de sintomas 3 (17,65)	CE tópicos 7 (58,33), anti-histamínicos 1 (5,88), remissão espontânea 8 (47,06)
Penfigoide bolhoso (n = 13) (início *de novo* n = 9, exacerbação de doença preexistente n = 4)	77,77 (6,27)	6/6/1	11,47 (10,89)	55,50 (48,79)	Dose 1: 7 (53,85), dose 2: 2 (15,38), ambas as doses 4 (30,77)	Prurido 4 (30,17), ausência de sintomas 9 (69,23)	Sem informação	CE sistêmicos 11 (84,6), CE tópicos 5 (38,46), anti-histamínicos 2 (15,38), remissão espontânea 1 (7,69)
Pênfigo vulgar (n = 7) (início *de novo* n = 4, exacerbação de doença preexistente n = 3)	57,71 (21,14)	5/1/1	8,29 (9,74)	117 (66,47)	Dose 1: 2 (28,57), dose 2: 2 (28,57), ambas as doses: 1 (14,29), não relatados: 2 (28,57)	Dor 3 (42,86), ausência de sintomas 4 (57,14)	Sem informação	CE sistêmicos 7 (100), rituximabe 2 (28,57), micofenolato de mofetila 1 (14,29), azatioprina 1 (14,29)
Reação adversa grave a medicamento (droga) (n = 14)	49,55 (17,01)	5/6	9,34 (15,38)	20,83 (9,56)	Dose 1: 6 (54,54), dose 2: 2 (18,18), ambas as doses: 1 (9,09), não relatados: 2 (18,18)	Prurido 3 (27,27), dor 2 (18,18), queimação 1 (9,09), ausência de sintomas 5 (45,45)	Febre 7 (63,63), mialgia 2 (18,18), fadiga 1 (9,09), linfadenopatia 1 (9,09)	CE tópicos 7 (63,63), CE sistêmicos 5 (45,45), anti-histamínicos 4 (36,36), analgésicos 2 (18,18), antitérmicos 2 (18,18), antibióticos 1 (9)
Eritema multiforme (n = 11)	60,27 (19,31)	3/7/1	5 (3,33)	20,63 (19,31)	Dose 1: 7 (63,63), dose 2: 4 (36,36)	Prurido 3 (27,27), dor 1 (9,09), ausência de sintomas 7 (63,63)	Febre 2 (18,18), mialgia 2 (18,18), fadiga 2 (18,18)	CE tópicos 9 (81,81), CE sistêmicos 5 (45,45), anti-histamínicos 4 (36,36), remissão espontânea 4 (36,36)
Lúpus eritematoso cutâneo (n = 8)	47,88 (22,50)	2/6	14,00 (12,96)	15,75 (6,70)	Dose 1: 5 (62,5), dose 2: 2 (25,00), ambas as doses: 1 (12,50)	*Pruritus* 3 (37,50), *burning* 2 (25,00), *pain* 1 (12,50), no *symptom* 2 (25,00)	Fadiga 5 (62,50), mialgia 2 (25,00), artralgia 2 (25,00), linfadenopatia 1 (12,50)	CE sistêmicos 6 (75,00), hidroxicloroquina 3 (37,50), CE tópicos 3 (37,50)
Reações tardias aos preenchedores dérmicos (n = 7)	42 (11,26)	0/7	2,58 (2,69)	11,14 (15,31)	Dose 1: 4 (57,14), dose 2: 2 (28,57), ambas as doses: 1 (14,29)	Sensibilidade local 4 (57,14), dor 2 (28,57), parestesia 1 (14,29)	Cefaleia 2 (28,57), sintomas gripais 2 (28,57), alteração da fala 2 (28,57), ausência de sintomas 3 (42,86)	CE sistêmicos 4 (57,14), hialuronidase 2 (28,57), anti-histamínicos 2 (28,57), inibidores da enzima conversora da angiotensina (IECA) 1 (14,28), antibióticos 1 (14,28), 5-FU intralesional 1 (14,28)
Líquen plano (n = 6) (início *de novo* n = 4, exacerbação da doença preexistente n = 2)	58,53 (7,20)	5/0/1	4,17 (3,50)	Sem informação	Dose 1: 2 (33,33), dose 2: 1 (16,67), ambas as doses: 1 (16,67), não relatados: 2 (33,33)	Prurido 3 (50), dor 1 (16,67), ausência de sintomas 2 (33,33)	Sem informação	CE tópicos 4 (66,67), CE sistêmicos 1 (16,67), remissão espontânea 2 (33,33)
Síndrome de Sweet (n = 6)	57,50 (15,33)	2/3/1	5,50 (3,62)	29,88 (40,92)	Dose 1: 5 (83,33), não relatado: 1 (16,67)	Dor 2 (33,33), disestesia 1 (16,67), ausência de sintomas 3 (50)	Febre 3 (50), cefaleia 1 (16,67), tontura 1 (16,67), artralgia 1 (16,67), ausência de sintomas 2 (33,33)	CE sistêmicos 6 (100), CE tópicos 1 (16,67), agentes antivirais 2 (33,33), antibióticos 2 (33,33)

(Continua)

Tabela 111.3 Dados demográficos, apresentação clínica e tratamento das reações adversas tegumentares com as vacinas anticovid-19. (Continuação)

Tipo de manifestação	Idade em anos, média (± DP)	♂/♀/não identificados	Início (dias), média (±DP)	Duração (dias), média (±DP)	Dose, n (%)	Sintomas locais, n (%)	Sintomas sistêmicos, n (%)	Tratamentos, n (%)
Pitiríase rubra pilar e lesões pitiríase rubra pilar-símile (n = 5) (Figura 111.37)	66 (11,64)	2/3	9 (7,07)	Sem informação	Dose 1: 4 (80), ambas as doses: 1 (20)	Prurido 1 (20), ausência de sintomas 4 (80)	Sem informação	CE tópicos 3 (60), acitretina 2 (40), CE sistêmicos 1 (20), metotrexato 1 (20)
Erupção fixa medicamentosa (n = 5)	47,20 (23,18)	0/5	11,67 (5,09)	5 (informação de um único caso)	Dose 2: 2 (40), ambas as doses: 3 (60)	Prurido 2 (40), ausência de sintomas 3 (60)	Sem informação	CE tópicos 5 (100), anti-histamínicos 20
SDRIFE (exantema flexural e intertriginoso simétrico relacionado a droga) (n = 4)	52,25 (27,96)	3/1	15,25 (18,68)	27 (5,20)	Dose 2: 4 (100)	Prurido 2 (50), dor 2 (50), queimação 2 (50), ausência de sintomas 2 (50)	Sem informação	CE sistêmicos 4 (100), CE tópicos 1 (25), anti-histamínicos 1 (25)
Vitiligo (n = 4) (início *de novo* n = 3, exacerbação de doença preexistente n = 1)	41,25 (17,21)	2/2	8 (5,57)	Sem informação	Dose 1: 1 (25), dose 2: 2 (50), ambas as doses: 1 (25)	Sem informação	Sem informação	Fototerapia 2 (50), inibidores tópicos da calcineurina 1 (25), tacrolimo tópico 1 (25)

A partir da revisão sistemática de Washrawirul e colaboradores,[186] observamos, na literatura, uma plêiade de manifestações cutâneas associadas às vacinas contra a covid-19, incluindo reações no local da injeção, que foram as reações adversas cutâneas mais comuns em quase todas as vacinas, e reações adversas incomuns, como as inflamatórias tardias aos preenchimento dérmicos, exacerbação de dermatoses preexistentes (p. ex., a psoríase, o penfigoide bolhoso, pênfigo vulgar, líquen plano, vasculites cutâneas, vitiligo, lúpus eritematoso cutâneo) e reativação viral (p. ex., herpes-zóster).

Além disso, também são descritas, ainda que menos frequentemente, reações graves, mas raras, como a anafilaxia e reações adversas cutâneas graves (SCAR), como a síndrome de Stevens-Johnson (associada a diferentes plataformas como Sinopharma, Astra-Zeneca, Moderna, Pfizer)[186,204-210] e necrólise epidérmica tóxica [211-215] (associada a diferentes plataformas como Sinopharma, Astra-Zeneca, Moderna, Pfizer), síndrome DRESS (associada a imunizantes da Pfizer, Moderna e Astra-Zeneca).[216-218] Há também algum debate sobre se algumas das reações adversas cutâneas notificadas após a vacinação contra a covid-19 foram eventos com relação causal ou temporalmente coincidentes (casuais).[186]

Em termos práticos e suas implicações, quase todas as reações adversas cutâneas são leves e autolimitadas ou tratáveis com corticosteroides ou anti-histamínicos.[186]

Os médicos devem enfatizar aos pacientes que a maioria das reações adversas cutâneas não é contraindicação à vacinação subsequente.[186] A única contraindicação se constitui na presença de reações alérgicas graves a uma dose anterior da vacina anticovid-19, incluindo anafilaxia;[186] enquanto, no caso de uma reação alérgica imediata, como a urticária de início agudo, ocorre em 4 horas do momento da administração de vacinas, os médicos devem compartilhar a tomada de decisões com os pacientes para determinar a mudança de plataforma de vacina.[186]

As reações adversas cutâneas às vacinas de RNAm, como as lesões do tipo eritema pérnio, eritromelalgia e exantemas semelhantes à pitiríase rósea, podem mimetizar as manifestações dermatológicas da infecção subclínica ou clínica pelo SARS-CoV-2.[186,219] Como resultado, é mais provável que as manifestações dermatológicas ocorram como resultado de uma resposta imune, em vez de resultarem dos efeitos virais diretos.[186,220,221] Assim, provavelmente as diferenças observadas nos efeitos adversos cutâneos entre diferentes plataformas de vacinas anticovid-19 podem ser explicadas pelas diferenças nos seus mecanismos imunomediados.[186] As vacinas com base em plataformas de RNAm podem provocar respostas imunes mais robustas, resultando em maior prevalência de eventos adversos cutâneos.[1] Em 21 de dezembro de 2020, a farmacêutica BioNTech, com sede em Mainz, foi a primeira empresa na Alemanha a receber aprovação condicional para a vacina à base de ácido ribonucleico mensageiro (mRNA) Comirnaty®.[222] Seguiram-se outras vacinas, como a da Moderna (mRNA, Spikevax®, Cambridge/EUA), AstraZeneca (Vector, Vaxzevria®, Cambridge/UK) e Johnson & Johnson (Vector, Janssen®, New Brunswick/EUA).[222] As vacinas de mRNA se estabeleceram como as mais utilizadas na União Europeia, de forma que reações cutâneas adversas a elas têm literatura mais robusta com populações humanas do Hemisfério Norte.

Embora nenhuma pesquisa atual tenha sido conduzida para clarificar os distintos mecanismos imunodermatológicos subjacentes a cada tipo de vacina contra a covid-19, numerosos estudos sobre as manifestações cutâneas após essas vacinas dão suporte à hipótese fisiopatológica de que a imunogenicidade das vacinas resulta em níveis alterados de diferentes quimiocinas e citocinas, que ativam uma variedade de atores-chave nos sistemas imunológicos adaptativos.[186,223] Pelo menos quatro tipos distintos de reações cutâneas têm sido propostas, a saber:

- O primeiro tipo de reação é uma resposta antiviral clássica caracterizada por um padrão de resposta imune celular envolvendo células T CD8+ e macrófagos com um perfil de células T auxiliares polarizadas em padrão Th1. O IFN-γ, o TNF-α e várias interleucinas, como a IL-2 e a IL-6, são mediadores-chave, que causam reações cutâneas como o lúpus eritematoso cutâneo, líquen plano, erupção maculopapular, pitiríase rósea e EM.[186]
- Em segundo lugar, vários componentes da vacina, incluindo adjuvantes como o alumínio, podem atuar como haptenos, induzindo uma resposta inflamatória predominantemente Th2-polarizada, com altos níveis teciduais de citocinas pró-inflamatórias IL-4 e IL-13.[186] A reação alérgica pode ser imediata em razão de uma hipersensibilidade mediada pela IgE; ou de reação de início tardio, uma vez que a desgranulação dos mastócitos ocorre em certos indivíduos.[186] As manifestações clássicas dessa reação são a urticária, dermatite atópica, reações agudas no local da injeção e dermatoses bolhosas autoimunes, enquanto as reações locais tardias no local de injeção (*delayed immediate reactions* (DIR)), também conhecidas como "braço da covid-19", e as reações envolvendo os preenchedores dérmicos cosméticos são manifestações possíveis da hipersensibilidade tardia.[186,224,225]
- Terceiro, em alguns indivíduos, as células T de memória residentes na pele podem ser ativadas como resultado de um sistema imune inato ativo, resultando em um padrão de resposta predominantemente do tipo Th17/Th22, o que causa reações na pele como a psoríase, pustulose exantemática generalizada aguda e síndrome de Sweet.[186,226]
- Quarto, os componentes da vacina podem desencadear respostas inflamatórias resultando na ativação dos macrófagos/histiócitos e, assim, originando reações granulomatosas.[189]

Em 2022, Watanabe e colaboradores,[223] estudando biópsias cutâneas de dois pacientes que apresentaram lesões na pele após imunização com o imunizante da Pfizer (BTN162b2) por meio de estudo imunohistoquímico, verificaram a elevada expressão de células plasmacitoides dendríticas CD123 e BCDA2 (p-DC) e propuseram que os eventos adversos após vacinação contra a covid-19 podem ser resultado de uma resposta imune, a qual mimetiza aqueles observados na infecção pelo SARS-CoV-2 com a produção tecidual de IFN-I, que, por sua vez, estimula o surgimento de várias dermatoses.

A urticária vasculite (UV) é uma erupção cutânea semelhante à urticária de longa duração no mesmo local da pele (> 24 a 48 horas), que demonstra, na histopatologia, a presença de vasculite leucocitoclástica.[224] Fisiopatologicamente, a UV é considerada uma reação de hipersensibilidade do tipo III, com deposição de imunocomplexos antígeno-anticorpos no lúmen vascular, seguida pela ativação do sistema do complemento.[224] Na literatura médica, até 27 de junho de 2022, havia poucos relatos de UV como reação cutânea adversa às vacinas contra a covid-19. Há dois casos relatados com surgimento entre 7 (vacina AstraZeneca)[225] e 10 (Moderna)[226] dias após a primeira dose da vacina; outro, curiosamente, se desenvolveu 1 dia após a segunda vacinação com a vacina de vírus inativado;[227] e, ainda outro, 4 dias após a terceira dose da vacina (Pfizer BTN162b2).[224] Em conjunto, sugere-se que a proteína do SARS COV-2 traduzida ou injetada possa estar envolvida na patogênese nesses casos.[224] Além disso, também existe a possibilidade de que, se os pacientes têm um alto título de anticorpo da proteína do nucleocapsídeo anti-SARS-CoV-2, a erupção possa ocorrer rapidamente.[224] O acúmulo de casos semelhantes é necessário para esclarecer a patogênese da UV induzida pelas vacinas contra a covid-19.[224]

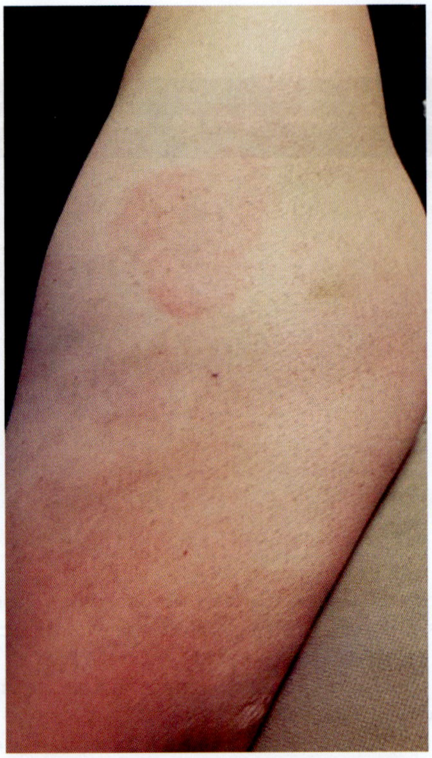

■ **Figura 111.30** Reação de hipersensibilidade tardia no braço, com placa eritematoedematosa, persistente, no local da injeção da primeira dose da vacina Pfizer-BionTECH (BNT162b2) ("braço da covid-19"), 72 horas após a imunização, com dor e permanência por 5 dias no local.

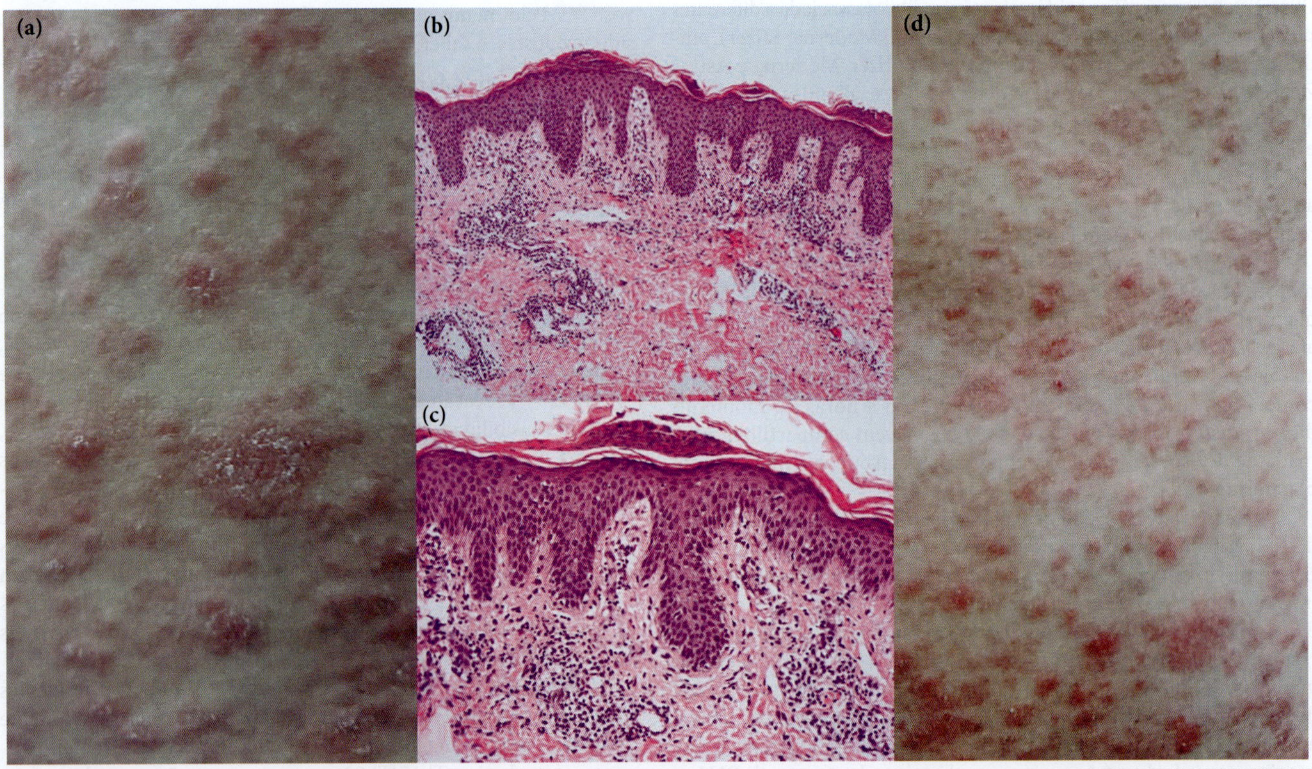

■ **Figura 111.31** Erupção pitiríase rósea-símile em mulher após 7 dias da primeira dose da vacina da AstraZeneca ChAdOx1 nCov-19 (AZD1222). **(a)** Erupção eritematopapulosa com agrupamento em placas redondas e descamação fina em bordelete; **(b)** exame anatomopatológico (HE, 100x) demonstrando infiltrado celular na derme superficial e profunda; **(c)** (HE, 200x) dermatite com espongiose leve com paraqueratose multifocal, com eritrodiapedese e infiltrado linfomononuclear perivascular, tendo de permeio melanófagos e eritrócitos extravasados; **(d)** evolução prolongada com lesões permanecendo após 30 dias do início da erupção e que remitem após 60 dias.

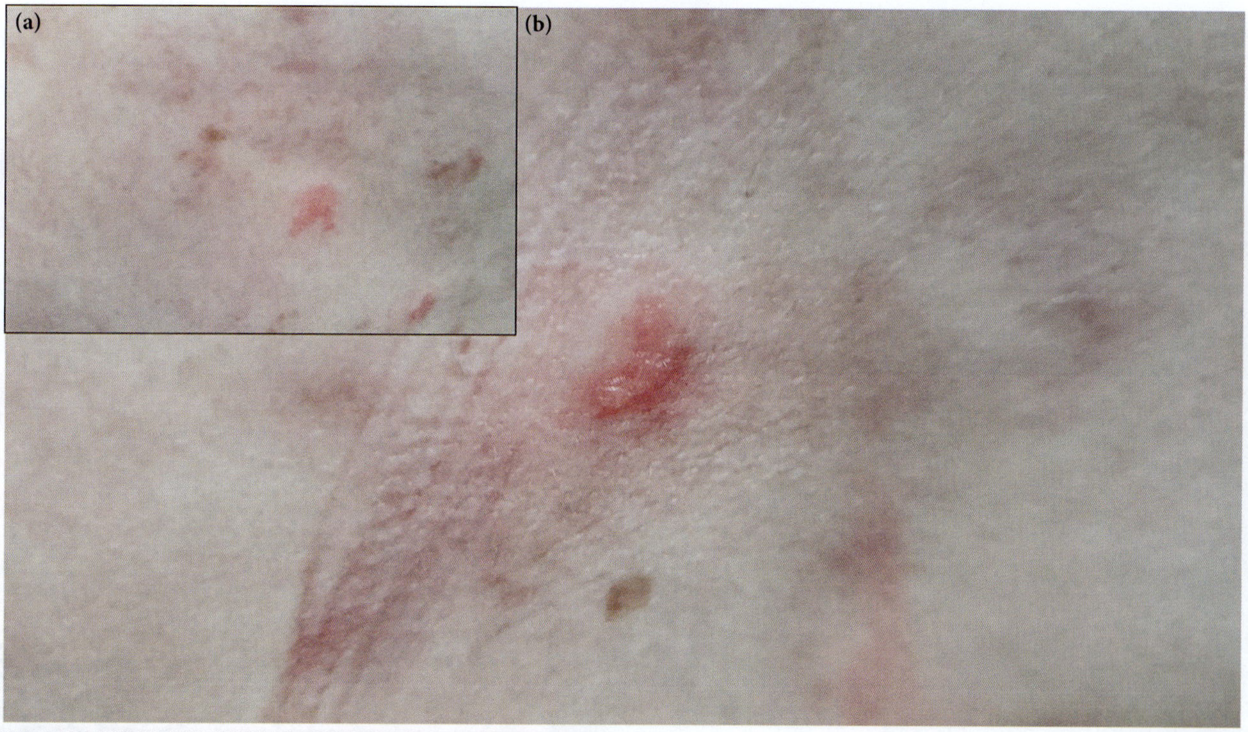

■ **Figura 111.32** Reativação de herpes, 5 dias após receber a segunda dose da AstraZeneca ChAdOx1 nCov-19 (AZD1222), em área de herpes-zóster prévio (2 meses antes), após a primeira dose do mesmo imunizante. **(a)** Lesões hipercrômicas residuais do primeiro episódio de herpes-zóster; **(b)** vesículas agrupadas do segundo episódio que se seguiu à segunda dose do imunizante. Fenômeno do distrito cutâneo imunocomprometido de Ruocco.

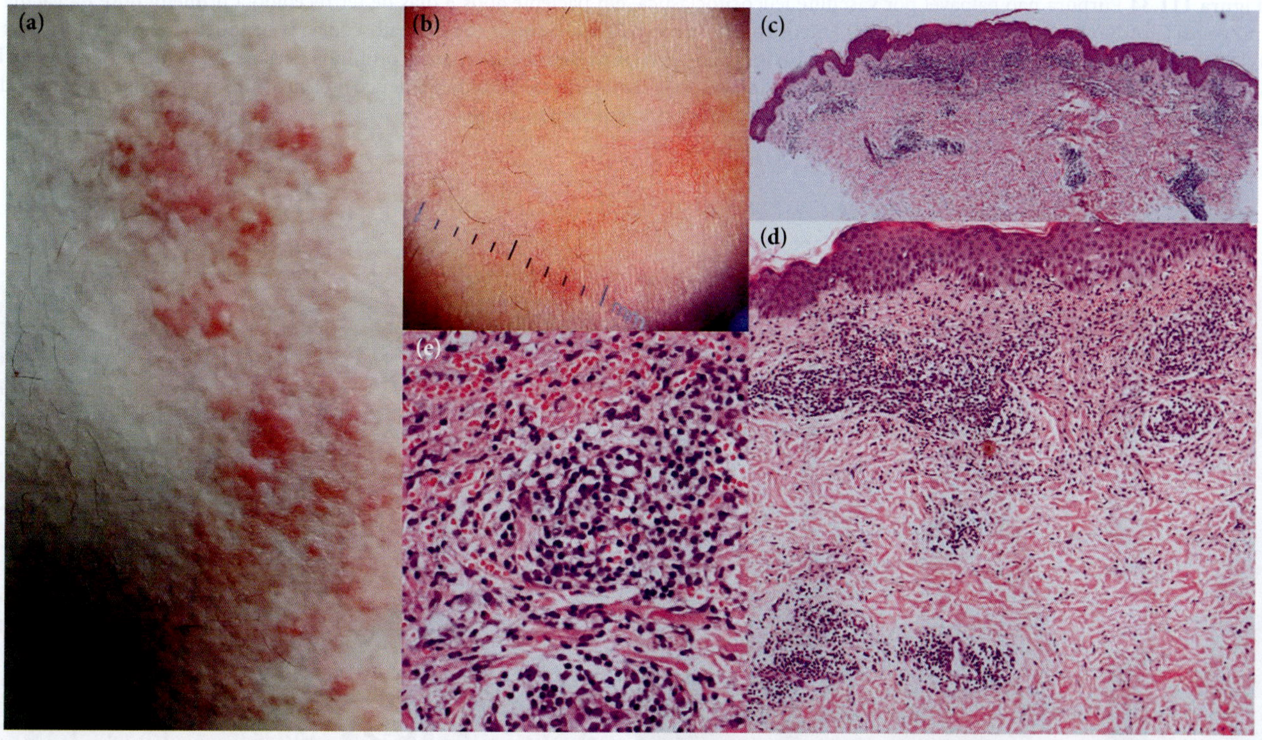

■ **Figura 111.33** Lesão com aspecto clínico de urticária vasculite em paciente após 3 dias da primeira dose da vacina da AstraZeneca ChAdOx1 nCov-19 (AZD1222). **(a)** Erupção urticada com púrpura; **(b)** dermatoscopia demonstrando halo amarelado compatível com processo de púrpura esmaecendo; **(c)** exame anatomopatológico (HE, 100x) demonstrando fragmento da pele com infiltrado celular superficial e profundo perivascular e perianexial; **(d)** epiderme focalmente dissociada por espongiose com trecho de hipogranulose encimado por paraqueratose. Na camada basal, observa-se moderado grau de degeneração vacuolar com presença de raros corpos eosinófilos e de queratinócitos necróticos; **(d)** (HE, 200x). Na derme papilar, o plexo vascular superficial demonstra moderado infiltrado linfocitário perivascular comprometendo a parede vascular e tendo de permeio grande número de eritrócitos extravasados, notando-se infiltrado linfocitário na derme reticular em meio à glândula sudorípara écrina; **(e)** (HE, 400x) na derme reticular, os vasos sanguíneos estão dilatados e circundados por discreto infiltrado linfocitário sem, porém, comprometer a parede vascular.

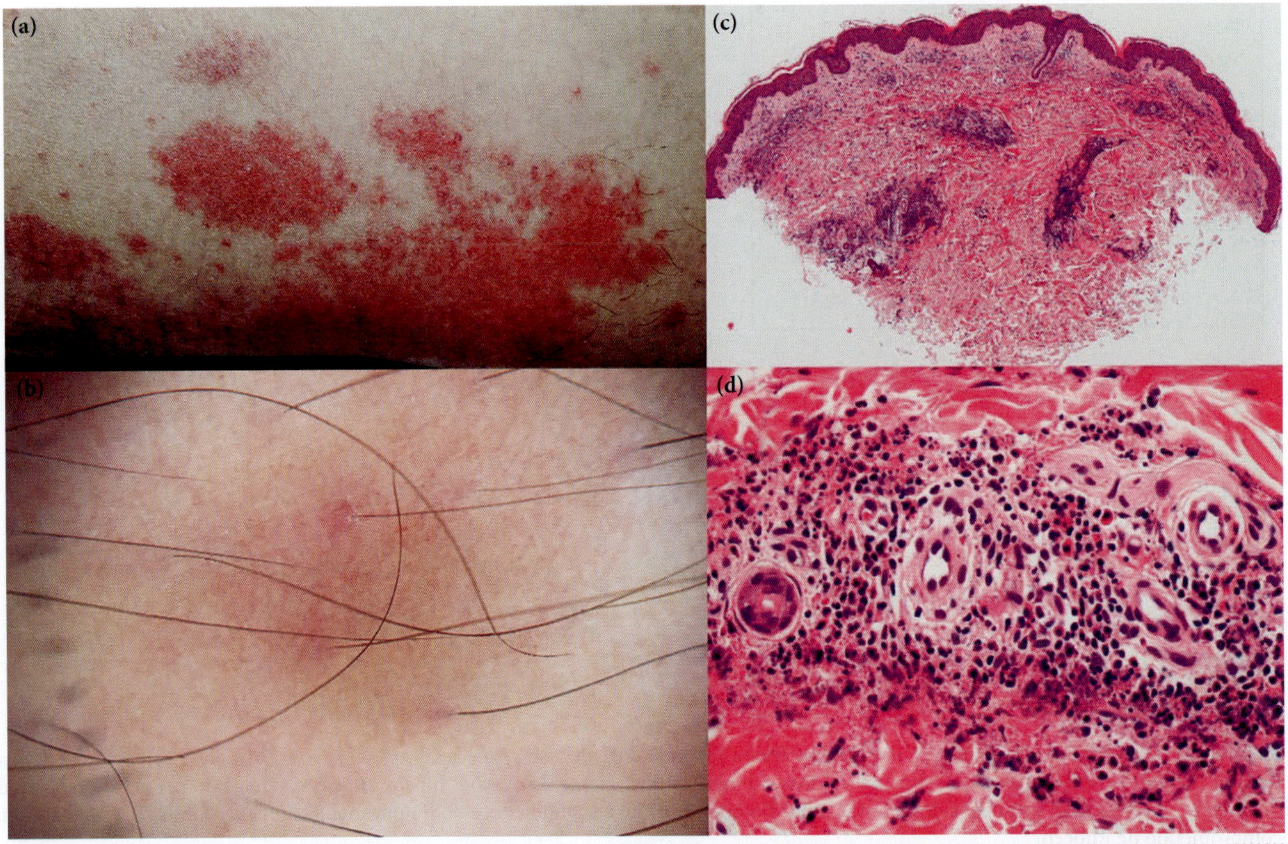

■ **Figura 111.34** Púrpura não palpável por vasculite leucocitoclástica, em paciente após 3 dias de ter recebido a primeira dose da vacina da AstraZeneca ChAdOx1 nCov-19 (AZD1222). **(a)** Extensa púrpura não palpável na coxa; **(b)** dermatoscopia revelando discreta púrpura; **(c)** (HE, 100x) exame anatomopatológico demonstrando extenso infiltrado celular na derme superficial e profunda perianexial e extravasamento de hemácias; **(d)** (HE, 400x) vasos sanguíneos circundados por infiltrado inflamatório constituído por leucócitos neutrófilos íntegros e fragmentados, comprometendo a parede vascular e tendo de permeio eritrócitos extravasados e linfócitos.

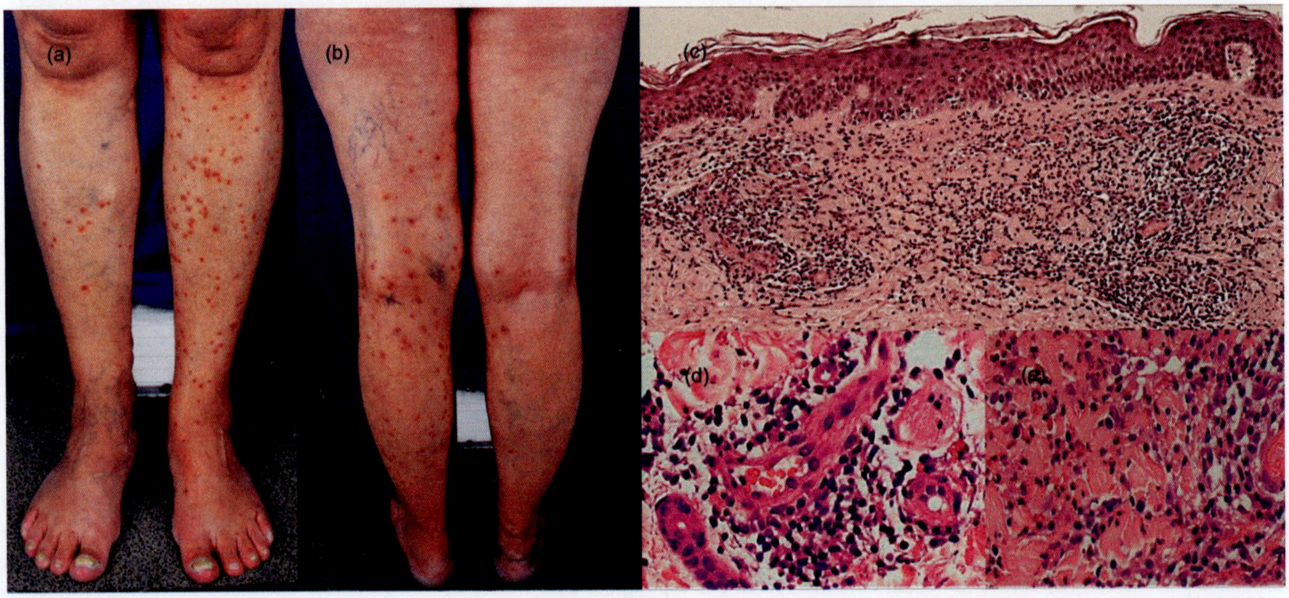

■ **Figura 111.35** Pápulas purpúricas nos membros inferiores **(a-b)** de paciente com vasculite leucocitoclástica cutânea, que se desenvolveram 7 dias após a primeira dose da vacina da AstraZeneca ChAdOx1 nCov-19 (AZD1222); **(c-d)** infiltrado linfocitário permeando a parede dos vasos sanguíneos da derme superficial e profunda, com eritrócitos extravasados, neutrófilos fragmentados e alguns eosinófilos.

Fonte: Criado PR et al. Vasculitis in the setting of covid-19: From the disease to the vaccine. Report of a case of cutaneous vasculitis after immunization. Dermatol Ther. 2022 May;35(5):e15367. doi: 10.1111/dth.15367.

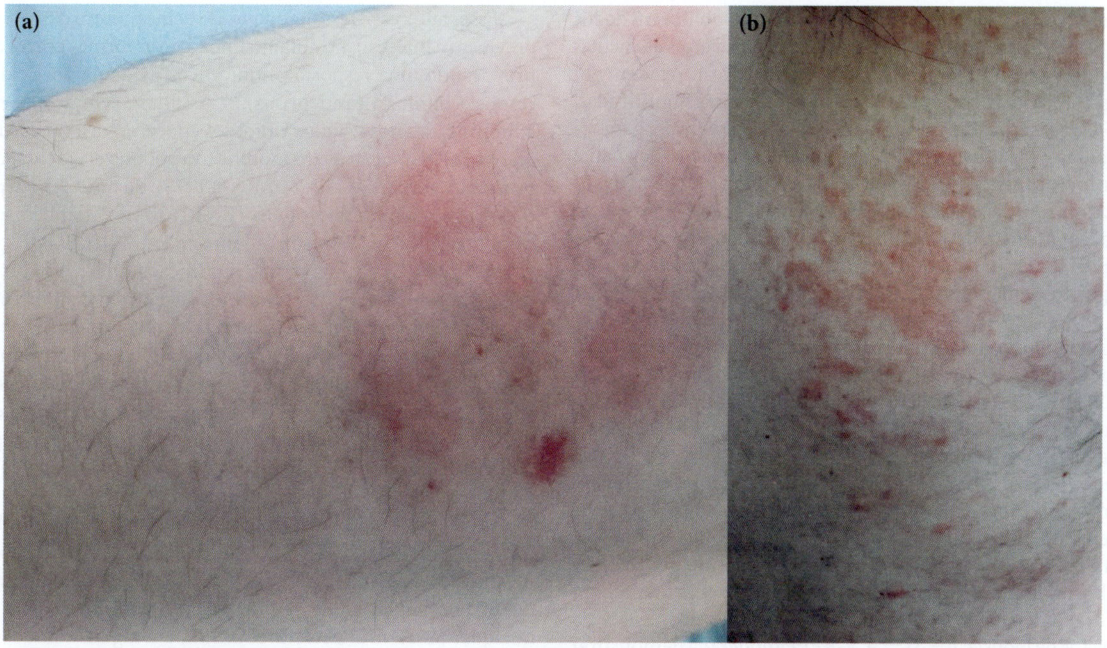

■ **Figura 111.36** Urticária vasculite em paciente após 3 dias da imunização com a primeira dose da vacina da Pfizer-BionTECH (BNT162b2) **(a-b)**.

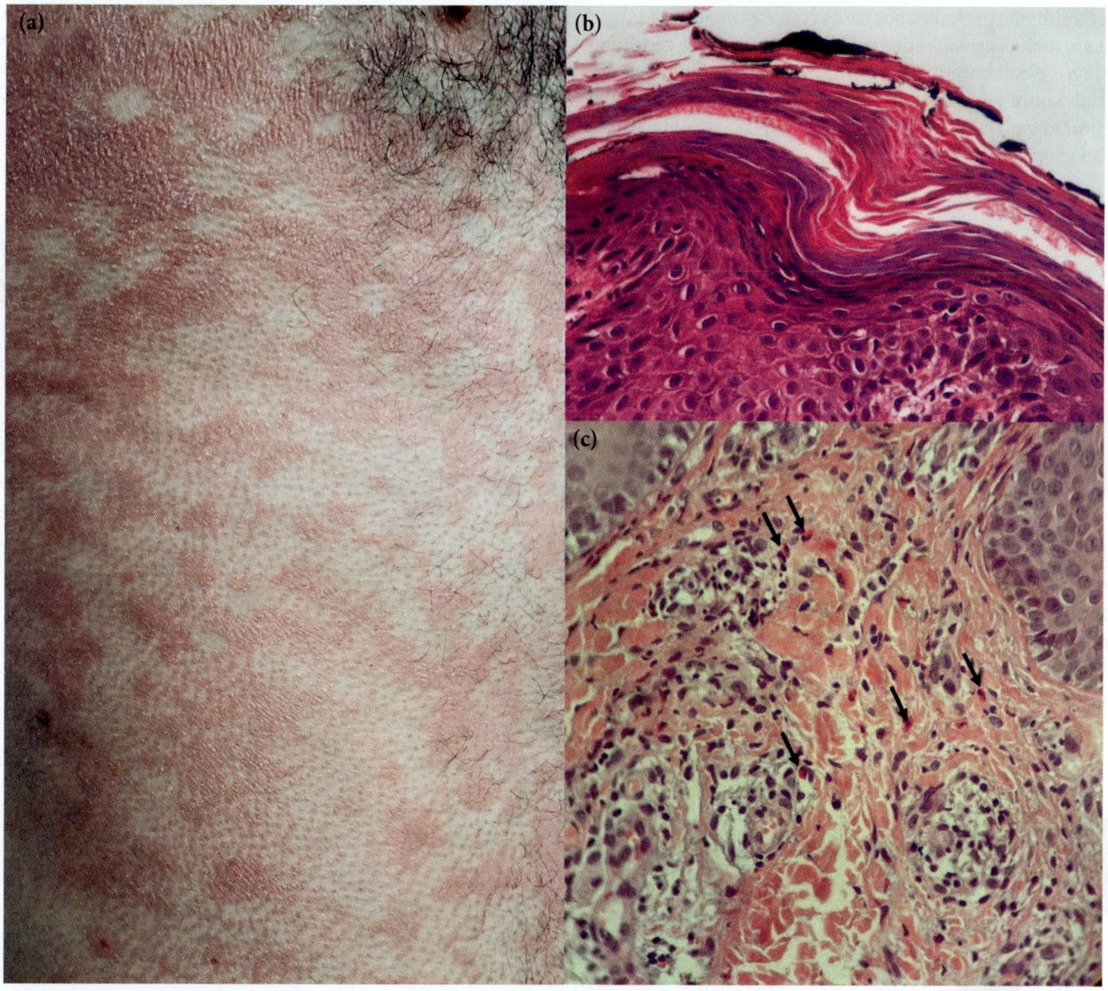

■ **Figura 111.37** Lesões de pitiríase rubra pilar *de novo* em paciente que iniciou o quadro 7 dias após a primeira dose da AstraZeneca ChAdOx1 nCov-19 (AZD1222) e caminhou a estado eritrodérmico. **(a)** Placas de eritema de tonalidade salmão com áreas de pele sã entremeadas, leve descamação e acentuação folicular; **(b)** epiderme com marcada hiperqueratose, na qual se alternam orto e paraqueratose, vertical e horizontalmente, acantose psoriasiforme; **(c)** (HE, 400x) na derme, infiltrado linfomononuclear perivascular e intersticial, com eosinófilos (setas), achados estes compatíveis com pitiríase rubra pilar decorrente de reação adversa medicamentosa.

Em janeiro de 2022, McMahon e colaboradores[228] publicaram dados do registro internacional sobre reações tegumentares adversas às vacinas contra a covid-19, em estudo coordenado pela American Academy of Dermatology. Os autores registraram 803 reações vacinais notificadas, sendo que 58 (7%) casos tinham laudos de biópsia disponíveis para revisão.[228] O padrão de reação histopatológica mais comum foi a dermatite espongiótica, que, clinicamente, variou desde a presença de pápulas robustas com crosta sobrejacente, erupções semelhantes à pitiríase rósea, até pápulas rosadas encimadas por escamas finas.[228] Os autores propuseram a sigla V-REPP (erupção de pápulas e de placas relacionada à vacina) para esse espectro de manifestações clínicas.[228] Outros padrões clínicos, observados pelo grupo de McMahom e colaboradores,[228] incluíram lesões do tipo penfigoide bolhoso (n = 12), hipersensibilidade dérmica (n = 4), herpes-zóster (n = 4), lesões do tipo líquen plano (n = 4), eritema pérnio (n = 3), urticária (n = 2), dermatose neutrofílica (n = 2), vasculite leucocitoclástica (n = 2), erupção morbiliforme (n = 2), grandes reações locais tardias (n = 2), eritromelalgia (n = 1) e outras (n = 5).[228]

Os achados na série de McMahom e colaboradores[228] foram clinicamente diversos, mas apresentaram semelhante histopatologia na pele, variando dentro de um espectro relacionado ao grau de espongiose presente na biópsia comparado ao grau de alterações de interface. A V-REPP robusta na biópsia demonstrou espongiose acentuada com vesículas intraepidérmicas e alterações mínimas ou inexistentes na interface (relatos de biópsia, n = 3).[228] A V-REPP moderada demonstrou espongiose moderada com maior frequência do que as alterações de dermatite de interface (n = 8).[228] A V-REPP leve demonstrou espongiose leve e alterações de interface mais proeminentes (n = 4).[228] Os eosinófilos estavam comumente presentes nos casos com espongiose acentuada sua presença era menos provável nos casos com espongiose mínima.[228]

Cintia Magro e colaboradores, no final de 2021, publicaram seus achados iniciais sobre a histopatologia e a fisiopatogenia das reações adversas tegumentares das vacinas contra a covid-19, até então observadas pelo seu grupo.[229]

Esses autores[229] ressaltam que as vacinas contra o SARS-CoV-2 não previnem a infecção, no entanto impedem as formas graves da covid-19, provocando uma resposta imune eficaz mediada por células T e pela resposta humoral (anticorpos).[229] As duas vacinas mais comumente administradas nos Estados Unidos, à época, eram a vacina da Moderna, que é um RNA mensageiro modificado por nucleosídeos, que codifica a proteína S do SARS-CoV-2 (mRNA-1273), e a mRNA Pfizer-BioNTech, que codifica a mesma proteína (BNT162b2).[229] Também era, à época, disponível a vacina Johnson & Johnson (Ad26.COV2.S), que se baseia em vetor viral e usa uma versão modificada do adenovírus 26 para codificar a proteína S.[229] As vacinas se concentram na proteína de ligação ao receptor do SARS-CoV-2, ou seja, a glicoproteína S, manipulando as células humanas para a síntese dessa proteína estranha (*non-self*) e, portanto, promovendo uma resposta imune eficaz na prevenção de complicações significativas da doença.[229] Paradoxalmente, é a glicoproteína S que provavelmente desempenha um papel importante na patogênese da covid-19 grave e crítica e foi postulada como o cerne das complicações vasculares da doença.[229]

Há dados que indicaram que, em outros locais além do pulmão e da nasofaringe, a interação da glicoproteína S com o endotélio ocorre mesmo sem o vírus (SARS-CoV-2) intacto, conforme revelado pela falta de partículas virais na microscopia eletrônica e pela ausência de qualquer RNA viral detectável *in situ*, em alguns estudos.[229] Da mesma forma, camundongos injetados com grandes doses da subunidade S1 (mas não da subunidade S2) da proteína S desenvolveram sinais neurológicos associados à lesão vascular do sistema nervoso central (SNC); a proteína S foi evidenciada nos microvasos danificados do SNC.[229] Assim, pode-se postular que a glicoproteína (S, sintetizada pelos miócitos do grupo muscular (deltoide), que recebeu a vacina contra a covid-19, após receber o mRNA da vacina, pode se disseminar na corrente sanguínea até encontrar microvasos sanguíneos, cujo endotélio expressa o receptor da ECA2 (Figura 111.38).[229]

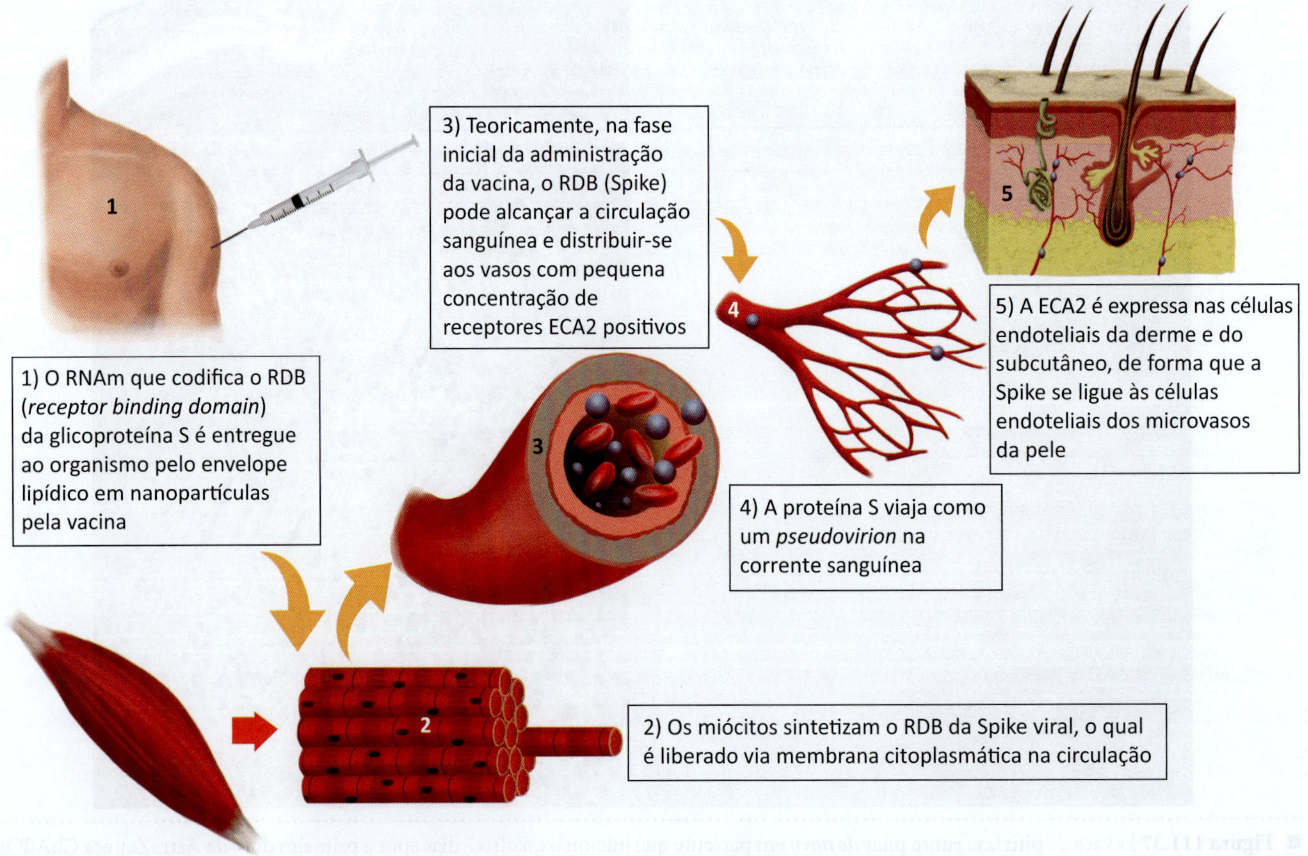

■ **Figura 111.38** Possíveis mecanismos pelos quais as vacinas de RNAm (mensageiro) do SARS-CoV-2 são eficazes na produção da proteína S em miócitos humanos, resultando na sua localização microvascular cutânea subsequente e em possíveis reações imunes adversas cutâneas.
Fonte: Adaptada de Magro et al., 2021.

Com base nos milhões de pessoas já vacinadas sem incidentes, se essa disseminação microvascular ocorrer, parece estar em um patamar que não é clinicamente significativo, segundo Magro e colaboradores.[229] Até o momento, nenhum evento trombótico adverso microvascular ou de vasos maiores que se assemelhe à covid-19 grave e crítica ocorreu com as vacinas Moderna ou Pfizer.[229] Foram relatadas complicações trombóticas catastróficas envolvendo o seio sagital e as veias esplênicas com as vacinas de DNA de vetor de adenovírus fabricadas pela AstraZeneca e Johnson & Johnson.[229] A base exata desse fenômeno tromboembólico é desconhecida, mas um paralelo clínico foi feito com a trombocitopenia induzida por heparina, na qual os pacientes desenvolvem anticorpos contra a heparina e o complexo plaquetário 4.[229] Foi demostrado, recentemente, que as plaquetas humanas expressam o receptor ECA2 e a TMPRSS2, a serinaprotease de superfície para a ativação da proteína S.[229] Observou-se que a proteína S do SARS-CoV-2 acentuou diretamente a agregação plaquetária e a retração do coágulo *in vitro* e, assim, essa proteína conduziu eventos com a formação de trombos em camundongos do tipo selvagem transfundidos com plaquetas transgênicas hECA2.[229] Além disso, a proteína ECA2 humana recombinante e o anticorpo monoclonal anti-Spi inibiram a ativação plaquetária induzida pela proteína S do SARS-CoV-2.[229]

As erupções tegumentares observadas por Magro e colaboradores[229] eram tipicamente generalizadas e tinham aspecto urticariforme ou eczematoso. Nesta série de 22 casos estudados por Magro e colaboradores,[229] as reações vacinais foram mais frequentemente observadas com a vacina da Moderna do que com a da Pfizer. Além disso, as reações adversas podem se desenvolver após a primeira dose ou a segunda, embora tenham sido quase duas vezes mais comuns após a segunda dose.[229] A reação pode surgir tão rapidamente quanto 48 horas após a administração da vacina ou pode ser observada de forma tardia até 4 semanas após a administração da vacina, com quase metade dos casos se desenvolvendo dentro de 1 semana após a administração da vacina.[229] Magro e colaboradores,[229] em seus 22 pacientes, puderam classificar as reações tegumentares vacinais decorrentes das vacinas contra a covid-19 como: (i) com padrões histológicos semelhantes à hipersensibilidade; e (ii) com padrões que se assemelham a dermatoses com predisposição genética subjacente.

Aquelas com padrões histopatológicos semelhantes à hipersensibilidade apresentaram-se com histopatologia diversa, desde dermatite eczematosa, dermatite de interface, dermatite granulomatosa intersticial e vasculite linfocítica, até incluindo dois casos de perniose pós-vacinal.[229] Uma das características das reações vacinais encontradas por Magro e colaboradores[229] foi um padrão inflamatório híbrido. Há caso com um padrão misto, mais bem exemplificado por casos de dermatite de interface e de dermatite eczematosa, com vasculite linfocítica leve.[229] Esses padrões histológicos específicos geralmente refletem a hipersensibilidade do tipo IV subjacente.[229]

Houve caso associado a um padrão marcante de dermatite de interface que apresentou alterações semelhantes à pitiríase rubra pilar (PRP).[229] Esse paciente teve uma erupção cutânea generalizada grave persistente por pelo menos 4 meses refratária à prednisona e iniciou a terapia com ustequinumabe.[229] Em nossa prática pessoal (do autor deste capítulo), um paciente com reação do tipo pitiríase rubra pilar, após a primeira dose da vacina da AstraZeneca, só apresentou remissão completa com o uso do risanquizumabe (anti IL-23), após falha do uso do metotrexato e, posteriormente, isotretinoína (resposta parcial).

Uma das amostras de biópsias dos casos de Magro e colaboradores[229] revelou reação imune foliculocêntrica distinta, que se enquadra na categoria de foliculite neutrofílica estéril com lesão vascular foliculocêntrica. Sob a ótica da fisiopatogenia, esse tipo de reação folicular neutrofílica estéril tem a hipótese de representar uma resposta imune do tipo IV TH1 dominante, na qual o meio de citocinas é propício a um influxo neutrofílico na pele.[229]

Um subconjunto menor de casos de Magro e colaboradores[229] demonstrou uma vasculite urticariforme, um subconjunto morfológico de vasculite leucocitoclástica caracteristicamente desencadeada pela deposição aos imunocomplexos, mas outras vias pró-inflamatórias podem estar implicadas. Pode-se considerar um cenário em que anticorpos ligados a uma proteína estranha indefinida introduzida pela vacina poderiam ser depositados em microvasos dérmicos, como um complexo imune e desencadear a via clássica do complemento, resultando em uma reação inflamatória rica em neutrófilos.[229]

Entre as reações pós-vacinais que se assemelham a uma dermatose com predisposição genética subjacente, na série de Magro e colaboradores, um paciente desenvolveu psoríase eruptiva, expandindo o espectro clínico e morfológico das respostas imunes das células T tipo IV.[229] Com base em certos ensaios de vacinas anticovid-19, as reações cutâneas estão se tornando cada vez mais reconhecidas e, embora a psoríase não tenha sido originalmente descrita em alguns dos ensaios iniciais, a vacina contra a gripe foi reconhecida como um gatilho para a psoríase *guttata* (em gotas).[229] O mimetismo molecular entre antígenos estreptocócicos e queratinas na epiderme de pacientes com psoríase eruptiva fundamenta a associação entre faringite estreptocócica e psoríase em gotas.[229] Existe homologia estrutural entre a glicoproteína Spike e a proteína M6 implicada na psoríase em gotas, embora não especificamente a glicoproteína Spike do SARS-CoV-2.[229] O aprimoramento imunológico associado à vacina, no entanto, pode desempenhar um papel no surgimento da psoríase latente em um paciente geneticamente predisposto.[229] Dois pacientes de Magro e colaboradores[229] também mostraram alterações da doença de Grover histologicamente, embora seu mecanismo fisiopatogênico não seja claro ainda.

Os dados demonstram que a maioria das erupções cutâneas pós-vacina contra a covid-19 se baseia fisiopatologicamente na reação de hipersensibilidade tipo IV e, menos comumente, na de hipersensibilidade mediada por imunocomplexos.[229] O gatilho antigênico exato ainda não está estabelecido e as possibilidades incluem um agente exógeno encontrado no veículo da vacina, o polietilenoglicol (PEG) *versus* a proteína S *non-self* sintetizada pelos miócitos humanos funcionando como um antígeno sistêmico capaz de eliciar formas clássicas de hipersensibilidade, especialmente tipo IV, mas também reações mediadas por anticorpos resultando na deposição de imunocomplexos.[229] Um antígeno não relacionado ou uma predisposição genética subjacente para uma dermatose inflamatória como a psoríase, que se torna ativada e aparente clinicamente por causa das propriedades de reforço imunológico da vacina, representa um mecanismo que também deve ser considerado.[229]

A quantidade excepcionalmente pequena de glicoproteína S que se dissemina para o endotélio microvascular ECA + (ECA2 positiva) nunca resulta em um processo de doença que se assemelha à própria covid-19 grave ou crítica e, portanto, não surpreendentemente, a ativação da via complemento não é observada com a vacinação, e as complicações vasculares trombóticas, embora raramente relatadas após a administração da vacina contra a covid-19, não foram comprovadamente causadas pelas vacinas atualmente administradas.[229]

■ SÍNDROME DA COVID-19 LONGA

Segundo a definição atualmente utilizada pelo Ministério da Saúde, a pessoa com condições pós-covid é aquela que apresenta manifestações clínicas novas, recorrentes ou persistentes após a infecção aguda por SARS-CoV-2, quando estas não são atribuídas a outras causas.[230] Na literatura científica, ainda há variação na definição dessas condições, as quais também podem ser denominadas "covid longa", "síndrome pós-covid", "covid crônica", entre outros. Cerca de um terço dos pacientes acometidos pela infecção apresenta ao menos uma condição pós-covid.[230]

Assim, uma proporção significativa de pacientes infectados por SARS-CoV-2 apresenta sintomas novos, recorrentes ou contínuos, geralmente por 3 meses após a infecção, que podem durar semanas ou meses e compreendem a assim denominada "síndrome covid longa" (LCS).[231] Os sintomas neurológicos mais frequentes incluem fadiga, déficits de memória/atenção, distúrbios do sono, mialgias e hiposmia.[231] A ocorrência de LCS não está associada à gravidade da covid-19 aguda anterior, nem fatores predisponentes específicos foram identificados até o momento.[231] A LCS compartilha características com duas outras doenças, a fibromialgia (FM) e a síndrome da fadiga crônica (SFC): mulheres jovens são predominantemente afetadas, a etiologia é desconhecida, embora haja suspeita de infecção viral prévia, e ambas as condições apresentam sintomas semelhantes aos da LCS.[231] A má adaptação do sistema nervoso autônomo (SNA) tem sido proposta como um possível mecanismo patogenético subjacente.[231] Várias manifestações sistêmicas e cutâneas têm sido descritas na literatura.

Síndrome da pele sensível/neuropatia de pequenas fibras

Indivíduos com pele sensível geralmente apresentam lesões cutâneas minimamente visíveis ou nenhuma lesão, mas o eritema é frequentemente observado.[232] Esses sintomas podem ocorrer espontaneamente, mas são mais frequentemente induzidos por fatores exógenos, como cosméticos, condições ambientais [p. ex., luz ultravioleta (UV), temperatura ou vento] e fatores psicológicos (p. ex., estresse) e hormonais (p. ex., o ciclo menstrual).[232] Na maioria dos pacientes, os sintomas ocorrem em até 1 hora após a exposição aos fatores desencadeantes e podem persistir por minutos ou até horas.[232] Não há relação comprovada entre pele sensível e sintomas psicológicos.[232] Os sintomas constituem mais frequentemente referidos são sensações desagradáveis como pinicação, sensação de agulhadas, ardor, dor, prurido e formigamento, em resposta a estímulos que normalmente não deveriam provocar essas sensações desagradáveis.[232]

Elas não podem ser explicadas por lesões atribuíveis a qualquer doença de pele.[232] A pele pode parecer normal ou ser acompanhada de eritema. A pele sensível pode afetar todos os locais do corpo, especialmente a face, devendo ser diferenciada da dermatite de contato alérgica ou irritativa.[232]

A pele sensível é relatada principalmente na face, mas pode ser encontrada em todos os locais, principalmente nas mãos, couro cabeludo, pescoço e área genital.[232] Para o couro cabeludo, a sintomatologia é um pouco diferente, pois o eritema é raro (e de difícil diagnóstico clínico).[232] Prurido mais formigamento é mais comum do que queimação mais formigamento no rosto.[232]

Uma origem multifatorial foi admitida após discussão de muitos mecanismos prováveis.[232] Uma disfunção neurossensorial na pele é um dos principais mecanismos patológicos da pele sensível.[232] Dadas as altas taxas de incidência, parece problemático atribuir um mecanismo fisiopatológico definitivo para a pele sensível.[232] No entanto, um número crescente de dados apoia a hipótese de que a pele sensível é um distúrbio neuropático.[230] Estudo imunohistoquímico que testou todas as hipóteses fisiopatológicas para pele sensível forneceu evidências para a hipótese neuronal: a densidade de fibras nervosas intraepidérmicas (IENFD) foi significativamente diminuída em pacientes com pele sensível, indicando que a população de fibras Aδ ou C está alterada.[232] Além disso, a imunomarcação com o peptídeo relacionado ao gene da calcitonina (CGRP) revela que a densidade de fibras nervosas imunorreativas ao CGRP também é reduzida.[232] Assim, a "pele sensível" aparece como um distúrbio das pequenas fibras nervosas cutâneas, como as fibras C não mielinizadas que medeiam a dor, a coceira e o calor.[232]

Com o advento da covid-19, tem sido relatado o aparecimento, nos pacientes, de neuropatia de pequenas fibras.[233]

Miseri e colaboradores[233] descreveram 13 pacientes que, durante ou após a infecção pelo SARS-CoV-2, desenvolveram sintomas de parestesias dolorosas e alterações sensoriais compatíveis com a "síndrome da pele sensível". Todos os pacientes desenvolveram parestesias de início recente em até 2 meses após a infecção por SARS-CoV-2, com início agudo em sete pacientes e sintomas autonômicos coexistentes em sete também.[233] Três pacientes tinham fatores de risco de neuropatia pré-existentes, mas controlados.[233] A biópsia da pele confirmou neuropatia de pequenas fibras (SFN) em seis pacientes, todos apresentaram sintomas (referidos como prurido, queimação, sensações como picadas de agulhas na pele, pequenos choques elétricos, formigamento nas mãos e pés, dormência na face ou no corpo todo) e sinais de neuropatia, e dois também mostraram disfunção autonômica por teste de função autonômica (AFT).[233] Dos sete pacientes restantes que tiveram biópsias de pele normais, seis não apresentaram sinais clínicos de neuropatia e um exibiu sinais e teve AFT anormal.[233] Dois pacientes com densidades de fibras nervosas intraepidérmicas marcadamente reduzidas e um com biópsia de pele normal tiveram covid-19 grave e moderada; o restante apresentou sintomas leves da infecção.[233] Nove pacientes receberam tratamento sintomático da neuropatia (com medicamentos como amitriptilina, gabapentina ou pregabalina), sendo os sintomas de espectro das parestesias controlados em sete pacientes (77,8%).[233]

Com exceção do paciente que desenvolveu parestesias durante a infecção, os demais desenvolveram sintomas sensoriais 2 semanas a 2 meses após a infecção, o que torna improvável a invasão viral direta nas pequenas fibras nervosas ou gânglios neurais.[233] Essa particularidade pode sugerir uma forma restrita às pequenas fibras como uma neuropatia aguda pós-infecciosa ou fenômeno autoimune pós-viral.[233] Outros autores têm descrito pacientes desenvolvendo NPF após a covid-19, geralmente iniciando-se até 1 mês depois da infecção viral.[234]

Lesões tipo eritema pérnio-símile e livedo persistentes

Uma colaboração entre a (ILDS e a Academia Americana de Dermatologia (AAD) revelou dados com a publicação de McMahon e colaboradores,[235] a qual descreveu, de 8 de abril de 2020 a 8 de outubro de 2020, 1.030 casos de pacientes com covid-19 com manifestações dermatológicas iniciadas no período dos sintomas e, entre estes, 331 casos foram confirmados como pacientes que tiveram covid-19 ou como casos suspeitos de terem tido a doença. Destes 331, 234 casos totais e 96 casos confirmados laboratorialmente (por exames laboratoriais como o RT-PCR e/ou sorologia) relataram sintomas dermatológicos.[235] A duração média dos sintomas/sinais foi de 13 dias (IQR 7–21) para todos os pacientes e 7 dias (IQR 5-14) para o subgrupo de pacientes com doença confirmada laboratorialmente.[235] O exantema morbiliforme durou em média 7 dias (IQR 5-10) e as erupções urticariformes duraram em média 4 dias (IQR 2-10); entre pacientes com covid-19 confirmado com exames laboratoriais, com duração máxima de 28 dias. Erupções papuloescamosas duraram 20 dias (IQR 14-28) nos casos confirmados com exames laboratoriais, com um caso de erupção confirmada de longa duração por 70 dias.[235] As lesões eritema pérnio-símile duraram uma mediana de 15 dias (IQR 10-30) em pacientes com suspeita de covid-19 e 12 dias (IQR 7-23) em casos confirmados laboratorialmente.[235]

Sete (6,8%) dos 103 casos com eritema pérnio-símile eram de longa duração nos quais as lesões persistiram por mais de 60 dias, entre os quais dois casos foram confirmados laboratorialmente.[235] Um paciente com longa duração de sua dermatose, que apresentou 20 dias de tosse e fadiga e 13 dias de lesões eritema pérnio-símile, inicialmente testou negativo para a covid-19 por PCR nasofaríngeo, IgM e IgG séricas anti-SARS-CoV-2.[233] O paciente soroconverteu com a positividade de IgM anti-SARS-CoV-2 em 6 semanas após o início do eritema pérnio-símile e continuou a apresentar as lesões cutâneas e fadiga grave por mais de 133 dias.[235] Testes adicionais com base no exame ELISA, de soro armazenado 24 dias após o início dos sintomas, demonstraram reatividade da IgA à proteína S do SARS-CoV-2 e contra o RDB.[233] Esse achado aumentou a probabilidade de que esse paciente teve uma infecção verdadeira pelo SARS-CoV-2.[235] Outro paciente de covid longa desenvolveu eritema pérnio-símile e livedo reticular 1 mês após a exposição a um membro da família positivo ao teste de PCR nasofaríngeo para o SARS-CoV-2 e acabou apresentando teste positivo para IgG sérica anti-SARS-CoV-2 1 mês após o início da lesão tipo eritema pérnio-símile e continuou a apresentar eritema pérnio-símile e lesões de livedo reticular por mais de 150 dias.[235]

Alopecia/eflúvio e hiperidrose persistentes

Em uma revisão sistemática da literatura, Almas e colaboradores,[236] com artigos publicados antes do dia 1º de maio de 2021, que incluíram aos menos 50 pacientes adultos, registraram 54.730 casos de covid-19 e, entre estes pacientes, avaliaram pacientes classificados com covid longa (sintomas persistentes depois de 2 semanas da recuperação da covid-19). Entre o total de pacientes com a doença, 8.916 pacientes (16,29%) foram classificados como portadores de sintomas de covid longa.[236] Entre 35 sintomas e sinais registrados como presentes na covid longa, os mais comuns foram a fadiga (54,11%), dispneia (24,38%), alopecia/eflúvio telógeno (23,21%), hiperidrose (23,6%), insônia (25,98%), ansiedade (17,29%) e artralgia (16,35%).[236]

A queda de cabelo relacionada à covid-19 foi estudada por Guarnieri e colaboradores[237] em 104 pacientes em 3 meses após a recuperação da covid-19 na Itália. Desses pacientes, 80 (77%) foram hospitalizados em UTI. Dois terços dos 104 pacientes relataram eflúvio telógeno e as mulheres tiveram um risco 5 vezes maior de sofrer de eflúvio telógeno em relação aos homens.[237] O eflúvio telógeno se correlacionou com os níveis da proteína C-reativa > 1,9 mg/L (OR ajustada de 2,43; IC95% 0,85-7,05; $p < 0,001$) e IL-1β sérica (OR ajustada de 4,72; IC95% 1,31-23;19, $p = 0,03$).[237]

Em uma revisão sistemática da literatura, Nguyen e Tosti[238] analisaram dados de 1.826 pacientes com alopecia e covid-19 (idade média de 54,5 anos; 54,3% homens). A alopecia androgenética foi observada em 30,7% (86,4%) dos pacientes com covid-19 aguda, o eflúvio telógeno em 19,8% (19,3% homens) dos pacientes, especialmente como sequela da fase aguda da covid-19 e a alopecia areata (AA) em 7,8% (40% homens) dos pacientes, sendo que a AA ocorreu como uma recidiva da alopecia preexistente.[238]

Em um estudo realizado no Brasil, por intermédio de formulário eletrônico distribuído por meio digital (WhatsApp e mídias sociais), entre 3 e 25 de maio de 2021, Müller e colaboradores[239] analisaram dados de 5.891 indivíduos que declararam ter tido covid-19. Os registros válidos incluíram 5.264 (89,4%) participantes atendidos em domicílio, 396 (6,7%) atendidos no hospital e 231 (3,9%) atendidos em UTI.[239] Pelo menos uma manifestação pós-covid-19 foi relatada por 5.062 (86%) pacientes, e a maioria estava independentemente associada à gravidade da doença.[239] A perda capilar (cabelos) foi a manifestação pós-covid-19 mais comumente relatada (2.800; 48%) e foi associada à duração da doença e a sintomas inflamatórios, como febre alta, dispneia grave e mialgia.[239] O início da perda capilar LH ocorreu em até 30 dias após os sintomas agudos de covid-19 em 2.156 (77%) pacientes; e, entre 30 e 60 dias após esses sintomas, em 421 (15%) pacientes.[239] Perda capilar moderada ou grave posterior à infecção por covid-19 foi registrada em 1.761 (44%) mulheres e em 163 (9%) homens; além disso, acometeu 1.409 (33%) pacientes autorreferidos como brancos e em 37 (21%) pacientes negros.[239]

A tricodinia ocorreu em 23% dos pacientes.[239] Seu relato após a cessação dos sintomas da covid-19 esteve associado à perda capilar (OR = 6,1), fraqueza (OR = 1,8), parestesia (OR = 1,5) e perda de memória (OR = 1,4), bem como aos desfechos mais graves.

A perda capilar pós-covid-19 teve início mais cedo do que os 60 a 90 dias esperados para um eflúvio telógeno agudo (TE), provavelmente em decorrência da liberação imediata de anágenos.[239] Além disso, sua prevalência foi maior do que a da perda capilar observada após outras doenças virais agudas graves, como dengue (20%).[239] Doenças febris provocam eflúvio telógeno agudo, e citocinas inflamatórias (p. ex., IL1, TNF-α, IFN-γ e IL6) convertem prematuramente os folículos capilares de anágenos em catágenos.[239] Além da tempestade de citocinas, outros mecanismos na síndrome pós-covid-19 devem ainda ser desvendados.[239] Ademais, a investigação clínica e histológica é importante para excluir o eflúvio anágeno como causa de perda capilar de início precoce nos pacientes pós-covid.[239]

A tricodinia foi associada à perda capilar, ao comprometimento neurológico e a desfechos mais graves.[239] Tem sido levantada a hipótese de que o eflúvio telógeno, a tricodinia e a anosmia podem evoluir da mesma neuropatologia, hipótese esta apoiada pela expressão de receptores olfativos funcionais (OR2AT4) nos folículos pilosos.[239] O eflúvio telógeno é a principal causa de queda de cabelo após a covid-19, mas, considerando-se que os pacientes não foram examinados por um dermatologista, não foi possível descartar outros diagnósticos (p. ex., alopecia areata).[239] A intensidade da queda de cabelo se baseou na percepção dos participantes.[239] Esse estudo também foi limitado pela amostragem não aleatória.[239] Assim, a perda capilar e a tricodinia foram altamente prevalentes em pacientes após a covid-19, especialmente depois de casos mais graves.[239] Mecanismos de perturbação do ciclo capilar, além daqueles esperados para o eflúvio telógeno pós-infeccioso, podem explicar a alta frequência e o início precoce da perda capilar pós-covid-19.[239]

MEDICAMENTOS APROVADOS PARA O TRATAMENTO DA COVID-19

As decisões do tratamento e DAS estratégias terapêuticas em pacientes críticos com pneumonia viral pelo SARS-CoV-2 são motivo de preocupação em todo o mundo e representam grande desafio para os médicos.[240] Um grande número de medicamentos tem sido proposto para o tratamento da covid-19.[240] As estratégias terapêuticas podem ser abordadas seguindo a fisiopatologia da doença e são divididas entre aquelas que visam a entrada do vírus e seu ciclo de vida na célula do hospedeiro e aquelas focadas na resposta do hospedeiro, visando a reação inflamatória exagerada desencadeada pela infecção.[240]

Assim, as estratégias terapêuticas podem ser aquelas que visam a entrada do SARS-CoV-2 nas células humanas ou na replicação viral, como as terapias direcionadas de anticorpos monoclonais (mAb SARS--CoV-2) e os medicamentos antivirais como a associação ritonavir--nirmatrevil (Paxlovid®, da Pfizer), o molnupiravir (Lagevrio®, da Merk-Sharp-Dome, MSD), ambos de uso oral, o remdesivir (fabricante Gilead, EUA) de uso intravenoso, e aquelas focadas em direcionar a resposta inflamatória do hospedeiro usando corticosteroides e imunomoduladores.[240] Mais especificamente: o curso clínico da covid-19, a princípio, é caracterizado por alterações constitucionais leves, especialmente por sintomas que afetam sobretudo o trato respiratório superior.[240] Durante esse estágio, a carga viral é muito alta e, após 7 a 10 dias, diminui lentamente, enquanto os níveis dos marcadores inflamatórios, como a PCR, ferritina e outros, são baixos e aumentam lentamente.[240] Nessa fase inicial, é provável que os agentes antivirais sejam mais eficazes durante a 1ª semana após o início dos sintomas, quando a doença é leve ou moderada.[240] Após 7 a 10 dias da infecção por SARS-CoV-2, em aproximadamente 10% 15% dos pacientes a doença progride para pneumonia bilateral, dispneia grave, baixa saturação de oxigênio e há a necessidade de oxigenoterapia suplementar.[240] Essa fase é caracterizada pelo exagero das respostas imunes com altos níveis dos marcadores inflamatórios como a PCR, ferritina, fibrinogênio, enquanto a carga viral diminui.[240] Nesses pacientes graves, o uso de agentes imunomoduladores é recomendado (Figura 111.39).

Esses medicamentos devem ser usados com cautela e por médicos especialistas, uma vez que esses compostos podem causar imunossupressão.[240] Nessa direção, o Instituto Nacional de Alergia e Doenças Infecciosas (NIAID) desenvolveu a escala ordinal de gravidade da covid-19, representada na Figura 111.39. Além disso, o Instituto Nacional de Saúde (NIH), dos Estados Unidos, em dezembro de 2021, divulgou diretrizes de uma recomendação de um painel de especialistas, sugerindo que, em pacientes com covid-19 leve ou moderada, não hospitalizados, apenas mAbs anti-SARS-CoV-2 devem ser usados, naqueles que apresentam fatores de risco para desenvolver doença grave (Quadro 111.13). No entanto, em pacientes hospitalizados que necessitam de oxigênio suplementar, alto fluxo de oxigênio, ventilação não invasiva ou mecânica, o remdesivir mais a dexametasona (DX) e o tocilizumabe (anti IL-6, TCZ) ou inibidores da JAK (baricitinibe) devem ser usados (Figuras 111.39 e 111.41).[240] O Painel recomenda não usar hidroxicloroquina (HCQ) na covid-19 tanto em pacientes não hospitalizados como nos hospitalizados; quanto ao uso de colchicina, o Painel recomenda que não há dados suficientes a favor ou contra o uso desse agente em pacientes não hospitalizados, mas recomenda não usar colchicina em pacientes hospitalizados.[238] Além disso, o Painel recomenda que há dados suficientes a favor e contra o uso de anakinra em pacientes hospitalizados, enquanto sugere não usar canakimumabe (anti-IL-1) para o tratamento da covid-19. Finalmente, o Painel sugere que nenhum outro inibidor da JAK, exceto baricitinib e tofacitinibe, seja utilizado.[240,241]

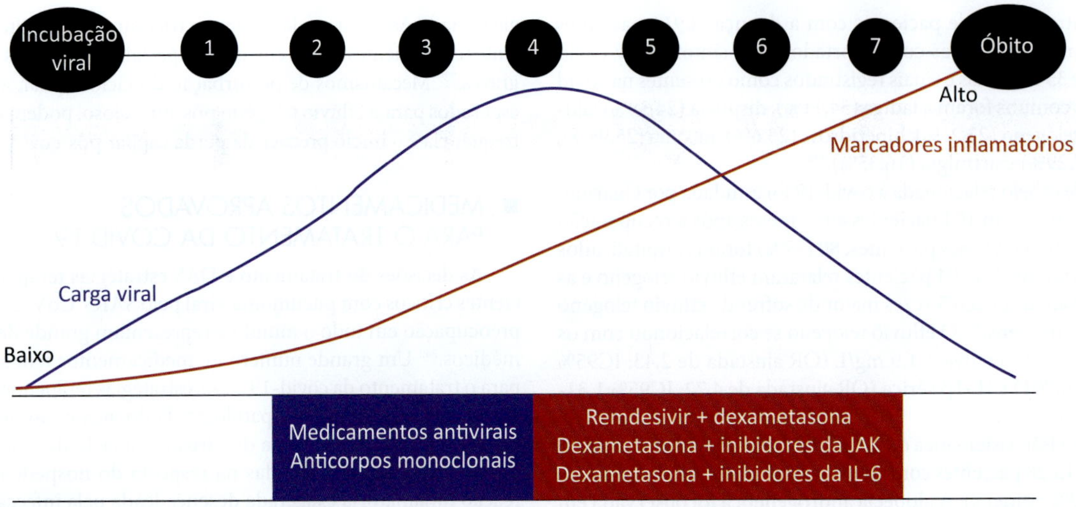

■ **Figura 111.39** Estratégias terapêuticas atuais da covid-19. Nos estágios iniciais da doença e em pacientes não hospitalizados, não há evidências para apoiar o uso de qualquer agente antiviral ou imunomodulador, exceto para anticorpos monoclonais contra o SARS-CoV-2 em subgrupos selecionados de pacientes e agentes antivirais de uso oral recomendados no início dos sintomas. Nos pacientes hospitalizados que necessitam de oxigênio suplementar ou de ventilação mecânica, considera-se o uso do remdesivir em combinação com a dexametasona, com ou sem uso de inibidores de IL-6 ou inibidores da JAK. O Instituto Nacional de Alergia e Doenças Infecciosas (NIAID) definiu uma escala ordinal: 1: não hospitalizado, sem limitações de atividades; 2: não hospitalizado, mas com limitações de atividades ou com limitação para receber oxigênio domiciliar, ou ambos; 3: hospitalizado, sem oxigênio suplementar, sem cuidados médicos contínuos; 4: hospitalizado, sem oxigênio suplementar, mas deve receber cuidados médicos contínuos; 5: hospitalizados, recebendo oxigênio suplementar por meio de dispositivos de baixo fluxo; 6: hospitalizado, recebendo oxigênio por meio de ventilação não invasiva ou dispositivos de oxigênio de alto fluxo; 7: hospitalizado, ventilação mecânica invasiva ou oxigenação por membrana extracorpórea (ECMO).

Fonte: Adaptada de Drosos AA, Pelechas E, Voulgari PV. Treatment strategies of covid-19: a rheumatology perspective. Eur J Intern Med. 2022 May 12:S0953-6205(22)00192-3. doi: 10.1016/j.ejim.2022.05.

Quadro 111.13 Pacientes com risco elevado de desenvolver covid-19 grave, candidatos a receber anticorpos monoclonais anti-SARS-CoV-2 (mAbs).[241]

Pacientes com qualquer idade	Pacientes ≥ 55 anos	Pacientes entre 12 e 17 anos
Obesidade, IMC ≥ 35g/m²	Doenças cardiovasculares	Anemia falciforme
Doença renal crônica	Hipertensão arterial	Doenças cardíacas congênitas ou adquiridas
Diabete *mellitus*	Doença pulmonar obstrutiva crônica	Doenças neurológicas
Doenças imunossupressoras		
Uso atual de tratamento imunossupressor	Outras doenças respiratórias crônicas	Doenças respiratórias crônicas

As recomendações do NHI, dos Estados Unidos, como guia de tratamento da covid-19, no tratamento precoce da infecção viral e no curso posterior na desregulação imune/inflamatória estão demonstradas no Quadro 111.14.[241]

O espectro clínico da infecção por SARS-CoV-2 inclui infecção assintomática ou pré-sintomática e doença leve, moderada, grave e crítica.[241] O Quadro 111.15 fornece orientações para os médicos sobre o manejo terapêutico de pacientes adultos não hospitalizados. Isso inclui pacientes que não necessitam de hospitalização ou oxigênio suplementar e aqueles que receberam alta de um departamento de emergência ou de um hospital. A Figura 111.40 fornece orientações sobre o manejo terapêutico de pacientes adultos hospitalizados de acordo com a gravidade da doença e as necessidades de oxigênio.

Antivirais

Remdesivir (RDV): um análogo da adenosina que se liga à RNA-polimerase viral e inibe a replicação viral do SARS-CoV-2, como foi demonstrado em estudos *in vitro*.[241] É aprovado pela FDA e pela Anvisa para o tratamento de adultos hospitalizados com covid-19 e na população pediátrica > 12 anos. Tem sido estudado em muitos ensaios clínicos com resultados promissores em alguns pacientes.[241]

Nirmatrelvir potencializado por ritonavir (Paxlovid®): medicamento usado por via oral para adultos não hospitalizados com covid-19 de alto risco.[241] Seu uso resultou em risco 89% menor que o do placebo na progressão da covid-19 de alto risco para a forma grave.[242] O nirmatrelvir é uma molécula inibidora de uma importante enzima do SARS-CoV-2. Com isso, o medicamento impede que o vírus se prolifere, tendo, assim, uma potente atividade contra o vírus da covid-19 e outros coronavírus. Já o ritonavir, por sua vez, inibe a ação de uma enzima que degrada o nirmatrelvir; dessa forma, colabora para que o nirmatrelvir fique por mais tempo disponível na corrente sanguínea, o que potencializa a sua ação.[243]

Molnupiravir: fármaco usado por via oral para vários vírus de RNA, incluindo SARS-CoV-2. É usado em pacientes não hospitalizados de alto risco. De fato, o tratamento precoce com molnupiravir reduziu o risco de hospitalização ou morte em pacientes adultos com covid-19 não vacinados.[241]

O Quadro 111.14, elaborado pelo NHI, dos EUA, orienta a indicação e o regime de doses dos antivirais usados na covid-19, com atividade anti-SARS-CoV-2.

Corticosteroides

Os pacientes com covid-19 grave, que desenvolvem lesão pulmonar e disfunção multiorgânica, podem responder ao tratamento com agentes anti-inflamatórios.[240] Tem sido sugerido que o potente efeito anti-inflamatório dos corticosteroides pode prevenir ou mitigar as consequências prejudiciais da covid-19.[240] Assim, os corticosteroides sistêmicos foram estudados em vários ensaios em pacientes hospitalizados com a doença. Esses medicamentos agem inibindo a sinalização do receptor de citocinas, bem como a proliferação celular, ativação e produção de citocinas.[240] Com efeito, em um estudo multicêntrico aberto, avaliando a dexametasona (DX) *versus* placebo, a DX apresentou menor taxa de mortalidade em pacientes sob ventilação mecânica ou com a necessidade de oxigênio suplementar.[240] De fato, em um estudo multicêntrico colaborativo aberto (RECOVERY), 2.104 pacientes foram designados para receber DX (dexametasona 6 mg, 1 vez ao dia, via oral ou intravenosa), enquanto 4.321 receberam tratamento padrão (usual).

Quadro 111.14 Regimes de doses para os medicamentos recomendados pelo NIH (EUA), para adultos com covid-19, formas leve a moderada, com alto risco de progressão e não hospitalizados. Os medicamentos estão listados em ordem de preferência com base na eficácia e na conveniência do uso.[242]

Nome do antiviral	Regime de doses	Tempo do início dos sintomas[a]
Nirmaltrevir potencializado pelo ritonavir (Paxlovid®)	TFGe ≥ 60 mL/minuto: ▪ Nirmatrelvir 300 mg com ritonavir 100 mg via oral, 2 vezes/dia, por 5 dias TFGe ≥ 30 a < 60 mL/minuto: ▪ Nirmatrelvir 150 mg com ritonavir 100 mg via oral, 2 vezes/dia por 5 dias TFGe < 30 mL/minuto: ▪ Não recomendado Alteração hepática grave (Child-Pugh classe C): ▪ Não recomendado	≤ 5 dias
Remdesivir (RDV)	Remdesivir 200 mg intravenoso no dia 1, seguido de remdesivir 100 mg intravenoso, 1 vez ao dia nos dias 2 e 3.[b,c] Cada infusão deve ser administrada em cerca de 30 a 120 minutos. Os pacientes devem ser observados por ≥ 1 hora após a infusão do ponto de vista clínico	≤ 7 dias
Bebtelovimabe	175 mg com injeção intravenosa única, administrado em mais de 30 segundos. Os pacientes devem ser observados por ≥ 1 hora após a injeção	≤ 7 dias
Molnupiravir	800 mg via oral, 2 vezes/dia, por 5 dias	≤ 5 dias

[a]De acordo com os critérios adotados nos Estados Unidos e em ensaios clínicos realizados. [b]TFGe < 30 mL/minuto na triagem ou < 90 dias antes da triagem foi considerada critério de exclusão no ambulatório, RDV estudo PINETREE, mas apenas se o peso de um participante for < 48 kg. [c]Se o RDV for administrado a pacientes que têm uma necessidade nova ou crescente de oxigênio suplementar, mas que receberam alta do pronto-socorro porque os recursos do hospital são limitados e a internação não é possível, a duração total da terapia é ≤ 5 dias.
TFGe: taxa de filtração glomerular estimada.

Quadro 111.15 Manejo terapêutico de adultos não hospitalizados com covid-19.[241]

Condição do paciente	Painel de recomendações
Paciente não necessita de hospitalização ou de suplementação de oxigênio	Todos os pacientes devem receber tratamento sintomático (AIII) Para pacientes com alto risco de progressão para covid-19 grave,[a] usar uma das seguintes opções: 1) Terapias preferenciais (listadas por ordem de preferência: ritonavir-nirmatrelvir (paxlovid)[b,c] (AII); remdesivir[c,d] (BIIa) 2) Terapias alternativas (listadas em ordem de preferência, para uso SOMENTE se nenhuma das terapias preferenciais estiver disponível ou não for clinicamente apropriada): bebtelovimabe[e] (CIII); molnupiravir (CIIa)[c,f] A recomendação do Painel é contrária ao uso de dexametasona[g] ou de outro corticosteroide sistêmico na ausência de outra indicação (AIII)
Dispensado de necessidade de internação hospitalar em condições estáveis e que não necessita de suplementação de oxigênio	O Painel recomenda descontinuar o uso de remdesivir (AIIa), dexametasona[g] (AIIa) e de baricitinib (AIIa) depois da alta hospitalar
Dispensado de necessidade de internação hospitalar e necessita de suplementação de oxigênio. *Para aqueles estáveis o suficiente, mas ainda necessitam de oxigênio*[h]	Não há evidências suficientes para indicar ou contraindicar o uso tanto do remdesivir como da dexametasona
Dispensado de atendimento de emergência hospitalar apesar de nova ou aumento de necessidade de oxigênio. *Quando os recursos hospitalares são limitados, a admissão da internação hospitalar é impossível e o seguimento próximo é garantido*[i]	O Painel recomenda a dexametasona, 6 mg VO, 1 vez ao dia durante a necessidade de suplementação de oxigênio (a dexametasona não deve ser administrada por mais de 10 dias) com cuidadosa monitorização de eventos adversos (BIII) Uma vez que o remdesivir é recomendado para pacientes hospitalizados[j] com necessidade similar de oxigênio, pode-se considerar o uso neste cenário clínico. Como o remdesivir requer infusão IV por 5 dias consecutivos, pode haver limitações à sua administração no atendimento ambulatorial

Grau de redomendações: AS: forte; B: moderada; C: fraca. Grau de evidência: I: um ou mais estudos randomizados sem limitações maiores; IIa: outros estudos randomizados ou subgrupos de análises de estudos randomizados; IIb: ensaios não randomizados ou estudos de coorte observacionais; III: opinião de especialistas.
[a]Para obter uma lista de fatores de risco, consulte a seção *Priorização de Pacientes para Tratamento em Gerenciamento Terapêutico de Adultos Não Hospitalizados com Covid-19*, na página do *CDC Condições Médicas Subjacentes Associadas a Maior Risco para Covid-19 Grave*. [b]Nirmatrelvir potenciado com ritonavir tem interações medicamentosas significativas. Os médicos devem revisar cuidadosamente os medicamentos concomitantes de um paciente e avaliar potenciais interações medicamentosas. [c]Se um paciente precisar de hospitalização após o início do tratamento, o curso completo deste pode ser feito a critério do profissional de saúde. [d]A administração de remdesivir requer 3 dias de infusão intravenosa. [e]O bebtelovimabe é ativo *in vitro* contra todas as subvariantes de Ômicron, mas não há dados de eficácia clínica de ensaios controlados por placebo que avaliaram o uso de bebtelovimabe em pacientes com alto risco de progressão para covid-19 grave. Portanto, o bebtelovimabe deve ser usado apenas quando as opções de tratamento preferenciais não estiverem disponíveis, não forem viáveis ou não forem clinicamente apropriadas. [f]O molnupiravir tem eficácia menor do que as opções de tratamento preferenciais. Portanto, deve ser usado apenas quando estas não estiverem disponíveis, seu uso não for viável ou elas não forem clinicamente apropriadas. [g]Atualmente, faltam dados de segurança e de eficácia sobre o uso desse agente em pacientes ambulatoriais com covid-19; o uso de glicocorticosteroides sistêmicos nesse cenário pode causar danos. [h]Esses indivíduos devem ficar sob monitorização de oximetria e acompanhamento atento por meio de telemedicina, serviços de enfermagem visitante ou visitas pessoas. [i]Fornecer um nível avançado de cuidados domiciliares, incluindo oxigênio suplementar (se os pacientes estão recebendo oxigênio pela primeira vez ou se suas necessidades basais de oxigênio estão aumentando), oximetria de pulso, monitorização laboratorial e acompanhamento próximo por meio de telemedicina, serviços de enfermagem ou visitas presenciais. [j]Veja *Therapeutic Management of Hospitalized Adults with Covid-19*, no site oficial do CDC (EUA).
EA: evento adverso; CDC: Centros de Controle e Prevenção de Doenças; DE: departamento de emergência (pronto-socorro); IV: (via) intravenosa; VO: via oral; o Painel: Painel de Diretrizes de Tratamento da Covid-19.

Gravidade da doença	Recomendações para terapia antiviral ou imunomoduladora	Recomendações para terapia de anticoagulação
Hospitalizado, mas não necessita de suplementação de O_2	A recomendação do Painel de especialistas é contrária ao uso da dexametasona (AIIa) ou de outro corticosteroide (AIII).[a] Não há evidência suficiente que recomende ou não o uso do remdesivir. Para pacientes com elevado risco de progressão da doença, o remdesivir pode ser apropriado	Para pacientes sem evidência de TEV: • Dose profilática de heparina se não houver contraindicação (AI)
Hospitalizado e necessita de suplementação de O_2	Uma das seguintes opções: • Remdesivir[b,c] (p. ex., pacientes necessitados de suplementação de O_2 (BIIa)) • Dexametasona + remdesivir[b,c] (BIIb) • Dexametasona (BI) Para os pacientes com dexametasona com rápido aumento de necessidade de O_2 e inflamação sistêmica, adicionar um segundo imunomodulador[d] (p. ex., baricitinibe[e] ou tocilizumabe[e]) (CIIa)	Para pacientes não gestantes com níveis ↑ D-dímero, sem risco de sangramento:[f] • Dose terapêutica de heparina[f] (CIIa) Para outros pacientes: • Dose profilática de heparina,[f] se não houver contraindicação (AI)
Hospitalizado e necessita de suplementação de O_2 por VNI de alto fluxo ou VI	Uma das seguintes opções: • Dexametasona (AI) • Dexametasona + remdesivir[b,c] (BIIb) Para os pacientes com dexametasona com rápido aumento de necessidade de O_2 e inflamação sistêmica, adicionar ou baricitinibe[c] (BIIa) ou tocilizumabe[e] (BIIa) a uma das opções mencionadas	Para pacientes sem evidência de TEV: • Dose profilática de heparina[f] se não houver contraindicação (AI)
Hospitalizado e necessita de VM ou ECMO	Dexametasona[i] (AI) Para pacientes nas primeiras 24 horas de admissão na UTI: • Dexametasona + tocilizumabe IV (BIIa) Se o tocilizumabe IV não estiver disponível ou não apto a ser usado, o sarilumabe IV pode ser usado (BIIa)	Para pacientes sem evidência de TEV: • Dose profilática de heparina,[f] se não houver contraindicação (AI) Se o paciente iniciou heparina em dose terapêutica antes de transferido para a UTI, mudar para dose profilática de heparina, a menos que haja indicação de que não seja covid-19 (BIII)

■ **Figura 111.40** Manejo terapêutico de adultos hospitalizados com covid-19 com base na gravidade da doença.
[a]Os corticosteroides prescritos para uma condição subjacente devem ser continuados. [b]Se o paciente evoluir para a necessidade de oxigênio de alto fluxo, VNI, VM ou ECMO, complete o ciclo completo de remdesivir (consulte o Quadro 111.14). [c]Evidências sugerem que o benefício do remdesivir é maior quando o medicamento é administrado no início do curso da covid-19 (p. ex., em até 10 dias do início dos sintomas). Os ensaios clínicos não demonstraram um benefício na taxa de mortalidade para o remdesivir, mas um grande estudo controlado por placebo mostrou que seu uso reduziu o tempo de recuperação clínica em pacientes hospitalizados. Consulte a justificativa para o uso do remdesivir nesta seção, logo a seguir. [d]Os medicamentos estão listados em ordem alfabética. Não há estudos que comparem diretamente o uso de baricitinibe e tocilizumabe, e não há evidências suficientes para recomendar determinado medicamento ou determinada classe de medicamento (ou seja, inibidores de JAK, mAbs anti-receptor de IL-6) em detrimento de um ou outra. As decisões de tratamento devem se basear em orientações locais, disponibilidade de medicamentos e comorbidades do paciente. [e]Se baricitinibe e tocilizumabe IV não estiverem disponíveis ou não forem viáveis para uso, tofacitinibe pode ser usado em vez de baricitinibe (BIIa) e sarilumabe IV pode ser usado em vez de tocilizumabe IV (BIIa). [f]As contraindicações para o uso de anticoagulação terapêutica em pacientes com covid-19 incluem contagem de plaquetas < 50 × 109/L, Hgb < 8 g/dL, necessidade de terapia antiplaquetária dupla, sangramento nos últimos 30 dias que exigiu uma ida ao pronto-socorro ou hospitalização, história de um distúrbio hemorrágico ou um distúrbio hemorrágico herdado ou adquirido ativo. Essa lista se baseia nos critérios de exclusão de ensaios clínicos; pacientes com essas condições têm um risco aumentado de sangramento. [g]Tanto a heparina LMWH como a UFH podem ser usadas. Em geral, a LMWH é preferida. [h]O Painel não recomenda o uso de baricitinibe em combinação com tocilizumabe para o tratamento de covid-19, exceto em um ensaio clínico (AIII). Uma vez que tanto o baricitinibe como o tocilizumabe são imunossupressores potentes, existe o potencial de um risco adicional de infecção. [i]A combinação de dexametasona mais remdesivir pode ser considerada para pacientes recentemente intubados (CIII). O Painel não recomenda o uso de monoterapia com remdesivir nesses pacientes (AIIa).

Grau de recomendações: AS: forte; B: moderada; C: fraca. Grau de evidência: I: um ou mais estudos randomizados se limitações maiores; IIa: outros estudos randomizados ou subgrupo de estudos randomizados; IIb: ensaios não randomizados ou estudos de coorte observacionais; III: opinião de especialistas.

UTI: unidade de terapia intensiva; O2: oxigênio; IV: (via) intravenosa; VM: ventilação mecânica; VNI: ventilação não invasiva; VI: ventilação invasiva; ECMO: oxigenação por membrana extracorpórea; DE: pronto-socorro; Hgb: hemoglobina; IL: interleucina; JAK: janusquinase; HBPM: heparina de baixo peso molecular; mAb: anticorpo monoclonal; Painel: Painel de Diretrizes de Tratamento da covid-19; HNF: heparina não fracionada; LSN: limite superior da normalidade; TEV: tromboembolismo venoso.

Pacientes do grupo DX recebendo ventilação mecânica invasiva ou oxigênio apresentaram taxas mais baixas de mortalidade em 28 dias em comparação aos pacientes que receberam o tratamento padrão (usual) (taxa de razão ajustada para a idade de 0,83; intervalo de confiança de 95% variando entre 0,75-0,93; p < 0,001).[244]

Inibidores da interleucina-6[240]

A IL-6 é uma citocina pró-inflamatória pleiotrópica que está elevada na infecção por SARS-CoV-2 e está associada à produção de marcadores inflamatórios, como a proteína C-reativa, ferritina, fibrinogênio, D-dímeros, os quais estão todos elevados nos soros de contaminados com a covid-19 e foram considerados fatores de risco para desfechos fatais.[241] Postula-se que a modulação de IL-6 pode reduzir a gravidade e a mortalidade na covid-19. Assim, muitos estudos foram publicados até agora, usando inibidores da IL-6. Os inibidores de IL-6 compreendem, tocilizumab (TCZ) e sarilumab (SAR), que são mAbs humanos direcionados ao receptor de IL-6, enquanto siltuximab é um mAb humano contra IL-6. O TCZ e o SAR foram usados para tratar artrite reumatoide, enquanto o TCZ é usado também na arterite temporal com excelentes resultados. Muitos estudos usando

TCZ ou SAR mostraram efeitos benéficos em pacientes graves com covid-19 e redução da mortalidade. O TCZ foi aprovado pelas autoridades internacionais em saúde e deve ser usado combinado à dexametasona em pacientes hospitalizados que necessitam de suplementação oxigênio, oxigênio de alto fluxo, ventilação não invasiva ou ventilação mecânica.

Inibidores da janusquinase (JAK)[240]

A JAK e o sistema transdutor de sinal e ativador de transcrição (STAT), consiste em três componentes: (1) um receptor que penetra a membrana celular; (2) o JAK que se liga ao receptor; e (3) o STAT que transporta o sinal para o núcleo celular. Os inibidores de JAK são drogas que interferem na fosforilação das proteínas STAT envolvidas na transdução de sinal de muitas citocinas, especialmente a IL-6, reduzindo, assim, o processo inflamatório. Além disso, os inibidores da JAK podem ter atividades antivirais em razão da interferência na endocitose do vírus, impedindo a entrada do SARS-CoV-2 na célula. Os inibidores da JAK compreendem o tofacitinibe (TOFA), que é um inibidor de JAK 1 e 3, e o baricitinibe (BARI), que inibe JAK 1 e 2. Os ensaios clínicos usando BARI e TOFA em pacientes com covid-19 mostraram efeitos benéficos de ambos os medicamentos, na redução da mortalidade nesses pacientes. Assim, os dois medicamentos foram aprovados pela FDA, e o baricitinibe, pela Anvisa, para ser usado em pacientes hospitalizados em combinação com a dexametasona, nos pacientes que requerem oxigênio suplementar, oxigênio de alto fluxo e ventilação não invasiva ou mecânica.

■ CONSIDERAÇÕES FINAIS

Apesar de muitos avanços na Medicina e na Dermatologia terem sido alcançados em pouco mais de 2 anos do surgimento da doença como pandemia, o estudo histopatológico das lesões cutâneas associadas à covid-19 necessita de mais biópsias e estudos mais amplos que procurem elucidar, por técnicas de IHC, detecção do RNA do SARS-CoV-2 por reação em cadeia da polimerase no tecido cutâneo e microscopia eletrônica, os mecanismos de interação entre o vírus e as estruturas da pele, seus mecanismos de proteção ou suscetibilidade aos efeitos patogênicos do vírus e da atividade inflamatória por ele gerada no organismo humano.

Como foi dito pelo Professor Raffaele Gianotti:[115]

> "... precisamos de todas as informações possíveis sobre as lesões cutâneas relacionadas ao SARS-CoV-2 nos pacientes positivos. Agora supomos que os danos epiteliais cutâneos sejam causados indiretamente pelo vírus, que induz a necrose de queratinócitos por um mecanismo imune mediado por células CD8+, de forma similar ao que ocorre no eritema multiforme associado ao HVS. Nesse caso, não vejo por que isso também não possa ocorrer no epitélio respiratório. Suponha que tenhamos em alguns pacientes uma infiltração cutânea inflamatória nas glândulas *écrinas* da pele, com positividade na imunohistoquímica para a proteínas do nucleocapsídeo viral: por que não pensar que isso também acontece nos rins? Se encontrarmos uma microtrombose cutânea difusa com pequenos tampões hialinos de fibrinoplaquetários e uma enorme infiltração linfocitária perivascular tipo manguito, por que o dano no sistema nervoso central seria diferente? O ponto fraco do SARS-CoV-2 *é* a pele. O vírus não pode se esconder na pele."[115]

Assim, a Dermatologia pode contribuir substancialmente no conhecimento da fisiopatogenia da covid-19.

Embora as manifestações cutâneas associadas a essa doença sejam cada vez mais relatadas, seus mecanismos fisiopatológicos precisam ser ainda amplamente explorados.[116] As manifestações cutâneas da covid-19 podem ser distinguidas em seis fenótipos clínicos, cada um mostrando diferentes padrões histopatológicos[116], os quais podem sugerir também outras doenças, como quando as biópsias de lesões associadas à covid-19 demonstram dermatite de interface com queratinócitos necróticos com satelitose de linfócitos, podendo sinalizar que o vírus induz uma ativação em cascata de citocinas, citotoxicidade por células T $CD8^+$ e/ou linfócitos NK, que, por sua vez, danificam os queratinócitos.[117] Agrupamentos de células de Langerhans são bem conhecidos por estarem presentes em outras dermatoses induzidas por vírus, como a pitiríase rósea.[117] Acreditamos que os diferentes padrões de erupção cutânea em pacientes com covid-19 reflitam, na verdade, um espectro completo da interação do SARS-CoV-2 com a pele humana.[118]

A Nottighan University disponibilizou uma detalhada revisão de aspectos clínicos e dermatológicos relacionados à covid-19 no sítio eletrônico https://www.nottingham.ac.uk/coronavírus/.

Dermatologistas e patologistas devem ter a perspicácia de investigar lesões dermatológicas muitas vezes de etiologia incerta ou pouco elucidada. A pandemia da covid-19 descortinou uma série de novos campos de estudo referentes às afecções cutâneas, as quais ainda, durante os próximos anos, consolidar-se-ão. No entanto, devemos sempre ter olhos para o passado. Demoramos como comunidade científica para recorrer a evidências que já existiam na literatura sobre os betacoronavírus e o respectivo acometimento cutâneo subclínico. Exemplo disso é o estudo de Li He e colaboradores,[119] em 2003, analisando quatro autópsias de doentes falecidos por síndrome respiratória aguda grave na China, que encontrou, na pesquisa imunohistoquímica, utilizando anticorpos direcionados contra o nucleocapsídeo do SARS-CoV (atualmente denominado SARS-CoV-1), imunomarcação em elementos celulares e tecidos de vários órgãos, como: epitélio alveolar, monócitos e macrófagos que infiltravam o pulmão, baço e linfonodos, glândulas secretoras do epitélio da traqueia e brônquios, epitélio escamoso do esôfago, células parietais gástricas, epitélio intestinal, células acidofílicas da paratireoide e glândula pituitária, células dos ácinos pancreáticos, células do córtex adrenal, células das glândulas sudoríparas, endotélio dos pequenos vasos, promielócitos na medula óssea, células epiteliais dos túbulos convolutos distais dos rins, neurônios cerebrais e hepatócitos próximos à veia central. Da mesma forma, Zhang e colaboradores,[103] também em 2003, utilizando hibridização *in situ* como técnica para detectar a expressão e a localização do gene da RNA-polimerase do SARS-CoV-1 em tecidos de autópsias em doentes infectados e falecidos, encontraram positividade em vários tecidos de diferentes órgãos, incluindo a pele. No artigo, Zhang e colaboradores[120] concluíram que o SARS-CoV-1 invadia vários órgãos do corpo e distribuía-se em padrão similar ao receptor CD13, o receptor do coronavírus humano 229E. Assim, a detecção do SARS-CoV-1 nas glândulas sudoríparas, no trato digestório e no epitélio dos túbulos renais convolutos distais poderia identificar vias de transmissão do SARS-CoV-1.

O passado não deve ser preterido, as experiências documentadas na literatura científica devem ser rapidamente lembradas e impulsionar avanços, especialmente em épocas de graves crises na saúde pública. Callow e colaboradores,[121] estudando 34 voluntários, em 1988, que foram inoculados por via nasal com o coronavírus 229E, demonstraram que a atopia pode estar relacionada com a gravidade dos sintomas do resfriado pelo coronavírus 229E, apesar de não conseguirem estabelecer a conexão exata entre essas duas situações.

Muito ainda se tem a aprender com a pandemia da covid-19 sobre manifestações das variantes do SARS-CoV-2, manifestações clínicas, dermatológicas, reações adversas às vacinas e aos medicamentos empregados em seu tratamento.

A infecção pelo SARS-CoV-2 pode, inclusive, alterar o curso clínico de várias dermatoses, e ainda há muito o que se observar. Criado e colaboradores[245] realizaram uma pesquisa eletrônica para avaliar sintomas agudos de covid-19, tratamento e alterações nas manifestações clínicas de psoríase, vitiligo, dermatite atópica (DA) e urticária crônica (UC) no Brasil. Entre maio e junho de 2021, os participantes foram recrutados por meio de 88.648 mensagens SMS e grupos de apoio *online*, nas mídias sociais (Facebook, Instagram), para as doenças mencionadas, para responder a um questionário *online* sobre covid-19 e essas dermatoses.[245] Um total de 6.614 casos confirmados de covid-19 foram analisados.[245] Destes, 843 relataram uma das quatro doenças de pele ativas.[245] A hospitalização por covid-19 não diferiu entre os entrevistados com (9%) e sem (11%) doenças de pele (P = 0,168).[245] A UC e o sintoma de artralgia nos pacientes portadores de psoríase foram as condições mais fortemente influenciadas pela covid-19; entretanto, a evolução clínica das dermatoses não esteve associada à internação por covid-19.[245] Quanto aos sintomas relatados durante a covid-19, a febre alta foi associada à exacerbação da UC.[245] A dispneia grave foi associada ao agravamento da artralgia na psoríase e nas lesões da DA.[245] O uso de antimaláricos para covid-19 foi associado à exacerbação do vitiligo, mas nem corticosteroides, anticoagulantes ou antimicrobianos (para o tratamento de covid-19) foram associados a modificações no curso clínico das dermatoses preexistentes.[245] Em conclusão, nesse estudo, os autores verificaram que a gravidade da covid-19 não diferiu entre os pacientes com UC, DA, psoríase ou vitiligo, mas a covid-19 e seus tratamentos podem interferir no curso das dermatoses preexistentes.[245]

Assim, torna-se evidente a premência de se lembrar o poeta romântico inglês Willian Wordsworth, que no início do século XIX já alertava: "A vida é dividida em três termos – o que foi, o que é e o que será. Aprendamos com o passado para ganhar no presente, e com o presente para viver melhor no futuro".

Referências bibliográficas

1. Mann R, Perisetti A, Gajendran M, Gandhi Z, Umapathy C, Goyal H. Clinical Characteristics, Diagnosis, and Treatment of Major Coronavirus Outbreaks. Front Med (Lausanne). 2020 Nov 13;7:581521. doi: 10.3389/fmed.2020.581521.
2. Disponível em https://coronavírus.jhu.edu/map.html. Acessado em 13 de janeiro de 2022 às 11:44 horas de Brasília (BR).
3. Xiao F, Tang M, Zheng X, Liu Y, Li X, Shan H. Evidence for gastrointestinal infection of SARS-CoV-2. Gastroenterology. (2020) 158:1831-3.e3. doi: 10.1053/j.gastro.2020.02.055
4. Salzberger B, Buder F, Lampl BT, Ehrenstein B, Hitzenbichler F, Holzmann T, Schmidt B, Hanses F. Epidemiologie von SARS-CoV-2/COVID 19: Aktueller Stand [Epidemiology of SARS-CoV-2/Covid-19]. Gastroenterologe. 2020 Oct 29:1-7. German. doi: 10.1007/s11377-020-00479-y.
5. Salzberger B, Buder F, Lampl B, Ehrenstein B, Hitzenbichler F, Holzmann T, Schmidt B, Hanses F. Epidemiology of SARS-CoV-2. Infection. 2020 Oct 8:1-7. doi: 10.1007/s15010-020-01531-3. Epub ahead of print. PMID: 33034020; PMCID: PMC7543961.
6. Kanakan A, Mishra N, Srinivasa Vasudevan J, Sahni S, Khan A, Sharma S, Pandey R. Threading the Pieces Together: Integrative Perspective on SARS-CoV-2. Pathogens. 2020 Nov 4;9(11):912. doi: 10.3390/pathogens9110912.
7. Wang K, Chen W, Zhang Z, Deng Y, Lian JQ, Du P et al. CD147-spike protein is a novel route for SARS-CoV-2 infection to host cells. Signal Transduct Target Ther. 2020 Dec 4;5(1):283. doi: 10.1038/s41392-020-00426-x.
8. Drożdżal S, Rosik J, Lechowicz K, Machaj F, Kotfis K, Ghavami S et al. FDA approved drugs with pharmacotherapeutic potential for SARS-CoV-2 (Covid-19) therapy. Drug Resist Updat. 2020 Dec;53:100719. doi: 10.1016/j.drup.2020.100719. Epub 2020 Jul 15.
9. Bian H, Zheng Z-H, Wei D, Zhang Z, Kang W-Z, Hao C-Q, Dong K, Kang W, Xia J-L, Miao, J.-L et al. Meplazumab treats Covid-19 pneumonia: an open-labelled, concurrent controlled add-on clinical trial. medRxiv 2020. https://doi.org/10.1101/2020.03.21.20040691
10. Bojkova D, Klann K, Koch B, Widera M, Krause D, Ciesek S et al. Proteomics of SARS-CoV-2-infected host cells reveals therapy targets. Nature 2020; 583: 469-472.
11. Chakravarty S. Covid-19: The Effect of Host Genetic Variations on Host-Virus Interactions. J Proteome Res. 2020 Dec 10:acs.jproteome.0c00637. doi: 10.1021/acs.jproteome.0c00637. Epub ahead of print.
12. Karczewski KJ, Francioli LC, Tiao G, Cummings BB, Alfoldi J, Wang Q et al. The mutational constraint spectrum quantified from variation in 141,456 humans. Nature 2020; 581:434- 443. DOI: 10.1038/s41586-020-2308-7
13. Renhong Yan, Yuanyuan Zhang, Yaning Li, Lu Xia, Qiang Zhou. Structure of dimeric full-length human ACE2 in complex with B0AT1. BioRxiv 2020.02.17.951848; doi: https://doi.org/10.1101/2020.02.17.951848
14. Guo, X., Chen, Z., Xia, Y et al. Investigation of the genetic variation in ACE2 on the structural recognition by the novel coronavírus (SARS-CoV-2). J Transl Med 18, 321 (2020). https://doi.org/10.1186/s12967-020-02486-7
15. Bastard P, Rosen LB, Zhang Q, Michailidis E, Hoffmann HH, Zhang Y et al. Autoantibodies against type I IFNs in patients with life-threatening Covid-19. Science. 2020 Oct 23;370(6515):eabd4585. doi: 10.1126/science.abd4585. Epub 2020 Sep 24.
16. van der Made CI, Simons A, Schuurs-Hoeijmakers J, van den Heuvel G, Mantere T, Kersten S et al. Presence of Genetic Variants Among Young Men with Severe Covid-19. JAMA. 2020;324(7):1-11. doi: 10.1001/jama.2020.13719. Epub ahead of print.
17. Zhang Q, Bastard P, Liu Z, Le Pen J, Moncada-Velez M, Chen J et al. Inborn errors of type I IFN immunity in patients with life-threatening Covid-19. Science. 2020 Oct 23;370(6515):eabd4570. doi: 10.1126/science.abd4570. Epub 2020 Sep 24. PMID: 32972995.
18. Wang F, Huang S, Gao R, Zhou Y, Lai C, Li Z et al. Initial whole-genome sequencing and analysis of the host genetic contribution to Covid-19 severity and susceptibility. Cell Discov. 2020 Nov 10;6(1):83. doi: 10.1038/s41421-020-00231-4. PMID: 33298875; PMCID: PMC7653987.
19. Pairo-Castineira E, Clohisey S, Klaric L, Bretherick AD, Rawlik K, Pasko D et al. Genetic mechanisms of critical illness in Covid-19. Nature. 2020 Dec 11. doi: 10.1038/s41586-020-03065-y. Epub ahead of print. PMID: 33307546.
20. Huffman JE, Butler-Laporte G, Khan A, Pairo-Castineira E, Drivas TG, Peloso GM et al. Multi-ancestry fine mapping implicates OAS1 splicing in risk of severe Covid-19. Nat Genet. 2022 Jan 13. doi: 10.1038/s41588-021-00996-8.
21. Lopez L, Sang PC, Tian Y, Sang Y. Dysregulated Interferon Response Underlying Severe Covid-19. Viruses. 2020 Dec 13;12(12):E1433. doi: 10.3390/v12121433.
22. Rashedi J, Mahdavi Poor B, Asgharzadeh V, Pourostadi M, Samadi Kafil H, Vegari A, Tayebi-Khosroshahi H, Asgharzadeh M. Risk Factors for Covid-19. Infez Med. 2020 Dec 1;28(4):469-474.
23. Asselta R, Paraboschi EM, Mantovani A, Duga S. ACE2 and TMPRSS2 variants and expression as candidates to sex and country differences in COVID-19 severity in Italy. medRxiv. 2020. 10.1101/2020.03.30.20047878.
24. Zhou F, Yu T, Du R, Fan G, Liu Y, Liu Z et al. Clinical course and risk factors for mortality of adult inpatients with Covid-19 in Wuhan, China: a retrospective cohort study. Lancet. 2020 Mar 28;395(10229):1054-1062. doi: 10.1016/S0140-6736(20)30566-3. Epub 2020 Mar 11. Erratum in: Lancet. 2020 Mar 28;395(10229):1038.
25. Liang W, Guan W, Chen R, Wang W, Li J, Xu K, Li C, Ai Q, Lu W, Liang H, Li S, He J. Cancer patients in SARS-CoV-2 infection: a nationwide analysis in China. Lancet Oncol. 2020 Mar;21(3):335-337. doi: 10.1016/S1470-2045(20)30096-6. Epub 2020 Feb 14.
26. Khanijahani A. Racial, ethnic, and socioeconomic disparities in confirmed Covid-19 cases and deaths in the United States: a county-level analysis as of November 2020. Ethn Health. 2020 Dec 17:1-14. doi: 10.1080/13557858.2020.1853067.
27. Kalyanaraman Marcello R, Dolle J, Grami S, Adule R, Li Z, Tatem K, etal. Characteristics and outcomes of Covid-19 patients in New York City's public hospital system. PLoS One. 2020 Dec 17;15(12):e0243027. doi: 10.1371/journal.pone.0243027.
28. Liu X, Li X, Sun T, Qin H, Zhou Y, Zou C, Cao J, Zhang H. East-West differences in clinical manifestations of Covid-19 patients: A systematic literature review and meta-analysis. J Med Virol. 2020 Dec 15. doi: 10.1002/jmv.26737.
29. Li X, Li T, Wang H. Treatment and prognosis of Covid-19: Current scenario and prospects (Review). Exp Ther Med. 2021 Jan;21(1):3. doi: 10.3892/etm.2020.9435. Epub 2020 Nov 2.
30. Chan JF, Yip CC, To KK, Tang TH, Wong SC, Leung KH et al. Improved molecular diagnosis of Covid-19 by the novel, highly sensitive and specific Covid-19-RdRp/Hel real-time reverse transcription-PCR assay validated in vitro and with clinical specimens. J Clin Microbiol. 2020;58:e00310-e00320. doi: 10.1128/JCM.00310-20
31. Chen SL, Feng HY, Xu H, Huang SS, Sun JF, Zhou L et al. Patterns of Deterioration in Moderate Patients With Covid-19 From Jan 2020 to Mar 2020: A Multi-Center, Retrospective Cohort Study in China. Front Med (Lausanne). 2020 Dec 3;7:567296. doi: 10.3389/fmed.2020.567296.
32. Cevik M, Kuppalli K, Kindrachuk J, Peiris M. Virology, transmission, and pathogenesis of SARS-CoV-2. BMJ. 2020 Oct 23;371:m3862. doi: 10.1136/bmj.m3862.
33. Siddiqi HK, Mehra MR. Covid-19 illness in native and immunosuppressed states: A clinical-therapeutic staging proposal. J Heart Lung Transplant. 2020 May;39(5):405-407. doi: 10.1016/j.healun.2020.03.012. Epub 2020 Mar 20.
34. Kowalik MM, Trzonkowski P, Łasińska-Kowara M, Mital A, Smiatacz T, Jaguszewski M. Covid-19 - Toward a comprehensive understanding of the disease. Cardiol J. 2020;27(2):99-114. doi: 10.5603/CJ.a2020.0065. Epub 2020 May 7. PMID: 32378729.
35. Bohn MK, Lippi G, Horvath A, Sethi S, Koch D, Ferrari M et al. Molecular, serological, and biochemical diagnosis and monitoring of Covid-19: IFCC taskforce evaluation of the latest evidence. Clin Chem Lab Med. 2020 Jun 25;58(7):1037-1052. doi: 10.1515/cclm-2020-0722.
36. Carpenter CR, Mudd PA, West CP, Wilber E, Wilber ST. Diagnosing Covid-19 in the Emergency Department: A Scoping Review of Clinical Examinations, Laboratory Tests, Imaging Accuracy, and Biases. Acad Emerg Med. 2020 Aug;27(8):653-670.
37. https://www.saude.gov.br/files//conecta-sus/produtos-tecnicos/I%20-%202021/Covid-19%20-%20Testes%20de%20Ant%C3%ADgeno.pdf
38. Zhao J, Yuan Q, Wang H, Liu W, Liao X, Su Y et al. Antibody Responses to SARS-CoV-2 in Patients With Novel Coronavírus Disease 2019. Clin Infect Dis. 2020 Nov 19;71(16):2027-2034. doi: 10.1093/cid/ciaa344.
39. Guo L, Ren L, Yang S, Xiao M, Chang D, Yang F et al. Profiling Early Humoral Response to Diagnose Novel Coronavirus Disease (Covid-19). Clin Infect Dis. 2020 Jul 28;71(15):778-785. doi: 10.1093/cid/ciaa310.
40. Huang C, Wang Y, Li X, Ren L, Zhao J, Hu Y et al. Clinical features of patients infected with 2019 novel coronavírus in Wuhan, China. Lancet. 2020 Feb 15;395(10223):497-506. doi: 10.1016/S0140-6736(20)30183-5. Epub 2020 Jan 24. Erratum in: Lancet. 2020 Jan 30.

41. Rongioletti F, Ferreli C,Sena P, Caputo V, Atzori L. Clinico-pathologic correlations of COVID19-related cutaneous maifestations with special emphasis on Histopathological patterns.Clin Dermatol 2020, doi: https://doi.org/10.1016/j.clindermatol.2020.12.004
42. Akilesh S, Nicosia RF, Alpers CE, Tretiakova M, Hsiang TY, Gale M Jr et al. Characterizing Viral Infection by Electron Microscopy: Lessons from the Coronavírus Disease 2019 Pandemic. Am J Pathol. 2020 Nov 20:S0002-9440(20)30503-4. doi: 10.1016/j.ajpath.2020.11.003.
43. Massoth LR, Desai N, Szabolcs A, Harris CK, Neyaz A, Crotty R, Chebib I, Rivera MN, Sholl LM, Stone JR, Ting DT, Deshpande V. Comparison of RNA In Situ Hybridization and Immunohistochemistry Techniques for the Detection and Localization of SARS-CoV-2 in Human Tissues. Am J Surg Pathol. 2021 Jan;45(1):14-24. doi: 10.1097/PAS.0000000000001563.
44. Nishimori N, Niwa Y, Kazama A, Yamamoto M, Fujita H. Extensive expression of SARS-CoV-2 spike protein from the eccrine secretory gland to acrosyringium in the maculopapular eruption of a Covid-19 patient. J Dermatol. 2022 Jan;49(1):e11-e12. doi: 10.1111/1346-8138.16187.
45. Colmenero I, Santonja C, Alonso-Riaño M, Noguera-Morel L, Hernández-Martín A, Andina D et al. SARS-CoV-2 endothelial infection causes Covid-19 chilblains: histopathological, immunohistochemical and ultrastructural study of seven paediatric cases. Br J Dermatol. 2020 Oct;183(4):729-737. doi: 10.1111/bjd.19327. Epub 2020 Aug 5.
46. Brealey JK, Miller SE. SARS-CoV-2 has not been detected directly by electron microscopy in the endothelium of chilblain lesions. Br J Dermatol. 2020 Sep 30. doi: 10.1111/bjd.19572.
47. Guan WJ, Ni ZY, Hu Y, Liang WH, Ou CQ, He JX et al. Clinical Characteristics of Coronavírus Disease 2019 in China. N Engl J Med. 2020 Apr 30;382(18):1708-1720. doi: 10.1056/NEJMoa2002032. Epub 2020 Feb 28.
48. Matar S, Oulès B, Sohier P, Chosidow O, Beylot-Barry M, Dupin N, Aractingi S. Cutaneous manifestations in SARS-CoV-2 infection (Covid-19): a French experience and a systematic review of the literature. J Eur Acad Dermatol Venereol. 2020 Nov;34(11):e686-e689. doi: 10.1111/jdv.16775
49. Recalcati S. Cutaneous manifestations in Covid-19: a first perspective. J Eur Acad Dermatol Venereol. 2020 May;34(5):e212-e213. doi: 10.1111/jdv.16387.
50. Galván Casas C, Català A, Carretero Hernández G, Rodríguez-Jiménez P, Fernández-Nieto D, Rodríguez-Villa Lario A et al. Classification of the cutaneous manifestations of Covid-19: a rapid prospective nationwide consensus study in Spain with 375 cases. Br J Dermatol. 2020 Jul;183(1):71-77. doi: 10.1111/bjd.19163.
51. el-Azhary RA. Covid-19 cutaneous manifestations: simplifying the confusion. Int J Dermatol. 2021;60(1):3-4 doi: 10.1111/ijd.15281.
52. Alonso MN, Mata-Forte T, García-León N, Vullo PA, Ramirez-Olivencia G, Estébanez M et al. Incidence, Characteristics, Laboratory Findings and Outcomes in Acro--Ischemia in Covid-19 Patients. Vasc Health Risk Manag. 2020 Nov 24;16:467-478. doi: 10.2147/VHRM.S276530.
53. Perea Polak A, Romero Madrid B, García Ocaña PP, Lomeña Alvarez G, Martínez Pilar L, Gómez-Moyano E. Complement-mediated thrombogenic vasculopathy in Covid-19. Int J Dermatol. 2020 Dec 1:10.1111/ijd.15267. doi: 10.1111/ijd.15267.
54. Droesch C, Do MH, DeSancho M, Lee E, Magro C, Harp J. Livedoid and Purpuric Skin Eruptions Associated with Coagulopathy in Severe Covid-19. JAMA Dermatol. 2020;156(9):1-3. doi:10.1001/jamadermatol.2020.2800
55. Freeman EE, McMahon DE, Lipoff JB, Rosenbach M, Kovarik C, Desai SR et al. The spectrum of Covid-19-associated dermatologic manifestations: An international registry of 716 patients from 31 countries. J Am Acad Dermatol. 2020 Oct;83(4):1118-1129. doi: 10.1016/j.jaad.2020.06.1016
56. Herman A, Peeters C, Verroken A, Tromme I, Tennstedt D, Marot L et al. Evaluation of Chilblains as a Manifestation of the Covid-19 Pandemic. JAMA Dermatol. 2020;156(9):998-1003. doi: 10.1001/jamadermatol.2020.2368.
57. Roca-Ginés J, Torres-Navarro I, Sánchez-Arráez J, Abril-Pérez C, Sabalza-Baztán O, Pardo-Granell S et al. Assessment of Acute Acral Lesions in a Case Series of Children and Adolescents During the Covid-19 Pandemic. JAMA Dermatol. 2020 Sep 1;156(9):992-997. doi: 10.1001/jamadermatol.2020.2340.
58. Caselli D, Chironna M, Loconsole D, Nigri L, Mazzotta F, Bonamonte D et al. No evidence of SARS-CoV-2 infection by polymerase chain reaction or serology in children with pseudo-chilblain. Br J Dermatol. 2020;183(4):784-785. doi: 10.1111/bjd.19349.
59. Criado PR, Abdalla BMZ, de Assis IC, van Blarcum de Graaff Mello C, Caputo GC, Vieira IC. Are the cutaneous manifestations during or due to SARS-CoV-2 infection/Covid-19 frequent or not? Revision of possible pathophysiologic mechanisms. Inflamm Res. 2020;69(8):745-756. doi: 10.1007/s00011-020-01370-w.
60. Docampo-Simón A, Sánchez-Pujol MJ, Juan-Carpena G, Palazón-Cabanes JC, Vergara-De Caso E, Berbegal L et al. Are chilblain-like acral skin lesions really indicative of Covid-19? A prospective study and literature review. J Eur Acad Dermatol Venereol. 2020;34(9):e445-e447. doi: 10.1111/jdv.16665.
61. Kolivras A, Dehavay F, Delplace D, Feoli F, Meiers I, Milone L, Olemans C, Sass U, Theunis A, Thompson CT, Van De Borne L, Richert B. Coronavírus (Covid-19) infection-induced chilblains: A case report with histopathologic findings. JAAD Case Rep. 2020 Apr 18;6(6):489-492. doi: 10.1016/j.jdcr.2020.04.011. PMID: 32363225; PMCID: PMC7194989.
62. Zhou Z, Ren L, Zhang L, Zhong J, Xiao Y, Jia Z, Guo L et al. Overly Exuberant Innate Immune Response to SARS-CoV-2 Infection. Available at SSRN: https://ssrn.com/abstract = 3551623 or http://dx.doi.org/10.2139/ssrn.3551623
63. Piccolo V, Neri I, Filippeschi C, Oranges T, Argenziano G, Battarra VC, Berti S, Manunza F, Fortina AB, Di Lernia V, Boccaletti V, De Bernardis G, Brunetti B, Mazzatenta C, Bassi A. Chilblain-like lesions during Covid-19 epidemic: a preliminary study on 63 patients. J Eur Acad Dermatol Venereol. 2020;34(7):e291-e293. doi: 10.1111/jdv.16526. Epub 2020 May 15.
64. Cavanagh G, Criado PR, Pagliari C, Oliveira Carneiro FR, Simões Quaresma JA, Cappel MA et al. Pernio during the Covid-19 pandemic and review of inflammation patterns and mechanisms of hypercoagulability. JAAD Case Rep. 2020;6(9):898-899. doi: 10.1016/j.jdcr.2020.06.002.
65. Hubiche T, Cardot-Leccia N, Le Duff F, Seitz-Polski B, Giordana P, Chiaverini C et al. Clinical, Laboratory, and Interferon-Alpha Response Characteristics of Patients with Chilblain-like Lesions During the Covid-19 Pandemic. JAMA Dermatol. 2020 Nov 25:e204324. doi: 10.1001/jamadermatol.2020.4324.
66. Zhang Y, Cao W, Xiao M, Li YJ, Yang Y, Zhao J et al. [Clinical and coagulation characteristics in 7 patients with critical COVID-2019 pneumonia and acro-ischemia]. Zhonghua Xue Ye Xue Za Zhi. 2020;41(4):302-307. Chinese. doi: 10.3760/cma.j.issn.0253-2727.2020.008.
67. Magro C, Mulvey JJ, Berlin D, Nuovo G, Salvatore S, Harp J et al. Complement associated microvascular injury and thrombosis in the pathogenesis of severe Covid-19 infection: A report of five cases. Transl Res. 2020;220:1-13. doi: 10.1016/j.trsl.2020.04.007.
68. Zhang Y, Cao W, Jiang W, Xiao M, Li Y, Tang N et al. Profile of natural anticoagulant, coagulant factor and anti-phospholipid antibody in critically ill Covid-19 patients. J Thromb Thrombolysis. 2020;50(3):580-586. doi: 10.1007/s11239-020-02182-9.
69. Balestri R, Termine S, Rech G, Girardelli CR. Late onset of acral necrosis after SARS--CoV-2 infection resolution. J Eur Acad Dermatol Venereol. 2020;34(9):e448-e449. doi: 10.1111/jdv.16668.
70. Marzano AV, Cassano N, Genovese G, Moltrasio C, Vena GA. Cutaneous manifestations in patients with Covid-19: a preliminary review of an emerging issue. Br J Dermatol. 2020;183(3):431-442. doi: 10.1111/bjd.19264.
71. Fernandez-Nieto D, Ortega-Quijano D, Jimenez-Cauhe J, Burgos-Blasco P, de Perosanz-Lobo D, Suarez-Valle A, Cortes-Cuevas JL, Carretero I, Garcia-Del Real C, Fernandez-Guarino M. Clinical and histological characterization of vesicular Covid-19 rashes: a prospective study in a tertiary care hospital. Clin Exp Dermatol. 2020;45(7):872-875. doi: 10.1111/ced.14277
72. Morey-Olivé M, Espiau M, Mercadal-Hally M, Lera-Carballo E, García-Patos V. Manifestaciones cutáneas en contexto del brote actual de enfermedad por coronavírus 2019 [Cutaneous manifestations in the current pandemic of coronavírus infection disease (COVID 2019)]. An Pediatr (Barc). 2020;92(6):374-375. Spanish. doi: 10.1016/j.anpedi.2020.04.013.
73. Zhao Q, Fang X, Pang Z, Zhang B, Liu H, Zhang F. Covid-19 and cutaneous manifestations: a systematic review. J Eur Acad Dermatol Venereol. 2020 Nov;34(11):2505-2510. doi: 10.1111/jdv.16778.
74. Vesely MD, Perkins SH. Caution in the time of rashes and Covid-19. J Am Acad Dermatol. 2020 Oct;83(4):e321-e322. doi: 10.1016/j.jaad.2020.07.026.
75. Zhao Q, Fang X, Pang Z, Zhang B, Liu H, Zhang F. Covid-19 and cutaneous manifestations: a systematic review. J Eur Acad Dermatol Venereol. 2020 Nov;34(11):2505-2510.
76. Dastoli S, Bennardo L, Patruno C, Nisticò SP. Are erythema multiforme and urticaria related to a better outcome of Covid-19? Dermatol Ther. 2020l;33(4):e13681. doi: 10.1111/dth.13681.
77. Criado PR, Pagliari C, Carneiro FRO, Quaresma JAS. Lessons from dermatology about inflammatory responses in Covid-19. Rev Med Virol. 2020;30(5):e2130. doi: 10.1002/rmv.2130.
78. de Perosanz-Lobo D, Fernandez-Nieto D, Burgos-Blasco P, Selda-Enriquez G, Carretero I, Moreno C, Fernández-Guarino M. Urticarial vasculitis in Covid-19 infection: a vasculopathy-related symptom? J Eur Acad Dermatol Venereol. 2020;34(10):e566--e568. doi: 10.1111/jdv.16713.
79. Amatore F, Macagno N, Mailhe M, Demarez B, Gaudy-Marqueste C, Grob JJ, Raoult D, Brouqui P, Richard MA. SARS-CoV-2 infection presenting as a febrile rash. J Eur Acad Dermatol Venereol. 2020;34(7):e304-e306. doi: 10.1111/jdv.16528.
80. Jimenez-Cauhe J, Ortega-Quijano D, Carretero-Barrio I, Suarez-Valle A, Saceda--Corralo D, Moreno-Garcia Del Real C et al. Erythema multiforme-like eruption in patients with Covid-19 infection: clinical and histological findings. Clin Exp Dermatol. 2020;45(7):892-895. doi: 10.1111/ced.14281.
81. Torrelo A, Andina D, Santonja C, Noguera-Morel L, Bascuas-Arribas M, Gaitero--Tristán J, Alonso-Cadenas JA, Escalada-Pellitero S, Hernández-Martín Á, de la Torre--Espi M, Colmenero I. Erythema multiforme-like lesions in children and Covid-19. Pediatr Dermatol. 2020;37(3):442-446. doi: 10.1111/pde.14246
82. Mahé A, Birckel E, Merklen C, Lefèbvre P, Hannedouche C, Jost M et al. Histology of skin lesions establishes that the vesicular rash associated with Covid-19 is not 'varicella-like'. J Eur Acad Dermatol Venereol. 2020;34(10):e559-e561. doi: 10.1111/jdv.16706.
83. Lokida D, Lukman N, Salim G, Butar-Butar DP, Kosasih H, Wulan WN et al. Diagnosis of Covid-19 in a Dengue-Endemic Area. Am J Trop Med Hyg. 2020;103(3):1220-1222. doi: 10.4269/ajtmh.20-0676.
84. Ortonne N. Histopathologie des réactions cutanées médicamenteuses [Histopathology of cutaneous drug reactions]. Ann Pathol. 2018 Feb;38(1):7-19. French. doi: 10.1016/j.annpat.2017.10.015.
85. Martinez-Lopez A, Cuenca-Barrales C, Montero-Vilchez T, Molina-Leyva A, Arias--Santiago S. Review of adverse cutaneous reactions of pharmacologic interventions

for Covid-19: A guide for the dermatologist. J Am Acad Dermatol. 2020;83(6):1738-1748. doi: 10.1016/j.jaad.2020.08.006.

86. Robustelli Test E, Vezzoli P, Carugno A, Raponi F, Gianatti A, Rongioletti F et al. Acute generalized exanthematous pustulosis with erythema multiforme-like lesions induced by Hydroxychloroquine in a woman with coronavírus disease 2019 (Covid-19). J Eur Acad Dermatol Venereol. 2020;34(9):e457-e459. doi: 10.1111/jdv.16613.
87. Khalili M, Iranmanesh B, Mohammadi S, Aflatoonian M. Cutaneous and histopathological features of coronavírus disease 2019 in pediatrics: A review article. Dermatol Ther. 2020 Nov 18:e14554. doi: 10.1111/dth.14554.
88. Woodruff RC, Campbell AP, Taylor CA et al. Risk factors for severe Covid-19 in children. Pediatrics. 2021; doi: 10.1542/peds.2021-053418.
89. Chow E and Englund J. Severe Acute Respiratory Syndrome Coronavírus 2 Infections in Children. Infect Dis Clin N Am. 2022 36:435-479. https://doi.org/10.1016/j.idc.2022.01.005.
90. RCPCH Guidance: Paediatric multisystem inflammatory syndrome temporally associated with Covid-19. 2020. www.rcpch.ac.uk/resources/guidance-paediatric--multisysteminflammatory-syndrome-temporally-associated-Covid-19.
91. WHO. Multisystem Inflammatory Syndrome in Children and Adolescents temporally related to Covid-19 2020. www.who.int/news-room/commentaries/detail/multisysteminflammatory-syndrome-in-children-and-adolescents-with-Covid-19.
92. Sociedade Brasileira de Pediatria. Departamento Científico de Infectologia. Departamento Científico de Reumatologia. Síndrome inflamatória multissistêmica em crianças e adolescentes provavelmente associada à Covid-19: uma apresentação aguda, grave e potencialmente fatal. Documento Científico, fevereiro de 2020. Disponível em: https://www.sbp.com.br/fileadmin/user_upload/22532d-NA_Sindr_Inflamat_Multissistemica_associada_COVID19.pdf. Acessado em 22/09/2021.
93. American Academy of Pediatrics. Children and Covid-19: State-Level Data Report. Available at: services.aap.org/en/pages/2019-novel-coronavírus-Covid-19-infections/children-and-Covid-19-state-level-data-report/.
94. Ministério da Saúde. SVS. Doença pelo Novo Coronavírus - Covid-19. BOLETIM EPIDEMIOLÓGICO ESPECIAL 117. Semana Epidemiológica 23 (5/6/2022 a 11/6/2022). Disponível em: https://www.gov.br/saude/pt-br/centrais-de-conteudo/publicacoes/boletins/boletins-epidemiologicos/Covid-19/2022.
95. Young TK, Shaw KS, Shah JK, Noor A, Alperin RA, Ratner AJ et al. Mucocutaneous Manifestations of Multisystem Inflammatory Syndrome in Children During the Covid-19 Pandemic. JAMA Dermatol. 2020 Dec 9:e204779. doi: 10.1001/jamadermatol.2020.4779.
96. Centers for Disease Control and Prevention. Multisystem inflammatory syndrome in children (MIS-C) associated with coronavírus disease 2019 (Covid-19). Published May 14, 2020. Accssado em maio de 2022. https://emergency.cdc.gov/han/2020/han00432.asp
97. Parri N, Lenge M, Buonsenso D; Coronavírus Infection in Pediatric Emergency Departments (CONFIDENCE) Research Group. Children with Covid-19 in Pediatric Emergency Departments in Italy. N Engl J Med. 2020 May 1:NEJMc2007617.
98. Mahmoud S, Fouda EM, Kotby A, Ibrahim HM, Gamal M, El Gendy YG, Zaky EA et al. The "Golden Hours" Algorithm For the Management of the Multisystem Inflammatory Syndrome in Children (MIS-C). Glob Pediatr Health 2021 Jan 27;8:2333794X21990339. doi: 10.1177/2333794X21990339.
99. Ouldali N, Toubiana J, Antona D et al.; French Covid-19 Paediatric Inflammation Consortium. Association of Intravenous Immunoglobulins Plus Methylprednisolone vs Immunoglobulins Alone With Course of Fever in Multisystem Inflammatory Syndrome in Children. JAMA. 2021 Mar 2;325(9):855-864. doi: 10.1001/jama.2021.0694.
100. Sanghvi AR. Covid-19: An overview for dermatologists. Int J Dermatol. 2020 Dec;59(12):1437-1449. doi: 10.1111/ijd.15257.
101. Soares CD, Carvalho RA, Carvalho KA, Carvalho MG, Almeida OP. Letter to Editor: Oral lesions in a patient with Covid-19. Med Oral Patol Oral Cir Bucal. 2020 Jul 1;25(4):e563-e564. doi: 10.4317/medoral.24044.
102. Chaux-Bodard A-G, Deneuve S, Desoutter A. Oral manifestation of Covid-19 as an inaugural symptom? J Oral Med Oral Surg 2020; 26:18.
103. Jimenez-Cauhe J, Ortega-Quijano D, de Perosanz-Lobo D, Burgos-Blasco P, Vañó--Galván S, Fernandez-Guarino M, Fernandez-Nieto D. Enanthem in Patients with Covid-19 and Skin Rash. JAMA Dermatol. 2020;156(10):1134-6. doi: 10.1001/jamadermatol.2020.2550.
104. Soares CD, Mosqueda-Taylor A, de Carvalho MGF, de Almeida OP. Oral vesiculobullous lesions as an early sign of Covid-19: immunohistochemical detection of SARS-CoV-2 spike protein. Br J Dermatol. 2020 Nov 2. doi: 10.1111/bjd.19569.
105. Dufort EM, Koumans EH, Chow EJ, Rosenthal EM, Muse A, Rowlands J et al. Multisystem Inflammatory Syndrome in Children in New York State. N Engl J Med. 2020;383(4):347-358. doi: 10.1056/NEJMoa2021756.
106. Gianotti R, Barberis M, Fellegara G, Galván-Casas C, Gianotti E. Covid-19 related dermatosis in November 2019. Could this case be Italy's patient zero? Br J Dermatol. 2021 Jan 7. doi: 10.1111/bjd.19804.
107. Visconti A, Bataille V, Rossi N, Kluk J, Murphy R, Puig S et al. Diagnostic value of cutaneous manifestation of SARS-CoV-2 infection. Br J Dermatol. 2021 Jan 14. doi: 10.1111/bjd.19807.
108. Criado PR, Criado RFJ, Gianotti R, Abdalla BAZ, Pincelli TPH, Michalany AO, Michalany NS. Urticarial vasculitis revealing immunolabelled nucleocapsid protein of SARS-CoV-2 in two Brazilian asymptomatic patients: the tip of the Covid-19 hidden iceberg? J Eur Acad Dermatol Venereol. 2021 Sep;35(9):e563-e566. doi: 10.1111/jdv.17391. Epub 2021 Jun 9. PMID: 34033181; PMCID: PMC8242908.
109. Masre SF, Jufri NF, Ibrahim FW, Abdul Raub SH. Classical and alternative receptors for SARS-CoV-2 therapeutic strategy. Rev Med Virol. 2020 Dec 26:e2207. doi: 10.1002/rmv.2207.
110. Ricardo Criado P, Pincelli TPH, Criado RFJ, Abdalla BMZ, Belda Junior W. Potential interactions of SARS-CoV-2 with human cell receptors in the skin: Understanding the enigma for a lower frequency of skin lesions compared to other tissues. Exp Dermatol. 2020 Oct;29(10):936-944. doi: 10.1111/exd.14186. PMID: 32867008.
111. Becker RC. Covid-19 update: Covid-19-associated coagulopathy. J Thromb Thrombolysis. 2020l;50(1):54-67. doi: 10.1007/s11239-020-02134-3.
112. Carrara D. Covid-19 coagulopathy: towards the understanding the pathogenesis. Italian J Med 2020;14:210-212. Doi:10.4081/itjm.2020.1402.
113. Richardson S, Hirsch JS, Narasimhan M, Crawford JM, McGinn T, Davidson KW. Presenting Characteristics, Comorbidities, and Outcomes Among 5700 Patients Hospitalized with Covid-19 in the New York City Area. JAMA. 2020;323(20):2052-2059. doi: 10.1001/jama.2020.6775. Erratum in: JAMA. 2020 May 26;323(20):2098.
114. Kamel MH, Yin W, Zavaro C, Francis JM, Chitalia VC. Hyperthrombotic Milieu in Covid-19 Patients. Cells. 2020 Oct 31;9(11):2392. doi: 10.3390/cells9112392.
115. Gianotti R. SARS-CoV-2 and the skin, a hidden treasure. Dermatology Reports 12(8881):25. doi: 10.4081/dr.2020.8881.
116. Genovese G, Moltrasio C, Berti E, Marzano AV. Skin Manifestations Associated with Covid-19: Current Knowledge and Future Perspectives. Dermatology. 2020;24:1-12. doi: 10.1159/000512932.
117. Gianotti R, Veraldi S, Recalcati S, Cusini M, Ghislanzoni M, Boggio F et al. Cutaneous Clinico-Pathological Findings in three Covid-19-Positive Patients Observed in the Metropolitan Area of Milan, Italy. Acta Derm Venereol. 2020;100(8):adv00124. doi: 10.2340/00015555-3490.
118. Gianotti R, Zerbi P, Dodiuk-Gad RP. Clinical and histopathological study of skin dermatoses in patients affected by Covid-19 infection in the Northern part of Italy. J Dermatol Sci. 2020;98(2):141-143.
119. He L, Ding YQ, Che XY, Zhang QL, Huang ZX, Wang HJ et al. [Expression of the monoclonal antibody against nucleocapsid antigen of SARS-associated coronavírus in autopsy tissues from SARS patients]. Di Yi Jun Yi Da Xue Bao. 2003;23(11):1128-30. Chinese.
120. Zhang QL, Ding YQ, Hou JL, He L, Huang ZX, Wang HJ et al. [Detection of severe acute respiratory syndrome (SARS)-associated coronavírus RNA in autopsy tissues with in situ hybridization]. Di Yi Jun Yi Da Xue Bao. 2003 Nov;23(11):1125-7. Chinese.
121. Callow KA, Tyrrell DA, Shaw RJ, Fitzharris P, Wardlaw AJ, Kay AB. Influence of atopy on the clinical manifestations of coronavírus infection in adult volunteers. Clin Allergy. 1988;18(2):119-29. doi: 10.1111/j.1365-2222.1988.tb02851.x.
122. Regalado E. Vaccines for SARS-CoV-2: Lessons from Other Coronavírus Strains. Infect Dis Ther 2020. https://doi.org/10.1007/s40121-020-00300-x.
123. Ministério da Saúde. Secretaria de Vigilância em Saúde. Departamento de Imunização e Doenças Transmissíveis. Coordenação-Geral do Programa Nacional de Imunizações. Notas Técnicas Disponível em: https://www.gov.br/saude/pt-br/coronavírus/publicacoes-tecnicas/notas-tecnicas. Acesso em Maio 2022.
124. Sadoff J, Gray G, Vandebosch A et al. Safety and Efficacy of Single-Dose Ad26.COV2.S Vaccine against Covid-19. N Engl J Med 2021; 384:2187.
125. Voysey M, Clemens SAC, Madhi SA et al. Safety and efficacy of the ChAdOx1 nCoV-19 vaccine (AZD1222) against SARS-CoV-2: an interim analysis of four randomised controlled trials in Brazil, South Africa, and the UK. Lancet 2021; 397:99.
126. Falsey AR, Sobieszczyk ME, Hirsch I et al. Phase 3 Safety and Efficacy of AZD1222 (ChAdOx1 nCoV-19) Covid-19 Vaccine. N Engl J Med 2021; 385:2348.
127. Voysey M, Costa Clemens SA, Madhi SA et al. Single-dose administration and the influence of the timing of the booster dose on immunogenicity and efficacy of ChAdOx1 nCoV-19 (AZD1222) vaccine: a pooled analysis of four randomised trials. Lancet 2021; 397:881.
128. Polack FP, Thomas SJ, Kitchin N et al. Safety and Efficacy of the BNT162b2 mRNA Covid-19 Vaccine. N Engl J Med 2020; 383:2603.
129. Frenck RW Jr, Klein NP, Kitchin N et al. Safety, Immunogenicity, and Efficacy of the BNT162b2 Covid-19 Vaccine in Adolescents. N Engl J Med 2021; 385:239.
130. Walter EB, Talaat KR, Sabharwal C et al.; C4591007 Clinical Trial Group. Evaluation of the BNT162b2 Covid-19 vaccine in children 5 to 11 years of age. N Engl J Med 2021; https://doi.org/10.1056/NEJMoa2116298.
131. Thomas SJ, Moreira ED Jr, Kitchin N et al. Safety and Efficacy of the BNT162b2 mRNA Covid-19 Vaccine through 6 Months. N Engl J Med 2021; 385:1761
132. Chapin-Bardales J, Gee J, Myers T. Reactogenicity Following Receipt of mRNA-Based Covid-19 Vaccines. JAMA 2021; 325:2201.
133. US FDA. Emergency Use Authorization (EUA) of the Pfizer-BioNTech Covid-19 vaccine to prevent coronavírus disease 2019 (Covid-19) for 5 through 11 years of age. https://www.fda.gov/media/153714/download (Accessed on November 02, 2021).
134. Grannis SJ, Rowley EA, Ong TC et al. Interim Estimates of Covid-19 Vaccine Effectiveness Against Covid-19-Associated Emergency Department or Urgent Care Clinic Encounters and Hospitalizations Among Adults During SARS-CoV-2 B.1.617.2 (Delta) Variant Predominance - Nine States, June-August 2021. MMWR Morb Mortal Wkly Rep 2021; 70:1291.
135. Goldberg Y, Mandel M, Bar-On YM et al. Waning Immunity after the BNT162b2 Vaccine in Israel. N Engl J Med 2021; 385:e85.
136. Bajema KL, Dahl RM, Prill MM et al. Effectiveness of Covid-19 mRNA Vaccines Against Covid-19-Associated Hospitalization - Five Veterans Affairs Medical Centers, United States, February 1-August 6, 2021. MMWR Morb Mortal Wkly Rep 2021; 70:1294.

137. Andrews N, Tessier E, Stowe J et al. Duration of Protection against Mild and Severe Disease by Covid-19 Vaccines. N Engl J Med 2022; 386:340.
138. Levin EG, Lustig Y, Cohen C et al. Waning Immune Humoral Response to BNT162b2 Covid-19 Vaccine over 6 Months. N Engl J Med 2021; 385:e84.
139. Wall EC, Wu M, Harvey R et al. Neutralising antibody activity against SARS-CoV-2 VOCs B.1.617.2 and B.1.351 by BNT162b2 vaccination. Lancet 2021; 397:2331.
140. Edara VV, Pinsky BA, Suthar MS et al. Infection and Vaccine-Induced Neutralizing--Antibody Responses to the SARS-CoV-2 B.1.617 Variants. N Engl J Med 2021; 385:664.
141. Ai J, Zhang H, Zhang Y, Lin K et al. Omicron variant showed lower neutralizing sensitivity than other SARS-CoV-2 variants to immune sera elicited by vaccines after boost. Emerg Microbes Infect. 2022 Dec;11(1):337-343. doi: 10.1080/22221751.2021.2022440.
142. Tartof S, Slezak J, Fischer H et al. Effectiveness of mRNA BNT162b2 Covid-19 vaccine up to 6 months in a large integrated health system in the USA: a retrospective cohort study Sara Y, Lancet 2021; 398: 1407-16.
143. UK Health Security Agency. COVID Week 19 vaccine surveillance report 19. May 2022. Disponível em: https://assets.publishing.service.gov.uk/government/uploads/system/uploads/attachment_data/file/1075115/Covid-19_vaccine_surveillance_report_12_May_2022_week_19.pdf.
144. Moreira ED Jr, Kitchin N, Xu X et al. Safety and Efficacy of a Third Dose of BNT162b2 Covid-19 Vaccine. N Engl J Med 2022; 386:1910.
145. Bar-On YM, Goldberg Y, Mandel M et al. Protection against Covid-19 by BNT162b2 Booster across Age Groups. N Engl J Med 2021; 385:2421.
146. Barda N, Dagan N, Cohen C et al. Effectiveness of a third dose of the BNT162b2 mRNA Covid-19 vaccine for preventing severe outcomes in Israel: an observational study. Lancet 2021.
147. Patalon T, Gazit S, Pitzer VE et al. Odds of Testing Positive for SARS-CoV-2 Following Receipt of 3 vs 2 Doses of the BNT162b2 mRNA Vaccine. JAMA Intern Med 2022; 182:179.
148. Spitzer A, Angel Y, Marudi O et al. Association of a Third Dose of BNT162b2 Vaccine With Incidence of SARS-CoV-2 Infection Among Health Care Workers in Israel. JAMA 2022; 327:341.
149. Ferdinands JM, Rao S, Dixon BE et al. Waning 2-Dose and 3-Dose Effectiveness of mRNA Vaccines Against Covid-19-Associated Emergency Department and Urgent Care Encounters and Hospitalizations Among Adults During Periods of Delta and Omicron Variant Predominance - VISION Network, 10 States, August 2021-January 2022. MMWR Morb Mortal Wkly Rep 2022; 71:255.
150. Eyre DW, Taylor D, Purver M et al. Effect of Covid-19 Vaccination on Transmission of Alpha and Delta Variants. N Engl J Med 2022; 386:744.
151. Singanayagam A, Hakki S, Dunning K et al. Community transmission and viral load kinetics of the SARS-CoV-2 delta (B.1.617.2) variant in vaccinated and unvaccinated individuals in the UK: a prospective, longitudinal, cohort study. Lancet Infect Dis 2021.
152. Puhach O, Adea K, Hulo N et al. Infectious viral load in unvaccinated and vaccinated individuals infected with ancestral, Delta or Omicron SARS-CoV-2. Nat Med 2022.
153. Lind M, Robertson A, Silva J et al. Effectiveness of Primary and Booster Covid-19 mRNA Vaccination against Omicron Variant SARS-CoV-2 Infection in People with a Prior SARS-CoV-2 Infection. medRxiv 2022.04.19.22274056; doi: https://doi.org/10.1101/2022.04.19.22274056.
154. CDC. CDC Recommends Additional Boosters for Certain Individuals. Disponível em: https://www.cdc.gov/media/releases/2022/s0328-Covid-19-boosters.html
155. Atmar RL, Lyke KE, Deming ME et al. Homologous and Heterologous Covid-19 Booster Vaccinations. N Engl J Med 2022; 386:1046.
156. Su JR, McNeil MM, Welsh KJ, Marquez PL, Ng C, Yan M, Cano MV. Myopericarditis after vaccination, Vaccine Adverse Event Reporting System (VAERS), 1990-2018. Vaccine. 2021; 39:839-845. doi: 10.1016/j.vaccine.2020.12.046.
157. Centers for Disease Control and Prevention. Clinical considerations; myocarditis and pericarditis after receipt of mRNA Covid-19 vaccines among adolescents and young adults. May 28, 2021. Accessed July 6, 2021. https://www.cdc.gov/vaccines/Covid-19/clinical-considerations/myocarditis.html.
158. Oster ME, Shay DK, Su JR et al. Myocarditis Cases Reported After mRNA-Based Covid-19 Vaccination in the US From December 2020 to August 2021. JAMA 2022; 327:331.
159. Shimabukuro T. Covid-19 vaccine safety update, Advisory Committee on Immunization Practices (ACIP) meeting, January 27, 2021. https://www.cdc.gov/vaccines/acip/meetings/downloads/slides-2021-01/06-COVID-Shimabukuro.pdf.
160. CDC. Covid-19 Response Team, Food and Drug Administration. Allergic Reactions Including Anaphylaxis After Receipt of the First Dose of Pfizer-BioNTech Covid-19 Vaccine - United States, December 14-23, 2020. MMWR Morb Mortal Wkly Rep 2021; 70:46.
161. Klein NP, Lewis N, Goddard K et al. Surveillance for Adverse Events After Covid-19 mRNA Vaccination. JAMA 2021; 326:1390.
162. Centers for Disease Control and Prevention. Thrombosis with thrombocytopenia syndrome (TTS) following Janssen Covid-19 vaccine. https://www.cdc.gov/vaccines/acip/meetings/downloads/slides-2021-04-23/03-COVID-Shimabukuro-508.pdf (Accessed on April 23, 2021).
163. Hause AM, Baggs J, Marquez P et al. Safety Monitoring of Covid-19 Vaccine Booster Doses Among Adults - United States, September 22, 2021-February 6, 2022. MMWR Morb Mortal Wkly Rep 2022.
164. Friedensohn L, Levin D, Fadlon-Derai M et al. Myocarditis Following a Third BNT162b2 Vaccination Dose in Military Recruits in Israel. JAMA 2022; 327:1611.
165. Hause AM, Baggs J, Marquez P et al. Safety Monitoring of Covid-19 Vaccine Booster Doses Among Persons Aged 12-17 Years - United States, December 9, 2021-February 20, 2022. MMWR Morb Mortal Wkly Rep 2022; 71:347.
166. Oliver S. Updates to the Evidence to Recommendation Framework: Pfizer-BioNTech vaccine booster doses in 12-15 year olds. Presented at ACIP meeting January 5, 2022. https://www.cdc.gov/vaccines/acip/meetings/downloads/slides-2022-01-05/06_COVID_Oliver_2022-01-05.pdf.
167. Updated GTH statement on vaccination with the AstraZeneca Covid-19 vaccine, as of March 22, 2021. https://gth-online.org/wp-content/uploads/2021/03/GTH_Stellungnahme_AstraZeneca_engl._3_22_2021.pdf (Accessed on March 28, 2021).
168. Pai M, Grill A, Ivers A et al. Vaccine-Induced Prothrombotic Immune Thrombocytopenia (VIPIT) Following AstraZeneca Covid-19 Vaccination. https://covid19-sciencetable.ca/sciencebrief/vaccine-induced-prothrombotic-immune--thrombocytopenia-vipit-following-astrazeneca-Covid-19-vaccination/(Accessed on March 31, 2021).
169. Schultz NH, Sørvoll IH, Michelsen AE et al. Thrombosis and Thrombocytopenia after ChAdOx1 nCoV-19 Vaccination. N Engl J Med 2021; 384:2124.
170. Greinacher A, Thiele T, Warkentin TE et al. Thrombotic Thrombocytopenia after ChAdOx1 nCov-19 Vaccination. N Engl J Med 2021; 384:2092.
171. Muir KL, Kallam A, Koepsell SA, Gundabolu K. Thrombotic Thrombocytopenia after Ad26.COV2.S Vaccination. N Engl J Med 2021; 384:1964.
172. See I, Su JR, Lale A et al. US Case Reports of Cerebral Venous Sinus Thrombosis With Thrombocytopenia After Ad26.COV2.S Vaccination, March 2 to April 21, 2021. JAMA 2021; 325:2448.
173. Pavord S, Scully M, Hunt BJ et al. Clinical Features of Vaccine-Induced Immune Thrombocytopenia and Thrombosis. N Engl J Med 2021; 385:1680.
174. Updates on Thrombosis with Thrombocytopenia Syndrome (TTS). ACIP Meeting December 16, 2021. https://www.cdc.gov/vaccines/acip/meetings/downloads/slides-2021-12-16/02-COVID-See-508.pdf (Accessed on December 17, 2021).
175. MacNeil JR, Su JR, Broder KR et al. Updated Recommendations from the Advisory Committee on Immunization Practices for Use of the Janssen (Johnson & Johnson) Covid-19 Vaccine After Reports of Thrombosis with Thrombocytopenia Syndrome Among Vaccine Recipients - United States, April 2021. MMWR Morb Mortal Wkly Rep 2021; 70:651.
176. European Medicines Agency. Covid-19 Vaccine Janssen: EMA finds possible link to very rare cases of unusual blood clots with low blood platelets. https://www.ema.europa.eu/en/news/Covid-19-vaccine-janssen-ema-finds-possible-link-very-rare--cases-unusual-blood-clots-low-blood (Accessed on May 10, 2021).
177. European Medicines Agency. AstraZeneca's Covid-19 vaccine: EMA finds possible link to very rare cases of unusual blood clots with low blood platelets. https://www.ema.europa.eu/en/news/astrazenecas-Covid-19-vaccine-ema-finds-possible-link--very-rare-cases-unusual-blood-clots-low-blood (Accessed on April 07, 2021).
178. EMA. ema.europa.eu/en/documents/Covid-19-vaccine-safety-update/Covid-19--vaccine-safety-update-Covid-19-vaccine-janssen-14-july-2021_en.pdf.
179. Abu-Rumeileh S, Abdelhak A, Foschi M et al. Guillain-Barré syndrome spectrum associated with Covid-19: an up-to-date systematic review of 73 cases. J Neurol 2021; 268:1133.
180. McDonnell EP, Altomare NJ, Parekh YH et al. Covid-19 as a Trigger of Recurrent Guillain-Barré Syndrome. Pathogens 2020; 9.
181. Patone M, Handunnetthi L, Saatci D et al. Neurological complications after first dose of Covid-19 vaccines and SARS-CoV-2 infection. Nat Med 2021; 27:2144.
182. WHO. WHO Sage Roadmap for Prioritizing Use of Covid-19 Vaccines. Disponivel em: https://www.who.int/publications/i/item/WHO-2019-nCoV-Vaccines-SAGE--Prioritization-2022.1.
183. Ministério da Saúde. Boletins Epidemiológicos Covid-19. Disponível em: https://www.gov.br/saude/pt-br/centrais-de-conteudo/publicacoes/boletins/boletins-epidemiologicos/Covid-19.
184. Nygaard U, Holm M, Hartling UB et al. Incidence and clinical phenotype of multisystem inflammatory syndrome in children after infection with the SARS-CoV-2 delta variant by vaccination status: a Danish nationwide prospective cohort study. Lancet Child Adolesc Health 2022; 6: 459-65.
185. FDA. Coronavírus (Covid-19) Update: FDA Authorizes Moderna and Pfizer-BioNTech Covid-19 Vaccines for Children Down to 6 Months of Age. https://www.fda.gov/news-events/press-announcements/coronavírus-Covid-19-update-fda-authorizes--moderna-and-pfizer-biontech-Covid-19-vaccines-children.
186. Washrawirul C, Triwatcharikorn J, Phannajit J, Ullman M, Susantitaphong P, Rerknimitr P. Global prevalence and clinical manifestations of cutaneous adverse reactions following Covid-19 vaccination: A systematic review and meta-analysis. J Eur Acad Dermatol Venereol. 2022 Jun 6. doi: 10,1111/jdv.18294. Epub ahead of print.
187. Wang G, Zhu L, Zhu Y et al. Safety survey by clinical pharmacists on Covid-19 vaccination from a single center in China. Hum Vaccin Immunother 2021; 17: 2863-2867.
188. Im JH, Kim E, Lee E et al. Adverse events with the Pfizer-BioNTech Covid-19 vaccine among Korean healthcare workers. Yonsei Med J 2021; 62: 1162-1168.
189. Wu Z, Hu Y, Xu M, Chen Z, Yang W, Jiang Z et al. Safety, tolerability, and immunogenicity of an inactivated SARS-CoV-2 vaccine (CoronaVac) in healthy adults aged 60 years and older: a randomised, double-blind, placebo-controlled, phase 1/2 clinical trial. Lancet Infect Dis. 2021 Jun;21(6):803-812. doi: 10,1016/S1473-3099(20)30987-7. Epub 2021 Feb 3.
190. Pu J, Yu Q, Yin Z, Zhang Y, Li X, Yin Q et al. The safety and immunogenicity of an inactivated SARS-CoV-2 vaccine in Chinese adults aged 18-59 years: A phase I ran-

domized, double-blinded, controlled trial. Vaccine. 2021 May 12;39(20):2746-2754. doi: 10,1016/j.vaccine.2021.04.006.
191. Zhang Y, Zeng G, Pan H, Li C, Hu Y, Chu K et al. Safety, tolerability, and immunogenicity of an inactivated SARS-CoV-2 vaccine in healthy adults aged 18-59 years: a randomised, double-blind, placebo-controlled, phase 1/2 clinical trial. Lancet Infect Dis. 2021 Feb;21(2):181-192. doi: 10,1016/S1473-3099(20)30,843-4. Epub 2020 Nov 17.
192. Tanriover MD, Doğanay HL, Akova M, Güner HR, Azap A, Akhan S et al.; CoronaVac Study Group. Efficacy and safety of an inactivated whole-virion SARS-CoV-2 vaccine (CoronaVac): interim results of a double-blind, randomised, placebo-controlled, phase 3 trial in Turkey. Lancet. 2021 Jul 17;398(10296):213-222. doi: 10,1016/S0140-6736(21)01429-X. Epub 2021 Jul 8. Erratum in: Lancet. 2022 Jan 29;399(10323):436.
193. Xia S, Zhang Y, Wang Y, Wang H, Yang Y, Gao GF et al.; Safety and immunogenicity of an inactivated Covid-19 vaccine, BBIBP-CorV, in people younger than 18 years: a randomised, double-blind, controlled, phase 1/2 trial. Lancet Infect Dis. 2022 Feb;22(2):196-20,8. doi: 10,1016/S1473-3099(21)00462-X.
194. Baden LR, El Sahly HM, Essink B, Kotloff K, Frey S, Novak R et al.; COVE Study Group. Efficacy and Safety of the mRNA-1273 SARS-CoV-2 Vaccine. N Engl J Med. 2021 Feb 4;384(5):403-416. doi: 10,1056/NEJMoa2035389.
195. Chu L, McPhee R, Huang W, Bennett H, Pajon R, Nestorova B et al.; mRNA-1273 Study Group. A preliminary report of a randomized controlled phase 2 trial of the safety and immunogenicity of mRNA-1273 SARS-CoV-2 vaccine. Vaccine. 2021 May 12;39(20):2791-2799. doi: 10,1016/j.vaccine.2021.02.007.
196. Walsh EE, Frenck RW Jr, Falsey AR, Kitchin N, Absalon J, Gurtman A et al. Safety and Immunogenicity of Two RNA-Based Covid-19 Vaccine Candidates. N Engl J Med. 2020 Dec 17;383(25):2439-2450. doi: 10,1056/NEJMoa2027906.
197. Sadoff J, Gray G, Vandebosch A, Cárdenas V, Shukarev G, Grinsztejn B et al.; ENSEMBLE Study Group. Safety and Efficacy of Single-Dose Ad26.COV2.S Vaccine against Covid-19. N Engl J Med. 2021 Jun 10;384(23):2187-2201. doi: 10,1056/NEJMoa2101544.
198. Data from the Ministry of Public Health. Thailand. Available from: https://ddc.moph.go.th/uploads/ckeditor2//files/Daily%20report% 202021-05-30.pdf. Accessed July. 29, 2021.
199. Luxi N, Giovanazzi A, Arcolaci A, Bonadonna P, Crivellaro MA, Cutroneo PM et al. Allergic Reactions to Covid-19 Vaccines: Risk Factors, Frequency, Mechanisms and Management. BioDrugs. 2022 Jun 13:1-16. doi: 10.1007/s40259-022-00536-8.
200. Desai AP, Desai AP, Loomis GJ. Relationship between pre-existing allergies and anaphylactic reactions post mRNA Covid-19 vaccine administration. Vaccine. 2021; 39:4407-9. 10.1016/j.vaccine.2021.06.058.
201. Sokolowska M, Eiwegger T, Ollert M, Torres MJ, Barber D, Del Giacco S et al. EAACI statement on the diagnosis, management and prevention of severe allergic reactions to Covid-19 vaccines. Allergy. 2021;76:1629-39.
202. Laisuan W. Covid-19 Vaccine Anaphylaxis: Current Evidence and Future Approaches. Front Allergy. 2021 Dec 23;2:801322. doi: 10.3389/falgy.2021.801322.
203. McNeil MM, Weintraub ES, Duffy J, Sukumaran L, Jacobsen SJ, Klein NP et al. Risk of anaphylaxis after vaccination in children and adults. J Allergy Clin Immunol. 2016; 137:868-78.
204. Padniewski JJ, Jacobson-Dunlop E, Albadri S, Hylwa S. Stevens-Johnson syndrome precipitated by Moderna Inc. Covid-19 vaccine: a case-based review of literature comparing vaccine and drug-induced Stevens-Johnson syndrome/toxic epidermal necrolysis. Int J Dermatol. 2022 Apr 10:10.1111/ijd.16222. doi: 10.1111/ijd.16222. Epub ahead of print.
205. Battaglini D, Ball L, Robba C, Maiani S, Brunetti I, Benedetti L, Castellan L, Zona G, Pesce G, Rocco PRM, Pelosi P. Patients With Suspected Severe Adverse Reactions to Covid-19 Vaccination Admitted to Intensive Care Unit: A Case Report. Front Med (Lausanne). 2022 Mar 18;9:823837. doi: 10.3389/fmed.2022.823837
206. Aimo C, Mariotti EB, Corrà A, Cipollini E, Le Rose O, Serravalle C, Pimpinelli N, Caproni M. Stevens-Johnson syndrome induced by Vaxvetria (AZD1222) Covid-19 vaccine. J Eur Acad Dermatol Venereol. 2022 Jun;36(6):e417-e419. doi: 10.1111/jdv.17988. Epub 2022 Feb 21.
207. Boualila L, Mrini B, Tagmouti A, El Moubarik N, Benchekroun Belabbes M, Boutimzine N, Cherkaoui LO. Sinopharm Covid-19 vaccine-induced Stevens-Johnson syndrome. J Fr Ophtalmol. 2022 Apr;45(4):e179-e182. doi: 10.1016/j.jfo.2021.12.005. Epub 2022 Jan 6.
208. Mansouri P, Farshi S. A case of Steven-Johnson syndrome after Covid-19 vaccination. J Cosmet Dermatol. 2022 Apr;21(4):1358-1360. doi: 10.1111/jocd.14756. Epub 2022 Jan 12.
209. Elboraey MO, Essa EESF. Stevens-Johnson syndrome post second dose of Pfizer Covid-19 vaccine: a case report. Oral Surg Oral Med Oral Pathol Oral Radiol. 2021 Oct;132(4):e139-e142. doi: 10.1016/j.oooo.2021.06.019. Epub 2021 Jul 19.
210. Dash S, Sirka CS, Mishra S, Viswan P. Covid-19 vaccine-induced Stevens-Johnson syndrome. Clin Exp Dermatol. 2021 Dec;46(8):1615-1617.
211. Shakoei S, Kalantari Y, Nasimi M, Toutounchi NM, Ansari MS, Razavi Z, Etesami I. Cutaneous manifestations following Covid-19 vaccination: A report of 25 cases. Dermatol Ther. 2022 Jun 18:e15651. doi: 10.1111/dth.15651.
212. Han J, Russo G, Stratman S, Psomadakis CE, Rigo R, Owji S et al. Toxic epidermal necrolysis-like linear IgA bullous dermatosis after third Moderna Covid-19 vaccine in the setting of oral terbinafine. JAAD Case Rep. 2022 Jun;24:101-104. doi: 10.1016/j.jdcr.2022.04.021.
213. Mardani M, Mardani S, Asadi Kani Z, Hakamifard A. An extremely rare mucocutaneous adverse reaction following Covid-19 vaccination: Toxic epidermal necrolysis. Dermatol Ther. 2022 May;35(5):e15416. doi: 10.1111/dth.15416. Epub 2022 Mar 9.
214. Kherlopian A, Zhao C, Ge L, Forward E, Fischer G. A case of toxic epidermal necrolysis after ChAdOx1 nCov-19 (AZD1222) vaccination. Australas J Dermatol. 2022 Feb;63(1):e93-e95. doi: 10.1111/ajd.13742.
215. Bakir M, Almeshal H, Alturki R, Obaid S, Almazroo A. Toxic Epidermal Necrolysis Post Covid-19 Vaccination - First Reported Case. Cureus. 2021 Aug 16;13(8):e17215. doi: 10.7759/cureus.17215.
216. Schroeder JW, Gamba C, Toniato A; Covid-19 Study Group, Rongioletti F. A definite case of Drug Reaction with Eosinophilia and Systemic Symptoms (DRESS) induced by administration of the Pfizer/BioNTech BNT162b2 vaccine for SARS-CoV2. Clin Dermatol. 2022 May 10:S0738-081X(22)00052-9. doi: 10.1016/j.clindermatol.2022.02.018.
217. Korekawa A, Nakajima K, Fukushi K, Nakano H, Sawamura D. Three cases of drug-induced hypersensitivity syndrome associated with mRNA-based coronavírus disease 2019 vaccines. J Dermatol. 2022 Jun;49(6):652-655. doi: 10.1111/1346-8138.16347.
218. O'Connor T, O'Callaghan-Maher M, Ryan P, Gibson G. Drug reaction with eosinophilia and systemic symptoms syndrome following vaccination with the AstraZeneca Covid-19 vaccine. JAAD Case Rep. 2022 Feb;20:14-16. doi: 10.1016/j.jdcr.2021.11.028.
219. McMahon DE, Amerson E, Rosenbach M, Lipoff JB, Moustafa D, Tyagi A, Desai SR, French LE, Lim HW, Thiers BH, Hruza GJ, Blumenthal KG, Fox LP, Freeman EE. Cutaneous reactions reported after Moderna and Pfizer Covid-19 vaccination: A registry-based study of 414 cases. J Am Acad Dermatol. 2021 Jul;85(1):46-55. doi: 10.1016/j.jaad.2021.03.092.
220. Welsh E, Cardenas-de la Garza JA, Cuellar-Barboza A, Franco-Marquez R, Arvizu-Rivera RI. SARS-CoV-2 spike protein positivity in pityriasis rosea-like and urticaria-like rashes of Covid-19. Br J Dermatol. 2021 Jun;184(6):1194-1195. doi: 10.1111/bjd.19833.
221. Colmenero I, Santonja C, Alonso-Riaño M, Noguera-Morel L, Hernández-Martín A, Andina D et al. SARS-CoV-2 endothelial infection causes Covid-19 chilblains: histopathological, immunohistochemical and ultrastructural study of seven paediatric cases. Br J Dermatol. 2020 Oct;183(4):729-737.
222. Reinhart M, Metze D, Braun SA. Hautveränderungen bei Covid-19 und nach Covid-19-Impfung [Skin manifestations of Covid-19 and after Covid-19 vaccination]. Hautarzt. 2022 Jun;73(6):434-441. German. doi: 10.1007/s00105-022-04991-w.
223. Niebel D, Novak N, Wilhelmi J, Ziob J, Wilsmann-Theis D, Bieber T et al. Cutaneous Adverse Reactions to Covid-19 Vaccines: Insights from an Immuno-Dermatological Perspective. Vaccines (Basel). 2021 Aug 25;9(9):944. doi: 10.3390/vaccines9090944.
224. Kounis NG, Koniari I, de Gregorio C, Velissaris D, Petalas K, Brinia A et al. Allergic Reactions to Current Available Covid-19 Vaccinations: Pathophysiology, Causality, and Therapeutic Considerations. Vaccines (Basel). 2021 Mar 5;9(3):221. doi: 10.3390/vaccines9030221.
225. Jeyanathan M, Afkhami S, Smaill F, Miller MS, Lichty BD, Xing Z. Immunological considerations for Covid-19 vaccine strategies. Nat Rev Immunol. 2020;20(10):615-632. doi: 10.1038/s41577-020-00434-6.
226. Eyerich K, Eyerich S. Immune response patterns in non-communicable inflammatory skin diseases. J Eur Acad Dermatol Venereol. 2018 May;32(5):692-703. doi: 10.1111/jdv.14673.
223. Watanabe H, Ashida M, Satomi N, Koike Y, Kuwatsuka S, Murota H. Histopathological analysis of skin reactions after coronavírus disease 2019 vaccination: Increment in number of infiltrated plasmacytoid dendritic cell. J Dermatol. 2022 Apr 4:10.1111/1346-8138.16374. doi: 10.1111/1346-8138.16374.
224. Ono H, Yamaguchi R, Shimizu A. Urticarial vasculitis after Covid-19 vaccination: A case report and literature review. Dermatol Ther. 2022 Jun 2:e15613. doi: 10.1111/dth.15613. Epub ahead of print. PMID: 35652448.
225. Baraldi C, Boling L, Patrizi A et al. Unique case of urticarial skin eruptions after Covid-19 vaccination. Am J Dermatopathol. 2022; 44: 198- 200.
226. Nazzaro G, Maronese C. Urticarial vasculitis following mRNA anti-Covid-19 vaccine. Dermatol Ther. 2022; 35: e15282.
227. Dash S, Behera B, Sethy M, Mishra J, Garg S. Covid-19 vaccine-induced urticarial vasculitis. Dermatol Ther. 2021; 34: e15093.
228. McMahon DE, Kovarik CL, Damsky W, Rosenbach M, Lipoff JB, Tyagi A et al. Clinical and pathologic correlation of cutaneous Covid-19 vaccine reactions including V-REPP: A registry-based study. J Am Acad Dermatol. 2022;86(1):113-121.
229. Magro C, Crowson AN, Franks L, Schaffer PR, Whelan P, Nuovo G. The histologic and molecular correlates of Covid-19 vaccine-induced changes in the skin. Clin Dermatol. 2021;39(6):966-984.
230. Entenda a covid longa. https://aps.saude.gov.br/noticia/15996 (acessado em 02 de julho de 2022).
231. Papadopoulou M, Bakola E, Papapostolou A, Stefanou MI, Gaga M, Zouvelou V, Michopoulos I et al. Autonomic dysfunction in long-COVID syndrome: a neurophysiological and neurosonology study. J Neurol. 2022 May 10:1-2. doi: 10.1007/s00415-022-11172-1.
232. Misery L, Bataille A, Talagas M, Le Gall-Ianotto C, Fouchard M, Huet F et al. Sensitive Skin Syndrome: A Low-Noise Small-Fiber Neuropathy Related to Environmental Factors? Front Pain Res (Lausanne). 2022 Mar 25;3:853491. doi: 10.3389/fpain.2022.853491.
233. Abrams RMC, Simpson DM, Navis A, Jette N, Zhou L, Shin SC. Small fiber neuropathy associated with SARS-CoV-2 infection. Muscle Nerve. 2022 Apr;65(4):440-443.
234. Oaklander AL, Mills AJ, Kelley M, Toran LS, Smith B, Dalakas MC, Nath A. Peripheral Neuropathy Evaluations of Patients With Prolonged Long COVID. Neurol Neuroimmunol Neuroinflamm. 2022 Mar 1;9(3):e1146. doi: 10.1212/NXI.0000000000001146.

235. McMahon DE, Gallman AE, Hruza GJ, Rosenbach M, Lipoff JB, Desai SR et al. Long COVID in the skin: a registry analysis of Covid-19 dermatological duration. Lancet Infect Dis. 2021 Mar;21(3):313-314.
236. Almas T, Malik J, Alsubai AK, Jawad Zaidi SM, Iqbal R, Khan K et al. Post-acute Covid-19 syndrome and its prolonged effects: An updated systematic review. Ann Med Surg (Lond). 2022 Jun 15:103995. doi: 10.1016/j.amsu.2022.103995.
237. Guarnieri G, Bertagna De Marchi L, Marcon A, Panunzi S, Batani V et al. Relationship between hair shedding and systemic inflammation in Covid-19 pneumonia. Ann Med. 2022 Dec;54(1):869-874.
238. Nguyen B, Tosti A. Alopecia in patients with COVID-19: A systematic review and meta-analysis. JAAD Int. 2022 Jun;7:67-77. doi: 10.1016/j.jdin.2022.02.006. Epub 2022 Feb 22.
239. Müller-Ramos P, Ianhez M, Silva de Castro CC, Talhari C, Criado PR, Amante Miot H. Post-Covid-19 hair loss: prevalence and associated factors among 5,891 patients. Int J Dermatol. 2022 May;61(5):e162-e164. doi: 10.1111/ijd.16041.
240. Drosos AA, Pelechas E, Voulgari PV. Treatment strategies of Covid-19: A rheumatology perspective. Eur J Intern Med. 2022 May 12:S0953-6205(22)00192-3. doi: 10.1016/j.ejim.2022.05.014.
241. National Institute of Health. Treatment guidelines for COVID. National Institute of Health; 2022. https://www.covid19treatmentguidelines.nih.gov. Acessado em 03 de julho de 2022.
242. Hammond J, Leister-Tebbe H, Gardner A, Abreu P, Bao W, Wisemandle W et al.; EPIC-HR Investigators. Oral Nirmatrelvir for High-Risk, Nonhospitalized Adults with Covid-19. N Engl J Med. 2022 Apr 14;386(15):1397-1408. doi: 10.1056/NEJMoa2118542.
243. Nirmatrelvir e ritonavir. http://conitec.gov.br/ultimas-noticias-3/nirmatrelvir-e-ritonavir-ministerio-da-saude-incorpora-primeiro-medicamento-para-casos-leves-de--Covid-19 acessado em 03 de julho de 2022.
244. RECOVERY Collaborative Group; Horby P, Lim WS, Emberson JR, Mafham M, Bell JL, Linsell L et al. Dexamethasone in Hospitalized Patients with Covid-19. N Engl J Med. 2021 Feb 25;384(8):693-704. doi: 10.1056/NEJMoa2021436.
245. Criado PR, Ianhez M, Silva de Castro CC, Talhari C, Ramos PM, Miot HA. Covid-19 and skin diseases: results from a survey of 843 patients with atopic dermatitis, psoriasis, vitiligo and chronic urticaria. J Eur Acad Dermatol Venereol. 2022 Jan;36(1):e1-e3. doi: 10.1111/jdv.17635.

112 capítulo

Maria Angela Boccara de Paula • Adriane Aparecida da Costa Faresin • Samuel Henrique Mandelbaum

Estomias

DEFINIÇÃO

Estomia é a comunicação entre uma víscera oca do corpo com o meio externo, construída cirurgicamente como parte do tratamento curativo ou paliativo de diversas doenças ou condições de saúde, associada com a eliminação de secreções ou excreções, ou ainda, com a alimentação, como é o caso da gastrostomia. Pode ser uma demanda de tratamento e cuidado para pessoas de todas as idades, gênero ou etnia.[1]

DENOMINAÇÃO

Estomias são denominadas de acordo com o órgão exteriorizado:

- Ileostomias, colostomias, urostomias (estomias de eliminação).
- Gastrostomias, jejunostomias (estomias de alimentação).
- Traqueostomias (estomias respiratórias).

CLASSIFICAÇÃO

São classificadas de acordo com:

- **Tempo de permanência:** em definitivas ou temporárias.
- **Sua finalidade:** em derivativas ou descompressivas.
- **Técnica de confecção:** em estomia única ou terminal, com duplo lúmen ou em alça.
- **Tipo de maturação:** precoces ou tardias.

O cuidado da pessoa com estomia é multifacetado e plurideterminado por diversos fatores; demanda atenção de toda a equipe de saúde, em especial pelo enfermeiro especialista em estomaterapia.

A assistência da pessoa com estomia engloba as diversas esferas do viver, mas, neste capítulo a ênfase será direcionada para o cuidado da pele periestomia.

ESTOMIAS DE ELIMINAÇÃO

As estomias de eliminação (Figura 112.1) são aquelas que têm como finalidade ser o canal de eliminação de fezes, urina e gases. As causas que demandam a necessidade das estomias de eliminação são diversas: destaca-se o câncer colorretal, responsável por 85% das colostomias, mas outras circunstâncias também merecem destaque, como as diverticulites, as doenças inflamatórias intestinais, o câncer de bexiga e vias urinárias, entre outras, inclusive as malformações congênitas.[2]

A eliminação de fezes e urina pela estomia gera a possibilidade de algumas complicações, em especial as dermatites periestomias. Isto causa desconforto e insegurança para a pessoa com estomia, uma vez que a dermatite dificulta a aderência do equipamento coletor, o que desfavorece o convívio social da pessoa com estomia, além da dor que ela ocasiona.

O cuidado com a pele periestomia é muito importante para a pessoa com uma estomia, em especial as estomias de eliminação, pois a perda da integridade da pele significa proteção inadequada, e deve ser uma meta a ser alcançada pelos componentes da equipe de saúde que assistem a pessoa com estomia.[3]

Assim, alguns pontos são fundamentais para serem observados no plano assistencial da pessoa. Estes aspectos envolvem cuidados e ações a serem realizados desde o período pré-operatório e destacam-se:

Orientação da pessoa, família e cuidador (se houver) sobre:

- A estomia e seus cuidados; a necessidade do uso de equipamento coletor; a observação e cuidado da pele periestomia; hábitos higiênicos; hábitos alimentares; atividade física; vida laboral e sexual; entre outros que se fizerem necessários, com base nas demandas individuais. Aspectos referentes às alterações na autoimagem e autoestima também precisam ser considerados no planejamento da assistência a ser prestada.

  O zelo pela manutenção da integridade da pele periestomia deve ser enfatizado, sendo importante a avaliação da pessoa e busca de possíveis fatores predisponentes para a dermatite da pele periestomia, como alergias, sensibilidade aos componentes do equipamento coletor ou ocorrência prévia de doenças da pele.

  É essencial que, na alta hospitalar, a pessoa com estomia e/ou familiar e cuidador estejam familiarizados sobre o procedimento de troca do equipamento coletor, bem como os cuidados com a pele periestomia.

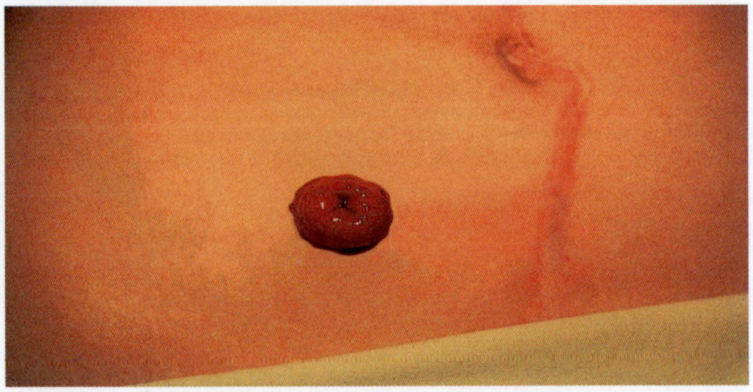

Figura 112.1 Estomia normal. Presença de muco, coloração vermelho vivo, com protrusão e pele periestomia íntegra.

- Demarcação pré-operatória do local da estomia, para que ela seja construída em localização adequada no abdome da pessoa, de forma a propiciar o ajustamento e aderência do equipamento coletor.
  O procedimento deve ser realizado durante visita pré-operatória e a demarcação deve ser realizada pelo enfermeiro estomaterapeuta ou enfermeiro capacitado, em conjunto com o médico cirurgião, sendo fundamental que o procedimento seja orientado à pessoa, especialmente no que se refere à sua finalidade. Importante conhecer a orientação cultural e religiosa da pessoa, bem como identificar necessidades individuais, tipo de roupa que utiliza, se possui órteses e próteses, alergias e alterações na integridade da pele da região abdominal.
  A demarcação deve ser realizada com a pessoa deitada (Figura 112.2), sentada e em pé (Figura 112.3), sendo fundamental evitar marcações em regiões próximas de proeminências ósseas, cicatrizes preexistentes, hérnias, locais de aplicação de radiação, dobras cutâneas, lesões preexistentes na pele com elevação, tubos e drenos. A marcação deve ser realizada dentro dos limites do músculo reto abdominal para evitar complicações, como hérnia periestomia, prolapso e retração.
  É necessário escolher a área visível para a pessoa (Figura 112.4) e, sempre que possível, abaixo da linha da cintura (Figura 112.5), para ocultar o equipamento coletor.[1]
- **Indicação do equipamento coletor:** fundamental para que a pessoa se sinta segura, bem como minimizar algumas complicações, como as dermatites periestomias, que constituem a complicação mais recorrente.
  Os possíveis vazamentos decorrentes de indicação de equipamento inadequado ao tipo de estomia, a utilização incorreta do equipamento e estomias mal construídas são alguns dos fatores determinantes da dermatite periestomia. Situação que gera extremo desconforto e dor, o que demanda, muitas vezes, atenção multidisciplinar para solucionar esta questão.
  Assim, a escolha e a indicação do equipamento coletor devem estar pautadas no tipo de estomia, seu ângulo de drenagem, tipo de abdome e características da pele da pessoa. É de grande importância que o profissional de saúde que fará a indicação do equipamento tenha amplo domínio sobre os tipos de equipamentos disponíveis no mercado, bem como das barreiras protetoras de pele, além de conhecer a importância da convexidade para que algumas situações sejam controladas, e a pessoa com estomia, por vezes mal confeccionada, tenha recursos para se sentir segura e retornar ao convívio social.
  Algumas condições anatômicas, referentes ao contorno abdominal, dificultam a adaptação dos equipamentos coletores, desta forma, torna-se essencial a avaliação da pessoa com estomia, sempre que possível, nas posições: sentada, deitada e em pé, vez que conforme a posição que assumimos o contorno abdominal se modifica. Para garantir a vedação e a segurança contra vazamentos, o equipamento coletor ou base adesiva deve ser capaz de exercer sua função de proteção da pele periestomia em qualquer situação, sendo necessário, em alguns casos, o uso da convexidade.[4]
  Os produtos e equipamentos disponíveis no mercado na atualidade são muitos, houve grande desenvolvimento de tecnologias cada vez mais adequadas para o cuidado e segurança da pessoa com estomia (Figura 112.6). Equipamentos de uma ou duas peças, drenáveis ou não, com filtro antiodor; barreiras protetoras de pele com diferentes composições e múltiplas apresentações planas, com convexidade rígida ou flexível (Figura 112.7); tiras e anéis, além de adesivos diversos, bem como acessórios e adjuvantes, como cintas, cintos; existem películas e barreiras protetoras de pele na apresentação em pasta, líquida ou em pó; limpadores de pele e removedores de adesivos são encontrados com facilidade para que profissionais de

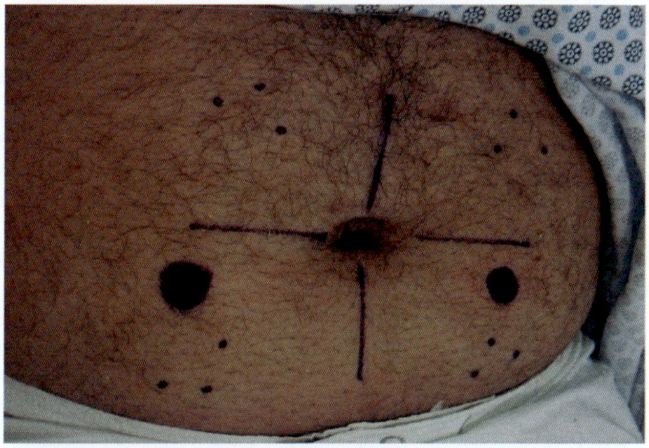

Figura 112.2 Demarcação pré-operatória. Pessoa deitada.

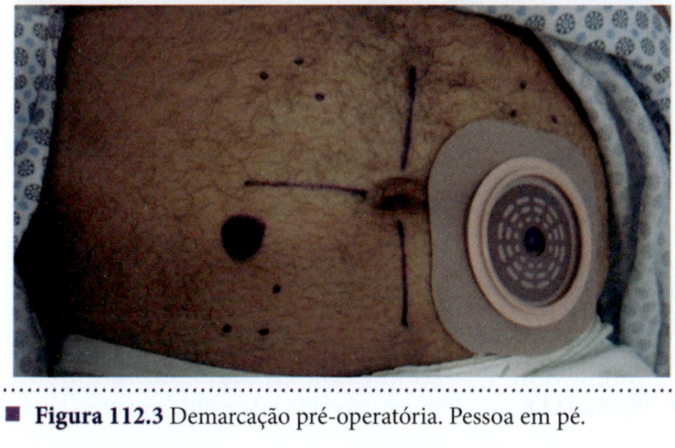

Figura 112.3 Demarcação pré-operatória. Pessoa em pé.

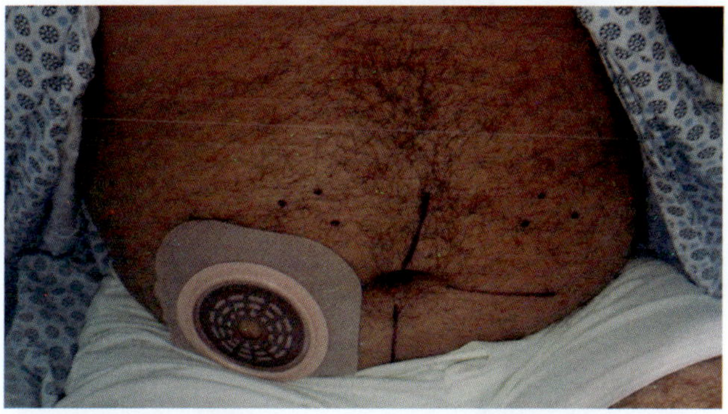

Figura 112.4 Demarcação e colocação do equipamento para visualização da pessoa sentada.

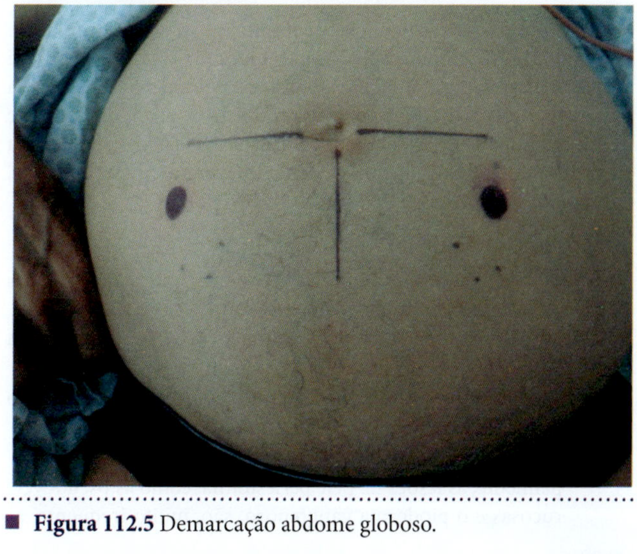

Figura 112.5 Demarcação abdome globoso.

saúde possam prestar assistência de excelência, e pessoas com estomias possam retomar suas atividades o mais próximo que exerciam antes da confecção da estomia.

Indicar o melhor equipamento para cada pessoa e situação demanda conhecimento, habilidade e sensibilidade do profissional de saúde, em especial do enfermeiro estomaterapeuta, que é o profissional mais preparado para assistir a pessoa com estomia, desde o período pré-operatório.[1]

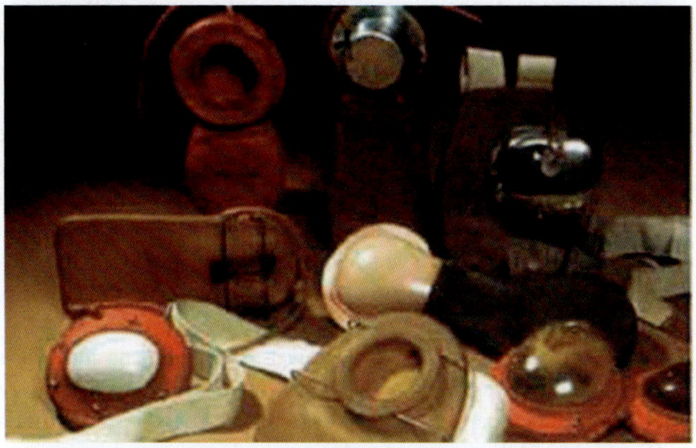

■ **Figura 112.6** Primeiros equipamentos para pessoas com estomias.

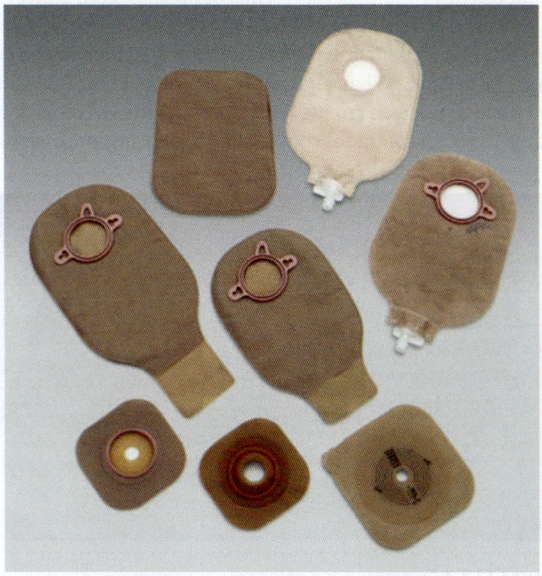

■ **Figura 112.7** Equipamentos para pessoas com estomias de eliminação.

- **Cuidados nas intercorrências e complicações com a estomia:** em qualquer procedimento cirúrgico podem ocorrer situações que demandem maior cuidado e atenção da equipe de saúde. A sua ocorrência está relacionada a fatores diversos, sejam diretamente relacionados com as condições físicas e clínicas da pessoa ou a outros fatores, relacionados ao porte da cirurgia, equipe de saúde, recursos disponíveis, entre outros.

  As complicações com as estomias podem ser classificadas em:

  - Imediatas (necrose, hemorragia e edema), que ocorrem já nas primeiras 24 horas de pós-operatório.
  - Precoces (retração e separação mucocutânea), que ocorrem entre o primeiro e sétimo dia de pós-operatório.
  - Tardias, que ocorrem após alta hospitalar (estenose, retração da estomia, prolapso de alça intestinal, hérnia paraestomia).
  - Outras complicações, como varizes periestomais e, principalmente, as lesões na pele periestomia, como as pseudoverrucosas e o pioderma gangrenoso, são, muito frequente, as denominadas dermatites, que podem ser ocasionadas por diversos fatores.[5-7]

Por ser a complicação mais frequente na pessoa com estomia, em especial, nas estomias de eliminação, daremos ênfase a esta complicação.

■ DERMATITE

A dermatite é a complicação mais recorrente na pessoa com estomia, a despeito do avanço tecnológico no que tange ao aprimoramento dos equipamentos coletores. Diversos estudos mostram esta realidade.[8-11] Caracteriza-se por processo agudo ou crônico, que se instala na pele ao redor da estomia, e pode apresentar ruptura ou não da sua integridade. Ocorre com maior frequência na ileostomia ou colostomia direita.[3]

Medidas de prevenção e autocuidado são fundamentais para se minimizar as ocorrências da dermatite periestomia, mas, uma vez instalada, é fundamental planejar as medidas terapêuticas que devem ter como base o diagnóstico, o fator causal da dermatite e a revisão das ações de autocuidado.

As principais lesões dermatológicas na pele periestomia são: eritema, erosão, pústula e úlcera. Surgem em decorrência de diversos fatores, desde a diminuição nas funções fisiológicas de proteção da pele, perda da barreira cutânea, presença de doenças e alterações sistêmicas, até aspectos relacionados ao cuidado e uso incorreto dos equipamentos coletores.[12]

De acordo com as causas, as dermatites periestomia podem ser classificadas em:

Dermatite irritativa

É a complicação mais frequente em pessoas com estomias[1] e ocorre em decorrência do contato do efluente com a pele (Figura 112.8). Pessoas com estomias planas ou retraídas são as mais propensas a apresentar este tipo de dermatite, mas o uso incorreto do equipamento coletor, como um equipamento com abertura maior que o tamanho da estomia (situação muito comum de acontecer infelizmente) também é fator importante para sua ocorrência.

Assim, a construção da estomia é muito importante, sendo fundamental que tenha protrusão adequada para minimizar as chances do aparecimento desta complicação, sendo recomendado que as colostomias tenham pelo menos 1 cm de protrusão e as ileostomias de 3 a 4 com, em função do efluente mais líquido, com drenagem constante.[13]

Os principais sintomas são: dor, eritema e presença de áreas úmidas na pele.

O preparo, a destreza e as habilidades dos profissionais de saúde que assistem a pessoa com estomia são fundamentais para que a construção da estomia e o uso de equipamentos adequados às características da estomia e demandas da pessoa favoreçam a manutenção da integridade da pele periestomia, condição primordial para acelerar o processo de reabilitação e de retorno à vida social da pessoa com estomia.

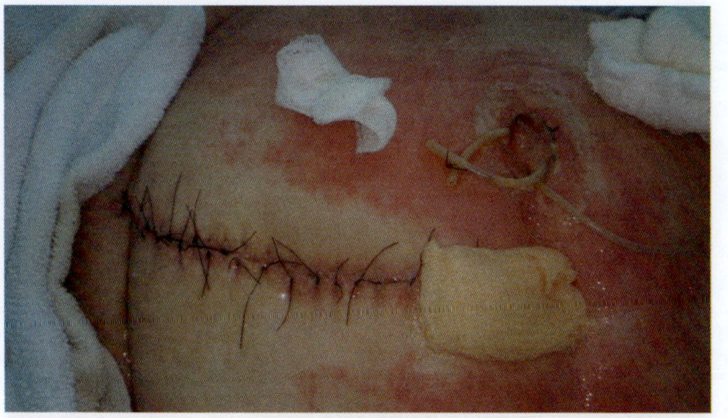

■ **Figura 112.8** Pós-cirúrgico infectado e dermatite irritativa.

Dermatite alérgica

Algumas pessoas são sensíveis e podem desenvolver reações alérgicas. A pele entra em contato com produtos que compõem os equipamentos coletores, como as bases adesivas ou até mesmo o plástico da bolsa e, nestas situações, por vezes a área de contato fica com o formato do equipamento. Esse tipo de dermatite é facilmente identificado com a inspeção da área, sendo necessário tratar a área comprometida e afastar o fator causal. Ocorre prurido e se encontra a pele frequentemente com quadro eczematoso na área de contato com o alérgeno (Figura 112.9).

Por vezes, é necessário trocar a base adesiva, o equipamento ou até mesmo fazer uma capa de tecido para cobrir a bolsa, quando o contato com o plástico gera alergia.

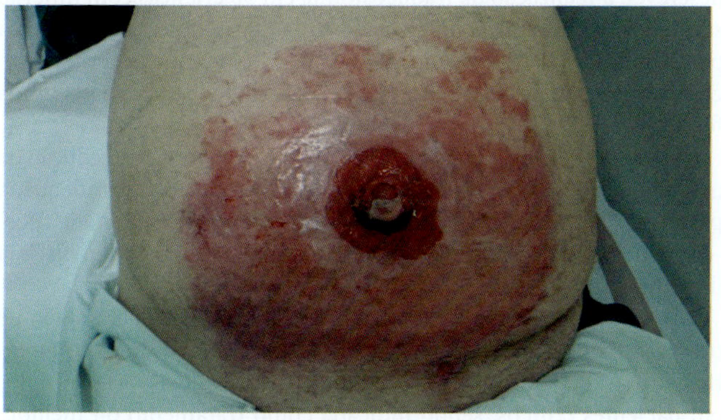

■ **Figura 112.9** Lesão periestomia importante associada à dermatite alérgica de contato.

Dermatite por trauma mecânico

Esse tipo de dermatite está relacionada ao cuidado com a estomia e com o processo de troca do equipamento coletor (Figura 112.10). A remoção do equipamento deve ser realizada com movimentos suaves, de preferência durante o banho, de forma que ocorra da maneira menos traumática possível. A limpeza da pele também não deve ser exagerada e deve ser realizada com suavidade, com o uso de toalha macia ou de uma fralda de pano para evitar escoriações e danos na pele periestomia. No consenso brasileiro de atenção às pessoas adultas com estomias de eliminação,[1] recomenda-se evitar a remoção frequente do equipamento coletor, pois minimiza o risco de lesões na pele periestomia. Assim, é importante que o profissional tenha em mente este aspecto quando da indicação do equipamento coletor, bem como durante o acompanhamento da pessoa com estomia.

Dermatite por infecção

A foliculite e a candidíase são as mais comumente encontradas nas pessoas com estomias.

A foliculite é a inflamação do folículo piloso e o principal agente etiológico é o estafilococos. Sua ocorrência é geralmente de causa traumática. Seu surgimento se dá quando os pelos da região periestomia são tracionados durante o procedimento de troca do equipamento coletor por técnica inadequada, ou ainda quando este equipamento impede o crescimento dos pelos na região periestomia.

A utilização de gilete para retirada dos pelos também pode ser uma causa da foliculite. A principal manifestação é observada na presença de eritema perifolicular que evolui para vesículas e pústulas na base dos folículos pilosos próximos à estomia. A dor e o prurido são queixas frequentes.

Uso de barreiras protetoras de pele associadas a antimicrobiano em pó podem ser necessários para tratamento. Uma vez que a área esteja recuperada, a pessoa deve ser orientada a manter os pelos aparados, com a utilização de tesoura. O uso de removedor de adesivo e protetores cutâneos são recomendados.[3,14]

A candidíase tem como agente etiológico a *Candida albicans*, um fungo que encontra ambiente propício para seu crescimento sob o equipamento coletor, uma vez que é um ambiente úmido e escuro.

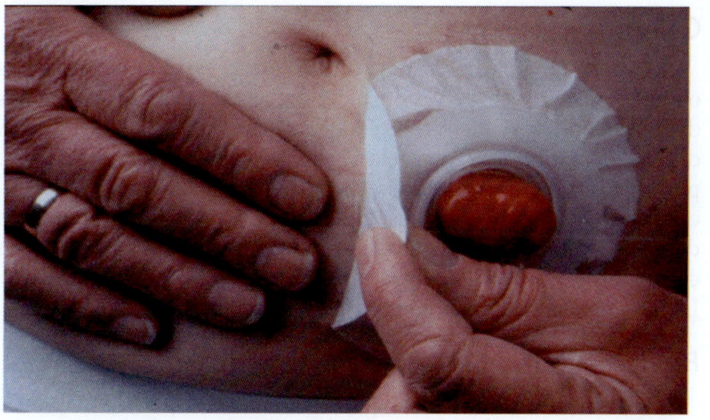

■ **Figura 112.10** Retirada delicada do equipamento coletor.

Pessoas com diabete *mellitus*, distúrbios imunológicos ou com alterações da flora natural da pele são mais acometidos por este tipo de dermatite, bem como pessoas com anemia, obesas, com aumento da transpiração e em uso de antibióticos apresentam probabilidade alta deste tipo de afecção.[14]

A pele periestomia apresenta-se com aspecto úmido ou molhado, áreas desnudas com presença de pústulas sob o sistema coletor. Os pacientes, com frequência, informam presença de prurido e sensação de queimação ou picada.[14]

O tratamento é realizado com o uso de nistatina em pó, uma vez que o pó não prejudica a aderência da base do equipamento coletor. Importante orientar a pessoa e/ou cuidador a realizar a limpeza e secagem da pele periestoma e, após, aplicar o antifúngico em pó para retirar os excessos, antes de recolocar o equipamento coletor.[14]

Lesões pseudoverrucosas

As lesões pseudoverrucosas são mais frequentes em estomias urinárias, mas também podem ser encontradas nas ileostomias e colostomias (Figura 112.11). Caracterizam-se por crescimento do tecido em decorrência da exposição da pele ao agente irritante, e são lesões com aparência de verrugas, pápulas ou nódulos, que surgem na linha cutâneomucosa da estomia e na pele periestomia, geralmente entre a abertura do equipamento coletor e a base da estomia.[3,14] A exposição crônica dessa área ao efluente é a causa principal desta complicação.[15] A irritação ao longo do tempo leva à hiperqueratose. As lesões sangram com facilidade, apresentam-se com colorações cinza, branco ou marrom avermelhado e os pacientes referem que são muito dolorosas.[14]

Uma opção terapêutica pode ser a realização da cauterização das lesões com agente hemostático,[3] mas, em algumas circunstâncias, a revisão cirúrgica pode ser necessária. Lesões pequenas e rasas podem ser manejadas com o uso de barreira protetora de pele em pó, o que auxiliará na manutenção da aderência do sistema coletor.[14]

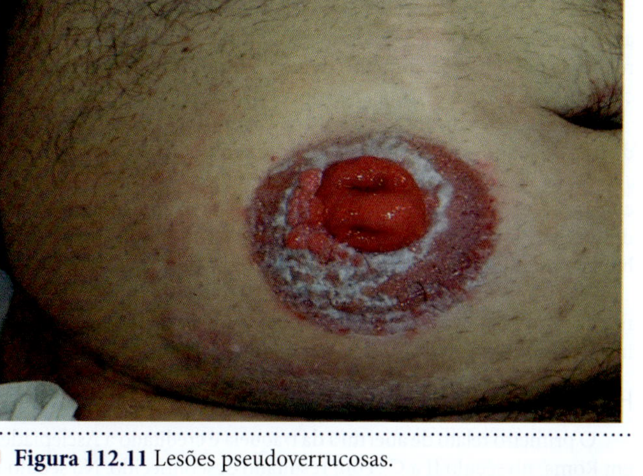

■ **Figura 112.11** Lesões pseudoverrucosas.

Celulite

A pele é uma barreira eficaz contra infecções, porém, lacerações ou ulcerações na pele periestomia deixam as camadas mais inferiores da pele expostas, o que favorece a ocorrência de infecção/celulite. A celulite na pele periestomia afeta a camada subcutânea, caracteriza-se por presença de eritema, endurecimento, calor, edema e dor intensa, e, muitas vezes, com ocorrência de febre. Há risco de desenvolvimento de sepse, sendo necessária a utilização de antibióticos via oral e, nos casos mais graves, a utilização de antibioticoterapia por via parenteral. Incisão e drenagem, por vezes, precisam ser utilizadas.[14]

Psoríase na pele periestomia

A remoção repetitiva do equipamento coletor pode precipitar o surgimento de psoríase na pele periestomia.[16] Trata-se do fenômeno de Koebner ou resposta isomórfica. A causa ainda é desconhecida, mas, acredita-se em componentes genéticos. Ocorre proliferação localizada da epiderme, com presença de pápulas eritematosas discretas e placas brancas descamativas adjacentes à estomia, o que interfere na aderência do equipamento coletor. Imunossuprimidos podem ter sintomas exacerbados. O tratamento inclui preparações para reduzir a proliferação de células epidérmicas, corticosteroides tópicos, medicamentos fotossensibilizantes associados ao uso da luz ultravioleta. Será necessária a reavaliação do sistema coletor até a melhora do quadro clínico.[14]

Pioderma gangrenoso

Trata-se de processo inflamatório crônico raro atribuído a uma resposta alterada do sistema imunológico.[17] É o fenômeno da Patergia. Esta condição geralmente é encontrada em associação a outras doenças, como a doença de Crohn, colite ulcerativa, leucemia, artrite, policitemia vera e mieloma múltiplo.[14] Caracteriza-se por ulcerações vermelhas bem demarcadas, com margens arroxeadas irregulares e exsudato sanguinolento e/ou purulento. A dor é uma referência unânime entre os pacientes. O tratamento consiste em tratar a doença de base, geralmente se associa o uso de corticosteroides sistêmicos ou tópicos, sulfonamidas ou ainda imunomoduladores. Importante cuidado consiste no controle da dor e a manutenção do ambiente úmido na ferida. O uso de um equipamento coletor seguro é importante para evitar o vazamento do efluente nas lesões.[14]

O cuidado da pessoa com estomia deve ter uma abordagem integral, ou seja, considerar os fatores intrínsecos (da pele e sua condição), como os extrínsecos (ambiente, condições socioeconômicas, aspectos relacionados à espiritualidade, entre outros), de forma que um plano de cuidados possa ser definido de forma sistematizada e individualizada, de modo a considerar as etapas de avaliação, planejamento, implementação, documentação e reavaliação, para minimizar ou evitar problemas e fornecer suporte à pessoa e para seus familiares.

■ ESTOMIAS RESPIRATÓRIAS

Definição

A estomia respiratória consiste na abertura em um segmento do aparelho respiratório, sendo a traqueostomia a mais comum. Pode ser realizada em um procedimento cirúrgico ou endoscópico e permite a comunicação direta da traqueia com o meio externo.[18]

Após essa abertura, é realizada a colocação de uma cânula na região da traqueia, que poderá ser definitiva ou temporária.[18]

Os relatos históricos da traqueostomia têm mais de 2 mil anos, cuja indicação surge a partir da necessidade de medidas urgentes para desobstrução das vias aéreas, o que garante a ventilação assistida e a higiene brônquica.[18]

Esta importante situação médica se tornou mais importante atualmente, com a pandemia de covid-19 e suas implicações no aumento das internações de pacientes graves submetidos a traqueostomias.

História da traqueostomia

O primeiro relato de abertura da traqueia é creditado a Asclepíades, em Roma, no século II a.C., com resultado desconhecido. No século II d.C., a técnica de traqueostomia foi novamente definida por Antyllus, o qual descrevia que a abertura da traqueia deveria ser no terceiro ou quarto anel traqueal.[18]

Em um passeio pela história, Antonio M. Brasovala, no século XVI, descreveu a realização de uma traqueostomia em paciente com abscesso na traqueia com sucesso; Nicholas Habicot, em 1620, descreveu a realização de quatro traqueostomias bem-sucedidas, sendo um dos pacientes com 14 anos de idade; Caron em 1766, descreveu a realização de traqueostomia em uma criança de 7 anos para remoção de corpo estranho.

Após estes feitos, tivemos relatos de sucesso descritos por Andree, em 1782, e Chevalier Jackson, em 1814. Armand Trousseau, em 1833, descreveu a realização da traqueostomia em 50 crianças com difteria, salvando-as e, pela primeira vez na história, com a descrição de técnica para cuidados pós-operatórios. O resultado da traqueostomia nestas crianças era satisfatório, mesmo que a mortalidade associada ainda fosse elevada.[18,21]

Foi então que Chevalier Jackson, em 1921, demonstrou redução da mortalidade por meio da aplicação de uma técnica cirúrgica adequada para a realização da traqueostomia, além da indicação de cuidados pós-operatórios adequados. Esta foi a maior contribuição para a história da traqueostomia.[18,21]

Desta forma, a traqueostomia, inicialmente usada para alívio de obstrução aguda das vias aéreas superiores ou reparo de lesões traumáticas, no século XX, passa a ser um dos procedimentos mais realizados em pacientes críticos, sendo indicada como tratamento ou melhora dos cuidados respiratórios, assim como prevenção de estreitamentos da via aérea.[19]

Traqueostomia nos dias atuais

O agente etiológico SARS-CoV-2, em 2019, colocou-nos ante a pandemia, o que resultou em um inesperado e elevado número de pacientes internados em unidades de terapia intensiva (UTI) com indicação de intubação e ventilação mecânica prolongada, sendo que cerca de 10% destes pacientes necessitaram de traqueostomia.[20]

Preocupações com a proteção da equipe de saúde ao manejar as vias aéreas em pacientes com covid-19, confirmados ou suspeitos, levaram a alterações nos protocolos para realização da traqueostomia em pacientes com indicação de ventilação prolongada.[20]

Durante a pandemia covid-19, diversas recomendações foram publicadas sobre traqueostomias e outros procedimentos cirúrgicos, inclusive os decorrentes da experiência com a epidemia de SARS, e foi necessário alterar etapas relacionadas à técnica tradicional de realização da traqueostomia, assim como o preparo da equipe e dos materiais.[20]

Ao mesmo tempo, a traqueostomia oferece as vantagens de proteção da equipe assistencial ao fornecer suporte ventilatório em sistema fechado, ou seja, ventilação com pressão positiva inflada com balonete. Este processo proporciona a redução na frequência de trocas de cânula interna, cuidados com estoma e sucção, limitação de exames endoscópicos, uso de circuitos "secos" e filtro trocador de calor e umidade (*Heat and Moisture Exchange* – HME).[20]

As alterações necessárias para a prática do procedimento de traqueostomia foram apoiadas pelo *England Safer Tracheostomy Care* (NHS), que no futuro, evoluirá para um programa abrangente de melhoria de qualidade por meio de organização de fluxo de trabalho e disseminação de informações relacionadas.[20]

Ainda assim, os consensos de especialistas internacionais sugerem limitar as intervenções de traqueostomia ao mínimo necessário para fornecer segurança para o paciente e para a equipe profissional em assistência, visto os riscos impostos pela SARS-CoV-2.[20]

Classificação das traqueostomias

A finalidade da traqueostomia permite classificar o procedimento em preventivo, curativo ou paliativo (Quadro 112.1).[19]

Quanto ao momento em que deve ser realizada a traqueostomia, temos as classificações de urgência ou eletiva (Quadro 112.2).[19]

Sobre o tempo de permanência da cânula de traqueostomia, este processo determinará a classificação em: definitiva ou temporária (Quadro 112.3).[19]

Quadro 112.1 Finalidades da traqueostomia.

Preventiva	Curativa	Paliativa
Quando realizada em conjunto com procedimentos cirúrgicos ou endoscópicos que apresentem risco de obstrução total ou parcial das vias aéreas	Quando a finalidade é manter as vias aéreas pérvias	Quando indicada para amenizar o desconforto respiratório em pacientes em estado terminal

Quadro 112.2 Momento para realização da traqueostomia.

Urgência	Eletiva
Realizada em situações que necessitam do estabelecimento imediato da via aérea, em função da obstrução associada à insuficiência respiratória	Realizada em pacientes previamente intubados

Quadro 112.3 Tempo de permanência da traqueostomia.

Definitiva	Temporária
Quando a traqueostomia é fechada em um curto período	Torna-se a via de ventilação definitiva do paciente

Indicação da traqueostomia

A traqueostomia é um recurso terapêutico amplamente utilizado para manter a funcionalidade respiratória de pessoas com complicações traumáticas ou patológicas que envolvam o sistema respiratório, e pode ser indicada em qualquer faixa etária.[18,19,22]

Mais especificamente, é indicada em casos de desobstrução das vias aéreas superiores, comprometimento do trato respiratório superior por tumores, cirurgias, traumas ou infecções, prevenção de lesões laríngeas ou nas vias aéreas superiores causadas por intubação traqueal prolongada, fornecer acesso e proteger as vias aéreas inferiores na possibilidade de aspiração, manter via aérea estável para suporte ventilatório ou oxigenação.[19,21,22]

As principais indicações da traqueostomia em Pediatria são alérgicas, metabólicas, profiláticas, degenerativas/idiopáticas, desordens do sono, congênitas, trauma, tóxico, infecção e neoplasia.[18,22]

Antes da realização da traqueostomia eletiva, é importante a realização de exame endoscópico das vias aéreas, com objetivo de avaliar as causas da obstrução respiratória e decidir a melhor localização, tanto em adultos como em crianças.[22]

A confecção da traqueostomia em Pediatria, em grande parte, é realizada no período neonatal e frequentemente é temporária; deve ser baseada nas condições de cada pessoa, inclusive riscos, benefícios, prognóstico, sobrevida e qualidade de vida.[22] O aumento da traqueostomia nessa faixa de idade tem sido atribuído à maior sobrevida de recém-nascidos prematuros e daqueles que requerem ventilação prolongada.[23]

Não é recomendada a realização da traqueostomia em pacientes com distúrbios de coagulação, obesidade, pescoço curto, aumento da glândula tireoide, infecção de tecidos moles no pescoço, impossibilidade de extensão cervical e história de cirurgia cervical. A presença de malignidades na laringe sugere cautela na manipulação em decorrência do risco de recorrência tumoral em traqueostomia.[19]

A técnica para confecção da estomia respiratória consiste em uma incisão na parede anterior da traqueia realizada por técnica cirúrgica ou endoscópica percutânea.[19,20]

As estruturas envolvidas nesta técnica são a porção inferior da cartilagem tireoide, membrana cricotireoidea, cartilagem cricoide e fúrcula esternal.[15] A incisão da pele pode ser realizada de forma longitudinal ou transversal, com acesso às estruturas mais profundas (Figura 112.12).[24]

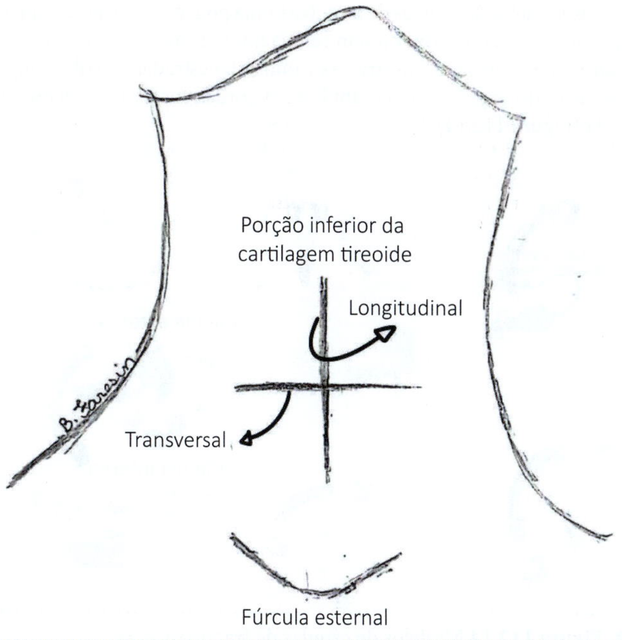

Figura 112.12 Incisão da pele longitudinal ou transversal.

A incisão longitudinal ou vertical inicia desde a borda inferior da cartilagem cricoide, numa extensão de 2 a 3 cm em direção ao esterno, na linha mediana, sendo mais fisiológica, de modo a permitir que a cânula de traqueostomia se mova para cima e para baixo até encontrar a posição ideal, o que evita tração ou pressão que possam lesionar as paredes traqueais (Figura 112.13).[24]

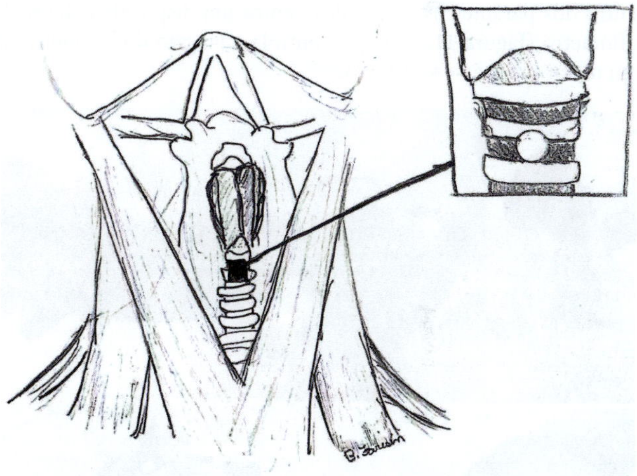

Figura 112.13 Dissecção traqueal.

Na incisão transversal ou horizontal a incisão é localizada na linha média entre a borda inferior da cartilagem cricoide e a fúrcula esternal, é paralela às linhas de tensão da pele, para puncionar a traqueia entre o segundo e o terceiro anel traqueal.[19,24]

Apesar de a incisão longitudinal permitir o acesso à traqueia com menos dissecção tecidual, as incisões transversais apresentaram menores índices de complicações, como úlceras no local da traqueostomia.[24]

Após a incisão, ocorrerá a inserção cuidadosa de uma cânula plástica ou metálica no trajeto criado, o que evita lesões, sangramentos ou falso trajeto para o mediastino superior, de modo a criar, assim, uma ligação entre os pulmões e o meio externo e viabilizar o fluxo aéreo.[19]

A escolha da cânula a ser utilizada será relacionada à dimensão da traqueia do paciente, à resistência das vias aéreas, à necessidade de ventilação mecânica e à presença de secreções ou alterações na deglutição.[19,24]

Os modelos de cânulas de traqueostomia podem ser metálicas, plásticas ou siliconadas; com ou sem cânula interna; com ou sem balonete (*cuff*); e com ou sem fenestra. As cânulas fenestradas possibilitam a passagem do ar por meio da cânula e das cordas vocais, que permitem a fala (Figura 112.14).[20]

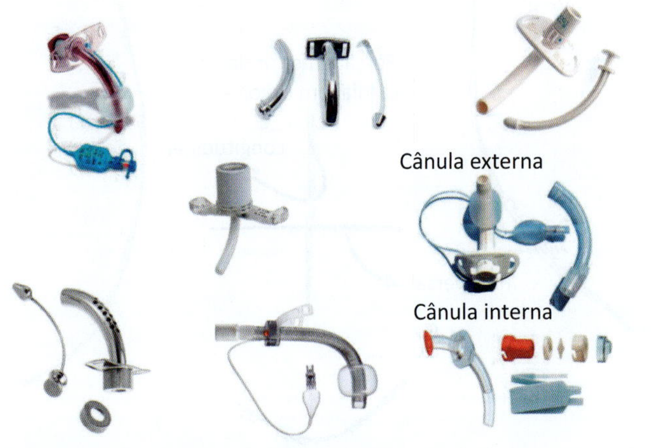

■ **Figura 112.14** Modelos de cânulas de traqueostomia.

A pressão de perfusão sanguínea da mucosa traqueal fica entre 25 e 35 mmHg, o balonete/*cuff*, quando mensurado em cmH_2O, não deve ultrapassar 20 e 30 cmH_2O. Pressões superiores a 30 cmH_2O podem gerar lesões na parede da traqueia, e pressões menores que 20 cmH_2O podem ocasionar broncoaspiração.[25]

Para verificações da pressão do balonete/*cuff*, deve-se realizá-la pelo menos uma vez por plantão, normalmente a cada 8 a 12 horas.[25]

Para monitoramento e ajuste da pressão do balonete, para que esteja dentro dos parâmetros adequados, temos um dispositivo chamado cuffômetro (Figura 112.15), que controla a pressão do balonete/*cuff* com maior precisão e segurança.[20,25]

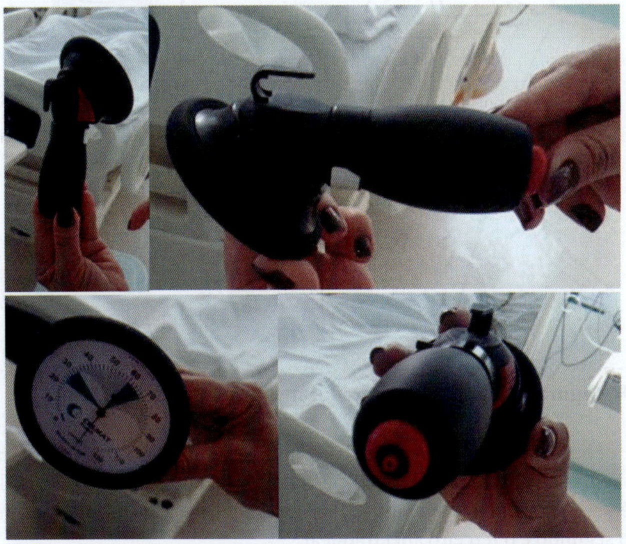

■ **Figura 112.15** Cuffômetro.

Em Pediatria, as cânulas de traqueostomia devem ser biocompatíveis siliconizadas ou plásticas, para conseguirem se moldar à traqueia e ao pescoço sem ocasionar pressão, desconforto ou lesão da pele/mucosa traqueal, entretanto, não devem sofrer dobras ou obstrução do lúmen.[18,24]

Os tamanhos (numerações) das cânulas devem ser adequados ao peso e a idade da criança, devem ser compatíveis à conexão de equipamentos de ventilação mecânica e ter cânula interna removível para higienização.[24]

Cânulas curtas podem facilitar a decanulação acidental ou formação de falsa via, e as cânulas longas podem lesionar a carina ou determinar uma intubação seletiva.[24]

O balonete tem indicação temporária, apenas para otimizar a ventilação e reduzir o impacto da aspiração, e sua pressão deve ser mantida no máximo até 15 mmHg.[24]

Cânulas metálicas não são recomendadas em Pediatria em função da sua baixa biocompatibilidade, falta de maleabilidade e maior risco de lesão traqueal.[18,24]

Na Tabela 112.1, observamos o diâmetro da cânula de traqueostomia apropriado para idade/peso.[24]

Tabela 112.1 Diâmetro da cânula de traqueostomia pediátrica.

Idade/peso	Cânula de traqueostomia recomendada (diâmetro interno)
Prematuros e recém-nascidos com peso < 1.000 g	2,5 mm
Bebês com peso entre 1.000 e 2.500 g	3 mm
RN de 0 a 6 meses	3 a 3,5 mm
Bebês de 6 a 12 meses	3,5 a 4 mm
Bebês de 1 a 2 anos	4 a 4,5 mm
Mais de 2 anos	(Idade + 16)/4

Fonte: Clinical Consensus and National Recommendations on Tracheostomized Children of the Brazilian Academy of Pediatric Otorhinolaryngology (ABOPe) and Brazilian Society of Pediatrics (SBP).

Complicações em traqueostomias

As complicações relacionadas ao uso de traqueostomia podem ser divididas em imediatas, precoces e tardias, conforme estão descritas no Quadro 112.4.[22]

Quadro 112.4 Complicações relacionadas ao uso de traqueostomia.

Imediatas	Precoces	Tardias
Hemorragia	Hemorragia	Estenose traqueal
Dano à estrutura traqueal	Pneumotórax	Granuloma
Falha do procedimento	Deslocamento da cânula traqueal	Traqueomalácia
Broncoaspiração	Pneumomediastino	Pneumonia
Perda do trajeto para via aérea	Enfisema subcutâneo	Broncoaspiração
Morte	Infecção do estoma	Fístula traqueoinominada
Hipóxia	Ulcerações do estomia	Fístulas traqueoesofágicas
Hipercarbia	Disfagia	
Falso trajeto	Decanulação acidental	

Fonte: Guia de atenção à saúde da pessoa com estomia/Ministério da Saúde.[22]

A incidência de morbidades decorrentes da traqueostomia pode variar entre 4% e 10%, já a mortalidade é menor que 1%. As complicações mais comuns são: hemorragia no pós-operatório imediato (3,7%), obstrução da cânula por secreção (2,7%) e o deslocamento da cânula (1,5%).[24]

Na fase intraoperatória, as complicações mais conhecidas são relacionadas a parada respiratória, edema agudo de pulmão, hemorragia de vasos tireoidianos ou cervicais, broncoaspiração de sangue, lesão do nervo laríngeo recorrente uni ou bilateralmente, lesão de esôfago, fístula traqueoesofágica, pneumotórax (mais comum em crianças) e falso trajeto para o mediastino.[24,27]

As complicações precoces podem ocorrer nos primeiros 6 dias após a instalação da traqueostomia, e são relacionadas a hemorragias, formação de hematomas, infecção, falso trajeto por deslocamento da cânula traqueal, obstrução da cânula por rolhas ou secreção, enfisema subcutâneo e pneumomediastino. A seguir, podemos observar algumas dessas complicações e suas descrições e orientações assistenciais (Quadro 112.5).[27]

Quadro 112.5 Complicações, descrições e orientações assistenciais.

Sangramento pós-traqueostomia	Insuficiência respiratória por rolha de secreção na cânula	Pneumotórax e pneumomediastino pós-procedimento
▪ Avaliação precoce da equipe cirúrgica ▪ Monitorização cardíaca ▪ Oxigênio ▪ Aspiração da cânula (sangramento no interior da cânula) ▪ Verificação de uso de anticoagulantes	▪ Atenção às dificuldades respiratórias ▪ Aspiração da cânula ▪ Nebulização com soro fisiológico 0,9% ▪ Aspiração após nebulização ▪ Remoção da cânula interna para limpeza ▪ Caso não ocorra melhora do padrão respiratório após aspiração e limpeza, será necessário realizar a troca da cânula	▪ Realização de radiografia de tórax, em casos de dispneia ▪ Crianças – radiografia de tórax de rotina, em todas as traqueostomias ▪ Pneumotórax, realizar drenagem fechada de tórax em selo d'água
Fístula traqueocutânea	**Fístula traqueoesofágica**	**Disfagia pós-traqueostomia**
▪ Epitelização do trajeto do orifício da traqueia até a pele, que permanece pérvio após a retirada da cânula ▪ Diagnóstico por meio da queixa do paciente e por persistência na saída de ar e secreção pelo orifício da traqueostomia após a retirada da cânula ▪ Avaliação da equipe cirúrgica (correção da fístula)	▪ Suspeita de saída de alimento pelo interior da cânula de traqueostomia ▪ Suspeita de pneumonias de repetição ▪ Broncoscopia e endoscopia digestiva alta são indicadas para diagnóstico	▪ Paciente em uso de cânula com balonete ▪ Avaliação de hiperinsuflação de balonete ▪ Verificação de aspiração laringotraqueal associada ▪ Avaliação da fonoaudiologia

Fonte: Elaboração de protocolo de condutas em traqueostomias no hospital referência de tratamento do câncer do Amazonas.[27]

As complicações tardias podem ocorrer após o sétimo dia da instalação da traqueostomia, e são caracterizadas em hemorragias causadas pelo trauma direto da cânula em grandes vasos (artéria inominada, subclávia ou aorta), fístula traqueoesofágica, estenose subglótica ou traqueal, traqueomalácia, fístula traqueocutânea (após a decanulação), cicatriz hipertrófica (após a decanulação), distúrbios de deglutição cuja traqueostomia pode interferir na elevação vertical da laringe, de modo a dificultar a fisiologia da deglutição e provocar aspiração laringotraqueal e pneumonias aspirativas.[24]

Decanulação

Com a retomada da respiração fisiológica, a cânula de traqueostomia deve ser retirada; essa retirada deve ser realizada de maneira diferenciada em adultos e crianças.[24,28]

O sucesso no processo de decanulação é indicado pela estabilidade clínica e hemodinâmica, nível de consciência alerta e paciente colaborativo, não necessidade de ventilação mecânica, não dependência de umidificação, bom gerenciamento das secreções e ausência de broncoaspiração.[28]

Os profissionais presentes no processo são médicos, fonoaudiólogos, fisioterapeutas e enfermeiros. Entre as etapas mais importantes destacam-se desinsuflação do *cuff*, permeabilidade de vias aéreas, avaliação da deglutição, gerenciamento das secreções e treino de oclusão da traqueostomia.[28]

No adulto, deve-se ocluir a cânula e observar a evolução respiratória durante 24 horas, e na ausência de intercorrências, será possível proceder com a retirada da cânula de traqueostomia e realização de um curativo compressivo no orifício. A cicatrização acontecerá, por segunda intenção, em um intervalo de uma semana.[24,28]

Na criança, a oclusão da cânula poderá gerar desconforto respiratório em decorrência de cânula ocupar um volume grande da traqueia da criança. Desta forma, será necessário primeiramente reduzir o calibre da cânula e, após, proceder para a oclusão por um período de 24 horas. Após esse teste, o procedimento segue como no adulto.[24,28]

Algumas situações podem gerar dificuldades para remoção da cânula de traqueostomia. A persistência da causa que levou à traqueostomia é uma dessas situações; o deslocamento da parede anterior da traqueia que causa obstrução da luz traqueal, o edema de mucosa, a intolerância ao aumento da resistência do ar como consequente à necessidade de o ar passar pelas narinas (crianças e idosos), a estenose e a traqueomalácia.[24,28]

Alguns materiais são indispensáveis para o atendimento de complicações nas traqueostomias, como as cânulas de traqueostomia adulto (5.0, 5.5, 6.0, 6.5, 7.0, 7.5, 8.0, 8.5), cânulas pediátricas (3.0, 3.5, 4.0, 4.5, 5.0, 5.5), frascos de aspiração, aspirador, cateteres de aspiração adulto (8, 10, 12, 14) e pediátrico (4, 6, 8), monitorização cardíaca, oximetria, fonte de oxigênio e ambú.[27]

Glândulas salivares do sistema digestivo

As glândulas salivares são glândulas exócrinas responsáveis pela produção de saliva, líquido com funções digestivas, lubrificantes e protetoras. São formadas por glândulas pequenas dispersas pela cavidade oral que secretam 10% do volume total de saliva. Próxima a elas ficam três pares de glândulas salivares maiores: parótida, submandibular (submaxilar) e sublingual responsáveis por aproximadamente 70% do muco secretado (Figura 112.16).[29]

Funcionam por meio de estímulos que ocorrem no sistema nervoso autônomo, sistema parassimpático (gosto ou aroma do alimento) e sistema simpático. Essa secreção é frequentemente associada à sensação de "boca seca" (xerostomia).[29]

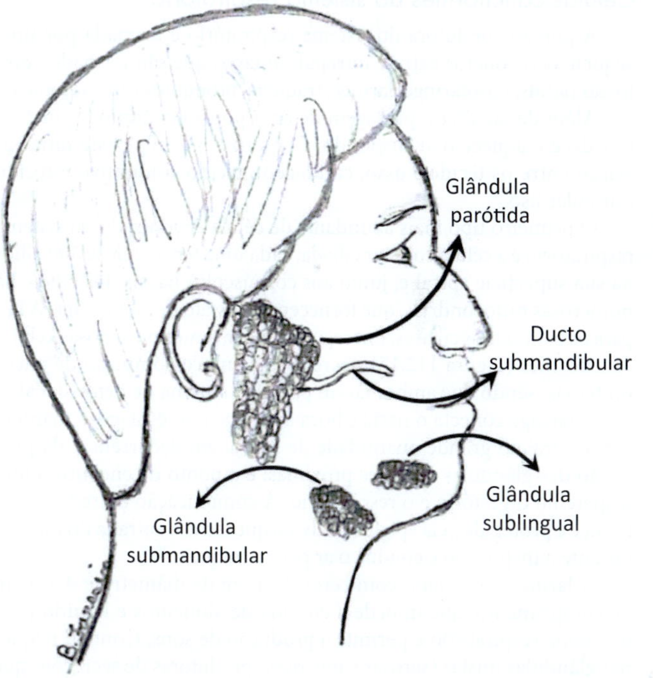

Figura 112.16 Glândulas salivares.

- **Glândula parótida:** secreção rica em proteínas e elevada atividade de amilase, responsável pela hidrólise de boa parte dos carboidratos ingeridos. Presença de plasmócitos e linfócitos que produzem IgA (sIgA) resistentes à digestão enzimática e responsáveis pelo mecanismo de defesa imunológica contra patógenos da cavidade oral. É responsável apenas pela produção de 30% do volume total da saliva, sendo do tipo serosa (fluida, aquosa).[29,31]

- **Glândula submandibular (submaxilar):** encontrada na glândula submandibular, secreta a enzima lisozima, cuja atividade principal é hidrolisar as paredes de determinadas bactérias. Algumas células acinosas e dos ductos intercalares secretam lactoferrina, que se liga ao ferro, um nutriente essencial para o crescimento bacteriano. É responsável por produzir cerca de 60% do volume total de saliva mista serosa e mucosa (viscosa e espessa).[29,31]
- **Glândula sublingual:** glândulas sublingual e submandibular, compostas por células serosas e mucosas, secretam lisozima. Produz cerca de 5% do volume total de saliva, sendo uma secreção serosa e mucosa.[29,31]
- **Glândulas salivares menores:** a saliva é produzida por pequenas unidades secretoras e é conduzida à cavidade oral em ductos curtos com pouca modificação de seu conteúdo. Estas glândulas são produtoras de muco e as glândulas serosas (na parte posterior da língua) secretam lipase; encontramos também agregados de linfócitos associados à secreção de IgA.[29]

As glândulas salivares produzem uma potente enzima, a amilase, que inicia a digestão de amido, além de muco e algumas substâncias bactericidas. O pH da saliva varia entre pH 6,4 a 7,4, o que coincide com o pH ótimo de funcionamento da amilase. Esta enzima junta-se a uma solução aquosa composta por glicoproteínas, eletrólitos e imunoglobulinas.[31]

A saliva umedece, lubrifica e inicia a digestão, e a língua mistura os fragmentos com a saliva, de modo a formar o bolo alimentar, e promove a sua deglutição, porém íons de Na+ são removidos da saliva, e é adicionada, em troca, uma quantidade menor de K+, o que torna a saliva hipotônica.[31]

O maior risco acarretado às pessoas com traqueostomia relacionado às glândulas salivares e sua produção de saliva é associado à broncoaspiração dessas secreções produzidas, sendo que estas glândulas podem chegar a produção de até 1 litro por dia.[31]

Células caliciformes do sistema respiratório

A porção condutora do sistema respiratório é formada por uma sequência de ductos extra e intrapulmonares, que são formados por: fossas nasais, nasofaringe, laringe, traqueia, brônquios e bronquíolos.[29]

Além de facultar a passagem de ar, a porção condutora purifica, umedece e aquece o ar inspirado. Conforme o local, existe uma variação entre os tecidos: osso, cartilagem, tecido conjuntivo e tecido muscular liso.[29]

O primeiro tipo mais abundante de célula encontrada no sistema respiratório é a célula colunar ciliada, cada uma tem cerca de 300 cílios na sua superfície apical e, junto aos corpúsculos basais dos cílios, há numerosas mitocôndrias, que fornecem trifosfato de adenosina (ATP) para os batimentos ciliares. Em segundo lugar, temos numerosas células caliciformes (Figura 112.17), secretoras de muco composto de glicoproteínas, sendo que ambas fazem parto do sistema de defesa local.[29]

A faringe conecta o nariz e boca à laringe e ao esôfago, e mantém em seu trajeto grande quantidade de saliva, em decorrência da produção das glândulas salivares próximas; é o ponto de encontro entre o aparelho digestório e o respiratório. A comunicação entre faringe e laringe é protegida pela epiglote, válvula que fecha a entrada do esôfago durante a inspiração e conduz o ar para a traqueia.[29,31]

A laringe é um tubo com cerca de 4 cm de diâmetro e 4 a 5 cm de comprimento, que impede a entrada de alimentos e líquido para o sistema respiratório e permite a produção de sons. Contém pequenas glândulas mistas (serosas e mucosas) produtoras de secreções que umidificam o local.[29,31]

A traqueia possui 10 a 12 cm de comprimento e 2 a 3 cm de diâmetro, possui um epitélio altamente vascularizado que umidifica e aquece o ar, possui glândulas mucosas e seromucosas produtoras de secreções e apresenta 16 a 20 peças de cartilagem hialina em formato de C, com as extremidades unidas por músculo liso.[29,31]

As células caliciformes são encontradas nas fossas nasais, faringe, laringe e traqueia, sendo essas estruturas as mais envolvidas na umidificação da traqueostomia e passíveis à produção de secreções que podem representar acúmulo nesta nova via respiratória.

A pele, como todo órgão do corpo, tem estruturas, características e função própria, sendo importante possuir conhecimento sobre sua anatomia e fisiologia, pois isto proporcionará uma melhor compreensão para o planejamento assistencial nas complicações que possam acontecer nos 20 cm^2 de pele que constituem a pele periestomia.[32]

A pessoa com traqueostomia, em função da ausência das funções laríngeas, apresenta dificuldades na deglutição e eliminação de secreções pelo reflexo da tosse.

As secreções produzidas nos trajeto da traqueostomia, ao entrarem em contato com a pele, podem aumentar a umidade e causar processo inflamatório na pele, o que gera irritação local, maceração e ruptura da integridade da pele.[20]

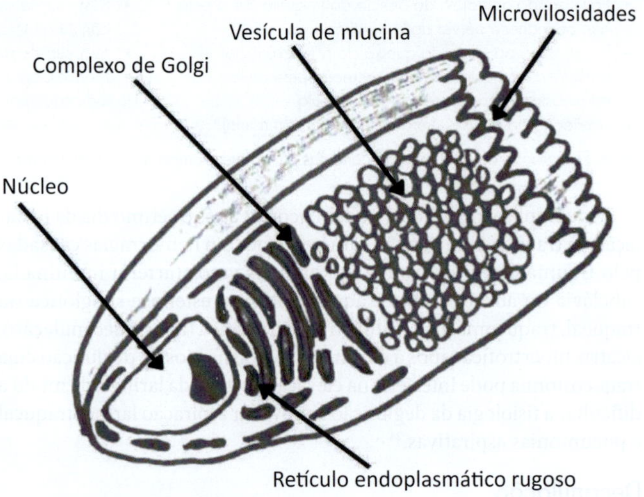

Figura 112.17 Células caliciformes do sistema respiratório.

Atenção especializada à pessoa com traqueostomia

Pessoas com traqueostomias necessitam de atenção especializada, pois a estomia respiratória, a pele periestomia e a cânula de traqueostomia necessitam cuidados e manutenções periódicas, desempenhadas pela equipe multiprofissional.[26]

A Associação Brasileira de Estomaterapia SOBEST® publicou, no ano 2016, as "Intervenções nas Áreas de Abrangência da Estomaterapia" (Quadro 112.6), que descrevem as ações pertinentes ao exercício da enfermagem em estomaterapia em seus aspectos assistenciais às pessoas com estomias, entre elas as pessoas com traqueostomias.[27]

Quadro 112.6 Intervenções nas áreas de abrangência da estomaterapia.

Pré-operatório
• Orientação quanto ao ato operatório, ao preparo prévio em geral, à estomia e aos cuidados relacionados com cânula endotraqueal • Encaminhamento a equipe multiprofissional, se necessário
Pós-operatório imediato e mediato
• Avaliação das condições do estoma, ferida operatória (quando houver), pele ao redor da estomia, tipo e condições da cânula em uso • Indicação de tratamento tópico em caso de lesões de pele periestomia • Início progresso de orientações sobre o autocuidado, quanto aos cuidados com a estomia, pele periestomia, cânula em uso e limpeza brônquica adequada (aspirações) • Encaminhamento a equipe multiprofissional, se necessário
Pós-operatório tardio (ambulatorial ou domiciliário)
• Avaliação das condições do estoma, ferida operatória (quando houver), pele ao redor da estomia, tipo e condições da cânula em uso • Direcionamento ao enfermeiro estomaterapeuta ou equipe responsável por cuidados com estomias e pele do serviço em caso de complicações, como dermatite, granuloma, lesão por pressão, entre outras • Realização da substituição da cânula de traqueostomia de forma periódica ou encaminhamento ao setor responsável por esta ação, conforme protocolo institucional

Fonte: Intervenção nas áreas de abrangência na área de estomaterapia (SOBEST®).[27]

Esta publicação corrobora com a literatura com o fornecimento do subsídios importantes na assistência às pessoas com traqueostomia, engloba também a necessidade de uma visão multiprofissional com melhores resultados assistenciais desde o pré-operatório até o pós-operatório tardio (ambulatorial ou domiciliar).[27]

Algumas intervenções são de extrema importância para a prevenção de complicações na traqueostomia. A principal delas é a lavagem das mãos antes e depois da realização de qualquer procedimento.[30]

Descrevemos aqui um pacote de intervenções relacionadas à prevenção de infecção em vias aéreas, prevenção de lesões na pele e orientações de cuidados relacionados à traqueostomia.[29]

Cuidados gerais para pessoas com traqueostomia[20,22,30]

- Não reutilizar cateteres de aspiração, eles são descartáveis.
- Manter uma rotina diária de cuidados com a pele, de modo a realizar a higienização ao menos 2 vezes por dia, para reduzir o risco de infecção e dermatite.
- Manter a cânula de traqueostomia, a estomia e a pele periestomia higienizada e seca, sendo que a higienização no ambiente hospitalar deve seguir os protocolos da CCIH e, em domicílio, podem ser realizadas com água e sabonete durante o banho com muita atenção.
- Manter o equipamento de aspiração sempre higienizado e seco.
- Reduzir a circulação de pessoas (amigos e familiares), com sintomas gripais, do convívio com a pessoa com traqueostomia.
- Pessoas do convívio, com necessidade de estar próximo, devem usar máscara, principalmente em vigência de sintomas gripais.
- Estratégias para controle de secreções orais: boa higiene bucal, aspiração subglótica regular, tratamento de infecção do trato respiratório inferior, atropina sublingual (colírios), anticolinérgicos sistêmicos (hioscina, glicopirrolato), injeções de toxina botulínica nas glândulas salivares (guiada por imagem), otimização de função laríngea, estimulação elétrica faríngea e redução do balonete.
- Uso de válvula de fala ou filtro HME (*heat and moisture exchanger*) - trocador de calor e umidade.
- Avaliação individualizada para indicação da válvula fonatória, com objetivo de facilitar a comunicação e o desenvolvimento da fala e reduzir o risco de broncoaspiração (promove o retorno da pressão subglótica).
- Indicação de avaliação psicológica antes do procedimento para abordar assuntos relacionados à reinserção social, à vida sexual e à vida laboral. Em cirurgias de emergência, o atendimento psicológico deve ser feito desde o pós-operatório imediato.
- A traqueostomia impede o fluxo adequado de ar pelas pregas vocais (laringe) durante a expiração, desta forma ocorre a interrupção da função vocal com implicações no sistema respiratório, na deglutição e na comunicação.
- Orientação reforçada sobre não fumar e não consumir bebidas alcoólicas.
- Uso de protetor de traqueostomia para o banho, para evitar a entrada de água na estomia.

Aspiração das vias aéreas[20,30]

O mecanismo de defesa natural do corpo no trato respiratório é o transporte mucociliar, onde bactérias e resíduos são transportados no muco, pelos cílios, até à garganta, o que gera a necessidade de remoção por meio da aspiração.

- Para a aspiração das vias aéreas, é imprescindível uma técnica estéril.
- Aspiração é essencial para remoção de secreções e manutenção das vias aéreas desobstruídas.
- Importante que paciente e família saibam reconhecer o momento para aspiração por meio dos sinais e sintomas: respiração ruidosa ou úmida, aumento da pulsação, respiração aumentada ou difícil, tosse não produtiva ou sibilos e na troca da cânula de traqueostomia.
- O cateter de aspiração não deve permanecer nas vias aéreas por mais de 10 a 15 segundos.
- Não aplicar sucção ao inserir o cateter, aspiração (sucção) apenas ao retirar o cateter.
- O mesmo cateter pode ser utilizado em mais de uma tentativa de aspiração, na mesma sessão, desde que não tenha tocado em nada, exceto na cânula de traqueostomia.
- Perante a obstrução do cateter de aspiração, o mesmo deve ser descartado e substituído por outro cateter estéril.
- Não mergulhar o cateter em nenhuma solução (água) para teste de sucção ou limpeza do cateter entre as tentativas de sucção.
- Pode ocorrer a necessidade de ventilação manual com uso de ambú antes e depois da aspiração, para ajudar na movimentação das secreções mais altas nas vias aéreas.
- O controle das secreções traz benefícios para cavidade oral, reduz o risco de aspirações e infecções pulmonares associadas.

Umidificação do ar[30]

- O ar inspirado passa pelo nariz e pela boca, onde é aquecido e umidificado antes de chegar nos pulmões.
- A cânula de traqueostomia contorna a região do nariz e boca, isso resulta em secreções espessas e secas que podem bloquear o lúmen da cânula.
- A umidificação adequada da traqueia é importante para reduzir a espessura das secreções e a formação de tampão mucoso (rolhas).
- A umidade insuficiente pode causar sintomas que incluem tosse aumentada e improdutiva, alteração na consistência do muco (fino para espesso e pegajosa/claro para amarelo pálido), falta de ar (tampão mucoso), muco com discretos raios de sangue e respiração ruidosa e difícil.
- Importante o uso de válvula de fala ou filtro HME (*heat and moisture exchanger*) - trocador de calor e umidade.

Nutrição[22,28,30]

- O acompanhamento nutricional é fundamental para a pessoa com traqueostomia, independentemente de ser temporário ou permanente.
- O aporte calórico dependerá da condição clínica, será calculado por meio de equações matemáticas preditivas, como a equação de Mifflin-St, Harris-Benedict e Ireton Jones.
- A escolha da via mais adequada para alimentar o paciente é multiprofissional, e conta com a equipe médica e fonoaudiologia.
- O uso de cateteres de alimentação, como cateteres enterais, gastrostomias ou jejunostomias podem suprir as necessidades nutricionais, auxiliar na hidratação e administração de medicamentos.
- Nutrição adequada apoia o bem-estar físico e emocional, auxilia no processo de cicatrização de feridas e prevenção de infecções.
- Avaliação objetiva da deglutição pode ser realizada por meio de dois exames: o videodeglutograma e a videoendoscopia da deglutição.
- Na deglutição, estudos mostram que a aspiração de alimentos pode atingir de 15% a 87% das pessoas com traqueostomia.
- Exames como a videoendoscopia da deglutição, que observa a presença de aspiração massiva ou silenciosa de saliva, eficiência da deglutição espontânea de saliva por minuto, avaliação da sensibilidade orofaríngea e presença do reflexo de tosse, eventos de deglutição após a oferta de uma colher (de chá) de água e purê e o videodeglutograma realizado com a oferta de líquidos finos e semissólidos, em diferentes volumes e quantidades, auxiliam na liberação ou não de dietas orais.

Manutenção da cânula de traqueostomia[30,35]

- Manter a cânula interna (intermediário) da traqueostomia limpa e livre de secreções secas.
- O tampão mucoso ou rolha pode obstruir a cânula de traqueostomia e dificultar a respiração do paciente.
- O intermediário da cânula deve ser limpa 2 ou 3 vezes ao dia.

- A cânula de traqueostomia deve ser substituída por outra a cada 6 a 8 semanas (rotina/manutenção) ou em caso de ruptura do balonete.
- O objetivo da substituição da cânula de traqueostomia é minimizar o risco de infecção e granuloma.
- A substituição pode ser realizada em ambulatório ou domicílio, sendo importante usar técnica estéril para o procedimento.
- A substituição da cânula de traqueostomia pode ser realizada pelo médico ou por enfermeiro, capacitado conforme respaldo legal do COFEN.
- Importante a elaboração de protocolos institucionais que respaldam a rotina de substituição das cânulas de traqueostomia, pelos enfermeiros, em ambientes hospitalares e domiciliares.

Cuidados com a estomia[20,30]

- Cuidar da pele ao redor da traqueostomia é um dos maiores desafios assistenciais.
- É importante manter a pele periestomia e a estomia sempre limpas e secas, para evitar acúmulo de secreções e resíduos, e minimizar o risco de infecção.
- O curativo com gaze pode ser aplicado diariamente, e a troca pode ser feita 2 a 3 vezes ao dia ou conforme sujidade ou umidade.
- Os curativos podem acumular secreções e bactérias que contribuem para a ruptura da integridade da pele e infecção na estomia, sendo fundamental sua troca mediante saturação.
- É importante uma avaliação diária da pele periestomia, com a busca por eritema, aumento na drenagem das secreções, odor alterado (forte/fétido), queixas sobre aumento da sensibilidade, edema, dor, lesões na pele, fístulas e granulomas.
- Identificadas quaisquer intercorrências, elas devem ser tratadas conforme os protocolos institucionais.

Fixadores para traqueostomia[29]

- Para manter a cânula de traqueostomia instalada na estomia de forma adequada a cumprir sua função, é necessário o uso de material para a sua fixação.
- As suturas, quando existentes, dificultam a limpeza; a colocação de curativos (gazes ou espumas de poliuretano) sob as flanges da cânula de traqueostomia é uma prática não recomendada em decorrência do risco de irritação ou infecção e, se realizadas, devem ser removidas, no máximo, em 7 dias.
- Uma das alternativas mais tradicionais é o uso de cadarços de sarja recortáveis (Figura 112.18).
- O modelo de fixador tipo velcro com *design* mais largo, que pode ter elástico ou não, permite melhor movimentação durante a tosse, o que ajuda a prevenir lesões na pele (ruptura da integridade da pele) (Figura 112.18).
- Os fixadores devem ser instalados de forma firme e confortável, independentemente do material que seja confeccionado, para evitar danos teciduais.
- Ao instalar o fixador, independentemente do modelo, é importante observar a pressão exercida na região cervical, para evitar que ocorra a diminuição do fluxo sanguíneo direcionado à região cefálica e evitar lesões na pele do pescoço.
- Os fixadores acolchoados com fechos em velcro oferecem mais conforto e segurança às pessoas em uso de traqueostomias, e podem prevenir lesões por fricção.
- Lesões por fricção podem ser causadas pelo atrito do material utilizado para a fixação com a pele da pessoa com traqueostomia, sendo importante proteger o local.

Lesões por pressão[35]

- **National Pressure Injury Advisory Panel (NPIAP):** organização norte-americana, sem fins lucrativos, dedicada à prevenção e ao tratamento de lesões por pressão com autoridade para emitir recomendações para o desenvolvimento de políticas públicas, educação e pesquisa que visam à melhoria dos resultados na prevenção e tratamento das lesões por pressão.
- **Lesão por pressão:** dano localizado na pele e/ou tecidos moles subjacentes, geralmente sobre uma proeminência óssea ou relacionada ao uso de dispositivo médico ou a outro artefato.
  Lesões por pressão são ruptura da integridade da pele que acometem geralmente regiões da pele que ficam sobre as proeminências ósseas onde a pressão é sustentada por longo período.

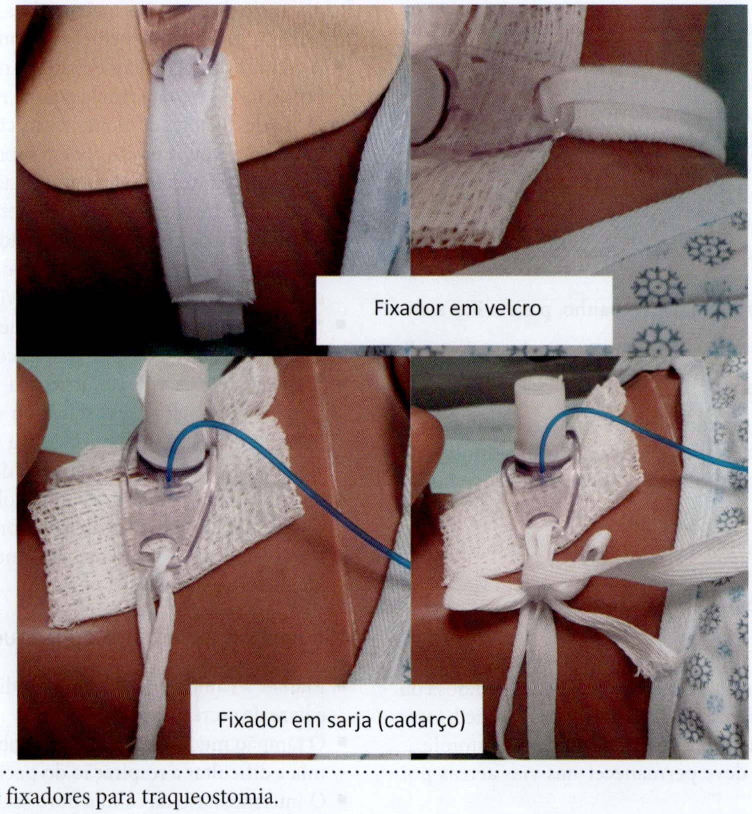

Figura 112.18 Modelos de fixadores para traqueostomia.

Entre as classificações descritas pela NPIAP, temos as lesões por pressão estágios 1, 2, 3 e 4, lesão por pressão não classificável, lesão por pressão tissular profunda, sendo todas descritas conforme as camadas da pele lesionadas.

Definições adicionais: lesão por pressão em membranas mucosas e lesão por pressão relacionada a dispositivo médico.

- **Lesão por pressão relacionada a dispositivo médico:** descreve a etiologia dessa lesão resultante do uso de dispositivos criados e aplicados para fins diagnósticos e terapêuticos, como a cânula de traqueostomia.

É importante realizar uma inspeção da pele periestoma e da estomia diariamente, de forma rigorosa, e aplicar ações de prevenção.

Para o alívio da pressão exercida pela cânula de traqueostomia sobre as proeminências ósseas cervicais, é indicado o uso de curativos com gaze (Figura 112.19), hidropolímero de poliuretano (Figura 112.20) ou curativos de silicone (Figura 112.21) sob flange da cânula de traqueostomia. Tempo curto e trocas frequentes.

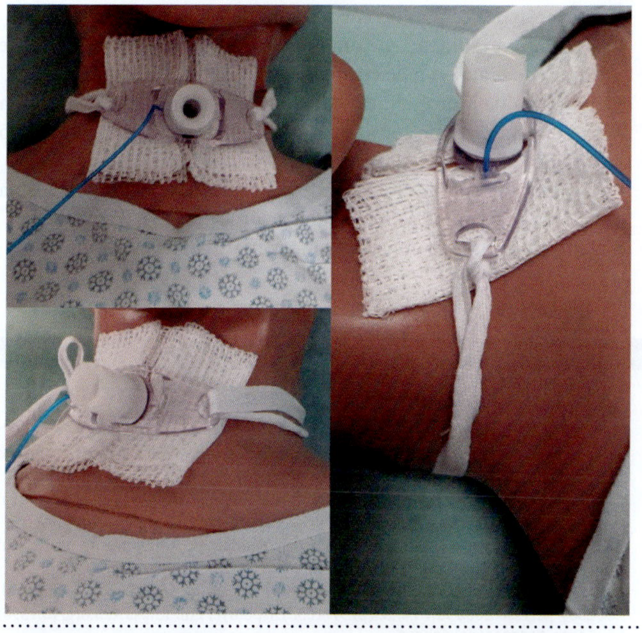

Figura 112.19 Curativo com gaze em algodão.

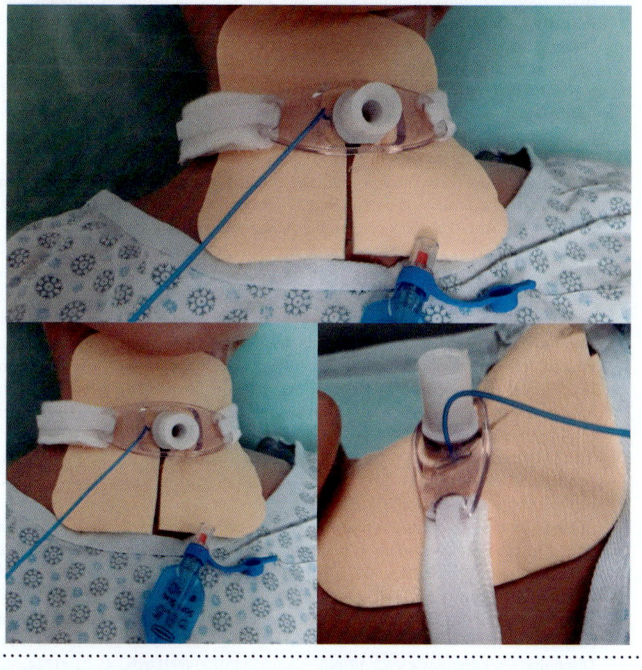

Figura 112.20 Curativo com espuma de poliuretano.

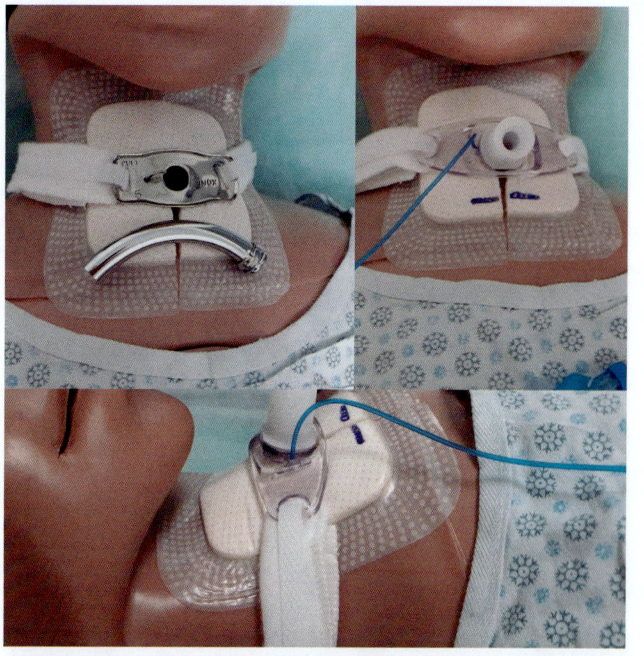

Figura 112.21 Curativo de poliuretano com adesivo de silicone.

Dermatites periestomia[36,38]

- Refere-se a lesões cutâneas por ocorrência da interação clara entre a pele e o efluente/fluidos/secreção eliminada pela estomia.
- Resulta em inflamação ou erosão da pele em função da umidade de irritantes químicos existentes na saliva ou secreções eliminadas pela estomia.
- A dermatite pode ser associada ao modelo e tamanho de cânula em uso, pela combinação entre o atrito mecânico da cânula de traqueostomia em pele exposta à umidade de secreções quimicamente irritantes, resíduos alimentares e contaminação bacteriana.
- A exposição da pele periestomia fragilizada a produtos químicos presentes nos cosméticos e sanitizantes, poluentes ambientais, fármacos, emulsificadores e conservantes (p. ex., lauril de sódio sulfato) é capaz de modificar a funcionalidade e até mesmo desencadear reações alérgicas e alterações no estrato córneo, o que afeta a função da barreira cutânea.[10]
- É indicado o uso de duas gazes de algodão dobradas (Figura 112.19), sendo um em cada lateralidade da estomia sob a flange, importante não recortar a gaze para evitar a entrada de seus fragmentos na traqueotomia, o que pode causar irritação ou infecção.[20,34]
- Hidropolímeros de poliuretano estéril (Figura 112.20), conhecidos como espumas para curativos, finos, flexíveis e recortáveis ou curativo de silicone aderente com espuma absorvente (Figura 112.21) irão exercer a função de absorção das secreções e proteção da pele periestomia contra lesões por pressão exercida pela cânula de traqueostomia.[20]
- O cuidado tópico regular com a pele é a ação mais importante para prevenção de lesões e dermatites.
- Pode ser necessária a proteção cutânea periestomia com soluções avançadas de poliméricas (Figura 112.22) que formam uma película uniforme e transparente quando aplicada na pele.
- O Wound Ostomy & Continence Nursing (WOCN) foi consultado quanto à melhor recomendação para proteção da pele, e as barreiras cutâneas líquidas foram amplamente indicadas na prevenção de ruptura da pele.

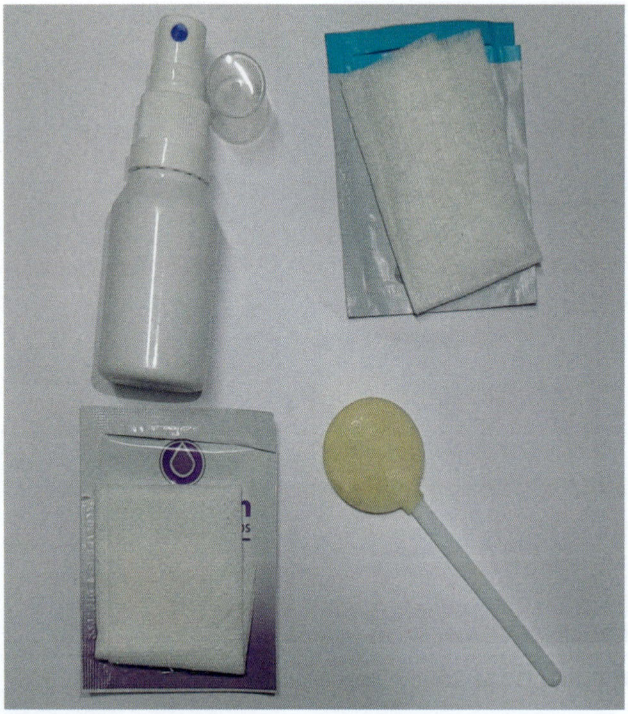

■ **Figura 112.22** Soluções avançadas de poliméricas.

Sangramento[22]

- O sangramento está relacionado principalmente à aspiração traumática.
- Aplicar técnica correta de aspiração, minimamente traumática, é geralmente suficiente para prevenir sangramento.
- Pode ser favorecido pela presença de granulomas.
- A lesão da artéria inominata é rara (< 0,7%) e, para sua prevenção, deve-se garantir o posicionamento correto da cânula, assim como evitar a pressão excessiva no balonete e a utilização de cânulas.
- Em casos de sangramento, é sempre recomendada uma avaliação médica.

Granulomas ou hipergranulação[37,39]

- Lesões focais, cuja formação ocorre pela presença de agentes agressores aos tecidos, a partir do aumento do grau de celularidade e de outros elementos teciduais.
- Aplicação de creme com corticosteroide sobre o granuloma.
- A literatura indica tradicionalmente o tratamento com o uso de nitrato de prata e/ou de crioterapia com nitrogênio líquido.
- Aplicação de hidropolímero de poliuretano (Figura 112.20) para manter a pele periestomia seca, a ausência de umidade reduz o granuloma.
- A remoção do granuloma pode ser realizada por meio de uma cauterização química com ácido tricloroacético (ATA).
- Remoção cirúrgica do granuloma com uso de bisturi elétrico.

Referências bibliográficas

1. Paula MAB, Moraes JT. Consenso brasileiro de cuidado às pessoas adultas com estomias de eliminação 2020. São Paulo: Segmento Farma Editores; 2021.
2. Paula PR, Speranzini MB, Salles VJA. Estomias intestinais. In: Paula MAB, Paula PR, Cesaretto IUR. Estomaterapia em foco e o cuidado especializado. São Caetano do Sul, SP: Yendis; 2014. p.13-44.
3. Cesaretti IUR, Santos VLCG. Pele periestomia: prevenção e tratamento de lesões. In: Paula MAB, Paula PR, Cesaretti IUR. Estomaterapia em foco e o cuidado especializado. São Caetano do Sul, SP: Yendis, 2014. p.133-50.
4. Cowell JC, Kupsick BT, McNichol L. North American wound, ostomy and continence and enterostomal therapy nurses: current ostomy care practice related to peristomal skin issues. J Wound Ostomy Continence Nurs. 2017;44(3):257-61.
5. Stoott C, Graaf L, Morgan P, Fairbrother G. Complications, coping and subjective feedback among patients following stoma surgery: a predictive study. WCET Journal. 2002;22(4):16-22.
6. Rogenski NMB, Paegle L. Cuidados ao paciente com estomas complicados. In: Santos VLCGS, Cesaretti IUR. Assistência em estomaterapia: cuidando do estomizado. Rio de Janeiro: Atheneu; 2005. p.223-44.
7. Paula MABP, Cesaretti IUR. Como cuidar de pessoas com estomias complicadas. In: Paula MAB, Paula PR, Cesaretti IUR. Estomaterapia em foco e o cuidado especializado. São Caetano do Sul, SP: Yendis, 2014. p.169-82.
8. Colwell J, Goldberg M, Carmel J. The state of standard diversion. J WOCN. 2001;28(1):6-7.
9. Santos VLCG, Bandeira RC, Scianni R, Rossi BM, Lopes A. Complicações de estomias intestinais no tratamento do câncer: análise de 56 casos. Acta Oncol Bras. 2002;22(2):270-5.
10. Karadag A. frequency of stoma complications in Ankara, Turkey. WCET Journal. 2004;24(2):41-3.
11. Diniz IV, Barra IP, Silva MA, Oliveira SHS, Mendonça AEO, Soares MJGO. Perfil epidemiológico de pessoas com estomias intestinais de um centro de referência ESTIMA. Braz J Enterostomal Ther. 2020;18:e2620.
12. Tazawa K, Foreword. In: Anazawa S, Ohmura Y, Yoshikawa R. Skin barriers for stoma care: from basic theory to clinical application. Tokyo: Alcare; 2001. p.1A-2A.
13. Matos D, Cesaretti IUR. Complicações precoces e tardias dos estomas intestinais e urinários: aspectos preventivos e terapêuticos. In: Santos VLCG, Cesaretti IUR. Assistência em estomaterapia: cuidando do ostomizado. Rio de Janeiro: Atheneu, 2000. p.195-214.
14. Erwin-Toth P, Stricker LJ, van Rijswijk L. Peristomal skin complications: successful treatment can mean a successful ostomy. American Journal Nursing (AJN). February 2010;110(2):43-8.
15. Wound Ostomy and Continence Nursing Society. Management of the patient with a fecal ostomy: best practice guideline for clinicians. J Wound Ostomy Continence Nurs. Mont Laurel: WOCN; 2010.
16. Colwell J. Stomal and peristomal skin complications. In: Colwell J et al., editors. Fecal and urinary diversions: management principles. St. Louis: Mosby; 2004. p.308-25.
17. Gray M, Catanzaro J. What interventions are effective for managing peristomal pyoderma gangrenosum? J Wound Ostomy Continence Nurs. 2004;31(5):249-55.
18. Fraga JC, Souza JCK, Kruel J. Traqueostomia na criança. Jornal de Pediatria [Internet]. 2009 [Acesso 2002 Jun 14];85(2):97-103. Disponível em: https://doi.org/10.1590/S0021-75572009000200003.
19. Santa-Cruz F, Vasconcelos LFM, Vasconcelos CFM, Vasconcelos AFM, Ferraz AAB. Traqueostomia: condutas e técnicas. Rev Cir Traumatol Buco-Maxilo-Fac (Camaragibe). 2020 abr/jun;20(2):40-4. Brazilian Journal of Oral and Maxillofacial Surgery (BrJOMS). Disponível em: http://www.revistacirurgiabmf.com/2020/02/Arquivos/08ArtClinico.pdf.
20. St. George's University Hospitals. Guidance for: tracheostomy care 2012. NHS Foundation Trust; Aug 2020. Disponível em: https://www.ics.ac.uk/Society/Guidance/PDFs/Tracheostomy_care_guidance.
21. Brasil. Ministério da Saúde. Secretaria de Atenção Especializada em Saúde. Departamento de Atenção Especializada e Temática. Guia de atenção à saúde da pessoa com estomia. Brasília: Ministério da Saúde; 2021. Disponível em: https://bvsms.saude.gov.br/bvs/publicacoes/guia_atencao_saude_pessoa_estomia.pdf.
22. Brasil. Ministério da Saúde. Secretaria de Atenção Especializada em Saúde. Departamento de Atenção Especializada e Temática. Guia de atenção à saúde da pessoa com estomia. Brasília: Ministério da Saúde; 2021. Disponível em: https://bvsms.saude.gov.br/bvs/publicacoes/guia_atencao_saude_pessoa_estomia.pdf.
23. Avelino MA, Maunsell R, Valera FC, Lubianca Neto JF, Schweiger C, Miura CS et al. First clinical consensus and national recommendations on tracheostomized children of the Brazilian Academy of Pediatric Otorhinolaryngology (ABOPe) and Brazilian Society of Pediatrics (SBP). Braz J Otorhinolaryngol. 2017;83:498-506. Disponível em: http://dx.doi.org/10.1016/j.bjorl.2017.06.002.
24. Ricz HMA, Mello-Filho FV, Conti de Freitas LC, Mamede RCM. Traqueostomia. Medicina (Ribeirão Preto). 2011;44(1):63-9. Disponível em: https://www.revistas.usp.br/rmrp/article/view/47337/51073.
25. Juliano SRR et al. Medidas dos níveis de pressão do balonete em unidade de terapia intensiva: considerações sobre os benefícios do treinamento. Revista Brasileira de Terapia Intensiva [Internet]. 2007 [Acesso 2022 Jun 20];19(3):317-21. Disponível em: https://doi.org/10.1590/S0103-507X2007000300008.
26. Soares et al. Elaboração de protocolo de condutas em traqueostomias no hospital referência de tratamento do câncer do Amazonas. Rev Col Bras Cir 2018;45(4):e1744, Disponível em: http://www.scielo.br/pdf/rcbc/v45n4/0100-6991-rcbc-45-04-e1744.pdf.

27. Paula MAB, Thuler SR, Silveira NI, Azevedo GR, organizadoras; Associação Brasileira de Estomaterapia (SOBEST). Intervenção nas áreas de abrangência na área de estomaterapia. Lorena: CCTA; 2016. Disponível em: https://sobest.com.br/wp-content/uploads/2020/10/PDF_INTERVENCOES.pdf.
28. Medeiros GC et al. Critérios para decanulação da traqueostomia: revisão de literatura. CoDAS [Internet]. 2019 [Acesso 2022 Jun 21];31(6):e-20180228. Disponível em: https://doi.org/10.1590/2317-1782/20192018228.
29. Junqueira LCU. 1920-2006 Histologia básica: texto e atlas. In: Junqueira, JCLC, autor; Abrahamsohn P, coordenador. 13. ed. [Reimpr.]. Rio de Janeiro: Guanabara Koogan, 2018. Disponível em: https://doceru.com.br/doc/es8enne.
30. Karaca T. Nursing care: basic principles of tracheostomy care at home. International Journal of Advanced Research. (2016);4(6):494-7. Disponível em: https://www.researchgate.net/publication/305413313_NURSING_CARE_BASIC_PRINCIPLES_OF_TRACHEOSTOMY_CARE_AT_HOME.
31. Montanari T. Histologia: texto, atlas e roteiro de aulas práticas. 3. ed. Porto Alegre: Edição do Autor; 2016. Disponível em: https://www.ufrgs.br/livrodehisto/pdfs/livrodehisto.pdf.
32. Cesaretti IUR. Dermatite periestoma: da etiologia ao tratamento e assistência de enfermagem. Acta Paul Enferm [Internet]. 1997 [Acesso 2022 Maio 13];10(2):80-7. Disponível em: https://acta-ape.org/en/article/dermatite-periestoma-da-etiologia-ao-tratamento-e-assistencia-de-enfermagem.
33. Dennis-Rouse MD, Davidson JE. Uma avaliação baseada em evidências de práticas de cuidados de traqueostomia. Critical Care Nursing Quarterly. 2008;31(2):150-60. Disponível em: doi:10.1097/01.cnq.0000314475.56754.08.
34. Caliri MHL, Santos VLCG, Mandelbaum MHS, Costa IG; Associação Brasileira de Estomaterapia (SOBEST)/Associação Brasileira de Enfermagem em Dermatologia (SOBENDE). Consenso NPUAP 2016: classificação das lesões por pressão: adaptado culturalmente para o Brasil. [São Paulo]: SOBEST/SOBENDE; 2016. Disponível em: https://sobest.com.br/wp-content/uploads/2020/10/CONSENSO-NPUAP-2016_traducao-SOBEST-SOBENDE.pdf.
35. Conselho Federal de Enfermagem (COFEN). Parecer sobre o exercício legal e competência do profissional enfermeiro referente a troca da cânula de traqueostomia. PAD 579/2013. Disponível em: http://www.cofen.gov.br/parecer-no-072013cofenctas_28106.html#:~:text=Troca%20da%20C%C3%A2nula%20de%20Traqueostomia.&text=Trata%2Dse%20de%20encaminhamento%20a,Troca%20da%20C%C3%A2nula%20de%20Traqueostomia.
36. Paula MAB, Cesaretti IUR. Traqueostomia: cuidados. In: Paula MAB, Paula PR, Cesaretti IUR, organizadores. Estomaterapia em foco e o cuidado especializado. São Caetano do Sul: Yendis; 2014. cap. 8, p. 252-66.
37. Paczek RS; Passberg LZ. Cauterização química de granulomas periestomais com ácido tricloroacético a 50%. ESTIMA Braz J Enterostomal Ther. 17:e0319. Disponível em: https://doi.org/10.30886/estima. v17.641_PT.
38. Fletcher J, Beeckman D, Boyles A et al. International best practice recommendations: prevention and management of moisture associated skin damage (MASD). Wounds International. 2020. Disponível em: https://www.woundsinternational.com/resources/all/0/date/desc/cont_type/45.
39. Yamada BFA, Peres CSV, Santos VLCG. Relato de Caso. ESTIMA [Internet]. 2004 Dec. 1 [Acesso em 2022 Jun 29];2(4). Disponível em: https://www.revistaestima.com.br/estima/article/view/158.

113 capítulo

Maria de Fátima Paim de Oliveira • Achilea Candida Lisboa Bittencourt

Manifestações Cutâneas Associadas ao HTLV-1

■ INTRODUÇÃO

O vírus linfotrópico para células T humanas tipo I (*human T-cell lymphotropic virus* – HTLV-1) foi identificado em 1980, isolado de células derivadas de paciente com linfoma cutâneo. Pouco depois, foi relacionado à leucemia/linfoma de células T do adulto (*adult T-cell leukemia/lymphoma* – ATLL), doença descrita no Japão em 1977. Pouco depois da do HTLV-1, foi isolado o HTLV-2, que tem semelhança com o HTLV-1 em 66% das sequências genômicas, havendo reações sorológicas cruzadas entre eles. O HTLV-2 é esporadicamente associado a condições neurológicas.[1] O HTLV-1 é endêmico, principalmente, no sudoeste do Japão, nas ilhas do Caribe, na África Central, na América Central, e no sudeste dos Estados Unidos. Estima-se que há no mundo cerca de 15 a 20 milhões de portadores. Em Salvador, estudo de soroprevalência na população em geral mostrou taxa de 1,8%, sendo mais elevada em mulheres (2%) que em homens (1,2%). O vírus transmite-se por via vertical, principalmente, pela amamentação, por meio de relação sexual com transmissão mais expressiva do homem para a mulher e parenteral, por transfusão sanguínea ou pelo uso compartilhado de perfurocortantes contaminados.[1]

O HTLV-1 pode infectar diversos tipos celulares como linfócitos T, linfócitos B, fibroblastos e monócitos, apresentando um tropismo especial por células T CD4+. A transmissão do HTLV-1 no organismo ocorre, principalmente, de célula a célula, havendo transferência do material viral de uma célula infectada para outra não infectada. O aumento do número de células infectadas é a principal estratégia para a elevação da carga proviral, de modo que a carga proviral do HTLV-1 é proporcional ao número de células infectadas.[1]

O método diagnóstico de rotina mais usado para detecção de anticorpos anti-HTLV-1 no soro é o imunoenzimático (*enzyme-linked immunosorbent assay* – ELISA) que deve ser confirmado pelo *Western blot*, que permite a diferenciação entre os tipos 1 e 2 do HTLV. Em casos em que não é possível confirmar a infecção por esta técnica, deve ser usada a reação em cadeia da polimerase (PCR) que detecta o DNA proviral.[1]

Muito embora a maioria dos portadores do HTLV-1 não desenvolva doenças associadas a esse vírus, muitos deles podem apresentar sérias manifestações muito graves como a leucemia/linfoma de células T do adulto (*adult T-cell leukemia/lymphoma* – ATLL), a paraparesia espástica tropical/mielopatia associada ao HTLV-1 (*HTLV-1-associated myelopathy/tropical spastic paraparesis* – HAM/TSP) e a dermatite infecciosa associada ao HTLV-1 (DIH).[1]

Várias outras doenças têm sido relacionadas a essa infecção, como uveíte, polimiosite, artropatia, alveolite linfocitária, síndrome de Sjögren, tireoidite e doença de Behçet. Recentemente, a síndrome de secura da mucosa bucal foi relacionada a hipossialia observada tanto em pacientes com HAM/TSP como em portadores, concluindo-se que o mecanismo dessa síndrome parece ser diferente do observado na síndrome de Sjögren.[1]

A infecção pelo HTLV-1 causa proliferação espontânea de células T, principalmente CD4 com produção simultânea de citocinas por células Th1 e Th2. O gene Tax do vírus ativa a transcrição de genes de citocinas resultando na produção de interferon-gama (IFN-γ), do fator alfa de necrose tumoral (*tumor necrosis factor* – TNF-α), de fator estimulador de colônias de granulócitos e macrófagos (*granulocyte-macrophage colony-stimulating factor human* – GM-CSF) e das interleucina-2 (IL-2), IL-8 e IL-15.[2] Existe imunodesregulação na infecção pelo HTLV-1 que favorece a ocorrência de infecções e infestações. A estrongiloidíase predispõe a evolução para ATLL, resultando na expansão clonal dos linfócitos, e considerando que esta parasitose pode ser assintomática, é importante que seja pesquisada com frequência em portadores deste vírus, pois o tratamento adequado pode reverter a expansão clonal.[3]

Os portadores do HTLV-1 apresentam mais frequentemente que pessoas não infectadas infecções como dermatomicoses, escabiose, inclusive, a escabiose crostosa (sarna norueguesa), estrongiloidíase, tuberculose, infecções bacterianas da pele e verrugas vulgares. A dermatite seborreica e a ictiose adquirida também são mais frequentes nos portadores do HTLV-1.[4]

Como a pele mostra-se, frequentemente, comprometida na infecção pelo HTLV-1, as lesões cutâneas podem constituir sinal de alerta para o diagnóstico dessa infecção.

Serão consideradas neste capítulo as manifestações cutâneas primárias e secundárias de ATLL, a DIH, as dermatoses inflamatórias reacionais e persistentes, a xerose, a ictiose adquirida, a dermatite seborreica e as doenças infecciosas e parasitárias da pele.

■ LEUCEMIA/LINFOMA DE CÉLULAS T DO ADULTO

Esse tipo de leucemia/linfoma foi descrito, no Japão, por Uchiyama (1977),[5] 3 anos antes da descoberta do HTLV-1, tendo permanecido com o mesmo nome. Desde o início, houve estreita relação do vírus com a pele, uma vez que ele foi isolado de lesões de paciente com linfoma cutâneo.

Representa forma grave de leucemia/linfoma, que aparece na vida adulta, muitas vezes agressiva e que não responde a quimioterapia. Ocorre em torno de 5% dos portadores do HTLV-1. Manifesta-se, em geral, após um longo período de latência, no Japão, por volta de 60 anos e, no Brasil, uma década mais cedo. Esta doença incide, quase exclusivamente, em indivíduos infectados verticalmente.[1]

Menos frequentemente, a ATLL manifesta-se mais precocemente, e, até mesmo, em crianças ou em adolescentes. No Estado da Bahia, cerca de um terço dos linfomas de células T maduras associa-se ao HTLV[1] no Rio de Janeiro, esta frequência é em torno de 27%.[6] Embora a ATLL seja considerada como muito agressiva, têm sido registrados casos com evolução muito prolongada. No Rio de Janeiro e na Bahia têm sido relatados casos com maior frequência.[6,7]

A ATLL representa um dos acometimentos mais importantes da pele na infecção pelo HTLV-1, o qual pode ocorrer de modo primário ou secundário.[8]

Quadro clínico e laboratorial da ATLL

A ATLL manifesta-se com diferentes aspectos clínicos e laboratoriais, o que determinou a sua classificação em 1991, no Japão, em formas aguda, crônica, linfoma e *smoldering*.[9] Em 2007, Bittencourt e colaboradores[10] sugeriram a inclusão nesta classificação da forma tumoral primária de pele, que representa a forma *smoldering* com lesões cutâneas nódulo-tumorais. No entanto, este tipo de ATLL ainda não está aceito internacionalmente.[11] Como a ATLL pode envolver a pele em todas as formas, suas características devem ser conhecidas pelos dermatologistas. As formas clínicas da ATLL são:

- **Forma indolente (*smoldering*):** presença de ≥ 5% de linfócitos T anormais no sangue periférico; ausência de linfocitose (≤ 4 × 10⁹/litro) e de hipercalcemia; desidrogenase lática (DHL) aumentada até 1,5 vezes do valor normal; ausência de envolvimento de outros órgãos além da pele e pulmões. Nos pacientes com menos de < 5% de linfócitos T anormais no sangue, é necessária a comprovação histológica de linfoma T na pele ou no pulmão.[9] Para não haver confusão, é importante referir que autores japoneses denominam indolentes as formas indolente e crônica, enquanto no Brasil se emprega o adjetivo indolente como tradução de *smoldering*.
- **Forma crônica:** presença de linfocitose (> 4 × 10^9/litro); DHL até duas vezes o valor normal; ausência de hipercalcemia, derrames cavitários e de envolvimento do sistema nervoso central (SNC), ossos e trato gastrointestinal.[9] O tipo crônico deve ser subdividido em favorável e desfavorável (subtipos de bom e de mau prognóstico, respectivamente). No subtipo desfavorável, há níveis baixos de albumina sérica e níveis elevados de ureia e de DHL indicando péssimo prognóstico, mesmo se considerados isoladamente.[12]
- **Forma linfoma:** apresenta-se com linfadenomegalia, sem linfocitose e com ≤ 1% de linfócitos anormais no sangue periférico. Para o diagnóstico é necessária a comprovação histológica de infiltração linfomatosa nos linfonodos, associada ou não a envolvimento extranodal.[9]
- **Forma aguda:** cursa com linfadenomegalia, hepatoesplenomegalia, lesões cutâneas e infiltração de órgãos, inclusive de ossos, do trato gastrointestinal e do sistema nervoso central (SNC). Manifesta-se geralmente como leucemia aguda, com numerosos linfócitos atípicos no sangue, inclusive células em flor, hipercalcemia, lesões cutâneas e hepatoesplenomegalia. Apresenta características que excluem os outros tipos.[9] É importante referir que, por vezes, a ausência de linfocitose não exclui esta forma de ATLL. Na forma aguda, há evolução rápida para o óbito, caso não seja feito o tratamento adequado, logo no início da doença.
- **Forma tumoral primária de pele:** apresenta tumores na pele e ausência de linfocitose, hipercalcemia, envolvimento linfonodal e de outros órgãos internos, com níveis de DHL pouco elevados ou normais.[10] É semelhante à forma *smoldering* sem nódulos e tumores. No entanto, o seu prognóstico e tratamento são muito diferentes.[7,10] No último Consenso Internacional sobre ATLL, esta forma foi denominada variante extranodal primária cutânea do tipo linfoma, sendo considerada como agressiva.[11] Qualquer que seja a denominação usada, o importante é reconhecê-la e tratá-la adequadamente.

Convém realçar que as formas indolentes e crônica favorável são consideradas como não agressivas, enquanto as demais formas (tumoral primária da pele, crônica desfavorável, linfoma e aguda) são tipos agressivas de ATLL. Uma forma não agressiva pode evoluir para outra agressiva

Na Tabela 113.1, pode-se ver, de modo resumido, a classificação de ATLL com a inclusão da forma tumoral primária de pele. Qualquer um dos tipos pode evoluir para a forma aguda.[9] A ATLL é muito letal. Em 143 casos observados na Bahia, a mediana de tempo de sobrevida foi de 12 meses, com apenas 17% dos pacientes ainda vivos na última avaliação. No entanto, as formas indolente e crônica apresentaram sobrevida mais prolongada. Na Bahia, 13% dos casos de ATLL apresentam mielopatia associada ao HTLV-1/ paraparesia espástica tropical (HAM/TSP), elevada associação em relação a Jamaica e ao Japão.[7]

ATLL manifesta-se na pele como eritrodermia (Figura 113.1), placas infiltradas (Figura 113.2), pápulas, nódulos, tumores (Figura 113.3) e/ou máculas. Mais raramente, as lesões podem aparecer como placas purpúricas ou sob a forma de vesículas, mas as vesículas mostram-se, geralmente, associadas a outras lesões. Bittencourt e colaboradores (2009)[8] observaram alguma correlação entre o tipo clínico e a morfologia das lesões. Os nódulos e tumores foram vistos apenas nas formas clínicas mais agressivas (aguda, linfomatosa e tumoral primária da pele) e estas lesões não foram observados na forma indolente.

São os seguintes os critérios para o diagnóstico da ATLL:

1. Presença de anticorpos séricos anti-HTLV-1.
2. Comprovação citológica e/ou histopatológica de leucemia e/ou linfoma de células T maduras com antígenos de superfície CD4+/CD25+.
3. Presença de linfócitos T anormais em sangue periférico e, nos tipos agudo e crônico, das células em "flor", que são consideradas como características de ATLL.
4. Demonstração da integração monoclonal do HTLV-1, quando possível.[13]

Tabela 113.1 Classificação clínica da leucemia/linfoma de células T do adulto. Sugestão de modificação da classificação original.

Forma clínica	Linfocitose	Linfócitos atípicos	DHL	Hipercalcemia	Envolvimento de órgãos
Smoldering					
Primária de pele	Ausente	< 5%	≤ 1,5 x N	Ausente	Apenas pele
Demais tipos	Ausente	< 5%/≥ 5%		Ausente	Pele ou pulmões ou sem envolvimento de órgãos*
TPP	Ausente	< 5	≤ 1,5 x N	Ausente	Pele
Crônica	Presente	≥ 5	≤ 2 x N	Ausente	Qualquer órgão exceto osso, TGI e SNC
Linfoma	Ausente	≤ 1	Variável	Pode ocorrer	Linfonodo** e qualquer órgão
Aguda	Em geral presente	≥ 5	> 1,5 x N	Pode ocorrer	Qualquer órgão

DHL: desidrogenase latica; N: valor normal; TPP: tumoral primaria de pele; TGI: trato gastrointestinal; SNC: sistema nervoso central.

* Neste subtipo tem que haver > 5% de linfócitos atípicos no sangue periférico.

** O envolvimento de linfonodos é critério mandatório.

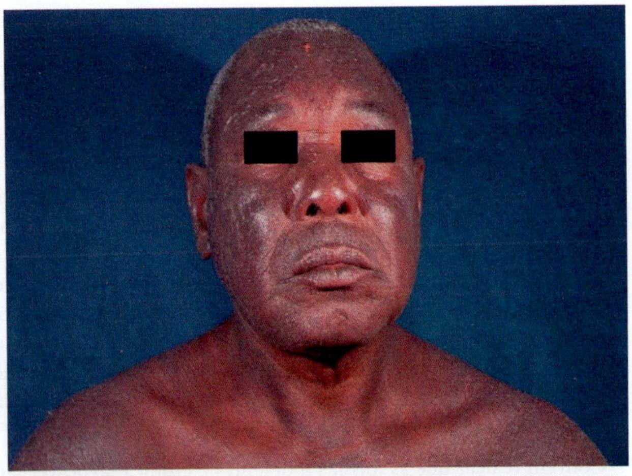

■ **Figura 113.1** Forma indolente de ATL com eritrodermia.

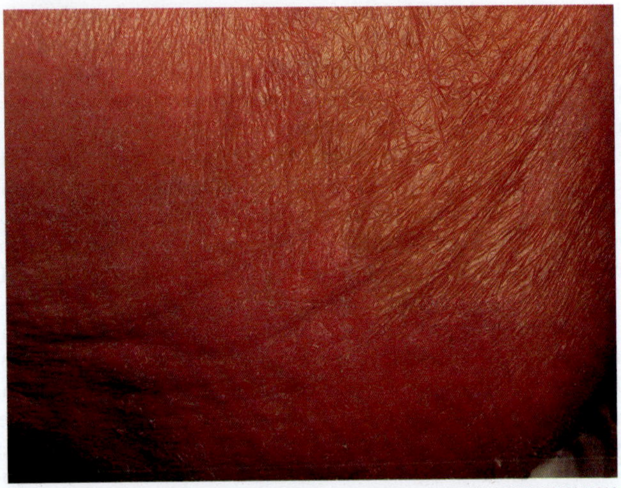

■ **Figura 113.2** Placa infiltrada e eritematosa em paciente de ATL com forma clínica indolente.

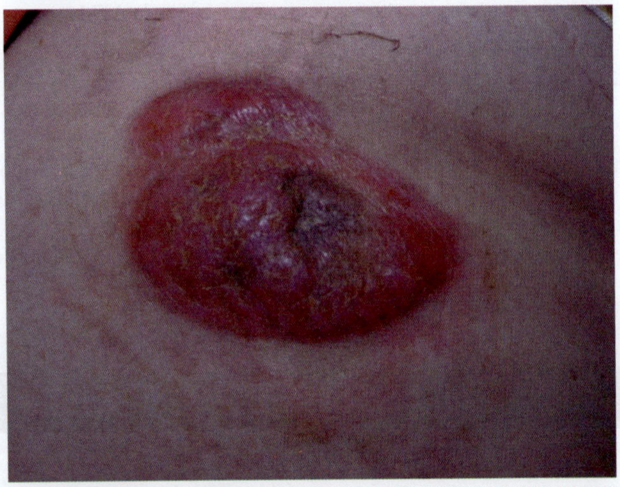

■ **Figura 113.3** Tumoração em paciente com a forma tumoral primária da pele.

Os linfócitos T anormais no sangue periférico podem ser de diversos tipos, entre os quais as chamadas células em "flor" que apresentam núcleos acentuadamente polilobulados com cromatina condensada e citoplasma basofílico (Figura 113.4). Este achado é muito importante para o diagnóstico rápido da forma aguda que pode ser feito em filmes de sangue periférico corado pelo Giemsa ou Wright.[14]

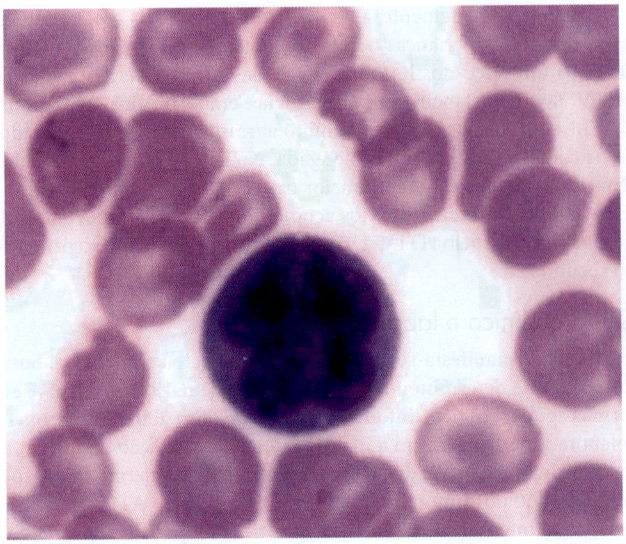

■ **Figura 113.4** Esfregaço de sangue de forma aguda de ATL. Linfócito em "flor". Wright, 1.000x.

Para o diagnóstico de ATLL deve-se verificar, em primeiro lugar, se o paciente já fez o estudo sorológico completo, com confirmação pelo *Western blot* ou PCR e depois identificar a forma clínica da doença e possíveis associações com infecções ou infestações que ocorrem com frequência nos indivíduos infectados. Deve ser obtida história pormenorizada e realizado exame físico completo, com exame minucioso de toda a pele. Os seguintes exames laboratoriais devem ser solicitados: parasitológico de fezes com Baerman, exame de urina, hemograma completo, filme de sangue para pesquisa de células atípicas (preferencialmente em 3 filmes), imunofenotipagem de sangue periférico e determinações da DHL, cálcio, ureia, creatinina e proteínas séricas. Mesmo na forma indolente, é importante fazer estadiamento. Recomenda-se realizar tomografia computadorizada da região cervical, tórax, abdome total e, quando esses exames não forem disponíveis, solicitar, pelo menos, radiografia de tórax e ultrassonografia de abdome e pelve. As células da ATLL exibem fenótipo de linfócitos T maduros expressando CD2, CD3, CD4, CD5, CD25, CD45RO, receptor de células T $\alpha\beta$ e HLA-DR.[13] Em pacientes com formas mais graves, com manifestações digestivas, é aconselhável realizar endoscopia do trato digestivo superior realizando biópsia, caso haja envolvimento. Nos pacientes com forma aguda ou linfomatosa com manifestações neurológicas, é imprescindível a investigação do SNC por tomografia computadorizada, ressonância magnética e/ou punção lombar porque as complicações neurológicas devem ser tratadas imediatamente.[13] Mielograma e biópsia da medula óssea não são exames necessários inicialmente para o diagnóstico e classificação da ATLL. No entanto, nas formas mais graves, podem representar um elemento de valor para a avaliação de prognóstico.[13]

A biópsia com estudo anatomopatológico e imunohistoquímico é importante para o diagnóstico, sendo preferível a biópsia cutânea, nos casos com envolvimento da pele, por ser menos invasiva.[1]

Em áreas onde o HTLV-1 é endêmico, deve-se diferenciar a ATLL de outros tipos de linfomas cutâneos não relacionados ao vírus ocorrendo coincidentemente em pacientes infectados. Por isso, quando possível, deve-se recorrer à pesquisa de integração proviral do HTLV-1. Pode ser pelo método do *Southern blot*[15] ou por PCR invertido.[16] Este exame é mais importante naqueles casos com apresentação ou evolução atípicas. No entanto, não se deve deixar de diagnosticar casos de ATLL pelo fato de não poder realizar esta avaliação que é somente feita em raros laboratórios de pesquisa.[1]

Diagnóstico diferencial clínico

É impossível clinicamente diferenciar ATLL de outros linfomas com envolvimento cutâneo, porque podem apresentar os mesmos aspectos. No entanto, deve-se pensar em ATLL em pacientes com envolvimento cutâneo mais generalizado com pouco tempo de doença, demonstrando caráter mais agressivo. No entanto, não se deve excluir esta possibilidade em doença de longa evolução, porque alguns casos de ATLL de forma indolente têm esta característica. Entretanto, a presença de múltiplas pápulas como único aspecto lesional é muito mais frequente na ATLL.[1]

Histopatologia e imunohistoquímica

A histopatologia da ATLL é muito variada e tem aspectos superponíveis a de outros linfomas T não associados ao HTLV-1. O aspecto morfológico mais encontrado é o de linfoma T periférico não especificado, mas a ATLL pode mostrar, microscopicamente, padrões superponíveis a outros tipos de linfoma T, principalmente, à micose fungoide e ao linfoma anaplásico de células grandes. Por este motivo, é recomendável que em áreas endêmicas para o HTLV-1 seja solicitada a sorologia para o HTLV-1 em todos os casos de leucemia e/ou linfoma de células T maduras.

Os linfomas T periféricos não especificados caracterizam-se por variação do tamanho das células e acentuado pleomorfismo nuclear (Figura 113.5). Nos casos com histologia de micose fungoide, veem-se infiltrado de linfócitos pequenos ou médios, geralmente cerebriformes, epidermotropismo, obliteração da basal e abscessos de Pautrier (Figura 113.6). Contudo, nos linfomas T periféricos não especificados também se pode observar epidermotropismo de linfócitos (Figura 113.5) e abscessos de Pautrier. No linfoma anaplásico de células grandes, as células são geralmente grandes e coesas, com abundante citoplasma e núcleos volumosos, arredondados e com nucléolo único e central.[10] Não há diferença, quanto à histopatologia, entre as lesões primárias e secundárias da pele.

O imunofenótipo da ATLL é, geralmente, CD2+/CD3+/CD4+/CD5+/CD7-/CD8-/CD20-/CD25+/CD45RO+/CD79a-.[17] No entanto, em 52 casos com manifestações cutâneas, observados na Bahia, 15 foram CD8+ e não houve diferença significativa de sobrevida entre os casos CD8+ e CD8 negativos. Embora a ATLL seja geralmente CD7- e CD25+, outros linfomas T não associados ao HTLV-1 também podem mostrar esse mesmo fenótipo. Na micose fungoide, o CD7 não se expressa em 2/3 dos casos[18] e há casos de micose fungoide não associada ao HTLV-1 com fenótipo CD25.[19] É importante determinar o índice proliferativo das lesões de ATLL, o que pode ser feito por imunohistoquímica, por exemplo, com o marcador Ki-67. Este dado é importante na avaliação prognóstica do paciente.[7]

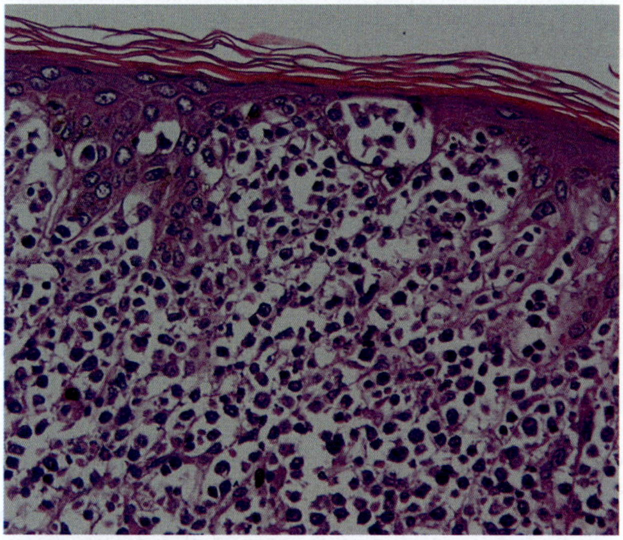

■ **Figura 113.5** Padrão de linfoma T periférico de grandes células, não especificado. Epiderme permeada por linfócitos atípicos. Derme densamente infiltrada por linfócitos grandes e muito anaplásicos. HE, 200x. Maior aumento, no canto inferior direito. HE, 500x.

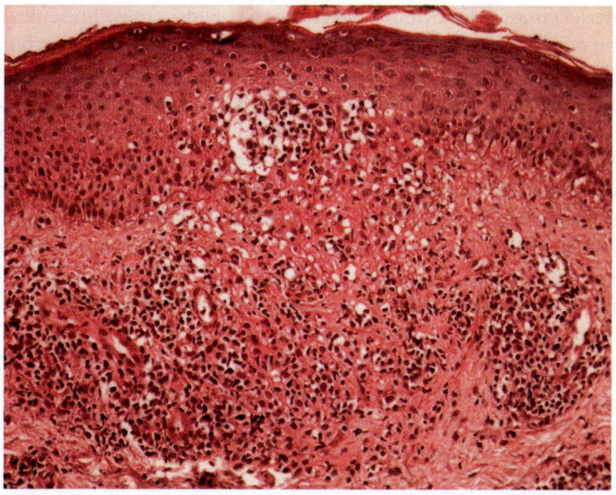

■ **Figura 113.6** Padrão superponível à micose fungoide. Epiderme com abscesso de Pautrier. Linfócitos pequenos e médios infiltrando a derme superficial. HE, 160x.

Na forma indolente primária da pele cujo diagnóstico baseia-se, frequentemente, no encontro de um linfoma T em biópsia cutânea é, muitas vezes, difícil o diagnóstico diferencial histológico com processos reacionais simuladores de linfoma, principalmente, quando se observa, também, epidermotropismo de linfócitos. Nesses casos, a imunohistoquímica nem sempre ajuda e torna-se necessário, quando possível, realizar a análise do rearranjo dos genes que codificam o receptor para células T (TCR) nas lesões de pele, mesmo em tecido emblocado, para verificar se existe expansão monoclonal dos linfócitos T, permitindo a diferenciação entre linfoma e processo inflamatório ou hiperplásico da pele.[1] Convém ressaltar que a infecção pelo HTLV-1 em portadores ou em pacientes com HAM/TSP pode causar lesões cutâneas eritematosas, inflamatórias, não infecciosas e não linfomatosas, muitas vezes com histologia suspeita de malignidade e que devem ser diferenciadas de linfomas T cutâneos.[20] Contudo, os pacientes com esta infecção apresentam, frequentemente, escabiose e mesmo escabiose crostosa, condições que podem causar hiperplasia linfoide reacional cutânea que, muitas vezes, simula linfoma.[21]

Leucemia/linfoma de células T do adulto (ATLL) primária da pele

Sabe-se que o critério para considerar qualquer tipo de linfoma primário da pele é que seja limitado à pele na época do diagnóstico. Assim sendo, o tipo indolente sem envolvimento pulmonar e a forma tumoral primária de pele devem representar formas de ATLL primárias da pele.[8] Os autores japoneses não se referem a ATLL como primária da pele. Apresentam, como cutâneos, casos de ATLL que pelos dados clínicos parecem ser primários de pele.[22,23]

Em todos os linfomas, assim como em relação a ATLL, é importante diferenciar entre as formas primárias e secundárias da pele. Já se observou que as formas primárias de pele têm média de tempo de sobrevida bem superior às formas secundárias, o que confirma a importância de definir nitidamente estes dois tipos de ATLL primários da pele.[8] No entanto, é importante ressaltar que a forma tumoral primaria da pele tem prognóstico e tratamento diferentes da forma indolente. Na Bahia, os pacientes com ATLL indolente primária da pele falecem mais frequentemente em decorrência de infecções associadas, de causas não relacionadas ao HTLV-1 e, mais raramente, da evolução para a forma aguda. Entre 35 casos do tipo indolente primário da pele, observados na Bahia, apenas um evoluiu para a forma aguda.[7]

Fatores prognósticos e sobrevida da ATLL

Os principais indicadores de pior prognóstico são: estado de desempenho (*performance status*) avançado, elevados níveis de DHL, idade ≥ 40 anos, mais de três lesões e hipercalcemia, além de trombocitopenia, eosinofilia, envolvimento da medula óssea e elevados níveis séricos de interleucina-5.[13] Esses indicadores, em sua maioria, estão presentes no tipo agudo, que é o de pior prognóstico. Pacientes da forma crônica desfavorável, como já referido, que têm níveis mais elevados de DHL e ureia e baixos níveis de albumina têm pior prognóstico.[12]

Em estudo realizado na Bahia (Brasil) com 143 casos de ATLL, por análise bivariada e multivariada, os fatores relacionados a pior prognóstico foram: formas clínicas aguda, linfomatosa e tumoral primária de pele, envolvimento de mais de dois órgãos, níveis elevados de DHL, hipercalcemia e, na microscopia, padrão histológico de linfoma T periférico não especificado, índice proliferativo ≥ 20% e presença de células grandes. Por análise multivariada, observou-se que o envolvimento da pele constituiu fator independente de pior prognóstico.[7] Nesse mesmo estudo, o tempo mediano de sobrevida foi: na forma indolente 109 meses, na crônica 44 meses, na tumoral primária da pele 20 meses, na linfomatosa 7 meses e na aguda 5 meses. Todos os casos de forma indolente tiveram apenas envolvimento cutâneo e representaram formas indolentes primárias da pele. Encontrou-se diferença estatisticamente significante entre o tempo mediano de sobrevida da forma indolente e da tumoral primária da pele, indicando a necessidade de se considerar esta última forma de modo separado, pois, como já referido, tem pior prognóstico e tratamento diferente.[7]

Sawada e colaboradores (2011),[24] no Japão, relacionando o tipo de lesão cutânea a prognóstico, observaram que a eritrodermia, seguida por lesões purpúricas, nodulotumorais e multipapulares, tem o pior prognóstico com tempo mediano de sobrevida de 3, 4,4, 17,3 e 17,3 meses, respectivamente. Já as manchas e lesões em placa mostraram sobrevida muito superior (188,4 *versus* 115,9 meses, respectivamente). Com relação à eritrodermia, deve-se considerar que todos os casos com eritrodermia referidos foram da forma aguda, a mais grave.

Tratamento

Antes de começar o tratamento deve-se definir a forma clínica da ATLL assim como os fatores prognósticos. Daremos ênfase à conduta terapêutica nas formas não agressivas de ATLL e, especialmente, na forma indolente primária da pele, que requer orientação de dermatologistas. Estes especialistas devem tratar também as lesões cutâneas das outras formas da ATLL.

As principais opções para tratamento da ATLL são *active monitoring*, para forma indolente, a quimioterapia convencional, a combinação de dois agentes antivirais zidovudina (AZT) e interferon-alfa (IFN-α) e o transplante alogênico de células-tronco hematopoiéticas (alloSCT).[13]

Os principais problemas no tratamento da ATLL são decorrentes, essencialmente, da resistência à quimioterapia e da condição, por vezes severa, de imunossupressão, principalmente presentes nas formas aguda e linfomatosa. A conduta terapêutica varia muito nas diferentes formas clínicas.

A quimioterapia não tem sido recomendada para tratar as formas não agressivas da ATLL (indolente e crônica favorável).[11,13] O último Consenso Internacional sobre ATLL recomendou para a forma indolente sem lesões de pele a conduta *active monitoring*, anteriormente denominada *watchful-waiting* e AZT/IFN-α para a indolente com lesões de pele ou para a crônica favorável.[11] No Serviço de Dermatologia da Universidade Federal da Bahia, nos casos do tipo indolente primário da pele, tem sido adotada a conduta *active monitoring*. A esta conduta associa-se fototerapia, com UVB-NB ou PUVA. O tipo de fototerapia deve ser escolhido de acordo com o grau de infiltração da lesão. Este método é excelente pois proporciona a remissão completa ou parcial das lesões cutâneas.[25]

Katsuya e colaboradores em um estudo retrospectivo incluindo 157 pacientes de ATLL forma indolente, 76% com lesões de pele, concluíram que o tratamento standard para a ATL *smoldering* é a *active monitoring* com fototerapia e esteroides tópicos e, se necessário, radioterapia.[26]

Sawada e colaboradores obtiveram bons resultados na forma indolente com lesões mais superficiais (manchas, placas e multipápulas) usando UVB associada a etoposide (25 a 75 mg combinados com 10 a 20 mg de prednisolona, diariamente, modificando os períodos em casos individuais).[27] Convém ressaltar que, no Japão, a forma tumoral primária da pele é incluída no tipo *smoldering*.[7]

Metanálise realizada sobre o emprego da associação AZT/IFN-α incluindo 209 pacientes recrutados de quatro países, considerando os diversos tipos clínicos de ATLL, mostrou boa resposta nas formas indolente e crônica.[28] Em 100 pacientes que foram tratados inicialmente com AZT/IFN-α observou-se 100% de sobrevida, em 10 anos, nestas formas. Segundo esse estudo, os resultados obtidos em pacientes tratados previamente com quimioterapia foram inferiores e a recomendação é que a associação AZT/IFN-α deva constituir o tratamento inicial das formas crônica e aguda, devendo-se apenas recorrer à quimioterapia quando não houver resposta.[28] É, contudo, importante considerar que o tratamento antiviral mantém o paciente estável, mas não cura; assim, a medicação tem que ser administrada indefinidamente. No entanto, recentemente, foi publicado um caso crônico de ATLL tratado com AZT/IFN-α por 5 anos e que continuou por mais de 6 anos sem recidiva, após a suspensão do tratamento.[29]

A forma tumoral primária da pele, também denominada na literatura como variante extranodal do tipo linfoma, deve ser tratada como as formas agressivos de ATLL.[11] Os poucos casos documentados na literatura não responderam bem ao AZT/IFN-α e à quimioterapia.[10,30]

As formas agressivas são tratadas por hematologistas, geralmente, com antivirais, quimioterapia e/ou alloSCT.[13] Embora algumas combinações de quimioterápicos provoquem regressão das lesões, nem sempre causam impacto significante na sobrevida, em longo prazo.

No Japão, um tratamento intensivo de quimioterapia (LSG15) mostrou melhores resultados que com o uso do CHOP (associação de ciclofosfamida, doxorrubicina, vincristina e prednisona) nas formas crônica desfavorável, aguda e linfoma recém-diagnosticadas, no entanto, na forma aguda a resposta completa foi > 20% e a sobrevida em 4 anos foi > 10%.[31]

Novos agentes e combinações terapêuticas vêm sendo usados nos casos refratários a tratamento ou nas recidivas do ATLL agressivo, como a mogamulizumab (anticorpo monoclonal anti-CCR4) associado ou não a quimioterapia, lenalidomide, fármaco imunomodelador, além de outros anticorpos monoclonais e da associação de trióxido de arsênio com IFN-α.[11,31]

Como o tratamento da ATLL continua sendo insatisfatório, estão sendo testadas medicações epigenéticas e vacinas anti-ATLL como a Tax-DC (*tax peptide-pulsed dendritic cell*), no sentido de aumentar a resposta citotóxica Tax-específica dos linfócitos T.[31]

O transplante alogênico de células-tronco hematopoiéticas, após a quimioterapia, pode ser um tratamento promissor nas formas agressivas, mas tem suas complicações. Tem sido observadas sobrevidas mais longas em cerca de 1/3 dos pacientes submetidos a esse regime, no entanto poucos pacientes podem ser submetidos a este tratamento.[31]

A radioterapia pode ser uma escolha no tratamento paliativo das lesões cutâneas.[32]

É importante diagnosticar infecções concomitantes, principalmente, nos pacientes com tratamento quimioterápico e fazer a profilaxia da estrongiloidíase, para evitar infestação sistêmica que pode ser precipitada com o uso de corticosteroides.[31]

▪ DERMATITE INFECCIOSA ASSOCIADA AO HTLV-1 (DIH)

Em 1966, foi descrito, na Jamaica, uma forma particular de eczema infectado, crônico e recidivante, em crianças, denominada por Sweet[33] dermatite infecciosa, caracterizada por exsudação e crostas em torno das narinas, com envolvimento predominante dos pavilhões e do couro cabeludo. Um ano após, no mesmo país, Walsh (1967) publicou casuística de 25 crianças com esse tipo de eczema, estudadas clínica e bacteriologicamente, por meio de coleta de material de pele e fossas nasais, tendo demonstrado que 96% eram portadoras de *Staphylococcus aureus* e 84% de *Streptococcus hemolyticus*.[34] Em 1990, esta doença foi, pela primeira vez, relacionada à infecção pelo HTLV-1, por La Grenade e colaboradores,[35] e passou a denominar-se dermatite infecciosa associada ao HTLV-1. (DIH). Os critérios diagnósticos da DIH foram estabelecidos em 1998 tornando mais fácil a identificação dos casos nas áreas endêmicas do HTLV-1.[36] Já foram descritos casos de ATL e HAM/TSP ocorrendo ainda na infância e na adolescência em pacientes com DIH na Jamaica, na África e na Bahia.[38-42] Os pacientes com DIH na faixa infantojuvenil podem apresentar células em "flor" no sangue periférico.[43] Certamente, a presença de células em "flor" presentes na infância e na adolescência em pacientes com DIH, doença que tem elevada carga proviral[44] pode indicar maior risco para o desenvolvimento de ATL.

Dados clínicos e epidemiológicos

Após o relato inicial de La Grenade, casos de DIH foram descritos em vários países como Trinidad e Tobago, Colômbia, República Dominicana, Peru, Guiana Francesa, Senegal e Brasil.[45-52] Em 1997, foram identificados os primeiros casos de DIH, em Salvador, Bahia, área endêmica da infecção pelo HTLV-1.[53] A prevalência de HTLV-1 na população geral da cidade de Salvador é de 1,76% (1,2% em homens e 2% em mulheres).[54]

Maloney e colaboradores (2000)[55] acompanhando, durante 7,5 anos, 28 crianças, com sorologia positiva para o HTLV-1, entre 181 filhos de portadoras, observaram que apenas uma desenvolveu DIH. Concluíram que em crianças infectadas verticalmente a probabilidade de desenvolver esta infecção aos 4 anos de idade era de 2% entre as 28 crianças infectadas e de 0,4% entre as 181 crianças de mães soropositivas avaliadas.

A DIH inicia-se, geralmente, após os 18 meses de vida (Figura 113.7), raramente, pode persistir até a vida adulta. Menos frequentemente, a DIH manifesta-se mais precocemente, inclusive nos primeiros meses de vida. A média de idade de desaparecimento da DIH é de 15 anos, variando de 10 a 20 anos.[37] Entretanto, há casos iniciados na vida adulta com características semelhantes à forma infantojuvenil.[56,57]

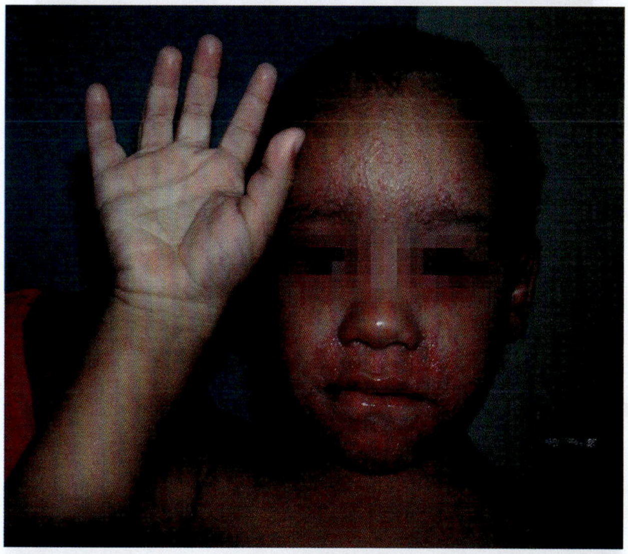

■ **Figura 113.7** Caso inicial de DIH.

Nos casos de DIH, a infecção pelo HTLV-1 ocorre por transmissão vertical, geralmente pela amamentação. Entre gestantes portadoras do HTLV-1, em Salvador, Bahia, observou-se que a frequência de história de eczema na infância foi de 15,6%, bem mais elevada que a referida em um grupo-controle de gestantes HTLV-1 negativas (0,85%), demonstrando a estreita relação entre eczema infantil e infecção pelo HTLV-1 em Salvador, Bahia.[58,59]

Na DIH as lesões são eritematodescamativas, crostosas e infectadas na maioria dos casos. Na Bahia, a localização das lesões, em todos os casos, é no couro cabeludo (Figura 113.8) e nas regiões retroauriculares[37] (Figura 113.9). Na região cervical as lesões são vistas em 88% dos casos (Figura 113.10); crostas nos vestíbulos nasais também são frequentemente observadas (Figura 113.11). Outras áreas do corpo podem ser afetadas como as dobras de membros (Figura 113.12) e a genitália (Figura 113.13). Podem ser vistas também pústulas, pápulas eritematodescamativas e pápulas tipo foliculares (Figura 113.14). Em alguns casos as lesões são disseminadas (Figura 113.15) (Tabela 113.2). A blefaroconjuntivite ocorre em 57,1% dos casos (Figura 113.16)[37] (Tabela 113.3).

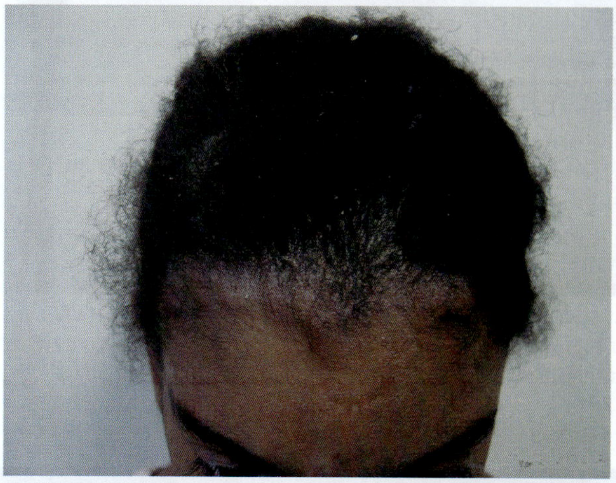

■ **Figura 113.8** Lesões eritematodescamativas e crostosas no couro cabeludo e região frontal.

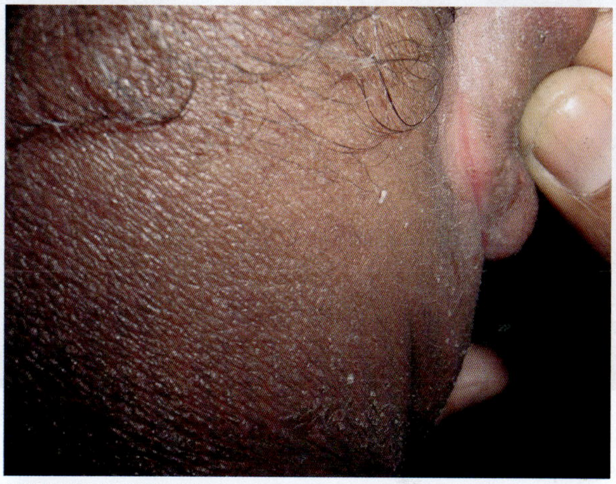

■ **Figura 113.9** Lesões eritematodescamativas na região retroauricular e cervical. Observar fissura.

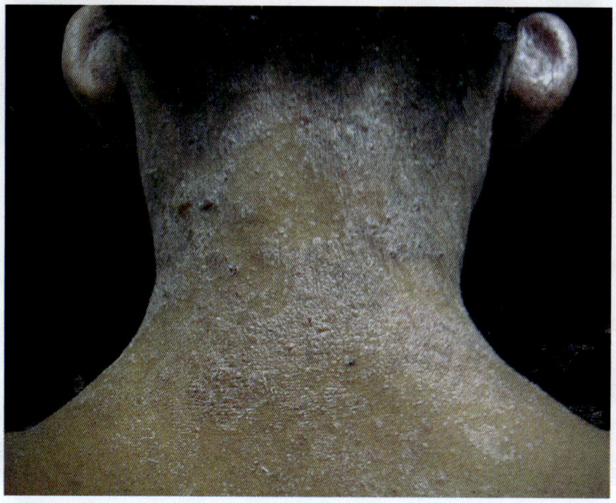

■ **Figura 113.10** Lesões eritematodescamativas, crostosas e liquenificadas na região cervical e envolvimento, com edema, dos pavilhões auriculares.

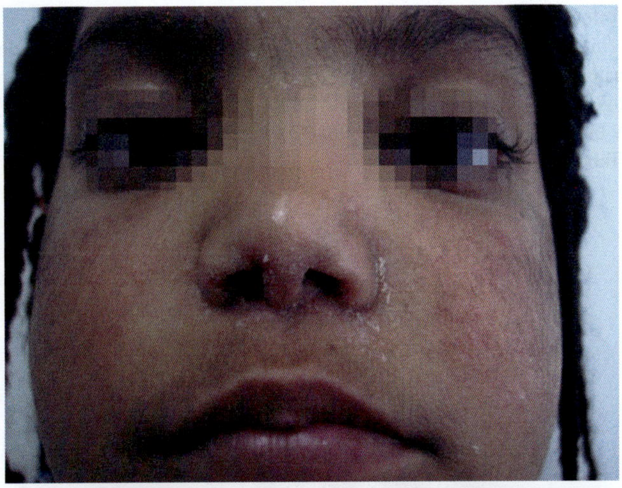

■ **Figura 113.11** Lesões eritematodescamativas, crostosas e erosadas nas narinas. Observar descamação em regiões nasogenianas.

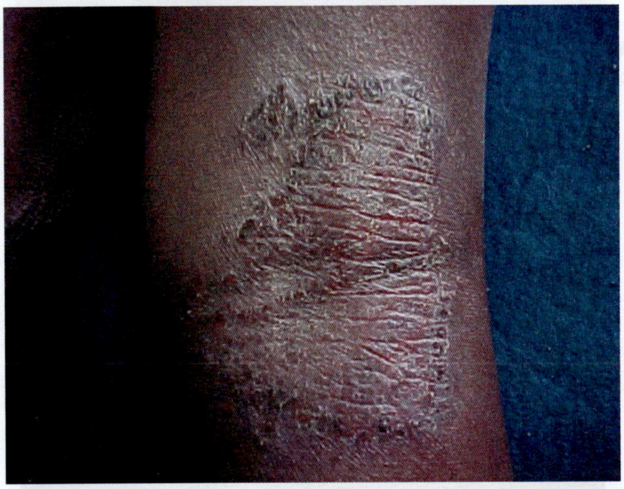

■ **Figura 113.12** Lesões descamativas, crostosas e liquenificadas na fossa poplítea.

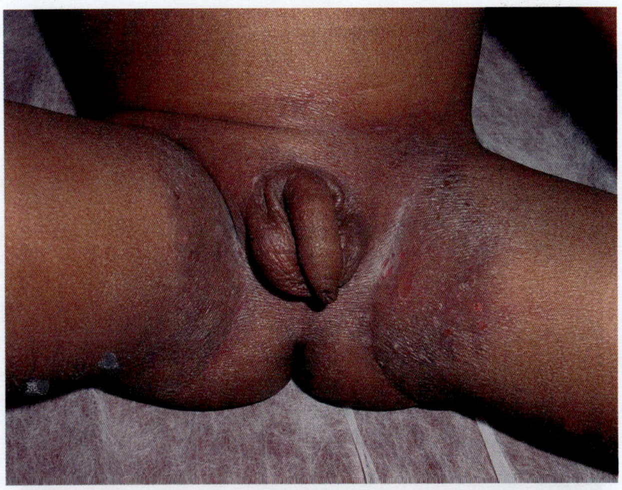

■ **Figura 113.13** Lesões descamativas, erosadas e liquenificadas nas regiões inguinocrurais, genital e perianal em paciente com DIH aos 18 meses de idade. Observar *rash* fino papuloso no abdome.

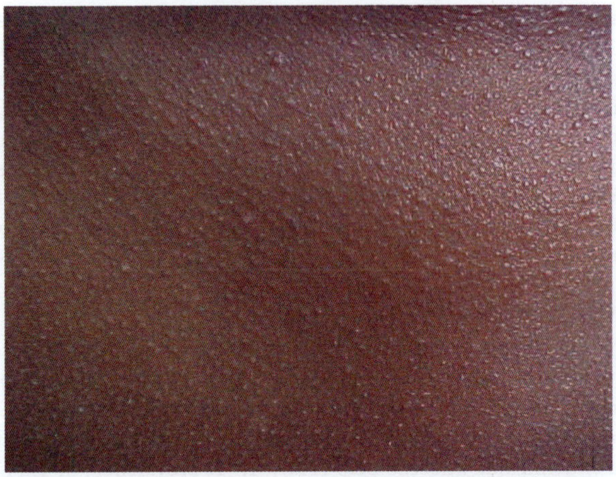

■ **Figura 113.14** Pápulas foliculares disseminadas pelo corpo.

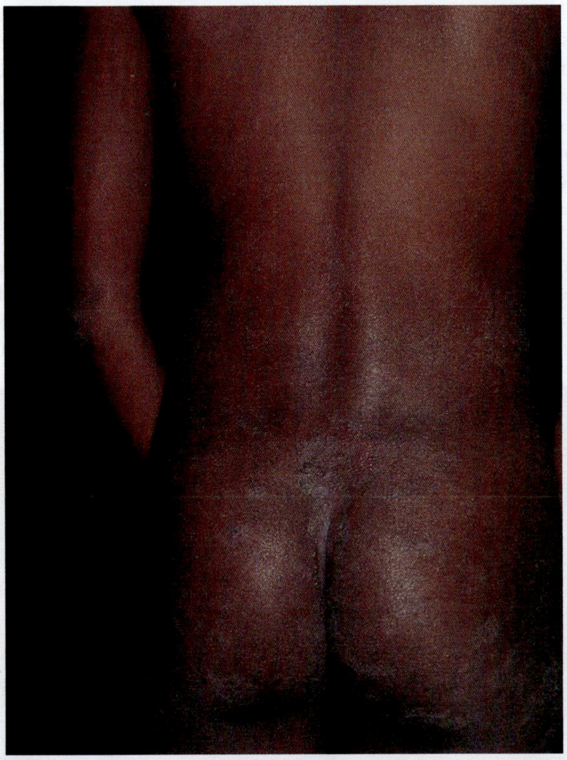

■ **Figura 113.15** Lesões descamativas disseminadas pelo corpo.

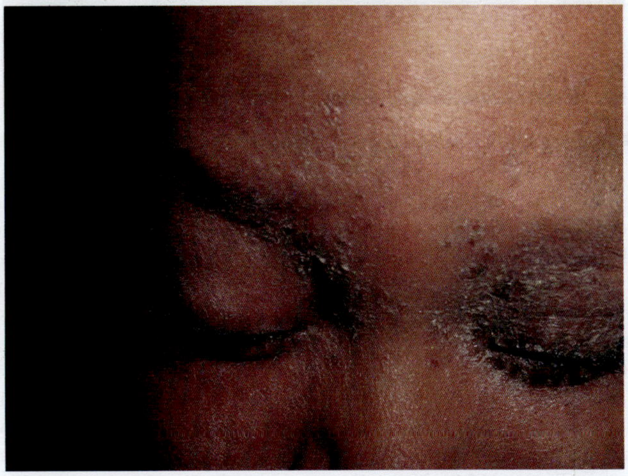

■ **Figura 113.16** Envolvimento de toda a face com descamação e crostas e blefaroconjuntivite.

Tabela 113.2 Localização das lesões dermatológicas em pacientes com DIH.

Localização	n (%)
Couro cabeludo	42 (100)
Regiões retroauriculares	42 (100)
Pescoço	37 (88)
Axilas	35 (83,3)
Região inguinal	33 (78,6)
Região perinasal	30 (71,4)
Pavilhões auriculares	30 (71,4)
Tronco	27 (64,3)
Abdome	26 (62)
Fossas antecubitais e poplíteas	24 (57,1)
Região frontal	23 (54,8)
Região peribucal	21 (50)
Umbigo	17 (40,8)
Membros	15 (35,7)
Genitália	14 (33,3)
Glúteos	7 (16,6)

Fonte: Oliveira et al., 2012.

Tabela 113.3 Morfologia das lesões de DIH.[47]

Lesões eritematoexsudativas com crostas	42 (100%)
Fissuras retroauriculares	32 (76,2%)
Pápulas eritematodescamativas	32 (76,1%)
Crostas nas narinas	27 (64,3%)
Blefaroconjuntivite	24 (57,1%)
Pápulas foliculares	19 (45,2%)
Rash fino papuloso	25 (59,5%)

Fonte: Oliveira et al., 2012.

Os pacientes queixam-se de prurido de intensidade leve a moderada que não é tão intenso quanto o da dermatite atópica. Os casos observados em Salvador apresentam todos os critérios de La Grenade e colaboradores, à exceção da secreção nasal crônica e/ou crostas nas narinas.[37] A rinite nem sempre é persistente e, muitas vezes, aparece tardiamente.[37] A DIH associa-se sempre à infecção bacteriana por *Staphylococus aureus* e/ou *Streptococus beta hemolyticus*.[34] Em 1998, La Grenade e colaboradores,[36] com base em estudos anteriores e em experiência própria, estabeleceram os critérios diagnósticos da DIH que foram muito importantes para a identificação dos casos de DIH nas áreas endêmicas. Posteriormente, esses critérios foram modificados, com base na observação de 42 pacientes (Quadro 113.1). O critério de crostas nas narinas e/ou rinite embora importantes, não foram observados em todos os casos da Bahia e, portanto, deixariam de ser obrigatórios. O envolvimento do couro cabeludo e das áreas retroauriculares passou a ser imprescindível para o diagnóstico, assim como o caráter recidivante, aspecto clássico da doença, que melhora de forma drástica com antibióticos e que recidiva logo após a suspensão.[37] Contudo, sugeriu-se retirar dos critérios, o início da doença na infância, uma vez que a DIH pode iniciar-se na puberdade ou na vida adulta.[56] Quanto ao diagnóstico da infecção, além do exame sorológico foi incluída pesquisa do vírus por biologia molecular, isto porque já se observaram pacientes com sorologia negativa para o HTLV-1. Nestes casos, deve-se pesquisar a infecção pela reação em cadeia da polimerase (PCR) nas células mononucleares do sangue periférico.[37]

Quadro 113.1 Principais critérios para o diagnóstico da dermatite infecciosa associada ao HTLV-1.[37]

1. Eczema do couro cabeludo, axilas, virilhas, conduto auditivo externo, regiões retroauriculares, pálpebras, pele paranasal e/ou pescoço
2. Rinorreia crônica e/ou lesões crostosas na porção anterior das fossas nasais
3. Dermatite crônica recidivante com resposta imediata à antibioticoterapia e recidiva após suspensão
4. Início precoce na infância na forma infantojuvenil
5. Positividade para HTLV-1 (sorologia ou biologia molecular)

Obrigatória a inclusão dos itens 1, 3 e 5. Para preenchimento do critério 1 é necessário o envolvimento de pelo menos três áreas, incluindo o couro cabeludo e as regiões retroauriculares.

Fonte: Adaptado de La Grenade et al., 1998.

Patogênese

A patogênese da DIH é ainda desconhecida. Não se sabe por que apenas algumas crianças infectadas desenvolvem esta doença e a maioria permanece assintomática. Existe a possibilidade de que o desenvolvimento dessa dermatite seja multifatorial, estando envolvidos fatores genéticos, imunológicos e elevada carga proviral.[60-63] O genoma do HTLV-1 já foi detectado no DNA de linfócitos extraídos de lesões de DIH e do sangue periférico dos pacientes, mostrando que linfócitos infectados estão presentes nessas lesões.[64] Maloney e colaboradores (2000),[65] estudando 28 crianças portadoras, observaram que apenas duas apresentaram carga viral elevada e uma delas desenvolveu DIH. Primo e colaboradores (2009)[60] verificaram que a carga proviral dos pacientes com DIH é significantemente mais alta que a dos portadores adultos e semelhante a dos pacientes adultos com HAM/TSP. Em estudo recente, na Bahia, demonstrou-se que a carga proviral de pacientes com DIH juvenil que desenvolveram HAM/TSP foi semelhante à observada antes do desenvolvimento da mielopatia e essa carga proviral não diminuiu nos pacientes de DIH após remissão da doença. Portanto a carga proviral elevada não seria necessariamente indicativo da progressão da DIH para ATLL. No entanto, a manutenção de carga proviral elevada em indivíduos em remissão da doença indica que os mesmos continuam a ter risco de desenvolver ATLL, como os pacientes com DIH em atividade.[66]

Já se observou que a patogênese da DIH se relaciona a uma resposta imune Th1 exagerada. Os níveis de IFN-γ e de TNF-α observados foram semelhantes aos dos pacientes adultos com HAM/TSP e mais elevados que os encontrados em portadores adultos desse vírus.[63] Essas citocinas na DIH amplificariam e manteriam a reação inflamatória cutânea, o que explicaria a natureza recidivante desta doença. As semelhanças observadas em relação ao HAM/TSP, nesse trabalho, parecem indicar ser a DIH um fator de risco para o desenvolvimento de HAM/TSP. De referência à essa avaliação imunológica, a única diferença entre DIH e HAM/TSP foi a demonstração de que o IL-10 e o anti-IL-5 foram capazes de diminuir a produção de IFN-γ na DIH, enquanto os pacientes com HAM/TSP apresentam modulação insuficiente da resposta imune tipo Th1. Estas observações parecem indicar que a resposta imunológica na DIH difere da observada na dermatite atópica e que uma resposta imune tipo Th2 não é responsável pelas alterações cutâneas da DIH.[63] Acredita-se também que fatores genéticos possam estar relacionados ao desenvolvimento dessa patologia. La Grenade e colaboradores (1996)[62] descreveram uma família, mãe e dois filhos, todos soropositivos para o HTLV-1, sendo que a mãe e um dos filhos tiveram DIH. Genotipagem do antígeno leucocitário humano (HLA) mostrou haplótipo classe II DRB1*DQB1* na mãe e nos dois filhos. Curiosamente, esse mesmo haplótipo foi encontrado entre pacientes japoneses com HAM/TSP. Na Bahia, observou-se acentuada aglutinação de pacientes com DIH e HAM/TSP em 15 de 28 famílias com casos de DIH.[67] Células atípicas já foram encontradas em esfregaços de sangue periférico de nove crianças e adolescentes com DIH ou DIH/HAM/TSP (30%), sendo que em cinco delas (17%) havia também células "em flor".[43] Estas células foram ainda mais frequentes nos pacientes com doença em atividade. A presença de células "em flor" é considerada, como característica de ATLL, aparecendo principalmente na forma aguda da doença. No entanto, essas crianças não apresentaram nenhuma manifestação clínica ou laboratorial de leucemia ou linfoma.[43]

Patologia

O estudo histológico não é diagnóstico desta entidade. Mostra acantose de graus variados, hiperceratose e/ou paraceratose, crostas e epidermotropismo de linfócitos. Em apenas 50% dos casos, observa-se espongiose que, raramente, é de grau acentuado. Pouco frequentemente, vê-se obliteração da camada basal por linfócitos, aspecto que pode imitar a micose fungoide. No entanto, os linfócitos não mostram atipias e mitoses. Em alguns casos, o aspecto histológico sugere psoríase, com acantose psoriasiforme e paraceratose. Em poucos casos, notam-se abscessos tipo Munro. É, portanto, importante considerar a DIH no diagnóstico histológico diferencial com psoríase e micose fungoide. Na derme, observa-se discreto a moderado infiltrado, predominantemente linfocitário. Estudo imunohistoquímico mostra que o infiltrado é constituído predominantemente por linfócitos T que são em sua maioria CD8+.[68] Considerando que, de acordo com a literatura, há predominância de células CD4+ nas lesões cutâneas da dermatite atópica, a predominância de células CD8+ na DIH pode constituir mais um elemento para o diagnóstico diferencial imunohistoquímico com a dermatite atópica. Pelo que foi referido, deduz-se que o diagnóstico diferencial da DIH com as dermatites seborreica e atópica baseia-se, principalmente, no aspecto clínico.[68]

Diagnóstico clínico diferencial

O diagnóstico diferencial da DIH deve ser feito, principalmente, com a dermatite atópica e com a dermatite seborreica. A soropositividade para o HTLV-1 não é o único critério para o diagnóstico DIH, devendo ser levados em conta os critérios clínicos. Na dermatite atópica infantil, que ocorre após os 2 anos de idade, as lesões assemelham-se parcialmente as da DIH, no entanto, as de DIH são mais exsudativas, infectadas e exuberantes. Já na DIH, ao contrário da dermatite atópica, encontram-se crostas nos vestíbulos nasais, fissuras, *rash* generalizado de pequenas pápulas e blefaroconjuntivite, aspectos que não são vistos na dermatite atópica. Na dermatite seborreica, as lesões são eritematodescamativas, ao contrário da DIH, em que há sempre lesões exsudativas com formação de crostas, inclusive nas narinas. Quanto à localização, a principal diferença é o envolvimento de dobras dos membros e vestíbulos nasais. Entretanto, na DIH, pode-se observar rinite e *rash* papuloso, aspectos não encontrados na dermatite seborreica. Outra diferença muito relevante é a presença de prurido, de discreto a moderado na DIH, o qual é praticamente inexistente na dermatite seborreica. Na dermatite seborreica, lesões mostram escamas oleosas, há frequentemente presença de Pityrosporum e não existe associação com infecção bacteriana. Além do mais, na DIH há boa resposta ao sulfamethoxazole/trimethoprim e a antibióticos, o que não constitui característica da dermatite seborreica.[37,58,69]

Evolução

A história natural da DIH é de uma dermatite crônica recidivante controlada com o uso prolongado de antibióticos até a adolescência quando a severidade da infecção bacteriana parece diminuir. A média de idade de desaparecimento da DIH é de 15 anos, variando de 10 a 20 anos.[37] No entanto, há casos iniciados na vida adulta com características semelhantes à forma infantojuvenil. Existem relatos na literatura de casos de DIH que evoluíram para ATL e/ou HAM/TSP.[41,42] na adolescência, mas os mecanismos que possibilitam essa evolução ainda não estão bem esclarecidos.

Evolução para mielopatia associada ao HTLV-1/paraparesia espástica tropical infantojuvenil (HAM/TSP)

Cinquenta e quatro por cento dos casos de DIH, na Bahia, evoluem ainda na infância e adolescência para HAM/TSP, forma grave e incapacitante de mielopatia.[70] Em 11 casos desses casos de DIH que evoluíram para HAM/TSP, as manifestações neurológicas ocorreram quando tinham menos de 10 anos de idade.[70]

A HAM/TSP é doença inflamatória crônica do sistema nervoso central, resultante de infecção pelo HTLV-1 sendo caracterizada por desmielinização e dano axonal. O quadro clínico corresponde a paraparesia espástica crônica e progressiva com fraqueza proximal nos membros inferiores, bexiga neurogênica e lombalgia.[42] Segundo as diretrizes da Organização Mundial da Saúde (OMS), o quadro clínico e a presença de anticorpos anti-HTLV-I no soro e no líquor são considerados critérios essenciais para o diagnóstico da HAM/TSP.[42] A HAM/TSP, em adultos, é considerada resultante, principalmente, de infecção pelo HTLV-1 adquirida na vida adulta, por transfusão de sangue ou por via sexual.[71] Na HAM/TSP infantojuvenil a infecção é adquirida verticalmente como resultado de amamentação prolongada.[37] Na forma infantojuvenil da HAM/TSP como na forma do adulto, há acentuado predomínio do sexo feminino.[42] Disfunção vesical caracterizada por dificuldade no esvaziamento da bexiga, urgência e incontinência urinárias são observadas na HAM/TSP do adulto[73] assim como na forma infantojuvenil.[42] Em áreas endêmicas para o vírus do HTLV-1, é importante considerar o diagnóstico de HAM/TSP em pacientes na faixa etária infantojuvenil, que se apresentem com quadro de paraparesia espástica progressiva de etiologia não definida, visando o diagnóstico precoce, que é muito importante para melhor eficácia terapêutica e melhoria na qualidade de vida destes pacientes.

Evolução para ATLL

Existem na literatura quatro casos de DIH ainda com a doença em atividade que evoluíram para ATLL na adolescência mostrando mais claramente a relação entre estas duas entidades.[41] Curiosamente, o paciente mais recentemente diagnosticado, apresentava lesões de linfoma no pescoço, axilas, genitália, regiões inguinais, hipogástrio e região umbilical, áreas geralmente envolvidas na DIH. Além disso, apresentava infiltração linfomatosa das conjuntivas de ambos os olhos.

Como referido anteriormente, já se observou que 37,5% dos pacientes com ATLL na Bahia têm história pregressa de eczema com características de DIH[74] e os pacientes com DIH infantojuvenil podem apresentar células em "flor" no sangue periférico.[43] Todos esses aspectos reforçam a relação existente entre DIH e ATLL.

Tratamento

Na Clínica Dermatológica da Universidade Federal da Bahia os pacientes de DIH com doença ativa são tratados inicialmente com cefalexina, 50 a 80 mg/kg/dia ou eritromicina 40 a 50 mg/kg/dia durante 8 dias, seguidos do uso da associação sulfametoxazol + trimetoprima diariamente durante 15 dias e, posteriormente, metade dessa dose por no mínimo 3 meses para reduzir as recidivas e controlar a DIH.[37]

Outras doenças encontradas nos pacientes com DIH, na Bahia, foram molusco contagioso, verrugas vulgares, escabiose, sarna norueguesa e ictiose adquirida (Figura 113.17).[37]

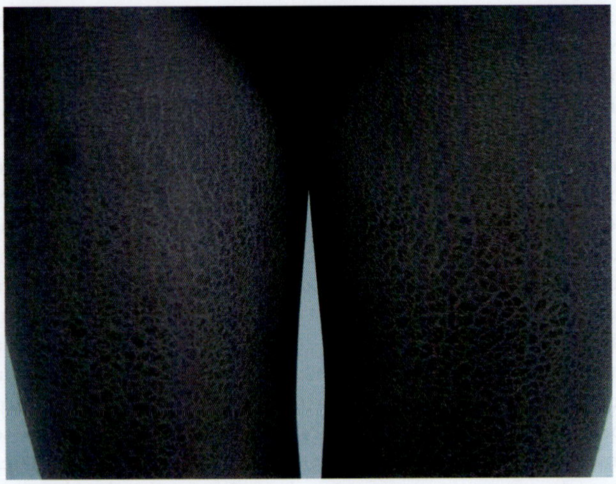

■ **Figura 113.17** DIH com ictiose adquirida nos membros inferiores.

Como a DIH pode evoluir para ATLL ou HAM/TSP, ainda na infância e/ou adolescência, é de importância que seja reconhecida pelos pediatras e dermatologistas no sentido de orientar os pacientes e familiares de modo adequado e, por estão razão, os portadores de DIH deverão ser acompanhados de forma sistemática e avaliados por neurologista tão logo sejam diagnosticados. O acompanhamento por equipe de saúde multidisciplinar é fundamental pois esses pacientes apresentam grande comprometimento da qualidade de vida.

Dermatite infecciosa associada ao HTLV-1 no adulto

A DIH pode se iniciar na vida adulta. Recentemente, demonstrou-se que a forma adulta da DIH tem características clínicas, histopatológicas e moleculares semelhantes a DIH infantojuvenil (Figuras 113.18 a 113.20).[75,76] A única diferença do ponto de vista clínico foi a presença de lesões ao nível dos tornozelos e regiões maleolares da forma adulta. Associa-se também ao HAM/TSP com frequência semelhante. Os mesmos critérios diagnósticos da DIH infantojuvenil deverão ser utilizados para identificar os casos da DIH do adulto.[76]

DERMATOSES INFLAMATÓRIAS NÃO INFECCIOSAS

Dermatoses inflamatórias reacionais e persistentes têm sido descritas em portadores do HTLV-1 e também em pacientes com HAM/TSP, as quais correspondem histologicamente a infiltrados linfocitários com epidermotropismo, mas sem atipias celulares. Rueda e Blank (1996)[77] consideram a possibilidade de evolução dessas lesões para linfoma e por isso recomendam biopsiar as lesões mais representativas e acompanhar esses pacientes com estudo histopatológico. Aparecem como manchas ou placas eritematosas e os pacientes não apresentam alterações clínicas e laboratoriais indicativas de ATLL. Lesões eritematosas das palmas e face já foram descritas como achado frequente no HAM/TSP, correspondendo, histologicamente, a infiltrado linfocitário perivascular.[78] Há referência na literatura a dois pacientes com pápulas pruriginosas diagnosticadas como prurigo e que anos depois evoluíram para ATLL.[79]

XEROSE E ICTIOSE ADQUIRIDA

A xerose corresponde a ressecamento da pele enquanto a ictiose adquirida caracteriza-se clinicamente por xerose mais acentuada com formação de escamas delgadas e poligonais de diferentes tamanhos, ocorrendo, principalmente, nas extremidades. A xerose e a ictiose adquirida têm sido descritas em até 66,7% dos casos de HAM/TSP sendo mais intensas nos casos mais avançados da doença.[80] Segundo Yamaguchi e colaboradores,[81] a referida manifestação cutânea seria ocasionada pela hipo-hidrose observada nestes pacientes, que poderia ser resultante de lesão dos nervos autonômicos. No entanto, portadores do vírus também podem apresentar ictiose adquirida.[4,80] Outra teoria para a causa da ictiose adquirida é que ela seja secundária à lesão de glândulas sudoríparas écrinas. Verificou-se, por meio da reação em cadeia da polimerase (PCR), infecção pelo HTLV-1 das células epiteliais de glândulas sudoríparas écrinas, associada a presença de infiltrado linfocitário em torno das glândulas. Sugere-se que o processo inflamatório poderia causar distúrbios da sudorese, os quais seriam responsáveis pelo ressecamento da pele.[81,82]

Lenzi e colaboradores (2003)[80] avaliando biópsias cutâneas de 32 pacientes com xerose e com HAM/TSP encontraram em sete deles, infiltrado linfocitário na derme superficial e em um dos casos também na derme profunda, frequentemente associado a epidermotropismo de linfócitos. Milagres e colaboradores (2003)[83] encontraram graus variáveis de ictiose em 43% de casos com HAM/TSP e avaliaram os aspectos histopatológicos de 10 casos. Encontraram, histologicamente, hiperceratose e hipogranulose sem evidência de acantose, menos frequentemente, associada a áreas focais de paraceratose. Observaram, também, discreto a moderado infiltrado linfocitário perivascular, por vezes, associado à epidermotropismo de linfócitos. Avaliaram nesses pacientes imunohistoquimicamente, vários tipos de ceratina e o índice proliferativo da epiderme. Considerando a ausência de acantose e o baixo índice proliferativo da epiderme concluíram que a hiperceratose é de tipo retentivo e não proliferativo. A expressão difusa de K16 e focal de K6 indicaram ativação de ceratinócitos que julgaram ser, provavelmente, em decorrência da produção de citocinas pelos linfócitos do infiltrado inflamatório dérmico.[84]

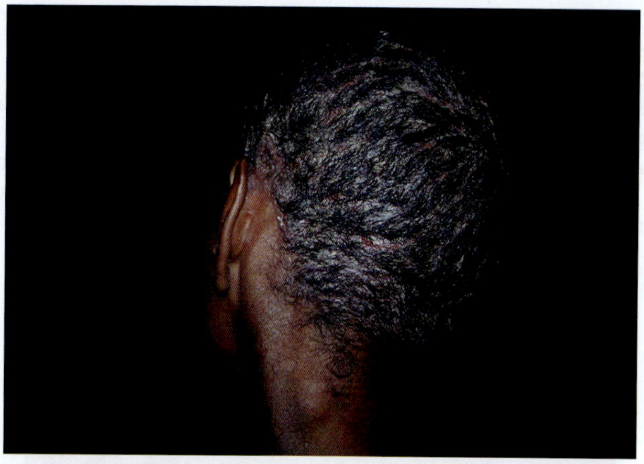

Figura 113.18 DIH do adulto com envolvimento extenso do couro cabeludo. Observar linfadenopatia.

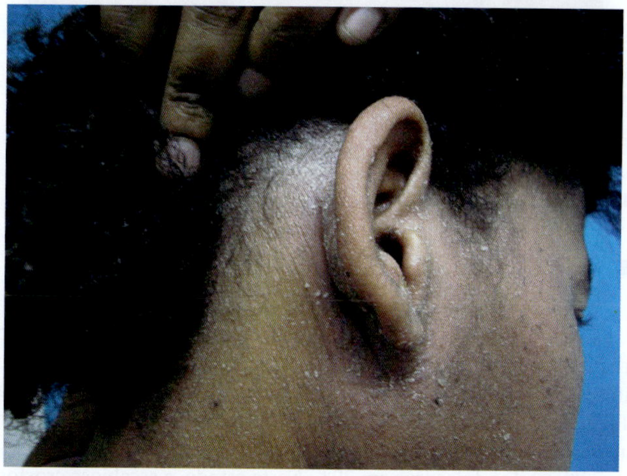

Figura 113.19 DIH do adulto com envolvimento do couro cabeludo, regiões retroauriculares e face.

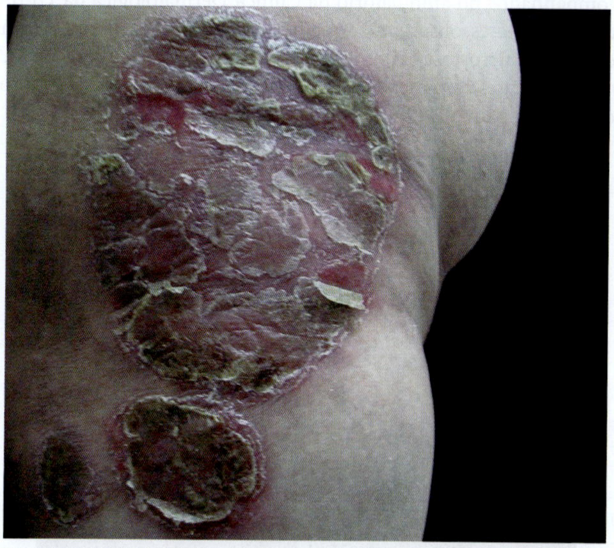

Figura 113.20 Placas eritematocrostosas em paciente com DIH do adulto.

Ictiose pode ser secundária à infiltração linfomatosa e difusa da pele, mas clinicamente pode ser diferenciada pelo espessamento da pele e pela presença de outras lesões no linfoma. No entanto, nos casos de dúvida é preferível realizar uma biópsia.

DERMATITE SEBORREICA

Já se observou maior frequência de dermatite seborreica entre os portadores do HTLV-1 (Figura 113.21).[4,85] Entretanto, Maloney e colaboradores (2003),[86] comparando 28 crianças soropositivas para o HTLV-1 com 280 crianças soronegativas, observaram que as infectadas apresentaram frequência 5 vezes maior de dermatite seborreica que o grupo-controle. Referiram também que as crianças infectadas tiveram 2 vezes mais eczema, não referido como DIH ou eczema seborreico, que o grupo soronegativo.

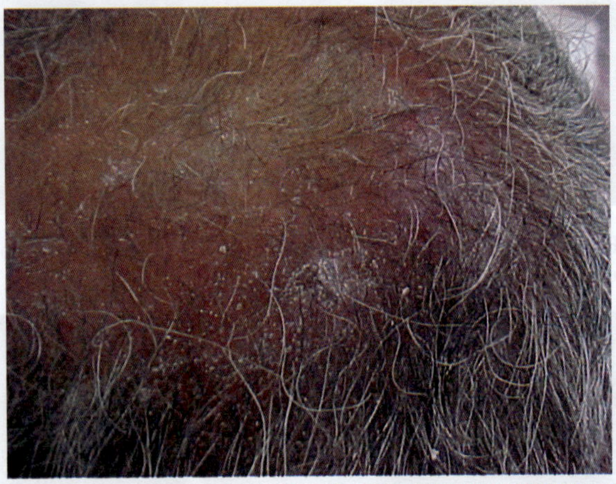

Figura 113.21 Dermatite seborreica em portador do HTLV-1.

DERMATOSES INFECCIOSAS E PARASITÁRIAS DA PELE

Como já referido, algumas infecções cutâneas ocorrem com maior frequência em indivíduos infectados pelo HTLV-1, como dermatofitoses, escabiose, inclusive, a escabiose crostosa (sarna norueguesa) (Figuras 113.22 e 113.23). Brites e colaboradores (2002)[87] detectaram em 91 casos de escabiose, infecções pelo HIV em 50%, pelo HTLV-1 em 32% e pelos dois vírus em 20%. Neste estudo, a escabiose crostosa mostrou acentuada associação com o HTLV-1 e em menor grau com o HIV. Numa coorte de 30 pacientes com DIH, crianças e adolescentes, acompanhados no ambulatório da Clínica Dermatológica da UFBA, durante 30 meses, observou-se que 70% apresentaram escabiose e uma delas a forma crostosa (Figura 113.24). Blas e colaboradores (2005),[88] em 23 pacientes com escabiose crostosa, no Peru, encontraram soropositividade para o HTLV-1 em 70% deles.

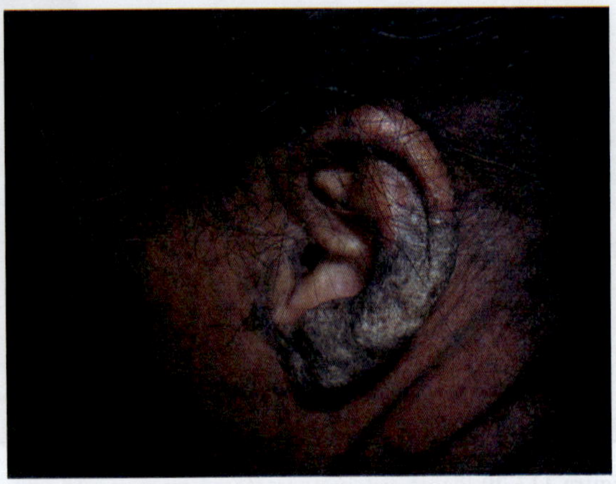

Figura 113.22 Sarna norueguesa em portador do HTLV-1.

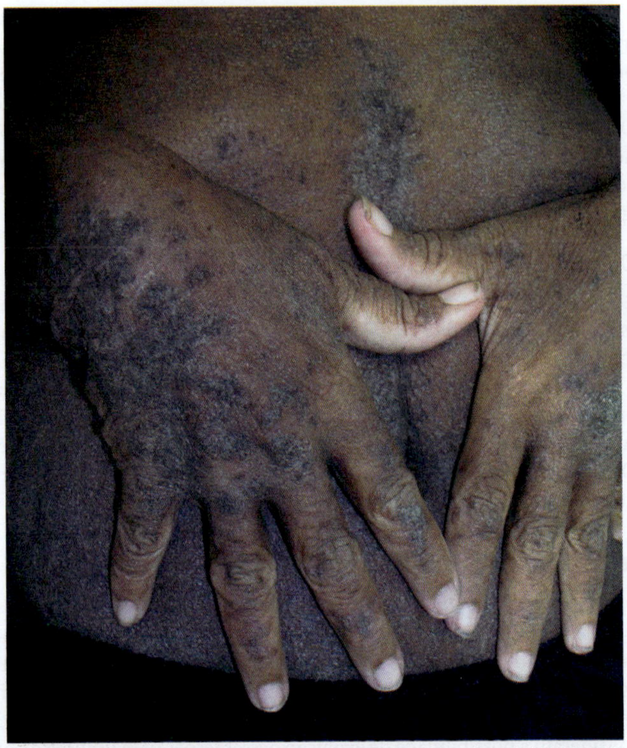

Figura 113.23 Sarna norueguesa em portador do HTLV-1.

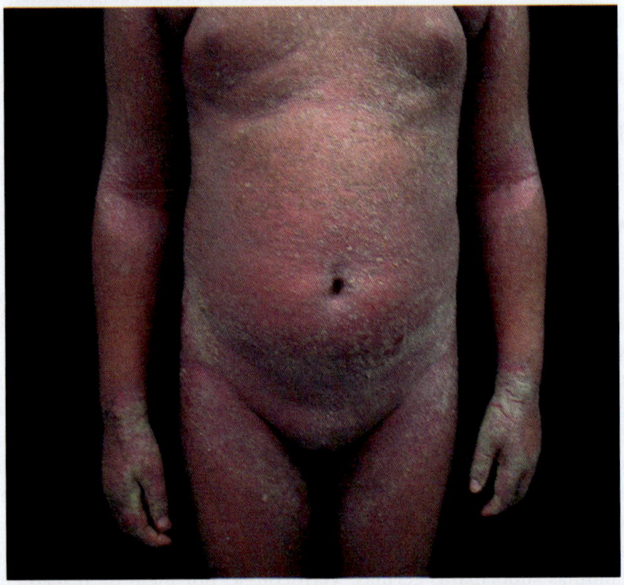

Figura 113.24 Sarna norueguesa em criança com DIH.

De referência à hanseníase, detectou-se no Congo e na Costa do Marfim maior frequência de infecção pelo HTLV-1 entre hansenianos que entre indivíduos normais. No entanto, entre hansenianos da cidade de Nova York, esse fato não foi observado.[89] Cancros sifilíticos já foram descritos em infecção prolongada no modelo experimental do HTLV-1 (coelho).[90] Já se descreveu um caso exuberante de sifílide, com placas infiltradas, pequenas ulcerações e com histologia granulomatosa, quadro clínico que não é geralmente observado na sífilis secundária e que talvez possa estar relacionado ao fato de o paciente ser portador de HTLV-1. Neste caso as lesões desapareceram com tratamento antisifilítico.[91]

Nas áreas endêmicas da infecção pelo HTLV-1, os médicos clínicos, dermatologistas e pediatras devem estar alertas para a possível associação entre esse vírus e manifestações dermatológicas recorrentes.

Referências bibliográficas

1. Bittencourt AL. Human T-Cell Lymphotropic Virus Type-1 (HTLV-1) Infection. In: Bonamigo R, Beber A, Ritter C, Heck R (Eds.). Dermatology in public health environments: a comprehensive textbook, cap. 49, second edition Springer International Publishing Switzerland, 2022, p. 1257-1282.
2. Ribeiro de Jesus A, Luna T, Pacheco de Almeida R, Machado PR, Carvalho EM. Pentoxifylline down modulate in vitro T cell responses and attenuate pathology in Leishmania and HTLV-1 infections. Immunopharmacology. 8: 1344-1353, 2008.
3. Gabet AS, Mortreux F, Talarmin A, Plumelle Y, Leclercq I et al. High circulating proviral load with oligoclonal expansion of HTLV-1 bearing T cells in HTLV-1 carriers with strongyloidiasis. Oncogene. 19: 4954-4960, 2000.
4. Dantas L, Netto E, Glesby MJ, Carvalho EM, Machado P. Dermatological Manifestations of individuals infected with human T cell lymphotropic virus type 1 (HTLV-1). Int J Dermatol. 53(9):1098-102, 2014.
5. Uchiyama T, Yodoi Y, Sagawa K, Takatsuki K, Uchimo H. Adult T-cell leukemia: clinical and hematological features of 16 cases. Blood. 50: 481-492, 1977.
6. Pombo de Oliveira MS, Matutes E, Famadas LC, Schulz TF, Calabro ML et al. Adult T cell leukaemia/lymphoma in Brazil and its relation to HYLV-1. Lancet. 336: 987-990, 1990.
7. Oliveira PD, Ribeiro GS, Anjos RO, Dias MA, Farre L, Araujo I, Bittencourt AL The importance of the clinical classification of adult T-cell leukemia/lymphoma (ATLL) in the prognosis. PLOS neglected diseases.
8. Bittencourt AL, Barbosa HS, Vieira MD, Farré L. Adult T-cell leukemia/lymphoma (ATL) presenting in the skin: clinical, histological and immunohistochemical features of 52 cases. Acta Oncol. 48: 598-604, 2009.
9. Shimoyama M. Diagnostic criteria and classification of clinical subtypes of adult T-cell leukaemia-lymphoma. A report from the lymphoma study group (1984-87). Br J Haematol. 79: 428-437, 1991.
10. Bittencourt AL, Barbosa HS, Vieira MG, Alves CRB, Farré L. Adult T-cell leukemia/lymphoma (ATL) in Bahia, Brazil: analysis of prognostic factors in a group of 70 patients. Am J Clin Pathol. 128: 875-882, 2007.
11. Cook LB, Fuji S, Hermine O, Bazarbachi A, Ramos JC, Ratner L et al. Revised Adult T-Cell Leukemia-Lymphoma International Consensus Meeting Report. J Clin Oncol. 2019; 37(8):677-687.
12. Shimoyama M. (1994) Chemotherapy of ATLL.in the Adult T-cell Leukaemia, cap. 10, ed. Takatsuki K, Tokyo, Oxford University Press), 220-37.
13. Tsukasaki K, Hermine O, Bazarbachi A, Ratner L, Ramos JC et al. Definition, prognostic factors, treatment, and response criteria of adult T-cell leukemia-lymphoma: a proposal from an international consensus meeting. J Clin Oncol. 27: 453-459, 2009.
14. Oliveira PD, Magalhães M, Argolo JM, Bittencourt AL, Farre L. Double integration band of HTLV-1 in a young patient with infective dermatitis who developed an acute form of adult T-cell leukemia/lymphoma. J clin virol. 56: 163-166, 2012.
15. Kamihira S, Sugahara K, Tsuruda K, Minami S, Uemura A et al. Proviral status of HTLV-1 integrated into the host genomic DNA of adult T-cell leukemia cells. Clin Lab Haematol. 27: 235-241, 2005.
16. Etoh K, Tamiya S, Yamaguchi K, Okayama A, Tsubouchi H et al. Persistent clonal proliferation of human T-lymphotropic virus type I-infected cells in vivo. Cancer Res. 57: 4862-4867, 1997.
17. Ohshima K, Jaffe ES, Kikuchi M. Adult T-cell leukaemia/Lymphoma. In Swerdlow SH, Campo E, Harris NL, Jaffe ES, Pileri SA, Stein H, Thiele J, Vardiman JW. WHO classification of tumours of haematopoietic and lymphoid tissues. Lyon: WHO, p. 281-284, 2008.
18. Kazakov DV, Burg G, Kempf W. Clinicopathological spectrum of mycosis fungoides. J Eur Acad Dermatol Venereol. 18: 397-415, 2004.
19. Talpur R, Jones DM, Alencar AJ, Apisarnthanarax N, Herne KL et al. CD25 expression is correlated with histological grade and response to denileukin diftitox in cutaneous T-cell lymphoma. J Invest Dermatol. 126: 575-583, 2006.
20. Bittencourt AL, de Oliveira M de F. Cutaneous manifestations associated with HTLV-1 infection. Int J Dermatol. 49: 1099-1110, 2010.
21. Ploysangam T, Breneman DL, Mutasim DF. Cutaneous pseudolymphomas. J Am Acad Dermatol. 38: 877-895, 1998.
22. Johno M, Ohishi M, Kojo Y, Yamamoto S, Ono T. Cutaneous manifestations of adult T-Cell leukemia/ lymphoma. In: Takatsuki K, Hinuma Y, Yoshida M, (ed.), Advances in adult T-Cell Leukemia and HTLV-1 Research. Gann monograph on Cancer Research nº. 19. Tokyo: Scientific Society Press, p. 33-42, 1992.
23. Amano M, Kurokawa M, Ogata K, Itoh H, Kataoka H et al. New entity, definition and diagnostic criteria of cutaneous adult T-cell leukemia/lymphoma: human T--lymphotropic virus type 1 proviral DNA load can distinguish between cutaneous and smoldering types. J Dermatol. 35: 270-275, 2008.
24. Sawada Y, Hino R, Hama K, Ohmori S, Fueki H, Yamada S et al. Type of skin eruption is an independent prognostic indicator for adult T-cell leukemia/lymphoma. Blood. 2011;117(15):3961-7.
25. Oliveira PD, Gomes Í, Souza VH, Pires EC, Arruda GB, Bittencourt A. Adult T-cell leukemia/lymphoma treatment in Bahia, Brazil. Rev Bras Hematol Hemoter.2017;39 (1):13-9.
26. Katsuya H, Ishitsuka K, Utsunomiya A, Hanada S, Eto T, Moriuchi Y et al. ATL--Prognostic Index Project. Treatment and survival among 1594 patients with ATL. Blood. 2015 Dec 10;126(24):2570-7.
27. Sawada Y, Shimauchi T, Yamaguchi T, Okura R, Hama-Yamamoto K, Fueki-Yoshioka H et al. Combination of skin-directed therapy and oral etoposide for smoldering adult T-cell leukemia/lymphoma with skin involvement. Leuk Lymphoma. 2013;54(3):520–7.
28. Bazarbachi A, Panelatti G, Ramos JC, Tortevoye P, Otrock Z et al. A worldwide meta--analysis on the use of zidovudine and interferon-alpha for the treatment of adult T-cell leukemia/lymphoma. Blood. 110: 610a-611a, 2007.
29. Cook LB, Rowan AG, Demontis MA, Sagawe S, Gillet NA, Melamed A et al. Long-term clinical remission maintained after cessation of zidovudine and interferon-α therapy in chronic adult T-cell leukemia/lymphoma. Int J Hematol. 2018;107(3):378-82.
30. Lyra-da-Silva JO, de Mello Gonzaga YB, de Melo EO, de Andrada-Serpa MJ, Dib C et al. Adult T-cell leukemia/lymphoma: a case report of primary cutaneous tumoral type. Dermatol Pract Concepts. 2012;2(2):202–3.
31. El Hajj H, Tsukasaki K, Cheminant M, Bazarbachi A, Watanabe T, Hermine O. Novel Treatments of Adult T Cell Leukemia Lymphoma. Front Microbiol. 2020 May 28;11:1062.
32. Maemoto H, Ariga T, Nakachi S, Toita T, Hashimoto S, Heianna J et al. Appropriate radiation dose for symptomatic relief and local control in patients with adult T cell leukemia/lymphoma. J Radiat Res. 2019;60(1):98-108.
33. Sweet RD. A pattern of eczema in Jamaica. Br J Dermatol. 78: 93-100, 1966.
34. Walshe MM. Infective dermatitis in Jamaican children. Brit J Dermatol. 79: 229-236, 1967.
35. La Grenade L, Hanchard B, Fletcher V, Cranston B, Blattner W. Infective dermatitis of Jamaican children: a marker for HTLV-1 infection. Lancet. 336: 1345-1347, 1990.
36. La Grenade L, Manns A, Fletcher V, Derm D, Carberry C et al. Clinical, pathologic, and immunologic features of human T-lymphotrophic virus type I-associated infective dermatitis in Children. Arch Dermatol. 134: 439-44, 1998.
37. Oliveira MFSP, Fatal PL, Primo JR, Silva JLS, Batista ES et al. Infective dermatitis associated with human T-cell lymphotropic virus type 1: evaluation of 42 cases observed in Bahia, Brazil. Clin Infect Dis. 54: 1714-1719, 2012.
38. Hanchard B, La Grenade L, Carberry C et al. Childhood infective dermatitis evolving into adult T-cell leukaemia after 17 years. Lancet 1991;338:1593-4.
39. Mahe, A et al. "Human T-cell leukaemia/lymphoma virus type 1-associated infective dermatitis in Africa: a report of five cases from Senegal." British Journal of Dermatology 150.5 (2004): 958-965.
40. Farre L, de Oliveira M deF, Primo J, Vandamme AM, Van Weyenbergh J et al. Early sequential development of infective dermatitis, human T cell lymphotropic virus type 1-associated myelopathy, and adult T cell leukemia/lymphoma. Clin Infect Dis. 46: 440-442, 2008.
41. Rosa BL, Silva TS, Dias MA, Araujo I, Bittencourt AL. Progression of Infective Dermatitis Associated with HTLV-1 to Adult T-Cell Leukemia/Lymphoma-Case Report and Literature Review. Am J Dermatopathol. 2022 May 1;44(5):368-371.
42. Primo J, Brites C, Oliveira M deFPS et al. Infective dermatitis and human T cell lymphotropic virus Type 1 - associated myelopathy/tropical spastic paraparesis in childhood and adolescence. Clin Infect Dis 2005; 41: 535-541.
43. Oliveira M deFPS, Vieira MG, Primo j, Siqueira IC, Edgar M. Carvalho E, Farré L, Fatal PL. Bittencourt, AL.Flower cells in patients with infective dermatitis associated with HTLV-1. Journal of Clinical Virology 2010; 48: 4288-290.
44. Primo J, Siqueira I, Nascimento MC, Oliveira MF, Farre L et al. High HTLV-1 proviral load, a marker for HTLV-1 associated myelopathy/tropical spastic paraparesis, is also detected in patients with infective dermatitis associated with HTLV-1. Braz J Med Biol Res. 42: 761-764, 2009.
45. Suite M, Jack N, Basdeo-Maharaj K, Edwards J, White F, Blattner W, Bartholomew C. Infective dermatitis in Trinidad and Tobago. AIDS Research and Human Retroviruses 10:447, 1994.
46. Weiler N, Mayer EF, Kazlouskaya V, Bamgbola OF, Banniettis N, Heilman E, Glick SA. Infective dermatitis associated with HTLV-1 infection in a girl from Trinidad: Case report and review of literature. Pediatr Dermatol. 2019 Jan;36(1):e12-e16.
47. Suite M, Jack N, Basdeo-Maharaj K, Edwards J, White F, Blattner W, Bartholomew C. Infective dermatitis in Trinidad and Tobago. AIDS Research and Human Retroviruses 10:447, 1994.Blank A, Herrera M, Lourido MA, Rueda R, Blank M. Infective dermatitis in Colombia. Lancet 346:710, 1995.
48. Mahé A, Chollet Martín S, Gessain A. HYLV-1 associated unfective dermatitis. The Lancet, 354:1386, 1999.
49. Aquije M, Ballona R. Dermatitis infectiva asociada a HYLV-1 en el Servicio de Dermatología del instituto de la Salud del Niño. Folia Dermatológica, 13: 1–8, 2002.
50. Clyti E, Reynier C, Couppie P, Kazanji M, Sainte-Marie D, Prevost G, Aznar C, Pradinaud R. Infective dermatitis and recurrent strongyloidiasis in a child. Annales de Dermatologie et de Venereologie 131: 191-3, 2004.
51. Mahé A.; Meertens L, Ly F, Sow PS, Diop CT, Samb ND, Valensi F, Gessain A. Human T-cell leukaemia/lymphoma virus type 1-associated infective dermatitis in Africa: a report of five cases from Senegal. British Journal of Dermatology 150: 958–65, 2004.
52. Lenzi MER, Araújo AQC, Maya TC, Serapião MJ, Leite ACCB, Schor D, Andrade--Serpa MJ. Dermatite infectiva associada ao HYLV-1: relato de caso. Anais Brasileiros de Dermatologia 71:115-18 1996.

53. Oliveira M de F, Brites C, Ferraz N, Almeida F, Magalhães P et al. Infective dermatitis associated with the human T cell lymphotropic virus type I in Salvador, Bahia, Brazil. Clin Infec Dis. 40: 90-96, 2005.
54. Dourado I, Alcantara LC, Barreto ML, da Gloria Teixeira M, Galvão-Castro B. HYLV-1 in the general population of Salvador, Brazil: a city with African ethnic and sociodemographic characteristcs. Journal Acquired Immune Deficiency Syndromes 34:527-31, 2003.
55. Maloney EM, Hisada M, Palmer P, Brooks K, Pate E, Wiktor SZ, La Grenade L, Manns. A. Human T cell lymphotropic virus type I-associated infective dermatitis in Jamaica: A case report of clinical and biologic correlates. The Pediatrics Infectious Disease Journal 19:560-5, 2000.
56. Bittencourt AL, Oliveira M deF, Dias NFC, Vieira MG, Muniz A et al. Adult-onset infective dermatitis associated with HTLV-1. European J Dermatol. 16: 62-66, 2006.
57. Maragno L, Casseb J, Fukumori LM, Sotto MN, Duarte AJ, Festa-Neto C, Sanches JA. Human T-cell lymphotropic virus type 1 infective dermatitis emerging in adulthood. International Journal of Dermatology, 48: 723-730, 2009.
58. Bittencourt AL, Oliveira MF. Dermatite Infecciosa associada ao HTLV-1 - Revisão. Anais Bras de Dermatol. 76: 723-32. 2001.
59. Bittencourt AL, Primo J, de Oliveira MF. Manifestations of the human T-cell lymphotropic vírus type I infection in childhood and adolescence. Jornal de Pediatria. 82: 411-420, 2006.
60. Primo J, Siqueira I, Nascimento MC, Oliveira MF, Farre L et al. High HTLV-1 proviral load, a marker for HTLV-1 associated myelopathy/tropical spastic paraparesis, is also detected in patients with infective dermatitis associated with HTLV-1. Braz J Med Biol Res. 42: 761-764, 2009.
61. McGill NK, Vyas J,Shimauchi T,Tokura Y,Piguet V. HTLV-1-associated infective dermatitis: updates on the pathogenesis. Exp Dermatol. 21(11):815-21,2012.
62. La Grenade L, Sonoda S, Miller W, Pate E, Rodgers-Johnson P et al. HLA DRB1* DQB1* Haplotype in HTLV-1-associated familial infective dermatitis may predict development of HTLV-1-Associated Myelopathy/Tropical Spastic Paraparesis. Am J Med Genet. 61: 37-41, 1996.
63. Nascimento MC, Primo J, Bittencourt A, Siqueira I, Oliveira M de F et al. Infective dermatitis has similar immunological features to human T lymphotropic virus-type 1-associated myelopathy/tropical spastic paraparesis. Clin Exp Immunol. 156: 455-462, 2009.
64. La Grenade L. HYLV-1-associated infective dermatitis: past, present, and future. Journal of Acquired Immune Deficiency Syndromes and Human Retrovirolology 13:S46-S49, 1996.
65. Maloney EM, Hisada M, Palmer P Brooks K, Pate E et al. Human T cell lymphotropic virus type I-associated infective dermatitis in Jamaica: A case report of clinical and biologic correlates. Pediatr Infect Dis J. 19: 456-461, 2000.
66. Batista ES, Oliveira PD, Primo J, Varandas CMN, Nunes AP, Bittencourt AL, Farre L. HTLV-1 proviral load in infective dermatitis associated with HTLV-1 does not increase after the development of HTLV-1-associated myelopathy/tropical spastic paraparesis and does not decrease after IDH remissionPLoS Negl Trop Dis. 2019 Dec 18;13(12):e0007705.
67. Silva JL, Primo JR, de Oliveira M deF, Batista EdaS, Moreno-Carvalho O et al. Clustering of HTLV-1 associated myelopathy/tropical spastic paraparesis (HAM/TSP) and infective dermatitis associated with HTLV-1 (IDH) in Salvador, Bahia, Brazil. J Clin Virol. 58: 482-485, 2013.
68. Bittencourt ACL, Brites C, Van Weyenbergh J, Paes MSF, Vieira MG et al. Histopathological and immunohistochemical studies of infective dermatitis associated with HTLV-1. Eur J Dermatol. 15: 26-30, 2005.
69. Burton, JL & Holden CA. Eczema, Lichenification and Prurigo. In: Champion RH, Bourton JL, Burns DA, Breathnach SM (ed.), Rook/Wilkinson/Ebling Textbook of Dermatology. 6. ed., Blackwell Scientific Publications: London, 629-680p., 1998.
70. Varandas CMN, da Silva JLS, Primo JRL, de Oliveira MFSP, Moreno-Carvalho O, Farre L, Bittencourt AL. Early Juvenile Human T-cell Lymphotropic Virus Type-1--Associated Myelopathy/Tropical Spastic Paraparesis: Study of 25 Patients. Clin Infect Dis. 67:1427-1433, 2018.
71. Kramer A, Maloney E, Morgan O, Roders-Johnson, Manns Ângela, Murphy E, Larsen S, Cranston B, Murphy J, Benichou J, Blattner W. Risk Factors and Cofactors for Human T-Cell Lymphotropic Vírus Type I (HTLV-1)–associated Myelopathy/Tropical Spastic Paraparesis (HAM/TSP) in Jamaica. Am J Epidemiol 1995; 142: 1212-1220.
72. Bittencourt AL. Vertical transmission of HTLV-1/II: a review. Rev Inst Med Trop São Paulo 1998; 40: 245-251.
73. Imamura A, Kitagawa T, Ohi Y, Osame M. Clinical manifestation of human T-cell lymphotropic virus type-I-associated myelopathy and vesicopathy. Urol Int 1991; 46: 149-153.
74. Bittencourt AL, Barbosa HS, Vieira MD et al. Adult T-cell leukemia/lymphoma (ATL) presenting in the skin: clinical, histological and immunohistochemical features of 52 cases. Acta Oncol. 2009;48:598-604.
75. Di Martino OB, Riveros R, Medina R, Morel M. Infective drematitis in a adult patient with HTLV-1. Am J Dermatopathol. 2015:37(12):944-8.
76. Souza LS, Silva TS, de Oliveira MFP, Farre L, Bittencourt AL. Clinicopathological aspects and proviral load of adulthood infective dermatitis associated with HTLV-1: Comparison between juvenile and adulthood forms. PLoS Negl Trop Dis. 2020 Apr 24;14(4):e0008241.
77. Rueda R Blank A. HTLV-1 associated cutaneous manifestations. In: Zaninovic V (ed.), HTLV, Truths and Questions. Cali: Feriva, p. 212-222, 1996.
78. Hashiguchi T, Osame M, Arimura K, Fujiyama J, Furukawa Y et al. Skin manifestations in HTLV-1 associated myelopathy (HAM): xerosis and erythema. In: HTLV-1 and the Nervous System, Manhattan: Alan R Liss, p. 443-448, 1989.
79. Pagliuca A, Williams H, Salisbury J, Mufti GJ. Prodromal cutaneous lesions in adult T-cell leukaemia/lymphoma. Lancet. 335: 733-734, 1990.
80. Lenzi ME, Cuzzi-Maya T, Oliveira AL, Andrada-Serpa MJ, Araujo AQ. Dermatological findings of human T lymphotropic virus type 1 (HTLV-1) associated myelopathy/tropical spastic paraparesis. Clin Infect Dis. 36: 507-513, 2003.
81. Setoyama M, Mizoguchi S, Eizuru Y. Human T-cell lymphotropic virus type I infects eccrine sweat gland epithelia. Int J Cancer. 80: 652-655, 1999.
82. Yamaguchi K. Human T-cell lymphotropic virus type I in Japan. Lancet 1994; 343: 213-216.
83. Milagres SP, Sanches JA Jr, Milagres AC, Valente NY. Histopathological and immunohistochemical assessment of acquired ichthyosis in patients with human T-cell lymphotropic virus type I-associated myelopathy. Br J Dermatol. 149: 776-781, 2003.
84. Bittencourt AL, de Oliveira M de F. Cutaneous manifestations associated with HTLV-1 infection. Int J Dermatol. 49: 1099-1110, 2010.
85. Gonçalves DU, Guedes AC, Carneiro-Proietti ABF, Lambertucci JR. HTLV-1 associated infective dermatitis may be an indolent HTLV-1 associated lymphoma. Braz J Infect Dis. 4: 100-102, 2000.
86. Maloney EM, Wiktor SZ, Palmer P, Cranston B, Pate EJ et al. A cohort study of health effects of human T-cell lymphotropic virus type I infection in Jamaican Children. Pediatrics 112: 136-142, 2003.
87. Brites C, Weyll M, Pedroso C, Badaró R. Severe and Norwegian scabies are strongly associated with retroviral (HIV-1/HYLV-1) infection in Bahia, Brazil. AIDS. 2002; 16:1292-3.
88. Blas M, Bravo F, Castillo W, Castillo WJ, Ballona R et al. Norwegian scabies in Peru: the impact of human T cell lymphotropic virus type I infection. Am J Trop Med Hyg. 72: 855-857, 2005.
89. Glaser JB, Levis WR, Gruber T, Cabrera A, Poiesz BJ. Prevalence of Human T Cell Lymphotropic Virus (HTLV) Types I and II and Human Immunodeficiency Virus Type I Infections among Persons with Hansen`s Disease in New York City. J Infect Dis 170: 1007-1009, 1994.
90. Tseng C, Sell S. Protracted Treponema pallidum-induced cutaneous chancres in rabbits infected with human T-cell leukemia virus type I. AIDS Res Hum Retroviruses 7: 323-331, 1991.
91. Carnaúba D Jr, Bittencourt A, Brites C. Atypical presentation of syphilis in an HTLV-I infected patient. Braz J Infect Dis. 7:273-277, 2003.

Márcia dos Santos Senra • Marcius Achiamé Peryassu • Patrícia de Aguiar Magalhães da Silveira

Psicodermatologia – Medicina Psicocutânea

■ INTRODUÇÃO

Psicodermatologia é uma área de estudo da interação mente/pele/corpo como unidade. Dermatologia está focada nas doenças externas visíveis e a Psiquiatria nas doenças não visíveis. Conectando-se as duas disciplinas é uma complexa interação que levará o paciente a ser visto num contexto biopsicossocial, não somente como um organismo, mas como um indivíduo com sensações, com uma história de vida, dentro de um contexto familiar e social.

As doenças primariamente dermatológicas (acne vulgar, vitiligo, psoríase, dermatite atópica, alopecia areata, rosácea, herpes simples recorrente, líquen plano são alguns exemplos) sofrem influência direta ou indireta do estresse e do aspecto psicológico do indivíduo.

Aí incluídas também estão as doenças primariamente psiquiátricas puras, que têm repercussão na pele, entre elas: tricotilomania, escoriações, distúrbio dismórfico corporal, delírios de parasitose, transtornos sensoriais etc. Além disso, diversas dermatoses primárias podem, em contrapartida, vir a influenciar negativamente o aspecto emocional do paciente de forma secundária. Nesses casos, geralmente isso ocorre em função de aspecto visual da enfermidade, do medo de contágio, e do contato com a pele não íntegra. A extensão e a localização da doença, aparência, odor, cor e textura da pele, são fatores que levam por vezes ao constrangimento e até ao isolamento social e à depressão, como é o caso dos pênfigos, ictioses, nevos congênitos gigantes, hemangiomas etc.

"O dermatologista trata a doença; o psicodermatologista trata o paciente que tem a doença" (John Koo).

Aristóteles (322 a 384 a.C.) foi um dos primeiros filósofos que, pela observação e reflexão da condição humana, sabia ser impossível a separação entre mente e corpo. Já o matemático René Descartes (1598-1650) ficou conhecido por sua filosofia cartesiana, a dualidade mente e corpo, separando para a Igreja o espírito e a mente, e cabendo à Ciência o corpo físico.

Registros iniciais da Dermatologia Psicossomática são atribuídos a Erasmus Wilson, que em 1867 referiu a influência nervosa da pele com relação ao ato de coçar, alopecias e ilusões de parasitoses. Damon em 1868 publicou o livro *Neuroses Cutâneas* e, em 1881, Bloch criou o termo neurodermatite.[1]

Na década de 1980, iniciava a integração entre mente e corpo no âmbito da Psicodermatologia. Bechelli e Curban mencionam que as alterações cutâneas poderiam estar associadas a distúrbios psíquicos como causa ou efeito.[2]

A Medicina Psicocutânea evoluiu muito nos últimos anos, fundamentada em estudos da Neurociência e em descobertas na área da Psiconeuroimunologia, em que o sistema neuro-imuno-endócrino-cutâneo é reconhecido hoje como o grande sistema integrativo do corpo humano.

Estes fatores inter-relacionados: fisiopatogenia da doença, herança genética, aspectos psíquicos, resistência imunológica, capacidade adaptativa individual, experiências de vida, aspectos sociais, ambientais, familiares e nutricionais, vão conjuntamente determinar a história da psicodermatose em questão.

Logo, na Medicina Integrativa, a cura ocorre do equilíbrio entre mente e corpo e, portanto, necessita da participação ativa do paciente neste processo, diferentemente da Medicina convencional, em que a cura ocorreria independente da relação mente e corpo, e é vista exclusivamente como algo obtido para o paciente. Este modelo médico-científico levou ao conhecimento de bases fisiopatogênicas de diversas doenças e acabou por subespecializar a Medicina que apresentava um momento de "explosão" de informações quanto a tratamentos e métodos diagnósticos. Infelizmente, esta abordagem não funcionava para doenças crônicas multissistêmicas, cuja persistente recorrência alertava para um conceito de doença mais abrangente e complexo.[3]

Na Índia, há cerca de 5 mil anos, a Psicologia já era uma prática comum dentro da Medicina, ou seja, as duas ciências já se uniam para a avaliação do todo. A cultura oriental há séculos trata o ser humano de forma integrada, independentemente do sintoma apresentado pelo paciente.[4]

Para os gregos, incluindo Asclépio, o deus da cura, a ideia de que a mente seria um fator importante na cura do corpo se concretiza no caduceu, o símbolo universal da Medicina; onde Asclépio segura um bastão de madeira que simboliza o corpo, envolto numa serpente que simboliza a mente.

Segundo a tradução da citação de Sir Willian Osler: "é mais importante conhecer o tipo de pessoa que tem a doença do que o tipo de doença que a pessoa tem". Hipócrates considerava que a reação individual à doença tinha dois componentes: *pathos*, que é o sofrimento e *ponos*, que é o trabalho executado pelo corpo para lidar com a doença (Reite, 1985).

Darwin (1859), em sua elaboração do conceito de seleção natural, destacou que o ambiente está em constante transformação, o que é um desafio estressante para o organismo. Só os organismos capazes de lidar com esses desafios naturais são capazes de sobreviver para reproduzir. Nesse sentido, as experiências de estresse foram, na verdade, pressões seletivas.

Freud no século passado já apontava para a tendência de uma visão integrada. "Podemos antecipar que algum dia os caminhos do conhecimento e, esperamos, de influência estejam abertos, levando a biologia e a química orgânica para o campo dos fenômenos neuróticos" (1895).

"Precisamos lembrar-nos de que todas as nossas ideias provisórias sobre psicologia serão presumivelmente algum dia baseadas em uma infraestrutura orgânica... Substâncias especiais e processos químicos..." (1914).

"Não haveria deficiências em nossa descrição caso já pudéssemos substituir nossos termos psicológicos por termos fisiológicos" (1920).

Sabemos, hoje em dia, que a pele é, por excelência, um órgão de expressão emocional. Há 15, 20 anos, muitos estudos demonstram um expressivo número de interações entre a pele, tecido nervoso e imunológico. A já conhecida origem embriológica ectodérmica é comum aos órgãos pele e cérebro, e isto é o início desta relação de interação íntima.

A pele é como uma barreira eficiente que protege nossos corpos do meio externo, mas também representa um importante local de percepção de vários estímulos. Neurônios sensoriais do sistema nervoso periférico (SNP) enviam fibras aferentes primárias para a pele, que atravessam a derme e penetram na membrana basal para inervar as células epidérmicas ou permanecerem como terminações nervosas livres. Fibras nervosas estão claramente envolvidas nas sensações corporais, mas são distribuídas de forma bem distinta nas diferentes áreas corporais. As células epidérmicas como: ceratinócitos, melanócitos, células de Langerhans e células de Merkel expressam proteínas sensoriais e neuropeptídeos regulando o sistema neuroimunocutâneo.

A aceitação da pele como tecido sensorial verdadeiro vem do conhecimento atual de que as proteínas sensoriais e as propriedades neurônio-*like* permitem que as células epidérmicas participem da percepção na superfície cutânea através da interação com as fibras nervosas. As células epidérmicas atuam no sistema nervoso tanto local (SNP) quanto central (SNC), a ponto de 30% a 40% dos pacientes dermatológicos apresentarem também problemas psicológicos.

Os ceratinócitos têm um papel importante por estarem equipados com proteínas sensoriais semelhantes às encontradas nos neurônios. A habilidade dos ceratinócitos de interagir com neurônios tem sido demonstrada *in vitro* através da expressão de receptores-*like*, liberação de neuropeptídeos como a substância P, que atuam como neurotransmissores em células-alvo ou modulam funções epidérmicas.[5]

■ "O PSICODERMATOLOGISTA"

Dermatologistas sensíveis vão aprendendo com a experiência a suspeitar da existência de uma alteração psicológica durante a consulta, pelo comportamento geral do paciente, pelo conteúdo e pela maneira da explanação das suas queixas. Através da aparência, do contato visual, mímicas, postura, tom de voz, podemos fazer um exame do estado mental do paciente e nos orientar no melhor caminho para a condução do caso. Cada paciente deve ser avaliado individualmente.[6]

O papel do dermatologista diante de um paciente que apresenta uma psicodermatose é difícil e por vezes complexo, uma vez que há a necessidade em lidar com vários aspectos simultâneos como: o sintoma físico, o sofrimento psíquico, medos e relações familiares e a disfunção fisiopatogênica da doença. Num contato inicial, no desenvolvimento da relação médico-paciente, o médico teria que avaliar se existe alteração psiquiátrica importante, orientar sobre a origem real dos problemas cutâneos, e informar sobre as formas de assistência e intervenção existentes.

Para maior compreensão, o psicodermatologista estaria classificado em duas categorias ou níveis:[7]

- **Nível 1:** dermatologista bem informado sobre o assunto, com habilidade relacional e eventualmente prescrevendo psicofármacos.
- **Nível 2:** dermatologista atuante em equipe multidisciplinar (psicólogos/psiquiatras) ou com formação pessoal em psicoterapia, capaz de trabalhar diretamente o aspecto emocional do paciente.

Dermatologistas de todo o mundo envolvidos com Psicodermatologia tentam definir regras e orientações básicas para o aprendizado necessário do dermatologista para atuação na área da Medicina Psicocutânea. Juntas, a Academia Europeia de Dermatologia e Venereologia (EADV) e a Sociedade Europeia de Dermatologia e Psiquiatria (ESDaP) procuram elaborar um programa de formação para dermatologistas na Europa, capacitando-os para o diagnóstico e aplicação terapêutica específica para os pacientes de psicodermatoses, estabelecendo áreas de atuação tanto dos dermatologistas, psiquiatras, psicólogos e psicoterapeutas era individual ou integrada.[7]

Alguns conceitos já estão determinados, como a necessidade de consultas mais longas, aplicação de perguntas sobre qualidade de vida e rotina pessoal, relações familiares, história de traumas físicos e/ou emocionais, predisposição genética e reação psicoemocional individual do paciente. A anamnese deve conter informações, tanto do quadro dermatológico quanto do psicológico, sendo fundamental estabelecer neste uma boa relação médico-paciente.[8]

■ RELAÇÃO MÉDICO-PACIENTE

A relação entre o paciente e o cuidador é um assunto relevante. Em Dermatologia, é particularmente importante, uma vez que os problemas psíquicos estão frequentemente associados aos cutâneos. Entretanto, pesquisas tem mostrado que a detecção de transtornos psiquiátricos pelos dermatologistas não é satisfatória, assim como também os aspectos de qualidade de vida são avaliados de maneira diferente pelos pacientes e pelos dermatologistas. As opiniões quanto a severidade e impacto da doença são discrepantes entre os dois.[9] Aderência ao tratamento é difícil pela cronicidade e as pioras de várias patologias, mas podem ser bem administradas com a ajuda do profissional.[10]

A linguagem usada pelo profissional deve ser clara e simples, com empatia e compaixão, adaptada a cada paciente. O diálogo deve fornecer o entendimento do diagnóstico, quanto tempo os sintomas poderão durar, a descrição do tratamento, ouvindo as expectativas do paciente e suas preferências para serem integradas no seu estilo de vida. O paciente deve sentir que seu médico está sentindo seu sofrimento como ser humano.[11]

Durante a consulta, a relação médico/paciente tem semelhanças com as relações parentais infantis, reproduzindo o que foi vivenciado no passado.

Entendendo esse fato, os médicos poderão lidar com algumas reações dos pacientes que não são direcionadas a eles, mas a alguém que relembre inconscientemente a uma figura do passado. Isso é chamado de transferência.

A chamada contratransferência explica o porquê de alguns médicos se sentirem irritados ou impacientes também relembrando inconscientemente alguém e projetando no paciente.

Os dermatologistas devem descobrir quais emoções estão debaixo das manifestações não verbais e das expressões faciais dos seus pacientes. A identificação dos neurônios espelho localizados na área cerebral do córtex pré-frontal e da ínsula tem ajudado a entender essa área.[12]

Guidelines para avaliação psiquiátrica do paciente dermatológico*

1. **O impacto do transtorno cutâneo na qualidade de vida:**
   - O que você deixa de fazer por causa da sua pele?
   - Está afetando sua vida social, seu funcionamento sexual?
   - Você está constantemente preocupado com a reação dos outros para o seu problema cutâneo?
   - Você regularmente antecipa comentários negativos sobre o seu problema com desconhecidos?
   - O seu problema cutâneo afeta como você se sente sobre si mesmo?
   - Você se sente ansioso ou depressivo como resultado do seu problema de pele?
   - Está afetando o seu funcionamento na escola, trabalho...?
   - As pessoas na escola ou no trabalho o tratam diferente por causa da sua pele?
   - O seu problema de pele causa algum dano financeiro?
   - Há interferência com seu sono?
2. **O impacto dos estressores psicossociais:**
   - O estresse psicológico piora a sua condição cutânea?
   - Se sim, você está vivenciando situações estressoras ultimamente?
   - Você acha que lida diariamente com mais problemas, em função de condição da sua pele?

* Traduzido de: Gupta MA, Gupta AK, Ellis CN, Koblenzer CS. Psychiatric evaluation of the dermatology patient. Dermatol Clin. 2005;23:591-9.

- Você tem alguma história de trauma ou abuso que de alguma forma provoca estresse recorrente?

3. **História de abuso de substâncias:**
   - Quanto de álcool você ingere durante a semana?
   - Você acha que existe relação entre sua dermatose e a ingestão de álcool?

O psicodermatologista deve desenvolver seus conhecimentos teóricos em desordens psiquiátricas comuns, suas causas e formas de apresentação, conhecer sobre tratamentos farmacológicos (uso de psicofármacos) principalmente os ansiolíticos, antidepressivos e neurolépticos, e reconhecer os pacientes que precisam deste tratamento específico. O trabalho conjunto com profissionais especializados da Psiquiatria e Psicologia corresponde ao modelo ideal de abordagem das psicodermatoses, num tratamento integrado que pode ser complementado com diversos métodos de promoção de relaxamento e controle do estresse: psicoterapias, terapias ocupacionais e atividades físicas regulares, na busca de uma melhor qualidade de vida.

QUALIDADE DE VIDA COMO MÉTODO DE AVALIAÇÃO NA PSICODERMATOLOGIA

Uma outra ferramenta bastante utilizada por especialistas que trabalham diretamente com Psicodermatologia, são os questionários de qualidade de vida. Muitos são desenvolvidos para psicodermatoses específicas e relevantes na prática clínica, por exemplo: acne vulgar, psoríase, vitiligo, dermatite atópica, herpes genital recorrente etc.[13]

Esses questionários são fundamentais para uma avaliação do impacto da dermatose na vida do paciente. Têm os seguintes objetivos:

- Explorar a associação entre variáveis demográficas, clínicas e psicológicas em ambiente de pesquisa.
- Avaliar efeito dos tratamentos na qualidade de vida.
- Aplicação na prática clínica.
- Utilizado em política de saúde.

É necessário o desenvolvimento metodológico, psicométrico, tradução e adaptação cultural dos diferentes questionários. Os mais utilizados na prática são para psoríase, dermatite atópica, acne e vitiligo. Novos questionários estão sendo criados para a avaliação do impacto da doença dermatológica na família (FDLQI).[14,15]

Estresse nas psicodermatoses

A palavra estresse em si quer dizer "pressão", e o termo "estar estressado" quer dizer estar sob a ação de estímulo insistente. Agente "estressor" é qualquer estímulo capaz de provocar o aparecimento de um conjunto de respostas orgânicas e/ou comportamentais, relacionadas com mudanças fisiológicas de padrão, que incluem a hiperfunção da suprarrenal. O estresse é um processo reativo, que objetiva reduzir os efeitos negativos causados pelo estressor e favorecer a adaptação a este ou às mudanças advindas da sua presença.[16]

O estresse pode ser físico, psíquico (emocional), ou misto (mais comum), e ainda ser considerado agudo ou crônico (geralmente mais longo e intenso). O estresse crônico pode ter seus efeitos mantidos, mesmo cessada a atuação do agente estressor.

Hans Selye descreveu a síndrome geral da adaptação (SGA) ao estresse, na qual considerava que os indivíduos estressados passam por três fases distintas durante a resposta ao estresse:

1. **Fase de alarme:** é quando o corpo registra a ameaça do agente estressor. Ocorre ativação do sistema nervoso simpático adrenérgico para a reação de "luta ou fuga", com liberação de catecolaminas na corrente sanguínea.
2. **Fase de resistência:** na qual o corpo mobiliza forças defensivas para combater o agente estressor. Reflete inicialmente uma adaptação total ao estressor. O eixo HPA é ativado sequencialmente ao sistema simpático. Ocorre liberação de glicocorticosteroides da corrente sanguínea.
3. **Fase de exaustão:** na permanência do agente estressor (estresse grave e crônico), ocorre descompensação e falência dos mecanismos de adaptação (fase 2), levando a prejuízos na saúde do indivíduo (Figura 114.1).

A resposta aguda de estresse é bem orquestrada pelo sistema nervoso simpático e é crítica para a sobrevivência do ser humano. Mas, quando não é interrompida, nosso sistema passa a ser ameaçado pela permanência dessa resposta, ocorrendo então a supressão do nosso sistema imunológico. Isto ocorre em função da ativação de outro circuito de estresse cerebral, o eixo hipotálamo-hipófise-adrenal (HPA), não tão imediato quanto o sistema simpático, mas de grande influência no efeito do estresse crônico do organismo. O hipotálamo é a área do sistema nervoso central (SNC) que integra o sistema autônomo e o endócrino na função da manutenção da homeostase (manutenção de condições ideais ou constantes no organismo). Os hormônios glicocorticosteroides liberados pelo córtex adrenal durante o estresse crônico causam mudanças fisiológicas que preparam o corpo para a adaptação ao estresse (fase 2). Se o estresse for mantido, ocorre hipertrofia das glândulas adrenais e atrofia de neurônios do hipocampo. A excitotoxicidade corresponde ao processo de morte cerebral que ocorre em neurônios da região CA3 do hipocampo, em função da exposição prolongada aos hormônios do estresse (glicocorticosteroides), afetando diretamente a memória e a capacidade de concentração[19] (Figura 114.2).

A sensibilidade ao estresse varia ao longo da vida e fatores como envolvimento parental, envelhecimento e diferenças sexuais podem afetar a resposta do indivíduo ao estresse.

O desencadeamento de morbidade psiquiátrica pode ser o resultado de uma exposição aguda ou crônica a agentes estressores, sem uma adaptação individual adequada. Como resultado dessa relação, observa-se que o estresse, bem como a depressão do humor, afeta diretamente a imunidade, gerando ambos imunossupressão.

A informação da presença do agente estressor é processada no hipotálamo resultando na liberação de CRH (hormônio liberador de

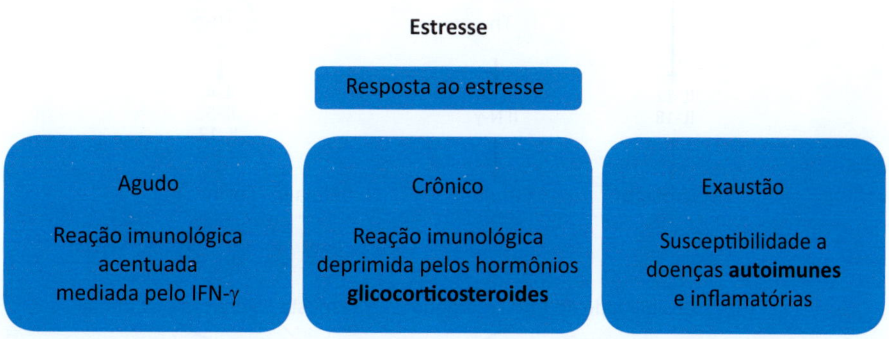

Figura 114.1 Imunomodulação trimodal pelo estresse. Os efeitos imunológicos podem ser dependentes tanto da cronicidade como do caráter da resposta ao estresse. Enquanto o estresse agudo parece promover uma imunoestimulação, o estresse crônico através dos glicocorticosteroides causam imunodepressão. Adicionalmente, quando ocorre um bloqueio do eixo HPA, por exaustão da resposta ao estresse, ocorre o desenvolvimento de doenças autoimunes e inflamatórias.[17,18]

corticotrofina), ACTH (hormônio adrenocórtico-trófico), NE (norepinefrina) e eventualmente cortisol.

O cortisol intervém na diferenciação das células T *helper* (Th0) na direção a resposta imune humoral (Th2), em detrimento da resposta celular (Th1). Células de Langerhans, apresentadoras de antígenos, secretam citocinas que agem na diferenciação em Th1. Na presença de lipopolissacarídeos provenientes de bactérias, os receptores *toll-like* induzem a produção de interleucinas (IL-1, IL-6) que cruzam a barreira hematoencefálica, desencadeando a resposta do eixo HPA. Efeitos do Th1 são mediados pela IL-12, IL-18, IL2 e IFN-alfa, ativando células T e macrófagos. A resposta Th2 é mediada pela IL-4, IL-6, IL-13, além de linfócitos B, eosinófilos e mastócitos.

Para inibirmos os efeitos do estresse crônico, decorrente da ativação permanente do sistema nervoso simpático e do eixo HPA, existem algumas alternativas: a ocitocina, hormônio produzido principalmente durante a lactação, mas que também é liberado em homens e mulheres através de estímulos como: toque, massagens, eletroacupuntura, calor etc. A liberação da ocitocina também é estimulada através dos vínculos sociais positivos, durante o sexo e a meditação.[19]

Classificação das psicodermatoses

Um estudo realizado pela Associação Britânica de Dermatologistas em 2011 revelou:

- 17% dos pacientes dermatológicos necessitam de apoio psicológico para ajudar a lidar com o estresse secundário às condições cutâneas.
- 14% dos pacientes dermatológicos possuem problemas psicológicos que pioram a doença cutânea.
- 8% dos pacientes dermatológicos apresentam piora dos problemas psiquiátricos em função de problemas cutâneos concomitantes.
- 3% dos pacientes dermatológicos possuem transtorno psiquiátrico primário.
- 85% dos pacientes relataram que os aspectos psicossociais da doença cutânea são os principais componentes da doença.
- Pacientes com doença psicocutânea tem alta mortalidade por suicídio.

Doenças psicocutâneas – classificação segundo John Koo-1999[17]

1. **Condições psicofisiológicas ou primariamente dermatológicas exacerbadas pelo estresse:** doenças cutâneas genuínas nas quais os fatores emocionais são tidos como importantes variáveis, tanto no desencadeamento, agravamento, melhora e recidiva. Por exemplo: psoríase, eczema, urticária, dermatite atópica, acne vulgar, desidrose, dermatite seborreica, líquen plano, rosácea, herpes simples, alopecia areata, vitiligo (Figura 114.3).

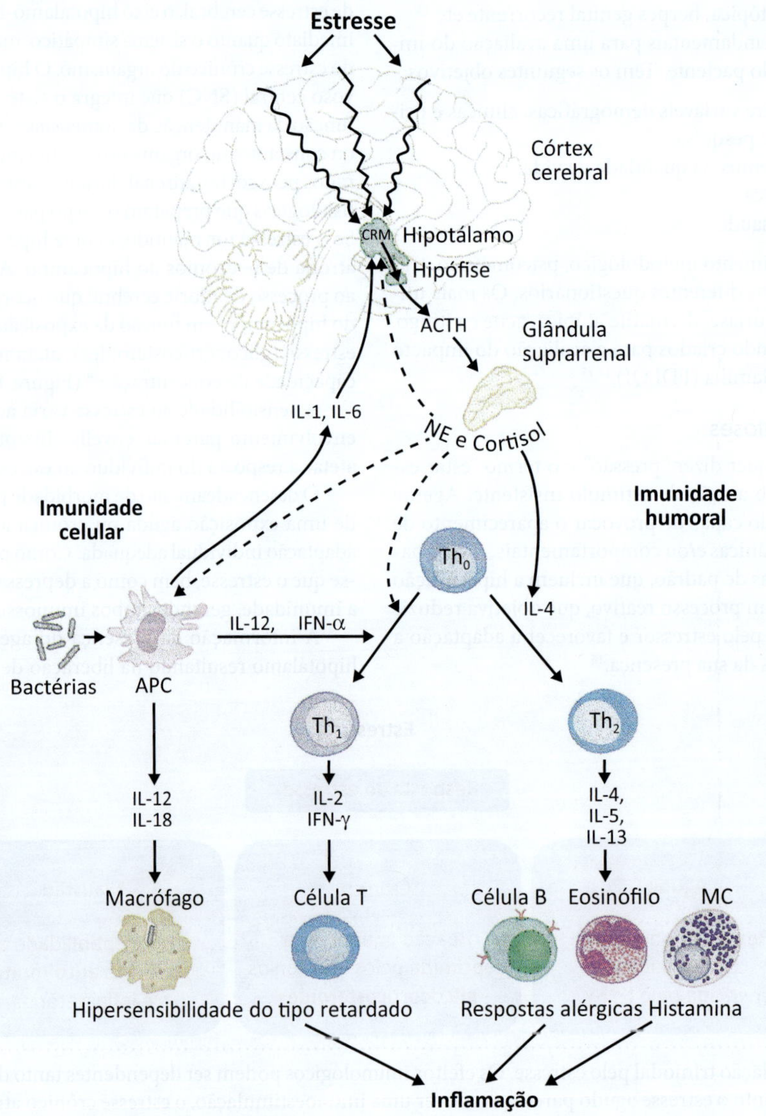

■ **Figura 114.2** Efeitos do estresse na imunidade e inflamação.[20-18]

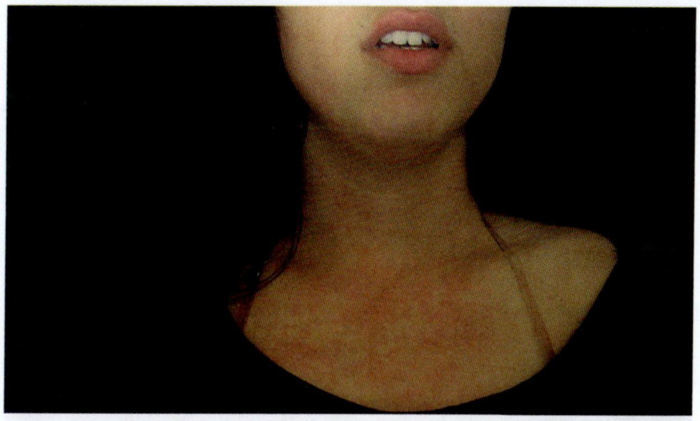

■ **Figura 114.3** *Flushing* cutâneo (hiperativação do SNA). Resposta autonômica ativada onde o corpo continua a reagir a estímulo físico ou emocional, como se resistisse a uma contínua ameaça.

Fonte: Cortesia Dra. Márcia Senra – ambulatório do Hospital de Ipanema – Rio de Janeiro.

2. **Condições psiquiátricas primárias:** casos em que na realidade não há qualquer condição cutânea. Tudo o que é visto na pele é autoinduzido. A condição primária patológica está no psiquismo (Quadro 114.1).
   - **Autoinduzidas:**
     - neurodermite circunscrita;
     - acne escoriada;
     - sensibilização autoeritrocitária;
     - escoriação neurótica;
     - dermatite factícia.
   - **Dermatofobias:**
     - delírio de parasitose ou acarofobia;
     - bromidrofobia;
     - dismorfofobia;
     - onicofagia.
   - **Dermatocompulsões:**
     - cutisfagia;
     - queilofagia;
     - tricotilomania.
3. **Condições psiquiátricas secundárias:** são decorrentes de qualquer dermatose, principalmente as incapacitantes, crônicas e desfigurantes, que afetam sempre as áreas emocional, social e ocupacional, em graus variados. Participam da gênese de quadros de ansiedade, depressão, com altas taxas de ideação suicida[23] e fobia social pelo estigma da doença cutânea. O impacto emocional depende da idade do aparecimento do quadro e da autoestima do indivíduo. Por exemplo: vitiligo, psoríase, acne, rosácea, alopecias, hirsutismo, hiperidrose, melasma, estrias, celulite, hanseníase, nevos congênitos gigantes etc. (Quadro 114.2).
4. **Condições de sensopercepção:** o paciente tem apenas sensações anormais na pele, sem qualquer lesão primária e sem qualquer diagnóstico sistêmico. Pode coexistir ansiedade e depressão, e cursam com sintomas de: queimação intolerável, prurido intenso, ferroadas, picadas, outras sensações desagradáveis. São exemplos: glossodinia ou língua dolorosa, vulvodinia, síndrome dos pés queimando.
5. **Condições dermatológicas em que o tratamento é feito com psicofármacos:** em algumas situações, os psicofármacos são mais eficazes no tratamento de distúrbios dermatológicos puros do que os agentes tradicionalmente empregados. São exemplos desses casos: uso de antidepressivo tricíclico na urticária crônica idiopática e na neurite pós-herpética. Recentemente o uso da Gabapentina, um análogo estrutural do neurotransmissor ácido gama amino butírico, mostrou-se eficaz no prurigo nodular. A Pregabalina, composto similar à Gabapentina, tem ação ansiolítica e antidepressiva, tornando-se mais uma arma no tratamento do prurido essencialmente emocional.[24]
6. **Escoriações (escoriações neuróticas):** o paciente produz escoriações na pele sã ou sobre lesões preexistentes, em função de sensação de prurido insuportável. O primeiro sintoma é exatamente o prurido e, como consequência, as lesões aparecem dispostas nas regiões de fácil acesso às mãos, com predominância no lado oposto à mão dominante. As lesões apresentam formato linear ou do tipo saca-bocado, como se observa no prurido biopsiante. Existe um caráter punitivo na formação das lesões, com piora tipicamente noturna. Na temporalidade de sua formação, observam-se acontecimentos prévios que são fontes de angustia para o paciente e habitualmente ele consegue compreender esta relação.
   Nesses casos, o quadro cutâneo é o mesmo (escoriação), mas o transtorno psíquico é diferente. O quadro primário é psiquiátrico.
7. **Liquenificação vulgar circunscrita:** de maneira localizada e, equivalendo às escoriações neuróticas, restringindo-se a um único local, mas com importância emocional semelhante. O paciente escolhe um ponto de fácil acesso para a mão dominante, onde coça repetidamente formando liquenificação. Tem maior intensidade nos momentos em que não está ocupado e à noite. Existem escores elevados de somatização, depressão, compulsão, obsessão e ansiedade nestes pacientes, quando comparados com pacientes controles e, estudos recentes sugerem alterações no gene ligado à produção de serotonina nestes indivíduos.[25]

Quadro 114.1 Manifestações cutâneas decorrentes de transtornos psiquiátricos primários.

Doenças dermatológicas	Comorbidades psiquiátricas
Tricotilomania É caracterizada pelo impulso recorrente de arrancar os cabelos (Figura 114.4)	Transtorno obsessivo-compulsivo; transtornos dissociativos; amnésia psicogênica; transtorno de personalidade *borderline*; transtorno depressivo; transtorno alimentar; esquizofrenia; em crianças, distúrbios na relação afetiva ou em situação de estresse
Escoriação neurótica e acne escoriada É produzida por autoescoriações, podendo ser difusa e crônica. Os pacientes têm consciência de que as lesões são autoinfligidas (Figuras 114.5 a 114.7)	Depressão; transtorno obsessivo-compulsivo (TOC); traços de personalidade perfeccionista; presença de estressor psicossocial significativo; problemas de imagem corporal, incluindo transtornos de alimentação na acne escoriada
Dermatite artefata Lesões autoinfligidas, com algo além das unhas, como objetos afiados, produtos químicos, produtos que provocam queimaduras, sempre negando a autoinflicção (Figuras 114.8 e 114.9)	Transtorno severo de personalidade; transtorno de estresse pós-traumático; psicose; depressão; transtorno obsessivo-compulsivo; síndrome de Munchausen
Delírio de parasitose (doença de Ekbom's)	**Transtornos psiquiátricos associados**
O conteúdo da ideia delirante consiste na percepção falsa de que parasitas estão infestando a pele **Delírio de bromidrose** ou crença ilusória de odor proveniente da boca, axilas, reto ou vagina	Psicose hipocondríaca monossintomática Esquizofrenia paranoide; transtorno de personalidade *borderline*; transtorno depressivo com traços psicóticos **OBS.: Diagnóstico diferencial:** psicose tóxica (álcool, cocaína, anfetaminas, corticosteroides, metilfenidato); síndromes orgânicas cerebrais (esclerose múltipla); doença renal, diabete, doença hepática, linfoma, pelagra, deficiência de vitamina B12 e folatos; fobias; sífilis
Dismorfofobia É caracterizada por preocupação com defeito imaginário na aparência	Transtorno obsessivo-compulsivo (TOC); delírios; transtorno somatoforme; transtorno depressivo maior; fobia social; transtornos de personalidade: narcísica e paranoide; transtorno alimentar

Fonte: Manual de Conduta – SBD, 2004.[25]

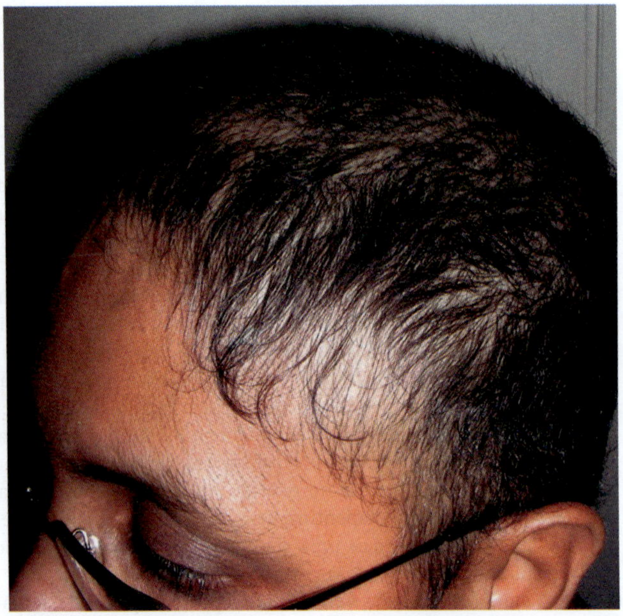

■ **Figura 114.4** Paciente com tricotilomania e transtorno de estresse pós-trauma.

Fonte: Cortesia Dra. Márcia Senra – ambulatório do Hospital de Ipanema – Rio de Janeiro.

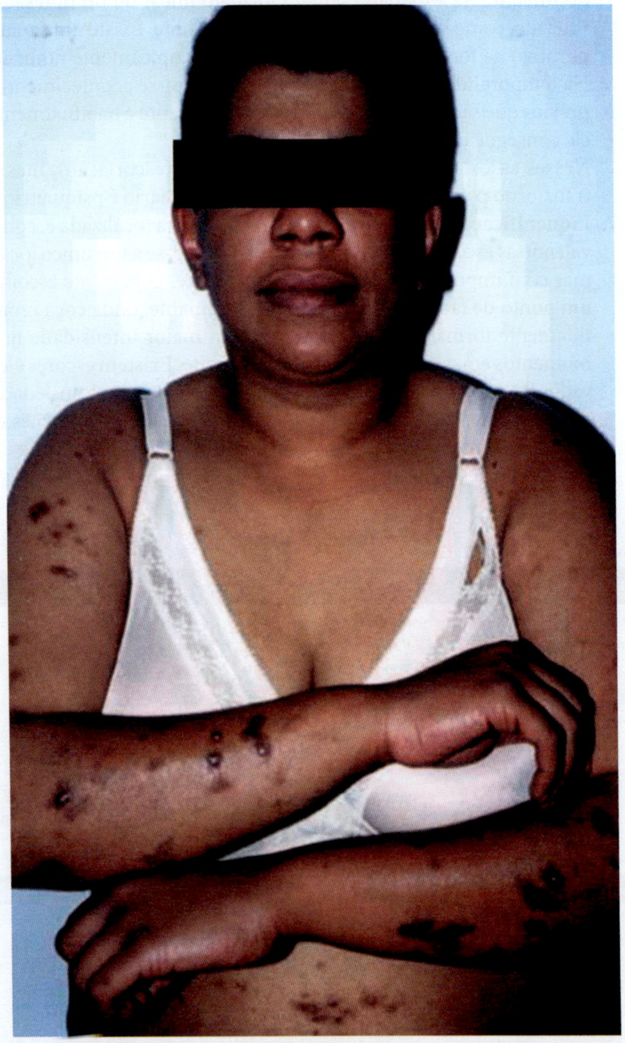

■ **Figura 114.5** Paciente com quadro de escoriação cutânea e transtorno depressivo associado.

Fonte: Cortesia Dra. Márcia Senra – ambulatório do Hospital de Ipanema – Rio de Janeiro.

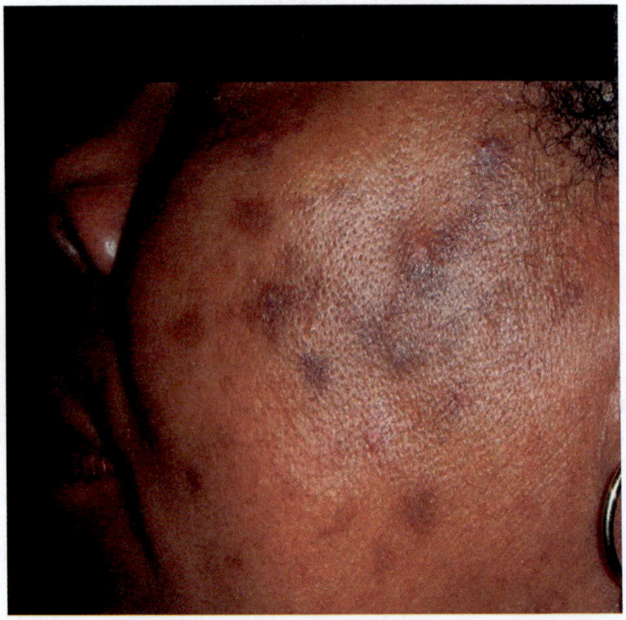

■ **Figura 114.6** Paciente com acne escoriada com transtorno de ansiedade.

Fonte: Cortesia Dra. Márcia Senra – ambulatório do Hospital de Ipanema – Rio de Janeiro.

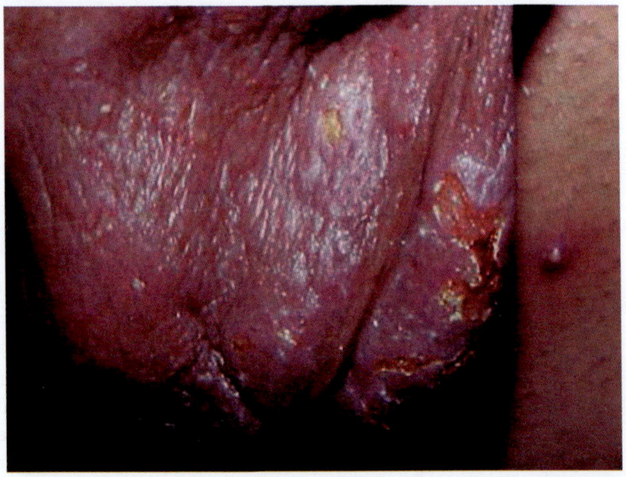

■ **Figura 114.7** Escoriação neurótica no saco escrotal, notando-se pústula na coxa, por infecção secundária.

Fonte: Cortesia Dr. Marcius Achiame Peryassu.

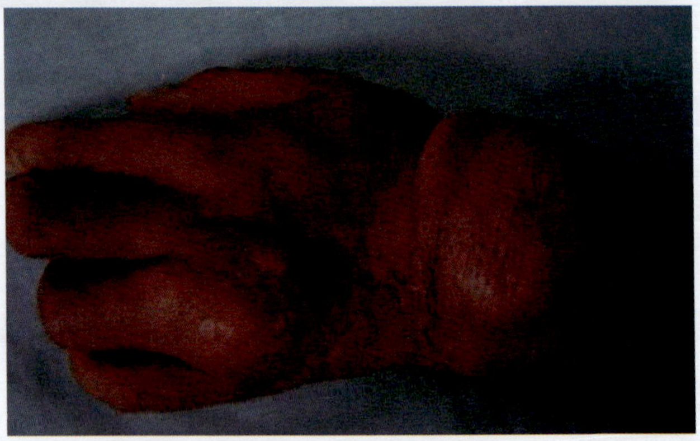

■ **Figura 114.8** Paciente com dermatite factícia (tumoração decorrente da injeção de silicone) com transtorno de personalidade *borderline*, e estresse pós-trauma (sintomas dissociativos).

Fonte: Santa Casa de Misericórdia do Rio de Janeiro – Dermatologia & Psiquiatria & Psicoterapia. (Arquivo IDPRDA-SCMRJ).

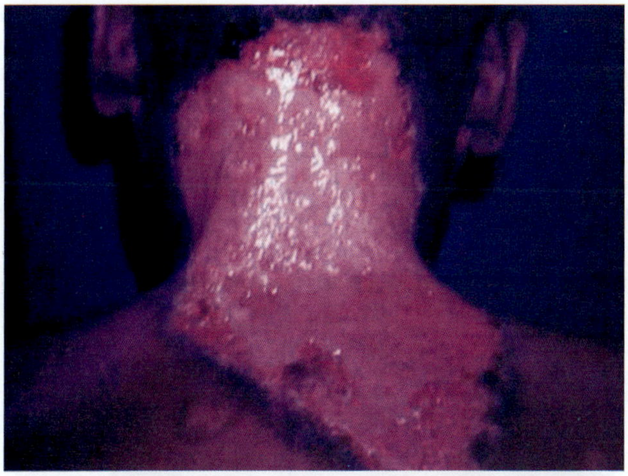

■ **Figura 114.9** Paciente com grave patologia psiquiátrica, que induziu, por meio de objeto cortante, lesões na nuca e dorso.

Fonte: Cortesia Dr. Marcius Achiame Peryassu.

Em seu artigo *Pseudopsychodermatologic disease*,[27] John Koo alerta para a necessidade de exclusão de patologias orgânicas primárias, mas que num exame mais acurado, verificou-se a presença de doenças sistêmicas:

- Dermatite artefata → penfigoide bolhoso localizado.
- Delírio de parasitose → deficiência de vitamina B12.
  - esclerose múltipla;
  - hipotireoidismo;
  - foliculite;
  - doença de Grover;
  - epilepsia do lóbulo temporal.

Psicopatologias mais comuns nos pacientes dermatológicos:

- ansiedade;
- depressão;
- psicoses;
- transtorno obsessivo-compulsivo.

Quadro 114.2 Manifestações psiquiátricas secundárias aos transtornos dermatológicos.

Doenças dermatológicas	Comorbidades psiquiátricas
Dermatite atópica	Ansiedade; dificuldade de lidar com a raiva; sintomas depressivos associados com prurido severo
Psoríase (Figura 114.10)	Depressão; transtorno de ansiedade; alcoolismo
Alopecia areata	Depressão; ansiedade; psicose
Vitiligo (Figura 114.11)	Baixa autoestima; fobia social; depressão; ansiedade
Acne	Transtorno obsessivo compulsivo; baixa autoestima; fobia social

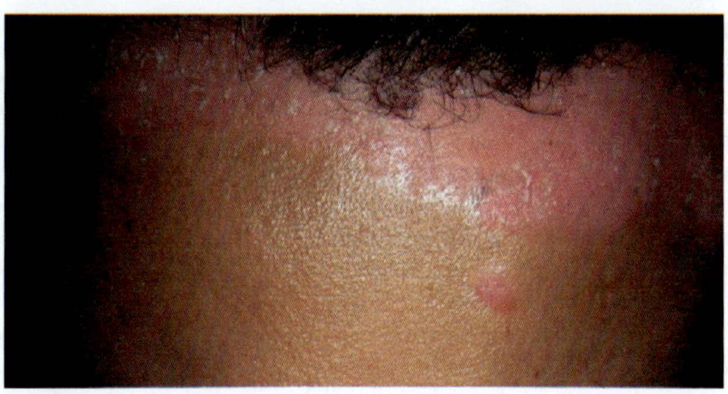

■ **Figura 114.10** Paciente com psoríase apresentando transtorno de ansiedade generalizada (TAG).

Fonte: Cortesia Dra. Márcia Senra.

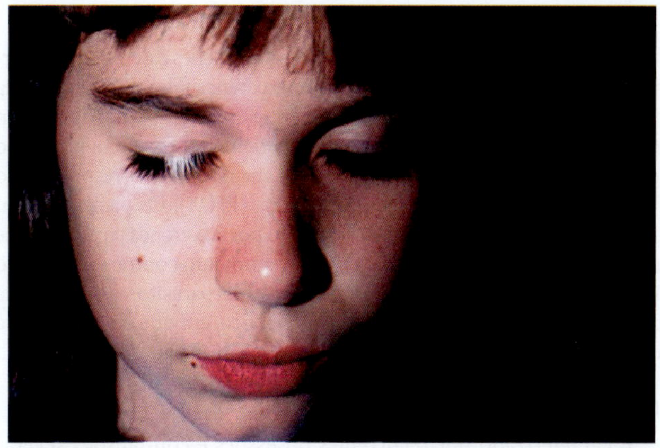

■ **Figura 114.11** Paciente com vitiligo na região periorbital. Apresentava comportamento evitativo em função da presença da dermatose.

Fonte: Cortesia Dra. Márcia Senra.

■ TRANSTORNOS MENTAIS E DE COMPORTAMENTO

Transtorno de ansiedade

"Via de regra, o que não está à vista perturba a mente do homem mais seriamente do que o que ele vê" (Júlio César).

O medo e a ansiedade têm valor adaptativo, pois leva o indivíduo a evitar danos físicos e prejuízos psicológicos, através da consequente autopreservação. No entanto, certos estados de ansiedade, quando intensos e desproporcionais, são considerados transtornos psiquiátricos.

O estado ansioso, assim como o estresse, pode precipitar ou agravar um quadro dermatológico psicofisiológico (classificação 1 – John Koo). O transtorno de ansiedade também acompanha as dermatoses que causam desfiguramento, estigma social, e que cursam com baixa autoestima, afetando diretamente a qualidade de vida do paciente. Caracteriza-se por um sentimento difuso de preocupação e medo, que se origina num pensamento ou desejo reprimido. Pode se manifestar por uma avassaladora sensação de pânico, com sudorese, aumento da frequência cardíaca e respiratória, diarreia e até terror. Freud cunhou o termo "neurose de ansiedade". É reconhecida como excessiva e exagerada pelo paciente, que adota o comportamento de evitação.

Os ataques de pânico ocorrem numa situação fóbica e são considerados a expressão da gravidade da fobia.[28]

O lócus *ceruleus* parece regular o nível de ansiedade por meio da ativação e desativação de neurônios inibitórios também ativados pelo GABA (ácido gama aminobutírico). Apesar da existência de um mecanismo neural para a ansiedade, isso não elimina a utilidade de técnicas psicoterapêuticas, além do uso de psicofármacos se houver um prejuízo considerável na vida do paciente.

Transtorno depressivo maior

É o transtorno mais comum encontrado nos pacientes com psicodermatoses. Está associado há pelo menos 2 semanas de humor depressivo ou perda de interesse e prazer (anedonia) em atividades anteriormente satisfatórias. Algumas vezes, os sintomas são de ansiedade e agitação, em outras, podemos encontrar: choros imotivados e fáceis, apatia, concentração e atenção comprometidas, sentimento de culpa, inutilidade, baixa autoestima, irritabilidade, tédio, comprometimento do sono, cansaço exagerado, psicomotricidade lentificada.

Há uma correlação direta entre a gravidade da depressão e a intensidade do prurido em dermatoses como: psoríase, dermatite atópica e urticária crônica idiopática, inclusive com ideação suicida.

Transtornos cutâneos crônicos recorrentes são considerados fatores de risco para episódios de depressão. Alguns pacientes deprimidos podem se queixar de disestesia como sensação de dor e queimação, sem que nenhuma causa orgânica tenha sido encontrada; outros podem se preocupar excessivamente com problemas mínimos dermatológicos, sendo esses sintomas equivalentes depressivos, de depressão "mascarada".[29-31]

Psicoses

É definida pela presença do delírio, de alucinações e de algumas anormalidades de comportamento. O delírio é a crença falsa com base numa interpretação incorreta de uma realidade que não pode ser corrigida com argumentos lógicos. Na Dermatologia, o delírio mais encontrado é o delírio de parasitose, no qual há uma ideia encapsulada correspondendo à psicose hipocondríaca monossintomática (PHM). Os pacientes com PHM são psicologicamente normais, exceto por sua crença particular que os fazem reagir com irritação a qualquer argumento contrário. O delírio também pode estar associado à alucinação tátil (parasitose) ou olfatória (p. ex., halitose, bromidrose), ou ser dismórfico, em que o paciente está convencido de ser portador de defeito grave em sua aparência.[28]

Transtorno obsessivo-compulsivo (TOC)

É caracterizado por recorrentes obsessões e compulsões severas que consomem tempo ou causam significativa limitação na vida do paciente. Obsessões são ideias, pensamentos, impulsos ou imagens inapropriadas ou intrusivas que causam intensa ansiedade.

Compulsões são comportamentos repetidos ou atos mentais (p. ex., contagem) que tem função de minimizar a ansiedade.

Geralmente, não ocorre o relato voluntário do paciente quanto aos seus hábitos obsessivos. Alguns comportamentos obsessivos encontrados na Dermatologia: lavagem excessiva das mãos, onicofagia, queilofagia, escoriações, enfeitar-se excessivamente, puxar os cabelos etc.

A escarificação do TOC pode exacerbar condições dermatológicas, como: psoríase, eczemas, urticária e outras condições pruriginosas ou promover piora da acne vulgar. O consenso nesses casos é de que a preocupação excessiva com defeitos mínimos na pele pode esconder um transtorno obsessivo.[30,31]

Transtorno de somatização/transtorno de estresse pós-traumático (TEPT)

Este transtorno apresenta uma variedade de sintomas associados como sequelas de traumas. Está classificado no DSM – IV como transtorno de ansiedade. No CID-10 encontra-se no F43 – reação a estresse grave e transtornos de ajustamento.[32]

Surge como resposta tardia a um evento ou situação estressante (de curta ou longa duração) como desastre natural, acidente sério, tortura, estupro etc., em que a resposta da pessoa envolveu medo, desamparo ou terror intenso.

O TEPT talvez dependa mais dos fatores subjetivos do indivíduo do que da severidade do estressor, da vulnerabilidade genética-constitucional, da ocorrência durante épocas precoces da vida ou falta de um sistema de apoio adequado.[33] A regulação afetiva entre o cuidador e a criança vai determinar padrões de funcionamento tais como: seguro, inseguro, esquivo, resistente e desorganizado.[34]

A ausência de uma boa interação mãe-bebê pode levar ao desenvolvimento de transtornos e problemas comportamentais durante a vida adulta.[35]

Para a Neuropsicoterapia, o trauma ocorre quando as emoções intensas ocorrem num estado de apego desorganizado.

Quando um trauma psicológico ou negligência materna ocorre durante a infância, as consequências psicológicas são extremas, levando ao quadro de dissociação, com ruptura nas funções de consciência, memória, identidade e percepção manifestada por *flashbacks*, pesadelos, hiperativação do sistema nervoso com a sensação de ameaça permanente.

As experiências traumáticas ficam armazenadas inconscientemente e se expressam como sintomas somáticos. O processo dissociativo é significativo nos sintomas cutâneos, pois a pele é um órgão de comunicação e afeto, sendo especialmente vulnerável às somatizações (o paciente atribui seu sintoma a um problema físico, apesar de ser de ordem psíquica).

Uma variedade de sintomas dermatológicos está presente: sensações de dor, queimação, prurido, picadas, reexperiências como "memórias corporais" ou "memórias emocionais", sem a associação consciente do evento traumático.[35]

Alexitimia é a incapacidade de identificar e exprimir verbalmente emoções, também associada a eventos traumáticos precoces.[37]

O trauma psíquico na infância resulta numa parada de desenvolvimento afetivo, enquanto o trauma da vida adulta leva a uma regressão no desenvolvimento afetivo. A emoção pode ser vista como uma ameaça de que o trauma original retornará.

Esses indivíduos podem sofrer prejuízo em desempenhar funções de autocuidado e autotranquilização, além de repetição de dano por meio de automutilação e revitimização. Tricotilomania, dermatite artefata e escoriações são exemplos de autoagressões e somatizações (Figura 114.12).

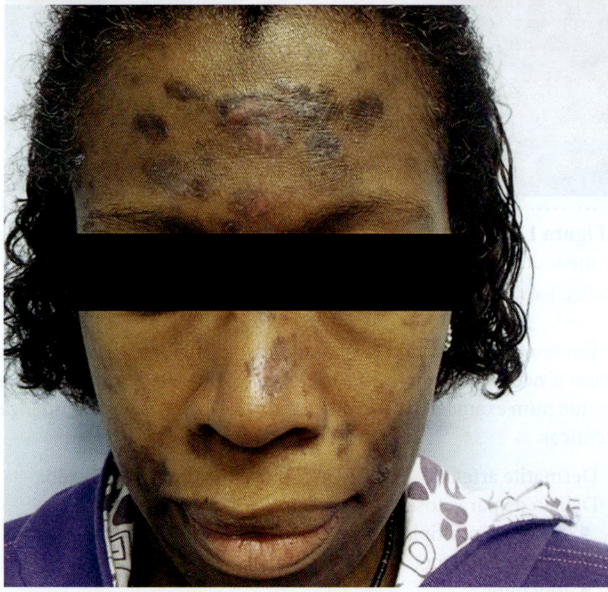

■ **Figura 114.12** Paciente com transtorno de estresse pós-traumático.
Fonte: Cortesia Dra. Márcia Senra – ambulatório do Hospital de Ipanema – Rio de Janeiro.

Encontramos TEPT também no transtorno dismórfico corporal, em transtornos onde há hiperativação autonômica emocional, como se a ameaça persistisse mesmo não estando presente na transpiração excessiva na exacerbação de dermatoses reativas ao estresse, como na psoríase e no eczema atópico.

Nenhum tratamento do TEPT é satisfatório na erradicação completa dos sistemas em que há uma alteração neurobiológica do funcionamento noradrenérgico e seratoninérgico, no eixo hipotalâmico-pituitário-adrenal.

Alguns psicofármacos utilizados: fluoxetina (40 mg/dia); mirtazapina (30 mg/dia); alprazolan (3 mg/dia); risperidona (2 mg/dia); flunazepam (30 mg/dia).

O objetivo da psicoterapia com esses pacientes deve ser modesto na maioria dos casos, não se deve falar em cura e, sim, impedir o declínio posterior, apoiar as áreas com funcionamento adequado e restabelecer a integridade pessoal do paciente.

Delírio de parasitose

O paciente tem uma falsa e fixa ideia de que seu corpo está infestado de parasitas. Foi descrito em 1894 por Thibierge, e ficou conhecido em 1946 como delírio de parasitose. Embora seja um transtorno psiquiátrico, o paciente procura o dermatologista, pois está convencido que tem problemas dermatológicos, rejeitando o encaminhamento ao psiquiatra. Suas estórias estereotipadas, seus sintomas persistem por muito tempo, consultando vários dermatologistas, sempre descrevendo sintomas cutâneos como sensação de formigar, picar, ferroar.[38]

É comum o paciente levar amostras dos "parasitas" em um pedaço de papel para tentar provar sua existência. Esse comportamento é tão característico que foi chamado de "sinal da caixa de palitos de fósforo".[39]

A pele poderá apresentar escoriação, liquenificação, resultado da tentativa de retirar os parasitas, mas também pode não apresentar nenhum sinal (Figura 114.13).

Em aproximadamente 12% dos pacientes, a infestação é participada por outra pessoa próxima, fenômeno chamado de *folie à deux*.

O diagnóstico é feito com base na história clínica, excluindo-se também abuso de substâncias (cocaína, anfetaminas), demência, doenças cerebrovasculares, deficiência de vitamina B12.[40]

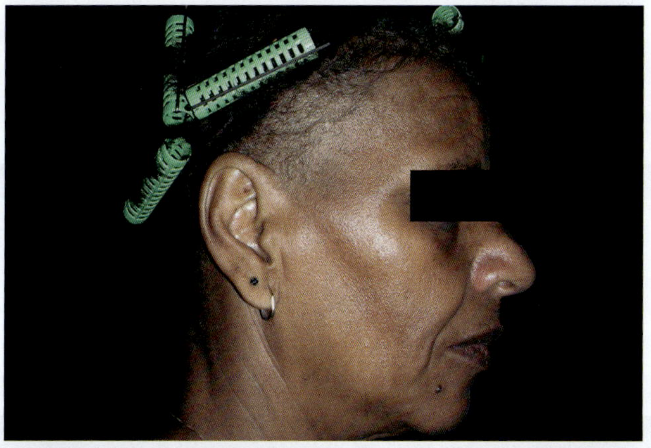

■ **Figura 114.13** Paciente com delírio de parasitose.

Fonte: Cortesia Dra. Márcia Senra – ambulatório do Hospital de Ipanema – Rio de Janeiro.

O psiquiatra canadense Alistair Munro classificou como um tipo de psicose hipocondríaca monossintomática. É importante a exclusão de outras patologias mentais como esquizofrenia, outro delírio paranoide, depressão psicótica e arteriosclerose cerebral. Nesses pacientes a queixa aparente de declínio é parte de uma vasta gama de doença mental.[41]

Johnson e Anton fizeram uma ampla revisão de outras patologias médicas que apresentam aparente delírio de parasitose.[42]

■ TRATAMENTO

Tratamentos farmacológicos

O dermatologista interessado em Psicodermatologia e conhecedor de psicofármacos pode, como médico, diante de um caso de psicodermatose, prescrever psicofármacos, pois muitos pacientes têm dificuldade de aceitar inicialmente o encaminhamento para o profissional especialista em saúde mental (psiquiatras). É necessário, então, o reconhecimento e o preparo mínimo na prescrição de alguns psicofármacos.

Antes de se prescrever um psicofármaco, é importante:

- Descartar problemas clínicos ou interações medicamentosas que possam ser responsáveis pela sintomatologia do paciente.
- Ter uma hipótese diagnóstica bem estabelecida.
- Definir sintomas alvos mais relevantes.

Tabela 114.1 Exemplos de psicofármacos para o transtorno de ansiedade em Dermatologia.*

Nome genérico (comercial)	Categoria	Dose equivalente (mg)	Início de ação pós-administração oral	Meia-vida para eliminação	Dose diária usual
Alprazolan (Frontal)	Benzodiazepínico	Comp. 0,25; 0,5; 1 e 2 (mg)	1 a 2 horas	12 a 15 horas	0,25 a 0,50 3 vezes ao dia
Buspirona (Buspar)	Não benzodiazepínico	5 a 10 (mg)	40 a 90 minutos	2 a 3 horas	15 mg/dia divididos em 3 vezes

Fonte: Manual de Conduta – SBD 2004.[25]

*Orientação resumida para o tratamento de transtornos ansiosos. O uso de benzodiazepínicos tem indicação para a ansiedade aguda e os não benzodiazepínicos para a ansiedade crônica.

Tabela 114.2 Dose antidepressiva e afinidade a receptores pós-sinápticos de alguns antidepressivos.

Nome genérico (comercial**)	Dose diária inicial (mg)	Potência relativa para bloqueio de receptor	Histamínico H1	Potência relativa anticolinérgica	Potência relativa para bloqueio de receptor alfa1
ISRS					
Fluoxetina (Prozac)	10 a 20	10 a 60	Baixa/ausente	Baixa/ausente	Baixa/ausente
Sertralina (Zoloft)	50	50 a 200	Baixa/ausente	Baixa/ausente	Baixa/ausente
Paroxetina (Aropax)	10 a 20	20 a 50	Baixa/ausente	Muito leve	Baixa/ausente
Fluvoxamina (Luvox)	50	100 a 200	Baixa/ausente	Baixa/ausente	Baixa/ausente
Citalopram (Cipramil)	20	20 a 60	Baixa/ausente	Baixa/ausente	Baixa/ausente
Tricíclicos					
Clomipramina (Anafranil)	25 a 50	100 a 200	Moderada	Alta	Moderada
Amitriptilina (Triptanol)	50 a 75	100 a 150	Alta	Alta	Moderada/alta
Doxepina (Sinequan)	25 a 75	100 a 150	Alta	Alta	Alta
Trimipramina (Surmontil)	25 a 75	75 a 100	Alta	Alta	Moderada
Imipramina (Tofranil)	25 a 75	100 a 150	Moderada		Alta
Atípicos					
Bupropriona (Wellbutrin)	100	200 a 300	Ausente	Leve/ausente	Ausente
Nefazadona (Serzone)	100 a 150	200 a 400	Alta	Leve/ausente	Leve/ausente
Venlafaxina (Efexor)	37,5 a 75	75 a 150	Leve	Leve	Leve

Fonte: Manual de conduta SBD – 2004.[25]

Tabela 114.3 Doses e propriedades farmacológicas de alguns antipsicóticos.

Nome genérico (comercial)	Dose equivalente aproximada (mg) (potência)	Dose diária usual (mg)	Efeito sedativo relativo	Efeito anticolinérgico relativo	Risco relativo de efeitos extrapiramidais	Risco relativo de hipotensão postural
Clorpromazina (Amplictil)	100 (baixa)	300 a 800	Alto	Alto	Baixo	Alto
Trifluperazine (Stelazine)	5 (alta)	6 a 20	Médio	Baixo	Moderado	Baixo
Tiotixeno (Navane)	4 (alta)	6 a 30	Baixo	Baixo	Alto	Baixo
Haloperidol (Haldol)	2 (alta)	1 a 10	Baixo	Baixo	Alto	Baixo
Pimozida (Orap)	1 (alta)	1 a 10	Baixo	Baixo	Alto	Baixo
Atípicos						
Olanzapina (Zyprexa)	5 (alta)	2,5 a 10	Alto	Médio	Muito baixo	Alto
Risperidona (Risperidona)	1 (alta)	2 a 6	Moderado	Baixo	Baixo (dose dependente)	Moderado
Quetiapina (Seroquel)	50 (média)	50 a 400	Alto	Baixo	Muito baixo	Alto

Fonte: Manual de conduta SBD – 2004.[25]

Tabela 114.4 Resumo de psicofármacos mais usados na Dermatologia.

ISRSs	Antidepressivos tricíclicos	Antipsicóticos	Delírio de parasitose	Prurido
▪ Citalopram (10 a 20 mg) ▪ Fluoxetina (20 a 60 mg) ▪ Fluvoxamina (100 a 300 mg) ▪ Paroxetina (20 a 40 mg) ▪ Sertralina (50 a 200 mg)	▪ Clomipramina (75 a 225 mg)	▪ Risperidona (1 a 2 mg) ▪ Olanzapina (5 a 10 mg)	▪ Pimozida ▪ Risperidona (1 a 8 mg) ▪ Olanzapina (5 a 20 mg) ▪ Amisulprida (200 a 1.200 mg) ▪ Quetiapina (100 a 600 mg) ▪ Haloperidol (2 a 10 mg)	▪ Doxepina ▪ Hidroxizine ▪ Paroxetina

Fonte: Manual de Conduta SBD – 2004.[25]

Os inibidores seletivos da recaptação de serotonina (ISRSs) são agentes de primeira linha para tratar depressão. No entanto, alguns quadros dermatológicos são provocados por essas mesmas substâncias.[43]

Reações adversas:

- Sangramentos: hematúria, hematêmese, hemoptise, epistaxe (associados a anti-inflamatórios não esteroides e aspirina).
- Equimoses, petéquias.
- Erupção acneica.
- Vasculite.
- Urticária.
- Síndrome de Stevens-Johnson.
- Alopecia.
- Síndrome serotoninérgica (agitação, tremor, hipertensão, diarreia, convulsão, febre).

Tratamentos psicoterápicos

O trabalho dos psicoterapeutas é amenizar o sofrimento emocional. Esse sofrimento chega sob inúmeros disfarces: como estresse, ansiedade, depressão, problemas de comportamento, conflito interpessoal, desespero.

- Terapia cognitiva comportamental.
- Redução de estresse com base em *Mindfulness*.
- Psicanálise.
- Terapia familiar.
- Terapia de apoio.
- Psicoterapia de grupo.
- Psicoterapia breve.
- Hipnose.
- *Biofeedback*.

Várias abordagens psicoterapêuticas desde a psicanálise ortodoxa às técnicas comportamentais, têm sido indicadas no tratamento das doenças psicocutâneas. Não há evidências claras demonstrando a superioridade de uma em detrimento de outra técnica.

Propõem um conjunto de estratégias e indicações específicas para atuar na modificação de pensamentos sobre as emoções e os comportamentos, não importando se estes se baseiam em fatos reais ou em avaliações incorretas.

A percepção que um indivíduo tem de qualquer evento ou a interpretação que faz dele dependerá de um conjunto de fatores: do seu aparato genético e biológico; da sua história de vida; das suas aprendizagens; do seu processamento mental relacionado as próprias crenças; dos recursos inatos e adquiridos ao longo da vida; do contexto ambiental e temporal em que está inserido.

Os conjuntos estratégicos são: reestruturação de pensamento, práticas respiratórias, relaxamento, mudança de padrões desadaptativos e reorientação de vida.

O sistema nervoso autônomo simpático (SNAS) é ativado na presença do agente estressor, que prepara o corpo para se defender contra o perigo. Apesar de ser autônoma, esta reação pode ser influenciada por nossos pensamentos, padrões respiratórios, químicas corporais e movimentos inconscientes ou conscientemente provocados. Quando a percepção cerebral é treinada e modificada, pode-se ativar o sistema nervoso autônomo parassimpático (SNAP), que inibirá os efeitos negativos do estresse. Em outras palavras, as interpretações que se faz sobre os acontecimentos irão gerar respostas emocionais e comportamentais correspondentes.[44]

A psicoterapia eficaz resulta em mudanças estruturais e funcionais de longa duração no cérebro, que estão relacionadas a mudanças na expressão de genes específicos.[45]

O interesse em *Mindfulness*[46-48] como um novo modelo de psicoterapia aumenta entre os clínicos e pesquisadores e à medida que aumenta, o termo assume significados em constante expansão. Jon Kabat-Zinn[49] abriu o *Center for Mindfulness* em 1979, na Universidade de Massachusetts Medical School e ensinou a redução do estresse com base em *Mindfulness* (MBSR).

Nos dias atuais, temos intervenções estruturadas fundamentadas em *Mindfulness* para tratar uma ampla variedade de transtornos mentais e físicos, ensaios controlados randomizados que apoiam essas intervenções, bem como revisões e metanálises desses estudos. Além disso, a pesquisa neurobiológica sofisticada está demonstrando o poder do treinamento da mente para mudar a estrutura e a função do cérebro (ver www.mindfulexperience.org).

Mindfulness foi utilizado em pacientes com psoríase acelerando e clareamento das lesões e melhora nos níveis de ansiedade.

Pode-se dizer que atrai uma ampla variedade de terapeutas!

Tratamentos não farmacológicos

Muitas são as formas de abordagem não farmacológicas das psicodermatoses, e várias delas são oriundas da Medicina Oriental. Hoje, em muitos centros de Medicina tradicional no mundo ocidental, vemos sua prática cada vez mais valorizada por médicos anteriormente descrentes das "terapias complementares".

Foram necessários alguns milênios, mas a noção de que processos psicológicos, como as emoções e as relações sociais, influenciam o cérebro e o sistema imune começa a ser reconhecido. De fato, as práticas de cura da Ásia antiga (meditação, ioga, tai chi, acupuntura) hoje são submetidas a testes no estilo ocidental para estabelecer sua validade clínica, apesar de ser uma tarefa metodológica difícil de ser aplicada. A ênfase asiática nas influências emocionais, cognitivas, espirituais e culturais representa um desafio para os pesquisadores que tentam estabelecer eficácia clínica sobre a resposta de placebo, que também se baseia em fatores cognitivos e emocionais.

Quadro 114.3 Tópicos curriculares do curso de Medicina Integrativa da universidade do Arizona.*

▪ Medicina tradicional chinesa; acupuntura; medicina ayurveda
▪ Homeopatia; nutrição
▪ Medicina manipulativa (osteopatia, quiropraxia)
▪ Terapias "mente e corpo"; hipnose; *biofeedback*; meditação
▪ Atividades físicas; terapia do movimento
▪ Medicina funcional

*Tradução do livro Rakel: *Medicina Integrativa*, 2003.[3]

Psicodermato-Oncologia

Frequentemente os dermatologistas focam na biologia do tumor, mas devem olhar também para as crenças e sensações dos pacientes quando são informados sobre o diagnóstico de um câncer de pele. Os pacientes podem ter que lidar com intensas emoções e diversos desafios (psicossociais, emocionais e comportamentais), tanto para tumores invasivos localmente quanto para os tumores que são potencialmente letais.

O impacto emocional pode comprometer o funcionamento no dia a dia, levando a perda de controle, isolamento, desesperança. Pois existe medo e incertezas quanto ao futuro.

Os profissionais devem possuir boas "ferramentas" relacionais para criar uma relação de confiança em falar e ouvir os pacientes que estarão confusos e amedrontados. Para tanto é fundamental o uso apropriado de palavras.[50]

Pode-se usar questionários de avaliação de ansiedade e depressão.

Vários aspectos psicológicos são listados durante a "jornada" do câncer de pele: ansiedade extrema, pânico, medo da dor, preocupação financeira, tempo afastado do trabalho, medo de recorrência, lidar com possibilidade de metástase são alguns exemplos.

Após o reconhecimento das necessidades individuais para lidar com os aspectos psíquicos do paciente, o dermatologista decidirá qual a intervenção ideal desde técnicas psicológicas de resolução de problemas, comunicação com empatia, até intervenções psicológicas como Terapia Cognitiva Comportamental (TCC) e psiquiátricas com uso de psicofármacos.

Alguns pacientes seguem a vida com um comportamento de medo irracional de qualquer sintoma ou sinal na pele ser câncer. Algumas crenças são tão "fixadas" que podemos pensar em transtorno hipocondríaco delirante; transtorno obsessivo, transtorno de ansiedade, fobia.[51]

De maneira simplificada, o próprio dermatologista poderá encorajar os pacientes a focar nos aspectos positivos ao invés dos negativos, a distinguir pensamentos de fatos reais e a sensações usando técnicas de PNL (Programação Neurolinguística).

Lifestyle drugs

Na Dermatologia Cosmiátrica[52] algumas drogas têm sido consideradas "estilo de vida" (*lifestyle drugs*) chamadas como um novo grupo de medicamentos. Essas drogas são ingeridas para aumentar o bem-estar pessoal e a qualidade de vida. São consideradas desse grupo as drogas que são utilizadas com o único propósito de se obter qualidade de vida, obter um aspecto da beleza ideal, sem qualquer necessidade médica.

Os inibidores da recaptação da serotonina por exemplo, podem ser utilizados com o propósito de "sentir-se bem". Portanto, um medicamento pode ser um "estilo de vida" ou não, dependendo de como é usada.

Podemos citar os inibidores da fosfodiesterase, por exemplo, que são indicados para disfunção erétil, mas são usados por jovens para aumentar a performance sexual.

Sibutramina para tratar obesidade, usada em pessoas de peso normal, com o intuito de facilitar contato social, mas também para perder peso.

Metformina e sinvastatina usadas também para redução de peso ou para contrabalançar a ingestão de gordura.

Ritalina, indicada para tratar o transtorno de déficit de atenção, usada como estimulante para aumentar o estado de alerta e melhorar o intelecto.

Modafinil, para narcolepsia usado para prolongar o período de alerta.

Testosterona é também usada por pessoas com os níveis normais (crise do homem de meia-idade).

Hormônio de crescimento é usado por atletas como efeito anabólico e como "fonte de juventude", fortalece músculo, reduz gordura, melhora atividade sexual.

- Os dermatologistas são procurados para prescreverem também a isotretinoína na ausência de acne para pele normal, suplementos nutricionais, finasteride para discreta "entrada" do envelhecimento natural, toxina botulínica como preventivo para rugas de expressão.
- Como um órgão visível a pele permite o paciente observá-la em detalhes em que o menor sinal é visto com importância exagerada. O uso dessas substâncias reflete o desejo de revelar uma pele e cabelos saudáveis e bonitos à primeira vista.
- O grupo de consumidores dessas drogas engloba um considerável número de pessoas sofrendo de distúrbios emocionais, tais como: transtorno de somatização, hipocondríaco, transtorno dismórfico corporal (Síndrome de Dorian Gray), disestesias cutâneas, transtorno de personalidade *borderline*. Num estudo com 289 pacientes com transtorno dismórfico corporal 45,2%, adultos, consultaram dermatologistas sem qualquer melhora dos sintomas do transtorno.
- Esses exemplos mostram o desejo de um tratamento somático para transtornos psicossomáticos.
- Uma forma especial de TDC é o desejo do paciente ficar eternamente jovem após a conhecida novela de 1891 de Oscar Wilde, *O retrato de Dorian Gray*. É associada à regressão narcísica e sociofobia.
- O manejo desses pacientes é difícil, pois existe resistência em aceitar a relação das queixas com a relação psicossocial e existe a expectativa para um tratamento somático puro.
- A indicação de terapia com psicofármacos dependerá do diagnóstico da psicopatologia e dos sintomas alvo.
- A fluoxetina mostrou-se eficaz,[53] como também a clomipramina provada mais eficaz do que a desipramina no tratamento do TDC mesmo nos pacientes que apresentam delírio.[54]
- Existem estudos com 2 anos de acompanhamento mostrando a eficácia da terapia cognitivo comportamental no TDC.[55]
- Transtornos mentais encontrados em Dermatologia Cosmiátrica.
- > Transtornos mentais primários – transtornos psiquiátricos.
- Transtorno bipolar/afetivo (F30-39).
- Transtorno factício/síndrome Munchausen (F68.1).
- Esquizofrenia/Delírio dismórfico corporal (F20-F29).
- > Fobia social/transtornos de ansiedade (F40).
- > Transtornos somatoformes (F45).
- Hipocondria (F45.2).
- Transtorno dismórfico corporal (F45.2).
- Transtorno somatoforme (múltiplas queixas de doenças físicas F45.0).

- > Transtorno de personalidade (F60).
- Transtorno de personalidade emocionalmente instável (Transtorno *borderline*) (F60.3).
- Transtorno de personalidade narcísica (F60.8).
- Transtorno de personalidade obsessivo-compulsivo (F60.5).
- Transtornos mentais secundários e comorbidades.
- > Reação aguda ao estresse (F43.0).
- Transtorno de estresse pós-traumático (F43.1).
- Transtorno de ajustamento (F43.2).
- > Comorbidades.
- Transtorno de ansiedade/fobia social (F40).
- Transtorno depressivo (F30-F30).

Não devemos esquecer de que as queixas de distorção da imagem corporal podem ser de causas neurológicas: lesão unilateral da espinha dorsal, trombose da artéria cerebelar posteroinferior, esclerose múltipla, miastenia *gravis* e epilepsia do lóbulo temporal.

Tratamento com toxina botulínica para depressão

Além dos benefícios cosméticos do tratamento das linhas glabelares com toxina botulínica, pode-se melhorar a sensação de bem-estar pois a expressão facial de tristeza, preocupação, desaparece.

Com base nessas observações, a toxina botulínica tem sido estudada para o tratamento da depressão.[56,57]

A musculatura facial tem a função de expressar emoções. Sentir deprimido conduz, à expressão deprimida. Entretanto, o contrário deve ser verdadeiro: parecer deprimido conduz a sentir-se deprimido.

A Neurociência mostra que o simples ato de franzir pode influenciar a atividade cerebral que pode conduzir a estados emocionais negativos. Na depressão pode haver aumento da contração dos músculos glabelares, levando a um *feedback* proprioceptivo para o cérebro e esse ato pode contribuir para a manutenção da depressão. Interrompendo o ciclo vicioso, isto é, impedindo o paciente de franzir pode atenuar emoções negativas e aliviar a depressão.

A toxina botulínica para depressão continua *off-label*.

■ O IMPACTO PSICOLÓGICO DO ENVELHECIMENTO E A PELE

A pele é o primeiro indicador externo do envelhecimento geral do corpo no indivíduo saudável.

A pele, como um poderoso órgão de comunicação representa vários atributos sociais importantes, como *status* social, riqueza e sexualidade, além da idade.

Envelhecer não só representa mudanças tangíveis, mas precisa-se de uma adaptação a essa mudança.

Para quase todos os indivíduos, o envelhecimento da pele pode resultar num ajuste na medida em que se adaptam às mudanças do corpo associadas à idade e afetam as relações interpessoais.[58]

Ao longo de muitas décadas o significado cultural e social de ficar velho tem mudado. Envelhecer tem uma conotação negativa, e a velhice é vista como um problema médico e social que deve ser encaminhado a profissionais.

Ao envelhecer abruptas mudanças e queda de hormônios exigem uma nova adaptação às inúmeras mudanças corporais e emocionais. A fragilidade da pele é também vivenciada como uma fragilidade psíquica.[59]

A incidência de emergências em função de tentativa de suicídio aumenta com o envelhecimento, tendo seu pico entre homens após os 45 anos e mulheres após 65 anos. Após 75 anos, a taxa de suicídio aumenta em ambos os sexos, e pessoas mais idosas, ainda que com menor frequência de tentativas, têm maior "sucesso" ao cometer suicídio. O isolamento social, a baixa autoestima e a depressão são fatores de risco que tornam o senescente mais vulnerável a emergências psiquiátricas deste tipo.[60]

A visão de que a idade cronológica por si não indica o começo da velhice prevalece, com uma grande valorização por parte da sociedade da manutenção da aparência jovem e a reversão de alguns sinais relacionados ao envelhecimento (rugas, flacidez, ressecamento e fragilidade capilar).

O envelhecimento da pele e as relações interpessoais

Uma aparência jovem está associada à autoestima elevada e a satisfatórias relações sociais.

Um estudo de pacientes com sinais leves a moderados de envelhecimento decorrente de fotoexposição, tratados por 24 semanas com tretinoína tópica, revela que a melhora da aparência afeta positivamente as relações sociais e profissionais, indicando que terapias que podem atenuar as mudanças cutâneas, assim como algumas intervenções, não devem ser consideradas simples expressão de vaidade.[61]

A aparência física tem um papel importante no mundo dos negócios, e a imagem profissional ajuda homens e mulheres a projetar autoconfiança e autoridade através de sua aparência e figurino.

A sociedade tende a relacionar beleza e produtividade a juventude, um fator que contribui para a discriminação sofrida por indivíduos mais velhos, especialmente as mulheres. Embora já se tenha observado uma crescente procura por tratamentos de pele e tingimento de cabelos por parte dos homens, e até cirurgia plástica, como um fator importante para a sua atividade profissional.

A aparência jovem é tipicamente associada a uma figura esguia e tonificada, o que pode levar alguns indivíduos a se tornarem obsessivos em relação à dieta e exercícios à medida que desenvolvem o estigma do envelhecimento cutâneo.

Alguns distúrbios alimentares são desencadeados por essa busca da beleza e da juventude eternas, associadas a uma distorção da percepção da imagem corporal.[62]

No processo de promoção de melhores cuidados com a pele, o dermatologista não pode perder a perspectiva de que o envelhecimento cutâneo é um aspecto normal da vida e não deve ser visto negativamente.

Uma abordagem que enfatize a saúde como um todo gerará uma busca por maior qualidade de vida, por valores negligenciados por uma sociedade que leva o indivíduo a desenvolver inúmeros distúrbios (ansiedade, fobia social, anorexia, bulimia etc.) ao se depararem com imposições do mercado de trabalho e do mundo das relações sociais às quais julgam ter que se submeter.[63,64]

■ CONCLUSÃO

É necessária uma abordagem biopsicossocial do paciente dermatológico portador de doença crônica com estresse psicológico decorrente, como também da sua implicação no curso das doenças.

Portanto, há uma necessidade crescente de médicos que respondem não só pelo físico, mas também pelos componentes psicológicos e sociais da doença.

Michael Balint[65] realizou um longo trabalho supervisionando a atividade clínica de grupos clínicos e cirurgiões, sendo discutidas suas experiências com ênfase na relação médico-paciente, onde as próprias emoções e atitudes médicas frente ao seu paciente eram avaliadas. Balint foi preciso quando afirmou que o médico é o primeiro medicamento que o paciente recebe e, como tal, pode causar reações adversas.

Há, portanto, necessidade de ampliar uma abertura para esse desconhecido, o ser humano, que diante da doença, sente-se ameaçado e sofrido, necessitando cada vez mais da figura do cuidador nos seus amplos aspectos psicológicos.

A mais recente declaração oficial divulgada pela Organização Mundial de Saúde indica que 450 milhões de indivíduos por todo o mundo sofrem de alguma doença mental ou desordem comportamental (OMS, 2001).

1. Muller M, Hoffman F, Zogbi H, Fleck P. A integração mente e corpo e psicodermatologia. Psicologia: teórica e prática. abril 2007.
2. Bechelli L, Curban G. Compêndio de Dermatologia. São Paulo: Atheneu; 1988.
3. Rakel D, Weil A. Integrative medicine. 1st ed. Part I – Phylosophy of integrative medicine. Elsevier; 2003. chapter 1.
4. Azambuja R. Dermatologia integrativa: a pele em novo contexto. Anais Brasil Dermatol 2000;75(4):393-420.
5. Boulais N, Misery L. The epidermis: a sensory tissue. Eur J Dermatol 2008;18(2): 119-127.
6. Gould W. Teaching psychocutaneous Medicine. Arch Dermatol 2004;1(40):282-284.
7. Poot F, Sampogna F, Onnis L. Basic Knowledge in psychodermatology. JEADV 2007;21:227-234.
8. Gupta M, Gupta A, Ellis C, Koblenzer C. Psychiatric Evaluation of the Dermatology patient. Dermatol Clinics 2005;23(4).
9. Poot F. Doctor-patient relations in dermatology: obligations and rights for a mutual satisfaction. JEAD 2009;23:1233-1239.
10. Misery L. The role of dermatologist in adherence to treatment. Ann Dermatol Venerealol 2012;139(suppl1):S18-21.
11. Hajjaj FM, Salek MS, Basra MK, Finlay AY. Clinical decision making in dermatology: observation of consultation and the patient`s perspectives. Dermatology 2010;221(4):331-41.
12. Harth W, Gieler U, Kusnir D, Tausk FA. Clinical Manegement in Psychodermatology. Springer; 2010. p.196-203.
13. Brentjens M, Yeung-Yue K, Lee P, Tyring S. Recurrent Genital Herpes treatments and their impact on quality of life. Pharmacoeconomics 2003;21(12):853-863.
14. Basra MKA, Sue-Ho, Finlay AY. Family Dermatology Life Quality Index. Br J Dermatol 2007;156:528-38.
15. Beattie PE, Lewis-Jones MS. Infant´s Dermatitis Quality of Life Index & Dermatitis Family Impact Scores. Br J Dermatol 2006;155:1249-55.
16. Cortez C, Silva D. O estresse e suas implicações psiquiátricas. Arq Bras Neurol Med Legal 2003;97(3).
17. Koo J, Lee C. Psychocutaneous Medicine. Marcel Dekker; 2003.
18. Jessica MF, desAnges H, Cruser A, Podawiltz DI, Mummert HJ, Mummert ME. Psychological stress and the Cutaneous Immune Response: Roles of the HPA Axis and the sympathetic nervous system in Atopic Dermatitis and Psoriasis. Dermatology Research and Practice. vol. 2012, article ID 403908, 11 pages.
19. Lambert K, Kinsley C. Neurociência clínica: as bases neurofisiológicas da saúde mental. Porto Alegre: Artmed; 2006. cap.11, p.324-352.
20. Tausk F, Elenkov I, Moynihan J. Psuchoneuroimmunology. Dermatol Ther 2008;21:22-31.
21. Bewley AP et al. Psychocutaneos medicine and its provision in the UK. Br J Dermatol 2012;167(Suppl):36-37.
22. Bewley AP, Taylor RE, Reichenberg JS, Magid M. Practical Psychodermatology. First Edition, John Wiley & Sons Ltda; 2014.
23. Hong J, Koo B, Koo J. The psychosocial and occupational impact of chronic skin disease. Dermatol Ther 2008 Jan-Feb;21(1):54:59.
24. Tey HL, Wallengren J, Yosipovitch G. Psychosomatic factors in pruritus. Clin Dermatol 2013 Jan-Feb;31(1):31-40.
25. Yoshinaga I, Senra M, Azambuja R. Manual de Conduta da Sociedade Brasileira de Dermatologia. Uso de psicofármacos em Dermatologia. 2004. p.183.
26. Kirtak N, Inaloz HS, Akçali C, Erdal E, Herken H, Yildirim M, Erguven G. Association of serotonin transporter gene-linked polymorphic region and variable number of tandem repeat polymorphism of the serotonin transporter gene in lichen simplex chronicus patients with psychiatric status. Int J Dermato, 2008;47:1069-1072.
27. Koo J, Gambla C, Fried R. Pseudopsychodermatologic Disease. Dermatol Clin 1996;14(3).
28. Ramos e Silva M, Castro MC. Fundamentos da Dermatologia. Rio de Janeiro, 2008. v.2, c.106.
29. Gupta AM, Gupta KA, Ellis NC, Koblenzer SC. Psychiatric Evaluation of the Dermatology Patient. Dermatol Clin 2005;23,Issue 4.
30. Gupta M. Psychodermatology published. www.searchmedica.com jan 2006.
31. Nogueira M, Jesus A, Gomes K, Cassavia M, Gomes M, Nogueira R. Diagnóstico psiquiátrico – um guia. São Paulo: Lemos; 2002.
32. Classificação de transtornos mentais e de comportamento da CID 10. Porto Alegre: Artmed; 1993.
33. Larsen C. Pos traumatic stress disorder – this month in behavioral science –Sushi Tuesday. www.sushituesday.com
34. Ulnik J. Skin in Psychoanalysis. Karnac; 2007.
35. Mohammad J. Psychodermatology: when the mind and skin interact. Psychiatric Times Dec. 8 2011.
36. Gupta M. Somatization disorders in Dermatology. Int Rev Psychiatry 2006;18(1): 41-47.
37. Willemsen R, Roseeuw D, Vanderlinden J. Alexithymia and dermatology: the state of the art. Int J Dermatol 2008;47:903-910.
38. Koo J, Lee CS. Delusions of parasitosis: a dermatologist's guide to diagnosis and treatment. In J Clin Dermatol 2001;2:285-290.
39. May WW, Terpenning MS. Delusional parasitosis in geriatric patients. Psychosomatics 1991;32:88-94.
40. Lyell A. Delusions of parasitosis. Semin Dermatol 1983;2:189-195.
41. Munro A. Delusional parasitosis: a form of monosympatomatic hypocondriacol psychosis. Semin Dermatol 1983;2:197-202.
42. Johnson GC, Anton RF. Delusions of parasitosis: differential diagnosis and treatment. South Med J 1985;78:914-918.
43. Krasowska D, Szymanek M, Schwartz A, Wojciech M. Cutaneous effects of the most commonly used antidepressant medication, the selective serotonin reuptake inhibitors. Jam Acad Dermatol 2007;56:848-853.
44. Bernard R, Borba A. Vencendo o pânico. Editora Cognitiva Ltda.
45. Glen O, Gabbard. Psiquiatria Psicodinâmica. Porto Alegre: Artmed; 1998.
46. Owen R. Facing the storm. Using CBT mindfulness and acceptance to build resilience when you world's falling apart. Hove: Routlegde 2011.
47. Fordham B, Griffiths CE, Bundy C. Psychol Health Med 2015;20(1):121-7.
48. Kuyken W, Hayes R et al. The Lancet 2015;386(9988):63-73.
49. Kobat Zinn J et al. Influence of a mindfulness meditation based stress reduction intervention on rates of skin clearing in patients with moderato to severe psoriasis undergoing phototherapy (UVB) and photochemotherapy (PVVA). Psychesom Med 1998;60:625-632.
50. Shenefelt PD. Relaxation strategies for patients during dermatologic surgery. J Drugs Dermatol 2010;9:795-799.
51. Carlson LE et al. Screening for distress and unmet needs in patients with cancer: review and recommendations. J. Clin Oncol 2012;30:1160-1177.
52. Review article. Lifestyle drugs and somatoform disorders in dermatology. JEADV 2008;22:141-149.
53. Phillips KA, Albertini RS, Rassmussen SA. A randomized placebo-controlled trial of fluoxetine in body dysmorphic disorder. Arch Gen Psychiatry 2002;59:381-388.
54. Hollander E, Allen A, Kwon J et al. Clomipramine vs desipramine crossover trial in body dysmorphic disorder: selective efficacy of a serotonin reuptake inhibitor in imagined ugliness. Arch Gen Psychiatriy 1999;56:1033-1039.
55. Mckay D. Two-year follow-up of behavioral treatment and maintenance for body dysmorfic disorder. Behav Modif 1999;23:620-629.
56. Finzi E, Wasserman E. Treatment of depression with botulinum toxin A: a case series. Dermatol Surg 2006;32:645-649.
57. Wollmer MA et al. Facing depression with Botulinum toxin: a randomized controlled trial. J Psychiatr Res 2012;46:574-581.
58. Glogau RG. Systemic evaluation of the aging face. In: Bolognia JL, Jorizzo JL, Rapini RP, editors. Dermatology. Edinburgh: Mosby; 2003. p. 2357-60.
59. Phillips TJ, Demircay Z, Sahu M. Hormonal effects on skin aging. Clin Geriatr Med 2001;17:661-72.
60. Sadock BJ, Sadock VA. Suicide, violence and other psichiatry emergencies. In: Kaplan & Sadocks Pocket Handbook of Clinical Psychiatry. 3 rd ed. Philadelphia: Lippincoot Williams & Wilkins; 2001. p.261-274.
61. Gupta MA, Schork NJ. The aging face: a psychocutaneous perpectives. J Dermatol Surg Oncol 1990, oct;16(10):902-4.
62. Gupta MA, Schork NJ. Aging-related concerns and body image: possible future implications for eating disorders. Int J Eating Disord 1993;14:481-486.
63. Yoshinaga IG, Senra M. Uso de Psicofármacos em Dermatologia. In: Manual de Condutas da Sociedade Brasileira de Dermatologia. 2004.
64. Yoshinaga IG, Rossetti NM. Ciclos do Ser. v.I Senescência. Núcleo PED, SBPA, 2008, in press.
65. Balint M. O médico, seu paciente e a doença. 2ª ed. São Paulo: Atheneu; 2007.

Izelda Maria Carvalho Costa • Karen Fernandes de Oliveira • Lucas Souza-Carmo Nogueira • Ines Stafin

Dermatologia Hospitalar

PÊNFIGO FOLIÁCEO

Clínica

No pênfigo foliáceo (PF), há bolhas flácidas fugazes, que evoluem para áreas de exulceração mais proeminentes em cabeça, pescoço e parte superior do tronco; áreas seborreicas (Figuras 115.1 a 115.3). As lesões cutâneas são frequentemente localizadas, porém podem coalescer e atingir grandes áreas da pele e, em alguns casos, evoluir com eritrodermia esfoliativa.[1-3]

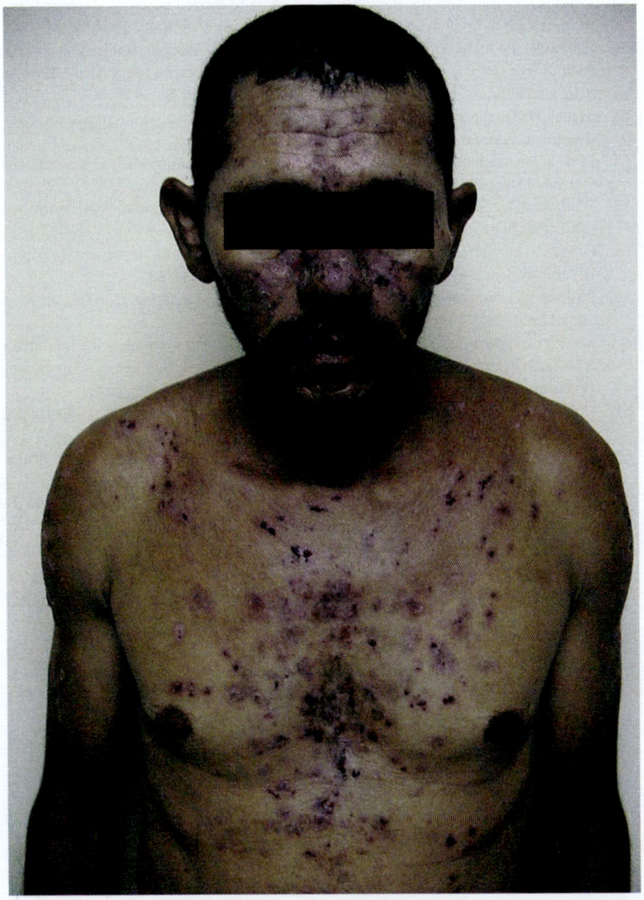

Figura 115.1 Exulcerações no pênfigo foliáceo.

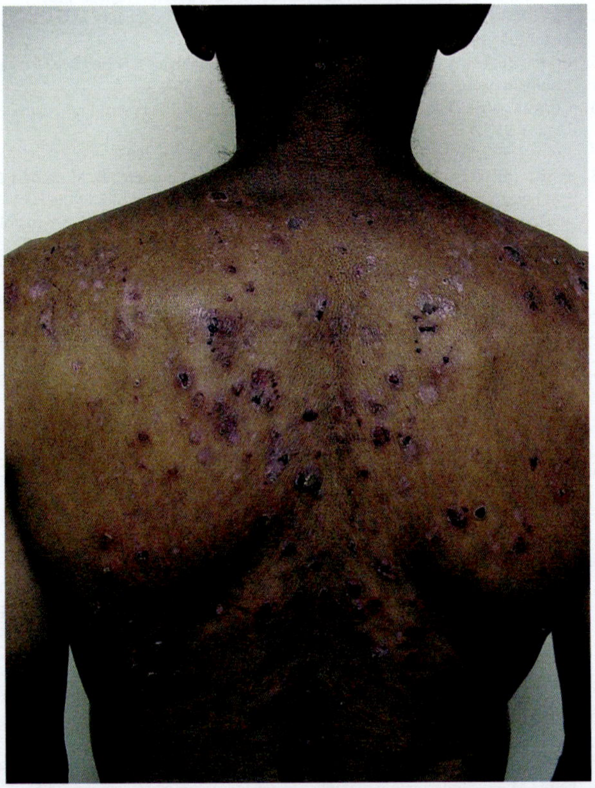

Figura 115.2 Região dorsal com lesões de pênfigo foliáceo.

Nas formas com evolução crônica, a hiperceratose e o odor característico podem ser encontrados. Não há lesão mucosa, havendo sensação de ardor nas lesões e piora com exposição solar. Um achado frequente é o sinal de Nikolsky, caracterizado pela soltura da pele em áreas perilesionais após leve fricção.[1,2]

Diagnóstico

Há presença de autoanticorpos contra desmogleína (Dsg) 1, o que ao exame histopatológico se traduz em clivagem na camada córnea ou granulosa, por acantólise. Na imunofluorescência direta (IFD) há depósito de IgG e C3 nos espaços intercelulares da epiderme. À imunofluorescência indireta (IFI), o nível de autoanticorpos (com predomínio de IgG4) vai variar de acordo com a severidade da doença.[1,2]

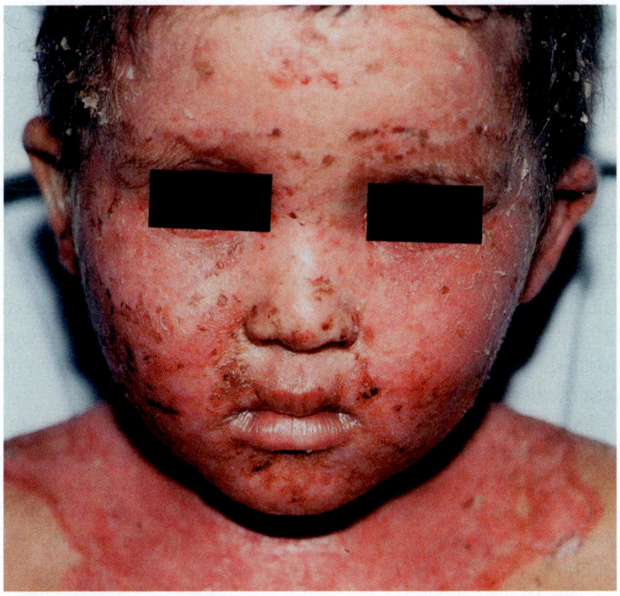

■ **Figura 115.3** Lesões da face de pênfigo foliáceo em criança de 5 anos.

As principais desmogleínas expressas na epiderme são a Dsg1 e Dsg3. No adulto a Dsg1 está presente em toda a extensão da epiderme, mas a Dsg3 só está presente no terço inferior. No pênfigo foliáceo endêmico (PFE), também chamado fogo selvagem, a presença dessa Dsg3 compensa a neutralização da Dsg1 provocada pelo anticorpo patogênico, e por isso a bolha só se forma na porção superior da epiderme.[4,5]

Em gestantes com PFE, autoanticorpos cruzam a placenta e se ligam à epiderme fetal, mas não causam lesão no recém-nascido. Acredita-se que a coexpressão de Dsg3 em toda a epiderme do feto proteja sua pele dos anticorpos patogênicos do FS. Esse mesmo mecanismo ocorre nas membranas mucosas em que a Dsg3, assim como na pele fetal, está presente em toda a sua extensão; explica-se assim o fato de haver depósito de anticorpos nas mucosas, mas com ausência de bolhas nos pacientes com FS.[4,5]

Outro método diagnóstico que pode ser utilizado é o *enzyme-linked immunoabserbent assay* (ELISA), que apresenta alta sensibilidade e especificidade, maior que a IFI. Além disso, é uma ferramenta que pode servir para a avaliação e acompanhamento tanto da atividade da doença quanto da resposta ao tratamento. Outras técnicas que também podem ser incluídas para o diagnóstico do PF, porém disponíveis apenas para pesquisa até o momento, são *immunoblotting* e imunoprecipitação.[6]

A ausência frequente de bolhas e de acometimento de mucosas ao exame físico causa atraso do diagnóstico do PF, bem como uma variedade de diagnósticos diferenciais como: dermatite seborreica, impetigo, lúpus eritematoso cutâneo subagudo e outras doenças bolhosas (pênfigo por IgA e dermatose pustular subcórnea não IgA).[3,6]

Nesses casos, o PF pode ser fortemente suspeito pela presença de uma borda periférica de escama ou descamação epidérmica representando o nível de divisão. Este sinal não é exclusivo do PF, mas é útil quando não há bolhas intactas. Já em pacientes com eritrodermia a esclarecer, é recomendada a exames imunológicos para excluir o diagnóstico de PF.[6]

Tratamento

Com relação ao tratamento, não se deve esquecer dos cuidados tópicos e equilíbrio hidroeletrolítico. Outro fato fundamental é a prevenção de infecções cutâneas, com cuidados para não selecionar cepas resistentes aos antibióticos usuais.

Os corticosteroides são as drogas de escolha para o tratamento, tanto tópicos como sistêmicos, reservando-se estes para formas mais severas. A dose é de 1 a 1,5 mg/kg/dia, e o desmame deve ser lento após a redução das lesões ou, se possível, realizado em acompanhamento aos títulos de autoanticorpos (IFI).[7,8]

Pulsoterapia com metilprednisona (1 g/dia, 3 a 5 dias) ou hidrocortisona (400 mg, 8 em 8 horas) pode ser utilizada para pacientes com formas não responsivas à corticosteroideterapia oral. Vale lembrar que um dos efeitos desta terapêutica são arritmias cardíacas, fato para o qual o médico deve atentar.[9]

Pacientes com pênfigo são pacientes que permanecerão períodos prolongados em corticosteroideterapia, devendo-se realizar alguns cuidados como: controle glicêmico e de pressão arterial, avaliação periódica de lipídios sanguíneos, profilaxia para estrongiloidíase, densitometria óssea pré-terapia, visando avaliar a necessidade de alendronato, e complemento com carbonato de cálcio e vitamina D para todos os pacientes, conforme recomendações do consenso brasileiro de osteoporose.[10]

Em razão dos efeitos colaterais graves secundários ao uso prolongado de altas doses de corticosteroides em pacientes com quadros disseminados e graves, é fundamental a sua associação/substituição por poupadoras de corticosteroides. A escolha do adjuvante dependerá da disponibilidade, do custo e dos efeitos colaterais dos medicamentos, bem como das comorbidades de cada paciente.[6]

Os principais adjuvantes utilizados são: dapsona (100 mg/dia ou até 1,5 mg/kg/dia), metotrexato (7,5 a 25 mg/semana), azatioprina (1 a 3 mg/kg/dia), ciclofosfamida (500 mg/m^2 SC) e micofenolato de mofetil (1 a 2 g/dia). Esse último é utilizado em pacientes com formas resistentes, com boa resposta terapêutica, e seu uso pode ser prolongado por grandes intervalos de tempo, monitorando-se os níveis de linfócitos dos pacientes.[6]

Em casos de pacientes refratários ao tratamento convencional ou que estão há mais de 6 meses em uso de altas doses de corticosteroides associados a imunossupressores adjuvantes, podem ser indicados o uso do anticorpo monoclonal anti-CD20, conhecido como rituximabe, ou da imunoglobulina endovenosa.[6,11]

No caso do rituximabe, a medicação pode ser administrada por meio de pulsoterapia, na dose de 1g EV, repetida após 15 dias (protocolo utilizado para artrite reumatoide), ou na dose de 375 mg/m^2/semana em quatro sessões (protocolo utilizado para linfoma). Se necessário, o rituximabe pode ser repetido em 6 meses, bem como associado a prednisona (até 4 meses com desmame do mesmo) ou demais imunossupressores adjuvantes (até 12 meses).[6,11]

Já a imunoglobulina endovenosa é recomendada nas doses de 2 a 3 g/kg/ciclo, sendo o ciclo de 4 a 5 dias consecutivos, a cada 30 dias. Durante o seu uso, deve ser mantida a corticosteroideterapia sistêmica e/ou imunossupressores adjuvantes. Além disso, a medicação pode ser associada também ao rituximabe.[6]

■ PÊNFIGO VULGAR

Clínica

O comprometimento mucoso está sempre presente (Figura 115.4) e pode preceder lesões cutâneas. As lesões de mucosas se caracterizam por erosões mal definidas, dolorosas e friáveis; acometendo principalmente mucosa oral e palato.

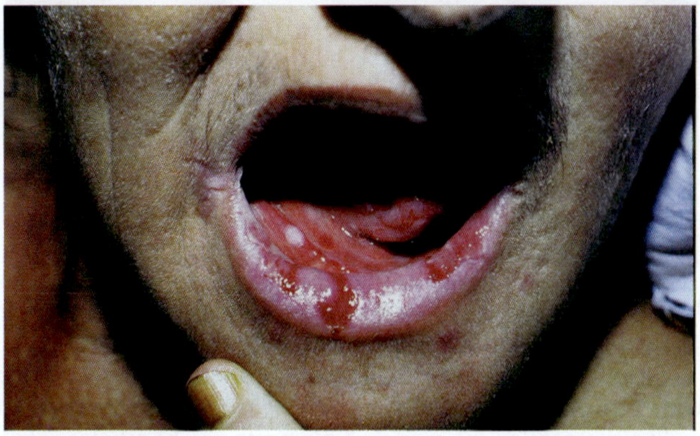

■ **Figura 115.4** Lesões ulceradas na mucosa do pênfigo vulgar.

As lesões cutâneas são bolhas flácidas e frágeis que deixam exulcerações mais profundas em relação ao PF. É rara a visualização da bolha e o prurido geralmente está ausente. Embora qualquer região cutânea possa ser afetada, as palmas e plantas são frequentemente poupadas. O sinal de Nikolsky também pode ser visualizado assim como no PF.[3]

Diagnóstico

Há presença de autoanticorpos geralmente contra a desmogleína 3 e 1, o que ao exame histopatológico se traduz em clivagem suprabasal, por acantólise. Nas imunofluorescências (IFD e IFI) os achados são semelhantes aos do pênfigo foliáceo.[1,2]

Tratamento

O tratamento é semelhante ao das formas foliáceas, com a observação de que o controle é mais difícil, sendo necessárias doses maiores de corticosteroides e um uso mais regular de imunossupressores. A plasmaférese pode ser útil em casos refratários.

Vale lembrar das existências das formas vegetantes de pênfigo, mais comuns em dobras com tratamento semelhante ao pênfigo vulgar (PV), e do pênfigo induzido por drogas (captopril, enalapril, penicilamina e outras), sendo que este pode mimetizar tanto PF quanto PV.[11]

Atualmente existem diversos estudos demonstrando a eficácia do rituximabe no tratamento tanto da PV como do PF. Por meio disso, alguns autores indicam o anticorpo monoclonal anti-CD20 como primeira linha de tratamento em associação com prednisona em curto período de tempo, sendo considerado um esquema terapêutico mais eficaz e potencialmente mais seguro do que altas doses de corticosteroides em pacientes com pênfigo moderado a severo.[6,11-14]

PENFIGOIDE BOLHOSO E PENFIGOIDE GESTACIONAL

Clínica

No penfigoide bolhoso (PB), as lesões cutâneas caracterizam-se por bolhas tensas (Figuras 115.5), com prurido ocasional, e que evoluem sem deixar cicatrizes. Acomete principalmente região axilar, parte inferior do abdome, região inguinal e face interna das coxas. Podem ser localizadas ou atingir grandes áreas. Ocasionalmente, pode haver um predomínio das lesões eritematosas, assumindo aspecto urticariforme e evoluir para forma rara como eritrodermia esfoliativa. Nestes casos, o diagnóstico é histopatológico.[15-18]

Em 50% dos casos há lesões mucosas, mais comumente erosões, que regridem sem deixar cicatrizes. Metade dos pacientes se apresenta com eosinofilia e aumentos de IgE, fato que pode explicar o prurido de alguns pacientes.[17]

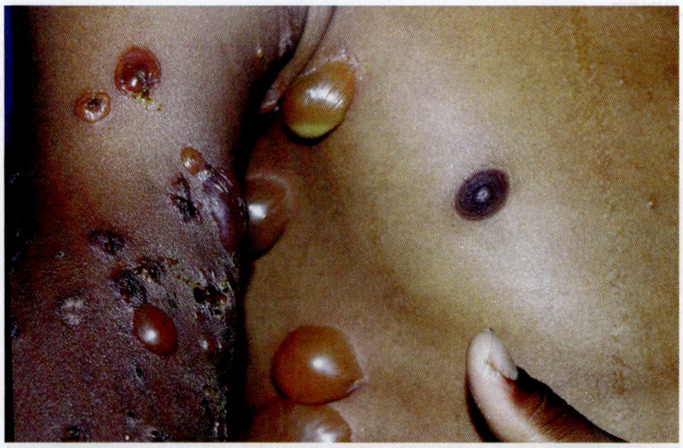

Figura 115.5 Lesões bolhosas, tensas, do penfigoide bolhoso.

O penfigoide bolhoso já foi relacionado a vários distúrbios infecciosos como hepatite B, hepatite C, *Helicobacter pylori*, *Toxoplasma gondii* e citomegalovírus, mas até o momento não há estudos robustos que demonstram associação definitiva dessas patologias com o desenvolvimento da PB. Já a possibilidade de que o penfigoide bolhoso seja um efeito colateral raro de vacinas contra agentes infecciosos é citada também por alguns relatos de casos. No entanto, uma relação causal entre a vacinação e o PB ainda não foi confirmada.[18]

Além disso, o desenvolvimento do penfigoide bolhoso também já foi vinculado a uma variedade de drogas, sendo que muitas ainda são consideradas incertas. Atualmente, existem vários relatos e estudos clínicos que correlacionam os hipoglicemiantes, inibidores da dipeptidil peptidase-4 (DPP-4), e o PB. Os principais inibidores da DDP-4 associados são linagliptina, sitagliptina e vildagliptina, sendo esse último o com maior número de casos. Os pacientes que suspenderam os inibidores da DPP-4 parecem evoluir com melhores resultados diante do tratamento padrão do penfigoide bolhoso do que aqueles que continuaram o uso dessa medicação.[19,20]

Estudos recentes demonstram prevalência significativamente alta de doenças neurológicas associadas ao PB, especialmente esclerose múltipla, doença de Parkinson, epilepsia, acidente vascular cerebral e demência. O mecanismo patogênico que relaciona a PB com doenças neurológicas não é conhecido até o momento. Já o aumento da incidência de neoplasias em pacientes com PB ainda é bastante discutível.[16,18,21]

O penfigoide gestacional surge entre o segundo e terceiro trimestre e inicia-se por pápulas e placas urticariformes na região umbilical, que podem evoluir para vesículas, bolhas e outras lesões (Figura 115.6) com possível progressão para toda a pele. Face e mucosas geralmente são poupadas. O prurido é comum e normalmente há resolução após o parto. Menstruação e uso de contraceptivos podem exacerbar o quadro no puerpério. Nesses casos, há maior risco de parto prematuro, baixo peso ao nascimento e crescimento intrauterino restrito. Apesar disso, a doença bolhosa neonatal é rara.[22,23]

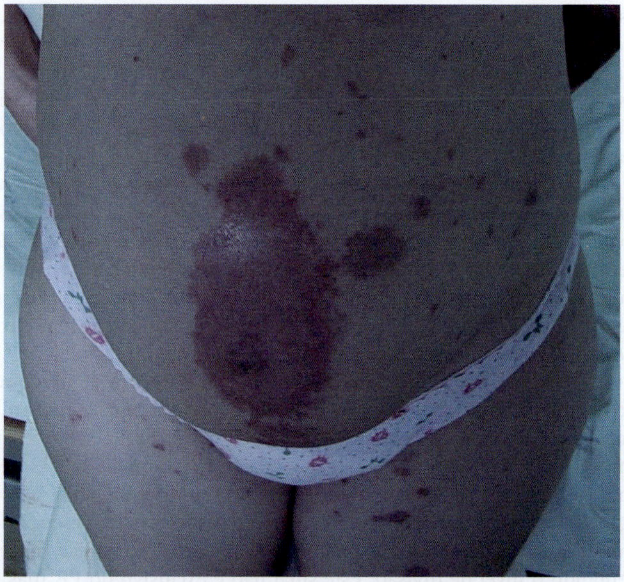

Figura 115.6 Lesões periumbelicais do penfigoide gestacional.

Diagnóstico

O diagnóstico é clínico, imunopatológico e histopatológico. No PB, uma biópsia em lesão recente demonstrará uma bolha subepidérmica, não acantolítica, com infiltrado intenso na derme papilar e junção dermoepidérmica (JDE) composto por eosinófilos, neutrófilos e linfócitos.[10,22]

As bolhas do penfigoide bolhoso se localizam na lâmina lúcida, entre a membrana basal e a lâmina densa. A imunofluorescência direta da pele perilesional demonstra depósitos lineares de C3 em quase todos os pacientes, e IgG em uma menor proporção. Os antígenos afetados pelo penfigoide bolhoso são os BP180 e BP 230, o que caracteriza o local de formação das bolhas. A imunofluorescência indireta pode revelar IgG circulante e, mais raramente, outras imunoglobulinas.[10,22]

No penfigoide gestacional, também há bolha subepidérmica e aumento no número de eosinófilos. Os aspectos da imunofluorescência direta e indireta são semelhantes aos do PB, e o antígeno acometido parece ser o BP 180. A sensibilidade da IFI pode ser aumentada quando se acrescenta o fator HG. Na técnica de *salt-split-skin* os autoanticorpos situam-se no lado epidérmico da clivagem no penfigoide gestacional.[10,22]

Tratamento

Para o PB o tratamento principal é a corticosteroideterapia. Vale ressaltar que o penfigoide involui espontaneamente na maioria dos pacientes entre 2 e 6 anos de evolução, fato que deve ser avaliado antes de se instituírem terapias mais agressivas. Contudo, o comprometimento da qualidade de vida pode justificar o tratamento na maioria dos pacientes.[17]

A prednisona é o corticosteroide mais comumente utilizado e deve ser iniciada em doses de até 0,75 a 1 mg/kg/peso, e reduzida após controle das lesões cutâneas. Este é sem dúvida o tratamento de escolha, e pode ser auxiliado pelo uso de corticosteroides tópicos de alta potência, como o clobetasol. Não se deve esquecer dos cuidados recomendados para pacientes em uso crônico de corticosteroide (ósseos, glicêmicos e cardiovasculares) (Figura 115.7).[17]

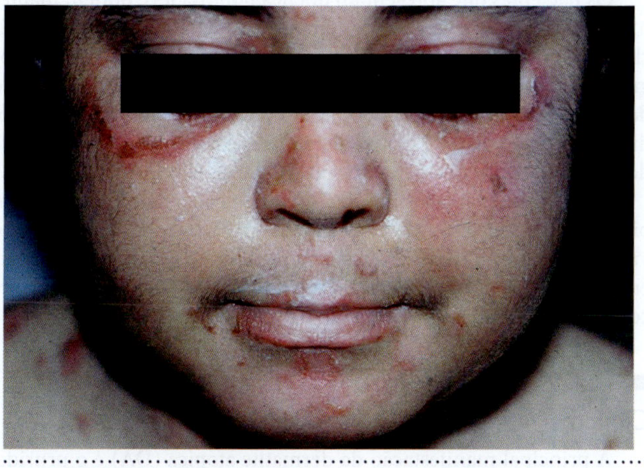

Figura 115.7 *Cushing* em paciente em corticosteroideterapia crônica no pênfigo foliáceo.

A segunda linha de tratamento no PB deve ser realizada de acordo com a gravidade do paciente. Em casos leves a moderados, é preconizado o uso de doxiciclina (100 mg, 2 vezes/dia), por sua ação anti-inflamatória, ou dapsona (100 mg/dia), pela ação de imunomodulação. Ambas as medicações são consideradas nível de evidência 1B. Além disso, nicotinamida (500 mg/dia), associada a doxiciclina, tem sido relatada com sucesso ocasional, porém precisa de mais estudos.[18]

Nos casos moderados a grave podem ser indicados o uso de metotrexato (até 15 mg/semana), nível de evidência 3B; azatioprina (1 a 2 mg/kg/dia), nível de evidência 1B; e micofenolato de mofetila (até 3 g/dia) com nível de evidência 1B. Já nos casos graves, a medicação mais indicada é imunoglobulina endovenosa (400 mg/kg/dia por 5 dias consecutivos) com nível de evidência 1B.[18]

Além disso, há vários estudos que demonstram boa resposta desses pacientes ao uso de imunobiológicos como rituximabe (1 g no dia 1 e no dia 14 ou 375 mg/m^2/semana por 4 semanas) e omalizumabe (300 mg a cada 2 a 4 semanas), apesar disso, ainda necessitam de mais estudos e são considerados níveis de evidência 4. Rituximabe parece ser uma opção para pacientes com PB refratário à terapia convencional.[18,24-26]

Um estudo multicêntrico de uma série de casos com dupilumabe foi realizado nos Estados Unidos e teve a participação de 13 pacientes com PB, refratários aos tratamentos convencionais, que foram submetidos ao imunobiológico na dose de 600 mg subcutâneo seguida por 300 mg a cada 2 semanas. Foi demonstrado que 53,8% (7 de 13) dos pacientes obtiveram regressão da doença e outros 34% apresentaram controle satisfatório do prurido ou diminuição de bolhas. Esse estudo sugere que o dupilumabe pode ser um tratamento adicional para a PB, porém também necessita de futuros ensaios para confirmar sua eficácia e tolerabilidade.[27]

No penfigoide gestacional, anti-histamínicos e corticosteroideterapia tópica são as drogas de eleição, sendo seu uso seguro. Se houver difícil controle, optar por corticosteroideterapia oral nas mesmas doses descritas para o PB. A corticosteroideterapia sistêmica deve ser realizada com cautela, sendo que a dose preconizada é até 20 mg/dia de prednisona e por tempo curto.[22,23,28]

Nos casos que necessitam de altas doses de corticosteroides e/ou tempo prolongado de terapia, o ideal é substituí-lo por adjuvantes poupadores de corticosteroide, como azatioprina e dapsona, que são considerados seguros tanto na gestação quanto na lactação.[23]

PENFIGOIDE DAS MEMBRANAS MUCOSAS

Clínica

A boca é o principal sítio acometido do penfigoide de membranas mucosas (também chamado de penfigoide cicatricial), envolvendo gengivas, palato, língua, lábios e também outras áreas; como conjuntiva, pele, cavidade nasal, região anogenital e faringe. A lesão pode se apresentar inicialmente como um leve rendilhado, evoluindo para bolhas e exulcerações que deixam cicatrizes e sinéquias. O envolvimento ocular é comum e pode evoluir para cegueira. Queimação, xeroftalmia e sensação de corpo estranho são algumas das queixas iniciais mais comuns e podem evoluir com cicatrizes, úlcera de córnea e perda visual.[28]

A pele pode estar acometida por bolhas que se rompem e causam exulcerações e cicatrizes em 20% dos pacientes. O couro cabeludo é um dos locais mais afetados na pele.

Diagnóstico

A microscopia eletrônica revela que a bolha do penfigoide de membranas mucosas se desenvolve dentro da lâmina lúcida. Na imunofluorescência há alguns padrões possíveis dependendo de qual dos antígenos vai ser o responsável pela doença: laminina 5, integrina, M168 ou outros. Essa diferença determinará o local exato de fissão da bolha.[10,28]

Tratamento

O tratamento do penfigoide das membranas mucosas também é semelhante às demais doenças bolhosas já citadas, sendo a primeira escolha o corticosteroide tópico ou sistêmico de acordo com a gravidade dos casos. Em situações que devem ser usados poupadores de corticosteroides, podem ser indicados dapsona, metotrexato, azatioprina, micofenolato de mofetila e doxiciclina.[10,28,29]

Já a ciclofosfamida é reservada para tratamentos refratários, em razão de seu perfil de risco significativo. O uso de imunoglobulina endovenosa, rituximabe, anticorpo monoclonal anti-IgE, imunoadsorção e plasmaférese também são opções de tratamento, porém necessitam de mais estudos.[29]

Diagnósticos diferenciais

Nos pênfigos em geral, os diagnósticos diferenciais abrangem as demais buloses. No caso do pênfigo vulgar, um diagnóstico que não pode ser descartado é o pênfigo paraneoplásico, principalmente naqueles casos mais severos. Caso a dúvida persista, a imunofluorescência direta pode auxiliar no diagnóstico. Farmacodermias, pênfigos por drogas e doença de Sneddon devem ser lembrados.[22]

Nos penfigoides, um diagnóstico diferencial importante é a epidermólise bolhosa adquirida. Normalmente, esta involui com lesões de mílio e outras cicatrizes, mas o diagnóstico definitivo pode ser dado pela técnica de imunofluorescência associado ao *salt-split*: como na EBA há acometimento do colágeno 7, a bolha estará abaixo da lâmina densa, o que a separa dos penfigoides bolhoso e de membranas mucosas. Outras buloses como os pênfigos podem ser ocasionalmente confundidos com os penfigoides, embora a clínica seja diversa na maioria dos casos. Nestes, a realização da imunofluorescência vai determinar o diagnóstico correto. Eritema multiforme, erupções por drogas e infecções virais são outros diagnósticos diferenciais ocasionais.[22]

A erupção polimorfa da gestação é dermatose frequente e que pode ser diferenciada do penfigoide gestacional. Naquela não há acometimento periumbilical, e há preferência das lesões por áreas com estrias. O prurido é atroz, podendo haver pápulas, pústulas, vesículas e outras lesões elementares. Se necessário, pode-se recorrer ao histopatológico ou até à imunofluorescência para diferenciação das duas entidades.[22]

DERMATOSE BOLHOSA CRÔNICA BENIGNA DA INFÂNCIA/DERMATOSE BOLHOSA POR IGA

A dermatose bolhosa crônica da infância é uma doença bolhosa subepidérmica rara, não hereditária, com intenso prurido e atingindo crianças pré-escolares. Há características clínicas similares às do penfigoide bolhoso e da dermatite herpetiforme. São observadas bolhas e vesículas tensas em face (predileção especial em torno da boca), tronco, face interna das coxas e genitália, contudo qualquer área da superfície corporal pode ser atingida.[2]

As lesões podem apresentar base urticada ou pele normal. Podem ser policíclicas ou anulares com bolhas nas bordas, este sinal é denominado "rosário de pérolas", porém a morfologia muda muito com o tempo. Lesões em roseta são também observadas. Envolvimento de mucosas não é incomum. Esta dermatose apresenta um depósito de IgA em padrão linear e C3 na membrana basal.[2]

A etiologia autoimune parece ter importante papel. Alguns autores têm observado associações com retocolite ulcerativa, doença de Crohn e artrite reumatoide. A duração média da doença é de 3 a 5 anos e o diagnóstico diferencial é feito principalmente com penfigoide bolhoso, dermatite herpetiforme e impetigo.[2,7]

O tratamento de primeira escolha é a dapsona, na dose de 1 a 2 mg/kg/dia, com rápidos e excelentes resultados (Figuras 115.8 e 115.9). Uma vez controlada a doença a diminuição desta droga deve ser lenta, mantendo-se a dose mínima para controlar a mesma, até sua completa retirada. Outras opções utilizadas como segunda linha são: prednisolona, azatioprina e colchicina. Em casos refratários, há relatos de boa resposta do uso de imunoglobulina endovenosa, imunoadsorção, rituximabe e omaluzumabe, porém necessitam de mais estudos.[30]

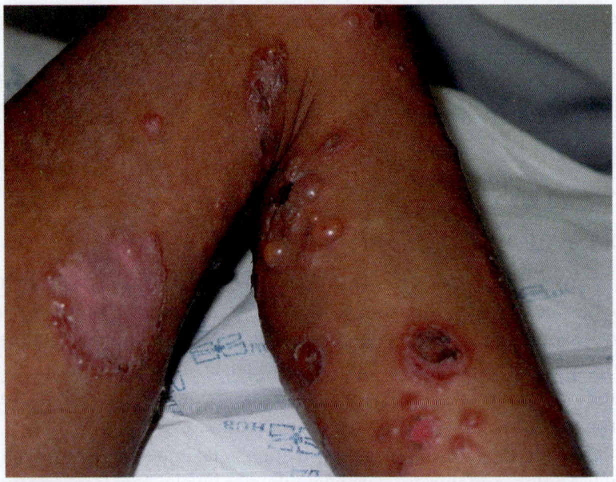

Figura 115.8 Bolhas e vesículas sobre base eritematosa.

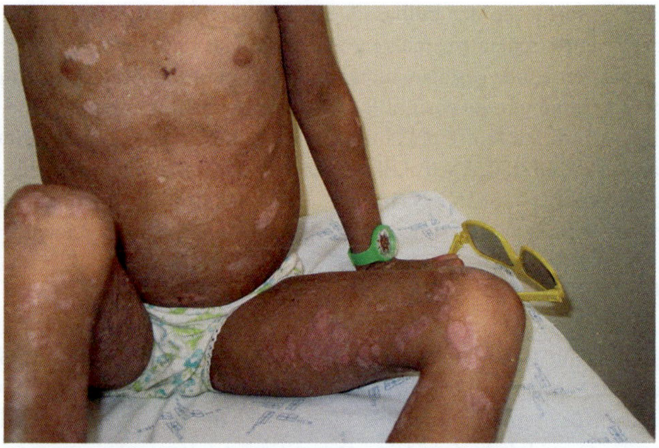

Figura 115.9 Intensa melhora após 10 dias de dapsona.

DOENÇAS BOLHOSAS E COVID-19

Até o momento, existem poucos dados relacionados ao efeito do tratamento de doenças bolhosas perante os casos de infecção pela covid-19. As recomendações atuais de especialistas incluem que os pacientes com pênfigo devem ser monitorados regularmente quanto aos sintomas característicos da infecção viral.[31]

Os pacientes que apresentam doença bolhosa leve podem manter o uso de corticosteroides tópicos ou intralesionais, dapsona ou doxiciclina. No entanto, os corticosteroides sistêmicos devem ser reduzidos gradualmente para a menor dose efetiva durante a pandemia. O uso de prednisona ≤ 10 mg/dia pode ser continuado em pacientes com diagnóstico de covid-19, enquanto a dose de prednisona > 10 mg/dia deve ser reduzida considerando a atividade da doença.[31]

As demais terapias imunossupressoras convencionais e imunobiológicas só devem ser descontinuadas em casos confirmados de covid-19 e de acordo com a gravidade de cada caso. Já a imunoglobulina endovenosa provavelmente não aumenta o risco de infecção e pode ser considerada uma opção segura em pacientes com covid-19.[31,32]

DERMATITE ATÓPICA

Clínica

A principal manifestação da dermatite atópica (DA) é o prurido. Sua presença é fundamental, e sua ausência coloca em xeque o diagnóstico de atopia. Xerodermia é outro achado importante. A presença de eczema (eritema, edema, vesiculação, exsudação e crostas) também é um achado corriqueiro nas fases agudas ou subagudas da DA.[33-36]

Fazendo-se uma divisão por faixa etária, podemos dizer que em crianças menores de 2 anos há um predomínio de quadro com eczema na face e em região cervical. O couro cabeludo também é muito afetado. É rara a presença de liquenificação nesta idade, e o prurido intenso pode se manifestar por irritabilidade e insônia.[33-36]

Na fase infantil (2 a 12 anos) há manifestações agudas e subagudas de eczema, podendo haver liquenificação em etapas mais tardias. Há concentração das lesões nas áreas das pregas cutâneas e acometimento bem menos intenso da face.[33-36]

Em pacientes maiores de 12 anos que ainda apresentam a DA, a liquenificação é o aspecto mais usual. As localizações mais frequentes são pregas, região perioral e pescoço (Figura 115.10).[33-36]

Clinicamente, a grande maioria dos casos de DA se manifestará até os 2 anos de idade. A sua involução também costuma se dar espontânea e progressivamente, sendo que menos de 20% dos pacientes ainda terá alguma manifestação mais importante após a adolescência.[33-36]

Alguns estigmas são associados à presença de DA, e, entre eles, podemos incluir a ceratose pilar, a hiperlinearidade palmoplantar, o obscurecimento periorbitário, as linhas de Dennie-Morgan (prega dupla sob a pálpebra inferior), ceratoconjuntivite atópica, sinal de Hertogue (rarefação do terço distal da sobrancelha), palidez cutânea e dermografismo branco.[33-36]

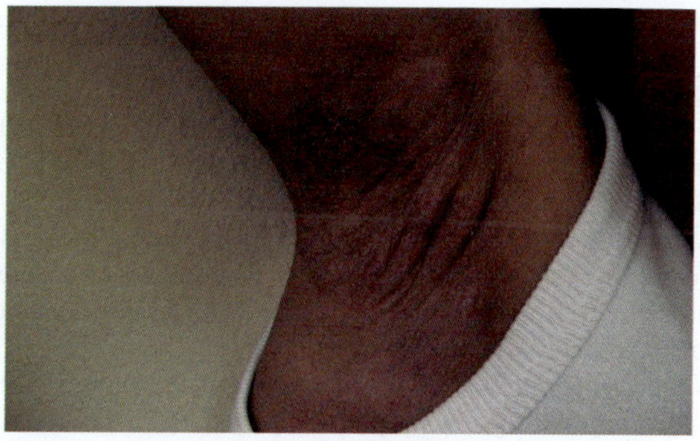

■ **Figura 115.10** Lesões em dobras com adenomegalia em criança de 13 anos.

A eritrodermia é uma complicação de qualquer faixa etária, podendo ser causada por uso intempestivo de corticosteroideterapia oral, infecções bacterianas e outras alterações metabólicas. Este é um quadro de DA frequentemente encontrado nas enfermarias, e que vai exigir do dermatologista e do pediatra, cuidados especiais (Figura 115.11).[33-36]

As complicações mais comuns da DA são a maior propensão a infecções bacterianas, fúngicas e virais (lembrar da erupção variceliforme de Kaposi) (Figura 115.12), ceratocone, cataratas capsulares anteriores e distúrbios de crescimento e desenvolvimento.[33-36]

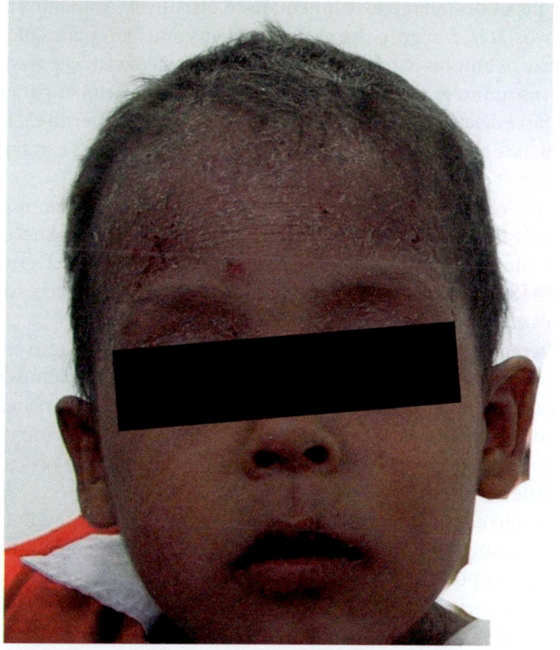

■ **Figura 115.11** Dermatite atópica grave.

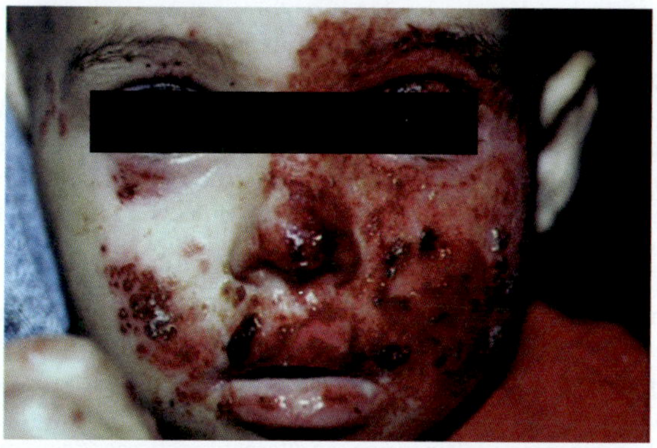

■ **Figura 115.12** Erupção variceliforme em criança com dermatite atópica.

Diagnóstico

O diagnóstico da DA é eminentemente clínico. Há alguns escores adaptados para classificação e diagnóstico, mas o mais prático parece ser o de Hanifin e Rajka, de 1980.[33] Estes autores determinaram critérios maiores e menores, sendo que para o diagnóstico de DA o paciente deverá ter ao menos 3 parâmetros maiores e 3 menores. São eles:

- **Critérios maiores**: prurido, lesões cutâneas crônicas e recorrentes, topografia e morfologia clássicas e antecedentes familiares e pessoais de atopia.
- **Critérios menores**: xerose, ictiose, ceratose pilar, reatividade imediata a testes cutâneos, IgE elevada, início precoce, tendência a infecções cutâneas, dermatite de mãos e pés, eczema no mamilo, queilite, conjuntivite, prega de Dennie-Morgan, ceratocone, cataratas subcapsulares anteriores, órbita opaca, pitiríase alba, pregas anteriores do pescoço, prurido ao suar, dermografismo e intolerância a alimentos.

Dosagem de IgE total sérica, IgE específica e *prick test* podem ser realizados, assim como a biópsia cutânea, quando há dúvida para diagnóstico diferencial, não sendo utilizados de forma rotineira.[33-37]

Diagnóstico diferencial

Os diagnósticos diferenciais da dermatite atópica podem exigir do profissional grande sensibilidade clínica e seguimento do paciente, além de uma história clínica minuciosa e exame físico apurado. Algumas condições que podem simular a DA são: dermatite seborreica, dermatite de contato, líquen simples, psoríase, eczema numular, histiocitoses, linfomas, escabiose e doenças metabólicas variadas.[35,38] Comumente encontram-se casos de eczemas nos quais é muito problemático determinar a causa de base. Nestes casos, o médico deve estar atento para várias pistas que podem auxiliá-lo. O acometimento de parentes por lesões pruriginosas fala a favor da escabiose; acometimento sistêmico, com hepatoesplenomegalia e outros achados pode significar histiocitose.[36,38]

Lembrar ainda da dermatite infectiva pelo HTLV-1 como um importante diagnóstico diferencial (Figura 115.13). Em crianças eritrodérmicas, lembrar também da dermatite seborreica eritrodérmica, em que as dobras cutâneas são poupadas e o prurido existe, mas é menos intenso (Figura 115.14).[36]

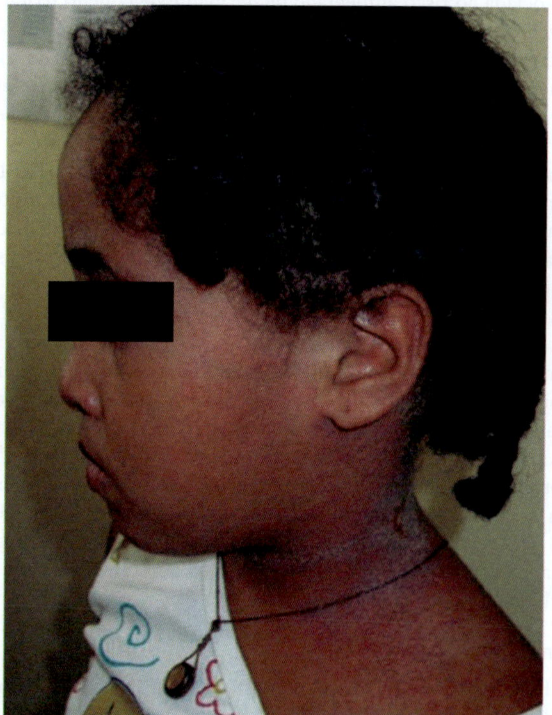

■ **Figura 115.13** Dermatite infectiva por HTLV-1.

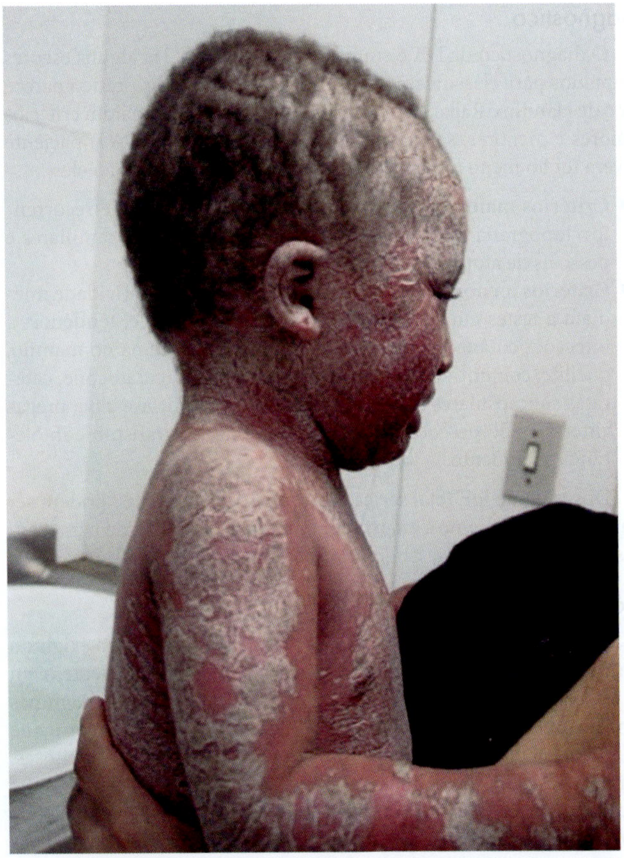

■ **Figura 115.14** Dermatite seborreica eritrodérmica.

Comorbidades

Os pacientes com DA apresentam risco significativo de mortalidade em comparação com a população em geral. Como já se sabe, a relação entre a DA e alergia alimentar, asma e rinite alérgica como parte da "marcha atópica" é bem documentada. Dessa forma, a DA também está associada ao risco aumentado de dermatite de contato irritativa e alérgica.[37]

Além disso, é estabelecido que em crianças, os distúrbios do sono podem estar relacionados a deficiência de crescimento, baixo desempenho escolar, distúrbios de déficit de atenção e hiperatividade, bem como maiores riscos de acidentes.[37]

Já as comorbidades não alérgicas, principalmente em casos de DA descompensada, incluem infecções cutâneas e extracutâneas, outras doenças autoimunes ou imunomediadas, condições neuropsiquiátricas, obesidade, doenças cardiovasculares e metabólicas. Em relação ao risco de neoplasias específicas há ainda controvérsias.[39,40]

Os mecanismos relacionados a essas associações ainda são desconhecidos e a magnitude absoluta dos riscos não é bem definida até o momento. Apesar disso, muitas comorbidades estão diretamente relacionadas à gravidade da DA e ao seu controle inadequado. No entanto, algumas afetam mais crianças, enquanto outras ocorrem na idade adulta, principalmente, em pacientes com doença de longa data.[39,40]

Portanto, o diagnóstico precoce, associado a otimização do manejo e ao acompanhamento adequado dos pacientes, são fundamentais não só para reduzir a gravidade da doença e o impacto na qualidade de vida, como também para proteger contra o desenvolvimento de comorbidades importantes.

Tratamento

A DA talvez seja uma das dermatoses que mais exigirá do contato médico-paciente-familiares. É fundamental que a família saiba do caráter recidivante e crônico da doença, da necessidade de cuidados pessoais e ambientais e de como proceder para reduzir ao máximo as recorrências e prejuízos ao desenvolvimento biopsicossocial, além de internações indesejáveis.[41,42]

Os pacientes devem ser educados para manterem a pele constantemente hidratada, pois a hidratação é importante na manutenção da integridade da barreira cutânea. Lembramos o valor de hidratantes como a vaselina, alfa-hidroxiácidos e glicerina. A ureia não deve ser utilizada, pois causa frequentemente ardor e irritação. Excesso de banhos devem ser evitados, devendo-se também evitar a água quente para não aumentar o prurido. Secar o paciente de modo leve, evitando-se sempre movimentos de fricção.[41,42]

Nos pacientes internados com DA grave é muito comum observarmos o uso de permanganato de potássio para lavagem das lesões. Esta é uma substância que mesmo diluída tem grande potencial para irritar e ressecar a pele, devendo ser, portanto, preterida. A água boricada ou mesmo o soro fisiológico são mais apropriados para a higiene destes pacientes. Sabonetes alcalinos e abrasivos, além de esponjas, também devem ser proscritos.[41,42]

Roupas sintéticas, de lã, oclusivas ou apertadas devem ser evitadas. Usar detergentes líquidos na lavagem das roupas e enxaguá-las várias vezes, pois resíduos de sabões podem ser irritantes.[41,42]

Aeroalérgenos devem ser evitados. Forração de travesseiros e colchões não são medidas que devem ser desprezadas, além dos cuidados ambientais de higiene, afastamento de bichos de pelúcia, livros velhos, cortinas, tapetes e outros elementos nocivos. Animais de estimação só devem ser afastados em último caso.[41,42]

O papel dos alérgenos alimentares é discutível. Alimentos como leite, ovos, soja, frango, peixe e nozes podem contribuir para a piora da DA, mas os autores acreditam que os mesmos só devem ser afastados em casos muito graves uma vez que o prejuízo nutricional para estes pacientes é deletério. A manutenção da dieta por leite materno exclusivo pelo menos até os 4 meses de idade diminui a incidência e gravidade das alergias por alimentos.[43]

Já em relação ao uso de probióticos, alguns estudos demonstram boa resposta em pacientes com DA, porém outros indicam redução modesta e clinicamente insignificante referente a Pontuação de Dermatite Atópica (SCORAD). Dessa forma, há ainda controvérsias e necessidade de mais ensaios randomizados.[44,45]

A terapia farmacológica básica para a DA abrange aplicação regular de emolientes e o uso de corticosteroides tópicos. Estes devem ser utilizados pelo menor intervalo possível e na potência necessária apenas para controle clínico. Os anti-histamínicos H1 são mais usados pelos efeitos sedativos, já que são pouco eficazes no controle do prurido da dermatite atópica.[42]

É muito comum a utilização do óleo mineral como hidratante nos pacientes com DA, principalmente naqueles que necessitam internação em hospitais públicos. A vaselina é uma substância igualmente barata e com maior capacidade de hidratação cutânea, devendo ser aplicada várias vezes ao dia de forma a deixar a pele sempre úmida.[41,42]

O uso de antibióticos orais tem sido preconizado em pacientes com quadros graves e de difícil controle pela presença de superantígenos. Estas toxinas se ligam a muitos receptores e provocam uma toxicidade sistêmica e redução da resposta imune adaptativa. O S. aureus está presente em muitos destes casos, e as cefalosporinas de primeira geração parecem ser uma alternativa viável clínica e economicamente. Particularmente em pacientes com doença recalcitrante, que necessitam de internações habituais, ou com forma eritrodérmicas; o uso de antibióticos orais pode melhorar sensivelmente a resposta clínica destes pacientes.[35,36,38]

Muitos pacientes com acometimento cutâneo extenso necessitam de antibióticos tópicos, seja em ambiente domiciliar ou hospitalar. Deve-se dar preferência ao ácido fusídico ou bacitracina, não só pelo maior espectro de ação como também para evitar a irritação e a sensibilização causadas pela neomicina.[42]

Os inibidores da calcineurina são alternativas eficazes e com menos efeitos colaterais que os corticosteroides tópicos. São drogas seguras, podendo ser usadas por longo prazo sem os efeitos colaterais destes últimos. Atualmente dispomos do tacrolimo nas concentrações de 0,03% a 0,1%, com rápido início de ação, indicado em todas as formas de DA, especialmente nas moderadas e graves e o pimecrolimo a 1%, reservado para as formas mais leves da doença. Os inibidores da calcineurina, inicialmente podem causar ardência na pele e colocar estes produtos na geladeira antes do uso pode minimizar muito este efeito, que também é transitório e desaparece geralmente na primeira semana de tratamento.[46,47]

Em crianças com formas de difícil manejo há algumas alternativas a serem avaliadas. A talidomida foi relatada com sucessos esporádicos na DA. Ela reduz o TNF-α, o interferon-gama e diminui a relação entre células auxiliares e supressoras. A dose habitual varia de 50 a 100 mg/dia, de acordo com peso e quadro clínico, e o principal efeito colateral é a neuropatia periférica. Outro efeito colateral que deve ser observado em crianças é a sedação, a qual pode prejudicar o rendimento escolar e as relações sociais. Contudo, em casos de prurido incompatível com as atividades cotidianas normais, este pode ser um para efeito desejável.[42]

Os inibidores de leucotrienos têm sido usados com sucesso nas alergias respiratórias, e parecem promissores para a terapêutica da DA. O montelukast deve ser utilizado em pacientes resistentes às terapias convencionais, sendo prescrito na dose de 10 mg/dia VO para pacientes maiores de 15 anos, 5 mg/dia entre 6 e 15 anos e 4 mg/dia se entre 2 e 6 anos. A duração do tratamento depende da resposta clínica, e os efeitos colaterais mais comuns são cefaleia, dor abdominal e reações alérgicas. O zafirlukast é outra droga da mesma família disponível.[42]

O zileuton é um inibidor da enzima 5-lipoxigenase, e impede que os leucotrienos se formem, ao contrário do montelukast e zafirlukast que são antagonistas dos receptores de leucotrienos. Sua dose é de 600 mg 4 vezes ao dia, ele parece produzir resultados satisfatórios.[42]

Em pacientes refratários, com casos moderados a grave, que necessitem de outras drogas, pode-se lançar mão da ciclosporina. Sua dose inicial é de 2,5 a 5 mg/kg/dia, dividida em 2 doses, devendo-se mantê-la por 6 a 8 semanas, quando o desmame deve ser iniciado dependendo da resposta clínica. Pacientes sem resposta satisfatória após 12 semanas devem ser considerados como falha terapêutica.[38]

Os efeitos colaterais da ciclosporina incluem nefrotoxicidade, hipertensão, hipertricose, hiperplasia gengival e aumento da suscetibilidade a infecções graves. A monitorização dos pacientes deve ser realizada por meio da aferição da pressão arterial e da creatinina sérica a cada 2 semanas, durante 3 meses, seguido de monitoramento mensal. Elevações significativas de ambos indicam redução da dose ou suspensão do tratamento. É importante lembrar também que a lesão renal pode se manifestar após o uso crônico sem alteração de níveis de escórias nitrogenadas. Epilépticos e pacientes com infecções concomitantes ou imunodeficiências não devem ser submetidos a tratamentos com essa droga.[39]

A azatioprina e o metotrexato são medicamentos *off-label* considerados seguros e usados como poupadores de corticosteroides. A azatioprina é indicada geralmente na dose de 1 a 2,5 mg/kg/dia, porém acaba sendo menos utilizada em razão dos vários efeitos adversos, como mielossupressão, hepatotoxicidade, distúrbios gastrointestinais, aumento da suscetibilidade a infecções e aumento do risco de câncer (carcinoma de células escamosas, linfoma não Hodgkin), principalmente em casos que necessitam tratamentos de longo prazo.[40]

Já o metotrexato é considerado uma opção de tratamento para o controle de longo prazo da dermatite atópica moderada a grave principalmente em adultos, mas também pode ser realizada em adolescentes e crianças. Em adultos e adolescentes, a dose administrada é de 7,5 a 25 mg/semana em combinação com suplementação ácido fólico para reduzir o risco de mielossupressão. Em crianças é iniciada pela dose mínima de 0,5 mg/semana, podendo ser aumentada gradativamente até 25 mg/semana de acordo com a resposta clínica. O metotrexato tem um início de ação lento e o benefício pode não ser observado nos primeiros meses de tratamento, sendo necessário aguardar cerca de 6 a 8 semanas para avaliação da resposta clínica.[40]

Corticosteroides orais podem ser usados em quadros severos, lembrando-se de limitar seu uso ao menor intervalo possível e monitorando efeitos colaterais indesejáveis, como retardo de crescimento em crianças. Além disso, o uso inadequado ou intempestivo de corticosteroides pode determinar rebotes importantes e até mesmo evolução para formas eritrodérmicas.[42]

O micofenolato de mofetil (MM) já foi descrito para tratamento de adultos em doses de 500 a 1.500 mg/dia, divididos em 2 dosagens, com bom controle de casos isolados. É *off-label* para DA até o momento. Náuseas, vômitos e diarreia são algumas das manifestações mais usuais. Leucopenia e infecções graves podem se seguir ao seu uso. Ainda são necessários mais estudos de seguimento para que se obtenha uma observação mais segura dos seus efeitos em longo prazo nestes pacientes.[42]

Outras drogas plausíveis são interferon, anticorpos monoclonais (omalizumabe) e imunoglobulina hiperimune. A Fototerapia UVB-NB pode ser aconselhada em casos muito selecionados. Esses tratamentos ainda necessitam de mais estudos quanto ao seu uso, principalmente em crianças.[42]

Recentemente, foi aprovado pela Food and Drug Administration o uso de dupilumabe em pacientes adultos e crianças, com idade igual ou superior a 6 anos, que apresentam DA moderada a grave refratária a terapias convencionais. O dupilumabe consiste em um antagonista do receptor alfa da interleucina (IL) 4 e da IL-13, com eficácia estimada de 73% com base na redução em porcentagem dos escores de gravidade.[39,48]

Há três esquemas de dosagem com base no peso. Para crianças (com 60 kg ou mais) e adultos é indicada a dose de ataque de 600 mg subcutânea seguida de 300 mg a cada 2 semanas. Para aqueles com peso entre 30 e 59 kg, uma dose de ataque de 400 mg é administrada, seguida de 200 mg a cada 2 semanas. Já nos pacientes, na faixa de 15 a 29 kg, uma dose de ataque de 600 mg é administrada, seguida de 300 mg a cada 4 semanas.[49,50]

Entre os principais efeitos colaterais descritos, tem-se conjuntivite e reações no sítio de injeção. Outros imunobiológicos também estão em estudo para DA como inibidores da janus quinase (JAK), nemolizumabe, lebrikizumabe e tralokinumabe.[49-51]

Os inibidores de JAK tópicos e orais, como tofacitinime, baracitinibe, abrocitinibe e upadacitinibe parecem ser tratamentos promissores para dermatite atópica. Tofacitinibe e baricitinibe já são medicamentos aprovados para o tratamento da artrite reumatoide em razão do bloqueio da sinalização de múltiplas citocinas, como interleucina (IL) 4, IL-5 e IL-13, envolvidas na resposta imune e inflamação. No entanto, os inibidores da JAK ainda necessitam de mais estudos de maior duração para avaliar sua eficácia e segurança em longo prazo em pacientes com DA.[49]

Os autores sugerem um organograma de tratamento simplificado para os pacientes de DA:

- Orientação e adequação ambiental para todos os pacientes.
- Corticosteroideterapia tópica, hidratação rigorosa e anti-histamínicos.
- Não havendo melhora do prurido, acrescentar anti-histamínico de outra classe. Se necessário, acrescentar o bloqueador H2. Reforçar os cuidados ambientais e pessoais sempre.
- Havendo necessidade de terapia de longo prazo, frente recidivas frequentes, dar preferência por inibidores da calcineurina (avaliar a potência necessária e faixa etária). Avaliar a necessidade de antibioticoterapia.
- Ainda necessitando de outras drogas, acrescentar a talidomida. Caso ainda se faça necessário, avaliar a viabilidade para uso do montelukast.
- Corticosteroideterapia oral (esta etapa pode ser antecipada dependendo da gravidade e da necessidade econômica do paciente. Atentar para os efeitos colaterais habituais além do atraso e prejuízo do crescimento em crianças).
- Avaliar uso de Ciclosporina, Micofenolato de Mofetil, Azatioprina, Metotrexato ou Dupilumabe.
- Todos esses medicamentos podem ser usados também em ambiente hospitalar, devendo a internação ser realizada a critério médico.

Dermatite atópica e covid-19

Algumas sociedades profissionais, como a American Academy of Dermatology (AAD), emitiram recomendações em relação ao uso de medicamentos imunossupressores diante do quadro de infecção pela covid-19. Os pacientes com DA e outros pacientes em uso desses medicamentos, que recebem diagnóstico presumido ou confirmado de infecção ativa pelo vírus, devem descontinuar ou evitar o início de terapias imunossupressoras. O tratamento pode ser retomado após a recuperação completa da infecção pela covid-19.[32]

No entanto, em razão da existência de inúmeras incertezas sobre os efeitos de imunossupressores no curso de covid-19, a decisão de descontinuar o tratamento em um paciente com covid-19 deve ser de acordo com cada caso, sendo avaliados a gravidade da infecção viral, o potencial de que o tratamento imunobiológico pode reduzir o risco de tempestade de citocinas e as potenciais consequências negativas da interrupção do tratamento na atividade imunológica exacerbada, incluindo doenças dermatológicas e comorbidades.[32,52]

■ DERMATOVIROSES

Clínica

Herpes-zóster

A lesão típica do herpes-zóster via de regra é precedida por dor, ardor ou prurido no dermátomo acometido, seguindo-se pápulas, vesículas agrupadas ou placas eritematosas que evoluem para lesões crostosas típicas (Figura 115.15). As regiões mais comumente atingidas são dos nervos intercostais e trigêmeo, e o quadro é mais frequente em idosos, imunodeprimidos ou portadores de neoplasias. A presença de vesículas na lateral do nariz indica acometimento do nervo nasociliar, com provável envolvimento do globo ocular; denominando-se sinal de Hutchinson.[53,54]

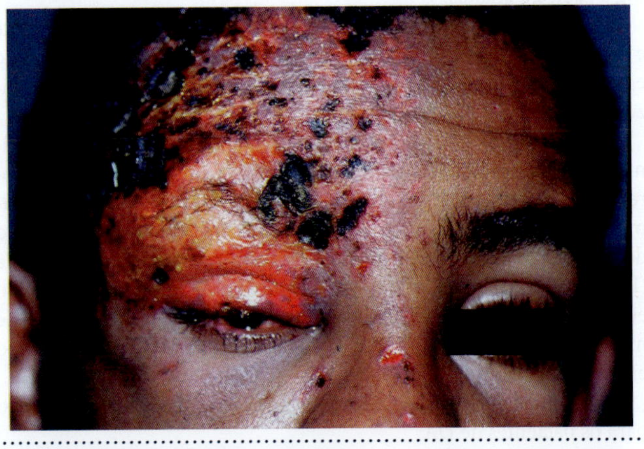

■ **Figura 115.15** Herpes-zóster cefálico.

Poucos pacientes apresentam quadros clínicos intensamente dolorosos sem lesões cutâneas conhecidos por *zoster sine herpete*. Evidentemente nestes casos o diagnóstico diferencial é muito mais difícil. É importante lembrar também da síndrome de Hamsay-Hunt caracterizada por paralisia facial ipsilateral, otalgia e vesículas de herpes-zóster associadas.[53,54]

As maiores problemáticas do herpes-zóster são a neuralgia pós-herpética, mais comum em pacientes da terceira idade, e o acometimento visual que pode resultar até mesmo em cegueira. Em ambas as circunstâncias, é o tratamento precoce que vai apresentar maiores chances de evitá-las. Hoje acredita-se que a corticosteroideterapia tenha pouca utilidade na prevenção da neuralgia pós-zóster. O uso da capsaicina tópica, de antidepressivos tricíclicos, da gabapentina ou da pregabalina podem ser válidos.[53,54]

Herpes simples

As infecções habituais pelos vírus Herpes simplex são ambíguas e sua forma clínica quase inconfundível. O HSV 1 é na maioria das vezes o responsável pelas infecções extragenitais, embora também possa responder por um percentual menor de infecções genitais. Já com o HSV 2 sucede o inverso.[55]

Normalmente até 90% da população já teve contato com o HSV1 até a adolescência, sendo sua primoinfecção muitas vezes confundida com episódios gripais ou aftas. O HSV2 apresenta grande elevação na sua prevalência a partir da puberdade, o que acentua seu caráter eminentemente sexual. Alguns fatores parecem aumentar a suscetibilidade ao HSV, entre os quais coito oral ou anal, uretrites, idade de início sexual precoce e a multiplicidade de parceiros. O HSV2 genital tem uma tendência maior a recorrer, sendo seguido pelo HSV1 labial, HSV2 labial e HSV1 genital.[56]

Clinicamente, 90% dos pacientes têm a primoinfecção assintomática e assim permanecem. Um quadro que pode caracterizar a infecção inicial caracteriza-se por febre leve, dor local e calafrios, seguidos de vesículas e finalmente crostas locais. Poliadenopatia localizada é vista em até 75% destes casos.[56]

A primoinfecção maligna é usual nos pacientes imunodeprimidos, e muitos deles necessitarão de internação para abordagem da doença. Multiplicidade de lesões, lesões atípicas, com aspecto ulceroso e de difícil cicatrização, acometimento visceral, meningites e abscessos cerebrais podem acontecer nestes casos. Outras formas de lesões graves por HSV são a ceratoconjuntivite, a radiculopatia e a mielite transversa. O tratamento precoce rigoroso é medida fundamental para sobrevida destes pacientes, visto que pode haver generalização do herpes, acometendo fígado, baço, pâncreas e sistema nervoso central. Em muitos desses pacientes é necessária profilaxia secundária continuada posteriormente à cura.[56]

O herpes neonatal é outro tipo de primoinfecção maligna, sendo responsável por grande número de óbitos e outras dificuldades. A infecção se dá no momento do parto e apenas 30% das mães acometidas têm história prévia de herpes genital. O parto cesariano e o tratamento com aciclovir devem ser cuidadosamente avaliados nestes casos (Figura 115.16).[57]

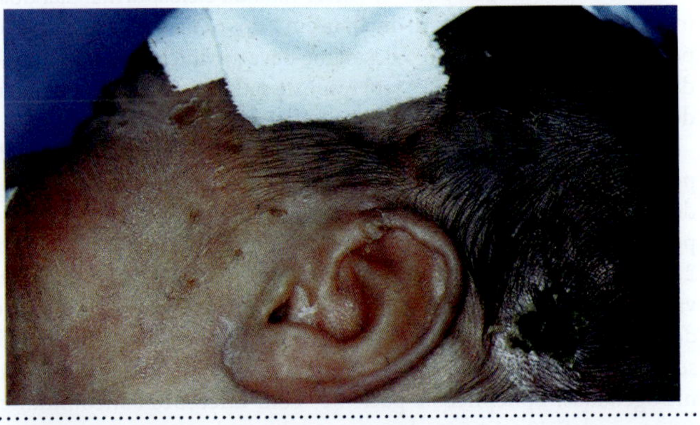

■ **Figura 115.16** Herpes neonatal em prematuro.

Muitos pacientes com infecções pelos HSV 1 e 2 evoluem com infecções recorrentes após a infecção inicial, sendo que alguns evoluem até mesmo com quadro subintrante. Mesmo nestes casos, usualmente a apresentação clínica é mais rápida e branda que os casos iniciais.[57]

Um quadro que deve despertar a atenção do dermatologista é a erupção variceliforme de Kaposi. Descrita pela primeira vez por Kaposi em 1887, ela é causada em sua maioria pelo HSV 1 e representa acometimento sistêmico e disseminado, com risco de morte para o paciente com dermatose preexistente. É mais comum em pacientes com eczema atópico, mas pode se seguir várias patologias nas quais há quebra da barreira cutânea protetora (Darier, micose fungoide, pênfigos e outras).[58]

Clinicamente, há vesículas disseminadas e monomórficas, de início súbito, acompanhadas de mal-estar, febre moderada e linfadenopatia (Figura 115.17). Cabeça, tronco e membros são mais seriamente afetados. Pode haver grave acometimento visceral. O predomínio da resposta imune TH2, além de outras características imunes, pode influenciar para o supercrescimento viral. Nos pacientes com boa evolução clínica, a melhora ocorre em até 6 semanas de tratamento.[58]

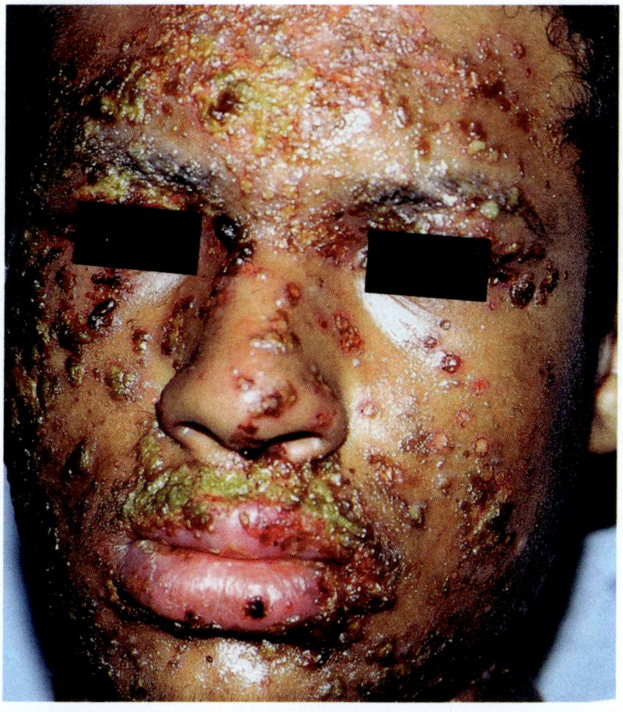

■ **Figura 115.17** Erupção variceliforme em paciente com eczema crônico.

Diagnóstico

O diagnóstico do herpes-zóster é clínico. No histopatológico, há vesícula intraepidérmica por degeneração balonizante, além de células gigantes multinucleadas e corpos de inclusão intracitoplasmática.[57]

Nos casos característicos de herpes *simplex* a solicitação de exames complementares não se faz necessária. Nos casos duvidosos, o padrão-ouro é o isolamento do vírus em culturas de células. Outros métodos que auxiliam são: observação de células gigantes e balonizadas pelo Tzank ou patologia, sorologia por Elisa e o PCR. Neste último, sua sensibilidade extrema dificulta a interpretação entre infecções recentes ou antigas.[57]

Nos casos de erupção variceliforme de Kaposi ou em pacientes imunossuprimidos é necessária uma investigação do paciente na busca de acometimento sistêmico, tanto com exames de imagem quanto hemograma, função hepática, entre outros.[57]

Diagnóstico diferencial

Outras infecções virais por citomegalovírus ou vírus Epstein-Barr podem ocasionalmente mimetizar os quadros clínicos supradescritos. Particularmente no paciente imunodeprimido, a diferenciação clínica entre as viroses citadas é muito difícil, devendo-se na maioria dos casos tentar o isolamento viral.[57]

Um quadro que pode fazer o diagnóstico diferencial com a erupção variceliforme é o eczema *moluscatum*. Neste, as lesões são clinicamente idênticas, porém não há acometimento sistêmico. O grupo de pacientes acometidos é o mesmo, mas a evolução clínica no eczema *moluscatum* é benigna. As alterações citopáticas próprias do poxvírus auxiliam no diagnóstico diferencial entre estas lesões.[57]

Tratamento

O tratamento destas moléstias baseia-se no uso de aciclovir e seus derivados (Figuras 115.17 e 115.18). Atualmente, sabe-se que o uso do aciclovir tópico não apresenta benefício clínico para os pacientes com infecções herpéticas. Entretanto, o penciclovir tópico é uma alternativa eficaz para controle dos pacientes que não necessitam ou resistem a terapias sistêmicas.[57,59]

O tratamento das primoinfecções herpéticas pode ser realizado com aciclovir na dose de 1 g/dia, fracionado em 5 tomadas. Sua duração deve ser de 10 dias, e em pacientes que iniciam o tratamento precocemente parece haver menor incidência de recorrências posteriormente. O tratamento das recorrências, se muito incômodas para os pacientes, podem ser realizados por períodos de 5 dias.[57,59]

O valaciclovir pode ser utilizado na dose de 500 mg de 12 em 12 horas, e o fanciclovir nas doses de 250 mg de 8 em 8 horas para infecções iniciais e 125 mg de 12 em 12 horas para as recorrências. A grande vantagem destas drogas em relação ao aciclovir é a comodidade posológica. São raras as interações do aciclovir com outras drogas, além de ser medicamento seguro para praticamente toda categoria de paciente, inclusive no último trimestre de gestação.[53,55,57]

Nos casos de zóster, o aciclovir deve ser utilizado na dose de 800 mg, 5 vezes ao dia por 7 a 10 dias. O valaciclovir pode ser usado em 1 g/dia 3 vezes por dia por 7 dias e o fanciclovir 500 mg 3 vezes por dia por 7 dias.[60]

Em pacientes imunossuprimidos, com manifestações graves ou com erupção variceliforme de Kaposi é mandatório o uso de aciclovir endovenoso, em doses de 5 a 10 mg/kg 3 vezes por dia prolongados de acordo com a evolução clínica.[59]

Em casos que o aciclovir não apresentar resposta terapêutica, o foscarnet deve ser instituído após 10 dias. Há dois esquemas do foscarnet (ácido fosfonofórmico trissódico) com bom resultado: 40 mg/kg/dose a cada 8 horas, endovenoso (EV), ou 60 mg/kg/dose a cada 12 horas, também endovenoso.[59]

Outro aspecto que pode ser enfrentado em pacientes de enfermaria é como lidar com o herpes na gestação e no lactente. Em casos de primoinfecção nas últimas 6 semanas de gestação, deve-se considerar o parto cesariano. Se há história de infecção sem reativação, pode-se apenas observar atentamente o canal de parto. Além disso, alguns estudos comprovam que o uso profilático do aciclovir após a 36ª semana reduziu para zero a transmissão em mulheres com doença recorrente. No recém-nascido, a doença pode ser óculo-cutânea, disseminada ou com encefalite. Via de regra, as manifestações iniciam-se ao fim da primeira semana. Deve-se proceder com a cultura viral e considerar tratamento, em doses de 30 mg/kg/dia, em 3 doses, EV, por 14 dias. Deve-se pesquisar o líquor de todos esses bebês.[59]

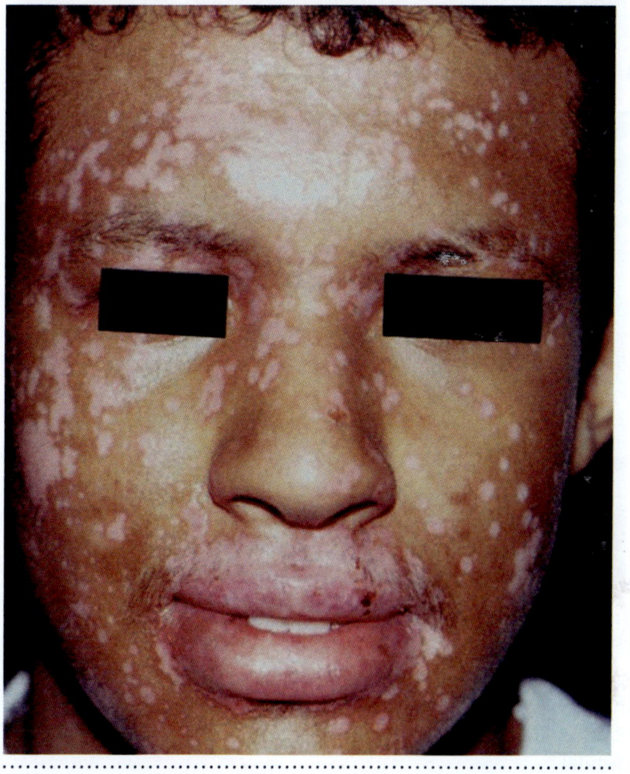

■ **Figura 115.18** Mesmo paciente da Figura 115.17 após 10 dias de aciclovir endovenoso.

Cuidados tópicos com higiene local com permanganato ou água boricada, uso de antibióticos tópicos e anestesia local são recomendáveis a todos pacientes com esta classe de patologia.

FARMACODERMIAS

Clínica

Clinicamente, as farmacodermias têm uma vasta gama de apresentações. As erupções exantemáticas respondem por 90% das reações cutâneas a drogas, podendo-se ainda observar a urticária medicamentosa, o pênfigo medicamentoso, a reação a drogas, a doença do soro símile, o eritema pigmentar fixo, as reações fototóxicas/fotoalérgicas e outras.[61]

Com relação ao espectro da síndrome de Stevens-Johnson (SSJ) e necrólise epidérmica tóxica (NET), a erupção cutânea se manifesta entre 1 a 3 semanas após o uso do medicamento, mas este não é um prazo rígido. Pode haver pródromos inespecíficos como febre, mal-estar e mialgias, seguindo-se uma sensação de ardor cutâneo nas partes lesadas.[61,62]

Uma erupção macular centrífuga surge em face, pescoço e tronco, alcançando distribuição máxima em até 3 dias. Surgem então bolhas com posterior liberação de parcelas de cútis acometida, deixando a derme exposta (Figuras 115.19 e 115.20).[61,62]

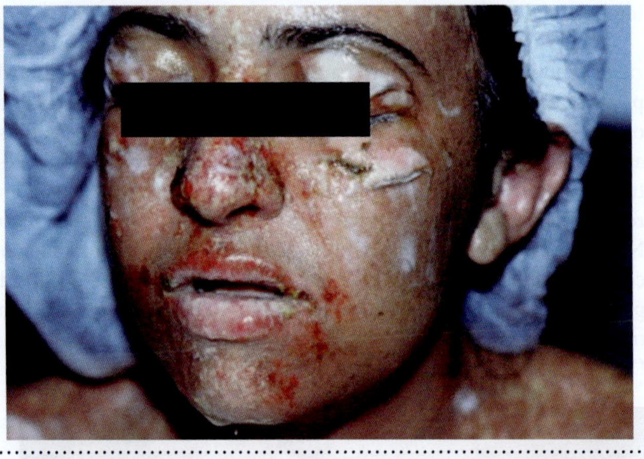

Figura 115.19 Síndrome de Stevens-Johnson por carbamazepina.

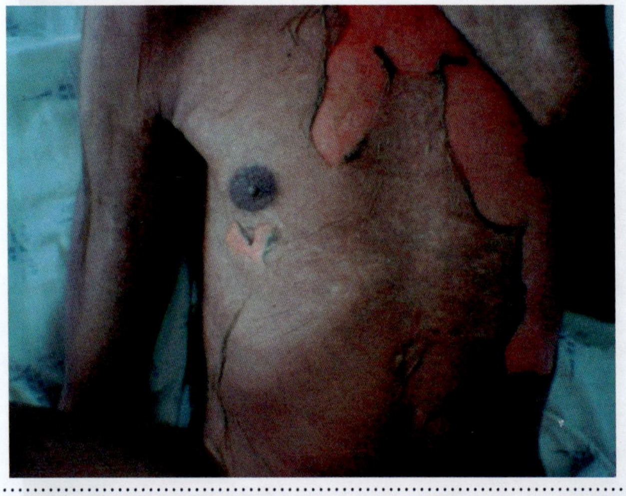

Figura 115.20 Descolamento epidérmico na NET por hidantoína.

As lesões mucosas são concomitantes ou pregressas, havendo comumente uma sensação local de calor que evolui para lesões dolorosas e exulceradas. É mais usual o acometimento de boca, mucosa ocular e genital.[61]

A febre é mais frequente na NET, não sendo determinante de infecção bacteriana. Nesta inclusive a hipotermia pode ser um achado mais significativo. Os epitélios intestinais e respiratórios podem ser acometidos. A diarreia é comum, e pode ocorrer também evolução para SARA (síndrome da angústia respiratória aguda).[62,63]

Alterações hematológicas são importantes, havendo quase sempre anemia, linfopenia e trombocitopenia. A neutrofilia é indicativa de mau prognóstico.[62]

Via de regra, com dois dias de evolução, o *S. aureus* é a primeira bactéria a colonizar o paciente, sendo seguido por Gram-negativos e fungos. Logo, medidas antibióticas devem considerar este aspecto bacteriológico.[62]

A reepitelização ocorre em 3 a 4 semanas, podendo se prolongar nas mucosas até 2 meses. A mortalidade é de até 5% na SSJ, e chega a 30% nos pacientes de NET. Aspectos que determinam um prognóstico pior são a idade superior a 40 anos, taquicardia, superfície corporal acometida superior a 10%, azotemia, queda do bicarbonato sérico e hiperglicemia.[63,64]

A síndrome de hipersensibilidade a drogas (SHD), também chamada DRESS, é outra entidade que merece destaque no grupo das farmacodermias severas. Caracteriza-se por exantema tardio (até 8 semanas após exposição à droga), com ou sem prurido, acompanhado de febre e acometimento sistêmico. O rash é descrito em quase 90% dos pacientes e varia de uma erupção maculopapular leve até mesmo quadros que podem mimetizar uma NET.[63,64]

Os anticonvulsivantes aromáticos são as causas mais comuns de SHD, mas já foram descritos casos com a lamotrigina, alopurinol, minociclina e outras drogas (Figura 115.21).[63]

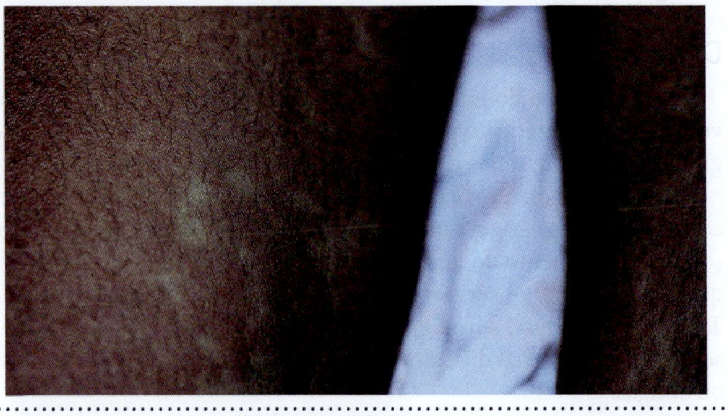

Figura 115.21 Exantema da síndrome de hipersensibilidade por anticonvulsivante.

Linfocitose atípica e eosinofilia podem ocorrer. Hepatite (50%), nefrite (10%) e pneumonite (5%) são as manifestações sistêmicas mais usuais. A SHD é mais habitual após a primeira exposição à droga causadora e não depende da dose. É descrito o desenvolvimento de hipotireoidismo por alguns pacientes, meses após o quadro.[63,65]

A síndrome do homem vermelho é uma reação anafilactoide que parece estar ligada à liberação de histamina. É mais comum nas primeiras infusões do antibiótico, além de também ser mais intensa nas infusões rápidas (menos de 30 minutos) e em pacientes menos sintomáticos (pela presença de maior quantidade de histamina, ainda não depletada pelos processos sépticos).[66]

Esta forma de reação é a mais frequente com a vancomicina, e se caracteriza por eritema e prurido da face, além de angioedema, dor torácica, hipotensão e dispneia nos casos mais severos. Anti-histamínicos têm efeito terapêutico e profilático. A teicoplanina tem menor incidência desta síndrome em relação à vancomicina, sendo uma opção nos pacientes com seu desenvolvimento pregresso.[66]

Diagnóstico

O diagnóstico destas entidades é clínico na maioria dos pacientes, devendo-se fazer uma história clínica minuciosa na busca de eventuais drogas utilizadas por eles. Mesmo com uma anamnese bem-feita, em um percentual importante dos pacientes não serão encontradas drogas obviamente envolvidas no quadro. Nestes casos, a pesquisa de infecções por micoplasma, hepatites e outros agentes eventualmente descritos na literatura pode ser de utilidade. Cada vez mais dissocia-se o eritema multiforme do espectro SSJ/NET, tanto pela origem quanto pelas características clínicas.[62,63]

Exames complementares como hemograma, bioquímica, imunofluorescência de fragmentos cutâneos e outros são particularmente úteis no seguimento dos pacientes e em casos em que o diagnóstico é muito duvidoso. O exame histopatológico pode ser válido para diferenciar, por exemplo, a NET da síndrome da pele escaldada estafilocócica (SSSS). Na primeira há uma necrólise total da epiderme, enquanto na segunda a clivagem é suprabasal.[62,63]

Diagnóstico diferencial

O sinal de Nikolsky é um achado comum na pele perilesional dos pacientes com SSJ/NET. Inclusive, este é outro padrão importante no diagnóstico diferencial em relação à SSSS: nesta, o sinal está presente em toda superfície tegumentar, enquanto na SSJ/NET, apenas na área lesada.[65]

Outros diagnósticos diferenciais incluem exantemas virais, eritema multiforme por herpesvírus (logicamente em casos menos severos), queimaduras e eritrodermias. Na medida em que o quadro evolui e se alcançam acometimentos cutâneos dramáticos, o diagnóstico parece apontar inequivocamente para farmacodermias severas. Um diagnóstico diferencial que deve ser lembrado no caso da SHD é a doença do soro.[65]

Tratamento

O tratamento básico de toda farmacodermia grave é a suspensão da droga causadora. Nos casos de SSJ/NET, a manutenção do equilíbrio hidroeletrolítico é fundamental. O paciente deve receber infusão profusa de soro e ser mantido em ambiente isolado (caso não haja unidade de queimados disponível), com temperatura constante em torno dos 25 graus. A internação em UTI é recomendável. O paciente deve ser tratado como um grande queimado.[67]

Uma fórmula muito prática para cálculo da infusão hídrica nestes pacientes é a de Brooke modificada. Nesta, o volume de Ringer Lactato infundido é equivalente a 2 a 3 mL vezes o percentual da área queimada vezes peso (kg). O percentual da área queimada deve ser calculado segundo a regra de Wallace, também conhecida como "regra dos nove" (Figura 115.22). Este diagrama é válido para as primeiras 24 horas, devendo-se posteriormente manter um aporte hídrico que garanta diurese de 100 mL/hora.[67]

Todos os cuidados com medidas estéreis devem ser seguidos, sendo que a principal causa de óbito nestes pacientes é a sepse. Deve ser evitada também a colocação de superfícies adesivas (esparadrapos) sobre a pele dos pacientes. Banhos com antissépticos são recomendáveis, entre os quais destacam-se o nitrato de prata a 0,5% e a clorexidina a 0,05%. Os cateteres devem ser trocados a cada 48 horas, e encaminhados para estudos bacteriológicos. Devem ser evitados acessos venosos centrais e acessos periféricos devem ser posicionados em áreas não lesadas. Antibióticos tópicos em orifícios, colchão d'água, envolvimento da epiderme em filme plástico transparente são algumas das medidas que auxiliam no tratamento.[67]

Antibioticoprofilaxia não é recomendada. Queda brusca da temperatura e do estado geral são características que falam a favor de infecção bacteriana, e neste momento deve ser avaliada a introdução de medicações deste grupo. Não é recomendado o desbridamento da pele lesada.[67]

Em caso de lesão ocular, o paciente deve ser avaliado por especialista se possível a cada 48 horas. Com relação ao uso de medicamentos específicos, parece que o uso de talidomida não auxilia a boa evolução dos pacientes. Ao contrário, em alguns estudos houve elevação da morbimortalidade nesses pacientes.[67]

Embora os corticosteroides sistêmicos não pareçam ter efeitos prejudiciais e não tenha sido demonstrado que aumentam o risco de infecção, nenhum ensaio randomizado mostrou benefício na mortalidade. Apesar disso, em relação a SHD, ainda não está claro se os esteroides sistêmicos diminuem o envolvimento do órgão-alvo ou encurtam a duração da doença. No entanto, dada a análise de risco/benefício favorável, a maioria dos médicos usa rotineiramente corticosteroides sistêmicos para casos mais graves ou se houver evidência de envolvimento de órgãos-alvo.[68]

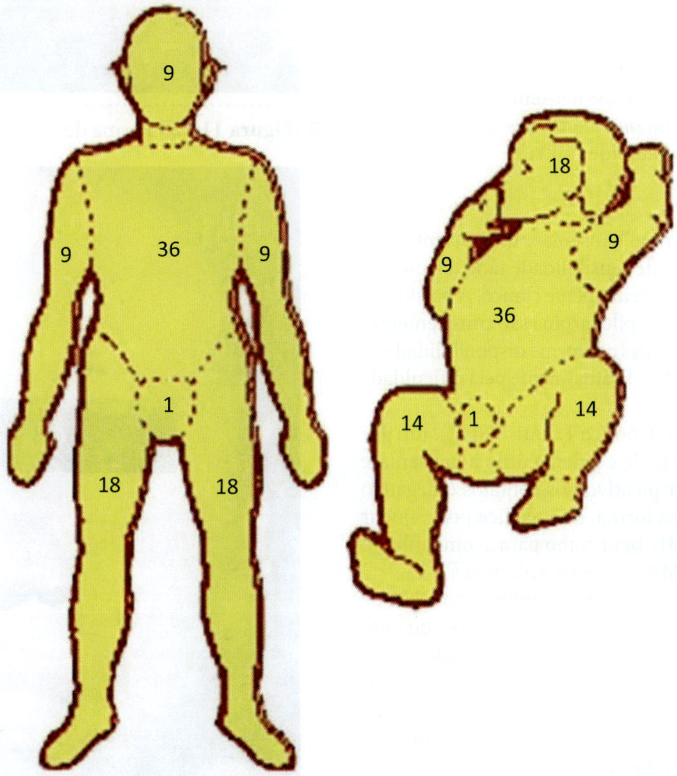

■ **Figura 115.22** Regra de Wallace para se determinar a extensão da área acometida nos pacientes com síndrome de Stevens-Johnson e/ou necrólise epidérmica tóxica.

As imunoglobulinas endovenosas na dose de 0,75 mg/kg/dia por 4 a 5 dias parecem melhorar a evolução dos pacientes com farmacodermia em geral, porém necessitam de mais estudos. Existem relatos de casos de imunoglobulinas endovenosas em SHD, mas, em razão de controvérsias em estudos, a maioria dos especialistas não recomenda o seu uso especificamente na SHD.[68,69]

Hemodiálise, plasmaférese, ciclosporina e ciclofosfamida são outras modalidades terapêuticas que já foram avaliadas para a SSJ/NET, com respostas variáveis.

Nos casos de SHD, seu tratamento consiste na retirada imediata da droga e medidas de apoio, sendo necessária prescrição de corticosteroideterapia em alguns pacientes. A mortalidade chega a 10%. Trabalho recente relata dois casos em que o uso terapêutico por curto período de ciclosporina em ambiente de cuidados intensivos mostrou ser uma alternativa ao uso de longos períodos de corticosteroides sistêmicos no tratamento da SHD.[64]

O uso rotineiro de medicação antiviral para SHD não é recomendado, pois geralmente há resolução espontânea da reativação viral na maioria dos casos, bem como há também preocupação em relação à toxicidade associada aos agentes antivirais. Apesar disso, se houver confirmação de reativação viral com evidência de dano a órgãos e complicações graves, a terapia antiviral com ganciclovir ou valganciclovir é necessária.[68]

HANSENÍASE

Clínica

A hanseníase é definida como doença infectocontagiosa causada pelo *Mycobacterium leprae*, basicamente se traduzindo clinicamente em mancha na pele com alteração da sensibilidade, ou seja, com possível acometimento cutâneo e/ou neural. Outros dados que podem vir em associação são a baciloscopia positiva e o espessamento neural.[70-72]

Operacionalmente, pela Organização Mundial da Saúde (OMS), a hanseníase (MH) classifica-se em: paucibacilar (PB), com menos de 5 lesões de pele e apenas um tronco nervoso acometido, ou multibacilar (MB), com 5 ou mais lesões de pele e mais de um tronco nervoso acometido. Se disponível, a baciloscopia deve ser realizada, e em caso de positividade determina o caso como multibacilar, independentemente de qualquer outro parâmetro. Para aqueles com maior afinidade com a hanseníase, a classificação de Ridley e Jopling (1962) é muito útil e subdivide a hanseníase em cinco espectros: hanseníase virchowiana (LL), *borderline* virchowiana (BL), *borderline-borderline* (BB), *borderline* tuberculoide (BT) e hanseníase tuberculoide (TT).[70-72]

Diagnóstico

Todo médico está apto a tratar como hanseníase um paciente com mancha na pele associada a alteração de sensibilidade tátil, térmica ou dolorosa; ou seja, é um diagnóstico eminentemente clínico. A baciloscopia, histopatologia, testes de histamina e pilocarpina são complementações diagnósticas que podem ser utilizadas conforme disponibilidade. A reação de Mitsuda é muito pouco utilizada atualmente pela dificuldade na sua obtenção.[70-72]

O anticorpo contra o glicolipídio fenólico 1 (anti-PGL-1), um glicolipídio específico da espécie da parede celular, é útil na hanseníase MB. No entanto, esse teste pode ser positivo nos contatos e negativo em pacientes com a forma PB. Dessa forma, essa técnica pode ajudar a classificar a hanseníase em PB e MB, bem como para acompanhar o efeito do tratamento em pacientes MB e detectar recidivas.[73]

A técnica molecular de PCR é utilizada para amplificar o DNA de *M. leprae* e *M. lepromatose*. É altamente sensível (87% a 100%) quando os pacientes apresentam baciloscopia positiva ou são classificados como LL; porém a sensibilidade pode ser muito menor (30% a 83%) em pacientes com baciloscopia negativa ou formas tuberculoides. Portanto, o PCR é normalmente usado para apoiar um diagnóstico clínico de hanseníase, mesmo assim, não é disponível em todos os serviços pelo fato de ainda ser uma técnica cara e trabalhosa.[74]

Os testes eletrofisiológicos dos nervos, incluindo estudos de condução nervosa e eletromiografia com agulha, fornecem informações sobre a extensão do envolvimento do nervo, distribuição de lesões e mecanismo de lesão. Estudos de condução nervosa mostram sensibilidade de 88% na hanseníase, enquanto a eletromiografia usada em conjunto com estudos de condução nervosa não aumenta a sensibilidade.[74]

A ultrassonografia de nervos periféricos é um exame não invasivo de baixo custo utilizado para medir a extensão do espessamento (aumento da área transversal) dos nervos periféricos. A perda e destruição do padrão fascicular é a característica mais específica do comprometimento neural na hanseníase.[74]

Diagnósticos diferenciais

É impossível traçar um diagnóstico diferencial para a hanseníase como uma doença isolada, mas deve-se fazê-lo para cada uma das suas formas.

A forma indeterminada pode ser confundida com a eczemátide, micose fungoide, pitiríase versicolor, vitiligo e outras patologias que evoluem com lesões hipocrômicas.[71]

As formas tuberculoides (Figura 115.23) podem ser diferenciadas de uma grande gama de doenças: síndrome de Sweet, *tinea corporis*, lúpus subagudo, lúpus túmido, infiltrado linfocítico de Jessner, psoríase, sífilis secundária, granuloma anular e outras. A forma dimorfa ou *borderline* também inclui alguns destes diagnósticos diferenciais.[71]

Finalmente, nas formas virchowianas (Figura 115.24), podemos destacar como diagnósticos diferenciais a leishmaniose difusa, paracoccidioidomicose, tuberculose cutânea, xantomas tuberosos e outras moléstias menos frequentes.[71]

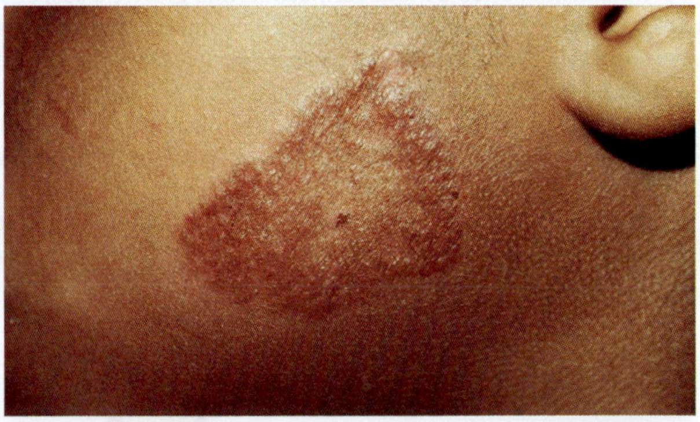

Figura 115.23 Forma de hanseníase tuberculoide em criança.

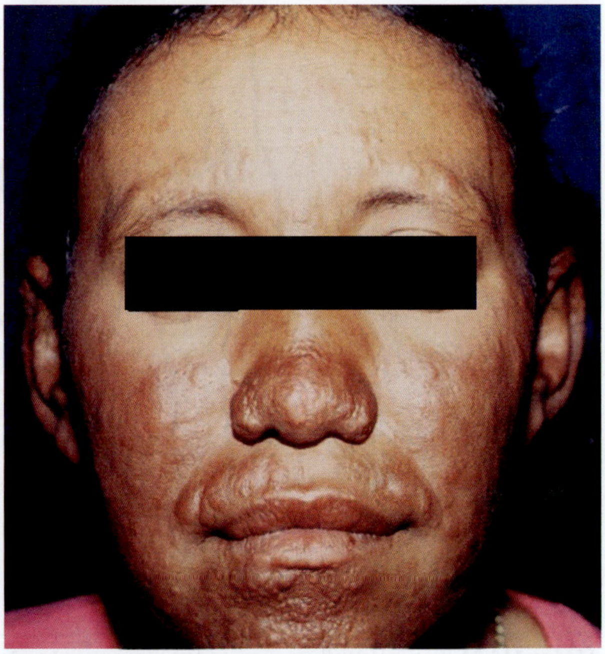

Figura 115.24 Hanseníase virchowiana.

Tratamento

O tratamento da hanseníase é realizado por meio da poliquimioterapia (PQT) que deve ser mantida por 6 meses em pacientes paucibacilar e 12 meses em pacientes multibacilares, ou em alguns casos até 24 meses de acordo com o acompanhamento médico. As drogas que compõem a PQT são: dapsona 100 mg/dia e clofazimina 50 mg/dia associadas a doses supervisionadas mensais de clofazimina 300 mg e rifampicina 600 mg. No caso das crianças até 14 anos de idade e peso menor que 40 kg, as doses são menores.[75]

Recentemente, o esquema de tratamento da hanseníase apresentou modificações realizadas pelo Ministério da Saúde, em caráter normativo, em julho de 2021, sendo determinado que a associação dos fármacos rifampicina, dapsona e clofazimina será denominada poliquimioterapia única (PQT-U). A PQT-U é indicada tanto para as formas paucibacilares quanto para as multibacilares, persistindo apenas a diferença no tempo de tratamento, sendo de 6 meses para PB e 12 meses para MB. Portanto, os pacientes PB devem fazer uso também da medicação clofazimina, diferente do esquema anterior que era composto apenas por rifampicina e dapsona.[76]

Os pacientes MB devem receber alta por cura se realizarem o tratamento regular em até 18 meses, enquanto os PB devem realizá-lo no máximo em 9 meses.[71]

Entre esquemas alternativos que devem ser considerados está o esquema ROM (rifampicina, ofloxacina e minociclina), para pacientes paucibacilares e com lesão única da pele, sem lesão de tronco nervoso. As drogas são administradas em dose única e nas doses de: rifampicina 600 mg, ofloxacina 400 mg e minociclina 100 mg. Para crianças, as doses são reduzidas à metade.[71]

Esquemas especiais

A Organização Mundial da Saúde recomenda que pacientes com resistência à rifampicina sejam tratados com pelo menos dois dos seguintes medicamentos considerados de segunda linha: claritromicina, minociclina ou quinolona (ofloxacina, levofloxacina ou moxifloxacina), além de clofazimina diário por 6 meses, seguidos por clofazimina e um dos medicamentos de segunda linha diariamente por mais 18 meses.[71]

Já nos casos de resistência tanto à rifampicina quanto à ofloxacina e à dapsona, o esquema recomendado é claritromicina, minociclina e clofazimina por 6 meses, seguido por claritromicina ou minociclina mais clofazimina por mais 18 meses.[75]

Gestantes e pacientes com HIV, pelo Ministério da Saúde, não têm a terapêutica alterada. É controversa a alteração no curso clínico habitual da hanseníase pela presença do HIV. Embora estudos epidemiológicos mostrem que a coinfecção com o HIV não altera a incidência ou a apresentação clínica da hanseníase, observou-se em relatos recentes que em pacientes com hanseníase coinfectada com HIV, a reação reversa pode surgir como manifestação da síndrome inflamatória de reconstituição imune após o início da terapia antirretroviral.[77,78]

Em pacientes com MH e tuberculose, o Ministério da Saúde preconiza a manutenção do esquema terapêutico apropriado para tuberculose e deve-se acrescentar os medicamentos específicos para hanseníase, nas doses e tempos previstos no esquema padrão da PQT/OMS.[71]

Considera-se como contato de MH pessoa que resida ou tenha residido com o paciente nos últimos 5 anos. Todos estes familiares devem ser examinados dermato e neurologicamente, além de receberem vacinação BCG. A cicatriz por BCG prévia deve ser considerada como a primeira dose, independentemente do tempo de evolução. Se ausência de cicatriz ou apenas uma cicatriz de BCG em contactante, recomenda-se administração de uma dose de vacina BCG. Se houver duas cicatrizes de BCG, não é necessário prescrever a BCG para o contactante.[71]

Alguns dos efeitos colaterais das medicações para tratamento de MH não podem passar despercebidos pelo médico assistente, pois esses efeitos podem determinar as maiores dificuldades no manejo destes pacientes.

No caso das sulfonas, a anemia hemolítica (mais frequente em doses elevadas do medicamento), hepatite medicamentosa, meta-hemoglobinemia, e agranulocitose podem ocorrer. A síndrome sulfona é rara, mas pode ser fatal, e caracteriza-se por exantema papuloso ou exfoliativo, com febre, alteração do estado geral, hepatomegalia, icterícia e adenomegalia. A droga deve ser suspensa e o tratamento é de suporte.[71]

A meta-hemoglobinemia é uma manifestação incomum, que ocorre em pacientes com deficiência da enzima glicose 6-fosfato-desidrogenase. Há uma cianose de mucosas e leito ungueal, e nas doses mais baixas pode haver uma resposta adaptativa do organismo resolvendo o fenômeno *per si*. Náusea, vômito, cefaleia, agitação e febre podem se manifestar nos quadros mais severos. A cimetidina, usada em conjunto com a dapsona em doses de 100 mg/dia reduziu as ocorrências de meta-hemoglobinemia. Nos casos graves, a administração de azul de metileno a 1%, 1 a 2 mg/kg/peso, em 5 minutos é mandatória. Não havendo solução após 1 hora, repetir o esquema até a dose de 7 mg/kg/peso.[73]

A clofazimina é responsável por xerodermia, pigmentação cutânea, dor abdominal e intolerância lumínica. Poucas destas alterações necessitam internação, mas a dor abdominal pode ocasionalmente simular quadros de abdome agudo.[71]

Com relação à rifampicina, destacam-se a alteração da cor da urina, os efeitos hepatotóxicos, plaquetopenia, diminuição da eficácia dos anticoncepcionais orais, além de estar relacionada à síndrome pseudogripal, caracterizada por febre, calafrios, artralgias, hepatite e púrpura.[71]

Reações hansênicas

Outros aspectos da hanseníase que não podem ser esquecidos são as reações hansênicas. Inclusive, talvez as reações representem os quadros de MH que são mais nocivos aos pacientes e devem ser consideradas como situações de emergência. As lesões de reação tipo 1 são principalmente placas eritematosas, intumescidas, com boa resposta ao uso de corticosteroideterapia (Figura 115.25).[79]

Nestes casos, não são comuns sintomas sistêmicos e as lesões ocorrem mais usualmente em pacientes próximos ao polo tuberculoide. Já a reação tipo 2 clássica compõe-se do eritema nodoso (ENH) e do eritema multiforme hansênico, mais comuns nos pacientes virchowianos ou próximos a este polo, podendo apresentar também iridociclite, orquite, neurite, artrite, nefrite, mãos e pés reacionais e outros achados (Figuras 115.26 e 115.27).[77]

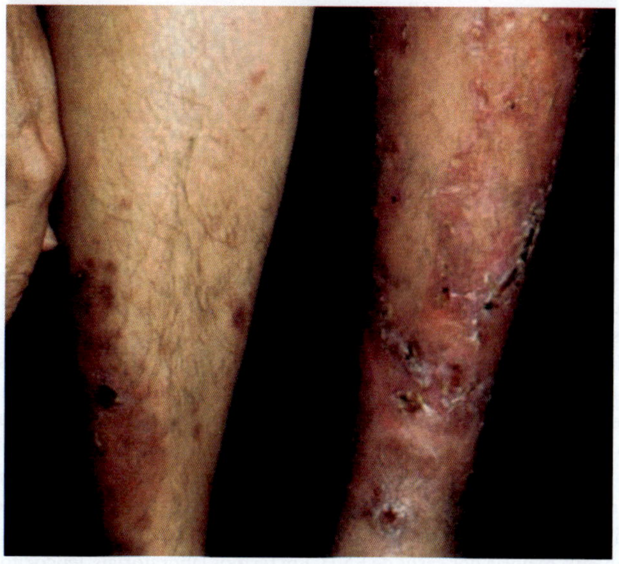

■ **Figura 115.25** Reação tipo 1 em paciente com hanseníase *borderline* tuberculoide.

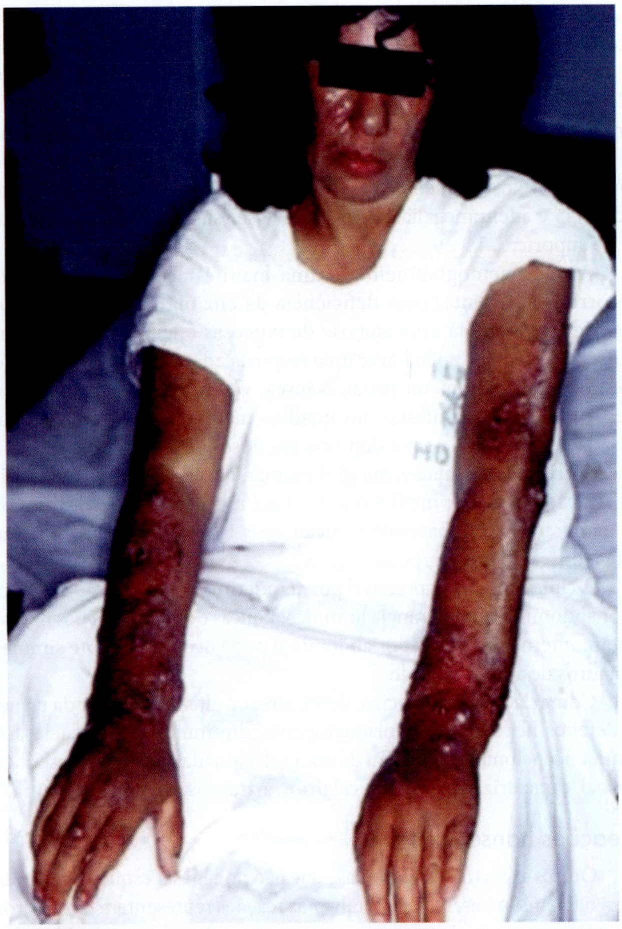

■ **Figura 115.26** Reação tipo 2 em paciente internada.

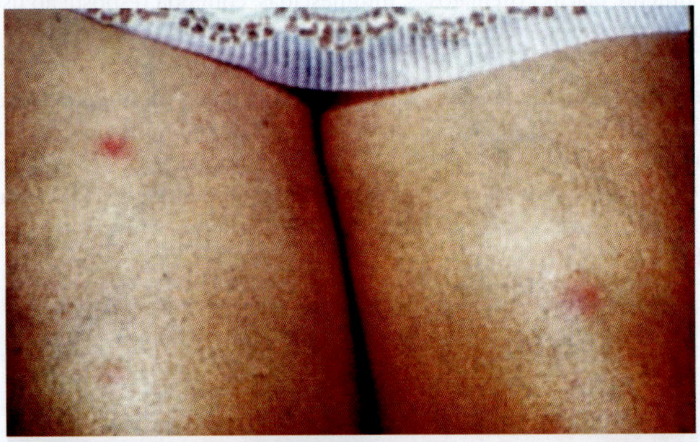

■ **Figura 115.27** Eritema nodoso em paciente com hanseníase virchowiana.

O manejo das reações tipo 1, conforme citado, é com corticosteroideterapia. A prednisona pode ser usada na dose de 1 mg/kg/dia, devendo seu desmame ser lento, atingindo uma dose de manutenção que deve ser mantida por pelo menos 2 meses. Outras circunstâncias nas quais essa corticosteroideterapia é mandatória, além das formas de reação tipo 1, incluem mãos e pés reacionais, neurites, reações oculares graves, orquiepididimite, eritema nodoso necrótico; aspectos pertinentes nas reações tipo 2. Nesses casos em que se indica corticosteroideterapia, o tratamento profilático para estrongiloidíase deverá ser realizado.[77,79]

A reação tipo 2 pode variar desde leve até formas muito graves, com eritema nodoso intenso e necrose cutânea, além de sério acometimento sistêmico. Artralgia, artrite, febre e astenia são alterações que acompanham a maioria dos casos de ENH. Em termos laboratoriais, leucocitose, fator antinúcleo positivo, aumento de bilirrubinas, transaminases, VHS, e, diminuição dos níveis de complemento podem ocorrer.[77,79]

As formas necrosantes do ENH podem ser confundidas com o fenômeno de Lúcio, outra forma de reação em pacientes multibacilares (Figura 115.28). Os pacientes com fenômeno de Lúcio são aqueles com pele infiltrada, que passam a apresentar máculas eritematosas ou purpúricas, estelares, particularmente em extremidades, com vários formatos de lesão. Estas evoluem para necrose e exulceração, mas há poucos sintomas e sinais sistêmicos (Figuras 115.29 e 115.30).[77,79]

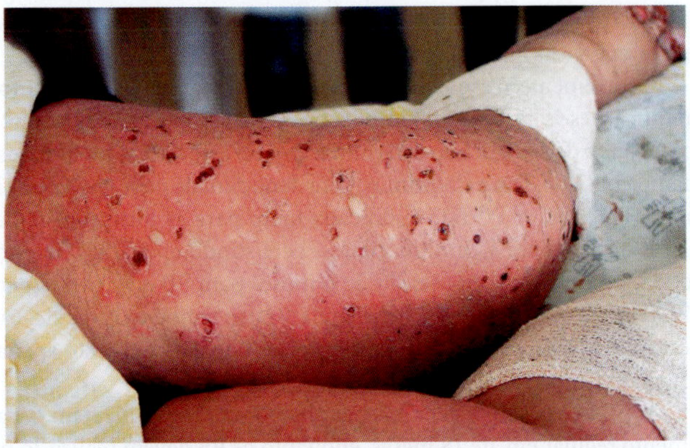

■ **Figura 115.28** Eritema nodoso necrosante.

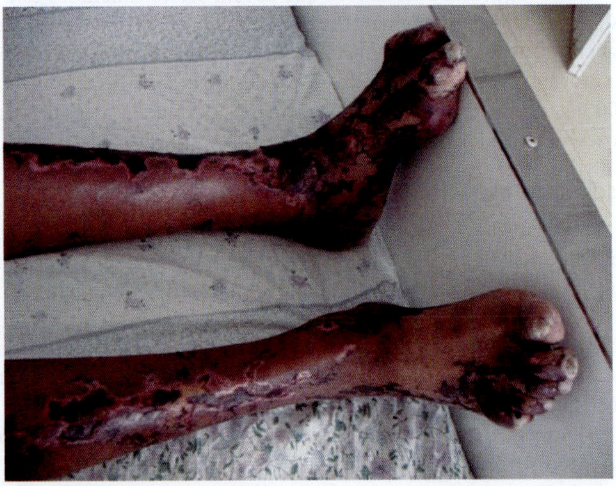

■ **Figura 115.29** Lesões necróticas e estrelares em paciente com fenômeno de Lúcio.

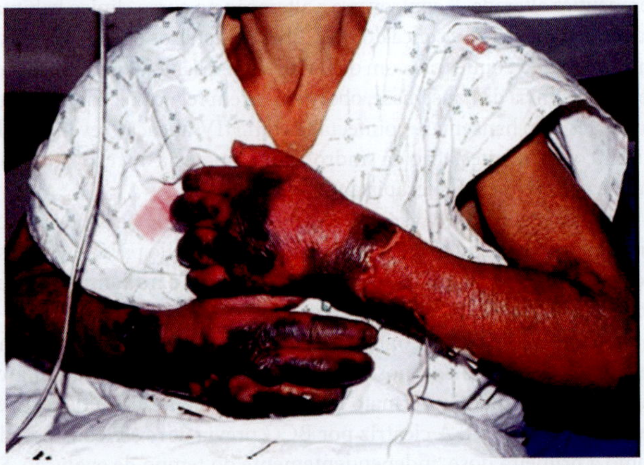

■ **Figura 115.30** Fenômeno de Lúcio grave. Paciente evoluiu para óbito.

O fenômeno de Lúcio ocorre em pacientes com formas LL e BL, geralmente sem tratamento ou tratamento irregular. Sua patogenia é desconhecida, mas sabe-se que normalmente ocorre quando a quantidade de bacilos é muito grande e estes depositam-se nos endotélios vasculares, ocasionando um processo trombótico-oclusivo e surgimento das úlceras. O tratamento consiste no início da PQT, medidas de suporte e corticosteroideterapia em pacientes com formas muito severas.[80]

Já o eritema nodoso necrosante acompanha-se de muitos sintomas sistêmicos, há preferência por locais com eritema nodoso pregresso e o tratamento se faz com talidomida e corticosteroideterapia.[77,79]

As doses da talidomida no tratamento do ENH são de 100 a 400 mg ao dia, conforme a gravidade do quadro. Não há um padrão no uso diário ou evidências da necessidade de desmame da talidomida. Esta é uma droga ocasionalmente associada a neuropatias periféricas e eosinofilia, mas tem seu uso regulado em razão da teratogenicidade, manifestada entre o trigésimo e o quinquagésimo dia de gestação. Na associação de talidomida e corticosteroide, é necessário prescrever AAS 100 mg/dia como profilaxia para tromboembolismo.[77,79]

Em pacientes em que o uso da talidomida não é indicado, outras opções a serem avaliadas são a clofazimina, na dose de 300 mg/dia por 1 mês, reduzindo-se 100 mg por mês até parada, pentoxifilina 1.200 mg/dia (400 mg de 8/8 horas) e a ciclosporina 5 mg/kg/dia. Convém citar que essas drogas agem melhor se associadas aos corticosteroides, sendo a ação isolada menos efetiva.[71]

Uma questão polêmica para a hanseníase é a avaliação entre recidiva e reação. Uma forma básica de diferenciar entre as duas circunstâncias é proceder da seguinte forma:[71]

- **Multibacilares – MB**: será considerada recidiva se paciente após alta por cura e tratamento com 12 ou 24 doses de PQT-MB, apresentar novas lesões cutâneas ou modificação de lesões antigas, novas alterações neurológicas que não respondem ao tratamento com corticosteroides ou talidomida conforme doses preconizadas. Se a baciloscopia mostrar bacilos íntegros, se houver manutenção de altos níveis de Elisa anti-PGL1 ou biópsia com bacilos íntegros; também considerar como recidiva.
- **Paucibacilares – PB**: pacientes que, após alta por cura e tratamento com 6 doses de PQT-PB, com lesões de pele ou nervos, novas ou preexistentes, que não respondem à corticosteroideterapia por pelo menos 30 dias para lesões cutâneas de reação tipo 1 e por 90 dias para casos de comprometimento neural (neurite), além de pacientes com surtos reacionais tardios; devem ser considerados casos de recidiva.

As recidivas devem ser tratadas com os esquemas de PQT habituais.

Não podemos deixar de citar que em casos graves (eritema nodoso severo, eritema nodoso necrosante, neurite severa, abscesso nervoso) o uso de pulsoterapia de metilprednisolona pode representar uma alternativa de melhora para o paciente (1 g IV diluído em soro fisiológico por 3 a 5 dias). Esses esquemas devem ser seguidos por uso de doses habituais de outros corticosteroides, sendo o mais usualmente utilizado a prednisona.[77,79]

PIODERMITES E OUTRAS INFECÇÕES BACTERIANAS

Piodermites

Estas são as formas mais frequentes de infecções do tecido celular subcutâneo. Sua etiologia é variada, mas para as erisipelas, os Streptococcus do grupo A são os agentes mais prevalentes, enquanto para as celulites parece haver um equilíbrio entre os *Staphylococcus aureus* e os Streptococcus do grupo A. Outros agentes que também podem ser responsáveis por estes quadros cutâneos são os Streptococcus do grupo B, C e G, pneumococos, hemófilos, legionelas, enterobactérias e até mesmo pseudomonas.[81-83]

Na ausência de outros fatores predisponentes como feridas e edema, as erisipelas são caracterizadas por acometer mais comumente a face e os membros inferiores.

Clínica

Erisipela

Na erisipela, há um eritema intenso, dor, e uma placa edematosa e bem delimitada em relação aos tecidos circunjacentes. Na presença de edema prévio ou outras alterações anatômicas, estas características podem ser facilmente perdidas. Com a evolução do processo, podem ser vistas bolhas, e convém lembrar que nem sempre são observadas portas de entrada (Figura 115.31).[81-83]

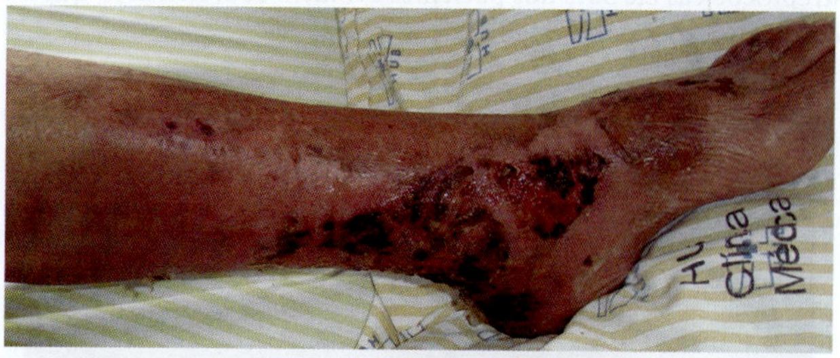

Figura 115.31 Erisipela bolhosa com exulceração.

Celulite

As celulites lembram bastante as erisipelas clinicamente, porém atingem tecidos mais profundos, as margens não são bem delimitadas e o eritema é menos vivo. Linfadenopatia regional pode ser verificada nas celulites e tromboflebites podem acontecer. Os pacientes podem, com a evolução do processo, apresentar uma série de manifestações sistêmicas como febre, toxemia, calafrios, leucocitose, aumento de proteínas da fase aguda, entre outros.[81-83]

A celulite periorbitária é comumente causada pelo *S. aureus*, com sinais inflamatórios notáveis e possível protusão ou paralisia ocular. Complicações graves, além de flebites de veias comunicantes, incluem acometimento dos seios cavernosos e das meninges, exigindo diagnóstico e terapêutica urgentes[84] (Figuras 115.32 e 115.33).

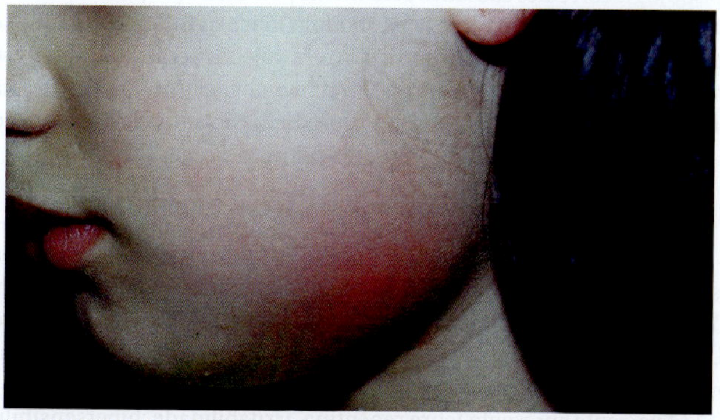

Figura 115.32 Celulite facial em criança.

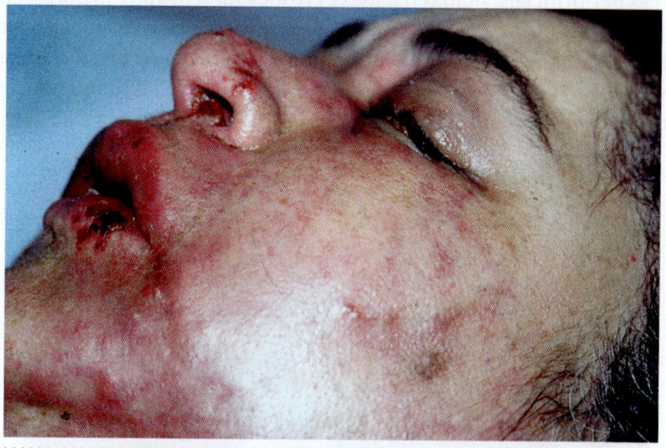

Figura 115.33 Celulite facial e toxemia.

Impetigo

Nas piodermites, uma forma que merece atenção, especialmente em crianças, é o impetigo. Este é representado por lesões contagiosas causadas por estreptococos ou estafilococos. Nestas, a bolha ou pústula costuma ser mais persistente e as lesões são confluentes. Há também preferência por áreas já acometidas por outras dermatoses, além de regiões ao redor do nariz e da boca. Nas lesões estreptocócicas a bolha é fugaz e as crostas são espessas (Figura 115.34). Também nas formas estreptocócicas até 30% dos pacientes evoluem com nefrite, o que não ocorre nas lesões pelos estafilococos.[81-83]

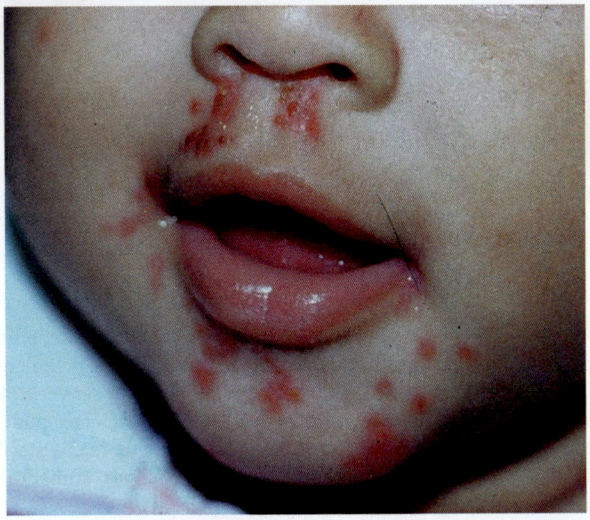

■ **Figura 115.34** Impetigo estreptocócico.

Entre as estafilococcias, o furúnculo por ser tão comum merece atenção. Cerca de 2% a 3% da população tem furunculose crônica, com episódios recorrentes causados geralmente pela mesma cepa de *S. aureus*. O quadro clínico se caracteriza por nódulo folicular inflamatório que se torna pustuloso e depois necrótico. Áreas sujeitas ao atrito e sudorese mais intensos são mais propensas. O tratamento inclui antibioticoterapia oral ou parenteral (nos casos graves), uso de sabão antisséptico, punção e drenagem quando há flutuação e descolonização nasal.[85]

Síndrome da pele escaldada estafilocócica (SSSS)

Um quadro que merece ser descrito é a síndrome da pele escaldada estafilocócica (SSSS) ou impetigo neonatal de Ritter von Ritterschein. Trata-se de doença bolhosa produzida por exotoxinas esfoliativas do *S. aureus* do fagogrupo 2. As toxinas clivam a desmogleína 1. É mais prevalente em crianças, antes dos 5 anos.[83,85]

O paciente apresenta febre repentina, irritabilidade, hipersensibilidade cutânea e eritema escarlatiniforme mais proeminente em dobras e áreas periorificiais. Bolhas flácidas e erosões surgem após 48 horas, em média. Uma pista importante para o diagnóstico inclui desnudação nas regiões de estresse mecânico, rompimento da pele por pressão (sinal de Nikolsky) e sensação de ardor na pele (Figura 115.35). Inflamação conjuntival é comum.[83,85]

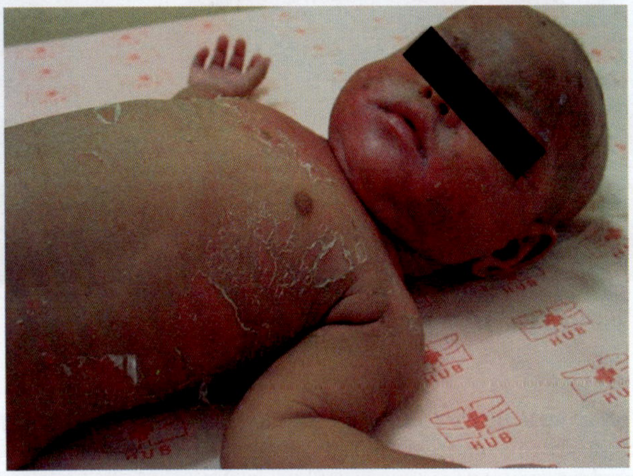

■ **Figura 115.35** Síndrome da pele escaldada estafilocócica.

Regressão em 7 a 14 dias da SSSS é frequente, mas septicemia, pneumonia e distúrbios hidroeletrolíticos podem ocorrer, resultando em morbimortalidade de 1% a 10%.[83,85]

O tratamento abrange a erradicação da bactéria com os antibióticos penicilinase resistentes (p. ex., oxacilina, em crianças 100 a 200 mg/dia/IV, a cada 4 horas) e cuidados de suporte. Recentemente, há relatos de casos que descrevem boa resposta ao uso de imunoglobulina endovenosa e plasmaférese em pacientes graves, porém os dados são insuficientes para confirmar a eficácia dessas terapias até o momento.[86]

Fasciíte necrosante

A fasciíte necrosante é uma infecção destrutiva e rapidamente progressiva do tecido subcutâneo e fáscia superficial, com grave acometimento dos pacientes e elevada mortalidade.[87]

Sua etiologia, na maioria das vezes, se dá por Streptococcus hemolíticos do grupo A e/ou *S. aureus*. Outras bactérias que também podem ocasionar um quadro de fasciíte são as do gênero Clostridium, Bacteroides, Peptoestreptococcus e outras.[87]

Esta observação é importante, pois acarretará a subdivisão de tipos de fasciíte. A do tipo 1 é causada por pelo menos uma bactéria anaeróbia, geralmente associadas a bactérias aeróbias Gram-negativas, sendo mais comum em pacientes diabéticos, após cirurgias, ou portadores de doença vascular.[87]

O tipo 2 é caracterizado pelo achado do estreptococo isolado ou em associação ao estafilococo. Via de regra, acontece após ferimentos penetrantes, queimaduras e traumas.[87]

Há algumas diferenças clínicas básicas entre os dois tipos de fasciíte: ambos têm dor intensa, com importante toxicidade sistêmica, progressão rápida, mas o odor do exsudato é mais intenso nas formas tipo 1, além do que também nestas formas é mais frequente a anestesia, eritema local e áreas necróticas.[87]

No geral, a fasciíte se inicia como área eritematosa, dolorosa, que aumenta em horas ou dias, com edema local acentuado. Há evolução para bolhas e necrose eventualmente, com anestesia da pele por destruição do subcutâneo (Figura 115.36). Com a extensão do processo, a pele e os músculos podem ser acometidos. O local de maior prevalência da fasciíte são os membros inferiores, e os pacientes acima de 65 anos parecem ter uma maior incidência e gravidade do quadro.[87]

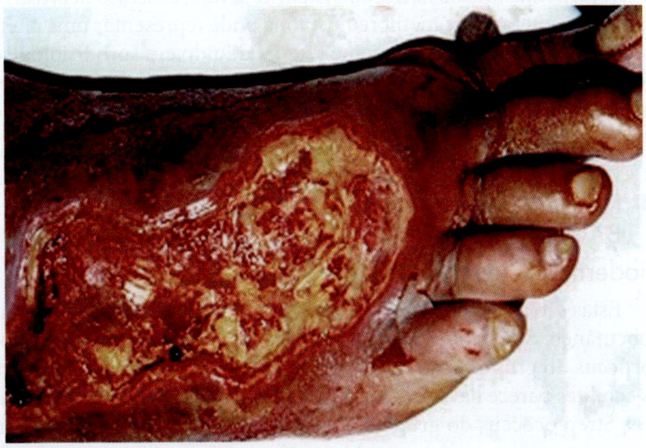

■ **Figura 115.36** Fasciíte necrosante em paciente com diabete.

Existem alguns fatores predisponentes individuais que podem aumentar os riscos de desenvolvimento de fasciíte, que são: doenças crônicas em geral, alcoolismo, uso de corticosteroideterapia e outros imunossupressores, varicela em crianças, psoríase, úlceras de decúbito e traumas. Ainda não se tem uma comprovação que o uso de anti-inflamatórios sistêmicos tenha correlação com o desenvolvimento da doença em si. O uso de terapêuticas-alvo, como inibidores da tirosina quinase, também foi associado ao desenvolvimento de fasciíte por alguns autores.[88]

Diagnóstico

Para o clínico experiente não é difícil pensar no diagnóstico de erisipela/celulite e piodermites. Talvez as maiores dificuldades estejam em realizar o diagnóstico diferencial. Contudo, uma vez feita a suspeita de infecção do tecido celular subcutâneo é preferível realizar as hemoculturas, culturas das lesões suspeitas e iniciar a antibioticoterapia apropriada antes mesmo da confirmação diagnóstica específica por exames imagiológicos ou mesmo histopatológicos.[87]

Além da suspeita clínica, o melhor exame de imagens para o diagnóstico da fasciíte é a ressonância nuclear magnética. Pela melhor definição, principalmente de partes moles, ela revela o processo precocemente e é ideal para programação cirúrgica. A tomografia computadorizada é exame de segunda escolha, e a radiografia é hoje uma prática obsoleta. Contudo, ressaltamos que a suspeita clínica é fundamental para o diagnóstico da fasciíte, pautada nas características supradescritas.[87]

Diagnósticos diferenciais

Os diagnósticos diferenciais mais frequentes das celulites e erisipelas são: eritema nodoso, celulite eosinofílica, erupções por drogas, tromboses venosas e até mesmo estágios pré-vesiculares do herpes-zóster.[87]

Com relação à trombose venosa, a presença de empastamento da panturrilha, presença do sinal de Homans e ausência do sinal da bandeira são alguns achados que resultam neste diagnóstico. Contudo, ultrassonografia com Doppler ou angiotomografia de membros são necessárias para o diagnóstico definitivo. Em casos duvidosos ou que não se disponha de exames de imagem com rapidez, é melhor iniciar a anticoagulação do paciente (exceto naqueles quadros com contraindicações absolutas).[87]

Eritema nodoso caracteriza-se pelo fato de ser uma lesão mais palpável do que propriamente visível. Também, a evolução é diversa da erisipela ou celulite. Convém lembrar que alguns pacientes de eritema nodoso podem evoluir com toxemia e leucocitose, o que pode confundir alguns clínicos menos acostumados com seu achado.[87]

A celulite eosinofílica não terá exames bacteriológicos positivos, além do fato de apresentar flame-figures ao exame histopatológico. Já a evolução do zóster fará seu diagnóstico na maioria dos casos. Lembrar da possível contaminação bacteriana das feridas destes pacientes.[87]

Nos momentos iniciais, a fasciíte é comumente confundida com a celulite. Indícios para o diagnóstico da primeira hipótese são: edema inelástico, cianose, palidez, crepitação e falta de resposta aos antibióticos usuais. Também, os sinais de toxicidade sistêmica são muitos mais acentuados na fasciíte. Os exames complementares são importantes, incluindo os de imagem, mas o diagnóstico de certeza é dado pela exploração cirúrgica.[87]

Uma complicação grave da fasciíte é a síndrome do choque tóxico *like*, que recebe este nome pela ausência de toxina envolvida. Sua clínica é dada por leucopenia, trombocitopenia, hipocalcemia e elevações de CK e creatinina. O processo é rapidamente progressivo e letal em até 72 horas se não forem estabelecidas as medidas de suporte.[87]

Tratamento

Erisipelas têm a tendência de recorrer nos mesmos locais já acometidos previamente, provavelmente por lesões linfáticas que prejudicam a circulação no membro acometido. Nestes pacientes, muitas vezes a utilização da antibioticoterapia profilática com penicilina benzatina mensal é justificada.[87]

O tratamento das piodermites é realizado por meio da antibioticoterapia, a qual será determinada pelo provável agente etiológico e pela gravidade de cada caso. Geralmente, em pacientes com quadro moderado a grave, que necessitam de internação e há suspeita de infecção por estreptococo beta hemolítico, deve ser realizada cefazolina, ceftriaxona ou penicilina. Se houver suspeita de infecção pelo estafilococo é indicado o uso de oxacilina, porém se for estafilococo meticilino resistente (MRSA), é optado por vancomicina ou daptomicina.[83,85]

Já nos casos leves que podem ser tratados em ambiente ambulatorial, pode ser prescrito cefalexina e amoxicilina, bem como medicamentos alternativos como clindamicina e sulfametoxazol-trimetoprima.[83]

Medidas locais também são importantíssimas, como lavagem com água boricada 3% ou permanganato de potássio diluído em quantidade suficiente de soro, 2 a 3 vezes ao dia, debridamento de eventuais áreas necróticas, lavagem cuidadosa das bolhas, imobilização ao leito e colocação do membro afetado em posição mais elevada em relação ao restante do corpo.[87]

Os impetigos respondem aos mesmos cuidados locais e o antibiótico deve ser escolhido de acordo com a bactéria isolada. Evidentemente, os esquemas de antibióticos devem ser adequados aos patógenos eventualmente encontrados nos exames de cultura.[87]

O tratamento da fasciíte é complexo, trata-se de emergência médica, e inclui as medidas de suporte e equilíbrio hidroeletrolítico, além do desbridamento cirúrgico com remoção da fáscia e tecido subcutâneo acometidos; absolutamente essencial para o sucesso terapêutico. Convém lembrar que se fazem necessárias não apenas incisões pequenas e drenagens, mas sim retiradas amplas de todo tecido necrótico local. Isoladamente, os antibióticos são ineficazes, porém sua introdução precoce é parte da terapia.[87]

A terapia antimicrobiana empírica em pacientes com fasciíte necrosante deve ser de amplo espectro, com atividade contra micro-organismos Gram-positivos, Gram-negativos e anaeróbios. A antibioticoterapia deve ser iniciada imediatamente após a obtenção de hemoculturas.[83]

Os regimes de antibióticos empíricos orientados pela Sociedade de Doenças Infecciosas da América são: carbapenêmicos (imipenem, meropenem, ertapenem) ou piperacilina-tazobactam associado a um agente com atividade contra *S. aureus* resistente à meticilina (MRSA), como vancomicina ou daptomicina, e à clindamicina, por sua ação antitoxina e outros efeitos contra as cepas de estreptococos e estafilococos que elaboram toxinas.[83,88]

Pacientes com hipersensibilidade a carbapenêmicos ou piperacilina-tazobactam podem ser tratados com um aminoglicosídeo, fluoroquinolona ou metronidazol. É importante lembrar que a antibioticoterapia deve ser posteriormente adaptada à coloração de Gram, cultura e resultados de sensibilidade.[83]

Além da antibioticoterapia e o tratamento cirúrgico, há relatos de uso de imunoglobulina intravenosa (IGIV), oxigenoterapia hiperbárica e terapia por pressão negativa (TPN) em casos de fasciíte necrosante. A IGIV é utilizada em casos graves e associados a choque séptico, porém estudos não demonstraram impacto na mortalidade. Já a oxigenoterapia hiperbárica não demonstrou evidências clínicas significativas em uma revisão sistemática da Cochrane. No caso da TPN, existem vários relatos de casos e séries de casos voltados para o seu uso na fasciíte, mas ainda são necessários estudos clínicos randomizados.[88]

Úlceras de membros inferiores

Clínica

As úlceras venosas ou varicosas ou de estase merecem uma atenção especial, uma vez que são a etiologia mais proeminente (Figura 115.37). Sua etiologia depende de hipóxia e desarranjo da circulação superficial, comunicante e profunda. As causas deste processo são variadas, e incluem insuficiência venosa crônica associada ao próprio ortostatismo, a anticoncepcionais (ACO), às varizes, à trombose venosa profunda (TVP), entre outras.[89-92]

Na maioria das vezes são lesões pouco ou moderadamente dolorosas, predominantes na região supramaleolar medial, podendo ser acompanhadas de edema vespertino, sensação de peso nas pernas, eczema e lipodermatoesclerose. Há melhora do quadro com elevação das pernas, e o paciente não deve ser avaliado deitado, mas sim de pé. Outras características das úlceras venosas são a borda irregular, base avermelhada e presença dos pulsos tibiais e pediosos. Além dos cuidados gerais com as úlceras, conforme será exposto ao final, as úlceras venosas melhoram com elevação das pernas e repouso, uso de meias de compressão entre 30 e 50 mmHg, exercícios físicos controlados (melhora da bomba muscular) e redução do peso corporal.[89-92]

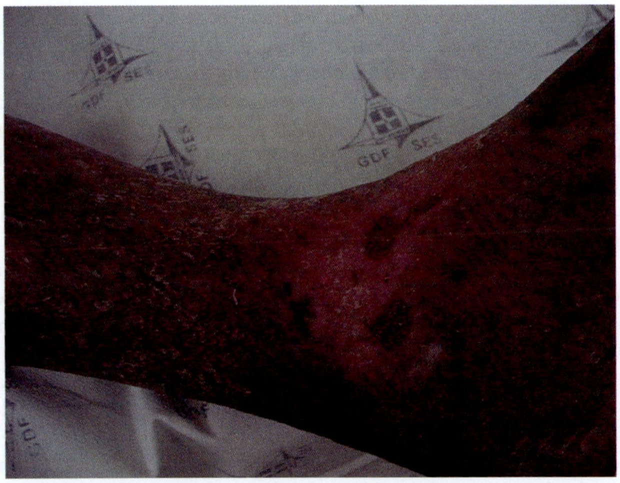

■ **Figura 115.37** Úlcera e dermatite de estase com eritema e descamação.

A úlcera hipertensiva ou de Martorell é outro diagnóstico que merece atenção. O quadro é doloroso, o que muitas vezes justifica a internação, e se dá predominantemente na face lateral dos membros inferiores, podendo haver lesões satélites. As lesões úlceras pequenas e profundas com borda azulada ou purpúrica, precedidas por pequena mácula cianótica. Sua melhora depende diretamente do controle da hipertensão arterial.[89-92]

As úlceras arteriais são quadros graves, causadas na maioria das vezes por embolia ou trombose. A dor é severa, sendo comum o membro apresentar-se pálido e com enchimento demorado após elevação dele. As bordas são irregulares, com base pálida e fria, além de ser comum a cianose e a ausência de pulsos. Todos os casos de úlceras arteriais devem ser avaliados em ambiente hospitalar, e o tratamento inclui a anticoagulação plena nos casos indicados, assim como trombolíticos. Vasodilatadores como papaverina e tolazolina ainda não têm seu uso plenamente preconizado. Convém manter a cabeceira da cama elevada na suspeita deste tipo de lesão. Também vale lembrar que nestes casos é contraindicado o uso da bota de Unna.[89-92]

Doenças hematológicas podem causar úlceras de membros inferiores. A úlcera anêmica é bastante dolorosa, localiza-se no terço inferior da perna, bem delimitada com fundo claro. Esplenomegalia e icterícia, além de outros sinais clínicos, podem ocorrer e auxiliar no diagnóstico. O tratamento da doença de base é fundamental.[89-92]

Outras causas de úlceras incluem as úlceras ateroscleróticas, mais comuns entre 50 a 70 anos, podendo ser mais precoce em pacientes diabéticos. Via de regra cursa com diminuição dos pulsos (filiformes), sopros venosos, lentificação do enchimento capilar, podendo ser confirmada a etiologia pela arteriografia. A terapêutica de escolha para resolução do problema é a revascularização, mas a terapia conservadora pode ser eficaz e inclui perda de peso, cessação do tabagismo, além do uso de medicações como a pentoxifilina 400 mg de 8 em 8 horas, clopidogrel 75 mg/dia ou cilostazol 100 mg de 12 em 12 horas. O uso de oxigênio hiperbárico tem salvado alguns pacientes da amputação.[91,92]

O pioderma gangrenoso é uma síndrome neutrofílica que pode ser responsável pela ulceração de membros inferiores. Embora possa manifestar-se em diferentes apresentações clínicas, no caso das úlceras de membros inferiores via de regra se observa quadro doloroso, após pústula ou nódulo, com crescimento rápido e fagedênico. É importante uma triagem para doenças como artrite reumatoide, lúpus, doenças inflamatórias intestinais e hepatites. Várias drogas podem ser usadas para tratamento do pioderma, lembrando-se sempre da necessidade de tratamento de doenças sistêmicas concomitantes. Corticosteroides, clofazimina, talidomida (Figura 115.38) e ciclosporina são apenas algumas destas medicações já citadas para uso no PG. Alguns casos são resistentes ao tratamento.[93]

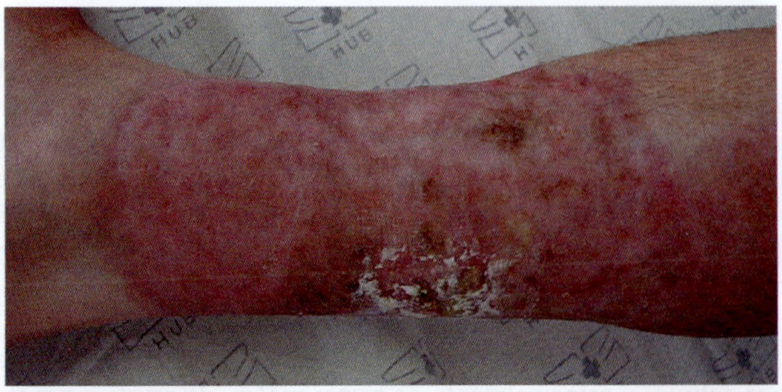

■ **Figura 115.38** Pioderma gangrenoso em cicatrização após uso de talidomida.

A doença de Buerger ou tromboangeíte obliterante também deve ser lembrada em pacientes com ulcerações em extremidades com tendência à necrose, particularmente naqueles pacientes tabagistas de grande monta. A dor nestes pacientes é intensa. O diagnóstico de excelência é firmado pela arteriografia, sendo o tratamento de suporte e calcado no fim do hábito de fumar (Figura 115.39).[92]

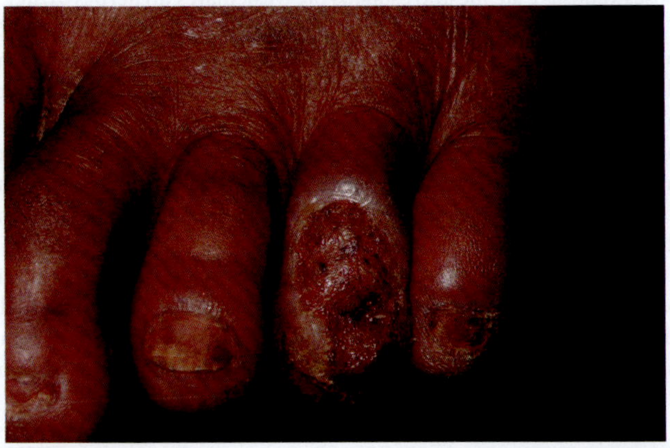

■ **Figura 115.39** Lesão ulceronecrótica da tromboangeíte obliterante.

Outras causas de úlceras em membros inferiores incluem o fenômeno de Raynaud, vasculites, síndrome do anticorpo antifosfolipídio, sífilis, úlcera de Marjolin, úlceras neurotróficas, poliarterite nodosa cutânea e outras, as quais o médico deve manter-se atento para realizar o diagnóstico (Figuras 115.40 e 115.41).[92]

É importante ressaltar aos pacientes uma série de fatores que pioram sua evolução clínica, entre os quais ressaltam-se: edema, infecção, obesidade, uso de corticosteroides, idade avançada, deficiência nutricional, déficit de zinco ou vitamina C, uso de anti-inflamatórios e imunossupressores, estresse, depressão e tabagismo.[92]

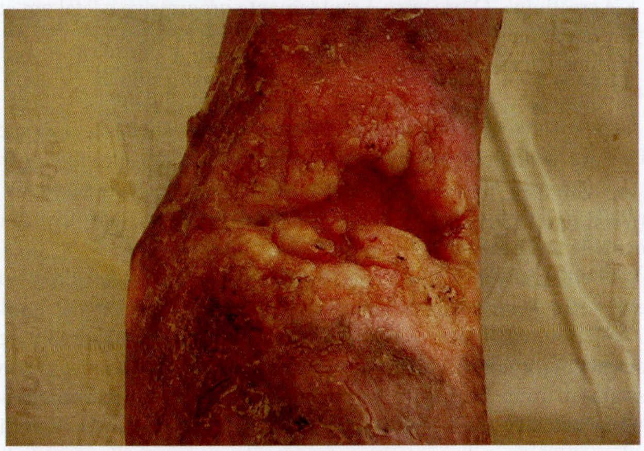

■ **Figura 115.40** Úlcera neuropática em paciente com hanseníase.

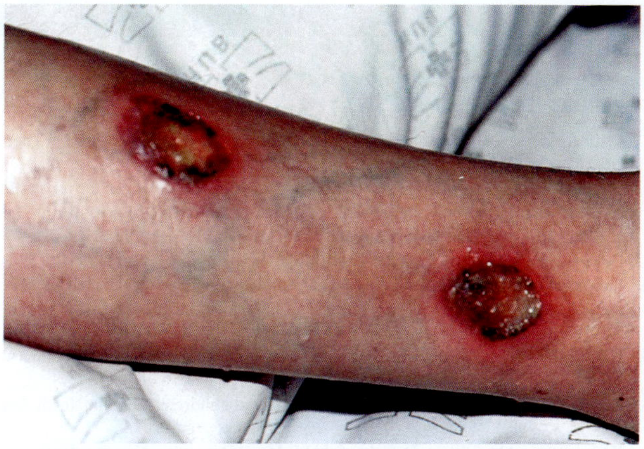

■ **Figura 115.41** Lesões noduloulceradas da poliarterite nodosa cutânea.

Diagnóstico

Todos os pacientes com ulcerações em membros inferiores em fase diagnóstica devem passar por uma avaliação clínica pormenorizada, incluindo alguns exames básicos: hemograma completo, hemossedimentação (VHS), glicose, e avaliação da albumina sérica. Outros exames que complementam a investigação incluem fator antinuclear (FAN), anticardiolipina, anticoagulante lúpico, VDRL, tempo de tromboplastina ativada (TTPA), tempo de atividade de protrombina (TAP), eletroforese de hemoglobina, dosagem de reticulócitos, ultrassonografia com doppler e se necessária, avaliação histopatológica.[89,90]

Culturas devem ser obtidas se houver suspeita de etiologia infecciosa ou infecção secundária. Material para bacterioscopia e cultura deve ser obtido após lavagem e desbridamento da lesão uma vez que a presença de germes contaminantes é usual.[89,90]

A transformação maligna de úlceras crônicas nas pernas de origem vascular é encontrada principalmente em pacientes idosos e se manifesta geralmente como lesão vegetante. A transformação maligna geralmente ocorre para o carcinoma espinocelular bem diferenciado e apenas excepcionalmente evolui para carcinoma basocelular. A cirurgia continua sendo o tratamento de escolha.[94,95]

Diagnóstico diferencial

Além das várias formas de ulcerações supradescritas, pode-se lembrar também de micoses profundas, leishmaniose, ceratoacantoma, úlceras traumáticas, entre outras moléstias.[91]

Tratamento

Primordialmente, todo paciente com ulceração em membros inferiores deve ser avaliado sistemicamente e também deve ser considerada a existência de comorbidades. Nos pacientes com pioderma gangrenoso, por exemplo, a pesquisa de outra patologia preexistente, concomitante ou posterior pode ser fundamental para o controle clínico das lesões cutâneas.[93]

Independente da etiologia da úlcera crônica, o seu tratamento deve ser realizado por meio do equilíbrio das condições físicas da ferida, o que representa o conceito TIME (*tissue* – tecido, *infection/inflammation* – infecção/inflamação, *moisture* – controle da umidade e *edge* – borda da ferida). Dessa forma, a limpeza, o desbridamento, os curativos adequados e o controle de biofilme precisam ser definidos de acordo com a situação de cada lesão, sendo fundamental para o seu manejo e cicatrização apropriada. Além disso, é importante citar que o uso de antibióticos tópicos como neomicina, bacitracina, mupirocina e sulfadiazina de prata não é recomendado para tratamento de úlceras crônicas.[96]

Para a limpeza das úlceras crônicas é indicado a solução fisiológica a 0,9%, poli-hexanida (poli-hexametileno de biguanida – PHMB) e água corrente. O uso de iodopovidona é discutível, pelo potencial alergênico e pela possível ação tóxica sobre as células. Apesar disso, existem estudos que demonstram a ausência de comprometimento da cicatrização durante o uso dele. Já as soluções como clorexidina, ácido acético, permanganato de potássio são considerados seguros na pele intacta, mas podem ser tóxicos sobre o tecido de granulação, não sendo também recomendadas para úlceras crônicas de forma rotineira.[96]

O controle de biofilme (comunidade de colônias de células microbianas envoltas por matriz polimérica e aderidas a superfícies ou a elas próprias) deve ser preconizado pelo maior risco de inflamação crônica, bem como atraso da cicatrização. Além disso, é importante citar que o biofilme apresenta geralmente resistência a agentes antimicrobianos tópicos e sistêmicos, antissépticos e defesas do sistema imune.[96]

As principais medidas para o controle do biofilme são: desbridamento e limpeza adequada da ferida, associados ao uso de terapias tópicas com cadexômero de iodo 9%, poli-hexametileno de biguanida e coberturas e tópicos contendo prata. As estratégias antibiofilme devem ser aplicadas até que o leito da ferida esteja limpo e com tecido de granulação, evoluindo para cicatrização.[96]

Em caso de necrose, deve-se proceder com desbridamento cirúrgico, enzimático ou autolítico. Os curativos com gaze umedecida em petrolato são úteis para quaisquer úlceras e não têm contraindicações. Favorece a formação do tecido de granulação e o desbridamento autolítico.[92]

Os hidrocoloides, os quais podem ser apresentados em placa, gel ou pasta, são indicados para lesões com quantidade moderada de secreção, e favorecem o desbridamento, a formação de novos vasos e tecido de granulação. Não devem ser usados na presença de infecção, particularmente por anaeróbios, e em caso de secreção abundante, uma vez que há limitada capacidade de absorção. Devem ser trocados no máximo a cada 7 dias, e apresentam odor peculiar, que pode ser confundido com presença de infecção.[92]

O filme transparente é curativo estéril, que mantém ambiente úmido entre a úlcera e o curativo, reduzindo a desidratação e a formação de crostas, o que auxilia a epitelização. É indicado para feridas com pouco exsudato, devendo ser evitado em feridas profundas e infectadas. O alginato de cálcio é um polímero hidrofílico desbridante preconizado para feridas exsudativas e infectadas. As trocas dependem da saturação do curativo, devendo via de regra ser feitas a cada 24 horas.[92]

Os curativos com carvão ativado exercem uma atividade bactericida, em razão de uma superfície impregnada com prata. Há um alto grau de absorção e eliminação de odores. Pode permanecer até 7 dias em contato com a ferida, mas na presença de exsudato severo ou infecção deve ser trocado com mais regularidade.[92]

A papaína e triglicerídeos de cadeia média (TCM) são outros produtos indicados para o tratamento das ulcerações em geral. Particularmente os TCMs parecem atrair leucócitos, promover a angiogênese e acelerar a formação do tecido de granulação, sendo bastante úteis na maioria dos casos. Podem também ser associados ao carvão ativado, alginato e vários tipos de coberturas.[92]

Finalmente, a bota de Unna (óxido de zinco, gelatina, glicerina e água destilada) é um recurso válido para úlceras neurotróficas e venosas, devendo ser mantida no máximo por período de 14 dias. Convém lembrar que seu uso não é indicado para as úlceras arteriais e hipertensivas.[92]

Apesar de todos os tratamentos já descritos, existem também algumas terapias adjuvantes com relatos de boa resposta no tratamento de úlceras crônicas como estimulação elétrica, terapia com pressão negativa, oxigenoterapia hiperbárica, ultrassom e laserterapia de baixa intensidade. No entanto, ainda são necessários mais estudos clínicos para confirmar o verdadeiro potencial desses tratamentos.[96]

A alta taxa de mortalidade dos pacientes com neoplasias originárias de úlceras, especialmente nos casos metastáticos, é, pelo menos em parte, decorrente do atraso no diagnóstico. A amputação do membro deve ser considerada nos casos mais extensos.[94,95]

Uma vez tomadas essas precauções, podemos melhorar a qualidade de vida dos pacientes e prevenir uma série de complicações, como úlceras de Marjolin, erisipelas, elefantíase *nostra*, miíase e outras.

1. Stanley J. Pemphigus. In: Fitzpatrick TB. Dermatology in general medicine. 6th ed. New York: McGraw-Hill; 2003.p.558-67.
2. Cunha PR, Barraviera SRCS. Dermatoses bolhosas auto-imunes. An Bras Dermatol. 2009;84(2):111-24.
3. Melchionda V, Harman KE. Pemphigus vulgaris and pemphigus foliaceus: an overview of the clinical presentation, investigations and management. Clin Exp Dermatol. 2019 Oct;44(7):740-746. doi: 10.1111/ced.14041.
4. Wu H, Wang ZH, Yan A et al. Protection against pemphigus foliaceus by desmoglein3 in neonates. N Engl J Med 2000;343:31-5.
5. Rocha Álvares R, Friedman H, Campbell I et al. Pregnant women with endemic pemphigus foliaceus (fogo selvagem) give birth to disease-free babies. J Inv Dermatol1992;99:78-82.PMID:18838249.http://dx.doi. org/10.1016/j.jaut.2008.08.003.
6. Porro AM, Hans Filho G, Santi CG. Consensus on the treatment of autoimmune bullous dermatoses: pemphigus vulgaris and pemphigus foliaceus - Brazilian Society of Dermatology. An Bras Dermatol. 2019 Apr;94(2 Suppl 1):20-32. doi: 10.1590/abd1806-4841.2019940206.
7. Fine J. Management of acquired bullous skin diseases. N Engl J Med 1995;333(22):1475-84.
8. Fernandes N, Zubaty V. Pulsoterapia com ciclofosfamida nos pênfigos: relato de 7 casos. An Bras Dermatol 2005;80(2):165-70.
9. Willians L, Nesbitt L. Update on systemic glucocorticosteroids in dermatology. Dermatol Clin 2001;19(1):1-13.
10. Costa IMC, Nogueira LSC. Buloses. In: Guia de Dermatologia Hospitalar. Rio de Janeiro: Dilivros; 2007. p.1-15.
11. Murrell DF, Peña S, Joly P et al. Diagnosis and management of pemphigus: Recommendations of an international panel of experts. J Am Acad Dermatol. 2020 Mar;82(3):575-585.e1. doi: 10.1016/j.jaad.2018.02.021.
12. Joly P et al. First-Line Rituximab Combined with Short-Term Prednisone Versus Prednisone Alone for the Treatment of Pemphigus (Ritux 3): a prospective, multicentre, parallel-group, open-label randomised trial. The Lancet 2017;389(10083):2031-2040. doi: 10.1016/S0140-6736(17)30070-3.
13. Morgado-Carrasco D et al. FR-Rituximab, una revolución en el tratamiento del pénfigo. Actas Dermosifiliogr. 2017.
14. Hebert V, Joly P. Rituximab in pemphigus. Immunotherapy. 2017. doi: 10.2217/imt-2017-0104. [Epub ahead of print].
15. Stanley J. Bullous Penphigoid. In: Fitzpatrick TB. Dermatology in general medicine. 6th ed. New York: McGraw-Hill; 2003. p.574-85.
16. Lo Schiavo A, Ruocco E, Brancaccio G, Caccavale S, Ruocco V, Wolf R. Bullous pemphigoid: etiology, pathogenesis, and inducing factors: facts and controversies. Clin Dermatol. 2013;31:391-9.
17. Wojnarowska P et al. Guidelines for the management of bullous pemphigoid. Br J Dermatol 2002;147:214-21.
18. Miyamoto D, Santi CG, Aoki V, Maruta CW. Bullous pemphigoid. An Bras Dermatol. 2019 Mar-Apr;94(2):133-146. doi: 10.1590/abd1806-4841.20199007.
19. Silverii GA, Dicembrini I, Nreu B et al. Bullous pemphigoid and dipeptidyl peptidase-4 inhibitors: a meta-analysis of randomized controlled trials. Endocrine. 2020 Sep;69(3):504-507. doi: 10.1007/s12020-020-02272-x.
20. Kridin K, Bergman R. Association of Bullous Pemphigoid With Dipeptidyl-Peptidase 4 Inhibitors in Patients With Diabetes: Estimating the Risk of the New Agents and Characterizing the Patients. JAMA Dermatol. 2018 Oct 1;154(10):1152-1158. doi: 10.1001/jamadermatol.2018.2352.).
21. Taghipour K, Chi CC, Vincent A, Groves RW, Venning V, Wojnarowska F. The association of bullous pemphigoid with cerebrovascular disease and dementia: a case control study. Arch Dermatol 2010;146:1251-4.
22. Alves G, Nogueira L, Varella T. Dermatologia e gestação. An Bras Dermatol 2005;80(2):179-86.
23. Fagundes PPS, Santi CG, Maruta CW, Miyamoto D, Aoki V. Autoimmune bullous diseases in pregnancy: clinical and epidemiological characteristics and therapeutic approach. An Bras Dermatol. 2021 Sep-Oct;96(5):581-590. doi: 10.1016/j.abd.2020.10.007.
24. Nousari H, Griffin WA, Anhalt GJ et al. Successful therapy for bullous pemphigoid with mycophenolate mofetil. J Am Acad Dermatol 1998;39(2):497-8.
25. Wang HH, Liu CW, Li YC, Huang YC. Efficacy of rituximab for penphigus: A systematic review and met-analysis of different regimens. Acta Derm Venereol 2015;95:928-32.
26. Bomm L, Fracaroli TS, Sodre JL, Bressan A, Gripp AC. Uso off-label do rituximabe na dermatologia: tratamento dos pênfigos. An Bras Dermatol 2013;88(4):676-8.
27. Abdat R, Waldman RA, de Bedout V et al. Dupilumab as a novel therapy for bullous pemphigoid: A multicenter case series. J Am Acad Dermatol. 2020 Jul;83(1):46-52. doi: 10.1016/j.jaad.2020.01.089.
28. Schmidt E, Zillikens D. Pemphigoid diseases. Lancet. 2013;263:320-32.
29. Patel PM, Jones VA, Murray TN, Amber KT. A Review Comparing International Guidelines for the Management of Bullous Pemphigoid, Pemphigoid Gestationis, Mucous Membrane Pemphigoid, and Epidermolysis Bullosa Acquisita. Am J Clin Dermatol. 2020 Aug;21(4):557-565. doi: 10.1007/s40257-020-00513-3.
30. Genovese G, Venegoni L, Fanoni D, Muratori S, Berti E, Marzano AV. Linear IgA bullous dermatosis in adults and children: a clinical and immunopathological study of 38 patients. Orphanet J Rare Dis. 2019 May 24;14(1):115. doi: 10.1186/s13023-019-1089-2.
31. Elmas ÖF, Demirbaş A, Türsen Ü, Atasoy M, Lotti T. Pemphigus and covid-19: Critical overview of management with a focus on treatment choice. Dermatol Ther. 2020 Nov;33(6):e14265. doi: 10.1111/dth.14265.
32. Yim RM, Singh I, Armstrong AW. Updates on treatment guidelines for psoriasis, atopic dermatitis (eczema), hidradenitis suppurativa, and acne/rosacea during the covid-19 pandemic. Dermatol Online J. 2020 Oct 15;26(10):13030/qt0j5150df.
33. Consenso Latino-Americano de Dermatite Atópica, 2005.
34. Eichenfield LF, Tom WL, Chamlin SL et al. Guidelines of care for the management of atopic dermatitis: section 1. Diagnosis and assessment of atopic dermatitis. J Am Acad Dermatol 2014;70:338.
35. Hanifin J, Tofte S. Update on therapy of atopic dermatitis. Clin Exp Dermatol 2000;25:559-66.
36. Kristal L, Klein P. Atopic dermatitis in infants and children. Ped Clin North Am 2000;47:877-93.
37. Kusari A, Han AM, Schairer D, Eichenfield LF. Atopic Dermatitis: New Developments. Dermatol Clin. 2019 Jan;37(1):11-20. doi: 10.1016/j.det.2018.07.003.
38. Simpson EL et al. When does atopic dermatitis warrant systemic therapy? Recommendations from an expert panel of the International Eczema Council. J Am Acad Dermatol 2017. http://dx.doi.org/10.1016/j.jaad.2017.06.042.
39. Torres T, Ferreira EO, Gonçalo M, Mendes-Bastos P, Selores M, Filipe P. Update on Atopic Dermatitis. Acta Med Port. 2019 Sep 2;32(9):606-613. doi: 10.20344/amp.11963.
40. Sidbury R, Kodama S. Atopic dermatitis guidelines: Diagnosis, systemic therapy, and adjunctive care. Clin Dermatol. 2018 Sep-Oct;36(5):648-652.
41. Addor FAS, Aoki V. Barreira cutânea na dermatite atópica. An Bras Dermatol 2010;85(2):184-94.
42. Costa IMC, Nogueira LSC. Dermatite Atópica. In: Guia de Dermatologia Hospitalar. Rio de Janeiro: Dilivros, 2007. p.17-26.
43. Souza Leite RM. Viabilidade de o Aleitamento Materno Exclusivo Prevenir o Desenvolvimento da Dermatite Atópica em Lactentes até um Ano de Idade. (Dissertação de Mestrado). Orientadora Prof. Dra Izelda Maria Carvalho Costa.Brasília: (UnB); 2006.
44. Makrgeorgou A, Leonardi-Bee J, Bath-Hextall FJ, Murrell DF, Tang ML, Roberts A, Boyle RJ. Probiotics for treating eczema. Cochrane Database Syst Rev. 2018 Nov 21;11(11):CD006135. doi: 10.1002/14651858.CD006135.pub3.
45. Jiang W, Ni B, Liu Z et al. The Role of Probiotics in the Prevention and Treatment of Atopic Dermatitis in Children: An Updated Systematic Review and Meta-Analysis of Randomized Controlled Trials. Paediatr Drugs. 2020 Oct;22(5):535-549. doi: 10.1007/s40272-020-00410-6.
46. Kang S et al. Long term safety and efficacy of tacrolimus ointment for the treatment of atopic dermatitis in pediatric patients. J Am Acad Dermatol 2001;44(1);47-57.
47. Ho V, Gupta A, Kaufmann R, Todd G, Vanaclocha F, Takaoka R et al. Safety and efficacy of nonsteroid pimecrolimus cream 1% in the treatment of atopic dermatitis in children. J Pediatr 2003;142(2):12-15.
48. Saini S, Pansare M. New Insights and Treatments in Atopic Dermatitis. Pediatr Clin North Am. 2019 Oct;66(5):1021-1033. doi: 10.1016/j.pcl.2019.06.008.
49. Puar N, Chovatiya R, Paller AS. New treatments in atopic dermatitis. Ann Allergy Asthma Immunol. 2021 Jan;126(1):21-31. doi: 10.1016/j.anai.2020.08.016.
50. Katoh N. Emerging treatments for atopic dermatitis. J Dermatol. 2021 Feb;48(2):152-157. doi: 10.1111/1346-8138.15504.
51. Snast I et al. Are Biologics Efficacious in Atopic Dermatitis? A Systematic Review and Meta-Analysis. Am J Clin Dermatol 2017. doi: 10.1007/s40257-017-0324-7.
52. Wollenberg A, Flohr C, Simon D et al. European Task Force on Atopic Dermatitis statement on severe acute respiratory syndrome coronavirus 2 (SARS-Cov-2) infection and atopic dermatitis. J Eur Acad Dermatol Venereol. 2020 Jun;34(6):e241-e242. doi: 10.1111/jdv.16411.).
53. Azulay R, Azular D. Dermatologia. Doenças Virais de interesse dermatológico. São Paulo: Guanabara Koogan; 2004.p.201-8.
54. Dworkin RH, Johnson RW, Breuer J et al. Recommendations for the management of herpes zoster. Clin Infect Dis 2007;44(Suppl1):S1.
55. Lupi O. Herpes simples. An Bras Dermatol 2000;75(3):261-75.
56. Yeung-Yue KA, Brentjens MH, Lee PC, Tyring SK. Herpes simplex 1 and 2. Dermatol Clin 2002;20:249-62.
57. Costa IMC, Nogueira LSC. Dermatoviroses. In: Guia de Dermatologia Hospitalar. Rio de Janeiro: Dilivros; 2007. p.27-35.
58. Wollenberg A et al. Viral infections in atopic dermatitis: pathogenic aspects and clinical management. J Allergy Clin Immunol 2003;112(4):667-74.
59. Cernik C, Gallina K, Brodell RT. The treatment of herpes simplex infections: an evidence-based review. Arch Intern Med 2008;168:1137.
60. Le P, Rothberg M. Herpes zoster infection. BMJ. 2019 Jan 10;364:k5095. doi: 10.1136/bmj.k5095.
61. Revuz J, Wolkenstein P. Toxic epidermal necrolysis. Dermatol Clin 2003,24(2):132-7.
62. Fritsch P, Maldonado R. Erythema multiforma, Stevens Jonhson syndrome and Toxic Epidermal Necrolysis in Dermatology. In: Fitzpatrick TB. Dermatology in general medicine. 6 ed. Nova Iorque: McGraw-Hill; 2003. p.543-557.
63. Criado P et al. Reações cutâneas graves adversas a drogas-aspectos relevantes ao diagnóstico e tratamento – parte 1. An Bras Dermatol 2004;74(9):471-90.

64. Kirchhof MG, Wong A, Dutz JP. Cyclosporine Treatment of Drug-Induced Hypersensitivity Syndrome. JAMA Dermatol 2016;152:1254.
65. Nigen S, Knowles S, Shear N. Drug eruptions: approaching the diagnosis of drug induced skin diseases. J Drugs Dermatol 2003;3:278-296.
66. França E, Palma S, Costa M, Nogueira C, Souza J, Godoy S. Síndrome do homem vermelho relacionada à vancomicina. An Bras Dermatol 2001;76(2):209-13.
67. Costa IMC, Nogueira LSC. Farmacodermias. In: Guia de Dermatologia Hospitalar. Rio de Janeiro: Dilivros; 2007. p.67-74.
68. Mustafa SS, Ostrov D, Yerly D. Severe Cutaneous Adverse Drug Reactions: Presentation, Risk Factors, and Management. Curr Allergy Asthma Rep. 2018 Mar 24;18(4):26. doi: 10.1007/s11882-018-0778-6.).
69. Stella M et al. Toxic Epidermal Necrolysis treated with intravenous high dose immunoglobulins: our experience. Dermatology 2001;203:45-50.
70. Ministério da Saúde. Legislação sobre controle da hanseníase no Brasil Coordenação Nacional de Dermatologia Sanitária. 2000.
71. BRASIL. Fundação Nacional de Saúde. Guia de Controle da Hanseníase. Brasília, 2002.
72. Ridley DS, Jopling WH. Classification of leprosy according to immunity. A five-group system. Int. J Lepr. Other Mycobact. Dis 1966;34(3):255-73.
73. Alemu Belachew W, Naafs B. Position statement: LEPROSY: Diagnosis, treatment and follow-up. J Eur Acad Dermatol Venereol. 2019 Jul;33(7):1205-1213. doi: 10.1111/jdv.15569.
74. Maymone MBC, Laughter M, Venkatesh S, Dacso MM, Rao PN, Stryjewska BM, Hugh J, Dellavalle RP, Dunnick CA. Leprosy: Clinical aspects and diagnostic techniques. J Am Acad Dermatol. 2020 Jul;83(1):1-14. doi: 10.1016/j.jaad.2019.12.080.
75. OMS. Diretrizes para o diagnóstico, tratamento e prevenção da hanseníase. 2019.
76. Ministério da Saúde. Nota Técnica número 16/2021-CGDE/.DCCI/SVS/MS-NOTA TÉCNICA CONJUNTA CGDE/DCCI/SVS/MS e CGAFME/DAF/SCTIE/MS. 2021.
77. Kamath S, Vaccaro SA, Rea TH, Ochoa MT. Recognizing and managing the immunologic reactions in leprosy. J Am Acad Dermatol 2014;71:795.
78. Lockwood DN, Lambert SM. Human immunodeficiency virus and leprosy: an update. Dermatol Clin 2011;29:125.
79. Nery JAC, Vieira LMM, Matos HJ, Gallo MEN, Sarno EN. Reactional States in Multibacillary Hansen disease patients during multidrug therapy. Rev. Inst. Med. Trop. São Paulo 1999;40(6):363-370.
80. Costa IMC, Kawano L, Paniago C, Nogueira LSC. Lucio`s phenomenon: a case report and review of the literature. Int J Dermatol 2005;44(7);566-571.
81. Bradley S. S.aureus infections and antibiotic resistance in older adults. Clin Infec Dis 2002;34:211-20.
82. Cunningham M. Pathogenesis of group A streptoccocal infections. Clin Microbiol Rev 2000;13:470.
83. Stevens DL, Bisno AL, Chambers HF et al. Practice guidelines for the diagnosis and management of skin and soft tissue infections: 2014 update by the infectious diseases society of America. Clin Infect Dis 2014;59:147.
84. Raff AB, Kroshinsky D. Cellulitis: A Review. JAMA 2016;316:325.
85. Costa IMC, Nogueira LSC. Piodermites e Outras Infecções Bacterianas. In: Guia de Dermatologia Hospitalar. Rio de Janeiro: Dilivros 2007; p.113-122.
86. Urata T, Kono M, Ishihara Y, Akiyama M. Adult Staphylococcal Scalded Skin Syndrome Successfully Treated with Multimodal Therapy Including Intravenous Immunoglobulin. Acta Derm Venereol. 2018 Jan 12;98(1):136-137. doi: 10.2340/00015555-2770.
87. Costa IMC et al. Fasciite necrosante: revisão com enfoque nos aspectos dermatológicos. An Bras Dermatol 2004;79(2):211-224.
88. Marques SA, Abbade LPF. Severe bacterial skin infections. An Bras Dermatol. 2020 Jul-Aug;95(4):407-417. doi: 10.1016/j.abd.2020.04.003.
89. Chocair M et al. Leg Ulcers Diagnosis and Management. Dermatol Clin 2001;19(4):648-69.
90. Ministério da Saúde. Manual de condutas para úlceras neurotróficas e traumáticas. 2002.
91. Antônio JR. Tratamento de Úlceras de perna. In: Gadelha AR, Costa IMC. Cirurgia Dermatológica em Consultório. Rio de Janeiro: Atheneu; 2017. p.257-272.
92. Kirsner RS, Vivas AC. Lower-extremity ulcers: diagnosis and management. Br J Dermatol 2015;173:379.
93. Costa IMC, Nogueira LSC. Pioderma Gangrenoso e Artrite Reumatóide - relato de caso. An Bras Dermatol 2005;80(1):81-2.
94. Combemale P, Bousquet M, Kanitakis J, Bernard P. Malignant transformation of leg ulcers: a retrospective study of 85 cases. J Eur Acad Dermatol Venereol. 2007 Aug;21(7):935-41.
95. Senet P, Combemale P, Debure C et al. Malignancy and chronic leg ulcers: the value of systematic wound biopsies: a prospective, multicenter, cross-sectional study. Arch Dermatol 2012;148:704.
96. Abbade LPF, Frade MAC, Pegas JRP, Dadalti-Granja P, Garcia LC, Bueno Filho R, Parenti CEF. Consensus on the diagnosis and management of chronic leg ulcers - Brazilian Society of Dermatology. An Bras Dermatol. 2020;95(S1).

Isadora Zago Miotto • Cyro Festa Neto • Walmar Roncalli Pereira de Oliveira

Dermatologia em Transplantados de Órgãos Sólidos

Os transplantes de órgãos sólidos se tornaram procedimentos cirúrgicos rotineiros, especialmente no final do século XX e neste início do século XXI, sendo capazes de trazer a esperança de cura a pacientes portadores de doenças crônicas em todo o mundo, como cirrose hepática, insuficiência renal crônica e insuficiência cardíaca. Com o expressivo aperfeiçoamento das técnicas cirúrgicas e das estratégias de prevenção à rejeição dos órgãos, tem se observado melhora expressiva na expectativa de vida dos transplantados.[1,2] Estima-se que a sobrevida em 5 anos após o transplante renal seja de 85%; de 69,3% após o transplante hepático; de 70% após o transplante cardíaco; e de 43% após o transplante pulmonar.[3]

A terapia imunossupressora é essencial para a prevenção da rejeição do órgão transplantado. Diversas drogas são utilizadas em combinação nesse contexto, tais como: corticosteroides, azatioprina, ciclosporina, micofenolato de mofetil, tacrolimus e os inibidores da via mTOR (*mammalian target of rapamycin*).[3,4]

O aprimoramento dos regimes imunossupressores ao longo das últimas décadas garantiu maior estabilidade funcional ao órgão transplantado e consequente aumento substancial da sobrevida dos pacientes transplantados. Todavia, a imunossupressão farmacológica também acarreta um dramático efeito inibitório sobre os mecanismos de defesa imune, favorecendo o surgimento de diversas complicações infecciosas e neoplásicas. Ademais, os imunossupressores também se associam a importantes reações medicamentosas.[1-4]

A pele é um dos principais órgãos afetados em decorrência do intenso e prolongado regime imunossupressor, e estima-se que a maioria dos transplantados desenvolverá alguma manifestação dermatológica secundária à imunossupressão ao longo da vida.[1,5]

O adequado reconhecimento e diagnóstico das dermatoses nos transplantados é dificultado por alterações importantes na apresentação clínica, sintomatologia e evolução das lesões, determinadas pela imunossupressão. Em decorrência do frequente surgimento de doenças cutâneas com quadro clínico atípico, muitas vezes com evolução grave e fatal, foram criadas associações de dermatologistas especializados no seguimento e tratamento dos pacientes transplantados de órgãos sólidos na Europa (Skin Care in Organ Transplant Recipients Europe SCOPE) e nos Estados Unidos (International Transplant Skin Cancer Collaborative - ITSCC).[1,6-9]

O Brasil é referência mundial em transplantes de órgãos sólidos e o segundo país do mundo em número de procedimentos realizados, atrás somente dos Estados Unidos. É também o líder mundial em cirurgias realizadas pelo sistema público de saúde; o Sistema Único de Saúde (SUS) realiza mais de 90% dos transplantes de órgãos no país, em todas as regiões.[10]

Considerando o grande número de transplantes de órgãos realizados, o aumento observado na expectativa de vida dos pacientes e à elevada prevalência de afecções dermatológicas, o dermatologista tem um papel chave no seguimento dessa população. O conhecimento acerca das complicações dermatológicas nos transplantados é essencial para o diagnóstico e condução adequada dos casos.

DERMATOSES NOS PACIENTES TRANSPLANTADOS DE ÓRGÃOS SÓLIDOS

A pele é extremamente afetada nos receptores de órgãos sólidos em decorrência de regimes de doses elevadas e prolongadas de drogas imunossupressoras, que tem como objetivo evitar tanto a rejeição aguda quanto crônica do órgão transplantado. Portanto, as alterações dermatológicas desses pacientes apresentam importantes peculiaridades, pois os tipos e a prevalência de certas infecções, neoplasias e erupções medicamentosas estão associadas ao tipo do esquema imunossupressor empregado e ao tempo de transplante.[1,4-6]

As dermatoses medicamentosas podem afetar qualquer período após o transplante e podem ser dose dependentes. As infecções são complicações frequentes nos pacientes transplantados e sua prevalência pode apresentar relação direta com o período de tempo pós-transplante. Os tumores cutâneos, principalmente cânceres cutâneos não melanoma, são as neoplasias mais comuns e afetam os pacientes nas fases mais tardia após o transplante.[3-5,7]

ERUPÇÕES CUTÂNEAS MEDICAMENTOSAS

As reações cutâneas adversas às diferentes drogas empregadas no esquema imunossupressor são observadas em quase todos os pacientes transplantados.[1,2,5,7]

As principais alterações cutâneas devem-se principamente ao emprego dos corticosteroides. São muito frequentes nos primeiros meses após o transplante, quando altas doses são administradas, sendo menos frequentes nas fases mais tardias quando sua dosagem é reduzida. Apesar de estarem relacionadas com a duração e dosagem do corticosteroide utilizado, apresenta também importante variação de acordo com a suscetibilidade individual.[5,6]

A fragilidade da pele com equimoses e púrpuras é bastante comum. Estrias violáceas extensas afetam principalmente as regiões axilares e inguinais, podendo também acometer o tronco. Acne esteroidal é comum no tronco e extremidades, apresentando-se como pequenas pápulas foliculares e pústulas no mesmo estágio evolutivo e sem comedões. Essa erupção responde favoravelmente ao emprego de retinoides e antibióticos tópicos, porém os quadros mais severos podem necessitar do emprego da isotretinoina oral. É importante diferenciar a acne esteroidal da foliculite pitirospórica, infecção fúngica relativamente frequente nos pacientes transplantados que pode apresentar erupção cutânea semelhante.[5]

Outros efeitos colaterais dos corticosteroides incluem *facies cushigoide*, dermatite seborréica, eritema facial, hiperplasia sebácea, teleangiectasias, rosácea nas fases mais tardias após o transplante, alopécia não cicatricial e hirsutismo. A maioria dessas alterações não necessita de terapia específica e tende a melhorar assim que as doses são reduzidas e estabelecidas doses de manuntenção, porém quando necessário pode ser empregado o mesmo tratamento utilizado nos indivíduos imunocompetentes.[1,5,6]

As alterações cutâneas associadas à azatioprina são infrequentes e inespecíficas e incluem exantemas, dermatites, dermatoses neutrofílicas, prurido, alopécia não cicatricial e aftas. Porém, essa droga é um importante agente fotossensibilizante que pode acelerar o aparecimento de lesões cutâneas associadas ao fotodano. O DNA da pele de pacientes recebendo doses terapêuticas de azatioprina contém níveis elevados da 6-tioguanina que aumenta a fotossensibilidade e estimula a carcinogênese cutânea.[3,11,12]

Os principais efeitos colaterais da ciclosporina são hiperplasia gengival, hipertricose, xerodermia e ginecomastia (Figuras 116.1 e 116.2). A hiperplasia gengival pode ser extensa, cobrir parcialmente os dentes e causar sangamentos. Deve sempre ser orientado boa higiene da cavidade oral e, em casos extremos pode ser necessário gengivectomia. A hipertricose associada à ciclosporina diferente do hirsutismo não é limitada às regiões andrógeno dependentes e frequentemente afeta o tronco e extremidades.[5,13]

Os efeitos adversos do micofenolato de mofetil são raros e inespecíficos tais como: purido, erupção acneiforme, alopécia e aftas. Comparado com outros agentes imunossupressores, esse medicamento está associado com aumento da prevalência das infecções pelo herpes simples nos pacientes transplantados.[14,15]

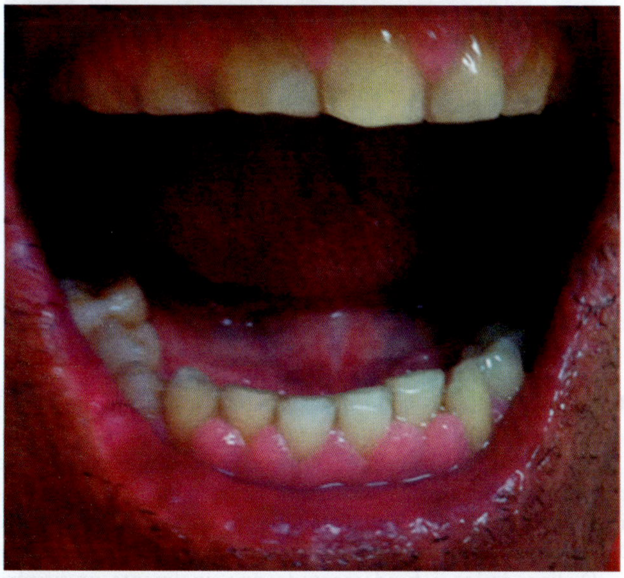

■ **Figura 116.1** Hiperplasia gengival pela ciclosporina.

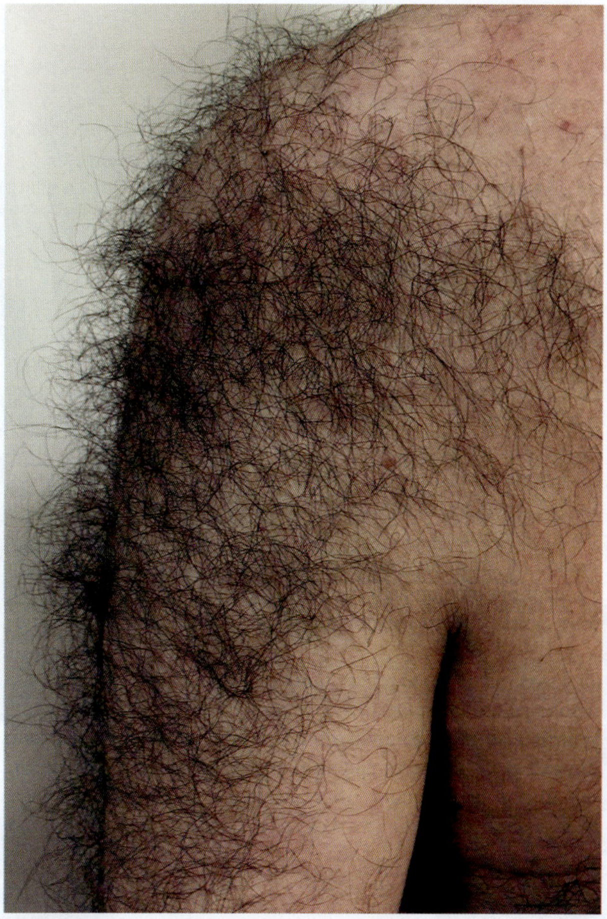

■ **Figura 116.2** Hipertricose pela ciclosporina.

Erupção acneiforme e alopécia não cicatricial são as alterações cutâneas mais frequentes associadas ao tacrolimos. As lesões de acne se caracterizam pela erupção abrupta de pápulas eritematosas e pústulas monomórficas mais frequente na face do que no tronco, que respondem aos tratamentos convencionais para acne. Nos casos mais graves pode se introduzir a isotretinoina oral. A alopécia é mais frequente em mulheres e apresenta um padrão difuso. Inicia-se no primeiro ano de uso do tacrolimos, pode responder ao minoxidil tópico e é reversível com a interrupção da droga.[1,2,5]

As alterações mucocutâneas mais frequentes dos inibidores do mTOR (sirolimus e everolimus) são: retardo no processo de cicatrização, exantemas, erupção acneiforme, estomatite e linfedema (Figura 116.3). Apesar da maioria dessas complicações serem transitórias e dose dependentes, podem nos casos mais intensos contraindicar o emprego desses imunossupressores. Os pacientes podem apresentar tanto um quadro de estomatite difusa e dolorosa sem ulcerações, como lesões aftosas múltiplas de dimensões variáveis e intensamente dolorosas. Essas lesões regridem com a dimuição da dose ou interrupção da droga. O linfedema frequentemente é unilateral e mais comum nos membros inferiores. O mecanismo de ação é desconhecido, porém pode estar associado às alterações no processo de cicatrização e formação de linfocele. Pode não regredir mesmo após a interrupção do medicamento.[16,17-20]

■ INFECÇÕES

As infecções cutâneas virais, fúngicas e bacterianas são as complicações mais frequentes nos pacientes transplantados que podem apresentar dificuldades diagnóstica e terapêutica. A deficência da imunidade celular predispõe às infecções por agentes oportunistas que raramente provocam doenças importantes nos indivíduos imunocompetentes. Patógenos que normalmente causam infecções autolimitadas e localizadas podem ocasionalmente provocar doenças graves e óbito.[4,5,7,21,22]

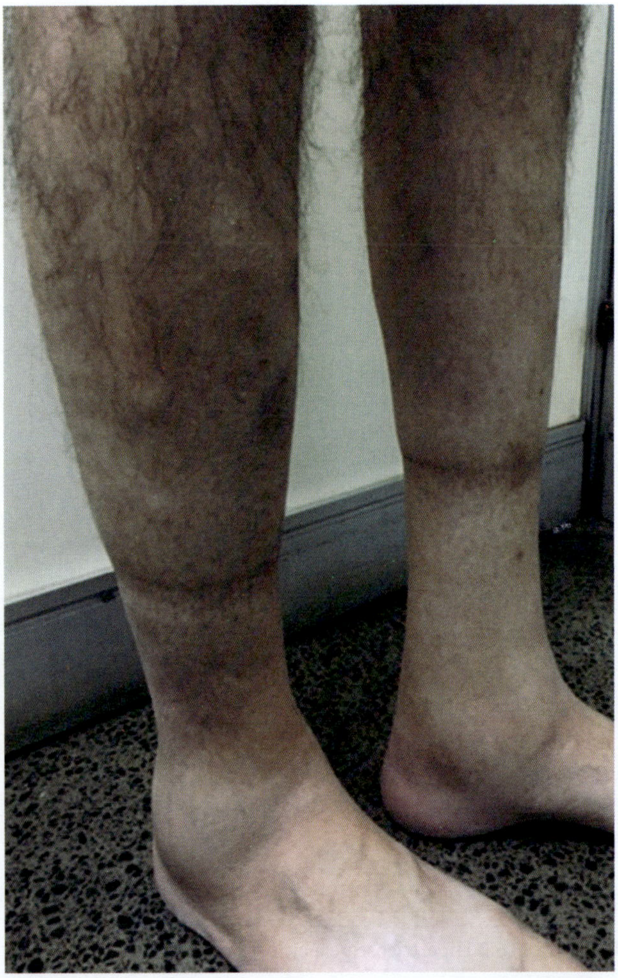

■ **Figura 116.3** Linfedema unilateral associado aos inibidores do mTOR.

A prevalência das infecções cutâneas é extremamente alta, principalmente no período imediato após o transplante quando são administradas altas doses de imunossupressores para evitar a rejeição aguda do órgão. A prevalência dos diferentes tipos de infecção difere de acordo com o tempo após o transplante.[4,7,21]

Algumas manifestações cutâneas podem indicar infecção disseminada e, apesar do progresso atingido nas últimas décadas na profilaxia (antibacteriana, antiviral e antifúngica), no diagnóstico precoce e nos tratamentos efetivos, as infecções ainda são importantes fatores de aumento da morbidade e mortalidade dos pacientes transplantados.[22]

■ INFECÇÕES VIRAIS

As infecções virais mais frequentes nos pacientes transplantados são causadas pelos herpesvírus (vírus herpes simples, vírus varicela-zóster, citomegalovírus e vírus Epstein-Barr), vírus do molusco contagioso e vírus papiloma humano. As infecções pelos herpesvírus são mais frequentes nos primeiros meses após o transplante apesar da profilaxia de rotina com agentes antivirais, enquanto as infecções crônicas pelo vírus papiloma humano ocorrem principalmente após 6 meses do transplante.[1,5,7,22]

Vírus herpes simples

As infecções pelo vírus herpes simples (HSV) tipo 1 e tipo 2 afetam em torno de 60% dos pacientes transplantados, devido principalmente à reativação viral em decorrência da intensa supressão iatrogênica da imunidade celular. Dessa forma, na grande maioria dos pacientes, as infecções pelo HSV representam reativação de uma infecção latente, embora ocasionalmente esses pacientes possam desenvolver infecção primária e, raramento adquirir a infecção através do órgão transplantado.[1,5,22]

As manifestações clínicas podem ocorrer em qualquer período após o transplante, porém são mais frequentes e graves nos primeiros 3 meses em função da imunossupressão máxima nesse período. Os pacientes transplantados, crônicamente imunossuprimidos, podem apresentar lesões subclínicas e liberar continuamente partículas virais ativas na ausência de lesões, fatores importantes tanto para a autoinoculação bem como para a transmissão do HSV.[1,5,22,23]

As lesões mucocutâneas da infecção pelo HSV são idênticas às lesões dos indivíduos imunocompetentes, grupos de pequenas vesículas, crostas e erosões sobre uma base eritematosa. Entretanto, as lesões podem tornar-se mais severas e extensas, refratárias ao tratamento, apresentarem alto índice de recorrências e assumir um curso subagudo ou crônico.[5,22,23]

O HSV-1 presente na região orofaríngea pode disseminar para a pele da região perioral provocando lesões extensas, extremamente dolorosas, hemorrágicas, friáveis e necróticas (Figura 116.4). Disseminando para o esôfago pode determinar uma esofagite grave com disfagia, odinofagia, dor retroesternal e múltiplas lesões ulceradas. O HSV-2 presente nas regiões anogenitais pode provocar úlceras profundas e extensas, lesões ulcerovegetantes e lesões hiperqueratóticas que simulam lesões de carcinoma espinocelular, frequentemente acompanhadas por dor local intensa e linfoadenomegalia regional (Figura 116.5). Pode ocorrer disseminação cutânea das lesões que podem atingir também o tronco e extremidades.[23,24]

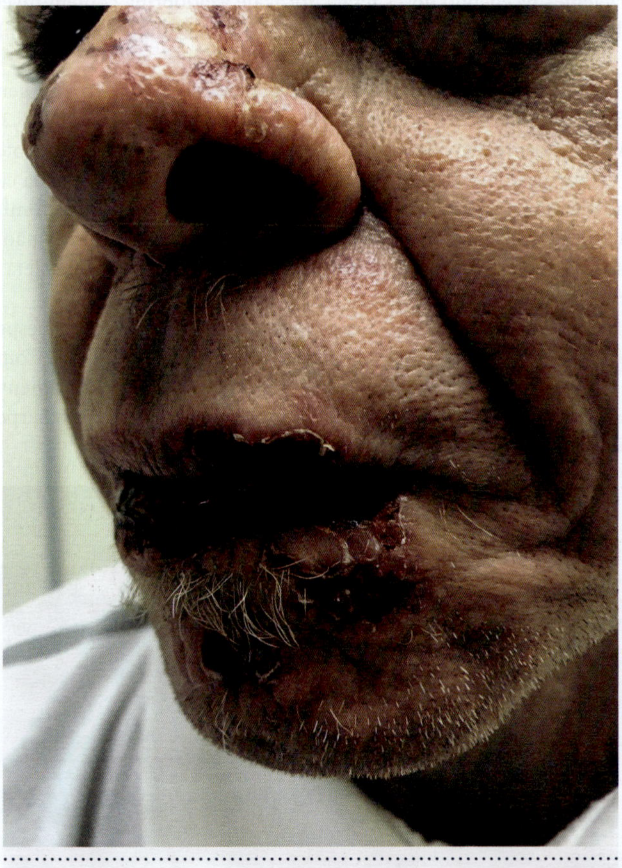

■ **Figura 116.4** Lesões ulcerocrostosas associadas ao herpes vírus tipo 1.

A disseminação sistêmica é relativamente frequente e pode ocorrer mesmo na ausência de lesões cutâneas. Os órgãos mais afetados são o sistema nervoso central, pulmões, fígado e o sistema gastrointestinal. O diagnóstico é difícil e a infecção pode ser fatal.[5,22,24]

O diagnóstico é fundamentado principalmente na história e quadro clínico, porém alguns métodos diagnósticos podem ser empregados. Os testes sorológicos não são muito úteis. No exame direto, citodiagnóstico de Tzanck, a secreção das lesões é corada pelo método de Giemsa ou Wright, demonstrando a presença das células gigantes multinucleadas. É um método de rápida execução, porém apresenta baixa sensibilidade e não diferencia o HSV do vírus da varicela-zóster. A reação em cadeia da polimerase (PCR) e a imunofluorescência direta são exames de alta sensibilidade e especificidade, capazes de diferenciar o HSV do vírus da varicela-zóster. O exame anatomopatológico demonstra vesiculação intraepidérmica, degeneração balonizante dos queratinócitos e células gigantes multinucleadas. Na derme observa-se um infiltrado inflamatório de linfócitos, neutrófilos e eosinófilos.[24-27]

O tratamento é realizado com os análogos dos nucleosídeos, aciclovir, famciclovir e valaciclovir. Porém, deve-se optar por drogas com maior biodisponibilidade como o valaciclovir e o famciclovir e, nos casos mais graves o aciclovir endovenoso. As dosagens recomendadas são as mesmas utilizadas nos indivíduos imunocompetentes, porém o tratamento deve ser prolongado até a cura clínica completa das lesões. Recentemente, tem sido observado cada vez mais o aparecimento nos pacientes transplantados de cepas do HSV-2 resistentes aos antivirais, sendo responsáveis pelo aparecimento de lesões crônicas extensas, ulcerovegetantes e tumorais. É mais frequente nos pacientes que receberam múltiplos tratamentos dos surtos recorrentes pelo HSV. Nesses casos podem ser empregadas drogas que apresentem mecanismos de ação diferentes dos análogos dos nucleosídeos, como o foscarnet e o cidofovir. Essas drogas também inibem a ação da DNA polimerase viral evitando a replicação do HSV, porém são drogas caras, de difícil acesso, são nefrotóxicas e também podem desenvolver resistência viral. O imiquimode, um agente imunomodulador da resposta imune inata, é uma opção terapêutica importante, pois sendo de uso tópico evita possíveis interações medicamentosas e não sendo um agente antiviral não provoca resistência do HSV.[24-26,28]

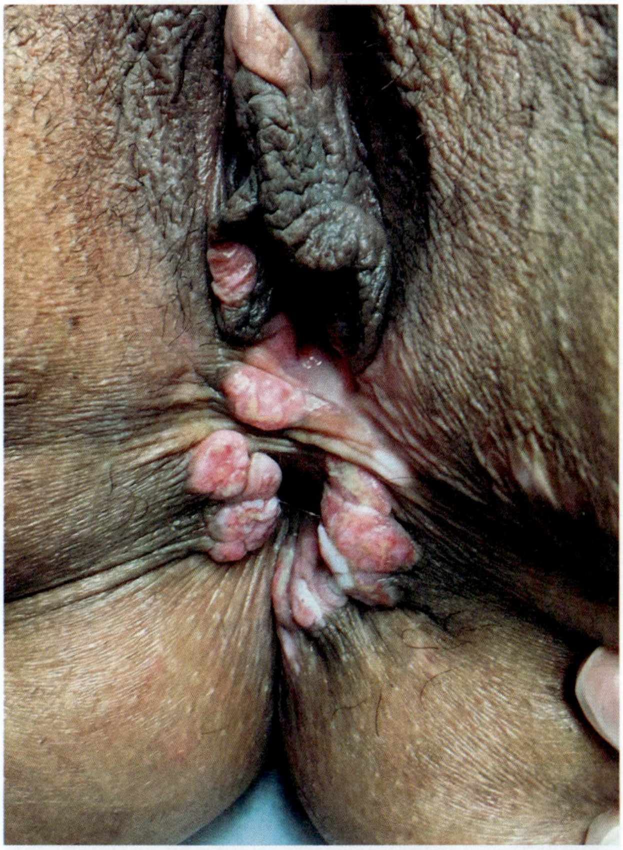

■ **Figura 116.5** Lesões ulcerovegetantes associadas aos herpes vírus tipo 2.

Vírus varicela-zóster (VZV)

Herpes-zóster é uma infecção comum nos pacientes transplantados, principalmente nos primeiros meses após o transplante. A incidência do herpes-zóster nesses pacientes tem sido estimada em torno de 15 a 25%, porém sofre variação de acordo com o tipo de órgão transplantado, o esquema imunossupressor empregado e a profilaxia antiviral (com ganciclovir e valganciclovir) para o citomegalovírus, que também protege para o VZV.[1,4,5,22]

As manifestações cutâneas podem ser idênticas às observadas nos indivíduos imunocompetentes com o aparecimento de múltiplas vesículas sobre base eritematosa que seguem a distribuição de um único dermatómo. Entretanto, as lesões podem ser hemorrágicas, necróticas, ulcerativas e verrucosas, comprometer mais de um dermatómo e disseminar. A doença pode também assumir um curso subagudo ou crônico e recidivar. A dor é muito intensa e a nevralgia pós-herpética é extremamente frequente.[1,22]

O risco de doença sistêmica pelo VZV é muito alto nos receptores de órgãos sólidos. Casos de infecções simultâneas pelo VZV, HSV e citomegalovírus tem sido descritos. A disseminação viral nesses pacientes, em função da reativação ou infecção primária, pode comprometer órgãos importantes como sistema nervosa central, fígado e pulmões, e pode ser fatal.[1,5,22]

Os métodos diagnósticos são os mesmo empregados nas infecções pelo HSV. O tratamento é realizado com os análogos dos nucleosídeos, aciclovir, famciclovir e valaciclovir, porém sempre que possível optar por drogas com maior biodisponibilidade como o valaciclovir e famciclovir. Nos pacientes com doença grave ou suspeita de comprometimento sistêmico, o tratamento de escolha é o aciclovir endovenoso. A vacina para o VZV com vírus vivos atenuados é totalmente contraindicada pelo risco elevado de provocar a infecção nesses pacientes.[24-26,29]

Citomagalovírus (CMV)

A infecção pelo citomegalovírus (herpesvírus tipo 5) é uma das principais infecções oportunistas nos receptores de órgãos sólidos, atingindo em torno de 60% a 90% desses pacientes, sendo um fator importante no aumento da sua morbidade e mortalidade. Antes do emprego de drogas mais efetivas contra o CMV, este era responsável por 25% dos óbitos e 20% da falência dos órgãos transplantados.[1,5,22]

A infecção pode ser primária, em função da contaminação pelo CMV presente no órgão transplantado ou sangue, ou mais frequentemente ser secundária pela reativação de uma infecção latente. No passado, as manifestações clínicas ocorriam durante os 6 primeiros meses após o transplante, entretanto com o emprego da profilaxia antiviral com ganciclovir ou valganciclovir, as lesões se manifestam mais tardiamente, normalmente após a interrupção desses medicamentos.[1,22,30]

As manifestações cutâneas pelo CMV atualmente são raras e acometem principalmente os indivíduos intensamente imunossuprimidos, podendo ser um sinal de infecção disseminada e prognóstico ruim. As lesões são inespecíficas e variadas, incluindo erupção maculopapular, placas verrucosas, vesículas, bolhas, petéquias e púrpuras. Lesões ulceradas podem afetam a região anogenital, mucosa retal, nádegas e coxas. Na cavidade oral podem ocorrer úlceras necróticas na língua, mucosa oral e faringe.[22,30,31]

Nas lesões ulceradas é comum a coinfecção do CMV com o HSV e VZV e, desde que o CMV também pode ser encontrado na pele aparentemente sadia dos indivíduos imunocomprometidos, o seu papel causal na indução das úlceras tem sido recentemente questionado.[22,24]

O diagnóstico é realizado através do exame histopatológico que demonstra a presença de inclusões intranucleares com halo claro dentro das células endotelias da derme, combinado com a detecção do CMV no sangue periférico ou órgãos comprometidos. Atualmente os métodos de detecção empregados são antigenemia ou PCR. No tratamento empregam-se o ganciclovir ou valganciclovir, pois o CMV é pouco responsivo ao aciclovir e seus derivados. Devem ser administrados via endovenosa até cessar a replicação do vírus, e o período minímo de tratamento deve ser 2 semanas. O monitoramento da carga viral deve ser semanal através do PCR ou antigenemia no sangue periférico.[22,30,31]

Vírus Epstein-Barr (EBV)

A infecção pelo vírus Epstein-Barr é muito frequente nos pacientes transplantados, porém as manifestações cutâneas são raras. Exantemas podem ser encontrados principalmente no tronco e regiões proximais dos membros que podem ter o aspecto morbiliforme, escarlatiniforme, papuloso tipo síndrome de Gianotti-Crosti, urticariforme ou púrpurico.[1,4,22]

Nos indivíduos intensamente imunossuprimidos, o EBV pode determinar o aparecimento da leucoplasia oral pilosa, caracterizada por placas brancas corrugadas com projeções filiformes nas bordas laterais da língua. São lesões assintomáticas que não sofrem degeneração maligna. Não necessitam de tratamento, pois regridem com a diminuição da imunossupressão, porém nos casos mais extensos podem ser empregados o aciclovir, a violeta de genciana e a podofilina.[1,32,33]

O EBV está associado com a doença linfoproliferativa pós-transplante que pode afetar até 20% dos transplantados renais. Esse termo é mais apropriado do que linfoma, porque as alterações histopatológicas encontradas podem variar desde um infiltrado policlonal de células B até o linfoma monoclonal de células B. Os linfomas de células T são raros. No tratamento, a redução do esquema imunossupressor é fundamental. Nas lesões localizadas, a exérese cirúrgica ou radioterapia associada à diminuição da imunossupressão pode ser suficente. Nos casos disseminados ou de evolução rápida, além da redução do esquema imunossupressor é indicado a quimioterapia.[1,22]

Vírus do molusco contagioso

As lesões do molusco contagioso não são raras nos pacientes transplantados. Podem ser numerosas e de grande dimensões (> 1 cm), coalescerem e formarem lesões disfigurantes. Afetam qualquer região do corpo, inclusive face, regiões intertriginosas, anogenitais e palmoplantares (Figura 116.6). São resistentes aos tratamentos e muito recidivantes. É importante realizar o exame histopatológico para diferenciar das infecções por fungos oportunistas como criptococose e histoplasmose. O tratamento pode ser realizado através do uso do imiquimode, cidofovir, crioterapia e curetagem seguida de eletrocoagulação.[1,15,22]

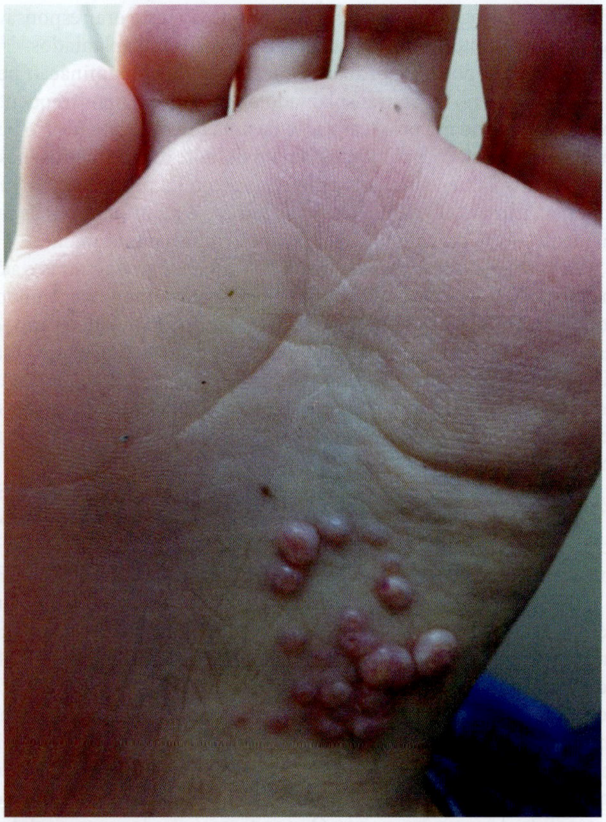

■ **Figura 116.6** Molusco contagioso.

Vírus papiloma humano (HPV)

Os vírus papiloma humano (HPV) compreendem um grupo heterogêneo de vírus DNA, intimamente relacionados, que infectam o epitélio escamoso estratificado de superfícies queratinizada e não-queratinizada e, provocam uma variedade de lesões mucocutâneas secundárias à proliferação de células escamosas.[34]

Os HPV possuem uma estrutura genética similar, porém as diferenças na sua sequência genômica distinguem os diferentes tipos. Mais de 150 tipos de HPV já foram completamente identificados. A sequência genômica determina o tropismo tissular e a oncogenicidade do HPV, possibilitando o seu agrupamento, de acordo com os tipos de lesões que induzem: HPV encontrados nas lesões cutâneas benignas (tipos 1, 2, 3, 4, 7, 10 e 41), HPV relacionados à epidermodisplasia verruciforme e tumores cutâneos (HPV-EV), HPV associados às lesões mucosas benignas (tipos 6 e 11) e HPV associados aos cânceres anogenitais (tipos 16, 18, 31 e 33).[35]

As infecções pelo HPV são extremamente frequentes nos pacientes transplantados e a sua prevalência está relacionada ao tempo da imunossupressão. Dessa forma, a incidência das lesões causadas pelo HPV aumenta com o tempo de sobrevida do órgão transplantado, sendo encontradas na grande maioria dos pacientes com mais de 5 anos de transplante.[1,3,5,22]

As manifestações clínicas são variadas, desenvolvendo lesões numerosas e extensas de verrugas vulgares, planas, palmoplantares e anogenitais, bem como papilomas e lesões de queratose seborréica (Figuras 116.7 e 116.8). As lesões são muito resistentes ao tratamento e recidivantes.[1,3,15,22]

O HPV está associado ao aumento da carcinogênese cutânea nos pacientes transplantados. A presença do HPV oncogênico associado à imunossupressão e à irradiação ultravioleta, favorece o aparecimento frequente e contínuo de neoplasias cutâneas, principalmente queratoses actínicas e tumores cutâneos não melanoma, em regiões fotoexpostas como a face, couro cabeludo e membros superiores.[22,34-39]

As lesões genitais são extensas e formações tumorais como o condiloma gigante de Buschke-Lowenstein podem ser encontrados. A presença de HPV genitais oncogênicos aumenta a incidência da papulose bowenoide, do câncer de ânus e canal retal, do cérvix e órgãos genitais externos.[22,34]

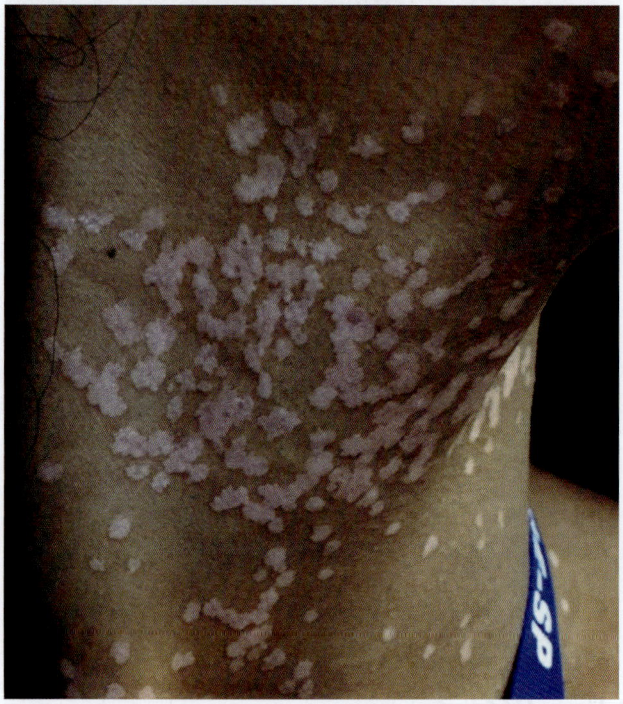

■ **Figura 116.7** Manifestação clínica da infecção pelo HPV.

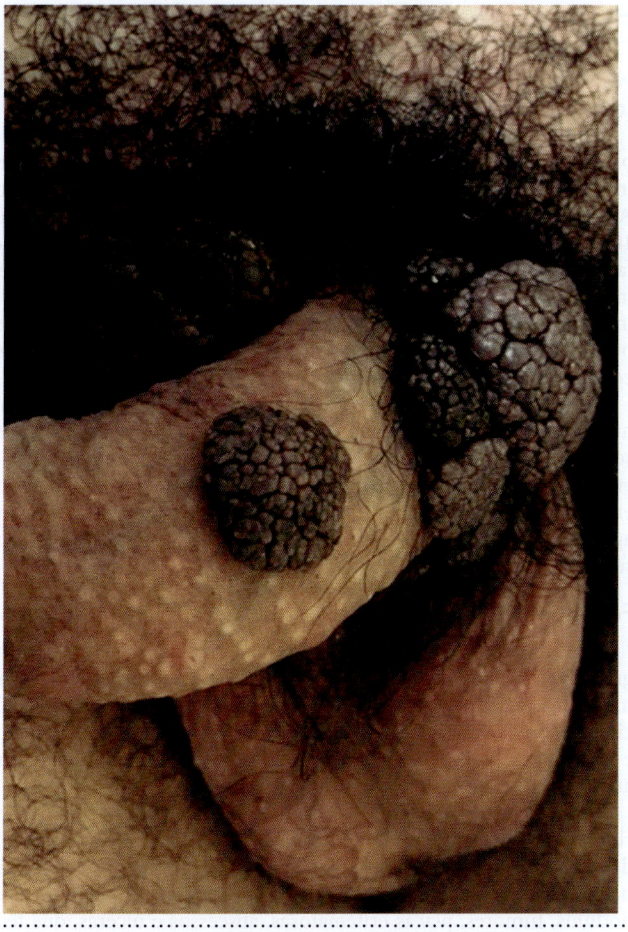

■ **Figura 116.8** Manifestação clínica da infecção pelo HPV.

É relativamente frequente o desenvolvimento de uma síndrome classificada epidermodisplasia verruciforme (EV) adquirida. A infecção pelo HPV-EV determina o aparecimento de verrugas planas e lesões do tipo pitiríase versicolor disseminadas, as quais podem tardiamente degenerar em lesões de carcinoma espinocelular e basocelular.[1,5,37,39]

O diagnóstico da infecção pelo HPV é clínico, porém podem ser empregados tanto o exame anatomopatológico, principalmente para excluir a presença de neoplasias, quanto os métodos de identificação viral como a hibridização *in situ* e PCR.[22,34]

No tratamento são empregados os métodos de destruição tecidual como a crioterapia com nitrogênio líquido, cauterização química e eletrocoagulação. A podofilina ou podofilotoxina são empregadas nas lesões anogenitais. O imiquimode em diversos esquemas terapêuticos são eficientes. Nas lesões disseminadas e extensas podem ser empregados os retinoides sistêmicos. É recomendado nos pacientes com lesões anogenitais a avaliação multidisciplinar do ginecologista e proctologista para identificar precocemente lesões neoplásicas. Nos casos indicados, as vacinas inativadas recombinantes contra os principais HPV genitais podem ser seguramente utilizadas.[5,34,40]

Poliomavírus

A prevalência das infecções pelo poliomavírus humano (HPyV), vírus amplamente distribuidos com período longo de latência, está aumentando progressivamente nos pacientes transplantados. Esses vírus podem determinar importante viremia e rejeição do órgão transplantado, aumentando a morbidade e mortalidade desses pacientes. Alguns tipos de poliomavírus estão associados com lesões cutâneas, o poliomavírus da tricodisplasia espinulosa (Trichodysplasia spinulosa-associated polyomavirus-TSPyV) e o poliomavírus do carcinoma de Merkel (Merkel cell polyomavirus-MCPyV). A tricodisplasia espinulosa caracteriza-se por pápulas eritematosas discretas e projeções foliculares assintomáticas que afetam principalmente o centro da face, tronco e extremidades. Não sofrem transformação maligna e são mais frequentes no primeiro ano após o transplante. Regridem com a diminuição do esquema imunossupressor e introdução dos inibidores do mTOR. Agentes antivirais e o imiquimode podem ser efetivos. O carcinoma de Merkel é um tumor neuroendocrino com intenso polimorfismo clínico e alta letalidade.[41,42]

■ INFECÇÕES FÚNGICAS

As infecções fúngicas podem ser uma complicação grave, pois podem determinar tanto a rejeição do órgão transplantado quanto o óbito. São causadas frequentemente por fungos oportunistas tais como *Candida*, *Aspergillus* e *Criptococcus*, e ocasionalmente por patógenos primários como o *Histoplasma*. A maioria das infecções graves ocorre nos primeiros meses pós-transplante, entretanto casos tardios de infeção disseminada também podem ocorrer.[1,22,43]

Infecções fúngicas superficiais

As infecções fúngicas superficiais são causadas principalmente por leveduras, em particular *Candida* spp., e dermatófitos, especialmente *Trichophyton rubrum* e *T. mentagrophytes*.[5,22,43]

A candidíase é a infecção fúngica mais comum nos pacientes transplantados e a *Candida albicans* é a espécie mais presente. É mais frequente nos primeiros 6 meses pós-transplante e pode ser exacerbada pelos corticosteroides e antibióticos de largo espectro. As manifestações clínicas são variadas e incluem aftas, comissurite, onicólise, paroníquia crônica, onicomicose, intertrigo, balanite e vulvovaginite. Lesões púrpuricas, pustulosas e nódulos com necrose central raramente podem ocorrer.[1,5,22]

Malassezia furfur é outra levedura que frequentemente provoca manifestações cutâneas nos pacientes transplantados. A pitiríase versicolor é mais frequente após o primeiro ano pós-transplante e suas lesões são mais proeminentes, extensas, recorrentes e resistentes aos tratamentos. A foliculite pitirospórica caracteriza-se pela presença de pápulas foliculares e pústulas nas áreas seborréicas da região pré-esternal, do dorso e ocasionalmente da face, podendo apresentar prurido.[1,5,43]

O diagnóstico das infecções por leveduras pode ser confirmado pelo exame micológico direto após a clarificação com hidróxido de potássio (KOH) e, nos casos de candidíase através da cultura. Na foliculite pitirospórica, o exame histopatológico apresenta folículos dilatados com leveduras.[5,22]

As dermatofitoses afetam em torno de 50% dos pacientes, os quais frequentemente desenvolvem lesões simultâneas de *tinea pedis*, *tinea cruris*, *tinea corporis* e onicomicose. As lesões podem ser extensas com resposta inflamatória mínima e sem prurido. A imunossupressão pode favorecer o desenvolvimento da onicomicose subungueal proximal e de infecções dérmicas profundas como o granuloma tricofítico. O granuloma tricofítico (granuloma de Majocchi) é uma infeção profunda do folículo piloso, frequentemente causada pelo *T. rubrum*, que se caracteriza por erupção pápulo-folicular com pústulas.[1,22,43,44]

O tratamento das infecções por leveduras, *Candida* e *Malassezia* spp., é realizado com os imidazólicos tópicos ou fluconazol oral, enquanto no tratamento das dermatofitoses é empregada a terbinafina tópica e oral.[22]

Infecções fúngicas profundas

As micoses profundas têm aumentado sua incidência, afetando em torno de torno de 5% a 20% dos pacientes transplantados de órgãos sólidos. Apesar dos progressos recentes referentes ao seu diagnóstico precoce, prevenção e tratamento, essas infecções ainda são importantes causas de aumento da morbidade e mortalidade entre esses pacientes. Alguns fatores de risco incluem o tipo e intensidade do esquema imunossupressor, complexidade do procedimento cirúrgico e pacientes de áreas endêmicas. As lesões cutâneas são inespecíficas e podem ser consequência tanto da manifestação cutânea da infecção sistêmica quanto da inoculação direta do fungo na pele.[43,45]

Candidíase disseminada

A infecção disseminada por *Candida* spp. é uma complicação grave nos pacientes transplantados, principalmente no período imediato pós-transplante. Atualmente sua prevalência tem diminuído em função da profilaxia com antifúngicos. Febre, mialgias e lesões cutâneas compõem a tríade clássica, porém as manifestações cutâneas ocorrem somente em 10% a 15% dos pacientes. As lesões mais comuns são múltiplas pápulas eritematosas com centro pálido. Entretanto, podem também ser encontrados nódulos subcutâneos e pústulas, máculas e pápulas púrpuricas, placas verrucosas e bolhas intradérmicas. Em decorrência do fato da hemocultura ser frequentemente negativa, o diagnóstico é realizado principalmente através da biópsia e cultura da lesão cutânea. O tratamento é direcionado pela gravidade do quadro e pela sensibilidade aos antifúngicos do agente isolado. O emprego profilático do fluconazol tem determinado o aumento de infecções por espécies resistentes a esse medicamento como a *C. krusei* e *C. glabrata*. A opção terapêutica, nesses casos, inclue o voriconazol e a anfotericina.[5,22]

Aspergilose

Os pacientes transplantados apresentam risco aumentado de infecções por *Aspergillus*, principalmente *A. flavus* e *A. fumigatus*. As manifestações cutâneas podem ser primárias pela inoculação direta do agente na pele e, secundárias decorrentes da presença do embolo séptico proveniente de uma infecção sistêmica, principalmente dos pulmões.[22,43,45]

As lesões cutâneas primárias são raras, inespecíficas e desenvolvem principalmente nas regiões de trauma. Estas incluem placas eritematoinfiltradas com aspecto de celulite, as quais podem tornar-se pustulosas e necróticas com ulceração central. As manifestações cutâneas secundárias são mais frequentes e de morfologia variada, que incluem desde pápulas eritematosas até lesões ulceradas com necrose central que lembram o ectima gangrenoso. O diagnóstico é realizado pelo exame anatomopatológico que revela filamentos fúngicos septados na derme invadindo as paredes dos vasos.[1,5,22,45]

O tratamento das lesões primárias bem delimitadas é realizado pela exérese cirúrgica e voriconazol oral. A doença sistêmica que apresenta uma alta taxa de mortalidade, em torno de 90%, pode ser tratada com voriconazol ou anfotericina. Alguns trabalhos têm demonstrado eficácia maior do voriconazol no controle da aspergilose sistêmica.[22]

Criptococose

A infecção pelo *Cryptococcus neoformans* é a terceira maior causa de infecção fúngica sistêmica nos pacientes transplantados e que apresenta alta taxa de mortalidade. É tradicionalmente associada à infecção pelo vírus da imunodeficiência humana (HIV), entretanto com o advento da terapia anti-retroviral tem sido observado aumento da sua prevalência em indivíduos não portadores do vírus HIV, especialmente nos receptores de órgãos sólidos.[22,43,45]

É frequentemente de aparecimento tardio, após o primeiro ano de transplante, resultado da reativação de uma infecção latente. Porém, pode ocorrer nos primeiros meses pós-transplante, refletindo infecção pelo órgão transplantado. É mais comum nos pacientes transplantados de pulmão e coração, os quais também apresentam menor período de tempo para desenvolver a doença. A imunossupressão mais acentuada nesses pacientes aumenta o risco de reativação da infecção.[22,45-47]

As manifestações cutâneas podem representar tanto lesões primárias quanto secundárias à disseminação sistêmica da infecção, usualmente proveniente de um foco primário no pulmão. A infecção sistêmica compromete a pele em torno de 10% a 15% dos casos. As lesões cutâneas são variadas e incluem nódulos e massas tumorais, erupção acneiforme, exantema maculopapular, úlceras, abcessos, lesões pustulosas, e principalmente, celulite única ou múltiplas e, pápulas semelhantes às lesões de molusco contagioso.[22,47]

O diagnóstico é realizado através do exame direto e biópsia. O exame histopatológico demonstra a presença das múltiplas formas da levedura na derme e, na maioria dos casos, as estruturas capsulares caracteríticas. O tratamento é orientado pela gravidade da infecção e pelos órgãos afetados, podendo ser empregados o fluconazol, anfotericina B lipossomal e a flucitosina.[47]

Histoplasmose

Histoplasma capsulatum é um fungo dimórfico que raramente provoca manifestações cutâneas nos pacientes transplantados, as quais frequentemente estão associadas à infecção sistêmica.[43,48]

É mais comum nos dois primeiros anos após o transplante devido principalmente à reativação da infecção latente, porém pode ocorrer infeção *de novo* e, raramente, a contaminação pelo órgão transplantado. A infecção disseminada é grave com taxa de mortalidade em torno de 10%. É acompanhada por febre e lesões cutâneas e, apresenta como fatores de risco a fungemia e o emprego do micofenolato. As lesões mucocutâneas são inespecíficas e podem ser a manifestação inicial da infecção. Os pacientes podem desenvolver máculas, pápulas, nódulos, pústulas, placas infiltrativas com ulceração, abcessos, celulite e úlceras com base granulomatosa na mucosa oral.[5,22,48]

O diagnóstico é realizado através da identificação do fungo, exame histopatológico e antigenemia. Como a maioria dos pacientes apresenta infecção disseminada, o tratamento preconizado consiste do emprego inicial da anfotericina B lipossomal, seguido pelo itraconazol em associação com a redução do esquema imunossupressor. Outros agentes azólicos como o voriconazole e posaconazol também podem ser utilizados.[22,48]

Feohifomicose

A feohifomicose é uma rara infecção oportunista causada por um grupo heterogêneo de fungos pigmentados (demáceos), que tem aumentado sua incidência nos transplantados de órgãos sólidos. As espécies mais frequentes nesses pacientes são *Alternaria* sp., *Curvularia* sp. e a *Exophiala* sp., e a maioria dos casos ocorre após os dois primeiros anos após o transplante.[49,50]

A infecção resulta da inoculação direta após trauma, corte ou ferimentos contaminados com terra, vegetais, plantas ou madeira em decomposição. Afeta predominantente a pele, porém pode disseminar. As lesões cutâneas podem ser bastante variadas e inclui pápulas, nódulos, tumores, placas eritematosas, abscessos e úlceras, que têm em comum o acometimento frequente do tecido subcutâneo (Figura 116.9). A forma disseminada da doença está associada a quadro graves com índice de mortalidade de até 70%.[50]

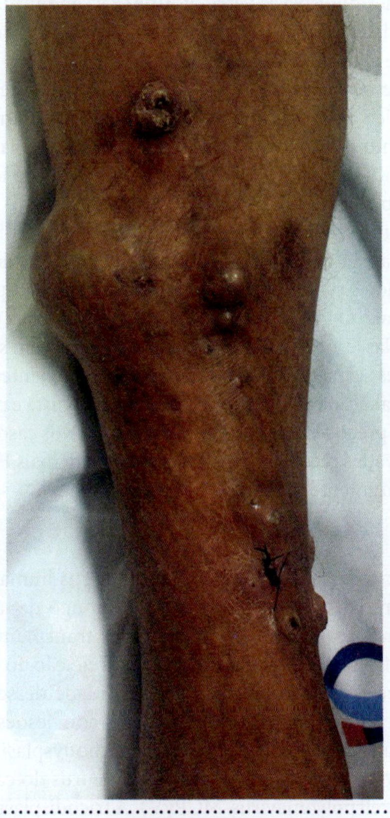

Figura 116.9 Feohifomicose.

O diagnóstico é com base no exame micológico direto, na cultura e no exame histopatológico. A exérese cirúrgica é o tratamento de escolha para as lesões localizadas e bem delimitadas. É recomendável o emprego de drogas antifúngicas antes e depois do procedimento cirúrgico, porém não há consenso sobre a droga de eleição nem o tempo de tratamento. O itraconazol e voriconazol são as principais drogas empregadas, seguidas pela anfotericina B. É também recomendado nos casos graves e disseminados a redução das doses dos imunossupressores.[49,50]

INFECÇÕES BACTERIANAS

As infecções bacterianas são comuns no período pós-transplante, principalmente nas fases iniciais após o procedimento cirúrgico e administração de altas doses de imunossupressores. *Staphylococcus aureus* e *Streptococcus pyogenes* são responsáveis pela maioria das infecções cutâneas bacterianas nos pacientes transplantados. Além destes, membros das enterobacteriáceas (*E. coli, Klebsiella-Enterobacter-Serratia*), bacilos gram-negativos não fermentadores (*Pseudomonas, Acinetobacter*), e agentes oportunistas (Nocardia e Micobactérias atípicas) afetam frequentemente a pele desses pacientes.[22,51]

As lesões mais encontradas são: foliculite, furúnculo, abcesso, celulite e erisipela. As apresentações clínicas podem ser atípicas, a celulite pode se apresentar com eritema e infiltração leve e, as lesões de ectima podem evoluir para úlceras extensas e destrutivas (ectima gangrenoso). Febre não é necessariamente um sinal de infecção grave nos pacientes transplantados.[5,22,51]

O "cotovelo do transplantado" consiste em infecção estafilocócica recorrente da pele da superfície extensora do cotovelo, facilitada pela atrofia cutânea secundária à corticoterapia sistêmica. O trauma repetido dessa região produzido quando os pacientes utilizam frequentemente os cotovelos para levantar, em função da amiotrofia da musculatura do quadril pela corticoterapia, favorece à infecção dessa região.[22,51]

O tratamento com antibióticos deve ser sempre instituído, pois as infecções bacterianas apresentam risco aumentado de disseminação. É recomendado, nos casos de infecção severa, o emprego empírico de antibióticos como a vancomicina endovenosa até a identificação da suscetibilidade antimicrobiana. Antibióticos de uso tópico como a mupirocina ou ácido fusídico são eficazes no controle do impetigo localizado.[1,22]

Micobactérias

A tuberculose (TB) continua sendo um grande desafio nos pacientes transplantados, especialmente em países em desenvolvimento, pelo impacto negativo significativo na sobrevida do paciente e do enxerto. A reativação de foco latente é a causa mais comum, mas também transmissão por meio do enxerto (doador com infecção) e infecção primária pode ser observada.[22,52]

A infecção pelo *Mycobacterium tuberculosis* manifesta-se principalmente como doença disseminada ou como TB pulmonar. Apesar dos pacientes apresentarem risco muito elevado de disseminação da doença, a TB pulmonar é a forma mais frequente da infecção. A pele é raramente afetada e as lesões podem variar desde escrofuloderma e lupus vulgar, manifestações da reativação da doença, até úlceras periorificiais e erupção pápulo-vesiculosa disseminada nos casos mais graves.[1,22,52]

O diagnóstico requer alto índice de suspeição e deve se basear na bacteriologia com isolamento em cultura do bacilo de Koch. A baciloscopia positiva não conclui o diagnóstico, pois pode se tratar de micobactérias atípicas. O PPD pode não ser reagente em função da imunossupressão e, portanto, não afasta doença ativa. O mesmo pode ocorrer com o emprego do Quantiferon®, método que identifica a resposta específica dos linfócitos à infecção pelos agentes do complexo *M. tuberculosis*.[22]

O tratamento pode ser particularmente complicado pela possível interação medicamentosa da rifampicina com os inibidores da calcineurina (ciclosporina e tacrolimus) e com os corticosteroides. Porém, o esquema tríplice-padrão com rifampicina, isoniazida e pirazinamida é recomendado.[53]

As infecções por micobactérias atípicas são raras, ocorrem mais tardiamente e apresentam risco aumentado de disseminação. Os agentes mais frequente são: *Mycobacterium kansasii, M. marinum, M. chelonae, M. haemophilum* e *M. fortuitum*. A forma cutânea é apresentação mais comum da doença e pode resultar tanto de uma infecção primária, decorrente da inoculação do agente no local do trauma, como manifestação de uma doença disseminada.[1,22]

O comprometimento cutâneo pode ser tanto imperceptível pela ausência da resposta inflamatória pela imunossupressão, quanto exacerbado pela diminuição dos mecanismos imunológicos de defesa. As lesões são intensamente polimórficas, podendo ser encontrado celulite, nódulos subcutâneos, pápulas e placas verrucosas com padrão tipo esporotricoide, vesículas, úlceras e abcessos.[22,54,55]

O tratamento deve ser realizado após a identificação do agente causal através de procedimentos cirúrgicos associados ao emprego de antimicrobianos e, quando possível, reduzir o esquema imunossupressor.[54,55]

INFECÇÕES PARASITÁRIAS

Os pacientes transplantados são suscetíveis às infecções parasitárias. As infecções sistêmicas mais comuns são devidas ao *Pneumocystis carinii* e *Toxoplasma gondii*, porém as manifestações cutâneas são extremamente raras. A infecção disseminada pelo *Strongyloides stercolaris* pode provocar o aparecimento de máculas e placas purpúricas principalmente no abdome.[1,5,22]

O *Demodex* está associado ao desenvolvimento de foliculite e rosácea. O *Sarcoptes scabiei* provoca a forma mais severa da infecção, a sarna crostosa, em função da imunossupressão. São observadas múltiplas pápulas e placas hiperqueratóticas e crostosas, nódulos com infecção bacteriana associada, hiperqueratose palmoplantar e lesões periungueais. O prurido pode ser intenso, moderado ou ausente. O tratamento preconizado é o mesmo empregado nos pacientes imunocompetentes, porém deve ser prolongado até a cura completa das lesões.[1,22,56,57]

Nas últimas décadas tem se observado um aumento da incidência da reativação da infecção pelo *Trypanosoma cruzi*. As manifestações clínicas da reativação da doença de Chagas são variadas, podem ser severas e letais, e inclui febre, astenia, hepatoesplenomegalia, cardiomiopatia e meningoencefalite. O comprometimento cutâneo é mais frequente no primeiro ano após o transplante e diversas lesões podem ser encontradas: pápulas eritematosas, nódulos, placas com necrose, paniculites e úlceras. O diagnóstico é realizado através da detecção da parasitemia, exame histopatológico, exame imunohistoquímico e reação em cadeia da polimerase. O nifurtimox ou benznidazole são os medicamentos empregados no tratamento.[58,59]

NEOPLASIAS

Os pacientes transplantados de órgãos sólidos apresentam risco aumentado para o desenvolvimento de diferentes tipos de neoplasias malígnas, as quais podem ter aparecimento espontâneo (*de novo*) ou representarem recidivas de uma lesão prévia. Os cânceres cutâneos são as neoplasias mais frequentes, seguido pelos linfoma não Hodgkin de células B e carcinomas de laringe, anogenital, cólon e pulmão.[4,5]

A maioria das neoformações que afetam os pacientes transplantados estão intimamente relacionadas às infecções por vírus potencialmente oncogênicos. Os cânceres cutâneos e anogenitais estão associados às infecções pelo HPV. Os linfomas de células B ao EBV e o sarcoma de Kaposi ao herpes vírus tipo 8.[3,4,5,8]

TUMORES CUTÂNEOS MALÍGNOS

Cânceres cutâneos não melanoma

Os cânceres cutâneos não melanoma, principalmente o carcinoma de células escamosas (CEC) e o carcinoma basocelular (CBC), representam cerca de 95% das neoplasias cutâneas malígnas dos pacientes transplantados. O risco para o desenvolvimento do CBC é aumentado em 10 vezes e para o desenvolvimento do CEC é de aproximadamente 65 vezes. O aumento da incidência do CBC é linear, enquanto o aumento da incidência do CEC é inicialmente lenta, porém tardiamente torna-se exponencial. Dessa forma, a relação habitual de CBC para CEC de 4:1 observada na população em geral, é revertida nesses pacientes.[3,5,22]

O processo de degeneração malígna do CEC aumenta progressivamente com o tempo pós-transplante, podendo atingir em regiões com menor latitude e presença de luz solar durante todo o ano, a incidência de 27% após 10 anos de transplante e de 60% a 80% após 20 anos. Os transplantados de coração e pulmão apresentam maior risco de desenvolvimento de CEC do que os transplantados renais, em função da imunossupressão ser mais intensa e a idade mais avançada no momento do transplante. Os transplantados de fígado tem menor risco para CEC, porém apresentam maior incidência de CBC quando comparados aos outros pacientes transplantados.[3]

Além de ser o tumor mais frequente nos pacientes transplantados, o CEC é o principal fator de aumento da sua morbidade e mortalidade. Inicia-se precocemente em idades mais jovens e pode ocorrer o aparecimento súbito e simultâneo de multiplos tumores ("erupção catastrófica"). São considerados tumores de alto risco, pois crescem rapidamente, são invasivos, destrutivos, altamente recidivantes e provocam metástases linfonodais, sistêmicas e óbito. Apresentam comportamento ainda mais agressivo quando são recidivantes, maiores de 2 cm, localizados nas regiões de alto risco (orelha e região da glândula parótida, periorbicular, perioral e couro cabeludo) e apresentam alguns critérios histopatológicos específicos (pouco diferenciados, profundos e com invasão perineural).[60,61]

Os cânceres cutâneos não melanoma desenvolvem predominantemente nas regiões fotoexpostas, em áreas classificadas de campo de cancerização (Figuras 116.10, 116.11 e 116.12). O campo de cancerização compreende áreas extensas da pele cronicamente fotoexpostas com importantes alterações genéticas dos queratinócitos e, portanto, suscetíveis à degeneração carcinomatosa. Clinicamente a região caracteriza-se pelo intenso dano actínico e presença de múltiplas lesões queratóticas como queratoses actínica e seborréica, verrugas, papilomas, doença de Bowen e queratoacantoma. Recentemente foi demonstrada a importância da degeneração carcinomatosa de lesões de queratose seborréica em CEC nesses pacientes.[3,60-63]

A terapia imunossupressora associada à irradiação ultravioleta (UV) e à infecção por HPV oncogênicos (HPV genitais e HPV-EV) são os principais fatores etiopatogênicos do CEC nos pacientes transplantados. Algumas drogas imunossupressoras como a ciclosporina e azatioprina, além de reduzir intensamente a imunidade local apresentam efeitos carcinogênicos diretos na pele. A ciclosporina aumentando a liberação do fator β de crescimento tumoral (TGF-β) estimula a carcinogênese e, a azatioprina através do seu metabolito, a 6-tioguanina, aumenta os efeitos deletérios da irradiação UV na pele.[3,60]

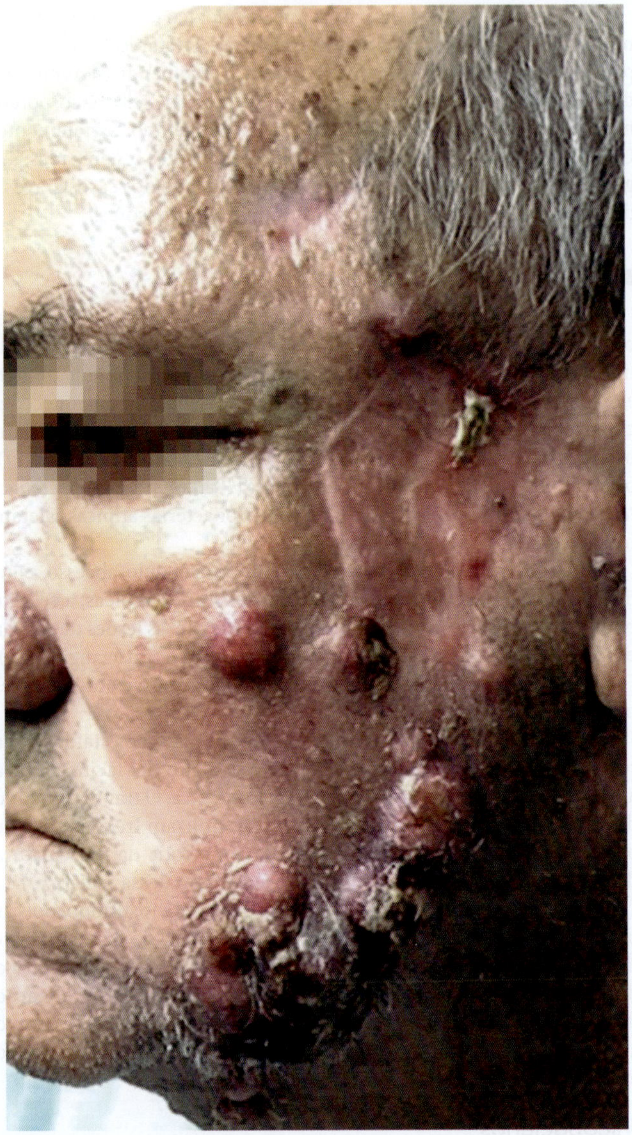

■ **Figura 116.11** Campo de cancerização com lesões de CEC. Lesões extensas de CEC.

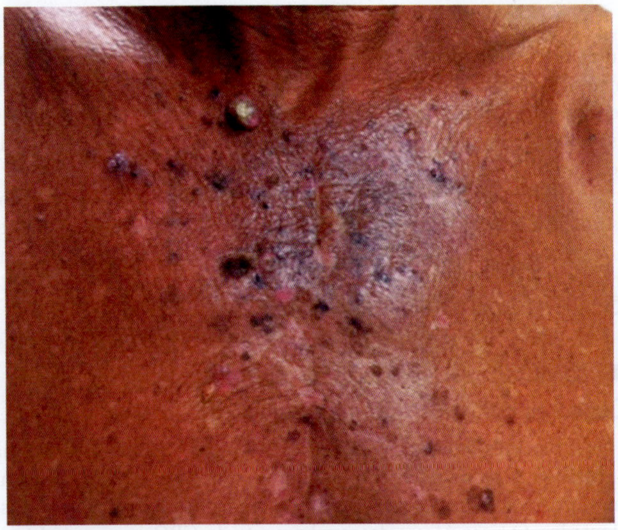

■ **Figura 116.10** Campo de cancerização com lesões de CEC. Lesões extensas de CEC.

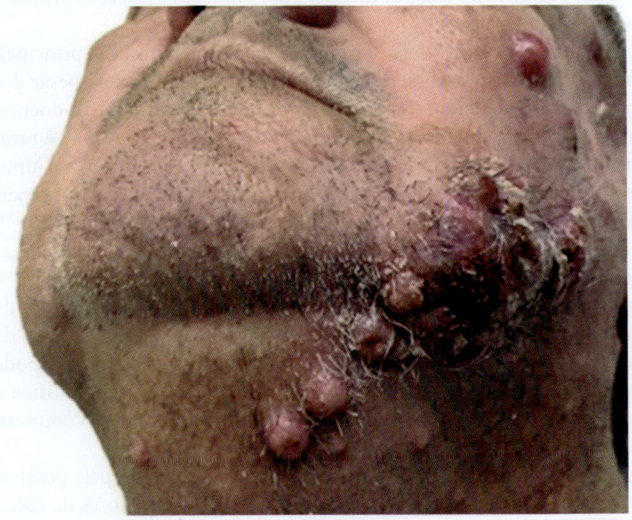

■ **Figura 116.12** Campo de cancerização com lesões de CEC. Lesões extensas de CEC.

A abordagem terapêutica do campo de cancerização emprega todos os tratamentos tópicos disponíveis tais como: 5-fluorouracil, alfa e beta-hidroxiácidos, terapia fotodinâmica, ingenol mebutato e imiquimode. Devem ser empregados associadamente e em sistema de rodízio para aumentar o efeito sinérgico. É mandatório realizar o exame histopatológico das lesões refratárias ao tratamento para identificar precocemente lesões incipientes de CEC e, evitar recidivas e metástases, complicações frequentes nos transplantados.[60,61]

O tratamento do CBC segue as mesmas orientações empregadas nos indivíduos imunocompetentes. O queratoacantoma é um tumor histologicamente indistinguível do CEC bem diferenciado e deve ser considerado como CEC. O CEC deve ser tratado de forma agressiva e precoce, podendo ser empregado tanto a exérese cirúrgica com margens amplas (4 a 6 mm) quanto a cirugia micrográfica de MOHS. O emprego da radioterapia é controverso, pois acrescenta dano suplementar ao DNA dos queratinócitos e a radiodermite, reação necessária para eficácia do tratamento, não é suficientemente induzida em função da imunossupressão. Nos casos de desenvolvimento de múltiplos CEC ao ano (em torno de 5 a 10/ano), localizados nas regiões de alto risco, metástaticos e inoperáveis é indicado a revisão do esquema imunossupressor e o emprego quimiopreventivo dos retinoides sistêmicos, acitretina e isotretinoína.[60,61,64,65]

Melanoma

A incidência do melanoma nos pacientes transplantados está aumentada em torno de 5 a 8 vezes e os fatores de risco são os mesmos observados na população em geral. Entretanto, a imunossupressão pode estimular a proliferação dos melanócitos e acelerar a transformação de nevos displásticos em melanomas nesses pacientes.[1,3,5,60,66]

O tempo médio para o desenvolvimento do melanoma é de 5 anos pós-transplante e existem três situações que devem ser analisadas: história prévia de melanoma antes do transplante, possível transmissão do tumor pelo órgão transplantado e lesão *de novo* pós-transplante. Parece ser mais frequente nas regiões não fotoexpostas, podendo assumir um comportamento mais agressivo pela imunossupressão.[3,5,61,66]

Os transplantados com história de melanoma ou com risco elevado para desenvolvimento do tumor devem ter avaliação dermatológica a cada 3 ou 6 meses. Para os pacientes diagnosticados com melanoma antes do transplante é orientado um período variável de espera para realização do transplante, o qual é baseado na extensão da doença. Melanoma *in situ* não necessita de tempo de espera, enquanto os tumores finos (Breslow < 1 mm) é indicado 2 anos de espera e os tumores espessos (Breslow > 2 mm) 5 anos de espera. Os pacientes com comprometimento dos linfonodos ou com doença metastática geralmente não devem ser submetidos ao transplante.[61,66-68]

O tratamento do melanoma deve seguir as mesmas orientações dos indivíduos imunocompetentes, apesar dos tumores mais espessos (Breslow > 2 mm) apresentarem pior prognóstico quando comparados aos da população em geral. Os benefícios da redução ou revisão do esquema imunossupressor no melanoma metástatico ainda são incertos e devem ser analisados individualmente.[61,66-68]

Sarcoma de Kaposi

A incidência do sarcoma de Kaposi (SK) iatrogênico, determinado pelo intenso esquema imunossupressor, está aumentada em 400 a 500 vezes nos pacientes transplantados comparada à população geral com a mesma origem étnica. O emprego da ciclosporina está associado ao aumento ainda maior dessa incidência e a maioria dos casos de SK pós-transplante deve-se à reativação viral do herpes vírus tipo 8.[1,5,67,69]

O desenvolvimento do SK é precoce quando comparado aos outros cânceres cutâneos, geralmente ocorrendo nos primeiros 2 anos após o transplante. As lesões mucocutâneas são muito variadas podendo ocorrer comprometimento linfonodal e de órgãos internos, como o sistema gastrointestinal e respiratório (Figura 116.13).[1,66,67]

Na suspeita de SK, o exame dermatológico deve ser minuncioso incluindo todas as mucosas (especialmente o palato) e o diagnóstico confirmado pelo exame histopatológico. Múltiplas lesões de SK podem indicar envolvimento sistêmico.[66,67,69]

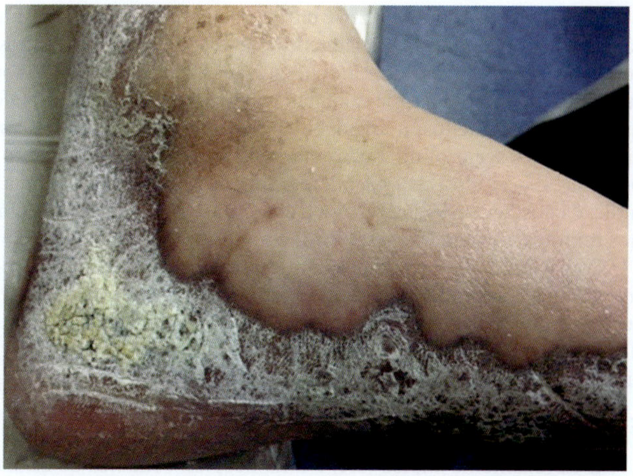

■ **Figura 116.13** Sarcoma de Kaposi.

A atual recomendação terapêutica preconiza inicialmente alterar o esquema imunossupressor, substiuindo os inibidores da calcineurina pelos inibidores do mTOR, que em decorrência de seus efeitos antiangiogênicos e antiproliferativos, pode levar à estabilização ou regressão total da lesão. A segunda recomendação é reduzir as doses do esquema imunossupressor. As diversas modalidades terapêuticas do SK podem ser empregadas nos pacientes transplantados e devem ser adequadas individualmente.[66,67,70]

Carcinoma de Merkel

O carcinoma das células de Merkel é um raro tumor neuroendocrino cutâneo, extremamente agressivo, que apresenta taxa de mortalidade de aproximadamente 33% em 3 anos, 2 vezes maior que a do melanoma (aproximadamente 15%). É uma neoplasia intimamente associada a um poliomavírus (poliomavírus das células de Merkel), muito recidivante e com frequente comprometimento dos linfonodos locais e metástases sistêmicas fatais.[71,72]

A incidência do carcinoma de Merkel tem aumentado nos pacientes transplantados, desenvolvendo-se em torno de 5 a 10 anos pós-transplante. O risco relativo para o desenvolvimento do tumor é de 5 a 10 vezes maior do que a população geral.[3,73]

É um tumor de crescimento rápido, morfologia variada e assintomático. Inicia-se como lesão *de novo* nas regiões fotoexpostas, principalmente cabeça e pescoço (49%) e extremidades (45%), nos campos de cancerização e associados com outros cânceres cutâneos não melanoma (Figura 116.14). Nos transplantados seu comportamento é ainda mais agressivo, provocando ulcerações, metástases linfonodais em 68% dos casos e óbito em 56%.[3,71-73]

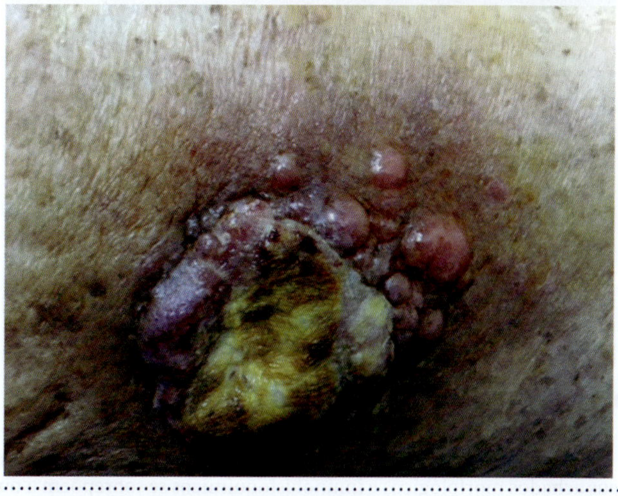

■ **Figura 116.14** Carcinoma de Merkel.

O prognóstico é muito ruim e o tratamento é com base na extensão da doença. É indicado inicialmente a revisão do esquema imunossupressor, reduzindo as doses individualizadas dos medicamentos ou substiuindo os inibidores da calcineurina pelos inibidores do mTOR, que apresentam efeito antiangiogênico e antiproliferativo. A exérese cirúgica deve ser profunda com margens amplas de 2,5 a 3 cm ou pode ser empregado a cirurgia micrográfica de Mohs. A radioterapia é indicada nos casos não cirúrgicos ou como tratamento complementar nos tumores previamente ressecados e nos linfonodos regionais.[3,68,73]

Os pacientes diagnosticados com carcinoma de Merkel antes do transplante, é indicado um período mínimo de espera de 2 anos para realização do transplante (tumor < 2 cm e sem comprometimento dos linfonodos), porém nos casos com metástase linfonodal e doença sistêmica, o transplante é contraindicado.[68]

Fibroxantoma atípico

O fibroxantoma atípico (FA) é uma neoplasia cutânea de células fusiformes, de origem mesenquimal, variante do superficial do sarcoma pleomórfico indiferenciado (SPI). Estima-se que os tumores malignos de partes moles sejam cerca de 8 vezes mais frequentes nos transplantados de órgãos sólidos em relação aos indivíduos imunocompetentes.[74] Em função da raridade do FA, sua incidência nos transplantados é desconhecida, mas a neoplasia aparenta ter maior risco de recorrência, disseminação e mortalidade nessa população, reflexo da imunossupressão prolongada.[75]

Os fatores de risco para o surgimento do FA incluem exposição à radiação ultravioleta, sexo masculino, radioterapia e trauma. O tumor em geral se manifesta como um nódulo infiltrado solitário, de superfície eritematosa e predomínio nas regiões cronicamente fotoexpostas, sobretudo na cabeça e pescoço, podendo atingir grandes dimensões e evoluir com ulceração ou sangramento (Figura 116.15).[74-76]

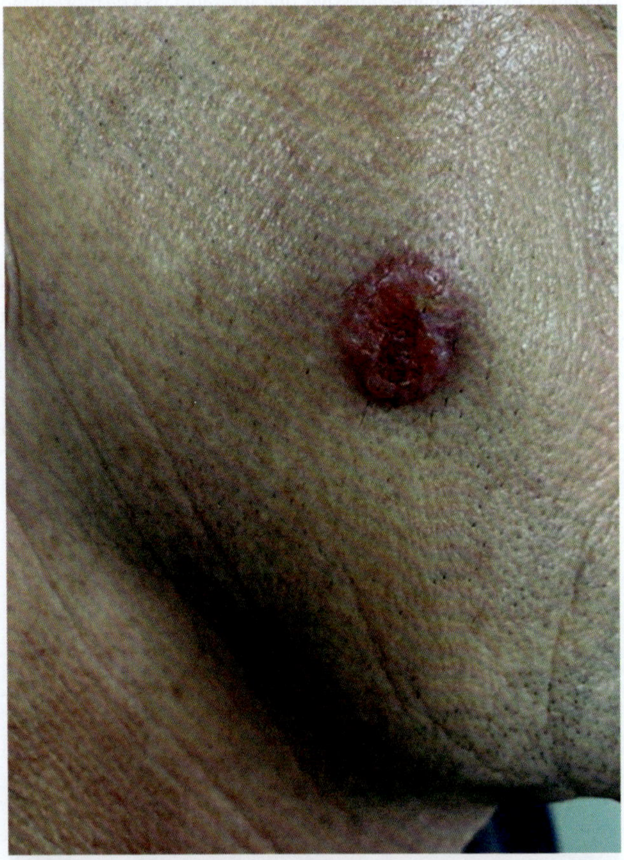

Figura 116.15 Fibroxantoma atípico.

O diagnóstico da neoplasia é desafiador e de exclusão, uma vez que seus achados morfológicos e imunohistoquímicos se sobrepõem a outros quadros. À histologia, observa-se proliferação de células fusiformes pleomórficas e atípicas em padrão estoriforme na derme e subcutâneo, com marcação positiva para vimentina, CD10 e p53, além de marcação negativa para S100, CD34, ERG e desmina.[77-78]

FA pode ser diferenciado do SPI com base em critérios clínicos, tamanho do tumor e a profundidade de invasão tecidual. Outros diagnósticos diferenciais incluem carcinoma espinocelular sarcomatoide, melanoma amelanótico, leiomiossarcoma, angiossarcoma e dermatofibroma.[74-78]

A neoplasia deve ser reconhecida, estadiada e tratada prontamente, de modo a reduzir o risco de recorrência local e metastatização. Recomenda-se a realização de exérese cirúrgica com margens amplas ou cirurgia micrográfica de Mohs, seguida por radioterapia adjuvante de campo. Em casos selecionados, quimioterapia adjuvante pode ser indicada. A redução da intensidade da imunossupressão nos transplantados também deve ser considerada, quando possível.[74-76]

FATORES DE RISCO PARA CÂNCER CUTÂNEO NOS PACIENTES TRANSPLANTADOS

Os principais fatores de risco para tumores cutâneos malígnos nessa população de pacientes inclui: fototipos I a III de Fitzpatrick, acúmulo da exposição à irradiação UV, imunossupressão, sexo masculino, idade avançada no momento do transplante, tipo do órgão transplantado (coração e pulmão > rim > fígado), transplante prévio, história de cânceres cutâneos antes do transplante, linfoma ou leucemia antes ou após o transplante e tratamentos com medicamentos biológicos ou fototerapia.[3,22,60,66]

Os pacientes transplantados mais idosos e de fototipos mais baixos são mais propensos ao desenvolvimento de cânceres cutâneos, em função da alta taxa cumulativa da exposição solar anterior ao transplante. A irradiação UV provoca mutações genéticas nos queratinócitos que determina o processo da carcinogênese cutânea. As mutações do gene de supressão tumoral p53 são frequentes na pele fotoexposta e aparentemente normal dos pacientes transplantados. Além disso, a irradiação UV diminui a resposta imune, inibe a expressão e atividade das células apresentadoras de antígenos e compromete o reconhecimento dos antígenos das células neoplásicas pelo indivíduo imunocomprometido.[3,60,66,79]

A incidência do câncer cutâneo está intimamente relacionada ao tipo, intensidade e duração da imunossupressão. O esquema imunossupressor com três medicamentos apresenta maior risco de carcinogênese cutânea do que com dois medicamentos ou monoterapia. A azatioprina através do seu metabólito na pele, a 6-tioguanina, sensibiliza a pele aos efeitos nocivos da irradiação UV e diminui a apoptose pelos queratinócitos lesados. A ciclosporina aumentando a liberação do TGF-β estimula a carcinogênese, o crescimento tumoral e sua capacidade de invasão. Dessa forma, nos pacientes com risco elevado para a carcinogênese cutânea, é recomendado em relação aos agentes antiproliferativos, a substiuição da azatioprina pelo micofenolato e em relação aos inibidores da calcineurina, a substiuição da ciclosporina pelo tacrolimos.[3,60,67]

Os inibidores do mTOR, sirolimus e everolimus, são agentes imunossupressores com propriedades antiproliferativas e antiangiogênicas, que estão associados com a diminuição da incidência de neoplasias malígnas pós-transplante. A introdução dessas drogas no esquema imunossupressor pode diminuir não somente a indência dos cânceres cutâneos como também reduzir o tamanho e a vascularização de lesões tumorais como o CEC e o sarcoma de Kaposi.[3,17,66,67]

A infecção pelo HPV é outro importante fator de risco para câncer cutâneo não melanoma nos transplantados. Os HPV-EV 5, 8 e 14 estão associados principalmente com CEC, que desenvolvem principalmente nas regiões fotoexpostas pelo efeito co-carcinogênico direto da irradiação UV na pele. O voriconazol, agente antifúngico triazólico, empregado no tratamento e profilaxia da aspergilose, aumenta a fotossensibilidade cutânea e risco de câncer cutâneo pós-transplante.[3,22,60]

1. Tsambaos D, Badavanis G. Skin manifestations in solid organ transplant recipients. Skin Pharmacol Appl Skin Physiol. 2001 Sep-Oct;14(5):332-43.
2. Lugo-Janer G, Sánchez JL, Santiago-Delpin E. Prevalence and clinical spectrum of skin diseases in kidney transplant recipients. J Am Acad Dermatol. 1991 Mar;24(3):410-4.
3. Zwald FO, Brown M. Skin cancer in solid organ transplant recipients: advances in therapy and management: part I. Epidemiology of skin cancer in solid organ transplant recipients. J Am Acad Dermatol. 2011 Aug;65(2):253-61.
4. Stockfleth E, Ulrich C, Meyer T, Arndt R, Christophers E. Skin diseases following organ transplantation-risk factors and new therapeutic approaches. Transplant Proc. 2001 Feb-Mar;33(1-2):1848-53.
5. Abel EA. Cutaneous manifestations of immunosuppression in organ transplant recipients. J Am Acad Dermatol. 1989 Aug;21(2 Pt 1):167-79.
6. Ghaninejad H, Ehsani AH, Ghiasi M, Noormohammadpour P, Najafi E, Naderi G et al. Benign and malignant skin lesions in renal transplant recipients. Indian J Dermatol. 2009 Jul;54(3):247-50.
7. Wisgerhof HC, Edelbroek JR, de Fijter JW, Feltkamp MC, Willemze R, Bouwes Bavinck JN. Trends of skin diseases in organ-transplant recipients Transplanted between 1966 and 2006: a cohort study with follow-up between 1994 and 2006. Br J Dermatol. 2010 Feb 1;162(2):390-6.
8. Perera GK, Child FJ, Heaton N, O'Grady J, Higgins EM. Skin lesions in adult liver transplant recipients: a study of 100 consecutive patients. Br J Dermatol. 2006 May;154(5):868-72.
9. Belloni-Fortina A, Piaserico S, Bordignon M, Gambato M, Senzolo M, Russo FP et al. Skin cancer and other cutaneous disorders in liver transplant recipients. Acta Derm Venereol. 2012 Jul;92(4):411-5.
10. Associação Brasileira de Transplante de Órgãos. Brasil fica em 2º lugar no ranking mundial de transplante de órgãos São Paulo [Internet]. 2015 [citado 2017 Ago 28]. Disponível em: http://www.abto.org.br/abtov03/default.aspx?mn=487&c=0&s=156&pop=true.
11. Perrett CM, Walker SL, O'Donovan P, Warwick J, Harwood CA, Karran P et al. Azathioprine treatment photosensitizes human skin to ultraviolet A radiation. Br J Dermatol. 2008 Jul;159(1):198-204.
12. Aleissa M, Nicol P, Godeau M, Tournier E, de Bellissen F, Robic MA et al. Azathioprine hypersensitivity syndrome: two cases of febrile neutrophilic dermatosis induced by azathioprine. Case Rep Dermatol. 2017 Jan 19;9(1):6-11.
13. Briggs JD. A critical review of immunosuppressive therapy. Immunol Lett. 1991 Jul;29(1-2):89-94.
14. Salik J, Tang R, Nord K, Schneiderman PI, Grossman ME. Mycophenolate mofetil--induced oral ulcerations in solid organ transplant recipients: A report of 3 cases. JAAD Case Rep. 2015 Jul 29;1(5):261-3.
15. Piaserico S, Sandini E, Peserico A, Alaibac M. Cutaneous viral infections in organ transplant patients. G Ital Dermatol Venereol. 2014 Aug;149(4):409-15.
16. Ueno P, Felipe C, Ferreira A, Cristelli M, Viana L, Mansur J et al. Wound healing complications in kidney transplant recipients receiving everolimus. Transplantation. 2017 Apr;101(4):844-850.
17. Kaplan B, Qazi Y, Wellen JR. Strategies for the management of adverse events associated with mTOR inhibitors. Transplant Rev (Orlando). 2014 Jul;28(3):126-33.
18. Boers-Doets CB, Raber-Durlacher JE, Treister NS, Epstein JB, Arends AB, Wiersma DR et al. Mammalian target of rapamycin inhibitor-associated stomatitis. Future Oncol. 2013 Dec;9(12):1883-92.
19. Ardalan MR. Lymphedema attributed to sirolimus. J Nephropharmacol. 2013 Jul 1;2(2):35-36.
20. Motse KG, Mashabane MJ. Sirolimus-induced lymphoedema. S Afr Med J. 2016 Aug 2;106(9):886-7.
21. Hogewoning AA, Goettsch W, van Loveren H, de Fijter JW, Vermeer BJ, Bouwes Bavinck JN. Skin infections in renal transplant recipients. Clin Transplant. 2001 Feb;15(1):32-8.
22. Cooper DL, Bolognia JL. Manifestations in transplant recipients. In: Callen JP, Jorizzo JL, Bolognia JL, Zone JJ, Piette WW, editors. Dermatological signs of internal diseases. 4th ed. New York: Saunders Elsevier; 2009. p.311-24.
23. Greenberg MS, Friedman H, Cohen SG, Oh SH, Laster L, Starr S. A comparative study of herpes simplex infections in renal transplant and leukemic patients. J Infect Dis. 1987 Aug;156(2):280-7.
24. Marques AR, Straus SE. Herpes simplex. In: Wolff K, Goldsmith LA, Katz SI, Gilchrest BA, Paller AS, Leffell DJ, editors. Fitzpatrick's dermatology in General medicine. 7th ed. New York: MicGraw-Hill; 2007. p.1873-85.
25. Sterling JC. Virus infections. In: Burns T, Breathnach S, Cox N, Griffiths C, editors. Rook´s textbook of dermatology. 8th ed. Chichester: Wiley-Blackwell; 2010. p.33.1-33.81.
26. Whitley RJ, Gnann JW. Herpes simples virus. In: Tyring SK, Yen-Moore A, Editors. Mucocutaneous manifestations of viral diseases. New York: Marcel Dekker; 2002. p.69-117.
27. Rose L, Herra CM, Crowley B. Evaluation of real-time polymerase chain Reaction assays for the detection of herpes simplex virus in swab specimens. Eur J Clin Microbiol Infect Dis. 2008 Sep;27(9):857-61.
28. Perkins N, Nisbet M, Thomas M. Topical imiquimod treatment of aciclovir-resistant herpes simplex disease: case series and literature review. Sex Transm Infect. 2011 Jun;87(4):292-5.
29. Croce E, Hatz C, Jonker EF, Visser LG, Jaeger VK, Bühler S. Safety of livevaccinations on immunosuppressive therapy in patients with immune-mediated inflammatory diseases, solid organ transplantation or after bone-marrow transplantation: a systematic review of randomized trials, observational studies and case reports. Vaccine. 2017 Mar 1;35(9):1216-26.
30. Neumann AB, Daxbacher EL, Chiaratti FC, Jeunon T. Cutaneous involvement by cytomegalovirus in a renal transplant recipient as an indicator of severe systemic infection. An Bras Dermatol. 2016 Jan-Feb;91(1):80-3.
31. de Keyzer K, Van Laecke S, Peeters P, Vanholder R. Human cytomegalovirus and kidney transplantation: a clinician's update. Am J Kidney Dis. 2011 Jul;58(1):118-26.
32. Itin PH. Oral hairy leukoplakia: 10 years on. Dermatology. 1993;187(3):159-63.
33. Lecours AD. Understanding common oral lesiosn associated with HIV. Clin Rev. 2001;11:96-106.
34. Doorbar J, Sterling J.C. The biology of human papillomaviruses. In: Sterlin JC, Tyring SK, editors. Human papillomaviruses: clinical and scientific advances. New York: Oxford University Press; 2001, p.10-23.
35. Majewski S, Jablonska S. Immunology of HPV infection and HPV-associated tumors. Int J Dermatol. 1998 Feb;37(2):81-95.
36. Berkhout RJ, Tieben LM, Smits HL, Bavinck JN, Vermeer BJ, ter Schegget J. Nested PCR approach for detection and typing of epidermodysplasia verruciformis--associated human papillomavirus types in cutaneous cancers from renal transplant recipients. J Clin Microbiol. 1995 Mar;33(3):690-5.
37. Tommasino M. The biology of beta human papillomaviruses. Virus Res. 2017 Mar 2;231:128-38.
38. Hayashida MZ, Fernandes VM, Fernandes DR, Ogawa MM, Tomimori J. Epidemiology and clinical evolution of non-melanoma skin cancer in renal transplant recipients: a single-center experience in São Paulo, Brazil. Int J Dermatol 2015 Oct;54(10):e383-8.
39. Bouwes Bavinck JN, Robertson I, Wainwright RW, Green A. Excessive numbers of skin cancers and pre-malignant skin lesions in an Australian heart transplant recipient. Br Heart J. 1995 Oct;74(4):468-70.
40. Gaiser MR, Textor S, Senger T, Schädlich L, Waterboer T, Kaufmann AM et al. Evaluation of specific humoral and cellular immune responses against the major capsid L1 protein of cutaneous wart-associated alpha-Papillomaviruses in solid organ transplant recipients. J Dermatol Sci. 2015 Jan;77(1):37-45.
41. Hirsch HH, Babel N, Comoli P, Friman V, Ginevri F, Jardine A et al. European perspective on human polyomavirus infection, replication and disease in solid organ transplantation. Clin Microbiol Infect. 2014 Sep;20 Suppl 7:74-88.
42. Pascual J, Royuela A, Fernández AM, Herrero I, Delgado JF, Solé A et al. Role of mTOR inhibitors for the control of viral infection in solid organ transplant recipients. Transpl Infect Dis. 2016 Dec;18(6):819-31.
43. Patterson JE. Epidemiology of fungal infections in solid organ transplant patients. Transpl Infect Dis. 1999 Dec;1(4):229-36.
44. Voisard JJ, Weill FX, Beylot-Barry M, Vergier B, Dromer C, Beylot C. Dermatophytic granuloma caused by Microsporum canis in a heart-lung recipient. Dermatology. 1999;198(3):317-9.
45. Tessari G, Cagalli A, Girolomoni G. Opportunistic deep cutaneous mycoses in solid organ transplant recipients. G Ital Dermatol Venereol. 2014 Aug;149(4):417-22.
46. Guimarães LF, Halpern M, de Lemos AS, de Gouvêa EF, Gonçalves RT, da Rosa Santos MA et al. Invasive Fungal Disease in Renal Transplant Recipients at a Brazilian Center: Local Epidemiology Matters. Transplant Proc. 2016 Sep;48(7):2306-9.
47. Sun HY, Alexander BD, Lortholary O, Dromer F, Forrest GN, Lyon GM et al. Cutaneous cryptococcosis in solid organ transplant recipients. Med Mycol. 2010 Sep;48(6):785-91.
48. Assi M, Martin S, Wheat LJ, Hage C, Freifeld A, Avery R et al. Histoplasmosis after solid organ transplant. Clin Infect Dis. 2013 Dec;57(11):1542-9.
49. de Oliveira WR, Borsato MF, Dabronzo ML, Festa Neto C, Rocha LA, Nunes RS. Phaeohyphomycosis in renal transplantation: report of two cases. An Bras Dermatol. 2016 Jan-Feb;91(1):89-92.
50. Tirico MC, Neto CF, Cruz LL, Mendes-Sousa AF, Valkinir DE, Spina R et al. Clinical spectrum of phaeohyphomycosis in solid organ transplant recipients. JAAD Case Rep. 2016 Dec 5;2(6):465-9.
51. Ada S, Seçkin D, Azap O, Budakoğlu I, Haberal M. Prevalence of cutaneous bacterial infections and nasal carriage of Staphylococcus aureus in recipients of renal transplants. Clin Exp Dermatol. 2009 Mar;34(2):156-60.
52. Meije Y, Piersimoni C, Torre-Cisneros J, Dilektasli AG, Aguado JM; ESCMID Study Group of Infection in Compromised Hosts. Mycobacterial infections in solid organ transplant recipients. Clin Microbiol Infect. 2014 Sep;20 Suppl 7:89-101.
53. Sun HY. Treating tuberculosis in solid organ transplant recipients. Curr Opin Infect Dis. 2014 Dec;27(6):501-5.
54. Prinz BM, Michaelis S, Kettelhack N, Mueller B, Burg G, Kempf W. Subcutaneous infection with Mycobacterium abscessus in a renal transplant recipient. Dermatology. 2004;208(3):259-61.

55. Baldi S, Rapellino M, Ruffini E, Cavallo A, Mancuso M. Atypical mycobacteriosis in a lung transplant recipient. Eur Respir J. 1997 Apr;10(4):952-4.
56. Chovatiya RJ, Colegio OR. Demodicosis in renal transplant recipients. Am J Transplant. 2016 Feb;16(2):712-6.
57. Espy PD, Jolly HW Jr. Norwegian scabies: occurrence in a patient undergoing immunosuppression. Arch Dermatol. 1976 Feb;112(2):193-6.
58. Bacal F, Silva CP, Pires PV, Mangini S, Fiorelli AI, Stolf NG et al. Transplantation for Chagas' disease: an overview of immunosuppression and reactivation in the last two decades. Clin Transplant. 2010 Mar Apr;24(2):E29-34.
59. Gallerano V, Consigli J, Pereyra S, Gómez Zanni S, Danielo C, Gallerano RH et al. Chagas' disease reactivation with skin symptoms in a patient with kidney transplant. Int J Dermatol. 2007 Jun;46(6):607-10.
60. Carucci JA. Management of squamous cell carcinoma in organ transplant recipients. Semin Cutan Med Surg. 2003 Sep;22(3):177-86.
61. Zwald FO, Brown M. Skin cancer in solid organ transplant recipients: advances in therapy and management: part II. Management of skin cancer in solid organ transplant recipients. J Am Acad Dermatol. 2011 Aug;65(2):26-79.
62. Bavinck JN, De Boer A, Vermeer BJ, Hartevelt MM, van der Woude FJ, Claas FH et al. Sunlight, keratotic skin lesions and skin cancer in renal transplant recipients. Br J Dermatol. 1993 Sep;129(3):242-9.
63. Conic RZ, Napekoski K, Schuetz H, Piliang M, Bergfeld W, Atanaskova Mesinkovska N. The role of immunosuppression in squamous cell carcinomas arising in seborrheic keratosis. J Am Acad Dermatol. 2017 Jun;76(6):1146-50.
64. Veness MJ, Porceddu S, Palme CE, Morgan GJ. Cutaneous head and neck squamous cell carcinoma metastatic to parotid and cervical lymph nodes. Head Neck. 2007 Jul;29(7):621-31.
65. Glover MT, Niranjan N, Kwan JT, Leigh IM. Non-melanoma skin cancer in renal transplant recipients: the extent of the problem and a strategy for management. Br J Plast Surg. 1994 Mar;47(2):86-9.
66. Hofbauer GF, Anliker M, Arnold A, Binet I, Hunger R, Kempf W et al. Swiss clinical practice guidelines for skin cancer in organ transplant recipients. Swiss Med Wkly. 2009 Jul; 25;139(29-30):407-15.
67. Shafaeddin Schreve B, Anliker M, Arnold AW, Kempf W, Laffitte E, Lapointe AK et al. Pre- and posttransplant management of solid organ transplant recipients: risk--adjusted follow-up. Curr Probl Dermatol. 2012;43:57-70.
68. Zwald F, Leitenberger J, Zeitouni N, Soon S, Brewer J, Arron S et al. Recommendations for solid organ transplantation for transplant candidates with a pretransplant diagnosis of cutaneous squamous cell carcinoma, Merkel cell carcinoma and melanoma: a consensus opinion from the International Transplant Skin Cancer Collaborative (ITSCC). Am J Transplant. 2016 Feb;16(2):407-13.
69. Mittal A, Colegio OR. Skin cancers in organ transplant recipients. Am J Transplant. 2017 Oct;17(10):2509-30.
70. de Fijter JW. Cancer and mTOR inhibitors in transplant recipients. Transplantation. 2017 Jan;101(1):45-55.
71. Heymann WR. Merkel carcinoma: insight into pathogenesis. J Am Acad Dermatol. 2008 Sept;59(3):503-4.
72. Heath M, Jaimes N, Lemos B, Mostaghimi A, Wang LC, Peñas PF et al. Clinical characteristics of Merkel cell carcinoma at diagnosis in 195 patients: the AEIOU features. J Am Acad Dermatol. 2008 Mar;58(3):375-81.
73. Kanitakis J, Euvrard S, Chouvet B, Butnaru AC, Claudy A. Merkel cell carcinoma in organ-transplant recipients: report of two cases with unusual histological features and literature review. J Cutan Pathol. 2006 Oct;33(10):686-94.
74. Hafner J, Künzi W, Weinreich T. Malignant fibrous histiocytoma and atypical fibroxanthoma in renal transplant recipients. Dermatology. 1999;198(1):29-32.
75. McCoppin HH, Christiansen D, Stasko T, Washington C, Martinez JC, Brown MD et al. Clinical spectrum of atypical fibroxanthoma and undifferentiated pleomorphic sarcoma in solid organ transplant recipients: A collective experience. Dermatologic Surg. 2012;38(2):230-9.
76. Ang GC, Roenigk RK, Otley CC, Kim Phillips P, Weaver AL. More than 2 decades of treating atypical fibroxanthoma at mayo clinic: What have we learned from 91 patients? Dermatologic Surg. 2009;35(5):765-72.
77. Soleymani T, Aasi SZ, Novoa R, Hollmig ST. Atypical Fibroxanthoma and Pleomorphic Dermal Sarcoma: Updates on Classification and Management. Dermatol Clin. 2019 Jul;37(3):253-259.
78. Mentzel T, Requena L, Brenn T. Atypical Fibroxanthoma Revisited. Surg Pathol Clin. 2017 Jun;10(2):319-335. doi: 10.1016/j.path.2017.01.007. Epub 2017 Mar 14. PMID: 28477883.
79. de Graaf YG, Rebel H, Elghalbzouri A, Cramers P, Nellen RG, Willemze R et al. More epidermal p53 patches adjacent to skin carcinomas in renal transplant recipients than in immunocompetent patients: the role of azathioprine. Exp Dermatol. 2008 Apr;17(4):349-55.

capítulo

Paulo Ricardo Criado • Roberta Vasconcelos Berg • Simone Magalhães Diniz • Ana Carolina Radicci Pégolo • Mariana Figueiroa Careta

Manifestações Cutâneas de Doenças Sistêmicas

A pele é um órgão de interface entre o meio ambiente e o interior do organismo.

É uma antiga ambição médica de que sinais cutâneos possam se constituir em um método não invasivo para o diagnóstico das doenças internas.

Neste capítulo procuramos inserir um painel das principais dermatoses que estejam relacionadas às doenças internas sem, contudo, ter a intenção de esgotar este vasto e complexo tema.

Assim para efeitos didáticos procuramos classificar estas manifestações cutâneas em tópicos relacionados como na Figura 117.1.

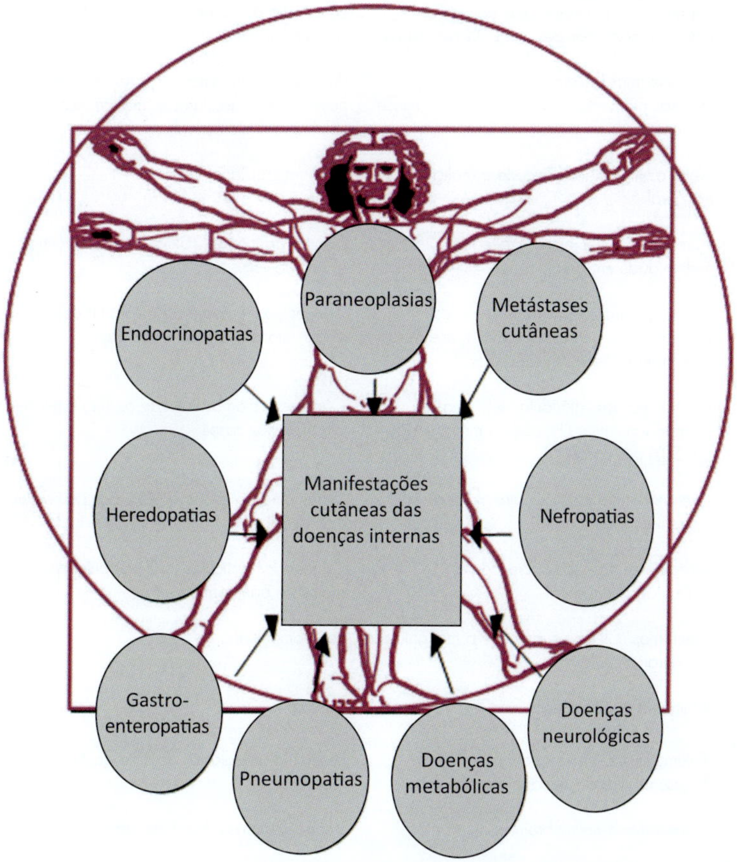

■ **Figura 117.1** Esquema.
Muitas doenças internas se superpõem apesar desta divisão. Aqui não incluímos as doenças autoimunes do tecido conectivo, objeto de estudo em um capítulo separado.

■ SÍNDROMES PARANEOPLÁSICAS

As paraneoplasias cutâneas ocorrem em cerca de 7% a 15% dos pacientes com câncer. Entretanto cerca de 50% dos pacientes com neoplasias podem experimentar uma síndrome paraneoplásica no curso de sua doença. Quando incluímos paraneoplasias metabólicas ou sistêmicas como anorexia, febre, caquexia ou anemia de doença crônica, virtualmente todos os pacientes apresentam alguma manifestação paraneoplásica.[1-4]

As síndromes paraneoplásicas com manifestações mucocutâneas encontram-se entre as mais variadas e etiologicamente intrigantes entre todas as paraneoplasias.

Foi Armand Trousseau em 1861, o primeiro a definir uma paraneoplasia quando relacionou a "tromboflebite migratória superficial" com o carcinoma gástrico.

Até recentemente conhece-se cerca de 50 síndromes paraneoplásicas. Curth, em 1976, definiu as paraneoplasias sob os seguintes critérios:[5,6]

1. Ambas as condições (a neoplasia e a paraneoplasia) iniciam-se ao mesmo tempo.
2. As duas condições seguem um curso paralelo.
3. A neoplasia e a outra doença são ambas, parte de uma síndrome genética
4. Há um tipo específico de neoplasia que ocorre com esta doença.
5. A pele é o local de uma dermatose incomum.
6. Há uma alta frequência de associação entre as duas condições.

Habitualmente os critérios de número 4, 5 e 6 não são considerados essenciais para uma dermatose ser considerada uma manifestação de uma síndrome paraneoplásica. Também entidades que preenchem o critério 3 são classificadas como genodermatoses com potencial maligno. Assim sendo os critérios de Curth que são de importância significativa para estabelecer uma relação entre a dermatose e a malignidade interna são apenas os de número 1 e 2. Contudo admitimos que uma paraneoplasia cutânea possa preceder, seguir um curso paralelo ou surgir posteriormente ao diagnóstico da malignidade interna.

A maioria das síndromes ocorre com relação a tumores específicos e mediadores específicos também. Acredita-se que este fenômeno seja decorrente da interação de uma tríade: tumor, mediador e tecido alvo.

Preferimos classificar as manifestações cutâneas das malignidades internas em:

a) Paraneoplasias associadas a doenças genéticas.
b) Paraneoplasias adquiridas.
c) Dermatoses associadas a neoplasias internas.

Paraneoplasias associadas a doenças genéticas[7]

Com relação às genodermatoses com potencial de desenvolvimento de malignidades, as anormalidades cromossômicas ou os defeitos na reparação do DNA, ou ambos, poderiam determinar uma predisposição ao indivíduo afetado não apenas a manifestar a dermatose mucocutânea relacionada, como também a desenvolver a malignidade interna (Quadro 117.1).

Quadro 117.1 Paraneoplasias associadas a doenças genéticas.

Doença	Marcador cutâneo	Malignidade interna	Herança genética
Síndrome do nevo displásico	Nevos displásicos múltiplos. Precede a malignidade em geral	Melanoma, testículos, olhos	Autossômica dominante (AD)
Síndrome do nevo basocelular (síndrome de Gorlin) (Figura 117.2)	Múltiplos carcinomas basocelulares, depressões cupuliformes nas palmas das mãos e plantas dos pés (em 70% dos casos)	Meduloblastoma, tumores cerebrais e carcinoma dos ovários. Pode preceder os sinais cutâneos	AD
Síndrome de Bannayan-Riley-Ruvacalba	Triquilemomas faciais, papilomas orais, máculas pigmentadas na genitália, acantose nigricante	Pólipos harmatomatosos gastrointestinais. Pode haver lesões vasculares e anormalidades do sistema nervoso central	AD
Síndrome de Carney	Nevo azul, lentigos. Precede a malignidade em geral	Mixoma cardíaco, testículos	AD
Síndrome do harmatoma múltiplo (SD de Cowden) (Figura 117.3)	Fibromas, triquilemomas. Precede a malignidade em geral	Câncer da mama (30% a 50% das mulheres) e tireoide	AD
Síndrome de Gardner	Cistos epidérmicos, osteomas, lesões pigmentadas no fundo do olho. Precede a malignidade em 50% dos casos	Câncer da tireoide e do cólon. Precede os sinais cutâneos em 50% dos casos	AD
Síndrome de Muir-Torre	Carcinomas das glândulas sebáceas e queratoacantomas. Precede a malignidade em 50% dos casos	Câncer da mama. Precede os sinais cutâneos em 50% dos casos	AD
Síndrome de Howel-Evans-Clark	Queratodermia palmoplantar. Precede a malignidade em geral	Carcinoma do esôfago (95% dos pacientes)	AD
Síndrome de Peutz-Jeghers	Lentiginoses nos lábios. Precede a malignidade em geral	Câncer dos testículos, ovários, pulmões, mamas e pâncreas	AD
Neoplasia endócrina múltipla (MEN2b)	Neuromas nos lábios. Precede a malignidade em geral	Feocromocitoma	AD
Síndrome de Chediak-Higashi	Albinismo oculocutâneo	Linfoma	Autossômica recessiva (AR)
Síndrome de Bloom (Figura 117.4)	Eritema facial, baixa estatura, fotossensibilidade, teleangiectasias faciais	Leucemia, neoplasias do trato gastrointestinal	AR
Síndrome do neuroblastoma	Semelhante a neurofibromatose	Neuroblastomas, feocromocitoma	AR
Síndrome de Werner	Progéria, canície precoce, baixa estatura, alterações esclerodermiformes	Fígado, linfomas	AR

(Continua)

Quadro 117.1 Paraneoplasias associadas a doenças genéticas. (Continuação)

Doença	Marcador cutâneo	Malignidade interna	Herança genética
Síndrome de Louis-Bar	Teleangiectasias faciais	Linfomas, câncer do estômago	AR
Pancitopenia de Fanconi	Carcinomas espinocelulares periorais, despigmentação perianal	Leucemia mielomonocítica, fígado, mama, boca e esôfago	AR
Síndrome de hemi-hipertrofia	Harmatomas, hemi-hipertrofia	Tumor de Wilms, hepatoblastoma	AR
Ataxia-teleangiectasia (doença de Louis-Bar) (síndrome da teleangiectasia cefalo-oculocutânea)	Canície precoce, acantose nigricante, fotossensibilidade, hipo ou hiperpigmentação, teleangiectasias nos olhos, orelhas, áreas malares e extremidades, manchas *cafe-au-lait*	Câncer da mama, estômago e malignidades linforreticulares	AR
Síndrome de Wiskott-Aldrich	Dermatite semelhante ao eczema atópico	Malignidades linforreticulares e especialmente Doença de Hodgkin	Recessiva ligada ao X
Doença de Von Hippel-Lindau	Manchas café com leite e manchas vinho do porto	Hipernefromas e feocromocitoma	AD
Agamaglobulinemia de Bruton	Dermatite semelhante ao eczema atópico, alterações dermatomiosite-símile	Leucemia	Recessiva ligada ao X
Síndrome de Birt-Hogg-Dubé	Fibrofoliculomas, trichodiscomas e acrocórdons. Com menor frequência observam-se colagenomas, lipomas múltiplos e fibromas orais	Pólipos no cólon e carcinoma renal (oncocitomas ou carcinoma renal papilar)	AD
Disqueratose congênita	Leucoplasia mucosa e atrofia mucosa, poiquilodermia, hiperpigmentação cutânea reticulada, hiper-hidrose e queratodermia palmoplantar	Carcinoma espinocelular da boca, faringe, pele, esôfago e reto	Recessiva ligada ao X

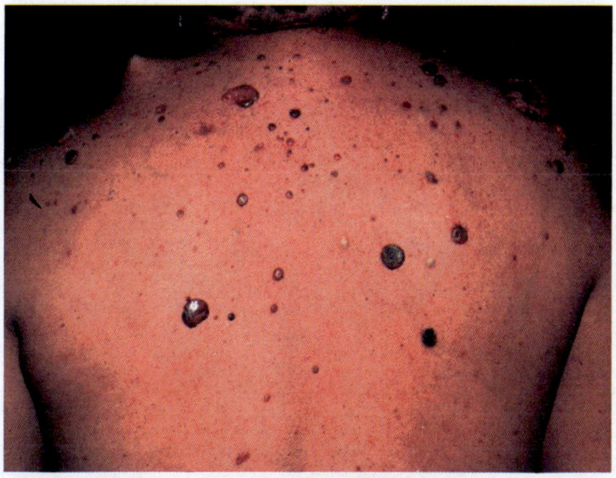

■ **Figura 117.2** Síndrome do nevo basocelular.

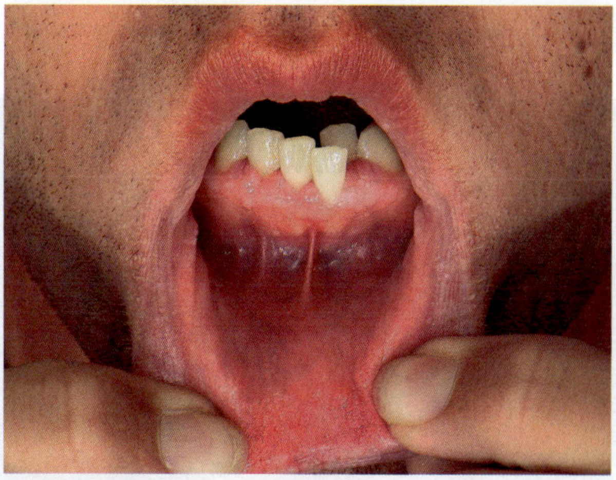

■ **Figura 117.3** Síndrome de Cowden.

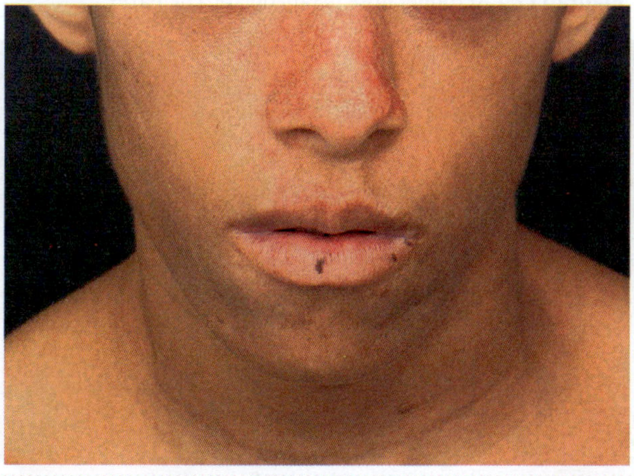

■ **Figura 117.4** Síndrome de Bloom.

Paraneoplasias adquiridas (Quadro 117.2)

A hipótese mais aceita para justificar o surgimento das manifestações cutâneas dos tumores internos é a de que substâncias produzidas pelo próprio tumor como fatores de crescimento, hormônios ou proteínas e antígenos tumorais estimulem o desenvolvimento de certas dermatoses.[6,8,9] A ativação de oncogenes ou a perda da sua inibição pode levar à produção inapropriada e à expressão de várias citocinas, como fatores de crescimento, que estimulam a manifestação paraneoplásica. Os tumores podem induzir a depleção de substâncias específicas, assim como ocorre nas dermatoses pelagroides nos pacientes com tumores carcinoides ou no eritema necrolítico migratório que surge como paraneoplasia nos carcinomas de ilhotas pancreáticas.

Quadro 117.2 Paraneoplasias adquiridas.

Paraneoplasia	Marcador cutâneo	Malignidade interna
Ictiose adquirida (Figura 117.5)	Ictiose (escamas poligonais na pele), em geral precede a malignidade	Doença de Hodgkin e outros linfomas
Baqueteamento digital (Figura 117.6)	Aumento da convexidade da lâmina ungueal e do volume dos tecidos periungueais e espessamento das falanges distais (dedos em baquete de tambor)	A associação mais frequente é com o carcinoma broncogênico e mesotelioma da pleura
Acroqueratose paraneoplásica de Bazex (Figura 117.7)	Escamas psoriasiformes sobre pele eritematosa ou violácea nos dedos das mãos, pés e nariz	Trato respiratório superior e inferior, amídalas e esôfago
Hipertricose lanuginosa adquirida	Aumento de pelos lanugos	Pulmões, trato gastrointestinal, urinário, útero e mama
Papilomatose oral florida	Pápulas esbranquiçadas verrucosas na boca	Trato gastrointestinal
Acantose nigricante (Figura 117.8)	Lesões papulosas velvéticas acastanhadas nos sulcos cutâneos	Câncer intra-abdominal, pulmão e linfomas
Sinal de Leser-Trèlat	Surgimento súbito de múltiplas queratoses seborreicas, em geral, pruriginosas	Adenocarcinoma intra-abdominal (gastrointestinal em 1/3 dos casos) e linfomas em 1/5 dos casos
Tromboflebite migratória (sinal de Trousseau)	Tromboflebites em várias áreas do corpo	Pâncreas, pulmões, genitais femininos, cólon e estômago
Erythema Gyratum Repens (Figura 117.9)	Lesões eritematoedematosas em padrão bizarro ou em faixa de zebra	Câncer do pulmão e do útero
Síndrome do glucagonoma	Eritema figurado e crostas psoriasiformes	Pâncreas (malignidade em 80% dos casos)
Dermatomiosite paraneoplásica (Figura 117.10)	Vide Capítulo 41 – Doença Mista do Tecido Conectivo	Pulmão, mamas, trato gastrointestinal e ovário
Isquemia cerebral	Fenômeno de Raynaud atípico	Rins, trato gastrointestinal, ovário
Paquidermoperiostose (Figura 117.11 A a D)	Aumento de volume das extremidades e acentuação das pregas cutâneas da face	Carcinoma broncogênico
Eritema anular centrífugo (Figura 117.12)	Eritema figurado anular ou arciforme com ou sem escamação	Mieloma múltiplo, ovário e brônquios

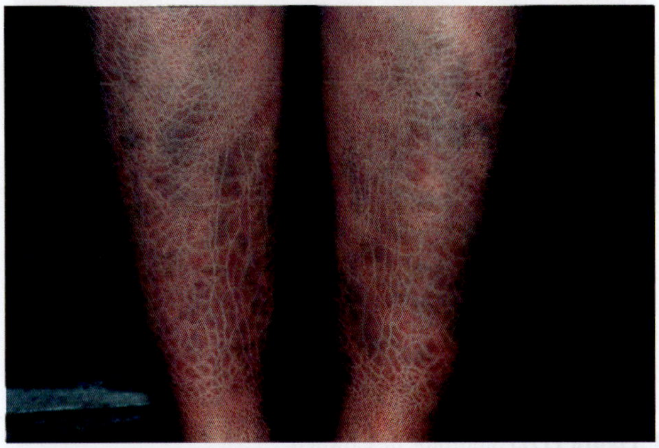

■ **Figura 117.5** Ictiose adquirida.

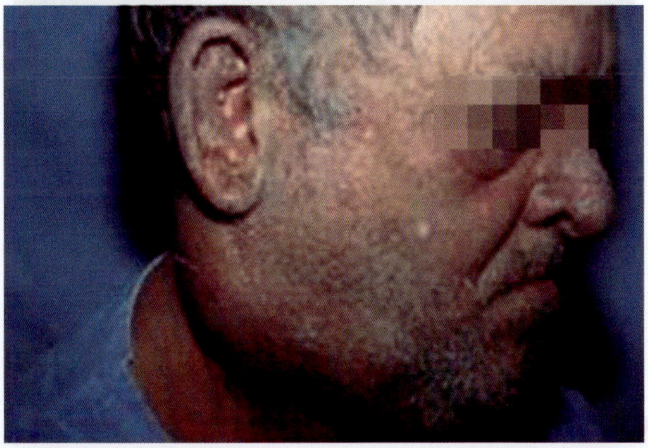

■ **Figura 117.7** Acroqueratose paraneoplásica de Bazex.

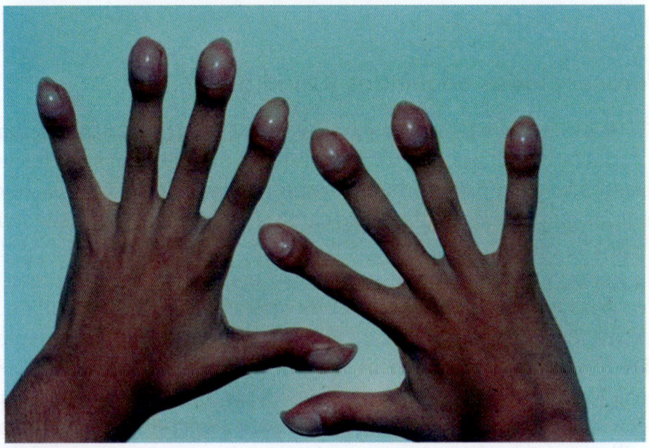

■ **Figura 117.6** Baqueamento digital.

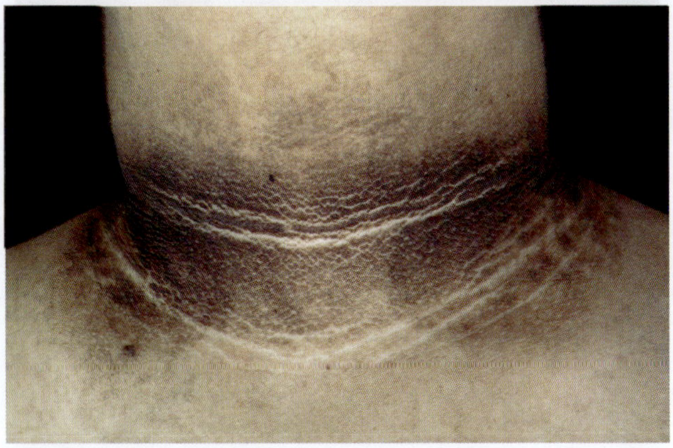

■ **Figura 117.8** Acantose nigricante.

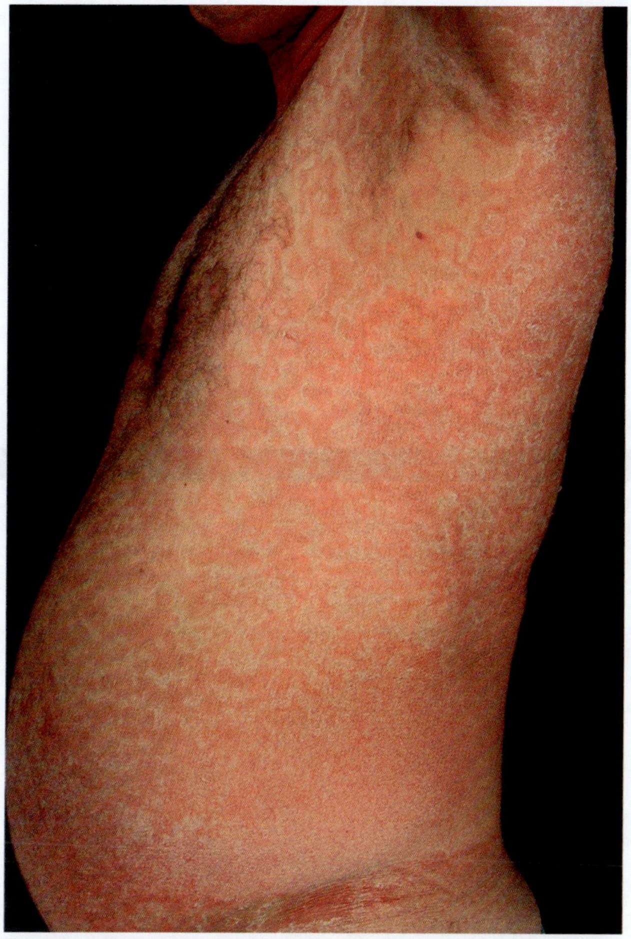

■ **Figura 117.9** *Erythema Gyratum Repens.*

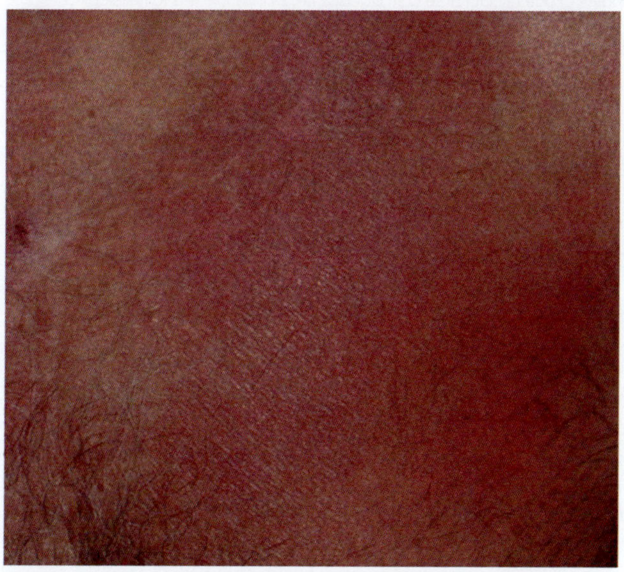

■ **Figura 117.10** Dermatomiosite paraneoplásica.

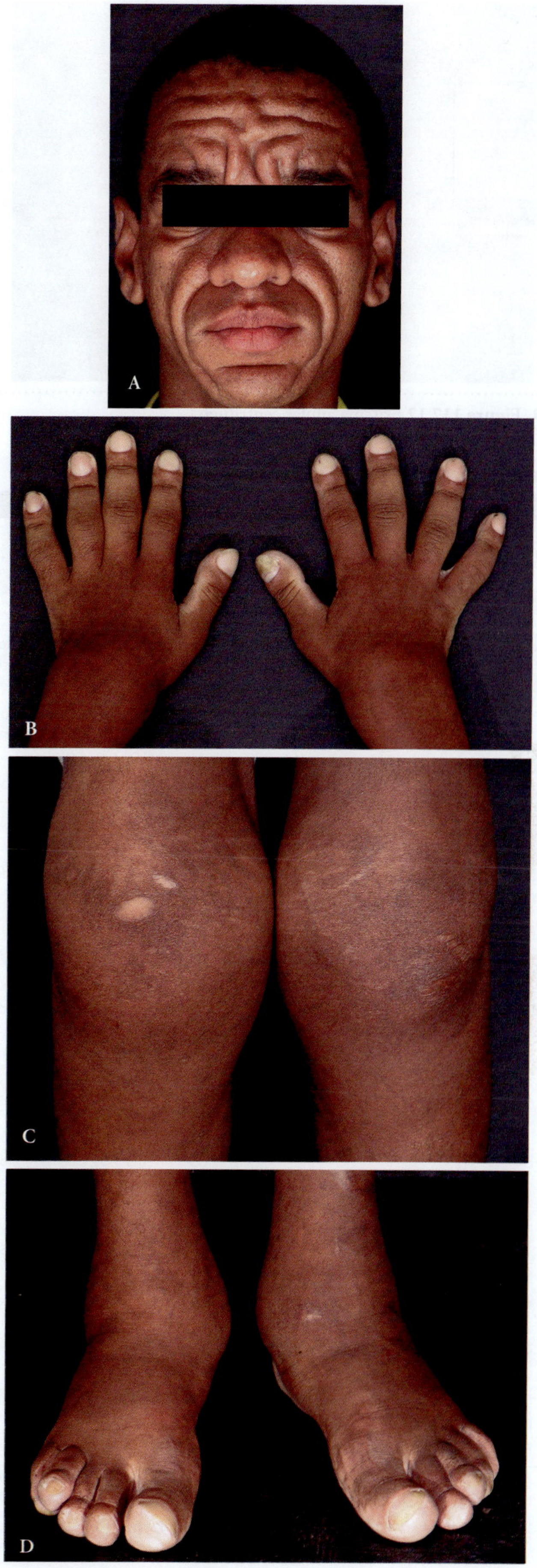

■ **Figura 117.11** (A-D) Paquiodermoperiostose.

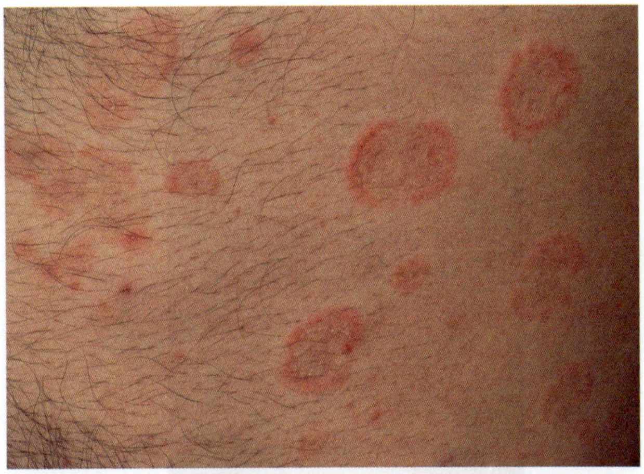

■ **Figura 117.12** Eritema anular centrífugo.

Dermatoses associadas a neoplasias internas

Diversas condições têm sido associadas a malignidades internas na literatura médica, muitas das quais, apenas como forma de relatos de casos, sem comprovada associação estatística entre elas. No entanto, o Quadro 117.3 expressa estas informações obtidas na literatura médica.

Quadro 117.3 Dermatoses associadas a neoplasias internas.

Dermatose	Marcador cutâneo	Malignidade interna
Pênfigo paraneoplásico (Figura 117.13 A e B)	As lesões variam desde vesículas, bolhas, eritema, pápulas, erosões cutâneas e mucosas e lesões tipo eritema polimorfo-símile	Em geral ocorrem linfomas não Hodgkin ou leucemia linfocítica crônica. Outros, como leucemia mieloide aguda, carcinoma espinocelular pulmonar, sarcomas e tumores benignos (timoma, macroglobulinemia de Waldenström e pseudotumor de Castelman), têm sido relatados
Dermatite herpetiforme (Figura 117.14)	Vesículas agrupadas em arranjo herpetiforme na pele, pruriginosas, localizadas preferencialmente nos cotovelos, joelhos, região lombossacra e dorso	Associada eventualmente com carcinoma da tireoide
Pênfigo vulgar	Vesículas e bolhas flácidas na pele e erosões mucosas com alterações histopatológicas de acantólise epidérmica suprabasal	Timoma, linfoma
Amiloidose sistêmica primária	Petéquias, equimoses, púrpura periorbital, lesões esclerodermiformes nas mãos e pés, macroglossia, lesões bolhosas, pápulas e placas papulosas em áreas flexurais, sulcos nasolabiais	Mieloma múltiplo
Sarcoidose (Figura 117.15)	Pápulas ou nódulos com cor de geleia de maçã	Linfoma
Vitiligo	Lesões acrômicas em idosos	Trato gastrointestinal e vesícula biliar
Prurido	Prurido resistente a terapêutica	Doença de Hodgkin e outros cânceres
Urticária crônica	Urticas com curso da doença superior a 6 semanas	Pode relacionar-se com diversas neoplasias internas (ginecológico, urológico, gastrointestinal e pulmões)
Dermatoses neutrofílicas agudas (Figura 117.16)	Síndrome de Sweet, pioderma gangrenoso e vasculite leucocitoclástica	Leucemia, mieloma múltiplo e outros. Na síndrome de Sweet malignidades principalmente hematológicas desenvolvem-se em 20% dos pacientes. Formas bolhosas ou atípicas de pioderma gangrenoso podem ocorrer associadas a mieloma múltiplo e leucemia mieloide aguda. Cerca de 7% dos casos de pioderma gangrenoso podem relacionar-se a malignidades como as já citadas e também geniturinárias, mama, pulmão, ovários e carcinoide
Eritromeralgia	Extremidades eritematosas, quentes e dolorosas atenuados pelo frio ou elevação do membro	Em cerca de 20% dos casos ocorrem malignidades associadas, especialmente desordens mieloproliferativas com trombocitose. Em geral estes pacientes têm policitemia vera ou trombocitemia essencial
Eritrodermia	Eritema e descamação generalizados que envolvem cerca de 90% da superfície corpórea, de curso crônico	Cerca de 4% a 21% das eritrodermias tem associação com malignidade interna. Linfoma, leucemia, mama, pulmão, fígado e outros
Porfiria cutânea tardia (Figura 117.17)	Vesículas e bolhas nas mãos e antebraços, hipertricose facial	Fígado e outros órgãos
Reticulo-histiocitose multicêntrica (RM)	Pápulas acastanhadas ou amareladas periungueais, cotovelos, orelhas e poliartrite mutilante	Trato gastrointestinal, tireoide, pulmões, fígado, ovários e sarcomas. A malignidade interna ocorre em torno de 25% dos pacientes com RM
Urticária pigmentosa (mastocitose) (Figura 117.18)	Máculas acastanhadas que urticam à curetagem metódica de Brocq em adultos	Plasmocitoma, tumores do cólon
Paniculite pancreática	Febre, sinovite e nódulos subcutâneos	Pâncreas
Pitiríase rotunda (Figura 117.19 A a C)	Escamas ovaladas e hipercrômicas em indivíduos negros dispostas no tronco, nádegas e tornozelos	Malignidades em cerca de 6% dos pacientes, como o carcinoma hepatocelular, gástrico, leucemia e o mieloma múltiplo
Doença de Paget extramamária (DPEM) (Figura 117.20)	Lesões eczematosas infiltradas nas axilas, virilhas ou área perineal, pruriginosas ou dolorosas	Em casos com localização na vulva está associada a malignidade urogenital interna. A DPEM ou está associada a adenocarcinoma de anexos cutâneos ou malignidade interna em órgão próximo à área cutânea afetada

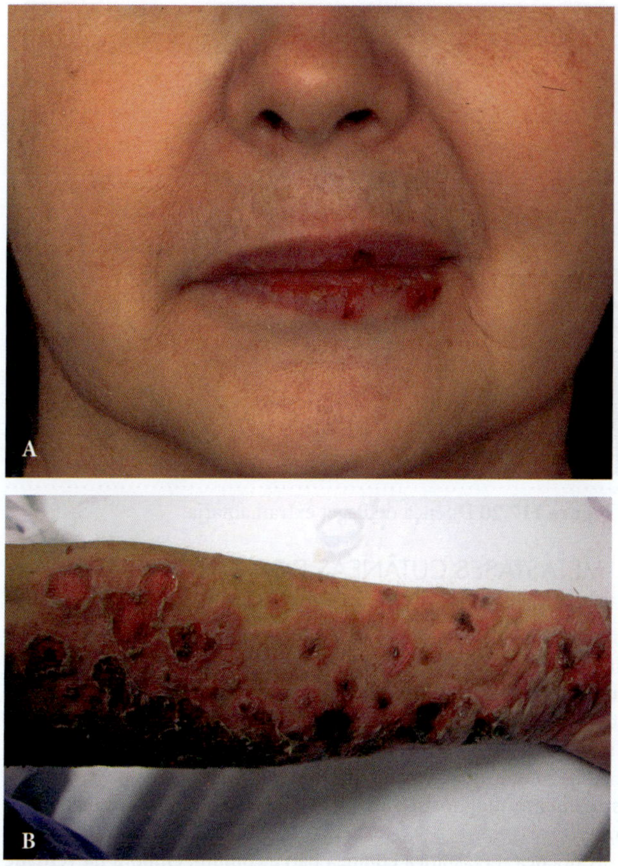

■ **Figura 117.13** (A e B) Pênfigo paraneoplásico.

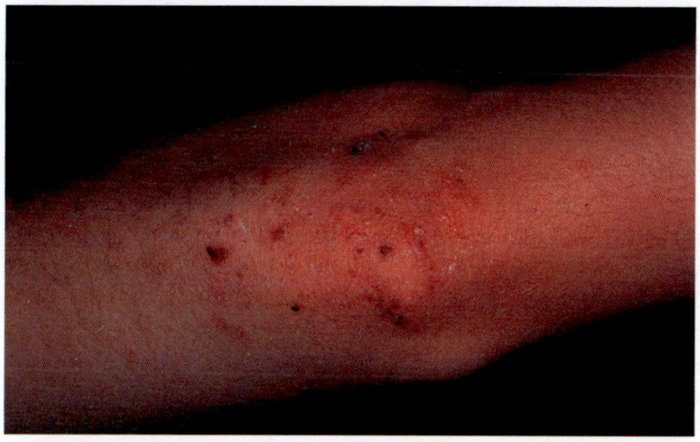

■ **Figura 117.14** Dermatite herpetiforme.

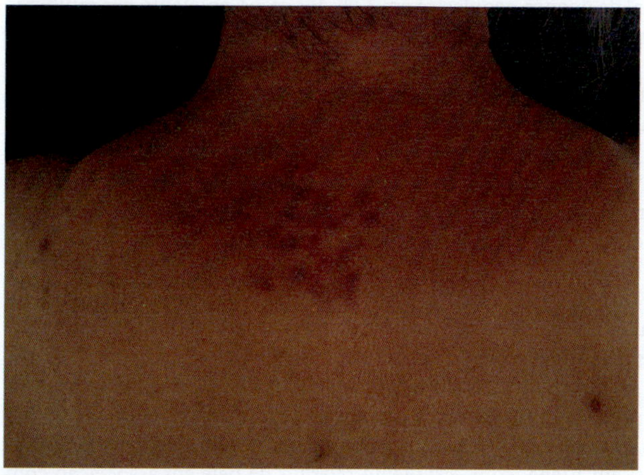

■ **Figura 117.15** Sarcoidose.

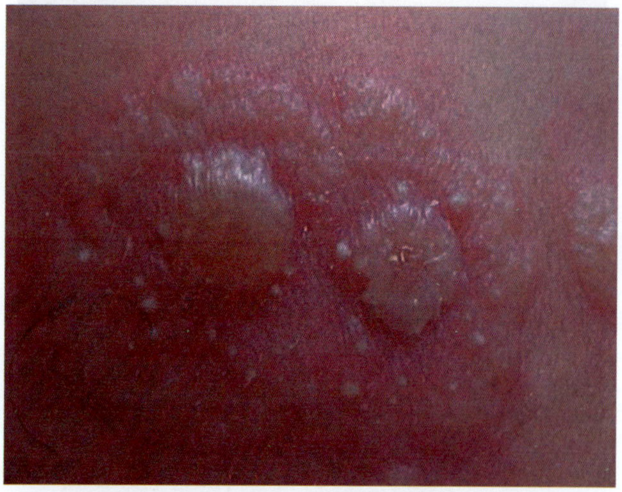

■ **Figura 117.16** Síndrome de Sweet.

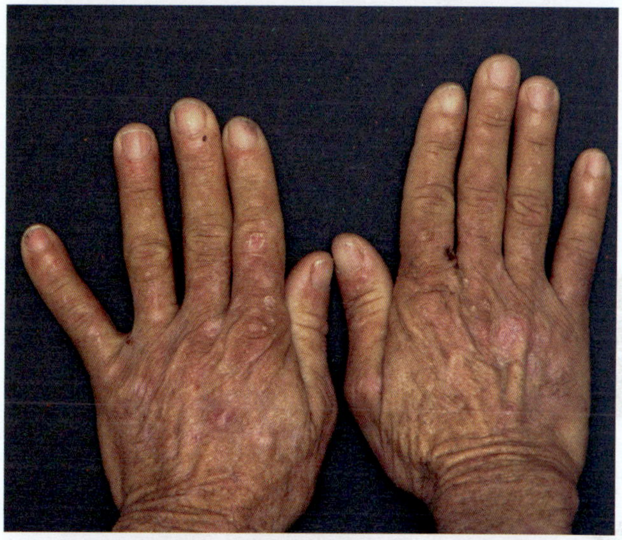

■ **Figura 117.17** Porfiria cutânea tarda.

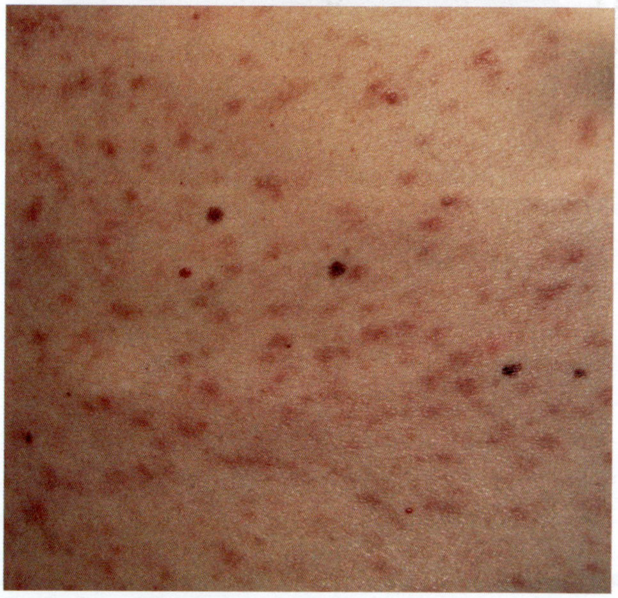

■ **Figura 117.18** Urticária pigmentosa.

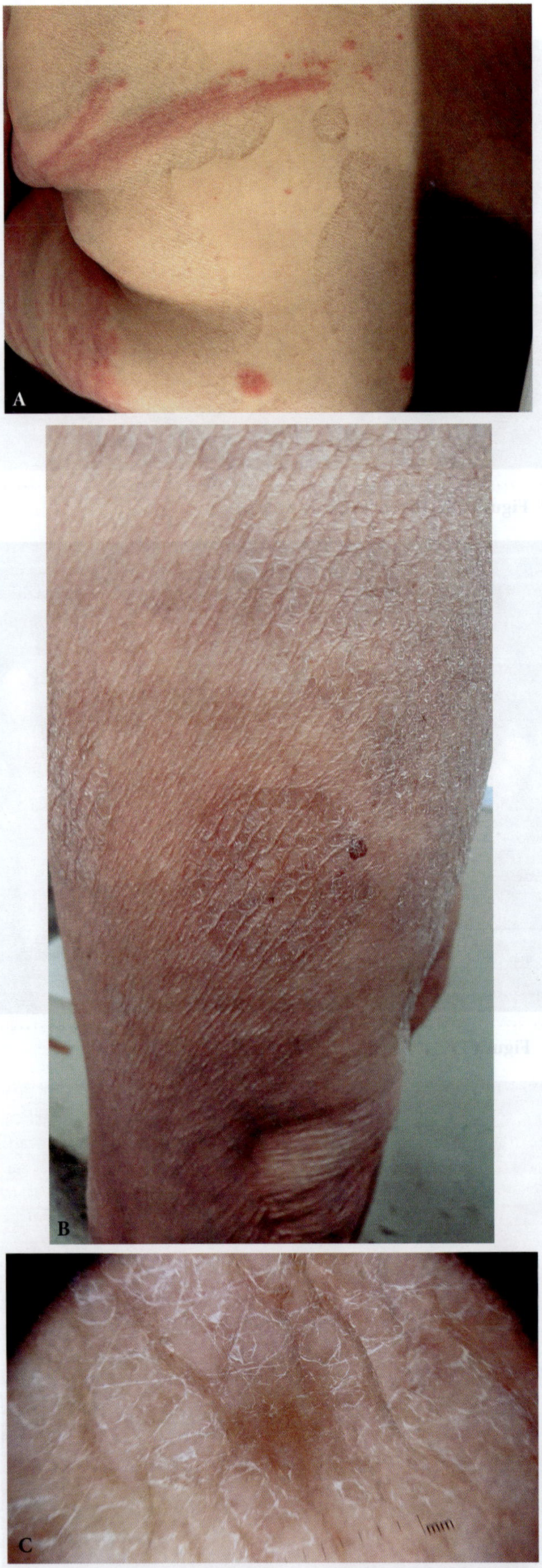

■ **Figura 117.19** (**A**) Pitiríase rotunda. (**B**) Pitiríase rotunda. Observar uma lesão em grande disco na face inferior lateral da coxa direita. (**C**) Pitiríase rotunda. Dermatoscopia (DermaLite 10 x). Observar aspecto em ladrilho da descamação.

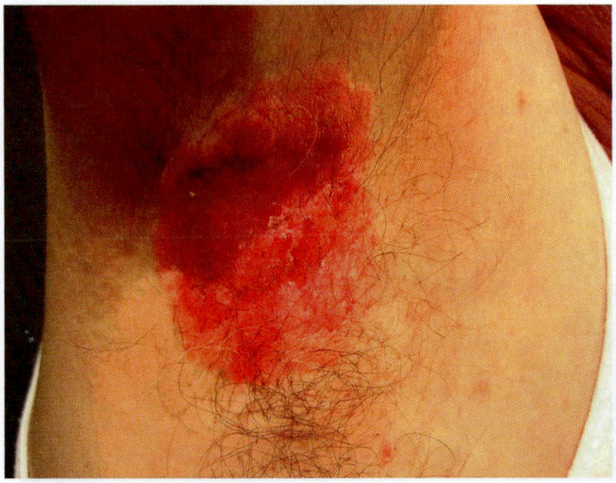

■ **Figura 117.20** Doença de Paget extramamária.

■ METÁSTASES CUTÂNEAS DOS CARCINOMAS INTERNOS

Sabemos que as metástases cutâneas se formam através das vias linfática, sanguínea, por contiguidade e por iatrogenia. São de fundamental importância o conhecimento da topografia das metástases cutâneas e sua correlação com os tumores primários, visto que frente ao surgimento de uma metástase como manifestação inicial da doença ou com característica histológica indeterminada, nos possibilita ao rastreamento diagnóstico mais eficaz no sentido de localizar-se o tumor de origem.

A doença metastática cutânea não é comum, embora na verdade possa ser subdiagnosticada ou pouco notificada.

A maioria dos estudos sobre a doença cutânea metastática não é uniforme na inclusão dos dados, são retrospectivos, frequentemente utilizando-se os resultados de dados pós-óbito, e por vezes incluindo nos dados lesões supostamente referidas como metástases cutâneas, porém sem comprovação histológica.[9,10,12] Alguns estudos incluem melanomas, sarcomas, linfomas e leucemias, e outros, excluem estas neoplasias.

A frequência das metástases cutâneas varia, de acordo com a heterogenicidade dos tumores primitivos incluídos nas séries de pacientes estudados, desde 5%[11] a 9%.[12] Há de se observar se nos estudos que indicam a incidência de metástase cutânea, em um grupo de pacientes com câncer, incluiu-se o melanoma maligno, uma vez que a característica de alto grau de metástases neste tumor pode influenciar a taxa total de doença metastática cutânea.

Estimou-se que a metástase cutânea representa o primeiro sinal de malignidade interna em 0,8% dos casos.[11] Em outra série de pacientes, entre os homens com metástase cutânea, esta foi o primeiro sinal da doença neoplásica em 37% dos casos, enquanto nas mulheres somente em 6% das pacientes.[13]

Em decorrência do fato do câncer da mama, com sua característica de acometimento com metástases cutâneas, ser comum, a maioria dos fatos históricos sobre as metástases refere-se a este tipo de tumor primário.[10]

O *cancer en cuirasse* ou câncer em couraça foi descrito em 1838 por Velpeau, sob este termo, em decorrência do aspecto clínico deste tipo de metástase, assemelhar-se à rigidez de uma couraça de lâmina de metal.

Ainda no século XIX, Paget observou uma forma eczematosa da mama, em paciente com câncer da mama, descrevendo a doença que nos dias atuais recebe o seu nome.

A forma de carcinoma metastático inflamatório, *carcinoma erisipeloide*, tem sua descrição atribuída a Hutchinson, que o descreveu como *cancer erythema*. Em 1893, ele descreveu um paciente de Kaposi em Viena, com "*erythema-scirrhus* da pele em associação com câncer da mama".

Sittart, Criado, Gomes e Ananias em 1992[9] realizaram um estudo retrospectivo de 27 anos (1963 a 1990) no Hospital do Servidor Público Estadual de São Paulo e encontraram um total de 148 casos em 143 pacientes e seus dados foram similares à literatura internacional a respeito deste tema. Os tumores primários no sexo masculino mais frequentes foram o carcinoma do pulmão, o de estômago, laringe e esôfago. No sexo feminino predominaram o de mama, intestino grosso, útero e ovário. A localização mais frequente das metástases em geral foi o tórax (em decorrência do carcinoma da mama) seguido respectivamente o abdome, couro cabeludo, pescoço, dorso, membros superiores e a região pélvica, conforme ilustrado na Figura 117.21.

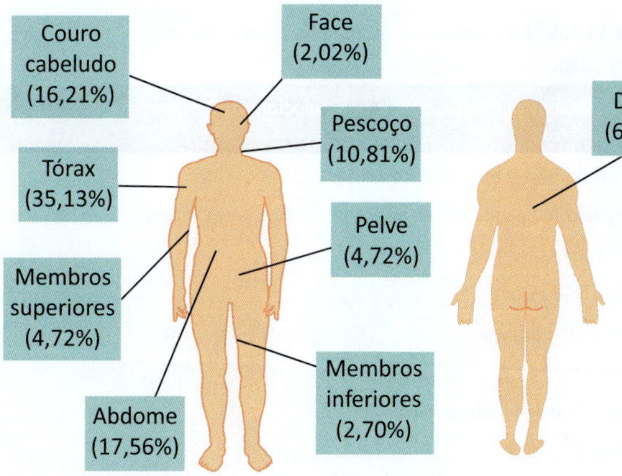

■ **Figura 117.21** Localização das metástases cutâneas dos carcinomas internos no trabalho de Sittart et al. (1992) em um total de 148 casos.

O aspecto clínico das metástases cutâneas dos carcinomas internos é extremamente variado podendo manifestar-se sob a forma papulosa, nodular, nódulo-ulcerada, como placa de alopecia no couro cabeludo, metástase em couraça, erisipeloide ou teleangiectásico no tórax (geralmente originário da mama ou pulmão), lesões cancroides ulceradas na região perineal por carcinoma da uretra ou formas papulosas zosteriformes.

No tórax, couro cabeludo, dorso e nos membros superiores geralmente são mais comuns as metástases do carcinoma da mama e do pulmão e na região pélvica o carcinoma do intestino grosso (Figura 117.22) e no pescoço o da laringe.[8-10]

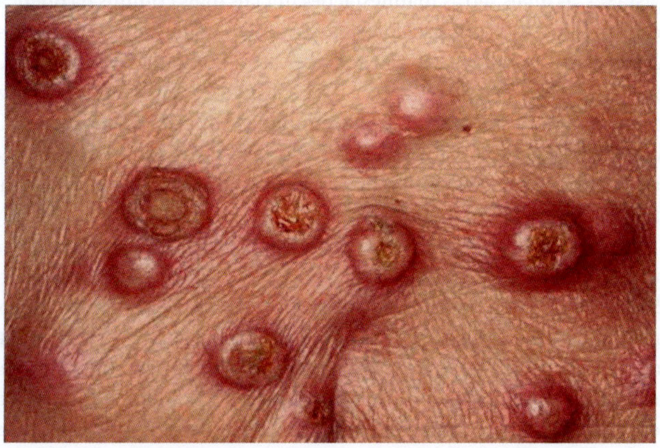

■ **Figura 117.22** Metástase de adenocarcinoma de cólon.

Uma forma de metástase conhecida é o *nódulo da Irmã Mary Joseph* (Figura 117.23) que ocorre na região da cicatriz umbilical e significa, em geral, metástase de carcinoma gástrico em 20% dos casos ou então do intestino grosso, ovário ou pâncreas.

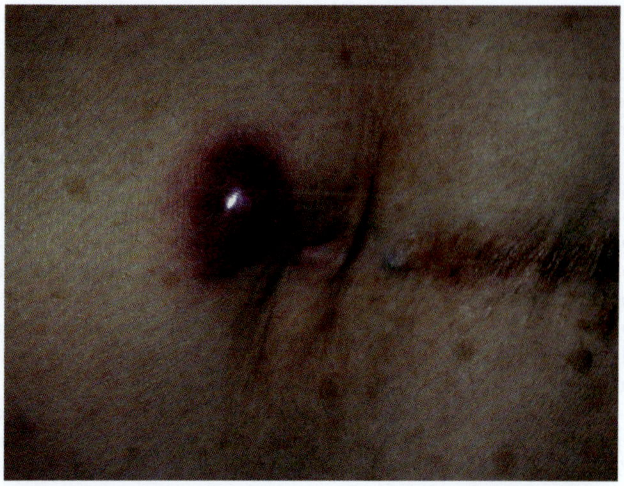

■ **Figura 117.23** Metástase cutânea emergindo da cicatriz umbilical (nódulo da Irmã Mary Joseph).

Acreditamos ser de fundamental importância proceder-se à biópsia de uma metástase cutânea com a finalidade de se verificar a origem do tumor primitivo, pois nos casos em que o intervalo entre o aparecimento da metástase em relação ao tumor primário é muito longo podemos ser surpreendidos pela ocorrência de um segundo carcinoma de outra natureza neste mesmo paciente.

■ MANIFESTAÇÕES GASTROINTESTINAIS E A PELE[14]

Diversas doenças podem apresentar sinais cutâneos e também envolver o tubo digestivo. Desta forma o exame minucioso da pele pode revelar sinais que conduzam ao diagnóstico de doenças do fígado, tubo digestivo ou do pâncreas.

Doença hepática colestática

A doença hepática colestática pode produzir manifestações cutâneas como: prurido e alterações pigmentares (icterícia e hiperpigmentação).

O prurido é um dos sintomas mais perturbadores da doença hepática. Os pacientes com doença hepática agudam ou crônica retêm um grande número de substâncias químicas, normalmente excretados na bile (bilirrubinas, ácidos biliares e colesterol). Os ácidos biliares são os principais causadores do prurido, atuando como hepatotoxinas, embora uma correlação direta entre os seus níveis séricos e teciduais, e o prurido não possa ainda ser feita. Outra teoria seria a colestase causando um aumento dos níveis de um agonista opioide central levando à sensação do prurido.[15]

Como a patogênese do prurido colestático é ainda desconhecida, o tratamento é empírico. O foco é dirigido a reduzir-se a quantidade circulante dos sais biliares e antagonizar os receptores opioides. Agentes sequestradores dos ácidos biliares, como a colestiramina e o colestipol, demonstram moderada eficácia e, em geral, constituem a terapia de primeira linha. Estes agentes poderiam atuar independente de sua ação sob os ácidos biliares, uma vez que, também são benéficos no tratamento do prurido urêmico e na policitemia vera. O ursodeoxicolato é um ácido biliar com toxicidade inerente menor do que os ácidos biliares sintetizados naturalmente no fígado humano. O uso deste composto pode melhorar parcialmente o prurido, reduzindo os níveis séricos dos ácidos biliares primários. Alguns pacientes podem se beneficiar com a fototerapia com UVB ou PUVA.

A Cirrose Biliar Primária pode determinar prurido na região do dorso superior ocasionando liquenificação e hiperpigmentação cutânea pela escarificação crônica desta região. Como as mãos do paciente não atingem a linha mediana do dorso, esta área é em geral poupada e confere à hiperpigmentação o aspecto de "asa de borboleta". O prurigo melanótico na cirrose biliar primária pode localizar-se também nos membros do paciente.

A *icterícia* refere-se à descoloração amarelada da pele e das mucosas que acompanha o acúmulo da bilirrubina e dos seus metabólitos nestes tecidos. No caso das doenças hepáticas a bilirrubina acumula-se como resultado de um bloqueio na excreção pelo fígado, sendo primordialmente do tipo bilirrubina conjugada (direta). Não há um nível absoluto de bilirrubina sérica a partir do qual se observa a icterícia, porém, quando os níveis de bilirrubina geralmente são superiores a 2,5 mg/dL, há uma aparente alteração na coloração cutânea. A coloração da pele pode variar de amarelo claro a esverdeada dependendo dos níveis da bilirrubina e da cor normal da pele do paciente. A hiperbilirrubinemia pode decorrer de qualquer doença hepática incluindo as obstruções biliares, infecções ou deficiências enzimáticas primárias como a Doença de Gilbert ou a síndrome de Crigler-Najjar. A icterícia remite geralmente com o tratamento da doença hepática de base.

Tem-se descrito[16] casos de icterícia colestática relacionados a episódios recorrentes de psoríase pustulosa generalizada (tipo von Zumbusch), porém com patogênese ainda não esclarecida. Em geral a colangite aguda recorrente tem como causa principal cálculos do duto biliar. Nos pacientes com psoríase tipo von Zumbusch são descritas manifestações sistêmicas, as quais incluem dano hepático e icterícia, com exames hepáticos alterados e infiltrado periportal com neutrófilos e linfócitos. A colangite com infiltração neutrofílica é descrita em outras circunstâncias, como nas sepses bacterianas. Invasão neutrofílica do trato portal foi descrita em paciente com síndrome de Sweet. A psoríase pustulosa poderia ser enquadrada entre o espectro das dermatoses neutrofílicas, como a síndrome de Sweet e o pioderma gangrenoso, onde infiltrados neutrofílicos extracutâneas podem ser encontrados nos linfonodos, baço, ossos, fígado e pulmões. Desta forma icterícia colestática e síndrome colangite-símile podem ser observadas durante os episódios agudos da psoríase pustulosa generalizada.

Os pacientes com cirrose crônica ou com hemocromatose, uma anormalidade hereditária que resulta em sobrecarga do ferro, desenvolvem uma pigmentação acinzentada (*hipercromia*), a qual pode ser difusa, localizada ou limitada às mucosas. Esta alteração pigmentar decorre do aumento do conteúdo de melanina na pele em melanossomas gigantes.[17] A causa deste fenômeno é desconhecida.

Disfunção hepática

Alterações vasculares

A vasculatura cutânea é afetada na doença hepática aguda e crônica. As alterações mais conhecidas são os *angiomas estelares*. Clinicamente estas lesões geralmente ocorrem na face, tronco superior e nas extremidades superiores distais. Constituem-se de teleangiectasias dispostas de forma radial e serpiginosa, a partir de um ponto central, o qual é o vaso nutridor da lesão. O *eritema palmar* pode ocorrer de forma moteada nas mãos ou localizado nas áreas tenar e/ou hipotenar. Ambas as alterações se associam com um metabolismo deficiente dos estrógenos em decorrência de doença hepática. Esta teoria explica o seu surgimento durante também a gravidez.

Contudo os angiomas estelares ou o eritema palmar podem ocorrer em pacientes sem doença hepática ou estrogenoterapia, particularmente nos etilistas sem doença hepática, e também nos pacientes com doenças inflamatórias crônicas.

Alterações ungueais

Na doença de Wilson (degeneração hepatolenticular), a qual é uma anormalidade do metabolismo do cobre, que determina necrose hepática e anormalidades no sistema nervoso central, observa-se a *lúnula azulada*. A descoloração limita-se à lúnula, diferenciando a doença de Wilson, de outras desordens onde todo o leito ungueal é descolorado (argiria, cianose, infecções por pseudomonas, medicações antimaláricas).

As *unhas de Terry* consistem em uma descoloração esbranquiçada da unha com acentuação da cor rosada na porção distal da lâmina ungueal próxima a borda livre. Esta linha distal é denominada banda onicodérmica. Este achado não ocorre apenas nos pacientes com cirrose, porém pode ser observado em até 25% dos pacientes hospitalizados, com ou sem cirrose. Outros sinais inespecíficos, porém, que também ocorrem nas doenças hepáticas são o baqueteamento e unhas hipocráticas na cirrose biliar primária e na hepatite crônica ativa, as linhas duplas brancas transversas (*linhas de Muehrcke*) na insuficiência hepática e as hemorragias subungueais lineares na hepatite.

Uma manifestação frequente das doenças do aparelho gastrointestinal é o sangramento (hematêmese, melena ou enterorragia), quer por fragilidade vascular, por lesões angiomatosas ou vasculite do tubo digestivo. Relacionamos no Quadro 117.4 as principais patologias envolvidas com possível manifestação hemorrágica do trato gastrointestinal.

Quadro 117.4 Dermatoses associadas a hemorragias gastrointestinais.

Doenças sistêmicas que acometem a pele relacionadas a hemorragias digestivas
▪ Síndrome do *blue rubber bleb nevus*
▪ Teleangiectasia hemorrágica hereditária (Rendu-Osler-Weber)
▪ Pseudoxantoma elástico
▪ Síndrome Ehlers-Danlos
▪ Síndrome Peutz-Jeghers
▪ Síndrome Gardner
▪ Síndrome Cowden (harmatomas múltiplos)
▪ Síndrome Muir-Torre
▪ Doença de Degos (papulose atrófica maligna)
▪ Púrpura de Henoch-Schönlein
▪ Escorbuto
▪ Sarcoma de Kaposi do tubo digestivo
▪ Retocolite ulcerativa
▪ Doença de Crohn
▪ Doença artrite-intestino-dermatite

Teleangiectasia hemorrágica hereditária (síndrome de Rendu-Osler-Weber)[18]

É uma doença autossômica dominante que apresenta capilares ectasiados múltiplos na pele, superfícies mucosas e nas vísceras. As malformações vasculares podem envolver também os pulmões, o sistema nervoso central e a retina. Por vezes manifesta-se na infância com epistaxes, as quais são as manifestações iniciais mais comuns da doença, ocorrendo em 80% dos pacientes e sangramentos gengivais recorrentes. As lesões cutâneas podem não aparecer até o início da vida adulta. As teleangiectasias podem envolver a face, língua, palato, orelhas, nariz, conjuntiva, palmas e plantas, extremidades superiores e vísceras. O curso inicial da doença é determinado pela gravidade e frequência das hemorragias gastrointestinais e pela localização e extensão das malformações vasculares.

As hemorragias gastrointestinais geralmente iniciam-se entre a quarta e quinta décadas de vida e podem ser assintomáticas em até 15% dos pacientes, contudo costumam ser crônicas, periódicas e progressivas causando considerável perda de sangue. São descritas fístulas arteriovenosas pulmonares em 6% a 20% dos pacientes, com sintomas tardios de baqueteamento digital, cianose e dispneia. Estas fístulas ocorrem também no sistema nervoso central podendo levar a acidentes hemorrágicos cerebrais, e as teleangiectasias podem ser observadas também na retina. A presença de hepatomegalia e elevação das transaminases tem sido relatadas.

Os locais de sangramento podem ser visualizados pela endoscopia do estômago, duodeno, intestino delgado ou do cólon. A angiografia pode identificar grandes malformações arteriovenosas. O tratamento inclui a suplementação de ferro, ressecção cirúrgica do segmento intestinal envolvido (normalmente difícil em decorrência do grau de acometimento do trato gastrointestinal), técnicas endoscópicas, terapia com estrógeno ou estrógeno e progesterona. No Quadro 117.5 relacionamos algumas doenças nas quais podem estar presentes teleangiectasias e são diagnósticos diferenciais da Síndrome de Rendu-Osler-Weber (Figura 117.24).

Quadro 117.5 Doenças associadas a teleangiectasias.

Teleangiectasias – diagnóstico diferencial
▪ Doenças autoimunes do tecido conectivo
▪ Angioqueratoma difuso
▪ Hepatopatias
▪ Acne rosácea
▪ Lagos venosos
▪ Teleangiectasia benigna hereditária
▪ Teleangiectasia essencial generalizada
▪ Teleangiectasia nevoide
▪ Trauma local
▪ Angiomas
▪ Ataxia-teleangiectasia

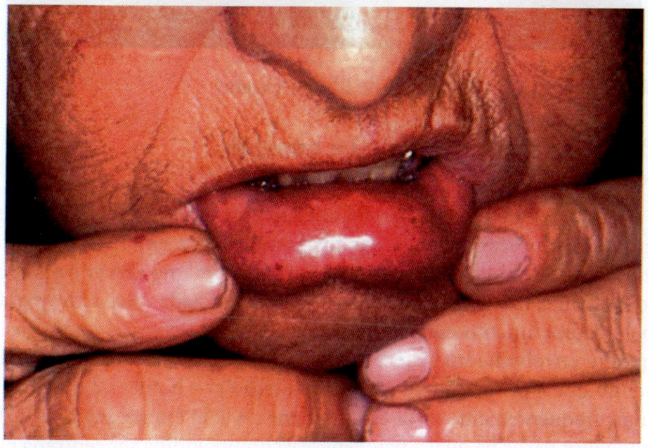

■ **Figura 117.24** Teleangiectasia hemorrágica hereditária (Rendu-Osler-Weber).

Síndrome do *blue rubber bleb nevus*[19]

Constitui um a doença rara caracterizada pela presença de grandes hemangiomas cutâneos e sangramentos gastrointestinais secundários a malformações vasculares. Geralmente é identificada ao nascimento ou precocemente na infância, podendo eventualmente ser diagnosticada apenas na vida adulta. Há 3 tipos de lesões descritas, as quais, em oposição aos hemangiomas clássicos, não apresentam regressão espontânea. A mais característica é uma lesão cutânea denominada *blue rubber nipple*, a qual é constituída por um pequeno nódulo compressível ao toque, macio, de consistência borrachoide, o qual após a compressão e esvaziamento do conteúdo de sangue, demonstra o aspecto de um pequeno mamilo violáceo, o qual rapidamente enche-se de sangue. O segundo tipo de lesão é formado por máculas puntiformes, irregulares, azul-enegrecidas, delicadas, as quais se distribuem pelo tronco e nas extremidades. O terceiro tipo de lesão ocorre sob a forma de grandes e desfigurantes hemangiomas, os quais podem interferir com funções dos membros ou de órgãos vitais.

As malformações vasculares são frequentemente observadas no intestino delgado ou cólon. O sangramento gastrointestinal pode ocorrer como melena franca, porém de forma mais comum é observado pela presença de sangue oculto nas fezes. O tratamento é primariamente sintomático, incluindo hemotransfusões, suplementação do ferro para a anemia, cirurgia ou endoscopia para o controle do sangramento, remoção cirúrgica ou com *laser* dos hemangiomas cutâneos.

Sarcoma de Kaposi[20] (Figura 117.25)

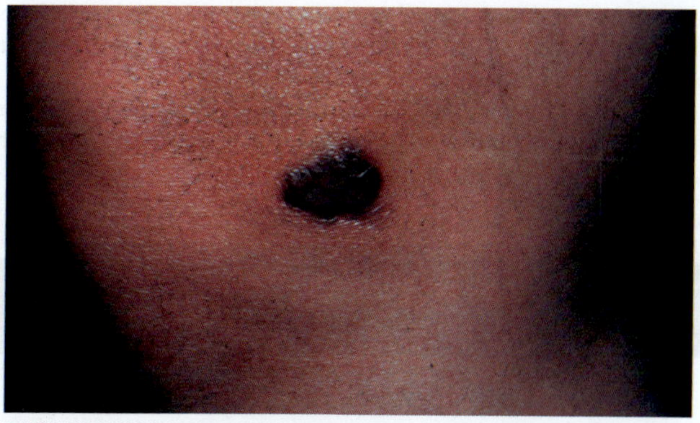

■ **Figura 117.25** Sarcoma de Kaposi.

O sarcoma de Kaposi (SK) é uma neoplasia do endotélio vascular e das células pericapilares, o qual geralmente apresenta-se na pele e pode envolver outros órgãos, como o trato gastrointestinal. Ocorre sob quatro formas: a *clássica*, a *epidêmica* ou associada a infecção pelo HIV, a *endêmica* ou africana e a *iatrogênica* nos pacientes que recebem terapia imunossupressora. A endêmica foi incialmente descrita por Moritz Kaposi, sob o termo *Sarcoma melanodes*, acometendo primariamente homens idoso do leste da Europa ou de origem mediterrânea, tendo um curso clínico tipicamente indolente. A forma epidêmica do SK, após o advento da Aids, tornou-se a forma mais comum no Ocidente, uma vez que está associada à infecção pelo HIV. O trato gastrointestinal é envolvido em 50% a 80% dos pacientes com lesões cutâneas e cerca de 100% dos indivíduos com lesões orais. O acometimento gastrointestinal é mais comum entre os homens homossexuais com a forma epidêmica da doença. O herpesvírus tipo 8 (HHV 8) tem sido encontrado em todas as formas de SK, estando provavelmente envolvido na patogênese do tumor.

As lesões cutâneas são constituídas de máculas, pápulas ou placas papulosas, eritemato-purpúricas, em geral, múltiplas, acometendo qualquer região da pele, com predomínio de localização nas pernas e pés, na forma clássica do SK, não relacionado ao HIV. Na forma epidêmica as lesões tendem a ocorrer de forma mais disseminada, ocupando extensas áreas do tronco e da face. O trato gastrointestinal pode ser envolvido em qualquer área, sendo o sangramento por vezes intenso e levando ao óbito. A forma epidêmica tem prognóstico ruim, com curso fatal dentro de 2 anos. O tratamento do SK é primordialmente paliativo. As lesões cutâneas localizadas podem ser tratadas com excisão cirúrgica, radioterapia, ou terapia intralesional com vimblastina ou interferon alfa. Retinoides como o Bexarotene (Targretin®) têm sido utilizados. Acometimento mais disseminado necessita o uso de quimioterápicos antineoplásicos ou interferon alfa.

Pseudoxantoma elástico[21]

É uma doença rara, que ocorre em cerca de 1 caso para cada 160 mil nascimentos. Pode ser herdado por traço autossômico dominante, porém geralmente é de herança recessiva ou por mutação genética esporádica. A doença é caracterizada por calcificação dos tecidos ricos em fibras elásticas como a pele, a retina (estrias angioides) e as paredes dos vasos sanguíneos (coronárias, estômago e artérias periféricas dos membros). A pele é um marcador diagnóstico, onde pápulas amareladas, dispostas em fileira, ocorrem nas áreas de flexão e no pescoço, determinando um aspecto de "pele de galinha desplumada". Nos olhos pode determinar hemorragias que levam à perda da visão central, nos membros inferiores à claudicação intermitente, no estômago as hemorragias ocasionam melena ou hematêmese e nas coronárias ocasionam a angina do peito ou o infarto agudo do miocárdio, ou hipertensão arterial sistêmica.

O sangramento gastrointestinal ocorre de forma precoce no curso da doença, é recorrente e grave, geralmente originando nas porções superiores do trato gastrointestinal, embora o segmento inferior do tubo digestivo possa originá-lo. A endoscopia pode demonstrar lesões amareladas semelhantes ao calçamento com paralelepípedos, de forma similar às que ocorrem na boca e na pele. A morte é precoce, em geral, por doença cardiovascular.

O pseudoxantoma elástico é classificado em dois tipos dominantes (D1 e D2) e dois tipos recessivos (R1 e R2) (Quadro 117.6) (Figura 117.26).

Quadro 117.6 Pseudoxantoma elástico e suas variantes.

Tipo de pseudoxantoma elástico	Herança	Quadro clínico
D1	AD	▪ Estrias angioides ocasionais ▪ Coroidite ▪ Pele em "casca de laranja" nas áreas de flexão ▪ Alterações vasculares graves e frequentes (angina, claudicação)
D2	AD	▪ Pele com aumento da elasticidade e em "casca de laranja" ▪ Estrias angioides frequentes e miopia ▪ Alterações vasculares mínimas ▪ Escleróticas azuis
R1	AR	▪ Pele em "casca de laranja" ▪ Hipertensão arterial ▪ Retinopatia degenerativa e coroidite ▪ Hemorragias digestivas
R2	AR	▪ Pele em "casca de laranja", generalizada ▪ Aumento de elasticidade da pele

AD: autossômica dominante; AR: autossômica recessiva.

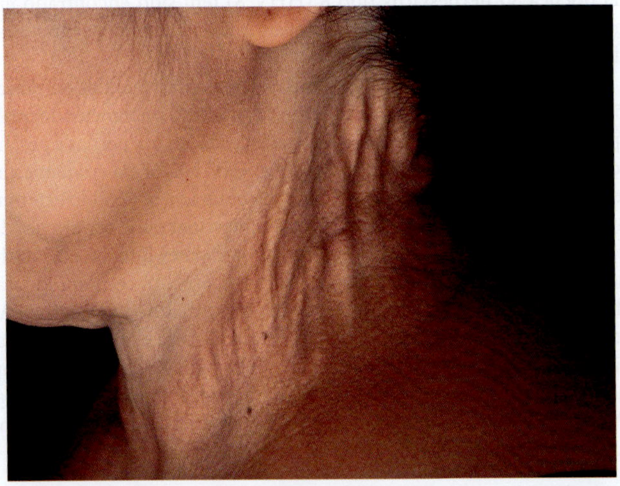

Figura 117.26 Pseudoxantoma elástico.

As estrias angioides, podem ser observadas em outras doenças, além do Pseudoxantoma elástico nas condições relacionadas no Quadro 117.7.

Quadro 117.7 Entidades clínicas onde podem ser encontradas estrias angioides.

Pseudoxantoma elástico
Anemia falciforme
Doença de Paget óssea
Síndrome de Ehlers-Danlos
Trauma
Hiperfosfatasemia

Síndrome de Ehlers-Danlos[22]

Constitui um grupo de distúrbios hereditários de doenças do colágeno. Caracteristicamente apresenta fragilidade da pele e vasos sanguíneos, hiperextensibilidade das articulações e aumento da elasticidade da pele. O tipo IV da síndrome de Ehlers-Danlos é mais intimamente ligado às hemorragias gastrointestinais. Não há tratamento específico, neste tipo tendo os pacientes um prognóstico ruim, uma vez que a ruptura de vasos nobres e a hemorragia de órgãos internos determinam o óbito (Figura 117.27).

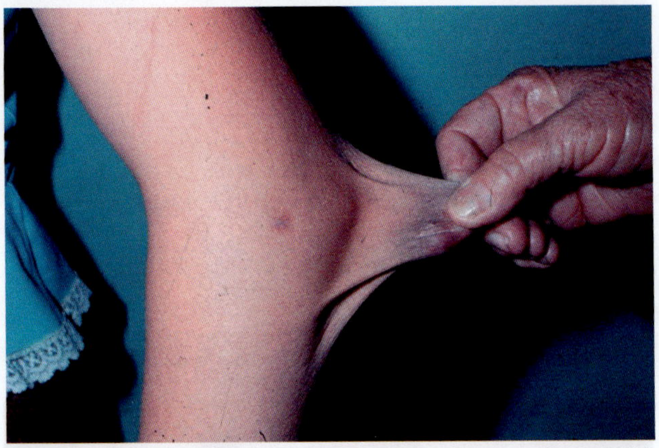

Figura 117.27 Síndrome de Ehlers-Danlos.

Papulose atrófica maligna e benigna (doença de Degos)[23]

A doença de Degos (DD) foi inicialmente descrita por Kolhlmeier em 1941 e posteriormente elucidada por Degos em 1942. Há duas variantes reconhecidas: a papulose atrófica benigna (PAB) e a papulose atrófica maligna (PAM) – que são diferenciadas respectivamente pelo acometimento cutâneo exclusivo e doença cutânea com subsequente envolvimento sistêmico. A PAM é mais comum que a PAB, sendo que a primeira tem maior predileção por homens e a segunda mais frequentemente vista em mulheres. A DD é uma angiopatia de pequenos vasos na qual a patogênese é compreendida ser centrada em uma regulação inadequada do interferon alfa (IFN-α) e do complexo de ataque membranolítico do sistema de complemento. Esta perda de regulação leva, por fim, a uma arteriopatia trombo-oclusiva de artéria de pequeno e médio calibre e eventual infarto tecidual. Frente as apresentações distintas da PAB e PAM junto com a sua fisiopatogenia incompletamente conhecida, a DD poderia ser mais bem considerada como uma síndrome em sua essência. Há autores de fato que entendem que a DD possa ser o resultado final de um dano vascular, mais do que uma entidade clínica distinta, de forma similar ao conceito de atrofia branca, a qual hoje é considerada um padrão morfológico final cicatricial de várias condições distintas.

As manifestações cutâneas da DD (Figura 117.28) são comuns tanto à PAB, como à PAM. Classicamente se apresentam como pápulas de 2 a 5 mm de diâmetro, levemente rosadas, as quais ao evoluir produzem lesões cicatriciais umbilicadas, com centro aporcelanado, halo eritematoso e teleangiectasias circundantes a lesão. Estas lesões em geral se distribuem no tronco e braços, com característica de poupar a face, palmas e plantas. Não há fotossensibilidade na DD. As lesões em geral não são purpúricas, mas têm sido descritas como produzindo a sensação de queimação local.

Do ponto de vista histopatológico, as pápulas iniciais da DD são similares às lesões das doenças do tecido conectivo, com um infiltrado inflamatório linfocitário ocorrendo ao redor da vasculatura da derme, anexos e nervos. Eosinófilos em geral estão ausentes, com alterações vacuolares na junção dermoepidérmica, junto com deposição de mucina na derme. As lesões atróficas brancas na histopatologia exibem degeneração do colágeno, com um formato de cunha em direção a derme profunda e um infiltrado de interface confinado à porção central da lesão. Ao nível ultraestrutural, várias estruturas tubulorreticulares estão presentes no queratinócitos da epiderme e nas células endoteliais na derme, os quais são frequentemente observados em estudos de microscopia eletrônica.

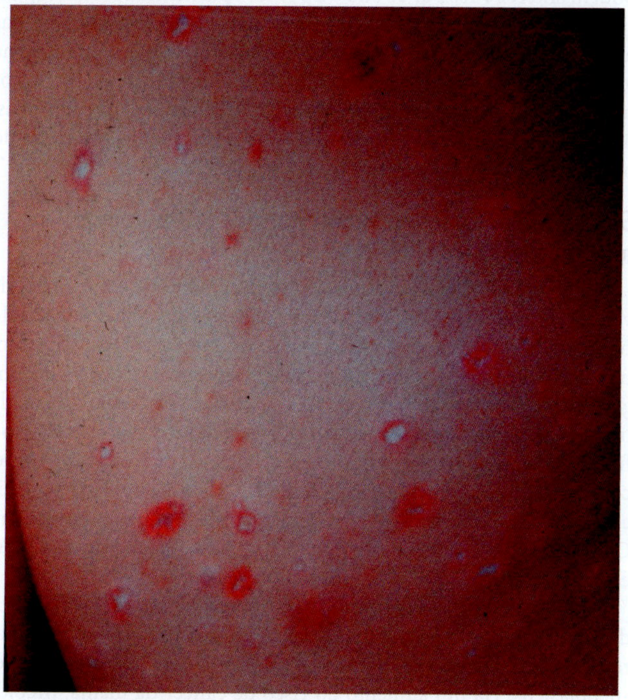

■ **Figura 117.28** Doença de Degos.

A maioria dos pacientes com DD, em particular os homens, irão progredir do estágio de acometimento cutâneo para o sistêmico. Nesse caso quando isto ocorre a PAM, a variante sistêmica da DD, rapidamente envolve sistemas internos do organismo. Este acometimento sistêmico geralmente evolui dentro de semanas a anos da apresentação das lesões cutâneas e tem, historicamente, sendo invariavelmente fatal dentro de poucos anos. Os órgãos mais comumente acometidos são em ordem, o sistema gastrointestinal, neurológico, cardíaco e pulmonar. A doença gastrointestinal ocorre em 50% a 61% dos pacientes, geralmente levando ao óbito por perfuração intestinal. A laparoscopia do intestino pode revelar placas brancas com bordas enantematosas nas superfícies serosas do intestino e peritônio. A histopatologia demonstra alterações similares às cutâneas, com arteriopatia de pequenos e médios vasos e trombose microangiopática determinando necrose tecidual.

O diagnóstico da DD é determinado por características clínicas e histopatológicas, porém não há exame laboratorial específico ao diagnóstico. Os pacientes com DD devem ser abordados com investigação de exame físico geral, com ênfase ao exame abdominal. Hemograma completo, estudos da coagulação, anticorpos antifosfolípides e pesquisa de sangue oculto nas fezes deve ser solicitada. Endoscopia pode ser necessária a pacientes sintomáticos ou com sangramento gastrointestinal. Historicamente não há um tratamento de eleição para a DD. Anticoagulantes, incluindo ácido acetilsalicílico, heparina e varfarina, têm sido efetivos em relatos de caso. Entretanto, recentemente houve relatos do uso de anticorpo monoclonal contra a fração C5 do complemento, o eculizumabe, em pacientes com PAM agressiva, o qual tem demonstrado eficácia imediata e provado ser efetivo em evitar desfecho fatal com o uso continuado.

Manifestações cutâneas dos cânceres gastrointestinais hereditários

O câncer colorretal (CCR) acomete 130 mil pessoas anualmente nos Estados Unidos. Quase um terço destes são, casos familiares, alguns dos quais tem base genética. As quatro principais síndromes familiares de CCR são: a síndrome de Lynch (SL) ou câncer do cólon hereditário não relacionado a polipose (CCHNP), a polipose adenomatosa familiar (PAF), a síndrome de Peutz-Jeghers (SPJ) e a síndrome da polipose juvenil (SPJ). O diagnóstico precoce destas síndromes é imperativo para que o acompanhamento adequado possa ser iniciado. O CCR necessita abordagem coordenada e multidisciplinar, que inclui avaliação de risco genético e aconselhamento. Os dermatologistas podem exercer uma função relevante no seu diagnóstico pelos achados cutâneos e iniciar as avaliações com gastroenterologistas, geneticistas e outras subespecialidades necessárias. No Quadro 117.8 podemos consultar as principais síndromes com manifestações tegumentares associadas a câncer gastrointestinal hereditário.

Quadro 117.8 Câncer gastrointestinal hereditário associado a manifestações cutâneas.

Síndromes	Entidade clínica	Genes acometidos	Cromossomo envolvido	Achados tegumentares associados	Câncer associado
Câncer colorretal hereditário não relacionado à polipose	Síndrome de Lynch; Síndrome de Muir-Torre	MLH1, MSH2, MSH6 e PMS2	2p16, 3p21, 2q32 e 7p22	Adenomas sebáceos, epitelioma, carcinoma, múltiplos queratoacantomas	Câncer de cólon, gástrico, endométrio, ovário e urológico
Polipose adenomatosa familiar	Síndrome de Gardner	APC	5q21-q22	Cistos epidermoides, lipomas e tumor desmoide	Colorretal, duodenal, tireoide, adrenal e hepatoblastoma
Síndrome da polipose hamartomatosa	Síndrome de Peutz-Jeghers	STK 11 (LKB1)	19p13.3	Máculas castanho-escuras a negras ou azuladas na mucosa bucal, perioral ou periocular; máculas hiperpigmentadas nos dedos	Duodenal, cólon, mama, pâncreas, estômago, intestino delgado, colo de útero, útero, ovário, testículos e tireoide
	Síndrome de Cowden	PTEN	10q23.31	Triquelemomas, pápulas papulomatosas, queratose acral e plantar, lipomas e neuromas mucocutâneos	Cólon, tireoide, endométrio e mama e carcinoma de células renais
	Síndrome de Bannayan Riley-Ruvulcaba	PTEN	10q23.31	Máculas pigmentadas na glande peniana e lipomas	Não se associa com malignidade do trato gastrointestinal. Câncer de tireoide, endométrio e mama. Carcinoma de células renais se associado a mutação do gene PTEN
	Síndrome da polipose juvenil	MADH4 (SMAD4) e BMPR1A	18q21.1 e 10q22.3	Baqueteamento digital	Cólon
	Neurofibromatose	Neurofibromin I	17q11.2	Manchas café com leite, neurofibromatose cutânea e efélides axilares	Leucemia mieloide crônica na infância, neurofibrossarcoma e feocromocitoma
	Síndrome de Cronkhite-Canada			Distrofia ungueal, alopecia e hiperpigmentação difusa da face, palmas, plantas e pescoço	Possível aumento de malignidades gastrointestinais

Outro aspecto das doenças gastrointestinais e sua relação com a pele é o estudo das *poliposes do tubo digestivo.* O termo Polipose refere-se a múltiplos pólipos adenomatosos (número maior que 100) e esta condição determina um risco maior de adenocarcinoma. Os pólipos intestinais isolados ou em pequeno número ocorrem em cerca de 10% dos adultos da população em geral, havendo pouco potencial de malignização. No Quadro 117.9 encontramos as diversas doenças que cursam com polipose intestinal e manifestações cutâneas.

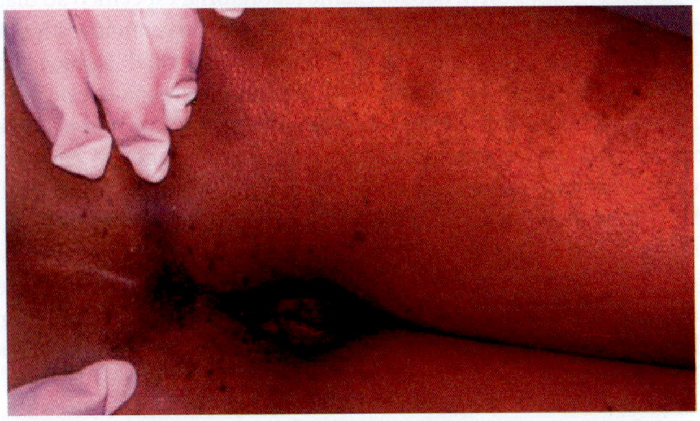

■ **Figura 117.29** Síndrome de Peutz-Jeghers.

Síndrome de Peutz-Jeghers[24]

Descreve uma entidade onde há pólipos harmatomatosos principalmente no intestino delgado, associando-se a máculas hiperpigmentadas mucocutâneas, tumores gonadais, e câncer da mama. Pode ocorrer dentro desta síndrome sangramento gastrointestinal, intussuscepção com obstrução, dor abdominal ou prolapso retal. Os harmatomas intestinais são geralmente pedunculados, e encontrados mais frequentemente no jejuno, porém podem ocorrer no íleo, estômago, duodeno e no cólon. Embora os harmatomas tenham um menor risco de malignização relacionados aos pólipos adenomatosos, há um aumento do risco de malignidade, em geral, nesta síndrome. Carcinoma gastrointestinal ocorre em 2% a 3% dos pacientes, havendo também um aumento da incidência de carcinomas do ovário, testículos e da mama. Efélides pequenas e escuras são observadas nos lábios e na mucosa bucal, mas também periorificiais e nos dedos das mãos e dos pés. Com o avançar da idade, as efélides das mucosas persistem, enquanto as outras tendem a clarear. Não há relação entre a extensão ou localização das efélides com a extensão da polipose.

Síndrome de Gardner[25]

É constituída pela tríade de pólipos adenomatosos do tubo digestivo, com alto risco de transformação maligna, cistos epidérmicos e tumores desmoides. Há herança autossômica dominante com alta penetrância e variada expressividade. O risco de adenocarcinoma do cólon é de 100%.

Os pólipos adenomatosos são múltiplos, geralmente em número maior que 100, ocorrendo em qualquer local do cólon. A média de idade no início do quadro é de 22 anos e o tamanho médio dos pólipos maior que um cm. A sigmoidoscopia e colonoscopia são os exames de investigação. Pode haver pólipos adenomatosos no intestino delgado, estômago e vesícula biliar, ou até pancreatite aguda por obstrução do duto pancreático por pólipo. O câncer desenvolve-se entre os 20 a 30 anos de idade.

As lesões cutâneas e ósseas ocorrem antes dos pólipos intestinais e podem antecedê-los por 10 anos. Os cistos epidérmicos são múltiplos, surgem após a puberdade, sendo encontrados predominantemente nas extremidades, face e couro cabeludo. Os tumores desmoides surgem na juventude, predominando nas mulheres e localmente agressivos. Osteomas podem ocorrer na mandíbula e maxila. Podem ocorrer fibromas, lipomas, anormalidades dentárias, lesões pigmentadas no fundo do olho, tumores cerebrais e tumores endócrinos.

Síndrome de Cowden (síndrome dos harmatomas múltiplos)[26]

Constitui uma doença autossômica dominante de expressividade variada. Apresenta lesões cutâneas variadas associadas a pólipos do tubo digestivo com aumento do risco de malignização. Ocorrem triquilemomas (pápulas da cor da pele planas ou verrucosas e alongadas), papilomatose oral (pápulas macias e pequenas, da cor da mucosa, nos lábios, gengiva ou palato com aspecto de paralelepípedo), fibromas de Cowden (pápulas brancas, firmes, ou nódulos na face, couro cabeludo ou nas mãos), queratoses acrais (pápulas nas mãos e pés que lembram verrugas virais) e queratodermia palmoplantar. Com menor frequência observam-se lipomas, hemangiomas, língua escrotal e neuromas.

Pólipos harmatomatosos no tubo digestivo são vistos em cerca de 1/3 dos pacientes, sendo em geral assintomáticos. Ocorrem preferencialmente no segmento retossigmoideano, e não parecer ser pré-neoplásicos. Há um aumento do risco de câncer da mama, tireoide e endométrio. Doença fibrocística da mama e bócio ou adenoma da tireoide são observados.

Síndrome de Muir-Torre[27]

É constituída por uma associação entre múltiplas neoplasias sebáceas com malignidades internas, entre as quais adenocarcinomas do trato digestivo. Pólipos adenomatosos do cólon surgem com maior frequência, porém não são uma constante ou fator de definição da síndrome. É transmitida com herança autossômica dominante. Os carcinomas viscerais são múltiplos, sendo o carcinoma colorretal o câncer interno mais comum. Também se observa aumento dos carcinomas geniturinários nesta síndrome. Tanto as malignidades viscerais, como as sebáceas demonstram um comportamento biológico menos agressivo, quando comparado às neoplasias similares fora do contexto desta síndrome.

Os adenomas sebáceos múltiplos ocorrem na cabeça, pescoço e no tronco dos pacientes na quarta e quinta décadas de vida. São descritos também epiteliomas sebáceos, carcinoma sebáceo, queratoacantomas, carcinoma espinocelular da pele, cistos epidérmicos e carcinomas basocelulares com diferenciação sebácea. Os adenomas sebáceos parecem constituir as lesões mais específicas e comuns no diagnóstico da síndrome. A hiperplasia sebácea não está associada a esta síndrome. Desta forma, a ocorrência de múltiplos tumores sebáceos, direciona à pesquisa de uma malignidade interna, na suspeita desta síndrome.

Quadro 117.9 Poliposes intestinais e alterações cutâneas.[14]

Doença	Localização dos pólipos	Achado cutâneo	Risco de malignidade
Síndrome de Peutz-Jeghers (Figura 117.29)	Intestino delgado	Lentiginoses nos lábios. Precede a malignidade em geral	Hematomas com degeneração excepcional
Síndrome de Gardner	Retocolônica	Cistos epidérmicos, osteomas, lesões pigmentadas no fundo do olho. Precede a malignidade em 50% dos casos	Alto risco de degeneração maligna
Síndrome de Cronkhite-Canada	Difusa desde o estômago	Alopecia, onicoatrofia e melanodermia difusa	Degeneração rara
Síndrome de Cowden	Difusa	Harmatomas fibrosos na boca e língua e triquilemomas múltiplos na face, couro cabeludo e tronco	Sem potencial maligno

Síndrome de Canada-Cronkhite[28]

É uma doença adquirida rara, da vida adulta, a qual se caracteriza pela presença de pólipos inflamatórios, hiperpigmentação cutânea, alopecia em placas e alterações ungueais. Ocorre uma enteropatia perdedora de proteínas com sintomas que incluem diarreia crônica, dor abdominal, anorexia e enfraquecimento. Embora os pólipos sejam harmatomatosos, como na síndrome de Peutz-Jeghers, a degeneração maligna tem sido relatada.

O acometimento cutâneo consiste em uma tríade de hiperpigmentação, alopecia e alterações ungueais, as quais estão presentes na maioria dos pacientes. A alopecia, inicialmente em placas, pode levar à alopecia total. Máculas, semelhantes a lentigos, de alguns milímetros e placas hiperpigmentadas extensas, de até 10 cm, ocorrem sobre as mãos e braços em 85% dos pacientes, e podem ser reversíveis. A distrofia ungueal com onicólise ocorre nos dedos das mãos e pés, levando a ocorrência de afinamento da lâmina. O tratamento é de suporte com suplementação de fluidos, eletrólitos e boa nutrição.

Outro tópico de interesse clínico é a interação entre infecção *pelo vírus B ou C da hepatite*, com ou sem doença hepática, relacionando-se a várias manifestações cutâneas.

Hepatite B[29]

A infecção pelo *vírus da hepatite B* (VHB), associa-se em frequência variável, com as seguintes manifestações cutâneas:

- **Pródomo doença do soro-símile**: ocorre em cerca de 20% a 30% dos pacientes infectados pelo Vírus da Hepatite B (VHB). Pode haver urticária, angioedema, artropatia, hematúria, proteinúria e hipocomplementenemia as quais surgem até 6 semanas antes da icterícia.
- **Erupção papulosa recorrente do tronco e extremidades**: surge como pápulas eritematosas pequenas com um discreto halo purpúrico, principalmente na porção superior dos braços. Os surtos recorrentes duram de 5 a 7 dias em pacientes com HBsAg positivo por longa data.
- **Acrodermatite papulosa da infância (doença de Gianotti-Crosti)**: ocorre em crianças de 2 a 6 anos com hepatite anictérica pelo VHB.
- **Eritema nodoso.**
- **Urticária aguda ou crônica.**
- **Líquen plano**: estima-se que cerca de 11% a 12% dos pacientes com líquen plano tenham hepatite crônica ativa.
- **Vasculite leucocitoclástica.**
- **Poliarterite nodosa (PAN)**: estima-se que em cada 500 infecções pelo VHB cerca de duas resultam em PAN. Porém apenas cerca de 10% a 13% destes pacientes apresentam lesões dermatológicas como nódulos subcutâneos, livedo reticular, ulcerações ou urticária.
- **Pioderma gangrenoso.**
- **Síndrome dermatomiosite-símile**: nos casos de HBsAg positivos na fase aguda pode haver uma erupção semelhante ao sinal do Heliotrópo e fadiga muscular proximal.
- **Crioglobulinemia mista.**

Hepatite C[30]

O vírus da Hepatite C (HVC) é a principal causa de hepatite aguda e crônica nos países desenvolvidos, estimando-se que infecta cerca de 3% da população mundial. No início dos anos de 1980 observaram-se casos de hepatite não A não B, os quais na maioria dos casos o agente etiológico responsável hoje é reconhecido como o HVC. O HVC é inativado pelo clorofórmio, formalina, calor e luz ultravioleta. O HVC é adquirido principalmente por meio da exposição parenteral à material infectado, como transfusões sanguíneas ou injeções com agulhas não estéreis. A frequência de transmissão sexual é baixa (~5%), em oposição à transmissão do HIV (10% a 15%) ou ao vírus da hepatite B (~30%). A coinfecção pelo HIV aumenta o risco de transmissão sexual do HVC. A infecção aguda é geralmente suave com poucos sintomas ou mesmo assintomática, com período de incubação de 2 a 26 semanas, em média 6 a 7 semanas. Entre os pacientes adultos apenas 30% a 40% desenvolvem sintomas suaves ou icterícia, sendo clinicamente indistinguível da hepatite A ou B agudas.

A hepatite crônica desenvolve-se em 75% dos pacientes infectados, sendo lentamente progressiva e determina grave morbidade em 20% a 30% das pessoas infectadas. A progressão para cirrose ocorre com uma frequência de 0,1% a 7% ao ano, sendo lenta e protraída, tipicamente apresentando-se como doença grave, cerca de 2 a 3 décadas após a infecção inicial. Entre os fatores que contribuem para a progressão encontram-se o etilismo, o mais importante, embora comorbidades como infecção concomitante com o vírus da hepatite B, sobrecarga do ferro (especialmente nas formas homozigotas da hemocromatose) e/ou deficiência da alfa-1-antitripsina podem contribuir de forma significativa para a progressão à cirrose ou ao carcinoma hepatocelular, em alguns pacientes. A progressão ao carcinoma hepatocelular tem sido estimada entre os pacientes com cirrose, em uma frequência de 1% a 4% ao ano. Uma vez que a fase tardia da hepatite crônica pelo HVC seja alcançada, os sintomas, as complicações e mortes relacionadas à doença hepática tornam-se comuns.

Em decorrência das múltiplas mutações que o HVC sofre em suas replicações intensas no organismo do hospedeiro, há uma marcada heterogenicidade entre os HVC que infectam os seres humanos, de forma que, apenas cerca de 70% apresentam similaridade entre todos os isolados. Estas mutações favorecem o escape do vírus da vigilância imunológica do hospedeiro. Quando isolamos a sequência do genótipo do HVC, ele pode ser subclassificado em um número finito de cepas ou genótipos. O esquema de classificação proposto por Simmonds e colaboradores atualmente é amplamente aceito, sendo os genótipos principais designados com números arábicos e os subtipos com pequenas letras (Tabela 117.1).

Tabela 117.1 Variedades do vírus da hepatite C.

Genótipo/subtipo	% de pacientes nos Estados Unidos	Comentários
1a	~ 50% a 60%	Difícil de erradicar e terapias possíveis atualmente
1b	~ 15% a 20%	Difícil de erradicar e terapias possíveis atualmente; 1b mais prevalente na Europa, Turquia, Japão, Taiwan
1c	< 1%	
2a/b/c	~ 10% a 15%	Amplamente distribuído; responde melhor às terapias possíveis atualmente
3a/b	~ 4% a 6%	Encontrado principalmente na Índia, Paquistão, Austrália e Escócia
4	< 5%	Encontrado no Leste da Europa e África
5	< 5%	Principalmente na África do Sul
6	< 5%	Principalmente em Hong-Kong e Macao

Fonte: Adaptada de Bonkovsky HL & Mehta S. J Am Acad Dermatol 2001; 44 (2 pt 1): 159-79.

São manifestações extra-hepáticas associadas à infecção pelo HVC, as condições listadas no Quadro 117.10.

Quadro 117.10 Plêiade de manifestações clínicas associadas ao vírus da hepatite C.[31]

Manifestações clínicas cutâneas e extracutâneas associadas à infecção pelo vírus da hepatite C
▪ Canície ▪ Síndrome de Behçet ▪ Síndrome de Sjögren-símile (sialodenite) ▪ Porfiria cutânea tardia ▪ Poliarterite nodosa ▪ Plasmocitoma ▪ Vitiligo ▪ Líquen plano ▪ Vasculite leucocitoclástica ▪ Crioglobulinemia mista ▪ Tumores linfoides associados à mucosa (MALT) ▪ Glomerulonefrite ▪ Linfoma de células B ▪ Prurigo nodular de Hyde ▪ Úlceras corneanas de Mooren ▪ Síndrome antifosfolípide (anticorpos anticardiolipina) ▪ Trombocitopenia autoimune ▪ Tireoidite autoimune ▪ Eritema polimorfo ▪ Eritema nodoso ▪ Urticária ▪ Eritema necrolítico acral

A maioria destas desordens parece ser mediada imunologicamente, talvez como resultado de uma proliferação de linfócitos monoclonal ou policlonal dependente da exposição viral. Na maioria dos casos, os detalhes da patogênese permanecem desconhecidos. Nos pacientes com cirrose pelo HCV é extremamente comum a produção de autoanticorpos, particularmente o fator reumatoide e os anticorpos antimúsculo liso.

As doenças cutâneas mais fortemente relacionadas à infecção pelo vírus C podem ser observadas como:

- **Crioglobulinemia mista**: 40% a 84% dos pacientes positivos para o vírus da hepatite C produzem crioglobulinas; 15% desenvolverão vasculite crioglobulinêmica. A vasculite é geralmente cutânea, mas pode ser sistêmica se intensa.
- **Porfiria cutânea tardia**: a infecção pelo vírus C é a infecção viral mais associada a porfiria cutânea tardia. A prevalência do vírus da hepatite C na porfiria tem variação geográfica na população.
- **Líquen plano**: fortemente correlacionado a infecção pelo vírus C em metanálise.

Porfiria cutânea tardia (PCT)[32,33]

No sul da Europa (Itália, Espanha e sul da França) 70% a 90% dos pacientes com PCT têm cirrose pelo HCV. A frequente associação tanto da infecção crônica pelo HCV e associação ao HLA, hemocromatose hereditária com PCT tem duas implicações importantes: todos os pacientes com PCT devem ser pesquisados para infecção pelo HCV com a medida dos anticorpos e quando possível avaliar análise de mutações no gene HFE, as quais estão ligadas à sobrecarga de ferro. Desta forma todos os pacientes com PCT devem evitar álcool, estrógenos e outras substâncias químicas que possam precipitar ou exacerbar a sua doença.

O *eritema necrolítico acral*[29] parece estar associado apenas com a hepatite aguda pelo HCV. A erupção é psoriasiforme e ocasionalmente bolhosa, predominando no dorso das mãos e pés e pernas. As características histopatológicas lembram a hiperqueratose epidermolítica.

Tem-se observado uma prevalência de 5% a 20% de marcadores sorológicos para o HCV entre os pacientes com *poliarterite nodosa*.[29] A prevalência de anticorpos contra o HCV nos indivíduos com *líquen plano* parece variar geograficamente, sendo 4% no norte da França, 62% no Japão e não demonstrada na Grã-Bretanha.[29]

Nos indivíduos infectados pelo Vírus da Hepatite A tem sido relatada manifestações cutâneas tipo urticária, paniculite e erupção escarlatiniforme.[29]

Doenças inflamatórias intestinais[34,35]

A doença inflamatória intestinal (DII) é uma doença crônica e incurável, de etiologia desconhecida, associada a uma resposta imune desregulada a gatilhos ambientais em um hospedeiro geneticamente predisposto. As DIIs acometem principalmente o trato gastrointestinal (GI) e incluem a doença de Crohn (DC) e a colite ulcerativa (UC). No entanto, uma grande porcentagem de pacientes pode apresentar manifestações extraintestinais, como erupções mucocutâneas (que são as mais comuns), além achados dermatológicos, como eritema nodoso, pioderma gangrenoso e estomatite aftosa (que são as mais frequentes).

De acordo com os mecanismos fisiopatológicos, as manifestações mucocutâneas das DIIs são classificadas em cinco categorias: (i) manifestações específicas, (ii) manifestações associadas, (iii) manifestações reativas, (iv) efeitos adversos do tratamento das DIIs, e (v) manifestações de má absorção intestinal. O reconhecimento dessas manifestações não deve ser realizado apenas por um dermatologista, mas também por profissionais de outras especialidades, como Medicina Interna, Gastroenterologia, entre outras. Estas manifestações extraintestinais podem se apresentar antes do diagnóstico da DII, mesmo na ausência de sintomas gastrointestinais. Portanto, as lesões cutâneas podem ser uma ferramenta fundamental para o diagnóstico precoce da DII.

A doença inflamatória intestinal (DII) é uma doença crónica e incurável, de etiologia desconhecida, que se crê ser associado a uma resposta imunitária não regulamentada a estímulos ambientais numa predisposição genética do indivíduo suscetível. A prevalência do IBD aumentou significativamente durante a segunda metade do século XX e o início do século XXI em todo o mundo, principalmente nos países em desenvolvimento e na população pediátrica.

A maior prevalência da DII foi relatada na Europa, com a taxa de 505 casos por 100 mil pessoas. Desde 1990, a incidência da DII nos países ocidentais estabilizou ou até começou a diminuir, mas a taxa de incidência nos países recentemente industrializados na Ásia, África e América do Sul tem aumentado.

As *Doenças Inflamatórias Intestinais Idiopáticas* podem manifestar-se em geral como Retocolite Ulcerativa (RU) e Doença de Crohn (DC). A doença inflamatória intestinal (DII) acomete 0,37% da população norte-americana. Associa-se a dor abdominal, diarreia, sangramento retal, perda de peso e sinais de má nutrição. A doença inflamatória intestinal (DII) está associada a uma ampla variedade de manifestações extraintestinais, incluído desordens cutâneas, musculoesqueléticas, hepatobiliares, oculares e metabólicas. Quarenta por cento dos pacientes com DII apresentará manifestações extraintestinais, sendo estas mais comuns na doença de Chron, e cerca de 36,6% dos pacientes apresenta mais de uma manifestação extraintestinal.

Na DC, são considerados como fatores preditivos independentes para manifestações extraintestinais o sexo feminino a idade e a atividade da doença. Em geral, as manifestações extraintestinais aparecem mais comumente após o diagnóstico da DII, com um tempo médio de 92 meses. No entanto em 25,8% dos casos elas ocorrem antes do diagnóstico da DII, com uma média de tempo de 5 meses, embora em alguns pacientes possa haver um intervalo de tempo de cerca de 2 anos antes do diagnóstico da DII. No Quadro 117.11 podemos observar as principais características da retocolite ulcerativa (RU) e da Doença de Chron (DC).

A maioria das manifestações extracutâneas são mucocutâneas, com frequência de 22% a 75% nos pacientes com DC e em 5% a 11% nos pacientes com RU.

Quadro 117.11 Comparação de características entre a retocolite ulcerativa e a doença de Chron.

Aspectos	Retocolite ulcerativa	Doença de Chron
Distribuição	Limitada ao cólon, contínua	Da boca ao ânus, descontínua
Reto	Acometido	Frequentemente poupado
Inflamação	Limitada às mucosas	Transmural
Dor abdominal	Comum	Comum
Sangramento retal	Comum	Ocasional
Mucosa	Granulosa, enantematosa, friável, exsudato mucoso, hemorragias espontâneas	Lesões em formato linear ou serpiginoso, sobre mucosa normal, aspecto em paralelepípedo e fissuras
Diarreia	Comum	Comum
Perda de peso	Infrequente	Comum
Risco de câncer do cólon	Discretamente elevado	Menor que a colite
Acometimento perianal	Infrequente	Comum
Estenoses	Infrequente	Comum
Abscessos	Infrequente	Comum
Fístulas	Infrequente	Comum

Cutâneas

1. **Lesões específicas**: fissuras anais e fístulas, estomatite aftosa, aspecto em paralelepípedo da mucosa oral, pioestomatite vegetante, doença de Crohn metastática.
2. **Lesões reativas**: eritema nodoa, pioderma gangrenoso, estomatite aftosa, erupções vésico-pustulosas, poliarterite nodosa cutânea.
3. **Miscelânea**: epidermólise bolhosa adquirida, vitiligo, psoríase, amiloidose secundária, síndrome doença intestinal-dermatite-artrite.
4. **Manifestações cutâneas secundárias ao estado de má absorção intestinal**: acrodermatite enteropática (zinco), escorbuto (vitamina C), púrpura (vitamina C e K), pelagra (niacina), queilite angular-glossite-estomatite (vitamina B), eczema inespecífico e pele seca (ácidos graxos essenciais), anormalidades do cabelo e unhas (proteínas).
5. **Manifestações cutâneas secundárias ao tratamento**: erupção medicamentosa, dermatite periostomal.

Musculoesqueléticas

1. Artrite.
2. Osteoprorose.
3. Osteoartreopatia hipertrófica.

Hepatobiliares

1. Colangite esclerosante primária.
2. Hepatite autoimune.
3. Cirrose.
4. Esteatose hepática.
5. Granulomas hepáticos na doença de Crohn.

Oculares

1. Uveíte (irite).
2. Episclerite.
3. Escleromalácia.

Metabólicas

1. Retardo de crescimento em crianças e adolescentes.
2. Maturação sexual retardada.

Em torno de um terço dos pacientes com manifestações extraintestinais na DII apresentará manifestações tegumentares. A seguir apresentamos alguns aspectos de ambas às doenças e manifestações cutâneas a elas associadas (Quadro 117.12).

Quadro 117.12 Doenças intestinais inflamatórias e manifestações mucocutâneas associadas.

Retocolite ulcerativa	Achados cutâneos associados
Sintomas e sinais: perda de peso, diarreia, sangramento retal, dor abdominal, febre, anorexia. Acomete o reto em 95% dos casos e com menor frequência o intestino delgado	A) Associados em mais de 5% dos casos de RU: ▪ Pioderma gangrenoso ▪ Eritema nodoso ▪ Baqueteamento dos dedos ▪ Psoríase ▪ Estomatite aftosa recorrente B) Associados em menos de 5% dos casos de RU: ▪ Poliarterite nodosa cutânea (arterite cutânea) ▪ Eritema polimorfo ▪ Vasculites leucocitoclásticas ▪ Coagulopatia com púrpura ▪ Arterites ▪ Líquen plano ▪ Piodermite vegetante ▪ Gangrena tromboembólica
Doença de Crohn	**Achados cutâneos associados**
Sintomas e sinais: pode afetar o intestino grosso, o intestino delgado ou ambos. Determina febre, perda de peso, dor abdominal, diarreia geralmente sem sangramento retal, má absorção intestinal, fístulas enterocutâneas e abscessos perianais	A) Associados em mais de 5% dos casos de DC: ▪ Eritema nodoso ▪ Plicomas perianais (Figura 117.30) ▪ Aftas orais (Figura 117.31) ▪ Psoríase ▪ Baqueteamento dos dedos ▪ Vegetações na mucosa oral B) Associados em menos de 5% dos casos de DC: ▪ Pioderma gangrenoso (Figura 117.32) ▪ Úlceras perianais ▪ Eritema palmar ▪ Poliarterite nodosa cutânea ▪ Fístulas enterocutâneas ▪ Vasculites granulomatosas

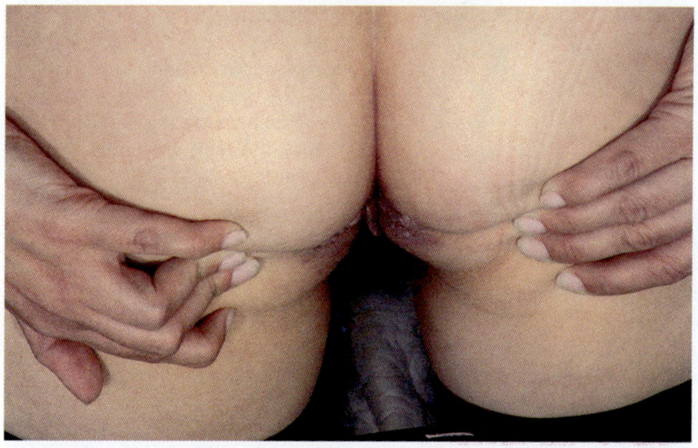

■ **Figura 117.30** Plicoma perianal.

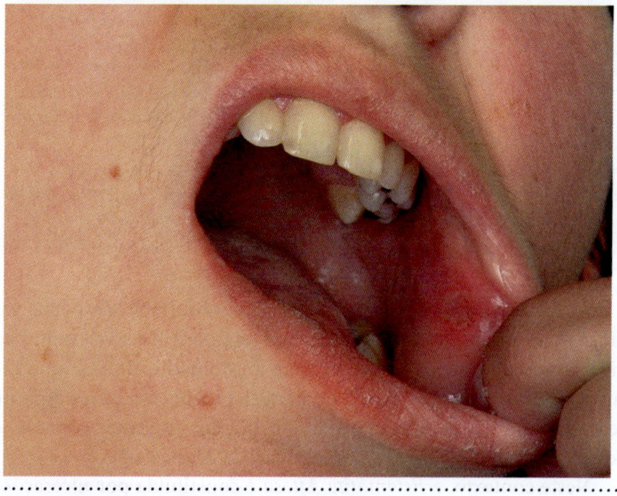

■ **Figura 117.31** Aftas orais.

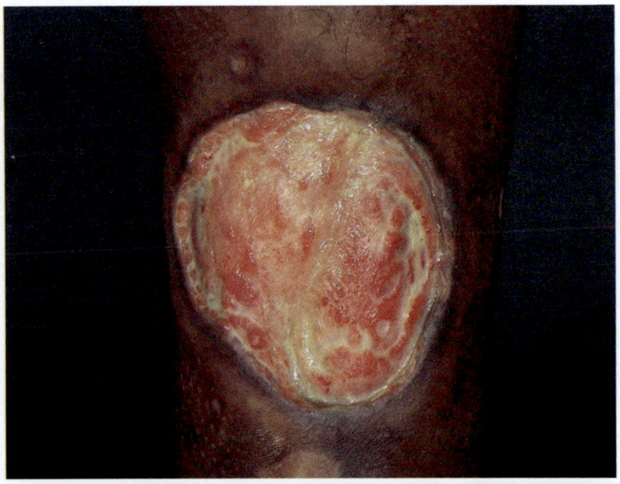

■ **Figura 117.32** Pioderma gangrenoso.

No Quadro 117.13 listamos as manifestações mucocutâneas das DIIs de acordo com os mecanismos fisiopatológicos, em cinco categorias.

Quadro 117.13 Manifestações mucocutâneas das doenças intestinais inflamatórias de acordo com mecanismos fisiopatológicos.

Manifestações específicas com as mesmas características histopatológicas em comum com a doença intestinal inflamatória subjacente	▪ Doença de Chron contínua: perianal e oral ▪ Doença de Chron metastática
Manifestações associadas às doenças intestinais inflamatórias	▪ Estomatite aftosa ▪ Eritema nodoso ▪ Psoríase ▪ Epidermólise bolhosa adquirida ▪ Síndrome de Sweet ▪ Síndrome da artrite-dermatose associada ao intestino (BADAS)
Manifestações mucocutâneas reativas que demonstram um ou mais mecanismos fisiopatológicos com a doença inflamatória intestinal, embora sem evidência de características histopatológicas similares às das lesões gastrointestinais da DII	▪ Piodermatite-pioestomatite vegetante (PDPSV) ▪ Síndrome SAPHO (sinovite, acne, pustulose, hiperostose, osteíte) ▪ Síndrome PAPA (artrite piogênica, pioderma gangrenoso e acne) ▪ Reações adversas: reações locais, reações pela infusão, reações paradoxais, reações eczematosas e psoriasiformes, doenças potencialmente letais
Reações adversas ao tratamento da doença intestinal inflamatória	▪ Infecções cutâneas: bacterianas (erisipelas, celulites, abscessos), micobacterianas atípicas e tuberculose, virais (herpes, citomegalovírus, papilomavírus humano), fungos e infecções oportunistas ▪ Neoplasias cutâneas: câncer de pele não melanoma (carcinoma basocelular e espinocelular), linfomas cutâneos (micose fungoide e síndrome de Sezary)
Manifestações de má absorção intestinal	▪ Estomatite, glossite, queilite angular, pelagra, escorbuto, púrpura, acrodermatite enteropática, frinoderma, dermatite seborreica, alterações ungueias e capilares

As manifestações orais da doença de Crohn (DC) são pouco estudadas no âmbito da Dermatologia, porém podem ser relevantes ao diagnóstico da doença. Estas incluem a estomatite aftosa, a modularidade mucosa com aspecto de paralelepípedo, e a pioestomatite vegetante. As lesões orais ocorrem em 105 dos pacientes com DC e podem representar a manifestação inicial da doença.

Neste contexto, a *Estomatite Aftosa* é constituída por ulcerações redondas rasas com centro fibrinoso e halo enantematoso. A associação entre aftas e DII é bem conhecida. As aftas da DII não podem ser diferenciadas das aftas comuns. Outras doenças podem causar aftas como a doença celíaca, a doença de Behçet, HIV/Aids, doença de Reiter e formas até o momento idiopáticas.

A *nodularidade mucosa (aspecto de paralelepípedo)* aparece sob a forma de pápulas da cor da própria mucosa na mucosa bucal e no platô. Estas lesões, embora infrequentes, são específicas da DC. Elas podem ser dolorosas e interferir com a fala e a alimentação do paciente. Se faz necessário o tratamento da doença de base. Os corticosteroides sistêmicos são efetivos e os tópicos podem ser úteis nos casos menos intensos.

A *pioestomatite vegetante* é uma rara desordem ulcerativa oral vista em doenças com retocolite ulcerativa e menos frequentemente em DC. Pústulas, erosões e placas vegetantes surgem na mucosa bucal e gengival e formam um aspecto de trilha de caracol. A piodermite vegetante é um marcador específico de DII. Geralmente a DII precede o diagnóstico de piodermite vegetante e mimetiza a atividade da doença intestinal, embora tenha sido relatada em pacientes assintomáticos.

A frequência de *tromboses*, tanto microvasculares como macrovasculares esta aumentada na população portadora de DII, sendo que a trombose pode se apresentar ao dermatologista como trombose venosa profunda ou doença tromboembólica. O risco elevado de trombose em pacientes com DII é diretamente correlacionado à atividade inflamatória da doença, embora ela ocorra por vezes mesmo durante períodos quiescentes da doença intestinal, particularmente nos portadores de retocolite ulcerativa, a qual determina tromboses em distribuição demográfica mais jovem do que na população geral. Frequentemente o quadro de trombose se manifesta de forma atípica, com lesões cardíacas, nos vasos cerebrais, vasos axilares e sistema venoso subclávio. O tratamento destes eventos é desafiador dado o risco de sangramento das lesões intestinais durante a anticoagulação.

Manifestações mucocutâneas específicas

As manifestações mucocutâneas específicas representam uma extensão do processo inflamatório gastrointestinal, partilhando os mesmos achados histológicos, incluindo granulomas não caseosos, infiltrados dérmicos com células gigantes multinucleadas, linfócitos e eosinófilos. Estes são encontrados apenas na DC, uma vez que a RU não se estende a mucosa externa.

Doença de Crohn contínua

A doença de Crohn contínua apresenta-se como uma extensão da DII a locais adjacentes ao trato gastrointestinal. É constituída por manifestações orais e perianais, sendo as perianais geralmente a primeira manifestação da DC. Estas incluem abcessos, fístulas, fissuras e úlceras, que contribuem consideravelmente para a morbidez da DC.

As lesões perianais são observadas em 36% dos pacientes. Podem apresentar-se como eritema, fissura, estenose perianal, incontinência fecal, abcesso e fístulas (sendo estas duas mais frequentes); podem também ser observadas lesões deste tipo numa região periostomal e cicatrizes abdominais em decorrência de laparotomia ou lesões umbilicais criando fístulas enterocutaneas. As lesões orais específicas são encontradas em 8% a 9% dos pacientes; estas apresentam-se principalmente como lesões queilite angular, úlceras lineares e profundas nos lábios, fissuras dos lábios e na língua, nódulos gengivais, mucosa oral com aspecto de paralelepípedo, e gengivite dolorosa.

Doença de Crohn metastática

É considerada uma extensão da DC para áreas que não são adjacentes ao trato gastrointestinal. Está localizada principalmente nas extremidades e áreas intertriginosas e raramente na genitália e na face; contudo, qualquer área pode estar envolvida. Caracteriza-se pela presença de lesões específicas granulomatosas não caseosas da pele. Clinicamente podem ser observadas placas, nódulos, úlceras, abcessos e fístulas. Os principais diagnósticos diferenciais são erisipela, celulite, e a hidradenite supurativa. A gravidade das lesões metastáticas não está relacionada ao grau da inflamação da doença intestinal e responde mais lentamente ao tratamento do que as lesões do trato gastrointestinal.

Manifestações mucocutâneas reativas

As manifestações cutâneas reativas partilham um ou mais mecanismos fisiopatológicos com a DII, embora estas não apresentam as mesmas características histológicas das lesões gastrointestinais. Uma teoria é uma antigenicidade tipo reação cruzada entre a pele e a mucosa intestinal. Estas lesões estão presentes tanto na DC como em RU, e incluem o pioderma gangrenoso (PG), a piodermatite-piostomatite vegetante (PDPSV), síndrome Sweet, síndrome da dermatose associada ao intestino e à artrite (BADAS). Menos frequentemente são observadas síndrome com sinovites, a acne, a pustulose, hiperostose, osteítes (SAPHO) e a síndrome de artrite pirogênica, pioderma gangrenoso, e acne (PAPA).

Pioderma gangrenoso

Ocorre em aproximadamente 1% a 2% dos pacientes e está mais frequentemente associado à RU. Há uma maior ocorrência em pacientes do sexo feminino, pacientes afrodescendentes, e aqueles com um historial familiar de RU. A fisiopatologia não é completamente compreendida; é considerada como um processo autoinflamatório associado a uma disfunção da imunidade inata e adaptativa.

É caracterizado, juntamente com a síndrome de Sweet como dermatose neutrofílica em decorrência do acúmulo e ativação na pele de polimorfonucleares neutrófilos e é menos frequentemente visto em órgãos internos. As variantes clínicas atualmente reconhecidas são ulcerosas, bolhosas, pustulares, vegetantes, e induzido por drogas. Inicialmente, apresenta-se como pápulas, pústulas, ou nódulos que rapidamente ulceram, desenvolvendo uma lesão dolorosa com bordas violáceas que se estendem centrifugamente.

Embora qualquer parte do corpo possa ser acometida, estas lesões aparecem mais frequentemente nas pernas e regiões periostomais, geralmente precedidas por trauma, que é chamado o fenómeno da Patergia. Esta condição é difícil de diagnosticar em decorrência de muitos diagnósticos diferenciais; por conseguinte, é necessário um exame físico completo e biópsia cutânea.

A biópsia mostra tipicamente um infiltrado neutrofílico com acúmulo de linfócitos periféricos, porém não é patognomônica. O tratamento inclui desde esteroides tópicos, tratamento de úlceras e inibidores de calcineurina; contudo, um início precoce de corticoterapia sistêmica e ciclosporina podem ser necessários, além de agentes anti-TNF-α.

Novas descobertas científicas melhoraram significativamente a nossa compreensão sobre patogênese molecular da autoinflamação e resultaram na identificação e definição de várias síndromes autoinflamatórias associadas ao pioderma gangrenoso (PGAAIS), como entidades clínicas novas e distintas.

Estas diferentes entidades clínicas incluem a PAPA (artrite piogênica, pioderma gangrenoso e acne conglobata), PASH (pioderma gangrenoso, acne e hidradenite supurativa), PAPASH (pioderma gangrenoso, acne, hidradenite supurativa e artrite pirogênica), PsAPASH (pioderma gangrenoso, acne, hidradenite supurativa e artrite psoriática), PASS (pioderma gangrenoso, acne conglobata, hidradenite supurativa, e espondiloartrite axial) e PAC (pioderma gangrenoso, acne e colite ulcerativa), que se podem distinguir pela sua apresentação clínica e pela presença ou ausência de mutações em vários genes, como os genes que codificam a *proteína 1* da *prolina-serina-treonina fosfatase* (PSTPIP1), nicastrina (NCSTN), febre familiar do mediterrâneo (MEFV) e a proteína que contém oligomerização do domínio dos nucleotídeos (NOD). Em razão da identificação de mecanismos genéticos e patogênicos semelhantes do PGAAIS, pensamos que a grande variedade de síndromes aparentemente diferentes pode representar fenótipos distintos de uma doença.

Os inflamassomas compreendem complexos proteicos localizados dentro do citosol das células, que se encontram num grupo envolvidos na produção de importantes citocinas pró-inflamatórias como a interleucina-1β (IL-1β) e a IL-18 por meio da ativação da caspase 1. Os inflamassomas também desempenham papéis-chave no reconhecimento de padrões moleculares conservados associados a patógenos (PAMPs) e padrões moleculares associados a danos (DAMPs).

Em geral, podem distinguir-se duas famílias de componentes do núcleo da inflamação: a família NLR (receptor do domínio de oligomerização de nucleótidos (NOD)) e a família PYHIN (Pyrin e interferon hematopoiético induzível por antígenos nucleares com 200 antígenos de repetição de aminoácidos que contêm proteínas do domínio).

Um membro da família da NLR citossólica é o NOD2 que ativa o caminho pró-inflamatório a jusante mediada pelo NF-kB. As mutações no gene NOD2 estão associadas à suscetibilidade à doença de Crohn, colite ulcerativa, artrite psoriática e à sarcoidose.

Outro mecanismo importante do sistema imune adaptativo é o reconhecimento de peptídeos estranhos ligados a moléculas do principal complexo de histocompatibilidade (MHC) (pMHC) pela ligação específica por receptores de células T. Uma vez que esta ligação é fraca, são necessárias moléculas adicionais para estimular a eficiência do processo de ativação das células T. Uma destas moléculas coestimuladoras é o *cluster* de diferenciação 2 (CD2), uma glicoproteína de superfície celular transmembrana expressa em células T, timócitos, e células NK que atuam como efeito de ativação e adesão das células T.

Nas células T maduras, a CD2BP1 (proteína CD2 ligante 1, também conhecida como PSTPIP1 (proteína de intercepção da fosfatase de prolina-serina-treonina 1)) está envolvida no recrutamento de PTP-PEST (proteína tirosina fosfatase – prolina, ácido glutâmico, serina e região rica em treonina) à cauda citoplasmática do CD2, resultando na desregulação do processo de adesão por meio da regulação da desfosforização dos substratos relevantes. As mutações no gene PSTPIP1 influenciam na capacidade do PSTPIP1 em fosforilar domínios proinflamatórios da pirina. Esta desregulação leva à acúmulo, ativação e inibição reduzida do inflamassoma, liberação de IL-1β e IL-18, e ativação da caspase 1]. Isto pode alterar a atividade das células T, resultando num influxo de neutrófilos para os sítios inflamatórios, o que leva a um exagero do sinal de proliferação e infiltração de células inflamatórias iniciadoras, modificando as vias apoptóticas e inibindo a depuração celular (*clearence* celular). Assim a proteína NOD2 parece estar envolvida na doença inflamatória intestinal, e também se manifesta várias vezes no decurso das síndromes autoinflamatórias associadas ao pioderma gangrenoso (PGAAIS) (Figuras 117.33 e 117.34).

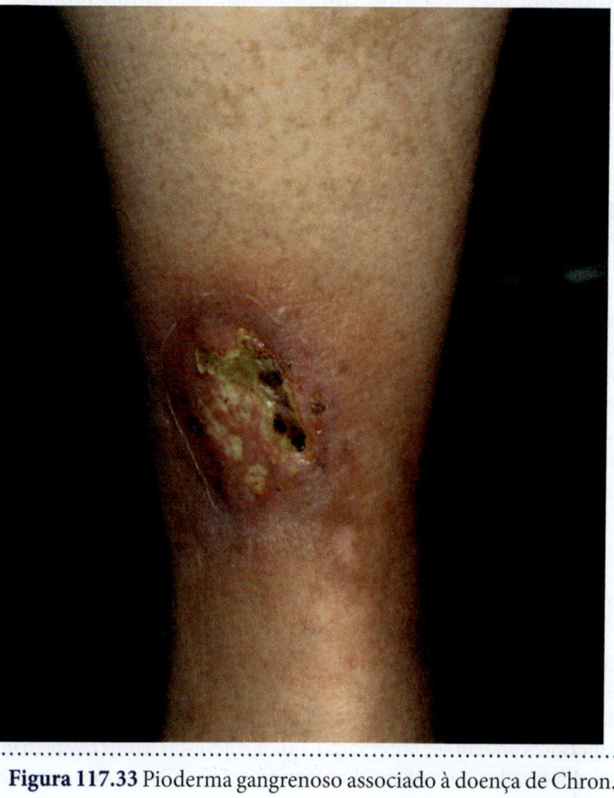

Figura 117.33 Pioderma gangrenoso associado à doença de Chron.

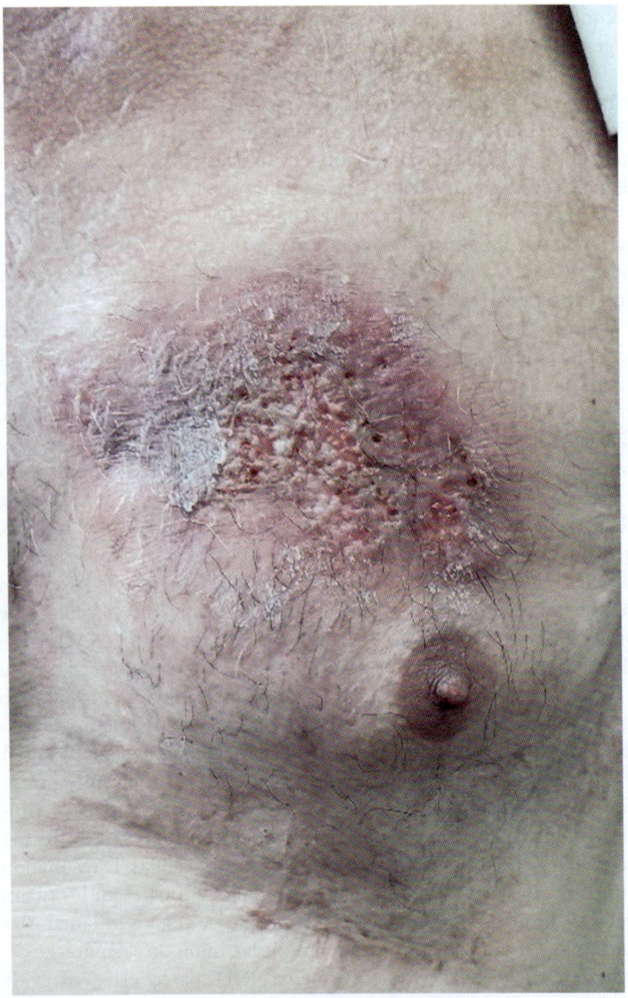

■ **Figura 117.34** Pioderma gangrenoso superficial.

Síndrome do pioderma gangrenoso, artrite piogênica e acne (PAPA)

Constitui uma síndrome autossômica dominante autoinflamatória em decorrência de mutações na *proteína 1* da *prolina-serina-treonina fosfatase* (PSTPIP1), inicialmente descrita em 1997. Caracteriza-se por processo inflamatório asséptico na pele e nas articulações, principalmente nos cotovelos, joelhos e tornozelos. O envolvimento articular apresenta como uma monoartrite dolorosa, recorrente e estéril desencadeada por trauma, embora possa também apresentar-se espontaneamente. Podem ser observadas erosões articulares, que podem levar à destruição das articulações. Esta geralmente presente na infância como primeiro sinal da doença e tende a melhorar na idade adulta. Como mencionado anteriormente, o envolvimento cutâneo apresenta-se como pioderma gangrenoso e acne. A acne apresenta-se principalmente na puberdade, com gravidade variável, geralmente acne nodular/cística grave, que geralmente deixa cicatrizes quando não há tratamento instituído. O sinal de Patergia é geralmente positivo. Corticosteroides sistémicos e diferentes imunossupressores, como antagonistas da IL-1 e os inibidores do TNF-α, são alguns dos recursos disponíveis para o tratamento desta esta entidade.

Síndrome de Sweet

Ocorre mais frequentemente nas mulheres, entre a terceira a quinta décadas de vida e é mais prevalente na DC. É principalmente caracterizada por pápulas e placas eritematosas, porém durante o curso natural da doença, vesículas e pústulas na face, no pescoço e nos membros superiores podem ser observadas; raramente, estas lesões também têm são observados no esófago, duodeno e reto. Na maioria dos pacientes, as lesões cutâneas estão associadas a sintomas sistêmicos, como febre, artralgias, mialgias, dores de cabeça, conjuntivite e úlceras orais. Histologicamente, é caracterizada por um infiltrado difuso com predomínio de neutrófilos maduros, tipicamente localizado na derme superior, que melhora rapidamente após o início do tratamento, ou pode espontaneamente remeter em semanas ou meses sem cicatrizes.

Síndrome da dermatose associada ao intestino e artrite (BADAS)

É considerada uma rara dermatose neutrofílica, que tem sido descrita principalmente após a laparoscopia, cirurgia de *bypass* jejunoileal para obesidade, também como complicação pós-operatória em decorrência de múltiplas cirurgias intestinais, em pacientes com diverticulite, apendicite, e pacientes com DII. A patogênese ainda não é compreendida. Tem sido sugerido que pode ser em decorrência do crescimento excessivo de bactérias intestinais que leva ao depósito de imunocomplexos na pele e na membrana sinovial, induzindo inflamação.

Clinicamente, é caracterizada por episódios recorrentes de artrite não destrutiva e assimétrica, geralmente de natureza poliarticular nos membros superiores, que pode estar associado a tenossinovite. As lesões cutâneas são geralmente distribuídas no tronco superior e nos membros superiores, sendo caracterizadas por pápulas eritematosas e placas dolorosas, ocasionalmente pústulas, e vesículas assépticas. Estas estão associadas a febre, mal-estar, dor abdominal, diarreia e má absorção.

Histologicamente, apresentam como infiltrados com neutrófilos perivasculares, com histiócitos que contêm fragmentos de polimorfonucleares conhecidos como poeira nuclear no seu citoplasma e edema dérmico. O tratamento inclui antibióticos, esteroides sistémicos, dapsona, e sulfapiridina, e reconstituição de anatomia intestinal por meio de cirurgia reparadora.

Síndrome de sinovite, acne, pustulose, hiperostose, osteíte (SAPHO)

Apresenta-se principalmente em pacientes jovens. É uma espondiloartrose soronegativa caracterizada por: a) Sinovite, que é frequentemente acompanhada de artrite inflamatória não erosiva; b) Acne conglobata ou fulminante, que pode também incluir manifestações como a celulite dissecante do couro cabeludo e a hidradenite supurativa; c) Osteíte, com dor óssea e edema em decorrência de inflamação do córtex ou medula óssea ou ambas; d) Hiperostose, com sobre crescimento ósseo em função da proliferação do endósteo e/ou periósteo tendo como resultado o espessamento de trabéculas e do córtex ósseo com estreitamento do canal medular. As lesões osteolíticas podem coexistir quando a hiperostose e osteítes estão presentes. O envolvimento osteoarticular é insidioso, com dor, rigidez matinal, edema, febre persistente, e elevação das proteínas de fase aguda. Pustulose palmoplantar constitui um achado dermatológico comum na SAPHO (Figura 117.35).

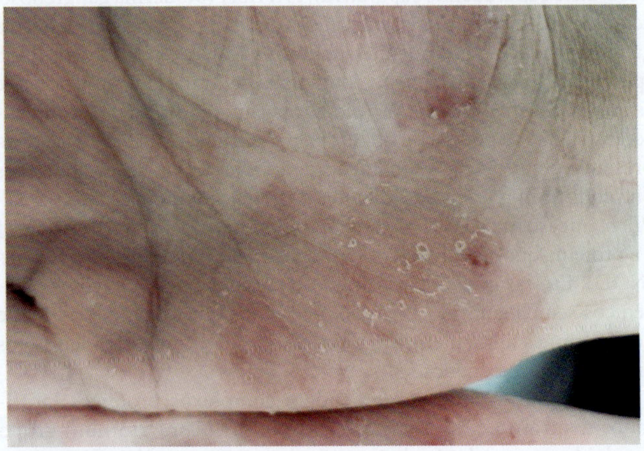

■ **Figura 117.35** Pustulose palmar de intensidade leve em paciente com SAPHO.

Anti-inflamatórios não esteroides (AINEs) são frequentemente utilizados durante a fase de diagnóstico e são a primeira linha para o alívio da dor. Os glicocorticosteroides intra-articulares e os glicocorticosteroides sistêmicos têm uma eficácia transitória, com a doença tendo recidiva quando a dose é reduzida ou retirada. O tratamento antimicrobiano, como a doxiciclina, é uma alternativa em decorrência do papel teórico do *Cutibacterium acnes* na fisiopatologia da doença. Alguns imunossupressores têm resultados controversos, e os bifosfonados demonstraram a sua eficácia para a remissão sustentada do envolvimento osteoarticular, sem eficácia nas manifestações cutâneas.

Estudos recentes mostraram que os inibidores do fator de necrose tumoral alfa (TNF-α) são eficazes para remissão dos envolvimentos ósseo, articular e cutâneo, pois constituem potentes reguladores de citocinas como a IL1, IL-6, IL-8, que são alteradas em pacientes com SAPHO.

ENDOCRINOPATIAS E A PELE

Várias doenças endócrinas podem apresentar manifestações cutânea, desde a resistência periférica à insulina, o *diabete mellitus* e as *tireoidopatias*.

Resistência à insulina, síndrome metabólica e a pele

A síndrome metabólica (SM) é uma complexa anormalidade do metabolismo, definida pelos critérios presentes na Tabela 117.2.[1-3,36-38] Atualmente, cerca de um terço dos adultos de países desenvolvidos têm diagnóstico de SM, em decorrência do aumento nas taxas de obesidade em abrangência mundial.[4,39] A resistência à insulina (RI), a adiposidade visceral, a inflamação crônica, os níveis alterados de adipocitocinas e a suscetibilidade genética são fatores que contribuem para o desenvolvimento da SM.[5,40]

Entre os mecanismos que levam à SM, os distúrbios nas vias de sinalização de insulina, RI aumentada, lipotoxicidade e elevação de citocinas inflamatórias, são os principais fatores de risco que podem induzir a doenças de pele.[6,41]

Entre os pacientes brasileiros com diabete *mellitus* tipo 2 (DM2), observou-se que 94% daqueles com controle inadequado da glicemia apresentavam algum distúrbio cutâneo, enquanto apenas 60% daqueles com controle adequado da glicemia apresentavam alguma manifestação cutânea.[5,40] Além disso, verifica-se redução dos lipídios na superfície da pele e menor elasticidade no tecido cutâneo em pacientes com DM2.[6,41]

A prevalência de SM tende a ser maior em pacientes com psoríase, acne vulgar, acantose *nigricans*, líquen plano e hidradenite supurativa.[1,36] Outras lesões cutâneas também estão associadas a condições presentes na SM. A alopecia androgenética está relacionada a menores níveis de HDL-C, ao aumento da circunferência da cintura e à hipertensão arterial.[1,36] A maioria dos pacientes com vitiligo apresenta níveis mais elevados de lipídios circulantes. No caso da dermatite atópica, a obesidade é um fator associado a sua prevalência de gravidade. Observa-se na urticaria crônica e na SM níveis elevados de fator de necrose tumoral e dos níveis de complemento 3.[7,42]

Síndrome metabólica

Sinalização de insulina (Figura 117.36)

A insulina, secretada pelas células β do pâncreas, está envolvida na homeostase da glicose, metabolismo lipídico e processos anabolizantes, ativando as vias de sinalização da insulina. Ela inicia sua função ligando-se a receptores, entre eles o IRS-1 e IRS-2, os quais estão distribuídos em diversos tecidos e que são ativados por meio da autofosforilação.[6,41] Essa condição promove sinalização em cascata, sendo duas principais vias: a via fosfatidilinositol-3-quinase (PI3K)/Akt e a via das proteínas quinases ativadas por mitogênio (MAPK)/Ras.[6-8,41-43]

Na via PI3K/Akt, a ativação da PI3K seguida da Akt regula diversos outros processos celulares, por meio da ativação de outros sinais intracelulares intermediários.[6,41] A regulação positiva do alvo do complexo de rapamicina 1 (mTORC1), promove o crescimento celular e lipogênese hepática, enquanto a ativação de FOXO1 promove a sua expostação nuclear, o que inibe a sua atividade transcricional. O FOXO1 é envolvido no controle da expressão de genes gliconeogênicos, bem como na proliferação celular e apoptose.[6-9,41-44]

Na via da MAPK/Ras, o Ras ativado, sinaliza MAP quinases ERK1/ERK2 que, depois de ativados, regulam a expressão gênica e a proliferação e diferenciação celular.[10,45]

Resistência insulínica

A RI é uma condição dos tecidos periféricos, particularmente do tecido adiposo e do músculo, os quais apresentam baixa resposta à insulina. É amplamente aceita como o mecanismo primário da fisiopatologia da SM. Em condições normais, o aumento de glicose no sangue pós-prandial estimula a liberação de insulina da célula β pancreática, promovendo a captação de glicose para o músculo esquelético, cardiomiócitos e tecido adiposo.[6-11,41-46]

Na resistência à insulina, para atingir um nível normal de glicose no sangue, as células β pancreáticas secretam insulina excessiva, o que leva a hiperinsulinemia. O aumento dessa resistência à insulina prejudica a função das células β o que torna insuficiente a manutenção dos níveis de glicose no sangue, resultando em hiperglicemia. Um alto nível de glicose sérica também resulta de uma ação inibitória ineficaz da insulina na produção de glicose hepática e de um aumento da síntese de ácidos graxos livres no sangue. Há, ainda, redução dos níveis de globina de ligação do hormônio sexual (SHBG), aumento da produção do hormônio luteinizante (LH) e do hormônio folículo estimulante (FSH), os quais promovem um aumento na produção de andrógenos ovarianos, podendo levar ao hiperandrogenismo.[6-13,41-48]

Tabela 117.2 Definição de síndrome metabólica, de acordo com vários critérios.

	WHO	EGIR 1999	NCEP ATPIII	IDF 205	*Harmonized criteria*
Critério	Resistência à insulina IGF, OFG, DM 2, evidência de RI mais dois dos cinco	Hiperinsulinemia mais dois dos quatro	Três de cinco	Obesidade central é obrigatório	Três ou mais
Obesidade	Razão cintura/quadril > 90 cm M; > 85 cm F ou IMC > 30 kg/m²	Circunferência da cintura > 94 cm M; > 80 cm F	Circunferência da cintura > 40 pol M; > 35 pol F	Circunferência da cintura > 94 cm M; > 80 cm F	Circunferência da cintura > 90 cm M; > 80 cm F
Hiperglicemia	Resistência insulínica	Resistência insulínica	Glicemia de jejum > 100 mg	Glicemia de jejum > 100 mg	Glicemia de jejum > 5,6 mmol/L ou DM 2
Dislipidemia	Triglicérides > 150 mg/dL	TG > 177 mg/dL	TG > 150 mg/dL	TG >150 mg/dL	TG > 1,69 mmol/L ou em tratamento antilipidêmico anterior
Dislipidemia separada			HDL < 40 mg/dL M; < 50 mg/dL F	HDL < 40 mg/dL M; < 50 mg/dL F	HDL < 40 mg/dL M; < 50 mg/dL F
Hipertensão	> 140/90 mmHg	> 140/90 mmHg	> 130/85 mmHg	> 130/85 mmHg	> 130/85 mmHg ou hipertensão conhecida

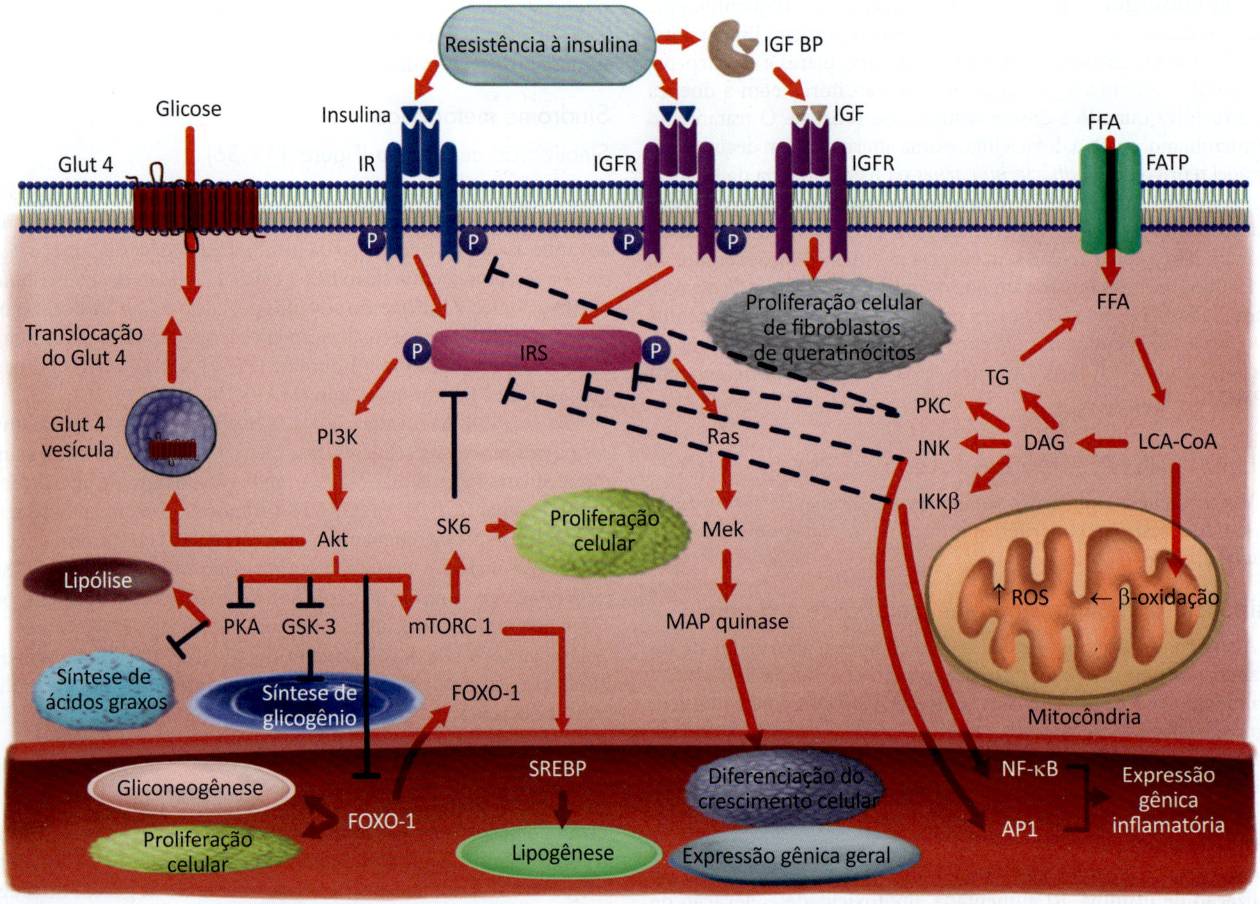

■ **Figura 117.36** Vias de sinalização de insulina e ácidos graxos livres e resistência à insulina: a insulina se liga ao receptor de insulina e dispara sua autofosforilação e recrutamento de moléculas adaptadoras, como substratos do receptor de insulina (IRS 1-6). As proteínas IRS envolvem várias vias de sinalização a jusante. A ativação do IRS também pode ser desencadeada pela sinalização do IGF-1. PI3K/Akt e as vias Ras/MAPK são as principais vias de sinalização celular ativadas. Na RI, a insulina pode se ligar aos receptores de IR e IGF e promover a proliferação de queratinócitos e fibroblastos. Além disso, a dieta ocidental induz a via PI3K/Akt e ativa mTORC1. O mTORC1 ativa o S6K, que fosforila e inibe a IRS e, portanto, reduz a captação de glicose dependente de Akt-GLUT, o principal mecanismo da RI periférica. mTORC1 também ativa o fator de transcrição da proteína de ligação 1c (SREBP-1c) e promove a síntese de lipídios. A via de fosforilação de Akt inibe FOXO-1 e leva à sua exportação nuclear do núcleo para o citoplasma, evitando a repressão mediada por FOXO-1 de receptores de andrógenos e também promovendo a proliferação celular através da ativação de células inibidoras do ciclo e bloqueio de células ativadoras do ciclo, contribuindo para a proliferação de queratinócitos. FFAs levam a RI e aumentam as respostas inflamatórias.

Fonte: Adaptada de BioRender.com.

Inflamação crônica

A SM é um estado inflamatório crônico com aumento dos níveis de citocinas e de biomarcadores pró-inflamatórios. O fígado, intestino e tecido adiposo são os três principais locais em que se inicia a inflamação na SM, da qual o tecido adiposo é vital.[12-14,47-49]

O tecido adiposo é um órgão endócrino ativo, que secreta uma variedade de hormônios, peptídeos e metabólitos (chamados coletivamente de adipocinas) que regulam o metabolismo sistêmico por meio de comunicação cruzada com vários tecidos periféricos e o sistema nervoso central.[14,49]

O tecido adiposo branco, disperso por todo o corpo, armazena principalmente o excesso de energia na forma de triglicerídeos, e pode ser dividido em vários depósitos regionais, denomina-se TAB subcutâneo (TABs) aquele sob a pele.[14,49]

Respondendo à ingestão excessiva de calorias, o TAB sofre expansão, bem como remodelação concomitante com hipóxia, estresse do retículo endoplasmático, endotoxemia metabólica e morte de adipócitos, resultando em inflamação sistêmica e doenças cardiometabólicas.[14,49]

Neste cenário, os macrófagos do tecido adiposo (MTAs) aumentam drasticamente em número e mudam para um fenótipo M1 pró-inflamatório, secretando várias citocinas pró-inflamatórias, como a proteína de ligação de ácido graxo de adipócito (FABP4), necrose tumoral fator-alfa (TNF-α), proteína-1 quimioatraente de monócitos (MCP-1), interleucina (IL)-1β e IL-6, que instigam a resistência à insulina, doenças hepáticas gordurosas não alcoólicas e aterosclerose.[14-16,49-51]

As citocinas da família IL-1, incluindo IL-1β e IL-18, medeiam complicações metabólicas induzidas por obesidade e envelhecimento.[17,18,52,53] A produção dessas citocinas pró-inflamatórias é veiculada pelo inflamassoma NLRP3, o qual desempenha papel crucial nas respostas imunológicas, homeostase da glicose, metabolismo lipídico e funções dos adipócitos (Figura 117.37). Dentro do tecido adiposo, vários tipos de células exibem ativação do inflamassoma de NLRP3 induzida por diversos estímulos.

As adipocinas também desempenham um papel significativo na SM, pois estão amplamente envolvidos em uma variedade de processos biológicos, incluindo homeostase energética, inflamação, RI e proliferação celular. As adipocinas podem ser classificadas como pró-inflamatórias ou antiinflamatórias, dependendo de seu efeito sobre a inflamação. A chemerina, leptina, resistina e citocinas clássicas como TNF-α e IL-6, são adipocinas pró-inflamatórias. Já a adiponectina e a omentina-1 são adipocinas anti-inflamatórias.[15,16,50,51]

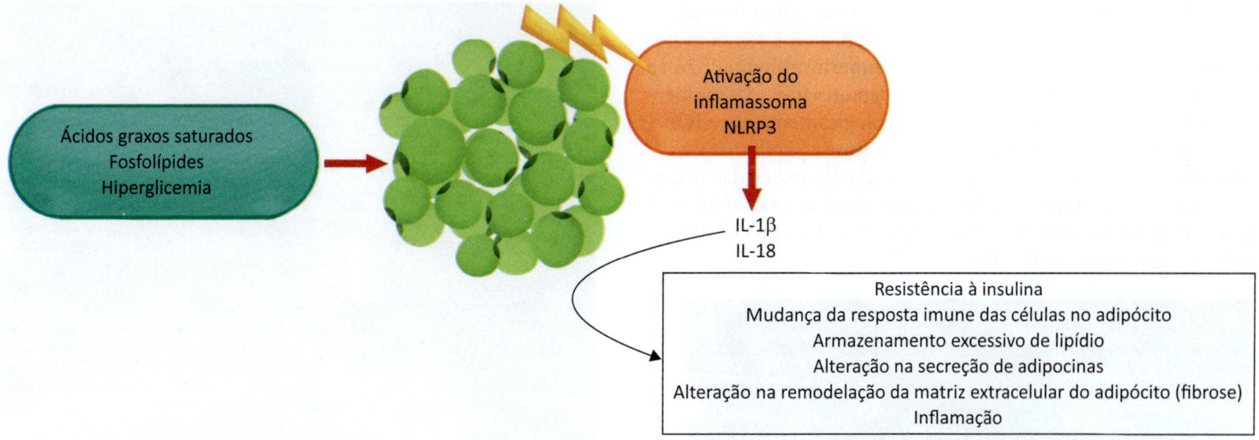

■ **Figura 117.37** Visão geral das consequências metabólicas associadas ao inflamassoma de NLRP3. A ativação do inflamassoma de NLRP3 por diversos estímulos metabólicos (como ácidos graxos saturados, hiperglicemia e fosfolipídios) leva a múltiplas desregulações metabólicas e imunológicas, incluindo resistência à insulina, alteração da composição das células imunológicas, armazenamento excessivo de lipídios, alteração na secreção de adipocinas, aumento da fibrose nas gorduras branca e marrom e inflamação.

Fonte: Adaptada de BioRender.com.

A chemerina é secretada principalmente pelos adipócitos e em níveis mais baixos pelos hepatócitos. Está envolvida no metabolismo energético, adipogênese e inflamação. No tecido adiposo, está envolvida nos processos de hiperplasia, angiogênese e inflamação, mediada por células imunes. Seus níveis são diretamente proporcionais ao índice de massa corporal (IMC), citocinas inflamatórias e porcentagem de gordura corporal.[17,18,52,53]

A leptina é produzida principalmente por adipócitos e sua função é reduzir o apetite por meio de um sistema neuroendócrino. A grelina é um hormônio peptídico, sintetizada principalmente no estômago, mas também pode ser produzida em outros órgãos, e também controlando o apetite, interagindo com a leptina.[20,21,54-56]

Pessoas obesas podem apresentar níveis elevados de leptina, em decorrência do comprometimento de seu transporte e de sinalização o que resulta em resistência à leptina. Concentrações séricas altas de leptina estão associadas ao aumento da circunferência abdominal e da gordura corporal, RI e SM. A leptina também estimula macrófagos a secretarem IL-1β, IL-6, TNF-α e IL-12 para sintetizar ésteres de colesterol em condições hiperglicêmicas e induz a formação de células espumosas durante a aterosclerose. Esses mediadores pró-inflamatórios conduzem à resistência à insulina e modulam o metabolismo lipídico na SM.[22,23,57,58]

A resistina é outra adipocina pró-inflamatória, produzida por macrófagos, células mononucleares do sangue periférico (PBMCs) e células da medula óssea. Desempenha um papel importante na inflamação, promovendo ativação do sistema complemento e aumento da secreção de vários citocinas, incluindo TNF-α, IL-6, IL-1β e IL-12. Em vasos sanguíneos humanos, a resistina induz a proliferação do músculo liso vascular e lesão endotelial, com diminuição da produção de óxido nítrico o que induz a formação da aterosclerose, aumento da incidência de trombose e acelerando o processo de DCV. Indivíduos com níveis séricos elevados de resistina apresentam pressão arterial mais elevada e maior risco de desenvolver DM2.[24,59]

A adiponectina é produzida pelo tecido adiposo e macrófago. Está relacionada à inibição da adesão de macrófagos às células endoteliais e também à melhora da sensibilidade à insulina, por meio da redução da glicogênese hepática e aumento do transporte de glicose muscular. Os níveis circulantes de adiponectina estão diminuídos na SM, obesidade e DM2.[7,42]

A adiponectina também pode ativar a via AMPK, atraves da ligação a dois receptores, AdipoR1 e AdipoR2.

As citocinas pró-inflamatórias medeiam seus efeitos por meio de ligação para seus próprios receptores de citocinas e, em seguida, ativando vários vias, incluindo a via JAK-STAT, MAPKvia, e via NFkB. A associação entre NFkB e síndrome metabólica foi estudado extensivamente na obesidade e resistência à insulina.[26,60,61]

Na obesidade, citocinas pró-inflamatórias e ácidos graxos livres podem ativar IKKb por ligação direta, aos receptores de citocinas e receptor *Toll-like* 4 em adipócitos, macrófago e músculo. Indivíduos obesos apresentam expressão aumentada do receptor *Toll-like* 4, o qual desempenha um papel importante na promoção de efeitos pró-inflamatórios.

O IKKb ativado não apenas fosforila o sítio serina do IRS, mas também ativa mTOR e o ribossomal S6 quinase 1 (S6K1) que, em adipócitos e hepatócitos, contribuem para a indução de resistência à insulina.[26,61] Além da inibição da sinalização da insulina, IKKb ativado pode induzir a translocação de NFkB em nuclear por fosforilação de IkB. A ativação de NFkB, em seguida, produz uma ampla gama de quimiocinas e citocinas na maioria dos tecidos metabólicos, levando a inflamações crônicas.

Pele, insulina e resistência à insulina

A hiperglicemia afeta a homeostase da pele, inibindo a proliferação de queratinócitos, a biossíntese de proteínas e promovendo a apoptose das células endoteliais, fato que prejudica a síntese de NO, a fagocitose e a quimiotaxia de múltiplas células.

A insulina é capaz de atravessar a junção dermoepidérmica.[6,7,41-46] Os queratinócitos e fibroblastos, são células cutâneas que apresentam receptores de insulina e de IGF, podendo, portanto, sofrer influência dos distúrbios de sinalização da insulina e da resistência à insulina.[7,46]

Existem dois mecanismos, pelos quais essa influência se dá. O principal, consiste na resistência à insulina e a hiperinsulinemia reflexa diminuírem a expressão da proteína de ligação da insulina ao fator de crescimento (IGFBPs).[29,62-64] Com isso, IGFBPs ligam-se aos IGFs e estendem sua meia-vida, controlando assim o transporte de IGFs para tecidos-alvo e regulando o nível de circulação IGFs. Os altos níveis de IGF-1 livre estimulam a proliferação e a diferenciação de fibroblastos e queratinócitos.[27,62]

IGFBPs também exercem efeitos antiproliferativos ao bloquearem a interação de IGF e receptores de IGF porque a afinidade de IGFs para IGFBPs é semelhante à dos IGFs e Receptores de IGF.[27,62]

O segundo mecanismo, consiste no fato de que em baixas concentrações, a insulina, tende a se ligar ao seu receptor clássico e, em seguida, regular o metabolismo da glicose. Porém, sob condições de resistência à insulina e hiperinsulinemia, a insulina têm potencial para se ligar aos receptores de IGF e estimular a proliferação de queratinócitos e fibroblastos.[27,29,62-64] No entanto, a afinidade de ligação da insulina aos receptores de IGF é aproximadamente 2 mil vezes menor do que a ligação a IR. Assim, pode-se dizer que a hiperinsulinemia excede a capacidade de ligação aos IR, permitindo que a insulina se ligue a receptores de IGF.

Esses dois mecanismos foram propostos como uma possível patogênese da acantose *nigricans* (Figura 117.38A a C) e também dos acrocórdons (Figura 117.39). Em resumo, hiperinsulinemia não só pode aumentar a ligação da insulina e dos receptores IGF, mas também reduzir IGFBPs, aumentando a atividade biologicamente ativa IGF-1 e resultando no desenvolvimento de hiperceratose e papilomatose.[27,62]

Destaca-se ainda outras manifestações cutâneas associadas ao diabete *mellitus*: quiroartropatia diabética com "sinal de oração ou sinal da prece" (Figura 117.40), necrobiose lipoídica (Figura 117.41) e o granuloma anular (Figura 117.42).[28,63]

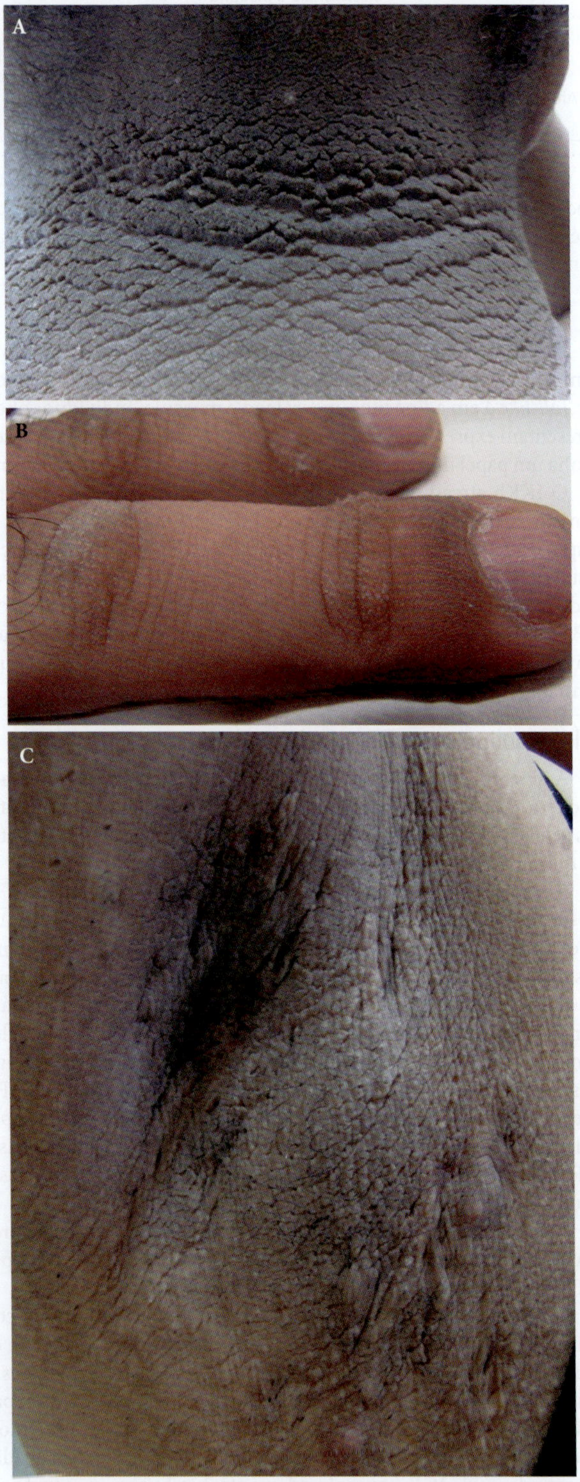

■ **Figura 117.38** **(A)** Acantose nigricante em região cervical. **(B)** Acantose nigricante sobre a articulação dos dedos. **(C)** Acantose nigricante associada a hidradenite supurativa na região axilar.

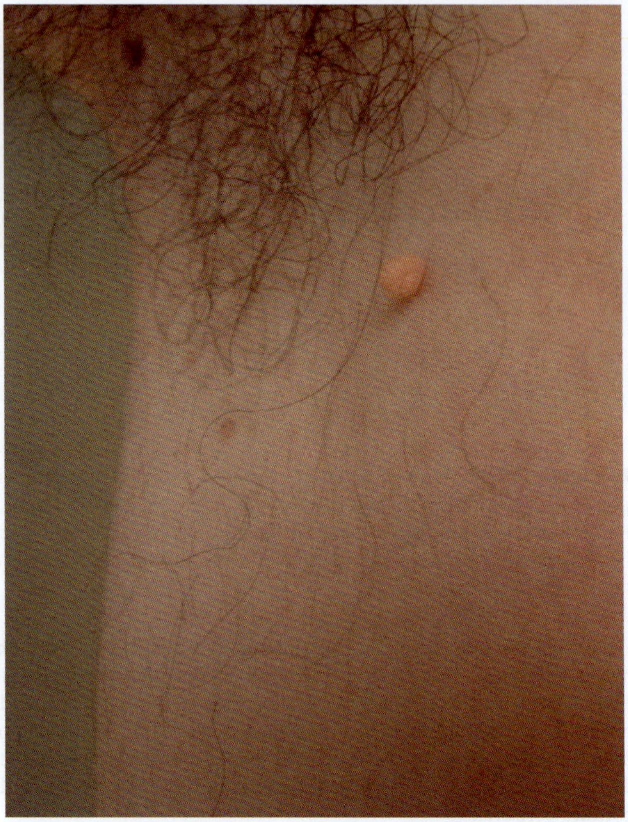

■ **Figura 117.39** Acrocórdon em região axilar.

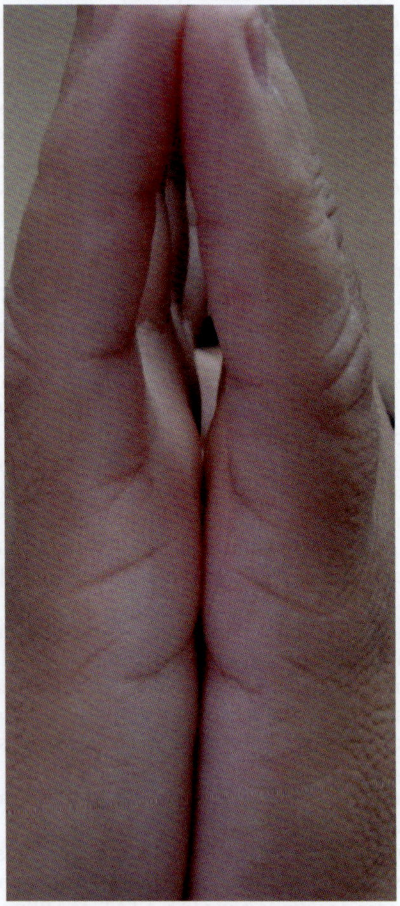

■ **Figura 117.40** Quiroartropatia diabética com "sinal da prece" ou "sinal da oração".

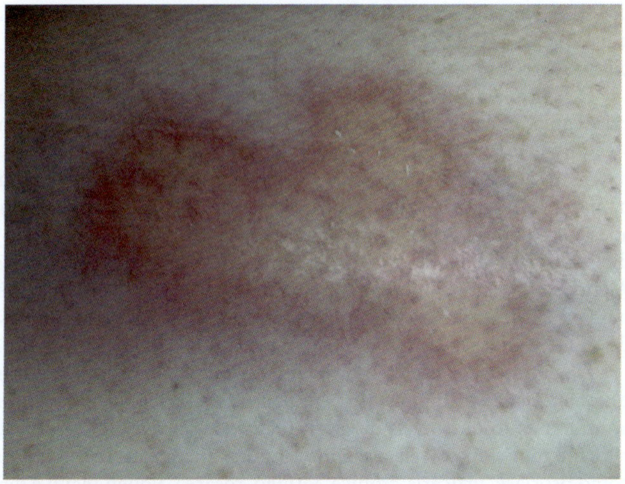

■ **Figura 117.41** Necrobiose lipoídica.

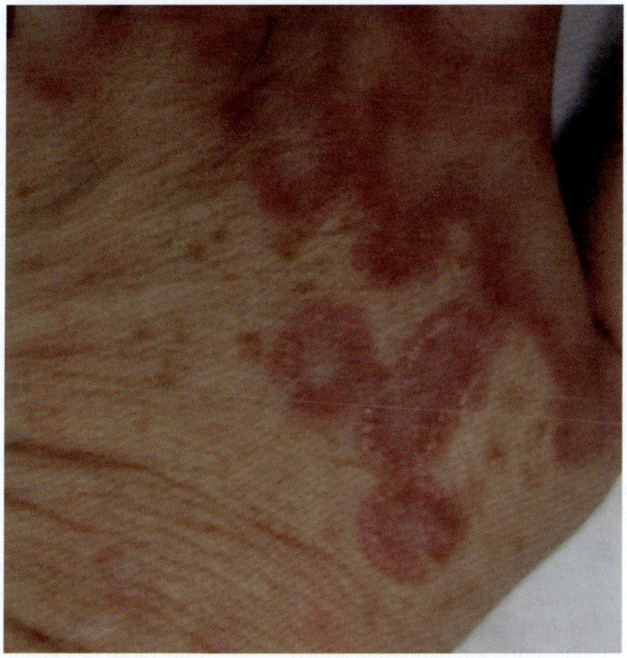

■ **Figura 117.42** Granuloma anular.

A via de sinalização da insulina levando à sua resistência também participa da patogênese da acne vulgar e na hidradenite supurativa (Figura 117.43), porém nestas situações deve-se destacar o papel do mTORC1.[21,65,66]

Fatores hormonais e nutricionais aumentam a sinalização de insulina/IGF-1 e ativação de Akt (64 29). Esta via ativada, estimula o mTORC1. O S6K1, que é um alvo da mTORC1, contribui para a fosforilação de serina/treonina de IRS, induzindo assim a resistência à insulina ao antagonizar a fosforilação da tirosina.[30,31,65,66]

O mTORC1 também promove a síntese de lipídios, por meio da ativação da via do elemento regulador de esterol, do SREBP-1, induzindo a expressão de acetil CoA carboxilase (ACC), que é a enzima limitadora da taxa de síntese de ácidos graxos.[30,65]

Na acne vulgar, a superexpressão de ácidos graxos livres, como ácido sapiênico, ácido oleico e ácido palmítico promove a formação de um biofilme pelo *Propionibacterium acnes*, o qual atua estimulando inflamação sinalizada por células T auxiliares 17 (Th17), perturbando a queratinização folicular e a função de barreira.[7,46]

Na hidradenite supurativa, o papel do mTORC1 está relacionado a sua função na proliferação celular, especialmente nas glândulas sebáceas e queratinócitos.[33,66-68]

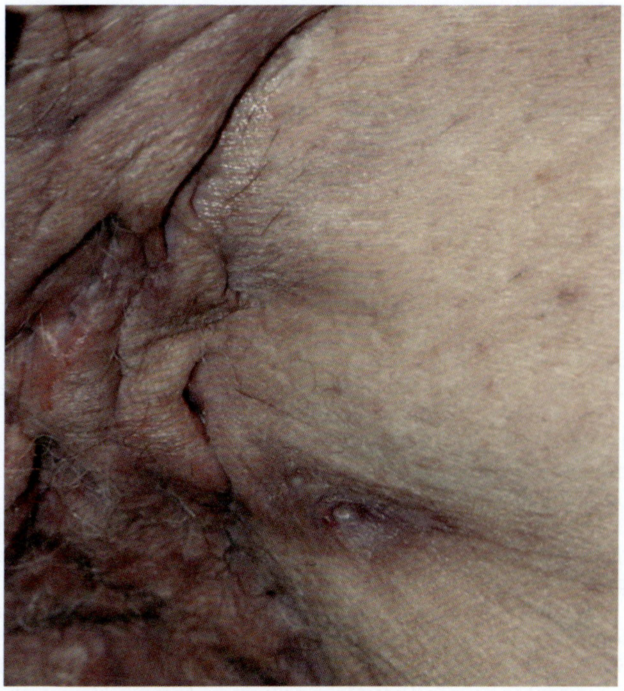

■ **Figura 117.43** Hidradenite supurativa.

Na psoríase (Figura 117.44), verificou-se aumento do p-ERK1/2 que pode ativar MEK *upstream*, reduzir a fosforilação de Akt hepática e contribuir para a insulinorresistência, bem como contribuir na proliferação e diferenciação anormal de queratinócitos.[33,68] Além disso, a fosforilação de ERK também pode ativar as células Th17 e, em seguida, sinalizar a secreção de citocinas inflamatórias TNF-α, IL-6 e IL-17A, que se correlacionam positivamente com a psoríase.[34,35,69,70]

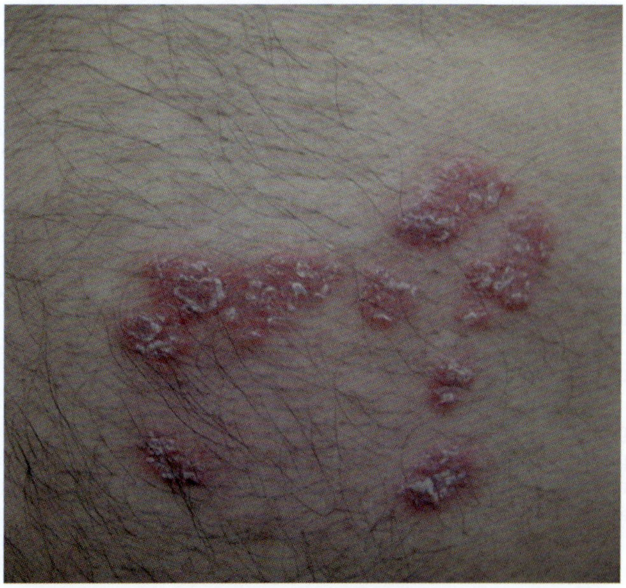

■ **Figura 117.44** Psoríase vulgar.

A relação entre a ação da insulina e o folículo piloso ainda não é totalmente compreendida, entretanto, sabe-se que os folículos capilares requerem um microambiente com um amplo suprimento de oxigênio e nutrientes, portanto, diminuições crônicas no suprimento de oxigênio e nutrientes em decorrência de condições hiperglicêmicas podem levar a danos foliculares, que resultam na alteração do crescimento regular do cabelo (p. ex., afinamento, fragilidade, espessura do cabelo e diminuição do crescimento do cabelo).[32,67]

Pele e adipocinas

No que diz respeito à relação entre adipocinas e doenças de pele, sabe-se que a sua desregulação nas vias de sinalização da insulina, no metabolismo da glicose e dos lipídios, ocorre de forma semelhantes nos distúrbios de pele.

A expressão de chemerina encontra-se aumentada em pacientes com psoríase e está correlacionada de forma positiva ao PASI (*Psoriasis Area and Severity Index*).[17,52] Um recente estudo descobriu que esta adipocina induz a resposta inflamatória em queratinócitos por meio da produção de espécies reativas de oxigênio (ROS), inibição sirtuína 1 (SIRT1) e ativação da -NFkB, desencadeando hiperqueratinização e obesidade.[18,53]

Níveis de leptina são mais elevados em psoríase, síndrome de Behçet, acantose nigricante e demais manifestações cutâneas.[32,36,67,71] O papel da leptina na psoríase está claramente relacionado a suas ações pró-inflamatórias, uma vez que sinaliza a secreção de IL-6, TNF-α, IL-1, IL-8, CXCL-1, CXCL-8 e IL-12. Esses mediadores pró-inflamatórios não só sinalizam a psoríase, mas também conduzem à resistência à insulina e modulam o metabolismo lipídico na SM.[33,68]

Na Doença de Behçet, o papel da leptina vai além na sinalização inflamatória, está envolvida também na fisiopatologia das lesões vasculares pelo aumento da liberação de óxido nítrico das células endoteliais.[36,71]

É importante ressaltar que a leptina sérica e o número de manifestações cutâneas são significativamente maiores em pacientes com SM em comparação a pacientes sem SM, indicando que a leptina pode desempenhar um papel patológico comum, embora o subjacente mecanismo ainda precise ser elucidado.[38,39,72-74]

A leptina interage com a grelina, hormônio peptídico que controla o apetite. Estudos sugerem que a grelina pode ter uma atividade bactericida específica sobre o *Propionibacterium acnes* e, então, participar da patogênese da acne vulgar.[37,72]

Assim como a leptina, a resistina parece estar associada a psoríase, AN e doença de Behçet, mas também a DA.[36,37,71,72] Na psoríase, colabora para a hiperproliferação de queratinócitos, ao atuar como um ativador de PCSK9, que em condições normais encontra-se suprimido, reduzindo a inflamação por meio da NFkB.[33,68]

Com relação ao seu papel no DA, a resistina aumenta a expressão de quimioatraente de monócitos proteína 1 (MCP-1), molécula 1 de adesão de células vasculares (VCAM-1), e molécula de adesão intercelular 1 (ICAM-1) no endotélio células, sinalizando a inflamação na DA.[40,75]

Na Doença de Behçet e AN, mais estudos são necessários para revelar os mecanismos subjacentes á expressão de resistina e a fisiopatogenia destas doenças.[36,71]

Por fim, dados crescentes mostram que a adiponectina está diminuída na psoríase, acne vulgar, AN, urticária crônica e DA. Acredita-se que atue na supressão da síntese de IL-17 por meio do AdipoR1, regulando a inflamação da cutânea e, portanto, podendo ser um alvo terapêutico para psoríase.[38,39,72-74]

A adiponectina pode ainda ativar as vias AMPK e PPAR-a, através da ligação a dois receptores, AdipoR1 e AdipoR2.[41,75,76]

Na acne vulgar, além do seu efeito anti-inflamatório, a adiponectina pode inibir a atividade de mTORC1 pela ativação de proteína ativada por AMP quinase.[41] Portanto, a diminuição dos níveis de adiponectina na acne *vulgaris* pode aumentar a atividade da via mTORC1 e aumentar a síntese de citocinas pró-inflamatórias.[37,72]

Embora descrito que os níveis de adiponectina estão reduzidos na AN, urticária crônica e DA, o papel patogênico exato ainda não é totalmente compreendido.[37,72]

Pele e citocinas

Alguns marcadores inflamatórios (Quadro 117.14) desempenham um papel importante na patogênese da SM e também estão presentes na sinalização de doenças cutâneas.

Entre os marcadores inflamatórios, o TNF-α participa de várias atividades que contribuem para o comprometimento da pele.[42,77] O TNF-α estimula as células dendríticas a produzirem interleucina-23A (IL-23A) e interleucina-20 (IL-20), induzindo com isso os linfócitos Th17 a produzirem interleucina-17 (IL-17) e a promoverem a liberação de substâncias inflamatórias inatas por queratinócitos, peptídeos antimicrobianos e IL-8.[42,43] Com o maior recrutamento de células T para a pele, ocorre aumento da proliferação de queratinócitos.[42,77]

O TNF-α ainda participa do processo catabólico de polissacarídeos e da regulação da produção do fator de crescimento endotelial vascular (VEGF).[43,78] O proteoglicano de heparan sulfato (HSPG) é uma via do processo catabólico do polissacarídeo e é importante para a membrana basal (BM) de diversos tecidos. Estudos evidenciam seu papel na adesão, interações célula-matriz extracelular, migração, proliferação e diferenciação de queratinócitos, inflamação e cicatrização de feridas. Além disso, o HSPG interage com o VEGF para promover a angiogênese em lesões cutâneas. Os inibidores de TNF-α reduzem a síntese de VEGF e então inibem a angiogênese.[42-44,77-79]

A neutralização do TNF-α melhora os marcadores inflamatórios e a quantidade de adiponectina em pacientes com SM, além de levar a um aumento dos níveis de HDL-C (80 43). Níveis elevados desta citocina têm sido correlacionados a muitas manifestações cutâneas, como psoríase, urticária crônica, vitiligo, rosácea, líquen plano e dermatite atópica.[37,72]

A dermatite atópica (DA), uma doença mediada por células T, caracteriza-se pelo aumento da expressão de citocinas produzidas por células Th2, Th17 e Th22.[38,73] Além disso, na gordura subcutânea, a expressão das moléculas do inflamassoma está positivamente associada aos níveis de ceramida, a qual apresenta-se reduzida na DA.[15,50]

Na psoríase, numerosas células efetoras, incluindo queratinócitos, linfócitos Th17 e células dendríticas, ativadas por TNF-α, plasmina e os TLRs podem produzir citocinas e quimiocinas via NFkB.[14,49] Merecem destaque as IL-12 e IL-23 que promovem o desenvolvimento de linfócitos Th1, Th17 e Th22 levando à superprodução de outras citocinas pró-inflamatórios, interferon-γ (IFN-γ), IL-1, IL-17, IL-6, IL-12, IL-22, IL-23 e TNF-α.[44,81]

Na pele normal, o IFN-γ interrompe o crescimento dos queratinócitos.[44,81] Na psoríase, o IFN-γ pode regular as interações entre as células T inflamatórias e os queratinócitos, promovendo a migração das células T para a epiderme lesional, resultando na proliferação de queratinócitos.[33,68]

A IL-17 também atua sobre queratinócitos, levando à hiperplasia epidérmica.[41,76] A IL-22 tem função semelhante, porém adiciona-se a sua capacidade de inibição da diferenciação terminal de queratinócitos e aumento da produção de proteínas antimicrobianas.[46,82,83]

O eixo das citocinas IL-23/IL-17 parece estar envolvido na patogênese dessas doenças cardiovasculares. Pela ativação de JAK2/STAT3, IL-23 intensifica a secreção de IL-17A e, em seguida, reforça a resposta inflamatória e o dano miocárdico.[45-47,82-84] A liberação de citocinas pró-inflamatórias pode resultar em inflamação sistêmica crônica, que induz resistência à insulina, obesidade, hipertensão arterial e SM.[47,84]

Quadro 117.14 Principais citocinas relacionadas às manifestações cutâneas na síndrome metabólica.

Manifestações cutâneas	Citocinas
Acantose *nigricans*	IGF-1
Acne *vulgaris*	IGF-1, IL-1, IL-6
Alopecia androgenética	TNF-α, IGF-1, IL-1, IL-8, IL-17
Urticária crônica	TNF-α, NF-κB, IFN-γ, IL-1, IL-2, IL-6, IL-17, IL-22
Líquen plano	TNF-α, NF-κB, IFN-γ, IL-2, IL-4, IL-6, IL-8, IL-10
Psoríase	TNF-α, IFN-γ, IL-1, IL-6, IL-8, IL-12, IL-17, IL-18, IL-22, IL-23
Hidradenite supurativa	TNF-α, IFN-γ, IL-1, IL-10, IL-12, IL-17, IL-22, IL-23
Dermatite atópica	TNF-α, IFN-γ, IL-17, IL-22

Tratamentos

A síndrome metabólica envolve múltiplos fatores de risco. Os distúrbios na sinalização a insulina, culminando em resistência a insulina e hiperglicemia, bem como os distúrbios do tecido adiposo, desencadeada pela obesidade, sinalizam um grande influxo de citocinas pro inflamatórias. Desta forma, citocinas anti-inflamatórias de células imunes residentes no tecido, podem ser potenciais alvos terapêuticos para o tratamento de distúrbios metabólicos.[48,85,86]

Em resposta à restrição calórica e ao exercício físico, as expressões gênicas de *IL-1β e NLRP3* são reduzidas na gordura subcutânea de pacientes com obesidade e diabete tipo 2, acompanhada de melhora na sensibilidade à insulina.[12] Da mesma forma, a perda de peso induzida por cirurgia bariátrica diminuiu *IL-1β* secreção de gene e IL-1β no tecido adiposo de modelos humanos e animais.[12,47,84]

Outro alvo terapêutico potencial são, PCSK9 e NRIP, que regulam o estado inflamatório crônico associado a NFkB, presentes na psoríase e síndrome metabólica.[47,84]

A terapia de células-tronco mesenquimais derivadas de tecido adiposo (ADMSCs) é relatada como uma terapia promissora para a síndrome metabólica. Apresentam propriedades imunomoduladoras, que podem inibir a inflamação pela supressão da produção de citocinas pró-inflamatórias, como IL-6, IL-17 e TNF-α, além da função multipotente, atividade anabólica e efeito imunomodulador.[47,84] Até o momento, as aplicações de ADMSCs foram estudadas em uma variedade de doenças de pele, como alopecia, cicatrizes, cicatrização de feridas e psoríase, embora os mecanismos terapêuticos nessas doenças permaneçam vagos, foi relatado que a redução da inflamação, o aumento de a apoptose de células imunes, a promoção da síntese de colágeno e a melhora da angiogênese podem ser possibilidades. No entanto, mais estudos clínicos são necessários para avaliar melhor a segurança e eficácia da terapia com ADMSCs.

Os tratamentos mais utilizados para cada manifestação cutânea relacionada à SM estão descritos no Quadro 117.15.

Quadro 117.15 Principais tratamentos para as manifestações cutâneas relacionadas à SM.

Manifestações cutâneas	Tratamentos
Acantose *nigricans*	Retinoides tópicos e orais, queratolíticos tópicos, análogos de vitamina D tópicos, ácido azelaico, ácido tricloroacético, hidroquinonas, metformina, rosiglitazona, tiazolidionas, óleo de peixe, ureia, ácido salicílico e *laser* de Alexandrita
Acne *vulgaris*	Retinoides tópicos, peróxido de benzoíla, tetraciclinas, macrolídeos e isotretinoína oral
Alopecia androgenética	Minoxidil, finasterida oral, cirurgia de restauração capilar, terapia de luz de baixo nível, dutasterida oral (para homens), acetato de ciproterona (para mulheres), espironolactona (para mulheres) e estradiol tópico (para mulheres)
Urticária crônica	Omalizumabe, ciclosporina, anti-histamínicos, dapsona, hidroxicloroquina, sulfassalazina, colchicina, metotrexato, g-globulina intravenosa e plasmaférese
Líquen plano	Corticosteroides tópicos e sistêmicos, foto/quimioterapia, retinoides, inibidores de calcineurina tópicos, imunossupressores sistêmicos, sulfassalazina, azatioprina, metotrexato e adalimumabe
Psoríase	Metotrexato, ciclosporina, acitretina, apremilast, agentes anti-TNF, inibidores de IL-17, de IL-12 e de IL-23
Hidradenite supurativa	Clindamicina, resorcinol, triancinolona tópica, tetraciclina e colchicina, clindamicina e rifampicina, adalimumabe, infliximabe, dapsona, acitretina, prednisona e ciclosporina
Dermatite atópica	Emolientes, limpeza diária com produtos sem sabão, corticosteroides tópicos, inibidores de calcineurina tópicos (pimecrolimo e tacrolimo), fototerapia ultravioleta, antibióticos antiestafilocócicos, crisaborole, dupilumabe, ciclosporina e fototerapia

Manifestações cutâneas do diabete *mellitus*[87-91]

O diabete *mellitus* ou diabete melito (DM) constitui um grupo heterogêneo de doenças metabólicas caracterizadas pela elevação nos níveis da glicose sérica (hiperglicemia) e distúrbios no metabolismo dos carboidratos, proteínas e dos lípides, resultando de defeitos na secreção da insulina, ação da insulina ou ambos. A Associação Americana de Diabetes publicou em 2009[91] recomendações sobre o diagnóstico (Tabela 117.3), etiologia (Quadro 117.16) e classificação (Quadro 117.17) do DM.

Tabela 117.3 Valores para o diagnóstico do diabete *mellitus*.

	Valores limite para diagnóstico de diabete
Em jejum de 8 horas	≥ 126 mg/dL
Medida casual, associada a sintomas ou sinais clínicos de diabete	≥ 200 mg/dL
Medida após 2 horas de ingestão de 75 g de glicose no teste de tolerância à glicose (TTG)	≥ 200 mg/dL
Para propósitos de epidemiologia ou de avaliação populacional, a glicemia de jejum ou o valor após 2 horas de sobrecarga com 75 g orais de glicose, podem ser utilizados de forma isolada. Para propósitos clínicos, o diagnóstico do diabete *mellitus* deve sempre ser confirmado pela repetição do exame em outro dia, a menos que haja uma hiperglicemia não duvidosa, com descompensação metabólica aguda ou sintomas evidentes.	

Quadro 117.16 Classificação etiológica dos distúrbios da glicemia.

Tipo I (destruição das células beta do pâncreas, geralmente determinando deficiência absoluta de insulina):
- Autoimune
- Idiopática

Tipo II (pode variar da predominância da resistência à insulina com deficiência relativa de insulina a um defeito predominantemente secretório com ou sem resistência periférica à insulina):
- **Defeitos genéticos da função das células beta**
  - Cromossomo 20, HNF 4α (MODY1)
  - Cromossomo 7, glucoquinase (MODY2)
  - Cromossomo 12, HNF 1α (MODY3)
  - Cromossomo 13, IPF-1 (MODY4)
  - Mutação do DNA mitocondrial 3243
  - Outras
- **Defeitos genéticos na ação da insulina**
  - Resistência insulínica tipo A
  - Leprechaunismo
  - Síndrome de Rabson-Mendenhall
  - Diabete lipoatrófico
  - Outros
- **Endocrinopatias**
  - Acromegalia
  - Síndrome de Cushing
  - Glucagonoma
  - Somatostinoma
  - Hipertireoidismo
  - Feocromocitoma
  - Outras
- **Induzida por drogas ou substâncias químicas**
  - Ácido nicotínico, corticosteroides, hormônios tireoidianos, agonistas alfa-adrenérgicos, agonistas beta-adrenérgicos, pentamidina, interferon alfa, dilantina, tiazídicos
- **Doenças do pâncreas exócrino**
  - Fibrose cística
  - Hemocromatose
  - Pancreatite
  - Neoplasia
  - Trauma/pancreatectomia
  - Pancreatopatia fibrocalculosa
  - Outras
- **Infecções**
  - Rubéola congênita, citomegalovírus, outros
- **Formas incomuns de diabete mediado imunologicamente:**
  - Síndrome autoimune à insulina (anticorpos anti-insulina)
  - Anticorpos antirreceptor da insulina
  - *Stiff Man syndrome*
  - Outros
- **Outras síndromes genéticas às vezes associadas a diabete:**
  - Síndrome de Down, Coreia de Huntington, distrofia miotônica, síndrome de Turner, síndrome de Werner, síndrome de Prader-Willi, síndrome de Lawrence-Moon-Biedel, Porfirias, síndrome de Klinefelter, ataxia de Friedreich, síndrome de Wolfram, outras

Diabete gestacional

Quadro 117.17 Classificação do diabete *mellitus*.

- Diabete *mellitus* insulinodependente (DMID)
- Diabete *mellitus* não insulinodependente (DMNID)
- Diabete gestacional (DMG)
- Intolerância à glicose (IGT)
- Intolerância na glicemia de jejum (IFG)

Diabete e tegumento[87]

As complicações do diabete *mellitus* afetam todos os sistemas orgânicos, incluindo a pele. Aproximadamente um terço dos pacientes com diabete *mellitus* apresentam manifestações cutâneas. De fato, os achados cutâneos podem ser o primeiro indicador da doença e pode sugerir ao médico o início do diagnóstico da doença. A patogênese destas manifestações cutâneas é multifatorial e surgem de uma interação complexa entre alterações bioquímicas, vasculares, metabólicas e imunes que ocorrem no estado diabético.

Muitos sinais cutâneos são reconhecidos como possíveis marcadores cutâneos do diabete *mellitus* (DM), contudo pelo menos três são virtualmente diagnósticos: *bulose diabética, síndrome da mobilidade articular limitada com pele cérea* e a *dermopatia diabética*. Algumas manifestações cutâneas observadas no DM parecem ser determinadas por anormalidades primárias da doença endócrina ou pelas suas principais complicações: a vasculopatia e a neuropatia. Outras dermatoses estão relacionadas às condições imunológicas alteradas, às alterações do colágeno e algumas são consequência do tratamento.

Os distúrbios dermatológicos associados ao DM geralmente aparecem após o surgimento da doença endócrina, contudo eles podem assinalar ou surgirem coincidentemente com o seu início, ou mesmo preceder o DM por muitos anos.

Podemos listar as diversas condições dermatológicas observadas em associação com o DM no Quadro 117.18.

Quadro 117.18 Manifestações dermatológicas associadas ao diabete *mellitus*.

- Infecções pela *Candida* spp.:
  - Carotenemia
  - Bolhas do diabete (bulose do diabete)
  - Dermopatia diabética
  - Otite externa
  - Eritema (facial, pés, pernas)
  - Úlceras nos pés
  - Infecções dermatofíticas
  - Acantose nigricante associada à síndrome de resistência à insulina (Figura 117.45)
  - Gangrena gasosa (não clostrídica)
  - Granuloma anular (Figura 117.46)
  - Necrobiose lipoídica
- Espessamento cutâneo:
  - Síndrome da limitação da mobilidade articular com pele cérea
  - Escleredema *adultorum*
  - Espessamento da pele do dorso das mãos de forma isolada
  - Lipodistrofia insulínica
  - Unhas amareladas
  - Doenças perfurantes
  - Xantomas eruptivos

Como visto, são extensas as formas cutâneas de expressão do diabete *mellitus*. Considerando-se os efeitos no colágeno da pele e na microcirculação cutânea a prevalência destas manifestações pode alcançar cerca de 100% dos pacientes. A glicosilação proteica com alterações na sua estrutura terciária e sua solubilidade possam talvez ser responsáveis em nível bioquímico por muitas das complicações desta doença. Na era pré-insulina as piodermites (furunculoses, carbúnculos e erisipelas) eram muito mais frequentes em diabéticos do que em indivíduos normais. São fatores que predispõem a maior morbidade das infecções cutâneas no DM: o nível de controle da glicemia, cetoacidose, neuropatia, trauma, pele seca, doença vascular periférica e anormalidades na função dos granulócitos.

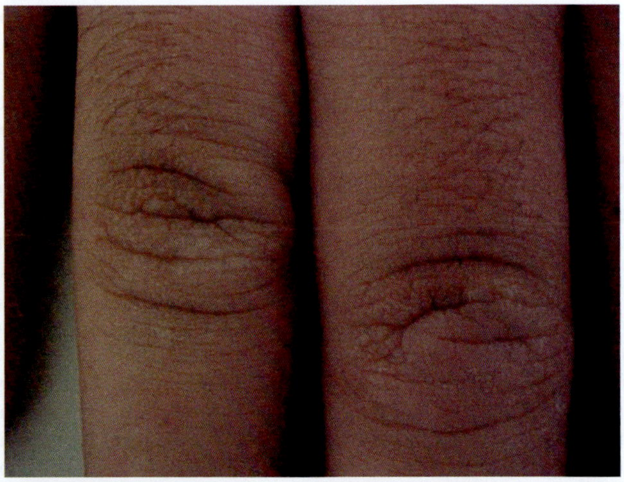

■ **Figura 117.45** Acantose por resistência à insulina.

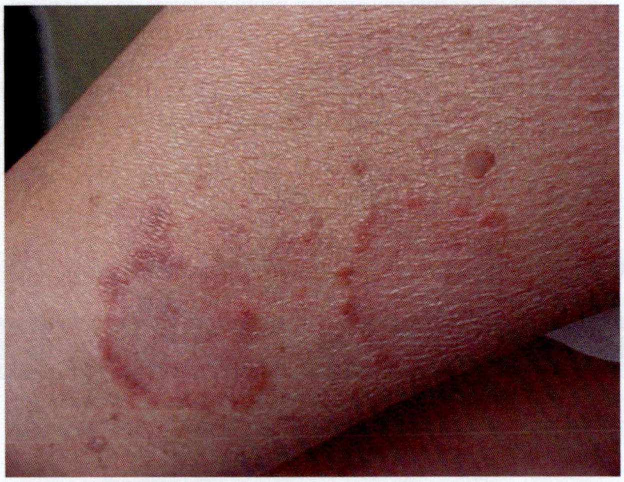

■ **Figura 117.46** Granuloma anular e diabete *mellitus*.

As infecções por leveduras em especial a *Candida* spp. são frequentes causando balanopostite em homens e vulvo-vaginites recorrentes nas mulheres especialmente nos diabéticos tipo II. As vulvo-vaginites são uma causa comum de prurido vulvar durante períodos de glicosúria. A queilite angular candidósica (comissuras labiais) é uma complicação frequente em crianças diabéticas e um achado ocasional em adultos diabéticos. Podemos encontrar as paroníquias candidósicas que causam edema e eritema nas pregas ungueais dos dedos das mãos e podem ter um curso crônico. A candidíase interdigital acomete com maior frequência os 3º ou 4º espaços interdigitais das mãos e dos pés, produzindo erosões e eritema (*Erosio Blastomycetica Interdigitalis*).

Pacientes com diabete descompensado com cetoacidose estão predispostos a infecções fúngicas profundas como a Mucormicose. Ela pode manifestar-se em cinco formas (rinocerebral, pulmonar, cutânea, gastrointestinal e disseminada) sendo que na forma cutânea são frequentes as úlceras, celulites, ectima, abscessos necróticos. É potencialmente fatal.

As infecções cutâneas por *Pseudomonas* sp. podem afetar os diabéticos sob a forma de Otite Externa Maligna, Infecções Interdigitais e Ungueais. A otite externa maligna inicia-se como uma celulite do conduto auditivo externo e atinge a junção óssea-cartilaginosa do ouvido, podendo afetar os nervos cranianos em especial o nervo facial. As infecções interdigitais e ungueais pela Pseudomonas podem ser identificadas pelo uso da Lâmpada de Wood a qual demonstra uma fluorescência esverdeada.

Formas extensas de eritrasma, causado pelo *Corynebacterium minutissimum*, ocorrem com maior frequência maior entre os pacientes diabéticos. É comum o encontro de infecções bacterianas cutâneas entre estes pacientes, geralmente causadas pelo *Staphylococcus aureus* e estreptococos β-hemolítico, como o impetigo, furunculose, foliculites, carbúnculos, ectima, erisipelas e celulites infecciosas. Por vezes, a erisipela do membro inferior complica-se com a formação de lesões bolhosas, que determinam gangrena diabética e fasciíte necrosante.

As dermatofitoses têm uma importância fundamental especialmente as formas interdigitais dos pés. Elas podem servir como uma porta de entrada para infecções bacterianas em um pé diabético já comprometido pela microangiopatia. O aumento da demanda de oxigênio em decorrência de inflamação pode não ser suprido pela microcirculação e ocorrer gangrena.

O *Escleredema Adultorum* ocorre em 2,5% a 3% dos pacientes com DMNID. Manifesta-se com um espessamento cutâneo, de aspecto intenso, principalmente dérmico, no dorso superior e na porção posterior do pescoço. Geralmente são pacientes de meia-idade, obesos e com DMNID de controle inadequado. A biópsia revela um espessamento da derme, com os feixes de colágeno separados por espaços claros, os quais são ocupados por mucina e com aumento no número de mastócitos.

Unhas amareladas têm sido relatadas em cerca da metade dos pacientes diabéticos, sendo especialmente evidentes na metade distal do hálux. As unhas amarelas podem ocorrer em decorrência de onicomicose, psoríase e na senescência, porém os pacientes diabéticos, as apresentam, mesmo na ausência das condições citadas anteriormente. O sinal mais inicial é a coloração amarelada ou acastanhada da porção distal da lâmina ungueal do hálux. A pele pode assumir tonalidade amarelada com os níveis séricos de carotenos normais ou elevados. Postula-se que a descoloração amarelada da pele e das unhas possa ser decorrente da elevação sérica do caroteno e da glicosilação não enzimática do colágeno dérmico e de outras proteínas que eventualmente tornam-se amarelos.

A Carotenemia em pacientes com DM confere uma tonalidade difusa amarelada não só às unhas, com também na pele, na qual é mais evidente nas palmas e plantas. A Carotenemia poupa a esclera diferindo-se assim da icterícia. Há várias teorias para se explicar a descoloração da pele na Carotenemia. Primeiro, o excesso de betacaroteno pode ser depositado na pele como resultado da dieta diabética rica em frutas e vegetais (com elevado conteúdo de betacaroteno) em combinação com um bloqueio hepático de conversão do betacaroteno. Outra teoria propõe que as alterações de cor resultam do produto final da glicosilação do colágeno dérmico, denominado 2-(2-furoyl)-4[5]-(2-furanyl)-1H imidazol. Não há tratamento definitivo para a Carotenemia, apenas a diminuição no consumo de alimentos com alta quantidade de betacaroteno.

A Macroangiopatia diabética que ocorre por aterosclerose dos grandes vasos determina nos membros inferiores atrofia cutânea, perda de pelos, extremidades frias, distrofia ungueal e palidez da pele na elevação dos membros e aspecto moteado da mesma quando pendente. Um sinal de doença de grandes vasos é o rubor do membro pendente, com um retorno demorado da cor (maior ou igual a 15 segundos) após uma pressão aplicada sobre a pele.

A Microangiopatia diabética pode ser atribuída a anormalidades estruturais e funcionais da microcirculação sistêmica e cutânea. É a provável causada *Dermopatia diabética* a qual ocorre como lesões atróficas e hipercrômicas, mais comuns nos tornozelos e que constitui a manifestação cutânea mais frequente do diabete. São geralmente bilaterais, assimétricas e assintomáticas. Podem ou não ter um trauma antecedendo seu aparecimento. Pode surgir em pessoas com teste de tolerância à glicose normal, porém quando em número superior a 4 lesões, frequentemente indica um indivíduo diabético. Além da dermopatia diabética, a microangiopatia pode determinar outros sinais como as púrpuras pigmentosas crônicas, eritema erisipela-símile, a necrobiose lipoídica *diabeticorum*, teleangiectasias periungueais e o pé diabético. Pode haver ainda outros sinais como hiperemia reativa cutânea, enchimento capilar diminuído ao frio, alterações ungueais como: linhas de Beau, pterígio ungueal, pterígio inverso, onicoauxis, alterações microscópicas do sulco ungueal proximal, hemorragias lineares subungueais e unhas amareladas.

A *Rubeosis facei* é uma coloração intensa avermelhada da pele da face por uma dilatação venosa cutânea como parte de uma microangiopatia funcional.

Outra anormalidade do diabete são as bolhas do diabete (*bulose diabeticorum*)[88] onde surgem bolhas espontâneas tensas, uma ou mais, nas extremidades mais frequentemente nas mãos e pés. Geralmente ocorrem sobre o dorso e as laterais das pernas e pés, associando-se as vezes em padrão similar, com lesões nas mãos e antebraços, ou eventualmente de forma isolada nas mãos. As bolhas têm de meio a vários centímetros, em geral bilaterais, de conteúdo claro e com fluido estéril. Coube a Kramer em 1930 a descrição desta dermatose. Podem ocorrer sob três formas: (i) de resolução espontânea e não cicatricial; (ii) outra com bolhas de conteúdo hemorrágico e que regride deixando cicatriz; ou então com (iii) bolhas múltiplas não cicatriciais nas áreas expostas à luz. As lesões podem recorrer. Os pacientes em geral são adultos, na maioria homens, com DM de longa data e grave. As bolhas costumam ser intraepidérmicas (o que explica a ausência de cicatriz), embora se relatasse casos de localização subepidérmica. As bolhas da bulose diabética lembram àquelas observadas no coma induzido por barbitúricos ou intoxicação pelo monóxido de carbono, sendo, porém, a clínica facilmente diferenciada.

A *Síndrome da motilidade articular limitada* com pele cérea foi inicialmente descrita entre os pacientes com diabete insulinodependentes, forma juvenil. Consiste em dois componentes principais: limitação da motilidade, primariamente nas pequenas articulações das mãos, e espessamento da pele e inelasticidade cutânea, mais acentuada no dorso dos dedos das mãos. A afecção é assintomática, apesar da limitação da motilidade manual. Parece constituir a complicação clínica mais precocemente detectada no diabete da infância e adolescência. Hoje se acredita acometer todos os tipos do DM, com incidência que varia de 8% e 50% dos pacientes, e está relacionada com complicações microvasculares como a retinopatia e a nefropatia.

A rigidez geralmente inicia-se nas articulações metacarpo-falangianas e interfalangianas proximais, geralmente no quinto dedo, podendo progredir lateralmente e envolver outros dedos. É bilateral, simétrica e assintomática. A limitação ao movimento no início é ativa e posteriormente passiva, podendo com menor frequência acometer as grandes articulações como, o punho, os cotovelos e excepcionalmente a coluna. A limitação da flexão é tardia. A limitação da motilidade articular pode ser demonstrada pelo *sinal da prece* (Figuras 117.40 e 117.47), onde o paciente não consegue fazer a oposição das mãos, com os dedos completamente estendidos. O espessamento da pele pode ser aferido pela palpação e pinçamento ou com o ultrassom. A importância do controle adequado do diabete é traduzida pela existência de relatos de diminuição da espessura da pele, após o controle dos níveis da glicemia, pelo uso de infusão de insulina por bomba. O aspecto céreo e a espessura anormal da pele ocorrem em cerca de um terço a metade dos pacientes com esta síndrome, sendo previsível de doença mais grave, embora as vezes ocorrendo sem envolvimento articular. Morfologicamente assemelha-se à pele esclerodérmica, porém não há fenômeno de Raynaud, ulceração cutânea, calcinose da pele ou doença visceral da esclerodermia. A patogênese parece envolver o colágeno dos tecidos periarticulares, o qual se espessa.

O espessamento da pele do dorso das mãos pode ocorrer em 20% a 30% dos pacientes com diabete *mellitus*. Pode ser observado tanto em indivíduos com DMID como no DMNID. A pele do dorso dos dedos pode estar espessada, apresentando um aspecto rugoso e papiliforme sobre as articulações interfalangeanas (pápulas de Huntley). A contratura de Dupuytren é mais comum em pacientes com DM.

A *Necrobiose Lipoídica*[90] (NL) foi descrita inicialmente por Oppenheim em 1929, e recebeu a denominação atual em 1931, aplicada por Urbach. Quando associada ao DM é denominada *Necrobiose Lipoídica Diabeticorum* (NLD) (Figura 117.48).

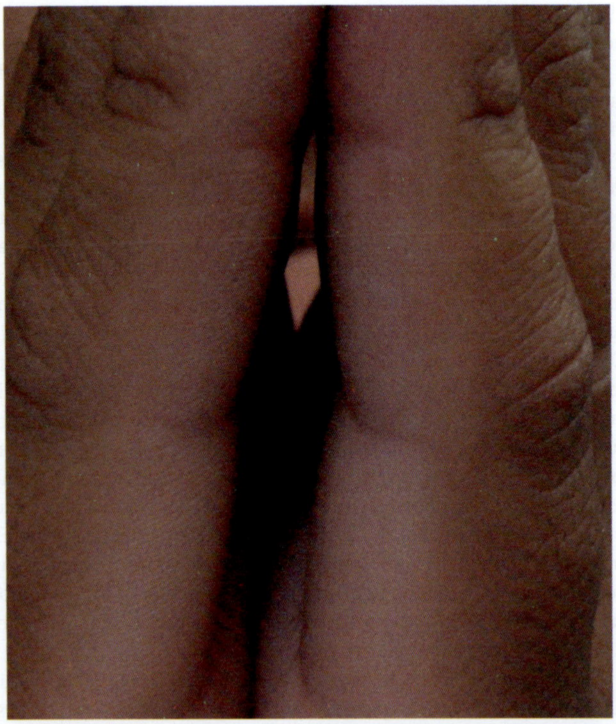

■ **Figura 117.47** Sinal da prece.

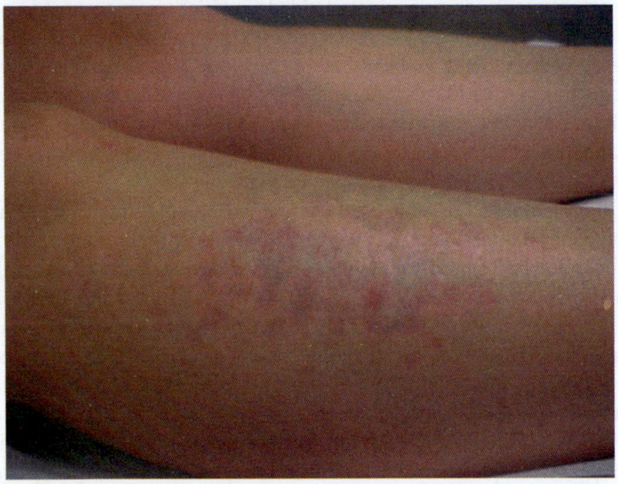

■ **Figura 117.48** Necrobiose lipoídica.

A incidência desta afecção entre os diabéticos é de cerca de 0,7%, sendo muito menos comum entre os pacientes não diabéticos. À época do diagnóstico, dois terços dos pacientes apresentam o DM, e entre os outros casos, cerca de 10% desenvolverão o DM em cerca de 5 anos e o restante apresenta tolerância anormal à glicose ou história de DM em pelo menos um dos pais. Desta forma, em cerca de dois terços dos casos, a *Necrobiose Lipoídica* é precursora do DM, as vezes por vários anos. Quando o DM coexiste com a *Necrobiose Lipoídica Diabeticorum*, a doença endócrina costuma ser mais grave do que nos pacientes sem a NLD. A NLD é cerca de quatro vezes mais comum entre as mulheres, sendo a média de idade ao surgimento de 34 anos. Nos pacientes com DM insulinodependentes, a idade de início da NLD é mais precoce (média de idade de 22 anos), em relação aos DM não insulinodependentes, ou entre os pacientes não diabéticos (média de idade de 49 anos).

As lesões da NL surgem como pápulas eritematosas que se tornam deprimidas, atróficas com coloração amarelo-acastanhada e teleangiectasias. O aumento do diâmetro é lento e progressivo. A periferia é suavemente elevada e eritemato-azulada. A porção central, inicialmente eritematosa, torna-se amarelada e esclerótica. A placa sofre geralmente atrofia central, com a consistência tornando-se mais amolecida e a cor acastanhada, sendo no estágio final, a presença de teleangiectasias um fato evidente. O seu curso é independente do controle de glicemia. Ocorre mais frequentemente nas pernas, porém pode surgir nos membros superiores, abdome e no segmento cefálico. Em 85% dos casos a localização é pré-tibial e no maléolo medial. Geralmente é bilateral, porém a simetria não perfeitamente simétricas. As lesões variam de poucos milímetros a vários centímetros, tendo a maioria dos pacientes várias lesões, em geral, mais do que quatro. Cerca de um terço das lesões ulceram, às vezes de forma espontânea, ou pelo trauma mecânico local. O déficit sensorial, bem como a ulceração pode ser decorrente da destruição de nervos da pele pela doença. Há cerca de seis casos[37] relatados de surgimento de carcinoma espinocelular em úlceras decorrentes da NL, sendo três deles em pacientes diabéticos.

Entre os fatores etiológicos propostos para o desenvolvimento da NLD encontram-se a microangiopatia, as alterações da microcirculação, endarterite obliterante, vasculite mediada por evento imune, hipersensibilidade tardia, glicosilação não enzimática, bem como outros defeitos no colágeno, agregação plaquetária, deficiência na motilidade dos neutrófilos e o trauma e a insuficiência vascular.

Quando necessária, a biópsia cutânea da borda da lesão ativa demonstrará alterações histopatológicas constituídas por: degeneração do colágeno ao longo da derme, particularmente nos dois terços inferiores, histiócitos com arranjo em paliçada ao redor do colágeno degenerado, e uma vasculite obliterativa granulomatosa. Devemos lembrar que as biópsias no terço inferior da perna devem ser evitadas, quando possível, em decorrência da dificuldade na cicatrização, particularmente nos diabéticos.

Os corticosteroides tópicos, às vezes sob oclusão, podem ser úteis no tratamento da NL, com os de alta potência devendo ser empregados, sob oclusão, por várias semanas. A infiltração intralesional de triancinolona (2,5 a 5 mg/mL) tem sido propagada aos casos em que há borda elevada ou nas lesões em atividade clínica progressiva. Nas formas ulceradas pode utilizar-se o peróxido de benzoíla tópico, e nas não infectadas os curativos hidrocoloides oclusivos. Alguns autores obtiveram bons resultados com o uso sistêmico do ácido acetilsalicílico e do dipiridamol, de forma isolada ou combinada.

O granuloma anular em sua apresentação generalizada disseminada e na forma perfurante parecem ocorrer em maior incidência entre os pacientes com DM. Nestes casos disseminados há relatos de tratamento efetivo com isotretinoína ou PUVA.

A *dermopatia diabética* é constituída por lesões pequenas, com tonalidade vermelho pálida, com elementos papuloescamosos, ou pequenas placas papulosas. Acabam por desenvolver múltiplas e bilaterais cicatrizes levemente pigmentadas, circunscritas, ovais ou redondas, particularmente nas áreas pré-tibiais. A dermopatia diabética constitui o marcador cutâneo mais comum do DM. Foi apenas inicialmente observada em 1964, por Melin e Nils Tornblom, provavelmente pelo seu caráter assintomático. A maioria dos pacientes é adulta, e a sua incidência correlaciona-se com a gravidade do DM. Demonstrou-se que a maioria dos pacientes tem um aumento na hemoglobina glicosilada e uma história longa de DM. É duas vezes mais comum entre os homens, em relação às mulheres. As alterações histopatológicas na dermopatia diabética são inespecíficas. É comum a especulação acerca do trauma como um fator associado à origem da dermatose. Demonstrou-se que a ocorrência de dermopatia diabética aumentava de 52% em um paciente com uma manifestação de microangiopatia para 82% em pacientes que tinham três manifestações diabéticas microangiopáticas. Esta associação sugere que as lesões de dermopatia diabética podem ser um marcador de gravidade de complicações internas; entretanto, a presença destas lesões não constitui um marcador absoluto de doença interna (Figura 117.49).

A expressão cutânea da neuropatia autonômica é geralmente a anidrose nos pés levando a uma deficiência de hidratação da camada córnea podendo provocar fissuras nas calosidades plantares (reflexo da neuropatia motora) e servirem como ponto de entrada para infecções cutâneas ou então predispor às úlceras neuropáticas.

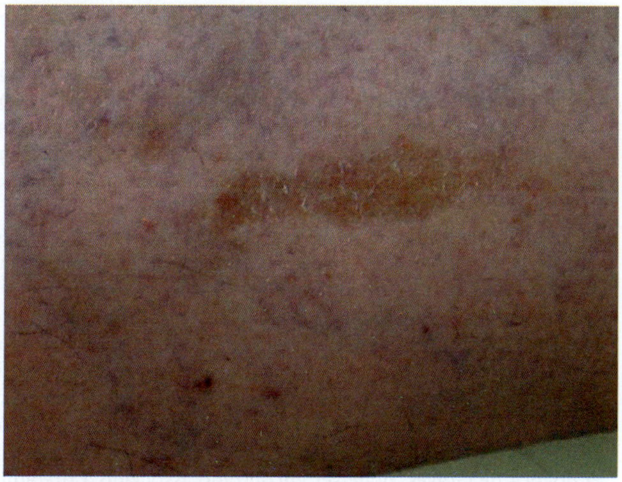

■ **Figura 117.49** Dermatopatia diabética.

As úlceras das extremidades inferiores e pés são uma causa comum de hospitalização na população diabética. Elas ocorrem em 15% dos pacientes diabéticos e são a causa principal de amputação nesta população. Assim, a educação com cuidados nesta população em relação à prevenção e manejo das úlceras é de vital importância. As úlceras neuropáticas desenvolvem-se em áreas de constante pressão. Os pacientes geralmente sofrem de neuropatia periférica, com perda da sensação protetora. Outros fatores contribuintes incluem a doença vascular periférica e o trauma local. As complicações do pé diabético incluem infecções secundárias e osteomielite. Ambas as complicações podem resultar na amputação se o tratamento médico é ineficaz. O manejo do pé diabético e das úlceras inclui o tratamento e a prevenção de infecções graves e a remoção da pressão com dispositivos especiais, como moldes para calçados ou botas adaptadas. Além disso, grandes úlceras podem necessitar desbridamento, tanto cirúrgico ou com curativos que mantem a umidade. O manejo do pé diabético e úlcera do pé diabético requer abordagem multidisciplinar, mas não limitada, de cirurgiões plásticos, vasculares, infectologistas e dermatologistas.

A *acantose nigricante* (AN) é constituída pelo espessamento aveludado (velvético) da pele que tipicamente ocorre nas áreas flexurais, como axilas, laterais do pescoço e virilhas, os quais são os locais mais frequentemente acometidos. A AN se desenvolve sob estados de resistência à insulina vistos tanto no diabete *mellitus* como na obesidade. Pacientes com AN extensa têm níveis plasmáticos mais elevados de insulina em relação àqueles sem estas lesões cutâneas, propiciando uma evidência de que a AN resulte da hiperinsulinemia e resistência periférica à insulina. A presença de AN indica a necessidade de investigação e acompanhamento destes pacientes no sentido de se monitorar a presença de diabete *mellitus* ou um estado de resistência à insulina, como a síndrome metabólica.

Entende-se que a AN surge de um mecanismo complexo que resulta da interação entre o excesso de insulina e os receptores do fator de crescimento insulina-símile 1 presentes nos queratinócitos e fibroblastos. Esta interação estimula a proliferação epidérmica, levando ao aspecto de acantose e hiperqueratose.

A AN é mais bem manejada tratando-se a causa subjacente do problema: obesidade e resistência à insulina. Redução no peso resulta em diminuição da proeminência da AN. Agentes farmacológicos que podem diminuir a secreção de insulina, como o octreotride, tem tido algum sucesso terapêutico no tratamento da AN. Além disso, os agentes que aumentam a diferenciação e diminuem a proliferação epidérmica, como o calcipotriol ou retinoides tópicos ou orais, podem também ter utilidade.

Os *acrocórdons* são constituídos por pápulas pedunculadas, da cor da própria pele que ocorrem frequentemente em pacientes diabéticos. Eles são mais comuns nas pálpebras, pescoço, ou axilas e frequentemente ocorrem conjuntamente com a acantose nigricante. A associação entre diabete *mellitus* e o desenvolvimento de acrocórdons é bem estabelecida na literatura, e o diabete *mellitus* deve ser considerado entre pacientes com numerosos acrocórdons. Os altos níveis de insulina estimulam os queratinócitos a proliferar resultando em crescimento de acrocórdons, de forma que acrocórdons podem ser um marcador de dificuldade no metabolismo de carboidratos. Como os acrocórdons são lesões benignas, sua remoção geralmente é feita por solicitação do paciente com finalidades cosméticas.

Manifestações cutâneas e tireoidopatias[92,93]

Aspectos gerais

A glândula tireoide pesa cerca de 18 a 20 gramas, em média, no adulto. As variações do tamanho, forma e posição da glândula tireoide são numerosas. Algumas das alterações que a tireoide sofre são decorrentes do envelhecimento, embora a glândula seja capaz de exercer sua função de forma adequada durante toda a vida.

Cerca de 90% do hormônio secretado pela glândula é constituído pela tiroxina [3, 5, 3', 5' –tetraiodotironina (T4)] e 10% é triiodotironina [3, 5, 3'–triiodotironina (T3)]. A maioria do T4 é por fim convertido nos tecidos periféricos a T3, por de-iodinificação. O T3 é cerca de quatro vezes mais potente que o T4, embora sua concentração sérica seja bem menor que a do T4. Para formar quantidades normais de hormônio tireoidiano, há necessidade de uma ingesta diária de cerca de 1 mg de iodo na dieta. Cerca de 20% do T3 circulante é derivado da secreção na glândula, enquanto cerca de 80% são formados nos tecidos periféricos, especialmente no fígado e nos rins.

Uma vez na corrente circulatória, o T3 e o T4 ligam-se a proteínas carreadoras específicas: globulina ligadora de tiroxina (TBG), pré-albumina ligadora de tiroxina (TBPA) e a albumina. A afinidade destas proteínas é maior pelo T4 do que pelo T3. Os efeitos metabólicos dos hormônios tireoidianos e a regulação do TSH (hormônio estimulante da tireoide) são unicamente dependentes dos níveis dos hormônios, que circulam sob forma livre no plasma, com o qual os hormônios totais ou sob a forma livre estão sob equilíbrio. A TBG transporta 75% do T4 circulante, e a TBPA cerca de 20% do T4. Algumas situações podem aumentar os níveis das proteínas transportadoras, como o uso de estrógenos, a gravidez, doenças como a cirrose biliar primária e a hepatite infecciosa, e aumentar a quantidade total de hormônio tireoidiano em decorrência do aumento destas proteínas de transporte. Entretanto, os andrógenos, grandes quantidades de corticosteroides e a cirrose diminuem estas proteínas. Fármacos como salicilatos, difenil-hidantoína e heparina deslocam a ligação do hormônio com estas proteínas carreadoras.

Em quase todos os tecidos corporais os hormônios tireoidianos aceleram o consumo de oxigênio e assim aumentam a taxa metabólica basal. O hormônio tireoidiano, especialmente o T3 liga-se a receptores nucleares nas células e inicia a transcrição de proteínas necessárias ao metabolismo.

Como o T4 é o principal hormônio secretado pela tireoide, e não há outra fonte endógena de T4, a dosagem sérica pelo radioimunoensaio (RIE) deste hormônio reflete a função tireoideana. Uma única dosagem pode ser duvidosa, caso os níveis de TBG do paciente estejam aumentados ou diminuídos, levando respectivamente a níveis dosados elevados ou diminuídos do T4, também. A dosagem do T3 por RIE deve ser realizada apenas quando há suspeita de hipertireoidismo, no contexto de um T4 normal. Caso o T3 esteja elevado, denota a presença de uma condição denominada tireotoxicose.

Os anticorpos antimicrossomais estão presentes em cerca de 95% dos pacientes com tireoidite de Hashimoto e em 85% dos pacientes com doença de Graves. Os anticorpos antitireoglobulina podem ser encontrados em 60% dos adultos com tireoidite de Hashimoto e apenas em 30% dos pacientes com doença de Graves. Uma elevação transitória destes anticorpos pode ocorrer na tireoidite subaguda, porém os títulos são baixos. Anticorpos antitireoide podem ser observados em outras doenças autoimunes, possivelmente como resultado de uma tireoidite autoimune subclínica ou inicial.

Anticorpos estimuladores da tireoide constituem um grupo de anticorpos antirreceptor do TSH. Eles são encontrados em cerca de 50% a 100% dos pacientes com doença de Graves, podendo ser úteis ao diagnóstico da doença de Graves com exoftalmo eutiroidiano, no diagnóstico da tireotoxicose neonatal, na diferenciação entre doença de Graves e bócio multinodular tóxico, além de estimar o prognóstico na doença de Graves tratada.

As indicações para exame de imagem da tireoide com I^{123} ou Tc^{99m} são: (i) investigação de nódulo tireoidiano; (ii) rastreamento de câncer da tireoide metastático que pode captar I^{131} para tratamento; (iii) definir a presença de tecido tireoidiano no pescoço ou área retroesternal e (iv) permitir a identificação de áreas hipofuncionais que possam representar um linfoma associado em pacientes com tireoidite de Hashimoto.

A ultrassonografia da glândula permite avaliar se um nódulo tireoidiano solitário é sólido ou cístico. Os nódulos císticos têm baixo risco de representar malignidade, enquanto os sólidos são mais suspeitos, e devem ser examinados histologicamente. A ultrassonografia de alta resolução pode demonstrar lesões tão pequenas como 3 mm de diâmetro.

Manifestações tegumentares da tireoide

A relação entre a glândula tireoide e a pele é complexa. Entre as manifestações cutâneas da doença tireoideana há uma variedade de dermatoses e alterações fisiopatológicas que podemos demonstrar a seguir.

Doença tireoideana e a pele

Lesões específicas (que contêm tecido tireoidiano)

- **Cisto do duto tireoglosso:** responsável por 70% dos cistos congênitos do pescoço. Malignização desta estrutura ocorre em menos de 1% dos casos, sendo que 80% são adenocarcinomas papilares.
- **Metástases cutâneas de malignidades da tireoide:** a malignidade tireoideana levando a metástases cutâneas é rara. Quando ocorre geralmente tem como tumor primitivo um carcinoma folicular ou papilar da glândula, sendo mais frequente em indivíduos na meia-idade ou idosos. Casos de metástases de carcinoma medular da tireoide para a pele também têm sido relatados, geralmente como manifestação de síndromes herdadas como as síndromes da Neoplasia Endócrina Múltipla (MEN). A MEN2a (síndrome de Sipple) compreende o carcinoma medular da tireoide, feocromocitoma e adenoma da paratireoide. A MEN2b (síndrome do neuroma mucoso múltiplo) é caracterizada por carcinoma medular da tireoide, feocromocitoma, ganglioneuromas mucosos e *habitus marfanoide.*

Lesões não específicas

Hipertireoidismo

- **Alopecia:** difuso tipo eflúvio telógeno ou alopecia areata.
- **Cabelos finos e macios.**
- **Unhas de Plummer:** unhas de crescimento rápido, porém amolecidas e friáveis. Podem estar presentes a onicólise (descolamento do leito ungueal) e a coiloníquia (aspecto de colher).
- **Hiperpigmentação cutânea:** a hiperpigmentação cutânea pode ser generalizada (do tipo Addisoniano) ou localizada, preferencialmente na face, onde quando concentrada na região periorbitária é denominado *sinal de Jellinek*. A hiperpigmentação localizada pode ocorrer também nas palmas das mãos, na área do decote ou sobre cicatrizes prévias.
- **Alterações texturais da pele:** com pele fina, mas não atrófica. Observa-se uma pele quente, úmida e macia lembrando a sensação da pele infantil. A vasodilatação cutânea pode ser responsável pelo aquecimento da pele e pelo *flushing* facial e eritema palmar
- **Hiperidrose:** a hiperidrose pode ser generalizada, porém mais comumente acomete as palmas e plantas.

Doença de Graves

- **Oftalmopatia (exoftlamo):** acompanhada de congestão esclerótica, lacrimejamento, protusão ocular, fotofobia e sensação da presença de corpo estranho ocular. O exoftalmo acompanha quase todos os pacientes com doença de Graves. É causada pela infiltração dos tecidos retrobulbares e da musculatura extrínseca do olho por mucopolissacárides e células inflamatórias mononucleares.
- **Acropatia tireoideana (osteoartropatia hipertrófica, com neoformação perióstica):** estima-se sua ocorrência em 1% dos casos de doença de Graves, e em 0,1% a 1% dos pacientes que têm ou tiveram tireotoxicose. É composta pela *tríade de baqueteamento dos dedos, proliferação perióstica das falanges e ossos longos e aumento dos tecidos moles sobre as estruturas ósseas.* Embora a acropatia tireoideana geralmente seja acompanhada de exoftalmo e/ou mixedema pré-tibial, é menos frequente do que estas outras manifestações do hipertireoidismo. A causa é desconhecida e ocorre em ambos os sexos de forma equitativa. Noventa e cinco porcento dos pacientes relatados na literatura a desenvolvem após o diagnóstico e o tratamento do hipertireoidismo. Raramente os pacientes podem ser eutireoideanos ou apresentar hipotireoidismo. A acropatia tireoideana pode surgir entre 18 meses e 28 anos após o hipertireoidismo. Embora a maioria dos casos relacione-se com a doença de Graves, pode ser encontrado associado à tireoidite de Hashimoto e ao adenocarcinoma de células de Hürthle. Clinicamente demonstra baqueteamento dos dedos das mãos e dos pés, proliferação do periósteo dos ossos das falanges e dos ossos longos na porção distal e edema das partes moles suprajacentes a estes ossos. Afeta com maior frequência os primeiros, segundos e quintos metacarpos, as falanges proximais das mãos, o primeiro metatarso e as falanges proximais dos pés. Ocasionalmente acomete a porção distal dos antebraços e pernas. As alterações radiológicas patognomônicas consistem em uma reação periosteal de tipo lamelar paralela às diáfises, geralmente confinadas as mãos e punhos, sendo raras nos ossos longos. Há um aumento linear na atividade osteoblástica na região da diáfise dos pequenos ossos das mãos e pés. Não há necessidade de tratamento.
- **Mixedema pré-tibial:** o mixedema pré-tibial, também denominado de dermopatia, ocorre em porcentagem menor nos pacientes com doença de Graves com relação a oftalmopatia. Contudo pode ocorrer na ausência de quadro ocular, e mesmo na disfunção tireoideana subclínica, denominado mixedema pré-tibial eutiroideano. O quadro clínico caracteriza-se com o estabelecimento de pápulas, placas papulosas, nódulos ou nodosidades nas regiões pré-tibiais, de forma assimétrica, bilateral, da cor da pele ou violáceas, com aspecto translúcido. Na verdade, as lesões de mixedema podem aparecer em qualquer local da pele, como cabeça, pescoço, ombros e braços. A pele pode assumir desde o aspecto de "casca de laranja" ou *peau d'orange* até a infiltração extrema lembrando a elefantíase verrucosa. Estima-se sua ocorrência em 0,5% a 10% dos pacientes com doença de Graves, em geral, após o tratamento cirúrgico ou com radioisótopos da doença de base. Pode preceder mais raramente a doença tireoideana, como também ocorrer na tireoidite de Hashimoto e no bócio difuso eutiroideano. A doença deve-se a infiltração de ácido hialurônico inicialmente na derme papilar e depois mais profundamente na derme reticular e no subcutâneo. Pode haver acentuada hiperqueratose levando ao aspecto clínico verrucoso, que associado a consistência lenhosa pode sugerir o diagnóstico de elefantíase *nostra* (Figura 117.50).

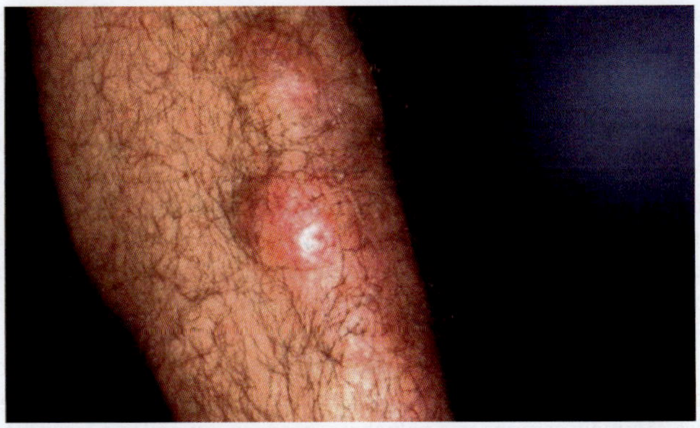

Figura 117.50 Mixedema pré-tibial.

A associação de mixedema pré-tibial, exoftalmo e osteoartropatia hipertrófica é denominada *síndrome de Diamond.* Pode surgir em qualquer fase do hipertireoidismo (doença de Graves), porém frequentemente ocorre após do tratamento antitireoideano. Pode ser tratado com o uso de corticosteroides tópicos ou intralesionais.

Hipotireoidismo

O hipotireoidismo resulta dos níveis inadequados de hormônio tireoidiano circulante, ou raramente, deve-se a uma resistência periférica à ação hormonal. O *hipotireoidismo primário* é causado pela falência da glândula, na maioria dos casos. A causa mais comum do *hipotireoidismo primário* é a doença autoimune. Estima-se que pacientes com hipotireoidismo subclínico determinado por um processo autoimune (T4 normal e TSH elevado) desenvolverão hipotireoidismo franco, em uma taxa de 5% por ano. Outras causas de hipotireoidismo primário incluem terapia prévia com I,[131] cirurgia da tireoide, uso de fármacos antitireoideanos ou doenças infiltrativas na glândula. O *hipotireoidismo secundário* deve-se a disfunção da hipófise e o *terciário* ao hipotálamo. O secundário resulta de liberação inadequada do TSH, o que pode dever-se a tumores, infarto, trauma, radiação ou dano cirúrgico da hipófise, sendo também associado a outras endocrinopatias. O terciário ocorre por incapacidade de produção do TRH pelo hipotálamo, de origem similar ao secundário ou idiopático.

- **Alterações texturais da pele:** são constituídas por pele áspera, seca (xerodermia ou até ictiose), pálida (por aumento do conteúdo de água e mucopolissacárides na derme, o que altera a refração da luz incidente), tumefeita e fria. Há fragilidade capilar associada a púrpura ou equimoses. Há hipo-hidrose por alterações citológicas do aparelho écrino.
- **Queratodermia palmoplantar:** por ressecamento acentuado.
- **Alopecia (eflúvio telógeno e alopecia androgenética):** os cabelos têm cor opaca, são frágeis e de crescimento lento, com a maioria em fase terminal (telógeno). O terço lateral (externo) das sobrancelhas pode ser acometido por alopecia (Figura 117.51). A relação normal entre cabelos em fase telógena-anágena é restaurada com a reposição de hormônio tireoidiano.

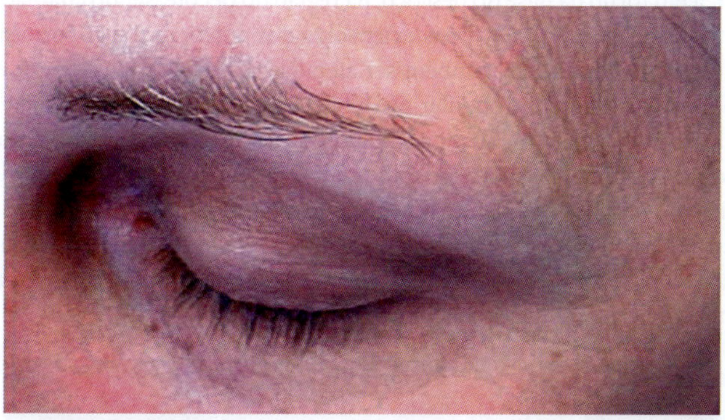

Figura 117.51 Hipotireoidismo e madarose.

- **Carotenemia:** determina coloração amarelada dos sulcos cutâneos, das palmas das mãos e plantas dos pés.
- **Xantomas eruptivos e raramente tendinosos.**
- **Alterações ungueais (presentes em algum grau em 90% dos casos):** unhas finas, frágeis, de crescimento lento e estriadas. A onicólise é rara.
- **Mixedema generalizado:** é o sinal cutâneo mais característico do hipotireoidismo. É causado pela deposição difusa de mucopolissacárides ácidos na derme, especialmente o ácido hialurônico e condroitin sulfato. A pele inteira parece de aspecto céreo e firme ao toque, porém não apresenta sinal do cacifo a compressão. Há um aspecto facial caracterizado por nariz amplo, lábios tumefeitos, macroglossia e pálpebras volumosas. A queda palpebral pode ser decorrente da diminuição da estimulação simpática da musculatura palpebral superior. Síndromes compartimentais, como a síndrome do túnel do carpo e paralisia do nervo facial podem ocorrer. O estado mixedematoso pode retardar a cicatrização. A reposição com hormônio tireoidiano lentamente melhora as alterações mixedematosas, e sua descontinuação leva a recidivar do quadro.

Doenças tireoideanas associadas a outras doenças dermatológicas ou sistêmicas

I. Doenças imunologicamente mediadas
- **Alopecia areata:** ocorre em 8% dos pacientes com doença tireoideana.
- **Anemias.**
- **Doenças bolhosas:** pênfigo vulgar, penfigoide bolhoso, herpes gestacional, dermatite herpetiforme.
- **Doenças do tecido conectivo:** dermatomiosite, lúpus eritematoso, esclerodermia.
- **Pustulose palmoplantar.**
- **Síndrome de Sweet.**
- **Urticária crônica/angioedema:** há relatos na literatura demonstrando que a urticária só é curada quando a doença tireoideana é controlada. A urticária crônica pode ocorrer mesmo em pacientes eutireoideanos, porém que apresentam autoanticorpos como anticorpo antimicrossomal e antitireoglobulina. Nestes pacientes o uso de anti-histamínicos habituais geralmente não controla a urticária, o que é obtido com administração de hormônio tireoidiano. Ainda não está esclarecido como a terapêutica hormonal pode suprimir a possível reação autoimune nos casos de urticária/angioedema crônicos. A possível hipótese é a diminuição da produção dos autoanticorpos e um possível efeito direto nas células levando a diminuição da expressão de moléculas autoantigênicas.
- **Granuloma anular generalizado:** associado a tireoidite autoimune.
- **Endocrinopatias:** neoplasia endócrina múltipla, acantose nigricante.
- **Vitiligo** (Figura 117.52).

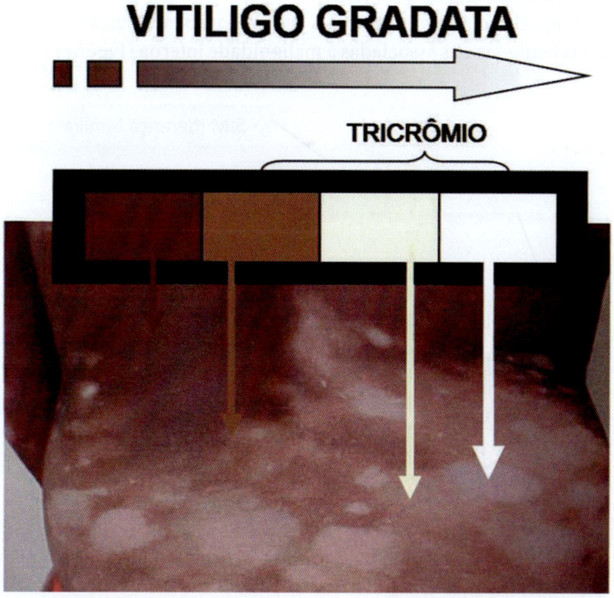

Figura 117.52 Doença tireoidiana e vitiligo.

II. Complicações relacionadas ao tratamento da doença tireoideana

III. Outros
- **Cloasma facial:** há estudos o relacionado com disfunção tireoideana.
- **Prurido generalizado:** ocorre em 5% dos pacientes com doença de Graves ou em decorrência da pele seca no hipotireoidismo.

Outras manifestações cutâneas das endocrinopatias podem ser vistas no Quadro 117.19.

Quadro 117.19 Relação entre outras doenças endócrinas e manifestações tegumentares.

Doença endócrina	Manifestações cutâneas
Acromegalia	Hipertricose, *cutis vertis girata*, acantose nigricante. Aumento do volume do nariz e dos lábios. Macroglossia. Hiperidrose acral, no tórax, axilas e pube. Acentuação dos sulcos cutâneos e espessamento palpebral
Síndrome Cushing	Hiperpigmentação difusa. Estrias atróficas. Redistribuição do tecido celular subcutâneo com abdome em avental, face em lua cheia, área supraclavicular, porção posterior do pescoço. Acne corticoideana. Pele fina com tendências a equimoses. Hirsutismo e alopecia. Predisposição a infecções micóticas (dermatomicoses) e bacterianas
Hiperprolactinemia	Galactorreia e aumento de mamilos
Doença de Adisson	Hiperpigmentação de mucosas, pele exposta à luz e sulcos palmares, escurecimento dos nevos preexistentes, linhas escurecidas nas unhas (melanoníquia estriada), surgimento de lentigos, escurecimento dos pelos, vitiligo
Hemocromatose	Hiperpigmentação da pele por melanina, diabete *mellitus*, cirrose, insuficiência cardíaca congestiva

Fonte: Adaptado de Moschella et al., 1992.

Acantose nigricante (AN)

A acantose nigricante é uma dermatose caracterizada por placas papulosas acastanhadas de superfície velvética, as quais se distribuem preferencialmente sobre os sulcos cutâneos: pescoço, axilas, virilhas, fossas antecubitais e poplíteas, umbigo e região perineal.

É classificada em pseudoacantose nigricante (associada à obesidade), acantose nigricante de forma benigna e acantose nigricante associada à malignidade interna.

O algoritmo a seguir orienta a sua avaliação etiológica, quanto às formas benignas e as associadas à malignidade interna (Figura 117.53):

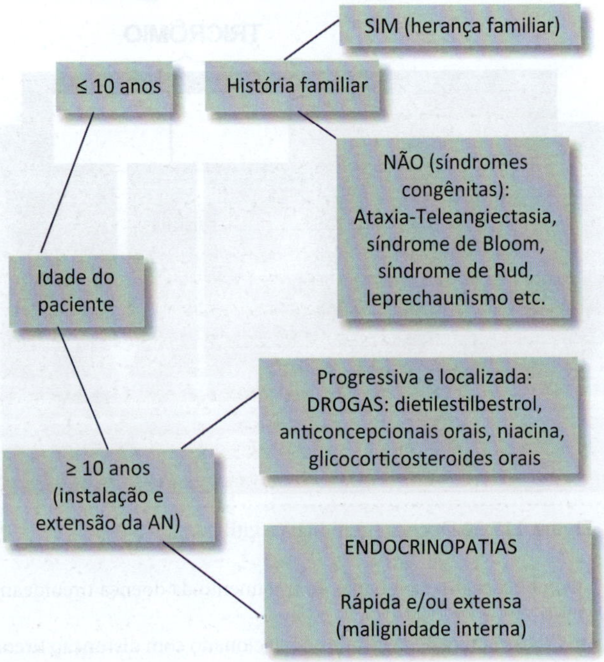

■ **Figura 117.53** Algoritmo da acantose nigricante em relação à idade de aparecimento e curso.

Acantose nigricante associada à resistência insulínica

I. Síndrome tipo A (SD. Hair-AN)

- HA = hiperandrogenismo.
- IR = resistência insulínica.
- AN = acantose nigricante.
- Familiar, > negros, > mulher jovem, hirsutismo, ovário policístico, hipertrofia acral, do clítoris e dos músculos.
- Altos níveis testosterona.

II. Síndrome tipo B

- Mulheres (meia-idade).
- Diabete descompensado.
- Hiperandrogenismo ovariano (pré-menopausa).
- Doença autoimune (LES, esclerodermia, SSJ, tireoidite de Hashimoto); a maioria tem apenas leucopenia e FAN em alto título.
- Acantose nigricante.

■ DOENÇAS METABÓLICAS E A PELE[94]

Entre as doenças metabólicas mais frequentes no nosso meio encontramos a pelagra, a gota e as xantomatoses.[97,98]

Pelagra[95]

É conhecida como doença dos três D(s): dermatite, diarreia e demência. Sua origem está provavelmente relacionada a uma deficiência vitamínica, proteica, lipídica e de oligoelementos que determinariam em conjunto a doença. É frequente em alcoólatras por desnutrição proteico-calórica, nos portadores de tumores carcinoides e pacientes em uso de hidrazida. É rara na infância. A pele é o órgão inicialmente acometido na grande maioria dos casos. A luz solar seria o fator desencadeante e estabelece as lesões cutâneas nas áreas fotoexpostas. Ocorre em geral uma erupção eritematoescamosa em cuja periferia a escamação assume uma tonalidade acastanhada, semelhante a "papel de cigarro queimado". Em grande parte dos pacientes a erupção acomete a área em torno da base do pescoço, na região do decote, sendo chamado de "Colar de Casal". As áreas extensoras dos antebraços e as pernas e dorso dos pés podem também ser afetadas (Figura 117.54). Pode ser observada estomatite angular nos lábios, glossite com atrofia papilar e glossodinia. O trato gastrointestinal pode ser afetado por atrofia mucosa determinando diarreia crônica. Tardiamente há envolvimento do sistema nervoso ocorrendo neurite periférica, mal perfurante plantar, demência e até coma. O tratamento inclui nutrição adequada, abstenção do álcool, fotoproteção e o uso da nicotinamida, 100 mg 3 vezes ao dia, até a melhora do quadro cutâneo.

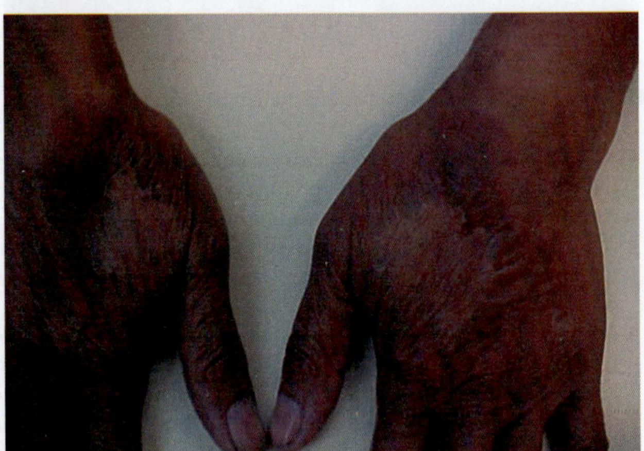

■ **Figura 117.54** Pelagra.

Gota[96]

É uma desordem do metabolismo das purinas cujas manifestações articulares constituem os principais sintomas e sinais da doença. Os pacientes apresentam hiperuricemia e crises de artrite recorrente, muito dolorosa. Com a evolução da doença surgem os *tofos gotosos*, expressão do depósito cutâneo dos cristais de urato (Figura 117.55). Os tofos apresentam-se como nódulos ou nodosidades, de cor amarelada e recobertos por pele fina que ao romperem liberam uma substância pastosa esbranquiçada. Os tofos surgem com frequência nas orelhas, cotovelos e outras proeminências ósseas (Figura 117.56). É importante ressaltar que a gota ou a hiperuricemia não ocasionam nenhum tipo de erupção descamativa nas palmas das mãos ou pés, como postulado por um antigo conceito popular.

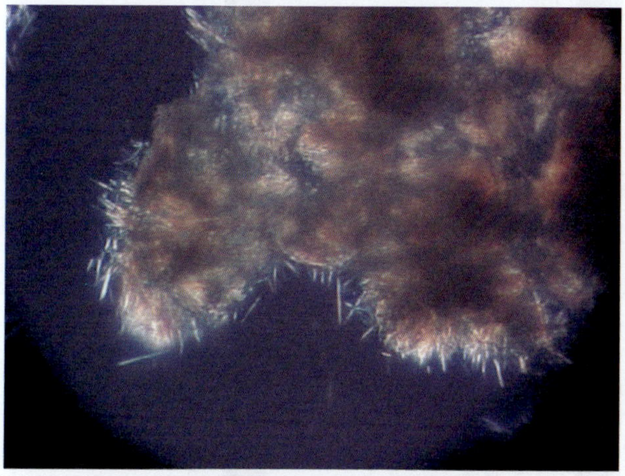

Figura 117.55 Cristais de ácido úrico na luz polarizada.

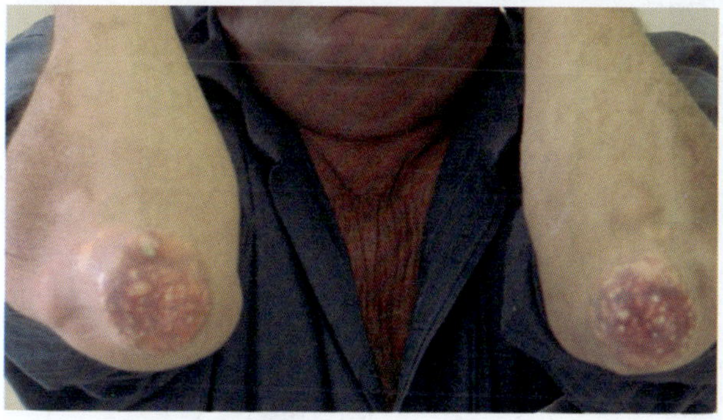

Figura 117.56 Tofo gotoso.

Porfirias[31,32]

As porfirias são um grupo de doenças onde há um defeito enzimático na síntese do grupo heme da hemoglobina. Algumas delas apresentam manifestações hepáticas e cutâneas, além de outros órgãos. Cada tipo de porfiria está associado a um defeito enzimático específico. Elas são classificadas em três grupos de acordo com a fonte de excesso de porfirinas e pelas características clínicas da doença, como as porfirias hepáticas, eritropoiéticas e hepatoeritropoiéticas. Certos metabólitos das porfirinas, como os porfirinogênios, acumulam-se na pele e auto-oxidam-se em porfirinas, as quais absorvem a ultravioleta da luz e formam radicais livres (peróxidos). Estes peróxidos estão envolvidos na formação de vesículas e bolhas, como observado na Porfiria Cutânea Tardia, na Porfiria Eritropoiética Congênita e na Porfiria Variegata. No Quadro 117.20 podemos observar as características das diferentes porfirias.

Certos fármacos podem determinar quadros ditos de *Pseudoporfirias*, que simulam as manifestações cutâneas da Porfiria Cutânea Tarda. São descritos estes quadros com estradiol, tetraciclinas, furosemida, naproxeno, ácido nalidíxico, piridoxina e dapsona. Em geral a dosagem de porfirinas no sangue, fezes e na urina é normal. Este quadro determina a instalação de uma fragilidade cutânea maior e formação de vesículas e bolhas nas áreas de traumas e fotoexpostas, como o dorso das mãos.

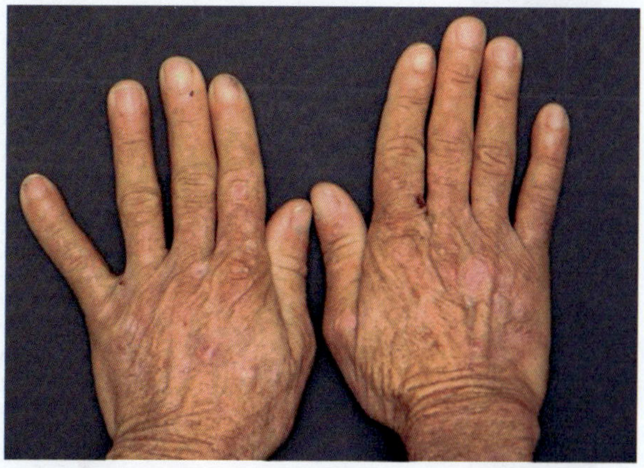

Figura 117.57 Porfiria cutânea tarda.

São fármacos cujo uso deve ser evitado, pela possível interação hepática nos pacientes com a porfiria intermitente aguda, porfiria variegata e na coproporfiria hereditária:

- Barbitúricos;
- Antibióticos sulfonamídicos;
- Tranquilizantes e sedativos (p. ex., meprobamato, glutethimida);
- Griseofulvina;
- Drogas anticonvulsivantes (fenitoína etc.);
- Anticoncepcionais hormonais;
- Álcool;
- Derivados do ergot;
- Metoclopramida;
- Rifampicina;
- Diclofenaco;
- Danazol.

Na Figura 117.58, delineamos o perfil metabólico das porfirinas durante a síntese do grupo heme da hemoglobina e as respectivas enzimas ligadas ao seu metabolismo.

DOENÇAS RENAIS E A PELE[99]

Várias doenças sistêmicas podem apresentar manifestações renais e cutâneas. Entre elas a Neurofibromatose a qual pode ser acompanhada por hipertensão arterial maligna e insuficiência renal, as doenças autoimunes do tecido conectivo podem cursar com glomerulonefrite, a síndrome da Unha-Patela com síndrome nefrótica, a doença de Fabry (deficiência da α-galactosidase) a qual deposita ceramida trihexosida nos rins causando insuficiência renal e a Esclerose Tuberosa com rabdomiomas renais. Além destas são frequentes os achados cutâneos na insuficiência renal crônica, na diálise e nos transplantados renais.

Algumas vasculites que podem apresentar acometimento renal em grau variável podem apresentar acometimento cutâneo, como a Púrpura de Henoch-Schönlein e a Granulomatose de Wegener.

Prurido urêmico[100]

O prurido urêmico, ou também denominado prurido renal, é aquela forma de prurido observada nos pacientes com uremia, exclusivamente na insuficiência renal crônica (IRC). Historicamente a ligação direta do prurido com a uremia é creditada ao trabalho de Chargin e Keil em 1932. Em seu texto eles observaram "mas quando o prurido está associado à uremia, ele configura apropriadamente um significado prognóstico grave". Após a introdução da hemodiálise na década de 1960, houve um aumento significativo na prevalência do prurido entre os pacientes com IRC, submetidos a esta terapia. Entre todas as manifestações cutâneas da IRC, o prurido parece ser a mais difícil de tratar.

Quadro 117.20 Porfiria e suas variantes.

Tipo de porfiria	Herança	Idade de início	Defeito enzimático	Manifestações cutâneas	Manifestações extracutâneas	Exames indicados	Urina	Fezes	Sangue
Hepáticas									
Porfiria aguda intermitente	AD	Adolescência	Uroporfirinogênio 1 sintetase	Nenhuma	Dor abdominal, psicose, neuropatia	PBG na urina, Uroporfirinogênio 1 sintetase nas hemácias, δ–aminolevulinato dehidratase eritrocitária	ALA e PBG continuamente	(—)	(—)
Porfiria cutânea tarda – (Figura 117.57)	AD	Meia-idade	Uroporfirinogênio descarboxilase	Vesículas, bolhas, cicatrizes, mília, hipertricose facial	Queda na função hepática, siderose	Pofirinas urinárias	URO I > URO III continuamente, fluorescência na urina	Isocoproporfirina > COPRO	(—)
Porfiria variegata	AD	Adulto jovem	Protoporfirinogênio oxidase	Idem a porfiria cutânea tarda	Idem a porfiria intermitente aguda	PBG na urina, porfirinas fecais	ALA e PBG elevados durante as crises, COPRO > URO	Protoporfirinas sempre elevadas	(—)
Coproporfiria hereditária	AD	Adulto jovem	Coproporfirinogênio oxidase	Idem a porfiria cutânea tarda	Idem a porfiria intermitente aguda	PBG na urina, porfirinas fecais	COPRO, ALA e PBG nas crises	COPRO III sempre elevado	(—)
Eritropoiéticas									
Porfiria eritropoiética congênita (doença de Ghünter)	AR	Infância	Uroporfirinogênio III cossintetase	Vesículas, bolhas, hipertricose facial, alterações escleroder-miformes na pele, cicatrizes, fotossensibilidade marcante	Reabsorção óssea acral, dentes avermelhados (Eritrodontia), anemia hemolítica	Pofirinas urinárias e eritrocitárias	URO I e COPRO I	COPRO I	URO I
Protoporfiria eritropoiética	AD	Infância	Ferroquelatase	Queimaduras em áreas fotoexpostas, edema, espessamento cutâneo, raramente ocorrem vesículas ou bolhas	Raramente falência hepática	Porfirinas urinárias, fecais e eritrocitárias	(—)	Protoporfirina sempre	Protoporfirina
Hepatoeritropoiética									
Porfiria hepatoeritropoiética	AR	Infância	Ferroquelatase e Uroporfirinogênio descaboxilase	Bolhas, cicatrizes, espessa-mento da pele	Queda na função hepática	Porfirinas urinárias, fecais e eritrocitárias	URO I, URO III	COPRO I, COPRO III, Isocopro	Protoporfirinas

AD (autossômico dominante), AR (autossômico recessivo), ALA (ácido delta aminolevulínico), PBG (porfobilinogênio), (-) = negativo, URO (uroporfirina), COPRO (coproporfirina).

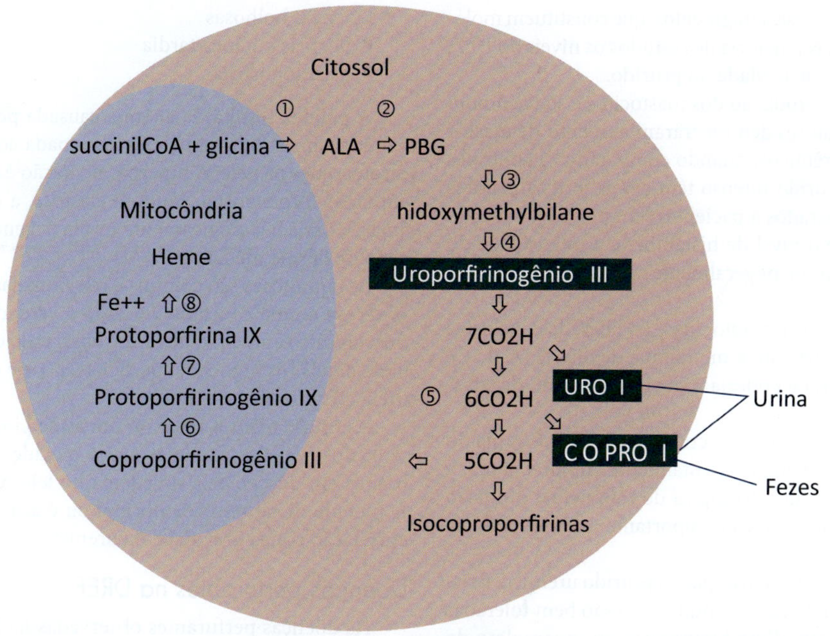

■ **Figura 117.58** Metabolismo das porfirinas. ① ALA sintetase, ② Porfobilinogênio sintetase, ③ Porfobilinogênio deaminase, ④ Uroporfirinogênio III sintetase, ⑤ Uroporfirinogênio descarboxilase, ⑥ Coproporfirinogênio oxidase, ⑦ Protoporfirinogênio oxidase, ⑧ Ferroquelatase. Os porfirinogênios rapidamente se auto-oxidam em porfirinas nos tecidos.

Fonte: Adaptada de Elder GH, 1990.

O prurido urêmico pode não estar associado ao início da hemodiálise ou pode tornar-se aparente com ela. Cerca de 1/4 a 1/3 dos pacientes urêmicos tratados sem diálise apresentam o prurido urêmico. Na manutenção da hemodiálise, a incidência deste sintoma aumenta, elevando-se a 86% dos pacientes. Embora a hemodiálise e a CAPD (diálise peritoneal ambulatorial contínua) pareçam estar associadas a uma incidência semelhante de prurido urêmico, alguns autores observaram uma diminuição de sua ocorrência em cerca de 10% a 14%, entre pacientes em CAPD, em relação a frequência do mesmo entre os hemodialisados. Provavelmente isto se deva a uma eliminação mais eficaz das substâncias pruridogênicas pelo peritônio, em relação às membranas artificiais.

Uma vez que o prurido se estabelece por si só, ele com frequência permanece. Cerca de ¼ dos pacientes o sentem logo após ou durante a hemodiálise. A intensidade varia de moderada a grave, provocando coçadura vigorosa, liquenificação, escoriação, impetiginização secundária e dificuldade para dormir. Cerca de metade dos pacientes com prurido urêmico o apresentam de forma contínua, e outros com exacerbações periódicas. Parece haver piora durante os meses de verão, possivelmente pelo aumento da temperatura da pele, a qual propicia maior percepção da sensação. Pode manifestar-se de forma generalizada, em cerca de metade dos pacientes, ou apenas de forma localizada. Em alguns pacientes a sensação é mais proeminente no dorso, seguido pelo antebraço onde está instalada a fístula arteriovenosa, talvez pela lavagem e manipulação mais frequente desta região. Alguns pacientes relatam prurido localizado no nariz, como também observado em pacientes com tumores cerebrais.

O prurido urêmico não parece ser influenciado pela idade do paciente, gênero, tipo de doença renal subjacente, ou pelo tipo de material usado na hemodiálise (acetato ou bicarbonato), exceto nos pacientes que utilizam membranas de diálise menos permeáveis ou biocompatíveis (cuprophane), os quais apresentam uma maior incidência de prurido do que os dialisados com membranas mais permeáveis (polissulfonas).

A fisiopatologia do prurido urêmico ainda não se encontra totalmente compreendida, porém parece ser multifatorial. Os fatores etiológicos possíveis envolvidos são: *xerose, hiperparatireoidismo secundário, proliferação e degranulação dos mastócitos, citocinas pruridogênicas, metabolismo do ferro bivalente, distúrbios da sudorese e um possível padrão anormal de inervação cutânea.*

A pele de aspecto aparentemente normal nos pacientes com IRC pode apresentar uma microangiopatia, espessamento da membrana basal, reduplicação da lâmina basal em torno das vênulas e arteríolas e atrofia da epiderme. Pode haver também atrofia de glândulas sebáceas, e da porção secretora e ductal das glândulas écrinas, o que determina redução na secreção sebácea, um manto lipídico menor e perda da integridade do compartimento de água da camada córnea com exacerbação do prurido. Alguns autores não encontraram diferenças, entre os pacientes urêmicos e pacientes da população geral, em relação a perda de água transepidérmica e a presença de prurido.

A sudação reduzida impede a eliminação fisiológica de eletrólitos, lactato, ureia, aminoácidos, proteínas, lipídios, e outras possíveis substâncias pruridogênicas. A xerose encontra-se presente em 66,6% a 93,1% dos pacientes com prurido urêmico.

A perda da capacidade dos rins em filtrar e excretar uma grande variedade de substâncias tóxicas e seu acúmulo subsequente, indubitavelmente concorre de forma importante na fisiopatologia das anormalidades cutâneas, principalmente nas observadas na doença renal em estágio final (DREF). O urocromo é o principal pigmento responsável pela cor da urina normal. A retenção de urocromos pode estimular as fibras sensoriais cutâneas e contribuir para o aparecimento do prurido. Além disso, a retenção de toxinas urêmicas (em geral, moléculas médias não dialisáveis, peso molecular médio de 300 a 12.000 kDa) tem sido também implicada, por meio da excitação das terminações nervosas.

Os íons bivalentes elevados no sangue, como Mg^{+2}, Ca^{+2} e fosfato têm sido incriminados na etiopatogenia do prurido. O Mg^{+2} pode levar a estimulação neurogênica e liberar histamina dos mastócitos. O aumento do cálcio sérico e das concentrações de fosfato pode determinar calcificações metastáticas e/ou estimular os receptores de prurido. A elevação do alumínio sérico nos pacientes cronicamente em hemodiálise pode ser também um fator etiológico do prurido.

O hiperparatireoidismo secundário tem sido postulado como uma causa possível do prurido urêmico. Os pacientes em estágio final da insuficiência renal o desenvolvem. Os indivíduos urêmicos tendem a acumular, grandes quantidades de metabólitos carboxila-terminal inativos da molécula do paratormônio (PTH), de forma que, o efeito patológico pode relacionar-se a estes fragmentos, que constituem moléculas médias não dialisáveis. Na maioria dos estudos os níveis do PTH não se correlacionam com a intensidade do prurido.

O PTH pode estimular a produção dos mastócitos e seu acúmulo em vários órgãos. Alguns autores demonstraram aumento de mastócitos na pele de pacientes urêmicos, quando comparados a controles saudáveis. Pacientes com prurido intenso têm níveis séricos maiores de histamina, quando comparados a pacientes sem prurido, havendo uma correlação direta entre o nível de histamina e a intensidade do prurido, porém os anti-histamínicos geralmente não são efetivos nestes indivíduos.

Durante a hemodiálise, diversas citocinas são liberadas, inclusive IL-1, após o contato do plasma com a membrana de diálise. A IL-1 é uma citocina pró-inflamatória e poderia induzir a liberação de substâncias pruridogênicas.

Embora a participação da inervação cutânea na etiopatogenia do prurido urêmico ainda não se encontre totalmente compreendida, a melhora do prurido após a aplicação tópica de capsaicina, induz ao raciocínio de que a inervação cutânea é importante na fisiopatologia deste prurido.

Ainda não há um tratamento efetivo para o prurido urêmico. Existem muitas opções, dado o fato de que muitas não são bem toleradas pelos pacientes, ou propiciam alívio temporário ou incompleto do sintoma. São listadas várias possibilidades: fototerapia com UVB, UVA, PUVA, anti-histamínicos, cetotifeno, azelastina, colestiramina, carvão ativado, nicergolina, talidomida, lidocaína endovenosa, heparina endovenosa, eritropoietina, capsaicina tópica a 0,025% em creme, esteroides tópicos, acupuntura, diálise livre de magnésio e paratireoidectomia. A UVB pode inativar substâncias pruridogênicas circulantes, produzir foto-substâncias que aliviam o prurido, como vitamina D que alteraria os íons bivalentes, pode também interferir na inervação cutânea. O carvão ativado, 6g/dia VO, foi benéfico em pacientes sob diálise de manutenção, devendo ser usado diariamente, e ingerido 2 horas antes, ou uma hora após outras medicações ou alimentos. Os efeitos colaterais do carvão ativado incluem náuseas e diarreia. Frente ao quadro de prurido deve-se excluir também outros diagnósticos diferenciais, que incluem: doença biliar obstrutiva, doenças mieloproliferativas, doenças endócrinas, malignidades viscerais, doenças psiquiátricas e neurológicas, dermatite atópica, infestações parasitárias, como a escabiose, dermatite de contato alérgica, reações alérgicas a componentes do processo de diálise e reações a drogas ou de hipersensibilidade.

MANIFESTAÇÕES CUTÂNEAS DA DOENÇA RENAL EM ESTÁGIO FINAL (DREF)[99]

O exame da pele e das unhas pode revelar muitas anormalidades nos pacientes com DREF. Elas podem preceder ou ocorrer após o início do tratamento com diálise ou transplante renal. Observam-se muitas manifestações dermatológicas na DREF, conforme listadas a seguir:

a) Sinais e sintomas

- Alterações da cor da pele
  - palidez
  - tonalidade amarelada da pele
  - hiperpigmentação
- Elastose
- Equimoses
- Xerose, diminuição do turgor da pele, ictiose adquirida
- Unhas meio-a-meio
- Prurido
- *Frost* urêmico

b) Distúrbios específicos

- Doenças perfurantes
- Calcificação metastática
  - calcificação nodular benigna
  - calcifilaxia
- Doenças bolhosas
  - porfiria cutânea tardia
  - pseudoporfiria

A palidez resulta da anemia causada pela doença crônica. A tonalidade amarelada da pele é relacionada ao depósito de urocromo e carotenoides na pele. A hiperpigmentação é comum e com frequência em áreas fotoexpostas, como a elastose, a qual ocorre como placas amareladas e histologicamente revela degeneração basofílica do colágeno na derme média.

As equimoses são comuns e relacionadas a disfunção plaquetária. A xerose é uma constante levando a verdadeira ictiose adquirida. O *frost* urêmico é atualmente raro, e observado como um evento terminal, onde depósitos brancos superficiais na pele ocorrem pela excreção de ureia cristalizada no suor.

As unhas meio-a-meio ou unhas de Lindsay são descritas em um terço dos pacientes com uremia. A metade proximal da unha tem cor branca em decorrência do edema do leito ungueal e da rede capilar. A metade distal tem cor normal ou é acastanhada. Não demonstra correlação com a gravidade da uremia.

Doenças perfurantes na DREF

As doenças perfurantes observadas na DREF, incluem-se dentro do grupo das doenças perfurantes adquiridas (DPA), e demonstram características semelhantes as doenças perfurantes primárias (doença de Kyrle, DK; foliculite perfurante, FP; colagenose perfurante reativa, CPR). Nestas doenças, substâncias alteradas da derme são eliminadas através do epitélio (transeliminação epidérmica), com poucos danos às estruturas circunjacentes.

As características clínicas das DPA são variadas e podem demonstrar os aspectos clássicos da DK, FP ou da CPR. Pápulas queratósicas, nódulos e ocasionalmente placas verrucosas tendem a distribuírem-se nas áreas pilosas sujeitas à fricção. O tronco e as extremidades são geralmente acometidos, seguidos da face e do couro cabeludo. As pápulas são em geral umbilicadas, com um tampão queratósico central, com cor rósea nos caucasianos e castanhas ou hiperpigmentadas nos indivíduos negros. Distribuição folicular e perifolicular é observada, de forma semelhante a DK clássica. Pode haver fenômeno de Koebner, como na DK e na CPR. O prurido é intenso, podendo haver resolução espontânea de algumas lesões, enquanto outras novas aparecem.

Na Inglaterra e na américa do Norte a incidência da DPA varia de 4,5% a 11% entre os pacientes em hemodiálise de manutenção, predominando entre negros. Ressaltamos que as DPA podem também ocorrer não apenas na IRC, porém está associada a outras doenças sistêmicas, como no diabete *mellitus*, na ausência de DREF, doenças hepáticas, bem como nos tumores, incluindo os linfomas. O diagnóstico diferencial inclui o prurigo nodular, verrugas vulgares, queratoacantomas múltiplos, frinoderma, líquen plano hipertrófico e queratose pilar. O tratamento das DPA inclui a infiltração intralesional de corticosteroides, os corticosteroides tópicos sob oclusão, retinoides tópicos e sistêmicos, com resultados variados.

Distúrbios calcificantes da pele na DREF[101]

A calcificação metastática é a precipitação de sais de cálcio em tecidos normais, em decorrência de defeitos no metabolismo do cálcio ou fosfato. A calcificação pode afetar os vasos sanguíneos, rins, pulmões, mucosa gástrica e a pele e/ou subcutâneo. Na IRC, a calcificação metastática cutânea ocorre como *calcificação nodular benigna (calcinosis cutis)* ou *calcifilaxia.*

Calcificação nodular benigna (*calcinosis cutis*)

Ocorre como pápulas, placas e nódulos na pele e/ou subcutâneo. Pode haver expulsão de um material calcário através da pele. Ocorre mais frequentemente nos dedos das mãos, onde são dolorosas, ou em regiões periarticulares, sendo assintomáticas, a não ser que haja comprometimento da motilidade articular. O grau de acometimento correlaciona-se diretamente com os níveis do cálcio e fosfato, sendo que as lesões podem desaparecer com a normalização dos níveis do cálcio e fosfato, quando atingem valores abaixo da solubilidade. Isto pode ser obtido com uma dieta pobre em fósforo, com o uso de antiácidos que se ligam ao fósforo e com paratireoidectomia. Recentemente introduziu-se no mercado um sequestrante de fósforo orgânico, denominado RenaGel (uma polialilamina hydrochloride), a qual é considerada o antiácido de escolha.

Na DREF há um *clearence* reduzido do fosfato, o que pode resultar em hiperfosfatemia. Além disso, há um bloqueio na produção da vitamina D, determinando uma menor absorção intestinal do cálcio e diminuição nos níveis do cálcio sérico. A hipocalcemia induz a um hiperparatireoidismo secundário, o que causa uma mobilização do cálcio e fosfato dos ossos para o sangue. Quando o produto da solubilidade do cálcio e do fosfato está elevado no soro, a calcificação metastática ocorre. Não há necrose tecidual. Na histopatologia, a coloração de von Kossa, cora os depósitos de cálcio com cor negra.

Calcifilaxia

Constitui uma condição potencialmente grave e fatal, onde há uma necrose cutânea progressiva, secundária à calcificação dos pequenos vasos. Apesar de constituir uma calcificação metastática, o produto da solubilidade do cálcio e do fosfato, não precisa necessariamente estar elevado. Ocorre primariamente entre os pacientes com IRC e hiperparatireoidismo secundário prolongado ou terciário, ou ainda, em 30% dos transplantados renais, inclusive nos com enxerto funcional. As mulheres em geral são mais afetadas. Foi observado também em pacientes com infecção pelo HIV e insuficiência renal, na doença de Crohn e na cirrose hepática. A mortalidade é estimada em 60% a 80% dos casos.

Clinicamente apresentam-se como placas purpúricas ou nódulos, bilaterais e simetricamente distribuídos, com padrão reticulado, lembrando o livedo reticular. A necrose cutânea pode ser precedida por bolha flácida ou hemorrágica, e posteriormente caminhar para ulcerações superficiais ou profundas, anguladas ou estelares, com desprendimento de escara ou gangrena franca. Os pacientes nos quais as lesões distribuem-se preferencialmente nas áreas acrais (dedos das mãos e pés, pênis) e de forma distal (antebraços, pernas) têm melhor prognóstico do que os pacientes onde as lesões ocorrem nas regiões proximais (tronco, nádegas, coxas). Os pulsos arteriais distais às áreas de necrose encontram-se normais. Pode ocorrer o desenvolvimento da *calcifilaxia sistêmica*, a qual consiste na associação da necrose cutânea com infarto do sistema nervoso central, demência, infarto intestinal ou do miocárdio, miopatia, febre e hipotensão arterial.

A histopatologia da calcifilaxia é sugestiva, porém não patognomônica. Observa-se calcificação da camada média e hiperplasia da íntima das pequenas artérias e arteríolas da derme e do subcutâneo. O diâmetro dos vasos afetados varia de 0,02 a 0,6 mm, sendo a média de 0,1 mm. Trombos de fibrina podem ser encontrados nos vasos da derme superficial e no subcutâneo, bem como naqueles calcificados, com necrose isquêmica da epiderme suprajacente. Em oposição a este quadro a aterosclerose determina calcificação na íntima vascular. O hiperparatireoidismo primário e o diabete *mellitus*, sem DREF, podem produzir alterações vasculares similares.

Como fatores de risco descritos para o desenvolvimento de calcifilaxia encontram-se o hiperparatireoidismo, a DREF de qualquer etiologia, a exposição à vitamina D e produto cálcio x fosfato elevado (> 60 a 75 mg^2/dL^2). Consideram-se fatores predisponentes à calcifilaxia as transfusões sanguíneas, o uso do calcitriol endovenoso, o trauma local, a infecção pelo HIV, linfomas, o uso de corticosteroides, da albumina e a imunossupressão. Metha e Goldstein propuseram um modelo matemático para predizer o risco de calcifilaxia em um dado paciente, onde produtos desta fórmula maiores que 1.000 U, indicariam uma alta predisposição à calcifilaxia neste paciente ⇒ risco de calcifilaxia = 2 × ([Ca] [fosfato] – 5) × (fosfatase alcalina) × (taxa do PTH). Define-se como taxa do PTH, o produto da divisão do nível do PTH do paciente, pelo nível normal do PTH. Atualmente outros fatores têm sido adicionados à lista de fatores de risco para calcifilaxia, mesmo em pacientes com níveis do PTH normais, ou produto cálcio × fosfato não diferente de pacientes-controle. Estes novos fatores de risco relatados por alguns autores incluem a albumina sérica baixa (2,9 ± 0,6 g/dL) e obesidade por cerca de 3 meses anteriores à calcifilaxia, ou ainda, perda de peso significativa (> 10% do peso corpóreo) e uso do warfarin, e por fim, a deficiência funcional da Proteína C do sistema de anticoagulação. O diagnóstico diferencial inclui vasculites sistêmicas, CREST, lúpus eritematoso sistêmico, síndrome do anticorpo antifosfolípide, crioglobulinemia, necrose induzida pelo warfarin, embolização de colesterol, gangrena por aterosclerose, paniculite ou no início até celulite infecciosa. Gangrena progressiva acral do diabete, infecções fúngicas, fasciíte necrosante também devem ser excluídas. Frente a suspeita de calcifilaxia e a necessidade de afastar-se outras etiologias de necrose cutânea, devem ser avaliados os seguintes exames ou parâmetros: ureia e creatinina sérica, níveis de cálcio e fosfato, níveis do PTH, sorologia para hepatite B e C, crioglobulinas e criofibrinogênio, fator antinúcleo (FAN), ANCA, amilase, baciloscopia para BAAR a fim de excluir-se reação hansênica tipo fenômeno de Lúcio, IFD, culturas do tecido, biópsia cutânea incisional, pesquisa do anticoagulante lúpico e anticorpos anticardiolipina, dosagem da Proteína C e da Proteína S do sistema de anticoagulação, pesquisa dos pulsos periféricos, com estudo por sonografia duplex ou arteriografia se necessária.

O tratamento da calcifilaxia em geral é desapontador, sendo a septicemia a maior causa de óbito. Deve-se proceder ao desbridamento da necrose tecidual, antibióticos sistêmicos, curativos hidrocoloides ou biológicos ou ainda enxertia. Evitar os fatores precipitantes como o trauma, as injeções subcutâneas e os imunossupressores é de vital importância.

■ NEUROPATIAS E A PELE

Chamamos de *facomatoses* as doenças herdadas do sistema nervoso central com acometimento da retina e da pele. Entre elas iremos abordar a neurofibromatose e a esclerose tuberosa.

Neurofibromatose[102]

O termo neurofibromatose refere-se a um espectro de doenças, herdadas com traço autossômico dominante, ou como mutações novas.

Adotamos a classificação de Ricardi da neurofibromatose que a divide em 7 tipos, como demonstrada no Quadro 117.21, sendo adaptada, para receber um oitavo grupo, incluído mais recentemente.

Quadro 117.21 Subtipos de neurofibromatose.

Tipo	Achados clínicos
I – Doença de von Recklinghausen (85% dos casos)	Tem múltiplos neurofibromas (pelo menos mais do que 2 lesões ou um neuroma plexiforme), efélides axilares ou inguinais (sinal de Crowe), pelo menos 6 manchas café com leite. Harmatomas na íris (2 nódulos de Lisch), glioma óptico. Poucas ou ausentes são as lesões do sistema nervoso central. História de neurofibromatose do tipo I em um parente de primeiro grau
II – Neurofibromatose central ou acústica	Neuromas acústicos bilaterais
III – Misto	Características dos tipos I e II
IV – Variante	Maior risco de gliomas ópticos, neurilemomas e meningiomas
V – Neurofibromatose segmentar	Acomete em geral um dermátomo da pele
VI – Ausência de neurofibromas	Apenas manchas café com leite em pelo menos duas gerações consecutivas
VII – Neurofibromatose de início tardio	Os neurofibromas surgem após os 20 anos de idade
VIII – Outras formas ainda não classificadas de neurofibromatose	

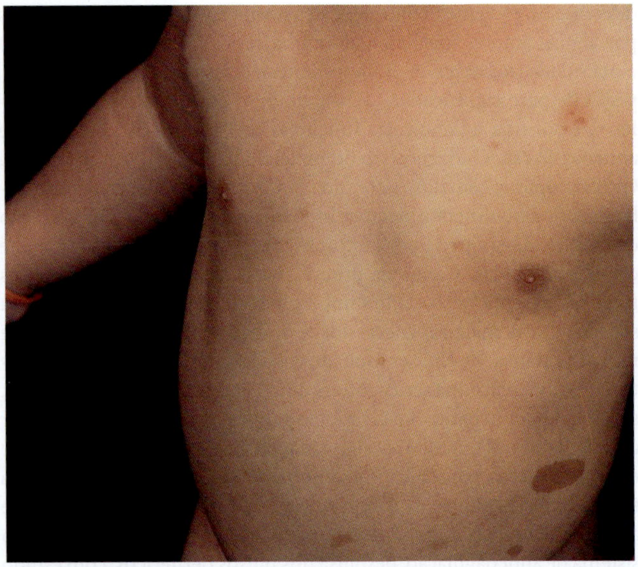

■ **Figura 117.59** Mancha café com leite.

As *manchas café com leite (café-au-lait)* (MCAL) são máculas uniformemente pigmentadas, bem circunscritas, redondas ou ovais, as quais se constituem pelo aumento do conteúdo da melanina, tanto nos melanócitos, como nos queratinócitos basais, sem proliferação melanocítica. Há macroglóbulos de melanina nos melanócitos, queratinócitos e melanófagos da derme. Estes macroglóbulos são resultado da fusão espontânea tanto de melanossomos primários quanto de corpos residuais secundários (lisossomos). As MCAL solitárias são comuns e sua prevalência na população geral varia com a faixa etária e raça: de 0,3% em neonatos brancos a 18,3% dos neonatos da raça negra, em geral em 2,7% dos neonatos, 28,5% entre as crianças maiores e entre 8,6% e 13% na população adulta. Em oposição as MCAL múltiplas são um achado incomum em qualquer grupo etário, sendo a sua presença, especialmente em pacientes caucasianos, indicadora da necessidade de maiores investigações. Um diagnóstico definitivo, mais frequentemente de neurofibromatose do tipo I (NF1), pode ser estabelecido na maioria das crianças (80%) durante o seu seguimento clínico (Figura 117.59).

As MCAL podem estar presentes em outras formas da neurofibromatose, mas não constituem um critério diagnóstico. Na NF-2 (forma acústica) e na NF-3 (forma mista), as MCAL tendem a ser grandes, claras e em número menor que na NF-1. Embora cerca de 60% dos pacientes com NF-2 tenham pelo menos uma MCAL, a presença de mais que 5 máculas é incomum. Na NF-4 (tipo variante) tanto as MCAL como os neurofibromas estão presentes difusamente. Há algumas evidências de que as MCAL possam desaparecer espontaneamente, nesta forma, durante a infância. A NF-5 (tipo segmentar) é caracterizada pelo aparecimento dos neurofibromas ou das MCAL, ou ambos, em uma porção limitada do corpo. Esta forma é considerada como resultado de uma mutação somática do gene da NF-1, uma vez que a transmissão genética da NF-1 completa pode ocorrer na prole dos pacientes com a forma segmentar. A NF-6 é expressa por MCAL familiares ou esporádicas, múltiplas e difusas, sem outros estigmas cutâneos ou sistêmicos da NF-1. Na NF-7 (início tardio) e a NF-8 (outras formas não classificadas) as MCAL são geralmente ausentes.

Como as MCAL múltiplas são raras, particularmente na população branca em geral, um diagnóstico de doença multissistêmica, mais frequentemente a NF1, deve ser considerada nessa circunstância. Outros diagnósticos possíveis podem ser observados na Tabela 117.4, que relaciona doenças onde as MCAL podem ser encontradas.

Tabela 117.4 Doenças onde podem ocorrer as manchas *café-au-lait* (café com leite).

Síndrome	Características principais	Prevalência relatada de MCAL
NF-1	Neurofibromas, harmatomas de íris, lesões ósseas, efélides, tumores do SNC, feocromocitoma, neurofibrossarcoma, Schwanoma maligno, tumor de Wilms	90% dos pacientes
NF-2	Tumores do VIII par craniano, neurofibromas, meningioma, glioma, Schwanoma, opacidade subcapsular posterior do cristalino	60% dos pacientes
Síndrome de McCune-Albright (Figura 117.60)	Displasia poliosteofibrosa, puberdade precoce	60% dos pacientes
Síndromes do cromossomo anelar	Microcefalia, retardo mental, baixa estatura, anormalidades dos membros/cardíaca	Todos os pacientes relatados
Síndrome de Watson	Estenose pulmonar, efélides, retardo mental	90% dos pacientes

Fonte: Adaptada de Landau M, Kraficik BR. The diagnostic value of café-au-lait macules. J Am Acad Dermatol 1999; 40 (6pt1): 877-890.[103]

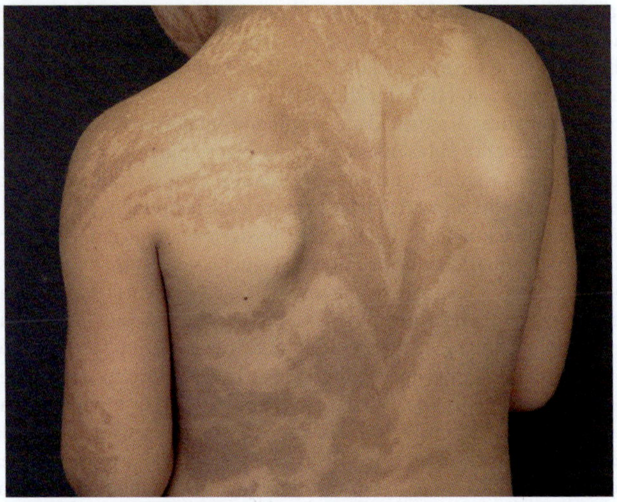

■ **Figura 117.60** Síndrome McCune-Albright.

Existem ainda outras síndromes onde há uma associação questionada com as MCAL (Tabela 117.5).

Tabela 117.5 Síndromes onde a associação com manchas *café-au-lait* (MCAL) ainda é questionada.

Síndrome	Características clínicas principais	Prevalência de MCAL
Síndrome LEOPARD (Figura 117.61)	Lentiginoses, alterações eletrocardiográficas, hipertelorismo (ocular), estenose pulmonar, anormalidades da genitália, retardo no crescimento, e surdez (*deafness*)	Ocasional, 38% dos casos relatados
Esclerose tuberosa	Convulsões, angiofibromas faciais, retardo mental, máculas hipopigmentadas, tumores do SNC	15% a 30%
Ataxia-teleangiectasia (Figura 117.62)	Teleangiectasias cutâneas e oculares, ataxia cerebelar e infecções recorrentes	18% a 25%
Síndrome de Silver-Russel	Baixa estatura congênita, assimetria dos membros, face triangular	10% a 34%
Síndrome de Bloom	Fotossensibilidade, imunodeficiência, baixa estatura, leucemia, linfoma e malignidade do trato gastrointestinal	0% a 50%

Fonte: Adaptada de Landau M, Kraficik BR. The diagnostic value of café-au-lait macules. J Am Acad Dermatol 1999; 40 (6pt1): 877-890.[103]

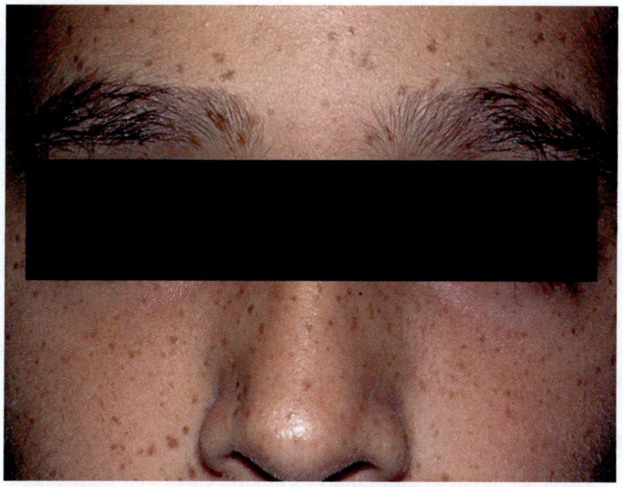

■ **Figura 117.61** Síndrome LEOPARD.

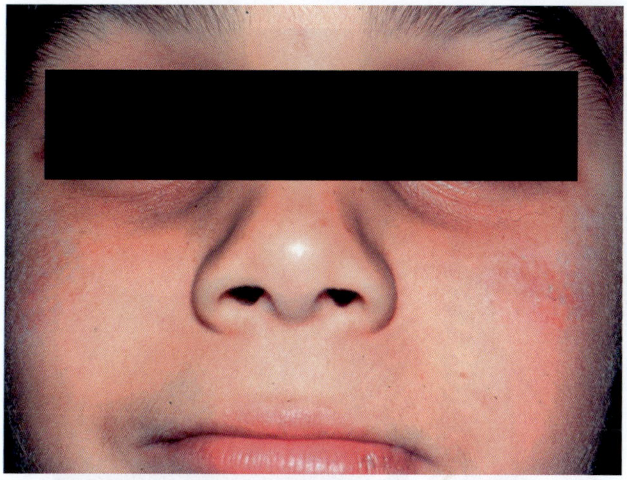

■ **Figura 117.62** Ataxia-teleangiectasia.

A alta prevalência das MACL na população geral deveria sempre conduzir o médico a definir se a associação da MCAL e uma doença específica é uma associação estatisticamente significativa ou um achado acidental. Para tanto recomenda-se atualmente avaliar as MCAL, segundo alguns critérios, conforme listados no Quadro 117.22.

Quadro 117.22 O que fazer frente às manchas *café-au-lait*.

▪ Se houver uma mácula em paciente caucasiano ou negro	▪ Não há maior significado
▪ Se houver mais que 3 máculas	▪ Seguimento para observar o desenvolvimento de doença multissistêmica
▪ Se houver mais que 5 máculas em paciente caucasiano ou negro	▪ Observar atentamente a presença de neurofibromatose tipo I
▪ Se houver fraturas e/ou puberdade precoce	▪ Procurar por MCAL ou linhas de hiperpigmentação que sigam as linhas de Blaschko (síndrome de McCune-Albright)

Fonte: Adaptado de Landau M, Krafichik BR. The diagnostic value of café-au-lait macules. J Am Acad Dermatol 1999; 40 (6pt1): 877-890.[103]

Esclerose tuberosa (epiloia)[104]

É uma doença autossômica dominante caracterizada por crises convulsivas, retardo mental e lesões cutâneas. Estima-se que nos Estados Unidos a incidência seja de 5 a 7 casos por cada 100 mil habitantes. As principais manifestações estão listadas no Quadro 117.23.

Quadro 117.23 Manifestações cutâneas e sistêmicas da esclerose tuberosa.

Manifestações cutâneas	Manifestações sistêmicas
▪ **Adenoma sebáceo:** manifestação mais frequente. Histologicamente são angiofibromas e localizam-se nos sulcos nasolabiais, regiões malares e mento (Figura 117.63) ▪ **Fibromas periungueais (tumor de Koener):** geralmente surgem como projeções cônicas nos sulcos ungueais. Em 50% dos casos aparecem na puberdade ou logo após (Figura 117.64) ▪ **Máculas *ash-leaf* (máculas em forma de folha de freixo):** são máculas hipocrômicas que ocorrem nos braços, pernas e tronco. É a manifestação mais precoce da esclerose tuberosa (Figura 117.65) ▪ ***Shagreen patch*:** são lesões em placa papulosa amareladas ou da cor da pele cuja superfície lembra a "pele de porco". Geralmente ocorrem na região lombossacral e na verdade é um nevo de tecido conjuntivo	▪ **Retardo neuropsicomotor:** em 50% dos casos ▪ **Placas retinianas:** amarelas ou acinzentadas em 50% dos casos ▪ **Tumores benignos:** hamartomas da linhagem fibrovascular ou adiposa em rins, fígado ou tubo digestivo ▪ **Lesões tuberosas:** córtex cerebral com calcificações. Estes túberos são constituídos por astrócitos e células gigantes. Determinam convulsão em 75% dos pacientes

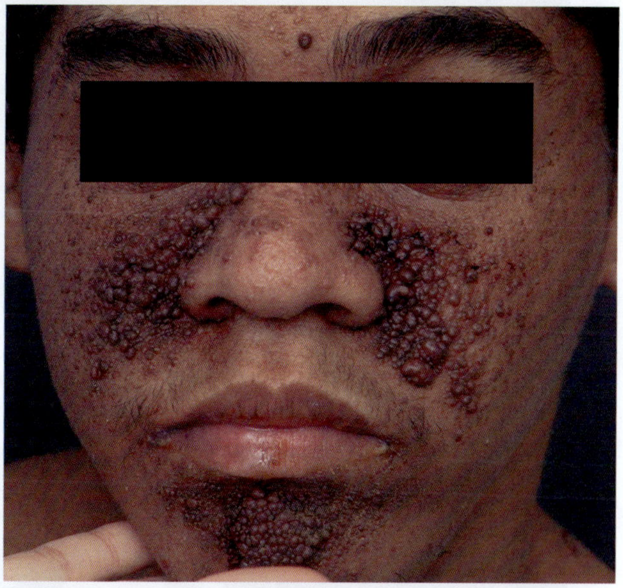

■ **Figura 117.63** Esclerose tuberosa (adenoma sebáceo).

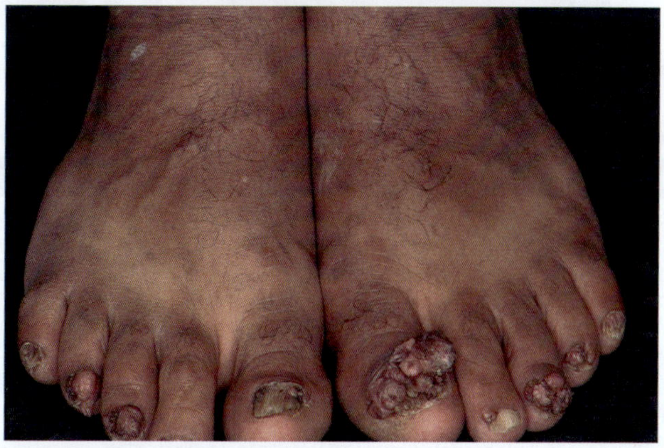

■ **Figura 117.64** Esclerose tuberosa (tumor de Koener).

■ **Figura 117.65** Esclerose tuberosa (máculas em folha de freixo).

Bulose do coma[105]

Constitui uma entidade caracterizada pelo surgimento de bolhas subepidérmicas, na pele de pacientes comatosos, em geral, no coma induzido pela intoxicação por barbitúricos, porém também na intoxicação pelo monóxido de carbono ou outras patologias do sistema nervoso central, como no trauma cranioencefálico ou no coma seguido por acidente cerebrovascular (AVC). As bolhas geralmente distribuem-se de forma localizada no tegumento, e além do aspecto de clivagem subepidérmica, pode observar-se necrose das glândulas sudoríparas da pele.

Os mecanismos fisiopatológicos são pouco compreendidos, porém a diminuição da perfusão tecidual, aliada a um possível trauma local (compressão da pele), parecem determinar a localização da doença. Tivemos a oportunidade de observar um paciente do sexo masculino, hipertenso, o qual sofreu acidente cerebrovascular isquêmico no hemisfério cerebral direito, e que no terceiro dia de internação hospitalar, em estado comatoso, desenvolveu extensas bolhas, de aspecto flácido e conteúdo seroso, no antebraço e mão esquerdos, de forma contralateral ao hemisfério cerebral afetado pelo AVC isquêmico (Figura 117.66).

■ DOENÇAS PULMONARES E A PELE

Diversas doenças pulmonares podem se associar com achados ou doenças tegumentares, entre elas, a sarcoidose, as tubercúlides, as vasculites, entre outras (Quadro 117.24).

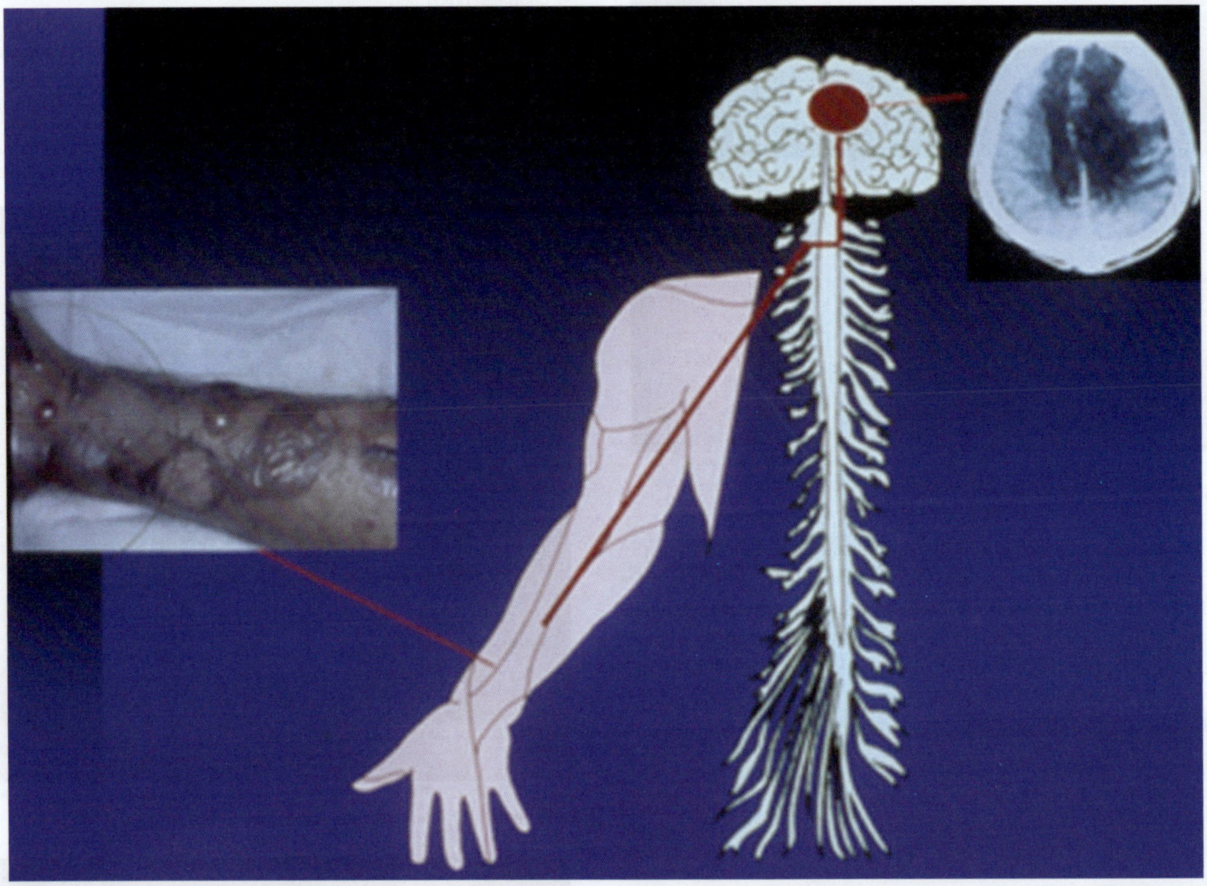

■ **Figura 117.66** Lesões bolhosas em paciente comatoso após acidente vascular cerebral.

Quadro 117.24 Doenças cutâneas e relação com doenças pulmonares.

Doença	Lesões cutâneas	Doença pulmonar	Outros achados
Sarcoidose[106]	Pápulas, nódulos, placas papulosas e eritema nodoso	Fibrose pulmonar, granulomas, linfadenopatia hilar bilateral	Uveíte, hipercalcemia, artrite e cistos ósseos
Tuberculose[107]	Tubercúlides papulonecrótica, eritema nodoso, vasculite livedoide (eritema indurado de Bazin e eritema polimorfo)	Cavitação pulmonar em ápice de pulmão, linfadenopatia hilar unilateral, infiltrado intersticial ou micronodular	Febre, emagrecimento, estado consumptivo e tosse
Granulomatose com poliangeíte (granulomatose de Wegener)[108] (Figura 117.67)	Lesões de vasculite e granulomas cutâneos	Nódulos pulmonares com cavitação e vasculite pulmonar	Glomerulonefrite, ulcerações mucosas, irite, sinusite, pericardite, mononeurite multiplex, artrite, inflamação do trato respiratório superior e eosinofilia periférica
Pneumonia por micoplasma[109]	Eritema polimorfo ou síndrome de Stevens-Johnson	Infiltrado intersticial com evolução arrastada	Tosse seca, infecção de vias aéreas superiores, traqueíte

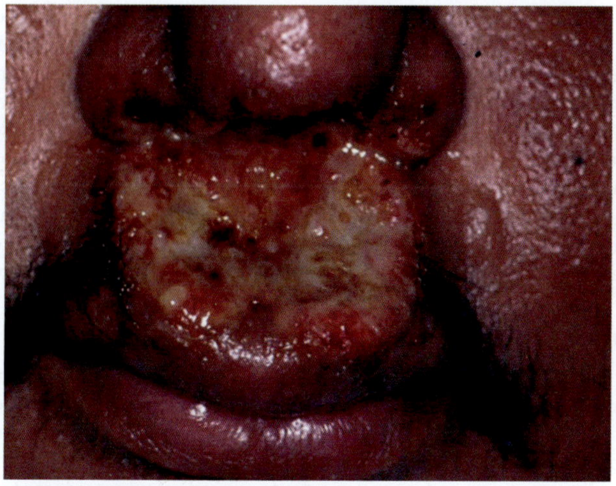

■ **Figura 117.67** Granulomatose de Wegner.

Síndrome das unhas amarelas[110]

É composta pela tríade de manifestações como unhas de coloração amarela, linfedema primário dos membros inferiores e derrame pleural. Há relatos na literatura com expressão parcial ou completa da síndrome.

O linfedema é causado por uma hipoplasia congênita dos vasos linfáticos que determina uma induração progressiva e simétrica dos tornozelos, ascendente, com espessamento cutâneo.

O sistema respiratório pode apresentar derrames pleurais uni ou bilaterais, sinusite ou bronquiectasias. Os achados pulmonares podem ser tardios no curso da doença.

As unhas em decorrência de vasos linfáticos hipoplásicos são distróficas, com espessamento ungueal, reduzida velocidade de crescimento, onicólise com aumento da curvatura da lâmina ungueal e cor amarelada.

Alguns pacientes podem desenvolver sarcomas ou linfomas durante o curso da doença.

Policondrite recidivante[111]

É uma doença multissistêmica onde ocorre inflamação e destruição do tecido cartilaginoso e do tecido conjuntivo, inclusive no sistema cardiopulmonar. Pode associar-se a outras doenças como a psoríase, o lúpus eritematoso e a artrite reumatoide, síndrome de Sjögren, vasculites necrosantes, tireoidite de Hashimoto e glomerulonefrite autoimune.

As principais características clínicas manifestam-se com o acometimento de várias estruturas como a condrite auricular, disfunção auditiva e vestibular, condrite nasal, episclerite, esclerite e uveíte não granulomatosa, artrite soronegativa não erosiva, envolvimento traqueobrônquico, vasculite sistêmica e outras.

Ao nível da pele frequentemente observa-se o acometimento do pavilhão auricular com edema, eritema e dor da cartilagem pela presença de condrite da concha auricular. Clinicamente pode lembrar reação hansênica ou celulite auricular. Podem ser observados quadros de necrose gordurosa subcutânea, distrofia ungueal, vasculites dérmicas ou tipo poliarterite nodosa ou arterite de células gigantes-símile, alopecia e paniculite. O nariz pode ser acometido e apresentar rinorreia e epistaxe com progressão para desabamento da cartilagem nasal. Em nível ocular, pode haver irite e episclerite. No coração pode haver acometimento inflamatório valvar com insuficiência aórtica, anormalidades mitrais ou serosite.

O aparelho respiratório no início é acometido nas vias aéreo superiores com rouquidão ou dolorimento da porção anterior da traqueia. Laringotraqueomalácea pode determinar quadros de insuficiência respiratória aguda, por colapso do fluxo aéreo.

Poliartrite, artralgias, artrite manúbrio-esternal e costocondrites podem ocorrer pelo acometimento do sistema osteoarticular.

A literatura tem descrito a presença de anticorpos circulantes anticolágeno tipo II, IX e XI, sugerindo a participação de fenômenos autoimunes na etiopatogenia da doença.

Baqueteamento digital[112]

Outro achado cutâneo que pode estar relacionado a uma doença pulmonar é um aumento do ângulo de Lovibond. O ângulo de Lovibond é calculado como sendo o ângulo formado entre uma linha mediana na lâmina ungueal e uma linha mediana na prega ungueal proximal, como ilustrado na Figura 117.68.

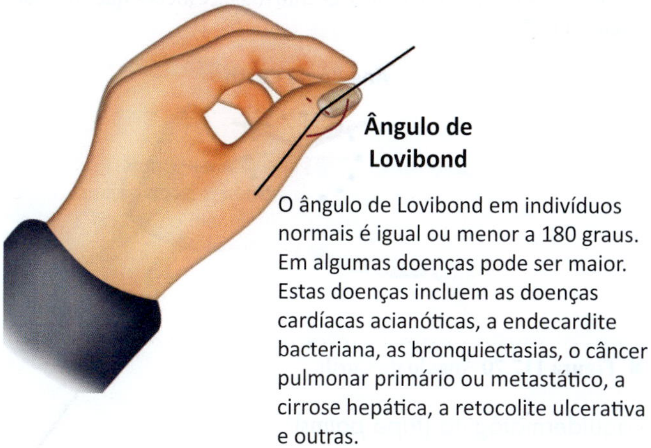

■ **Figura 117.68** Ângulo de Lovibond.

O baqueteamento digital é constituído pelas seguintes alterações:

- Hipertrofia dos tecidos moles na ponta do dedo.
- Base ungueal amolecida por hiperplasia do tecido fibrovascular dérmico.
- Cianose local em cerca de 60% dos casos.
- Aumento da curvatura ungueal (convexidade da lâmina).

São causas do baqueteamento digital:

- **Idiopática**.
- **Pulmonar:** bronquiectasias, doença fibrótica pulmonar, enfisema, neoplasias, abcessos, tuberculose, infecção por *Pneumocystis jirovecii*.
- **Cardiovascular:** doença congênita cianótica, mixoma atrial.
- **Trato gastrointestinal:** neoplasias, cirrose, hepatite crônica ativa e doença inflamatória intestinal.
- **Endócrino:** tireoidite autoimune.
- **Outros:** má nutrição, policitemia vera.
- **Baqueteamento limitado a poucos dedos:** trauma do plexo braquial, aneurisma da artéria subclávia ou aorta, gota, sarcoidose.
- **Baqueteamento limitado aos membros inferiores:** enxerto aórtico abdominal com septicemia.

Nos casos de baqueteamento digital podemos observar a perda da "janela de Schamroth", a qual é observada em pessoas normais (Figura 117.69).

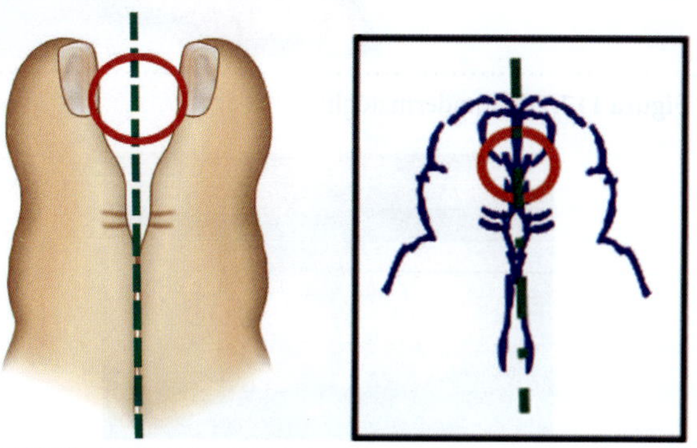

■ **Figura 117.69** Perda da janela de Schamroth.

O esquema da esquerda demonstra dentro do círculo vermelho a presença da *"janela de Schamroth"* em um indivíduo normal, onde nota-se um espaço entre as duas lâminas ungueais, justapostas, dos primeiros dedos das mãos. No esquema da direita, observa-se que nos pacientes com baqueteamento digital, este espaço é inexistente.

O ângulo de *Curth*, medido entre as falanges distal e intermediária, dos dedos da mão, entre indivíduos normais tem uma abertura maior que 180 graus e no baqueteamento digital é menor que 160 graus (Figura 117.70).

Ângulo de Curth

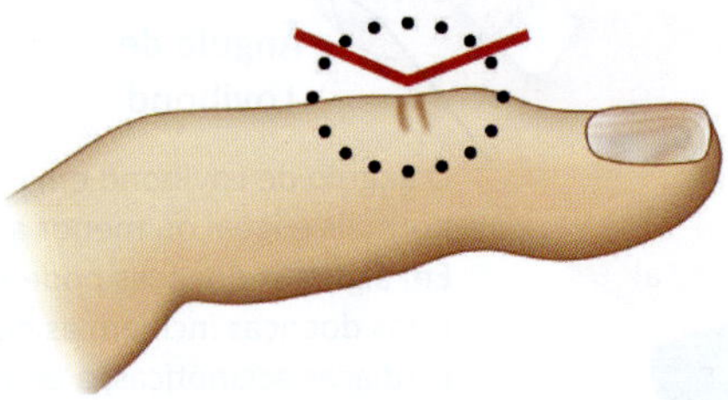

■ **Figura 117.70** Ângulo de Curth.

Paquidermatóglifo (*tripe palms*)[113]

O paquidermatóglifo constitui uma forma distinta de ceratodermia palmar, caracterizada pela acentuação do padrão normal dos dermatóglifos da superfície palmar das mãos e dos dedos. Em 1977, Clarke introduziu este termo em decorrência de semelhança com a superfície rugosa das vilosidades do intestino bovino preparado como alimento (*tripe palms*). Está associada a malignidades internas e constitui um sinal cutâneo de grande valor prognóstico. Cerca de 90% dos portadores desta afecção apresentam carcinoma gástrico ou pulmonar. Descreveu-se a associação no mesmo paciente de paquidermatóglifo e acroqueratose paraneoplásica de Bazex, em paciente portador de carcinoma espinocelular pulmonar.

A aparência clínica do paquidermatóglifo é peculiar. A extrema acentuação das cristas e sulcos da pele proporciona um aspecto rugoso. Estas alterações são proeminentes nas áreas de pressão, incluindo a eminência tenar, hipotenar e ponta dos dedos. As palmas são rugosas ou com textura aveludada (velvética), sendo ocasionalmente as linhas dos dermatóglifos obliteradas. São descritos casos semelhantes a um aspecto de favo de mel ou paralelepípedo (Figuras 117.71 e 117.72).

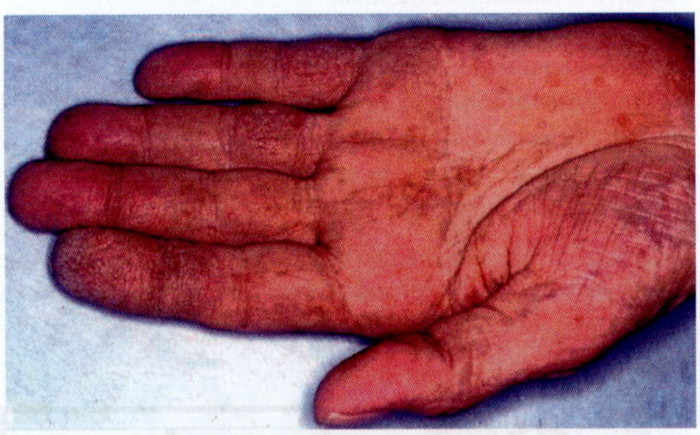

■ **Figura 117.71** Paquidermatóglifo.

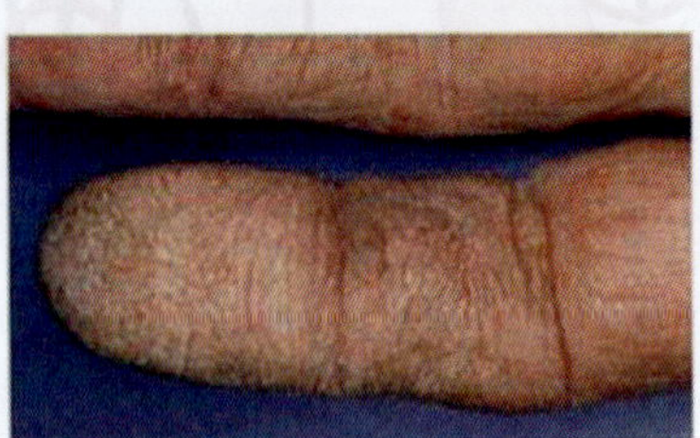

■ **Figura 117.72** Paquidermatóglifo.

A patogênese é obscura, provavelmente substâncias do hormônio de crescimento-símile, produzidas pela neoplasia interna, seriam responsáveis pela dermatose. O paquidermatóglifo pode apresentar-se como uma condição independente ou associado a acantose nigricante, quando não associado a acantose nigricante, o carcinoma pulmonar parece ser a neoplasia mais comum (53% dos casos); quando associado à acantose nigricante, o carcinoma gástrico é mais frequente (35% dos casos); seguido pelo carcinoma pulmonar (11% dos casos). Apesar do tratamento do câncer interno o paquidermatóglifo regride em apenas um terço dos casos, pode estar associado à acroqueratose paraneoplásica de Bazex.

■ DOENÇAS CARDIOVASCULARES E A PELE[114]

Embora a pele e seus apêndices sejam derivados de folhetos embrionários diferentes do coração e dos vasos sanguíneos, a pele pode constituir um marcador de doenças relacionadas ao sistema cardiovascular. As alterações cutâneas observadas de forma associada às doenças cardiovasculares podem refletir direta ou indiretamente desordens relacionadas às cirurgias cardíacas (queloides, reações a drogas, doença enxerto *versus* hospedeiro, sarcoma de Kaposi, embolia por colesterol), alterações do desenvolvimento, distúrbios imunes e metabólicos, infecções e outras como o sulco do lobo da orelha (Quadro 117.25). Alguns destas condições são causadas pelo efeito direto da doença cardiovascular na pele, enquanto outras representam síndromes ou estados mórbidos nas quais coexistem a doença cutânea e cardiovascular.

Quadro 117.25 Doenças ou distúrbios cutâneos-cardiovasculares.

Doenças metabólicas	Diabete *mellitus* Amiloidose Hemocromatose Distúrbios dos lipídios
Desordens do desenvolvimento ou hereditárias	Doença de Fabry Neurofibromatose Síndrome de Marfan Síndrome LEOPARD Síndrome Ehlers-Danlos Progéria Pseudoxantoma elástico Esclerose tuberosa *Cutis laxa*
Infecções	Febre reumática Borreliose Sífilis Endocardite bacteriana subaguda Doença de Behçet Doença de Kawasaki Doença de Reiter
Circulação	Insuficiência venosa crônica Cianose Acrocianose Eritromeralgia Aterosclerose
Efeitos de cirurgia cardíaca	Medicações cardiológicas Reação enxerto *versus* hospedeiro Sarcoma de Kaposi Embolia por colesterol Queloides
Doenças autoimunes	Lúpus eritematoso Dermatomiosite Esclerodermia sistêmica Escleredema *adultorum* Vasculites Lúpus eritematoso neonatal
Outras condições	Papulose atrófica maligna (doença de Degos) Síndrome carcinoide Mixoma atrial Sarcoidose Sulco diagonal do lobo da orelha

Fonte: Adaptado de George WM. Cutaneous findings related to cardiovascular disorders. Int J Dermatol 1998; 37: 161-172.[114]

Insuficiência venosa crônica (IVC)

A IVC geralmente sucede episódios de tromboflebite, e manifesta-se pelo edema e dilatação varicosa das veias superficiais. O edema inicialmente é percebido nos tornozelos, posteriormente envolve toda a pele e o tecido subcutâneo. A congestão crônica pode causar baqueteamento digital. Alguns pacientes com IVC apresentam hipertricose na porção inferior da perna, bem como eczema de estase.

Aumento das efélides pode ser observado em crianças com insuficiência mitral. Eventos de trombose coronária podem determinar o surgimento de sulcos transversais nas unhas (linhas de *Beau*), pela interferência temporária na formação da unha.

Aterosclerose

Acomete as artérias da pele, bem como de outros órgãos. As alterações cutâneas mais evidentes podem ser observadas nos pés, com xerose cutânea, espessamento das unhas, calosidades e desaparecimento dos pelos lanugos.

São considerados fatores de risco para oclusão aterosclerótica o diabete *mellitus* (aumenta em 4 a 5 vezes o risco de doença arterial periférica), tabagismo, hiperlipidemia, hipertensão arterial sistêmica, obesidade e idade avançada. Atualmente vários estudos têm correlacionado o aumento de risco de doença arterial periférica com elevação nos níveis séricos da lipoproteína (a) [Lp (a)], um fator determinado geneticamente, especialmente entre Americanos de origem hispânica, tendo outros autores encontrados também associação entre doença arterial periférica (DAP) em indivíduos com níveis séricos elevados da Lp (a), Apolipoproteína a [apo (a)] de baixo peso molecular e polimorfismo de nucleotídeo único (SNP) rs10455872.

A DAP e sua oclusão aterosclerótica pode geralmente comprometer a trajetória inteira femoropolíteo, incluindo ramos distais importantes como a artéria peroneal, tibial anterior e tibial posterior, e ainda ocasionar um dano distal extenso e relevante. Desta forma, pode haver também acometimento exclusivo de ramos arteriais pequenos, ocasionando infartos limitados apenas à pele e tecido celular subcutâneo, com um relativo bom prognóstico.

A aterosclerose progressiva é a etiologia mais comum da DAP, onde as artérias tornam-se estenosadas, como resultado da deposição de lípides na parede vascular arterial, frequentemente em decorrência de altos níveis de colesterol e triglicérides circulantes e agravado pelo tabagismo, pobre controle da hipertensão arterial, do diabete *mellitus*, entre outras causas, já citadas. As artérias são insuficientes para entregar as demandas de oxigênio e nutrientes às pernas e pés, ocasionando um colapso nos tecidos. Qualquer processo que resulte em obstrução do fluxo arterial pode resultar em úlcera arterial (em geral, doença microtrombótica, anemia falciforme, vasculites).

A classificação de Rutherford consiste em um sistema clínico de estadiamento da doença arterial periférica (Quadro 117.26).

Quadro 117.26 Classificação de Rutherford da doença arterial periférica.

Estágio	Características
0	Assintomático
1	Leve claudicação
2	Claudicação moderada
3	Claudicação grave
4	Dor ao repouso
5	Ulceração isquêmica não além da presença apenas de úlceras nos pés
6	Úlcera isquêmica grave ou gangrena franca

O exame físico no paciente com úlcera arterial (UA) demonstra a presença de lesão ulcerada mais frequentemente nos dedos, mas pode também estar presente no calcanhar, tornozelo ou outras partes das pernas, especialmente na sua porção anterior, onde a circulação colateral é mínima. As úlceras geralmente são secas, com uma base pálida composta por pobre tecido de granulação, frequentemente com uma escara necrótica e por vezes com exposição de tendões. A pele da perna e pé geralmente é pálida, fria e deve-se calcular o índice arterial braquiopodal (IABP) para a artéria dorsal do pé e tibial posterior.

Em pessoas saudáveis o IABP é em torno ou acima de 1, mas um IABP acima de 0,8 ainda é considerado normal, e um parâmetro seguro para se usar terapia compressiva nas úlceras de estase venosa. Em oposição, um IABP abaixo de 0,5 indica insuficiência arterial. Caso a pressão arterial sistólica esteja elevada, deve-se considerar a possibilidade de que as artérias sejam difíceis de comprimir em decorrência de depósitos de cálcio, e isto pode tornar a acurácia do IABP não confiável. A aferição da pressão do 1º artelho e da pressão transcutânea de oxigênio, o *Doppler duplex scanning* e finalmente a angiografia, podem completar a avaliação vascular arterial.

O exame físico vascular deve incluir: (i) aferição da pressão arterial em ambos os braços; (ii) palpação dos pulsos carotídeos e ausculta dos ruídos carotídeos; (iii) ausculta do abdome e flanco para notar presença de ruídos; (iv) palpação dos pulsos das artérias braquial, radial, ulnar, femoral, poplítea, dorsal do pé e tibial posterior, e (vi) ausculta de ambas as artérias femorais para verificar a presença de ruídos. O tabagismo persistente aumenta o risco de amputação em pacientes com claudicação intermitente, e de forma oposta a parada do hábito de fumar reduz a progressão da DAP em direção à isquemia crítica e reduz o risco de infarto do miocárdio e morte por causas vasculares.

Grandes oclusões necessitam de tratamento cirúrgico, o qual pode implicar em revascularização por meio de "by-passes" (anastomoses), usando veias do próprio paciente ou enxertos venosos artificiais, ou ainda por meio de procedimentos intravasculares como a dilatação por balão (angioplastia transumia percutânea), as vezes combinada à trombólise e a colocação de *stents*. De forma ideal, os tecidos necróticos devem ser removidos no mesmo ato operatório, e em alguns casos, retalhos vascularizados podem ser usados para o fechamento dos defeitos cirúrgicos da excisão dos tecidos desvitalizados.

No Quadro 117.27 encontramos as recomendações de tratamento para pacientes com doença arterial periférica.

Quadro 117.27 Manejo terapêutico da doença arterial periférica (DAP).

- Parada do hábito de fumar (uso de *patches* de nicotina ou antidepressivo bupropiona)
- Tratamento da hipertensão arterial sistêmica com redução dos níveis pressóricos para < 140/90 mmHg e para < 130/80 mmHg em pacientes com diabete *mellitus* ou insuficiência renal crônica
- Controle do diabete *mellitus* com aferição da hemoglobina glicada (A_{1c}) em níveis menores que 7%
- Tratamento da dislipidemia e redução do colesterol tipo lipoproteína de baixa densidade (LDL) < 70 mg/dL. Tratamento da hiper-homocisteína se presente, por ser fator de risco para DAP ou do hipotireoidismo se presente
- Terapia antiplaquetária com ácido acetilsalicílico ou de preferência clopidogrel
- Tratamento com um inibidor da enzima conversora da angiotensina
- Tratamento da doença arterial coronária se presente
- Uso de estatinas (sinvastatina)
- Tratamento com cilostazol em pacientes com claudicação intermitente
  Não deve ser usado em pacientes com insuficiência cardíaca, *clearence* de creatinina < 25 mL/min, na presença de conhecida predisposição a sangramentos, ou usado concomitantemente com inibidores do CYP3A4 ou CYP2C19, como cimetidina, diltiazem, eritromicina, cetoconazol, lansoprazol, omeprazol e inibidores de protease do HIV-1
- Programa de exercícios de reabilitação
- Cuidados com os pés (calçados, dermatofitoses etc.)

Cianose

Constitui-se na descoloração azulada da pele pela concentração excessiva de hemoglobina reduzida no sangue. As causas incluem a circulação sanguínea deficiente ou insuficiente oxigenação arterial nos pulmões em descompensação crônica. A cianose é um sinal precoce de comunicação das câmaras direitas do coração com as esquerdas. Pode indicar doença valvular cardíaca, especialmente nas câmaras direitas do coração, mas também, embora como evento tardio, da válvula mitral.

A cianose é menos intensa na insuficiência aórtica. A cianose e o edema são sinais quase sempre presentes na descompensação cardíaca, além de outros como a dispneia, palpitações e desconforto precordial.

A cianose intensa é observada em neonatos com doenças cardíacas congênitas, e pode ocupar todo o tegumento (*morbus caeruleus*), e pode ocorrer em indivíduos que permanecem em altitudes elevadas.

Na idade avançada a cianose é restrita especialmente nas regiões acrais do corpo, nos lábios, nariz, lobos das orelhas, dedos, cotovelos e patela. Quando a cianose é persistente, por longos períodos, surgem teleangiectasias.

As alterações da coloração da pele possíveis de serem observadas constam no Quadro 117.28.

Quadro 117.28 Significado das alterações da cor da pele relacionadas às alterações cardiovasculares.

Pele negra e azul	Infiltração do sangue sob a pele (equimose)
Pele amarelada	Doenças hepáticas associadas a descompensação cardíaca
Pele vermelha viva	Intoxicação pelo monóxido de carbono
Pele de cor branca ou pálida	Choque, infarto do miocárdio, anemia, alterações emocionais
Pele de cor azul	Asfixia, anóxia, infarto do miocárdio, envenenamento
Pele avermelhada	Hipertensão arterial, AVC, infarto miocárdico, intoxicação alcoolica, queimadura solar, doenças infecciosas, rubor simples

Fonte: Adaptado de George WM. Cutaneous findings related to cardiovascular disorders. Int J Dermatol 1998; 37: 161-172.[61]

Acrocianose

É um distúrbio onde há uma descoloração simétrica, persistente, arroxeada das mãos e dos pés, e é algo sensível. As arteríolas periféricas reagem de forma desproporcional ao frio, e os pequenos vasos, especialmente aqueles do plexo venoso subpapilar permanecem dilatados.

Eritromeralgia

Conhecida também como *doença de Gerhardt ou doença de Mitchell*, traduz-se como uma sensação de queimação ou dor na pele das mãos causada por uma vasodilatação paroxística. Pode dever-se a uma neuropatia do sistema nervoso autônomo. Diferencia-se da sensação de queimação e parestesia que ocorre nas doenças arteriais, as quais podem associar-se com vermelhidão, porém a pele é fria. A eritromeralgia pode ocorrer por disfunção plaquetária na trombocitopenia e na policitemia vera. Os pacientes obtêm alívio colocando as mãos na água fria ou em temperaturas baixas. O uso da aspirina nestas circunstâncias produz alívio sintomático e auxilia o diagnóstico. Há uma forma idiopática, a qual pode ser congênita, e é refratária a qualquer tratamento.

Desordens do desenvolvimento ou doenças hereditárias e alterações cardiovasculares

Progéria (síndrome de Hutchinson-Guilford)

De forma distinta da Progéria do tipo Werner que se inicia na vida adulta, a Progéria de Hutchinson-Guilford tem seu início na infância, onde observa-se um processo de envelhecimento acelerado. Primariamente acomete os tecidos mesodérmicos, em especial o sistema cardiovascular com alterações ateroscleróticas generalizadas e doença coronária trombótica fatal, levando ao óbito entre os 10 aos 15 anos de vida. Há cianose facial moderada, veias proeminentes no couro cabeludo e perda dos cabelos nos primeiros 2 anos de vida. A pele é seca, afinada e enrugada, com hiperpigmentação moteada, *facies* de pássaro em decorrência de tuberosidade frontal e o recesso malar. Pode haver ausência dos lobos das orelhas e unhas distróficas. Há nanismo e retardo no desenvolvimento (Figura 117.73).

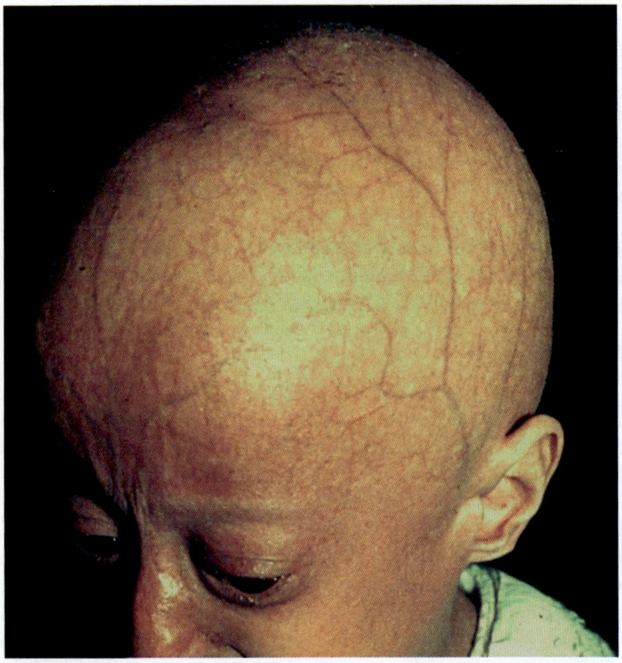

■ **Figura 117.73** Progéria.

Síndrome de Marfan

O prolapso da válvula mitral e aneurisma da aorta são comuns, sendo as complicações cardiovasculares responsáveis por 90% dos óbitos.

Cutis laxa

Associa-se com a presença de estenose da artéria pulmonar e cor pulmonale.

Síndrome de Ehlers-Danlos

Nesta síndrome a doença cardíaca parece limitar-se aos tipos I, III e IV, podendo incluir herniação dos folhetos da válvula mitral.

Doença de Fabry (angioqueratoma corporal difuso)

Nesta doença hereditária recessiva ligada ao X, a deficiência da α-galactosidase A, determina a deposição de glicolipídios nos pequenos vasos da pele e das vísceras. A lipidúria conduz a doença renal de estágio final. Ocorrem manifestações clínicas como os angioceratomas cutâneos difusos, o prolapso da valva mitral, distúrbios de condução cardíaca, infarto do miocárdio e acidentes cerebrovasculares.

Esclerose tuberosa (epiloia)

O coração pode ser envolvido com a presença de rabdomiossarcoma, e hipertrofia, os quais podem ser detectados com ecocardiografia. A maioria das crianças que apresentam estas lesões alcançam o óbito antes da puberdade.

Neurofibromatose (tipo I ou doença de von Recklinghausen)

As alterações vasculares incluem aneurisma da parede atrial esquerda congênita, com alterações morfológicas das artérias e presença de murmúrios cardíacos.

Pseudoxantoma elástico

Ocorrem alterações ateromatosas em idade precoce e aneurisma da aorta, podendo estabelecer-se infarto miocárdico.

Síndrome leopard

As anormalidades cardíacas incluem hipertrofia miocárdica, defeitos atriais e estenose da valva pulmonar.

Doenças metabólicas e doença cardiovascular

Diabete *mellitus*

O diabete *mellitus* apresenta muitos distúrbios cutâneos que podem atuar como marcadores da doença: dermopatia diabética, necrobiose lipoídica, escleredema diabético, *bulose* diabética, penfigoide bolhoso, xantomas eruptivos e síndrome da mão diabética.

A *dermopatia diabética* resulta de alterações cardiovasculares, manifestando-se como lesões eritemato-acastanhadas, redondas ou ovais, circunscritas e assintomáticas, as quais caminham para lesões cicatriciais, deprimidas e pigmentadas, ocorrendo principalmente nas regiões pré-tibiais. Há um espessamento da parede dos vasos sanguíneos, observado na coloração pelo PAS (ácido periódico de Schiff). A presença da dermopatia diabética parece ser um marcador clínico útil das alterações angiopáticas ao nível cardíaco.

A *síndrome da mão diabética* constitui-se na presença de alterações esclerodermiformes dos tecidos moles, levando a uma contratura em flexão dos dedos das mãos, de forma que a posição de mãos e dedos justapostos em "atitude ou sinal da prece", não permite a aposição dos dedos de ambas as mãos. Esta mobilidade limitada no diabete juvenil pode indicar um aumento no risco de doença microvascular.

Amiloidose

A amiloidose sistêmica pode acometer o coração determinando distúrbios de condução, com o estabelecimento de arritmias cardíacas, insuficiência cardíaca congestiva e cardiomegalia.

Hemocromatose

O aumento do depósito de ferro nos órgãos internos conduz à arritmia supraventricular e insuficiência cardíaca congestiva.

Doenças autoimunes e doença cardiovascular

Lúpus eritematoso sistêmico

Esta doença multissistêmica têm uma predileção pelo sistema cardiovascular. As complicações cardíacas podem ocorrer no nível do endocárdio, miocárdio ou pericárdio. Pode ocorrer a endocardite verrucosa da valva mitral (doença de Libman-Sacks). Além disso observa-se a ocorrência de aortite com dissecção, trombose do ventrículo esquerdo, infarto do miocárdio, derrame pericárdico, endocardite fibrosa, prolapso mitral, miocardite aguda hemorrágica e ruptura cardíaca.

Esclerodermia sistêmica

Interessante ressalta-se que alterações cardíacas graves são observadas, mesmo na ausência de sintomas. Há feixes de fibrose miocárdica, mesmo com as principais coronárias pérvias. A fibrose miocárdica é um achado de necropsia em cerca de 80% dos pacientes, ainda que muitos destes pacientes apresentassem exame cardiovascular normal.

Escleredema de Buschke

Observam-se anormalidades eletrocardiográficas, derrame pericárdico e insuficiência cardíaca direita.

Doenças infecciosas e doença cardiovascular

Herpes-zóster

Pode ocorrer viremia e determinar acometimento de órgãos internos, incluindo o pericárdio, produzindo pericardite, a qual pode ser tratada com aciclovir. Relatou-se a ocorrência de herpes-zóster em um paciente, o qual evoluiu a óbito, por insuficiência cardíaca congestiva.

Endocardite bacteriana subaguda

As lesões clássicas associadas a esta doença incluem petéquias no tronco superior, conjuntivas e membranas mucosas, hemorragias subungueais, nódulos de Osler e as lesões de Janeway. Há sintomas e sinais reumatológicos como artralgias, raquialgias, artrite e mialgias. Os *nódulos de Osler* são lesões embólicas transitórias, as quais ocorrem como lesões dolorosas, pequenas, eritematosas na área da polpa digital dos dedos das mãos e dos pés, bem como na região palmoplantar. As *lesões de Janeway* são lesões semelhantes aos nódulos de Osler, porém não são dolorosas.

A presença de doença valvar reumática é o fator predisponente em cerca de 94% dos pacientes, sendo a valva mitral acometida em cerca de 80% dos casos.

Sífilis

As complicações cardíacas da sífilis são um evento raramente observado na atualidade. O acometimento cardiovascular geralmente ocorria entre 10 e 30 anos após a infecção inicial. A aortite sifilítica constitui a principal manifestação, envolvendo tipicamente a aorta ascendente. A aortite não complicada é assintomática, mas pode haver dor em cerca de 20% dos pacientes e insuficiência cardíaca em 25% dos casos. A complicação mais comum da aortite sifilítica não tratada é a regurgitação aórtica, com apresentação clínica na segunda ou terceira décadas após a infecção. A estenose do óstio das coronárias ocorre em 20% dos pacientes com insuficiência aórtica. A angina é o sintoma mais comum, porém o infarto é raro. O aneurisma é uma complicação, sendo sintomático em 5% a 10% dos pacientes. O último relato de goma cardíaca remota a 1980.

Outras manifestações associadas às doenças cardiovasculares

Embolia por colesterol[115]

Geralmente, segue-se a um procedimento invasivo, como cateterização das câmaras esquerdas do coração, angiografia associada a terapêutica com derivados cumarínicos, angioplastia, cirurgias vasculares, trombólise e anticoagulação em pessoas idosas. O diagnóstico de embolização por colesterol frequentemente é esquecido. A incidência aumenta com a faixa etária, sendo rara antes dos 50 anos. A tríade característica é constituída por livedo *reticular patológico (racemosa), insuficiência renal aguda e eosinofilia.*

Os principais fatores de risco para a embolização por colesterol incluem a hipertensão arterial, o diabete *mellitus* e o aneurisma da aorta. O mecanismo envolvido na patogênese inclui a desestabilização das placas de ateroma levando à liberação de cristais de colesterol. Estes cristais circulam até que a sua passagem seja bloqueada nos pequenos vasos. A circulação renal é particularmente afetada, onde a oclusão dos vasos arqueados e interlobulares determina isquemia distal. Paralelamente a este bloqueio circulatório agudo no parênquima renal, ocorre uma reação do tipo granuloma de corpo estranho de forma insidiosa e contínua. Isto explica a progressiva deterioração da função renal, a qual pode ocorrer meses após o evento inicial. Também explica a intrigante eosinofilia que ocorre em cerca de 70% a 80% dos casos.

As manifestações clínicas cutâneas são constituídas por livedo reticular patológico, púrpura palpável, ulcerações e dedos de coloração azulada (principalmente nos pés).

Em parte, a dificuldade no diagnóstico da embolia por colesterol, deve-se ao tempo de intervalo, entre o procedimento médico invasivo precipitante e o início da doença (em média, de 1 a 4 semanas, porém ocasionalmente vários meses), o que tende a obscurecer uma relação de causa e efeito. As anormalidades laboratoriais são altamente variadas e inespecíficas. Pode observar-se uma elevação na hemossedimentação e hipocomplementenemia. O sedimento urinário demonstra proteinúria moderada com ou sem hematúria. O diagnóstico pode ser confirmado por biópsias da pele, rins ou outro órgão envolvido.

Embolizações múltiplas de colesterol podem ser visualizadas ao exame do fundo de olho. A mortalidade e morbidade são elevadas. Os óbitos em geral decorrem de doença cardiovascular. A doença renal geralmente progride para a dependência de diálise. Desta forma, a embolização por colesterol deve sempre ser lembrada, no diagnóstico diferencial da insuficiência renal aguda, em indivíduos idosos após angioplastia ou outras intervenções.

O tratamento é limitado. Os derivados das "estatinas" (p. ex., sinvastatina) poderiam estabilizar as placas de ateroma, e há relatos isolados da sua eficácia. O uso de corticosteroides é advogado como benéfico por alguns, enquanto outros não concluíram vantagens no seu uso ou mesmo obtiveram aumento na mortalidade.

Sulco diagonal do lobo da orelha[116,117]

O sulco diagonal do lobo da orelha (SDLO) foi inicialmente descrito em 1973, com estatisticamente relacionado à presença de doença cardíaca isquêmica. O SDLO constitui uma condição adquirida, a qual é definida como uma prega profunda diagonal, na porção do lobo de uma ou ambas as orelhas, o qual se estende por uma distância, maior do que ou igual, a um terço do comprimento do lobo da orelha, nos pacientes em posição sentada (Figura 117.74). Sternlieb e colaboradores demonstraram que 91% dos pacientes sem o SDLO não apresentavam doença arterial coronária. Entre os pacientes com doença cardíaca, 90% tinham o SDLO. Estas observações foram confirmadas por outros autores. Desta forma a presença do SDLO pode auxiliar a identificação de pacientes com maior risco de doença coronária. Conhecido sob o epônimo de sinal de Frank.

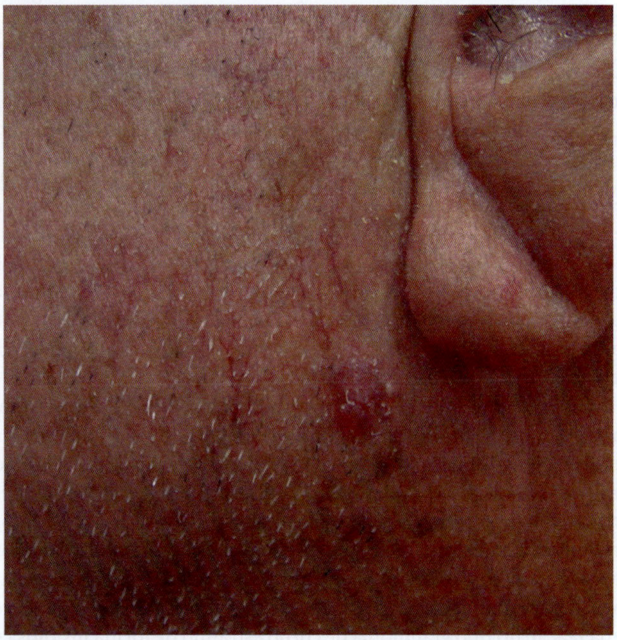

Figura 117.74 Sulco diagonal do lobo da orelha (sinal de Frank).

Mixoma atrial

Os sintomas do mixoma atrial podem ser variados e confundirem o clínico, o que explica o diagnóstico tardio realizado em muitos casos. O mixoma atrial por sua vez pode ser complicado pela instalação de sinais de embolia ou mesmo morte súbita. O dermatologista tem um envolvimento significativo na identificação dos sinais cutâneos, que frequentemente acompanham o quadro clínico da doença.

O diagnóstico do mixoma atrial é sugerido por sinais cardíacos ou embólicos. Contudo, esses sinais podem não ser aparentes ou não constituírem os sintomas da apresentação da doença. Três de cada quatro casos de mixoma, estão situados no átrio esquerdo. O mixoma constitui um tumor benigno, que ocorre principalmente em mulheres, e acomete todas as faixas etárias (em geral, entre os 30 aos 60 anos). Ele origina-se de remanescentes embrionários, os quais invadem a *fossa ovalis*, e como substrato anatomopatológico demonstram composição de uma substância mucoide de mucopolissacárides, dentro da qual há células poliédricas estelares.

Os sintomas sistêmicos parecem decorrer da produção de interleucina 6, pelas células mixomatosas.

O quadro clínico é variado. Anormalidades cardiovasculares (manifestações pseudomitrais, síncope, embolia sistêmica ou padrão de pseudoendocardite) podem ocorrer no contexto de uma deterioração do estado geral e de artralgias, o que conduz à realização de um eletrocardiograma. Quase sempre se observam evidências de uma síndrome inflamatória (elevação da hemossedimentação, anemia e hipergamaglobulinemia). Sintomas sistêmicos como a febre, as vezes estão presentes, bem como o envolvimento articular (artrite ou artralgia), ou mesmo a mialgia (aumento do TTPA relacionado à rabdomiólise em decorrência de embolia). A associação do quadro supradescrito com manifestações cutâneas, por vezes conduz ao diagnóstico de vasculite ou doença autoimune do tecido conectivo, especialmente em alguns pacientes onde autoanticorpos semelhantes aos do lúpus, têm sido observados.

As manifestações dermatológicas podem incluir o fenômeno de Raynaud atípico, o qual pode ocorrer de forma consideravelmente precoce, em relação aos outros sinais: máculas ou maculopápulas eritematosas nas pontas dos dedos das mãos, palmas das mãos e plantas dos pés e nas bordas externas dos pés, as quais por vezes se estendem aos antebraços, pernas e coxas. Quando também se observa sinais de isquemia nas extremidades o diagnóstico de embolia pode ser facilmente suspeito, especialmente em decorrência do mixoma atrial. A distribuição da erupção parece depender do local dos microtrombos de substância mixomatosa, como demonstrada pela histopatologia das lesões.

A ecocardiografia doppler bidimensional propicia o diagnóstico e completa a avaliação pré-operatória da lesão. A cateterização e a angiografia devem ser evitadas em decorrência do risco de embolia.

Em alguns casos podem ocorrer aneurismas arteriais, em decorrência de destruição da parede da artéria pelo êmbolo mixedematoso, disseminado na circulação periférica. Estes aneurismas localizam-se nos vasos cerebrais, artérias renais, esplênicas e mesentéricas. Isto constitui uma complicação clássica, a qual pode conduzir a um diagnóstico de poliarterite nodosa ou endocardite infecciosa.

Quando frente a um quadro de manifestações cutâneo-sistêmicas sugestivo de colagenose, embolia por colesterol ou vasculite, porém atípico, associado à erupção maculopapulosa distal, livedo reticular patológico e sinais de isquemia nas extremidades, deve-se considerar a possibilidade de mixoma atrial em embolização.

O tratamento do tumor é com excisão cirúrgica ampla e realizada precocemente, a fim de evitarem-se recorrências. Na maioria dos casos os sintomas e os sinais sistêmicos e cutâneos desaparecem após a excisão do tumor.

GAMOPATIAS MONOCLONAIS (GM) E DOENÇAS CUTÂNEAS ASSOCIADAS[118,119]

As gamopatias monoclonais também denominadas paraproteinemias ou disproteinemias são constituídas por uma proliferação clonal de plasmócitos, os quais produzem um grupo homogêneo de imunoglobulinas. Várias doenças dermatológicas têm sido descritas associadas às proteínas (Ig) monoclonais (proteína M). O surgimento da proteína M pode preceder, ser concomitante ou suceder à doença cutânea. As proteínas M podem ser detectadas no soro ou na urina. Em algumas circunstâncias, a gamopatia monoclonal (GM) ocorre fora do contexto de uma desordem definida como o mieloma múltiplo, uma vez que isto resulta da existência de um clone celular pequeno que não pode ser visualizado por meio de imagens e/ou histopatologia; esta condição é referida como gamopatia monoclonal de significado indeterminado (GMSI) (em inglês, *monoclonal gammopathy of undetermined significance or MGUS*). No entanto, se ela ocorre dentro de um contexto nosológico ou não, em alguns casos a GM tem "consequências de significado clínico". Isto pode ocorrer via mecanismos conhecidos, como a deposição tecidual da imunoglobulina ou sua atividade biológica, por exemplo; ou via mecanismos ainda desconhecidos e a GM é então um marcador biológico de proliferação clonal com consequências clínicas bem estabelecidas. Há 3 órgãos principais que podem ser envolvidos no cenário destas GM clinicamente relevantes: a pele, os rins e os nervos. No caso do acometimento renal, o qual pode resultar em insuficiência renal, alguns autores sugerem se adotar o termo para esta GM de "gamopatia monoclonal de significado renal". Assim, em 2016, Lipsker[119] também ampliou o conceito de GMSI quando associado a doenças dermatológicas para "gamopatia monoclonais de significado cutâneo", quando associadas a dermatoses onde parece ou possa haver alguma associação patogênica entre a GM e a doença cutânea ou cutânea-mucosa.

No Quadro 117.29 relacionam-se os sinais cutâneos ou entidades nosológicas que, se não explicadas por outros mecanismos fisiopatogênicos, necessitam a investigação de gamopatias monoclonais.

O Quadro 117.30 resume as poucas entidades relevantes com manifestações dermatológicas claramente relacionadas com as gamopatias monoclonais. A relação específica entre a GM e as manifestações dermatológicas ainda não são claramente compreendidas.

Quadro 117.29 Sinais e entidades que se não tiverem outra explicação patogênica requerem investigação da presença de gamopatias monoclonais.

Sinais	Entidades nosológicas
▪ Reação anormal ao frio (fenômeno de Raynaud, urticária ao frio, púrpura ao frio etc.) ▪ Edema ▪ Placas e/ou nódulos infiltrados eritematosos e/ou violáceos ▪ Teleangiectasias extensas ▪ Baqueteamento digital ▪ Espículas hiperqueratósicas ▪ Hiperpigmentação ▪ Púrpura ▪ Esclerose (escleredema) ▪ Necrose cutânea ▪ Erupção urticada com febre	▪ Angioedema adquirido ▪ *Cutis laxa* adquirida ▪ Síndrome de Fanconi adquirida ▪ Síndrome do escape capilar ▪ Hemangioma glomeruloide ▪ Lipoatrofia ▪ Mucinoses ▪ Dermatoses neutrofílicas: síndrome de Sneddon-Wilkinson, *erythema elevatum diutinum*, pioderma gangrenoso, síndrome de Sweet, dermatose urticariforme neutrofílica etc. ▪ Xantogranuloma necrobiótico ▪ Xantoma normolipêmico ▪ Vasculites

Quadro 117.30 Entidades com significantes manifestações dermatológicas claramente associadas às gamopatias monoclonais, porém com mecanismos patogênicos não claramente definidos.

Entidade	Alterações dermatológicas	Componente monoclonal	Outros sinais	Comentários
Escleromixedema (doença de Arndt-Gottron)	Pápulas que se iniciam nas extremidades da cor da pele ou eritematosas; confluem em placas levando ao espessamento da pele. Sulcos profundos na glabela. A histopatologia revela mucina depositada, proliferação de fibroblastos e fibrose. "Sinal Doughnut", o qual é um padrão de agrupamento anelar das pápulas	IgG, geralmente cadeia leve lambda (90% dos pacientes)	Acometimento do sistema nervoso central com coma. Acometimento cardíaco com isquemia miocárdica, cardiomiopatia congestiva, cardiomiopatia inflamatória específica; miopatia; artralgia; fibrose pulmonar; redução de motilidade e sofágica; linfadenomegalia por deposição de mucina	O paciente pode vir ao óbito por síndrome dermatoneurológica, com coma inexplicado ou por acometimento cardíaco. O uso de gamaglobulina intravenosa é o tratamento de escolha
Cutis laxa adquirida	Pele redundante e pregueada, com sulcos espontâneos. Confere o aspecto de envelhecimento prematuro. A histopatologia revela elastofagocitose com macrófagos	Não esclarecida. IgG e IgA, cadeias leves lambda e kappa (presentes por definição neste contexto nosológico específico)	Acometimento pulmonar pode induzir enfisema e óbito. Divertículos gastrointestinais e trato geniturinário. Defeitos cardiovasculares	Associado ao mieloma múltiplo, GMSI e doença de depósito de cadeias pesadas. Uma variante de localização acral que envolve a ponta dos dedos pode existir
Síndrome de Clarkson (síndrome do escape capilar)	Exacerbações recorrentes de escape capilar com hipotensão, edema com elevação no nível do hematócrito, leucocitose e nível extremamente baixo da albumina durante as crises. Entre os episódios, todos parâmetros são normais	IgG kappa ou lambda (90% dos pacientes)	Fase inicial: hipotensão, hipoperfusão com insuficiência renal, acidente vascular cerebral, trombose venosa profunda. Fase de escape vascular: edema grave com síndrome compartimental, com rabdomiólise, pancreatite, trombose venosa profunda. Fase pós-escape capilar: restauração do volume intravascular e possível insuficiência cardiopulmonar	Mortalidade entre 30% e 40% em 5 anos. O uso de gamaglobulina intravenosa pode ser útil
Síndrome TEMPI	Teleangiectasias na face e no tronco e braços	IgG kappa (presente por definição neste contexto nosológico específico)	Eritrocitose com níveis elevados da eritropoietina. Fluido perirrenal entre o parênquima renal e sua cápsula. *Shunting* intrapulmonar. Níveis de VEGF normais	Risco de trombose e hemorragia intracraniana. Eficácia do bertezomib e transplante autólogo de células germinativas em alguns pacientes
Dermatoses neutrofílicas	Pustulose subcórnea de Sneddon-Wilkinson > *erythema elevatum diutinum* > pioderma gangrenoso > síndrome de Sweet, dermatose urticariforme neutrofílica (excluindo-se síndrome de Schnitzler)	Principalmente IgA	Ossos, articulações, baço, pulmões, fígado, rins, coração, sistema nervoso central, olhos	Em geral, boa resposta aos corticosteroides e dapsona

GAMOPATIAS MONOCLONAIS E DOENÇA CUTÂNEA ASSOCIADA

Grupo I

- Amiloidose (AL).
- Macroglobulinemia de Waldenströn cutânea.
- Plasmocitoma.
- Crioglobulinemia.
- Síndrome POEMS (Polineuropatia, Organomegalia, Endocrinopatia, Gamopatia Monoclonal, alterações cutâneas).

Grupo II

Associação alta (> 50% dos casos, consideradas paraneoplasias):

- Escleromixedema.
- Escleredema.
- Xantoma plano.
- Xantogranuloma necrobiótico.
- Síndrome de Schnitlzer.

Associação baixa (< 50% dos casos):

- Pioderma gangrenoso.
- Vasculite leucocitoclástica.
- Dermatoses neutrofílicas.
- Síndrome de Sweet.

Frequência de associação desconhecida:

- *Erythema elevatum diutinum.*
- Dermatose pustulosa subcórnea.

Grupo III

Doenças relatadas esporadicamente associadas às proteínas M:

- **Doenças autoimunes:** pênfigos, penfigoide bolhoso, epidermólise bolhosa adquirida, lúpus eritematoso discoide e sistêmico.
- **Doenças malignas ou pré-malignas:** síndrome de Sézary, mucinose folicular, papulose linfomatoide, histiocitose de células de Langerhans.
- **Miscelânea:** xantoma disseminado, urticária pigmentosa, anetodermia, reticulo-histiocitose multicêntrica, pitiríase rotunda, mucinose eritematosa reticulada, ictiose adquirida, onicodistrofia líquen plano-símile, *cutis laxa* adquirida, deficiência funcional da proteína C, gangrena de Furnier, sobreposição Poliarterite Nodosa-Púrpura de Henoch-Schönlein, espículas foliculares do nariz.

Grupo IV

- Sintomas ou sinais cutâneos diversos, como prurido, púrpura, infecções, reações adversas a drogas e outros.

As proteínas M são imunoglobulinas constituídas por duas cadeias pesadas e duas cadeias leves da mesma classe e subclasse. A classe da cadeia leve corresponde ao tipo da Ig: γ (IgG), μ (IgM), δ (IgD), ε (IgE), α (IgA). A cadeia leve da Ig é designada pela letra κ (kappa) ou λ (lambda). A presença de uma proteína M no sangue é definida como *gamopatia monoclonal* (GM).

A detecção das proteínas M pode ser realizada por vários métodos laboratoriais, como a eletroforese de proteínas séricas, imunoeletroforese, imunofixação e recentemente pela eletroforese capilar. A eletroforese de proteínas séricas é um método laboratorial eficiente para a detecção e quantificação das proteínas séricas, constituindo o principal recurso de triagem para o diagnóstico das GM. Existem variados tipos de análise pela eletroforese de proteínas séricas, sendo a eletroforese em gel de agarose de alta resolução, o mais sensível em relação ao acetato de celulose, a fim de identificarem-se pequenas proteínas M. As proteínas M podem não ser detectadas pela eletroforese, particularmente quando um nível normal de proteínas séricas totais está presente e há níveis normais das beta-globulinas ou gamaglobulinas, e ainda as imunoglobulinas estão quantitativamente normais. Além disso, a IgD e as cadeias leves monoclonais (proteínas de Bence-Jones) frequentemente não são identificadas com o método de eletroforese em acetato de celulose. Outro detalhe relevante é que metade dos casos de doenças de cadeias pesadas demonstra um padrão sérico normal das proteínas na eletroforese.

Sendo assim, a imunoeletroforese deve ser realizada quando uma forma "em pico ou banda" é encontrada na eletroforese de proteínas séricas com acetato de celulose ou gel de agarose, ou quando se suspeita de mieloma múltiplo, macroglobulinemia, amiloidose sistêmica primária (AL), ou doença correlata.

Nas doenças dermatológicas com alta associação com as GM, a imunoeletroforese ou a imunofixação de proteínas séricas são preferidas como exame inicial para documentar-se a presença de proteína M. Após o diagnóstico inicial do tipo de proteína M, o seguimento pode ser realizado com a eletroforese das proteínas séricas.

A imunoeletroforese é mais sensível que a eletroforese das proteínas séricas, porque utiliza anticorpos específicos direcionados a cada cadeia de peptídeo de imunoglobulina.

A detecção das proteínas de Bence-Jones na urina (excreção de cadeias leves monoclonais na urina) é mais bem obtida com a imunofixação ou imunoeletroforese de uma amostra da urina coletada em 24 horas.

As gamopatias monoclonais são classificadas da seguinte forma:

- Gamopatias monoclonais de significado indeterminado (GMSI).
- Gamopatias biclonais.
- Gamopatias monoclonais malignas:
  - Mieloma múltiplo (IgG, IgA, IgD, IgE e cadeia leve livre):
    - Mieloma *smoldering*.
    - Leucemia de plasmócitos (definida quando há mais de 20% de plasmócitos no sangue periférico e contagem total de plasmócitos acima de 2 vezes $10^9/mm^3$).
    - Mieloma não secretor.
    - Mieloma osteoesclerótico (síndrome de POEMS).
  - Plasmocitoma:
    - Plasmocitoma ósseo solitário.
    - Plasmocitoma extramedular.
  - Doença linfoproliferativa maligna:
    - Macroglobulinemia de Waldenströn primária.
    - Linfoma maligno.
  - Doença de cadeia pesada (DCP):
    - Doença de cadeia pesada *gama* (γ).
    - Doença de cadeia pesada *alfa* (α).
    - Doença de cadeia pesada *mi* (μ).
  - Amiloidose:
    - Amiloidose primária.
    - Amiloidose com mieloma.

A GMSI constitui a forma mais comum das GM, seguida respectivamente pelas GM associadas ao mieloma múltiplo, amiloidose sistêmica primária e menos frequentemente às associadas a macroglobulinemia, plasmocitoma, mieloma *smoldering* ou linfoma.

DOENÇAS HEMATOLÓGICAS ASSOCIADAS ÀS GAMOPATIAS MONOCLONAIS[118]

Mieloma múltiplo (MM)

Corresponde a cerca de 10% das malignidades hematológicas. Os critérios mínimos ao diagnóstico incluem a presença de pelo menos 10% de plasmócitos anormais na medula óssea ou prova histológica de um plasmocitoma e a presença de características clínicas comuns da doença (dor óssea, fadiga, lesão osteolítica múltipla, tumores ósseos, anemia, fraturas patológicas, insuficiência renal, hipergamaglobulinemia) e um dos seguintes achados laboratoriais ou anormalidades radiológicas: proteína M no soro (geralmente > 3 g/dL), proteína M na urina, ou lesões osteolíticas.

Mieloma múltiplo *smoldering*

Define uma forma de MM em evolução. A proteína M sérica é maior que 3 g/dL, e os plasmócitos atípicos constituem mais que 10% das células da medula óssea. Pode haver a presença da proteína M na urina e níveis diminuídos de outras imunoglobulinas. Estes achados são consistentes com o diagnóstico do MM, contudo manifestações como insuficiência renal, anemia e lesões osteolíticas não estão ainda presentes.

Gamopatia monoclonal de significado indeterminado (GMSI)

Denominada também GM benigna, constitui um distúrbio hematológico caracterizado pela presença de proteína M sérica com concentração menor que 3 g/dL, menos de 10% de plasmócitos atípicos na medula óssea, ausência ou pequenas quantidades da proteína M na urina, e ausência de evidências radiológicas ou laboratoriais de anemia, lesões líticas, hipercalcemia ou insuficiência renal. Estima-se que ocorra em cerca de 3% da população acima de 70 anos de idade e em 1% dos com mais de 50 anos de vida. Cerca de 14% das pessoas com 90 anos ou mais de vida têm proteína M circulante.

O encontro de níveis diminuídos das Ig não envolvidas, a presença de proteínas de Bence-Jones na urina, elevação sérica da β2 microglobulina e da interleucina 6 (IL6) pode indicar a presença de malignidade de plasmócitos, porém estes achados podem também ser encontrados na GMSI.

A presença de plasmócitos atípicos na medula pode constituir outro indicador de malignidade, mas não há alta especificidade. Um aumento dos plasmócitos no sangue periférico é um indicador relativamente específico de malignidade.

Os pacientes com diagnóstico de GMSI devem realizar eletroforese de proteínas séricas dentro de 6 meses. Caso o nível das imunoglobulinas esteja estável, o exame deve ser repetido em 6 a 12 meses e depois anualmente. Deve-se orientar para o risco de progressão para malignidade dos plasmócitos, em torno de 25% dos casos, dentro de duas décadas. Em termos gerais a GMSI na verdade pode representar uma doença biologicamente "benigna", ou não progressiva, em mais de metade dos pacientes com proteína M neste grupo, porém a malignidade pode ocorrer.

Macroglobulinemia de Waldenström

Constitui uma forma de doença plasmoproliferativa caracterizada pela proliferação de linfócitos plasmocitoides, os quais produzem proteína M, IgM (geralmente tipo κ). A maioria das manifestações clínicas decorre da hiperviscosidade sanguínea. Cerca de 10% da proteína M é criopreciptável. A medula óssea encontra-se infiltrada por plasmócitos e linfócitos, e a urina contém cadeias leves monoclonais.

Doença de cadeias pesadas (DCP)

Decorre da produção de imunoglobulinas de cadeia pesada incompleta, sem as cadeias leves κ ou λ. A maior parte destes pacientes é portador de doença de cadeia α. O diagnóstico é dado pelo encontro de uma proteína M no soro ou na urina que posteriormente é identificada como apenas de cadeias pesadas.

Amiloidose sistêmica primária

Caracteriza-se pela deposição de uma fração variável de cadeia leve monoclonal em vários órgãos. O quadro clínico depende do órgão acometido e da extensão deste envolvimento. Uma proteína M é encontrada no soro de dois terços dos pacientes com amiloidose sistêmica primária, geralmente do tipo cadeia leve λ, em oposição ao tipo κ observado no MM. A proteína M é encontrada na urina de dois terços dos pacientes e a medula óssea contém menos de 10% de plasmócitos. O diagnóstico depende do encontro do material amiloide nos tecidos corpóreos.

■ MIELOMA OSTEOESCLERÓTICO (SÍNDROME DE POEMS)

A síndrome de POEMS [Polineuropatia, Organomegalia, Endocrinopatia, componente Monoclonal, alterações cutâneas (Skin)] é uma síndrome paraneoplásica em decorrência de uma neoplasia de plasmócitos subjacente. O diagnóstico é estabelecido se há 2 critérios obrigatórios: (i) polirradiculoneuropatia e (ii) desordem clonal de plasmócitos (quase sempre lambda), além de um de três critérios principais: (i) lesões ósseas escleróticas, (ii) elevação sérica do VEGF, e (iii) presença de doença de Castleman; e um dos seis critérios menores: (i) organomegalia; (ii) endocrinopatia; (iii) alterações cutâneas características; (iv) sobrecarga de volume extravascular; (v) papiledema e (vi) trombocitose. As alterações cutâneas incluem: fenômeno de Raynaud, acrocianose, flushing, leuconiquia, hipertricose, esclerose, hiperpigmentação, lipoatrofia e hemangiomas glomeruloides.

O diagnóstico geralmente é tardio, uma vez que a síndrome é rara e pode ser confundida com outras doenças neurológicas, mais frequentemente a polirradiculoneuropatia desmielinizante inflamatória crônica. O VEGF e a IL-6 são os principais mediadores da síndrome POEMS e a intensidade de alguns sinais cutâneos, como a hipertricose parecem se correlacionar com seus níveis. Além disso, a adenopatia e a "síndrome de adenopatia e plasmocitoma superposto a placas cutâneas extensas" [em inglês, *extensive skin patch overlying plasmacytoma* (AESOP) *syndrome*], uma síndrome muito característica que permite diagnosticas a síndrome POEMs bem no início, é uma consequência da secreção do VEGF pelo plasmocitoma.

A AESOP é caracterizada por uma expansão lenta de placa cutânea eritematosa a acastanhada em vizinhança de um plasmocitoma ósseo subjacente. Acomete o tórax (plasmocitoma das costelas), área occipital ou esterno, onde a biópsia cutânea revela significativa neoangiogênese, às vezes associada à deposição de mucina. A radioterapia do plasmocitoma subjacente é mandatória em permite a cura do paciente.

■ DOENÇAS CUTÂNEAS ASSOCIADAS ÀS GAMOPATIAS MONOCLONAIS

Grupo I

A doença cutânea resulta da infiltração da pele por plasmócitos malignos ou produtos destas células.

Amiloidose

O 3º Simpósio Internacional classificou as amiloidoses em cinco grupos:

1. Amiloidose sistêmica primária (AL) com ou sem MM.
2. Amiloidose secundária (AA) (por infecções crônicas ou artrite reumatoide).
3. Amiloidose localizada.
4. Amiloidose familiar.
5. Amiloidose sistêmica senil.

Na Amiloidose Sistêmica Primária o material amiloide é constituído pelo tipo fibrilar (AL), enquanto na Amiloidose Secundária o material é o amiloide tipo AA. Várias outras proteínas como a transferrina (pré-albumina), β2 microglobulina e as proteínas amiloidogênicas associadas ao tipo familiar podem também causar amiloidose.

A Amiloidose "imunoglobulinêmica" ou "doença por deposição de cadeias leves ou pesadas das imunoglobulinas" (AL) tem deposição extravascular destas proteínas, que apresentam característica de periodicidade quando sob visualização na microscopia eletrônica de transmissão. A principal consequência de mortalidade e morbidade está relacionada ao acometimento cardíaco ou renal por deposição das proteínas AL. Frequentemente a pele é acometida e é um local de fácil acesso ao diagnóstico. A biópsia cutânea pode demonstrar a deposição de material amiloide mesmo na ausência de envolvimento clínico, que ocorre tardiamente em cerca de 25% dos pacientes com Amiloidose sistêmica.

A fadiga, fraqueza e emagrecimento são os sintomas iniciais mais frequentes da amiloidose AL. A púrpura, especialmente facial e periorbitária é característica. Diversas síndromes clínicas podem ser consequência da amiloidose AL: síndrome nefrótica, insuficiência renal, neuropatia periférica, insuficiência cardíaca congestiva, hipotensão ortostática e síndrome do túnel do carpo. A amiloidose AL pode ocorrer no contexto da GM ou MM, contudo pode surgir sem qualquer discrasia de células plasmáticas identificada. Estima-se que a amiloidose desenvolver-se-á em cerca de 15% dos pacientes com mieloma.

O sinal mais comum é o surgimento de equimose ou púrpura com hipertensão (em geral, manobra de Valsalva) ou fricção (em geral, acidentalmente durante exame de ultrassonografia em manobras sucessivas de passagem do transdutor sobre a pele). Isto é consequência da "vasculopatia amiloidótica". Podem ser observadas petéquias, equimoses, pápulas, placas papulosas, nódulos, tumores, bolhas, alopecia e espessamento esclerodermiforme da pele. As púrpuras e equimoses são as manifestações iniciais em 16% dos casos de amiloidose AL, com equimoses geralmente envolvendo a face e o pescoço, particularmente as pálpebras superiores. A púrpura é multifatorial e pode resultar da infiltração amiloide dos vasos, diminuição dos níveis dos fatores da coagulação da vitamina K, aumento da fibrinólise e da atividade da antitrombina III e deficiência adquirida do fator X. Podem ser observadas pápulas translúcidas, nódulos na face, áreas intertriginosas, couro cabeludo e na mucosa bucal. As pápulas céreas translúcidas características, porém raras, podem ser observadas nos membros e no tronco. A aplicação de pressão com um instrumento de ponta romba determina o surgimento de púrpura e é muito sugestivo da doença. Outra consequência da deposição de material amiloide na pele consiste na fragilidade cutânea com a formação de bolhas, que frequentemente são hemorrágicas, flácidas e hematomas dissecantes subepidérmicos. Alopecia e alterações ungueais podem ser encontradas.

Na cavidade oral observa-se aumento da consistência da língua, macroglossia, impressão dentária nas bordas da língua, e tendência ao sangramento. Aumento da consistência da língua, aumento de glândulas salivares e bolhas hemorrágicas orais podem ocorrer.

A imunoeletroforese sérica revela proteína M em 72% dos pacientes. Combinando-se os exames de imunoeletroforese sérica e urinária, um pico de proteína M pode ser encontrado em cerca de 90% dos pacientes com amiloidose AL, e em outros 10% proliferação monoclonal de plasmócitos pode ser detectada na maioria deles no exame da medula óssea. Em conclusão a amiloidose AL está quase sempre associada a uma forma de discrasia sanguínea (Figuras 117.75 e 117.76).

O diagnóstico da amiloidose depende da demonstração da presença do material amiloide no tecido. A biópsia da pele lesada demonstra depósitos de material eosinofílico amorfo na derma e tecido celular subcutâneo, em 85% dos casos; deposição de material amiloide em torno dos adipócitos (anelamento amiloide) constitui um achado clássico, sob a forma de deposição intensa de massas eosinófilas na coloração pela hematoxilina-eosina, as quais devem ser distinguidas de outros depósitos amorfos hialinos, como o mílio coloide e a lipoidoporteinose de Urbach-Wiethe, o que geralmente se consegue utilizando-se histoquímica com colorações de vermelho Congo e Tioflavina. Na Amiloidose AL o material amiloide eventualmente se deposita na lâmina própria dos vasos sanguíneos e glândulas sudoríparas. Colorações metacromáticas como violeta de metila e violeta cristal produzem alterações cromáticas no tecido com material amiloide. O vermelho Congo é específico em produzir uma birrefringência verde-maçã sob a luz polarizada.

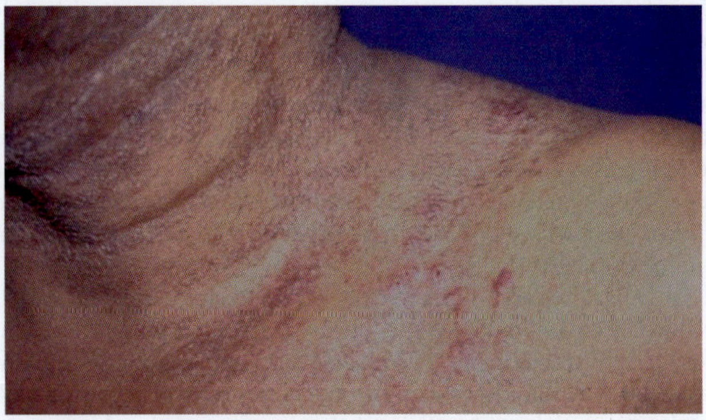

■ **Figura 117.75** Amiloidose sistêmica primária.

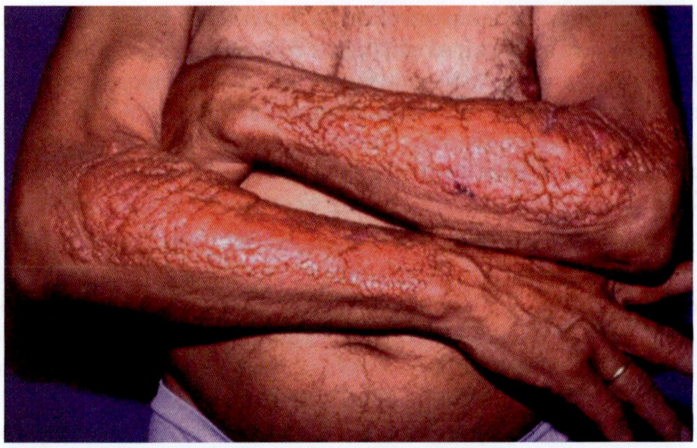

■ **Figura 117.76** Amiloidose sistêmica primária.

A biópsia da medula óssea é útil em fornecer dados como: propiciar um grau estimado da plasmocitose e clonalidade dos plasmócitos; estabelecer ou excluir a presença do MM; demonstra a presença de material amiloide em cerca de 50% dos pacientes, o que torna o estudo da medula importante na avaliação dos pacientes suspeitos com amiloidose AL. Uma vez que este estudo apresente-se normal deve-se proceder à biópsia aspirativa do tecido celular subcutâneo abdominal, o qual quando comparado a biópsia retal, é mais simples, menos invasivo e menos dispendioso, apresentando sensibilidade em torno de 72% a 80% dos casos, comparada a cerca de 70% de sensibilidade da mucosa retal.

A média de sobrevida entre os pacientes com Amiloidose AL é em torno de 13,2 meses após o diagnóstico. São fatores que influenciam a sobrevida de forma negativa: insuficiência cardíaca congestiva, hepatomegalia, perda significativa do peso, cadeias leves na urina e aumento sérico da β2 microglobulina.

A Macroglobulidermia é a consequência da deposição dérmica da IgM monoclonal no contexto da Macroglobulinodermia de Waldenström (MW). É constituída por pequenas pápulas da cor da pele ou levemente eritematosas, por vezes com depressão central, principalmente localizadas em áreas acrais. Poucas lesões em geral estão presentes. A biópsia cutânea demonstra áreas pálidas na derme superficial, às vezes simulando edema. A deposição de IgM na derme superficial pode ser visualizada por imunofluorescência direta ou imunomicroscopia eletrônica. A imunohistoquímica demonstra cadeias leves monoisotípicas (mIgM). De forma interessante, a deposição de IgM pode também ser encontrada na pele aparentemente sã, mostrando que a macroglobulinodermia é uma doença generalizada. A formação de pápulas é assim provavelmente a consequência de depósitos mais densos, por razões anatômicas ou exógenas, como traumas.

As espículas hiperqueratósicas foliculares são constituídas por múltiplas e pequenas espículas queratósicas filiformes, que se desenvolvem nos ósteos foliculares da face, em especial no nariz, e os quais podem raramente apresentarem-se de forma mais disseminada. O exame histopatológico demonstra tampões compactados de material homogêneo e eosinofílico nos espaços intercelulares ao redor dos queratinócitos do infundíbulo. A imunofluorescência direta demonstra anticorpos depositados de isotipo igual ao da gamopatia monoclonal, nos espaços intercelulares das camadas superiores do infundíbulo, mimetizando o pênfigo.

Crioglobulinemia

A crioglobulinemia do tipo I (imunoglobulinas monoclonais IgM, IgG, IgA ou cadeias leves) está geralmente associada à GMSI., MM, macroglobulinemia de Waldenström ou eventualmente com a leucemia linfocítica crônica ou linfoma. As crioglobulinas monoclonais mais comuns são IgG e IgM, e em geral a cadeia leve λ é mais frequente que a λ. Estima-se ainda que cerca de 5% a 7% dos pacientes com MM têm crioglobulinemia associada. Na crioglobulinemia do tipo I o espectro de manifestações cutâneas é variado, incluindo máculas e pápulas inflamatórias, crostas hemorrágicas, ulcerações cutâneas, infarto cutâneo e livedo reticular (livedo racemoso). Comparada a crioglobulinemia do tipo II (crioglobulinemia mista, ou seja, monoclonal e policlonal) e tipo III (padrão policlonal de IgG ou IgM), o tipo I é menos frequente em determinar sintomas ou sinais clínicos, e muitos paciente são assintomáticos apesar dos níveis elevados (4 a 5g/dL) de crioproteinas IgG ou IgM.

As crioglobulinemias tipo II e III, geralmente ocorrem no contexto de infecções virais crônicas como a hepatite C, ou em doenças autoimunes como a síndrome de Sjögren, artrite reumatoide ou lúpus eritematoso sistêmico. Podem ocasionar a vasculite leucocitoclástica clássica mediada por imunocomplexos e causar acometimento cutâneo com vasculite do tipo púrpura palpável ou não palpável, acometimento dos nervos periféricos e rins (glomerulonefrite membranoproliferativa) e raramente envolvimento pulmonar intersticial.

Na crioglobulinemia do tipo I quando ocorrem manifestações clínicas cutâneas, estas costumam ser mais graves, por sua precipitação intravascular (vasculopatia trombótica) causando infartos ou ulcerações cutâneas, por mecanismos sem imunocomplexos. Geralmente estes quadros dermatológicos causam lesões cutâneas reticuladas ou estreladas que se iniciam com descoloração cutânea similar ao livedo racemosa, a qual é sucedida por equimose e necrose (púrpura retiforme). A localização inicial geralmente é em áreas mais expostas ao frio, como nariz, dedos das mãos e pés. Pode haver fenômeno de Raynaud ou urticária, porém em menor frequência na crioglobulinemia do tipo I. Na crioglobulinemia do tipo I a glomerulonefrite membranoproliferativa frequentemente está associada a trombos glomerulares e depósitos microtubulares. A neuropatia periférica sensitivo-motora ou predominantemente sensitiva relacionada a neuropatia axonal é clássica. Acidentes cerebrais isquêmicos, convulsões, infartos mesentéricos ou esplênicos ou ainda tromboembolismo podem ocorrer. Sinais sistêmicos como febre de baixo grau, perda de peso e dor articular podem estar presentes. O acometimento cutâneo e renal mais grave ocorre em pacientes com crioglobulinemia por IgG, enquanto a variante por IgM está mais associada à neuropatia periférica.

Extensa necrose cutânea em alguns poucos pacientes com gamopatia monoclonal IgG de significado indeterminado ou mieloma, mas nos quais a crioglobulinemia não pode ser detectada, provavelmente resulta de mecanismos trombóticos similares, embora a precipitação intravascular não seja decorrente da exposição ao frio, mas provavelmente por outros fatores reológicos.

As crioglobulinas monoclonais têm alta insolubilidade térmica, precipitando-se em temperaturas > 25 °C, o que determina estas ulcerações. A crioglobulinemia associada à macroglobulinemia de Waldenström pode estar associada a prurido intenso (Figura 117.77).

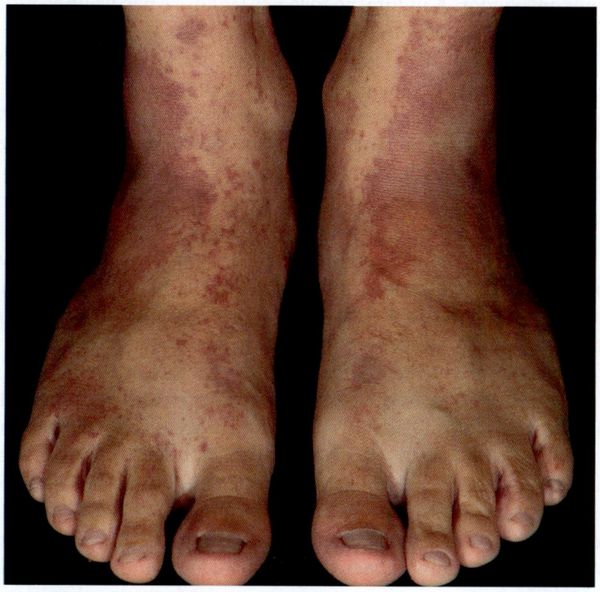

Figura 117.77 Crioglobulinemia.

Plasmocitoma

Constitui uma proliferação de plasmócitos malignos no tecido. São classificados em 3 grupos:

- Plasmocitomas associados ao MM:
  - cutâneos
  - outros órgãos
- Plasmocitomas não associados ao MM:
  - Plasmocitoma do osso: critérios diagnósticos:
    - Ausência de MM no aspirado da medula óssea.
    - Ausência de acometimento no restante do esqueleto.
    - Ausência de proteína M na imunoeletroforese/imunofixação do soro e urina ou desparecimento dela após tratamento.
  - Plasmocitoma extramedular: pode afetar qualquer órgão, inclusive a pele).
- Plasmocitoma cutâneo primário (ausência de MM e ausência de plasmocitoma em qualquer outro órgão): constitui-se de placas ou nódulos múltiplos ou solitários, que se associa a paraproteinemia (Figura 117.78).

Mais frequentemente o plasmocitoma na pele é uma manifestação de proliferação plasmo citaria maligna, como no MM, doença de cadeias pesadas e macroglobulinemia de Waldenström. Embora a avaliação inicial possa ser negativa em relação ao acometimento sistêmico, estes pacientes devem ser seguidos atentamente. A presença de múltiplas lesões cutâneas e paraproteinemia IgA conferem prognóstico ruim ao paciente. A paraproteinemia IgA parece associar-se mais frequentemente ao plasmocitoma cutâneo primário e a IgG ao plasmocitoma cutâneo associado ao MM.

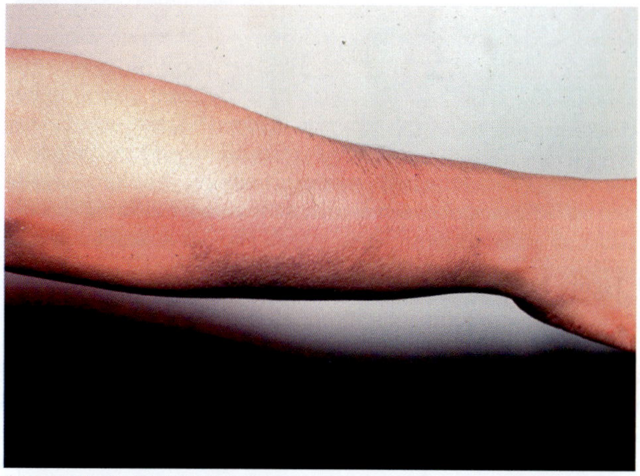

Figura 117.78 Plasmocitoma.

Grupo II

Muitas doenças dermatológicas são descritas associadas às GM, sem que resultem da infiltração plasmocitária maligna na pele ou de produtos das células neoplásicas. A associação é forte em algumas delas, estando a proteína M quase sempre presente (escleromixedema, escleredema, xantoma plano, xantogranuloma necrobiótico e síndrome de Schnitzler) e fraca em outras condições (vasculite leucocitoclástica, pioderma gangrenoso, síndrome de Sweet).

Escleromixedema

Conhecido também como mucinose papular e líquen mixedematoso generalizado, está afecção manifesta-se sob a forma de pápulas e placas papulosas agrupadas ora translúcidas, ora da cor da própria pele, firmes, as quais podem ser localizadas ou generalizadas na pele (Figura 117.79). O eritema apresenta graus variados desde um vermelho claro a cor violácea, refletindo a inflamação e o depósito de mucina na pele. O escleromixedema constitui uma variante crônica do líquen mixedematoso, produzindo pápulas de 2 a 4 mm de diâmetro, coalescentes, densamente agrupadas em um padrão liquenoide ou em arranjo linear, determinando um espessamento esclerodermiforme da pele, com redução da motilidade dos lábios, mãos e pés. No escleromixedema as lesões tendem a distribuir-se na superfície extensora dos membros, dorso das mãos e na face. Acomete indivíduos adultos dos 30 aos 70 anos de idade. A coalescência das pápulas na glabela produz sulcos longitudinais, os quais às vezes conferem o aspecto de *facies* leonina ao paciente. Apesar de o envolvimento primário e preferencial ser cutâneo, pode haver manifestações sistêmicas como poliartrite inflamatória, rouquidão, aperistalse esofágica, miopatia proximal grave, opacidade da córnea, ectrópio, lagoftalmo, papiledema e sintomas no sistema nervoso central.

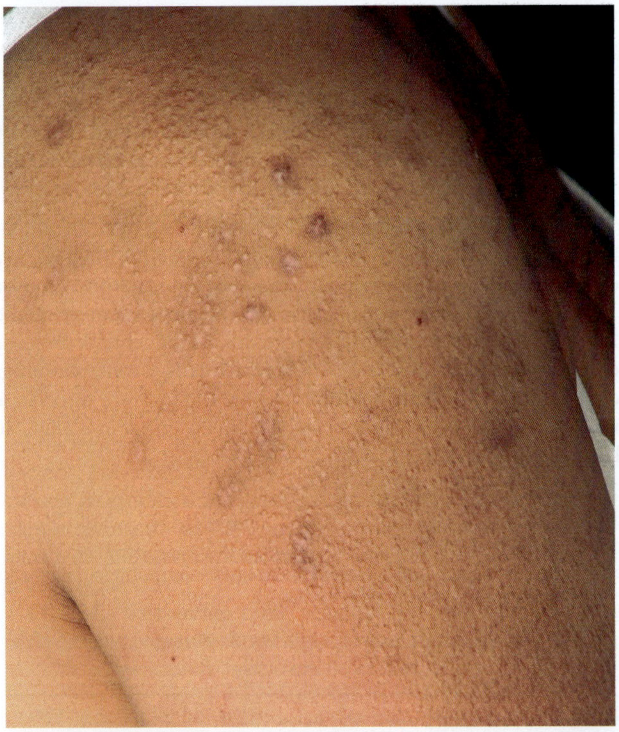

■ **Figura 117.79** Escleromixedema.

A patogênese permanece desconhecida, no entanto, há evidências da existência de um fator circulante, ainda não identificado, que estimula a produção de mucina na pele. A gamopatia monoclonal (88% dos casos estudados na Clínica Mayo, Estados Unidos) e menos frequentemente o mieloma múltiplo têm sido observados com forte associação com o escleromixedema. A paraproteinemia, geralmente com IgG com cadeia leve λ encontra-se presente na maioria dos pacientes. Pode-se observar também a presença de VHS elevado, leucocitose, eosinofilia, albuminúria e agregados de plasmócitos na medula óssea. A avaliação pelo hematologista é fundamental.

O diagnóstico diferencial conduz a doenças como: amiloidose, *hyalinosis cutis et mucosae*, escleredema, degeneração coloide da pele, mucinose folicular, mixedema pré-tibial, linfomas malignos, dermatomiosite, granuloma anular disseminado e mixedema generalizado.

O tratamento é frequentemente difícil e realizado com doses baixas de melphalan, corticosteroides sistêmicos, retinoides, PUVA, fotoferese extracorpórea, banho de elétrons, porém a ausência de tratamentos consistentemente efetivos e seguros frente a cronicidade desta afecção de prognóstico incerto, torna racional o uso de terapêuticas quimioterápicas agressivas, apenas em casos muito bem selecionados.

Escleredema

Constitui uma doença do tecido conectivo, fibromucinosa, de causa desconhecida. Foi descrita como uma entidade distinta por Buschke em 1902. Acomete todas as raças sendo mais prevalente entre as mulheres. Há três grupos identificados de escleredema:

- **Grupo I:** escleredema subsequente à infecção do trato respiratório (influenza, escarlatina, amigdalite, faringite), e por vezes, otites, erisipelas, impetigos, furúnculos, sarampo e rubéola.
- **Grupo II:** escleredema em associação com *diabete mellitus* grave complicado (Figura 117.80).

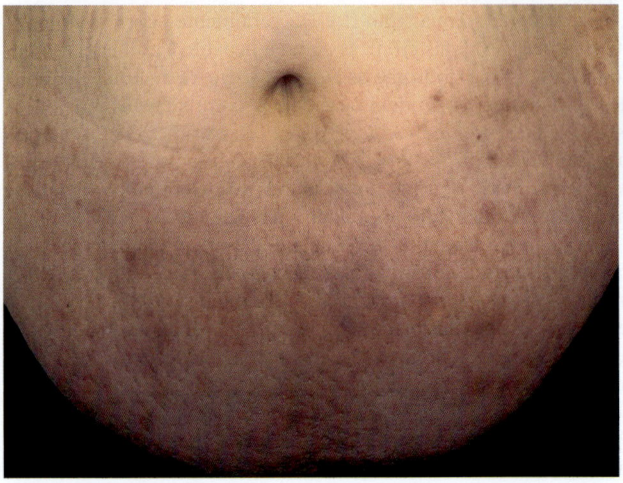

■ **Figura 117.80** Escleredema.

- **Grupo III:** escleredema sem as doenças supramencionadas.
  - A: nenhuma doença associada.
  - B: gamopatia monoclonal associada.

No grupo I a instalação do quadro é súbita, e a resolução ocorre dentro de poucos meses. No grupo II o quadro desenvolve-se progressivamente, na vigência do diabete *mellitus* não controlado, ou resistente ao tratamento com insulina, fenformim, clorpropamida, os quais não afetam a evolução da doença. São pacientes obesos, com diabete de início na vida adulta, e em geral, com complicações cardiovasculares. No grupo III a doença instala-se insidiosamente, sem doença outra subjacente, a não ser nos casos associados à gamopatia monoclonal, a qual pode refletir a presença ou desenvolvimento do mieloma múltiplo ou da GMSI. Nestes pacientes a doença ocorre em faixas etárias mais jovens, com predomino nas mulheres e com curso protraído em relação aos outros dois grupos.

O quadro é constituído por uma induração não depressível da pele, simétrica e que se distribui pelas faces laterais e posterior do pescoço, na face, ombros, dorso, tórax e braços. Nádegas, pernas e abdome são menos envolvidos. A induração torna-se lenhosa e não há linha nítida de demarcação entre a pele afetada e a sã.

Nos casos associados ao MM o tratamento produz significativa melhora do quadro cutâneo.

Nos casos em que o escleredema não se associa com diabete *mellitus* ou prévia infecção, recomenda-se a realização da imunoeletroforese e imunofixação para excluir-se a presença de GM ou MM.

Xantogranuloma necrobiótico (XGN)

Descrito no passado como necrobiose lipoídica atípica ou xantoma disseminado atípico, o XGN é uma histiocitose não X, de quadro clínico característico e quase invariavelmente acompanhado de paraproteinemia.

Os primeiros oito relatos desta doença devem-se a Kossard e Winkelmann em 1980,[120] os quais descreveram pacientes com múltiplas placas e nódulos atróficos e ulcerados com aspecto xantomatoso, com distribuição preferencial pelas áreas flexurais, tronco e regiões periorbitárias, sendo as pernas em geral, acometidas pelas lesões. As lesões além do aspecto xantomatoso, demonstram nítida atrofia epidérmica e teleangiectasia na superfície, simulando clinicamente, e por vezes histologicamente durante meses a anos a necrobiose lipoídica. As placas periorbitárias em vários casos foram excisadas com o diagnóstico clínico de xantelasma (Figura 117.81).

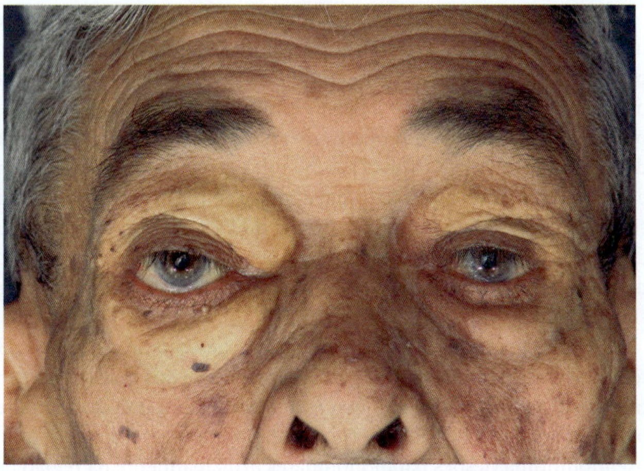

■ **Figura 117.81** Xantogranuloma necrobiótico.

Histologicamente evidenciam-se granulomas em paliçada, agrupamentos de histiócitos, células gigantes de Touton, histiócitos espumosos, cristais de colesterol e esparso infiltrado inflamatório linfocitário. Células gigantes atípicas, de aspecto bizarro, são características. O tecido que separa os granulomas demonstra extensa necrobiose do colágeno.

Observa-se em nível laboratorial aumento do VHS, leucopenia e neutropenia. São descritas lesões específicas do XGN em órgãos internos como coração e pulmões.

Cerca de 73% a 80% dos casos demonstram GM IgG. Eventualmente gamopatia monoclonal IgA ou biclonal IgG e IgA. A IgGκ é mais comum do que a IgG λ (taxa de 2,5:1). O mieloma múltiplo e a crioglobulinemia ocorrem respectivamente em 13% e 8% dos pacientes com XGN. Há casos descritos que desenvolveram linfoma, ao longo dos anos. Cerca de apenas 9% a 19% dos casos de XGN não apresentam paraproteinemia. Os casos associados ao MM com frequência evoluem ao óbito. Os que não apresentam o MM, à época do diagnóstico, demonstram evolução lenta da doença, com resposta variada ao tratamento, e apenas alguns acabam desenvolvendo o MM com o tempo.

O tratamento proposto para a doença é a corticoterapia sistêmica associada a agentes alquilantes como o melphalan. Apesar disto em muitos casos a paraproteinemia permanece inalterada.

Xantoma plano (XP)

Os primeiros casos descritos por Altman e Winkelmann em 1962, consistiam em pacientes que apresentavam um quadro característico de manchas e placas papulosas de cor amarelo-cremosas, associadas a xantelasma palpebral, porém com níveis séricos de lipídios normais. O exame histológico demonstrava células xantomizadas agrupadas com citoplasma espumoso, circundando os capilares da derme, sem qualquer célula gigante do tipo corpo estranho ou do tipo Touton. Atualmente classifica-se o xantoma plano em dois grandes grupos:

- **Grupo I:** associado a elevação dos níveis de lipídios séricos (dislipidemia familiar, cirrose biliar).
- **Grupo II:** níveis de lipídios séricos normais ou discretamente elevados. Em geral o envolvimento cutâneo é extenso e denomina-se *xantoma plano difuso*.
  - **Tipo I:** idiopático.
  - **Tipo II:** associado a doenças linfo ou mieloproliferativas (gamopatias monoclonais, mieloma múltiplo, leucemia mieloide, linfoma, doença de Castleman).
  - **Tipo III:** associados a anormalidades da estrutura ou conteúdo das lipoproteínas.

Na maioria dos casos associados a GM, a proteína M é do tipo IgG. Assim todos os casos de XP normolipêmico devem ser investigados com imunoeletroforese ou imunofixação, a fim de detectar-se a proteína M. A doença pode ser considerada no espectro da histiocitoses não X. Há relatos de casos em que o XP evoluiu para o XGN.

Outras

As dermatoses neutrofílicas são um grupo de doenças constituídas pelo pioderma gangrenoso, síndrome de Sweet, *erythema elevatum diutinum* e dermatose pustular subcórnea, entre outras. Todas estas estão associadas a GM, mais especificamente ao subtipo IgA. Esta associação é consideravelmente maior do que a incidência de GM na população geral (1% a 3%), das quais apenas 14% são do subtipo IgA. Contudo, o significado e a patogênese da paraproteinemia IgA, nestas dermatoses permanece desconhecida.

O *Pioderma Gangrenoso* (PG) constitui uma dermatose neutrofílica que pode acompanhar doenças internas. Foi descrito pela primeira vez por Brunsting e colaboradores em 1930. Apresenta-se como uma lesão dolorosa, a qual inicia como um nódulo eritematoso, levemente doloroso ou como uma pústula hemorrágica, a qual sofre necrose, frequentemente se estendendo até a derme. As bordas são irregulares, podem ser subminadas, circundadas por um eritema. A cura por vezes origina uma cicatriz de aspecto cribiforme.

Uma ampla variedade de doenças sistêmicas associa-se ao PG. As doenças inflamatórias intestinais, a retocolite ulcerativa e a doença de Crohn, ocorrem em 31% a 60% dos pacientes com PG. Entre outras doenças sistêmicas associadas ao PG incluem-se a leucemia mieloide, as gamopatias monoclonais, adenocarcinomas e síndromes mielodisplásicas. A relação causal entre estas condições e o PG não é bem compreendida. Múltiplas hipóteses têm sido propostas, incluindo processos imunologicamente mediados, que envolvem a produção de autoanticorpos a antígenos cutâneos e a deposição de imunocomplexos.

Nos pacientes com doenças hematológicas, uma forma atípica de PG pode ocorrer, determinando um acometimento mais superficial com bordas vesicobolhosas. Variantes do PG típico incluem o PG bolhoso, o qual pode associar-se a malignidade hematológica, o PG periostomal, observado na doença inflamatória intestinal, e o PG vulvar. O diagnóstico diferencial do PG deve ser realizado com várias outras doenças ulcerativas: bacterianas, micobacterianas, infecções fúngicas profundas, insuficiência vascular, sífilis e crioglobulinemia. A biópsia cutânea não é patognomônica, porém permite afastar outras condições mórbidas. Nas bordas necróticas da lesão observa-se um infiltrado inflamatório misto, linfocitário e neutrofílico, e na área periférica à borda necrótica encontra-se uma vasculite linfocitária e necrose fibrinoide tecidual.

As síndromes mielodisplásicas compreendem um espectro de distúrbios da medula óssea, caracterizadas por alterações neoplásicas nas células progenitoras da medula óssea. As células produzidas na medula são imaturas e pouco funcionais. A maioria dos pacientes são assintomáticos e apresentam anormalidades laboratoriais como: anemia, trombocitopenia ou uma combinação destas. Nos pacientes sintomáticos, as manifestações clínicas são decorrentes das citopenias ou expressam-se se como fadiga, dispneia, infecção recorrente, sangramento ou surgimento de hematomas. Torna-se interessante que o fato de haver vários relatos de PG e outras dermatoses neutrofílicas, após o uso de fatores estimulantes de colônia de leucócitos, utilizados no tratamento de síndromes mielodisplásicas e outras doenças hematológicas e oncológicas.

■ DOENÇA POR IGG4[121,122]

A doença relacionada a imunoglobulina IgG4 (DR-IgG4) consiste em uma doença imunomediada, sistêmica e fibroinflamatória, a qual se caracteriza por lesões tumefeitas infiltradas com aumento da densidade de plasmócitos IgG4$^+$, frequentemente acompanhada pelo aumento dos níveis séricos da IgG4. As quatro subclasses da imunoglobulina G são definidas fisiologicamente pela estrutura de suas cadeias pesadas. Elas são designadas na ordem de sua concentração sérica: IgG1, 60%; IgG2, 25%; IgG3, 10% e IgG4, 5%. Apesar da IgG4 constituir a menor concentração das subclasses de IgG, ela funcionalmente é única quando comparada às outras, uma vez que tem propriedades anti-inflamatórias. Tem baixa capacidade de induzir ativação do sistema complemento e ativação celular, em decorrência de sua baixa afinidade pelo C1q e receptores Fc. Em geral, uma elevação da IgG4 é observada em certas doenças, como na dermatite atópica, algumas infestações parasitárias e nos pênfigos vulgar e foliáceo. A DR-IgG4 pode acometer múltiplos órgãos e ocasionar esclerose tecidual, a qual pode causar falência do órgão em casos com tratamento inadequado. A DR-IgG4 foi descrita no início do século XXI por investigadores japoneses em diferentes órgãos, como pâncreas e glândulas salivares e lacrimais. Atualmente em decorrência da descoberta desta doença se reclassificou a síndrome de Mikulicz, descrita no século XIX como edema das glândulas lacrimais e salivares, simétrico e com grande infiltração de células mononucleares nos locais acometidos. Hoje admite-se que há um tipo de síndrome de Mikulicz associado à síndrome de Sjögren e outro de doença de Mikulicz relacionada a IgG4.

Na DR-IgG4 a maioria dos pacientes tem a doença em múltiplos órgãos, como árvore biliar, glândulas salivares, tecido periorbitário, rins, pulmões, linfonodos, meninges, aorta, mamas, próstata, tireoide, pericárdio e pele. Há poucos casos de acometimento de um único órgão. Os achados histopatológicos são similares nestas condições, com infiltração linfoplasmocitária densa, esclerose e flebite obliterativa. A obtenção de um nível elevado da IgG4 sérica auxilia o diagnóstico, aliado a infiltração abundante no tecido de plasmócitos IgG4$^+$. Esta doença sistêmica tem sido denominada DR-IgG4. A faixa etária acometida varia entre 36 e 89 anos (média de 61,4 ± 13,4 anos) com uma distribuição de gênero de 4,1 homens para cada mulher.

As manifestações cutâneas da DR-IgG4 são definidas como um processo infiltrativo tumefeito da derme e subcutâneo representado por um denso infiltrado de plasmócitos IgG4$^+$, acompanhado por fibrose estoriforme e venulite obliterativa, bem como eosinofilia tecidual. A morfologia das lesões cutâneas geralmente é composta por nódulos eritematosos ou eritemato-acastanhados (40%), placas (30%), massas (17,5%) ou pápulas (12,5%). A localização mais comum das lesões cutâneas é na face (24% dos casos), seguido pela área periauricular (17,5%), pescoço (12,5%), extremidades superiores (10%), dorso (7,5%), tórax (6,25%), couro cabeludo (5%), extremidades inferiores (5%), mucosa nasal (1,25%), pálpebras (1,25%) nariz (2,5%), nádega (2,5%), axila (1,25%), abdome (2,5%) e cintura (1,25%). As lesões ocasionalmente são pruriginosas (33%), podendo simular prurigo nodular, mais frequentemente são unilaterais (60%), do que bilaterais (40%). A persistência das lesões ou seu crescimento ocorre virtualmente em todos os casos, não se observando regressão sem tratamento.

Bennet e colaboradores[122] propuseram que a DR-Ig4 constitui uma fibrose angiocêntrica eosinofílica, derivada de uma proliferação policlonal benigna de tecido linfoide na pele, predominantemente de plasmócitos, decorrente de um estímulo autoimune ou antigênico persistente. Isto faria com que esta entidade fosse do ponto de vista das lesões cutâneas classificada como uma variante de pseudolinfoma e com padrão imune Th2/Treg em comum com a hiperplasia linfoide com eosinofilia, o granuloma facial e a doença de Kimura, dos quais difere por distintas etiopatogenias apresentadas por estas outras entidades, apesar de características imunológicas e histopatológicas algo similares entre todas elas.

Embora exista discordância ainda as lesões cutâneas da DR-IgG4 têm sido classificadas em 7 subtipos, baseando-se nos casos documentados: (1) plasmocitose cutânea (múltiplas lesões papulonodulares ou infiltrações); 92) tipo hiperplasia angiolinfoide com eosinofilia e pseudolinfoma (lesões papulonodulares principalmente na região periauricular e na face); (3) doença de Mikulicz (edema facial, síndrome sicca, exoftalmo); (4) erupção psoríase-símile (placas eritematoescamosas); (5) erupções eritematosas ou maculopapulosas inexplicadas; (6) púrpura hipergamaglobulinêmica e urticária vasculite e (7) dedo isquêmico (fenômeno de Raynaud e/ou gangrena digital). Considera-se que os subtipos 1 a 3 são lesões primárias da DR-IgG4 e os tipos 4 a 7 lesões inflamatórias não específicas que acompanham a DR-IgG4.

Bennet e colaboradores[122] propuseram critérios diagnósticos para a DR-IgG4, os quais estão sumarizados na Tabela 117.6.

A DR-IgG4 é assim uma condição inflamatória sistêmica caracterizada pela infiltração tecidual de plasmócitos IgG4$^+$ e nível elevado da IgG4 no sangue periférico. A doença ocorre em pacientes de meia-idade ou idosos, com predomínio no gênero masculino e pode acometer múltiplos órgãos de forma sincrônica ou sucessiva. Os pacientes com DR-IgG4 respondem bem à corticoterapia sistêmica. A apresentação cutânea ocorre em 67% dos casos na DR-IgG4 e não necessariamente demonstra infiltração de plasmócitos IgG4$^+$, o que é um pré-requisito para a doença cutânea por IgG4, mas essas manifestações cutâneas sem infiltração de plasmócitos IgG4$^+$ podem ser incluídas como manifestações relacionadas a DR-IgG4, por exemplo vasculites cutâneas de pequenos vasos.

Tabela 117.6 Critérios diagnósticos para DR-IgG4 propostos por Bennet et al.[122]

Critérios clínicos	Critérios histopatológicos[a]	Critério sorológico
Presença de edema ou infiltração característica localizada ou difusa em um ou mais órgãos extracutâneos, onde se preencheram critérios clinicopatológicos específicos nos órgãos (quando disponíveis ou histopatológicos específicos ao órgão de DR-IgG4 (9 pontos))	(1) Fibrose, pelo menos focalmente estoriforme (3 pontos) (2) Venulite obliterativa (3 pontos) (3) Infiltração por plasmócitos policlonais IgG4$^+$ observado por campo de maior aumento: (> 50, 1 ponto), (> 100, 2 pontos) ou (> 200, 3 pontos) (4) Relação IgG4/IgG > 40 (3 pontos)	Concentração sérica da IgG4 > 135 mg/dL (4 pontos)

Sistema de escore: 0 a 9 pontos: DR-IgG4 improvável; 10 a 14 pontos: DR-IgG4 possível; 15 a 19 pontos: DR-IgG4 provável e 20 a 25 pontos: diagnóstico definitivo de DR-IgG4.

[a]Se a lesão se apresenta com morfologia doença de Castleman-símile multicêntrica, deve-se proceder ao diagnóstico diferencial preciso. São características mais sugestivas de doença de Castleman: IL-6 elevada, receptor IL-2 solúvel normal, VHS e/ou PCR elevadas, Imunohistoquímica com células B positiva para IL-6, VEGF, e/ou herpervírus 8, centros germinativos pequenos ou regressivos, hipergamaglobulinemia inespecífica, plaquetopenia, anemia e/ou hipocolesterolemia.

Referências bibliográficas

1. Cohen PR, Kurzrock R. Mucocutaneous Paraneoplasic Syndromes. Sem Oncol. 1997; 24(3):334-359.
2. Nathanson L, Hall TC. Introduction: Paraneoplasic Syndromes. Sem Oncol. 1997;24(3): 265-268.
3. Politi Y, Oplin J, Brenner S. Cutaneous Paraneoplasic Syndromes. Acta Derm Venereol (Stockh) 1993;73: 161-170.
4. Worret W-I F. Skin Signs and Internal Malignancies. Int J Dermatol. 1993;32(1): 1-5.
5. Curth HO. Skin lesions and internal carcinoma. In: Andrade R, Gumport SL, Popkin, GL, Rees TD, eds. Cancer of the Skin. Philadelphia: WB Saunders; 1976:1308-1309.
6. Thiers BH, Sahn RE, Callen JP. Cutaneous manifestations of internal malignancy. CA Cancer J Clin. 2009;59(2):73-98.
7. Russo G, Millikan LE. Genetic and Acquired Cutaneous Disorders associated with Internal Malignancy. Int J Dermatol. 1995; 34(11): 749-758.
8. Pipkin CA, Lio PA. Cutaneous manifestations of internal malignancies: an overview. Dermatol Clin. 2008 Jan;26(1):1-15, vii.
9. Sittart JAS, Criado PR, Gomes M I, Ananias M T P. Metástases Cutâneas de Carcinomas Internos. Med. Cut. I. L. A. 1995; 23: 11-14.
10. Schwartz R.A. Cutaneous metastatic disease. J Am Acad Dermatol 1995; 33: 161-182.

11. Lookingbill DP, Spangler N, Sexton FM. Skin involvement as the presenting sign of internal carcinoma. A retrospective study of 7316 cancer patients. J Am Acad Dermatol. 1990;22(1):19-26.
12. Spencer PS, Helm TN. Skin metastases in cancer patients. Cutis. 1987;39(2):119-21.
13. Brownstein MH, Helwig EB. Patterns of cutaneous metastasis. Arch Dermatol. 1972;105(6):862-8.
14. Katz SK, Gordon KB, Roenigk HH. The Cutaneous manifestations of gastrointestinal disease. Prim Care. 1996;23(3):455-76.
15. Bergasa NV.Update on the treatment of the pruritus of cholestasis.Clin Liver Dis. 2008;12(1):219-34
16. Alles M, Roux M-E, Bertheau P et al. Recurrent cholestatic jaundice associated with generalized pustular psoriasis: evidence for a neutrophilic cholangitis. J Hepatol 2000; 33; 160-162.
17. Fix OK, Kowdley KV. Hereditary hemochromatosis. Minerva Med. 2008;99(6):605-17.
18. Stuhrmann M, El-Harith el-HA. Hereditary hemorrhagic telangiectasia. Genetics, pathogenesis, clinical manifestation and management. Saudi Med J. 2007;28(1):11-21.
19. Nahm WK, Moise S, Eichenfield LF, Paller AS, Nathanson L, Malicki DM, Friedlander SF.Venous malformations in blue rubber bleb nevus syndrome: variable onset of presentation. J Am Acad Dermatol. 2004;50(5 Suppl):S101-6.
20. Ho-Yen C, Chang F, van der Walt J, Lucas S.Gastrointestinal malignancies in HIV--infected or immunosuppressed patients: pathologic features and review of the literature. Adv Anat Pathol. 2007;14(6):431-43.
21. Li Q, Jiang Q, Pfendner E, Váradi A, Uitto J. Pseudoxanthoma elasticum: clinical phenotypes, molecular genetics and putative pathomechanisms. Exp Dermatol. 2009;18(1):1-11.
22. Fernandes NF, Schwartz RA. A "hyperextensive" review of Ehlers-Danlos syndrome. Cutis. 2008;82(4):242-8.
23. Leal R, Buffon LP, Georgakilas SM, Gatti TR, Vidigal MR, Criado PR, Reis VMS. Papulose atrofiante maligna (doença de Degos). Relato de caso. An bras Dermatol 2000; 75(2): 201-207.
24. Westerman AM, Wilson JH. Peutz-Jeghers syndrome: risks of a hereditary condition. Scand J Gastroenterol Suppl. 1999;230:64-70.
25. Galiatsatos P, Foulkes WD. Familial adenomatous polyposis. Am J Gastroenterol. 2006;101(2):385-98.
26. van der Velden JJ, Vreeburg M, Smeets EE, Schrander-Stumpel CT, van Steensel MA. Skin abnormalities in individuals with macrocephaly: Cowden disease from a dermatologist's point of view. Int J Dermatol. 2008;47 Suppl 1:45-8.
27. Ponti G, Ponz de Leon M. Muir-Torre syndrome. Lancet Oncol. 2005;6(12):980-7.
28. Ho V, Banney L, Falhammar H. Hyperpigmentation, nail dystrophy and alopecia with generalised intestinal polyposis: Cronkhite-Canada syndrome. Australas J Dermatol. 2008;49(4):223-5.
29. Russo GG, Millikan LE. Dermatological Disorders Associated With Viral Hepatitis Infections. Int J Dermatol. 1996;35(2): 77-81.
30. Bonkovsky HL, Metha S. Hepatitis C: a review and update. J Am Acad Dermatol 2001; 44 (2 pt 1): 159-179.
31. Criado PR, Pires MC, Pegas JPR, Reis VMS, Martins JEC. Porfiria Eritropoiética Congênita: Doença de Günther (Relato de Caso). An Bras Dermatol 1998; 73(2):119-123.
32. Elder GH. The Cutaneous Porphyrias. Semin Dermatol. 1990; 9(1): 63-9.
33. Abdallah MA, Ghozzi MY, Monib HA, Hafez AM, Hiatt KM, Smoller BR, Horn TD. Necrolytic acral erythema: a cutaneous sign of hepatitis C virus infection. J Am Acad Dermatol. 2005;53(2):247-51.
34. Alvarez-Payares JC, Ramírez-Urrea S, Correa-Parra L, Salazar-Uribe D, Velásquez--López M. Mucocutaneous Manifestations of Inflammatory Bowel Disease. Cureus. 2021;13(8):e17191. Published 2021 Aug 15. doi:10.7759/cureus.17191.
35. Saternus R, Schwingel J, Müller CSL, Vogt T, Reichrath J. Ancient friends, revisited: Systematic review and case report of pyoderma gangrenosum-associated autoinflammatory syndromes. J Transl Autoimmun. 2020;3:100071. Published 2020 Nov 20. doi:10.1016/j.jtauto.2020.100071.
36. Fatima F, Das A, Kumar P, Datta D. Skin and Metabolic Syndrome: An Evidence Based Comprehensive Review. Indian J Dermatol. 2021 May-Jun;66(3):302-307. doi: 10.4103/ijd.IJD_728_20. PMID: 34446955; PMCID: PMC8375528.
37. Karadag, A. S., Ozlu, E., & Lavery, M. J. (2018). Cutaneous manifestations of diabetes mellitus and the metabolic syndrome. Clinics in dermatology, 36(1), 89-93.
38. Wilson, P. W., D'Agostino, R. B., Parise, H., Sullivan, L., & Meigs, J. B. (2005). Metabolic syndrome as a precursor of cardiovascular disease and type 2 diabetes mellitus. Circulation, 112(20), 3066-3072.
39. Wong, N. D. (2007). Metabolic syndrome. American journal of cardiovascular drugs, 7(4), 259-272.
40. Kaur, J. (2014). A comprehensive review on metabolic syndrome. Cardiology research and practice, 2014.
41. Xu, H., Barnes, G. T., Yang, Q., Tan, G., Yang, D., Chou, C. J., & Chen, H. (2003). Chronic inflammation in fat plays a crucial role in the development of obesity-related insulin resistance. The Journal of clinical investigation, 112(12), 1821-1830.
42. Abel, E. D., O'Shea, K. M., & Ramasamy, R. (2012). Insulin resistance: metabolic mechanisms and consequences in the heart. Arteriosclerosis, thrombosis, and vascular biology, 32(9), 2068-2076.
43. Saltiel, A. R. (2015). Insulin signaling in the control of glucose and lipid homeostasis. Metabolic Control, 51-71.
44. Muniyappa, R. (2007). Montagnani M, Koh KK, Quon MJ. Cardiovascular actions of insulin. Endocr Rev, 28, 463-491.
45. Buerger, C., Richter, B., Woth, K., Salgo, R., Malisiewicz, B., Diehl, S., & Boehncke, W. H. (2012). Interleukin-1β interferes with epidermal homeostasis through induction of insulin resistance: implications for psoriasis pathogenesis. Journal of Investigative Dermatology, 132(9), 2206-2214.
46. Kumari, R., Kumar, S., & Kant, R. (2019). An update on metabolic syndrome: Metabolic risk markers and adipokines in the development of metabolic syndrome. Diabetes & Metabolic Syndrome: Clinical Research & Reviews, 13(4), 2409-2417.
47. Wu, K.K.-L.; Cheung, S.W.-M.; Cheng, K.K.-Y. NLRP3 Inflammasome Activation in Adipose Tissues and Its Implications on Metabolic Diseases. Int. J. Mol. Sci. 2020, 21, 4184. https://doi.org/10.3390/ijms21114184.
48. Anthonsen, M. W., Rönnstrand, L., Wernstedt, C., Degerman, E., & Holm, C. (1998). Identification of novel phosphorylation sites in hormone-sensitive lipase that are phosphorylated in response to isoproterenol and govern activation properties in vitro. Journal of Biological Chemistry, 273(1), 215-221.
49. Lin, H. V., & Accili, D. (2011). Hormonal regulation of hepatic glucose production in health and disease. Cell metabolism, 14(1), 9-19.
50. Shoelson, S. E., Lee, J., & Yuan, M. (2003). Inflammation and the IKK β/I κ B/NF-κ B axis in obesity-and diet-induced insulin resistance. International Journal of Obesity, 27(3), S49-S52.
51. Ueki, K., Yballe, C. M., Brachmann, S. M., Vicent, D., Watt, J. M., Kahn, C. R., & Cantley, L. C. (2002). Increased insulin sensitivity in mice lacking p85β subunit of phosphoinositide 3-kinase. Proceedings of the National Academy of Sciences, 99(1), 419-424.
52. Bozaoglu, K., Segal, D., Shields, K. A., Cummings, N., Curran, J. E., Comuzzie, A. G., & Jowett, J. B. (2009). Chemerin is associated with metabolic syndrome phenotypes in a Mexican-American population. The journal of clinical endocrinology & metabolism, 94(8), 3085-3088.
53. Krautbauer, S., Wanninger, J., Eisinger, K., Hader, Y., Beck, M., Kopp, A., & Buechler, C. (2013). Chemerin is highly expressed in hepatocytes and is induced in non--alcoholic steatohepatitis liver. Experimental and molecular pathology, 95(2), 199-205.
54. Buechler, C., Feder, S., Haberl, E. M., & Aslanidis, C. (2019). Chemerin isoforms and activity in obesity. International journal of molecular sciences, 20(5), 1128.
55. Hara, K., Boutin, P., Mori, Y., Tobe, K., Dina, C., Yasuda, K., & Kadowaki, T. (2002). Genetic variation in the gene encoding adiponectin is associated with an increased risk of type 2 diabetes in the Japanese population. Diabetes, 51(2), 536-540.
56. Kaur, S., Zilmer, K., Kairane, C., Kals, M., & Zilmer, M. (2008). Clear differences in adiponectin level and glutathione redox status revealed in obese and normal-weight patients with psoriasis. British Journal of Dermatology, 159(6), 1364-1367.
57. El Safoury, O., Fawzi, M., Hay, R. A., Hassan, A., El Maadawi, Z., & Rashed, L. (2010). Increased tissue leptin hormone level and mast cell count in skin tags: A possible role of adipoimmune in the growth of benign skin growths. Indian journal of dermatology, venereology and leprology, 76(5), 538.
58. Xue, K., Liu, H., Jian, Q., Liu, B., Zhu, D et al. Leptin induces secretion of pro-inflammatory cytokines by human keratinocytes in vitro–a possible reason for increased severity of psoriasis in patients with a high body mass index. Experimental dermatology, 22(6), 406-410.
59. Samir, N., Alyafrasi, R. M., Ashour, S. S., & Shalaby, S. (2020). Study of visfatin expression in acne patients in tissue and serum. Indian journal of dermatology, venereology and leprology, 1-4.
60. Lian, N., & Chen, M. (2019). Metabolic syndrome and skin disease: potential connection and risk. International Journal of Dermatology and Venereology, 2(2), 89-93.
61. Blakytny, R., & Jude, E. B. (2009). Altered molecular mechanisms of diabetic foot ulcers. The international journal of lower extremity wounds, 8(2), 95-104.
62. Hines A, Alavi A, Davis MDP. Cutaneous Manifestations of Diabetes. Med Clin North Am. 2021 Jul;105(4):681-697. doi: 10.1016/j.mcna.2021.04.008. PMID: 34059245.
63. Klinger, B., Anin, S., Silbergeld, A., Eshet, R., & Laron, Z. (1998). Development of hyperandrogenism during treatment with insulin-like growth factor-I (IGF-I) in female patients with Laron syndrome. Clinical endocrinology, 48(1), 81-87.
64. Liang, W., Lindeman, J. H., Menke, A. L., Koonen, D. P., Morrison, M., Havekes, L. M., & Kleemann, R. (2014). Metabolically induced liver inflammation leads to NASH and differs from LPS-or IL-1 β-induced chronic inflammation. Laboratory investigation, 94(5), 491-502.
65. Chen, W., Obermayer-Pietsch, B., Hong, J. B., Melnik, B. C., Yamasaki, O., Dessinioti, C., & Zouboulis, C. C. (2011). Acne-associated syndromes: models for better understanding of acne pathogenesis. Journal of the European Academy of Dermatology and Venereology, 25(6), 637-646.
66. Phan, K., Charlton, O., & Smith, S. D. (2019). Hidradenitis suppurativa and metabolic syndrome–systematic review and adjusted meta-analysis. International journal of dermatology, 58(10), 1112-1117.
67. Rahman MS, Hossain KS, Das S, Kundu S, Adegoke EO, Rahman MA, Hannan MA, Uddin MJ, Pang MG. Role of Insulin in Health and Disease: An Update. Int J Mol Sci. 2021 Jun 15;22(12):6403.
68. Fernández-Armenteros, J. M., Gómez-Arbonés, X., Buti-Soler, M., Betriu-Bars, A., Sanmartin-Novell, V., Ortega-Bravo, M., & Casanova-Seuma, J. M. (2019). Psoriasis, metabolic syndrome and cardiovascular risk factors. A population-based study. Journal of the European Academy of Dermatology and Venereology, 33(1), 128-135.
69. Napolitano, M., Megna, M., & Monfrecola, G. (2015). Insulin resistance and skin diseases. The Scientific World Journal, 2015.
70. Song, M. J., Kim, K. H., Yoon, J. M., & Kim, J. B. (2006). Activation of Toll-like receptor 4 is associated with insulin resistance in adipocytes. Biochemical and biophysical research communications, 346(3), 739-745.

71. Saberi, M., Woods, N. B., de Luca, C., Schenk, S., Lu, J. C., Bandyopadhyay, G., & Olefsky, J. M. (2009). Hematopoietic cell-specific deletion of toll-like receptor 4 ameliorates hepatic and adipose tissue insulin resistance in high-fat-fed mice. Cell Metab. 2009 Nov;10(5):419-29.
72. Nguyen, M. A., Favelyukis, S., Nguyen, A. K., Reichart, D., Scott, P. A., Jenn, A., & Olefsky, J. M. (2007). A subpopulation of macrophages infiltrates hypertrophic adipose tissue and is activated by free fatty acids via Toll-like receptors 2 and 4 and JNK-dependent pathways. Journal of Biological Chemistry, 282(48), 35279-35292.
73. Fuchs, E., & Raghavan, S. (2002). Getting under the skin of epidermal morphogenesis. Nature Reviews Genetics, 3(3), 199-209.
74. Contassot, E., Beer, H. D., & French, L. E. (2012). Interleukin-1, inflammasomes, autoinflammation and the skin. Swiss medical weekly, 142, w13590.
75. Schwartz, R. A. (1994). Acanthosis nigricans. Journal of the American Academy of dermatology, 31(1), 1-19.
76. Gerdes, S., Rostami-Yazdi, M., & Mrowietz, U. (2011). Adipokines and psoriasis. Experimental dermatology, 20(2), 81-87.
77. Pietrzak, A., Chodorowska, G., Szepietowski, J., Zalewska-Janowska, A., Krasowska, D., & Hercogová, J. (2010). Psoriasis and serum lipid abnormalities. Dermatologic Therapy, 23(2), 160-173.
78. Armstrong AW, Voyles SV, Armstrong EJ, Fuller EN, Rutledge JC. A tale of two plaques: convergent mechanisms of T-cell-mediated inflammation in psoriasis and atherosclero-sis. Exp Dermatol. 2011;20:544–549.
79. Hashmi S, Zeng QT. Role of interleukin-17 and interleukin-17-induced cytokines interleukin-6 and interleukin-8 in unstable coronary artery disease. Coron Artery Dis. 2006;17:699–706.
80. Jafarzadeh A, Esmaeeli-Nadimi A, Nough H, Nemati M, Rezayati MT. Serum levels of interleukin (IL)-13, IL-17 and IL-18 in patients with ischemic heart disease. Anadolu Kardiyol Derg. 2009;9:75–83.
81. Hu Y, Zhu Y, Lian N, Chen M, Bartke A and Yuan R (2019) Metabolic Syndrome and Skin Diseases. Front. Endocrinol. 10:788. doi: 10.3389/fendo.2019.00788.
82. Saitoh, S.; VanWijk, K.; Nakajima, O. Crosstalk between Metabolic Disorders and Immune Cells. Int. J. Mol. Sci. 2021, 22, 10017. https://doi.org/10.3390/ijms221810017.
83. Videira-Silva, A., Albuquerque, C., & Fonseca, H. (2019). Acanthosis nigricans as a clinical marker of insulin resistance among overweight adolescents. Annals of pediatric endocrinology & metabolism, 24(2), 99.
84. Melnik, B. C., & Schmitz, G. (2009). Role of insulin, insulin-like growth factor-1, hyperglycaemic food and milk consumption in the pathogenesis of acne vulgaris. Experimental dermatology, 18(10), 833-841.
85. Mahé, Y. F., Michelet, J. F., Billoni, N., Jarrousse, F., BTS, Buan, B., & Bernard, B. A. (2000). Androgenetic alopecia and microinflammation. International journal of dermatology, 39(8), 576-584.
86. Itami, S., Kurata, S., & Takayasu, S. (1995). Androgen induction of follicular epithelial cell growth is mediated via insulin-like growth factor-I from dermal papilla cells. Biochemical and biophysical research communications, 212(3), 988-994.
87. Jelinek JE. Cutaneous manifestations of diabetes mellitus. Int J Dermatol 1994; 33(9): 605-617.
88. Basarab T, Munn SE, McGrath J, Russell Jones R. Bullosis diabeticorum. A case report and literature review. Clin Exp Dermatol. 1995;20(3):218-20.
89. Ngo BT, Hayes KD, DiMiao DJ, Srinivasan SK, Huerter CJ, Rendell MS. Manifestations of cutaneous diabetic microangiopathy. Am J Clin Dermatol. 2005;6(4):225-37.
90. McIntosh BC, Lahinjani S, Narayan D. Necrobiosis lipoidica resulting in squamous cell carcinoma. Conn Med. 2005;69(7):401-3.
91. American Diabetes Association. Diagnosis and classification of diabetes mellitus. Diabetes Care. 2009;32 Suppl 1:S62-7.
92. Heymann WR. Advances in the cutaneous manifestations of thyroid disease. Int J Dermatol. 1997;36:641-645.
93. Heymann WR. Cutaneous manifestations of thyroid disease. J Am Acad Dermatol 1992; 26(6): 885-902.
94. Sampaio SAP, Castro RM, Rivitti EA. Afecções Metabólicas. Dermatologia Básica. 3ª edição. Artes Médicas 1987: 389-410.
95. Pitche PT. Pellagra. Sante. 2005;15(3):205-8.
96. Falasca GF. Metabolic diseases: gout. Clin Dermatol. 2006;24(6):498-508.
97. Sittart JAS, Costa AR, Valente NYS, Criado PR, Mauad MJ. Xantoma Disseminado: relato de caso com extenso envolvimento cutâneo. Med. Cut. I. L. A. 1995; 23: 319-323.
98. Lipsker D, Boeckler P. Cutaneous manifestations of paraproteinemia and their mechanisms]. Presse Med. 2007;36(7-8):1135-40.
99. Robinson-Bostom L, Digiovann JJ. Cutaneous manifestations of end-stage renal disease. J Am Acad Dermatol 2000; 43: 975-86.
100. Urbonas A, Schwartz RA, Szepietowski JC. Uremic pruritus--an update. Am J Nephrol. 2001;21(5):343-50.
101. Walsh JS, Fairley JA. Calcifying disorders of the skin. J Am Acad Dermatol 1995; 33: 693-706.
102. Friedman JM. Neurofibromatosis 1: clinical manifestations and diagnostic criteria. J Child Neurol. 2002;17(8):548-54; discussion 571-2, 646-51.
103. Landau M, Krafichik BR. The diagnostic value of café-au-lait macules. J Am Acad Dermatol 1999; 40 (6pt1): 877-890.
104. Curatolo P, Bombardieri R, Jozwiak S. Tuberous sclerosis. Lancet. 2008;372(9639):657-68.
105. Arndt KA. Bullae in comatose and non-comatose patients. Acta Derm Venereol. 2003;83(3):236-7.
106. Nunes H, Bouvry D, Soler P, Valeyre D. Sarcoidosis. Orphanet J Rare Dis. 2007;2:46.
107. Handog EB, Gabriel TG, Pineda RT. Management of cutaneous tuberculosis. Dermatol Ther. 2008;21(3):154-61.
108. Rashtak S, Pittelkow MR. Skin involvement in systemic autoimmune diseases. Curr Dir Autoimmun. 2008;10:344-58.
109. Schalock PC, Dinulos JG. Mycoplasma pneumoniae-induced Stevens-Johnson syndrome without skin lesions: fact or fiction? J Am Acad Dermatol. 2005;52(2):312-5.
110. Douri T. Yellow nails syndrome in two siblings. Dermatol Online J. 2008;14(9):7.
111. Martinez JE. Aspectos etiopatogênicos atuais da policondrite recidivante. Rev Bras Clin Terap 1998; 24(1): 19-21.
112. Spicknall KE, Zirwas MJ, English JC 3rd. Clubbing: an update on diagnosis, differential diagnosis, pathophysiology, and clinical relevance. J Am Acad Dermatol. 2005;52(6):1020-8.
113. Almeida MF, Imanishi EM, Costa AR, Criado PR, Sittart JAS. Paquidermatóglifo–acantose palmar: descrição de um caso clínico. Rev Bras Clín Terap 2000; 26(1): 16-18.
114. George WM. Cutaneous findings related to cardiovascular disorders. Int J Dermatol 1998; 37: 161-172.
115. Dupont PJ, Lightstone L, Clutterbuck EJ et al. Cholesterol emboli syndrome. BMJ 2000; 321:1065-1067.
116. Elliott WJ, Powell LH. Diagonal earlobe creases and prognosis in patients with suspected coronary artery disease. Am J Med 1996; 100: 205-211.
117. Sternlieb JJ, Gau GT, Davis GD et al. The ear crease sign in coronary artery disease. Circulation 1974; 50 (Suppl III): 152.
118. MS, Lust JA, Kyle RA, Pittelkow MR. Monoclonal gammopathies and associated skin disorders. J Am Acad Dermatol 1999; 40: 507-35.
119. Lipsker D. Monoclonal Gammopathy of cutaneous significance: review of a relevant concept. J Eur Acad Dermatol Venereol 2017;31(1):45-52.
120. Kossard S, Winkelmann RK. Necrobiotic xanthogranuloma. Australas J Dermatol. 1980;21(2):85-8.
121. Takayama R, Ueno T, Saeki H. Immunoglobulin G4-related Disease and its skin manifestations. J Dermatol 2017;44:288-296.
122. Bennet AE, Fenske NA, Rodriguez-Waitkus PR, Messina JL. IgG4-related skin Disease may have distinct systemic manifestations: a systematic review. Int J Dermatol 2016;55(11):1184-1195.

capítulo 118

Paulo Ricardo Criado • Ronaldo Bérgamo

Radiação Solar, Vitamina D e Doença Renal

INTRODUÇÃO

A pele é o segundo órgão em extensão no organismo, atrás apenas do sistema cardiovascular. Ela representa uma interface entre o meio exterior e o interior ao nosso organismo, atuando como barreira mecânica, imune, com ações metabólicas, termorreguladoras, fotoprotetoras, depósito de nutrientes e síntese de várias substâncias vitais ao organismo. Além disso, tem função de identidade do indivíduo, pela imagem corporal, e mesmo pelos dermatóglifos, únicos a cada ser humano. Assim, além de sede de fenômenos fisiológicos, pode apresentar mais de 3 mil doenças catalogadas que a envolvem de forma única ou associada a outros sistemas orgânicos. Muitos sintomas e sinais cutâneos podem refletir doenças internas subclínicas inclusive.

A estrutura básica da pele humana é constituída pela epiderme (formada pela camada córnea, camada granulosa, camada espinhosa e camada basal), derme e tecido celular subcutâneo (hipoderme). Cada qual apresenta funções especiais e intercambiáveis, como barreira mecânica, proteção física à radiação ultravioleta e imune, termorregulação, além do armazenamento de energia, entre outros.

Neste capítulo iremos revisar o atual conhecimento sobre a radiação solar e sua correlação com fisiologia e a doença renal. Para tanto iremos revisão alguns tópicos como a formação da melanina (melanogênese) e a produção da vitamina D.

MELANOGÊNESE

Este processo de síntese do pigmento denominado melanina, ocorre nas células chamadas melanócitos, as quais são células dendríticas derivadas do neuroectoderma.[1-3] Os melanoblastos são as células precursoras dos melanócitos, são despigmentados e se originam nas células da crista neural.[1] Após o fechamento do tubo neural, eles migram para várias regiões do corpo e desenvolvem-se em melanócitos, bem como como células do sistema nervoso periférico, ossos e cartilagem da cabeça, e células da coroide dos olhos.[1] Melanócitos são também encontrados em outros tecidos do corpo humano como sistema nervosos central e cardiovascular, úvea nos olhos, cóclea e mesmo no tecido adiposo.[1]

Os melanoblastos que se desenvolvem em melanócitos irão se localizar predominantemente na camada basal da epiderme e nos folículos pilosos, podendo ser identificados através da expressão de marcadores específicos aos melanócitos, tais como a tirosinase (TYR), proteína 1 relacionada à tirosinase (TYRP1), DOPA cromo tautomerase ou proteína 2 relacionada à tirosinase (TYP2), proteína 17 pré-melanossomo (Pmel17/gp 1000), melan-A ou antígeno melanoma reconhecido por células T 1 (MART-1) e pelo fator transcriptor associado à microftalmia (MITF).[1,4]

A função primária dos melanócitos é a produção e distribuição do pigmento melanina.[1,5] Os melanócitos na pele são circundados pelos queratinócitos (um melanócito é circundado por cerca de 36 queratinócitos em média, 30 a 40 dependendo da região do corpo), aos quais ele transfere a melanina, constituindo assim a denominada unidade epidermo-melânica, a qual é regulada por um íntimo sistema parácrino (Figura 118.1).[5] Assim, a melanina é a determinante primária da cor da pele, cabelos e olhos do indivíduo.[5] Além de definir um importante traço fenotípico individual humano, a melanina tem função crítica na fotoproteção, em função de sua habilidade em absorver a radiação ultravioleta (UVR) e a luz visível, servindo assim como uma fonte natural de proteção contra a UVR da luz solar.[1,5]

Dado ao fato que os melanócitos estão presentes em uma variedade de tecidos corporais, o desencadeamento e a intensidade da pigmentação ou melanogênese pode ser influenciada por um número variado de fatores intrínsecos e extrínsecos, tais como fatores genéticos, idade, etnia, UVR e certos compostos químicos, moléculas secretadas por queratinócitos, fibroblastos, células inflamatórias e neurais ou endócrinas, sendo estes processos cruciais para a proteção e manutenção da homeostase do organismo.[1] A gravidez e o diabete *mellitus* são condições que interferem neste processo de melanogênese, bem como determinados medicamentos.[1,5] O sistema neuroendócrino cutâneo intermedia a resposta aos fatores estimuladores ou inibidores da melanogênese.[1]

O sistema de classificação proposto por Fitzpatrick é o método de classificação mais amplamente aceito para distinguir diferentes fenótipos de pigmentação cutânea.[5] Ele se caracteriza por seis fototipos (I a VI), os quais são graduados de acordo com a sensibilidade à formação de eriterma na pele (vermelhidão) e pigmentação melânica adquirida após a exposição à UVR.[5] A classificação de Fitzpatrick é definida como: tipo I: caucasianos de pele muito clara que queimam muito facialmente e nunca bronzeiam; tipo II: caucasianos de pele muito clara que queimam facialmente e bronzeiam lentamente e com dificuldade; tipo III: caucasianos de pele levemente morena que queimam raramente e bronzeiam relativamente fácil; tipo IV: caucasianos de pele levemente escura que virtualmente nunca queimam e bronzeiam prontamente (alguns indivíduos de origem ou ancestrais mediterrâneos); tipo V: asiáticos ou Indus; tipo VI: afro-caribenhos ou negros.

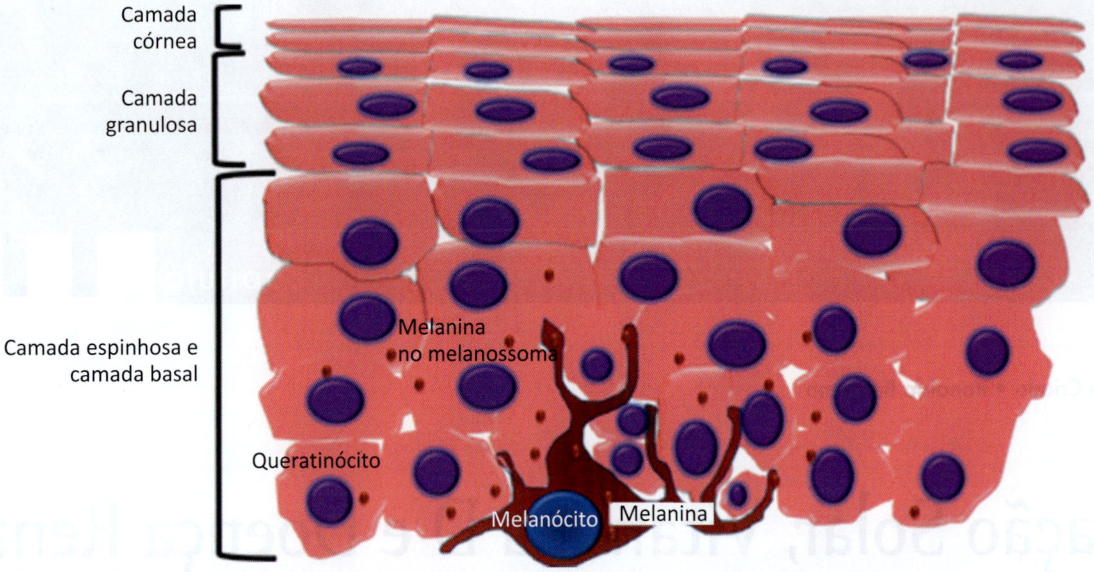

■ **Figura 118.1** Unidade epidermo-melânica, onde os melanócitos transferem a melanina aos melanossomos nos queratinócitos.

A UVB é principalmente absorvida pela epiderme e algo mais que 70% dela é bloqueada pela camada córnea. Em torno de 80% da UVA alcança a junção dermo-epidérmica e penetra profundamente na derme papilar, sendo que em torno de 10% atinge a hipoderme.[6] A UVR é absorvida na pele por diferentes cromóforos, tais como a melanina, o DNA, o RNA, proteínas, lípides, água, aminoácidos aromáticos (tais como tirosinase e triptofano), além do ácido transurocânico etc.[6]

A absorção dos fótons da UVR por diferentes cromóforos presentes na pele determina distintas reações químicas e interações secundárias que envolvem a formação de espécies oxigênio-reativas (ROS), os quais resultam em efeitos deletérios ao organismo.[7] As pirimidinas (presentes no DNA) são de interesse particular, uma vez que diferentes modificações fotoquímicas formam dímeros de ciclobutano, produtos de hidratação, aductos e outros fotoprodutos que devem ser reparados por enzimas específicas.[7]

Ressalta-se que a diversidade fenotípica da pigmentação não decorre do número dos melanócitos na pele do indivíduo, os quais são relativamente constantes em diferentes grupos étnicos, mas decorre do tamanho e número de melanossomas, a quantidade e o tipo de melanina, bem como sua transferência e distribuição aos queratinócitos.[5] Os melanossomas de pessoas com pele mais negra são maiores e mais numerosos, alongados, resultando em degradação lenta pelos queratinócitos e consequentemente em uma pigmentação cutânea mais visível.[5]

Há dois tipos de melanina: a eumelanina (polímero insolúvel negro ou castanho-negro) e a feomelanina (polímero solúvel amarelo avermelhado formado pela conjugação de cisteína ou glutationa).[5] A eumelanina é o principal tipo encontrado em pessoas de pele escura, pele negra, e mais eficaz no que tange à fotoproteção.[5] A feomelanina é predominante em indivíduos de cabelos ruivos e pele clara, fototipos I e II de Fitzpatrick, nos quais os carcinomas e melanomas são mais comuns.[5] Os dois tipos de melanina, as quais são sintetizadas a partir de precursores dopaquinona nos mamíferos: a eumelanina castanho enegrecida, sintetizada a partir da L-DOPA cromo e a feomelanina, vermelho amarelada, cuja síntese depende da disponibilidade de compostos sulfidrílicos nos melanossomas.[1] A L-Dopacromo aumenta a atividade da enzima tirosinase, enquanto a L-tirosina induz a síntese de melanossoma, e aumenta a atividade da tirosinase.[1] A L-tirosina serve como material precursor para biossíntese da melanina.[1] o seu produto imediato, DOPA, estimula a síntese de melanina.[1] Também se propõe que os melanócitos possam atuar como reguladores da homeostase local e global dos sistemas melanogênicos pelo controle dos níveis de L-tirosina e produção de L-DOPA.[1]

Após a exposição à UVR, a melanina pode atuar como um fotossensibilizante e gerar radicais superóxidos que causam danos celulares letais, mas a melanina é importante para a homeostase cutânea e o bronzeamento torna-se indicativo de sinal de alerta de perigo.[1]

A produção da melanina é iniciada e regulada por um variado número de sistemas de sinalização e fatores de transcrição, os quais incluem o receptor de tirosina quinase (KIT) e seu ligante (SCF, *steam cell factor*), bem como o MITF (*microphtalmia-associated transcription factor*).[1] O α-MSH estimula a expressão de genes que estimulam a síntese da melanina.[1] No entanto, além da via sinalizadora α-MSH-MC1R, existe a via do receptor tirosina quinase SCF-KIT que também está envolvida na pigmentação melânica e no desenvolvimento da ativação do fator de transcrição nuclear MITF, e os genes-alvo do MITF regulam a pigmentação melanocítica, por mecanismos que incluem a indução da tirosinase (TYR).[1] Por fim, a tirosinase (TYR) determina a cor da pele e pelos/cabelos dos mamíferos, de forma que o acúmulo desta enzima resulta em distúrbios dermatológicos como o melasma, manchas senis e dano actínico.[1] No entanto, a pigmentação cutânea e de seus anexos é complexa, pois envolve mais de 125 genes distintos.[1]

Tradicionalmente, o propósito da melanogênese ou da pigmentação cutânea é compreendido como atuar na fotoproteção dos mamíferos.[1] A melanina funciona como um absorvente de amplo espectro da radiação ultravioleta (UVR), um antioxidante e *scarvenger* de radicais livres.[1] Há evidência substancial para a função mutagênica da luz UV, na patogênese do melanoma cutâneo, pela sua assinatura característica de substituição de bases nucleicas (G por T pela radiação ultravioleta A, e C por T pela radiação ultravioleta B).[1] Tem-se sugerido que a UVR é responsável tanto pelo fotodano agudo e crônico da pele e que seus sinais de reparo iniciam a indução de melanogênese.[1]

A pele humana responde a exposição aguda à UVR com fotodano, eritema, mutação gênica, imunossupressão, síntese de vitamina D e bronzeamento, enquanto os efeitos da exposição crônica à UVR incluem mutações gênicas e imunossupressão, com resposta cutânea determinante do fotoenvelhecimento e fotocarcinogênse.[1] A UVR produz mutações características no DNA, o qual é o principal cromóforo celular, que são os dímeros de ciclobutano pirimidina (CPD).[1,5] A melanina parece também proteger melanócitos malignos do melanoma da quimio, radio e terapia fotodinâmica.[1]

Os melanócitos são células fagocíticas que exercem funções em respostas inflamatórias.[1] Respondem a eventos inflamatórios na epiderme produzindo mais ou menos melanina (hiperpigmentação e hipopigmentação, respectivamente).[1] A citocina pró-inflamatória IL-1 aumenta os níveis de mRNA do POMC, peptídeos POMC e receptores do MSH.[1] α-MSH suprime respostas imunes após danos teciduais, prevenindo a autoimunidade, porém isto também induz dano na reparação do DNA.[1]

Além do α-MSH, os melanócitos produzem outras substâncias que regulam e habilitam a interrelação entre diferentes tipos celulares na epiderme.[1] O α-MSH e o ACTH produzido na epiderme induzem a produção de óxido nítrico nos melanócitos, e melanocortinas podem regular a liberação de citocinas, catecolaminas e serotonina dos melanócitos.[1] Há outros receptores nos melanócitos, como receptores muscarínicos e receptores α e β estrogênicos, os quais estão associados com a adenilciclase e produção do cAMP.[1] O aumento estrogênico durante a gravidez causa hiperpigmentação (melasma, hiperpigmentação areolar mamária e *linea nigra*).[1]

Propôs-se que, a melatonina atua protegendo as células contra o dano induzido pela UVR, e pelo menos parcialmente por mecanismos independentes daqueles reparadores do DNA, ou pela sua ativação provável dos receptores nucleares de melatonina.[1] A amicacina, um antibiótico aminoglicosídeo, pode inibir de maneira concentração dependente a biossíntese da melanina, induzindo dependendo da concentração perda da viabilidade dos melanócitos.[1]

EFEITOS DA RADIAÇÃO SOLAR NA PELE HUMANA

O dano causado pela UVR ocorre de duas formas distintas:

I. A UVA primariamente inicia a produção intensa de espécies oxigênio-reativas (ROS, tais como radicais hidroxila, radicais superóxidos, oxigênio singlete e ozônio) e nitrogênio reativas (RNS, a saber, óxido de nitrogênio, dióxido de nitrogênio, peroxinitrito aniônico), por meio da interação com os cromóforos endógenos (fotossensibilizadores), tais como as bases de ácidos nucleicos, aminoácidos aromáticos (tais como tirosinase e triptofano), NADH, NADPH, radical heme, quinonas, flavonas, porfirias, carotenoides, 7-dehidrocolesterol, eumelanina e ácido urocânico.[8]
Tanto os ROS, como os RNS são capazes de oxidar moléculas celulares determinando a formação de produtos oxidados incluindo lípides hidroperóxidos e proteínas carbonil, ambas as quais têm sido implicadas em desordens cutâneas.[8] Os ROS e RNS também induzem vários tipos de lesões oxidativas no DNA celular, tais como quebras de hélice simples, ligação cruzada de proteínas do DNA, mas especialmente bases de DNA alteradas.[8] Em decorrência do seu baixo potencial de ionização, as bases guaninas são mais suscetíveis à oxidação e a 8-hidroxiguanina (8-OH-G) é um produto oxidativo característico.[8] As lesões oxidativas do DNA são importantes no estágio de iniciação da carcinogênese.[8]

II. Em oposição a UVB é diretamente absorvida pelo DNA, particularmente pelas bases aromáticas heterocíclicas, cromóforos de alta absorção, com absorção máxima entre 260 e 280 nm.[8] A absorção do UVB leva à formação de dímeros de ciclobutano pirimidina (CPD) e fotoprodutos pirimidina-(6-4)-pirimidina(6-4PP) entre bases adjacentes da mesma fita do DNA (Figura 118.2).

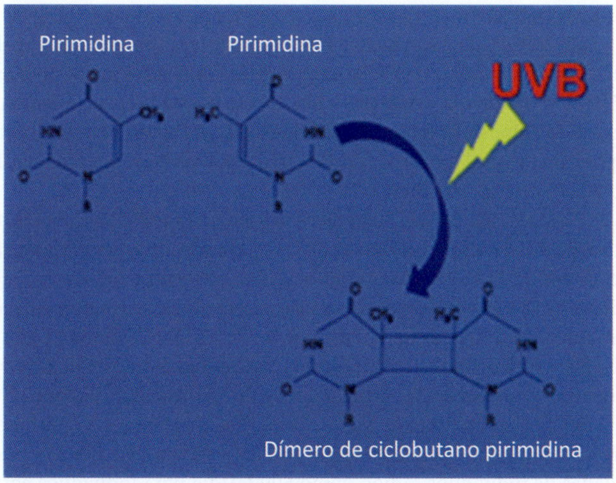

Figura 118.2 Formação de dímeros de ciclobutano pirimidina (CPD) pela UVB.

Os CPD são formados em quantidades três vezes maiores que os 6-4PP.[8] Os CPD também podem ser formados pela UVA.[8] As lesões causadas pela UVA podem ter uma maior progressão para mutagênese, em decorrência de uma menor resposta de proteção do DNA (expressão menor da proteína supressora tumoral p53) e assim menor eliminação de lesões do DNA.[8] Aminoácidos aromáticos (tais como tirosinase e triptofano) atuam como potentes absorvedores da UVB e podem causar alteração da função de proteínas e da sinalização celular.[8]

Os ROS/RNS, bem como, as lesões no DNA podem afetar várias vias celulares e a expressão de genes.[8] Pode ocorrer alteração na síntese de prostaglandinas, expressão de citocinas inflamatórias, TNF-α, fator nuclear kappa B (NF-κB), metaloproteinases da matriz (MMP), genes pró e anti-apoptóticos, p53 etc.[8] Estas moléculas sinalizadoras iniciam o desenvolvimento de alterações patológicas na pele, tais como proliferação e diferenciação alterada das células epidérmicas (aumento do ciclo celular), diminuição da síntese do colágeno (especialmente o tipo I), estímulo das enzimas que degradam o colágeno, acúmulo de material elástico amorfo e perda da rede vascular normal.[9]

A indução do câncer cutâneo pelo UVB solar é um processo de estágios múltiplos que envolvem três fases distintas, exemplificadas como iniciação, promoção e proliferação (Figura 118.3).[10]

As mutações no DNA celular podem ser transmitidas para a prole celular após mitoses, especialmente sob alterações nos mecanismos fotoprotetores com base na inibição da replicação celular, indução de apoptose ou morte celular dos elementos celulares portadores de mutações.[11]

A inflamação induzida pela UVR é um processo complexo que inclui uma cascata de eventos inter-relacionados.[10] A exposição ao UV aumenta o fluxo sanguíneo e ocorre infiltração na pele por células inflamatórias (neutrófilos e macrófagos).[10] A UVR também estimula atividade da fosfolipase e liberação subsequente de ácido araquidônico e indução da ciclooxigenase-2 (COX2), ocasionando a formação de prostaglandinas (PG).

O aumento da síntese de PG e óxido nítrico (NO) intensifica a infiltração cutânea leucocitária e a peroxidação de lípides.[10] A resposta inflamatória subjacente é então potencializada pela síntese de TNF-α, ativação do NF-κB e citocinas pró-inflamatórias (IL-1α, IL-1β, IL-6).[10] O estado inflamatório pode direcionar a progressão de queratoses actínicas à carcinoma espinocelular, provavelmente em decorrência das células inflamatórias produzirem espécimes oxigênio reativas (ROS).[12]

O NO é produzido pela sintetase do NO (NOS) a partir da L-arginina.[10] De forma fisiológica várias isoformas de NOS geram permanentemente baixas concentrações de NO.[10] No entanto a radiação UV induz a NOS, por intermédio de várias citocinas, fatores de crescimento e estímulos inflamatórios, ocasionando altos níveis de NO.[10]

A maioria do NO é produzido por células inflamatórias, especialmente macrófagos, embora também possam contribuir os fibroblastos, queratinócitos, melanócitos, células de Langerhans e células endoteliais. Em geral, a presença de NO está associada com processos patogênicos, uma vez que o NO em grandes quantidades participa no processo de iniciação da queimadura solar e do eritema cutâneo, além do aumento da resposta inflamatória.[10]

O NO atua como um mensageiro da melanogênese induzida pela UVR e contribui para a cicatrização cutânea por estimular a proliferação dos queratinócitos, a re-epitelização e como fator crítico à síntese do colágeno, além de regular a apoptose.[10]

As células de Langerhans (CL) são as principais células apresentadoras de antígeno da pele e exercem função angular no desenvolvimento da resposta imune.[10] A exposição à UVR resulta em depleção das CL possivelmente em decorrência da sua migração da pele para os linfonodos de drenagem.[10]

A apresentação antigênica pode também ser perturbada pela produção do fotoproduto denominado ácido cis-urocânico e por citocinas imunossupressoras, tais como a IL-10.[10] Tanto a UVA e a UVB podem suprimir o sistema imune humano.[10] Assim, a exposição à UVR suprime outras reações imunes como hipersensibilidade de contato e reações celulares tardias aos vírus, bactérias e fungos.

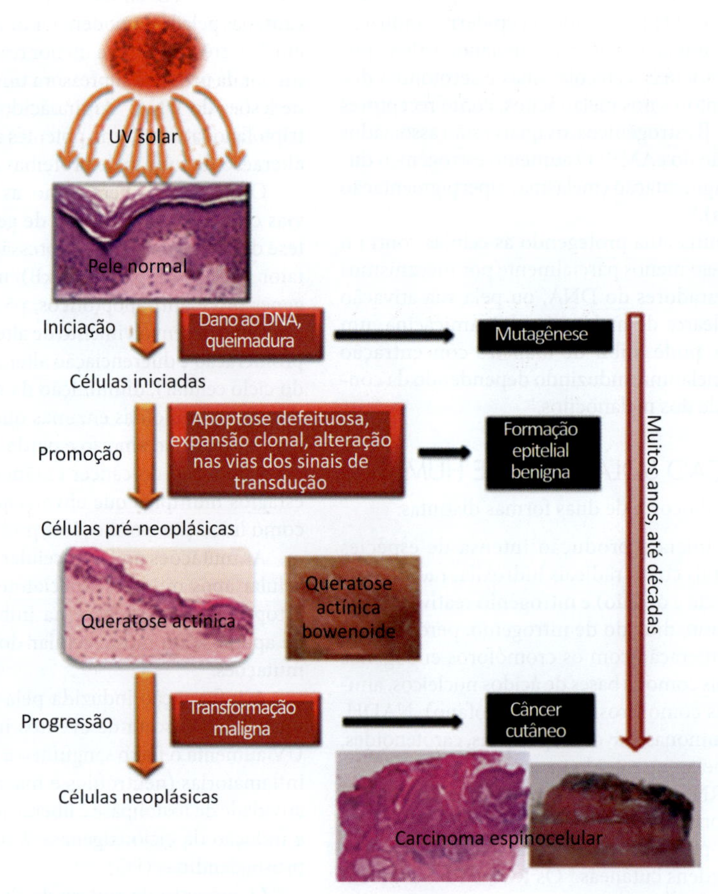

Figura 118.3 Estágios de desenvolvimento do câncer da pele induzido pela UVB.

SÍNTESE DA VITAMINA D, RADIAÇÃO SOLAR E IMPLICAÇÕES NA SAÚDE HUMANA

A vitamina D é um hormônio esteroide com ações diversas na maioria das células e tecidos humanos.[13] A forma ativa da vitamina D, a 1,25-dihidroxivitamina D [$1,25(OH)_2D$], exerce uma função essencial na homeostase do cálcio e fósforo, mineralização óssea e crescimento do esqueleto.[13] Mais recentemente, as ações da vitamina D têm sido correlacionadas ao câncer, doença cardiovascular, doenças autoimunes e infecções.[13]

As duas principais formas de vitamina D são o colecalciferol (Vitamina D_3) e o ergocalciferol (Vitamina D_2), e a forma ativa, a 1,25-dihidroxivitamina D, é resultante de duas hidroxilações que ocorrem no fígado, no pâncreas e nas células imunes (Figura 118.4).[14] A vitamina D_3 é um precursor lipofílico da principal forma circulante: 25(OH) Vitamina D.[14] Durante a exposição solar (particularmente a radiação ultravioleta B), o 7-dehidrocolesterol é convertido em pré-vitamina D_3, e então em vitamina D_3, em reação não enzimática na pele, que envolve o calor.[13,14] Cerca de 90% da fonte de vitamina D advém das reações de conversão pela exposição solar.[15] Em condições normais, a temperatura da pele humana é menor que a temperatura corporal central e varia entre 29 e 35 °C.[13] Sabe-se que a conversão de pré-vitamina D para vitamina D na pele humana ocorre em torno de 8 horas quando a temperatura da pele é de 25 °C, e acelera para 2 horas e meia quando a temperatura da pele humana é de 37 °C.[13]

O excesso de radiação solar provoca degradação da pré-vitamina D_3 e ela é convertida em forma inativa.[14] Através da ligação com a proteína ligante da Vitamina D, a vitamina D_3, é transportada na corrente sanguínea da pele ao fígado, onde é convertida em 25(OH) Vitamina D, pela enzima 25-hidroxilase.[14]

No entanto, para exercer suas funções biológicas, interagindo com o receptor nuclear de vitamina D, a vitamina D circulante deve ser alvo de uma segunda reação de hidroxilação, a qual ocorre nos rins, mediada pela enzima 1-α-hidroxilase, originando a forma biologicamente mais ativa da vitamina D, a 1,25-dihidroxivitamina D [$1,25(OH)_2D$].[14] Este processo de ativação poderia ocorrer em outras células que contém está enzima, como nas do sistema imune ou células pancreáticas.[14] A enzima vitamina D 24-hidroxilase é envolvida no processo de inativação da $1,25(OH)_2D$.[14]

A $1,25(OH)_2D$ é a principal forma ativa e tem uma afinidade pelo receptor de Vitamina D (VDR) em torno de 1.000 vezes maior do que a 25(OH) Vitamina D.[14] Ambas vitaminas são estocadas principalmente no tecido adiposo, mas também nos músculos.[14] De forma interessante, a gordura visceral tem cerca de 20% mais destas vitaminas em relação ao tecido celular subcutâneo.[14]

A 25(OH) Vitamina D tem meia-vida entre 15 e 50 dias e circula no plasma em concentrações nanomolares.[14] As concentrações plasmáticas de Vitamina D são aferidas com base nas concentrações da 25(OH) Vitamina D, e apesar das controvérsias que envolvem seus valores ideais, geralmente admite-se que, concentrações de 25(OH) Vitamina D entre 20 e 30 ng/mL define estado de insuficiência e concentrações de 25(OH) Vitamina D abaixo de 20 ng/mL definem deficiência desta vitamina.[13-16]

Em 2011, o Instituto de Medicina nos Estados Unidos julgou como níveis de ingestão adequados deste nutriente para preencher as necessidades de indivíduos sadios, como 600 UI/dia para indivíduos entre 1 e 70 anos de idade e 800 UI/dia para aqueles com idade superior a 71 anos.[17]

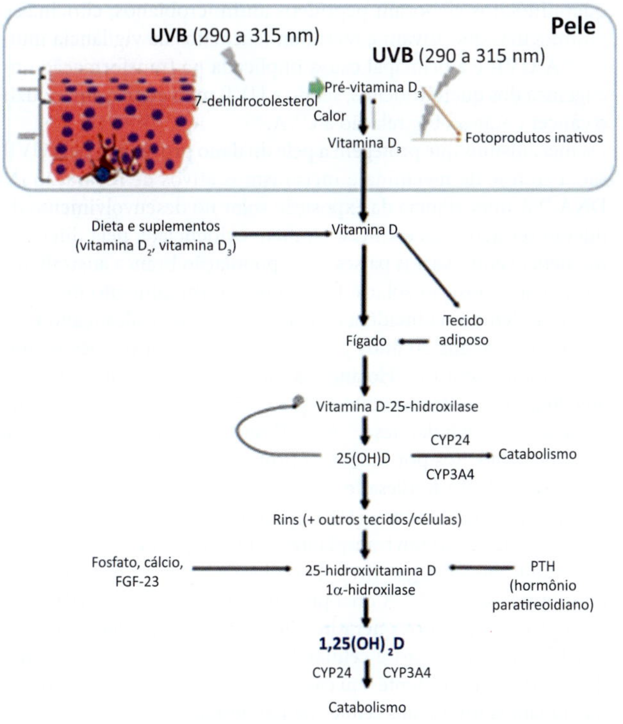

■ **Figura 118.4** Processo de síntese da vitamina D ativa envolvendo radiação ultravioleta B na pele, metabolismo hepático, renal e vias catabólicas.

A vitamina D parece exercer uma série de amplos efeitos reguladores sobre a imunidade inata e adaptativa.[14] A conversão da 25(OH) Vitamina D para sua forma ativa $1,25(OH)_2D$ pode ocorrer dentro de células do sistema imune que possuam a enzima 1-α-hidroxilase: células dendríticas, macrófagos, células T e B.[14] Nas células dendríticas imunes a Vitamina D tem efeito em aumentar os níveis da interleucina 10 (IL-10), a qual é uma citocina anti-inflamatória e reduz a liberação de citocinas pró-inflamatórias, como o TNF-α, interferon-γ (IFN-γ) e interleucina 12 (IL-12).[14] Assim, com o estímulo da vitamina D as células dendríticas adquirem um perfil peculiar imunorregulador, bem como de tolerância imune.[14]

A imunidade inata é também alterada pelos níveis da vitamina D, de forma que seus níveis plasmáticos elevados diminuem a expressão de TLR-2 e TLR-4, enquanto a diminuição dos níveis de vitamina D, em oposição estão associados com elevação da expressão dos receptores *Toll-like*.[14] Como discutido anteriormente, pela ação pró-inflamatória dos estados de deficiência da vitamina D, estudos transversais e de coorte demonstraram uma associação de níveis reduzidos de 25(OH) Vitamina D, com estado inflamatório, intolerância à glicose, resistência à insulina, síndrome metabólica e risco maior de diabete *mellitus* tipo 2.[14]

■ DOENÇA RENAL, VITAMINA D E RADIAÇÃO ULTRAVIOLETA

A doença renal também altera as concentrações da Vitamina D.[13] A enzima 25(OH)D-1-α-hidroxilase é responsável pela produção da maior parte da $1,25(OH)_2D$ circulante dentro dos túbulos proximais dos rins.[13] Desta forma, a doença renal pode significantemente afetar os níveis de vitamina D.[13]

A doença renal crônica, definida quando anormalidades estruturais ou funcionais dos rins duram pelo menos 3 meses, acomete cerca de 20 milhões de pessoas nos Estados Unidos.[13] Na doença renal crônica, o *clearence* de creatinina correlaciona-se positivamente com os níveis séricos da $1,25(OH)_2D$.[13] Com a progressão da doença, o declínio das taxas de filtração glomerular está associado com uma diminuição correspondente nos níveis de $1,25(OH)_2D$, de forma que os níveis de $1,25(OH)_2D$ estão geralmente indetectáveis na doença renal em estágio V.[13,18]

A regulação da atividade da 25(OH)D-1-α-hidroxilase ocorre através da síntese de enzimas induzida pelo paratormônio (PTH) e estimulação direta da atividade enzimática pelo PTH e hipofosfatemia.[13] O distúrbio da função renal secundário à doença renal crônica resulta em retenção de fosfato.[13] Assim, a hiperfosfatemia secundária é uma potente inibidora da atividade da 25(OH)D-1-α-hidroxilase.[13] A perda de massa funcional renal também determina um decréscimo nos níveis desta enzima e consequente deficiência da $1,25(OH)_2D$, o que também pode ocorrer nos casos de proteinúria nefrótica, em decorrência da perda direta pela urina da proteína.[13,18]

O hiperparatireoidismo secundário (HPTs) representa uma resposta adaptativa e muito frequentemente, ao final, ruim do organismo ao controle da homeostase alterada do metabolismo do cálcio, fósforo e da vitamina D determinada pelo declínio da função renal na doença renal crônica (DRC).[15] Estes distúrbios no metabolismo dos minerais conduzem às calcificações vasculares e valvulares e estão diretamente relacionadas com o aumento no risco de morbidade cardiovascular, bem como pela mortalidade.[15] O HPTs geralmente se desenvolve na doença renal crônica estágio 3 com uma taxa de filtração glomerular (GFR) < 60 mL/minuto/1,73 m^2, e sua prevalência se eleva conforme a função renal declina.[15] Inicialmente, este estado é caracterizado pela normocalcemia com hipocalemia transitória intermitente, rápida normo ou hipofosfatemia, reduzida concentração de $1,25(OH)_2D$ (calcitriol), em conjunto com uma elevação dos níveis do fator de crescimento de fibroblastos 23 (FGF23), uma diminuição plasmática do Klotho solúvel, e desenvolvimento de osteodistrofia renal.[13] Estas alterações dão origem ao aumento da secreção e síntese do paratormônio (PTH) e hiperplasia de células da paratireoide.[15]

Em estudo conduzido por LaClair e colaboradores,[19] somente 29% e 17% dos doentes com DRC estágios 3 e 4, respectivamente, tinham suficiência de vitamina D sérica (níveis de 25(OH) Vitamina D acima de 30 ng/mL). Em pacientes hemodialisados, 76% a 94% tinham níveis de 25(OH) Vitamina D < 30 ng/mL.[20-24] também uma alta prevalência de deficiência de vitamina D (87%) foi observada em doentes em diálise peritoneal.[25]

Entre os doentes com DRC há dados que sugerem que apesar do bloqueio da conversão da forma inativa de vitamina D para a forma ativa em pacientes dialíticos, quer seja pela exposição solar[26-29] ou pela exposição à radiação ultravioleta artificial,[30] a exposição a estas fontes de radiação podem ser importante preditora dos níveis da vitamina D neste tipo de doentes.

Shapiro e colaboradores[31] estudaram a associação entre índice UV, exposição à UVR e todas as aas causas de mortalidade entre 47.286 pacientes dialíticos nos Estados Unidos, com admissão no estudo entre os anos de 2001 e 2006 e seguimento até o ano de 2009. O estudo concluiu que os dados sugeriram que pacientes dialíticos que residiam em regiões com elevados índices de radiação ultravioleta tinham menor taxa global de mortalidade, quando comparados àqueles que residiam em regiões de radiação ultravioleta com moderada a alta ocorrência no UV *index*.[31]

Krause e colaboradores[32] publicaram um estudo onde avaliaram o efeito da exposição corporal total à radiação ultravioleta, em 14 pacientes hemodialisados, com média de idade de 51 anos (variação entre 41 a 57 anos de idade) durante um período de 6 meses. Neste estudo, os pacientes demonstraram um aumento no hematócrito e necessitaram de menos eritropoietina, diminuição da produção de ácido láctico, da frequência cardíaca, pressão sistólica e diastólica com um aumento no intervalo R-R.[32] A progressão da anemia renal é um problema importante no curso da DRC.[32] A disponibilidade da eritropoietina recombinante desde o final da década de 1980 foi a mudança de paradigma no tratamento dos pacientes com DRC.[32] Um nível sérico de 25(OH)D > 30 ng/mL tem sido referido como capaz de auxiliar a medula óssea na produção de hemácias.[32]

A interação da radiação ultravioleta, latitude e hipertensão arterial é bem conhecida.[32] Krause e colaboradores[33] em 1998 demonstraram uma redução significativa na pressão arterial sistólica e diastólica (-6/-6 mmHg) em doentes com hipertensão essencial leve, os quais alcançaram estas reduções após seriadas exposições a doses de UVB suberitematosas, 2 vezes por semana, num período de 6 semanas, ao final do período do inverno. Sabe-se que a deficiência de vitamina D está associada a um maior risco de hipertrofia do ventrículo esquerdo, doença coronariana e infarto do miocárdio, acidente vascular cerebral, doença vascular periférica e síndrome metabólica.[33,34]

Em 2016, Krause e colaboradores[35] estudaram os efeitos da suplementação oral de vitamina D *versus* a exposição à radiação ultravioleta em 109 pacientes com doença renal em estágio terminal. A idade média dos pacientes tratados com suplementação oral de vitamina D foi de 62 anos (variação entre 35 e 82 anos de idade), sendo que estes receberam uma dose média de 35.000 (20.000 a 60.000) UI de vitamina D_3, por um período de 18 meses. Outro grupo de 14 pacientes, com idade média de 51 anos (variação entre 41 e 57 anos de vida) foi exposto de corpo todo a radiação ultravioleta B, por cerca de 6 meses. Foram obtidas biópsias da pele de 3 pacientes hemodialisados. Com a suplementação oral da vitamina D_3 houve um aumento nos níveis séricos da $25(OH)D_3$ de 60%, já a irradiação corporal pela UVB, proporcionou aumento dos níveis séricos da $25(OH)D_3$ em 400%.[35] A análise da expressão gênica demonstrou um aumento do receptor de vitamina D em 0,65 vezes, na 1-α-hidroxilase (CYP27B1) em uma vez os valores basais, e na 25-hidroxilase (CYP2R) em 1,2 vezes, de forma que os autores concluíram que a radiação UVB suberitematosas em pacientes com DRC em diálise é capaz de melhorar os níveis séricos da $25(OH)D_3$ e $1,25(OH)_2D3$ por aumentar a capacidade da pele em ativar a vitamina D.[35]

Desta forma, a doença cardiovascular é uma das comorbidades mais importantes na doença renal crônica e doença renal em estágio 5.[33] Distúrbios no metabolismo da vitamina D têm consequências negativas na saúde global em função de muitos fatores de risco.[33] Assim, a melhora do perfil da vitamina D pela exposição seriada a doses suberitematosas de radiação ultravioleta B pode reduzir o risco, e pode aumentar a qualidade de vida em saúde nestes pacientes, com uma melhora da condição física e mental.[33]

MALIGNIDADE CUTÂNEA E TRANSPLANTE RENAL

O câncer cutâneo representa um grande desafio para os receptores de transplante renal, os quais apresentam uma incidência de cânceres cutâneos em torno de 100 vezes maior que a população geral, acompanhada por um aumento da morbidade e mortalidade.[36] Estes tumores são relacionados ao uso prolongado de medicamentos imunossupressores, os quais alavancam as propriedades oncogênicas de outros fatores de risco, especialmente a exposição solar e infecções virais.[36] São considerados fatores de risco para câncer cutâneo neste grupo de pacientes, a intensidade, tipo e duração da imunossupressão, a radiação ultravioleta cumulativa ao longo da vida e habitar regiões de baixas latitudes, receptores de transplante em idade mais avançada, tabagismo, gênero masculino e pacientes com baixos fototipos de Fitzpatrick.[36]

Excepcionalmente o câncer de pele pode também ser transmitido do doador ao receptor.[36,37] Em decorrência do delicado contexto clínico, onde a imunossupressão é o fator protagonista da carcinogênese, estes tumores têm uma epidemiologia e patogênese distintas, quando comparados aos da população geral.[36] Nos receptores de transplantes, o câncer cutâneo mais comum é o carcinoma espinocelular (CEC), seguido do carcinoma basocelular (CBC), de forma oposta ao que ocorre na população geral, refletindo os distintos mecanismos patogênicos no desenvolvimento destes tumores em receptores de transplantes renais.[36]

Além disso, neste cenário clínico a apresentação clínica destes tumores e suas opções terapêuticas são amplamente heterogêneas e constituem um considerável desafio ao médico que presta assistência aos transplantados.[36]

De forma notável, a acurácia do diagnóstico clínico de lesões cutâneas malignas suspeitas em receptores de transplantes renais é modesta, de forma que o diagnóstico histopatológico é essencial para abordagem terapêutica e prognóstico.[36]

1. **Carcinoma espinocelular (CEC):** o CEC e seu precursor a queratose actínica surgem dos queratinócitos da epiderme, os quais são sensores de vigilância da pele, através da expressão de múltiplos receptores de padrões de reconhecimento.[36] Sob estresse, os queratinócitos elaboram peptídeos antimicrobianos, citocinas e quimiocinas que ativam e recrutam leucócitos da vigilância imune.[36] A UVR é a principal causa implicada na transformação oncogênica dos queratinócitos, sendo a UVB mais efetiva em induzir o câncer cutâneo, em relação à UVA.[36]

Os mecanismos que protegem a pele do dano provocado pela UVR são a síntese de melanina e mecanismos ativos de reparação do DNA.[36] A importância da exposição solar no desenvolvimento de queratoses actínicas e CEC é também evidenciada pela diferente incidência entre vários países.[36] Na população branca australiana, na qual a exposição solar é frequente, há um aumento linear ao longo do tempo na incidência de câncer cutâneo, alcançando em torno de 75% aos 30 anos pós-transplante.[36] Em regiões menos ensolaradas, como na Holanda, a incidência é em torno de 40% aos 20 anos pós-transplante, o que é 250 vezes maior do que na população geral holandesa.[36] A UVB causa instabilidade genômica nos queratinócitos por inativar a proteína p53, que é crucial para o reparo do DNA fotolesado.

O papilomavírus humano (HPV) parece atuar como cocarcinógeno.[36] Em pacientes com transplante o CEC frequentemente coexiste com múltiplas verrugas virais causadas por uma ampla variedade de subtipos de HPV.[36] A oncoproteína E6 derivado do HPV liga-se à proteína p53 dos queratinócitos e induz a sua degradação, o que bloqueia a apoptose celular.[36] Além disso, a luz solar, como discorrido anteriormente tem efeito imunossupressor, por bloqueio da vigilância imune das células de Langerhans.[36]

Além da UVR e do HPV que potencializam o risco de CEC, algumas drogas imunossupressoras, como os inibidores da calcineurina (ICN), podem promover oncogênese em um padrão independente pelo seu efeito no sistema imune.[36] Sabe-se que a via sinalizadora do fator nuclear/calcineurina de células T ativadas (NFAT) é criticamente necessária, encontrar-se intacta, para os mecanismos envolvidos na p53 e associados a senescência celular, que nos protegem contra o desenvolvimento do CEC.[36] Assim os ICN, por inibição da calcineurin/NAFT aumentam o potencial de oncogênese por se contrapor aos mecanismos de senescência das células cancerígenas dependente da p53.[36] O tacrolimo também aumenta a expressão do TGF-β, cuja expressão excessiva pode ser um mecanismo patogênico na progressão tumoral.[36]

A azatioprina também pode ser considerada oncogênica na pele, uma vez que bloqueia a reparação dos danos do DNA, enquanto em contraste, os inibidores do alvo mamífero da rapamicina (mTOR), podem interferir com a proliferação das células cancerosas.[36] os inibidores da mTOR interrompem a cascata de quinases implicadas na proliferação celular e inibem a angiogênese tumoral através da interferência com o fator de crescimento endotelial (VEGF).[36] Kauffamn e colaboradores[38] em 2005 em uma metanálise concluiu avaliando a incidência de câncer em mais de 30.000 receptores de transplante renal "de novo", que o risco relativo de câncer cutâneo e órgãos sólidos em pacientes recebendo inibidores mTOR (sirolimo e everolimo), em monoterapia ou em combinação com ICN foi significativamente menor, em comparação aos pacientes que não os receberam. Além das drogas imunossupressoras, o desenvolvimento de CEC pode também ocorrer pelo tratamento prolongado com o antifúngico voriconazol.[36]

Dado ao elevado risco, de câncer cutâneo, em pacientes com transplante renal, medidas preventivas são necessárias neste contexto.[36] Minimizar a exposição solar e evitar o bronzeamento artificial são mandatórios para prevenção do câncer cutâneo em transplantados.[36] O uso de filtros solares tópicos de amplo espectro para UVB e UVA é recomendado, bem como frequente autoexame da pele, além de um exame dermatológico a época do transplante e estrito seguimento dermatológico.[36] O padrão-ouro de primeira linha no tratamento do CEC e CBC é a excisão cirúrgica adequada com margens ou cirurgia micrográfica de Mohs.[36]

Ulrich e colaboradores[39] propuseram um protocolo de seguimento composto de pacientes transplantados, em relação ao risco de câncer cutâneo não melanoma, o qual é constituído pelas seguintes variáveis: (i) avaliação pré-transplante, para classificação do risco, medidas de educação do paciente e diagnóstico de eventuais lesões cutâneas e (ii) seguimento de acordo com a classificação do risco, por exemplo, os pacientes com baixo risco (sem história de lesões cutâneas, fototipo alto ou sem outros fatores de risco para o câncer cutâneo não melanoma) podem ser avaliados anualmente, e caso o risco aumente, o seguimento deverá ser feito em intervalos mais curtos, podendo ser recomendado o exame físico dermatológico mensal, em pacientes com risco muito elevado (p. ex., apresentação melanoma maligno metastático).[39]

Adicionalmente, entre indivíduos transplantados, a utilização de estratégias de quimioprevenção primária ou secundária poderão ser equacionadas.[40] Há de se ressaltar, que diversos estudos demonstram que, se comparando com a população geral, os indivíduos transplantados, em geral, têm um risco 65 a 250 vezes superior de desenvolver CEC e 10 a 16 vezes superior de desenvolver CBC.[40] No que tange ao melanoma maligno (MM), a evidência do risco aumentado é menos consistente, ainda assim vários estudos demonstram um risco aumentado em cerca de três vezes.[40]

Outras malignidades cutâneas têm sido relatadas em associação a transplantes, inclusive renais, tais como linfoma cutâneo primário, que pertence ao grupo de desordens linfoproliferativas pós-transplante (DLPT).[36] Neste contexto estas desordens podem ter apresentação bimodal, com o surgimento de DLPT dentro do primeiro anos após o transplante em crianças, enquanto nos adultos elas se desenvolvem geralmente anos após realizado o transplante.[36] A maioria das DLPT são de origem de linfócitos B e associadas com a infecção pelo Epstein-Barr vírus (EBV).[36,43]

A utilização de acitretina, 10 mg via oral ao dia ou baixas doses de capecitabina aparentam ser eficazes na redução da incidência de CEC e CBC nesta população de pacientes transplantados.[41,42] No entanto, a utilização de agentes para quimioprevenção do câncer cutâneo não melanoma permanece ainda não padronizada e consensual.[40]

2. **Sarcoma de Kaposi (SK):** tumor maligno multifocal, que concorre para cerca de um pouco mais que 5% das malignidades em receptores de transplantes.[36] A incidência do SK é 400 a 500 vezes maior em transplantados renais, quando comparados a controles da mesma origem étnica.[36,43] O herpes vírus humano 8 (HHV8) é regularmente encontrado em todo as variantes do SK (clássico, relacionado a Aids, endêmico e em transplantados), em certos tipos de doença de Castelman, no linfoma efusão primário (PEL) e nas DLPT EBV-negativas.[36] Embora a infecção pelo HHV8 seja necessária para o desenvolvimento do SK, ela não é suficiente, assim, após o transplante, o HHV8 pode reativar rapidamente, de forma que o risco de SK é maior em pacientes submetidos a forte imunossupressão ou que habitam áreas endêmicas.[36] Geralmente o SK ocorre entre 12 a 30 meses após o transplante, no entanto, quanto maior a intensidade da imunossupressão, mais precocemente ocorre o desenvolvimento do SK.[36] Embora o SK possa permanecer localizado na pele, ampla disseminação com envolvimento mucocutâneo e visceral é comum em imunossuprimidos.[36] O prognóstico depende da época da diagnose e do tratamento, de forma que um diagnóstico precoce e apropriada redução do tratamento imunossupressor, pode obter resolução da doença e resguardar o órgão transplantado.[36] Um diagnóstico tardio, com acometimento visceral tem geralmente um prognóstico reservado.[36] Alguns autores têm documentado a possibilidade de completa regressão do SK em pacientes com transplante renal, os quais tiveram sua imunossupressão trocada de um ICN para um inibidor mTOR, uma vez que sirolimo e everolimo bloqueia o efeito de proliferação endotelial mediada pelo VEGF.[36]
3. **Carcinoma de células de Merkel:** tumor maligno altamente agressivo de linhagem neuroendócrina, associado em cerca de 80% dos casos ao poliomavírus das células de Merkel, cuja incidência é muito elevada entre pacientes que receberam transplante renal, e neste grupo populacional, seu curso clínico é particularmente agressivo, frequentemente resultando em desfecho fatal.[36]

■ ALTERAÇÕES PIGMENTARES NA PELE E DOENÇA RENAL

Pacientes com DRC sob diálise apresentam uma ampla variação de alterações da cor da pele, as quais incluem palidez (8%), tonalidade amarelada (40%) e hiperpigmentação difusa (22%), particularmente nas áreas expostas ao sol.[44,45] Estas alterações da cor da pele representam um dos marcadores mais comuns de doença renal, sendo relativamente precoces no curso da nefropatia, de forma que alterações pigmentares são relatadas entre 25% e 70% da população dialítica e aumenta com a duração da doença renal.[46,47] A hiperpigmentação cutânea difusa em áreas expostas a luz, frequentemente se deve ao aumento de melanina na camada basal da epiderme e derme superficial, a qual decorre de níveis elevados do beta-MSH (hormônio estimulante de melanócitos) em decorrência de sua inadequada dialização.[44,47] A intensidade da pigmentação melânica aumenta com a duração da doença renal em estágio V.[44] Sugere-se que a hemodiafiltração (filtração difusiva e convectiva) pode contribuir para eliminar grandes solutos, tais como pigmentos urocromos (amarelados), carotenoides e o beta-MSH, com consequente redução do acúmulo de pigmentos e decréscimo na hiperpigmentação cutânea.[44]

■ CONCLUSÃO

A pele e os olhos são órgãos particularmente suscetíveis as ações da radiação ultravioleta. Há uma importante correlação entre a pele e os rins, particularmente no que tange, do ponto de vista fisiológico na manutenção da síntese da forma ativa da vitamina D, a fim de que ela produza seus efeitos benéficos no sistema osteoarticular, imune, cardiovascular e endócrino. A mesma radiação ultravioleta B (UVB) responsável por parte da síntese da vitamina D, também é o espectro de onda que se relaciona à carcinogênese cutânea. Alguns autores encontraram benefícios cardiovasculares e na diminuição da resistência à insulina em pacientes com doença renal crônica não dialítica ou dialítica, quando estes pacientes foram expostos, 2 vezes por semana, a doses suberitematosas de UVB.

No entanto, paradoxalmente, nos pacientes transplantados renais a recomendação é estrita proteção de amplo espectro à radiação UVA e UVB, uma vez que a carcinogênese é amplificada pela imunossupressão determinada por drogas usadas para prevenir-se a rejeição do órgão, bem como pelo estado de insuficiência de vitamina D, que via de regra estes doentes apresentam em decorrência da DRC.

Referências bibliográficas

1. D'Mello SAN, Finlay GJ, Baguley BC, Askarian-A ME. Signaling Pathways in melanogenesis. Int J Mol Sci 2016; 17(7).pii: E1144. doi:10.3390/ijms17071144.
2. Bonaventure J, Domingues MJ, Larue L. Cellular and molecular mechanisms controlling the migration of melanocytes and melanoma cells. Pigment Cell Melanoma Res. 2013;26:316-325.
3. Schadendorf D, Fisher DE, Garbe C, Gershenwald JE, Grob J.-J, Halpern A et al. Melanoma. Nat Rev Dis Primers 2015;1:1-20.
4. Passeron T, Coelho SG, Miyamura Y, Takahashi K, Hearing VJ. Immunohistochemistry and in situ hybridization in the study of human skin melanocytes. Exp Dermatol. 2007;16:162-170.

5. Videira IFS, Moura DFL, Magina S. Mechanisms regulating melanogenesis. An Bras Dermatol 2013;88:76-83.
6. Verschooten L, Claerhout S, Van Laethem A, Agostinis P, Garmyn M. New strategies of photoprotection. Photochem Photobiol. 2006;82:1016-1023.
7. González S, Fernández-Lorente M, Gilaberte-Calzada Y. The latest on skin photoprotection. Clin Dermatol 2008;26:614-626.
8. Svobodova A, Vostalova J. Solar radiation induced skin damage: review of protective and preventive options. Int F Radiat Biol 2010;86:999-1030.
9. Baumann L. Skin ageing and its treatment. J Pathol. 2007;211:241-251.
10. Afaq F. Natural agents: cellular and molecular mechanisms of photoprotection. Arch Biochem Biophys 2011;508:144-115.
11. González S, Fernández-Lorente M, Gilaberte-Calzada Y. The latest on skin photoprotection. Clin Dermatol 2008;26:614-626.
12. Halliday GM. Inflammation, gene mutation and photoimmunosuppression in response to UVR-induced oxidative damage contributes to photocarcinogenesis. Mutat Res 2005;571:107-120.
13. Weinstock MA. Factors influencing vitamin D status. Acta Derm Venereol 2011;91:115-124.
14. Garbossa SG, Folli F. Vitamin D, sub-inflammation and insulin resistance. A window on a potencial role for the interaction between bone and glucose metabolism. Rev Endocr Metab Disord 2017;18:243-258.
15. Friedl C, Zitt E. Vitamin D prohormone in the treatment of secondary hyperparathyroisim in patients with chronic kidney disease. Int J Nephrol Renov Dis 2017;10:109-122.
16. Hollick MF, Vitamin D. Deficiency. N Engl J Med. 2007;357:266-281.
17. Ross AC, Taylor CL, Yaktine AL, Del Valle HB, editors. Dietary reference intakes for calcium and vitamin D. In: Committee to review dietary reference intakes for calcium and vitamin D. Washington (DC): National Academies Press (USA); 2011.
18. National Kidney Foundation. K/DOQI clinical practice guidelines for bone metabolism and disease in chronic kidney disease. Am J Kidney Dis 2003; 42: S1-201.
19. LaClair RE, Hellman RN, Karp SL et al. Prevalence of calcidiol deficiency in CKD: a cross-sectional study across latitudes in the United States. Am J Kidney dis 2005;45:1026-1033.
20. Del Valle E, Negri AL, Aguirre C, Fradinger E, Zanchetta JR. Prevalence of 25(OH) vitamin D insufficiency and deficiency in chronic kidney disease stage 5 patients on hemodialysis. Hemodial Int 2007;11:315-321.
21. Wolf M, Shah A, Gutierrez O et al. Vitamin D levels and early mortality among incident hemodialysis patients. Kidney Int 2007;72:1004-1013.
22. Drechsler C, Pilz S, Obermayer-Pietsch B, Verduijn M, Tomaschitz A, Krane V et al. Vitamin D deficiency is associated with sudden cardiac death, combined cardiovascular events, and mortality in haemodialysis patients. Eur Heart J 2010;31:2253-2261.
23. Drechsler C, Verduijn M, Pilz S, Dekker FW, Krediet RT, Ritz E et al. Vitamin D status and clinical outcomes in incident dialysis patients: results from the NECOSAD study. Nephrol Dial Transpl. 2011;26:1024-1032.
24. Gracia-Iguacel C, Gallar P, Qureshi AR, Ortega O, Mon C, Ortiz M et al. Vitamin D deficiency in dialysis patients: effect of dialysis modality and implications on outcome. J Ren Nutr 2010;20:359-367.
25. Wang AY, Lam CW, Sanderson JE, Wang M, Chan IH, Lui SF et al. Serum 25-hydroxyvitamin D status and cardiovascular outcomes in chronic peritoneal dialysis patients: a 3-y prospective cohort study. Am J Clin Nutr 2008;87:1631-1638.
26. Petchey WG, Johnson DW, Hawley CM, Isbel NM. Predictors of vitamin D status in predialysis chronic kidney disease patients: a crosssectional analysis in a high ultraviolet climate. J Ren Nutr 2012; 22: 400-408.
27. Cuppari L, Carvalho AB, Draibe SA. Vitamin D status of chronic kidney disease patients living in a sunny country. J Ren Nutr 2008; 18: 408-414.
28. Del Valle E, Negri AL, Aguirre C, Fradinger E, Zanchetta JR. Prevalence of 25(OH) vitamin D insufficiency and deficiency in chronic kidney disease stage 5 patients on hemodialysis. Hemodial Int 2007; 11: 315-321.
29. Sorensen OH, Lund B, Thode JD, Storm TL, Lund B, Brahm M, Friedberg M, Holmegaard SN. Effect of sunlight exposure on circulating 1,25-dihydroxyvitamin D in hemodialyzed patients and of exogenous parathyroid hormone in anephric patients. Acta Med Scand 1986; 219: 215-219.
30. Ala-Houhala MJ, Vahavihu K, Hasan T, Kautiainen H, Snellman E, Karisola P et al. Narrow-band ultraviolet B exposure increases serum vitamin D levels in haemodialysis patients. Nephrol Dial Transplant 2012; 27: 2435-2440.
31. Shapiro BE, Strja E, Chen JLT, Kovesdy CP, Kalantar-Zadeh K, Rhee CM. The relationship between ultraviolet light exposure and mortality in dialysis patients. Am J Nephrol 2014;40:224-232.
32. Krause R, Stange R, Kaase H Holick MF. UV radiation and pleiotropic effects of vitamin D in chronic kidney disease - benefits on cardiovascular comorbities and quality of life. Anticancer Res 2016;36:1403-1408.
33. Krause R, Bühring M, Hopfenmüller W, Holick MF, Sharma AM. Ultraviolet B and blood pressure. Lancet 1998;352:709-10.
34. Herzog CA, Asinger RW, Berger AK; Charytan DM, Diez J, Hart RG et al. cardiovascular disease in chronic kidney disease. A clinical update from Kidney Disease: Improving Global Outcomes (KDIGO). Kidney Internat 2011;80:572-586.
35. Kruase R, Roth HJ, Kaase H, Stange R, Holick M. Vitamin D status in chronic kidney disease - UVB irradiation is superior to oral supplementation. Anticancer Res 2016;36:1397-1402.
36. Ponticelli C, Cucchiari D, Bencini P. Skin Cancer in kidney transplant recipients. J Nephrol 2014;27:385-394.
37. Kanitakis J, Euvrard S. Donor-derived skin cancer in a kidney transplant recipient. Nat Rev Nephrol 2013;9:702-703.
38. Kauffman HM, Cherikh WS, Cheng Y, Hanto DW, Kahan BD. Maintenance immunosuppression with target-of-rapamycin inhibitors is associated with a reduced incidence of de novo malignancies. Transplantation 2005; 80:883-889.
39. Ulrich C, Jürgensen JS, Degen A, Hackethal M, Ulrich M, Patel MJ et al. Prevention of non-melanoma skin cancer in organ transplant patients by regular use of a sunscreen: a 24 months, prospective, case-control study. Br J Dermatol 2009;161:78-84.
40. Sanches MM, Travassos AR, Soares-de-Almeida L. [The Relationship Between Immunodepression and the Development of Skin Cancer]. Acta Med Port 2017;30:69-72.
41. Chen K, Craig JC, Shumack S. Oral retinoids for the prevention of skin cancers in solid organ transplant recipients: a systematic review of randomized controlled trials. Br J Dermatol 2005;152:518-523.
42. Hardin J, Mydlarski PR. Systemic retinoids: chemoprevention of skin cancer in transplant recipients. Skin Therapy Lett 2010;15:1-4.
43. Pellet C, Chevret S, Frances C, Euvrard S, Hurault M, Legendre C et al. Prognostic value of quantitative Kaposi sarcoma-associated herpesvirus load in post transplantation Kaposi sarcoma. J Infect Dis 2002; 186:110-113.
44. Shafiee MA, Akbarian F, Menmon KK, Aarabi M, Boroumand B. Dermatologic manifestations in end-stage renal disease. Int J Kidney Dis 2015;9:339-353.
45. Amatya B, Agrawal S, Dhali T, Sharma S, Pandey SS. Pattern of skin and nail changes in chronic renal failure in Nepal: a hospital-based study. J Dermatol 2008;35:140-145.
46. Abdelbaqi-Salhab M, Shalhub S, Morgan MB. A current review of the cutaneous manifestations of renal disease. J Cutan Pathol 2003;30:527-538.
47. Avermaete A, Altmeyer P, Bacharach-Buhles M. Skin changes in dialysis patients: a review. Nephrol Dial Transplant 2001;16:2293-2296.

PARTE 10

Afecções Hamartomatosas e Neoplásicas

capítulo 119

Aparecida Machado de Moraes • Maria Leticia Cintra

Neoplasias Epiteliais Benignas, Sebáceas e de Glândulas Écrinas e Apócrinas

As neoplasias epiteliais benignas correspondem a um grande número de lesões cutâneas, podendo ser de aparecimento precoce e de desenvolvimento durante a vida.

Os tumores benignos ou hamartomas são malformações circunscritas, erros do desenvolvimento, manifestações de mosaicismo, lesões benignas formadas pelos constituintes normais da pele, podem crescer e/ou regredir ou ser persistentes com o tempo, únicos ou múltiplos.

São diversas morfologicamente, e, em fases precoces, apresentam dificuldade clínica. O diagnóstico preciso requer cuidadoso exame clínico e histopatológico. Podem determinar desconforto, risco de transformação maligna e, eventualmente, são motivos de queixa de perdas estéticas, pelo que os pacientes recorrem ao esclarecimento e tratamento.

NEVOS

Nevos (ou hamartomas) são lesões congênitas, que geralmente se manifestam na mais tenra infância, mas que podem ser identificadas mais tardiamente. São persistentes e se modificam ao longo da vida. Os nevos são compostos de estruturas próprias da pele, apenas que em número, localização ou arranjo anômalos. Distinguem-se dos processos hiperplásicos porque estes regridem após a retirada do estímulo que os deflagrou. Os nevos são classificados de acordo com as estruturas que predominam. Nevos organoides caracterizam-se pelo aumento ou diminuição no número de uma ou mais estruturas como a epiderme, folículos pilosos, glândulas sudoríparas e tecido conjuntivo.

Nevo verrucoso (epidérmico)[1-3]

É um tumor benigno originado da proliferação dos componentes epidérmicos. Provavelmente ocorre por mutação somática na vida fetal.[4] É mais comum no tronco e membros. Não há predileção de raça e gênero e pode ter natureza familial. Pode iniciar-se desde o nascimento ou manifestar-se somente na idade adulta. As lesões podem iniciar-se somente com eritema, hipercromia e descamação. Evoluem com pápulas e placas com hiperqueratose até tornarem-se francamente verrucosas. A hiperqueratose pode ser clara, acinzentada ou acastanhada (Figuras 119.1 e 119.2). Tendem à distribuição linear, acometendo qualquer região corporal. Podem se manifestar como lesões localizadas, com nítidos contornos na pele adjacente. Quando presentes no tronco, geralmente não ultrapassam a linha média. A maioria apresenta-se como lesões únicas e pequenas, porém podem acometer extensas superfícies. Eventualmente podem se desenvolver tumores secundários sobre estas lesões, como o carcinoma basocelular, carcinoma epidermoide, queratoacantoma e acantoma de células claras[5] e mesmo lesões inflamatórias.[6] Os nevos epidérmicos podem compor uma das manifestações de várias síndromes.[7]

Histologicamente observa-se um papiloma escamoso convencional com hiperqueratose, papilomatose e acantose da epiderme, em combinações e graus variados (Figura 119.3). Desta forma, o nevo verrucoso pode assemelhar-se à verruga vulgar, queratose seborreica, acantose *nigricans*, acroqueratose verruciforme e psoríase. A correlação clinicopatológica é essencial para o diagnóstico. Achados menos comuns nos nevos epidérmicos incluem a disqueratose acantolítica, hiperqueratose epidermolítica (Figura 119.4), formação de lamela cornoide e infiltrado linfoide liquenoide. Tem como diagnósticos diferenciais verruga viral, psoríase linear, doença de Darier, poroqueratose linear, nevo comedônico e as manifestações localizadas das ictioses.[8-11]

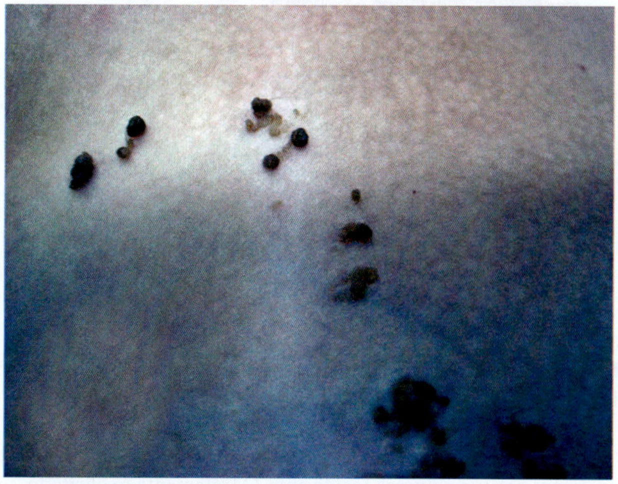

■ **Figura 119.1** Nevo verrucoso: pequenas pápulas hipercrômicas e hiperqueratósicas em distribuição linear.

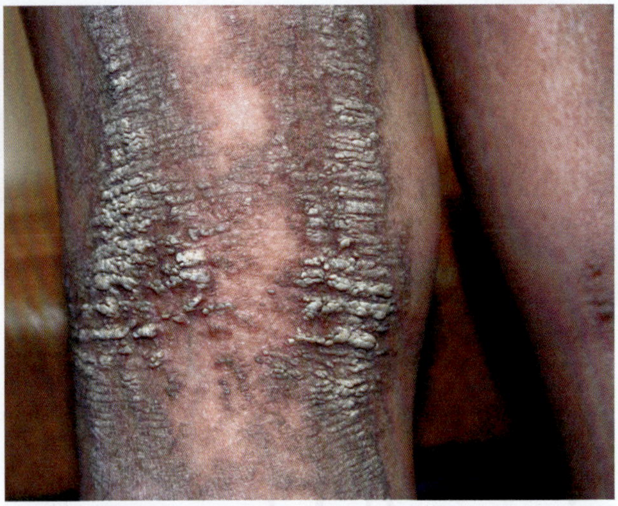

■ **Figura 119.2** Nevo epidérmico verrucoso: extensas lesões hipercrômicas e verrucosas predominando na face posterior de um dos membros inferiores.

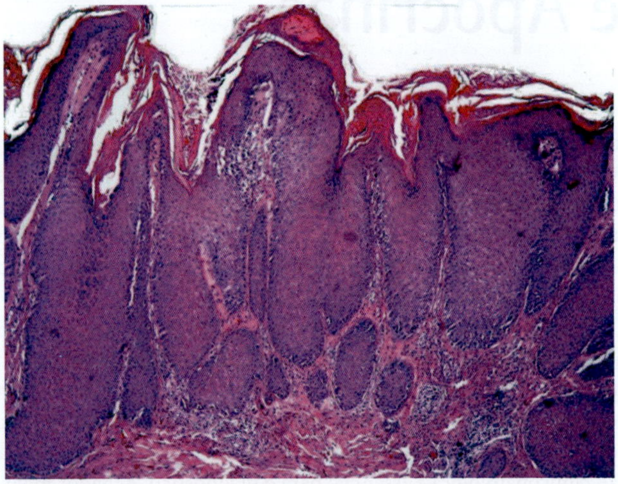

■ **Figura 119.3** Nevo epidérmico verrucoso: papiloma escamoso com hiperqueratose, papilomatose e acantose da epiderme.

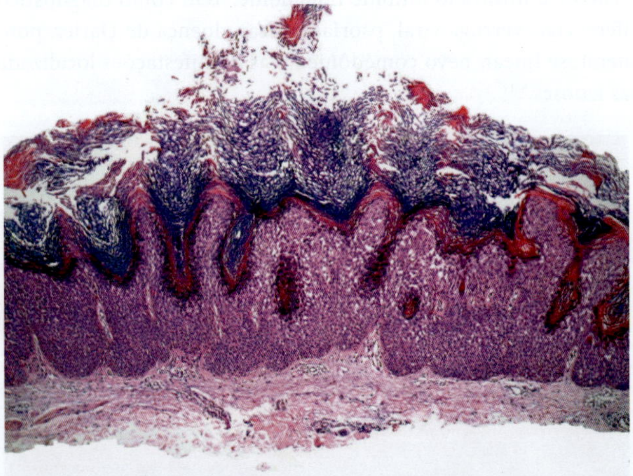

■ **Figura 119.4** Nevo epidérmico verrucoso: papiloma escamoso com sinais de hiperqueratose epidermolítica (ictiose *hystrix*).

Vários tratamentos têm sido propostos na literatura, necessitando repetições por sua natureza recidivante. O tratamento é solicitado, sobretudo, por questões estéticas, a despeito de, eventualmente, gerar inflamações com desconforto, prurido e odor desagradável. Descrevem-se excisões cirúrgicas convencionais, abrasão, laserterapia de CO_2, uso de tópicos emolientes, ácido retinoico, queratolíticos como ureia e ácido salicílico e retinoides sistêmicos. Sua natureza recidivante aos tratamentos deve-se ao fato de que, se retirada toda sua profundidade, até abaixo da camada basal epidérmica, sua fonte geradora, certamente levará a cicatriz inestética, o que deve ser evitado.[12-13]

Nevo comedônico

É uma entidade rara e pouco diagnosticada. Pode ocorrer como lesão isolada ou estar combinada com outras malformações congênitas, constituindo a síndrome do nevo comedônico.[14] As anomalias extracutâneas geralmente são oculares, esqueléticas e neurológicas.[15-16] Há apresentações congênitas e pode desenvolver-se mais tarde, geralmente até os 10 anos de vida.[16] A lesão cutânea, individual ou na síndrome, apresenta-se como agrupamento de comedões, dispostos linearmente ou em placa, desde centímetros até acometimento de extensa superfície corporal. Pode ser uni ou bilateral e mesmo sistematizado. Eventualmente há discreto eritema de permeio aos comedões. Se ocorrer infecção secundária, há odor desagradável. É mais comum na região da cabeça e pescoço, mas pode surgir até na região palmoplantar e glande, sendo muito raro no couro cabeludo. Não tem caráter familial e manifesta-se em qualquer idade, sexo e raça. Como se descreve associação com ictiose, catarata, anomalias do sistema nervoso central e esquelético, o nevo comedônico pode ser um marcador de defeitos internos.[17] Pode, também, se associar a outros tumores cutâneos, geralmente benignos.[16]

Histologicamente (Figura 119.5) observam-se infundíbulos foliculares dilatados e alongados, por vezes, mas não necessariamente, com glândulas sebáceas abrindo-se para o seu lume. O epitélio destes infundíbulos pode apresentar cones epiteliais e papilas, à semelhança do poro dilatado de Winer. O conteúdo córneo é lamelado e basófilo. O diagnóstico diferencial inclui lesões cribriformes de diferentes naturezas, inclusive a fase tardia do lúpus, atrofodermia reticulada e uleritema ofriógenes. Na região palmoplantar, deve ser diferenciado do nevo osteal poroceratótico e do nevo de ductos dérmicos.[18-20]

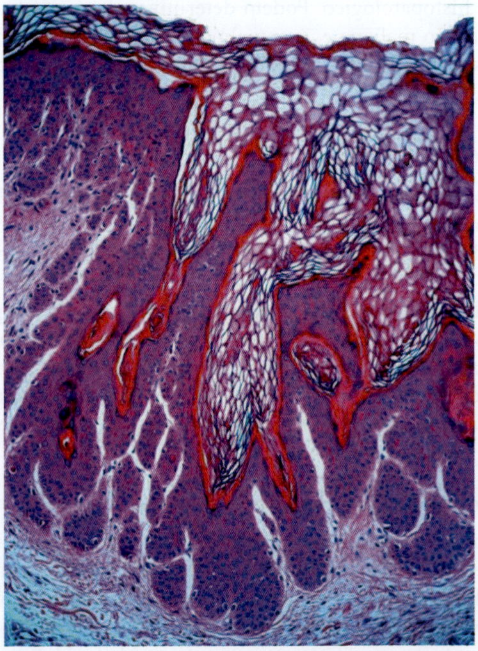

■ **Figura 119.5** Nevo comedônico: infundíbulos foliculares dilatados e alongados, com os cones epiteliais alongados e as papilas dérmicas evidentes, à semelhança do poro dilatado de Winer.

As opções terapêuticas incluem tópicos queratolíticos como ácido salicílico ou ácido retinoico, abrasão cirúrgica, cirurgia convencional, laserterapia de CO_2 e criocirurgia. Podem-se utilizar recursos combinados. Geralmente os tratamentos devem ser realizados em várias sessões até obter-se a eliminação da lesão, deixando-se o mínimo de cicatrizes. As lesões são recidivantes, a não ser quando se opta pela excisão cirúrgica convencional.[14,16]

Nevo sudoríparo

São tumores benignos, hamartomas, originados pelo desenvolvimento das estruturas anexiais sudoríparas. Estes nevos podem ser apócrinos, mais comuns nas axilas ou écrinos, mais comuns nas extremidades.[21] O nevo sudoríparo apócrino comumente se associa ao carcinoma apócrino, doença de Paget extramamária e siringocistadenoma papilífero.[22] Apresenta-se como lesões nódulotumorais, desenvolvendo-se logo na infância. Quando localizado na região plantar, pode ter a superfície irregular, hiperqueratósica e úmida pela saída de secreção sudoral (Figura 119.6). Pode haver somente área com hiperidrose desde a infância, o que faz suspeitar da presença da lesão névica.[23-25] Os diagnósticos diferenciais clínicos incluem o nevo verrucoso, tumores benignos de outros anexos cutâneos e lesões idiopáticas de hiperidrose.[23]

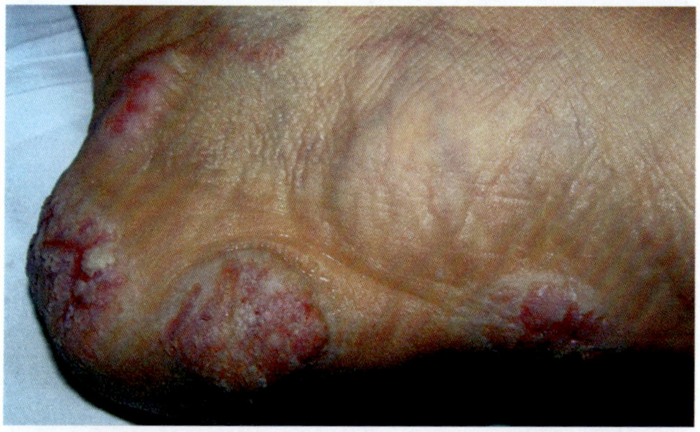

Figura 119.6 Nevo sudoríparo écrino: lesões nódulotumorais, de superfície irregular, hiperqueratósica com evidente aumento sudoral pantar.

À histologia (Figura 119.7), são vistas numerosas estruturas ductais (uma camada de células cuboidais e uma camada externa de células mioepiteliais) ou acinares (podendo apresentar secreção por decapitação). A lesão acomete a derme e, até a tela subcutânea. Estruturas bizarras cribriformes, papilíferas e císticas podem ser vistas. Diagnóstico diferencial: adenoma tubular: apresenta túbulos e estruturas cribriformes na derme, difusamente, em arranjo uniforme; mamilo supranumerário: é encontrado na linha do leite, apresenta ductos galactóforos, eventualmente tecido mamário ectópico, bandas de músculo liso na derme e papilas dérmicas espessas.[25-26]

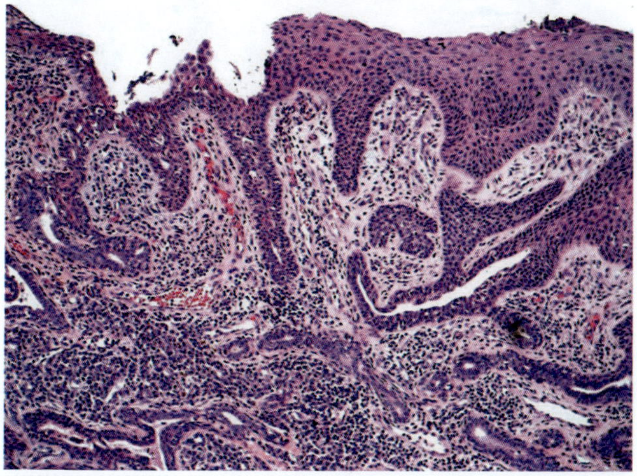

Figura 119.7 Nevo sudoríparo: numerosas estruturas ductais partem da epiderme e adentram a derme, em meio a colágeno permeado por abundante exsudato inflamatório rico em plasmócitos.

Os tratamentos são consoantes à extensão e volume das lesões. Quando passíveis de excisão, sem grandes perdas teciduais, o tratamento eletivo é a cirurgia convencional. Entretanto, para algumas lesões, que ocupam superfícies extensas, cuja queixa principal é a hiperidrose, pode-se propor tratamentos clínicos como toxina botulínica intralesional e agentes anticolinérgicos sistêmicos.[23,25]

QUERATOSE SEBORREICA

A queratose seborreica é uma das lesões mais frequentes entre as que surgem acima da quarta década. Pode iniciar-se como lesão discretamente papulosa, amarelada, cujo relevo mostra-se aveludado. Na evolução, torna-se hiperqueratótica, espessa, cujo material córneo pode ser removido facilmente, tendo aspecto graxento (Figuras 119.8 e 119.9). À observação cuidadosa, ou à dermatoscopia, evidenciam-se cistos córneos, mais escurecidos, o que auxilia o diagnóstico diferencial com outras lesões pigmentadas. Algumas lesões são papulosas lisas, brilhantes e hipercrômicas. Tem diâmetros variados, desde poucos milímetros até 1 cm, podendo algumas coalescer para lesões extensas,[27,28] tornar-se inflamatórias, ter prurido e até eliminar-se espontaneamente.[29,30] Quando numerosas, tendem a dispor-se no sentido das linhas de força ou nas pregas cutâneas, assumindo formatos ovalares a lineares. Acometem igualmente homens e mulheres e a suscetibilidade ao seu desenvolvimento tem transmissão genética autossômica dominante. Descrevem-se situações especiais como o aparecimento abrupto e numeroso, acompanhando doenças sistêmicas ou neoplasias do trato gastrointestinal, forma paraneoplásica conhecida como sinal de Leser-Trélat.[31] Também são conhecidas as formas da dermatose papulosa *nigra* e estucoqueratose que serão descritas a seguir. Podem ocorrer em qualquer local, exceto região palmoplantar. As lesões fortemente pigmentadas ou que sofreram gangrena pós-trauma, podem ser confundidas com o melanoma. O diagnóstico diferencial, à clínica, inclui o nevo pigmentado e mesmo neoplasias malignas como o lentigo, lentigo maligno, o melanoma, e o carcinoma basocelular pigmentado, de forma que ela é muito usada para o desenvolvimento de técnicas diagnósticas com base em inteligência artificial computadorizada.[32]

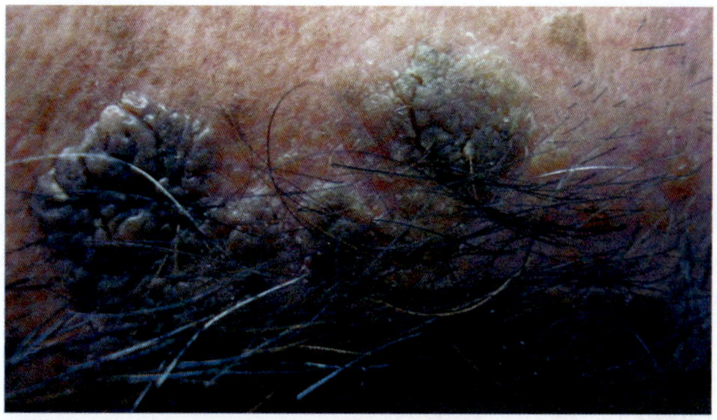

Figura 119.8 Queratose seborreica: pápulas hipercrômicas e hiperqueratósicas, planas, de relevo aveludado próximas ao supercílio.

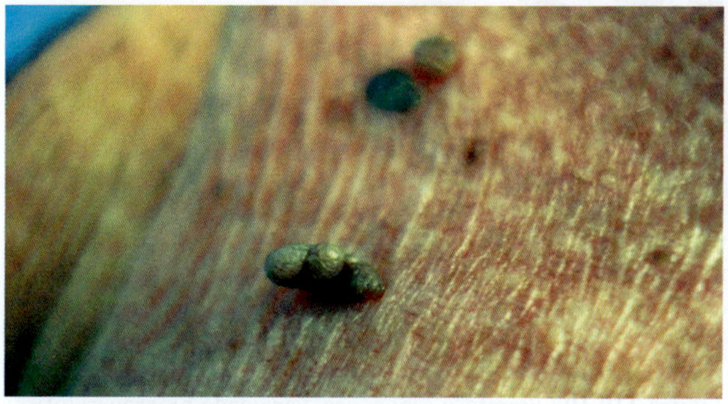

Figura 119.9 Queratose seborreica: pápulas acastanhadas claras e sésseis na face.

À histologia, os achados são os de um papiloma escamoso, que não ultrapassa os limites do infundíbulo folicular, onde predominam células escamosas pequenas (suprabasais), com hiperqueratose frouxa, lamelada e formação de pseudocistos córneos.[33-34] Para fins de identificação histológica, a queratose seborreica é classificada em subtipos, de acordo com o achado predominante; contudo, muitas lesões combinam feições de diferentes subtipos. Na forma hiperqueratótica, predominam a papilomatose e hiperqueratose (Figura 119.10). Na forma adenoide (ou reticulada), delgadas projeções de células pequenas partem da epiderme e se anastomosam, deixando ilhotas de derme em seu interior, semelhantes ao lume de glândulas (Figura 119.11); em alguns pontos, o quadro é semelhante ao do lentigo solar, pode ocorrer hiperpigmentação melânica, além de apoptose e depósito de amiloide. No subtipo acantótico, predomina a proliferação das células epiteliais (Figura 119.12), e melanócitos dendríticos podem povoar a lesão (melanoacantoma) (Figura 119.13).[35] No tipo clonal observam-se agregados de células pequenas em meio à epiderme (fenômeno de Borst Jadassohn) (Figura 119.14).[27] Raramente podem ser vistas acantólise,[36] aspecto adamantinoide, mucinoso ou formação de pseudo-rosetas.[37] A queratose seborreica irritada exibe células mais cornificadas, em arranjo enovelado e pode haver várias mitoses, além de infiltrado linfoide na derme. A queratose folicular invertida pode ser muito semelhante à queratose seborreica irritada; apresenta-se como pequena lesão verrucosa de crescimento rápido, geralmente na região da cabeça e pescoço em pacientes de qualquer idade. Histologicamente, a lesão tem a arquitetura similar à da verruga vulgar, com papilas bem vascularizadas e arranjo espiralado das células (Figura 119.15). A queratose seborreica irritada pode apresentar características histológicas similares.[38] A queratose liquenoide benigna, lesão similar à do líquen plano, do ponto de vista histológico, e similar ao carcinoma basocelular, à clínica, pode representar uma forma regressiva da queratose seborreica.[29,39] Uma rara variante descrita é a queratose seborreica desmoplásica, com alterações análogas às do triquilemoma desmoplásico.[40] Diagnóstico diferencial: faz-se com os papilomas escamosos, incluindo o nevo epidérmico, a verruga viral e o condiloma acuminado. As características clínicas auxiliam na distinção. Nas lesões antigas da verruga viral ou condiloma acuminado, os achados que permitem a distinção, como coilocitose e paraqueratose podem já não estar presentes, dificultando a sua identificação precisa.[29]

A lesão responde bem aos métodos de tratamento excisionais como curetagem, eletrocoagulação, quimiocauterização com ácido tricloroacético 50% a 70% e criocirurgia com nitrogênio líquido.

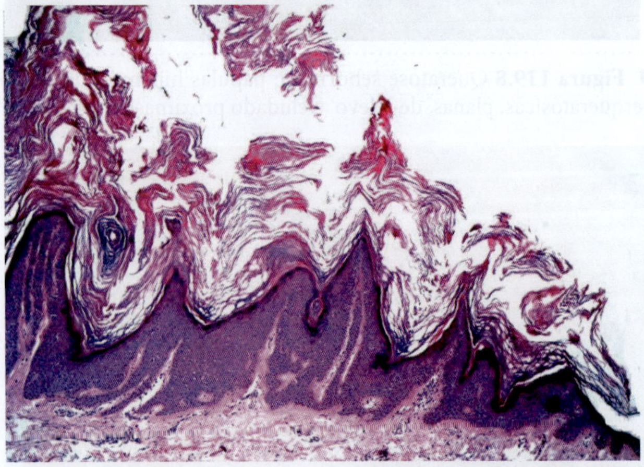

■ **Figura 119.10** Queratose seborreica, variedade hiperqueratótica: lesão papilomatosa superficial, com hiperqueratose frouxa, lamelada, apresentando predomínio de células suprabasais.

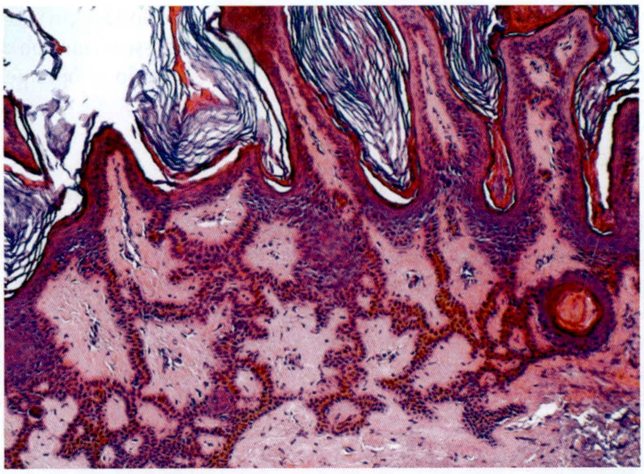

■ **Figura 119.11** Queratose seborreica, variedade reticulada: lesão papilomatosa superficial, com hiperqueratose frouxa, lamelada, apresentando delgadas projeções de células suprabasais pigmentadas que se anastomosam.

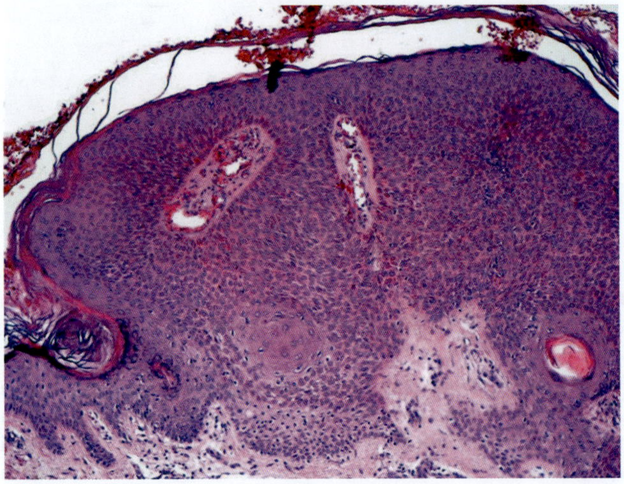

■ **Figura 119.12** Queratose seborreica, variedade acantótica: papiloma superficial com acentuada proliferação de ceratinócitos suprabasais e hiperceratose frouxa, lamelada.

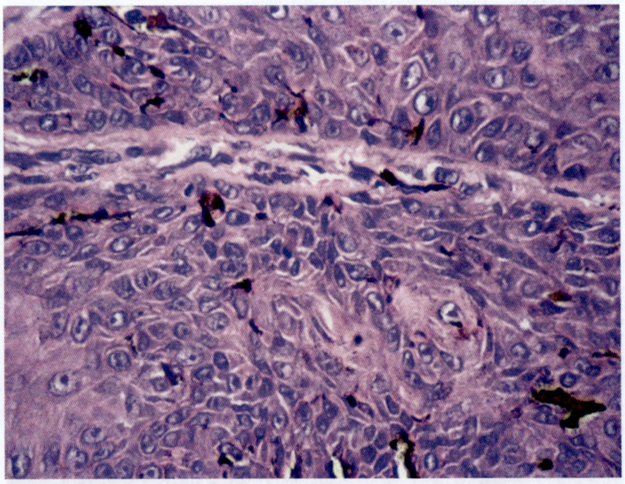

■ **Figura 119.13** Queratose seborreica de tipo melanoacantoma: em meio às células suprabasais, identificam-se melanócitos dendríticos, volumosos e pigmentados.

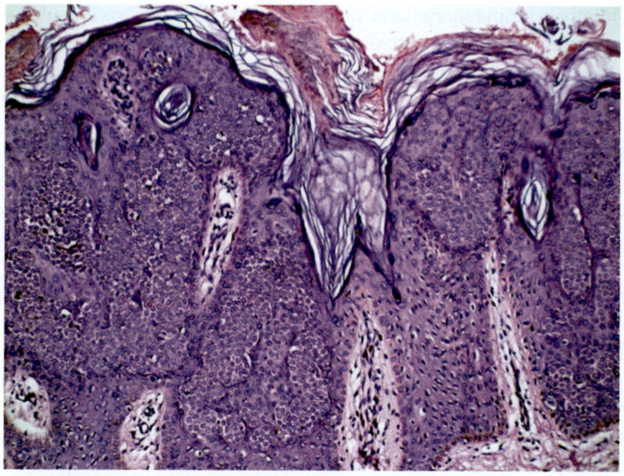

■ **Figura 119.14** Queratose seborreica clonal: agregados de células pequenas, suprabasais, em meio à epiderme (fenômeno de Borst Jadassohn), num papiloma escamoso superficial.

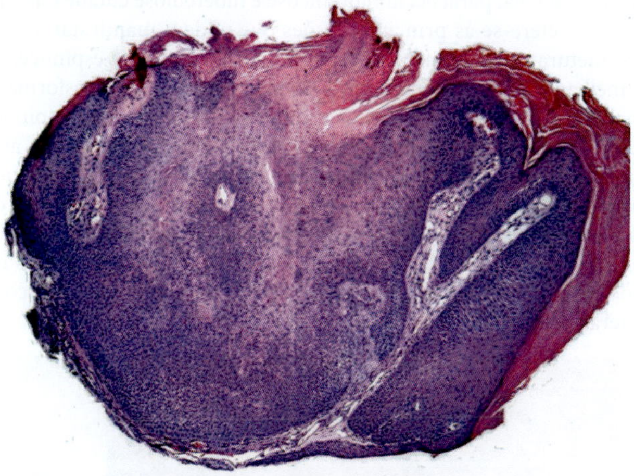

■ **Figura 119.15** Queratose seborreica irritada/queratose folicular invertida: achados similares aos da verruga viral, com hiperceratose, convergência central dos cones epiteliais, papilas bem vascularizadas e predomínio de células suprabasais. O material córneo é compacto.

■ DERMATOSE PAPULOSA *NIGRA*

É uma erupção pápulo-pigmentada que acomete os afrodescendente geneticamente predispostos, localizada principalmente na face e pescoço, podendo, entretanto, ser encontrada no tórax. Ocorre mais em mulheres. Na face, tem predileção pelas regiões malares e fronte. As lesões individualmente são semelhantes à queratose seborreica. Caracteriza-se pelo aparecimento de pequenas lesões papulosas, planas e convexas que aumentam em número e tamanho com a idade[41] (Figura 119.16). Assim como na queratose seborreica, já foi descrita a associação da dermatose papulosa *nigra* eruptiva com neoplasia maligna visceral.[42]

Histologicamente é indistinguível da queratose seborreica acantótica pigmentada,[27] mas as lesões podem apresentar eixo conjuntivo longo, similar ao dos acrocórdons, e a aparência pigmentada se deve mais à forma como a luz se reflete do que a um aumento real na quantidade do pigmento melânico.[43]

A dermatose papulosa *nigra* responde bem aos tratamentos como curetagem, laserterapia de CO_2 e quimioterapia tópica com ácido tricloroacético a 50%. Cuidado especial deve ser tomado ao iniciar-se o tratamento da excisão das lesões considerando que os portadores, tendo pele negra ou fototipos IV ou V têm grande tendência aos resultados cicatriciais hipercrômicos. Para tanto, sugere-se tratamento progressivo e testes iniciais do método escolhido em poucas lesões.

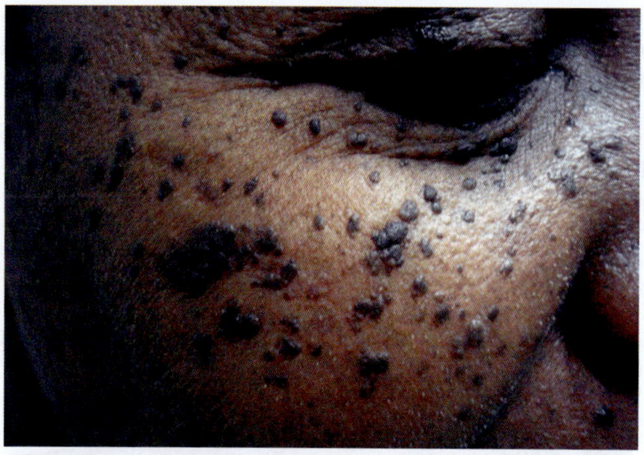

■ **Figura 119.16** Dermatose papulosa *nigra*: numerosas pápulas hipercrômicas, planas e convexas, algumas coalescentes, dispersas na face.

■ ESTUCOQUERATOSE

É dermatose frequente, acometendo principalmente pacientes do sexo masculino e tendem a aumentar com a idade. Apresentam-se como pequenas pápulas, queratósicas, esbranquiçadas a levemente acastanhadas, localizadas no dorso dos pés, tornozelos e terço inferior dos membros inferiores (Figura 119.17).

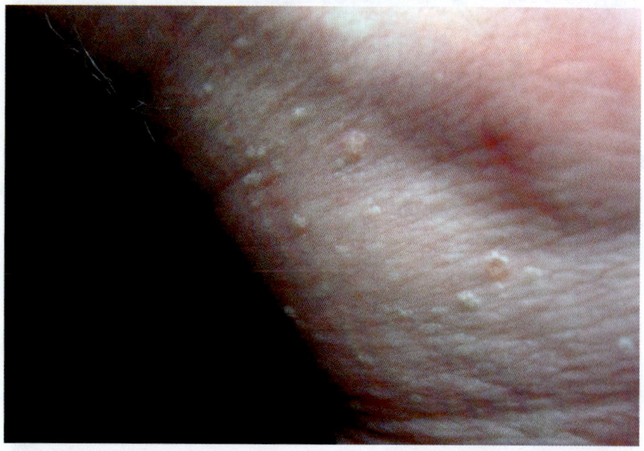

■ **Figura 119.17** Estucoqueratose: discretas pápulas, queratósicas claras no terço distal da perna, próximas à região maleolar.

Podem causar prurido ou desconforto pelo contacto com roupas.[44]

Histologicamente apresenta hiperqueratose e papilomatose, sem acantose. Diagnóstico diferencial: acroqueratose verruciforme, sendo que esta se associa à doença de Darier.[44]

O tratamento poderá ser feito com queratolíticos em cremes ou pomadas, como ácido salicílico a 5% ou ureia a 15% ou 20%, curetagem ou criocirurgia com nitrogênio líquido. Tem caráter recidivante, considerando que as remoções não são profundas, decorrente do grande número que surge e da evolução benigna das mesmas.[44]

■ ACANTOMA DE CÉLULAS CLARAS (ACANTOMA DE DEGOS)

Certamente deve ter ocorrência maior do que diagnosticada. É de origem desconhecida e, alguns autores, consideram a possibilidade de dermatose inflamatória localizada.[45] Surge, principalmente, nas pernas com pápula, placa ou nódulo convexo, até 2 cm, eritematoso e descamativo. Pode ser lesão única ou múltipla e apresentar discreto colarete descamativo na base. Há manifestações clínicas de apresentações solitárias ou múltiplas e de variantes gigante, polipoide, pedunculada, pigmentada, eruptiva, atípica e cística.[46] Tipicamente, acomete as pernas de mulheres acima da quarta década, entretanto, está descrito na coxa, dorso, abdome e tórax.[45,47] O diagnóstico diferencial inclui a queratose actínica, queratose seborreica, histiocitoma, nevo verrucoso, verruga viral nas formas iniciais e granuloma piogênico.

À histologia (Figura 119.18), apresenta-se como área localizada de espessamento da epiderme, à custa de ceratinócitos claros, PAS-positivas (Figura 119.19) e diástase-sensíveis, por conterem glicogênio. São descritas 4 variantes arquiteturais: psoriasiforme, acantótica sólida, reticulada e papilomatosa.[48]

É possível que o acantoma de células claras não represente uma neoplasia verdadeira, mas sim um espessamento reativo da epiderme.[49-51] Entretanto, as lesões não regridem e a excisão cirúrgica é o tratamento de escolha. A excisão poderá ser por cirurgia convencional, *shaving*, curetagem, eletrocoagulação e criocirurgia com nitrogênio líquido.[45]

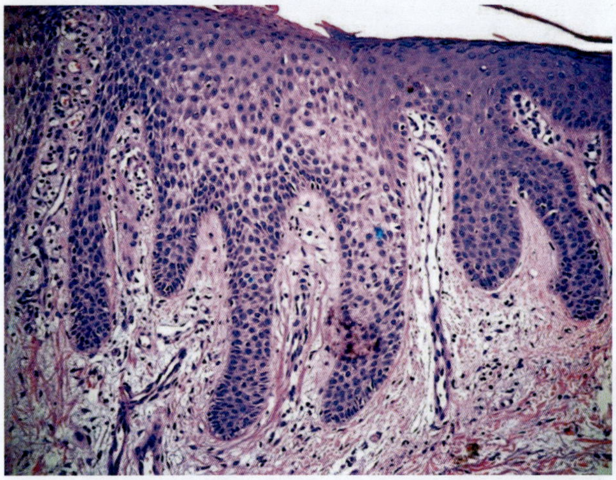

■ **Figura 119.18** Acantoma de células claras: à esquerda, área localizada de espessamento da epiderme, de tipo psoriasiforme, com ceratinócitos de citoplasma claro.

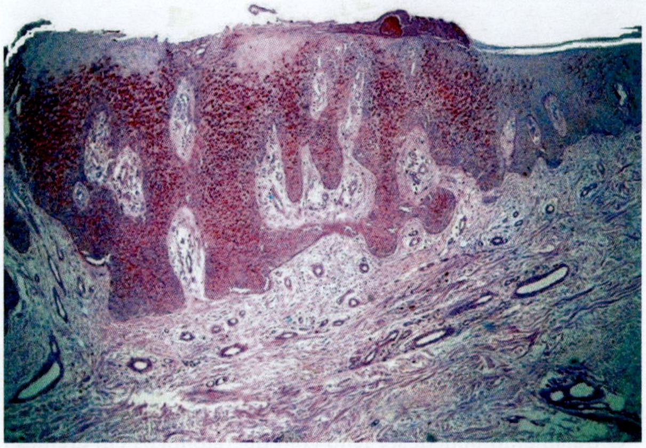

■ **Figura 119.19** Acantoma de células claras: as reações histoquímicas pelo PAS revelam forte coloração fucsinófila (que era diástase-sensível) da área de células claras, revelando tratar-se de acúmulo de glicogênio.

■ QUERATOACANTOMA (MOLUSCO SEBÁCEO)

O queratoacantoma (QA) é um tumor cutâneo que geralmente ocorre de forma solitária, em pacientes idosos e nas áreas de exposição solar. É de linhagem escamosa e crescimento autolimitado, com rápido desenvolvimento e pode seguir-se por completa involução sem tratamento.[27] Nas mulheres é mais comum nas pernas e, nos homens, no dorso das mãos. A literatura mundial apresenta controvérsias sobre a natureza desta lesão, havendo dificuldades sobre como considerá-la, benigna ou maligna. Pode se tratar de um tumor benigno, maligno, mas suscetível à regressão e uma variedade do carcinoma epidermoide ou lesão benigna que se maligniza com frequência.[52] Descrevem-se diferentes tipos como o queratoacantoma solitário, queratoacantoma múltiplo, queratoacantoma marginado, queratoacantoma gigante, vários subtipos de queratoacantoma eruptivo, subungueal e confluente.[53] Em seus vários tipos, mantém um aspecto constante de uma lesão tumoral que evolui com centro queratósico (Figuras 119.20 e 119.21). Embora se acredite que a neoplasia se diferencie para as células do infundíbulo folicular, já foram descritos casos no lábio, mucosa oral, conjuntiva e região palmoplantar.[54] Sua morfologia pode variar segundo sua fase evolutiva. Na fase inicial (proliferativa), forma-se uma pápula hemisférica lisa que, em duas ou mais semanas, atinge 1 a 2 cm. Na maturidade, a lesão se torna umbilicada, preenchida por material córneo e, ao regredir, torna-se superficial e perde a rolha córnea, restando cicatriz hipocrômica deprimida após 4 a 6 semanas. O queratoacantoma pode integrar algumas síndromes como Fergunson-Smith, Grzybowski, Witten e Zak e Muir-Torre.[55,56] O tumor pode surgir sobre o nevo sebáceo ou como manifestação da síndrome de Torre. Pode, também, se desenvolver sobre lesões dermatológicas como o eczema, cicatrizes, prurigo nodular e áreas previamente tratadas com terapia fotodinâmica, imiquimod e fototerapia com ultravioleta B para vitiligo[57-60] e já foi descrito o desenvolvimento de queratoacantoma eruptivo após uso de imunobiológicos.[61] Os diagnósticos diferenciais incluem o carcinoma epidermoide, queratose actínica, verruga viral, cromomicose, esporotricose,[62] tuberculose cutânea, paracoccidioidomicose e tuberculose cutânea. Estudo recente refere-se às principais lesões que podem manifestar-se com arquitetura crateriforme: queratoacantoma, carcinoma espinocelular semelhante ao queratoacantoma, queratoacantoma com transformação maligna, carcinoma espinocelular infundibular e carcinoma espinocelular crateriforme originado da queratose actínica.[63] Há estudo atual que acrescenta critérios da dermatoscopia aos recursos diagnósticos para diferenciar o queratoacanthoma e o carcinoma espinocelular das outras lesões epiteliais. Outros autores definem sinais à dermatoscopia de "pérolas de queratinização", halos brancos ou amarelados que podem sugerir tumores com queratinização bem diferenciados como queratoacantoma ou carcinoma espinocelular.[64,65]

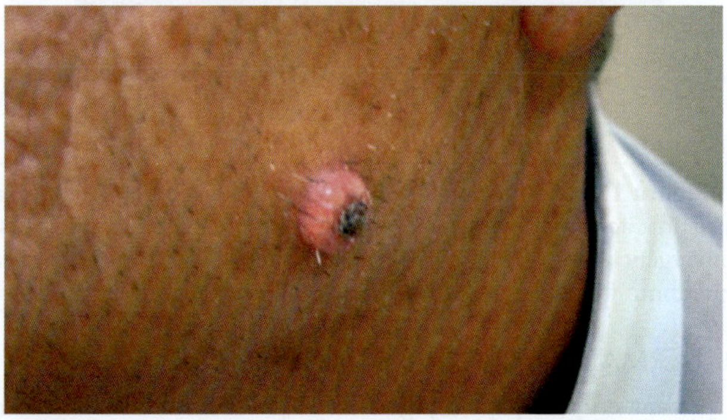

■ **Figura 119.20** Queratoacantoma: fase de maturidade, lesão tumoral umbilicada, com centro queratósico, no arco da mandíbula.

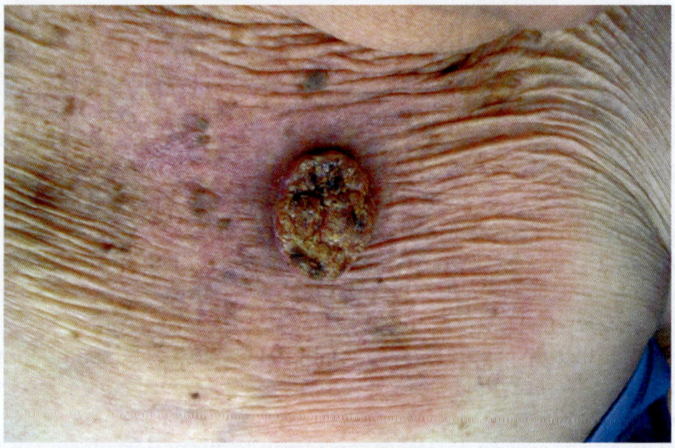

■ **Figura 119.21** Queratoacantoma: lesão tumoral, eritematosa, ainda com o centro queratósico, sobre área de intenso dano actínico na região do decote.

Histologicamente, é difícil ou impossível diferenciar o queratoacantoma do carcinoma epidermoide na fase proliferativa. No período de maturação, forma-se lesão exo-endofítica simétrica, crateriforme, ocupada por material córneo frouxo (Figura 119.22). A epiderme, nas bordas e base da cratera, é clara e espessa, de aspecto vítreo (Figura 119.23). Em geral a lesão se estende apenas até a altura dos glomérulos sudoríparos. Acantólise, disqueratose, microabscessos e fibras elásticas aprisionadas em meio às células neoplásicas podem ser vistos. As células neoplásicas profundas exibem atipias e mitoses e estão permeadas por infiltrado linfocitário liquenoide.[52] Infiltração do espaço perineural pode ser observada.[66] À medida que o tumor regride, a lesão vai se tornando mais plana e a epiderme mais delgada (Figura 119.24). O diagnóstico diferencial mais importante é o carcinoma epidermoide com a configuração arquitetural do queratoacantoma. Na fase proliferativa, pode ser impossível a distinção. Na fase de maturidade, os sinais histológicos que favorecem o carcinoma epidermoide são configuração arquitetural irregular, sendo os lábios da cratera mal definidos, material córneo compacto, paraceratótico, onde os núcleos hipercromáticos são proeminentes, atipias nucleares pronunciadas das células epiteliais até a superfície, taxa mitótica alta, citoplasma de aspecto vítreo em poucas áreas, predominando células escuras e extensão da neoplasia para o tecido celular subcutâneo.[52,67]

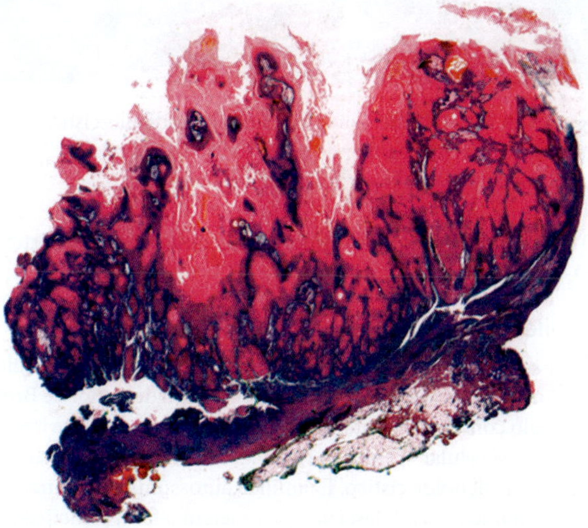

■ **Figura 119.22** Queratoacantoma, fase de maturidade: lesão exo-endofítica simétrica, crateriforme, ocupada por material córneo.

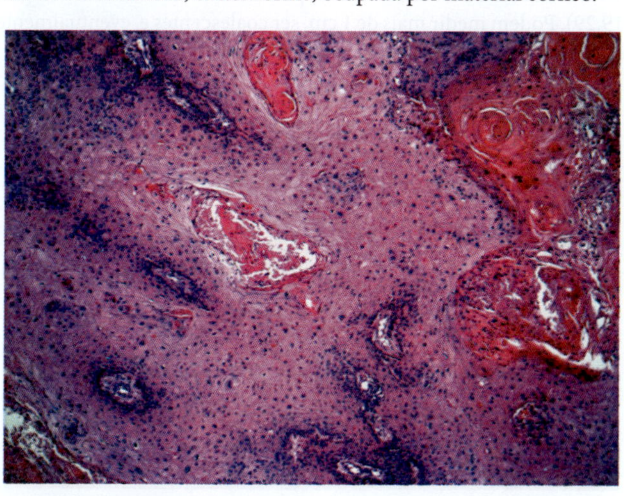

■ **Figura 119.23** Queratoacantoma, pormenor da Figura 119.22: os ceratinócitos têm citoplasma amplo, acidófilo e claro (vítreo).

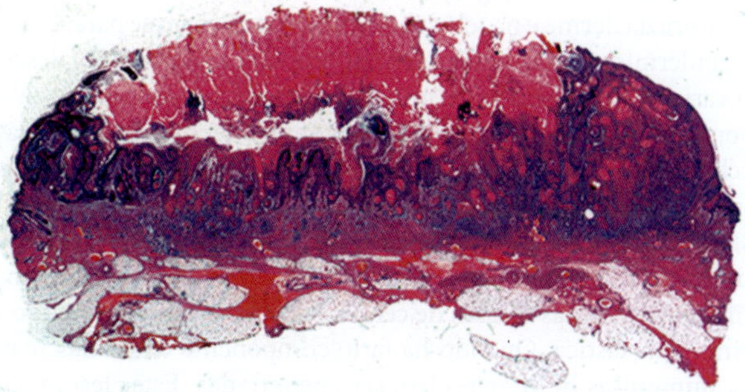

■ **Figura 119.24** Queratoacantoma, fase de regressão: formação crateriforme mais plana e epiderme nas bordas e base mais delgada, exceto à direita, que ainda mantém as características da fase de maturidade.

Os tipos de tratamento descritos na literatura são múltiplos. Deve-se considerar o tratamento após cuidadoso estudo histopatológico. Os tratamentos medicamentosos podem ser aplicados até um período determinado; se não houver regressão ou cura, a lesão deve ser remetida aos tratamentos cirúrgicos convencionais, pois pode se tratar de evolução para carcinoma epidermoide. Relatam-se, como tratamentos, a cirurgia excisional convencional, principalmente para as lesões isoladas, cirurgia micrográfica de Mohs, retinoides sistêmicos, radioterapia, curetagem e eletrocoagulação, injeção intralesional de 5-fluorouracil, bleomicina, metotrexato e interferon alfa-2a e 2b, imiquimod tópico e terapia fotodiâmica. Nas formas extensas ou com lesões numerosas há maiores dificuldades na resposta e recidivas.[68-73]

■ TUMORES FOLICULARES

Pilomatricoma (epitelioma calcificante e ossificante de Malherbe)

É um tumor benigno, hamartomatoso, diferenciando-se para a matriz do folículo piloso. As células matriciais do folículo proliferam e podem se calcificar. É mais frequente nas crianças e jovens e nas mulheres, principalmente nos membros.[74,75] Clinicamente surge como um nódulo solitário, de até 3 cm, profundo, geralmente localizado no subcutâneo, móvel comparado aos planos inferiores, de consistência endurecida a pétrea e bocelado, à palpação. A pele superficial é normal ou levemente eritematosa. Pode haver inflamação ou somente dor[74,75] (Figura 119.25). A suspeita clínica mais frequente é o cisto.[74] Outros diagnósticos diferenciais são lipoma, nódulos inflamatórios e calcificados, hematoma calcificado e metástases cutâneas.

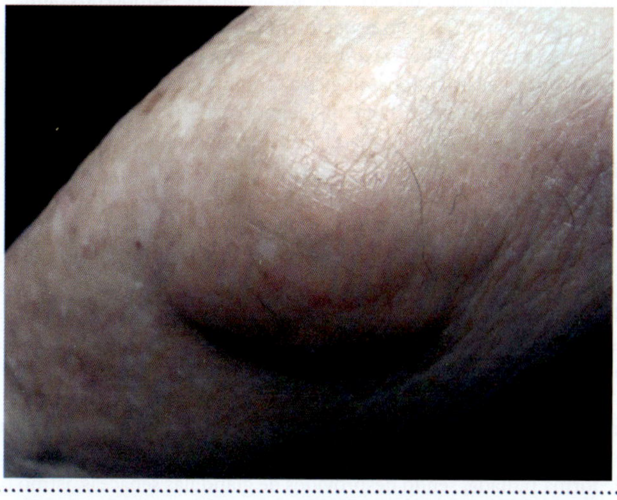

■ **Figura 119.25** Pilomatricoma: nódulo solitário, bocelado, recoberto por pele de aparência normal, móvel comparado aos planos profundos, no antebraço.

Histologicamente (Figura 119.26), a lesão pode ocorrer em qualquer altura da derme e na tela subcutânea e pode abrir-se para a superfície epidérmica e ter conexão com o infundíbulo folicular. Foi descrita uma variante rara inatraepidérmica.[76] Caracteriza-se por nódulo envolto por tecido conjuntivo compactado, composto por número variável de células matriciais que se mumificam (à semelhança de hastes pilosas abortivas), constituindo as chamadas células "sombra" ou "fantasmas". Nestas, reconhecem-se o citoplasma pálido e alaranjado e apenas a sombra dos núcleos. Células gigantes de corpo estranho podem se formar em torno das massas de células-sombra. A neoplasia pode ser inteiramente cística. Quando há farto componente de células matriciais, numerosas mitoses podem ser encontradas. Estas lesões, com o tempo, calcificam-se e mesmo ossificam-se, formando-se medula óssea. A pele que recobre o pilomatricoma pode apresentar ausência das fibras elásticas e linfedema, de aspecto bolhoso.[75,76] Tem como diagnósticos diferenciais outras neoplasias que apresentam áreas de diferenciação pilomatricial, como o carcinoma basocelular. Neste, o diagnóstico se dá pelas características gerais da lesão, como a presença de células germinativas basaloides, arranjo periférico em paliçada e fendas peri-neoplásicas.

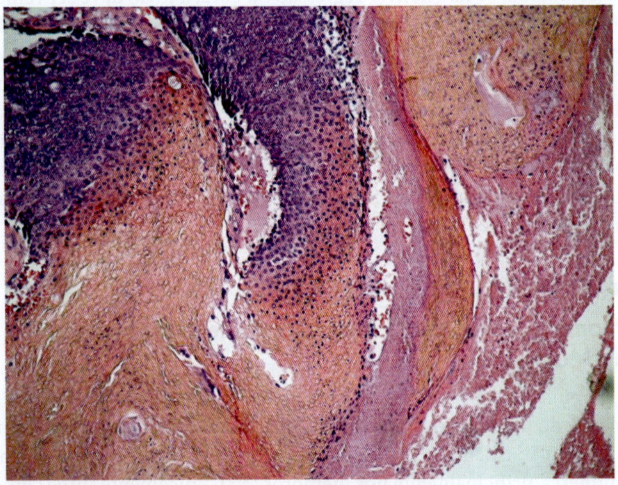

■ **Figura 119.26** Pilomatricoma: agregados de células matriciais sofrem mumificação e formam massas de material alaranjado composto de células "sombra" ou "fantasma", reproduzindo hastes pilosas abortivas.

Pilomatricomas múltiplos ou esporádicos e cistos cutâneos híbridos, com áreas de cornificação similar à do pilomatricoma têm sido observados em alguns pacientes com síndrome de Gardner, doença autossômica dominante com polipose adenomatosa múltipla do cólon.[78,79] O diagnóstico se faz pelo aspecto clínico e exame histopatológico, porém, o exame radiológico simples e ultrassonográfico pode auxiliar.[69] Descreve-se o exame citopatológico após punção aspirativa por agulha fina como auxiliar importante no diagnóstico.[70,71]

O tratamento é a excisão cirúrgica convencional e as recidivas são raras.[74]

Tricofoliculoma

Neoplasia benigna, geralmente solitária, o tricofoliculoma apresenta-se como pápula de cerca de 1 cm, muitas vezes com óstio central, de onde emergem delgadas hastes pilosas pigmentadas ou brancas (similares a fios de seda). É mais comum na face, especialmente no nariz, manifesta-se em qualquer idade e não tem caráter familial.[83]

Histologicamente (Figura 119.27), caracteriza-se por formação infundíbulo-cística de lume levemente anfractuoso, ocupando a derme e até a tela subcutânea. Folículos delgados emergem para esta cavidade, de forma radiada, sendo desprovidos de glândulas sebáceas, istmo ou músculo eretor. O tecido conjuntivo perifolicular é muito abundante.[84,85] O diagnóstico diferencial inclui a pápula fibrótica, o fibrofoliculoma e o hamartoma cístico folículo-sebáceo. A pápula fibrótica pode ser facilmente diferenciada porque ela apresenta vários folículos terminais, sem dilatação infundibular e com manguito periférico de tecido conjuntivo denso. O fibrofoliculoma tem a mesma configuração arquitetural; contudo, do epitélio infundibular, delgadas hastes epiteliais projetam-se para a derme e retornam a ele e apresentam, eventualmente, diferenciação sebácea, mostrando tratar-se das células do manto sebáceo. O hamartoma cístico folículo-sebáceo também apresenta uma formação infundíbulo-cística, porém não se formam folículos pilosos velos em arranjo radiado, como no tricofoliculoma, há muitas glândulas sebáceas[86,87] e o estroma é fibroso, com muitos adipócitos.[88]

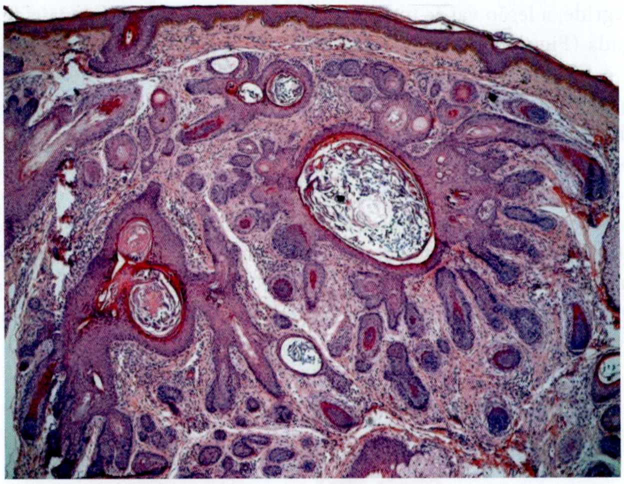

■ **Figura 119.27** Tricofoliculoma: formação infundíbulo-cística de lume anfractuoso, na derme, para onde emergem folículos pilosos delgados. Nota-se tecido conjuntivo perifolicular exuberante.

O tratamento é a remoção cirúrgica. Há descrições de laserterapia de CO_2 e Erbium-Yag.[89]

Tricoepitelioma

Trata-se de tumor benigno da pele que se diferencia para folículo piloso. O tumor solitário é o mais comum, chamado de tumor de Brooke. É um nódulo consistente, eritematoso, geralmente facial, que lembra o carcinoma basocelular[90] (Figura 119.28). Na forma múltipla é chamado de epitelioma adenoide cístico. É familial, autossômica dominante. Os tumores têm início na adolescência, acometem a face, principalmente a glabela, sulcos nasolabiais, nariz e pálpebras. Eventualmente ocorrem no pescoço e na porção alta do tronco. São pápulas ou nódulos eritematosos, róseos ou amarelados com pequenos vasos dilatados[91] (Figura 119.29). Podem medir mais de 1 cm, ser coalescentes e, eventualmente, se associam ao carcinoma basocelular.[92]

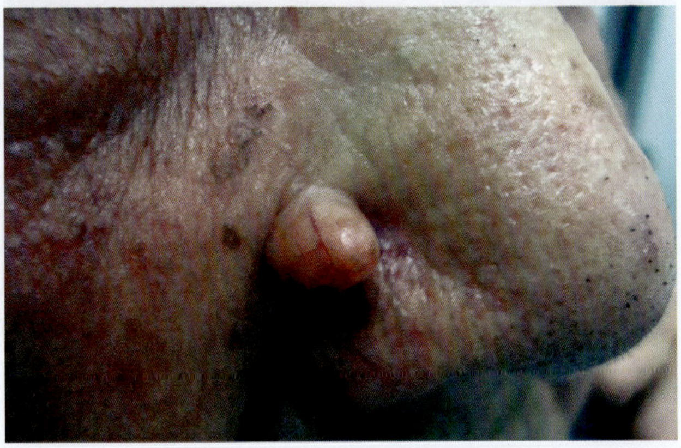

■ **Figura 119.28** Tricoepitelioma solitário: lesão papulotumoral, eritematosa e teleangiectásica próxima à asa nasal.

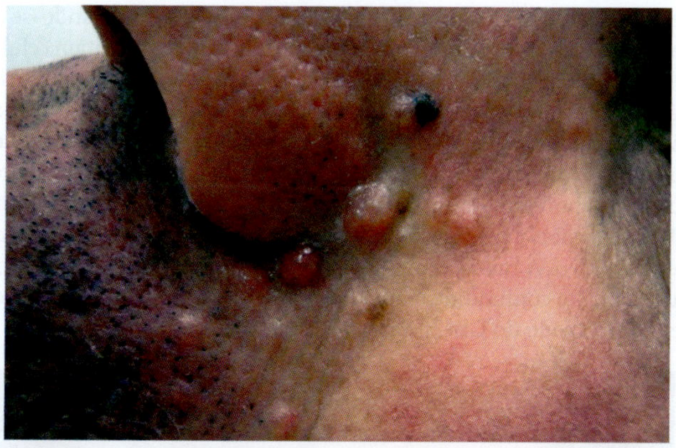

■ **Figura 119.29** Tricoepiteliomas múltiplos: lesões pápulo-nodulares eritematosas e teleangiectásicas, acometendo sulco nasolabial e lábio superior.

Histologicamente (Figura 119.30), observa-se nódulo composto de brotos celulares pequenos, agregados de forma harmônica e simétrica. O estroma é frouxo, ricamente celular e vascularizado, por vezes mixoide, similar ao da bainha fibrosa do folículo piloso e pode ser escasso ou exuberante. Cada broto neoplásico apresenta, na região central, células mais acidófilas, por vezes cornificadas, formando cistos, assemelhando-se ao infundíbulo folicular. Na periferia, há projeções digitiformes de células germinativas, não raro com papilas conjuntivas primitivas em contiguidade. Cada broto neoplásico mostra-se envolto por estroma frouxo bem celular.[90] Uma variedade rara é o tricoepitelioma desmoplásico. Formam-se cistos córneos na superfície e brotos afilados de células germinativas na profundidade, em meio ao tecido fibroso. O tricoepitelioma deve ser diferenciado do carcinoma basocelular. Na visão panorâmica, o arranjo dos brotos neoplásicos é anárquico, no carcinoma basocelular. Há brotos volumosos na base da lesão, o espaçamento entre eles é irregular, o formato é bizarro ou geométrico e o estroma varia bastante. Ora é escasso, ora é abundante, similar ao tecido de granulação, mucinoso ou esclerótico. Papilas foliculares são raras no carcinoma basocelular. Estes mesmos critérios auxiliam a discriminar o tricoepitelioma desmoplásico do carcinoma basocelular esclerodermiforme: simetria, bordas bem circunscritas e centro deprimido, no primeiro. Outros sinais que auxiliam são a calcificação e frequente associação com o nevo melanocítico.[93,94] O carcinoma anexial microcístico também forma cistos na superfície e cordões de células basaloides na profundidade. Porém tem crescimento francamente infiltrativo e apresenta invasão do espaço perineural. O tricoepitelioma é considerado variante mais diferenciada do tricoblastoma, a contraparte benigna do carcinoma basocelular.[95]

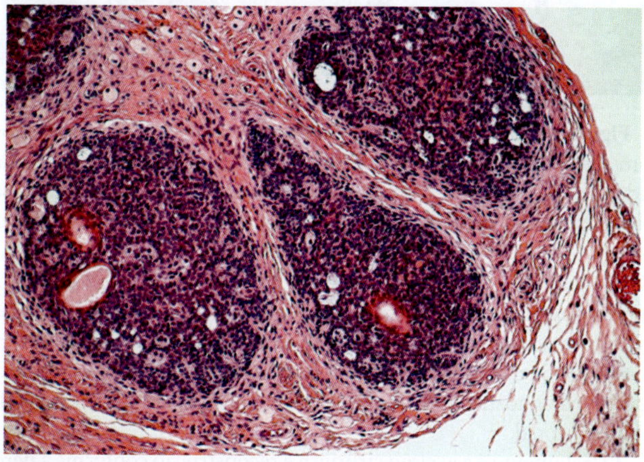

■ **Figura 119.30** Tricoepitelioma: neoplasia de células basaloides, similar ao carcinoma basocelular, porém mostrando massas neoplásicas envoltas por abundante estroma de tipo perifolicular. Presença de diminutos cistos córneos, reproduzindo o infundíbulo folicular.

Os tratamentos incluem as excisões cirúrgicas convencionais, particularmente para as lesões solitárias, excisões em *shaving* com ou sem eletrocoagulação, dermoabrasão e laserterapia de CO_2. As lesões removidas incompletamente voltam a manifestar relevo.[91]

Triquilemoma

É um hamartoma originado da proliferação da bainha externa do folículo piloso. Apresenta-se como nódulo inespecífico ou pápula verrucosa com menos de 1 cm de diâmetro, especialmente na face de adultos. Geralmente a lesão é solitária, mas pode se apresentar em grande número na síndrome de Cowden, na face, pescoço e região superior do tronco. Esta faz parte da síndrome hamartomatosa do gene PTEN (PHTS), causada por uma variante patogênica da linha germinativa no gene supressor tumoral homólogo de fosfatase e tensina, que engloba e substitui as classificações anteriores de síndrome de Cowden, de Bannayan-Riley-Ruvalcaba, de Proteus-símile relacionada ao PTEN e síndrome de Proteus relacionada ao PTEN. A condição é caracterizada por múltiplos hamartomas e um risco aumentado de vários tipos de câncer.[96] Nela acompanham outros hamartomas, com predisposição à neoplasias malignas como na mama e tireoide.[97] Os diagnósticos diferenciais clínicos incluem tumores cutâneos anexiais e carcinoma epidermoide.

Histologicamente (Figura 119.31) é uma lesão exo-endofítica, com células claras (PAS positivas, diástase-sensíveis), com a zona da membrana basal acidófila e espessa (Figura 119.32). Podem ser encontradas áreas com arranjo espiralado, correspondendo aos pontos de abertura dos ductos sebáceos.[98,99] Raramente ocorre fibroplasia na base da lesão (triquilemoma desmoplásico).[100,101] Genótipos de HPV já foram identificados nestas lesões. É possível que o triquilemoma represente uma verruga vulgar com diferenciação triquilemal das suas células e, a forma desmoplásica, uma verruga vulgar traumatizada, em regressão. Desta forma, os pacientes com síndrome de Cowden apresentariam maior predisposição para desenvolver infecções pelo HPV, causando não só estas lesões, como as neoplasias benignas e malignas. Os fibromas escleróticos, descritos nesta síndrome, corresponderiam a verrugas faciais ou volares, em fase tardia de involução.[102] Porém outros autores não encontraram genótipos do HPV nestas lesões.[103] O diagnóstico diferencial se faz com o acantoma de células claras: neste, a configuração arquitetural não é similar à da verruga viral e não há uma bainha hialina periférica.

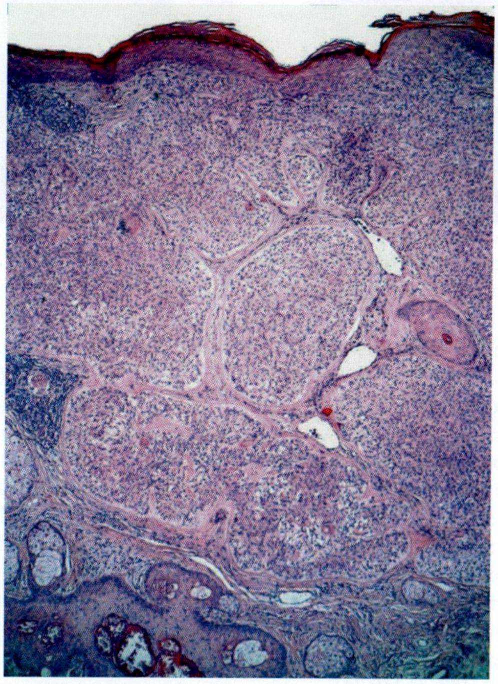

■ **Figura 119.31** Triquilemoma: massas de células epiteliais claras, similares às da bainha externa folicular, agregando-se na derme reticular, em conexão com a epiderme.

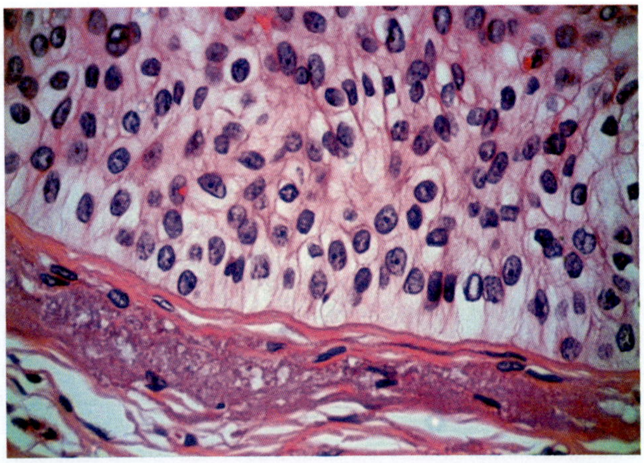

■ **Figura 119.32** Triquilemoma: mesma lesão da Figura 119.31, em maior aumento, mostrando células claras que, na periferia da lesão, reproduzem a bainha externa folicular, inclusive com a zona da membrana basal espessa. A derme adjacente é elastótica.

O tratamento é a remoção cirúrgica das lesões, sempre acompanhada de exame histopatológico para afastar a possibilidade de malignidade. Outros recursos podem ser indicados, sobretudo para lesões menores, como *shaving* e eletrocoagulação e laserterapia de CO_2.

■ NEOPLASIAS SEBÁCEAS

Nevo sebáceo (nevo de Jadassohn, nevo organoide)

É um hamartoma geralmente presente ao nascimento, mas que chama a atenção após a adolescência e, raramente, é familiar. Em geral, mede de 1 a 2 cm e localiza-se, preferencialmente, na região da cabeça e pescoço. Na cabeça, o local mais comum é o couro cabeludo (Figura 119.33).

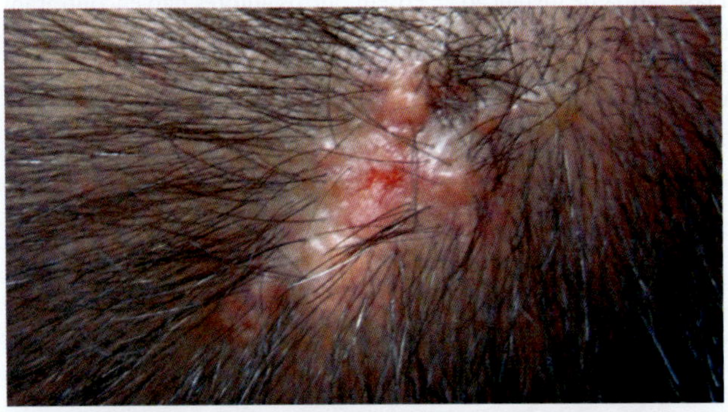

■ **Figura 119.33** Nevo sebáceo: placa papulosa, amarelada ou rósea, no couro cabeludo, com alopecia.

O nevo sebáceo extenso linear pode se associar a anomalias do sistema nervoso, havendo convulsões, retardo mental e alterações oculares (facomatose do nevo organoide). Na sua história natural, muitas neoplasias podem se sobrepor, na vida adulta, como o siringocistadenoma papilífero, tricoblastoma, triquilemoma, neoplasias sebáceas e sudoríparas várias, leiomioma, lipoma, carcinoma basocelular e epidermoide.[104,105] A lesão pode manifestar-se no recém-nascido como uma pequena placa papulosa, amarelada, rósea ou acastanhada e com alopecia. Com a idade, desenvolve-se em espessura e na idade adulta pode ter aspecto nodular ou tumoral e apresentar hiperqueratose. Na evolução poderá desenvolver lesões ulceradas e sangrantes o que faz supor transformação maligna como carcinoma basocelular ou espinocelular[106] (Figura 119.34).

À histologia, trata-se de lesão complexa, com a participação de muitos elementos da pele (caráter organoide). A epiderme exibe hiperqueratose, acantose, papilomatose e pequenos brotos de células germinativas, com a papila folicular correspondente, projetando-se da camada basal. São folículos pilosos primordiais que apresentam células CK20-positivas (células de Merkel) na camada basal. As glândulas sebáceas, na evolução, tornam-se volumosas, mais numerosas e abrem-se diretamente para a superfície, pois, habitualmente, os folículos pilosos estão ausentes. Frequentemente, são vistas glândulas sudoríparas écrinas e apócrinas em maior número, por vezes dilatadas[107] (Figura 119.35). Muitas neoplasias benignas e malignas podem originar-se no nevo sebáceo. A mais comum delas é o tricoblastoma.[108,109] Este é frequentemente confundido com o carcinoma basocelular (CBC) e pode ser diferenciado do CBC pela presença das células CK20+.[110]

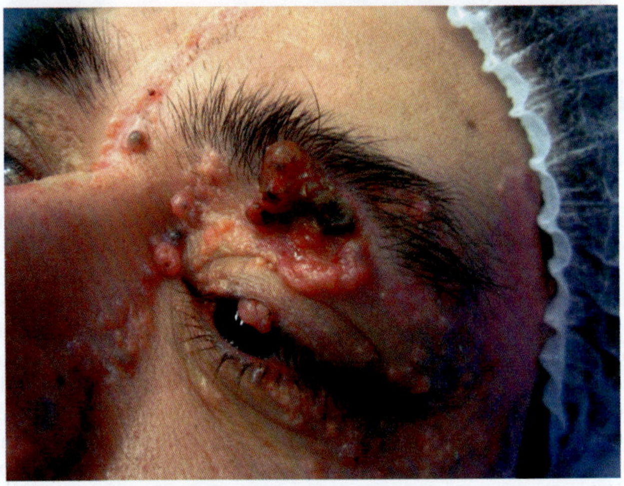

■ **Figura 119.34** Numerosas lesões de nevo sebáceo na face e degeneração para carcinoma basocelular na pálpebra superior (síndrome de Solomon).

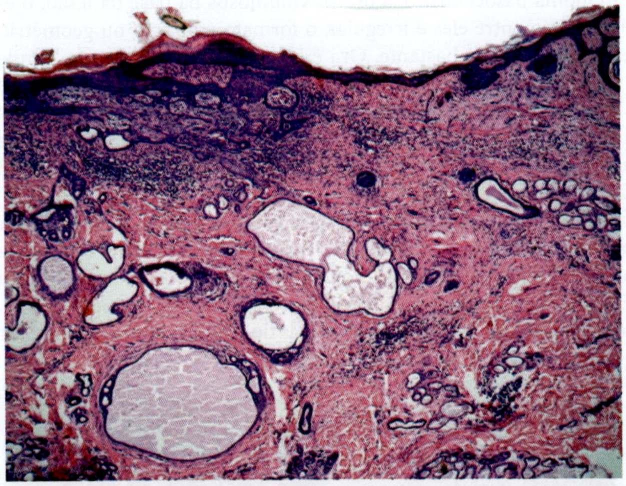

■ **Figura 119.35** Nevo sebáceo do couro cabeludo: lesão hamartomatosa com ausência de folículos pilosos terminais, exuberância de glândulas sudoríparas, por vezes com ductos ectásicos e brotos de células basaloides apensos à epiderme, reproduzindo folículos pilosos abortivos.

O diagnóstico do nevo sebáceo se faz pela evolução clínica e exame histopatológico. Em casos de manifestações neurológicas, ósseas e oculares, exames complementares radiológicos devem esclarecer a possibilidade da síndrome do nevo epidérmico. Descreve-se, na atualidade, o diagnóstico precoce, intraútero, por meio de ultrassonografia tridimensional.[111]

O tratamento é a excisão cirúrgica e reconstrução conforme a perda tecidual, considerando que às vezes torna-se necessária reconstrução com enxertos e retalhos, em função de extensão do nevo. Admitem-se ressecções parciais, até a retirada completa da lesão. A possibilidade de transformação maligna neste nevo torna obrigatória a sua excisão.

Adenoma sebáceo de Pringle (angiofibroma)

O assim chamado adenoma sebáceo é um angiofibroma. Pode ocorrer isoladamente (pápula fibrótica do nariz)[112] ou acompanhar síndromes. A esclerose tuberosa é uma doença de natureza autossômica dominante. O adenoma sebáceo é o componente cutâneo da tríade da *epiloia* (do inglês *epilepsy, low intelligence* e *adenoma sebaceum*), manifestação da esclerose tuberosa. Lesões hamartomatosas podem surgir em vários órgãos. O termo adenoma sebáceo é inadequado porque ele nem é um adenoma e nem é sebáceo.[113,114] Angiofibromas múltiplos faciais, como vistos na esclerose tuberosa, também podem ser observadas na síndrome de Birt-Hogg-Dubé (doença autossômica dominante caracterizada pela presença de tumores cutâneos como o acrocordon, fibrofoliculoma e tricodiscoma, além de propensão a tumores renais e pneumotórax espontâneo)[115,116] e na neoplasia endócrina múltipla de tipo 1, principalmente quando o início ocorre no adulto.[117,118] Clinicamente, apresenta-se como grande número de pápulas na pele da face, mento e do nariz. São lesões eritematosas, firmes, lisas e brilhantes, isoladas e agrupadas, desde diminutas até diâmetros maiores, com 1 a 2 cm. Algumas lesões tornam-se hipercrômicas. Outros diagnósticos diferenciais clínicos podem ser feitos com o tricoepitelioma, cisto epidérmico e hiperplasias sebáceas. Os angiofibromas quando localizados ao longo da orla da glande denominam-se coroa hirsuta do pênis. As pápulas são menores, puntiformes, agrupadas, cor da pele ou amareladas.

Histologicamente (Figura 119.36), trata-se de lesão de caráter hamartomatoso que inclui dois componentes: epitelial (folículos pilosos) e não epitelial (fibroblastos, tecido conjuntivo perifolicular, vasos sanguíneos e melanócitos). A derme acha-se espessada e a epiderme sobrelevada. A epiderme tem espessura variável e pode exibir melanócitos proeminentes na junção dermoepidérmica.[119] Há vários folículos pilosos distorcidos, com abundante bainha perifolicular, com muitos vasos e células dendríticas (fator XIIIa+ e S100-). Estas células são estreladas, com núcleos proeminentes, por vezes multinucleadas. No passado foram confundidas com células névicas residuais de nevo em involução. As células estromatosas estreladas dos angiofibromas exibem características de células senescentes, explicando porque estas lesões não sofrem malignização e nem continuam a crescer.[120,121] O diagnóstico diferencial se faz com o tricodiscoma, que pode ocorrer em grande número, com o fibrofoliculoma e o acrocórdon na síndrome de Birt--Hog-Dubé. No tricodiscoma, há delgados prolongamentos de células do manto e abundante estroma mixoide.[119]

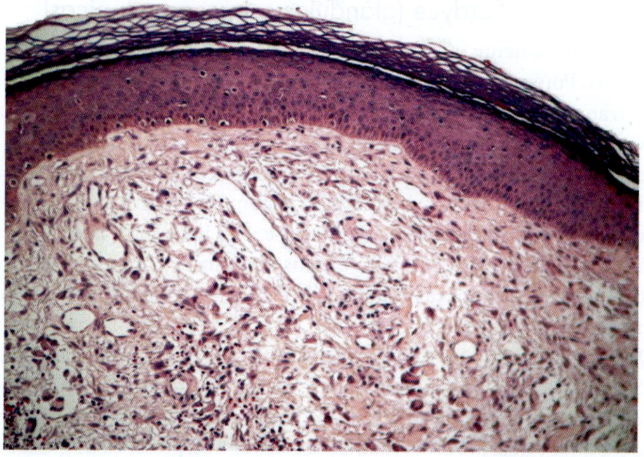

■ **Figura 119.36** Adenoma sebáceo (esclerose tuberosa): lesão hamartomatosa que reproduz os componentes da bainha fibrosa perifolicular, que é composta de vasos, fibroblastos e células dendríticas. Estas se mostram, em vários pontos, volumosas, multinucleadas e os vasos, muitas vezes dilatados.

Os tratamentos exigem várias sessões para se obter bons resultados. Citam-se o dermoabrasão, *shaving* e eletrocoagulação e laserterapia de CO_2. Os resultados são, muitas vezes, insatisfatórios considerando a multiplicidade das lesões e a natureza esclerótica das mesmas que produzem cicatrizes hipertróficas e inestéticas (Figura 119.37).

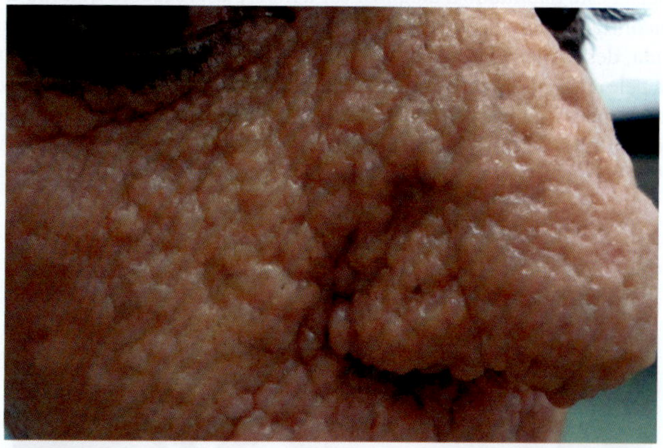

■ **Figura 119.37** Adenoma sebáceo (esclerose tuberosa): numerosas pápulas lisas e brilhantes, isoladas e agrupadas na face.

Hiperplasia sebácea

Embora o número de glândulas sebáceas permaneça o mesmo, durante a vida do indivíduo, estas glândulas vão sofrendo modificações. Nos recém-nascidos há aumento da secreção, associada à estimulação androgênica, que cai na infância e volta a aumentar na puberdade. Com o avançar da idade, há queda na produção de andrógenos e menor renovação das células sebáceas, frequentemente resultando em hiperplasia destas glândulas na face. Outros fatores que levam à hiperplasia sebácea incluem a exposição ao sol e uso de ciclosporina. Achados recentes revelam que a superexpressão do gene Smad7, associado à senescência, correlata-se com a hiperplasia.[122,123]

A hiperplasia sebácea surge como uma pápula discreta, de 1 a 3 mm, eritemato-amarelada com depressão central, localizada principalmente nas regiões frontal, glabelar, nasal e próxima à implantação dos cabelos.[124] Clinicamente, o diagnóstico diferencial principal se faz com o carcinoma basocelular em estágio bem inicial (Figura 119.38). Descreve-se também, em indivíduos mais jovens e em áreas como tórax, vulva, pênis e aréola mamária. Na aréola mamária são conhecidas como tubérculos de Montgomery e nas áreas genitais e lábios como grânulos de Fordyce.[109]

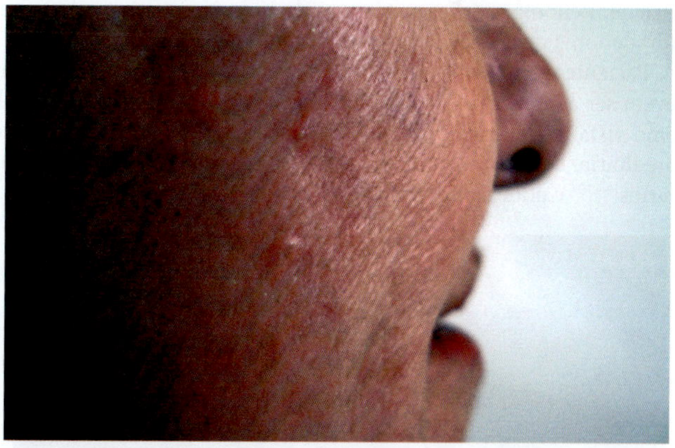

■ **Figura 119.38** Hiperplasia sebácea: diminutas pápulas eritemato--amareladas, com depressão central, na face.

Histologicamente (Figura 119.39), glândulas sebáceas superficializadas, com numerosos lóbulos volumosos, abrem-se para infundíbulo central. É importante lembrar que o número e o volume das glândulas sebáceas variam de indivíduo para indivíduo e de uma região anatômica para outra. Desta forma, há o risco de se estabelecer este diagnóstico numa pele normal, que se caracterize por conter glândulas sebáceas volumosas. O que se parece com uma glândula sebácea hiperplásica pode ser o normal para aquele indivíduo, naquela região anatômica. O patologista está habilitado a diagnosticar a hiperplasia sebácea quando ele encontra uma ou mais glândulas sebáceas maduras com muitos lóbulos cada, desde que a lesão tenha sido identificada clinicamente, distinta da pele adjacente, sendo indicada a biópsia, para fins de diagnóstico ou confirmação da impressão clínica.[124] Os diagnósticos diferenciais que podem ser apontados à clínica são o mílio, perifoliculite e hidradenoma.

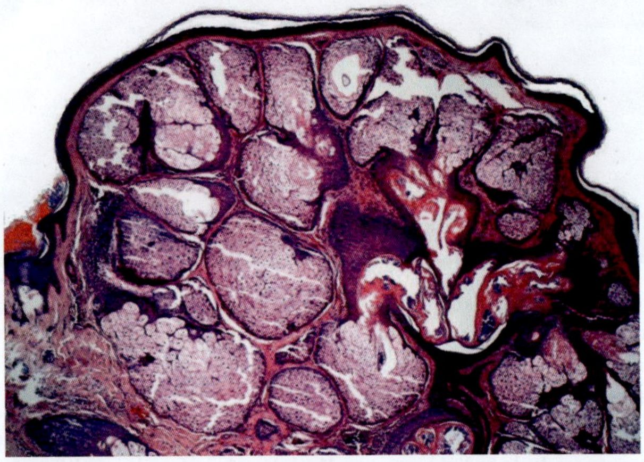

■ **Figura 119.39** Hiperplasia sebácea senil: glândula sebácea superficializada volumosa, com numerosos lóbulos, que se abrem para infundíbulo central.

Os tratamentos incluem a remoção com curetas pequenas de 1 a 2 mm, laserterapia de CO_2 e aplicação de cáusticos como ácido tricloroacético a 50%. Lesões numerosas podem se beneficiar com o uso de ácido retinoico tópico em gel ou creme a 0,05% e, eventualmente, isotretinoína sistêmica.

Adenoma sebáceo

Trata-se de tumor benigno de diferenciação sebácea, geralmente presente na cabeça e pescoço; pode, entretanto, ocorrer em qualquer outra área do corpo, inclusive na mucosa bucal.[124] É frequentemente diagnosticado, à clínica, como carcinoma basocelular. Apresenta-se como pápula alaranjada ou eritematosa, mais frequente em indivíduos idosos, medindo cerca de 0,5 cm (Figura 119.40). Outros diagnósticos diferenciais incluem demais tumores de diferenciação anexial, como o tricoepitelioma, nevos, metástases de tumores renais, melanoma, hidradenoma de células claras e lesões xantomatosas.[124]

Pacientes com neoplasias sebáceas (mas não a hiperplasia sebácea) devem ser acompanhados para investigação de malignidade visceral, como vista na síndrome de Muir-Torre. Esta síndrome é geralmente hereditária, cursa com carcinomas colorretais, uterinos, renais e mamários[125-127] e pode ser identificada apenas após imunossupressão.[128]

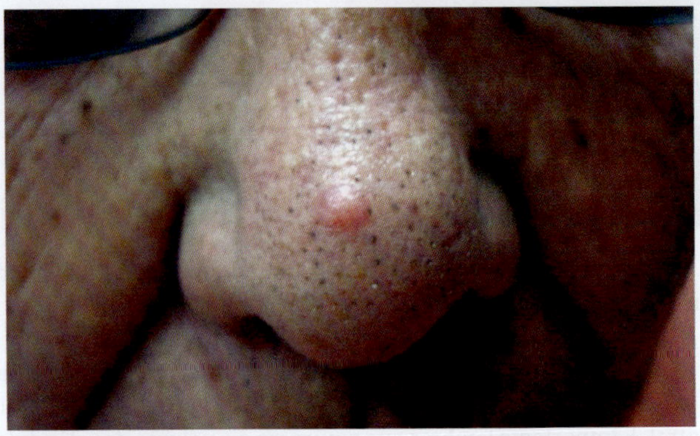

■ **Figura 119.40** Adenoma sebáceo: pápula eritemato-alaranjada no dorso/ponta nasal.

Histologicamente (Figura 119.41), observa-se crescimento exo/endofítico e bordas com arranjo lobulado, sem caráter infiltrativo. Na área da neoplasia, as células neoplásicas substituem a epiderme e parte da derme. Há diferentes graus de maturação sebácea. Pelo menos 50% das células apresentam núcleos volumosos, semelhantes aos das células germinativas sebáceas periféricas. É variável o número de células com citoplasma amplo e estriado (grosseiramente vacuolizado). Podem ser encontrados ductos sebáceos.[129] No diagnóstico, se houver predomínio de células germinativas, deve-se afastar o carcinoma basocelular com diferenciação sebácea. O exame imunohistoquímico para EMA e adipofilina pode ser de grande ajuda nestes casos. São difusamente positivos no adenoma sebáceo, mas no carcinoma basocelular, mostram-se positivos, apenas, nas áreas de diferenciação sebácea.[129,130] Cabe lembrar que há baixa reprodutibilidade interobservador no diagnóstico dos diferentes tumores benignos com diferenciação sebácea, bem como no diagnóstico diferencial entre tumores benignos e carcinoma sebáceo.[131]

O tratamento é a excisão cirúrgica.

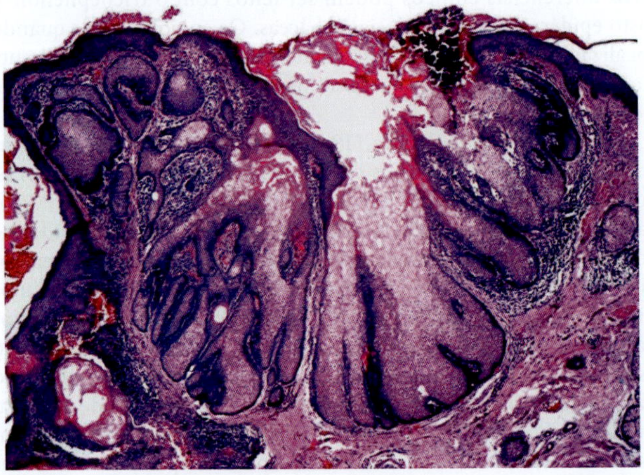

■ **Figura 119.41** Adenoma sebáceo: neoplasia formada de lóbulos de células sebáceas, em continuidade com a epiderme, de bordas rombas e limites precisos. As células são dotadas de núcleos mais volumosos do que os dos sebócitos.

Grânulos de Fordyce (glândulas sebáceas ectópicas)

Habitualmente, as glândulas sebáceas se associam aos folículos pilosos. Porém, glândulas sebáceas ectópicas podem ser encontradas na transição entre a semi-mucosa e a mucosa labial, na face medial dos grandes lábios ou na glande (Figura 119.42). Como as glândulas sebáceas são frequentes na borda da semi-mucosa labial e na mucosa oral de adultos, apenas as glândulas volumosas, visíveis, devem ser consideradas como grânulos de Fordyce. Sua incidência aumenta da infância para a idade adulta e é mais comum em homens. Não há correlação com doenças sistêmicas.[132] Localizações menos comuns incluem a língua, o esôfago, a região plantar, o colo do útero e o timo. Os tubérculos de Montgomery referem-se à presença das glândulas sebáceas ao redor da aréola.[133,134] Clinicamente, caracterizam-se por pequenas pápulas, eventualmente coalescentes, medindo de 1 a 3 mm, de cor amarelada. Foi observada associação entre a presença de grânulos de Fordyce e a síndrome de Lynch (condição hereditária do câncer colorretal não poliposo).[132]

Histologicamente (Figura 119.43), lóbulos sebáceos maduros apresentam-se na região subepitelial, abrindo-se diretamente para a superfície.

Não se recomenda tratamento para estas lesões, a despeito de muitas vezes serem queixas de consultas, quando ocorre a percepção das mesmas.[135]

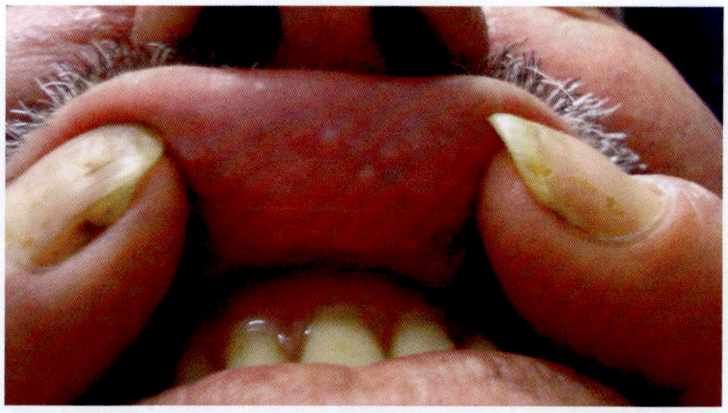

■ **Figura 119.42** Grânulos de Fordyce: discretas pápulas branco-amareladas na mucosa do lábio superior.

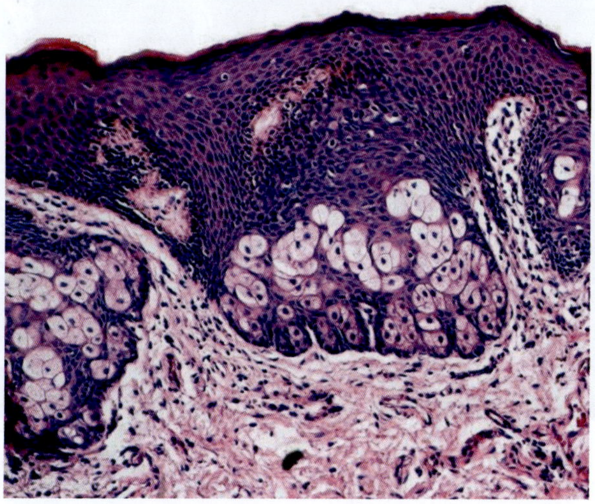

■ **Figura 119.43** Grânulos de Fordyce: lóbulos sebáceos maduros apensos à região subepitelial da mucosa oral.

■ NEOPLASIAS SUDORÍPARAS ÉCRINAS

Siringoma

É uma lesão frequente. Trata-se de neoplasia benigna, mais comum em mulheres. É frequentemente múltipla, especialmente na face, acometendo as pálpebras inferior e região periorbitária.[136] Na forma eruptiva, as lesões são muito numerosas, disseminadas, iniciando-se na adolescência[137-138] e podem ser familiais.[139] Surge como pequenas pápulas, firmes, cor da pele, eritematosas ou hipocrômicas. Podem ter de 1 a 3 mm e eventualmente coalescem (Figuras 119.44, 119.45 e 119.46). Clinicamente pode ter diagnóstico diferencial com hidrocistoma, hiperplasia sebácea e mílio. Esta lesão é descrita, também, em áreas como a vulva, pênis e axilas. É considerada condição pruriginosa, fazendo parte do diagnóstico das dermatites papulosas e pruriginosas destas regiões.[137,140-142]

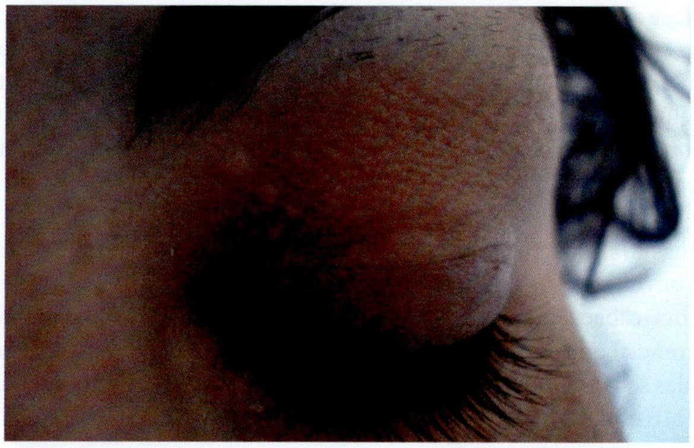

■ **Figura 119.44** Siringoma: diminutas pápulas hipocrômicas planas na região palpebral.

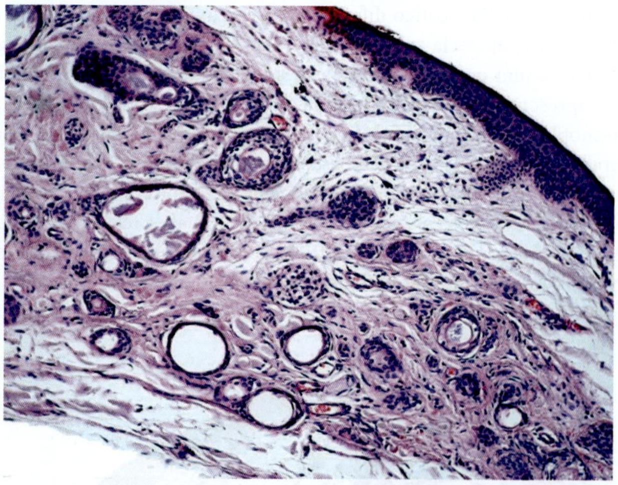

■ **Figura 119.45** Siringomas múltiplos: numerosas pápulas eritematosas e pigmentadas nas nádegas.

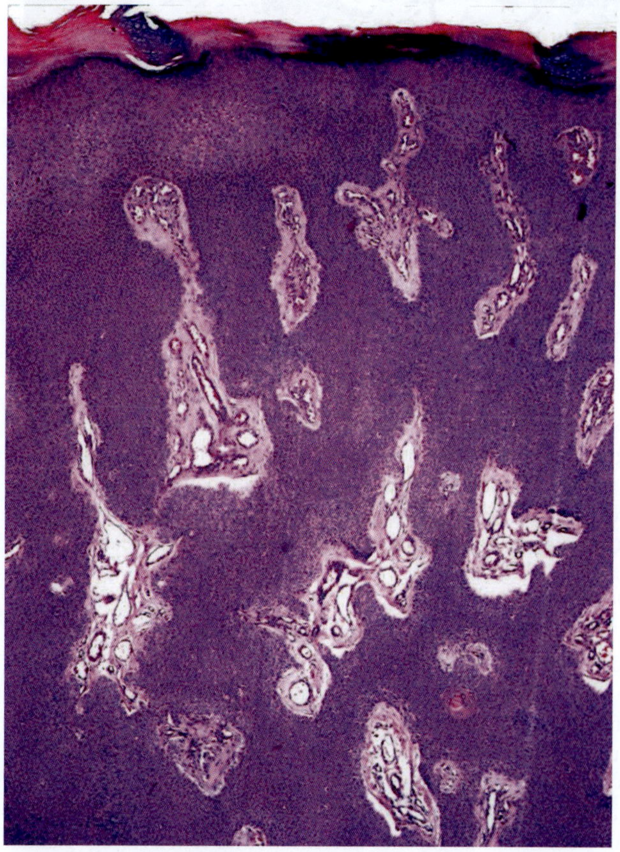

■ **Figura 119.46** Siringomas múltiplos: numerosas pápulas eritematosas coalescentes no pescoço e colo.

Histologicamente (Figura 119.47) observa-se nódulo dérmico de tecido conjuntivo, onde estão mergulhados túbulos, cordões celulares e cistos. O revestimento dos ductos se faz por duas ou mais camadas celulares, sendo a interna de células claras, raras vezes com grânulos querato-hialinos. Siringomas com predomínio de células claras são mais comuns em diabéticos. Os túbulos se interconectam e têm lume espiralado de forma que, em alguns pontos, têm forma de girino, com apenas parte do lume aberta.[143-144] Uma variedade incomum é o siringoma cístico (mílium-símile), com um componente cístico proeminente, provavelmente mimetizando o ducto sudoríparo dérmico.[145] Os siringomas apresentam células que expressam as mesmas citoqueratinas das células luminares dos ductos sudoríparos proximais (citoqueratinas 5/14, 6/16 e 6/10).[146] No diagnóstico diferencial cita-se a hiperplasia sudorípara (em áreas de alopecia ou em outras situações), em que não há fibrose periférica (em que pese que as lesões jovens de siringoma também não apresentem). Outro diagnóstico diferencial é o tricoepitelioma desmoplásico que apresenta diferenciação folicular, cistos córneos na superfície e cordões de células basaloides na profundidade; carcinoma anexial microcístico (CAM), especialmente na forma em placa do siringoma: o CAM, na remoção, em geral, já infiltra até a tela subcutânea, exibe cistos cornificados na superfície e cordões celulares irregulares, infiltrativos que, na profundidade, envolvem o espaço perineural[147] e o carcinoma basocelular esclerodermiforme, que apresenta assimetria e caráter infiltrativo.[148]

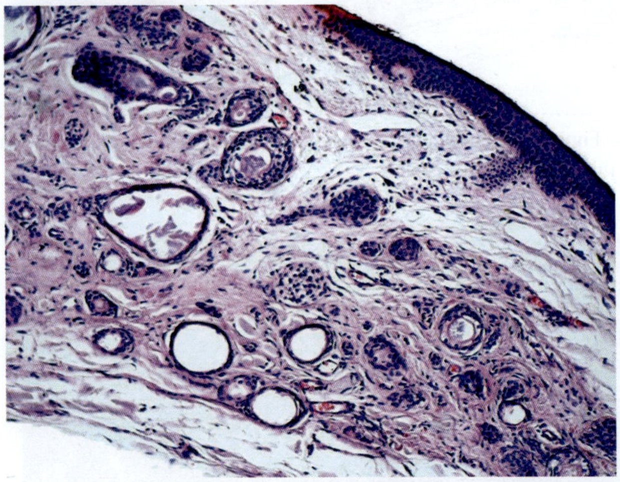

■ **Figura 119.47** Siringoma: nódulo dérmico superficial de tecido conjuntivo, onde estão mergulhados túbulos, cordões celulares e cistos.

O tratamento deve ser escolhido segundo o número de lesões. Respondem bem à excisão em *shaving* deixando-se a cicatrização por segunda intenção. Lesões múltiplas respondem a laserterapia de CO_2.[149]

Deve-se ter cuidado com as remoções, pois podem gerar resultados cicatriciais inestéticos principalmente nas áreas das pálpebras e mais em pacientes que já apresentam hipercromia periorbitária.[150]

Poroma écrino

Tumor benigno originado da porção intraepidérmica do ducto sudoríparo, de crescimento lento, com predileção pela região palmoplantar, sendo facilmente reconhecível pela sua localização.[151-153] Surge como lesão pápulo-nodular, eritematosa, de 1 a 2 cm de diâmetro, pouco dolorosa à pressão. Descrevem-se tumores pigmentados. Tumores múltiplos foram relatados, em associação à radioterapia corpórea total,[154,155] transplante de medula óssea,[156] gestação,[157] e poliquimioterapia.[158] À clínica, o diagnóstico diferencial se faz com a verruga plantar, melanoma maligno amelanótico e com outros tumores benignos de diferenciação anexial glandular sudorípara.

Histologicamente (Figura 119.48), é uma lesão endofítica, constituída de projeções epidérmicas que se anastomosam e se constituem de células pequenas, similares umas às outras, uniformes, sendo o estroma edematoso e bem vascularizado. Podem ser observados túbulos. A lesão é simétrica e bem circunscrita. Mitoses podem ser vistas. As células do poroma se diferenciam para a região do acrossiríngio apical (expressam citoqueratinas 5/14).[159] Uma variante de células claras é o tumor de ductos dérmicos.[160]

O diagnóstico diferencial histológico mais importante é a queratose seborreica. Nesta, as células são maiores, menos uniformes e, se restringem à região do infundíbulo folicular. O perfil imunohistoquímico, entretanto, é similar.[161]

O tratamento é a ressecção cirúrgica convencional.

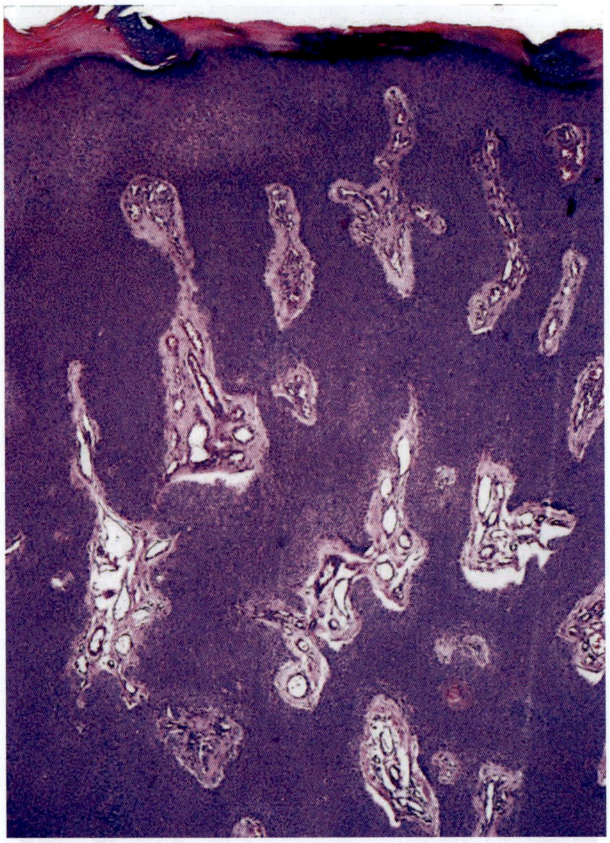

■ **Figura 119.48** Poroma: projeções epidérmicas anastomosantes de células pequenas, similares umas às outras, com estroma edematoso e bem vascularizado.

Espiradenoma

Neoplasia benigna, na maior parte solitária, podendo ocorrer de forma múltipla, acima da quarta década da vida. Apresenta-se como lesão nodular, eritemato-hipercrômica, de consistência firme, eventualmente pediculada.[162] Faz parte do grupo dos tumores dolorosos da pele.[163] As lesões podem ser múltiplas, congênitas e distribuir-se linearmente;[164] se múltiplo e localizado no couro cabeludo, mimetiza o cilindroma.[165-167] Os diagnósticos diferenciais clínicos incluem as lesões nodulares e dolorosas, ou seja, outros tumores anexiais e vasculares. Há relatos da associação com outros múltiplos tumores de origem anexial, como tricoepiteliomas e cilindromas, e de ocorrência concomitante na mesma lesão, como na síndrome de Brooke-Spiegler.[168-70] Nesta síndrome, os tumores podem sofrer malignização.[171]

Histologicamente (Figuras 119.49 e 119.50) observam-se brotos neoplásicos volumosos, de tamanho variado, escuros, arranjados como pétalas de uma flor, na derme e/ou tela subcutânea. Em cada broto nota-se a clássica tripla população celular: células pequenas, de núcleos bem corados, células mais claras, com núcleos mais pálidos, que podem formar túbulos e volumosos e linfócitos T. É comum o encontro de glóbulos de tecido conjuntivo hialino denso no seu interior. Os espiradenomas, bem como os cilindromas expressam citoqueratina 7, diferenciando-se para as células dos ácinos sudoríparos.[172-173]

O diagnóstico diferencial com cilindroma pode ser difícil e há formas híbridas. Contudo, quando brotos pequenos de células escuras, envoltas por bainha acidófila espessa se agrupam como peças de quebra-cabeça, o diagnóstico é de um cilindroma. Outro diagnóstico diferencial que deve ser excluído é o sebaceoma, devendo-se procurar células sebáceas que são EMA ou adipofilina-positivas. Como mencionado, o espiradenoma pode se associar com o cilindroma e tricoepitelioma numa só lesão.[168-169]

O tratamento de eleição é a ressecção cirúrgica. Relata-se a laserterapia de CO_2 nas lesões múltiplas da síndrome de Brooke-Spiegler.[174]

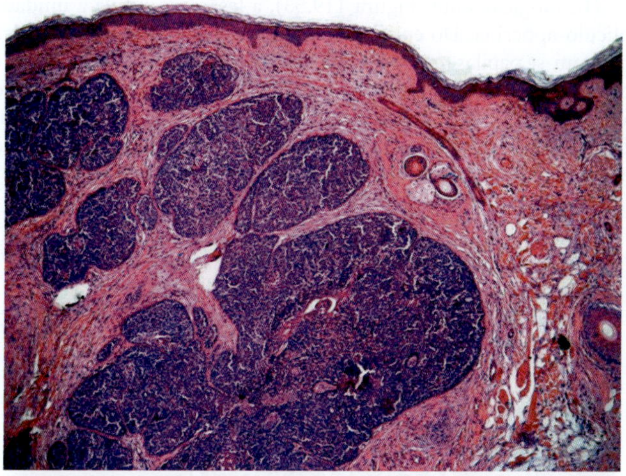

■ **Figura 119.49** Espiradenoma: brotos neoplásicos volumosos, de tamanhos variados, basófilos, arranjados como pétalas de uma flor, na derme.

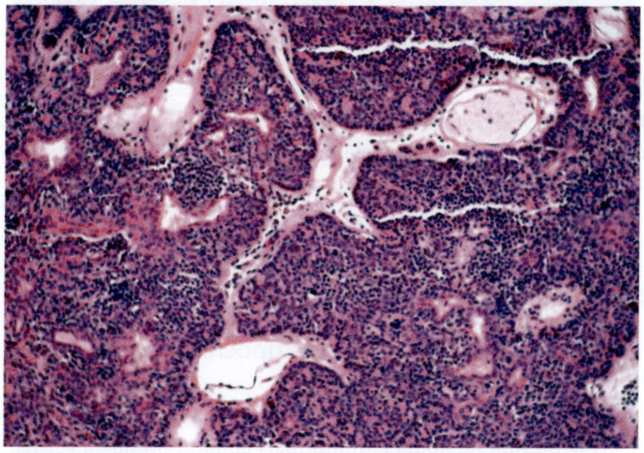

■ **Figura 119.50** Espiradenoma: em aumento maior, notam-se três tipos de células; as pequenas, de núcleos bem corados, as mais claras, com núcleos mais pálidos, que formam túbulos, e linfócitos.

Hidradenoma écrino

É um tumor que reproduz, no seu crescimento, as células das glândulas sudoríparas. Apresenta-se como um nódulo de até 10 cm, principalmente na cabeça e pescoço de homens adultos. Os nódulos são firmes e eritematosos. Quando se úlcera pode dar saída a líquido claro. Clinicamente, os diagnósticos diferenciais são os tumores benignos anexiais e o melanoma maligno amelanótico.[175] Há baixo potencial de transformação maligna, mas tumores incompletamente excisados podem recidivar.[176]

Trata-se de neoplasia composta por pequenas células cuboidais uniformes, podendo ser vistos lumes ductais revestidos por células cuboidais contendo cutícula de eleína na face luminal (células cuticulares). O diagnóstico diferencial se faz com o triquilemoma, lesão exo-endofítica superficial de células claras (PAS positivas, diástase-sensíveis), que mostra a zona da membrana basal acidófila e espessa.[27,177]

O tratamento é a excisão cirúrgica.

Hamartoma angiomatoso écrino

O hamartoma angiomatoso écrino é uma condição rara, havendo poucas descrições na literatura, manifestando-se como lesão nodular, principalmente nas extremidades. Ocorre com maior frequência em crianças e jovens[178] e, raramente, em adultos. Apresenta-se como lesão única ou múltipla, nodular contusiforme, podendo ter distribuição linear. Tem crescimento lento e evolução benigna. Pode ocorrer sintomatologia dolorosa.[179-181]

À histologia, observa-se um nódulo com numerosos vasos pequenos de mistura a várias glândulas écrinas na derme profunda. Outros constituintes cutâneos podem também estar presentes[182] e pode ocorrer associação com malformação artério-venosa.[180,181,183-185]

O tratamento é a remoção cirúrgica.

Cilindroma

Também conhecido como tumor em turbante, é um tumor cutâneo benigno originalmente considerado de origem écrina; mais recentemente, alguns autores colocam a possibilidade de diferenciação da unidade folículo-sebácea-apócrina.[189] Embora considerado benigno, é muito recidivante e, às vezes, sofre transformação maligna. Manifesta-se, principalmente, como tumores no couro cabeludo. Descreve-se ainda seu aparecimento em outras áreas, como tronco e membros.[186-187] A neoplasia tem crescimento lento e pode ser solitária ou múltipla. As formas familiares ocorrem em jovens. A forma solitária é mais frequentemente em mulheres. Pode fazer parte de síndromes como a de Brooke-Spiegler, de herança autossômica dominante, caracterizada pela predisposição a tumores cutâneos como os cilindromas, tricoepiteliomas, espiradenomas, espiradenocilindromas e tricoblastomas.[168-169] Há a possibilidade de transformação em cilindrocarcinomas.[188] Apresentam-se como nódulos eritematosos, de rápido crescimento; quando atingem tamanhos maiores tornam-se estáveis. Quando múltiplos, podem se coalescer. Geralmente, no couro cabeludo, tornam as áreas de acometimento alopécicas. Alguns tumores são pediculados. Podem ser dolorosos.[186] Os diagnósticos diferenciais incluem os tumores cutâneos anexiais sebáceos, foliculares e sudoríparos e o carcinoma basocelular, bem como os cistos epidermoides.[186]

Histologicamente (Figura 119.51) a neoplasia ocupa a derme e até a tela subcutânea e pode se conectar à epiderme. Observam-se pequenos agregados celulares, separados por escasso estroma, parecendo encaixar-se à maneira de peças de um jogo de quebra-cabeça. Em cada broto neoplásico há pequenas células escuras, frequentemente alinhadas na periferia, de mistura a células mais claras que têm núcleos mais pálidos, por vezes formando túbulos. Frequentemente, linfócitos T se misturam a estas células. Caracteristicamente, a zona da membrana basal é espessa e hialina em toda a circunferência dos brotos neoplásicos, bem como na sua espessura. Pode ser encontrada diferenciação sebácea, mostrando que o cilindroma é uma neoplasia da unidade folículo-sebácea-apócrina.[189] O diagnóstico diferencial se faz com o espiradenoma, onde os agregados neoplásicos são maiores; neste tumor, não se observa o aspecto de peças de um quebra-cabeça

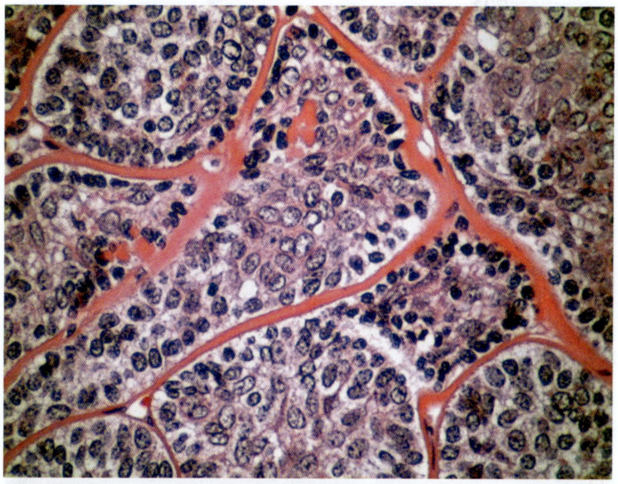

■ **Figura 119.51** Cilindroma: agregados de células epiteliais neoplásicas que parecem se encaixar como peças de quebra-cabeça. A zona da membrana basal é espessa e hialina em toda a circunferência dos brotos neoplásicos, bem como na sua espessura. Como no espiradenoma, há células menores, de núcleos bem corados e células mais volumosas, de núcleos mais vesiculosos.

e a membrana hialina periférica falta ou é incompleta. São observadas, com certa freqüência, neoplasias mistas (espiradenocilindromas). Nas lesões que se desenvolvem na síndrome de Brooke-Spiegler, achados histológicos mais complexos mistos são observados.[190]

O tratamento é a cirurgia convencional, exigindo, às vezes, reconstruções por enxertos ou retalhos.[191]

Hidrocistoma écrino

É um tumor benigno derivado dos ductos epiteliais intraepidérmicos. Surge como uma lesão pequena, papulosa, eritematosa clara, acastanhada ou amarelada, que pode se tornar verrucosa. Parece ter pouca ocorrência no tronco e segmento cefálico e ser mais encontrado nas extremidades. O aparecimento de úlcera, com crescimento rápido e sinais inflamatórios, pode despertar a suspeita de malignização. O diagnóstico clínico preciso é incomumente alcançado e o diferencial pode ser feito com verruga viral, queratose seborreica e outros tumores benignos anexiais.[186]

À histologia, mostra-se como cavidade única ocupando a derme, com uma ou mais camadas de células epiteliais cuboidais e uma periférica mioepitelial.[192,193]

O tratamento é a excisão cirúrgica convencional, considerando a possibilidade do exame histopatológico de toda a amostra tecidual. Entretanto, dado o seu caráter benigno, admite-se eletrocauterização e laserterapia de CO_2.

■ NEOPLASIAS SUDORÍPARAS APÓCRINAS

Siringocistadenoma papilífero

É um tumor benigno anexial de apresentação notável e incomum, geralmente localizado no segmento cefálico, entretanto de acometimento também nas regiões inguinal, poplítea, tórax, nádega, vulva, escroto, pálpebra, canal auditivo externo, fronte, dorso, coxa, mamilo, axila e cicatriz pós-operatória.[194-196] É uma mistura de nevo sudoríparo e nevo folicular (infundibular). A lesão é, geralmente, solitária, podendo ser múltipla, frequentemente associada ao nevo sebáceo. Há descrições de associações com outras neoplasias anexiais em uma mesma lesão, como hidrocistoma apócrino, siringoma de células claras, nevo apócrino, adenoma tubular apócrino, hidrocistoma apócrino, cistoadenoma apócrino.[196,197] A maioria é diagnosticada aos 15 anos de idade, época em que as glândulas apócrinas aumentam a sua atividade. Apresenta-se como uma lesão pápulo-nodular, eritematosa, hipercrômica, translúcida e de superfície, eventualmente, verrucosa. Pode ser arredondada ou ter a distribuição linear. Descreve-se possível transformação maligna para carcinoma basocelular, adenocarcinoma metastático e carcinoma ductal.[196] O diagnóstico diferencial pode ser feito, em idade precoce, com molusco contagioso e verruga viral. As demais lesões neoplásicas benignas podem ser semelhantes (Figura 119.52).

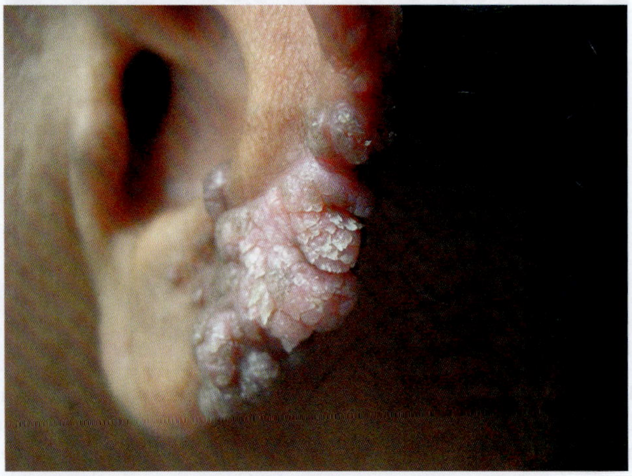

■ **Figura 119.52** Siringocistadenoma papilífero: lesões pápulo-nodulares, eritematosas e hipercrômicas, de superfície verrucosa, na hélice.

Histologicamente (Figura 119.53), a lesão recapitula a unidade folículo-apócrina. Do epitélio de uma estrutura infundíbulo-cística projetam-se papilas revestidas por epitélio acidófilo com decapitação e formação de franjas e infiltrado linfoide, rico em plasmócitos, no eixo conjuntivo.[198-199] No siringocistadenoma papilífero, o perfil imuno-fenotípico no epitélio escamoso é o do infra-infundíbulo, no ponto onde o ducto sudoríparo apócrino penetra o folículo piloso.[200]

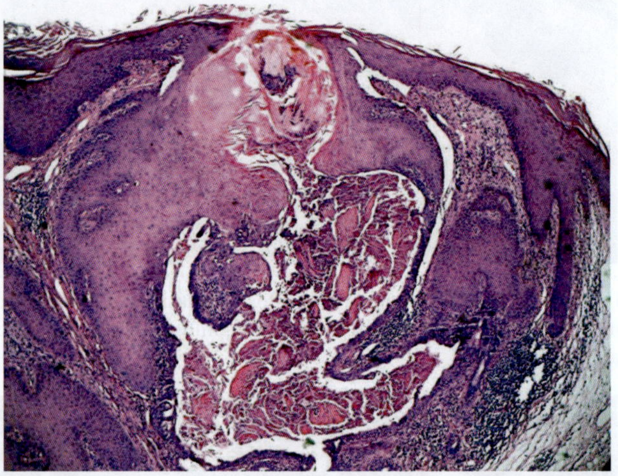

■ **Figura 119.53** Siringocistadenoma papilífero: estrutura infundíbulo-cística, para cujo lume projetam-se papilas, notando-se infiltrado linfoide periférico.

O tratamento resolutivo é a cirurgia convencional tanto para melhor estudo histopatológico como pela possibilidade de transformação em siringocistoadenocarcinoma.[201]

Hidradenoma de células claras apócrino (acrospiroma, hidradenoma nodular)

Ao contrário do que se supunha anteriormente, a diferenciação apócrina do hidradenoma é muito mais comum do que a écrina.[202] Manifesta-se como nódulo de 2 a 3 cm, ocorrendo em qualquer idade e em diferentes regiões.

Histologicamente (Figura 119.54) é uma lesão sólida ou sólido-cística, endofítica, presente na derme e, até, na tela subcutânea. Observa-se boa delimitação periférica e tipos celulares variados: células pálidas, claras, eosinófilas (por vezes, com secreção por decapitação), basófilas, mucinosas e escamosas.[203,204] Fendas nucleares são pormenores que favorecem o diagnóstico.[205] Mitoses e atipias nucleares podem ser vistas. O tecido colágeno no interior da neoplasia, pode ser escasso ou abundante, formando massas hialinas (esferulose). Pode continuar a crescer ("recidivar"), se não for retirado na íntegra. Esta neoplasia pode apresentar comportamento biológico maligno mesmo na ausência de atipias ou mitoses[206] e são relatadas as chamadas metástases "benignas" para linfonodos, que corresponderiam a depósitos de células neoplásicas não associados a malignidade.[207] Diagnóstico diferencial: o tumor glômico pode ser indistinguível, sendo importante a correlação clínica; a expressão imunohistoquímica de marcadores musculares, como a actina de músculo liso (positiva no tumor glômico) e das citoqueratinas (positivas no hidradenoma) permite a distinção. Quanto à metástase de carcinoma de células renais, neste há intensa vascularização e necrose frequente.[204]

O tratamento é a excisão cirúrgica.

Hidradenoma papilífero

É uma neoplasia benigna da região anogenital das mulheres adultas brancas, medindo entre 1 e 4 cm.[186,208] É a neoplasia anexial mais comum da vulva, seguindo-se o siringoma.[209] Pode ocorrer em outras localizações.[210] Surge como uma lesão nodular, arredondada, móvel e eventualmente dolorosa. O diagnóstico diferencial poderá ser feito com cisto de Bartholin, hidradenite, doença de Paget e adenocarcinoma.[208]

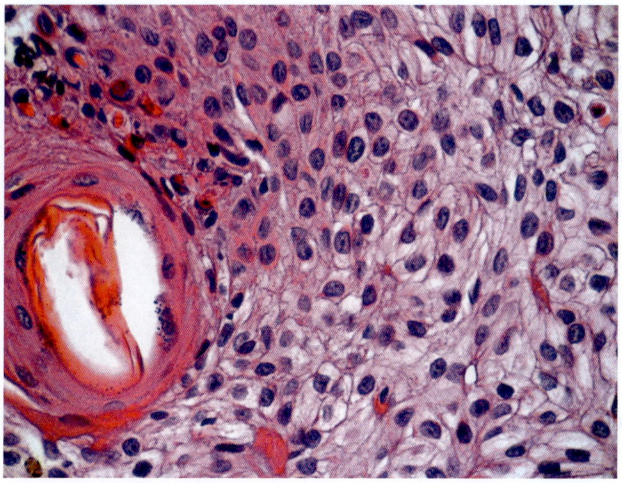

■ **Figura 119.54** Hidradenoma de células claras: neoplasia com distribuição sólida de células epiteliais de citoplasma claro e área com diferenciação escamosa.

Histologicamente, (Figura 119.55) há um cisto dérmico bem circunscrito, sem conexão com a epiderme. No seu interior, há papilas confluentes, em arranjo labiríntico, revestidas por epitélio colunar acidófilo e uma camada de células mioepiteliais periféricas. Esparsas atipias e mitoses podem ser vistas.[211] O hidradenoma papilífero reproduz a morfologia das glândulas anogenitais mamário-símiles[212] e apresenta características histológicas semelhantes às do papiloma intraductal da mama. Malignização é rara e pode estar associada ao HPV.[213]

O tratamento é a ressecção cirúrgica.

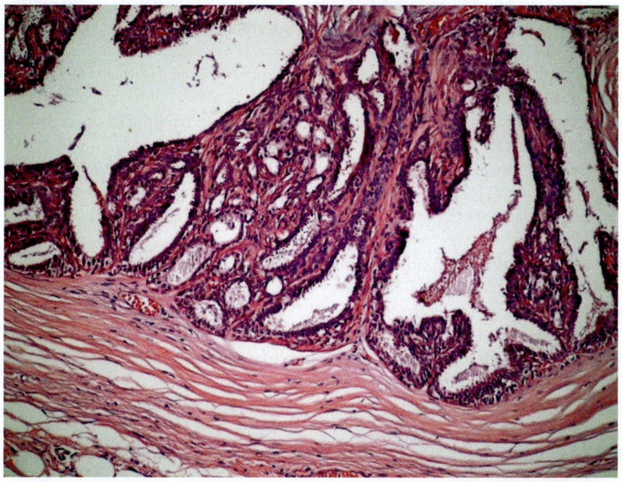

■ **Figura 119.55** Hidradenoma papilífero: cisto dérmico bem circunscrito, contendo papilas confluentes, em arranjo labiríntico, revestidas por epitélio colunar acidófilo, com secreção por decapitação, e uma camada de células mioepiteliais periféricas.

Cistadenoma apócrino

Os termos cistadenoma apócrino e hidrocistoma apócrino têm sido empregados como sinônimos para lesões císticas das glândulas apócrinas. Contudo, o primeiro, é considerado como neoplasia verdadeira, com potencial proliferativo e se distingue do hidrocistoma por apresentar papilas epiteliais com eixo conjuntivo-vascular, atipia nuclear eventual e certo grau de atividade mitótica.[214]

Hidrocistoma apócrino

Trata-se de uma lesão de aparecimento comum, mas, provavelmente, deva ser mais diagnosticada pelos oftalmologistas. Surge como pápula pequena, translúcida e brilhante, suavemente eritematosa, azulada ou acastanhada, localizada na face e, sobretudo, nas pálpebras. Pode ser única, de milímetros até meio centímetro ou várias e terem coalescência. Apresenta como principal diagnóstico diferencial o carcinoma basocelular nas formas iniciais, mílio e outros tumores anexiais[215,216] (Figura 119.56).

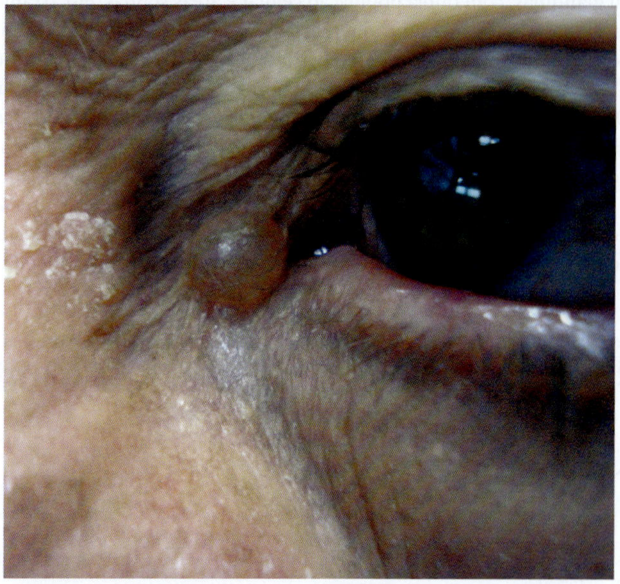

■ **Figura 119.56** Hidrocistoma apócrino: pápula, translúcida e brilhante, suavemente azulada ou amarelada, no epicanto medial palpebral.

Histologicamente (Figura 119.57), apresenta cavidade cística dérmica, revestida por epitélio colunar com secreção por decapitação. Na periferia, há uma outra camada de células basais mioepiteliais.[217]

O tratamento é a excisão cirúrgica, admitindo-se o *shaving* e eletrocoagulação e criocirurgia com nitrogênio líquido.

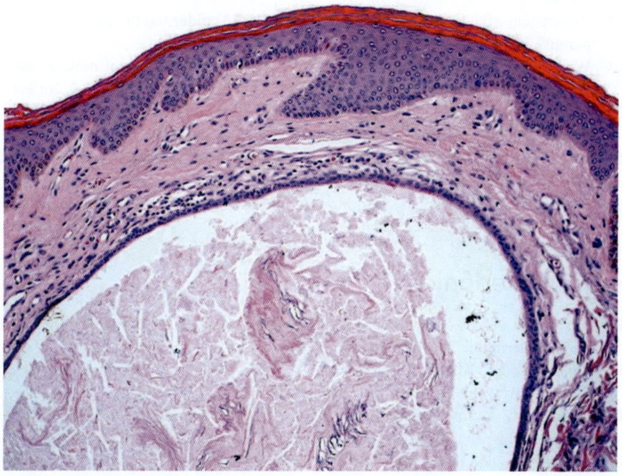

■ **Figura 119.57** Hidrocistoma apócrino: formação cística dérmica, revestida por epitélio colunar, com camada periférica de células basais mioepiteliais.

Siringoma condroide (tumor misto)

Também conhecido como adenoma pleomórfico, é um tumor benigno de difícil diagnóstico clínico. Encontra-se no grupo das lesões nodulares clinicamente não características, cujo diagnóstico é histopatológico. A forma comum de apresentação é um nódulo, de crescimento lento, assintomático, localizado na cabeça ou pescoço e, mais raramente no tronco.[186,218,219] É uma neoplasia bem circunscrita ocupando a derme e/ou a tela subcutânea, com cerca de 1,5 cm de diâmetro, mais comum em homens de meia idade. Lesões volumosas foram descritas.[220] Os diagnósticos diferenciais incluem cistos branquiais, epidermoides, adenopatias e demais manifestações nodulares benignas da cabeça e pescoço.

Histologicamente (Figura 119.58) observam-se dois componentes: epitelial e estromatoso. O componente epitelial exibe túbulos alongados ou glândulas, com dupla população celular e áreas sólidas, em arranjo variado. Pode-se encontrar diferenciação sebácea e folicular. O componente estromatoso também é variado: mixoide, cartilaginoso ou fibroso. Pode ocorrer acentuada calcificação[221] diferenciação adiposa. O componente mixoide/condroide pode ser exíguo.[222] O diagnóstico diferencial mais importante é o adenoma tubular; neste, falta o componente estromatoso.[223-226]

A excisão completa da lesão, em único tempo, com intuito diagnóstico e terapêutico é a conduta de eleição. Descreve-se a possibilidade de transformação maligna o que requer a excisão.[219,227]

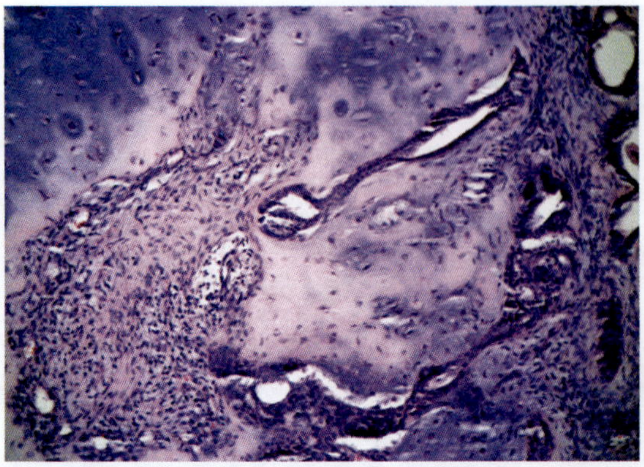

■ **Figura 119.58** Siringoma condroide: neoplasia composta por dois componentes celulares: epiteliais, formando túbulos e estromatoso.

Referências bibliográficas

Nevo verrucoso (epidérmico)

1. Rogers M, McCrossin I, Commens C. Epidermal nevi and the epidermal nevus syndrome. A review of 131 cases. J Am Acad Dermatol 1989;20:476-88.
2. Happle R. How many epidermal nevus syndromes exist? J Am Acad Dermatol 1991; 25:550-6.
3. Sugarman JL. Epidermal nevus syndromes. Semin Cutan Med Surg 2007; 26:221-30.
4. Waldman AR, Garzon MC, Morel KD. Epidermal nevi: what is new. Dermatol Clin. 2022;40:61-71.
5. Toya M, Endo Y, Fujisawa A et al. A metastasizing squamous cell carcinoma arising in a solitary epidermal nevus. Case Rep Dermatol Med 2012;2012:109632.
6. Ranugha PSS, Betkerur JB, Veeranna S, Basavaraj V. Appearance of verruca over linear verrucous epidermal nevus - An example of locus minoris resistentiae: a report of three cases. Indian Dermatol Online J 2018;9:334-7.
7. Asch S, Sugarman JL. Epidermal nevus syndromes: New insights into whorls and swirls. Pediatr Dermatol 2018;35:21-2.
8. Su WPD. Histopathologic varieties of epidermal nevus. A study of 160 cases. Am J Dermatopathol 1982; 4:161-70.
9. Brownstein MH, Silverstein L, Lefing W. Lichenoid epidermal nevus: "linear lichen planus". J Am Acad Dermatol 1989; 20:913-5.
10. Waltz KM, Helm KF, Billingsley EM. The spectrum of epidermal nevi: a case of verrucous nevus contiguous with nevus sebaceous. Pediatr Dermatol 1999; 16: 211-3.
11. Mazereeuw-Hautier J, Thibaut I, Bonafe JL. Acantholytic dyskeratotic epidermal nevus: a rare histopathologic feature. J Cutan Pathol 2002; 29:52-4.
12. Moraes AM, Cintra ML, Herreros F. Nevos epidérmicos tratados com laser de CO2. Med Cut Ib Lat Am 2000; 28:262-5.
13. Kim R, Marmon S, Kaplan J, Kamino H, Pomeranz MK. Verrucous epidermal nevus. Dermatol Online J 2013;19:20707.

Nevo comedônico

14. Torchia D. Nevus comedonicus syndrome: A systematic review of the literature. Pediatr Dermatol. 2021;38:359-63.
15. Guldbakke KK, Khachemoune A, Deng A, Sina B. Naevus comedonicus: a spectrum of body involvement. Clin Exp Dermatol 2007; 32:488-92.
16. Tchernev G, Ananiev J, Semkova K, Dourmishev LA, Schönlebe J, Wollina U. Nevus comedonicus: an updated review. Dermatol Ther (Heidelb) 2013;3:33-40.
17. Engber PB, The nevus comedomicus syndrome: a case report with emphasis on associated internal manifestations. Int J Dermatol 1978. 17: 745-49.
18. Wood MG, Thew MA. Nevus comedonicus. Arch dermatol 1968. 98: 111-16.
19. Kim SC, Kang WH. Nevus comedonicus associated with epidermal nevus. J Am Acad Dermatol 1989; 21:1085-8.
20. Ackerman AB, Reddy V, Soyer HP. Neoplasms with follicular differentiation. Ardor Scribendi. USA. 2000. pp 123-9.

Nevo sudoríparo

21. Lee H, Cho S. Eccrine nevus on the neck: A case report and review of the literature. Ann Dermatol 2021;33:456-8.22.
22. Cordero SC, Royer MC, Rush WL, Hallman JR, Lupton GP. Pure apocrine nevus: a report of 4 cases. Am J Dermatopathol. 2012;34:305-9.
23. Kawaoka JC, Gray J, Schappell D, Robinson-Bostom L. Eccrine nevus. J Am Acad Dermatol 2004; 51: 301-4.
24. Mahdavy M, Smoller BR. Eccrine nevus presenting as a perianal skin tag: a case report and review of the literature. Am J Dermatopathol 2002; 24: 361-3.
25. Vásquez MR, Gómez de la Fuente E, Fernández JG, Martin FJ, Estebaranz JL, Moraleda FP. Eccrine naevus: case report and literatura review. Acta Derm Venereol 2002; 82: 154-6.
26. Requena L, Kiryu H, Ackerman AB. Apocrine nevus. In Neoplasms with apocrine differentiation. Lippincott-Raven / Ardor Scribendi. USA. 1998. pp 75-94.

Queratose seborreica

27. Kao GF, Farmer ER. Benign tumors & carcinoma "in situ"of the epidermis. In: Farmer ER, Hood AF, editors. Pathology of the skin. New York: McGraw-Hill; 2000. p942-6.
28. Wade TR, Ackerman AB. The many faces of seborrheic keratoses. J Dermatol Surg Oncol 1979; 5:378-82.
29. Kikuchi I. Seborrhoeic keratoses with Sutton's phenomenon. J Dermatol 1991; 18:484.
30. Zaballos P, Blazquez S, Puig S et al. Dermoscopic pattern of intermediate stage in seborrhoeic keratosis regressing to lichenoid keratosis: report of 24 cases. Br J Dermatol 2007; 157:266-72.
31. Yeh JS, Munn SE, Plunkett TA, Harper PG, Hopster DJ, du Vivier AW. Coexistence of acanthosis nigricans and the sign of Leser-Trélat in a patient with gastric adenocarcinoma: a case report and literature review. J Am Acad Dermatol 2000;42(2 Pt 2):357-62.
32. Sun MD, Halpern AC. Advances in the etiology, detection, and clinical management of seborrheic keratoses. Dermatology 2022;238(2):205-17.
33. Pérez-Oliva N, Toribio J, Quiñones PA. Histologic aspects of seborrheic keratosis. Med Cutan Ibero Lat Am 1990; 18:70-7.
34. Noiles K, Vender R. Are all seborrheic keratoses benign? Review of the typical lesion and its variants. J Cutan Med Surg 2008;12:203-10.
35. Simón P, Requena L, Sánchez Yus E. How rare is melanoacanthoma? Arch Dermatol 1991; 127:583-4.
36. Chen M, Shimori H, Takemiya M, Miki Y. Acantholytic variant of seborrheic keratosis. J Cutan Pathol 1990; 17:27-31.
37. Requena L, Kutzner H. Seborrheic keratosis with pseudorosettes and adamantinoid seborrheic keratosis: two new histopathologic variants. J Cutan Pathol 2006;33 Suppl 2:42-5.
38. Spielvogel RL, Austin C, Ackerman AB. Inverted follicular keratosis is not a specific keratosis but a verruca vulgaris (or seborrheic keratosis) with squamous eddies. Am J Dermatopathol 1983; 5:427-42.
39. Kim HS, Park EJ, Kwon IH, Kim KH, Kim KJ. Clinical and histopathologic study of benign lichenoid keratosis on the face. Am J Dermatopathol 2013;35: 738-41.
40. King R, Page RN, Googe PB. Desmoplastic seborrheic keratosis. Am J Dermatopathol 2003; 25:210-4.

Dermatose papulosa nigra

41. Grimes PE, Arora S, Minus HR, Kenney JA Jr. Dermatosis papulosa nigra. Cutis 1983; 32:385-6.
42. Schwartzberg JB, Ricotti CA Jr, Ballard CJ, Nouri K Eruptive dermatosis papulosa nigra as a possible sign of internal malignancy. Int J Dermatol 2007; 46:186-7.
43. Metin SA, Lee BW, Lambert WC, Parish LC. Dermatosis papulosa nigra: a clinically and histopathologically distinct entity. Clin Dermatol 2017;35:491-96.

Estucoqueratose

44. Shall L, Marks R. Stucco keratoses. A clinic-pathologic study. Acta Derm Venereol 1991; 71:258-61.

Acantoma de células claras (acantoma de Degos)

45. Tempark T, Shwayder T. Clear cell acanthoma. Clin Exp Dermatol 2012;37: 831-37.
46. Martinez Escanamé M, Arzberger E, Hofmann-Wellenhof R, Massone C. Multiple clear-cell acanthomas. Australas J Dermatol 2015;56:e46-8.
47. Innocenzi D, Barduagni F, Cerio R, Wolter M. Disseminated eruptive clear cell acanthoma--a case report with review of the literature. Clin Exp Dermatol 1994; 19:249-53.
48. Wagner G, Back W, Sachse MM. Clear cell acanthoma. J Dtsch Dermatol Ges 2021;19:31-6.
49. Ohnishi T, Watanabe S. Immunohistochemical characterization of keratin expression in clear cell acanthoma. Br J Dermatol 1995;133:186-93.
50. Zedek DC, Langel DJ, White WL. Clear-cell acanthoma versus acanthosis: a psoriasiform reaction pattern lacking tricholemmal differentiation. Am J Dermatopathol 2007; 29:378-84.
51. Inalöz HS, Patel G, Knight AG. Polypoid clear cell acanthoma: case report. J Eur Acad Dermatol Venereol 2000;14:511-2.

Queratoacantoma (molusco sebáceo)

52. Magalhães RF, Cruvinel GT, Cintra GF, Cintra ML, Ismael AP, de Moraes AM. Diagnosis and follow-up of keratoacanthoma-like lesions: clinical-histologic study of 43 cases. J Cutan Med Surg 2008; 12:163-73.
53. Sullivan JJ. Keratoacanthoma: the Australian experience. Australas J Dermatol 1997;38 Suppl 1:S36-9.
54. Perdigão FB, Pierre-Filho PT, Natalino RJ, Caldato R, Torigoe M, Cintra ML. Conjunctival keratoacanthoma. Rev Hosp Clin Fac Med São Paulo 2004; 59:137.
55. Lachiewicz AM, Wilkinson TM, Groben P, Ollila DW, Thomas NE. Muir-Torre syndrome. Am J Clin Dermatol 2007; 8: 315-9.
56. Schwartz RA, Blaszczyk M, Jablonska S. Generalized eruptive keratoacanthoma of Grzybowski: follow up of the original description and 50-year retrospect. Dermatology 2002; 205:348-52.
57. Wu TP, Miller K, Cohen DE, Stein JA. Keratoacanthomas arising in association with prurigo nodules in pruritic, actinically damage skin. J Am Acad Dermatol 2013;69: 426-30.
58. Maydan E, Nootheti Pk, Goldman Mp. Development of a keratoacanthoma after topical photodynamic therapy with 5-aminolevulinic acid. J Drugs Dermatol 2006; 5: 804-6.
59. D'Addario S, Carrington PR. Multiple keratoacanthomas as an untoward response to imiquimod therapy for actinic keratoses. Acta Derm Venereol 2006; 86: 366-7.
60. Brazzelli V, Barbagallo T, Prestinari F et al. Keratoacanthoma in vitiligo lesion after UVB narrowband phototherapy. Photodermatol Photoimmunol Photomed 2006; 22: 11-3.
61. Gleeson D, Cliff S, Das M. Eruptive keratoacanthomas associated with dupilumab therapy. Br J Dermatol 2022;186:376-7.
62. Lauermann F, Lyra M, Gaudio R. Sporotrichosis mimicking keratoacanthoma. Am J Trop Med Hyg 2012;86: 741.
63. Misago N, Inoue T, Koba S, Narisawa Y. Keratoacanthoma and other types of squamous cell carcinoma with crateriform architecture: classification and identification. J Dermatol 2013;40: 443-52.
64. Rosendahl C, Cameron A, Argenziano G, Zalaudek I, Tschandl P, Kittler H. Dermoscopy of squamous cell carcinoma and keratoacanthoma. Arch Dermatol 2012;17: 1-7.
65. Jaimes N, Zalaudek I, Braun RP, Tan BH, Busam KJ, Marghoob AA. Pearls of keratinizing tumors. Arch Dermatol 2012;148: 976.
66. Godbolt AM, Sullivan JJ, Weedon D. Keratoacanthomas with perineural invasion: a report of 40 cases. Australas J Dermatol 2001; 42:168-171.
67. Cribier B, Asch P, Grosshans E. Differentiating squamous cell carcinoma from keratoacanthoma using histopathological criteria. Is it possible? A study of 296 cases. Dermatology 1999; 199:208-12.
68. Chitwood K, Etzkom J, Cohen G. Topical and intralesional treatment of nonmelanoma skin cancer: efficacy and cost comparisons. Dermatol Surg 2013; 39: 1306-16.
69. Annest NM, VanBeek MJ, Arpey CJ, Whitaker DC. Intralesional methotrexate treatment for keratoacanthoma tumors: a retrospective study and review of the literature. J Am Acad Dermatol 2007; 56: 989-93.
70. Leonard AL, Hanke CW. Treatment of giant keratoacanthoma with intralesional 5-fluorouracil. J Drugs Dermatol 2006; 5: 454-6.
71. Aroni K, Mastoraki A, Agrogiannis G, Ioannidis E, Patsouris E. Successful treatment of keratoacanthoma centrifugum marginatum with local application of imiquimod cream. Int J Dermatol 2007; 46: 1321-2.
72. Denkler K, kivett WF. Topical treatment of nasal keratoacanthoma. Plas Reconstr Surg 2006; 117: 2516-7.
73. Moraes AM, Veiga TFA, Martins A, Cintra ML, Sampaio MC, M VG. Queratoacantoma gigante: relato de caso. Med Cutan Iber Lat Am 2004; 32:75-7.

Pilomatricoma (epitelioma calcificante e ossificante de Malherbe)

74. Pirouzmanesh A, Reinisch JF, Gonzalez-Gomez I, Smith EM, Meara JG. Pilomatrixoma: a review of 346 cases. Plast Reconstr Surg 2003; 12:1784-9.
75. Julian CG, Bowers PW. A clinical review of 209 pilomatricomas. J Am Acad Dermatol 1998; 39(2 Pt 1):191-5.
76. He L, Hosler GA. Pilomatrical acanthoma: an extremely rare intraepidermal variant of pilomatricoma. Am J Dermatopathol 2022 Feb 2.
77. de Souza EM, Ayres Vallarelli AF, Cintra ML, Vetter-Kauczok CS, Brocker EB. Anetodermic pilomatricoma. J Cutan Patho. 2009;36:67-70.
78. Trufant J, Kurz W, Frankel A et al. Familial multiple pilomatrixomas as a presentation of attenuated adenomatosis polyposis coli. J Cutan Pathol 2012;39: 440-3.
79. Urabe K, Xia J, Masuda T, Moroi Y, Furue M, Matsumoto T. Pilomatricoma-like changes in the epidermoid cysts of Gardner syndrome with an APC gene mutation. J Dermatol 2004;31:255-7.
80. Hwang JY, Lee SW, Lee SM. The common ultrasonographic features of pilomatricoma. J Ultrasound Med 2005; 24: 1397-402.
81. Ayyanar K, Parikh SR, Suhrland MJ, Levy AS. Pilomatrixoma in an infant: diagnostic challenges of fine-needle aspiration. J Pediatr Hematol Oncol 2008; 30: 625-7.
82. Thapliyal N, Joshi U, Vaibhav G, Sayana A, Srivastava AK, Jha RS. Pilomatricoma mimicking small round cell tumor on fine needle aspiration cytology: a case report. Acta Cytol 2008; 52: 627-30.

Tricofoliculoma

83. Motegi S, Amano H, Tamura A, Ishikawa O. Hair follicle nevus in a 2-year old. Pediatr Dermatol 2008; 25: 60-2.
84. Pinkus H, Sutton RL. Trichofolliculoma. Arch dermatol 1965; 91: 46-9.
85. Ackerman AB, Reddy V, Soyer HP. Neoplasms with follicular differentiation. Ardor Scribendi. USA. 2000. pp 149-173.
86. Wu YH. Folliculosebaceous cystic hamartoma or trichofolliculoma? A spectrum of hamartomatous changes inducted by perifollicular stroma in the follicular epithelium. J Cutan Pathol 2008;35:843-8.
87. Kimura T, Miyazawa H, Aoyagi T, Ackerman AB. Folliculosebaceous cystic hamartoma. Am J Dermatopathol 1991; 13:213-20.
88. Merklen-Djafri C, Batard ML, Guillaume JC, Kleinclauss I, Cribier B. Folliculosebaceous cystic hamartoma: anatomo-clinical study. Ann Dermatol Venereol 2012;139: 23-30.
89. Zimmermann T, Hartschuh W, Raulin C. Facial folliculo-sebaceous cystic hamartoma. Treatment with CO2 and Er:YAG lasers. Hautarzt 2004; 55: 289-91.

Tricoepitelioma

90. Alsaad KO, Obaidat NA, Ghazarian D. Skin adnexal neoplasms--part 1: an approach to tumours of the pilosebaceous unit. J Clin Pathol 2007; 60:129-44.
91. Rensch F, Harder B, Goebeler M, Back W, Jonas JB, Schlichtenbrede F. Multiple familiar trichoepithelioma (Brooke`s syndrome): A rare autosomal dermatosis with possible periocular manifestation. Ophthamologe 2009;106:735-6,73809.
92. Johnson SC, Bennett RG. Occurrence of basal cell carcinoma among multiple trichoepitheliomas. J Am Acad Dermatol 1993; 28(2 Pt 2):322-6.
93. Costache M, Bresch M, Böer A. Desmoplastic trichoepithelioma versus morphoeic basal cell carcinoma: a critical reappraisal of histomorphological and immunohistochemical criteria for differentiation. Histopathology 2008; 52:865-76.
94. Fairhurst DA, Merchant W, Sheehan-Dare R. Admixed desmoplastic trichoepithelioma and benign melanocytic naevi. J Eur Acad Dermatol Venereol 2008; 22:386-7.
95. Kolm I, Kastnerova L, Konstantinova AM, Michal M, Kazakov DV. Trichoblastoma: a consecutive series of 349 sporadic cases analyzed by ackerman subtypes. Am J Dermatopathol 2021;4:887-97.

Triquilemoma

96. Morgan FC, Yehia L, McDonald C et al. Developmental synaptopathies consortium. characterizing dermatologic findings among patients with PTEN hamartoma tumor syndrome: Results of a multicenter cohort study. J Am Acad Dermatol 2022:S0190-9622(22)00193-1.
97. Harper JI, Trembath RC. Genetics and genodermatoses. In: Burns T, Breathnach S, Cox N, Griffiths C. Rook`s Textbook of Dermatology. 2004; 7 ed, Blackwell Science, Malden, Massachussetts, p.14.1-77.
98. Ackerman AB, Wade TR. Tricholemmoma. Am J Dermatopathol 1980; 2:207-24.
99. Brownstein MH, Mehregan AH, Bikowski JB, Lupulescu A, Patterson JC. The dermatopathology of Cowden's syndrome. Br J Dermatol 1979; 100:667-73.
100. Hunt SJ, Kilzer B, Santa Cruz DJ. Desmoplastic trichilemmoma: histologic variant resembling invasive carcinoma. J Cutan Pathol 1990; 17:45-52.
101. Tellechea O, Reis JP, Baptista AP. Desmoplastic tricholemmoma. Am J Dermatopathol 1992; 14:107-14.
102. Brownstein MH. Trichilemmoma. Benign follicular tumor or viral wart? Am J Dermatopathol 1980; 2:229-31.
103. Leonardi CL, Zhu WY, Kinsey WH, Penneys NS. Trichilemmomas are not associated with human papillomavirus DNA. J Cutan Pathol 1991; 18193-7.

Nevo sebáceo (nevo de Jadassohn, nevo organóide)

104. Nakai K, Yoneda K, Mouriue T, Matsuoka Y, Kubota Y. Sebaceoma, trichoblastoma and syringocystadenoma pappiliferum arising within a nevus sebaceous. J Dermatol 2008; 35: 365-7.
105. Turhan-Haktanir N, Demir Y, Tokyol C. A case of eccrine spiradenoma arising in nevus sebaceous in an adolescent girl. Am J Dermatopathol 2008; 30: 196-7.
106. Sampaio SAP, Rivitti EA. Dermatologia. 2007; 3 ed, São Paulo, Artes Médicas; Nevos organoides.Cap.73, p.1129-36.
107. Morioka S. The natural history of nevus sebaceus. J Cutan Pathol 1985; 12:200-13.
108. Cribier B, Scrivener Y, Grosshans E. Tumors arising in nevus sebaceous: a study of 596 cases. J Am Acad Dermatol 2000; 42:263-8.
109. Jaqueti G, Requena L, Yus ES. Trichoblastoma is the most common neoplasm developed in nevus sebaceus of Jadassohn: a clinicopathologic study of a series of 155 cases. Am J Dermatopathol 2000; 22:108-18.
110. Leblebici C, Bambul Sığırcı B, Kelten Talu C, Koca SB, Huq GE. CD10, TDAG51, CK20, AR, INSM1, and Nestin expression in the differential diagnosis of trichoblastoma and basal cell carcinoma. Int J Surg Pathol 2019;27:19-27.
111. Lien SH, Hsu ML, Yuh YS et al. Prenatal three-dimensional ultrasound detection of linear nevus sebaceous syndrome. Arch Dis Child Fetal Neonatal 2005; 90: 315.

Adenoma sebáceo de Pringle (angiofibroma)

112. Damman J, Biswas A. Fibrous Papule: A histopathologic review. Am J Dermatopathol 2018;40:551-60.
113. Nickel WR, Reed WB. Tuberous sclerosis. Arch Dermatol 1962; 85: 209-26.
114. Sanchez NP, Wick MR, Perry HO. Adenoma sebaceum of Pringle: a clinicopathologic review, with a discussion of related pathologic entities. J Cutan Pathol 1981; 8:395-403.
115. Shvartsbeyn M, Mason AR, Bosenberg MW, Ko CJ. Perifollicular fibroma in Birt--Hogg-Dubé syndrome: an association revisited. J Cutan Pathol 2012l;39:675-9.
116. Misago N, Kimura T, Narisawa Y. Fibrofolliculoma/trichodiscoma and fibrous papule (perifollicular fibroma/angiofibroma): a revaluation of the histopathological and immunohistochemical features. J Cutan Pathol 2009;36: 943-51.
117. Schaffer JV, Gohara MA, McNiff JM, Aasi SZ, Dvoretzky Multiple facial angiofibromas: a cutaneous manifestation of Birt-Hogg-Dubé syndrome. J Am Acad Dermatol 2005; 53(2 Suppl 1):S108-11.
118. Junkins-Hopkins JM, Cooper PH. Multiple perifollicular fibromas: report of a case and analysis of the literature. J Cutan Pathol 1994; 21:467-71.
119. Ackerman AB, Reddy V, Soyer HP. Fibrous papule. In Neoplasms with follicular differentiation. Ardor Scribendi. USA. 2000. pp 175-190.
120. Silverman JS, Tamsen A. CD34 and factor XIIIa-positive microvascular dendritic cells and the family of fibrohistiocytic mesenchymal tumors. Am J Dermatopathol 1998; 20:533-6.
121. Toyoshima M, Ohno K, Katsumoto T, Maki H, Takeshita K. Cellular senescence of angiofibroma stroma cells from patients with tuberous sclerosis. Brain Dev 1999; 21:184-91.

Hiperplasia sebácea senil

122. Zouboulis CC, Boschnakow A. Chronological ageing and photoageing of the human sebaceous gland. Clin Exp Dermatol 2001; 26:600-7.
123. Engel F, Ellero B, Woehl-Jaegle ML, Cribier B. Diffuse sebaceous hyperplasia of the face induced by cyclosporine. Ann Dermatol Venereol 2005; 132:342-5.
124. Lazar AJF, Lyle S, Calonje E. Sebaceous neoplasia and Torre-Muir syndrome. Curr Diagn Pathol. 2007; 13: 301-19.

Adenoma sebáceo

125. Schwartz RA, Torre DP. The Muir-Torre syndrome: a 25-year retrospect. J Am Acad Dermatol 1995; 33: 90-104.
126. Paraf F, Sasseville D, Watters AK et al. Clinicopathologic relevance of the association between gastrointestinal and sebaceous neoplasms. The Muir-Torre syndrome. Hum Pathol 1995; 26:422-27.
127. Misago N, Narisawa Y. Sebaceous neoplasms in Muir-Torre syndrome. Am J Dermatopathol 2000; 22:155-61.
128. Landis MN, Davis CL, Bellus GA, Wolverton SE. Immunosuppression and sebaceous tumors: a confirmed diagnosis of Muir-Torre syndrome unmasked by immunosuppressive therapy. J Am Acad Dermatol 2011;65: 1054-8.
129. Prioleau PG, Santa Cruz DJ. Sebaceous gland neoplasia. J Cutan Pathol 1984;11:396-414.
130. Iacobelli J, Harvey NT, Wood BA. Sebaceous lesions of the skin. Pathology 2017;49:688-97.
131. Harvey NT, Budgeon CA, Leecy T et al. Interobserver variability in the diagnosis of circumscribed sebaceous neoplasms of the skin. Pathology 2013;45: 581-6.

Grânulos de Fordyce (glândulas sebáceas ectópicas)

132. De Felice C, Parrini S, Chitano G, Gentile M, Dipaola L, Latini G. Fordyce granules and hereditary non-polyposis colorectal cancer syndrome. Gut 2005; 54:1279-82.
133. Massmanian A, Sorni Valls G, Vera Sempere FJ. Fordyce spots on the glans penis. Br J Dermatol 1995; 133:498-500.
134. Krisp A, Krause W. Areolar sebaceous hyperplasia. Acta Derm Venereol 2003; 83:61-2.
135. Ocampo-Candiani J, Villarreal-Rodríguez A, Quiñones-Fernández AG, Herz-Ruelas ME, Ruíz-Esparza J. Treatment of Fordyce spots with CO2 laser. Dermatol Surg 2003; 29:869-71.

Siringoma

136. Sampaio SAP, Rivitti EA. Dermatologia. 2007; 3ª ed, São Paulo, Artes Médicas; Tumores epitelais benignos.Cap.74, p.1137-1155.
137. Garrido-Ruiz MC, Enquita AB, Navas R, Pólo I, Rodríguez Peralto JL. Eruptive syringoma developed over a waxing skin area. Am J Dermatopathol 2008; 30: 377-80.
138. Bouyahyaoui Y, Meziane M, Bennani A et al. Generalized eruptive syringoma. Ann Dermatol Venereol 2012;139: 508-9.
139. Lau J, Haber RM. Familial eruptive syringomas: case report and review of the literature. J Cutan Med Surg 2013;17: 84-8.
140. Olson JM, Robles DT, Argenyi ZB, Kirby P, Olerud JE. Multiple penile syringomas. J Am Acad Dermatol 2008; 59: S46-7.
141. Nosrati N, Coleman NM, Hsu S. Axillary syringomas. Dermatol Online J 2008; 14: 13.
142. Kavala M, Can B, Zindanci I, Kocatürk E, Türkõglu Z, Büyükbabani N. Vulvar pruritus caused by syringoma of the vulva. Int J Dermatol 2008; 47: 831-2.
143. Patrizi A, Neri I, Marzaduri S, Varotti E, Passarini B. Syringoma: a review of twenty--nine cases. Acta Derm Venereol 1998; 78:460-2.
144. Requena L, Kiryu H, Ackerman AB. Syringoma. In Neoplasms with apocrine differentiation. Lippincott-Raven / Ardor Scribendi. USA. 1998. pp 515-543.
145. Wang KH, Chu JS, Lin YH, Hu CH, Lee WR. Milium-like syringoma: a case study on histogenesis. J Cutan Pathol 2004; 31:336-40.
146. Langbein L, Cribier B, Schirmacher P, Praetzel-Wunder S, Peltre B, Schweizer J. New concepts on the histogenesis of eccrine neoplasia from keratin expression in the normal eccrine gland, syringoma and poroma. Br J Dermatol 2008;159:633-45.
147. Clark M, Duprey C, Sutton A et al. Plaque-type syringoma masquerading as microcystic adnexal carcinoma: Review of the literature and description of a novel technique that emphasizes lesion architecture to help make the diagnosis. Am J Dermatopathol 2019;41:e98-e101.
148. Suwattee P, McClelland MC, Huiras EE et al. Plaque-type syringoma: two cases misdiagnosed as microcystic adnexal carcinoma. J Cutan Pathol 2008; 35:570-4.
149. Park HJ, Lee DY, Lee JH, Yang JM, Lee ES, Kim WS. The treatments of syringoma by CO2 laser using a multiple-drilling method. Dermatol Surg 2007; 33: 310-3.
150. Mackie RM, Quinn AG. Non-melanoma skin cancer and other epidermal skin tumors. In: Burns T, Breathnach S, Cox N, Griffiths C. Rook`s Textbook of Dermatology. 2004; 7 ed, Blackwell Science, Malden, Massachussetts, p.36.39-50.

Poroma écrino

151. Kamiya H, Oyama Z, Kitajima Y. "Apocrine" poroma: review of the literature and case report. J Cutan Pathol 2001; 28:101-4.
152. Requena L, Kiryu H, Ackerman AB. Apocrine poroma. In Neoplasms with apocrine differentiation. Lippincott-Raven / Ardor Scribendi. USA. 1998. pp 545-561.
153. Harvell JD, Kerschmann RL, LeBoit PE. Eccrine or apocrine poroma? Six poromas with divergent adnexal differentiation. Am J Dermatopathol 1996; 18:1-9.
154. Mahlberg MJ, McGinnis KS, Draft KS, Fakharzadeh SS. Multiple eccrine poromas in the setting of total body irradiation and immunosuppression. J Am Acad Dermatol 2006; 55(2 Suppl):S46-9.
155. Miura T, Yamamoto T. Eruptive poromatosis following radiotherapy. Am J Dermatopathol 2013;35: 615-7.
156. Nguyen BT, Lortscher DN, Lee RA. Multiple poromas in a bone marrow transplant recipient: A case report. Dermatol Online J 2012;15;18: 9.
157. North JP, Lo J, Landers M. Poromatosis in pregnancy: a case of 8 eruptive poromas in the third trimester. Cutis 2012;89:81-3.
158. Fujii K, Aochi S, Takeshima C et al. Eccrine poromatosis associated with polychemotherapy. Acta Derm Venereol 2012;92: 687-90.
159. Missall TA, Burkemper NM, Jensen SL, Hurley MY. Immunohistochemical differentiation of four benign eccrine tumors. J Cutan Pathol 2009;36:190-6.
160. Rütten A, Hantschke M, Angulo J, Requena L. Clear-cell dermal duct tumour: another distinctive, previously underrecognized cutaneous adnexal neoplasm. Histopathology 2007;51:805-13.
161. Liu HN, Chang YT, Chen CC. Differentiation of hidroacanthoma simplex from clonal seborrheic keratosis--an immunohistochemical study. Am J Dermatopathol 2004; 26:188-93.

Espiradenoma

162. Kaleeswaran AV, Janaki VR, Sentamilselvi G, Kiruba MC. Eccrine spiradenoma. Indian J Dermatol Venereol Leprol 2002; 68: 236-7.
163. Naversen DN, Trask DM, Watson FH, Burket JM. Painful tumors of the skin: "LEND AN EGG". J Am Acad Dermatol 1993; 28(2 Pt 2):298-300.
164. de Souza EM, Cintra ML, Teixeira F. A row of nodules on the right side of the face. JAAD Case Rep 2022;21:126-129.
165. Revis P, Chyu J, Medenica M. Multiple eccrine spiradenoma: case report and review. J Cutan Pathol 1988;15:226-9.
166. Eckmekci TR, Koslu A, Sakiz D. Congenital blaschkoid eccrine spiradenoma on the face. Eur J Dermatol 2005; 15: 73-4.
167. Angulo J, González-Guerra E, Vargas-Machuca I, Fariña MC, Martín L, Requena L. Multiple spiradenoma with a linear distribution. Actas Dermosifiliogr 2006; 97:31-4.
168. Bumgardner AC, Hsu S, Nunez-Gussman JK, Schwartz MR. Trichoepitheliomas and eccrine spiradenomas with spiradenoma/cylindroma overlap. Int J Dermatol 2005; 44: 415-7.
169. Kazakov DV, Soukup R, Mukensnabl P, Boudova L, Michal M. Brooke-Spiegler syndrome: report of a case with combined lesions containing cylindromatous, spiradenomatous, trichoblastomatous, and sebaceous differentiation. Am J Dermatopathol 2005; 27: 27-33.

170. Mataix J, Bañuls J, Botella R, Laredo C, Lucas A. Brooke-Spiegler syndrome: an heterogeneous entity. Actas Dermosifiliogr 2006; 97:669-72.
171. Kazakov DV, Zelger B, Rütten A et al. Morphologic diversity of malignant neoplasms arising in preexisting spiradenoma, cylindroma, and spiradenocylindroma based on the study of 24 cases, sporadic or occurring in the setting of Brooke-Spiegler syndrome. Am J Surg Pathol 2009;33: 705-19.
172. Mehregan AH, Pinkus H. Adnexal tumors of the skin. Int J Dermatol 1971; 10:61-78.
173. Requena L, Kiryu H, Ackerman AB. Spiradenoma. In Neoplasms with apocrine differentiation. Lippincott-Raven / Ardor Scribendi. USA. 1998. pp 469-513.
174. Martins C, Bártolo E. Brooke-Spiegler syndrome: treatment of cylindromas with CO2 laser. Dermatol Surg. 2000; 26: 877-80.

Hidradenoma écrino

175. Mackie RM, Calonje E. Tumours of the skin appendages. In: Burns T, Breathnach S, Cox N, Griffiths C. Rook`s Textbook of Dermatology. 2004; 7 ed, Blackwell Science, Malden, Massachussetts, p.37.1-34.
176. Will R, Coldiron B. Recurrent clear cell hidradenoma of the foot. Dermatol Surg. 2000 Jul;26(7):685-6.
177. Laws RA, English JC 3rd, Elston DM. Acrospiroma: a case report and review. Cutis 1996;58:349-51.

Hamartoma angiomatoso écrino

178. Smith SD, DiCaudo DJ, Price HN, Andrews ID. Congenital eccrine angiomatous hamartoma: Expanding the morphologic presentation and a review of the literature. Pediatr Dermatol. 2019;36:909-12.
179. Dadlani C, Orlow SJ. Eccrine angiomatous hamartoma. Dermatol Online J. 2006; 12: 9.
180. Sulica RL, Kao GF, Sulica VI, Penneys NS. Eccrine angiomatous hamartoma (nevus): immunohistochemical findings and review of the literature. J Cutan Pathol 1994; 21: 71-5.
181. Jeong E, Park HJ, Oh ST, Lee JY, Cho BK. Late-onset eccrine angiomatous hamartoma on the forehead. Int J Dermatol 2006; 45:598-9.
182. Shin J, Jang YH, Kim SC, Kim YC. Eccrine angiomatous hamartoma: a review of ten cases. Ann Dermatol 2013;25:208-12.
183. Galan A, McNiff JM. Eccrine angiomatous hamartoma with features resembling verrucous hemangioma. J Cutan Pathol 2007; 34 (Suppl 1):68-70.
184. Martinelli PT, Tschen JA. Eccrine angiomatous hamartoma: a case report and review of the literature. Cutis 2003; 71:449-55.
185. Pelle MT, Pride HB, Tyler WB. Eccrine angiomatous hamartoma. J Am Acad Dermatol 2002; 47:429-35.

Cilindroma

186. Mackie RM, Quinn AG. Non-melanoma skin cancer and other epidermal skin tumors. In: Burns T, Breathnach S, Cox N, Griffiths C. Rook`s Textbook of Dermatology. 2004; 7 ed, Blackwell Science, Malden, Massachussetts, p.36.39-50.
187. Lotem M, Trattner A, Kahanovich S, Rotem A, Sandbank M. Multiple dermal cylindroma undergoing a malignant transformation. Int J Dermatol 1992;31:642-4.
188. Durani BK, Kurzen H, Jaeckel A, Kuner N, Naeher H, Hartschuh W. Malignant transformation of multiple dermal cylindromas. Br J Dermatol 2001;145:653-6.
189. Requena L, Kiryu H, Ackerman AB. Cylindroma. In Neoplasms with apocrine differentiation. Lippincott-Raven / Ardor Scribendi. USA. 1998. pp429-67.
190. Schirren CG, Wörle B, Kind P, Plewig G. A nevoid plaque with histological changes of trichoepithelioma and cylindroma in Brooke-Spiegler syndrome. An immunohistochemical study with cytokeratins. J Cutan Pathol 1995; 22:563-9.
191. Serra AD, Rubinstein D, Law C, Kramer J, Davis C. Plain radiographic and MR imaging appearances of familial dermal cylindroma. AJR Am J Roentgenol 1996; 167:615-6.

Hidrocistoma

192. Alfadley A, Al Aboud K, Tulba A, Mourad MM. Multiple eccrine hidrocystomas of the face. Int J Dermatol 2001; 40:125-9.
193. Lee MR, Ryman W. Multiple eccrine hidrocystomas. Australas J Dermatol 2004; 45:178-80.

Siringocistadenoma papilífero

194. Rammeh-Rommani S, Fezaa B, Chelbi E, Kammoun MR, Ben Jilani SB, Zermani R. Syringocystadenoma papilliferum: report of 8 cases. Pathologica 2006; 98: 178-80.
195. Bakshi J, Parida KK. Syringocystadenoma papilliferum: report of the first case on the pinna. J Laringol Otol. 2006; 120: e45.
196. Dong Xu, Tienan Bi, Huanrong Lan et al. Syringocystadenoma pappiliferum in the right lower abdomen: a case report and review of literature. Onco Targets Ther 2013;6:233-6.
197. Lin WL, Lin WC, Kuo TT, Chen CH, Hong HS. An unusual complex cutaneous adnexal tumor composed of syringocystadenoma pappiliferum, apocrine hidrocystoma and clear cell syringoma. Dermatol Surg. 2007; 33: 1-4.
198. Mammino JJ, Vidmar DA. Syringocystadenoma papilliferum. Int J Dermatol 1991; 30:763-6.
199. Requena L, Kiryu H, Ackerman AB. Syringocystadenoma papilliferum. In Neoplasms with apocrine differentiation. Lippincott-Raven / Ardor Scribendi. USA. 1998. pp 105-159.
200. Kurokawa I, Mizutani H, Nishijima S, Kusumoto K, Tsubura A. Keratinizing squamous epithelium associated with syringocystadenoma papilliferum differentiates towards infrainfundibulum: case report with immunohistochemical study of cytokeratins. J Int Med Res 2005; 33:590-3.
201. Park SH, Shin YM, Shin DH, Choi JS, Kim KH. Syringocystadenocarcinoma papilliferum: a case report. J Korean Med Sci 2007; 22: 762-5.

Hidradenoma de células claras apócrino (acrospiroma, hidradenoma nodular)

202. Nandeesh BN, Rajalakshmi T. A study of histopathologic spectrum of nodular hidradenoma. Am J Dermatopathol 2012;34:461-70.
203. Stratigos AJ, Olbricht S, Kwan TH, Bowers KE. Nodular hidradenoma. A report of three cases and review of the literature. Dermatol Surg 1998; 24:387-91.
204. Requena L, Kiryu H, Ackerman AB. Apocrine hidradenoma. In Neoplasms with apocrine differentiation. Lippincott-Raven / Ardor Scribendi. USA. 1998. pp243-325.
205. Khurshid A, Yaqoob N, Devan HA, Pervez S 'Nuclear grooves' in nodular hidradenoma: frequency and significance of an unrecognized histopatological feature. J Cutan Pathol 2007; 34:871-5.
206. Mir Khan B, Mansha MA, Ali N, Abbasi ANN, Ahmed SM, Qureshi BM. Hidradenocarcinoma: Five years of local and systemic control of a rare sweat gland neoplasm with nodal metastasis. Cureus 2018;10:e2884.
207. Stefanato CM, Ferrara G, Chaudhry IH et al. Clear cell nodular hidradenoma involving the lymphatic system: a tumor of uncertain malignant potential or a novel example of "metastasizing" benign tumor? Am J Surg Pathol 2012;36:1835-40.

Hidradenoma papilífero

208. van der Putte SC. Anogenital "sweat" glands. Histology and pathology of a gland that may mimic mammary glands. Am J Dermatopathol 1991; 13: 557-76.
209. Baker GM, Selim MA, Hoang MP. Vulvar adnexal lesions: a 32-year, single-institution review from Massachusetts General Hospital. Arch Pathol Lab Med 2013;137: 1237-46.
210. Minami S, Sadanobu N, Ito T, Natsuaki M, Yamanishi K. Non-anogenital (ectopic) hidradenoma papilliferum with sebaceous differentiation: a case report and review of reported cases. J Dermatol 2006; 33:256-9.
211. Requena L, Kiryu H, Ackerman AB. Hidradenoma papilliferum. In Neoplasms with apocrine differentiation. Lippincott-Raven / Ardor Scribendi. USA. 1998. pp 217-237.
212. Kazakov DV, Spagnolo DV, Kacerovska D, Michal M. Lesions of anogenital mammary--like glands: an update. Adv Anat Pathol 2011;18: 1-28.
213. Vazmitel M, Spagnolo DV, Nemcova J, Michal M, Kazakov DV. Hidradenoma papilliferum with a ductal carcinoma in situ component: case report and review of the literature. Am J Dermatopathol 2008; 30:392-4.

Cistadenoma apócrino

214. Sugiyama A, Sugiura M, Piris A, Tomita Y, Mihm MC. Apocrine cystadenoma and apocrine hidrocystoma: examination of 21 cases with emphasis on nomenclature according to proliferative features. J Cutan Pathol 2007; 34:912-7.

Hidrocistoma apócrino

215. Fukuda M, Kato H, Hamada T. Apocrine hidrocystoma--a report of five cases and review of the Japanese literature. J Dermatol 1989; 16:315-20.
216. Alessi E, Gianotti R, Coggi A. Multiple apocrine hidrocystomas of the eyelids. Br J Dermatol 1997;137:642-5.
217. Requena L, Kiryu H, Ackerman AB. Apocrine gland cyst (hidrocystoma) and papillary variants of it. In Neoplasms with apocrine differentiation. Lippincott-Raven / Ardor Scribendi. USA. 1998. pp 43-71.

Siringoma condroide (tumor misto)

218. Villalón G, Monteagudo C, Martín JM, Ramón D, Alonso V, Jordá E. Chondroid syringoma: a clinical and histological review of eight cases. Actas Dermosifiliogr 2006; 97:573-7.
219. Agrawal A, Kumar A, Sinha AK, Kumar B, Sabira KC. Chondroid syringoma. Singapore Med J. 2008: 49: e33-e34.
220. Schulhof Z, Anastassov GE, Lumerman H, Mashadian D. Giant benign chondroid syringoma of the cheek: case report and review of the literature. J Oral Maxillofac Surg 2007; 65:1836-9.
221. Jun HJ, Cho E, Cho SH, Lee JD. Chondroid syringoma with marked calcification. Am J Dermatopathol. 2012;34: e125-7.
222. Hafezi-Bakhtiari S, Al-Habeeb A, Ghazarian D. Benign mixed tumor of the skin, hypercellular variant: a case report. J Cutan Pathol 2010;37: e 46-9.
223. Kazakov DV, Belousova IE, Bisceglia M et al. Apocrine mixed tumor of the skin ("mixed tumor of the folliculosebaceous-apocrine complex"). Spectrum of differentiations and metaplastic changes in the epithelial, myoepithelial, and stromal components based on a histopathologic study of 244 cases. J Am Acad Dermatol 2007; 57:467-83.
224. Obaidat NA, Alsaad KO, Ghazarian D. Skin adnexal neoplasms--part 2: an approach to tumours of cutaneous sweat glands. J Clin Pathol 2007; 60:145-59.
225. Sivamani R, Wadhera A, Craig E. Chondroid syringoma: case report and review of the literature. Dermatol Online J 2006; 12:8.
226. Requena L, Kiryu H, Ackerman AB. Apocrine mixed tumor. In Neoplasms with apocrine differentiation. Lippincott-Raven / Ardor Scribendi. USA. 1998. pp327-403.
227. Mandeville JT, Roh JH, Woog JJ et al. Cutaneous benign mixed tumor (chondroid syringoma) of the eyelid: clinical presentation and management. Ophthal Plast Reconstr Surg 2004; 20:110-6.

Cyro Festa Neto • Mara Huffenbaecher Giavina Bianchi

Instabilidade Genômica, Reparo de DNA e Neoplasia

INTRODUÇÃO

O material hereditário (genoma) de todos os organismos multicelulares é a molécula dupla hélice de ácido desoxirribonucleico (DNA - *deoxiribonucleic acid*), que contém todos os nossos genes.

A integridade do genoma de todos os organismos vivos é constantemente ameaçada por agentes lesivos ao DNA endógenos (processos metabólicos regulares no interior das células, mediados, por exemplo, por radicais livres de oxigênio) e exógenos (agentes físicos, como a radiação ultravioleta ou radiação ionizante, e uma grande variedade de agentes químicos). A manutenção da estabilidade do genoma é da maior importância para todos os organismos vivos e se protege através de mecanismos que reagem e reparam o DNA lesado.

Os tipos de dano produzido incluem alterações na estrutura dos nucleotídeos, interrupções na fita de DNA e ligações do DNA. Diferentes tipos de agentes lesivos ao DNA resultam em diferentes tipos de alterações, que por sua vez requerem diferentes respostas e diferentes vias de reparo de seu processamento.[1]

Se o DNA danificado não for reparado adequadamente pode haver alteração do funcionamento celular, morte celular, ou a formação de mutações (alterações na sequência do DNA) nas células danificadas. Essas mutações induzidas por dano ao DNA serão persistentes durante toda a vida das células. Nas células, mutações em genes vitais podem levar à alteração no funcionamento celular ou transformação maligna. Acúmulo de mutações pode levar a disfunção do órgão, envelhecimento e câncer. Embora a maioria do dano ao DNA seja adequadamente reparada, nenhuma das respostas celulares é 100% efetiva no reparo de todo o DNA danificado em função de todas as circunstâncias.

Defeito hereditário ou adquirido nas vias celulares em resposta ao dano no DNA pode resultar em instabilidade genômica com um aumento na taxa de formação de mutações. Numerosas doenças hereditárias são caracterizadas por instabilidade genômica. Muitas estão associadas com um aumento no risco de adquirir neoplasias ou envelhecimento precoce.

Exposição da pele à luz UV tem múltiplos efeitos celulares e clínicos, incluindo um aumento no risco de câncer. A cascata de eventos na fotocarcinogênese exemplifica a ligação entre instabilidade genômica, reparo no DNA e câncer. A luz UV produz um tipo de dano ao DNA que envolve a produção de fotoprodutos, que apresentam alteração nos nucleotídeos. Os maiores fotoprodutos do DNA são os dímeros de ciclobutano pirimidina (DCP) e dímeros de 6,4-pirimidina-pirimidona, que podem resultar em mutações características: troca de base C por T e CC por TT. Essas mutações são típicas após exposição ao UV e raramente são induzidos por outros mutágenos. Podem ser chamados de mutações associadas ao UV[2] (Figura 120.1).

O reparo do DNA é um importante mecanismo de defesa celular que previne formação de mutações nos locais de dano ao DNA após exposição ao UV. Entretanto, este não é o único mecanismo de defesa: após exposição ao UV, ocorre pigmentação e espessamento da pele, o DNA lesado é reparado, podendo haver parada no ciclo celular e apoptose, e as células com mutações já instaladas são eliminadas pelo sistema imune. Com um número suficiente de mutações que inativa genes cruciais (genes supressores tumorais), células individuais podem sofrer transformação maligna, expansão clonal e formar neoplasias malignas na pele.

Muitas mutações são geradas durante a replicação do DNA lesado. Portanto, uma interrupção no ciclo celular, que permite maior tempo para reparo, é outro mecanismo de reparo que previne a formação de mutações.[3,4] Há também a morte celular programada, apoptose, que não permite que células muito danificadas permaneçam viáveis. Dessa maneira, as células com mutações induzidas por UV são reduzidas.[5] Outros mecanismos de defesa que atuam na prevenção da carcinogênese decorrente da radiação UV incluem melanogênese e espessamento da epiderme e estrato córneo, que protegem de futuro dano ao DNA, assim como remoção de células mutadas através da resposta imune individual.[6]

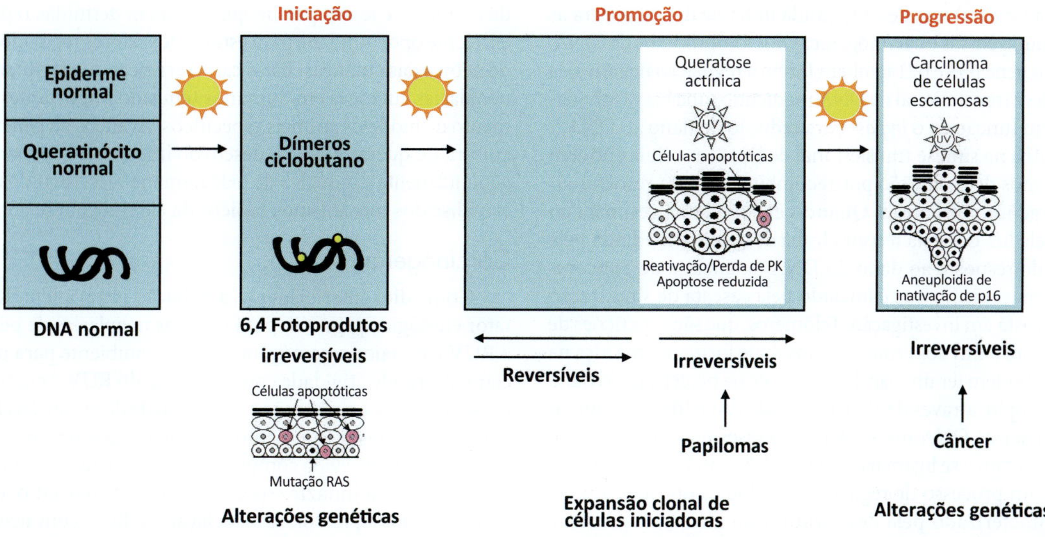

■ **Figura 120.1** Mecanismo de fotocarcinogênese. Exposição da pele à luz UV desencadeia cascata de eventos na fotocarcinogênese. A luz UV produz dano ao DNA com produção de fotoprodutos, principalmente os dímeros de ciclobutano pirimidina e dímeros de 6,4-pirimidina-pirimidona. O DNA lesado é reparado, podendo haver parada no ciclo celular e apoptose. Um número suficiente de mutações que inativa genes supressores tumorais pode levar células individuais à transformação maligna, expansão clonal e formar neoplasias malignas na pele.

■ DANO AO DNA E REPARO

Danos ao DNA alteram a configuração espacial da hélice e tais alterações podem ser detectadas pela célula. Uma vez o dano seja localizado, moléculas específicas de reparo de DNA são enviadas ao local e se ligam à região ou nas proximidades do local do dano, incluindo outras moléculas para ligar e formar um complexo que habilita o reparo a agir no local.

Quando somente uma das fitas de um cromossomo tem defeito, a outra fita pode ser usada como modelo para guiar a correção da fita danificada. Para a reparação do dano de uma das fitas dos domínios helicoidais de DNA são necessários numerosos mecanismos. Entre eles estão a reversão direta do dano, onde uma fita-molde não é requerida para essa forma de reparo, e o reparo por mecanismos de excisão, que removem o nucleotídeo danificado, recolocando em pareamento um nucleotídeo são na fita de DNA complementar sã.

No caso da pele, um mecanismo importante é o reparo por excisão de nucleotídeos (NER - *Nucleotide excision repair*), que repara os danos, retirando os nucleotídeos em bloco. Esse reparo inclui mecanismos de distorção da hélice, assim como a dimerização de timidina causada por luz UV, bem como quebras em fitas-simples. Uma forma especializada de NER conhecida como Reparo de Transcrição Casada (TCR - *Transcription-Coupled Repair*) que descarrega prioritariamente enzimas de reparo NER em genes que estejam em atividade.

Um tipo particular de dano no DNA das células que estão em divisão é a quebra de ambas as fitas da dupla-hélice. Dois mecanismos existem para reparar esse dano. Eles são geralmente conhecidos como união terminal não homóloga (*Non-Homologous End-Joining* - NHEJ) e recombinação genética, reparo recombinante e reparo assistido por cópia, ou recombinação homóloga. O reparo recombinante requer a presença de uma sequência idêntica ou quase idêntica para ser usada como cópia para o reparo do dano.

Quando as células ficam velhas, a quantidade de danos de DNA acumula-se de tal forma que se sobrepõe à capacidade de reparo resultando numa redução da síntese proteica. As proteínas nas células são usadas para numerosas funções vitais, assim, a célula se torna gradualmente prejudicada e eventualmente morre. Quando células suficientes num órgão chegam até este estado, o órgão por si só se torna comprometido e os sintomas de doença começam a se manifestar. Estudos experimentais em animais, onde genes associados ao reparo de DNA foram silenciados, resultou na aceleração do envelhecimento, manifestação precoce da idade relativa às doenças e suscetibilidade aumentada ao câncer. Em estudos onde a expressão de certos genes relacionados a reparos de DNA foi aumentada, resultou-se em expectativa de vida expandida e resistência a agentes carcinogênicos em células em cultura.

Se a taxa de danos no DNA excederem a capacidade da célula em repará-los, o acúmulo de erros pode subjugar a célula e resultar em senescência, apoptose ou câncer, dependendo do número de danos moleculares, quais genes foram atingidos e quais o número de mecanismos de reparação em atividade. Defeitos no mecanismo de reparação são responsáveis por muitas desordens genéticas. A mais conhecida e estudada é o xeroderma pigmentoso (XP) que pode ser causada por um defeito em qualquer um dos vários genes envolvidos no REN. Oito grupos de complementação já foram identificados (XPA a XPG e XPV), o que implica que mutações em qualquer um dos oito genes distintos podem ser causa de XP. Outras desordens do reparo incluem: síndrome de Cockayne, síndrome de Werner, síndrome de Bloom e ataxia-teleangiectasia.[7]

■ REGULAÇÃO DA RESPOSTA CELULAR AO DANO NO DNA

O gene supressor tumoral p53 é fundamental na regulação, execução e manutenção da estabilidade genômica. Está alterado em muitas neoplasias incluindo o câncer cutâneo. Reguladores do gene p53, na via de resposta ao dano no DNA celular, são os genes ATM (mutação ataxia-teleangiectasia) e ATR (ataxia-teleangiectasia - e Rad3 - relacionados). Uma das muitas funções do p53 é a de regulação do ciclo celular em resposta ao dano no DNA. Após a divisão celular, as células possuem 23 pares de cromossomos e se encontra na fase G1 do ciclo celular. Os cromossomos são replicados durante a síntese de DNA, durante a fase S do ciclo, e como resultado duplica o número de cromossomos, a fase G2 do ciclo, antes de iniciar a mitose, na fase M. A célula possui paradas durante essas fases em pontos específicos, os chamados *checkpoints*. Um ponto importante de controle que evita que a célula entre na fase S (*checkpoint* G1/S) é realizado pelo gene p21. O gene p53 também induz o REN por indução da transcrição pelo XPC, XPE/p48 e GAD45.[8-10]

Se a célula entrar na fase S com dano no DNA sem reparação, ou se as células são expostas à radiação UV durante a fase S, as DNA polimerases regulares desaceleram quando encontram os fotoprodutos do DNA e desprendem-se da fita de DNA. Para essas situações, as células são equipadas com muitas DNA polimerases especializadas que realizam síntese translesional do DNA. A DNA polimerase *ita* é uma delas; é especializada no *bypass* dos fotoprodutos do DNA, mas pode induzir mutações quando está ativa. Está mutada em uma variante de XP.[11-14]

Isto demonstra a importância desta segunda linha de defesa contra as consequências mutagênicas e carcinogênicas dos fotoprodutos do DNA. Foi descrito que o gene p53 e p21 também fazem a regulação negativa da atividade da síntese translesional de DNA mantendo uma baixa atividade mutagênica em função de o *bypass* para redução do dano ao DNA.[15]

Se houver falha na síntese translesional de DNA, as células podem utilizar mecanismos de reparação por recombinação para resolver algumas das alterações presentes.[16] Quando envolvida na resposta ao dano causado pela luz UV, esta terceira linha de defesa é mediada pela ativação da via de resposta ao dano do DNA da anemia de Fanconi/BRCA. O exato mecanismo que é iniciado pela cascata de sinalização ao dano do DNA está em investigação. Telômeros, que são repetições de TTAGGG que cobre o fim dos cromossomos e que formam uma alça na sua extremidade, podem ter um papel importante na percepção do dano do DNA, por exemplo, através da abertura da alça do telômero. Outros sensores podem ser as DNA ou RNA polimerases lentificadoras, ou proteínas que detectam e se ligam na hélice do DNA ao DNA lesado.[17,18]

Apoptose é um processo de regulação fisiológica que leva a morte celular e é caracterizado pela desestruturação celular, ruptura de membranas e fragmentação no DNA. Um grupo de cisteína-proteases denominadas caspases são os reguladores centrais da apoptose. Os desencadeadores podem ser extrínsecos ou intrínsecos à célula, como dano ao DNA, e envolvem diferentes iniciadores das caspases, como a caspase 2 em resposta ao DNA lesado, que utilizam a mesma cascata efetora de caspases.[19]

A abordagem para diagnóstico de instabilidade genômica e/ou reparo de defeitos no DNA não são realizados de rotina, quando se suspeita de uma alteração de instabilidade genômica; testes laboratoriais adequados são realizados na tentativa de levar a um diagnóstico preciso e seguro e prover orientação adequada para os pacientes e famílias acometidas.[1]

A verificação da função celular através da proliferação ou morte celular pode ser realizada pela contagem de células em crescimento de culturas, incorporação da timidina e a habilidade que estas células têm em formar colônias. A integridade das quebras cromossômicas pode ser feita através da análise do cariótipo na metáfase, quebra cromossômica na fase G2 do ciclo celular, troca de cromátides irmãs, por hibridização *in situ* ou teste de instabilidade das microssatélites. Os reparos no DNA podem ser visualizados através do estudo da síntese de DNA não programada, da inibição da síntese de RNA, da análise imunológica do dano do DNA e remoção (Elisa e *slot blot*) e teste da instabilidade de microssatélites e a caracterização e expressão de genes com defeito através da reação de polimerização em cadeia em tempo real, *Western blotting* e sequenciamento do DNA.

■ CARCINOGÊNESE FÍSICA E QUÍMICA

Câncer de pele

O câncer de pele é responsável por mais de metade de todas as neoplasias diagnosticadas nos Estados Unidos, totalizando mais de um milhão de cânceres de pele não melanoma (CPNM) e mais de 60 mil melanomas. O número exato de CPNM não é conhecido em função da falta de notificação de rotina. Embora apenas uma pequena fração de pacientes com CPNM vá morrer da doença, quase sempre de carcinoma espinocelular (CEC), a frequência dessas neoplasias resulta em uma taxa de óbito estimada entre mil e 2 mil por ano. O melanoma, embora muito menos comum do que o CPNM, tem uma taxa de mortalidade de aproximadamente 8 mil por ano. Estudos populacionais sugerem que um em cada 59 indivíduos nascidos hoje desenvolverá melanoma durante sua vida. Em função de sua alta frequência, as neoplasias cutâneas possuem um grande impacto no custo com saúde, além de taxas de mortalidade crescentes. Seu tratamento é associado à morbidade considerável e defeitos cosméticos. Por essas razões, o entendimento da etiologia e patogênese dessas malignidades é importante para o desenvolvimento de tratamentos que reduzam a morbidade e mortalidade de forma racional e com o mínimo de agressão possível ao paciente. A alta prevalência de neoplasia cutânea, a localização externa dos tumores e lesões pré-neoplásicas bem definidas representam uma excelente oportunidade para estudo dos fatores reguladores de indução de neoplasias cutâneas. Estas características que facilitam o estudo das neoplasias cutâneas em humanos têm sido importantes no estabelecimento de modelos animais específicos. Avanços na genética molecular, cultura de queratinócitos, desenvolvimento de roedores modificados geneticamente e modelos de pele humana reconstruídos tem facilitado a análise dos mecanismos básicos da carcinogênese cutânea.[20,21]

Carcinógeno físico

Como dito anteriormente, a radiação ultravioleta (RUV) do sol é o fator etiológico primário para todas as neoplasias de pele, e, portanto, a RUV é o maior carcinógeno do meio ambiente para pessoas de pele clara. A grande atividade carcinogênica do RUV é em função do dano causado ao DNA e mutações; à capacidade de expansão clonal de células neoplásicas com vias de sinalização alteradas são responsáveis por uma vantagem na sobrevida comparada a citotoxicidade induzida pela RUV; habilidade para induzir espécies reativas de oxigênio; e sua atividade como imunossupressor. A associação de RUV com neoplasia cutânea é com base em dados clínicos, epidemiológicos e experimentais que representam a mais clara relação entre fator etiológico em neoplasia cutânea. Estudo caso-controle em 58 pacientes com CEC apontam que mais de 30 mil horas de exposição solar acumulada durante a vida e idade maior que 60 anos são dois fatores de risco independentes para o desenvolvimento deste tumor.[22]

Substâncias químicas associadas à indução de câncer de pele

São também implicados no desenvolvimento de neoplasias cutâneas várias substâncias químicas como resultado de exposição ao meio ambiente, ocupacional e médica. No século XVIII foi atribuído uma incidência aumentada de neoplasia de testículo em limpadores de chaminé por repetidas exposições à fuligem. Esta foi a primeira ligação entre exposição ocupacional e desenvolvimento de neoplasia, assim como o primeiro exemplo de carcinogênese química. Existem pelo menos 246 substâncias listadas como carcinógenos humanos. Nos últimos 35 anos, o mecanismo pelos quais as substâncias químicas são causadoras de neoplasias apresentam muitas similaridades com propriedades responsáveis pela carcinogênese pela RUV. Ocorre principalmente dano ao DNA, citotoxicidade seletiva e supressão imune. Os potenciais carcinogênicos do carvão e derivados do petróleo são hoje bem estabelecidos como resultado de estudos animais experimentais e relatos epidemiológicos. Derivados do petróleo, inseticidas, herbicidas e fungicidas são particularmente patogênicos para CEC, enquanto fibra de vidro e agentes de limpeza a seco aumentam a incidência de carcinoma basocelular (CBC). Fumantes têm um risco duas vezes maior de desenvolver CEC, e este aumenta com a intensidade do uso do tabaco.[23,24]

Exposição ao arsênico é associada ao desenvolvimento de queratoses pré-malignas, doença de Bowen, CEC, CBC e outras neoplasias internas.[25] Embora a solução de Fowler (solução de arsênico potássico a 1%) não seja mais utilizada, certos medicamentos fitoterápicos ainda são fonte de exposição ao arsênico. Exposição ocupacional ao arsênico é bem documentada em casos de componentes de pesticidas agrícolas, lavagem de caprinos e ovinos, mineração e fundição de minérios, produção de vidro e outros produtos industrializados. Uma fonte insidiosa de exposição ao arsênico são a água e o peixe contaminados, e a análise de populações afetadas evidencia um aumento nas neoplasias de pele dose-dependente. Modelos em ratos mostraram evidências de ingestão de arsênico com ação cocarcinogênica associado à radiação solar com aumento na frequência e tamanho dos carcinomas cutâneos. Há também redução no período de latência nessas neoplasias.[26-28]

Uma variedade de medicamentos tem sido associada com o desenvolvimento de neoplasia cutânea. O tratamento sistêmico com agentes imunossupressores resulta em aumento de incidência de lesões benignas e malignas, que são geralmente atribuídas à redução da vigilância sobre células tumorais incipientes. Entretanto, um mecanismo mais específico de predisposição às neoplasias cutâneas tem sido proposto para algumas drogas como azatioprina, que pode sensibilizar o DNA à RUV via seus metabólitos, a 6-tioguanina, acarretando produção de espécies reativas de oxigênio mutagênicas. Mostarda nitrogenada tópica também aumenta o risco de desenvolvimento de câncer de pele. Apesar da clara associação entre exposição ocupacional ao alcatrão e câncer de pele, o uso de coaltar no tratamento da psoríase aparenta ter um risco baixo para o desenvolvimento de tumores da pele. Em contraste, o uso de radiação ionizante para tratamento de uma variedade de doenças cutâneas aumenta o risco de CBC em todos os pacientes e CEC nos indivíduos com pele sensível ao sol.[29-31]

Administração sistêmica de psoralenos e luz ultravioleta A (PUVA) é associada a aumento dose-dependente no risco de desenvolvimento de CEC cutâneo, o qual persiste após descontinuação da terapia.[32] Os riscos carcinogênicos do PUVA e da luz ultravioleta B *narrow band* (UVB-NB) são difíceis de serem quantificados. O aumento no risco do desenvolvimento de câncer cutâneo não melanoma (CCNM) e melanoma em pacientes que realizaram PUVA indica que esta terapia deve ser utilizada apenas naqueles pacientes em que os benefícios superam os riscos. Um estudo de coorte prospectiva com 1.380 pacientes com psoríase que receberam PUVA mostrou um aumento de 35 vezes na taxa de CEC cutâneo entre aqueles que receberam mais de 450 tratamentos.[33] Mais estudos são necessários para averiguar a segurança do uso do UVB-NB a longo prazo.[34]

A natureza dos carcinógenos químicos: química e metabolismo

Os carcinógenos podem ser genotóxicos, não genotóxicos, ou ambos. Carcinógenos genotóxicos tem alta reatividade química, como os agentes alquilantes, mostarda nitrogenada, ou podem ser metabolizados por intermediários reativos pelo hospedeiro, como os produtos do petróleo. Eles formam ligações covalentes com macromoléculas e possuem como alvo o DNA no núcleo e na mitocôndria. Em função da boa correlação entre a habilidade de formar ligações covalentes do DNA e a potência de indução de tumores em animais de laboratório, o DNA é considerado o último alvo para a maioria dos carcinógenos genotóxicos. A interação com o DNA não é randômica e cada classe de agentes reage seletivamente com alvos purínicos e pirimidínicos. Além disso, os alvos dos carcinógenos por lugares específicos do DNA são determinados por sequências de nucleotídeos, pelas células, e pelo processo de reparo seletivo do DNA produzindo material genético com mais risco que os outros. Como esperado, carcinógenos genotóxicos são potentes mutagênicos, particularmente através da falta de pareamento de bases ou pequenas deleções, resultando na mutação do tipo *missense* ou *nonsense*. Pode haver também dano macrogenético como quebras e grandes deleções cromossômicas. Em todos os casos as mutações detectadas nos tumores são uma combinação dos efeitos de alterações mutagênicas na função de produtos proteicos e na alteração funcional do comportamento de tipos celulares específicos.[35,36]

Um número de produtos químicos que causam cânceres em roedores de laboratório e contribuem para maior incidência de neoplasias cutâneas não são demonstrados serem genotóxicas.[37] Pesticidas e herbicidas sintéticos, reagentes de limpeza a seco e o arsênico podem estar incluídos nesse grupo. O mecanismo de ação por carcinógenos não genotóxicos é controversa e pode ser relacionado em alguns casos com morte celular tóxica e hiperplasia regenerativa. Indução de mecanismos mutagênicos endógenos, como dano ao DNA causado por reatividade ao oxigênio, depurinação do DNA e deaminação de 5-metilcitosina podem contribuir para a carcinogenicidade desses agentes. Carcinógenos não genotóxicos podem interferir com os mecanismos protetores individuais como sugerido para a ação do arsênico na supressão do reparo do DNA ou inibição da atividade dos genes supressores tumorais. Portanto, carcinógenos não genotóxicos podem servir como modificadores como agentes genotóxicos como a RUV.[38]

Um número de vias metabólicas ativadas ou carcinógenos detoxificados e pró-carcinógenos, que são produtos químicos, podem ser transformados em carcinógenos ativos. Esses processos são complexos e interativos, e polimorfismos genéticos em humanos e modelos animais contribuem para suscetibilidade a neoplasias. Em geral, ativação de metabólitos carcinogênicos envolve a oxidação de ligações dicarboxílicas ou átomos de carbono saturados, ou oxidação ou redução de moléculas de nitrogênio, resultando em intermediários reativos que se ligam ao DNA. Conjugações são frequentemente intermediários do metabolismo de muitos carcinógenos e podem ser ativados ou detoxificados. Ativação metabólica dos carcinógenos e a natureza polimórfica dos metabólitos ativos entre os indivíduos promovem uma abordagem no estímulo de perfis individuais de risco para exposições particulares. Além disso, vias metabólicas são induzíveis e modificadas pela dieta, hormônios, e exposições adicionais, adicionando uma maior complexidade no processo de carcinogênese.[39,40]

Síndromes com neoplasias hereditárias

Considerável conhecimento das bases genéticas de neoplasias cutâneas esporádicas provém da elucidação de genes específicos ou lócus genético que definem síndromes hereditárias de tumores cutâneos.[41] Em particular, a importância do DNA como alvo na carcinogênese foi fortemente sustentada com a descoberta de defeitos nos genes de reparo do DNA que compreendem os grupos de complementação das famílias com predisposição a neoplasias como o XP.[42] Ao menos oito genes independentes em *loci* cromossômicos distintos definem proteínas envolvidas na REN, um processo crítico na proteção do DNA com radiação ultravioleta e carcinógenos químicos.[43] Entre essas, estão proteínas que reconhecem e se ligam a locais de dano no DNA, como XPA, XPC, XPE, helicases como XPB e XPD, e componentes de endonucleases como XPG e XPF, defeitos que ocasionam uma predisposição fenotípica para neoplasias cutâneas. A mutação XPV está envolvida num erro-livre de replicação de DNA por RUV.[44] Polimorfismos potenciais com consequências funcionais nestes e em outros genes de reparo no DNA podem contribuir para estados de suscetibilidade também na população geral.[45-47] Os CBCs e CECs dos pacientes com XP também possuem genes alvos para indução de neoplasias, em função das mutações no PTCH4, RAS, p53 e INK4a-ARF, encontrados em alta frequência. Pacientes com epidermólise bolhosa distrófica recessiva têm risco aumentado para CEC no início da adolescência. A maioria das lesões ocorrem em áreas de cicatriz crônica e não fotoexpostas.[48] Estudos de mapeamento cromossômico na síndrome do nevo basocelular, associados com estudos genéticos e funcionais em Drosophila e ratos, responsabilizam a mutação no gene PTCH1 e outros defeitos na via de sinalização Hedgehog (Hh) no desenvolvimento de CBCs hereditários e esporádicos, assim como uma variedade de neoplasias internas. Todos esses tumores são caracterizados por níveis altos de atividade na sinalização Hh. O *locus* INK4a-ARF, especialmente mutações no gene INK4, foram identificados como um dos fatores implicados na etiologia do melanoma através do mapeamento do padrão de herança em melanoma familiar. A detecção de mutações específicas na síndrome de Cowden no gene PTEN, síndrome de Birt-Hogg-Dubé no gene FLCN, pilomatricomas esporádicos no gene CTNNB e tumores sebáceos no gene LEF1 são associados ao desenvolvimento de tumores de anexos.[20]

Oncogênese viral no câncer de pele não melanoma

A oncogênese viral no câncer de pele não melanoma é um assunto vasto e atualmente em expansão. Apesar de muitos avanços terem sido alcançados na última década, novas pesquisas contribuirão para a compreensão de uma série de dúvidas que ainda persistem no assunto, não apenas relacionadas à interação vírus-célula, mas também à imunossupressão do hospedeiro e à radiação ultravioleta, uma vez que se acredita que estes três fatores sejam os principais responsáveis pela carcinogênese.

O herpes vírus tipo 8 (HHV-8) é o que apresenta a melhor associação epidemiológica com seu tumor correspondente, o sarcoma de Kaposi.

Apesar da patogênese do HPV no carcinoma espinocelular anogenital ser bem estabelecida, ainda se fazem necessários mais estudos para determinar sua associação com o carcinoma espinocelular cutâneo, uma vez que o mecanismo molecular exato de tal carcinogênese não está definido.

A associação do carcinoma de Merckel com o poliomavírus foi feita recentemente e nossa compreensão acerca do vírus e seu mecanismo patogênico ainda é muito inicial.

Acredita-se que o conhecimento dos mecanismos biológicos da oncogênese viral levará a intervenções terapêuticas mais modernas e bem direcionadas, incluindo agentes antivirais ou inibidores de proteínas virais e estratégias imunossupressoras que possam tanto impedir a rejeição em transplantados quanto prevenir o câncer.

A intervenção mais recente em tumores associados a vírus é a vacina contra os subtipos 16 e 18 do HPV para câncer de colo do útero. Esses dois subtipos são responsáveis por 70% dos casos desta localização.[7,8,49] O HPV também é a causa de 65% dos cânceres vaginais, 50% dos cânceres de vulva, 35% dos de pênis e 95% dos cânceres anais.[50] A maioria deles pelo HPV tipo 16. Atualmente, o FDA tem 3 vacinas aprovadas para prevenção: Gardasil (contra os sorotipos 6, 11, 16 e 18), Gardasil 9 (contra os sorotipos 6, 11, 16, 18, 31, 33, 45, 52 e 58), e Cervarix (contra os sorotipos 16 e 18). Essas vacinas têm alta proteção contra novas infecções, mas não são efetivas no tratamento da infecção ou das doenças decorrentes dela.[51,52]

Patogênese dos carcinomas basocelulares

Modelos animais para indução de tumores cutâneos por agentes físicos e químicos têm sido muito úteis na exploração dos mecanismos de carcinogênese. Ratos expostos a carcinógenos químicos, como metilcolantreno, dimetil benzantraceno, ou radiação ionizante desenvolvem preferentemente CBCs que são fenotipicamente similares aos CBCs humanos. Em contraste, os ratos são resistentes à indução de CBC na ausência de modificações genéticas, embora um estudo descrevesse o desenvolvimento de CBC em rato após exposição subcutânea ou tópica a de-hidroretronecina, uma observação que não foi estudada em seu mecanismo.[41]

Os CBCs apresentam como peculiaridade serem exceções à regra do desenvolvimento de múltiplas etapas das neoplasias. Tumores individuais tipicamente consistem de células de crescimento lento, homogêneo, que muito raramente apresentam metástases, embora possam causar grandes danos locais. Os raros CBCs que apresentam atipias geralmente têm um curso benigno, sugerindo que muitos fatores que ditam a progressão dos CECs e outras neoplasias não são operantes neste tipo de tumor. Os CBCs apresentam anormalidades no controle do crescimento de diferenciação terminal, induzindo angiogênese clinicamente aparente, e invadindo as imediações. Entretanto, estudos de transplantes usando CBCs humanos ou ratos transgênicos com lesões similares a CBCs sugerem que as células tumorais são extremamente dependentes do estroma adjacente para sobreviverem. Essa propriedade talvez possa explicar a ausência ou raras metástases e a dificuldade de estabelecer linhagens celulares de CBCs. Curiosamente, um recente estudo que avaliou o perfil da expressão gênica global foi realizado em células derivadas do estroma do tumor *versus* pele normal. Nele foi encontrada um antagonista da proteína morfogenética de osso (BMP), denominada GREMLIN 1, intensamente expressado no estroma dos CBCs, mas não na pele normal. Os CBCs expressam BMP 2 e 4 e GREMLIN 1 estimula o crescimento de células do CBC cultivadas *in vitro*, sugerindo que GREMLIN 1 possa ser um fator estromal chave necessário para a proliferação dos CBCs *in vivo*, com efeito de antagonismo dos efeitos inibitórios de crescimento das BMPs.[42,43]

Estudos realizados utilizando CBCs de humanos e roedores identificaram outras moléculas candidatas que possam ser importantes na biologia desses tumores. Regulação positiva das várias metaloproteases da matriz (MMP), nas células tumorais e estroma, parece ser importante na invasão local dos CBCs e pode influir no controle de crescimento e outras funções celulares dadas as evidências das MMP na regulação da sinalização em vários estágios. Expressão de várias moléculas de adesão é regulada negativamente nos CBCs, e isso pode levar a aparência característica de fendas artefatuais entre as células tumorais e o estroma nos cortes histológicos, mas o significado funcional desses achados na biologia do CBC ainda não foi estabelecido. A molécula antiapoptótica BCL2 é consistentemente regulada positivamente nos CBCs provavelmente porque o BCL2 é um alvo do gene Hh, mas ele sozinho não parece ser suficiente para bloquear a apoptose nesses tumores como ocorre algumas vezes. Entretanto, a lenta taxa de crescimento dos CBCs pode ser atribuída em parte à perda basal de células apoptóticas. Alguns estudos e modelos animais sugerem envolvimento das vias sinalizadoras dos fatores de crescimento como o fator de crescimento derivado de plaquetas e o receptor do fator de crescimento epidérmico. Muitas evidências sugerem a maquinaria do ciclo celular como alvos potencialmente críticos nas respostas mitogênicas à sinalização Hh. Expressão aumentada de queratinócitos Shh aumentam o potencial proliferativo e falham na submissão da parada celular em resposta ao inibidor do ciclo celular p21; na ausência do Shh, PTCH1 interage com a ciclina B1, que é requerida para mitose e progressão no ciclo celular; e Shh pode induzir proliferação de celular imaturas cerebelares através de indução prolongada das ciclinas D1, D2 e E. Na pele, a proliferação comandada por Hh do epitélio dos folículos pilosos parece ser mediada pela ciclina D2 e N-Myc.[45-47,53,54]

Patogênese do carcinoma espinocelular

Em adição ao descontrole no controle de crescimento, existe uma progressiva perda na capacidade de diferenciação terminal durante a progressão do CEC, culminando em um tumor com morfologia celular espinhosa que é indistinguível de neoplasias originadas de tecido mesenquimal. Embora os mecanismos responsáveis pela diferenciação defeituosa nos diferentes estágios das neoplasias cutâneas humanas não sejam totalmente conhecidos, há evidência que a desregulação na família das enzimas proteínas quinases C (PKC) possuam um papel na diferenciação aberrante de queratinócitos cutâneos em ratos que expressam o oncogene RAS. PKCδ, que tem sido implicado na diferenciação terminal dos queratinócitos epidérmicos normais, é inativado como resultado de fosforilação de tirosina em queratinócitos com transformação pelo RAS. A restauração do PKCδ para a sua forma inativa, não fosforilada, reverte o bloqueio à diferenciação terminal nos queratinócitos transformados pelo RAS. Além disso, expressão aumentada de PKCδ na pele de ratos transgênicos inibe o desenvolvimento de papilomas escamosos e carcinomas. Em contraste, expressão aumentada de alvos cutâneos do PKCδ resultam em CECs menos diferenciados que metastatizam rapidamente para linfonodos regionais. Pesquisas adicionais são necessárias para um melhor entendimento do mecanismo pelo qual as células do CEC perdem os sinais que a levariam a uma diferenciação normal.[55,56]

O metabolismo das prostaglandinas é ativado pela RUV, que é constitutivamente induzida nos CECs humanos, provavelmente em decorrência da expressão aumentada da enzima ciclo-oxigenase 2 (COX-2). Embora o mecanismo pelo qual as mudanças nas prostaglandinas influenciam nas neoplasias cutâneas ainda não seja claro, parecem funcionar como estágio promotor tumoral. Atividade de telomerases é detectada em uma proporção significativa de tumores cutâneos, sugerindo que estas células tumorais são capazes de escapar da senescência celular, e ratos deficientes em telomerase são resistentes a carcinógenos químicos. Contribuição adicional no desenvolvimento dos CECs incluem mediadores de angiogênese, MMPs, e integrinas, bem como outras moléculas envolvidas na adesão e migração celular.[57]

Formação tumoral espontânea ou induzida por carcinógenos em ratos modificados geneticamente tem revelado genes e vias que parecem ser importantes na indução de neoplasias cutâneas, mas que não seriam evidentes nas síndromes neoplásicas hereditárias ou análise de tumores cutâneos humanos. Alvos das células suprabasais do C-myc em ratos transgênicos permite que células suprabasais ciclem e produzam papilomas e queratoses actínicas enquanto alvos das células basais do C-myc não são oncogênicas.[58,59] Deleção da ciclina/inibidor CDK p21waf1, um efetor do p53, aumenta o número de tumores benignos mas não a taxa de progressão das lesões pré-malignas.[60,61] O TGF-β faz supressão na progressão das lesões pré-malignas, mas é requerido para a progressão do CEC para um fenótipo celular escamoso.[62-65] Dois fatores de transcrição AP-1 influenciam estágios distintos do desenvolvimento de tumores cutâneos, sendo o c-Jun essencial para papiloma e c-Fos essencial para o desenvolvimento do CEC.[66,67] Inibição de atividade de AP-1 nos papilomas benignos previne a progressão para carcinomas, fazendo a conversão destas lesões para adenomas sebáceos benignos, suportando o conceito de que tumores escamosos são derivados de células progenitoras de múltiplas linhagens. Moléculas adicionais que estão implicadas no desenvolvimento de CEC são ornitina descarboxilase, p16Ink4a, p15Ink4b, E-caderina, STAT3, C-myc, Notch, α-catenina, fator nuclear κβ e Smad3.[68-72]

Atualmente, muitas observações demonstraram que, além da mutação do gene p53, ocorre uma superexpressão ou anormalidades na expressão citoplasmática do receptor do fator de crescimento epidérmico (EGFR) no CEC, possibilitando o uso de inibidores da tirosina quinase ou de anticorpos antiEGFR como terapêutica complementar a esta neoplasia.[73]

Referências bibliográficas

1. Kraemer K, Runger T. Dermatology in General Medicine. 7th ed. New York: McGraw-Hill; 2008.
2. Wikonkal NM, Brash DE. Ultraviolet radiation induced signature mutations in photocarcinogenesis. J Investig Dermatol Symp Proc 1999;4:6-10.
3. Ziegler A, Leffell DJ, Kunala S et al. Mutation hotspots due to sunlight in the p53 gene of nonmelanoma skin cancers. Proc Natl Acad Sci USA 1993;90:4216-20.
4. Kappes UP, Luo D, Potter M, Schulmeister K, Rünger TM. Short-and long-wave UV light (UVB and UVA) induce similar mutations in human skin cells. J Invest Dermatol 2006;126:667-75.
5. Decraene D, Agostinis P, Pupe A, de Haes P, Garmyn M. Acute response of human skin to solar radiation: regulation and function of the p53 protein. J Photochem Photobiol B 2001;63:78-83.
6. Fotedar R, Bendjennat M, Fotedar A. Role of p21WAF1 in the cellular response to UV. Cell Cycle 2004;3:134-7.
7. Tornaletti S, Pfeifer GP. UV damage and repair mechanisms in mammalian cells. Bioessays 1996;18:221-8.
8. Sancar A, Lindsey-Boltz LA, Unsal-Kaçmaz K, Linn S. Molecular mechanisms of mammalian DNA repair and the DNA damage checkpoints. Annu Rev Biochem 2004;73:39-85.
9. Smith ML, Seo YR. p53 regulation of DNA excision repair pathways. Mutagenesis 2002;17:149-56.
10. Hanawalt PC. Subpathways of nucleotide excision repair and their regulation. Oncogene 2002;21:8949-56.
11. Lehmann AR. Replication of damaged DNA by translesion synthesis in human cells. FEBS Lett 2005;579:873-6.
12. McCulloch SD, Kokoska RJ, Masutani C, Iwai S, Hanaoka F, Kunkel TA. Preferential cis-syn thymine dimer bypass by DNA polymerase eta occurs with biased fidelity. Nature 2004;428:97-100.
13. Johnson RE, Kondratick CM, Prakash S, Prakash L. hRAD30 mutations in the variant form of xeroderma pigmentosum. Science 1999;285:263-5.
14. Masutani C, Kusumoto R, Yamada A et al. The XPV (xeroderma pigmentosum variant) gene encodes human DNA polymerase eta. Nature 1999;399:700-4.
15. Avkin S, Sevilya Z, Toube L et al. p53 and p21 regulate error-prone DNA repair to yield a lower mutation load. Mol Cell 2006;22:407-13.
16. Cleaver JE, Laposa RR, Limoli CL. DNA replication in the face of (In)surmountable odds. Cell Cycle 2003;2:310-5.
17. Dunn J, Potter M, Rees A, Rünger TM. Activation of the Fanconi anemia/BRCA pathway and recombination repair in the cellular response to solar ultraviolet light. Cancer Res 2006;66:11140-7.
18. Gilchrest BA, Eller MS. The tale of the telomere: implications for prevention and treatment of skin cancers. J Investig Dermatol Symp Proc 2005;10:124-30.
19. Zhuang L, Wang B, Sauder DN. Molecular mechanism of ultraviolet-induced keratinocyte apoptosis. J Interferon Cytokine Res 2000;20:445-54.
20. Dlugosz A, Yuspa S. Fitzpatrick in General Dermatology. 7th ed. New York: Mc-Graw-Hill; 2008.
21. Jemal A, Siegel R, Ward E et al. Cancer statistics, 2006. CA Cancer J Clin 2006; 56:106-30.
22. Vitaliano PP, Urbach F. The relative importance of risk factors in nonmelanoma carcinoma. Arch Dermatol 1980;116:454-6.
23. Gallagher RP, Bajdik CD, Fincham S et al. Chemical exposures, medical history, and risk of squamous and basal cell carcinoma of the skin. Cancer Epidemiol Biomarkers Prev 1996;5:419-24.
24. De Hertog SA, Wensveen CA, Bastiaens MT et al. Relation between smoking and skin cancer. J Clin Oncol 2001;19:231-8.
25. Tapio S, Grosche B. Arsenic in the aetiology of cancer. Mutat Res 2006;612:215-46.
26. Brown KG, Boyle KE, Chen CW, Gibb HJ. A dose-response analysis of skin cancer from inorganic arsenic in drinking water. Risk Anal 1989;9:519-28.
27. Rossman TG, Uddin AN, Burns FJ, Bosland MC. Arsenite is a cocarcinogen with solar ultraviolet radiation for mouse skin: an animal model for arsenic carcinogenesis. Toxicol Appl Pharmacol 2001;176:64-71.
28. Burns FJ, Uddin AN, Wu F, Nádas A, Rossman TG. Arsenic-induced enhancement of ultraviolet radiation carcinogenesis in mouse skin: a dose-response study. Environ Health Perspect 2004;112:599-603.
29. Penn I. Post-transplant malignancy: the role of immunosuppression. Drug Saf 2000;23:101-13.
30. O'Donovan P, Perrett CM, Zhang X et al. Azathioprine and UVA light generate mutagenic oxidative DNA damage. Science 2005;309:1871-4.
31. Lichter MD, Karagas MR, Mott LA, Spencer SK, Stukel TA, Greenberg ER. Therapeutic ionizing radiation and the incidence of basal cell carcinoma and squamous cell carcinoma. The New Hampshire Skin Cancer Study Group. Arch Dermatol 2000;136:1007-11.
32. Stern RS, Liebman EJ, Väkevä L. Oral psoralen and ultraviolet-A light (PUVA) treatment of psoriasis and persistent risk of nonmelanoma skin cancer. PUVA Follow-up Study. J Natl Cancer Inst 1998;90:1278-84.
33. Stern RS, Study PF-U. The risk of squamous cell and basal cell cancer associated with psoralen and ultraviolet A therapy: a 30-year prospective study. J Am Acad Dermatol 2012;66:553-62.
34. Archier E, Devaux S, Castela E et al. Carcinogenic risks of psoralen UV-A therapy and narrowband UV-B therapy in chronic plaque psoriasis: a systematic literature review. J Eur Acad Dermatol Venereol 2012;26 Suppl 3:22-31.
35. Luch A. Nature and nurture – lessons from chemical carcinogenesis. Nat Rev Cancer 2005;5:113-25.
36. Dipple A. DNA adducts of chemical carcinogens. Carcinogenesis 1995;16:437-41.
37. Jackson MA, Stack HF, Waters MD. The genetic toxicology of putative nongenotoxic carcinogens. Mutat Res 1993;296:241-77.
38. Marnett LJ. Oxyradicals and DNA damage. Carcinogenesis 2000;21:361-70.
39. Nebert DW, Dalton TP. The role of cytochrome P450 enzymes in endogenous signalling pathways and environmental carcinogenesis. Nat Rev Cancer 2006; 6:947-60.
40. Gonzalez FJ. Genetic polymorphism and cancer susceptibility: fourteenth Sapporo Cancer Seminar. Cancer Res 1995;55:710-5.
41. Johnson WD, Robertson KA, Pounds JG, Allen JR. Dehydroretronecine-induced skin tumors in mice. J Natl Cancer Inst 1978;61:85-9.
42. Tschen JP, Cohen PR, Schulze KE, Tschen JA, Nelson BR. Pleomorphic basal cell carcinoma: case reports and review. South Med J 2006;99:296-302.
43. Sneddon JB, Zhen HH, Montgomery K et al. Bone morphogenetic protein antagonist gremlin 1 is widely expressed by cancer-associated stromal cells and can promote tumor cell proliferation. Proc Natl Acad Sci USA 2006;103:14842-7.
44. Cleaver JE, Thompson LH, Richardson AS, States JC. A summary of mutations in the UV-sensitive disorders: xeroderma pigmentosum, Cockayne syndrome, and trichothiodystrophy. Hum Mutat 1999;14:9-22.
45. Sternlicht MD, Werb Z. How matrix metalloproteinases regulate cell behavior. Annu Rev Cell Dev Biol 2001;17:463-516.
46. Pontén F, Ren Z, Nistér M, Westermark B, Pontén J. Epithelial-stromal interactions in basal cell cancer: the PDGF system. J Invest Dermatol 1994;102:304-9.
47. Kasper M, Schnidar H, Neill GW et al. Selective modulation of Hedgehog/GLI target gene expression by epidermal growth factor signaling in human keratinocytes. Mol Cell Biol 2006;26:6283-98.
48. Fine JD, Johnson LB, Weiner M, Li KP, Suchindran C. Epidermolysis bullosa and the risk of life-threatening cancers: the National EB Registry experience, 1986-2006. J Am Acad Dermatol 2009;60:203-11.
49. Winer RL, Hughes JP, Feng Q et al. Condom use and the risk of genital human papillomavirus infection in young women. N Engl J Med 2006;354:2645-54.
50. Gillison ML, Chaturvedi AK, Lowy DR. HPV prophylactic vaccines and the potential prevention of noncervical cancers in both men and women. Cancer 2008; 113:3036-46.
51. Hildesheim A, Herrero R, Wacholder S et al. Effect of human papillomavirus 16/18 L1 viruslike particle vaccine among young women with preexisting infection: a randomized trial. JAMA 2007;298:743-53.
52. Schiller JT, Castellsagué X, Garland SM. A review of clinical trials of human papillomavirus prophylactic vaccines. Vaccine 2012;30 Suppl 5:F123-38.
53. Fan H, Khavari PA. Sonic hedgehog opposes epithelial cell cycle arrest. J Cell Biol 1999;147:71-6.
54. Kenney AM, Rowitch DH. Sonic hedgehog promotes G(1) cyclin expression and sustained cell cycle progression in mammalian neuronal precursors. Mol Cell Biol 2000;20:9055-67.
55. Reddig PJ, Dreckschmidt NE, Ahrens H et al. Transgenic mice overexpressing protein kinase Cdelta in the epidermis are resistant to skin tumor promotion by 12-O-tetradecanoylphorbol-13-acetate. Cancer Res 1999;59:5710-8.

56. Jansen AP, Verwiebe EG, Dreckschmidt NE, Wheeler DL, Oberley TD, Verma AK. Protein kinase C-epsilon transgenic mice: a unique model for metastatic squamous cell carcinoma. Cancer Res 2001;61:808-12.
57. González-Suárez E, Samper E, Flores JM, Blasco MA. Telomerase-deficient mice with short telomeres are resistant to skin tumorigenesis. Nat Genet 2000;26:114-7.
58. Pelengaris S, Littlewood T, Khan M, Elia G, Evan G. Reversible activation of c-Myc in skin: induction of a complex neoplastic phenotype by a single oncogenic lesion. Mol Cell 1999;3:565-77.
59. Waikel RL, Kawachi Y, Waikel PA, Wang XJ, Roop DR. Deregulated expression of c-Myc depletes epidermal stem cells. Nat Genet 2001;28:165-8.
60. Missero C, Di Cunto F, Kiyokawa H, Koff A, Dotto GP. The absence of p21Cip1/WAF1 alters keratinocyte growth and differentiation and promotes ras-tumor progression. Genes Dev 1996;10:3065-75.
61. Weinberg WC, Fernandez-Salas E, Morgan DL et al. Genetic deletion of p21WAF1 enhances papilloma formation but not malignant conversion in experimental mouse skin carcinogenesis. Cancer Res 1999;59:2050-4.
62. Glick AB, Lee MM, Darwiche N, Kulkarni AB, Karlsson S, Yuspa SH. Targeted deletion of the TGF-beta 1 gene causes rapid progression to squamous cell carcinoma. Genes Dev 1994;8:2429-40.
63. Go C, Li P, Wang XJ. Blocking transforming growth factor beta signaling in transgenic epidermis accelerates chemical carcinogenesis: a mechanism associated with increased angiogenesis. Cancer Res 1999;59:2861-8.
64. Portella G, Cumming SA, Liddell J et al. Transforming growth factor beta is essential for spindle cell conversion of mouse skin carcinoma in vivo: implications for tumor invasion. Cell Growth Differ 1998;9:393-404.
65. Han G, Lu SL, Li AG et al. Distinct mechanisms of TGF-beta1-mediated epithelial-to-mesenchymal transition and metastasis during skin carcinogenesis. J Clin Invest 2005;115:1714-23.
66. Young MR, Li JJ, Rincón M et al. Transgenic mice demonstrate AP-1 (activator protein-1) transactivation is required for tumor promotion. Proc Natl Acad Sci USA 1999;96:9827-32.
67. Saez E, Rutberg SE, Mueller E et al. c-fos is required for malignant progression of skin tumors. Cell 1995;82:721-32.
68. Gerdes MJ, Myakishev M, Frost NA et al. Activator protein-1 activity regulates epithelial tumor cell identity. Cancer Res 2006;66:7578-88.
69. Clifford A, Morgan D, Yuspa SH, Soler AP, Gilmour S. Role of ornithine decarboxylase in epidermal tumorigenesis. Cancer Res 1995;55:1680-6.
70. Linardopoulos S, Street AJ, Quelle DE et al. Deletion and altered regulation of p16INK4a and p15INK4b in undifferentiated mouse skin tumors. Cancer Res 1995;55:5168-72.
71. Chan KS, Sano S, Kiguchi K et al. Disruption of Stat3 reveals a critical role in both the initiation and the promotion stages of epithelial carcinogenesis. J Clin Invest 2004;114:720-8.
72. Budunova IV, Perez P, Vaden VR, Spiegelman VS, Slaga TJ, Jorcano JL. Increased expression of p50-NF-kappaB and constitutive activation of NF-kappaB transcription factors during mouse skin carcinogenesis. Oncogene 1999;18:7423-31.
73. Uribe P, Gonzalez S. Epidermal growth factor receptor (EGFR) and squamous cell carcinoma of the skin: molecular bases for EGFR-targeted therapy. Pathol Res Pract 2011;207:337-42.

Cyro Festa Neto • Mara Huffenbaecher Giavina Bianchi

Dermatoses Epiteliais Pré-Neoplásicas

INTRODUÇÃO

Lesões pré-cancerosas ou pré-malignas são lesões com grande potencial para se tornarem neoplasias. Existe muito debate sobre a validade do conceito de lesões pré-cancerosas. As lesões que serão discutidas neste capítulo são aquelas que possuem um potencial demonstrável clinicamente de se tornarem carcinomas invasivos e com atipia demonstrável histologicamente confinada à epiderme. Serão abordadas as lesões pré-cancerosas relacionadas aos queratinócitos. As neoplasias originadas dessas lesões serão discutidas no capítulo específico.

Uma característica comum de todos os tumores epiteliais pré-malignos é que todos possuem potencial para se tornarem carcinomas espinocelulares (CEC). Essas lesões pré-malignas e os CECs são considerados por muitos autores como um processo contínuo de doença com displasia em um dos polos do espectro e carcinoma invasivo no outro polo.[1]

QUERATOSE ACTÍNICA

A queratose actínica (QA) é uma neoplasia cutânea que consiste na proliferação de queratinócitos epidérmicos citologicamente aberrantes que se desenvolvem em resposta à exposição prolongada à radiação ultravioleta (UV).[2] As QAs têm sido consideradas lesões pré-cancerosas ou pré-malignas com potencial para desenvolvimento em CECs que vai de 0,025% a 16% ao ano. Embora a maioria das QAs não progridam para CECs, a maioria dos CECs surgem em lesões de QAs. Como não podemos de antemão distinguir quais QAs vão se tornar CECs e quais vão se resolver espontaneamente ou persistir como QAs, a maioria dos médicos opta por tratar estas lesões.[3-5] Atualmente alguns autores consideram QAs como CECs intraepiteliais semelhantes às neoplasias intraepiteliais cervicais. Corrobora para esta hipótese o fato de tanto a QA quanto o CEC invasivo conterem atipias de queratinócitos com perda de polaridade, pleomorfismo nuclear, aumento de mitoses e marcação e expressão idêntica de mutação do gene p53.[6]

Há muito as QAs são reconhecidas como consequências da exposição crônica à radiação UV; assim comportam-se como preditores de outros tumores com influência solar como o melanoma e carcinoma basocelular.[7]

Epidemiologia

As QAs são a segunda maior causa de visita ao dermatologista nos Estados Unidos da América.[6] Entre 1990 e 1999, foi feito diagnóstico de mais de 47 milhões de casos neste período de 10 anos, equivalente a 14% do total de visitas. No hemisfério norte, de 11% a 25% dos adultos possui uma ou mais QA. Na Austrália, 40% a 60% dos adultos tem uma ou mais QAs.[1] No Brasil as QAs figuram em quarto lugar entre as principais causas de procura por dermatologistas registradas (quinta causa nos serviços públicos e quarta nos serviços privados).[8] As QAs desenvolvem-se em consequência à exposição crônica a radiação solar podendo eventualmente desenvolver-se como consequência a exposição à UV por fontes de luzes artificiais quando utilizadas em terapias ou câmeras de bronzeamento artificial, exposição às radiografias e hidrocarbonetos aromáticos policíclicos. Há preferência por localizações em áreas expostas como couro cabeludo, face, V do decote, dorso dos antebraços e mãos.[9]

A propensão em desenvolver QAs e câncer cutâneo é influenciada geneticamente; indivíduos com olhos e cabelos claros, com presença de efélides, que quase sempre se queimam e nunca se bronzeiam são mais suscetíveis às injúrias solares.[10]

Como a ação da radiação UV na patogênese da QA se dá de forma cumulativa sua prevalência aumenta com a idade. Adultos entre 20 e 29 anos têm incidência baixa chegando no máximo a 10% enquanto na faixa etária entre 60 e 69 anos pode chegar a 80%.[10] Homens possuem mais QAs do que as mulheres na maioria dos estudos epidemiológicos, provavelmente em função de maior exposição solar do homem quando comparado à mulher. Essa diferença no gênero é mais evidente nas idades mais jovens.[10]

Outro importante fator de risco individual nos dias de hoje é a imunossupressão; o aumento da Aids e dos transplantes de órgãos faz aumentar o risco para surgimento de QAs e CECs.[11]

Síndromes genéticas, como albinismo, xeroderma pigmentoso, Rothmund-Thomson, Bloom e epidermodisplasia verruciforme predispõe o aparecimento de QAs.[12]

Patogênese

A patogênese da QA se assemelha ou faz parte dos estágios da carcinogênese do carcinoma espinocelular (iniciação, promoção e conversão maligna). A iniciação é o evento ou eventos relacionados à indução ou a mutação permanente das células alvo, no caso da pele, os queratinócitos. Esta mutação pode afetar os proto-oncogenes RAS e/ou o gene supressor p53.[13]

A promoção é um estágio intermediário onde as células, embora transformadas, não irão desenvolver-se em carcinoma se não forem expostas a agentes promotores repetitivos. Estes agentes podem ser químicos ou físicos e possuem efeitos pró-inflamatórios, mas não são necessariamente carcinogênicos. No caso da pele a exposição crônica à radiação ultravioleta funciona como agente promotor resultando em uma expansão gradual clonal das células epidérmicas até transformação em neoplasia como no caso da QA. Mesmo existindo ativação de oncogenes e/ou inativação de genes supressores de tumores, se não existir exposição adicional a agentes genotóxicos (como a radiação ultravioleta), a lesão pode regredir espontaneamente ou continuar como pré-maligna. Conversão é o processo em que a lesão se transforma de pré-maligna (QA) em maligna (CEC).

O número exato de QAs que invade a membrana basal da epiderme tornando-se um CEC invasivo depende de fatores adicionais que promovem a conversão, entre eles podemos citar a contínua exposição solar, a idade avançada e o uso de imunossupressores.[14-16]

Manifestações clínicas

A QA apresenta-se clinicamente como pápulas eritematosas, achatadas, ásperas ou descamativas, com 1 a 6 mm de diâmetro melhor reconhecida pela palpação que pela inspeção (Figura 121.1). Podem variar em tamanho por vezes chegando a alguns centímetros de diâmetro (Figura 121.2).[17] Acomete a pele com dano solar crônico e é acompanhada por elastose solar, despigmentação, descoloração amarelada, efélides e teleangiectasias.[18]

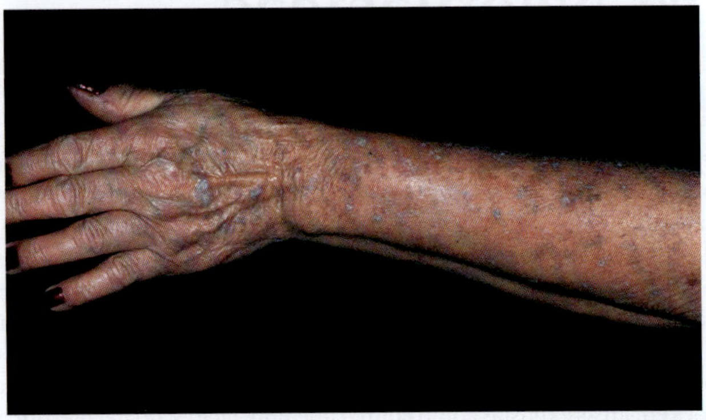

■ **Figura 121.1** Múltiplas pápulas queratósicas no membro superior esquerdo. Queratose actínica.

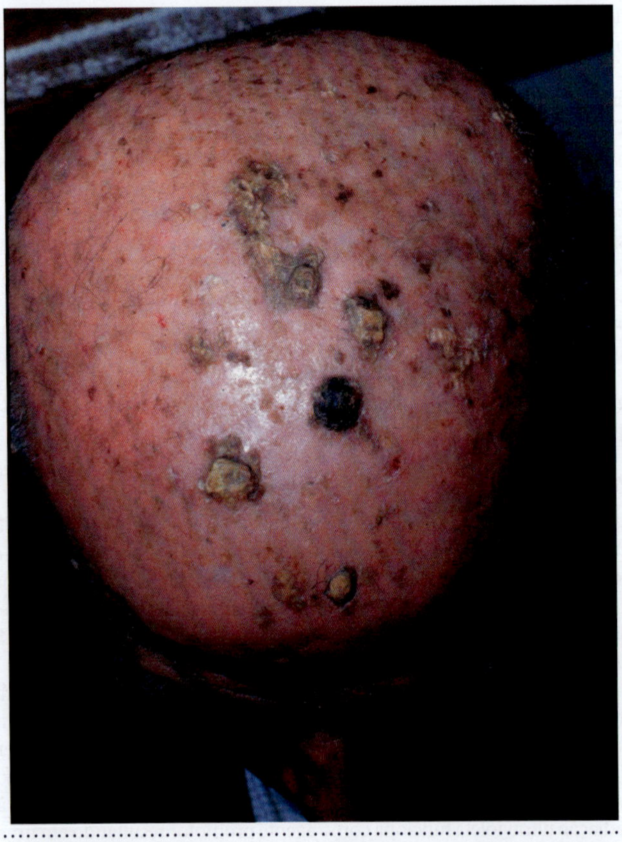

■ **Figura 121.2** Pápulas e placas queratósicas no couro cabeludo. Queratose actínica.

Em adição à típica QA eritematosa, existem outros subtipos clínicos: QA inflamada, QA hipertrófica, corno cutâneo, queilite actínica, QA pigmentada, QA pigmentada disseminada, QA proliferativa e QA conjuntival.[19] Por vezes se apresenta como pápula ou placa espessa, escamosa, áspera, podendo ser cor da pele, cinza ou eritematosa encontrada nas áreas habitualmente expostas ao sol, com maior propensão a acometer o dorso das mãos, braços e couro cabeludo e é chamada de hipertrófica. Tem importância em função do difícil diagnóstico diferencial com o CEC, fazendo-se necessário à realização de biópsia e exame histopatológico. Induração ou espessamento, dor e ulceração podem ser sugestivas de uma QA em evolução para CEC.[17-19]

Corno cutâneo é uma protuberância hipertrófica concêntrica que se projeta de uma base papulosa cor da pele ou eritematosa. Por definição, a altura da lesão tem de ser pelo menos 50% do maior diâmetro na base para defini-la como corno cutâneo. Aproximadamente 30% a 40% dos cornos cutâneos são QAs, mas também sua base pode ser representada por CEC, queratose seborreica, verruga vulgar, triquilemoma ou queratoacantoma.[20]

A queilite actínica é representada por QAs nos lábios, mais comum no lábio inferior. Indivíduos com essa condição geralmente apresentam lábio eritematoso, descamativo, com erosões ou fissuras.[21] A borda do vermelhão do lábio perde a nitidez na separação, tornando-se imprecisa, e pode haver queratose focal e leucoplaquia. Indivíduos com essa condição geralmente se queixam de secura e rachaduras no lábio persistentes, e o diagnóstico de queilite actínica deve ser suspeitado nos pacientes idosos com estas queixas. Ulcerações persistentes ou áreas induradas nos lábios necessitam de avaliação histopatológica para afastar a possibilidade de CEC.[21,22]

Variantes não usuais de QA são: a QA pigmentada, a QA proliferativa e a QA conjuntival. A QA pigmentada se apresenta como pápula achatada, cor castanha a marrom, e descamativa. Clinicamente, e muitas vezes dermatoscopicamente, pode ser difícil diferenciar de um lentigo solar ou lentigo maligno. QA pigmentada disseminada é uma lesão particular que geralmente é encontrada no couro cabeludo. Tipicamente é uma lesão grande, geralmente com mais de 1 cm de diâmetro, que se apresenta com placa escamosa, verrucosa, com número variável de cores. A QA proliferativa é observada como uma placa eritematosa, oval, que pode chegar a 4 cm de diâmetro. A borda é pouco definida. A QA conjuntival é classificada como um tipo de pinguécula ou pterígio. Apresenta-se em forma de ponte, como espessamento opaco próximo ao limbo, e pode se estender sobre a córnea partindo da esclera conjuntival.[1,19,23]

Histopatologia

A QA eritematosa típica apresenta arquitetura e citologia características no exame histopatológico. Todas as alterações estão confinadas à epiderme, embora elastose solar dérmica geralmente esteja presente e um infiltrado inflamatório dérmico também é observado. Os achados histopatológicos clássicos incluem focos de queratinócitos atípicos e pleomórficos ao longo da camada de células basais e protusões em botão na derme papilar. A camada de células basais aparece mais basofílica em função da população aumentada de queratinócitos atípicos. Sobre esses focos de células alteradas, geralmente há acantose, hiperqueratose e paraqueratose. O epitélio anexial é poupado, com ortoqueratose sobre essas estruturas, que dá um padrão característico de ortoqueratose e paraqueratose alternante. Citologicamente há um aumento da relação núcleo-citoplasma e pleomorfismo nuclear com mitoses (Figura 121.3). Nos casos de diagnóstico histológico de QA faz-se sempre necessário o aprofundamento do corte para possíveis associações como CEC, CBC e doença de Bowen.[17,24]

Diagnóstico e diagnóstico diferencial

O diagnóstico de QA é realizado com base no exame clínico, e excepcionalmente, através do exame histológico. Quando isto acontece, quase sempre existe a suspeita de CEC, já que não existem critérios clínicos confiáveis na diferenciação entre essas duas entidades. Achados

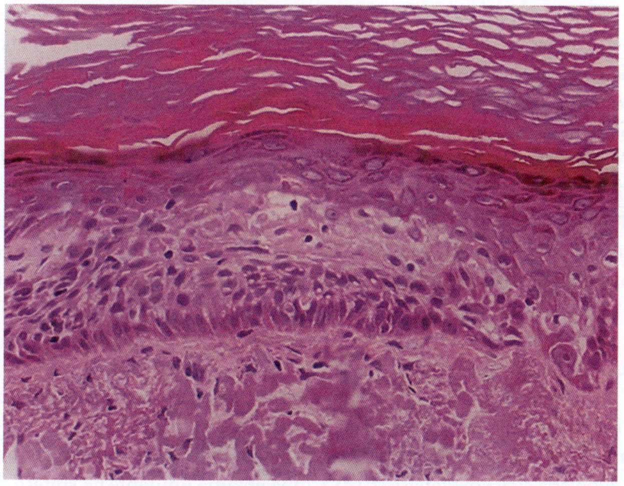

■ **Figura 121.3** Queratinócitos atípicos e pleomórficos ao longo da camada de células basais. Queratose actínica.

como infiltração, induração, dor, lesões com tamanho grande, queratose pronunciada, ulceração, sangramento, crescimento rápido e recorrência ou persistência após tratamento favorecem o diagnóstico de CEC.[25]

O diagnóstico diferencial inclui lesões que se apresentam com hiperqueratose como: queratoses arsenicais, queratoses térmicas, queratoses por hidrocarbonos, queratose por radiação crônica, queratose reacional, queratose por PUVA, queratoses virais (papulose bowenoide, epidermodisplasia verruciforme), doença de Bowen ou CEC *in situ*, eritroplasia de Queyrat, leucoplaquia e eritroplaquia. Das variantes clínicas de QA, a QA pigmentada apresenta dificuldade na distinção com o lentigo solar e algumas vezes com o lentigo maligno; a QA pigmentada disseminada com lentigo maligno e grandes queratoses seborreicas; a QAH com CEC e corno cutâneo, com as várias entidades que ele pode representar.[1,10,17,25]

Curso clínico e prognóstico

A evolução e prognóstico das QAs incluem 3 possibilidades. Pode persistir, regredir ou sofrer transformação maligna em CEC. É impossível predizer qual o caminho que a QA vai seguir. O risco relativo de progressão para CEC depende de fatores relacionados à QA, como a duração e o número de lesões existentes na pele. Além disso, o risco de evolução para CEC aumenta com o aumento de exposição à radiação UV e de acordo com certas características individuais, como nos estados de imunossupressão.[26]

Muitos estudos têm sido realizados para determinar a progressão de QAs para CECs, mas a maioria é inadequada. O risco de progressão de QAs para CECs varia na literatura de menos de 1% a mais de 20%. Uma extrapolação desses estudos clínicos sugere uma taxa de risco de progressão de aproximadamente 8%, calculado com base nas médias citadas. Foi observado que antes de ocorrer progressão para CEC, a QA torna-se dolorosa e inflamada. Exames histopatológicos de QAs inflamadas revelam a presença de CEC em até 50% dos casos. Portanto, dor e inflamação talvez possam ser um marcador de progressão para CEC.[4]

O risco de transformação maligna também pode ser avaliado pelo percentual de CECs que se desenvolvem a partir de QAs preexistentes. Muitos estudos têm como abordagem a determinação, nos espécimes de CEC invasivo ao exame histopatológico, de QAs associadas ou contíguas. Uma QA pode ser identificada na periferia ou na lesão do CEC em 60%; 82,4%; 97%; 97,2% e 100% em diversos estudos de revisão realizados. Não há como predizer se haverá regressão espontânea de uma lesão individual. Um estudo relatou que 25% das QAs evidenciaram resolução após acompanhamento por 1 ano, especialmente se a exposição solar for limitada durante o período. Assim como outro estudo encontrou que um maior número de QAs regrediram nos indivíduos que fizeram uso de protetores solares.[4,26]

As QAs também são marcadores clínicos sensíveis para predizer o futuro desenvolvimento de câncer de pele não melanoma (CPNM). A presença de QAs indica dano solar de longa data e identifica um grupo de pessoas que apresentam maior risco para desenvolvimento de CEC, CBC, e em menor proporção melanoma.[2]

A taxa estimada de metástase de um CEC proveniente de uma QA varia de 1% a 20%, dependendo primariamente da profundidade de invasão, sendo os locais de maior risco representados pelos lábios, orelhas e couro cabeludo.[15,22]

Tratamento

A impossibilidade em predizer quais QAs vão persistir, regredir, ou se tornarem CECs torna o tratamento dessas lesões por vezes complicado. Embora para alguns autores, com bases nas baixas taxas de transformação maligna, o tratamento seja desnecessário, a maioria dos dermatologistas recomenda o tratamento das QAs para evitar qualquer chance de evolução para CEC. O tratamento deve ser realizado também para diminuir sintomas nos pacientes com prurido e dor.

Para seleção do tratamento apropriado, não há consenso absoluto ou algoritmos. Os estudos realizados variam muito no desenho utilizado, resultado final e tempo de seguimento. O diagnóstico clínico de QAs, mesmo por dermatologistas experientes, pode ser inconsistente.

O tratamento ideal para lesões de QAs deve ser totalmente efetivo e durável, resultando em clareamento completo das lesões clínicas e subclínicas. Deve ser seguro, de fácil administração tanto pelo médico como pelo paciente, conveniente e livre de desconforto ou tempo prolongado de recuperação pelo paciente, e deve ter um resultado cosmético bom. Infelizmente, uma terapia com todos esses requisitos ainda não está disponível. A escolha do tratamento depende da habilidade do profissional que irá executar o procedimento e das características clínicas do paciente, bem como tamanho da lesão, localização e o número de QAs presentes. As modalidades terapêuticas das QAs podem ser divididas em terapias lesão-específica e terapias por campo.

Tratamento de queratose actínica lesão-específica

A maioria das terapias específicas para a lesão de QAs são destrutivas, ou seja, fazem a remoção física da lesão. Essa abordagem é a mais utilizada para o tratamento das QAs.[27]

- **Criocirurgia com nitrogênio líquido:** é o procedimento destrutivo mais utilizado, realizado rapidamente e bem tolerado pelo paciente. É aplicado com um dispositivo tipo *spray* ou com aplicadores com ponta de algodão. Os benefícios da criocirurgia são a facilidade de administração em mãos treinadas e não necessidade de anestesia. O tratamento é realizado sem que necessite de colaboração do paciente a não ser com cuidados locais no pós-tratamento. Desvantagens potenciais incluem dor ou desconforto para o paciente, a presença de bolhas e crostas por uma semana ou mais, hipopigmentação, cicatrizes e alopecia nas áreas tratadas. Em raros casos pode haver comprometimento de tendões e nervos após exposição prolongada ou profunda de nitrogênio líquido nas mãos. A criocirurgia é utilizada para tratar um número limitado de lesões clínicas perceptíveis ou sintomáticas.[30] A eficácia deste método foi demonstrada em um estudo com 1.018 QAs, com taxa de cura foi de 99% após 1 ano de acompanhamento. A maioria das lesões eram finas, fora dos membros e terapia agressiva com 20 a 45 segundos de congelamento foi aplicada.[28] Lesões no dorso das mãos e hipertróficas respondem pior.[29] Outro trabalho evidenciou 67% de cura em 421 QAs tratadas, variando de 39% a 83% de acordo com o tempo de congelamento utilizado (5 segundos e 20 segundos respectivamente).[30]
- **Curetagem:** a curetagem, com ou sem eletrocoagulação, é outro tratamento destrutivo para as QAs. Este procedimento, somado a crioterapia, correspondem a aproximadamente 80% de todos os tratamentos para QAs nos Estados Unidos. A cureta é utilizada para a remoção mecânica dos queratinócitos atípicos das QAs. O eletrocautério pode ou não ser utilizado para complementar a destruição dos queratinócitos atípicos e para hemostasia. Se for

utilizado o cautério, deve ser utilizado o mínimo possível para garantir um bom resultado cosmético final. É necessário o uso de anestésico local, e agentes hemostáticos como cloreto de alumínio podem ser utilizados para parar com sangramento se o eletrocautério não for utilizado.[28,31,32] Não existem ensaios clínicos avaliando este tema; seu uso é com base em evidências de pequenos estudos observacionais e experiência clínica.[33]

- **Excisão por *shaving*:** a terceira terapia destrutiva que pode ser utilizada é o *shaving*. Essa técnica envolve a injeção de anestésico local seguido de uma excisão tangencial com uma lâmina cirúrgica. Agentes hemostáticos devem ser utilizados para interromper o sangramento. Não existem dados sobre a taxa de cura com essa técnica, mas como a curetagem, a experiência anedótica demonstra sua eficácia. O tempo de cicatrização é entre 1 e 2 semanas, e complicações potenciais são infecção, cicatrizes e discromias. O uso desta técnica é mais indicado quando uma QA faz diagnóstico diferencial com CEC, e exame histopatológico se faz necessário.[28,31,32]

Terapias por campo para queratose actínica

Terapias por campo tratam grandes áreas de pele fotolesada com lesões clínicas e subclínicas de QAs. Esses tratamentos são indicados nos pacientes com pele de moderado a grave fotodano e numerosas QAs, em que o tratamento de lesões individuais seria muito extenso e doloroso. Muitos pacientes, apresentam extensas áreas lesadas, sendo a terapia por campo uma escolha mais racional.

- **Terapia por campo tópica:** muitos agentes tópicos estão disponíveis para o tratamento de QAs generalizadas, como o 5-fluorouracil (5-FU), creme de imiquimode, gel de diclofenaco e, mais recentemente, mebutato de ingenol.[34-47] A terapia com 5-FU tem sido a base do tratamento das QAs desde a década de 1960. O 5-FU age seletivamente, causando dano celular em células com dano actínico, mas não nas células da pele normal.[47] O tratamento de pele fotolesada geralmente causa uma intensa reação inflamatória, que contribui para a eficácia global. Embora muitos regimes de tratamento diferentes possam ser utilizados, a terapia padrão consiste de aplicações tópica, 2 vezes ao dia, em toda área afetada por 2 a 4 semanas. Duas revisões sistemáticas encontraram cerca de 50% de clareamento completo com o 5-FU.[48,49] Porém, naqueles pacientes sem QA hipertrófica e que toleraram o tratamento, a eficácia foi de 90%, com a vantagem de tratar QAs não detectadas clinicamente. Pode ser efetivo a longo prazo também. Um estudo randomizado com 932 participantes com média de 11 QAs na face e orelhas cada, foi tratado 2 vezes ao dia por 4 semanas e comparado ao placebo, acompanhados por 2,6 anos. Após 24 meses do estudo, o número de novas QAs no grupo tratado foi significativamente menor do que no grupo-controle (2,18 x 3,68).[50] Os pacientes podem apresentar desconforto, prurido e queimação nos locais de aplicação, bem como eritema, erosão, crostas e ulceração que se iniciam após 1 semana de tratamento. Áreas da pele em que não são evidentes as QAs podem se tornar inflamadas durante o tratamento, em função da atuação do 5-FU nas lesões subclínicas.[31,32,47]

O segundo agente disponível para tratamento tópico é o creme de imiquimode a 5%. Inicialmente aprovado para tratamento de verrugas genitais e perianais, é utilizado no tratamento de QA não hipertróficas na face e couro cabeludo de indivíduos imunocompetentes. Também é aprovado para o tratamento de CBC superficial. A frequência ideal e duração do tratamento ainda não foram determinadas. Os regimes atuais utilizam o imiquimode 2 vezes por semana com aplicação de uma fina camada à noite na área afetada de até 25 cm^2, aproximadamente. Após 1 a 2 semanas de tratamento, os pacientes apresentam uma erupção de pápulas e placas eritematosas, crostosas, erodidas, nas áreas tratadas. Se a reação for muito grave ou desconfortável, os pacientes podem fazer uma pausa de 1 a 2 semanas da aplicação e então reiniciar a terapia. O tratamento deve ser continuado por 16 semanas. Uma metanálise com 5 ensaios clínicos randomizados incluindo cerca de 1.300 pacientes encontrou resolução completa das QAs em 50% dos pacientes tratados *versus* 5% no grupo-controle.[51] O tratamento com o creme de imiquimode é associado a reações adversas, como reações cutâneas locais como eritema, descamação, exsudação e formação de vesículas. A presença dessas reações favorece um maior clareamento das lesões. As maiores resoluções das QAs são vistas nos pacientes com as reações mais graves. A absorção sistêmica é mínima, sendo os níveis séricos alcançados seguros. Efeitos sistêmicos adversos, incluindo efeito similar ao interferon, como a um quadro gripal, cefaleia e mialgia não são frequentes. A segurança a longo prazo ainda não foi definida.[36,47]

A terceira terapia tópica para tratamento de QAs é o gel de diclofenaco a 3%. O diclofenaco é uma droga anti-inflamatória cujo mecanismo de ação ainda não é completamente utilizado, mas parece envolver a ciclo-oxigenase (COX), uma enzima limitante na síntese de prostaglandinas. O diclofenaco parece ter mais afinidade pela enzima COX-2 do que pela isoforma COX-1. Uma teoria relacionada ao clareamento das lesões de QAs está relacionada ao fato de que a produção de prostaglandinas a partir do ácido araquidônico possa contribuir para o CPNM induzido por radiação UV. Portanto, inibição dessa cascata pelo diclofenaco pode explicar a eficácia no tratamento das QAs. O regime aprovado para utilização de diclofenaco em QAs é a aplicação 2 vezes ao dia por 60 a 90 dias. Uma metanálise com 3 estudos randomizados em 364 pacientes mostrou completa resolução das QAs em 40% das vezes *versus* 12% com o placebo.[52] Sua eficácia parece ser menor em áreas não faciais.[53] Quando comparado com 5-FU e imiquimode, o diclofenaco causa muito menos inflamação e irritação. Efeitos adversos são reações localizadas leves, como eritema, prurido, descamação e dermatite de contato.[35,37,38]

Mais recentemente houve a introdução do mebutato de ingenol, derivado da planta *Euphorbia peplus*. Acredita-se que tal molécula apresente um duplo mecanismo de ação: necrose rápida da lesão e citotoxicidade celular específica dependente de anticorpo e mediada por neutrófilos. Portanto, o medicamento destrói células epidérmicas em algumas horas e também induz à produção de anticorpos, o que resulta na morte de qualquer célula displásica residual pelos neutrófilos. O mebutato de ingenol está disponível comercialmente em duas apresentações: em gel a 0,015% para tratamento das queratoses actínicas de face e couro cabeludo e a 0,05% para tratamento do tronco e extremidades. O medicamento é aplicado em uma área de 25 cm^2 por 3 dias consecutivos na face e couro cabeludo e por 2 dias consecutivos no tronco e extremidades. Os eventos adversos mais comuns são dor, prurido, eritema, vesiculação, exsudação e crostas no local da aplicação, porém que duram por pouco tempo. Apresentam taxa de remissão completa e parcial das lesões da face de cerca de 4% e 64%, respectivamente. No corpo a taxa de remissão completa chega a 34% e a parcial a 49%.[54,55] Além da melhora clínica, o número de QAs continuou muito baixo na população que recebeu o tratamento com o mebutato de ingenol. Ao final do acompanhamento dos estudos acima, 24 meses, houve uma redução de 87% em ambos os grupos.[56]

A melhor abordagem para o tratamento de múltiplas QAs é uma combinação de tratamentos ou tratamentos sequenciais. Em um primeiro momento, as lesões suspeitas de CEC devem ser biopsiadas ou curetadas. Nas demais, pode-se realizar crioterapia antes ou após o tratamento de campo com 5-FU, Imiquimode ou PDT. No seguimento, devem ser discutidas as opções de tratamento disponíveis, salientando a importância do tratamento, bem como a resposta esperada e possíveis efeitos colaterais. Um estudo clínico randomizado comparando crioterapia somente e crioterapia seguida de aplicação com 5-FU para o tratamento de 144 pacientes com cinco ou mais QAs visíveis ou palpáveis mostrou um clareamento mantido de 8% *versus* 30% nos dois grupos respectivamente.[57]

- **Terapias por campo com procedimentos:** a segunda categoria de tratamento para QAs difusas incluem *criopeeling*, dermoabrasão, *peelings* químicos médios e profundos, *laser resurfacing* e terapia fotodinâmica (PDT).[27,28,31,32,39-43]
- ***Criopeeling*:** consiste na aplicação de nitrogênio líquido em extensas áreas com QAs bem como a pele próxima com aparência normal.[28]
- **Dermoabrasão:** pode ser usada para áreas grandes do couro cabeludo ou fronte. O estrato córneo é removido através de lixas, manualmente ou com um dispositivo elétrico, deixando uma superfície vermelho e sangrante. Por ser doloroso, requer anestesia e sedação. Um estudo retrospectivo com 23 pacientes mostrou cura em 96,8% e 54% dos casos após 1, 2 e 5 anos do procedimento.[33]
- ***Peelings* químicos:** de média profundidade utilizando solução de Jessner e ácido tricloroacético (ATA) a 35% apresenta moderada eficácia no tratamento das QAs difusas, especialmente quando uma série de *peelings* é realizada ao longo do tempo. Uma combinação de *peeling* utilizando ATA a 35% com solução de Jessner mostrou a mesma eficácia que o uso de terapia com 5-FU.[58-61]

Peelings químicos profundos utilizando fenol ou altas concentrações de ATA são mais efetivos no tratamento de atipias dos apêndices epiteliais, mas é menos utilizado em função do potencial tóxico cardíaco e renal do fenol, risco de cicatrizes e infecção, e hipopigmentação marcante observada após o tratamento.[58-61]

- ***Laser resurfacing*:** no tratamento e profilaxia das QAs é outro procedimento utilizado. O *laser* de dióxido de carbono (CO_2) e o *laser* de erbium (Nd:YAG).[62,63]

Prevenção

O tratamento mais importante para QA é a prevenção. Afastar-se do sol, uso de roupas adequadas e protetores solares podem prevenir a formação de QAs.

- **Retinoides:** têm sido utilizados como prevenção secundária nos casos de QA, principalmente em indivíduos que foram submetidos a transplante de órgãos, indivíduos com múltiplos CPNM,[64] desordens genéticas como xeroderma pigmentoso[65,66] e pacientes com índice cumulativo de UV alto em função da terapia com PUVA.[67] Doses baixas de acitretina (20 mg/dia) são seguras, bem toleradas e parcialmente efetivas na quimioprofilaxia de câncer cutâneo em transplantados renais. Nestes casos foram observados que o número de células de Langerhans em indivíduos submetidos a este tratamento aumenta após 12 meses de tratamento tanto nas áreas expostas ao sol como as protegidas. O estudo conclui que existe uma possível ação imunomoduladora da acitretina nestes casos. É sabido que retinoides inibem a função oncogênica de AP-1 e β-catetina da via TCF e estabiliza componentes da junção aderente do complexo supressor de tumores. Existe uma diminuição de receptores nucleares de retinoides durante a carcinogênese escamosa.[68]

Retinoides tópicos se mostraram eficazes na redução do número de QAs após longo tempo de uso contínuo. Recentemente, foi demonstrado que tratamento com ácido retinoico tópico prolongado apresentou redução de atipias dos queratinócitos e melanócitos em pele fotolesada. Portanto, retinoides tópicos demonstram evidências na quimioprevenção de QAs ou manutenção da pele após outros tratamentos mais efetivos na resolução das QAs. Imiquimode tópico também tem sido utilizado na prevenção de CECs na população transplantada.[69-71]

Recentemente, alguns resultados têm encorajado o uso de fotoliase e T4 endonuclease V (enzimas de excisão e reparo do DNA) incorporadas a lipossomos para aplicação tópica. O dano do reparo do DNA induzido pela RUV em pacientes com xeroderma pigmentoso tem sido estudado em células de cultura transfixadas por estas enzimas com resultados promissores na prevenção da formação de QA.[72]

QUERATOSES POR RADIAÇÃO CRÔNICA

Queratoses por radiações crônicas (QRC) são displasias cutâneas induzidas pela porção do espectro eletromagnético chamada de radiação X (RX). São distintas das lesões induzidas pela RUV (queratose actínica) e pela radiação infravermelha (queratose térmica).

A QRC aparece 20 ou mais anos após a exposição à radiação X, usualmente como queratoses discretas ou placas hiperqueratóticas em áreas de radiação prévia (Figura 121.4).[73] QRC é considerado um marcador de eventual desenvolvimento de câncer da pele no local ou adjacente à radiação. São descritos carcinomas sebáceos, basocelulares, espinocelulares, fibroxantomas atípicos e angiossarcomas.[74]

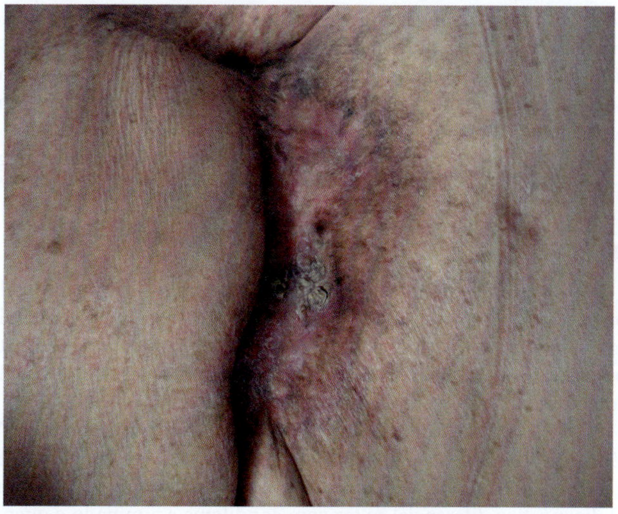

Figura 121.4 Placa poiquilodérmica com focos queratósicos, em área previamente submetida à irradiação. Radiodermite crônica.

O período longo de latência tem demonstrado que o uso no passado deste método para tratar dermatoses benignas como remoção de pelos, dermatoses eczematosas crônicas e psoríase levavam a indução de câncer mesmo quando utilizadas radiações mais superficiais como raios Grenz.[75]

Histologicamente a QRC se assemelha à queratose actínica, porém a derme apresenta alterações de radiodermite crônica como dilatação capilar, esclerose, espessamento da parede dos vasos com oclusão e presença de fibroblastos gigantes (Figura 121.5).

O potencial metastático de tumores que se desenvolvem sobre áreas de radiação é maior que aqueles induzidos pela RUV.

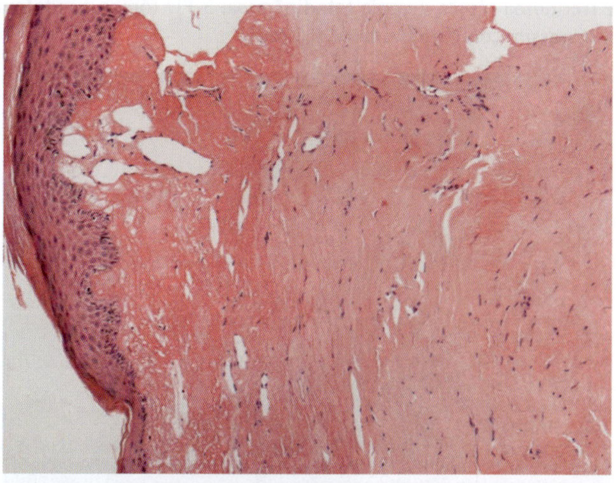

Figura 121.5 Epiderme com queratinócitos atípicos entre células basais associada à paraqueratose. Derme apresentando dilatação capilar e esclerose. Radiodermite crônica.

■ QUERATOSES DE CICATRIZES CRÔNICAS

Queratoses por cicatrizes crônicas (QCC) têm importância pois sobre elas desenvolvem-se com frequência CECs com grande potencial metastático. A primeira descrição deve-se a um cirurgião francês, Jean-Nicolas Marjolin, que descreveu em 1828 um carcinoma associado à ulceração, originando a denominação úlcera de Marjolin.[76]

Um grande número de cicatrizes e processos inflamatórios são implicados, incluindo: cicatriz de queimadura, osteomielite crônica, úlcera de perna crônica, lúpus eritematoso discoide, acne conglobata, sinus pilonidal, cicatrizes cirúrgicas, hidradenite supurativa, epidermólise bolhosa distrófica entre outras.[77]

A distinção entre QCC, carcinoma sobre cicatriz e hiperplasia pseudoepiteliomatosa por vezes pode ser difícil de ser feita. A progressão gradual de displasia, hiperplasia pseudoepiteliomatosa e carcinoma *in situ*, podem ou não ser observada. Quando ocorre invasão da membrana basal da epiderme podem-se encontrar metástases antes do tumor primário ser aparente.

A carcinogênese pode durar acima de 20 anos e, quando diagnosticados, em torno de 20% dos casos já apresentam metástases.[78,79]

■ PAPULOSE BOWENOIDE

A papulose bowenoide (PB) é caracterizada clinicamente pela presença de pápulas e placas verrucosas e pigmentadas no genital de indivíduos com predisposição (Figura 121.6), e histopatologicamente por alterações semelhantes ao CEC *in situ*.[80] Essa condição é classificada como uma transição entre a verruga genital e o CEC *in situ*.

A PB é causada por infecção por HPV, e numerosos tipos de HPV têm sido associados à PB, como os tipos 16, 18, 31 a 35, 39, 42, 48, 51 a 54. As lesões são cor da pele, róseas, acastanhadas ou violáceas. O diagnóstico diferencial se faz com condiloma acuminado e queratose seborreica. No exame histopatológico, a epiderme é geralmente hiperplásica com atipias, alteração na maturação, figuras mitóticas e queratinócitos disqueratóticos (Figuras 121.7 e 121.8).[81,82]

O curso da PB é variável, variando de regressão espontânea a persistência das lesões acarretando CEC invasivo. A taxa de transformação maligna é baixa, estimada entre 1% e 2,6%.[83,84] Indivíduos com PB e seus parceiros sexuais devem ser seguidos e examinados periodicamente, em função do risco de desenvolvimento de CEC, neoplasia cervical e vulvar. Se as lesões recorrerem ou crescerem rapidamente, suspeitar de CEC. Indivíduos com doença persistente devem ser investigados para alterações imunológicas. O tratamento da PB é recomendado, geralmente com boa resposta à terapêutica local, embora a recorrência seja comum. Opções terapêuticas incluem medidas destrutivas como curetagem com ou sem eletrocoagulação, *laser* de CO_2, *laser* de neodymium: YAG, criocirurgia e excisão. Existem relatos anedóticos do uso de tretinoína tópica, terapia fotodinâmica, 5-FU tópico e cidofovir tópico, assim como imiquimode tópico.[85-98]

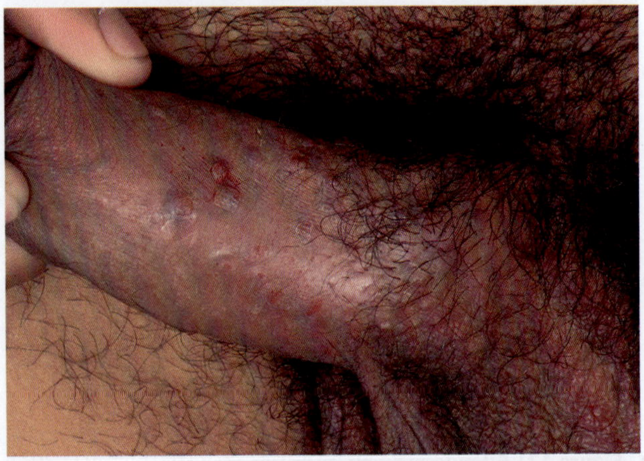

■ **Figura 121.6** Pápulas eritemato-acastanhadas no corpo do pênis. Papulose bowenoide.

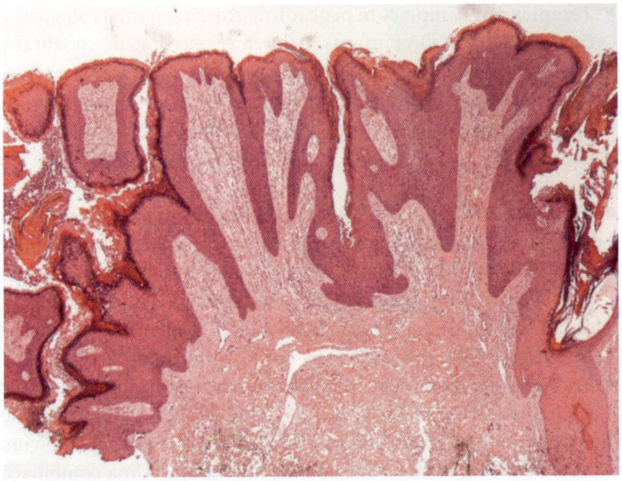

■ **Figura 121.7** Epiderme hiperplásica com atipias, alteração na maturação, figuras mitóticas e queratinócitos disqueratóticos. Papulose bowenoide.

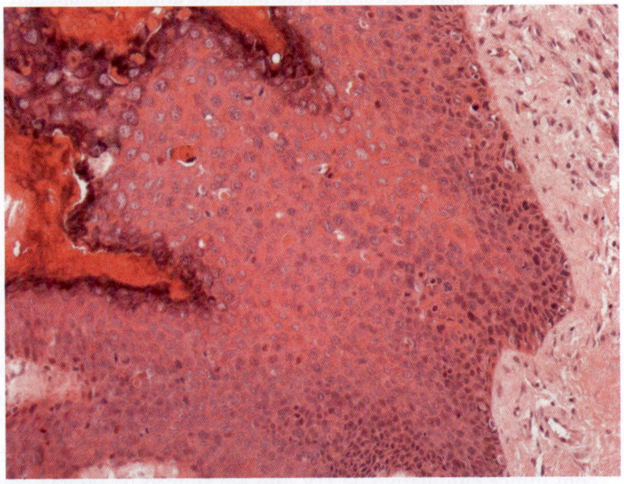

■ **Figura 121.8** Epiderme hiperplásica com atipias, alteração na maturação, figuras mitóticas e queratinócitos disqueratóticos. Papulose bowenoide.

■ DOENÇA DE BOWEN (CARCINOMA ESPINOCELULAR *IN SITU*)

Em 1912 John T. Bowen descreveu 2 pacientes com uma proliferação cutânea epitelial atípica de caráter crônico que mais tarde foi chamada por Darier de dermatose pré-cancerosa de Bowen.[99] Hudelo e Caillían observaram nas lesões das mucosas genitais as alterações microscópicas descritas por Bowen e Darier, enquanto Barbier observou lesões da boca. A partir daí, concluiu-se que existiria uma doença de Bowen de mucosas dermopapilares. Essas observações foram confirmadas mais tarde por outros pesquisadores, mostrando-nos a possibilidade que esta dermatose apresenta de tomar aparência de eritroplasia.[100]

A doença de Bowen (DB) é um carcinoma espinocelular *in situ*, que acomete pele e membranas mucosas e tem potencial para evoluir para CEC invasivo.[101,102]

Epidemiologia

A DB ocorre em adultos e raramente é observada em pacientes com menos de 30 anos, geralmente acometendo indivíduos com mais de 60 anos. Acomete ambos os sexos com uma maior preponderância em mulheres. A DB pode ser encontrada em qualquer parte do corpo, com discreta predileção por áreas expostas ao sol. A incidência exata não é conhecida. As lesões geralmente são únicas, mas podem ser múltiplas em 10% a 20% dos pacientes.[103-105]

Etiologia e patogênese

Por muito tempo acreditou-se que a doença de Bowen era decorrente da ingestão de arsênico, como fator etiológico primário. Atualmente, os arsenicais inorgânicos são considerados fatores menores, uma vez que a necessidade terapêutica da droga quase desapareceu. A partir de 1912, começou a se usar o arsênico em doses maciças para tratamento da sífilis e psoríase. Muitas vezes a associação do uso de arsenicais e doença de Bowen não é encontrada na anamnese, entretanto estes compostos são utilizados também na agricultura, como inseticidas, e muitos acabam sem saber se entraram em contato com a droga. Sugere-se que o arsênico possa ter sido um dos fatores etiológicos implicados no desencadeamento da doença de Bowen, porém não o único. Tratamentos com arsenicais estão totalmente afastados do arsenal terapêutico, e a doença de Bowen continua dentro dos dados estatísticos de sua ocorrência.[106,107]

A faixa etária e os locais de acometimento sugerem uma forte associação com a exposição ao sol. A DB também é menos comum nos indivíduos com fototipos mais altos, e a frequência aumenta nos pacientes submetidos a terapia com PUVA. Contudo sabe-se que embora a doença de Bowen ocorra em área não exposta ao sol, sua localização preferencial são as áreas expostas, especialmente as pernas de mulheres idosas.[104,105]

Tem-se discutido o papel do HPV na gênese da DB. O relacionamento entre HPV e carcinoma cervical ou CEC anogenital tem sido demonstrado frequentemente assim como em pacientes com epidermodisplasia verruciforme e imunocomprometidos. Entretanto, nas lesões esporádicas ainda não se sabe a verdadeira ligação. Têm sido descritos casos de HPV associados a certos tipos de DB (HPV 2, 16 e 34) e CEC de dedos.[108-110]

Manifestações clínicas

A DB tipicamente se apresenta como uma pequena placa, com lento aumento no diâmetro, de coloração rósea a eritematosa (Figura 121.9), com bordas irregulares e bem demarcadas, com descamação ou crosta na superfície (Figura 121.10). A retirada da escama ou crosta mostra superfície granulares e secretante. A placa estende-se sem tendência à cura central. Alterações queratósicas e verrucosas podem ser observadas, e variantes pigmentadas têm sido relatadas em menos de 2% dos casos. As lesões podem apresentar vários centímetros de diâmetro e geralmente são únicas; lesões múltiplas são menos comuns. Como mencionado previamente, as áreas expostas ao sol são as mais acometidas, principalmente tronco e pernas, embora qualquer local do tegumento possa apresentar a lesão.[106,107]

Algumas variantes clínicas de DB merecem atenção especial. A DB intertriginosa pode se apresentar como uma placa eritematosa e descamativa ou como placa pigmentada. A DB envolvendo a região periungueal pode se apresentar como uma placa eritematodescamativa em torno da margem da cutícula; com erosão e crostas; descoloração da lâmina ungueal ou onicólise; placa verrucosa; ou destruição da lâmina ungueal. A DB das superfícies mucosas pode se apresentar como pápulas e placas verrucosas ou polipoides, eritroplaquia ou placas eritematosas aveludadas.[106,107]

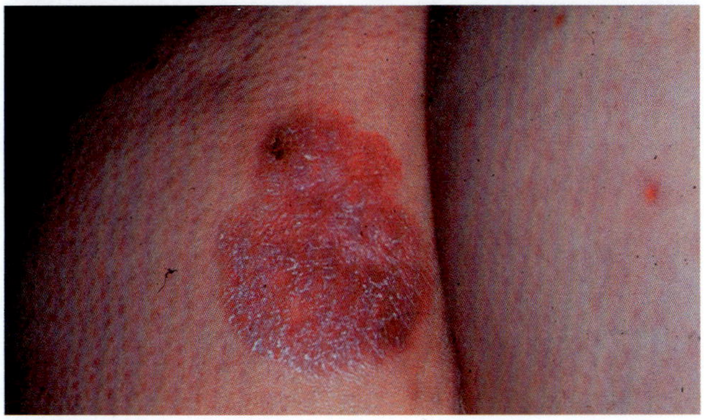

■ **Figura 121.9** Placa eritematodescamativa com borda bem delimitada na região interglútea. Doença de Bowen.

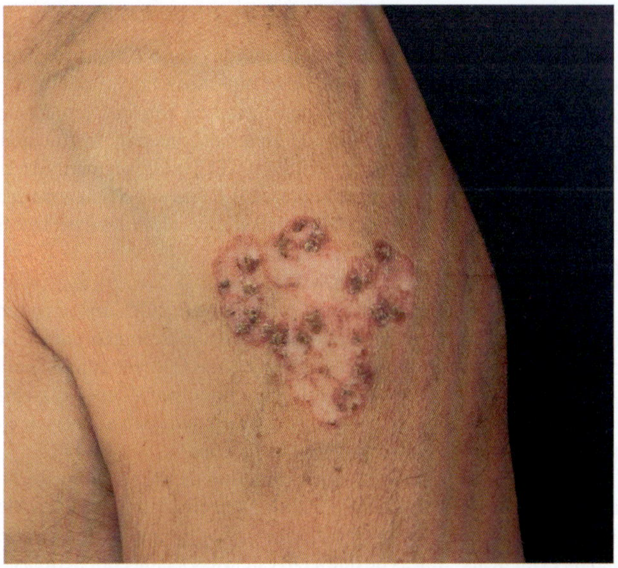

■ **Figura 121.10** Placa eritematoqueratósica com borda bem delimitada no braço esquerdo. Doença de Bowen.

Exame histopatológico

A epiderme apresenta atipia em toda a sua espessura, incluindo as porções intraepidérmicas dos anexos cutâneos. Há envolvimento que se inicia no estrato córneo até a camada basal, embora a membrana basal permaneça intacta. Caracteristicamente, paraqueratose, hiperqueratose e acantose estão presentes, como completa desorganização da estrutura epidérmica (Figura 121.11). Algumas vezes a hiperqueratose e paraqueratose são tão pronunciadas que formam um corno cutâneo. Na epiderme, há numerosos queratinócitos atípicos, pleomórficos, com núcleos hipercromáticos. Essas células podem ser vacuoladas e apresentam um citoplasma com coloração pálida. Essas células perdem a maturação e a polaridade, em adição a numerosas figuras mitóticas. Células queratinizadas individuais grandes, arredondadas, com citoplasma eosinofílico e núcleos hipercromáticos podem ser encontrados na epiderme, bem como células multinucleadas. Essas células atípicas também são observadas nas unidades pilossebáceas, no interior do acrotríquio, infundíbulo folicular e glândulas sebáceas. A derme superior é tipicamente infiltrada por numerosas células associadas à inflamação crônica, como linfócitos, plasmócitos e histiócitos.[106,107]

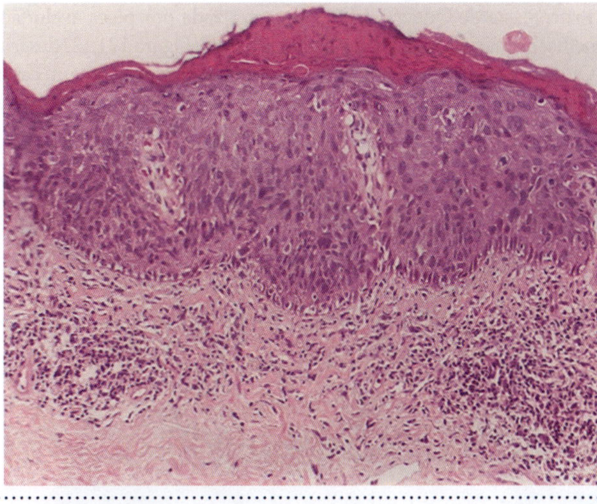

■ **Figura 121.11** Epiderme com paraqueratose e acantose. Presença de numerosos queratinócitos atípicos, pleomórficos, com núcleos hipercromáticos, núcleos vacuolados e citoplasma com coloração pálida, em toda a sua espessura. A derme superior apresenta infiltrado inflamatório crônico. Doença de Bowen.

Diagnóstico e diagnóstico diferencial

Clinicamente, a DB pode ser confundida com o CBC superficial; eczemas, psoríase e líquen plano; QA; queratose liquenoide benigna; queratose seborreica irritada; ou melanoma amelanótico. Lesões mais queratósicas ou verrucosas podem ser difíceis para distinção de verrugas virais, queratoses seborreicas, e CEC; a DB pigmentada faz diagnóstico diferencial com melanoma. Os CBCs superficiais podem ser diferenciados pelo caráter infiltrativo, bordas elevadas e perláceas.

Prognóstico e curso clínico

O risco de uma DB não tratada progredir para CEC invasivo tem sido estimada em aproximadamente 5%. Após evolução para CEC invasivo, aproximadamente 13% dos carcinomas irão metastizar, sendo que 10% desses indivíduos evoluirão para óbito por doença disseminada. Um dos sinais clínicos mais eminentes de possível invasão é o aparecimento na lesão de erosões ou ulcerações.

A presença de DB em qualquer indivíduo é um marcador de alto risco para o desenvolvimento de CPNM. Aproximadamente 30% a 50% dos pacientes com DB já apresentaram ou apresentarão outros CPNM. Não há evidências clínicas de que a DB esteja associada com neoplasias internas, sendo a investigação de rotina para neoplasias internas não indicada. A única exceção são os casos de DB relacionadas à exposição prévia ao arsênico, em que a possibilidade de neoplasia interna é real, como já discutido anteriormente. A DB envolvendo a região da vulva tem sido associado a risco aumentado de neoplasia uterina, cervical e vaginal, possivelmente em função da infecção pelo HPV, também já discutido anteriormente.[104-107]

Tratamento

Várias modalidades terapêuticas podem ser utilizadas. O tratamento pode ser dividido em três categorias: tratamento cirúrgico e destrutivo, tratamento tópico e tratamento ablativo não cirúrgico. Tratamentos cirúrgicos e destrutivos incluem cirurgia micrográfica de Mohs, curetagem com ou sem eletrocoagulação, ablação química com ácido tricloroacético (ATA) e criocirurgia. Tratamentos tópicos incluem 5-FU e imiquimode creme a 5%. Tratamento ablativo não cirúrgico pode ser realizado com *laser* ablativo, radioterapia e PDT. Embora algumas modalidades de tratamento demonstrem taxas de cura maiores, não existe uma recomendação padrão para todos os casos. O tratamento deve ser orientado pelo tamanho e localização da DB, associado às características individuais, como idade e capacidade de cicatrização.[111]

ERITROPLASIA DE QUEYRAT

Eritroplasia de Queyrat (EQ) é caracterizada por placa aveludada vermelho-brilhante localizada na região do pênis (Figura 121.12) descrita por Queyrat em 1911 como eritroplasia da glande e representa um carcinoma *in situ* (doença de Bowen).[112] Padrões morfológicos similares são descritos em outras mucosas (oral, vulvar, uretral, língua e conjuntival).[113]

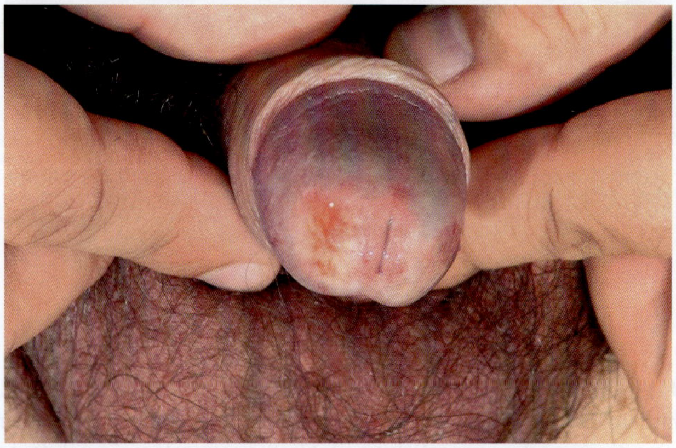

Figura 121.12 Placa eritematoerodida na glande. Eritroplasia de Queyrat.

Etiologia e patogênese

A eritroplasia de Queyrat (EQ) é um CEC *in situ* que acomete a membrana mucosa do pênis em homens não circuncidados. O termo eritroplasia de Queyrat é preferível ao uso de CEC *in situ* ou DB, por ser uma condição clinicamente distinta, que se apresenta como uma placa eritematosa, brilhante, bem demarcada. A EQ ocorre em homens não circuncidados entre os 20 e 80 anos de idade, embora a maioria dos casos seja observada na terceira a sexta décadas. Fatores de risco para o desenvolvimento dessa condição são pouca higiene, acúmulo de esmegma, calor, fricção, trauma e infecção pelo herpes vírus simplex genital. Coinfecção com os subtipos 16 e 18 do HPV foram identificados em quase todas as lesões em um estudo. Foi observado também coinfecção pelo HPV-39 e HPV-51 em muitas dessas lesões.[114,115]

Manifestações clínicas

A EQ se apresenta como uma placa eritematosa e brilhante que envolve a parte distal do pênis como na glande, meato uretral, freio, corona, sulco e prepúcio. Metade dos casos são iniciados como placa solitária a outra metade como placas múltiplas. Indivíduos acometidos referem dor no local, prurido, dificuldade de retrair o prepúcio sobre a glande, sangramento e crostas.[116,117]

Exame histopatológico

A histopatologia da EQ é semelhante à DB. Pode haver hipoplasia epidérmica e infiltrado plasmocitário dérmico significativo, como geralmente é observado nos processos que acometem mucosas (Figura 121.13).[117]

Diagnóstico e diagnóstico diferencial

O diagnóstico diferencial inclui outras condições inflamatórias benignas como psoríase, líquen plano, dermatite seborreica, líquen escleroso e atrófico, candidose, linfogranuloma venéreo, granuloma inguinal, sífilis, erupções medicamentosas e pênfigo. O diagnóstico diferencial mais frequente e que traz quase sempre dúvidas é a balanite plasmocitária (balanite de Zoon) que acomete indivíduos idosos. Nestes casos ou quando a terapêutica realizada não for eficiente, utiliza-se para diagnóstico a realização de biópsia e exame histopatológico.[114,115]

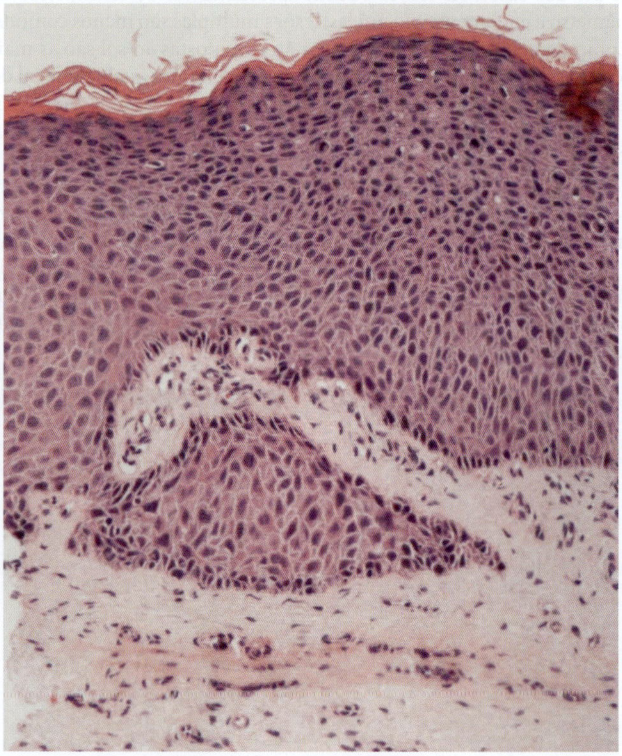

Figura 121.13 Epiderme com paraqueratose e acantose, com queratinócitos atípicos e pleomórficos. Eritroplasia de Queyrat.

Prognóstico e curso clínico

Lesões de EQ são persistentes e aumentam lentamente, geralmente estando presentes por anos antes da realização de biópsia e diagnóstico. A progressão da EQ para CEC invasivo é mais comum do que na DB, ocorrendo em aproximadamente 10% dos casos. Quando a progressão para CEC invasivo ocorre, aproximadamente 20% dos pacientes apresentarão evidência de comprometimento de linfonodos regionais ou metástases a distância.[116,117]

Tratamento e prevenção

Prevenção de EQ em homens não circuncidados pode ser maximizada pela aderência a bons regimes de higiene pessoal, e circuncisão precoce pode reduzir a incidência da doença. Muitas opções de tratamento estão disponíveis, incluindo excisão, cirurgia micrográfica de Mohs, ablação com *laser* de CO_2, 5-FU tópico, e imiquimode tópico. A PDT tem sido utilizada, porém com resultados inferiores às outras opções terapêuticas.[117-123]

LEUCOPLAQUIA E ERITROPLAQUIA

A leucoplaquia é um termo clínico que se refere à lesão predominantemente branca na mucosa oral que não pode ser retirada por atrito ou caracterizada por outra lesão definida ou de diagnóstico conhecido (Figura 121.14). A leucoplaquia é a lesão pré-maligna mais comum da mucosa oral, com o potencial de se tornar um CEC oral.[124]

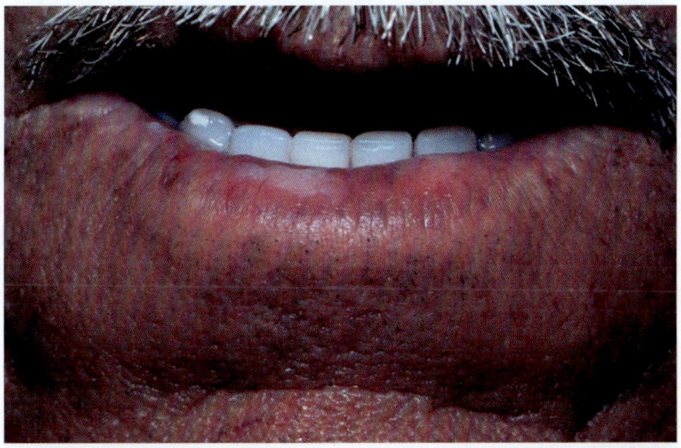

Figura 121.14 Placa esbranquiçada no lábio inferior. Leucoplaquia.

A eritroplaquia (EP), ou eritroplasia, é um termo clínico utilizado para descrever uma mácula ou placa eritematosa na superfície mucosa que não pode ser categorizado como outra entidade de causa inflamatória, vascular ou traumática. Histopatologicamente, na maioria das vezes são evidenciados achados de CEC *in situ* ou áreas focais de CEC invasivo, sendo considerado no mínimo como lesão pré-neoplásica na maioria das vezes. Eritroplaquia pode envolver qualquer superfície mucosa, mas mais comumente, em mais de 50% dos casos, as lesões são na mucosa oral. De todas as lesões orais pré-neoplásicas, é considerada a mais perigosa e possui um grande risco de evoluir para carcinoma invasivo.[125-127]

Epidemiologia

A prevalência da LO varia de 0,2% a 5%, com variação significativa entre diferentes áreas geográficas e grupos demográficos. Em vista do potencial de transformação maligna, a LO tem sido vista como um fator de risco ou marcador para outras neoplasias da cavidade oral e trato aerodigestivo superior. O conceito de campo de cancerização aplicado na mucosa oral implica que toda a superfície pode ser afetada por carcinógenos. Aproximadamente 20% dos indivíduos com CEC da cabeça e pescoço desenvolverão outra neoplasia maligna ou lesão pré-neoplásica nos próximos 5 anos do diagnóstico inicial. A prevalência da EP é com base em um pequeno número de estudos e varia entre 0,02% e 0,83%.[128-130]

Etiologia e patogênese

Dois fatores importantes no desenvolvimento da LO são o tabagismo e a candidose. O uso do tabaco é um grande fator de risco para o desenvolvimento de LO. Lesões brancas da mucosa oral associadas ao tabagismo tendem a desaparecer quando o hábito do tabagismo é descontinuado. Pelas definições atuais, essas lesões atribuíveis ao tabagismo são entidades diferentes da verdadeira LO, que caracteristicamente não desaparecem com a descontinuação do uso do tabaco.[131-134]

Existe muita discussão se a infecção por Candida é causa de leucoplaquia ou infecção sobreposta de uma lesão de LO preexistente. Por definição, uma lesão branca que desaparece com o tratamento para candidose, não é uma leucoplaquia. Portanto, provavelmente seja melhor fazer um diagnóstico preliminar de leucoplaquia e, então, realizar tratamento para infecção por Candida e descontinuação do tabagismo, observando se a lesão desaparece. Se a lesão desaparecer, não comporta o diagnóstico de leucoplaquia verdadeira.[135-137]

Manifestações clínicas

A LO é clinicamente dividida em 2 subtipos: LO homogênea e LO não homogênea. A LO homogênea é definida como uma lesão branca, achatada, uniforme, que pode apresentar fissuras e uma superfície com rugosidades em toda ou uma parte de sua extensão. A LO não homogênea é definida como uma lesão quase toda branca ou eritematosa (eritroleucoplaquia) que pode ser irregular, achatada, nodular, ulcerada ou verrucosa. A LO não homogênea possui um risco de transformação maligna que é 4 a 5 vezes maior do que a LO homogênea. Outro subtipo clínico de LO é a leucoplaquia verrucosa proliferativa, que é mais comum em indivíduos que não utilizam produtos de tabaco. Esse subtipo apresenta taxa altas de transformação maligna.[128,130,135]

A EP é encontrada na superfície intraoral ou no vermelhão do lábio inferior. As áreas mais comumente acometidas na mucosa oral são: palato mole, assoalho da boca e mucosa jugal. EP se apresenta como mácula ou placa eritematosa assintomática. Geralmente possui menos de 1,5 cm no seu maior diâmetro, sendo descritas lesões maiores do que 4 cm. Caracteristicamente a lesão é bem demarcada, claramente visível sobre a mucosa rósea, sendo sua superfície de coloração homogênea. Induração indica a presença de carcinoma invasivo na maioria das vezes. A EP é comumente vista em associação com leucoplaquia, uma condição denominada eritroleucoplaquia. As áreas eritematosas da placa de eritroleucoplaquia são as que possuem maior chance de transformação maligna.[128,130,135]

Exame histopatológico

Se o diagnóstico provisório de LO é duvidoso ou está no período em que pode haver regressão ou desaparecimento de uma lesão branca após eliminação de possíveis fatores causais, a próxima etapa na evolução é a realização de biópsia e exame histopatológico. Nessa etapa, os conceitos de displasia epitelial e carcinoma *in situ* podem surgir.[125]

A LO que evoluiu como EP exibe displasia epitelial do epitélio escamoso estratificado, caracterizada por atipia celular e perda da maturação e estratificação normal. Carcinoma *in situ* da cavidade oral é descrito como uma lesão em que toda ou quase toda a espessura do epitélio escamoso evidencia características celulares de carcinoma sem invasão estromal. Critérios têm sido estabelecidos para um diagnóstico mais preciso relacionado a essas alterações, e quanto mais proeminentes e numerosas forem as alterações, mais grave é o grau de displasia.[138]

Diagnóstico e diagnóstico diferencial

O diagnóstico de LO e LP é realizado quando uma lesão branca fixa da mucosa oral é detectada e a causa não pode ser determinada, bem como não pode ser classificada como outra lesão ou condição definida. Alguns autores sugerem a distinção entre o diagnóstico provisório de LO do diagnóstico de LO definitiva. O diagnóstico provisório de LO é realizado quando no exame inicial nenhum outro diagnóstico para a lesão branca é óbvio.[135]

Fazem parte do diagnóstico diferencial lesões associadas ao uso de tabaco, candidoses, leucoedema, líquen plano, lúpus eritematoso, linha alba, lesão mucosa por fricção, queimadura por aspirina, nevo branco esponjoso, leucoplasia oral pilosa, carcinoma verrucoso, CEC. Nos casos de LP somam-se aos diagnósticos diferenciais pênfigo vulgar, penfigoide cicatricial, sarcoma de Kaposi e melanoma amelanótico.[135]

Prognóstico e curso clínico

Uma vez estabelecido o diagnóstico de LO, o risco de transformação para CEC da cavidade oral precisa ser avaliado. A taxa de transformação maligna da EP para CEC da cavidade oral varia de 0% a 20% no intervalo de 1 a 30 anos. A taxa de transformação maligna da LO não excede a taxa de 1% ao ano.[124,125,130,139]

Aneuploidia do DNA tem sido o indicador prognóstico mais promissor. O conteúdo de DNA (ploidia do DNA) de uma célula grosseiramente estima a quantidade de instabilidade genética presente e DNA aberrante. Nas neoplasias malignas, as células diploides e tetraploides geneticamente estáveis são substituídas por células aneuploides instáveis geneticamente. Alguns estudos evidenciaram que a aneuploidia do DNA é um importante preditor para o desenvolvimento de CEC da cavidade oral em lesões de LO, sendo que o conteúdo normal de DNA indica baixo risco. Outro estudo mostrou que malignidades adicionais surgem nos pacientes em que a LO com displasia apresentava marcada aneuploidia, e que esses indivíduos possuíam piores taxas de sobrevida. Além disso, a remoção cirúrgica dessas lesões de LO displásicas, com margens livres de lesão, não resultou em melhor prognóstico, sendo proposto que a aneuploidia é um dos melhores marcadores de prognóstico desfavorável nas lesões de LO displásica.[124,125,130,139]

Na EP oral a frequência de progressão de displasia grave e CEC *in situ* para CEC invasivo não é conhecida com exatidão. A taxa de transformação de CEC *in situ* oral ou lesões com displasia acentuada varia de 14% a 50%, com média de 26%. Nos indivíduos de alto risco, como tabagistas e usuários de álcool em grande quantidade, mais de 80% das lesões de eritroplaquia oral apresentam áreas focais de carcinoma invasivo na biópsia.[124,125,130,139]

Tratamento e prevenção

Não há consenso sobre qual o tratamento mais adequado para a LO. Alguns autores recomendam a seguinte abordagem: se ausência ou presença de leve displasia epitelial histopatologicamente recomenda-se seguir as lesões, se a lesão for em local de alto risco ou de grande extensão ou se apresentar moderada a grave displasia, é recomendado tratamento ativo com remoção de toda a lesão.[126]

Em função de recorrência da LO ser comum após o tratamento, o risco de CEC da cavidade oral continua presente na presença ou ausência de tratamento. Como indivíduos com LO estão sob risco aumentado para neoplasias malignas da cabeça e pescoço, esses indivíduos necessitam seguimento a intervalos regulares para exame físico e potencialmente realização de novas biópsias com exames histopatológicos. O intervalo varia de visitas a cada 3 meses nos indivíduos de alto risco a 6 meses nos indivíduos de baixo risco, para o restante da vida.[127]

Apesar de existirem controvérsias e inconsistências em torno da LO, a história, a clínica e os achados histopatológicos ainda são os fatores mais importantes para predizer a possibilidade de transformação maligna das lesões orais pré-malignas. A avaliação de aneuploidia no DNA nas LO displásicas pode representar uma ferramenta útil em um futuro próximo para predizer agressividade potencial e pior prognóstico, ainda não disponível na prática clínica de rotina.[126,127]

O planejamento terapêutico deve ser guiado pelos achados clínicos ao exame da cavidade oral, especialmente nos indivíduos de alto risco, e pela avaliação histopatológica para a presença de displasia epitelial.

Para lesões de EP oral com displasia acentuada ou carcinoma *in situ*, excisão cirúrgica convencional ou cirurgia micrográfica de Mohs é recomendada, com remoção de toda lesão para confirmação histopatológica e avaliação das margens. O tratamento adequado para lesões com displasia leve a moderada ainda não está bem definido, com alguns autores sugerindo excisão e outros, uma abordagem conservadora, com observação da lesão.[126,127,130,139]

DOENÇA DE PAGET MAMÁRIA

A doença de Paget mamária (DPM) é neoplasia maligna que acomete unilateralmente o mamilo ou aréola simulando uma dermatite eczematosa crônica. Representa disseminação por contiguidade de carcinoma intraductal subjacente.[140]

Incidência e epidemiologia

DPM é de ocorrência incomum e associa-se em menos de 3% com câncer de mama. Ocorre predominantemente em mulheres existindo raros exemplos em homens. Raro antes da quarta década de vida e frequente entre a quinta e sexta décadas. Parecem mais comuns nos países anglo-saxões e associam-se na maioria das vezes a carcinomas de mamas intraductais.[141]

Manifestações clínicas

O início é insidioso durante meses ou anos com aparecimento de pequena lesão crostosa, ligeira mudança da cor da região do mamilo, assintomática ou com leve prurido, ardência, sensação de queimação. Menos frequentemente apresenta secreção, sangramento, ulceração e invaginação do mamilo (Figura 121.15).[140]

A lesão é persistente e gradualmente aumenta tomando um aspecto eczematoso. No mamilo e na aréola forma-se uma placa ovalada, bem delimitada, com bordas irregulares, descamativa e crostosa. A lesão margeia estas estruturas podendo exceder as áreas. Se estas crostas forem removidas, deixarão uma superfície avermelhada, úmida e exsudativa, muitas vezes de aspecto vegetante. O sintoma predominante é o prurido. Com a evolução, notam-se alterações importantes no mamilo, como ulceração e retração. Subjacente à lesão já se nota uma infiltração e induração do tecido mamário, que acontece em pelo menos na metade dos casos. Pode ser bilateral. Metástase para linfonodo ocorre quando DPM está associada à massa palpável subjacente.[142]

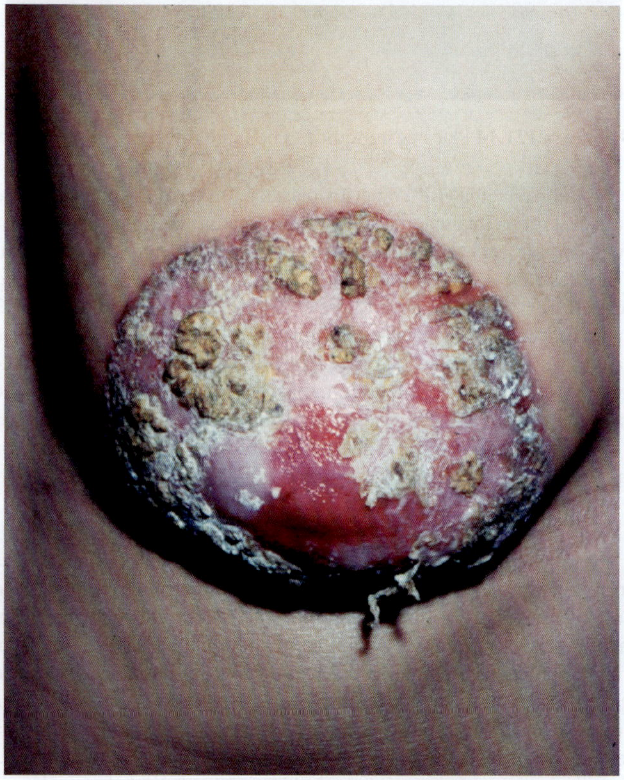

Figura 121.15 Placa crostosa e ulcerada, com invaginação do mamilo, na mama direita. Doença de Paget.

Exame histopatológico

A epiderme apresenta-se espessada, com papilomatose, aumento das pontes interpapilares, hiperqueratose com paraqueratose da superfície. Dentro da epiderme encontram-se as células de Paget dispersas entre as células espinhosas (Figura 121.16). Elas variam em número e quando profusas são acompanhadas de ruptura da camada de Malpigui e a superfície é recoberta por crostas. O processo é acompanhado por infiltrado inflamatório crônico da derme superior. Nos estágios tardios, a epiderme pode apresentar-se atrófica e erodida.[141,143]

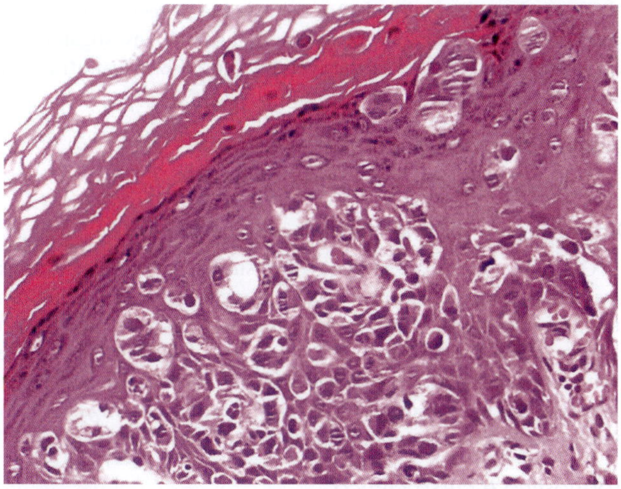

Figura 121.16 Células atípicas de citoplasma abundante, isoladas e agrupadas entre os queratinócitos espinhosos e granulosos. Doença de Paget.

As células de Paget possuem citoplasma claro e abundante e não estabelece pontes intercelulares com os queratinócitos vizinhos. As células são arredondadas com núcleos vesiculares ou hipercromáticos com grande relação núcleo citoplasma. O citoplasma é PAS positivo e diástase resistente, o qual indica presença de material polissacarídeo neutro suportando a origem glandular da célula. Histologicamente podem mimetizar células de melanoma. Podem estender-se aos ductos dos apêndices.[143,144]

O exame imunohistoquímico revela positividade para CEA, EMA, Camp 5.2, CK7 (Figuras 121.17 a 121.19).[145,146] Nem sempre se encontra o carcinoma intraductal subjacente, muitas vezes são de pequena dimensão ou situados distalmente em ductos terminais, o que impossibilita sua visualização.

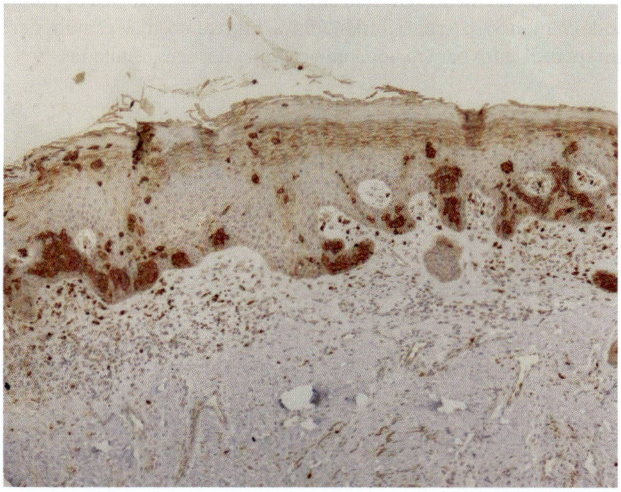

Figura 121.17 Expressão de CEA pelas células neoplásicas intraepidérmicas. Técnica de imunohistoquímica. Doença de Paget.

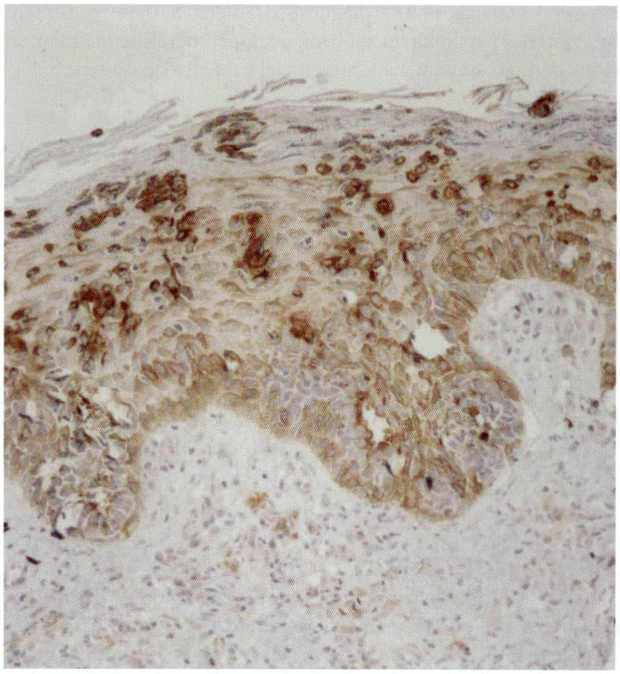

Figura 121.18 Expressão de EMA pelas células neoplásicas. Técnica de imunohistoquímica. Doença de Paget.

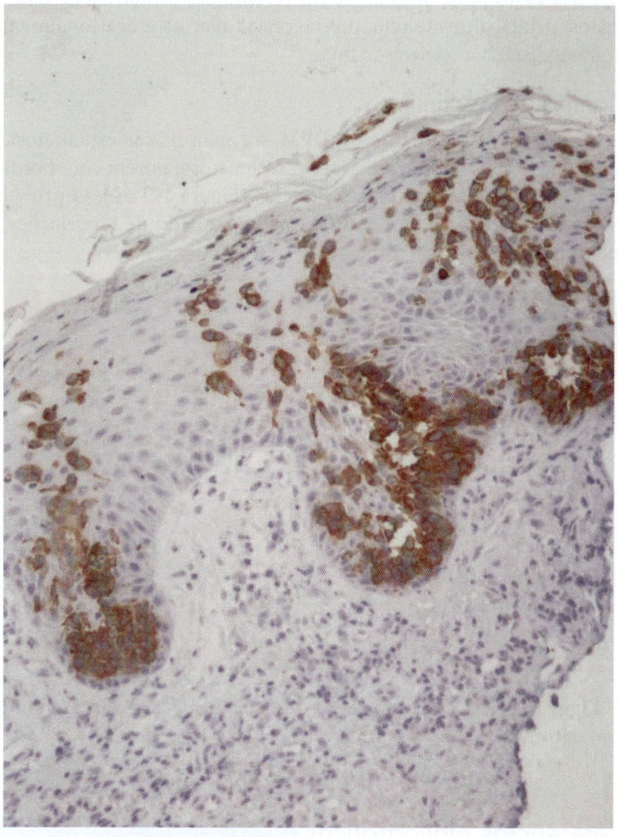

Figura 121.19 Expressão de CK7. Técnica de imunohistoquímica. Doença de Paget.

Diagnóstico e diagnóstico diferencial

O diagnóstico é realizado através do exame clínico e histopatológico. O diagnóstico diferencial de maior importância é feito com a dermatite eczematosa dos mamilos; esta costuma ser bilateral, não apresenta induração e responde rapidamente ao tratamento tópico com corticosteroides. Deve-se suspeitar de DPM quando a lesão persistir mais que 3 semanas. Outros diagnósticos diferenciais devem ser feitos com psoríase, papiloma ductal benigno, hiperqueratose mamilar, impetigo, pênfigo familiar, CBC superficial e doença de Bowen.[140-142,145]

Prognóstico e curso clínico

Quando a massa mamária não é palpável, 92% dos pacientes sobrevivem por 5 anos após excisão e 82% tem sobrevida de 10 anos. Quando a massa é palpável, 38% sobrevivem por 5 anos e 22% por 10 anos. O prognóstico piora se houver comprometimento ganglionar.[147,148]

Tratamento

O tratamento é realizado com cirurgia, quimioterapia e radioterapia como qualquer outro câncer de mama.[148]

DOENÇA DE PAGET EXTRAMAMÁRIA

A doença de Paget extramamária (DPE) é uma neoplasia que se assemelha clínica e histologicamente a DPM só que acomete a pele da região anogenital e/ou axilar, particularmente da região vulvar.[145]

Incidência e etiologia

Trata-se de doença rara, responsável por menos de 1% das malignidades da vulva e que acomete mais mulheres que homens.[149] Inicia-se na sexta ou sétima décadas de vida. A histogênese é variável. As células de Paget da epiderme podem ocorrer como disseminação ascendente *in situ* de um adenocarcinoma anexial (25% dos casos) ou ter origem multifocal primária na epiderme com seus respectivos apêndices. Em 20% dos casos pode originar-se em carcinomas primários de outros órgãos, principalmente reto, uretra, cérvix uterina e ocasionalmente órgãos a distância como as mamas.[150]

Manifestações clínicas

As lesões assemelham-se a DPM, formam placas eritematosas, descamativas, erodidas, com aspecto eczematoso, porém com bordas bem definidas e discretamente elevadas (Figura 121.20). O prurido é o sintoma relevante podendo ser acompanhado de escoriações e liquenificação no local.[151]

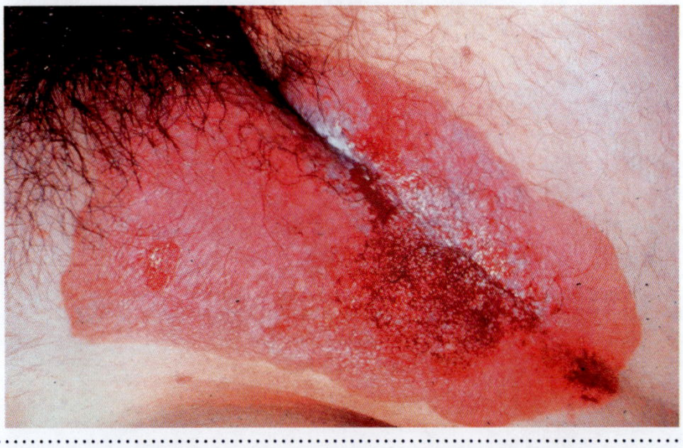

Figura 121.20 Placa eritematosa, descamativa, erodida, com borda bem definida.

A aparência varia de acordo com a área comprometida. A área mais frequentemente acometida é a vulvar, seguida da região perianal (principalmente no homem), escroto e axilas. Os primeiros sintomas, principalmente na região vulvar, são prurido e queimação que persistem ao longo do tempo. As lesões tendem a expandir-se comprometendo áreas vizinhas. Da região vulvar pode chegar às regiões dos lábios, pubiana e o introito vaginal. Lesões perianais podem comprometer o canal anal e lesões escrotais a região peniana. Eventualmente a progressão das lesões pode acompanhar-se de infiltração e ulceração.

O adenocarcinoma anexial é frequentemente encontrado quando cuidadosamente procurado. Na DPE perianal e perineal, o carcinoma subjacente deve ser procurado por meio de exame retal, proctoscopia, sigmoidoscopia e enema baritado. Na DPE genital, investigar através da cistoscopia e pielografia intravenosa. No DPE vulvar através de acurado exame pélvico.[151,152]

Exame histopatológico

O exame histológico é semelhante à DPM.[140,141]

Diagnóstico e diagnóstico diferencial

O diagnóstico é realizado através da suspeita clínica e exame histopatológico. Biópsias da vulva devem ser realizadas em pacientes com prurido persistente e lesões eczematosas que não resolveram com o tratamento antieczema dentro de 6 semanas. O diagnóstico diferencial é feito com a dermatite eczematosa, líquen plano, líquen escleroso e atrófico, líquen simples crônico, psoríase invertida, intertrigo por Candida, eritroplasia de Queyrat, CBC superficial, doença de Bowen.[144-146]

Prognóstico e curso clínico

A DPE permanece *in situ* na epiderme e no epitélio anexial em 65% dos casos. Mesmo quando não há neoplasia subjacente, a taxa de recorrência é alta após excisão aparentemente adequada em virtude de sua origem multifocal na epiderme e nas estruturas anexiais.[147,148]

Tratamento

Ainda não existe um tratamento efetivo para DPE. A primeira linha de tratamento aceito é abordagem cirúrgica com margens generosas e mesmo assim com porcentagem alta de recidiva (31% a 61%). Para minimizar estas recidivas o ideal seria a cirurgia realizada com controle intraoperatório das margens, mais especificamente a cirurgia micrográfica que reduz as recidivas para 23% a 27%.[150-153]

A utilização da radioterapia ainda é questionada pelo alto índice de recidiva (83%) e por isso têm sido empregados outros tipos de radiação como fótons, elétrons, braquiterapia e radiação X superficial. Estes métodos são empregados isoladamente ou em associação complementar à cirurgia.[154]

Mais recentemente tem sido empregada aplicação tópica de imiquimode creme a 5% e terapia fotodinâmica. Entretanto, mais estudos deveram ser realizados para maior conhecimento dos seus resultados.[148,155-157]

AGRADECIMENTOS

Agradecimento à Dra. Mirian Nacagami Sotto, que gentilmente cedeu as fotos de microscopia ótica.

Referências bibliográficas

1. Duncan K, Geisse J, Leffel D. Epithelial Precancerous Lesions. 7th ed. New York: McGraw-HIll; 2008.
2. Vitasa BC, Taylor HR, Strickland PT et al. Association of nonmelanoma skin cancer and actinic keratosis with cumulative solar ultraviolet exposure in Maryland watermen. Cancer 1990;65:2811-7.
3. Criscione VD, Weinstock MA, Naylor MF et al. Actinic keratoses: Natural history and risk of malignant transformation in the Veterans Affairs Topical Tretinoin Chemoprevention Trial. Cancer 2009;115:2523-30.
4. Marks R, Rennie G, Selwood TS. Malignant transformation of solar keratoses to squamous cell carcinoma. Lancet 1988;1:795-7.
5. Ceilley RI, Jorizzo JL. Current issues in the management of actinic keratosis. J Am Acad Dermatol 2013;68:S28-38.
6. Warino L, Tusa M, Camacho F, Teuschler H, Fleischer AB, Feldman SR. Frequency and cost of actinic keratosis treatment. Dermatol Surg 2006;32:1045-9.
7. Hurwitz RM, Monger LE. Solar keratosis: an evolving squamous cell carcinoma. Benign or malignant? Dermatol Surg 1995;21:184.

8. Dermatologia SBD. Perfil nosológico das consultas dermatológicas no Brasil. An Bras Dermatol; 2006:549-58.
9. Marks R, Rennie G, Selwood T. The relationship of basal cell carcinomas and squamous cell carcinomas to solar keratoses. Arch Dermatol 1988;124:1039-42.
10. Holmes C, Foley P, Freeman M, Chong AH. Solar keratosis: epidemiology, pathogenesis, presentation and treatment. Australas J Dermatol 2007;48:67-74; quiz 5-6.
11. Schwartz RA, Bridges TM, Butani AK, Ehrlich A. Actinic keratosis: an occupational and environmental disorder. J Eur Acad Dermatol Venereol 2008;22:606-15.
12. Frost CA, Green AC. Epidemiology of solar keratoses. Br J Dermatol 1994;131:455-64.
13. Nelson MA, Einspahr JG, Alberts DS et al. Analysis of the p53 gene in human precancerous actinic keratosis lesions and squamous cell cancers. Cancer Lett 1994;85:23-9.
14. Spencer JM, Kahn SM, Jiang W, DeLeo VA, Weinstein IB. Activated ras genes occur in human actinic keratoses, premalignant precursors to squamous cell carcinomas. Arch Dermatol 1995;131:796-800.
15. Dinehart SM, Nelson-Adesokan P, Cockerell C, Russell S, Brown R. Metastatic cutaneous squamous cell carcinoma derived from actinic keratosis. Cancer 1997;79:920-3.
16. Callen JP, Bickers DR, Moy RL. Actinic keratoses. J Am Acad Dermatol 1997;36:650-3.
17. Schwartz RA. Premalignant keratinocytic neoplasms. J Am Acad Dermatol 1996;35:223-42.
18. Kiyokane K, Sakatani S, Kusakabe H et al. A statistical study on clinical findings of solar keratosis. J Med 1992;23:389-98.
19. Tejera-Vaquerizo A, Solís-García E, Sanchez-Vizcaino J et al. Proliferative actinic keratosis. J Eur Acad Dermatol Venereol 2007;21:1289-91.
20. Mencía-Gutiérrez E, Gutiérrez-Díaz E, Redondo-Marcos I, Ricoy JR, García-Torre JP. Cutaneous horns of the eyelid: a clinicopathological study of 48 cases. J Cutan Pathol 2004;31:539-43.
21. Markopoulos A, Albanidou-Farmaki E, Kayavis I. Actinic cheilitis: clinical and pathologic characteristics in 65 cases. Oral Dis 2004;10:212-6.
22. Boddie AW, Fischer EP, Byers RM. Squamous carcinoma of the lower lip in patients under 40 years of age. South Med J 1977;70:711-2, 5.
23. Schwartz RA. The actinic keratosis. A perspective and update. Dermatol Surg 1997;23:1009-19; quiz 20-1.
24. Marks R, Foley P, Goodman G, Hage BH, Selwood TS. Spontaneous remission of solar keratoses: the case for conservative management. Br J Dermatol 1986;115:649-55.
25. Calderone DC, Fenske NA. The clinical spectrum of actinic elastosis. J Am Acad Dermatol 1995;32:1016-24.
26. Dodson JM, DeSpain J, Hewett JE, Clark DP. Malignant potential of actinic keratoses and the controversy over treatment. A patient-oriented perspective. Arch Dermatol 1991;127:1029-31.
27. Dinehart SM. The treatment of actinic keratoses. J Am Acad Dermatol 2000;42:25-8.
28. Lubritz RR, Smolewski SA. Cryosurgery cure rate of actinic keratoses. J Am Acad Dermatol 1982;7:631-2.
29. Jeffes EW, Tang EH. Actinic keratosis. Current treatment options. Am J Clin Dermatol 2000;1:167-79.
30. Thai KE, Fergin P, Freeman M et al. A prospective study of the use of cryosurgery for the treatment of actinic keratoses. Int J Dermatol 2004;43:687-92.
31. de Berker D, McGregor JM, Hughes BR, Subcommittee BAoDTGaA. Guidelines for the management of actinic keratoses. Br J Dermatol 2007;156:222-30.
32. Esmann S, Jemec GB. Management of actinic keratosis patients: a qualitative study. J Dermatolog Treat 2007;18:53-8.
33. Coleman WP, Yarborough JM, Mandy SH. Dermabrasion for prophylaxis and treatment of actinic keratoses. Dermatol Surg 1996;22:17-21.
34. Salasche SJ, Levine N, Morrison L. Cycle therapy of actinic keratoses of the face and scalp with 5% topical imiquimod cream: An open-label trial. J Am Acad Dermatol 2002;47:571-7.
35. Merk HF. Topical diclofenac in the treatment of actinic keratoses. Int J Dermatol 2007;46:12-8.
36. Szeimies RM, Gerritsen MJ, Gupta G et al. Imiquimod 5% cream for the treatment of actinic keratosis: results from a phase III, randomized, double-blind, vehicle--controlled, clinical trial with histology. J Am Acad Dermatol 2004;51:547-55.
37. Rivers JK, Rivers JJ, Wolf J. Assessing clinically meaningful end points for the management of actinic keratosis with diclofenac 3% gel. Acta Derm Venereol 2007;87:188-9.
38. Nelson C, Rigel D, Smith S, Swanson N, Wolf J. Phase IV, open-label assessment of the treatment of actinic keratosis with 3.0% diclofenac sodium topical gel (Solaraze). J Drugs Dermatol 2004;3:401-7.
39. Piacquadio DJ, Chen DM, Farber HF et al. Photodynamic therapy with aminolevulinic acid topical solution and visible blue light in the treatment of multiple actinic keratoses of the face and scalp: investigator-blinded, phase 3, multicenter trials. Arch Dermatol 2004;140:41-6.
40. Touma D, Yaar M, Whitehead S, Konnikov N, Gilchrest BA. A trial of short incubation, broad-area photodynamic therapy for facial actinic keratoses and diffuse photodamage. Arch Dermatol 2004;140:33-40.
41. Braathen LR, Szeimies RM, Basset-Seguin N et al. Guidelines on the use of photodynamic therapy for nonmelanoma skin cancer: an international consensus. International Society for Photodynamic Therapy in Dermatology, 2005. J Am Acad Dermatol 2007;56:125-43.
42. Barta U, Gräfe T, Wollina U. Radiation therapy for extensive actinic keratosis. J Eur Acad Dermatol Venereol 2000;14:293-5.
43. Calzavara-Pinton PG, Venturini M, Sala R. Photodynamic therapy: update 2006. Part 2: Clinical results. J Eur Acad Dermatol Venereol 2007;21:439-51.
44. Klein E. Tumors of skin. IX. Local cytostatic therapy of cutaneous and mucosal premalignant and malignant lesions. N Y State J Med 1968;68:886-9.
45. Klein E. Local chemotherapy of cutaneous neoplasms. Proc Natl Cancer Conf 1970;6:501-15.
46. Klein E, Stoll HL, Milgrom H, Helm F, Walker MJ. Tumors of the skin. XII. Topical 5-Fluorouracil for epidermal neoplasms. J Surg Oncol 1971;3:331-49.
47. Tanghetti E, Werschler P. Comparison of 5% 5-fluorouracil cream and 5% imiquimod cream in the management of actinic keratoses on the face and scalp. J Drugs Dermatol 2007;6:144-7.
48. Askew DA, Mickan SM, Soyer HP, Wilkinson D. Effectiveness of 5-fluorouracil treatment for actinic keratosis – a systematic review of randomized controlled trials. Int J Dermatol 2009;48:453-63.
49. Gupta AK, Davey V, Mcphail H. Evaluation of the effectiveness of imiquimod and 5-fluorouracil for the treatment of actinic keratosis: Critical review and meta-analysis of efficacy studies. J Cutan Med Surg 2005;9:209-14.
50. Walker JL, Siegel JA, Sachar M et al. 5-Fluorouracil for Actinic Keratosis Treatment and Chemoprevention: A Randomized Controlled Trial. J Invest Dermatol 2017;137:1367-70.
51. Hadley G, Derry S, Moore RA. Imiquimod for actinic keratosis: systematic review and meta-analysis. J Invest Dermatol 2006;126:1251-5.
52. Pirard D, Vereecken P, Mélot C, Heenen M. Three percent diclofenac in 2.5% hyaluronan gel in the treatment of actinic keratoses: a meta-analysis of the recent studies. Arch Dermatol Res 2005;297:185-9.
53. Gupta AK, Paquet M, Villanueva E, Brintnell W. Interventions for actinic keratoses. Cochrane Database Syst Rev 2012;12:CD004415.
54. Lebwohl M, Swanson N, Anderson LL, Melgaard A, Xu Z, Berman B. Ingenol mebutate gel for actinic keratosis. N Engl J Med 2012;366:1010-9.
55. Rosen RH, Gupta AK, Tyring SK. Dual mechanism of action of ingenol mebutate gel for topical treatment of actinic keratoses: rapid lesion necrosis followed by lesion-specific immune response. J Am Acad Dermatol 2012;66:486-93.
56. Lebwohl M, Shumack S, Stein Gold L, Melgaard A, Larsson T, Tyring SK. Long-term follow-up study of ingenol mebutate gel for the treatment of actinic keratoses. JAMA Dermatol 2013;149:666-70.
57. Jorizzo J, Weiss J, Furst K, VandePol C, Levy SF. Effect of a 1-week treatment with 0.5% topical fluorouracil on occurrence of actinic keratosis after cryosurgery: a randomized, vehicle-controlled clinical trial. Arch Dermatol 2004;140:813-6.
58. Humphreys TR, Werth V, Dzubow L, Kligman A. Treatment of photodamaged skin with trichloroacetic acid and topical tretinoin. J Am Acad Dermatol 1996;34:638-44.
59. Fulton JE, Porumb S. Chemical peels: their place within the range of resurfacing techniques. Am J Clin Dermatol 2004;5:179-87.
60. Otley CC, Roenigk RK. Medium-depth chemical peeling. Semin Cutan Med Surg 1996;15:145-54.
61. Monheit GD. The Jessner's-trichloroacetic acid peel. An enhanced medium-depth chemical peel. Dermatol Clin 1995;13:277-83.
62. Hantash BM, Stewart DB, Cooper ZA, Rehmus WE, Koch RJ, Swetter SM. Facial resurfacing for nonmelanoma skin cancer prophylaxis. Arch Dermatol 2006;142:976-82.
63. Ostertag JU, Quaedvlieg PJ, van der Geer S et al. A clinical comparison and long-term follow-up of topical 5-fluorouracil versus laser resurfacing in the treatment of widespread actinic keratoses. Lasers Surg Med 2006;38:731-9.
64. DiGiovanna JJ. Retinoid chemoprevention in patients at high risk for skin cancer. Med Pediatr Oncol 2001;36:564-7.
65. Kraemer KH, DiGiovanna JJ, Moshell AN, Tarone RE, Peck GL. Prevention of skin cancer in xeroderma pigmentosum with the use of oral isotretinoin. N Engl J Med 1988;318:1633-7.
66. Kraemer KH, DiGiovanna JJ, Peck GL. Chemoprevention of skin cancer in xeroderma pigmentosum. J Dermatol 1992;19:715-8.
67. Nijsten TE, Stern RS. Oral retinoid use reduces cutaneous squamous cell carcinoma risk in patients with psoriasis treated with psoralen-UVA: a nested cohort study. J Am Acad Dermatol 2003;49:644-50.
68. Carneiro RV, Sotto MN, Azevedo LS, Ianhez LE, Rivitti EA. Acitretin and skin cancer in kidney transplanted patients. Clinical and histological evaluation and immunohistochemical analysis of lymphocytes, natural killer cells and Langerhans' cells in sun exposed and sun protected skin. Clin Transplant 2005;19:115-21.
69. Einspahr JG, Bowden GT, Alberts DS. Skin cancer chemoprevention: strategies to save our skin. Recent Results Cancer Res 2003;163:151-64; discussion 264-6.
70. Weinstock MA, Bingham SF, Cole GW et al. Reliability of counting actinic keratoses before and after brief consensus discussion: the VA topical tretinoin chemoprevention (VATTC) trial. Arch Dermatol 2001;137:1055-8.
71. Bercovitch L. Topical chemotherapy of actinic keratoses of the upper extremity with tretinoin and 5-fluorouracil: a double-blind controlled study. Br J Dermatol 1987;116:549-52.
72. Yarosh D, Klein J, O'Connor A, Hawk J, Rafal E, Wolf P. Effect of topically applied T4 endonuclease V in liposomes on skin cancer in xeroderma pigmentosum: a randomised study. Xeroderma Pigmentosum Study Group. Lancet 2001;357:926-9.
73. Sumila M, Notter M, Itin P, Bodis S, Gruber G. Long-term results of radiotherapy in patients with chronic palmo-plantar eczema or psoriasis. Strahlenther Onkol 2008;184:218-23.
74. Sawhney MP. Chronic actinic dermopathy – a clinical study in Ladakh. Indian J Dermatol Venereol Leprol 2002;68:38-9.
75. Dabski K, Stoll HL. Skin cancer caused by grenz rays. J Surg Oncol 1986;31:87-93.
76. Bauer T, David T, Rimareix F, Lortat-Jacob A. [Marjolin's ulcer in chronic osteomyelitis: seven cases and a review of the literature]. Rev Chir Orthop Reparatrice Appar Mot 2007;93:63-71.
77. Lindelöf B, Krynitz B, Granath F, Ekbom A. Burn injuries and skin cancer: a population-based cohort study. Acta Derm Venereol 2008;88:20-2.
78. Gül U, Kiliç A. Squamous cell carcinoma developing on burn scar. Ann Plast Surg 2006;56:406-8.
79. Akgüner M, Barutçu A, Yilmaz M, Karataş O, Vayvada H. Marjolin's ulcer and chronic burn scarring. J Wound Care 1998;7:121-2.
80. von Krogh G, Horenblas S. Diagnosis and clinical presentation of premalignant lesions of the penis. Scand J Urol Nephrol Suppl 2000:201-14.
81. Lillo FB. Human papillomavirus infection and its role in the genesis of dysplastic and neoplastic lesions of the squamous epithelia. New Microbiol 2005;28:111-8.
82. Papadopoulos AJ, Schwartz RA, Lefkowitz A, Tinkle LL, Jänniger CK, Lambert WC. Extragenital bowenoid papulosis associated with atypical human papillomavirus genotypes. J Cutan Med Surg 2002;6:117-21.

83. Shabbir M, Minhas S, Muneer A. Diagnosis and management of premalignant penile lesions. Ther Adv Urol 2011;3:151-8.
84. Lucker GP, Speel EJ, Creytens DH et al. Differences in imiquimod treatment outcome in two patients with bowenoid papulosis containing either episomal or integrated human papillomavirus 16. J Invest Dermatol 2007;127:727-9.
85. Ben M'barek L, Mebazaa A, Euvrard S et al. 5% topical imiquimod tolerance in transplant recipients. Dermatology 2007;215:130-3.
86. Ricart JM, Cordoba J, Hernandez M, Esplugues I. Extensive genital bowenoid papulosis responding to imiquimod. J Eur Acad Dermatol Venereol 2007;21:113-5.
87. Yang CH, Lee JC, Chen CH, Hui CY, Hong HS, Kuo HW. Photodynamic therapy for bowenoid papulosis using a novel incoherent light-emitting diode device. Br J Dermatol 2003;149:1297-9.
88. Godfrey JC, Vaughan MC, Williams JV. Successful treatment of bowenoid papulosis in a 9-year-old girl with vertically acquired human immunodeficiency virus. Pediatrics 2003;112:e73-6.
89. Porter WM, Francis N, Hawkins D, Dinneen M, Bunker CB. Penile intraepithelial neoplasia: clinical spectrum and treatment of 35 cases. Br J Dermatol 2002;147:1159-65.
90. Snoeck R, Van Laethem Y, De Clercq E, De Maubeuge J, Clumeck N. Treatment of a bowenoid papulosis of the penis with local applications of cidofovir in a patient with acquired immunodeficiency syndrome. Arch Intern Med 2001;161:2382-4.
91. Schanz C, Salomon D, Skaria A, Masouyé I, Vecchietti GL, Harms M. Vulvodynia after CO2 laser treatment of the female genital mucosa. Dermatology 2001;202:371-2.
92. Lassus J, Happonen HP, Niemi KM, Ranki A. Carbon dioxide (CO2)-laser therapy cures macroscopic lesions, but viral genome is not eradicated in men with therapy-resistant HPV infection. Sex Transm Dis 1994;21:297-302.
93. Lebbe C, Rybojad M, Ochonisky S et al. Extensive human papillomavirus-related disease (bowenoid papulosis, Bowen's disease, and squamous cell carcinoma) in a patient with hairy cell leukemia: clinical and immunologic evaluation after an interferon alfa trial. J Am Acad Dermatol 1993;29:644-6.
94. Knoll LD, Segura JW, Benson RC, Goellner JR. Bowenoid papulosis of the penis: successful management with neodymium:YAG laser. J Urol 1988;139:1307-9.
95. Landthaler M, Haina D, Brunner R, Waidelich W, Braun-Falco O. Laser therapy of bowenoid papulosis and Bowen's disease. J Dermatol Surg Oncol 1986;12:1253-7.
96. De Mari F, Rampen FH, van Everdingen JJ. Etretinate in bowenoid papulosis. Lancet 1982;1:1027.
97. De Mari F, Rampen FH, van Everdingen JJ. Etretinate in bowenoid papulosis. Lancet 1981;2:936-7.
98. Blanchet-Bardon C, Puissant A, Lutzner M. Etretinate in bowenoid papulosis. Lancet 1981;2:1348-9.
99. Bowen JT. Centennial paper. May 1912 (J Cutan Dis Syph 1912;30:241-255). Precancerous dermatoses: a study of two cases of chronic atypical epithelial proliferation. By John T. Bowen, M.D., Boston. Arch Dermatol 1983;119:243-60.
100. Civate A, Aron R, Melkil G. Cytodiagnosis in a case of Bowen's disease. Bull Soc FR Dermatol 1950:306-7.
101. Carless MA, Griffiths LR. Cytogenetics of melanoma and nonmelanoma skin cancer. Adv Exp Med Biol 2008;624:227-40.
102. Bhawan J. Squamous cell carcinoma in situ in skin: what does it mean? J Cutan Pathol 2007;34:953-5.
103. Hansen JP, Drake AL, Walling HW. Bowen's Disease: a four-year retrospective review of epidemiology and treatment at a university center. Dermatol Surg 2008;34:878-83.
104. Ishihara K, Saida T, Otsuka F, Yamazaki N, Society PaSICotJSC. Statistical profiles of malignant melanoma and other skin cancers in Japan: 2007 update. Int J Clin Oncol 2008;13:33-41.
105. Ramsay HM, Reece SM, Fryer AA, Smith AG, Harden PN. Seven-year prospective study of nonmelanoma skin cancer incidence in U.K. renal transplant recipients. Transplantation 2007;84:437-9.
106. Cassarino DS, Derienzo DP, Barr RJ. Cutaneous squamous cell carcinoma: a comprehensive clinicopathologic classification – part two. J Cutan Pathol 2006;33:261-79.
107. Cassarino DS, Derienzo DP, Barr RJ. Cutaneous squamous cell carcinoma: a comprehensive clinicopathologic classification. Part one. J Cutan Pathol 2006;33:191-206.
108. Riethmuller D, Guerrini JS, Aubin F. [Intraepithelial lesions and neoplasia associated with human papillomavirus infection]. Bull Acad Natl Med 2007;191:601-9; discussion 9.
109. Aubin F, Laurent R. [Human papillomavirus-associated cutaneous lesions]. Rev Prat 2006;56:1905-13.
110. Ahmed AM, Madkan V, Tyring SK. Human papillomaviruses and genital disease. Dermatol Clin 2006;24:157-65, vi.
111. Moreno G, Chia AL, Lim A, Shumack S. Therapeutic options for Bowen's disease. Australas J Dermatol 2007;48:1-8; quiz 9-10.
112. Queyrat M. Erithroplasie du glande. Soc Dermatol Syphilol; 1911:378-82.
113. Buechner SA. Common skin disorders of the penis. BJU Int 2002;90:498-506.
114. Gerber GS. Carcinoma in situ of the penis. J Urol 1994;151:829-33.
115. Grossman HB. Premalignant and early carcinomas of the penis and scrotum. Urol Clin North Am 1992;19:221-6.
116. Schellhammer PF, Jordan GH, Robey EL, Spaulding JT. Premalignant lesions and nonsquamous malignancy of the penis and carcinoma of the scrotum. Urol Clin North Am 1992;19:131-42.
117. Bissada NK. Conservative extirpative treatment of cancer of the penis. Urol Clin North Am 1992;19:283-90.
118. Bleeker MC, Heideman DA, Snijders PJ, Horenblas S, Dillner J, Meijer CJ. Penile cancer: epidemiology, pathogenesis and prevention. World J Urol 2009;27:141-50.
119. Starritt E, Lee S. Erythroplasia of Queyrat of the glans penis on a background of Zoon's plasma cell balanitis. Australas J Dermatol 2008;49:103-5.
120. Micali G, Nasca MR, De Pasquale R. Erythroplasia of Queyrat treated with imiquimod 5% cream. J Am Acad Dermatol 2006;55:901-3.
121. Hadway P, Corbishley CM, Watkin NA. Total glans resurfacing for premalignant lesions of the penis: initial outcome data. BJU Int 2006;98:532-6.
122. Del Losada JP, Ferré A, San Román B, Vieira V, Fonseca E. Erythroplasia of Queyrat with urethral involvement: treatment with carbon dioxide laser vaporization. Dermatol Surg 2005;31:1454-7.
123. Conejo-Mir JS, Muñoz MA, Linares M, Rodríguez L, Serrano A. Carbon dioxide laser treatment of erythroplasia of Queyrat: a revisited treatment to this condition. J Eur Acad Dermatol Venereol 2005;19:643-4.
124. Warnakulasuriya S, Johnson NW, van der Waal I. Nomenclature and classification of potentially malignant disorders of the oral mucosa. J Oral Pathol Med 2007;36:575-80.
125. Warnakulasuriya S, Reibel J, Bouquot J, Dabelsteen E. Oral epithelial dysplasia classification systems: predictive value, utility, weaknesses and scope for improvement. J Oral Pathol Med 2008;37:127-33.
126. Lodi G, Porter S. Management of potentially malignant disorders: evidence and critique. J Oral Pathol Med 2008;37:63-9.
127. Krahl D, Altenburg A, Zouboulis CC. Reactive hyperplasias, precancerous and malignant lesions of the oral mucosa. J Dtsch Dermatol Ges 2008;6:217-32.
128. Ben Slama L. [Carcinoma of the lips]. Presse Med 2008;37:1490-6.
129. Thomas SJ, Harris R, Ness AR et al. Betel quid not containing tobacco and oral leukoplakia: a report on a cross-sectional study in Papua New Guinea and a meta-analysis of current evidence. Int J Cancer 2008;123:1871-6.
130. Suter VG, Morger R, Altermatt HJ, Spieler P, Bornstein MM. [Oral erythroplakia and erythroleukoplakia: red and red-white dysplastic lesions of the oral mucosa – part 1: epidemiology, etiology, histopathology and differential diagnosis]. Schweiz Monatsschr Zahnmed 2008;118:390-7.
131. Vellappally S, Fiala Z, Smejkalová J, Jacob V, Somanathan R. Smoking related systemic and oral diseases. Acta Medica (Hradec Kralove) 2007;50:161-6.
132. Warnakulasuriya KA, Ralhan R. Clinical, pathological, cellular and molecular lesions caused by oral smokeless tobacco – a review. J Oral Pathol Med 2007;36:63-77.
133. Bornstein MM, Klingler K, Saxer UP, Walter C, Ramseier CA. [Tobacco-associated lesions of the oral mucosa]. Schweiz Monatsschr Zahnmed 2006;116:1261-74.
134. Proia NK, Paszkiewicz GM, Nasca MA, Franke GE, Pauly JL. Smoking and smokeless tobacco-associated human buccal cell mutations and their association with oral cancer – a review. Cancer Epidemiol Biomarkers Prev 2006;15:1061-77.
135. Reichart PA, Philipsen HP. Oral erythroplakia – a review. Oral Oncol 2005;41:551-61.
136. Sitheeque MA, Samaranayake LP. Chronic hyperplastic candidosis/candidiasis (candidal leukoplakia). Crit Rev Oral Biol Med 2003;14:253-67.
137. Hermann P, Berek Z, Nagy G, Kamotsay K, Rozgonyi F. Pathogenesis, microbiological and clinical aspects of oral candidiasis (candidosis). Acta Microbiol Immunol Hung 2001;48:479-95.
138. Napier SS, Speight PM. Natural history of potentially malignant oral lesions and conditions: an overview of the literature. J Oral Pathol Med 2008;37:1-10.
139. Suter VG, Morger R, Altermatt HJ, Spieler P, Bornstein MM. [Oral erythroplakia and erythroleukoplakia: red and red-white dysplastic lesions of the oral mucosa – part 2: cytodiagnosis, pathogenesis, therapy, and prognostic aspects]. Schweiz Monatsschr Zahnmed 2008;118:510-8.
140. Kanitakis J. Mammary and extramammary Paget's disease. J Eur Acad Dermatol Venereol 2007;21:581-90.
141. Ordóñez NG, Awalt H, Mackay B. Mammary and extramammary Paget's disease. An immunocytochemical and ultrastructural study. Cancer 1987;59:1173-83.
142. Karam-Orantes M, Pichardo-Velasquez P, Fonte-Avalos V, Toussaint-Caire S, Ortiz--Hidalgo C, Vega-Memije F. Mammary Paget's disease: case report and review of the literature. Gac Med Mex 2006:243-6.
143. Chinoy RF. Proliferative lesions of the breast: carcinoma in situ. Indian J Pathol Microbiol 2003;46:153-64.
144. Hoda SA, Chung SM, Gopalan A. Evolving entities and changing concepts in breast pathology. Breast Cancer 2003;10:294-300.
145. Lloyd J, Flanagan AM. Mammary and extramammary Paget's disease. J Clin Pathol 2000;53:742-9.
146. Chaudary MA, Millis RR, Lane EB, Miller NA. Paget's disease of the nipple: a ten year review including clinical, pathological, and immunohistochemical findings. Breast Cancer Res Treat 1986;8:139-46.
147. Dalberg K, Hellborg H, Wärnberg F. Paget's disease of the nipple in a population based cohort. Breast Cancer Res Treat 2008;111:313-9.
148. Marcus E. The management of Paget's disease of the breast. Curr Treat Options Oncol 2004;5:153-60.
149. Parker LP, Parker JR, Bodurka-Bevers D et al. Paget's disease of the vulva: pathology, pattern of involvement, and prognosis. Gynecol Oncol 2000;77:183-9.
150. Jones RE, Austin C, Ackerman AB. Extramammary Paget's disease. A critical reexamination. Am J Dermatopathol 1979;1:101-32.
151. Curtin JP, Rubin SC, Jones WB, Hoskins WJ, Lewis JL. Paget's disease of the vulva. Gynecol Oncol 1990;39:374-7.
152. Zollo JD, Zeitouni NC. The Roswell Park Cancer Institute experience with extramammary Paget's disease. Br J Dermatol 2000;142:59-65.
153. Hendi A, Brodland DG, Zitelli JA. Extramammary Paget's disease: surgical treatment with Mohs micrographic surgery. J Am Acad Dermatol 2004;51:767-73.
154. Coldiron BM, Goldsmith BA, Robinson JK. Surgical treatment of extramammary Paget's disease. A report of six cases and a reexamination of Mohs micrographic surgery compared with conventional surgical excision. Cancer 1991;67:933-8.
155. Hatch KD, Davis JR. Complete resolution of Paget disease of the vulva with imiquimod cream. J Low Genit Tract Dis 2008;12:90-4.
156. Raspagliesi F, Fontanelli R, Rossi G et al. Photodynamic therapy using a methyl ester of 5-aminolevulinic acid in recurrent Paget's disease of the vulva: a pilot study. Gynecol Oncol 2006;103:581-6.
157. Mikasa K, Watanabe D, Kondo C et al. 5-Aminolevulinic acid-based photodynamic therapy for the treatment of two patients with extramammary Paget's disease. J Dermatol 2005;32:97-101.

capítulo 122

Juliana Arêas de Souza Lima Beltrame Ferreira

Neoplasias Malignas da Epiderme

Os cânceres de pele não melanoma (CPNM) são as neoplasias malignas mais comuns em todo o mundo.[1,2] No Brasil, são os tumores mais incidentes na população, correspondendo a cerca de 30% de todos os tumores malignos registrados. O Instituto Nacional de Câncer (INCA) estima cerca de 177 mil casos novos de CPNM para o triênio 2020-2022.[3] O carcinoma basocelular (CBC) e o carcinoma de células escamosas/espinocelular (CEC) da pele representam 99% de todos os CPNM, sendo o CBC 3 a 5 vezes mais comum que o CEC.[1,4-8] Outras formas menos comuns de CPNM incluem: carcinoma de células de Merkel (CCM), linfoma cutâneo primário de células B, sarcoma de Kaposi, carcinossarcoma e dermatofibrossarcoma *protuberans*.[6,8,9]

Fatores de risco para o desenvolvimento de CPNM incluem exposição à radiação ultravioleta (RUV), radioterapia prévia, fototipos de Fitzpatrick baixos (1 a 4), imunossupressão prolongada, vírus da imunodeficiência humana (HIV), papilomavírus humano (HPV) e diagnóstico de algumas síndromes ou distúrbios genéticos.[10-28] Pacientes imunossuprimidos e pacientes transplantados de órgãos sólidos têm um risco particularmente aumentado de desenvolver CPNM quando comparados à população geral. Os pacientes com HIV têm um risco quase três vezes maior de desenvolver CPNM primário e um risco aumentado de 44% de CPNM subsequente em comparação com a população geral.[29-32]

Embora o termo "câncer de pele não melanoma" (CPNM) tenha sido tradicionalmente empregado para se referir a todos os cânceres de pele exceto melanoma, "carcinoma de queratinócitos" tem se tornado o termo mais utilizado para designar o CBC e o CEC visto que esses tumores compartilham linhagem com queratinócitos epidérmicos. Além disso, "carcinoma de queratinócitos" é um termo mais específico e diferencia com mais precisão os CBCs e os CECs de outros cânceres de pele, como CCM, carcinoma anexial e dermatofibrossarcoma protuberantes.[33,34]

Embora geralmente sejam considerados curáveis, principalmente se tratados de maneira adequada e precoce, os carcinomas de queratinócitos representam um importante desafio de saúde pública em todo o mundo em decorrência do aumento de incidência e sua morbidade. Dessa maneira, exigem avaliação cuidadosa das estratégias de tratamento e prevenção.[1,34-37] Alguns casos podem estar associados a desfechos fatais, geralmente decorrentes de CEC.[35]

■ CARCINOMA BASOCELULAR

O carcinoma basocelular (CBC) foi descrito inicialmente pelo cirurgião irlandês Arthur Jacob em 1827. Em seu relato, descreveu de maneira cuidadosa as bordas e a superfície de uma lesão que chamou de úlcera roedora (*ulcus rodens*).[38] O CBC é um carcinoma derivado dos queratinócitos basais da epiderme interfolicular e/ou do folículo piloso. Tem como sinonímia epitelioma basocelular e basalioma.[39]

Epidemiologia

O CBC é o câncer mais comum no mundo todo.[1,40] Tradicionalmente, 80% dos casos de carcinoma de queratinócitos são atribuídos ao CBC. Os homens apresentam taxas mais altas de CBC quando comparados às mulheres (1,5-2:1).[41-49] No entanto, essa disparidade sexual pode não existir em populações com menos de 40 anos de idade.[50]

Podem se desenvolver precocemente na vida, como no caso de certas genodermatoses, e podem aparecer esporadicamente. A idade é um fator de risco independente[51] e a taxa de incidência duplica dos 40 aos 70 anos.[1] As taxas de incidência são inversamente relacionadas à latitude geográfica e são maiores em populações de fototipos de Fitzpatrick mais baixos.[52] A maioria dos carcinomas de queratinócitos que ocorrem em indivíduos imunocompetentes são CBC, que crescem em meses ou anos.[53] Em imunossuprimidos, o CBC parece surgir mais precoce e geralmente apresenta um caráter mais agressivo.[54]

A morbidade do CBC está associada ao seu potencial de invasão e destruição local, pode envolver extensas áreas de tecidos moles, cartilagens e ossos gerando desfigurações. A disseminação metastática é rara, com uma frequência ≤ 0,5%, e observada principalmente em casos avançados e, muitas vezes, negligenciados.[55-60]

Etiologia e fatores de risco

A hipótese de que a luz solar leva ao câncer de pele existe há mais de um século, no entanto, a relação entre a exposição à radiação ultravioleta (UV) e o risco de câncer de pele foi descrita pela primeira vez por Fears e colaboradores em 1977.[61,62] Evidências abundantes mostram que a exposição à RUV é o fator de risco mais importante na carcinogênese do CBC, em particular UV B (290 a 320 nm).[52] Isso explica as maiores taxas de incidência de CBC em regiões mais próximas ao equador e entre indivíduos com história de intensa exposição solar e a predileção dos tumores por locais mais fotoexpostos. Esses tumores abrigam muitas mutações causadas pela RUV. A exposição aguda intermitente à RUV, particularmente durante a infância, (ou seja, bronzeamento recreativo, exposição ocupacional e queimaduras solares na infância) é um fator de risco para o desenvolvimento de CBC.[63] Assim como o bronzeamento artificial, que é um fator de risco para aparecimento mais precoce desse tumor.[64]

O fenótipo da pele desempenha um papel importante na associação entre exposição RUV e CBC. Pele clara, cabelos ruivos ou loiros, olhos claros, efélides, número de nevos e incapacidade de bronzear são fatores de risco independentes para CBC.[22,65-73] O papel protetor da pigmentação da pele com relação a carcinogênese é exemplificado pelas baixas taxas de incidência do CBC em indivíduos afrodescendentes. Estima-se que o CBC ocorra 19 vezes menos nesses pacientes em comparação com os brancos, embora os africanos que apresentam albinismo possam desenvolver tumores em idades precoces.[74]

Taxas aumentadas de CBC têm sido associadas a uma variedade de terapias. Pacientes submetidos a fototerapia com PUVA e psoraleno, apresentam risco aumentado de desenvolvimento de CBC, principalmente quando submetidos a mais de 100 sessões.[75-79]

A radiação ionizante e a exposição crônica a arsênico também são fatores ambientais conhecidos associados à carcinogênese do CBC.[52] O CBC pode ainda surgir em cicatrizes de queimaduras ou vacinação. O risco de desenvolvimento de CBC em nevo sebáceo e outros hamartomas anexiais é bem conhecido.[54]

A incidência de CBC aumenta de 5 a 10 vezes em pacientes transplantados de órgãos (em comparação com o aumento de quase 100 vezes com CEC), secundária à imunossupressão. Em comparação com a população geral, as lesões apresentam-se mais frequentemente em pacientes mais jovens (em média, 15 anos antes), fora da região cefálica e como subtipo superficial.[75,80-86]

O tratamento com radioterapia (RT) para outras condições, especialmente em uma idade jovem, também está associado a um risco aumentado de desenvolvimento de CBC.[87-91]

Perfil genético e patogênese

Muitas pesquisas levaram a avanços na compreensão da genética do CBC. A via de sinalização *sonic hedgehog* mostrou desempenhar um papel fundamental na patogênese do CBC, e mutações em várias moléculas nesta via foram implicadas no desenvolvimento da doença.[92-94] Mutações no gene PTCH1 (gene supressor de tumor *patched* 1), que codifica o receptor *sonic hedgehog*, são a causa subjacente da síndrome no nevo basocelular e estão presentes em aproximadamente 30% a 90% dos CBCs esporádicos.[95-103] Duas mutações somáticas na mesma célula são necessárias para os casos esporádicos de CBC, enquanto uma mutação somática e a herança de um alelo defeituoso são responsáveis pelos casos familiares da neoplasia. Mutações específicas induzidas por RUV no gene supressor de tumor p53 parecem ser um evento comum no desenvolvimento do CBC.[103-106] A perda da função deste gene está implicada na desregulação da parada do ciclo celular, senescência, apoptose e reparo do DNA.[52]

CBCs esporádicos surgem de células progenitoras de queratinócitos da epiderme interfolicular e infundíbulo superior que sofrem mutagênese.[107-108] A RUV induz mutação em genes supressores de tumor aumentando a predisposição ao surgimento de neoplasias.[109] A desregulação da via *Hedgehog* (Hh), como resultado da deleção do gene PTCH1 (cromossomo 9q) ou da superativação da proteína *smoothened* (SMO) (cromossomo 7q), é central na patogênese do CBC. Essa via é afetada por mutações induzidas por RUV na maioria dos casos.[110] A proteína PTCH é um receptor de membrana da proteína *hedgehog* (SHH), um importante componente da via de sinalização *sonic hedgehog*, que na pele, é responsável pela manutenção da população de células pluripotentes e controle do desenvolvimento dos folículos pilosos e glândulas sebáceas. O PTCH é associado à proteína SMO, um receptor proteico que serve como transdutor de sinal da via SHH, principalmente ativando fatores de transcrição gênicos. O PTCH, na ausência da SHH, constitutivamente suprime a SMO. A ligação da SHH no PTCH reduz essa supressão, permitindo que fatores de transcrição da via SHH entrem no núcleo da célula e atuem estimulando a proliferação celular. Desse modo, mutações que inativam PTCH1 ou que ativem o gene SMO, levam a uma superexpressão da sinalização da via SHH com consequente desenvolvimento tumoral.[109-114] Uma pequena porção de CBCs exibe mutações com perda de função no gene supressor de fusão (SUFU), que é um regulador negativo da via Hh.[111-113,115] Curiosamente, CBCs esporádicos mostram as maiores taxas de prevalência de mutaçoes somáticas de todos os cânceres, talvez por causa da natureza onipresente da fonte primária de mutagênese, a RUV.[107] Se esta alta carga mutacional é, em parte, responsável pela natureza indolente dos CBCs (via aumento da antigenicidade e imunovigilância aumentada) é uma questão a ser debatida.[107]

Certas síndromes genéticas predispõem os indivíduos afetados à formação de CBC, como albinismo,[116,117] xeroderma pigmentoso (em que existem defeitos não programados induzidos por radiação UV no reparo do DNA),[118-124] síndrome do nevo basocelular (síndrome de Gorlin), epidermólise bolhosa (subtipo Dowling-Meara simplex), síndrome de Muir-Torre e síndrome de Bazex-Dupré-Christol.

Quadro clínico e apresentações histológicas

A variedade de apresentações clínicas observadas no CBC reflete a variedade das apresentações histopatológicas desses tumores. Os pacientes muitas vezes se queixam de uma lesão de crescimento indolente, que não cicatriza, que às vezes pode sangrar; podem ser assintomáticas ou podem apresentar prurido. A apresentação clínica clássica é uma pápula ou placa perlada com teleangiectasias, por vezes mal delimitada, endurada, sobrelevada ou atrófica com coloração branca, amarela ou rósea que podem ainda apresentar crostas, erosões, ulcerações e pápulas sobrejacentes (Figuras 122.1 a 122.3).[58,59] O CBC superficial pode apresentar-se como uma placa anular levemente escamosa (Figura 122.4), o CBC esclerodermiforme (Figura 122.5) e CBC infiltrante podem ter aparência de cicatriz; CBC pigmentado pode se apresentar como uma lesão pigmentada suspeita de melanoma (Figuras 122.6 e 122.7).[39]

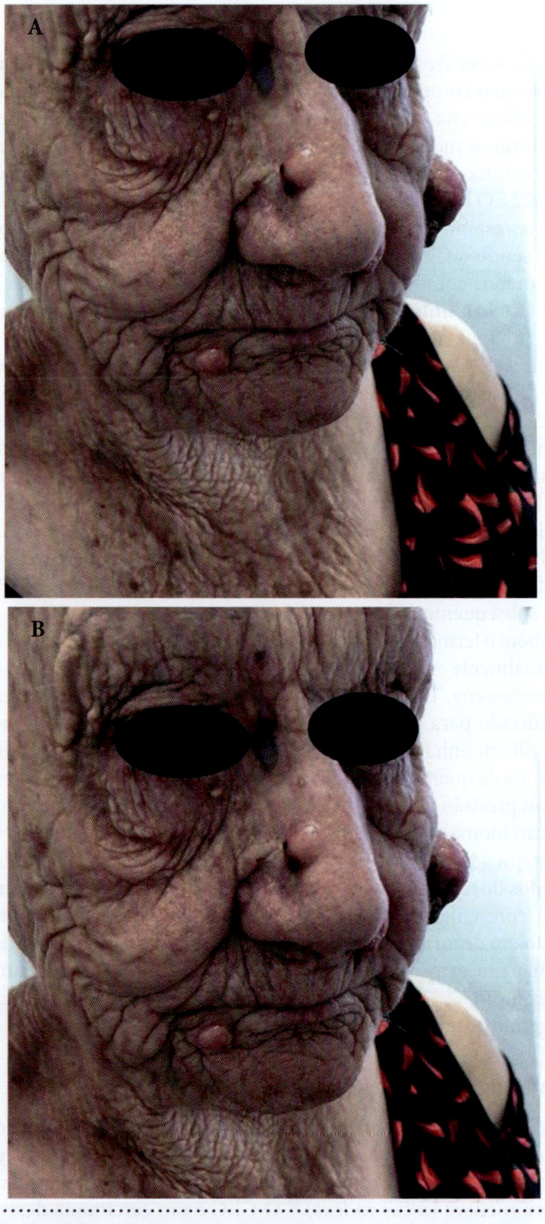

■ **Figura 122.1** Múltiplos carcinomas basocelulares nodulares na face de paciente idosa com fotodano.

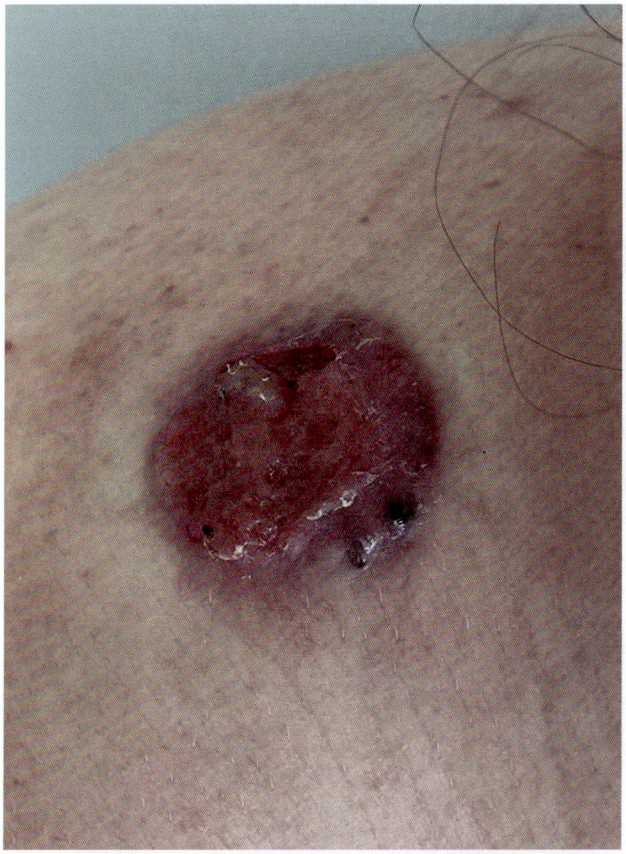

■ **Figura 122.2** CBC nodular ulcerado pigmentado: nódulo com centro ulcerado e borda perlada com pontos acastanhados e teleangiectasias no ombro de paciente fototipo II.

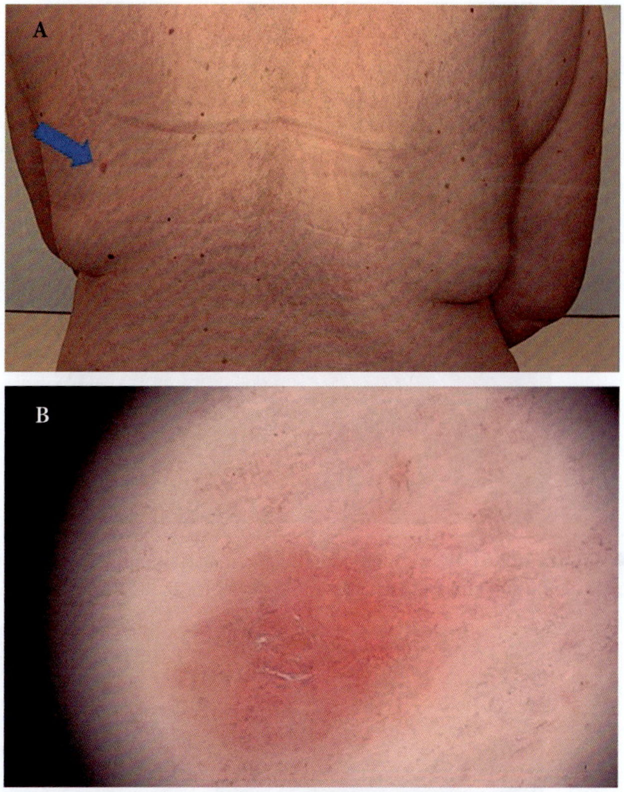

■ **Figura 122.4** Carcinoma basocelular superficial no dorso diagnosticado durante exame de dermatoscopia digital (seta azul). **(A)** Placa eritematodescamativa, no dorso de aproximadamente 1 cm. **(B)** Dermatoscopia da lesão evidenciando teleangiectasias finas.

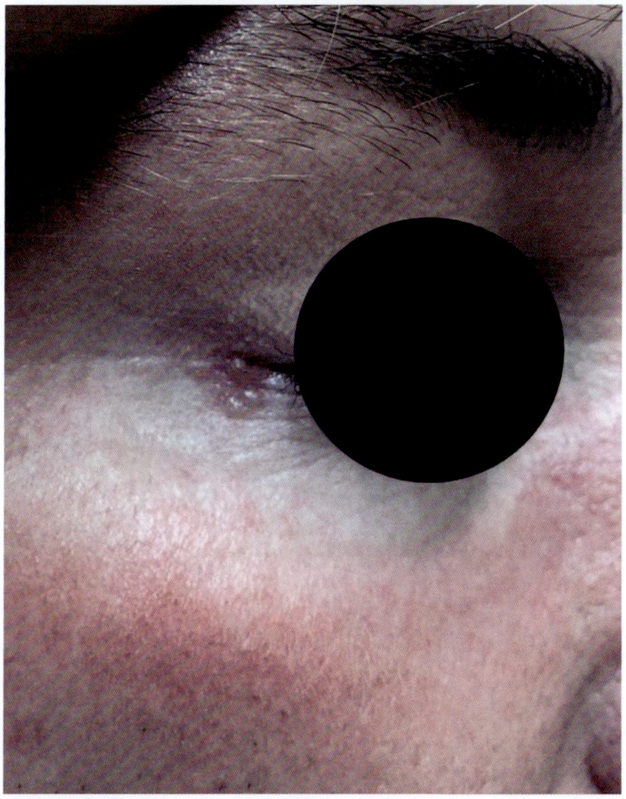

■ **Figura 122.3** CBC nodular, infiltrativo e superficial no canto externo do olho: placa perlada com pápulas perladas na periferia e centro atrófico com ligeira descamação.

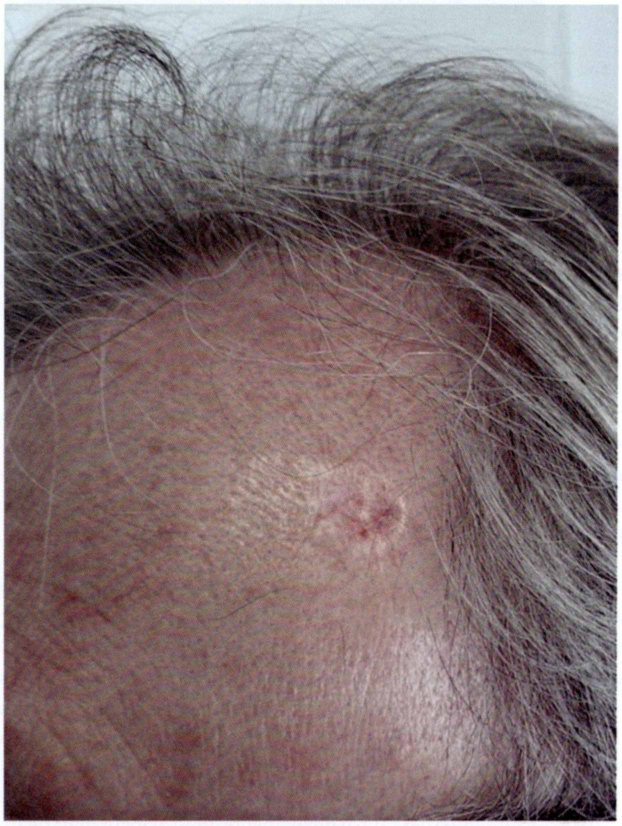

■ **Figura 122.5** CBC esclerodermiforme: placa perlada com centro atrófico, borda infiltrada e mal delimitada na região frontoparietal de paciente com fototipo II.

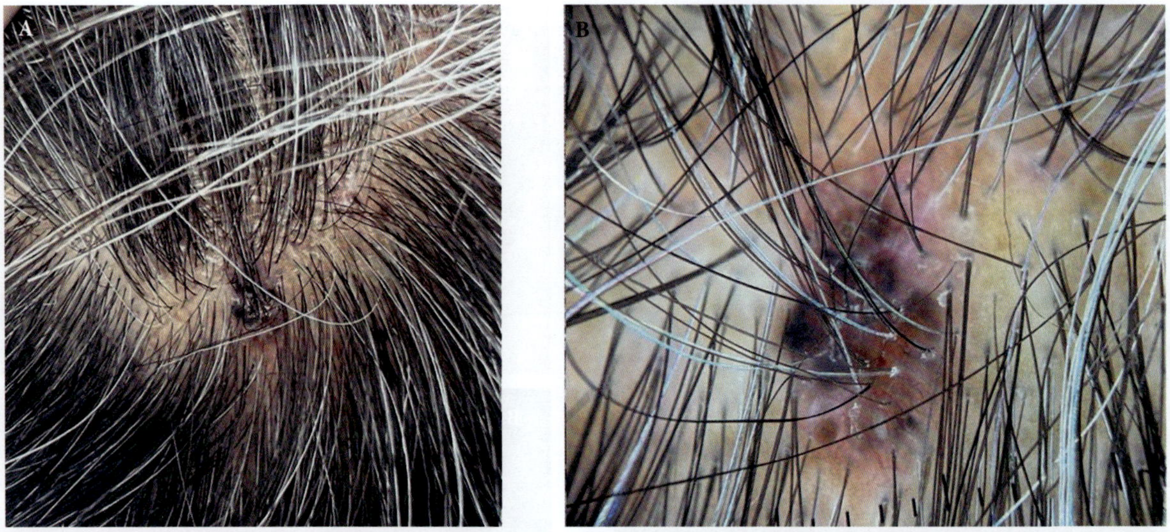

■ **Figura 122.6** CBC pigmentado: (**A**) placa acastanhada com brilho perlado, bem delimitada no couro cabeludo de paciente fototipo IV. (**B**) Dermatoscopia evidenciando grandes ninhos ovoides azul-acinzentados, áreas de ulceração, pontos azuis-acinzentados e teleangiectasias arboriformes.

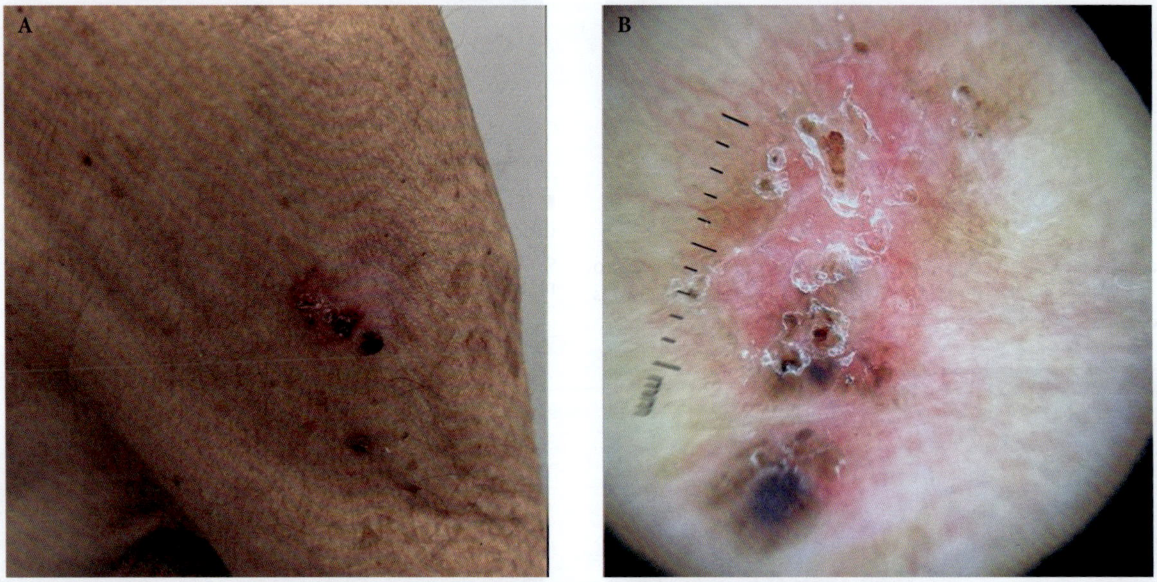

■ **Figura 122.7** CBC nodular pigmentado e superficial. (**A**) Placa eritemato-acastanhada, irregular com centro descamativo e exulcerado, mal delimitada na região posterior do braço direito. (**B**) Dermatoscopia com ulceração e microulceração, pontos azuis-acinzentados, grande ninho ovoide azul-acinzentado e áreas em folha na periferia da lesão.

Em uma revisão, 64% dos CBCs foram encontrados na cabeça e 24% no tronco.[125] No entanto, o CBC também foi relatado na região perianal e genital, aparato ungueal e região palmoplantar. Diferentes subtipos histológicos têm predileção por diferentes localizações anatômicas; por exemplo, o CBC superficial ocorre principalmente no tronco, enquanto o CBC nodular é o subtipo predominante da cabeça e pescoço.[126]

Os subtipos nodular, superficial, infundibulocístico, fibroepitelial, esclerodermiforme e infiltrativo são variantes bem definidas de CBCs com achados clínicos e histopatológicos distintos (Quadro 122.1).[58] Micronodular e basoescamoso (Figura 122.8) são ainda dois subtipos adicionais de CBC com significado principalmente histopatológico (assim como terapêutico e prognóstico). A idade não varia muito entre os subtipos. Todas as variantes são mais comuns na sexta, sétima e oitava décadas de vida.[61] Embora a diferenciação entre esses subtipos seja útil no manejo, muitas lesões (aproximadamente 40%) exibem mais de um padrão histopatológico, mais comumente nodular e micronodular.[127] Quando isso acontece, é prudente orientar o manejo com base no subtipo mais agressivo.

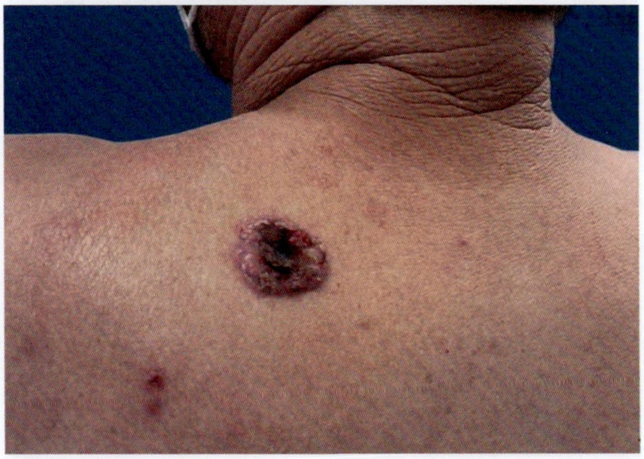

■ **Figura 122.8** Carcinoma basoescamoso: placa acastanhada bem delimitada com superfície recoberta por crosta hemática e borda brilhante no dorso alto de paciente com fototipo III.

Quadro 122.1 Achados clínicos e histopatológicos dos subtipos de carcinoma basocelular.

	Características clínicas	Características histopatológicas
Nodular	Pápula ou nódulo brilhante, perlado, de superfície lisa, bordas definidas e teleangiectasias arboriformes com predileção por cabeça e pescoço	Ninhos discretos de células basaloides malignas na derme, paliçada periférica
Superficial	Placa eritematodescamativa, circunscrita com centro atrófico; mais comum no tronco	Múltiplos focos lobulares de ilhas de células basaloide conectado superficialmente à epiderme, com estroma mixoide e infiltrado liquenoide em faixa
Infundibulocístico	Pápula perlada bem delimitada comumente encontrada na cabeça e pescoço de idosos	blocos circunscritos e anastomosados de células basaloides e espalhadas, semelhantes a infundíbulos, estruturas císticas
Fibroepitelial	Placa séssil cor da pele ou eritematosa ou papulonódulo pedunculado com predileção pelo tronco	Múltiplas blocos de células basaloides epidérmicos dispostos em um padrão reticular dentro de um estroma de células fusiformes
Esclerodermiforme	Placa infiltrada com bordas mal definidas e superfície brilhante comumente encontrada na cabeça e pescoço	Finos cordões de células basaloides circundados por um estroma colagenoso esclerótico, com perda de fenda
Infiltrativo	Placa mal definida, endurecida, plana ou deprimida branca, amarela ou rosa pálido que pode ter crostas, erosões, ulcerações ou pápulas sobrejacentes	Cordões finos de células basaloides com extremidades anguladas de poucos queratinócitos, incorporados em um estroma mucinoso/mixoide clássico
Micronodular	Mácula eritematosa ou pápula/placa fina	Múltiplos pequenos agregados de células basaloides dentro da derme, com sutil paliçada periférica e artefato de retração
Basoescamoso	Maioria encontrada na cabeça e pescoço	Componente de CBC nodular ou superficial bem definido sobrejacente a uma frente invasiva mostrando características histológicas de CBC e CEC

Fonte: Modificado de Cameron MC, Lee E, Hibler BP, Barker CA, Mori S, Cordova M, Nehal KS, Rossi AM. Basal cell carcinoma: Epidemiology; pathophysiology; clinical and histological subtypes; and disease associations. J Am Acad Dermatol. 2019 Feb;80(2):303-317.[58]

Na histopatologia, todas as variantes morfológicas do CBC contêm agregados de células basaloides com paliçada periférica, citoplasma escasso, bem como núcleos hipercromáticos circundados por alteração estromal fibromixoide. Células tumorais apoptóticas estão frequentemente presentes; melanócitos podem ser encontrados nos ninhos de tumor, e a queratinização também pode ser observada. O estroma circundante pode mostrar deposição de amiloide (Figuras 122.9 a 122.14).[39,58]

O achado microscópico de invasão perineural caracteriza-se pelo encontro de células malignas que circundam uma bainha nervosa e se espalham ao longo de um nervo superficial ou intracraniano. Este achado prenuncia um comportamento clínico agressivo.[75,128-134] Se a invasão perineural é detectada apenas na histopatologia, é considerada invasão perineural microscópica (ainda de alto risco). Se um paciente apresentar evidência de neuropatia (ou seja, parestesia ou hiperestesia) nas proximidades do tumor ou se houver evidência grosseira de invasão do tumor perineural em exames de imagem, então o termo invasão perineural clínico ou disseminação perineural é justificado.[131,134] Tanto a invasão perineural microscópica quanto clínica têm taxas significativamente maiores de metástase e recorrência locorregional e estão associados a outros fatores de risco, incluindo tumores recorrentes, lesões de alto grau, tamanho grande da lesão e subtipos histopatológicos agressivos.[75,135-138] Se houver suspeita de doença com acometimento perineural, o exame de imagem de escolha é a ressonância nuclear magnética (RNM) com contraste.[139,140] Se houver suspeita de doença com acometimento ósseo, a tomografia computadorizada (TC) com contraste é preferida, a menos que seja contraindicada.[60]

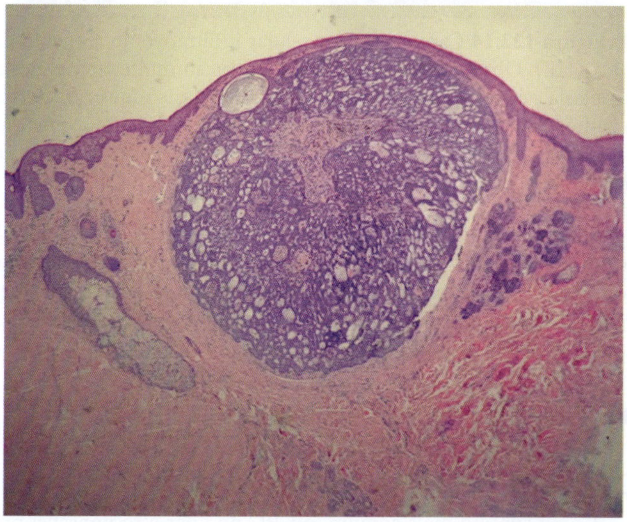

■ **Figura 122.9** Carcinoma basocelular nodular no aumento de 40x (HE). Nota-se a formação de lúmens contendo mucina, simulando espaços glandulares e, por isso, também chamado de variante adenoide.

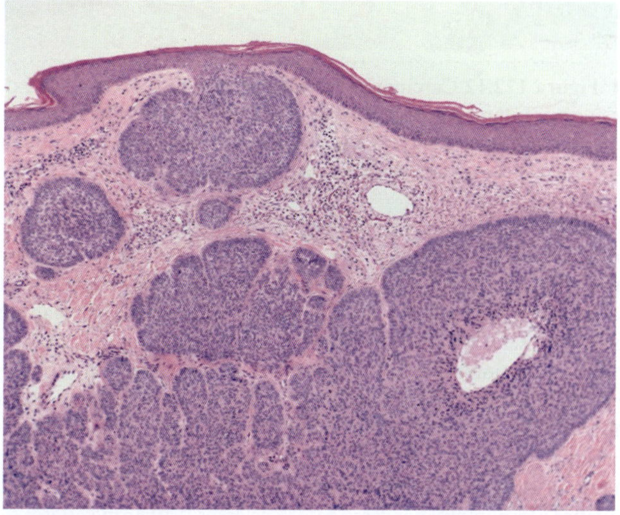

■ **Figura 122.10** Carcinoma basocelular superficial e nodular no aumento de 100x (HE). Frequentemente, há degeneração cística no interior dos blocos neoplásicos.

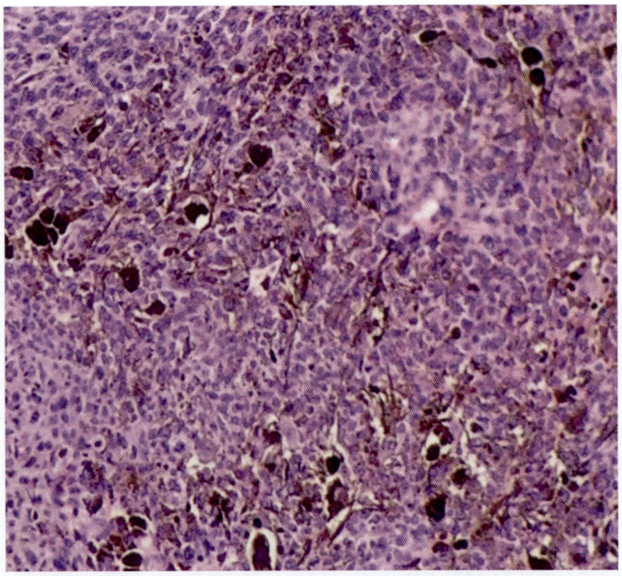

■ **Figura 122.11** Carcinoma basocelular nodular pigmentado (100x, HE). A pigmentação pode ser tão intensa em alguns casos, que exige o diferencial com lesões melanocíticas por meio de imunohistoquímica.

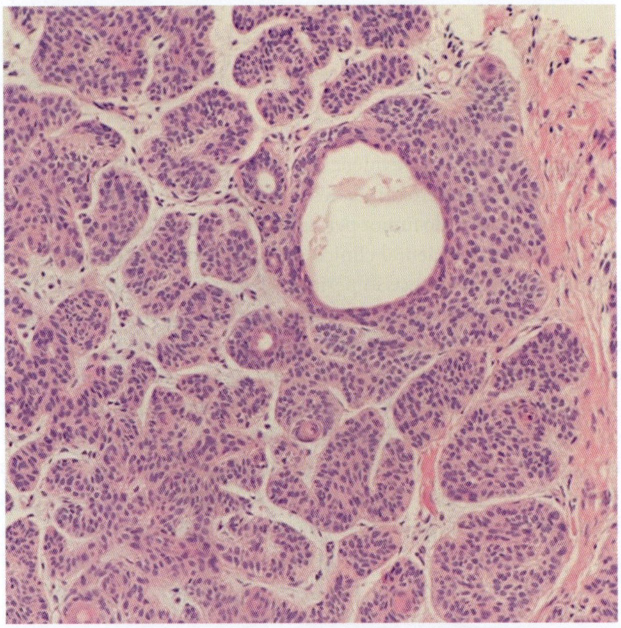

■ **Figura 122.12** Carcinoma basocelular com diferenciação anexial tricogênica, também chamado de infundibulocístico (100x, HE). A diferenciação em estruturas anexiais é muito comum nos CBCs e, na maioria das vezes, não confere pior prognóstico.

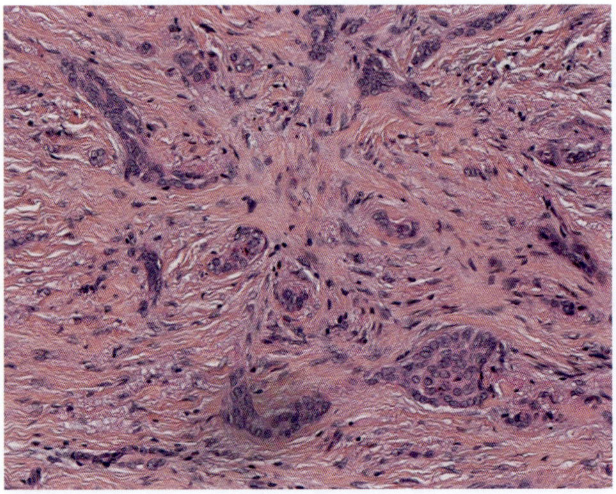

■ **Figura 122.13** Carcinoma basocelular esclerodermiforme no aumento de 200x (HE). Há intensa reação desmoplásica e caráter infiltrante, sendo considerada uma variante de alto risco.

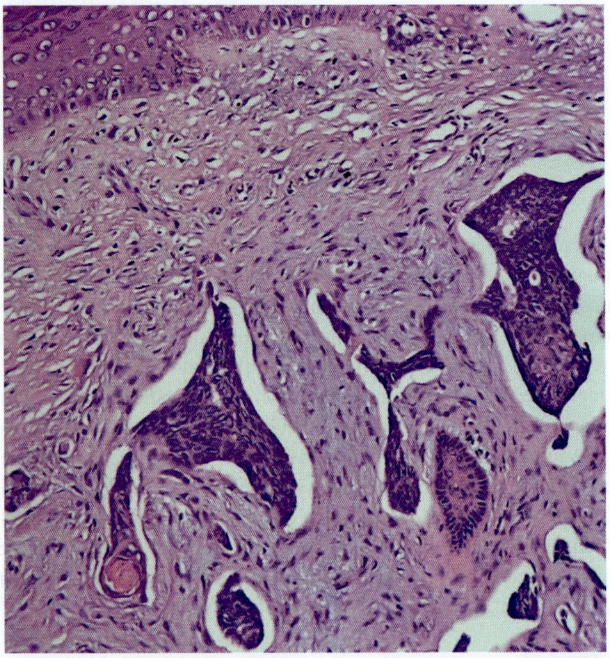

■ **Figura 122.14** Carcinoma basocelular infiltrativo no aumento de 200x (HE). Observam-se as fendas de retração muito típicas dessa neoplasia e o caráter angulado dos blocos neoplásicos que caracteriza o padrão infiltrativo. A reação estromal pode ser tão intensa quanto a variante esclerodermiforme, ambas de alto risco e com superposição morfológica.

Importante ressaltar que a maioria dos CBCs crescem de maneira indolente com invasão local, porém uma pequena parcela progride para tumores localmente avançados e metastáticos.[59] Essas lesões geralmente foram negligenciadas por anos e desenvolveram múltiplos padrões histológicos. Estimados em 1% dos tumores, os CBCs localmente avançados são tumores que não são passíveis de tratamento curativo com excisão cirúrgica em decorrência do tamanho ou localização anatômica.[141] CBC metastático é extremamente incomum (risco estimado variando de 0,0028% a 0,005%).[142,143] Embora a metástase possa ocorrer hematologicamente ou por disseminação subcutânea, a disseminação linfática é responsável por cerca de 70% da casos.[143,144] As metástases são observadas com maior frequência nos padrões histológicos agressivos como esclerodermiforme e basoescamoso e em lesões grandes, porém todos os subtipos podem apresentar metástase.[143,145] Locais metastáticos comuns incluem linfonodos, ossos, pulmões e pele.[143,146] Embora a sobrevida mediana do CBC metastático tem sido tradicionalmente considerada de 8 meses, estudos recentes mostraram curvas de sobrevivência de mais de 54 meses, particularmente para doença metastática apenas para linfonodos.[147-152]

■ SUBTIPOS DE CARCINOMA BASOCELULAR – ACHADOS CLÍNICOS E HISTOPATOLÓGICOS

Carcinoma basocelular nodular

Como subtipo mais comum, o CBC nodular é responsável por aproximadamente 50% a 80% das lesões. Com predileção pela cabeça e pescoço, as lesões geralmente se apresentam como pápula ou nódulo com brilho perlado, com superfície lisa e teleangiectasias arboriformes

(Figuras 122.1 a 122.3). Tumores avançados de crescimento lento podem se tornar grandes e ulcerados e tumores infiltrativos podem causar distorção das estruturas que invadem.[59] A variante cística pode aparecer como um nódulo cístico translúcido e as cavidades císticas cheias de mucina podem assemelhar-se ao hidrocistoma. A ulceração é frequente em lesões maiores (Figura 122.2). Na dermatoscopia, um padrão de vasos arboriformes é visto com frequência.[153] Na histopatologia, se caracteriza por grandes nódulos dérmicos de queratinócitos basaloides malignos (ilhas de células basaloides) com paliçada periférica (secundária ao artefato de fenda entre o epitélio tumoral e o estroma) estendem-se até a derme. Podem ser observados espaços de retração entre as ilhas tumorais e o estroma, e deposição de amiloide (Figura 122.9). Alguns tumores mostram estroma colagênico proeminente. O CBC nodular tem uma variante chamada CBC queratótico, com ninhos tumorais mostrando queratinização madura central (pérolas córneas); CBC nodulocístico ou cístico, com degeneração cística dentro de ilhas tumorais; e CBC adenoide, com ninhos cribriformes. As variantes celulares supramencionadas também podem ocorrer com outros subtipos de CBC.[39,59] É considerado uma variante do CBC de baixo risco. Após excisão cirúrgica adequada (com o método apropriado determinado pela localização e tamanho do tumor), a recorrência e a metástase são extremamente raras. O diagnóstico diferencial clínico inclui, queratose seborreica, hiperplasia sebácea, tricoepitelioma solitário, pápula fibrosa, nevo nevocelular, carcinoma espinocelular, cisto de inclusão epidérmica, melanoma amelanótico entre outros. Na histologia, o CBC nodular faz diagnóstico diferencial com tumores tricoblásticos benignos e malignos, especialmente tumores tricoblásticos em pele com fotodano, Lesões com alteração cística podem ser difíceis de distinguir de tumores anexiais, particularmente carcinoma adenoide cístico.[39]

Carcinoma basocelular superficial

Representando aproximadamente 10% a 30% dos tumores, os CBCs superficiais são o segundo subtipo mais comum de CBC. Alguns estudos epidemiológicos mostraram uma idade média de início um pouco mais jovem para este subtipo (ou seja, a quinta década de vida); outros mostraram um aumento relativo da incidência em mulheres em comparação com outros subtipos.[51,126,154] CBCs superficiais clinicamente apresentam-se como máculas ou placas finas, discretamente descamativas, não infiltradas, com coloração vermelha a rósea (Figura 122.4). Seu centro pode ser atrófico e podem apresentar micropápulas translúcidas perladas na borda. Podem variar de alguns milímetros a alguns centímetros de diâmetro. Apresentam crescimento lento, geralmente assintomático. Inicialmente, seu crescimento é radial, superficial e posteriormente, em profundidade, sendo muitas vezes de caráter multicêntrico. Às vezes, podem ser confundidos com lesões inflamatórias, bem como com queratoses liquenoides, queratoses actínicas, CEC *in situ*, entre outros. São mais comumente encontradas no tronco, mas também podem ser vistas com frequência nas pernas e, menos comumente, na cabeça e no pescoço.[154,155] Clinicamente é um subtipo histológico de baixo risco.[156] Histopatologicamente, essa variante do CBC se apresenta com lóbulos superficiais de células basaloides que se projetam da epiderme ou das laterais dos folículos ou ductos écrinos para a derme, tipicamente cercados por estroma mixoide frouxo e infiltrado liquenoide em faixa. Normalmente, os lóbulos estão confinados à derme papilar e têm espessura < 1 mm (Figura 122.10).[59,157]

Carcinoma basocelular pigmentado

O carcinoma basocelular pigmentado é uma variante do CBC que contém pigmento de melanina.[39] Geralmente mostra pigmentação, sobreposta a outras características clínicas clássicas do CBC, tumores sem características clássicas do CBC podem ser difíceis de distinguir do melanoma. A pigmentação pode ser focal ou pode envolver todo o tumor. Essa variante do CBC é mais observada em pacientes de fototipos mais altos. A dermatoscopia pode melhorar a precisão do diagnóstico. As características dermatoscópicas incluem grandes ninhos ovoides azul-acinzentados, glóbulos azul-acinzentados, áreas em a folhas, áreas em raio de roda (Figuras 122.6 e 122.7).[158] As variantes de CBC nodular e superficial podem conter pigmento sendo dessa maneira consideradas CBC pigmentados. O CBC pigmentado contém um número aumentado de melanócitos dendríticos benignos dentro das ilhas tumorais. Há melanina fagocitada nas células tumorais do CBC, bem como nos macrófagos peritumorais (Figura 122.11).[159] O diagnóstico clínico diferencial inclui melanoma, carcinoma de células escamosas pigmentado *in situ* e queratose seborreica pigmentada.

Carcinoma basocelular fibroepitelial (fibroepitelioma de Pinkus)

CBCs fibroepiteliais (fibroepiteliomas de Pinkus) são um subtipo incomum e indolente de CBC com predileção pelo tronco, em particular o dorso. Comumente confundido com um pólipo fibroepitelial ou queratose seborreica, essas lesões indolentes apresentam-se como placa séssil eritematosa ou da cor da pele ou papulonódulo pedunculado. Histologicamente é uma variante do CBC composta por delicadas cadeias de células basaloides interanastomosadas que emanam da epiderme para baixo circundadas por abundante estroma fibroblástico.[39] Em algumas lesões, ilhas basaloides estão presentes.[160]

Carcinoma basocelular infundibulocístico

Geralmente surgindo na cabeça e pescoço do idosos, CBCs infundibulocísticos se apresentam clinicamente como pápulas perladas bem delimitadas (Figura 122.15). Conhecidos por sua diferenciação folicular na histopatologia, essas lesões apresentam-se microscopicamente como um tumor bem circunscrito de filamentos anastomosados de células basaloides e pequenas estruturas císticas semelhantes a infundíbulos.[161] Por causa de sua aparência clínica e natureza mais indolente, podem ser confundidos com neoplasias benignas anexiais foliculares (Figura 122.12).[162]

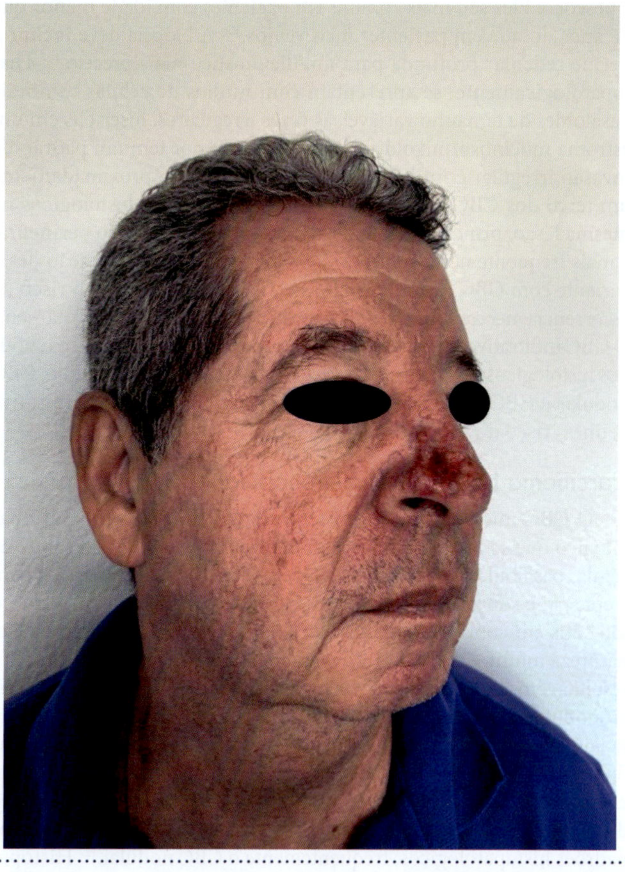

■ **Figura 122.15** CBC nodular com diferenciação anexial: placa infiltrada com centro ulcerado, borda perlada com teleangiectasias e pápulas perladas na periferia da lesão na região do nariz de paciente fototipo II.

Carcinoma basocelular esclerodemiforme

Menos de 10% dos CBCs exibem alterações morfeiformes (esclerosantes, desmoplásicas) ou infiltrativas.[127] No entanto, essas lesões são significativamente mais difíceis de tratar em função do comportamento biológico agressivo com destruição local e extensão subclínica e apresentam maiores taxas de recorrência local.[163,164] Os CBCs esclerodemiformes tem como sinonímia: carcinoma basocelular morfeiforme. Apresentam-se clinicamente como pápulas ou placas lisas eritematosas, infiltradas, atróficas com bordas mal definidas e superfície brilhante, que raramente ulceram ou sangram. Muitas vezes assemelhando-se a uma cicatriz ou placa de morfeia, são comumente encontrados na cabeça e pescoço (Figura 122.5).[59,165] Histopatologicamente, se apresentam com cordões estreitos de tumor (1-5 células de espessura) que são comprimidos pelo estroma de colágeno esclerótico induzido, interrompendo a arquitetura dérmica normal (Figura 122.13). Artefato de retração é incomum. Esses tumores penetram profundamente e apresentam uma borda irregular, profundamente infiltrativa com o estroma circundante. Frequentemente há sobreposição com CBC infiltrante, que não apresenta estroma colagenoso induzido proeminente.[39] Assim como o CBC infiltrativo, o CBC micronodular e o carcinoma basoescamoso, essa variante do CBC é um subtipo de alto risco, propenso ao aumento da frequência de invasão perineural e recorrência local, necessitando de excisão cirúrgica com controle estrito das margens.

Carcinoma basocelular infiltrativo

O CBC infiltrativo é uma variante do CBC caracterizada por cordões tumorais estreitos e ninhos com padrão de crescimento infiltrativo irregular.[39] Apresentam-se clinicamente como uma placa mal definida, endurecida, plana ou deprimida com coloração branca, amarela ou rosa pálido. Crostas sobrejacentes, erosões, ulcerações e pápulas podem ser observadas (Figura 122.3).[162] Esses tumores têm apresentação cicatricial, sendo mais frequentes na parte superior do tronco, cabeça e pescoço. Eles são mais comuns em pacientes com idade menor que 35 anos do que em pacientes mais velhos.[166] A biópsia deve incluir a derme reticular profunda para um diagnóstico mais preciso.[167] Histopatologicamente, se apresentam com ninhos de células tumorais basaloides de tamanho variável, às vezes irregulares, inseridas em um estroma mucinoso/mixoide clássico.[39,162] O tumor tem um padrão de invasão irregular e infiltrativo (Figura 122.14).[168] Aproximadamente um terço dos CBCs infiltrativos tem outros padrões histológicos na mesma lesão, principalmente o CBC nodular.[164] A invasão perineural é mais frequente neste subtipo.[133] Via de regra, há sobreposição desta variante com CBC esclerodermiforme. Este subtipo tem alto risco de recorrência, necessitando de cirurgia com controle estrito das margens. O CBC infiltrativo frequentemente vem acompanhados de outros subtipos histológicos, na maioria das vezes de baixo risco, por exemplo, CBC nodular e CBC superficial, mas a presença de morfologia infiltrativa define o risco do tumor.[39]

Carcinoma basocelular micronodular

O CBC micronodular é um termo predominantemente histopatológico que se refere a lesões com múltiplos pequenos agregados de células basaloides na derme, muitas vezes sem conexão apreciável com a epiderme sobrejacente. Artefatos periféricos de paliçada e retração são sutis em comparação com CBCs nodulares.[162] Em função da sua natureza multifocal, essas lesões geralmente têm extensão subclínica e resultam em taxas de recorrência mais altas. Clinicamente, os CBCs micronodulares são muitas vezes difíceis de diferenciar dos CBCs superficiais e nodulares e podem apresentar-se como máculas eritematosas ou pápulas/placas finas, mal delimitadas, sendo mais comum na cabeça e pescoço. As alterações micronodulares ocorrem em cerca de 15% dos CBCs e são frequentemente observadas em conjunto com outros padrões histopatológicos, frequentemente o CBC nodular.[127] Histopatologicamente, se apresentam com micronódulos tumorais frequentemente dispersos pela derme e subcutâneo; estes podem aparecer como satélites separados delineados por uma fina borda de estroma, separados por derme normal. Os tumores têm uma borda profunda ou periférica irregular e infiltrativa, composta predominantemente (ou seja, mais que 50%) por pequenos nódulos (geralmente menores que 0,15 mm de diâmetro).[168] Os tumores podem atingir um tamanho grande e podem demonstrar envolvimento perineural. As biópsias por *punch* têm uma taxa de falso-negativa significativa para detectar CBC micronodular em tumores mistos.[169] O CBC micronodular é uma variante de alto risco do CBC; com potencial de recorrência após a cirurgia.[170]

Carcinoma basoescamoso

Representando menos de 2% dos carcinomas de queratinócitos, o subtipo basoescamoso (também chamado de CBC metatípico) é outro termo principalmente histopatológico que se refere a neoplasias que têm características histológicas de CBC e CEC.[177] Microscopicamente, existe um componente CBC nodular ou superficial bem definido sobrejacente a uma área invasiva mostrando características histológicas de CBC e CEC.[162] O subtipo basoescamoso e seu *status* como entidade clinicopatológica distinta tem sido debatido visto que podem ser confundidos com tumores de colisão CBC/CEC.[171] No entanto, as técnicas de imunohistoquímica mostram áreas de CBC e CEC com zona de transição, sugerindo diferenciação de uma célula tumoral para outra.[172] Dada a sua maior natureza pluripotente, acredita-se agora que as células CBC se diferenciam em células semelhantes a CEC, mais agressivas.[126] A grande maioria dessas lesões são encontradas na cabeça e pescoço.[171] Surge mais comumente na pele exposta ao sol de homens brancos mais velhos e de fototipos mais baixos. A lesão clínica geralmente apresenta-se como uma pápula ou nódulo de evolução lenta, que pode ulcerar (Figura 122.7). As características dermatoscópicas incluem uma massa de queratina, descamação da superfície, ulceração e áreas brancas sem estrutura; combina o padrão vascular polimorfo do CBC com círculos brancos, que também são uma pista diagnóstica para o queratoacantoma e outros CECs.[173] Histopatologicamente, as ilhas de células basaloides misturam-se com células escamosas atípicas com abundante citoplasma eosinofílico; a células escamosas atípicas podem ser focais ou espalhadas por toda a lesão. As zonas de transição contêm células com características intermediárias entre as duas. A invasão perineural é encontrada em cerca de 10% dos casos. Muitas vezes há um estroma fibrótico celular. O componente basaloide cora positivamente para BerEP4, enquanto as áreas escamosas expressam EMA (antígeno epitelial da membrana).[172] O carcinoma basoescamoso pode ser diferenciado do CBC queratótico (uma variante do CBC nodular) pela presença de epitélio escamoso citologicamente maligno e pela ausência de pérolas córneas maduras centrais nos nódulos tumorais. Também deve ser distinguido de uma colisão de CEC e CBC, em que os dois tumores são mais claramente delineados um do outro.[174] É um subtipo agressivo com taxas de recorrência elevadas e uma taxa significativa de metástase de 5% a 8,4%, que é comparável à do CEC e superior à do CBC convencional (< 0,1%).[174,175] As metástases quando presentes, são mais frequentes em linfonodos regionais, seguidas de pulmão.[39,177] Os pacientes com doença metastática têm uma sobrevida média de 6,5 anos e uma taxa de sobrevida global de 5 anos de 54%.[178] Em além dos tumores de colisão CBC/CEC, podem ser confundidos com CBCs com metaplasia escamosa.[162]

■ DIAGNÓSTICO

O procedimento padrão ouro para o diagnóstico do CBC é a e biópsia de pele, que orienta o manejo terapêutico com base na confirmação diagnóstica, avaliação do subtipo histológico, padrão de crescimento e nível de invasão do tumor.[59] A biópsia incisional quando realizada com auxílio de *punch* pode confirmar o diagnóstico e deve incluir a derme reticular profunda. Este procedimento é preferido porque uma histologia infiltrativa pode, às vezes, estar presente apenas nas margens mais profundas do um tumor, e as biópsias superficiais frequentemente perderão esse componente.[179,180] Quando realizadas adequadamente, predizem o padrão de crescimento mais agressivo em 84,4% das lesões.[59,127,181,182]

Dermatoscopia

A suspeita clínica de CBC com base no exame dermatológico a olho nu pode ser fácil em casos avançados, mas, em algumas situações, representa um desafio mesmo para profissionais experientes.[183] A dermatoscopia melhora a acurácia diagnóstica para CBCs (varia de 95% a 99%), ajuda a diferenciar CBCs de outras doenças neoplásicas e inflamatórias e permite uma melhor diferenciação pré-biópsia entre os subtipos.[184-190]

Os padrões dermatoscópicos de CBCs, correlação histopatológica e subtipos associados foram descritos e estão resumidos no Quadro 122.2.[59,186,189-192] A dermoscopia auxilia bastante a diferenciação das lesões pigmentadas suspeitas CBCs de outras neoplasias pigmentadas.[185,193] A presença de áreas em folha e teleangiectasias superficiais finas curtas e ausência de teleangiectasias arborifomes, ninhos ovoides azul-acinzentados e a ulceração é preditiva de CBC superficial com sensibilidade de 81,9% e especificidade de 81,8% (Figura 122.4).[194] As lesões intensamente pigmentadas de CBC podem ser difíceis de distinguir de lesões melanocíticas pois muitas vezes apresentam glóbulos e pontos marrons a pretos, estruturas semelhantes a véus azuis esbranquiçados e vasos não arboriformes.[186]

Novas modalidades não invasivas em diagnóstico

A existência de limitações do exame dermatoscópico na realização do diagnóstico de lesões consideradas duvidosas levou à utilização da microscopia confocal de refletância *in vivo* como um método diagnóstico auxiliar não invasivo para o estudo *in vivo* de condições fisiológicas e patológicas da pele.[195-198] A microscopia confocal *in vivo* tem a finalidade de fornecer imagens instantâneas, em tempo real, de alta resolução, *in vivo*, permitindo a visualização das estruturas microanatômicas (células, núcleos e arquitetura tecidual) da pele em uma resolução próxima à histopatológica. Um algoritmo com base nos achados no exame de microscopia confocal *in vivo* apresentou 100% de sensibilidade e 88,5% especificidade para o diagnóstico de CBC (Figura 122.16).[199,200] Uma metanálise de 3.602 lesões encontrou um conjunto de sensibilidade e especificidade de MCR para CBC de 91,7% e 91,3%, respectivamente.[201] Microscopia confocal *in vivo* em conjunto com dermatoscopia pode auxiliar na identificação de subtipos de CBC sem biópsia de pele.[202] As limitações dessa técnica incluem a profundidade da imagem e curva de aprendizado com a interpretação de imagens.[59]

A tomografia de coerência óptica é uma técnica de diagnóstico por imagem, que fornece imagens da morfologia dos tecidos biológicos *in vivo* e em tempo real com micro resolução. Com esta tecnologia pode-se alcançar uma profundidade de 1.000 a 2.000 μm, dependendo do índice de refração e da propriedade de dispersão do tecido.[203] Em um estudo de coorte, mostrou sensibilidade e especificidade para o diagnóstico de CBC de 87% e 80%, respectivamente (Figura 122.17).[204] E demonstra maior acurácia (87,4%) quando usada em conjunto com a dermatoscopia.[205,206]

Quadro 122.2 Achados dermatoscópicos e correlação histopatológica.

Achados dermatoscópicos	Descrição dermatoscópica	Correlação histopatológica	Subtipos de CBC associados
Vasos arboriformes	Vasos vermelhos brilhantes que se ramificam como galhos de árvore e apresentam finos capilares terminais	Vasos tumorais dilatados na derme superficial	Nodular, esclerodermiforme e infiltrativo
Crisálidas (estrias brancas curtas)	Linhas cruzadas curtas/grossas ortogonais	Fibrose estromal colagenosa na derme	Fibroepitelial
Teleangiectasias finas superficiais	Vasos lineares finos e curtos, poucos ramificados	Vasos teleangiectásicos na derme papilar	Superficial
Múltiplas erosões pequenas	Pequenas crostas marrom-avermelhadas a marrom-amareladas	Crosta fina sobrejacente à perda epidérmica superficial	Superficial
Áreas de pigmentação vermelho esbranquiçadas brilhante sem estruturas	Áreas translúcidas opacas brancas a vermelhas	Fibrose dérmica difusa ou estroma tumoral fibrótico	Superficial
Áreas em folha	Extensões bulbosas periféricas marrom translúcido a cinza-azulado não decorrentes de rede pigmentada ou pigmento confluente adjacente	Ninhos tumorais multifocais com pigmento agregados, conectados uns aos outros por extensões lobulares, localizadas na epiderme/derme papilar	Pigmentado superficial
Grandes ninhos ovoides azuis-acinzentados	Estruturas ovoides pigmentadas bem circunscritas ou configurações alongadas não intimamente conectadas ao tumor	Grandes ninhos tumorais bem definidos com pigmento agregados que invadem a derme	Pigmentado não superficial
Áreas em raio de roda	Projeções radiais bem circunscritas; usualmente amarronzadas (às vezes azul-acinzentadas); que confluem em um eixo central escuro (marrom, preto, azul)	Ninhos tumorais surgindo e conectados a epiderme com projeções digitiformes e pigmento localizado centralmente	Pigmentado superficial
Estruturas concêntricas	Glóbulos de forma irregular com cores diferentes (azul, cinza, marrom ou preto) com área central mais escura	Pequenos ninhos tumorais surgindo e conectados a epiderme com pigmentação localizada central	Pigmentado superficial
Pontos em foco	Pontos cinzentos nítidos, bem definidos, frouxamente dispostos	Deposição de pigmento livre ao longo da junção dermoepidérmica e/ou melanófagos, e/ou agregados de células basaloides pigmentadas na derme	Nenhuma associação clara
Glóbulos azuis-acinzentados	Estruturas redondas/ovais bem circunscritas; menor que ninhos	Pequenos ninhos tumorais redondos com centro pigmentado, localizada na derme papilar e/ou reticular	Nenhuma associação clara
Ulceração	Grandes áreas sem estrutura, vermelhas a preto-avermelhadas	Perda da epiderme, geralmente coberta por crosta hemática	Nenhuma associação clara

Fonte: Modificado de Cameron MC, Lee E, Hibler BP, Giordano CN, Barker CA, Mori S, Cordova M, Nehal KS, Rossi AM. Basal cell carcinoma: Contemporary approaches to diagnosis, treatment, and prevention. J Am Acad Dermatol. 2019 Feb;80(2):321-339 e 190 e Lallas A, Apalla Z, Argenziano G, Longo C, Moscarella E, Specchio F, Raucci M, Zalaudek I. The dermatoscopic universe of basal cell carcinoma. Dermatol Pract Concept. 2014 Jul 31;4(3):11-24.[59,190]

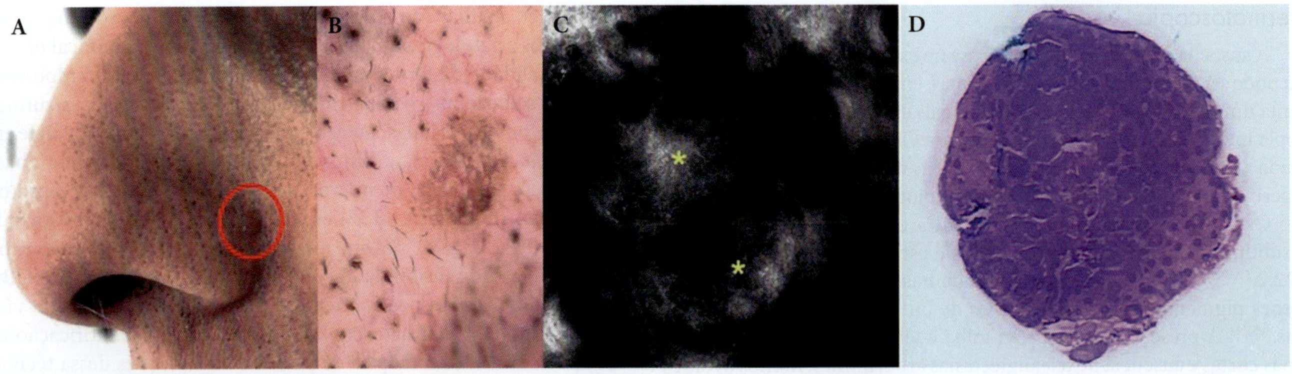

■ **Figura 122.16** (**A**) Foto clínica, detalhe do círculo vermelho evidenciando pápula eritematosa na asa nasal esquerda. (**B**) Dermatoscopia da lesão com crisálidas e áreas acastanhadas inespecíficas. (**C**) Microscopia confocal – imagem individual, asterisco amarelo evidenciando ilhas tumorais. (**D**) Corte histológico transversal no HE evidenciando blocos de células basaloides do CBC micronodular.

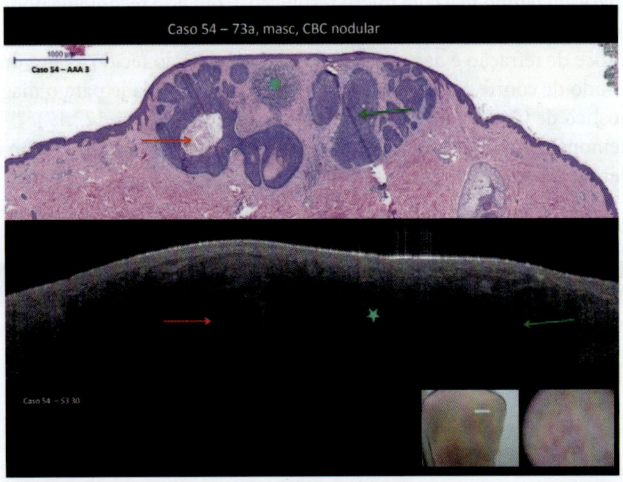

■ **Figura 122.17** Comparação histologia e tomografia de coerência óptica. A seta verde indica um bloco hiporreflexo com borda escura que corresponde a um ninho de células basaloides com paliçada periférica. A seta vermelha indica um bloco arreflexo dentro de um bloco hiporreflexo que corresponde a necrose intratumoral. A estrela verde indica um bloco hiporreflexo que corresponde a uma área bem delimitada de intenso infiltrado inflamatório.

Fonte: Imagem cedida por Dr. Elimar Gomes.[207]

Ambas com base na projeção de luz infravermelha, a microscopia confocal *in vivo* e a tomografia de coerência óptica continuam a melhorar em termos de resolução óptica e facilidade de uso. Entretanto, as curvas de aprendizado e os custos inicialmente íngremes ainda se mostram barreiras para a implementação comercial dessas tecnologias.[59]

O ultrassom de alta frequência também tem sido utilizado no auxílio diagnóstico dos CBCs.[208] Ao exame ultrassonográfico, o CBC se apresenta como uma imagem hipoecogênica, geralmente localizada na derme.[209] Pontos hiperecoicos podem ser observados no interior da imagem tumoral (Figura 122.18).[210]

Comportamento biológico e estratificação de risco do CBC

Por geralmente permanecer localizado, o estadiamento TNM raramente é utilizado para esse tumor. As diretrizes da National Comprehensive Cancer Network (NCCN) estratificam as variantes do CBC em baixo *versus* alto risco de recorrência, com base em parâmetros clínicos e patológicos, principalmente o tipo histológico.[75]

A estratificação de risco depende de fatores que podem afetar o risco de recorrência do tumor, incluindo localização, tamanho, bordas, doença primária *versus* recorrente e fatores histológicos e do hospedeiro.[211] Qualquer fator de alto risco coloca o paciente na categoria de alto risco.[60] A localização anatômica é um fator de risco bem conhecido para recorrência de CBC.[75,212-215] São designadas 3 áreas do corpo para estratificação de risco com base na localização do tumor primário.[211,216] Área H (a "área da máscara" de a face) constitui o maior risco com base na localização. O tamanho da lesão e as bordas mal definidas são fatores de risco independentes para recorrência. Tumores com bordas mal delimitadas são considerados tumores de alto risco.[75,163,215,217-226] Os pontos de corte do tamanho variam de acordo com a localização. Todos os tumores recorrentes, independentemente da modalidade de tratamento anterior, são considerados de alto risco.[211] A Tabela 122.1 resume a estratificação de risco do CBC com base nas diretrizes do NCCN.[60]

A imunossupressão em pacientes transplantados de órgãos, quimioterapia, uso prolongado de psoraleno com fototerapia com luz ultravioleta A ou local de radioterapia prévia são fatores de risco.[75,211] A presença de invasão perineural ou subtipos histopatológicos agressivos, como micronodular, infiltrativo, esclerodermiforme e basoescamoso também aumenta o risco de recorrência.[75,227-235]

A invasão perineural é rara para CBCs, variando de 0,18% a 10% dos casos.[236-238] As lesões que apresentam invasão perineural, em geral, necessitam mais estágios de cirurgia Micrográfica de Mohs para obter margens livres, com defeitos maiores e são mais propensas a recidivar posteriormente.[133] A invasão do tumor no espaço perineural permite um caminho de baixa resistência e relativa imunoproteção diretamente para o sistema nervoso central. Deve-se suspeitar de acometimento neural quando sintomas como dor, dormência ou fraqueza facial estiverem presentes.[236] Se houver suspeita de invasão perineural ou envolvimento de grande nervo, a RNM com contraste deve ser considerada para avaliar a extensão da disseminação.[211] A invasão perineural é mais frequente em CBCs maiores que 2 cm, de padrões histológicos agressivos e em alguns sítios anatômicos, incluindo o lábio, orelha, região frontal, temporal, couro cabeludo e dorso da mão.[239]

■ TRATAMENTO

O objetivo principal do tratamento CBC é a remoção completa do tumor e a preservação máxima da função e estética. Todas as decisões de tratamento devem ser personalizadas para levar em consideração os fatores particulares presentes no caso individual e a preferência do paciente.[60] Existem vários tratamentos para CBC, e as opções recomendadas para remoção da lesão primária dependem em grande parte da classificação do tumor como de baixo ou alto risco de acordo com as Diretrizes da NCCN descritas na Tabela 122.1.[211]

Excisão padrão com avaliação de margem pós-operatória

Para CBCs pequenos (menores que 2 cm) margens de 3 a 4 mm geralmente são suficientes para alcançar margens livres.[240,241] Diretrizes NCCN recomendam margens clínicas de 4 mm para excisão cirúrgica padrão com avaliação de margem pós-operatória em tumores de baixo risco.[211] Taxas de recorrência após excisão padrão de lesões de baixo risco são geralmente baixas, variando de 0,7% a 5% após 5 anos.[212,242-246]

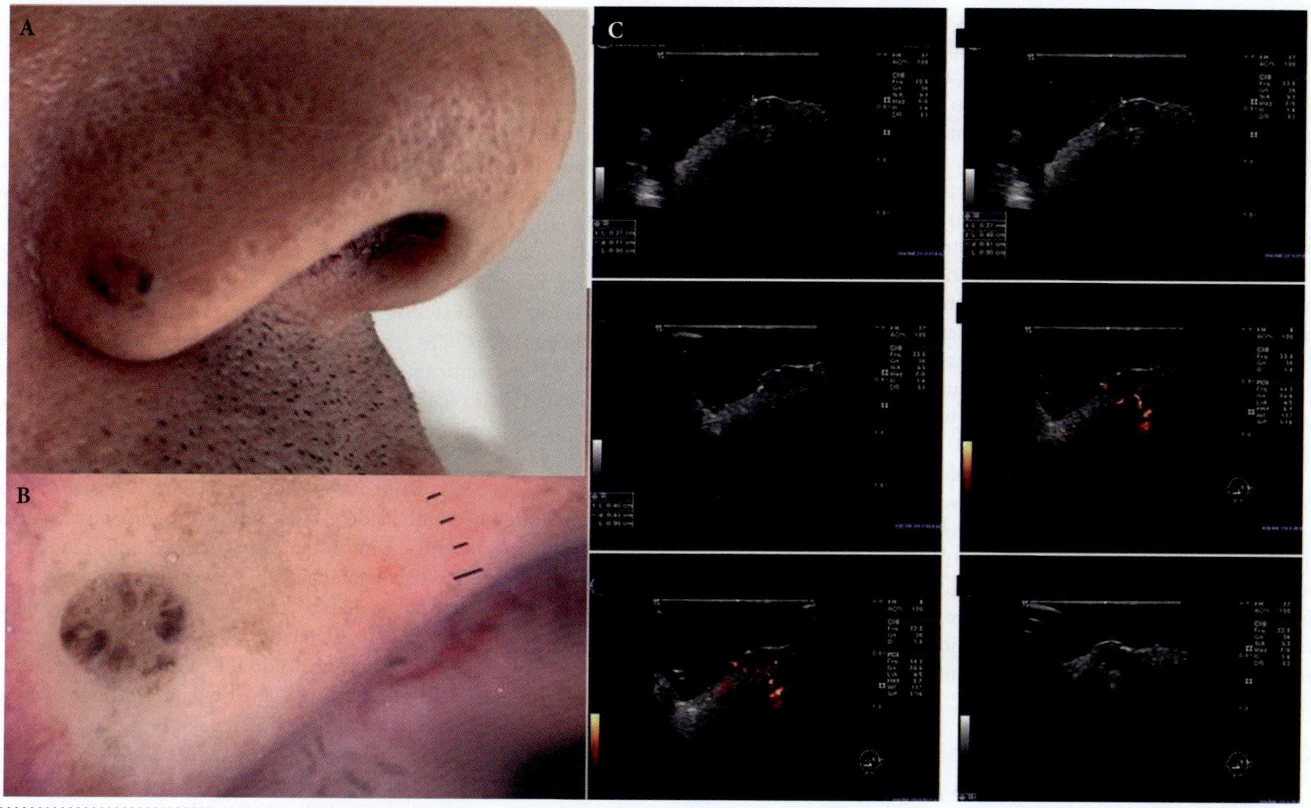

■ **Figura 122.18** (**A**) Imagem clínica evidenciando pápula perlada acastanhada na asa nasal direita. (**B**) Dermatoscopia que mostra áreas em folhas e pontos azuis-acinzentados. (**C**) Imagem de ultrassonografia dermatológica com doppler colorido realizada com transdutor linear multifrequencial (10-22 MHz) evidenciando formação expansiva nodular sólida, hipoecogênica, de limites profundos e regulares, destacam-se 4 focos hiperecogênicos de permeio a lesão. Ao estudo com Doppler, observa-se aumento da vascularização de permeio a lesão, tanto periférico quanto central, notando-se duas artérias nutridoras, uma na região central e outra à direita.

Fonte: Imagens cedidas por Dra. Juliana Fávaro e Dra. Rosa Sigrist.

Tabela 122.1 Fatores de risco para recorrência do carcinoma basocelular (Diretrizes da National Comprehensive Cancer Network).

Apresentação clínica	Baixo risco	Alto risco
Localização/tamanho	Área L < 20 mm	Área L ≥ 20 mm
	Área M < 10 mm*	Área M ≥ 10 mm
		Área H***
Bordas	Bem definidas	Mal definidas
Primário *versus* recorrente	Primário	Recorrente
Imunossupressão	Negativa	Positiva
Local de radioterapia prévia	Negativo	Positivo
Subtipo histológico	Subtipos de baixo risco**	Subtipos de alto risco****
Invasão perineural	Negativa	Positiva

Área H, "Áreas da máscara" da face (face central, pálpebras, sobrancelhas, periorbital, nariz, lábios [cutâneo e vermelhão], mento, mandíbula, pele/sulcos pré-auricular e pós-auricular, região temporal e orelha), genitália, mãos e pés; Área L, tronco e extremidades (excluindo área pré-tibial, mãos, pés, unidades ungueais e tornozelos); Área M, bochechas, região frontal, couro cabeludo, pescoço e área pré-tibial.

* A localização, independentemente do tamanho, pode constituir alto risco.

** Os subtipos histológicos de baixo risco incluem padrões de crescimento nodular, superficial e outros não agressivos, como queratótico, infundibulocístico e fibroepitelioma de Pinkus.

*** A área H constitui alto risco com base na localização, independentemente do tamanho. Margens de excisão estreitas, por restrições anatômicas e funcionais, estão associadas a taxas de recorrência aumentadas. A avaliação completa da margem, como na cirurgia micrográfica de Mohs, é recomendada para a eliminação total do tumor e máxima conservação do tecido. Para tumores < 6 mm de tamanho, sem outras características de alto risco, outras modalidades de tratamento podem ser consideradas se margens clinicamente livres de tumor de ≥ 4 mm puderem ser obtidas sem distorções anatômicas ou funcionais significativas.

**** Ter características esclerodermiformes, basoescamosas, infiltrativas mistas ou micronodulares em qualquer porção do tumor. Em alguns casos, os tumores basoescamosos podem apresentar prognóstico semelhantes ao carcinoma de células escamosas; a correlação clinicopatológica é recomendada nestes casos.

Fonte: Modificada de National Comprehensive Cancer Network® (NCCN®) Clinical practice guidelines in Oncology (NCCM Guidelines) Versão 2.2022.[60]

Foram relatadas taxas de recorrência mais altas associadas a tumores de alto risco, quando submetidos a essa técnica.[242,243,245,247,248] Na literatura, discute-se margens de 4 a 8 mm, para tratamento de CBC de alto risco.[249] Tendo em vista esta ampla variabilidade, estudos relataram taxas de excisão incompleta após a excisão padrão variando de 3,2% a 61,5%, dependendo da localização do tumor, subtipo e especialidade do médico que realiza o procedimento.[147,250-258] As margens sugeridas pelo NCCN para o tratamento do CBC primário e de baixo risco baseiam-se no trabalho de Zitelli e colaboradores.[259] A análise desses autores indicou que para lesões de CBC bem circunscritas menores que 2 cm de diâmetro, a excisão com margens clínicas de 4 mm deve resultar em remoção completa em mais de 95% dos casos.

As indicações para esta abordagem também incluem a reexcisão de cirurgias primárias de CBC baixo risco quando obtidas margens positivas após uma excisão inicial com avaliação da margem pós-operatória. Para CBC de alto risco, a excisão padrão com margens cirúrgicas mais amplas é recomendada como tratamento. Em decorrência da grande variabilidade de características clínicas que podem definir um tumor de alto risco, não é viável recomendar uma margem para excisão padrão de CBC de alto risco. Essas margens podem ser modificadas com base em fatores específicos do paciente ou do tumor. Quando a excisão padrão com margens cirúrgicas mais amplas gera margens positivas, a cirurgia micrográfica de Mohs está indicada, assim como outras formas de tratamento cirúrgico com avaliação completa de margens intraoperatória com congelação se a cirurgia micrográfica não estiver disponível. Nesses casos, se não for viável realização de cirurgia micrográfica de Mohs ou outro tipo de cirurgia com análise de margens no intraoperatório, a reexcisão padrão pode ser realizada.

Quando a excisão padrão é a técnica escolhida, seja para CBC de baixo ou de alto risco, a reconstrução deve idealmente ser realizada com fechamento com sutura direta, cicatrização por segunda intenção ou até enxerto; outras reconstruções, como retalhos, com extenso descolamento tecidual que alteram a anatomia local não devem ser realizadas, pois podem acarretar problemas futuros se houver recorrência. Se a reconstrução com retalho com rearranjo tecidual for necessária, deve ser realizada a avaliação da margem intraoperatória para garantir a erradicação do tumor.[211]

Cirurgia micrográfica de Mohs

A cirurgia micrográfica de Mohs (CMM) permite análise intraoperatória de 100% das margens e dessa maneira é a técnica cirúrgica de escolha para tratamento de CBCs de alto risco (Figura 122.19). Também é a técnica preferida comparada a excisão padrão para reexcisão de CBC de baixo risco com margens positivas após excisão padrão e é a técnica recomendada quando a excisão padrão com margens cirúrgicas mais amplas não consegue obter margens negativas em CBC de alto risco. Duas metanálises publicadas em 1989 associaram CMM com taxas de recorrência em 5 anos de 1% para CBC primário e 5,6% para CBC recorrente.[242,247] Nesses estudos, as taxas de recorrência para CMM foram menores do que aquelas para excisão padrão (10,1% e 17,4% para CBC primário e recorrente, respectivamente) e inferior aos de qualquer outra modalidade de tratamento incluída na análise (curetagem e eletrocauterização, crioterapia e radioterapia).[242,247] Estudos mais recentes sobre os resultados de longo prazo (4 anos) de CMM relataram taxas gerais de recorrência de 2,9% a 3,8%,[260,261] especificamente 0% a 6,5% para CBCs primários e 4% a 20% para CBCs recorrentes.[133,231,262-265] O único estudo prospectivo randomizado comparando CMM à excisão padrão relatou menos recorrências em 10 anos com CMM tanto para CBC primário (2,5% *versus* 4,1%; P: 0,397) quanto recorrente (2,4% *versus* 12,1%; P: 0,015), embora a diferença tenha sido estatisticamente significativa apenas para tumores recorrentes. É importante ressaltar que uma grande proporção de recorrências ocorreu mais de 5 anos após tratamento.[266-268] Além de taxas de recorrência mais baixas, CMM também foi associada a uma economia significativa de tecido sadio em comparação com a excisão padrão.[269,270] Foi demonstrado que a localização da zona H da face, tumor recorrente, subtipo agressivo, presença de invasão perineural e tamanho do tumor maior ou igual a 11 mm estão significativamente associados a dois ou mais estágios de CMM.[238,271] No entanto, o CBC superficial, apesar de geralmente considerado menos agressivo, mostrou em um estudo brasileiro 9,03 vezes mais chances de exigir mais de um estágio de CMM, provavelmente em decorrência de "áreas de salto" e bordas clinicamente mal delimitdas.[272]

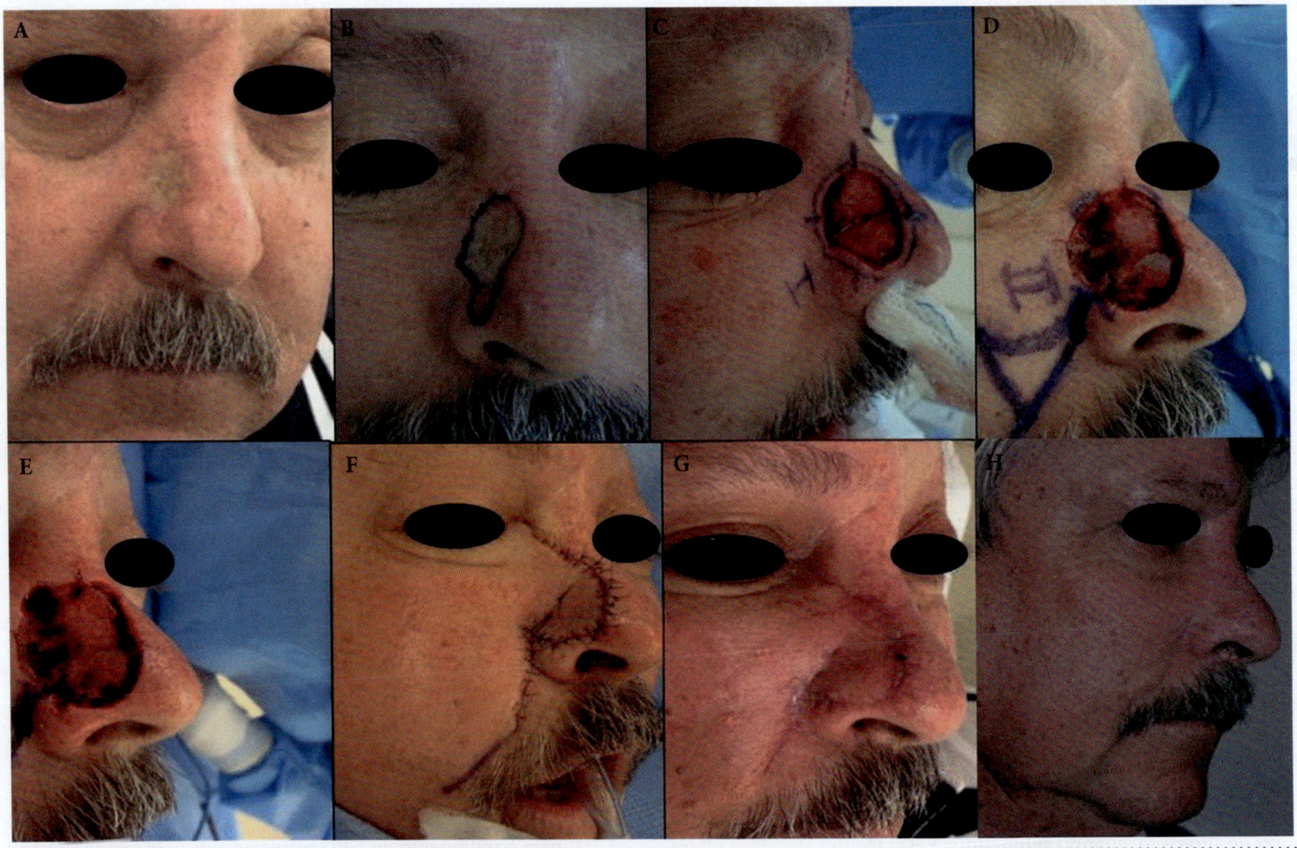

■ **Figura 122.19** CBC infiltrativo em área previamente irradiada submetido a cirurgia micrográfica de Mohs. **(A)** Placa atrófica hipopigmentada com teleangiectasias na superfície. **(B)** Marcação da lesão incluindo toda a área previamente irradiada. **(C)** Marcação da primeira fase da cirurgia micrográfica de Mohs. **(D** e **E)** Defeito final após 2 fases de cirurgia micrográfica de Mohs. **(F)** Reconstrução com retalho unilobado da região do sulconasogeniano após margens livres. **(G)** 1 mês após cirurgia. **(H)** 3 anos após cirurgia.

Curetagem e eletrocauterização

A curetagem e eletrocauterização (C&E) é um tratamento rápido e econômico para CBCs de baixo risco. Desvantagens incluem a falta de avaliação histopatológica da margem e incapacidade da realização desta técnica em áreas com pelos terminais porque o tumor pode se estender para baixo da unidade folicular.[75] Se atingir o tecido celular subcutâneo, o ideal é converter para excisão cirúrgica padrão com avaliação de margem pós-operatória para garantir erradicação do tumor. As taxas de cura em 5 anos foram de 91% para 97% para pacientes com tumores de baixo risco.[242,273] Outros estudos relataram taxas de recorrência maiores (19% a 27%), provavelmente por incluírem tumores de alto risco.[243,274-276]

Radioterapia (RT)

Embora a cirurgia seja a base do tratamento local para CBC, a consideração da função, preferência do paciente e outros fatores podem levar à escolha da RT como terapia primária para CBC local de baixo e alto risco.[277] A radioterapia (RT) pode ser recomendada para pacientes que não são candidatos à cirurgia, embora muitas vezes seja reservado para pacientes maiores de 60 anos de idade em função das preocupações com sequelas em longo prazo.[59,211] Segundo NCCN, as recomendações para RT estendem-se ao tratamento adicional para CBC local de baixo risco após margens positivas com excisão padrão, também é recomendada para CBC local de alto risco como tratamento adicional após margens positivas com CMM ou outras formas de avaliação de margens intraoperatórias. Pode ser também tratamento adjuvante após margens negativas em cirurgias com avaliação de margens intraoperatórias em caso de envolvimento perineural extenso ou de acometimento de grandes nervos (maiores 0,1 mm).[278] Nesses pacientes, o controle local foi relatado em 50% a 90% com RT pós-operatória.[277,279]

Avril e colaboradores realizaram comparação entre CBCs superficiais na face recém diagnosticados tratados com cirurgia *versus* radioterapia. Recorrência em 4 anos após tratamento ocorreu em 0,7% do grupo de cirurgia, e 7,5% do grupo RT (8,8% após braquiterapia, 5% após teleterapia).[303] Uma análise retrospectiva relatou que a probabilidade de recorrência dentro de 5 anos de tumor submetido a uma excisão com margem microscopicamente positiva é de aproximadamente 39%, e que em pacientes selecionados para RT adjuvante o probabilidade é de 9%. Nem todos os pacientes com margens microscopicamente positivas desenvolvem lesões. A decisão de administrar RT adjuvante deve ser feita caso a caso.[304] Para CBCs irressecáveis, a RT pode ser uma opção de tratamento a ser considerada.[278,305-309] Outras indicações para RT incluem: lesões grandes, invasão intracraniana, múltiplos fatores de alto risco e múltiplas recorrências. Os efeitos adversos em curto prazo relatados são: eritema, edema, descamação, bolhas, erosões, dor, infecções e perda das unhas que podem apresentar melhora com cicatrização em 3 a 4 semanas. Em longo prazo, paciente pode apresentar: alopecia, alterações pigmentares, teleangiectasias, fibrose, atrofia, mucosite oral, gengivite, perda dos dentes, e perda de função da glândula salivar. A RT é contraindicada para condições genéticas que predispõem ao câncer de pele (p. ex. síndrome do nevo basocelular) e relativamente contraindicada para pacientes com doenças do tecido conjuntivo (p. ex. esclerodermia).[60]

Terapias tópicas

Em indivíduos selecionados com CBCs de baixo risco, não agressivos, terapias não cirúrgicas podem ser consideradas.[211] Pacientes com CBC superficial, terapias como imiquimode tópico 5%, 5-fluorouracil tópico (5-FU) 5%, terapia fotodinâmica ou crioterapia podem ser consideradas, embora as taxas de cura sejam aproximadamente 10% menores do que as modalidades de tratamento cirúrgico.[60,280-283]

Imiquimode

O imiquimode, agente aprovado pelo FDA para tratamento de queratoses actínicas e CBC superficial, é um imunomodulador tópico capaz de mediar a resposta imune inata e celular e promover apoptose das células tumorais. Ele ativa os receptores *toll-like* das células apresentadoras de antígenos, como monócitos, macrófagos, células B e células dendríticas. Essa estimulação resulta na secreção de interleucinas 12 e 18 e interferon alfa, que por sua vez levam à liberação de interferon gama pelas células T *naïve*, induzindo resposta tipo Th1.Além disso, ativa células de Langherhans, potencializando a apresentação de antígenos pelas células T. Alguns estudos mostram que também atua na inibição da via *hedgehog*. Para tratamento do CBC superficial aplicação é feita sob a forma de creme 5%, cinco vezes por semana por 6 semanas. Pode apresentar eventos adversos locais, como eritema, edema local moderado a grave, desconforto, erosão, formação de crostas, prurido, infecções de feridas e discromia, e pode acarretar sintomas sistêmicos semelhantes aos sintomas da gripe, tonturas, dor de cabeça e, raramente, retenção urinária. Geisse e colaboradores, em um estudo randomizado e duplo cedo, realizado com uso de imiquimode de duas vezes ao dia por 12 semanas, demonstraram 100% eliminação histológica do tumor 6 semanas após a terapia.[280] Outros estudos mostraram taxas de eliminação do tumor de 77,9% e 80,4% para CBC superficial no seguimento de 5 anos, enfatizando a necessidade de estudos de longo prazo para avaliar com precisão a recorrência do tumor.[284,286] A avaliação da resposta pode ser clínica e caso haja alguma suspeita, faz-se necessária a realização de biópsia para avaliação anatomopatológica.

5-fluorouracil tópico (5-FU)

O 5-fluorouracil tópico (5-FU) tópico 5% é uma opção adicional de tratamento tópico normalmente reservada para CBCs superficiais. Aprovado pelo FDA para tratamento de queratoses actínicas e CBC superficial, é um análogo da pirimidina; metabólitos citotóxicos são incorporados ao DNA e RNA, induzindo a parada do ciclo celular e apoptose. Deve ser utilizado por um período médio de 8 a 12 semanas, com aplicações 1 a 2 vezes ao dia. A eficácia pode ser aumentada com curativo oclusivo. Pode causar eritema, edema local moderado a grave, erosões superficiais, formação de crosta, prurido, infecções de ferida, dermatites, sensação de queimação e fotossensibilidade.[287,288] A radioterapia demonstrou eficácia estatisticamente equivalente para 5-FU e imiquimod no tratamento de CBC superficial em um acompanhamento de 12 meses.[286] Estudos adicionais de longo prazo sugerem superioridade do imiquimode com 79,7% taxa de eliminação do tumor em 3 anos em comparação com 68,2% para 5-FU.[283]

Criocirurgia

A destruição do tumor com criocirurgia, é uma opção alternativa de tratamento dos CBCs. É uma modalidade de tratamento que promove a destruição tumoral pelo congelamento com nitrogênio líquido (-196 °C), por meio de formação de cristais de gelo intra e extracelulares, dano hipertônico às células, quebra da membrana fosfolipídica e dano vascular por estase. Deve-se aplicar o nitrogênio líquido com halo maior ou igual a 5 mm e realizar descongelamento ambiente após. Em geral, pacientes são submetidos a 2 ciclos. Ensaios prospectivos encontraram grande variabilidade em taxas de recorrência (1% a 39%), provavelmente em decorrência da falta de uniformidade em relação à seleção de pacientes e tumores, tempo de acompanhamento e modo de execução da técnica.[289-292] Em longo prazo dados demonstraram uma taxa de cura geral de 98,6% para cânceres de pele não melanoma (incluindo CBC) ao longo de um período de 30 anos.[289,293-295] A crioterapia apresenta resultados cosméticos inferiores quando comparada à cirurgia e é contraindicada em áreas com pelos por risco de alopecia cicatricial e na parte inferior das pernas pelo risco de ulceração.[296,297] A criocirurgia não é recomendado para tumores grandes, tumores de subtipos histológicos agressivos, recorrentes, fixados ao osso subjacente e com invasão profunda.[59]

Terapia fotodinâmica

A terapia fotodinâmica (TFD) é outra opção de tratamento para CBCs superficiais de baixo risco. Consiste na interação entre luz, um agente fotossensibilizante e oxigênio intracelular. Após aplicação tópica do metil 5-aminolevulinato (MAL) e ácido 5- aminolevulínico

(5-ALA), ocorre a sua absorção para dentro das células sendo metabolizados no agente fotossensível, a protoporfirina IX. Esta, em contato com comprimentos específicos de luz sofre reações fotoquímicas que geram espécies reativas de oxigênio, principalmente os radicais de oxigênio *singlet*. Esses radicais afetam as estruturas proteicas celulares resultando na morte celular por necrose ou apoptose. O método é seletivo levando ao acúmulo do fotossensibilizador principalmente nas células atípicas ou neoplásicas, em que é preferencialmente produzido ou absorvido, resultando na destruição do tecido neoplásico enquanto minimiza o dano ao tecido adjacente. O metil 5-aminolevulinato (MAL) e ácido 5-aminolevulínico (5-ALA) têm eficácia semelhantes como fotossensibilizadores.[298] MAL funciona melhor com uma fonte de luz vermelha, enquanto 5-ALA obtém melhores resultados com uma fonte de luz azul. Uma metanálise demonstrou que 86,4% dos CBC superficiais tratados com TFD tiveram eliminação completa em comparação com 98,2% das lesões tratadas cirurgicamente.[299] Embora menos eficaz do que a cirurgia, TFD mostrou ser significativamente melhor em relação aos resultados estéticos.[300-302] A TFD pode causar dor moderada a severa durante a realização do tratamento.[286]

Tratamento do CBC localmente avançado ou metastático

Se o CBC apresentar metástases regionais e/ou a distância ou não puder ser tratado com cirurgia ou RT, a terapia medicamentosa sistêmica deve ser considerada. Os inibidores da via *hedgehog* (Hh) vismodegib e sonidegib (supressores da proteína SMO) são medicamentos orais aprovados para o tratamento de CBC metastático ou localmente avançado. A doença localmente avançada é definida por doença local primária ou recorrente que não é passível de cirurgia ou RT.[60,310] Esses medicamentos podem resultar em melhora acentuada da doença local e sistêmica. Aprovação de vismodegib baseia-se em um estudo não randomizado de 2 coortes avaliando vismodegib oral 150 mg por dia para CBC metastático ou inoperável.[311] O relatório mais recente mostrou taxas de resposta de 33,3% e 47,6% e mediana de durações de resposta de 9,5 meses e 7,6 meses para CBC metastático e CBC localmente avançado inoperável, respectivamente.[312] A maioria dos pacientes tratados com vismodegib apresentam 1 ou mais eventos adversos incluindo espasmos musculares, alopecia, perda do paladar, perda de peso, diminuição do apetite, fadiga, náusea ou diarreia.[75]

Com relação ao sonidegib, um estudo randomizado (n 381) comparou 2 doses diferentes em pacientes com CBC metastático refratário ao tratamento ou CBC localmente avançado inoperável ou CBCs que não eram candidatos a radioterapia. As 2 doses (200 e 800 mg/dia) foram associados a taxas semelhantes de resposta (32% e 34%, respectivamente), enquanto a dose mais alta aumentou significativamente os eventos adversos.[313] As elevações de creatina quinase e lipase foram os eventos adversos mais comuns. Ainda não é aprovado pelo FDA para CBC metastático, só aprovado para CBC localmente avançado que recorreu após cirurgia ou radioterapia ou que não foi candidato a cirurgia e radioterapia.[60]

Os inibidores de Hh também estão sendo usados no cenário neoadjuvante. Um teste de 15 CBCs grandes tratados com vismodegib por uma média de 4 +/- 2 meses mostraram uma redução média de 27% em tamanho do defeito cirúrgico.[314] O itraconazol também inibe a via Hh. Dezenove CBCs tratados com itraconazol mostraram redução da proliferação celular, atividade da via Hh e área do tumor em 45%, 65% e 24%, respectivamente.[315] Eventos adversos incluíram fadiga e insuficiência cardíaca congestiva.

Cemiplimab-rwlc é uma imunoterapia anti-PD-1 aprovada pela FDA para pacientes com CBC localmente avançado ou cbc metastático, previamente tratados com um inibidor de Hh ou para os quais inibidores de Hh não são apropriados.[316]

■ QUALIDADE DE VIDA, SEGUIMENTO E PREVENÇÃO

As preocupações com a qualidade de vida na população com câncer de pele incluem cicatrizes e desfiguração relacionadas ao tratamento, ansiedade e medo de futuras malignidades da pele. Embora a eficácia do tratamento tenha historicamente focado em minimizar as taxas de recorrência e complicações, os resultados relatados pelo paciente são cada vez mais importantes no tratamento, permitindo que a perspectiva do paciente seja integrada ao cuidado.[317-322]

Recomenda-se uma discussão centrada no paciente sobre o comportamento biológico do tumor, as opções de tratamento e seus resultados esperados em uma abordagem de decisão compartilhada, levando em considerações as comorbidades, o estado funcional e sistema de apoio social do paciente.[323]

Em pacientes com antecedente pessoal de CBC um segundo diagnóstico de CBC é mais provável durante o período de acompanhamento de curto prazo.[75,324] Os pacientes com CBC também apresentam risco aumentado para outras malignidades cutâneas, incluindo melanoma, tornando a vigilância de longo prazo prudente.[324-326] Estima-se que 30% a 50% dos pacientes com CBC desenvolverão outro CBC dentro de 5 anos.[325,326,329] Isso representa um aumento de 10 vezes no risco em comparação com a população em geral.[328]

Pacientes com um CBC anterior também têm risco aumentado de desenvolver CEC e melanoma cutâneo.[325,326] Um estudo de coorte prospectivo de base populacional descobriu que o desenvolvimento de um segundo CBC é mais provável durante o período de acompanhamento de curto prazo após o diagnóstico da primeira lesão.[324] Portanto, acompanhamento próximo de pacientes com CBC tanto em curto quanto em longo prazo se faz necessário. As Diretrizes da NCCN recomendam um exame dermatológico completo a cada 6 a 12 meses durante os primeiros 5 anos após o diagnóstico de CBC e, então, pelo menos anualmente por toda a vida. Os pacientes também devem ser instruídos sobre proteção solar e a necessidade de autoexame da pele.[211]

Exames de imagem podem ser considerados se o exame clínico for insuficiente para acompanhar a doença. A modalidade de imagem e a área-alvo devem ficar a critério da equipe de tratamento com base na extensão suspeita da doença (isto é, local, regional, metastático). A confirmação histológica por biópsia geralmente é suficiente para diagnosticar a recorrência local, mas a imagem pode ser considerada para avaliar a extensão da doença.[60]

Para metástases regionais primárias e recorrentes, deve ser realizada consulta multidisciplinar para considerar uma ou mais das seguintes opções: cirurgia, inibidor Hh ou cemiplimabe-rwlc. Para metástases a distância, deve ser realizada consulta multidisciplinar para considerar uma ou mais das seguintes opções: vismodegib ou cemiplimab rwlc. RT, cirurgia para doença metastática limitada, ou cuidados paliativos.[60]

Em pacientes com risco aumentado de câncer de pele, a nicotinamida oral mostrou-se promissora como uma medida preventiva potencial. A nicotinamida previne os efeitos celulares induzidos pela radiação UV de depleção de trifosfato de adenosina, bloqueio glicolítico e imunossupressão enquanto aumenta a energia celular e melhora o reparo do DNA.[330-335]

Retinoides sistêmicos têm sido usados em pacientes de risco e imunossuprimidos como medida quimiopreventiva.[336-342]

Embora estudos tenham demonstrado um efeito preventivo significativo para o carcinoma de células escamosas nessas populações, o efeito não se estendeu ao CBC.[59]

■ CARCINOMA DE CÉLULAS ESCAMOSAS

O carcinoma de células escamosas cutâneo ou carcinoma espinocelular (CEC) é uma malignidade dos queratinócitos epidérmicos que exibe vários graus de diferenciação. As células tumorais recapitulam parcialmente a citologia das células escamosas da camada espinhosa da epiderme. As lesões podem ser *in situ* ou invasivas com potencial para metástase.[39]

Epidemiologia

O CEC é o segundo tumor maligno mais frequente na pele. Tradicionalmente, representa 20% a 50% dos cânceres de pele.[343] Numerosos estudos populacionais demonstraram que a incidência de CEC está aumentando[343-348] e alguns mostram que as taxas de incidência de CEC estão aumentando mais rapidamente do que do CBC, reduzindo a diferença na incidência entre esses dois tumores de pele.[349-351] É mais comum em homens do que em mulheres. A maioria dos casos ocorre em áreas fotoexpostas de idosos, de pele clara. Quando em fototipos altos, surgem geralmente em áreas não expostas ao sol e frequentemente estão associados a inflamação ou ferida crônica ou ainda, cicatriz.

Embora raramente metastático, o CEC pode produzir intensa destruição local e desfiguração. Pode acometer áreas extensas de tecido mole, cartilagem e osso. Os CECs geralmente têm bom prognóstico, com sobrevida em 5 anos de cerca de 98%.[344,352-354] Dada a sua crescente incidência e potencial para desfechos graves, o CEC está emergindo como um problema de saúde pública. Compreender as características associadas ao mau prognóstico ajuda a determinar uma estratégia apropriada de avaliação e tratamento.[355]

Etiologia e patogênese

CEC carrega mais mutações do que outras malignidades (5 vezes mais que câncer de pulmão[356] e 4 vezes mais que o melanoma, p. ex.).[357] Pelo acúmulo dessas mutações e outras alterações celulares, uma área da pele, geralmente fotoexposta e com fotodano, pode progredir com níveis crescentes de displasia e se transformar em um CEC. A proteína tumoral 53 (TP53) é o gene supressor de tumor mais comumente mutado em pacientes com CEC.[358] As mutações TP53 permitem que as células tumorais resistam à apoptose e expandam seus clones à custa dos queratinócitos vizinhos normais. Outras mutações comumente envolvidas são as mutações CDKN2A, envolvidas nas proteínas de controle de ciclo;[359] mutações Ras, envolvidas na transdução de sinal celular; e mutações do NOTCH 1, um gene supressor de tumor que atua na carcinogênese do CEC.[360] A maioria dos CECs tem uma infinidade de outras mutações além dessas.[361] Mutações em TP53 e Ras foram encontradas em queratose actínica.[362-365] Isso sugere que as mutações em TP53, CDKN2A e Ras podem ser eventos precoces de danos cutâneos relacionado à exposição radiação UV que preparam o cenário para o desenvolvimento de CEC, mas outras mutações adicionais provavelmente são necessárias para a formação e crescimento do tumor. Entender essa base molecular pode ajudar a preparar o caminho para terapias direcionadas no futuro.

Medicamentos utilizados para tratamento de outros tipos de câncer de pele, como melanoma e CBC, podem paradoxalmente levar ao desenvolvimento de CEC. Pacientes expostos a vismodegib, usado para CBC avançado, têm 8 vezes mais risco de CEC.[366] A hipótese é que a inibição via *Hedgehog* pelo vismodegib selecione células tumorais que proliferam através da via Ras – MAPK. O uso do inibidor de BRAF para melanoma metastático está associado à erupção de lesões escamoproliferativas, incluindo queratoacantomas, e acredita-se que também ative a via MAPK.[367,368]

Fatores de risco

Os fatores de risco que predispõem ao desenvolvimento do CEC incluem pele clara (fototipos I-III de Fitzpatrick), exposição à radiação ultravioleta (RUV) crônica e cumulativa, idade, sexo masculino, imunossupressão, papilomavírus humano (HPV), cicatrizes de queimaduras, inflamações e feridas crônicas e exposições ambientais.

O fator ambiental mais importante na gênese do CEC é a exposição cumulativa à radiação UVB. As evidências revelam que a exposição crônica ao sol, e o número de queimaduras específicas do local estão fortemente correlacionadas com o desenvolvimento de CEC. A RUV é absorvida pelo DNA e pode resultar em dano ao material genético, com mutação de assinatura UV ou digital UV clássica (substituição CC-TT ou C-T em sequências de dipirimidina). Se o dano não for reparado, continuidade da instabilidade genética leva a novas mutações em outros oncogêneses, resultando no aparecimento do CEC.[109,369-373] A radiação UV A também contribui para o aparecimento desse tumor. Tratamento com PUVA está associado a aumento de incidência de CEC, chegando a 35 vezes mais chances de desenvolver essa neoplasia com mais de 450 sessões. O bronzeamento artificial (que utiliza câmaras que emitem principalmente UVA) também está significativamente associado ao CEC.[374] O modelo de carcinogênese no CEC baseia-se, portanto, em mutações no gene supressor de tumor que permitem o surgimento de uma lesão pré-maligna (geralmente a queratose actínica mas pode também ser leucoplasia, eritroplasia de Queyrat), passando pelo CEC *in situ*, CEC invasivo e finalmente o CEC metastático.

O CEC é mais comum em indivíduos de pele, cabelos e olhos claros (fototipos baixos) e também é mais frequente em homens do que em mulheres (proporção de 3:1). A idade se mostrou um fator de risco independente nos estudos. A incidência de CEC aumenta com a idade, sendo mais frequente em maiores de 60 anos. A redução da vigilância imunológica relacionada a idade, a imunossenescência, pode estar relacionada a esse achado.[54,372] Em pacientes negros, o CEC apresenta uma alta taxa de mortalidade (18%) em decorrência do atraso no diagnóstico e à ocorrência de CEC em locais de trauma ou cicatrização prévia, que tem um pior prognóstico.[375] Os locais mais frequentemente afetados são áreas cronicamente expostas ao sol, especialmente região de cabeça e pescoço. Face, lábios, orelhas, couro cabeludo, braços, tronco e pernas (particularmente em mulheres) são locais frequentemente acometidos. O CEC periungueal e anogenital está associado principalmente a infecções pelo HPV tipos 16 e 18 que apresentam proteínas E6 e E7, as quais previnem a apoptose e permitem replicação contínua do DNA viral regulando p53.[376]

Certos cenários de imunossupressão, como transplante de órgãos, linfoma, leucemia linfocítica crônica e HIV, predispõem os indivíduos afetados ao CEC induzido por RUV.[81,377-390] Pacientes transplantados de órgãos sólidos apresentam 65 a 250 vezes risco maior de desenvolver CEC se comparados com a população em geral.[391-393] A taxa de formação de CEC nesses pacientes é proporcional ao número de agentes imunossupressores que eles fazem uso.[391] O esquema imunossupressor também se relaciona ao risco de desenvolvimento de CEC. A azatioprina é comprovadamente mutagênica, aumentando a sensibilidade do queratinócito à RUV. Sua substituição por micofenolato de mofetil parece reduzir o risco de CEC. A ciclosporina e o tacrolimus (inibidores da calcineurina) também são considerados oncogênicos e podem ser substituídos pelo sirolimus (inibidor de mTor).[394-397] Esses grupos de pacientes também correm alto risco de desenvolver múltiplos CECs e tumores que podem se comportar de maneira agressiva.[118,120,121,124,398-414] Pacientes HIV positivos com contagem de CD4 menor 200/microL e alta carga viral (mais que 10 mil cópias/mL) e antecedente de câncer a pele tem duas vezes maior risco de desenvolver CEC.[415]

Sabe-se também que os CECs podem se desenvolver em locais com situações de inflamação crônica da pele como cicatrizes, feridas crônicas (chamadas úlcera de Marjolin) (Figura 122.20), queimaduras, fístulas e dermatoses inflamatórias (como o líquen escleroso e atrófico e o lúpus eritematoso discoide).[54,416-419] Essas lesões de CEC tendem a ser difíceis de tratar e apresentam maior risco de recorrência.[398,420,421] Exposições ambientais associadas ao CEC incluem arsênico,[422] hidrocarbonetos aromáticos policíclicos (alcatrão, piche e fuligem), nitrosaminas e agentes alquilantes.[423] Além disso, qualquer exposição a radiação ionizante está associada a CEC mais agressivo, com altas taxas de recorrência e uma taxa de 10% a 30% de metástase.[424] A exposição crônica à radiação térmica, como o calor da queima de carvão foi associado ao CEC de mulheres que se sentavam com as pernas próximas ao fogo. A lesão que precede o tumor chama eritema *ab igne*.[54]

Por fim, síndromes genéticas raras associadas a fotossensibilidade ou defeito na reparação do DNA podem predispor um indivíduo a múltiplos CECs em uma idade jovem,[425] como albinismo[426-430] e xeroderma pigmentoso.[118,431] Pacientes com epidermólise bolhosa recessiva distrófica, principalmente o subtipo Hallopeau-Siemens são grupo de risco para desenvolvimento de CEC especialmente em feridas crônicas, desde a adolescência. O CEC é a principal causa de morte nesses pacientes.[120,121,432,433] Outras síndromes genéticas associadas à suscetibilidade de desenvolvimento de CEC incluem: síndrome de Fergunson-Smith (queratoacantomas), anemia de Fanconi, disqueratose congênita, síndrome de Rothmund-Thomson, síndrome de Bloom e síndrome de Werner.

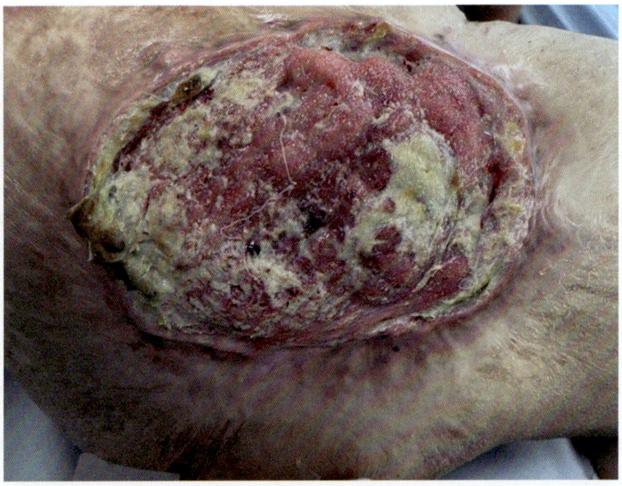

■ **Figura 122.20** Extensa lesão tumoral de carcinoma de células escamosas sobre área de queimadura prévia na região quadril a direita, úlcera de Marjolin.

Quadro clínico

O quadro clínico do CEC geralmente se correlaciona com o nível de diferenciação do tumor. As lesões surgem na grande maioria das vezes em áreas de pele ou mucosa com sinal de fotodano. O sinal de alerta geralmente é um endurecimento da lesão a palpação ou aparecimento de fissura ou erosão que não cicatrizam e sangram com frequência. As lesões podem se tornar infiltradas além das margens visíveis e, além disso, o tecido ao redor se apresenta inflamado e com uma coloração vermelho-amarelada na borda.[54]

As lesões bem diferenciadas geralmente se apresentam com pápulas, placas ou nódulos endurecidos recobertos com crosta queratósicas (Figuras 122.21 e 122.22). Quando as lesões se apresentam úmidas, friáveis, macias, frequentemente são lesões pouco diferenciadas (Figura 122.23). Com invasão e crescimento progressivo, os nódulos hiperceratóticos podem desenvolver ulceração, hemorragia e áreas de necrose.[54]

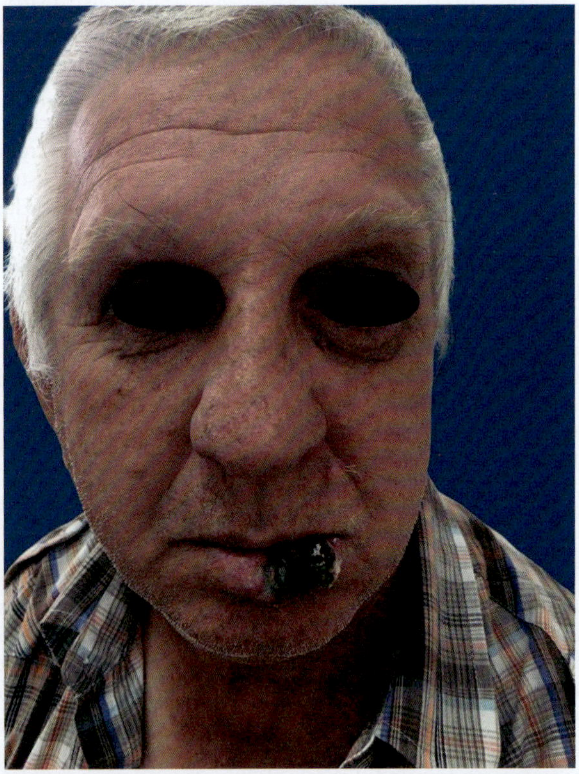

■ **Figura 122.21** Carcinoma de células escamosas do lábio inferior.

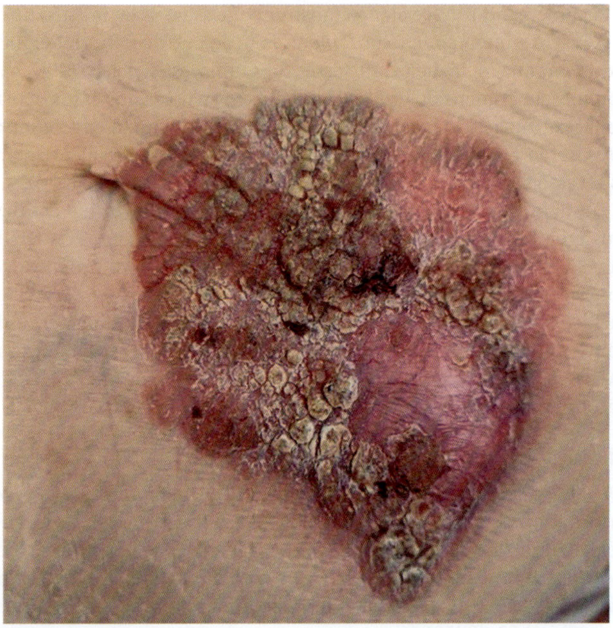

■ **Figura 122.22** Carcinoma de células escamosas moderadamente diferenciado do abdome. Placa eritematoqueratósica, recoberta por áreas de crosta hemática e exulcerações e com nódulo eritematoso brilhante na porção inferior da lesão também recoberto em parte por superfície queratósica.

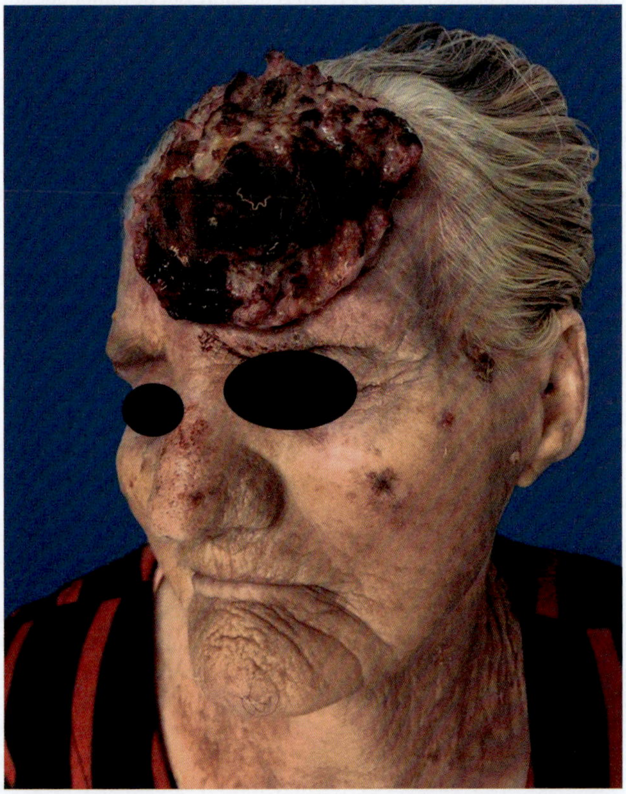

■ **Figura 122.23** Extenso tumor sangrante, friável e com áreas de necrose na região frontal e centenas de larvas de miíase secundárias. Diagnóstico histológico: carcinoma de células escamosas pouco diferenciado com áreas de necrose.

Os CECs invasivos normalmente são assintomáticos, mas podem apresentar prurido ou dor. Quando as lesões apresentam sintomas neurológicos locais como queimação, dormência, parestesia ou paralisia, a invasão perineural pode estar presente na avaliação histológica da lesão.

Com relação à localização, como já referido previamente, essas lesões têm predileção por áreas fotoexpostas e que apresentam fotodano como a região de cabeça e pescoço, mãos e antebraços. Quando acomete a região periungueal geralmente está relacionado a infecção pelo HPV e, por ser raro e muitas vezes confundido com onicomicose ou verruga viral, tem o diagnóstico realizado mais tardiamente na maioria dos casos.[54]

Como diagnóstico diferencial do CEC, temos: queratose seborreica, granuloma piogênico, reação granulomatosa, cisto roto, queratose actínica, CBC, melanoma amelanótico, carcinoma de células de Merkel, tumores de anexos e sarcomas.

O CEC pode se apresentar de formas mais específicas, com quadros clínicos estabelecidos como descritos a seguir.

CEC *in situ*

CEC *in situ*, também conhecido como doença de Bowen, clinicamente se apresenta como placa eritematoescamosa de crescimento lento, que pode permanecer inalterada por muitos anos, pode apresentar crostas, pigmentação e ainda um aspecto verrucoso (Figura 122.24). Acomete principalmente pacientes idosos brancos, maiores de 60 anos em regiões fotoexpostas e geralmente as lesões são assintomáticas. A ingestão de arsênico pode desempenhar um papel no CEC *in situ* em pele não exposta ao sol.[434]

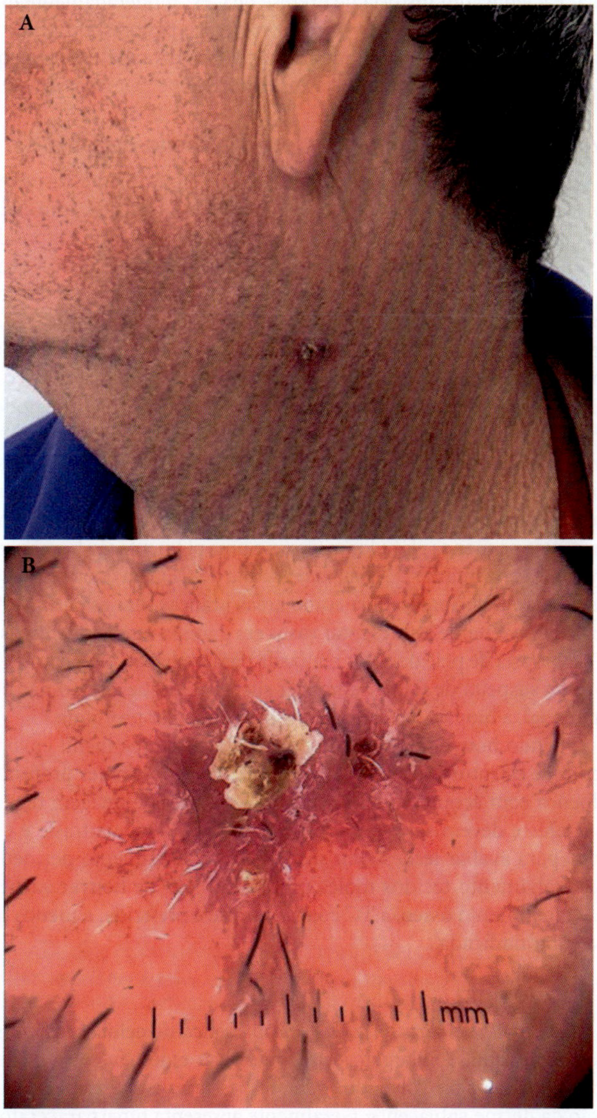

■ **Figura 122.24** CEC *in situ*: (**A**) placa eritematoqueratósica na região cervical lateral esquerda. (**B**) Dermatoscopia do CEC *in situ*: escama branco-amarelada, exulceração e vasos irregulares na periferia.

Eritroplasia de Queyrat

Clinicamente se apresenta como uma placa eritematosa de superfície aveludada, bem delimitada que pode apresentar prurido, dor ou sangramento. É o CEC *in situ* na região peniana.

CEC oral

São lesões que se apresentam clinicamente como úlcera, placa ou nódulo endurado e acometem com mais frequência a lateral ou ventre da língua e o assoalho da boca. Na maioria das vezes associadas a história de tabagismo e etilismo e podem surgir em áreas de eritroplasia ou leucoplasias.

Queratoacantoma

É um tumor escamoproliferativo de rápido crescimento que pode regredir espontaneamente. Geralmente surgem na pele fotoexposta de idosos de fototipos baixos, entre a sexta e a sétima décadas de vida[435] e parece ter uma ligeira predileção por homens. Casos raros ocorrem na infância e adolescência em associação xeroderma pigmentoso.[39] É controverso se são subtipos bem diferenciados do CEC ou uma entidade separada. Podem ser solitários ou múltiplos. O queratoacantoma solitário é a variante mais comum, se apresenta como um tumor simétrico, em forma domo ou crateriformes com centro queratósico (Figura 122.25). Evolui rapidamente e pode involuir ao longo de vários meses. O tamanho varia de alguns milímetros a 20 cm. Os queratoacantomas gigantes (> 5 cm) têm uma predileção pelo nariz e pelo dorso das mãos; eles podem atingir até 15 cm, com destruição dos tecidos subjacentes. Três estágios clínicos foram observados: estágio proliferativo (pápula ou nódulo eritematoso que aumenta rapidamente com uma superfície lisa), estágio maduro (nódulo central amarelo-esbranquiçado com um núcleo queratótico crateriforme) e um estágio de regressão (nódulo queratótico que se achata progressivamente em associação à eliminação do tampão queratótico central, às vezes seguido pela formação de uma cicatriz hipopigmentada). Os queratoacantomas múltiplos são raros podem ser esporádicos ou familiares. Podem estar associados ao prurigo nodular, geralmente nas pernas de mulheres idosas com fotodano.[39] Queratoacantoma familiar múltiplo do tipo Ferguson-Smith foi descrito pela primeira vez em famílias escocesas com um padrão de herança autossômica dominante com penetrância variável.[436] Os pacientes podem ter centenas de queratoacantomas com características semelhantes às observadas no queratoacantoma solitário.[39]

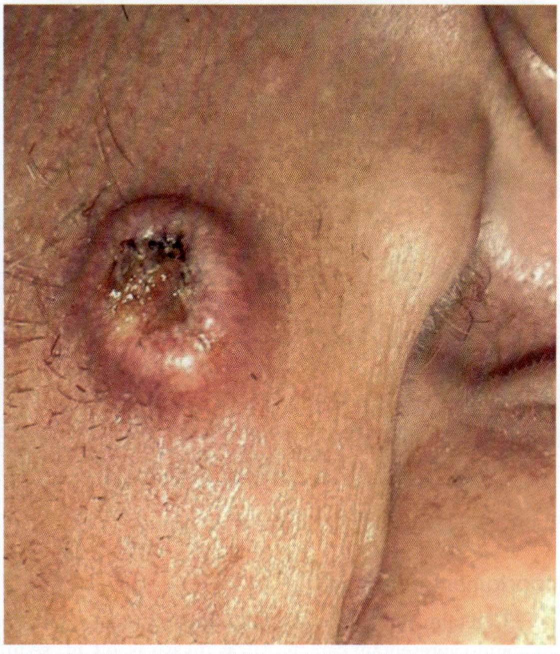

■ **Figura 122.25** Queratoacantoma pré-auricular. Lesão crateriforme com história de crescimento rápido.

■ CARCINOMA VERRUCOSO

Carcinoma verrucoso é uma variante rara e bem diferenciada de CEC cutâneo; muitas vezes exibe comportamento localmente agressivo, mas tem baixo potencial de metástase. Também pode afetar mucosas e é mais frequente em homens mais velhos, com 75% dos pacientes com 60 anos.[437] A inflamação crônica, infecção por HPV (tantos tipos não oncogênicos 6 e 11 como dos oncogênicos 16 e 18) e imunossupressão têm sido propostos como possíveis fatores etiológicos.[438,439] Os subtipos de carcinoma verrucoso incluem a papilomatose oral florida ou carcinoma de Ackerman (carcinoma verrucoso da mucosa oral), o condiloma acuminado de Buschkee Lowenstein encontrado na genitália e virilha e o epitelioma cuniculatum encontrado na superfície plantar do pé.

O aspecto clínico do carcinoma verrucoso varia de acordo com seu local de ocorrência. Apresenta um crescimento lento, exofítico e verrucoso em formato de couve-flor. Apresenta com frequência infecção secundária. As lesões palmoplantares tendem a crescer e evoluir lentamente, formando placas hiperceratóticas que podem ser confundidas com verrugas ou calosidades. As lesões anogenitais formam placas exofíticas (Figura 122.26), que podem apresentar invasão profunda e pode ser difícil erradicar, especialmente no paciente imunocomprometimento.[440] O diagnostico diferencial inclui verruga viral. Lesões verrucosas de etiologia infecciosa, tumores de anexo e queratoacantoma. As lesões incompletamente excisadas têm uma alta taxa de recorrência, e as recorrências podem ser mais agressivas que o tumor inicial. O tratamento de escolha é a excisão total ampla ou cirurgia micrográfica de Mohs.[441]

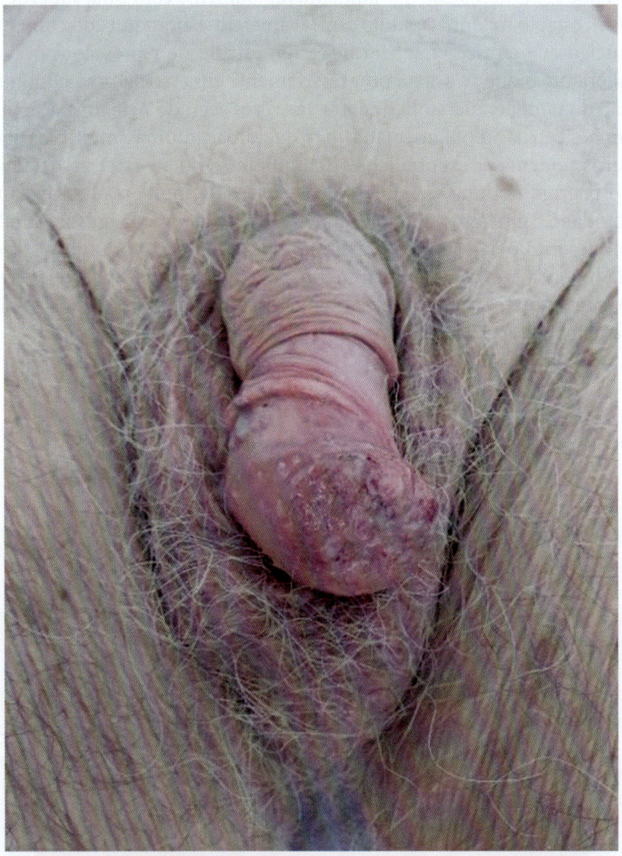

■ **Figura 122.26** Carcinoma verrucoso do pênis.

Comportamento biológico

O CEC geralmente apresenta evolução clínica mais rápida que o CBC. Quando apresentam características invasivas, o CEC se infiltra como o CBC através de áreas de menor resistência, como pericôndrio, periósteo e placa tarsal.[442,443]

A disseminação linfonodal é a principal via de metástase (Figura 122.27).[398] Com relação às metástases a distância, os órgãos mais comumente acometidos são o pulmão, pele, osso, sistema nervoso central e fígado.[39]

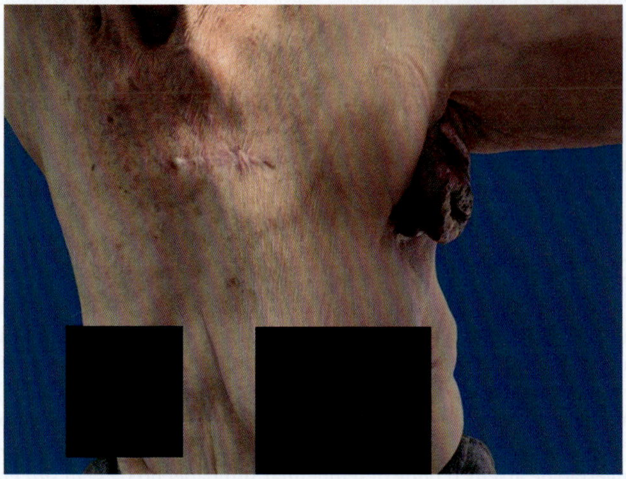

■ **Figura 122.27** Carcinoma de células escamosas metastático para axila. Paciente com história de exérese de CEC moderadamente diferenciado no tronco há 1 ano (cicatriz na região peitoral) evoluiu com abaulamento e posterior tumoração na região da axila esquerda que foi biopsiada, confirmando metástase do CEC.

Avaliação do paciente com lesão suspeita de CEC

Quando o paciente apresenta uma lesão clinicamente suspeita, a investigação para CEC começa com história e exame físico, com ênfase em um exame dermatológico completo e avaliação dos linfonodos regionais. O exame dermatológico completo é recomendado porque os esses indivíduos com câncer de pele geralmente apresentam outros tumores cutâneos ou lesões pré-malignas concomitantes. Esses indivíduos também apresentam maior risco de desenvolver melanoma.[444-446] A dermatoscopia pode ajudar a estabelecer o diagnóstico de CEC nas lesões clinicamente suspeitas. Dois padrões vasculares podem ser observados: pequenos vasos pontilhados e vasos glomerulares. As características dermatoscópicas do CEC *in situ* incluem escama, vasos glomerulares, crosta amarelada, hemorragia, hipopigmentação, e vasos irregulares lineares (Figura 122.24).[447] O CEC pigmentado *in situ* pode apresentar pequenos glóbulos marrons e uma pigmentação homogênea marrom-acinzentada.[448] A marca registada do CEC é a queratinização, observada na dermatoscopia como áreas brancas sem estrutura.[449] O CEC invasivo tende a apresentar vasos em grampo e em serpentinas.[450]

A biópsia de pele deve ser realizada para avaliação histopatológica de lesão suspeita de CEC. Se houver suspeita de que a lesão não seja superficial, a biópsia deve incluir a derme reticular profunda.[451]

Quando houver suspeita de doença extensa, que inclui envolvimento de estruturas profundas, como osso, tecidos moles profundos e doença com acometimento perineural, exames de imagem da área de interesse devem ser realizados.[452,453] A RNM com contraste é preferida para avaliar lesões com suspeita de acometimento perineural ou envolvimento tecidos moles profundos.[454-456] Se houver suspeita de acometimento ósseo, a TC com contraste é preferida, a menos que seja contraindicada.

Histopatologia

CEC *in situ* é caracterizado pela presença de células escamosas displásicas (que são alargadas e pleomórficas e demonstram núcleos hipercromáticos) envolvendo toda a espessura da epiderme sem invasão da derme subjacente. Geralmente apresenta hiperparaceratose, mas pode demonstrar ortoceratose. A acantose é comum. As figuras mitóticas aumentam em número e geralmente se estendem até a superfície da epiderme. A camada granular está frequentemente ausente.

A camada basal está mantida (o chamado sinal do delineador) (Figura 122.28). Tem como diagnostico diferencial histológico a doença de Paget extramamária, melanoma *in situ*, queratose seborreica clonal. A queratose actínica distingue-se do CEC *in situ* pela ausência de displasia epidérmica de espessura total. Enquanto o CEC *in situ* apresenta paraceratose (muitas vezes confluente), as queratoses actínicas poupam o epitélio de estruturas anexiais, com um chamado sinal de bandeira, alternando ortoceratose e paraceratose. O CEC microinvasivo pode ser difícil de distinguir do CEC *in situ*, especialmente quando há inflamação liquenoide, mas o exame cuidadoso do a junção epidérmica no CEC revela focos invasivos dérmicos irregulares, muitas vezes queratinizados. Estudos moleculares e citogenéticos mostram evidências de que o CEC *in situ* e queratoses actínicas são precursoras de CEC invasivo. Aproximadamente 3% a 5% de todos os CEC *in situ* progridem para CEC invasivo; entre a eritroplasia de Queyrat especificamente, a proporção é de 10%.[457]

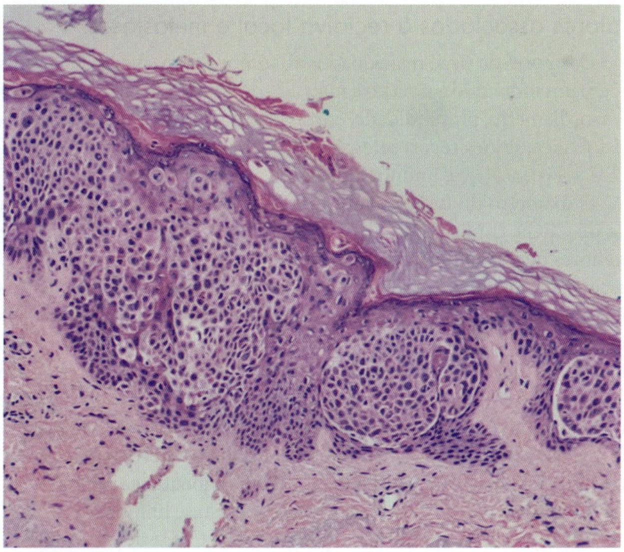

Figura 122.28 Carcinoma de células escamosas *in situ* no aumento de 100x (HE). O padrão com células pálidas e descoesas, também chamado pagetoide, exige o diferencial com o melanoma extensivo superficial e a doença de Paget extramamária.

Muitos CECs progridem de lesões *in situ* para tumores mais invasivos na profundidade. Em 1921, Broders concebeu um sistema de classificação histológica para CEC de graus 1 a 4 com base na proporção de células diferenciadas histologicamente *versus* indiferenciadas.[458] Grau 1 representa uma lesão em que 75% das células são bem diferenciadas, grau 2 tem 50% de células bem diferenciadas, grau 3 tem 25% a 50% de células bem diferenciadas e grau 4 tem menos de 25% de células bem diferenciadas.[459] Na prática, muitos patologistas usam a frase bem diferenciada para designar uma lesão em que quase todas as células são bem diferenciadas (Figura 122.29), diferenciação moderada para indicar que há áreas sem queratinização clara, pérolas de córneas e outras características clássicas de CEC e pouco diferenciado quando é difícil determinar uma linhagem de queratinócitos na lesão.[355] Tumores com pouca diferenciação ou indiferenciados apresentam prognóstico pior quando comparados com tumores bem diferenciados.[460] O estadiamento do CEC baseia-se em diâmetro da lesão, profundidade de invasão e invasão perineural (Figura 122.30). Assim, a espessura do tumor pode ser avaliada em milímetros de modo similar ao Breslow nos melanomas, ou anatomicamente (nível de Clark). A imunohistoquímica geralmente não é necessária, exceto para alguns CECs indiferenciados. O CEC cutâneo é tipicamente positivo para p63, p40, EMA (antígeno de membrana epitelial), CK5/6, MNF116, e 34βE12 de alto peso molecular. Ao contrário do CBC, BerEp4 é negativo.

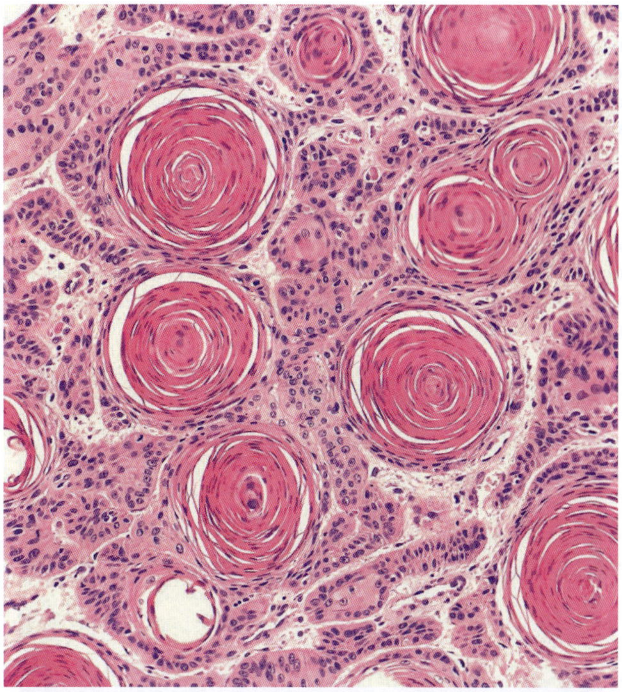

Figura 122.29 Carcinoma de células escamosas no aumento de 200x (HE). Nessa área bem diferenciada, visualizam-se várias pérolas córneas.

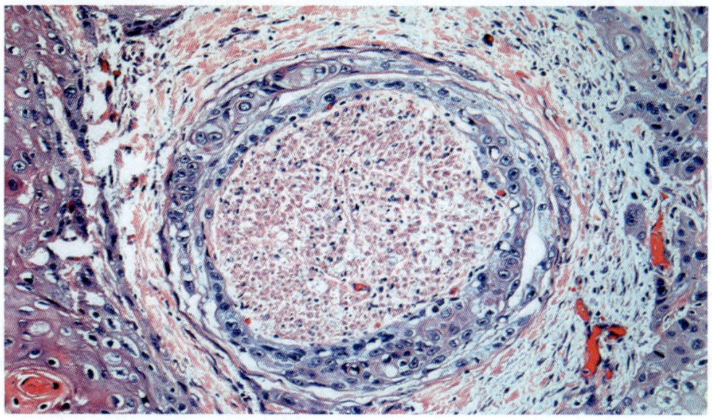

Figura 122.30 Invasão perineural por carcinoma de células escamosas HE

Subtipos histológicos bem diferenciados, com baixo potencial metastático incluem queratoacantoma e carcinoma verrucoso. Histologicamente, os queratoacantomas têm uma aparência crateriforme e um grande tampão central de queratina com uma proliferação escamosa pronunciada e bem diferenciada.[461] O carcinoma verrucoso histologicamente, tem um componente endofítico com epitélio escamoso bem diferenciado e pouca atipia citológica.[39,462]

O diagnóstico diferencial inclui verruga viral, lesões verrucosas de etiologia infecciosa, tumores de anexo e queratoacantoma. As lesões incompletamente excisadas têm um alto taxa de recorrência, e as recorrências podem ser mais agressivas que o tumor inicial.

VARIANTES HISTOLÓGICAS DO CEC

Carcinoma de células escamosas acantolítico

CEC acantolítico, ou carcinoma de células escamosas adenoide, é uma variante histológica do CEC invasivo caracterizado por adesão intercelular prejudicada que pode resultar na formação de espaços pseudoglandulares. Representa < 5% de todos os CEC, mais comum em pacientes mais idosos e áreas fotoexpostas e foi relatada um aumento de sua incidência em pacientes transplantados, com imunossupressão crônica.[463,464] Na histopatologia, marca registrada dessa variante é a acantólise, resultando em espaços de tamanhos variados dentro dos lóbulos tumorais invasivos. Em maior aumento, é evidente que esses espaços resultam da separação celular em função da acantólise das células tumorais, que muitas vezes parecem flutuar dentro dos defeitos resultantes (Figura 122.31). As células acantolíticas apresentam contorno arredondadas e podem exibir queratinização prematura (disqueratose) ou necrose. Quando os espaços formados dentro das ilhas tumorais invasivas são redondos ou ovoides e delimitados por uma camada intacta de células tumorais na periferia, observa-se um padrão pseudoglandular. Esses padrões de acantólise podem produzir aparente lúmen, que lembra glândula ou vasos. Foi sugerido que seria uma variante de CEC com comportamento clínico e biológico mais agressivo, porém não foi comprovado.[39,465]

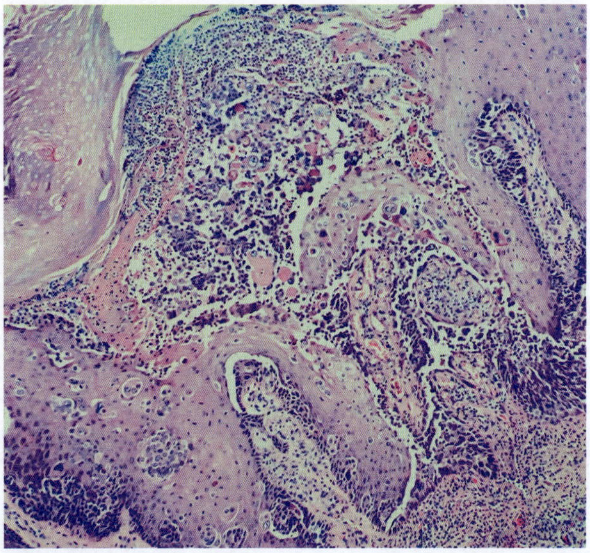

■ **Figura 122.31** Carcinoma de células escamosas no aumento de 40x (HE), variante acantolítica.

Carcinoma espinocelular de células fusiformes

Também chamado de carcinoma de células escamosas sarcomatoide, é uma variante do CEC rara e pouco diferenciada. É composto predominantemente de células tumorais fusiformes com perda parcial ou completa de diferenciação escamosa. Mais comum em áreas fotoexpostas de homens brancos idosos, geralmente na região de cabeça e pescoço, tronco e membros superiores e pênis. Clinicamente se apresentam como placa exofítica, nódulo ou tumor, e é indistinguível do CEC clássico. Frequentemente apresentam sangramento ou ulceração, e podem ter história de crescimento rápido. Na histologia, o CEC de células fusiformes geralmente ocorre uma área de elastose solar grave, e é composto por células fusiformes pleomórficas, com atividade mitótica frequente, o tumor envolve a derme e pode estender-se até o subcutâneo e aos longos septos lobulares de gordura. O diagnostico diferencial histológico é feito com tumores fusocelulares, podendo a imunohistoquímica ajudar na elucidação diagnóstica. A própria morfologia das células fusiformes pode ser um preditor de mau prognóstico. Profundidade de invasão (particularmente invasão no osso ou músculo), bem como a origem em o local de uma queimadura ou dano de radiação (incluindo danos causados pelo sol) podem estar associados também a pior desfecho ou óbito. As lesões penianas têm uma alta taxa de metástase e estão associados a uma alta taxa de mortalidade.[39,466]

Carcinoma adenoescamoso

O carcinoma adenoescamoso é uma variante rara do CEC que exibe um misto de diferenciação escamosa e glandular e um comportamento clínico agressivo. Esses tumores ocorrem principalmente no cabeça e pescoço de homens idosos.[467-469] Clinicamente, podem ser indistinguíveis de CEC típico, apresentando-se como uma placa queratótica endurecida. Na histologia, é um tumor composto por ninhos interligados de células escamosas anaplásicas e estroma desmoplásico. A massa tumoral está ligada à epiderme, indicando sua origem epidérmica. A diferenciação glandular é variável, constituindo 5% a 80% da área total do tumor.[469] Esses tumores frequentemente apresentam atipia nuclear grave, alto índice mitótico e um padrão infiltrativo, com envolvimento de nervo, subcutâneo, músculo e osso. Esta variante tem sido associada a um curso clínico agressivo, com alta taxa de recorrência e metástase. Por causa da frequência relativa de envolvimento do nervo e extensão subclínica, é necessário exame meticuloso de todas as margens de ressecção para excisão adequada.[470]

Carcinoma desmoplásico

CEC desmoplásico, que é mais frequente em homens idosos e acomete mais a região de cabeça e pescoço, é um subtipo que se caracteriza histologicamente por infiltração de células fusiformes associada a densa resposta estromal que por definição deve ocupar menos de 30% do tumor, é altamente infiltrativo. Tem um mau prognóstico. Recorre 10 vezes mais e metastatiza 6 vezes mais do que outras variantes do CEC.[468,471]

Fatores associados à recidiva local e metástases

Os fatores de risco relacionados ao tumor e ao paciente que predispõem um indivíduo a uma taxa mais alta de recorrência local e metástase são: diâmetro, profundidade, envolvimento perineural, diferenciação histológica, lesões recorrentes, localização anatômica, surgimento de CEC sobre cicatriz e imunossupressão.

O diâmetro do tumor maior que 2 cm dobra o risco de recorrência de CEC e triplica a taxa de metástase em comparação com lesões menores que 2 cm de diâmetro. Diâmetro maior que 2 cm é o fator de risco mais altamente associado à morte relacionada ao CEC.[398,472] A profundidade do tumor é o fator de risco mais altamente associado à recorrência e metástase. Tumores com espessura maior que 2 mm tem um risco 10 vezes maior de recorrência local e tumores que se estendem além da gordura subcutânea (em camadas mais profundas, como fáscia, músculo, pericôndrio e periósteo) apresentam um risco 11 vezes maior de metástase em comparação com tumores mais superficiais.[472] Em termos anatômicos, a extensão além da gordura subcutânea está associada a altas taxas de recorrência local (28%) e metástase linfonodal (27%).[473]

A incidência de envolvimento perineural no CEC é de 2% a 14%.[474-478] A invasão perineural de nervos de grande calibre (nervos envolvidos medindo 0,1 mm ou mais) está associada ao aumento de metástases linfonodais e mortalidade doença-específica.[477,479,480] Tumores com invasão perineural significativa apresentam risco de recorrência local e metástases de até 47% e 35%, respectivamente, após ampla excisão local.[481] A cirurgia micrográfica de Mohs, que é frequentemente combinada com radioterapia nesses casos, aproxima o risco de recorrência a zero e o risco de metástase a 6%.[477]

Uma vez que um CEC previamente tratado tenha recorrido, ele tem um prognóstico muito pior.[398] CECs recorrentes têm duas vezes mais chances de recorrer novamente após excisão cirúrgica quando comparado com tumores primários.[482] Os CEC recorrentes tratados com cirurgia micrográfica de Mohs ainda podem recorrer em aproximadamente 10% dos casos.[483]

Sabe-se que a localização anatômica é um fator de risco para a recorrência do CEC e metástase.[398,403,484] Em geral, os CECs que se desenvolvem em a área da cabeça e pescoço, particularmente orelhas, região pré-auricular e mucosas, apresentam um comportamento mais agressivo e em 10% a 30% dos casos podem apresentar metástases.[352,398,403,472,473,482,484-487] Além da cabeça e pescoço, CECs que se desenvolvem em mãos, pés, áreas pré-tibiais e anogenitais também apresentam maior risco de recorrência local e metástase linfonodal, independentemente do tamanho.[352,480,488] Os CEC decorrentes de uma úlcera na perna, cicatriz de queimadura, radiodermite, lúpus discoide e outras feridas crônicas têm um risco metastático relatado de 26%.[398]

Os CEC em pacientes imunossuprimidos podem apresentar crescimento mais rápido, recorrem localmente em 13% dos pacientes,[489] e têm um risco de 5% a 8% de metástase, geralmente no segundo ano após a excisão.[490] O prognóstico geralmente é pior para pacientes mais velhos com tumores localizadas na pele da cabeça e pescoço, quando há tumores múltiplos e quando há história de alta exposição solar. No entanto, metástases podem ocorrer mesmo em pacientes submetidos a transplante na infância.[491]

O CEC metastático é raro, estimado em 1,9% a 2,7% de todos os CEC, com metástases linfonodais e doença metastática a distância estimada em 3,7% e 0,4%, respectivamente.[352,484]

Esquemas de classificação e aplicação clínica

A estratificação de risco de CEC é realizada com base em fatores de risco para recorrência local, metástases ou morte. Após a biópsia, uma avaliação de risco do tumor primário deve ser realizada. A atribuição da categoria de risco deve basear-se no fator de risco mais alto presente. De acordo com as diretrizes NCCN, o grupo de alto risco tem risco elevado de recorrência local, enquanto o grupo de risco muito alto tem risco elevado de recorrência local e metástase (Tabela 122.2).[352,402-404,410,473,479,492-495] A estratificação de risco para o CEC está resumida na Tabela 122.2.

As diretrizes da NCCN recomendam que localização de baixo risco (tronco, extremidades) e tamanho menor ou igual a 2 cm constituem CEC de baixo risco. Localização de baixo risco (tronco, extremidades) e tamanho > 2 cm (mas menor que 4 cm), ou locais de alto risco descritos na Tabela 122.2, constituem CEC de alto risco. Independentemente da localização, o diâmetro do tumor > 4 cm justifica a designação de risco muito alto.

O fator de risco de bordas tumorais clínicas bem definidas *versus* mal definidas tem foi relatado no contexto de CBC e extrapolado para o CEC com base na experiência clínica nas diretrizes NCCN.

Tumores com envolvimento perineural podem apresentar sintomas como dor, queimação, anestesia, parestesia, paralisia facial, diplopia e visão turva.[496,497] Qualquer sugestão de envolvimento neurológico na região de um CEC deve colocar esse tumor em uma categoria de alto risco, pois o envolvimento perineural está associado à recorrência, metástase e desfechos piores.[352,398,402,403,484,498,499]

As diretrizes NCCN designaram espessura > 6 mm ou invasão além da gordura subcutânea como tumores de alto risco.

Estadiamento

O objetivo do estadiamento é estratificar os pacientes em grupos. Os pacientes de um determinado grupo têm resultados clínicos semelhantes e conforme o estádio aumenta, os desfechos se tornam progressivamente piores. O estadiamento pode ajudar a identificar os pacientes que requerem investigação adicional, radioterapia adjuvante e quimioterapia.

AJCC-8ª edição: em outubro de 2016, o American Joint Committee on Cancer's (AJCC) apresentou a 8ª edição de seus sistemas de estadiamento de câncer. AJCC-8 inclui uma revisão do sistema de estadiamento CEC, que foi desenvolvido dentro do comitê de cabeça e pescoço e, portanto, só se aplica a CEC localizados na pele da cabeça e pescoço e lábio/vermelhão. Não está especificado como os CEC localizados em outras partes do corpo devem ser estadiados. O sistema de estadiamento AJCC-8 classifica os casos por carga tumoral local (T), estado linfonodal (N) e doença metastática (M). A categoria T baseia-se em fatores de risco de tumor que demonstraram na análise multivariada serem fatores de risco independentes para recorrência local, metástase ou morte específica da doença. O Quadro 122.3 resume o estadiamento do CEC com base na 8ª edição do AJCC.

Tabela 122.2 Estratificação para determinar opções de tratamento e acompanhamento para CEC localizado com base em fatores de risco para recorrência local, metástases ou óbito por doença.

Grupos de risco[1]	Baixo risco	Alto risco	Risco muito alto
Localização/tamanho[2]	Tronco, extremidades ≤ 2 cm	Tronco, extremidades > 2 cm ≤ 4 cm	> 4 cm (qualquer localização)
		Cabeça, pescoço, mãos, pés, pré-tibial e região anogenital (qualquer tamanho)[5]	
Bordas	Bem definidas	Mal definidas	
Primário *versus* Recorrente	Primário	Recorrente	
Imunossupressão	(-)	(+)	
Área de RT prévia ou processo inflamatório crônico	(-)	(+)	
Tumor de crescimento rápido	(-)	(+)	
Sintomas neurológicos	(-)	(+)	
Patologia			
Grau de diferenciação	Bem ou moderadamente diferenciado		Pouco diferenciado
Características histológicas: subtipos acantolítico (adenoide), adenoescamoso (mostrando produção de mucina) ou metaplásico (carcinossarcomatoso)	(-)	(+)	CEC desmoplásico
Profundidade[3,4] Espessura ou nível de invasão	≤ 6 mm e sem invasão além da gordura subcutânea		> 6 mm ou invasão além da gordura subcutânea
Invasão perineural	(-)	(+)	Invasão perineural acometendo nervo ≥ 0,1 mm
Invasão vascular ou linfática	(-)	(-)	(+)

[1] A atribuição da categoria de risco deve basear-se no fator de risco mais alto presente. O grupo de alto risco tem risco elevado de recorrência local; o grupo de muito alto risco tem risco elevado de recorrência local e risco elevado de metástase.
[2] Diâmetro clínico pré-operatório do tumor.
[3] Se a avaliação clínica da biópsia incisional sugerir que o microestadiamento é inadequado, considere a biópsia excisional de margem estreita.
[4] Invasão profunda é definida como invasão além da gordura subcutânea ou > 6 mm (medida da camada granular da epiderme normal adjacente à base do tumor, de acordo com o *AJCC Cancer Staging Manual*, 8ª edição).
[5] A localização na cabeça, pescoço, mãos, pés, pré-tibial ou área anogenital constitui alto risco com base na localização, independentemente do tamanho. Margens exíguas em decorrência das restrições anatômicas e funcionais estão associadas a taxas de recorrência aumentadas. A completa avaliação de margem, característica da cirurgia micrográfica de Mohs, é recomendada para ressecção completa do tumor e conservação máxima do tecido. Para tumores < 6 mm, sem outras características de alto risco ou muito alto risco, outras modalidades de tratamento podem ser consideradas se pelo menos 4 mm de margens clinicamente livres de tumor puderem ser obtidas sem distorções anatômicas ou funcionais significativas.
Fonte: Modificada de Diretrizes da NCCN Versão 2.2022.[60]

Quadro 122.3 Sistema de estadiamento do CEC cutâneo do American Joint Committee on Cancer (AJCC) 8ª edição, para tumores da pele da cabeça e pescoço.

Categoria T	Critérios T	Categoria N	Critérios N para N patológico	Categoria M	Critérios M
Tx	Tumor primário não identificado	Nx	Os gânglios linfáticos regionais não podem ser avaliados	M0	Ausência de metástases a distância
Tis	Carcinoma *in situ*	N0	Ausência de metástase linfonodal regional	M1	Presença de metástases a distância
T1	Tumor < 2 cm no maior diâmetro	N1	Metástase em linfonodo único ipsilateral ≤ 3 cm no maior diâmetro e EEN (-)*		
T2	Tumor ≥ 2 cm e < 4 cm no maior diâmetro	N2	Metástase em linfonodo único ipsilateral ≤ 3 cm em sua maior dimensão e EEN (+); ou > 3 cm, mas não > 6 cm na maior dimensão e EEN (-); ou metástases em múltiplos linfonodos ipsilaterais, nenhuma > 6 cm na maior dimensão e EEN (-); ou em linfonodos bilaterais ou contralaterais, nenhum > 6 cm na maior dimensão e EEN (-)		
T3	Tumor ≥ 4 cm OU pequena erosão óssea OU invasão perineural OU invasão profunda**	N2a	Metástase em linfonodo único ipsilateral ou contralateral ≤ 3 cm em sua maior dimensão e EEN (+); ou em um único linfonodo ipsilateral > 3 cm, mas não > 6 cm na maior dimensão e EEN (-)		
T4	Tumor com invasão grosseira da cortical óssea ou medula, invasão da base do crânio e/ou forâmes	N2b	Metástases em múltiplos linfonodos ipsilaterais, nenhum > 6 cm na maior dimensão e EEN (-)		
T4a	Tumor com invasão grosseira da cortical óssea ou medula	N2c	Metástases em linfonodos bilaterais ou contralaterais, nenhum > 6 cm e EEN (-)		
T4b	Tumor com invasão de base do crânio e/ou forâmes	N3	Metástase em linfonodo > 6 cm e EEN (-); ou único linfonodo ipsilateral > 3 cm e EEN (+); ou múltiplos linfonodos ipsilaterais, contralaterais ou bilaterais, com EEN (+)		
		N3a	Metástase em linfonodo > 6 cm e EEN (-)		
		N3b	Metástase num único linfonodo ipsilateral > 3 cm e EEN (+); ou múltiplos linfonodos ipsilaterais, contralaterais ou bilaterais, qualquer um com EEN (+)		

EEN: extensão extranodal.

*Extensão através da cápsula do linfonodo para o tecido conjuntivo circundante, com ou sem reação estromal.

**Invasão profunda é definida como invasão além da gordura subcutânea ou > 6 mm (medida da camada granular adjacente à epiderme normal até a base do tumor). A invasão perineural é definida como células tumorais dentro da bainha nervosa de um nervo mais profundo do que a derme ou medindo ≥ 0,1 mm, ou apresentando envolvimento clínico ou radiográfico de nervos conhecidos sem invasão da base do crânio.

Fonte: Modificado de AJCC 8ª edição e Que SKT, Zwald FO, Schmults CD. Cutaneous squamous cell carcinoma: Incidence, risk factors, diagnosis, and staging. J Am Acad Dermatol. 2018 Feb;78(2):237-247.[355,500]

Principais características do estadiamento tumoral. O diâmetro do tumor é a principal característica que distingue os tumores T1 e T2. T1: tumores com diâmetro menor que 2 cm; T2: tumores de 2 a 3,9 cm de diâmetro; T3: tumores com 4 cm ou mais de diâmetro. As metástases linfonodais são descritas pela categoria N. Metástase de linfonodo regional medindo 3 cm ou menos é categorizado como N1. Os linfonodos são ainda classificados como N2a a N2c e N3a a N3b com base no tamanho, no número de linfonodos e na presença de extensão extranodal. Metástases em órgãos distantes ou locais fora dos linfonodos regionais são classificados como presentes (M1) ou ausentes (M0).[355,500]

Aplicações clínicas

CEC estádio T2 ou superior pela AJCC-8 provavelmente têm um risco elevado de desfechos clínicos piores e podem justificar investigação e gerenciamento mais detalhados. O estadiamento da cadeia linfonodal (via ultrassonografia, tomografia computadorizada ou biópsia do linfonodo sentinela) pode ser considerado para CEC AJCC-8 T2 a T4 se houver risco de metástase linfonodal. O acompanhamento clínico rigoroso para avaliação de recorrência deve ser considerado.

O diagnóstico de CEC de alto risco deve envolver inspeção e palpação do local envolvido e dos linfonodos regionais. Para pacientes com linfadenopatia palpável, pode-se proceder à aspiração com agulha fina guiada por ultrassom ou confirmação por biópsia dos linfonodos envolvidos. A aspiração com agulha fina guiada por ultrassom tem sensibilidade de 80% e especificidade de 98%.[501] Se positiva geralmente requer linfadenectomia da cadeia linfonodal associada ou radioterapia adjuvante. O estadiamento linfonodal com imagem radiológica é recomendado para CEC T4 AJCC-8.[355,453] A tomografia computadorizada (TC) é superior para avaliar lesões ósseas e linfonodais já a ressonância magnética nuclear (RNM) é mais adequado para avaliação de tecidos moles e acometimento neural.[502] A ultrassonografia também pode ser utilizada para avaliação de cadeia linfonodal em pacientes com CEC de alto risco[503,504] e pode discriminar a disseminação extranodal de CEC de cabeça e pescoço com precisão comparável e maior especificidade do que RNM[501] a um custo menor.[505]

■ TRATAMENTO

Assim como descrito para o CBC, o objetivo primário do tratamento do CEC é a remoção completa do tumor e a preservação máxima da função e estética e todas as decisões de tratamento devem ser personalizadas para levar em consideração os fatores particulares presentes no caso individual e a preferência do paciente.[60]

Em pacientes com CEC *in situ* (doença de Bowen), terapias alternativas como 5-FU tópico (Figura 122.32), imiquimode tópico, terapia fotodinâmica (TFD) ou crioterapia vigorosa podem ser consideradas, embora as taxas de cura possam ser menores do que com modalidades de tratamento cirúrgico.[60] Estudos retrospectivos, metanálises e um pequeno estudo aberto de fase II mostraram que o imiquimode foi eficaz no tratamento de pacientes com *CEC in situ*, com altas taxas de resolução inicial (70% a 100%) e baixas taxas de recorrência.[506-510] Um pequeno estudo randomizado duplo-cego mostrou que o imiquimode levou à resolução de 73% das lesões em comparação com 0% com o controle.[511]

As taxas de resolução com 5-FU tendem a ser menores do que aquelas com imiquimode e variam amplamente (27% a 92%).[507,512-515] TFD com agentes fotossensibilizantes incluindo metil aminolevulinato (MAL) e ácido 5-aminolevulínico (ALA) é outra opção para CEC superficial. As taxas de resolução completa após TFD variam entre 52% e 98%.[514-527] A crioterapia tem sido usada há muitos anos como um meio rápido e econômico para a remoção de CECs. Estudos prospectivos e retrospectivos, incluindo grandes metanálises, mostraram taxas de recorrência de 0% a 4% para CECs invasivos tratados com crioterapia.[398,528-531] Para CEC *in situ*, as taxas de recorrência variam de 1% a 13% em estudos retrospectivos[532-535] e 0% a 50% em estudos prospectivos.[515,536-538]

Curetagem e eletrocauterização (C&E)

C&E é uma técnica rápida e econômica para lesões superficiais; entretanto, não permite avaliação histológica da margem. Dados retrospectivos e observacionais com acompanhamento de longo prazo (> 5 anos) indicam que as taxas de cura estão entre 95% e 100% para pacientes com lesões primárias de CEC tratados com C&E.[398,538-540] As diretrizes NCCN recomenda esta técnica como uma opção de tratamento primário para CEC de baixo risco com três ressalvas. Em primeiro lugar, crioterapia não deve ser usada para tratar áreas com crescimento de pelos terminais, como couro cabeludo, regiões púbicas ou axilares ou área da barba em homens, pelo risco de um tumor que se estende para baixo nas estruturas foliculares não ser removido adequadamente. Em segundo lugar, se a camada subcutânea for atingida durante o C&E, a excisão cirúrgica deve ser realizada. Em terceiro lugar, se a C&E foi realizada com base apenas na aparência de um tumor de baixo risco, os resultados da biópsia do tecido retirado no momento da C&E devem ser revisados para garantir que não haja características patológicas de alto risco que exigiriam terapia adicional.

Cirurgia micrográfica de Mohs

A cirurgia micrográfica de Mohs (CMM) é uma opção de tratamento primário para CEC de baixo risco e de alto risco, bem como a técnica cirúrgica de escolha para CEC de muito alto risco porque permite a análise com congelação intraoperatória de 100% das margens cirúrgicas. Uma extensa metanálise de estudos com seguimento de longo prazo (maior que 5 anos) relatou taxas de recorrência local de 3,1% para CECs primários e 10% para CECs recorrentes tratadas com CMM.[398] As taxas de recorrência são significativamente menores com CMM quando comparadas com a excisão padrão.[542,543]

Excisão padrão com avaliação pós-operatória das margens

Uma opção terapêutica comum para CEC é a excisão cirúrgica padrão seguida de avaliação histopatológica pós-operatória das margens. Análises retrospectivas e estudos observacionais prospectivos relataram taxas de recorrência ou metástase variando de 0% a 14%, com a maioria dos estudos relatando taxas de 6% ou menos.[398,539,544-550] Uma grande metanálise descobriu que as taxas de recorrência foram menores para tumores primários *versus* recorrentes, ambos com acompanhamento de menos de 5 anos (5,7% *versus* 17,3%) e com acompanhamento mais longo (8,1% *versus* 23,3%).[398] As margens clínicas escolhidas pelas diretrizes NCCN para o tratamento primário de CEC de baixo risco baseiam-se no trabalho de Brodland e colaboradores.[551] Sua análise indicou que para lesões CEC bem circunscritas com menos de 2 cm de diâmetro, a excisão com 4mm de margens devem resultar em remoção completa em mais de 95% dos casos. Para lesões de baixo risco > 2 cm de diâmetro, os resultados indicaram que seriam necessárias margens de 6 mm para obter margens histologicamente livres em 95% dos casos. A diretriz NCCN também recomenda a excisão padrão como tratamento primário para CEC de alto risco/muito alto risco quando a CMM ou outras técnicas cirúrgicas com avaliação de margens no intraoperatório não estão disponíveis, com margens cirúrgicas mais amplas do que as recomendadas para lesões de baixo risco. Atualmente, as Diretrizes Europeias recomendam excisões padrão com margens de 6 a 10 mm para CEC de alto a muito alto risco.[552-555] Sempre que a excisão padrão é utilizada, qualquer eritema ao redor da lesão de CEC deve ser incluído.

Radioterapia (RT)

Embora a cirurgia seja o pilar do tratamento CEC, a preferência do paciente e outros fatores podem levar à escolha da RT como tratamento primário para CEC de baixo risco e de alto risco/muito alto risco. Uma grande metanálise relatou taxas de recorrência de 5 anos de 6,7% e 10% após RT de CEC primário e recorrente, respectivamente.[60,398]

Radioterapia adjuvante (RTA)

RTA pode ser considerada caso a caso quando as margens cirúrgicas são incertas ou positivas ou ainda quando há alto risco de recorrência local.[355] Para invasão perineural extensa, envolvimento perineural clinicamente evidente ou envolvimento de nervos nomeados (particularmente na região da cabeça e pescoço) a RTA pode ser considerada.[60] Para doença regional que requer linfadenectomia, a RTA da cadeia linfonodal pode melhorar os resultados clínicos, particularmente se múltiplos linfonodos estiverem envolvidos e envolvimento extracapsular for observado.[556,557] A RT é contraindicada para condições genéticas que predispõem ao câncer de pele (p. ex. síndrome do nevo basocelular) e relativamente contraindicada para pacientes com doenças do tecido conjuntivo (p. ex. esclerodermia). A reirradiação não deve ser utilizada rotineiramente para doenças recorrentes.[60]

Quimioterapia adjuvante

Para estádio III e IV do CEC com metástases linfonodais ou a distância, a quimiorradioterapia adjuvante resulta em melhor sobrevida livre de recorrência do que a radioterapia adjuvante sozinha.[558] O regime mais comumente utilizado para CEC são 5-fluorouracil (5-FU)/cisplatina, 5-FU/carboplatina ou paclitaxel/combinações de carboplatina.[559] A quimioterapia tradicional é mal tolerada por pacientes idosos que compreendem a maioria daqueles com CEC avançado.[355]

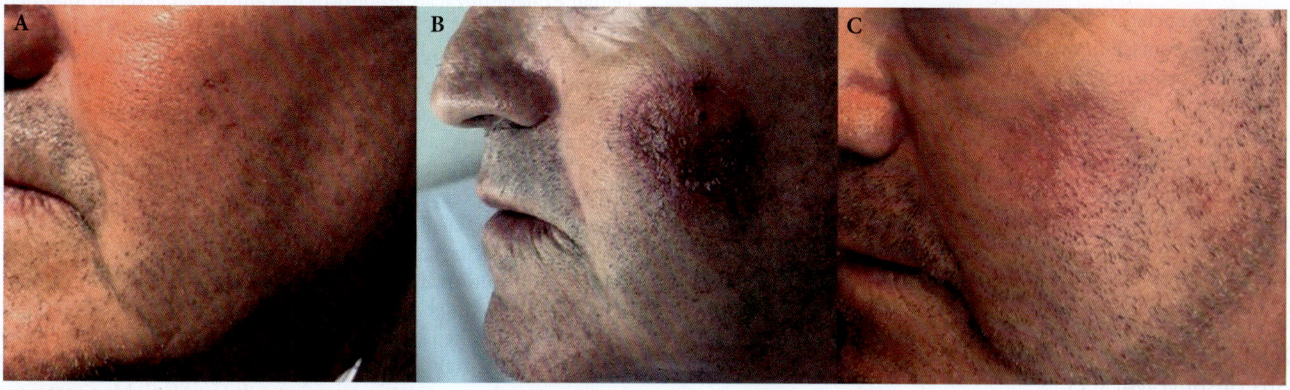

■ **Figura 122.32** Carcinoma de células escamosas *in situ*. **(A)** Placa eritemato-acastanhada, descamativa, mal delimitada. **(B)** Aspecto da lesão após uso de 5-fluorouracil por 30 dias 2 vezes ao dia. **(C)** Aspecto da lesão 30 dias após término do tratamento com 5-fluorouracil.

Terapias direcionadas e imunológicas

Terapias direcionadas e imunológicas vem sendo consideradas para aqueles pacientes com doença irressecável, não candidatos a radioterapia e aqueles com metástases a distância.

Inibidores do receptor do fator de crescimento epidérmico

O receptor do fator de crescimento epidérmico (EGFR) é expresso na superfície celular por 90% dos CEC e é responsável pela progressão do ciclo celular, proliferação, angiogênese e metástase através via da proteína quinase ativada Ras-Raf.[560] O uso do Cetuximabe para CEC é *off-label*. O'Bryan e colaboradores estudaram o uso de cetuximabe em CEC de muito alto risco, que definiram como CEC com invasão linfovascular, perineural, parótida, periorbitária, cartilaginosa ou óssea, metástases em trânsito ou metástases regionais ou distantes. Nesses cenários, o cetuximabe pode ajudar a prevenir a progressão da doença, com resposta sustentada após uma média de 2,5 anos de acompanhamento.[561] Enquanto aproximadamente metade dos pacientes respondem à terapia com EGFR, remissões sustentadas são incomuns.[355] O cetuximabe é geralmente bem tolerado, mas os potenciais efeitos adversos incluem fadiga, mal-estar, neuropatia sensorial periférica, cefaleia, descamação, erupção acneiforme, xerodermia, erupção cutânea, diarreia, perda de peso, neutropenia, aumento dos níveis de transaminase hepática e infecção.[355]

Anti-PD 1

Receptor da proteína de morte celular programada 1 (PD-1) é uma proteína transmembrana tipo I que é encontrado nas células T e que promove desativação dessas células.[562] Inibidores de PD-1 melhoram a vigilância do sistema imunológico, auxiliando no controle da proliferação de células malignas. A inibição de PD-1 está sendo investigada para CEC. Nenhuma toxicidade significativa do fármaco ou eventos adversos foram anotados. Dados da Fase I do ensaio Regeneron em PD-1 mostrou uma taxa de resposta de 52% e taxa de controle da doença de 70% em pacientes com doença localmente avançada irressecável ou CEC metastático. O tratamento foi bem tolerado, com evento adverso mais comum fadiga (19,2%).[563]

Seguimento e prevenção

Está bem estabelecido que 13% a 50% dos pacientes que apresentaram um CEC desenvolverão outro CEC dentro de 5 anos.[325,326,328] Isso representa pelo menos um aumento de 10 vezes no risco em comparação com a população em geral.[326,328] Pacientes com um CEC anterior também apresentam risco aumentado de desenvolver melanoma e CBC.[326,446] Portanto, a vigilância contínua em longo prazo desses pacientes é essencial, assim como a educação do paciente sobre proteção solar e autoexame regular da pele. Além disso, 70-80% das recorrências de CEC se desenvolvem dentro de 2 anos após a terapia inicial.[352,398,410,473,493] Portanto, um acompanhamento rigoroso desses pacientes durante esse período é essencial.

Pacientes com CEC de baixo risco podem ser acompanhados a cada 6 meses nos primeiros anos após diagnóstico. Já pacientes com antecedente de CEC de alto risco devem ser acompanhados de perto, pois mais de 75% das recorrências do CEC ocorrem dentro de 2 anos após o diagnóstico inicial.[352,564] Normalmente nos pacientes com estádios mais altos o seguimento a cada 4 meses para pele e cadeias linfonodais deve ser realizado. Para pacientes com risco particularmente alto de recorrência, a repetição de exames de imagem (RNM para casos de invasão de nervo nomeado; TC de cadeia linfonodal) a cada 6 meses por 2 anos pós-tratamento pode ser considerada.[355]

Quimioprofilaxia em paciente com risco aumentado para desenvolver CEC

Os pacientes que apresentam múltiplos CEC (mais que 10) têm um alto risco de doença linfonodal (26%).[444] Para pacientes que tiveram mais de 5 CEC invasivos (nenhum *in situ*) ou um único CEC de estádio alto, a quimioprofilaxia pode ser considerada.

Tratamento de campo com agentes tópicos

Para pacientes com campo de cancerização (queratose actínica disseminada/CEC *in situ*), as opções incluem 5-FU tópico, imiquimode, mebutato de ingenol, diclofenaco e retinoides tópicos. Os primeiros 4 agentes foram aprovados pelo FDA para o tratamento de queratoses actínicas e 5-FU também mostrou alta eficácia para tratamento do CEC *in situ*.[565] Imiquimode e o mebutato de ingenol não são práticos para tratar campo de cancerização, porque o primeiro pode levar à liberação de citocinas quando aplicado em grandes áreas. Ambos os produtos vêm em embalagens muito pequenas para uso em grandes áreas de superfície. O 5-FU é, portanto, a terapia tópica mais comum para doença de campo. Antes da aplicação dessas terapias tópicas, crostas hiperqueratóticas devem ser removidas sob anestesia local com lâmina ou cureta para garantir a penetração adequada do fármaco. Dados sobre os efeitos quimiopreventivos de retinoides tópicos são conflitantes. Alguns estudos mostram que retinoides tópicos podem reduzir o número de queratoses actínicas, tanto quando usados sozinho[566,567] como em combinação com outros tratamentos, como *laser* fracionado não ablativo.[568]

A terapia fotodinâmica (TFD) é realizada com metil 5-aminolevulinato (MAL) e ácido 5-aminolevulínico (5-ALA), como fotossensibilizador, que é rapidamente incorporado às células em proliferação, como aquelas em queratoses actínicas e CEC *in situ*. O fotossensibilizador exógeno e fonte de luz induz uma porfiria; acumulam-se mais porfirinas nas células neoplásicas do que nas células normais. Após a exposição a uma fonte de luz 1 a 3 horas depois, espécies reativas de oxigênio são gerados e induzem a destruição das células contendo o fármaco.[569] Mais recentemente, a *daylight* TFD surgiu como um protocolo equivalente ao TFD convencional, com menos dor.[570-572] Os pacientes são orientados a sentar em uma área com sombra dentro de 60 minutos após a aplicação do 5-ALA. Após 2,5 horas na sombra, o paciente é solicitado a lavar o 5-ALA com água e sabão. Nas próximas 48 horas, eles são informados usar roupas de proteção solar (ou seja, chapéu, manga comprida camisas e calças) e aplicar protetor solar à base de zinco ou titânio em todas as áreas expostas a luz solar.[355] A resposta completa com o 5-ALA é maior do que o 5-FU tópico quando medido em 12 meses (82% *versus* 48%, respectivamente; P 5,006), mas é um tratamento menos efetivo em comparação com abordagens cirurgias.[573] Acompanhamento de perto é recomendado se TFD for escolhida como opção de tratamento definitivo. A TFD pode ser realizada em 1 tratamento, com uma repetição opcional do tratamento 1 a 4 semanas depois. Os efeitos adversos da TFD incluem uma queimadura solar, reação com vermelhidão, descamação e desconforto com duração de 1 a 2 semanas.

Os retinoides são análogos da vitamina A naturais ou sintéticos. Como agentes orais, seu papel na quimioprofilaxia de câncer de pele envolvem a imunomodulação, indução de apoptose, controle do ciclo celular, inibição da ornitina descarboxilase, e a inibição da proliferação celular e queratinização, embora os mecanismos não sejam totalmente compreendidos.[574,575] Estudos mostram que os retinoides orais podem reduzir a desenvolvimento de carcinomas de queratinócitos em pacientes com xeroderma pigmentoso[576] e em pacientes que passaram por transplantes de órgãos.[577-579] Que e colaboradores iniciam retinoides orais quando o paciente apresenta desenvolvimento de 5 CECs ao longo de 2 a 3 anos, formação de um único CEC alto risco combinado com fotodano ou campo de cancerização que não foi controlado com 5-FU tópico ou TFD.[355] Recomendam iniciar com acitretina oral 10 mg em dias alternados com a dose aumentada a cada 4 semanas conforme tolerado para atingir uma dose oral final de 20 mg ao dia. O monitoramento laboratorial inclui hemograma, creatinina, painel lipídico e função hepática. O perfil lipídico e função hepática devem ser repetidos mensalmente à medida que a dose é aumentada e a cada 3 meses quando o paciente está em uma dose estável. Monitoramento de creatinina também é recomendada para pacientes com insuficiência renal ou transplante renal.[580] Os pacientes devem ser informados que acitretina se descontinuada, está associada a um rápido retorno do risco basal de formação de CEC, isto é, os efeitos terapêuticos desaparecem logo após a interrupção do medicamento.[581]

Nicotinamida (também conhecida como niacinamida) é uma forma amida da vitamina B3 e aumenta o reparo do dano ao DNA induzido pela radiação ultravioleta.[331] Também pode reduzir o nível de imunossupressão induzida pela radiação ultravioleta sem alterar a imunidade basal.[335] A eficácia da nicotinamida oral para a prevenção do carcinoma de queratinócitos foi demonstrada em um estudo randomizado australiano.[582] Neste estudo, 386 participantes imunocompetentes com história de mais de 2 carcinomas de queratinócitos nos últimos 5 anos foram tratados com 500 mg de nicotinamida duas vezes ao dia ou placebo por 12 meses. Os pacientes no grupo da nicotamida tiveram uma redução de 30% no número de novos CECs e uma redução de 13% em queratoses actínicas em 12 meses. Os efeitos colaterais da nicotinamida são mínimos, mas em altas doses (mais que 3 g/dia) pode causar insuficiência hepática.[583] Os benefícios da nicotinamida são promissores, mas faltam resultados de estudos prospectivos de longo prazo documentando seus efeitos crônicos na prevenção do câncer de pele. O uso de nicotinamida pode ser eficaz na redução do desenvolvimento de CEC e os efeitos terapêuticos desaparecem logo após a interrupção do medicamento.[60]

SÍNDROME DO NEVO BASOCELULAR

A síndrome do Nevo Basocelular (SNBC) ou síndrome de Gorlin ou síndrome de Gorlin Goltz, foi descrita por Gorlin e Goltz em 1960.[584] É uma doença rara, de herança autossômica dominante com penetrância completa e expressividade variável que se caracteriza pela predisposição tumoral, particularmente o desenvolvimento de múltiplos carcinomas basocelulares, juntamente com queratocistos odontogênicos e anormalidades esqueléticas. Pode também apresentar anormalidades neurológicas e oftalmológicas.[585,586]

Etiologia

É uma síndrome causada por mutações na via de sinalização *sonic hedgehog* (Hh) que resultam em proliferação de células tumorais.[587]

Epidemiologia

A incidência da SNBC é de 1 por 40 mil a 57 mil indivíduos[588] e nenhuma predileção por sexo foi observada.[589,590]

Patogênese

É uma genodermatose de herança autossômica dominante causada por mutações heterozigóticas no gene supressor de tumor patched 1 (PTCH1) na maioria dos casos. A perda da função de PTCH1 produz um aumento aberrante na atividade da via Hh que leva a proliferação de células tumorais e formação de múltiplos CBCs. Os indivíduos herdam uma cópia mutada do gene afetado como uma mutação germinativa, e então adquirirem uma mutação somática ou deleção.[587,590-600] Em 70% a 80% dos casos, os portadores da SNBC também têm familiares afetados, e aproximadamente 20% a 30% têm mutações *de novo*.[601,602]

Quadro clínico

A característica mais marcante da SNBC é o desenvolvimento de múltiplos CBCs. Os CBCs podem aparecer já na infância[603] e apresentam uma tendência de aumento de incidência entre a puberdade e os 35 anos.[590] Cerca de 13% dos pacientes com SNBC apresentam CBC aos 20 anos e aos 50 anos esse número chega a 80%.[604,605] Ao longo da vida, o número médio de CBCs relatados em pacientes SNBC varia de 8 a 160, porém alguns indivíduos podem apresentar mais de 500 lesões. Os fatores de risco para o desenvolvimento de CBCs nesses pacientes são idade, exposição à radiação ultravioleta e radiação ionizante.[606]

Os CBCs na SNBC podem variar em tamanho e número. A localização mais comum dessas lesões é face, tronco e membros, no entanto, os CBCs nesta síndrome podem ocorrer em locais não expostos ao sol com uma frequência maior do que CBCs esporádicos na população em geral. Se comportam da mesma maneira que os CBCs esporádicos e raramente metastatizam.[604] Eles são histologicamente indistinguíveis dos CBCs esporádicos (Figura 122.33).[607]

Pits palmoplantares podem estar presentes em 80% a 90% dos pacientes.[607,608] São mais comumente encontrados nas faces palmares do que plantares e tornam-se mais evidentes após a imersão das mãos e pés na água por 10 a 15 minutos.[609] Outros achados cutâneos que podem estar presentes na SNBC incluem nevos melanocíticos múltiplos, cistos de inclusão epidérmica e mília.[590]

Os queratocistos odontogênicos são a manifestação oral predominante de SNBC e podem ser encontrados em 75% a 89% dos pacientes, geralmente na mandíbula.[610,611] São lesões intraósseas benignas de origem odontogênica caracterizada por um comportamento agressivo com altas taxas de recorrência. Na maioria das vezes são assintomáticos, mas podem causar deslocamento dos dentes, edema, dor e parestesia de lábios e dentes.[598] Radiograficamente, aparecem como lesões radiotransplarentes únicas ou múltiplas. Outras manifestações orais da SNBC incluem má oclusão, prognatismo, ectopia dentária, agenesia dentária, fenda palatina ou labial.[605]

O meduloblastoma é a segunda neoplasia maligna mais comum na SNBC, acomete aproximadamente 5% dos pacientes e geralmente se desenvolve nos primeiros 2 anos de vida, com uma predominância masculina de 3:1.[598,612,613]

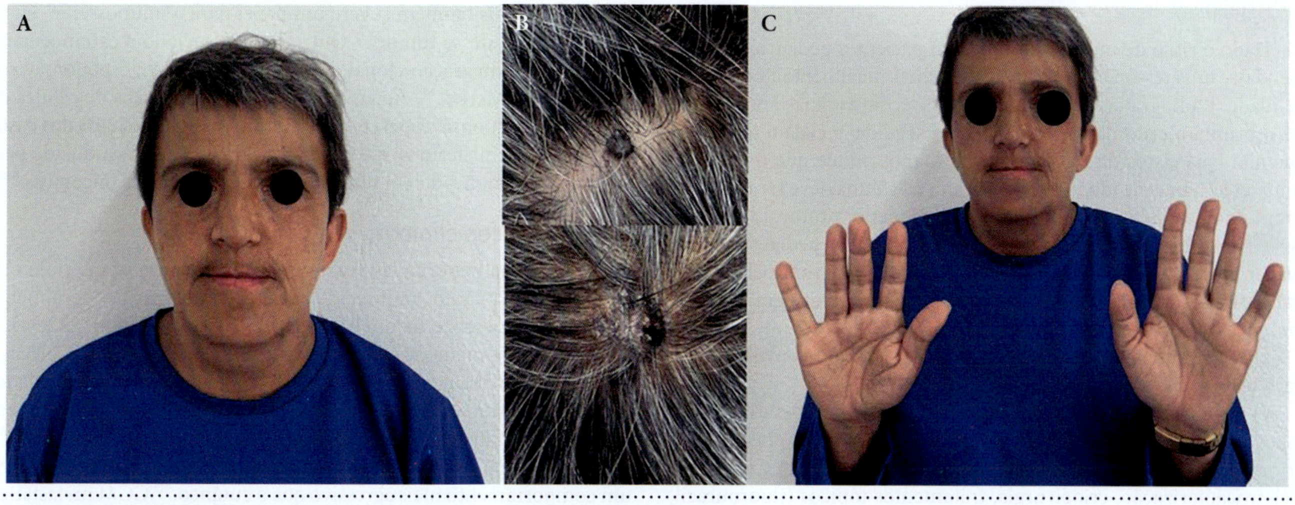

Figura 122.33 Paciente portadora da síndrome de Gorlin ou síndrome do nevo basocelular. **(A)** Nota-se o hipertelorismo e a macrocefalia. **(B)** 2 carcinomas basocelulares pigmentados sincrônicos no couro cabeludo. **(C)** Pits palmares.

Os portadores da SNBC podem apresentar convulsões, retardo mental e outras anormalidades neurológicas. A calcificação da foice cerebral é um achado radiológico encontrado em 65% a 90% dos indivíduos afetados pela SNBC. Anomalias musculoesqueléticas são muito comuns, ocorrendo em 60% a 75% dos pacientes e geralmente são congênitas. São elas: costelas bífidas ou partidas, bossa frontal, fenda labial/palatina, fusão corpos vertebrais, *pectus excavatum*, sindactilia, macrocefalia e polegares hipoplásicos. Podem ocorrer anormalidades oftalmológicas, como hipertelorismo, cegueira congênita, catarata, estrabismo e colobomas da retina ou da íris.[611,612,614,616]

Os fibromas ovarianos podem estar presentes em 6% a 43% das mulheres afetadas pelo SNBC.[610] e geralmente se desenvolvem em puberdade, e com frequência são bilaterais.[611] Fibromas cardíacos foram relatados em 3% dos casos e ocorrem principalmente em crianças.[610]

Diagnóstico

O diagnóstico de SNBC requer a presença de 2 critérios maiores ou um critério maior e dois menores.[612]

Os **critérios maiores** incluem: mais que 2 CBCs ou um CBC diagnosticado antes dos 20 anos, calcificação lamelar da foice cerebral em menores 20 anos de idade, queratocistos odontogênicos da mandíbula confirmados histologicamente, dois ou mais *pits* palmar ou plantar, costelas bífidas/fundidas, parente de primeiro grau acometido pela SNBC.[612]

Os **critérios menores** incluem: meduloblastoma, circunferência cefálica aumentada, malformações congênitas (bossa frontal, face grosseira, fenda palatina/labial, hipertelorismo moderado a severo), anormalidades radiológicas (fusão da cela túrcica, hemivértebras, fusão ou alongamento dos corpos vertebrais, defeitos de modelamento das mãos e pés ou radiolucência em forma de chama das mãos ou pés), fibromas ovarianos ou cardíacos.[612]

O teste genético para PTCH1 pode ser indicado em algumas situações. São elas: confirmação diagnóstica em pacientes sem critérios diagnósticos clínicos suficientes; testes preditivos para pacientes em risco com um membro da família afetado, mas que não atendem aos critérios clínicos; teste pré-natal se houver uma mutação familiar conhecida.[612]

Seguimento e tratamento

Os pacientes que atendem aos critérios diagnósticos do SNBC devem ser acompanhados por uma equipe multidisciplinar composta por dermatologista, pediatra, geneticista clínico, neurologista, oftalmologista, cirurgião-dentista, entre outros profissionais de saúde.[586,612] O dermatologista deve realizar uma vigilância rigorosa desses pacientes com exame dermatológico completo para diagnosticar e tratar os CBCs quando presentes. Os pacientes pediátricos devem ser rastreados anualmente até o primeiro CBC e, a seguir, fazer a triagem pelo menos a cada 6 meses. Os adultos devem ser avaliados pelo menos a cada 4 meses.[336,617-619]

Dado o risco de meduloblastoma em pacientes pediátricos, recomenda-se uma ressonância magnética cerebral anualmente até os 8 anos de idade. Radiografias da mandíbula são recomendadas anualmente até o primeiro cisto da mandíbula e, em seguida, a cada 6 meses até que não haja cistos da mandíbula por 2 anos ou até que o paciente complete 21 anos de idade. A Radiografia da coluna deve ser realizada com 1 ano de idade e repetir se sintomático ou por protocolo de escoliose. Ecocardiograma é recomendado em pacientes pediátricos para avaliar presença de fibromas cardíacos. A ultrassonografia pélvica esta indicada para as pacientes na menarca ou aos 18 anos para avaliar a presença de fibromas ovarianos.[612]

O rastreamento anual da fala, visão, audição e desenvolvimento deve ser realizado em pacientes pediátricos com SBNC.[612]

O tratamento de CBCs na síndrome de Gorlin é desafiador em função do número de neoplasias. Quando os tumores são pequenos e primários, dar preferência aos procedimentos mais simples. Curetagem e eletrocauterização, criocirurgia, tratamentos tópicos (fluorouracil, imiquimode ou terapia fotodinâmica), excisão cirúrgica e cirurgia micrográfica de Mohs foram relatados. O vismodegib, pode ser usado, no entanto, os efeitos colaterais podem ser limitantes e o ocorre retorno das lesões após a suspensão da medicação. A radioterapia é contraindicada em pacientes com SNBC.[612]

CARCINOMA DE CÉLULAS DE MERKEL

Em 1972 o patologista Cyril Toker identificou um carcinoma da pele com rede trabecular e grânulos intracelulares, ao qual atribuiu o nome de carcinoma trabecular da pele.[620] Posteriormente, esse tumor teve sua nomenclatura alterada para carcinoma de células de Merkel (CCM) pela similaridade entre as células do tumor e as células de Merkel presentes na camada basal da epiderme ao redor dos folículos pilosos. Essas células desempenham um papel de mecanorreceptores para estímulo tátil e são associadas a nervos sensoriais aferentes, síntese de somatostatina e outros efeitos endócrinos e parácrinos, por isso sua designação "neuroendócrina".

É um tumor neuroendócrino raro da pele, associado a alto risco de recorrência local e metástases a distância.[621-624)]

Epidemiologia

O CCM é uma malignidade cutânea extremamente rara. Como base de comparação, para cada CCM diagnosticado, existem 33 melanomas.[625,626] Sua incidência vem aumentando nos últimos 30 anos.[625] Esse aumento pode ser explicado em parte pelas melhorias nas técnicas de diagnóstico. A prevalência de CCM varia entre grupos étnicos e áreas geográficas. Afeta mais comumente homens brancos idosos, acima da sétima década de vida e com história de intensa exposição solar. É aproximadamente 25 vezes mais comum em brancos em comparação com outros grupos étnicos.[625]

Geograficamente, o MCC mostra uma predileção por pacientes de pele clara que vivem em áreas com altos índices radiação UV B. Geralmente ocorre em áreas de pele com fotodano, sendo a região da cabeça e pescoço a mais acometida. Em pacientes mais jovens, o tronco é o local preferido; em afro-americanos, a extremidade inferior é mais comum.[625,627] CCM foi relatado em crianças, mas é extremamente raro em pessoas mais jovens.[628,629]

O CCM está associado à imunossupressão. Em comparação com a taxa na população em geral, a incidência é 10 vezes maior entre os indivíduos infectados pelo HIV,[630] 5 a 10 vezes maior entre transplantados de órgãos sólidos[631] e aproximadamente 40 vezes maior entre os pacientes com leucemia linfocítica crônica.[632]

Patogênese

A relação entre RUV e CCM, foi bem descrita em numerosos estudos epidemiológicos.[625,633,634] Pacientes com psoríase tratados com psoraleno e fototerapia com UVA apresentam uma taxa 100 vezes maior de MCC que a população em geral.[635] A predominância de CCM em pacientes idosos também sugere um papel para a imunossenescência na patogênese desse tumor.[636] Outro fator associado a carcinogênese no CCM é a integração clonal do genoma do DNA do poliomavírus de células de Merkel.[637] Acredita-se que o poliomavírus de células de Merkel seja responsável pela transformação maligna em 80% dos casos de CCM do hemisfério norte, enquanto o dano ao DNA induzido pela RUV estaria implicado em tumores negativos para este oncovírus.[638]

Características clínicas

O CCM na maioria das vezes se apresenta como um nódulo eritematoso ou violáceo, endurecido em áreas fotoexpostas, geralmente na cabeça ou pescoço de um homem branco idoso (Figura 122.34). É comum o crescimento rápido com ou sem ulceração. Pápulas, placas e estruturas semelhantes a cistos, tumores pruriginosos nas extremidades inferiores (Figura 122.35), lesões pedunculadas, massas subcutâneas e pápulas teleangiectásicas também foram relatados na literatura.[639-641] Embora raro, o CCM mucoso é uma entidade clínica conhecida e exibe um comportamento mais agressivo que o cutâneo.[642] CCM metastático sem primário conhecido também foi relatado e representa 4% de todos os casos de CCM.[643,644]

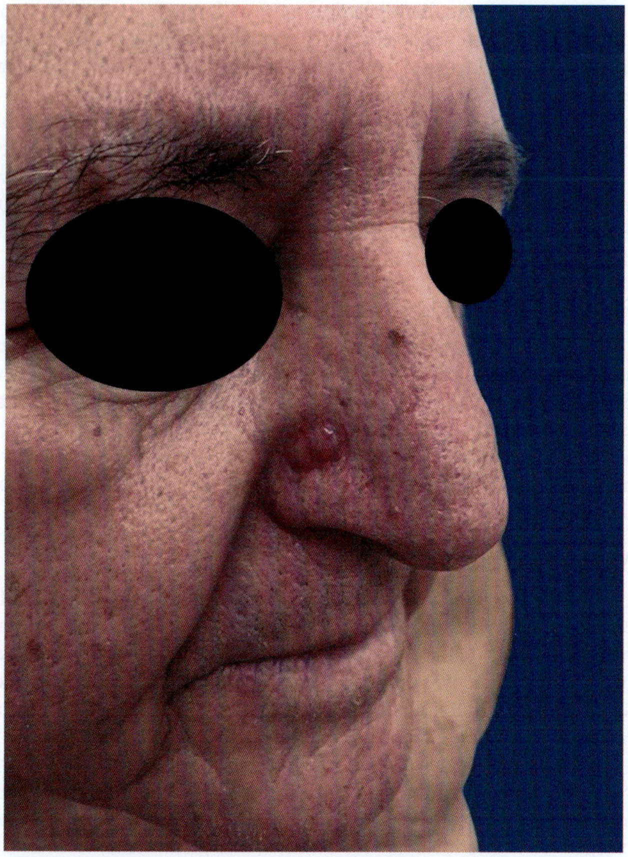

■ **Figura 122.34** Carcinoma de células de Merkel. Nódulo eritematoso no nariz de paciente fototipo II com história de exposição solar intensa durante a vida.

Dois terços dos pacientes com CCM apresentam apenas doença local, mas doença linfonodal ou metastática no momento do diagnóstico não é incomum.[645] Em até 10% dos casos, o CCM é diagnosticado por biópsia de linfadenomegalia, sem evidência clínica de lesão cutânea primaria. Nesses casos, o prognóstico é mais favorável do que em casos de CCM cutâneo com metástase linfonodal.[646]

Diagnóstico

A apresentação clínica do CMM é inespecífica e variada o que pode retardar o diagnóstico. Geralmente o paciente procura consulta médica pelo crescimento rápido da lesão. Heat e colaboradores desenvolveram o acrônimo **AEIOU** para relembrar características clínicas relevantes do CCM e do paciente: lesão **A**ssintomática, **E**volução rápida, **I**munossupressão, ***O****lder then 50 years* (acima de 50 anos), exposição a **U**ltravioleta.[647]

Quando paciente apresenta uma lesão suspeita, a dermatoscopia pode ajudar a orientar a biópsia. A dermatoscopia do CCM não apresenta um padrão clássico, mas alguns achados dermatoscópicos já foram relatados para o CCM, são eles: polimorfismo vascular com ruptura da arquitetura, áreas vermelhas leitosas, áreas branco brilhosas e vasos arboriformes de grande calibre.[648]

Quando a hipótese diagnóstica de CCM é aventada pelo quadro clínico e/ou dermatoscópico, paciente deve ser submetido a biópsia para avaliação histopatológica a fim de confirmar o diagnóstico. Além disso, deve-se realizar um exame completo da pele e dos linfonodos para avaliar sinais de metástase cutânea ou linfonodal.[645]

A avaliação histopatológica é fundamental para o diagnóstico de CCM. Nas colorações padrão de hematoxilina e eosina, o CCM é tipicamente caracterizado como um tumor dérmico com ninhos de células basaloides aglomeradas, os núcleos das células tumorais exibem caracteristicamente um padrão granular fino de cromatina sal-e-pimenta, nucléolos indistintos e citoplasma escasso (Figura 122.36).[649] Numerosas figuras mitóticas e células necróticas são comuns. A invasão linfática é frequente. Foi descrito um espectro de características citológicas de células pequenas a intermediárias e grandes; o tipo celular intermediário é o mais comum.[650,651] Uma variante de pequenas células do CCM exibe características histopatológicas sobrepostas com o linfoma cutâneo. Alguns CCM mostram um componente de células tumorais dentro da epiderme (CCM epidermotrópico). Em casos muito raros, as células neoplásicas estão limitadas à epiderme ou ao epitélio folicular, podendo constituir CCM *in situ*; este pode ser confundido com carcinoma de células escamosas *in situ*, melanoma *in situ* ou outras malignidades intraepidérmicas pagetoides.[652] Em função do amplo diagnóstico diferencial com implicações significativas para prognóstico e tratamento, a imunohistoquímica é frequentemente usada para confirmar o diagnóstico. Uma combinação de marcadores de neurofilamentos, CK-20 (Figura 122.37), CK7 e fator de transcrição 1 da tireoide (TTF1) tem uma alta sensibilidade e especificidade para distinguir CCM de seus imitadores histopatológicos. Marcadores neuroendócrinos (cromogranina, sinaptofisina, enolase específica e CD56) também podem auxiliar o diagnóstico.[653]

O diagnóstico diferencial clínico inclui carcinoma basocelular, carcinoma espinocelular, melanoma amelanótico, fibroxantoma atípico, linfoma, metástases cutâneas e cisto.[39] O diagnóstico diferencial histopatológico inclui: CBC, melanoma, carcinoma écrino, CEC pouco diferenciado e metástase de carcinoma neuroendócrino, Sarcoma de Ewing, neuroblastoma, leucemia cutânea e carcinoma pouco diferenciado (p. ex. câncer de pulmão de pequenas células metastático).[645]

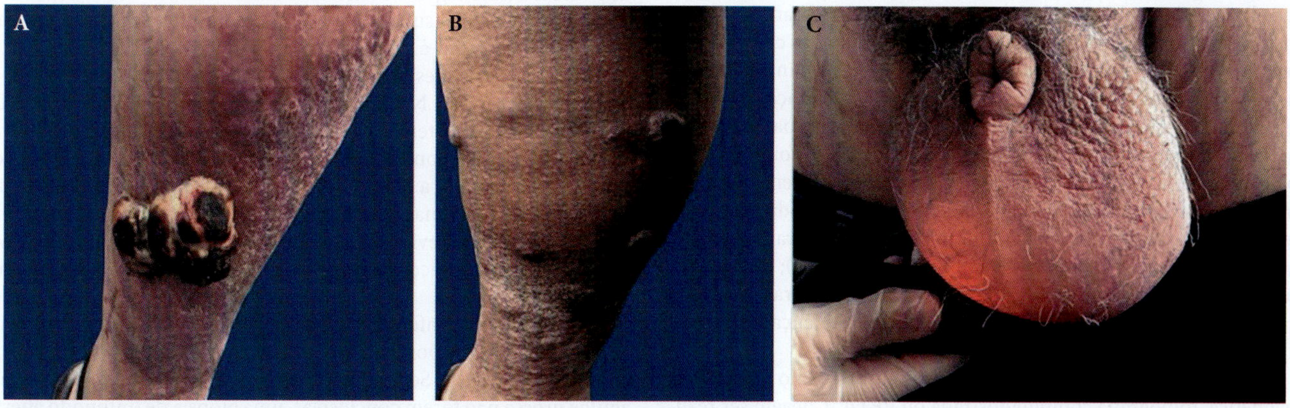

■ **Figura 122.35** Carcinoma de células de Merkel. **(A)** Tumor na região lateral da perna direita com superfície crostosa, sangrante e com áreas de necrose. **(B)** Lesões satélites/metástases em trânsito: lesões nodulares e violáceas na panturrilha da perna. **(C)** Hidrocele decorrente de linfadenomegalia inguinoilíaca evidenciada pela transiluminação.

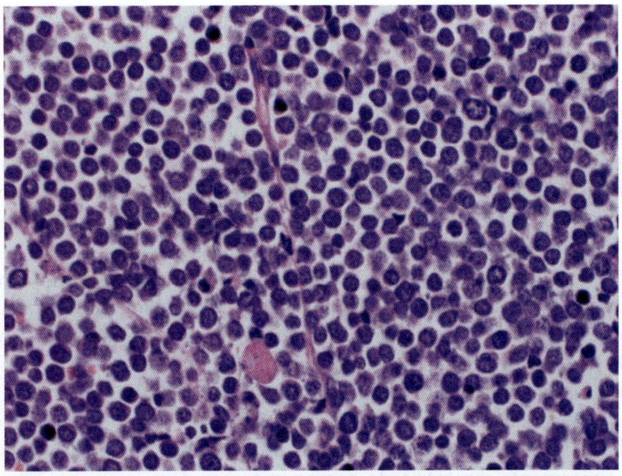

■ **Figura 122.36** Carcinoma de células de Merkel (aumento de 400x; hematoxilina e eosina). A neoplasia exibe o padrão de "pequenas células redondas e azuis", sendo evidenciado o aspecto granular da cromatina em " sal com pimenta", característico de neoplasias neuroendócrinas.

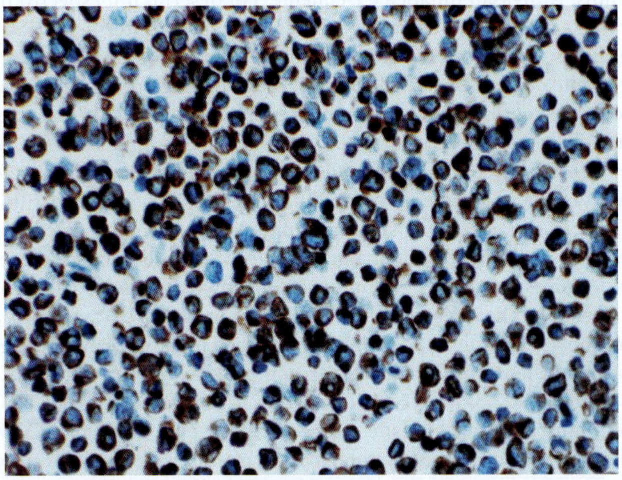

■ **Figura 122.37** Ao exame imunohistoquímico (aumento de 400x), nota-se a expressão da citoqueratina 20 (CK20) nos padrões citoplasmático e em pontos perinucleares (padrão *dot-like*), tão clássica dos carcinomas de células de Merkel. Importante ressaltar que, em raros casos, a marcação de CK20 pode ser negativa.

Estadiamento

Uma vez estabelecido o diagnóstico de CCM com base clínica e histopatológica, o estadiamento adequado deve ser realizado. Pacientes com linfonodos palpáveis devem ser encaminhados para aspiração com agulha fina ou biópsia. Para aqueles com linfonodos clinicamente negativos, a ferramenta mais confiável para avaliar os linfonodos regionais é pesquisa do linfonodo sentinela (LNS). A avaliação do LNS é recomendada porque aproximadamente 25% a 30% dos pacientes sem alterações linfonodais ao exame clínico, apresentam linfonodos patologicamente positivos.[654,655] Mesmo pacientes com pequenos tumores primários têm um risco significativo de doença linfonodal, variando de 14% de risco de envolvimento linfonodal regional para tumores de 0,5 cm a 25% para tumores de 1,7 cm (tamanho médio); esses dados são consistentes com outros estudos recentes que mostram que 24% a 42% dos pacientes com tumores pequenos têm doença linfonodal clinicamente oculta.[656-658]

Exames de imagem no momento do diagnóstico como ressonância magnética, tomografia computadorizada ou PET/CT devem ser realizados conforme indicação clínica (para identificar metástases distantes em pacientes com risco para isso ou para avaliar metástases linfonodais em pacientes que não toleram ou que declinaram a pesquisa de LNS).[645]

O sistema de estadiamento do American Joint Committee on Cancer para CCM foi revisado em 2017 para ajudar os médicos a estratificar melhor os pacientes em grupos com base em sua sobrevida prevista, enfatizando a diferença entre o estadiamento determinado clínica e patologicamente (Quadro 122.4). Esta revisão também incluiu uma mudança na classificação N para doença metastática regional para refletir melhor prognóstico aos "primários desconhecidos". O estádio IIIA agora inclui pacientes com doença linfonodal oculta (T1-4 N1a M0) e aqueles com doença linfonodal clinicamente positiva com primário desconhecido (T0 N1b M0).

Prognóstico e fatores preditivos

O CCM é um tumor agressivo com mau prognóstico, especialmente se houver evidência de doença metastática. A sobrevida geral em 5 anos é de aproximadamente 51% para doença local, 35% para doença nodal e 14% para doença com metástase a distância.[644]

Vários pequenos estudos desde 2010 mostraram que CCM positivo para poliomavírus de células de Merkel tem um prognóstico melhor do que os negativos.[659,660]

Manejo e tratamento

A baixa incidência desse tumor torna desafiadora a realização de ensaios clínicos prospectivos robustos. Como resultado, a maioria das recomendações de manejo e tratamento baseia-se em séries de casos, revisões retrospectivas e opinião de especialistas. Pela complexidade, agressividade e individualidade de cada caso, o CCM é mais bem tratado por uma equipe multidisciplinar.[661]

A excisão cirúrgica do tumor primário é normalmente o primeiro passo no tratamento de MCC localizado. O objetivo geral é estabelecer margens histológicas livres quando clinicamente viável.[195,662] A margem cirúrgica ideal não foi definida, mas geralmente, varia de 1 a 3 cm.[75,663] Alguns estudos sugeriram que com margens amplas de 2 a 3 cm estão associadas a uma redução na taxa de recorrência local,[664-666] enquanto outros não mostraram diferença com margens maiores que 1 cm.[654] As diretrizes atuais da National Comprehensive Cancer Network (NCCN) recomendam a excisão com margens de 1 a 2 cm até a fáscia ou periósteo (nível de evidência III).[75] As margens cirúrgicas devem se adequar à morbidade da cirurgia. A taxa de recidiva local após excisão ampla para uma lesão localizada no CCM varia de 25% a 40%.[663,664,666] A cirurgia micrográfica de Mohs (CMM) é uma opção cirúrgica que oferece como principal vantagem a avaliação completa da margem histológica periférica e profunda, além de, secundariamente, poupar o tecido saudável. As taxas de recorrência após CMM variaram de 5% a 22%, mas o número de estudos avaliando os resultados do CMM para CCM é limitado.[663-665] CMM é realizada, a porção central do tumor (*debulking*) deve ser encaminhado para microestadiamento com cortes na parafina. Se uma biópsia do linfonodo sentinela (LNS) for planejada, deve ser realizada antes da excisão local ampla ou CMM, porque a excisão cirúrgica antes do LNS pode potencialmente alterar os padrões de drenagem linfática. Em sítios anatômicos onde a excisão resultaria em danos substanciais com comprometimento funcional, ou se o paciente não é um candidato cirúrgico, a radioterapia para o tratamento de tumores primários é uma alternativa viável.[666,667]

Com relação ao LNS, um terço dos pacientes com linfonodos clinicamente negativos terá uma biópsia de linfonodo sentinela positiva. A biópsia de LNS é considerada importante pois fornece informações prognósticas e ajuda a identificar pacientes que podem se beneficiar de tratamento regional adicional (linfadenectomia ou radioterapia adjuvante).[668] A sobrevida de 5 anos para pacientes com LNS positivo é de 50% a 62%, em comparação com 60% a 80% para aqueles com LNS negativo.[654,669]

Pacientes com linfonodos clinicamente suspeitos requerem confirmação patológica por meio de aspiração com agulha fina ou biópsia com agulha grossa.[75] Se a aspiração com agulha fina ou a biópsia por agulha grossa não forem conclusivas, uma biópsia de linfonodo aberta deve ser realizada. Se a disseminação linfática for detectada, tomografia por emissão de pósitrons/tomografia computadorizada (PET/TC) é indicada para avaliar metástases a distância.[670,671]

Quadro 122.4 Sistema de estadiamento do carcinoma de células de Merkel da 8ª edição do American Joint Committee on Cancer.

Estádio	Tumor primário	Linfonodo (LN)	Metástases
0	*In situ* (apenas dentro da epiderme)	Sem metástase linfonodal regional	Ausência de metástases a distância
I Clínico*	Dimensão máxima do tumor ≤ 2 cm	LN negativos pelo exame clínico (exame patológico não realizado)	Ausência de metástases a distância
I Patológico**	Dimensão máxima do tumor ≤ 2 cm	LN negativos pelo exame patológico	Ausência de metástases a distância
IIA Clínico	Tumor > 2 cm	LN negativos pelo exame clínico (exame patológico não realizado)	Ausência de metástases a distância
IIA Patológico	Tumor > 2 cm	LN negativos pelo exame patológico	Ausência de metástases a distância
IIB Clínico	Tumor primário invade osso, músculo, fáscia ou cartilagem	LN negativos pelo exame clínico (exame patológico não realizado)	Ausência de metástases a distância
IIB Patológico	Tumor primário invade osso, músculo, fáscia ou cartilagem	LN negativos pelo exame patológico	Ausência de metástases a distância
III Clínico	Tumor de qualquer tamanho/profundidade	LN positivos pelo exame clínico (sem exame patológico realizado)	Ausência de metástases a distância
IIIA Patológico	Tumor de qualquer tamanho/profundidade	LN positivos pelo exame clínico (sem exame patológico realizado)	Ausência de metástases a distância
	Não detectado ("primário desconhecido")	LN positivos pelo exame clínico e confirmado pelo exame patológico	Ausência de metástases a distância
IIIB Patológico	Tumor de qualquer tamanho/profundidade	LN positivos por exame clínico e confirmados via exame patológico OU metástase em trânsito***	Ausência de metástases a distância
IV Clínico	Tumor de qualquer tamanho/profundidade	Acometimento de LN regional +/−	Metástases a distância detectada pelo exame clínico
IV Patológico	Tumor de qualquer tamanho/profundidade	Acometimento de LN regional +/−	Metástases a distância detectada pelo exame patológico

*A detecção clínica de doença linfonodal ou metastática pode ser feita por inspeção, palpação e/ou imagem.
**A detecção/confirmação patológica da doença linfonodal pode ser por biópsia de linfonodo sentinela, linfadenectomia ou biópsia por agulha fina; e a confirmação patológica da doença metastática pode ser por meio de biópsia da metástase suspeita.
***Metástase em trânsito: um tumor distinto da lesão primária e localizado.
(1) entre a lesão primária e os gânglios linfáticos regionais de drenagem ou (2) distal à lesão primária.
Fonte: Modificado de AJCC Cancer Staging Manual, 8th edition, Springer International Publishing, New York, 2017. ENE, Extranodal extension e Coggshall K, Tello TL, North JP, Yu SS. Merkel cell carcinoma: An update and review: Pathogenesis, diagnosis, and staging. J Am Acad Dermatol. 2018 Mar;78(3):433-442.[500,645]

O benefício da radioterapia adjuvante para pacientes com CCM localizado que apresentaram margens cirúrgicas livres e LNS negativo tem sido controverso, embora estudos recentes tenham fornecido suporte crescente para seu uso. As diretrizes da NCCN afirmam que a observação clínica sem radioterapia adjuvante pode ser considerada para um subconjunto de pacientes imunocompetentes, com tumores de baixo risco menores que 1 cm de tamanho, amplamente excisados e livres de invasão linfovascular.[211,672-674] Considera-se radioterapia adjuvante apenas para o local primário se o LNS for negativo, mas deve-se incluir a cadeia linfonodal se o LNS for positivo. As indicações para consideração de radioterapia profilática para a cadeia linfonodal de drenagem incluem imunossupressão, extensa invasão linfovascular ou quando o LNS não é realizado ou é potencialmente impreciso.

O manejo da lesão primária está resumido na Figura 122.38 e o manejo do paciente com linfadenomegalia palpável, na Figura 122.39.

A quimioterapia adjuvante tem sido usada principalmente como paliação em pacientes com CCM avançado. Os esquemas mais comuns são carboplatina (ou cisplatina) e etoposido ou uma combinação de ciclofosfamida, doxorrubicina (ou epirrubicina) e vincristina. As taxas de resposta inicial variam de 53% a 76%, mas essas respostas raramente são mantidas.[675-678] A sobrevida média livre de progressão varia de 3 a 8 meses, com doença progressiva se desenvolvendo em 90% dos pacientes em 10 meses. A quimioterapia está associada a um alto risco de toxicidade, particularmente em pacientes maiores de 65 anos de idade. Os efeitos adversos mais comuns são mielossupressão, sepse, fadiga, alopecia, náuseas/vômitos e lesão renal.[679,680]

Alterações genéticas e epigenéticas levam muitos cânceres a produzir antígenos que podem ser reconhecidos pelo sistema imunológico.[681] Avanços na imunoterapia forneceram um meio para ativar uma resposta antitumoral celular em alguns tipos de câncer.[682-684] A imunoterapia é de particular interesse em CCM porque os tumores positivos para poliomavírus de células de Merkel expressam oncoproteínas virais, e tumores negativos para o vírus têm uma alta carga mutacional associados à produção de neoantígenos, ambos servem como alvos imunoterapêuticos. O pembrolizumabe (anticorpo monoclonal antiPD-1) foi adicionado às opções de tratamento pelo NCCN para MCC metastático. O avelumabe, um anticorpo monoclonal que inibe especificamente o PD-L1teve sua aprovação para o tratamento do CCM metastático pela Food and Drug Administration (FDA).[661]

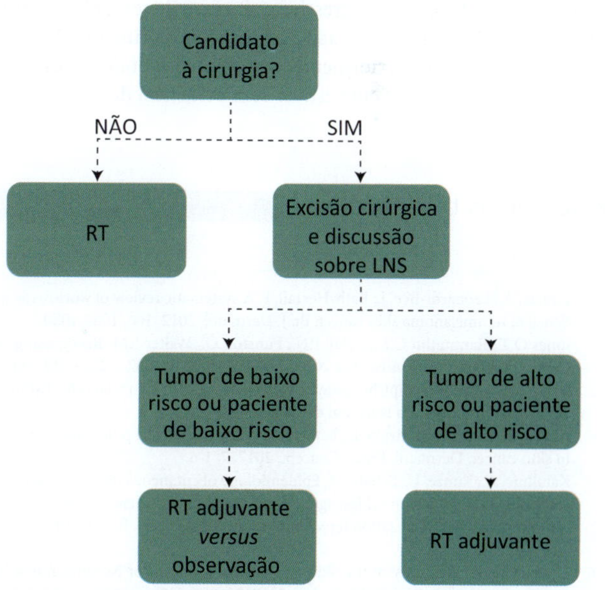

■ **Figura 122.38** Manejo da lesão primária. 1) Tumor de baixo risco é definido como menor que 1 cm de tamanho, amplamente excisado e livre de invasão linfática ou intravascular. 2) Os pacientes de baixo risco são imunocompetentes.
RT: radioterapia; LNS: biópsia de linfonodo sentinela.
Fonte: Modificada de Tello et al.[661]

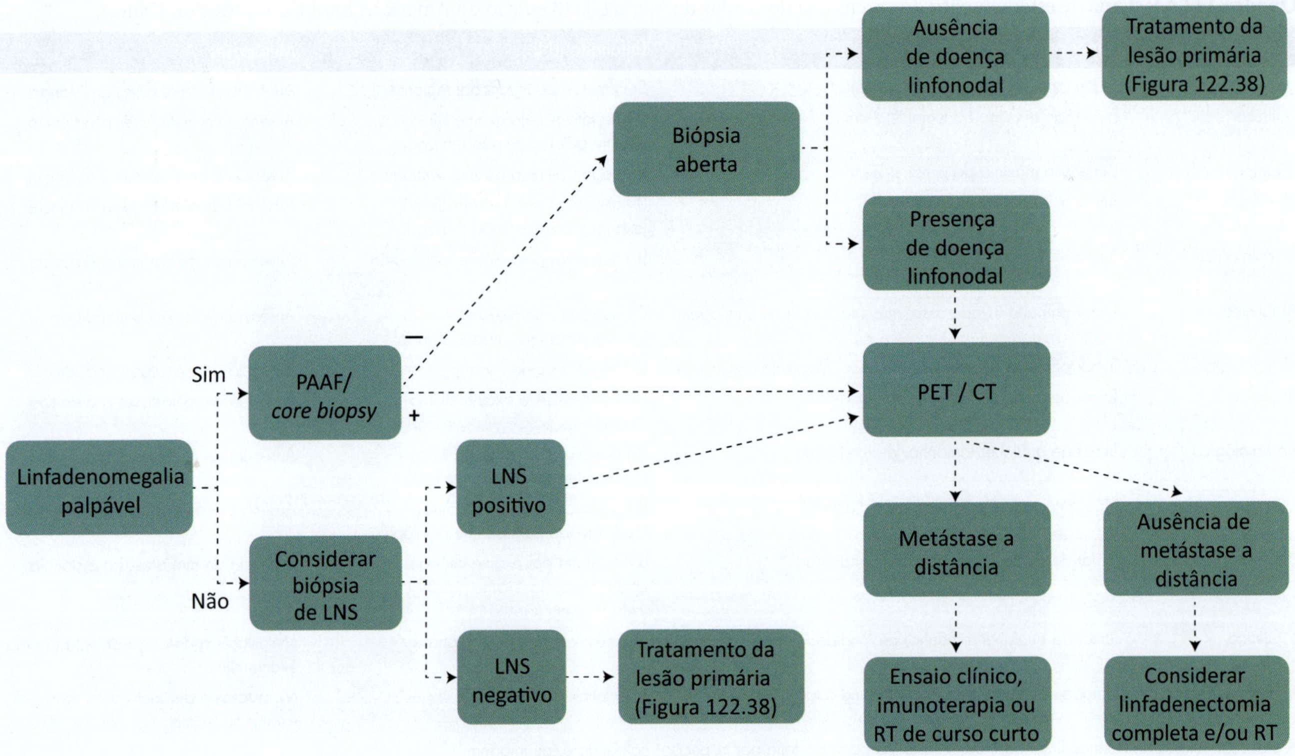

■ **Figura 122.39** Manejo do paciente com linfadenomegalia palpável.

PAAF: punção aspirativa por agulha fina; *Core biopsy:* punção por agulha grossa; LNS: linfonodo sentinela; PET/CT: tomografia por emissão de pósitrons/tomografia computadorizada; RT: radioterapia.

Fonte: Modificada de Tello et al.[661]

Seguimento

O CCM apresenta alto risco de recorrência, metástase e óbito. De 80% a 90% das recorrências acontecem nos primeiros 2 anos. O local mais comum de recorrência é a cadeia linfonodal de drenagem,[685] enquanto metástases a distância são mais encontradas no fígado, osso, cérebro, pulmão e pele.

Em função da natureza agressiva e alta taxa de recorrência, os pacientes devem ser avaliados a cada 3 a 4 meses nos primeiros 2 a 3 anos após o tratamento. Posteriormente, o seguimento pode ser espaçado de 6 a 12 meses, se o paciente estiver sem evidência de doença. Deve ser realizado exame dermatológico completo e avaliação de cadeias linfonodais a cada consulta. Controle com exames de imagem deve ser considerado para casos de pacientes de alto risco, incluindo aqueles com doença linfonodal, características tumorais de alto risco ou imunossupressão. PET/CT demonstrou ter uma sensibilidade mais alta comparada à tomografia computadorizada isoladamente, e tem sido útil para detectar doença subclínica.[671,686]

Em tumores positivos para poliomavírus de células de Merkel, o rastreamento de títulos de anticorpos contra este oncovírus parece se correlacionar com a atividade da doença, porém ainda é experimental.

Referências bibliográficas

1. Lomas, A.; Leonardi-Bee, J.; Bath-Hextall, F. A systematic review of worldwide incidence of nonmelanoma skin cancer. Br. J. Dermatol. 2012, 166, 1069-1080.
2. Jones O.T., Ranmuthu C.K.I., Hall P.N., Funston G., Walter F.M. Recognising Skin Cancer in Primary Care. Adv. Ther. 2020;37:603-616. doi: 10.1007/s12325-019-01130-1.
3. https://www.gov.br/inca/pt-br/assuntos/cancer/tipos/pele-nao-melanoma. Estimativa 2020 – INCA – Instituto Nacional de Câncer.
4. Apalla, Z.; Lallas, A.; Sotiriou, E.; Lazaridou, E.; Ioannides, D. Epidemiological trends in skin cancer. Dermatol. Pract. Concept. 2017, 7, 1-6.
5. Katalinic, A.; Kunze, U.; Schafer, T. Epidemiology of cutaneous melanoma and non-melanoma skin cancer in Schleswig-Holstein, Germany: Incidence, clinical subtypes, tumour stages and localization (epidemiology of skin cancer). Br. J. Dermatol. 2003, 149, 1200-1206.
6. Losquadro, W. Anatomy of the Skin and the Pathogenesis of Nonmelanoma Skin Cancer. Facial Plast. Surg. Clin. N. Am. 2017, 25, 283-289.
7. Eide, M.J.; Weinstock, M.A. Epidemiology of skin cancer. In Cancer of the Skin, 2nd ed.; Rigel, D.S., Robinson, J.K., Ross, M., Friedman, R.J., Cockerell, C.J., Lim, H.W., Stockfleth, E., Kirkwood, J.M., Eds.; Elsevier: Amsterdam, The Netherlands, 2011; pp. 44-55.
8. Fahradyan A, Howell AC, Wolfswinkel EM, Tsuha M, Sheth P, Wong AK. Updates on the Management of Non-Melanoma Skin Cancer (NMSC). Healthcare (Basel). 2017 Nov 1;5(4):82. doi: 10.3390/healthcare5040082. PMID: 29104226; PMCID: PMC5746716.
9. Fears, T.; Scotto, J.; Schneiderman, M. The Authors Reply. Am. J. Epidemiol. 1978, 107, 260-262. [CrossRef] 15. Armstrong, B.; Cust, A. Sun exposure and skin cancer, and the puzzle of cutaneous melanoma. Cancer Epidemiol. 2017, 48, 147-156.
10. Hampras, S.; Locke, F.; Chavez, J.; Patel, P.S.; Giuliano, A.R.; Miller, K.; Gheit, T.; Tommasino, M.; Rollison, D.E. Prevalence of cutaneous viral infections in incident cutaneous squamous cell carcinoma detected among chronic lymphocytic leukemia and hematopoietic stem cell transplant patients. Leuk. Lymphoma 2017, 1-7.
11. Hiesse, C.; Rieu, P.; Kriaa, F.; Larue, J.R.; Goupy, C.; Neyrat, N.; Charpentier, B. Malignancy after renal transplantation: Analysis of incidence and risk factors in 1700 patients followed during a 25-year period. Transplant. Proc. 1997, 29, 831-833.
12. Greenberg, J.N.; Zwald, F.O. Management of Skin Cancer in Solid-organ Transplant Recipients: A Multidisciplinary Approach. Dermatol. Clin. 2011, 29, 231-241.
13. Penn, I. Post-transplant malignancy: The role of immunosuppression. Drug Saf. 2000, 23, 101-113.
14. Pollard, J.D.; Hanasono, M.M.; Mikulec, A.A.; Le, Q.T.; Terris, D.J. Head and neck cancer in cardiothoracic transplant recipients. Laryngoscope 2000, 110, 1257-1261.

15. Marzuka, A.G.; Book, S.E. Basal cell carcinoma: Pathogenesis, epidemiology, clinical features, diagnosis, histopathology, and management. Yale J. Biol. Med. 2015, 88, 167-179.
16. Fogel, A.; Sarin, K.; Teng, J. Genetic diseases associated with an increased risk of skin cancer development in childhood. Curr. Opin. Pediatr. 2017, 29, 426-433.
17. Healthcare 2017, 5, 82 15 of 24 23. Amaral, T.; Garbe, C. Non-melanoma skin cancer: New and future synthetic drug treatments. Exp. Opin. Pharmacother. 2017, 18, 689-699.
18. Perkins, J.L.; Liu, Y.; Mitby, P.A.; Neglia, J.P.; Hammond, S.; Stovall, M.; Meadows, A.T.; Hutchinson, R.; Dreyer, Z.E.; Robinson, L.L.; Mertens, A.C. Nonmelanoma skin cancer in survivors of childhood and adolescent cancer: A report from the childhood cancer survivor study. J. Clin. Oncol. 2005, 23, 3733-3741.
19. Karagas, M.R.; Nelson, H.H.; Zens, M.S.; Linet, M.; Stukel, T.A.; Spencer, S.; Applebaum, K.M.; Mott, L.; Mabuchi, K. Squamous cell and basal cell carcinoma of the skin in relation to radiation therapy and potential modification of risk by sun exposure. Epidemiol. Camb. Mass 2007, 18, 776-784.
20. Watt, T.C.; Inskip, P.D.; Stratton, K.; Smith, S.A.; Kry, S.F.; Sigurdson, A.L.; Stovall, M.; Leisenning, W.; Robison, L.L.; Mertens, A.C. Radiation-related risk of basal cell carcinoma: A report from the Childhood Cancer Survivor Study. J. Natl. Cancer Inst. 2012, 104, 1240-1250.
21. Schwartz, J.L.; Kopecky, K.J.; Mathes, R.W.; Leisenring, W.M.; Friedman, D.L.; Deeg, H.J. Basal cell skin cancer after total-body irradiation and hematopoietic cell transplantation. Radiat. Res. 2009, 171, 155-163.
22. Khalesi, M.; Whiteman, D.C.; Tran, B.; Kimlin, M.G.; Olsen, C.M.; Neale, R.E. A meta-analysis of pigmentary characteristics, sun sensitivity, freckling and melanocytic nevi and risk of basal cell carcinoma of the skin. Cancer Epidemiol. 2013, 37, 534-543.
23. Bernat Garcia, J.; Morales Suarez-Varela, M.; Vilata, J.J.; Marguina, A.; Pallardo, L.; Crespo, J. Risk factors for non-melanoma skin cancer in kidney transplant patients in a Spanish population in the Mediterranean region. Acta Derm. Venereol. 2013, 93, 422-427.
24. Zilinska, Z.; Sersenova, M.; Chrastina, M.; Breza, J., Sr.; Bena, L.; Baltesova, T.; Jurcina, A.; Roland, R.; Lackova, E.; Cellar, M.; Laca, L.; Dedinska, I. Occurrence of malignancies after kidney transplantation in adults: Slovak multicenter experience. Neoplasma 2017, 64, 311-317.
25. Parren, L.J.; Frank, J. Hereditary tumour syndromes featuring basal cell carcinomas. Br. J. Dermatol. 2011, 165, 30-34.
26. Karagas, M.R.; Nelson, H.H.; Sehr, P.; Waterboer, T.; Stukel, T.A.; Andrew, A.; Green, A.C.; Bavinck, J.N.; Perry, A.; Spencer, S et al. Human papillomavirus infection and incidence of squamous cell and basal cell carcinomas of the skin. J. Natl. Cancer Inst. 2006, 98, 389-395.
27. Patel, A.S.; Karagas, M.R.; Perry, A.E.; Nelson, H.H. Exposure profiles and human papillomavirus infection in skin cancer: An analysis of 25 genus beta-types in a population-based study. J. Investig. Dermatol. 2008, 128, 2888-2893.
28. Nikolaou, V.; Stratigos, A.J.; Tsao, H. Hereditary nonmelanoma skin cancer. Semin. Cutan. Med. Surg. 2012, 31, 204-210.
29. Weistenhofer, W.; Hiller, J.; Drexler, H.; Kiesel, J. Retrospective evaluation of exposure to natural UV radiation: Experiences with the online UV history tool in a field study. JDDG J. Dtsch. Dermatol. Ges. 2017, 15, 610-619. [.
30. Schaart, F.; Garbe, C.; Orfanos, C. Disappearance of the ozone layer and skin cancer: Attempt at risk assessment. Hautarzt 1993, 44, 63-68. [PubMed].
31. Silverberg, M.J.; Leyden, W.; Warton, E.M.; Quesenberry, C.P., Jr.; Engels, E.A.; Asgari, M.M. HIV infection status, immunodeficiency, and the incidence of non-melanoma skin cancer. J. Natl. Cancer Inst. 2013, 105, 350-360.
32. Asgari, M.; Ray, G.; Quesenberry, C.; Katz, K.; Silverberg, M. Association of Multiple Primary Skin Cancers with Human Immunodeficiency Virus Infection, CD4 Count, and Viral Load. JAMA Dermatol. 2017, 153, 892-896.
33. Karimkhani C, Boyers LN, Dellavalle RP, Weinstock MA. It's time for "keratinocyte carcinoma" to replace the term "nonmelanoma skin cancer." J Am Acad Dermatol 2015;72:186-7.
34. Nehal KS, Bichakjian CK. Update on Keratinocyte Carcinomas. N Engl J Med. 2018 Jul 26;379(4):363-374. doi: 10.1056/NEJMra1708701. PMID: 30044931.
35. Barton, V.; Armeson, K.; Hampras, S.; Ferris, L.K.; Visvanathan, K.; Rollison, D.; Alberg, A.J. Nonmelanoma skin cancer and risk of all-cause and cancer-related mortality: A systematic review. Arch. Dermatol. Res. 2017, 309, 243-251.
36. Lewis, K.; Weinstock, M. Nonmelanoma Skin Cancer Mortality (1988-2000). Arch. Dermatol. 2004, 140, 837-842.
37. Guy, G.; Machlin, S.; Ekwueme, D.; Yabroff, K. Prevalence and Costs of Skin Cancer Treatment in the U.S., 2002–2006 and 2007–2011. Am. J. Prev. Med. 2015, 48, 183-187.
38. Crouch HE, Gloucestershire D, Hospital R, Glj G. History of basal cell carcinoma and its treatment. J R Soc Med. 1983;76(October 1982):302-6.
39. WHO Classification of Skin Tumours WHO Classification of Tumours, 4th Edition, Volume 11Edited by Elder DE, Massi D, Scolyer RA, Willemze R 2018 ISBN-13.
40. Rubin AI, Chen EH, Ratner D (2005). Basal-cell carcinoma. N Engl J Med. 353(21):2262-9. PMID:16306523.
41. Staples MP, Elwood M, Burton RC et al. Non-melanoma skin cancer in Australia: the 2002 national survey and trends since1985. Med J Aust. 2006;184:6-10.
42. Asgari MM, Moffet HH, Ray GT et al. Trends in basal cell carcinoma incidence and identification of high-risk subgroups, 1998-2012. JAMA Dermatol. 2015;151:976-981.
43. Roewert-Huber J, Lange-Asschenfeldt B, Stockfleth E et al. Epidemiology and aetiology of basal cell carcinoma. Br J Dermatol. 2007;157(suppl 2):47-51.
44. Andersen LK, Davis MD. Sex differences in the incidence ofskin and skin-related diseases in Olmsted County, Minnesota,United States, and a comparison with other rates published worldwide. Int J Dermatol. 2016;55:939-955.
45. Chuang TY, Popescu A, Su WP et al. Basal cell carcinoma. A population-based incidence study in Rochester, Minn. J Am Acad Dermatol. 1990;22:413-417.
46. Serrano H, Scotto J, Shornick G et al. Incidence of nonmelanoma skin cancer in New Hampshire and Vermont. J Am Acad Dermatol. 1991;24:574-579.
47. Osterlind A, Hou-Jensen K, Moller Jensen O. Incidence of cutaneous malignant melanoma in Denmark 1978-1982. Anatomic site distribution, histologic types, and comparison with non-melanoma skin cancer. Br J Cancer. 1988;58:385-391.
48. Green A, Battistutta D, Hart V et al. Skin cancer in a subtropical Australian population: incidence and lack of association with occupation. The Nambour Study Group.Am J Epidemiol. 1996;144:1034-1040.
49. English DR, Kricker A, Heenan PJ et al. Incidence of non-melanocytic skin cancer in Geraldton, Western Australia. Int J Cancer. 1997;73:629-633.
50. Christenson LJ, Borrowman TA, Vachon CM et al. Incidence of basal cell and squamous cell carcinomas in a population younger than 40 years. JAMA. 2005;294:681-690.
51. Betti R, Inselvini E, Carducci M et al. Age and site prevalence of histologic subtypes of basal cell carcinomas. Int J Dermatol. 1995;34:174-176.
52. Verkouteen JAC, Ramdas KHR, Wakkee M, Nijsten T (2017). Epidemiology of basal cell carcinoma: scholañy review. Br J Dematol. 177(2):359-72. PMID:2822@85.
53. Wadhera A, Fazio M, Bricca G, Stanton O. Metastatic basal cell carcinoma: a case report and literature review. How accurate is our incidence data? Dermatol Online J. 2006 Sep 8;12(5):7. PMID: 16962022.
54. Chalmers R, Baker J, Griffiths C, Bleiker T, Creamer D. Rook´s Textbook of Dermatology 8th ed. Blackwell Publishing Ltd: 2010.
55. Moser S, Borm J, Mihic-probst D, Jacobsen C, Kruse AL. Metastatic basal cell carcinoma: report of a case and review of the literature. ORAL Maxillofac Surg [Internet]. 2014;117(2):e79-82.
56. Christenson LJ, Borrowman TA, Vachon CM et al. Incidence of basal cell and squamous cell carcinomas in a population younger than 40 years. JAMA. 2005;294:681-690.
57. Brewster DH, Bhatti LA, Inglis JH et al. Recent trends in incidence of nonmelanoma skin cancers in the East of Scotland, 1992-2003. Br J Dermatol. 2007;156: 1295-1300.
58. Cameron MC, Lee E, Hibler BP, Barker CA, Mori S, Cordova M, Nehal KS, Rossi AM. Basal cell carcinoma: Epidemiology; pathophysiology; clinical and histological subtypes; and disease associations. J Am Acad Dermatol. 2019 Feb;80(2):303-317. doi: 10.1016/j.jaad.2018.03.060. Epub 2018 May 18. Erratum in: J Am Acad Dermatol. 2021 Aug;85(2):535. PMID: 29782900.
59. Cameron MC, Lee E, Hibler BP, Giordano CN, Barker CA, Mori S, Cordova M, Nehal KS, Rossi AM. Basal cell carcinoma: Contemporary approaches to diagnosis, treatment, and prevention. J Am Acad Dermatol. 2019 Feb;80(2):321-339. doi: 10.1016/j.jaad.2018.02.083. Epub 2018 May 19. Erratum in: J Am Acad Dermatol. 2019 Jul;81(1):310. PMID: 29782901.
60. National Comprehensive Cancer Network® (NCCN®) Clinical practice guidelines in Oncology (NCCM Guidelines) Versão 2.2022.
61. Urbach, F.; Forbes, P.D.; Davies, R.E.; Berger, D. Cutaneous photobiology: Past, present and future. J. Investig. Dermatol. 1976, 67, 209-224.
62. Fears, T.; Scotto, J.; Schneiderman, M. Mathematical models of age and ultraviolet effects on the incidence of skin cancer among whites in the United States. Am. J. Epidemiol. 1977, 105, 420-427.
63. Siegel RL, Miller KD, Jemal A (2017). Cancer statistics, 2017. CA Cancer J Clin. 67(1):7-30. PMID:28055103.
64. Karagas MR, Zens MS, Li Z, Stukel TA, Perry AE, Gilbert-Diamond D, Sayarath V, Stephenson RS, Barton D, Nelson HH, Spencer SK. Early-onset basal cell carcinoma and indoor tanning: a population-based study. Pediatrics. 2014 Jul;134(1):e4-12. doi: 10.1542/peds.2013-3559. PMID: 24958589; PMCID: PMC4067637.
65. Green A, Battistutta D, Hart V et al. Skin cancer in a subtropical Australian population: incidence and lack of association with occupation. The Nambour Study Group. Am J Epidemiol. 1996;144:1034-1040.
66. Zanetti R, Rosso S, Martinez C et al. Comparison of risk patterns in carcinoma and melanoma of the skin in men: a multi-centre case-case-control study. Br J Cancer. 2006;94: 743-751.
67. Gallagher RP, Hill GB, Bajdik CD et al. Sunlight exposure, pigmentary factors, and risk of nonmelanocytic skin cancer. I. Basal cell carcinoma. Arch Dermatol. 1995;131:157-163.
68. Ramsay HM, Fryer AA, Hawley CM et al. Factors associated with nonmelanoma skin cancer following renal transplantation in Queensland, Australia. J Am Acad Dermatol. 2003;49:397-406.
69. Kasper ME, Chaudhary AA. Novel treatment options for nonmelanoma skin cancer: focus on electronic brachytherapy. Med Devices (Auckl). 2015;8:493-502.
70. Chinem VP, Miot HA. Prevalence of actinic skin lesions in patients with basal cell carcinoma of the head: a case-control study. Rev Assoc Med Bras. 2012;58:188-196.
71. Walther U, Kron M, Sander S et al. Risk and protective factors for sporadic basal cell carcinoma: results of a two-centre case-control study in southern Germany. Clinical actinic elastosis may be a protective factor. Br J Dermatol. 2004; 151:170-178.
72. Lock-Andersen J, Drzewiecki KT, Wulf HC. Eye and hair colour, skin type and constitutive skin pigmentation as risk factors for basal cell carcinoma and cutaneous malignant melanoma. A Danish case-control study. Acta Derm Venereol. 1999;79: 74-80.
73. Kricker A, Armstrong BK, English DR et al. Pigmentary and cutaneous risk factors for non-melanocytic skin câncer da case-control study. Int J Cancer. 1991;48:650-662.

74. Roewert-Huber J, Lange-Asschenfeldt B, Stockfleth E et al. Epidemiology and aetiology of basal cell carcinoma. Br J Dermatol. 2007;157(suppl 2):47-51.
75. Bichakjian CK, Olencki T, Aasi SZ et al. Basal Cell Skin Cancer, Version 1.2016, NCCN Clinical Practice Guidelines in Oncology. J Natl Compr Cancer Netw. 2016;14:574-597.
76. Stern RS. The risk of squamous cell and basal cell cancer associated with psoralen and ultraviolet A therapy: a 30-year prospective study. J Am Acad Dermatol. 2012;66: 553-562.
77. Stern RS, Laird N, Melski J et al. Cutaneous squamous-cell carcinoma in patients treated with PUVA. N Engl J Med. 1984; 310:1156-1161.
78. Stern RS, Liebman EJ, Vakeva L. Oral psoralen and ultraviolet-A light (PUVA) treatment of psoriasis and persistent risk of nonmelanoma skin cancer. PUVA Follow-up Study. J Natl Cancer Inst. 1998;90:1278-1284.
79. Archier E, Devaux S, Castela E et al. Carcinogenic risks of psoralen UV-A therapy and narrowband UV-B therapy in chronic plaque psoriasis: a systematic literature review. J Eur Acad Dermatol Venereol. 2012;26(suppl 3):22-31.
80. Park GH, Chang SE, Won CH et al. Incidence of primary skin cancer after organ transplantation: an 18-year single-center experience in Korea. J Am Acad Dermatol. 2014;70:465-472.
81. Jensen AO, Svaerke C, Farkas D et al. Skin cancer risk among solid organ recipients: a nationwide cohort study in Denmark. Acta Derm Venereol. 2010;90:474-479.
82. Hartevelt MM, Bavinck JN, Kootte AM et al. Incidence of skin cancer after renal transplantation in The Netherlands. Transplantation. 1990;49:506-509.
83. Harwood CA, Mesher D, McGregor JM et al. A surveillance model for skin cancer in organ transplant recipients: a 22-year prospective study in an ethnically diverse population. Am J Transplant. 2013;13:119-129.
84. Brewer JD, Colegio OR, Phillips PK et al. Incidence of and risk factors for skin cancer after heart transplant. Arch Dermatol. 2009;145:1391-1396.
85. Rashtak S, Dierkhising RA, Kremers WK et al. Incidence and risk factors for skin cancer following lung transplantation. J Am Acad Dermatol. 2015;72:92-98.
86. Fortina AB, Piaserico S, Caforio AL et al. Immunosuppressive level and other risk factors for basal cell carcinoma and squamous cell carcinoma in heart transplant recipients. Arch Dermatol. 2004;140:1079-1085.
87. Perkins JL, Liu Y, Mitby PA et al. Nonmelanoma skin cancer in survivors of childhood and adolescent cancer: a report from the childhood cancer survivor study. J Clin Oncol 2005;23:3733-3741.
88. Karagas MR, Nelson HH, Zens MS et al. Squamous cell and basal cell carcinoma of the skin in relation to radiation therapy and potential modification of risk by sun exposure. Epidemiology 2007;18:776-784.
89. Watt TC, Inskip PD, Stratton K et al. Radiation-related risk of basal cell carcinoma: a report from the Childhood Cancer Survivor Study. J Natl Cancer Inst 2012;104:1240-1250.
90. Schwartz JL, Kopecky KJ, Mathes RW et al. Basal cell skin cancer after total-body irradiation and hematopoietic cell transplantation. Radiat Res 2009;171:155-163.
91. Karagas MR, McDonald JA, Greenberg ER et al. Risk of basal cell and squamous cell skin cancers after ionizing radiation therapy. For The Skin Cancer Prevention Study Group. J Natl Cancer Inst 1996;88:1848-1853.
92. Lesiak A, Sobolewska-Sztychny D, Majak P et al. Relation between sonic hedgehog pathway gene polymorphisms and basal cell carcinoma development in the Polish population. Arch Dermatol Res 2016;308:39-47.
93. Reifenberger J, Wolter M, Weber RG et al. Missense mutations in SMOH in sporadic basal cell carcinomas of the skin and primitive neuroectodermal tumors of the central nervous system. Cancer Res 1998;58:1798-1803.
94. Xie J, Murone M, Luoh SM et al. Activating Smoothened mutations in sporadic basal-cell carcinoma. Nature 1998;391:90-92.
95. Gailani MR, Bale SJ, Leffell DJ et al. Developmental defects in Gorlin syndrome related to a putative tumor suppressor gene on chromosome 9. Cell 1992;69:111-117.
96. Soufir N, Gerard B, Portela M et al. PTCH mutations and deletions in patients with typical nevoid basal cell carcinoma syndrome and in patients with a suspected genetic predisposition to basal cell carcinoma: a French study. Br J Cancer 2006;95:548-553.
97. Ling G, Ahmadian A, Persson A et al. PATCHED and p53 gene alterations in sporadic and hereditary basal cell cancer. Oncogene 2001;20:7770-7778.
98. Heitzer E, Lassacher A, Quehenberger F et al. UV fingerprints predominate in the PTCH mutation spectra of basal cell carcinomas independent of clinical phenotype. J Invest Dermatol 2007;127:2872- 2881.
99. Danaee H, Karagas MR, Kelsey KT et al. Allelic loss at Drosophila patched gene is highly prevalent in Basal and squamous cell carcinomas of the skin. J Invest Dermatol 2006;126:1152-1158.
100. Reifenberger J, Wolter M, Knobbe CB et al. Somatic mutations in the PTCH, SMOH, SUFUH and TP53 genes in sporadic basal cell carcinomas. Br J Dermatol 2005;152:43-51.
101. Kim MY, Park HJ, Baek SC et al. Mutations of the p53 and PTCH gene in basal cell carcinomas: UV mutation signature and strand bias. J Dermatol Sci 2002;29:1-9.
102. Gailani MR, Stahle-Backdahl M, Leffell DJ et al. The role of the human homologue of Drosophila patched in sporadic basal cell carcinomas. Nat Genet 1996;14:78-81.
103. Zhang H, Ping XL, Lee PK et al. Role of PTCH and p53 genes in early-onset basal cell carcinoma. Am J Pathol 2001;158:381-385.
104. Ling G, Ahmadian A, Persson A et al. PATCHED and p53 gene alterations in sporadic and hereditary basal cell cancer. Oncogene 2001;20:7770-7778.
105. Reifenberger J, Wolter M, Knobbe CB et al. Somatic mutations in the PTCH, SMOH, SUFUH and TP53 genes in sporadic basal cell carcinomas. Br J Dermatol 2005;152:43-51.
106. Ziegler A, Leffell DJ, Kunala S et al. Mutation hotspots due to sunlight in the p53 gene of nonmelanoma skin cancers. Proc Natl Acad Sci U S A 1993;90:4216-4220.
107. Jayaraman SS, Rayhan DJ, Hazany S et al. Mutational landscape of basal cell carcinomas by whole-exome sequencing. J Invest Dermatol. 2014;134:213-220.
108. Ikehata H, Ono T. The mechanisms of UV mutagenesis. J Radiat Res. 2011;52:115-125.
109. Iwasaki JK, Srivastava D, Moy RL et al. The molecular genetics underlying basal cell carcinoma pathogenesis and links to targeted therapeutics. J Am Acad Dermatol. 2012;66:e167-e178.
110. Otsuka A, Levesque MP, Dummer R, Kabashima K. Hedgehog signaling in basal cell carcinoma. J Dermatol Sci. 2015 May;78(2):95-100. doi: 10.1016/j.jdermsci.2015.02.007. Epub 2015 Feb 23. PMID: 25766766.
111. Bonilla X, Parmentier L, King B et al. Genomic analysis identifies new drivers and progression pathways in skin basal cell carcinoma. Nat Genet. 2016;48:398-406.
112. Sharpe HJ, Pau G, Dijkgraaf GJ et al. Genomic analysis of smoothened inhibitor resistance in basal cell carcinoma. Cancer Cell. 2015;27:327-341.
113. Reifenberger J, Wolter M, Knobbe CB et al. Somatic mutations in the PTCH, SMOH, SUFUH and TP53 genes in sporadic basal cell carcinomas. Br J Dermatol. 2005;152:43-51.
114. Atwood SX, Sarin KY, Whitson RJ et al. Smoothened variants explain the majority of drug resistance in basal cell carcinoma. Cancer Cell. 2015;27:342-353.
115. Smith MJ, Beetz C, Williams SG et al. Germline mutations in SUFU cause Gorlin syndrome-associated childhood medulloblastoma and redefine the risk associated with PTCH1 mutations. J Clin Oncol. 2014;32:4155-4161.
116. Oluwasanmi JO, Williams AO, Alli AF. Superficial cancer in Nigeria. Br J Cancer 1969;23:714-728.
117. Yakubu A, Mabogunje OA. Skin cancer in Zaria, Nigeria. Trop Doct 1995;25 Suppl 1:63-67.
118. Kraemer KH, Lee MM, Scotto J. Xeroderma pigmentosum. Cutaneous, ocular, and neurologic abnormalities in 830 published cases. Arch Dermatol 1987;123:241-250.
119. Bradford PT, Goldstein AM, Tamura D et al. Cancer and neurologic degeneration in xeroderma pigmentosum: long term follow up characterises the role of DNA repair. J Med Genet 2011;48:168- 176.
120. Kraemer KH, Lee MM, Andrews AD, Lambert WC. The role of sunlight and DNA repair in melanoma and nonmelanoma skin cancer. The xeroderma pigmentosum paradigm. Arch Dermatol 1994;130:1018-1021.
121. Kraemer KH, Lee MM, Scotto J. DNA repair protects against cutaneous and internal neoplasia: evidence from xeroderma pigmentosum. Carcinogenesis 1984;5:511-514.
122. Couve-Privat S, Le Bret M, Traiffort E et al. Functional analysis of novel sonic hedgehog gene mutations identified in basal cell carcinomas from xeroderma pigmentosum patients. Cancer Res 2004;64:3559-3565.
123. Couve-Privat S, Bouadjar B, Avril MF et al. Significantly high levels of ultraviolet--specific mutations in the smoothened gene in basal cell carcinomas from DNA repair-deficient xeroderma pigmentosum patients. Cancer Res 2002;62:7186-7189.
124. Miller KL, Karagas MR, Kraft P et al. XPA, haplotypes, and risk of basal and squamous cell carcinoma. Carcinogenesis 2006;27:1670- 1675.
125. Pranteda G, Grimaldi M, Lombardi M, Pranteda G, Arcese A, Cortesi G et al. (2014). Basal cell carcinoma: differences according to anatomic location and clinical-pathological sub- types. G Ital Dermatol Venereol. 149(4):423-6. PMID:25068230).
126. Bastiaens MT, Hoefnagel JJ, Bruijn JA, Westendorp RG, Vermeer BJ, Bouwes Bavinck JN (1998). Differences in age, site distribution, and sex between modular and superficial basal cell carcinoma indicate different types of tumors. J Invest Dematol. 110(6):880-4. PMID:9620293).
127. Sexton M, Jones DB, Maloney ME. Histologic pattern analysis of basal cell carcinoma. Study of a series of 1039 consecutiveneoplasms. J Am Acad Dermatol. 1990;23(6 pt 1):1118-1126.
128. Lin C, Tripcony L, Keller J et al. Perineural infiltration of cutaneous squamous cell carcinoma and basal cell carcinoma without clinical features. Int J Radiat Oncol Biol Phys. 2012;82: 334-340.
129. Hassanein AM, Proper SA, Depcik-Smith ND et al. Peritumoral fibrosis in basal cell and squamous cell carcinoma mimicking perineural invasion: potential pitfall in Mohs micrographic surgery. Dermatol Surg. 2005;31(9 pt 1): 1101-1106.
130. Jackson JE, Dickie GJ, Wiltshire KL et al. Radiotherapy for perineural invasion in cutaneous head and neck carcinomas: toward a risk-adapted treatment approach. Head Neck. 2009; 31:604-610.
131. Garcia-Serra A, Hinerman RW, Mendenhall WM et al. Carcinoma of the skin with perineural invasion. Head Neck. 2003;25:1027-1033.
132. Lin C, Tripcony L, Keller J et al. Cutaneous carcinoma of the head and neck with clinical features of perineural infiltration treated with radiotherapy. Clin Oncol (R Coll Radiol). 2013;25: 362-367.
133. Leibovitch I, Huilgol SC, Selva D et al. Basal cell carcinoma treated with Mohs surgery in Australia III. Perineural invasion. J Am Acad Dermatol. 2005;53:458-463.
134. McCord MW, Mendenhall WM, Parsons JT et al. Skin cancer of the head and neck with clinical perineural invasion. Int J Radiat Oncol Biol Phys. 2000;47:89-93.
135. Williams LS, Mancuso AA, Mendenhall WM. Perineural spread of cutaneous squamous and basal cell carcinoma: CT and MR detection and its impact on patient management and prognosis. Int J Radiat Oncol Biol Phys. 2001;49:1061-1069.
136. Galloway TJ, Morris CG, Mancuso AA et al. Impact of radiographic findings on prognosis for skin carcinoma with clinical perineural invasion. Cancer. 2005;103:1254-1257.

137. Balamucki CJ, DeJesus R, Galloway TJ et al. Impact of radiographic findings on for prognosis skin cancer with perineural invasion. Am J Clin Oncol. 2015;38:248-251.
138. Cernea CR, Ferraz AR, de Castro IV et al. Perineural invasion in aggressive skin carcinomas of the head and neck. Potentially dangerous but frequently overlooked. ORL J Otorhinolaryngol Relat Spec. 2009;71:21-26.
139. Gandhi MR, Panizza B, Kennedy D. Detecting and defining the anatomic extent of large nerve perineural spread of malignancy: comparing "targeted" MRI with the histologic findings following surgery. Head Neck 2011;33:469-475.
140. Williams LS, Mancuso AA, Mendenhall WM. Perineural spread of cutaneous squamous and basal cell carcinoma: CT and MR detection and its impact on patient management and prognosis. Int J Radiat Oncol Biol Phys 2001;49:1061-1069.
141. Goldenberg G, Karagiannis T, Palmer JB et al. Incidence and prevalence of basal cell carcinoma (BCC) and locally advanced BCC (LABCC) in a large commercially insured population in the United States: a retrospective cohort study. J Am Acad Dermatol. 2016;75:957-966.e2.
142. Mohan SV, Chang AL. Advanced basal cell carcinoma: epidemiology and therapeutic innovations. Curr Dermatol Rep. 2014;3:40-45.
143. Ozgediz D, Smith EB, Zheng J et al. Basal cell carcinoma does metastasize. Dermatol Online J. 2008;14:5.
144. von Domarus H, Stevens PJ. Metastatic basal cell carcinoma. Report of five cases and review of 170 cases in the literature. J Am Acad Dermatol. 1984;10:1043-1060.
145. Ting PT, Kasper R, Arlette JP. Metastatic basal cell carcinoma: report of two cases and literature review. J Cutan Med Surg. 2005;9:10-15.
146. Berlin JM, Warner MR, Bailin PL. Metastatic basal cell carcinoma presenting as unilateral axillary lymphadenopathy: report of a case and review of the literature. Dermatol Surg. 2002;28:1082-1084.
147. Jacobsen AA, Aldahan AS, Hughes OB et al. Hedgehog pathway inhibitor therapy for locally advanced and metastatic basal cell carcinoma: a systematic review and pooled analysis of interventional studies. JAMA Dermatol. 2016;152:816-824.
148. Von Hoff DD, LoRusso PM, Rudin CM et al. Inhibition of the hedgehog pathway in advanced basal-cell carcinoma. N Engl J Med. 2009;361:1164-1172.
149. McCusker M, Basset-Seguin N, Dummer R et al. Metastatic basal cell carcinoma: prognosis dependent on anatomic site and spread of disease. Eur J Cancer. 2014;50:774-783.
150. Danial C, Sarin KY, Oro AE et al. An investigator-initiated open-label trial of sonidegib in advanced basal cell carcinoma patients resistant to vismodegib. Clin Cancer Res. 2016;22:1325-1329.
151. Pfeiffer P, Hansen O, Rose C. Systemic cytotoxic therapy of basal cell carcinoma. A review of the literature. Eur J Cancer. 1990;26:73-77.
152. Raszewski RL, Guyuron B. Long-term survival following nodal metastases from basal cell carcinoma. Ann Plast Surg. 1990; 24:170-175.
153. Zalaudek I, Kreusch J, Giacomel J, Ferrara G, Catncalà C, Argenziano G (2010). How to diagnose nonpigmented skin tumors: a review of vascular structures seen with dermos- copy: part ll. Nonmelanocytic skin tumors. J Am Acad Dermatol. 63(3):377-86.
154. Scrivener Y, Grosshans E, Cribier B. Variations of basal cell carcinomas according to gender, age, location and histopathological subtype. Br J Dermatol. 2002;147:41-47.
155. Marzuka AG, Bœk SE (2015). Basal cell carcinoma: pathogenesis, epidemiology, cliniœl features, diagnosis, histopathology, and management. Yale J Biol Med. 88(2):167-79. PMID:26029015.
156. Miller 5J, Alam M, Andersen J, Berg D, Bichakjian CK, Bowen G, et at. (2010). Basal cell and squamous cell skin cancers. J Nat Compr Canc Netw. 8(8):836-64. PMID:20870631.
157. McKay KM, Sambrano BL, Fox PS, Bas- sett RL, Chon S, Prie VG (2013). Thickness of superficial basal cell carcinoma (sBCC) pre- dicts imiąuimod egicacy: a proposal for a thickness-based definition of sBCC. Br J Dermatol. 169(3):549-64. PMID:23627639.
158. Husein-ElAhmed H, Fernandez-Pug- naire MA (2016). Dematoscopy-guided therapy of pigmented basal cell carcinoma with imiquimod. An Bras Dermatol. 91(6):764-9. PMID:28099598.
159. Brankov N, Prodanovic EM, Hurley MY (2016). Pigmented basal cell carcinoma: increased melanin or increased melanocytes? J Cutan Pathol. 43(12):1139-43. PMID:27612950.
160. Stern JB, Haupt HM, Smith RR (1994). Fibroepithelioma of Pinkus. Eccrine duct spread of basal œil carcinoma. Am J Dematopathol. 16(6):585-7. PMID:7864295.
161. de Eusebio E, Sanchez Yus E, Lopez Bran E et al. Infundibulocystic basaloid neoplasm. J Cutan Pathol. 1996; 23:147-150.
162. Prieto-Granada C, Rodriguez-Waitkus P. Basal cell carcinoma: epidemiology, clinical and histologic features, and basic science overview. Curr Probl Cancer. 2015;39:198-205.
163. Sloane JP. The value of typing basal cell carcinomas in predicting recurrence after surgical excision. Br J Dermatol.1977;96:127-132.
164. Litzow TJ, Perry HO, Soderstrom CW. Morpheaform basal cell carcinoma. Am J Surg. 1968;116:499-505.
165. Crowson AN (2006). Basal cell carci- noma: biology, morphology and clinical implications. Mod Pathol. 19 Suppl 2:S127-47. PMID:16446711.
166. Leffell DJ, Headington JT, Wong DS, Swanson NA (1991). @gressive-gr0wth basal cell carcinoma in young adults. Arch Dermatol. 127(11):1663-7. PMID:1952969.
167. Cohen PR, Schulze KE, Nelson BR (2006). Basal cell carcinoma with mixed his- tology: a possible pathogenesis for recurrent skin cancer. Dermatol Surg. 32(4):542-51. PMID:16681663.
168. McKenzie CA, Chen AC, Choy B, Femandez-Peñas P, Damian DL, Scolyer RA (2016). Classification of high risk basal œll carcinoma subtypes: experience of the ONTRAC study with proposed definitions and guidelines for pathological reporting. Pathology. 48(5):395-7.
169. Kamyab-Hesari K, Seirafi H, Naraghi ZS, Shahshahani MM, Rahbar Z, Damavandi MR et al. (2014). Diagnostic accuracy of punch biopsy in subtyping basal cell carcinoma. J Eur Acad Dermatol Venereol. 28(2):250-3. PMID:22989368.
170. Bozan A, Gode S, Kaya I, Yaman B, Uslu M, Akyildiz S et al. (2015). Long-term follow-up of positive surgical margins in basal cell carcinoma of the face. Dermatol Surg. 41(7):761-7. PMID:26050215.
171. Leibovitch I, Huilgol SC, Selva D et al. Basosquamous carcinoma: treatment with Mohs micrographic surgery. Cancer. 2005;104:170-175. Maloney ML. What is basosquamous carcinoma? Dermatol Surg. 2000;26:505-506.
172. Jones MS, Helm KF, Maloney ME. The immunohistochemical characteristics of the basosquamous cell carcinoma. Dermatol Surg. 1997;23:181-184.
173. Akay BN, Saral S, Heper AO, Erdem C, Rosendahl C (2017). Basosquamous carcinoma: dermoscopic dues to diagnosis. J Dermatol. 44(2):127-34. PMID:27570202.
174. Wermker K, Roknic N, Goessling K, Klein M, Schulze HJ, Hallemann C (2015). Basos- quamous carcinoma of the head and neck: clinical and histologic characteristics and their impact on disease progression. Neoplasia. 17(3):301-5. PMID:25810014.
175. Costantino D, Lowe L, Brown DL. Basosquamous carcinoma-an under-recognized, high-risk cutaneous neoplasm: case study and review of the literature. J Plast Reconstr Aesthet Surg. 2006;59:424-428.
176. Alam M, Desai S, Nodzenski M, Dubina M, Kim N, Martini M et al. (2015). Active ascer- tainment of recu ence rate after treatment of primary basal cell carcinoma (BCC). J Am Acad Dematol. 73(2):323-5. PMID:26183979.
177. Tan CZ, Rieger KE, Sarin KY (2017). Basosquamous carcinoma: controversy, advances, and future directions. Dermatol Surg. 43(1):23-31. PMID:2734D741.
178. Zhu GA, Danial C, Liu A, Li S, Su Chang AL (2014). Overall and progression-free sur- vival in metastatic basosquamous cancer: a case series. J Am Acad Dermatol. 70(6):1145- 6. PMID:24831322.
179. Clements S, Khachemoune A. Upstaging of basal cell and squamous cell carcinomas during definitive surgery: a review of predictive preoperative clinical and histologic features. Arch Dermatol Res 2021;313:319-325.
180. Singh B, Dorelles A, Konnikov N, Nguyen BM. Detection of HighRisk Histologic Features and Tumor Upstaging of Nonmelanoma Skin Cancers on Debulk Analysis: A Quantitative Systematic Review. Dermatol Surg 2017;43:1003-1011.
181. Jones MS, Maloney ME, Billingsley EM. The heterogenous nature of in vivo basal cell carcinoma. Dermatol Surg. 1998; 24:881-884.
182. Elston DM, Stratman EJ, Miller SJ. Skin biopsy: biopsy issues in specific diseases. J Am Acad Dermatol. 2016;74:1-16.
183. Puig S, Cecilia N, Malvehy J. Dermoscopic criteria and basal cell carcinoma. G Ital Dermatol Venereol. 2012 Apr;147(2):135-40.
184. Reiter O, Mimouni I, Gdalevich M, Marghoob AA, Levi A, Hodak E, Leshem YA. The diagnostic accuracy of dermoscopy for basal cell carcinoma: A systematic review and meta-analysis. J Am Acad Dermatol. 2019 May;80(5):1380-1388.
185. Menzies SW, Westerhoff K, Rabinovitz H et al. Surface microscopy of pigmented basal cell carcinoma. Arch Dermatol 2000; 136: 1012-16.
186. Altamura D, Menzies SW, Argenziano G et al. Dermatoscopy of basal cell carcinoma: morphologic variability of global and local features and accuracy of diagnosis. J Am Acad Dermatol 2010; 62: 67-75.
187. Rosendahl C, Tschandl P, Cameron A et al. Diagnostic accuracy of dermatoscopy for melanocytic and nonmelanocytic pigmented lesions. J Am Acad Dermatol 2011; 64: 1068-73.
188. Wozniak-Rito A, Zalaudek I, Rudnicka L. Dermoscopy of basal cell carcinoma. Clin Exp Dermatol. 2018;43:241-7.
189. Pan Y, Chamberlain AJ, Bailey M et al. Dermatoscopy aids in the diagnosis of the solitary red scaly patch or plaque-features distinguishing superficial basal cell carcinoma, intraepidermal carcinoma, and psoriasis. J Am Acad Dermatol. 2008;59:268-274.
190. Lallas A, Apalla Z, Argenziano G, Longo C, Moscarella E, Specchio F, Raucci M, Zalaudek I. The dermatoscopic universe of basal cell carcinoma. Dermatol Pract Concept. 2014 Jul 31;4(3):11-24.
191. Zalaudek I, Argenziano G, Soyer HP et al. Three-point checklist of dermoscopy: an open internet study. Br J Dermatol. 2006;154:431-437. 25.
192. Lallas A, Argenziano G, Zendri E et al. Update on non-melanoma skin cancer and the value of dermoscopy in its diagnosis and treatment monitoring. Expert Rev Anticancer Ther. 2013;13:541-558.
193. Peris K, Altobelli E, Ferrari A et al. Interobserver agreement on dermoscopic features of pigmented basal cell carcinoma. Dermatol Surg. 2002;28:643-645.
194. Lallas A, Tzellos T, Kyrgidis A et al. Accuracy of dermoscopic criteria for discriminating superficial from other subtypes of basal cell carcinoma. J Am Acad Dermatol. 2014;70:303-31.
195. Braga JC, Scope A, Klaz I et al. The significance of reflectance confocal microscopy in the assessment of solitary pink skin lesions. J Am Acad Dermatol 2009; 61:230-41.
196. Guitera P, Pellacani G, Longo C, Seidenari S, Avramidis M, Menzies SW. In vivo reflectance confocal microscopy enhances secondary evaluation of melanocytic lesions. J Invest Dermatol 2009; 129:131-8.
197. Gerger A, Koller S, Kern T et al. Diagnostic applicability of in vivo confocal scanning laser microscopy in melanocytic skin tumors. J Invest Dermatol 2005; 124:493-8.

198. Pellacani G, Cesinaro AM, Longo C, Grana C, Seidenari S. Microscopic in vivo description of cellular architecture of dermoscopic pigment network in nevi and melanomas. Arch Dermatol 2005; 141:147-54.
199. Guitera P, Menzies SW, Longo C et al. In vivo confocal microscopy for diagnosis of melanoma and basal cell carcinoma using a two-step method: analysis of 710 consecutive clinically equivocal cases. J Invest Dermatol. 2012;132: 2386-2394.
200. Farnetani F, Scope A, Braun RP et al. Skin cancer diagnosis with reflectance confocal microscopy: reproducibility of feature recognition and accuracy of diagnosis. JAMA Dermatol. 2015;151:1075-1080.
201. Xiong YD, Ma S, Li X et al. A meta-analysis of reflectance confocal microscopy for the diagnosis of malignant skin tumours. J Eur Acad Dermatol Venereol. 2016;30:1295-1302.
202. Longo C, Lallas A, Kyrgidis A et al. Classifying distinct basal cell carcinoma subtype by means of dermatoscopy and reflectance confocal microscopy. J Am Acad Dermatol. 2014; 71:716-724.e711.
203. Gambichler T, Orlikov A, Vasa R et al. In vivo optical coherence tomography of basal cell carcinoma. J Dermatol Sci 2007; 45:167-73.
204. Cheng HM, Lo S, Scolyer R et al. Accuracy of optical coherence tomography for the diagnosis of superficial basal cell carcinoma – a prospective, consecutive, cohort study of 168 cases. Br J Dermatol. 2016;175:1290-1300.
205. Cheng HM, Guitera P. Systematic review of optical coherence tomography usage in the diagnosis and management of basal cell carcinoma. Br J Dermatol. 2015;173:1371-1380.
206. Ulrich M, von Braunmuehl T, Kurzen H et al. The sensitivity and specificity of optical coherence tomography for the assisted diagnosis of nonpigmented basal cell carcinoma: an observational study. Br J Dermatol. 2015;173:428-435,38.
207. Gomes, Elimar Elias Determinação dos padrões da tomografia de coerência óptica no carcinoma basocelular e comparação com a dermatoscopia e a histopatologia em cortes convencionais/Elimar Elias Gomes – São Paulo, 2017. 111p. Tese (Doutorado)--Fundação Antônio Prudente. Curso de Pós-Graduação em Ciências – Área de concentração: Oncologia. Orientadora: Gisele Gargantini Rezze página 81.
208. Barcaui EO, Carvalho ACP, Piñeiro-Maceira J, Valiante PM, Barcaui CB. High--frequency ultrasound associated with dermoscopy in pre-operative evaluation of basal cell carcinoma. An Bras Dermatol. 2014 Sep-Oct; 89(5): 828-31.
209. Rohrbach DJ, Muffoletto D, Huihui J et al. Preoperative mapping of nonmelanoma skin cancer using spatial frequency domain and ultrasound imaging. Acad Radiol. 2014 February;21(2):263-270.
210. Carreia de Sa, Silva R, Lopes JM. Basal cell carcinoma of the skin (part 2): diagnosis, prognosis and management. Future Oncol. 2015 Nov; 11(22):3023-38.
211. Bichakjian CK, Olencki T, Aasi SZ et al. NCCN Clinical Practice Guidelines in Oncology (NCCN Guidelines) Basal Skin Cancer, V.1; 2018.
212. Silverman MK, Kopf AW, Bart RS et al. Recurrence rates of treated basal cell carcinomas. Part 3: surgical excision. J Dermatol Surg Oncol. 1992;18:471-476. Silverman MK, Kopf AW, Grin CM et al. Recurrence rates of treated basal cell carcinomas. Part 2: curettage-electrodesiccation. J Dermatol Surg Oncol. 1991;17:720-726.
213. Dubin N, Kopf AW. Multivariate risk score for recurrence of cutaneous basal cell carcinomas. Arch Dermatol. 1983;119: 373-377.
214. Bogelund FS, Philipsen PA, Gniadecki R. Factors affecting the recurrence rate of basal cell carcinoma. Acta Derm Venereol. 2007;87:330-334.
215. Rigel DS, Robins P, Friedman RJ. Predicting recurrence of basal-cell carcinomas treated by microscopically controlled excision: a recurrence index score. J Dermatol Surg Oncol. 1981;7:807-810.
216. Connolly SM, Baker DR, Coldiron BM et al. AAD/ACMS/ASD SA/ASMS 2012 appropriate use criteria for Mohs micrographic surgery: a report of the American Academy of Dermatology, American College of Mohs Surgery, American Society for Dermatologic Surgery Association, and the American Society for Mohs Surgery. Dermatol Surg. 2012;38: 1582-1603.
217. Silverman MK, Kopf AW, Bart RS et al. Recurrence rates of treated basal cell carcinomas. Part 3: surgical excision. J Dermatol Surg Oncol. 1992;18:471-476. Silverman MK, Kopf AW, Grin CM et al. Recurrence rates of treated basal cell carcinomas. Part 2: curettage-electrodesiccation. J Dermatol Surg Oncol. 1991;17:720-726.
218. Dubin N, Kopf AW. Multivariate risk score for recurrence of cutaneous basal cell carcinomas. Arch Dermatol. 1983;119: 373-377.
219. Bogelund FS, Philipsen PA, Gniadecki R. Factors affecting the recurrence rate of basal cell carcinoma. Acta Derm Venereol. 2007;87:330-334.
220. van Iersel CA, van de Velden HV, Kusters CD et al. Prognostic factors for a subsequent basal cell carcinoma: implications for follow-up. Br J Dermatol. 2005;153:1078-1080.
221. Spiller WF, Spiller RF. Treatment of basal cell epithelioma by curettage and electrodesiccation. J Am Acad Dermatol. 1984; 11(5 part 1):808-814.
222. Petrovich Z, Kuisk H, Langholz B et al. Treatment results and patterns of failure in 646 patients with carcinoma of the eyelids, pinna, and nose. Am J Surg. 1987;154:447-450.
223. Swanson NA. Mohs surgery. Technique, indications, applications, and the future. Arch Dermatol. 1983;119:761-773.
224. Jacobs GH, Rippey JJ, Altini M. Prediction of aggressive behavior in basal cell carcinoma. Cancer. 1982;49:533-537.
225. de Rosa G, Vetrani A, Zeppa P et al. Comparative morphometric analysis of aggressive and ordinary basal cell carcinoma of the skin. Cancer. 1990;65:544-549.
226. Codazzi D, Van Der Velden J, Carminati M et al. Positive compared with negative margins in a single-centre retrospective study on 3957 consecutive excisions of basal cell carcinomas. Associated risk factors and preferred surgical management. J Plast Surg Hand Surg. 2014;48:38-43.
227. Bartos V, Pokorny D, Zacharova O et al. Recurrent basal cell carcinoma: a clinicopathological study and evaluation of histomorphological findings in primary and recurrent lesions. Acta Dermatovenerol Alp Pannonica Adriat. 2011;20:67-75.
228. Cigna E, Tarallo M, Maruccia M et al. Basal cell carcinoma: 10 years of experience. J Skin Cancer. 2011;2011:476362.
229. Szewczyk MP, Pazdrowski J, Danczak-Pazdrowska A et al. Analysis of selected recurrence risk factors after treatment of head and neck basal cell carcinoma. Postepy Dermatol Alergol. 2014;31:146-151.
230. Sartore L, Lancerotto L, Salmaso M et al. Facial basal cell carcinoma: analysis of recurrence and follow-up strategies. Oncol Rep. 2011;26:1423-1429.
231. leibovi, Kuijpers DI, Nelemans P et al. Mohs' micrographic surgery for treatment of basal cell carcinoma of the faceeresults of a retrospective study and review of the literature. Br J Dermatol. 2004;151:141-147.
232. Dixon AY, Lee SH, McGregor DH. Factors predictive of recurrence of basal cell carcinoma. Am J Dermatopathol. 1989;11:222-232.
233. Garcia C, Poletti E, Crowson AN. Basosquamous carcinoma. J Am Acad Dermatol. 2009;60:137-143.
234. Martin RC 2nd, Edwards MJ, Cawte TG et al. Basosquamous carcinoma: analysis of prognostic factors influencing recurrence. Cancer. 2000;88:1365-1369.
235. Wermker K, Roknic N, Goessling K et al. Basosquamous carcinoma of the head and neck: clinical and histologic characteristics and their impact on disease progression. Neoplasia. 2015;17:301-305.
236. Dunn M, Morgan MB, Beer TW. Perineural invasion: identification, significance, and a standardized definition. Dermatol Surg. 2009;35:214-221.
237. Niazi ZB, Lamberty BG. Perineural infiltration in basal cell carcinomas. Br J Plast Surg. 1993;46:156-157.
238. Ratner D, Lowe L, Johnson TM et al. Perineural spread of basal cell carcinomas treated with Mohs micrographic surgery. Cancer. 2000;88:1605-1613.
239. Dinehart SM, Peterson S. Evaluation of the American Joint Committee on Cancer staging system for cutaneous squmous cell carcinoma and proposal of a new staging system. Dermatol Surg. 2005;31(11 part 1):1379-1384.
240. Gulleth Y, Goldberg N, Silverman RP et al. What is the best surgical margin for a Basal cell carcinoma: a meta-analysis of the literature. Plast Reconstr Surg. 2010;126:1222-1231.
241. Wolf DJ, Zitelli JA. Surgical margins for basal cell carcinoma. Arch Dermatol. 1987;123:340-344.
242. Rowe DE, Carroll RJ, Day CL Jr. Long-term recurrence rates in previously untreated (primary) basal cell carcinoma: implications for patient follow-up. J Dermatol Surg Oncol. 1989;15:315-328.
243. Thissen MR, Neumann MH, Schouten LJ. A systematic review of treatment modalities for primary basal cell carcinomas. Arch Dermatol. 1999;135:1177-1183.
244. Gulleth Y, Goldberg N, Silverman RP et al. What is the best surgical margin for a Basal cell carcinoma: a meta-analysis of the literature. Plast Reconstr Surg. 2010;126:1222-1231.
245. Kuijpers DI, Thissen MR, Berretty PJ et al. Surgical excision versus curettage plus cryosurgery in the treatment of basal cell carcinoma. Dermatol Surg. 2007;33:579-587.
246. Rhodes LE, de Rie MA, Leifsdottir R et al. Five-year follow-up of a randomized, prospective trial of topical methyl aminolevulinate photodynamic therapy vs surgery for nodular basal cell carcinoma. Arch Dermatol. 2007;143:1131-1136.
247. Rowe DE, Carroll RJ, Day CL, Jr. Mohs surgery is the treatment of choice for recurrent (previously treated) basal cell carcinoma. J Dermatol Surg Oncol 1989;15:424-431.
248. Wetzig T, Woitek M, Eichhorn K et al. Surgical excision of basal cell carcinoma with complete margin control: outcome at 5-year folloup. Dermatology 2010;220:363-369.
249. Quazi SJ, Aslam N, Saleem H et al. Surgical Margin of Excision in Basal Cell Carcinoma: A Systematic Review of Literature. Cureus 2020;12:e9211.
250. Su SY, Giorlando F, Ek EW, Dieu T. Incomplete excision of basal cell carcinoma: a prospective trial. Plast Reconstr Surg 2007;120:1240-1248.
251. Farhi D, Dupin N, Palangie A et al. Incomplete excision of basal cell carcinoma: rate and associated factors among 362 consecutive cases. Dermatol Surg 2007;33:1207-1214.
252. Kappelin J, Nielsen K, Nilsson F et al. Surgical treatment of basal cell carcinoma: a case series on factors influencing the risk of an incomplete primary excision. J Eur Acad Dermatol Venereol 2020;34:2518-2525.
253. Dieu T, Macleod AM. Incomplete excision of basal cell carcinomas: a retrospective audit. ANZ J Surg 2002;72:219-221.
254. Ramdas K, van Lee C, Beck S et al. Differences in Rate of Complete Excision of Basal Cell Carcinoma by Dermatologists, Plastic Surgeons and General Practitioners: A Large Cross-Sectional Study. Dermatology 2018;234:86-91.
255. Sherry KR, Reid LA, Wilmshurst AD. A five year review of basal cell carcinoma excisions. J Plast Reconstr Aesthet Surg 2010;63:1485-1489.
256. Griffiths RW, Suvarna SK, Stone J. Basal cell carcinoma histological clearance margins: an analysis of 1539 conventionally excised tumours. Wider still and deeper? J Plast Reconstr Aesthet Surg 2007;60:41-47.
257. Masud D, Moustaki M, Staruch R, Dheansa B. Basal cell carcinomata: Risk factors for incomplete excision and results of reexcision. J Plast Reconstr Aesthet Surg 2016;69:652-656.
258. Malik V, Goh KS, Leong S et al. Risk and outcome analysis of 1832 consecutively excised basal cell carcinomas in a tertiary referral plastic surgery unit. J Plast Reconstr Aesthet Surg 2010;63:2057- 2063.
259. Wolf DJ, Zitelli JA. Surgical margins for basal cell carcinoma. Arch Dermatol 1987;123:340-344.

260. Weesie F, Naus NC, Vasilic D et al. Recurrence of periocular basal cell carcinoma and squamous cell carcinoma after Mohs micrographic surgery: a retrospective cohort study. Br J Dermatol 2019;180:1176-1182.
261. Drucker AM, Adam GP, Rofeberg V et al. Treatments of Primary Basal Cell Carcinoma of the Skin: A Systematic Review and Network Meta-analysis. Ann Intern Med 2018;169:456-466.
262. Wennberg AM, Larko O, Stenquist B. Five-year results of Mohs' micrographic surgery for aggressive facial basal cell carcinoma in Sweden. Acta Derm Venereol 1999;79:370-372.
263. Veronese F, Farinelli P, Zavattaro E et al. Basal cell carcinoma of the head region: therapeutical results of 350 lesions treated with Mohs micrographic surgery. J Eur Acad Dermatol Venereol 2012;26:838-843.
264. Sin CW, Barua A, Cook A. Recurrence rates of periocular basal cell carcinoma following Mohs micrographic surgery: a retrospective study. Int J Dermatol 2016;55:1044-1047.
265. Malhotra R, Huilgol SC, Huynh NT, Selva D. The Australian Mohs database, part II: periocular basal cell carcinoma outcome at 5-year follow-up. Ophthalmology 2004;111:631-636.
266. Mosterd K, Krekels GA, Nieman FH et al. Surgical excision versus Mohs' micrographic surgery for primary and recurrent basal-cell carcinoma of the face: a prospective randomised controlled trial with 5-years' follow-up. Lancet Oncol 2008;9:1149-1156.
267. van Loo E, Mosterd K, Krekels GA et al. Surgical excision versus Mohs' micrographic surgery for basal cell carcinoma of the face: A randomised clinical trial with 10 year follow-up. Eur J Cancer 2014;50:3011-3020.
268. Smeets NW, Krekels GA, Ostertag JU et al. Surgical excision vs Mohs' micrographic surgery for basal-cell carcinoma of the face: randomised controlled trial. Lancet 2004;364:1766-1772.
269. Muller FM, Dawe RS, Moseley H, Fleming CJ. Randomized comparison of Mohs micrographic surgery and surgical excision for small nodular basal cell carcinoma: tissue-sparing outcome. Dermatol Surg 2009;35:1349-1354.
270. Gniadecki R, Glud M, Mortensen K et al. Favourable results of Mohs micrographic surgery for basal cell carcinoma. Dan Med J 2015;62:A5171.
271. Flohil SC, van Dorst AM, Nijsten T et al. Mohs micrographic surgery for basal cell carcinomas: appropriateness of 'Rotterdam' criteria and predictive factors for three or more stages. J Eur Acad Dermatol Venereol 2013;27:1228-1235.
272. Takata Pontes L, Fantelli Stelini R, Cintra ML et al. The importance of superficial basal cell carcinoma in a retrospective study of 139 patients who underwent Mohs micrographic surgery in a Brazilian university hospital. Clinics (Sao Paulo) 2015;70:721-725.
273. Barlow JO, Zalla MJ, Kyle A et al. Treatment of basal cell carcinoma with curettage alone. J Am Acad Dermatol. 2006; 54:1039-1045.
274. Blixt E, Nelsen D, Stratman E. Recurrence rates of aggressive histologic types of basal cell carcinoma after treatment with electrodesiccation and curettage alone. Dermatol Surg. 2013; 39:719-725.
275. Rodriguez-Vigil T, Vazquez-Lopez F, Perez-Oliva N. Recurrence rates of primary basal cell carcinoma in facial risk areas treated with curettage and electrodesiccation. J Am Acad Dermatol. 2007;56:91-95.
276. Julian C, Bowers PW, Pritchard C. A comparative study of the effects of disposable and Volkmann spoon curettes in the treatment of basal cell carcinoma. Br J Dermatol. 2009;161: 1407-1409.
277. Mendenhall WM, Amdur RJ, Hinerman RW et al. Radiotherapy for cutaneous squamous and basal cell carcinomas of the head and neck. Laryngoscope 2009;119:1994-1999.
278. Mendenhall WM, Ferlito A, Takes RP et al. Cutaneous head and neck basal and squamous cell carcinomas with perineural invasion. Oral Oncol 2012;48:918-922.
279. Han A, Ratner D. What is the role of adjuvant radiotherapy in the treatment of cutaneous squamous cell carcinoma with perineural invasion? Cancer 2007;109:1053-1059.
280. Geisse J, Caro I, Lindholm J et al. Imiquimod 5% cream for the treatment of superficial basal cell carcinoma: results from two phase III, randomized, vehicle-controlled studies. J Am Acad Dermatol. 2004;50:722-733.
281. Schulze HJ, Cribier B, Requena L et al. Imiquimod 5% cream for the treatment of superficial basal cell carcinoma: results from a randomized vehicle-controlled phase III study in Europe. Br J Dermatol. 2005;152:939-947.
282. Micali G, Lacarrubba F, Nasca MR et al. Topical pharmacotherapy for skin cancer: part II. Clinical applications. J Am Acad Dermatol. 2014;70:979.e971-979.e991.
283. Roozeboom MH, 60Nelemans PJ et al. Overall treatment success after treatment of primary superficial basal cell carcinoma: a systematic review and meta-analysis of randomized and nonrandomized trials. Br J Dermatol. 2012;167:733-756.
284. Gollnick H, Barona CG, Frank RG et al. Recurrence rate of superficial basal cell carcinoma following treatment with imiquimod 5% cream: conclusion of a 5-year long-term follow-up study in Europe. Eur J Dermatol. 2008;18:677-682.
285. Quirk C, Gebauer K, De'Ambrosis B et al. Sustained clearance of superficial basal cell carcinomas treated with imiquimod cream 5%: results of a prospective 5-year study. Cutis. 2010; 85:318-324.
286. Arits AH, Mosterd K, Essers BA et al. Photodynamic therapy versus topical imiquimod versus topical fluorouracil for treatment of superficial basal-cell carcinoma: a single blind, non-inferiority, randomised controlled trial. Lancet Oncol 2013;14:647-654.
287. Mohs FE, Jones DL, Bloom RF. Tendency of fluorouracil to conceal deep foci of invasive basal cell carcinoma. Arch Dermatol. 1978;114:1021-1022. Klostermann GF. Effects of 5-fluorouracil (5-FU) ointment on normal and diseased skin. Histological findings and deep action. Dermatologica. 1970;140(suppl 1):47-54.
288. Reymann F. Treatment of basal cell carcinoma of the skin with 5-fluorouracil ointment. A 10-year follow-up study. Dermatologica. 1979;158:368-372.
289. Kuflik EG. Cryosurgery for skin cancer: 30-year experience and cure rates. Dermatol Surg. 2004;30(2 part 2):297-300.
290. Mallon E, Dawber R. Cryosurgery in the treatment of basal cell carcinoma. Assessment of one and two freeze-thaw cycle schedules. Dermatol Surg. 1996;22:854-858.
291. Wang I, Bendsoe N, Klinteberg CA et al. Photodynamic therapy vs. cryosurgery of basal cell carcinomas: results of a phase III clinical trial. Br J Dermatol. 2001;144:832-840.
292. Basset-Seguin N, Ibbotson SH, Emtestam L et al. Topical methyl aminolaevulinate photodynamic therapy versus cryotherapy for superficial basal cell carcinoma: a 5 year randomized trial. Eur J Dermatol. 2008;18:547-553. Hall VL, Leppard BJ, McGill J et al. Treatment of basal-cell carcinoma: comparison of radiotherapy and cryotherapy. Clin Radiol. 1986;37:33-34.
293. Nordin P, Stenquist B. Five-year results of curettage-cryosurgery for 100 consecutive auricular non-melanoma skin cancers. J Laryngol Otol. 2002;116:893-898.
294. Nordin P, Larko O, Stenquist B. Five-year results of curettage-cryosurgery of selected large primary basal cell carcinomas on the nose: an alternative treatment in a geographical area underserved by Mohs' surgery. Br J Dermatol. 1997;136:180-183.
295. Zacarian SA. Cryosurgery of cutaneous carcinomas. An 18-year study of 3,022 patients with 4,228 carcinomas. J Am Acad Dermatol. 1983;9:947-956.
296. Thissen MR, Nieman FH, Ideler AH et al. Cosmetic results of cryosurgery versus surgical excision for primary uncomplicated basal cell carcinomas of the head and neck. Dermatol Surg. 2000;26:759-764.
297. Kuijpers DI, Thissen MR, Berretty PJ et al. Surgical excision versus curettage plus cryosurgery in the treatment of basal cell carcinoma. Dermatol Surg. 2007;33:579-587.
298. Tarstedt M, Gillstedt M, Wennberg Larko AM et al. Aminolevulinic acid and methyl aminolevulinate equally effective in topical photodynamic therapy for non-melanoma skin cancers. J Eur Acad Dermatol Venereol. 2016;30:420-423.
299. Wang H, Xu Y, Shi J et al. Photodynamic therapy in the treatment of basal cell carcinoma: a systematic review and meta-analysis. Photodermatol Photoimmunol Photomed. 2015; 31:44-53.
300. Jeremic G, Brandt MG, Jordan K et al. Using photodynamic therapy as a neoadjuvant treatment in the surgical excision of nonmelanotic skin cancers: prospective study. J Otolaryngol Head Neck Surg. 2011;40(suppl 1):S82-S89.
301. Torres T, Fernandes I, Costa V et al. Photodynamic therapy as adjunctive therapy for morpheaform basal cell carcinoma. Acta Dermatovenerol Alp Pannonica Adriat. 2011;20:23-25.
302. Lu YG, Wang YY, Yang YD et al. Efficacy of topical ALA-PDT combined with excision in the treatment of skin malignant tumor. Photodiagn Photodynosis Ther. 2014;11:122-126.
303. Avril MF, Auperin A, Margulis A et al. Basal cell carcinoma of the face: surgery or radiotherapy? Results of a randomized study. Br J Cancer. 1997;76:100-106.
304. Liu FF, Maki E, Warde P et al. A management approach to incompletely excised basal cell carcinomas of skin. Int J Radiat Oncol Biol Phys. 1991;20:423-428.
305. Kim SK, Barker CA. Outcomes of radiation therapy for advanced T3/T4 nonmelanoma cutaneous squamous cell and basal cell carcinoma. Br J Dermatol. 2018;178:e30-e32.
306. Matthiesen C, Thompson JS, Forest C et al. The role of radiotherapy for T4 non--melanoma skin carcinoma. J Med Imag Radiat Oncol. 2011;55:407-416.
307. Kwan W, Wilson D, Moravan V. Radiotherapy for locally advanced basal cell and squamous cell carcinomas of the skin. Int J Radiat Oncol Biol Phys. 2004;60:406-411.
308. Al-Othman MO, Mendenhall WM, Amdur RJ. Radiotherapy alone for clinical T4 skin carcinoma of the head and neck with surgery reserved for salvage. Am J Otolaryngol. 2001;22: 387-390.
309. Lee WR, Mendenhall WM, Parsons JT et al. Radical radiotherapy for T4 carcinoma of the skin of the head and neck: a multivariate analysis. Head Neck. 1993;15:320-324.
310. Wahid M, Jawed A, Mandal RK et al. Vismodegib, itraconazole and sonidegib as hedgehog pathway inhibitors and their relative competencies in the treatment of basal cell carcinomas. Crit Rev Oncol Hematol. 2016;98:235-241.
311. Sekulic A, Migden MR, Oro AE et al. Efficacy and safety of vismodegib in advanced basal-cell carcinoma. N Engl J Med. 2012;366:2171-2179.
312. Sekulic A, Migden MR, Lewis K et al. Pivotal ERIVANCE basal cell carcinoma (BCC) study: 12-month update of efficacy and safety of vismodegib in advanced BCC. J Am Acad Dermatol. 2015;72:1021-1026.e1028.
313. Migden MR, Guminski A, Gutzmer R et al. Treatment with two different doses of sonidegib in patients with locally advanced or metastatic basal cell carcinoma (BOLT): a multicentre, randomised, double-blind phase 2 trial. Lancet Oncol. 2015;16:716-728.
314. Ally MS, Aasi S, Wysong A et al. An investigator-initiated open-label clinical trial of vismodegib as a neoadjuvant to surgery for high-risk basal cell carcinoma. J Am Acad Dermatol. 2014;71:904-911.e901.
315. Kim DJ, Kim J, Spaunhurst K et al. Open-label, exploratory phase II trial of oral itraconazole for the treatment of basal cell carcinoma. J Clin Oncol. 2014;32:745-751.
316. Prescribing information: cemiplimab-rwlc injection, for intravenous use. 2019.
317. Lee EH, Klassen AF, Nehal KS et al. A systematic review of patient-reported outcome instruments of nonmelanoma skin cancer in the dermatologic population. J Am Acad Dermatol. 2013;69:e59-e67.
318. Burdon-Jones D, Thomas P, Baker R. Quality of life issues in nonmetastatic skin cancer. Br J Dermatol. 2010;162:147-151.
319. Rhee JS, Matthews BA, Neuburg M et al. Creation of a quality of life instrument for nonmelanoma skin cancer patients. Laryngoscope. 2005;115:1178-1185.

320. Rhee JS, Loberiza FR, Matthews BA et al. Quality of life assessment in nonmelanoma cervicofacial skin cancer. Laryngoscope. 2003;113:215-220.
321. Essers BA, Nieman FH, Prins MH et al. Determinants of satisfaction with the health state of the facial skin in patients undergoing surgery for facial basal cell carcinoma. Patient Educ Couns. 2006;60:179-186.
322. Asgari MM, Bertenthal D, Sen S et al. Patient satisfaction after treatment of nonmelanoma skin cancer. Dermatol Surg. 2009; 35:1041-1049.
323. Lee EH, Brewer JD, MacFarlane DF. Optimizing informed decision making for basal cell carcinoma in patients 85 years or older. JAMA Dermatol. 2015;151:817-818.
324. Kiiski V, de Vries E, Flohil SC et al. Risk factors for single and multiple basal cell carcinomas. Arch Dermatol. 2010;146: 848-855.
325. Karagas MR, Stukel TA, Greenberg ER et al. Risk of subsequent basal cell carcinoma and squamous cell carcinoma of the skin among patients with prior skin cancer. Skin Cancer Prevention Study Group. JAMA. 1992;267:3305-3310.
326. Flohil SC, van der Leest RJ, Arends LR et al. Risk of subsequent cutaneous malignancy in patients with prior keratinocyte carcinoma: a systematic review and meta-analysis. Eur J Cancer. 2013;49:2365-2375.
327. Robinson JK. Follow-up and prevention (basal cell carcinoma). In: Miller SJ, Maloney ME, eds. Cutaneous Oncology Pathophysiology, diagnosis, and management. Malden, MA: Blackwell Science; 1998:695-698.
328. Marcil I, Stern RS. Risk of developing a subsequent nonmelanoma skin cancer in patients with a history of nonmelanoma skin cancer: a critical review of the literature and meta-analysis. Arch Dermatol 2000;136:1524-1530.
329. Ramachandran S, Rajaratnam R, Smith AG et al. Patients with both basal and squamous cell carcinomas are at a lower risk of further basal cell carcinomas than patients with only a basal cell carcinoma. J Am Acad Dermatol 2009;61:247-251.
330. Park J, Halliday GM, Surjana D et al. Nicotinamide prevents ultraviolet radiation--induced cellular energy loss. Photochem Photobiol. 2010;86:942-948.
331. Surjana D, Halliday GM, Damian DL. Nicotinamide enhances repair of ultraviolet radiation-induced DNA damage in human keratinocytes and ex vivo skin. Carcinogenesis. 2013;34: 1144-1149.
332. Thompson BC, Surjana D, Halliday GM et al. Nicotinamide enhances repair of ultraviolet radiation-induced DNA damage in primary melanocytes. Exp Dermatol. 2014;23:509-511.
333. Kuchel JM, Barnetson RS, Halliday GM. Cyclobutane pyrimidine dimer formation is a molecular trigger for solar-simulated ultraviolet radiation-induced suppression of memory immunity in humans. Photochem Photobiol Sci. 2005;4:577-582.
334. Damian DL, Patterson CR, Stapelberg M et al. UV radiation-induced immunosuppression is greater in men and prevented by topical nicotinamide. J Invest Dermatol. 2008;128:447-454.
335. Yiasemides E, Sivapirabu G, Halliday GM et al. Oral nicotinamide protects against ultraviolet radiation-induced immunosuppression in humans. Carcinogenesis. 2009;30:101-105.
336. Bettoli V, Zauli S, Virgili A. Retinoids in the chemoprevention of non-melanoma skin cancers: why, when and how. J Dermatolog Treat. 2013;24:235-237.
337. Tangrea JA, Edwards BK, Taylor PR et al. Long-term therapy with low-dose isotretinoin for prevention of basal cell carcinoma: a multicenter clinical trial. Isotretinoin--Basal Cell Carcinoma Study Group. J Natl Cancer Inst. 1992;84:328-332.
338. Moon TE, Levine N, Cartmel B et al. Retinoids in prevention of skin cancer. Cancer Lett. 1997;114:203-205.
339. Kraemer KH, DiGiovanna JJ, Peck GL. Chemoprevention of skin cancer in xeroderma pigmentosum. J Dermatol. 1992;19: 715-718.
340. Kraemer KH, DiGiovanna JJ, Moshell AN et al. Prevention of skin cancer in xeroderma pigmentosum with the use of oral isotretinoin. N Engl J Med. 1988;318:1633-1637.
341. De Graaf YG, Euvrard S, Bouwes Bavinck JN. Systemic and topical retinoids in the management of skin cancer in organ transplant recipients. Dermatol Surg. 2004;30(4 part 2): 656-661.
342. Nijsten TE, Stern RS. Oral retinoid use reduces cutaneous squamous cell carcinoma risk in patients with psoriasis treated with psoralen-UVA: a nested cohort study. J Am Acad Dermatol. 2003;49:644-650.
343. Rogers HW, Weinstock MA, Coldiron BM et al. Incidence estimate of nonmelanoma skin cancer (keratinocyte carcinomas) in the U.S. population, 2012. JAMA Dermatol. 2015; 151:1081-1086.
344. Rubio-Casadevall J, Hernandez-Pujol AM, Ferreira-Santos MC et al. Trends in incidence and survival analysis in non-melanoma skin cancer from 1994 to 2012 in Girona, Spain: A population-based study. Cancer Epidemiol 2016;45:6-10.
345. Goon PK, Greenberg DC, Igali L, Levell NJ. Squamous Cell Carcinoma of the Skin has More Than Doubled Over the Last Decade in the UK. Acta Derm Venereol 2016;96:820-821.
346. Robsahm TE, Helsing P, Veierod MB. Cutaneous squamous cell carcinoma in Norway 1963-2011: increasing incidence and stable mortality. Cancer Med 2015;4:472-480.
347. Callens J, Van Eycken L, Henau K, Garmyn M. Epidemiology of basal and squamous cell carcinoma in Belgium: the need for a uniform and compulsory registration. J Eur Acad Dermatol Venereol 2016;30:1912- 1918.
348. Muzic JG, Schmitt AR, Wright AC et al. Incidence and Trends of Basal Cell Carcinoma and Cutaneous Squamous Cell Carcinoma: A Population-Based Study in Olmsted County, Minnesota, 2000 to 2010. Mayo Clin Proc 2017;92:890-898.
349. Sella T, Goren I, Shalev V et al. Incidence trends of keratinocytic skin cancers and melanoma in Israel 2006-11. Br J Dermatol 2015;172:202- 207.
350. Rudolph C, Schnoor M, Eisemann N, Katalinic A. Incidence trends of nonmelanoma skin cancer in Germany from 1998 to 2010. J Dtsch Dermatol Ges 2015;13:788-797.
351. Perera E, Gnaneswaran N, Staines C et al. Incidence and prevalence of non-melanoma skin cancer in Australia: A systematic review. Australas J Dermatol 2015;56:258-267.
352. Schmults CD, Karia PS, Carter JB et al. Factors predictive of recurrence and death from cutaneous squamous cell carcinoma: a 10- year, single-institution cohort study. JAMA Dermatol 2013;149:541-547.
353. Eisemann N, Jansen L, Castro FA et al. Survival with nonmelanoma skin cancer in Germany. Br J Dermatol 2016;174:778-785.
354. Eigentler TK, Leiter U, Hafner HM et al. Survival of Patients with Cutaneous Squamous Cell Carcinoma: Results of a Prospective Cohort Study. J Invest Dermatol 2017;137:2309-2315.
355. Que SKT, Zwald FO, Schmults CD. Cutaneous squamous cell carcinoma: Incidence, risk factors, diagnosis, and staging. J Am Acad Dermatol. 2018 Feb;78(2):237-247. doi: 10.1016/j.jaad.2017.08.059. PMID: 29332704.
356. Hammerman P, Lawrence M, Thomson E et al. Cancer Genome Atlas Research Network. Comprehensive genomic characterization of squamous cell lung cancers. Nature. 2012;489:519-525.
357. Pickering CR, Zhou JH, Frederick MJ et al. Mutational landscape of aggressive cutaneous squamous cell carcinoma. Clin Cancer Res. 2014;20:6582-6592.
358. Wikonkal NM, Brash DE. Ultraviolet radiation induced signature mutations in photocarcinogenesis. J Investig Dermatol Symp Proc. 1999;4:6-10.
359. Brown VL, Harwood CA, Proby CM et al. p16INK4a and p14ARF tumor suppressor genes are commonly inactivated in cutaneous squamous cell carcinoma. J Invest Dermatol. 2004;122:1284-1292.
360. South AP, Purdie KJ, Leigh IM et al. NOTCH1 mutations occur early during cutaneous squamous cell carcinogenesis. J Invest Dermatol. 2014;134:2630-2638.
361. Brewster DH, Bhatti LA, Doherty VR et al. Recent trends in incidence of nonmelanoma skin cancers in the East of Scotland, 1992-2003. Br J Dermatol. 2007;156:1295-1300.
362. Nelson MA, Einspahr JG, Bozzo PO et al. Analysis of the p53 gene in human precancerous actinic keratosis lesions and squamous cell cancers. Cancer Lett. 1994;85:23-29.
363. Nakazawa H, English D, Yamasaki H et al. UV and skin cancer: specific p53 gene mutation in normal skin as a biologically relevant exposure measurement. Proc Natl Acad Sci U S A. 1994;91:360-364.
364. Campbell C, Quinn AG, Rees JL et al. p53 mutations are common and early events that precede tumor invasion in squamous cell neoplasia of the skin. J Invest Dermatol. 1993; 100:746-748.
365. Spencer JM, Kahn SM, Weinstein IB et al. Activated ras genes occur in human actinic keratoses, premalignant precursors to squamous cell carcinomas. Arch Dermatol. 1995;131:796-800.
366. Mohan SV, Chang J, Chang AL et al. Increased risk of cutaneous squamous cell carcinoma after vismodegib therapy for basal cell carcinoma. JAMA Dermatol. 2016;152: 527-532.
367. Harvey NT, Millward M, Wood BA. Squamoproliferative lesions arising in the setting of BRAF inhibition. Am J Dermatopathol. 2012;34:822-826.
368. Zhang C, Spevak W, Bollag G et al. RAF inhibitors that evade paradoxical MAPK pathway activation. Nature. 2015;526: 583-586.
369. Zanetti R, Rosso S, Martinez C et al. Comparison of risk patterns in carcinoma and melanoma of the skin in men: a multi-centre case-case control study. Br J Cancer 2006;94:743-751.
370. Ramsay HM, Fryer AA, Hawley CM et al. Factors associated with nonmelanoma skin cancer following renal transplantation in Queensland, Australia. J Am Acad Dermatol 2003;49:397-406.
371. Wassberg C, Thorn M, Johansson AM et al. Increasing incidence rates of squamous cell carcinoma of the skin in Sweden. Acta Derm Venereol 2001;81:268-272.
372. Xiang F, Lucas R, Hales S, Neale R. Incidence of nonmelanoma skin cancer in relation to ambient UV radiation in white populations, 1978- 2012: empirical relationships. JAMA Dermatol 2014;150:1063-107.
373. Juzeniene A, Grigalavicius M, Baturaite Z, Moan J. Minimal and maximal incidence rates of skin cancer in Caucasians estimated by use of sigmoidal UV dose-incidence curves. Int J Hyg Environ Health 2014;217:839-844.
374. Wehner MR, Shive ML, Chren MM et al. Indoor tanning and non melanoma skin cancer: systematic review and meta-analysis. BMJ 2012;345:e5909.
375. Mora RG, Perniciaro C. Cancer of the skin in blacks. I. A review of 163 black patients with cutaneous squamous cell carcinoma. J Am Acad Dermatol. 1981;5:535-543.
376. zur Hausen H. Papillomaviruses in the causation of human cancers e a brief historical account. Virology. 2009;384: 260-265.
377. Miranda MB, Lauseker M, Kraus MP et al. Secondary malignancies in chronic myeloid leukemia patients after imatinib-based treatment: long-term observation in CML Study IV. Leukemia 2016;30:1255-1262.
378. Kolaitis NA, Duffy E, Zhang A et al. Voriconazole increases the risk for cutaneous squamous cell carcinoma after lung transplantation. Transpl Int 2017;30:41-48.
379. Jensen P, Hansen S, Moller B et al. Skin cancer in kidney and heart transplant recipients and different long-term immunosuppressive therapy regimens. J Am Acad Dermatol 1999;40:177-186.
380. Shang W, Ning Y, Xu X et al. Incidence of Cancer in ANCA Associated Vasculitis: A Meta-Analysis of Observational Studies. PLoS One 2015;10:e0126016.
381. Shah BK, Khanal A. Second Primary Malignancies in Mantle Cell Lymphoma: A US Population-based Study. Anticancer Res 2015;35:3437-3440.
382. Brewer JD, Shanafelt TD, Khezri F et al. Increased incidence and recurrence rates of nonmelanoma skin cancer in patients with non Hodgkin lymphoma: a Rochester Epidemiology Project population-based study in Minnesota. J Am Acad Dermatol 2015;72:302-309.

383. Gerber SR, Seifert B, Inci I et al. Exposure to moxifloxacin and cytomegalovirus replication is associated with skin squamous cell carcinoma development in lung transplant recipients. J Eur Acad Dermatol Venereol 2015;29:2451-2457.
384. Patel RV, Clark LN, Lebwohl M, Weinberg JM. Treatments for psoriasis and the risk of malignancy. J Am Acad Dermatol 2009;60:1001- 1017.
385. Zilinska Z, Sersenova M, Chrastina M et al. Occurrence of malignancies after kidney transplantation in adults: Slovak multicenter experience. Neoplasma 2017;64:311-317.
386. Garritsen FM, van der Schaft J, van den Reek JM et al. Risk of Nonmelanoma Skin Cancer in Patients with Atopic Dermatitis Treated with Oral Immunosuppressive Drugs. Acta Derm Venereol 2017;97:724-730.
387. van den Heuvel TR, Wintjens DS, Jeuring SF et al. Inflammatory bowel disease, cancer and medication: Cancer risk in the Dutch population-based IBDSL cohort. Int J Cancer 2016;139:1270-1280.
388. Diffey BL, Norval M, Albers PN, Wright CY. The influence of HIV infection on the age dependence of squamous cell carcinoma of the skin in South Africa. S Afr Med J 2017;107:127-129.
389. Hock BD, McIntosh ND, McKenzie JL et al. Incidence of cutaneous squamous cell carcinoma in a New Zealand population of chronic lymphocytic leukaemia patients. Intern Med J 2016;46:1414-1421.
390. Gupta AK, Cardella CJ, Haberman HF. Cutaneous malignant neoplasms in patients with renal transplants. Arch Dermatol 1986;122:1288-1293.
391. Jensen P, Moller B, Hansen S. Skin cancer in kidney and heart transplant recipients and different long-term immunosuppressive therapy regimens. J Am Acad Dermatol. 1999;40: 177-186.
392. Hartevelt MM, Bavinck JN, Vandenbroucke JP et al. Incidence of skin cancer after renal transplantation in the Netherlands. Transplantation. 1990;49:506-509.
393. Lindelof B, Sigurgeirsson B, Stern RS et al. Incidence of skin € cancer in 5356 patients following organ transplantation. Br J Dermatol. 2000;143:513-519.
394. Ong CS, Keogh AM, Kossard S, Macdonald PS, Spratt PM. Skin cancer in Australian heart transplant recipients. J Am Acad Dermatol. 1999 Jan;40(1):27-34. doi: 10.1016/s0190-9622(99)70525-6. PMID: 9922009.
395. Ulrich C, Schmook T, Sachse MM, Sterry W, Stockfleth E. Comparative epidemiology and pathogenic factors for nonmelanoma skin cancer in organ transplant patients. Dermatol Surg. 2004 Apr;30(4 Pt 2):622-7. doi: 10.1111/j.1524-4725.2004.30147.x. PMID: 15061846.
396. Moloney FJ, Comber H, O'Lorcain P, O'Kelly P, Conlon PJ, Murphy GM. A population--based study of skin cancer incidence and prevalence in renal transplant recipients. Br J Dermatol. 2006 Mar;154(3):498-504. doi: 10.1111/j.1365-2133.2005.07021.x. PMID: 16445782.
397. Buell JF, Gross TG, Woodle ES. Malignancy after transplantation. Transplantation. 2005 Oct 15;80(2 Suppl):S254-64. doi: 10.1097/01.tp.0000186382.81130.ba. PMID: 16251858.
398. Rowe DE, Carroll RJ, Day CL, Jr. Prognostic factors for local recurrence, metastasis, and survival rates in squamous cell carcinoma of the skin, ear, and lip. Implications for treatment modality selection. J Am Acad Dermatol 1992;26:976-990.
399. Halkud R, Shenoy AM, Naik SM et al. Xeroderma pigmentosum: clinicopathological review of the multiple oculocutaneous malignancies and complications. Indian J Surg Oncol 2014;5:120-124.
400. Halkud R, Shenoy AM, Naik SM et al. Xeroderma pigmentosum: clinicopathological review of the multiple oculocutaneous malignancies and complications. Indian J Surg Oncol 2014;5:120-124.
401. Bradford PT, Goldstein AM, Tamura D et al. Cancer and neurologic degeneration in xeroderma pigmentosum: long term follow-up characterises the role of DNA repair. J Med Genet 2011;48:168-176.
402. Thompson AK, Kelley BF, Prokop LJ et al. Risk Factors for Cutaneous Squamous Cell Carcinoma Recurrence, Metastasis, and Disease-Specific Death: A Systematic Review and Meta-analysis. JAMA Dermatol 2016;152:419-428.
403. Brantsch KD, Meisner C, Schonfisch B et al. Analysis of risk factors determining prognosis of cutaneous squamous-cell carcinoma: a prospective study. Lancet Oncol 2008;9:713-720.
404. Jambusaria-Pahlajani A, Kanetsky PA, Karia PS et al. Evaluation of AJCC tumor staging for cutaneous squamous cell carcinoma and a proposed alternative tumor staging system. JAMA Dermatol 2013;149:402-410.
405. Schmidt C, Martin JM, Khoo E et al. Outcomes of nodal metastatic cutaneous squamous cell carcinoma of the head and neck treated in a regional center. Head Neck 2015;37:1808-1815.
406. Shao A, Wong DK, McIvor NP et al. Parotid metastatic disease from cutaneous squamous cell carcinoma: prognostic role of facial nerve sacrifice, lateral temporal bone resection, immune status and P-stage. Head Neck 2014;36:545-550.
407. Manyam BV, Gastman B, Zhang AY et al. Inferior outcomes in immunosuppressed patients with high-risk cutaneous squamous cell carcinoma of the head and neck treated with surgery and radiation therapy. J Am Acad Dermatol 2015;73:221-227.
408. Lott DG, Manz R, Koch C, Lorenz RR. Aggressive behavior of nonmelanotic skin cancers in solid organ transplant recipients. Transplantation 2010;90:683-687.
409. Manyam BV, Garsa AA, Chin RI et al. A multi-institutional comparison of outcomes of immunosuppressed and immunocompetent patients treated with surgery and radiation therapy for cutaneous squamous cell carcinoma of the head and neck. Cancer 2017;123:2054- 2060.
410. Levine DE, Karia PS, Schmults CD. Outcomes of Patients With Multiple Cutaneous Squamous Cell Carcinomas: A 10-Year Single Institution Cohort Study. JAMA Dermatol 2015;151:1220-1225.
411. Hortlund M, Arroyo Muhr LS, Storm H et al. Cancer risks after solid organ transplantation and after long-term dialysis. Int J Cancer 2017;140:1091-1101.
412. Clowry J, Sheridan J, Healy R et al. Increased non-melanoma skin cancer risk in young patients with inflammatory bowel disease on immunomodulatory therapy: a retrospective single-centre cohort study. J Eur Acad Dermatol Venereol 2017;31:978-985.
413. Thielmann HW, Popanda O, Edler L, Jung EG. Clinical symptoms and DNA repair characteristics of xeroderma pigmentosum patients from Germany. Cancer Res 1991;51:3456-3470.
414. Sibar S, Findikcioglu K, Erdal AI et al. Technical Aspects and Difficulties in the Management of Head and Neck Cutaneous Malignancies in Xeroderma Pigmentosum. Arch Plast Surg 2016;43:344- 351.
415. Asgari MM, Ray GT, Quesenberry CP Jr, Katz KA, Silverberg MJ. Association of Multiple Primary Skin Cancers With Human Immunodeficiency Virus Infection, CD4 Count, and Viral Load. JAMA Dermatol. 2017 Sep 1;153(9):892-896.
416. Das KK, Chakaraborty A, Rahman A, Khandkar S. Incidences of malignancy in chronic burn scar ulcers: experience from Bangladesh. Burns 2015;41:1315-1321.
417. Senet P, Combemale P, Debure C et al. Malignancy and chronic leg ulcers: the value of systematic wound biopsies: a prospective, multicenter, cross-sectional study. Arch Dermatol 2012;148:704-708.
418. Nthumba PM. Marjolin's ulcers in sub-Saharan Africa. World J Surg 2010;34:2272-2277.
419. Combemale P, Bousquet M, Kanitakis J et al. Malignant transformation of leg ulcers: a retrospective study of 85 cases. J Eur Acad Dermatol Venereol 2007;21:935-941.
420. Eroglu A, Berberoglu U, Berreroglu S. Risk factors related to locoregional recurrence in squamous cell carcinoma of the skin. J Surg Oncol 1996;61:124-130.
421. Mullen JT, Feng L, Xing Y et al. Invasive squamous cell carcinoma of the skin: defining a high-risk group. Ann Surg Oncol 2006;13:902-909.
422. Torchia D, Massi D, Fabbri P et al. Multiple cutaneous precanceroses and carcinomas from combined iatrogenic/- professional exposure to arsenic. Int J Dermatol. 2008;47: 592-593.
423. Yuspa SH. Cutaneous chemical carcinogenesis. J Am Acad Dermatol. 1986;15(5 pt 1):1031-1044.
424. Edwards MJ, Hirsch RM, Ames FC et al. Squamous cell carcinoma arising in previously burned or irradiated skin. Arch Surg. 1989;124:115-117.
425. Jaju PD, Ransohoff KJ, Sarin KY et al. Familial skin cancer syndromes: increased risk of nonmelanotic skin cancers and extracutaneous tumors. J Am Acad Dermatol. 2016;74: 437-451.
426. Yakubu A, Mabogunje OA. Skin cancer in Zaria, Nigeria. Trop Doct 1995;25 Suppl 1:63-67.,. Kromberg JG, Castle D, Zwane EM, Jenkins T. Albinism and skin cancer in Southern Africa. Clin Genet 1989;36:43-52.
427. Mabula JB, Chalya PL, McHembe MD et al. Skin cancers among Albinos at a University teaching hospital in Northwestern Tanzania: a retrospective review of 64 cases. BMC Dermatol 2012;12:5.
428. Yakubu A, Mabogunje OA. Skin cancer in African albinos. Acta Oncol 1993;32:621-622.
429. Opara KO, Jiburum BC. Skin cancers in albinos in a teaching Hospital in eastern Nigeria – presentation and challenges of care. World J Surg Oncol 2010;8:73.
430. Asuquo ME, Ebughe G. Major dermatological malignancies encountered in the University of Calabar Teaching Hospital, Calabar, southern Nigeria. Int J Dermatol 2012;51 Suppl 1:32-40.
431. Halkud R, Shenoy AM, Naik SM et al. Xeroderma pigmentosum: clinicopathological review of the multiple oculocutaneous malignancies and complications. Indian J Surg Oncol 2014;5:120-124.
432. Fine JD, Johnson LB, Weiner M, Li KP, Suchindran C. Epidermolysis bullosa and the risk of life-threatening cancers: the National EB Registry experience, 1986-2006. J Am Acad Dermatol. 2009 Feb;60(2):203-11. doi: 10.1016/j.jaad.2008.09.035. Epub 2008 Nov 20. PMID: 19026465.
433. Bradford PT, Goldstein AM, Tamura D et al. Cancer and neurologic degeneration in xeroderma pigmentosum: long term follow-up characterises the role of DNA repair. J Med Genet 2011;48:168-176.
434. Yang Y, Lin J, Fang S, Han S, Song Z (2017). What's new in dermosoopy of Bowen's disease: two new demoscopic signs and its differential diagnosis. Int J Dermatol. 56(10):1022-5. PMID:28832993.
435. Tran DC, Li S, Henry S, Wood DJ, Chang ALS (2017). An 18-year retrospective study on the outcæmes of keratoacanthomas with different tæatment modalities at a single academic centre. Br J Dermatol. 177(6):1749-51. PMID:27943239.
436. Kang HC, Quigley DA, Kim IJ, Wakabayashi Y, Ferguson-Smith MA, D'Alessandro M et al. (2013). Multiple self-healing squamous epithelioma (MSSE): rare variants in an adjacent region of chromosome 9q22.3 to known TGFBR1 mutations suggest a digenic or multi- locus etiology. J Invest Dermatol. 133(7):1907- 10. PMID:23358096.
437. Koch BB, Trask DK, Hoffman HT, Darnell LH, Robinson RA, Zhen W et al. (2001). National survey of head and neck verrucous carcinoma: patterns of presentation, care, and outcome. Cancer. 92(1):11-20. PMID:11443616.
438. Costache M, Desa LT, Mitrache LE, Pătraşcu OM, Dumitru A, Costache D et al. (2014). Cutaneous verrucous carcinoma- report of three cases with review of literature. Rom J Morphol Embryol. 55(2):383-8. PMID:24969990.
439. Imko-Walczuk B, Cegielska A, Placek W, Kaszewski S, Fiedor P (2014). Human papillomavirus-related verrucous carcinoma in a renal transplant patient after long-term immunosuppression: a case report. Transplant Proc. 46(8):2916-9. PMID:25380950.
440. Verrucous carcinoma. In: Calonje E, Brenn T, Lazar A, McKee P, eds. McKee's Pathology of the Skin. 4th ed. Waltham, MA: Elsevier Saunders; 2012:499-500.

441. Diehl ES, Fleury RN, Ura S, Opromolla DV. Exuberant verrucous carcinoma arising from a burn scar. Cutis. 2007 Feb;79(2):133-5. PMID: 17388214.
442. Wheeland RG, Leshin B, White W. Basal cell carcinoma in: Saunders PW, editor Cutneous surgery 1994.
443. Lang Jr. PG, Maize JC. Basal cell carcinoma. CAncer of the Skin 2nd ed: Saunders; 1991. p.35-73.
444. Levine DE, Karia PS, Schmults CD. Outcomes of Patients With Multiple Cutaneous Squamous Cell Carcinomas: A 10-Year Single Institution Cohort Study. JAMA Dermatol 2015;151:1220-1225.
445. Chen J, Ruczinski I, Jorgensen TJ et al. Nonmelanoma skin cancer and risk for subsequent malignancy. J Natl Cancer Inst 2008;100:1215- 1222.
446. Banan P, Marvi SK, McMeniman E, De'Ambrosis B. An Australian cohort of 210 patients with multiple invasive squamous cell carcinomas: risk factors and associated increased risk of melanoma and internal malignancies. Australas J Dermatol 2016;57:29-32.
447. Yang Y, Lin J, Fang S, Han S, Song Z (2017). What's new in dermosoopy of Bowen's disease: two new demoscopic signs and its differential diagnosis. Int J Dermatol. 56(10):1022-5. PMID:28832993.
448. Zalaudek I, Argenziano G, Kerl H et al. Dermoscopy of Bowen's disease. Br J Dermatol. 2004;150:1112-1116.
449. Rosendahl, C., Cameron, A., Argenziano, G., Zalaudek, I., Tschandl, P., & Kittler, H. (2012). Dermoscopy of squamous cell carcinoma and keratoacanthoma. Archives of dermatology, 148(12), 1386-1392.
450. Zalaudek I, Giacomel J, Argenziano G et al. Dermatoscopy of facial actinic keratosis, intraepidermal carcinoma, and invasive squamous cell carcinoma: a progression model. J Am Acad Dermatol. 2012;66:589-597.
451. Salasche SJ. Features associated with recurrence (squamous cell carcinoma). In: Miller SJ, Maloney ME, eds. Cutaneous Oncology Pathophysiology, diagnosis, and management. Malden, MA: Blackwell.
452. Marrazzo G, Thorpe R, Condie D et al. Clinical and Pathologic Factors Predictive of Positive Radiologic Findings in High-Risk Cutaneous Squamous Cell Carcinoma. Dermatol Surg 2015;41:1405- 1410.
453. Ruiz ES, Karia PS, Morgan FC, Schmults CD. The positive impact of radiologic imaging on high-stage cutaneous squamous cell carcinoma management. J Am Acad Dermatol 2017;76:217-225.
454. Gandhi MR, Panizza B, Kennedy D. Detecting and defining the anatomic extent of large nerve perineural spread of malignancy: comparing "targeted" MRI with the histologic findings following surgery. Head Neck 2011;33:469-475.
455. Williams LS, Mancuso AA, Mendenhall WM. Perineural spread of cutaneous squamous and basal cell carcinoma: CT and MR detection and its impact on patient management and prognosis. Int J Radiat Oncol Biol Phys 2001;49:1061-1069.
456. Nemzek WR, Hecht S, Gandour-Edwards R et al. Perineural spread of head and neck tumors: how accurate is MR imaging? AJNR Am J Neuroradiol 1998;19:701-706.
457. Yang Y, Lin J, Fang S, Han S, Song Z (2017). What's new in dermosoopy of Bowen's disease: two new demoscopic signs and its differential diagnosis. Int J Dermatol. 56(10):1022-5. PMID:28832993.
458. Broders AC. Squamous cell epithelioma of the skin. Ann Surg. 1921;73:141-160.
459. Squamous cell carcinoma. In: Calonje E, Brenn T, Lazar A, McKee P, eds. McKee's Pathology of the Skin. 4th ed. Walham, MA: Elsevier Saunders; 2012:1121.
460. Brantsch KD, Meisner C, Schonfisch B et al. Analysis of risk factors determining prognosis of cutaneous squamous-cell carcinoma: a prospective study. Lancet Oncol. 2008;9: 713-720.
461. Kwĩek B, Schwartz RA (2016). Keratoacanthoma (KA): an update and review. J Am Acad Dermatol. 74(6):1220-33. PMID:26853179.
462. Verrucous carcinoma. In: Calonje E, Brenn T, Lazar A, McKee P, eds. McKee's Pathology of the Skin. 4th ed. Waltham, MA: Elsevier Saunders; 2012:499-500.
463. Grifsn JR, Wnston CC, Peters MS, Lehman JS (2013). Decreased expression of interællular adhesion molecules in acantholytic squamous cell carcinoma compared with invasive well-differentiated squamous cell carcinoma of the skin. Am J Clin Pathol. 139(4):442- 7. PMID:23525614.
464. Smith KJ, Hamza S, Skelton H (2004). Histologic features in primary cutaneous squamous cell carcinomas in immunocompromised patients focusing on organ transplant patients. Dermatol Surg. 30(4 R 2):634-41. PMID:15061648.
465. Garcia C, Crowson AN (2011). Acantholytic squamous cell carcinoma: is it really a more-aggressive tumor? Dematol Surg. 37(3):353-6. PMID:21410819.
466. Sanchez DF, Soares F, Álvarado-Cabrero I, Cañete S, Fernández-Nestosa MJ, Rodriguez IM, et 'al. (2015). Pathological factors, behavior, and histologiœl prognostic risk groups in subtypes of penile squamous œll carcinomas (SCC). Semin Diagn Pathol. 32(3):222-31. PMID:25677263.
467. Banks ER, Cooper PH (1991). Adenosquanous carcinoma of the skin: a report of 10 cases. J Cutan Pathol. 18(4):227-34. PMID:1719048.
468. Cassarino DS, Derienzo DP, Barr RJ (20%). Cutaneous squamous œil carcinoma: a comprehensive clinicopathologic classification-part two. J Cutan Pathol. 33(4):261-79. PMID:16630176.
469. Fu JM, McCalmont T, Yu SS (2009).Adenosquamous carcinoma of the skin: a case series. Arch Dermatol. 145(10):1152-8. PMID:19841403.
470. Azorın D, Lopez-Rıos F, Rodrıguez-Peralto JL et al. Primary cutaneous adenosquamous carcinoma: a case report and review of the literature. J Cutan Pathol. 2001;28:542-545.
471. Breuninger H, Schaumburg-Lever G, Horny HP et al. Desmoplastic squamous cell carcinoma of skin and vermilion surface. Cancer. 1997;79:915-919.
472. Thompson AK, Kelley BF, Baum CL et al. Risk factors for cutaneous squamous cell carcinoma recurrence, metastasis, and disease-specific death: a systematic review and meta-analysis. JAMA Dermatol. 2016;13:1-10.
473. Karia PS, Jambusaria-Pahlajani A, Harrington DP, Murphy GF, Qureshi AA, Schmults CD. Evaluation of American Joint Committee on Cancer, International Union Against Cancer, and Brigham and Women's Hospital tumor staging for cutaneous squamous cell carcinoma. J Clin Oncol. 2014;32:327-334.
474. Leibovitch I, Huilgol SC, Selva D, Hill D, Richards S, Paver R. Cutaneous squamous cell carcinoma treated with Mohs micrographic surgery in Australia II. Perineural invasion. J Am Acad Dermatol. 2005 Aug;53(2):261-6. doi: 10.1016/j.jaad.2005.03.048. PMID: 16021121.
475. Frierson HF, Cooper PH. Prognostic factors in squamous cell carcinoma of the lower lip. Hum Pathol. 1986;17:346-354.
476. Goepfert H, Diethel WJ, Luna MD et al. Perineural invasion in squamous cell skin carcinoma of the head and neck. Am J Surg. 1984;148:542-547.
477. Cottel WI. Perineural invasion by squamous-cell carcinoma. J Dermatol Surg Oncol. 1982;8:589-600.
478. Byers RM, Obrien J, Waxier J. The therapeutic and prognostic implications of nerve invasion in cancer of the lower lip. Int J Radiat Oncol Biol Plays. 1978;4:215-217.
479. Carter JB, Johnson MM, Schmults CD et al. Outcomes of primary cutaneous squamous cell carcinoma with perineural invasion: an 11-year cohort study. JAMA Dermatol. 2013;149:35-41.
480. Ross AS, Whalen FM, Schmults CD et al. Diameter of involved nerves predicts outcomes in cutaneous squamous cell carcinoma with perineural invasion: an investigator--blinded retrospective cohort study. Dermatol Surg. 2009;35:1859-186.
481. Goepfert H, Diethel WJ, Luna MD et al. Perineural invasion in squamous cell skin carcinoma of the head and neck. Am J Surg. 1984;148:542-547.
482. Harris BN, Bayoumi A, Bewley AF et al. Factors associated with recurrence and regional adenopathy for head and neck cutaneous squamous cell carcinoma. Otolaryngol Head Neck Surg. 2017;156:863-869.
483. Dzubow LM, Rigel DS, Robins P. Risk factors for local recurrence of primary cutaneous squamous cell carcinomas. Arch Dermatol. 1982;118:900-902.
484. Brougham ND, Dennett ER, Cameron R, Tan ST. The incidence of metastasis from cutaneous squamous cell carcinoma and the impact of its risk factors. J Surg Oncol 2012;106:811-815.
485. Schwartz RA. Verrucous carcinoma of the skin and mucosa. J Am Acad Dermatol. 1995 Jan;32(1):1-21; quiz 22-4. doi: 10.1016/0190-9622(95)90177-9. Erratum in: J Am Acad Dermatol 1995 May;32(5 Pt 1):710. PMID: 7822496.
486. Hollestein LM, de Vries E, Nijsten T. Trends of cutaneous squamous cell carcinoma in the Netherlands: increased incidence rates, but stable relative survival and mortality 1989-2008. Eur J Cancer 2012;48:2046-2053.
487. Haisma MS, Plaat BE, Bijl HP et al. Multivariate analysis of potential risk factors for lymph node metastasis in patients with cutaneous squamous cell carcinoma of the head and neck. J Am Acad Dermatol 2016;75:722-730.
488. Lewis KG, Weinstock MA. Nonmelanoma skin cancer mortality (1988-2000): the Rhode Island follow-back study. Arch Dermatol 2004;140:837-842.
489. Winkelhorst JT, Brokelman WJ, Wobbes T et al. Incidence and clinical course of de--novo malignancies in renal allograft recipients. Eur J Surg Oncol. 2001;27: 409-413.
490. Martinez JC, Otley CC, Weaver AL et al. Defining the clinical course of metastatic skin cancer in organ transplant recipients: a multicenter collaborative study. Arch Dermatol. 2003;139:301-306.
491. Euvrard S, Kanitakis J, Claudy A. Skin cancers after organ transplantation. N Engl J Med. 2003;348:1681-1691.
492. Schmitt AR, Brewer JD, Bordeaux JS, Baum CL. Staging for cutaneous squamous cell carcinoma as a predictor of sentinel lymph node biopsy results: meta-analysis of American Joint Committee on Cancer criteria and a proposed alternative system. JAMA Dermatol 2014;150:19-24.
493. Roozeboom MH, Lohman BG, Westers-Attema A et al. Clinical and histological prognostic factors for local recurrence and metastasis of cutaneous squamous cell carcinoma: analysis of a defined population. Acta Derm Venereol 2013;93:417-421.
494. Ruiz ES, Karia PS, Besaw R, Schmults CD. Performance of the American Joint Committee on Cancer Staging Manual, 8th Edition vs the Brigham and Women's Hospital Tumor Classification System for Cutaneous Squamous Cell Carcinoma. JAMA Dermatol 2019.
495. Karia PS, Morgan FC, Califano JA, Schmults CD. Comparison of Tumor Classifications for Cutaneous Squamous Cell Carcinoma of the Head and Neck in the 7th vs 8th Edition of the AJCC Cancer Staging Manual. JAMA Dermatol 2018;154:175-181.
496. Han A, Ratner D. What is the role of adjuvant radiotherapy in the treatment of cutaneous squamous cell carcinoma with perineural invasion? Cancer 2007;109:1053-1059.
497. Galloway TJ, Morris CG, Mancuso AA et al. Impact of radiographic findings on prognosis for skin carcinoma with clinical perineural invasion. Cancer 2005;103:1254-1257.
498. Clayman GL, Lee JJ, Holsinger FC et al. Mortality risk from squamous cell skin cancer. J Clin Oncol 2005;23:759-765.
499. Cherpelis BS, Marcusen C, Lang PG. Prognostic factors for metastasis in squamous cell carcinoma of the skin. Dermatol Surg 2002;28:268-273.,129,136-138.
500. AJCC Cancer Staging Manual, 8th edition, Springer International Publishing, New York, New York, 2017. ENE, Extranodal extension.
501. de Bondt RB, Nelemans PJ, Beets-Tan RG et al. Detection of lymph node metastases in head and neck cancer: a meta-analysis comparing US, USgFNAC, CT and MR imaging. Eur J Radiol. 2007;64:266-272.

502. MacFarlane D, Shah K, Humphreys TR et al. The role of imaging in the management of patients with nonmelanoma skin cancer: diagnostic modalities and applications. J Am Acad Dermatol. 2017;76:579-588.
503. Bonerandi JJ, Beauvillain C, Martin L et al. French Dermatology Recommendations Association (aRED). Guidelines for the diagnosis and treatment of cutaneous squamous cell carcinoma and precursor lesions. J Eur Acad Dermatol Venereol. 2011 Dec;25(suppl 5):1-51.
504. Breuninger H, Bootz F, Garbe C et al. Short German guidelines: squamous cell carcinoma. J Dtsch Dermatol Ges. 2008;6(suppl 1):S5-8.
505. Humphreys TR, Shah K, MacFarlane D et al. The role of imaging in the management of patients with nonmelanoma skin cancer: when is imaging necessary? J Am Acad Dermatol. 2017;76:591-607.
506. Warshauer E, Warshauer BL. Clearance of basal cell and superficial squamous cell carcinomas after imiquimod therapy. J Drugs Dermatol 2008;7:447-451.
507. Love WE, Bernhard JD, Bordeaux JS. Topical imiquimod or fluorouracil therapy for basal and squamous cell carcinoma: a systematic review. Arch Dermatol 2009;145:1431-1438.
508. Rosen T, Harting M, Gibson M. Treatment of Bowen's disease with topical 5% imiquimod cream: retrospective study. Dermatol Surg 2007;33:427-432.
509. Mackenzie-Wood A, Kossard S, de Launey J et al. Imiquimod 5% cream in the treatment of Bowen's disease. J Am Acad Dermatol 2001;44:462-470.
510. Chitwood K, Etzkorn J, Cohen G. Topical and intralesional treatment of nonmelanoma skin cancer: efficacy and cost comparisons. Dermatol Surg 2013;39:1306-1316.
511. Patel GK, Goodwin R, Chawla M et al. Imiquimod 5% cream monotherapy for cutaneous squamous cell carcinoma in situ (Bowen's disease): a randomized, double--blind, placebo-controlled trial. J Am Acad Dermatol 2006;54:1025-103.
512. Chitwood K, Etzkorn J, Cohen G. Topical and intralesional treatment of nonmelanoma skin cancer: efficacy and cost comparisons. Dermatol Surg 2013;39:1306-1316.
513. Bargman H, Hochman J. Topical treatment of Bowen's disease with 5-Fluorouracil. J Cutan Med Surg 2003;7:101-105.
514. Salim A, Leman JA, McColl JH et al. Randomized comparison of photodynamic therapy with topical 5-fluorouracil in Bowen's disease. Br J Dermatol 2003;148:539-543.
515. Morton C, Horn M, Leman J et al. Comparison of topical methyl aminolevulinate photodynamic therapy with cryotherapy or Fluorouracil for treatment of squamous cell carcinoma in situ: Results of a multicenter randomized trial. Arch Dermatol 2006;142:729-735.
516. Salim A, Leman JA, McColl JH et al. Randomized comparison of photodynamic therapy with topical 5-fluorouracil in Bowen's disease. Br J Dermatol 2003;148:539-543.
517. Cairnduff F, Stringer MR, Hudson EJ et al. Superficial photodynamic therapy with topical 5-aminolaevulinic acid for superficial primary and secondary skin cancer. Br J Cancer 1994;69:605-608.
518. Morton CA, Whitehurst C, Moore JV, MacKie RM. Comparison of red and green light in the treatment of Bowen's disease by photodynamic therapy. Br J Dermatol 2000;143:767-772.
519. Morton CA, Whitehurst C, McColl JH et al. Photodynamic therapy for large or multiple patches of Bowen disease and basal cell carcinoma. Arch Dermatol 2001;137:319-324.
520. Varma S, Wilson H, Kurwa HA et al. Bowen's disease, solar keratoses and superficial basal cell carcinomas treated by photodynamic therapy using a large-field incoherent light source. Br J Dermato 2001;144:567-574.
521. Haddad R, Nesher E, Weiss J et al. Photodynamic therapy for Bowen's disease and squamous cell carcinoma of the skin. Photodiagnosis Photodyn Ther 2004;1:225-230.
522. Calzavara-Pinton PG, Venturini M, Sala R et al. Methylaminolaevulinate-based photodynamic therapy of Bowen's disease and squamous cell carcinoma. Br J Dermatol 2008;159:137-144.
523. Lopez N, Meyer-Gonzalez T, Herrera-Acosta E et al. Photodynamic therapy in the treatment of extensive Bowen's disease. J Dermatolog Treat 2012;23:428-430.
524. Truchuelo M, Fernandez-Guarino M, Fleta B et al. Effectiveness of photodynamic therapy in Bowen's disease: an observational and descriptive study in 51 lesions. J Eur Acad Dermatol Venereol 2012;26:868-874.
525. Ko DY, Kim KH, Song KH. A randomized trial comparing methyl aminolaevulinate photodynamic therapy with and without Er:YAG ablative fractional laser treatment in Asian patients with lower extremity Bowen disease: results from a 12-month follow-up. Br J Dermatol 2014;170:165-172.
526. Choi SH, Kim KH, Song KH. Effect of Methyl Aminolevulinate Photodynamic Therapy With and Without Ablative Fractional Laser Treatment in Patients With Microinvasive Squamous Cell Carcinoma: A Randomized Clinical Trial. JAMA Dermatol 2017;153:289-295.
527. Zaar O, Fougleberg J, Hermansson A et al. Effectiveness of photodynamic therapy in Bowen's disease: a retrospective observational study in 423 lesions. J Eur Acad Dermatol Venereol 2017;31:1289-1294.
528. Kuflik EG, Gage AA. The five-year cure rate achieved by cryosurgery for skin cancer. J Am Acad Dermatol 1991;24:1002-1004.
529. Fraunfelder FT, Zacarian SA, Limmer BL, Wingfield D. Cryosurgery for malignancies of the eyelid. Ophthalmology 1980;87:461-465.
530. Lindemalm-Lundstam B, Dalenback J. Prospective follow-up after curettage-cryosurgery for scalp and face skin cancers. Br J Dermatol 2009;161:568-576.
531. Holt PJ. Cryotherapy for skin cancer: results over a 5-year period using liquid nitrogen spray cryosurgery. Br J Dermatol 1988;119:231- 240.
532. Cox NH, Dyson P. Wound healing on the lower leg after radiotherapy or cryotherapy of Bowen's disease and other malignant skin lesions. Br J Dermatol 1995;133:60-65.
533. Hansen JP, Drake AL, Walling HW. Bowen's Disease: a four-year retrospective review of epidemiology and treatment at a university center. Dermatol Surg 2008;34:878-883.
534. Overmark M, Koskenmies S, Pitkanen S. A Retrospective Study of Treatment of Squamous Cell Carcinoma In situ. Acta Derm Venereol 2016;96:64-67.
535. Holt PJ. Cryotherapy for skin cancer: results over a 5-year period using liquid nitrogen spray cryosurgery. Br J Dermatol 1988;119:231- 240.
536. Ahmed I, Berth-Jones J, Charles-Holmes S et al. Comparison of cryotherapy with curettage in the treatment of Bowen's disease: a prospective study. Br J Dermatol 2000;143:759-766.
537. Lindemalm-Lundstam B, Dalenback J. Prospective follow-up after curettage-cryosurgery for scalp and face skin cancers. Br J Dermatol 2009;161:568-576.
538. Peikert JM. Prospective trial of curettage and cryosurgery in the management of non-facial, superficial, and minimally invasive basal and squamous cell carcinoma. Int J Dermatol 2011;50:1135-1138.
539. Lansbury L, Bath-Hextall F, Perkins W et al. Interventions for nonmetastatic squamous cell carcinoma of the skin: systematic review and pooled analysis of observational studies. BMJ 2013;347:f6153.
540. Chren MM, Linos E, Torres JS et al. Tumor recurrence 5 years after treatment of cutaneous basal cell carcinoma and squamous cell carcinoma. J Invest Dermatol 2013;133:1188-1196.
541. Freeman RG, Knox JM, Heaton CL. The treatment of skin cancer: a statistical study of 1,341 skin tumors comparing results obtained with irradiation, surgery, and curettage followed by electrodesiccation. Cancer 1964;17:535-538.
542. Xiong DD, Beal BT, Varra V et al. Outcomes in intermediate-risk squamous cell carcinomas treated with Mohs micrographic surgery compared with wide local excision. J Am Acad Dermatol 2020;82:1195- 1204.
543. van Lee CB, Roorda BM, Wakkee M et al. Recurrence rates of cutaneous squamous cell carcinoma of the head and neck after Mohs micrographic surgery vs. standard excision: a retrospective cohort study. Br J Dermatol 2018.
544. Maciburko SJ, Townley WA, Hollowood K, Giele HP. Skin cancers of the hand: a series of 541 malignancies. Plast Reconstr Surg 2012;129:1329-1336.
545. Brinkman JN, Hajder E, van der Holt B et al. The Effect of Differentiation Grade of Cutaneous Squamous Cell Carcinoma on Excision Margins, Local Recurrence, Metastasis, and Patient Survival: A Retrospective Follow-Up Study. Ann Plast Surg 2015;75:323-326.
546. Griffiths RW, Feeley K, Suvarna SK. Audit of clinical and histological prognostic factors in primary invasive squamous cell carcinoma of the skin: assessment in a minimum 5 year follow-up study after conventional excisional surgery. Br J Plast Surg 2002;55:287-292.
547. Chren MM, Linos E, Torres JS et al. Tumor recurrence 5 years after treatment of cutaneous basal cell carcinoma and squamous cell carcinoma. J Invest Dermatol 2013;133:1188-1196.
548. van der Eerden PA, Prins ME, Lohuis PJ et al. Eighteen years of experience in Mohs micrographic surgery and conventional excision for nonmelanoma skin cancer treated by a single facial plastic surgeon and pathologist. Laryngoscope 2010;120:2378-2384.
549. Baker NJ, Webb AA, Macpherson D. Surgical management of cutaneous squamous cell carcinoma of the head and neck. Br J Oral Maxillofac Surg 2001;39:87-90.
550. Ang P, Tan AW, Goh CL. Comparison of completely versus incompletely excised cutaneous squamous cell carcinomas. Ann Acad Med Singapore 2004;33:68-70.
551. Brodland DG, Zitelli JA. Surgical margins for excision of primary cutaneous squamous cell carcinoma. J Am Acad Dermatol 1992;27:241- 248.
552. Stratigos AJ, Garbe C, Dessinioti C et al. European interdisciplinary guideline on invasive squamous cell carcinoma of the skin: Part 1. epidemiology, diagnostics and prevention. Eur J Cancer 2020;128:60-82.
553. Stratigos AJ, Garbe C, Dessinioti C et al. European interdisciplinary guideline on invasive squamous cell carcinoma of the skin: Part 2. Treatment. Eur J Cancer 2020;128:83-102.
554. Keohane SG, Botting J, Budny PG et al. British Association of Dermatologists guidelines for the management of people with cutaneous squamous cell carcinoma 2020*. British Journal of Dermatology 2021;184:401-414.
555. Newlands C, Currie R, Memon A et al. Non-melanoma skin cancer: United Kingdom National Multidisciplinary Guidelines. J Laryngol Otol 2016;130:S125-S132.
556. Stratigos A, Garbe C, Grob JJ et al. European Dermatology Forum (EDF); European Association of Dermato-Oncology (EADO); European Organization for Research and Treatment of Cancer (EORTC). Diagnosis and treatment of invasive squamous cell carcinoma of the skin: European consensus-based interdisciplinary guideline. Eur J Cancer. 2015;51:1989-2007.
557. Veness MJ, Morgan GJ, Gebski V et al. Surgery and adjuvant radiotherapy in patients with cutaneous head and neck squamous cell carcinoma metastatic to lymph nodes: combined treatment should be considered best practice. Laryngoscope. 2005;115:870-875.
558. Tanvetyanon T, Padhya T, Rao NG et al. Postoperative concurrent chemotherapy and radiotherapy for high-risk cutaneous squamous cell carcinoma of the head and neck. Head Neck. 2015;37:840-845.
559. Martinez JC, Otley CC, Kasperbauer JL et al. Chemotherapy in the management of advanced cutaneous squamous cell carcinoma in organ transplant recipients: theoretical and practical considerations. Dermatol Surg. 2004;30:679-686.
560. Jalili A, Pinc A, Wagner SN et al. Combination of an EGFR blocker and a COX-2 inhibitor for the treatment of advanced cutaneous squamous cell carcinoma. J Dtsch Dermatol Ges. 2008;6:1066-1069.

561. O'Bryan K, Sherman W, Ratner D et al. An evolving paradigm for the workup and management of high-risk cutaneous squamous cell carcinoma. J Am Acad Dermatol. 2013;69: 595-602.e1.
562. Swanson MS, Sinha UK. Rationale for combined blockade of PD-1 and CTLA-4 in advanced head and neck squamous cell cancerdreview of current data. Oral Oncol. 2015;51:12-15.
563. Papadopoulos KP, Owonikoko TK, Homsi J et al. REGN2810: a fully human anti-PD-1 monoclonal antibody, for patients with unresectable locally advanced or metastatic cutaneous squamous cell carcinoma (CSCC)- initial safety and efficacy from expansion cohorts (ECs) of phase I study. J Clin Oncol. 2017;35(suppl):9503.
564. Karia PS, Jambusaria-Pahlajani A, Schmults CD et al. Evaluation of American Joint Committee on Cancer, International Union Against Cancer, and Brigham and Women's Hospital tumor staging for cutaneous squamous cell carcinoma. J Clin Oncol. 2014;32:327-334.
565. Drew BA, Karia PS, Schmults CD et al. Treatment patterns, outcomes and patient satisfaction of primary epidermallylimited non-melanoma skin cancer: non-surgical treatments perform comparably to Mohs surgery. Dermatol Surg. 2017.
566. Misiewicz J, Sendagorta E, Golebiowska A. Topical treatment of multiple actinic keratoses of the face with arotinoid methyl sulfone (Ro 14-9706) cream versus tretinoin cream: a double-blind, comparative study. J Am Acad Dermatol. 1991;24:448-451.
567. Kang S, Goldfarb MT, Griffiths CE et al. Assessment of adapalene gel for the treatment of actinic keratoses and lentigines: a randomized trial. J Am Acad Dermatol. 2003;49:83-90.
568. Prens SP, de Vries K, Prens EP et al. Non-ablative fractional resurfacing in combination with topical tretinoin cream as a field treatment modality for multiple actinic keratosis: a pilot study and a review of other field treatment modalities. J Dermatolog Treat. 2013;24:227-231.
569. Gozali MV, Yi F, Zhou BR et al. Photodynamic therapy inhibit fibroblast growth factor-10 induced keratinocyte differentiation and proliferation through ROS in fibroblast growth factor receptor-2b pathway. Sci Rep. 2016;6:27402.
570. Wiegell SR, Haedersdal M, Wulf HC et al. Photodynamic therapy of actinic keratoses with 8% and 16% methyl aminolaevulinate and home-based daylight exposure: a double-blinded randomized clinical trial. Br J Dermatol. 2009;160:1308-1314.
571. Wiegell SR, Haedersdal M, Wulf HC et al. Continuous activation of PpIX by daylight is as effective as and less painful than conventional photodynamic therapy for actinic keratoses; a randomized, controlled, single-blinded study. Br J Dermatol. 2008;158:740-746.
572. Wiegell SR, Fabricius S, Wulf HC et al. A randomized, multicentre study of directed daylight exposure times of 1½ vs 2½ h in daylight-mediated photodynamic therapy with methyl aminolaevulinate in patients with multiple thin actinic keratoses of the face and scalp. Br J Dermatol. 2011;164:1083-1090.
573. Salim A, Leman JA, Morton CA et al. Randomized comparison of photodynamic therapy with topical 5-fluorouracil in Bowen's disease. Br J Dermatol. 2003;148:539-543.
574. Lens M, Medenica L. Systemic retinoids in chemoprevention of non-melanoma skin cancer. Expert Opin Pharmacother. 2008;9:1363-1374.
575. McKerrow KJ, Mackie RM, Pearson C et al. The effect of oral retinoid therapy on the normal human immune system. Br J Dermatol. 1988;119:313-320.
576. Kraemer KH, DiGiovanna JJ, Peck GL et al. Prevention of skin cancer in xeroderma pigmentosum with the use of oral isotretinoin. N Engl J Med. 1988 Jun 23;318:1633-1637.
577. Moshell AN. Prevention of skin cancer in xeroderma pigmentosum with oral isotretinoin. Cutis. 1989;43:485-490.
578. Bavinck JN, Tieben LM, Vermeer BJ et al. Prevention of skin cancer and reduction of keratotic skin lesions during acitretin therapy in renal recipients: a double blind, placebo-controlled study. J Clin Oncol. 1995;13:1933-1938.
579. McKenna DB, Murphy GM. Skin cancer chemoprophylaxis in renal transplant recipients: 5 years of experience using low-dose acitretin. Br J Dermatol. 2001;140:656-660.
580. Otley CC, Stasko T, Lebwohl M et al. Chemoprevention of nonmelanoma skin cancer with systemic retinoids: practical dosing and management of adverse effects. Dermatol Surg. 2006;32:562-568.
581. Kovach BT, Sams HH, Stasko T. Systemic strategies for chemoprevention of skin cancers in transplant recipients. Clin Transpl. 2005;19:726-734.
582. Chen AC, Martin AJ, Damian DL et al. A phase 3 randomized trial of nicotinamide for skin-cancer prevention. N Engl J Med. 2015;373:1618-1626.
583. Knip M, Douek IF, Gale EA et al. European Nicotinamide Diabetes Intervention Trial Group. Safety of high-dose nicotinamide: a review. Diabetologia. 2000; 43:1337-1345.
584. Gorlin R, Goltz R. Multiple nevoid basal-cell epithelioma, jaw cysts and bifid rib. A syndrome. N Engl J Med. 1960;5:908-12.
585. Howell B, Caro M. The basal-cell nevus. Arch Dermatol. 1959;79:67-80.
586. Fernández LT, Ocampo-Garza SS, Elizondo-Riojas G, Ocampo-Candiani J. Basal cell nevus syndrome: an update on clinical findings. Int J Dermatol. 2022 Sep;61(9):1047-1055. doi: 10.1111/ijd.15884. Epub 2021 Sep 8. PMID: 34494262.
587. Evans D, Farndon P et al. Nevoid basal cell carcinoma syndrome. In: Adam M, Ardinger H, Pagon P, Wallace S, Bean L, eds. GeneReviews. Seattle, WA: University of Washington. 2018.
588. Jaju PD, Ransohoff KJ, Tang JY et al. Familial skin cancer syndromes: increased risk of nonmelanotic skin cancers and extracutaneous tumors. J Am Acad Dermatol. 2016;74:437-451.Suscetibilidade genética.
589. Anderson DE, Taylor WB, Falls HF, Davidson RT. The nevoid basal cell carcinoma syndrome. Am J Hum Genet. 1967;19: 12-22.
590. John AM, Schwartz RA. Basal cell naevus syndrome: an update on genetics and treatment. Br J Dermatol 2016; 174: 68-76.
591. Lam C, Ou JC, Billingsley EM. "PTCH"-ing it together: a basal cell nevus syndrome review. Dermatol Surg 2013; 39: 1557- 1572.
592. Bresler SC, Padwa BL, Granter SR. Nevoid basal cell carcinoma syndrome (Gorlin syndrome). Head Neck Pathol 2016; 10: 119-124.
593. Onodera S, Nakamura Y, Azuma T. Gorlin syndrome: recent advances in genetic testing and molecular and cellular biological research. Int J Mol Sci 2020; 21: 7559.
594. Smith MJ, Beetz C, Williams SG et al. Germline mutations in SUFU cause Gorlin syndrome-associated childhood medulloblastoma and redefine the risk associated with PTCH1 mutations. J Clin Oncol 2014; 32: 4155-4161.
595. Fujii K, Ohashi H, Suzuki M et al. Frameshift mutation in the PTCH2 gene can cause nevoid basal cell carcinoma syndrome. Fam Cancer 2013; 12: 611-61410-12.
596. Lam C, Ou JC, Billingsley EM. "PTCH"-ing it together: a basal cell nevus syndrome review. Dermatol Surg 2013; 39: 1557- 1572.
597. Bresler SC, Padwa BL, Granter SR. Nevoid basal cell carcinoma syndrome (Gorlin syndrome). Head Neck Pathol 2016; 10: 119-124.
598. Onodera S, Nakamura Y, Azuma T. Gorlin syndrome: recent advances in genetic testing and molecular and cellular biological research. Int J Mol Sci 2020; 21: 7559.
599. Smith MJ, Beetz C, Williams SG et al. Germline mutations in SUFU cause Gorlin syndrome-associated childhood medulloblastoma and redefine the risk associated with PTCH1 mutations. J Clin Oncol 2014; 32: 4155-4161.
600. Fujii K, Ohashi H, Suzuki M et al. Frameshift mutation in the PTCH2 gene can cause nevoid basal cell carcinoma syndrome. Fam Cancer 2013; 12: 611-61410-12.
601. Jones EA, Sajid MI, Shenton A et al. Basal cell carcinomas in gorlin syndrome: a review of 202 patients. J Skin Cancer. 2011; 2011: 1-6.
602. Evans DG, Oudit D, Smith MJ et al. First evidence of genotype-phenotype correlations in Gorlin syndrome. J Med Genet 2017; 54: 530-536.
603. Ponti G, Pellacani G, Tomasi A et al. Skeletal stigmata as keys to access to the composite and ancient Gorlin-Goltz syndrome history: the Egypt, Pompeii and Herculaneum lessons. Gene 2016; 589: 104-111.
604. Jones EA, Sajid MI, Shenton A et al. Basal cell carcinomas in gorlin syndrome: a review of 202 patients. J Skin Cancer. 2011; 2011: 1-6.
605. Kiwilsza M, Sporniak-Tutak K. Gorlin-Goltz syndrome—a medical condition requiring a multidisciplinary approach. Med Sci Monit 2012; 18(9): RA145-RA153.
606. Solis DC, Kwon GP, Ransohoff KJ et al. Risk factors for basal cell carcinoma among patients with basal cell nevus syndrome: development of a basal cell nevus syndrome patient registry. JAMA Dermatol 2017; 153: 189-192.
607. Tom WL, Hurley MY, Oliver DS et al. Features of basal cell carcinomas in basal cell nevus syndrome. Am J Med Genet A 2011; 155A: 2098-2104.
608. Kimonis VE, Singh KE, Zhong R et al. Clinical and radiological features in young individuals with nevoid basal cell carcinoma syndrome. Genet Med 2013; 15: 79-83.
609. Kiwilsza M, Sporniak-Tutak K. Gorlin-Goltz syndrome—a medical condition requiring a multidisciplinary approach. Med Sci Monit 2012; 18(9): RA145-RA153.
610. Guerrini-Rousseau L, Smith MJ, Kratz CP et al. Current recommendations for cancer surveillance in Gorlin syndrome: a report from the SIOPE host genome working group (SIOPE HGWG). Fam Cancer 2021.
611. Kimonis VE, Goldstein AM, Pastakia B et al. Clinical manifestations in 105 persons with nevoid basal cell carcinoma syndrome. Am J Med Genet 1997; 69: 299-308.
612. Spiker AM, Troxell T, Ramsey ML. Gorlin Syndrome. 2022 Aug 8. In: StatPearls [Internet]. Treasure Island (FL): StatPearls Publishing; 2022 Jan-. PMID: 28613671.
613. Foulkes WD, Kamihara J, Evans DGR et al. Cancer surveillance in Gorlin syndrome and rhabdoid tumor predisposition syndrome. Clin Cancer Res 2017; 23: e62-e67.
614. Shanley S, Ratcliffe J, Hockey A et al. Nevoid basal cell carcinoma syndrome: review of 118 affected individuals. Am J Med Genet 1994; 50: 282-290.
615. Lo Muzio L, Nocini PF, Savoia A et al. Nevoid basal cell carcinoma syndrome. Clinical findings in 37 Italian affected individuals. Clin Genet 1999; 55: 34-40.
616. Moramarco A, Himmelblau E, Miraglia E et al. Ocular manifestations in Gorlin-Goltz syndrome. Orphanet J Rare Dis 2019; 14: 218.
617. Fogel AL, Sarin KY, Teng JMC. Genetic diseases associated with an increased risk of skin cancer development in childhood. Curr Opin Pediatr. 2017 Aug;29(4):426-433.
618. Bay C, Ousager LB, Jelsig AM. [Patients with basal cell naevus syndrome should be offered an early multidisciplinary follow-up and treatment]. Ugeskr Laeger. 2015 Jul 13;177(29).
619. Dixon AJ, Hall RS. Managing skin cancer-23 golden rules. Aust Fam Physician. 2005 Aug;34(8):669-71.
620. Toker C. Trabecular carcinoma of the skin. Arch Dermatol. 1972;105:107-110.
621. Becker JC, Stang A, DeCaprio JA, Cerroni L, Lebbé C, Veness M, Nghiem P. Merkel cell carcinoma. Nat Rev Dis Primers. 2017 Oct 26;3:17077.
622. Merkel F. Tastzellen and Tastkoerperchen bei Den Hausthieren und beim Menschen. Arch Mikrosc J Anat. 1875;11: 636-652.
623. Halata Z, Grim M, Bauman KI. Friedrich Sigmund Merkel and his "Merkel cell," morphology, development, and physiology: review and new results. Anat Rec A Discov Mol Cell Evol Biol. 2003;271:225-239.
624. Xiao Y, Williams J, Brownell I. Merkel cells and touch domes: more than mechanosensory functions? Exp Dermatol. 2014; 23:692-695.
625. Agelli M, Clegg LX, Becker JC et al. The etiology and epidemiology of Merkel cell carcinoma. Curr Probl Cancer. 2010;34:14-37.
626. Howlader N, Noone AM, Krapcho M et al, eds. SEER Cancer Statistics Review, 1975-2013, National Cancer Institute. Bethesda, MD: National Cancer Institute; 2016.

627. Fitzgerald T, Dennis S, Kachare S et al. Dramatic increase in the incidence and mortality from Merkel cell carcinoma in the United States. Am Surg. 2015;81:802-806.
628. Marzban S, Geramizadeh B, Farzaneh MR. Merkel cell carcinoma in a 17-year-old boy, report of a highly aggressive fatal case and review of the literature. Rare Tumors. 2011;3: e34.
629. Koksal Y, Toy H, Talim B, Unal E, Akcoren Z, Cengiz M. Merkel cell carcinoma in a child. J Pediatr Hematol Oncol. 2009;31: 359e61.
630. Engels EA, Frisch M, Goedert JJ, Biggar RJ, Miller RW (2002). Merkel cell carcinoma and HIV infection. Lancet. 359(9305):497-8. PMID:11853800 5.
631. Buell JF, Trofe J, Hanaway MJ, Beebe TM, Gross TG, Alloway RR et al. (2002). Immunosuppression and Merkel cell cancer. Transplant Proc. 34(5):1780-1. PMID:12176573.
632. Heath M, Jaimes N, Lemos B, Mostaghimi A, Wang LC, Peñas PF et al. (2008). Clinical characteristics of Merkel cell carcinoma at diagnosis in 195 patents: the AEIOU featuæs. J Am Acad Dermatol. 58(3):375-81.
633. Robertson J, Liang E, Martin R. Epidemiology of Merkel-cell carcinoma in New Zealand: a population-based study. Br J Dermatol. 2015;173:835-837.
634. Walsh NM. Primary neuroendocrine (Merkel cell) carcinoma of the skin: morphologic diversity and implications thereof. Hum Pathol. 2001;32:680.
635. Lunder EJ, Stern RS. Merkel-cell carcinomas in patients treated with methoxsalenand ultraviolet A radiation. N Engl J Med. 1998;339:1247-1248.
636. Aw D, Silva AB, Palmer DB. Immunosenescence: emerging challenges for an ageing population. Immunology. 2007;120: 435-446.
637. Becker JC, Stang A, DeCaprio JA, Cerroni L, Lebbé C, Veness M, Nghiem P. Merkel cell carcinoma. Nat Rev Dis Primers. 2017 Oct 26;3:17077.
638. Paik JY, Hall G, Clarkson A et al. Immunohistochemistry for Merkel cell polyomavirus is highly specific but not sensitive for the diagnosis of Merkel cell carcinoma in the Australian population. Hum Pathol. 2011;42:1385-1390.
639. Blumenthal L, VandenBoom T, Melian E, Peterson A, Hutchens KA. Multiple primary Merkel cell carcinomas presenting as pruritic, painful lower leg tumors. Case Rep Dermatol. 2015;7:316-321.
640. Errichetti E, Piccirillo A, Ricciuti F, Ricciuti R. Pedunculated and telangiectatic Merkel cell carcinoma: an unusual clinical presentation. Indian J Dermatol. 2013;58:243.
641. Nambudiri VE, Vivero M, Watson AJ et al. Merkel cell carcinoma presenting as subcutaneous breast masses: an uncommon presentation of a rare neuroendocrine neoplasm. Breast J. 2016;22:113-115.
642. Yom SS, Rosenthal DI, El Naggar AK, Kies MS, Hessel AC. Merkel cell carcinoma of the tongue and head and neck oral mucosal sites. Oral Surg Oral Med Oral Pathol Oral Radiol Endod. 2006;101:761-768.
643. Day KE, Carroll WR, Rosenthal EL. Parotid gland metastasis in Merkel cell carcinoma of the head and neck: a series of 14 cases. Ear Nose Throat J. 2016;95:398-404.
644. Harms KL, Healy MA, Nghiem P et al. Analysis of prognostic factors from 9387 Merkel cell carcinoma cases forms the basis for the new 8th edition AJCC Staging System. Ann Surg Oncol. 2016;23:3564-3571.
645. Coggshall K, Tello TL, North JP, Yu SS. Merkel cell carcinoma: An update and review: Pathogenesis, diagnosis, and staging. J Am Acad Dermatol. 2018 Mar;78(3):433-442.
646. Becker JC, Stang A, DeCaprio JA, Cerroni L, Lebbé C, Veness M, Nghiem P. Merkel cell carcinoma. Nat Rev Dis Primers. 2017 Oct 26;3:17077.
647. Heath M, Jaimes N, Lemos B, Mostaghimi A, Wang LC, Peñas PF, Nghiem P. Clinical characteristics of Merkel cell carcinoma at diagnosis in 195 patients: the AEIOU features. J Am Acad Dermatol. 2008 Mar;58(3):375-81.
648. Laureano A, Cunha D, Pernandes C et al. Dermoscopy in Merkel cell carcinoma: a case report. Dermatol Online J. 2014: 20.
649. Weedon D. Neural and Neuroendocrine Tumors. Philadelphia, PA: Churchill Livingstone/Elsevier; 2010:884.
650. Pulitzer MP, Amin BD, Busam KJ (2009). Merkel cell carcinoma: review. Adv Anat Pathol. 16(3):13M4. PMID:19395876.
651. Walsh NM (2001). Primary neuroen- domine (Merkel cell) carcinoma of the skin: morphologie diversité and implications thereof. Hum Pathol. 32(7):680-9.
652. Jour G, Aung PP, Rozas-Munoz E et al. Intraepidermal Merkel cell carcinoma: a case series of a rare entity with clinical follow up. J Cutan Pathol. 2017;44:684-691.
653. Daoud MA, Mete 0, Al Habeeb A, Ghaz- arian D (2013). Neuroendocrine carcinoma of the skin-an updated review. Semin Diagn Pathol. 30(3):234-44. PMID:24144292.
654. Allen PJ. Merkel cell carcinoma: prognosis and treatment of patients from a single institution. J Clin Oncol. 2005;23: 2300-2309.
655. Lemos B, Nghiem P. Merkel cell carcinoma: more deaths but still no pathway to blame. J Invest Dermatol. 2007;127: 2100-2103.
656. Stokes JB, Graw KS, Dengel LT et al. Patients with Merkel cell carcinoma tumors \ or: 1.0 cm in diameter are unlikely to harbor regional lymph node metastasis. J Clin Oncol. 2009;27: 3772-3777.
657. Sattler E, Geimer T, Sick I et al. Sentinel lymph node in Merkel cell carcinoma: to biopsy or not to biopsy? J Dermatol. 2013; 40:374-379.
658. Iyer JG, Storer BE, Paulson KG et al. Relationships among primary tumor size, number of involved nodes, and survival for 8044 cases of Merkel cell carcinoma. J Am Acad Dermatol. 2014;70:637-643.
659. Sihto H, Kukko H, Koljonen V et al. Clinical factors associated with Merkel cell polyomavirus infection in Merkel cell carcinoma. J Natl Cancer Inst. 2009;101:938-945.
660. Nardi V, Song Y, Santamaria-Barria JA et al. Activation of PI3K signaling in Merkel cell carcinoma. Clin Cancer Res. 2012;18: 1227e36.
661. Tello TL, Coggshall K, Yom SS, Yu SS. Merkel cell carcinoma: An update and review: Current and future therapy. J Am Acad Dermatol. 2018 Mar;78(3):445-454.
662. Tai PT, Yu E, Tonita J, Gilchrist J. Merkel cell carcinoma of the skin. J Cutan Med Surg. 2000;4:186-.
663. Ratner D, Nelson BR, Brown MD, Johnson TM. Merkel cell carcinoma. J Am Acad Dermatol. 1993;29(2 pt 1):143-156.
664. Gollard R, Weber R, Kosty MP, Greenway HT, Massullo V, Humberson C. Merkel cell carcinoma: review of 22 cases with surgical, pathologic, and therapeutic considerations. Cancer. 2000;88:1842-1851.
665. Yiengpruksawan A, Coit DG, Thaler HT et al. Merkel cell carcinoma: prognosis and management. Arch Surg. 1991;126: 1514.
666. O'Connor WJ, Brodland DG. Merkel cell carcinoma. Dermatol Surg. 1996;22:262-267,18,20-23.
667. Finnigan R, Hruby G, Wratten C et al. The impact of preradiation residual disease volume on time to locoregional failure in cutaneous Merkel cell carcinomada TROG substudy. Int J Radiat Oncol. 2013;86:91-95.
668. Medina-Franco H, Urist MM, Fiveash J, Heslin MJ, Bland KI, Beenken SW. Multimodality treatment of Merkel cell carcinoma: case series and literature review of 1024 cases. Ann Surg Oncol. 2001;8:204-208.
669. Mehrany K, Otley CC, Weenig RH, Phillips PK, Roenigk RK, Nguyen TH. A meta--analysis of the prognostic significance of sentinel lymph node status in Merkel cell carcinoma. Dermatol Surg. 2002;28:113-117.
670. Siva S, Byrne K, Seel M et al. 18F-FDG PET provides high-impact and powerful prognostic stratification in the staging of Merkel cell carcinoma: a 15-year institutional experience. J Nucl Med. 2013;54:1223-1229.
671. Ibrahim SF, Ahronowitz I, McCalmont TH, Pampaloni MH, Ryan JL, Yu SS. 18F--fluorodeoxyglucose positron emission tomographyecomputed tomography imaging in the management of Merkel cell carcinoma: a single-institution retrospective study. Dermatol Surg. 2013;39:1323-1333.
672. Bichakjian CK, Lowe L, Lao CD et al. Merkel cell carcinoma: critical review with guidelines for multidisciplinary management. Cancer. 2007;110:1-12.
673. Gupta SG, Wang LC, Penas PF, Gellenthin M, Lee SJ, Nghiem P. Sentinel lymph node biopsy for evaluation and treatment of patients with Merkel cell carcinoma: the Dana-Farber experience and meta-analysis of the literature. Arch Dermatol. 2006;142:685-690.
674. Liao PB. Merkel cell carcinoma. Dermatol Ther. 2008;21: 447-451.
675. Garneski KM, Nghiem P. Merkel cell carcinoma adjuvant therapy: current data support radiation but not chemotherapy. J Am Acad Dermatol. 2007;57:166-169.
676. Tai PTH, Yu E, Winquist E et al. Chemotherapy in neuroendocrine/Merkel cell carcinoma of the skin: case series and review of 204 cases. J Clin Oncol. 2000;18:2493-2499.
677. Voog E, Biron P, Martin J-P, Blay J-Y. Chemotherapy for patients with locally advanced or metastatic Merkel cell carcinoma. Cancer. 1999;85:2589-2595.
678. Iyer JG, Blom A, Doumani R et al. Response rates and durability of chemotherapy among 62 patients with metastatic Merkel cell carcinoma. Cancer Med. 2016;5:2294-2301. 60. Crown J, Lipzstein R, Cohen S et al. Chemotherapy of metastatic Merkel cell cancer. Cancer Invest. 1991;9:129-132.
679. Voog E, Biron P, Martin J-P, Blay J-Y. Chemotherapy for patients with locally advanced or metastatic Merkel cell carcinoma. Cancer. 1999;85:2589-2595.
680. Dirix LY, Prove A, Becquart D, Wouters E, Vermeulen P, Van Oosterom A. Tumor lysis syndrome in a patient with metastatic Merkel cell carcinoma. Cancer. 1991;67:2207-2210.
681. Paulson KG, Tegeder A, Willmes C et al. Downregulation of MHC-I expression is prevalent but reversible in Merkel cell carcinoma. Cancer Immunol Res. 2014;2:1071-1079.
682. Mellman I, Coukos G, Dranoff G. Cancer immunotherapy comes of age. Nature. 2011;480:480-489.
683. Topalian SL, Weiner GJ, Pardoll DM. Cancer immunotherapy comes of age. J Clin Oncol. 2011;29:4828-4836.
684. Topalian SL, Hodi FS, Brahmer JR et al. Safety, activity, and immune correlates of antiePD-1 antibody in cancer. N Engl J Med. 2012;366:2443-2454.
685. Allen PJ, Bowne WB, Jaques DP, Brennan MF, Busam K, Coit DG. Merkel cell carcinoma: prognosis and treatment of patients from a single institution. J Clin Oncol. 2005;23: 2300-2309.
686. Concannon R, Larcos GS, Veness M. The impact of 18F-FDG PET-CT scanning for staging and management of Merkel cell carcinoma: results from Westmead Hospital, Sydney, Australia. J Am Acad Dermatol. 2010;62:76-84.

123 capítulo

Thais Amaral Carneiro Cunha

Neoplasias Neurais e Mesenquimais

ACROCÓRDON

É a lesão fibrosa mais comum da pele, apresentando-se clinicamente como pápula pedunculada de cor variando de eritemato-acastanhada a normocrômica, consistência macia, localizada principalmente em áreas de dobras de pele como axilas, pescoço e pálpebras, porém pode ser encontrada em qualquer região do corpo (Figura 123.1 A). A etiologia definida ainda não foi determinada. Há associação estabelecida de acrocórdons com resistência à insulina e obesidade, juntamente com uma predisposição familiar para o desenvolvimento de tais lesões.[1] São comumente adquiridas, mas há relato de lesão congênita.[2] São lesões assintomáticas que podem se tornar dolorosas se traumatizadas ou infartadas, inclusive com queda espontânea. O número de lesões pode variar, desde isoladas a múltiplas (Figura 123.1 B). Podem ser confundidas com nevos intradérmicos, queratoses seborreicas, verrugas filiformes e neurofibroma pedunculado. Pode ocorrer como lesão gigante com crescimento durante anos, fato extremamente raro.[3] Na esclerose tuberosa, além de outras características cutâneas e sistêmicas, os acrocórdons podem ser vistos em grande número, muitas vezes formando uma configuração semelhante a um "colar" ao redor do pescoço – conhecido como o "sinal do colar de molusco pêndulo" (Figura 123.1 C).[4]

Histologicamente, mostram papilomatose, hiperqueratose e acantose regular, ocasionalmente com cistos córneos, acarretando em grande semelhança com queratose seborreica pedunculada. O pedículo de tecido conjuntivo é de fibras colágenas frouxas e vascularizado.

Lesões clinicamente semelhantes a acrocórdons em grande número são encontradas na síndrome Birt-Hogg-Dubé, rara genodermatose autossômica dominante, porém correspondem, na realidade, a fibrofoliculomas na histopatologia.[5] Relato de carcinoma espinocelular em lesões de acrocórdon[6] e carcinoma basocelular simulando acrocórdon na síndrome do nevo basocelular[7] estão descritos na literatura. A realização de biópsia, quando há seu surgimento em crianças, é defendida por outros autores que acreditam que estas lesões podem simular carcinomas basocelulares, precedendo outros estigmas da síndrome do nevo basocelular.[8] São lesões simples que podem ser facilmente removidas, por razões estéticas, através de tenotomia, eletrocoagulação ou crioterapia. Se houver suspeita de que um paciente tenha acantose nigricante concomitante, o mesmo deve ser alertado sobre o risco potencial de diabete.[9]

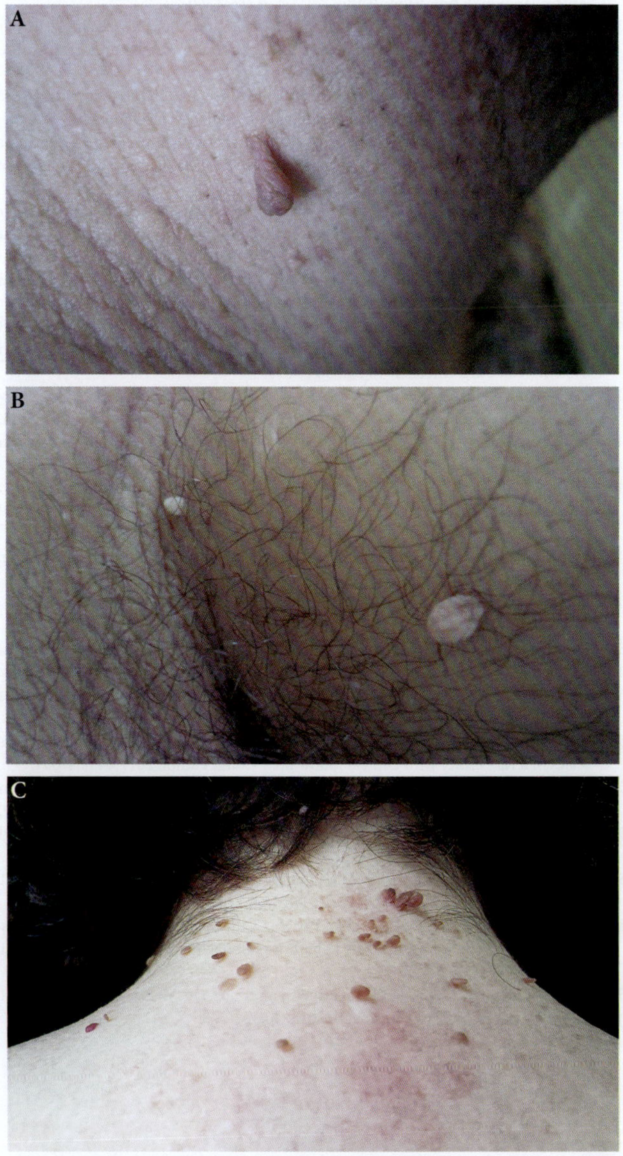

Figura 123.1 (**A**) Acrocórdon axilar. (**B**) Acrocórdon de região glútea. (**C**) Acrocórdons como "sinal do colar de molusco pêndulo".

NEVO MOLUSCO

Também chamado de molusco pêndulo ou fibroma mole. Corresponde a um tipo de pólipo fibroepitelial, onde há o crescimento pediculado de pele semelhante a um saco solitário com cerca de 1 cm de diâmetro ou maior, sendo mais frequente no tronco inferior. A presença de lesões gigantes é descrita secundária a traumas, como lesões no pênis pelo uso por longo tempo de cateter condom em pacientes com incontinência urinária.[10] O diagnóstico diferencial deve ser feito com neurofibroma e nevo nevocelular.

No anatomopatológico, observa-se uma lesão polipoide com centro de tecido conjuntivo de fibras colágenas frouxas e células adiposas maduras, recoberta por epiderme achatada sobrejacente, sem anexos. O tratamento é excisão simples, e a recorrência é extremamente incomum, frequentemente sem necessidade de exame histológico, embora tenha relato de um carcinoma espinocelular em uma lesão de fibroma mole.[11]

COXIM FALANGEANO

Conhecido como *Knuckle pads*, são espessamentos de pele localizados sobre articulações dos dedos. Ocorre na maioria das vezes nas articulações interfalangianas proximais. É condição benigna, esporádica, porém autores têm relatado casos familiares, como padrão de herança autossômica dominante, e muitos descrevem sua associação com várias síndromes clínicas (doença de Dupuytren; acroqueratoelastoidose; e na síndrome Bart-Pumphrey com leuconiquia, surdez e queratoderma palmoplantar).[12]

Mais recentemente, tem sido descrito como parte de uma nova forma entre as síndromes com descamação cutânea (*peeling skin syndrome* (PSS)), onde descamação da pele, leuconíquia, queratose puntacta acral, queilite e *Knuckle pads* constituem a PLACK *syndrome*, genodermatose muito rara autossômica recessiva.[13]

Primariamente (idiopático) são mais comuns em crianças e adultos jovens.[14] Embora tenha casos descritos associados à fricção repetida em atletas[15] e ao hábito de "estalar os dedos", considera-se que não está relacionada a trauma, enquanto denomina-se pseudocoxim falangeano uma forma de calosidade que aparece após traumas repetitivos (podendo refletir, inclusive, desordens psiquiátricas).[16]

Histologicamente, ocorre acantose com hiperqueratose e hipergranulose, proliferação de capilares e fibroblastos com bandas de colágeno espessadas e irregulares.

No diagnóstico diferencial, deve-se lembrar de: calosidades ocupacionais, paquidermodactilia, nódulos reumatoides, granuloma anular, eritema *elevatum diutinum* e sinovites. Quando houver dificuldade para distinguir clinicamente de sinovites, solicita-se USG musculoesquelética.[17]

O tratamento é insatisfatório, mas há indicação do uso de fluorouracil intralesional.[18] Terapia tópica com altas doses de queratolíticos, combinando ácido salicílico e ureia, também está descrito.[14]

PÁPULA FIBROSA DO NARIZ

É lesão benigna comum que pode se desenvolver na face, sendo mais frequente no nariz. Clinicamente é uma pequena pápula de cor da pele firme que se confunde com nevo, verruga, pequeno carcinoma basocelular ou tumores de anexos (Figura 123.2). Histopatologicamente, há proliferação fibrovascular na derme superior com células dispersas frequentemente multinucleadas, porém há variantes histopatológicas incomuns (tipo hipercelular, células claras, pleomórficas, granulares, inflamatórias, pigmentadas).[19,20] O reconhecimento de cada variante é importante para evitar confusão diagnóstica, com especial preocupação no diferencial com lesões neurais ou melanocíticas agressivas que podem requerer tratamentos agressivos.[21] Embora sua histogênese tenha sido prejudicada com controvérsias no passado, o dendrócito dérmico é agora aceito ser a célula de origem. Histologicamente, é melhor caracterizada como um angiofibroma, que incorpora proliferação vascular e fibroplasia dérmica. Importante não confundir pápula fibrosa comum (às vezes referida como angiofibroma esporádico) com angiofibromatose facial múltipla (também conhecida como síndrome angiofibromatosa) associada a esclerose tuberosa e, com menos frequência, a síndrome Birt-Hogg-Dubé. Embora clinicamente distintos, os angiofibromas esporádicos e sindrômicos são virtualmente indistinguíveis histopatologicamente.[22] O tratamento é satisfatório com exérese através de *shaving* das lesões.

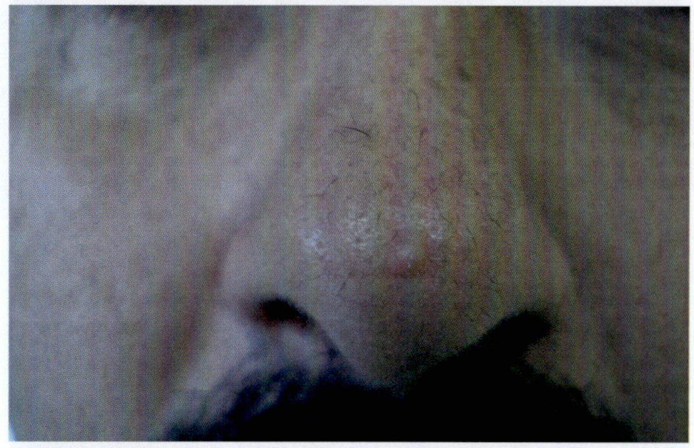

Figura 123.2 Pápula fibrosa do nariz.

FIBROQUERATOMA DIGITAL ADQUIRIDO

O termo fibroqueratoma adquirido seria mais apropriado, uma vez que pode aparecer em outras localizações. Trata-se de um tumor fibroepitelial benigno, assintomático e incomum. Clinicamente é uma lesão proeminente, cilíndrica, bem definida, rodeada por um colar hiperceratótico, localizada mais frequentemente nos dedos, devendo ser distinguida de dedo supranumerário rudimentar, corno cutâneo, fibroma, granuloma piogênico, verruga vulgar, neuroma e neurofibroma. Na histopatologia, há uma proliferação de tecido conectivo cilíndrico, onde as bandas de colágeno, fibroblastos e capilares estão paralelos ao eixo vertical do tumor, envolto por epiderme acantótica com papilomatose e hiperqueratose. É considerado resultante de uma neoformação de colágeno pelos fibroblastos, sendo a epiderme acantótica provavelmente secundária à alteração dérmica. Histologicamente é idêntico ao fibroma periungueal e alguns autores acreditam tratar-se da mesma entidade.[23] O tratamento consiste na exérese da lesão.

DERMATOFIBROMA

Também conhecido como histiocitoma fibroso, representa o segundo tumor fibro-histiocitário mais frequente da pele. É benigno, ocorrendo, frequentemente, como uma lesão isolada nas extremidades e tronco, mas pode surgir em qualquer localização, acometendo em geral adultos jovens na terceira e quarta décadas, mais comum em mulheres. Uma significante proporção de dermatofibromas é associada com pequenos traumas locais prévios, especialmente picadas de insetos.

Sua etiologia é ainda incerta. Acredita-se que se trata de um processo heterogêneo, onde a existência de clonalidade predominantemente de histiócitos favorece uma origem neoplásica,[24] porém a associação de múltiplas lesões com alteração do estado imunológico implica que são tumores reativos ou que existe uma proliferação reativa de fibroblastos que obscurece o tipo celular verdadeiramente neoplásico (histiocitário).

Existem na literatura casos raros de dermatofibromas múltiplos agrupados congênitos.[25]

Quadro clínico

Clinicamente, é pápula ou nódulo eritemato-acastanhado com discreta elevação, que se mostra à palpação firmemente encastoado na pele (sinal do botão), medindo até 1 cm de diâmetro, mas lesões maiores, acima de 2 ou até 5 cm, são vistas raramente, podendo apresentar-se dolorosas à palpação (Figura 123.3 A e B). Faz diagnóstico diferencial com nevos melanocíticos, cicatrizes hipertróficas, melanoma e com a maioria dos tumores cutâneos nodulares.

Na ultrassonografia, os dermatofibromas são geralmente visíveis como lesões dérmicas avasculares com extensão para a camada subcutânea.[26]

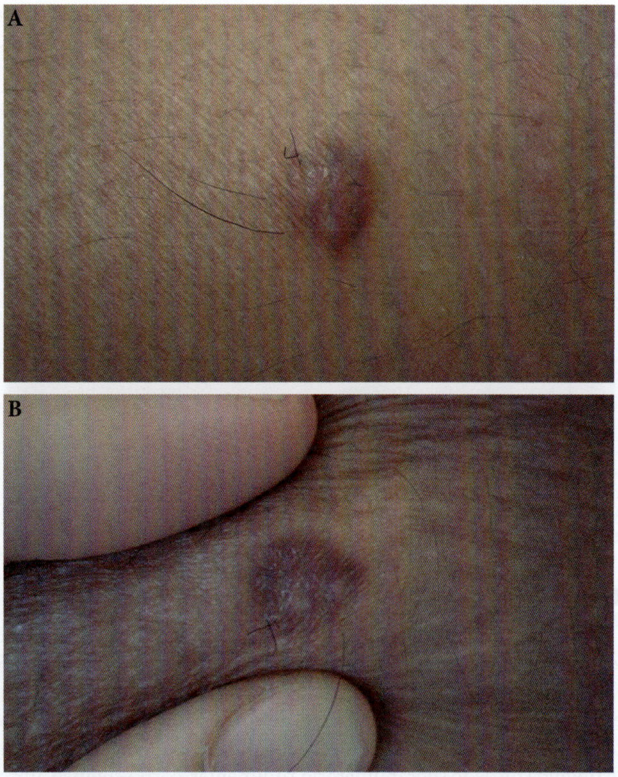

■ **Figura 123.3** (**A**) Dermatofibroma. (**B**) Dermatofibroma firmemente aderido à palpação.

Na dermatoscopia, o padrão clássico é uma área central branca, similar à cicatriz, e a periferia apresentando uma rede discreta de pigmentação.[27] Entretanto, os achados dermatoscópicos nem sempre são típicos.[28]

Raras apresentações merecem ser conhecidas a fim de evitar confusão diagnóstica: lesões de crescimento rápido e que se assemelham a um tumor vascular (corresponde ao tipo histológico aneurismático)[29] (Figura 123.4); dermatofibroma nodular polipoide,[30] uma forma nodular, frequentemente vascular, lembrando um granuloma piogênico não ulcerado (corresponde, histologicamente, ao tipo epitelioide);[31] forma atrófica, que se apresenta como nódulo acastanhado com depressão central[32] e uma variante gigante em placa, distinta da forma pedunculada.[33]

A forma múltipla, ou também classificada como eruptiva, é definida pela presença de mais de 15 lesões em um mesmo paciente ou por mais de 5 lesões surgidas em um período inferior a 4 meses. No entanto, uma definição mais precisa pode incluir a erupção de vários dermatofibromas relatados em um curto período de tempo. Mais da metade dos casos têm doenças subjacentes e mais de 80% das doenças

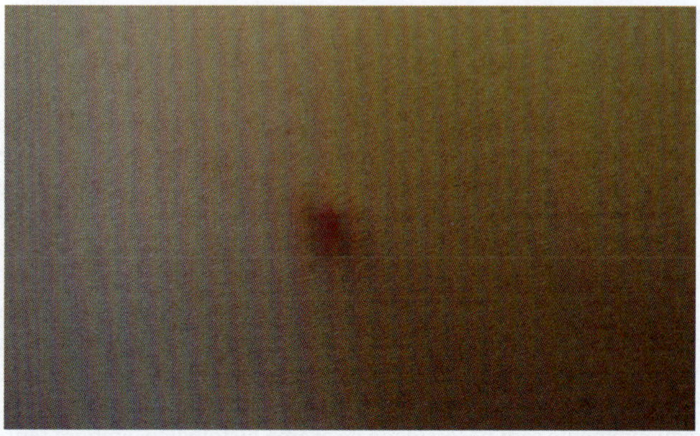

■ **Figura 123.4** Dermatofibroma aneurismático.

subjacentes são imunomediadas, sendo assim, os dermatofibromas eruptivos múltiplos poderiam ser considerados como manifestação parcial de uma doença imunomediada.[34]

Múltiplos dermatofibromas eruptivos têm sido relatados em pacientes com doenças autoimunes, terapia imunossupressiva ou ambas. Há casos concomitantes com lúpus eritematoso sistêmico (com ou sem terapia com corticosteroide),[35] infecção por HIV,[36] dermatomiosite após terapia com prednisolona e metotrexato,[37] Basedow-Graves,[38] sarcoidose,[39] terapia com efalizumab,[40] Imatinib,[41] e ainda durante gestação,[42] em pacientes com dermatite atópica[43] e associado com hiperlipidemia.[44] Porém, existem casos familiares relatados, fato extremamente raro.[45]

Patologia

Na histopatologia, observam-se hiperplasia da epiderme (podendo, no centro da lesão, simular carcinoma basocelular) e hiperpigmentação da camada basal, separada por uma zona clara (Grenz) da derme, onde se vê um tumor de células fusiformes (fibroblastos e histiócitos) e vasos sanguíneos em variadas proporções. Pode haver histiócitos espumosos e células gigantes multinucleadas contendo lipídios ou hemossiderina. A periferia da lesão é mal demarcada e se estende, aprisionando feixes de colágeno da derme reticular. Seu diagnóstico é simples quando achados clássicos são evidentes.

Deve-se considerar a existência de variantes histológicas menos comuns: celular, atípico (pseudossarcomatoso e dermatofibroma com células-monstro), aneurismático e epitelioide.[46] E ainda, a variante atrófica, onde se encontra o componente fibro-histiocitário em meio à derme adelgaçada.[47]

Porém, outros tipos histológicos têm sido descritos (hemossiderótico, lipidizado, de células claras, em paliçada, keloideano, mixoide, liquenoide etc.).

Nos dermatofibromas celulares (Figuras 123.5 A e B), muitas vezes classificados histiocitomas, muitas células, em contraste com aquelas do tipo fibroso, têm características de histiócitos em vez de fibroblastos e apenas pequenas quantidades de colágeno estão presentes.

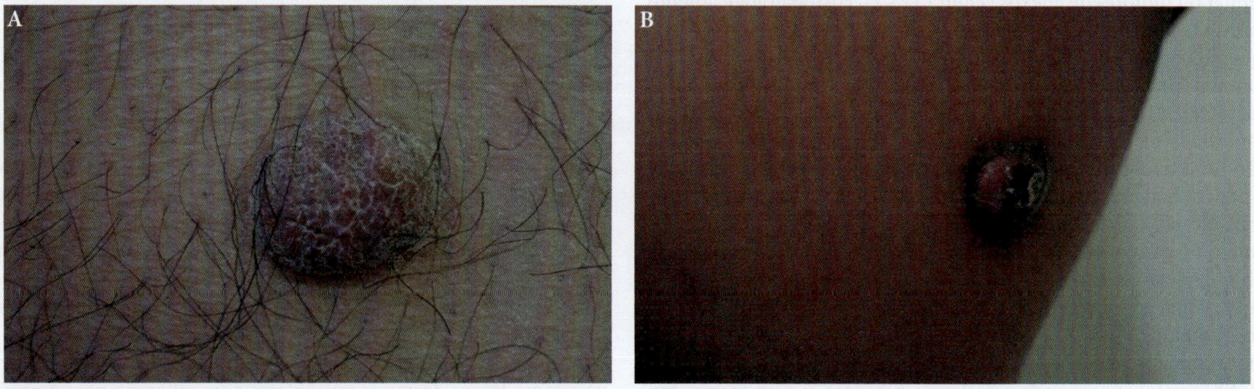

■ **Figura 123.5** (**A** e **B**) Dermatofibroma celular.

Em algumas variantes, a realização de estudo imunohistoquímico (fator XIIIa positivo e CD34 geralmente negativo) é essencial para diferenciar de tumores fibro-histiocitários malignos. Como no caso de dermatofibroma celular profundo, onde os principais diagnósticos diferenciais na histopatologia incluem dermatofibrossarcoma protuberans e leiomiossarcoma; da mesma forma, dermatofibroma de células claras deve ser diferenciado de sarcoma de células claras e metástase de carcinoma de célula renal;[48] e ainda, dermatofibroma pseudossarcomatoso e dermatofibroma com células-monstro gigantes mostra semelhança com fibro-histiocitoma maligno e fibroxantoma atípico.[49] Muito importante diagnóstico diferencial é com lesão melanocítica (melanoma maligno) ou lesão vascular (sarcoma de Kaposi) nos casos de dermatofibromas aneurismáticos, pois nestes, apesar de algumas características clínicas e dermatoscópicas, os critérios diagnósticos não são específicos.

Colorações especiais e imunohistoquímica podem resolver este dilema e produzir o diagnóstico correto.[50]

Como existem proliferações epidérmicas basaloides (BEPs), morfologicamente semelhantes ao CBC superficial, sobre lesões cutâneas mesenquimais, como histiocitoma fibroso (dermatofibroma), considera-se também importante este diagnóstico diferencial histopatológico. Na verdade, a proliferação basaloide frequentemente mostra diferenciação folicular e pode ser estimulada e mantida por sua relação com as células estromais subjacentes.[51]

Tratamento

O tratamento do dermatofibroma na maioria das vezes é desnecessário, podendo também ser realizada exérese simples. O uso de 600 nm *pulsed dye laser* (PDL) foi relatado como terapêutica.[52] Deve-se lembrar que existe a possibilidade de recorrência em algumas variantes: atípica, aneurismática e celular. Enquanto a forma comum de dermatofibroma tem uma recorrência menor do que 5%, as variantes celular, aneurismática e atípica estão associadas a cerca de 20% de recorrência local em cada uma delas.[53] Nestes casos, deve-se acompanhar clinicamente, pois há raros relatos de metástases, e, apesar de considerados morfologicamente benignos, não há, até o momento, achados clínicos ou histológicos do tumor primário que se correlacionem com esse comportamento.[54]

Condição que deve ser de conhecimento do dermatologista é que dermatofibromas são tumores benignos incidentalmente detectados nos exames de tomografia computadorizada por emissão de pósitrons (PET/CT) para rastreamento de metástases em pacientes com câncer.[55]

■ FIBROMATOSE PALMAR

Também conhecida como doença de Dupuytren. É doença fibroproliferativa de caráter progressivo e recorrente que acomete as mãos, resultando na inabilidade em função da flexão deformante dos dedos, com formação de cordão e nódulos de fibrose na fáscia palmar. Afeta predominantemente homens idosos e caucasianos do norte da Europa. Tem predisposição hereditária, mostrando um padrão autossômico dominante com penetração variável e forte associação com diabete, consumo de álcool e tabagismo. Ainda tem evidência de associação com epilepsia (provavelmente em função do tratamento com drogas antiepilépticas) e infecção por HIV.[56]

Um estudo com gêmeos da Dinamarca estimou a herdabilidade geral em 80%.[57]

Acomete entre 5% e 25% das pessoas de ascendência europeia e é a doença hereditária mais comum do tecido conjuntivo.[58]

Estudos recentes identificaram muitos *loci* associados que contêm genes que até então não eram reconhecidos como desempenhando um papel na fibrose, abrindo novos caminhos de pesquisa que podem levar a novos tratamentos. Fato de importância em função da doença de Dupuytren representar um modelo de doença humana ideal para a pesquisa da fibrose.[58]

Sua fisiopatologia é centrada em torno dos miofibroblastos. Essas células se originam dos fibroblastos que produzem colágeno e têm feixes miofibrilares intracitoplasmáticos que são capazes de se contrair, contribuindo para o progressivo encurtamento dos cordões, que por sua vez leva os tecidos moles e as contraturas articulares. A progressão da doença é dividida em três estágios. Durante o primeiro estágio, há proliferação, os fibroblastos proliferam e os nódulos se desenvolvem. No segundo estágio involutivo, esses fibroblastos são regulados positivamente e se transformam em miofibroblastos, que se alinham com as linhas de tensão na mão que passam pelos nódulos. Colágeno tipo III é depositado, e este tecido conjuntivo começa a se organizar e se desenvolver em cordas, que então começam a se contrair. Há uma superabundância relativa de colágeno tipo III por causa do aumento da densidade de fibroblastos e diminuição da produção do "normal" colágeno tipo I. O estágio final é chamado de estágio residual, em que os nódulos regridem, e as cordas tornam-se hipocelulares e semelhantes a cicatrizes, causando ainda mais desenvolvimento de contratura.

Em cada fase, vários fatores contribuem para o processo patológico. A genética desempenha um papel vital, assim como fatores internos, com ativação de fatores do crescimento, citocinas e radicais livres.

Especificamente, a ativação anormal da via de sinalização Wnt desempenha um papel importante. Com relação aos fatores internos, foi demonstrado que a angiopatia microvascular e a isquemia levam à ativação do fator transformador de crescimento-β1 e à proliferação de miofibroblastos.[59]

O aumento no fator de necrose tumoral tem sido demonstrado como possível mecanismo desencadeante, e, recentemente, o desenvolvimento da contratura de Dupuytren foi confirmado como efeito colateral do uso da medicação vemurafenib (inibidor BRAF que aumenta a resposta imune e está associado a elevado nível sérico de fator de necrose tumoral), usado em pacientes com melanoma.[60]

É frequente a associação com outras fibromatoses, incluindo doença de Peyronie (fibrose envolvendo o dorso do pênis e, em particular, o septo fibroso entre corpo cavernoso e corpos esponjosos), doença de Ledderhose (fibromatose plantar) e *Knuckle pads*. Também há descrita a associação com hiperqueratose plantar.[61]

Quadro clínico

A primeira manifestação é o surgimento de uma ondulação na superfície palmar a nível da cabeça do quarto metacarpo, e, com a progressão do quadro, inicia-se a flexão da articulação metacarpofalangeana, dando aspecto característico de contração dos dedos. Predomina na região ulnar, afetando dedos anular e mínimo. Outros dedos podem estar envolvidos. Geralmente é assintomático, mas pode haver sensação de formigamento, coceira, arranhões e pressão, edema e alteração de temperatura.

Costuma ser bilateral; quando unilateral, o lado direito é mais provável de ser envolvido em comparação com o esquerdo. A idade mais jovem de início também está associada ao aumento da gravidade da progressão da doença.

O distúrbio nem sempre é progressivo e em pelo menos 50% a 70% dos pacientes pode se estabilizar ou até mesmo regredir.

É importante ressaltar que a ocupação e as atividades não mostraram ser fatores de risco.[62]

No diagnóstico diferencial, devem-se considerar calosidades, tenossinovites, cisto ganglionar, tumor de células gigantes da bainha do tendão e sarcomas.

Patologia

A aponeurose palmar encontra-se espessada, apresentando tecido fibroso e nódulos focais. Os nódulos são compostos de fibroblastos associados à densa rede de reticulina e evoluem com formação de espessas bandas de colágeno. Ocasionalmente, corpúsculos de Vater-Pacini estão aumentados em tamanho. A pele adjacente está aderida ao processo fibroso com substituição do tecido subcutâneo por fibrose. Imunofluorescência positiva para anticorpo de músculo liso indica presença de miofibroblastos nos nódulos.

Tratamento

O tratamento é a realização de fasciectomia parcial com a intenção de restaurar a função, porém é frequente a recorrência após cirurgia. Aponeurotomia percutânea com agulha[63] e uso de colagenase (degradação enzimática do cordão) são alternativas menos invasivas realizadas.[64]

Os nódulos recentes podem responder à corticoterapia intralesional. Para contratura em estágio inicial, a radioterapia pode ser aplicada para evitar a progressão da doença e melhora dos sintomas.[65] A excisão no estágio mais celular e proliferativo da doença é considerada associada a uma maior taxa de recorrência.[66]

O uso de 5-fluorouracil foi estudado *in vitro*, mostrando diminuição de proliferação e diferenciação de fibroblastos originados de fáscia afetada pela doença.[67]

■ QUELOIDE

Queloide é um tipo especial de excessiva proliferação fibrosa dérmica benigna que se origina no processo de cicatrização após cirurgia, trauma ou espontaneamente (como consequência de microtrauma) em pacientes predispostos, tendendo a se estender além da margem original da ferida. Notadamente, traumas superficiais que não atingem a derme reticular nunca causam queloide ou cicatriz hipertrófica. O que sugere que o processo patológico cicatricial é em função da injúria nesta camada da pele com subsequente cicatrização aberrante.[68] Seu aparecimento ocorre dentro de 6 meses após a injúria.[69] As lesões podem ser desfigurantes, com importante impacto psicossocial, e o reconhecimento precoce de história familiar é crucial. Sua incidência varia entre 4% e 16% na população, sendo um problema especialmente na população negra e descendentes asiáticos, e é de ocorrência incomum entre crianças e idosos.

Pode ocorrer formação de queloide em algumas situações inesperadas, como após vacinação,[70] após postectomia e após traqueostomia.[71] Formação de queloide induzida por isotretinoína tem sido ocasionalmente reportada em pacientes após dermoabrasão ou *laser*, como também há relato em paciente com doença de Behçet em tratamento de acne com isotretinoína.[72] Porém, recentemente, está bastante questionada essa relação entre isotretinoína e cicatrização anormal.[73,74]

Juntamente com a cicatriz hipertrófica, resulta em aumentada densidade de fibroblastos e substâncias da matriz extracelular, especialmente colágenos tipos I e III, porém é distinto de cicatriz hipertrófica porque se estende além das margens da ferida original e não tende a regredir espontaneamente.

Acredita-se que vários fatores estão implicados na cicatrização anormal, envolvendo fatores genéticos, bioquímicos, imunológicos e nutricionais.

Existem vários genes com diferentes ações, inibindo ou estimulando processos durante a cicatrização e desenvolvimento de queloides.[75]

A tensão no sítio de uma ferida operatória é importante fator no crescimento de queloide.[76] Também infecção e material estranho na ferida cirúrgica são implicados na sua formação.

A cicatrização de feridas é uma complexa cascata de eventos fisiológicos compreendendo inflamação, proliferação e remodelação, ocorrendo ação integrada de diferentes células, citocinas e matriz extracelular. Apenas recentemente pesquisadores começaram a delinear a complexa via de sinais bioquímicos que regulam o processo de cicatrização e a formação de queloides.[77] O entendimento do exato processo auxiliará a introdução de novas terapêuticas, como melhor manejar e potencialmente prevenir cicatrização anormal, e também entender como agem os diferentes tratamentos já utilizados.

Interações entre queratinócitos epidérmicos e fibroblastos dérmicos têm importante papel na regulação da homeostase. Vários fatores têm sido apontados como importantes na etiologia do queloide: fator de crescimento beta (TGF-beta) através da ativação de fibroblastos e aceleração na deposição de colágeno;[78] fator de crescimento endotelial vascular (VEGF) com ação na regulação da angiogênese e inflamação[79] – inclusive, este é um mecanismo pelo qual dexametasona induz regressão de queloide – através de sua interação com receptor de glicocorticosteroide e supressão da expressão endógena de VEGF e proliferação de fibroblastos;[80] PGE2 induzindo AMPc desempenha importante papel na regulação da síntese de colágeno;[81] fator de crescimento de tecido conectivo (CTGF);[82] citocinas como interleucina 6 (IL-6) com função pró-inflamatória com aumento na biossíntese de colágeno;[83] activin-A, proteína dimérica e membro da superfamília de fatores de crescimento beta e seu antagonista follistatin;[84] conexinas e outros constituintes proteicos da junção gap que participam da comunicação intercelular;[85] e proteína de choque térmico (HSP) 47.[86]

Lipídios bioativos e ácidos graxos, por estarem envolvidos em desordens inflamatórias, também têm sido questionados quanto a sua importância na formação de queloides.[87]

Fato de interesse no entendimento do processo é quando se compara as propriedades da pele dos locais de predileção do queloide com as propriedades da pele de outros locais (sítios de não predileção). Existem variações específicas nas propriedades da matriz extracelular (colágeno e ligações cruzadas), bem como no número de macrófagos. Assim, a localização anatômica do queloide parece depender das diferentes propriedades da pele nos diferentes locais do corpo.[88]

Quadro clínico

É um tumor dérmico fibroproliferativo que se desenvolve como resultado de cicatrização anormal de uma ferida. Observam-se lesões eritematosas a acastanhadas, elevadas e endurecidas à palpação. Ocorre regressão clínica no centro do tumor, enquanto as margens permanecem com ativo crescimento na pele normal que o circunda.[89] Além do problema cosmético, são muitas vezes sintomáticos, apresentando prurido e dor. Mais frequentes no lobo da orelha (Figura 123.6), tronco superior e região do deltoide (Figura 123.7) e menos frequentes na face, pálpebras e genitália, sendo raro nas palmas e plantas. Distingue-se de cicatriz hipertrófica por ela permanecer nos limites do trauma original, enquanto o queloide se estende nos tecidos adjacentes.

No diagnóstico diferencial, deve ser considerado lobomicose, hanseníase variedade histoide, dermatofibrossarcoma e forma esclerótica de xantoma disseminado. Porém, há na literatura, devendo ser incluídos no diagnóstico diferencial, casos de carcinoma basocelular queloideano, tumor de células granulares e carcinoma triquilemal semelhante à queloide. Importante também é diferenciar queloide de recidiva de tumor no local da cicatriz cirúrgica.

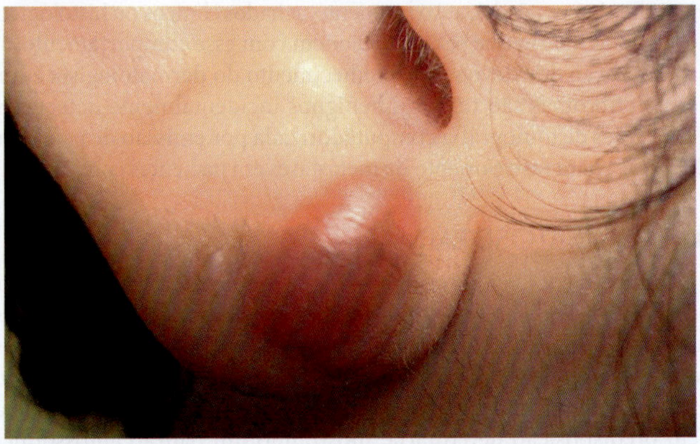

■ **Figura 123.6** Queloide no lóbulo da orelha após retirada de anel alargador.

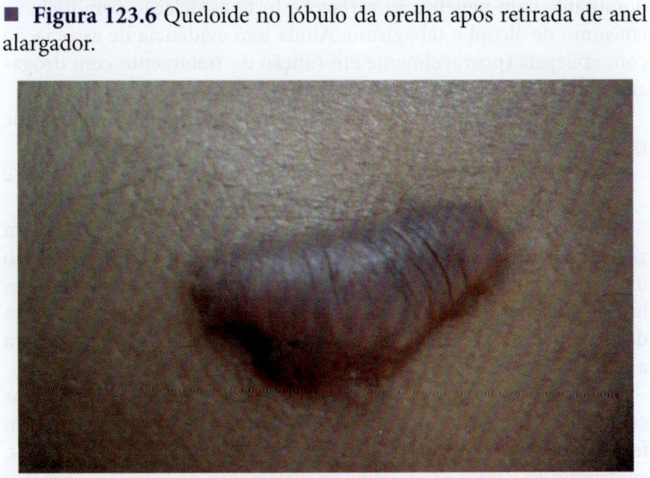

■ **Figura 123.7** Queloide espontâneo na região deltoide.

Patologia

No anatomopatológico, muito semelhante à cicatriz hipertrófica, observa-se tumoração sem anexos no interior, onde pequenos fibroblastos dispersos são vistos entre numerosos feixes colágenos acentuadamente espessados, estando geralmente ausentes fibras elásticas.

Alguns autores acreditam não ser necessário envio de lesões de queloides para confirmação anatomopatológica, dado o alto nível de confirmação da suspeita clínica diante dos resultados histopatológicos.[90]

Tratamento

O tratamento de queloides é um desafio para o dermatologista. Não há nenhum protocolo universalmente aceito e, embora muitas modalidades terapêuticas existam, nenhum tratamento isolado mostrou-se satisfatoriamente eficiente. Recorrência é comum, sendo a combinação terapêutica a melhor estratégia para o manejo das lesões. As estratégias envolvem excisão cirúrgica seguida de outra modalidade terapêutica, crioterapia,[91] radioterapia pós-operatória, corticosteroide intralesional, bleomicina intralesional,[92] laserterapia, aplicação de compressão local, placas de silicone e gel de silicone.

Corticosteroide intralesional, particularmente triancinolona, permanece como o mais comum tratamento usado, considerado de primeira linha, isolado ou associado as demais terapias. Tem sua indicação como primeira escolha associada a placas de silicone para pequenas lesões.

A excisão cirúrgica deve ser, preferencialmente, através de exérese tangencial ou enucleação com sutura primária. Excisão cirúrgica seguida de corticoterapia intralesional pós-operatória mostra-se na literatura como uma técnica com resultados razoáveis e com baixas taxas de recorrência. Sendo interessante, ainda, a repetição das sessões de corticoterapia intralesional associada à crioterapia.[93] Exérese tangencial seguida de crioterapia mostra bons resultados, inclusive para lesões amplas.[94] Porém, exceto quando segue-se de radioterapia, onde a preferência é exérese total da cicatriz queloidena, ainda existem divergências na literatura quanto a melhor abordagem cirúrgica entre excisão intra e extralesional no tratamento combinado de queloide.[95]

Crioterapia combinada com injeção intralesional de triancinolona é um dos métodos mais comuns e tradicionais.

Crioterapia com técnica intralesional é indicada para diminuir as taxas de hipopigmentação permanente.[96]

O uso de gel de silicone é uma opção às tradicionais placas flexíveis de silicone e forma uma película flexível sobre a cicatriz. Seu mecanismo de ação também não é definido completamente, mas se sabe que envolve oclusão e hidratação do extrato córneo com subsequente sinalização mediada por citocinas de queratinócitos para fibroblastos dérmicos.[97]

Radioterapia (RT) é geralmente aceita como efetiva, mas necessita de restrição pelos possíveis efeitos colaterais.[98]

A curto prazo: eritema, descamação e alterações transitórias na pigmentação. A longo prazo: despigmentação permanente, atrofia, teleangiectasias, fibrose subcutânea, feridas crônicas e possivelmente uma malignidade induzida por radiação.[99]

No geral, as evidências sugerem que os riscos de câncer após radioterapia para doença benigna nos protocolos atualmente recomendados são pequenos, especialmente em pacientes mais velhos. No entanto, o equilíbrio de risco *versus* benefício precisa ser considerado em adultos mais jovens e especialmente se estiver sendo considerado em adolescentes ou crianças, uma vez que possuem radiossensibilidade aumentada e longevidade esperada.[100]

Deve ser realizada pós-cirurgia, porque o queloide, uma vez formado, não é radiossensível. São conhecidas várias modalidades de radioterapia pós-operatória: externa e interna. A radioterapia por raios X e por feixe de elétrons (EBRT) são as duas formas de radiação de feixe externo. E a braquiterapia intersticial é a forma interna, colocada na derme da cicatriz para administrar radioterapia localizada. A braquiterapia pode ser administrada com taxa de dose baixa (LDR) ou taxa de dose alta (HDR).[99] Atualmente, RT com banho de elétrons é considerada por alguns autores superior à betaterapia e à terapia com RX convencional, em função da melhor distribuição de dose no tecido.[101] Enquanto outros autores acreditam que a braquiterapia fornece um melhor controle local e deve ser proposta como tratamento de primeira linha, a terapia com banho de elétrons fica como uma alternativa interessante em caso de dificuldade para realizar braquiterapia.[102] Um painel consultivo internacional sobre o manejo de cicatriz recomendou que a excisão cirúrgica seguida de radioterapia pós-operatória é o regime de tratamento mais eficaz, particularmente para queloides graves, falhas de tratamento e/ou queloides recalcitrantes. No entanto, nenhuma recomendação foi feita para apoiar o uso inicial de radioterapia adjuvante após a excisão de queloide em vez de reservar seu uso apenas para lesões recorrentes.[103-105]

Uso de compressão local tem indicação importante no tratamento de queloides de orelhas. A infiltração de triancinolona (TCN) na concentração de 20 mg/mL combinada com ressecção da cicatriz e compressão por brinco é considerada por autores como sendo eficaz e suficiente para o tratamento de queloide do lóbulo da orelha. E, a administração de doses com concentrações menores de corticosteroides seria insuficiente, e as superiores, desnecessárias, para obter-se bom resultado terapêutico.[106]

Imiquimod 5% em creme tem sua indicação para prevenir recidiva de queloide após excisão no lobo de orelha, porém, tem recidiva frequente quando utilizado na região pré-esternal.[107,108]

Diferentes *lasers* têm sido usados no tratamento e na prevenção de queloides com resultados interessantes, sem o risco de carcinogênese quando comparados à radioterapia. Entre eles, *laser* fracionado ablativo de CO_2,[109] 585 nm PDL (*pulsed dye laser*), sendo este considerado com melhores resultados, embora Q-switched 532 nm dupla frequência Nd-YAG seja promissor.[110] A associação de *laser* de CO_2 combinado com a infiltração de triancinolona é referida como equivalente a crioterapia associada à triancinolona.[111]

O 5-fluorouracil em injeções intralesionais pode ser usado isoladamente ou em combinação com outras formas de terapia. Mais conhecido é o seu uso combinado com triancinolona.[112] A associação de triancinolona com 5-fluorouracil intralesional seguida de *flashlamp-pumped pulsed-dye laser* é descrita, comparativamente ao uso isolado destas modalidades, com melhor resposta terapêutica.[113]

Bleomicina tem sido usada intralesional através de vários métodos, inclusive associada a triancinolona, com melhora significativa das lesões. Os efeitos colaterais comuns incluíram hiperpigmentação, dor à injeção e atrofia dérmica.[114]

Mais recentemente, terapia fotodinâmica tem se mostrado como opção terapêutica.[115]

A injeção intralesional de verapamil tem se mostrado como alternativa no tratamento de queloide. No entanto, ainda há uma grande necessidade de estudos de alta qualidade com tamanhos de amostra suficientes.[116-117]

Menos conhecidos, porém relatados na literatura são tratamentos com interferon intralesional (IFN-alpha2b),[118] mitomicina C tópica,[119] tamoxifeno intralesional,[120] losartan,[121] e ainda o uso tópico de uma solução de fenol 40%.[122]

Toxina botulínica é referida no tratamento de queloide, porém com poucos estudos e resultados conflitantes.[123]

O uso de gel de extrato de cebola mostrou-se ineficiente estatisticamente comparado a diminuição de prurido e tamanho de cicatrizes hipertróficas quando comparado a placas de gel de silicone, tendo ação na melhora da cor da cicatriz.[124]

No tratamento de queloides pode-se esperar complicações, como hipopigmentação, cicatriz atrófica, e deve-se evitar complicações mais importantes como síndrome de Cushing, em função do excesso de uso de corticosteroide intralesional.

Na prevenção em pacientes com história familiar pode-se optar por métodos variados, sendo atualmente muito indicado, pela facilidade de uso e baixo risco de efeitos adversos, placas de silicone ou gel de silicone, usados durante 12 a 24 horas por dia, por pelo menos 2 a 3 meses.

As roupas de pressão podem ser indicadas para cicatrizes mais disseminadas, principalmente após queimaduras, assim que a ferida estiver fechada e o paciente tolerar a pressão.[103]

Fundamental é seguir, após o tratamento, por tempo prolongado, pois a recorrência geralmente ocorre dentro de 6 meses, sendo a maioria das recidivas até 24 meses.[103]

LEIOMIOMA

Leiomiomas são tumores raros e benignos, e, de acordo com a origem, existem 3 tipos: leiomiomas cutâneos ou piloleiomiomas, que se originam do músculo eretor de folículos pilosos; leiomioma genital quando surge do músculo dos genitais externos, dartos do escroto ou vulvar (dentro dos grandes lábios), ou da aréola mamária; e classificado como angioleiomioma se tem origem na musculatura lisa de vasos sanguíneos venosos. São lesões isoladas, exceto no caso de piloleiomiomas, que podem ser isoladas ou múltiplas (disseminadas ou de modo segmentar).

Em geral são lesões adquiridas que aparecem na meia-idade ou mais tarde na vida, mas nas formas múltiplas surgem na infância ou no adulto jovem. Raramente podem ser encontradas ao nascimento.

As lesões solitárias podem se desenvolver esporadicamente, não são hereditárias, nem se associam a síndromes, não recorrem após excisão e não se correlacionam com leiomiomatoses em outros sítios do corpo.

As lesões múltiplas são transmitidas geneticamente de modo autossômico dominante, sendo conhecida a presença destas lesões e leiomiomatose uterina como síndrome de Reed. A ocorrência simultânea de leiomiomas cutâneos múltiplos, carcinoma de células renais, e, em mulheres, leiomiomas uterinos, é recentemente descrita como uma rara síndrome neoplásica autossômica dominante (síndrome de carcinoma de células renais e leiomiomatose hereditária – LHCCR). A mutação foi identificada no gene da hidratase fumarato (FH,1q42.3-q43), enzima do ciclo de Krebs, que deve funcionar como supressora tumoral.[125] Os tumores renais frequentemente apresentam comportamento agressivo, com metástases, independentemente do pequeno tamanho do tumor primário.[126] É essencial que o dermatologista reconheça esta síndrome para um diagnóstico precoce do tumor renal. Nestes casos, tem-se observado que os leiomiomas podem apresentar-se de modo simétrico e difuso, mas frequentemente mostram-se com padrão segmentar, usualmente seguindo as linhas de Blaschko. Costumam ser a manifestação mais precoce da LHCCR, aparecendo em uma idade média de 28 anos, estando indicado realizar biópsia cutânea e fazer um encaminhamento imediato para aconselhamento genético e diagnóstico. Os leiomiomas uterinos associados a síndrome são diagnosticados em média 10 anos antes dos miomas esporádicos, são maiores e geralmente aparecem em maior número. Dão origem a um ciclo menstrual irregular, menorragia, dor e complicações relacionadas à fertilidade, gravidez e parto. Em função da gravidade dos sintomas, a maioria dos pacientes é submetida a miomectomias ou histerectomias, geralmente antes dos 30 anos de idade. Destaca-se a necessidade de indagar sobre a história familiar nestes pacientes.[127] Leiomiomatose hereditária com carcinoma de células renais (HLRCC ou LHCCR) é sinônimo de síndrome de Reed; e apesar de o título incluir carcinoma de células renais, os pacientes não precisam ter carcinoma renal para serem diagnosticados com HLRCC.[128] Teste genético é considerado o padrão para diagnóstico da síndrome, embora novos marcadores imunohistoquímicos possam fornecer alternativas rápidas e econômicas aos testes genéticos.[129,130]

Na literatura, também está descrita associação de leiomioma cutâneo e uterino com tumor gástrico.[131] Nas lesões cutâneas não há receptores de estrógeno ou progesterona, portanto, parece não haver influência destes hormônios nestas lesões.[132]

Há ainda relatado um caso de leiomiomatose cutânea apresentando atividade eritropoiética com eritrocitose.[133]

Existe descrito o surgimento de leiomioma areolar bilateral relacionado ao uso de terapia com verumafenib, inibidor BRAF, usado para melanoma.[134]

Clinicamente, leiomiomas apresentam algumas particularidades:

- **Piloleiomiomas:** são discretas pápulas ou nódulos situados na derme com tonalidade eritematosa ou acastanhada da pele, podendo ser únicos, preferindo membros inferiores, mas geralmente múltiplos, confluentes, em placa, localizando-se no tronco, preferencialmente nos ombros, podendo também ocorrer de forma segmentar. São sensíveis ou dolorosos à palpação e/ou ao frio, ou mesmo espontaneamente.
- **Angioleiomioma:** apresenta-se como pápula ou nódulo solitário na derme profunda ou subcutâneo, sendo, na metade dos casos, doloroso. Mais frequente nos membros inferiores e nas mulheres.
- **Leiomioma genital:** é raro, apresentando-se como pápula ou nódulo solitário, eritematoso, firme, podendo ser pedunculado, geralmente assintomático, mas ocasionalmente tem prurido. Localiza-se no escroto ou grandes lábios. A ocorrência em torno do mamilo é extremamente rara, especialmente nos homens.

No diagnóstico diferencial, as lesões múltiplas com sintomatologia não oferecem dificuldades, mas lesões isoladas dolorosas devem ser diferenciadas de tumor glômico, espiradenoma écrino, dermatofibroma, neurilemoma, neurofibroma, tumor de anexo, metástase e queloide.

Patologia

Piloleiomiomas e leiomiomas genitais são semelhantes ao microscópio, onde se observam feixes de fibras musculares lisas fusiformes com seus núcleos alongados e finos, extremidades rombas (forma de charuto) e dispostos centralmente com frequente vacuolização perinuclear. Entre os feixes, há quantidades variáveis de colágeno.

Angioleiomiomas diferem porque são encapsulados e contêm numerosos vasos de tamanhos variados, em regra, com pequenas quantidades de colágeno.

Coram-se em vermelho pelo Trichroma Masson e, na imunohistoquímica, são positivos para anticorpos de músculo liso: desmina ou actina.

Tratamento

O tratamento de lesões isoladas é cirúrgico. Nos casos de lesões múltiplas, muitas vezes dolorosas, a exérese das lesões pode seguir-se de recorrência. Portanto, não havendo terapia definitiva, deve-se tentar medicação sintomática. Podem ser administrados doxasozina (4 mg/dia),[135] bloqueadores de canais de cálcio (nifedipina,[136] amlodipina[137]), gabapentina, pregabalina,[138] agentes relaxantes musculares (hioscina),[139] nitroglicerina,[140] antidepressivos, e, ainda, ser tentada métodos destrutivos como *laser* de CO_2[141] ou crioterapia.[142]

Evolução

De maneira geral não há transformação maligna, podendo ser adotada conduta conservadora. Porém, desde que os tumores de músculo liso são diagnosticados como benignos (leiomiomas) ou malignos (leiomiossarcomas) com bases em critérios citológicos de atipia e atividade mitótica, entre outros, e considerando-se que em algumas circunstâncias o potencial biológico do tumor não pode ser determinado com certeza, os casos de leiomiomas profundos, que são raros, devem ser acompanhados com atenção. Há, na literatura, relato de leiomiossarcoma surgido em cicatriz cirúrgica de piloleiomioma.

Nos casos de síndrome de LHCCR, aconselhamento genético deve ser oferecido a todos os membros da família, sendo o acompanhamento com instituição precoce de vigilância de tumor indicado para os portadores da mutação pelo risco aumentado de desenvolver carcinoma de células renais. Pacientes com apenas 10 anos de idade foram diagnosticados com carcinoma de células renais associado ao HLRCC, o que torna o rastreamento em uma idade jovem essencial. A transformação dos leiomiomas em leiomiossarcomas é rara nos pacientes com a síndrome.

LIPOMA

Lipoma é o tumor benigno de partes moles mais comum, composto de adipócitos maduros, frequentemente ocorrendo como lesões solitárias em qualquer parte do corpo e ocupando predominantemente o compartimento subcutâneo. Raramente se desenvolve fora da pele, em tecidos mais profundos, como nos septos intermusculares, em órgãos abdominais, na cavidade oral, no tórax , entre outros sítios. Podem ser múltiplos, como manifestação de lipomatose ou síndrome multissistêmica. Lipomas são mais frequentes a partir da quarta década de vida, sendo raros na infância, mas podem fazer parte de síndromes. Sua patogênese ainda é desconhecida. Ocasionalmente, nos casos de lipomatose, existe componente hereditário. Alguns autores acreditam que o trauma pode estar implicado na etiologia ou no crescimento do tumor,[143] e ainda se observa incidência aumentada em indivíduos com sobrepeso, diabéticos e com hipercolesterolemia.

Quadro clínico

Clinicamente são nódulos subcutâneos de consistência macia, com pele sobrejacente normal ou aderentes à derme, medindo poucos centímetros, com crescimento lento, e apenas raramente atingem grandes volumes. Localizados em qualquer região, porém com predileção pela nuca, tronco, braços, coxas e nádegas. São assintomáticos na maioria dos casos. Raramente pode infiltrar tecidos adjacentes, em especial, músculos.

O diagnóstico diferencial deve ser feito com cistos epidérmicos, esteatocistomas, neurofibromas, hérnias e variantes benignas de tumores de tecido gorduroso (angiolipoma, hibernoma etc.).

Podemos encontrar lipomas múltiplos em lipomatoses ou em síndromes:

- **Lipomatose assimétrica subcutânea:** geralmente sem significado clínico, exceto pelo aspecto estético. Há descritos casos associados a envolvimento de órgãos internos, inclusive caso associado à hipertrofia lipomatosa de septo cardíaco.[144]
- **Lipomatose encefalocraniocutânea:** consistindo em lipomas cutâneos associados com várias anomalias cerebrais. É rara, podendo ocorrer sem sintomatologia, compatível com vida normal.[145]
- **Lipomatose simétrica benigna ou doença de Madelung:** acomete predominantemente homens, apresentando lesões mal definidas, predominando em pescoço, extremidades proximais e tronco superior. Pode acometer mediastino.
- **Lipomatose múltipla familiar, hereditária autossômica dominante:** ocorre múltiplos lipomas circunscritos, discretos e móveis, encapsulados, que surgem, geralmente, na terceira década de vida. Foi relatada associação com nevos, angiomas, polineuropatias e comorbidades gastrointestinais. Curiosamente, e em contraste com a maioria dos distúrbios de lipodistrofia, os pacientes apresentam um perfil de sensibilidade à insulina.[146]
- **Adipose dolorosa ou doença de Dercum:** múltiplos lipomas dolorosos ocorrem de modo simétrico em tecidos periarticulares, nos braços e tórax, associados a presença de equimoses, predominando em mulheres menopausadas. Está associada a obesidade, fraqueza, fadiga e, frequentemente, distúrbios emocionais.[147]
- **Síndrome de múltiplos hamartomas, como na síndrome de Cowden:** afecção familiar, associada à mutação no gene PTEN, que associa lesões de mucosa bucofaríngea (papilomatose, pápulas e língua escrotal), vários tipos de lesão de pele (pápulas queratósicas verruciformes, papiloma, angioma, entre outras, incluindo lipomas), manifestações viscerais usualmente relacionadas a tireoide, mamas ou trato digestivo (hamartomas ou tumores malignos) e dismorfismo esquelético.
- **Síndrome Bannayan-Riley-Ruvalcaba (BRRS):** autossômica dominante, caracterizada por lipomas cutâneos, macrocefalia, pólipos intestinais e atraso no desenvolvimento, associada à mutação no gene PTEN. Acredita-se que possa representar a forma pediátrica da síndrome de Cowden, caracterizada, entre outros achados, por risco aumentado de câncer. Crianças com múltiplos lipomas precisam de completo exame à procura de outros sinais da síndrome, pois pode ser indicado seguimento à procura de tumores na vida adulta.[148]
- **Síndrome Proteus:** é de difícil diagnóstico pela variedade de manifestações, inclui várias lesões com crescimento exagerado localizado, como gigantismo digital, hemi-hiperplasia com macrocefalia unilateral, nevos epidérmicos e hamartomas mesodérmicos, incluindo lipoma, linfangioma, hemangioma ou fibroma. Porém, lesões hipoplásicas em vários tecidos, como subcutâneo ou muscular, também podem ocorrer nesta síndrome.[149]
- **Síndrome de Cloves (*Congenital Lipomatous asymmetric Overgrowth of the trunk with lymphatic, capillary, venous, and combined-type Vascular malformations, Epidermal nevi, Skeletal anomalies*):** trata-se de síndrome de malformação recentemente descrita, com hipertrofia corporal assimétrica, hamartoma lipomatoso do tronco e numerosas malformações. É causada por mutação do gene PIK3CA.[150]
- **Síndrome de Gardner:** onde se associam com múltiplos cistos sebáceos, osteomas e polipose de colo (cerca de metade dos casos evoluindo com carcinoma de colo). Hipertrofia congênita do epitélio pigmentar da retina é achado ocular característico na síndrome.

Os casos de lipomatose congênita são raros e se apresentam durante os primeiros meses de vida como largas massas subcutâneas no tórax com extensão para dentro de bandas musculares esqueléticas.

Em pacientes com neoplasia endócrina múltipla tipo 1 (MEN1) podem ser observados lipomas, juntamente com outras lesões cutâneas (angiofibromas, colagenomas, máculas hipopigmentadas em confeti, lentiginose e pápulas gengivais múltiplas). Mas a formação de lipomas múltiplos não se relaciona a mutações no gene MEN1, mesmo quando estão associados à neoplasia endócrina múltipla.[151]

Patologia

No histopatológico, observam-se células gordurosas maduras com pequeno núcleo uniforme e excêntrico, indistinguíveis do tecido gorduroso normal. Tendem a ser envolvidos por uma cápsula de tecido conjuntivo fina. De acordo com a presença de tecido fibroso ou estroma mixoide, são definidos como fibrolipoma ou mixolipoma.

Há algumas variantes de lipoma:

- **Lipoma de células fusiformes:** variante benigna de lipoma, usualmente ocorre como lesão circunscrita solitária subcutânea, composta de tecido gorduroso maduro, células fusiformes com CD34 positivo, cordões de colágeno denso, matriz mixoide e vasos sanguíneos. Localiza-se no dorso, pescoço ou ombros de homens mais velhos. O mais importante aspecto de diagnóstico diferencial histológico deste lipoma é a exclusão de lipossarcoma.[152]
- **Adenolipoma da pele:** variante rara de lipoma solitário, clinicamernte similar ao lipoma comum, localizada mais frequentemente na parte proximal dos membros, caracterizada pela presença de glândulas sudoríparas écrinas dentro da proliferação gordurosa lobulada e encapsulada que se desenvolve na derme ou subcutâneo. Aparentemente se origina da gordura ao redor da glândula sudorípara.[153]
- **Hibernomas:** são incomuns, compostos de tecido adiposo de característica embrionária, indistinguíveis clinicamente dos lipomas comuns. São benignos, assintomáticos e de lento crescimento, mais comuns na região interescapular, axilar e cervical.
- **Angiomiolipoma extrarrenal cutâneo:** tumor benigno, raro. É mais frequente em homens, sendo lesão solitária, assintomática, não invasiva, mais frequentes na região acral ou orelha, mostrando-se não reativo para HMB-45. Clinicamente é semelhante a um cisto, lipoma comum ou tumor vascular. Não se observam sinais de esclerose tuberosa associados, como nos casos de localização renal frequentemente associados com esclerose tuberosa.[154]

Neoplasias mesenquimais com diferenciação lipogênica são comuns, e recentemente novas entidades e variantes têm sido descritas. Lipoma condroide, miolipoma, lipoma pleomórfico/células fusiformes cutâneo são tumores benignos, mas podem mimetizar sarcoma morfologicamente, daí a importância de seu reconhecimento para evitar terapias inapropriadas.

Tratamento

Na maioria dos casos com lesões isoladas, a exérese cirúrgica é a conduta mais apropriada. Em função da preocupação com as cicatrizes resultantes de cirurgia tradicional, têm-se desenvolvido diferentes técnicas cirúrgicas para exérese de lipomas e até mesmo inusitadas abordagens terapêuticas. A técnica de uma pequena incisão cosmética seguida de exérese por compressão é satisfatória principalmente quando comparado a lesões de localização nos antebraços e pernas, mais do que com relação ao tamanho da lesão, sendo muito bem indicada para múltiplas lesões nestes sítios[155] (Figuras 123.8 A, B, C, D, E, F).

Com relação aos lipomas localizados na fronte, o cirurgião dermatológico deve estar ciente que na maioria das vezes o plano é abaixo do músculo frontal.[156]

Em grandes lipomas de membros superiores e tórax pode ser empregada a lipoaspiração. Para lipomas no dorso superior e nos ombros, há descrita técnica com exérese via transaxilar assistida por endoscopia.[157] Nos casos de múltiplas lesões, há relatado na literatura tratamento menos invasivo, na tentativa de diminuir o risco de cicatrizes, como o uso de injeções de fosfatidilcolina solubilizada em desoxicolato (sal biliar), ou o próprio desoxicolato em baixas concentrações para tratamento de pequenas coleções de gordura.[158,159]

Importante lembrar que, antes de qualquer intervenção em lesões de lipoma na linha média dorsal ou na sua proximidade, deve ser investigada a presença de malformações associadas, pois são as lesões cutâneas que mais se associam a disrafismo de espinha.

Consideração deve ser feita também sobre a lipoaspiração, empregada em grandes lipomas de membros superiores e tórax, em função da semelhança de lipossarcomas com lipoma benigno na palpação e inspeção, sendo recomendados biópsias sistemáticas e preferencialmente realização de biópsias de congelação durante o ato cirúrgico.

Lipoma x lipossarcoma

Apesar de raro, uma lesão com aspecto clínico de lipoma pode ser um lipossarcoma. Em geral, lipomas surgem em compartimentos de tecidos moles superficiais e profundos, enquanto lipossarcomas têm predileção por tecidos subfasciais profundos. A ressonância magnética tem sido utilizada como recurso em alguns casos para diferenciar lipomas e lipossarcomas. O manejo dessas lesões pode ser desafiador para radiologistas gerais e especialistas, pois muitas vezes há incerteza se a lesão representa um lipoma simples, uma variante do lipoma ou um lipossarcoma bem diferenciado. Suspeita maior quando se trata de lesões profundas de crescimento rápido, idade de 50 anos ou mais, tamanho de 10 cm ou mais, especialmente aquelas localizadas nas extremidades ou tronco. Preocupação aumenta se a localização for na nádega/coxa em pacientes acima de 50 anos, com tamanho de 5 cm, isso reflete a maior prevalência de lipossarcoma nessa faixa etária e nesse local.[160,161]

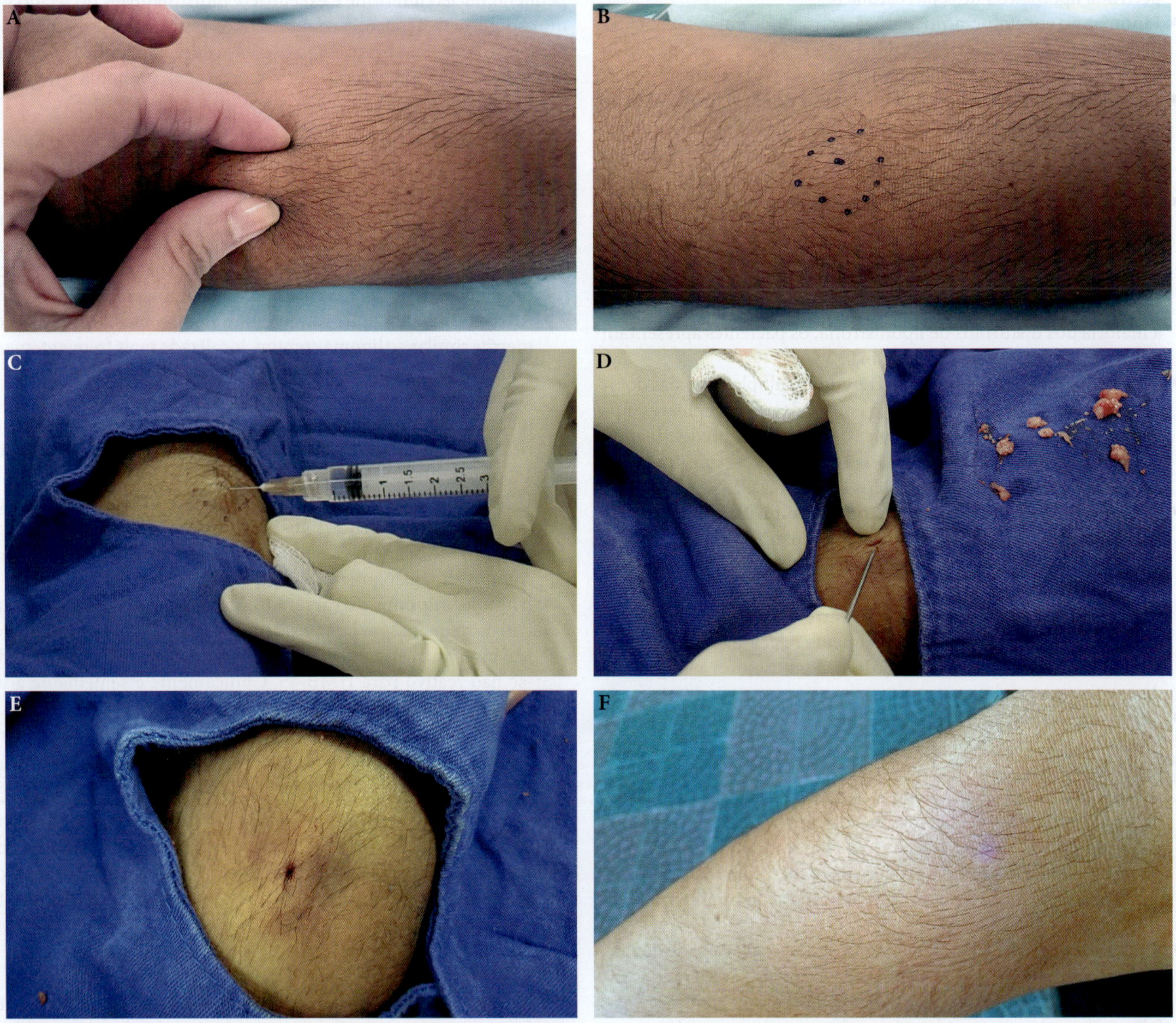

■ **Figura 123.8** Abordagem cirúrgica do lipoma. **(A)** Delimitação do lipoma na palpação. **(B)** Demarcação dos limites do lipoma e ponto para incisão. **(C)** Anestesia local. **(D)** Reposicionamento das bordas da incisão no fim da cirurgia. **(E)** Aspecto final antes da cobertura com micropore, término da cirurgia. **(F)** Pós-operatório de 15 dias.

ANGIOLIPOMA

São tumores benignos onde há excessiva proliferação vascular em meio ao tecido gorduroso, sendo comuns trombos de fibrina, apresentando-se como nódulos encapsulados no compartimento subcutâneo. Localizados mais frequentemente nos braços, pernas e abdome, usualmente múltiplos, menores que 2 cm, são indistinguíveis de lipomas comuns, porém são, em geral, dolorosos e ocorrem tipicamente em adultos jovens. Uma forma infiltrativa, menos comum, pode ser localmente agressiva, simulando neoplasia maligna, infiltrando músculo, nervos, ossos e tecidos fibrosos.[162] O tratamento de lesões isoladas típicas é cirúrgico, porém no caso de lesões múltiplas torna-se necessário controle da dor, sendo indicados betabloqueadores e/ou lidocaína. Lesões infiltrantes merecem abordagem cirúrgica com ampla margem pela probabilidade de recorrer pós-excisão.

TUMORES BENIGNOS DE ORIGEM NEURAL

São os tumores que se originam do nervo propriamente dito (onde existem células de Schwann e axônios) e os que se originam da bainha do nervo (onde há células de Schwann e fibroblastos endo e perineurais). Entre os tumores benignos que se originam da bainha do nervo, além de Schwannomas e neurofibromas, que são mais conhecidos, há outras lesões que muitas vezes geram confusão de nomenclatura por haver vários nomes se referindo à mesma lesão e, às vezes, diferentes lesões com a mesma nomenclatura.

NEUROMAS

São tumores benignos compostos de proliferação de nervos, ou seja, são compostos de células de Schwann e axônios.

- **Neuroma circunscrito solitário (neuroma encapsulado em paliçada):** geralmente é pápula ou nódulo de cor da pele ou eritematoso, assintomático, mais frequente na face de indivíduos adultos. Clinicamente, faz diagnóstico diferencial com carcinoma basocelular, nevos, tumor de anexo e neurofibroma.[163] No anatomopatológico, é neoplasia dérmica bem circunscrita, arredondada ou oval, composta de fascículos de células de Schwann entrelaçados, positivos para proteína S-100 e numerosos neurofilamentos de axônios rodeados em parte por fibroblastos e células perineurais EMA positivas.

Podemos encontrar ainda:

- **Neuroma traumático ou de amputação:** são formados pela proliferação de células de Schwann, axônios e elementos de tecido conectivo. São pápulas ou nódulos de cor da pele, geralmente dolorosos, secundários a total ou parcial secção de um nervo em função do acidente ou trauma cirúrgico. Fazem diagnóstico diferencial com lesões sensíveis ou dolorosas, como dermatofibroma e cicatrizes hipertróficas. Podem ser formados em qualquer sítio e afetar qualquer tipo de nervo. A presença de neuroma de amputação é muito frequente em cirurgias maiores, mas raras em excisões simples de tumores de pele.[164] Há descrição de lesão surgida após remoção de implante de anticoncepcional hormonal,[165] e também seguindo queimadura.[166]
- **Neuromas cutâneos múltiplos:** são muito raros. Podem ocorrer em casos de neoplasia endócrina múltipla 2 (MEN2), síndrome hereditária que compreende MEN2A, MEN2B e MTC (carcinoma medular de tireoide) familiar. Sabe-se que neuromas múltiplos de mucosa estão presentes em 100% dos casos de neoplasia endócrina múltipla tipo 2B (MEN2B). Seu aparecimento na primeira infância fornece uma pista importante para o diagnóstico dessa síndrome rara de predisposição autossômica dominante ao câncer. Há descrições de neuromas mucocutâneos múltiplos idiopáticos adquiridos (não associados a neoplasia endócrina múltipla), apresentando-se como múltiplas pápulas eritematosas dolorosas de crescimento lento,[167] e ainda caso com múltiplas lesões dolorosas extrafaciais de neuroma não encapsulado, representando única manifestação mucocutânea de mutação do gene supressor de tumor PTEN (determinante da síndrome de Cowden e Bannayan-Riley-Ruvalcaba). Logo, na presença de múltiplos neuromas mucocutâneos, deve-se pesquisar MEN2B e síndrome de hamartomas-tumores associada à mutação do gene supressor de tumor PTEN.[168] O padrão de crescimento plexiforme de neuromas encapsulados em paliçada de localização acral é referido por alguns autores como um sinal precoce e altamente específico da síndrome de Cowden, destacando a importância de triagem desses pacientes para mutação PTEN, principalmente na idade pediátrica.[169]

O tratamento de neuromas pode ser conservador ou cirúrgico. No caso de neuroma circunscrito solitário, a excisão é o tratamento de escolha. No caso de neuromas dolorosos traumáticos, são indicados exérese e reposicionamento das terminações nevosas proximais e, quando localizados nas mãos, deve ser encaminhado para especialista em cirurgia de mãos. Há relato de tratamento especial com crioterapia durante visualização cirúrgica da terminação nervosa afetada.[170]

No caso de neuromas múltiplos, a atenção maior deve ser dada para pesquisa de síndromes hereditárias.

SCHWANNOMAS

Fazem parte dos tumores benignos da bainha de nervos periféricos.

Schwannoma, também conhecido como neurilemoma ou neurinoma, é neoplasia neural periférica comum composta de células de Schwann, desprovida de axônios. Surge usualmente em nervos cranianos, mas pode apresentar-se como lesão primária de pele. São caracterizados pela presença de delicadas células alongadas em forma de S e estroma mixoide. Pode ocorrer isoladamente ou como múltiplas lesões associadas a síndromes.

Usualmente, é um tumor subcutâneo solitário aderente a um nervo periférico que cresce de modo excêntrico, deslocando-se do seu nervo de origem.

Clinicamente, apresenta-se na pele como pápula ou nódulo subcutâneo, de crescimento lento, geralmente assintomático, mas pode ser doloroso. Localiza-se com mais frequência na cabeça e face flexora de extremidades. Faz diagnóstico diferencial com cistos, lipomas, neurofibromas e outras lesões encontradas na derme ou subcutâneo e, ainda, com tumor glômico, quando sintomático.

A presença de múltiplas lesões implica doença hereditária. E a síndrome mais frequente associada é a neurofibromatose tipo 2 (NF2), que é definida por schwannomas vestibulares bilaterais, apresentando geralmente perda da audição e tinido como sintomas iniciais, associados aos achados oculares e tumores na pele. Não há associação com Neurofibromatose tipo 1. Denomina-se schwannomatose quando ocorre na ausência de lesões vestibulares. Logo, diante de múltiplas lesões, deve-se procurar história familiar de tumores cutâneos ou doenças do sistema nervoso central e exploração através de ressonância nuclear magnética, tomografia e exame oftalmológico à procura de schwannoma vestibular e estigma de NF2.[171]

As lesões de schwannoma na NF2 são na maioria na derme e se apresentam como placas de pele ligeiramente hiperpigmentadas, macias ao toque e com ocasional hipertricose, localizadas com mais frequência no tronco e abdome. Quanto mais profundos, apresentam-se como nódulos ou tumores que são mais palpáveis do que visíveis, recobertos por pele normal, consistência elástica, podem ser dolorosos e seguem trajeto de nervos. Apesar de muito frequentes, as lesões, geralmente, estão em pequeno número.[172]

Na histopatologia, são bem encapsulados, com células tipicamente fusiformes, alongadas e com aparência ondulada, apresentando áreas com hipercelularidade (Antoni A), alternando com áreas de hipocelularidade espaçadas em uma matriz mixoide (Antoni B). Nas áreas Antoni A, as células tendem a se alinhar em pilhas, e os núcleos tendem a formar fileiras paralelas (paliçadas). Estas paliçadas, separadas pelas membranas basais de cada célula (fibras reticulares rígidas) e pelas áreas de citoplasma intervenientes das células de Schwann, formam os corpos de Verocay. São fortemente positivas para proteína S-100 e negativas para antígeno de membrana epitelial (EMA) e marcadores de músculo liso.

Em adição ao típico schwannoma com áreas Antoni A e Antoni B, algumas variantes raras têm sido descritas, como: plexiforme, celular, epitelioide, melanótico, schwannoma senil, glandular e pseudoglandular.[173]

A variante plexiforme tem predileção pela derme e subcutâneo, ao contrário do schwannoma ordinário. Também é rara, ocorrendo em ambos os tipos, celular e convencional, apresentando um padrão plexiforme de crescimento intraneural, frequentemente com multinodularidade. Predomina nas regiões de cabeça e pescoço, sendo infrequente sua ocorrência em casos de neurofibromatose tipo 2 ou schwannomatoses. Representa cerca de 15% dos schwannomas cutâneos. O principal diagnóstico diferencial é com neurofibroma plexiforme, já que não são associados a neurofibromatose tipo 1.[174]

A variante celular cresce vagarosamente, ocorrendo muito raramente na pele. Tem mais achados citológicos atípicos que o tipo clássico de schwannoma, o que pode simular tumor maligno, mas segue um curso benigno. A principal característica é o predomínio do padrão celular Antoni A. Clinicamente, pode ser nódulo ulcerado de curso clínico indolente.[175]

A variante melanótica é muito rara na pele, e cerca de metade dos pacientes afetados tem síndrome de Carney (uma forma de neoplasia endócrina múltipla). É frequentemente confundida com melanoma.[176] De acordo com o comportamento dos casos extracutâneos de schwannoma melanótico com percentual de metástase atingindo até 42% dos casos, alguns autores sugerem considerar tumor maligno distinto em vez de neoplasia benigna com comportamento ocasionalmente imprevisível, e propõem sua reclassificação como "tumores schwannianos melanóticos malignos".[177]

O schwannoma senil apresenta degeneração, formação de cisto e marcada hialinização. Há perda de áreas Antoni A, o que dificulta seu diagnóstico histopatológico.

Tratamento

Excisão é a terapêutica de escolha. As formas plexiformes podem recorrer, principalmente pela dificuldade de completa remoção.

Há descrita técnica de sucção tumescente para tratamento de schwannoma cutâneo.

Embora considerada neoplasia benigna, deve-se estar atento, pois é frequentemente mal diagnosticado, podendo, em alguns casos, ser confundido com neoplasias malignas. Há descrita na literatura transformação maligna de neurilemoma encapsulado benigno[178] e também de variantes raras malignas.[179] Alguns autores propõem conduzir o tratamento de schwannoma melanótico de acordo com o protocolo de melanoma.[180]

MIXOMA (MIXOMA DA BAINHA DO NERVO OU MIXOMA PERINEURAL) × NEUROTECOMA

Os neurotecomas e os mixomas da bainha do nervo são neoplasias cutâneas raras e são caracterizados como tumores benignos de partes moles. Embora anteriormente referidos como sinônimos, neurotecomas e mixoma da bainha do nervo são agora descritos como entidades únicas, com o último exibindo positividade S100.

O clássico neurotecoma tipo mixoide (mais conhecido como mixoma da bainha do nervo) é reconhecido como um verdadeiro tumor cutâneo benigno originado da bainha do nervo. O neurotecoma tipo celular foi separado do tipo clássico, e, recentemente, sendo relatado na literatura apenas como neurotecoma, trata-se de tumor fibro-histiocítico, uma variante de histiocitoma fibroso, pela similaridade dos padrões de histopatologia, antígenos e estudos de perfil de expressão genética.[181-182]

O mixoma da bainha do nervo deve ser especialmente distinto do neurotecoma.

Clinicamente, são pápulas ou nódulos solitários assintomáticos. O mixoma da bainha do nervo localiza-se na derme e subcutâneo, sendo raro em tecidos moles profundos, e ocorre geralmente na cabeça, face, incluindo cavidade oral, ombros e membros superiores, principalmente mãos e dedos (Figura 123.9). É mais comum na quarta década de vida e mostra uma predileção para os homens.[183]

Em geral, mixoma da bainha do nervo é uma lesão pequena, de cor da pele, confundida com nevos, tumores de anexos, cistos e fibrolipomas. Por sua vez, o neurotecoma tem sido descrito em vários sítios anatômicos, tem tonalidade eritemato-acastanhada, fazendo diagnóstico diferencial com dermatofibroma, nevo melânico e hemangioma.

O mixoma da bainha do nervo é um nódulo dérmico composto de células fusiformes ou estreladas, que são S100 positivas, em um estroma mixoide rico em mucopolissacarídeos ácidos (Figura 123.10). O diagnóstico diferencial patológico para mixoma inclui neurotecoma, angiomixoma superficial, neurofibroma, schwannoma, tumores perineural, condroma de partes moles e fibromixoma acral superficial.[184] Em contraste, o neurotecoma é caracterizado como neoplasia dérmica mal definida composta de ninhos e fascículos de células tumorais epitelioides e em forma de fuso, que são S-100 negativas, mas se coram positivamente para antígeno NKIC3 e S100A6.[185] Na histopatologia do neurotecoma, figuras de mitose são comuns, e as células tumorais lembram melanócitos, podendo, frequentemente, ser confundidas com melanoma, sendo necessários estudos imunohistoquímicos.

Há descrito caso de mixoma da bainha de nervo no membro inferior, simulando cisto ganglionar, onde exames de imagem identificam o tumor como massa cutânea de partes moles com características de imagem mixoide. As características de ultrassonografia e ressonância magnética de septos internos finos podem estar presentes e corresponder bem às características histopatológicas únicas dessas lesões.[186]

Pela localização dérmica e subcutânea típicas dessas lesões, o tratamento é a excisão completa da lesão.

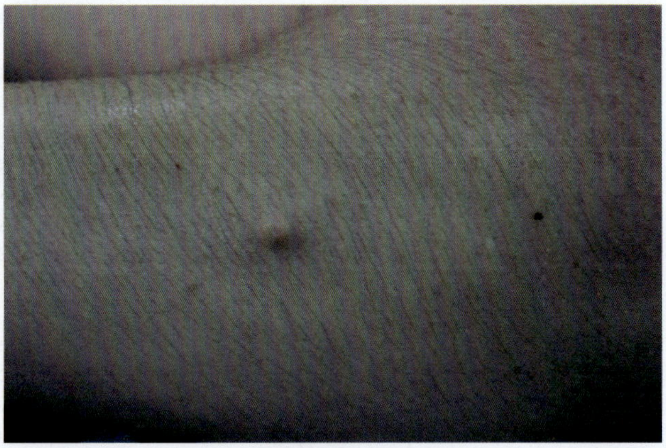

Figura 123.9 Mixoma da bainha do nervo.

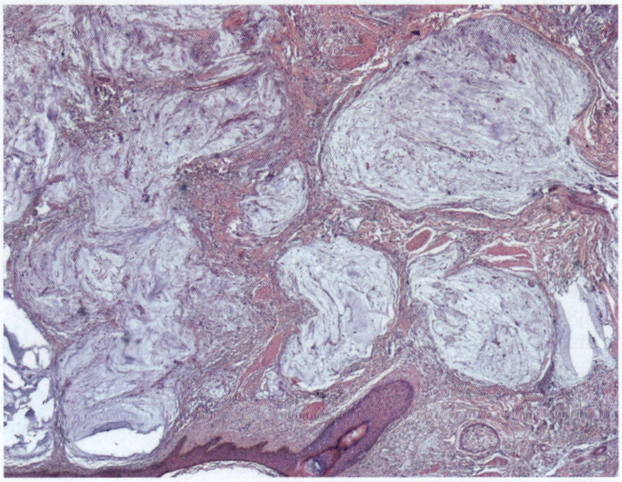

Figura 123.10 Nódulos compostos de células estreladas e grande quantidade de mucina no mixoma da bainha do nervo.

TUMOR DE CÉLULAS GRANULARES

Também classificado como tumor de Abrikossoff. É um tumor raro, que tem aparência histológica típica, formado por células com citoplasma granular. Não há certeza de sua origem neuroectodérmica, mas a maioria dos autores acredita ser a partir de células de Schwann. São mais frequentes na pele, tecido subcutâneo, podendo ocorrer em outros tecidos ou órgãos, sendo mais encontrados na língua e mucosa oral. É considerado mais comum em adultos e no sexo feminino, sendo raro em crianças,[187] porém alguns autores encontraram incidência de 50% dos casos na população pediátrica.[188]

Na maioria das vezes, é lesão solitária assintomática, adquirida, apresentando-se como pápula ou nódulo menor que 3 cm de diâmetro, podendo ser séssil ou pedunculado, e sua superfície pode ter pele normal, verrucosa ou ulcerada (Figura 123.11). O diagnóstico diferencial inclui dermatofibroma, tumores de anexos e queratoses seborreicas. Pode ainda mimetizar lesão melanocítica, o que ocorre quando o tumor apresenta extensão dentro da região juncional da epiderme.[189]

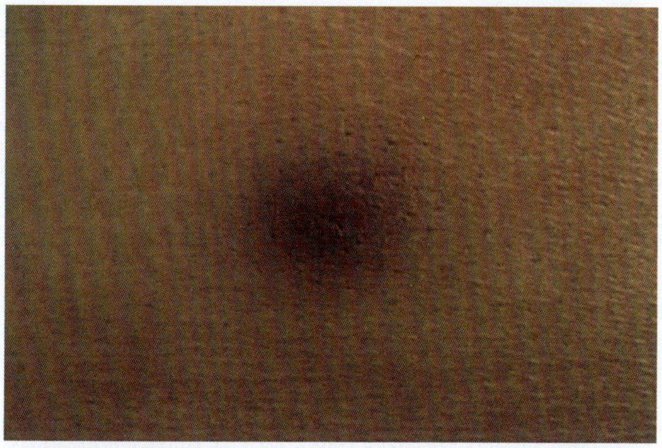

Figura 123.11 Tumor de células granulares.

Raramente, apresenta-se como tumor maligno com metástase. Também pode ocorrer como múltiplas lesões (incidência relatada entre 7% e 29% dos casos),[190] e há descrição na literatura de um caso congênito.[191] Alguns autores propõem que a presença de múltiplas lesões de tumor de células granulares deve ser considerada como uma característica associada a síndrome LEOPARD.[192]

No histopatológico, observa-se um nódulo mal definido, não encapsulado, com células poliédricas que apresentam núcleo pequeno, central e redondo, junto a um citoplasma granular abundante (Figura 123.12). Os grânulos são acidófilos, PAS positivos, diastase resistentes. Na imunohistoquímica, mostra positividade para proteína S-100, CD68 (tradicionais marcadores de tumor de células granulares) e, recentemente, novos marcadores, galectin-3 e HBME-1, são utilizados.[193] O epitélio sobre o tumor mostra hiperplasia pseudoepiteliomatosa, o que pode gerar confusão diagnóstica com carcinoma espinocelular quando são feitas biópsias muito superficiais, principalmente na língua. Deve-se diferenciar de neoplasias cutâneas que podem apresentar citoplasma granular (leiomiossarcoma, leiomioma e carcinoma basocelular), e ainda do tumor de células granulares primitivo não neural (tumor de célula granular polipoide atípico ou primitivo) que é S-100 negativo. E, nos casos de tumor de células granulares maligno, deve-se diferenciar de melanoma com base na imunohistoquímica.

O diagnóstico é feito, portanto, por meio do histopatológico.

O tratamento é a exérese completa da lesão, e é mandatório exame histopatológico pela possibilidade de malignidade. Deve-se fazer longo tempo de acompanhamento pelo risco de recidiva e pelo relato de alguns casos que, mesmo de aparência histológica benigna, apenas após recorrência local e surgimento posterior de metástase é que se diagnosticou como maligno.[194]

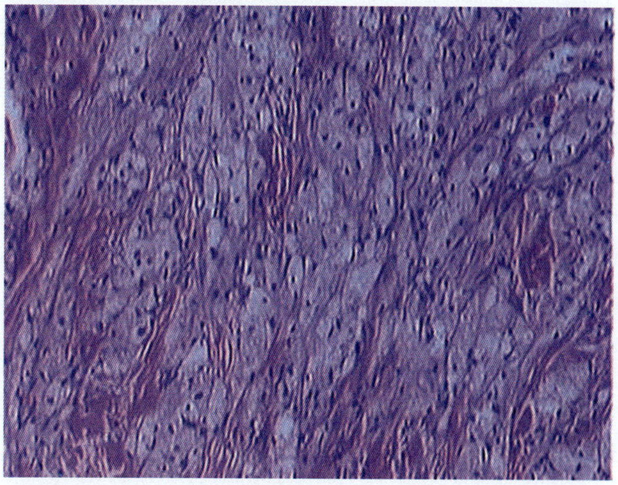

Figura 123.12 Proliferação de células claras com citoplasma granuloso do tumor de células granulares.

GANGLIONEUROMA

Ganglioneuroma é um tumor benigno do sistema nervoso simpático e sua ocorrência cutânea primária é extremamente rara.[195] É composto de grandes neurônios maduros que crescem em um estroma de células de Schwann. Tem sido descrita sua ocorrência associada à queratose seborreica,[196] e foi descrito um caso congênito.[197]

Clinicamente, apresenta-se como pápula eritematosa assintomática que pode ocorrer em qualquer localização. Há documentado relato de ganglioneuroma simulando verruga viral no dedo.[198]

Na histopatologia, mostra uma proliferação de células fusiformes bem circunscrita, onde células de schwann e axônios estão entremeados entre grandes células ganglionares maduras. O componente celular fusiforme é positivo para proteína S-100, e as células ganglionares são positivas para proteína ácida fibrilar glial e neurofilamentos na rotina de imunohistoquímica, sendo S-100 negativas.[199]

Outros tumores relacionados a células nervosas devem ser levados em consideração antes do diagnóstico de ganglioneuroma, incluindo metástases cutâneas bem diferenciadas de neuroblastoma ou neurofibromas que surgiram em gânglios autônomos em paciente com neurofibromatose e, especialmente, neuroblastoma maligno.[200]

O tratamento é a exérese da lesão, considerando seu pequeno tamanho e aparência histológica benigna.

Referências bibliográficas

1. Belgam Syed SY, Lipoff JB, Chatterjee K. Acrochordon. 2021 Aug 11. In: StatPearls [Internet]. Treasure Island (FL): StatPearls Publishing; 2021 Jan. PMID: 28846244.
2. Bord A, Valsky DV, Yagel S. Prenatal sonographic diagnosis of congenital perineal skin tag: case report and review of the literature. Prenat Diagn. 2006;26:1065-7.
3. Bahce ZS, Akbulut S, Sogutcu N, Oztas T. Giant Acrochordon Arising from the thigh. J Coll Physicians Surg Pak. 2015 Nov;25(11):839-40.
4. Sachs C, Lipsker D. The molluscum pendulum necklace sign in tuberous sclerosis complex: a case series. A pathognomonic finding? J Eur Acad Dermatol Venereol. 2017 Nov;31(11):e507-e508. doi: 10.1111/jdv.14357. Epub 2017 Jun 9. PMID: 28543842.
5. Vincent A, Farley M, Chan E, James WD. Birt-Hogg-Dubé syndrome: a review of the literature and the differential diagnosis of firm facial papules. J Am Acad Dermatol. 2003;49:698-705.
6. Schwartz RA, Tarlow MM, Lambert WC. Keratoacanthoma-like squamous cell carcinoma within the fibroepithelial polyp. Dermatol Surg. 2004;30:349-50.
7. Lortscher DN, Sengelmann RD, Allen SB. Acrochordon-like basal cell carcinomas in patients with basal cell nevus syndrome. Dermatol Online J. 2007; 13:21.
8. Chiritescu E, Maloney ME. Acrochordons as a presenting sign of nevoid basal cell carcinoma syndrome. J Am Acad Dermatol. 2001;44:789-94.

9. Uzuncakmak TK, Akdeniz N, Karadag AS. Cutaneous manifestations of obesity and themetabolic syndrome. Clin Dermatol. 2018 Jan-Feb;36(1):81-88. doi: 10.1016/j.clindermatol.2017.09.014. Epub 2017 Sep 8. PMID: 29241757.
10. Al-Awadhi NM, Al-Brahim N, Ahmad MS, Yordanov E. Giant fibroepithelial polyp of the penis associated with long-term use of condom catheter. Case report and literature review. Can J Urol. 2007;14:3656-9.
11. Agir H, Sen C, Cek D. Squamous cell carcinoma arising from a fibroepithelial polyp. Ann Plast Surg. 2005;55:687-8.
12. Hyman CH, Cohen PR. Report of a family with idiopathic knuckle pads and review of idiopathic and disease-associated knuckle pads. Dermatol Online J. 2013 May 15;19(5):18177.
13. Boggs JME, Irvine AD. PLACK syndrome resulting from a novel homozygous variant in CAST. Pediatr. Dermatol. 2021;38:210-212.
14. Sogliani D, Mura C, Tamborrini G. Successful treatment of idiopathic knuckle pads with a combination of high-dose salicylic acid and urea topical keratolytics: A case report. Dermatol Reports. 2021 Apr 13;13(1):9072. doi: 10.4081/dr.2021.9072. PMID: 34040706; PMCID: PMC8139120.
15. Dickens R, Adams BB, Mutasim DF. Sports-related pads. Int J Dermatol. 2002;41: 291-3.
16. Calikoğlu E. Pseudo-knuckle pads: an unusual cutaneous sign of obsessive-compulsive disorder in an adolescent patient. Turk J Pediatr. 2003;45:348-9.
17. Lopez-Ben R, Dehghanpisheh K, Chatham WW, Lee DH, Oakes J, Alarcón GS. Ultrasound appearance of knuckle pads. Skeletal Radiol. 2006;35:823-7.
18. Weiss E, Amini S. A novel treatment for knuckle pads with intralesional Fluorouracil. Arch Dermatol. 2007;143:1458-60.
19. Meigel WN, Ackerman AB. Fibrous papule of the face. Am J Dermatopathol. 1979;1:329-40.
20. Jacyk WK, Rütten A, Requena L. Fibrous papule of the face with granular cells. Dermatology. 2008;216:56-9.
21. Schaberg KB, Chiou AS, Wang KC, Egbert BM. A fibrous papule with abundant CD34-immunoreactive ganglion-like multinucleated giant cells: a case report and review of the literature. Dermatol Online J. 2015 Jul 15;21(7).
22. Damman J, Biswas A. Fibrous Papule: A Histopathologic Review. Am J Dermatopathol. 2018 Aug;40(8):551-560. doi: 10.1097/DAD.0000000000001083. PMID: 30028760.
23. Kint A, Baran R. Histopathologic study of Koenen tumors. Are they different from acquired digital fibrokeratoma? J Am Acad Dermatol. 1988;18:369-72.
24. Chen TC, Kuo T, Chan HL. Dermatofibroma is a clonal proliferative disease. J Cutan Pathol. 2000;27:36-9.
25. Pinto-Almeida T, Caetano M, Alves R, Selores M.Congenital multiple clustered dermatofibroma and multiple eruptive dermatofibromas – unusual presentations of a common entity. An Bras Dermatol. 2013 Nov-Dec;88(6 Suppl 1):63-6.
26. Won KY, Park SY, Jin W, Lew BL. Dermatofibroma: sonographic findings and pathologic correlato. Acta Radiol. 2018 Apr;59(4):454-459. doi: 10.1177/0284185117721263. Epub 2017 Aug 9. PMID: 28791883.
27. Ferrari A1, Soyer HP, Peris K, Argenziano G, Mazzocchetti G, Piccolo D, De Giorgi V, Chimenti S. Central white scarlike patch: a dermatoscopic clue for the diagnosis of dermatofibroma. J Am Acad Dermatol. 2000 Dec;43(6):1123-5.
28. Barroso DH, Leite CP, Araujo GD, Teixeira MA, Alencar ER, Cavalcanti SM. Dermatofibroma simulating seborrheic keratosis dermoscopically. An Bras Dermatol. 2016 May-Jun;91(3):354-6.
29. Calonje E, Fletcher CDM. Aneurysmal benign cutaneous fibrous histiocytoma: clinicopathologic analylis of a tumor frequently misdiagnosed as a vascular lesion. Histopathology.1995;26:35-46.
30. Sogabe Y, Takahashi A, Tamura A, Ryuzaki K, Ishikawa O. A case of polypoid dermatofibroma. J Dermatol. 2002;29:786-9.
31. Wilson Jones E, Cerio R, Smith NP. Epithelioid cell histyocitoma: a new entity. Br J Dermatol. 1989;120:185-95.
32. Hendi A, Jukic DM, Kress DW, Brodland DG. Atrophic dermatofibroma: a case report and review of the literature. Dermatol Surg. 2002;28:1085-7.
33. Leow LJ, Sinclair PA, Horton JJ. Plaque-like dermatofibroma: A distinct and rare benign neoplasm? Australas J Dermatol. 2008;49:106-8.
34. Niiyama S, Katsuoka K, Happle R, Hoffmann R. Multiple eruptive dermatofibromas: a review of the literature. Acta Derm Venereol. 2002;82(4):241-4. doi: 10.1080/000155502320323171. PMID: 12361125.
35. Yamamoto T, Sumi K, Yokozeki H, Nishioka K. Multiple cutaneous fibrous histiocytomas in association with systemic lupus erythematosus. J Dermatol. 2005;32:645-9.
36. Chan I, Robson A, Mellerio JE. Multiple dermatofibromas associated with lupus profundus. Clin Exp Dermatol. 2005;30:128-30.
37. Huang PY, Chu CY, Hsiao CH. Multiple eruptive dermatofibromas in a patient with dermatomyositis taking prednisolone and methotrexate. J Am Acad Dermatol. 2007;57: S81-4.
38. Lopez N, Fernandez A, Bosch RJ, Herrera E. Multiple eruptive dermatofibromas in a patient with Graves-Basedow disease. J Eur Acad Dermatol Venereol. 2008;22:402-3.
39. Goldbach H, Wanat K, Rosenbach M. Multiple eruptive dermatofibromas in a patient with sarcoidosis. Cutis. 2016 Aug;98(2):E15-9.
40. Santos-Juanes J, Coto-Segura P, Mallo S, Galache C, Soto J. Multiple eruptive dermatofibromas in a patient receiving efalizumab. Dermatology. 2008;216:363.
41. Llamas-Velasco M, Fraga J, Solano-López GE, Steegmann JL, García Diez A, Requena L. Multiple eruptive dermatofibromas related to imatinib treatment. J Eur Acad Dermatol Venereol. 2014 Jul;28(7):979-81.
42. Stainforth J, Goodfield MJ. Multiple dermatofibromata developing during pregnancy. Clin Exp Dermatol. 1994 Jan;19(1):59-60.
43. Yazici AC, Baz K, Ikizoglu G, Koca A, Kokturk A, Apa DD. Familial eruptive dermatofibromas in atopic dermatitis. J Eur Acad Dermatol Venereol. 2006;20:90-2.
44. Tsunemi Y, Ihn H, Hattori N, Saeki H, Tamaki K. Multiple eruptive dermatofibromas with CD34+ cells in a patient with hypertriglyceridemia. Dermatology. 2003;207:319-21.
45. Marque M, Pallure V, Huet P, Bessis D, Guillot B. Multiple familial "eruptive" dermatofibromas. Ann Dermatol Venereol. 2013 Jun-Jul;140(6-7):452-4.
46. Hügel H. Fibrohistiocytic skin tumors. J Dtsch Dermatol Ges. 2006;4:544-55.
47. Mota AN, Tortelly VD, Obadia DL, Silva RS. Atrophic dermatofibroma. An Bras Dermatol. 2013 Sep-Oct;88(5):793-5.
48. Alves JVP, Matos DM, Barreiros HF, Felgueira EA, Bártolo LF. Variants of dermatofibroma – a histopathological study. An Bras Dermatol. 2014 May-Jun;89(3):472-477.
49. Hanly AJ, Jordà M, Elgart GW, Badiavas E, Nassiri M, Nadji M. High proliferative activity excludes dermatofibroma: report of the utility of MIB-1 in the differential diagnosis of selected fibrohistiocytic tumors. Arch Pathol Lab Med. 2006 Jun;130(6):831-4.
50. Morariu SH, Suciu M, Vartolomei MD, Badea MA, Cotoi OS. Aneurysmal dermatofibroma mimicking both clinical and dermoscopic malignant melanoma and Kaposi's sarcoma. Rom J Morphol Embryol. 2014;55(3 Suppl):1221-4. PMID: 25607410.
51. Stashower ME, Smith K, Corbett D, Skelton HG. Basaloid/follicular hyperplasia overlying connective tissue/mesenchymal hamartomas simulating basal cell carcinomas. J Am Acad Dermatol. 2001 Dec;45(6):886-91. doi: 10.1067/mjd.2001.117727. PMID: 11712034.
52. Wang SQ, Lee PK. Treatment of dermatofibroma with a 600 nm pulsed dye laser. Dermatol Surg. 2006;32:532-5.
53. Hornick JL. Cutaneous soft tissue tumors: how do we make sense of fibrous and "fibrohistiocytic" tumors with confusing names and similar appearances? Mod Pathol. 2020 Jan;33(Suppl 1):56-65. doi: 10.1038/s41379-019-0388-4. Epub 2019 Oct 25. PMID: 31653978.
54. Doyle LA, Fletcher CD. Metastasizing "benign" cutaneous fibrous histiocytoma: a clinicopathologic analysis of 16 cases. Am J Surg Pathol. 2013 Apr;37(4):484-95.
55. Aydin F, Akçal A, Ünal B, Sezgin Göksu S, Güngör F.68Ga-PSMA Uptake by Dermatofibroma in a Patient With Prostate Cancer. Clin Nucl Med. 2017 May;42(5):358-360.
56. Nunn AC, Schreuder FB. Dupuytren's contracture: emerging insight into a Viking disease. Hand Surg. 2014;19(3):481-90.
57. Larsen S, Krogsgaard DG, Aagaard Larsen L, Iachina M, Skytthe A, Frederiksen H. Genetic and environmental influences in Dupuytren's disease: a study of 30,330 Danish twin pairs. J Hand Surg Eur Vol. 2015 Feb;40(2):171-6. doi: 10.1177/1753193414535720. Epub 2014 May 16. PMID: 24835475; PMCID: PMC4810018.
58. Ng M, Thakkar D, Southam L, Werker P, Ophoff R, Becker K, Nothnagel M, Franke A, Nürnberg P, Espirito-Santo AI, Izadi D, Hennies HC, Nanchahal J, Zeggini E, Furniss D. A Genome-wide Association Study of Dupuytren Disease Reveals 17 Additional Variants Implicated in Fibrosis. Am J Hum Genet. 2017 Sep7;101(3):417-427. doi: 10.1016/j.ajhg.2017.08.006. PMID: 28886342; PMCID: PMC5591021.
59. Zhang AY, Kargel JS. The Basic Science of Dupuytren Disease. Hand Clin. 2018 Aug;34(3):301-305. doi: 10.1016/j.hcl.2018.03.001. Epub 2018 Jun 8. PMID: 30012290.
60. Vandersleyen V, Grosber M, Wilgenhof S, De Kock J, Neyns B, Gutermuth J. Vemurafenib-associated Dupuytren-and Ledderhose palmoplantar fibromatosis in metastatic melanoma patients. J Eur Acad Dermatol Venereol. 2016 Jul;30(7):1133-5.
61. Murrell GA. An insight into Dupuytren's contracture. Ann R Coll Surg Engl. 1992;74:156-60.
62. Walthall J, Anand P, Rehman UH. Dupuytren Contracture. [Updated 2021 Sep 14]. In: StatPearls [Internet]. Treasure Island (FL): StatPearls Publishing; 2021 Jan. Available from: https://www.ncbi.nlm.nih.gov/books/NBK526074/.
63. Morhart M. Pearls and pitfalls of needle aponeurotomy in Dupuytren's disease. Plast Reconstr Surg. 2015 Mar;135(3):817-25.
64. Warwick D, Arandes-Renú JM, Pajardi G, Witthaut J, Hurst LC. Collagenase Clostridium histolyticum: emerging practice patterns and treatment advances. J Plast Surg Hand Surg. 2016 Oct;50(5):251-61. Epub 2016 Apr 6.
65. Betz N, Ott OJ, Adamietz B, Sauer R, Fietkau R, Keilholz L. Radiotherapy in early-stage Dupuytren´s contracture. Long-term results after 13 years. Strahlenther Onkol. 2010 Feb;186(2):82-90.
66. Balaguer T, David S, Ihrai T, Cardot N, Daideri G, Lebreton E. Histological staging and Dupuytren's disease recurrence or extension after surgical treatment: a retrospective study of 124 patients. J Hand Surg Eur Vol. 2009 Aug;34(4):493-6. doi: 10.1177/1753193409103729. PMID: 19675030.
67. Jemec B, Linge C, Grobbelaar AO, Smith PJ, Sanders R, McGrouther DA. The effect of 5-fluorouracil on Dupuytren fibroblast proliferation and differentiation. Chir Main. 2000;19:15-22.
68. Ogawa R. Keloid and Hypertrophic Scars Are the Result of Chronic Inflammation in the Reticular Dermis. Int J Mol Sci. 2017 Mar 10;18(3).
69. Bölke E, Peiper M, Budach W, Matuschek C, Schwarz A, Orth K, Gripp S. Unilateral keloid formation after bilateral breast surgery and unilateral radiation. Eur J Med Res. 2007;12:320-2.
70. Coop CA, Schaefer SM, England RW. Extensive keloid formation and progression after each vaccination. Hum Vaccin. 2007;3:127-9.
71. Craver R. Intratracheal Keloid. Fetal Pediatr Pathol. 2017 Feb;36(1):87-88.
72. Dogan G. Possible isotretinoin-induced keloids in a patient with Behçet's disease. Clin Exp Dermatol. 2006;31:535-7.
73. Mysore V, Omprakash HM, Khatri GN. Isotretinoin and dermatosurgical procedures. Indian J Dermatol Venereol Leprol. 2019 Jan-Feb;85(1):18-23. doi: 10.4103/ijdvl.IJDVL_96_17. PMID: 29998863.
74. Spring LK, Krakowski AC, Alam M et al. Isotretinoin and Timing of Procedural Interventions: A Systematic Review With Consensus Recommendations. JAMA Dermatol. 2017;153(8):802-809. doi:10.1001/jamadermatol.2017.2077.
75. Smith JC, Boone BE, Opalenik SR, Williams SM, Russell SB. Gene profiling of keloid fibroblasts shows altered expression in multiple fibrosis-associated pathways. J Invest Dermatol. 2008;128:1298-310.

76. Akaishi S, Akimoto M, Ogawa R, Hyakusoku H. The relationship between keloid growth pattern and stretching tension: visual analysis using the finite element method. Ann Plast Surg. 2008;60:445-51.
77. Slemp AE, Kirschner RE. Keloids and scars: a review of keloids and scars, their pathogenesis, risk factors, and management. Curr Opin Pediatr. 2006;18:396-402.
78. Chu Y, Guo F, Li Y, Li X, Zhou T, Guo Y. A novel truncated TGF-beta receptor II downregulates collagen synthesis and TGF-beta I secretion of keloid fibroblasts. Connect Tissue Res. 2008;49:92-8.
79. Zhang GY, Yi CG, Li X, Zheng Y, Niu ZG, Xia W, Meng Z, Meng CY, Guo SZ. Inhibition of vascular endothelial growth factor expression in keloid fibroblasts by vector-mediated vascular endothelial growth factor shRNA: a therapeutic potential strategy for keloid. Arch Dermatol Res. 2008;300:177.
80. Wu WS, Wang FS, Yang KD, Huang CC, Kuo YR. Dexamethasone induction of keloid regression through effective suppression of VEGF expression and keloid fibroblast proliferation. J Invest Dermatol. 2006;126:1264-71.
81. Hayashi T, Nishihira J, Koyama Y, Sasaki S, Yamamoto Y. Decreased prostaglandin E2 production by inflammatory cytokine and lower expression of EP2 receptor result in increased collagen synthesis in keloid fibroblasts. J Invest Dermatol. 2006;126:990-7.
82. Khoo YT, Ong CT, Mukhopadhyay A, Han HC, Do DV, Lim IJ, Phan TT. Upregulation of secretory connective tissue growth factor (CTGF) in keratinocyte-fibroblast coculture contributes to keloid pathogenesis. J Cell Physiol. 2006;208:336-43.
83. Ghazizadeh M. Essential role of IL-6 signaling pathway in keloid pathogenesis. J Nippon Med Sch. 2007;74:11-22.
84. Mukhopadhyay A, Chan SY, Lim IJ, Phillips DJ, Phan TT. The role of the activin system in keloid pathogenesis. Am J Physiol Cell Physiol. 2007;292:1331-8.
85. Lu F, Gao J, Ogawa R, Hyakusoku H. Variations in gap junctional intercellular communication and connexin expression in fibroblasts derived from keloid and hypertrophic scars. Plast Reconstr Surg. 2007;119:844-51.
86. Chen JJ, Zhao S, Cen Y, Liu XX, Yu R, Wu DM. Effect of heat shock protein 47 on collagen accumulation in keloid fibroblast cells. Br J Dermatol. 2007;156:1188-95.
87. Louw L. The keloid phenomenon: progress toward a solution. Clin Anat. 2007;20:3-14.
88. Butzelaar L, Niessen FB, Talhout W, Schooneman DPM, Ulrich MM, Beelen RHJ, Mink van der Molen AB. Different properties of skin of different body sites: The root of keloid formation? Wound Repair Regen. 2017 Sep;25(5):758-766. doi: 10.1111/wrr.12574. Epub 2017 Nov 2. PMID: 28846161.
89. Lu F, Gao J, Ogawa R, Hyakusoku H, Ou C. Biological differences between fibroblasts derived from peripheral and central areas of keloid tissues. Plast Reconstr Surg. 2007;120:625-30.
90. Gulamhuseinwala N, Mackey S, Meagher P, Powell B. Should excised keloid scars be sent for routine histologic analysis? Ann Plast Surg. 2008;60:186-7.
91. Rusciani L, Paradisi A, Alfano C, Chiummariello S, Rusciani A. Cryotherapy in the treatment of keloids. J Drugs Dermatol. 2006;5:591-5.
92. Naeini FF, Najafian J, Ahmadpour K. Bleomycin tattooing as a promising therapeutic modality in large keloids and hypertrophic scars. Dermatol Surg. 2006;32:1023-9.
93. Sharma S, Bhanot A, Kaur A, Dewan SP. Role of liquid nitrogen alone compared with combination of liquid nitrogen and intralesional triamcinolone acetonide in treatment of small keloids. J Cosmet Dermatol. 2007;6:258-61.
94. Sellier S, Boullie MC, Joly P, Dehesdin D. [Treatment of keloids with shaving and cryosurgery: preliminary reports]. Ann Dermatol Venereol. 2006;133:225-9.
95. Goutos I. Intralesional excision as a surgical strategy to manage keloid scars: what's the evidence? Scars, burns & healing vol. 5. 27 Aug. 2019. doi:10.1177/2059513119867297.
96. Har-Shai Y, Dujovny E, Rohde E, Zouboulis CC. Effect of skin surface temperature on skin pigmentation during contact and intralesional cryosurgery of keloids. J Eur Acad Dermatol Venereol. 2007;21:191-8.
97. Mustoe TA. Evolution of silicone therapy and mechanism of action in scar management. Aesthetic Plast Surg. 2008;32:82-92.
98. Ogawa R, Miyashita T, Hyakusoku H, Akaishi S, Kuribayashi S, Tateno A. Postoperative radiation protocol for keloids and hypertrophic scars: statistical analysis of 370 sites followed for over 18 months. Ann Plast Surg. 2007;59:688-91.
99. Betarbet U, Blalock TW. Keloids: A Review of Etiology, Prevention, and Treatment. J Clin Aesthet Dermatol. 2020 Feb;13(2):33-43. Epub 2020 Feb 1. PMID: 32308783; PMCID: PMC7158916.
100. Shaffer RE, Taylor RE. Radiotherapy for benign disease; assessing the risk of radiation--induced cancer following exposure to intermediate dose radiation. Br J Radiol. 2015;88(1056). doi:10.1259/bjr.20150405. Epub 2015 Oct 14. PMID: 26462717; PMCID: PMC4984935.
101. Oliveira Jr B, Schellini S A, Lastória JC, Carvalho LR, Stolf HO, Oliveira ALP. Keloid treatment using post-operative radiotherapy with electron beams: a comparative randomized study of two methods. Surg Cosmet Dermatol 2013;5(1):16-26.
102. Yossi S, Krhili S, Mesgouez-Nebout N, Vinchon-Petit S, Jadaud E, Tuchais C, Cellier P, Autret D, Rio E, Fernandez L, Poirier AL, Mahé MA, Paumier A. Adjuvant treatment of keloid scars: electrons or brachytherapy? Cancer Radiother. 2013 Feb;17(1):21-5.
103. Mustoe TA, Cooter RD, Gold MH, Hobbs FD, Ramelet AA, Shakespeare PG, Stella M, Téot L, Wood FM, Ziegler UE; Internacional Advisory Panel on Scar Management. International clinical recommendations on scar management. Plast Reconstr Surg. 2002 Aug;110(2):560-71. doi: 10.1097/00006534-200208000-00031. PMID: 12142678.
104. Van Leeuwen MC, Stokmans SC, Bulstra AE, Meijer OW, Heymans MW, Ket JC, Ritt MJ, van Leeuwen PA, Niessen FB. Surgical Excision with Adjuvant Irradiation for Treatment of Keloid Scars: A Systematic Review. Plast Reconstr Surg Glob Open. 2015 Aug 10;3(7):e440. doi: 10.1097/GOX.0000000000000357. PMID: 26301129; PMCID: PMC4527614.
105. Don Hoang MD, Robert Reznik MD, Matt Orgel BA, Quanlin Li MS, Amin Mirhadi MD, David A. Kulber MD. Surgical Excision and Adjuvant Brachytherapy vs External Beam Radiation for the Effective Treatment of Keloids: 10-Year Institutional Retrospective Analysis, Aesthetic Surgery Journal. 2017 Feb;37(2):212-225. https://doi.org/10.1093/asj/sjw124.
106. Carvalhaes SM, Petroianu A, Ferreira MA, de Barros VM, Lopes RV. Assesment of the treatment of earlobe keloids with triamcinolone injections, surgical resection, and local pressure. Rev Col Bras Cir. 2015 Jan-Feb;42(1):9-13. English, Portuguese. doi: 10.1590/0100-69912015001003. PMID: 25992694.
107. Malhotra AK, Gupta S, Khaitan BK, Sharma VK. Imiquimod 5% cream for the prevention of recurrence after excision of presternal keloids. Dermatology. 2007;215(1):63-5.
108. Stashower ME. Successful treatment of earlobe keloids with imiquimod after tangential shave excision. Dermatol Surg. 2006;32:380-6.
109. Scrimali L, Lomeo G, Tamburino S, Catalani A, Perrotta R. Laser CO2 versus radiotherapy in treatment of keloid scars.J Cosmet Laser Ther. 2012 Apr;14(2):94-7.
110. Bouzari N, Davis SC, Nouri K. Laser treatment of keloids and hypertrophic scars. Int J Dermatol. 2007;46:80-8.
111. Behera B, Kumari R, Thappa DM, Malathi M. Therapeutic Efficacy of Intralesional Steroid With Carbon Dioxide Laser Versus With Cryotherapy in Treatment of Keloids: A Randomized Controlled Trial. Dermatol Surg. 2016 Oct;42(10):1188-98.
112. Khalid FA, Mehrose MY, Saleem M, Yousaf MA, Mujahid AM, Rehman SU, Ahmad S, Tarar MN. Comparison of efficacy and safety of intralesional triamcinolone and combination of triamcinolone with 5-fluorouracil in the treatment of keloids and hypertrophic scars: Randomised control trial. Burns. 2019 Feb;45(1):69-75. doi: 10.1016/j.burns.2018.08.011. Epub 2018 Oct 16. PMID: 30340861.
113. Asilian A, Darougheh A, Shariati F. New combination of triamcinolone, 5-Fluorouracil, and pulsed-dye laser for treatment of keloid and hypertrophic scars. Dermatol Surg. 2006;32:907-15.
114. Kim WI, Kim S, Cho SW, Cho MK. The efficacy of bleomycin for treating keloid and hypertrophic scar: A systematic review and meta-analysis. J Cosmet Dermatol. 2020 Dec;19(12):3357-3366. doi:10.1111/jocd.13390. Epub 2020 Apr 3. PMID: 32243056.
115. Ud-Din S, Thomas G, Morris J, Bayat A. Photodynamic therapy: an innovative approach to the treatment of keloid disease evaluated using subjective and objective non-invasive tools. Arch Dermatol Res. 2013 Apr;305(3):205-14.
116. Liu R, Yang B, Deng Z, Liu L, Zhao X. Efficacy and safety of verapamil vs triamcinolone acetonide for keloids and hypertrophic scars: A systematic review and meta--analysis. Dermatol Ther. 2020 Jul;33(4):e13564. doi:10.1111/dth.13564. Epub 2020 Jun 5. PMID: 32400925.
117. Memariani Hamed et al. Emerging and Novel Therapies for Keloids: A compendious review. Sultan Qaboos University Medical Journal. 2021;21(1):e22-e33. doi:10.18295/squmj.2021.21.01.004.
118. Lee JH, Kim SE, Lee AY. Effects of interferon-alpha2b on keloid treatment with triamcinolone acetonide intralesional injection. Int J Dermatol. 2008 Feb;47(2):183-6.
119. Stewart CE 4th, Kim JY. Application of mitomycin-C for head and neck keloids. Otolaryngol Head Neck Surg. 2006;135:946-50.
120. Soares-Lopes LR, Soares-Lopes IM, Filho LL, Alencar AP, da Silva BB Morphological and morphometric analysis of the effects of intralesional tamoxifen on keloids. Exp Biol Med (Maywood). 2017 May;242(9):926-929.
121. Hedayatyanfard K, Ziai SA, Niazi F, Habibi I, Habibi B, Moravvej H. Losartan ointment relieves hypertrophic scars and keloid: A pilot study. Wound Repair Regen. 2018 Jul;26(4):340-343. doi: 10.1111/wrr.12648. Epub 2018 Oct 25. PMID: 30099811.
122. Mseddi M, Mesrati H, Ktaari S, Amouri M, Chaaben H, Boudaya S, Turki H. Treatment of keloid with phenol: a new therapy. Ann Dermatol Venereol. 2014 Aug-Sep;141(8-9):493-9.
123. Austin E, Koo E, Jagdeo J. The Cellular Response of Keloids and Hypertrophic Scars to Botulinum Toxin A: A Comprehensive Literature Review. Dermatol Surg. 2018 Feb;44(2):149-157. doi: 10.1097/DSS.0000000000001360. PMID: 29401161.
124. Hosnuter M, Payasli C, Isikdemir A, Tekerekoglu B. The effects of onion extract on hypertrophic and keloid scars. J Wound Care. 2007;16:251-4.
125. Heinritz W, Paasch U, Sticherling M, Wittekind C, Simon JC, Froster UG, Renner R. Evidence for a founder effect of the germline fumarate hydratase gene mutation R58P causing hereditary leiomyomatosis and renal cell cancer (HLRCC). Ann Hum Genet. 2008;72:35-40.
126. Grubb RL 3rd, Franks ME, Toro J, Middelton L, Choyke L, Fowler S, Torres-Cabala C, Glenn GM, Choyke P, Merino MJ, Zbar B, Pinto PA, Srinivasan R, Coleman JA, Linehan WM. Hereditary leiomyomatosis and renal cell cancer: a syndrome associated with an aggressive form of inherited renal cancer. J Urol. 2007;177:2074-9.
127. Chayed, Zahraa et al. Hereditary leiomyomatosis and renal cell carcinoma: a case series and literature review. Orphanet Journal of Rare Diseases. 2021 Jan;16(1):34. doi:10.1186/s13023-020-01653-9.
128. Bernett CN, Mammino JJ. Cutaneous Leiomyomas. [Updated 2021 Sep 6]. In: StatPearls [Internet]. Treasure Island (FL): StatPearls Publishing; 2021 Jan. Available from: https://www.ncbi.nlm.nih.gov/books/NBK482166/.
129. Patel VM, Handler MZ, Schwartz RA, Lambert WC. Hereditary leiomyomatosis and renal cell cancer syndrome: An update and review. J Am Acad Dermatol. 2017 Jul;77(1):149-158.
130. Carter CS1, Skala SL, Chinnaiyan AM, McHugh JB, Siddiqui J, Cao X, Dhanasekaran SM, Fullen DR, Lagstein A, Chan MP, Mehra R. Immunohistochemical Characterization of Fumarate Hydratase (FH) and Succinate Dehydrogenase (SDH) in Cutaneous Leiomyomas for Detection of Familial Cancer Syndromes. Am J Surg Pathol. 2017 Jun;41(6):801-809.
131. Lamba M, Verma S, Prokopetz R, Pierscianowski TA, Jabi M, Moyana T. Multiple cutaneous and uterine leiomyomas associated with gastric GIST. J Cutan Med Surg. 2005;9:332-5.
132. McGinley KM, Bryant S, Kattine AA, Fitzgibbon JF, Googe PB. Cutaneous leiomyomas lack estrogen and progesterone receptor immunoreactivity. J Cutan Pathol. 1997;24:241-5.
133. Eldor A, Even-Paz Z, Polliack A. Erythrocytosis associated with multiple cutaneous leiomyomata: report of a case with demonstration of erythropoietic activity in the tumour. Scand J Haematol. 1976;16:245-9.
134. Clarke M, Ortel B, Brockstein B, Rojanapremsuk T, Victor T, Thomas A, Cibull T. Bilateral areolar leiomyomas in a patient undergoing BRAF inhibition therapy for melanoma. Cutan Pathol. 2013 Oct;40(10):884-6.

135. Batchelor RJ, Lyon CC, Highet AS. Successful treatment of pain in two patients with cutaneous leiomyomata with the oral alpha-1 adrenoceptor antagonist, doxazosin. Br J Dermatol. 2004;150:775-6.
136. Thompson JA Jr. Therapy for painful cutaneous leiomyomas. J Am Acad Dermatol. 1985;13:865-7.
137. Aggarwal S, De D, Kanwar AJ, Saikia UN, Khullar G, Mahajan R.Indian. Disseminated cutaneous leiomyomatosis treated with oral amlodipine. J Dermatol Venereol Leprol. 2013 Jan-Feb;79(1):136.
138. Yaldiz M, Metin M, Erdem MT, Dikicier BS, Kahyaoglu Z. Two sisters with Reed's syndrome: treatment with pregabalin. Dermatol Online J. 2015 Sep 17;21(9).
139. Kaliyadan F, Manoj J, Dharmaratnam AD. Multiple cutaneous leiomyomas: pain relief with pulsed hysocine butyl bromide. Indian J Dermatol. 2009;54(1):72-4.
140. Abraham Z, Cohen A, Haim S. Muscle relaxing agent in cutaneous leiomyoma. Dermatologica. 1983;166:255-6.
141. Christenson LJ, Smith K, Arpey CJ. Treatment of multiple cutaneous leiomyomas with CO2 laser ablation. Dermatol Surg. 2000;26:319-22.
142. Basendwh MA, Fatani M, Baltow B. Reed's Syndrome: A Case of Multiple Cutaneous Leiomyomas Treated with Liquid Nitrogen Cryotherapy. Case Rep Dermatol. 2016 Mar 18;8(1):65-70.
143. Copcu E. Sport-induced lipoma. Int J Sports Med. 2004 Apr;25(3):182-5.
144. Takayama S, Sukekawa H, Arimoto T, Ikeno E, Komatu T, Rikimaru H, Hakamatsuka T, Takahashi T, Sugawara M. Lipomatous hypertrophy of the interatrial septum with cutaneous lipomatosis. Circ J. 2007;71:986-9.
145. Louvet S, Léauté-Labreze C, Labbé L, Chateil JF, Taieb A. [Encephalocraniocutaneous lipomatosis]. Ann Dermatol Venereol. 1997;124:549-51.
146. Lemaitre M, Chevalier B, Jannin A, Bourry J, Espiard S, Vantyghem MC. Multiple symmetric and multiple familial lipomatosis. Presse Med. 2021 Nov;50(3):104077. doi: 10.1016/j.lpm.2021.104077. Epub 2021 Oct 21. PMID: 34687914.
147. Palmer ED. Dercum´s disease: adiposis dolorosa. Am Fam Physician. 1981;24:155-7.
148. Buisson P, Leclair MD, Jacquemont S, Podevin G, Camby C, David A, Heloury Y. Cutaneous lipoma in children: 5 cases with Bannayan-Riley-Ruvalcaba syndrome. J Pediatr Surg. 2006;41:1601-3.
149. Happle R, Steijlen PM, Theile U, Karitzky D, Tinschert S, Albrecht-Nebe H, Küster W. Patchy dermal hypoplasia as a characteristic feature of Proteus syndrome. Arch Dermatol. 1997;133:77-80.
150. Martinez-Lopez A, Blasco-Morente G, Perez-Lopez I, Herrera-Garcia JD, Luque-Valenzuela M, Sanchez-Cano D, Lopez-Gutierrez JC, Ruiz-Villaverde R, Tercedor-Sanchez J. CLOVES syndrome: review of a PIK3CA-related overgrowth spec trum (PROS).Clin Genet. 2017 Jan;91(1):14-21.
151. Schulte KM, Simon D, Dotzenrath C, Scheuring S, Köhrer K, Röher HD. Sequence analysis of the MEN I gene in two patients with multiple cutaneous lipomas and endocrine tumors. Horm Metab Res. 2000;32:76-9.
152. Billings SD, Folpe AL. Diagnostically challenging spindle cell lipomas: a report of 34 "low-fat" and "fat-free" variants. Am J Dermatopathol. 2007;29:437-42.
153. Ait-Ourhrouil M, Grosshans E. [Peri-sudoral lipoma]. Ann Dermatol Venereol. 1997;124:845-8.
154. Val-Bernal JF, Mira C. Cutaneous angiomyolipoma. J Cutan Pathol. 1996;23:364-8.
155. Kenawi MM. 'Squeeze delivery' excision of subcutaneous lipoma related to anatomic site. Br J Surg. 1995;82:1649-50.
156. Murphy R, Hague A, Srinivasan J. A review of forehead lipomas: Important tips for the training surgeon. Surgeon. 2019 Jun;17(3):186-189. doi: 10.1016/j.surge.2018.12.006. Epub 2019 Jan 30. Erratum in: Surgeon. 2020 Jun;18(3):191. PMID: 30709681.
157. Takeuchi M, Nozaki M, Sasaki K. Endoscopic-assisted transaxillary removal of lipomas in the back and shoulder region. Ann Plast Surg. 1997;38:109-14.
158. Rotunda AM, Ablon G, Kolodney MS. Lipomas treated with subcutaneous deoxycholate injections. J Am Acad Dermatol. 2005;53:973-8.
159. Liu C, Li MK, Alster TS. Alternative Cosmetic and Medical Applications of Injectable Deoxycholic Acid: A Systematic Review. Dermatol Surg. 2021 Nov 1;47(11):1466-1472. doi: 10.1097/DSS.0000000000003159. PMID: 34537786.
160. Al-Ani Z, Fernando M, Wilkinson V, Kotnis N. The management of deep-seated, lowgrade lipomatous lesions. Br J Radiol. 2018 Jun;91(1086):20170725. doi: 10.1259/bjr.20170725. Epub 2018 Jan 17. PMID: 29303371.
161. Einarsdottir H, Söderlund V, Larson O, Jenner G, Bauer HC. MR imaging of lipoma and liposarcoma. Acta Radiol. 1999 Jan;40(1):64-8. doi: 10.1080/02841859909174405. PMID: 9973905.
162. Puig L, Moreno A, de Moragas JM. Infiltrating angiolipoma: report of two cases and review of the literature. J Dermatol Surg Oncol. 1986;12:617-9.
163. Golod O, Soriano T, Craft N. Palisaded encapsulated neuroma – a classic presentation of a commonly misdiagnosed neural tumor. J Drugs Dermatol. 2005;4:92-4.
164. Serrano Falcón C, Serrano Falcón Mdel M, Ruiz Villaverde R, Linares Solano J, Serrano Ortega S. Amputation neuromas after neck surgery. Dermatol Online J. 2005 Aug 1;11(2):24.
165. Wechselberger G, Wolfram D, Pülzl P, Soelder E, Schoeller T. Nerve injury caused by removal of an implantable hormonal contraceptive. Am J Obstet Gynecol. 2006;195:323-6.
166. Mendonca DA, Staiano JJ, Drew PJ. An unusual cutaneous neuroma following a burn injury. J Plast Reconstr Aesthet Surg. 2006;59:107.
167. Truchot F, Grézard P, Wolf F, Balme B, Perrot H. Multiple idiopathic mucocutaneous neuromas: a new entity? Br J Dermatol. 2001;145:826-9.
168. Schaffer JV, Kamino H, Witkiewicz A, McNiff JM, Orlow SJ. Mucocutaneous neuromas: an underrecognized manifestation of PTEN hamartoma-tumor syndrome. Arch Dermatol. 2006;142:625-32.
169. Harris E, Mir A. Acral Plexiform Palisaded Encapsulated Neuromas as the Initial Cutaneous Manifestation of Cowden Syndrome. Pediatr Dermatol. 2017 Jul;34(4):e219--e220. doi: 10.1111/pde.13161. Epub 2017 May 23. PMID: 28543709.
170. Davies E, Pounder D, Mansour S, Jeffery IT. Cryosurgery for chronic injuries of the cutaneous nerve in the upper limb. Analysis of a new open technique. J Bone Joint Surg Br. 2000;82:413-5.
171. Leverkus M, Kluwe L, Röll EM, Becker G, Bröcker EB, Mautner VF, Hamm H. Multiple unilateral schwannomas: segmental neurofibromatosis type 2 or schwannomatosis? Br J Dermatol. 2003;148:804-9.
172. Plana-Pla A, Bielsa-Marsol I, Carrato-Moñino C; Grupo de Centros, Servicios y Unidades de Referencia (CSUR) en Factomatosis. Diagnostic and Prognostic Relevance of the Cutaneous Manifestations of Neurofibromatosis Type 2. Actas Dermosifiliogr. 2017 Sep;108(7):630-636. English, Spanish. doi: 10.1016/j.ad.2016.12.007. Epub 2017 Feb 22. PMID: 28237041.
173. Deng A, Petrali J, Jaffe D, Sina B, Gaspari A. Benign cutaneous pseudoglandular schwannoma: a case report. Am J Dermatopathol. 2005;27:432-5.
174. Berg JC, Scheithauer BW, Spinner RJ, Allen CM, Koutlas IG. Plexiform schwannoma: a clinicopathologic overview with emphasis on the head and neck region. Hum Pathol. 2008;39:633-40.
175. Kang SK, Chang SE, Choi JH, Sung KJ, Moon KC, Koh JK. A case of cellular schwannoma of the skin presenting as a large ulcerated tumor on the ankle. J Dermatol. 2002;29:28-32.
176. Kurtkaya-Yapicier O, Scheithauer B, Woodruff JM. The pathobiologic spectrum of Schwannomas. Histol Histopathol. 2003;18:925-34.
177. Torres-Mora J, Dry S, Li X, Binder S, Amin M, Folpe AL. Malignant melanotic schwannian tumor: a clinicopathologic, immunohistochemical, and gene expression profiling study of 40 cases, with a proposal for the reclassification of "melanotic schwannoma". Am J Surg Pathol. 2014 Jan;38(1):94-105.
178. Carstens PH, Schrodt GR. Malignant transformation of a benign encapsulated neurilemoma. Am J Clin Pathol. 1969;51:144-9.
179. Manganoni AM, Farisoglio C, Lonati A, Zorzi F, Tucci G, Pinton PG. Cutaneous epithelioid ma79lignant schwannoma: review of the literature and case report. J Plast Reconstr Aesthet Surg. 2009 Sep;62(9):e318-21.
180. Kaehler KC1, Russo PA, Katenkamp D, Kreusch T, Neuber K, Schwarz T, Hauschild A. Melanocytic schwannoma of the cutaneous and subcutaneous tissues: three cases and a review of the literature. Melanoma Res. 2008 Dec;18(6):438-42.
181. Vered M, Fridman E, Carpenter WM, Buchner A. Classic neurothekeoma (nerve sheath myxoma) and cellular neurothekeoma of the oral mucosa: immunohistochemical profiles. J Oral Pathol Med. 2011 Feb;40(2):174-80.
182. Sheth S, Li X, Binder S, Dry SM. Differential gene expression profiles of neurothekeomas and nerve sheath myxomas by microarray analysis. Mod Pathol. 2011 Mar;24(3):343-54.
183. Rodríguez-Peralto JL, Riveiro-Falkenbach E, Carrillo R. Benign cutaneous neural tumors. Semin Diagn Pathol. 2013 Feb;30(1):45-57.
184. Fetsch JF, Laskin WB, Miettinen M. Nerve sheath myxoma: a clinicopathologic and immunohistochemical analysis of 57 morphologically distinctive, S-100 protein- and GFAP-positive, myxoid peripheral nerve sheath tumors with a predilection for the extremities and a high local recurrence rate. Am J Surg Pathol. 2005 Dec;29(12):1615-24. doi: 10.1097/01.pas.0000173025.87476.a4. PMID: 16327434.
185. Plaza JA, Torres-Cabala C, Evans H, Diwan AH, Prieto VG. Immunohistochemical expression of S100A6 in cellular neurothekeoma: clinicopathologic and immunohistochemical analysis of 31 cases. Am J Dermatopathol. 2009 Jul;31(5):419-22.
186. Tafti DA, Dearborn MC, Ornoff A, Moeck AR, Cecava ND. Nerve Sheath Myxoma in the Lower Extremity: A Rare Case with Description of Magnetic Resonance Imaging and Sonographic Findings. Am J Case Rep. 2021 Apr 5;22:e927922. doi: 10.12659/AJCR.927922. PMID: 33814549; PMCID: PMC8040932.
187. De Raeve L, Roseeuw D, Otten J. Multiple cutaneous granular cell tumors in a child in remission for Hodgkin's disease. J Am Acad Dermatol. 2002;47:180-2.
188. Al-Dawsari NA, Amra N. Granular Cell Tumor on the Chest of a 9-Year-Old Female: Case Report and a Retrospective Analysis. Cutan Med Surg. 2015 May-Jun;19(3):328-30.
189. Ray S, Jukic DM. Cutaneous granular cell tumor with epidermal involvement: a potential mimic of melanocytic neoplasia. J Cutan Pathol. 2007;34:188-94.
190. Hatta J, Yanagihara M, Hasei M, Abe S, Tanabe H, Mochizuki T Case of multiple cutaneous granular cell tumors. J Dermatol. 2009 Sep;36(9):504-7.
191. Moraillon I, Rybojad M, Chemaly P, Bourrillon A, Morel P. [Congenital multiple cutaneous Abrikossof tumors] Ann Dermatol Venereol. 1993;120:816-8.
192. Schrader KA, Nelson TN, De Luca A, Huntsman DG, McGillivray BC. Multiple granular cell tumors are an associated feature of LEOPARD syndrome caused by mutation in PTPN11. Clin Genet. 2009 Feb;75(2):185-9. doi: 10.1111/j.1399-0004.2008.01100.x. Epub 2008 Nov 27. PMID: 19054014.
193. Bellezza G, Colella R, Sidoni A, Del Sordo R, Ferri I, Cioccoloni C, Cavaliere A. Immunohistochemical expression of Galectin-3 and HBME-1 in granular cell tumors: a new finding. Histol Histopathol. 2008 Sep;23(9):1127-30.
194. Al Bouzidi A, Choho K, Cherradi N, Rimani M, Harket A, Amarti Riffi A, Labraimi A, Achour A, Saidi A, Ben Omar S. [Benign granular cell anal tumor] Presse Med. 2003;32:221-2.
195. Saikali S, Paumier V, Garrelon JL, Le Gall F. Facial primary cutaneous ganglioneuroma Ann Pathol. 2009 Apr;29(2):138-41.
196. Al-Daraji WI, Al-Dawoud A. Primary cutaneous ganglioneuroma arising within a seborrheic keratosis: a rare association. Clin Exp Dermatol. 2005;30:137-40.
197. Gambini C, Rongioletti F. Primary congenital cutaneous ganglioneuroma. J Am Acad Dermatol. 1996;35:353-4.
198. Reich MS, Anderson JR. Primary cutaneous ganglioneuroma of the finger mimicking verruca vulgaris: a case report. J Hand Surg Eur Vol. 2013 Mar;38(3):329-31.
199. Wallace CA, Hallman JR, Sangueza OP. Primary cutaneous ganglioneuroma: a report of two cases and literature review. Am J Dermatopathol. 2003;25:239-42.
200. Jaeger MR, Viero S, Zuker RM. Cutaneous ganglioneuroma within a giant congenital nevus. Can J Plast Surg. 2005 Spring;13(1):39-42.

Walter Belda Junior • Nilton Di Chiacchio • Paulo Ricardo Criado

Cistos e Neoplasias Mesenquimais

CISTO EPIDÉRMICO

São os cistos cutâneos mais comuns. Eles podem ocorrer em qualquer parte da pele, mas são encontrados mais comumente na face, pescoço e porção superior do tronco, onde as glândulas sebáceas são mais numerosas e ativas.[1-6] Poucos casos são relatados na genitália externa masculina e feminina, região palmar (Figura 124.1) e plantar, dedos e mama.[1-6]

Sua localização é intradérmica ou subcutânea, de consistência variável, às vezes com flutuação, bem delimitados, uniloculares, podendo apresentar uma punctura central representando o orifício pilossebáceo obstruído que, à expressão do cisto, elimina material queratinoso, de odor *sui generis*, "sulfuroso".

Apresentam-se como nódulos de dimensões variáveis, desde milímetros até diversos centímetros de diâmetro, geralmente 1 a 5 cm, móveis com relação aos planos profundos, únicos ou múltiplos (Figuras 124.2 e 124.3). Podem ser primários, originários da ruptura das estruturas foliculares ou, de origem traumática, por implantação e proliferação de epitélio escamoso na derme.[7]

Não há sintomatologia subjetiva exceto ao ocorrer inflamação secundária, quando se torna doloroso.

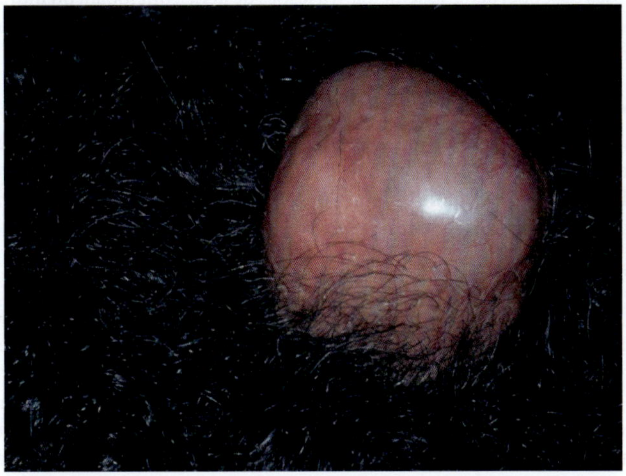

Figura 124.1 Cisto epidérmico do couro cabeludo.

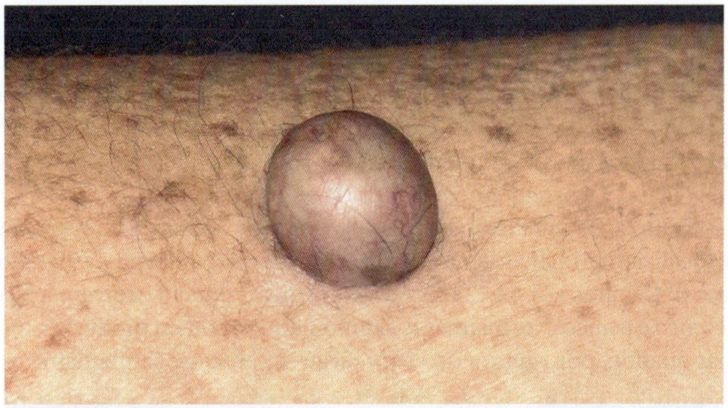

Figura 124.2 Cisto epidérmico no braço.

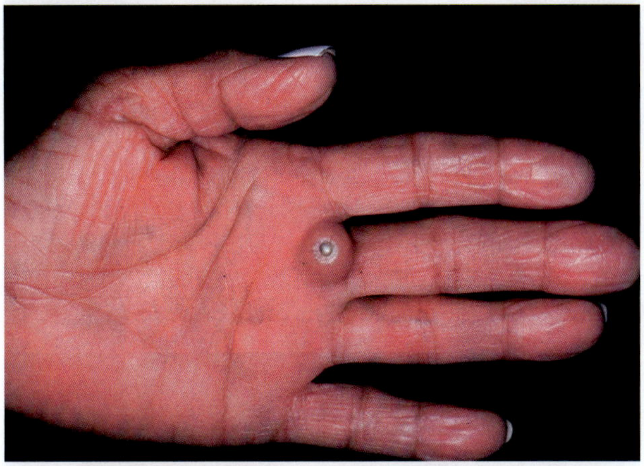

Figura 124.3 Cisto epidérmico na região palmar.

Epidemiologia

Os cistos epidermoides são raros em crianças, sendo mais comum em adultos, acometendo igualmente ambos os sexos.

As lesões podem ser únicas ou múltiplas. Quando numerosos ou volumosos, podem constituir manifestação cutânea da síndrome de Gardner ou da síndrome do carcinoma basocelular nevoide.

Histopatologia

A parede do cisto epidérmico é composta por epiderme normal contendo todas as suas camadas, inclusive a granular, sem cones epiteliais, sendo o conteúdo formado por lâminas de queratina. É impropriamente chamado de cisto sebáceo, tendo como sinonímia cisto infundibular.[8]

Diagnóstico diferencial

Deve ser feito com outras lesões císticas da pele entre elas o cisto pilar, esteatocistoma múltiplo e com lipomas.

Tratamento

O tratamento é cirúrgico. Nos cistos epidérmicos de até 1 cm de tamanho, faz-se anestesia intradérmica e pequena incisão, seguida de expressão forte para eliminar a cápsula (marsupialização). Curetagem e cauterização podem ser feitas se a cápsula não for eliminada. Nos cistos maiores, excisão cirúrgica e retirada da lesão com a cápsula. Se houver infecção, realizar drenagem; findo o processo inflamatório, pode-se então proceder a cirurgia. Nesse caso, a exérese é feita em bloco. Pode ocorrer recidiva se permanecer algum resto de cápsula.

■ CISTO TRIQUILEMAL OU PILAR

Manifestações clínicas

Antigamente também chamado de cisto sebáceo, tem como sinonímia cisto istmocatágeno. Tem origem na bainha externa do folículo piloso, também chamado de triquilema.[4] São menos comuns que os epidérmicos, correspondendo a apenas 10% a 20% dos cistos cutâneos.[1,2] São relatados mais comumente em mulheres e usualmente presente na meia idade. Ocorrem em 5% a 10% da população.[1]

Trata-se de uma lesão cística de localização dérmica, móveis, que se localizam principalmente no couro cabeludo (em torno de 90% dos casos)[1] (Figuras 124.4 e 124.5). Ocasionalmente podem ocorrer na face, pescoço e tronco. Normalmente assintomáticos, podem produzir sintomas quando, por ruptura do cisto, surgirem processos inflamatórios.[2]

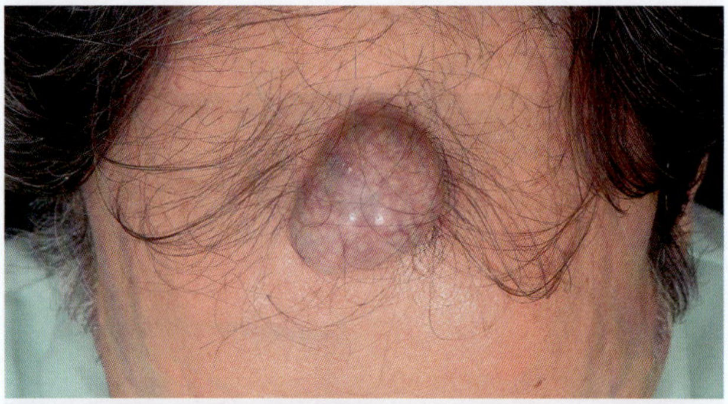

■ **Figura 124.4** Cisto triquilemal em couro cabeludo.

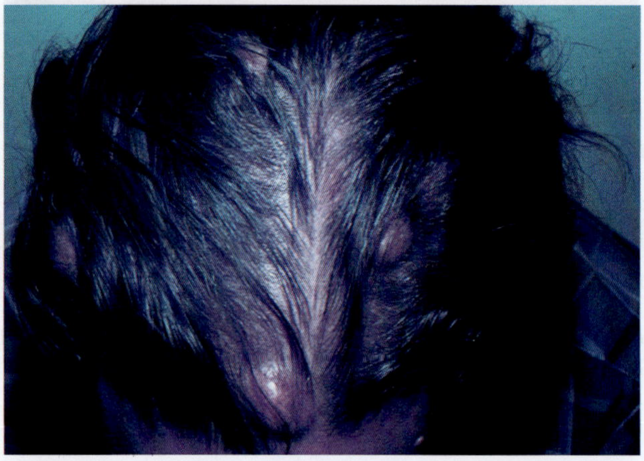

■ **Figura 124.5** Cisto triquilemal em couro cabeludo.

Patogenia

São frequentemente herdados de modo autossômico dominante.

Histopatologia

São compostos por parede de células epidérmicas cuboides, sem pontes intercelulares e sem camada granular, em função do bloqueio da fase catágena para telógena do folículo. O conteúdo é composto por material queratinoso amorfo, em disposição lamelar, com tendência à calcificação.

Denomina-se cisto híbrido aquele cujas características histopatológicas são também de cisto epidérmico; em geral são localizados na cabeça ou no pescoço.

Diagnóstico diferencial é feito com cisto epidermoide.

Tratamento

O tratamento é cirúrgico. É característica a facilidade de sua liberação, durante a excisão cirúrgica, por não estar aderido às estruturas circunvizinhas, após expressão.

■ ESTEATOCISTOMA MÚLTIPLO (SEBOCISTOMATOSE)

O esteatocistoma múltiplo foi descrito pela primeira vez por Jamieson em 1873, e o termo foi cunhado por Pringle em 1899. É uma malformação hamartomatosa da junção do ducto pilossebáceo. Sua incidência é maior na adolescência ou no início da idade adulta, sem predileção pelo sexo.[10,11]

Distúrbio genético raro, de caráter autossômico dominante.[10-12] Caracteriza-se por múltiplos cistos dérmicos de tamanhos variados, que ocorrem em áreas onde a unidade pilossebácea está bem desenvolvida, predominantemente nas axilas, tronco e extremidades proximais.[13-15,17] Em mulheres, apresenta maior frequência na região inguinal e nos homens geralmente é organizada em uma distribuição de forma de diamante no tronco.[11] Raramente, é encontrado no couro cabeludo e face,[12,17] havendo também descrição de aparecimento no ducto lacrimal.[18] As lesões variam de cor da pele a amarelo, são móveis, com crescimento lento e conteúdo líquido na maioria das vezes.[10,13]

Embora seja uma condição benigna e a maioria das lesões são assintomáticas, existe uma variante inflamatória chamada esteatocistoma supurativo.[12,14,16] Neste caso, ocorre uma ruptura espontânea dos cistos, supuração e drenagem amarelada, especialmente se for colonizado por bactérias secundariamente.[11,16,19] Os abcessos também podem ocorrer. Essas descobertas se assemelham a lesões de acne conglobata ou hidradenite supurativa. As lesões podem progredir em cicatrizes, causando muito desconforto para o paciente.

Manifestações clínicas

Apresentam tamanhos variando entre 1 e 3 cm, localizados preferencialmente nas axilas, membros superiores (Figura 124.6) e tronco (Figura 124.7). Alguns apresentam orifício e, à expressão, eliminam material semissólido, frequentemente rançoso.

Patogenia

Quando múltiplos, a transmissão é autossômica dominante; no entanto, quando houver lesão única, chama-se esteatocistoma simples e não tem, nesse caso, conotação genética.

O esteatocistoma múltiplo está associado a uma mutação no gene da queratina 17, nas áreas que são idênticas às mutações encontradas em pacientes com paquioníquia congênita tipo 2 (PC-2). Até agora, em pacientes com esteatocistoma múltiplo ou paquioníquia congênita tipo 2, foram identificadas 14 mutações, todas localizadas no domínio do início da hélice (domínio 1A) do gene K17. O gene KR T17 está localizado no braço longo (q) do cromossomo 17, entre as posições 12 e 21 e as mutações neste gene interferem na montagem da rede de filamentos intermediários de queratina.[20-22]

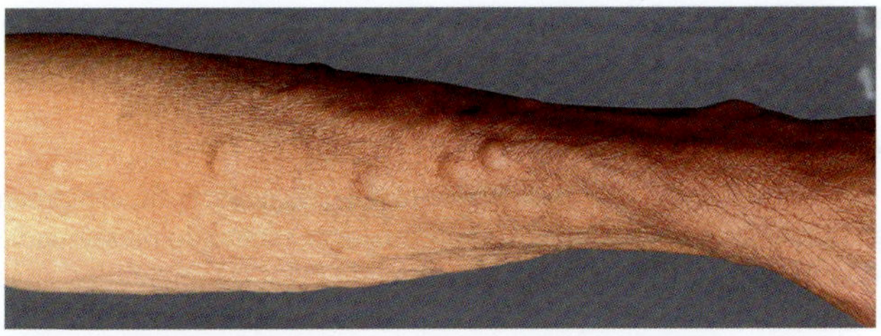

■ **Figura 124.6** Esteatocistoma em membro superior.

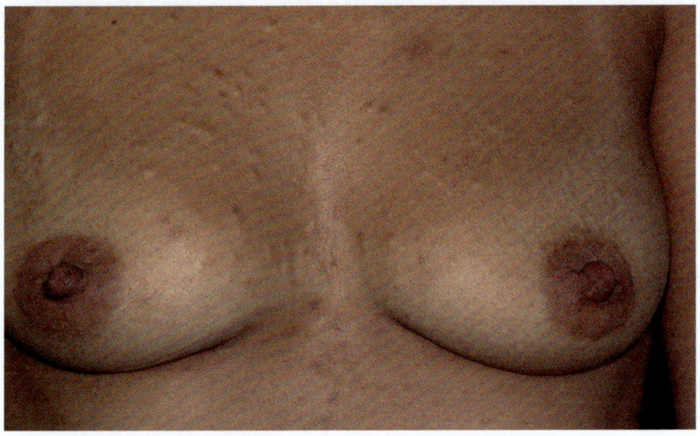

■ **Figura 124.7** Esteatocistoma no tórax.

Os padrões de expressão de queratina 10 (K10) e queratina 17 (K17) também são variáveis nos cistos epidermoides, nos cistos triquilêmicos, nos cistos de cabelo vellus eruptivos e no esteatocistoma múltiplo. Os cistos epidermoides expressaram K10 e os cistos de cabelo vellus eruptivos expressaram K17, enquanto os cistos triquilêmicos e o esteatocistoma mostram a expressão tanto de K10 como de K17.[23]

Histopatologia

O exame histológico revelará paredes finas de epitélio escamoso estratificado sem uma camada granular, tipicamente com abundante material sebáceo. O cisto é frequentemente ligado à epiderme por um cordão de tecido proveniente do infundíbulo da unidade pilossebácea. Cada esteatocistoma está associado a um folículo piloso, o que pode resultar na retenção de cabelos vellus presos no lúmen cístico. O revestimento da cavidade cística geralmente retém a estrutura eosinofílica ondulada característica do ducto sebáceo, a partir do qual esses hamartomas se originam.[17]

Diagnóstico diferencial

Deve ser feito com outras lesões císticas como os cistos epidérmicos e pilares, comedões fechados, tumores de glândulas sudoríparas, cisto veloso eruptivo, lesões císticas de acne e hidrocistoma apócrino.

Tratamento

As várias modalidades no tratamento do esteatocistoma múltiplo incluem cirurgia, terapia com *laser* de CO_2,[24] isotretinoína oral e crioterapia, mas os procedimentos recentes incluem o uso de uma sonda de incisão por radiofrequência para fazer mini incisões e para remover os conteúdos do cisto, incluindo a parede do cisto. Tem a vantagem de produzir menor sangramento.

■ LÚPIA

São cistos epidérmicos amarelados, ovoides, de tamanhos variados, únicos ou múltiplos de milímetros a 1 cm, localizados no escroto (Figuras 124.8 e 124.9), grandes lábios (Figura 124.10) ou couro cabeludo. Geralmente são hereditários, surgindo tardiamente em adultos e, geralmente são assintomáticos.

O tratamento é cirúrgico, com excisão e retirada da lesão com sua cápsula.

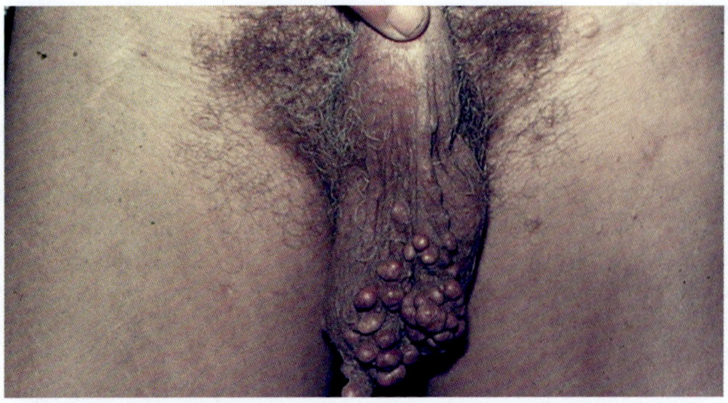

■ **Figura 124.8** Lúpia no escroto.

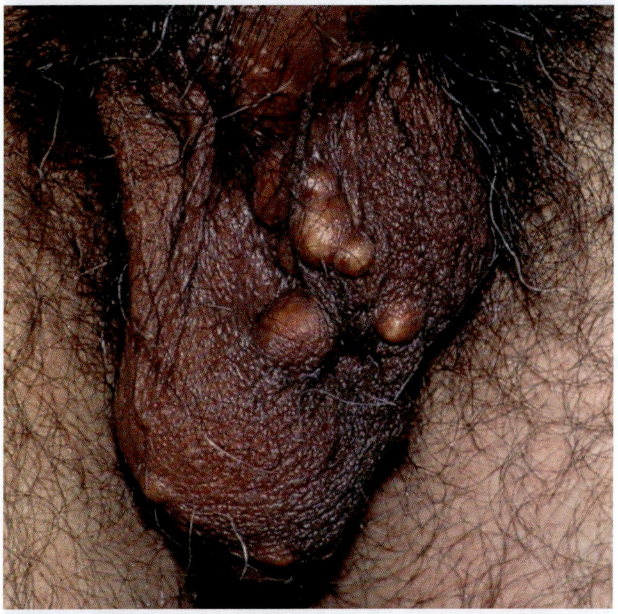

■ **Figura 124.9** Lúpia no escroto.

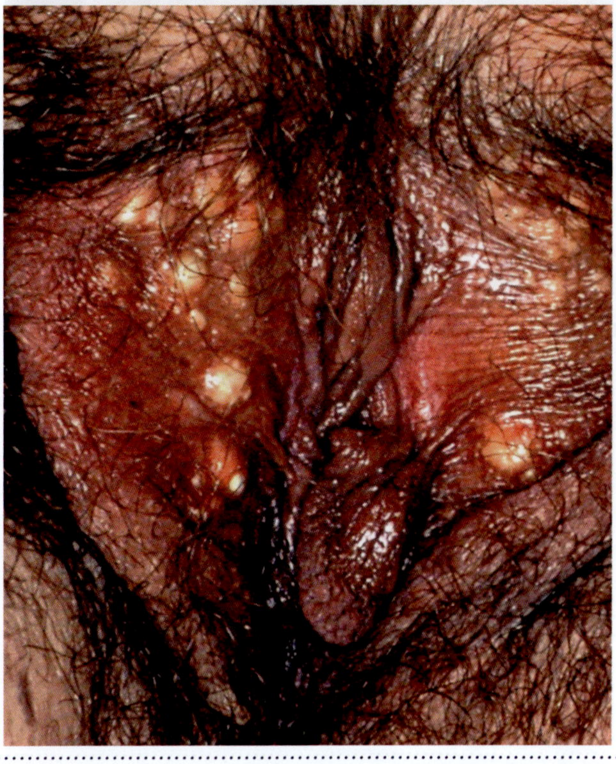

■ **Figura 124.10** Lúpia na vulva.

MILIO

São pequenos cistos epidérmicos de 1 a 2 mm, esbranquiçados e, em geral múltiplos, surgindo em função da obstrução de folículos pilossebáceos ou ductos sebáceos e constituídos de pequena massa queratinosa. O conjunto de várias lesões é chamado de mília.

Pode ser primário, quando surge espontaneamente, tendo sua localização preferencial na face (Figura 124.11), ou secundário, em cicatrizes diversas, como após queimaduras ou no curso de doenças bolhosas, como epidermólise bolhosa, porfiria cutânea tarda, líquen escleroso e atrófico, penfigoide bolhoso, ou como complicação da dermoabrasão (Figuras 124.12 e 124.13).

Seu tratamento consiste na abertura com a ponta de uma agulha estéril e retirada da massa queratinosa.

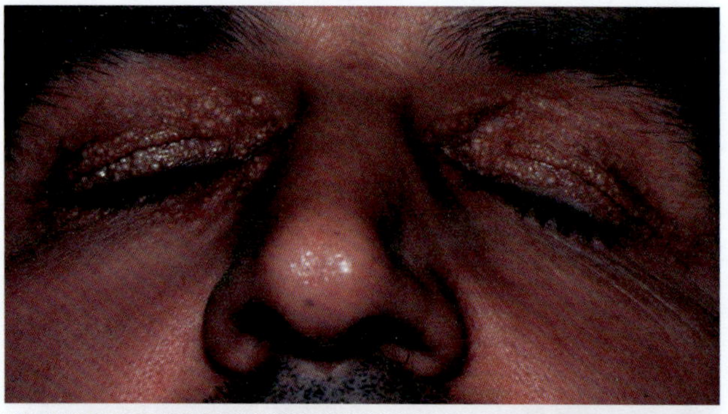

Figura 124.11 Milia (conjuntos de várias lesões de milio) nas pálpebras.

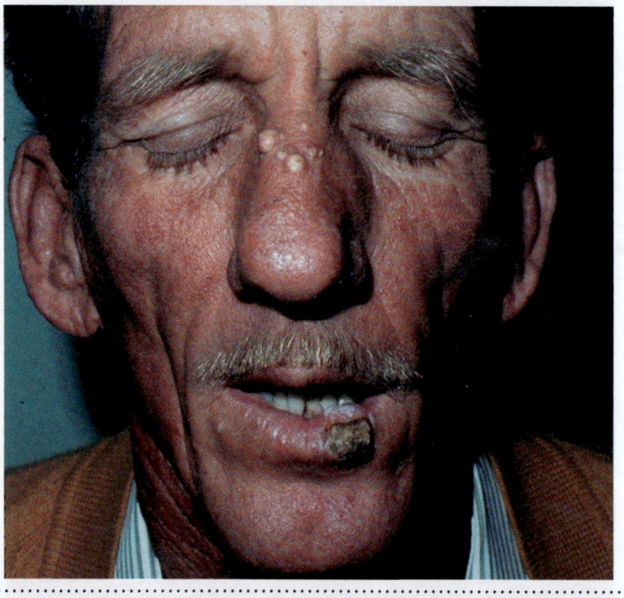

Figura 124.12 Milio no dorso nasal.

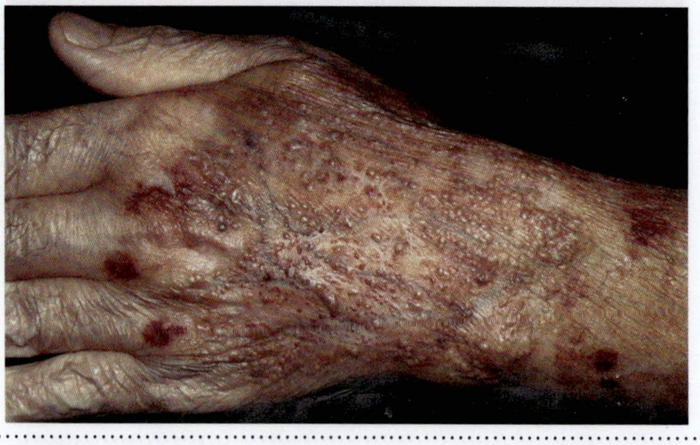

Figura 124.13 Milia no dorso da mão após queimadura.

CISTO VELOSO ERUPTIVO

Entidade descrita por Esterly em 1977.[25]

Manifestações clínicas

Caracteriza-se pela presença de pápulas foliculares hiperpigmentadas, múltiplas, persistentes e assintomáticas e, quando pressionadas, podem eliminar material viscoso contendo pelos fragmentados, sugerindo eliminação transepidérmica. Localizam-se preferencialmente no tronco (Figura 124.14) e extremidades, podendo apresentar superfície lisa ou rugosa, com ou sem umbilicação central, particularmente em crianças e adultos jovens,[26,27] sem preferência por sexo. Algumas lesões regridem espontaneamente, outras, por ruptura, dão lugar a fenômenos inflamatórios tipo granuloma de corpo estranho.

O comprometimento de vários membros de uma mesma família, sugere que possa ser herdado de maneira autossômica dominante.[28,29] O diagnóstico diferencial deve ser feito com dermatoses perfurantes, queratose pilar, milio, tumores de anexo, acne, elaiconiose, histiocitoma eruptivo da infância.[25,29,30-32]

Histopatologia

São cistos derivados de folículos pilosos tipo velus. Sua parede possui revestimento estratificado pavimentoso com queratinização em lamelas, porém apresenta hastes de pelos estreitas e quebradiças no interior do lúmen.[26]

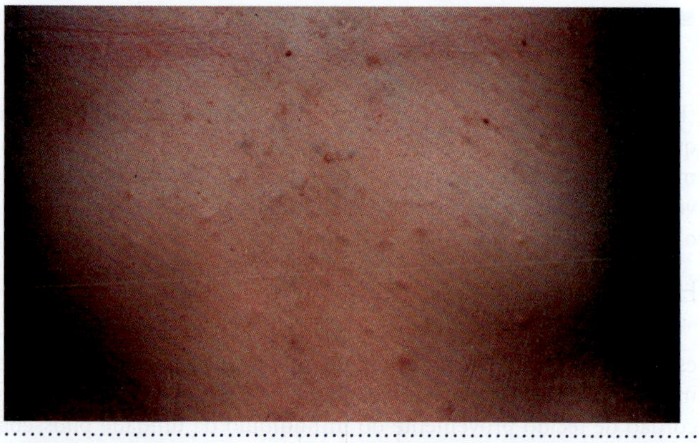

Figura 124.14 Cisto veloso eruptivo no tórax.

Tratamento

Não há tratamento efetivo. Podem ser utilizadas diversas técnicas, tais como, dermoabrasão,[33] incisão e drenagem, *laser* ablativo,[34] ácido láctico tópico a 12%,[29] isotretinoína tópica ou sistêmica com resultados discutíveis e inconclusivos.

CISTO DERMOIDE

Clinicamente se apresentam como nódulos subcutâneos, localizados na cabeça ou no pescoço, regiões periorbitárias (Figura 124.15), região supraesternal, sacral ou perineal, com tamanho variando de 1 a 4 cm de diâmetro.[3]

Quando localizado na região sacrococcígea é também chamada de cisto piloridal.

Surge como consequência do sequestro de células epiteliais durante a fusão dos planos na vida embrionária.[4]

Difere do cisto epidermoide pela presença em sua parede, de qualquer uma das estruturas anexiais (pelos, glândula sebácea ou sudorípara).[4]

O tratamento é cirúrgico, tendo sido relatados bons resultados com *laser* Nd:Yag-1.064 nm.[35]

CISTO MIXOIDE OU SINOVIAL

É a tumoração mais comum na mão. Consiste em um acúmulo de líquido produzido a partir da cápsula articular ou bainha tendinosa adjacente. Rigorosamente não é um cisto porque a coleção de líquido transparente e viscoso não está contida no interior de uma estrutura epitelial. O crescente volume líquido tende a empurrar gradualmente para longe o tecido adventício normal, e quando esse tecido é estirado, forma-se então um pseudocisto que envolve o líquido sinovial. Seu principal constituinte é o ácido hialurônico, um mucopolissacarídeo normalmente presente no líquido sinovial. Admite-se a possibilidade de seu surgimento a partir de trauma local.[36]

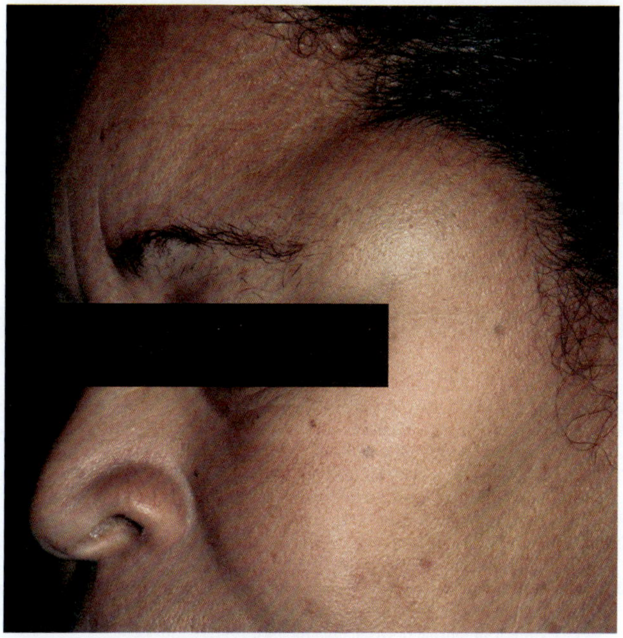

■ **Figura 124.15** Cisto dermoide na face.

Manifestações clínicas

Trata-se de um nódulo de consistência cística, localizado comumente na superfície dorsal das falanges distais dos quirodáctilos (Figura 124.16) e pododáctilos (Figuras 124.17 e 124.18) que, quando puncionado, elimina líquido glicerinoso.

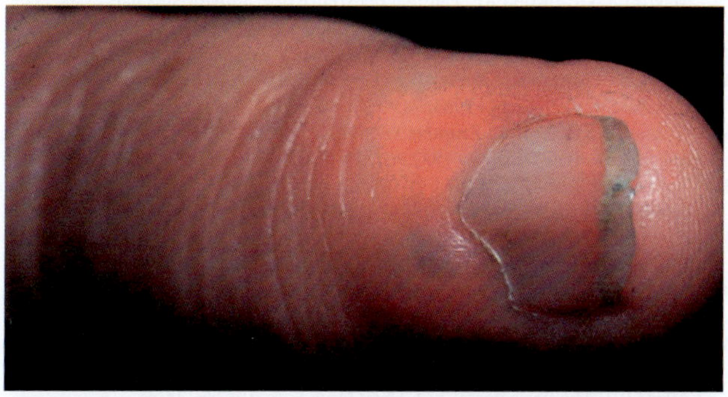

■ **Figura 124.16** Cisto sinovial no quirodáctilo. Cisto sinovial no quirodáctilo, com formação de distrofia canaliforme da lâmina ungueal.

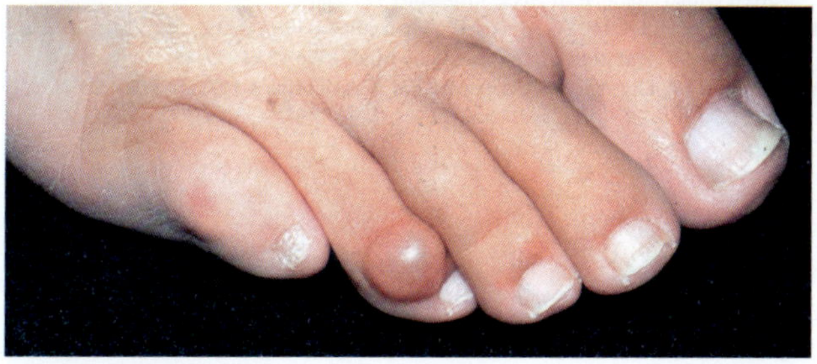

■ **Figura 124.17** Cisto sinovial em pododáctilo.

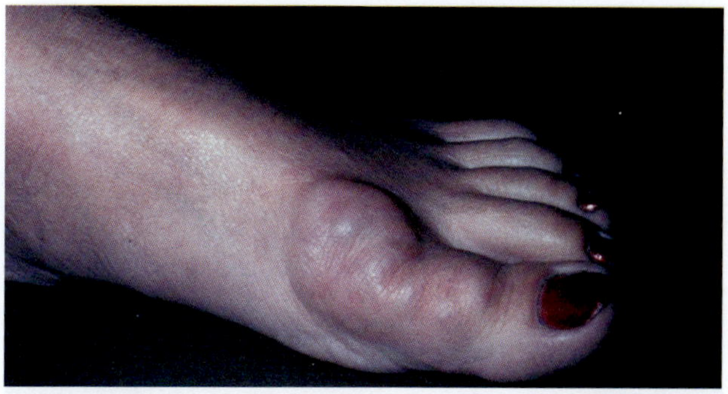

■ **Figura 124.18** Cisto sinovial em pododáctilo.

É mais frequente em pessoas entre 20 e 50 anos de idade. Mulheres são afetadas duas vezes mais frequentemente que os homens. A maioria deles é indolor.

Histopatologia

Caracteriza-se por degeneração mixomatosa do conjuntivo rica em ácido hialurônico PAS positivo, que se apresenta ocasionalmente envolto por pseudocápsula fibrosa.

Tratamento

O tratamento é cirúrgico. Os principais motivos para excisão são a dor e aspecto estético. A parte mais importante da cirurgia é a remoção da área da cápsula articular ou bainha tendinosa produtora do líquido. São comuns as recidivas.

■ CISTO DO DUCTO TIREOGLOSSO

Anomalia congênita de linha média mais comum. Origina-se da permanência do trato tireoglosso, após a descida da tireoide até sua posição normal. O diagnóstico é feito até os 10 anos de idade em cerca de 30% dos casos; entre 10 e 20 anos, em 20%; entre 20 e 30 anos, em 15% e após 30 anos, em 35%.[37]

A apresentação clínica é de um cisto na linha média, na altura da membrana *tirohioidea*. Pode haver infecção do cisto simultânea a episódios de infecções de vias aéreas superiores. A formação de fístula é secundária à infecção do cisto.[38] A ultrassonografia é o método utilizado para o diagnóstico, com cerca de 90% de acurácia.[39] Em casos de dúvidas, pode-se utilizar a punção aspirativa para o diagnóstico diferencial. Este método propicia o diagnóstico correto em até 96% dos casos.[40] O tratamento de escolha é a remoção do cisto e de todo o trajeto até o forâmen cecum, pela operação de Sistrunk, que inclui a remoção da porção central do corpo do osso hioide. Sem esta medida o índice de recorrência é de cerca de 85%. Após a padronização da técnica citada, os índices de recorrência diminuíram para menos de 10%.[41]

São cistos revestidos por células cilíndricas ciliadas pseudoestratificadas. No curso normal da evolução, qualquer conexão entre a tireoide cervical e seu ponto de origem na base da língua sofre apoptose fisiológica e desaparece. Contudo, quando esse processo não se dá corretamente, podem ocorrer, na idade adulta, tecidos remanescentes que conectam esses dois pontos, formando cistos, fendas e fístulas (Figura 124.19).

■ CISTO DA FENDA BRANQUIAL

São cistos revestidos por epitélio cilíndrico ciliado focalmente associado a tecido linfoide. Ocorrem na região lateroanterior do pescoço, desde a porção pré-auricular (Figura 124.20) até a clavícula, correspondendo à primeira ou segunda fenda branquial.

Desta forma, podem conectar-se ao canal auditivo externo e à faringe. Muitos casos parecem surgir espontaneamente, mas há relatos na literatura de herança autossômica dominante.

São fístulas assintomáticas presentes desde a infância.

O tratamento é a completa excisão.[1,3,10]

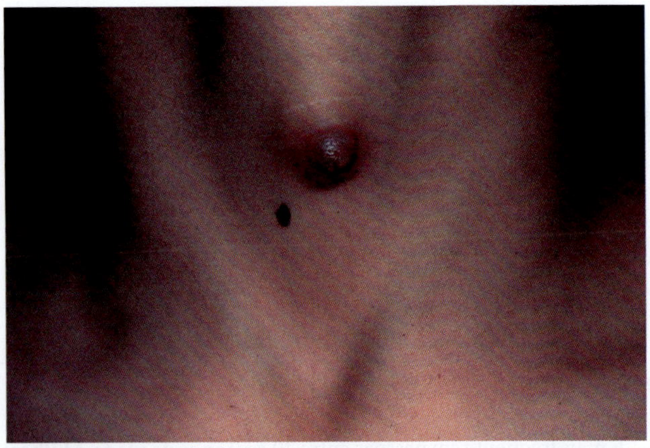

■ **Figura 124.19** Cisto do ducto tireoglosso.

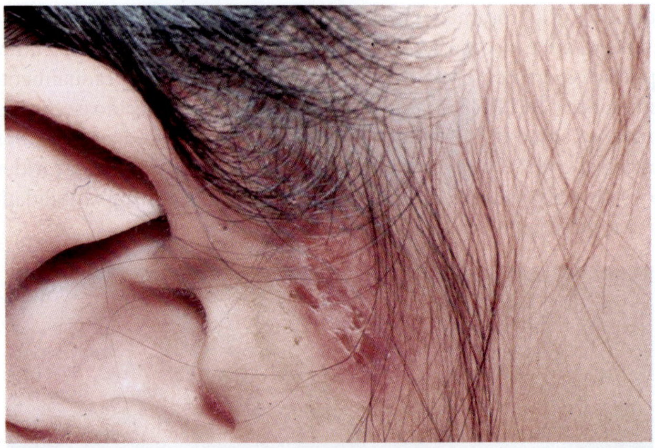

■ **Figura 124.20** Cisto da fenda branquial.

Referências bibliográficas

1. Calonje E, Brenn T, Lazar A, McKee PH. McKee's Pathology of the Skin with Clinical Correlations. 4th ed. China: Elsevier Saunders; 2012. p. 1571-4.
2. Kirkham N. Tumors and cysts of the epidermis. In: Elder DE, Elenitsas R, Johnson BL, Murphy GF, Xu X, editors. Lever's Histopathology of the Skin. 10th ed. China: Lippincott Williams and Wilkins; 2009. p. 800-2.
3. Pehlivan M, Özbay PÖ, Temur M, Yilmaz Ö, Gümüs Z, Güzel A. Epidermal cyst in an unusual site: A case report. Int J Surg Case Rep. 2015;8C:114-6. [PMC free article] [PubMed].
4. Gomi M, Naito K, Obayashi O. A large epidermoid cyst developing in the palm: A case report. Int J Surg Case Rep. 2013;4:773-7. [PMC free article] [PubMed].
5. Kumaraguru V, Prabhu R, Kannan NS. Penile epidermal cyst: A case report. J Clin Diagn Res. 2016;10:PD05-6. [PMC free article] [PubMed].
6. Singh M, Maheshwari B, Khurana N, Jain S. Epidermal inclusion cyst in breast: Is it so rare? J Cytol. 2012;29:169-72. [PMC free article] [PubMed].
7. Nigam JS, Bharti JN, Nair V. Epidermal cysts: A clinicopathological Analysis with Emphasis on Unusual Findings. Int J Trichology. 2017 Jul-Sep;9(3):108-112.
8. Ramakrishnaiah SB, Rajput SS, Gopinathan NS. Epidermoid cyst on the sole- A case report. J Clin Diagn Res. 2016;10(11):PD06-PD07.
9. Kim SJ, Park HJ, Oh ST, Lee JY, Cho BK. A case of steatocystoma multiplex limited to scalp. Ann Dermatol. 2009;21(1):106-09.
10. Kamra HT, Gadgil PA, Ovhal AG, Narkhede RR. Steatocystoma multiplex-a rare genetic disorder: a case report and review of the literature. J Clin Diagn Res. 2013; 7:166-168.
11. Lima AM, Batista CMA, Rocha SP, Reis CMS, Leal IIR, Azevedo LEL. Esteatocistoma múltiplo. An Bras Dermatol. 2011;86:165-166.
12. Santana CNL, Pereira DN, Lisboa AP. Steatocystoma multiplex suppurativa: case report of a rare condition. An Bras Dermatol. 2016 Sep-Oct;91(5Suppl1):51-53.
13. Cho S, Chang S-E, Choi J-H, Sung K-J, Moon K-C, Koh J-K. Clinical and histologic features of 64 cases of steatocystoma multiplex. Journal of Dermatology. 2002;29(3): 152-156.
14. Varshney M, Aziz M, Maheshwari V, Alam K, Jain A, Arif SH et al. Steatocystoma multiplex. BMJ Case Rep. 2011;2011bcr0420114165.
15. Gordon Spratt EA, Kaplan J, Patel RR, Kamino H, Ramachandran SM. Steatocystoma. Dermatol Online J. 2013;19:20721-20721.
16. Fekete GL, Fekete JE. Steatocystoma multiplex generalisata partially suppurativa-case report. Acta Dermatovenerol Croat. 2010;18:114-119.
17. Plewig G, Wolff HH, Braun-Falco O. Steatocystoma multiplex: anatomic reevaluation, electron microscopy, and autoradiography. Archives of Dermatological Research. 1982;272(3-4):363-380.
18. Ishida Y, Takahashi Y, Takahashi E. Steatocystoma simplex of the lacrimal caruncle: a case report. BMC Ophthalmol. 2016;16:183.
19. Apaydin R, Bilen N, Bayramgürler D, Basdas F, Harova G, Dökmeci S. Steatocystoma multiplex suppurativum: oral isotretinoin treatment combined with cryotherapy. Australas J Dermatol. 2000;41:98-100.
20. Covello SP, Smith FJ, SillevisSmitt JH, Paller AS, Munro CS, Jonkman MF et al. Keratin 17 mutations cause either steatocystoma multiplex or pachyonychia congenita type 2. Br J Dermatol. 1998;139(3):475-80.
21. Gass JK, Wilson NJ, Smith FJ, Lane EB, McLean WH, Rytina E et al. Steatocystoma multiplex, oligodontia and partial persistent primary dentition associated with a novel keratin 17 mutation. Br J Dermatol. 2009;161(6):1396-98.
22. Liao H et al. A spectrum of mutations in keratins K6a, K16 and K17 causing pachyonychia congenita. J Dermatol Sci 2007;48:199.
23. Hana T, Fujimoto Wataru, Arata Jiro. Expression of keratins (K10 and K17) in steatocystoma multiplex, eruptive vellus hair cysts, and epidermoid and trichilemmal cysts. American Journal of Dermatopathology. 1997;19:250-53.
24. Kassira S, Korta DZ, de Feraudy S, Zachary CB. Fractionated ablative carbon dioxide laser treatment of steatocystoma multiplex. J Cosmet Laser Ther. 2016 Nov;18(7):364-366.
25. Esterly NB, Fretzin DF, Pinkus H. Eruptive vellus hair cysts. Arch Dermatol 1977;113(4):500-3.
26. Piepkorn MW, Clark L, Lombardi DL. A kindred with congenital vellus hair cysts. J Am Acad Dermatol 1981;5(6): 661-5.
27. Fisher DA. Retinoic Acid in the treatment of eruptive vellus hair cysts. J Am Acad Dermatol 1981;5(2):221-2.
28. Hornstein E, Wilcox C, Oberlies D, Schott W, Hayne S. Eruptive vellus hair cysts. Int J Dermatol 1986;25(6):395-6.
29. Mayron R, Grimwood RE. Familial ocurrence of eruptive vellus hair cysts. Pediatr Dermatol 1988;5(2):94-6.
30. Sina B, Burnett JW. Eruptive vellus hair cysts. Cutis 1984;33(5):503-4.
31. Young MC, Jorizzo JL, Sanchez RL, Hebert AA, Thomas DR, King CA. Trichostasis spinulosa. Int J Dermatol 1985;24(9):575-80.
32. Grimalt R, Gelmetti C. Eruptive vellus hair cysts: case report and review of the literature. Pediatr Dermatol 1992;9(2):98-102.
33. Hayashibe K, Hori K, Nakanishi T, Mishima Y, Jimbo T, Ichihashi M. Eruptive vellus hair cysts: first case of onset in middle age. Arch Dermatol 1986;122(2):141.
34. Huerter CJ, Wheeland RG. Multiple eruptive vellus hair cysts treated with Carbon Dioxide Laser Vaporization. J Dermatol Surg Oncol 1987;13(3):260-3.
35. Dragoni F, Moretti S, Cannarazzo G. Treatment of recurrent pilonidal cysts with nd-YAG laser: report of our experience. J Dermatol Treat. 2017;30:1-3.
36. Singh SR, Ma AS, Dixon A. Multiple cutaneos metaplastic synovial cysts. J Am Acad Dermatol. 1999;41:330-2.
37. Allard RH. The thyroglossal cyst. Head Neck Surg. 1982;5:134-46.
38. Sistrunk WE. The surgical treatment of cysts of the thyroglossal tract. Ann Surg. 1920;71:121-6.
39. Gupta P, Maddalozzo J. Preoperative sonography in presumed thyroglossal duct cysts. Arch Otolaryngol Head Neck Surg. 2001;127:200-2.
40. Shaffer MM, Oertel YC, Oertel JE. Thyroglossal duct cysts: diagnostic criteria by fine-needle aspiration. Arch Pathol Lab Med. 1996;120:1039-43.
41. Thomas JR. Thyroglossal-duct cysts. Ear Nose Throat J. 1979;58:510-4.

Alexandre Rolim da Paz • Anna Luiza Marinho • Luciana Gadelha Miranda de Melo • Otávio Sérgio Lopes

Tumores Mesenquimais e Neurais

DERMATOFIBROSSARCOMA PROTUBERANS

Introdução

Dermatofibrossarcomas protuberans (DFSP) é um tumor cutâneo fibro-histiocítico raro, agressivo, caracterizado por um padrão de crescimento lento e infiltrativo, com extensões horizontais subclínicas na pele, que podem ser muito longas, bem como a infiltração de estruturas mais profundas.[1] Apresenta uma marcada tendência a se repetir localmente após a excisão cirúrgica convencional. O diagnóstico é, muitas vezes, tardio e os pacientes podem apresentar tumores grandes.[2,3]

Tem baixo potencial para metástases, podendo se desenvolver em até 5% dos pacientes.[4] Os poucos estudos publicados com base na população revelaram que o DFSP tem incidência relativamente rara, com taxas de menos de 1 por 100 mil habitantes por ano.[8,9] O aumento recente da incidência pode ser explicado por um conhecimento mais amplo do tumor entre os patologistas.[9] A idade no diagnóstico varia entre 20 e 59 anos para a maioria dos pacientes. O DFSP pode ocorrer raramente durante a infância, ou como uma neoplasia congênita. A proporção de taxa de homens para mulheres é aproximadamente 1. As taxas de sobrevivência relativa de 1 ano a mais são altas (98% a 100%).[7]

Patogênese

Estudos moleculares modificaram todo conhecimento na fisiopatologia do DFSP. Uma translocação cromossômica é encontrada em mais de 90% dos casos e envolve 17q22; 22q13, com fusão dos genes COL1A1 e PDGF-β, geralmente com formação de cromossomos de anel. O produto do gene, uma proteína de fusão COL1A1-PDGF-β, liga-se ao receptor PDGF expressado constitutivamente e atua como um fator autócrino para estimular o crescimento de células DFSP. Essas descobertas permitiram o desenvolvimento de novas ferramentas de diagnóstico e novas estratégias de tratamento.[7] Estes estudos também ajudaram a considerar o fibroblastoma de células gigantes uma variante do DFSP. A variante Bednar ou pigmentada (com células contendo melanina em um DFSP típico) é outra forma infrequente de DFSP. A disseminação sistêmica é fortemente associada à recorrência tumoral anterior.[7]

Aspectos clínicos

A doença tem início como um ou múltiplos nódulos, ou placas elevadas eritematosas e firmes, geralmente associadas a exsudato purulento ou ulcerações, com bordas irregulares ou aparência multinodular.[1,2] Geralmente os pacientes queixam-se de nódulo indolor na pele que cresce muito lentamente, esta lesão pode ser diagnosticada como benigna no curso de vários anos. À medida que a lesão cresce, a dor se torna proeminente.[1] A modificação rápida da lesão é sugestiva de transformação fibrossarcomatosa.[7]

A maioria das lesões está localizada no tronco (Figura 125.1) (50% a 60%) e nas extremidades, apenas 10% a 15% ocorrem na cabeça e pescoço. O DFSP frequentemente se estende muito além das margens clinicamente visíveis. A suspeita clínica deve ser confirmada pela patologia.[7]

As metástases à distância são extremamente raras, um trabalho extensivo não é rotineiramente indicado, exceto para pacientes com suspeita de metástase no exame clínico, para pacientes com doença recorrente e para DFSP com características de transformação fibrossarcomatosa.

Diagnóstico de doença metastática requer ultrassonografia de linfonodos, radiografia de tórax e ultrassonografia abdominal ou tomografia computadorizada (TC). As técnicas de imagem de ressonância magnética (RNM) e de ultrassonografia fornecem, em geral, apenas informações limitadas sobre a infiltração real de tecidos, mas podem ser úteis de forma prévia em determinadas situações.[7]

O DFSP é um tumor localmente agressivo e, dependendo das modalidades de tratamento, as recorrências locais podem ser bastante comuns.

A taxa relatada de recorrências locais varia amplamente na literatura (0% a 40%), com taxas reduzidas nos últimos estudos publicados. Nódulos linfáticos e metástases à distância são muito raros nas séries recentes. Não existe um sistema padrão de estadiamento para DFSP. Em geral, o tumor primário é considerado estágio I, metástase linfática é o estágio II e metástase à distância é o estágio III.[7]

Histopatologia

A aparência microscópica do DFSP é pouco variável. Localiza-se na derme e mostra infiltração difusa e irregular do tecido adiposo subcutâneo em um padrão semelhante à "renda", favos de mel – correspondendo a lóbulos adiposos presos entre as células tumorais – ou feixes de células que se ramificam paralelas à epiderme (Figura 125.2). Em alguns raros casos, o tumor pode estar predominante ou exclusivamente localizado no subcutâneo.[10] O tumor é composto por células fusiformes com núcleos alongados exibindo pouco ou nenhum pleomorfismo e citoplasma claro e escasso. As células estão caracteristicamente dispostas em arranjos em "redemoinhos" caracterizados por numerosos espirais de células, às vezes dispostos ao redor de um pequeno vaso sanguíneo. As figuras de mitose na neoplasia são escassas, raramente atípicas, não excedendo 5 por 10 campos de grande aumento (40 x). Infiltrado inflamatório crônico pode ser observado na periferia de algumas lesões. Focos de degeneração mixoide é raro, bem como áreas de necrose. Pleomorfismo celular é achado incomum, embora em certos tumores o achado de ocasionais células gigantes esteja presente.[11] Achados histológicos focais menos frequentes incluem áreas de esclerose, formação de paliçada das células tumorais ou de corpos de Verocay-símile, além de alteração granular ou zonas espirais lembrando células meningoteliais. Na imunohistoquímica, as células tumorais exibem positividade difusa para CD34 e negatividade para outros marcadores tais como fator XIIIa, proteína S100, desmina, actina e CD117[11,12] (Figura 125.3). Há relatos de tumores positivos para EMA e CD99.[12,13] CD34 é negativo no dermatofibroma, exceto na sua variante celular, em que se pode detectar positividade focal. A estromelisina-3, catepsina-K e o D2-40 também têm sido relatados úteis no diagnóstico diferencial entre dermatofibroma e dermatofibrossarcoma protuberans, uma vez que se mostraram positivos no primeiro e negativos no último. Algumas variantes descritas do DFSP podem ensejar confusão diagnóstica ao exame histopatológico: 1) DFSP fibrossarcomatoso (aparência microscópica semelhante ao fibrossarcoma e com perda focal da positividade para o CD34);[14] 2) DFSP pigmentado ("tumor de Bednar" – no qual a presença de melanócitos dendríticos ou depósitos de melanina conferem aparência castanho-enegrecida da lesão);[15] 3) DFSP mixoide (presença de extensa degeneração mixoide intratumoral);[16] DFSP com nódulos mioides (presença de áreas nodulares de diferenciação miofibroblástica positivas para actina de músculo liso).

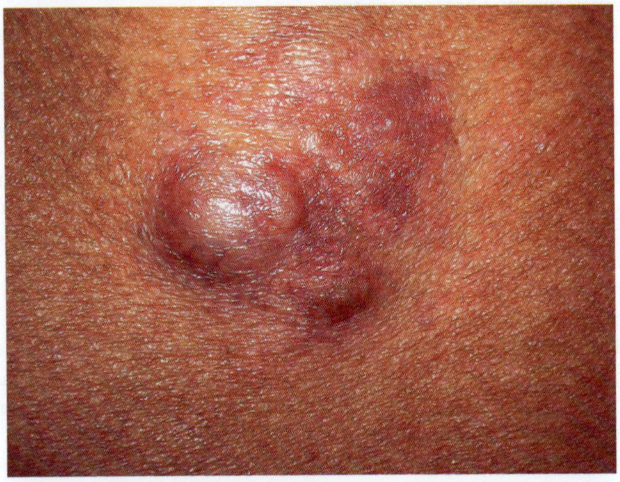

■ **Figura 125.1** Dermatofibrossarcoma protuberans no dorso.

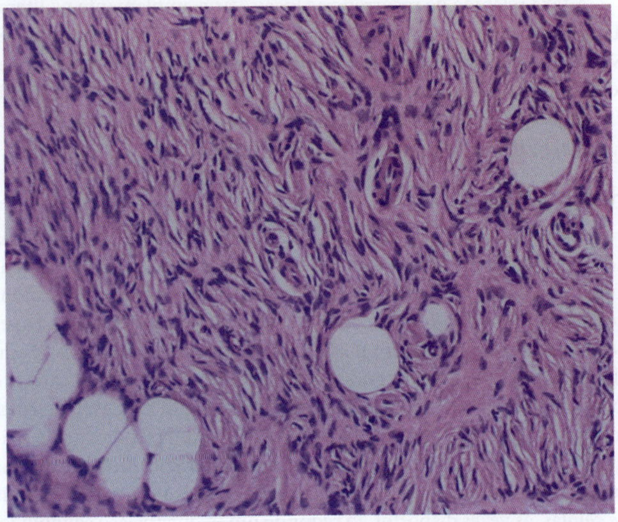

■ **Figura 125.2** Células fusiformes em arranjo fasciculado e redemoinhos permeando os adipócitos do tecido celular subcutâneo (HE, 400 x).

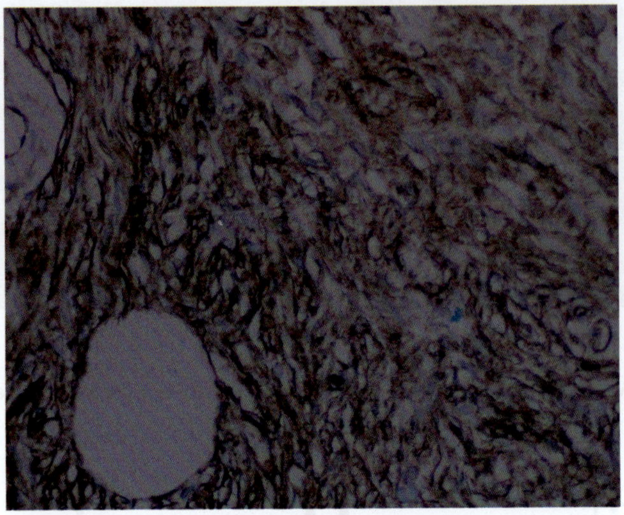

■ **Figura 125.3** Imunohistoquímica positiva para CD34 (400 x).

Tratamento

É principalmente cirúrgico e seu objetivo é remover completamente o DFSP na terapia inicial. Se a cirurgia inicial apresentar margens comprometidas, a ressecção é recomendada, sempre que possível, até alcançar margens livres. A avaliação completa de todas as margens cirúrgicas antes da reconstrução definitiva é recomendada.[4,6]

Quaisquer que sejam as variações das técnicas cirúrgicas utilizadas, a incisão da fáscia profunda para remover qualquer possibilidade de célula infiltrativa parece importante. Com relação às margens de segurança lateral, 1 a 1,3 cm parece ser suficiente com técnicas micrográficas que permitem o controle tridimensional patológico de todas as margens.[7] Uma taxa média de risco bruto de 1,03% (IC 95%, 0,37% a 2,22%) ocorreu após essas técnicas entre 19 ensaios comparativos não randomizados. Portanto, o tratamento de escolha do DFSP parece ser a cirurgia micrografica da Mohs (MMS) e as variantes relacionadas.[4] No entanto, esse procedimento não é amplamente utilizado. Em virtude de uma taxa aumentada de recorrência, uma margem de segurança lateral maior que 3 cm pode ser observada. Qualquer que seja a técnica histológica utilizada, a coloração imunohistoquímica com CD34 é útil para avaliar as margens do tumor do material removido.[5]

A terapia molecular direcionada do DFSP visa interromper o crescimento do estímulo autócrino pelo PDGF.[6] O inibidor de tirosinaquinase oral seletivo do receptor de PDGF imatinib (Glivec®) é aprovado na Europa para o tratamento de tumores primários inoperáveis, doença recorrente localmente inoperável e DFSP metastático, com resposta em cerca de 50% dos pacientes tratados. O imitibib também foi administrado a pacientes com tumores extensivos, de fácil acesso, para a redução pré-operatória do tamanho do tumor dos quais menos da metade respondeu ao tratamento.[6] Tolerância, custos e duração do tratamento são questões importantes.

A radioterapia adjuvante é sugerida em casos de margens positivas quando a ressecção não é viável. Não existem quimioterápicos eficientes.

Na literatura atual, não há informações sobre exames de acompanhamento. Os exames de seguimento visam primeiramente a detecção precoce de recorrências locais, devendo ser realizados a cada 6 meses por 5 anos; posteriormente, em intervalos anuais em razão de eventos tardios frequentes até o final do 10º ano após a cirurgia.[7]

■ FIBROSSARMOMA SUBCUTÂNEO

Introdução

O fibrossarcoma subcutâneo (FS) é uma tumoração rara que afeta tecidos moles profundos ou próximo a osso. Corresponde a 3,6% dos sarcomas em adultos entre 30 e 60 anos.[17]

Aspectos clínicos

O FS não tem uma apresentação clínica peculiar, pode confundir com outras tumorações de partes moles, todavia compromete preferencialmente os membros inferiores como uma massa de consistência firme, que pode ter dor ou não, com tamanho de 3 a 8 cm.[17]

Histologia

Os fibrossarcomas geralmente são bem circunscritos e compostos por células fusiformes relativamente uniformes com pouco citoplasma, tipicamente arranjados em padrão "espinha-de-peixe". Há pouca produção de matriz colágena, pouco pleomorfismo e índice mitótico variável. O estudo imunohistoquímico evidencia células positivas para vimentina e actina. CD34, S100, EMA e desmina negativos.[18] Achados ultraestruturais ratificam origem fibroblástica e miofibrolástica.[19]

Tratamento

O tratamento de eleição é a cirurgia, cujas margens devem ser de 2 cm. A radioterapia e quimioterapia podem ser usadas após o procedimento cirúrgico.[17]

■ FIBRO-HISTIOCITOMA MALIGNO

Aspectos clínicos

O fibro-histiocitoma maligno (FHM), histiocitoma fibroso maligno ou sarcoma pleomórfico é o tumor maligno de partes moles mais comumente encontrado. Foi descrito em 1963 por O'Brien. Tem maior incidência na sétima década de vida. Incide mais frequentemente no musculoesquelético das extremidades, cavidade abdominal ou retroperitôneo de adultos jovens.[20,25] Raramente limita-se à pele e ao tecido subcutâneo. A maioria está localizada abaixo da fáscia. Um terço desses tumores ocorre nas coxas e nádegas, apresentando-se como uma massa confinada ao tecido subcutâneo. É classificado, quanto à localização, em superficial e profundo. A forma superficial é muito rara, localizando-se na pele e no subcutâneo, podendo estar aderida à fáscia. A forma profunda estende-se da pele ao longo da fáscia até o músculo ou pode estar localizada inteiramente dentro do músculo.[23] Pode surgir em áreas de ulceração crônica e radiodermite. Dificilmente é diagnosticado antes da excisão e exame anatomopatológico.

Histologia

O fibro-histiocitoma maligno é caracterizado histologicamente por pleomorfismo citológico proeminente, células gigantes multinucleadas bizarras, frequentemente com padrão estoriforme e infiltrado inflamatório de células mononucleadas e macrófagos espumosos[29] (Figura 125.4). Contudo, esses aspectos morfológicos são inespecíficos, podendo ser observados em outras neoplasias malignas pleomórficas. Portanto, o diagnóstico histológico dos fibro-histiocitomas malignos é de exclusão, quando técnicas de imunohistoquímica ou microscopia eletrônica não demonstrarem linhagem específica para a neoplasia.[30,31]

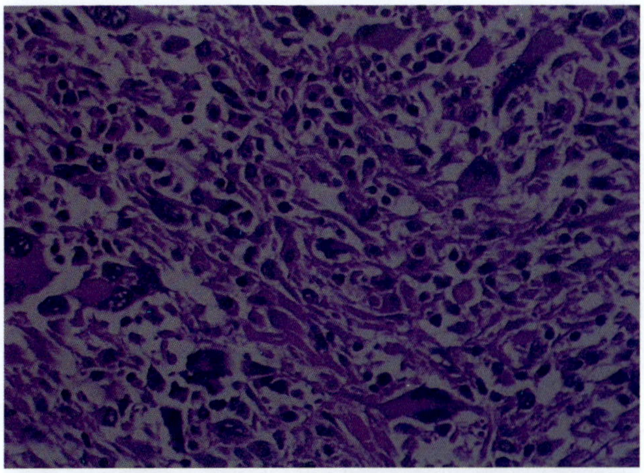

■ **Figura 125.4** Fibro-histiocitoma maligno: intensa atipia citológica e frequentes células gigantes multinucleadas (HE, 400 x).

Tratamento

Consiste na excisão ampla, em virtude do alto grau de recorrência local (aproximadamente 44%) e metástases, mais comumente para os pulmões, em torno de 42% dos casos.[21,24,26,27] A presença de metástase e os tumores que se desenvolvem em locais de radiodermite usualmente estão associados a prognóstico pobre. FHM primário da pele pode ter prognóstico superior a tumor homólogo originado em tecido mole mais profundo e retroperitôneo.[28] A cirurgia micrográfica de Mohs tem mostrado resultados superiores à excisão convencional no que diz respeito à recorrência local.[23]

■ FIBROXANTOMA ATÍPICO

Introdução

O fibroxantoma atípico (FXA) trata-se de uma tumoração rara, descrito pela primeira vez, em 1961, por Helwig como "uma tumoração dérmica de baixa malignidade proveniente de células fusiformes atípicas" que acomete preferencialmente pessoas idosas de pele clara e foto danificada.[32]

Aspecto clínico

Esta tumoração não tem uma apresentação clínica clássica, mas um aspecto que faz diagnóstico diferencial com muitos outros tumores cutâneos, a exemplo de CBC, CEC, carcinoma de células de Merkel, tumor dos anexos ou, por vezes, como granuloma piogénico,[33] devendo o dermatologista considerar sempre o diagnóstico de FXA nas tumorações de crescimento indolente, em áreas fotoexpostas de pacientes idosos, portanto observamos uma pápula, ou nódulo de crescimento lento, consistência firme, assintomática, que pode evoluir com ulceração[35] (Figura 125.5). Em uma revisão de 12 casos de FXA (Antonio AM, 2015), todos os tumores foram da cabeça e pescoço.[34] Metástases foram raramente reportadas e devem-se aos casos mal conduzidos.[32,34] Também observamos uma associação ou antecedente de outras neoplasias cutâneas nesses pacientes, que estão também associadas ao excesso de radiação solar.[34]

Histologia

Trata-se de tumor bem-delimitado e localizado na derme com raras exceções de envolvimento superficial do tecido adiposo subcutâneo. Tem aparência tipicamente polipoide com ulceração comum e formação de um colarinho de epiderme em torno da lesão. As bordas da neoplasia são compressivas mais do que infiltrativas. O tumor está constituído por uma mistura de células fusiformes, histiocitoides, xantomatosas e células gigantes multinucleadas (Figura 125.6). Uma ou mais destas células de um mesmo tumor podem exibir pleomorfismo acentuado, hipercromasia nuclear e elevada atividade mitótica. Essas células estão distribuídas frequentemente ao acaso em um mesmo tumor, embora um padrão de crescimento fascicular ou estoriforme possa ser visualizado. Formas celulares anormais são comuns. Assim, não raramente essas lesões são confundidas com sarcomas ao exame histopatológico. Há neoplasias em que um componente de células epitelioides é proeminente.[36] A derme adjacente apresenta marcada elastose solar e, em alguns casos, um infiltrado inflamatório crônico é observado principalmente na periferia do tumor. Variantes histológicas do fibroxantoma atípico incluem tumores ricos em pigmento, células claras ou granulares, casos ricos em células gigantes do tipo osteoclasto, colágeno com alteração mixoide ou densamente esclerótico.[37] Hemorragia pode ser extensa e a lesão ser confundida com neoplasia de origem vascular. Achados de necrose ou invasões vasculares ou perineurais não são observadas no fibroxantoma atípico. O fibroxantoma atípico de células fusiformes é uma variante relativamente monomórfica com células com pleomorfismo leve a moderado.[38] A imunohistoquímica não é específica, e esse método é utilizado principalmente para afastar lesões mimetizadoras. As células tumorais fusocelulares são positivas focais para actínia de músculo liso e calponina e os componentes epitelioide e de células gigantes exibem positividade variável para CD68. Outros marcadores que podem ser positivos incluem CD10 (Figura 125.7), CD99, EMA e procolágeno-I. A neoplasia é S100 negativa, entretanto há uma quantidade variável de células dendríticas S100-positivas de permeio ao tumor que podem ser interpretadas como neoplásicas e levar à confusão diagnóstica.[36,38]

Tratamento

A terapêutica de eleição nos casos de FXA é a cirurgia com margens de 1 a 2 cm, até a fascia muscular. A cirurgia micrográfica de Mohs tem sido sugerida em muitos trabalhos.[32-35]

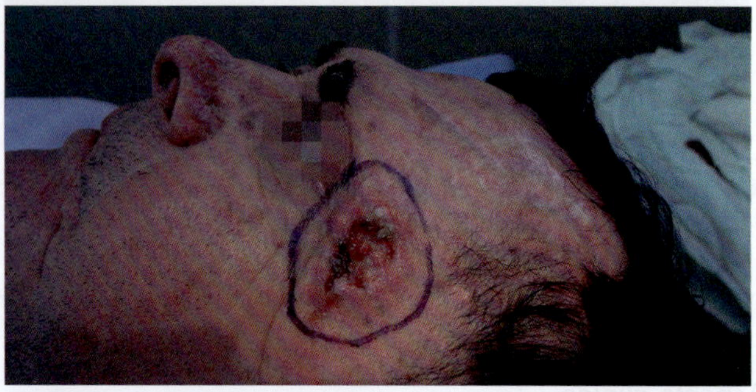

■ **Figura 125.5** Fibroxantoma atípico, lesão nódulo ulcerada na região zigomática, evoluindo há 18 meses.

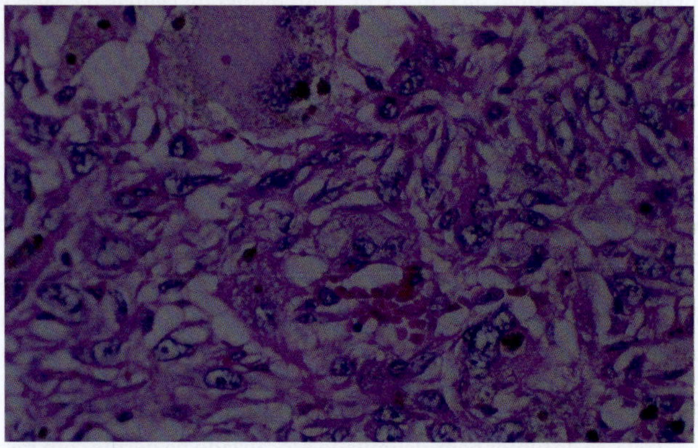

■ **Figura 125.6** Células epitelioides e gigantes multinucleadas xantomatosas com deposição de hemossiderina (HE, 400 x).

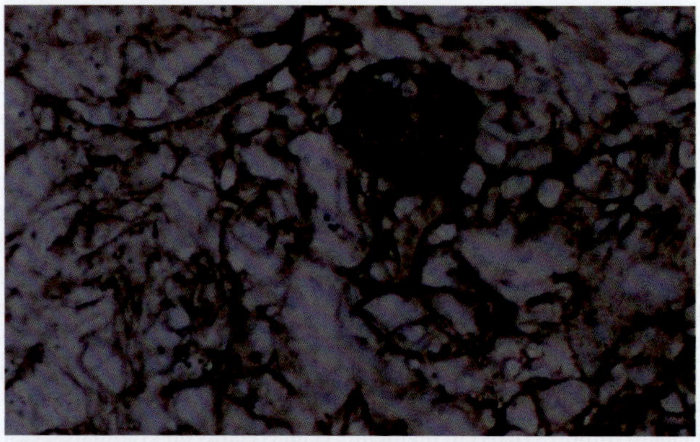

■ **Figura 125.7** Positividade para o marcador CD10 ao exame imunohistoquímico (400 x).

■ SARCOMA EPITELIOIDE

Introdução

O sarcoma epitelioide (SE) foi descrito inicialmente por Enzinger, em 1970, como tipo raro de sarcoma cutâneo com citomorfologia epitelioide e predominante associado a alterações dos cromossomas 8 e 22. Frequentemente, o SE tem origem subcutânea; às vezes, tem origem dérmica, na fáscia profunda ou no tecido tenossinovial.[39]

Aspectos clínicos

Clinicamente, desenvolve-se nas extremidades distais de adultos jovens como um nódulo indolor, subcutâneo, com consistência firme, de crescimento lento[39] (Figura 125.8).

Histologia

O tumor é composto por múltiplos nódulos de células epitelioides, poligonais e fusiformes com citoplasma eosinofílico e pleomorfismo variável. As mitoses são raras e células gigantes são vistas ocasionalmente. No centro desses nódulos, observa-se necrose focal produzindo uma aparência de um processo granulomatoso. Alguns casos exibem degeneração fibrinoide ou mixoide discretas, embora esse achado possa ser proeminente em certos tumores. Na periferia desses nódulos, as células neoplásicas tendem a ser mais fusiformes. Frequentemente, são observadas invasões perineural e vascular. A variante fibromassímile, caracterizada por feixes de células fusiformes com pouca ou nenhuma necrose, pode estar presente em algumas lesões.[40,41] Em casos excepcionais, podemos encontrar um padrão angiomatoide ou formação de tecido ósseo heterotópico.[41,42] O tipo proximal do sarcoma epitelioide é caracterizado por padrão de crescimento difuso, com predomínio de células epitelioides, elevado índice mitótico e frequentes células rabdoides. A necrose é achado menos comum do que no tipo ordinário. As células exibem perfil imunohistoquímico positivo para vimentina, citoqueratina e EMA em mais de 90% dos casos e positividade para CD34 em cerca de 60% das lesões.[43-45] Actina de músculo liso também é frequentemente positive no tumor. Ambas as formas do sarcoma epitelioide exibem perda da expressão nuclear do INI1 em mais de 90% dos casos, auxiliando no diagnóstico diferencial com outras neoplasias.[43,46]

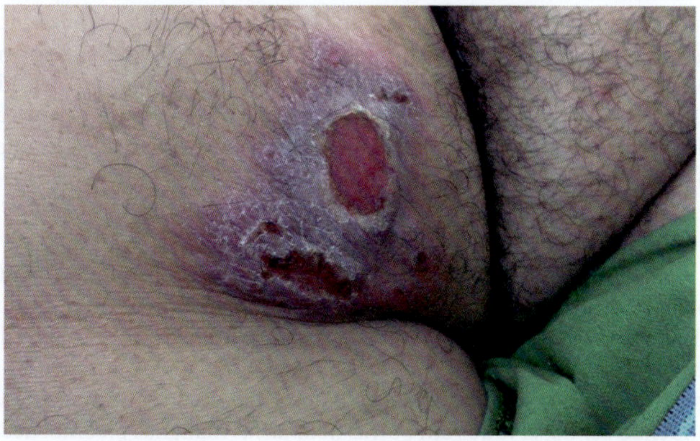

■ **Figura 125.8** Sarcoma epitelioide, região nádega, como placa infiltrada e ulcerada.

Tratamento

A terapêutica do sarcoma epitelioide é cirúrgica, com margens de segurança maior que 1 cm; seguida de radioterapia adjuvante. É um tumor frequentemente multifocal, com taxas de recidiva que podem atingir os 50% e taxas de metastização de 40%, sendo que as metástases podem aparecer até 20 anos depois do diagnóstico inicial; a metastização pleuropulmonar é a mais frequente, mas também pode existir envolvimento dos gânglios linfáticos e cerebral. A sobrevida aos 5 anos é de aproximadamente 60% a 70%.[39]

■ HISTIOSSARCOMA

Introdução

O sarcoma histiocítico (SH), termo usado por Mather e colaboradores, para histiossarcoma,[47] é também conhecido como linfoma histiocítico verdadeiro. É uma neoplasia maligna muito rara de causa desconhecida.

Aspecto clínico e patogênese

Classificada em histiocitose não Langerhans, ocorre esporadicamente ou junto com outras doenças hematológicas.[47] Não há preferências de idade ou sexo para SH, nem há evidências de fatores de risco genéticos ou ambientais. SH é uma doença pouco conhecida, apesar dos avanços em imunologia e biologia molecular, pois há poucos casos relatados.[48]

Pode ser uma doença unifocal ou sistêmica, com manifestações clínicas inespecíficas. Os tecidos afetados podem ser linfonodos ou tecidos extranodais, destacando-se a pele, intestino e outros tecidos moles.[49]

Para confirmação diagnóstica, se faz necessária a exclusão de doenças como a histiocitose de células de Langerhans, sarcoma de células dendríticas, linfomas não Hodgkin (anaplásico e difuso de grandes células B), os carcinomas pouco diferenciados e melanoma. Um estudo analítico bioquímico-hematológico, morfológico e imunohistoquímico de uma amostra de tecido afetado (preferível biópsia excisional) e exames radiológicos.

Tratamento

Embora não haja nenhum protocolo de tratamento específico, a tendência é realizar cirurgia para a doença unifocal, radioterapia adjuvante opcional, quimioterapia ou espera vigilante com controles clínicos e radiográficos periódicos.[48] Em casos sistêmicos, a quimioterapia escolhida é semelhante à utilizada em linfomas agressivos, por exemplo, associação de ciclofosfamida-doxorrubicina-vincristina-prednisona (CHOP). Outras opções são novas drogas biológicas, inscrição em ensaios clínicos ou uso compassivo de drogas. O prognóstico parece ser pior para formas sistêmicas ou uniformes grandes e recorrentes.[49]

SH é uma doença pouco comum e estudada, com diagnóstico e gerenciamento complexos.

Não há consenso para o tratamento, geralmente optando por cirurgia em casos unifocais e quimioterapia em sistêmico.[48,49]

■ NEUROFIBROSSARCOMA

Aspectos clínicos

Neurofibrossarcoma (NFSC) é um tumor maligno da bainha do nervo periférico, muito raro, que incide em 0,001% na população geral.[50] Ocorre igualmente em ambos os sexos e em todas as faixas etárias. Tem maior frequência nas extremidades.[50]

Pode surgir independentemente ou em associação com neurofibromatose (NF1, doença de Von Recklinghausen) por degeneração sarcomatosa dos neurofibromas.[51] Nesses pacientes, a incidência é significativamente elevada, cerca de 50% dos casos de NFSC ocorrem em pacientes com NF1.[51] A natureza maligna desse tumor foi inicialmente apontada por Brasfield e DasGupta, que encontraram uma taxa de sobrevivência de 49,4% em 5 anos em 132 casos de neurofibrossarcoma solitário, com alta taxa de recorrência.[52]

Compreende apenas 5% de todos os sarcomas de tecidos moles.[50,51]

Dor, déficit neurológico e aumento de tamanho de uma lesão preexistente indicam suspeita. Embora a agressividade dessa neoplasia possa variar amplamente, a taxa de mortalidade geral é alta, aproximando-se de 90% quando relacionada à degeneração sarcomatosa na neurofibromatose.[51]

Histologia

Histologicamente, caracteriza-se por feixes entrelaçantes de células fusiformes com citoplasma escasso e pálido e núcleo hipercromático, ondulado e com pleomorfismo variável. Áreas mixoides podem ser predominantes na neoplasia.[55] O grau de pleomorfismo e atividade mitótica são variáveis entre os tumores, porém se correlacionam com o grau destes.[56] Espirais perivasculares e nódulos hialinos formados pelas células neoplásicas também são achados típicos. Paliçada nuclear como vista nos schwannomas estão raramente presentes. Apenas 50% desses tumores são S100 positivos, e a sua negatividade está associada a um pior prognóstico. Diferenciação heteróloga está presente em cerca de 15% dos "NFSC", mais frequentemente diferenciação osteo e condrossarcomatosas.[57] Elementos rabdiomioblásticos podem estar presentes e o tumor é classificado como tumor de Triton maligno. A variante de células epitelioides corresponde a uma proporção menor das neoplasias que, além daqueles achados morfológicos semelhantes à forma convencional, exibem áreas constituídas por células arredondadas ou ovais de citoplasma eosinofílico e dispostas, às vezes, em arranjo trabecular. Tem maior frequência de positividade para S100 comparados aos NFSC convencionais.[57]

Tratamento

Essencialmente cirúrgico e requer excisão local ampla com margens claras e radioterapia adjuvante. Em algumas circunstâncias, especialmente em casos de localização intracraniana, pode haver complicações graves. Ao contrário dos tumores benignos de origem neural, neurofibrossarcomas não são bem-encapsulados, e a excisão requer sacrifício do nervo.[53] Pela natureza da sua origem intraneural e extensão perineural, a lesão, muitas vezes, atravessa vários compartimentos e exige a amputação do membro comprometido.[53] Podem ocorrer metástases por via hematogênica, tornando o prognóstico grave.

A evolução desse tumor varia de "uma alta propensão para recorrência local e baixa incidência de metástases" para "tumor altamente maligno e frequentemente letal".[54] Como todos os sarcomas altamente malignos, mesmo quando o controle local é realizado, são frequentes metástases pulmonares nos primeiros 2 anos, enfatizando a natureza sistêmica dessas neoplasias.[53,54]

■ LIPOSSARCOMA

Introdução

É o sarcoma de tecido mole mais comum em adultos,[58] correspondendo a cerca de 20% de todos os tumores malignos mesenquimais[59] e, ao contrário do que se pensa, não tem origem de lipomas preexistentes.

Os lipossarcomas que surgem na derme ou no tecido celular subcutâneo são chamados de superficiais, sendo bem raros e localizam-se com mais frequência na coxa e dorso,[58,60] com maior incidência no sexo masculino.

Aspectos clínicos

Clinicamente, apresentam-se como tumorações que podem atingir mais de 10 cm de diâmetro.

Seu comportamento depende do tipo histológico e da profundidade, tumores que se estendem até a fáscia muscular e musculoesquelético apresentam maior risco de recidiva e metástase.[60]

Histologia

Existem cinco tipos histológicos: bem diferenciado, indiferenciado, mixoide, célula redonda e pleomórfico[58] sendo este último, o mais raro[61] e o primeiro o tipo histológico mais frequente.[59] Os lipossarcomas podem exibir mais ou menos semelhança com o tecido adiposo normal (Figura 125.9). Na variante lipomassímile, as atipias citológicas são discretas a moderadas com presença de raros lipoblastos. Lesões dérmicas puras deste subtipo são ocasionalmente vistas.[62,63] O subtipo esclerosante está sempre profundamente localizado e se constitui de tecido colagenoso esclerótico variável contendo células multinucleadas bizarras frequentes e raros lipoblastos.[64] A variante de células fusiformes exibe fascículos curtos ou redemoinhos de células alongadas e eosinofílicas com atipia citológica leve a moderada e frequentemente tem escasso componente adipocítico. O lipossarcoma desdiferenciado se caracteriza por um lipossarcoma bem-diferenciado exibindo transição abrupta ou não para um sarcoma não lipogênico de alto grau.[65,66] O tipo mixoide do lipossarcoma é composto por células fusiformes ou estreladas bastante uniformes com pequenos vacúolos dispostas em uma matriz mixoide rica em mucopolissacarídeos.[67]

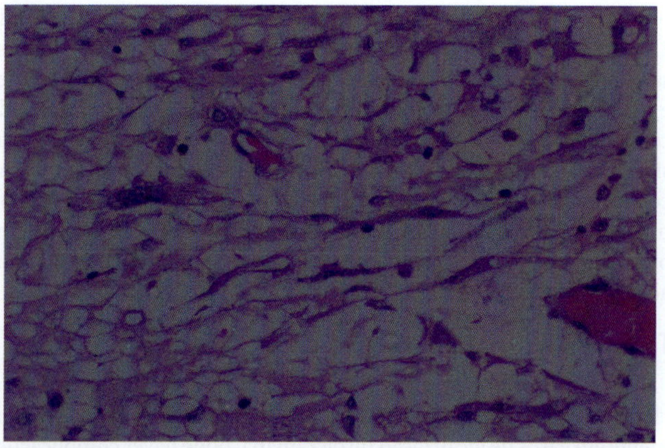

■ **Figura 125.9** Lipossarcoma bem diferenciado com estroma focalmente mixoide.

Tratamento

A cirurgia ampla é sempre a primeira opção a ser considerada. Quimioterapia e radioterapia devem ser consideradas em tumores profundos e inoperáveis.[58,60]

■ MIXOFIBROSSARCOMA (MIXOSSARCOMA)

Introdução

O mixossarcoma, também chamado "mixofibrossarcoma", anteriormente conhecido como "histiocitoma fibroso maligno", variante mixoide, é um dos mais comuns sarcomas de partes moles que comprometem as extremidades de pessoas idosas, respondendo por 20% destes.[68,69]

Aspectos clínicos

Apresenta-se como lesão nodular ou tumoral frequentemente indolor de crescimento lento, mais predominante nos membros inferiores, e raramente incide no tronco, cabeça e pescoço. Cerca de dois terços se desenvolvem na derme e subcutâneo e o restante na fáscia e músculos esqueléticos. Apresenta ainda alta capacidade de recidiva local, provavelmente pela dificuldade de obter margens livres à cirurgia.[68,69]

Histologia

Histologicamente, sua aparência varia de lesões hipocelulares, marcadamente mixoides e de baixo grau até tumores altamente celulares, pleomórficos e com alteração mixoide focal. As células neoplásicas podem ser estreladas a fusiformes com variável pleomorfismo. Todos os tumores exibem padrão de crescimento nodular com vasos de paredes finas e curvilíneas, além dos focos mixoides. Células epitelioides podem ser proeminentes, principalmente nos tumores de alto grau. As células tumorais têm achados ultraestruturais de fibroblastos e miofibroblastos, corando-se pela vimetina e apenas raramente por actina.[70]

■ LEIMIOSSSARCOMA

Introdução

Os leiomiossarcomas são tumores malignos raros, com comportamento agressivo que se originam de tecido muscular liso.[71] Podem ser dérmicos ou subcutâneos, os primeiros têm origem no músculo piloeretor e os subcutâneos no músculo liso da parede dos vasos do tecido celular subcutâneo.[71,72]

Aspectos clínicos

Clinicamente, surgem como nódulos dolorosos, sendo os subcutâneos maiores que os dérmicos, provavelmente por serem diagnosticados mais tardiamente. Os leiomiossarcomas dérmicos são mais frequentes entre a 5ª e a 7ª décadas de vida e ocorrem com mais frequência nas extremidades, têm predileção para o sexo masculino, apresentam curso indolente e, embora possa ocorrer recidiva local, metástases são raras, apresentando um prognóstico melhor.[73] Os leiomiossarcomas subcutâneos acometem pacientes entre 50 e 80 anos, sem predileção entre os sexos, atingem tamanhos maiores e apresentam uma taxa de recidiva maior (aproximadamente 50% a 70%) com metástase em 30% a 60% dos casos.[72]

Histologia

Os leiomiossarcomas cutâneos se apresentam como lesões maldefinidas e infiltrativas em contraste aos subcutâneos cuja aparência é nodular mais bem-circunscrita. Ambos são constituídos por feixes entrelaçados de células musculares lisas fusiformes com citoplasma eosinofílico e núcleos charutoides, frequentemente vesiculares. Paliçada nuclear não é infrequente. Pleomorfismo celular acentuado, necrose e hemorragia são achados mais comumentemente observados na variante subcutânea.[75] Quando o pleomorfismo estiver presente em um tumor dérmico, deve ser afastada a possibilidade de leiomiossarcoma metastático notadamente do útero.[76,77] Aqueles tumores primários com pleomorfismo acentuado geralmente são mais agressivos.[78] Os subtipos cutâneo e subcutâneo podem, em raros casos, exibir fenótipo predominantemente epitelioide ou de células granulares, ou estroma com intensa desmoplasia. A variante subcutânea pode apresentar alterações mixoides, hialinização, células gigantes do tipo osteoclasto ou proeminente infiltrado inflamatório. Pelo estudo imunohistoquímico, a maioria dos tumores mostra positividade para desmina, calponina, actina de músculo liso, além de relatos de casos positivos para citoqueratina (Figuras 125.10 e 125.11).

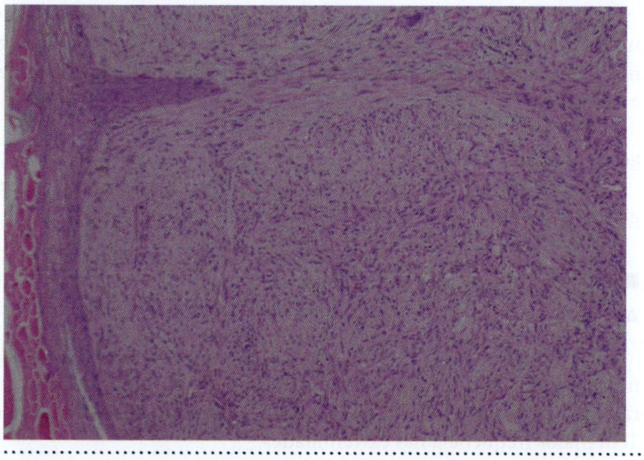

■ **Figura 125.10** Leiomiossarcoma: células fusiformes atípicas infiltrando a derme (HE, 400 x).

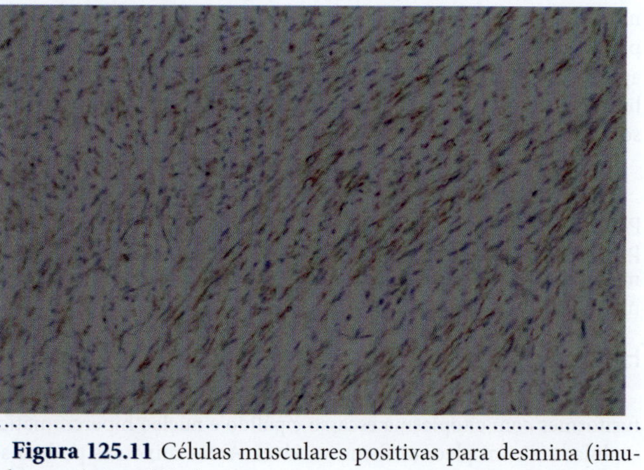

■ **Figura 125.11** Células musculares positivas para desmina (imunohistoquímica, 400 x).

O **tratamento** deve ser cirúrgico, havendo discussão sobre a margem indicada, sendo consenso que não deve ser inferior a 1 cm.[72,73] A cirurgia micrográfica de Mohs é bem-indicada, uma vez que está associada a menores taxas de recidivas.[72]

ANGIOSSARCOMA

Introdução

Os angiossarcomas são tumores malignos de origem endotelial, raros, constituindo 2% de todos os sarcomas de tecidos moles.[79,80] São agressivos com uma sobrevida média de 30 meses.[79]

Patogênese

A maioria dos casos (50% a 60%) de angiossarcomas cutâneos surge espontaneamente[81] e ocorre no couro cabeludo ou na face de idosos, embora possa se desenvolver em áreas irradiadas[79,80] ou de linfedema crônico.[81,83] Outro fator de risco para o desenvolvimento desses tumores é a exposição, geralmente ocupacional, a algumas substâncias como cloreto de vinil, causa bem-documentada de angiossacoma hepático, dióxido de tório, arsênio e esteroides anabolizantes. Há relatos de angiossarcomas associados a corpos estranhos como compressas incidentalmente deixadas no abdome, associadas a próteses vasculares e ortopédica e a tofo gotoso.[81,83] Síndromes familiares como neurofibromatose, síndrome de Maffucci e de Klippel-Trenaunay também foram descritas em associação com angiossarcomas.[80]

Aspectos clínicos

Clinicamente, iniciam-se com uma mancha ou uma placa eritemato-violácea maldelimitada. Surgem pápulas purpúricas multifocais, que podem crescer, ulcerar e levar a sangramento. Tumores acima de 5 cm têm pior prognóstico. Os angiossarcomas associados à radioterapia têm um pico de incidência 5 a 10 anos após a irradiação.[82]

Histologia

Histologicamente, os angiossarcomas se caracterizam por massas dérmicas infiltrativas maldefinidas constituídas por canais vasculares anastomosantes de calibres variáveis. As células endoteliais são tipicamente pleomórficas e mitoticamente ativas, podendo formar papilas ou ninhos sólidos ocluindo o lúmen vascular (Figura 125.12). Os vasos proliferados tendem a se ramificar através da derme dissecando as fibras colágenas. Alguns tumores exibem um padrão predominantemente epitelioide, ou pode exibir arranjos sólido, de células fusiformes ou indiferenciado. Nesses casos, o estudo imunohistoquímico é extremamente útil, as células corando para CD31 (Figura 125.13), CD34 e FLI-1.[81]

Tratamento

O tratamento de escolha é a ressecção cirúrgica ampla,[79] porém a recidiva local é frequente, bem como metástases à distância mais comumente para pulmões, fígado, linfonodos e baço.[81]

Os principais fatores prognósticos são: tamanho do tumor; profundidade da invasão; índice mitótico; margens cirúrgicas; recidiva local; e metástases.[81]

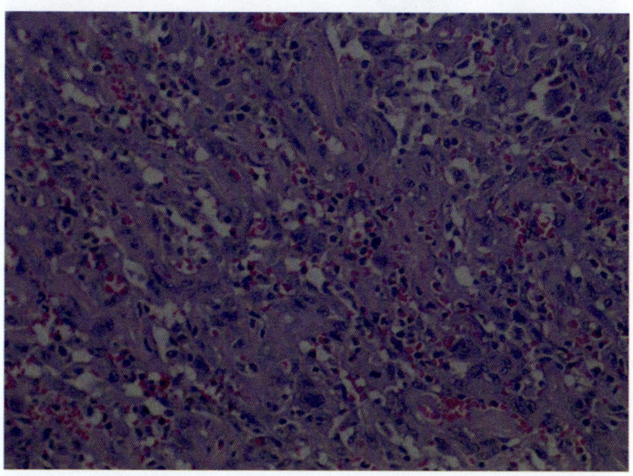

Figura 125.12 Angiossarcoma infiltrando o colágeno dérmico (HE, 400 x).

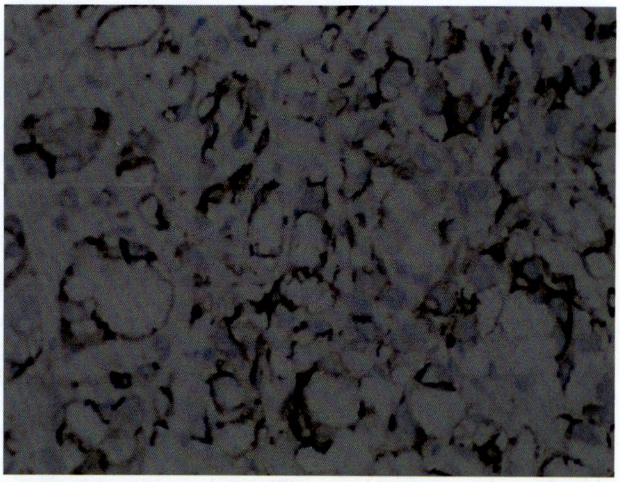

Figura 125.13 Imunohistoquímica positiva para CD31 (400 x).

LINFANGIOSSARCOMA

Introdução

É um tumor maligno originário de células endoteliais, que se desenvolve em áreas de estase linfática, fazendo parte do grupo dos angiossarcomas. São mais frequentes em pacientes com câncer de mama submetidas à mastectomia radical com esvaziamento axilar, que cursam com linfedema crônico, condição conhecida como síndrome de Stewart-Treves.[87] Outras causas de linfedema crônico como filariose, síndrome de Milroy, linfedema traumático, idiopático ou congênito já foram descritas associados ao linfangiossacoma.[84]

Aspectos clínicos

Clinicamente, apresenta-se como uma placa, pápula ou nódulo purpúrico, em áreas de linfedema crônico. Noventa por cento dos casos ocorrem nos membros superiores, surgindo entre 10 e 15 anos após a mastectomia radical,[85] porém há casos descritos em outras regiões como membros inferiores, parede abdominal e couro cabeludo.[86,88,89]

Tratamento

O tratamento de escolha é o cirúrgico, sendo a amputação do membro preferida à excisão ampla, porém se houver metástase à distância o tratamento cirúrgico é apenas paliativo.

O prognóstico é ruim, o tumor apresenta alto risco de recidiva local e metástase à distância, com sobrevida de 2,5 anos após o diagnóstico. Pode cursar com erisipela recorrente e trombose venosa profunda.[85]

SARCOMA DE KAPOSI

Introdução

O sarcoma de Kaposi (SK) é uma neoplasia maligna endotelial, considerada rara até a epidemia da Aids.[90] Foi descrito pela primeira vez, em 1872, por Moritz Kaposi como "sarcoma pigmentado, múltiplo e idiopático da pele". A partir de 1980, sua frequência aumentou, em virtude dos casos associados à Aids, sendo considerada a única neoplasia maligna marcadora da doença.[91]

Aspectos clínicos

São reconhecidas quatro formas clínicas: clássica; endêmica; epidêmica; e iatrogênica, todas associadas ao vírus herpes 8 (HHV-8). Chang e colaboradores, em 1994, identificaram sequências de DNA de um novo vírus herpes-like, denominando vírus associado ao sarcoma de Kaposi (KSHV) ou herpes-vírus humano tipo 8 (HHV-8) em biópsias de lesões de SK, posteriormente outros trabalhos demonstraram sequências e transcritos do HHV-8 nas células endoteliais e fusiformes de todas as formas de SK.[92-97] A transmissão sexual e oral são consideradas as formas mais comuns de propagação do HHV-8.[98,99]

- **Sarcoma de Kaposi clássico**: é mais frequente em homens brancos, após os 60 anos, descendentes de europeus. Tem curso lento e indolente. Surge como máculas violáceas, purpúricas que coalescem formando placas e/ou nódulos. Aparece inicialmente nas extremidades, mãos e pés (Figura 125.14), progredindo para os braços e pernas. Linfedema está presente e pode preceder o aparecimento das lesões. Não raro, associa-se a eczema de estase, ulceração e sangramento. Além da pele, a mucosa oral e o aparelho digestivo podem ser acometidos em 10% dos casos e, mais raramente, os pulmões, coração, conjuntivas, suprarrenais, linfonodos abdominais e ossos.
- **Sarcoma de Kaposi endêmico**: ocorre na África, porém seu comportamento depende da faixa etária acometida, sendo possível reconhecer dois subtipos. O subtipo que ocorre em adultos de 25 a 50 anos, residentes na África tropical, tem apenas agressividade local e clinicamente se caracteriza por nódulos e tumores vasculares nas extremidades, enquanto o SK endêmico que acomete crianças com menos de 10 anos, cursa com linfadenopatia generalizada, sendo também conhecido como SK linfadenopático africano, com prognóstico ruim e evolução fatal em até 2 anos.
- **Sarcoma de Kaposi associado a Aids**: forma de SK conhecida como epidêmica, muito frequente na década de 1980, em pacientes no sexo masculino, homo ou bissexuais, com Aids. Com a introdução da terapia antirretroviral para Aids, houve redução da frequência de SK, uma vez que o tratamento inibe a replicação do HIV e restaura a resposta imunitária natural, acarretando redução da carga viral e aumento do número de linfócitos CD4 associando-se à regressão das lesões de SK. O quadro clínico se caracteriza pelo surgimento de máculas purpúricas disseminadas, que evoluem rapidamente para pápulas, placas e nódulos (Figura 125.15), inclusive com acometimento de mucosas, vísceras e linfonodos. Apresenta evolução grave, porém, na maioria dos casos, responde bem à terapia antirretroviral que inibe o aparecimento de novas lesões e induz a regressão de lesões cutaneomucosas e viscerais.

Sarcoma de Kaposi iatrogênico: ocorre em pacientes imunodeprimidos, transplantados de órgãos sólidos, portadores de neoplasias malignas e doenças autoimunes em uso de imunossupressores. Clinicamente, é bem semelhante ao SK clássico.

Os principais diagnósticos diferenciais do SK são: angiomatose bacilar; granuloma piogênico; hemangioma; melanoma; dermatofibroma; linfoma cutâneo; líquen plano; e farmacodermia.

Histologia

Lesões cutâneas iniciais são incaracterísticas e apresentam-se como proliferação vascular sutil. No estágio de mancha, os espaços vasculares estão aumentados em número, de formatos irregulares e podem dissecar as fibras de colágeno da derme reticular superior.[102,103] A proliferação vascular é frequentemente perivascular e perianexial. As células endoteliais delimitando esses espaços são achatadas ou ovaladas, com atipias discretas. Uma mistura de esparsos linfócitos e plasmócitos, além de eritrócitos extravasados e depósitos de hemossiderina ao redor de estruturas vasculares, pode ser visualizada (Figura 125.16). No estágio em placa, todas as características semelhantes ao estágio anterior apresentam-se de forma exuberante: há uma angioproliferação mais intensa com espaços vasculares irregulares, infiltrado inflamatório denso com siderófagos numerosos e corpos hialinos representando hemácias destruídas são frequentes. O estágio nodular é caracterizado por nódulos bem-definidos de fascículos entrelaçados de células fusiformes com atipias leves e espaços vasculares estreitos numerosos contendo hemácias. Perifericamente, observam-se vasos sanguíneos ectásicos. As mitoses são frequentes, bem como os glóbulos hialinos. Aos estudo imunohistoquímico, as células neoplásicas são positivas para CD34, CD31 e FLI-1, sendo negativas para fator VIII.[102-106] Nos casos mais difíceis, pode ser realizada imunohistoquímica para detecção do antígeno LANA-1 do HHV-8, sendo um método confiável e com boa relação custo-benefício.[97]

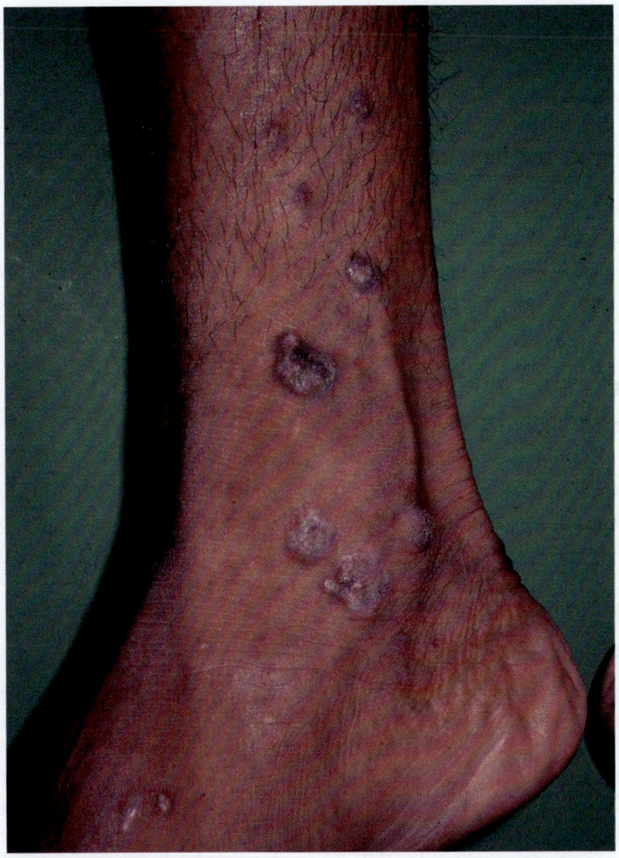

Figura 125.14 Sarcoma de Kaposi clássico.
Fonte: Cortesia do prof. Edilson Egito.

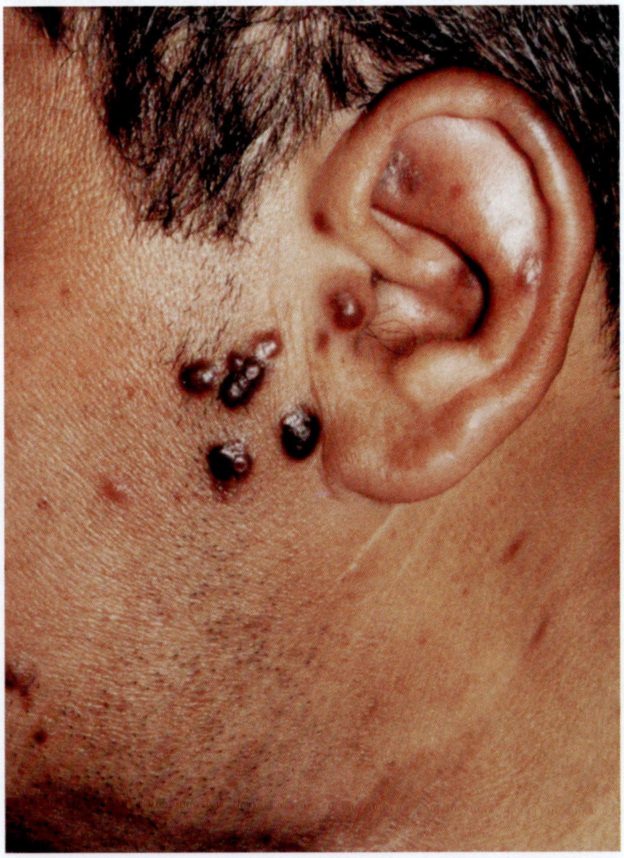

Figura 125.15 Sarcoma de Kaposi em paciente com Aids.
Fonte: Cortesia do prof. Edilson Egito.

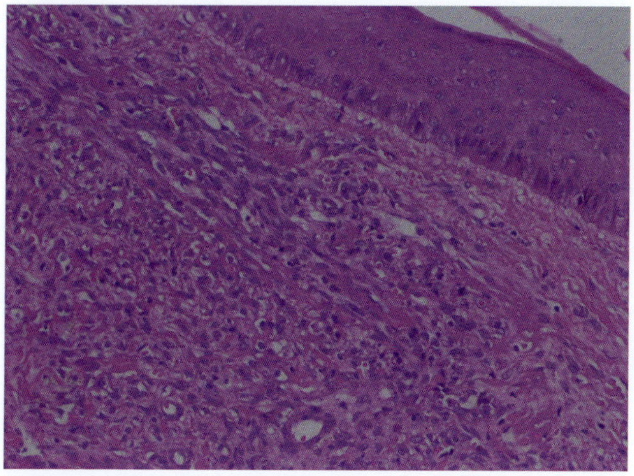

■ **Figura 125.16** Sarcoma de Kaposi: proliferação capilar vascular infiltrando a derme superficial (HE 400 x).

Tratamento

O tratamento deve ser individualizado e planejado de acordo com a extensão, acometimento visceral, associação à Aids ou a outra causa de imunodepressão. Nas lesões localizadas, pode ser realizada excisão cirúrgica, criocirurgia, laser, radioterapia e infiltração intralesional de quimioterápicos, havendo lesões cutâneas múltiplas e/ou envolvimento visceral, indica-se quimioterapia sistêmica, com melhores respostas documentadas com doxirrubicina lipossomal, vinca alcaloides, etoposide e interferon alfa-2, embora não exista padrão-ouro.[100] Em pacientes com SK e Aids, a resposta é melhor com a associação da quimioterapia aos antirretrovirais.[101]

■ CARCINOMA DE CÉLULAS DE MERKEL (CCM)

Introdução

Também chamado de Mekeloma, foi descrito pela primeira vez, em 1972, como carcinoma Trabecular da pele,[107,109] tumoração rara que atinge predominantemente as áreas fotoexpostas de pessoas idosas acima de 65 anos, com fototipo baixo, porém pode atingir os mais jovens, o que está associado com imunossupressão (transplantados, Aids e linfoma). Tem uma alta taxa de recidiva local de 22% a 35% e de metástase ganglionar de 26% a 60%. Nas últimas duas décadas, vimos aumentar muito o diagnóstico dessa doença, em parte pela acurácia no diagnóstico pelas técnicas de imunohistoquímica e, em outra, pelo envelhecimento populacional.[107-109]

Patogênese

A patogênese permanece incerta, mas evidências graças à genômica tumoral, microscopia eletrônica e imunohistoquímica remetem à origem celular as células de Merkel localizadas na camada basal da epiderme e folículos pilosos. Contudo, é bom salientar que isso é apenas uma hipótese, e outra possibilidade como seria a origem a partir de *stem cell* pluripotentes que se diferenciariam em células neuroendócrinas na transformação maligna. O papel da radiação solar está bem-marcado pela evidência clínica, em que observamos predominantemente tumores em áreas fotoexpostas, cerca de 80% acontece na região da cabeça e membros,[108,109] e ainda há um aumento do risco, em torno de seis vezes, para os pacientes que fazem uso de puva.[110] Outro ponto de destaque na patogênese do CCM é a participação do polyoma vírus (MCPyV), da família *Polyomaviridae*, um vírus de DNA dupla hélice, com três regiões, sendo duas codificantes e uma reguladora não codificante,[108] cuja presença no material tumoral chega a 80%.[108]

Aspectos clínicos

Não há um aspecto clínico característico, o que pode confundi-lo com muitas tumorações, por exemplo, dos CBC, CEC, melanoma amelanótico, granuloma piogênico, cistos epidérmicos e outros (Figura 125.17). Um nódulo dérmico ou subcutâneo da cor da pele ou avermelhado com crescimento rápido em pessoas idosas deve servir de alerta.[108-110]

Histopatologia

Histologicamente, o tumor está localizado primariamente na derme com frequente extensão ao tecido adiposo subcutâneo. Contudo, em até 10% dos casos há uma disseminação intraepidérmica.[111] Três variantes histológicas são bem reconhecidas: trabecular; intermediária; e de pequenas células. O padrão trabecular é o menos comum e se caracteriza por faixas delicadas de células uniformes com frequente amoldamento nuclear entre si; a variante intermediária é o padrão mais comum e está constituída por nódulos ou lençóis difusos de células tumorais basofílicas com núcleo vesicular com nucléolo inconspícuo, sendo frequentes o amoldamento nuclear e focos de necrose (Figura 125.18); o tipo histológico de pequenas células exibe núcleo tipo *oat-cell* hipercromático com marcado artefato de esmagamento, à semelhança do carcinoma de pequenas células do pulmão. Em todos esses tipos histológicos, a atividade mitótica é marcada e são frequentes os achados de invasões vasculares sanguínea e linfática. Achados histológicos adversos incluem tamanho e espessura tumorais maiores do que 5 mm, padrão infiltrativo difuso, invasão do subcutâneo e estruturas profundas e invasão angiolinfática.[112-114] Na imunohistoquímica, as células neoplásicas exibem marcadores epiteliais e neuroendócrinos, caracteristicamente CK20 positivos em padrão paranuclear (*dot-like*) (Figura 125.19). TTF-1 e CK7 são negativos, o que auxilia na distinção entre uma eventual metástase cutânea de carcinoma pulmonar.[115-117]

Estadiamento

Uma vez fechado o diagnóstico de CCM, é necessário o estadiamento da doença; para tanto, os dados do tamanho tumoral, presença de comprometimento ganglionar e ou doença sistêmica são fundamentais, para uma abordagem terapêutica e prognóstica.[108,110] Exames complementares são importantes como TC de tórax, abdome e crânio quando a tumoração é na cabeça e pescoço. TC por emissão de pósitrons (PET-CT) e RNM são avaliadas caso a caso.[110] A pesquisa do gânglio sentinela tem fundamental importância, sobretudo prognóstica, pois a presença de células tumorais nos gânglios altera negativamente o prognóstico[108,110] (Tabelas 125.1, 125.2, 125.3 e 125.4).

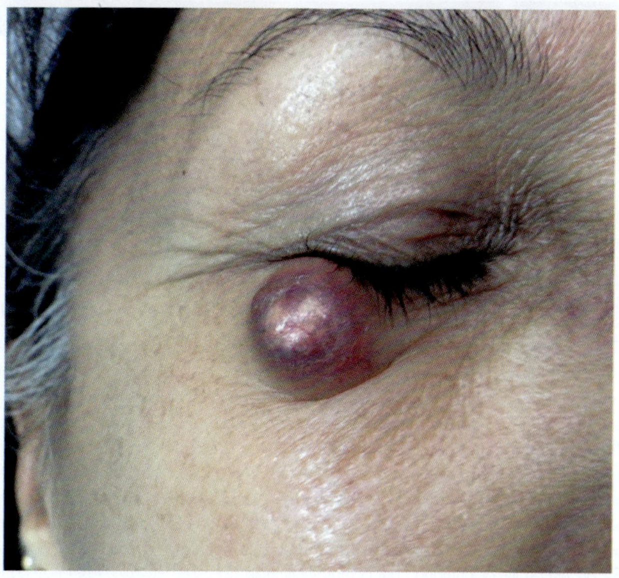

■ **Figura 125.17** Carcinoma de células de Merkel.

Fonte: Cortesia do prof. Mohamed Azzouz.

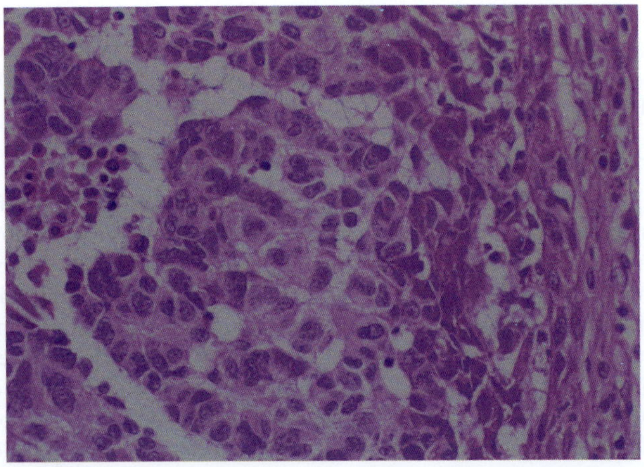

■ **Figura 125.18** Células tumorais basofílicas com amoldamento nuclear (HE, 400 x).

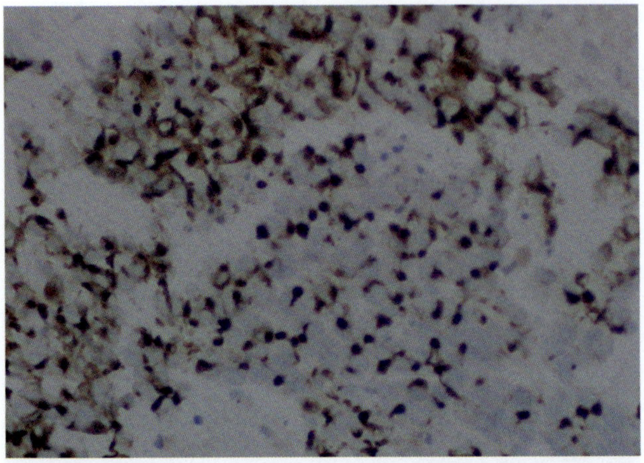

■ **Figura 125.19** Imunohistoquímica positiva para CK20 em *dot* paranuclear (400 x).

Sistema de estadiamento TNM

Tabelas – Sistema de Estadiamento TNM do carcinoma de células de Merkel.

Tabela 125.1 Estadiamento conforme o tamanho do tumor.

T	Tumor primário
TX	Tumor primário não pode ser detectado
TX T0	Sem evidência do tumor primário (p. ex., doença ganglionar/ metastática sem tumor primário associado)
Tis	Tumor primário *in situ*
T1	Tumor primário ≤ 2 cm
T2	2 cm ≥ tumor primário ≤ 5 cm
T3	Tumor primário ≥ 5 cm
T4	Tumor primário atinge o osso, músculo, fáscia ou cartilagem

Tabela 125.2 Estadiamento conforme a presença de comprometimento ganglionar.

N	Gânglios regionais
NX	Gânglios regionais não podem ser avaliados
N0	Sem metástases ganglionares
cN0	Sem gânglios palpáveis (exame anatomopatológico não realizado)
pN0	Gânglios negativos ao exame anatomopatológico
N1	Gânglios regionais com metástases
N1a	Micrometástases
N1b	Macrometástases
N2	Metástase em trânsito

Tabela 125.3 Estadiamento conforme a presença de doença sistêmica.

M	Metástase a distância
M0	Sem metástases a distância
M1	Metástases a distância
M1a	Metástases cutâneas no tecido subcutâneo ou gânglios linfáticos distantes
M1b	Metástases pulmonares
M1c	Metastização para outros órgãos

Tabela 125.4 Estadiamento e taxa de sobrevida.

Estádio	TNM	Taxa de sobrevida
0	Tis N0 M0	100% em 5 anos
I A	T1 pN0 M0	81% em 5 anos
I B	T1 cN0 M0	81% em 5 anos
II A	T2/T3 pN0 M0	81% em 5 anos
II B	T2/T3 cN0 M0	81% em 5 anos
II C	T4 N0 M0	81% em 5 anos
III A	Qualquer T N1a M0	52% em 5 anos
III B	Qualquer T cN1/N1b/N2 M0	52% em 5 anos
IV	Qualquer T Qualquer N M-	11% em 2 anos

cTNM corresponde à classificação clínica, pTNM à classificação patológica. I – Micrometástases (N1a) são definidas como células tumorais isoladas no gânglio linfático. As micrometástases são diagnosticadas após biópsia do gânglio sentinela ou linfadenectomia eletiva. II – Macrometástases são definidas, do ponto de vista clínico, como metástases ganglionares detectáveis também dessa perspectiva e confirmadas histologicamente. III – Metástases em trânsito: lesões tumorais distintas do tumor primário e localizadas entre a lesão primária e os gânglios linfáticos regionais ou distante da lesão primária. IV – Pacientes com carcinoma de células de Merkel sem evidência de metástases ganglionares ou a distância são divididos em dois estádios: estádio I se tumor primário ≤ 2 cm de tamanho e estádio II se tumor primário ultrapassa os 2 cm. Posteriormente, os estádios I e II são divididos em subestádios A e B consoante o método de avaliação ganglionar. Estádio II tem um subestádio adicional (IIC) para os tumores com invasão extracutânea (T4) e atingimento ganglionar negativo, independentemente de esse *status* ganglionar ter sido determinado clínica ou histologicamente. O estádio III é também dividido em categoria A e B para os pacientes com atingimento ganglionar microscópico ou clinicamente oculto (IIIA) e gânglios macroscopicamente atingidos (IIIB). O estádio IV não apresenta subgrupos. Em resumo, podemos descrever o estádio da doença de seguinte maneira:[110] Estádio I: Tumor primário ≤ 2cm, sem evidência de comprometimento ganglionar; Estádio II: Tumor primário > 2 cm (T2 ou T3) ou tumor primário com comprometimento do osso, músculo, fáscia ou cartilagem (T4); Estádio III: Qualquer tumor primário com comprometimento ganglionar regional e Estádio IV: Metástases além dos gânglios linfáticos regionais, independentemente do tipo de tumor primário e do comprometimento ganglionar.

Fonte: Adaptada de American Joint Commitee on Cancer (AJCC) 2010. Cancer Staging Manual, Seventh Edition, Springer New.[110]

Tratamento

O tratamento do CCM tem como primeira opção a cirurgia com margens de 1 a 2 cm, ou a cirurgia micrográfica. Na positividade do gânglio sentinela, estão indicados o esvaziamento ganglionar e a radioterapia complementar. A radioterapia também pode ser indicada no controle local da doença quando não é possível obter margens livres.[107-110]

Referências bibliográficas

1. Bogucki B, Neuhaus I, Hurst E. Dermatofibrosarcoma protuberans: a review of the literature. Dermatol Surg 2012;38:537-51.
2. Bhambri S, Desai A, Del Rosso JQ, Mobini N. Dermatofibrosarcoma protuberans: a case report and review of the literature. J Clin Aesthet Derm 2008;1:34-6.
3. Loghdey MS, Varma S, Rajpara SM, Al-Rawi H et al. Mohs micrographic surgery for dermatofibrosarcoma protubernas (DFSP): a single-centre series of 76 patients treated by frozen-section Mohs Micrographic Surgery with a review of the literature. J Plast Reconstr Aesthet Surg 2014;67:1315-21.
4. Buck DW, Kim JY, Alam M, Rawlani V et al. Multidisciplinary approach to the management of dermatofibrosarcoma protuberans. J Am Acad Dermatol 2012;67: 861-6.
5. Current treatment options for dermatofibrosarcoma protuberant. Piotr Rutkowski & Maria Debiec-Rychter. Pages 901-909 [Published online: 31 May 2015].
6. Mizutani, Tamada Y, Hara K, Tsuzuki T. Imatinib mesylate inhibits the growth of metastatic lung lesions in a patient with dermatofibrosarcoma protuberans. British Journal of Dermatology 2004:235-237.
7. Saiag P, Grob JJ, Lebbe C, Malvehy J, Del Marmol V, Pehamberger H, Peris K, Stratigos A, Middelton M, Basholt L, Testori A, Garbe C. Diagnosis and treatment of dermatofibrosarcoma protuberans. European consensus-based interdisciplinary guideline. ScienceDirect.
8. Rouhani P, Fletcher CD, Devesa SS, Toro JR. Cutaneous soft tissue sarcoma incidence patterns in the U.S.: an analysis of 12,114 cases. Cancer 2008;113(3):616-27.
9. Kuzel P, Metelitsa AI, Dover DC, Salopek TG. Epidemiology of dermatofibrosarcoma protuberans in Alberta, Canada, from 1988 to 2007. Dermatol Surg 2012;38(9):1461-8.
10. Kerob D, Porcher R, Verola O et al. Imatinib mesylate as a preoperative therapy in dermatofibrosarcoma: results of a multicenter phase II study on 25 patients. Clin Cancer Res. 2010;16:3288-3295.
11. Aiba S, Tabata N, Ishii H et al. Dermatofibrosarcoma protuberans is a unique fibrohistiocytic tumour expressing CD34. Br J Dermatol. 1992;172:79-84.
12. Labonte S, Hanna W, Bandarchi-Chamkhaleh B. A study of CD117 expression in dermatofibrosarcoma protuberans and cellular dermatofibroma. J Cutan Pathol. 2007;34:857-860.
13. Zamecnik M, Michal M, Baumruk L et al. Dermatofibrosarcoma protuberans with Ema+ cells. Report of a case suggesting perineural cell differentiation. Pathol Res Pract. 2002;198:767-774.
14. Mentzel T, Beham A, Katenkamp D et al. Fibrosarcomatous ('high grade') dermatofibrosarcoma protuberans: clinicopathologic and immunohistochemical study of a series of 41 cases with emphasis on prognostic significance. Am J Surg Pathol. 1998;22:576-587.
15. Fletcher CDM, Theaker JM, Flanagan A et al. Pigmented dermatofibrosarcoma protuberans (Bednár tumour): melanocytic colonization or neuroectodermal differentiation? A clinicopathological and immunohistochemical study. Histpathology. 1988;13:631-643.
16. Mentzel T, Shärer L, Kazakov DV et al. Myxoid dermatofibrosarcoma protuberans: clinicopathologic, immunohistochemical, and molecular analysisi of eight cases. Am J Dermatopathol. 2007;29:443-448.
17. Augsburger D, Nelson PJ,2 Kalinski T,3 Udelnow A,1 Knösel T,4 Hofstetter M et al. Current diagnostics and treatment of fibrosarcoma – perspectives for future therapeutic targets and strategies. Oncotarget. 2017 Nov 28;8(61).
18. Bahrami A, Folpe AL. Adult-type fibrosarcoma: A reevaluation of 163 putative cases diagnosed at a single institution over a 48-year period. Am J Surg Pathol. 2010;34:1504-1513.
19. Suh CH, Ordoñez NG, Mackay B. Fibrosarcoma: observations on the ultrastructure. Ultrastruct Pathol. 1993;17:221-229.
20. Ichikawa E, Asano S, Okabe S, Itami M, Ohara K. A case of cutaneous malignant fibrous histiocytoma. J Dermatol. 1996;23:535-8.
21. Ugurlu K, Turgut G, Kabukcuoglu F, Ozcan H, Sanus Z, Bas L. Malignant fibrous histiocytoma developing in a burn scar. Burns. 1999;25:764-7.
22. De Nictolis M, Tommasoni S, Goteri G, Giangiacomi M, Attardo S, Mobili M et al. Angiomatoid malignant fibrous histiocytoma. Clinicopathologic and immunohistochemical study of a case. Minerva Chir. 1993;48:649-52.
23. Hafner J, Schutz K, Morgenthaler W, Steiger E, Meyer V, Burg G. Micrographic Surgery ('Slow Mohs') in cutaneous Sarcomas. Dermatology. 1999;198:37-43.
24. Fanburg-Smith JC, Spiro IJ, Katapuram SV, Mankim HJ, Rosenberg AE. Infiltrative subcutaneous malignant fibrous histiocytoma: a comparative study with deep malignant fibrous histiocytoma and an observation of biologic behaviour. Ann Diagn Pathol. 1999;3:1-10.
25. Rothman AE, Lowitt MH, Pfau RG. Pediatric Cutaneous malignant fibrous histiocytoma. J Am Acad Dermatol. 2000;42:371-3.
26. Camacho FM, Moreno JC, Murga M, Proano J, Cantillana J, Naranjo M et al. Malignant fibrous histiocytoma of the scalp. Multidisciplinary treatment. J Eur Acad Dermatol Venereol. 1999;13:175-82.
27. Mackie RM. Soft tissue tumors. In: Champion RH, Burton JL, Ebling FJG, editors. Textbook of Dermatology. 5th ed. Boston: Blackwell Scientific Publications; 1992. p. 2081.
28. Headington JT, Niederhuber JE, Repola DA. Primary malignant fibrous histiocytoma of the skin. J Cutan Pathol. 1978;5:329-38.
29. Weiss SW, Enzinger FM. Malignant fibrous histiocytoma. An analysis of 200 cases. Cancer. 1978;41:2250-2266.
30. Nakayama R, Nemoto T, Takahashi H et al. Gene expression analysis of soft tissue sarcomas: characterization and reclassification of malignant fibrous histiocytoma. Mod Pathol. 2007;20:749-759.
31. O'Connell JX, Wehrli BM, Nielsen GP et al. Giant cell tumors of soft tissue: a clinicopathologic study of 18 benign and malignant tumors. Am J Surg Pathol. 2000;24:386-395.
32. Pesapane F, Nazzaro G, Lunardon L, Coggi A, Gianotti R. Two friends with eroded nodules on the ears: atypical fibroxanthoma case report. An Bras Dermatol. 2015 Jul-Aug;90(4):577-9.
33. Iorizzo LJ, Brown MD. Atypical fibroxanthoma: a review of the literature. Dermatol Surg. 2011;37(2):146-57.
34. António AM, Alves J, Matos D, Goulão J, Bártolo E. Fibroxantoma atípico: revisão clínico-patológica. Revista da SPDV 2015;73(1).
35. Zogbi L, Juliano C, Neutzling A. Atypical fibroxanthoma. J Surg Case Rep. 2015 Mar 4;2015(3).
36. Luzar B, Calonje E. Morphological and immunohistochemical characteristics of atypical fibroxanthoma with a special emphasis on potential diagnostic pitfalls: a review. J Cutan Pathol. 2010;37:301-309.
37. Kim J, McNiff JM. Keloidal atypical fibroxanthoma: a case series. J Cutan Pathol. 2009;36:535-539.
38. Calonje E, Wadden C, Wilson Jones E et al. Spindle cell non-pleomorphic atypical fibroxanthoma: analysis of a series and delineation of a distinctive variant. Histopathology. 1993;22:247-254.
39. Fernandes S, Pinto GM, Moura C, Afonso A, Cardoso J. Sarcomas cutâneos – do diagnóstico ao tratamento. Revista SPDV 2012;70(3).
40. Mirra JM, Kessler S, Bhuta S et al. The fibroma-like variant of epithelioid sarcoma. A fibrohistiocytic/myoid cell lesion often confused with benign and malignant spindle cell tumors. Cancer. 1992;69:1382-1395.
41. Mentzel T. Epithelioid sarcoma: morphologic variants and differential diagnosis. Pathologe. 2010;31:135-141.
42. Koplin SA, Nielsen GP, Hornicek FJ et al. Epithelioid sarcoma with heterotopic bone: a morphologic review of 4 cases. Int J Surg Pathol. 2010;18:207-212.
43. Hornick JL, Dal Cin P, Fletcher CD. Loss of INI1 expression is characteristic of both conventional and proximal-type epithelioid sarcoma. Am J Surg Pathol. 2009;33: 542-550.
44. Tan SH, Ong BH. Spindle cell variant of epithelioid sarcoma: an easily misdiagnosed tumor. Australas J Dermatol. 2001;42:139-141.
45. Chase DR, Weiss SW, Enzinger FM et al. Keratin in epithelioid sarcoma. An immunohistochemical study. Am J Surg Pathol. 1984;8:435-441.
46. Arber DA, Kandalaft PL, Mehta P. Vimentin-negative epithelioid sarcoma. The value of an immunohistochemical panel that includes CD34. Am J Surg Pathol. 1993;17: 302-307.
47. Mathé G, Gerard-Marchant R, Texier JL, Schumberger JR, Berumen L, Paintrand M. The two varieties of lymphoid tissue "reticulosarcomas", hystiocytic and histoblastic types. Br J Cancer. 1970;24:687-95.
48. Yamaguechi S, Nagasawa H, Suzuki T, Fujii E, Iwaki H, Takagi M et al. Sarcomas of the oral and maxillofacial region: A review of 32 cases in 25 years. Clin Oral Invest. 2004;8:52-5.
49. Jacobsen E. Histiocytic sarcoma. UpToDate [actualizado Jul 2015]. [consultado 5 Oct 2015]. Disponible en: http://www.uptodate.com
50. Rao A, Ingle SB, Rajurkar P, Goyal V, Dokrimare N. Malignant peripheral nerve sheath tumor of proximal third tibia. World J Clin Oncol 2015;6:179-83.
51. Kang MJ, Kang H, Kim HO, Park YM. A case of malignant peripheral sheath tumor arising from neurofibromatosis type 1. Ann Dermatol 2008;20:32-6.
52. Wasa J, Nishida Y, Tsukushi S et al. MRI features in the differentiation of malignant peripheral nerve sheath tumors and neurofibromas. AJR Am J Roentgenol 2010;194:1568-74.
53. Behle V, Goebeler M, Geiserich A. Departamento of Dermatology, Veneralogy and Allergology, Universit Hospital Wuerzburg, Josef-Scheider-Str 2, 97080 Wuerzburg, Germany Seriously SARComa: Neurofibrosarcoma. Eur J Dermatology 26(5):517-518, 2016 Oct 01 1952-4013 France.

54. Doorn PF, Malenaar WM, Butler J et al. Malignant peripheralnerve sheath tumors in patients with and without neurofibromatosis. Eur J Surg Oncol 1995;21:78-82.
55. Thomas C, Somani N, Owen L et al. Cutaneous malignant peripheral nerve sheath tumors. J Cutan Pathol. 2009;36:896-900.
56. Okada K, Hasegawa T, Tajino T et al. Clinical relevance of pathological grades of malignant peripheral nerve sheath tumor: a multi-institution TMTS study of 56 cases in Northern Japan. Ann Surg Oncol. 2007;14:597-604.
57. Huang L, Espinoza C, Welsh R. Malignant peripheral nerve sheath tumor with divergent differentiation. Arch Pathol Lab Med. 2003;127:e147-e150.
58. Dei Tos AP, Mentzel T, Fletcher CDM. Primary lipossarcoma of the skin: a rare neoplasm with unsual high grade features. Am J Dermatopathol. 1998;20:332-338.
59. Dei Tos AP. Liposarcoma: Neq entidies and evolving concepts. Ann Diagn Pathol. 2000;4(4):252-266.
60. Winchester DS, Gardner KH, Lehman JS, Otley CC. Superficial liposarcoma: A retrospective review of 13 cases. J Am Acad Dermatol. 2016;74(2):391-3.
61. Gardner JM, Dankekar M, Thomas D, Goldblum JR, Weiss SW, Billings SD, Lucas DR, McHugh JB, Patel RM. Cutaneos and subcutaneous Pleomorfic Liposarcoma. A clinicopathologic study of 29 cases with evalution of MDM2 gene amplification in 26. Am J Surg Pathol. 2012;36(7):1047-51.
62. Dei Tos AP, Mentzel T, Fletcher CDM. Primary liposarcoma of the skin: a rare neoplasm with unusual high grade features. Am J Dermatopathol. 1998;20:332-338.
63. Mathew R, Morgan MB. Dermal atypical lipomatous tumor/well-differentiated liposarcoma obfuscated by epidermal inclusion cyst: a wolf in sheep's clothing? Am J Dermatopathol. 2006;28:338-340.
64. Kraus MD, Guillou L, Fletcher CD. Well-differentiated inflammatory liposarcoma: an uncommon and easily overlooked variant of a common sarcoma. Am J Surg Pathol. 1997;21:518-527.
65. Hendricks WH, Chu YC, Goldblum JR et al. Dedifferentiated liposarcoma. A clinicopathological analysis of 155 cases with a proposal for an expanded definition of dedifferentiation. Am J Surg Pathol. 1997;21:271-281.
66. McCormick D, Mentzel T, Beham A et al. Dedifferentiated liposarcoma. Clinicopathologic analysis of 32 cases suggesting a better prognostic subgroup among pleomorphic sarcomas. Am J Surg Pathol. 1994;18:1213-1223.
67. Kilpatrick SE, Doyon J, Choong PF et al. The clinicopathologic spectrum of myxoid and round cell liposarcoma. A study of 95 cases. Cancer. 1996;77:450-458.
68. de Castro BA, Piancastelli AC, Meyer RL, Piancastelli PM, Ribeiro CA, Miranda RM. Myxofibrosarcoma – Case report. An Bras Dermatol. 2016 Jan-Feb;91(1):97-9. doi:10.1590/abd1806-4841.20163922
69. Tsuchie H, Kaya M, Nagasawa H, Emori M, Murahashi Y, Mizushima E, Miyakoshi N, Yamashita T, Shimada Y. Distant metastasis in patients with myxofibrosarcoma. Ups J Med Sci. 2017 Aug;122(3):190-193. doi:10.1080/03009734.2017.1356404
70. Nascimento AF, Bertoni F, Fletcher CD. Epithelioid variant of myxofibrosarcoma: expanding the clinicomorphologic spectrum of myxofibrosarcoma in a series of 17 cases. Am J Surg Pathol. 2007;31:99-105.
71. Winchester DS, Hocker TL, Brewer JD, Roenigk RK. Skin metastases of leiomyosarcoma (LMS): A retrospective review of 21 cases. Am Acad Dermatol. 2015;72(5): 910-912.
72. Fauth CT, Bruecks AK, Temple W, Arlette JP, DiFrancesco LM. Superficial leiomyosarcoma: a clinicopatologic review and update. J Cut Pathol. 2010;37:269-276.
73. Deneve JL et al. Cutaneous leiomyosarcoma: treatment outcomes with a standardized margin of excision. Cancer Control. 2013;20:307-312.
74. Winchester DS, Hocker TL, Brewer JD, Baum LC, Hochwalt PC, Arpey CJ et al. Leiomyosarcoma of the skin: Clinical, histopaphologic, and prognostic factors that influences outcomes. J Am Acad Dermatol. 2014;71(5):919-925.
75. Massi D, Franchi A, Alos L et al. Primary cutaneous leiomyosarcoma: a clinicopathological analysis of 36 cases. Histopathology. 2010;56:251-262.
76. Rao UN, Hanan SH, Lotze MT et al. Distant skin and soft tissue, metastases from sarcomas. J Surg Oncol. 1998;69:94-98.
77. Barbetakis N, Paliouras D, Asteriou C et al. Cutaneous skull metastasis from uterine leiomyosarcoma: a case report. World J Surg Oncol. 2009;7:45.
78. Massi D, Franchi A, Alos L et al. Primary cutaneous leiomyosarcoma: a clinicopathological analysis of 36 cases. Histopathology. 2010;56:251-262.
79. Wollina U, Hansel G, Shonlebe J, Averbeck M, Paasch U, Uhl J et al. Cutaneous angiosarcoma is a rare aggressive malignant vascular tumour of the skin. J Eur Acad Dermatol Venereol. 2011;25:964-8.
80. Young RJ, Brown NJ, Reed MW, Hughes D, Woll PJ. Angiosarcoma. Lancet Oncol. 2010;11:9 83-91.
81. Donghi D, Kerl K, Dummer R, Schoenewolf N, Cozzio A. Cutaneous angiosarcoma: own experience over 13 years. Clinical features, disease course and immunohistochemical Profile. J Eur Acad Dermatol Venereol. 2010;24:1230-4.
82. Huang J, Mackillop WJ. Increased risk of soft tissue sarcoma after radiotherapy in women with breast carcinoma. Cancer. 2001;92:172-80.
83. Albores-Saavedra J, Shwatz AM, Henson DE, Kostun L, Hart Alexandra, Angeles-Albores D et al. Cutaneous angiosarcoma. Analysis of 434 cases from the Surveillance, Epidemiology, and End Results Program, 1973-2007. Ann Diagn Pathol. 2011;15:93-7.
84. Felmerer G, Dowlatshahi AS, Stark GB, Földi E, Földi M, Ahls MG, Ströbel P, Aung T. Lymphangiosarcoma: Is Stewart-Treves Syndrome a Preventable Condition? Lymphat Res Biol. 2016;14(1):35-9.
85. Sharma A, Schwartz RA. Stewart-Treves syndrome: pathogenesis and management. J Am Acad Dermatol. 2012;67(6):1342-8.
86. Veiga RR, Nascimento BA, Carvalho AH, Brito AC, Bittencourt Mde J. Stewart-Treves Syndrome of the Lower Extremity. An Bras Dermatol. 2015;90(3 Suppl 1):232-4.
87. Ise M, Funakoshi T, Furuichi Y, Honda H, Fujio Y, Amagai M, Ohyama M. Case of angiosarcoma on the abdominal wall, an extremely rare variant, putatively shared the pathogenesis with Stewart-Treves syndrome. J Dermatol. 2015;42(4):426-7.
88. Mamelak AJ, Collie MR, Kroll R, Hanson ML, Harris HM. Lymphangiosarcoma of the scalp. J Cutan Med Surg. 2014;18(2):132-6.
89. di Meo N, Drabeni M, Gatti A, Trevisan G. A Stewart-Treves syndrome of thelower limb. Dermatol Online J. 2012;15;18(6):14.
90. Mohanna S, Sanchez J, Ferrufino JC, Bravo F, Gotuzzo E. Lymphangioma-like Kaposi's sarcoma: report of four cases and review. J Eur Acad Dermatol Venereol. 2006;20:1010-1.
91. Antman K, Chang Y. Kaposi's sarcoma. N Engl J Med. 2000;342:1027-38.
92. Chang Y, Cesarman E, Pessin MS et al. Identification of new herpes virus-like DNA sequences in AIDS-associated Kaposi's sarcoma. Science. 1994;266:1865-9.
93. Lebbe C, Agbalika F, de Cremoux P, Deplanche M, Rybojad M et al. Detection of human herpes virus 8 and human T-cell lymphotrophic virus type 1 sequences in Kaposi's sarcoma. Arch Dermatol. 1997;133:25-30.
94. Corbellino M, Parravicini C, Aubin JT, Berti E. Kaposi's sarcoma and herpesvirus-like DNA sequences insensory ganglia. N Engl J Med. 1996;334:1341-2.
95. Boshoff C, Whitby D, Htzioannou T, Fisher C, Van der Warly J et al. Kaposi's sarcoma associated herpesvirus in HIV-negative Kaposi's sarcoma. Lancet. 1995;345: 1043-4.
96. Buonaguro FM, Tornesello ML, Beth-Giraldo E, Hatzakis A, Mueller N et al. Herpesvirus-like DNA sequences endemic, classic, iatrogenic and epidemic Kaposi's sarcoma (KS) biopsies. Int J Cancer. 1996;65:25-8.
97. Aluigi MG, Albibi A, Carlone S, Repetto L, De Marchi R et al. KSHV sequences in biopsies and cultured splindle cells of epidemic, iatrogenic and Mediterranean forms of Kaposi's sarcoma. Res Virol. 1996;147:267-75.
98. Sanchez López J, Pérez-Parra S, Porriño-Bustamante ML, Aneiros-Fernandez J, Naranjo-Sintes R, Fernández-Pugnaire MA. Sarcoma de Kaposi atípico em paciente jovem, imunocompetente. An Bras Dermatol. 2017;92 (5 Supl 1):139-41.
99. Pauk J, Huang ML, Brodie SJ, Wald A, Koelle DM, Schacker T et al. Mucosal shedding of human herpesvirus 8 in men. N Engl J Med. 2000;343:1369-77.
100. Régnier-Rosencher E, Guillot B, Dupin N. Treatments for classic Kaposi sarcoma: a systematic review of the literature. J Am Acad Dermatol. 2013;68:313-31.
101. Gbabe OF, Okwundu CI, Dedicoat M, Freeman EE. Treatment of severe or progressive Kaposi's sarcoma in HIV-infected adults. Cochrane Database of Systematic Reviews 2014, Issue 9. Art. No.: CD003256. DOI: 10.1002/14651858.CD003256. pub2.
102. Chor PJ, Santa Cruz DJ. Kaposi's sarcoma. A clinicopathologic review and differential diagnosis. J Cutan Pathol. 1992;19:6-20.
103. Tappero JW, Conant MA, Wolfe SF et al. Kaposi's sarcoma. Epidemiology, pathogenesis, histology, clinical spectrum, staging criteria and therapy. J Am Acad Dermatol. 1993;28:371-395.
104. O'Connell KM. Kaposi's sarcoma: histopathological study of 159 cases from Malawi. J Clin Pathol. 1977;30:687-695.
105. O'Donnell PJ, Pantanomicz L, Grayson W. Unique histologic variants of cutaneous Kaposi sarcoma. Am J Dermatopathol. 2010;32:244-250.
106. Kalof AN, Cooper K. D2-40 immunohistochemistry – so far. Adv Anat Pathol. 2009;16:62-64.
107. Sadeghi F, Ghanadan A, Vaziri MS, Salim BF, Monavari SH, Keyvani H. Merkel Cell Polyomavirus Infection in a Patient With Merkel Cell Carcinoma: A Case Report. Jundishapur J Microbiol. 2015 March;8(3): e17849.
108. Liang E, Brower JV, Rice SR, Buehler DG, Saha S, Kimple RJ. Merkel Cell Carcinoma Analysis of Outcomes: A 30-Year Experience. PLoSONE 10(6):e0129476. doi:10.1371/journal.pone.0129476.
109. Lunder EJ, Stern RS. Merkel-cell carcinomas in patients treated with methoxsalen and ultraviolet A radiation. N Engl J Med. 1998;339:1247-48.
110. Teixeira V, Vieira R, Julião MJ, Figueiredo A. Carcinoma de células de Merkel. Revista SPDV 2013;71(1).
111. Wick MR, Goellner JR, Scheithauer BW et al. Primary neuroendocrine carcinomas of the skin (Merkel cell tumors): a clinical, histologic, and ultrastructural study of thirteen cases. Am J Clin Pathol. 1983;79:6-13.
112. Gollard R, Weber R, Kosty MP et al. Merkel cell carcinoma: review of 22 cases with surgical, pathologic, and therapeutic considerations. Cancer. 2000;88:1842-1851.
113. Mott RT, Smoller BR, Morgan MB. Merkel cell carcinoma: a clinicopathologic study with prognostic implications. J Cutan Pathol. 2004;31:217-223.
114. Andea AA, Coit DG, Amin B et al. Merkel cell carcinoma: histologic features and prognosis. Cancer. 2008;113:2549-2558.
115. Leech SN, Kolar AJ, Barrett PD et al. Merkel cell carcinoma can be distinguished from metastatic small cell carcinoma using antibodies to cytokeratin 20 and thyroid transcription factor 1. J Clin Pathol. 2001;54:727-729.
116. Cheuk W, Kwan MY, Suster S et al. Immunostaining for thyroid transcription factor-1 and cytokeratin 20 aids the distinction of small cell carcinoma from Merkel cell carcinoma, but not pulmonary from extrapulmonary small cell carcinomas. Arch Pathol Lab Med. 2001;125:228-231.
117. Ordonez NG. Value of thyroid transcription factor-1 immunostaining in distinguishing small cell lung carcinomas from other small cell carcinomas. Am J Surg Pathol. 2000;24:1217-1223.

capítulo 126

Anita Rotter • Maria Cecília da Matta Rivitti Machado • Luciana de Paula Samorano • Zilda Najjar Prado de Oliveira

Anomalias Vasculares e Síndromes com Repercussões Sistêmicas Associadas

INTRODUÇÃO

A nomenclatura das neoplasias vasculares sofreu modificações ao longo do tempo, tendo sido inicialmente descritiva, relacionando o nome ao aspecto clínico das lesões, por exemplo: mancha salmão, mancha vinho do Porto, hemangioma "morango", hemangioma "cereja". A primeira classificação histopatológica proposta por Virchow, dividiu as neoplasias vasculares em três tipos principais: angioma simples ou plano, angioma cavernoso e angioma tuberoso ou racemoso. Em 1982, Mulliken e Glowacki propuseram uma classificação que correlacionava o quadro clínico com a história natural e a histopatologia, dividindo as neoplasias vasculares da infância em dois tipos principais: hemangiomas e malformações.[1]

O hemangioma infantil (HI) é o tumor vascular mais comum na infância. Entretanto, outros tumores vasculares mais raros têm sido descritos. Em função disso, em 1996, a classificação de Mulliken e Glowacki foi revista, e a nova classificação, adotada como oficial pela Sociedade Internacional para o Estudo de Anomalias Vasculares – ISSVA – dividiu as lesões vasculares em dois grupos: tumores e malformações vasculares.[2] As clássicas denominações de hemangioma capilar, cavernoso, tuberoso foram abolidas e as anomalias vasculares foram divididas em duas principais categorias: os tumores vasculares, incluindo o hemangioma da infância, com características proliferativas, e as malformações vasculares, que consistem em erros da morfogênese, estão presentes ao nascimento e são classificadas de acordo com o vaso predominante. Em 2014, a ISSVA introduziu novos conhecimentos à classificação previamente estabelecida, incluindo um amplo espectro de doenças relacionadas às anomalias vasculares, destacando as associações extracutâneas e incorporando os avanços genéticos[3] (Quadro 126.1). Em 2018, esta classificação foi revisada, descrevendo novas síndromes e descobertas genéticas.[4] A identificação de mutações genéticas foi um ponto relevante dessa classificação e os genes relacionados às anomalias vasculares são encontrados nas vias RAS/MEK/ERK e PIK3CA/Akt/mTOR.[5]

Seguindo essa classificação, entre os tumores vasculares benignos estão o hemangioma da infância, hemangioma congênito, angioma em tufos, hemangioendotelioma kaposiforme (HEK) e granuloma piogênico; entre os malignos, encontram-se o angiossarcoma e hemangioendotelioma epitelioide. As malformações vasculares podem ser divididas em simples, quando há acometimento capilar (mancha vinho do porto, mancha salmão), linfático, venoso e arterial, e combinadas, quando há diferentes vasos acometidos, como na síndrome de Klippel-Trenaunay e Sturge-Weber.

Quadro 126.1 Classificação das anomalias vasculares.

Anomalias vasculares				
Tumores vasculares	**Malformações vasculares**			
Benignos (p. ex., HI)	Simples	Combinadas	De grandes vasos	Associadas a outras anomalias
Localmente agressivos ou borderline (p. ex., HEK) Malignos (p. ex., angiossarcoma)	Malformação capilar Malformação linfática Malformação venosa Malformação arteriovenosa Fístula arteriovenosa	CVM, CLM LVM, CLVM CAVM CLAVM Outras	Pode afetar: linfáticos, veias, artérias Anomalias de: origem, curso, número, diâmetro, valvas, comunicação, persistência (vasos embrionários)	Sd. Klippel-Trenaunay Sd. Parkers Weber Sd. Servelle-Martorell Sd. Sturge-Weber Sd. Maffucci Sd. CLOVES Sd. Proteus Sd. Bannayan-Riley-Ruvalcaba

Fonte: Modificado de ISSVA Classification of Vascular Anomalies ©2014 International Society for the Study of Vascular Anomalies. Available at "issva.org/classification". Acesso em 30 de maio de 2022.

Ainda nessa classificação, há a descrição de PROS (*PIK3CA-related overgrowth spectrum*), que engloba uma série heterogênea de fenótipos de doenças relacionadas ao supercrescimento segmentar em função da ativação de mutações somáticas de PIK3CA, a qual frequentemente está associada a diferentes malformações vasculares.[5]

Assim como todas as classificações, essa não é absoluta. Porém, sua simplicidade e relevância clínica possibilitaram um avanço importante na abordagem das anomalias vasculares.

▪ TUMORES VASCULARES

Hemangioma infantil

O hemangioma infantil (HI) é o tumor benigno mais frequente da infância, sendo observado em 4% a 10% das crianças. Por razões desconhecidas, são 3 a 5 vezes mais frequentes em crianças do sexo feminino e em brancos. Também são mais frequentes em prematuros e em gêmeos, ocorrendo em 20% dos prematuros abaixo de 1.000 g de peso ao nascimento.[6-8]

Quadro clínico

Ao exame físico, os hemangiomas da infância (HIs) podem apresentar um componente superficial, profundo ou ambos. Os HIs superficiais são compostos por máculas e pápulas teleangiectásicas formando placas elevadas bem definidas, que não desaparecem à digito-pressão. Os HIs profundos apresentam-se como nódulos azulados, mal delimitados, compressíveis, de consistência fibroelástica. Os HIs mistos apresentam características tanto dos superficiais quanto dos profundos. Localizam-se preferencialmente na face e no pescoço (80% dos casos), e, a seguir, no tronco e nas extremidades.[7] Geralmente não estão presente ao nascimento, embora possa existir lesão precursora que se apresenta como mácula teleangiectásica ou eritematosa em 30% a 50% dos hemangiomas infantis.[9] Após poucas semanas de vida, inicia-se fase proliferativa de crescimento do HI, que ocorre até os 8 a 12 meses de idade. Essa taxa de crescimento é maior nos primeiros 5 meses de vida (Figura 126.1A e B), sendo que a maior taxa ocorre entre a quinta e a oitava semanas de vida.[10] O crescimento começa a ficar menos expressivo entre 6 a 9 meses de vida e, aos 12 meses, a maioria dos HIs já atingiu seu tamanho máximo. Dos 12 aos 18 meses de idade, se inicia a fase de involução.[11] Nessa fase, observa-se mudança da coloração, clareamento e diminuição do volume do HI (Figura 126.2). Até 5 anos de idade, 50% dos HIs chegam ao ponto máximo de involução e aos 9 anos de idade, 90% dos HIs estarão involuídos. A maioria dos HIs involui com lesão residual mínima, ocorrendo em 20% a 50% dos casos áreas residuais de cicatriz, tecido fibroadiposo residual, atrofia, hipopigmentação ou teleangiectasias[12-15] (Figura 126.3A, B e C). A completa resolução do hemangioma não é influenciada por tamanho da lesão, ulceração, profundidade, sexo da criança ou idade de apresentação, mas parece estar relacionada ao início precoce da involução.[14]

Patogênese

A patogênese do HI não é completamente esclarecida. Postula-se que a formação do HI se inicia pela proliferação de células endoteliais imaturas, provenientes da medula óssea e placenta, que são estimuladas por fatores angiogênicos.[16] Citocinas e fatores de crescimento atuam nas células endoteliais e induzem a formação de uma rede capilar.[16] As citocinas mais estudadas, envolvidas com a formação do HI, são: VEGF, b-FGF, MMP-2 e 9,[17-20] fator de crescimento semelhante à insulina,[21] osteoprotegerina[22] e enzima conversora de angiotensina.[23]

Estudos referem que, na fase proliferativa do HI, há um desequilíbrio dos fatores angiogênicos, com aumento do fator de crescimento do endotélio vascular (VEGF), do fator básico de crescimento de fibroblastos (bFGF) e das metaloproteinases 2 e 9 (MMP-2 e MMP-9).[17-20] Já na fase de regressão, há a diminuição desses marcadores, associada ao aumento de fatores antiangiogênicos, como o inibidor tecidual das metaloproteinases -1 (TIMP-1).[24,25] O VEGF é um dos mais potentes fatores angiogênicos, sendo capaz de estimular as células progenitoras endoteliais a formar novos vasos capilares. O aumento da expressão do VEGF ocorre em decorrência ao estímulo adrenérgico e à hipóxia, esta última sendo identificada como um dos fatores predisponentes para o desenvolvimento do hemangioma infantil. Como consequência, há produção do fator induzido pela hipóxia 1 alfa (HIF-1α), que estimula a produção de VEGF pelas células tronco do HI, e posterior difusão para o tecido adjacente.[26] A seguir, ocorre proliferação de células endoteliais do hemangioma e estímulo para a síntese de proteinases (metaloproteinases) envolvidas na reorganização da matriz extracelular.[16] A hipóxia e o sistema renina angiotensina podem representar fatores patogênicos independentes que agem de forma sinérgica no desenvolvimento do HI.[10]

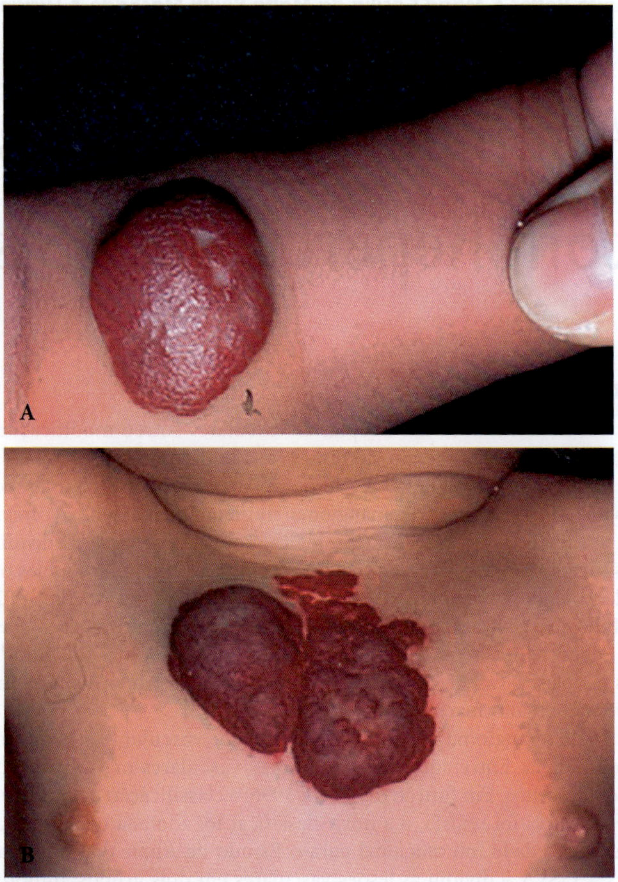

▪ **Figura 126.1 (A e B)** Hemangioma da infância na fase proliferativa.

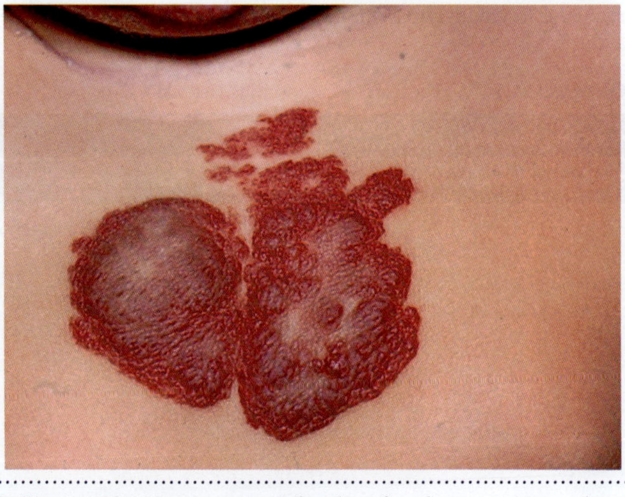

▪ **Figura 126.2** Hemangioma infantil em fase de regressão, com branqueamento superficial e diminuição do volume da lesão.

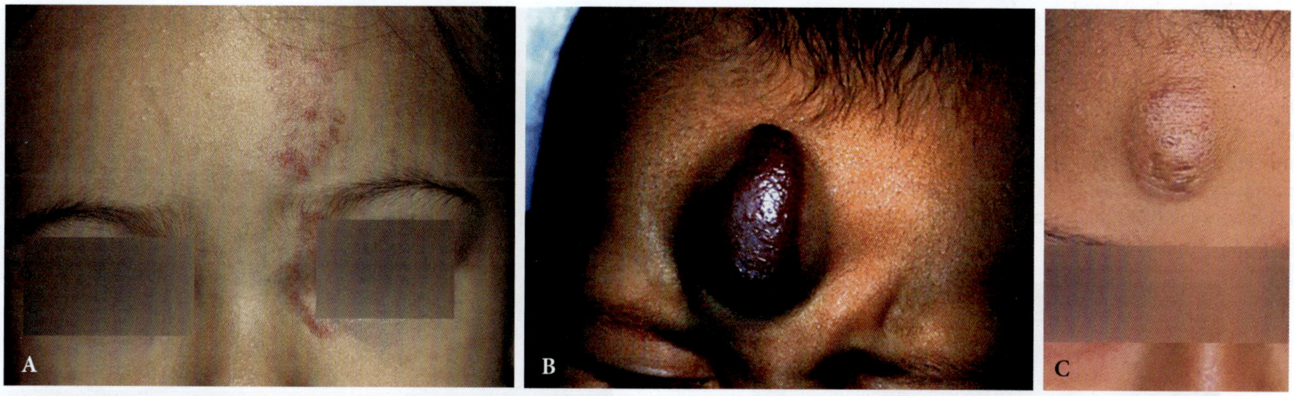

■ **Figura 126.3** (**A**) Hemangioma infantil em regressão com teleangiectasias residuais. (**B**) Hemangioma infantil na fronte: fase proliferativa e lesão residual aos 8 anos de idade. (**C**) Hemangioma infantil na fronte fase regressiva final.

Histopatologia

A histopatologia dos hemangiomas da infância varia de acordo com o estágio clínico. Durante a fase proliferativa dos HI superficiais, observam-se lóbulos de células endoteliais imaturas dispostos em cordões sólidos e massas, com poucos lumens capilares na derme superficial.[16] Na fase involutiva, as células endoteliais achatam-se, há formação de canais progressivamente proeminentes e ectásicos, acarretando na formação de grandes vasos de paredes delgadas. As ilhas de tecido adiposo e fibroso vão substituindo gradativamente as células tumorais.[27,28]

A imunohistoquímica é positiva para o antígeno GLUT1, um transportador de glicose normalmente expresso no endotélio da microvasculatura do cérebro, retina, placenta e endoneuro, mas não na pele normal.[27] Foi descrito recentemente como um marcador específico do hemangioma da infância, estando presente em todas as suas fases evolutivas. Além disso, o hemangioma da infância apresenta imunorreatividade intensa para vários marcadores vasculares da placenta, como merosina, Lewis Y e Fcgamma RII. Outras lesões vasculares, incluindo as malformações vasculares e hemangioendotelioma kaposiforme não expressam esses marcadores.[15]

Localizações de maior risco e associação com anomalias extracutâneas

Hemangiomas da infância em certas localizações podem estar associados com outras anomalias ou podem ter um aumento do risco de desenvolver complicações. A maioria das complicações ocorre na fase proliferativa. O reconhecimento precoce, e a rápida intervenção são necessários para prevenir sequelas permanentes (Quadro 126.2). De acordo com o tipo de complicação, é necessário acompanhamento multidisciplinar.

A cabeça e o pescoço são as localizações mais comuns dos hemangiomas da infância, ocorrendo em 60% dos casos. Geralmente, os HIs dos lábios, orofaringe, ponta nasal e orelhas podem involuir incompletamente e necessitar de intervenção cirúrgica para evitar cicatriz residual e deformidades.[31] HIs pré-auriculares podem estar associados com comprometimento da parótida, mas geralmente não comprometem o nervo facial (Figura 126.4A e B). HIs que comprometem o conduto auditivo externo raramente podem resultar em perda auditiva.

Quadro 126.2 Localizações de risco dos hemangiomas da infância para complicações locais e sistêmicas.

Localização	Risco de complicação
Área da barba	Hemangioma subglótico ou laríngeo e risco de estridor, obstrução, insuficiência respiratória
Periorificial (lábio, orofaringe e anogenital)	Ulceração, infecção e cicatriz
Pélvico e perineal	Hipospádia, malformações anais ou vulvares (síndrome PELVIS)
Extenso (> 5 cm) ou segmentar em face ou couro cabeludo	Desfigurar e ulceração, síndrome PHACES
Face ≥ 2cm (ou > 1 cm em ≤ 3 meses de idade)	Desfigurar e ulceração
Extenso ou segmentar em tronco ou extremidades	Desfigurar e ulceração
Linha média lombossacral	Disrafismo espinhal, "tethered cord", síndrome LUMBAR
Periorbital	Estrabismo, ambliopia, astigmatismo
Nariz, lábio	Pouca involução espontânea, desfigurar, cicatriz
Orelhas e região pré-auricular	Desfiguar e acometimento de parótida
Múltifocal (≥ 5)	Hemangiomas viscerais (mais comum no fígado, trato gastrointestinal, pulmão, cérebro e meninges)
Hemangiomas cutâneos extensos e hepáticos	Disfunção tireoideana
Mama (em meninas)	Desfigurar, assimetria

Fonte: Smolinski KN, Yan AC, 2005; Guggisberg et al., 2004; Krowchuk DP et al., 2019.

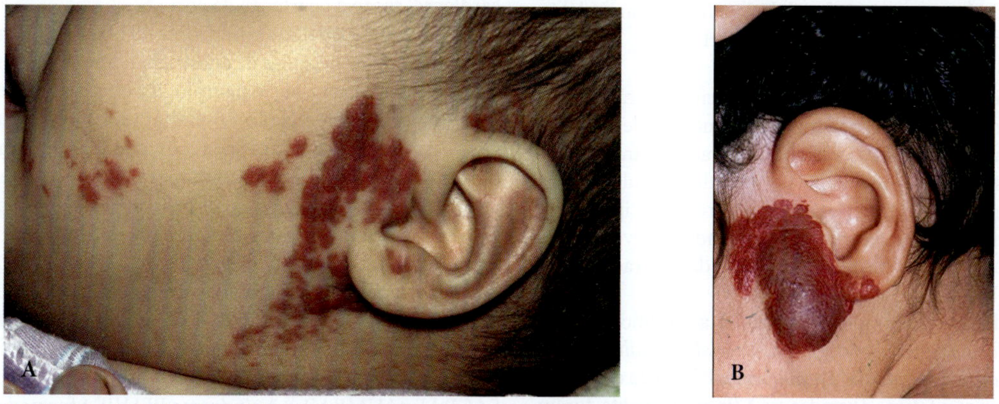

■ **Figura 126.4** (**A** e **B**) Hemangioma infantil da região pré-auricular.

Hemangiomas da infância na região da barba podem estar associados com comprometimento laríngeo ou subglótico, podendo obstruir as vias aéreas durante a fase proliferativa (Figura 126.5A e B). Os sintomas mais comuns são estridor, tosse persistente, rouquidão, desconforto respiratório ou cianose. O diagnóstico da extensão do HI pode ser feito por visualização direta laringoscópica ou ressonância magnética. A conduta inclui uso de medicação sistêmica, podendo ser necessárias medidas cirúrgicas como traqueostomia, excisão cirúrgica e ablação por laser.[15,32]

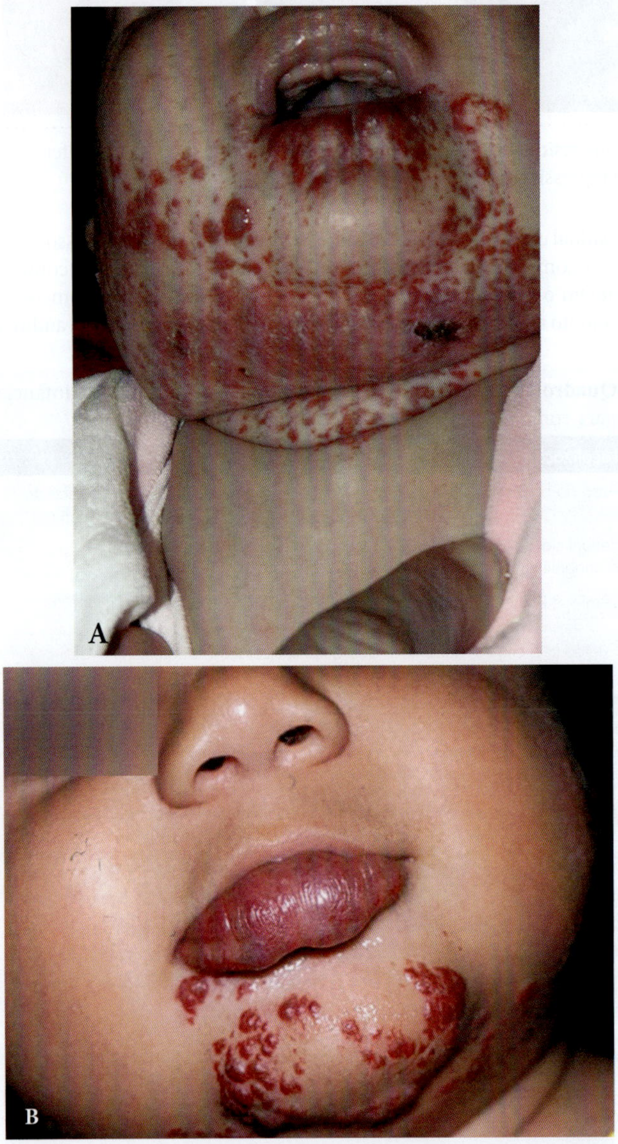

■ **Figura 126.5** **(A)** Hemangioma infantil da área mentoniana e lábio inferior. **(B)** Hemangioma infantil da região da barba.

Hemangiomas da infância periorbitais de crescimento rápido são uma urgência oftalmológica, pois podem comprometer o desenvolvimento visual e causar várias sequelas, incluindo alterações refrativas, astigmatismo, estrabismo, ptose e ambliopia por falta de estímulo (Figura 126.6A e B).[33] Em casos de HIs extensos e segmentares, principalmente na face, couro cabeludo e região cervical, recomenda-se investigação clínica e laboratorial, a fim de verificar a presença das alterações descritas na síndrome PHACE.[34,35]

Em 1996, Frieden e colaboradores criaram o acrônimo PHACE (*posterior fossa malformations, haemangioma, arterial anomalies, coarctation of the aorta/ cardiac defects and eye abnormalities*), para descrever as alterações mais representativas da síndrome.[36] Posteriormente, foram descritas malformações esternais, surgindo o acrônimo PHACES.[37]

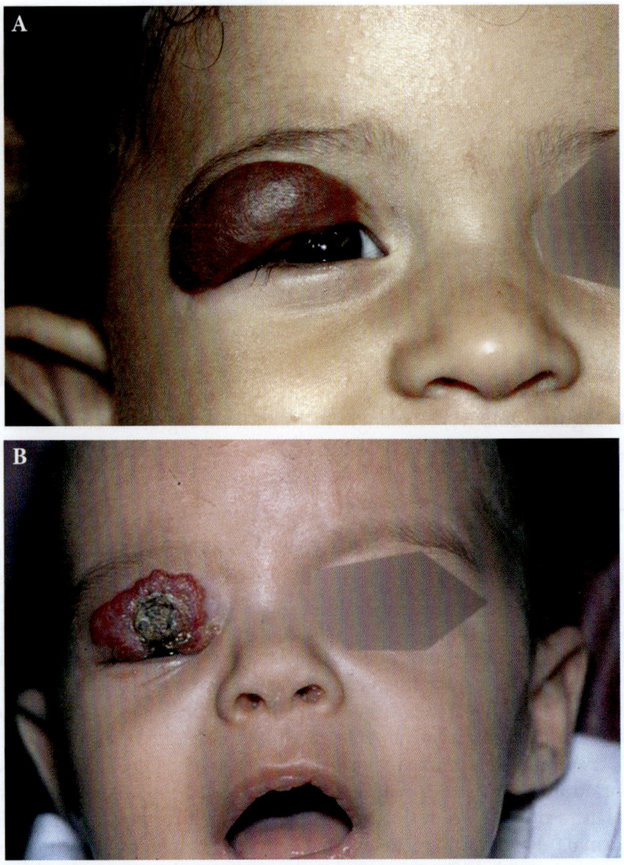

■ **Figura 126.6** **(A)** Hemangioma infantil periorbital. **(B)** Hemangioma infantil em pálpebra ulcerado.

Em 2% a 3% dos casos de HI, pode ser identificada a síndrome PHACE. Há mais de 300 casos relatados na literatura, sendo considerada a doença neurocutânea mais frequente na infância. Quando o HI se localiza na face ou é segmentar, a chance de estar relacionado à síndrome PHACE é de 20% a 31%. Acomete com maior frequência o sexo feminino (9:1) e entre as manifestações mais comuns estão o HI (maioria dos casos), as alterações cerebrovasculares (83% a 91%) e cardíacas (41% a 67%).[34,38,39]

A característica mais evidente da síndrome PHACE é o hemangioma infantil, mas alterações encefálicas, da aorta, artérias torácicas e cervicais, pouco evidentes ao exame clínico, apresentam considerável potencial de morbidade.[40,41]

As alterações cerebrovasculares presentes na síndrome PHACE conferem risco aumentado de acidente vascular cerebral (AVC). Embora se trate de um evento raro, sua maior incidência é relatada quando, além das alterações de sistema nervoso central, há malformações cardíacas, como a coartação da aorta.[42]

Diante da suspeita de síndrome PHACE, o exame físico inicial deve contemplar pesquisa de anormalidades oculares e da linha média esternal, além da avaliação neurológica e cardíaca. O ecocardiograma deve ser sempre realizado e, se alterado, a ressonância magnética (RM) e angio RM cardíaca são recomendadas para melhor avaliação do coração e da anatomia branquiocefálica. A RM e angioRM de encéfalo, pescoço e arco aórtico devem ser realizadas para investigação diagnóstica de todos os casos suspeitos de síndrome PHACE.[34,40,43,44] Hemangiomas da infância pélvicos e perineais raramente podem estar associados com anomalias urogenitais e anorretais, tais como: hipospádia, ânus anterior ou vestibular, ânus imperfurado e atrofia ou ausência dos pequenos lábios e disrafismo.[45] A fim de enfatizar essas associações, foram criados os acrônimos síndrome PELVIS, SACRAL e LUMBAR.[35] A síndrome PELVIS é formada pelos seguintes termos: hemangioma perineal, malformações da genitália externa, lipomielomeningocele, anomalias vesicoretais, ânus imperfurado, *skin tags*.[46] A síndrome SACRAL engloba disrafismo espinhal, malformações anais, cutâneas, renais, angiomas e localização lombossacral.[47] Posteriormente, a síndrome LUMBAR foi proposta para englobar de forma mais acurada as seguintes alterações: hemangioma na região inferior do corpo (*lower body*), anomalias urogenitais e ulcerações, mielopatias, deformidades ósseas (*bone*), malformações anorretais, anomalias arteriais e renais.[48] Hemangiomas perineais estão sujeitos a ulceração e infecção, por estarem em local de fricção e em contato com fezes e urina das fraldas.

Os hemangiomas da infância na linha média lombossacral correlacionam-se em cerca de 17,5% dos casos com anomalias espinhais, incluindo disrafismo oculto, medula presa (*tethered cord*) e lipomeningomielocele. Recomenda-se a realização de ressonância magnética para todas as crianças com HIs nessa localização, uma vez que os sintomas neurológicos podem ser tardios, resultando nas sequelas permanentes, que podem ser prevenidas com intervenção neurocirúrgica precoce.[29,49] Hemangiomas multifocais, previamente denominados hemangiomatose neonatal difusa, caracterizam-se por lesões pequenas (1 a 20 mm), não contíguas, que podem estar restritas à pele ou acometer as vísceras (Figura 126.7 A, B, C e D). Muitos casos de hemangiomatose neonatal difusa descritos na literatura tratavam-se, na realidade, de linfangioendoteliomatose multifocal com trombocitopenia, que apresentam maior mortalidade que o hemangioma da infância multifocal.Assim, o termo hemangiomatose neonatal benigna ou difusa foi substituído por hemangioma infantil multifocal com ou sem envolvimento extracutâneo.[32,50,51]

Os hemangiomas viscerais são mais comumente encontrados no fígado, mas podem acometer qualquer órgão. Hemangiomas hepáticos podem estar associados a hipotireoidismo. Desta forma, em crianças com hipotireoidismo sem causa definida, deve ser realizada a ultrassonografia abdominal para a pesquisa de hemangioma hepático.[50]

Diagnóstico

Na maioria dos casos, o diagnóstico de HI é com base na história clínica e comportamento evolutivo da lesão. O exame histopatológico com imunohistoquímica, quando realizado, revela positividade no GLUT-1. Além disso, exames de imagem, como ultrassonografia com doppler e angioressonância magnética, podem auxiliar no diagnóstico do HI.

Diagnósticos diferenciais

Devem ser diferenciados dos hemangiomas congênitos, que sempre estão presentes ao nascimento e podem evoluir com regressão completa, configurando RICH (*rapid involuting congenital hemangioma),* regressão parcial – PICH (*partial involuting congenital hemangioma*) ou sem regressão – NICH (*non involuting congenital hemangioma*). Outros diagnósticos diferenciais são hemangioma em tufos e hemangioendotelioma kaposiforme, ocasionalmente presentes ao nascimento, com crescimento gradual ou rápido, podendo se associar ao fenômeno de Kasabach-Merritt, em que há diminuição de plaquetas, fibrinogênio e aumento de D-dímero.[52]

Além desses, devem-se considerar outros diagnósticos diferenciais, como granuloma piogênico, malformações vasculares, entre elas a mancha vinho do porto. Quando o HI apresenta componente profundo, deve também ser diferenciado de tumores de tecido mole. Nestes casos, o exame histopatológico é útil e a pesquisa de GLUT-1 auxilia no diagnóstico. Além disso, exames de imagem, como a ressonância magnética, tomografia computadorizada e ultrassonografia com doppler podem ser realizados para auxiliar na definição diagnóstica.[53]

Tratamento

O acompanhamento com consultas periódicas é indicado nas lesões pequenas, não complicadas, tendo em vista o fato de que a maior parte dos HI involui espontaneamente, ainda que ao longo de anos. Deve-se monitorar a lesão e informar a família, antecipando dúvidas, pois o acesso a informações alarmantes e incorretas pode levar a família a decisões inapropriadas. Fotos sequenciais podem ser úteis. Na experiência das autoras é muito importante informar à família que as lesões costumam ter crescimento regional e limitado, isto é, não se espalham pelo corpo e crescem por cerca de 1 ano; que a involução ocorre ao longo de anos, e que sangramento abundante não é tão frequente como pode sugerir a morfologia da lesão, mesmo com traumas superficiais.

Na maioria dos casos, opta-se apenas pelo tratamento tópico, sendo que, atualmente, o tratamento sistêmico é reservado para indicações específicas.

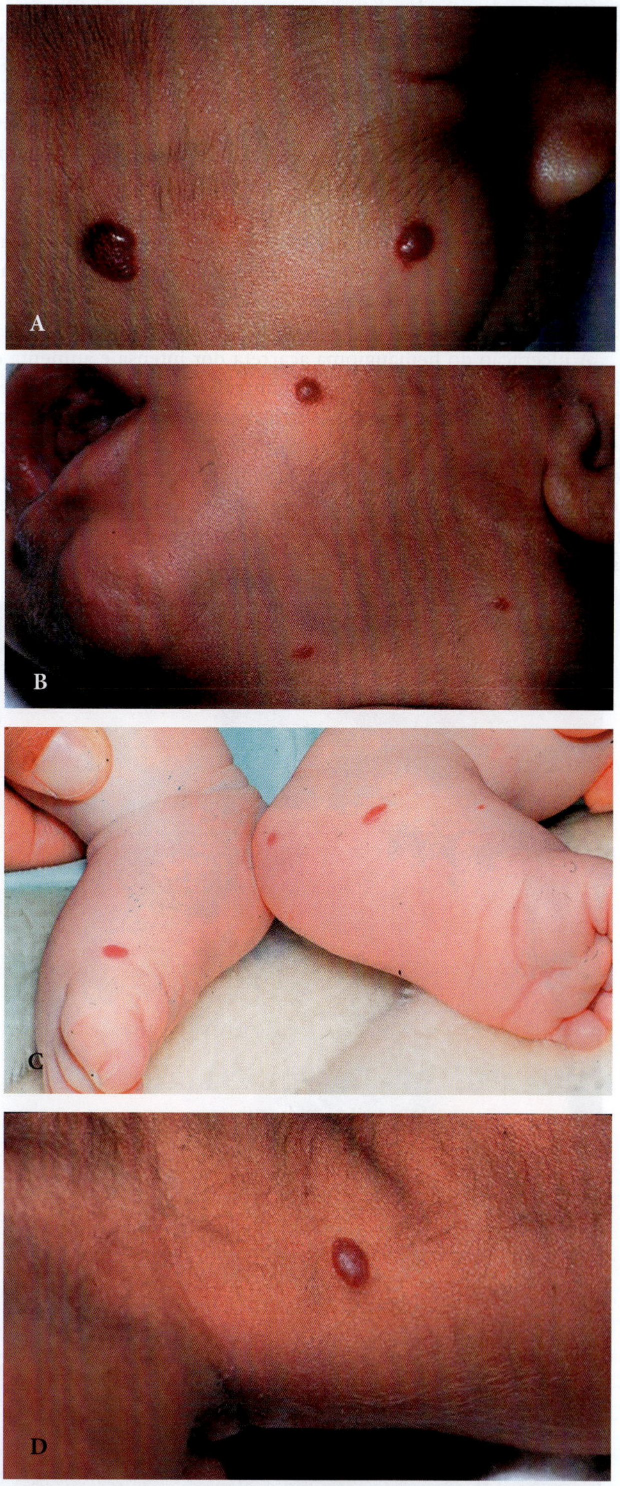

■ **Figura 126.7** **(A** e **B)** Hemangioma Infantil multifocal na face. **(C)** Hemangioma infantil multifocal nos pés. **(D)** Hemangioma infantil multifocal interdigital.

Desse modo, em 10% a 15% dos HIs, deve-se instituir tratamento sistêmico rapidamente: em hemangiomas que podem ser desfigurantes; em HIs com potencial risco de levar a sequelas funcionais ou nos HIs que ocasionem risco à vida por obstrução de vias aéreas.[54] Hemangiomas da infância que possam levar a complicações também devem ser tratados por via sistêmica. Nesse quesito, enquadra-se a ulceração, a qual pode levar a sangramento, dor intensa e ocasionar desfiguração da região (Figura 126.8). Potenciais complicações funcionais e implicações estéticas permanentes também podem ser observadas em hemangiomas considerados de risco, como os segmentares ou de grandes dimensões na face (Figura 126.9), região periocular (Figura 126.6), nariz, lábio, pavilhão auricular, região perineal, além das áreas de dobras e mama.[9,32,55] Os HIs do nariz podem ocasionar obstrução nasal e, quando localizados na ponta nasal, têm alto riso de provocar desfiguração permanente ("nariz de Cyrano") (Figura 126.10). Na região do lábio, podem ulcerar, desfigurar a área e impedir a ingesta adequada de alimento. HIs localizados nas orelhas e região pré e retroauricular podem ulcerar, desfigurar o local, comprometer a audição e a parótida. HIs localizados na região da "barba" podem estar associados à obstrução de vias aéreas. Já os da região perineal e axilar têm maior risco de ulcerar e provocar desfiguração.

A ulceração do hemangioma acarreta dor intensa e aumenta o risco de cicatriz inestética. Ocorre com maior frequência nas lesões localizadas em áreas úmidas ou de atrito e pode levar a sangramento, que raramente é abundante. Curativos com gaze vaselinada, não aderente ou hidrocoloide fino podem ser empregados para proteção da área ulcerada. Antibiótico tópico ou sistêmico são indicados se houver infecção. Para controle da dor, pode ser empregado acetaminofen, associado ou não a codeína ou lidocaína tópica.[56]

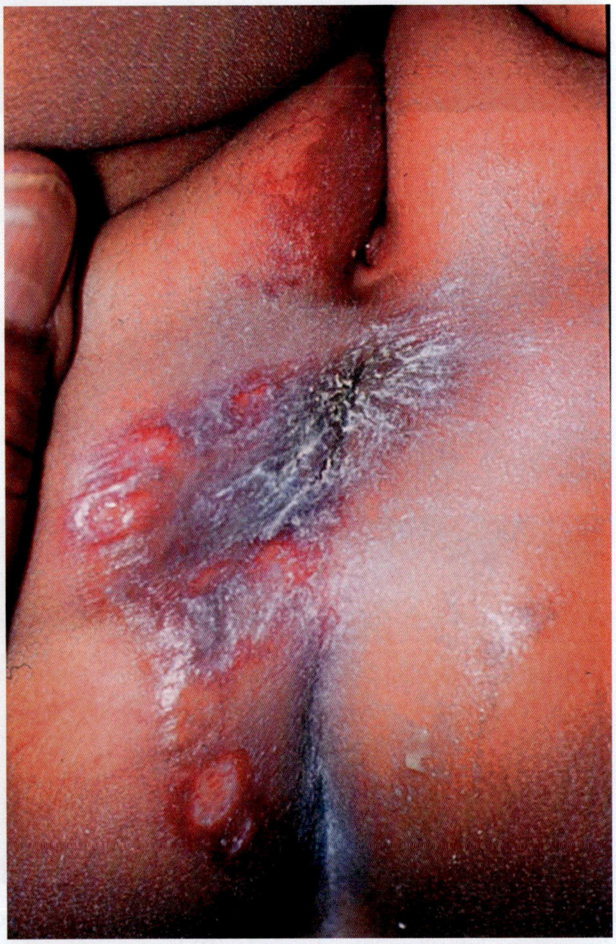

■ **Figura 126.8** Hemangioma infantil ulcerado.

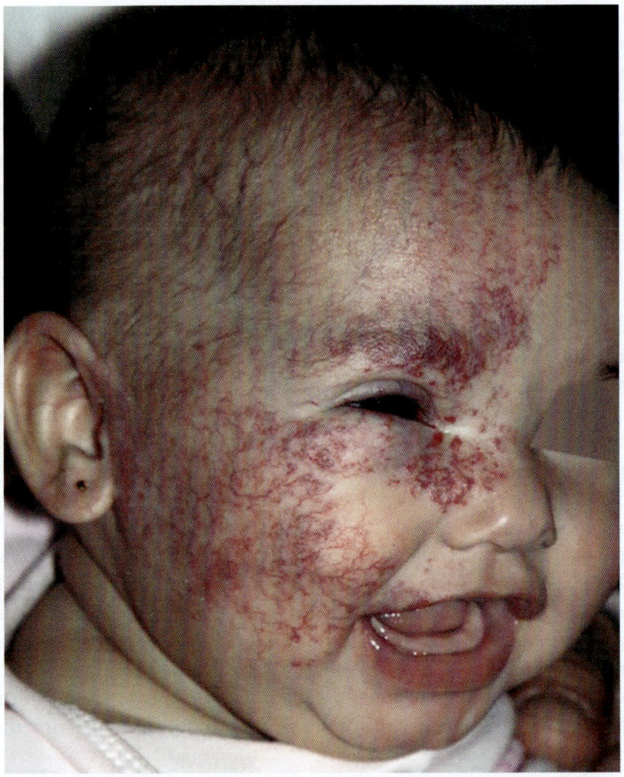

■ **Figura 126.9** Hemangioma infantil na face, aspecto teleangiectásico superficial.

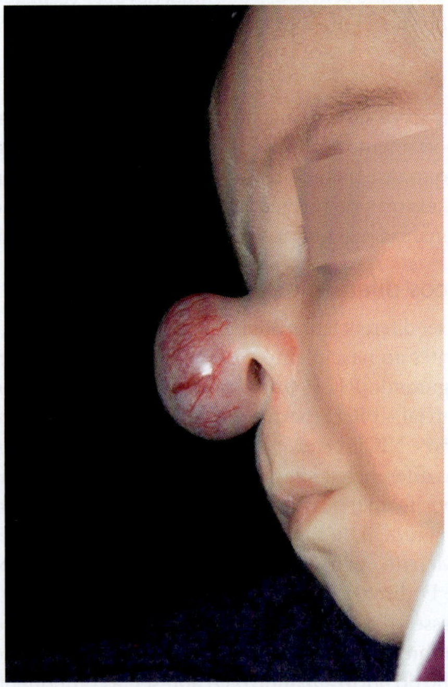

■ **Figura 126.10** Hemangioma infantil em ponta nasal (tipo Cyrano).

Tratamento sistêmico

Antes de 2008, os hemangiomas que poderiam levar a complicações clínicas eram tratados com corticosteroides sistêmicos em altas doses, vincristina, interferon e ciclofosfamida. Essas medicações apresentavam várias restrições de uso e efeitos colaterais graves.[9,57] Em 2008, Léauté-Labrèze e colaboradores[58] descreveram o uso do propranolol para o tratamento do HI e, desde então, essa medicação é referida como a de primeira escolha. Estudos publicados posteriormente relatam melhora clínica superior e mais rápida com o uso do betabloqueador sistêmico, quando comparado ao corticosteroide sistêmico.[59-61] A segurança para se utilizar propranolol na infância advém da indicação deste medicamento, desde 1964, para o tratamento de doenças cardíacas nessa faixa etária.[62,63]

São vários os mecanismos de ação do betabloqueador no tratamento do HI. A vasoconstrição, que o betabloqueador provoca, leva à diminuição do aporte sanguíneo para a lesão, em decorrência da ação em receptores beta-adrenérgicos presentes nas células endoteliais do HI. Clinicamente, isto se traduz por atenuação tanto da coloração como da consistência à palpação. Os betabloqueadores também inibem a angiogênese, através da diminuição da expressão de VEGF, do bFGF e das MMP-2 e 9. Por fim, induzem apoptose das células endoteliais do hemangioma infantil.[18,20,64-66]

Quanto aos efeitos colaterais do tratamento com propranolol, há poucas descrições de efeitos graves e nenhum relato de morte. Como eventos adversos principais, são descritos broncoespasmo, hipoglicemia e alterações do sono.[67-69] Deve-se enfatizar que o HI é mais frequente em crianças prematuras e de baixo peso, com maior risco de hipoglicemia. A hipoglicemia no neonato pode ser difícil de ser percebida, manifestando-se com sudorese, letargia, estupor, hipotermia, convulsões e apneia. Lactentes usuários de propranolol também apresentam risco de hipoglicemia, não devendo permanecer em jejum por mais de 8 horas.

A dose de propranolol recomendada varia de 1 a 3 mg/kg/dia, sendo que a dose mais empregada é de 2 mg/kg/dia, dividida em duas ou três tomadas. Inicia-se o tratamento com 1 mg/kg/dia e a dose pode ser aumentada a cada 3 a 7 dias. Em crianças com idade menor que 5 semanas, de baixo peso e prematuras, a instituição do tratamento deve ser preferencialmente em ambiente hospitalar.[70]

Embora não haja consenso, a maioria dos autores indica, antes de se instituir a terapêutica, investigação cardiológica clínica e eletrocardiograma.[71] A duração do tratamento é com base no período de crescimento do hemangioma; portanto, quando a medicação é iniciada nos primeiros meses de vida, a terapêutica é mantida em média por 12 a 15 meses. O tratamento é contraindicado em crianças que apresentem bloqueios cardíacos, doenças do nó sinusal, hipotensão, bradicardia e broncoespasmo.[6,72] Sobre o timolol tópico, não há relatos de efeitos colaterais e de contraindicações ao seu uso.[73-76]

Em decorrência das características sociais, econômicas e culturais de nossa população, damos preferência ao esquema de duas tomadas, a primeira pela manhã e a segunda à tarde, entre o lanche e o jantar, a fim de se evitar longas horas sem alimento no período noturno. Assim como outros autores, recomendamos a suspensão do tratamento durante episódios de infecções de vias aéreas com broncoespasmo e também em outras infecções com quadro de vômitos e diarreia, com baixa ingesta alimentar, a fim de evitar hipoglicemia.[72]

O propranolol induz rápido clareamento da superfície da lesão, que corresponde a vasoconstricção, e inibe o crescimento após cerca de 4 a 8 semanas de uso. A regressão ocorre lentamente ao longo de meses, sendo necessário manter o tratamento (Figuras 126.11 a 126.14). Após a suspensão, algumas lesões podem voltar a crescer, e novos cursos de propranolol podem ser necessários.[77] É comum que, após a regressão, permaneçam sequelas como hipo ou hipercromia, vasos ou teleangiectasias, atrofia e cicatrizes, que podem ser abordadas cirurgicamente.

Embora seja ideal instituir o tratamento com propranolol na fase de crescimento do HI, observa-se indução da regressão em casos de introdução mais tardia. Tomadas as precauções, o propranolol tem se mostrado uma medicação muito eficiente e segura para o tratamento dos hemangiomas da infância, superior às outras opções tradicionalmente indicadas.[78]

Outros betabloqueadores, como atenolol e nadolol, também são utilizados no tratamento do HI, porém mais estudos são necessários para avaliar a segurança de uso dessas medicações na população pediátrica. A dose de atenolol é de 1 mg/kg/dia, e para casos complicados, há estudos que sugerem a utilização de doses maiores.[70,79]

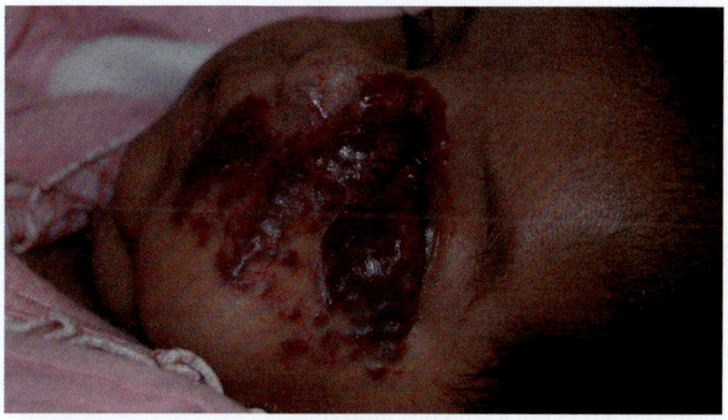

■ **Figura 126.11** Hemangioma infantil na face, antes do tratamento com propranolol.

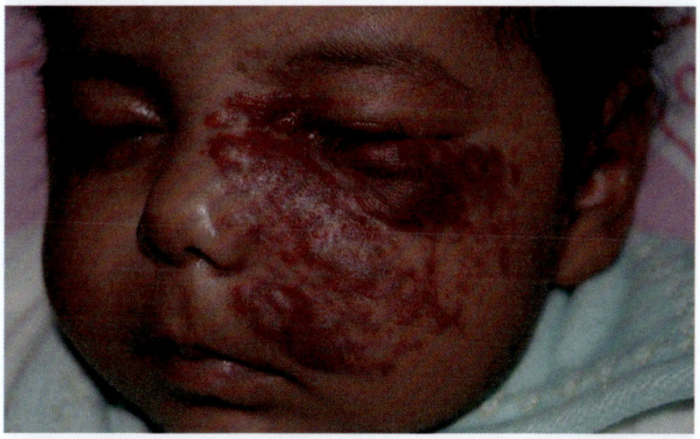

■ **Figura 126.12** Hemangioma infantil na face, após 1 mês de tratamento com propranolol.

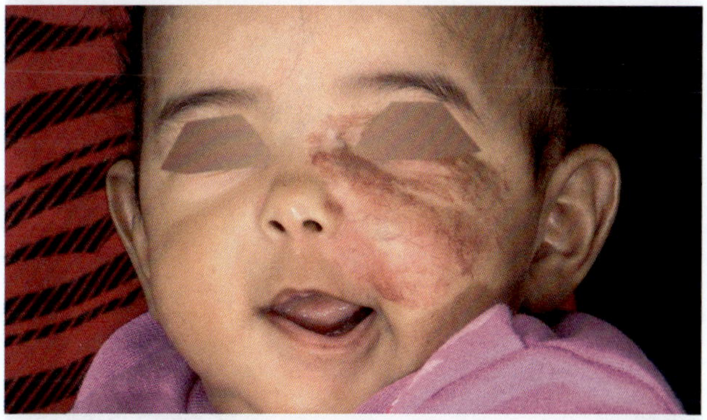

■ **Figura 126.13** Hemangioma infantil na face, após 3 meses de tratamento com propranolol.

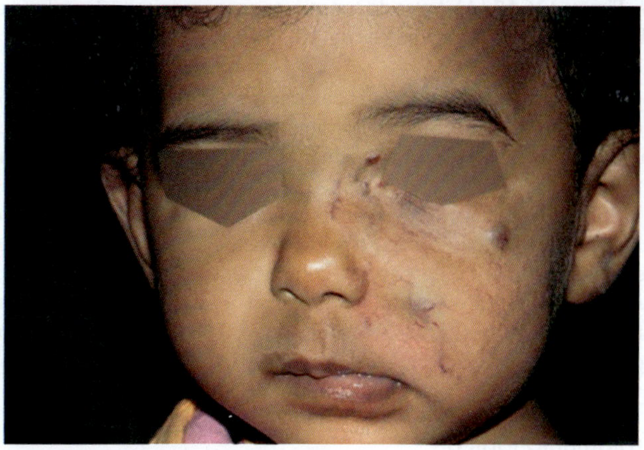

■ **Figura 126.14** Hemangioma infantil na face, após 1 ano de tratamento com propranolol.

Durante o tratamento do HI com betabloqueador, os pacientes devem ser acompanhados por meio do exame físico, observando-se a diminuição da lesão clinicamente e utilizando-se comparações obtidas por imagens fotográficas. Medidas mais precisas podem ser obtidas através da mensuração do volume da lesão pelo estudo ultrassonográfico e da intensidade de sua vascularização por meio do doppler.[80-83]

A corticoterapia sistêmica foi empregada no tratamento dos HIs em função da sua propriedade inibitória angiogênica. Podem ser usadas prednisona ou prednisolona via oral, na dose de 2 a 5 mg/kg/dia, por períodos variáveis 3 a 6 meses, ocasionalmente por períodos mais longos. É indicada nos hemangiomas em fase de crescimento (Figura 126.15A e B), não contribuindo para acelerar a regressão.[84] Atualmente, esta opção terapêutica é menos utilizada.

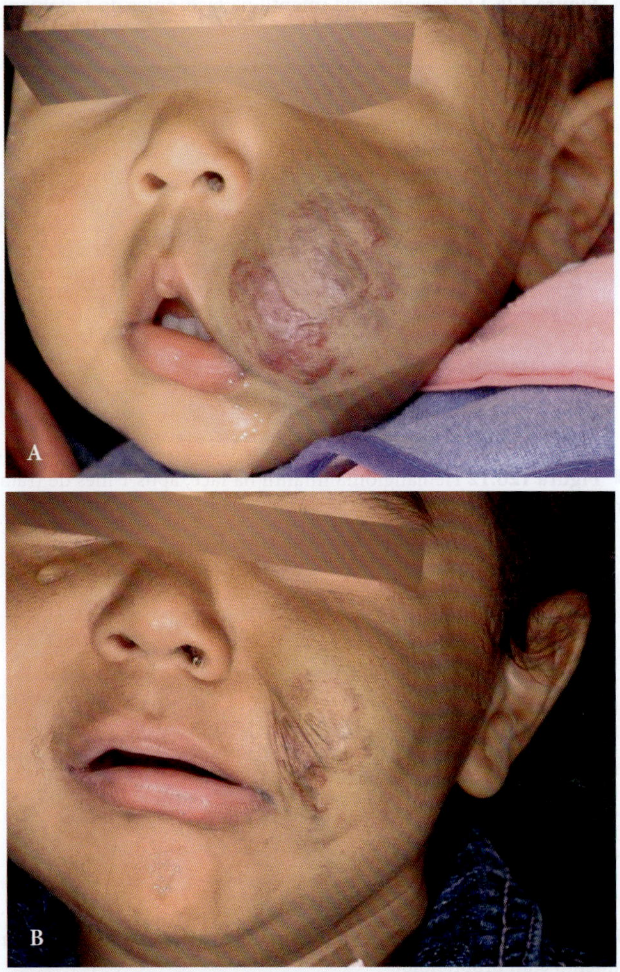

■ **Figura 126.15** **(A)** Antes do tratamento com prednisona 2 mg/kg/dia. **(B)** Após 8 meses de tratamento com prednisona 2 mg/kg/dia.

A maioria dos HIs apresenta parada da proliferação ou diminuição de tamanho após 3 semanas de tratamento. A corticoterapia intralesional em intervalos de 2 a 4 semanas é descrita, sendo necessárias múltiplas sessões.[85]

Interferon 2-alfa e 2-beta eram indicados por alguns autores quando não havia resposta ao corticosteroide ou associado à corticoterapia. A resposta é variável, e há risco de complicações graves, como doença desmielinizante, não constituindo, na nossa opinião, uma opção de tratamento segura ou eficaz.[86] O tratamento do HI com vincristina e outros agentes antineoplásicos caiu em desuso com a introdução do propranolol, que tem eficácia superior e melhor perfil de efeitos colaterais.

Tratamento tópico

No tratamento tópico dos HIs, indicado em lesões pequenas, superficiais e não complicadas, podem ser indicados o clobetasol ou outro corticosteroide potente tópico ou o maleato de timolol a 0,5% em veículo gel ou colírio.

Em 2010, a partir da observação do sucesso na resposta ao tratamento do HI com propranolol, iniciou-se o uso de betabloqueador tópico timolol 0,5% em solução oftálmica para o tratamento dos HIs em que não houvesse indicação de tratamento sistêmico.[73,86] A preferência de utilização é da apresentação oftálmica com veículo em gel.

A melhora da coloração do hemangioma é observada principalmente quando o timolol é iniciado precocemente na fase proliferativa.[88]

Acompanhamento periódico é necessário, a fim de se verificar efeitos colaterais, principalmente atrofia ou absorção do corticosteroide. Com relação ao timolol tópico, não há relatos de efeitos colaterais e de contraindicações ao seu uso, desde que utilizada quantidade limitada sobre a lesão.[73-76]

Os lasers não são indicados no tratamento inicial dos hemangiomas da infância pela sua baixa eficácia, pois apresentam pouca penetração em comparação com a espessura das lesões. Além disso, causam dor, havendo indicação de sedação pela dor relacionada ao procedimento, que se faz com múltiplas sessões, contribuindo para aumentar o custo do tratamento.

O *flash lamp pumped pulsed dye laser* (PDL), de 595 nm, tem papel no tratamento de vasos residuais que podem permanecer após a regressão dos HI.[89] A tentativa de indução de regressão com uso de lasers é controversa. Pode ser indicado nos hemangiomas ulcerados com falha de resposta à terapia convencional, por diminuir rapidamente a dor e acelerar a cicatrização.[56]

As opções cirúrgicas são reservadas para os casos de emergência médica ou para reconstrução estética após involução da fase proliferativa dos HIs. Também são indicadas nos HIs que não respondem satisfatoriamente à terapia farmacológica. Manejo cirúrgico não é indicado de rotina no primeiro ano de vida. Outras opções descritas, cada vez mais raramente, são a embolização intralesional, ligadura arterial seletiva ou excisão simples com reconstrução plástica.[90]

■ HEMANGIOMA CONGÊNITO

Hemangiomas congênitos são tumores vasculares completamente formados ao nascimento e que não apresentam proliferação pós-natal. As localizações mais comuns são a região cefálica, cervical ou membros e o tamanho da lesão é variável, podendo ser maior do que 10 cm. Apresentam-se como placas ou massas exofíticas, solitárias, de coloração vinhosa ou violácea, de superfície teleangiectásica, podendo haver áreas esbranquiçadas e pálidas no centro e na periferia e calor à palpação.[91]

De acordo com sua história natural, podem ser classificados em três tipos: hemangioma congênito rapidamente involutivo (RICH – *rapidly involuting congenital hemangioma*), hemangioma congênito parcialmente involutivo (PICH – *partially involuting congenital hemangioma*) e hemangioma congênito não involutivo (NICH – *non involuting congenital hemangioma*). Os RICH geralmente iniciam seu processo de involução logo após o nascimento e o completam entre 6 e 14 meses de vida, podendo resultar em pele normal, tecido redundante ou atrofia cutânea.[92] (Figura 126.16). Os pacientes com RICH podem apresentar insuficiência cardíaca, trombocitopenia, fibrinogênio baixo e elevação dos produtos da degradação da fibrina. Porém, estas alterações são transitórias, diferentemente do fenômeno de Kasabach-Merritt. Pode ainda haver ulceração e sangramento da lesão.[91,93] Os PICH inicialmente comportam-se como os RICH e, posteriormente, como os NICH. Em geral, a involução parcial ocorre nos primeiros 12 meses de vida, embora possa ser mais prolongada.[93]

Os NICHs não regridem e apresentam crescimento em proporção ao crescimento da criança.[91,94]

Diagnóstico

Podem ser identificados durante a gestação, geralmente no terceiro trimestre, por meio do exame de ultrassonografia obstétrica.[92]

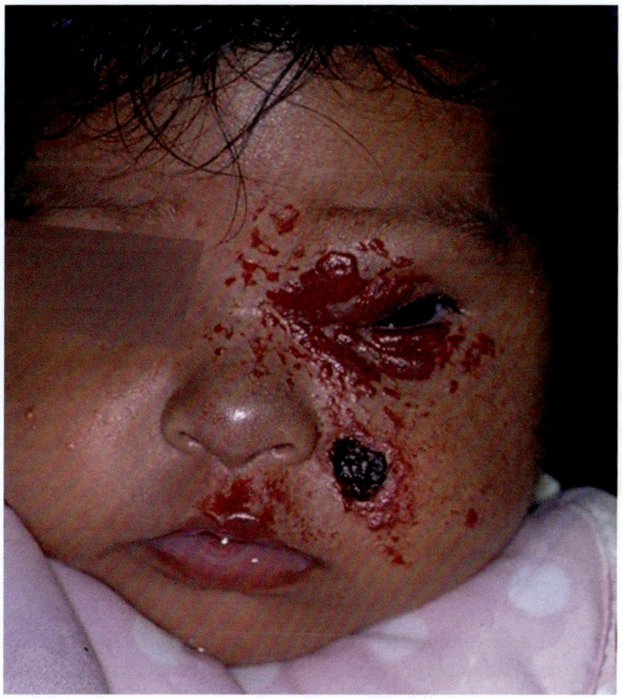

■ **Figura 126.16** Hemangioma congênito rapidamente involutivo (RICH).

Ao nascimento, as características clínicas do tumor e a anamnese sugerem o diagnóstico na maioria dos casos, sendo o subtipo definido conforme a evolução da lesão.

Quando necessários, exames de imagem e exame histopatológico podem respaldar o diagnóstico. Na ultrassonografia de partes moles com doppler colorido, os hemangiomas congênitos, usualmente, são observados no tecido celular subcutâneo. Apresentam aspecto heterogêneo, calcificações ocasionais, com múltiplas artérias e veias exibindo fluxo sanguíneo de alta velocidade.[91]

A biópsia do tumor para exame histopatológico pode ser realizada se persistir dúvida diagnóstica, porém deve ser feita com cautela e em ambiente controlado, pelo risco de sangramento abundante. Evidencia-se tumor com lóbulos de tamanhos variados, contendo capilares pequenos e vasos proeminentes, circundados por fibrose, na derme e tecido celular subcutâneo. Pode-se observar presença de hemossiderina, trombose, formações císticas, calcificações focais e hematopoiese extramedular. No NICH, observa-se maior espessamento da parede dos vasos e as células endoteliais podem apresentar morfologia em tacha. Diferentemente do observado nos hemangiomas da infância, os hemangiomas congênitos são GLUT-1 (glucose transporter-1) negativos na técnica de marcação imunohistoquímica.[91,93] Recentemente, foram descritas mutações no gene GNAQ ou GNA11 em pacientes com hemangioma congênito.[4]

Os principais diagnósticos diferenciais são hemangioma da infância, angioma em tufos, hemangioendotelioma kaposiforme, malformações arteriovenosas, malformações venosas, miofibromatose infantil e rabdomiossarcoma.[91]

O tratamento dos hemangiomas congênitos depende, principalmente, das seguintes características do tumor: tamanho, localização e se há complicação associada, como ulceração, sangramento e dor.

A conduta para os RICHs pode, geralmente, ser expectante. Caso haja lesão residual desfigurante após sua regressão, cirurgia reconstrutiva pode ser indicada.[91,95]

A maioria dos PICHs e NICHs não necessita de tratamento. Se a lesão for desfigurante ou associada à dor, recomenda-se exérese cirúrgica. A aplicação de laser de corante pulsado (*Pulsed dye laser* – PDL) pode auxiliar na melhora do aspecto superficial da lesão.[91,93,94]

GRANULOMA PIOGÊNICO (GP)

Denominado, pela sua descrição histológica, de hemangioma capilar lobular, é um dos tumores vasculares mais comuns das crianças, mas pode ocorrer em adultos, particularmente em mulheres grávidas e pacientes em uso de retinoides sistêmicos. Clinicamente, apresenta-se como pápula ou nódulo único eritematoso, geralmente com colarete descamativo com superfície erodida e subsequente sangramento (Figuras 126.17, 126.18, 126.19 e 126.20). As localizações mais frequentes são: região malar, fronte, embora possa ocorrer em qualquer localização. Diferentemente do hemangioma da infância, o sangramento aos mínimos traumatismos é frequente.[52] O granuloma piogênico não involui espontaneamente e pode ser tratado com curetagem e eletrocoagulação. Outras opções incluem laser e crioterapia.[53]

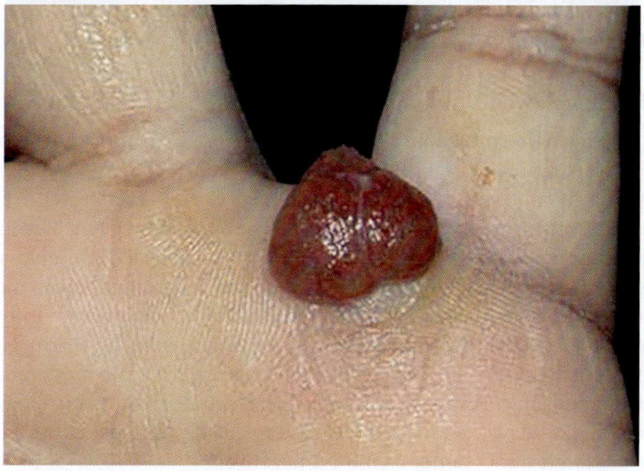

■ **Figura 126.17** Granuloma piogênico palmar.

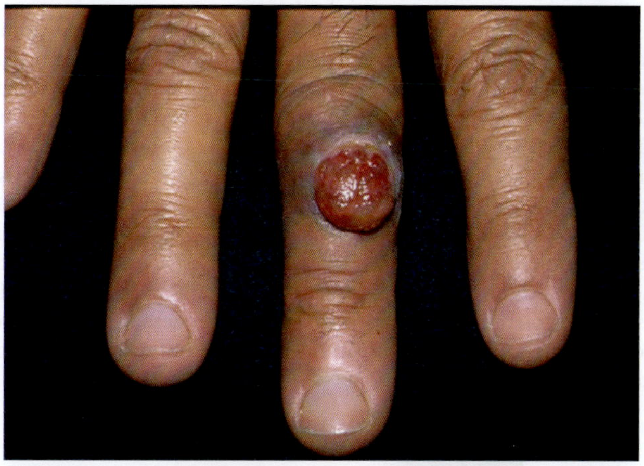

■ **Figura 126.18** Granuloma piogênico no 3º quirodáctilo.

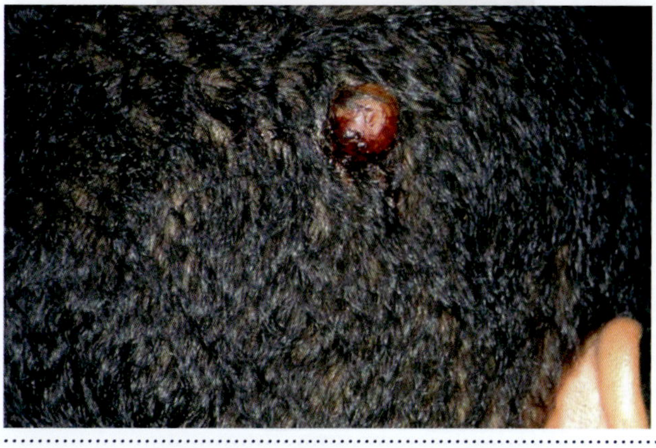

■ **Figura 126.19** Granuloma piogênico no couro cabeludo.

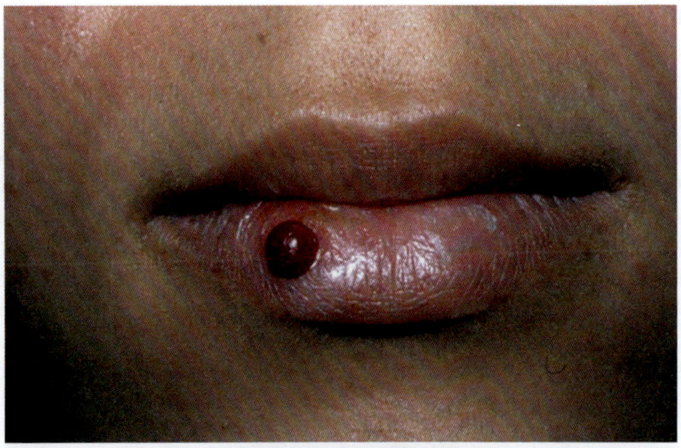

■ **Figura 126.20** Granuloma piogênico no lábio inferior.

HEMANGIOENDOTELIOMA KAPOSIFORME (HEK)

Hemangioendotelioma Kaposiforme (HEK) e angioma em tufos (AT) são tumores vasculares benignos raros, considerados, por alguns autores, como espectros da mesma doença. O HEK está presente ao nascimento ou precocemente na infância e se localiza, preferencialmente, no tronco, extremidades e na região retroperitoneal. Apresenta-se como mácula eritemato-acastanhada que evolui para tumoração mal delimitada e de consistência endurecida, similar ao angioma em tufos. Apresenta risco de associação com fenômeno de Kasabach-Merritt, em que ocorre trombocitopenia grave com coagulopatia leve a moderada, resultando em aprisionamento de plaquetas intralesional. A histologia caracteriza-se pela presença de células espiculadas com pouca atipia e poucas mitoses. O tumor é GLUT-1 negativo.[96-98]

ANGIOMA EM TUFOS (AT)

Também chamado de angioblastoma de Nakagawa ou hemangioma capilar progressivo. Os locais mais comuns de envolvimento são a região cervical, ombro e tronco superior e, ocasionalmente, a região proximal dos membros. A maioria dos casos manifesta-se precocemente na infância como mácula eritematosa (Figura 126.21), que evolui para placa eritemato-violácea espessada ou como nódulo exofítico violáceo. Histologicamente, observam-se tufos vasculares ou capilares compactados distribuídos pela derme, com padrão típico de "balas de canhão", com espaços em crescente ao redor dos tufos e com espaços linfáticos-like no estroma tumoral. A história natural é incerta, podendo regredir espontaneamente ou permanecer inalterado. Pode haver associação com fenômeno de Kasabach-Merritt. Nenhum tratamento é efetivo, havendo descrições do uso de IFNα ou laser.[52,97,98]

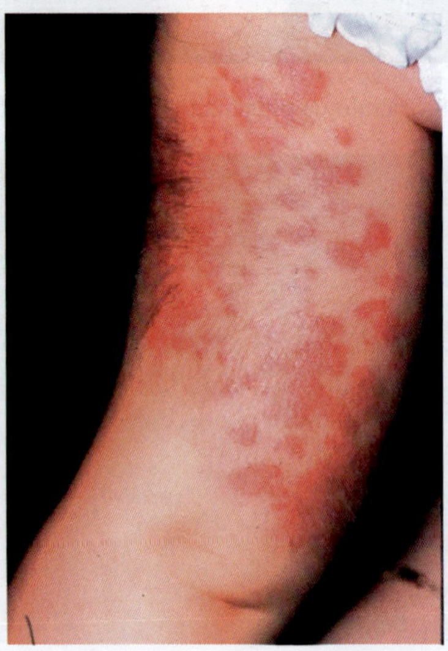

■ **Figura 126.21** Angioma em tufos.

Fenômeno de Kasabach-Merritt (FKM)

FKM é usado para descrever crianças com tumores vasculares e trombocitopenia com coagulopatia associada. Por muito tempo, considerou-se como sendo complicação do hemangioma da infância, sendo que, na atualidade, é reconhecido como complicação do AT e HEK. O FKM deve ser diferenciado de uma coagulopatia que pode aparecer em associação com malformações venosas ou mistas linfático-venosas por consumo de fatores de coagulação, e não primariamente por sequestro de plaquetas. A característica principal do FKM é trombocitopenia grave. Embora os tumores que causam FKM possam persistir, a coagulopatia geralmente regride após 1 ano de idade ou antes com tratamento. Nenhum tratamento é totalmente eficaz. As opções são corticosteroides, vincristina, ciclofosfamida, actinomicina D, metotrexato, interferon α, ticlopidina e ácido acetilsalicílico, exérese cirúrgica, embolização arterial e radioterapia.[52,98]

LINFANGIOENDOTELIOMATOSE MULTIFOCAL COM TROMBOCITOPENIA (LMT)

Também conhecida como angiomatose cutâneo visceral com trombocitopenia, é doença rara, caracterizada pela presença de múltiplas pápulas e placas vasculares cutâneas, geralmente presentes ao nascimento, com surgimento progressivo. Seu número pode variar de poucas lesões a centenas. As crianças podem apresentar trombocitopenia intermitente e sangramento gastrointestinal. Pode acometer ossos, sinóvias, pulmões, fígado e baço. A histologia mostra vasos de parede fina em forma de tacha (*hobnailed*) e projeções papilares intraluminais semelhante a tumor de Dabska.[99]

HEMANGIOENDOTELIOMA DE CÉLULAS SPINDLE

É tumor vascular raro, frequentemente visto com a síndrome de Maffucci. Ocorre em qualquer idade, sendo mais comum antes da puberdade. Clinicamente, são lesões assimétricas, azuladas nas porções distais das extremidades, que evoluem para lesões firmes e exofíticas. A histologia é de nódulo denso composto de células *spindle* associadas a veias displásicas dilatadas. As lesões podem ser localmente agressivas e podem recidivar após exérese.[100]

MALFORMAÇÕES VASCULARES

As malformações vasculares são doenças raras que representam erros no desenvolvimento vascular. Acometem 0,3% a 0,5% da população. As lesões estão presentes ao nascimento em 90% dos casos, desenvolvem-se proporcionalmente ao crescimento da criança, tornando-se mais proeminentes na puberdade, não involuem espontaneamente e a relação sexo masculino/sexo feminino é de 1:1.[101]

Classificação

A classificação é com base na natureza dos canais vasculares (capilares, arteriais, venosos ou linfáticos), sendo comum a coexistência de diferentes vasos em uma mesma lesão. (Quadro 126.3).

MALFORMAÇÕES CAPILARES

As malformações capilares são as malformações vasculares mais comuns que acometem a pele. Essas lesões de baixo fluxo ocorrem em aproximadamente 3 em 1.000 crianças, estão presentes ao nascimento e têm igual distribuição entre os sexos. A ocorrência é esporádica, mas há relatos de casos familiares.[102,103]

MANCHA VINHO DO PORTO (MVP)

As manchas vinho do porto, também chamada de nevo flâmeo, é malformação capilar congênita que afeta 3 a cada 1.000 indivíduos e apresenta distribuição semelhante entre os sexos. Atualmente, sabe-se que esta alteração é causada por mutação, em mosaico, no gene GNAQ.[104-16]

Quadro 126.3 Classificação das malformações vasculares.

Malformação capilar (MC)
Mancha em vinho do Porto
Mancha salmão/*nevus simplex*
Teleangiectasias
Cútis marmórea teleangiectásica congênita
Malformação linfática (ML)
Comum
Linfedema primário
Malformação venosa (MV)
MV comum
Blue rubber bleb nevus
Glomuvenosa
Malformação arterial (MA)
Malformação arterial (atresia, ectasia, aneurisma, coarctação)
Malformação vascular complexa combinada
Fístula arteriovenosa, malformação arteriovenosa, venosa capilar, venosa-linfática, capilar-venosa-linfática, venosa-arterial-capilar, arterial-linfática-capilar, arterial-linfática-venosa, capilar-venosa-linfática-arterial
Malformações vasculares associadas a outras anomalias
Síndrome de Sturge Weber (MC)
Síndrome de Klippel-Trenaunay (MCVL)
Síndrome de Proteus (MCVL)
Síndrome de Maffucci (MV)
Síndrome CLOVES (MLVCA)
Síndrome de Bannayan-Riley-Ruvalcaba (MVLA)

Fonte: Modificado de ISSVA Classification of Vascular Anomalies ©2014 International Society for the Study of Vascular Anomalies. Available at "issva.org/classification".

Clinicamente, apresentam-se como máculas róseas que tendem a se tornar vinhosas e mais espessas com a idade, frequentemente são unilaterais e segmentares, normalmente respeitam a linha média (Figura 126.22). Podem aparecer lesões nodulares, necessitando de intervenção cirúrgica. A histologia mostra capilares dérmicos ectásicos.[107]

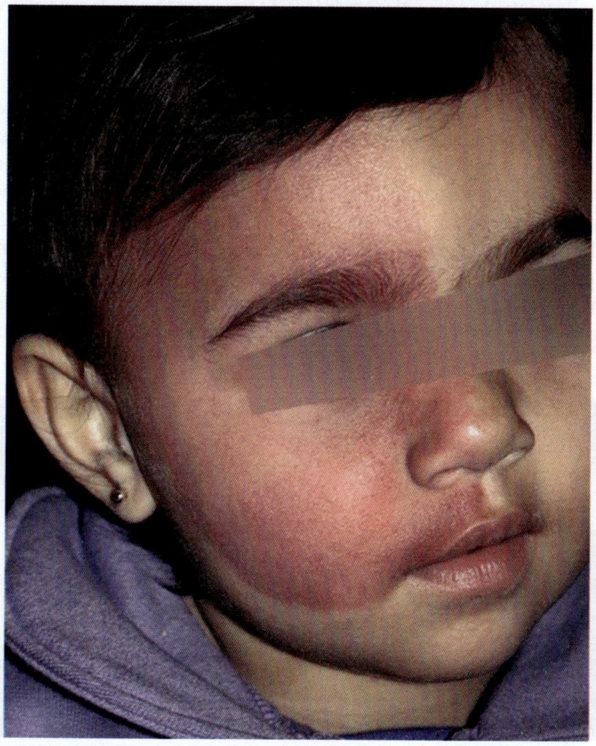

Figura 126.22 Mancha vinho do Porto.

Apresenta padrão de distribuição lateralizado em bandeira (*flag-like*) ou padrão em tabuleiro de xadrez (*checkerboard*). As lesões não apresentam tendência à involução espontânea, aumentam de tamanho de forma proporcional ao crescimento do paciente e podem ocorrer em qualquer local da superfície corpórea, embora sejam mais comuns na face.[104-106]

Sobretudo na mancha vinho do porto facial, alterações hiperplásticas e oro-dentárias podem ser observadas, como hipertrofia da mandíbula e/ou da maxila, aumento do lábio, deformidade da mordida e sangramento espontâneo das gengivas.[108]

A mancha vinho do porto pode ocorrer de forma isolada ou em associação com outras alterações, como na síndrome de Sturge-Weber, síndrome de Klippel-Trenaunay, síndrome de Proteus e síndrome de Cobb.[109]

FACOMATOSE PIGMENTO-VASCULAR

A facomatose pigmento-vascular é um grupo de doenças raras, mais comum em mulheres, caracterizada pela associação de MVP com alterações pigmentares. Classifica-se em 4 grupos:

- **Tipo I:** MVP associada a nevo epidérmico
- **Tipo II:** MVP associada a mancha mongólica (Figura 126.23).
- **Tipo III:** MVP associada a *nevus spillus*.
- **Tipo IV:** MVP associada a *nevus spillus* e mancha mongólica extensa.

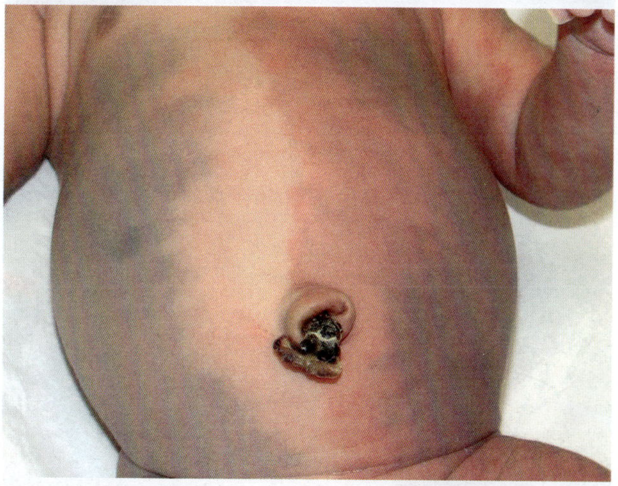

Figura 126.23 Facomatose pigmento-vascular.

A letra A é acrescentada quando o envolvimento é apenas cutâneo e a letra B quando há acometimento sistêmico associado (laringe hipoplásica, estenose subglótica, calcificações no sistema nervoso central, atrofia cerebral, escoliose).[110]

O tipo II é o mais frequente, ocorrendo em 80% dos casos.[111] O nevo anêmico pode ser uma variante do tipo III.

Em razão das inconsistências de terminologia, Happle, em 2014, propôs uma nova classificação que contêm a exata descrição das manifestações clínicas (facomatose cesioflammea, spilorosea, cesiomarmorata e não classificada) e descreve a presença ou não de acometimento extracutâneo. De acordo com essa classificação, na facomatose spilorosea, há presença de nevus róseo e não MVP. Happle explica a ocorrência de diferentes nevos através do conceito de didimose (*twin spotting*).[112,113]

SÍNDROME DE BECKWITH-WIEDEMAN

É caracterizada por gigantismo, onfalocele e macroglossia. A malformação capilar ocorre na região centro-facial, semelhante a uma mancha salmão persistente. Há predisposição ao desenvolvimento de tumores durante a infância, como tumor de Wilms, rabdomiossarcoma, hepatoblastoma e tumor de adrenal. A maioria dos casos é esporádica, mas há relatos familiares com herança autossômica dominante.[114,115]

■ MANCHA SALMÃO

A mancha salmão, também conhecida como nevo de Unna, nevo simplex, nevo flâmeo da nuca, "picada da cegonha" (região occipital) e "beijo de anjo" (região glabelar), é malformação venosa congênita que ocorre em cerca de 50% dos recém-nascidos, sendo mais comum nos caucasianos. Ambos os sexos são igualmente afetados.

As manchas salmão apresentam-se como máculas róseas ou eritematosas localizadas na glabela, fronte, pálpebras, nariz, lábio superior, occipital e nuca (Figura 126.24 e 126.25). Geralmente localizam-se na linha média, exceto na região das pálpebras, e devem ser diferenciadas das MVP que tendem a ser unilaterais e mais vinhosas. Aparecem ao nascimento e sofrem clareamento ou desaparecem nos primeiros anos de vida. Na região da nuca e sacral, podem persistir em até 50% dos pacientes.[116-118] Pode ocorrer mancha salmão na linha médio-sacral, também chamada mancha em borboleta ou nevo teleangiectásico sacral. Muitas vezes, é difícil diferenciar a mancha salmão da MVP e do hemangioma infantil em estágio inicial e só o acompanhamento evolutivo esclarece o diagnóstico. Outro diagnóstico diferencial é o nevo róseo, também conhecido como mancha vinho rose, trata-se de uma lesão congênita, de distribuição lateralizada, de coloração vermelho claro ou rosa pálido. Ela deve ser diferenciada da mancha salmão, a qual sempre envolve a linha média e não reflete, geneticamente, mosaicismo.[119]

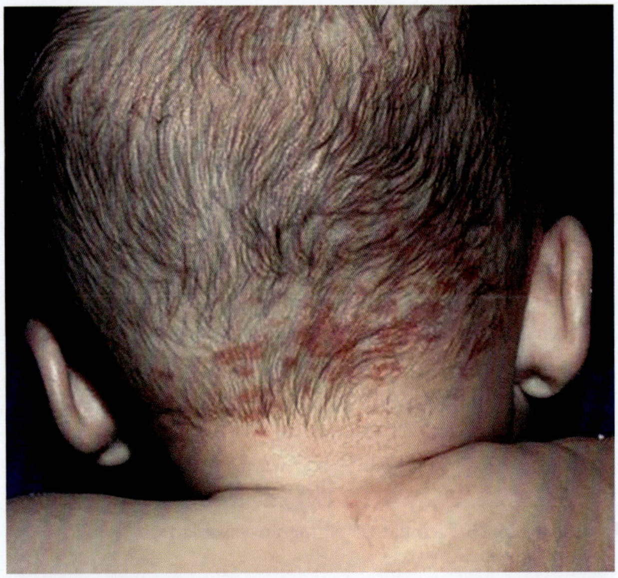

■ **Figura 126.24** Mancha salmão.

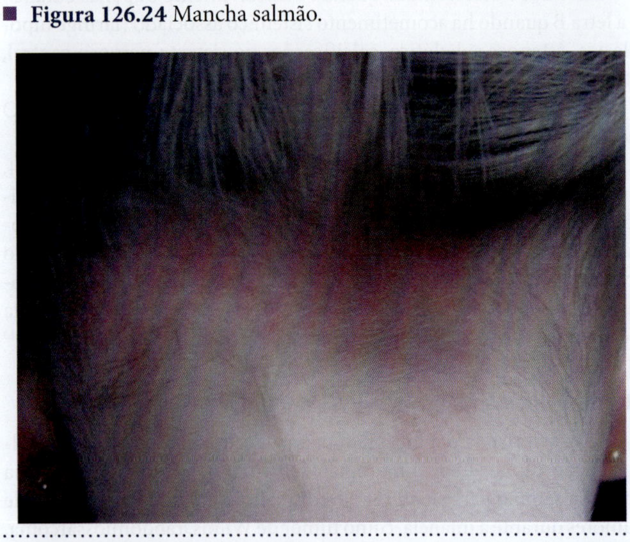

■ **Figura 126.25** Mancha salmão occipital.

Geralmente, a mancha salmão não está associada a anormalidades extracutâneas. No entanto, lesão proeminente e persistente deve alertar para a possibilidade de síndrome de Beckwith-Wiedemann e síndrome macrocefalia-malformação capilar. Na síndrome Nova, pode ser observada mancha salmão na glabela, associada a malformações da fossa posterior da base cerebral.[116-118] Quando a mancha salmão está localizada na região lombossacral, alguns autores sugerem que disrafismo espinhal oculto deve ser investigado, especialmente se outros estigmas cutâneos forem, também, observados no local, como hipertricose e aplasia cútis.[117,120]

■ TELEANGIECTASIAS

As teleangiectasias são dilatações de pequenos vasos, puntiformes ou estrelares, com ou sem halo anêmico, que geralmente iniciam-se na infância ou puberdade.

As teleangiectasias primárias incluem: angioma *spider*, angioma serpiginoso, ataxia teleangiectasia e teleangiectasia benigna hereditária e teleangiectasia nevoide unilateral.

Podem aparecer apenas sob a forma nevoide, associadas a síndromes ou adquiridas.

■ ANGIOMA *SPIDER* (NEVUS ARANEUS)

É caracterizada por dilatação vascular central, formando uma pápula da qual emergem vasos sanguíneos dilatados, como uma aranha. Ocorre em 10% a 15% dos adultos normais e crianças. Nas crianças, não estão presentes ao nascimento, mas podem ser observadas após os 2 anos de idade. Geralmente, acometem face, pescoço, região superior do tronco e membros superiores, também mãos e dedos. Uma alta incidência é vista em gestantes e pacientes hepatopatas crônicos. No final da gestação, as lesões geralmente desaparecem sem tratamento.[121]

■ ANGIOMA SERPIGINOSO

É uma doença vascular rara, adquirida e benigna, que acomete os capilares dérmicos. Caracterizada clinicamente por múltiplas máculas puntiformes, eritemato-violáceas, agrupadas em padrão serpiginoso, ocorre mais em extremidades inferiores e glúteos.[122] Histopatologicamente, apresenta capilares ectásicos. O diagnóstico diferencial é feito com dermatoses purpúricas crônicas. O tratamento com laser é efetivo.

■ TELEANGIECTASIA NEVOIDE UNILATERAL

Trata-se de uma doença rara, que pode ser congênita ou adquirida, acometendo mulheres na puberdade e gestação, associada com aumento dos níveis de estrogênio e progesterona. Na forma congênita, há predisposição pelo sexo masculino. Localiza-se preferencialmente na face, pescoço, tórax e membros superiores.[123] Caracteriza-se pela distribuição unilateral de numerosas teleangiectasias ao longo de um dermátomo (Figura 126.26). As teleangiectasias também podem ocorrer na mucosa oral e gástrica. Os dermátomos mais frequentemente acometidos são: trigêmeo, 3° e 4° cervicais. A Histopalogia mostra capilares dilatados na derme superior.[124]

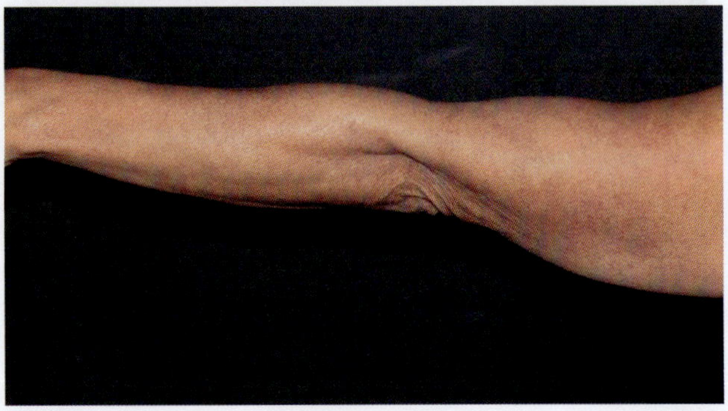

■ **Figura 126.26** Teleangiectasia unilateral nevoide.

TELEANGIECTASIAS ASSOCIADAS A SÍNDROMES

Síndrome de rendu-Osler-Weber

A síndrome de Rendu-Osler-Weber, também chamada de teleangiectasia hemorrágica hereditária, é doença autossômica dominante caracterizada por teleangiectasias mucocutâneas e viscerais associadas com malformações arterio-venosas. Raramente, manifesta-se na infância, sendo mais comum na adolescência.[125] As teleangiectasias cutâneas localizam-se nos lábios (Figura 126.27), membros superiores, leito ungueal e tronco. As teleangiectasias e malformações arteriovenosas (MAV) ocorrem no trato gastrointestinal, respiratório, sistema nervoso central e fígado. A manifestação clínica de hemorragia mucosa e visceral geralmente é tardia. A epistaxe recorrente é sintoma comum, e pode aparecer antes do quadro cutâneo. As lesões do trato gastrointestinal resultam em sangramento em 40% dos pacientes. As malformações arterio-venosas pulmonares ocorrem em 15% a 30% dos pacientes, provocando sintomas respiratórios e complicações neurológicas, incluindo embolia e acidente vascular cerebral. Malformações também podem ocorrer no sistema nervoso central acarretando em enxaqueca e convulsões.[126,127]

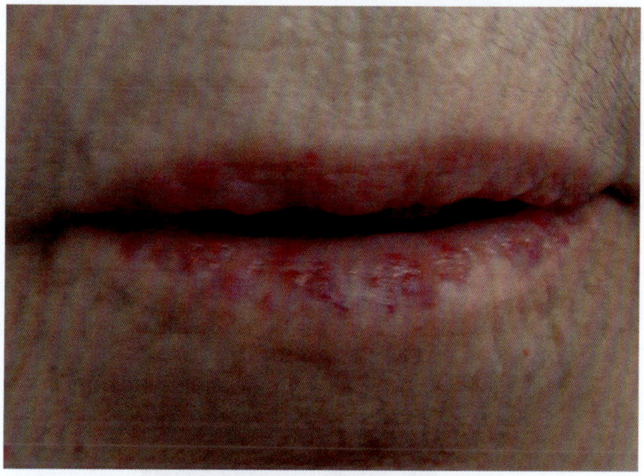

Figura 126.27 Síndrome Rendu-Osler-Weber.

CÚTIS MARMORATA TELEANGIECTÁSICA CONGÊNITA

A cútis marmorata teleangiectásica congênita, também denominada síndrome de van Lohuizen, é caracterizada por lesão reticulada vascular azul-violácea na pele, semelhante a cútis marmorata fisiológica, (Figura 126.28), porém sempre visível, que pode piorar com o frio, mas não desaparece com o crescimento. Parece haver predomínio no sexo feminino. Geralmente está presente ao nascimento e pode ser localizada ou disseminada. Quando localizada, geralmente apresenta distribuição segmentar bem delimitada. Pode ocorrer atrofia da pele e subcutâneo. Pode ocorrer ulceração de lesões em áreas de trauma como joelhos e cotovelos.[128,129]

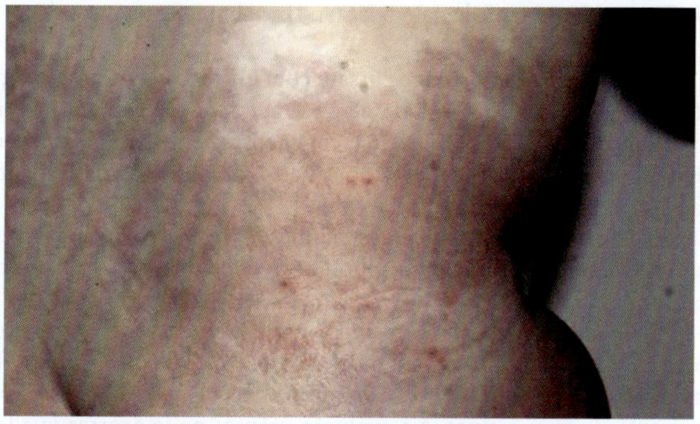

Figura 126.28 Cutis marmorata teleangiectásica.

O quadro extracutâneo é mais frequente nas formas disseminadas. A alteração mais comum é a hipoplasia de membros. Associações menos frequentes são: aplasia cutânea congênita, nevo melanocítico congênito, mancha mongólica disseminada, assimetria craniana, sindactilia, escoliose, hipotireoidismo, retardo de desenvolvimento e anomalias anogenitais. Glaucoma pode ocorrer quando há lesões palpebrais.[129,130]

A síndrome de Adams-Oliver é doença autossômica dominante caracterizada pela associação de cútis marmorata teleangiectásica congênita com aplasia cútis do couro cabeludo, com ou sem defeito ósseo subjacente e defeitos nos membros. Pode apresentar também malformação auricular e palatina, microftalmia, anomalia cardíaca, espinha bífida e calcificação intracraniana.[131]

MALFORMAÇÕES LINFÁTICAS

As malformações linfáticas (ML) podem ser primárias ou secundárias, localizadas ou difusas. As ML são classificadas em microcísticas, macrocísticas ou combinadas.[132]

A ML microcística ou linfangioma circunscrito é composta por vasos linfáticos microscópicos anômalos. Mais comum que a ML macrocística. A localização mais frequente é na região axilar e inguinal, membros e boca, especificamente na língua. Clinicamente, caracteriza-se por placas encimadas por vesículas de conteúdo claro ou vinhoso (Figuras 126.29 e 126.30). Pode ocorrer edema e exsudação de linfa por ruptura das vesículas com risco de infecção secundária.

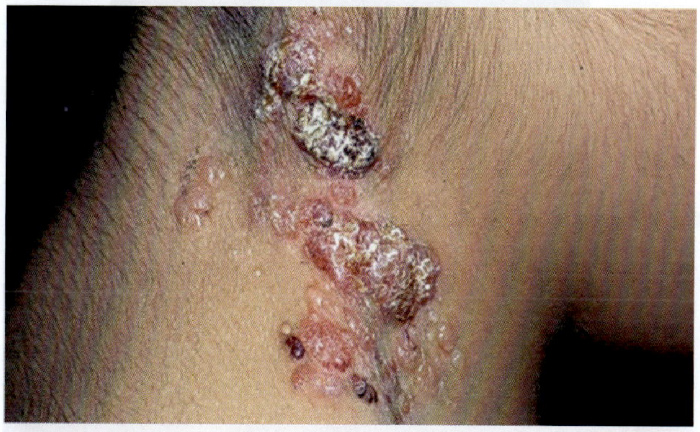

Figura 126.29 Linfangioma circunscrito.

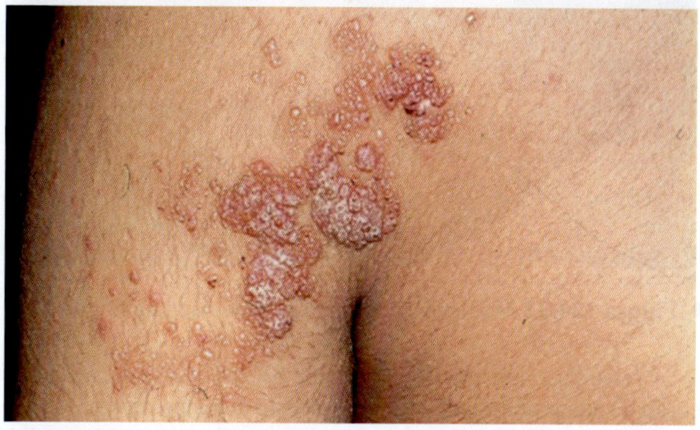

Figura 126.30 Linfangioma circunscrito.

A ML macrocística, também chamada higroma cístico, geralmente é vista ao nascimento ou até os 2 anos de idade, e pode ser diagnosticada na ultrassonografia pré-natal. Ocorre mais comumente no pescoço e axila. Apresenta-se como massas císticas translúcidas, de consistência mole, revestida de pele normal (Figura 126.31). Podem tornar-se edematosas, violáceas e dolorosas em decorrência de hemorragia. Pode ocorrer associação com síndromes de Noonan, Down e Turner.

A ML combinada é mais comum no segmento cefálico, particularmente na região malar e boca, causando macroglossia (Figura 126.32).

Quando acomete a base da língua, pode causar dificuldade respiratória, com a necessidade de traqueostomia. Há frequente acometimento ósseo com hipertrofia que leva a deformidades, particularmente maxilar e mandibular.

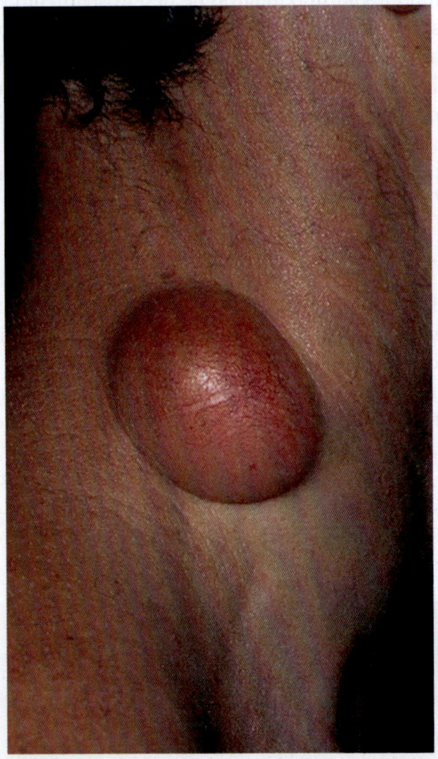

■ **Figura 126.31** Higroma cístico.

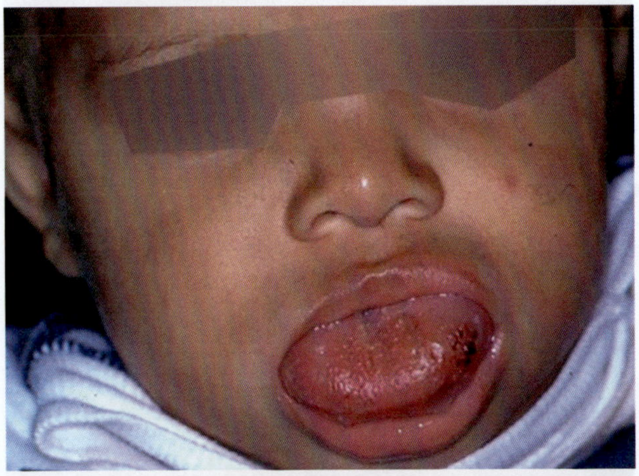

■ **Figura 126.32** Malformação linfática combinada na língua.

A ressonância magnética é o exame padrão ouro para avaliar extensão de e o grau de acometimento de estruturas próximas.

O tratamento das ML inclui equipamentos de compressão, antibióticos para infecção secundária, escleroterapia, tratamentos cirúrgicos e laser.[132]

■ LINFEDEMA PRIMÁRIO

O linfedema primário é doença rara, com padrão de herança autossômica dominante (Figuras 126.33 e 126.34). Divide-se em:

- **Tipo I ou doença de Noone Milroy:** linfedema dos membros inferiores presente ao nascimento.
- **Tipo II ou doença de Meige:** linfedema de um ou ambos os membros inferiores que aparece na adolescência.[133]

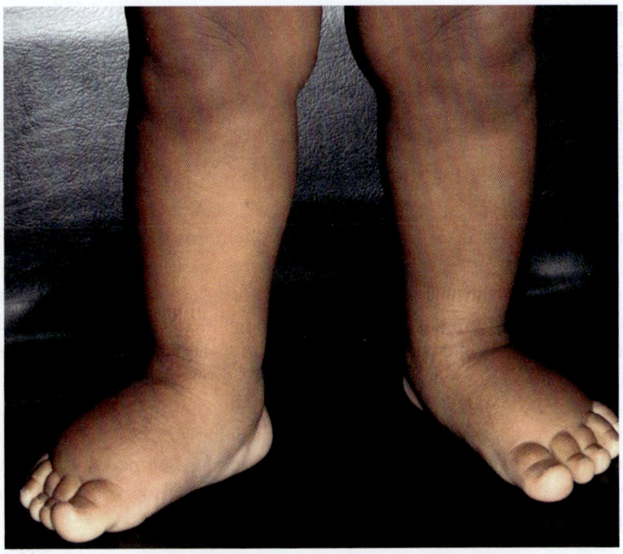

■ **Figura 126.33** Linfedema congênito (de Milroy).

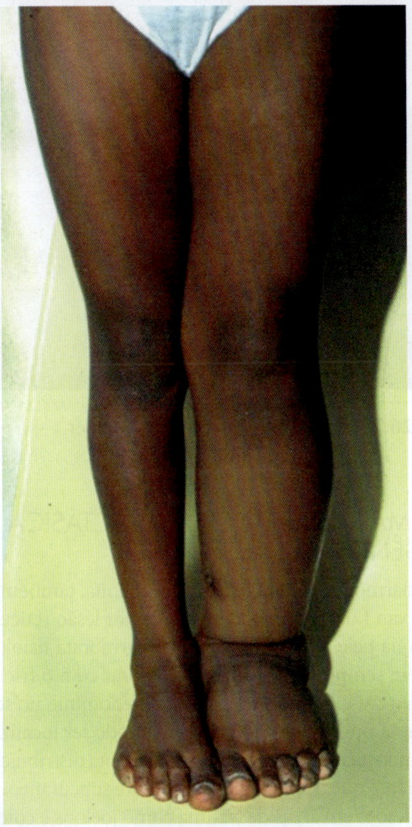

■ **Figura 108.34** Linfedema primário no membro inferior esquerdo.

Há doenças genéticas que cursam com linfedema, como a doença de Hannekam, com padrão de herança autossômica recessiva e que apresenta linfangiectasia intestinal com consequente enteropatia perdedora de proteínas, linfedema dos quatro membros, anormalidades faciais e retardo mental.[134]

O diagnóstico dos linfedemas é clínico, porém a ressonância magnética é o melhor exame para delimitar o envolvimento de estruturas profundas.[135]

Os linfedemas de membros inferiores podem sofrer episódios repetitivos de erisipela e linfangite, sendo que o primeiro sintoma da infecção é o aumento súbito de volume, muitas vezes sem eritema ou aumento de temperatura. Na evolução crônica pode ocorrer quadro semelhante a elefantíase nostra.

A profilaxia deve ser feita com o uso de meias elásticas, repouso com membros elevados e antibioticoterapia. Ressecção cirúrgica pode ser indicada para lesões localizadas e sintomáticas. No entanto, pela alta morbidade, a escleroterapia pode ser uma alternativa. Vários agentes esclerosantes são relatados, com melhores resultados para as ML macrocísticas. Laser de CO_2 e Nd-YAG têm sido utilizados com resultados varáveis.[136,137]

MALFORMAÇÕES VENOSAS

As malformações venosas (MV) eram antigamente denominadas hemangiomas cavernosos. São anomalias congênitas relativamente raras, presentes ao nascimento, mas nem sempre evidentes. Apresentam-se como massas azuladas, macias e compressíveis, que podem aumentar com o exercício ou pela ação gravitacional. Não há aumento de temperatura ou frêmito à palpação. São compostas por canais venosos ectásicos anômalos e caracterizadas pelo baixo fluxo.[138]

As lesões podem ser localizadas ou difusas. Na face, acometem pele, mucosa e músculo. Na região malar e temporal podem acometer fossa infratemporal e parótida. No pescoço, podem se estender posteriormente ao trapézio ou faringe e, anteriormente, à laringe. Lesões na região da cabeça e pescoço podem causar defeitos cosméticos, sangramentos recorrentes, obstrução de vias aéreas e interferir com a fala e deglutição. Como as MV podem sofrer aumento de volume, podem levar a deformidades ósseas adjacentes.

Nas extremidades, as MV são geralmente localizadas ou segmentares. Raramente, lesões mais extensas podem acometer músculos e articulações, porém não apresentam crescimento significativo dos membros como na síndrome de Klippell-Trenaunay. Lesões profundas sem envolvimento cutâneo permanecem sem diagnóstico até o paciente referir dor, edema ou alteração funcional tardia.

Complicações das MV de extremidades incluem: dor, fratura patológica, flebite, diátese hemorrágica e calcificações.[2]

O diagnóstico é clínico, mas a radiografia simples pode revelar a presença de flebólitos (trombos calcificados), patognomônicos das MV. A ressonância magnética é o melhor exame para delimitar o envolvimento de estruturas profundas.[139]

As malformações vasculares venosas geralmente não podem ser completamente erradicadas. O tratamento usual é a escleroterapia, com injeção local de soluções esclerosantes, como álcool a 95% ou sulfato tetradecil de sódio 1% para lesões pequenas. A ressecção cirúrgica pode ser realizada após obliteração conseguida por escleroterapia. A embolização das artérias que nutrem a malformação está contraindicada, pois pode provocar necrose do tecido. Fotocoagulação pelo Laser pode obstruir pequenos vasos superficiais. A excisão cirúrgica é a terapia definitiva, muitas vezes impossível pelas limitações anatômicas, estéticas e funcionais.[103]

SÍNDROME BLUE RUBBER BLEB NEVUS

A síndrome blue rubber bleb nevus (síndrome de Bean) ocorre esporadicamente, porém há relatos de casos familiares sugerindo padrão de herança autossômica dominante. As malformações vasculares estão presentes na pele, mucosas e vísceras. As lesões cutâneas caracterizam-se por nódulos azulados, isolados ou agrupados, macios, compressíveis, dolorosos ou não (Figuras 126.35 e 126.36). Nas lesões dolorosas pode ocorrer hiperidrose.[140] Há casos em que a cor violácea está ausente e as lesões assemelham-se a um mamilo. As localizações preferenciais são o tronco e as extremidades (palmoplantar). As complicações ortopédicas incluem: dor à deambulação (região plantar), deformidade óssea por compressão direta, fratura patológica e extensão da MV aos músculos e articulações.[141]

As lesões viscerais acometem principalmente o trato gastrointestinal (esôfago, estômago, intestino delgado e grosso, ânus, mesentério), gerando sangramentos recorrentes, anemia crônica e, mais raramente, choque hipovolêmico. O acometimento gastrointestinal pode causar anemia, decorrente da perda de sangue oculto nas fezes, mesmo na ausência de sintomas. Dor abdominal e sangramento retal podem ser consequência de intussuscepção.[142,143]

A cavidade oral, nasofaringe, genitália, bexiga, cérebro, medula espinhal, fígado, baço, pulmões, ossos e músculos podem também ser acometidos.[144-146]

Histologicamente, as lesões apresentam uma rede de lagos vasculares, delineados por células endoteliais achatadas e ausência de células glômicas.

As lesões vasculares cutâneas podem ser tratadas com escleroterapia, excisão cirúrgica, criocirurgia e Laser Nd:YAG. As lesões viscerais com sangramento podem requerer foto-coagulação ou ressecção cirúrgica.[138]

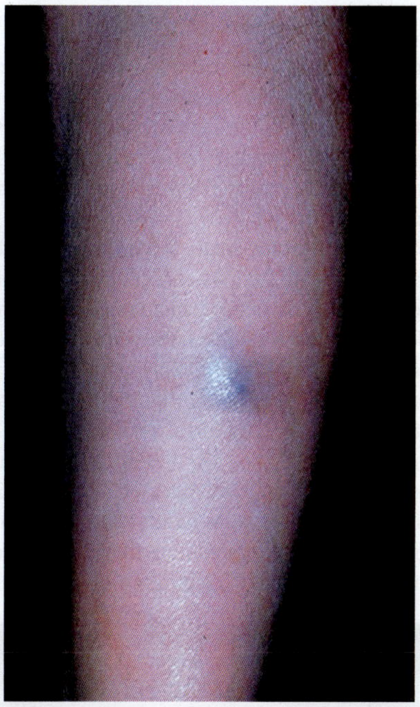

Figura 126.35 *Blue rubber bleb nevus.*

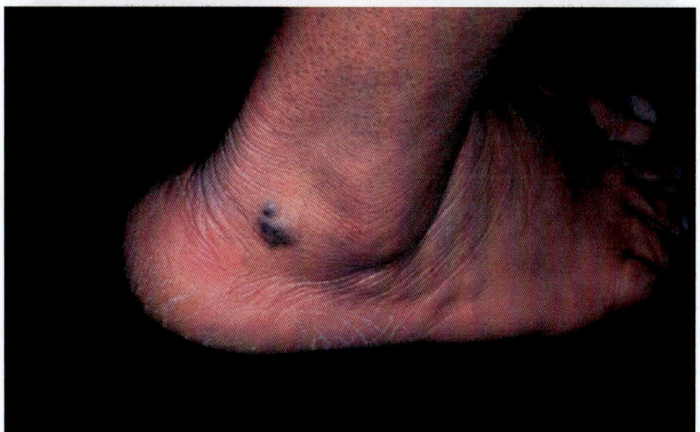

Figura 126.36 *Blue rubber bleb nevus* no pé.

MALFORMAÇÃO GLOMUVENOSA (GLOMANGIOMA)

São malformações de herança autossômica dominante em 70% dos casos. Clinicamente apresentam-se como pápulas ou nódulos violáceos, firmes, pouco compressíveis, dolorosos, isolados ou confluindo em placas. Localizam-se na pele e subcutâneo, não invadindo musculatura e articulações. Acometem principalmente extremidades inferiores, cabeça, pescoço e genitália. Na histologia, observam-se canais venosos distendidos com células glômicas ao redor. O tratamento de escolha para as lesões pequenas é a retirada cirúrgica.[147]

MALFORMAÇÕES ARTERIAIS

Malformações arteriais (atresia, ectasia, aneurisma ou coarctação), malformações arteriovenosas (conglomerado difuso ou localizado de artérias e veias com fístulas vasculares microscópicas) e fístulas arteriovenosas (*shunts* entre braços arteriais a veias vizinhas) são anomalias vasculares de alto fluxo caracterizadas pelo aumento da temperatura local, frêmito e sopro.[148] As malformações vasculares arteriais puras, como os aneurismas, estenoses e ectasias, raramente ocorrem na pele como lesões sintomáticas. Na pele, ao contrário do cérebro, uma fístula arteriovenosa geralmente é resultado de um trauma.

MALFORMAÇÕES VASCULARES ASSOCIADAS A OUTRAS ANOMALIAS

Síndrome de Sturge-Weber

A síndrome de Sturge-Weber é doença neurocutânea rara e esporádica, associada à mutação somática, em mosaico, no gene GNAQ. Caracteriza-se pela presença de mancha vinho do porto facial, em associação à malformação vascular das leptomeninges e ocular. Os sintomas extracutâneos principais incluem epilepsia, hemiplegia, retardo mental e glaucoma.[109,149]

Historicamente, acreditava-se que a mancha vinho do porto facial associada à síndrome de Sturge-Weber localizava-se na região de inervação do ramo oftálmico do nervo trigêmeo. Mais recentemente, esta hipótese foi afastada, uma vez que a natureza em mosaico da mancha vinho do porto foi confirmada por análise molecular. A mancha vinho do porto facial apresenta arranjo em bandeira (*flag-like*) e, segundo estudo de Dutkiewicz e colaboradores, as distribuições mais associadas à síndrome de Sturge-Weber são a hemifacial, incluindo a região superior da face e a região malar, e a mediana (Figura 126.37). Quando estas características são observadas na mancha vinho do porto facial, recomenda-se solicitação de ressonância magnética de encéfalo, avaliação por neurologista pediátrico e oftalmologista.[149]

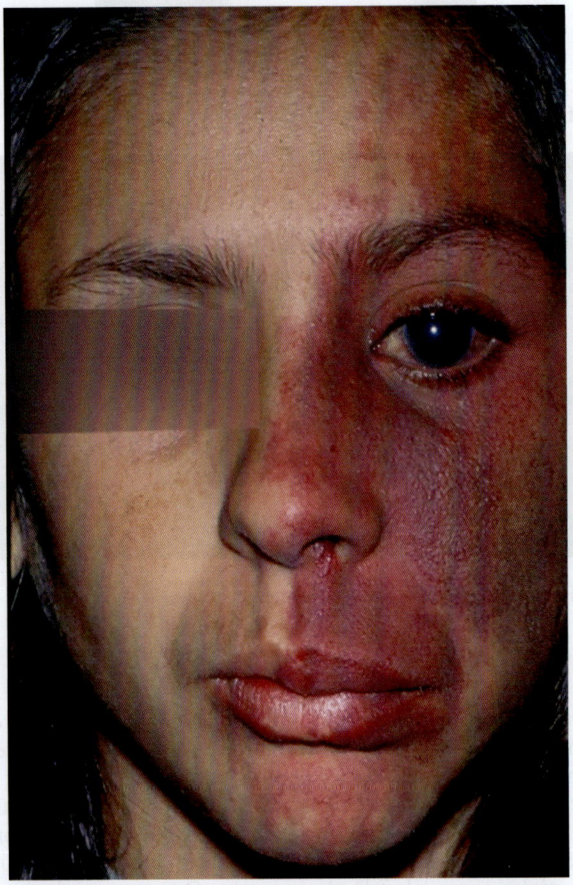

Figura 126.37 Síndrome de Sturge-Weber.

A malformação capilar pode se estender para a mucosa com hipertrofia gengival concomitante (Figura 126.38). Pacientes com MVP na região malar, podem apresentar hipertrofia óssea subjacente associada.

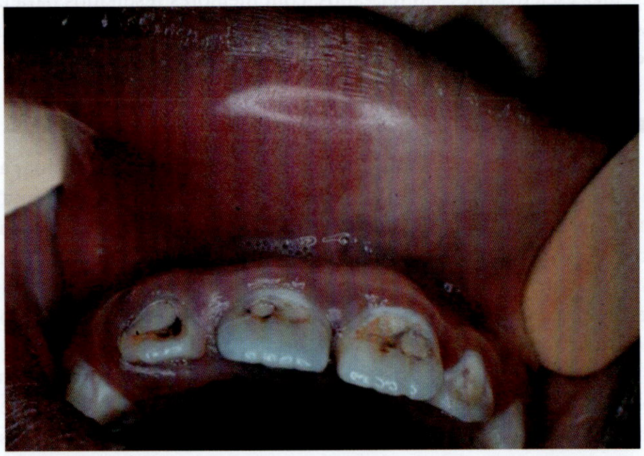

Figura 126.38 Síndrome de Sturge-Weber com acometimento gengival.

Quando a mancha vinho do porto está localizada na região lombo-sacra, ela é considerada, isoladamente, sinal de baixo risco para disrafismo espinhal oculto. Nestes casos, pode-se indicar avaliação por neurologista pediátrico e exame de ultrassonografia de alta resolução da região da coluna lombo-sacra em pacientes de até 6 meses de idade (antes da ossificação dos corpos vertebrais).[150]

O quadro neurológico caracteriza-se pela presença de anomalias vasculares ipsilaterais na leptomeninge estando presentes um ou mais dos seguintes sinais ou sintomas: convulsão, hemiparesia ou hemiplegia, calcificações intracranianas, atrofia cerebral e lesões vasculares da coroide ipsilateral associadas com glaucoma. O sintoma mais comum é a convulsão, ocorrendo em 55% a 90% dos pacientes, sendo mais frequentemente do tipo focal, podendo tornar-se generalizada. A convulsão aparece no primeiro ano de vida em 75% dos pacientes. O risco de retardo mental é relatado em 50% a 65% dos casos, principalmente quando ocorre acometimento de leptomeninge bilateral.[107] Cefaleia é mais comumente relatada em adultos e está associada a alteração hemodinâmica cerebral.[151]

O quadro oftalmológico mais frequente é o glaucoma, já presente ao nascimento em cerca de 65% dos pacientes, mas pode aparecer também na idade adulta. Está associado com malformação vascular ipsilateral da vasculatura coroidal do olho, que pode ser detectada no exame de fundo de olho. O glaucoma também pode ocorrer no olho contralateral.[152,153]

O diagnóstico desta malformação é eminentemente clínico e o exame histopatológico geralmente não é necessário. Quando realizado, evidencia vasos capilares dilatados na derme superficial, com número de células endoteliais normal e diminuição de marcadores neuronais. Quando a lesão é espessada ou nodular, os vasos capilares dilatados são também observados na derme profunda e tecido celular subcutâneo.[105]

Tratamento

Quando indicado, o tratamento com laser deve ser iniciado precocemente na infância, se possível, para se obter melhores resultados.

Os aspectos que devem ser levados em conta para se indicar o tratamento da mancha vinho do porto são a possibilidade de se evitar possível hipertrofia cutânea na evolução da lesão, atenuar a chance de desenvolvimento de granuloma piogênico sobrejacente e minimizar a morbidade psicossocial associada. No entanto, a dor associada ao tratamento da mancha vinho do porto pela aplicação do laser pode ser um fator limitante.[118] As opções de aparelhos de laser mais utilizadas para este tratamento são o laser de corante pulsado e o laser *Nd:YAG*.[154,155]

SÍNDROME DE KLIPPEL-TRENAUNAY

A síndrome de Klippel-Trenaunay é rara, acomete mulheres e homens em igual proporção e pode ser causada por mutação no gene PIK3CA.[156,157]

Caracteriza-se por ângio-ósteo-hipertrofia de fenótipo altamente variável. A combinação de mancha em vinho do Porto (MC), edema do tecido (MLV) e supercrescimento ósseo é denominada síndrome de Klippel-Trenaunay. A tríade típica é mancha vinho do Porto, varicosidades e hipertrofia óssea e/ou de tecidos moles, com acometimento unilateral e presente desde a infância. A localização mais comum é a região anterolateral da coxa, mas foi descrita também na face (Figuras 126.39 e 126.40).

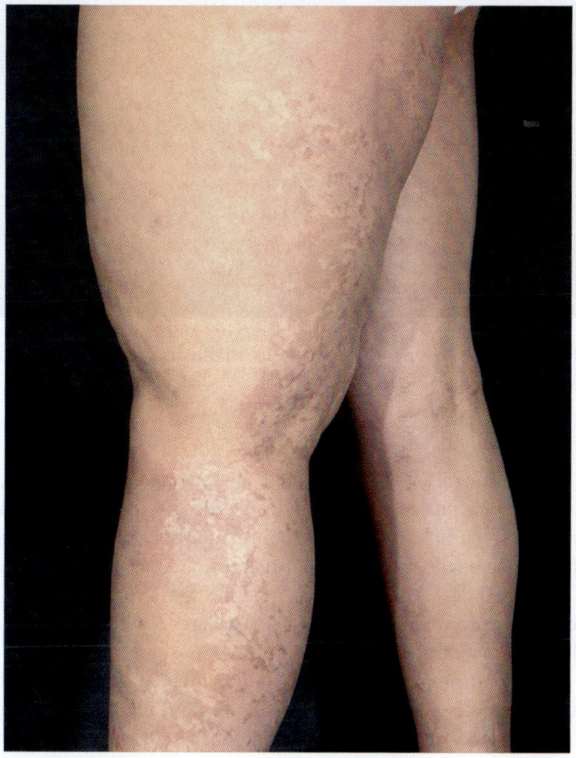

Figura 126.39 Síndrome de Klippel-Trenaunay.

A malformação cutânea é o sinal mais precoce e comumente se limita ao acometimento de uma das extremidades. A alteração cutânea caracteriza-se por uma placa eritemato-vinhosa bem delimitada, com configuração geométrica e ectasias linfáticas que aumentam com a evolução da doença. O retorno venoso é inadequado quando há fístulas arteriovenosas ao longo do membro afetado. Calor, sopro e frêmito são encontrados principalmente próximo das articulações. Os casos em que há comprometimento linfático apresentam mais complicações, como linfedema, estase venosa, ulceração e sangramento, além de coagulopatia, que aumenta a chance de trombose e embolia pulmonar. Nesses casos, há um risco aumentado de infecções de tecidos moles.[158,159]

Já nos casos de KT que apresentam a mancha vinho do Porto de distribuição segmentar, sem ou com mínimo crescimento ósseo e sem acometimento venoso, os riscos de complicações são baixos.

Complicações como aumento do tamanho de um membro, lesões líticas ósseas, fraturas patológicas, ulceração cutânea, alterações cutâneas tipo pseudo-sarcoma de Kaposi e alto débito cardíaco com insuficiência cardíaca congestiva podem ocorrer.

O aumento do membro acometido, que ocorre pela hipertrofia óssea, é notado nos primeiros anos de vida, sendo raramente presente ao nascimento. Outras anormalidades foram descritas com a síndrome de KT como: alterações oculares (retinianas, glaucoma), acometimento linfático pulmonar, aneurisma cerebral e hemorragia gastrointestinal.[160]

O diagnóstico de síndrome de Klippel-Trenaunay é com base na história clínica, exames físico e de imagem. O diagnóstico é feito com a presença de duas das três características apresentadas (mancha vinho do porto, hipertrofia e malformação venosa).[158]

As radiografias são realizadas para avaliação óssea e a escanometria para medida da assimetria de comprimento dos membros. Apesar das angiografias, arterial e venosa, serem os melhores exames para avaliar as alterações vasculares dinâmicas, tratam-se de exames invasivos, com a necessidade de utilização de contraste. Dessa forma, em alguns casos, durante a infância, prefere-se a ultrassonografia com doppler, que avalia fluxo e refluxo venoso e pode evidenciar tromboses superficiais.[161] Malformações venosas caracterizam-se por baixo fluxo e pela presença de flebólitos.[162] A angiorressonância magnética é o exame de escolha para avaliar a extensão das malformações vasculares e linfáticas e o grau de acometimento de tecido subcutâneo, muscular e ósseo.[163]

Os exames laboratoriais para avaliação de coagulação devem ser solicitados periodicamente. Dosam-se D-dímero e fibrinogênio, como também tempo de protrombina e tromboplastina parcial ativada.[158]

Os diagnósticos diferenciais incluem malformações venosas das extremidades. Nos casos em que há associação da mancha vinho do Porto com aumento de tamanho do membro, devem ser considerados os seguintes diagnósticos diferenciais: síndrome de Sturge-Weber, síndrome de Parkes-Weber, Maffucci, Proteus e Bannayan-Riley-Ruvalcaba.[3]

Na síndrome de Parkes-Weber, há malformação vascular combinada associada a fístulas arteriovenosas, sem acometimento linfático e menor comprometimento muscular, o que a diferencia da síndrome de KT. Já a síndrome de Mafucci não está presente desde o nascimento, as lesões ósseas características são exostoses e encondromas que surgem na infância e, as alterações vasculares são mais tardias.[163]

A síndrome de Proteus caracteriza-se por lipomatose, macrocefalia e assimetria de membros, com gigantismo parcial de mãos e/ou pés, espessamento cerebriforme plantar, além das malformações vasculares associadas.

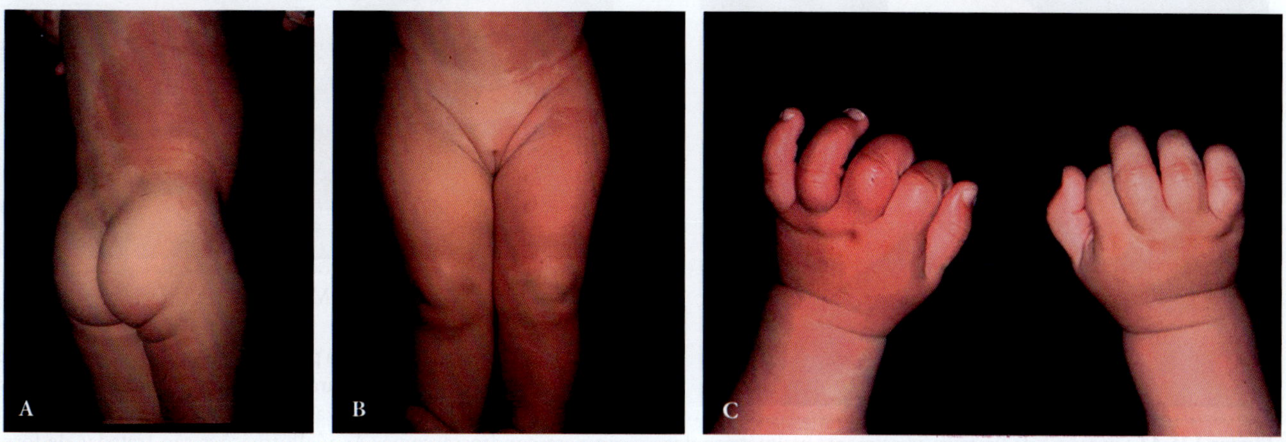

Figura 126.40 (**A**, **B** e **C**) Síndrome de Klippel-Trenaunay.

Outro diagnóstico diferencial é a síndrome de Bannayan-Riley--Ruvalcaba que se apresenta com malformações capilares e combinadas, macrocefalia, máculas pigmentadas na região genital, hamartomas e lipomas viscerais e subcutâneos.[158]

Além dos diagnósticos diferenciais acima descritos, outras síndromes com crescimento de membro e incluídas no espectro das mutações do gene PIK3CA foram recentemente descritas e devem também ser diferenciadas de KT, são elas: MCAP (megaencefalia e malformação capilar) e CLOVES (crescimento lipomatoso congênito, malformação vascular, nevo epidérmico e anomalias de coluna vertebral).[157]

O acompanhamento desses pacientes requer avaliação multidisciplinar com pediatra, dermatologista, cirurgião vascular, hematologista e ortopedista.

O tratamento é com base no controle dos sintomas, além da utilização de equipamento de compressão para controle do linfedema.[164] Procedimentos cirúrgicos para correção de varicosidades e embolizações podem ser realizados.[165]

Nos casos em que há intensa ectasia venosa em membro inferior, pode haver aumento das veias pélvicas, o que confere maior risco de trombose venosa e embolia pulmonar. Nesses casos, a colocação de filtro de veia cava inferior diminui o risco e previne a recorrência de embolia pulmonar.[164]

Em decorrência da coagulopatia associada e risco de trombose, o tratamento com baixas doses de aspirina ou anticoagulante como heparina de baixo peso molecular pode ser indicado.[166]

O uso de antibióticos profiláticos é indicado nos pacientes que apresentam celulites de repetição, antes de procedimentos cirúrgicos e para casos de úlceras persistentes após a coleta de cultura e antibiograma.

Para o tratamento da mancha vinho do Porto, múltiplas sessões de laser corante pulsado (*pulsed dye laser)* podem ser realizadas.

O diagnóstico da síndrome de Klippel-Trenaunay e tratamento precoces podem prevenir complicações, como o linfedema, celulite e trombose venosa, além de melhorar a qualidade de vida do paciente.

■ SÍNDROME DE PROTEUS

Esta síndrome rara e esporádica é caracterizada por hipertrofia do tecido subcutâneo e ósseo das mãos e pés (Figura 126.41), hemi--hipertrofia, exostose, hiperostose craniana, hamartomas viscerais, lipomas, anomalias vasculares e nevos. As principais características clínicas são: crescimento assimétrico e alterações cutâneas que incluem: hiperplasia cerebriforme palmoplantar, nevo epidérmico, lipoma, mancha café-com-leite e malformação vascular. Entre as malformações vasculares encontram-se malformações capilares, venosas, linfáticas ou combinadas (Figura 126.42). Tumores benignos viscerais incluem lipoma, cistadenoma ovariano, adenoma parotídeo e tumor de sistema nervoso central. Também são encontradas malformações vasculares viscerais. Na maioria dos pacientes a inteligência é normal. O tratamento é principalmente ortopédico. A abordagem dermatológica cirúrgica varia de acordo com as lesões presentes.[100]

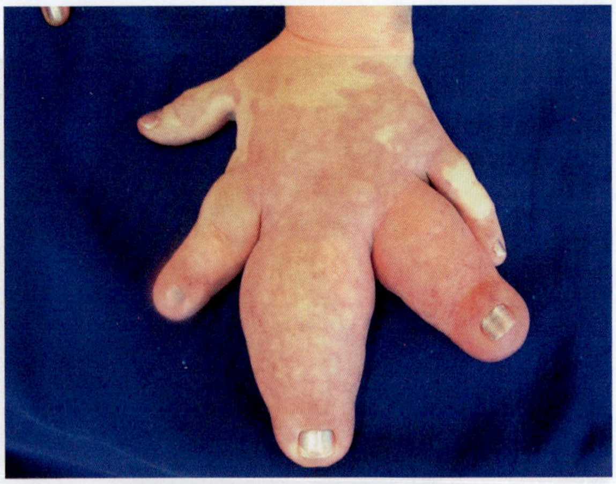

■ **Figura 126.41** Síndrome de Proteus: crescimento assimétrico dos dedos.

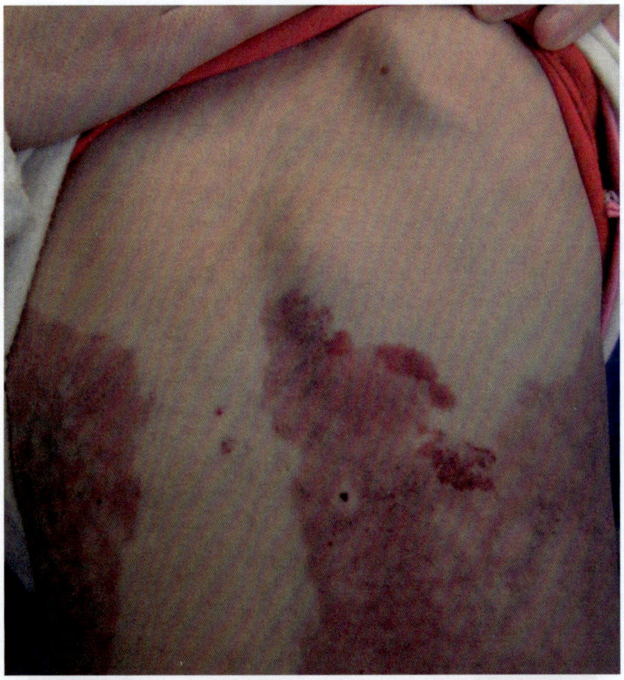

■ **Figura 126.42** Síndrome de Proteus: malformações vasculares cutâneas combinadas.

■ SÍNDROME DE MAFFUCCI

É síndrome rara, esporádica, afeta igualmente ambos os sexos, caracterizada pela presença de encondromas e malformações vasculares. Manifesta-se na infância precoce com o aparecimento de massas ou nódulos macios, dolorosos, azul-violáceos, assimétricos, geralmente nas extremidades distais, correspondentes a malformações venosas superficiais e profundas.[167] Anomalias vasculares oral e intra-abdominal podem ser encontradas.[168]

Os encondromas são nódulos endurecidos, mas frequentemente localizados nas falanges (Figura 126.43) e ossos longos. Complicações incluem formação de flebólitos nas malformações vasculares, baixa estatura, irregularidades ósseas e transformação maligna dos encondromas para condrossarcomas em 30% a 40% dos casos. Embora o condrossarcoma seja a neoplasia mais frequente, a síndrome de Maffucci também está associado com outras malignidades, entre elas: câncer de mama, ovário, pâncreas, paratireoide e hipófise.[169,170]

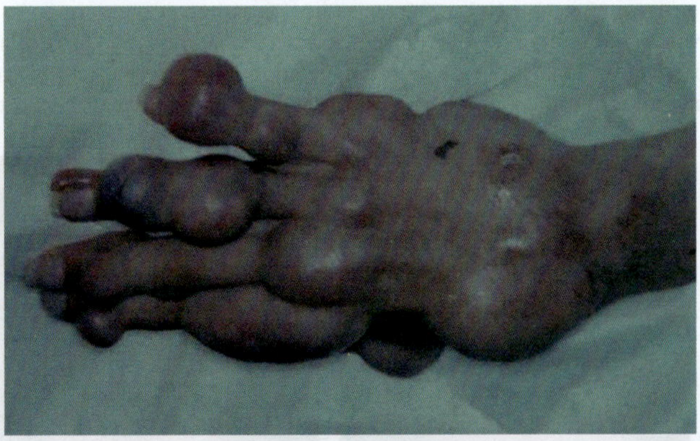

■ **Figura 126.43** Síndrome de Maffucci.

A radiografia simples revela a presença dos flebólitos. A ressonância magnética é o melhor exame para avaliar as malformações venosas e a punção biopsia deve ser realizada em área suspeita de transformação para condrossarcoma. As malformações são tratadas de forma conservadora.[109]

OUTROS TUMORES DE ORIGEM VASCULAR

Angioqueratomas

Angioqueratomas são lesões vasculares definidas como um ou mais vasos dilatados na derme superficial, associados à acantose e/ou hiperqueratose da epiderme suprajacente. São classificados em 5 tipos: angioqueratoma de Mibelli, angioqueratoma de Fordyce, angioqueratoma corpóreo difuso (doença de Fabry), angioqueratoma circunscrito e angioqueratoma solitário.[171]

Angioqueratoma de Mibelli tem herança autossômica dominante, com lesões que aparecem na infância ou adolescência, sendo mais comuns nas mulheres. As lesões são pápulas vinhosas múltiplas com superfície levemente hiperqueratósica, localizadas no dorso dos dedos ou interdígitos das mãos e pés. Pode apresentar acrocianose associada, eventualmente com ulcerações nas pontas dos dedos.[100]

Angioqueratoma de Fordyce é caracterizado por múltiplas pápulas vinhosas de 2 a 4mm de diâmetro, localizadas no saco escrotal e vulva de pessoas idosas (Figura 126.44). Pode estar associado com varicocele, hérnia inguinal ou tromboflebite. Lesões similares podem aparecer na vulva de mulheres jovens, associadas a aumento da pressão venosa na gestação ou uso de contraceptivo oral.[171]

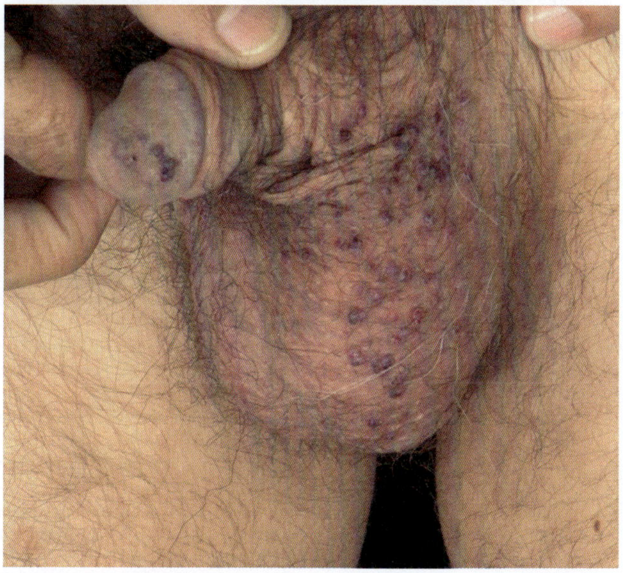

Figura 126.44 Angioqueratoma de Fordyce.

Angioqueratoma corpóreo difuso é a forma mais rara de angioqueratoma e pode aparecer como manifestação cutânea de várias doenças hereditárias enzimáticas ou como forma idiopática.

Doença de Fabry é forma metabólica com herança recessiva ligada ao X que resulta da deficiência da α-galactosidase A hidrolase lisossomal. O gene que expressa essa enzima localiza-se no meio do braço longo do cromossomo X. Os sintomas aparecem em homens homozigóticos e as mulheres heterozigóticas são portadoras assintomáticas, porém apresentam alterações distróficas da córnea detectadas pela lâmpada de fenda. Como consequência do defeito enzimático, ocorre acúmulo de glicoesfingolípides neutros nos lisossomos celulares, causando alterações cardíacas, renais, oculares, neurológicas e cutâneas. As lesões iniciam-se antes da puberdade como pápulas puntiformes vinhosas localizadas principalmente na região inferior do abdome, genital, glútea e coxas. A distrofia corneana superficial (*cornea verticillata*) é achado assintomático frequente que ajuda no diagnóstico das mulheres portadoras. Outras manifestações cutâneas incluem: xerose e anidrose, podendo causar até crises de hipertermia.

Outras doenças metabólicas associadas ao angioqueratoma corpóreo difuso são: fucosidose tipo II, galactosidose tipo II, doença de Kanzaki, aspartilglicosaminúria, sialidose tipo II, gangliosidose e deficiência de β-manosidase.

A forma idiopática de angioqueratoma corpóreo difuso não apresenta associação com doença metabólica, mas é descrita também com herança autossômica dominante.[100]

Angioqueratoma circunscrito foi descrito por Fabry em 1915, sendo o mais raro de todos. Os poucos casos descritos na literatura, mostram uma prevalência de 3 mulheres para cada homem, com acometimento preferencial desde o nascimento. Caracteriza-se por pápulas purpúricas hiperqueratósicas agrupadas em placas lineares, que variam de poucos centímetros a dimensões gigantescas. Localizam-se preferencialmente nas extremidades inferiores, unilateralmente (Figura 126.45).[171]

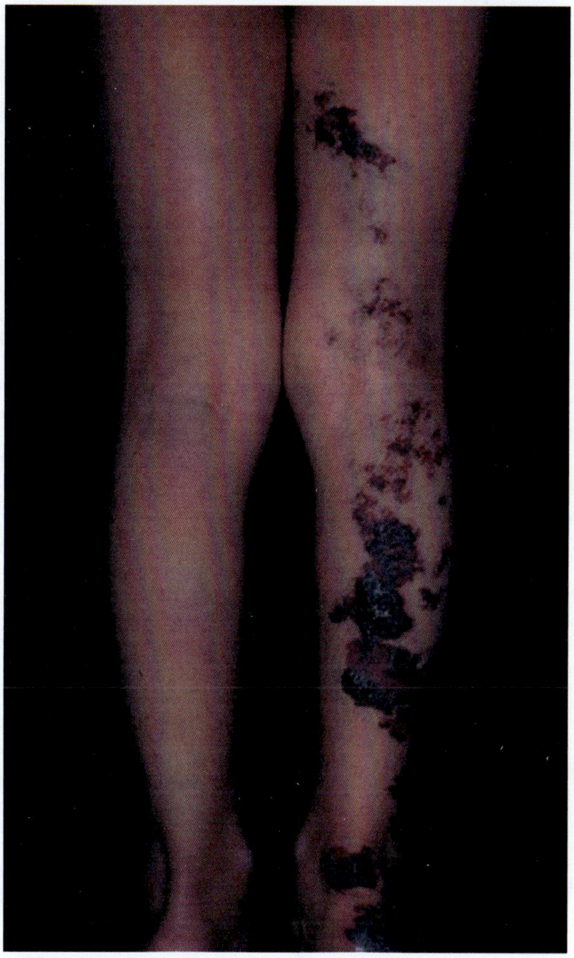

Figura 126.45 Angioqueratoma circunscrito.

Angioqueratoma solitário

Apresenta-se como pápula verrucosa enegrecida que pode aparecer em qualquer lugar do corpo, mas a localização mais frequente é nos membros inferiores. Acredita-se que a lesão resulta de trauma. O diagnóstico diferencial é feito com melanoma, em razão da cor enegrecida.[52]

A histopatologia é comum a todas as variantes, sendo caracterizada por vasos de paredes finas e dilatadas, circundados por camada de células endoteliais na derme papilar e variável grau de hiperqueratose, que pode estar ausente nas variáveis de Fordyce e corpóreo difuso.

Na doença de Fabry a vacuolização endotelial, das células do músculo liso das arteríolas e do músculo piloeretor é característica para o diagnóstico. As colorações de Sudan negra B e PAS marcam o depósito vacuolar dos glicolipídeos. Esse material também é birrefringente e pode ser demonstrado pela luz polarizada. A microscopia eletrônica mostra depósitos de lipídeos grandes e eletrodensos nas células endoteliais, pericitos, fibroblastos, músculo eretor do pelo e glândulas écrinas. Esses depósitos podem mostrar uma estrutura lamelar característica que não é vista em outros tipos de angioqueratoma ou nos casos de angioqueratoma corporis difuso idiopático.[100]

1. Mulliken JB, Glowacki J. Hemangiomas and vascular malformations in infants and children: a classification based on endothelial characteristics. Plast Reconstr Surg. 1982;69(3):412-22.
2. Enjolras O. Classification and management of the various superficial vascular anomalies: hemangiomas and vascular malformations. J Dermatol. 1997;24(11):701-10.
3. Wassef M, Blei F, Adams D, Alomari A, Baselga E, Berenstein A et al. Vascular Anomalies Classification: Recommendations From the International Society for the Study of Vascular Anomalies. Pediatrics. 2015;136(1):e203-14.
4. ISSVA Classification of Vascular Anomalies©, 2018 International Society for the Study of Vascular Anomalies " Disponível em "issva.org/classification" Acesso em 30 de Maio de 2022.
5. Kunimoto K, Yamamoto Y, Jinnin M. ISSVA Classification of Vascular Anomalies and Molecular Biology. Int J Mol Sci. 2022;23(4).
6. Leaute-Labreze C, Hoeger P, Mazereeuw-Hautier J, Guibaud L, Baselga E, Posiunas G et al. A randomized, controlled trial of oral propranolol in infantile hemangioma. N Engl J Med. 2015;372(8):735-46.
7. Dickison P, Christou E, Wargon O. A prospective study of infantile hemangiomas with a focus on incidence and risk factors. Pediatr Dermatol. 2011;28(6):663-9.
8. Kilcline C, Frieden IJ. Infantile hemangiomas: how common are they? A systematic review of the medical literature. Pediatr Dermatol. 2008;25(2):168-73.
9. Drolet BA, Esterly NB, Frieden IJ. Hemangiomas in children. N Engl J Med. 1999;341(3):173-81.
10. Rodríguez Bandera AI, Sebaratnam DF, Wargon O, Wong LF. Infantile hemangioma. Part 1: Epidemiology, pathogenesis, clinical presentation and assessment. J Am Acad Dermatol. 2021;85(6):1379-92.
11. Chang LC, Haggstrom AN, Drolet BA, Baselga E, Chamlin SL, Garzon MC et al. Growth characteristics of infantile hemangiomas: implications for management. Pediatrics. 2008;122(2):360-7.
12. Bruckner AL, Frieden IJ. Hemangiomas of infancy. J Am Acad Dermatol. 2003;48(4):477-93; quiz 94-6.
13. Mulliken JB, Fishman SJ, Burrows PE. Vascular anomalies. Curr Probl Surg. 2000;37(8):517-84.
14. Gampper TJ, Morgan RF. Vascular anomalies: hemangiomas. Plast Reconstr Surg. 2002;110(2):572-85; quiz 86; discussion 87-8.
15. Smolinski KN, Yan AC. Hemangiomas of infancy: clinical and biological characteristics. Clin Pediatr (Phila). 2005;44(9):747-66.
16. Rotter A, de Oliveira ZNP. Infantile hemangioma: pathogenesis and mechanisms of action of propranolol. J Dtsch Dermatol Ges. 2017;15(12):1185-90.
17. Greenberger S, Bischoff J. Pathogenesis of infantile haemangioma. Br J Dermatol. 2013;169(1):12-9.
18. Itinteang T, Withers AH, Davis PF, Tan ST. Biology of infantile hemangioma. Front Surg. 2014;1:38.
19. Boscolo E, Bischoff J. Vasculogenesis in infantile hemangioma. Angiogenesis. 2009;12(2):197-207.
20. Storch CH, Hoeger PH. Propranolol for infantile haemangiomas: insights into the molecular mechanisms of action. Br J Dermatol. 2010;163(2):269-74.
21. Ritter MR, Dorrell MI, Edmonds J, Friedlander SF, Friedlander M. Insulin-like growth factor 2 and potential regulators of hemangioma growth and involution identified by large-scale expression analysis. Proc Natl Acad Sci U S A. 2002;99(11):7455-60.
22. Vishvanath A, Itinteang T, Tan ST, Day DJ. Infantile haemangioma expresses tumour necrosis factor-related apoptosis-inducing ligand (TRAIL), TRAIL receptors, osteoprotegerin and receptor activator for nuclear factor κB ligand (RANKL). Histopathology. 2011;59(3):397-406.
23. Itinteang T, Brasch HD, Tan ST, Day DJ. Expression of components of the renin-angiotensin system in proliferating infantile haemangioma may account for the propranolol-induced accelerated involution. J Plast Reconstr Aesthet Surg. 2011;64(6):759-65.
24. Marler JJ, Fishman SJ, Kilroy SM, Fang J, Upton J, Mulliken JB et al. Increased expression of urinary matrix metalloproteinases parallels the extent and activity of vascular anomalies. Pediatrics. 2005;116(1):38-45.
25. Kleinman ME, Greives MR, Churgin SS, Blechman KM, Chang EI, Ceradini DJ et al. Hypoxia-induced mediators of stem/progenitor cell trafficking are increased in children with hemangioma. Arterioscler Thromb Vasc Biol. 2007;27(12):2664-70.
26. Janmohamed SR, Brinkhuizen T, den Hollander JC, Madern GC, de Laat PC, van Steensel MA et al. Support for the hypoxia theory in the pathogenesis of infantile haemangioma. Clin Exp Dermatol. 2015;40(4):431-7.
27. North PE, Waner M, Mizeracki A, Mihm MC. GLUT1: a newly discovered immunohistochemical marker for juvenile hemangiomas. Hum Pathol. 2000;31(1):11-22.
28. Greenberger S, Adini I, Boscolo E, Mulliken JB, Bischoff J. Targeting NF-kappaB in infantile hemangioma-derived stem cells reduces VEGF-A expression. Angiogenesis. 2010;13(4):327-35.
29. Guggisberg D, Hadj-Rabia S, Viney C, Bodemer C, Brunelle F, Zerah M et al. Skin markers of occult spinal dysraphism in children: a review of 54 cases. Arch Dermatol. 2004;140(9):1109-15.
30. Krowchuk DP, Frieden IJ, Mancini AJ, Darrow DH, Blei F, Greene AK et al. Clinical Practice Guideline for the Management of Infantile Hemangiomas. Pediatrics. 2019;143(1).
31. Puttgen KB. Diagnosis and management of infantile hemangiomas. Pediatr Clin North Am. 2014;61(2):383-402.
32. Holland KE, Drolet BA. Approach to the patient with an infantile hemangioma. Dermatol Clin. 2013;31(2):289-301.
33. Spence-Shishido AA, Good WV, Baselga E, Frieden IJ. Hemangiomas and the eye. Clin Dermatol. 2015;33(2):170-82.
34. Hess CP, Fullerton HJ, Metry DW, Drolet BA, Siegel DH, Auguste KI et al. Cervical and intracranial arterial anomalies in 70 patients with PHACE syndrome. AJNR Am J Neuroradiol. 2010;31(10):1980-6.
35. Patel A, Chu MB, Wild A, Reis M, Frieden IJ, Drolet B et al. Iceberg hemangioma: A segmental cutaneous lesion marking extensive extracutanous involvement. JAAD Case Rep. 2018;4(6):534-9.
36. Frieden IJ, Reese V, Cohen D. PHACE syndrome. The association of posterior fossa brain malformations, hemangiomas, arterial anomalies, coarctation of the aorta and cardiac defects, and eye abnormalities. Arch Dermatol. 1996;132(3):307-11.
37. Metry DW, Dowd CF, Barkovich AJ, Frieden IJ. The many faces of PHACE syndrome. J Pediatr. 2001;139(1):117-23.
38. Metry DW, Haggstrom AN, Drolet BA, Baselga E, Chamlin S, Garzon M et al. A prospective study of PHACE syndrome in infantile hemangiomas: demographic features, clinical findings, and complications. Am J Med Genet A. 2006;140(9):975-86.
39. Chiller KG, Passaro D, Frieden IJ. Hemangiomas of infancy: clinical characteristics, morphologic subtypes, and their relationship to race, ethnicity, and sex. Arch Dermatol. 2002;138(12):1567-76.
40. Garzon MC, Epstein LG, Heyer GL, Frommelt PC, Orbach DB, Baylis AL et al. PHACE Syndrome: Consensus-Derived Diagnosis and Care Recommendations. J Pediatr. 2016;178:24-33.e2.
41. Bracken J, Robinson I, Snow A, Watson R, Irvine AD, Rea D et al. PHACE syndrome: MRI of intracerebral vascular anomalies and clinical findings in a series of 12 patients. Pediatr Radiol. 2011;41(9):1129-38.
42. Siegel DH, Tefft KA, Kelly T, Johnson C, Metry D, Burrows P et al. Stroke in children with posterior fossa brain malformations, hemangiomas, arterial anomalies, coarctation of the aorta and cardiac defects, and eye abnormalities (PHACE) syndrome: a systematic review of the literature. Stroke. 2012;43(6):1672-4.
43. Foster KA, Ares WJ, Tempel ZJ, McCormick AA, Panigrahy A, Grunwaldt LJ et al. PHACE syndrome is associated with intracranial cavernous malformations. Childs Nerv Syst. 2016;32(8):1463-9.
44. Metry D, Heyer G, Hess C, Garzon M, Haggstrom A, Frommelt P et al. Consensus Statement on Diagnostic Criteria for PHACE Syndrome. Pediatrics. 2009;124(5):1447-56.
45. Bouchard S, Yazbeck S, Lallier M. Perineal hemangioma, anorectal malformation, and genital anomaly: a new association? J Pediatr Surg. 1999;34(7):1133-5.
46. Girard C, Bigorre M, Guillot B, Bessis D. PELVIS Syndrome. Arch Dermatol. 2006;142(7):884-8.
47. Stockman A, Boralevi F, Taïeb A, Léauté-Labrèze C. SACRAL syndrome: spinal dysraphism, anogenital, cutaneous, renal and urologic anomalies, associated with an angioma of lumbosacral localization. Dermatology. 2007;214(1):40-5.
48. Golabi M, An AC, Lopez C, Lee L, Kwong M, Hall BD. A new case of a LUMBAR syndrome. Am J Med Genet A. 2014;164A(1):204-7.
49. Tubbs RS, Wellons JC, Iskandar BJ, Oakes WJ. Isolated flat capillary midline lumbosacral hemangiomas as indicators of occult spinal dysraphism. J Neurosurg. 2004;100(2 Suppl Pediatrics):86-9.
50. Lee KC, Bercovitch L. Update on infantile hemangiomas. Semin Perinatol. 2013;37(1):49-58.
51. Glick ZR, Frieden IJ, Garzon MC, Mully TW, Drolet BA. Diffuse neonatal hemangiomatosis: an evidence-based review of case reports in the literature. J Am Acad Dermatol. 2012;67(5):898-903.
52. Frieden IJ, Rogers M, Garzon MC. Conditions masquerading as infantile haemangioma: Part 1. Australas J Dermatol. 2009;50(2):77-97; quiz 8.
53. Hoeger PH, Colmenero I. Vascular tumours in infants. Part I: benign vascular tumours other than infantile haemangioma. Br J Dermatol. 2014;171(3):466-73.
54. Sans V, de la Roque ED, Berge J, Grenier N, Boralevi F, Mazereeuw-Hautier J et al. Propranolol for severe infantile hemangiomas: follow-up report. Pediatrics. 2009;124(3):e423-31.
55. Haggstrom AN, Drolet BA, Baselga E, Chamlin SL, Garzon MC, Horii KA et al. Prospective study of infantile hemangiomas: clinical characteristics predicting complications and treatment. Pediatrics. 2006;118(3):882-7.
56. Luu M, Frieden IJ. Haemangioma: clinical course, complications and management. Br J Dermatol. 2013;169(1):20-30.
57. Boon LM, MacDonald DM, Mulliken JB. Complications of systemic corticosteroid therapy for problematic hemangioma. Plast Reconstr Surg. 1999;104(6):1616-23.
58. Leaute-Labreze C, Dumas de la Roque E, Hubiche T, Boralevi F, Thambo JB, Taieb A. Propranolol for severe hemangiomas of infancy. N Engl J Med. 2008;358(24):2649-51.
59. Chinnadurai S, Fonnesbeck C, Snyder KM, Sathe NA, Morad A, Likis FE et al. Pharmacologic Interventions for Infantile Hemangioma: A Meta-analysis. Pediatrics. 2016.

60. Bauman NM, McCarter RJ, Guzzetta PC, Shin JJ, Oh AK, Preciado DA et al. Propranolol vs prednisolone for symptomatic proliferating infantile hemangiomas: a randomized clinical trial. JAMA Otolaryngol Head Neck Surg. 2014;140(4):323-30.
61. Bertrand J, McCuaig C, Dubois J, Hatami A, Ondrejchak S, Powell J. Propranolol versus prednisone in the treatment of infantile hemangiomas: a retrospective comparative study. Pediatr Dermatol. 2011;28(6):649-54.
62. Gillette P, Garson A, Eterovic E, Neches W, Mullins C, McNamara DG. Oral propranolol treatment in infants and children. J Pediatr. 1978;92(1):141-4.
63. Love JN, Sikka N. Are 1-2 tablets dangerous? Beta-blocker exposure in toddlers. J Emerg Med. 2004;26(3):309-14.
64. Greenberger S, Bischoff J. Infantile hemangioma-mechanism(s) of drug action on a vascular tumor. Cold Spring Harb Perspect Med. 2011;1(1):a006460.
65. Lamy S, Lachambre MP, Lord-Dufour S, Beliveau R. Propranolol suppresses angiogenesis in vitro: inhibition of proliferation, migration, and differentiation of endothelial cells. Vascul Pharmacol. 2010;53(5-6):200-8.
66. Stiles J, Amaya C, Pham R, Rowntree RK, Lacaze M, Mulne A et al. Propranolol treatment of infantile hemangioma endothelial cells: A molecular analysis. Exp Ther Med. 2012;4(4):594-604.
67. Prey S, Voisard JJ, Delarue A, Lebbe G, Taïeb A, Leaute-Labreze C et al. Safety of Propranolol Therapy for Severe Infantile Hemangioma. JAMA. 2016;315(4):413-5.
68. Marqueling AL, Oza V, Frieden IJ, Puttgen KB. Propranolol and infantile hemangiomas four years later: a systematic review. Pediatr Dermatol. 2013;30(2):182-91.
69. Hermans DJ, Bauland CG, Zweegers J, van Beynum IM, van der Vleuten CJ. Propranolol in a case series of 174 patients with complicated infantile haemangioma: indications, safety and future directions. Br J Dermatol. 2013;168(4):837-43.
70. Sebaratnam DF, Rodríguez Bandera AL, Wong LF, Wargon O. Infantile hemangioma. Part 2: Management. J Am Acad Dermatol. 2021;85(6):1395-404.
71. Raphael MF, Breugem CC, Vlasveld FA, de Graaf M, Slieker MG, Pasmans SG et al. Is cardiovascular evaluation necessary prior to and during beta-blocker therapy for infantile hemangiomas?: A cohort study. J Am Acad Dermatol. 2015;72(3):465-72.
72. Drolet BA, Frommelt PC, Chamlin SL, Haggstrom A, Bauman NM, Chiu YE et al. Initiation and use of propranolol for infantile hemangioma: report of a consensus conference. Pediatrics. 2013;131(1):128-40.
73. McMahon P, Oza V, Frieden IJ. Topical timolol for infantile hemangiomas: putting a note of caution in "cautiously optimistic". Pediatr Dermatol. 2012;29(1):127-30.
74. Yu L, Li S, Su B, Liu Z, Fang J, Zhu L et al. Treatment of superficial infantile hemangiomas with timolol: Evaluation of short-term efficacy and safety in infants. Exp Ther Med. 2013;6(2):388-90.
75. Semkova K, Kazandjieva J. Rapid complete regression of an early infantile hemangioma with topical timolol gel. Int J Dermatol. 2014;53(2):241-2.
76. Semkova K, Kazandjieva J. Topical timolol maleate for treatment of infantile haemangiomas: preliminary results of a prospective study. Clin Exp Dermatol. 2013;38(2):143-6.
77. Giachetti A, Garcia-Monaco R, Sojo M, Scacchi MF, Cernadas C, Guerchicoff Lemcke M et al. Long-term treatment with oral propranolol reduces relapses of infantile hemangiomas. Pediatr Dermatol. 2014;31(1):14-20.
78. Lou Y, Peng WJ, Cao Y, Cao DS, Xie J, Li HH. The effectiveness of propranolol in treating infantile haemangiomas: a meta-analysis including 35 studies. Br J Clin Pharmacol. 2014;78(1):44-57.
79. Calderón-Castrat X, Velásquez F, Castro R, Ballona R. Oral Atenolol for Infantile Hemangioma: Case Series of 46 Infants. Actas Dermosifiliogr (Engl Ed). 2020;111(1):59-62.
80. Kutz AM, Aranibar L, Lobos N, Wortsman X. Color Doppler Ultrasound Follow--Up of Infantile Hemangiomas and Peripheral Vascularity in Patients Treated with Propranolol. Pediatr Dermatol. 2015;32(4):468-75.
81. Bingham MM, Saltzman B, Vo NJ, Perkins JA. Propranolol reduces infantile hemangioma volume and vessel density. Otolaryngol Head Neck Surg. 2012;147(2):338-44.
82. Talaat AA, Elbasiouny MS, Elgendy DS, Elwakil TF. Propranolol treatment of infantile hemangioma: clinical and radiologic evaluations. J Pediatr Surg. 2012;47(4):707-14.
83. Rotter A, Samorano LP, de Oliveira Labinas GH, Alvarenga JG, Rivitti-Machado MC, Bouer M et al. Ultrasonography as an objective tool for assessment of infantile hemangioma treatment with propranolol. Int J Dermatol. 2017;56(2):190-4.
84. Folkman J, Ingber DE. Angiostatic steroids. Method of discovery and mechanism of action. Ann Surg. 1987;206(3):374-83.
85. Frieden IJ. Which hemangiomas to treat--and how? Arch Dermatol. 1997;133(12):1593-5.
86. Tamayo L, Ortiz DM, Orozco-Covarrubias L, Durán-McKinster C, Mora MA, Avila E et al. Therapeutic efficacy of interferon alfa-2b in infants with life-threatening giant hemangiomas. Arch Dermatol. 1997;133(12):1567-71.
87. Guo S, Ni N. Topical treatment for capillary hemangioma of the eyelid using beta--blocker solution. Arch Ophthalmol. 2010;128(2):255-6.
88. Muñoz-Garza FZ, Ríos M, Roé-Crespo E, Bernabeu-Wittel J, Montserrat-García MT, Puig L et al. Efficacy and Safety of Topical Timolol for the Treatment of Infantile Hemangioma in the Early Proliferative Stage: A Randomized Clinical Trial. JAMA Dermatol. 2021;157(5):583-7.
89. Chinnadurai S, Sathe NA, Surawicz T. Laser treatment of infantile hemangioma: A systematic review. Lasers Surg Med. 2016;48(3):221-33.
90. Darrow DH, Greene AK, Mancini AJ, Nopper AJ, SECTION ON DERMATOLOGY SECTOOHANS, and SECTION ON PLASTIC SURGERY. Diagnosis and Management of Infantile Hemangioma. Pediatrics. 2015;136(4):e1060-104.
91. Liang MG, Frieden IJ. Infantile and congenital hemangiomas. Semin Pediatr Surg. 2014;23(4):162-7.
92. Larralde M, Solé JJ, Luna PC, Mosquera T, Abad ME. [Rapidly involuting congenital hemangiomas: twenty five case series]. Arch Argent Pediatr. 2014;112(2):e61-5.
93. Nasseri E, Piram M, McCuaig CC, Kokta V, Dubois J, Powell J. Partially involuting congenital hemangiomas: a report of 8 cases and review of the literature. J Am Acad Dermatol. 2014;70(1):75-9.
94. Lee PW, Frieden IJ, Streicher JL, McCalmont T, Haggstrom AN. Characteristics of noninvoluting congenital hemangioma: a retrospective review. J Am Acad Dermatol. 2014;70(5):899-903.
95. Rangwala S, Wysong A, Tollefson MM, Khuu P, Benjamin LT, Bruckner AL. Rapidly involuting congenital hemangioma associated with profound, transient thrombocytopenia. Pediatr Dermatol. 2014;31(3):402-4.
96. Gruman A, Liang MG, Mulliken JB, Fishman SJ, Burrows PE, Kozakewich HP et al. Kaposiform hemangioendothelioma without Kasabach-Merritt phenomenon. J Am Acad Dermatol. 2005;52(4):616-22.
97. Croteau SE, Gupta D. The clinical spectrum of kaposiform hemangioendothelioma and tufted angioma. Semin Cutan Med Surg. 2016;35(3):147-52.
98. Colmenero I, Hoeger PH. Vascular tumours in infants. Part II: vascular tumours of intermediate malignancy [corrected] and malignant tumours. Br J Dermatol. 2014;171(3):474-84.
99. Prasad V, Fishman SJ, Mulliken JB, Fox VL, Liang MG, Klement G et al. Cutaneovisceral angiomatosis with thrombocytopenia. Pediatr Dev Pathol. 2005;8(4):407-19.
100. Requena L, Sangueza OP. Cutaneous vascular proliferations. Part III. Malignant neoplasms, other cutaneous neoplasms with significant vascular component, and disorders erroneously considered as vascular neoplasms. J Am Acad Dermatol. 1998;38(2 Pt 1):143-75; quiz 76-8.
101. Garzon MC, Huang JT, Enjolras O, Frieden IJ. Vascular malformations: Part I. J Am Acad Dermatol. 2007;56(3):353-70; quiz 71-4.
102. Jacobs AH, Walton RG. The incidence of birthmarks in the neonate. Pediatrics. 1976;58(2):218-22.
103. Pasyk KA, Wlodarczyk SR, Jakobczak MM, Kurek M, Aughton DJ. Familial medial telangiectatic nevus: variant of nevus flammeus--port-wine stain. Plast Reconstr Surg. 1993;91(6):1032-41.
104. Happle R. Capillary malformations: a classification using specific names for specific skin disorders. J Eur Acad Dermatol Venereol. 2015;29(12):2295-305.
105. Frigerio A, Wright K, Wooderchak-Donahue W, Tan OT, Margraf R, Stevenson DA et al. Genetic Variants Associated with Port-Wine Stains. PLoS One. 2015;10(7):e0133158.
106. Shirley MD, Tang H, Gallione CJ, Baugher JD, Frelin LP, Cohen B et al. Sturge-Weber syndrome and port-wine stains caused by somatic mutation in GNAQ. N Engl J Med. 2013;368(21):1971-9.
107. McClean K, Hanke CW. The medical necessity for treatment of port-wine stains. Dermatol Surg. 1997;23(8):663-7.
108. Dowling MB, Zhao Y, Darrow DH. Orodental manifestations of facial port-wine stains. J Am Acad Dermatol. 2012;67(4):687-93.
109. Garzon MC, Huang JT, Enjolras O, Frieden IJ. Vascular malformations. Part II: associated syndromes. J Am Acad Dermatol. 2007;56(4):541-64.
110. Hasegawa Y, Yasuhara M. Phakomatosis pigmentovascularis type IVa. Arch Dermatol. 1985;121(5):651-5.
111. Sawada Y, Iwata M, Mitsuhashi Y. Nevus pigmentovascularis. Ann Plast Surg. 1990;25(2):142-5.
112. Happle R. Phacomatosis pigmentovascularis revisited and reclassified. Arch Dermatol. 2005;141(3):385-8.
113. Fischer K, Trautinger F. Phacomatosis pigmentovascularis. J Dtsch Dermatol Ges. 2015;13(11):1178-9.
114. Mussa A, Molinatto C, Baldassarre G, Riberi E, Russo S, Larizza L et al. Cancer Risk in Beckwith-Wiedemann Syndrome: A Systematic Review and Meta-Analysis Outlining a Novel (Epi)Genotype Specific Histotype Targeted Screening Protocol. J Pediatr. 2016;176:142-9.e1.
115. Mussa A, Di Candia S, Russo S, Catania S, De Pellegrin M, Di Luzio L et al. Recommendations of the Scientific Committee of the Italian Beckwith-Wiedemann Syndrome Association on the diagnosis, management and follow-up of the syndrome. Eur J Med Genet. 2016;59(1):52-64.
116. Monteagudo B, Labandeira J, Acevedo A, Cabanillas M, León-Muiños E, Fernández-Prieto R et al. [Salmon patch: a descriptive study]. Actas Dermosifiliogr. 2011;102(1):24-7.
117. Leung AK, Barankin B, Hon KL. Persistent salmon patch on the forehead and glabellum in a chinese adult. Case Rep Med. 2014;2014:139174.
118. Cordoro KM, Speetzen LS, Koerper MA, Frieden IJ. Physiologic changes in vascular birthmarks during early infancy: Mechanisms and clinical implications. J Am Acad Dermatol. 2009;60(4):669-75.
119. Happle R. Nevus roseus: a distinct vascular birthmark. Eur J Dermatol. 2005;15(4):231-4.
120. Ben-Amitai D, Davidson S, Schwartz M, Prais D, Shamir R, Metzker A et al. Sacral nevus flammeus simplex: the role of imaging. Pediatr Dermatol. 2000;17(6):469-71.
121. WENZL JE, BURGERT EO. THE SPIDER NEVUS IN INFANCY AND CHILDHOOD. Pediatrics. 1964;33:227-32.
122. Stevenson JR, Lincoln CS. Angioma serpiginosum. Arch Dermatol. 1967;95(1):16-22.
123. Wenson SF, Jan F, Sepehr A. Unilateral nevoid telangiectasia syndrome: a case report and review of the literature. Dermatol Online J. 2011;17(5):2.

124. Tanglertsampan C, Chanthothai J, Phichawong T. Unilateral nevoid telangiectasia: case report and proposal for new classification system. Int J Dermatol. 2013;52(5):608-10.
125. Edwards LR, Blechman AB, Zlotoff BJ. RASA1 mutation in a family with capillary malformation-arteriovenous malformation syndrome: A discussion of the differential diagnosis. Pediatr Dermatol. 2018;35(1):e9-e12.
126. Wirsching KEC, Kuhnel TS. Update on Clinical Strategies in Hereditary Hemorrhagic Telangiectasia from an ENT Point of View. Clin Exp Otorhinolaryngol. 2017;10(2):153-7.
127. Kuhnel T, Wirsching K, Wohlgemuth W, Chavan A, Evert K, Vielsmeier V. Hereditary Hemorrhagic Telangiectasia. Otolaryngol Clin North Am. 2018;51(1):237-54.
128. Amaral J, Peixoto S, Mimoso G, Pereira D. Cutis marmorata telangiectatica congenita and major lower limb asymmetry. BMJ Case Rep. 2018;2018.
129. Garzon MC, Schweiger E. Cutis marmorata telangiectatica congenita. Semin Cutan Med Surg. 2004;23(2):99-106.
130. Weilepp AE, Eichenfield LF. Association of glaucoma with cutis marmorata telangiectatica congenita: a localized anatomic malformation. J Am Acad Dermatol. 1996;35(2 Pt 1):276-8.
131. Hassed S, Li S, Mulvihill J, Aston C, Palmer S. Adams-Oliver syndrome review of the literature: Refining the diagnostic phenotype. Am J Med Genet A. 2017;173(3):790-800.
132. Hogeling M, Adams S, Law J, Wargon O. Lymphatic malformations: clinical course and management in 64 cases. Australas J Dermatol. 2011;52(3):186-90.
133. Miller AJ, Bruna J, Beninson J. A universally applicable clinical classification of lymphedema. Angiology. 1999;50(3):189-92.
134. Van Balkom ID, Alders M, Allanson J, Bellini C, Frank U, De Jong G et al. Lymphedema-lymphangiectasia-mental retardation (Hennekam) syndrome: a review. Am J Med Genet. 2002;112(4):412-21.
135. McAlvany JP, Jorizzo JL, Zanolli D, Auringer S, Prichard E, Krowchuk DP et al. Magnetic resonance imaging in the evaluation of lymphangioma circumscriptum. Arch Dermatol. 1993;129(2):194-7.
136. Taşar F, Tumer C, Sener BC, Sençift K. Lymphangioma treatment with Nd-YAG laser. Turk J Pediatr. 1995;37(3):253-6.
137. Haas AF, Narurkar VA. Recalcitrant breast lymphangioma circumscriptum treated by UltraPulse carbon dioxide laser. Dermatol Surg. 1998;24(8):893-5.
138. Enjolras O, Ciabrini D, Mazoyer E, Laurian C, Herbreteau D. Extensive pure venous malformations in the upper or lower limb: a review of 27 cases. J Am Acad Dermatol. 1997;36(2 Pt 1):219-25.
139. Rak KM, Yakes WF, Ray RL, Dreisbach JN, Parker SH, Luethke JM et al. MR imaging of symptomatic peripheral vascular malformations. AJR Am J Roentgenol. 1992;159(1):107-12.
140. Oranje AP. Blue rubber bleb nevus syndrome. Pediatr Dermatol. 1986;3(4):304-10.
141. McCarthy JC, Goldberg MJ, Zimbler S. Orthopaedic dysfunction in the blue rubber--bleb nevus syndrome. J Bone Joint Surg Am. 1982;64(2):280-3.
142. Morris SJ, Kaplan SR, Ballan K, Tedesco FJ. Blue rubber-bleb nevus syndrome. JAMA. 1978;239(18):1887.
143. Wong YC, Li YW, Chang MH. Gastrointestinal bleeding and paraparesis in blue rubber bleb nevus syndrome. Pediatr Radiol. 1994;24(8):600-1.
144. Waybright EA, Selhorst JB, Rosenblum WI, Suter CG. Blue rubber bleb nevus syndrome with CNS involvement and thrombosis of a vein of galen malformation. Ann Neurol. 1978;3(5):464-7.
145. McCannel CA, Hoenig J, Umlas J, Woog JJ, Newman AN, Bateman JB. Orbital lesions in the blue rubber bleb nevus syndrome. Ophthalmology. 1996;103(6):933-6.
146. Radke M, Waldschmidt J, Stolpe HJ, Mix M, Richter I. Blue rubber-bleb-nevus syndrome with predominant urinary bladder hemangiomatosis. Eur J Pediatr Surg. 1993;3(5):313-6.
147. Boon LM, Mulliken JB, Enjolras O, Vikkula M. Glomuvenous malformation (glomangioma) and venous malformation: distinct clinicopathologic and genetic entities. Arch Dermatol. 2004;140(8):971-6.
148. Fishman SJ, Mulliken JB. Hemangiomas and vascular malformations of infancy and childhood. Pediatr Clin North Am. 1993;40(6):1177-200.
149. Sudarsanam A, Ardern-Holmes SL. Sturge-Weber syndrome: from the past to the present. Eur J Paediatr Neurol. 2014;18(3):257-66.
150. Sewell MJ, Chiu YE, Drolet BA. Neural tube dysraphism: review of cutaneous markers and imaging. Pediatr Dermatol. 2015;32(2):161-70.
151. Cambon H, Truelle JL, Baron JC, Chiras J, Tran Dinh S, Chatel M. [Focal chronic ischemia and concomitant migraine: an atypical form of Sturge-Weber angiomatosis?]. Rev Neurol (Paris). 1987;143(8-9):588-94.
152. Dutkiewicz AS, Ezzedine K, Mazereeuw-Hautier J, Lacour JP, Barbarot S, Vabres P et al. A prospective study of risk for Sturge-Weber syndrome in children with upper facial port-wine stain. J Am Acad Dermatol. 2015;72(3):473-80.
153. Waelchli R, Aylett SE, Robinson K, Chong WK, Martinez AE, Kinsler VA. New vascular classification of port-wine stains: improving prediction of Sturge-Weber risk. Br J Dermatol. 2014;171(4):861-7.
154. Brightman LA, Geronemus RG, Reddy KK. Laser treatment of port-wine stains. Clin Cosmet Investig Dermatol. 2015;8:27-33.
155. Frigerio A, Bhama PK, Tan OT. Quantitative three-dimensional assessment of port--wine stain clearance after laser treatments. Lasers Surg Med. 2014;46(3):180-5.
156. Venot Q, Canaud G. [PIK3CA-related overgrowth syndrome (PROS)]. Nephrol Ther. 2017;13 Suppl 1:S155-S6.
157. Vahidnezhad H, Youssefian L, Uitto J. Klippel-Trenaunay syndrome belongs to the PIK3CA-related overgrowth spectrum (PROS). Exp Dermatol. 2016;25(1):17-9.
158. Redondo P, Aguado L, Martínez-Cuesta A. Diagnosis and management of extensive vascular malformations of the lower limb: part I. Clinical diagnosis. J Am Acad Dermatol. 2011;65(5):893-906; quiz 7-8.
159. Maari C, Frieden IJ. Klippel-Trénaunay syndrome: the importance of "geographic stains" in identifying lymphatic disease and risk of complications. J Am Acad Dermatol. 2004;51(3):391-8.
160. Volz KR, Kanner CD, Evans J, Evans KD. Klippel-Trénaunay Syndrome: Need for Careful Clinical Classification. J Ultrasound Med. 2016;35(9):2057-65.
161. Lobo-Mueller E, Amaral JG, Babyn PS, Wang Q, John P. Complex combined vascular malformations and vascular malformation syndromes affecting the extremities in children. Semin Musculoskelet Radiol. 2009;13(3):255-76.
162. Clemens RK, Pfammatter T, Meier TO, Alomari AI, Amann-Vesti BR. Vascular malformations revisited. Vasa. 2015;44(1):5-22.
163. Clemens RK, Pfammatter T, Meier TO, Alomari AI, Amann-Vesti BR. Combined and complex vascular malformations. Vasa. 2015;44(2):92-105.
164. Wang SK, Drucker NA, Gupta AK, Marshalleck FE, Dalsing MC. Diagnosis and management of the venous malformations of Klippel-Trénaunay syndrome. J Vasc Surg Venous Lymphat Disord. 2017;5(4):587-95.
165. Delis KT, Gloviczki P, Wennberg PW, Rooke TW, Driscoll DJ. Hemodynamic impairment, venous segmental disease, and clinical severity scoring in limbs with Klippel--Trenaunay syndrome. J Vasc Surg. 2007;45(3):561-7.
166. Redondo P, Aguado L, Martínez-Cuesta A. Diagnosis and management of extensive vascular malformations of the lower limb: part II. Systemic repercussions [corrected], diagnosis, and treatment. J Am Acad Dermatol. 2011;65(5):909-23; quiz 24.
167. McDermott AL, Dutt SN, Chavda SV, Morgan DW. Maffucci's syndrome: clinical and radiological features of a rare condition. J Laryngol Otol. 2001;115(10):845-7.
168. Lee NH, Choi EH, Choi WK, Lee SH, Ahn SK. Maffucci's syndrome with oral and intestinal haemangioma. Br J Dermatol. 1999;140(5):968-9.
169. Yáñez S, Val-Bernal JF, Mira C, Echevarría MA, González-Vela MC, Arce F. Spindle cell hemangioendotheliomas associated with multiple skeletal enchondromas: a variant of Maffucci's syndrome. Gen Diagn Pathol. 1998;143(5-6):331-5.
170. Hisaoka M, Aoki T, Kouho H, Chosa H, Hashimoto H. Maffucci's syndrome associated with spindle cell hemangioendothelioma. Skeletal Radiol. 1997;26(3):191-4.
171. Ozdemir R, Karaaslan O, Tiftikcioglu YO, Kocer U. Angiokeratoma circumscriptum. Dermatol Surg. 2004;30(10):1364-6.

Samira Yarak • Priscila Ishioka • Sérgio Henrique Hirata • Fernando Augusto de Almeida

Nevos Melanocíticos

CONCEITO

Os nevos melanocíticos (NM) são compostos por ninhos de células névicas (ou melanócitos anômalos) que derivam de células-tronco do dorso da crista neural e migram para a epiderme e/ou derme durante o desenvolvimento embrionário e podem estar presentes em qualquer região do corpo.[1-2]

O interesse no estudo dos nevos melanocíticos deve-se, principalmente, à associação dos seus aspectos clínicos, histológicos e epidemiológicos com o melanoma cutâneo (MC).

- Nevos melanocíticos são marcadores de risco e precursores para melanoma cutâneo.
- Evidências epidemiológicas:
  - Exposição solar, durante a infância ou adolescência, aumenta o número de nevos melanocíticos.
  - Nevos melanocíticos e melanoma cutâneo com o mesmo sítio de distribuição anatômica.
  - História familiar de melanoma em pacientes com múltiplos nevos ou nevos atípicos.

HISTOGÊNESE

Antes dos 40 dias de idade gestacional, os melanoblastos alterados (nevoblasto) migram, em meio aos melanoblastos normais, para a pele (derme e camada basal da epiderme), olhos e ouvidos, através do mesênquima primitivo. Na epiderme e na derme os nevoblastos se diferenciam em células névicas ou nevomelanócitos, que originam os nevos melanocíticos. Tanto os nevos melanocíticos congênitos (NMC) como os nevos melanocíticos adquiridos (NMA) apresentam a mesma origem, pois são derivados do neuroectoderma, a partir de uma célula melanoblástica anômala (nevoblasto) da crista neural.[1-2] Em função da existência de uma variante clínica do nevo melanocítico congênito (NMC) que ocorre nas pálpebras e ao fato de que estas se abrem no sexto mês de gestação, presume-se que o NMC desenvolve-se entre a nona e a vigésima semana de gestação.[3]

Os nevos melanocíticos congênitos (NMC) são mais evidentes que os NMA, possuem melanócitos anômalos mais desenvolvidos, capazes de produzir pigmento mais precocemente do que os melanócitos dos NMA.

Os NMA não dependem apenas da constituição hereditária como os congênitos, mas também de fatores externos que atuam na vida extra-uterina.[1]

ETIOPATOGENIA

A etiopatogenia dos NM ainda permanece desconhecida.

Os NM são um grupo heterogêneo das desordens de proliferação benigna clonal dos melanócitos com aparências distintas sob causa genética.[4] Entretanto, as evidências de clonalidade parecem ser conflitantes.[5] As mutações nos genes *BRAF* e *N-RAS* representam eventos somáticos, precoces e comuns, que ocorrem nos NM e não apresentam associação com o tipo de pele, histologia, tamanho, localização e número de nevos.[6]

Observou-se que as mutações *BRAF* são comuns em neoplasmas que desenvolveram com a presença do sol e as mutações *N-RAS* nos neoplasmas com ausência do sol.[4,7] Assim, os nevos que se desenvolveram *in utero* são geneticamente distintos dos nevos que se desenvolvem mais tarde e a distinção apenas com critérios histológicos, entre esses dois grupos, pode não ser tão confiável.[7]

Os NM apresentam forte relação com o MC, por serem precursores[8] e/ou partilharem dos mesmos fatores causais do MC.[9]

A distinção entre os NMC e NMA é complexa e discutível, considerando NMC aqueles que estão presentes ao nascimento ou nos primeiros meses de vida e os NMA aqueles que surgem após. Os critérios para admitir que um nevo melanocítico é congênito levam em conta: 1 – as dimensões – NMC pequeno, quando o maior diâmetro tem até 1,5 cm; médio, quando têm o maior diâmetro ≥ 1,5 cm até 19,9 cm; e gigantes com maior diâmetro ≥ 20 cm; 2 – a cronologia (a presença ou não do nevo melanocítico ao nascimento); 3 – os aspectos histopatológicos das lesões. A Organização Mundial da Saúde e Agência Internacional de Pesquisa do Câncer[10] consideram o critério cronológico para identificar os NMC e distingui-los dos NMA.

Os critérios histopatológicos podem ser:[11] a) profundidade e disposição das células névicas (ninhos, fascículos ou cordões na derme reticular e/ou tecido celular subcutâneo); b) anexocentricidade, angiocentricidade e neurocentricidade (comprometimento dos anexos cutâneos, estruturas vasculares cutâneas e filetes nervosos); c) hiperplasia melanocítica intraepidérmica (camada basal); e d) hiperplasia epidérmica na epiderme suprajacente.

Os NMC pequenos e os NMC maiores (que incluem os NMC gigantes apresentam entre si diferenças histopatológicas (Figuras 127.1 e 127.2). Os NMC pequenos caracterizam-se pela angiocentricidade e anexocentricidade de melanócitos, que são monomórficos e maiores, entre os feixes do colágeno na parte superior da derme reticular (Figura 127.3 A, B e C). Os NMC de maiores dimensões apresentam infiltrado difuso denso composto por melanócitos anômalos, que atravessam a derme reticular para o interior dos septos do tecido subcutâneo e, às vezes, para as paredes dos vasos regionais.[1,12]

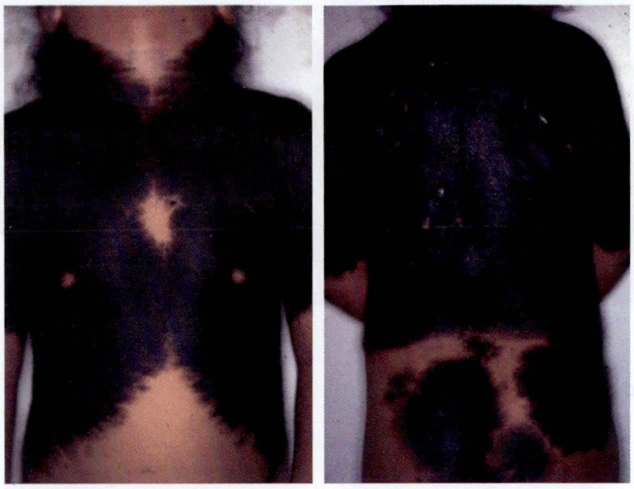

■ **Figura 127.1** Nevo melanocítico congênito gigante.

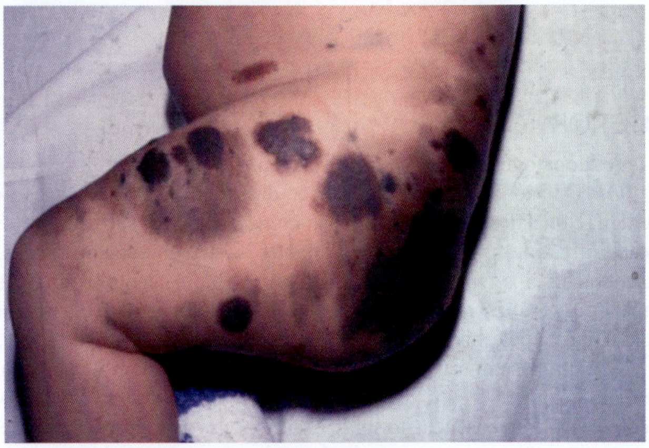

■ **Figura 127.2** Nevo melanocítico congênito gigante com lesões satélites.

O conceito de *nevos semelhantes a nevo congênito* – NSNC – é de que se trata de lesões que surgem após o nascimento, com *aparência* de NMC.

Os NSNC têm diâmetro igual ou maior que 15 mm, e exibem características clínicas típicas: mácula, pápula ou nódulos de cor marrom clara ou preta, pigmentação uniforme ou mosqueada, com bordas bem definidas, superfície mamilonada, papulosa ou verrucosa, com graus variáveis de hipertricose e localizam-se principalmente na cabeça, no pescoço, no tronco e nos membros superiores.[13]

■ EPIDEMIOLOGIA

A importância dos estudos epidemiológicos decorre de os nevos partilharem dos mesmos fatores de risco (constitucionais e ambientais) do melanoma cutâneo (MC) e serem considerados fatores de risco para o mesmo.[14,15]

O número e o tamanho de NMA aumentam até a idade adulta.[16,17] A proporção de NMA diminuiu lentamente até a oitava década de vida, quando o número de NMA pode tornar-se aproximadamente igual ao da fase pré-puberal.[18]

Na maioria dos estudos epidemiológicos, o sexo masculino apresentou maior número de NMA do que o sexo feminino. Crianças do sexo masculino apresentam maior número de NMA no dorso, tórax e pescoço e as crianças do sexo feminino nos membros superiores e inferiores.[15,19,20]

Conforme estudos epidemiológicos[13,21,22,15,19-21] os NMC apresentam frequência de 1% a 2% e a prevalência[23] dos NSNC é de 2,5% a 4,4%, com predomínio em indivíduos de pele mais pigmentada, com maior número médio de NMA, que habitam regiões de latitude baixa, e ao maior grau de exposição solar. Parece haver maior probabilidade de ocorrência de NSNC em pacientes com MC e que provavelmente, o MC nos jovens desenvolve-se a partir de um NMA precoce ou de um NSNC.[23,24]

■ CLÍNICA E HISTOPATOLOGIA

Nevos melanocíticos congênitos

Os NMC pequenos podem ser clinicamente indistinguíveis do NMA. Caracterizam-se, em geral, como lesão acastanhada, de pigmentação uniforme ou mosqueada, redonda ou oval, simétrica, bem delimitada, de borda regular, superfície homogênea, frequentemente mamilonada e com hipertricose. Entretanto, alguns NMC, especialmente os maiores apresentam assimetria, com bordas e topografia irregulares e superfície heterogênea, rugosa ou nodular, em virtude da neurotização dos NM.

Os NMC com proliferações nodulares podem apresentar maior risco de desenvolver melanoma, portanto, salienta-se a necessidade de exame anatomopatológico destas lesões para se excluir transformação maligna. Lesões melanocíticas satélites menores podem estar associadas principalmente ao NMC gigante e apresentam características semelhantes ao NMC pequeno. Áreas hipopigmentadas ou despigmentadas também se associam aos NMC e em raros casos há regressão completa da lesão melanocítica. Isto ocorre em função da destruição autoimune dos melanócitos e perda da capacidade de produção de melanina das células névicas.[25]

A razão para a classificação dos NMC sobre o tamanho é em função do risco de desenvolver melanoma cutâneo (MC) e a complexidade cirúrgica. Verifica-se a ocorrência de MC em 0,05% a 10,7% dos

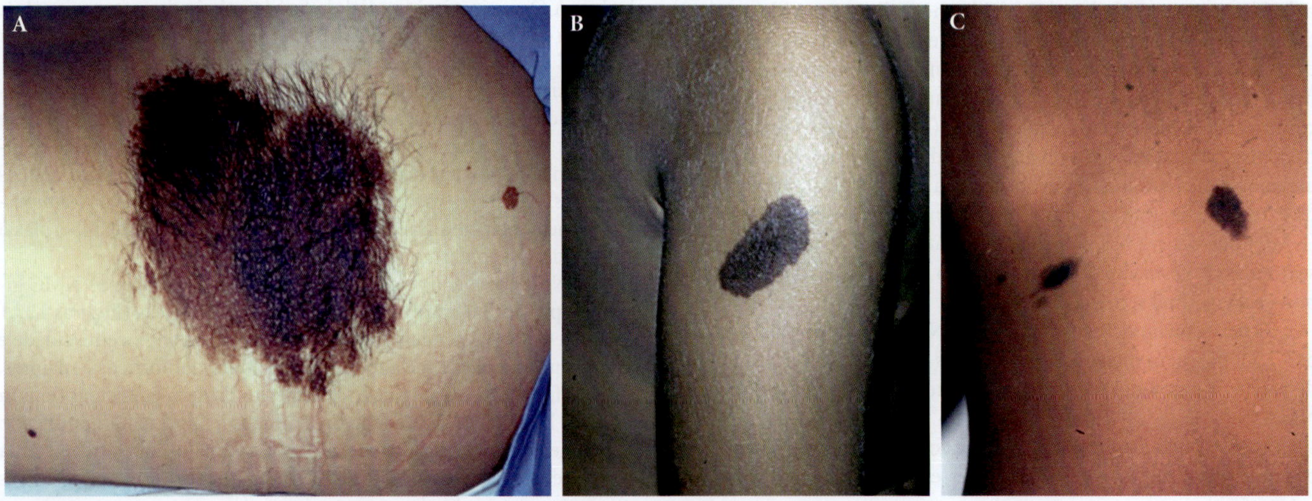

■ **Figura 127.3** (**A** e **B**) Nevo melanocítico congênito médio. (**C**) Nevos melanocíticos pequenos e médios.

indivíduos com NMC.[25] A transformação maligna dos NMC gigantes ocorre geralmente, na primeira década de vida.[3] Assim, o MC pode ocorrer em qualquer NMC, o risco é maior nos NMC do tipo gigante (4,5% a 10%) e menor nos NMC médios e pequenos (0% a 4,9%). Estima-se que indivíduos com NMC apresentam risco 465 vezes maior de desenvolver MC durante a infância e adolescência.[3]

O tamanho dos NMC correlaciona-se com a profundidade de penetração das células névicas na derme reticular e/ou estruturas anatômicas abaixo da derme reticular e com o número total de células névicas presentes dentro do nevo[26] (Figuras 127.4 e 127.5). O diagnóstico histológico dos NMC é favorecido quando as células névicas estão presentes entre feixes do colágeno, nos 2/3 inferiores da derme reticular ou quando as células névicas envolvem anexos, nervos ou vasos na derme reticular ou nas estruturas anatômicas abaixo da derme reticular. Por outro lado, a ausência de tais envolvimentos não exclui a origem congênita do nevo, pois os nevomelanócitos ou células névicas podem estar presentes superficialmente, como nos NMC pequenos.[26]

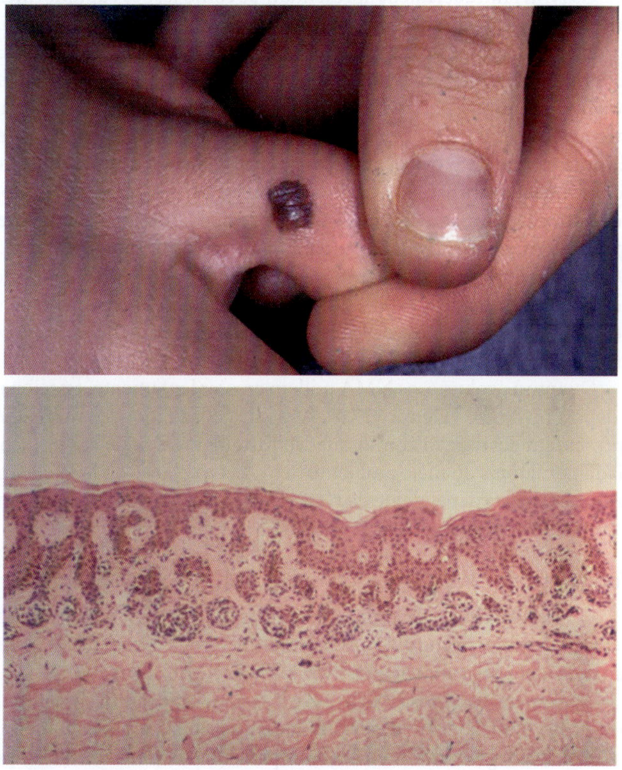

■ **Figura 127.4** Nevo melanocítico congênito pequeno – aspecto clínico e histopatológico.

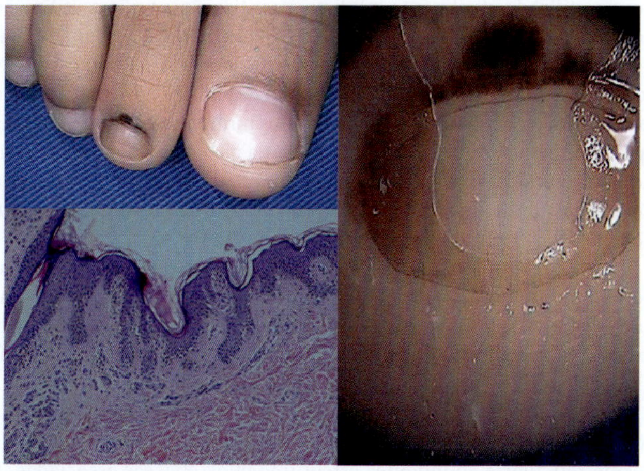

■ **Figura 127.5** Nevo melanocítico congênito pequeno – aspecto clínico, dermatoscópico e histopatológico.

O risco de desenvolver melanocitose neurocutânea é maior nos indivíduos que apresentam NMC do tipo gigante ou com muitos NMC pequenos (maior ou igual a 3) ou muitos nevos satélites[26,27] e ocorre tanto pela proliferação de melanócitos benignos nas leptomeninges quanto pelo desenvolvimento de células malignas primariamente no SNC. Possui prognóstico reservado independentemente da sintomatologia observada.[25]

Nevos semelhantes ao nevo congênito

O conceito de nevos semelhantes a nevo congênito (NSNC) é de que se trata de lesões que surgem após o nascimento, com aparência de NMC, diferindo, possivelmente, no potencial de malignidade.

Os NSNC têm diâmetro igual ou maior que 15 mm e exibem características clínicas típicas: mácula, pápula ou nódulos de cor marrom clara ou preta, pigmentação uniforme ou mosqueada, com bordas bem definidas, superfície mamilonada, papulosa ou verrucosa, com graus variáveis de hipertricose e se localizam principalmente na cabeça, no pescoço, no tronco e nos membros superiores[13] (Figuras 127.6 e 127.7).

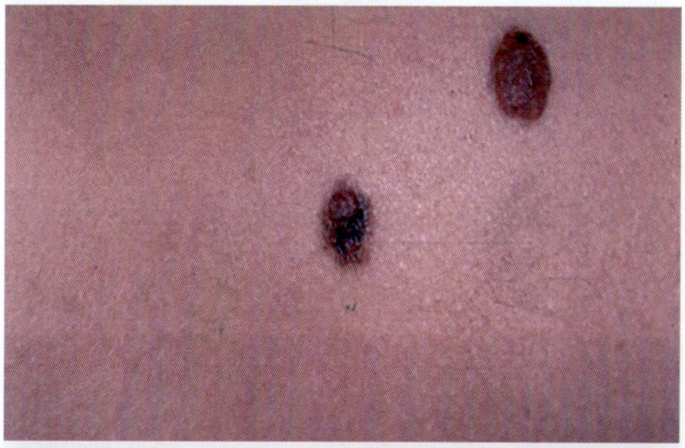

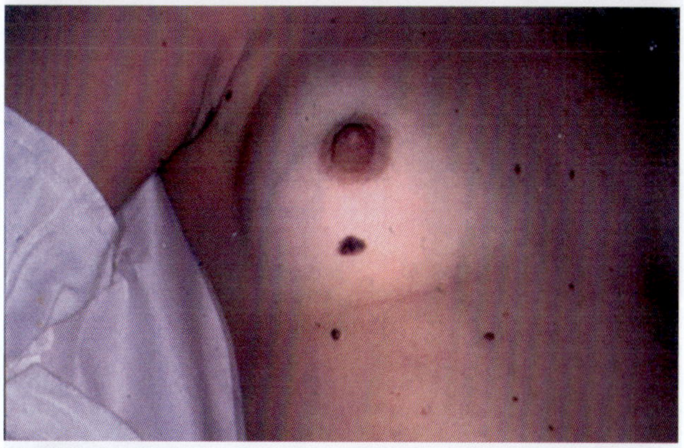

■ **Figura 127.6** Nevo semelhante a nevo congênito.

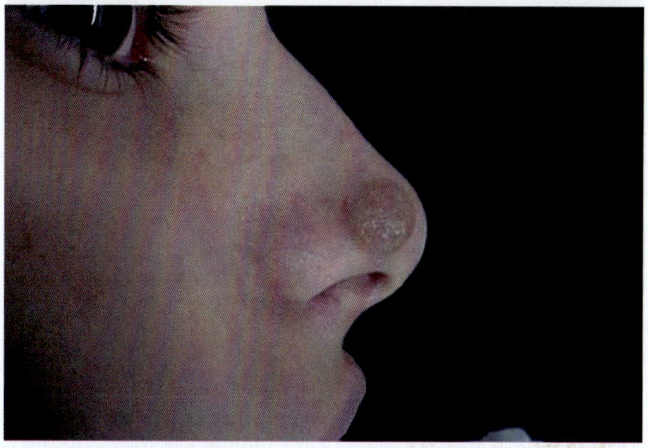

■ **Figura 127.7** Nevo semelhante a nevo congênito.

Nevos melanocíticos adquiridos

Os NM apresentam um denominador comum, representado pela presença de melanócitos anômalos ou células névicas com disposição peculiar, em ninhos ou cordões, na epiderme (nevo juncional), na derme (nevo intradérmico) ou em ambas as estruturas (nevo composto)[1,12] (Figura 127.8).

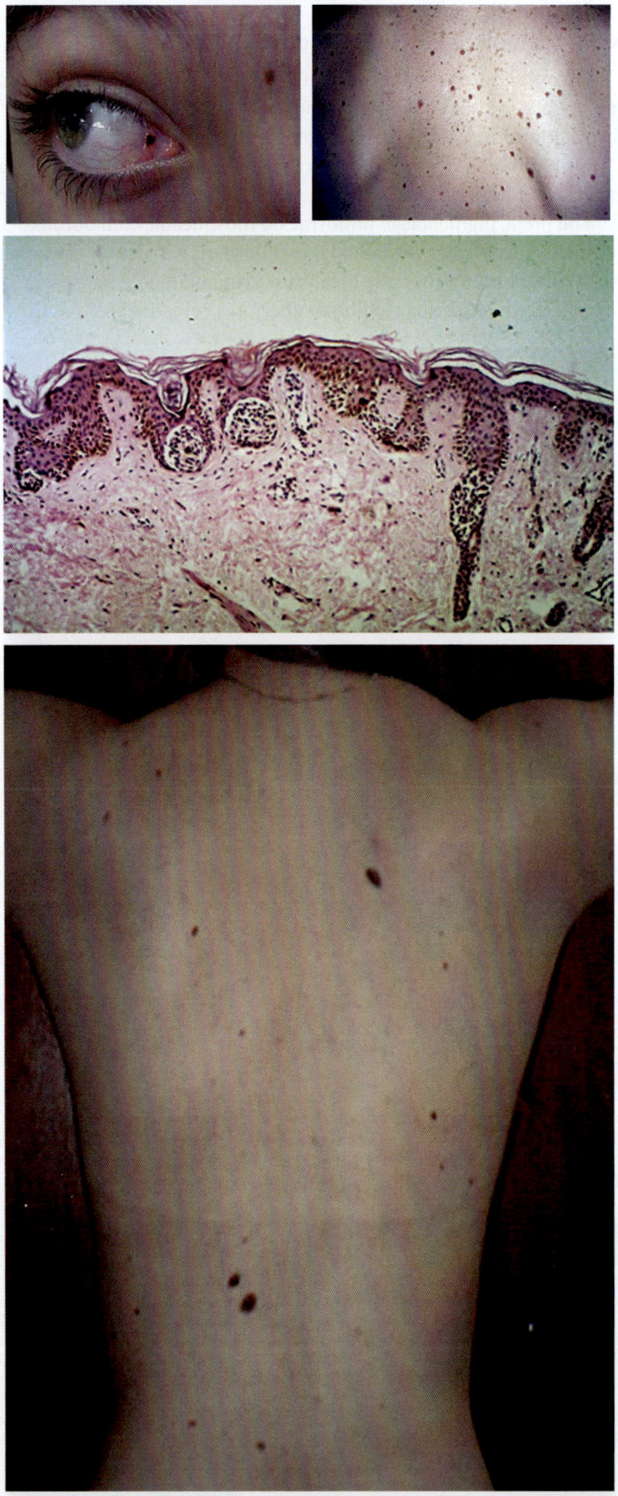

■ **Figura 127.8** Nevo melanocítico adquirido – aspecto clínico e histopatológico.

Clinicamente, o lentigo simples representa o início da formação dos NMA e está presente nas crianças e nos adultos, nas áreas expostas ou não a luz solar. São máculas menores que 5 mm, de cor castanha médio a preta, com bordas uniformes e bem definidas. Histologicamente, observa-se proliferação dos melanócitos com tendência à formação de ninhos, hiperpigmentação da camada basal (aumento de melanina nos melanócitos e queratinócitos), hiperplasia epidérmica com alongamento regular e anastomoses das cristas epidérmicas interpapilares, ausência de melanócitos na derme e presença de melanófagos.[2]

Os NMA juncionais são mais comuns em adolescentes e adultos jovens. Costumam ser planos, pequenos (2 a 5mm) e pigmentados, como o lentigo simples. Assumem forma redonda ou elíptica e, em geral, não têm pelos. São deste tipo os NMA das regiões palmares, plantares e genitais.[2]

Os NMA compostos, por sua vez, são elevados, pigmentados e maiores que os juncionais. Do ponto de vista histológico, observam-se ninhos de melanócitos anômalos na junção dermoepidérmica e na derme. Os melanócitos acumulam-se na derme papilar e se estendem em profundidade, ao longo de vasos e anexos. A pigmentação é mais intensa na superfície, diminuindo em direção à profundidade.[2]

Os NMA intradérmicos apresentam-se como lesões cupuliformes, que podem ser pigmentadas ou não, com ou sem pelos. São mais comuns na face, mas podem ser encontradas em qualquer ponto da superfície cutânea, excetuando-se as regiões palmares e plantares. Podem involuir ou persistir indefinidamente e são incomuns na primeira década de vida, pois aparecem progressivamente com a idade. Também aumentam com a idade, as alterações neuroides, a infiltração gordurosa e a fibrose. Os ninhos de melanócitos são substituídos por estroma fibroso nos NMA intradérmicos de longa duração e, apenas os melanócitos da derme papilar apresentam pigmentação.[2] Observa-se, em geral, a proliferação células névicas ao nível da junção dermoepidérmica nos NMA de crianças e em menor percentagem nos NMA de adultos jovens (50%) e adultos com mais de 50 anos de idade (10% a 20%).[1,12]

Quanto à evolução, os NMA podem crescer lentamente, estacionar e depois involuir[18] (Figura 127.9). A evolução e a regressão dos NMA apresentam correlação com o quadro histológico e pode ser influenciada por fatores do meio ambiente (exposição solar) e do hospedeiro, sendo a resposta dependente da região anatômica em que se encontram os melanócitos anômalos.[16,28,29]

Variantes dos NMA

O nevo de Unna, nevo de Miescher, nevo halo, nevo combinado, nevo recorrente, nevos displásicos ou atípicos de Clark e nevos *spilus* são considerados variantes dos NMA.[2,12]

Apesar da subdivisão dos nevos melanocíticos em: juncional, composto e intradérmico, ser amplamente aceita, são frequentes as lesões em estágios intermediários, representadas por nevos do tipo composto e intradérmico ou do tipo juncional e composto.[25-34] Neste sentido, Ackerman e colaboradores propuseram uma nova classificação para os nevos melanocíticos adquiridos na década de 1990, a qual é pouco utilizada atualmente.[32-33] Esta classificação amplia a utilização de epônimos e se baseia no fato de que as neoplasias benignas melanocíticas apresentam silhuetas características ao exame microscópico, correlacionáveis à localização anatômica das lesões e a seu aspecto ao exame clínico; enquanto a localização dos ninhos de células névicas na epiderme ou na derme só pode ser avaliada na histopatologia. A classificação segundo Ackerman estabelece uma correlação clinicopatológica e permite subdividir os NMA em: nevo de Unna, nevo de Miescher, nevo de Clark, nevo de Spitz.[12,32-33]

Na histologia do nevo de Unna, nota-se aspecto exofítico, com superfície anfractuosa e formação de ninhos ou cordões de células névicas que ocupam a derme papilar alargada. Pode ser composto ou intradérmico e geralmente localiza-se no tronco de indivíduos do sexo feminino, acima de 30 anos, como lesão polipoide séssil ou pedunculada.

O nevo de Miescher apresenta ao microscópico óptico, silhueta côncava com ninhos de melanócitos exibindo aspecto endofítico na derme reticular e abundantes estruturas pilossebáceas associadas. É encontrado preferencialmente na face de mulheres acima de 30 anos como pápula.

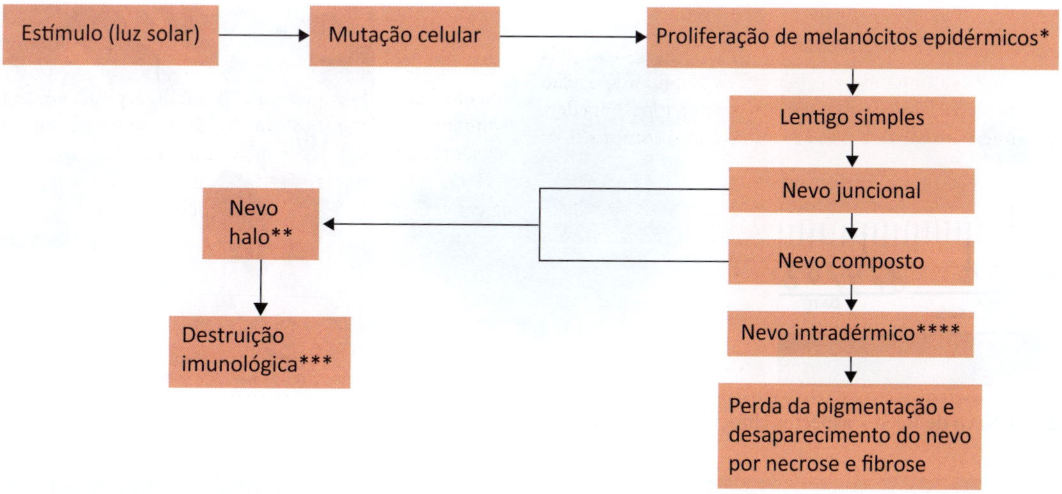

■ **Figura 127.9** Esquema da história natural do NMA.

Fonte: Adaptada de Armstrong et al., 1986.

* O estímulo contínuo (por exemplo, exposição solar) pode produzir mutações que resultam na ausência de controle do crescimento dos melanócitos anômalos.

** Ocorre mais comumente no adolescente e adulto jovem.

*** O NMA pode ser destruído por mecanismos imunológicos. O estímulo contínuo (exposição solar) pode causar mutações e favorecer a formação de antígenos capazes de provocar resposta imune, resultando no desaparecimento do NMA.

Nevo de Spitz

Compreende uma variante distinta dos NM com características histológicas próprias, por estar associado à ectasia vascular, podendo parecer hemangioma e, algumas vezes, também pode ser indistinguível dos NM intradérmico.[2,12,33,34] Ocorre principalmente na infância e se caracteriza, clinicamente, por ser pápula única, cupuliforme ou plana, assintomática, rósea ou eritematosa ou acastanhada, de crescimento inicial rápido, face e pescoço (não pigmentada) ou nas coxas e pernas (pigmentada). O nevo de Reed é a variante pigmentada do nevo de Spitz com caraterísticas morfológicas e evolutivas semelhantes e surge mais frequentemente nos membros inferiores. Outras formas atípicas dificultam o diagnóstico em função da sobreposição com o melanoma Spitzoide, principalmente na idade adulta.[2,12,33-38]

Em geral surgem nas duas primeiras décadas de vida, sem predileção por sexo, representando menos de 1% de todos os NM da infância com diminuição da incidência na fase adulta da população de pele menos pigmentada (Figura 127.10). Por outro lado, na idade adulta acometem mais mulheres jovens do que homens e podem induzir a exérese em função das rápidas alterações morfológicas.[35,37-38]

As características histológicas do nevo de Spitz/Reed compreendem: hiperplasia epidérmica irregular, hiperceratose e hipergranulose. Dois tipos de células são encontrados no nevo de Spitz/Reed: células epitelioides e fusiformes contendo pouco ou nenhum pigmento melânico. Apesar desses tipos apresentarem características histológicas diferentes, o tipo cupuliforme é composto pelas células fusiformes e epitelioides, enquanto no tipo plano e pigmentado, predominam as células fusiformes classificado nevo de células fusiformes pigmentado de Reed[1,2,12] (Figura 127.11).

O clássico nevo de Spitz é predominante composto. Os ninhos localizados na epiderme são alongados e orientados perpendicularmente para sua superfície e estão separados dos queratinócitos por fendas. A presença de ninhos de melanócitos grandes e redondos (epitelioides) e/ou fusiformes é *sine qua non* para o diagnóstico. Acredita-se que a distinção histológica do nevo de Spitz com o MC é equivocada em torno de 8%,[1,2,12,33,34] apesar dos avanços recentes na classificação histopatológica. O diagnóstico diferencial é com o MC, NMA, carcinoma basocelular, xantogranuloma juvenil e nevo melanocítico. O tratamento é a excisão cirúrgica. Recomenda-se a excisão na idade pós-púbere (limite de 12 anos por considerações epidemiológicas) para excluir melanoma e não perder casos raros, minimizando a taxa de nevos não adequadamente interpretados. Entretanto, os médicos não devem subestimar o melanoma pré-puberal. Nevo de Spitz/Reed em crianças menores de 12 anos, com aspectos típicos devem ser monitorados até a sua estabilização.[37-38] Vários autores sugerem a excisão de nevos de Spitz/Reed de locais especiais (couro cabeludo, genitais) em função da associação com atipias celulares e alteração na arquitetura ou associação com outras variantes do nevo de Spitz (tipos verrucoso, desmoplásico e angiomatoide).[37-38]

O fluxograma (Figura 127.12) no manejo do nevo de Spitz/Reed desenvolvido por Broganelli e colaboradores (2014)[37] pode ser guia para a prática diária do médico no contexto de cada paciente.

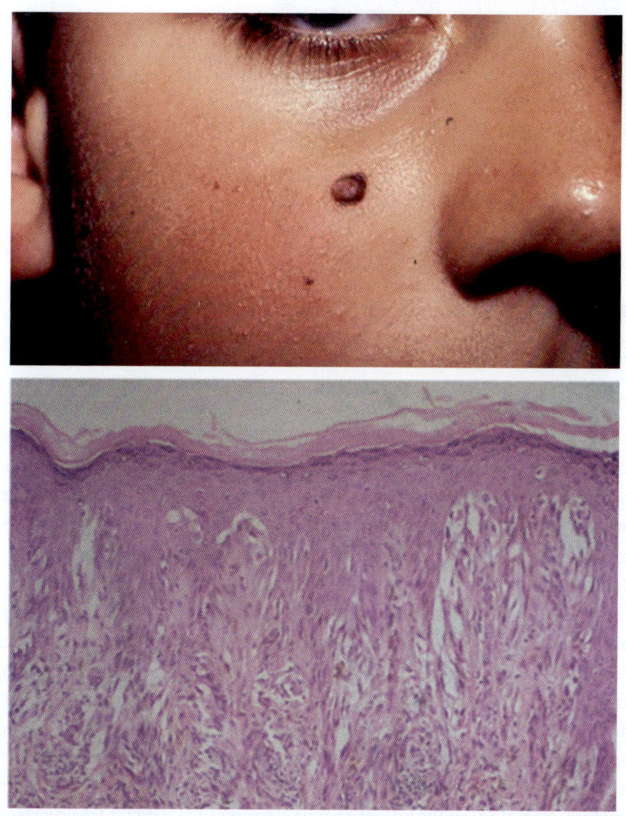

■ **Figura 127.10** Nevo de Spitz – aspectos clínico e histopatológico.

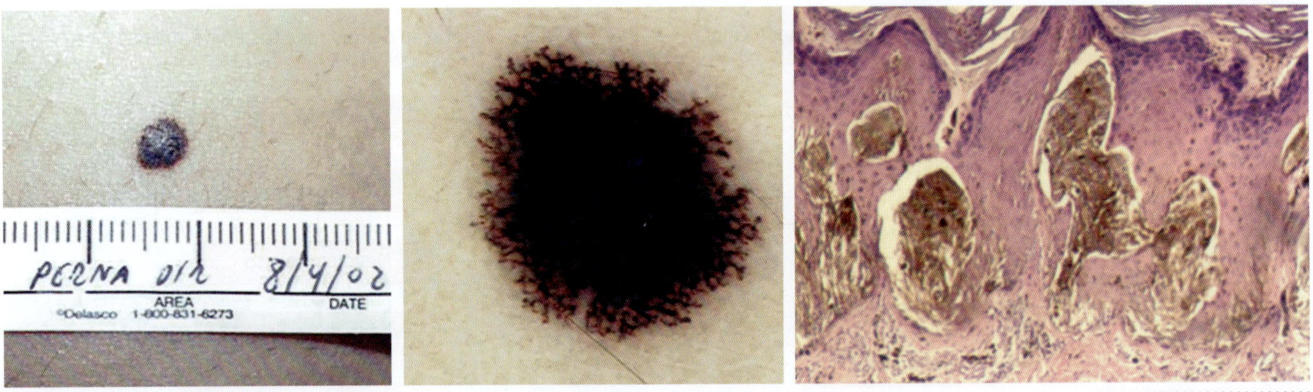

■ **Figura 127.11** Nevo de Reed – aspectos clínico, dermatoscópico e histopatológico.

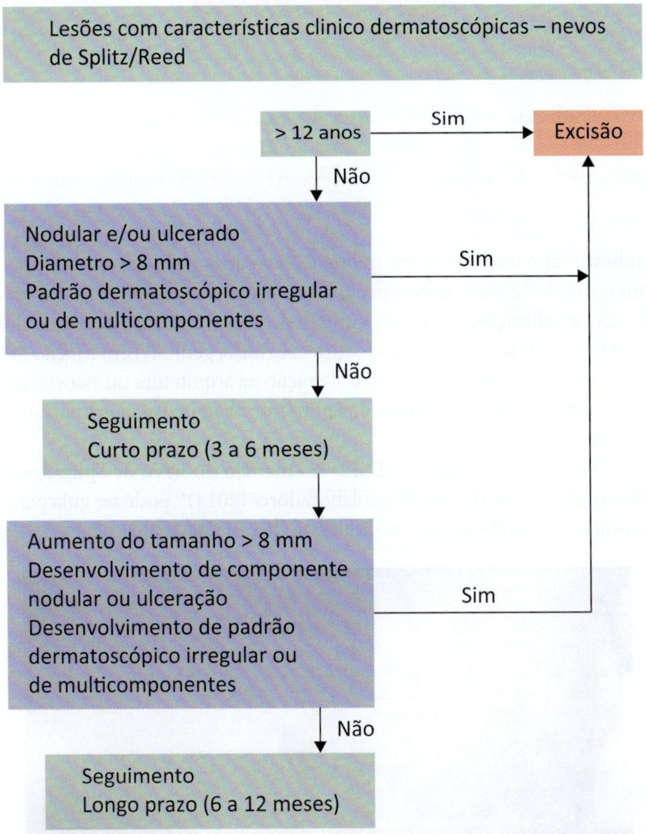

■ **Figura 127.12** Recomendação no manejo do nevo Spitz/Reed.
Fonte: Adaptada de Broganelli et al., 2014.

Nevo *spilus*

Clinicamente se apresenta como mancha irregular acastanhada (café com leite) com lesões pigmentares puntiformes (1 a 2 mm) mais escuras, que apresentam características histológicas de lentigo simples ou nevos juncionais ou compostos (Figura 127.13). Inicia-se frequentemente em idade pré-escolar. Os dados a respeito do potencial maligno do nevo *spilus* são insuficientes. A histologia da mácula acastanhada se caracteriza pela hiperpigmentação da camada basal, com aumento do número de melanócitos e hiperplasia lentiginosa da epiderme. As lesões puntiformes apresentam histologia variável de lentigo simples, nevo juncional, bem como nevo composto ou intradérmico com características congênitas. O tratamento pode ser a exérese ou acompanhamento periódico do nevo. A escolha do tratamento mais adequado dependerá da clínica, isto é, a estabilidade ou não dos elementos pigmentares, do critério cronológico (congênito ou não congênito) e de fatores de risco para melanoma.[1,2,12]

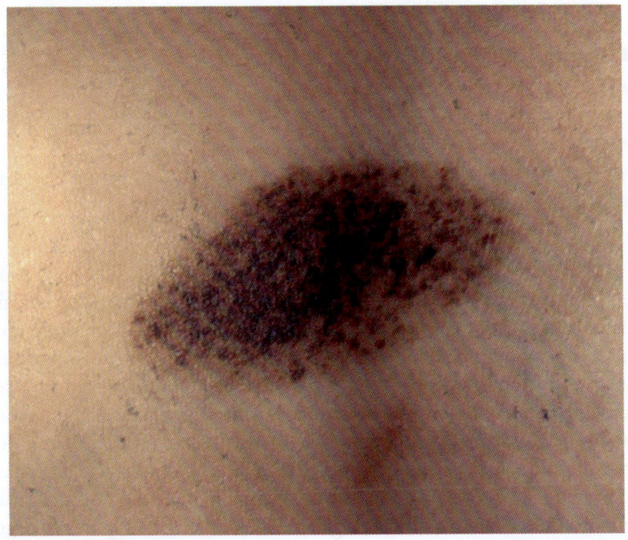

■ **Figura 127.13** Nevo *spilus*.

Nevo halo

É um nevo melanocítico, de etiologia desconhecida, com reação inflamatória linfocítica em halo, que representa a regressão do nevo e se caracteriza como uma zona regular, oval ou redonda, hipopigmentada ao redor do nevo. A parte central do nevo pode ser rósea ou acastanhada (Figuras 127.14 e 127.15). São múltiplos e ocorrem principalmente no tronco, mas pode se desenvolver em qualquer região do corpo, principalmente em crianças e adolescentes. Entretanto, quando se manifestam em adultos, duas possibilidades têm que ser consideradas: a lesão pode ser MC primário ou metástase(s) de MC. Pode ocorrer como evento isolado, ou em associação com vitiligo ou nevo atípico, ou raramente representando melanoma primário. São lesões benignas com significado apenas cosmético, pois frequentemente, o nevo melanocítico desaparece por completo e o halo hipocrômico volta a pigmentar. A biópsia é necessária quando existir dúvida quanto ao diagnóstico clínico.[1,2,12,18]

Nevo combinado

É a mistura de padrões citológicos, como por exemplo: nevo de células névicas (nevo juncional, composto ou intradérmico) com o nevo azul (comum ou celular)[1,2] (Figuras 127.16 e 127.17).

Nevo recorrente

Nevo que pode ocorrer após excisão inadequada (*shave* da lesão), irritação crônica ou terapia a *laser*. Inicia-se, 6 semanas a 6 meses após a cirurgia prévia. Caracteriza-se por pigmentação maculosa que está limitada à área cicatricial, de 4 a 6 mm, em geral menor que 1,5 cm. Observa-se no anatomopatológico, cicatriz dérmica, proliferações dos

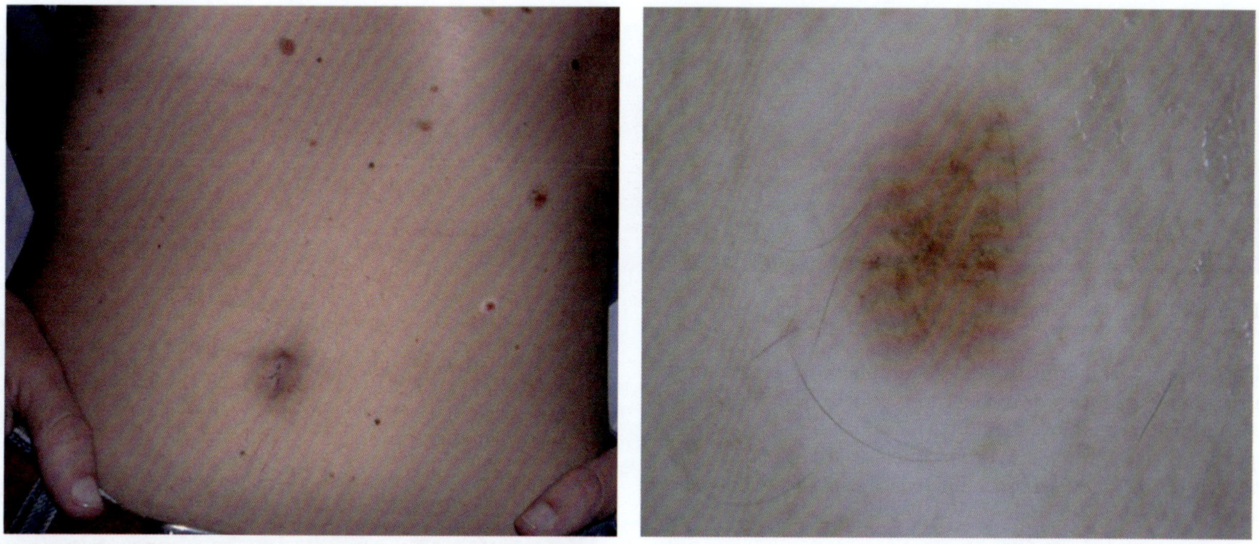

■ **Figura 127.14** Nevo halo – aspectos clínico e dermatoscópico.

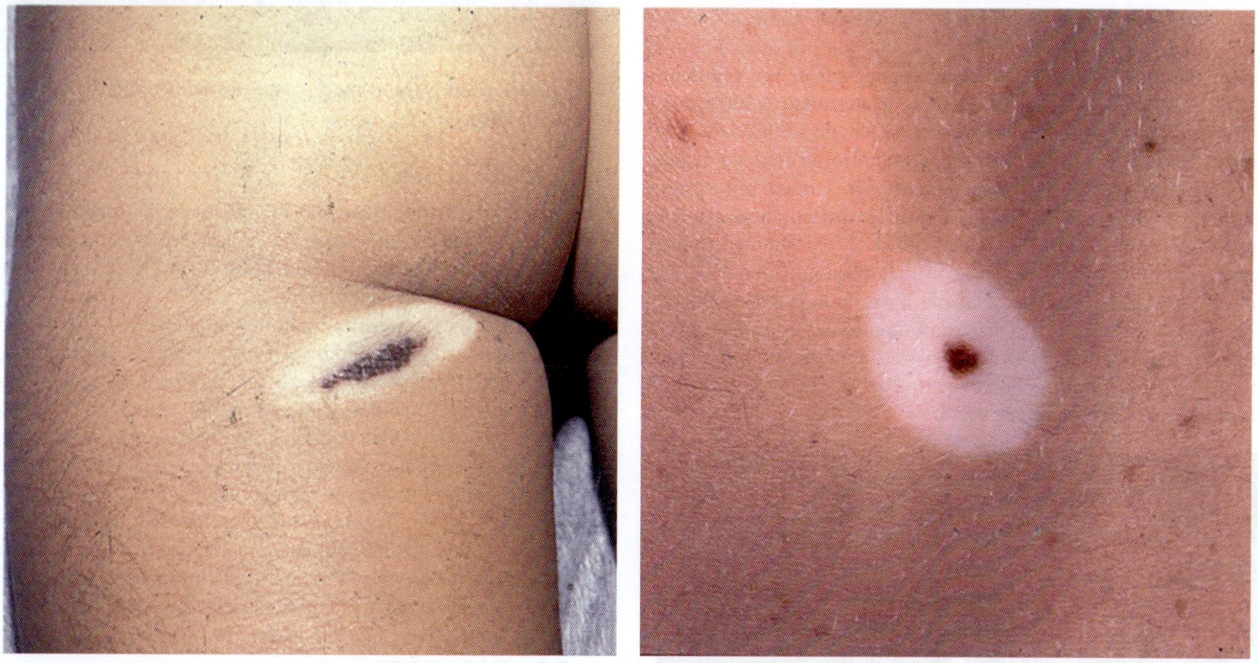

■ **Figura 127.15** Nevo halo – aspecto clínico.

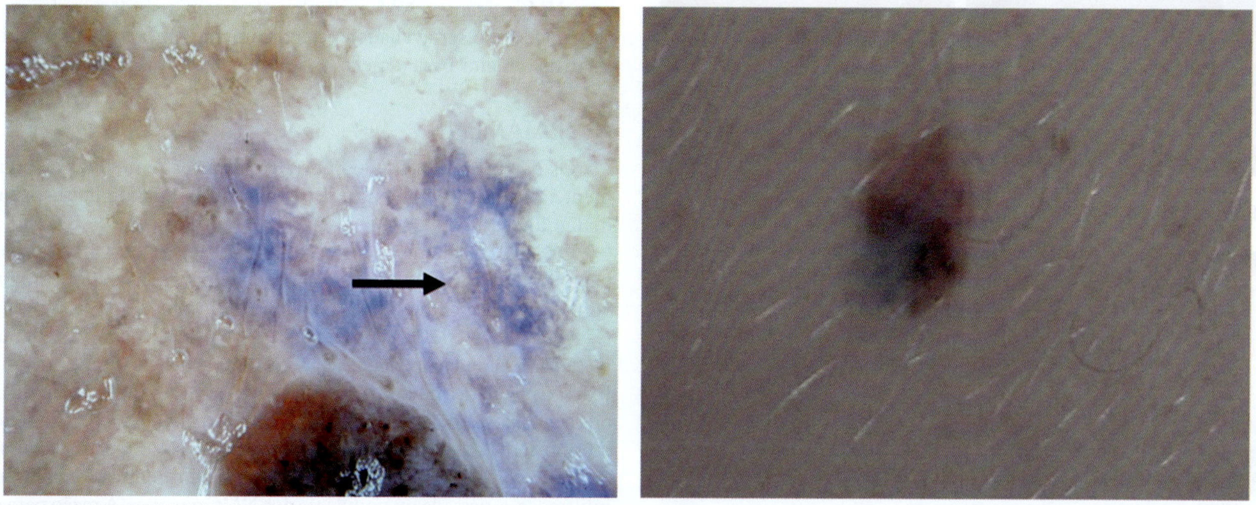

■ **Figura 127.16** Nevo combinado – aspectos dermatoscópico e clínico.

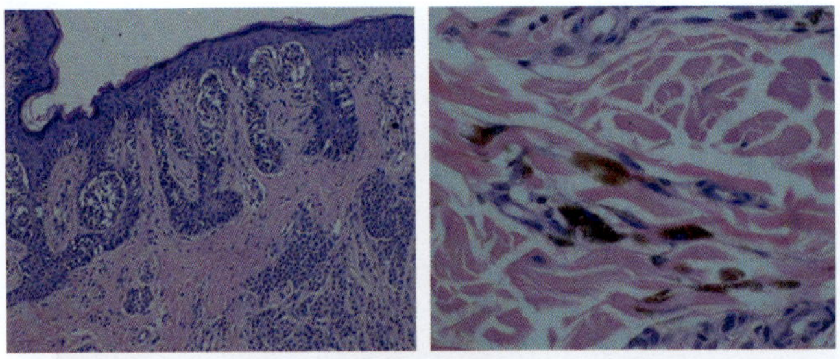

■ **Figura 127.17** Nevo combinado – aspecto histopatológico.

melanócitos intraepidérmicos que estão limitados a área acima da cicatriz, ninhos irregulares de melanócitos. Os melanócitos intraepidérmicos apresentam padrão lentiginoso e juncional, com atipia variável, em geral, de baixo grau. Na área de fibrose cicatricial há poucas células névicas fusiformes. O diagnóstico diferencial com MC é difícil e seu tratamento é a excisão cirúrgica.[1,2]

Nevo atípico ou displásico ou de Clark

São maiores (> 6 mm), planos ou discretamente papulosos. Frequentemente assumem a configuração clínica semelhante a "ovo frito", com uma zona central papulosa circundada por área macular pigmentada, mal delimitada e composta por mais de um pigmento (Figura 127.18). Ocorrem preferencialmente no tronco de indivíduos de ambos os sexos. Podem ser secundários ao dano actínico ou fazer parte de defeito autossômico dominante – síndrome do nevo displásico (síndrome de BK). Histologicamente apresentam hiperplasia melanocítica lentiginosa e graus variáveis de melanócitos atípicos (Figuras 127.19 e 127.20). Na maioria dos casos é do tipo composto e possui ninhos de células névicas confinados na junção dermoepidérmica e na derme papilar espessada. Apresenta extensão lateral, individual ou em ninhos no seu componente juncional além dos limites do componente intradérmico.[1,2,12,33-34] Finalmente, Ackerman e colaboradores denominam o nevo atípico e/ou displásico nevo de Clark, o que não é amplamente aceito.

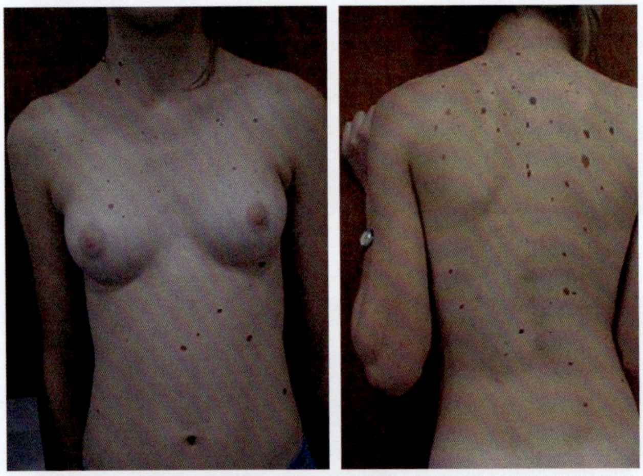

■ **Figura 127.18** Nevos atípicos.

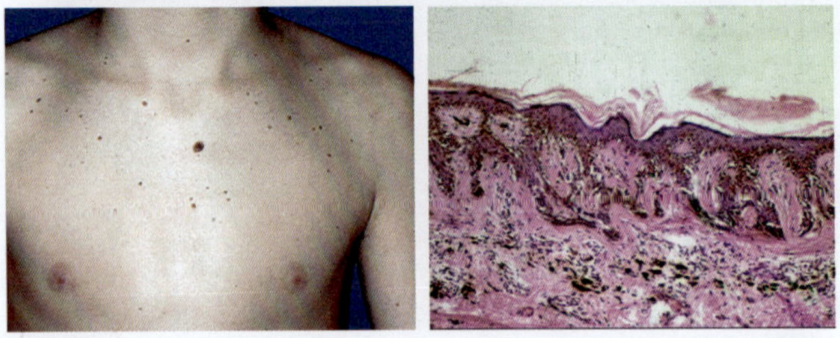

■ **Figura 127.19** Nevo atípico – aspectos clínico e histopatológico.

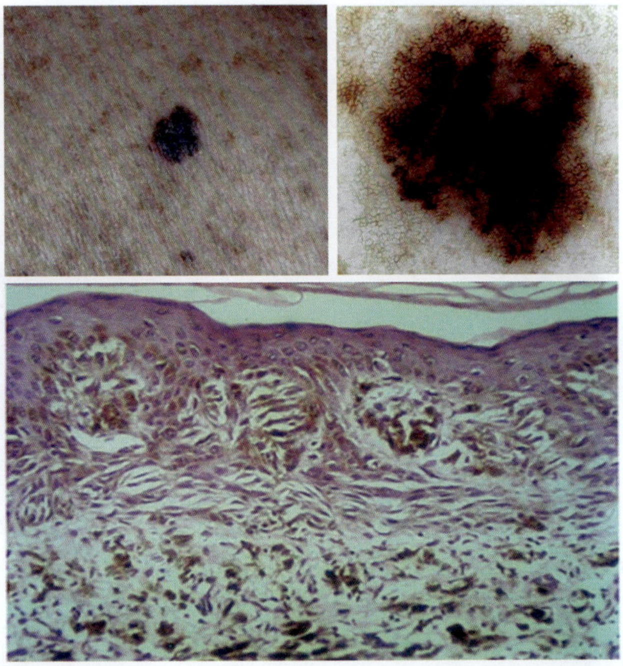

■ **Figura 127.20** Nevo atípico – aspectos clínico, dermatoscópico e histopatológico.

■ EXAMES SUBSIDIÁRIOS

Os nevos melanocíticos são diagnosticados clinicamente, e a diagnose diferencial compreende outras lesões pigmentadas como as queratoses seborreicas, o carcinoma basocelular pigmentado e o mais importante, o melanoma cutâneo.

A dermatoscopia constitui método complementar, que por meio de instrumento simples e não invasivo (episcópio ou dermatoscópio) permite um ganho de sensibilidade de cerca de 15% comparado ao exame clínico desarmado, na detecção do melanoma, auxiliando na diferenciação do nevo melanocítico e do melanoma.[2]

O exame anatomopatológico é diagnóstico para os nevos melanocíticos e melanoma. Toda lesão pigmentada quando excisada deve ser enviada para o exame anatomopatológico. Nos casos de NMC gigantes e vários nevos satélites, a ressonância magnética (MRI) está indicada para detectar a melanose neurocutânea assintomática. O melhor período para se realizar a MRI é entre o nascimento e 6 meses de idade.[27]

■ COMPLICAÇÕES

A complicação consiste na ocorrência do melanoma. Os indivíduos com NMC gigantes, NM múltiplos e/ou com a síndrome dos nevos atípicos devem ser avaliados periodicamente por apresentarem risco estatístico maior para o melanoma.

■ TRATAMENTO

Os NMC ou NMSNC ou NMA podem ser removidos cirurgicamente, por razões cosméticas, psicológicas ou quando há suspeita de malignidade.

Os NMC podem requerer completa excisão ou várias excisões parciais. Os NMC gigantes (NMCG) devem receber tratamento individualizado, dependendo do seu tamanho, localização e profundidade (Figuras 127.21 e 127.22). A alta taxa de recidiva dos NMC é com base na teoria em que a nevogênese não é completa até os 2 anos de idade. Excisão profilática deve ser indicada para os NMCG atípicos, nodulares ou espessados, em razão de ser difícil o seguimento clínico destas lesões, mesmo com base numa sequência de fotografias. Caso não seja possível a excisão completa, deve-se realizar a excisão profilática das áreas mais infiltradas, espessada ou nodulares dos NMC gigantes. A razão para esta conduta é que o MC pode ser detectado com dificuldade nessas áreas.[25]

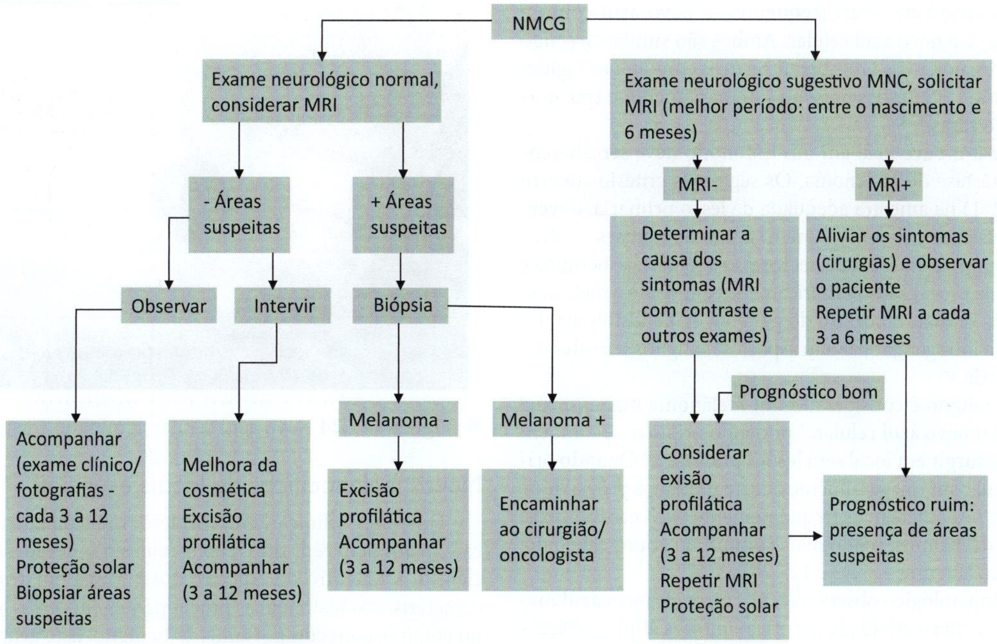

■ **Figura 127.21** Algoritmo para conduta dos nevos melanocíticos congênitos gigantes (NMCG).
Fonte: Adaptada de Marghoob et al., 2003.

Como já mencionado, os melanomas advindos de NMC gigantes apresentam comprometimento dérmico e subcutâneo, enquanto os MC originados de NMC pequenos geralmente iniciam-se a partir de elementos epidérmicos, os quais são detectados mais precoce e facilmente.[3]

Os NMC pequenos ou médios devem ser excisados por motivos cosméticos ou psicológicos ou quando apresentarem áreas atípicas (Figura 127.22).

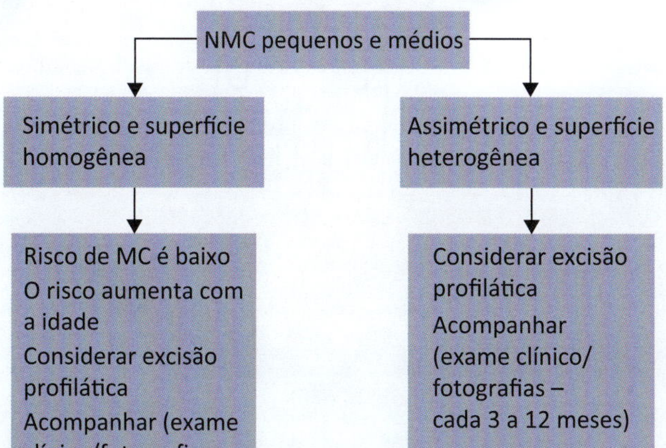

■ **Figura 127.22** Algoritmo para conduta dos NMC pequenos e médios.
Fonte: Adaptada de Marghoob et al., 2003.

O tratamento preventivo relacionado aos NM e ao MC consiste na educação para exposição sensata ao sol, que deve se iniciar desde a infância, evitando-se os horários de pico do sol e mesmo nos extremos do dia, utilizar medidas de proteção física (roupas, bonés, chapéus, guarda-sol e filtros solares).

■ NEVOS PIGMENTADOS DÉRMICOS

Nevo de Ota (*naevus fuscocaeruleus ophtalmomaxillaris*)[1,2,12]

Deriva-se dos melanócitos que estão localizados nas áreas de inervação dos ramos oftálmico e maxilar do nervo trigêmeo. Está presente ao nascimento ou na adolescência. Apresenta-se como mácula irregular, borda definida, de cor azul acinzentada, unilateral, nas regiões periorbitária, malar e nariz. Frequentemente acomete a esclerótica do olho ipsilateral. Ocasionalmente ocorrem na mucosa nasal, na palatina e na faringeana, lábios, conjuntiva, retina e membrana timpânica. Pode combinar com o nevo azul ou serem bilaterais. Predominam nas mulheres em 5% a 10% dos casos. Histologicamente apresenta melanócitos mais superficiais e em maior número do que a mancha mongólica, mas em algumas situações pode atingir a hipoderme. As lesões são permanentes e o desenvolvimento de glaucoma pode ocorrer em 10% desses nevos, sendo necessário o acompanhamento oftalmológico. O tratamento pode ser realizado com *laser* (*Pulsed Q-switched, Q-switched ruby, Q-switched alexandrite, Q-switched Nd: YAG laser*) com bons resultados e a maquilagem pode minimizar a desfiguração.

Nevo de Ito (*naevus fuscocaeruleus* acromiodeltóideo)[1,2,12]

Apresenta as mesmas características do nevo de Ota, mas difere na localização, que ocorre nas áreas inervadas pelos nervos braquiocutâneo lateral e supratroclear posterior (regiões dos ombros, supraclaviculares e pescoço). A terapia indicada é semelhante ao do nevo de Ota.

Mancha mongólica[1,2,12]

Mácula congênita de pigmentação negro-azulada, única ou múltipla, nas regiões lombossacra e glútea, e porção inferior da escápula, de tamanho e forma variáveis (2 a 8 cm de diâmetro), que é observada principalmente nas raças amarela e negra. Está presente ao nascimento e tende a desaparecer na faixa etária dos 3 aos 5 anos. Os melanócitos dendríticos e alongados se encontram na porção média e inferior da derme, além de estarem paralelos à superfície cutânea. Pode permanecer durante a infância ou perdurar na vida adulta (permanece em 3% a 4% dos japoneses adultos). Para disfarçar a mancha pode ser utilizada a maquilagem. A terapia com o *laser* é incerta.

Nevo azul e nevo azul maligno

O nevo azul foi descrito em 1906 por Tièche.[39-40] Apresenta-se como pápula bem delimitada, de cor azul-escura, superfície lisa, geralmente levemente elevada, podendo assumir a forma nodular. Geralmente é solitário, porém pode ser múltiplo. Ocorre com maior frequência no dorso das mãos e pés, na face e na região glútea.[41-42] Raramente acomete mucosas e linfonodos.[43-45]

Existem duas variedades mais frequentes: o nevo azul comum (Jadassohn-Tièche) e o nevo azul celular. Ambos são similares, sendo o nevo azul celular maior, mais protuberante e mais comum nas regiões glútea e lombosacra.[41,42,45] Lesões presentes no nascimento e transformação maligna são raras.[41-42,46]

A presença de um nevo azul em um linfonodo deve ser diferenciada de uma metástase de melanoma. Os seguintes critérios devem ser considerados:[41] 1) na amostra adequada da lesão primária, devem ser avaliadas a densidade celular, o número e tipo de mitoses, o pleomorfismo celular e possíveis áreas de necrose; 2) a metástase benigna é usualmente pequena e localizada perifericamente, enquanto a metástase verdadeira localiza-se mais no centro do gânglio; e 3) a histologia das células do nevo azul intraganglionar tem aspectos malignos semelhantes aos da lesão primária.

O nevo azul maligno é considerado um melanoma maligno cuja lesão precursora é o nevo azul celular,[47] podendo originar-se também do nevo de Ota ou surgir em local sem lesões prévias.[46,48] Quando originado do nevo azul comum, geralmente ocorre mudança prévia deste para o tipo celular.[48] Acomete mais frequentemente pacientes brancos, com idade média de 40 anos, sendo mais comum no couro cabeludo, nos pés e no tronco (Figuras 127.23 e 127.24).

Ao exame histopatológico observa-se, nos casos de nevo azul maligno, alto grau de atipia e atividade mitótica, mitoses atípicas e áreas de necrose. O reconhecimento de uma lesão como nevo azul maligno é com base na ausência de atividade juncional, presença de nevo azul adjacente ao componente maligno ou história de nevo azul previamente removido do local em que se desenvolve o tumor maligno.[42] A diferenciação com metástase cutânea de melanoma é difícil, pois lesão pigmentada com ausência de atividade juncional, presença de atipia e invasão podem ser indicativas de metástase ou representar recorrência local de melanoma cutâneo. Favorecem o diagnóstico de nevo azul maligno a presença de células bipolares com prolongamentos dendríticos contendo grânulos de melanina.[48]

É importante a detecção precoce do nevo azul maligno, permitindo ressecção radical da lesão, no entanto, a remoção profilática do nevo azul benigno não é justificável até o momento, em virtude da raridade de sua malignização.[41,43,49]

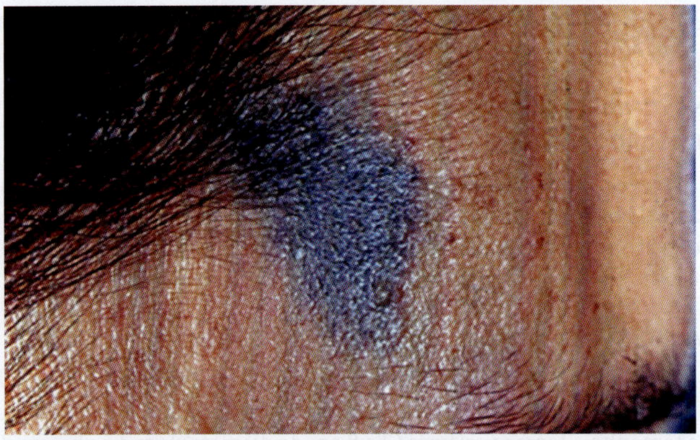

■ **Figura 127.23** Nevo azul – aspecto clínico.

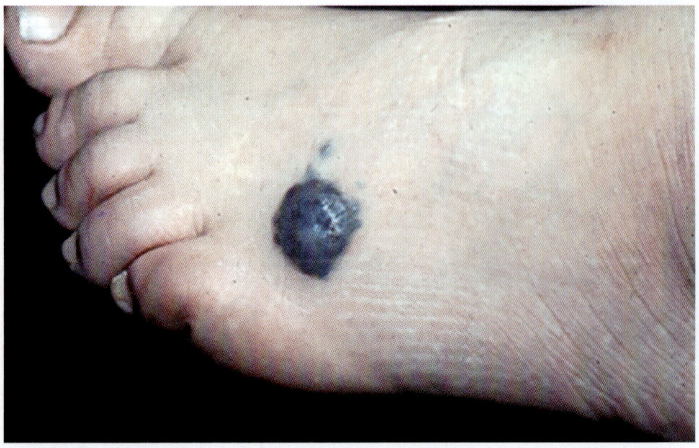

■ **Figura 127.24** Nevo azul celular agminado – aspecto clínico.

Nevos melanocíticos de locais especiais

Diferenças clínicas, entre as lesões melanocíticas, quanto aos locais anatômicos têm sido reconhecidas por décadas pela comunidade científica.[49] Dentro do espectro dos NM, há um grupo que apresenta características histológicas preocupantes em certos locais anatômicos, no entanto, com comportamento benigno. Este grupo de nevos melanocíticos foi amplamente categorizado como NM de locais especiais. Os locais anatômicos acometidos incluem a mama, axila, umbigo, órgãos genitais, áreas de flexão, superfícies acrais (Figura 127.25), orelha e couro cabeludo. Os NM nesses locais podem ser confundidos com melanomas em função de sua aparência histológica, resultando em tratamento inapropriado dos pacientes.

No momento é preciso contar com a capacidade do patologista e de técnicas adicionais que possam auxiliar o patologista para distinguir morfologicamente os NM de locais especiais do MC.

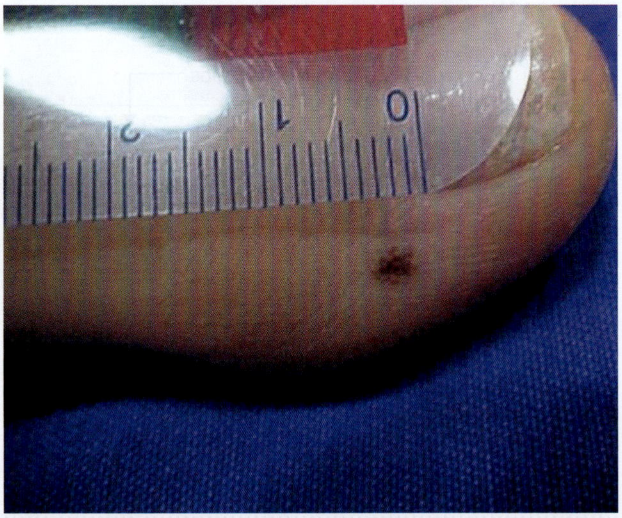

■ **Figura 127.25** Nevo melanocítico de local especial.

Referências bibliográficas

1. Lever WF, Lever GS. Tumor of the epidermal Appendages. Benign melanocytic tumor and malignant melanoma. In: Lever WF, Lever GS. Histopathology of the skin. 7th ed. Philadelphia: Lippincott; 1990. p.580, 756-80.
2. Rhodes AR. Benign neoplasias and hyperplasias of melanocytes. In: Fitzpatrick TB et al. Fitzpatrick's dermatology in general medicine. 5th ed. New York: McGraw-Hill; 1999. p.1018-37.
3. Barnhill RL, Llewellyn K. Benign melanocytic neoplasm. In: Bolognia JL, Jorizzo JL, Rapini RP, editors. Dermatology. Spain-Madri: Elsevier limited; 2003. p.1757-1788.
4. Indsto JO, Kumar R, Wang L, Crotty KA, Arbuche SM and Mann GJ. Low prevalence of RAS-RAF activating mutations in spitz Melanocytic nevi compared with other Melanocytic lesions. J Cutan Pathol 2007;34:448-55.
5. Indsto JO, Cachia AR, Kefford RF et al. X Inactivation, DNA Deletion, and Microsatellite Instability in Common Acquired Melanocytic Nevi. Clin Cancer Res 2001;7:4054-9.
6. Kumar R, Angelini, S, Snellman E and Hemminki K. Braf mutations are common somatic events in Melanocytic Nevi. J Invest Dermatol 2004;122:342-48.

7. Barrer J, Curtin JA, Pinkel D and Bastian BC. N-RAS mutations but no BRAF mutation. J Invest Dermatol 2007;127:179-82.
8. Tsao H, Bevona C, Goggins W et al. The transformation rate of moles (melanocytic nevi) into cutaneous melanoma. Arch Dermatol 2003;139:282-88.
9. Whiteman DC, Brown R, Xu C, Paterson C et al. A rapid method for determining recent sunscreen use in field studies. J Photochem Photobiol Biol 2003;69:59-63.
10. International Agency for Research on Câncer (IARC), World Health Organization (WHO). Epidemiological Studies of Melanocytic Naevi: Protocol for Identifying and Recording Naevi. Internal Report, Lyon, 1990, n.90/002.
11. Cabrera H, García S. Nevos. Buenos Aires: Actualizaciones Médicas; 1998. 3-80, passim.
12. Ackerman BA, Kerl H, Sánchez J et al. Melanocytic nevi and melanotic macules In: Ackerman BA et al. A Clinical Atlas of 101 commom skin diseases with histopathologic correlation. New York: Ardor Scribendi; 2000. p.351-68
13. Kopft AW, Levine LJ, Rigel DS et al. Prevalence of congenital-nevus-like nevi, nevi spili, and café âu lait spots. Arch Dematol 1985;121:766-9.
14. Kelly JW, Rivers JK, MacLennan R et al. A major factor associated with the development of melanocytic nevi in Australian schoolchildren. J Am Acad Dermatol 1994;30:40-8.
15. MacLennan R, Kelly JW, Rivers JK et al. The eastern Australian Childhood nevus study: Site differentes in density and size of melanocytic nevi in relation to latitude and phenotype. J Am Acad Dermatol 2003;48:367-75.
16. Autier P, Boniol M, Severi G et al. The body site distribution of melanocytic naevi in 6-7 year old European children. Melanoma Res 2001;11:123-31.
17. Harrison S, Mackie RM, MacLennan R. Development of melanocytic nevi in the first three years of life. J Nat Cancer Inst 2000;17:1436-8.
18. Armstrong BK, Klerk NH, Holman CD'Arcy J. Etiology of common acquired melanocytic nevi: constitutional variables, sun exposure, and diet. J Natl Cancer Inst Monograph 1986;77(2):329-35.
19. Harrison SL, Buettner PG, MacLennan R. Body-site distribution of melanocytic nevi in young australian children. Arch Dermatol 1999;135(1):47-52.
20. Darlingthon S, Siskind V, Green L, Green A. Longitudinal study of melanocytic nevi in adolescents. J Am Acad Dermatol 2002;46:715-22.
21. Yarak S, Ogawa MM, Hirata S, de Almeida FA. Prevalence of acquired melanocytic naevi in Brazilian schoolchildren. Clin Exp Dermatol. 2010 Aug;35(6):581-7. doi: 10.1111/j.1365-2230.2009.03609.x. Epub 2009 Oct 23. PMID: 19874377.
22. Walton RG, Jacobs AH, Cox AJ. Pigmented lesions in newborn infants. Br J Dermatol 1976;95:389-96.
23. Rivers JR, MacLennan R, Kelly JW et al. The eastern Australian childhood nevus study: Prevalence of atypical nevi, congenital nevus-like nevi, and other pigmented lesions. J Am Acad Dermatol 1995;32:957-63.
24. Kopft AW, Levine LJ, Rigel DS et al. Congenital-nevus-like nevi, nevi spili, and café âu lait spots in patients with malignant melanoma. J Dermatol Surg Oncol 1985b;11:275-80.
25. Mackie RM, Watt D, Doherty V et al. Malignant melanoma occurring in those aged under 30 in the west of Scotland 1979-1986: a study of incidence, clinical features, pathological features and survival. Br J Dermatol 1991;124:560-4.
26. Tannous ZS, Mihm Jr MC, Marghoob AA, Borrego JP, Halpern AC. Congenital melanocytic nevi: treatment modalities and management options. Semin Cutan Med Surg. 2003;22:21-32.
27. Marghoob AA, Dusza S, Oliveria S, Halpern AC. Number of satellite nevi as a correlate for neurocutaneous melanocytosis in patients with large congenital melanocytic nevi. Arch Dermatol. 2004;140:171-5.
28. Green A. A Theory of site distribution of melanoma: Queensland, Austrália. Cancer Causes Control 1992;3:513-6.
29. Martín JM, Jordá E, Monteagudo C, Alonso V, Villalón G, Ramón D. Desmoplastic giant congenital nevus with progressive depigmentation. J Am Acad Dermatol. 2007;56:S10-4.
30. Krengel S, Hauschild A, Schäfert T. Melanocytic naevi: a systematic review. Br J Dermatol. 2006;155(1):1-8.
31. Hale EK, Stein J, Ben-Porat L, Panageas KS, Eichenbaum MS, Marghoob AA et al. Association of melanoma and neurocutaneous melanocytosis with large congenital melanocytic naevi – results from the NYU-LCMN registry. Br J Dermatol. 2005;152:512-517.
32. Ackerman AB, Magana-Garcia M. Naming acquired melanocytic nevi. Unna's, Miescher's, Spitz's, Clark's. Am J Dermatopathol. 1990;12(2):193-209.
33. Ackerman AB, Milde P. Naming acquired melanocytic nevi. Common and dysplasic, normal and atypical, or Unna, Miescher, Spitz and Clark? Am J Dermatopathol. 1992;14(5):447-53.
34. Maceira JP, Magalhães ROC. Comparação entre a classificação tradicional dos nevos melanocíticos adquiridos e a proposta pó AB Ackerman e colaboradores em 1990. An Bras Dermatol. 1998;73(5):403-408.
35. Dika E, Ravaioli GM, Fanti PA et al. Spitz nevi and other spitzoid neoplasms in children: overview of incidence data and diagnostic criteria. Pediatr Dermatol 2017;34(1):25–32.
36. Schaffer JV. Update on melanocytic nevi in children. Clin Dermatol 2015;33(3):368–86. 7. Farid YI, Honda KS. Spitz nevi in African Americans: a retrospective chart review of 11 patients. J Cutan Pathol 2021;48(4):511–8.
37. Broganelli P, Titli S, Lallas A, Alaibac M Annetta A, Battarra V, Brunetti B, Castagno I, Cavicchini S, Ferrari A, Ghigliotti G, Landi C, Manganoni A, Moscarella E, Pellacani G, Pizzichetta MA, Rosina P, Rubegni P, Satta R, Scalvenzi M, Stanganelli I, Stinco G, Zalaudek I, Zampieri P, Argenziano G; Dermoscopy Study Group of the Italian Society of Dermatology. Spitz/Reed nevi: proposal of management recommendations by the Dermoscopy Study Group of the Italian Society of Dermatology (SIDeMaST). G Ital Dermatol Venereol. 2014 Oct;149(5):601-6. PMID: 25213387.
38. Lallas A, Apalla Z, Ioannides D, Lazaridou E, Kyrgidis A, Broganelli P, Alfano R, Zalaudek I, Argenziano G; International Dermoscopy Society. Update on dermoscopy of Spitz/Reed naevi and management guidelines by the International Dermoscopy Society. Br J Dermatol. 2017 Sep;177(3):645-655. doi: 10.1111/bjd.15339. Epub 2017 Jul 19. PMID: 28118479.
39. Tièche M. Uber benigne melanome ("chromatophorome") der haut "blue naevi". Virchows Archiv fur Pathologische Anatomie und Physiologic und fur Klinische Medizin 1906;186:112-29.
40. Goldenhersh MA Savin RC, Barnhill RL, Stenn KS. Malignant blue nevus. J Am Acad Dermatol 1988;19:712-22.
41. Connelly J, Smith JL. Malignant blue nevus. Cancer 1991;67:2653-57.
42. Lambert WC, Brodkin RH. Nodal and subcutaneous cellular blue nevi. Arch Dermatol 1984;120:367-70.
43. Tobon H, Murphy A. Benign blue nevus of the vagina. Cancer 1977;40:3174-76.
44. Levene A. On the natural history and comparative pathology of the blue nevus. Ann R Coll Surg Engl 1980;62:327-34.
45. Radentz WH, Vogel P. Congenital common blue nevus. Arch Dermatol 1990; 126:124-25.
46. Scott GA, Trepeta R. Clear cell sarcoma of tendons and aponeuroses and malignant blue nevus arising in prepubescent children. Am J Dermatopathol 1993;15:139-45.
47. Hernandez FJ, Ridge P. Malignant blue nevus. Arch Dermatol 1973;107:741-44.
48. Hirata SH, Caran EM, Cestari SCP, Almeida FA et al. Nevo azul e nevo azul maligno: Relato de um caso. An Bras Dermatol 1995;70:135-138.
49. Mason AR, Mohr MR, Koch LH, Hood AF. Nevi of special sites. Clin Lab Med. 2011;31(2):229-42.

Eduardo Bertolli • Fernando Augusto de Almeida • Francisco Aparecido Belfort • Sergio Henrique Hirata

Melanoma Maligno

DEFINIÇÃO

Melanoma cutâneo pode ser definido como um tumor maligno desencadeado pela transformação do melanócito localizado principalmente ao nível da junção-epidérmica da pele em melanócito atípico. Representa 4% dos tumores cutâneos malignos e é um dos cânceres da pele de maior morbidade e mortalidade. A prevenção e o diagnóstico precoce auxiliam no controle da doença. Quando não diagnosticado no início (fase de crescimento radial) infiltra a derme (fase de crescimento vertical) e torna-se um tumor com elevado índice de metástase e resistente a terapias convencionais, sendo responsável por mais de 77% das mortes por câncer da pele. A patogênese do melanoma apresenta várias etapas, às quais, estão associadas várias modificações celulares, como proliferação e imortalização celular, e alterações moleculares, como processo de via de sinalização, ciclo celular e adesão celular.[1]

EPIDEMIOLOGIA

A incidência de melanoma cutâneo está aumentando na maioria da população caucasiana, sendo o 17th câncer em prevalência em todo mundo, com 324.635 casos estimados em 2020 e o mais fatal entre os adultos jovens. Para 2022, nos Estados Unidos, são esperados 99.780 novos casos de melanoma, sendo 57.180 em homens e 42.600 em mulheres, com 7.650 mortes estimadas (5.080 homens e 2.570 mulheres).[2] Austrália e Nova Zelândia apresentam as maiores taxas de incidência (41.6/100.000 homens/ano e 30.5/100.000 mulheres/ano)[3]. No Brasil, a estimativa para o biênio de 2020 a 2022, é de 8.450 casos novos/ano, sendo previstos 4.250 em mulheres e 4.200 em homens, segundo o Instituto Nacional do Câncer (INCA – Brasil).[4]

FATORES DE RISCO E CONDIÇÕES PREDISPONENTES

Fatores de risco ambientais, características individuais e síndromes genéticas estão envolvidos na gênese do melanoma. A exposição solar é o principal fator ambiental para o desenvolvimento do melanoma, porém o mecanismo e o papel da exposição ultravioleta na carcinogênese são complexos. Tanto a exposição solar intermitente e intensa (antecedente de queimadura solar com formação de bolhas) quanto a exposição crônica cumulativa estão envolvidos na sua patogênese. Pessoas com pele, olhos e cabelos claros (caucasianos), com maior tendência a se queimar do que bronzear (fototipo baixo) pertencem ao grupo mais afetado pelo melanoma cutâneo, principalmente quando referem queimaduras solares com formação de bolhas na infância. Outros fatores são a presença de múltiplos nevos melanocíticos (acima de 50), nevos atípicos ou displásicos (acima de cinco), nevo congênito gigante, imunossuprimidos após transplante ou por outra causa, antecedentes de neoplasia na infância (sarcoma, linfoma, leucemia, tumores do sistema nervoso central) e antecedente pessoal ou familiar de melanoma.[5-7] Síndromes hereditárias, definidas pela presença de mutações patogênicas germinativas no DNA ou polimorfismos genéticos, contribuem para um pequeno percentual de melanoma cutâneo. Nesse aspecto, mutações afetando o gene CDKN2A (menos frequente o CDK4) contribuem para a maioria dos casos, definindo a FAMMM (*Familial Atypical Multiple Mole-Melanoma Syndrome*) ou síndrome do Nevo Displásico. Menor percentual de casos de melanoma ocorrem associados a mutações relacionadas aos genes BAP1, MITF, MC1R e BRCA2.[7]

Aconselhamento genético é indicado nas seguintes situações, de acordo com o GenoMEL (*melanoma genetics consortium*):

- História familiar de melanoma cutâneo invasivo ou câncer de pâncreas (3 membros afetados de um mesmo lado familiar).
- Três ou mais melanomas cutâneos primários invasivos, incluindo o primeiro com início antes da idade de 45 anos.
- Um ou mais tumor melanocítico intradérmico com mutação BAP-1 e história familiar de mesotelioma, meningioma e/ou melanoma uveal.
- Dois ou mais tumores melanocíticos intradérmicos com mutação BAP-1.
- Maiores detalhes sobre tais recomendações podem ser encontrados em www.genomel.org.

A monitorização do grupo de risco acima descrito demonstrou ser um método eficaz de diagnóstico precoce do melanoma sendo fator de melhora nos índices de sobrevida encontrado nos últimos anos.

DIAGNÓSTICO CLÍNICO

O diagnóstico clínico inicia-se na inspeção visual. O melanoma pode surgir em qualquer localização da pele, com o aparecimento de uma lesão pigmentada ("de novo") com bordas irregulares e sintomas ou não de prurido, com descamação ou não, ou a partir de um nevo preexistente com assimetria, bordas irregulares, alteração da cor e aumento do diâmetro. Estima-se que 30% dos melanomas tenham origem a partir de um nevo preexistente.

Examinar toda a pele, mucosas e couro cabeludo, valorizando sempre a história do paciente quando relata mudança de cor, forma ou tamanho da lesão nos últimos meses. A regra do ABCDE[8] é utilizada em campanhas de prevenção: Assimetria, Bordas Irregulares, Cor variada, Diâmetro acima de 6 mm. Valorizar também o E que corresponde a evolução da lesão. A coloração pode variar do castanho claro passando por várias matizes chegando até a cor negra ou também apresentar área esbranquiçada com despigmentação (área de regressão espontânea).

Pacientes com história pessoal e ou familiar de melanoma, bem como múltiplos nevos melanocíticos e ou atípicos devem ser orientados com relação ao risco de melanoma e ao autoexame para detecção de lesões iniciais.

DIAGNÓSTICO POR APARELHOS: DERMATOSCOPIA, MAPEAMENTO CORPORAL, MICROSCOPIA CONFOCAL, ULTRASSONOGRAFIA

A dermatoscopia permite a detecção de lesões suspeitas incipientes e é capaz de diminuir o número de excisões desnecessárias. Este exame não seria necessário no diagnóstico de casos avançados de melanoma cutâneo ou lesões cutâneas benignas típicas, por não haver dúvida sobre o diagnóstico clínico. É indispensável no diagnóstico de lesões clinicamente duvidosas; tais casos incluem o diagnóstico diferencial de melanoma cutâneo com carcinoma basocelular pigmentado, pequenos angioqueratomas, queratoses seborreicas planas e altamente pigmentadas; e o diagnóstico precoce de lesões cutâneas melanocíticas pequenas e incipientes que ainda não desenvolveram as características clínicas para permitir a determinação da natureza benigna ou maligna.

É ferramenta importante para pacientes portadores de alto risco para o desenvolvimento do melanoma cutâneo, entre eles, os pacientes portadores de múltiplos nevos. Para estes, a dermatoscopia deve ser realizada em todas as lesões pigmentadas pois a seleção clínica de lesões melanocíticas previamente ao exame dermatoscópico está associada com perda da sensibilidade.[9]

As estratégias para detecção de melanomas em pacientes portadores de alto risco (presença da síndrome do nevo atípico, mais de 50 nevos melanocíticos, antecedente pessoal de melanoma cutâneo, melanoma familial) incluem o mapeamento corporal total. Para a realização deste exame são empregadas duas abordagens: Fotografias corporais totais e seguimento dermatoscópico. As fotografias corporais totais são úteis para a detecção de novas lesões.[10] Este dado é importante pois cerca de 70% dos melanomas aparecem "de novo". Além disso, o seguimento dermatoscópico permite a detecção de alterações morfológicas em lesões incaracterísticas.[10] A detecção dessas alterações possibilita o aumento da sensibilidade no diagnóstico e diminui o número de excisões desnecessárias de lesões benignas.[11] O seguimento dermatoscópico deve ser realizado a curto prazo, após período de cerca de 3 meses, cujo objetivo é avaliar a estabilidade dermatoscópica de uma lesão suspeita que não preenche todos os critérios para o diagnóstico de melanoma; e a longo prazo, realizado após cerca de 12 meses.[12]

O surgimento de novas lesões ou modificações em lesões preexistentes é mais importante quando observado em pacientes com mais de 50 anos. Em pacientes com idade inferior a 50 anos, menos de 1% das novas lesões são melanomas; para pacientes com idade acima de 50 anos 30% das novas lesões são melanomas. De modo similar, 3% das lesões que se alteraram são melanomas em pacientes com idade inferior a 50 anos enquanto 22% são melanomas em pacientes com idade acima de 50 anos.[13]

São critérios para a excisão durante o seguimento dermatoscópico: crescimento assimétrico em tamanho, alterações nas estruturas dermatoscópicas (variação no formato, aumento ou diminuição da rede, variação na distribuição ou número de pontos/glóbulos, modificações em áreas hipocrômicas ou de regressão, aparecimento de estrias, véu, vasos atípicos), aumento do número de cores, aparecimento de regressão em mais de 50% da lesão e alterações focais de pigmentação.[12]

A aderência do paciente é fundamental para este tipo de exame, a possibilidade de acompanhamento de lesão suspeita através da dermatoscopia digital pode induzir ao adiamento de uma exérese cirúrgica, reduzindo a sensibilidade diagnóstica. Lesões papulosas suspeitas devem ser excisadas pois o componente papuloso pode indicar a presença de um melanoma nodular (fase de crescimento vertical)

A probabilidade de detecção de melanomas durante o seguimento dermatoscópico depende da seleção de pacientes de risco. O seguimento dermatoscópico em pacientes de baixo risco não é indicado pois pode resultar em maior número de lesões excisadas desnecessariamente.[14]

Outros métodos de imagem, a maior parte deles utilizados apenas em pesquisa como o ultrassom de alta frequência e a tomografia de coerência óptica podem ser utilizados em conjunto com a dermatoscopia. Método promissor é a microscopia confocal, exame realizado in vivo, utilizando uma tecnologia com base na emissão de um laser de diodo que penetra na pele em um determinado ponto. O aparelho detecta apenas a reflexão da luz deste ponto, permitindo a visualização da epiderme e derme superior em resolução "quase histológica". Apesar do padrão ouro para o diagnóstico do melanoma continuar sendo o exame histopatológico, a microscopia confocal permite o melhor manejo das lesões cuja dermatoscopia é duvidosa. O ultrassom de alta frequência (maior que 15 MHz) também tem sido empregado no diagnóstico diferencial com lesões névicas que apresentam propriedades acústicas distintas. O grau de vascularização do tumor pode ter ligação com o envolvimento linfático e também pode ser feita a correlação entre a espessura do tumor e a detecção de metástases em trânsito.[15]

CLASSIFICAÇÃO DOS MELANOMA PRIMÁRIOS

Há quatro tipos principais, clínica e histologicamente: melanoma extensivo superficial, nodular, acrolentiginoso e lentigo maligno melanoma.[16]

Todos se originam na epiderme onde se localizam os melanócitos; apresentam uma fase radial intraepitelial, seguida pela fase vertical de crescimento. O tempo destas fases varia com o subtipo histológico. É considerado invasivo quando invade a derme através da membrana basal. Ocorrência de metástases é relacionada à espessura do tumor, presença de ulceração e contagem mitótica, definida pelo número de mitoses/mm^2 encontrada na derme (componente invasivo). Qualquer dos subtipos podem apresentar áreas hipo ou amelanóticas e ou áreas ulceradas.

Outros tipos menos frequentes ocorrem e entre eles, citamos: melanoma spitzoide, desmoplasico (neurotrópico ou não), nevo azul maligno, melanoma nevoide, melanoma amelanótico.[16]

Uma nova classificação, que está ganhando espaço, é a proposta por Bastian em 2014. Dividiria o melanoma em diferentes classes com base na correlação com alterações genéticas observadas em diferentes tipos de melanoma: melanomas associados a dano crônico UV induzido (solar) ou melanomas não associados ao dano UV induzido. Essa classificação deverá ser incorporada em breve por órgãos internacionais.

Entre os melanomas associados ao dano solar crônico, ficariam os seguintes:

- **Classe I:** melanoma associado à baixo dano solar crônico/melanoma extensivo superficial.
- **Classe II:** melanoma associado a alto grau de dano solar crônico/lentigo maligno melanoma.
- **Classe III:** melanoma desmoplásico.

Entre aqueles iniciando-se em pele menos expostas ao sol:

- **Classe IV:** melanoma de Spitz.
- **Classe V:** melanoma acral.
- **Classe VI:** melanoma de mucosas.
- **Classe VII:** melanoma originado em nevo congênito.
- **Classe VIII:** melanoma originado em nevo azul.
- **Classe IX:** melanoma uveal.

Outras situações, independente de alto ou baixo grau de exposição solar: nodular, nevoide e metastático.[17]

Melanoma extensivo superficial

Trata-se do tipo mais comum de melanoma cutâneo em indivíduos de pele clara, diagnosticados mais frequentemente entre as idades de 30 a 60 anos.

As principais características clínicas são: lesões pigmentadas discretamente elevadas, de coloração variável (negra, acastanhada, rósea e esbranquiçada), com crescimento assimétrico, bordas geográficas (Figuras 128.1, 128.2 A e B). É a forma clínica onde a regra do ABCDE é a mais aplicável. Representa aproximadamente 70% dos melanomas cutâneos. Podem estar associados a nevos melanocíticos em 30% a 40% dos casos ou iniciar *de novo*.

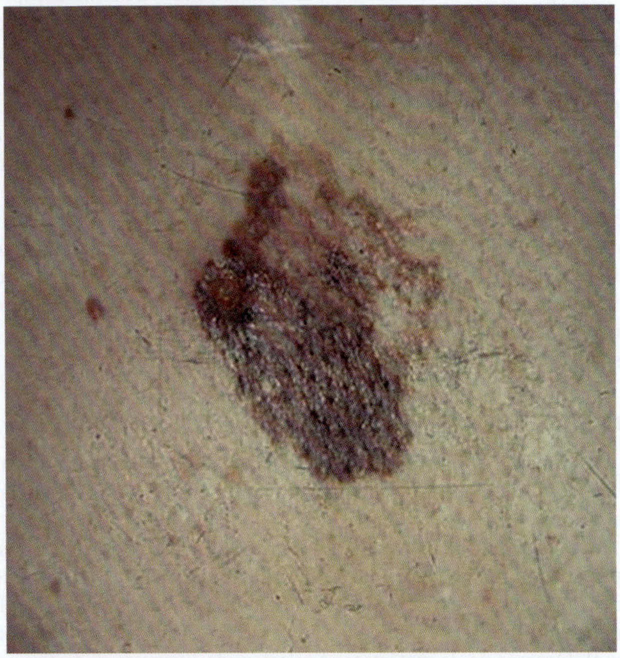

■ **Figura 128.1** Melanoma extensivo superficial.

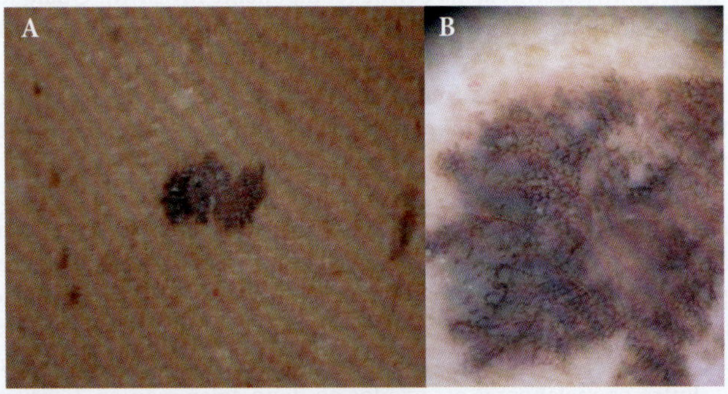

■ **Figura 128.2** Melanoma extensivo superficial (**A**) e sua dermatoscopia (**B**).

A fase de crescimento radial tem uma proliferação assimétrica de melanócitos atípicos, isolados ou em ninhos através de todos os níveis do epitélio (crescimento pagetoide). O componente invasivo é caracterizado por massas sólidas ou podem ter um arranjo fascicular, consistindo em células epitelioides ou névicas ou mesmo células fusiformes sem maturação durante sua descida para a derme. Células epitelioides tem abundante citoplasma, mostrando pigmentação fina de melanina, contém núcleos vesiculares pleomórficos com nucléolo eosinofílico proeminente. Figuras mitóticas incluindo formas atípicas podem ser evidentes. Dano actínico é pouco visível e desmoplasia e/ou neurotropismo são incomuns.[18]

O tempo de evolução pode ser de 1 a 5 anos tendo uma fase inicial de crescimento radial em nível da epiderme e posterior invasão e crescimento vertical, sendo então denominado melanoma extensivo superficial com componente papuloso ou nodular; podem também apresentar áreas de regressão.

Melanoma nodular

O melanoma nodular é o segundo tipo de melanoma mais frequente, correspondendo a 15% dos casos. Idade média de aparecimento é de 53 anos. Clinicamente inicia-se como uma pápula ou nódulo pigmentado, de grande variabilidade clínica, com crescimento vertical, principalmente em áreas expostas à luz solar intermitente, porém pode ocorrer em qualquer parte do corpo, principalmente no tronco ou cabeça e pescoço (Figuras 128.3, 128.4, 128.5 A e B e 128.6).

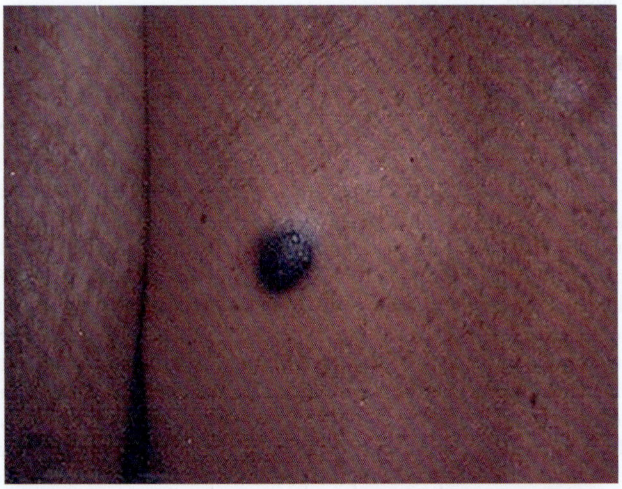

■ **Figura 128.3** Melanoma nodular.

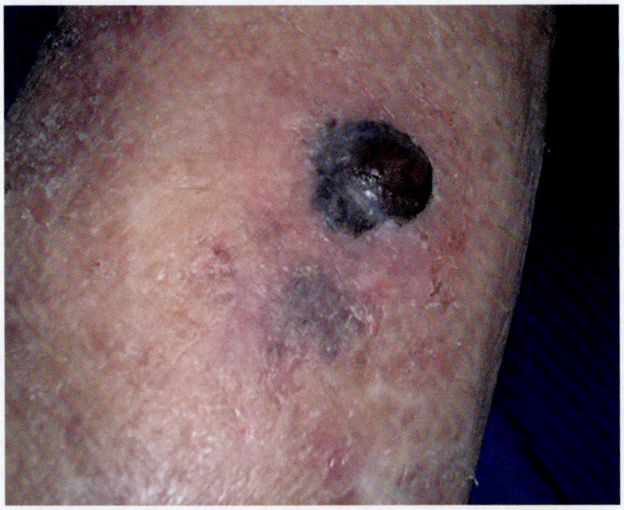

■ **Figura 128.4** Melanoma nodular.

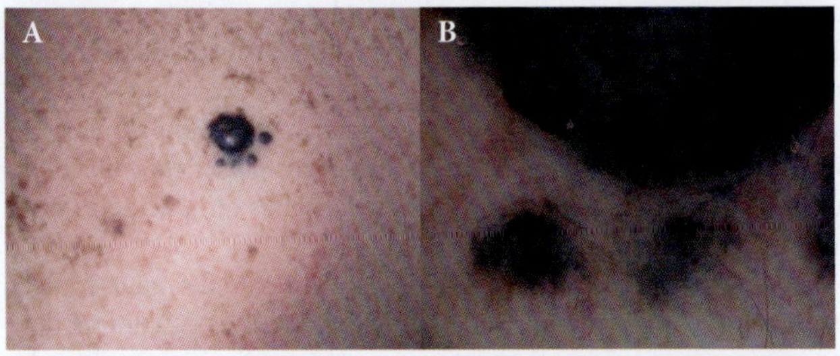

■ **Figura 128.5** Melanoma nodular com satelitose – aspecto clínica (**A**) e dermatoscópico (**B**).

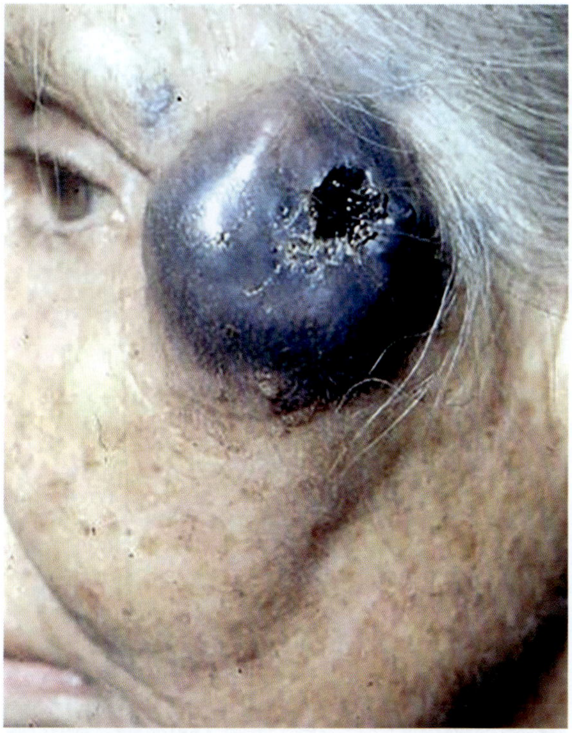

■ **Figura 128.6** Nevo azul maligno de aspecto nodular.

A evolução pode ser de meses a 1 ou 2 anos, apresenta somente a fase vertical de crescimento. Acredita-se que tenha origem "de novo", com diagnóstico tardio e maior espessura, acarretando no pior prognóstico. A presença de satelitose macroscópica (ninhos celulares dispostos numa periferia de até 2 cm da lesão primária) é relativamente comum nesse tipo de apresentação clínica. A incidência do melanoma nodular tem se mantido estável nas últimas décadas.[16]

Melanoma acrolentiginoso

O melanoma acrolentiginoso é o tipo de melanoma menos frequente nos caucasianos (2% a 8%), porém é o mais comum em indivíduos da raça negra (70%) e amarela (45%). O período de evolução é de 2 a 3 anos e a idade média de aparecimento é de 60 anos. As lesões são pigmentadas (negras), com crescimento radial em estruturas acrais, volares palmares, plantares (Figuras 128.7 e 128.8) e subungueais (Figuras 128.9 e 128.10), sendo que as lesões subungueais são de difícil diagnóstico; a dermatoscopia da lâmina ungueal e da matriz ungueal auxiliam bastante no diagnóstico (Figura 128.11).[16]

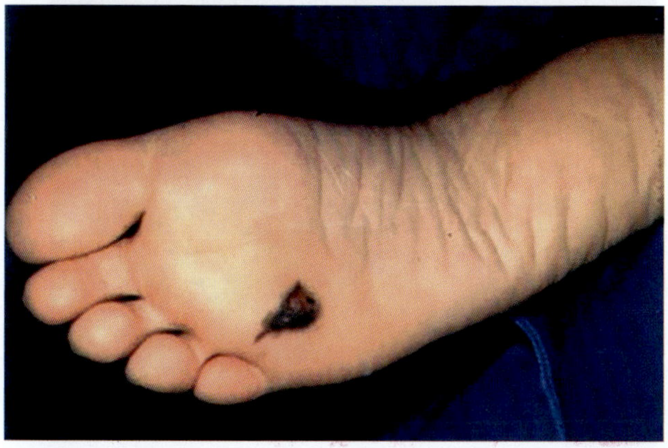

■ **Figura 128.7** Melanoma acro lentiginoso plantar.

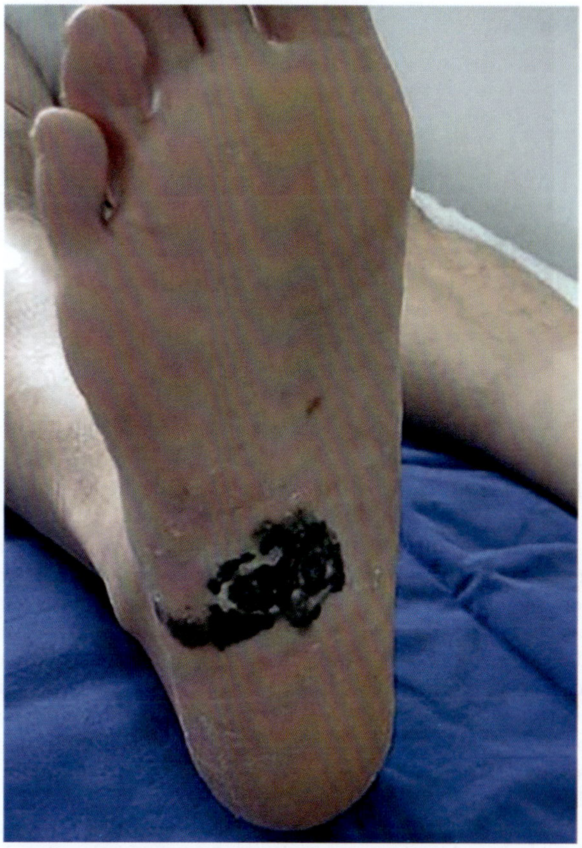

■ **Figura 128.8** Melanoma acro lentiginoso plantar.

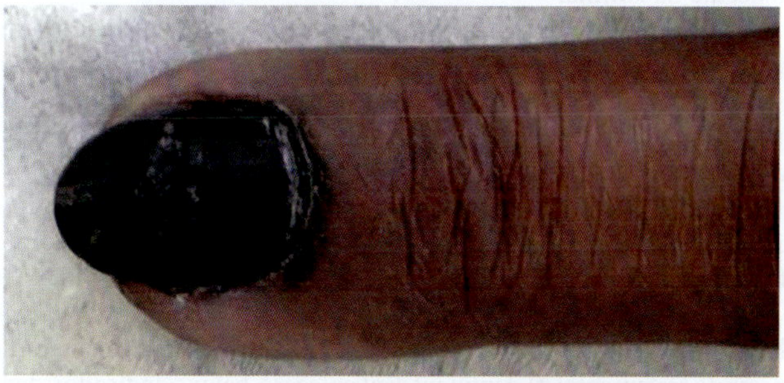

■ **Figura 128.9** Melanoma subungueal – aspecto clínico.

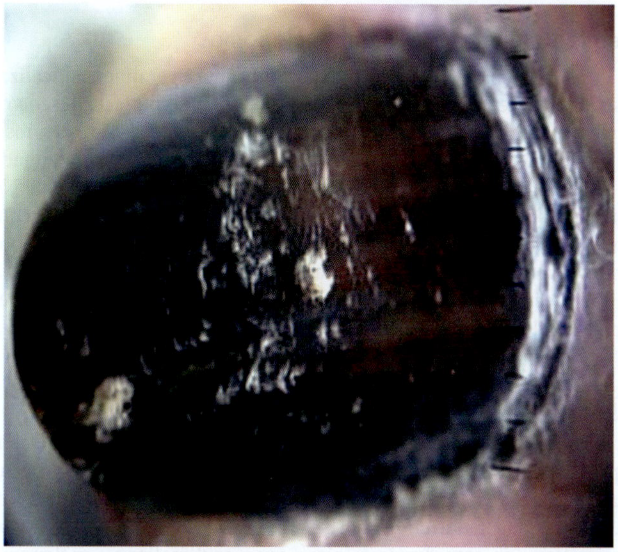

■ **Figura 128.10** Melanoma subungueal – Aspecto dermatoscópico.

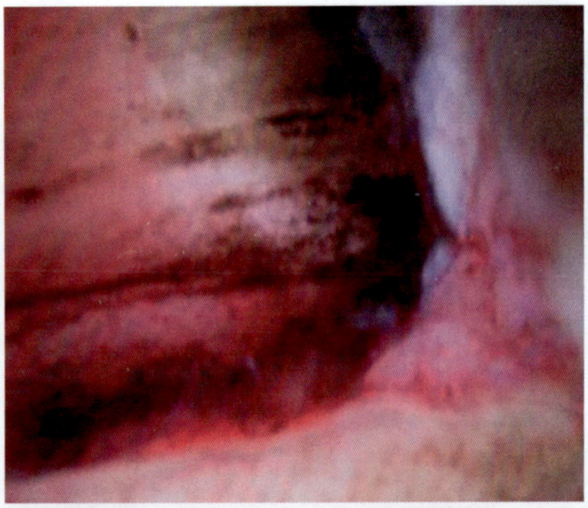

■ **Figura 128.11** Aspecto dermatoscópico do leito ungueal.

Envolvimento dos pés é três vezes mais comum que das mãos, onde o envolvimento subungueal prevalece e, raramente, na região palmar. Lesões palmoplantares apresentam-se como máculas com formato irregular, coloração variando de marrom a preta, evoluindo para placa ou nódulo que pode ulcerar. Também pode apresentar-se como mácula ou placa hipo ou amelanótica, dificultando ainda mais o seu diagnóstico. Trauma de repetição como fator etiológico é motivo de controvérsia. Sob a perspectiva de biologia molecular esse subtipo de melanoma apresenta baixo número de alterações genéticas, como mutações do KIT, sugerindo desafios diagnósticos e terapêuticos.[19]

Melanoma do aparelho ungueal responde por 0,3% a 1,4% dos melanomas, sendo a matriz ungueal a porção mais afetada pois nela se localiza a maioria dos melanócitos. Pode ocorrer também no epitélio adjacente da lâmina.

O melanoma subungueal pode apresentar-se somente como uma faixa de cor escura (melanoníquia), geralmente com largura maior de 7 mm e apresentar ou não o sinal de Hutchinson (mácula pigmentada que se estende além da placa ungueal). Em sua fase mais avançada, causa distrofia e destruição ungueal.

Para memorizar seus achados clínicos mais frequentes, usa-se o epônimo ABCDEF (da língua inglesa) a) *Age*: idade, quinta a sétima décadas, afro-americanos, asiáticos; b) *band*: *brown to black band*: faixa marrom a negra; *breadth*: largura > 3 mm, *border*: borda irregular, c) *change*: alteração da faixa de pigmentação (aumento) ou ausência de alteração apesar do tratamento; d) *dominant digit* polegar > hálux > indicador, dedo único > dedos múltiplos; e) *extension* (sinal de hutchinson); f) *family or personal history of melanoma* ou síndrome do nevo atípico.

Lentigo maligno e maligno melanoma

O lentigo maligno apresenta evolução lenta e geralmente localiza-se em áreas expostas cronicamente á luz solar como face, pescoço e membros superiores. A idade média dos pacientes é de 65 a 70 anos.

As características clínicas são de mácula hipercrômica acastanhada e bordas irregulares, de crescimento periférico (radial) insidioso. No início e por muitos anos pode se apresentar como mancha de cor escura ou acastanhada e medir alguns centímetros de diâmetro e ser denominado lentigo maligno, que seria considerado um melanoma *in situ*.

É precursor do lentigo maligno melanoma que é invasivo. Representa 5% dos melanomas cutâneos e de 10% a 26% localizam na cabeça e pescoço[16] (Figuras 128.12 A e B, 128.13 A e B e 128.14).

Tipos menos frequentes de melanoma

Podem ser encontrados na pele ou em mucosas, geralmente com apresentação clínica atípica ou localizados em sítios anatômicos peculiares, causando retardo no diagnóstico e consequente pior prognóstico. As formas que incluiremos são: desmoplásico, amelanótico, de mucosas, melanoma com desvio mínimo, nevo azul maligno e melanoma dérmico primário.

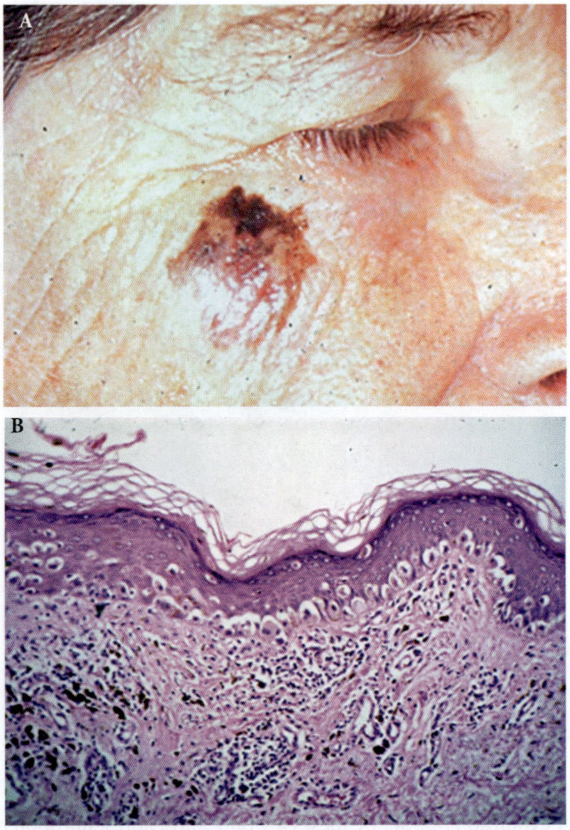

■ **Figura 128.12** Lentigo Maligno – aspecto clínico (**A**) e histopatológico (**B**).

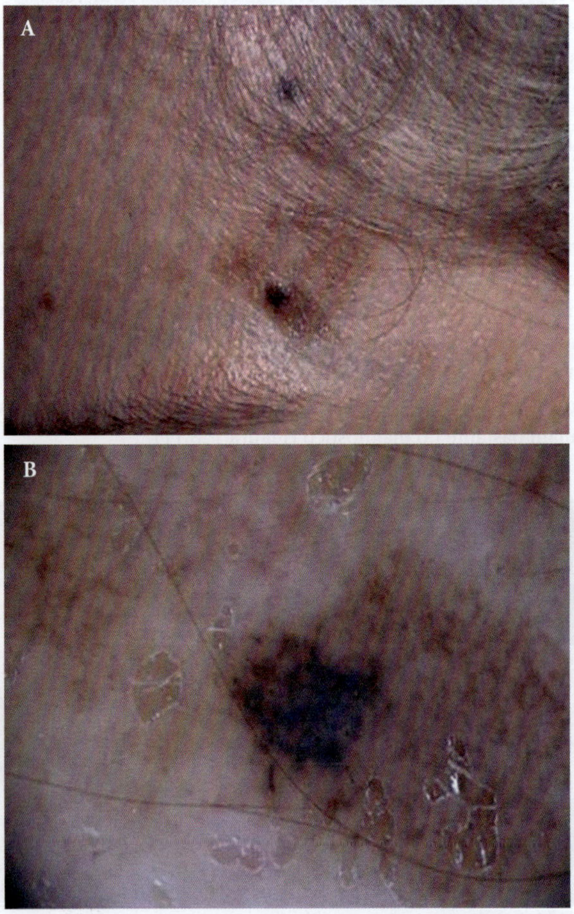

■ **Figura 128.13** Lentigo maligno melanoma (**A**) e sua dermatoscopia (**B**).

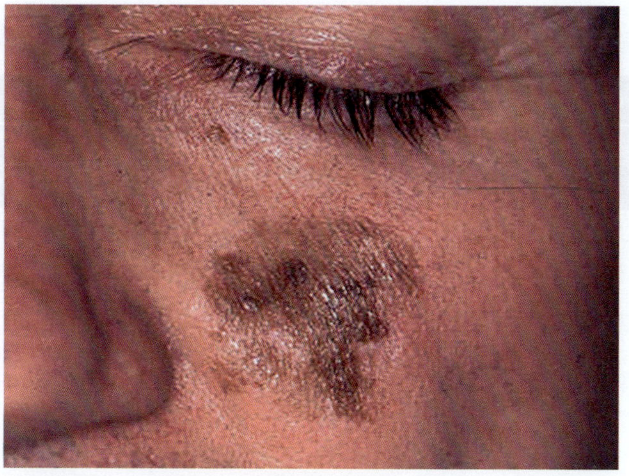

■ **Figura 128.14** Lentigo maligno melanoma.

Outras variantes histopatológicas menos frequentes ainda, com perfil antigênico aberrante durante a fase de crescimento vertical, são: melanoma spitzoide, melanoma verrucoso, melanoma de células balonizantes, melanomas com células em anel de sinete, melanoma mixoide e melanoma polipoide.

Melanoma desmoplásico/neurotrópico

O melanoma desmoplásico/melanoma de células fusiformes é diagnosticado tardiamente por apresentar-se como nódulo amelanótico ou em placa. Ocorre geralmente em áreas expostas à luz solar e as localizações mais comuns são cabeça, pescoço e parte superior do tronco e em 50% podem apresentar neurotropismo. Ocorre na idade média de 63 anos, tendo prognóstico reservado.

É composto por filetes de células fusiformes circundados por colágeno maduro, São divididos em lesões inteiramente desmoplásticas (puro) ou misto (com aspecto histológico do melanoma convencional).[20] Esses dois subtipos de melanoma desmoplásico exibem "drivers genes" distintos, o que justificaria a diferença de comportamento clínico.[21] Podem ser encontradas osso e cartilagem heterotópicos e focos de glândulas sudoríparas, sendo a variante desmoplastica osteogênica considera mais agressiva. As células tumorais são positivas para vimentina e podem marcar proteína S100 e enolase neuroespecífica (NSE).

Melanoma de Spitz (tumor de Spitz maligno)

Melanoma semelhante ao nevo de Spitz. O diagnóstico diferencial clínico e histopatológico é extremamente difícil. Suas características clínicas são: maior que 10 mm, localização preferencial no tronco. Histologicamente com presença de numerosas mitoses, grande ninho de melanócitos dérmicos profundamente situados e melanina pulverizada nos melanócitos. O componente epidérmico é caracterizado por assimetria, frequentemente ulcerado, com ninhos celulares confluentes. Alta atividade mitótica, com formas atípicas e profundas, sugere melanoma. Análise molecular citogenética pode auxiliar na distinção entre nevo de Spitz e melanoma spitzoide, pois 80% dos nevos de Spitz apresentam ganho do cromossomo 11p e mutação do oncogene HRAS, enquanto este raramente está alterado no melanoma maligno. É considerado com melhor prognóstico que outros tipos de melanoma.[22,23]

Melanoma amelanótico

Melanoma com a falta clínica de pigmento é denominado melanoma amelanótico. Todas as quatro variantes principais de melanoma cutâneo podem ser amelanóticas, o que torna o diagnóstico clínico e histopatológico mais difícil, principalmente na localização subungueal; quase 10% têm esta localização e o diferencial é com distrofias ungueais, carcinoma espinocelular e verrugas vulgares. A sintomatologia mais comum é o prurido ou sangramento pós-traumático. Critério dermatoscópico relevante para seu diagnóstico diferencial é o padrão vascular.[24]

Melanoma com desvio mínimo (melanoma nevoide)

Recentemente descrito, refere-se a tumores que exibem pouca atipia citológica durante sua fase de crescimento vertical. Manifesta-se clinicamente como um nódulo expansivo com células distribuídas de maneira uniforme; essas células podem ser epitelioides (nevoides) ou alongadas (spitzoides). Comportamento biológico menos agressivo, mas pode recorrer e metastatizar.[24]

Nevo azul maligno

Extremamente raro, agressivo, originado em um nevo azul celular, ou que surge sem lesões prévias. Localização mais comum em couro cabeludo, seguido de pés e tronco, tende a ulcerar pelo crescimento rápido, tamanho habitual acima de 3 cm. Células com alto grau de atipia celular e atividade mitótica, com áreas de necrose e ausência de comprometimento juncional. Presença de células dendríticas é o principal critério para diferenciar de metástase.[24]

Melanoma dérmico primário

Geralmente se apresenta simulando lesão cística, vascular ou outras formas de câncer de pele não melanoma (tumor maligno de bainha neural periférica, nevo azul celular, sarcoma de células claras, melanoma metastático). Predomina a partir da sexta década, sem predileção por sexo ou sítio anatômico, com prognóstico evolutivo de grau intermediário.[24]

■ DIAGNÓSTICO HISTOLÓGICO

Toda lesão clinicamente suspeita, necessita ter a confirmação histológica para ser proposto qualquer tratamento. A melhor maneira de fazer o diagnóstico do melanoma é através da biópsia excisional, quando retiramos toda a lesão com uma margem exígua de 2 mm de pele e de subcutâneo aparentemente normal ao redor da lesão (tridimensional), o que facilita o fechamento borda a borda e a pesquisa do linfonodo sentinela quando necessário.[25] O sentido da excisão elíptica deve ser longitudinal, quando localizada nos membros e preferencialmente no sentido da drenagem linfática nas lesões de tórax.

Não podemos esquecer que o melanoma pode se disseminar por continuidade e por implante, além das vias linfáticas e hematogênicas. Devemos tomar cuidado mesmo na biópsia para não contribuirmos com essa disseminação. Os principais cuidados são: infiltrar lentamente com anestesia local, injetando o anestésico ao redor da lesão e nunca diretamente na lesão. O trauma da agulha e a pressão positiva do anestésico poderiam deslocar e disseminar células neoplásicas.

A biopsia incisional, que é a remoção parcial da lesão, não afeta a sobrevida e a probabilidade de metástases. Todavia existe um argumento que ninguém contesta, que é a impossibilidade do patologista de definir com segurança o grau de invasão histológica do melanoma, sem estudar toda a lesão. Portanto precisamos estar atentos no resultado deste tipo de biópsia porque pode haver falso microestadiamento, quando a amostra do tumor enviada ao patologista não corresponde à maior espessura do tumor. A biópsia incisional pode ser realizada excepcionalmente em lesões maiores na face, nas regiões palmares, plantares e subungueais. Deve ser realizada no local da lesão que aparenta ser o mais espesso pela avaliação clínica e dermatoscópica. Pode ser realizada com bisturi ou com *punch*.

Não se deve fazer a biopsia por *shaving* em lesões suspeitas de melanoma pelo motivo descrito no parágrafo anterior, sendo aceita a saucerização (*shaving* profundo), em mãos experientes com a técnica, que é capaz de remover a lesão por inteiro e dar material suficiente para a análise histológica.[25]

Através da biopsia adequada, o patologista pode analisar a lesão por inteiro e fornecer os detalhes anatomopatológicos obrigatórios para avaliação prognóstica e planejamento terapêutico.

Parâmetros obrigatórios para serem descritos pelo patologista compreendem: espessura do tumor em milímetros igual índice de Breslow; nível de invasão de Clark; presença ou ausência de ulcerações; margens; subtipo histológico; índice mitótico; fase de crescimento (radial *versus* vertical); regressão; resposta inflamatória linfocítica e neurotropismo. Além dos fatores anatomopatológicos, as avaliações clínicas multifatoriais têm demonstrado que a localização anatômica, a disseminação angiolinfática, a presença de microssatelitoses, e/ou ulcerações e sexo representam variáveis independentes de prognóstico quanto à sobrevida.

▪ ESTADIAMENTO

Em oncologia, o adequado estadiamento clínico patológico é fundamental para o planejamento terapêutico.

A classificação em uso é a 8ª edição da American Joint Committee on Cancer (AJCC),[26] em vigor desde janeiro de 2018.

Com relação ao tumor primário (T), veja Tabela 128.1:

Tabela 128.1 Classificação das categorias de T (8ª edição AJCC – 2017).

Tamanho da lesão primária			
Categoria T		Espessura	Ulceração
Tx: espessura tumoral não pode ser acessada (p. ex., curetagem)		Não se aplica	Não se aplica
T0: Não há evidência de tumor (p. ex., primário desconhecido ou regressão total do primário)		Não se aplica	Não se aplica
Tis (melanoma *in situ*)		Não se aplica	Não se aplica
T1		≤ 1 mm	Desconhecido ou não especificado
	T1a	< 0,8 mm	Sem ulceração
	T1b	< 0,8 mm	Com ulceração
		0,8-1,0 mm	Com ou sem ulceração
T2		> 1,0-2,0 mm	Desconhecido ou não especificado
	T2a	> 1,0-2,0 mm	Sem ulceração
	T2b	> 1,0-2,0 mm	Com ulceração
T3		> 2,0-4,0 mm	Desconhecido ou não especificado
	T3a	> 2,0-4,0 mm	Sem ulceração
	T3b	> 2,0-4,0 mm	Com ulceração
T4		>4,0 mm	Desconhecido ou não especificado
	T4a	>4,0 mm	Sem ulceração
	T4b	>4,0 mm	Com ulceração

Nos linfonodos (N), devem ser observados os seguintes detalhes:

- Documentar o volume tumoral envolvido é fator importante (a ser usado em futuras atualizações), porém ainda nesta edição qualquer volume tumoral será definido como LN positivo. A recomendação atual é descrever a maior dimensão do maior foco encontrado no LNS, em mm, medida pelo micrômeto ocular.
- N + igual número de linfonodos envolvidos compreende a soma daqueles detectados por biopsia de linfonodo sentinela positiva (BLNS +) mais os encontrados na complementação da linfadenectomia.
- pN1(sn) igual LN positivo diagnosticado por técnica de pesquisa de LNS, sem completar a linfadenectomia; se esta for feita, designa-se pN1.
- Extensão extra nodal (ENE) ou extracapsular igual extensão da metástase para fora da cápsula do linfonodo, invadindo tecido adjacente, podendo ou não formar blocos coalescentes.

Tabela 128.2 Classificação das categorias de N (8ª edição AJCC – 2017).

Metástase locorregional linfonodal e/ou extralinfonodal			
Categoria N		Número de linfonodos positivos	Presença de SAT, MSAT ou MT*
Nx		Não avaliado	Não
N0		Linfonodo negativo	Não
N1		1 LN (+) ou presença de SAT, MSAT ou MT	
	N1a	pN1(sn)	Não
	N1b	pN1	Não
	N1c	Linfonodo negativo	Sim
N2		2 ou 3 LN (+) ou 1 LN (+) e presença de SAT, MSAT ou MT*	
	N2a	pN2(sn)	Não
	N2b	pN2	Não
	N2c	pN1(sn) ou pN1	Sim
N3		4 ou mais LN (+) ou 2 ou 3 LN (+) e presença de SAT, MSAT ou MT *	
	N3a	pN4(sn) ou mais	Não
	N3b	pN4 ou LN coalescente	Não
	N3c	pN2(sn) e/ou pN2 e/ou qq LN coalescente	Sim

*SAT: satelitose: MSAT: microssatelitose; MT: metástase em trânsito.

Quanto a metástases sistêmicas (M), veja a classificação, conforme Tabela 128.3.

Tabela 128.3 Classificação das categorias de M (8ª edição AJCC – 2017).

Metástases a distância			
Categoria M		Sítio anatômico	Nível DHL
M0		Sem evidências de metástases	Não se aplica
M1		Evidências de metástases a distância	
	M1a	Metástases para pele, tecidos moles, músculos ou linfonodos não regionais	Não avaliado
	M1a(0)	Não elevado	
	M1a(1)	Elevado	
	M1b	Metástases para pulmão com ou sem comprometimento dos sítios M1a	Não avaliado
	M1b(0)	Não elevado	
	M1b(1)	Elevado	
	M1c	Metástases para outros órgãos sem comprometimento de SNC com ou sem comprometimento dos sítios M1a e M1b	Não avaliado
	M1c(0)	Não elevado	
	M1c(1)	Elevado	
	M1d	Metástases para SNC com ou sem comprometimento dos sítios M1a, M1b ou M1c	Não avaliado
	M1d(0)	Não elevado	
	M1d(1)	Elevado	

Deve ser lembrado que o estadiamento clínico (cTNM) é efetuado após biópsia da lesão primária com os detalhes do microestadiamento e a análise clínica ou histológica dos linfonodos regionais.

Com uma riqueza maior de detalhes, o estadiamento clínico patológico (pTNM) usa informações tanto do microestadiamento da lesão primária (com detalhes completos pós-ampliação das margens da mesma) bem como da avaliação histológica dos linfonodos regionais (após biópsia do linfonodo sentinela e/ou linfadenectomia regional completa) (Tabelas 128.4 e 128.5).

Tabela 128.4 Estadiamento clínico (cTNM) (8ª edição AJCC – 2017).

Estádio	T	N	M
0	Tis	N0	M0
IA	T1a	N0	M0
IB	T1b ou T2a	N0	M0
IIA	T2b ou T3a	N0	M0
IIB	T3b ou T4a	N0	M0
IIC	T4b	N0	M0
III	Qualquer T	≥ N1	M0
IV	Qualquer T	Qualquer N	M1

Tabela 128.5 Estadiamento clinicopatológico (pTNM) (8ª edição AJCC – 2017).

Estádio	T	N	M
0	Tis	N0	M0
IA	T1a	N0	M0
IB	T1b ou T2a	N0	M0
IIA	T2b ou T3a	N0	M0
IIB	T3b ou T4a	N0	M0
IIC	T4b	N0	M0
IIIA	T1a, T1b ou T2a	N1a ou N2a	M0
IIIB	T0 T1a, T1b ou T2a T2b ou T3a	N1b ou N1c N1b/c ou N2b N1a–N2b	M0 M0 M0
IIIC	T0 T1a – T3a T4b	N2b, N2c, N3b ou N3c N2c ou N3 (a, b,c) Qualquer N ≥ N1	M0 M0 M0
IIID	T4b	N3 (a, b,c)	M0
IV	Qualquer T	Qualquer N	M1

Referências bibliográficas

1. Haras NK, Smalley KSM, Li L, Herlyn M. Adhesion, migration and communication in melanocytes and melanoma. Pigment Cell Res. 2005;18:150-159.
2. Siegel RL, Miller KD, Fuchs HE, Jemal A. Cancer statistics, 2022. CA Cancer J Clin 2022;72:7-33.
3. International Agency for Research on Cancer. Melanoma of skin ASR. Glob. Cancer Obs. 2019;1-2.
4. http://www.inca.gov.br/estimativa/2020/index. Acessado em 18/01/2022.
5. Elder D E, Clark WHJr, Elenitsas R, Gerry D, Halpern AC. The early and intermediate precursor lesions in melanocytic system: common adquired nevi and atypical(dysplastic) nevi. Semin Diagn Pathol. 1993;10:18-35
6. Gandini S, Sera F, Cattaruzza MS, Pasquini P, Zanetti R, Masini C et al. Meta-analysis of risk factors for cutaneous melanoma: III. Family history, actinic damage and phenotypic factors. Eur J Cancer. 2005 Sep;41(14):2040-2059.
7. Pampena R, Kyrgidis A, Lallas A, Moscarella E, Argenziano G, Longo C. A meta--analysis of nevus-associated melanoma: Prevalence and practical implications. J Am Acad Dermatol. 2017 Nov;77(5):938.
8. Rigel DS, Friedman RJ, Kopf AW, Polsky D. ABCDE - an evolving concept in early detection of melanoma. Arch Dermatol. 2005; 141: 1032-1034.
9. Seidenari S, Longo C, Giusti F, Pellacani G. Clinical selection of melanocytic lesions for dermoscopy decreases the identification of suspicious lesions in comparison with dermoscopy without clinical preselection. Br J Dermatol. 2006;154:873-879.
10. Feit NE, Dusza SW, Marghoob AA. Melanomas detected with the aid of total cutaneous photography. Br J Dermatol. 2004; 150(4): 706-14.
11. Halpern AC. The use of whole body photography in a pigmented lesion clinic. Dermatol Surg. 2000; 26(12): 1175-80.
12. Salerni G, Carrera C, Lovatto L et al. Benefits of total body photography and digital dermatoscopy ("two-step method of digital follow-up") in the early diagnosis of melanoma in patients at high risk for melanoma. J Am Acad Dermatol. 2012;67(1): e17-e27.
13. Banky JP, Kelly JW, English DR, Yeatman JM, Dowling JP. Incidence of new and changed nevi and melanomas detected using baseline images and dermoscopy in patients at high risk for melanoma. Arch Dermatol. 2005;141:998-1006.
14. Salerni G, Terán T, Puig S, Malvehy J, Zalaudek I, Argenziano G et al. Meta- analysis of digital dermoscopy follow-up of melanocytic skin lesions: a study on behalf of the International Dermoscopy Society. J Eur Acad Dermatol Venereol. 2013;27:805-14.
15. Catalano O, Roldan FA, Varelli C et al. Skin cancer: findings and role of high-resolution ultrasound. J Ultrasound. 2019 Dec; 22(4):423-431.
16. Halpern AC, Marghoob AA, Sober AJ. Clinical characteristcs of melanoma. In: Balch C, Houghton A, Sober A, Soong S, Atkins MB, Thompson JF, editors. Cutaneous Melanoma. 5th ed. St Louis, Missouri: Quality Medical Publishing; 2009. p. 161-185.
17. Elder DE, Barnhill RL, Bastian BC et al. Melanocytic tumour classification and the pathway concepto of melanoma pathogenesis. In: Elder DE, Massi D, Scolyer RA, Willemze R, editors. WHO classification of skin tumours. 4th ed. Lyon, France: IARC Press;2018.67-71.
18. Duncan LM, Bastian BC, Elder DE, Mihm MC Jr. Low-CSD melanoma (superficial spreading melanoma). In: Elder DE, Massi D, Scolyer RA, Willemze R, editors. WHO classification of skin tumours. 4th ed. Lyon, France: IARC Press;2018.76-77.
19. Chakera AH, Thompson JF. ASO Author Reflections: Subungual melanomas of the hand: presente diagnostic and therapeutic challenges. Ann Surg Oncol 2019; 26:1044-1045.
20. Scolyer RA, Barnhill RL, Bastian BC et al. Desmoplastic melanoma. In: Elder DE, Massi D, Scolyer RA, Willemze R, editors. WHO classification of skin tumours. 4th ed. Lyon, France: IARC Press;2018.105-107.
21. Mahalingam M. Pure and Mixed Desmoplastic Melanoma Subtypes Exhibit Distinct Genetic Drivers. Letters to the Editor. Am J Dermatopathol; 2022: Vol 00, Number 00, (in press).
22. Barnhill RL, Bahrami A, Bastian BC et al. Malignant Sptiz tumour (Spitz melanoma). In: Elder DE, Massi D, Scolyer RA, Willemze R. WHO classification of skin tumours, 4th ed. Lyon, France: IARC Press; 2018. 108-110.
23. Raghavan SS, Peternel S, Mully TW et al. Spitz melanoma is a distinct subset of spitzoid melanoma. Mod Pathol; 2020(33):1122-1134.
24. Barcaui C, Moura LH. Tipos especiais de melanoma. In: Wainstein A, Belfort F, editors. Melanoma: Prevenção, Diagnóstico Tratamento e Acompanhamento. 2a. Edição. São Paulo. Atheneu; 2014:145-150.
25. Riccardi F, Giordani DNS. Biopsia. In:Wainstein A, Belfort F, editors. Melanoma: Prevenção, Diagnóstico Tratamento e Acompanhamento. 2a. Edição. São Paulo. Atheneu; 2014:155-160.
26. Gershenwald JE, Scolyer RA, Hess KR et al. Melanoma Staging: Evidence-Based Changes in the American Joint Committee on Cancer Eighth Edition Cancer Staging Manual. CA Cancer J Clin. 2017 November; 67(6):472-492.

129 capítulo

Denis Miyashiro • Jade Cury-Martins • Adriana Pessoa Mendes Eris • Otávio César Baiocchi • José Antonio Sanches Junior

Linfomas, Leucemias e Pseudolinfomas

LINFOMAS

Linfomas são neoplasias malignas que se originam da expansão clonal de células linfoides que sofreram alterações genéticas em oncogenes e/ou genes supressores tumorais. Estas alterações ocorrem em diferentes estágios da diferenciação celular, originando os diversos tipos de linfomas com características clínicas, morfológicas, moleculares, citogenéticas e imunológicas distintas.

Os linfomas são divididos em dois grandes grupos:

1. Linfomas de Hodgkin.
2. Linfomas não Hodgkin.

O linfoma de Hodgkin é um distúrbio maligno de linfócitos B, geralmente originado nos linfonodos, caracterizados pela presença de células gigantes multinucleadas neoplásicas, chamadas células de Reed-Sternberg.[1]

O linfoma de Hodgkin representa 15% dos linfomas e acomete linfonodos cervicais, mediastinais, supraclaviculares e axilares em indivíduos adultos. Sua incidência absoluta não se alterou ao longo dos anos, em contraste com o evidente aumento da incidência de linfomas não Hodgkin.[309,310]

Os linfomas não Hodgkin são um grupo heterogêneo de doenças linfoproliferativas malignas podendo ser nodais, quando acometem primariamente os linfonodos, ou extranodais. Os linfomas extranodais representam cerca de 30% dos linfomas não Hodgkin.[311] O termo "linfoma cutâneo primário" se refere aos linfomas que se apresentam na pele, sem evidência de doença extracutânea no momento do diagnóstico. A pele é o segundo órgão extranodal mais envolvido depois do trato gastrointestinal, compreendendo aproximadamente 18%[2] dos linfomas não Hodgkin, com incidência entre 0,3 e 1:100.000.[3-7]

Os linfomas cutâneos apresentam diversas formas de manifestações clínicas, com distintas histologias, imunofenotipagem, citogenética e prognóstico.

Classificação

No passado, os linfomas cutâneos não eram reconhecidos como uma entidade separada, mas como envolvimento secundário da pele por linfoma nodal. Inicialmente, apenas a micose fungoide (MF), um linfoma cutâneo de células T (LCCT), foi reconhecida como linfoma cutâneo primário. Os primeiros relatos de linfomas cutâneos primários, excluindo MF, foram publicados nas décadas de 1960 e 1970. Com base nas características imunofenotípicas das células neoplásicas, no final da década de 1970, os linfomas foram divididos em dois grupos de acordo com sua origem: linfomas de células T e linfomas de células B. Nas décadas de 1980 e 1990, surgiu o conceito de linfomas cutâneos primários e secundários. Em seguida, várias classificações foram propostas.[312,313]

Em 2005, conferências entre a Organização Mundial da Saúde (OMS/World Health Organization - WHO) e a Organização Europeia para Pesquisa e Tratamento do Câncer (EORTC - European Organization for Research and Treatment of Cancer) propuseram uma classificação que trouxesse uniformidade ao diagnóstico e tratamento dos processos linfoproliferativos cutâneos primários.[314]

Após essa publicação conjunta, a WHO publicou mais duas atualizações da classificação das neoplasias linfoides cutâneas e extracutâneas e, em 2018, a associação WHO-EORTC se reuniu novamente e publicou uma atualização em 2019, descrita na Tabela 129.1.[315,316]

Tabela 129.1 Classificação WHO-EORTC dos linfomas cutâneos com manifestações cutâneas primárias.[6,9]

Linfomas cutâneos de células T
Micose fungoide
Variantes de MF e subtipos
• MF foliculotrópica
• Reticulose pagetoide
• Cútis laxa granulomatosa
Síndrome de Sézary
Leucemia/linfoma de células T do adulto
Doenças linfoproliferativas CD30+ primárias cutâneas
• Linfoma anaplásico de grandes células cutâneo primário
• Papulose linfomatoide
Linfoma T subcutâneo paniculite-*like*
Linfoma de células NK/T extranodal, tipo nasal
Linfoma de células T periféricas cutâneo primário, não especificado
• Linfoma de células T CD8 epidermotrópico agressivo cutâneo primário
• Linfoma cutâneo de células T γ/δ
Doença linfoproliferativa cutânea primária de pequenas e médias células T CD4 Pleomórficas
Linfoma cutâneo primário de células T acral CD8+
Linfomas cutâneos de células B
• Linfoma B primário cutâneo de zona marginal
• Linfoma B primário cutâneo centrofolicular
• Linfoma difuso de grandes células B, tipo perna
• Linfoma difuso de grandes células B, outros
• Úlcera mucocutânea EBV+
Neoplasia precursora
• Neoplasia de células dendríticas plasmocitoides

Linfomas cutâneos primários

Os linfomas cutâneos são um grupo de doenças caracterizadas pela presença de linfócitos malignos na pele. São linfomas extranodais não Hodgkin de células T, B e *natural killer* que se apresentam na pele sem evidência de doença extracutânea ao diagnóstico.[44] Ao contrário do que ocorre nos LNH nodais, representados na sua maioria por linfomas de células B, na pele, os linfomas de células T são três vezes mais frequentes que os linfomas B.[2,44-45] Após o trato gastrointestinal, a pele é o segundo sítio de linfoma não Hodgkin extranodal com incidência anual estimada de 0,3 a 10,7 casos de linfomas cutâneos por 1.000.000 habitantes.[46,47,317] Os linfomas cutâneos primários apresentam comportamento clínico e prognóstico diferentes dos linfomas nodais histologicamente semelhantes e que acometem a pele secundariamente. Dessa forma, é fundamental a diferenciação entre linfoma cutâneo primário e secundário à doença sistêmica para o correto estadiamento, tratamento e seguimento desses pacientes.

Linfomas cutâneos primários de células T

O termo "linfomas cutâneos de células T (CTCL)" foi criado em 1979 para descrever um grupo de desordens linfoproliferativas caracterizadas pela presença de linfócitos T neoplásicos na pele. Os CTCL representam aproximadamente 75% a 80% dos linfomas cutâneos primários, com predomínio da micose fungoide e suas variantes.[26,46] O imunofenótipo mais comum é o CD4+ (célula T *helper*).

As células T derivam de células-tronco da medula óssea, mas, diferentemente dos linfócitos B, não se diferenciam na medula, migram em estágio ainda muito precoce para o timo, onde encontram microambiente específico para a diferenciação e maturação celular. Ao atingirem o timo, determinados linfócitos já estão comprometidos com a diferenciação para linhagem T e expressam, nesse estágio, o antígeno CD7 na membrana e o antígeno CD3 no citoplasma.

Essas células progenitoras, no timo, podem transformar-se em células dendríticas intratímicas, assim como em timócitos gama-delta e alfa-beta. Interações com o estroma tímico levam à expressão dos marcadores específicos da linhagem T. Esses linfócitos T maduros serão TCRab+CD3+CD5+CD2+CD7+CD4+CD8-, TCRab+CD3+CD5+CD2+CD7+ CD4-CD8+ ou TCRgd+CD3+CD7+ CD2+CD4-CD8-. Cerca de 10% das células mononucleares circulantes apresentam fenótipo de células TCD3+CD7-. Na maioria são células auxiliadoras de memória TCRab+CD3+CD4+CD7-CD45RO+ CD45RA-. Nessa etapa deixam o timo, entram na circulação e migram para os órgãos linfoides periféricos (linfonodos e pele, entre outros). Estudos demonstram que determinadas células T de memória, provavelmente aquelas apresentadas a antígenos introduzidos no organismo através da pele, retornam para esse órgão, onde irão habitar. Com a descoberta dos anticorpos monoclonais, tornou-se possível a avaliação de moléculas características da diferenciação celular T (TCR, CD3, CD2, CD5, CD7, CD4 e CD8) e a caracterização de moléculas responsáveis por interações celulares, como o antígeno linfocitário cutâneo (CLA), que contribui para as propriedades de endereçamento (*homing*) dos linfócitos para a pele.[47]

Os linfomas cutâneos de célula T (LCCT) são um grupo de LNH com comportamento clínico e biológico distinto, compreendem dois terços dos linfomas cutâneos e apresentam incidência anual, avaliada durante o período de 1998 a 2002, de 9,6 casos por 1 milhão de habitantes.[26] São definidos pela proliferação clonal de linfócitos T cutâneos malignos sem evidência de doença extracutânea no momento do diagnóstico. Por muitos anos, a micose fungoide (MF) e a síndrome de Sézary (SS) eram os únicos tipos de linfomas cutâneos de célula T conhecidos. Nas últimas décadas, mediante a combinação de características clínicas e histológicas com critérios imunofenotípicos, novos tipos de LCCT foram definidos.[48] A nova classificação utilizada para os linfomas cutâneos publicada em 2005 e elaborada a partir de um consenso entre as duas classificações já existentes (WHO e EORTC) divide os linfomas cutâneos em três grupos:

1. Linfomas cutâneos de células T e *natural killer*.
2. Linfomas cutâneos de células B.
3. Neoplasias hematológicas precursoras.[6]

Em 2016, essa classificação foi revisada, mantiveram-se os três grupos, mas algumas pequenas alterações foram incluídas, como mostra a Tabela 129.1.[9]

■ MICOSE FUNGOIDE

Aspectos gerais e epidemiologia

A micose fungoide foi descrita em 1806, pelo médico francês Jean-Louis Alibert. O termo "micose fungoide" foi decorrente da aparência clínica das lesões infiltrativas e tumorais, semelhantes a cogumelos. Posteriormente, em 1851, Bazin descreveu a evolução natural da doença com os estágios de *patches*, placas e tumor. Em 1885, Vidal e Brocq descreveram uma forma de início tumoral denominada forma *d'emblée*. Em 1892, Hallopeau e Besnier descreveram a forma eritrodérmica da micose fungoide. No entanto, apenas em 1970, Lutzner e colaboradores demonstraram por microscopia eletrônica a natureza do infiltrado neoplásico dessa doença. Subsequentemente, Brouet e colaboradores constataram que as células proliferantes eram linfócitos T. Inicia-se, então, uma nova era no entendimento dos linfomas cutâneos, com o reconhecimento de que a chave para a compreensão da patogênese, assim como o desenvolvimento racional dos tratamentos, está na evolução da ciência em relação à biologia do linfócito T.[46]

A micose fungoide é considerada forma indolente e constitui a variante clínica mais comum dos linfomas cutâneos de células T, correspondendo a 50% a 70% de todos os casos.[26] Sua incidência anual nos Estados Unidos, no período de 1973 a 1992, foi de 0,36 casos por 100 mil habitantes.[49] Estudo prévio demonstrou aumento na incidência da doença durante o período de 1973 a 1984; não houve, porém, aumentos até 1992.[50] A taxa de mortalidade avaliada durante o período de 1979 a 1991 foi de 0,064/100.000 habitantes/ano[49] e estudo realizado na Suécia encontrou declínio nas taxas de mortalidade entre 1961 e 1990.[51] Entretanto, há várias possibilidades de erros nas taxas de mortalidade por micose fungoide, entre elas: a não hospitalização para o diagnóstico e tratamento desses pacientes, o registro de morte desses pacientes por outras causas não associadas ao linfoma antes mesmo da progressão da doença; diagnósticos feitos por médicos clínicos fora da área de registro.[49]

A doença acomete, principalmente, indivíduos adultos do sexo masculino, porém casos esporádicos são descritos em adultos jovens e crianças.[52-55] Segundo estatísticas americanas, a incidência é substancialmente maior em caucasianos (+/-70%) com negros, hispânicos e asiáticos correspondendo a 14,9% e 7% dos casos de MF nos Estados Unidos, respectivamente,[56] e entre homens, comparado a mulheres, em uma proporção de 1,6 a 2 homens para cada mulher.[46]

Etiopatogenia

A pele contém sistema imunológico especializado constituído de linfócitos e células apresentadoras de antígenos (APC). Os principais tipos de células na epiderme são os ceratinócitos, responsáveis pela produção da proteína ceratina e de citocinas; os melanócitos, produtores do pigmento melanina; as células de Langerhans e células T intraepteliais. As células de Langerhans, localizadas na porção suprabasal da epiderme, são células dendríticas imaturas do sistema imunológico cutâneo. Essas células formam uma rede que lhes permite capturar os antígenos que entram pela pele. Quando estimuladas por citocinas inflamatórias, perdem adesividade pelas células epidérmicas, migram para a derme e posteriormente para os linfonodos através dos vasos linfáticos. Os linfócitos intraepidérmicos constituem apenas 2% dos linfócitos associados à pele e a maioria é constituída por linfócitos T CD8+. A derme contém linfócitos T CD4+, CD8+ e macrófagos. Os linfócitos dérmicos compreendem mais de 90% dos linfócitos cutâneos e estão distribuídos em grupos ao redor de vênulas pós-capilares.[57]

As interações moleculares que facilitam a migração das células malignas nos linfomas T cutâneos e sua localização na pele são fundamentais para a fisiologia normal da vigilância imunológica. O reconhecimento de antígenos patógenos através do sistema imune promove a liberação de substâncias como GMCSF (fator estimulador de colônias), TNF-α (fator de necrose tumoral) e IL-1(interleucina-1) pelos ceratinócitos e outras células cutâneas. As células dendríticas imaturas na pele (células de Langerhans) capturam o antígeno, processam-no em peptídeos capazes de ligar-se a moléculas do MHC (complexo principal de histocompatibilidade) e o transportam a linfonodos regionais onde o exibirão a linfócitos T ainda não expostos ou células T *naive*. Durante essa migração, as células dendríticas amadurecem e se tornam células apresentadoras de antígenos eficientes. As células dendríticas maduras expressam altos níveis de moléculas de MHC da classe II com peptídeos ligados, bem como coestimuladores para a ativação de linfócitos T. No linfonodo, os linfócitos T específicos para os complexos peptídeos--MHC exibidos são ativados e inicia-se a resposta imune promovendo a expansão do clone específico. Esse linfócito T ativado passa a expressar receptores cutâneos como o antígeno linfocitário cutâneo (CLA) e quimioatratantes como CCR4 (receptor de citocina 4), que facilitam a migração dessas células T para a pele, definindo, portanto, a célula T cutânea.[58,59] O clone celular maligno, nas lesões cutâneas tipo *patches* ou placas da micose fungoide, apresenta em sua superfície o antígeno linfocitário cutâneo CLA e CCR4+.[60-62] Dessa forma, após a estimulação antigênica, as células malignas saem do linfonodo regional e migram em direção à pele guiadas pelo CLA (antígeno linfocitário cutâneo) e CCR4. As células endoteliais expressam E-selectina, que se liga ao CLA do linfócito maligno, e CCR4, a qual se liga à CCL17 do endotélio vascular, fortalecendo essa ligação e permitindo o extravasamento dos linfócitos malignos para a derme. As células tumorais apresentam afinidade com as células epidérmicas e, por isso, agrupam-se ao redor das células de Langerhans, formando o microabscesso de Pautrier.[59]

Inicialmente, pensava-se que a SS seria uma forma leucêmica da MF, mas atualmente há opiniões divergentes. Ou seja, micose fungoide e síndrome de Sézary não seriam doenças espectrais e sim distintas. A micose fungoide seria resultante da proliferação de linfócitos T periféricos e a síndrome de Sézary de linfócitos T centrais. A micose fungoide pode evoluir para a forma leucêmica eritrodérmica, no entanto, para alguns autores, essa forma não seria considerada síndrome de Sézary verdadeira. Classicamente, as células neoplásicas na SS expressam o marcador pan-T CD3, CD4, CCR4 (receptor de quimiocina com tropismo para pele), CCR7 e L-selectina (receptores de quimiocinas com tropismo para linfonodo), imunofenótipo de células T de memória centrais. Em contraste, as células malignas da MF expressam CCR4 e antígeno linfocitário cutâneo, e não expressam CCR7 e L-selectina. Tais achados, sugerem que a origem das células neoplásicas da SS e da MF seriam diferentes. Porém, ocasionalmente, alguns casos de SS evoluem com o aparecimento de placas clássicas de MF durante o tratamento, com a melhora da eritrodermia, o que fala contra a hipótese de serem doenças distintas, e a favor de serem parte de um mesmo espectro.

A micose fungoide representa modelo tumoral único, pois tanto as células tumorais como as células reativas são linfócitos. Sua etiologia ainda não está estabelecida e uma das teorias estudadas baseia-se na estimulação crônica dos linfócitos T por um antígeno persistente e a transformação de linfócitos benignos em neoplásicos. Provavelmente, a estimulação antigênica crônica e a inibição da apoptose das células tumorais sejam os principais mecanismos etiopatogênicos envolvidos nessa doença.[63-66] No entanto, o mecanismo molecular responsável pela patogênese dos LCCT ainda não está elucidado e o antígeno tumoral específico ainda é desconhecido. Alguns estudos tentam demonstrar que as células tumorais apoptóticas processadas e apresentadas pelas células dendríticas poderiam comportar-se como antígenos tumorais.[67] Vários estudos tentaram associar agentes infecciosos virais com o herpes-vírus tipo 6 e o *Human T Cell Lymphotrophic Virus Type I* (HTLV-I),[68] porém estudos recentes não confirmam essa hipótese e consideram-na especulativa.[44] Cerca de 30% dos pacientes podem apresentar exacerbação do quadro clínico associada à infecção pelo *Staphylococcus aureus* e melhora clínica com o uso de antibióticos específicos. No entanto, é questionável se a colonização bacteriana é primária ou secundária à doença.[44,68] Estudos demonstram muitas controvérsias da biologia do sistema imune nos linfomas cutâneos de células T quanto aos sistemas TH1 e TH2.[69,70] As células T malignas observadas na maioria dos casos de micose fungoide e síndrome de Sézary apresentam o fenótipo TH2. Dessa forma, apesar da atividade vigorosa do sistema imunológico do hospedeiro nas fases iniciais da doença com a secreção de interferon-gama pelas células T CD8+, a produção crônica de citocinas TH2, como IL-4, IL-5 e IL-10, pela população de células malignas pode ser um dos mecanismos de escape tumoral. Além do aumento da produção de citocinas TH2, estudos demonstram que a progressão da doença pode desencadear defeito na produção de citocinas TH1. Observou-se declínio na produção de IL-12 e INF-α e de células dendríticas. A diminuição dessas células, associada ao defeito na produção de IL-12, prejudica a produção de outras citocinas como IL-15 e IL-18, importantes agentes estimuladores do interferon-gama e da resposta TH1.[71]

Durante a progressão da micose fungoide, foi observado também aumento progressivo de células IL-10+, favorecendo a hipótese da participação dessa interleucina nas fases avançadas da doença e sua contribuição para tolerância tumoral e, consequentemente, para a proliferação celular descontrolada.[67] Estudos em modelo *in vitro* de LCCT demonstram que células dendríticas imaturas, ocupadas por células apoptóticas do LCCT, ligam-se ao TCR (receptor de células T) da célula T maligna e essas células passam a adquirir o fenótipo da célula Treg (T regulatória), expressando antígeno linfocitário citotóxico citoplasmático 4 (CTLA-4), Fox-P3 e CD25 e secretando citocinas imunossupressoras IL-10 e TGF-α (fator de crescimento tumoral). Por meio da secreção IL-10 pela célula Treg tumoral, mantém-se a imaturidade da célula dendrítica e permite-se a fagocitose continuada e a apresentação de antígenos derivados das células apoptóticas, perpetuando a proliferação de células tumorais.[72-74]

Alterações em genes supressores de tumor e relacionados à apoptose, como p16 (INK4a), p15 (INK4b), p14 (ARF), PTEN, p53, JunB, HLA-G, Fas, Fas ligante, são descritas em pacientes com micose fungoide e síndrome de Sézary, entretanto não está bem elucidado como essas mudanças interferem no comportamento da célula T.[75-80] Em 50% a 85% dos pacientes estudados, essas anormalidades genéticas interferem na expressão de NAV3, que atua como gene supressor de tumor em linfócitos T.[81] Mutações nos genes p53, p15, p16, JunB e PTEN geralmente ocorrem nos estágios avançados da doença e sugerem ser eventos genéticos secundários e não desencadeantes da doença.[82-86]

Micose fungoide – Forma clássica

Apresentação clínica

A classificação atual WHO-EORTC descreve a micose fungoide como micose fungoide clássica ou de Alibert-Bazin e suas três variantes:

1. Forma foliculotrópica.
2. Reticulose pagetoide.
3. Cútis laxa granulomatosa.

Essas variantes possuem características clinicopatológicas distintas e, dessa forma, são classificadas separadamente da micose fungoide clássica.[87,88]

A forma clássica da micose fungoide é caracterizada por lesões tipo *patches*, ou seja, máculas eritematosas, hipercrômicas ou hipocrômicas, descamativas ou não, levemente apergaminhadas (aspecto em "papel de cigarro") e lesões em placas eritematosas, descamativas e infiltradas, por vezes foveolares. As lesões são localizadas, principalmente, nas áreas não expostas à luz solar, como dobras flexurais, axilas e nádegas (Figuras 129.1 a 129.3). Além de lesões tipo *patches* e placas, nas formas mais agressivas ou evolutivas da doença, pode-se constatar a presença de lesões tumorais principalmente na face, dobras flexurais e região inframamária (Figura 129.4). Os tumores constituem a fase de crescimento vertical da doença e representam pior prognóstico, principalmente quando se manifestam nos primeiros 2 anos após o diagnóstico.[88]

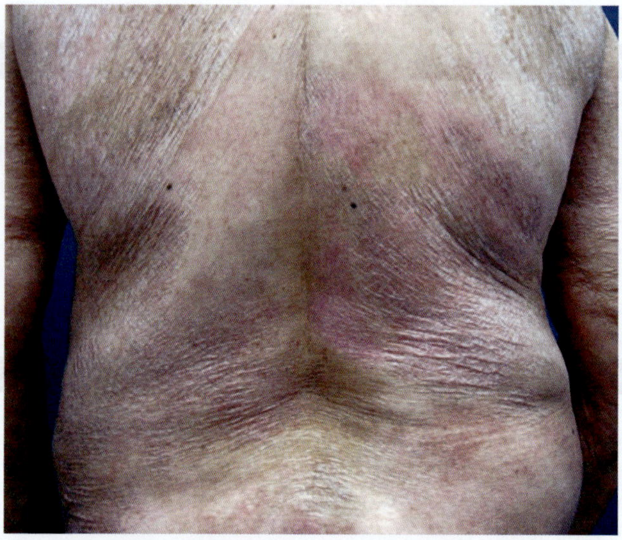

■ **Figura 129.1** *Patches* disseminados no dorso.
Fonte: Arquivo AC Camargo, gentileza Dra. Adriana Mendes.

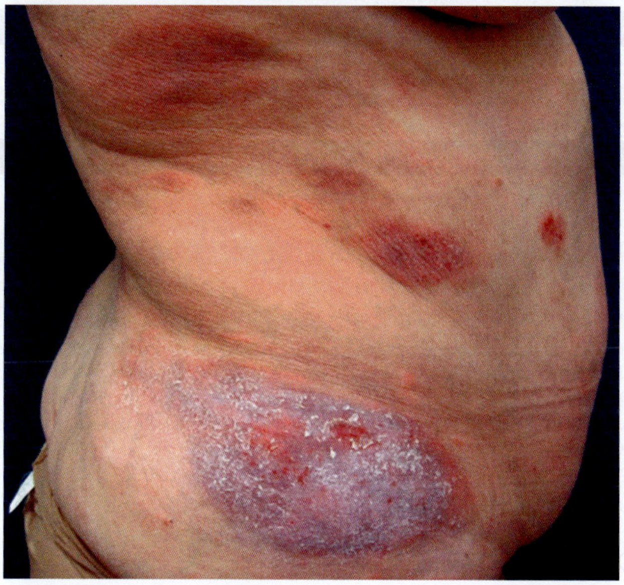

■ **Figura 129.2** Lesão em placa eritematosa e infiltrada com descamação superficial.
Fonte: Arquivo AC Camargo, gentileza Dra. Adriana Mendes.

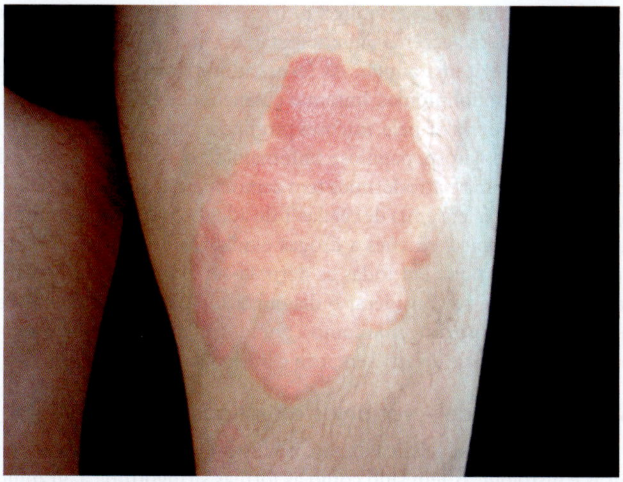

■ **Figura 129.3** Placa eritematosa na face anterior da coxa.
Fonte: Arquivo AC Camargo, gentileza Dra. Adriana Mendes.

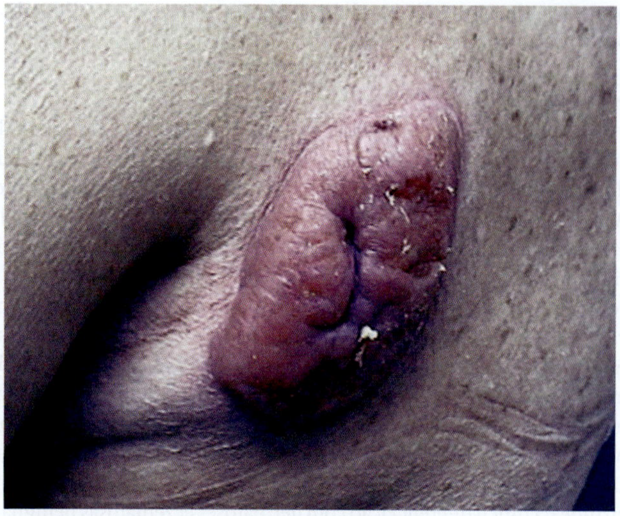

■ **Figura 129.4** Lesão tumoral no dorso.
Fonte: Arquivo AC Camargo, gentileza Dra. Adriana Mendes.

Classicamente, os pacientes apresentam progressão gradual do estágio clínico inicial de *patches* para placas e para tumores, porém um número significativo de pacientes não evolui da forma de *patches* e placas para a forma tumoral e permanece nas formas iniciais da doença durante anos.[96] Apenas pequena porcentagem de pacientes evolui com lesões nodulares e tumorais, e porcentagem ainda menor morre em decorrência dos efeitos sistêmicos do linfoma.[89]

De fato, a micose fungoide pode iniciar-se em qualquer estágio, e variantes clínicas e histopatológicas não habituais coexistem com lesões típicas de placas e *patches*.[90] Os pacientes podem apresentar eosinofilia e sintomas atopia *like* e, além disso, a diminuição de células *natural killer* e CD8+ compromete a resposta imune contra agentes microbianos e tumores.[91-94] Com a progressão da doença, os pacientes podem evoluir para a variante leucêmica, a síndrome de Sézary ou para transformação para um linfoma de grandes células. A exata incidência de transformação é difícil de ser estimada; são descritas taxas que variam de 8% a 55%. Estágios avançados da doença (IIB a IV), especialmente as formas tumorais e a elevação de DHL e beta-2--microglobulina, estão associados com maior probabilidade dessa ocorrência.[88]

Estudos retrospectivos e multicêntricos realizados demonstram que o risco de progressão da doença correlaciona-se com a severidade das lesões cutâneas iniciais, com a idade do paciente, sendo pior nos idosos, e com a presença de doença extracutânea.[95] Após 10 anos do diagnóstico, esse risco no estágio Ia é ao redor de 5% a 10% e nos pacientes com estágio Ib é de 17% a 39%. Nos pacientes com estágios mais avançados da doença, o risco é maior e o intervalo de tempo até a progressão é menor.[77]

O mecanismo que desencadeia a mudança de comportamento indolente da doença para a forma mais agressiva ainda é obscuro. Estudos tentam explicar esse fato pelo sistema imunológico, ou seja, nas formas clínicas iniciais, o sistema imune antitumoral impediria a progressão da doença.[67] As células neoplásicas são CD4+, CLA+ e CCR4+ e produzem citocinas de padrão de resposta TH2, ou seja, interleucinas 4, 5 e 10. Com a evolução da doença, há um desvio da resposta TH1 para resposta TH2 promovendo o desequilíbrio do sistema imune e permitindo o crescimento tumoral, facilitando o risco para neoplasias e infecções.[71] Os tumores em geral adquirem estratégias para se protegerem do sistema imune. Nas lesões *patches* e placas há pequena quantidade de linfócitos neoplásicos, e a presença de linfócitos T CD8+ citotóxicos não neoplásicos confere melhor prognóstico desses pacientes. FASL, presente nas células neoplásicas das lesões de micose fungoide, pode ser capaz de induzir a apoptose dos linfócitos T CD8+ citotóxicos não neoplásicos, por meio da via de FAS-FASL. A ativação da apoptose nos linfócitos T citotóxicos atuaria como mecanismo de escape tumoral, prejudicando a imunidade celular e, consequentemente, facilitando a proliferação do tumor.[79]

Características histopatológicas

As características histopatológicas da micose fungoide variam de acordo com o estágio evolutivo das lesões. Nas lesões cutâneas iniciais do tipo *patches*, o diagnóstico histológico é difícil de ser estabelecido. A lesão patognomônica é o microabscesso de Pautrier, mas é observado em apenas 10% das lesões iniciais. Há presença de infiltrado linfocitário moderado na porção papilar e subpapilar da derme. O infiltrado é composto principalmente de linfócitos, mas também contém números variáveis de histiócitos. Mesmo na fase inicial da doença, observa-se frequentemente o epidermotropismo, aspecto altamente sugestivo de micose fungoide e que representa a presença na epiderme de células mononucleares, geralmente isoladas e rodeadas por um espaço claro ou halo. Nessa fase da doença, é necessária a integração de características clínicas, histológicas e moleculares para o correto diagnóstico, em virtude da difícil diferenciação com dermatoses eczematosas benignas. No intuito de auxiliar a confirmação diagnóstica desses casos, a ISCL propôs um algoritmo com base em critérios clínicos, histológicos, moleculares e imunofenotípicos (Tabela 129.2).[96]

No estágio de placas, o infiltrado linfocitário é denso, disposto em faixa na derme papilar; o fenômeno do epidermotropismo torna-se mais evidente com a presença de linfócitos agrupados na epiderme ao redor das células de Langerhans, chamados microabscessos de Pautrier. A presença de células de *mycosis* que representam linfócitos T com núcleos hipercromáticos, irregularmente configurados, é diagnóstica nessa fase, desde que essas células representem uma porcentagem razoavelmente alta das células do infiltrado dérmico.[97] Na fase tumoral, o epidermotropismo torna-se menos intenso, podendo até desaparecer em certos casos, e há infiltração maciça de células mononucleares atípicas na derme reticular, com diminuição das células T CD8+ citotóxicas e células dendríticas. A proporção de células tumorais aumenta tanto em número como também em tamanho.[97,98] No estágio de tumor, aproximadamente 50% dos casos apresentam grandes células atípicas pleomórficas, anaplásicas e blásticas com núcleos proeminentes. Caso a presença de células grandes exceda a 25% do infiltrado, deve ser considerada a possibilidade de transformação para o linfoma difuso de grandes células.[99]

Na fase eritrodérmica da doença, as células neoplásicas começam a atingir a circulação sanguínea e na síndrome de Sézary há grande quantidade de células neoplásicas circulantes, caracterizando, portanto, a forma leucêmica da doença.[97]

Imunofenotipagem

Na micose fungoide, as células apresentam o padrão de células T de memória (CD2+; CD3+; CD5+; CD4+; CD8-; CD5+; CD45RO+ TCR-beta+ e CD30-), com frequente perda dos antígenos CD7 e CD26.[98,100,101] Raros casos são descritos com padrão de células T supressoras CD8+/CD4-, porém apresentam o mesmo prognóstico e comportamento clínico das formas CD4+ e, dessa forma, não devem ser classificados separadamente.[102-105] O fenótipo CD4-CD8+ é encontrado com maior frequência nos casos de MF hipocromiante.

A demonstração de fenótipos aberrantes com a perda de antígenos pan T, como CD2, CD3 e CD5, pode ser encontrada com frequência, sendo importante para o diagnóstico.[104] A expressão de proteínas citotóxicas (TIA-1 antígeno intracelular de célula T-1 e granzime B) pelas células neoplásicas é descrita em 10% de lesões tipo placas, mas é mais comum nas formas tumorais da doença com transformação blástica, nas quais também se podem encontrar linfócitos neoplásicos CD30+.[98,106] Raros casos CD56+ já foram observados.[107]

Rearranjos clonais do gene do receptor de células T são detectados na maioria dos casos de placas e tumores, mas apenas 50% das formas iniciais apresentam clonalidade.[98,108]

Tabela 129.2 Algoritmo para diagnóstico da micose fungoide inicial.

Critérios clínicos
Básico
▪ *Patches* e placas finas persistentes e/ou progressivas
Adicional
▪ Localizado em áreas não expostas à luz solar
▪ Com variação de tamanho ou forma
▪ Poiquilodermia
Scoring
▪ 2 pontos para critério básico e dois critérios adicionais
▪ 1 ponto para critério básico e um critério adicional
Critérios histopatológicos
Básico
▪ Infiltrado linfoide superficial
Adicional
▪ Epidermotropismo sem espongiose
▪ Atipia linfoide
Scoring
▪ 2 pontos para critério básico e dois critérios adicionais
▪ 1 ponto para critério básico e um critério adicional
Critérios de biologia molecular
▪ Rearranjo clonal do gene do receptor de células T
Scoring
▪ 1 ponto para clonalidade
Critérios imunopatológicos
▪ < 50% CD2+, CD3+ e/ou células T CD5+
▪ < 10% CD7+ células T
▪ Discordância epidérmica ou dérmica de CD2, CD3, CD5 ou CD7†
Scoring
▪ 1 ponto para um ou mais critérios

Um total de 4 pontos é necessário para o diagnóstico de micose fungoide com base em qualquer combinação de pontos dos critérios clínicos, histopatológicos, moleculares e imunopatológicos.

Atipia linfoide é definida como células com núcleos aumentados e hipercromáticos ou contorno nuclear cerebriforme.

†: deficiência do antígeno de célula T confinada à epiderme.

Fonte: Adaptada de Pimpinelli et al. (2005).[96]

Diagnóstico diferencial

Erupções cutâneas refratárias a tratamentos convencionais incitam à suspeita clínica de LCCT. Nas fases iniciais da micose fungoide, as lesões tipo *patches* e placas podem mimetizar quadros de eczemas crônicos, pitiríase rósea de Gibert, pitiríase rubra pilar, psoríase, infecções fúngicas, hanseníase, vitiligo, pitiríase alba, dermatite seborreica, dermatite perioral, eczema palmoplantar, eczema disidrótico, eritema multiforme e eritema anular. As lesões tumorais podem mimetizar quadros de pseudolinfomas, linfomas cutâneos de células B, infiltração tumoral secundária na pele, micoses profundas, micobacterioses atípicas, lúpus eritematoso, papulose linfomatoide, sarcomas e doença de Hodgkin. A forma eritrodérmica tem como diferenciais a síndrome de Sézary, o linfoma leucemia de células T do adulto, o reticuloide actínico, a dermatite atópica, reações a drogas e quadros de psoríase. Alguns autores sugerem que em todas as dermatoses crônicas resistentes ao tratamento deve-se considerar o diagnóstico de linfoma e outros denominam a micose fungoide como a grande imitadora, comparando-a com a variabilidade de apresentação clínica observada na sífilis.[109-111]

Micose fungoide – variantes e subtipos

Além da forma clássica de micose fungoide, muitas variantes clínicas e histológicas têm sido como as formas siringotrópica, granulomatosa, vesicobolhosa, pustulosa, poiquilodérmica localizada, liquenoide/poiquilodérmica generalizada, hiperpigmentada, hipocromiante, unilesional, palmoplantar, hiperqueratótica, papilomatosa, ictiosiforme e eritrodérmica, que apresentam comportamento clínico similar à forma clássica da micose fungoide e, portanto, não são classificadas separadamente.

Apesar disso, a MF hipocromiante apresenta algumas particularidades: tem curso bastante indolente, raramente evoluindo para estádios mais avançados; representa a forma mais frequentemente encontrada na faixa etária juvenil; é mais comum em pacientes com fototipos mais altos; apresenta com maior frequência fenótipo CD4-CD8+ como discutido anteriormente na sessão de imunofenotipagem.

Em contraste, a micose fungoide foliculotrópica, reticulose pagetoide e a cútis laxa granulomatosa têm achados clinicopatológicos e comportamento distintos e, por essa razão, são classificadas como subtipos de micose fungoide e estudadas separadamente.[87,88]

Micose fungoide foliculotrópica

Micose fungoide foliculotrópica é variante daquela caracterizada pela presença de infiltrado atípico com tropismo folicular. É considerada forma incomum e agressiva de LCCT. Entretanto, estudo holandês retrospectivo publicado em 2016 descreveu critérios clínicos e histológicos para diferenciação de formas agressivas e indolentes da micose fungoide foliculotrópica, confirmando a existência de um subgrupo com prognóstico favorável.[318] A maioria dos casos mostra degeneração mucinosa do folículo piloso (mucinose folicular) e é tradicionalmente designada como micose fungoide associada à mucinose folicular. Casos semelhantes, mas sem mucinose, têm sido descritos como micose fungoide foliculocêntrica ou pilotrópica. Estudos recentes mostram que não há diferenças na apresentação clínica e no comportamento dos casos de micose fungoide foliculotrópica, com ou sem mucinose, e sugerem que ambas sejam denominadas micose fungoide folicular ou micose fungoide foliculotrópica.

O achado mais relevante nos dois casos (com e sem mucinose) é a localização do infiltrado neoplásico, que se encontra mais profundamente no folículo e perifolicularmente, sendo menos acessível à terapia direcionada à pele.

A micose fungoide foliculotrópica acomete principalmente indivíduos adultos do sexo masculino, mas ocasionalmente pode ocorrer em crianças e adolescentes.

Características clínicas

Clinicamente, a doença se manifesta com *patches* ou placas com hiperqueratose folicular, produzindo rolhas córneas frequentemente acompanhadas de alopecia e eventualmente de mucinorreia (saída de substância mucinosa do óstio folicular). São descritas também lesões papulosas, acneiformes, placas infiltradas e tumores. Placas infiltradas na sobrancelha associadas à alopecia são achados comuns e muito característicos da doença. Cabeça, pescoço e tronco superior são as áreas de maior acometimento. O prurido severo pode ser utilizado como marcador de progressão da doença.

Histopatologia

Histologicamente, encontra-se infiltrado linfocitário denso de pequenas e médias células, com núcleos irregulares hipercromáticos e cerebriformes, dispostas ao redor e infiltrando o folículo piloso, poupando áreas interfoliculares e a epiderme (foliculotropismo podendo estar associado ou não ao epidermotropismo). A maior parte dos casos demonstra degeneração mucinosa do epitélio folicular evidenciado pela coloração de Alcian *blue*. É frequente a presença de eosinófilos e, algumas vezes, de plasmócitos. Por vezes é observado infiltrado denso no epitélio folicular e glândulas sudoríparas écrinas. Casos com infiltrado proeminente (ou predominante) de glândulas sudoríparas écrinas são denominados siringotrópicos.

Imunofenotipagem

A imunofenotipagem é semelhante à forma clássica da micose fungoide com CD3+, CD4+, CD8-, sendo comum a presença de células blásticas CD30+.

Prognóstico

A sobrevida varia de 70% a 80% em 5 anos nos casos de micose fungoide folicular (Tabela 129.2) similar à daquela na fase tumoral, mas significantemente pior que os casos de micose fungoide clássica. São descritos casos com curso clínico agressivo com envolvimento linfonodal e evolução para o linfoma de grandes células.

Tratamento

A resposta terapêutica da micose fungoide foliculotrópica é menor que a da forma clássica. As terapias direcionadas à pele, como PUVA e mostarda nitrogenada, são pouco eficazes, visto que o infiltrado tumoral perifolicular é dérmico. Em certos casos o banho de elétrons é eficiente, mas raramente se observa remissão completa. As terapias combinadas, como PUVA associada ao interferon-alfa ou a retinoides, devem ser consideradas e, nas lesões tumorais persistentes, a radioterapia localizada é uma boa opção terapêutica.[44,98,112,113]

Reticulose pagetoide

A reticulose pagetoide é uma variante da micose fungoide, de baixo grau de malignidade. Originalmente, duas formas foram descritas:

1. **Forma disseminada:** descrita por Ketron e Goodman.
2. **Forma unilesional:** descrita por Woringer e Kolopp.

Atualmente, o termo reticuloide pagetoide é utilizado apenas para a forma localizada ou doença de Woringer-Kolopp. Os casos disseminados são classificados como linfoma primário cutâneo agressivo epidermotrópico de célula T citotóxica CD8+, LCCT gama/delta+ ou micose fungoide tumoral.[103,114,115]

Características clínicas

Clinicamente, os pacientes apresentam placas hiperqueratósicas ou psoriasiformes solitárias, eritematodescamativas e verrucosas, em geral bem delimitadas, localizadas preferencialmente nas extremidades inferiores e de evolução lenta e progressiva.

Atinge adultos jovens e é mais frequente no sexo masculino. Em contraste com a micose fungoide clássica, não são descritos casos de disseminação extracutânea ou mortes relacionadas à doença.

Histopatologia

O quadro histológico típico é caracterizado por epiderme com marcada hiperplasia psoriasiforme, hiperparaqueratose e acentuada infiltração de células atípicas pagetoides isoladas ou arranjadas em ninho, com núcleos hipercromáticos cerebriformes e citoplasmas vacuolizados. A derme papilar pode apresentar infiltrado misto de linfócitos e histiócitos, mas não contém células T neoplásicas.

Imunofenotipagem

O fenótipo das células tumorais pode ser CD3+, CD4+, CD8- ou CD3+, CD4-, CD8+. É frequente a expressão de CD30.[116,117]

Tratamento

O tratamento de escolha é a excisão cirúrgica de lesões únicas ou radioterapia localizada com fótons de baixa energia ou elétrons. Em certos casos o uso de mostarda nitrogenada ou de corticosteroides tópicos pode ser efetivo.[44,98]

■ CÚTIS LAXA GRANULOMATOSA

A cútis laxa granulomatosa é uma forma rara de LCCT, caracterizada pelo desenvolvimento lento de pele laxa nas dobras flexurais.

O termo foi primeiramente usado por Ackerman para descrever as características clínicas e histopatológicas dessa enfermidade. Em 1973, Convit e colaboradores relataram a doença como "dermo-hipodermite crônica e granulomatosa, progressiva e atrofiante".

Predomina no sexo masculino em uma proporção de 2,9:1, e a faixa etária varia de 11 a 82 anos, com média de idade de 33 anos.

Embora considerada originalmente pela classificação EORTC como um tipo provisional, a nova classificação a reconhece formalmente como uma variante de micose fungoide (Tabela 129.2).

Características clínicas

O quadro clínico se inicia com placas eritematoedematosas ou eritematodescamativas que progridem para atrofia e, por vezes, poiquilodermia, atingindo preferencialmente áreas flexurais, axila e região inguinal, adquirindo aspecto de massas laxas pendulares de superfície atrófica.

A maioria dos pacientes tem um curso clínico lento e progressivo (Tabela 129.2), com o envolvimento de outras regiões. Embora de ocorrência rara, lesões ulceradas já foram relatadas.

O envolvimento extracutâneo é pouco frequente, sendo o mais comum a linfadenite granulomatosa, que é descrita em 4 dos 38 casos da literatura.

A doença em si não oferece risco de vida, porém pode progredir ou ser acompanhada de uma outra doença linfoproliferativa. Dos 38 casos relatados de CLG, 52% (20/38) desenvolveram ou foram precedidos do diagnóstico de doença linfoproliferativa maligna. Geralmente está associada ao linfoma de Hodgkin, 24% (9/38). Outras doenças associadas são linfoma não Hodgkin 10% (4/38), leucemia mieloide aguda (1/38) e histiocitose de células de Langerhans (1/38).

Histopatologia

Observa-se infiltrado dérmico denso granulomatoso contendo células T atípicas com discreta tendência a núcleo cerebriforme. Também estão presentes macrófagos e, frequentemente, várias células gigantes multinucleadas, com destruição de fibras elásticas na derme papilar e reticular, evidenciada pela coloração de Verhoeff-Van Gieson.

Células gigantes multinucleares fagocitando fibras elásticas é uma clara evidência da CLG. A epiderme pode apresentar infiltração focal de linfócitos pequenos atípicos.

Imunofenotipagem

A imunofenotipagem do infiltrado linfocitário consiste principalmente de linfócitos T CD4+, CD8- e CD45RO+. Também são relatados CD30, CD3, CD5 e CD7. Os componentes granulomatosos são derivados de linhagens de monócitos e macrófagos. Os monócitos expressão antígenos CD14 e os macrófagos CD68.

A organização dos estudos genotípicos realizados em pacientes com CLG revelou população clonal de células T, com receptor beta-T.

Tratamento

O tratamento tem se mostrado desapontador. Múltiplas modalidades são relatadas com melhora parcial das lesões: PUVA, corticosteroides sistêmicos, azatioprina, interferon-alfa e gama, de forma isolada ou associada. A radioterapia pode ser efetiva e recorrências precoces são descritas após excisões cirúrgicas, mas a cicatrização é normal.

Em razão da falta de tratamentos efetivos e da associação com linfomas, é necessário um seguimento contínuo desses pacientes.[118-120]

Avaliação clínica inicial do paciente com linfoma cutâneo

A avaliação do paciente com linfoma cutâneo baseia-se nas três principais características da doença que interferem na evolução do paciente:

1. Infiltração tumoral.
2. Grau de atipia das células malignas.
3. Estado imunológico do paciente.

A esfera de avaliação dos LCCT inclui a pele, os linfonodos e o sangue periférico. É fundamental fazer a diferenciação entre tumor primário da pele e lesão secundária à infiltração cutânea de uma neoplasia sistêmica. Para tal avaliação é necessário exame físico completo, com especial atenção à presença de linfadenopatias e hepatoesplenomegalia e porcentagem de acometimento da superfície corporal, além de análise do sangue periférico: hemograma, DHL, β2-microglobulina, bioquímica, avaliação renal e hepática, imunofenotipagem para neoplasia hematológica com relação CD4/CD8, pesquisa de células de Sézary, sorologia para HTLV-1 para diferenciar casos de linfoma leucemia de células T do adulto cuja forma crônica ou *smoldering* apresenta lesões cutâneas similares à forma clássica da micose fungoide e análise do gene receptor de células T (TCR) que pode ser realizado tanto na biópsia cutânea, quanto em amostras de sangue e linfonodo. Os exames de imagem incluem tomografia do tórax, abdome e pelve nos estágios avançados (IIA/B, III e IV) da micose fungoide e Sézary e RX de tórax e ultrassonografia de abdome nos estágios iniciais. A biópsia de medula óssea não é realizada rotineiramente nos casos de micose fungoide e deve ser realizada apenas em pacientes que apresentem anormalidades hematológicas inexplicáveis. A biópsia de linfonodos deve ser realizada apenas nos linfonodos alterados, ou seja, maiores que 1,5 cm ou, independentemente do tamanho, que se apresentarem endurecidos, irregulares ou fixos. A biópsia de pele deve ser feita na área ou lesão mais infiltrada e representativa. Na presença de vários tipos de lesões, uma amostra de cada lesão deve ser realizada com objetivo de identificarmos fatores prognósticos clínicos e histológicos.

O infiltrado linfocitário pode ser afetado pelo uso de corticosteroides tópicos ou outras terapêuticas imunossupressoras tópicas ou sistêmicas, dessa forma, essas medicações devem ser suspensas por pelo menos 15 dias antes da realização da biópsia cutânea.[121,122]

Estadiamento

O paciente com diagnóstico de linfoma cutâneo deve ser estadiado por meio da classificação TNMB com base no sistema de estadiamento sugerido pelo grupo cooperativo de micose fungoide dos Estados Unidos (MFCG) e revisada recentemente pela EORTC e ISCL. Adotou-se o sistema TNM (*tumor, lymph nodes and metastasis*) de Bunn e Lamberg (1979) modificado, considerando-se o T como lesões cutâneas, o N como linfonodos e o M como lesões viscerais e acrescentando-se o B como sangue periférico (Tabelas 129.3 e 129.4).[122,123] Essa forma de avaliação, com base no tipo e extensão do acometimento cutâneo, adéqua-se principalmente a micose fungoide clássica, eritrodérmica e síndrome de Sézary. Com relação aos demais linfomas cutâneos não epidermotrópicos (não MF ou Sézary), outro estadiamento foi sugerido, conforme mostra a Tabela 129.5.[124-126]

Tabela 129.3 Estadiamento TNMB para os LCCT revisado.

T – pele
T1 placas limitadas, pápulas ou *patches* < 10% da superfície cutânea
T1a: apenas *patches*
T1b: *patches* e placas
T2 placas generalizadas, pápulas ou *patches* ≥ 10% da superfície cutânea
T2a: apenas *patches*
T2b: *patches* e placas
T3 um ou mais tumores (≥ 1cm de diâmetro)
T4 eritrodermia (eritema cobrindo ≥ 80% da superfície cutânea)
N – linfonodos
N0 ausência de linfonodos clinicamente alterados, biópsia não é necessária
N1 linfonodo clinicamente anormal; histologia do linfonodo* grau 1 (Dutch) ou NCI LN_{0-2}
N1a: clone** negativo
N1b: clone positivo
N2 linfonodo clinicamente anormal; histologia do linfonodo grau 2 (Dutch) ou NCI LN_3
N2a: clone negativo
N2b: clone positivo
N3 linfonodo clinicamente anormal; histologia do linfonodo graus 3 a 4 (Dutch) ou NCI LN_4 clone positivo ou negativo
Nx linfonodo clinicamente anormal; sem confirmação histológica
M – órgãos viscerais
M0 ausência de envolvimento visceral
M1 envolvimento visceral com confirmação histológica

(Continua)

Tabela 129.3 Estadiamento TNMB para os LCCT revisado. (Continuação)

B – sangue periférico
B0 ausência de envolvimento significativo do sangue: < 5% dos linfócitos periféricos são atípicos (células de Sézary)
B0a: clone negativo
B0b: clone positivo
B1 baixa carga tumoral no sangue: > 5% dos linfócitos periféricos são atípicos (células de Sézary), mas não completam os critérios para B2
B1a: clone negativo
B1b: clone positivo
B2 população monoclonal de linfócitos T no sangue (clone positivo) e ≥ 1.000 células de Sézary/µL ou
CD4/CD8 ≥ 10 ou
CD4+CD7- ≥ 40% ou
CD4+CD26- ≥ 30%

*Graus histológicos segundo o sistema Dutch ou do NCI/VA.

**Clone definido pela pesquisa por PCR ou *Southern blot* do gene do receptor de células T.

Tabela 129.4 Estadiamento TNMB para os LCCT revisado.

	T	N	M	B
IA	1	0	0	0,1
IB	2	0	0	0,1
IIA	1,2	1,2	0	0,1
IIB	3	0 a 2	0	0,1
III	4	0 a 2	0	0,1
IIIA	4	0 a 2	0	0
IIIB	4	0 a 2	0	1
IVA_1	1 a 4	0 a 2	0	2
IVA_2	1 a 4	3	0	0 a 2
IVB	1 a 4	0 a 3	1	0 a 2

Tabela 129.5 Estadiamento dos linfomas cutâneos de células T não MF ou Sézary: classificação TNM.

Estadiamento
T – pele
T1 envolvimento cutâneo único
T1a: lesão isolada < 5 cm de diâmetro
T1b: lesão isolada > 5 cm de diâmetro
T2 envolvimento cutâneo regional: lesões múltiplas acometendo 1 região ou 2 regiões contíguas
T2a: todas as lesões englobadas em uma área circular < 15 cm de diâmetro
T2b: todas as lesões englobadas em uma área circular < 15 e > 30 cm de diâmetro
T2c: todas as lesões englobadas em uma área circular > 30 cm de diâmetro
T3 acometimento cutâneo generalizado
T3a: lesões múltiplas acometendo 2 regiões não contíguas
T3b: lesões múltiplas acometendo > 3 regiões
N – linfonodos
N0 ausência de linfonodos clinicamente ou histologicamente alterados
N1 envolvimento de 1 cadeia linfonodal periférica que drena a área de lesão atual ou prévia
N2 envolvimento de 2 ou mais cadeias linfonodais periféricas ou qualquer cadeia periférica que não drena a área de lesão atual ou prévia
N3 envolvimento de linfonodos centrais
M – órgãos viscerais
M0 ausência de envolvimento extracutâneo não linfonodal
M1 envolvimento extracutâneo não linfonodal presente

A partir de novos avanços da biologia molecular, estudos imunohistoquímicos, exames de imagem e novos fatores prognósticos, houve a necessidade de novo sistema de estadiamento, dessa forma a ISCL e a EORTC realizaram uma revisão do modelo vigente e publicaram em 2007 propostas para sua atualização, que serão descritas posteriormente no decorrer do texto.[122] O prognóstico dos pacientes com micose fungoide está diretamente relacionado ao estádio clínico em que o paciente se encontra. Estudos realizados demonstraram curvas de sobrevida progressivamente piores em função da extensão do acometimento cutâneo, maior número de territórios linfáticos clinicamente acometidos, presença de tumores e eritrodermia. Estudo realizado com 489 pacientes com diagnóstico de micose fungoide demonstrou que pacientes T1, ou seja, com *patches* e placas em até 10% da superfície corpórea apresentaram sobrevida semelhante à população geral. No entanto, pacientes T2, T3 e T4 apresentaram sobrevida significantemente menor que a população geral. Os pacientes T2 com estágio de placa apresentaram sobrevida pior do que os pacientes T2 com apenas *patches*. Os autores justificam essa diferença com a profundidade do infiltrado cutâneo e as atipias celulares mais intensas nas lesões tipo placas, quando comparadas com as lesões tipo *patches*.[127] A superfície corporal deve ser mensurada considerando-se a palma da mão com 0,5% do total ou, então, se estimando a porcentagem de envolvimento cutâneo a partir das 12 regiões do corpo (Figura 129.5).[128-132]

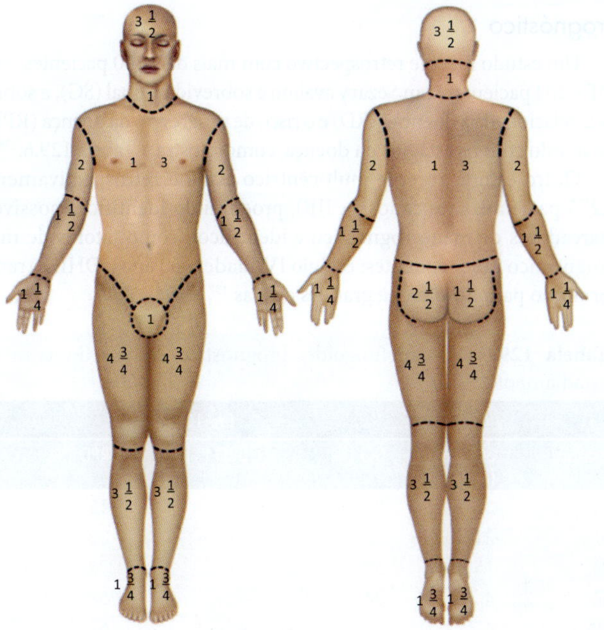

Figura 129.5 As doze regiões do corpo.

A presença de apenas uma lesão tumoral maior ou igual a 1 cm de diâmetro é suficiente para definir o estádio T3. Na presença de mais de uma categoria de T, deve ser incluída a mais alta e nos casos de eritrodermia associada a lesões tumorais ambas as formas devem ser registradas, ou seja, T4.[3]

A transformação para linfoma de grandes células é definida histologicamente com a presença de células grandes (quatro vezes maior que o tamanho do linfócito pequeno) em 25% ou mais do infiltrado dérmico e é considerada sinal de mau prognóstico. Ela pode ocorrer nas formas tumorais e, menos frequentemente, nas formas de placas e eritrodérmicas. Essas células podem ou não ser CD30+ e a possibilidade de coexistência entre linfoma anaplásico de grandes células CD30+ e micose fungoide deve ser considerada, apesar de esse achado geralmente representar a transformação para um linfoma de grandes células.[122]

Com relação ao N (linfonodos), recomenda-se a biópsia de linfonodos maiores que 1,5 cm de diâmetro ou de qualquer linfonodo palpável, independentemente do tamanho, que se apresente endurecido, irregular, agrupado ou fixo. Essas alterações devem ser confirmadas com exames de imagem como USG, tomografia, PETscan ou ressonância magnética antes da realização da biópsia. A biópsia deve ser preferencialmente excisional, mas caso o paciente apresente risco de infecção, principalmente os eritrodérmicos, a core biópsia pode ser realizada. Na presença de múltiplos linfonodos alterados, a ordem de preferência para realização do exame é cervical, axilar e inguinal, visto que os linfonodos cervicais têm maior chance de apresentarem envolvimento linfomatoso.[122,124,133]

Com relação ao M (doença visceral metastática), a presença de esplenomegalia avaliada pelo exame físico, ou por exame de imagem, é considerada doença visceral independentemente da confirmação histológica. A suspeita de envolvimento de outros órgãos, mediante a avaliação clínica laboratorial ou de imagem, deve ser confirmada histologicamente. A biópsia de medula óssea é recomendada apenas em pacientes com anormalidades hematológicas inexplicáveis.[122]

O envolvimento do sangue periférico foi definido como B0 – ausência de envolvimento sanguíneo –, B1 – mais de 5% de células de Sézary, porém menos de 1 K/μL de células de Sézary em números absolutos – e B2 – presença de rearranjo clonal do TCR (receptor de células T) no sangue e um dos demais critérios – mais de 1 K/μL de células de Sézary ou um dos critérios imunofenotípicos: aumento de células CD4+ com relação CD4/CD8 ≥ 10 ou aumento de linfócitos CD4+ com fenótipo anormal (≥ 40% CD4+/CD7- ou 30% CD4+/CD26-).[122,134,135]

Prognóstico

Um estudo recente retrospectivo com mais de 1.300 pacientes com MF e 104 pacientes com Sézary avaliou a sobrevida global (SG), a sobrevida relacionada a doença (SRD) e o risco de progressão da doença (RPD) de acordo com os estágios da doença, como mostra a Tabela 129.6.[136]

Outro estudo recente multicêntrico avaliou retrospectivamente 1.275 pacientes avançados (> IIB), procurando identificar possíveis marcadores de mau prognóstico e identificou como fatores de mau prognóstico independentes: estágio IV, idade > 60 anos, DHL e transformação para linfoma de grandes células.[137]

Tabela 129.6 Micose fungoide: prognóstico de acordo com o estadiamento.

		Em 10 anos		
Estágio	SG média (anos)	SG (%)	SRD (%)	RPD (%)
IA	35,5	88	95	12
IB	21,5	70	77	38
IIA	15,8	52	67	33
IIB	4,7	34	42	58
IIIA	4,7	37	45	62
IIIB	3,4	25	45	73
IVA_1	3,8	18	20	83
IVA_2	2,1	15	20	80
IVB	1,4	18 (em 5 anos)	18 (em 5 anos)	82 (em 5 anos)

SG: sobrevida global; SRD: sobrevida relacionada a doença; RPD: risco de progressão da doença.

Tratamento

O objetivo principal do tratamento para a micose fungoide é controlar a doença e seus sintomas, melhorar a qualidade de vida do paciente, prolongando a sobrevida livre de doença e a sobrevida global. Visto que não há cura, devem-se utilizar terapêuticas eficientes com efeitos colaterais mínimos. As terapêuticas atuais promovem a modulação da resposta imune do paciente, propiciando resposta imune antitumoral eficiente para controlar a proliferação das células malignas e até mesmo erradicá-las. Por tratar-se de doença rara, há uma escassez de estudos comparativos randomizados. Recentemente, a EORTC (European Organization for Research and Treatment of Cancer) publicou um consenso de especialistas quanto ao tratamento da MF/SS.[138]

Dividem-se em terapias direcionadas à pele, terapias sistêmicas e a associação de ambas. A indicação dependerá, principalmente, do estádio clínico do paciente. Em pacientes com estádios muito iniciais (IA) a conduta expectante pode ser adotada, visto que o risco de progressão em 10 anos é baixo (10%) e a sobrevida parece ser muito similar à população normal.[138-140]

Terapias direcionadas à pele

As terapias direcionadas à pele compreendem corticosteroides tópicos, mostarda nitrogenada tópica, BCNU (carmustina), gel de bexaroteno, imiquimode e resiquimode, PUVA (psoralênico associado à radiação UVA), UVB de faixa estreita, banho de elétrons e radioterapia.[138]

Corticosteroides tópicos

Os corticosteroides tópicos vêm sendo usados há muitos anos para tratamento da micose fungoide nas fases iniciais. Atuam diretamente no tumor induzindo a apoptose das células tumorais. Promovem a diminuição do número de células de Langerhans inibindo a estimulação das células malignas.[71] São usados para tratar lesões individuais, podendo promover o clareamento total das lesões, porém com recidiva após interrupção do tratamento. Efeitos colaterais a longo prazo incluem a atrofia e despigmentação da pele.[138] Zackheim em trabalho realizado com 79 pacientes em 1999, relata 94% de resposta com uso de clobetasol em casos T1 e 82% de resposta em casos T2.[127]

Mecloretamina tópica (HN2) – mostarda nitrogenada

A mostarda nitrogenada – mecloretamina (NH2) – é um agente alquilante análogo ao gás de mostarda nitrogenada. É uma droga ciclocelular não específica que causa alterações nas cadeias de DNA, resultando na morte celular. É utilizada para o tratamento de micose fungoide há quase 50 anos. A aplicação é feita em concentração de 0,01% em solução aquosa, ou em emolientes, com eficácia similar. Recentemente, uma formulação comercial a 0,02% em gel foi aprovada pelo FDA (Food and Drug Administration) para pacientes estádios IA e IB que tenham recebido ao menos 1 terapia direcionada à pele.

Com relação aos efeitos colaterais, a mecloretamina é uma droga vesicante e irritante, requerendo cuidados durante o preparo. Irritação ou processo alérgico é descrito em 10% a 67%, é mais frequente na preparação aquosa e pode ser amenizada com a aplicação de betametasona 10 minutos após o uso da mostarda.[95,141] Reação anafilactoide ou urticária ocorre em 5% a 10% dos casos. Alguns autores demonstraram eficácia similar do uso diário em todo o tegumento comparado ao uso 2 vezes por semana apenas nas lesões cutâneas.[142] A terapia deve ser mantida por 6 meses após o clareamento das lesões.[138,141]

A mostarda nitrogenada tópica não leva à depressão da medula óssea ou a outros efeitos sistêmicos, porém seu uso prolongado aumenta o risco de câncer de pele não melanocítico. O risco para carcinoma basocelular (CBC) é 1,8 vezes maior e para carcinoma espinocelular (CEC) é 8,6 vezes maior.

Estudos demonstram taxas de resposta completa que variam de 51% a 76% no estádio IA e 26% a 45% no estádio IB e consideram essa terapêutica eficaz para as fases iniciais da doença.[143,144]

Imiquimode e resiquimode

O imiquimode é um agonista do receptor *Toll-like* 7 com propriedades antivirais e antitumorais. A aplicação tópica do imiquimode promove a produção local de interferon-alfa (IFN-α), de fator de necrose tumoral α, de interleucina 1 (IL-1) e interleucina 6 (IL-6) promovendo a morte celular direta e por apoptose. Estudos clínicos com o uso do imiquimode nos LCCT são escassos, em uma série de casos de 20 pacientes com micose fungoide estágio IA a IIB, observou-se a taxa de resposta global em 80% dos pacientes, resposta completa em 45% e resposta parcial em 35%; 20% dos pacientes não responderam. Os principais eventos adversos observados são na sua maioria limitados a pele, como dor, eritema, irritação local, ulceração e prurido. Sintomas sistêmicos como fadiga e síndrome flu-*like* são raros. O imiquimode tópico está disponível como creme a 5% e é aplicado nas lesões, 3 a 5 vezes por semana, até a resolução das mesmas.

O resiquimode é um potente agonista dos receptores *Toll-like* 7 e 8 induzindo a produção de IFN-α, IL-12 e IL-15. O medicamento, em gel de 0,06% ou 0,03%, é aplicado nas lesões da pele 3 vezes por semana, durante 8 semanas. Observa-se menor irritacão da pele quanto ao imiquimode, com eritema e erosões superficiais. Em estudo clínico fase I com 12 pacientes estagio IA a IIA com resiquimode em gel a 0,03% e

0,06% resultou em 75% de melhora nas lesões tratadas, três pacientes apresentaram melhora em lesões não tratadas destacando a atividade sistêmica da medicação.[319]

BCNU tópico – carmustina

A carmustina (BCNU) é uma droga com propriedades alquilantes, com ação citotóxica mediada por metabólitos que inibem enzimas envolvidas com a formação do DNA. Promove a quebra nas cadeias do DNA com interferência na síntese de DNA, RNA e proteínas. É uma droga ciclo-celular não dependente.[46]

A aplicação tópica é feita com solução de 10 mg de BCNU dissolvida em 60 mL de álcool 95%, ou na forma de creme ou unguento. As reações de hipersensibilidade são menos frequentes, podendo ocorrer eritema, queimação e, mais tardiamente, teleangiectasias. A carmustina pode causar supressão tardia da medula óssea, sendo necessária a monitorização sanguínea até 6 meses após o término do tratamento.[122] Leucopenia é observada em 3% a 5% dos pacientes. Estudos demonstram taxas de resposta completa no estágio IA de 86% a 92% e no estágio IB de 48% a 64%. Os resultados confirmam a eficácia da medicação, porém mais estudos comparativos entre carmustina e mostarda nitrogenada são necessários.[121,145,146]

Gel de bexaroteno

O gel de bexaroteno é um novo retinoide tópico (rexinoide) aprovado pelo FDA para ser usado em pacientes de estádio I intolerantes ou resistentes a outras terapêuticas tópicas convencionais. É um retinoide sintético que, seletivamente, ativa o receptor × do retinoide e atua na regulação da diferenciação e proliferação celular. Estudos *in vitro* demonstraram inibição do crescimento e indução da regressão de algumas linhagens de células tumorais (hematopoiéticas e escamosas).[147]

O uso tópico em formulação a 1% em gel é indicado para tratamento de CTCL estádios IA e IB refratários a outras terapias. Estudos mostram resposta em 63% nos casos refratários com remissão completa de 21% e tempo médio de duração de 99 semanas, sendo, portanto, um adjuvante no tratamento de lesões resistentes de micose fungoide. A toxicidade é restrita a irritação no local da aplicação.[147]

FOTOTERAPIA

PUVA – psoralênico + UVA (320 a 400 nm)

O benefício clínico da fototerapia é observado há mais de 20 anos e o primeiro relato do uso dessa terapêutica para o tratamento da micose fungoide foi publicado em 1976.[148]

A fototerapia com PUVA utiliza um psoraleno (8-MOP) seguido da radiação UVA (320 a 400 nm). A dose do psoralênico 8-MOP é de 0,4 a 0,6 mg/kg e deve ser administrada duas horas antes da exposição à UVA. Deve ser orientado o uso de fotoprotetores e óculos escuros durante 24 horas após a ingestão do medicamento. A dose inicial de UVA pode ser calculada com base na determinação da dose eritematosa mínima ou no fototipo, sendo aumentada a cada sessão de acordo com a tolerância e resposta terapêutica. A frequência das sessões varia de duas a quatro vezes por semana durante a fase de clareamento das lesões cutâneas e depois é reduzida gradativamente.

A terapia de manutenção, com sessões mais espaçadas, é usada em alguns serviços. Ela não evita as recidivas, mas pode aumentar o período de remissão da doença. Entre as complicações agudas podem ocorrer sintomas gastrointestinais como náuseas e vômitos, eritema, prurido, pele seca, queimadura e dermatite fotoalérgica, toxicidade ocular e disfunção hepática. Como complicações crônicas, podem ser observadas toxicidade hepática e ocular com risco de catarata, além de efélides, envelhecimento cutâneo e maior risco de câncer de pele.

É um tratamento eficaz para as fases iniciais da doença. A análise de cinco estudos, com um total de 244 pacientes, mostrou índice de resposta inicial de 90% para o estádio IA, 76% para o estádio IB, 78% para o estádio IIA, 59% para o estádio IIB e 61% para o estádio III.[149] Pode ser associada a outras modalidades terapêuticas, e a associação de PUVA com interferon-alfa demonstra ser superior à associação de PUVA com acitretin.[150]

UVB de faixa estreita (311 a 312 nm)

A UVB de faixa estreita vem sendo utilizada no tratamento da micose fungoide. Sua ação se dá mediante a diminuição da função das células de Langerhans, alteração da produção de citoquinas e da expressão molecular nos queratinócitos, resultando na apoptose de células T.[151]

O tratamento com UVB dispensa o uso de psoralênicos e apresenta menor risco de carcinogênese do que a PUVA. Recomendada principalmente para tratamento de lesões tipo *patches*, e não para placas, visto que essa radiação atinge apenas as camadas superficiais da pele.[141,152]

UVA-1 (340 a 400 nm)

A UVA-1 tem maior penetração na pele, induz a apoptose de linfócito T, diminui as células de Langerhans, diminui mastócitos e aumenta a expressão de colagenase. Tem efeitos adversos menos severos que a UVA-2 e a UVB, porém sua indicação no tratamento da micose fungoide ainda requer estudos em grupos maiores. Além disso, não está disponível na maioria dos centros e tem custo elevado.[149]

Laser

Excimer *laser* 308 nm e fototerapia localizada com alta dose de UVB liberada por fibra óptica têm sido utilizados para o tratamento da micose fungoide com comprometimento cutâneo limitado, com resultado bastante favorável.[153,154]

Radioterapia

A radiação ionizante é empregada no tratamento dos linfomas cutâneos, em campos localizados ou na irradiação total da pele (TSEBI – *total skin electron beam irradiation*). Sua ação se dá por meio da ionização de moléculas que leva à alteração do DNA, com perda da capacidade de reprodução celular.

Podem ser utilizados tanto os raios X superficiais quanto os feixes de elétrons. Ambos têm efeitos físicos e biológicos semelhantes. Os elétrons são considerados a melhor opção por suas características de penetração e absorção (Tabela 129.7). São usados para tratar lesões localizadas ou para a irradiação total da pele, como na micose fungoide com lesões disseminadas.

Tabela 129.7 Comparação entre as irradiações com elétrons e raio X superficial.

Elétrons	Raio X superficial
Profundidade de penetração limitada pela energia empregada	Penetração contínua nos tecidos profundos (embora diminuída)
Borda de campos de irradiação mal delimitados	Borda de campos de irradiação bem delimitados
Maior dificuldade no ajuste de campos por causa da espessura dos blocos de colimação	Campos facilmente colimados com lâmina de chumbo
DFP* grande auxilia na homogeneidade da radiação nos tecidos	DFP* curta leva à dose não homogênea em algumas situações
Absorção de dose similar em pele e osso	Absorção no osso quatro vezes maior que na pele
Custo elevado	Baixo custo

*DFP: distância foco-pele.

Radioterapia superficial

Os LCCT são neoplasias altamente radiossensíveis, e a radioterapia localizada superficial é eficaz em todos os estádios clínicos da micose fungoide. Estudos demonstram eficácia desse tratamento em lesões individuais, sendo indicada para placas infiltradas e lesões tumorais solitárias. As doses variam de 10 a 30 Gy e devem ser fracionadas.[121,155,156]

Banho de elétrons

Nessa modalidade de tratamento, elétrons são gerados por um acelerador linear e atenuados para penetrar a pele em menor profundidade, evitando, portanto, toxicidade de órgãos internos e medula óssea. É realizado durante 8 a 10 semanas, e a dose total varia de 30 a 60 Gy.

Estudos demonstram taxas de resposta de aproximadamente 90% na doença inicial e de 60% na doença avançada.[156] A EORTC recomenda evitar tratamentos de repetição com essa modalidade terapêutica e cursos adicionais devem ser indicados apenas quando há falha de outras terapias. Estudos recentes vêm testando o uso de doses menores (*low dose total skin irradiation*) de 10 a 12 Gy em 2 a 3 semanas, oferecendo como vantagens em relação à dose convencional uma menor toxicidade, menor duração do tratamento e possibilidade de um maior número de retratamentos pela menor dose utilizada. Ainda faltam estudos comparativos.

Os efeitos colaterais do tratamento ionizante estão relacionados à dose total acumulada, ao fracionamento, à homogeneidade da dose e ao tipo de pele, podendo ser agudos ou crônicos. Os efeitos colaterais agudos mais frequentes são alopecia, edema (acometendo principalmente os dedos), bolhas, queimaduras, xerose, distrofia ungueal, diminuição da função écrina.

Os efeitos colaterais crônicos surgem mais tardiamente, até anos após o tratamento, e podem variar desde xerose persistente, alterações da pigmentação, maior risco de câncer de pele, presença de teleangiectasias, poiquilodermia, ulceração e fibrose subcutânea. Estas últimas são mais frequentemente observadas com doses cumulativas maiores que 60 Gy.[68,71,121,156]

Terapias sistêmicas

Interferon-alfa

O interferon-alfa regula o ciclo celular, promove a supressão de oncogenes e modula a adesão celular. Várias doses terapêuticas são utilizadas, variando de 3 milhões de unidades (injeção subcutânea) 3 vezes por semana até 18 milhões de unidades por dia. Os efeitos colaterais incluem aumento de transaminases, leucopenia, trombocitopenia e síndrome flu-*like* e também sintomas depressivos, disfunção tireoidiana e arritmias.[68,121,124,157-159]

Retinoides

Os retinoides são derivados da vitamina A que modulam a proliferação e a diferenciação celular em diversas neoplasias. Na micose fungoide, esses efeitos se estendem às células epiteliais e possibilitam a imunorregulação do infiltrado cutâneo mononuclear. Os retinoides utilizados são a acitretina e a isotretinoína, nas doses de 25 a 50 mg/dia e 1 mg/kg/dia, respectivamente. São altamente teratogênicos, e os efeitos colaterais mais comuns são ressecamento da pele e mucosas e aumento de triglicerídeos.[141,160]

Rexinoides

O bexaroteno (targretin) é o primeiro rexinoide que se liga e ativa seletivamente o receptor de retinoide X. Foi aprovado na Europa para o tratamento de estágios avançados (IIB a IV) da micose fungoide.

O mecanismo de ação da droga ainda não está bem elucidado, mas estudos *in vitro* demonstraram que esse medicamento promove a apoptose e inibe a proliferação de linhagem de células tumorais. A dose preconizada é de 300 mg/m^2/dia e os principais efeitos colaterais são hipotireoidismo central grave e hiperlipidemia.[66,160,161]

Metotrexato

Metotrexato em baixas doses semanais pode ser usado em monoterapia ou combinado à outras terapias. Há poucos estudos, mas consensos recomendam doses semanais de 5 a 25 mg/semana.[138]

IMUNOTERAPIA E TERAPIAS-ALVO

Denileukin diftitox

É uma proteína de fusão recombinante formada por fragmentos da toxina diftérica ligada à interleucina 2. Interage seletivamente com o receptor de interleucina 2, promovendo inibição da síntese proteica e morte da célula. É administrada por via endovenosa durante 5 dias consecutivos, na dose de 9 a 18 µg/kg/dia por 5 dias, até 8 ciclos com intervalo de 21 dias.

As células neoplásicas dos pacientes devem ser testadas para a expressão de CD25 (a subunidade alfa do receptor de interleucina 2) antes do início do tratamento. Aproximadamente 1/4 dos pacientes em estudos clínicos evoluiu com hipotensão, edema e hipoalbuminemia. A droga deve ser evitada em pacientes com hipertensão, cardiopatia e disfunção hepática ou renal.[141,162]

Alemtuzumab

O alemtuzumab é um anticorpo monoclonal recombinante específico para glicoproteína de superfície celular CD52, que é encontrada na membrana de células T e B normais e malignas. É administrado por via endovenosa na dose de 30 mg, 3 vezes por semana por até 12 semanas. Nessas doses, causa imunossupressão e infecções oportunistas com grande frequência e por esse motivo, regimes com doses mais baixas (não maiores que 10 mg) vem sendo sugeridos. Foi avaliado retrospectivamente em 39 pacientes com MF/SS avançados, mostrando uma possível remissão a longo prazo (> 2 anos) nos casos de SS, porém pouca eficácia nos pacientes com MF ou nos casos de linfoma com transformação.[163,164]

Brentuximabe vedotin

O brentuximabe (anticorpo anti-CD30 conjugado com um agente antimicrotúbulos) mostrou eficácia e segurança para LCCT (MF, SS e linfoma anaplásico de grandes células) em estudos fase 2 e 3, mesmo com níveis variados de expressão de CD30. Os principais eventos adversos foram neuropatia periférica, fadiga, náusea, alopecia e neutropenia.[165]

Inibidores de histona deacetilase

Inibem a expansão clonal de linfócitos T malignos mediante a supressão da deacitilação das histonas, interrompendo o ciclo celular e induzindo a apoptose.[176] Três substâncias são atualmente aprovadas pelo FDA para uso em LCCT refratários a duas linhas de terapia sistêmica: vorinostat, romidepsina e belinostat. Eficácia e segurança parecem semelhantes aos três agentes, com resposta global em torno de 30% e principais toxicidades sendo sintomas gastrointestinais, trombocitopenia e prolongamento de QT.[166-169]

Quimioterapia

É reservada para os estágios avançados (IVB) ou à doença recorrente após múltiplos tratamentos. Uma análise retrospectiva recente de 187 casos de MF/SS submetidos a terapia sistêmica avaliou como desfecho primário o tempo para o próximo tratamento, mostrando que terapias como interferon e inibidores de histona deacetilase tiveram resultados superiores quando comparados a quimioterapia convencional. Não existe terapia-padrão. O uso de regimes de combinação de quimioterapia como CHOP (ciclofosfamida, doxorrubicina, vicristina e prednisona), não é recomendada como escolha inicial (exceto raras exceções), pois, apesar de ter uma resposta completa maior, não altera a sobrevida livre de doença e sobrevida global, estando ainda associada a maior toxicidade, não sendo claramente superiores quando comparados a terapias sequenciais com agentes únicos, como doxorrubicina lipossomal peguilada, 20 a 40 mg/m^2 EV, a cada 4 semanas, gemcitabina, clorambucil. Clorambucil pode ser usado em ciclos, mas o regime original de uso contínuo de 2 a 6 mg/dia, associado a prednisona 20 mg/dia (reduzida gradualmente) ainda é o preconizado. Seu uso por longos períodos deve ser evitado pelo risco de leucemias.[136]

Transplante de medula óssea (TMO)

O TMO autólogo apresenta recidiva rápida e não é recomendado. Já o TMO alogênico surgiu como única possibilidade com intenção curativa para a doença. O regime mais recomendado tem sido o condicionamento reduzido ao invés do regime mieloablativo. Apesar da possibilidade de cura ou longos períodos de remissão, apresenta alta morbimortalidade relacionada ao tratamento, sendo difícil a decisão de para quais pacientes e em que momento, este tratamento deva ser indicado.[170,171]

Recomendação de tratamento de acordo com estádio clínico da doença[138]

Estádios IA, IB e IIA

Política expectante

Os pacientes com estádio IA têm expectativa de vida semelhante à da população geral. Dessa forma "a política expectante" é uma modalidade legitimada para pacientes nessa fase (principalmente naqueles apenas com *patches*). No entanto, esses pacientes devem ser acompanhados com cuidado.

Terapias de primeira linha – terapias direcionadas à pele

PUVA, UVB-nb, corticosteroideterapia tópica, radioterapia, banho de elétrons, mostarda nitrogenada, BNCU (carmustina).

Terapias de segunda linha – terapias sistêmicas

Bexaroteno, interferon-alfa, interferon-alfa e retinoides, denileukin diftitox, baixas dose de metotrexato, PUVA mais interferon-alfa, PUVA e retinoides, PUVA e bexaroteno.

Estádio IIB

Terapias de primeira linha

PUVA mais interferon-alfa, banho de elétrons associado à radioterapia superficial localizada, PUVA e acitretin.

Terapias de segunda linha

Bexaroteno, quimioterapia (monoterapia e protocolos de terapia combinada), denileukin diftitox.

Estádio III

Terapias de primeira linha

PUVA mais interferon-alfa, interferon-alfa, metotrexato, banho de elétrons, mostarda nitrogenada, banho de elétrons, fotoférese extracorpórea, PUVA mais acitretin ou mais bexaroteno.

Terapias de segunda linha

Bexaroteno, quimioterapia, TMO alogênico.

IVA e IVB

Nesses estágios o tratamento é paliativo. A terapia escolhida deve ser eficaz e com poucos efeitos colaterais. As opções terapêuticas incluem todas as modalidades descritas anteriormente e, quando possível, esses pacientes devem ser incluídos em estudos clínicos.[138]

■ SÍNDROME DE SÉZARY

A SS foi descrita por Albert Sézary e Yves Bouvrain em 1938, e é a forma leucêmica de LCCT. Classicamente, é caracterizada pela tríade de eritrodermia, linfadenopatia e acometimento hematológico.[173,320]

A SS é rara, correspondendo a 1% a 2% dos linfomas cutâneos. Acomete mais frequentemente homens comparado a mulheres, numa proporção de 2:1, e pacientes idosos.[316,321]

A eritrodermia nos pacientes com LCCT pode ser dividida em dois grupos:

1. MF eritrodérmica: ocorre em pacientes com MF prévia, de forma análoga à psoríase eritrodérmica que surge em pacientes com psoríase em placas.
2. SS – forma eritrodérmica e leucêmica de LCCT, frequentemente com evolução para eritrodermia já no início do quadro.[134]

Inicialmente, pensava-se que a SS seria uma forma leucêmica da MF, mas atualmente há opiniões divergentes. Classicamente, as células neoplásicas na SS expressam o marcador pan-T CD3, CD4, CCR4 (receptor de quimiocina com tropismo para pele), CCR7 e L-selectina (receptores de quimiocinas com tropismo para linfonodo), imunofenótipo de células T de memória centrais. Em contraste, as células malignas da MF expressam CCR4 e antígeno linfocitário cutâneo, e não expressam CCR7 e L-selectina, imunofenótipo de células T residentes da pele. Tais achados, sugerem que a origem das células neoplásicas da SS e da MF seriam diferentes. Porém, ocasionalmente, alguns casos de SS evoluem com o aparecimento de placas clássicas de MF durante o tratamento, com a melhora da eritrodermia, o que fala contra a hipótese de serem doenças distintas, e a favor de serem parte de um mesmo espectro.[172,174]

Manifestações clínicas

A SS é uma forma distinta de LCCT caracterizada por eritrodermia e leucemização.[134] Além do eritema e descamação generalizados, podem ser observados variáveis graus de queratodermia palmoplantar, onicodistrofia, alopecia difusa não cicatricial, ectrópio, edema de membros inferiores.[175] A face pode estar infiltrada e liquenificada, dando aspecto de fácies leonina. Raramente, tumores são observados. Prurido é o sintoma mais importante, muitas vezes sendo muito intenso, levando ao chamado "prurido feroz".[176] As características clínicas da SS geralmente surgem em curto espaço de tempo, mas em alguns casos pode haver pródromo de prurido ou dermatite não específica. Raramente a SS pode suceder casos de MF clássica.[172] Linfadenopatia é observada e, menos frequentemente, estão presentes lesões purpúricas, bolhosas e sudorese profusa. Hepatomegalia é observada em um terço dos pacientes.[177,316]

Diagnóstico

No exame histológico da pele na SS observam-se alterações semelhantes às encontradas na MF, com epidermotropismo de linfócitos atípicos formando microabscessos de Pautrier. Porém, frequentemente são observados achados inespecíficos, e critérios histológicos para MF não são preenchidos.[178]

A SS é historicamente associada à presença de linfócitos atípicos e grandes, com núcleos convolutos de aspecto cerebriforme, denominadas células de Sézary ou células de Lutzer, presentes no sangue periférico.[179] Porém, células morfologicamente similares às células de Sézary podem eventualmente ser encontradas na circulação de indivíduos saudáveis e de pacientes com doenças cutâneas inflamatórias, portanto não podem ser consideradas específicas da SS. Para diferenciar acometimento sanguíneo por SS de alterações hematológicas por doenças inflamatórias, critérios diagnósticos para definir o grau de acometimento de sangue periférico nos LCCTs foram propostos pela Sociedade Internacional para Linfomas Cutâneos (ISCL) em 2007 (Tabela 129.8). Tais critérios incluem: presença de população monoclonal de linfócitos T no sangue detectada por PCR ou Southern Blot; contagem de células de Sézary ≥ 1.000 células/microlitro no esfregaço de sangue periférico; imunofenotipagem de linfócitos por citometria de fluxo com relação CD4/CD8 ≥ 10, células CD4+cd7- ≥ 40% e células CD4+CD26- ≥ 30%. Para o diagnóstico de SS, é obrigatória a presença da mesma população clonal no sangue e na pele, associada a mais um dos outros 4 critérios. A presença de tais alterações no sangue corresponde ao estadio B2. B0 significa que não há acometimento hematológico significativo, com ≤ 5% de células de Sézary; e B1 seria um intermediário entre B0 e B2, com baixa carga tumoral no sangue.[6,122,136]

Tabela 129.8 Normatização do acometimento do sangue periférico nos LCCT segundo consenso da Sociedade Internacional para Linfomas Cutâneos.

B0	< 5% células de Sézary
B1	> = 5% de células de Sézary, mas não fecha critérios para B2
B2	População monoclonal de linfócitos T no sangue
	> = 1.000 células de Sézary/µL
	CD4/CD8 > = 10
	CD4+CD7- > = 40%
	CD4+CD26- > = 30%

Tratamento

O tratamento da SS raramente é curativo, sendo o objetivo terapêutico o controle da doença com toxicidade mínima. Tratamento sistêmico é indicado na maioria dos casos, podendo ser utilizada monoterapia ou terapêutica combinada.

Como tratamentos de primeira linha, segundo o mais recente consenso da EORTC para o tratamento da SS, temos: fotoférese extracorpórea (aférese do sangue, com exposição ao psoralênico e à UVA, e reinfusão do sangue irradiado); clorambucil associado à prednisona; retinoides sistêmicos (bexaroteno, acitretina ou isotretinoína) em monoterapia ou associados à PUVA; IFN-α em monoterapia ou associado à PUVA; e metotrexato em baixas doses. Como segunda linha, temos: monoquimioterapia com gencitabina ou doxorrubicina lipossomal; poliquimioterapia com esquemas CHOP (ciclofosfamida, daunorrubicina, vincristina, prednisona) ou esquemas CHOP-*like*, como CHOEP ou EPOCH; alemtuzumab (anti-CD52); inibidores da histona deacetilase (vorinostat, romidepsin); e transplante alogênico de medula óssea.[138,140,156,180-193]

O tratamento adjuvante com antipruriginosos e emolientes é útil para alívio dos sintomas. O prurido, presente na maioria dos casos, é de difícil tratamento, contribuindo para a baixa qualidade de vida em grande parte dos pacientes.[194]

■ LINFOMA/LEUCEMIA DE CÉLULAS T DO ADULTO

O linfoma/leucemia de células T do adulto (*adult T cell leukaemia/lymphoma* – ATLL) é uma neoplasia de linfócitos T maduros ativados, pós-tímicos. Está relacionado ao vírus linfotrópico de células T humanas tipo 1, o HTLV-1.[195]

O HTLV-1 é um deltarretrovírus prevalente no Japão, ilhas do Caribe, África subsaariana, América do Sul, incluindo norte e nordeste do Brasil, norte do Irã e algumas regiões da Europa central (Romênia) e Oceania.[196-198] É transmitido por amamentação, transfusão de sangue e hemoderivados contaminados, compartilhamento de seringas contaminadas, e pela via sexual desprotegida. O HTLV-1 causa, além do ATLL, a mielopatia associada ao HTLV-1/paraparesia espástica tropical (HAM/TSP – HTLV-1 *associated myelopathy/tropical spastic paraparesis*), a dermatite infectiva, e a uveíte associada ao HTLV-1. O HTLV-2 e, mais recentemente descobertos, HTLV-3 e HTLV-4 não foram associados de forma consistente a nenhuma doença humana.[198]

O ATLL desenvolve-se em cerca de 1% a 5% dos indivíduos infectados, geralmente após mais de duas décadas de persistência viral.[199]

Em 1991, Shimoyama propôs uma classificação do ATLL em 4 formas distintas, com base em características clínicas, laboratoriais e prognósticas (Tabela 129.9).[199,200]

Em 2007, Bittencourt propôs a forma de ATLL cutânea tumoral primária, em que há apenas lesões cutâneas sem comprometimento de outros órgãos.[322]

Manifestações clínicas

O ATLL é uma doença quase exclusivamente de adultos, sendo muito rara em crianças, em razão do longo período de latência da infecção viral necessário para o desenvolvimento da doença.[201] A idade média é entre 50 e 60 anos, com discreta predominância entre homens. Existem casos familiares no Japão, Estados Unidos e Inglaterra. Os casos de ATLL podem raramente coexistir com outras doenças não neoplásicas relacionadas ao HTLV-1, como HAM/TSP e dermatite infectiva.[202]

Entre os subtipos de ATLL segundo a classificação de Shimoyama, a forma de apresentação mais comum é aguda, observada em torno de 55% dos pacientes. É caracterizada por sintomas sistêmicos, organomegalia, em particular linfoadenopatia, associados a quadro leucêmico. Hipercalcemia associada ou não a lesões ósseas líticas está presente em metade dos pacientes e pode se desenvolver em outros 30% restantes durante a progressão da doença. Lesões cutâneas estão presentes em cerca de 50% dos casos. A forma crônica é caracterizada por linfocitose, que pode permanecer estável por meses ou anos, manifestações cutâneas, ausência de visceromegalia ou linfoadenopatia de pequeno volume, ausência de hipercalemia e DHL normal ou levemente aumentado (menor do que duas vezes o limite superior da normalidade). Pacientes com a forma *smoldering* são geralmente assintomáticos ou manifestam lesões cutâneas que respondem a corticosteroides tópicos e infiltrados pulmonares. Não há linfocitose, mas linfócitos

Tabela 129.9 Comparação entre subtipos de ATLL.

	Aguda	Linfomatosa	Crônica	*Smouldering*
Características gerais				
Proporção	55%	20%	20%	5%
Sobrevida média	6 meses	10 meses	24 meses	-
Sobrevida em 4 anos	5%	6%	27%	66%
Critérios diagnósticos				
Anti-HTLV	Sim	Sim	Sim	Sim
Linfócitos	ND	< 4.000 por mL	> 4.000 por mL	< 4.000 por mL
Desidrogenase láctica	ND	ND	< 2 vezes limite superior da normalidade	< 1,5 vezes limite superior da normalidade
Cálcio corrigido	ND	ND	< 5,5 mEq/L	< 5,5 mEq/L
Linfócitos T anômalos	≥ 5%*	< 1%	≥ 5%*	≥ 5%*
Células "em flor"	Sim	Não	Ocasionalmente	Ocasionalmente
Lesões tumorais				
Pele e/ou pulmão	ND	ND	ND	Se linfócitos anômalos < 5%*
Linfonodos	ND	Sim	ND	Não
Fígado ou baço	ND	ND	ND	Não
Sistema nervoso central	ND	ND	Não	Não
Osso	ND	ND	Não	Não
Ascite	ND	ND	Não	Não
Efusão pleural	ND	ND	Não	Não
Trato gastrointestinal	ND	ND	Não	Não

ND: não definidor. *Se < 5% de linfócitos T anômalos, é necessária comprovação histológica da lesão tumoral.

atípicos circulantes podem ser observados. Menos de um terço dos pacientes apresenta linfoma sem nenhuma evidência de envolvimento hematológico. Há relatos de progressão da doença para a forma aguda em pacientes com a forma crônica e *smoldering*, sendo a síndrome hemofagocítica um dos primeiros sinais de transformação.[199-203]

As lesões cutâneas específicas são polimórficas: podem apresentar-se como pápulas, placas, nódulos, tumores, eritrodermia, e lesões purpúricas. Por vezes se assemelha à apresentação clínica da MF. Asteatose e ictiose adquirida frequentemente estão presentes nos pacientes, podendo ser manifestação inespecífica ou específica da forma linfomatosa.[204,323]

O tipo de lesão cutânea é marcador prognóstico, com pior sobrevida em pacientes com lesões nódulo-tumorais e eritrodérmicos.[204]

Além dos sintomas relacionados à condição neoplásica, pacientes com ATLL são imunocomprometidos, em decorrência da desregulação imune causada pelo HTLV-1, e apresentam infecções oportunistas. Infestação pelo *Strongyloides stercoralis* é frequente e pode ser grave e fatal.[205]

Diagnóstico e diagnósticos diferenciais

O diagnóstico de ATLL é feito pela associação do quadro clínico com características laboratoriais, e pela presença do DNA viral inserido no DNA das células neoplásicas. A morfologia dos linfócitos neoplásicos circulantes e o imunofenótipo são muito característicos.

A histologia dos linfonodos não é necessária para o diagnóstico nos pacientes com a forma leucêmica do ATLL, apresentando citologia e imunofenótipo típicos da doença, com demonstração de anticorpos séricos contra o HTLV-1. O diagnóstico da forma linfomatosa pura é mais difícil, pois as características histológicas do ATLL são superponíveis aos outros linfomas de células T.

Na pele, a histologia é caracterizada por infiltrado difuso com epidermotropismo proeminente de linfócitos pequenos e médios ou médios e grandes, com núcleos pleomórficos ou polilobados. As lesões cutâneas na forma *smoldering* podem apresentar apenas infiltrado linfocitário discreto com poucas células atípicas.[206]

As células neoplásicas expressam fenótipo CD3+, CD4+ e CD8-. Ocorre intensa expressão do receptor de IL-2 (CD25+) nas células linfomatosas, assim como rearranjo clonal dos genes do TCR, e a determinação da integração clonal de genes do HTLV-1 é encontrada em todos os casos e é útil na distinção entre linfoma/leucemia de célula T do adulto – variantes crônica e *smoldering* – e MF/SS.[206]

Prognóstico

O prognóstico depende do subtipo clínico. A sobrevida média é de 6 e 10 meses para as formas aguda e linfomatosa, respectivamente. A sobrevida estimada em quatro anos é de cerca de 5% para as duas variantes clínicas. As formas crônicas e *smoldering* apresentam curso mais protraído, com sobrevidas em 4 anos mais longas, de 27% e 66%, respectivamente.[199,207]

Idade, forma clínica, tipo de lesões cutâneas, *performance status*, elevação do DHL, β2-microglobulina elevada, altos níveis séricos de CD25, altos níveis de enolase neurônio-específica, presença de hipercalemia e taxa proliferativa alta são os principais fatores prognósticos.[204,208,209]

Na forma crônica, a taxa de proliferação das células neoplásicas mensurada pela expressão do Ki-67, níveis de albumina e DHL parece diferenciar subgrupos com prognóstico favorável ou desfavorável.[206,210]

Tratamento

O tratamento da ATLL permanece um desafio. Os pacientes geralmente não respondem aos regimes quimioterápicos que são efetivos nos linfomas agressivos ou apresentam respostas transitórias. A quimiorresistência da doença está relacionada aos múltiplos mecanismos que incluem superexpressão da proteína de resistência a múltiplas drogas, mutações do TP53 e desregulação de uma variedade de proto-oncogenes celulares nas células leucêmicas.[211,212]

Nas formas agressivas (aguda, linfomatosa, e crônica desfavorável), há indicação para quimioterapia sistêmica, com esquemas CHOP (ciclofosfamida, doxorrubicina, vincristina e prednisona) ou VCAP-AMP-VECP (vincristina, ciclofosfamida, doxorrubidina e prednisona; doxorrubicina, ranimustina e prednisona; vindesina, etoposídeo, carboplatina e prednisona). Nas formas mais protraídas (smouldering e crônica favorável), as lesões cutâneas podem ser tratadas com as terapias dirigidas à pele, classicamente utilizadas para MF. A associação de interferon-α 2a, principalmente ao PUVA, e o uso de agentes antirretrovirais, como a zidovudina, parecem trazer benefícios para os pacientes tanto com doença indolente como agressiva. Também podem ser utilizados anticorpos monoclonais contra o receptor de IL-2 (anti-Tac, daclizumab), assim como contra CD52 (alemtuzumab), além de transplante de células-tronco.[206,213-215]

Os pacientes com ATLL são gravemente imunocomprometidos e devem receber profilaxia para prevenir infecções oportunistas por *Pneumocystis jiroveci*, herpes-vírus e fungos, com cotrimoxazol, aciclovir e itraconazol ou fluconazol. Deve ser realizada investigação para *Strongiloydes stercoralis* e, caso resulte positiva, o uso de tiabendazol ou albendazol é indicado.[195]

DOENÇAS LINFOPROLIFERATIVAS CUTÂNEAS PRIMÁRIAS DE CÉLULAS T CD30+

As doenças linfoproliferativas cutâneas primárias de células T (DLPCT) CD30+ representam o segundo grupo mais frequente de linfomas cutâneos primários, correspondendo a aproximadamente 25% a 30% dos casos, ficando atrás apenas da MF. Esse grupo é constituído pela papulose linfomatoide (PL), pelo linfoma anaplásico de grandes células T (LAGCT) cutâneo primária e casos intermediários (*borderline*).[6]

Acredita-se, atualmente, que essas entidades sejam fases evolutivas de um mesmo espectro de doença, com comportamento clínico indolente e bom prognóstico.

O CD30 é uma glicoproteína transmembrana, que faz parte da superfamília dos receptores de TNF. É um receptor de citocinas expresso por linfócitos T e linfócitos B ativados, e sinalização via CD30 leva à ativação do fator nuclear Kappa B (NFkB). Nos linfócitos T, o CD30 aumenta a proliferação, regula a sobrevivência, inibe a atividade efetora da célula e promove a apoptose. Estas diversas funções, às vezes antagônicas (proliferação e apoptose), dependem do tipo celular, das vias intracelulares ativadas e do microambiente em que estas células estão inseridas.[216]

Infecções, processos inflamatórios e desordens linfoproliferativas, como linfoma de Hodgkin, as desordens linfoproliferativas CD30 positivas cutâneo primárias, o linfoma anaplásico de grandes células sistêmico e algumas formas de micose fungoide (principalmente a MF transformada), podem induzir a expressão de CD30.[216]

Não existem muitos dados epidemiológicos disponíveis na literatura sobre a DLPCT CD30+, entretanto estudo recente avaliando dados de 268 casos disponíveis no banco de dados do SEER (Surveillance, Epidemiology, and End Results) demonstrou predomínio da doença no sexo masculino (58%), raça branca (87%) e idade média ao diagnóstico de 61 anos. Nesse estudo, a sobrevida em 5 anos (doença-específica) foi de 92% e a presença de lesão cutânea em região de cabeça e pescoço foi considerada fator prognóstico adverso na evolução do paciente.[217]

Papulose linfomatoide

É definida como doença crônica, papulonecrótica ou papulonodular, com períodos de regressão espontânea e recidiva e achado histológico sugestivo de linfoma CD30+. O termo papulose linfomatoide foi inicialmente utilizado em 1968 por Macaulay para descrição de "erupção papulosa com remissão espontânea rítmica e apresentação paradoxal: histologicamente maligna, mas clinicamente benigna".[218,219]

Esse tipo de comportamento gera discussão sobre o caráter dessa afecção como uma condição benigna, maligna ou pré-maligna. Em virtude da superposição de achados clínicos e histológicos entre a papulose linfomatoide e o linfoma anaplásico de grandes células T cutâneo primário, como a presença de fenótipos aberrantes de linfócitos T, rearranjo clonal de genes TCR em 60% a 70% dos pacientes, presença de clones idênticos de células T em lesões de PL, e associação com lesões de linfoma, a PL foi incluída na última classificação da WHO-EORTC para os linfomas cutâneos, sendo hoje, considerada um linfoma de baixo grau.[220,221]

A PL corresponde a aproximadamente 12% dos LCCT. Acomete principalmente adulto jovem, com idade média entre 35 e 45 anos, sendo rara em crianças. A literatura relata discreto predomínio no sexo masculino (1,5 homens para cada mulher).[216,222]

Características clínicas

Caracteriza-se por lesões papulonodulares ou papulonecróticas recorrentes, em geral agrupadas, em diferentes estágios de desenvolvimento. A localização preferencial das lesões é no tronco e nas coxas, podendo, entretanto, comprometer qualquer outro sítio cutâneo. Essas lesões usualmente apresentam crescimento rápido, podendo evoluir com áreas de ulcerações ou necrose central, que regridem em 1 a 4 meses, deixando máculas hipo ou hiperpigmentadas ou cicatrizes atróficas, superficiais (varioliformes). O número de lesões é variável, podendo ser localizadas ou generalizadas. As lesões podem recorrer por décadas. Metade dos pacientes é assintomático, metade sente prurido ou dor, principalmente associada a necrose com ulceração. Sintomas sistêmicos estão ausentes.[216]

Diagnósticos diferenciais

Entre os diferenciais da papulose linfomatoide, temos: pitiríase liquenoide crônica, linfoma anaplásico de grandes células cutâneo primário (quando este apresenta-se com lesões tumorais pequenas), e hiperplasia linfoide reativa (picadas de inseto, escabiose, drogas).[216]

Histopatologia

Os achados histológicos são variáveis e em parte estão correlacionados ao tempo de evolução da lesão biopsiada.

São descritos seis padrões histológicos de PL (Tabela 129.10). Biópsias de um mesmo paciente podem mostrar diferentes subtipos histológicos (4% a 9% dos casos), e o significado clínico destas variantes é incerto.[216]

Tabela 129.10 Papulose linfomatoide: subtipos histológicos, frequências, caracteristicas.[6,216,218,220,223,224]

Subtipo histológico	Frequência	Características	Simula
A	47% a 82%	Linfócitos atípicos grandes, infiltrado inflamatório heterogêneo (neutrófilos, eosinófilos, histiócitos, plasmócitos)	Linfoma de Hodgkin
B	4% a 17%	Infiltrado epidermotrópico, linfócitos atípicos pequenos de núcleo cerebriforme. CD30+ em 0 a 77% dos casos	Micose fungoide
C	7% a 22%	Infiltrado de linfócitos atípicos grandes, com poucas células inflamatórias	Linfoma anaplásico
D	8%	Infiltrado epidermotrópico de linfócitos atípicos pequenos e médios, CD8+	Linfoma epidermotrópico agressivo CD8+
E	0,6%	Linfócitos pequenos a médios infiltrando paredes de vasos, pode haver vasculite. Linfócitos são CD8+	Linfomas angiocêntricos
F	5% a 10%	Infiltrado perifolicular de linfócitos médios a grandes, mucinose folicular, neutrófilos no infundíbulo	Micose fungoide foliculotrópica

Imunofenotipagem

As células atípicas geralmente apresentam imunofenótipo de linfócitos T CD4 maduros, com expressão de CD3, CD4 e ausência de CD8. A maioria dos casos apresenta também expressão de CD2, CD5, CD25, CD45RO, HLA-DR, TIA-1 e granzima B, entretanto a expressão do CD7 encontra-se frequentemente ausente. Nas lesões dos tipos A e C, as grandes células são positivas para CD30 e negativas para CD15, mas as pequenas células cerebriformes das lesões tipo B apresentam positividade variável para CD30. Os subtipos D e E, são CD4 negativos e CD8 positivos.[6,216,218,223-225]

Achados genéticos

Rearranjo clonal para os genes do TCR tem sido detectado em aproximadamente 40% a 100% das lesões de papulose linfomatoide.[226]

Prognóstico

A PL apresenta excelente prognóstico com sobrevida global em 5 anos de praticamente 100% (Tabela 129.11).

Em 20% a 60% dos casos, a PL está associada e uma segunda neoplasia hematológica, que pode ocorrer previamente, concomitantemente ou posteriormente ao seu diagnóstico. Em 61% dos casos, a PL está associada à MF; em 26%, ao linfoma anaplásico de grandes células cutâneo primário; em 4%, ao linfoma de Hodgkin; em 4% à leucemia linfocítica crônica; e em 5% a outras doenças linfoproliferativas (leucemia mieloide aguda, linfoma de células B, leucemia linfocítica de células T large granular e mieloma múltiplo). Em estudo com 118 pacientes com PL, somente 2 pacientes morreram em decorrência da doença sistêmica em um seguimento de 77 meses, um paciente com linfoma anaplásico de grandes células nodal, e um paciente com doença de Hodgkin.[222,227,228]

Fatores associados ao risco de desenvolvimento de uma segunda neoplasia são:

- Sexo masculino (2,5 a 2,8 vezes mais risco).[228]
- História de infecção por EBV clínica ou sorológica (4,8 vezes mais risco).[228]
- Subtipos histológicos B (*Odds Ratio* = 2,66) e C (*Odds Ratio* = 2,83).[222]
- PL com rearranjo clonal do gene do receptor de células T (*Odds Ratio* = 5,7 a 7,55).[229]
- Idade avançada (*Odds ratio* = 1,05 por ano).[230]

Tratamento

Apesar da variedade de opções terapêuticas disponíveis atualmente, nenhuma delas altera significativamente a evolução natural da PL ou o risco de desenvolvimento de uma segunda neoplasia. Portanto, os objetivos principais são: prevenir novas crises, acelerar a resolução do quadro e, desta forma, reduzir a formação de cicatrizes. Corticosteroides tópicos ou intralesionais e mostarda nitrogenada tópica aceleram a resolução das lesões cutâneas quando aplicados em fase de desenvolvimento, entretanto apresentam atividade bastante limitada em lesões plenamente desenvolvidas.[6,218,225]

O metotrexato em baixas doses, 5 a 20 mg/semana, parece ser o mais efetivo para diminuir o número de lesões. Efeitos positivos têm sido relatados com PUVA e etoposide em baixas doses. Lesões papulonecróticas grandes e tumorais que não regridem em 4 a 12 semanas podem ser tratadas cirurgicamente ou com radioterapia localizada. Tratamentos agressivos com quimioterapia combinada intensiva ou banho de elétrons levam à remissão completa da doença, porém há recidiva após semanas ou meses, sendo contra-indicados.[6,218,225] O risco/benefício do tratamento deve ser cuidadosamente avaliado, uma vez que trata-se de um linfoma indolente, com sobrevida em 5 anos de 100%. Recomenda-se seguimento clínico periódico dos pacientes, em razão do risco potencial de desenvolvimento de linfoma sistêmico.[216]

Tabela 129.11. Frequência relativa e prognóstico dos linfomas cutâneos primários incluídos na atualização de 2018 da classificação da Organização Mundial da Saúde e da Organização Europeia para Pesquisa e Tratamento do Câncer.[316]

Classificação de 2018	Frequência (%)	Sobrevida específica em 5 anos (%)
Linfomas cutâneos de células T		
MF	39	88
Variantes da MF		
▪ MF foliculotrópica	5	75
▪ Reticulose pagetoide	< 1	100
▪ Cútis laxa granulomatosa	< 1	100
SS	2	36
Leucemia/linfoma de células T do adulto	< 1	Sem dados disponíveis
Desordens linfoproliferativas primárias cutâneas CD30+		
▪ Linfoma anaplásico de grandes células cutâneo primário	8	95
▪ Papulose linfomatoide	12	99
Linfoma de células T subcutâneo paniculite-símile	1	87
Linfoma extranodal de células NK/T, tipo nasal	< 1	16
Infecção crônica ativa por EBV	< 1	Sem dados disponíveis
Linfoma periférico de células T cutâneo primário, subtipos raros		
▪ Linfoma de células T γ/δ cutâneo primário	< 1	11
▪ Linfoma cutâneo de células T CD8+ epidermotrópicas agressivo (provisório)	< 1	31
▪ Desordem linfoproliferativa de pequenas e médias células T CD4+ cutâneo primária (provisório)	6	100
▪ Linfoma de células T CD8+ acral cutâneo primário (provisório)	< 1	100
▪ Linfoma periférico de células T cutâneo primário, sem outra especificação	2	15
Linfomas cutâneos de células B		
Linfoma da zona marginal cutâneo primário	9	99
Linfoma centrofolicular cutâneo primário	12	95
Linfoma difuso de grandes células B cutâneo primário, tipo perna	4	56
Úlcera mucocutânea EBV+ (provisório)	< 1	100
Linfoma de grandes células B intravascular	< 1	72

LINFOMA ANAPLÁSICO DE GRANDES CÉLULAS T CUTÂNEO PRIMÁRIO CD30+

O linfoma anaplásico de grandes células T (LAGCT) cutâneo primário CD30+ é uma variante cuja apresentação inicial é restrita à pele.

Diferentemente do LAGCT sistêmico, que apresenta patogênese relacionada à fosforilação de uma tirosina-quinase (ALK) e comportamento clínico bastante agressivo, o LAGCT primário de pele caracteriza-se por quadro clínico indolente e um prognóstico excelente.[231]

Características clínicas

O LAGCT cutâneo ocorre mais frequentemente em adultos com idade por volta dos 60 anos e afeta mais homens do que mulheres, na proporção 3:1. Clinicamente, apresenta-se como nódulos ou tumores solitários ou localizados, maiores que 2 cm, de crescimento rápido, com ou sem áreas de ulceração/necrose central, mais frequentemente localizado em tronco, entretanto alguns pacientes podem apresentar múltiplas lesões (20%), de forma disseminada ou restrita a apenas um dos membros.[216]

O LAGCT cutâneo primário apresenta, de forma geral, evolução flutuante com regressão espontânea parcial ou total em um terço dos casos, e recidiva frequentemente, e a progressão extracutânea pode ocorrer em aproximadamente 10% dos casos, envolvendo principalmente os linfonodos regionais. O LAGCT sistêmico pode acometer a pele em 20% dos casos, e as lesões tendem a ser multifocais ou generalizadas.[216]

O estadiamento inicial completo com exames de imagem é muito importante para o diferenciar um LAGCT cutâneo primário com acometimento nodal, de um LAGCT sistêmico com envolvimento cutâneo secundário. Esta diferenciação é fundamental. Pacientes com LACGT cutâneo primário têm sobrevida em 10 anos de 95%, em contraste com o LAGCT sistêmico, cujas sobrevidas em 5 anos variam entre 49% (ALK negativo) e 70% (ALK positivo).[6,216]

Histopatologia

Em contraste com a papulose linfomatoide, que apresenta 6 subtipos distintos de padrões histopatológicos, o achado histológico do LAGCT cutâneo primário é bem definido, e é indistinguível do subtipo C da papulose linfomatoide: há extenso infiltrado dérmico de células grandes com morfologia anaplásica, imunoblástica ou pleomórfica, apresentando núcleo irregular, por vezes com múltiplos nucléolos, e citoplasma pálido abundante, eventualmente com algum grau de epidermotropismo. O CD30 está presente em mais de 75% das grandes células. Essas células geralmente apresentam imunofenótipo de linfócitos T CD4 ativados com variáveis perdas de expressão de CD2, CD3 e CD5 e frequente expressão de proteínas citotóxicas (TIA-1, granzima B e perforina). A expressão de antígenos de membrana epitelial (EMA) e ALK são negativas e a expressão de CLA (*cutaneous lymphocyte antigen*) pode ocorrer em cerca de 50% dos casos. Infiltrado de pequenos linfócitos pode estar associado, entretanto com raros eosinófilos e plasmócitos.[6,218,225]

Diagnósticos diferenciais

A diferenciação entre PL e LAGCT cutâneo primário pode ser bastante difícil, mesmo após estudo anatomopatológico e imunohistoquímico, e em muitos casos o diagnóstico só será possível com o seguimento clínico do paciente. O LAGCT cutâneo primário também faz diagnóstico diferencial com comprometimento cutâneo secundário de LAGCT sistêmico e outras situações mais raras, como LAGCT oriunda de transformação de outras doenças linfoproliferativas como a MF, linfoma de Hodgkin com comprometimento cutâneo, infiltrado linfoide reacional rico em células ativadas CD30+, infecção cutânea por parapoxivírus e reação a drogas.[228] Apesar da similaridade morfológica entre os LAGCT cutâneo primário e sistêmico, existem diferenças significativas entre essas duas entidades. Em contraste com o LAGCT sistêmico, a variante cutânea primária é rara em crianças. O LAGCT cutâneo primário geralmente expressa o antígeno de linfócitos cutâneos (CLA), caracterizando a origem em linfócitos da pele, e não expressa os antígenos de membrana epitelial (EMA). A patogenia do LAGCT cutâneo primário não está relacionada à translocação t(2;5) e seu prognóstico é significantemente melhor do que sua variante sistêmica. Um estudo recente avaliando a expressão de MUM-1 em doenças linfoproliferativas cutâneas CD30+ demonstrou alta expressão desse antígeno em LAGCT sistêmico com infiltração cutânea (100%) e PL (87%), contrastando com a baixa expressão (20%) em LAGCT cutâneo primário com diferença estatisticamente significante, apontando o MUM-1 como um potencial instrumento no diagnóstico diferencial dessas situações clínicas.[232,233]

Citogenética molecular

O rearranjo clonal dos genes TCR é encontrado na maioria dos casos de LAGCT cutâneo primário e em 60% a 70% dos casos de PL. Os transcritos da fusão NPM-ALK gerados da translocação t(2;5) (p23;q35) e suas variantes, característica do LAGC sistêmico, apesar de já haverem sido descritos no LAGCT cutâneo primário e na PL, podem corresponder a manifestações cutâneas de uma doença primariamente sistêmica. Estudos de hibridação genômica comparativa (CGH) têm revelado ganhos genômicos nos cromossomos 1/1p, 5, 6, 7, 8/8p e 19. Mais recentemente, uma análise com base em *microarray* realizada numa série de amostras de LAGCT cutâneo primário demonstrou ganhos no número de cópias dos oncogenes FGFR1 (8p11), NRAS (1p13.2), MYCN (2p24.1), RAF1 (3p35), CTSB (8p22), FES (15q26.1) e CBFA2 (21q22.3), e amplicações de CTSB, RAF1, REL (2p13), JUNB (19p13.2), MYCN e YES1 (18p11.3), que podem estar relacionadas à patogênese dessa entidade clínica.[6,218]

Tratamento

O tratamento de primeira escolha para lesões localizadas é a excisão cirúrgica ou radioterapia. Os casos com envolvimento de linfonodo regional também podem apresentar ótima resposta com radioterapia local.

O metotrexato oral tem sido descrito como opção eficaz no tratamento de lesões multifocais. Regimes poliquimioterápicos com bases em antraciclinas como o CHOP devem ser reservados para casos com comprometimento extracutâneo extenso e/ou lesões rapidamente progressivas, tendo em vista o excelente prognóstico e a alta taxa de recorrência dessa doença.[6,218,225]

O uso do brentuximab vedotin (anticorpo anti-CD30 conjugado com um agente antimicrotúbulos) apresentou resultados promissores no tratamento do linfoma anaplásico cutâneo primário previamente tratado, com taxas de resposta de até 75%.[165]

Um grande estudo conduzido por Bekkenk e colaboradores, de 2000, analisou a evolução clínica de 219 casos de linfomas cutâneos primários e secundários CD30+ (grupo 1: 118 casos de PL; grupo 2: 79 casos de LAGC cutâneo primário restrito à pele; grupo 3: 11 casos de LAGC cutâneo primário com comprometimento de linfonodo regional; e grupo 4: 11 casos de LAGC sistêmico com envolvimento cutâneo secundário) e demonstrou que todos os pacientes dos grupos 1 e 2 que receberam tratamento poliquimioterápico apresentaram uma ou mais recidivas cutâneas. O risco calculado de evolução sistêmica da doença em 10 anos após tratamento inicial foi de 4% para o grupo 1, de 16% para o grupo 2 e de 20% para o grupo 3, e a sobrevida global em 5 anos foi de 100, 96, 91 e 24% para os grupos 1, 2, 3 e 4, respectivamente, indicando que a poliquimioterapia sistêmica deve ser empregada apenas em casos de doença disseminada extracutânea, e nunca, ou raramente, indicada em doenças limitadas à pele.[227] Infelizmente, por diagnóstico equivocado ou o desconhecimento da história natural da LAGCT cutâneo primário, muitas vezes o paciente ainda acaba sendo desnecessariamente tratado com regimes poliquimioterápicos agressivos.

LINFOMA DE CÉLULAS T SUBCUTÂNEO PANICULITE-SÍMILE

O linfoma de células T subcutâneo paniculite-símile é um subtipo raro de linfoma cutâneo, inicialmente descrito por Gonzalez e colaboradores em 1991, como um linfoma que simulava uma paniculite. Desde então, muitos casos foram descritos, com diferentes imunofenótipos (CD4+CD8-, CD4-CD8+, CD4-CD8-CD56+, α/β ou γ/δ) e diferentes evoluções clínicas e prognósticos. Em 2005, a classificação da WHO-EORTC definiu o linfoma de células T subcutâneo paniculite-símile como um linfoma de células T CD8+ citotóxicas, expressando receptores de células T α/β, confinado na gordura subcutânea. É um linfoma indolente, diferentemente de outros linfomas que envolvem o tecido subcutâneo, como o linfoma de células T γ/δ ou o linfoma de células NK.[6,234]

O linfoma de células T subcutâneo paniculite-símile corresponde a menos de 1% dos linfomas cutâneos de células T. Discretamente mais prevalente no sexo feminino, pode afetar crianças e adultos, com idade média ao diagnóstico de 36 anos.[235]

Características clínicas

O linfoma de células T subcutâneo paniculite-símile apresenta-se geralmente como nódulo solitário ou múltiplo e placas infiltradas e profundas que acometem preferencialmente as pernas, braços e tronco. Ulcerações podem ocorrer, porém não são habituais. Após a regressão das lesões, podem ser observadas áreas de lipoatrofia. Sintomas sistêmicos de febre, fadiga e perda de peso podem estar presentes. Citopenias e aumento de enzimas hepáticas são comuns, mas síndrome hemofagocítica é uma complicação menos frequente, observada em 15% a 20% dos pacientes. A síndrome hemofagocítica decorre da ativação e da proliferação descontrolada dos linfócitos T e macrófagos, e se associa a um curso rapidamente progressivo. O linfoma de células T subcutâneo paniculite-símile pode ser precedido de anos ou décadas por lesões tipo paniculite benigna. Disseminação extracutânea é rara. Linfadenopatia geralmente está ausente, hepatoesplenomegalia pode ser observada, mas não associada a acometimento linfomatoso. Em até 20% dos pacientes, podem ser observadas doenças autoimunes, como lúpus eritematoso sistêmico, artrite reumatoide, doença de Sjögren, e doença mista do tecido conjuntivo.[235]

O diagnóstico diferencial deve ser feito com o linfoma cutâneo de células T γ/δ, a paniculite lúpica, a paniculite histiocítica citofágica, a paniculite de Weber-Christian, e outros linfomas cutâneos.[235]

Histopatologia

Revela infiltrado subcutâneo denso, lobular ou difuso, semelhante à paniculite lobular. Podem ser observadas células inflamatórias na derme reticular ao redor de vasos e glândulas sudoríparas, e a epiderme geralmente não está acometida. As células neoplásicas são pequenas a médias, com núcleo irregular e hipercromático. A presença de células neoplásicas circundando células adiposas individualmente é um achado característico, apesar de não ser patognomônico. Podem ser observados pequenos linfócitos reativos e histiócitos juntamente com as células neoplásicas, mas neutrófilos, eosinófilos, plasmócitos e células dendríticas plasmocitoides, comuns na paniculite lúpica, estão ausentes. Necrose, cariorrexe, citofagocitose e necrose gordurosa são achados comuns. Nos estádios iniciais o infiltrado neoplásico pode não apresentar atipia significativa, predominando um infiltrado denso inflamatório.[235]

Imunofenotipagem

Esses linfomas mostram fenótipos de células T α/β+, CD3+, CD4-, CD8+, com expressão de proteínas citotóxicas (granzima B, TIA-1, perforina). Raramente expressam CD30 e CD56, e perda de marcadores pan-T (CD2, CD5 e CD7) pode ocorrer.[235]

Achados genéticos

As células T neoplásicas mostram rearranjo clonal de gene receptor de célula T (TCR). Anormalidades genéticas específicas não foram identificadas e vírus Epstein-Barr (EBV) está ausente.[235]

Prognóstico

Em contraste com os relatos anteriores, em que pacientes com linfoma de células T subcutâneo paniculite-símile apresentavam curso rápido e fatal, estudos recentes sugerem que o linfoma subcutâneo com fenótipo de células T CD8+ α/β+ tem um curso clínico prolongado, com lesões subcutâneas recorrentes, mas sem disseminação extracutânea ou síndrome hemofagocítica. A sobrevida de 5 anos de pacientes sem síndrome hemofagocítica associada varia entre 82% e 91%, e cai para 46% se houver esta associação (Tabela 129.11).[235,236]

Tratamento

São preconizados tratamentos com corticosteroideterapia sistêmica ou outros imunossupressores, como ciclosporina ou metotrexato. Se houver lesão única, é indicada a radioterapia. Poliquimioterapia fica reservada para casos com doença progressiva que não respondeu ao tratamento imunossupressor e em casos com síndrome hemofagocítica associada.[235]

LINFOMA DE CÉLULAS NK/T EXTRANODAL, TIPO NASAL

Linfoma de células NK/T extranodal, tipo nasal, é um linfoma raro de células NK ou, mais raramente, de células T citotóxicas. Tem curso agressivo, e frequentemente é associado à infecção por EBV. Anteriormente, era conhecido como granuloma letal da linha média. A pele é o segundo local mais acometido, depois da cavidade nasal e nasofaringe, e pode ser a manifestação primária ou secundária da doença. A distinção entre os casos em que o envolvimento cutâneo é primário ou secundário não é necessária, pois ambos têm comportamento agressivo e recebem a mesma abordagem terapêutica.[6]

Características clínicas

Afeta geralmente homens adultos. É mais frequente na Ásia, América Central e América do Sul. Apresenta-se como pápulas, nódulos ou tumores na região centro facial, que rapidamente ulceram, resultando na destruição tecidual. Quando acomete áreas extranasais, há placas, nódulos ou tumores múltiplos, no tronco e extremidades. Sintomas sistêmicos como febre, mal-estar e perda de peso estão presentes em alguns casos e podem ser acompanhados de síndrome hematofagocítica.[7] A doença tem sido intimamente relacionada à leucemia de células NK agressiva, que pode ter manifestações cutâneas e também estar associada ao vírus Epstein-Barr.[6]

Histologia

Apresenta infiltrado denso na derme e subcutâneo, com angiocentrismo e angiodestruição, acompanhadas frequentemente de extensa necrose. O infiltrado de células NK/T pode ser composto por células pequenas a grandes com núcleos irregulares e ovais, com cromatina moderadamente densa e citoplasma pálido. Em alguns casos observa-se denso infiltrado inflamatório composto de linfócitos pequenos, histiócitos, plasmócitos e eosinófilos.[6,7]

Imunofenotipagem

As células neoplásicas apresentam imunofenótipo de células NK em 75% dos casos, com positividade para CD56, e imunofenótipo de linfócitos T citotóxicos em 25% dos casos, e são positivas para proteínas citotóxicas (TIA-1, granzime B, perforina).[6,7]

Achados genéticos

O rearranjo do gene do TCR pode ser observado nos casos derivados de células T citotóxicas. EBV é expresso em praticamente todos os casos, sugerindo o envolvimento desse vírus na patogênese desses linfomas.[6,7]

Prognóstico

São linfomas altamente agressivos, com sobrevida média de 12 meses. O fator mais importante no prognóstico é a presença de doença extracutânea. Casos com comprometimento cutâneo exclusivo têm sobrevida relatada de até 27 meses, enquanto nos com comprometimento extracutâneo a sobrevida é de 5 meses. Casos CD30+ e CD56+ têm sido descritos com melhor prognóstico, mas na verdade pode-se tratar de linfoma anaplásico de grandes células com coexpressão de CD56.[6,7]

Tratamento

Poliquimioterapia sistêmica associada à radioterapia são os tratamentos de escolha, embora com resultados pobres.[6,7]

Variante

Desordem linfoproliferativa hidroa vacciniforme símile é um tipo raro de linfoma associado à infecção pelo EBV que afeta crianças quase exclusivamente na América Latina e Ásia. É considerado pela WHO-EORTC como uma variante do linfoma NK, tipo nasal, embora isso possa ser discutido em virtude de um significante número de casos CD56-. A maioria dos casos apresenta fenótipo citotóxico de células T CD8+, mas uma pequena proporção tem fenótipo de células NK.[9,237]

Apresenta-se como erupção papulovesiculosa clinicamente semelhante à hidroa vacciniforme, particularmente na face e membros superiores (áreas expostas). As lesões ulceram, deixando cicatrizes inestéticas desfigurantes. Edema facial é frequentemente observada. Sintomas sistêmicos são comuns, como febre, perda de peso e astenia. Hepatomegalia e esplenomegalia estão presentes principalmente na fase aguda. O prognóstico é variável, com bom prognóstico para doença cutânea, e evolução rápida para óbito em casos de doença sistêmica.[237,238]

LINFOMA CUTÂNEO PRIMÁRIO DE CÉLULAS T PERIFÉRICO, NÃO ESPECIFICADO

Linfoma de células T periférico inespecífico na classificação WHO representa um grupo heterogêneo que inclui todas as neoplasias de células T que não se encaixam em nenhum dos outros tipos melhor definidos. Estudos recentes, entretanto, sugerem que alguns desses casos podem ser agrupados e considerados entidades específicas, descritas na nova classificação WHO-EORTC como provisionais. Para os casos remanescentes que não se encaixam nessas novas entidades, permanece a designação linfoma primário cutâneo de células T periférico inespecífico. Em todos os casos o diagnóstico de MF deve ser cuidadosamente excluído pela história e exame clínico detalhado.[6]

LINFOMA CUTÂNEO PRIMÁRIO DE CÉLULAS T AGRESSIVO EPIDERMOTRÓPICO CD8+ (PROVISIONAL)

O linfoma cutâneo primário de células T agressivo epidermotrópico CD8+ é caracterizado pela proliferação de células T citotóxicas epidermotrópicas e comportamento clínico agressivo.

Outros tipos de linfoma expressam células T citotóxicas CD8+ como a reticulose pagetoide, em que o fenótipo CD8+ é observado em mais de 50% dos casos e mais raramente na MF, papulose linfomatoide e linfoma anaplásico de grandes células. A diferenciação entre esses tipos de linfomas é feita principalmente por sua apresentação e comportamento clínico.

Características clínicas

Podem se manifestar de forma localizada ou disseminada. Observam-se lesões papulosas, nodulares ou tumorais, com necrose e ulceração central, ou lesões em *patch* e placas hiperqueratósicas superficiais.

Os achados clínicos são semelhantes aos do linfoma cutâneo gama/delta e aos dos casos descritos no passado como reticulose pagetoide generalizada, ou doença de Ketron-Goodman, hoje considerado linfoma cutâneo primário de células T agressivo epidermotrópico CD8+. Pode haver disseminação para pulmão, testículo, SNC e mucosa oral, enquanto os linfonodos são geralmente poupados.

Histopatologia

Histologicamente há marcado epidermotropismo, com epiderme atrófica ou acantótica, necrose de queratinócitos, ulceração e espongiose de grau variável, por vezes com formação de bolhas. As células tumorais podem ser pequenas a grandes, com núcleos pleomórficos ou blásticos, que muitas vezes invadem e destroem os anexos. Pode haver também angiocentrismo e angioinvasão.

Imunofenotipagem

As células tumorais têm fenótipos beta F1+, CD3+, CD8+, granzime B+, perforin+, TIA-1+, CD45RA+, CD45RO-, CD2-, CD4-, CD5- e CD7-/+.

Achados genéticos

As células neoplásicas mostram rearranjo clonal para gene TCR. Não foram descritas anomalias genéticas, exceto um estudo que detectou muitas alterações no número de cópias com ganhos de funções nas regiões 7q, 8q24.3 e 17q e perda de 9p21.3 (CDKN2A-CDKN2B).[324]

Prognóstico

Esses linfomas têm curso clínico agressivo com média de sobrevida de 32 meses. Não há diferenças na sobrevida entre os casos que apresentam pequenas ou grandes células.

Tratamento

Em razão da raridade da doença, não há estudos controlados para avaliar os tratamentos. A maioria dos casos é tratada com poliquimioterapia para linfomas agressivos (CHOP, EPOCH). Há relatos de tratamento com gencitabina, pralatrexato, brentuximab, alemtuzumab e TSI (*total skin irradiation*). Se o paciente for elegível, o transplante alogênico de medula óssea pode aumentar a sobrevida.[325]

■ LINFOMA CUTÂNEO DE CÉLULAS T GAMA/DELTA (PROVISIONAL)

LCCT gama/delta é um linfoma composto por proliferação clonal de célula T madura ativada gama/delta, com fenótipo citotóxico. Esse grupo inclui casos previamente conhecidos como linfoma de célula T tipo paniculite, com fenótipo gama/delta. Uma condição similar pode se manifestar primeiramente com lesões mucosas. Ainda não está esclarecido se os LCCT gama/delta cutâneo e mucoso são partes da mesma doença. A distinção entre casos cutâneos primários e secundários não é útil nesses grupos, pois ambos têm prognóstico muito ruim. Corresponde a menos de 1% dos linfomas cutâneos primários, acometendo predominantemente adultos por volta dos 60 anos.[326,327]

Características clínicas

O LCCT gama/delta geralmente se manifesta com placas e nódulos ulceronecróticos ou tumores, particularmente nas extremidades, porém outras áreas podem ser comprometidas. O acometimento de mucosas e outras áreas extranodais são frequentes, mas o envolvimento de linfonodos, baço e medula óssea é incomum. Pode ocorrer síndrome mielofagocítica em pacientes com tumor tipo paniculite.

Histologia

O padrão histológico pode ser epidermotrópico, dérmico ou subcutâneo. É frequente o encontro dos três padrões histológicos em diferentes biópsias num mesmo paciente. As células neoplásicas são geralmente médias a grandes, com cromatina grosseiramente agrupada. Células blásticas grandes com núcleos vesiculosos e nucléolos proeminentes podem ser observadas. São frequentes a apoptose, a necrose e a angioinvasão. Casos subcutâneos podem mostrar halos de células adiposas semelhantes aos observados nos casos de linfoma tipo paniculite α/β.

Imunofenotipagem

A característica desses linfomas é o fenótipo CD56+ com forte expressão de proteínas citotóxicas. A imunofenotipagem encontrada é beta F1-, CD3+, CD2+, CD5-, CD7+/-, CD56+. Na maioria dos casos faltam ambos CD4 e CD8, embora CD8 possa estar expresso em alguns casos. Em cortes de tecidos congelados as células são fortemente positivas para TCR-delta. Se houver apenas cortes de tecidos fixados na parafina, a ausência de beta F1 pode ser usada para inferir a origem gama/delta sobre circunstâncias apropriadas.

Achados genéticos

Há rearranjo clonal do gene TCR-gama. O TCR-beta pode estar rearranjado ou deletado, mas não está expresso.

Prognóstico

A maioria dos pacientes tem curso agressivo com doença resistente à poliquimioterapia e/ou radioterapia. A média de sobrevida desses pacientes é de 15 meses. Pacientes com quadros tipo paniculite têm sobrevida pior quando comparados aos com doença dérmica ou epidérmica.

Tratamento

Os pacientes devem receber tratamento com quimioterapia sistêmica, mas os resultados são frequentemente desapontadores.[6]

Quando possível, podem ser submetidos a transplante alogênico de medula óssea. Há casos de remissão parcial com brentuximabe vedotina em casos CD30 positivos.

■ DOENÇA LINFOPROLIFERATIVA CUTÂNEA PRIMÁRIA DE PEQUENAS/MÉDIAS CÉLULAS T CD4+ PLEOMÓRFICAS (PROVISIONAL)

É doença linfoproliferativa cutânea primária (recebeu esse nome pela incerteza sobre sua malignidade) com predominância de células T pleomórficas pequenas e médias CD4+, que se apresenta em geral como lesão única, sem história de placas ou *patches* sugestivas de MF. Tem curso clínico geralmente favorável.

Características clínicas

Geralmente apresenta-se como tumor ou placa solitária, localizada na face, pescoço ou tronco superior. Eventualmente pode se manifestar como lesão papulosa ou nodular, única ou múltipla.

Histologia

Infiltrado denso, difuso ou nodular na derme, com tendência a infiltrar o subcutâneo, com predominância de células T pleomórficas pequenas e médias. O infiltrado pode conter células T pleomórficas grandes, em uma proporção inferior a 30%. Epidermotropismo pode ocorrer de forma focal. Em alguns casos observam-se linfócitos pequenos reativos e histiócitos.

Imunofenotipagem

O fenótipo desses linfócitos é o linfócito T *helper* folicular com expressão frequente dos seguintes marcadores: PD1, BCL6, ICOS e CXCL13. A taxa de proliferação é geralmente baixa (máximo de 20%), e muitas vezes há um infiltrado reativo de linfócitos CD8+, linfócitos B e histiócitos.[316]

Achados genéticos

Há rearranjo clonal de genes receptores de células T.

Prognóstico

Essa doença tem prognóstico favorável, com índice de sobrevida de 5 anos de aproximadamente 60% a 80% (Tabela 129.11).

Tratamento

As lesões podem regredir espontaneamente após a biópsia e, nos casos em que isso não ocorre, podem ser tratadas com corticosteroides tópicos, corticosteroides intralesionais, excisão cirúrgica ou radioterapia.[316,328]

LINFOMA CUTÂNEO PRIMÁRIO DE CÉLULAS T ACRAL CD8+ (PROVISIONAL)

São proliferações monoclonais não epidermotrópicas, CD8+, indolentes, sem acometimento sistêmico. Acomete adultos e tem leve predominância no sexo masculino.

Características clínicas

Apresentam-se como pápulas/nódulos de crescimento lento, únicas ou poucas, principalmente na orelha, mas também em outros sítios acrais como nariz, mãos e pés.

Histologia

Infiltrado linfoide pleomórfico de células médias denso na derme, com faixa poupada entre a derme e a epiderme.

Imunofenotipagem

As células neoplásicas expressam CD3+ e CD8+. Há positividade para TIA-1, mas outros marcadores citotóxicos como granzima B e perforina são negativos. Pode haver uma perda de expressão de CD2, CD5 e CD7. CD68 geralmente mostra coloração positiva tipo ponto de Golgi, e o índice proliferativo é geralmente muito baixo (< 10%).[316]

Achados genéticos

Há rearranjo clonal de genes receptores de células T.

Prognóstico

Esse linfoma tem prognóstico favorável.

Tratamento

Indica-se exérese ou radioterapia com boa resposta.[6]

LINFOMA CUTÂNEO PRIMÁRIO DE CÉLULAS T PERIFÉRICAS (INESPECÍFICO)

A denominação linfoma cutâneo primário de células T periféricas – inespecífico, é utilizada para designar LCCT que não se encaixam nos outros subtipos descritos.

Características clínicas

Geralmente adultos, que apresentam lesões nodulares isoladas localizadas ou, mais frequentemente, nódulos e tumores generalizados. Não foram relatadas localizações preferenciais.

Histopatologia

Infiltrados nodulares ou difusos, com número variável de células T de tamanho médio a grande, pleomórficas ou imunoblásticas. Epidermotropismo é geralmente discreto ou ausente. Grandes células neoplásicas representam pelo menos 30% da população tumoral total.

Imunofenotipagem

A maioria dos casos são células T CD4+, com perda variável de antígenos para células pan-T. CD30 é negativo ou restrito a poucas células tumorais dispersas. Raros casos mostram coexpressão de CD56. Expressão de proteínas citotóxicas é incomum.

Prognóstico

Geralmente é ruim, com índice de sobrevida em 5 anos menor que 20% (Tabela 129.11). Não há diferenças estatísticas na sobrevida de casos com apresentação clínica de lesão solitária, localizada ou lesões generalizadas.

Tratamento

Deve-se utilizar poliquimioterapia sistêmica.[6]

LINFOMAS CUTÂNEOS DE CÉLULAS B

Os linfomas cutâneos primários de células B (LCCB) são linfomas hão Hodgkin, e pertencem ao grupo das neoplasias malignas originadas de linfócitos B. Para a caracterização do linfoma como cutâneo primário, é necessário o acometimento exclusivo da pele, sem evidências de envolvimento sistêmico na avaliação inicial.

Tem uma incidência de cerca de 4 casos por milhão de pessoas (com base no *Surveillance, Epidemiology, and End Results* – SEER), acometendo mais adultos, do sexo masculino (2:1), em torno de 50 anos. Eles geralmente diferem de sua contraparte nodal no comportamento clínico, prognóstico, marcadores imunohistoquímicos e terapia.

Os linfomas de células B são classificados em três grupos principais, duas formas indolentes – linfoma cutâneo primário centrofolicular e linfoma cutâneo primário da zona marginal, e uma forma de agressividade intermediária, linfoma cutâneo primário difuso de grandes células B, tipo perna. Outras variantes raras incluem a úlcera mucocutânea positiva para EBV (provisória) e linfoma intravascular de grandes células B, representando menos de 1% dos casos de linfomas cutâneos primários.

Para o diagnóstico, indica-se punção ou biópsia excisional da lesão cutânea. As células são geralmente clonais para rearranjo de genes de cadeia leve ou pesada de imunoglobulina. Para fins de estadiamento, uma história completa (incluindo sintomas B) e exame físico são obrigatórios. A imagem com tomografia computadorizada (pescoço, tórax, abdome, pelve) ou PET-CT é indicada para excluir envolvimento secundário por um linfoma sistêmico. Outros exames incluem hemograma completo e lactato desidrogenase. A biópsia de medula óssea está indicada para o linfoma difuso de grandes células B – tipo perna, mas ainda é motivo de debate para as formas indolentes, com a maioria dos autores não recomendando este procedimento os LCCB de zona marginal e centrofolicular, embora 10% dos centrofoliculares possam apresentar envolvimento medular, com diminuição da sobrevida específica da doença. O estadiamento TNM é o mesmo usado para LCCT não MF/SS e descreve a extensão da doença.

As recomendações de tratamento baseiam-se principalmente em estudos retrospectivos ou experiências institucionais, uma vez que não estão disponíveis ensaios clínicos randomizados. Eles serão descritos para cada subtipo principal de LCCB na Tabela 129.12.[329]

Tabela 129.12 Classificação dos linfomas cutâneos de células B segundo WHO-EORTC, características clínicas, histológicas, imunohistoquímicas, genéticas e tratamento.[329]

LCCB DA ZONA MARGINAL – 30% dos LCCB[247]
É um linfoma indolente que acredita-se ser de células B da zona marginal do centro pós-germinativo. Têm um excelente prognóstico com uma sobrevida de 5 anos de cerca de 100%. Uma associação com a infecção por *Borrelia burgdorferi* foi relatada em uma minoria de casos na Europa, mas não na Ásia ou nos Estados Unidos. Têm tendência a recorrer na pele, mas a disseminação para sítios extracutâneos é extremamente rara
Características clínicas: apresentam-se como nódulos, placas ou pápulas solitários ou multifocais eritemato-violáceas que geralmente estão localizados no tronco ou extremidades, especialmente nos braços. Ao contrário do que ocorre no LCCB centrofolicular, a apresentação com lesões cutâneas multifocais é frequente. A resolução espontânea das lesões pode ser observada, às vezes deixando áreas de anetodermia nas áreas de lesões preexistentes
Histopatologia: o infiltrado neoplásico é composto por células B de pequeno a médio tamanho, com padrão nodular ou difuso. As células incluem células da zona marginal (semelhantes a centrócitos), células linfoplasmocitoides e plasmócitos. Os centros germinativos podem estar evidentes, mas também podem estar ausentes, distorcidos, atróficos ou completamente ausentes

(Continua)

Tabela 129.16 Classificação dos linfomas cutâneos de células B segundo WHO-EORTC, características clínicas, histológicas, imunohistoquímicas, genéticas e tratamento.[329] (Continuação)

Imunohistoquímica: é positivo para marcadores de células pan-B (CD20, CD79, PAX5); positivo para BCL2 e não expressa CD10 e BCL6. Ki67 geralmente não é muito alto. A coloração de CD21 é útil para destacar as células dendríticas foliculares dos folículos linfoides, que podem estar infiltradas por células da zona marginal (BCL2+, BCL6-), sendo uma pista útil para o diagnóstico. Uma população de células T CD3+ reativas é geralmente observada **Tratamento:** o manejo é semelhante ao LCCB centrofolicular, com uma diferença: para o LCCB de zona marginal, em países europeus (mas não na América do Norte), recomenda-se uma tentativa inicial com antibióticos para *Borrelia burgdorferi*[330]
LCCB CENTROFOLICULAR – 50% a 60% dos LCCB[247] É a forma mais comum de linfoma cutâneo de células B, representando aproximadamente 50% a 60% dos casos. Ao contrário dos linfomas foliculares sistêmicos, a maioria dos cutâneos não abriga a translocação t(14;18) envolvendo o *locus* BCL2 e não expressa fortemente BCL2 por imunohistoquímica. Tem um excelente prognóstico com 5 anos sobrevida de mais de 95%. Se não tratadas, as lesões aumentam de tamanho ao longo dos anos, mas a disseminação para sítios extracutâneos é rara. As recorrências são, no entanto, frequentes **Características clínicas:** são geralmente caracterizados por placas, nódulos ou tumores solitários eritemato-violáceos, envolvendo a cabeça, couro cabeludo ou tronco. Particularmente no tronco, esses tumores podem estar circundados por pápulas e placas eritematosas, que podem preceder o desenvolvimento de lesões tumorais por meses ou anos. No passado, esse tipo de manifestação era chamado de "linfoma de Crosti" ou "reticulohistiocitoma do dorso". Lesões cutâneas multifocais são menos comuns **Histopatologia:** apresenta-se como um infiltrado dérmico nodular ou difuso com preservação da epiderme. É composto por células pequenas a médias, geralmente centrócitos misturados com um número variável de centroblastos. Pode apresentar-se como um padrão de crescimento folicular, folicular e difuso ou difuso **Imunohistoquímica:** é positivo para marcadores de células pan-B (CD20, CD79, PAX5); geralmente expressa BCL6 e a expressão de CD10 é variável; ao contrário do linfoma folicular sistêmico, o BCL2 é negativo ou positivo fraco ou apenas em um subconjunto de células; MUM-1 é negativo **Tratamento:** para pacientes com lesões solitárias ou localizadas, a radioterapia de baixa dose é segura e altamente eficaz. A excisão cirúrgica, observação clínica (*watch and wait*) e tratamentos tópicos (corticosteroide intralesional ou rituximabe intralesional) também podem ser indicados. Para lesões múltiplas que podem ser incluídas em vários campos de radiação, a radiação de baixa dose ainda é uma opção eficaz, mas para envolvimento mais extenso da pele, o rituximabe como agente único pode ser uma alternativa. Cerca de 30% dos pacientes irão recorrer após radioterapia ou rituximabe, mas as recorrências geralmente são confinadas à pele
LCCB DIFUSO DE GRANDES CÉLULAS, TIPO PERNA – 10% a 20% dos LCCB)[247] É uma forma mais agressiva de LCCB. Em contraste com as formas indolentes (centrofolicular e zona marginal), está associado a uma sobrevida específica da doença em 5 anos de aproximadamente 50%, com disseminação para locais extracutâneos ocorrendo com mais frequência. Os fatores prognósticos associados a uma pior sobrevida incluem: expressão dupla de BCL2 e c-myc; presença de uma mutação somática MYD88L265P; e envolvimento de múltiplos locais, em uma ou ambas as pernas **Características clínicas:** geralmente afeta mulheres idosas e apresenta-se como tumores de crescimento rápido eritemato-violáceos em uma ou ambas as pernas, podendo ocorrer ulceração. Outros locais além da perna podem ocorrer, mas são menos frequentes **Histopatologia:** o infiltrado neoplásico é composto por uma população monomórfica de grandes centroblastos e imunoblastos com poucas células misturadas, com infiltrado difuso, que muitas vezes se estende para a derme profunda e tecido subcutâneo. Figuras mitóticas são frequentes **Imunohistoquímica:** é positivo para marcadores de células pan-B (CD20, CD79, PAX5). As células geralmente têm uma forte expressão de BCL2; BCL6 é expresso na maioria dos casos, enquanto CD10 geralmente está negativo; MUM-1/IRF4 mostra positividade. A forte expressão de BCL2 e MUM-1 ajuda a distingui-lo de um LCCB centrofolicular com padrão difuso **Tratamento:** como linfoma mais agressivo, o padrão-ouro para terapia é o R-CHOP (rituximabe + poliquimioterapia – ciclofosfamida, doxorrubicina, vincristina e prednisolona) com ou sem radioterapia. Em pacientes idosos que não são candidatos ao R-CHOP, o R-miniCHOP pode ser usado. O rituximabe como agente único ou a radioterapia isolada podem ser usados como medidas paliativas para pacientes que não podem receber terapias mais agressivas
LCCB DE GRANDES CÉLULAS INTRAVASCULAR[6] **Clínica:** caracteriza-se por *patches* e placas violáceas e teleangiectásicas ou áreas endurecidas, dolorosas, sugestivas de paniculite ou púrpura, que acometem tronco e membros inferiores. Podem acometer também SNC e pulmão. Acometimento cutâneo exclusivo confere melhor prognóstico[6,7] **Histologia:** apresenta numerosos vasos sanguíneos dilatados na derme e tecido subcutâneo, com presença de grandes células linfoides neoplásicas confinadas na luz de vênulas, capilares e arteríolas[6,247] **Imunohistoquímica:** as células neoplásicas são CD20+, CD79a+, BCL2+, MUM-1+. O BCL6 é positivo em 26% dos casos e o CD10 em 13%[6,247] **Prognóstico:** sobrevida em 3 anos de 22% se houver acometimento extracutâneo, e de 56% para doença limitada à pele[253] **Tratamento:** poliquimioterapia sistêmica[253]

A pesquisa do rearranjo do gene da cadeia leve e pesada da imunoglobulina, mediante técnicas de biologia molecular – PCR –, tem sido utilizada como método auxiliar no diagnóstico dos processos linfoproliferativos de células B. A identificação do rearranjo gênico das cadeias de imunoglobulina demonstrando proliferação clonal (monoclonalidade) nos processos linfoproliferativos B sugere fortemente o aspecto maligno da população linfocitária estudada. Características histológicas, imunohistoquímicas e genéticas e prognóstico e tratamento estão descritas na Tabela 129.12.[6,90,240,254,255]

ÚLCERA MUCOCUTÂNEA EBV+

Descrito em 2010 como entidade para descrever um grupo de lesões com clínica e histologia semelhante, EBV+, ocorrendo em idosos ou imunossuprimidos.

Características clínicas

É caracterizado por úlceras mucocutâneas rasas, circunscritas, podendo estar localizadas no palato, gengiva, colo, pele, língua, esôfago, entre outros.

Histopatologia

Úlcera com um infiltrado polimorfo subjacente, composto por pequenos linfócitos, imunoblastos, linfócitos grandes atípicos e um grau variável de eosinófilos, histiócitos e plasmócitos em meio ao infiltrado, em geral com halo proeminente de linfócitos T na base da lesão. Os linfócitos atípicos são grandes, pleomórficos com morfologia frequente de Reed-Sternberg.

Imunofenotipagem

Apresentam positividade para CD30, MUM1, PAX5, com expressão variável de CD20, CD45, CD15, CD79a e BCL6. A hibridização *in situ* EBER+ (EBV)

Prognóstico e tratamento

A doença em geral é indolente e localizada, podendo ter remissão espontânea, ou ser tratado com radioterapia, monoquimioterapia ou terapias-alvo (anti-CD20 – rituximabe, anti-CD30 – brentuximabe).[9]

NEOPLASIAS PRECURSORAS HEMATOLÓGICAS[331,332]

Neoplasia de células dendríticas plasmocitoides blásticas

Antigamente era classificado como linfoma de células blásticas NK e incluído na categoria de linfoma agressivo com alta incidência de envolvimento cutâneo e risco de disseminação leucêmica. Estudos mais recentes sugerem que essas células derivam de células dendríticas plasmocitoides, e o termo considerado atualmente é o de neoplasia de células dendríticas plasmocitoides blásticas. É uma neoplasia extremamente rara.[6,7] Apesar de hoje ser classificado na neoplasia mieloide, durante anos pertenceu à classificação do linfoma cutâneo. Tem incidência de 0,04/100.000 pessoas e acomete homens mais velhos, com proporção homem/mulher de 2 a 3,3:1 e idade mediana de 53 a 68 anos.

Características clínicas

A pele é acometida em 60% a 100% dos casos, sendo a primeira manifestação em cerca de 90% dos casos, mas com rápido acometimento sistêmico. O envolvimento cutâneo é o mais comum, seguido pela medula óssea e sangue periférico em 60% a 90% e linfonodos em cerca de 40% a 50% dos casos. O sistema nervoso central (SNC) pode estar envolvido em 30% dos casos.

As lesões cutâneas são heterogêneas, podem ser únicas ou mais frequentemente generalizadas, com tamanho, formas variáveis e podem se manifestar como pápulas, placas, nódulos ou tumores eritematosos ou arroxeados, frequentemente com aspecto de hematoma. O envolvimento da mucosa também pode estar presente.[117,119]

Histopatologia

É geralmente caracterizado por um infiltrado difuso e monomórfico de blastos de tamanho médio a grande (semelhante ao sarcoma mieloide) em toda a derme e muitas vezes se estendendo até o subcutâneo, poupando a epiderme. Figuras mitóticas são comuns.

Imunohistoquímica

As células devem ser positivas para pelo menos 3 de 5 marcadores: CD4, CD123, CD56, TCL1, CD303; e negativo para outros marcadores de linhagem como CD3, CD20, CD34, MPO, EBV. Ki-67 geralmente é alto.

Tratamento

Terapias-alvo estão sendo desenvolvidas, tendo um agente anti-CD123 já aprovado. Caso não estejam disponíveis, os dados suportam o uso de esquemas semelhantes aos usados para leucemia linfoide aguda, associado à profilaxia do SNC, seguido de TCTH alogênico em casos selecionados.

MIELOMA MÚLTIPLO

O mieloma múltiplo (MM) é a forma mais comum de neoplasia dos plasmócitos e consiste na proliferação progressiva e incontrolada dessas células na medula óssea, produzindo quantidades elevadas de imunoglobulinas anormais ou seus fragmentos.[257]

As manifestações clínicas são heterogêneas e incluem formação tumoral, produção de imunoglobulina monoclonal, diminuição da liberação de imunoglobulinas normais causando hipogamaglobulinemia, hematopoiese ineficaz, doença óssea osteolítica, hipercalcemia e disfunção renal.[257] Frequentemente, a proliferação de plasmócitos tumorais compromete o tecido ósseo adjacente, produzindo lesões osteolíticas extensas, em saca-bocados, afetando crânio, costelas, vértebras, pelve e partes proximais dos ossos longos, assim como osteoporose difusa de todo o esqueleto, resultando em dores ósseas e fraturas patológicas. Comprometimento cutâneo é observado em 5% a 10% dos casos.[258]

Epidemiologia

O MM corresponde a aproximadamente 1% de todos os tipos de câncer e a 10% das neoplasias hematológicas.[257] Nos Estados Unidos, a incidência é de quatro casos por 100 mil habitantes/ano, sendo duas vezes maior em negros do que em caucasianos. A idade média ao diagnóstico é de aproximadamente 65 anos e apenas 2% dos pacientes encontram-se abaixo de 40 anos.[258]

A exposição ambiental à radiação ou produtos químicos pode estar associada ao aumento de casos de MM. O vírus herpes humano (HHV-8) também foi associado ao MM, porém esse resultado não pôde ser confirmado em todos os estudos relacionados.[257]

Etiologia e patogênese

A etiologia do MM é desconhecida.[257] O primeiro passo para a gênese do MM é o surgimento de um número limitado de plasmócitos clonais, clinicamente conhecido como gamopatia monoclonal de significado indeterminado (GMSI). Aproximadamente 50% dos pacientes apresentam translocações envolvendo o lócus da cadeia pesada da imunoglobulina no cromossomo 14q32. Com a progressão da GMSI para MM, podem ocorrer novos eventos genéticos complexos e alterações no microambiente da medula óssea, incluindo indução da angiogênese, supressão da imunidade celular e liberação de citoquinas como interleucina-6 (IL-6) e fator de crescimento do endotélio vascular (VEGF). A interação entre os plasmócitos, as células estromais da medula óssea e os microvasos contribuem para persistência do tumor e quimiorresistência.[259]

Manifestações clínicas

Os pacientes com MM apresentam sintomas variados como anemia, dor óssea, fraturas patológicas, sangramentos e/ou neuropatia periférica.[260]

Os principais sinais e sintomas são decorrentes da massa tumoral ou de proteínas e/ou citoquinas secretadas pelas células tumorais e estão citados na Tabela 129.13.[257] As lesões cutâneas associadas ao MM podem ser específicas ou inespecíficas.

Tabela 129.13 Sinais e sintomas mais frequentes no mieloma múltiplo.[257]

Sintomas e achados laboratoriais	Frequência
Dor óssea	65
Fraqueza e fadiga	50
Anemia	65
Insuficiência renal	20
Hipercalcemia	20
Eletroforese com pico-M sérico	80
Imunofixação com pico-M (soro ou urina)	97
IgG	50
IgA	20
Cadeia leve	20
Proteína-M urinária	75
Plasmocitose na medula óssea ≥ 10%	90
Lesões cutâneas	5 a 10

Manifestações cutâneas

As lesões cutâneas específicas relacionadas ao MM são os plasmocitomas secundários, que podem ocorrer por extensão direta para a pele a partir de lesões ósseas subjacentes, ou por disseminação hematogênica (a distância do tumor ósseo). As lesões por extensão são o tipo mais frequente. São geralmente amolecidas à palpação e normocrômicas. As lesões por disseminação hematogênica são representadas por nódulos subcutâneos ou intradérmicos, com 1 a 5 cm de diâmetro, de cor eritemato-violácea, consistência endurecida, que ocorrem tardiamente no curso da doença. São mais comuns no tronco, extremidades e face e, geralmente, múltiplos.[261]

O plasmocitoma cutâneo secundário normalmente representa a disseminação do MM em estádio final, provavelmente em decorrência de alteração das moléculas de adesão. Essas lesões constituem sinal de mau prognóstico, com a evolução para óbito em até 12 meses após seu diagnóstico.[261]

Os plasmocitomas cutâneos podem surgir em pacientes sem evidência de MM, sendo então denominados plasmocitomas cutâneos primários.[261] Esses tumores são raros, correspondendo à variação de 3% a 12% dos casos de plasmocitoma, e têm prognóstico variável, podendo ou não ocorrer disseminação da doença.[262]

Frequentemente as lesões cutâneas encontradas estão relacionadas ao envolvimento ósseo do MM ou ao plasmocitoma ósseo solitário adjacente à pele.[263]

Plasmocitomas cutâneos têm sido associados a todas as classes de proteínas do mieloma, exceto IgE.[264] Patterson e colaboradores, em revisão da literatura observam que pacientes com mieloma e plasmocitoma cutâneo apresentam imunoglobulina monoclonal IgG em 56%, IgA em 24%, apenas cadeia leve em 12%, IgD em 4% e IgM em 4%.[265] O que corresponde à distribuição das proteínas nos mielomas em geral (IgG em 53% e IgA em 22%).[266] Entretanto, alguns autores notaram maior predominância de IgA nos casos com infiltração cutânea.[267]

Na revisão de casos de MM realizada por Requena e colaboradores[263] as lesões cutâneas foram descritas como pápulas ou nódulos subcutâneos/cutâneos com diâmetro de 1 a 5 cm, consistência firme, superfície lisa e coloração violácea ou vermelha, podendo ocorrer ulcerações e infecção secundária. Os locais mais frequentemente acometidos foram o tronco e o abdome. As lesões de pele inespecíficas incluem amiloidose, púrpura, alopecia, dermatite pruriginosa ictiosiforme, fenômeno de Raynaud, urticária ao frio, pioderma gangrenoso, xantomas planos, anidrose, lesões esclerodermiformes, dermatose pustulosa subcórnea, líquen mixedematoso e xantogranuloma necrobiótico.[261]

Diagnóstico laboratorial

Cerca de 60% dos pacientes com MM apresentam anemia normocítica e normocrômica ao diagnóstico e, em fases mais avançadas da doença, virtualmente todos os pacientes apresentam anemia. A insuficiência renal está presente em 20% dos pacientes ao diagnóstico. A hipercalcemia está presente em aproximadamente 20% dos pacientes inicialmente e é a principal causa de insuficiência renal.[268] Os exames necessários para o diagnóstico de MM estão descritos na Tabela 129.14.

Tabela 129.14 Exames necessários para o diagnóstico de mieloma múltiplo.[269]

Anamnese e exame físico
Hemograma completo
Bioquímica incluindo cálcio e creatinina
Eletroforese de proteína sérica e imunofixação
Quantificação nefelométrica de imunoglobulinas
Análise de urina, coleta de 24 horas para eletroforese e imunofixação
Aspirado da medula óssea e biópsia (citogenética e imunofenotipagem), se disponível
Avaliação radiológica do esqueleto (pelve, coluna, crânio, úmero e fêmur)
β2-microglobulina, proteína C-reativa e desidrogenase lática
Dosagem de cadeia leve livre monoclonal, se disponível

Identificação da proteína monoclonal

Se houver suspeita clínica de MM ou doença relacionada, deve-se investigar a presença de proteína monoclonal no soro e na urina por meio da eletroforese das proteínas.[268] Essa técnica revela pico monoclonal em 80% dos pacientes, hipogamaglobulinemia em 10% e eletroforese sem anormalidade aparente nos demais. A imunoeletroforese e a imunofixação são técnicas mais sensíveis e revelam proteína monoclonal (ou componente-M) no soro e na urina em 97% dos casos de MM.[270]

Quantificação das imunoglobulinas séricas

A quantificação das imunoglobulinas por nefelometria é a técnica mais utilizada, sendo encontrado aumento de IgG em 60% dos pacientes, IgA em 20% e apenas cadeia leve em 20%. Um pequeno número de pacientes pode ser MM não secretor. A produção de IgD, IgE, IgM ou biclonal é rara.[268]

Exame da medula óssea

O mielograma e a biópsia de medula óssea são exames necessários para o diagnóstico de MM, identificando número aumentado de plasmócitos (acima de 10%). Na biópsia de medula óssea podem-se realizar as reações de imunohistoquímica para definir a clonalidade dos plasmócitos (kappa ou lambda).[268]

Avaliação radiológica

A radiografia do esqueleto (ossos longos, crânio, coluna e bacia) revela a presença de lesões líticas, as quais são detectadas quando há perda óssea de 30%. Na tomografia, as lesões vertebrais envolvem o espaço medular, enquanto na doença metastática por outras neoplasias ocorre envolvimento do pedículo e da porção vertebral adjacente. A ressonância magnética da coluna detecta doença focal intramedular em aproximadamente 60% a 70% dos pacientes ao diagnóstico antes do início da destruição óssea.[257]

Histologia

Ocorre proliferação de plasmócitos na medula tipicamente em faixa. Os plasmócitos são duas a três vezes maiores que linfócitos típicos, com núcleos excêntricos regulares (redondos ou ovalados) com cromatina agrupada e halo perinuclear ou zona pálida. O citoplasma é basofílico. Células típicas de mieloma, mas não diagnósticas, contêm inclusões citoplasmáticas contendo imunoglobulinas. Na pele, observa-se 2 padrões: acometimento nodular e difuso, e acometimento intersticial por plasmócitos atípicos. Há envolvimento de derme reticular, poupando epiderme e derme papilar superior (zona de Grenz). Pode haver acometimento do subcutâneo.[271,272]

Imunohistoquímica

O estudo imunohistoquímico é particularmente útil para o diagnóstico do MM, em que as lesões cutâneas constituem a primeira manifestação da doença, antes mesmo do aparecimento de proteínas séricas anormais. Ele pode identificar os plasmócitos no plasmocitoma (primário e secundário), que expressam CD138, e que sintetizam quantidades diferentes de cadeia leve kappa citoplasmática monotípica. A monoclonalidade é uma característica encontrada geralmente nos plasmocitomas neoplásicos, com predomínio da cadeia kappa comparada a cadeia lambda maior do que 10:1.[271,272]

Diagnóstico diferencial

Os diagnósticos diferenciais histológicos dos infiltrados de plasmócitos na pele incluem: mieloma múltiplo, plasmocitoma extramedular primário, linfoma cutâneo primário da zona marginal, linfoma plasmablástico, variante plasmocitária da doença de Castleman, plasmocitose cutânea e sistêmica, placa linfoplasmacítica pré-tibial.[272]

Estadiamento e prognóstico

A sobrevida dos pacientes com MM é muito variável. Apesar de a sobrevida global mediana ser de 3 a 4 anos, esse intervalo pode variar de poucos meses a mais de 10 anos por causa da heterogeneidade de fatores envolvidos na gênese da doença.[273] O acometimento cutâneo confere pior prognóstico, com sobrevida média de 8 meses (3 a 48 meses) após o surgimento das lesões cutâneas.[272]

Tratamento

Plasmocitomas ósseos ou extramedulares são altamente radiossensíveis e quase todos os pacientes alcançam o controle local (80% a 100%) e aproximadamente 50% a 65% permanecem livres de doença por mais de 10 anos.[274]

Plasmocitomas solitários podem ser tratados com excisão cirúrgica simples com ou sem associação à radioterapia localizada, sem recidiva local ou sistêmica.[275]

Como o MM com acometimento cutâneo em geral representa doença em estágio avançado com prognóstico reservado, seu tratamento, na maioria das vezes, deve ser agressivo. Os pacientes com MM sintomático são divididos em dois grupos de acordo com idade, *performance status* e comorbidades: aqueles candidatos à consolidação com altas doses de quimioterapia seguida de transplante de células-tronco hematopoéticas e os não elegíveis.

Nos pacientes com plasmocitoma cutâneo primário, a radioterapia local pode ser realizada com prognóstico favorável.[276]

Em pacientes candidatos a transplante de células-tronco hematopoéticas, recomendam-se regimes de quimioterapia com bases em agentes não alquilantes como talidomida associada à dexametasona ou VAD (vincristina, doxorrubicina, dexametasona) para redução inicial da carga tumoral.[277] Apesar de não curativo, o transplante autólogo de células-tronco hematopoéticas aumenta significativamente a taxa de resposta completa e a sobrevida global do paciente com MM em 12 meses, quando comparado à quimioterapia convencional.[278] O transplante alogênico convencional (mieloablativo) de células-tronco hematopoéticas apresenta cerca de 50% de mortalidade. Até 40% dos pacientes não obtêm remissão completa, o que implica 45% de probabilidade de recidiva em 5 anos. Estudos com regimes de condicionamento não mieloablativos (minitransplante) reduziram a mortalidade e viabilizaram a realização do transplante alogênico em pacientes com mais de 60 anos.[279]

Para pacientes não elegíveis ao transplante de células-tronco hematopoéticas, em geral com mais de 65 a 70 anos, *performance status* ruim e comorbidades como insuficiência renal, quimioterapia convencional é o tratamento de escolha. A administração oral de melfalano associado à prednisona produz resposta objetiva em 50% a 60% dos pacientes. A associação de talidomida (esquema MPT), da lenalidomida, ou do bortezomibe (inibidor de proteassoma capaz de induzir apoptose das células neoplásicas) aumenta a sobrevida livre de eventos e apresenta maior taxa de resposta.[278,280,281]

■ LEUCEMIAS

O termo leucemia abrange uma série de entidades diferentes que têm em comum o fato de serem doenças clonais malignas caracterizadas por crescimento descontrolado de células da medula óssea. As leucemias são divididas em agudas e crônicas, mieloides ou linfoides, conforme a linhagem celular envolvida.

Manifestações dermatológicas

As manifestações cutâneas das leucemias podem ser classificadas em inespecíficas ou específicas. Lesões específicas resultam da infiltração leucêmica (células atípicas), enquanto as inespecíficas englobam manifestações infecciosas, hemorrágicas ou de hipersensibilidade.

Manifestações inespecíficas

As manifestações cutâneas inespecíficas das leucemias podem ser decorrentes das alterações hematológicas, como plaquetopenia levando ao aparecimento de petéquias e púrpuras; podem ainda manifestar-se como reações de hipersensibilidade (p. ex., reação exagerada à picada ou dermatose eosinofílica associada à neoplasia hematológica), dermatoses inflamatórias, como dermatoses neutrofílicas (síndrome de Sweet, pioderma gangrenoso, hidradenite écrina neutrofílica), vasculites, paniculites etc. (Tabela 129.15).[282]

Outras dermatoses comuns nesse grupo de pacientes são estomatites, gengivites, glossites, balanites, DECH (doença do enxerto contra o hospedeiro), erupção a drogas e processos infecciosos, causados ou pela imunossupressão associada à neoplasia ou aos tratamentos oncológicos.

Leucemia cútis (LC)

São lesões decorrentes da infiltração de células leucêmicas na pele, que podem surgir durante o curso da doença ou, eventualmente, preceder as manifestações hematológicas das leucemias.[283] A frequência da LC varia de acordo com o subtipo da leucemia, sendo descrita como 10% a 15% em pacientes com LMA e sendo menos frequentes nas leucemias crônicas.[283] Desch e Smoller observaram infiltração cutânea em 30% das biópsias de pele realizadas em uma série de pacientes com leucemia.[284]

As manifestações clínicas são variáveis, podendo apresentar lesões eritematoinfiltradas, pápulas ou nódulos de consistência firme ou hemorrágicos, lesões purpúricas, ulceradas e raramente bolhosas. Excepcionalmente, pode ocorrer eritrodermia como manifestação específica de leucemia linfocítica.

Tabela 129.15 Dermatoses inflamatórias associadas a leucemias agudas e crônicas.

Doença	Leucemia associada
Dermatoses neutrofílicas	
Síndrome de Sweet	LMA > LMC, leucemia *hairy cell*, CNL > LLA, LLC
Pioderma gangrenoso*	LMA, LMC, leucemia *hairy cell* > LLA, LLC
Hidradenite écrina neutrofílica	LMA >> LLA, LMC, LLC
Eritemas reativos	
Reação exagerada a artrópodo	LLC
Eritrodermia	LLC†
Vasculite	
Poliarterite nodosa	Leucemia *hairy cell* >> LMMC
Vasculite (pequenos vasos/leucocitoclástica)	Leucemia *hairy cell*, LLC > LMMA, LLA
Eritema *elevatum diutinum*	Leucemia *hairy cell*, LLC
Paniculite	
Eritema nodoso¥	LMA, LMC, LMMC
Outras paniculites§	Leucemia *hairy cell*, LMA, LMMC
Outras	
Eritema multiforme#	LLC
Urticária	LLC, leucemia *hairy cell*
Pênfigo paraneoplásico	LLC
Eczema recalcitrante do adulto	LLC (célula T)
Isquemia acral com palidez	LMC¶

*especialmente bolhosa. †Muitos representam síndrome de Sézary. ¥Descritos casos isolados; pode ocorrer concomitantemente com síndrome de Sweet. §Síndrome de Sweet; pode ter um componente subcutâneo. #Pode representar pênfio paraneoplásico. ¶Síndrome leucostasia/hiperleucocitose.

LLA: leucemia linfocítica aguda; LMA: leucemia mielocítica aguda; LMMA: leucemia mielomonocítica aguda; LLC: leucemia linfocítica crônica; LMC: leucemia mielocítica crônica; LMMC: leucemia mielomonocítica crônica; LNC: leucemia neutrofílica crônica.

As lesões podem ser localizadas ou disseminadas. Qualquer área do tegumento pode ser acometida, sendo as localizações mais frequentes a cabeça, pescoço e tronco, podendo ocorrer também em locais de trauma e cicatrizes.

A leucemia mieloide pode, raramente, surgir como nódulos denominados sarcomas granulocíticos ou chloromas. Esses nódulos, quando seccionados e expostos ao ar, adquirem cor azul-esverdeada por causa dos grânulos de mieloperoxidase dentro de leucócitos neoplásicos. Sarcomas granulocíticos podem preceder o desenvolvimento e leucemia sistêmica por meses.

Hiperplasia gengival secundária à infiltração leucêmica é observada em pacientes com leucemias monocítica ou mielomonocítica.

Histopatologia

Tipicamente há um infiltrado de células leucêmicas na derme perivascular ou nodular, que pode ser denso, difuso ou com células isoladas intersticiais.

Em geral, observa-se infiltrado denso ao redor de glândulas sudoríparas écrinas.

Os achados histológicos da leucemia cútis variam de acordo com o tipo de leucemia. A LMC é caracterizada por infiltrado de células mieloides imaturas, podendo, na maioria dos casos, ser encontrados grânulos citoplasmáticos, porém em células precursoras muito imaturas os grânulos podem não ser evidenciados. Observam-se diversos precursores mieloides, incluindo promielócitos, metamielócitos, bands e neutrófilos maduros. Na LLA observa-se infiltrado de células linfoide imaturas. Na LLC há infiltrado denso de linfócitos pequenos redondos. Os marcadores imunohistoquímicos são ferramentas muito úteis na melhor definição das células que compõem o infiltrado.[283,284]

Diagnóstico diferencial

Clinicamente, a leucemia cútis deve ser diferenciada do linfocitoma cútis, êmbolo infeccioso, vasculite e erupção a drogas.

Com relação à histopatologia, os diagnósticos diferenciais dependem do tipo de leucemia presente. As leucemias linfocíticas devem ser diferenciadas de linfomas. Na maioria das vezes essa diferenciação é com base no envolvimento de medula e linfonodos. Histologicamente pode ser muito difícil diferenciar casos de leucemia cútis de linfoma com envolvimento cutâneo. Leucemia mieloide deve ser diferenciada de hematopoiese extramedular, síndrome de Sweet, vasculite de pequenos vasos e outras dermatoses neutrofílicas. O reconhecimento de precursores leucocitários atípicos e imaturos ajuda a diferenciar infiltrados leucêmicos de infiltrados neutrofílicos reativos.[283,284]

■ PSEUDOLINFOMAS

Pseudolinfomas cutâneos são processos inflamatórios que simulam linfomas cutâneos malignos T ou B, clinicamente, histologicamente ou ambos, mas apresentam comportamento biológico benigno. Os pseudolinfomas cutâneos não são considerados uma doença específica, mas uma resposta inflamatória a estímulos conhecidos ou desconhecidos que resultam em uma aparência linfomatosa com acúmulo de células inflamatórias benignas.[285]

O termo pseudolinfoma deve ser reservado para casos idiopáticos, em que as causas ou mecanismos de proliferação linfocitária não tenham sido identificadas. Sempre que possível devem ser preferidos termos mais específicos, que contenham a causa da hiperplasia linfocitária.[285]

Pseudolinfomas nodulares, com lesões localizadas, na maioria das vezes simulam linfomas cutâneos de células B, como as reações linfomatoides a drogas, linfocitoma cútis (*Borrelia burgdorferi* como agente causal), reações a picadas de artrópodes, pseudolinfomas associados a vacinação, tatuagem e pseudotumores inflamatórios, enquanto uma variedade de doenças específicas, que se manifestam com máculas e placas eritematosas, são muitas vezes referidas como pseudolinfomas por simularem linfomas cutâneos de células T, como a dermatite de contato e a erupção a drogas linfomatoides.[285]

Pacientes com diagnóstico de pseudolinfoma eventualmente progridem para linfoma maligno, o que gera confusão a respeito dessa nosologia. Nesses casos, pseudolinfoma pode representar um pré-linfoma não diagnosticado na avaliação inicial. Evidências de que o linfoma se desenvolve em clone de linfócitos que já estavam presentes nas lesões recentes sugerem que o pseudolinfoma seja uma fase de proliferação clonal na qual o sistema imune do hospedeiro tenha controle sobre o processo, resultando no comportamento biológico benigno.[285]

Nos últimos anos, novas técnicas de imunohistoquímica e de biologia molecular têm acrescentado importantes critérios para a diferenciação de linfomas e pseudolinfomas.[285]

Aspectos históricos

Pseudolinfoma cutâneo foi inicialmente descrito sob o termo "*sarcomatosis cutis*" por Kaposis em 1891[322] e a partir daí muitas outras denominações vêm sendo criadas: Biberstein, em 1923, introduziu o termo "linfocitoma cútis"; Bafverstedt, em 1943, a denominação linfadenosis benigna; em 1976, Lever designou o processo de "pseudolinfoma de Spiegler e Fendt"; em 1969, Caro e Helwing introduziram o termo "hiperplasia cutânea benigna".[286]

Epidemiologia

Apesar de não existirem dados disponíveis sobre a exata incidência dos pseudolinfomas, eles são considerados processos incomuns, mas não raros. Com relação à raça, 90% dos casos são descritos na raça branca. O sexo masculino é mais acometido pelo pseudolinfoma de células B, com índice de dois homens para uma mulher. Indivíduos de qualquer idade podem ser afetados, porém pseudolinfomas de células B são mais comuns no adulto jovem, com idade média de 34 anos; dois terços dos pacientes têm idade inferior a 40 anos e 8% dos casos acometem pacientes com menos de 18 anos. Pseudolinfomas decorrentes de infecção por borrelia são mais comuns em crianças que em adultos.[286]

Etiologia

Embora, muitos processos pseudolinfomatosos tenham sua origem desconhecida, vários estímulos podem induzir ao pseudolinfoma cutâneo: drogas, infecções, agentes estranhos, fotossensibilidade (Tabela 129.16).

Os anticonvulsivantes, tipicamente a fenitoína e a carbamazepina, são as causas mais frequentes de pseudolinfoma induzido por drogas. Entretanto, a lista de drogas associadas a pseudolinfomas continua crescendo (Tabela 129.17).

Classificação

Com base nos achados histológicos, imunofenotípicos e genotípicos dos linfócitos predominantes no infiltrado inflamatório, os pseudolinfomas podem ser divididos em dois grandes grupos:

1. Pseudolinfoma de células T.
2. Pseudolinfoma de células B.

Nos pseudolinfomas T pode-se observar infiltrado inflamatório em faixa superficial ou nodular, enquanto nos pseudolinfomas B a arquitetura do infiltrado inflamatório é nodular (Tabela 129.18).

Tabela 129.16 Causas de pseudolinfomas cutâneos.
Drogas
Agentes estranhos
Corantes de tatuagens
Picada de inseto
Veneno injetado por artrópodes
Vacinação
Injeções hipossensibilizantes
Contactantes
Traumas
Foliculite
Acupunturas
Joias – *piercing* (especialmente ouro)
Infecções
B. burgdorferi
Varicela-zóster
HIV
H. pylori
Molusco contagioso
Fotossensibilidade
Idiopática (mediação imune de causa desconhecida)

Tabela 129.17 Drogas associadas a pseudolinfomas.

Classe	Droga
Anticonvulsivante	Fenitoína Carbamazepina Mefenitoína Trimetadona Fenobarbital Primidona Butabarbital Lamotrigina Metsuximida Fensuximida
Benzodiazepínicos	Clonazepam Lorazepam
Antidepressivos	Amitriptilina Bupropiona Desipramina Doxepina Fluoxetina Lítio Maprotilina
Antipsicóticos (fenotiazinas)	Clorpromazina Tioridazina Prometazina
Anti-hipertensivos	
Alfa-agonista	Clonidina *patch*
Inibidor de enzima conversora de angiotensina	Benazepril Captopril Enalapril Lisinopril
Bloqueador de receptor de angiotensina	Losartan Valsartan
Betabloqueador	Atenolol Labetalol
Bloqueador de canais de cálcio	Diltiazem Verapamil
Diuréticos	Hidroclorotiazida Hidroclorotiazida com amilorida
Vasodilatadores	Hidralazina
Antiarrítmicos	Mexiletina Procainamida

(Continua)

Tabela 129.17 Drogas associadas a pseudolinfomas. (Continuação)

Classe	Droga
Antibióticos	Dapsona Cefixime Nitrofurantoína Penicilina
Anti-histamínicos	
Bloqueadores H1	Difenidramina
Bloqueadores H2	Cimetidina Ranitidina
Antirreumáticos	Alopurinol D-penicilamina Ouro Drogas anti-inflamatórias não esteroides
Quimioterápicos	Ciclosporina Metotrexato Imatinib (proteína inibidora da tirosina quinase) Acetato de Glatiramer
Inibidor da 3-hidroxi-3-metilglutaril coenzima A (HMG-CoA) redutase	Lovastatin
Estabilizadores de mastócitos	Cromoglicato de sódio
Esteroides sexuais	Estrógeno Progesterona
Agentes tópicos	Mentol Óleos de plantas etéreos
Vacinas	Locais de injeções – hepatite A ou B

Tabela 129.18 Classificação dos pseudolinfomas.

Pseudolinfomas de células T (PLCT)
Infiltrado em faixa
PLCT idiopático Erupção linfomatoide a drogas Dermatite de contato linfomatoide Escabiose nodular
Infiltrado nodular
PLCT induzido por anticonvulsivante Reação nodular persistente a picada de artrópode Escabiose nodular Angioqueratoma acral pseudolinfomatoso
Infiltrado nodular – pseudolinfoma de células B
Linfocitoma cútis idiopático Linfocitoma cútis borrelial Linfocitoma cútis induzido por tatuagem Linfocitoma cútis causado por injeção de antígeno/acupuntura Reação persistente a picada de inseto Erupção linfomatoide à droga (mais raro) Angioqueratoma acral pseudolinfomatoso (mais raro)

ERUPÇÃO LINFOMATOIDE A DROGAS

Também descrita como pseudolinfoma induzido por droga ou síndrome pseudolinfomatosa induzida por drogas. É caracterizada pela presença de infiltrado linfocitário na pele e achados clínicos que simulam linfoma cutâneo. Na maioria dos casos o infiltrado linfocitário é de células T, porém têm sido descritos casos com infiltrados linfocitários B. Foi primeiramente descrita em 1950 por Chaiken, decorrente da terapia com fenitoína.[287]

Apesar de os anticonvulsivantes, principalmente a fenitoína e a carbamazipina, serem a causa mais frequente dessa hipersensibilidade, muitas outras drogas vêm sendo associadas à síndrome pseudolinfomatosa (Tabela 129.17).

Acredita-se que linfócitos possam proliferar de forma anormal diante de um antígeno, como resultado da supressão imunológica induzida pela droga e imunovigilância enfraquecida. Geralmente há proliferação de linfócitos T, mas ocasionalmente células B podem predominar.

Estudos desses pacientes mostraram alterações na função imune *in vivo* e *in vitro* desses agentes causais. Foram observados aumento relativo e absoluto no número de células T periféricas (85% a 90%), estimulação significativa de transformação blástica de linfócitos droga-induzida, baixa resposta à estimulação com mitógeno *pokeweed* e habilidade prejudicada dos linfócitos T supressores de reprimir a diferenciação de células B e produção de imunoglobulina.

A incidência de pseudolinfoma induzido por droga parece aumentar em pacientes que tomam duas ou mais das drogas envolvidas.

A síndrome pseudolinfomatosa tem quadro clínico diferente da erupção a drogas usual e, quando acompanhada de lesão cutânea extensa, hepatite e agranulocitose, pode levar à morte caso o agente causal não seja identificado e descontinuado.[288]

Em 1996, Bocquet, Bagot e Roujeau propuseram diferenciar a síndrome de hipersensibilidade à droga da síndrome pseudolinfomatosa induzida por droga, com bases em aspectos clínicos. Eles denominaram a reação de hipersensibilidade a drogas sob o acrônimo descritivo DRESS (*drug rash with eosinophilia and systemic symptoms*), deixando o termo síndrome pseudolinfomatosa induzida por droga para designar somente os casos de início lento e progressivo, com placas, nódulos e tumores. Contudo, essas duas entidades apresentam semelhanças histológicas e, por vezes, aspectos clínicos superponíveis.[287]

Síndrome pseudolinfomatosa induzida por anticonvulsivante

A síndrome de hipersensibilidade pseudolinfomatosa induzida por anticonvulsivantes geralmente se dá em 2 a 8 semanas a partir da introdução da droga, mas pode ocorrer de 5 dias a 5 anos a partir da terapia com fenitoína. A apresentação clássica descrita inclui a tríade erupção cutânea papulonodular, febre intermitente e linfadenopatia localizada ou generalizada. Sintomas gerais como cefaleia, náusea, mal-estar, artralgia, conjuntivite e faringite podem estar presentes e pode haver associação com eosinofilia e hepatoesplenomegalia, com moderada disfunção hepática. Porém, na maioria das vezes a lesão cutânea inicial é única, papulonodular ou em placa com crescimento lento; menos frequentemente manifesta-se com lesões papulonodulares ou em placas generalizadas; e a ocorrência de múltiplos tumores disseminados é rara. Erupção morbiliforme, maculopapulosa, acompanhada de prurido em extremidades, incluindo região palmar, plantar e face, e erupção papulosa perifolicular e pustulosa generalizada já foram descritas.[287,289]

Atualmente há a tendência de separar essas reações de hipersensibilidade que mimetizam um linfoma[287] em duas síndromes: a primeira seria de instalação abrupta, mais grave, com comprometimento sistêmico, para a qual a denominação mais apropriada seria DRESS, decorrente da expressão em inglês *drug rash with eosinophilia and systemic symptons*; a segunda ocorreria de forma mais insidiosa, sendo a manifestação inicial o aparecimento de nódulo único ou múltiplos, placas papulosas generalizadas,[290] até eritrodermia simulando SS, podendo nesses casos ser detectadas células de Sézary circulantes em pequenas quantidades.[286]

A forma insidiosa apresenta características histológicas cutâneas de pseudolinfoma e remite com a retirada da droga, porém transformação para linfoma tem sido descrita em alguns casos.[287,289]

A maioria dos anticonvulsivantes pode induzir a síndrome pseudolinfomatosa, porém as principais são fenitoína, carbamazepina, primidona, mefentoína e trimetadiona. Reação cruzada pode ocorrer com o grupo dos hidantoinatos e fenobarbital.[287,289]

Pseudolinfoma cutâneo induzido por outras drogas

Muitas drogas têm sido associadas com quadros de pseudolinfomas micose fungoide-símiles. A manifestação clínica ocorre em geral de 1 a 11 meses após a introdução da droga, com lesões papulosas localizadas ou placas e nódulos disseminados. Quadros de eritrodermia esfoliativa também já foram relatados.[290]

Dermatite de contato linfomatoide

Dermatite de contato linfomatoide é uma dermatite de contato alérgica, crônica e persistente que cursa com achados histológicos semelhantes ao da MF. Clinicamente, manifesta-se com lesões papulosas ou em placa, eritematodescamativas, acompanhadas de prurido generalizado. Pode ocorrer eritrodermia esfoliativa. Teste de contato positivo a vários alérgenos comuns como etilenodiamida pode estar presente.[290]

Reação nodular a picada de artrópode e escabiose nodular

Picadas de insetos, principalmente artrópodes, e escabiose nodular podem originar pseudolinfomas de células T e de células B. Clinicamente, manifestam-se como lesões múltiplas papulosas e nodulares de consistência firme, eritematosas, eritemato-acastanhadas ou violáceas, mais frequentemente em cotovelos, abdome, genitália e axilas. Nódulos pós-escabióticos podem persistir por meses após o tratamento específico antiescabiótico, provavelmente em decorrência da reação de hipersensibilidade retardada a componentes do ácaro. Nos nódulos escabióticos o ácaro dificilmente é identificado. O diagnóstico diferencial inclui prurigo nodular e linfoma.[290]

Angioqueratoma acral pseudolinfomatoso

Foi primeiramente descrito em 1980,[291] em criança com nódulos eritematosos em região acral semelhantes a angioqueratomas e histopatologia com maciço infiltrado linfo-histiocítico abaixo da epiderme. Essa afecção foi posteriormente designada como angioqueratoma acral pseudolinfomatoso da criança (APACHE – *acral pseudolymphomatous angiokeratoma of children*).[292] A etiologia do APACHE permanece desconhecida, porém alguns autores acreditam na possibilidade de uma reação de hipersensibilidade à picada de insetos, em virtude do quadro histopatológico e da localização acral das lesões.[293-295] Clinicamente, caracteriza-se por múltiplas pápulas eritemato-violáceas, com diâmetro de 1 a 4 mm, assintomáticas, geralmente com distribuição acral e ocorrendo com maior frequência entre 2 e 13 anos de idade, porém há relato de casos de ocorrência em adultos. Okada e colaboradores,[296] ao descreverem três casos clínicos em pacientes do sexo feminino, nas idades de 11, 41 e 52 anos, com lesões clínicas semelhantes às do APACHE, propuseram o termo "pseudolinfoma angioqueratoma acral-símile" (*acral angiokeratoma-like pseudolymphoma*). Kaddu e colaboradores[297] sugeriram o termo pseudolinfoma de pequenas pápulas (small papular pseudolymphoma), já que a afecção não ocorre exclusivamente na infância e não apresenta quadro histológico de angioma. Fernandez-Figueras[298] propõe a denominação hiperplasia papulosa angiolinfoide, que definiria essa doença mais apropriadamente. Na histologia, observa-se denso infiltrado linfocitário subepidérmico, bem diferenciado, que geralmente contém plasmócitos e ocasionalmente eosinófilos ou células gigantes multinucleadas, permeando estruturas do tecido conjuntivo, sem comprometer os anexos cutâneos. A presença de vasos com paredes espessadas parece ser também um achado característico, porém não está presente em todos os casos descritos na literatura.[299] O aspecto histopatológico de proliferação linfocitária, sem atipias nucleares, requerer estudo imunohistoquímico para diferenciação com os linfomas. A imunohistoquímica mostra infiltrado policlonal CD3+, CD4+, CD8+, CD20+, cadeias de imunoglobulinas kappa e lambda, concluindo-se, pelo conjunto dos achados histopatológicos e imunohistoquímicos, tratar-se de infiltrado linfocitário policlonal (linfócitos B e T). Métodos de biologia molecular como PCR são usados para determinar monoclonalidade de células T ou B no infiltrado. Por serem bastante sensíveis, essas técnicas podem identificar populações monoclonais misturadas com populações policlonais em proporções de até 2% a 5%. Infiltrado policlonal para células T e B caracterizam o processo reativo dessa doença.[300] O diagnóstico diferencial pode ser feito com o líquen nítido, linfocitoma cútis, papulose bowenoide e reação a picada de insetos, angioqueratoma de Mibelli, hemangioma, nevo melanocítico, carcinoma basocelular, linfocitoma cútis e linfoma cutâneo.[292,297,301] As terapêuticas recomendadas para o APACHE incluem exérese das lesões cutâneas, corticosteroide intralesional ou radioterapia.[292,293] Freire e colaboradores referem que a infiltração intralesional, além de dolorosa, foi ineficaz no caso tratado, sendo a cirurgia a melhor opção terapêutica.[301]

■ LINFOCITOMA CÚTIS

O linfocitoma cútis é um pseudolinfoma de células B. A maioria dos casos é idiopática. Casos com etiologia conhecida podem ser decorrentes de picadas de inseto, foliculite, trauma, infecções (*B. burgdorferi*, varicela-zoster, HIV, *H. pylori*, molusco contagioso), vacinação, drogas injetadas ou antígenos para hipossensibilização, veneno injetado por artrópodes, acupuntura, piercing, principalmente de ouro, e tatuagem. O linfocitoma cútis induzido por tatuagem ocorre principalmente pelo pigmento vermelho e raramente pelo verde ou azul.[302]

As manifestações clínicas são geralmente nódulos ou placas eritemato-violáceas semelhantes clinicamente aos linfomas cutâneos de células B.[303]

Linfocitoma cútis idiopático

Também chamado de hiperplasia linfoide cutânea, pseudolinfoma ou sarcoide de Spiegler-Fendt, e *linfadenosis benigna cutis*. Ocorre em qualquer idade, sendo mais frequente em mulheres adultas jovens (3:1).[304] A idade média de aparecimento da lesão é de 34 anos; dois terços dos pacientes têm idade inferior a 40 anos no momento do diagnóstico e 8% têm menos de 18 anos de idade.[305] Localiza-se preferencialmente na face (70%), principalmente na região malar, dorso do nariz e lóbulos da orelha. Lesões de localização extrafacial podem ser observadas em tronco e membros superiores.[286]

Clinicamente, manifesta-se com lesões nodulares única ou múltiplas de 1 a 4 cm de diâmetro, consistência amolecida de evolução crônica e geralmente assintomática. As lesões podem apresentar coloração eritematosa, acastanhada, violácea ou ser da cor da pele. A forma clínica localizada é mais frequente (72%) que a forma generalizada (28%). Ocasionalmente pode se manifestar com lesões papulosas medindo alguns milímetros de diâmetro, disseminadas, recebendo o nome de linfocitoma miliar cútis.[286,304]

Linfocitoma cútis borrelial

O linfocitoma cútis borrelial é uma manifestação rara de infecção por Borrelia.[286,306] A frequência de linfocitoma cútis borrelial em pacientes com diagnóstico clínico e sorológico de doença de Lyme varia de 0,6% a 1,3%.[307] Ocorre principalmente na Europa, em áreas endêmicas do carrapato *Ixodes ricinus*, em resposta à infecção pela

B. burgdorferi subespécie *afzelii*, que é transmitida pela picada do carrapato. É mais comum na criança que no adulto. As manifestações clínicas são geralmente nódulos ou placas eritemato-violáceas de 1 a 5 cm de diâmetro, localizadas preferencialmente em áreas de picada do carrapato ou na periferia de lesões maiores de eritema crônico migrans. A maioria dos pacientes relata a picada do carrapato. Os locais de predileção do linfocitoma borrelial são áreas de baixa temperatura da pele como lóbulo da orelha, mamilo ou aréola mamária, nariz e escroto. As lesões são geralmente assintomáticas, podendo ocasionalmente ocorrer discreto prurido ou dor. Em comparação ao eritema crônico migrans, o linfocitoma borrelial se desenvolve mais tardiamente, com período de incubação que varia de algumas semanas a mais de 10 meses. Quando não tratadas, as lesões podem persistir por vários meses até mais de 1 ano. Linfadenopatia regional é frequentemente observada. Sintomas gerais ou outras manifestações tardias da doença de Lyme podem ser observados raramente. A sorologia para *B. burgdorferi* está elevada em 50% dos casos.[308] O diagnóstico de linfocitoma cútis borrelial é realizado por dados da história (picada de carrapato ou de eritema crônico migrans), manifestação clínica (presença de lesões nódulo-eritematosas ou violáceas localizadas em áreas de baixa temperatura da pele como lóbulo de orelha, nariz e mamilo, especialmente em criança), achados histológicos compatíveis com linfocitoma cútis, sorologia positiva para *B. burgdorferi* e identificação do micro-organismo no tecido por reação de PCR. O diagnóstico diferencial se faz com linfoma cutâneo, leishmaniose (botão do Oriente), *nevus* de Spitz, xantogranuloma, sarcoidose, lúpus túmido, infiltração linfocitária de Jessner, carcinoma basocelular ou tumores de anexo. Transformação para linfoma B já foi descrita.[303]

Referências bibliográficas

1. Ansell SM. Hodgkin lymphoma: 2014 update on diagnosis, risk-stratification, and management. Am J Hematol. 2014;89(7):771-9.
2. Groves FD, Linet MS, Travis LB, Devesa SS. Cancer surveillance series: non-Hodgkin's lymphoma incidence by histologic subtype in the United States from 1978 through 1995. J Natl Cancer Inst. 2000;92(15):1240-51.
3. Kim YH, Hoppe RT. Mycosis fungoides and the Sezary syndrome. Semin Oncol. 1999;26(3):276-89.
4. Harris NL, Jaffe ES, Stein H, Banks PM, Chan JK, Cleary ML et al. A revised European-American classification of lymphoid neoplasms: a proposal from the International Lymphoma Study Group. Blood. 1994;84(5):1361-92.
5. Harris NL, Jaffe ES, Diebold J, Flandrin G, Muller-Hermelink HK, Vardiman J et al. World Health Organization classification of neoplastic diseases of the hematopoietic and lymphoid tissues: report of the Clinical Advisory Committee meeting-Airlie House, Virginia, November 1997. J Clin Oncol. 1999;17(12):3835-49.
6. Willemze R, Jaffe ES, Burg G, Cerroni L, Berti E, Swerdlow SH et al. WHO-EORTC classification for cutaneous lymphomas. Blood. 2005;105(10):3768-85.
7. Miyashiro D, Sanches JA. Cutaneous lymphomas: a review. Cumhuriyet Medical Journal. 2015;37(2):67-86.
8. Slater DN. The new World Health Organization-European Organization for Research and Treatment of Cancer classification for cutaneous lymphomas: a practical marriage of two giants. Br J Dermatol. 2005;153(5):874-80.
9. Swerdlow SH, Campo E, Pileri SA, Harris NL, Stein H, Siebert R et al. The 2016 revision of the World Health Organization classification of lymphoid neoplasms. Blood. 2016;127(20):2375-90.
10. Canellos GP, Anderson JR, Propert KJ, Nissen N, Cooper MR, Henderson ES et al. Chemotherapy of advanced Hodgkin's disease with MOPP, ABVD, or MOPP alternating with ABVD. N Engl J Med. 1992;327(21):1478-84.
11. Canellos GP, Niedzwiecki D. Long-term follow-up of Hodgkin's disease trial. N Engl J Med. 2002;346(18):1417-8.
12. Engert A, Ballova V, Haverkamp H, Pfistner B, Josting A, Duhmke E et al. Hodgkin's lymphoma in elderly patients: a comprehensive retrospective analysis from the German Hodgkin's Study Group. J Clin Oncol. 2005;23(22):5052-60.
13. Kaplan HS. Hodgkin's disease: unfolding concepts concerning its nature, management and prognosis. Cancer. 1980;45(10):2439-74.
14. Sleckman BG, Mauch PM, Ambinder RF, Mann R, Pinkus GS, Kadin ME et al. Epstein-Barr virus in Hodgkin's disease: correlation of risk factors and disease characteristics with molecular evidence of viral infection. Cancer Epidemiol Biomarkers Prev. 1998;7(12):1117-21.
15. De Vita VTJ, Hellman S, Rosenberg SA. Cancer. Principles and practice of oncology. Philadelphia: Lippincott-Raven; 2001. 2020 p.
16. Lowe GC, Hocker TL, Comfere NI, Lehman JS. Skin involvement with Hodgkin disease: a rare condition late in the course of Hodgkin lymphoma. Am J Hematol. 2013;88(11):979.
17. Siegel RL, Miller KD, Jemal A. Cancer statistics, 2016. CA Cancer J Clin. 2016;66(1):7-30.
18. Gobbi PG, Ferreri AJ, Ponzoni M, Levis A. Hodgkin lymphoma. Crit Rev Oncol Hematol. 2013;85(2):216-37.
19. Smith JL, Jr., Butler JJ. Skin involvement in Hodgkin's disease. Cancer. 1980;45(2):354-61.
20. Jurisic V, Bogunovic M, Colovic N, Colovic M. Indolent course of the cutaneous Hodgkin's disease. J Cutan Pathol. 2005;32(2):176-8.
21. Glaser SL, Lin RJ, Stewart SL, Ambinder RF, Jarrett RF, Brousset P et al. Epstein-Barr virus-associated Hodgkin's disease: epidemiologic characteristics in international data. Int J Cancer. 1997;70(4):375-82.
22. Smoller BR. Other lymphoproliferative and myeloproliferative diseases. In: Bolognia JL, Jorizzo JL, Rapini PR, editors. Dermatology. 2. ed.2008. p. 1887-96.
23. Miyashiro D, Sanches JA. Paraneoplastic skin disorders: a review. G Ital Dermatol Venereol. 2016;151(1):55-76.
24. Pozzato G, Mazzaro C, Crovatto M, Modolo ML, Ceselli S, Mazzi G et al. Low-grade malignant lymphoma, hepatitis C virus infection, and mixed cryoglobulinemia. Blood. 1994;84(9):3047-53.
25. Cerroni L, Beham-Schmid C, Kerl H. Cutaneous Hodgkin's disease: an immunohistochemical analysis. J Cutan Pathol. 1995;22(3):229-35.
26. NCCN. National Comprehensive Cancer Network. Clinical practice guidelines in oncology. T-cell Lymphomas. 2018 http://www.nccn.org/.
27. Morton LM, Wang SS, Devesa SS, Hartge P, Weisenburger DD, Linet MS. Lymphoma incidence patterns by WHO subtype in the United States, 1992-2001. Blood. 2006;107(1):265-76.
28. Chiu BC, Dave BJ, Blair A, Gapstur SM, Zahm SH, Weisenburger DD. Agricultural pesticide use and risk of t(14;18)-defined subtypes of non-Hodgkin lymphoma. Blood. 2006;108(4):1363-9.
29. Siemiatycki J, Richardson L, Straif K, Latreille B, Lakhani R, Campbell S et al. Listing occupational carcinogens. Environ Health Perspect. 2004;112(15):1447-59.
30. Franchini G. Molecular mechanisms of human T-cell leukemia/lymphotropic virus type I infection. Blood. 1995;86(10):3619-39.
31. Angeletti PC, Zhang L, Wood C. The viral etiology of AIDS-associated malignancies. Adv Pharmacol. 2008;56:509-57.
32. Cobo F, Hernandez S, Hernandez L, Pinyol M, Bosch F, Esteve J et al. Expression of potentially oncogenic HHV-8 genes in an EBV-negative primary effusion lymphoma occurring in an HIV-seronegative patient. J Pathol. 1999;189(2):288-93.
33. Arvanitakis L, Mesri EA, Nador RG, Said JW, Asch AS, Knowles DM et al. Establishment and characterization of a primary effusion (body cavity-based) lymphoma cell line (BC-3) harboring kaposi's sarcoma-associated herpesvirus (KSHV/HHV-8) in the absence of Epstein-Barr virus. Blood. 1996;88(7):2648-54.
34. Teruya-Feldstein J, Zauber P, Setsuda JE, Berman EL, Sorbara L, Raffeld M et al. Expression of human herpesvirus-8 oncogene and cytokine homologues in an HIV-seronegative patient with multicentric Castleman's disease and primary effusion lymphoma. Lab Invest. 1998;78(12):1637-42.
35. Viswanatha DS, Dogan A. Hepatitis C virus and lymphoma. J Clin Pathol. 2007;60(12):1378-83.
36. Hussell T, Isaacson PG, Crabtree JE, Spencer J. The response of cells from low-grade B-cell gastric lymphomas of mucosa-associated lymphoid tissue to Helicobacter pylori. Lancet. 1993;342(8871):571-4.
37. Elenitoba-Johnson KS, Jaffe ES. Lymphoproliferative disorders associated with congenital immunodeficiencies. Semin Diagn Pathol. 1997;14(1):35-47.
38. Primary immunodeficiency diseases. Report of a WHO scientific group. Clin Exp Immunol. 1997;109 Suppl 1:1-28.
39. Levine AM. AIDS-related malignancies: the emerging epidemic. J Natl Cancer Inst. 1993;85(17):1382-97.
40. Knowles DM, Cesarman E, Chadburn A, Frizzera G, Chen J, Rose EA et al. Correlative morphologic and molecular genetic analysis demonstrates three distinct categories of posttransplantation lymphoproliferative disorders. Blood. 1995;85(2):552-65.
41. Ferry JA, Jacobson JO, Conti D, Delmonico F, Harris NL. Lymphoproliferative disorders and hematologic malignancies following organ transplantation. Mod Pathol. 1989;2(6):583-92.
42. Horsman DE, Gascoyne RD, Coupland RW, Coldman AJ, Adomat SA. Comparison of cytogenetic analysis, southern analysis, and polymerase chain reaction for the detection of t(14; 18) in follicular lymphoma. Am J Clin Pathol. 1995;103(4):472-8.
43. International Non-Hodgkin's Lymphoma Prognostic Factors P. A predictive model for aggressive non-Hodgkin's lymphoma. N Engl J Med. 1993;329(14):987-94.
44. Querfeld C, Guitart J, Kuzel TM, Rosen ST. Primary cutaneous lymphomas: a review with current treatment options. Blood Rev. 2003;17(3):131-42.
45. Weinstock MA. Epidemiology of mycosis fungoides. Semin Dermatol. 1994;13(3):154-9.
46. Almeida FA, Teixeira SP. Linfomas cutâneos. In: Rotta O, editor. Guia de medicina ambulatorial e hospitalar da Unifesp-EPM – Dermatologia. 1 ed. São Paulo: Manole. p. 387-411.

47. Sanches Jr JA, Moricz CZM, Festa Neto C. Processos linfoproliferativos da pele. Parte 2 – Linfomas cutâneos de células T e células NK. An Bras Dermatol. 2006;81(1):7-25.
48. Willemze R, Meijer CJ. Classification of cutaneous T-cell lymphoma: from Alibert to WHO-EORTC. J Cutan Pathol. 2006;33 Suppl 1:18-26.
49. Weinstock MA, Gardstein B. Twenty-year trends in the reported incidence of mycosis fungoides and associated mortality. Am J Public Health. 1999;89(8):1240-4.
50. Weinstock MA, Horm JW. Mycosis fungoides in the United States. Increasing incidence and descriptive epidemiology. JAMA. 1988;260(1):42-6.
51. Swanbeck G, Roupe G, Sandstrom MH. Indications of a considerable decrease in the death rate in mycosis fungoides by PUVA treatment. Acta Derm Venereol. 1994;74(6):465-6.
52. Agnarsson BA, Kadin ME. Peripheral T-cell lymphomas in children. Semin Diagn Pathol. 1995;12(4):314-24.
53. Crowley JJ, Nikko A, Varghese A, Hoppe RT, Kim YH. Mycosis fungoides in young patients: clinical characteristics and outcome. J Am Acad Dermatol. 1998;38 (5 Pt 1):696-701.
54. Alsaleh QA, Nanda A, Baker H, Al-Sabah H, Calonje E. Unilesional (segmental) mycosis fungoides presenting in childhood. Pediatr Dermatol. 2004;21(5):558-60.
55. Fink-Puches R, Chott A, Ardigo M, Simonitsch I, Ferrara G, Kerl H et al. The spectrum of cutaneous lymphomas in patients less than 20 years of age. Pediatr Dermatol. 2004;21(5):525-33.
56. Jawed SI, Myskowski PL, Horwitz S, Moskowitz A, Querfeld C. Primary cutaneous T-cell lymphoma (mycosis fungoides and Sezary syndrome): part II. Prognosis, management, and future directions. J Am Acad Dermatol. 2014;70(2):223 e1-17.
57. Abbas AK, Lichtman AH. Imunologia celular e molecular. Células e tecidos do sistema imunológico. 5 ed. Rio de Janeiro: Elsevier; 2005. p. 17-40.
58. Stinl G, Maurer D, Hauser C, WolK. Skin: an immunologic barrier. Dermatology in general medicine. 6 ed. USA: McGraw-Hill; 2003. p. 253-73.
59. Girardi M, Heald PW, Wilson LD. The pathogenesis of mycosis fungoides. N Engl J Med. 2004;350(19):1978-88.
60. Picker LJ, Michie SA, Rott LS, Butcher EC. A unique phenotype of skin-associated lymphocytes in humans. Preferential expression of the HECA-452 epitope by benign and malignant T cells at cutaneous sites. Am J Pathol. 1990;136(5):1053-68.
61. Fuhlbrigge RC, Kieffer JD, Armerding D, Kupper TS. Cutaneous lymphocyte antigen is a specialized form of PSGL-1 expressed on skin-homing T cells. Nature. 1997;389(6654):978-81.
62. Ferenczi K, Fuhlbrigge RC, Pinkus J, Pinkus GS, Kupper TS. Increased CCR4 expression in cutaneous T cell lymphoma. J Invest Dermatol. 2002;119(6):1405-10.
63. Dummer R, Michie SA, Kell D, Gould JW, Haeffner AC, Smoller BR et al. Expression of bcl-2 protein and Ki-67 nuclear proliferation antigen in benign and malignant cutaneous T-cell infiltrates. J Cutan Pathol. 1995;22(1):11-7.
64. Burg G, Dummer R, Haeffner A, Kempf W, Kadin M. From inflammation to neoplasia: mycosis fungoides evolves from reactive inflammatory conditions (lymphoid infiltrates) transforming into neoplastic plaques and tumors. Arch Dermatol. 2001;137(7):949-52.
65. Dereure O, Portales P, Clot J, Guilhou JJ. Decreased expression of fas (APO-1/CD95) on lesional CD4+ T lymphocytes in cutaneous T cell lymphomas: correlations with blood data. Br J Dermatol. 2001;145(6):1031-2.
66. Zhang C, Hazarika P, Ni X, Weidner DA, Duvic M. Induction of apoptosis by bexarotene in cutaneous T-cell lymphoma cells: relevance to mechanism of therapeutic action. Clin Cancer Res. 2002;8(5):1234-40.
67. Luftl M, Feng A, Licha E, Schuler G. Dendritic cells and apoptosis in mycosis fungoides. Br J Dermatol. 2002;147(6):1171-9.
68. Diamandidou E, Cohen PR, Kurzrock R. Mycosis fungoides and Sezary syndrome. Blood. 1996;88(7):2385-409.
69. Saed G, Fivenson DP, Naidu Y, Nickoloff BJ. Mycosis fungoides exhibits a Th1-type cell-mediated cytokine profile whereas Sezary syndrome expresses a Th2-type profile. J Invest Dermatol. 1994;103(1):29-33.
70. Vowels BR, Lessin SR, Cassin M, Jaworsky C, Benoit B, Wolfe JT et al. Th2 cytokine mRNA expression in skin in cutaneous T-cell lymphoma. J Invest Dermatol. 1994;103(5):669-73.
71. Kim EJ, Hess S, Richardson SK, Newton S, Showe LC, Benoit BM et al. Immunopathogenesis and therapy of cutaneous T cell lymphoma. J Clin Invest. 2005;115(4):798-812.
72. Berger CL, Hanlon D, Kanada D, Dhodapkar M, Lombillo V, Wang N et al. The growth of cutaneous T-cell lymphoma is stimulated by immature dendritic cells. Blood. 2002;99(8):2929-39.
73. Berger CL, Tigelaar R, Cohen J, Mariwalla K, Trinh J, Wang N et al. Cutaneous T-cell lymphoma: malignant proliferation of T-regulatory cells. Blood. 2005;105(4):1640-7.
74. Berger CL, Vasquez JG, Shofner J, Mariwalla K, Edelson RL. Langerhans cells: mediators of immunity and tolerance. Int J Biochem Cell Biol. 2006;38(10): 1632-6.
75. Dereure O, Portales P, Clot J, Guilhou JJ. Decreased expression of Fas (APO-1/ CD95) on peripheral blood CD4+ T lymphocytes in cutaneous T-cell lymphomas. Br J Dermatol. 2000;143(6):1205-10.
76. Zoi-Toli O, Vermeer MH, De Vries E, Van Beek P, Meijer CJ, Willemze R. Expression of Fas and Fas-ligand in primary cutaneous T-cell lymphoma (CTCL): association between lack of Fas expression and aggressive types of CTCL. Br J Dermatol. 2000;143(2):313-9.
77. van Doorn R, Van Haselen CW, van Voorst Vader PC, Geerts ML, Heule F, de Rie M et al. Mycosis fungoides: disease evolution and prognosis of 309 Dutch patients. Arch Dermatol. 2000;136(4):504-10.
78. Meech SJ, Edelson R, Walsh P, Norris DA, Duke RC. Reversible resistance to apoptosis in cutaneous T cell lymphoma. Ann N Y Acad Sci. 2001;941:46-58.
79. Ni X, Hazarika P, Zhang C, Talpur R, Duvic M. Fas ligand expression by neoplastic T lymphocytes mediates elimination of CD8+ cytotoxic T lymphocytes in mycosis fungoides: a potential mechanism of tumor immune escape? Clin Cancer Res. 2001;7(9):2682-92.
80. Dereure O, Levi E, Vonderheid EC, Kadin ME. Infrequent Fas mutations but no Bax or p53 mutations in early mycosis fungoides: a possible mechanism for the accumulation of malignant T lymphocytes in the skin. J Invest Dermatol. 2002;118(6):949-56.
81. Karenko L, Hahtola S, Paivinen S, Karhu R, Syrja S, Kahkonen M et al. Primary cutaneous T-cell lymphomas show a deletion or translocation affecting NAV3, the human UNC-53 homologue. Cancer Res. 2005;65(18):8101-10.
82. Mao X, Orchard G, Lillington DM, Russell-Jones R, Young BD, Whittaker SJ. Amplification and overexpression of JUNB is associated with primary cutaneous T-cell lymphomas. Blood. 2003;101(4):1513-9.
83. McGregor JM, Yu CC, Lu QL, Cotter FE, Levison DA, MacDonald DM. Posttransplant cutaneous lymphoma. J Am Acad Dermatol. 1993;29(4):549-54.
84. Scarisbrick JJ, Woolford AJ, Russell-Jones R, Whittaker SJ. Loss of heterozygosity on 10q and microsatellite instability in advanced stages of primary cutaneous T-cell lymphoma and possible association with homozygous deletion of PTEN. Blood. 2000;95(9):2937-42.
85. Navas IC, Ortiz-Romero PL, Villuendas R, Martinez P, Garcia C, Gomez E et al. p16 (INK4a) gene alterations are frequent in lesions of mycosis fungoides. Am J Pathol. 2000;156(5):1565-72.
86. Child FJ, Scarisbrick JJ, Calonje E, Orchard G, Russell-Jones R, Whittaker SJ. Inactivation of tumor suppressor genes p15(INK4b) and p16(INK4a) in primary cutaneous B cell lymphoma. J Invest Dermatol. 2002;118(6):941-8.
87. Latkowski JA, Heald P. Cutaneous T cell lymphomas. Dermatology in general medicine. 6 ed. New York: McGraw-Hill; 2003. p. 1537-67.
88. Diamandidou E, Colome-Grimmer M, Fayad L, Duvic M, Kurzrock R. Transformation of mycosis fungoides/Sezary syndrome: clinical characteristics and prognosis. Blood. 1998;92(4):1150-9.
89. Ackerman AB. If small plaque (digitate) parapsoriasis is a cutaneous T-cell lymphoma, even an 'abortive' one, it must be mycosis fungoides! Arch Dermatol. 1996;132(5): 562-6.
90. Fung MA, Murphy MJ, Hoss DM, Grant-Kels JM. Practical evaluation and management of cutaneous lymphoma. J Am Acad Dermatol. 2002;46(3):325-57; quiz, 58-60.
91. Goldgeier MH, Cohen SR, Braverman IM, Stenn KS. An unusual and fatal case of disseminated cutaneous herpes simplex. Infection in a patient with cutaneous T cell lymphoma (mycosis fungoides). J Am Acad Dermatol. 1981;4(2):176-80.
92. Axelrod PI, Lorber B, Vonderheid EC. Infections complicating mycosis fungoides and Sezary syndrome. JAMA. 1992;267(10):1354-8.
93. Pielop JA, Brownell I, Duvic M. Mycosis fungoides associated with malignant melanoma and dysplastic nevus syndrome. Int J Dermatol. 2003;42(2):116-22.
94. Evans AV, Scarisbrick JJ, Child FJ, Acland KM, Whittaker SJ, Russell-Jones R. Cutaneous malignant melanoma in association with mycosis fungoides. J Am Acad Dermatol. 2004;50(5):701-5.
95. Kim YH, Liu HL, Mraz-Gernhard S, Varghese A, Hoppe RT. Long-term outcome of 525 patients with mycosis fungoides and Sezary syndrome: clinical prognostic factors and risk for disease progression. Arch Dermatol. 2003;139(7):857-66.
96. Pimpinelli N, Olsen EA, Santucci M, Vonderheid E, Haeffner AC, Stevens S et al. Defining early mycosis fungoides. J Am Acad Dermatol. 2005;53(6):1053-63.
97. Santucci M, Burg G, Feller AC. Interrater and intrarater reliability of histologic criteria in early cutaneous T-cell lymphoma. An EORTC Cutaneous Lymphoma Project Group study. Dermatol Clin. 1994;12(2):323-7.
98. Burg G, Kempf W, Cozzio A, Feit J, Willemze R, E SJ et al. WHO/EORTC classification of cutaneous lymphomas 2005: histological and molecular aspects. J Cutan Pathol. 2005;32(10):647-74.
99. Kashani-Sabet M, McMillan A, Zackheim HS. A modified staging classification for cutaneous T-cell lymphoma. J Am Acad Dermatol. 2001;45(5):700-6.
100. Hoppe RT, Wood GS, Abel EA. Mycosis fungoides and the Sezary syndrome: pathology, staging, and treatment. Curr Probl Cancer. 1990;14(6):293-371.
101. Bernengo MG, Novelli M, Quaglino P, Lisa F, De Matteis A, Savoia P et al. The relevance of the CD4+ CD26- subset in the identification of circulating Sezary cells. Br J Dermatol. 2001;144(1):125-35.
102. Agnarsson BA, Vonderheid EC, Kadin ME. Cutaneous T cell lymphoma with suppressor/cytotoxic (CD8) phenotype: identification of rapidly progressive and chronic subtypes. J Am Acad Dermatol. 1990;22(4):569-77.
103. Berti E, Tomasini D, Vermeer MH, Meijer CJ, Alessi E, Willemze R. Primary cutaneous CD8-positive epidermotropic cytotoxic T cell lymphomas. A distinct clinicopathological entity with an aggressive clinical behavior. Am J Pathol. 1999;155(2):483-92.
104. Ralfkiaer E. Controversies and discussion on early diagnosis of cutaneous T-cell lymphoma. Phenotyping. Dermatol Clin. 1994;12(2):329-34.
105. Whittam LR, Calonje E, Orchard G, Fraser-Andrews EA, Woolford A, Russell-Jones R. CD8-positive juvenile onset mycosis fungoides: an immunohistochemical and genotypic analysis of six cases. Br J Dermatol. 2000;143(6):1199-204.
106. Vermeer MH, Geelen FA, Kummer JA, Meijer CJ, Willemze R. Expression of cytotoxic proteins by neoplastic T cells in mycosis fungoides increases with progression from plaque stage to tumor stage disease. Am J Pathol. 1999;154(4):1203-10.
107. Wain EM, Orchard GE, Mayou S, Atherton DJ, Misch KJ, Russell-Jones R. Mycosis fungoides with a CD56+ immunophenotype. J Am Acad Dermatol. 2005;53(1):158-63.

108. Smoller BR, Santucci M, Wood GS, Whittaker SJ. Histopathology and genetics of cutaneous T-cell lymphoma. Hematol Oncol Clin North Am. 2003;17(6):1277-311.
109. Nashan D, Faulhaber D, Stander S, Luger TA, Stadler R. Mycosis fungoides: a dermatological masquerader. Br J Dermatol. 2007;156(1):1-10.
110. Kotz EA, Anderson D, Thiers BH. Cutaneous T-cell lymphoma. J Eur Acad Dermatol Venereol. 2003;17(2):131-7.
111. Zackheim HS, McCalmont TH. Mycosis fungoides: the great imitator. J Am Acad Dermatol. 2002;47(6):914-8.
112. Vergier B, Beylot-Barry M, Beylot C, de Mascarel A, Delaunay M, de Muret A et al. Pilotropic cutaneous T-cell lymphoma without mucinosis. A variant of mycosis fungoides? French Study Group of Cutaneous Lymphomas. Arch Dermatol. 1996;132(6):683-7.
113. van Doorn R, Scheffer E, Willemze R. Follicular mycosis fungoides, a distinct disease entity with or without associated follicular mucinosis: a clinicopathologic and follow-up study of 51 patients. Arch Dermatol. 2002;138(2):191-8.
114. Willemze R, Kerl H, Sterry W, Berti E, Cerroni L, Chimenti S et al. EORTC classification for primary cutaneous lymphomas: a proposal from the Cutaneous Lymphoma Study Group of the European Organization for Research and Treatment of Cancer. Blood. 1997;90(1):354-71.
115. Mielke V, Wolff HH, Winzer M, Sterry W. Localized and disseminated pagetoid reticulosis. Diagnostic immunophenotypical findings. Arch Dermatol. 1989;125(3):402-6.
116. Burns MK, Chan LS, Cooper KD. Woringer-Kolopp disease (localized pagetoid reticulosis) or unilesional mycosis fungoides? An analysis of eight cases with benign disease. Arch Dermatol. 1995;131(3):325-9.
117. Haghighi B, Smoller BR, LeBoit PE, Warnke RA, Sander CA, Kohler S. Pagetoid reticulosis (Woringer-Kolopp disease): an immunophenotypic, molecular, and clinicopathologic study. Mod Pathol. 2000;13(5):502-10.
118. LeBoit PE. Granulomatous slack skin. Dermatol Clin. 1994;12(2):375-89.
119. van Haselen CW, Toonstra J, van der Putte SJ, van Dongen JJ, van Hees CL, van Vloten WA. Granulomatous slack skin. Report of three patients with an updated review of the literature. Dermatology. 1998;196(4):382-91.
120. Clarijs M, Poot F, Laka A, Pirard C, Bourlond A. Granulomatous slack skin: treatment with extensive surgery and review of the literature. Dermatology. 2003;206(4):393-7.
121. Whittaker SJ, Marsden JR, Spittle M, Russell Jones R, British Association of D, Group UKCL. Joint British Association of Dermatologists and U.K. Cutaneous Lymphoma Group guidelines for the management of primary cutaneous T-cell lymphomas. Br J Dermatol. 2003;149(6):1095-107.
122. Olsen E, Vonderheid E, Pimpinelli N, Willemze R, Kim Y, Knobler R et al. Revisions to the staging and classification of mycosis fungoides and Sezary syndrome: a proposal of the International Society for Cutaneous Lymphomas (ISCL) and the cutaneous lymphoma task force of the European Organization of Research and Treatment of Cancer (EORTC). Blood. 2007;110(6):1713-22.
123. Bunn PA, Jr., Lamberg SI. Report of the Committee on Staging and Classification of Cutaneous T-Cell Lymphomas. Cancer Treat Rep. 1979;63(4):725-8.
124. Bunn PA, Jr., Ihde DC, Foon KA. Recombinant interferon alfa-2a, an active agent in advanced cutaneous T-cell lymphomas. Int J Cancer Suppl. 1987;1:9-13.
125. Sausville EA, Eddy JL, Makuch RW, Fischmann AB, Schechter GP, Matthews M et al. Histopathologic staging at initial diagnosis of mycosis fungoides and the Sezary syndrome. Definition of three distinctive prognostic groups. Ann Intern Med. 1988;109(5):372-82.
126. Kim YH, Willemze R, Pimpinelli N, Whittaker S, Olsen EA, Ranki A et al. TNM classification system for primary cutaneous lymphomas other than mycosis fungoides and Sezary syndrome: a proposal of the International Society for Cutaneous Lymphomas (ISCL) and the Cutaneous Lymphoma Task Force of the European Organization of Research and Treatment of Cancer (EORTC). Blood. 2007;110(2):479-84.
127. Zackheim HS, Amin S, Kashani-Sabet M, McMillan A. Prognosis in cutaneous T-cell lymphoma by skin stage: long-term survival in 489 patients. J Am Acad Dermatol. 1999;40(3):418-25.
128. Rossiter ND, Chapman P, Haywood IA. How big is a hand? Burns. 1996;22(3):230-1.
129. Amirsheybani HR, Crecelius GM, Timothy NH, Pfeiffer M, Saggers GC, Manders EK. The natural history of the growth of the hand: I. Hand area as a percentage of body surface area. Plast Reconstr Surg. 2001;107(3):726-33.
130. Perry RJ, Moore CA, Morgan BD, Plummer DL. Determining the approximate area of a burn: an inconsistency investigated and re-evaluated. BMJ. 1996;312(7042):1338.
131. Sheridan RL, Petras L, Basha G, Salvo P, Cifrino C, Hinson M et al. Planimetry study of the percent of body surface represented by the hand and palm: sizing irregular burns is more accurately done with the palm. J Burn Care Rehabil. 1995;16(6):605-6.
132. Lund CC, Browder NC. The estimation of areas of burns. Surg Gynecol Obstet. 1944;79:352-8.
133. Vonderheid EC, Diamond LW, Lai SM, Au F, Dellavecchia MA. Lymph node histopathologic findings in cutaneous T-cell lymphoma. A prognostic classification system based on morphologic assessment. Am J Clin Pathol. 1992;97(1):121-9.
134. Vonderheid EC, Bernengo MG, Burg G, Duvic M, Heald P, Laroche L et al. Update on erythrodermic cutaneous T-cell lymphoma: Report of the international society for cutaneous lymphomas. Journal of the American Academy of Dermatology. 2002;46(1):95-106.
135. Vonderheid EC, Bernengo MG. The Sezary syndrome: hematologic criteria. Hematol Oncol Clin North Am. 2003;17(6):1367-89, viii.
136. Wilcox RA. Cutaneous T-cell lymphoma: 2017 update on diagnosis, risk-stratification, and management. Am J Hematol. 2017;92(10):1085-102.
137. Scarisbrick JJ, Prince HM, Vermeer MH, Quaglino P, Horwitz S, Porcu P et al. Cutaneous Lymphoma International Consortium Study of Outcome in Advanced Stages of Mycosis Fungoides and Sezary Syndrome: Effect of Specific Prognostic Markers on Survival and Development of a Prognostic Model. J Clin Oncol. 2015;33(32):3766-73.
138. Trautinger F, Eder J, Assaf C, Bagot M, Cozzio A, Dummer R et al. European Organisation for Research and Treatment of Cancer consensus recommendations for the treatment of mycosis fungoides/Sezary syndrome – Update 2017. Eur J Cancer. 2017;77:57-74.
139. Bagot M. Introduction: cutaneous T-cell lymphoma (CTCL) – classification, staging, and treatment options. Dermatol Clin. 2008;26 Suppl 1:3-12.
140. Hwang ST, Janik JE, Jaffe ES, Wilson WH. Mycosis fungoides and Sezary syndrome. Lancet. 2008;371(9616):945-57.
141. Smith BD, Wilson LD. Management of mycosis fungoides: Part 2. Treatment. Oncology (Williston Park). 2003;17(10):1419-28; discussion 30, 33.
142. de Quatrebarbes J, Esteve E, Bagot M, Bernard P, Beylot-Barry M, Delaunay M et al. Treatment of early-stage mycosis fungoides with twice-weekly applications of mechlorethamine and topical corticosteroids: a prospective study. Arch Dermatol. 2005;141(9):1117-20.
143. Hoppe RT, Abel EA, Deneau DG, Price NM. Mycosis fungoides: management with topical nitrogen mustard. J Clin Oncol. 1987;5(11):1796-803.
144. Ramsay DL, Halperin PS, Zeleniuch-Jacquotte A. Topical mechlorethamine therapy for early stage mycosis fungoides. J Am Acad Dermatol. 1988;19(4):684-91.
145. Zackheim HS, Epstein EH, Jr., Crain WR. Topical carmustine (BCNU) for cutaneous T cell lymphoma: a 15-year experience in 143 patients. J Am Acad Dermatol. 1990;22(5 Pt 1):802-10.
146. Zackheim HS. Topical carmustine (BCNU) for patch/plaque mycosis fungoides. Semin Dermatol. 1994;13(3):202-6.
147. Breneman D, Duvic M, Kuzel T, Yocum R, Truglia J, Stevens VJ. Phase 1 and 2 trial of bexarotene gel for skin-directed treatment of patients with cutaneous T-cell lymphoma. Arch Dermatol. 2002;138(3):325-32.
148. Gilchrest BA, Parrish JA, Tanenbaum L, Haynes HA, Fitzpatrick TB. Oral methoxsalen photochemotherapy of mycosis fungoides. Cancer. 1976;38(2):683-9.
149. Hönigsmann H, Schwarz T. Physical treatment modalities: ultraviolet therapy. In: Bolognia JL, editor. Dermatology. 2 ed: Elsevier; 2008. p. 2053-69.
150. Stadler R, Otte HG, Luger T, Henz BM, Kuhl P, Zwingers T et al. Prospective randomized multicenter clinical trial on the use of interferon -2a plus acitretin versus interferon -2a plus PUVA in patients with cutaneous T-cell lymphoma stages I and II. Blood. 1998;92(10):3578-81.
151. Volc-Platzer B, Hönigsmann H. Photoimmunology of PUVA and UVB therapy. In: Krutmann J, Elmets CA, editors. Photoimmunology. Oxford: Blackwell Science; 1995. p. 265-73.
152. Diederen PV, van Weelden H, Sanders CJ, Toonstra J, van Vloten WA. Narrowband UVB and psoralen-UVA in the treatment of early-stage mycosis fungoides: a retrospective study. J Am Acad Dermatol. 2003;48(2):215-9.
153. Nistico S, Costanzo A, Saraceno R, Chimenti S. Efficacy of monochromatic excimer laser radiation (308 nm) in the treatment of early stage mycosis fungoides. Br J Dermatol. 2004;151(4):877-9.
154. Passeron T, Zakaria W, Ostovari N, Perrin C, Larrouy JC, Lacour JP et al. Efficacy of the 308-nm excimer laser in the treatment of mycosis fungoides. Arch Dermatol. 2004;140(10):1291-3.
155. Cotter GW, Baglan RJ, Wasserman TH, Mill W. Palliative radiation treatment of cutaneous mycosis fungoides – a dose response. Int J Radiat Oncol Biol Phys. 1983;9(10):1477-80.
156. Whittaker SJ, Foss FM. Efficacy and tolerability of currently available therapies for the mycosis fungoides and Sezary syndrome variants of cutaneous T-cell lymphoma. Cancer Treat Rev. 2007;33(2):146-60.
157. Sun WH, Pabon C, Alsayed Y, Huang PP, Jandeska S, Uddin S et al. Interferon-alpha resistance in a cutaneous T-cell lymphoma cell line is associated with lack of STAT1 expression. Blood. 1998;91(2):570-6.
158. Siegel RS, Pandolfino T, Guitart J, Rosen S, Kuzel TM. Primary cutaneous T-cell lymphoma: review and current concepts. J Clin Oncol. 2000;18(15):2908-25.
159. Olsen EA, Rosen ST, Vollmer RT, Variakojis D, Roenigk HH, Jr., Diab N et al. Interferon alfa-2a in the treatment of cutaneous T cell lymphoma. J Am Acad Dermatol. 1989;20(3):395-407.
160. Boehm MF, Zhang L, Badea BA, White SK, Mais DE, Berger E et al. Synthesis and structure-activity relationships of novel retinoid X receptor-selective retinoids. J Med Chem. 1994;37(18):2930-41.
161. Duvic M, Martin AG, Kim Y, Olsen E, Wood GS, Crowley CA et al. Phase 2 and 3 clinical trial of oral bexarotene (Targretin capsules) for the treatment of refractory or persistent early-stage cutaneous T-cell lymphoma. Arch Dermatol. 2001;137(5):581-93.
162. LeMaistre CF, Saleh MN, Kuzel TM, Foss F, Platanias LC, Schwartz G et al. Phase I trial of a ligand fusion-protein (DAB389IL-2) in lymphomas expressing the receptor for interleukin-2. Blood. 1998;91(2):399-405.
163. Lundin J, Hagberg H, Repp R, Cavallin-Stahl E, Freden S, Juliusson G et al. Phase 2 study of alemtuzumab (anti-CD52 monoclonal antibody) in patients with advanced mycosis fungoides/Sezary syndrome. Blood. 2003;101(11):4267-72.
164. Lenihan DJ, Alencar AJ, Yang D, Kurzrock R, Keating MJ, Duvic M. Cardiac toxicity of alemtuzumab in patients with mycosis fungoides/Sezary syndrome. Blood. 2004;104(3):655-8.

165. Prince HM, Kim YH, Horwitz SM, Dummer R, Scarisbrick J, Quaglino P et al. Brentuximab vedotin or physician's choice in CD30-positive cutaneous T-cell lymphoma (ALCANZA): an international, open-label, randomised, phase 3, multicentre trial. Lancet. 2017;390(10094):555-66.
166. Luger TA, Scholzen T, Grabbe S. The role of alpha-melanocyte-stimulating hormone in cutaneous biology. J Investig Dermatol Symp Proc. 1997;2(1):87-93.
167. Duvic M, Talpur R, Ni X, Zhang C, Hazarika P, Kelly C et al. Phase 2 trial of oral vorinostat (suberoylanilide hydroxamic acid, SAHA) for refractory cutaneous T-cell lymphoma (CTCL). Blood. 2007;109(1):31-9.
168. Kelly WK, O'Connor OA, Krug LM, Chiao JH, Heaney M, Curley T et al. Phase I study of an oral histone deacetylase inhibitor, suberoylanilide hydroxamic acid, in patients with advanced cancer. J Clin Oncol. 2005;23(17):3923-31.
169. Piekarz RL, Robey RW, Zhan Z, Kayastha G, Sayah A, Abdeldaim AH et al. T-cell lymphoma as a model for the use of histone deacetylase inhibitors in cancer therapy: impact of depsipeptide on molecular markers, therapeutic targets, and mechanisms of resistance. Blood. 2004;103(12):4636-43.
170. Burt RK, Guitart J, Traynor A, Link C, Rosen S, Pandolfino T et al. Allogeneic hematopoietic stem cell transplantation for advanced mycosis fungoides: evidence of a graft-versus-tumor effect. Bone Marrow Transplant. 2000;25(1):111-3.
171. Soligo D, Ibatici A, Berti E, Morandi P, Longhi E, Venegoni L. Treatment of advanced mycosis fungoides by allogeneic stem-cell transplantation with a nonmyeloablative regimen. Bone Marrow Transplant. 2003;31(8):663-6.
172. Criscione VD, Weinstock MA. Incidence of cutaneous T-cell lymphoma in the United States, 1973-2002. Arch Dermatol. 2007;143(7):854-9.
173. Mangold AR, Thompson AK, Davis MD, Saulite I, Cozzio A, Guenova E et al. Early clinical manifestations of Sezary syndrome: A multicenter retrospective cohort study. J Am Acad Dermatol. 2017;77(4):719-27.
174. Campbell JJ, Clark RA, Watanabe R, Kupper TS. Sezary syndrome and mycosis fungoides arise from distinct T-cell subsets: a biologic rationale for their distinct clinical behaviors. Blood. 2010;116(5):767-71.
175. Vidulich KA, Talpur R, Bassett RL, Duvic M. Overall survival in erythrodermic cutaneous T-cell lymphoma: an analysis of prognostic factors in a cohort of patients with erythrodermic cutaneous T-cell lymphoma. Int J Dermatol. 2009;48(3):243-52.
176. Kubica AW, Davis MD, Weaver AL, Killian JM, Pittelkow MR. Sezary syndrome: a study of 176 patients at Mayo Clinic. J Am Acad Dermatol. 2012;67(6):1189-99.
177. Sanches Jr JA, Moricz CZ, Festa Neto C. Processos linfoproliferativos da pele: parte 2 – linfomas cutâneos de células T e de células NK. An Bras Dermatol. 2006;81:7-25.
178. Klemke CD, Booken N, Weiss C, Nicolay JP, Goerdt S, Felcht M et al. Histopathological and immunophenotypical criteria for the diagnosis of Sezary syndrome in differentiation from other erythrodermic skin diseases: a European Organisation for Research and Treatment of Cancer (EORTC) Cutaneous Lymphoma Task Force Study of 97 cases. Br J Dermatol. 2015;173(1):93-105.
179. Riou-Gotta MO, Fournier E, Mermet I, Pelletier F, Humbert P, Danzon A et al. Primary cutaneous lymphomas: a population-based descriptive study of 71 consecutive cases diagnosed between 1980 and 2003. Leuk Lymphoma. 2008;49(8):1537-44.
180. Horwitz SM. Novel therapies for cutaneous T-cell lymphomas. Clin Lymphoma Myeloma. 2008;8 Suppl 5:S187-92.
181. Mestel DS, Beyer M, Mobs M, Steinhoff M, Sterry W, Assaf C. Zanolimumab, a human monoclonal antibody targeting CD4 in the treatment of mycosis fungoides and Sezary syndrome. Expert Opin Biol Ther. 2008;8(12):1929-39.
182. Zaccaria E, Rebora A, Rongioletti F. Multiple eruptive dermatofibromas and immunosuppression: report of two cases and review of the literature. Int J Dermatol. 2008;47(7):723-7.
183. Horwitz SM, Olsen EA, Duvic M, Porcu P, Kim YH. Review of the treatment of mycosis fungoides and sezary syndrome: a stage-based approach. J Natl Compr Canc Netw. 2008;6(4):436-42.
184. Duarte RF, Schmitz N, Servitje O, Sureda A. Haematopoietic stem cell transplantation for patients with primary cutaneous T-cell lymphoma. Bone Marrow Transplant. 2008;41(7):597-604.
185. Duvic M, Foss FM. Mycosis fungoides: pathophysiology and emerging therapies. Semin Oncol. 2007;34(6 Suppl 5):S21-8.
186. Geskin L. ECP versus PUVA for the treatment of cutaneous T-cell lymphoma. Skin Therapy Lett. 2007;12(5):1-4.
187. Duvic M, Vu J. Vorinostat: a new oral histone deacetylase inhibitor approved for cutaneous T-cell lymphoma. Expert Opin Investig Drugs. 2007;16(7):1111-20.
188. Duvic M. Systemic monotherapy vs combination therapy for CTCL: rationale and future strategies. Oncology (Williston Park). 2007;21(2 Suppl 1):33-40.
189. Ko CJ. The new World Health Organization-European Organization for Research and Treatment of Cancer classification of cutaneous lymphomas. Adv Dermatol. 2006;22:259-77.
190. Kim EJ, Lin J, Junkins-Hopkins JM, Vittorio CC, Rook AH. Mycosis fungoides and sezary syndrome: an update. Curr Oncol Rep. 2006;8(5):376-86.
191. Querfeld C, Nagelli LV, Rosen ST, Kuzel TM, Guitart J. Bexarotene in the treatment of cutaneous T-cell lymphoma. Expert Opin Pharmacother. 2006;7(7):907-15.
192. Scarisbrick JJ. Staging and management of cutaneous T-cell lymphoma. Clin Exp Dermatol. 2006;31(2):181-6.
193. McKenna KE, Whittaker S, Rhodes LE, Taylor P, Lloyd J, Ibbotson S et al. Evidence-based practice of photopheresis 1987-2001: a report of a workshop of the British Photodermatology Group and the U.K. Skin Lymphoma Group. Br J Dermatol. 2006;154(1):7-20.
194. Vij A, Duvic M. Prevalence and severity of pruritus in cutaneous T cell lymphoma. Int J Dermatol. 2012;51(8):930-4.
195. Dittus C, Sloan JM. Adult T-cell Leukemia/Lymphoma: A Problem Abroad and at Home. Hematol Oncol Clin North Am. 2017;31(2):255-72.
196. Gessain A, Cassar O. Epidemiological Aspects and World Distribution of HTLV-1 Infection. Front Microbiol. 2012;3:388.
197. Goncalves DU, Proietti FA, Ribas JG, Araujo MG, Pinheiro SR, Guedes AC et al. Epidemiology, treatment, and prevention of human T-cell leukemia virus type 1-associated diseases. Clin Microbiol Rev. 2010;23(3):577-89.
198. Proietti FA, Carneiro-Proietti AB, Catalan-Soares BC, Murphy EL. Global epidemiology of HTLV-I infection and associated diseases. Oncogene. 2005;24(39):6058-68.
199. Verdonck K, González E, Van Dooren S. Human T lymphotropic virus 1: Recent knowledge about an ancient infection. Lancet Infect Dis. 2007;7:266-81.
200. Shimoyama M. Diagnostic criteria and classification of clinical subtypes of adult T-cell leukaemia-lymphoma. A report from the Lymphoma Study Group (1984-87). Br J Haematol. 1991;79(3):428-37.
201. de Oliveira MS, Matutes E, Famadas LC, Schulz TF, Calabro ML, Nucci M et al. Adult T-cell leukaemia/lymphoma in Brazil and its relation to HTLV-I. Lancet. 1990;336(8721):987-90.
202. Cartier L, Castillo JL, Cabrera ME, Araya F, Matutes E, Ford AM et al. HTLV-I positive progressive spastic paraparesis (TSP) associated with a lymphoid disorder in three Chilean patients. Leuk Lymphoma. 1995;17(5-6):459-64.
203. Aouba A, Lambotte O, Vasiliu V, Divine M, Valensi F, Varet B et al. Hemophagocytic syndrome as a presenting sign of transformation of smoldering to acute adult T-cell leukemia/lymphoma: efficacy of anti-retroviral and interferon therapy. Am J Hematol. 2004;76(2):187-9.
204. Sawada Y, Hino R, Hama K, Ohmori S, Fueki H, Yamada S et al. Type of skin eruption is an independent prognostic indicator for adult T-cell leukemia/lymphoma. Blood. 2011;117(15):3961-7.
205. Yamaguchi K, Matutes E, Catovsky D, Galton DA, Nakada K, Takatsuki K. Strongyloides stercoralis as candidate co-factor for HTLV-I-induced leukaemogenesis. Lancet. 1987;2(8550):94-5.
206. Tsukasaki K, Hermine O, Bazarbachi A. Definition, prognostic factors,treatment, and response criteria of adult T-cell leukemia-lymphoma: a proposal from an international consensus meeting. J Clin Oncol. 2009;27(3):453-9.
207. Shimoyama M. Treatment of patients with adult Tcell leukemia-lymphoma: an overview. In: Takatsuki K, Hinuma Y, Yoshida M, editors. Advances in adult T-cell leukemia and HTLV-I research. Tokyo: Japan Scientific Societies Press; 1992. p. 43-56.
208. Sadamori N, Mine M, Hakariya S, Ichiba M, Kawachi T, Itoyama T et al. Clinical significance of beta 2-microglobulin in serum of adult T cell leukemia. Leukemia. 1995;9(4):594-7.
209. Nishimura S, Asou N, Suzushima H, Okubo T, Fujimoto T, Osato M et al. p53 gene mutation and loss of heterozygosity are associated with increased risk of disease progression in adult T cell leukemia. Leukemia. 1995;9(4):598-604.
210. Shirono K, Hattori T, Takatsuki K. A new classification of clinical stages of adult T-cell leukemia based on prognosis of the disease. Leukemia. 1994;8(11):1834-7.
211. Bazarbachi A, Ghez D, Lepelletier Y, Nasr R, de The H, El-Sabban ME et al. New therapeutic approaches for adult T-cell leukaemia. Lancet Oncol. 2004;5(11):664-72.
212. Taylor GP, Matsuoka M. Natural history of adult T-cell leukemia/lymphoma and approaches to therapy. Oncogene. 2005;24(39):6047-57.
213. Berkowitz JL, Janik JE, Stewart DM, Jaffe ES, Stetler-Stevenson M, Shih JH et al. Safety, efficacy, and pharmacokinetics/pharmacodynamics of daclizumab (anti-CD25) in patients with adult T-cell leukemia/lymphoma. Clin Immunol. 2014;155(2):176-87.
214. Sharma K, Janik JE, O'Mahony D, Stewart D, Pittaluga S, Stetler-Stevenson M et al. Phase II Study of Alemtuzumab (CAMPATH-1) in Patients with HTLV-1-Associated Adult T-cell Leukemia/lymphoma. Clin Cancer Res. 2017;23(1):35-42.
215. Katsuya H, Ishitsuka K, Utsunomiya A, Hanada S, Eto T, Moriuchi Y et al. Treatment and survival among 1594 patients with ATL. Blood. 2015;126(24):2570-7.
216. Sauder MB, O'Malley JT, LeBoeuf NR. CD30(+) Lymphoproliferative Disorders of the Skin. Hematol Oncol Clin North Am. 2017;31(2):317-34.
217. Yu JB, Blitzblau RC, Decker RH, Housman DM, Wilson LD. Analysis of primary CD30+ cutaneous lymphoproliferative disease and survival from the Surveillance, Epidemiology, and End Results database. J Clin Oncol. 2008;26(9):1483-8.
218. Scarisbrick J, Whittaker S. Cutaneous lymphoma. In: Marcus R, Sweetenham JW, Williams ME, editors. Lymphoma: pathology, diagnosis and treatment. New York: Cambridge University Press; 2007. p. 233-51.
219. Macaulay WL. Lymphomatoid papulosis. A continuing self-healing eruption, clinically benign – histologically malignant. Arch Dermatol. 1968;97(1):23-30.
220. Willemze R, Beljaards RC. Spectrum of primary cutaneous CD30 (Ki-1)-positive lymphoproliferative disorders. A proposal for classification and guidelines for management and treatment. J Am Acad Dermatol. 1993;28(6):973-80.
221. Davis TH, Morton CC, Miller-Cassman R, Balk SP, Kadin ME. Hodgkin's disease, lymphomatoid papulosis, and cutaneous T-cell lymphoma derived from a common T-cell clone. N Engl J Med. 1992;326(17):1115-22.
222. Wieser I, Oh CW, Talpur R, Duvic M. Lymphomatoid papulosis: Treatment response and associated lymphomas in a study of 180 patients. J Am Acad Dermatol. 2016;74(1):59-67.
223. McQuitty E, Curry JL, Tetzlaff MT, Prieto VG, Duvic M, Torres-Cabala C. The differential diagnosis of CD8-positive ("type D") lymphomatoid papulosis. J Cutan Pathol. 2014;41(2):88-100.

224. Kempf W, Kazakov DV, Baumgartner HP, Kutzner H. Follicular lymphomatoid papulosis revisited: a study of 11 cases, with new histopathological findings. J Am Acad Dermatol. 2013;68(5):809-16.
225. Paulli M, Berti E. Cutaneous T-cell lymphomas (including rare subtypes). Current concepts. II. Haematologica. 2004;89(11):1372-88.
226. Morimura S, Sugaya M, Tamaki Z, Takekoshi T, Sato S. Lymphomatoid papulosis showing gammadelta T-cell phenotype. Acta Derm Venereol. 2011;91(6):712-3.
227. Bekkenk MW, Geelen FA, van Voorst Vader PC, Heule F, Geerts ML, van Vloten WA et al. Primary and secondary cutaneous CD30(+) lymphoproliferative disorders: a report from the Dutch Cutaneous Lymphoma Group on the long-term follow-up data of 219 patients and guidelines for diagnosis and treatment. Blood. 2000;95(12):3653-61.
228. Kunishige JH, McDonald H, Alvarez G, Johnson M, Prieto V, Duvic M. Lymphomatoid papulosis and associated lymphomas: a retrospective case series of 84 patients. Clin Exp Dermatol. 2009;34(5):576-81.
229. de Souza A, el-Azhary RA, Camilleri MJ, Wada DA, Appert DL, Gibson LE. In search of prognostic indicators for lymphomatoid papulosis: a retrospective study of 123 patients. J Am Acad Dermatol. 2012;66(6):928-37.
230. Cordel N, Tressieres B, D'Incan M, Machet L, Grange F, Esteve E et al. Frequency and Risk Factors for Associated Lymphomas in Patients With Lymphomatoid Papulosis. Oncologist. 2016;21(1):76-83.
231. Kadin ME, Carpenter C. Systemic and primary cutaneous anaplastic large cell lymphomas. Semin Hematol. 2003;40(3):244-56.
232. De Coteau JF, Butmarc JR, Kinney MC, Kadin ME. The t(2;5) chromosomal translocation is not a common feature of primary cutaneous CD30+ lymphoproliferative disorders: comparison with anaplastic large-cell lymphoma of nodal origin. Blood. 1996;87(8):3437-41.
233. Kempf W, Kutzner H, Cozzio A, Sander CA, Pfaltz MC, Muller B et al. MUM1 expression in cutaneous CD30+ lymphoproliferative disorders: a valuable tool for the distinction between lymphomatoid papulosis and primary cutaneous anaplastic large-cell lymphoma. Br J Dermatol. 2008;158(6):1280-7.
234. Ohtsuka M, Miura T, Yamamoto T. Clinical characteristics, differential diagnosis, and treatment outcome of subcutaneous panniculitis-like T-cell lymphoma: a literature review of published Japanese cases. Eur J Dermatol. 2017;27(1):34-41.
235. Willemze R. Cutaneous lymphomas with a panniculitic presentation. Semin Diagn Pathol. 2017;34(1):36-43.
236. Gonzalez CL, Medeiros LJ, Braziel RM, Jaffe ES. T-cell lymphoma involving subcutaneous tissue. A clinicopathologic entity commonly associated with hemophagocytic syndrome. Am J Surg Pathol. 1991;15(1):17-27.
237. Quintanilla-Martinez L, Jansen PM, Kinney MC, Swerdlow SH, Willemze R. Non--mycosis fungoides cutaneous T-cell lymphomas: report of the 2011 Society for Hematopathology/European Association for Haematopathology workshop. Am J Clin Pathol. 2013;139(4):491-514.
238. Magana M, Massone C, Magana P, Cerroni L. Clinicopathologic Features of Hydroa Vacciniforme-Like Lymphoma: A Series of 9 Patients. Am J Dermatopathol. 2016;38(1):20-5.
239. Slater DN. MALT and SALT: the clue to cutaneous B-cell lymphoproliferative disease. Br J Dermatol. 1994;131(4):557-61.
240. Melotti CZ. Processos linfoproliferativos cutâneos de células B: a difícil distinção entre linfomas e pseudolinfomas [dissertação]. São Paulo: USP; 2004.
241. Bradford PT, Devesa SS, Anderson WF, Toro JR. Cutaneous lymphoma incidence patterns in the United States: a population-based study of 3884 cases. Blood. 2009;113(21):5064-73.
242. Pandolfino TL, Siegel RS, Kuzel TM, Rosen ST, Guitart J. Primary cutaneous B-cell lymphoma: review and current concepts. J Clin Oncol. 2000;18(10):2152-68.
243. Abbas AK, Lichtman AH, Pober JS. Lymphocyte maturation and expression of antigen receptor genes. In: Saunders WB, editor. Cellular and molecular immunology. 4 ed. Philadelphia; 2000. p. 125-60.
244. Santucci M, Pimpinelli N. Primary cutaneous B-cell lymphomas. Current concepts. I. Haematologica. 2004;89(11):1360-71.
245. Sander CA, Flaig MJ. Morphologic spectrum of cutaneous B-cell lymphomas. Dermatol Clin. 1999;17(3):593-9, ix.
246. Rijlaarsdam JU, Meijer CJ, Willemze R. Differentiation between lymphadenosis benigna cutis and primary cutaneous follicular center cell lymphomas. A comparative clinicopathologic study of 57 patients. Cancer. 1990;65(10):2301-6.
247. Hope CB, Pincus LB. Primary cutaneous B-cell lymphomas. Clin Lab Med. 2017;37(3):547-74.
248. Kazakov DV, Burg G, Kempf W. Primary cutaneous B-cell lymphomas and pseudolymphomas: review of histopathological features. Cesk Patol. 2002;38(4):147-54.
249. de Leval L, Harris NL, Longtine J, Ferry JA, Duncan LM. Cutaneous b-cell lymphomas of follicular and marginal zone types: use of Bcl-6, CD10, Bcl-2, and CD21 in differential diagnosis and classification. Am J Surg Pathol. 2001;25(6):732-41.
250. Child FJ, Russell-Jones R, Calonje E, Whittaker SJ. Molecular genetic characterization of primary cutaneous B-cell lymphomas. Am J Surg Pathol. 2001;25(4):538-9.
251. Geelen FA, Vermeer MH, Meijer CJ, Van der Putte SC, Kerkhof E, Kluin PM et al. bcl-2 protein expression in primary cutaneous large B-cell lymphoma is site-related. J Clin Oncol. 1998;16(6):2080-5.
252. Senff NJ, Hoefnagel JJ, Jansen PM, Vermeer MH, van Baarlen J, Blokx WA et al. Reclassification of 300 primary cutaneous B-Cell lymphomas according to the new WHO-EORTC classification for cutaneous lymphomas: comparison with previous classifications and identification of prognostic markers. J Clin Oncol. 2007;25(12):1581-7.
253. Ferreri AJM, Campo E, Seymour JF. Intravascular lymphoma: clinical presentation, natural history, management and prognostic factors in a series of 38 cases, with special emphasis on the "cutaneous variant". Br J Haematol. 2004;127:173-83.
254. Melotti CZ. Pesquisa do rearranjo dos genes das cadeias leve e pesada de imunoglobulina nos processos linfoproliferativos cutâneos de células B [doutorado]. São Paulo: USP; 2007.
255. Hofbauer GF, Kessler B, Kempf W, Nestle FO, Burg G, Dummer R. Multilesional primary cutaneous diffuse large B-cell lymphoma responsive to antibiotic treatment. Dermatology. 2001;203(2):168-70.
256. Riaz W, Zhabng L, Horna P. Blastic plasmacytoid dendritic cell neoplasm: update on molecular biology, diagnosis, and therapy. Cancer Control. 2014;21(4):279-89.
257. Barlogie B, Shaughnessy J, Epstein J, Sanderson R, Anaissie E, Walker R et al. Plasma cell myeloma. In: Lichtman MA, editor. Williams Hematology. 7 ed. New York: McGraw-Hill; 2006. p. 1501-33.
258. Foerster J, Paraskevas F. Multiple myeloma. In: Richard Lee G, editor. Wintrobe's clinical hematology. 10 ed. Baltimore: Lippincott Williams & Wilkins; 1999. p. 2631-80.
259. Kyle RA, Rajkumar SV. Multiple myeloma. N Engl J Med. 2004;351(18):1860-73.
260. Barlogie B, Shaughnessy J, Tricot G, Jacobson J, Zangari M, Anaissie E et al. Treatment of multiple myeloma. Blood. 2004;103(1):20-32.
261. Souza DAF, Freitas THP, Paes RAP, Müller H, Hungria VTM. Mieloma múltiplo com plasmocitomas cutâneos. An Bras Dermatol. 2004;79(5):581-5.
262. Belinchon I, Ramos JM, Onrubia J, Mayol MJ. Primary cutaneous plasmocytoma in a patient with chronic lymphatic leukemia. J Am Acad Dermatol. 1996;35(5 Pt 1):777-8.
263. Requena L, Kutzner H, Palmedo G, Calonje E, Requena C, Perez G et al. Cutaneous involvement in multiple myeloma: a clinicopathologic, immunohistochemical, and cytogenetic study of 8 cases. Arch Dermatol. 2003;139(4):475-86.
264. Bayer-Garner IB, Smoller BR. The spectrum of cutaneous disease in multiple myeloma. J Am Acad Dermatol. 2003;48(4):497-507.
265. Patterson JW, Parsons JM, White RM, Fitzpatrick JE, Kohout-Dutz E. Cutaneous involvement of multiple myeloma and extramedullary plasmacytoma. J Am Acad Dermatol. 1988;19(5 Pt 1):879-90.
266. Hobbs JR, Corbett AA. Younger age of presentation and extraosseous tumour in IgD myelomatosis. Br Med J. 1969;1(5641):412-4.
267. Kois JM, Sexton FM, Lookingbill DP. Cutaneous manifestations of multiple myeloma. Arch Dermatol. 1991;127(1):69-74.
268. International Myeloma Working G. Criteria for the classification of monoclonal gammopathies, multiple myeloma and related disorders: a report of the International Myeloma Working Group. Br J Haematol. 2003;121(5):749-57.
269. Durie BG, Salmon SE. A clinical staging system for multiple myeloma. Correlation of measured myeloma cell mass with presenting clinical features, response to treatment, and survival. Cancer. 1975;36(3):842-54.
270. Almeida MSS, Colleoni GWB. Mieloma múltiplo. In: Prado FC, Ramos J, Valle JR, editors. Atualização terapêutica. 23 ed. São Paulo: Artes Médicas; 2007. p. 704-10.
271. Torne R, Su WP, Winkelmann RK, Smolle J, Kerl H. Clinicopathologic study of cutaneous plasmacytoma. Int J Dermatol. 1990;29(8):562-6.
272. Malysz J, Talamo G, Zhu J. Cutaneous involvement in multiple myeloma (MM): a case series with clinicopathologic correlation. J Am Acad Dermatol. 2016;74(5):878-84.
273. Greipp PR, San Miguel J, Durie BG, Crowley JJ, Barlogie B, Blade J et al. International staging system for multiple myeloma. J Clin Oncol. 2005;23(15):3412-20.
274. Weber DM. Solitary bone and extramedullary plasmacytoma. Hematology Am Soc Hematol Educ Program. 2005:373-6.
275. Muscardin LM, Pulsoni A, Cerroni L. Primary cutaneous plasmacytoma: report of a case with review of the literature. J Am Acad Dermatol. 2000;43(5 Pt 2):962-5.
276. Tuting T, Bork K. Primary plasmacytoma of the skin. J Am Acad Dermatol. 1996;34(2 Pt 2):386-90.
277. Rajkumar SV, Blood E, Vesole D, Fonseca R, Greipp PR, Eastern Cooperative Oncology G. Phase III clinical trial of thalidomide plus dexamethasone compared with dexamethasone alone in newly diagnosed multiple myeloma: a clinical trial coordinated by the Eastern Cooperative Oncology Group. J Clin Oncol. 2006;24(3):431-6.
278. Kyle RA, Rajkumar SV. Multiple myeloma. Blood. 2008;111(6):2962-72.
279. Bladé J. Transplantation for multiple myeloma: who, when, how often? Blood. 2003;102(10):3469-77.
280. Palumbo A, Bringhen S, Caravita T, Merla E, Capparella V, Callea V et al. Oral melphalan and prednisone chemotherapy plus thalidomide compared with melphalan and prednisone alone in elderly patients with multiple myeloma: randomised controlled trial. Lancet. 2006;367(9513):825-31.
281. Rajkumar SV, Hayman SR, Lacy MQ, Dispenzieri A, Geyer SM, Kabat B et al. Combination therapy with lenalidomide plus dexamethasone (Rev/Dex) for newly diagnosed myeloma. Blood. 2005;106(13):4050-3.
282. Smoller BR. Malignant hematopoietic infiltrates. In: Bolognia JL, editor. Dermatology. 2 ed. 2008. p. 1891-2.
283. Cho-Vega JH, Medeiros LJ, Prieto VG, Vega F. Leukemia cutis. Am J Clin Pathol. 2008;129(1):130-42.
284. Desch JK, Smoller BR. The spectrum of cutaneous disease in leukemias. J Cutan Pathol. 1993;20(5):407-10.
285. Kerl H, Fink-Puches R, Cerroni L. Diagnostic criteria of primary cutaneous B-cell lymphomas and pseudolymphomas. Keio J Med. 2001;50(4):269-73.
286. Ploysangam T, Breneman DL, Mutasim DF. Cutaneous pseudolymphomas. J Am Acad Dermatol. 1998;38(6 Pt 1):877-95.

287. Choi TS, Doh KS, Kim SH, Jang MS, Suh KS, Kim ST. Clinicopathological and genotypic aspects of anticonvulsant-induced pseudolymphoma syndrome. Br J Dermatol. 2003;148(4):730-6.
288. Cogrel O, Beylot-Barry M, Vergier B, Dubus P, Doutre MS, Merlio JP et al. Sodium valproate-induced cutaneous pseudolymphoma followed by recurrence with carbamazepine. Br J Dermatol. 2001;144(6):1235-8.
289. Kleier RS, Breneman DL, Boiko S. Generalized pustulation as a manifestation of the anticonvulsant hypersensitivity syndrome. Arch Dermatol. 1991;127(9):1361-4.
290. Criado PR, Criado RFJ, Vasconcellos C, Ramos RO, Gonçalves AC. Reações cutâneas graves adversas a drogas – Aspectos relevantes ao diagnóstico e ao tratamento – Parte II. An Bras Dermatol. 2004;79(5):587-601.
291. Crow KD. Case for diagnosis. Br J Dermatol. 1980;103(Suppl 18):78.
292. Ramsay B, Dahl MC, Malcolm AJ, Wilson-Jones E. Acral pseudolymphomatous angiokeratoma of children. Arch Dermatol. 1990;126(11):1524-5.
293. Hara M, Matsunaga J, Tagami H. Acral pseudolymphomatous angiokeratoma of children (APACHE): a case report and immunohistological study. Br J Dermatol. 1991;124(4):387-8.
294. Fillus Neto J. Angioqueratoma pseudolinfomatoso acral (APACHE) em adolescente de 16 anos. A pele. 16: Informativo da Fundação Nacional do Câncer da Pele; 2002. p. 8-9.
295. Barbosa JM, Fillus Neto J, Werner B. Acral pseudolymphomatous angiokeratoma occuring in a 16-year-old girl. J Eur Acad Dermatol Venereol. 2001;15:160-1.
296. Okada M, Funayama M, Tanita M, Kudoh K, Aiba S, Tagami H. Acral angiokeratoma-like pseudolymphoma: one adolescent and two adults. J Am Acad Dermatol. 2001;45(6 Suppl):S209-11.
297. Kaddu S, Cerroni L, Pilatti A, Soyer HP, Kerl H. Acral pseudolymphomatous angiokeratoma. A variant of the cutaneous pseudolymphomas. Am J Dermatopathol. 1994;16(2):130-3.
298. Fernandez-Figueras MT, Puig L. Of Apaches And Palefaces. Am J Dermatopathol. 1995;17(2):209-11.
299. Hagari Y, Hagari S, Kambe N, Kawaguchi T, Nakamoto S, Mihara M. Acral pseudolymphomatous angiokeratoma of children: immunohistochemical and clonal analyses of the infiltrating cells. J Cutan Pathol. 2002;29(5):313-8.
300. Trainor KJ, Brisco MJ, Story CJ, Morley AA. Monoclonality in B-lymphoproliferative disorders detected at the DNA level. Blood. 1990;75(11):2220-2.
301. Freire FMZ, Souza Filho JB, Cintra LC, Diniz LM. Angioqueratoma pseudolinfomatoso acral – relato de caso. An Bras Dermatol. 2006;81(5 Supl 3):S277-80.
302. Blumental G, Okun MR, Ponitch JA. Pseudolymphomatous reaction to tattoos. Report of three cases. J Am Acad Dermatol. 1982;6(4 Pt 1):485-8.
303. Colli C, Leinweber B, Müllegger R. Borrelia burgdorferi-associated lymphocytoma cútis: clinicopathologic, immunophenotypic, and molecular study of 106 cases. J Cutan Pathol. 2004;31(3):232-40.
304. Vargas LSM. Linfocitoma cútis. Rev Centr Dermatol Pascua. 2003;12(2).
305. Caro WA, Helwig HB. Cutaneous lymphoid hyperplasia. Cancer. 1969;24(3): 487-502.
306. Albrecht S, Hofstadter S, Artsob H, Chaban O, From L. Lymphadenosis benigna cutis resulting from Borrelia infection (Borrelia lymphocytoma). J Am Acad Dermatol. 1991; 24(4):621-5.
307. Stanek G, Wewalka G, Groh V, Neumann R, Kristoferitsch W. Differences between Lyme disease and European arthropod-borne Borrelia infections. Lancet. 1985;1(8425):401.
308. Asbrink E, Hovmark A. Lyme borreliosis. In: Fitzpatrick TB, Eisen AZ, Wol K, Freedberg IM, Austen KF, editors. Dermatology in general medicine. New York: McGraw-Hill; 1993. p. 2410-20.
309. Smith A, Crouch S, Lax S, Li J et al. Lymphoma incidence, survival and prevalence 2004-2014: sub-type analyses from the UK's Haematological Malignancy Research Network. Br J Cancer. 2015;112(9):1575-84.
310. Ansell SM. Hodgkin lymphoma: 2014 update on diagnosis, risk-stratification and management. Am J Hematol. 2014;89(7):771-9.
311. Newton R, Ferlay J, Beral V et al. The epidemiology of non-Hodgkin's lymphoma: comparison of nodal and extra-nodal sites. Int J Cancer. 1997;72(6):923-30.
312. Willemze R, Beljaards RC, Meijer CJ et al. Classification of primary cutaneous lymphomas: historical overview and perspectives. Dermatology. 1994;189(Suppl 2):8-15.
313. Slater DN. The new World Health Organization-European Organization for Research and Treatment of Cancer classification for cutaneous lymphomas: a practical marriage of two giants. Br J Dermatol. 2005;153(5):874-80.
314. Willemze R, Jaffe ES, Burg G et al. WHO-EORTC classification for cutaneous lymphomas. Blood. 2005;105(10):3768-85.
315. Swerdlow SH, Campo E, Pileri SA et al. The 2016 revision of the World Health Organization classification of lymphoid neoplasms. Blood. 2016;127(20):2375-90.
316. Willemze R, Cerroni L, Kempf W et al. The 2018 update of the WHO-EORTC classification for primary cutaneous lymphomas. Blood. 2019;133(16):1703-14.
317. Anderson WF, Toro JR. Cutaneous lymphoma incidence patterns in the United States: a population-based study of 3884 cases. Blood. 2009;113(21):5064-73.
318. Santen S, Roach RE, Doorn R et al. Clinical staging and prognostic factors in folliculotropic mycosis fungoides. JAMA Dermatol. 2016 Sep 1;152(9):992-1000. doi: 10.1001/jamadermatol.2016.
319. Rook AH, Gelfand JM, Wysocka M et al. Topical resiquimod can induce disease regression and enhance T-cell effector functions in cutaneous T-cell lymphoma. Blood. 2015;126:1452-61. doi: 10.1182/blood-2015-02-6303351.
320. Sézary A, Bouvrain Y. Érythrodermie avec présence de cellules monstrueuses dans le derme et le sang circulant. Bulletin de la Société Francaise de Dermatologie et de Syphiligraphie (Paris). 1938;45:254-60.
321. Kubica AW, Davis MD, Weaver AL et al. Sezary syndrome: a study of 176 patients at Mayo Clinic. J Am Acad Dermatol. 2012;67(6):1189-99.
322. Bittencourt AL, Brites CR, Farre l et al. Adult T-cell leukemia/lymphoma in Bahia, Brazil: analysis of prognostic factors in a group of 70 patients. Am J Clin Pathol. 2007;128(5):875-82.
323. Miyashiro D, Sanches JA. Cutaneous manifestations of adult T-cell leukemia/lymphoma. Semin Diagn Pathol. 2019.
324. Fanoni D, Corti L, Alberti-Violetti S et al. Array-based CGH of primary cutaneous CD8+ aggressive EPIDERMO-tropic cytotoxic T-cell lymphoma. Genes Chromosomes Cancer. 2018;57(12):622-9.
325. Cyrenne BM, Gibson JF, Subtil A et al. Transplantation in the treatment of primary cutaneous aggressive epidermotropic cytotoxic CD8-positive T-cell lymphoma. Clin Lymphoma Myeloma Leuk. 2018;18(1):e85-93.
326. Daniels J, Doukas PG, Escala MEM et al. Cellular origins and genetic landscape of cutaneous gamma delta T cell lymphomas. Nat Commun. 2020;11(1):1806.
327. Guitart J, Weisenburger DD, Subtil A et al. Cutaneous γδ T-cell lymphomas: a spectrum of presentations with overlap with other cytotoxic lymphomas. Am J Surg Pathol. 2012;36(11):1656-65.
328. Beltzung F, Ortonne N, Pelletier L et al. Primary cutaneous CD4+ small/medium T-cell lymphoproliferative disorders – A clinical, pathologic and molecular study of 60 cases presenting with a single lesion: a multicenter study of the French Cutaneous Lymphoma Study Group. Am J Surg Pathol. 2020;44(7):862-72.
329. Wilcox RA. Cutaneous B-cell lymphomas: 2019 update on diagnosis, risk stratification and management. Am J Hematol. 2018;93(11):1427-30.
330. Gibson SE, Swerdlow SH. How I diagnose primary cutaneous marginal zone lymphoma. Am J Clin Pathol. 2020;154(4):428-49.
331. Venugopal S, Zhou S, El-Jamal SM et al. Blastic plasmacytoid dendritic cell neoplasm--current insights. Clin Lymphoma Myeloma Leuk. 2019;19(9):545-54.
332. Sapienza MR, Pileri A, Derenzini E et al. Blastic plasmacytoid dendritic cell neoplasm: state of the art and prospects. Cancers (Basel). 2019;11(5).

130 capítulo

Paulo Ricardo Criado • Cristiana Silveira Silva • Paulo Eduardo Neves Ferreira Velho

Histiocitoses de Comportamento Biológico Variável

As histiocitoses constituem um grupo heterogêneno de doenças raras, com início em qualquer idade, enigmáticas do ponto de vista clínico e fisiopatológico, cuja etiologia permanece ainda desconhecida.[1-6,6A] São caracterizadas pela proliferação de células do sistema mononuclear fagocitário e imunorregulador, denominadas histiócitos. Os histiócitos são macrófagos e células dendríticas do sistema imune, que podem ser localizadas ou afetar vários órgãos e sistemas, ambas derivadas de um progenitor comum CD34+ originado da medula óssea.[6-8]

Estas doenças predominam na infância, com gravidade muito variável e características biológicas limítrofes entre os campos da hematologia, da imunologia, da oncologia, da pediatria e da dermatologia[9-11] Como, na maioria dos casos, há expressão cutânea precoce é o dermatologista quem usualmente faz o diagnóstico, ainda que, muitas vezes, o paciente seja acompanhado por outro especialista.[11] A causa geralmente é desconhecida.[12]

A complexidade dessas doenças aumenta à medida que aumentam os conhecimentos sobre a imunologia da pele e sobre os histiócitos, principalmente por meio de imunohistoquímica. Doenças que anteriormente eram consideradas distintas são causadas pelo acúmulo ou infiltração de um mesmo tipo celular. Por outro lado, uma mesma manifestação clínica pode ter células de fenótipos distintos envolvidas na sua gênese.

O entendimento do histiócito como uma grande família de células é fundamental para uma melhor compreensão destas doenças.[10] O termo histiócito deve ser usado de forma análoga a linfócito uma vez que ambos denotam um grupo de células imunes que são fenotípica e funcionalmente diferentes.[7]

Estudos prospectivos, duplo-cego, controlados, randomizados ou comparativos são de realização virtualmente impossível, o que dificulta ainda mais a obtenção de informações importantes para uma maior compreensão das doenças deste grupo e da relação entre elas.[10]

Existe um esforço da Sociedade Histiocítica e da Organização Mundial da Saúde, por meio de seu comitê sobre proliferações de histiócitos/células do retículo endotelial, de classificar estas doenças,[7] porém na literatura médica há uma grande diversidade de classificações. Estas classificações podem ocorrer em função do comportamento biológico ser maligno ou não, da manifestação clínica,[13] da célula de origem, do padrão histológico e imunofenotípico[14,15] e da maturação do histiócito.[16]

São excluídas do termo histiocitose as enfermidades em que a proliferação histiocitária é secundária, como acontecem nas reações granulomatosas infecciosas, na doença enxerto versus hospedeiro, na síndrome linfoproliferativa ligada ao cromossoma X e nas lipoidoses hereditárias. Por serem doenças tão distintas, a sarcoidose e o dermatofibroma (também chamado histiocitoma), não são consideradas histiocitoses, apesar de preencherem critérios, mesmo os mais estritos.[10,11]

Muitos dos sinais e sintomas das histiocitoses podem ser decorrentes do tecido onde estas células estão proliferadas ou da sua atividade funcional. A regulação anormal da função destas células pode ser importante na patogênese destas doenças.[12]

Consoante a expressão fenotípica de marcadores imunohistoquímicos dos histiócitos e a presença de grânulos de Birbeck pode-se agrupá-los como demonstrado no Quadro 130.1.

Quadro 130.1 Caracterização das histiocitoses sobre a presença de grânulos de Birbeck e marcadores imunofenotípicos.

	S100	Grânulo de Birbeck	HLA-DR	E-caderina	CD1a	Langerina	CD14	CD68	FXIIIa	CD163	CD45	Fascin
Histiocitose de células de Langerhans (LCH)	(+)	(+)	(+)	(+)	(++)	(+)	(-)	(-)	(-)	(+)	(+)	(-)
Família do xantogranuloma juvenil (XGJ) (dendrócitos dérmicos)	(-)	(-)	(+)	(-)	(-)	(-)	(++)	(++)	(++)	(+)	(+)	(+)
Histiocitoses macrofágicas (linfo-histiocitose hemofagocítica genética e adquirida)	(-)	(-)	(-)	(-)	(-)	(-)	(+)	(++)	(-)	(++)	(+)	(-)

■ HISTÓRICO

Em 1913, Aschoff e Kiyono descreveram os histiócitos como grandes células mononucleares fagocíticas encontradas nos tecidos.[17] Em 1924, Aschoff usou o mesmo termo para denominar células do tecido conjuntivo que tinham algumas características morfológicas em comum, considerando como pertencentes ao sistema retículo endotelial (SRE), com função fagocítica.[18] "Retículo" referia-se à característica destas células formarem uma rede por meio dos seus prolongamentos citoplasmáticos e "endotelial" ao fato de tais células estarem situadas geralmente nas proximidades das células endoteliais vasculares. O macrófago foi considerado a célula principal deste sistema por sua habilidade de fagocitar, remover ou estocar grandes partículas de material estranho (macro – grande e fago – digerir).[18,19]

Acreditava-se inicialmente que tais partículas estranhas correspondiam a pigmentos, porém logo depois foi sugerido que tal material poderia corresponder a micro-organismos ou debris celulares. Desde então, os macrófagos foram separados dos granulócitos polimorfonucleares (PMN) pelo tipo de material processado e pelo tempo prolongado da permanência deste material no citoplasma dos macrófagos quando comparado ao curto tempo nos PMN.[18,19]

Uma grande variedade de termos foi subsequentemente usada para descrever os constituintes do SRE de acordo com a sua morfologia, localização e tipo de material fagocitado.[19] Tais termos incluíam os macrófagos peritoneais, macrófagos alveolares, células de Kupffer, células espumosas, osteoclastos e micróglia.[5,19]

Na década de 1970, van Furth introduziu a nomenclatura sistema mononuclear fagocítico (SMF) considerando que este termo descreveria melhor a função, morfologia e cinética do SRE.[20] Estudos subsequentes evidenciaram que o papel dos macrófagos não se resumia apenas a fagocitose, mas envolvia também o processamento do material estranho e a sua apresentação aos linfócitos T. A associação das células de Langerhans ao grupo do SRE ou SMF levou mais de 100 anos desde a sua descoberta pelo estudante de medicina Paul Langerhans, em 1868. Langerhans acreditava inicialmente que tais células faziam parte do sistema nervoso em razão dos seus processos dendríticos identificados pelo ouro.[19]

A função das células dendríticas, em particular as células de Langerhans, só se tornou evidente nas décadas de 1960 e 1970 quando foi descoberta a sua capacidade de apresentar antígenos aos linfócitos T.[5] Além das similaridades funcionais, foram identificados antígenos de superfície comuns a estas células o que leva a crer em uma origem celular hematopoiética única.[1,4,5,8] Headington, em 1986, observou que o termo histiócito, na realidade, referia-se a células com características morfológicas comuns, mas de origem e funções bastante distintas.[21] As células com potencial para se diferenciarem em células dendríticas ou macrófagos encontram-se espalhadas por todo o corpo e em condições especiais ocorre a indução do fenótipo mais apropriado para suprir as necessidades presentes naquele momento.[1,5-7] Foram Wood e Haber, em 1993, que utilizaram o termo histiócito para referir-se a todos os tipos de macrófagos derivados da medula óssea e às células dendríticas relacionadas ao sistema imune, também chamadas de células imunes acessórias.[10,22] O termo *histiócito* tornou-se então uma definição ampla que atualmente corresponde a um grupo heterogêneo de células incluindo macrófagos (células processadoras de antígenos) e células dendríticas (células apresentadoras de antígenos), que possuem em comum a origem de um progenitor único derivado da medula óssea CD34+ (Figura 130.1).[1,2,4-8]

Descobertas recentes sobre mutações oncogênicas na via sinalizadora da MAP (*mitogen-activated protein*) quinase têm revolucionado o manejo clínico das histiocitoses.[6A] No passado, a detecção de características fenotípicas ou ultraestruturais marcadoras específicas de células de Langerhans (em geral, CD1a, CD207, e grânulos de Bierbeck) definiam a diferença entre as histiocitoses de células de Langerhans (LCH) das não Langerhans.[6A] Atualmente sabemos que há uma causa molecular comum subjacente na maioria das LCH e outras não Langerhans, particularmente na doença de Erdheim-Chester (ECD) e em alguns casos no xantogranuloma juvenil (XJ) e na doença de Rosai-Dorfman-Destombes (RDD).[6A] Além disso, a maioria das lesões que ocorrem nas histiocitoses apresentam mutações em genes como CSF1R, ALK, RET, NTRK, RAS, RAF, MAPK2, e outros genes de quinases, relacionando o receptor ligante do fator de crescimento mieloide-específico à ativação do ERK.[6A]

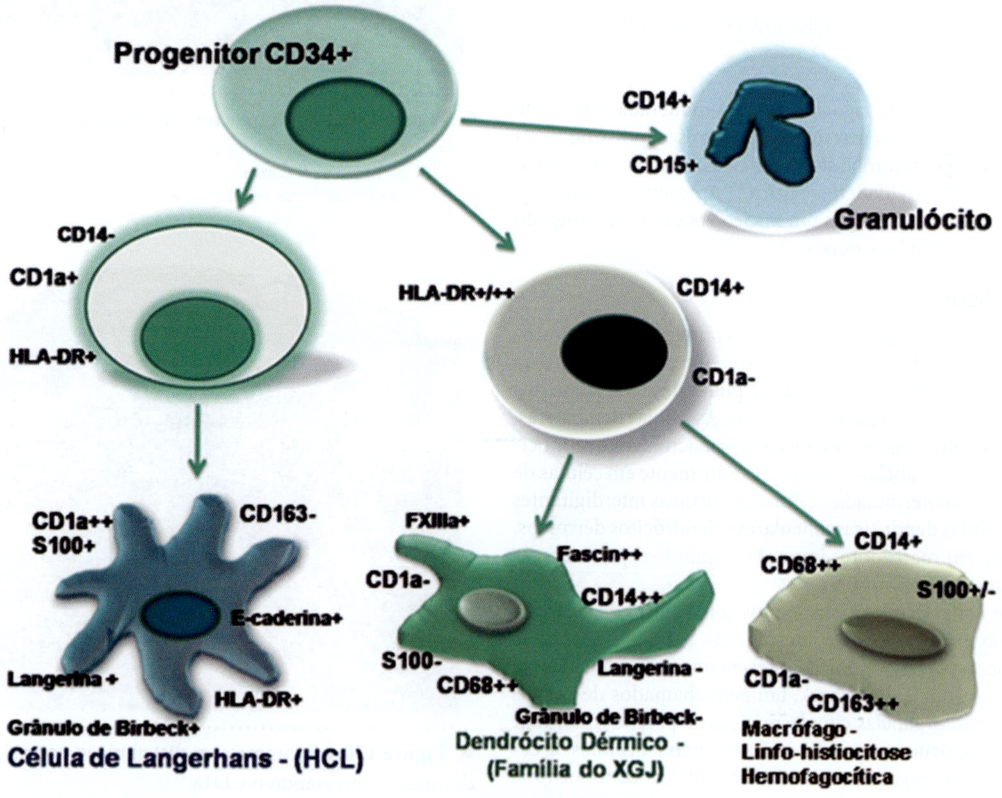

■ **Figura 130.1** Representação esquemática das vias de diferenciação dos histiócitos.
Fonte: Adaptado de Weitzman & Jaffe.[16]

Os infiltrados celulares das histiocitoses podem ocorrer virtualmente em qualquer órgão ou tecido, com predileção na pele, ossos, pulmões, linfonodos, sistema nervoso central (SNC) e coração.[6A] Os sintomas podem refletir a massa tumoral e compressão de órgãos adjacentes, inflamação, destruição tecidual, ou progressiva fibrose ou a combinação destes processos.[6A] A inflamação crônica pode ocasionar sintomas constitucionais (em geral, febre, perda de peso e letargia).[6A]

A sobreposição de histiocitoses não é incomum.[6A] Pacientes com ECD podem apresentar lesões de LCH, e ambas as entidades podem estar associadas com lesões doença de RDD-símile.[6A] A população celular dentro de uma lesão de histiocitose pode ser heterogênea, sendo que a histopatologia e o fenótipo de alguns tipos de histiocitoses (em geral, a CED e o XJ) podem ser indistinguíveis.[6A]

■ HISTIÓCITOS E LINHAGENS DE CÉLULAS DENDRÍTICAS

As células dendríticas, monócitos e macrófagos são membros do sistema monocítico-macrofágico, enquanto o termo histiócito é habitualmente empregado aos macrófagos residentes nos tecidos.[3] Os macrófagos são grandes células ovoides principalmente envolvidos na limpeza de células apoptóticas, debris celulares e patógenos.[3] Em oposição, as células dendríticas estreladas, que apresentam antígenos via moléculas pelo complexo principal de histocompatibilidade (MHC) e ativam linfócitos T "naive" (nativas).[3] As células dendríticas humanas são classificadas em dois grupos principais, as células dendríticas plamocitoides (pDC) e células dendríticas mieloides (mDC).[3] Por sua vez, as células dendríticas mieloides (mDC) são subdivididas em dois subtipos com base na expressão do CD141 (mDC1) e CD1c (mDC2).[3] As células de Langerhans (LC) são células dendríticas que primariamente se localizam na epiderme, mucosas, ou epitélio brônquico, expressam CD1a e contém os grânulos de Bierbeck.[3] Quando ativadas por inflamação local, as LCs migram para os linfonodos de drenagem e diferenciam-se em células interdigitantes (IDCs).[3]

Os monócitos sanguíneos são classificados em três subgrupos, dependendo da expressão do CD14 e CD16.[3] In vitro, os monócitos podem se diferenciar em qualquer tipo de célula do sistema monocítico fagocitário, e provavelmente, *in vivo*, durante processos inflamatórios.[3]

Macrófagos

Histiócito essencialmente fagocítico e com moderada função de apresentação de antígenos, os macrófagos podem ser indistinguíveis às colorações de rotina dos fibroblastos e das células endoteliais, exceto pela localização e pela atividade fagocítica.[10] Apresentam diâmetro variando de 20 a 80 mm, e possuem um núcleo vesiculoso e alongado e seu citoplasma é rico em lisossomos.[5,10]

Células dendríticas

As células dendríticas são assim chamadas por apresentarem prolongamentos citoplasmáticos característicos. Apresentam pequena capacidade para a fagocitose, porém grande poder de ativação de linfócitos por meio da apresentação de antígenos. As células dendríticas, possuem provavelmente origem comum com os macrófagos e monócitos.[5,10] Tais células foram subclassificadas posteriormente em células de Langerhans, células indeterminadas, células dendríticas interdigitantes dos linfonodos, células dendríticas foliculares e dendrócitos dérmicos, sendo que se utilizam marcadores imunohistoquímicos para sua caracterização (Figuras 130.2 a 130.6).[7,23]

As células de Langerhans são histiócitos com função de apresentação de antígeno localizadas na epiderme. São S-100+ e CD1a+ e, observadas à microscopia eletrônica, apresentam no seu citoplasma os característicos grânulos de Birbeck, também chamados de corpos X. Estes grânulos são organelas citoplasmáticas de parede trilaminar exclusivas destes histiócitos ou presentes em algumas leucemias de células cabeludas.[12,14,24] A langerina (CD207) é um anticorpo monoclonal direcionado contra uma proteína transmembrana tipo II associada aos grânulos de Birbeck. Sua positividade pode tornar desnecessária a realização da microscopia eletrônica para a identificação destes grânulos.[9]

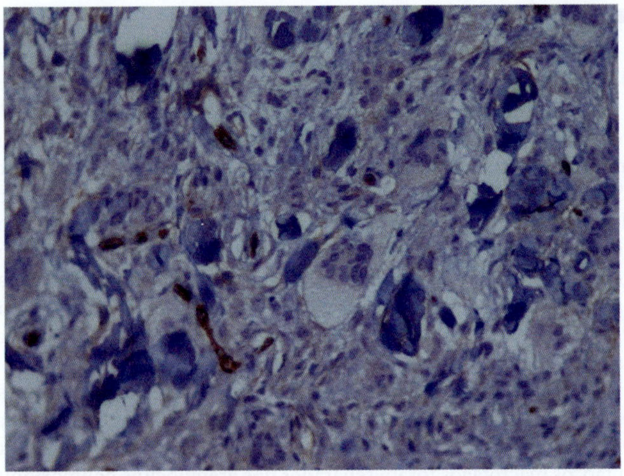

■ **Figura 130.2** Xantoma com células imunomarcadas para o CD34.

Fonte: Imagens histopatológicas e imunohistoquímicas gentilmente cedidas pela Profa. Dra. Mirian Nacagami Sotto do Departamento de Dermatologia da Faculdade de Medicina da Universidade de São Paulo (FMUSP).

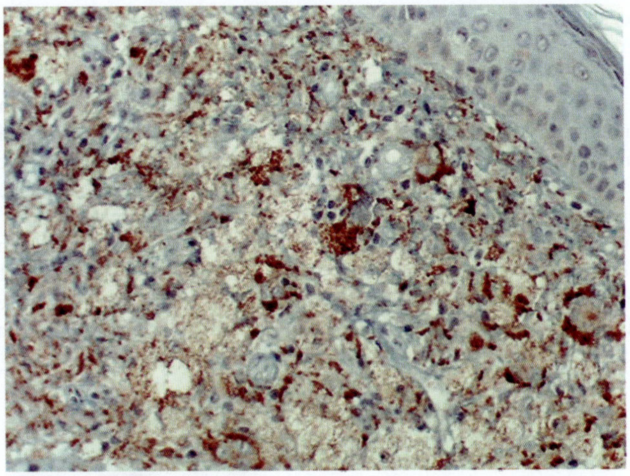

■ **Figura 130.3** Xantoma com expressão do CD68.

Fonte: Imagens histopatológicas e imunohistoquímicas gentilmente cedidas pela Profa. Dra. Mirian Nacagami Sotto do Departamento de Dermatologia da Faculdade de Medicina da Universidade de São Paulo (FMUSP).

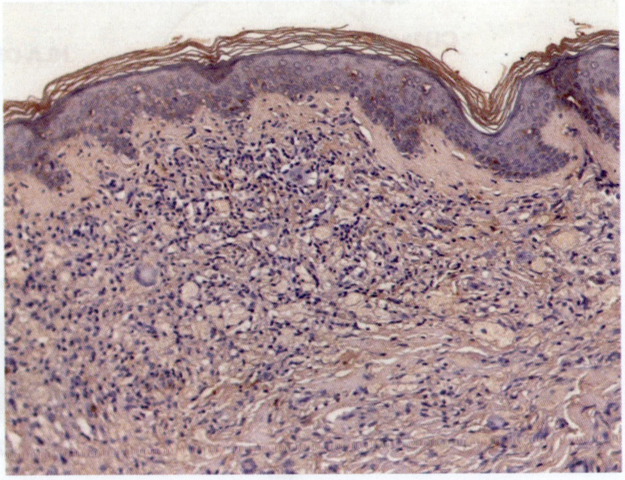

■ **Figura 130.4** Xantoma com distribuição normal de esparsas células dérmicas expressando o CD1a.

Fonte: Imagens histopatológicas e imunohistoquímicas gentilmente cedidas pela Profa. Dra. Mirian Nacagami Sotto do Departamento de Dermatologia da Faculdade de Medicina da Universidade de São Paulo (FMUSP).

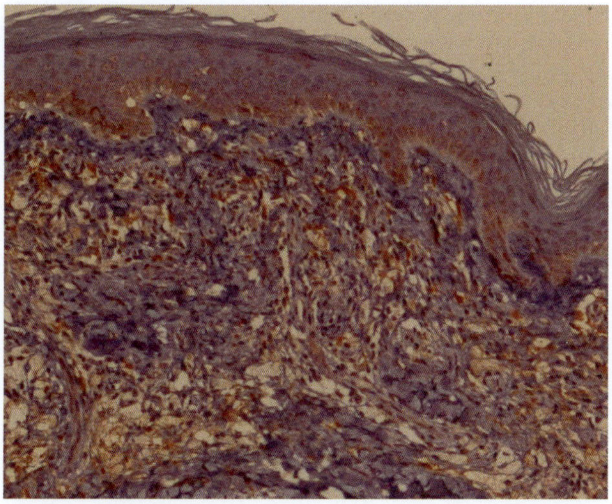

■ **Figura 130.5** Xantoma demonstrando expressão aumentada do FXIIIa nas células dérmicas.

Fonte: Imagens histopatológicas e imunohistoquímicas gentilmente cedidas pela Profa. Dra. Mirian Nacagami Sotto do Departamento de Dermatologia da Faculdade de Medicina da Universidade de São Paulo (FMUSP).

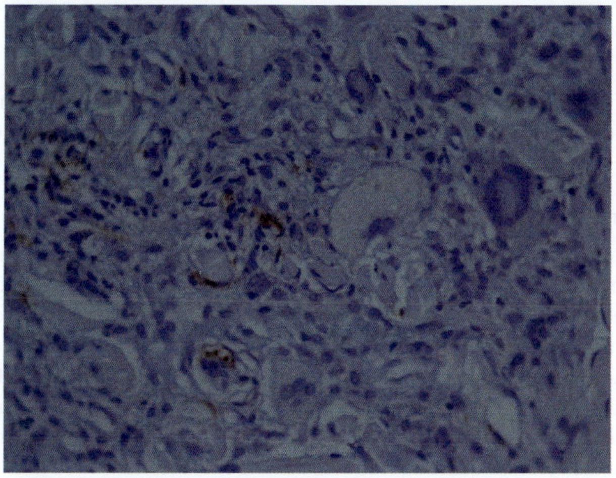

■ **Figura 130.6** Xantoma demonstrando células dérmicas com marcação praticamente ausente da proteína S100.

Fonte: Imagens histopatológicas e imunohistoquímicas gentilmente cedidas pela Profa. Dra. Mirian Nacagami Sotto do Departamento de Dermatologia da Faculdade de Medicina da Universidade de São Paulo (FMUSP).

Os dendrócitos dérmicos são histiócitos com função de apresentação de antígenos e manutenção da homeostase local. Como característica expressam o fator XIIIa e não expressam CD1a, o que os diferencia das células de Langerhans. Estas células podem ser encontradas em sítios cutâneos e extracutâneas, o que também pode explicar formas extracutâneas destas histiocitoses.[16]

Existem células dendríticas indeterminadas que são imunofenotipicamente semelhantes às células de Langerhans (S100+ e CD1a+), porém, não apresentam os grânulos de Birbeck à microscopia eletrônica. Estas células localizam-se na derme papilar.[10,14]

Outras células dendríticas associadas às histiocitoses são as células interdigitantes dos linfonodos, que são S100+, mas CD1a- e não apresentam os grânulos de Birbeck. Estas células estão presentes na histiocitose sinusal com linfonodomegalia generalizada ou doença de Rosai-Dorfman[14,22] (Quadro 130.2).

■ CLASSIFICAÇÃO

Desde o seu início em 1985, a Sociedade Histiocítica permanece estudando ativamente estas doenças na tentativa de reunir conhecimento sobre o assunto com o objetivo de unificar as noções vagas existentes na literatura médica sobre as histiocitoses.[7]

Quadro 130.2 Características imunohistoquímicas dos histiócitos.

Macrófagos	Positividade para: lisozima, CD45, CD14, CD68 Negatividade para: S100, CD1a, fator XIIIa Grânulos de Birbeck ausentes
Células de Langerhans	Positividade para: CD45, S100, CD1a Negatividade para: CD14 e Fator XIIIa Grânulos de Birbeck presentes
Células indeterminadas	Positividade para: CD45, S100, CD1a Negatividade para: fator XIIIa Grânulos de Birbeck ausentes
Células dendríticas interdigitantes dos linfonodos	Positividade para: CD45, S100 Negatividade para: CD14, CD1a, Fator XIII Grânulos de Birbeck ausentes
Célula dendrítica folicular	Positividade para: KiM4, CD 21, CD 35, S100 variável Negatividade para: CD45 Grânulos de Birbeck ausentes
Dendrócito dérmico	Positividade para: Fator XIIIa, CD45, CD68 Negatividade para: S100, CD1a Grânulos de Birbeck ausentes

Fonte: Adaptado de Favara et al.[7]

Em 1987, está Sociedade propôs uma classificação dividindo o grupo das Histiocitoses em três classes:[2,6,10,25]

- **Classe I:** corresponde as histiocitoses de Langerhans.
- **Classe II:** corresponde as histiocitoses não Langerhans.
- **Classe III:** corresponde as histiocitoses malignas.

Apesar de esta classificação ter sido atualizada em 1997,[7,26] os termos histiocitose de células de Langerhans (LCH) e histiocitose de células não Langerhans (HCñL) utilizados anteriormente continuam a ser usados em diversas publicações.[10,12,16,27-29]

Em 1997, patologistas, pediatras, hematologistas e oncologistas pertencentes ao Comitê de estudo das Proliferações Histiocítica e Células Reticulares da Organização Mundial da Saúde, em conjunto com o Grupo de Estudo da Sociedade Histiocítica, propusera outra classificação com base na linhagem celular e comportamento biológico das histiocitoses (Quadro 130.3).[7]

Desta forma, neste capítulo optou-se pela utilização dos conceitos de ambas, porém mantendo, sempre que possível, a nomenclatura mais usual.

A natureza das histiocitoses ainda é motivo de debate contínuo e muita pesquisa.[5] Estas classificações não têm como objetivo abordar todos os aspectos destas doenças, apenas agrupar de forma prática doenças diferentes que se encontram relacionadas por terem uma origem celular em comum. Estas classificações consideram o conhecimento atual e se encontram abertas para novas atualizações.[7] Entre as histiocitoses, talvez as mais controversas e desconhecidas sejam as ñLCH.[10,16] Várias doenças enquadram-se nessa denominação, em sua maioria raras e de causa desconhecida.[10]

Em 2016, novamente a Sociedade de Histiocitoses, sob a luz de novos conhecimentos, propôs agrupar as numerosas formas e variantes de histiocitoses em 5 grandes grupos de desordens histiocíticas: (1) relacionadas às células de Langerhans (grupo L); (2) histiocitoses cutâneas e mucocutâneas (grupo C); (3) histiocitoses malignas primárias e secundárias (grupo M); histiocitoses do espectro Rosai-Dorfman (grupo R) e linfohistiocitose hemofagocítica e síndrome de ativação macrofágica (grupo H).[3]

Pacientes com histiocitoses dos grupos R, C e M têm demonstrado alterações moleculares, apesar de alterações moleculares terem previamente sido consideradas a marca molecular das histiocitoses do grupo L.[6A] Os diferentes tipos de histiocitoses podem também demonstrar características clínicas e radiológicas particulares, por exemplo, a neurodegeneração na LCH e na ECD.[6A]

O conhecimento atual da fisiopatologia das histiocitoses nos permite encontrar aspectos chaves em três distintos campos: (i) mutações na via da MAP quinase; (ii) envolvimento no progenitor dos histiócitos, e (iii) heterogeneidade das células dentro das amostras teciduais de biópsias de histiocitoses.

Quadro 130.3 Classificação das histiocitoses.

Histiocitoses de comportamento biológico variável	Relacionadas às células dendríticas	Histiocitose de células de Langerhans (LCH) Xantogranuloma juvenil e outras doenças relacionadas Processo de células dendríticas secundários Histiocitomas solitários de vários fenótipos de células dendríticas		
	Relacionadas aos macrófagos	Síndromes hemofagocíticas	Linfo-histiocitose hemofagocítica genética	
			Linfo-histiocitose hemofagocítica adquirida	Associada à infecção Associada à autoimunidade Associada à neoplasia
	Doença de Rosai-Dorfman (Histiocitose sinusal com linfadenopatia generalizada)			
	Histiocitoma solitário com fenótipo macrofágico			
Histiocitoses malignas	Relacionadas aos monócitos	Leucemias (Classificação FAB e FAB revisada)	Leucemia monocítica M5A e B Leucemia mielomonocítica aguda M4 Leucemia mielomonocítica crônica	
		Tumores monocíticos extramedulares ou sarcoma (Correspondente monocítico do sarcoma granulocítico)		
	Sarcoma histiocítico relacionado à célula dendrítica (localizado ou disseminado)			
	Sarcoma histiocítico relacionado ao macrófago (localizado ou disseminado)			

Fonte: Adaptado de Favara et al.[7]

Mutações na via da MAPK (MAP quinase)

A presença da mutação no BRAF codificando a variante V600E (Val600Glu) na HCL foi relatada em 2000.[6A] O BRAF já era conhecido como um direcionador oncogênico em várias populações celulares humanas.[6A] O BRAF é uma proteína na via sinalizadora da MAP quinase, uma cascata de proteínas citoplasmáticas sucessivamente ativadas.[6A] Nas células normais, a ativação do receptor de membrana tirosina quinase por ligantes indutores específicos, induz através da via da MAP quinase a fosforilação e translocação nuclear do ERK, o qual atua como um fator de transcrição para genes que induzem a proliferação celular e a sobrevida das células.[6A]

A mutação BRAF^{V600E} codifica uma proteína citoplasmática mutante com ativação constitucional, o que confere sua independência da ativação de passos anteriores por uma das proteínas do sistema RAS.[6A] Embora a clonalidade de alguns casos de LCH tenha sido relatada, a natureza neoplásica da doença se torna inequívoca, quando esta mutação somática de oncogene foi detectada.[6A]

Mutações recorrente somáticas BRAF^{V600E} em amostras de biópsias de tecidos infiltrados pela LCH são confirmadas por vários pesquisadores, independentemente da idade do paciente ou localização da doença.[6A] A mutação foi identificada também, e, amostras de biópsias de pacientes com a ECD ou histiocitose mista.[6A] A mutação BRAF^{V600E} foi detectada com uma frequência de 50% a 60% dos casos em grandes séries de pacientes com LCH ou EDC.[6A] A presença da BRAF^{V600E} foi associada a um prognóstico pior em uma série de crianças com LCH recebendo terapia padrão.[6A] As LCH e ECD cujas biópsias não apresentam a mutação BRAF^{V600E} geralmente contém outras mutações de genes da via de sinalização da MAP quinase.[6A]

Na verdade, mutações BRAF nas histiocitoses podem ocorrer em outros locais distintos da predominância do resíduo V600, ou em outra RAF quinase (em geral, ARAF).[6A] Além disso, algumas histiocitoses podem ser direcionadas por mutações na via da MAP quinase (MAPK), que afetam a MAP2K1, um gene que codifica a MEK1 quinase, uma proteína de sinalização subsequente a BRAF na cascata de ativação.[6A] Outros componentes sinalizadores da via da MAP quinase anteriores a ativação da BRAF podem ser envolvidos em mutações, como a NRAS, KRAS, HRAS e PTPB11, os quais estão representados na Figura 130.7 em conjunto com medicações promissoras no tratamento das histiocitoses.[6A]

A maioria das mutações nas histiocitoses são mutações representadas por pequenas deleções ou inserções, mas a fusão de alguns genes resulta na produção de proteínas quiméricas.[6A]

Envolvimento dos progenitores dos histiócitos

Os macrófagos e células dendríticas, incluindo as células de Langerhans podem ser derivadas *in vitro* da diferenciação de células da medula óssea CD34+ ou de monócitos do sangue.[6A] Alguns achados em pacientes com LCH com mutação BRAF demonstram também mutação BRAF nos monócitos do sangue periférico e nas células CD34+ da medula óssea, o que sugere que o acúmulo de histiócitos e, alguns pacientes com histiocitose pode resultar de um progenitor alterado na medula óssea, o qual migra através do sangue como monócito e infiltra por fim os tecidos periféricos.[6A]

Heterogeneidade celular dentro de amostras de biópsia das histiocitoses

As primeiras classificações das histiocitoses foram como anteriormente descritas, com base na presença ou ausência de marcadores de células de Langerhans (CLs).[6A] As CLs são células dendríticas imaturas no epitélio Malpighiano.[6A] As histiocitoses de células não Langerhans (ñ-LCH) são atualmente creditadas a linhagens de macrófagos ou células dendríticas.[6A] Na prática de rotina diagnóstica, apenas alguns poucos marcadores são necessários para diferenciar as distintas histiocitoses.[6A] A coexpressão do CD1a e CD207 caracteriza a células de Langerhans.[6A] A expressão do CD68 e CD163 consiste em marcadores de macrófagos ou células dendríticas, os quais são mais frequentemente utilizados para confirmar a origem das células como histiócitos mono ou multinucleados.[6A] No entanto, as células neoplásicas nas histiocitoses podem ser heterogêneas.[6A] Além disso, alguns pacientes podem ter histiocitoses superpostas, como a combinação de duas ou mais, LCH, ECD e doença de RDD, com a mesma mutação, o que sugere uma origem em comum.[6A] Alguns pacientes com histiocitoses malignas apresentam diferentes fenótipos em distintas amostras de biópsias.[6A] Mesmo dentro da mesma amostra de biópsia tecidual de uma LCH, os histiócitos podem expressar variação fenotípica, havendo células com expressão do BRAF^{V6000E} e ausência de expressão do CD207.[6A]

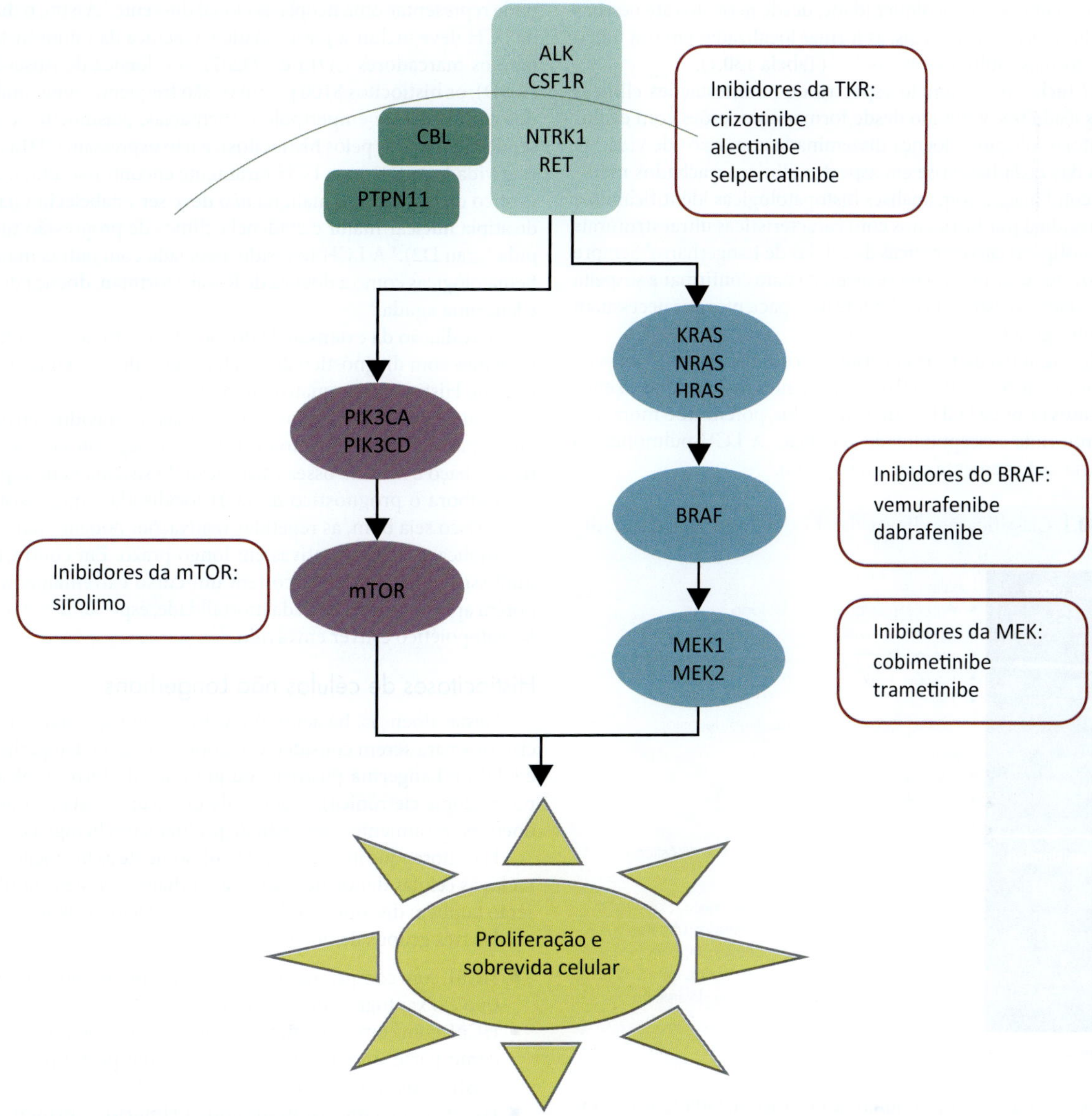

■ **Figura 130.7** Proteínas da via sinalizadora da MAPK envolvidas por mutações de ativação, e medicamentos inibidores já relatados como benéficos no tratamento de pacientes com histiocitoses.

Histiocitoses "grupo L" (Langerhans)

A dicotomia Langerhans/não Langerhans notada na classificação anterior da Sociedade de Histiocitoses foi questionada, uma vez que quase 20% dos pacientes com doença de Erdheim-Chester (EDC) também tem lesões de histiocitose de células de Langerhans (LCH).[3] Além disso, ambas as doenças tem mutações clonais envolvendo genes da via MAPK em mais de 80% dos casos.[3] Monócitos sanguíneos abrigam a mesma mutação, da mesma forma que os histiócitos patológicos que têm sido relatados em ambas doenças.[3] Além disso, ambas condições podem estar associadas com complicações clínicas como o diabete *insipidus* e/ou doença neurodegenerativa.[3] Desta forma a Sociedade de Histiocitoses, em 2016, propôs incluir a LCH, ECD e o xantogranuloma juvenil (JXG) em um grupo único.[3]

Histiocitoses de células de Langerhans

Anteriormente conhecida como histiocitose X, esta forma da doença compreende várias entidades clínicas que, mais consensualmente, correspondem a um mesmo espectro. A existência de vários epônimos reflete a variedade de sua apresentação. Nelas, o histiócito predominantemente envolvido é a célula de Langerhans (Quadro 130.4).

Quadro 130.4 Histiocitoses do grupo L.

Doença	Subtipos
Histiocitose de células de Langerhans (LCH)	▪ LCH órgão único ▪ LCH pulmonar ▪ LCH multissistêmica com risco orgânico ▪ LCH multissistêmica sem risco orgânico ▪ Variante associada com outra desordem mieloproliferativa ou mielodisplásica
Histiocitose de células Indeterminadas (ICH)	
Doença de Erdheim-Chester	▪ ECD tipo clássico ▪ EDCD sem envolvimento ósseo ▪ Mieloproliferativa ou mielodisplásica ▪ Xantogranuloma juvenil (JXG) extracutâneo ou disseminado com mutação ativada da MAPK ou translocações ALK
Tipo misto Erdheim-Chester e histiocitose de células de Langerhans	

Pode apresentar-se em qualquer idade, desde neonatos até pessoas idosas. Há duas formas principais: as formas localizadas em um único sistema e as formas multissistêmicas[7,11,27] (Tabela 130.1).

As LCH incluem um amplo espectro de manifestações clinicas em crianças e adultos, variando desde formas com lesões com evolução para autorresolução a doença disseminada com risco de vida.[3] O diagnóstico das LCH baseia-se em aspectos clínicos e achados radiológicos em combinação com analises histopatológicas identificando a infiltração tecidual por histiócitos com características ultraestruturais ou imunofenotípicas características de células de Langerhans.[3] Sempre se recomenda que uma biópsia seja executada para confirmar a suspeita de LCH em todos os casos, especialmente para pacientes que necessitam de tratamento (grau C2).[3]

A incidência anual de LCH em crianças com menos de 15 anos de idade e em torno de 5 a $9/10^6$ e $1/10^6$ em pacientes maiores que 15 anos de idade.[3] Casos raros de LCH foram já relatados, porém até o momento não foi identificada susceptibilidade genética.[3] A LCH pulmonar no adulto associa-se fortemente com o tabagismo.[3]

Tabela 130.1 Classificação clínica das histiocitoses de células de Langerhans.

Doença de um único sistema	Localizada ▪ Acometimento cutâneo isolado ▪ Apenas um osso ▪ Linfonodo (um grupo) ▪ Pulmão ▪ Pituitária ▪ Outras localizações raras (tireoide, timo) Disseminada ▪ Mais de um osso ▪ Múltiplos linfonodos ▪ Sistema nervoso central
Doença multissistêmica	Dois ou mais órgãos envolvidos no diagnóstico com evidência de disfunção: (i) Baixo risco: excelente prognóstico, envolvimento de outros órgãos não relacionados abaixo (ii) Alto risco: alta taxa de mortalidade, com envolvimento de um ou mais órgãos de risco (fígado, pulmões, baço ou do sistema hematopoiético)

Fonte: Adaptada de Minkov.[30]

Com exceção da LCH pulmonar, a LCH localizada tem um excelente prognóstico com alta incidência de remissão espontânea. No entanto, pode haver uma morbidade significativa pelas fraturas ou pela desfiguração da pele. Seu tratamento deve ser individualizado.[31]

A LCH pode acometer qualquer órgão do corpo, mas frequentemente em crianças envolve os ossos (80%), pele (33%) e hipófise (25%), fígado, baço, sistema hematopoiético (15% cada), linfonodos (5% a 10%), ou sistema nervoso central (2% a 4%, excluindo-se a hipófise).[3] Nos adultos, o acometimento pulmonar e mais comum do que em crianças.[3]

Os achados histopatológicos das LCH compõem-se de células mononucleares com núcleos em forma riniforme ou em grão de feijão.[3] A detecção de marcadores de células de Langerhans se faz mandatória para confirmar o diagnóstico.[3] Na pratica rotineira a detecção dos grânulos de Bierbeck pela microscopia eletrônica tem sido frequentemente substituída pela detecção da expressão dos marcadores celulares CD1a e CD207, os quais podem ser executados a partir de material fixado em parafina.[3] As LCH são frequentemente associadas com a presença tecidual de abundantes eosinófilos e células gigantes multinucleadas.[3]

Na avaliação diagnóstica das LCH, vários diagnósticos devem ser excluídos, dependendo da localização anatômica da doença.[3] O diagnóstico diferencial com histiocitose de células indeterminadas (ICH) baseia-se na ausência da expressão do CD207 na ICH.[3] A ICH constitui uma entidade muito rara, com apresentação clinica similar a LCH, porem que pode apresentar mutações no gene BRAF.[3] A descoberta recente de translocações ETV3-NCOA2 em três casos de ICH sugere que: (i) esta fusão pode ser altamente especifica da ICH e, (ii) a ICH pode representar uma neoplasia clonal diferente.[3] Assim, o diagnóstico de LCH deve incluir a positividade na técnica da imunohistoquímica para os marcadores CD1a e CD207.[3] Na doença de Rosai-Dorfman (RDD), os histiócitos S100 positivos são frequentemente multinucleados com evidente emperipolese (hemácias, plasmócitos e linfócitos sendo fagocitados pelos histiócitos), e não expressam CD1a e CD207.[3] A atividade mitótica na LCH raramente encontra-se alta, mas o diagnóstico de histiocitose maligna não deve ser estabelecido na ausência de atipia nuclear maior e evidencia clínica de progressão tumoral rápida (grau D2).[3] A LCH tem sido associada com outras malignidades hematológicas como a doença de Rosai-Dorfman, doença de Hodgkin e leucemia aguda.[3]

A avaliação da extensão da doença deve ser realizada em todos os pacientes com diagnóstico de LCH, e seguindo a orientação da Sociedade de Histiocitoses, quatro diferentes grupos são definidos, dependendo do número de órgãos (ou sistemas) envolvidos, envolvimento pulmonar, e o envolvimento de 1 de 3 dos seguintes órgãos de risco: fígado, baço e medula óssea (disfunção do sistema hematopoiético).[3]

Embora o prognóstico da LCH localizada e multissistêmica de baixo risco seja bom, as repetidas reativações podem estar associadas a complicações significativas em longo prazo. Em contraste, a LCH multissistêmica de alto risco tem um curso extremamente variável, porém apresenta uma elevada mortalidade, especialmente se o sistema hematopoiético estiver envolvido.[32,33]

Histiocitoses de células não Langerhans

Nestas doenças, há acúmulo de histiócitos que não satisfazem os critérios para serem considerados como células de Langerhans (S-100 e CD1a e Langerina positivos ou grânulos de Birbeck observados à microscopia eletrônica). Trata-se de um grupo bastante complexo de doenças, geralmente composto de proliferações benignas.

Há autores que incluem nas HCñL somente as histiocitoses relacionadas às células dendríticas não Langerhans.[16] Neste capítulo, porém, serão também discutidas as histiocitoses relacionadas aos macrófagos.

Há três grupos de doenças nestas histiocitoses:

- HCñL com comprometimento cutâneo predominante, cujo protótipo é o xantogranuloma juvenil.
- HCñL com comprometimento cutâneo com componente sistêmico como parte importante da doença (cujo protótipo é a retículo-histiocitose multicêntrica).
- HCñL com comprometimento primário e principal nos sítios extracutâneos, cujos protótipos são as linfo-histiocitoses hemofagocíticas.[11,16]

Recentemente, tem-se defendido que, à semelhança do que acontece nas LCH, há um grupo das HCñL que faz parte do mesmo espectro, de modo que todas deveriam ser encaradas como uma doença única, mas com variantes, já que todas seriam causadas pelas células dendríticas dérmicas. Estas doenças têm sido chamadas de HCñL da família do xantogranuloma juvenil (Quadro 130.5 e Figura 130.8).[16]

Uma vez que a definição de HCñL é com base na imunohistoquímica, há também uma classificação clínica que define se as lesões são solitárias, múltiplas ou disseminadas, a área do corpo envolvida e a idade do paciente.[9,16]

A família do xantogranuloma juvenil é dividida em forma cutânea e formas extracutâneas. Múltiplas lesões cutâneas restritas a cabeça e pescoço em crianças pequenas são chamadas de histiocitose cefálica benigna. Múltiplas lesões na pele de adolescentes e adultos jovens com envolvimento predominante de flexuras, mucosas e vísceras, formadas principalmente por células xantomizadas constituem o xantoma disseminado. Lesões múltiplas que aparecem em grupos, que normalmente poupam as flexuras e ocorrem em pacientes normolipêmicos, são denominadas histiocitoma generalizado eruptivo. Ainda, lesões múltiplas na pele de pacientes mais velhos e que progridem para lesões nodulares grandes, sem evidências de regressão espontânea e constituídas principalmente de histiócitos fusiformes são a histiocitose nodular progressiva.[10,16]

Quadro 130.5 Histiocitoses relacionadas às células não Langerhans da pele e mucosas (Grupo C).

Histiocitoses cutâneas de células não Langerhans	Família do xantogranuloma juvenil	Histiocitose cefálica benigna
		Xantogranuloma juvenil
		Xantogranuloma do adulto
		Histiocitose eruptiva generalizada
		Histiocitose nodular progressiva
		Retículo-histiocitoma solitário
	Não pertencente à família do xantogranuloma juvenil	Doença de Rosai-Dorfman cutânea
		Xantogranuloma necrobiótico
		Histiocitose cutânea não classificada em outra categoria
Histiocitoses cutâneas de células não Langerhans com componente sistêmico importante	Família do xantogranuloma juvenil	Xantoma disseminado
	Não pertencente à família do xantogranuloma juvenil	Retículo-histiocitoma multicêntrica

Fonte: Adaptado de Emile JF et al.[3]

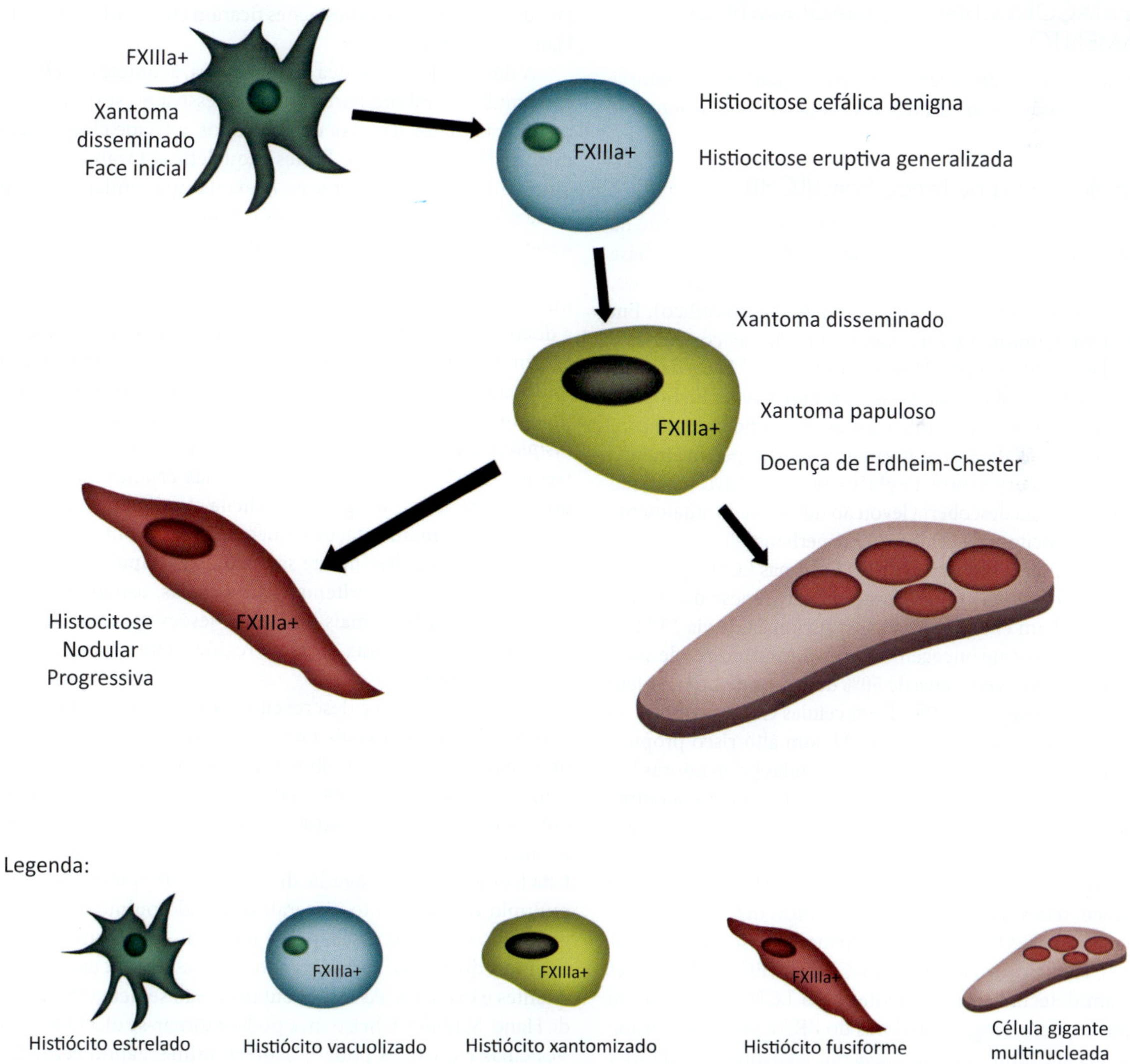

■ **Figura 130.8** Representação esquemática da família xantogranuloma juvenil quanto o estágio da maturação histiocitária.
Fonte: Adaptado de Weitzman & Jaffe.[16]

A provável razão para variantes do que parece ser a mesma doença pode estar relacionada a diferentes respostas imunes de cada paciente acometido por um mesmo fator ou fatores. As HCñL em crianças pequenas são normalmente disseminadas, mas tendem a ser benignas e autolimitadas. Com o aumento da idade o xantogranuloma juvenil tende a ter lesões em menor número, mas a maioria ainda involui espontaneamente. Em adultos, a maioria apresenta lesões solitárias que normalmente precisam de tratamento, em geral uma excisão curativa. Radioterapia e quimioterapia, normalmente, têm pouco ou nenhum impacto no curso da doença. Estas doenças podem estar associadas a concomitantes infecções, neoplasias ou doenças autoimunes.[16]

Atualmente são aceitas nesse grupo as seguintes doenças que são divididas em três grandes grupos: doenças de manifestação predominantemente cutânea, doenças que acometem a pele com componente sistêmico como a apresentação mais importante e as doenças sistêmicas com acometimento cutâneo ocasional (Quadro 130.5).[16]

Pode-se observar alguns fenótipos de células histiocitárias predominantes em cada forma de HCñL: 1) histiócitos estrelados FXIIIa$^+$ (fase inicial do xantoma disseminado); 2) histiócitos vacuolizados FXIIIa$^+$ (histiocitose eruptiva generalizada e histiocitose cefálica benigna); 3) histiócitos xantomizados FXIIIa$^+$ (xantoma disseminado, xantoma papular e doença de Erdheim-Chester); 4) histiócitos fusiformes FXIIIa$^+$ (histiocitose nodular progressiva) e 5) formas mistas (xantogranuloma juvenil e doença de Erdheim-Chester).

■ MANIFESTAÇÕES CLÍNICAS, DIAGNÓSTICO E TRATAMENTO

A diversidade clínica dá lugar a múltiplos quadros, a maioria dos quais tem expressão cutânea precoce, o que permite orientar o diagnóstico.[11]

Histiocitoses de células de Langerhans (LCH)

A extrema heterogeneidade clínica da LCH é ilustrada pelo fato de que foi inicialmente descrita como três entidades diferentes, com base na extensão, gravidade e curso da doença (doença de Letterer-Siwe, síndrome de Hand-Schüller-Christian e granuloma eosinofílico). Em 1953, Lichtenstein apontou a patologia comum destas condições e propôs nomeá-las usando o termo "histiocitose X".[15,34,35] Duas décadas mais tarde, Nezelof e colaboradores[36] mostraram que os histiócitos lesionais da histiocitose X compartilhavam um fenótipo comum com as células de Langerhans da derme normal, e, mais especificamente, eles tinham o mesmo corpo intracitoplasmático exclusivo chamado "grânulo de Birbeck". Esta descoberta levou ao nome usado atualmente para a doença: "Histiocitose de células de Langerhans".[30]

A detecção de mutações recorrente BRAF^{V600E} nas LCH representa um ponto crítico recente na compreensão da patogênese das LCH.[3] Estas mutações resultam em ativações constitucionais da via MAPK, as quais são conhecidamente oncogênicas em vários cânceres de seres humanos, e estão presentes em cerca de 50% dos casos de LCH.[3] Além disso, a detecção de mutações do BRAF em células CD34 positivas na medula óssea de alguns pacientes com LCH com alto risco propicia evidência de que a LCH possa ser derivada de células progenitoras hematopoiéticas.[3] Mutações na MAP2K1 (ou MEK1), a quinase seguinte do BRAF, já foram identificadas em 19% dos casos, e ocorrem em um maneira mutuamente exclusiva com as mutações BRAF.[3] Mutações acometendo outras vias de sinalização tais como PIK3CA, PICK1, e PICK3R2 também têm sido descritas em pacientes com LCH.[3] A presença de mutação do BRAF e útil para confirmar os casos de diagnóstico difícil de LCH ou doença de Erdheim-Chester (ECD).[3] Mutações BRAF^{V600E} foram detectadas em pacientes com LCH e ECD.[3] Além disso, o tratamento com drogas inibidoras do BRAF foi demonstrado apresentar efeitos antitumorais relevantes em pacientes com LCH e ECD.[3] Assim, recomenda-se investigar mutações BRAF^{V600E} e MAP2K1 em todas as amostras com dificuldade diagnostica e todos pacientes com falência ao tratamento de primeira linha para LCH.[3]

De 50% a 80% dos pacientes com LCH manifestam envolvimento cutâneo e a biópsia da pele permite um diagnóstico rápido e seguro. Os achados da avaliação à microscopia de luz, correlacionados com as manifestações clínicas, permitem a suposição diagnóstica, porém o diagnóstico definitivo exige a demonstração imunohistoquímica e/ou ultraestrutural das células de Langerhans.[9] O curso da doença é imprevisível, variando de regressão espontânea para rápida progressão e morte ou recorrências repetidas, com risco de sequelas permanentes.

Quando as lesões cutâneas se apresentam desde o nascimento, o quadro foi chamado de doença de Hashimoto-Pritzker.

Características principais:

- A tríade clássica é exoftalmia, diabete *insipidus* e lesões esqueléticas.
- A maioria tem envolvimento cutâneo.
- Doença de curso imprevisível.
- Contém as doenças conhecidas como Hand-Schüller-Christian, Letterer-Siwe, doença de Hashimoto-Pritzker e granuloma eosinofílico dos ossos.

Apresentação clínica

Em 1893, Hand Junior observou uma criança com lesões cutâneas, ósseas, exoftalmia, hepatoesplenomegalia, linfademomegalia e diabete *insipidus*. Em 1915, o radiologista Schüller relatou três casos de pacientes com lesões ósseas no crânio que involuíram espontaneamente. Em 1919, Christian, um pediatra, observou um caso semelhante ao de Hand Junior, cujas manifestações ficaram conhecidas como doença de Hand-Schüller-Christian.

A doença, mais crônica e progressiva, acomete dois homens para cada mulher, embora pareça mais agressiva no sexo feminino. Com incidência maior na faixa de 2 a 6 anos, a tríade clássica de exoftalmia, diabete *insipidus* e lesões esqueléticas raramente ocorre sem outras manifestações clínicas. A exoftalmia, unilateral ou bilateral, pode produzir distúrbios visuais e, com frequência, está associada a lesões esqueléticas destrutivas da órbita. As lesões osteolíticas podem ou não produzir sintomas, dependendo do local de comprometimento do osso, e são predominantes no crânio ou no fêmur. Como a doença pode afetar quase todos os órgãos, os achados clínicos são extremamente variados. Otites médias, por invasões ósseas das mastoides ou dos ossos temporais, linfadenopatias, outras manifestações do comprometimento do sistema nervoso central além da diabete *insipidus* e comprometimento pulmonar são observadas com mais frequência.[24,37,38] A sobrevida geral das crianças acometidas pela doença é de 70%.[39] Ringel e Moschella classificam-na como pseudomaligna.[13] As manifestações mucocutâneas acontecem em um terço dos pacientes e inicialmente são pequenas pápulas translúcidas (1 a 2 mm de diâmetro), eritemato-amareladas, usualmente localizadas no tronco. Nas fases mais tardias, as lesões aparecem agrupadas na porção medial do tórax, dorso e regiões temporoparietais e podem tornar-se xantomatosas.

Em 1924, Letterer descreveu o caso de uma criança de 6 meses com lesões purpúricas disseminadas, febre, taquipneia, hepatoesplenomegalia, anemia e trombocitopenia, causadas por proliferação de células do sistema retículo endotelial. Anos depois, Siwe descreveu outro caso com manifestações clínicas e histopatológicas semelhantes e a manifestação ficou conhecida como síndrome de Letterer-Siwe. Esta forma seria mais aguda, disseminada, frequentemente fatal, com múltiplo envolvimento visceral, incluindo pulmões, linfonodos, fígado, baço, medula óssea, pele e mucosas, mais comum em crianças menores de 2 anos, apresentando manifestações cutâneas muito frequentes e extensas. As lesões cutâneas são semelhantes às da doença de Hand-Schüller-Christian, e podem tornar-se ulceradas e crostosas. Vesículas e pústulas podem ocorrer, mimetizando eczema, miliária e varicela. Púrpura representa um sinal de prognóstico ruim. Nas dobras, as lesões assumem aspecto semelhante à dermatite seborreica. As lesões mucosas são erodidas.[35,37,38]

A doença de Hashimoto-Pritzker acontece quando as lesões cutâneas se apresentam desde o nascimento e é considerada como uma forma benigna e autorresolutiva das LCH. Porém, há relatos de pacientes com manifestações ao nascimento e que evoluíram com comprometimento de outros órgãos. A erupção pode envolver qualquer área da superfície cutânea, incluindo palmas e plantas, e normalmente regride em poucas semanas.[12,40]

As lesões cutâneas das formas localizadas são semelhantes às da fase inicial das formas multissistêmicas, porém pouco extensas e sem progressão, pelo contrário, tendendo à involução em semanas.

Formas latentes que involuem exigem um seguimento próximo para confirmar a regressão e descartar que não progridam nem estejam associadas a uma forma invasiva na evolução.[11]

A apresentação mais frequente da LCH é de uma erupção semelhante à seborreia, micropapulosa e pseudovesiculosa, que pode não ser purpúrica, mas frequentemente adquire este aspecto (Figura 130.9). Outras manifestações cutâneas incluem pápulas, vesículas, placas crostosas, nódulos e nódulos purpúricos. As lesões predominam em áreas seborreicas, no couro cabeludo e no tronco, mas pode haver comprometimento de áreas intertriginosas e periorificiais, com erosões e xantomização. Ulceração das flexuras, regiões inguinocrurais, perianais ou vulvares são formas mais comuns em adultos. Pacientes com manifestações exclusivamente cutâneas podem ter regressão espontânea, reativação na pele ou progressão para formas disseminadas e eventualmente fatais da doença, particularmente quando acomete crianças pequenas.[11,24] Quando involuem, as lesões cutâneas podem deixar máculas hipocrômicas ou atrofias residuais. O quadro cutâneo pode preceder o sistêmico.[11,12,38]

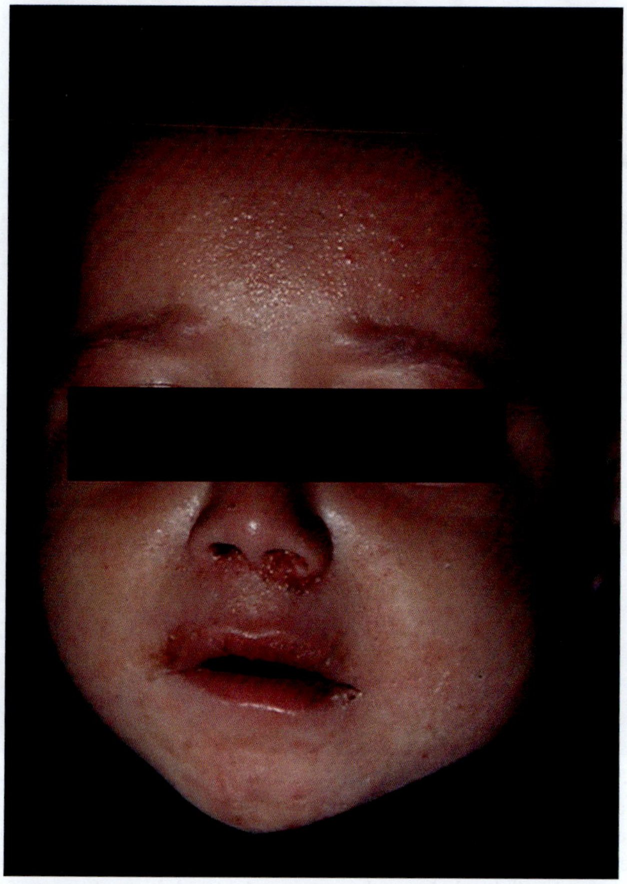

■ **Figura 130.9** Face de uma criança com histiocitose de células de Langerhans.

Os pavilhões auriculares, ouvido externo e médio, são frequentemente acometidos. O envolvimento periodontal é a manifestação da mucosa oral mais comum. As unhas são raramente envolvidas.[12]

As formas multissistêmicas são mais frequentes em lactentes ou crianças menores de 3 anos que apresentam um quadro de comprometimento geral, incluindo febre, astenia, anorexia e perda ponderal, associado a sinais da infiltração difusa do sistema mononuclear-fagocitário e imunorregulador: linfadenopatias, hepatoesplenomegalias e infiltração da medula óssea. Esta infiltração é expressa na forma de anemias, infecções e hemorragias.[11]

Todos os lactentes com manifestação exclusivamente cutânea devem ser cuidadosamente acompanhados, já que aproximadamente 50% dos casos costumam progredir para doença multissistêmica, com consequências fatais. Por outro lado, as LCH apresentam, de modo geral, um bom prognóstico e não devem ser tratadas de forma agressiva.[27]

A existência de múltiplas lesões líticas nos ossos, com comprometimento das partes moles contíguas é frequente, assim como o comprometimento pulmonar e sinais de imunodeficiência, expressos por infecções de repetição.[11]

Os ossos são o órgão de acometimento único mais frequente, em geral ossos do crânio.[15] A pele tem comprometimento isolado em apenas 10% dos casos.[40]

Cinquenta por cento das LCH na pele regridem dentro de alguns meses, mas podem reativar e progredir a forma disseminada fatal.[40]

As lesões cutâneas na LCH nos adultos são frequentemente localizadas no couro cabeludo, na face, na genitália externa, e habitualmente acometem as regiões flexurais e intertriginosas, onde podem se manifestar como lesões pruriginosas muito similar à dermatite seborreica (Figuras 130.10A, B, C e D).[40B] A histopatologia com estudo imunohistoquímico revela a presença de células marcadas S100+, CD1a+, Ki-67 (índice mitótico) com expressão moderada, expressão também de células CD68+ em menor quantidade (Figura 130.10E). Frequentemente é acompanhado pelo diabete *insipidus* com manifestação de poliúria e incapacidade de concentrar a urina, de forma que se estima que entre 10% a 16% dos pacientes com LCH tenham o diabete *insipidus*.[40B] A LCH concorre para cerca de 15% a 29,1% dos casos de diabete *insipidus* na endocrinologia.[40B]

A Sociedade Histiocítica define *guidelines* para diagnóstico e tratamento. A avaliação laboratorial deve incluir um hemograma completo e estudo da coagulação, escanograma e radiografia de tórax. Se estes exames encontrarem alterações, poderá ser necessária a avaliação da medula óssea, da função pulmonar e o exame anatomopatológico do pulmão ou do fígado, entre outros. A maioria das crianças com menos de 4 anos e LCH apresenta comprometimento de vários órgãos enquanto a maioria dos adultos parece ter comprometimento de um único órgão, em geral ossos ou fígado. O pior prognóstico é observado em crianças que contraíram a doença antes dos 2 anos de idade e apresentam maior número de órgãos acometidos, especialmente se há envolvimento da medula óssea, pulmões ou fígado. O único indicador isolado de bom prognóstico é a resposta à quimioterapia no período de indução, ou seja, as 6 primeiras semanas.[16]

Não só a mortalidade resulta da sequela fibrótica do processo granulomatoso destrutivo, como muitas vezes também há morbidade associada a estas sequelas. Elas podem se instalar, inclusive, após a resolução da doença, quer no sistema nervoso central, nos pulmões ou em outros órgãos. Após 3 anos de seguimento, pelo menos 71% dos pacientes com doença multissistêmica e 24% daqueles com comprometimento de um só órgão apresentam no mínimo uma sequela, e a diabete *insipidus* é a mais frequente delas. A sobrevida total global é de 90%.[9,24,27,41,42]

A frequência de tumores malignos em pacientes que tiveram LCH é muito maior do que a esperada, particularmente a leucemia linfoblástica T aguda, mas podem também surgir tumores sólidos, linfoma e leucemias mieloides e linfoides.[27]

Achados histopatológicos

A característica histopatológica clássica da LCH é a presença de histiócitos lesionais com fenótipo de células de Langerhans, com proporções variáveis de macrófagos, linfócitos T, eosinófilos e células gigantes multinucleadas.[43]

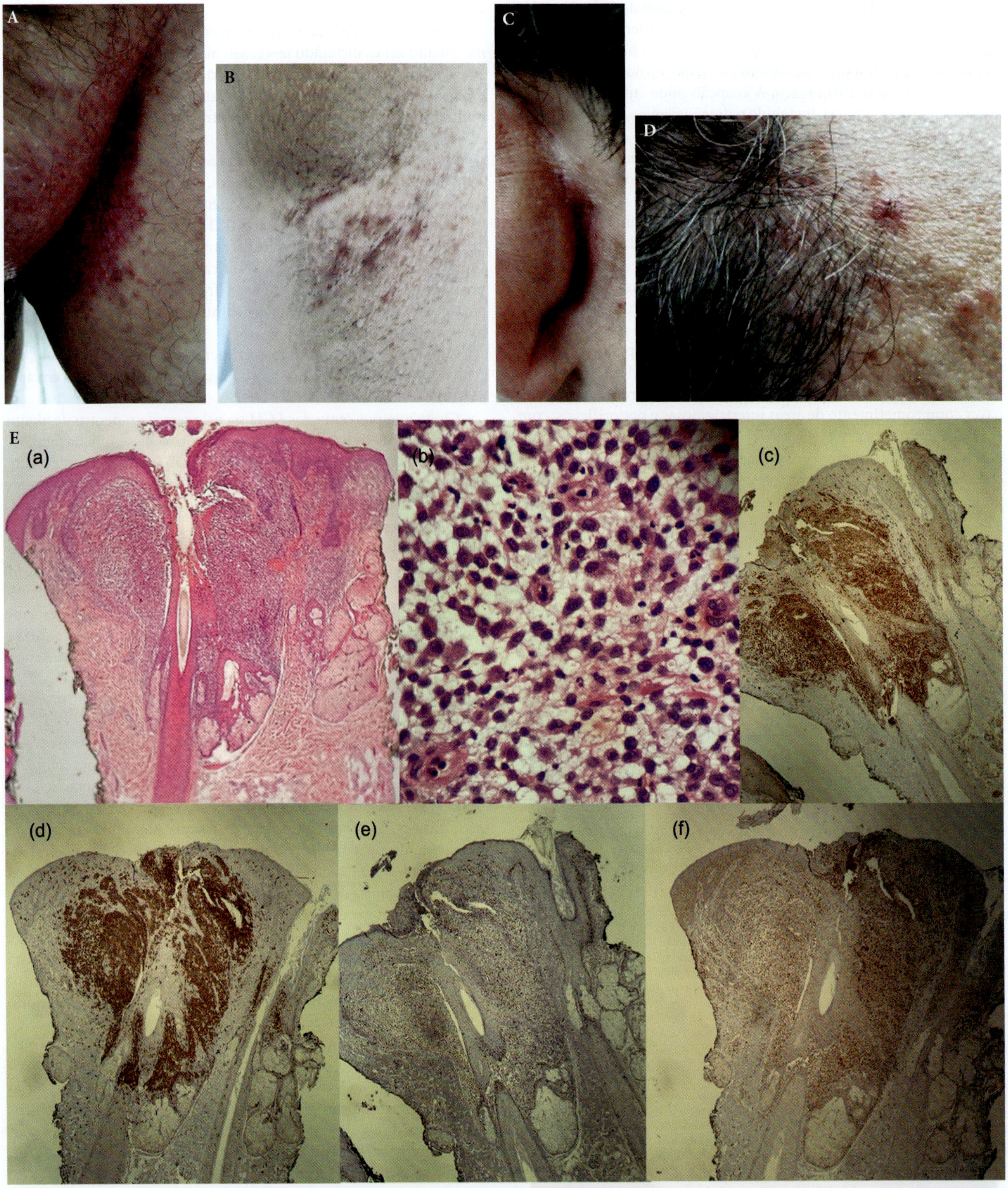

■ **Figura 130.10** **(A)** Histiocitose de células de Langerhans em paciente adulto com eritema, pápulas purpúrica e erosadas na região inguinocrural. O paciente apresentava prurido e dor local. **(B)** Histiocitose de células de Langerhans em paciente adulto na axila com eritema, pápulas diminutas e lesões em estágio de autoregressão. **(C)** Histiocitose de células de Langerhans em paciente adulto retroauricular com eritema, pápulas diminutas, simulando dermatite seborreica. **(D)** Histiocitose de células de Langerhans em paciente adulto na face, região pré-temporal e no couro cabeludo com eritema e pápulas, simulando dermatite seborreica e foliculite. **(E)** Histiocitose de células de Langerhans. Histopatologia pela coloração histoquímica com a técnica da hematoxilina-eosina (HE): (a) extensa infiltração celular perifolicular na derme papilar e reticular, (b) característica do infiltrado celular, composto por células com núcleo irregular e citoplasma abundante claro. Imunohistoquímica: (c) intensa positividade de expressão da proteina S100+ nas células do infiltrado celular, (d) intensa positividade de expressão do marcador CD1a+ nas células do infiltrado celular, (e) expressão moderada do marcador Ki-67 (proliferação celular) e (f) expressão moderada de células com marcador CD68.

Na LCH, a célula é caracterizada pela expressão de CD1a e CD207/ Langerina, independentemente do local da lesão (pele, nódulos linfáticos, ossos ou pulmão). Estas proteínas podem ser facilmente detectadas por métodos imunohistoquímicos convencionais. A identificação destas células é um pré-requisito absoluto para o diagnóstico. Anteriormente, a presença de grânulos de Birbeck era considerada como padrão ouro para o diagnóstico da LCH. Curiosamente, a formação destes grânulos é induzida pela expressão de langerina.[44] É razoável, portanto, substituir a técnica de microscopia eletrônica pela detecção imune da expressão deste marcador.

Na coloração com hematoxilina-eosina, em todos os tecidos, as células são arredondadas, sem extensões dendríticas proeminentes e normalmente têm uma quantidade moderada de citoplasma granular homogêneo, eosinofílico e com margens celulares distintos. O núcleo mostra nucléolo dobráveis e indistintos.[45] Assim, apesar de uma aparência heterogênea, as lesões da LCH invariavelmente possuem uma população de histiócitos CD1a+ CD207/langerina + com um fenótipo semelhante ao da célula de Langerhans da epiderme. Portanto, as células de Langerhans foram, por muito tempo, consideradas como a origem das células da LCH. A identificação mais recente de populações distintas não epidérmicas de células dendríticas com características semelhantes às células de Langerhans levantou a intrigante possibilidade de que outros ou talvez vários tipos de células possam dar origem às células da LCH.[33,46]

Histologicamente o diagnóstico diferencial inclui osteomielite, linfoma não Hodgkin, e no caso de envolvimento cutâneo, uma variedade de dermatites imunomediadas.[33]

Diagnóstico diferencial

O diagnóstico de LCH deve ser sempre lembrado nos casos de dermatite seborreica ou de uma dermatite de fralda que não responda à terapêutica ou recorra com frequência.

As vesículas e as bolhas mais comumente observadas na primeira infância podem ser diagnóstico diferencial de eritema tóxico, herpes simples ou varicela. Os nódulos que podem ser observados podem lembrar mastocitose, xantogranuloma juvenil ou neuroblastoma. O prurido da histiocitose pode ser confundido com escabiose.[47]

Tratamento

O tratamento depende da extensão e da gravidade da doença. Ele é pouco agressivo no caso de pacientes com doença de um órgão, ossos ou pele.

Nódulos cutâneos isolados podem ser excisados. A LCH cutânea grave pode ser tratada por curtos períodos de psoraleno com ultravioleta (PUVA) ou fotoquimioterapia com mostarda nitrogenada tópica.[40,48] Esteroides, ciclosporina e tacrolimus têm sido utilizados informalmente com sucesso variado. Na população adulta, há relatos de outros tratamentos utilizando interferon intralesional, radioterapia, vimblastina com ou sem esteroides, etoposide, talidomida e isotretinoina.[49-52]

Quando o comprometimento ósseo é isolado, pode-se fazer curetagem, injeções intralesionais com corticosteroides ou radioterapia de baixa dosagem, no caso de acometimento próximo a estruturas vitais, como o nervo ótico ou a medula espinhal.[12]

A quimioterapia foi utilizada inicialmente de forma empírica por considerar-se que a LCH era uma doença maligna. Atualmente está indicada apenas nos casos de doenças multissistêmicas com evidência de disfunção de um ou mais órgãos.

Estudo conduzido pela Sociedade Histiocítica concluiu que a ausência de resposta após 6 semanas de tratamento define um prognóstico ruim, associada uma taxa de mortalidade de até 66%. No mesmo estudo, o uso de uma única droga por 6 meses mostrou maior taxa de recorrência do que com os tratamentos mais longos e mais agressivos.[32] Novo estudo comparou os benefícios da associação de etoposide, vinblastina, prednisolona e mercaptopurina em pacientes pediátricos de alto risco com LCH multissistêmica. Este tratamento aumentou as taxas de resposta e reduziu a mortalidade.[53]

Pacientes LCH multissistêmica que são refratários ao tratamento ou que tiveram uma recaída respondem mal ao tratamento convencional. Não há atualmente regime padrão e agentes quimioterápicos, tais como vinblastina, metotrexato, etoposide e ciclofosfamida têm sido utilizados com pouco efeito.[54] A cladribina tem sido utilizada como tratamento de segunda linha nos casos resistentes de todos os tipos da LCH, com taxas de resposta que variam de 64% a 100% em crianças e adultos.[55-59]

Outra droga utilizada no tratamento de pacientes que não responderam adequadamente é a talidomida. A droga foi utilizada em estudo cujos resultados sugeriram que a droga possa ter um papel no tratamento de baixo risco de pacientes com doença refratária óssea ou cutânea. Há o relato de uma criança com LCH não responsiva tratada com etanercept, um inibidor de TNF-α.[60]

Uma boa resposta foi relatada em um homem de 57 anos com lesões cutâneas resistentes tratado com acitretina.[61] A droga pode ser uma opção para o tratamento de pacientes com as formas menos agressivas de LCH inadequados para quimioterapia sistêmica.

Outros quimioterápicos utilizados foram a ciclofosfamida, a clofarabina e o regime Macop-B.[62-64]

Existe uma necessidade de concentrar o tratamento desta doença em centros especializados, porque a gestão tornou-se cada vez mais multidisciplinar, exigindo o acompanhamento com oncologistas, dermatologistas, endocrinologistas, pneumologistas e cirurgiões.

■ HISTIOCITOSES DE CÉLULAS NÃO LANGERHANS

Cutâneas e mucocutâneas (Grupo C)

As histiocitoses de células não Langerhans localizadas na pele e/ ou mucosas incluem uma ampla variedade de entidades.[3] Algumas delas podem estar associadas com acometimento sistêmico.[3] Em 2005, Weitzman & Jaffe[16] propuseram uma classificação pratica com base em critérios clínicos e imunofenotípicos para estas entidades.[3,16] Esta classificação atualmente foi adotada pela Sociedade de Histiocitoses com algumas modificações e pode ser consultada no Quadro 130.5.[3]

Histiocitose cefálica benigna

É uma desordem histiocítica rara, de causa desconhecida, que involui espontaneamente e não é associada à doença sistêmica. Foi descrita por Gianotti e colaboradores. Em 1971. Azulay-Abulafia e colaboradores relataram caso brasileiro em 2011.[65] Há cerca de 60 casos descritos na literatura.[66]

Para Zelger e colaboradores, 1996, a histiocitose cefálica benigna seria uma variante do xantogranuloma juvenil.[8,15,67,68]

Características principais:

- Tendência à regressão espontânea.
- Acomete crianças ao redor de 1 ano de idade.
- Sem acometimento de mucosas.

Apresentação clínica

A doença acomete preferencialmente crianças ao redor dos 15 meses de idade.[68,69] A incidência é igual independente do sexo.[67] As lesões consistem em múltiplas pápulas e máculas assintomáticas, de 2 a 3 mm de diâmetro, acometendo preferencialmente a região cefálica (regiões malares e fronte), região cervical e tronco. Outros sítios como a região glútea e os membros inferiores podem ser acometidos de forma mais rara.[10,67,69] As mucosas e a região acral são geralmente poupadas.[10] Gradualmente tornam-se eritemato-acastanhadas e podem levar anos para desaparecer.[11,12]

Houve um caso de diabete *mellitus* insulino dependente associada à histiocitose cefálica benigna[70] e outro relato com diabete *insipidus* em uma criança de 5 anos de idade.[69] Estes achados podem ser coincidência.

Achados histopatológicos

Os cortes histológicos da pele mostram um infiltrado com predomínio de histiócitos vacuolados e linfócitos e eosinófilos esparsos na derme superficial.[67] Em lesões mais antigas ocorrem um aumento da quantidade de linfócitos e o surgimento de algumas células gigantes.[10,67] O infiltrado é bem circunscrito e intimamente relacionado à epiderme.[67] Apesar de diferir do xantogranuloma pela ausência de lipídios no interior de suas células alguns autores acreditam que a histiocitose benigna cefálica seja uma variante desta última doença.[10,15,67,68]

Diagnóstico diferencial

O diagnóstico diferencial inclui outras histiocitoses Langerhans e não Langerhans particularmente o xantogranuloma juvenil.[1]

Tratamento

Em geral nenhum tratamento está indicado pela sua tendência a regredir completa e espontaneamente após 3 a 4 anos do início do quadro.[10,67]

Xantogranulomas juvenil e do adulto

O xantogranuloma juvenil (XGJ) é a forma mais comum de histiocitose não Langerhans. É considerada uma tumoração benigna, de células histiocitárias que, em geral, resolve-se espontaneamente após um período de meses a anos.[25]

Características principais:

- Forma mais comum de histiocitose não Langerhans.
- 70% dos casos acometem a primeira infância, geralmente crianças ao redor dos 2 anos de idade
- Células de Touton são características.
- Lesões tendem a desaparecer espontaneamente.

Apresentação clínica

A doença se manifesta usualmente como pequena pápula cupuliforme amarelada, firme, bem delimitada, de aparecimento súbito, com 5 a 20 mm de diâmetro. Lesões maiores já foram descritas, que podem ulcerar e ter lesões satélites. As lesões são assintomáticas e raramente podem ocorrer na mucosa oral. Com o tempo tornam-se amarelo-acastanhadas e com teleangiectasias. Pode resultar em pequenas cicatrizes atrófica[10,12,15] (Figura 130.11). As lesões podem ser nodulares. A maior parte surge durante os primeiros anos de vida, apesar de não ser rara a observação já ao nascimento. A maioria das crianças com xantogranuloma apresenta uma única lesão que pode variar de tamanho, porém, crianças com menos de 6 meses costumam apresentar lesões múltiplas com predileção pelo segmento cefálico e tronco superior; nestes casos, há predominância evidente no sexo masculino (12:1). Tendem a regredir espontaneamente por volta de 1 ano após o início do quadro.[10,25,71,72]

Ocorrem 70% dos casos na primeira infância, porém todas as idades podem ser acometidas incluindo a idade adulta e, neste caso são denominados xantogranuloma do adulto. O xantogranuloma do adulto foi descrito em pacientes de 18 a 80 anos, com pico de incidência entre a terceira e quarta décadas de vida. Usualmente são lesões solitárias com as mesmas características do xantogranuloma juvenil, porém comprometem a parte superior do corpo, poupando as pernas, e tendem a não involuir.[10,16] Há descrições de associação do xantogranuloma do adulto com doenças hematológicas malignas.[29]

Apesar de acometer preferencialmente a pele, podem ocorrer acometimento extracutâneo em 4% das crianças e em 5% a 10% nas outras faixas etárias.[25,72] Um dos locais anatômicos extracutâneos frequentemente acometidos é o tecido celular subcutâneo (XGJ profundo) seguido pelo globo ocular, fígado, baço, pulmões e sistema nervoso central (XGJ sistêmico).[10,16,72] A maioria das formas sistêmicas involuem espontaneamente porém o acometimento ocular e do SNC causam geralmente problemas significativos.[25] Existem relatos de casos com acometimento sistêmico fatais em decorrência da insuficiência hepática, hipertensão intracraniana e hipercalcemia.[25,72] O exame dermatoscópico identifica um fundo amarelo alaranjado característico com "nuvens" de coloração amarelo pálido que correspondem ao infiltrado xantogranulomatoso dérmico. Tais depósitos, de coloração amarelo pálido são similares aos encontrados na hiperplasia sebácea.[71] O xantogranuloma juvenil já foi associado a outras doenças como a neurofibromatose do tipo I, leucemia mielógena crônica juvenil e também à LCH.[4,10,12,25]

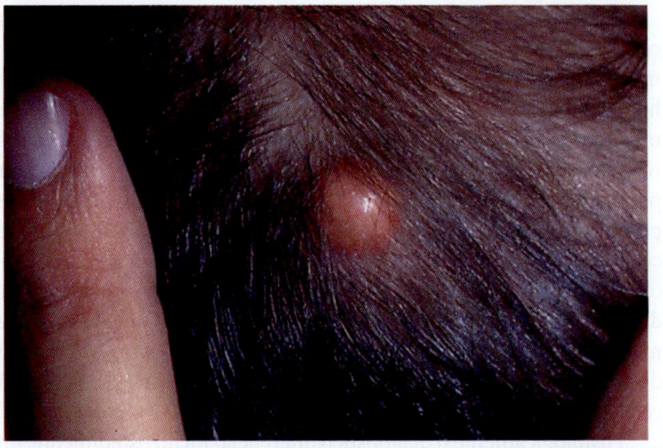

Figura 130.11 Pápula no couro cabeludo de criança com xantogranuloma juvenil.

Achados histopatológicos

Do ponto de vista histológico, as lesões apresentam difuso e denso infiltrado histiocítico pleomórfico, com predomínio de células vacuoladas no início e posteriormente xantomatosas. Lesões mais antigas mostram mais frequentemente estas características, mas não as típicas células de Touton, que são células xantomatosas multinucleadas, com seus núcleos dispostos em cocar (Figuras 130.12, 130.13 e 130.14).[10] No infiltrado pode haver escassos linfócitos, eosinófilos e neutrófilos.[10,25]

Em 38% dos casos pode ocorrer a extensão do infiltrado para o subcutâneo, fáscia e músculos.[25]

Os histiócitos apresentam geralmente positividade para CD68 (Figura 130.15) e Fator XIIIa e vimentina sendo negativos para S-100 e Mac-378, o que sugere que a origem celular seja o dendrócito dérmico. Apesar dos cristais de colesterol serem o principal depósito intracelular nos casos de XGJ, os níveis séricos de colesterol costumam estar normais.[25]

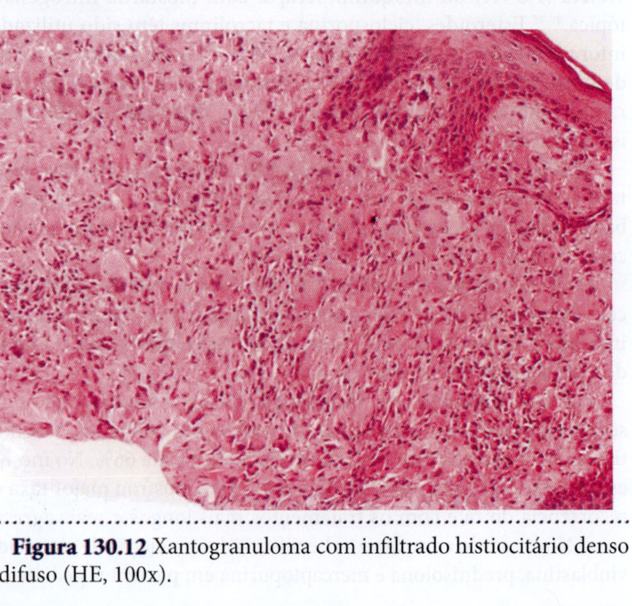

Figura 130.12 Xantogranuloma com infiltrado histiocitário denso e difuso (HE, 100x).

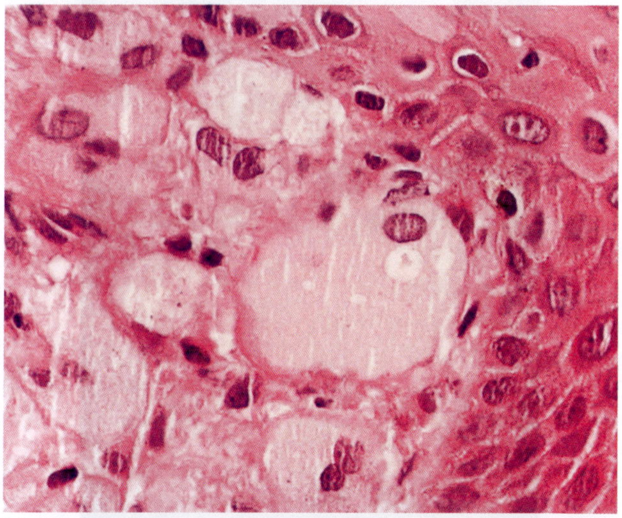

■ **Figura 130.13** Xantogranuloma exibindo histiócitos xantomizados.

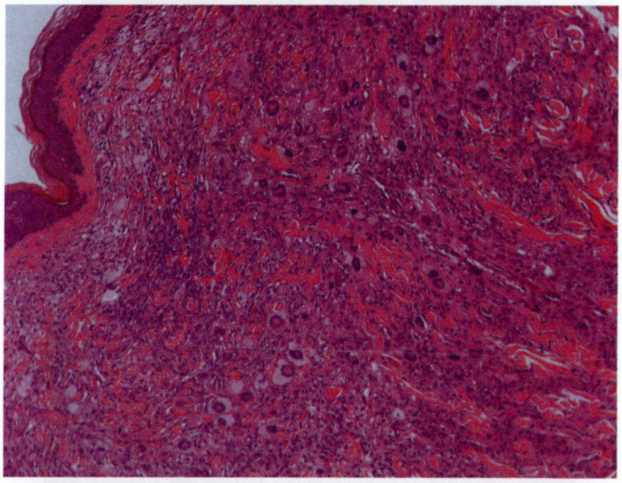

■ **Figura 130.14** Múltiplas células de Touton.

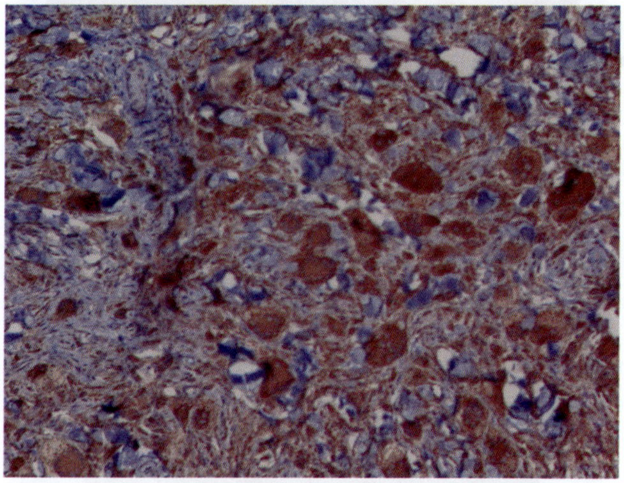

■ **Figura 130.15** Xantogranuloma com imunomarcação positiva para o CD68.

Diagnóstico diferencial

Para as lesões solitárias se consideram os seguintes diagnósticos diferenciais: xantoma, dermatofibroma, nevo de Spitz, molusco contagioso, neurofibroma, mastocitose, histiocitose de Langerhans e infecção por micobactéria.[72]

Tratamento

O tratamento das lesões solitárias em geral não está indicado em função do seu caráter autolimitado.[25] Os pacientes devem estar cientes de que após a regressão do xantogranuloma juvenil pode ocorrer atrofia e hiperpigmentação que é permanente em 50% dos pacientes.[10,72] Quando as lesões acometem o globo ocular pode ser necessária a radioterapia ou remoção por cirurgia. Nos casos com acometimento sistêmico estão indicados o uso de medicações como corticosteroides ou agentes quimioterápicos como a vimblastina e etoposide.[25]

Histiocitose eruptiva generalizada

A histiocitose eruptiva generalizada (HEG) foi descrita inicialmente por Winkelmann e Muller em 1963, desde então menos de 50 casos já foram descritos na literatura.[3,23,73,74]

Características principais:

- Múltiplas pápulas de distribuição simétrica e disseminada.
- Curso autolimitado com tendência a regressão espontânea.
- Raro acometimento de mucosas.

Apresentação clínica

As características principais da doença incluem: 1) múltiplas lesões disseminadas com distribuição simétrica afetando principalmente o tronco e extremidades com raro acometimento de mucosas ou de vísceras; 2) pápulas firmes normocrômicas, eritematosas ou eritemato-hipercrômicas, de 3 e 10 mm de diâmetro, sem tendência a confluir; 3) desenvolvimento de novas lesões sem história prévia de trauma; 4) resolução espontânea das lesões com desaparecimento completo ou deixando máculas acastanhadas residuais (Figuras 130.16 a 130.26); 5) aparência histológica de infiltrado histiocítico benigno (Figuras 130.27 e 130.28). As lesões são assintomáticas e involuem espontaneamente após anos.[10,12,18,21]

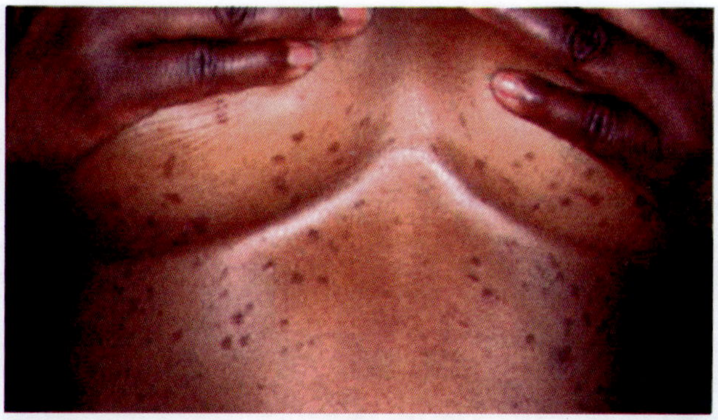

■ **Figura 130.16** Histiocitose eruptiva generalizada.

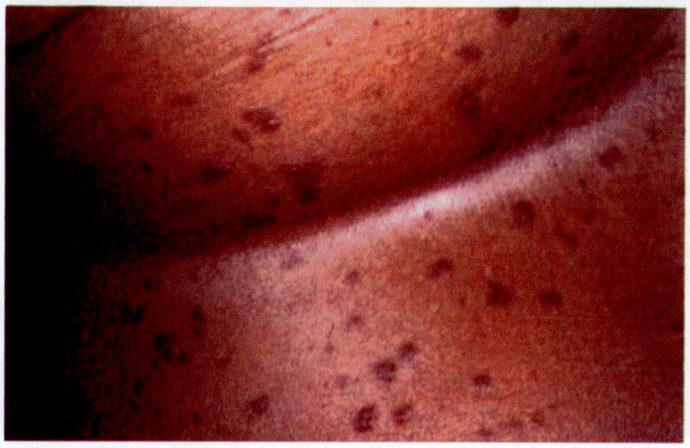

■ **Figura 130.17** Histiocitose eruptiva generalizada.

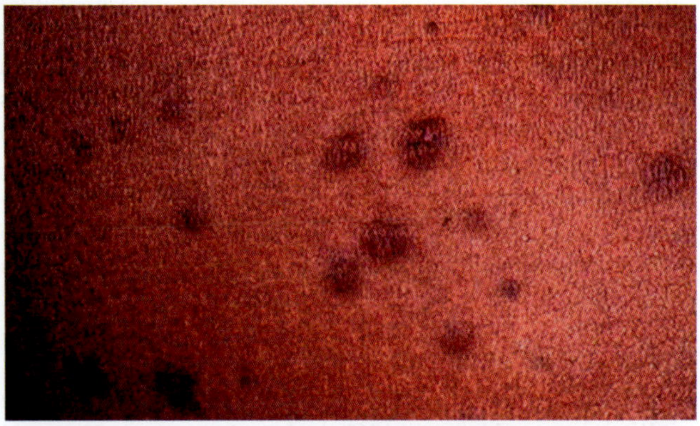

■ **Figura 130.18** Histiocitose eruptiva generalizada.

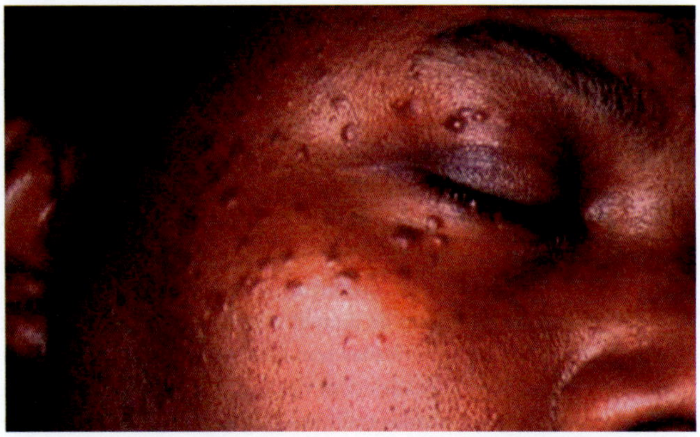

■ **Figura 130.19** Histiocitose eruptiva generalizada.

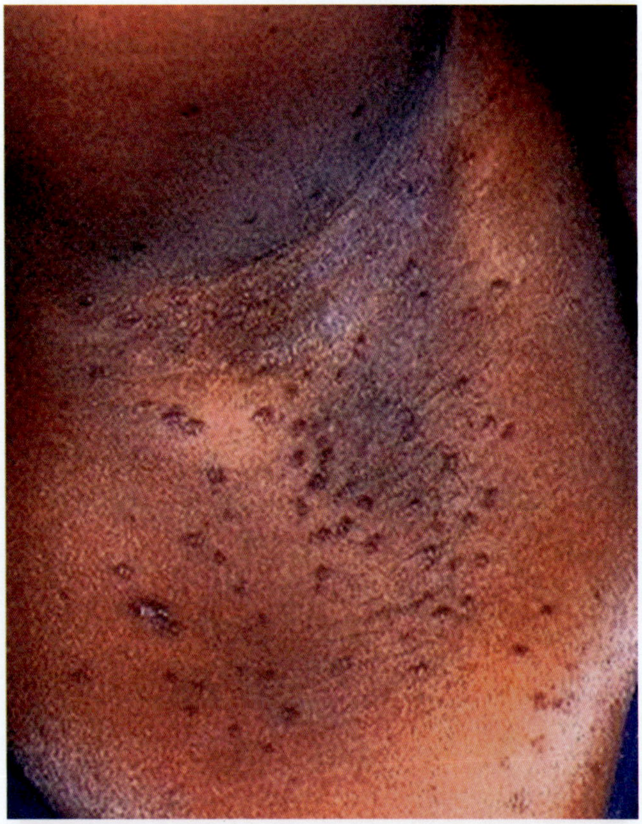

■ **Figura 130.20** Histiocitose eruptiva generalizada.

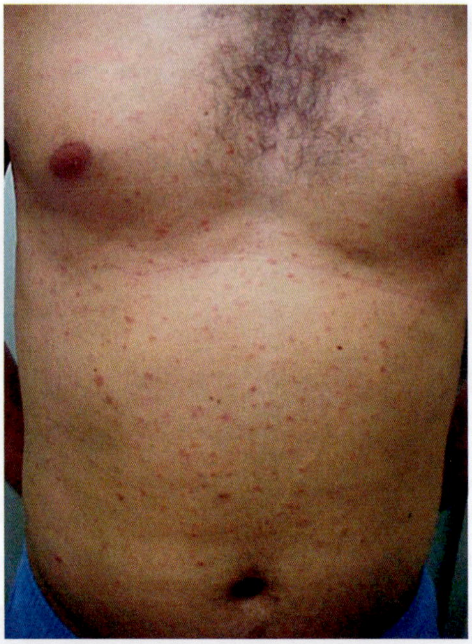

■ **Figura 130.21** Histiocitose eruptiva generalizada.

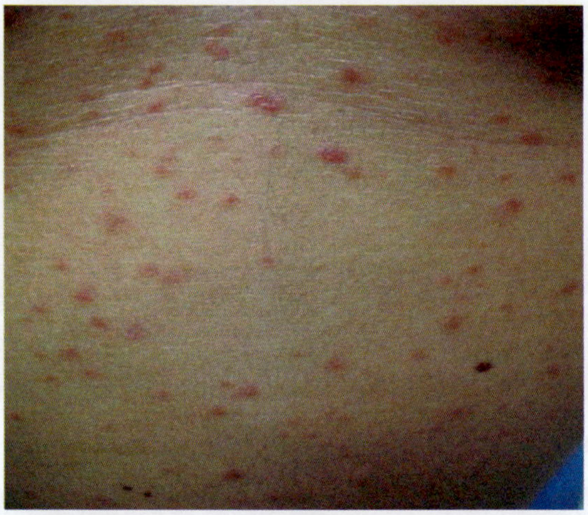

■ **Figura 130.22** Histiocitose eruptiva generalizada.

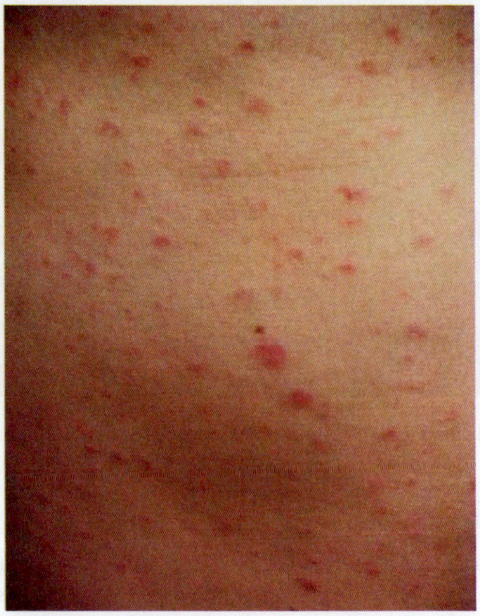

■ **Figura 130.23** Histiocitose eruptiva generalizada.

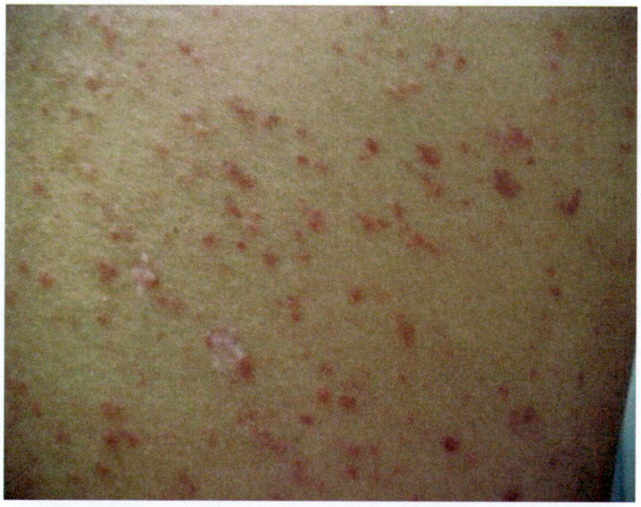

■ **Figura 130.24** Histiocitose eruptiva generalizada.

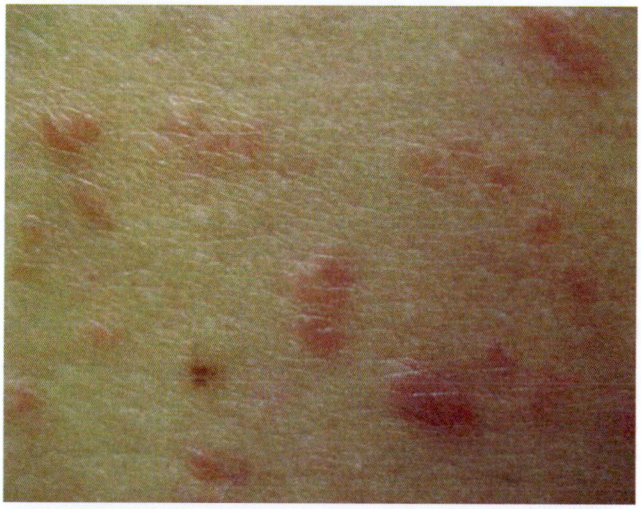

■ **Figura 130.25** Histiocitose eruptiva generalizada.

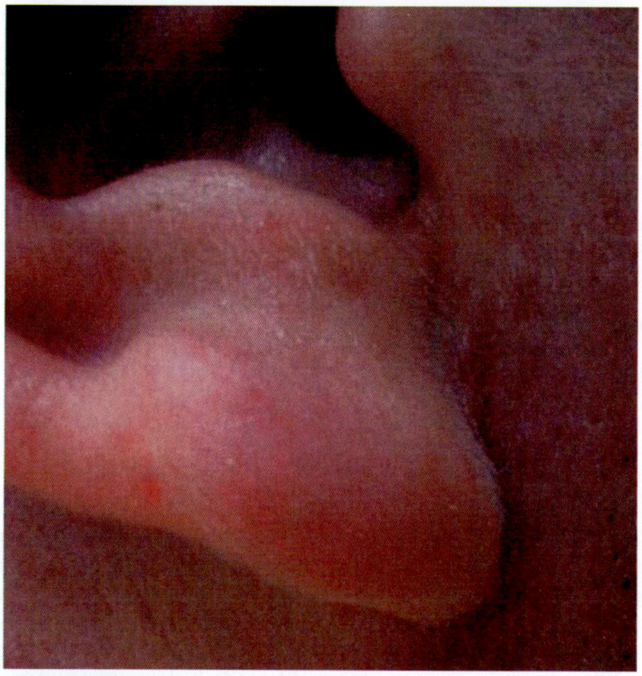

■ **Figura 130.26** Histiocitose eruptiva generalizada.

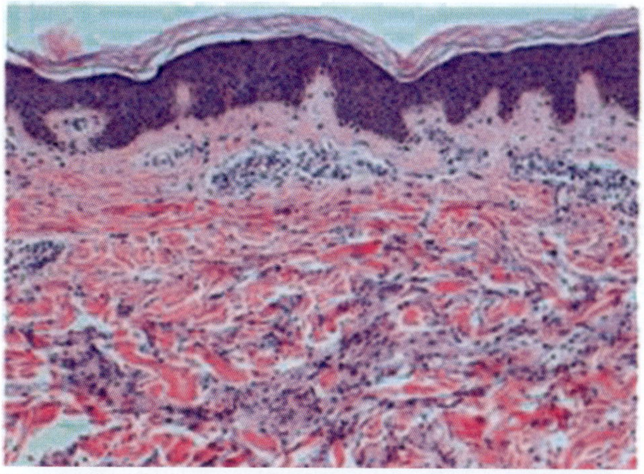

■ **Figura 130.27** Histiocitose eruptiva generalizada (HE, 100x).

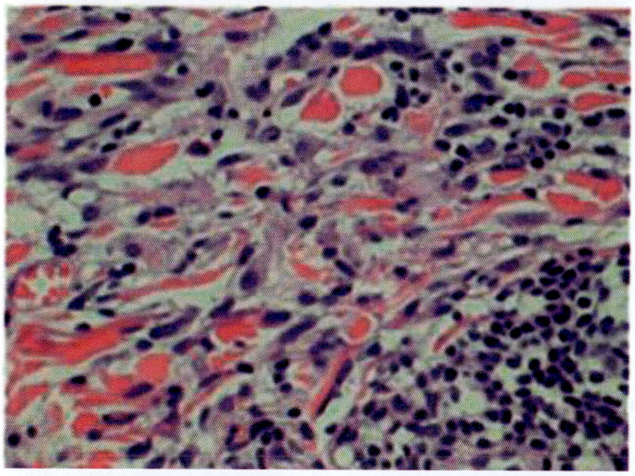

■ **Figura 130.28** Histiocitose eruptiva generalizada (HE, 400x).

A maioria dos casos descritos ocorreu na idade adulta, porém a HEG pode acometer crianças em um terço dos casos.[73] Variantes da HEG já foram descritas incluindo um caso de histiocitose eruptiva atípica e outro caso de HEG clássica, ambos associados à leucemia aguda, a primeira do tipo mieloide[75] e a segunda do tipo monocítica.[4] O mecanismo da regressão espontânea das lesões permanece desconhecido. Tang e colaboradores propõe que a regressão espontânea seja mediada por mecanismo de apoptose maciça dos histiócitos após a identificação de tais alterações por meio de exame de microscopia eletrônica.[76] Acredita-se que a HEG seja um estágio indiferenciado inicial de outros tipos de histiocitose.[73,77] A HEG pode preceder casos do xantoma disseminado, histiocitose progressiva nodular e retículo-histiocitoma multicêntrica.[10,73,76-79] Alguns autores dividem a HEG em dois subtipos, um estágio inicial de outras histiocitoses e uma condição específica que não evolui para outras apresentações.[73,76]

Achados histopatológicos

Existe um infiltrado uniforme de histiócitos na derme superficial e média com poucos linfócitos.[5] Células xantomizadas são raras e não são identificadas células gigantes.[5,10,78] Estudos de microscopia eletrônica evidenciaram diversas estruturas inespecíficas presentes no citoplasma das células da HEG que incluem: corpos densos, corpos laminados concêntricos (Figuras 130.29 e 130.30), corpos vermiformes e corpos mieloides, entre outros.[73]

Diagnóstico diferencial

O diagnóstico diferencial da HEG é feito com outras histiocitoses com apresentação generalizada como o xantoma disseminado, a histiocitose nodular progressiva e a retículo-histiocitose multicêntrica.

Outros diagnósticos diferenciais são a sarcoidose papulosa e granuloma anular disseminado.[77]

Tratamento

Geralmente nenhum tratamento é necessário, pois as lesões são assintomáticas e tendem a regredir espontaneamente, e não ocorre acometimento sistêmico. É aconselhável o acompanhamento destes pacientes em função da capacidade da HEG evoluir para outras formas de histiocitoses e de sua recente associação com casos de leucemia aguda.[4,73,75-77]

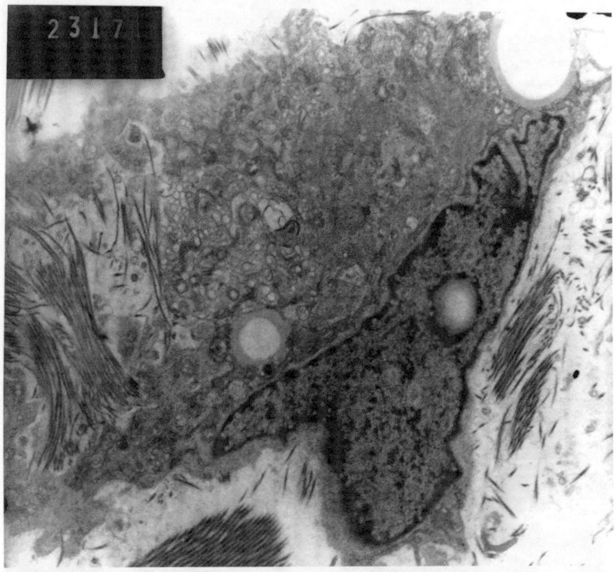

■ **Figura 130.29** Histiocitose eruptiva generalizada exibindo corpos laminados (microscopia eletrônica de transmissão).

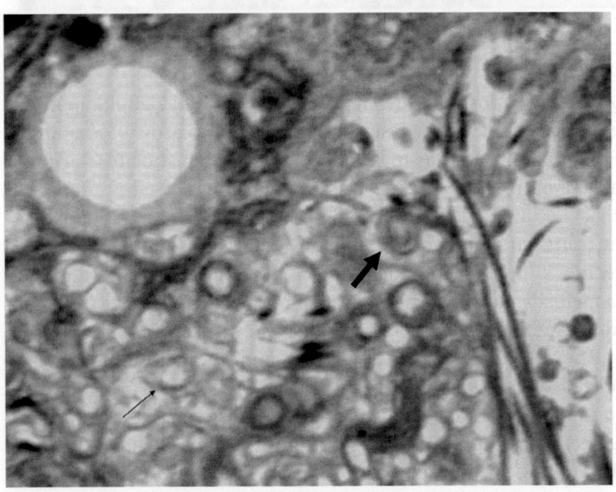

■ **Figura 130.30** Histiocitose eruptiva generalizada (microscopia eletrônica de transmissão). Corpos laminados concêntricos (seta grossa) e corpos laminados (seta fina).

Histiocitose nodular progressiva

Descrita pela primeira vez por Filgueira e colaboradores, em 1969, sob a denominação de "histiocitomatose reumatoide".[10,80] Poucos casos foram descritos na literatura.[10]

Características principais:

- Histiocitose normolipêmica que afeta a pele e mucosas de forma progressiva.
- As lesões cutâneas se apresentam de duas formas: pápulas superficiais e/ou nódulos.

Apresentação clínica

Esta rara HCñL cutânea é caracterizada por dois tipos diferentes de lesões: pápulas superficiais e nódulos, ambos podendo chegar a centenas.[10,80] As lesões são simétricas, disseminadas e de distribuição aleatória por todo o corpo poupando as regiões flexurais podendo acometer as mucosas da conjuntiva, laringe e cavidade oral.[2,81] As pápulas são de cor amarelo-alaranjado e medem de 2 a 10 mm, enquanto os nódulos têm entre 10 e 50 mm, são normocrômicos ou mais eritematosos acometendo mais frequentemente o tronco, podendo ocorrer necrose em nódulos confluentes em locais de pressão.[2,10,82] Algumas vezes tais lesões podem confluir na região da face produzindo ectrópio e a aparência de fácies leonina.[19] Apesar do bom estado geral, com o passar dos anos as lesões tendem a aumentar progressivamente, reduzindo a qualidade de vida pelo caráter desfigurante. Não costuma ocorrer acometimento sistêmico. Existem relatos ocasionais de regressão espontânea das lesões.[2,82]

Os exames laboratoriais costumam estar dentro dos limites da normalidade.[2]

Achados histopatológicos

A biópsia cutânea mostra um infiltrado dérmico composto por histiócitos com citoplasma abundante e vacuolado associado a um número variável de células multinucleadas incluindo células de Touton, linfócitos e alguns plasmócitos.[2,82] Nas lesões antigas se observam sinais de intensa fibrose com escassas células de Touton.[2] Os histiócitos mostram positividade aos antígenos CD 68 e Fator XIIIa e negatividade para os antígenos CD1a e S-100.[82] A microscopia eletrônica revela histiócitos com núcleos volumosos e escasso citoplasma, rico em estruturas como retículo endoplasmático, complexo de Golgi, mitocôndrias e lisossomos. Os grânulos de Birbeck estão ausentes.[2,3]

Diagnóstico diferencial

O diagnóstico diferencial inclui outras histiocitoses como o xantogranuloma juvenil, a histiocitose eruptiva generalizada, a histiocitose cefálica benigna e o xantoma papular. Outros diagnósticos diferenciais incluem a hanseníase virchowiana e a lipogranulomatose de Farber.[2]

Tratamento

O tratamento pode incluir o uso de corticosteroide sistêmico ou intralesional e ciclofosfamida, porém a terapêutica é incapaz de modificar o curso progressivo da doença. Outras opções são a retirada cirúrgica de lesões localizadas, sem evidência de recorrência posterior, ou uso do laser de CO_2. Esta última opção mostrou resultado cosmético satisfatório, porém com recorrência das lesões.[2,82]

Xantoma papuloso

O xantoma papuloso (XP), descrito pela primeira vez em 1980, por Winkelmann, é uma lesão xantomatosa que não está associada à alteração metabólica.[10,83,84] Desde então já foram descritos menos de 50 casos na literatura.[10,83]

Características principais:

- Lesão xantomatosa em indivíduos normolipêmicos.
- Curso crônico e benigno.
- Acredita-se que seja uma variante de xantogranuloma do adulto.

Apresentação clínica

As lesões podem ser compostas por pápulas e nódulos de coloração amarelada ou alaranjada. Podem ocorrer de forma disseminada ou como lesão única. As regiões mais frequentemente acometidas são a região palpebral, tronco e extremidades. Acomete geralmente adulto, porém crianças também podem ser afetadas. Já foram descritos casos acometendo a laringe e uma forma congênita. Winkelman sugeriu que o XP pode representar uma forma diferenciada de xantogranuloma do adulto.[10,83]

Achados histopatológicos

A biópsia cutânea revela atrofia da epiderme, abundância de histiócitos xantomizados, numerosas células de Touton e esclerose do colágeno na periferia associado a um discreto infiltrado linfocitário perivascular.[10,83] Os histiócitos mostram positividade para CD68 e negatividade para proteína S-100, CD1a, CD56, lisozima e o fator XIIIa.[10]

Diagnóstico diferencial

O diagnóstico diferencial é feito com quadros de xantoma disseminado, xantelasma e xantoma plano.[10,83]

Tratamento

A sua evolução é crônica e seu curso benigno. Geralmente não é necessário nenhum tratamento.[10,83]

Retículo-histiocitoma solitário

O retículo-histiocitoma solitário está relacionado ao retículo-histiocitoma múltiplo e a retículo-histiocitose multicêntrica. Eles apresentam achados histológicos semelhantes, porém com apresentação clínica e evolução distintas.[85]

Características principais:

- Lesão única que clinicamente se assemelha ao dermatofibroma.
- Quadro histológico comparável aos da retículo-histiocitose multicêntrica.
- Sem acometimento visceral.

Apresentação clínica

O retículo-histiocitoma solitário se apresenta como pequena pápula firme, geralmente única, porém nunca eruptiva, que se assemelha ao dermatofibroma.[86] Acomete geralmente homens jovens sem sítio de predileção. Não ocorre acometimento visceral, nem alterações no perfil lipídico ou associação a neoplasias ou outras doenças.[85,86] Existe uma variante congênita da doença.[10]

Achados histopatológicos

Histologicamente é muito semelhante à retículo-histiocitose multicêntrica, embora Zelger e colaboradores, em 1996, consideraram que o retículo-histiocitoma solitário possui um infiltrado mais denso e circunscrito do que a retículo-histiocitose multicêntrica e apresenta como marcadores imunohistoquímicos o fator XIIIa e pela actina muscular (HHF35), que em geral são negativos na doença multicêntrica. Para eles, o retículo-histiocitoma é mais relacionado ao xantogranuloma disseminado.[15] Os achados de outros autores discordam desta conclusão.[87]

Diagnóstico diferencial

O diagnóstico diferencial inclui o dermatofibroma, tumor de células granulares, xantogranuloma e LCH.

Tratamento

O seu curso é benigno não sendo necessário tratamento, em alguns casos pode ser indicada a remoção cirúrgica.[86]

Histiocitose cutânea de células indeterminadas

Em 1985, Wood e colaboradores descreveram esta histiocitose[89] que é clínica e histologicamente indistinguível do histiocitoma generalizado eruptivo, mas que imunohistoquimicamente apresenta positividade para S-100 e CD1, portanto, composta por células indeterminadas.[10,88] É uma variante rara e distinta de histiocitose cujas características principais que a diferenciavam das LCH eram: 1) ausência de grânulos de Birbeck; 2) ausência de epidermotropismo e 3) ausência de envolvimento extracutâneo. Raros casos foram descritos na literatura médica.[2]

Avanços na caracterização imunofenotípica de células dendríticas e macrófagos levaram a conclusão posterior de que as células da histiocitose de células indeterminadas expressavam concomitantemente marcadores de células de Langerhans e, de monócitos/macrófagos (S-100/CD1 e CD68/CD14 respectivamente). Várias hipóteses já foram propostas para determinar a origem das células indeterminadas. Acredita-se que elas possam ser precursoras imaturos das células de Langerhans ou estas células são precursoras das células indeterminadas ou ainda que ambas sejam formas diferentes de células dendríticas.[2] O histiocitoma congênito de células indeterminadas parece ser uma variante desta histiocitose.[10]

Características principais:

- Acomete preferencialmente adulto.
- Possui duas apresentações clínicas principais: a forma solitária nodular e a forma papulonodular múltipla.
- As células do infiltrado cutâneo apresentam características comuns as células de Langerhans e aos monócitos/macrófagos.

Apresentação clínica

Acomete predominantemente indivíduos na idade adulta, porém um terço dos casos ocorre na faixa etária pediátrica. Existem duas apresentações clínicas principais: a forma solitária nodular e a forma papulonodular múltipla.[3,8] A primeira forma é caracterizada pela presença de nódulo único assintomático, eritematoso medindo cerca de 1 cm. A forma múltipla tem evolução indolente, com raros casos apresentando involução espontânea. As mucosas não são acometidas e o envolvimento visceral é raro. Em geral o paciente se encontra em bom estado geral sem alterações nos exames laboratoriais ou exames radiológicos.[2] Casos de histiocitose de células indeterminadas já foram associados a doenças como leucemias,[89] linfomas não Hodgkin,[90] escabiose nodular[91] e a lesões residuais de pitiríase rósea.[92]

Achados histopatológicos

A microscopia óptica revela um infiltrado de histiócitos em toda a derme que ocasionalmente acomete a epiderme. As células do infiltrado mostram citoplasma abundante pálido e eosinofílico e núcleos volumosos e retorcidos com escassas figuras de mitose e raras células gigantes multinucleadas. O exame imunohistoquímico revela positividade para CD68, S100, CD1a e Fator XIIIa. O exame ultraestrutural não identifica grânulos de Birbeck.[2]

Diagnóstico diferencial

As lesões cutâneas observadas na histiocitose de células indeterminadas não são características. A apresentação solitária pode ser confundida com casos de xantogranuloma juvenil e retículo-histiocitose de Hashimoto-Pritzker. As lesões múltiplas se assemelham às encontradas na histiocitose eruptiva generalizada e retículo-histiocitose multicêntrica. O diagnóstico definitivo da histiocitose de células indeterminadas é dado por meio das características histológicas, imunohistoquímica e ultraestrutural das células que compõem o infiltrado.[2]

Tratamento

Como mencionado anteriormente, a maioria dos casos não necessita de tratamento em função do seu curso benigno, com tendência a regressão espontânea, porém em ocasiões em que exista acometimento visceral, pode ser necessário tratamento quimioterápico.[2,23] Em decorrência a sua associação com casos de leucemia e linfomas está indicado o acompanhamento cuidadoso de tais pacientes.[2]

■ HISTIOCITOSES CUTÂNEAS COM COMPONENTE SISTÊMICO

Xantoma disseminado

O xantoma disseminado é uma histiocitose rara, benigna, normolipêmica, na qual a deposição de lipídeos é um evento secundário. Costuma afetar pele e mucosas e frequentemente o hipotálamo e/ou hipófise resultando em um quadro de diabete *insipidus*.[23,77]

Características principais:

- Proliferação de histiócitos espumosos com perfil lipídico normal.
- Tendência à regressão espontânea.
- Acomete preferencialmente regiões flexurais.

Apresentação clínica

Acomete a pele e as mucosas dos olhos e do trato respiratório superior, as meninges e raramente outros órgãos, como o fígado, o baço e a medula óssea, principalmente de crianças e adultos jovens do sexo masculino. As lesões cutâneas do xantoma disseminado são compostas por centenas de pápulas inicialmente eritemato-acastanhadas, que evoluem tornando-se francamente xantomatosas, simetricamente espalhadas pelo tronco, pela face, pelas extremidades proximais e pelas flexuras, onde se tornam confluentes e podem assumir aspecto verrucoso. Lábios, faringe, laringe, conjuntiva e brônquios podem ter a mucosa comprometida. As meninges também podem ser acometidas.[6] Diabete *insipidus* pode ser observado em 40% a 50% dos casos de xantoma disseminado em decorrência do acometimento da hipófise pela doença, e o seu curso em geral é benigno e transitório.[6,77] Em raras ocasiões podem ocorrer acometimento de órgãos como baço, fígado e medula óssea.[15] O perfil lipídico permanece inalterado, apesar de ser possível observar aumento transitório nos níveis de colesterol e triglicérides séricos. Tanto as lesões cutâneas como a diabete *insipidus* resolvem-se espontaneamente após alguns anos. Porém, as lesões cutâneas tendem a ser desfigurantes e exigem tratamento. Casos de óbito por envolvimento do trato respiratório já foram descritos.[10,12,93,94]

Achados histopatológicos

O aspecto histopatológico inicial é de infiltrado dérmico histiocítico com células espumosas e inflamatórias, com predomínio posterior das células espumosas e células gigantes de Touton.[10,12,94] Os histiócitos mostram positividade para CD68 e fator XIIIa e negatividade para S-100 e CD1a.[6,23]

Diagnóstico diferencial

O diagnóstico diferencial se faz com o xantogranuloma juvenil, histiocitose eruptiva generalizada, retículo-histiocitose multicêntrica e xantoma papular além das LCH.[23]

Tratamento

Em casos de obstrução de vias aéreas pode ser tentada radioterapia, embora as lesões sejam moderadamente radiossensíveis. Para as lesões cutâneas e mucosas podem ser utilizados clofibrato, ciclosfamida, ablação com laser de CO_2, dermoabrasão, radioterapia, excisão cirúrgica e crioterapia.[6,23,93]

Retículo-histiocitose multicêntrica

Desde a primeira descrição da retículo-histiocitose multicêntrica (RM), em 1937,[95] menos de 250 casos foram publicados na literatura mundial.[96] A retículo-histiocitose multicêntrica acomete principalmente mulheres de meia idade com predileção pela região acral, associado à artropatia deformante.[6,77,97]

Características principais:

- Rara forma de HCñL que acomete as articulações, pele e mucosas.
- Mulheres de meia idade estão entre a faixa etária mais acometida.
- Sinal patognomônico: colar de contas na região periungueal.
- Pode estar associada a neoplasias em 20% a 30% dos casos.

Apresentação clínica

Caracterizada, sobretudo, pelo grave comprometimento cutâneo-articular, está histiocitose apresenta períodos de melhora e recidiva e costuma desaparecer espontaneamente entre 5 a 10 anos após o início do quadro. As sequelas são frequentes e permanentes.[6,10,12,25,97]

As mulheres são três vezes mais acometidas. Trata-se de uma doença que incide sobre adultos e raramente afeta crianças. A maioria delas tem doença autolimitada e uma artrite não deformante. Nos adultos, a osteoartropatia mutilante acontece com muita frequência.[7,12]

As lesões cutâneas características são pápulas e placas amareladas ou acastanhadas, firmes, nas superfícies extensoras das mãos e antebraços.[6,97] As pequenas pápulas de arranjo linear ao redor das unhas representam o sinal do "colar de contas". Este sinal ocorre na região periungueal é patognomônico da doença e pode induzir distrofia ungueal.[10,25] A face, o couro cabeludo e os olhos são também frequentemente afetados. Em mais de 50% dos casos, ocorre o envolvimento de mucosas, especialmente lábios, e língua.[25] Em 20% a 30% dos pacientes podem ocorrer neoplasias associadas como neoplasia gástrica, ovariana, de mama, útero, mieloma, melanoma e de linfomas. Muitas vezes o diagnóstico desta histiocitose precede o da neoplasia.[10,12] Em cerca de um quinto dos casos apresentam doenças autoimunes associadas como diabete, síndrome de Sjögren, tireoidite e em 30% a 60% dos casos se associam a alterações no perfil lipídico.[3,7,10,12,97]

Dois terços dos casos, no início, acometem as articulações e o envolvimento cutâneo só aparece em média 3 anos depois. Os pacientes costumam ser diagnosticados inicialmente como portadores de artrite reumatoide.[25,97] Grandes lesões nodulares contíguas às lesões articulares podem ocorrer. As lesões articulares são geralmente destrutivas envolvendo a região interfalangeana das mãos, punhos, ombros e joelhos.[6,71,97] A poliartrite afeta tipicamente as mãos de forma simétrica e eritematosa, resultando em encurtamento dos quirodáctilos. Sintomas como febre e perda de peso também podem ocorrer. O prurido cutâneo não é infrequente. O envolvimento de outros órgãos já foi descrito.

É considerada uma histiocitose reativa, ainda que a patogênese seja desconhecida. Há evidência de exposição à tuberculose em alguns pacientes. Os casos com neoplasia interna não apresentam diferenças clínicas ou patológicas daqueles sem esta associação.[12]

Alguns autores consideram a retículo-histiocitose multicêntrica, a histiocitose nodular progressiva e o retículo-histiocitoma solitário como espectro de uma mesma doença.[10]

Achados histopatológicos

À histologia observa-se um infiltrado dérmico não encapsulado composto inicialmente por histiócitos, linfócitos e eosinófilos com poucas células gigantes que logo se tornam multinucleadas (contendo aproximadamente dez núcleos) e com citoplasma volumoso, eosinofílico com granulações finas formando o aspecto em vidro fosco.[25,98] Os histiócitos são positivos para as proteínas CD45, CD68, CD11b e HAM56, e negativa para o fator XIIIa, S-100 e CD1a.[25,97]

A presença de fibrose usualmente indica regressão da lesão com redução do infiltrado inflamatório.[12]

Diagnóstico diferencial

As lesões cutâneas devem ser diferenciadas de outras doenças que envolvem articulações e nódulos cutâneos. São consideradas: granuloma anular disseminado, sarcoidose, doença de Farber, dermatomiosite, hanseníase virchowiana, lipoidoproteinose, histiocitose de Langerhans, xantomas eruptivos, xantogranuloma juvenil e xantogranuloma do adulto, retículo-histiocitoma solitário, histiocitose eruptiva generalizada e dermoartrite familiar histiocítica. O quadro articular deve ser diferenciado da artrite reumatoide, osteoartrite erosiva e gota.[25,97]

Tratamento

Antes de se iniciar qualquer tratamento imunossupressor deve ser afastada a presença de neoplasias e tuberculose. Em muitos casos, o tratamento para a neoplasia associada gera a regressão do quadro de RM. Os tratamentos incluem ciclofosfamida ou clorambucil como monoterapia ou em combinação com corticoesteroides,[97] embora não haja tratamento efetivo para a doença.[12]

Xantogranuloma necrobiótico

O xantogranuloma necrobiótico (XGN) foi descrito pela primeira vez por Kossard e Winkelmann em 1980.[72] Acomete geralmente a região palpebral de indivíduos ao redor da sexta década de vida.[99]

Características principais:

- As lesões se localizam preferencialmente na região periorbital.
- Pode ocorrer esclerite, uveíte, episclerite e ceratite.
- Curso crônico e progressivo.
- 80% dos casos se associam a paraproteinemia por IgG.

Apresentação clínica

Caracterizada por lesões papulonodulares com tonalidade eritemato-amareladas típicas dos xantomas, que podem sofrer ulceração central. Localizam-se preferencialmente na região periorbital (Figuras 130.32 e 130.33) e menos frequentemente no tronco (Figura 130.34) e membros.[6,25,97,99] Algumas apresentam atrofia (Figura 130.35).

O aspecto da lesão madura é semelhante ao da necrobiose lipoídica, com atrofia central, teleangiectasias e coloração amarelada. As lesões podem atingir vários centímetros de diâmetro.[97]

O acometimento ocular é comum e ocorre em 50% dos casos podendo se apresentar como esclerite, episclerite, uveíte e ceratite, ectrópio, ptose e proptose. Algumas vezes tais lesões podem levar a perda visual.[25,72,98] Hepatoesplenomegalia ocorre em 20% dos pacientes.[6] São relatados pacientes com sintomas sistêmicos como náusea, vômito e fadiga.[97] Oitenta a 90% dos pacientes apresentam quadro de elevação monoclonal de cadeias κ ou λ de IgG.[6] Supõe-se que as paraproteínas anormais formem complexos com os lipídeos e que estes induzam a uma reação de corpo estranho granulomatosa na pele.[100]

Outras associações possíveis são com crioglobulinemia, mieloma, amiloidose e outras doenças linfoproliferativas.[25,98,99] As alterações laboratoriais encontradas são anemia, leucopenia e elevação da velocidade de hemossedimentação (VHS). O curso do XGN é geralmente crônico e progressivo.[6,23]

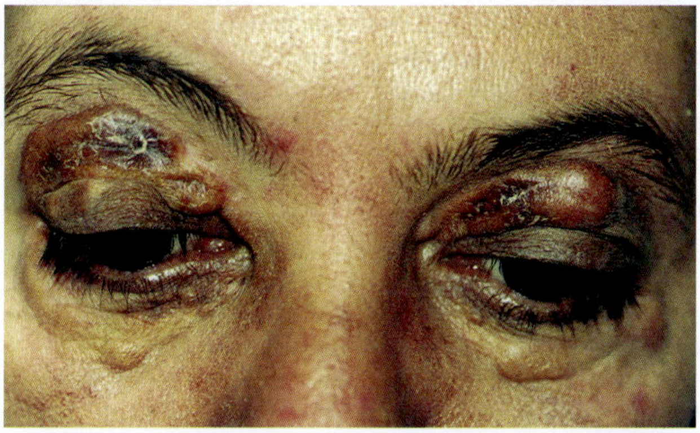

Figura 130.31 Xantogranuloma necrobiótico com lesões periorbitárias.

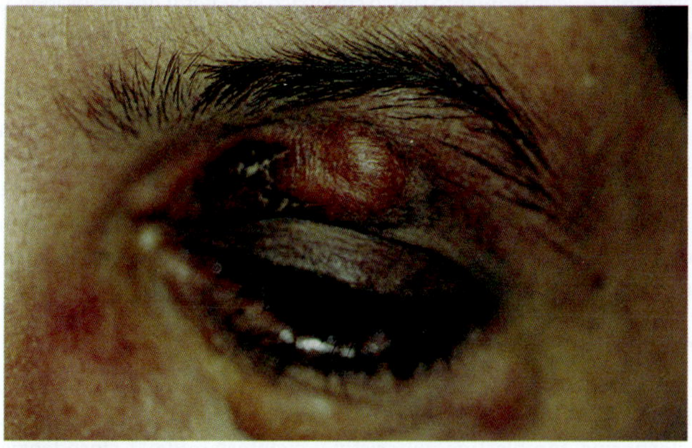

Figura 130.32 Detalhe do nódulo xantomatoso periorbitário em paciente com xantogranuloma necrobiótico.

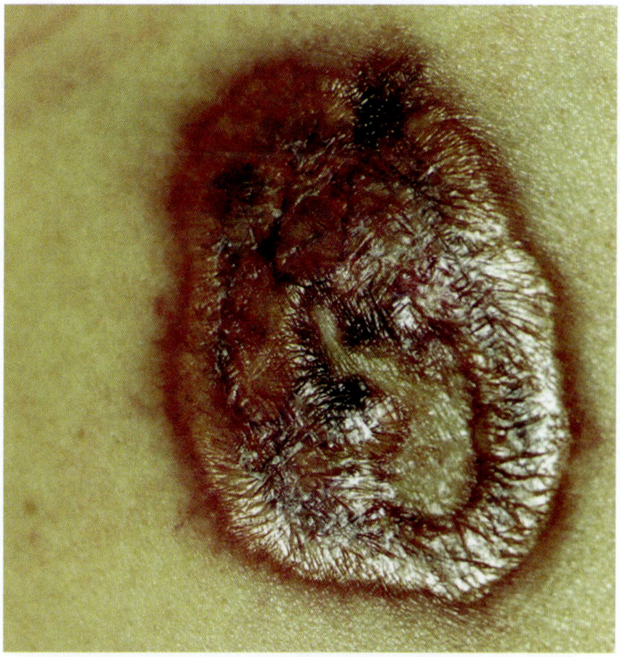

Figura 130.33 Lesão de xantogranuloma necrobiótico.

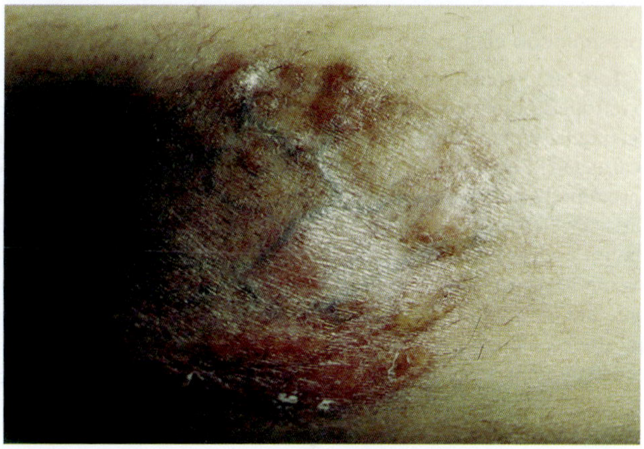

Figura 130.34 Placa de xantogranuloma necrobiótico amarelada e com atrofia.

Achados histopatológicos

Existe uma zona de necrose hialina do colágeno com cristais de colesterol rodeados por granulomas em paliçada localizados na derme e subcutâneo, associado a células de Touton e células gigantes do tipo corpo estranho. Podem estar presentes células espumosas.[10,23,25] Massas granulomatosas ocupam, muitas vezes, toda a derme e chegam ao tecido subcutâneo. Áreas hialinas de necrobiose separam estas massas. A presença de corpos asteroides gigantes sugere o diagnóstico de XGN.[25] Numerosas células gigantes, células de Touton e células gigantes anguladas e bizarras são observadas. Infiltrados perivasculares de células plasmáticas e nódulos linfoides também são frequentemente observados.[10,12]

Em comparação com os achados encontrados na necrobiose lipoídica e no granuloma anular, existe no XGN uma quantidade maior de necrose e de células gigantes. As fases iniciais do XGN podem se confundir com casos de granuloma anular.[25] As células histiocítárias são positivas para lisozima, CD68, MAC 387 e CD11b.[98]

Diagnóstico diferencial

O diagnóstico diferencial é feito com necrobiose lipoídica, granuloma anular, xantelasma, sarcoidose e outras histiocitoses como xantoma disseminado e retículo-histiocitose multicêntrica.[10,25,98,99]

Tratamento

O tratamento é voltado para a paraproteinemia, quando presente. Em razão da raridade da doença, não existe ainda um tratamento padronizado. As opções disponíveis são: associação de melfalan e corticosteroides ou metotrexato e corticosteroides ou uso isolado de clorambucil.[25]

Doença de Erdheim-Chester

A doença de Erdheim-Chester é uma forma rara e sistêmica de histiocitose descrita inicialmente por William Chester e Jakob Erdheim em 1930.[101] Desde a sua descrição inicial, já foram relatados aproximadamente 300 casos na literatura mundial.[102] A sua etiologia permanece ainda desconhecida.[2,8,81,103] Atualmente esta classificada pela Sociedade de Histiocitoses, em seu consenso de 2016, como dentro do Grupo L (histiocitoses de Langerhans).[3]

Características principais:

- A doença pode acometer praticamente qualquer órgão ou sistema.
- Esclerose bilateral e simétrica de ossos longos envolvendo a metáfise e diáfise com preservação da epífise é o achado radiológico característico.
- O acometimento esquelético ocorre em mais de 95% dos pacientes.[3] Os sítios mais acometidos são a porção distal do fêmur, a tíbia e a fíbula.
- Os achados cutâneos mais comuns são: xantomas, xantelasma palpebral, dermopatia pré-tibial e erupção cutânea.

Apresentação clínica

Esta rara lipoidogranulomatose infiltra-se nas vísceras, nos ossos, no retroperitônio e na pele, mas pode acometer virtualmente qualquer órgão ou sistema e a sua apresentação clínica varia de acordo com o local afetado pela doença.[2] Existe uma discreta predominância no sexo masculino (3 homens:1 mulher) podendo acometer uma ampla faixa etária (7 a 84 anos) com média de 55 a 60 anos.[3,103] A apresentação mais comum é a dor óssea crônica de média intensidade, particularmente dos membros inferiores que ocorre em aproximadamente 50% dos pacientes.[2,103,104] As radiografias mostram escleroses simétricas que tipicamente afetam ossos longos, mas podem ocorrer lesões líticas. O achado radiológico patognomônico é a osteoesclerose bilateral e simétrica de ossos longos envolvendo a metáfise e diáfise com preservação da epífise e perda da definição entre o córtex e a medula óssea.[2,8,10,12,103] Vários pacientes podem apresentar os achados radiológicos característicos e não apresentarem nenhum sintoma.[2]

A porção distal do fêmur, a tíbia e a fíbula são os locais mais acometidos pela doença que costuma poupar o esqueleto axial e os ossos chatos. Além das alterações escleróticas, em 30% dos casos podem ser visualizadas alterações líticas.[2,103] Fraturas ósseas patológicas, compressão do colo do fêmur e desenvolvimento de abscessos ósseos com fistula cutânea podem causar o quadro doloroso.[2]

Cerca de metade dos pacientes acometidos pela doença apresentam lesões extra-ósseas no espaço retroperitoneal (fibrose retroperitoneal ao redor dos rins e ureteres em 1/3 dos casos),[3] nos pulmões, no coração, nos rins, no fígado, na pituitária, na órbita e na pele.[7,12] A segunda apresentação mais comum é o diabete *insipidus* decorrente do envolvimento da doença na região do hipotálamo/hipófise posterior. Tal alteração está presente em 30% dos pacientes e pode preceder as alterações ósseas em vários anos. Outras apresentações possíveis são exoftalmia bilateral (em 20% a 30% dos pacientes)[3] e indolor por infiltração dos histiócitos na região retro-orbitária, acometimento do SNC com ataxia e quadros neurológicos focais, envolvimento retroperitoneal, renal e pulmonar, entre outros.[2,103]

Cerca de 25% dos pacientes têm envolvimento cutâneo que usualmente se apresenta com lesões semelhantes à xantelasma (forma de manifestação cutânea mais frequente) e outros xantomas, sendo indistinguíveis das lesões do xantogranuloma disseminado e do xantoma papular. Outros achados cutâneos além dos xantomas são dermopatia pré-tibial, *erupção* pruriginosa, lesões nodulares e lesões pigmentadas nos lábios e mucosa oral.[2,103] Sintomas sistêmicos como febre, perda de peso e astenia são comuns.[2] Os achados laboratoriais são inespecíficos e incluem elevação discreta da VHS, proteína C reativa e fosfatase alcalina.[2,103] Os níveis lipídicos plasmáticos são normais. O diagnóstico é feito com base nos achados radiológicos e histológicos.[2,7]

Do ponto de vista dermatológico a doença de Erdheim-Chester deve ser considerada uma forma de xantogranuloma disseminado com acometimento ósseo e visceral associado a um comportamento clínico agressivo.[2]

A evolução da doença de Erdheim-Chester é geralmente progressiva com alta taxa de mortalidade.[2] A causa de morte está associada à insuficiência respiratória, cardíaca ou renal.[7,12] O prognóstico depende da extensão da doença visceral com média de sobrevida de 3 anos, especialmente de pobre prognostico nos pacientes com acometimento do sistema nervoso central.[2,103]

Achados histopatológicos

As lesões cutâneas apresentam infiltrado dérmico composto quase completamente por histiócitos espumosos sem atipias nucleares, associado a pequeno número de linfócitos, plasmócitos e neutrófilos entremeados por estroma fibroso.[2,8,103,104] Células gigantes de Touton e eosinófilos são usualmente observados.[12] Os histiócitos do infiltrado expressam o seguinte imunofenótipo: CD68$^+$, Fator XIIIa$^+$, CD1a$^-$, CD163$^+$ e S100$^-$.[2] Apesar da biópsia ser mandatoria, a histologia não e especifica da doença.[3] Alguns histiocitos podem ser positivos para proteina S100.[3] Algumas biópsias podem não apresentar histiócitos espumosos ricos em lipideos, porém a presença de fibrose e alguns histiócitos "peculiares" favorece o diagnostico.[3]

A ECD pode ser distinguida da LCH com base nas características imunofenotípicas dos histiócitos, os quais são CD1a negativos na ECD.[3] No entanto, 20% dos pacientes com ECD também tem lesões de LCH, as vezes dentro da mesma amostra de biópsia.[3] Umas poucas células S100$^+$ com emperipolese podem estar presentes na ECD, de forma que a exclusão da doença de Rosai-Dorfman (RDD) pode ser difícil.[3]

A microscopia eletrônica revela células espumosas com citoplasma abundante composto por vacúolos lipídicos algumas vezes contendo cristais de colesterol e corpos mieloides A maioria dos histiócitos apresenta as características de macrófagos. Grânulos de Birbeck estão geralmente ausentes.[2,103]

Diagnóstico diferencial

O diagnóstico diferencial da doença de Erdheim-Chester é vasto e inclui o xantoma disseminado, xantogranuloma juvenil, histiocitose de células de Langerhans, sarcoidose, amiloidose, doença de Gaucher, doença de Paget, mucopolissacaridoses, entre outras.[103]

Um importante aspecto refere-se ao mimetismo de alguns casos da ECD com o xantogranuloma extracutâneo ou disseminado.[3] Algumas forma de JXG disseminado não são histopatologicamente ou fenotipicamente distintas da ECD.[3] Alguns pacientes com ECD podem não apresentar o acometimento típico simétrico e bilateral dos ossos longos, de forma que recomenda-se realizar a analise molecular destes casos de xantogranuloma disseminado, de forma a considerar o diagnóstico de ECD quando houver mutação com ganho de função do BRAF, NRAS, KRAS ou MAP2K1.[3] Em alguns poucos casos de histiocitoses devem ser excluídos os linfomas anaplásicos com translocação acometendo o ALK, pois alguns destes linfomas tem caraterísticas clinicas e histopatológicas da ECD.[3] Assim, recomenda-se realizar rastreamento por imunohistoquímica para ALK em todas histiocitoses clinicamente progressivas com ausência de mutações do BRAF e MAP2K1.[3]

Tratamento

Não há consenso sobre o melhor esquema terapêutico, porém já foram utilizados corticosteroides, radioterapia, interferon alfa 2-a, ciclosporina, vimblastina, vincristina, ciclofosfamida, 2-clorodeoxiadenosida, infliximab e cirurgia com índice de mortalidade superior a 50% dos casos.[2,10,103,105,106]

Grupo R: Histiocitose sinusal com linfadenopatia generalizada (Doença de Rosay-Dorfman-Destombes) e miscelânea de histiocitoses de células não Langerhans não cutâneas

A histiocitose sinusal com linfadenopatia generalizada é uma histiocitose policlonal de causa desconhecida.[7] Foi descrita em 1969 por Rosay e Dorfman.[107] Acredita-se que seja uma forma de histiocitose reativa geralmente de curso benigno e autolimitado.[25]

A doença de Rosay-Dorfman (RDD) clássica constitui um dos tipos do grupo R elencado pela Sociedade de Histiocitoses em 2016, como exposto no Quadro 130.6.[3]

Quadro 130.6 Histiocitoses do grupo R.

Doença de Rosay-Dorfman familiar	Síndrome Faisalabad (ou H) (OMIM #602782) Deficiência de FAS ou RDD relacionada a ALPS (OMIM #601859) RDD familiar não especificada em outra categoria
Doença de Rosay-Dorfman clássica (linfonodal)	Sem síndrome IgG4 relacionada Associada a doença IgG4
Doença de Rosay-Dorfman-Destombes extranodal	RDD óssea RDD do sistema nervoso central sem síndrome IgG4 RDD do sistema nervoso central associada a IgG4 RDD de órgão único outro que linfonodo, pele e sistema nervoso central, sem síndrome IgG4 RDD de órgão único outro que linfonodo, pele e sistema nervoso central, com síndrome IgG4 RDD disseminada
Doença de Rosay-Dorfman-Destombes associada a neoplasias	RDD pós-leucemia RDD pós-linfoma RDD associada com histiocitose multicêntrica RDD associada com LCH ou ECD
Doença de Rosay-Dorfman-Destombes associada a doenças autoimunes	Relacionada ao lúpus eritematoso sistêmico Relacionada a artrite juvenil idiopática Relacionada a anemia hemolítica autoimune Associada ao HIV
Outra Histiocitoses de células não Langerhans não cutâneas (miscelânea)	

Características principais

- Acomete principalmente crianças e adultos jovens.
- Emperipolese é encontrada frequentemente nos cortes histológicos.
- Tendência à resolução espontânea.

Apresentação clínica

Geralmente esta doença se apresenta em indivíduos jovens e saudáveis do sexo masculino que desenvolvem um quadro de linfadenopatia cervical bilateral, indolor, associada à elevação de VHS, gamopatia policlonal e inversão da razão T4/T8. Outras cadeias linfonodais acometidas são as axilares as inguinais e as mediastinais. Aproximadamente 40% dos pacientes apresentam envolvimento extranodal e a pele é o órgão mais comumente envolvido, sendo acometida em 10% dos casos. As lesões cutâneas são pápulas amareladas ou eritematosas, mas podem ser violáceas ou purpúricas e aparecer em qualquer parte da pele. Podem ser nodulares. As ulcerações são frequentes e teleangiectasias podem ocorrer.[108,109]

Outros locais que podem ser acometidos são os ossos, glândulas salivares, SNC, trato genitourinário, trato respiratório inferior, fígado, trato gastrointestinal, coração e tireoide. Na maioria dos pacientes o curso é autolimitado com regressão espontânea das lesões.[6,12]

Pode ocorrer febre, astenia, sudorese noturna, leucocitose com neutrofilia e hipergamaglobulinemia policlonal. Geralmente, é precedida por febre e faringite, sendo considerada reativa, ainda que nenhum agente tenha sido identificado. São aventados como agentes envolvidos os vírus Epstein-Barr, herpes 6 e herpes 8, além da *Klebsiella rhinoscleroma* e da *Brucella* sp.[10,12]

Achados histopatológicos

Na doença de Rosay-Dorfman ocorre a expansão dos seios linfonodais por histiócitos volumosos e espumosos, multinucleados e que englobam os linfócitos, eritrócitos e outras células plasmáticas sem digeri-las, o que é chamado de emperipolese. Neste caso, estas células são observadas intactas no interior dos histiócitos.[7,10,25] A biópsia cutânea mostra um infiltrado denso de histiócitos na derme com células gigantes multinucleadas células de Touton e plasmócitos. A linfocitofagocitose é menos evidente do que a encontrada na biópsia de linfonodo. A célula característica da doença de Rosai-Dorfman tem origem desconhecida, mas o seu fenótipo e citologia sugerem que a sua origem se aproxima mais a de um macrófago ativado. A célula expressa o antígeno de superfície S-100 o fator XIIIa sendo negativa para CD1a e ausência de grânulos de Birbeck.[7,25]

Diagnóstico diferencial

Em decorrência da inespecificidade das lesões cutâneas o diagnóstico diferencial deve ser feito com outras histiocitoses, sarcoidose e doenças infecciosas e infiltrativas.

Tratamento

Não existe tratamento satisfatório para a doença de Rosay-Dorfman, mas a regressão espontânea costuma acontecer. Em casos persistentes podem ser utilizados agentes como vimblastina, etoposide, associado à ciclosporina e radioterapia ou cirurgia associado à talidomida.[25] A quimioterapia geralmente tem resposta insatisfatória.[12]

Grupo H – Linfohistiocitose hemofagocítica e síndrome de ativação macrofágica

A linfo-histiocitose hemofagocítica (HLH) é uma condição rara, síndrome frequentemente fatal, de intensa ativação do sistema imune caracterizada por febre, citopenia, hepatoesplenomegalia e hiperferritinemia.[3] Embora a HLH tenha várias causas subjacentes, todos os tipos estão relacionados a perda da regulação do sistema imune que leva hipercitocinemia e um acúmulo de macrófagos ativados em órgãos e tecidos.[3]

Introdução

O primeiro caso relatado de linfo-histiocitose hemofagocítica (HLH) foi descrita por Farquhar e Claireaux, em 1952.[110] É a manifestação final comum de um grupo de doenças que induzem resposta inflamatória exagerada e potencialmente fatal a agentes infecciosos ou outros estímulos, muitas vezes não identificados. É causada pela disfunção de células T *Natural Killer* (NK), o que resulta na ativação e proliferação de linfócitos e histiócitos com uma hiperprodução de citocinas e hemofagocitose descontrolada.[12,111-113]

As HLH foram tradicionalmente divididas em uma forma primária, que se manifesta tipicamente em crianças com documentadas anormalidades genéticas da função citotóxica das células NK e células T, e uma forma secundária, que tende a ocorrer em idades mais avançadas associadas a outros fatores, como infecção, sem que haja anormalidade genética identificada. Após a percepção de que os defeitos genéticos de HLH podem ocorrer em qualquer idade, que esses defeitos são raramente presentes até mesmo em crianças e que infecções também podem ser o mecanismo de disparo em alguns pacientes, as designações primárias e secundárias têm se tornado menos relevantes. Em vez disso, HLH genéticas e adquiridas são, atualmente, as denominações mais utilizadas.[114]

A forma genética de HLH pode ser dividida em dois subgrupos: HLH familiar (LHF) e os associados com outra síndrome de imunodeficiência primária.[115]

A LHF é uma doença autossômica recessiva causada por várias mutações na via citotóxica das células T/NK. Defeitos na perforina são responsáveis por aproximadamente 50% de todos os casos de LHF nas famílias americanas.[116] Outras causas genéticas envolvem mutações em genes que regulam empacotamento, transporte ou liberação de grânulos citotóxicos. Uma história familiar de HLH genética muitas vezes é ausente em função do caráter recessivo da doença[117] (Quadro 130.7).

É frequente que a HLH seja a primeira manifestação de outra síndrome de imunodeficiência primária que incluem síndrome Chediak-Higashi, síndrome de Griscelli tipo 2, síndrome Hermansky-Pudlak tipo 2 e síndrome linfoproliferativa ligada ao X[118] (Quadro 130.7).

Quadro 130.7 Formas genéticas da HLH.

1) Linfohistiocitose hemofagocítica familiar.		
Subtipos	Defeitos genéticos	Local da mutação
FHL1	Desconhecido	9q21.3-22
FHL2	PFR1	10q21-22
FHL3	UNC13D	17q25
FHL4	STX11	6q24
FHL5	STXBP2	19p13
2) Síndromes de deficiência imune		
Síndrome	Defeitos genéticos	Local da mutação
Síndrome de Chédiak-Higashi	LYST	1q42.1-42.2
Síndrome Griscelli 2	RAB27A	15q21
Síndrome linfoproliferativa ligada ao X	SH2D1A	Xq24-26
	XIAP	Xq25

Fonte: Adaptado de Machaczka.[115]

A HLH adquirida não está associada com qualquer anormalidade genética conhecida ou síndrome da imunodeficiência. Foi descrita anos depois da forma genética, em 1979 por Risdall e colaboradores[119] em adultos com uma infecção viral seguida de transplante. No entanto, mais tarde, tornou-se claro que a HLH também ocorre em pacientes imunocompetentes. Embora, no passado, atribuída apenas a adultos, é agora aceito que possa ocorrer em qualquer idade, inclusive crianças. Na verdade, alguns autores defendem que esta forma é mais comum em crianças do que a forma genética.[118]

A HLH adquirida é muitas vezes subcategorizadas em infecções associadas, com particular ênfase para Epstein–Barr (EBV), infecção pelo SARS-CoV-2 na covid-19, neoplasias e em associação com doença autoimune. O termo síndrome de ativação macrofágica é frequentemente utilizado para a HLH no contexto de doenças reumatológicas, como artrite juvenil idiopática sistêmica, à doença de Still e ao lúpus eritematoso sistêmico.[120,121] Pode também haver associação com doenças malignas.

A doença atinge todas as idades e não tem predileção por raça ou sexo.[118] Clinicamente é marcada por febre que é acompanhada de alterações laboratoriais utilizadas como critério diagnóstico.

O estabelecimento de um diagnóstico precoce é um desafio uma vez que os sintomas de HLH são inespecíficos.[122] A confirmação de um caso suspeito também é dificultada pela falta de um teste confirmatório padrão ouro. A identificação de uma anomalia genética é útil, mas raramente presente.[123]

O tratamento precoce é crítico para controlar o hipercitocinemia que, caso contrário, irá levar à falência dos órgãos afetados e à morte. Mesmo com a terapia recomendada atualmente, a linfo-histiocitose hemofagocítica (HLH) é uma condição frequentemente fatal, embora regressão espontânea parcial já tenha sido descrita.[124] Sem tratamento, cerca de 95% das crianças morrerão da doença.[125]

Características principais:

Na linfo-histiocitose hemofagocítica genética

- Na maioria, instala-se antes de 1 ano de idade e são casos familiares.
- Transmissão autossômica recessiva.
- Comprometimento cutâneo em 50% dos casos.

Na linfo-histiocitose hemofagocítica adquirida

- Acomete pacientes mais velhos.
- Associação com infecções, doenças autoimunes ou neoplasias.

Apresentação clínica

O aparecimento súbito inexplicável de uma síndrome de resposta inflamatória sistêmica, incluindo febre, mal-estar, hepatoesplenomegalia, icterícia, linfadenopatia generalizada e citopenias são sintomas suspeitos de HLH.[126]

Cerca de 70% a 80% dos casos desta rara histiocitose instala-se antes de 1 ano de idade. Três quartos destes casos são familiares. Indivíduos portadores da doença, pertencentes a uma mesma família, têm, com frequência, instalação na mesma idade. Considera-se uma doença de transmissão autossômica recessiva e estima-se que a incidência seja de 0,12 para 100 mil crianças por ano.[12,112] Casos de início tardio também foram descritas em adolescentes e adultos até com idade de 62 anos.[118,127,128]

O sintoma inicial é febre persistente, que não responde a antibióticos, acompanhada de sintomas respiratórios superiores e do trato gastrointestinal em 30% dos casos. A hepatoesplenomegalia é frequente e progressiva. É comum também uma moderada linfadenopatia. Cerca de 50% dos casos apresentam um *rash* maculopapular transitório, não específico e frequentemente associado à febre elevada, porém sem infiltração persistente da pele. Raramente pode manifestar-se com erupção generalizada de pápulas e de vesículas.[10,12]

Entre os pacientes pediátricos, aproximadamente 65% apresentam uma erupção cutânea inespecífica, muitas vezes purpúrica e morbiliforme, embora casos de eritrodermia também tenham sido descritos.[129] Sintomas neurológicos são descritos em até 75% dos casos pediátricos.[130] Estes sintomas incluem convulsões, meningite, encefalopatia, ataxia, hemiplegia, paralisia de nervo cranial, alterações do estado mental ou simplesmente irritabilidade. Há relatos de sintomas do SNC sem comprometimentos sistêmicos, denominado HLH cerebral.[131,132]

Nos recém-nascidos a febre é comumente ausente o que não deve afastar o diagnóstico de HLH.[133]

Laboratorialmente são observadas citopenias de pelo menos duas séries, hipertrigliceridemia, hipofibrinogenemia e distúrbios da coagulação e níveis surpreendentemente elevados de ferritinemia. Os elevados níveis séricos de CD25 solúvel (sCD25), um marcador da ativação linfocitária, e a baixa atividade das células NK são achados mais específicos. Hiperbilirrubinemia com elevados níveis de transaminases e lactato desidrogenase são também comumente observados e refletem uma disfunção do fígado. Além disso, cerca de metade das crianças com HLH tem um aumento moderado da contagem de células e/ou teor de proteína no fluido cefalorraquidiano.[118] O Quadro 130.8 apresenta os sintomas e sinais observados na HLH e suas causas.

Quadro 130.8 Patogênese dos sinais e sintomas na HLH.

Sinais e sintomas	Causas
Febre	IL-1, IL-6, TNF-α
Citopenia no sangue periférico	(1) Ação supressora do TNF-α, INF-γ e ferritina na hematopoiese (2) Hemofagocitose
Hipertrigliceridemia	Ação supressora de níveis aumentados de TNF- α na lipoproteína lipase
Hipofibrinogenemia	Altos níveis de ativador do plasminogênio liberados por macrófagos que estimulam a plasmina e, consequentemente, levam a hiperfibrinólise
Hiperferritinemia	Ferritina secretada por histiócitos e macrófagos ativados
Alta concentração IL-2 no sangue	Secretado por linfócitos T ativados
Hepatoesplenomegalia	Infiltrações de órgãos com linfócitos e histiócitos/macrófagos ativados
Aumento dos níveis de transaminases hepáticas e da bilirrubina no sangue	
Anomalias neurológicas	

Fonte: Adaptado de Machaczka.[115]

Estabelece-se o diagnóstico por testes moleculares genéticos ou quando pelo menos cinco dos oito critérios são preenchidos: febre; esplenomegalia; ausência de tumores malignos; bicitopenia; hipertrigliceridemia e/ou hipofibrinogenemia; hemofagocitose na medula óssea, baço ou linfonodos; nível de ferritina sérica > 500 µg/L; baixa atividade de células NK e aumento de níveis séricos de sCD25[112,126] (Quadro 130.9).

Quadro 130.9 Critérios para diagnóstico de HLH.

Diagnóstico molecular ou a presença de 5 dos 8 critérios:
1. Febre ≥38.5°C
2. Esplenomegalia
3. Citopenias (afetando pelo menos 2 das 3 linhagens no sangue periférico) ▪ Hemoglobina < 9 g/dL (em crianças < 4 semanas, hemoglobina < 10 g/dL) ▪ Plaquetas < 100 × 10^3/mL ▪ Neutrófilos < 1× 10^3/mL
4. Hipertrigliceridemia (em jejum, ≥ 265 mg/dL) e/ou hipofibrinogenemia (< 150 mg/dL)
5. Hemofagocitose na medula óssea, baço, linfonodos ou fígado
6. Atividade baixa ou ausente das células NK
7. Ferritina ≥ 500 mg/L
8. CD25 solúvel ≥ 2,400 U/mL

Adaptado de Jordan et al.[134]

Os pacientes com HLH adquirida normalmente têm mais idade e apresentam associação com certas infecções virais, como vírus da família *Herpes*, especialmente o vírus Epstein-Barr e o citomegalovírus. Entre outros agentes infecciosos que estão associados a esta doença encontram-se particularmente as Leishmanias, mas vários outros agentes virais, bacterianos, fúngicos e parasitários já foram relacionados.[111,112,135,136] Além dos agentes infecciosos, o Quadro 130.10 resume causas autoimune e neoplásicas.

A verdadeira incidência da HLH adquirida é desconhecida. Trabalhos sugerem que pode ser significativamente irreconhecida em muitos pacientes adultos de unidades de cuidado intensivo.[122] A patogênese não é tão bem conhecida como na HLH genética.

É possível que, em adultos com um genótipo HLH anteriormente não expresso, a doença torne-se aparente em resposta a uma grande mudança imunológica.[137] Existem relatos de HLH genética com mutação do gene PRF1 que anteriormente foram consideradas adquirida com base na idade.[138,139]

O prognóstico da HLH adquirida é variável e depende muitas vezes do tratamento das doenças associadas. O diagnóstico precoce com a pronta introdução da terapêutica imunossupressora é importante para a boa evolução destes pacientes.[12,140]

HLH constitui uma emergência médica em qualquer idade. Testes laboratoriais podem apresentar falso negativo, além da falta de especificidade ou envolverem um tempo de resposta que não é útil em uma emergência clínica.

A morte costuma ocorrer em 2 meses, com infiltração difusa dos órgãos retículo endoteliais por células histiocitárias com atividade fagocítica e benignidade citológica.[10,112]

Achados histopatológicos

A histopatologia da HLH é caracterizada por um intenso e difuso infiltrado de linfócitos e macrófagos maduros, que ocasionalmente apresentam hemofagocitose. Embora estes infiltrados sejam classicamente observados na medula óssea, também têm sido descritos no baço, nos linfonodos, no fígado, nos pulmões, nas meninges, no sistema nervoso central e na pele (raramente no tecido subcutâneo).[141,142]

A visualização microscópica da hemofagocitose é um dos critérios diagnósticos para a HLH, embora a sua presença não seja necessária para se estabelecer o diagnóstico. Como a hemofagocitose muitas vezes é cíclica, biópsias repetidas podem ser úteis.

Por outro lado, o encontro de hemofagocitose também não é patognomônico desta doença. Um trabalho demonstrou que até 60% dos pacientes com sepse grave que não preenchiam critérios para HLH apresentavam hemofagocitose, enquanto outro estudo constatou a evidência microscópica de HLH em um terço dos pacientes que morreram em unidade de terapia intensiva por sepse e falência múltipla de órgãos.[143,144]

A supressão da função das células NK que ocorre na sepse grave, particularmente na sepse associada a infecções virais, explicaria está ocorrência.[145,146] Esses estudos sugerem, portanto, uma sobreposição significativa entre sepse grave e HLH, com uma via final comum resultando na hemofagocitose. Estes achados levam à reflexão se alguns

Quadro 130.10 Formas adquiridas da HLH.

(1) HLH associada à infecção	
Vírus	EBV, CMV, influenza, varicela-zoster, herpes simples, HIV, SARS-CoV-2 etc.
Bactérias	Diferentes espécies
Fungos	Aspergillus, Candida etc.
Outros micro-organismos	*Pneumocystis jirovecii*, leishmanias, malária etc.
(2) HLH associada à doença autoimune/Síndrome da ativação macrofágica	
Frequentemente associada	Artrite idiopática juvenil sistêmica, Doença de Still, Lúpus eritematoso sistêmico, Doença de Kawasaki
Menos frequentemente associada	Artrite reumatoide, vasculite, esclerose sistêmica, polimiosite/dermatomiosite
(3) Malignidade associada à HLH	
Linfoma	Linfomas de células T, NK e B; Linfoma de Hodgkin
Outras neoplasias hematológicas	Mieloma múltiplo, leucemia linfoide aguda, leucemia mieloide aguda, síndrome mielodisplásica
Tumores sólidos	Melanoma, carcinoma hepatocelular, tumor de célula germinativa, timoma
(4) HLH associada supressão imunológica pós-transplante	
Exemplos	Terapia supressiva imune, transplantes de órgãos e células tronco alógenas e autólogas
(5) HLH associada às drogas	
Exemplos	Anticonvulsionantes: fenitoína, carbamazepina

Fonte: Adaptado de Machaczka.[115]

casos de infecções associadas à HLH não seriam, de fato, simplesmente o extremo do espectro inflamatório da sepse.[147,148]

De forma a melhor agrupar e caracterizar as diferentes formas de HLH a Sociedade de Histiocitoses em 2016 as classificou como grupo H, o qual pode ser consultado no Quadro 130.11.[3]

Diagnóstico diferencial

Conforme revisto por Rosado e Kim,[114] o principal diagnóstico diferencial da HLH é a síndrome da resposta inflamatória sistêmica. Além disso, a HLH pode ser confundida com hemocromatose neonatal ou com doença metabólica em lactentes apresentando organomegalia e triglicérides elevados. O diagnóstico de HLH é difícil em pacientes com síndrome de Kawasaki oculta. A histiocitose de células de Langerhans também é um diagnóstico diferencial, mas na HLH, a proliferação de histiócitos não é clonal. Infecção por *Leishmania donovani* mimetiza esta histiocitose clinicamente, mas a hemofagocitose não é observada na medula óssea. Os achados em biópsias de linfonodos podem simular linfomas malignos.

Tratamento

A terapia da HLH busca suprimir a resposta imune exagerada, por meio da utilização de drogas imunossupressoras. O protocolo de tratamento formulado em 2004 pela Sociedade Histiocítica recomenda 8 semanas da terapia com corticosteroides, etoposide e ciclosporina A. Os corticosteroides são usados para suprimir a hipercitocinemia, o etoposide para bloquear a divisão e a proliferação celular e a ciclosporina A para inibir a ativação de células T. O transplante de células-tronco pode ser indicado em alguns casos.[126]

Quadro 130.11 Histiocitoses do Grupo H (HLH).

Linfohistiocitose hemofagocítica (HLH) Primaria: condições de herança Mendeliana resultando em HLH	HLH associada com defeitos em linfócitos citotóxicos	FHL2 (PRF1)		
		FHL3 (UNC13D)		
		FHL4 (STX11)		
		FHL5 (STXBP2)		
		XLP1 (SH2D1A)		
		Síndrome de Griscelli tipo 2 (RAB27A)		
		Síndrome de Chediak-Higashi (LYST)		
	HLH associada com anormalidades da ativação do inflamassoma	XLP2 (BIRC4)		
		NLRC4		
	HLH associada com desordens mendelianas definidas afetando a inflamação	Intolerância a proteína lisinúrica (SLC7A7)		
		HMOX1		
		Outras desordens mendelianas definidas afetando a inflamação		
	HLH familiar (aparentemente mendeliana) de origem desconhecida			
Linfohistiocitose emofagocitica (HLH) Secundária: HLH aparentemente não mendeliana	Associada a infecções	HLH associada a vírus	Associada a EBV	
			Associada ao CM	
			Associada com outras infecções pelo herpesvírus	
			Associada ao HIV	
			Associada ao vírus Influenza	
			HLH associada a outras infecções virais definidas	
		Associada a bactérias		
		Associada a parasitas		
		Associada a fungos		
	HLH associada a malignidades	HLH desencadeada pela malignidade (HLH no início da malignidade)	Hematológicas	Linfoma/leucemia linfoblástica de células T
				Linfoma não linfoblástica de células T
				Linfoma de células B (não Hodgkin)
				Leucemia de células B
				Linfomas Hodgkin
				Linfomas/leucemia de células NK
				Neoplasias mieloides
				Outras malignidades hematológicas
				Tumores sólidos
				Malignidades não classificadas
		HLH ocorrendo durante quimioterapia (não relacionada ao diagnóstico inicial da malignidade)		
		HLH associada a malignidade, mas não definida		
	HLH associada com desordens reumatológicas	HLH associada com artrite juvenil idiopática de início sistêmico		
		HLH associada com doença de Still do adulto		
		HLH associada ao lúpus eritematoso sistêmico		
		HLH associada com vasculites		
		HLH associada com outras condições autoimunes definidas		
		HLH associada com uma doença autoimune não definida		
	HLH relacionada a transplante			
	HLH associada com ativação imune iatrogênica			
	HLH associada com supressão imune iatrogênica			
	HLH associada com uma outra condição aparentemente não mendeliana			

HLH: de origem incerta ou desconhecida.

1. Emile JF, Brousse N. Histiocytoses: données physiopathogéniques récentes. La Revue de Médecine Interne 1996;17:891-2.
2. Caputo R, Marzano AV, Passoni E, Berti E. Unusual variants of non-Langerhans cell histiocytoses. J Am Acad Dermatol 2007;57:1031-45.
3. Emile J-F, Abla O, Fraitag S, Home A, Haroche J, Donadieu J, et al for the Histiocyte Society. Revised classification of histiocytosis and neoplasms of the macrophage--dendritic cell lineages. Blood 2016;22(127):2672-2681.
4. Klemke CD, Dippel E, Geilen CC, et al. Atypical generalized eruptive histiocytosis associated with acute monocytic leukemia. J Am Acad Dermatol 2003;49:S233-6.
5. Veyssier-Belot C, Callot V. Histiocytosis. La Revue de Médecine Interne 1996;17:911-23.
6. Satter E, Gendernalik S, Galeckas K. Diffuse xanthogranulomatous dermatitis and systemic Langerhans cell histiocytosis: A novel case that demonstrates bridging between non-Langerhans cell histiocytosis and Langerhans cell histiocytosis. J Am Acad Dermatol 2009;60:841-8.
6A. Emile J-F, Cohen-Aubart F, Collin, et al. Histiocytosis. Lancet 2021;398:157-70.
7. Favara BE, Feller AC, Pauli M, et al. Contemporary classification of histiocytic disorders. The WHO Committee On Histiocytic/Reticulum Cell Proliferations. Reclassification Working Group of the Histiocyte Society. Med Pediatr Oncol 1997;29:157-66.
8. Chetritt J, Paradis V, Dargere D, et al. Chester-Erdheim disease: a neoplastic disorder. Hum Pathol 1999;30:1093-6.
9. Satter EK, High WA. Langerhans cell histiocytosis: a review of the current recommendations of the Histiocyte Society. Pediatr Dermatol 2008;25:291-5.
10. Luz FB, Gaspar AP, Kalil-Gaspar N, Ramos-e-Silva M. Os histiócitos e as histiocitoses não Langerhans em Dermatologia An Bras Dermatol 2003;78:99-118.
11. Barberá JFM, O. Cruz. Histiocitosis em Protocolos de Dermatología. Asociación Española de Pediatría. 2007:165-72.
12. Chu AC. Histiocytosis. In: Burns T, Breathnach S, Cox N, Griffiths C, eds. Rook's Textbook of Dermatology. 7th ed: Wiley-Blackwell; 2004:52.1-29.
13. Ringel E, Moschella S. Primary Histiocytic Dermatoses. Arch Dermatol 1985;121:1531-41.
14. Burgdorf WHC. The Histiocytes. In: Elder DE, R. Jaworsky, C. Johnson Jr, B., ed. Lever's Histopathology of the Skin. 8th ed. Philadelphia: Lippincott-Raven; 1997:591-616.
15. Zelger BW, Sidoroff A, Orchard G, Cerio R. Non-Langerhans cell histiocytoses. A new unifying concept. Am J Dermatopathol 1996;18:490-504.
16. Weitzman S, Jaffe R. Uncommon histiocytic disorders: the non-Langerhans cell histiocytoses. Pediatr Blood Cancer 2005;45:256-64.
17. Aschoff L, Kiyono K. Zur Frage der grossen Mononukleärn. Folia Haematol 1913;15:383-90.
18. Aschoff L. Das Reticulo-endotheliale System. Ergeb Inn Med Kinderheilkd 1924;26:1-119.
19. Arceci RJ. The histiocytoses: the fall of the Tower of Babel. Eur J Cancer 1999;35:747-67; discussion 67-9.
20. van Furth R. Origin and kinetics of monocytes and macrophages. Semin Hematol 1970;7:125-41.
21. Headington JT. The Histiocyte: In Memoriam. Arch Dermatol 1986;122:532-3.
22. Wood GS, Haber RS. Novel Histiocytoses Considered in the Context of Histiocyte Subset Differentiation. Arch Dermatol 1993;129:210-4.
23. Martin Flores-Stadler E, Gonzalez-Crussi F, Greene M, Thangavelu M, Kletzel M, Chou PM. Indeterminate-cell histiocytosis: immunophenotypic and cytogenetic findings in an infant. Med Pediatr Oncol 1999;32:250-4.
24. Quattrino AL, Silveira JCG, Diniz C, Briggs MdC, Vilar E. Langerhans' cell histiocytosis: case report and review. An Bras Dermatol 2007;82:337-41.
25. Newman B, Hu W, Nigro K, Gilliam AC. Aggressive histiocytic disorders that can involve the skin. J Am Acad Dermatol 2007;56:302-16.
26. Society TWGotH. Histiocytosis syndromes in children. The Lancet 1987;329:208-9.
27. Weitzman S, Egeler RM. Langerhans cell histiocytosis: update for the pediatrician. Curr Opin Pediatr 2008;20:23-9.
28. Miranda PAC, Miranda SMC, Bittencourt FV, et al. Cutaneous non-Langerhans cells histiocytoses as cause of central diabetes inspidus. Arq Bras Endocrinol Metab 2007;51:1018-22.
29. Shoo BA, Shinkai K, McCalmont TH, Fox LP. Xanthogranulomas associated with hematologic malignancy in adulthood. J Am Acad Dermatol 2008;59:488-93.
30. Minkov M. Multisystem Langerhans cell histiocytosis in children: current treatment and future directions. Paediatr Drugs 2011;13:75-86.
31. Ng-Cheng-Hin B, O'Hanlon-Brown C, Alifrangis C, Waxman J. Langerhans cell histiocytosis: old disease new treatment. QJM 2011;104:89-96.
32. Gadner H, Grois N, Arico M, et al. A randomized trial of treatment for multisystem Langerhans' cell histiocytosis. J Pediatr 2001;138:728-34.
33. Egeler RM, van Halteren AG, Hogendoorn PC, Laman JD, Leenen PJ. Langerhans cell histiocytosis: fascinating dynamics of the dendritic cell-macrophage lineage. Immunol Rev 2010;234:213-32.
34. Lichtenstein L. Histiocytosis X; integration of eosinophilic granuloma of bone, Letterer-Siwe disease, and Schuller-Christian disease as related manifestations of a single nosologic entity. AMA Arch Pathol 1953;56:84-102.
35. Shahla A, Parvaneh V, Hossein HD. Langerhans cells histiocytosis in one family. Pediatr Hematol Oncol 2004;21:313-20.
36. Nezelof C, Basset F, Rousseau MF. Histiocytosis X histogenetic arguments for a Langerhans cell origin. Biomedicine 1973;18:365-71.
37. Carneiro Filho JO, Leite MS, Andrade Neto JM. Histiocytosis X (Hand-Schuller--Christian disease): a case report. Radiol Bras 2002;35:109-12.
38. Magno JCC, D'Almeida DG, Magalhães JP, et al. Perianal Langerhans cell histiocytosis: case report and literature review. Rev bras colo-proctol 2007;27:83-8.
39. Lahey E. Histiocytosis X: an analysis of prognostic factors. J Pediatr 1975;87:184-9.
40. Lau L, Krafchik B, Trebo MM, Weitzman S. Cutaneous Langerhans cell histiocytosis in children under one year. Pediatr Blood Cancer 2006;46:66-71.
40B. Hamdan M, Qiao JC, Fikfak V. Adult-onset perineal Langerhans cell histiocytosis presenting as pruritus ani: a case report and review of the literature. J Med Case Rep 2021; 15:37. https://doi.org/10.1186/s13256-021-02924-0.
41. Larralde M, Abad ME, Gomar B. Langerhans cell histiocytosis in children under one year. Arch Argent Pediatr 2008;106:269-72.
42. Vrijmoet-Wiersma CM, Kooloos VM, Koopman HM, et al. Health-related quality of life, cognitive functioning and behaviour problems in children with Langerhans cell histiocytosis. Pediatr Blood Cancer 2009;52:116-22.
43. Abla O, Egeler RM, Weitzman S. Langerhans cell histiocytosis: Current concepts and treatments. Cancer Treat Rev 2010;36:354-9.
44. Valladeau J, Ravel O, Dezutter-Dambuyant C, et al. Langerin, a novel C-type lectin specific to Langerhans cells, is an endocytic receptor that induces the formation of Birbeck granules. Immunity 2000;12:71-81.
45. Schmitz L, Favara BE. Nosology and pathology of Langerhans cell histiocytosis. Hematol Oncol Clin North Am 1998;12:221-46.
46. Merad M, Ginhoux F, Collin M. Origin, homeostasis and function of Langerhans cells and other langerin-expressing dendritic cells. Nat Rev Immunol 2008;8:935-47.
47. Donadieu J, Chalard F, Jeziorski E. Medical management of langerhans cell histiocytosis from diagnosis to treatment. Expert Opin Pharmacother 2012;13:1309-22.
48. Hoeger PH, Nanduri VR, Harper JI, Atherton DA, Pritchard J. Long term follow up of topical mustine treatment for cutaneous langerhans cell histiocytosis. Arch Dis Child 2000;82:483-7.
49. Munn S, Chu AC. Langerhans cell histiocytosis of the skin. Hematol Oncol Clin North Am 1998;12:269-86.
50. Treat JR, Suchin KR, James WD. Topical nitrogen mustard ointment with occlusion for Langerhans' cell histiocytosis of the scalp. J Dermatolog Treat 2003;14:46-7.
51. Singh A, Prieto VG, Czelusta A, McClain KL, Duvic M. Adult Langerhans cell histiocytosis limited to the skin. Dermatology 2003;207:157-61.
52. Chu T. Langerhans cell histiocytosis. Australas J Dermatol 2001;42:237-42.
53. Gadner H, Grois N, Pötschger U, et al. Improved outcome in multisystem Langerhans cell histiocytosis is associated with therapy intensification. Blood 2008;111:2556-62.
54. Arceci RJ, Brenner MK, Pritchard J. Controversies and new approaches to treatment of Langerhans cell histiocytosis. Hematol Oncol Clin North Am 1998;12:339-57.
55. Imamura T, Sato T, Shiota Y, et al. Outcome of pediatric patients with Langerhans cell histiocytosis treated with 2 chlorodeoxyadenosine: a nationwide survey in Japan. Int J Hematol 2010;91:646-51.
56. Saven A, Burian C. Cladribine activity in adult langerhans-cell histiocytosis. Blood 1999;93:4125-30.
57. Grau J, Ribera JM, Tormo M, et al. Results of treatment with 2-chlorodeoxyadenosine in refractory or relapsed Langerhans cell histiocytosis. Study of 9 patients. Med Clin (Barc) 2001;116:339-42.
58. Pardanani A, Phyliky RL, Li CY, Tefferi A. 2-Chlorodeoxyadenosine therapy for disseminated Langerhans cell histiocytosis. Mayo Clin Proc 2003;78:301-6.
59. Mottl H, Starý J, Chánová M, Nekolná M, Drahokoupilová E, Smelhaus V. Treatment of recurrent Langerhans cell histiocytosis in children with 2-chlorodeoxyadenosine. Leuk Lymphoma 2006;47:1881-4.
60. Henter JI, Karlén J, Calming U, Bernstrand C, Andersson U, Fadeel B. Successful treatment of Langerhans'-cell histiocytosis with etanercept. N Engl J Med 2001;345:1577-8.
61. Cardoso JC, Cravo M, Cardoso R, et al. Langerhans cell histiocytosis in an adult: good response of cutaneous lesions to acitretin. Clin Exp Dermatol 2010;35:627-30.
62. Rodriguez-Galindo C, Jeng M, Khuu P, McCarville MB, Jeha S. Clofarabine in refractory Langerhans cell histiocytosis. Pediatr Blood Cancer 2008;51:703-6.
63. Derenzini E, Fina MP, Stefoni V, et al. MACOP-B regimen in the treatment of adult Langerhans cell histiocytosis: experience on seven patients. Ann Oncol 2010;21:1173-8.
64. Nakajima K, Morisawa R, Kodama H, Sano S. Successful treatment with cyclophosphamide of Langerhans cell histiocytosis involving the skin and lymph nodes in an adult patient. Clin Exp Dermatol 2010;35:791-2.
65. Azulay-Abulafia L, Benez MD, Abreu CeS, Miranda CV, Alves MeF. Case for diagnosis. Benign cephalic histiocytosis. An Bras Dermatol 2011;86:1222-5.
66. Patsatsi A, Kyriakou A, Sotiriadis D. Benign Cephalic Histiocytosis: Case Report and Review of the Literature. Pediatr Dermatol 2013.
67. Dadzie O, Hopster D, Cerio R, Wakeel R. Benign cephalic histiocytosis in a British--African child. Pediatr Dermatol 2005;22:444-6.
68. Gianotti F, Caputo R, Ermacora E. Singulière histiocytose infantile à cellules avec particules vermiformes intracytoplasmiques. Bull Soc Fr Dermatol Syphiligr 1971;78:232-3.

69. Weston WL, Travers SH, Mierau GW, Heasley D, Fitzpatrick J. Benign cephalic histiocytosis with diabetes insipidus. Pediatr Dermatol 2000;17:296-8.
70. Saez-De-Ocariz M, Lopez-Corella E, Duran-McKinster C, Orozco-Covarrubias L, Ruiz-Maldonado R. Benign cephalic histiocytosis preceding the development of insulin-dependent diabetes mellitus. Pediatr Dermatol 2006;23:101-2.
71. Palmer A, Bowling J. Dermoscopic appearance of juvenile xanthogranuloma. Dermatology 2007;215:256-9.
72. Kossard S, Winkelmann RK. Necrobiotic xanthogranuloma with paraproteinemia. J Am Acad Dermatol 1980;3:257-70.
73. Wee SH, Kim HS, Chang SN, Kim DK, Park WH. Generalized eruptive histiocytoma: a pediatric case. Pediatr Dermatol 2000;17:453-5.
74. Winkelmann RK, Muller SA. Generalized Eruptive Histiocytoma. A benign papular histiocytic reticulosis. Arch Dermatol 1963;88:586-96.
75. Statham BN, Fairris GM, Cotterill JA. Atypical eruptive histiocytosis--a marker of underlying malignancy? Br J Dermatol 1984;110:103-5.
76. Tang X, Shen H, Xu A, et al. Spontaneous regression of generalized eruptive histiocytosis: possible involvement of apoptosis? Int J Dermatol 2007;46:1073-5.
77. Seward JL, Malone JC, Callen JP. Generalized eruptive histiocytosis. J Am Acad Dermatol 2004;50:116-20.
78. Caputo RE, E. Gelmetti, C. Berti, E. Gianni, E. Nigro, A. Generalized eruptive histiocytoma in children. J Am Acad Dermatol 1987;17:449-54.
79. Repiso T, Roca-Miralles M, Kanitakis J, Castells-Rodellas A. Generalized eruptive histiocytoma evolving into xanthoma disseminatum in a 4-year-old boy. Br J Dermatol 1995;132:978-82.
80. Filgueira AL, Fraga S, Marques AS. Histiocitomatose reumatoide. Rev Dermatol ILA 1969;3:255-60.
81. Opie KM, Kaye J, Vinciullo C. Erdheim-Chester disease. Australas J Dermatol 2003;44:194-8.
82. Lüftl M, Seybold H, Simon M, Burgdorf W. [Progressive nodular histiocytosis---rare variant of cutaneous non-Langerhans cell histiocytosis]. J Dtsch Dermatol Ges 2006;4:236-8.
83. Breier F, Zelger B, Reiter H, Gschnait F, Zelger BW. Papular xanthoma: a clinicopathological study of 10 cases. J Cutan Pathol 2002;29:200-6.
84. Winkelmann RK, Kossard S, Fraga S. Eruptive histiocytoma of childhood. Arch Dermatol 1980;116:565-70.
85. Caputo R, Grimalt R. Solitary reticulohistiocytosis (reticulohistiocytoma) of the skin in children: report of two cases. Arch Dermatol 1992;128:698-9.
86. Windebank K. Advances in the management of histiocytic disorders. Paediatrics and Child Health 2008;18:129-35.
87. Snow JL, Muller SA. Malignancy-associated multicentric reticulohistiocytosis: a clinical, histological and immunophenotypic study. Br J Dermatol 1995;133:71-6.
88. Sidoroff A, Zelger B, Steiner H, Smith N. Indeterminate cell histiocytosis: a clinicopathological entity with features of both X- and non-X histiocytosis. Br J Dermatol 1996;134:525-32.
89. Kolde G, Brocker EB. Multiple skin tumors of indeterminate cells in an adult. J Am Acad Dermatol 1986;15:591-7.
90. Segal GH, Mesa MV, Fishleder AJ, et al. Precursor Langerhans cell histiocytosis. An unusual histiocytic proliferation in a patient with persistent non-Hodgkin lymphoma and terminal acute monocytic leukemia. Cancer 1992;70:547-53.
91. Hashimoto K, Fujiwara K, Punwaney J, et al. Post-scabetic nodules: a lymphohistiocytic reaction rich in indeterminate cells. J Dermatol 2000;27:181-94.
92. Wollenberg A, Burgdorf WH, Schaller M, Sander C. Long-lasting "christmas tree rash" in an adolescent: isotopic response of indeterminate cell histiocytosis in pityriasis rosea? Acta Derm Venereol 2002;82:288-91.
93. Criado PR, Sittart JAS, Valente NYS, Mauad M, Costa AR. Xantoma disseminado: relato de caso com extenso acometimento cutâneo. Medicina Cutánea Ibero-Latino--Americana 1995;23:319-23.
94. Alexander AS, Turner R, Uniate L, Pearcy RG. Xanthoma disseminatum: a case report and literature review. Br J Radiol 2005;78:153-7.
95. Weber FP, Freudenthal W. Nodular Non-diabetic Cutaneous Xanthomatosis with Hypercholesterolaemia and Atypical Histological Features. Proc R Soc Med 1937;30:522-6.
96. Trotta F, Colina M. Multicentric reticulohistiocytosis and fibroblastic rheumatism. Best Practice & Research in Clinical Rheumatology 2012;26:543-57.
97. Taunton OD, Yeshurun D, Jarratt M. Progressive nodular histiocytoma. Arch Dermatol 1978;114:1505-8.
98. de Zwart-Storm EA, van Marion AM, Gorter SL, Frank J, Kelleners-Smeets NW. Multicentric reticulohistiocytosis: case report. Int J Dermatol 2007;46 Suppl 3:39-41.
99. Criado PR, Vasconcellos C, Pegas JR, et al. Necrobiotic xanthogranuloma with lambda paraproteinemia: case report of successful treatment with melphalan and prednisone. J Dermatolog Treat 2002;13:87-9.
100. Bullock JD, Bartley GB, Campbell RJ, Yanes B, Connelly PJ, Funkhouser JW. Necrobiotic xanthogranuloma with paraproteinemia. Case report and a pathogenetic theory. Ophthalmology 1986;93:1233-6.
101. Chester W. Uber lipoidgranulomatose. Virchows Arch A Pathol Anat Histol 1930;279:561.
102. Cavalli G, Guglielmi B, Berti A, Campochiaro C, Sabbadini MG, Dagna L. The multifaceted clinical presentations and manifestations of Erdheim-Chester disease: comprehensive review of the literature and of 10 new cases. Ann Rheum Dis 2013;72:1691-5.
103. Palotas A, Bogats G, Lazar M, Papos M, Matin K, Pavics L. Radiopharmaceutical diagnosis of Erdheim-Chester's disease. Nucl Med Commun 2007;28:63-5.
104. Kandula S, Stealey K, Goldfarb JN. Cutaneous manifestations of Erdheim-Chester disease. J Am Acad Dermatol 2009;60:AB125.
105. Gupta S, Finzel KC, Grubber BL. Rosai-Dorfman disease masquerading as chronic ankle arthritis: a case report and review of the literature. Rheumatology (Oxford). England2004:811-2.
106. Cabral MJ, Vieira E, Gonçalves M. Doença de Rosai-Dorfman. Uma hipótese diagnóstica na investigação de massas cervicais. Acta Pediatr Port 2007;38:160-2.
107. Rosai J, Dorfman RF. Sinus histiocytosis with massive lymphadenopathy. A newly recognized benign clinicopathological entity. Arch Pathol 1969;87:63-70.
108. Brenn T, Calonje E, Granter SR, et al. Cutaneous rosai-dorfman disease is a distinct clinical entity. Am J Dermatopathol 2002;24:385-91.
109. Perez A, Rodriguez M, Febrer I, Aliaga A. Sinus histiocytosis confined to the skin. Case report and review of the literature. Am J Dermatopathol 1995;17:384-8.
110. Farquhar JW, Claireaux AE. Familial Haemophagocytic Reticulosis. Arch Dis Child 1952;27:519-25.
111. Rouphael NG, Talati NJ, Vaughan C, Cunningham K, Moreira R, Gould C. Infections associated with haemophagocytic syndrome. Lancet Infect Dis 2007;7:814-22.
112. Arceci RJ. When T cells and macrophages do not talk: the hemophagocytic syndromes. Curr Opin Hematol 2008;15:359-67.
113. Emmenegger U, Schaer DJ, Larroche C, Neftel KA. Haemophagocytic syndromes in adults: current concepts and challenges ahead. Swiss Med Wkly 2005;135:299-314.
114. Rosado FG, Kim AS. Hemophagocytic lymphohistiocytosis: an update on diagnosis and pathogenesis. Am J Clin Pathol 2013;139:713-27.
115. Machaczka M. Genetic and acquired hemophagocytic lymphohistiocytosis. Int Rev Allergol Clin Immunol 2011;17:63-71.
116. Gholam C, Grigoriadou S, Gilmour KC, Gaspar HB. Familial haemophagocytic lymphohistiocytosis: advances in the genetic basis, diagnosis and management. Clin Exp Immunol 2011;163:271-83.
117. Freeman HR, Ramanan AV. Review of haemophagocytic lymphohistiocytosis. Arch Dis Child 2011;96:688-93.
118. Janka GE. Familial and acquired hemophagocytic lymphohistiocytosis. Annu Rev Med 2012;63:233-46.
119. Risdall RJ, McKenna RW, Nesbit ME, et al. Virus-associated hemophagocytic syndrome: a benign histiocytic proliferation distinct from malignant histiocytosis. Cancer 1979;44:993-1002.
120. Parodi A, Davi S, Pringe AB, et al. Macrophage activation syndrome in juvenile systemic lupus erythematosus: a multinational multicenter study of thirty-eight patients. Arthritis Rheum 2009;60:3388-99.
121. Deane S, Selmi C, Teuber SS, Gershwin ME. Macrophage activation syndrome in autoimmune disease. Int Arch Allergy Immunol 2010;153:109-20.
122. Buyse S, Teixeira L, Galicier L, et al. Critical care management of patients with hemophagocytic lymphohistiocytosis. Intensive Care Med 2010;36:1695-702.
123. Arico M, Janka G, Fischer A, et al. Hemophagocytic lymphohistiocytosis. Report of 122 children from the International Registry. FHL Study Group of the Histiocyte Society. Leukemia 1996;10:197-203.
124. Larroche C, Scieux C, Honderlick P, Piette AM, Morinet F, Bletry O. Spontaneous resolution of hemophagocytic syndrome associated with acute parvovirus B19 infection and concomitant Epstein-Barr virus reactivation in an otherwise healthy adult. Eur J Clin Microbiol Infect Dis 2002;21:739-42.
125. Henter JI, Elinder G, Ost A. Diagnostic guidelines for hemophagocytic lymphohistiocytosis. The FHL Study Group of the Histiocyte Society. Semin Oncol 1991;18:29-33.
126. Henter JI, Horne A, Arico M, et al. HLH-2004: Diagnostic and therapeutic guidelines for hemophagocytic lymphohistiocytosis. Pediatr Blood Cancer 2007;48:124-31.
127. Allen M, De Fusco C, Legrand F, et al. Familial hemophagocytic lymphohistiocytosis: how late can the onset be? Haematologica 2001;86:499-503.
128. Clementi R, Emmi L, Maccario R, et al. Adult onset and atypical presentation of hemophagocytic lymphohistiocytosis in siblings carrying PRF1 mutations. Blood 2002;100:2266-7.
129. Morrell DS, Pepping MA, Scott JP, Esterly NB, Drolet BA. Cutaneous manifestations of hemophagocytic lymphohistiocytosis. Arch Dermatol 2002;138:1208-12.
130. Henter JI, Elinder G, Soder O, Ost A. Incidence in Sweden and clinical features of familial hemophagocytic lymphohistiocytosis. Acta Paediatr Scand 1991;80:428-35.
131. Shinoda J, Murase S, Takenaka K, Sakai N. Isolated central nervous system hemophagocytic lymphohistiocytosis: case report. Neurosurgery 2005;56:187.
132. Chong KW, Lee JH, Choong CT, et al. Hemophagocytic lymphohistiocytosis with isolated central nervous system reactivation and optic nerve involvement. J Child Neurol 2012;27:1336-9.
133. Suzuki N, Morimoto A, Ohga S, Kudo K, Ishida Y, Ishii E. Characteristics of hemophagocytic lymphohistiocytosis in neonates: a nationwide survey in Japan. J Pediatr 2009;155:235-8.e1.
134. Jordan MB, Allen CE, Weitzman S, Filipovich AH, McClain KL. How I treat hemophagocytic lymphohistiocytosis. Blood 2011;118:4041-52.
135. Tuon FF, Gomes VS, Amato VS, et al. Hemophagocytic syndrome associated with hepatitis A: case report and literature review. Rev Inst Med Trop Sao Paulo 2008;50:123-7.
136. Rajagopala S, Dutta U, Chandra KS, Bhatia P, Varma N, Kochhar R. Visceral leishmaniasis associated hemophagocytic lymphohistiocytosis--case report and systematic review. J Infect 2008;56:381-8.
137. Janka G. Hemophagocytic lymphohistiocytosis: when the immune system runs amok. Klin Padiatr 2009;221:278-85.

138. Clementi R, Locatelli F, Dupre L, et al. A proportion of patients with lymphoma may harbor mutations of the perforin gene. Blood 2005;105:4424-8.
139. Nagafuji K, Nonami A, Kumano T, et al. Perforin gene mutations in adult-onset hemophagocytic lymphohistiocytosis. Haematologica 2007;92:978-81.
140. Dhote R, Simon J, Papo T, et al. Reactive hemophagocytic syndrome in adult systemic disease: report of twenty-six cases and literature review. Arthritis Rheum 2003;49:633-9.
141. Lai S, Merritt BY, Chen L, Zhou X, Green LK. Hemophagocytic lymphohistiocytosis associated with influenza A (H1N1) infection in a patient with chronic lymphocytic leukemia: an autopsy case report and review of the literature. Ann Diagn Pathol 2012;16:477-84.
142. Aronson IK, Worobec SM. Cytophagic histiocytic panniculitis and hemophagocytic lymphohistiocytosis: an overview. Dermatol Ther 2010;23:389-402.
143. Kuwata K, Yamada S, Kinuwaki E, Naito M, Mitsuya H. Peripheral hemophagocytosis: An early indicator of advanced systemic inflammatory response syndrome/hemophagocytic syndrome. Shock 2006;25:344-50.
144. Strauss R, Neureiter D, Westenburger B, Wehler M, Kirchner T, Hahn EG. Multifactorial risk analysis of bone marrow histiocytic hyperplasia with hemophagocytosis in critically ill medical patients--a postmortem clinicopathologic analysis. Crit Care Med 2004;32:1316-21.
145. Puente J, Carvajal T, Parra S, et al. In vitro studies of natural killer cell activity in septic shock patients. Response to a challenge with alpha-interferon and interleukin-2. Int J Clin Pharmacol Ther Toxicol 1993;31:271-5.
146. von Muller L, Klemm A, Durmus N, et al. Cellular immunity and active human cytomegalovirus infection in patients with septic shock. J Infect Dis 2007;196:1288-95.
147. Castillo L, Carcillo J. Secondary hemophagocytic lymphohistiocytosis and severe sepsis/systemic inflammatory response syndrome/multiorgan dysfunction syndrome/macrophage activation syndrome share common intermediate phenotypes on a spectrum of inflammation. Pediatr Crit Care Med 2009;10:387-92.
148. Gupta S, Weitzman S. Primary and secondary hemophagocytic lymphohistiocytosis: clinical features, pathogenesis and therapy. Expert Rev Clin Immunol 2010;6:137-54.

131 capítulo

Paulo Ricardo Criado • Aline Donati • Irina Andrea Pires Afonso

Paraneoplasias e Dermatoses Associadas a Malignidades Internas

■ CONCEITOS GERAIS

As dermatoses paraneoplásicas em senso estrito são àquelas que têm seu curso de forma direta ou frequentemente paralelo com o curso de uma malignidade subjacente.

Embora muitas destas dermatoses nem sempre seguem este curso, sua presença serve como um importante marcador de uma associação potencial com uma neoplasia maligna subjacente. É de nossa opinião aderir aos postulados de Curth, os quais definem os critérios para se estabelecer uma relação entre a malignidade interna e a doença cutânea (Quadro 131.1).

Quadro 131.1 Postulados de Curth.

1. A malignidade e a doença cutânea são de início concomitante
2. A malignidade e a doença cutânea seguem um curso paralelo. O tratamento curativo do tumor leva à regressão da doença, e a recorrência do tumor conduz ao retorno dos sinais cutâneos e sintomas
3. A relação entre a doença cutânea e a malignidade é uniforme. Um tipo específico de linhagem tumoral se relaciona com uma erupção cutânea característica
4. Baseando-se em estudos caso-controle, uma relação estatística significativa existe entre a malignidade e uma doença cutânea específica, e/ou
5. Uma associação genética existe entre a malignidade e uma doença cutânea específica

Fonte: Adaptado de Thiers BH, Sahan RE, Callen JP. Cutaneous manifestations of Internal Malignancy. CA Cancer J Clin 2009;59:73-98.

O envolvimento da pele por tumores internos pode ocorrer de forma direta ou indireta. O envolvimento direto implica na presença de células tumorais na pele, ou seja, por infiltração por contiguidade ou por metástases cutâneas (abordadas no Capítulo Manifestações Cutâneas das Doenças Sistêmicas). O envolvimento indireto pode causar uma ampla variedade de alterações cutâneas inflamatórias, proliferativas, metabólicas e neoplásicas sem a presença das células tumorais na pele. Neste grupo diverso de dermatoses, incluem-se: (i) síndromes herdadas associadas com manifestações dermatológicas e com aumento de incidência de neoplasias sistêmicas; (ii) alterações cutâneas decorrentes da secreção de hormônios ou citocinas pelos tumores internos e, (iii) um amplo espectro de doenças inflamatórias e proliferativas que têm sido relatadas em associação com malignidades internas (Quadro 131.2).

Quadro 131.2 Manifestações cutâneas das malignidades internas.

Síndromes herdadas: ▪ Síndrome de Cowden ▪ Síndrome de Gardner ▪ Síndrome de Peutz-Jeghers ▪ Síndrome de Muir-Torre ▪ Síndrome de Howel-Evans ▪ Síndrome de Birt-Hogg-Dubé ▪ Síndrome hereditária do câncer de células renais/leiomiomatose ▪ Síndrome do câncer pancreático/melanoma ▪ Síndrome dos neuromas mucosos múltiplos ▪ Neurofibromatose tipo 1 ▪ Síndrome de imunodeficiência herdadas
Tumores secretantes de hormônios: ▪ Síndrome do ACTH ectópico ▪ Síndrome carcinoide ▪ Síndrome da neoplasia endócrina múltipla ▪ Síndrome do glucagonoma
Dermatoses proliferativas e inflamatórias: ▪ Hipertricose lanuginosa adquirida ▪ Acantose nigricante ▪ Sinal de Leser-Trèlat ▪ *Tripe palms* ou paquidermatóglifo ▪ Síndrome de Bazex ▪ Amiloidose sistêmica primária ▪ Escleromixedema ▪ Síndrome de Sweet ▪ Pioderma gangrenoso ▪ Doenças vesicobolhosas ▪ Dermatomiosite ▪ Baqueteamento digital e desordens relacionadas ▪ Vasculites ▪ Coagulopatias ▪ Eritemas figurados ▪ Doença de Paget extramamária ▪ Doenças infecciosas ▪ Prurido ▪ Eritrodermia ▪ Distúrbios pigmentares ▪ Miscelânea (alterações da pele, cabelos e unhas)

Fonte: Adaptado de Thiers BH, Sahan RE, Callen JP. Cutaneous manifestations of Internal Malignancy. CA Cancer J Clin 2009;59:73-98.

Muitas destas condições, especialmente as paraneoplasias relacionadas às Síndromes herdadas são discutidas nos capítulos de Genodermatoses, no que se refere as manifestações cutâneas das doenças sistêmicas.

■ ACANTOSE NIGRICANTE[1-8]

Acantose nigricante é uma dermatose caracterizada clinicamente por placas hiperpigmentadas de aspecto aveludado que acometem principalmente as áreas intertriginosas e o pescoço (Figura 131.1). Quando associada a neoplasias, é chamada acantose nigricante maligna e suas alterações costumam ter início mais abrupto, ser mais exuberantes, apresentar acometimento mais difuso na pele e acometer mucosas (papilomatose mucosa). A presença concomitante de outras dermatoses cutâneas paraneoplásicas como "tripe palms ou paquidermatóglifo", papilomatose cutânea florida e sinal de Leser-Trèlat sugerem também a presença de uma neoplasia associada. Seu início pode anteceder, ser concomitante ou mesmo posterior ao diagnóstico da neoplasia implicada.

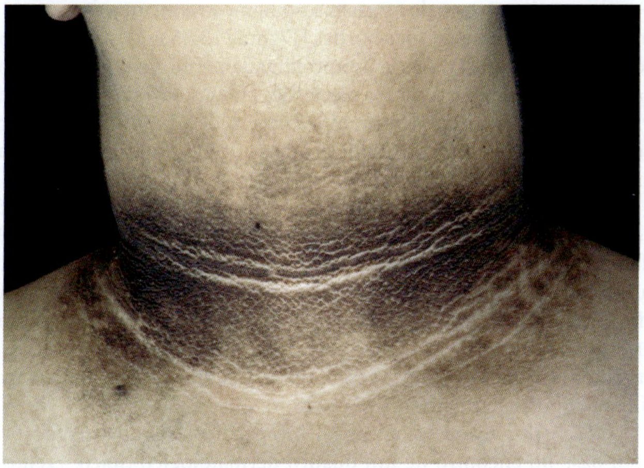

■ **Figura 131.1** Acantose nigricante no pescoço de um paciente com adenocarcinoma gástrico.

O exame anatomopatológico da pele acometida revela as mesmas alterações da acantose nigricante não associada à malignidade, porém com maior intensidade.

A fisiopatologia da acantose nigricante maligna não está completamente esclarecida, mas acredita-se que seja semelhante à sua forma benigna, a qual é relacionada ao metabolismo da insulina. Mais recentemente o Fator de Crescimento Epidérmico (EGF, Epidermal Growth Factor) têm sido implicados na patogênese da acantose nigricante associada à malignidade.

A acantose nigricante maligna já foi associada a diversos tumores, porém o mais frequentemente envolvido é o adenocarcinoma gástrico. Caso um tumor não tenha sido previamente diagnosticado, devem-se solicitar exames de sangue de rotina, exame de urina, radiografia de tórax e exames de imagem do trato gastrointestinal, principalmente endoscopia digestiva alta.

O tratamento do câncer causador da acantose nigricante maligna é fundamental para a cura desta dermatose, e sua recidiva pode indicar também o retorno da neoplasia tratada ou o surgimento de outra neoplasia.

■ ICTIOSE ADQUIRIDA[4,9-23,43]

Dermatoses ictiosiformes constituem um grupo heterogêneo de doenças que se caracteriza por distúrbio de queratinização e se apresentam clinicamente como pele seca, áspera e com descamação (Figura 131.2). Os quadros adquiridos costumam ter início mais tardio e não apresentar antecedentes familiares da doença. Histologicamente não pode ser distinguido das formas hereditárias.

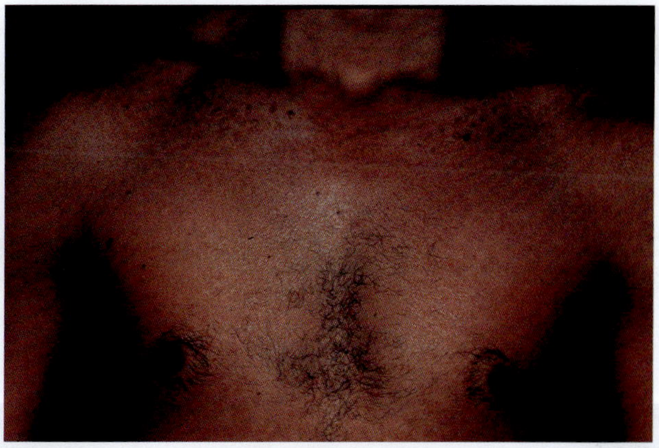

■ **Figura 131.2** Ictiose adquirida em paciente com linfoma Hodgkin. Observar a descamação lamelar e losangular no tórax.

Entre as causas de ictiose adquirida, a mais frequente é a origem paraneoplásica, principalmente associada a linfoma de Hodgkin e outros tumores hematológicos. Outros tumores já descritos como causa de ictiose adquirida são rabdomiossarcoma, leiomiossarcoma, sarcoma de Kaposi, e tumores sólidos em pulmão, colo, mama, estômago e laringe.

Entre as causas não neoplásicas de ictiose adquirida estão: distúrbios endócrinos – (principalmente hipotireoidismo), doenças autoimunes, causas infecciosas (em especial síndrome da imunodeficiência adquirida e hanseníase), deficiências nutricionais, insuficiência renal crônica e algumas medicações.

Quando associado a tumores, costuma aparecer após o diagnóstico do câncer responsável pelo quadro.

Sua patogênese não é totalmente conhecida, mas acredita-se que seja em decorrência da secreção de TGF-α (fator de crescimento transformador alfa) ou EGF (fator de crescimento epidérmico) pelas células tumorais.

Seu curso costuma acompanhar o da neoplasia de base, sendo um bom parâmetro para acompanhar a resposta à terapêutica e sugerir recidivas clinicamente.

■ PITIRÍASE ROTUNDA[22-30]

Pitiríase rotunda é uma dermatose rara caracterizada clinicamente por uma ou mais placas arredondadas de limites bem definidos e aspecto ictiosiforme. Podem ser hipo ou hiperpigmentadas e costumam ter de 2 a 3 cm de diâmetro (Figura 131.3A e B), mas às vezes podem ser mais largas. Acomete principalmente tronco e raiz de membros e nunca apresentam sinais inflamatórios.

Atualmente tem sido descrito dois tipos de pitiríase rotunda, com características epidemiológicas e prognósticos distintos. O tipo I acomete principalmente indivíduos acima de 60 anos das raças oriental e negra e tem associação com gravidez e doenças sistêmicas, principalmente tuberculose e malignidade. O *tipo II*, descrito em indivíduos de até 40 anos da raça branca, apresenta um componente familiar importante, e não apresenta qualquer associação com outras doenças.

Como doença paraneoplásica, a pitiríase rotunda está principalmente associada ao carcinoma hepatocelular.

O exame histopatológico é semelhante às ictioses congênitas.

O tratamento pode incluir o uso de emolientes e queratolíticos tópicos, porém nos casos em que há associação com neoplasias, a regressão das lesões é observada com o tratamento da doença de base.

■ ACROQUERATOSE PARANEOPLÁSICA DE BAZEX[16,31-46]

Síndrome cutânea obrigatoriamente paraneoplásica, caracterizada por lesões eritêmato-queratósicas acrais e simétricas. Acomete tipicamente a pele da ponta dos dedos das mãos e pés, hélice das orelhas e ponta nasal (Figura 131.4), além de alterações ungueais. Raramente foram descritas lesões bolhosas de localização acral como parte do quadro de acroqueratose paraneoplásica de Bazex (APB).

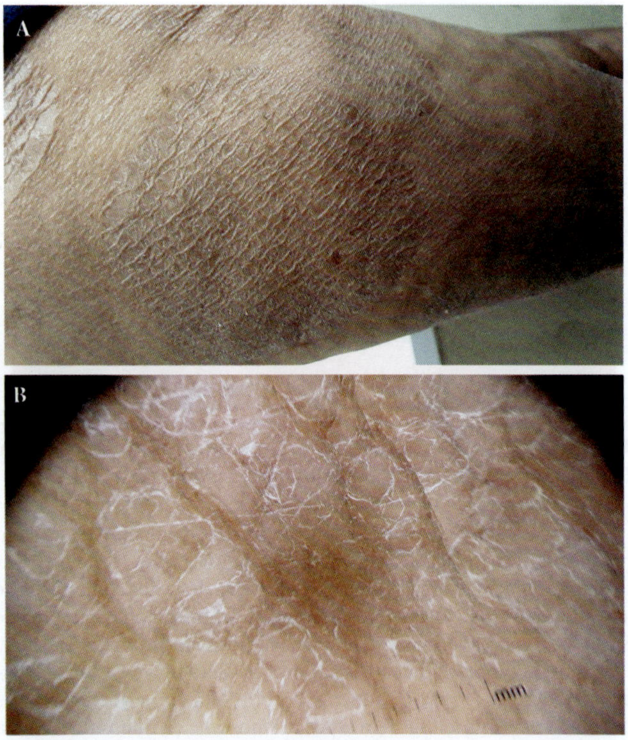

■ **Figura 131.3** **(A)** Pitiríase Rotunda. Descamação em medalhões em aspecto de paralelepípedo. **(B)** Pitiríase Rotunda. Descamação em medalhões em aspecto de paralelepípedo (dermatoscopia).

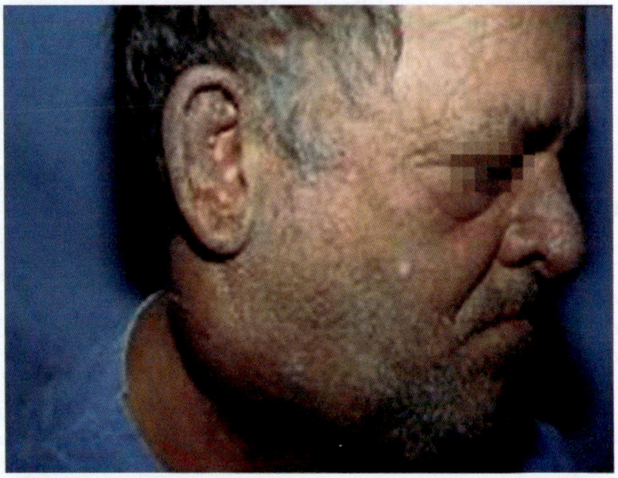

■ **Figura 131.4** Acroqueratose paraneoplásica de Bazex. Observar a descamação e eritema cianótico no nariz, orelhas e a metástase linfonodal cervical do carcinoma de laringe do paciente.

Histologicamente, as lesões típicas da APB são inespecíficas com hiperqueratose, paraqueratose focal, acantose, espongiose com exocitose de linfócitos, degeneração vacuolar da camada basal e esparsos queratinócitos apoptóticos. As bolhas, nos raros casos observados, demonstram clivagens subepidérmicas. Estudos imunológicos da pele afetada e da região perilesional apresentam resultados diversos, não sendo considerados para diagnose.

Foi descrita inicialmente por Gougerot e Rupp, em 1922, mas, somente em 1965 Bazex a nomeou em um relato de diversos casos em uma revista francesa.

Está particularmente associado a carcinomas espinocelulares da via aerodigestiva alta ou a adenopatias metastáticas localizadas acima do diafragma. Entretanto, já foi descrito também em associação com lipossarcoma retroperitoneal, adenocarcinoma de colo, carcinoma espinocelular cutâneo, carcinoma transicional de bexiga e carcinoma lobular de mama. Em decorrência da epidemiologia dos tumores envolvidos, afeta principalmente homens caucasianos acima dos 40 anos.

A fisiopatologia desta dermatose não é conhecida, porém a associação com outras dermatoses paraneoplásicas hiperproliferativas sugerem uma etiologia semelhante, com possível participação do fator de crescimento transformador alfa (TGF-α). Outra hipótese sugere uma participação do antígeno do carcinoma espinocelular circulante no sangue.

O curso desta dermatose costuma acompanhar o do tumor de base, mas eventualmente as lesões podem persistir mesmo após a cura do tumor.

O diagnóstico desta dermatose ocorre na maioria das vezes (67%) antes da descoberta do tumor subjacente e os pacientes que recebem este diagnóstico devem ser submetidos a um *screening* completo, com exames laboratoriais de rotina, radiografia de tórax, mamografia e exames para o trato aerodigestivo alto, como laringoscopia e endoscopia.

■ *ERYTHEMA GYRATUM REPENS*[1,10,47-58]

Erythema Gyratum Repens (EGR) constitui uma erupção cutânea clinicamente muito característica, na qual se observam múltiplas placas papulosas eritematosas de formato serpinginoso com uma descamação fina em apenas uma de suas bordas (Figuras 131.5 e 131.6). As placas sofrem uma migração diária de aproximadamente 1 cm por dia e novas lesões aparecem no centro das lesões antigas, formando múltiplas placas concêntricas que lembram a imagem de um tronco de árvore cortada transversalmente. Os locais mais acometidos são o tronco, as axilas e a virilha.

Descrito inicialmente por Gammel, em 1952, em uma paciente com carcinoma da mama, está associado a neoplasias em mais de 80% dos casos, sendo que na maioria das vezes precede o diagnóstico do tumor. Muito raramente pode ocorrer em associação com tuberculose, síndrome de CREST, síndrome hipereosinofílica e em alguns casos em pacientes saudáveis. O tumor mais frequentemente envolvido é o carcinoma brônquico. Outros tumores já descritos são mama, esôfago, língua, hipofaringe e útero.

Os achados histopatológicos são inespecíficos, sendo o diagnóstico com base no encontro de um quadro dermatológico típico. Frente a este diagnóstico, o paciente deve ser submetido a um rastreamento detalhado para neoplasias, e uma broncoscopia deve ser realizada nos casos de maior risco de neoplasia pulmonar.

Sua fisiopatologia permanece desconhecida, porém estudos de imunofluorescência e imunohistoquímica sugerem uma participação do sistema imune. Uma hipótese sugere que alterações causadas pelo tumor na membrana basal pulmonar geram a produção de autoanticorpos contra substâncias molecularmente semelhantes às da membrana basal cutânea. A melhora ocorrida com uso de corticosteroides, bem como a observação frequente de uma melhora da erupção nos estágios terminais do câncer pode também sustentar esta hipótese.

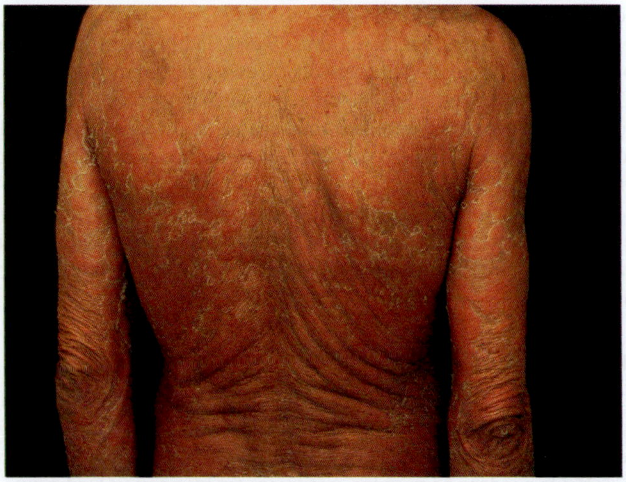

■ **Figura 131.5** *Erythema gyratum repens* com lesões descamativas e concêntricas.

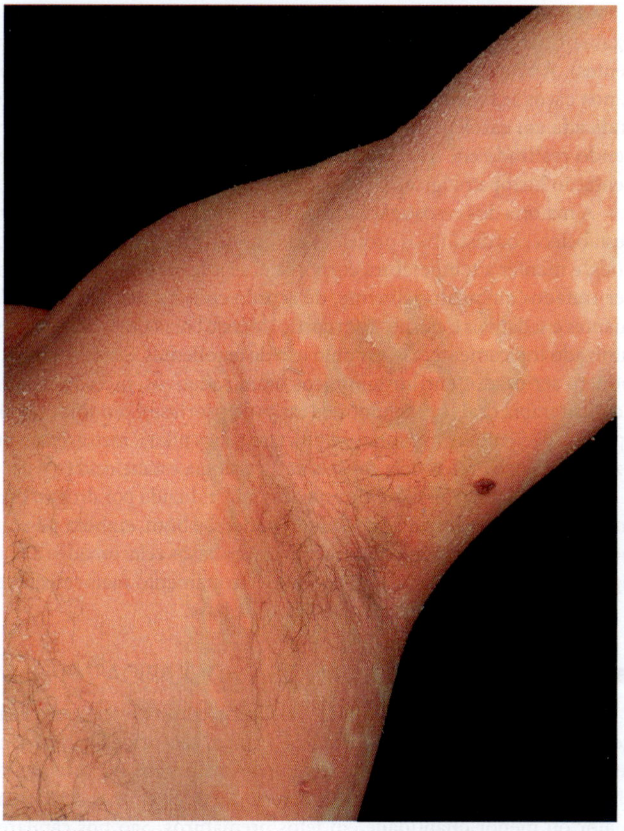

■ **Figura 131.6** *Erythema gyratum repens* em paciente com adenocarcinoma de brônquio.

O tratamento deve ser o da doença de base e a dermatose costuma seguir um curso paralelo ao da neoplasia envolvida.

■ SINAL DE LESER TRÉLAT[6,8,51-67]

O surgimento abrupto de múltiplas queratoses seborreicas em paciente com neoplasia conhecida ou oculta é conhecido como sinal de Leser-Trèlat, nome dado em homenagem a dois cirurgiões europeus Edmund Leser e Ulysse Trèla.

Apesar dos inúmeros relatos publicados da associação deste sinal com múltiplas neoplasias sólidas e hematológicas, a real existência desta dermatose permanece controversa. Isto se deve a elevada prevalência de queratoses seborreicas na faixa etária onde os tumores são mais frequentes. Um estudo do tipo caso-controle, comparando uma amostra com câncer controlada por indivíduos da mesma faixa etária sem câncer, não mostrou diferenças entre tipo ou quantidade de queratoses seborreicas entre os grupos.

Por outro lado, relatos que sugerem a ipsilateralidade das lesões com a neoplasia e outros com associação a outras dermatoses paraneoplásicas, sugerem que o sinal de Leser-Trèlat pode realmente existir e indicar uma neoplasia subjacente.

O tratamento desta dermatose não costuma ser indicado e apenas um relato de melhora das lesões após fotoférese indicada para síndrome de Sézary mostrou a possível relação entre os fatores de crescimento secretados pelo tumor e está paraneoplasia.

■ ERITRODERMIA[69-87]

Também conhecida por dermatite esfoliativa, é uma síndrome caracterizada por envolvimento generalizado da pele com inflamação eritematosa resultando em descamação maciça, podendo ser fatal. A doença pode acometer ambos os sexos, sendo, porém, a frequência homem: mulher de 2,3:1, com média etária 55 anos.

A eritrodermia é uma síndrome resultante do aumento exagerado da taxa de *turnover* celular. Indivíduos com a doença apresentam índice mitótico elevado e número de células germinativas acima do normal. O tempo necessário para a maturação e trânsito intraepidérmicos está diminuído. Esse processo intenso de maturação celular é o responsável por grandes perdas de material epidérmico e proteínas solúveis e aminoácidos, ácidos nucleicos e folatos, manifestando-se clinicamente com descamação e distúrbios eletrolíticos.

A eritrodermia pode ocorrer por três causas principais, além de ser eventualmente idiopática. No decurso ou por agravamento de doenças cutâneas primárias ou pré-existentes, por reação a drogas ou associada à malignidade.

Doença cutânea primária

As mais comuns nesse grupo são, psoríase, dermatite atópica, dermatite seborreica, dermatite de contato e pitiríase rubra pilar, entre outras (Quadro 131.3).

Quadro 131.3 Dermatoses associadas à eritrodermia.

- Dermatite atópica
- Dermatite de contato
- Candidíase
- Dermatofitose
- Ictiose
- Mastocitose
- Eczema numular
- Pênfigos
- Prurigo
- Psoríase
- Pitiríase rubra pilar
- Escabiose
- Síndrome de Reiter
- Dermatite seborreica
- Síndrome da pele escaldada estafilocócica (SSSS)
- Lúpus cutâneo subagudo
- Avitaminoses

Origem medicamentosa

Em função do uso de diversos tipos de medicamentos, inclusive de forma inadvertida, podem ocorrer reações cutâneas expressas por erupção morbiliforme, liquenoide ou erupções urticariformes, os quais podem progredir para eritrodermia generalizada.

Teoricamente, qualquer droga pode causar a manifestação clínica. No Quadro 131.4 estão listadas as drogas mais comumente relacionadas. Cabendo ao médico avaliar as possibilidades da relação droga *versus* efeito baseando-se em dados da história clínica.

Quadro 131.4 Drogas associadas à eritrodermia.

- Acetaminofen
- Allopurinol
- Aminoglicosideos
- Aminofilina
- Amiodarona
- Arsênico
- Aztreonam
- Barbitúricos
- Bloqueadores do canal de cálcio
- Captopril
- Carbamazepina
- Cefalosporina
- Cloroquina
- Hidroclorotiazídicos
- Clorpromazina
- Clorpropamida
- Cimetidine
- Cisplatina
- Clofazimina
- Clotrimazol
- Codeína
- Ciclobenzaprina
- Dapsona
- Etilenodiamina
- Ouro
- Hidantoinas
- Hidroxichloroquina
- Interleucina – 2
- Interferon alfa
- Interferon beta
- Isoniazida
- Isotretinoína
- Lítio
- Minociclina
- Neomicina
- Omeprazol
- Penicillinas
- Fenobarbital
- Ranitidina
- Rifampicina
- Estreptomicina
- Sulfadiazina
- Sulfonamidas
- Sulfanilureias
- Terbutalina
- Tetraciclinas
- Talidomida

Origem em malignidades

Malignidades são uma das principais causas de dermatite esfoliativa. Neoplasia reticuloendoteliais e neoplasias viscerais podem produzir eritrodermia. O Linfoma cutâneo de células T é a neoplasia mais associada, 25 a 40% casos. Nesses casos a eritrodermia pode preceder, ser fase inicial de Micose Fungoide ou aparecer no decurso da doença (síndrome de Sézary; estágio leucêmico da Micose Fungoide). O tempo entre o início da eritrodemia e o aparecimento do linfoma varia de meses, anos há décadas. Outras malignidades incluem as leucemias aguda e crônica (11% a 50%), assim como neoplasias viscerais (carcinoma de colo, pulmão, próstata e tireoide, tubário ovariano, laringe e esôfago), que perfazem cerca de 1% dos casos. A hipótese de malignidade oculta deve ser considerada frente casos de eritrodermia insidiosa, com progressão tórpida, sem história clínica de lesão preexistente, em pacientes com certo grau de comprometimento do estado geral e que respondem mal ao tratamento medicamentoso.

A eritrodermia tem seu quadro clínico caracterizado pelo início como placas eritematosas únicas ou múltiplas, pruriginosas, surgimento abrupto ou insidioso, tendendo a se generalizar, e com a evolução ocorre descamação fina ou lamelar (Figura 131.7). Pode acometer mucosas, palmas e plantas, unhas (distrofias) e couro cabeludo (alopecia). Os sintomas gerais associam-se ao quadro cutâneo em decorrência da alteração da barreira cutânea, febre, mal estado geral, perda de peso, hipo ou hipertermia, distúrbios hidroeletrolíticos, perdas proteicas relevantes (escamas), linfadenomegalia, edema das mãos e pés, hepatoesplenomegalia, infecções cutâneas, hipovolemia, hipotensão arterial, alteração do débito cardíaco (insuficiência cardíaca de alto débito), e até morte.

Em geral os achados histopatológicos das eritrodermias compreendem hiperqueratose, paraqueratose, acantose, infiltrado inflamatório perivascular, composto por linfócitos, eosinófilos. Não é em geral específica, auxiliando em casos de exclusão de malignidades e doenças preexistentes.

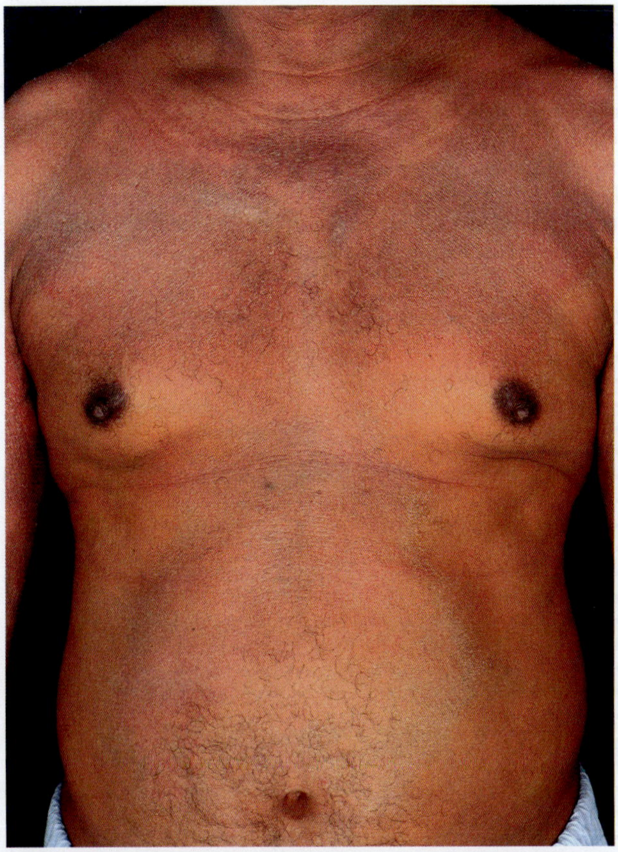

■ **Figura 131.7** Eritrodermia. Eritema crônico disseminado e descamação fina.

O diagnóstico deve ser com base em dados da história clínica e exame físico (excluindo uso de medicamentos e dermatoses preexistentes). A biópsia pode ser feita para exclusão de doenças associadas e nos casos insipientes, em pacientes acima de 40 anos, além de ser indicada em casos persistentes, para excluir se malignidades, sempre sendo realizada em três pontos distintos da pele para melhor representação histopatológica.

A maioria dos casos agudos necessita hospitalização e repouso para restabelecer os distúrbios proteicos e hidroeletrolíticos, prevenir infecções, e manter a temperatura corpórea. Casos leves e crônicos podem ser tratados ambulatorialmente, de acordo com a causa. Banhos calmantes e sedativos e cremes com corticoides de baixa potência pode ser utilizado topicamente, assim como uso de emolientes. Sistemicamente podem ser usados anti-histamínicos orais, sedativos, método PUVA, corticoterapia oral (se excluídos os casos de psoríase), retinoides orais (para os pacientes com psoríase e pitiríase rubra pilar), metotrexato ou azatioprina, de preferência consoante à etiologia estabelecida.

O prognóstico nos casos de eritrodermia induzida por drogas, dermatoses pré-existentes e nos casos idiopáticos, é bom, embora possam ocorrer períodos de remissão e recidiva. Nos casos relacionados à malignidade a evolução é mais persistente e o tratamento mais resistente, e a prognose dependerá da malignidade de base.

■ HIPERTRICOSE LANUGINOSA ADQUIRIDA[31,88-105]

Hipertricose lanuginosa (HL) é definida como crescimento exagerado de pelos tipo lanugo ou vellus. Lanugo são pelos normalmente encontrados durante a vida fetal, mas costumam ser totalmente eliminados até o final da gestação a termo. Pode ser encontrado em maior ou menor quantidade em fetos prematuros. São fios capilares desprovidos de medula e cor, muito finos e de comprimento maior que os pelos vellus. Na HL são notados preferencialmente nas orelhas e nas regiões maxilares da face (Figura 131.8). Pelos vellus são igualmente desprovidos de medula e cor, mas costumam ter apenas poucos milímetros de comprimento. Normalmente são encontrados cobrindo todo tegumento, exceto nas palmas, plantas e mucosas. Nos casos de HL podem estar muito alongados.

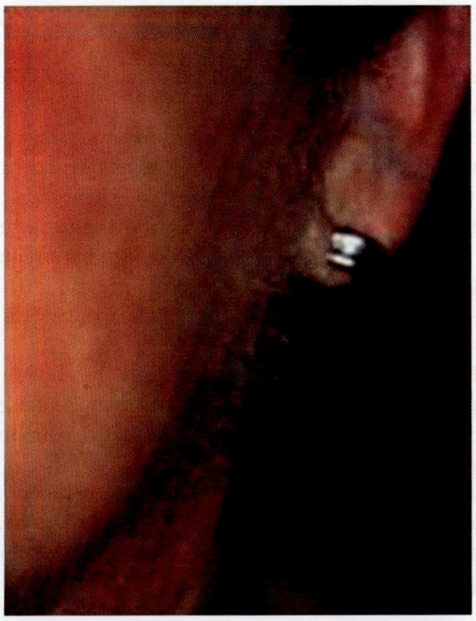

■ **Figura 131.8** Hipertricose lanuginosa adquirida.

A hipertricose lanuginosa pode ser congênita ou adquirida. Nas formas adquiridas, pode estar associada a distúrbios endócrinos ou metabólicos, ao uso de certas drogas ou, mais frequentemente, ser manifestação paraneoplásica de um tumor em estadio avançado.

Os distúrbios endócrinos e metabólicos já descritos em associação a hipertricose lanuginosa adquirida (HLA) incluem gravidez, porfiria, hipertireoidismo, hepatite autoimune e desnutrição, principalmente quando secundária à anorexia nervosa. Entre as drogas, as mais relacionadas com HLA são corticosteroides, fenitoína, diazóxido, estreptomicina, penicilamina e minoxidil.

As neoplasias mais frequentemente associadas à HLA são tumores do colo, pulmão e mama. Outras neoplasias já citadas na literatura são tumor de pâncreas, vesícula biliar, reto, ovário, útero, bexiga, rim e melanoma, bem como sarcoma de partes moles. Raramente pode estar associado a proliferações de linhagem hematopoiética, como leucemia linfocítica crônica e linfoma folicular.

A fisiopatologia da HLA ainda não está esclarecida, mas a observação de que grande parte dos tumores relacionados a esta afecção são adenocarcinomas, sugere-se a participação de hormônios produzidos pelo tumor. Estas substâncias seriam peptídeos semelhantes ao ACTH, e teriam uma porção que estimularia especificamente o crescimento de pelos lanuginosos, como provavelmente ocorre na vida intrauterina. Nenhum outro antígeno fetal entre os que são conhecidos até o momento possui a capacidade de estimular o crescimento dos pelos lanuginosos.

Não há tratamento específico para HLA paraneoplásica, devendo-se buscar a cura do tumor primário. Como a maioria dos casos associados à HLA já são diagnosticados em estádios muito avançados, o prognóstico desta afecção é ruim, com mortalidade elevada em poucos meses em decorrência da neoplasia de base.

SÍNDROME DE SWEET[106-120]

Síndrome de Sweet (SS) é uma dermatose neutrofílica caracterizada clinicamente por pápulas e nódulos eritematosos de coloração eritêmato-arroxeada. Apresentam distribuição assimétrica e acometem principalmente os membros superiores, a face e o pescoço. Na fase aguda, algumas lesões podem apresentar edema tão acentuado que se assemelham a vesículas e pústulas (Figura 131.9). Inicialmente as lesões podem aumentar de tamanho e coalescer, formando placas, e após algumas semanas, espontaneamente ou após tratamento, as placas começam a apresentar um clareamento central, deixando formatos anulares ou arqueados nas fases finais. Também é característica a presença de patergia, podendo-se encontrar lesões novas em locais de punctura, biópsia e até áreas pós-radioterapia ou dermatite de contato.

Nos casos de SS secundários a neoplasias mais especificamente, o quadro clínico pode ser mais exuberante, com lesões bolhosas ou ulceradas, semelhantes às lesões de pioderma gangrenoso, ou atípico, com nódulos subcutâneos tipo eritema nodoso.

A febre, extremamente frequente na forma clássica, pode estar ausente nos casos associados à neoplasia.

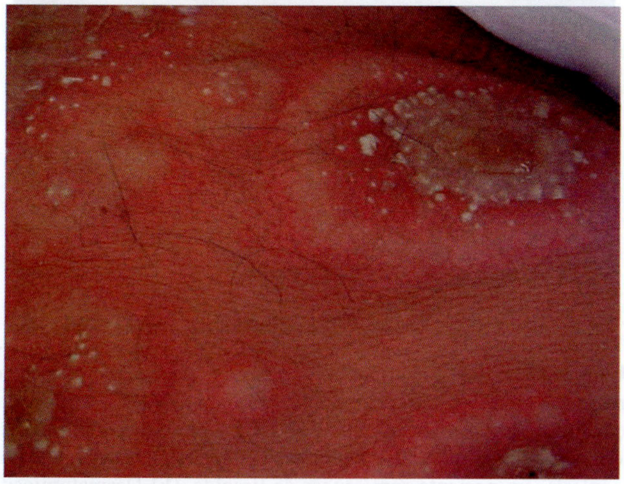

Figura 131.9 Síndrome de *Sweet* ou dermatose neutrofílica febril aguda. Observar as lesões em disco e pústulas nesse paciente com leucemia mieloide aguda.

O acometimento extracutâneo da SS é variável e pode acometer inúmeros sistemas. Quando se trata de SS paraneoplásica, entretanto, as alterações oculares são raras, enquanto o surgimento de úlceras na mucosa oral é mais frequente.

A forma paraneoplásica da síndrome de Sweet foi publicada pela primeira vez com esta nomenclatura em 1971 por Shapiro e colaboradores, porém um relato anterior de Costello et al descreve o caso de uma jovem com leucemia mieloide aguda e lesões muito semelhantes à síndrome de Sweet em 1951. Este documento, anterior inclusive à descrição da forma clássica por Robert Douglas Sweet de 1964, é considerado hoje como o relato mais antigo desta forma da doença.

A frequência de SS associada à malignidade varia na literatura de 10 a 47%. Pode acometer qualquer raça e a incidência não apresenta a predominância do sexo feminino vista na forma clássica, sendo semelhante entre homens e mulheres.

Entre as neoplasias associadas à SS, a mais frequente é a leucemia mieloide aguda (LMA). Tumores sólidos mais associados incluem, em ordem decrescente de frequência, trato geniturinário, mama e trato gastrointestinal.

É interessante ressaltar que, no caso de associação com doenças hematológicas, a síndrome de Sweet pode se apresentar de três formas diferentes: como síndrome paraneoplásica, secundária a drogas usadas para o tratamento de outras afecções ou concomitantemente a leucemia cútis. No último caso, encontram-se células leucêmicas em meio ao infiltrado neutrofílico característico da doença.

A fisiopatologia da Síndrome de Sweet é desconhecida, porém acredita-se ser a manifestação de uma reatividade imunológica alterada. Evidências que suportam esta hipótese são: antecedente frequente de infecções das vias respiratórias altas ou vacinação, presença não patogênica de anticorpos anticitoplasma de neutrófilos (ANCA) e surgimento da doença após administração do fator estimulador de colônias granulocíticas (G-CSF).

As alterações histopatológicas encontradas na SS paraneoplásica são semelhantes às da forma clássica com infiltrado difuso de neutrófilos maduros na derme superior e intenso edema. Leucocitoclasia, edema de células endoteliais e dilatação vascular, quando encontrados, são considerados sinais sugestivos de vasculite leucocitoclástica secundária. A epiderme costuma ser mais acometida nos casos paraneoplásicos e podem-se observar ulcerações nas formas clínicas semelhantes ao pioderma gangrenoso. No caso específico do infiltrado inflamatório quando a dermatose está associada a neoplasias hematológicas podem ser observadas células mieloides imaturas (leucemia cútis), que em função da sua aparência histiocitoide, podem ser interpretadas erroneamente como macrófagos. Outra alteração histopatológica que sugere a pesquisa de neoplasia adjacente é o encontro de infiltrado profundo, na gordura subcutânea.

Entre os exames laboratoriais normalmente alterados na SS, apenas a típica leucocitose da doença pode estar ausente, sendo frequente o encontro de anemia, leucopenia e/ou plaquetopenia nos casos associados à neoplasia de base.

Em razão da elevada frequência da forma paraneoplásica da doença, frente a um diagnóstico de síndrome de Sweet, deve-se sempre realizar um rastreamento de neoplasias. Este rastreamento deve levar em consideração os tipos de tumor mais associados com SS e os tumores mais frequentes para faixa etária do paciente. De uma maneira geral, deve-se realizar uma história detalhada do caso, exame físico completo, inclusive com palpação linfonodal e inspeção completa da pele e da cavidade oral, toque retal e exame dos órgãos geniturinários. Os exames laboratoriais mais recomendados são CEA (antígeno carcinoembriônico), hemograma completo, Papanicolau, eletrólitos, pesquisa de sangue oculto, urina I e urocultura, radiografia de tórax, biópsia endometrial em mulheres com fatores de risco e retossigmoidoscopia em pacientes acima dos 50 anos. Caso nada seja encontrado, sugere-se repetir o hemograma completo a cada 6 a 12 meses. É importante ressaltar que em 61% dos casos o surgimento da SS pode preceder o diagnóstico de uma neoplasia oculta ou a detecção de metástases e recidivas em pacientes oncológicos previamente tratados.

Como ocorre com a maioria das doenças paraneoplásicas, a cura da síndrome de Sweet associada à neoplasia está totalmente relacionada com a eficácia do tratamento para doença de base. Para o controle sintomático da doença, entretanto, podem-se utilizar as mesmas drogas descritas para a forma clássica da doença. Estes tratamentos costumam apresentar rápida melhora das lesões cutâneas bem como dos sintomas gerais.

A recorrência da dermatose é frequente em pacientes oncológicos e indica uma recidiva tumoral, pois a paraneoplasia costuma apresentar curso paralelo à doença de base.

■ DERMATOMIOSITE[14,121-126]

Suas características clínicas, histológicas e laboratoriais, serão estudadas no capítulo específico. A forma mais frequentemente associada a neoplasias internas é a do adulto (10 a 30%), em alguns casos até cinco vezes maiores do que na população geral. Fatores independentes que se associam ao maior risco de desenvolver malignidades são: (i) sexo masculino; (ii) idade acima de 50 anos; (iii) rápida instalação dos sintomas cutâneos e musculares; (iv) altos níveis de CPK e presença de necrose muscular e (v) baixos níveis de fração C4 do complemento.

A neoplasia pode desenvolver-se durante o diagnóstico da dermatomiosite ou durante os 5 anos após o diagnóstico da doença. Os tumores mais frequentemente relacionados são os de estômago, mama, brônquios e nasofaringe. Existem publicados relatos de caso com mais de 50 tipos de neoplasias associadas.

Alguns autores propõem que na presença de lesões de necrose epidérmica a suspeita da presença de neoplasia maligna interna é reforçada (Figura 131.10A a E).

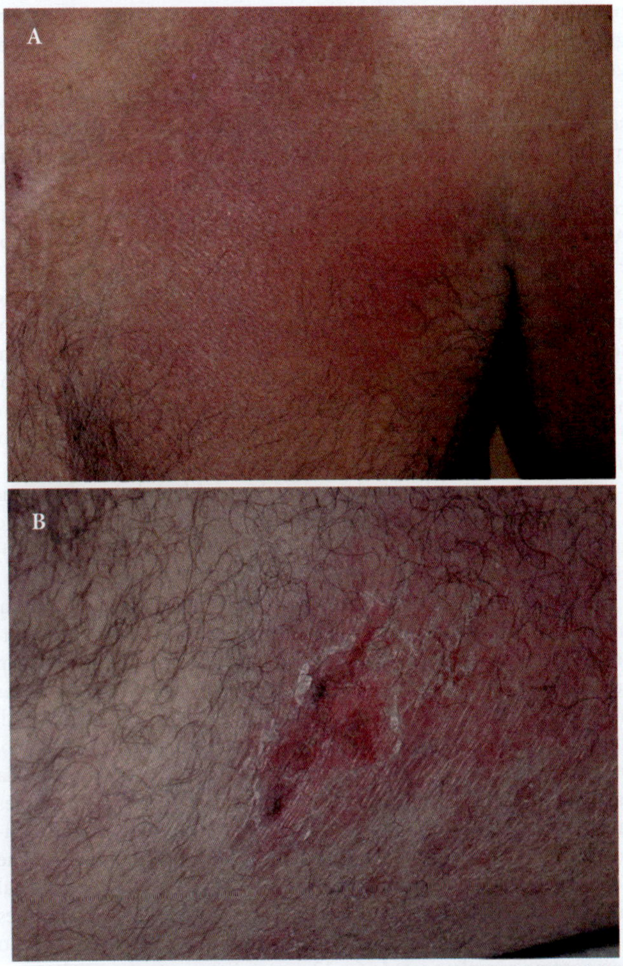

■ **Figura 131.10** (**A**) Dermatomiosite paraneoplásica demonstrando eritema no tórax. (**B**) Dermatomiosite paraneoplásica demonstrando eritema no tórax e erosão cutânea, sugerindo paraneoplasia.

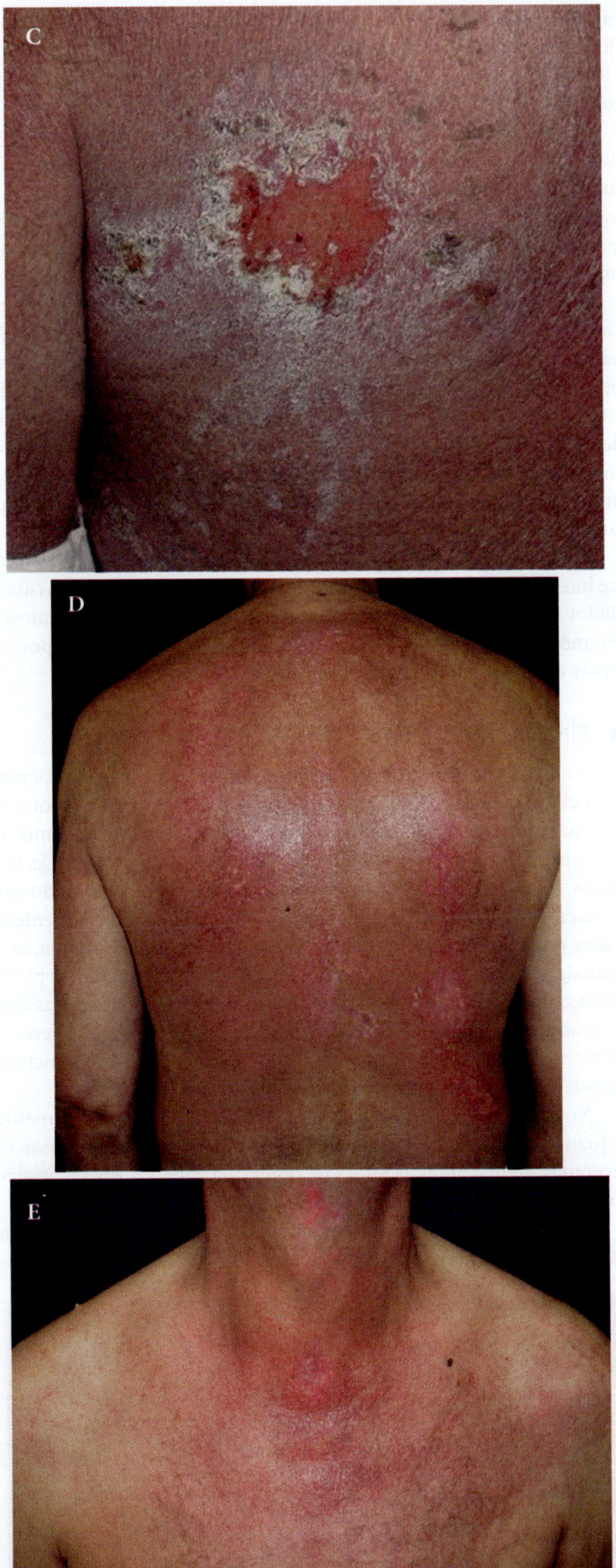

■ **Figura 131.10** (**C**) Dermatomiosite paraneoplásica demonstrando eritema no tórax e erosão cutânea, sugerindo paraneoplasia, em paciente com adenocarcinoma do brônquio. (**D**) Dermatomiosite paraneoplásica demonstrando eritema no dorso e erosões cutâneas, sugerindo paraneoplasia, em paciente com câncer da tireoide. (**E**) Dermatomiosite paraneoplásica demonstrando eritema no tórax superior e erosões cutâneas, sugerindo paraneoplasia, em paciente com câncer da tireoide. Observar o aumento do volume da tireoide.

ESCLEROMIXEDEMA[127-131]

É uma forma de líquen mixedematoso do tipo generalizado, com envolvimento sistêmico e gamopatias monoclonais associadas, mais comumente por IgG das cadeias leves λ, e por IgM e IgA. Evolução para o mieloma múltiplo ocorre em 10% casos. Conforme descrito no capítulo de mucinoses, o líquen mixedematoso apresenta dois subtipos clínico-histopatológicos: (i) um tipo *generalizado* ou esclerodermoide (denominado escleromixedema) associado a manifestações sistêmicas (Figuras 131.11 e 131.12) e, (ii) outro subtipo *localizado*, o qual se subdivide em outros quatro subtipos.

O escleromixedema preenche os seguintes critérios: 1) erupção papular e esclerodermoide generalizada; 2) depósito de mucina, proliferação de fibroblastos, e fibrose; 3) gamopatia monoclonal; e 4) ausência de doença tireoidiana.

As lesões papulosas atingem os braços, mãos, face, antebraço e pescoço e podem coalescer e endurecer, tornando rígidos os movimentos, resultando na esclerodactilia, dificuldade para movimentação da boca, entre outros. Sistemicamente podem ocorrer alterações no trato gastrointestinal, muscular, pulmonar e desordens neurológicas.

A histopatologia revela na derme papilar e reticular superior depósito de mucina difusamente e proliferação de fibroblastos com aumento do colágeno. Os depósitos de mucina também podem ocorrer nos órgãos internos acometidos.

O diagnóstico deve ser estabelecido sob bases clínicas, anatomopatológicas e laboratoriais, especialmente através da pesquisa das gamopatias monoclonais, e buscando alterações sistêmicas referidas acima.

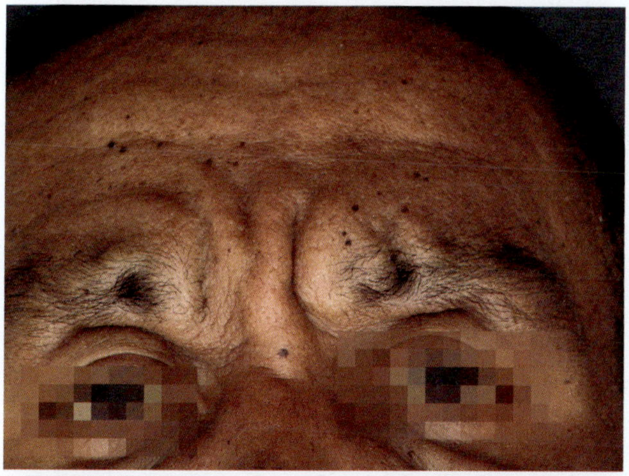

Figura 131.11 Escleromixedema em paciente com gamopatia monoclonal e infiltração facial.

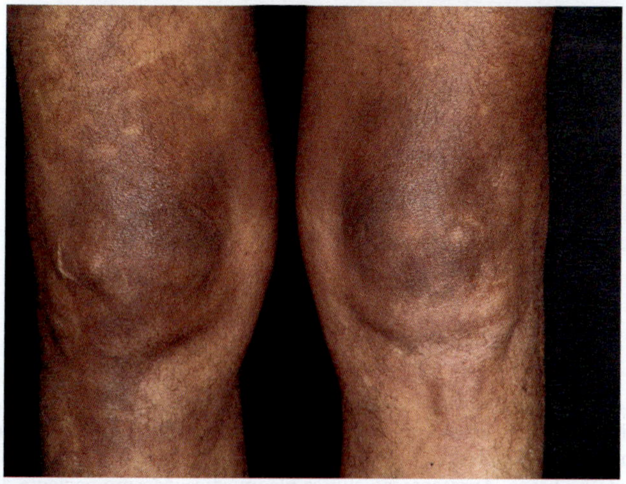

Figura 131.12 Escleromixedema em paciente com gamopatia monoclonal com aumento da textura da pele nas coxas e joelhos.

O tratamento geralmente é insatisfatório, podendo utilizar como primeira escolha Melfalan (1 a 10 mg/dia). Outros tratamentos como a ciclofosfamida, interferon alfa, e plasmaférese foram sugeridos, com resultados ainda pouco favoráveis e efeitos adversos importantes.

ESCLEREDEMA[132-135]

O escleredema, também conhecida como escleredema de Buschke, é doença rara do tecido conjuntivo, de etiologia desconhecida, mais frequente em mulheres, exceto as formas relacionadas ao diabete onde há predomínio em homens, caracterizada por induração da pele, que mimetiza esclerose sistêmica, fasciíte eosinofílica e amiloidose cutânea. O escleredema pode estar associado a doenças febris, diabete *mellitus*, discrasias sanguíneas, e hipergamaglobulinemias. Pode ser classificado em três grupos distintos, cada um com história, curso, e prognóstico diferentes.

A infiltração inicia-se na face e pescoço entendendo para porção proximal dos membros e tronco, poupando mãos e pés, podendo haver dificuldade da movimentação da boca, língua e faringe. Existem três tipos clínicos distintos de escleredema:

- O primeiro é precedido por infecção das vias aéreas superiores (até 6 semanas) de progressão rápida e remissão em poucos meses, mais frequente em mulheres e crianças.
- O segundo tipo é associado ao diabete *mellitus* crônico, mais frequente em homens obesos de meia-idade, mais insidioso, e de evolução crônica.
- O terceiro, de evolução insidiosa mais que os anteriores, está associado a gamopatias monoclonais (25%) (Figura 131.13) e, raramente associada ao mieloma múltiplo.

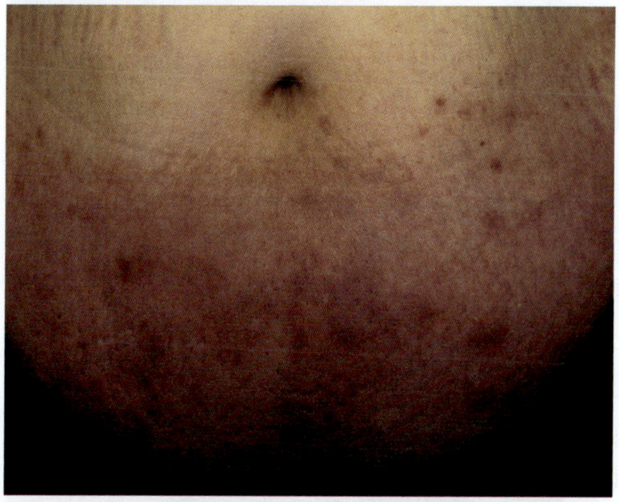

Figura 131.13 Escleromixedema em paciente com gamopatia monoclonal com espessamento da pele no abdome por infiltração dérmica.

Sintomas sistêmicos podem ocorrer, porém não são frequentes, e se manifestam como disfagia, alterações cardíacas, oculares, serosite e parotidites.

O exame anatomopatológico demonstra um adelgaçamento da derme e aumento dos espaços entre as bandas colágenas, em decorrência da deposição de mucopolissacárides na derme. O diagnóstico deve ser lembrado frente aos pacientes com induração difusa da derme onde as mãos e pés são poupados, particularmente se houver antecedentes de diabete *mellitus* ou doença febril precedendo o quadro. Uma vez feito o diagnóstico, a pesquisa de hipergamaglobulinemia devem ser sempre executadas.

Não existe nenhum tratamento eficaz. Pode ser tentado o PUVA, ciclosporina, ciclofosfamida, corticoterapia oral, e quimioterapia nos casos relacionados às gamopatias.

■ PÊNFIGO PARANEOPLÁSICO[136-161]

Pênfigo paraneoplásico (PPN) é uma dermatose vesico-bolhosa autoimune muito grave, secundária a uma neoplasia subjacente ou oculta, geralmente do sistema linforreticulares.

Clinicamente se apresenta como uma erupção mucocutânea bastante polimorfa, podendo se assemelhar às doenças vesico-bolhosas clássicas (pênfigo, penfigoide e eritema multiforme), às erupções liquenoides e mesmo à doença enxerto-versus-hospedeiro (GVHD). O acometimento da mucosa oral é muito frequente (Figuras 131.14 e 131.15A-C) e costuma ser bastante intenso. Pode ocorrer também ulceração da conjuntiva ocular e da região genital, formando um quadro semelhante à síndrome de Stevens-Johnson.

Os tumores mais relacionados ao PPN são da linhagem hematológica, principalmente linfomas não Hodgkin, tumor de Castelman, timoma, sarcoma folicular de células dendríticas e leucemia linfocítica crônica. Tumores sólidos raramente são os responsáveis pelo PPN, mas já existem relatos na literatura do encontro de carcinomas de próstata, rim, fígado e colo de útero, além de melanoma e outros tumores da pele. Raros casos foram descritos na literatura, nos quais não se encontrou uma neoplasia associada.

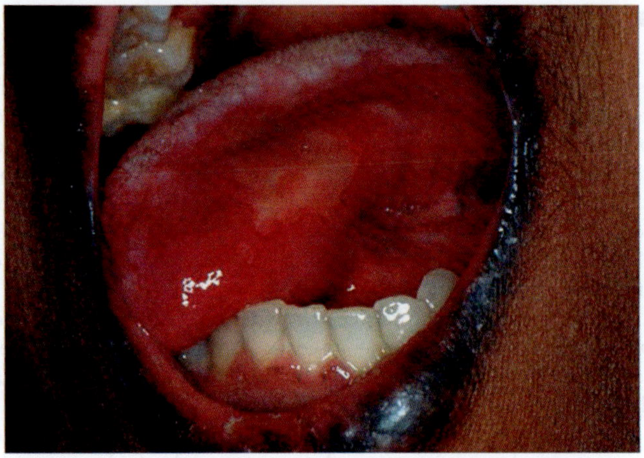

■ **Figura 131.14** Pênfigo Paraneoplásico demonstrando erosões na mucosa e infiltração liquenoide nos lábios.

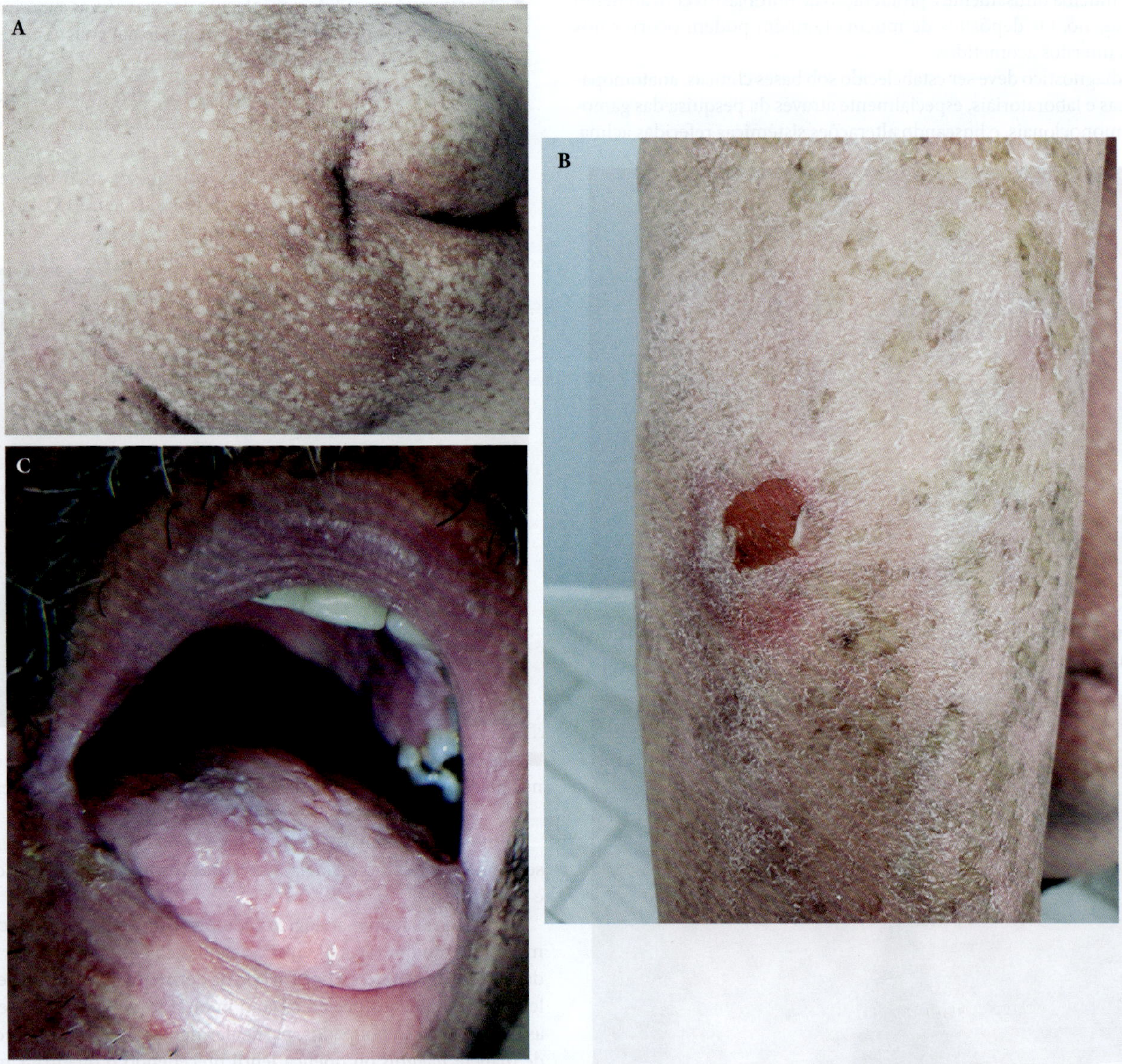

■ **Figura 131.15** (**A**) Pênfigo Paraneoplásico, demonstrando lesões lenticulares agrupadas eritematosas, descamativas algo rendilhadas no abdome, muito pruriginosas. Apresentação clínica pleomórfica. (**B**) Pênfigo Paraneoplásico, demonstrando lesões lenticulares agrupadas eritematosas, descamativas algo rendilhadas, muito pruriginosas e bolha rota no braço. Apresentação clínica pleomórfica. Mesmo paciente da Figura 131.15A. (**C**) Pênfigo Paraneoplásico, demonstrando lesões mucosas erosadas e de aspecto liquenoide nos lábios. Apresentação clínica pleomórfica. Mesmo paciente das Figuras 131.15A e 131.15B.

A fisiopatologia do PPN já foi bem estudada em casos de tumores hematológicos e envolve a produção de autoanticorpos pelas próprias células tumorais contra antígenos da membrana basal dos epitélios. Estes antígenos incluem várias moléculas da família das plaquinas, como a envoplaquina (210 kD), periplaquina (190 kD), plectina (aproximadamente 500 kD), desmoplaquina I (250 kD), desmoplaquina II (210 kD), antígeno I do penfigoide bolhoso (230 kD) e desmogleínas 1 e 2. Outras estruturas de adesão como as desmogleínas 1 e 3, as desmocolinas 2 e 3, o antígeno II do penfigoide bolhoso (180 kD) e uma molécula transmembrânica de 170 kD também podem ser autoantígenos importantes para doença.

Além de acometer a pele, estes autoanticorpos produzidos pelo tumor se depositam também na mucosa do trato respiratório, digestivo, rim, bexiga e músculos lisos e estriados, gerando uma série de alterações potencialmente fatais que podem se associar nos casos de PPN, especialmente a bronquiolite obliterante. Em decorrência deste acometimento multiorgânico, alguns autores preferem considerar atualmente o PPN como apenas uma das manifestações da "síndrome paraneoplásica autoimune multiorgânica" (*paraneoplastic autoimmune multiorgan syndrome* – PAMS) (Quadro 131.5).

Acredita-se que os danos iniciais na epiderme ocorram em função dos autoanticorpos da classe IgG direcionados aos antígenos das plaquinas, o que induz a uma resposta imune celular mediada por células T, a qual produz inflamação localizada e indução da sintetase do ácido nítrico. A inflamação se expande a outros tecidos e órgãos, diversificando a apresentação de outros autoantígenos e epítopos ao sistema imune, convertendo assim a doença em forma multiorgânica e sistêmica (Quadro 131.6).

Quadro 131.5 Espectro clínico e histopatológico da Síndrome Multiorgânica Autoimune Paraneoplásica.

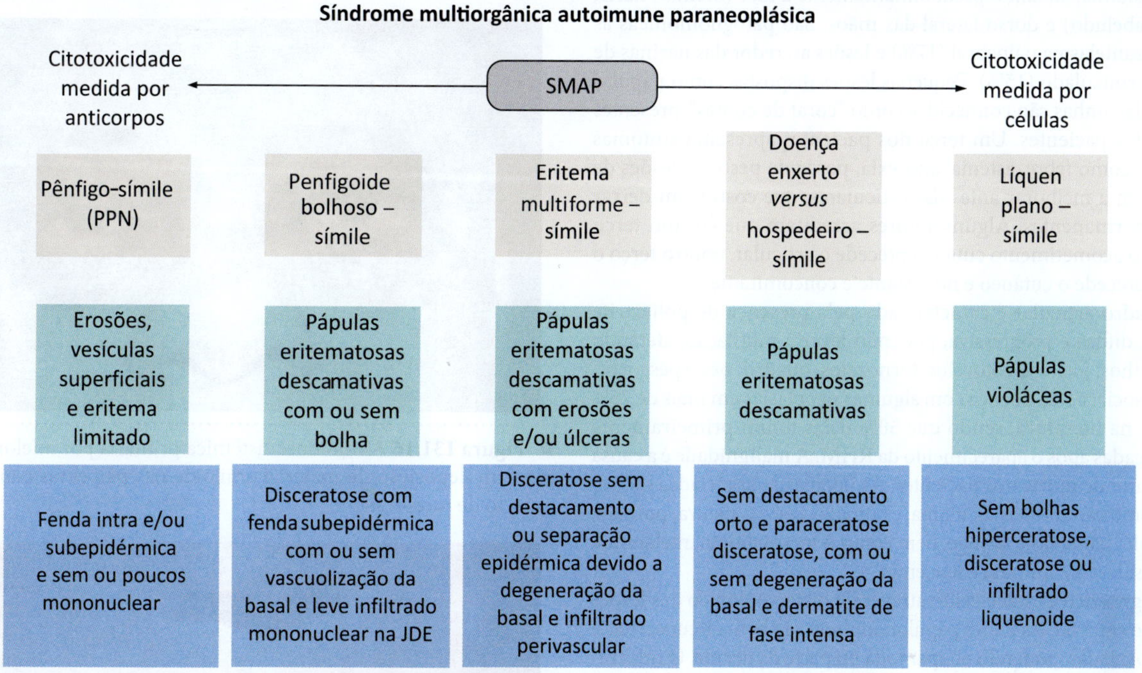

Em razão da grande variabilidade com que se pode apresentar clinicamente o PPN, alguns critérios diagnósticos foram descritos por Anhalt em 1990 e incluem exame anatomopatológico da lesão mucocutânea, imunofluorescência direta e indireta e testes de *imunoblotting*.

Quadro 131.6 Diversificação dos epítopos na Síndrome Multiorgânica Autoimune Paraneoplásica.

Pênfigo paraneoplásico – SMAP

IgG antiepiderme

↓

Resposta imune celular

↓

Inflamação localizada
e indução da sintetase do óxido nítrico

↓

Expansão da inflamação a outros órgãos

↓

Diversificação de antígenos e epítopos

Os achados histopatológicos mais característicos da doença são a presença de dermatite liquenoide vacuolar de interface, necrose de queratinócitos e acantólise suprabasal ou intraepidérmica. A imunofluorescência direta da peça mostra depósitos intercelulares e na membrana basal de IgG e complemento. A imunofluorescência indireta, apesar de poder ser positiva normalmente em pele sã, aumenta muito sua especificidade e sensibilidade quando se utiliza como substrato a mucosa de bexiga de rato ou esôfago de macaco, pois estes tecidos apresentam elevada concentração de plaquinas. O exame de imunoblotting também auxilia bastante no diagnóstico quando positivo para envoplaquina e/ou periplaquina, mas pode apresentar-se positivo para todo perfil de moléculas de adesão já descrito acima.

O tratamento do PPN consiste, além do tratamento da neoplasia de base, da administração de corticoides sistêmicos associados aos imunomoduladores, drogas citostáticas, plasmaférese, imunoglobulina endovenosa e, mais especificamente, um anticorpo monoclonal anti-CD20, o rituximabe. Mesmo com a instituição da terapêutica correta, o prognóstico dos casos com PPN é muito ruim, evoluindo ao óbito em mais de 90% dos casos. A associação com bronquiolite obliterante, quando clinicamente presente, é um marcador de pior prognóstico.

■ RETICULOHISTIOCITOSE MULTICÊNTRICA[162-171]

A reticulohistiocitose multicêntrica (RHM) é uma histiocitose classe II não Langerhans (macrofágica), rara, de caráter sistêmico, etiologia desconhecida, descrita pela primeira vez por Weber e Freudental em 1937, sendo comprovada a natureza histiocitária por Portugal e colaboradores, no Brasil, em 1949. Há predomínio de mulheres (60% a 75%), e as primeiras manifestações ocorrem por volta dos 50 anos de idade.

Acredita-se que seja resposta histiocítica a estímulos externos, como infecções (micobacterioses), autoimunidade e neoplasias. Pode acometer a pele, mucosa, sinóvia, ossos e órgãos internos. Os aspectos clínicos mais proeminentes são lesões papulonodulares e artrite destrutiva e mutilante similar à artrite reumatoide. Para alguns autores, é considerada processo paraneoplásico (25% dos pacientes desenvolvem neoplasias malignas, mama, ovário, colo, estômago, mesoteliomas, cérvix uterino, e melanomas).

O quadro clínico é caracterizado por um início insidioso, com alteração articular simétrica destrutiva em 40% a 66,7% dos casos. Após, surgem as lesões cutâneas (2 a 3 anos) papulosas e nodulares de cor rósea a castanha, afetando predominantemente a face (orelhas, nariz, e couro cabeludo) e dorso lateral das mãos. São patognomônicas as lesões de xantelasma palpebral (17%) e lesões ao redor das narinas de aspecto vermiculado (15%). Pequenas lesões dispostas como pápulas ao redor das unhas são conhecidas como "coral de contas", presentes em 27% dos pacientes. Um terço dos pacientes apresenta sintomas sistêmicos como febre, astenia, anorexia, perda de peso. As lesões de pele tendem a melhorar antes das articulares, que costumam deixar sequelas permanentes. Alguns autores acreditam que em um terço dos casos o acometimento cutâneo precede o articular, noutro terço o articular precede o cutâneo e no restante é concomitante.

O quadro articular é caracterizado pela presença de poliartrite simétrica, difusa e progressiva, podendo levar à mutilação, afetando mãos, punhos, joelhos, cotovelos, tornozelos, quadril, pés e pescoço.

Há associação da doença com algumas neoplasias em mais de 25% dos casos na literatura, sendo que 50% delas foram primeiramente diagnosticadas após o aparecimento da RHM. A malignidade é a causa mais comum de morte nos pacientes. As neoplasias associadas são referidas como carcinomas da mama, estômago, cérvix, pleura, pulmão, ovário, colo, pâncreas e laringe, bem como o mesotelioma, melanoma maligno, sarcoma, linfoma e leucemia.

O diagnóstico é estabelecido através de histopatológico das lesões e do tecido sinovial. As lesões papulonodulares são bem circunscritas e não encapsuladas, podendo ocupar toda ou parte da derme. O infiltrado típico é composto de histiócitos e células gigantes multinucleadas, com citoplasma volumoso, eosinofílico, granular, tendo aparência de vidro fosco.

Não há consenso quanto ao tratamento mais efetivo para a RHM. Podem ser empregados agentes não esteroidais, corticosteroides, hidroxicloroquina, metotrexato e agentes alcalinizantes, como ciclofosfamida e clorambucil, com obtenção de resultados variáveis.

■ AMILOIDOSE[172-176]

A amiloidose é uma doença de depósito na pele e órgãos internos, podendo levar a disfunções importantes, em decorrência do acúmulo de substância amiloide, proteína anormal, resultante da combinação de proteínas e polissacarídeos. Sua classificação bem como o quadro clínico e histológico é encontrada no capítulo de doenças de depósito.

Podem ser classificadas como:

- Primárias ou secundárias;
- Sistêmicas ou localizadas;
- Hereditárias ou adquiridas;

As formas primárias e secundárias de modo geral podem ser sistêmicas ou localizadas.

A forma que mais se associa a neoplasias é a *primária sistêmica não hereditária,* acontecendo em decorrência ao desenvolvimento de gamopatias monoclonais benignas ou malignas. Está presente em 10% a 20% dos indivíduos com Mieloma Múltiplo, sendo que, a substância amiloide mais encontrada é a *AL*, que tem como precursora as imunoglobulinas de cadeias leves e ainda o amiloide *AH* em menor proporção.

O quadro clínico dermatológico é geralmente precedido por manifestações gerais consumptivas, tais como fadiga, anorexia, dispneia, entre outros. As manifestações cutâneas iniciam-se geralmente com lesões hemorrágicas, pelos depósitos de amiloide nas paredes dos vasos, causando fragilidade vascular. Podem ocorrer desde petéquias até grandes hematomas e hemorragias. Ao redor dos olhos podem ocorrer lesões equimóticas, conhecidas como "sinal do Guaxinim" (Figura 131.16) ou do Inglês *Racoon sign*, as quais são muito características e frequentes. Pápulas, nódulos e placas amareladas podem tornar-se hemorrágicas na face, couro cabeludo, pescoço. Alopecia e aspecto de cútis vértice girata-símile no couro cabeludo pode ser observado. Lesões hemorrágicas lineares (víbices) no tronco com fenômeno de Koebner podem estar presentes. A macroglossia é observada em 40% casos (Figura 131.17).

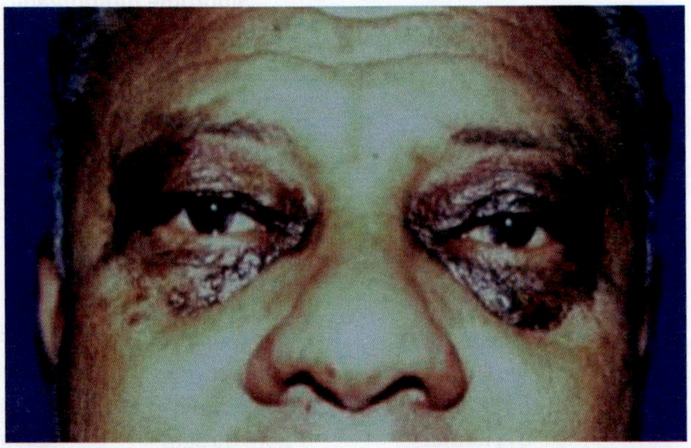

■ **Figura 131.16** Amiloidose sistêmica primária por mieloma múltiplo com deposição de material amiloide nas pálpebras conferindo o aspecto de *racoon sign.*

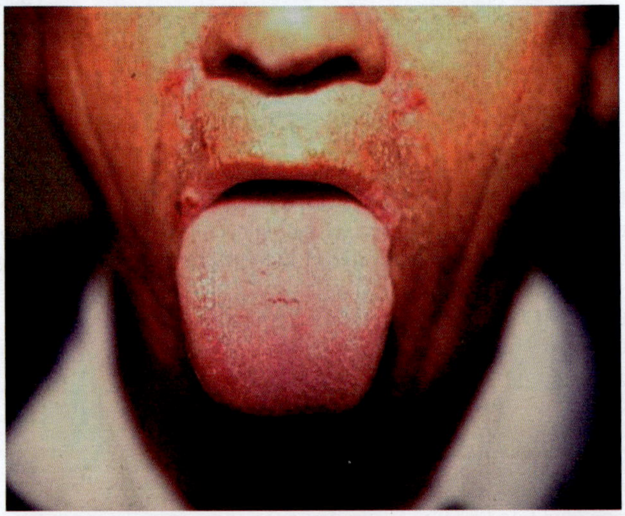

■ **Figura 131.17** Amiloidose sistêmica primária por mieloma múltiplo com macroglossia.

As alterações sistêmicas ocorrem consoantes o acometimento do órgão relacionado:

- SNC: alterações do sistema nervoso autônomo;
- Cardiovascular: insuficiência cardíaca;
- Renal: proteinúria, com hipoalbuminemia e edema.

Não há tratamento curativo. Alguns estudos mostram boas respostas com Melfalan associado à prednisona. Geralmente o curso é letal, com óbito em cerca de 2 anos.

XANTOGRANULOMA NECROBIÓTICO[177-182]

Xantogranuloma necrobiótico é uma doença granulomatosa rara, classificada dentro do grupo das histiocitoses não Langerhans, que envolve a pele e tecidos extracutâneos. Sua apresentação típica consiste em múltiplos nódulos ou placas, de cor amarelo-acastanhada, de localização periorbitária (Figura 131.18), no tronco e membros. As lesões costumam ser bilaterais, apresentando tendência a atrofia e ulceração. Na maioria dos casos são assintomáticas, e erosões na mucosa oral podem estar presentes. Podem ocorrer complicações oftalmológicas e envolvimento de outros tecidos extracutâneos. A presença de paraproteinemias é bem documentada, demonstrando gamopatias monoclonais, e outras desordens hematológicas ou linfoproliferativas.

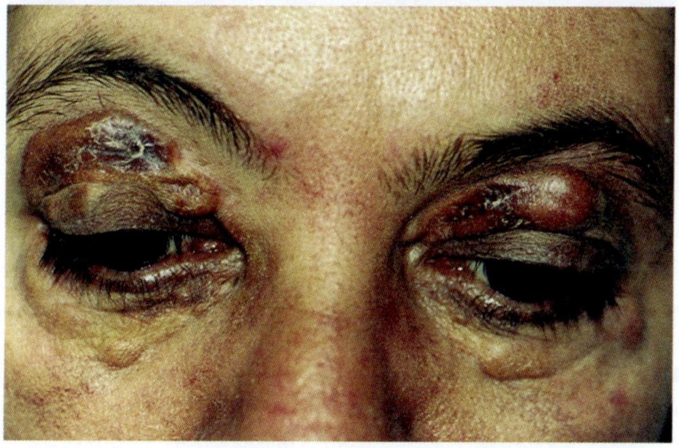

Figura 131.18 Xantogranuloma necrobiótico por gamopatia monoclonal com placas papulosas amareladas periorbitárias.

Na histopatologia evidenciam-se grandes áreas de degeneração do colágeno, alternadas com inflamação granulomatosa, composta por células gigantes multinucleadas, semelhantes à necrobiose lipoídica. (Ver capítulo 130 – Histiocitoses de Comportamento Biológico Variável).

Não há tratamento curativo, muito embora o prognóstico seja bom. Utilizam-se quimioterápicos, corticoides orais e intralesionais, interferon alfa, melfalan, plasmaférese, exérese cirúrgica e radioterapia, com resultados variáveis.

OSTEOARTROPATIA HIPERTRÓFICA[183-186]

A osteoartropatia hipertrófica consiste em condição rara, que pode ter forma primária (herança autossômica dominante) e outra adquirida, afetando principalmente homens na proporção de 9 homens:1 mulher. Caracterizada por alterações cutâneas, alterações esqueléticas (periostose) e artropáticas (dedos em "baqueta de tambor").

A patogenia é desconhecida para ambas as formas. Várias hipóteses têm sido implicadas a respeito de alterações neurológicas, e mais recentemente, alterações funcionais dos fibroblastos com aumento da síntese de colágeno, aumento dos fatores de crescimento e instabilidades cromossômicas.

O quadro clínico na sua forma completa caracteriza-se por paquidermia, mais frequentemente, com aumento do volume das extremidades por hiperplasia das partes moles, ocasionando pregueamento da pele, a qual acomete a face e o couro cabeludo (aspecto de cútis vértice girata), as mãos, pés, pernas e antebraços. São observadas alterações esqueléticas nos ossos longos (em decorrência da proliferação periostal), baqueteamento digital, podendo ainda ter unhas convexas (em vidro de relógio), seborreia, acne, foliculite, poros dilatados e hiperidrose palmoplantar. Dores ósseas e articulares podem ser referidas.

O diagnóstico é eminentemente estabelecido pela clínica. A biópsia revela apenas hipertrofia da pele e dos anexos cutâneos. À radiologia observa-se hiperostose periostal de ossos longos e das falanges metatarsianas e metacarpianas.

A doença primária (Familiar) deve ser distinguida da forma secundária, a qual frequentemente associa-se a desordens pulmonares, incluindo tumores (carcinoma broncogênico primário) e outras doenças como, abscessos, enfisema, bronquiectasias, fibrose cística. Portando devem ser sempre investigados radiologicamente para excluir a presença de doença pulmonar associada. Além da associação da forma secundária com doença pulmonar, a osteratropatia hipertrófica pode ser encontrada associada ao hipertireoidismo.

Não há tratamento para a forma primária, e na forma adquirida pode haver regressão com o tratamento da doença primária.

VASCULITES[58,187-190]

A prevalência de malignidades em adultos com vasculite é estimada em 3% a 8%. Neoplasias hematológicas são as mais frequentes (entre elas, leucemia de células cabeludas, mielofibrose (Figuras 131.19 a 131.24) e linfomas, sendo que os mielomas são os que têm menor prevalência). Quanto às neoplasias sólidas, as mais frequentes são as pulmonares e do colo.

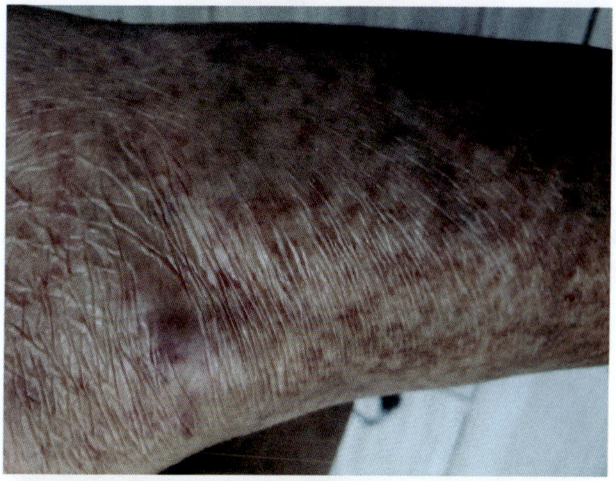

Figura 131.19 Vasculite crioglobulinêmica secundária a linfoma interno.

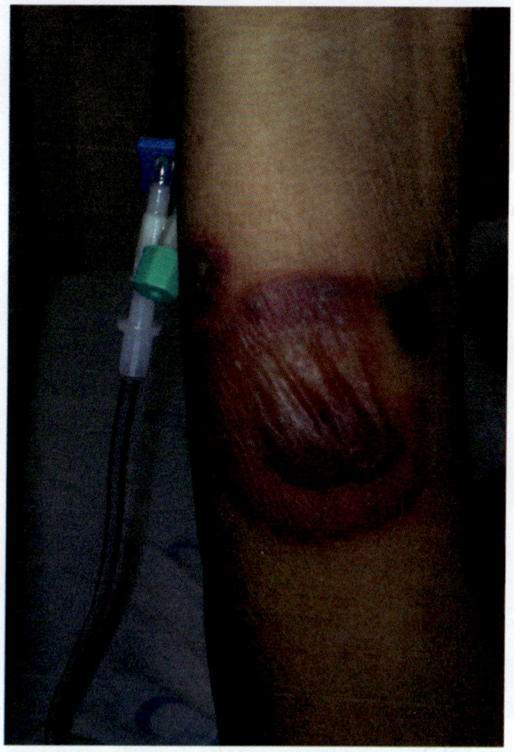

Figura 131.20 Vasculite simulando síndrome de Sweet em paciente que desenvolveu leucemia.

A vasculite pode ser a apresentação inicial das neoplasias, podendo se manifestar em até 25 meses antes do estabelecimento da neoplasia, ou aparecer após o diagnóstico do câncer (em média até 9 meses após).

Os tipos de vasculites mais descritas são as leucocitoclásticas e a poliarterite nodosa. As hipóteses sugeridas para a coexistência de neoplasias e vasculite incluem, o próprio tratamento imunossupressor, a presença de antígenos tumorais induzindo a formação de imunocomplexos, e produção de citocinas e outras substâncias vasoativas.

O tratamento da malignidade, em geral, resulta na regressão da vasculite.

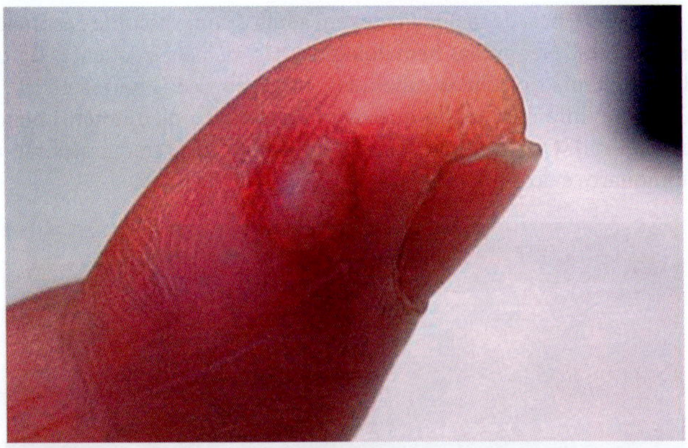

■ **Figura 131.21** Vasculite pustulosa no dedo da mão em paciente com mielofibrose que evoluiu para leucemia posteriormente.

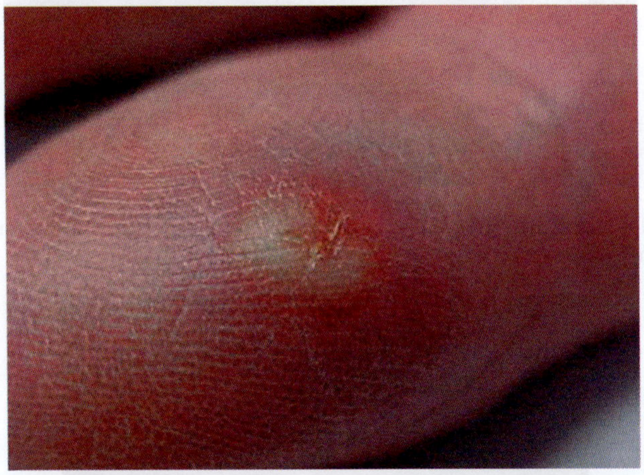

■ **Figura 131.22** Vasculite pustulosa em detalhe, no dedo da mão em paciente com mielofibrose que evoluiu para leucemia posteriormente.

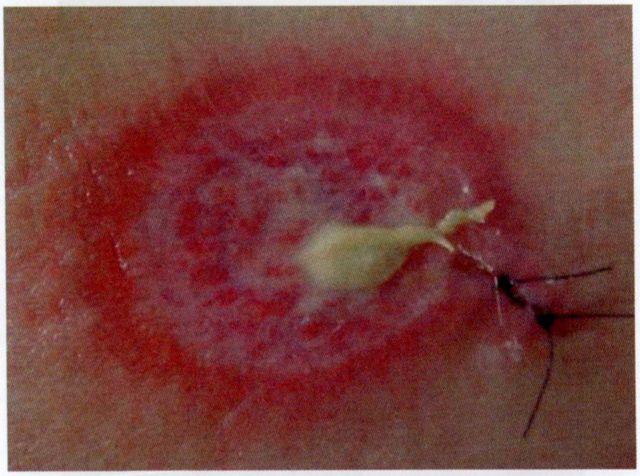

■ **Figura 131.23** Vasculite com aspecto de pioderma superficial em paciente com mielofibrose que evoluiu para leucemia posteriormente. Mesmo paciente das Figuras 131.21 e 131.22.

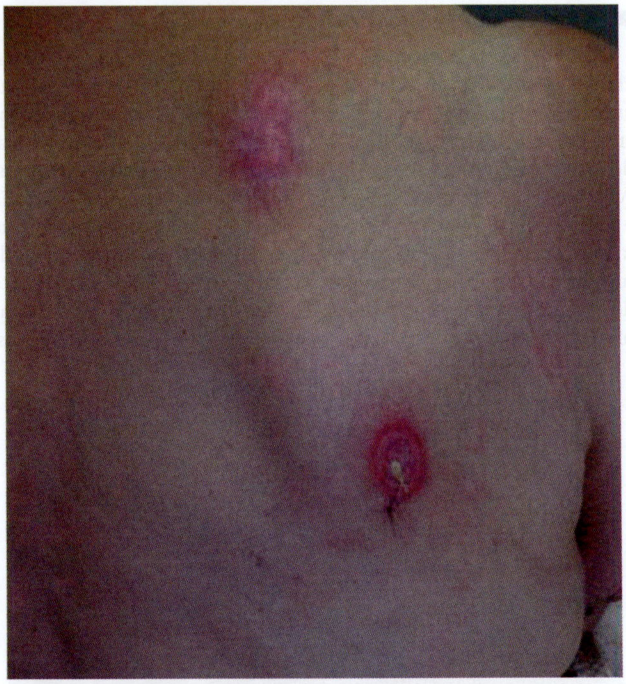

■ **Figura 131.24** Vasculite com aspecto de pioderma superficial, com visão do dorso, em paciente com mielofibrose que evoluiu para leucemia posteriormente. Mesmo paciente das Figuras 131.21 a 131.23.

■ ERITEMA NECROLÍTICO MIGRATÓRIO[191-201]

O eritema necrolítico migratório (ENM) é um quadro cutâneo bastante característico relacionado ao glucagonoma, um tumor neuroendócrino, proveniente das células pancreáticas alfa. A incidência da síndrome do glucagonoma é de 1 caso a cada 20 milhões de indivíduos da população geral. Acomete de forma similar ambos os sexos e se apresenta entre a quarta e sexta décadas de vida.

O ENM apresenta-se com lesões mucocutâneas que podem preceder o diagnóstico de glucagonoma pancreático, em média em 1 ano; seu diagnóstico é muitas vezes tardio (3 a 12 anos), o que aumenta a possibilidade de metástase. Clinicamente o ENM caracteriza-se por máculas eritematosas irregulares, que evoluem para placas anulares erodidas, coalescentes, cobertas por bolhas e crostas (Figura 131.25). A erupção é evanescente, dolorosa, pruriginosa e imita outras condições, como eczema, dermatite seborreica, dermatite de contato, psoríase e intertrigo ou candidíase. Em 95% dos casos compromete as áreas intertriginosas (virilha, nádegas, períneo, abdome inferior), a região perioral e as extremidades inferiores. O envolvimento da mucosa manifesta-se por estomatite, glossite e queilite angular.

O achado histopatológico mais frequente do eritema necrolítico migratório é a hiperqueratose com paraqueratose difusa (71%), seguida de espongiose e edema de queratócitos superficiais malpighianos e granulares (65% e 53%, respectivamente). As alterações iniciais observadas são infiltrado linfocítico perivascular leve, estrato córneo ortoceratótico fino, células epidérmicas edematosas com citoplasma claro vacuolado e necrose da epiderme superficial resultando em uma fina faixa eosinofílica; a espongiose e a morte celular podem produzir uma fenda abaixo do estrato córneo ou no terço superior da epiderme. A infecção concomitante pela *Candida albicans* ou *Staphylococcus aureus* é frequente e ocasiona um infiltrado de polimorfonucleares neutrófilos; com o tempo, o infiltrado linfocitário perivascular aumenta e a derme papilar torna-se edemaciada. O processo inflamatório ativo aparece em ciclos de 7 a 14 dias, e na fase crônica observa-se dermatite psoriasiforme com paraceratose e ausência da camada granular.

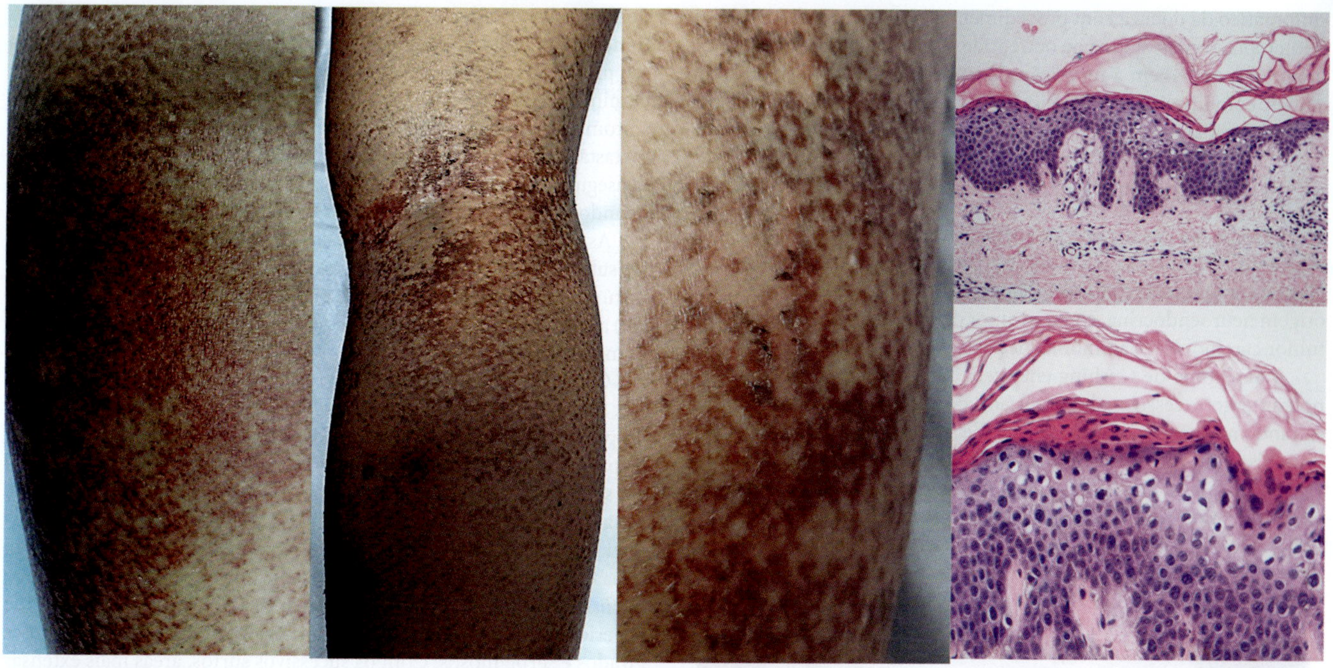

■ **Figura 131.25** Diferentes estágios clínicos do eritema necrolítico migratório e histopatologia. As lesões dermatológicas nos membros são caracterizadas em fase inicial por intenso eritema, por vezes simulando púrpura, em alguns dias produzem descamação por necrose de camadas superficiais da epiderme. Na histopatologia observa-se acantose, áreas de paraqueratose e queratinócitos apoptóticos na camada espinhosa com citoplasma claro, e em decorrência disso observam-se 3 zonas na epiderme com características tintoriais distintas, uma inferior basofílica, uma intermediária pálida ou esbranquiçada e uma superior eosinofílica, levando ao aspecto de "bandeira da França horizontalizada".

Deve-se fazer diagnóstico diferencial com outras dermatoses com deficiências nutricionais, particularmente com a pelagra (baixos níveis de niacina), deficiência de zinco e síndrome de Harnup. A deficiência de zinco, que mimetiza a acrodermatite enteropática, apresenta achados histopatológicos semelhantes ao eritema necrolítico migratório, como a vacuolização dos queeratócitos superficiais, necrose de queratócitos e paraqueratose. A semelhança clínica e histopatológica do ENM com outros déficites de vitamina B e as do tipo acrodermatite enteropática, sugere que as alterações cutâneas do eritema necrolítico migratório sejam decorrentes de um déficit nutricional causado pelo excesso de glucagon. O eritema necrolítico migratório é a primeira manifestação clínica em 70% dos pacientes com glucagonoma.

Costuma ser acompanhado por outras manifestações metabólicas do tumor, como erupção eritematosa, estomatite angular, glossite dolorosa, perda de peso, anemia normocítica e normocrômica, tendência à trombose e distúrbios neuropsiquiátricos, constituindo a chamada *síndrome diabético-dermatogênica* (SDD), que está presente em 57,2% dos casos de glucagonomas.

Os critérios diagnósticos para uma síndrome de glucagonoma comprovada foram propostos em 1981 e incluem: 1) massa tumoral detectada por visualização direta ou técnicas radiográficas; 2) tumor composto por células contendo glucagon; 3) níveis séricos elevados de glucagon e 4) pelo menos um dos seguintes achados: (i) erupção cutânea, (ii) intolerância à glicose e (iii) hipoaminoacidemia. As manifestações da síndrome também incluem perda de peso, diarreia, fraqueza, distúrbios neuropsiquiátricos, diabete *mellitus* e cardiomiopatia dilatada.

Trombose venosa profunda e tromboembolismo pulmonar ocorrem em 10% a 30% dos casos e são causa de morte em 50% desses pacientes. Alterações laboratoriais incluem elevação importante nos níveis séricos do glucagon, anemia normocrômica e normocítica, diminuição da albumina sérica, dos aminoácidos séricos e dos níveis do colesterol. Pacientes com síndrome de glucagonoma apresentam valores séricos de glucagon entre 1.000 e 5.000 pg/mL. As concentrações séricas de glucagon podem não se correlacionar com idade, sexo, anormalidades clínicas ou metabólicas, tamanho ou localização do tumor, uma vez que o potencial biológico de cada forma de glucagon depende de seu peso molecular.

As anormalidades laboratoriais se constituem em hiperglucagonemia, intolerância à glicose e hipoaminoacidemia, na ausência de insuficiência renal ou estresse metabólico grave. Acredita-se que a hipoaminoacidemia seja a responsável direta pelo ENM. Alterações hepáticas secundárias às metástases e deficiência de ácidos graxos e zinco também podem contribuir para erupção em alguns casos.

No momento do diagnóstico, 50% a 100% dos pacientes com glucagonoma apresentam metástases. O fígado é o órgão mais acometido (80% dos casos), seguido pelos linfonodos peripancreáticos, ossos, glândula adrenal, rim e pulmão.

Raramente o ENM não está associado ao glucagonoma, mas a outras doenças como doença celíaca, síndrome de má absorção intestinal, cirrose hepática, malignidade outra e pancreatite. Menos frequentemente também já foram relatados casos de hepatite B, doença inflamatória intestinal, uso de heroína e abscessos odontogênicos gerando o quadro. Quando associado à hepatite C geralmente assume características de acometimento das extremidades e recebe o nome de eritema necrolítico acral.

Na *síndrome do pseudoglucagonoma*, o eritema necrolítico migratório ocorre sem evidência de tumor pancreático e está associado a outras condições subjacentes, como pancreatite, doença celíaca, doença inflamatória intestinal, síndrome de má absorção, carcinoma do intestino delgado, hepatite B ou C, cirrose, carcinoma hepatocelular, colangiocarcinoma, carcinoma pulmonar de pequenas células, síndrome mielodisplásica, uso de heroína e quimioterapia. As manifestações cutâneas do glucagonoma e da síndrome do pseudoglucagonoma são indistinguíveis.

Um estudo recente demonstrou que a cintigrafia com receptor da somatostatina é positiva em 95% dos glucagonomas. O octreotide, um análogo da somatostatina, inibe a produção do glucagon e pode aliviar os sinais e sintomas em alguns pacientes.

A cura do ENM só pode ser obtida com a remoção completa do glucagonoma, entretanto, em torno de 50% dos tumores já estão disseminados no momento do diagnóstico, permitindo somente o controle sintomático da doença com procedimentos cirúrgicos paliativos, quimioterapia, somatostatina ou octreotide. A erupção eritematosa geralmente responde bem à reposição de zinco e ao controle rigoroso do diabete com insulina. A sobrevida em 10 anos dos casos metastáticos é de aproximadamente 50% enquanto nos casos sem metástases é de 65%.

■ SÍNDROME DE CUSHING[202-204]

A síndrome de Cushing paraneoplásica causada por produção ectópica do ACTH (hormônio adreno-corticotrópico), está associada à grande variedade de tumores. A maioria dos tumores associados é de origem neuroendócrina, como o tumor de pequenas células pulmonar, tumor carcinoide, e carcinoma medular da tireoide, entre outros.

A Síndrome de Cushing endógena tem sua patogenia com base no aumento excessivo e inapropriado do cortisol livre circulante, resultando na alteração do mecanismo de *feedback* do eixo Hipotálamo-Hipófise-Adrenal, alterando o ritmo circadiano da secreção do cortisol.

As manifestações clínicas da síndrome de Cushing paraneoplásica são as mesmas ocasionadas pelo hipercortisolismo (entre elas a obesidade central e estrias alargadas, observadas na Figura 131.26), sendo que há aparente aumento das infecções fúngicas e das úlceras gastrointestinais.

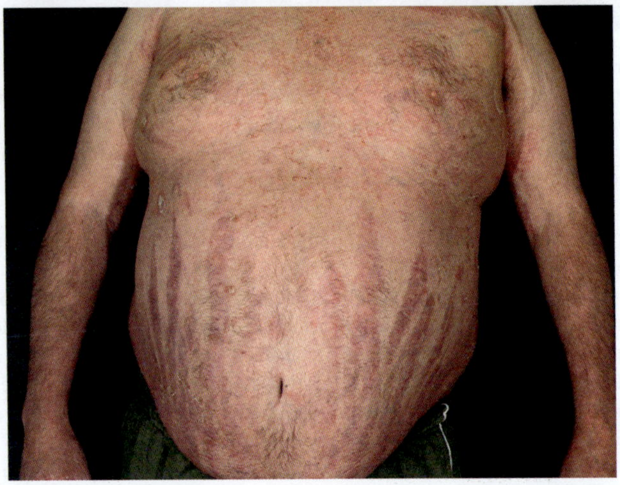

■ **Figura 131.26** Síndrome de Cushing por tumor suprarrenal. Abdome globoso, estrias alargadas e descamação cutânea de tinha do corpo disseminada.

A terapia medicamentosa pode ser instituída com análogos da somatostatina, embora o resultado do tratamento dependa do tratamento da doença de base. Recentemente tem sido utilizado o cetoconazol com finalidade de reduzir a atividade adrenal.

■ SÍNDROME CARCINOIDE[205-216]

Tumores carcinoides são neoplasias neuroendócrinas derivadas das células enterocromafins, as quais são embriologicamente capazes de produzir uma grande variedade de mediadores neuroendócrinos. Em sua descrição inicial em 1907, Oberndorfer cunhou o termo "carcinoide" para descrever tumores intestinais pequenos, multicêntricos, de histologia bastante característica e pequeno potencial de invasão local. Sabe-se hoje que as células enterocromafins estão distribuídas por todo corpo e este tipo de tumor pode se originar em outros órgãos fora do trato gastrointestinal, embora este seja sua localização mais frequente.

A síndrome carcinoide, que recebeu este nome por estar associada a este tipo particular de tumor, foi descrita posteriormente na década de 1950, e foi desde o início caracterizado por *flushing* cutâneo, hipotensão, hipermotilidade gastrointestinal, débito cardíaco elevado, broncoconstrição e lesões das válvulas do lado direito do coração.

A incidência de tumores carcinoides é de aproximadamente 1,5 a cada 100 mil pessoas, porém a síndrome carcinoide ocorre em menos de 10% dos portadores do tumor. Isto ocorre porque a maioria dos tumores carcinoides está localizada no trato gastrointestinal e secreta sua produção hormonal na circulação porta, que é filtrada pelo fígado, eliminando os efeitos destas substâncias na circulação sistêmica. Os sintomas da síndrome só ocorrem quando há acometimento hepático metastático, ou quando a produção de mediadores é tão grande que não consegue ser totalmente depurada pelo metabolismo hepático, ou ainda quando o tumor está localizado diretamente no sistema extraporta.

As manifestações dermatológicas da síndrome carcinoide podem ser subdivididas em quatro grupos e incluem: (i) *flushing* e rosácea; (ii) distúrbios relacionados à deficiência de niacina (incluindo pelagra); (iii) alterações esclerodermiformes e; (iv) um grupo variado que inclui as metástases cutâneas.

O *flushing* é a alteração cutânea mais precoce e frequente da síndrome. Sua característica clínica varia conforme a localização do tumor e o tipo de neuromediador produzido. Assim, tumores cuja origem está na parte mais anterior do intestino primitivo produzem um *flushing* de cor salmão clara a vermelha, e estão relacionados à secreção tumoral de histamina. Já o *flushing* cianótico mais característico da síndrome é produzido por tumores de origem na porção média do intestino primitivo e sua fisiopatologia é provavelmente multi-hormonal. O episódio típico de *flushing* dura cerca de 10 a 30 minutos e envolve somente a metade superior do corpo. Quando o *flushing* melhora pode ser notado padrões girados e serpiginosos. Com os sucessivos surtos, áreas mais extensas podem ser acometidas afetadas e a vermelhidão torna-se cianótica, eventualmente leva a uma cianose facial permanente com teleangiectasias, que lembram à rosácea. O tratamento envolve o tratamento do tumor e o controle sintomático com os derivados da somatostatina, e o *flushing* apresenta resposta rápida e adequada.

Para produção de grandes quantidades de serotonina, os tumores carcinoides apresentam consumo excessivo de triptofano, gerando um quadro de hipoproteinemia e deficiência de niacina no organismo, incluindo lesões de pelagra e edema gravitacional. Estas alterações respondem bem a implementação de uma dieta geral apropriada e suplementação com nicotinamida oral.

As lesões esclerodermiformes associadas à síndrome carcinoide maligna já são descritas desde 1958 e diferem da esclerodermia normal pela ausência de fenômeno de Raynaud e distribuição acral. Também chama atenção o envolvimento frequente e inicial das lesões nos membros inferiores. No caso específico das lesões esclerodermiformes, as alterações no metabolismo da serotonina estão comprovadamente ligadas ao desenvolvimento das lesões, com inúmeros estudos laboratoriais provando a capacidade fibrogênica deste hormônio na pele. Entretanto, como a grande maioria dos tumores apresenta hiperserotoninemia, mas apenas uma pequena porcentagem destes evolui com lesões esclerodermiformes, acredita-se que outros mediadores possam estar envolvidos na fisiopatologia desta alteração. O tratamento é difícil e as lesões são praticamente irreversíveis apesar dos tratamentos.

Os tumores carcinoides são mais frequentemente encontrados no apêndice ou intestino delgado; carcinoides extraintestinais podem surgir nos dutos biliares, pâncreas, estômago, ovários ou brônquios. A síndrome carcinoide clássica ocorre primariamente com carcinoides intestinais metastáticos para o fígado ou com tumores extraintestinais. Ataques de *flushing* podem se precipitados pela palpação hepática ou das metástases abdominais ou ingestão alcoólica, enemas, estresse emocional, ou alterações abruptas da temperatura corporal. Quando associado ao carcinoide pulmonar o *flushing* tende a ser mais prolongado e frequentemente associado à febre, marcada ansiedade, desorientação, sudorese, salivação e lacrimejamento.

A excreção urinária do ácido 5-hidroxi-indolacético, um metabólito da serotonina, está aumentada em 75% dos casos, e sua aferição pode ser considerada o padrão ouro para o diagnóstico da síndrome carcinoide. Vários relatos têm sugerido a medida da cromogranina A (CgA) circulante como ferramenta útil para o diagnóstico de neoplasias neuroendócrinas, incluindo os carcinoides, e a imunohistoquímica com anticorpos anti-CgA pode ajudar a confirmar a origem neuroendócrina do tumor.

Em razão do surgimento das terapias farmacológicas e das técnicas cirúrgicas e radiológicas paliativas nos últimos anos, o prognóstico da doença metastática está melhorando e atualmente apresenta 50% de sobrevida em 5 anos.

SÍNDROME DO ACTH ECTÓPICO[217]

Pacientes com tumores produtores de hormônio adrenocorticotrópico (ACTH) ectópico frequentemente perdem os sintomas e sinais tipicamente associados com a síndrome de Cushing, em parte em função do quadro clínico de curso agudo. Alcalose metabólica hipocalêmica, hipertensão, intolerância à glicose ou diabete melito franco, e perda de peso são as características clínicas clássicas. De especial relevância à dermatologia é a hiperpigmentação intensa. Embora esteja presente em apenas 6,5% a 10% dos pacientes com síndrome de Cushing, é especialmente comum em associação com a produção ectópica do ACTH e deve alertar ao médico a possibilidade da existência de um tumor secretante de hormônio. A causa da hiperpigmentação é ainda incerta, porém pode estar relacionada à produção pelo tumor do peptídeo β-lipotropina, o qual contêm dentro da sua estrutura de 91 aminoácidos a sequência de 22 aminoácidos do hormônio estimulador de melanócitos-β (MSH). A característica clínica marcante dos tumores produtores de ACTH ectópico pode ser uma síndrome Miastenia gravis-símile que se manifesta por profunda fraqueza muscular proximal. Isto pode refletir a hipocalemia ou polimiosite associada. O carcinoma de pequenas células do pulmão é o tumor que mais comumente se associa à produção ectópica do ACTH, embora outras malignidades, incluindo os tumores carcinoides, tumores de células das ilhotas pancreáticas e feocromocitomas também sejam relatados.

O gene para a propiomelanocortina (POMC), o precursor do ACTH, é expresso em altos níveis na hipófise anterior bem como em tumores secretores do ACTH.

A maioria dos tumores pode ser localizada por radiologia plana, tomografia computadorizada, ressonância nuclear magnética e estudos de ultrassonografia. Os tumores produtores do ACTH podem causar considerável hipercortisolemia e suas complicações. A cirurgia é curativa frequentemente, embora a terapia farmacológica possa controlar a hipercortisolemia.

PRURIDO[16,218-236]

Prurido é descrito como uma sensação desagradável na pele a qual provoca coçadura. Todos os humanos experimentam a sensação em algum ponto da vida. A intensidade do prurido pode variar desde formas leves até formas graves, que podem acarretar impacto psicossocial importante, interferindo com atividades diárias e no sono. O prurido é um dos sintomas mais comumente associados a doenças cutâneas, necessitando assim investigação apropriada e tratamento dermatológico.

Classificação do prurido

Segundo Yosipovitch e colaboradores e Twycross e colaboradores (Oxford 2000), a classificação é com base na fisiopatologia, divididas em quatro categorias:

- **Pruridoceptiva:** por doença cutânea existente (p. ex., a escabiose, urticária etc.).
- **Neurogênica:** originada no Sistema Nervoso Central (SNC) (como exemplo, por peptídeos opioides).
- **Neuropático:** originado de doenças do SNC (p. ex., a esclerose múltipla).
- **Psicogênico:** acompanha pacientes psiquiátricos, sendo o melhor exemplo o delírio de parasitose e a acarofobia.

O prurido pode ainda estar associado a doenças sistêmicas, incluindo neoplasias internas malignas e em particular com doenças linfoproliferativas. O prurido paraneoplásico é definido como aquele que: (i) ocorre precocemente durante o curso natural da neoplasia ou mesmo precede a evidência clínica da neoplasia; (ii) não é ocasionado pela invasão pela massa neoplásica ou compressão, e (iii) melhora ou desaparece após a remoção do tumor.

Pacientes com prurido que não respondem ao tratamento devem ser avaliados a respeito de doenças sistêmicas ocultas. Causas de prurido sistêmico incluem a colestase, doenças da tireoide, Policitemia Vera, uremia, doença de Hodgkin, infecção pelo HIV, tumores sólidos e neoplasias hematológicas. Entre os tumores sólidos o prurido pode manifestar-se de forma generalizada, podendo estar presente anos antes do diagnóstico da neoplasia. Tumores específicos às vezes associam-se a prurido localizado. Por exemplo: (i) prurido escrotal com câncer de próstata; (ii) vulvar com câncer de cérvice uterina; (iii) prurido perianal com câncer de sigmoide e reto.

Na literatura quando se examina a etiologia do prurido generalizado idiopático, alguns estudos sugerem que as malignidades concorram para cerca de 10% dos casos. Os linfomas e a leucemia são as malignidades mais associadas ao prurido paraneoplásico. As neoplasias hematológicas como o linfoma de Hodgkin podem ter como sintoma principal o prurido (30% dos pacientes), o qual pode persistir mesmo após remissão da doença. É menos comum no linfoma não Hodgkin, onde estudo caso-controle demonstrou ocorrer em 15% dos pacientes. Na Síndrome de Sézary (Linfoma de Células T em estágio leucêmico) a incidência é quase de 100%.

Características clínicas do prurido nas malignidades

O prurido pode estar acompanhando as alterações ictiosiformes nas extremidades ou ocorrer como lesões eczematosas de início recente na doença de Hodgkin. Prurido grave e intratável tem sido observado nos pacientes com linfoma. O prurido de preponderância noturna é encontrado em todas as formas de prurido crônico (evolução maior que 6 meses). Geralmente os pacientes com prurido paraneoplásico sofrem de grave prurido intratável que se apresenta com lesões secundárias que resultam do ciclo viciosos de prurido-coçadura, o qual determina escoriações, hiperpigmentação ou hipopigmentação, liquenificação, prurigo nodular e cicatrizes.

O prurido aquagênico é a forma de prurido que surge minutos após o contato com água em qualquer temperatura sem uma erupção cutânea perceptível ou urticas. Sabe-se que é mais associado com a policitemia vera, entretanto vários relatos demonstram associação com outras doenças linfoproliferativas. O prurido aquagênico pode preceder o surgimento de linfoma de células t ou mielodisplasia por vários anos.

O prurido paraneoplásico pode estar presente como parte de doenças primariamente epidérmicas ou dérmicas associadas às malignidades. Relatou-se associação de casos de granuloma anular generalizado com prurido grave, os quais representaram a manifestação inicial de leucemia mielomonocítica crônica. O granuloma anular generalizado tem sido associado com linfoma e leucemia.

A dermatose acantolítica transitória (doença de Grover) consiste em uma doença pápulo-vesiculosa extremamente pruriginosa, a qual ocorre no tronco de homens adultos. Já foi relatada associada a malignidade hematológica.

A eritrodermia é uma condição que pode constituir uma paraneoplasia com prurido intenso, situação frequentemente associada com malignidades hematológicas. Há relato de pênfigo paraneoplásico apresentando-se como erupção eritrodérmica pruriginosa.

O *sinal de Leser-Trèlat* constitui uma forma de queratose seborreica eruptiva com prurido e está associado com adenocarcinoma do intestino, estômago e malignidades hematológicas e embora descrito há mais de um século, sua validade ainda é debatida.

A acantose nigricante maligna geralmente associada com adenocarcinoma intestinal, em cerca de 40% dos pacientes apresenta um prurido generalizado. Na síndrome de Bazex (acroqueratose paraneoplásica de Bazex) a erupção eritemato-escamosa acral geralmente é pruriginosa. No Quadro 131.7 podemos observar as síndromes paraneoplásicas cutâneas mais relacionadas com prurido.

Quadro 131.7 Síndromes paraneoplásicas cutâneas com prurido.

Síndrome paraneoplásica	Malignidades associadas
Eritrodermia	Linfoma, leucemia
Sinal de Leser-Trèlat	Adenocarcinoma do intestino e malignidades hematológicas
Granuloma anular generalizado	Linfoma e leucemia
Doença de Grover	Malignidade hematológica
Dermatomiosite	Carcinoma do colo em homem e ovários em mulheres Carcinoma nasofaríngeo em asiáticos
Acroqueratose de Bazex	Carcinoma de vias aéreas superiores da cabeça e pescoço e digestivo (faringe, laringe e esôfago)
Acantose nigricante maligna	Adenocarcinoma de intestino

Investigação do prurido paraneoplásico

O diagnóstico consiste em história clínica completa e exame físico completo incluindo o exame dos linfonodos. Na ausência de lesões cutâneas, devem ser solicitados exames subsidiários direcionados de acordo com os dados da anamnese, incluindo, de forma geral, o hemograma completo, função hepática, renal e tireoidiana, radiografia do tórax ou tomografia do tórax e abdome para excluir linfoma, DHL, sangue oculto nas fezes, protoparasitológico das fezes (3 amostras), entre outros.

Estratégias terapêuticas para o prurido crônico

O foco terapêutico é direcionado para reduzir a intensidade do prurido e bloquear a via periférica de transmissão aferente e a via central neural. Há estudos limitados sobre a eficácia destes agentes no tratamento do prurido associado ä malignidade, com relatos de casos e pequenas séries de casos.

- **Inibidores seletivos da recaptação da serotonina (SSRIs):** Os SSRIs tais como sertralina e paroxetina atuam com efeito benéfico via alteração da concentração dos neurotransmissores dentro do sistema nervoso central. O efeito antipruriginoso demora 2 a 3 semanas de uso para tornar-se efetivo.
- **Inibidores seletivos da recaptação da neuroepinefrina (SNRI):** aliviam o prurido possivelmente por reduzir a sensibilização central ao prurido em função dos seus efeitos tanto nos receptores serotoninérgicos e receptores α_2 noradrenérgicos, tal como eles atuam no tratamento da dor neuropática. A mirtazapina é particularmente efetiva no tratamento do prurido noturno, prurido associado ao linfoma. Os novos SNRIs tais como a venlafaxina e duloxetina não parecem ser efetivos em termos de efeito antipruriginoso.
- **Neurolépticos:** a gabapentina e pregabalina são análogos estruturais do neurotransmissor ácido gama-aminobutírico (GABA). O mecanismo exato do efeito antipruriginoso não está esclarecido. Eles provavelmente atuam inibindo as vias centrais do prurido, tal como o fazem na dor neuropática.
- **Anti-histamínicos sedantes:** ainda têm função no tratamento do prurido, especialmente no prurido noturno. Os anti-histamínicos, tais como a hidroxizina em altas doses, são comumente utilizados para tratar o prurido em pacientes com prurido sistêmico, provavelmente por exercer um efeito benéfico via suas propriedades soporíficas. A doxepina, um antidepressivo tricíclico tem um efeito similar aos SSRI e é também utilizada no tratamento do prurido noturno, possivelmente via sua potente propriedade anti-histamínica.
- **Talidomida:** o efeito antipruriginoso e pode exercê-lo por vários mecanismos incluindo a supressão da produção do fator de necrose tumoral, além de depressão no sistema nervoso central e periférico. O prurido desaparece em 2 a 3 semanas. O derivado menos neurotóxico da talidomida, chamado lenalidomida, recentemente aprovado para uso no mieloma múltiplo, pode causar prurido.
- **Terapia com ultravioleta (UV):** sabe-se que alivia prurido de doenças sistêmicas, particularmente na doença renal crônica. Tanto a PUVA terapia como o UVB narrow band são usados nos linfomas cutâneos de células T, porém não se conhece seu efeito antipruriginoso no linfoma sistêmico e outras malignidades.

O Quadro 131.8 resume o tratamento sistêmico do prurido associado à malignidade.

Tratamento do prurido no linfoma

Relatos de séries de casos têm referido a efetividade no tratamento do prurido associado ao linfoma cutâneo de células T com a combinação de baixas doses de mirtazapina (7,5 a 15 mg a noite) e gabapentina (300 mg a noite até 900 a 2.400 mg/dia). O butorphanol foi usado para tratar o prurido refratário do linfoma na dose de 3 a 4 mg/dia. Outra opção é a prednisona 40 mg/dia e depois em doses decrescentes me 3 semanas.

Quadro 131.8 Medicações recomendadas no tratamento sistêmico do prurido paraneoplásico.

Nome do fármaco	Mecanismo antipruriginoso	Doses sugeridas
Hidroxizina	Anti-H_1 e sedativo	50 a 100 mg/dia
Doxepina	Anti-H_1, antidepressivo tricíclico e sedativo	25 a 75 mg/dia
Naltrexone	Antagonista opioide-Mu	25 a 50 mg/dia
Butorphanol	Antagonista opioide-Um e kappa agonista	1 a 4 mg/dia intranasal
Gabapentina	Inibidor das vias periféricas e centrais do prurido	300 mg/dia e aumentar até 3.200 mg/dia
Pregabalina	Inibidor das vias periféricas e centrais do prurido	150 mg/dia até 300 mg/dia
Mirtazapina	Antagonista seletivio do receptor α_2 adrenérgico	Até 15 mg a noite
Paroxetina	Inibidor seletivo da re-captação da serotonina	20 mg/dia
Talidomida	Vias centrais e periféricas do prurido e anti-TNFα, antiangiogênico	100 mg/dia até 200 mg/dia
Aprepitant	Inibidor da neurocinina 1	80 mg ao dia

Quadro 131.9 Tratamento escalonado no prurido associado ao linfoma. SNRI, inibidor da recaptação da serotonina.

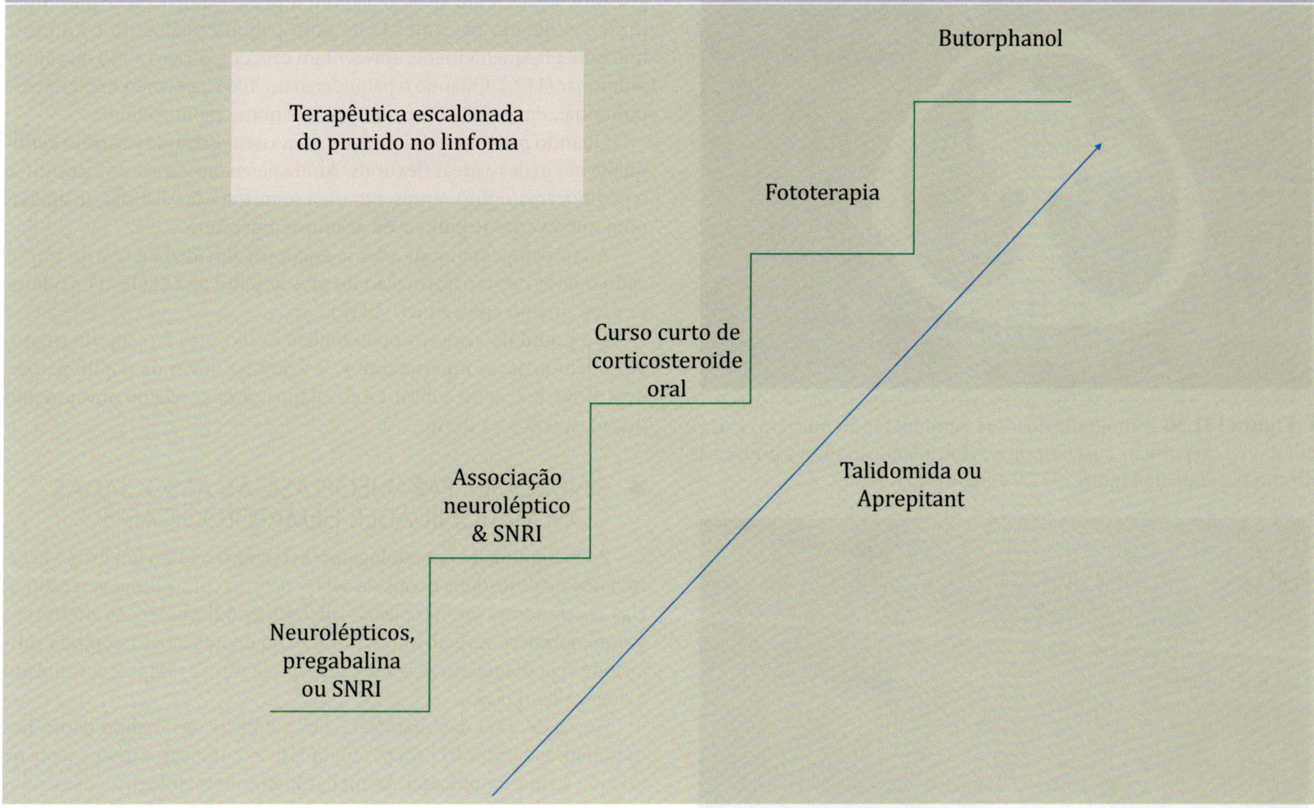

SNRI, inibidor da recaptação da serotonina

A abordagem terapêutica dos pruridos crônicos em geral é mais explorada no capítulo 15 – Prurido, Prurigo e Dermatoses Papulopruriginosas. No entanto, além de tratamento das doenças associadas, medicações tópicas para alívio dos sintomas, como o mentol, a capsaicina, corticoides tópicos, doxepina, emolientes, calamina, entre outros. Nos pruridos associados às malignidades o tratamento tende a ser mais resistente, devendo sempre estar associado se possível à resolução da neoplasia de base.

TRIPE PALMS OU PAQUIDERMATÓGLIFO[237-239]

Tripe palms é a denominação empregada para descrever o aspecto clínico demonstrado pelo espessamento aveludado das palmas das mãos com dermatóglifos proeminentes (Figuras 131.27 a 131.31A e B). Por vezes os dermatóglifos se agrupam assumindo o aspecto em "paralelepípedo". O termo "Tripe" faz alusão ao aspecto de papilas que revestem internamente o intestino bovino, em cuja mucosa assume um aspecto rugoso. Portanto, *tripe palms* por ser similar, porém em menor proporção aos dermatóglifos exagerados das palmas das mãos e dedos recebe também a sinonímia de paquidermatóglifo.

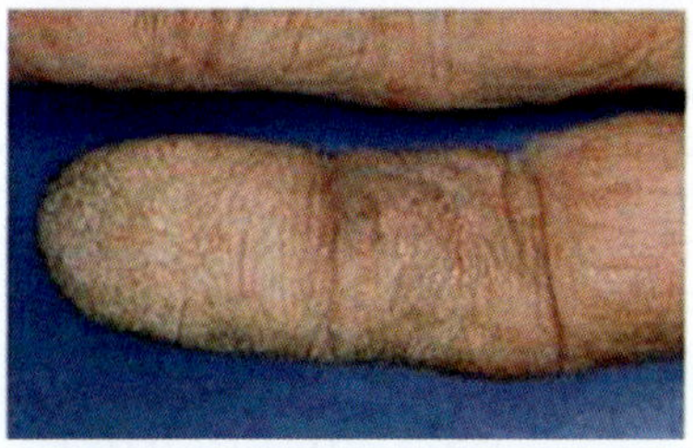

Figura 131.27 Paquidermatóglifo com aspecto de vilosidades intestinais na pele dos dedos.

O termo *tripe* foi inicialmente empregado por Clarke, em 1977, e depois propagado por Breathnach e Wells. Na literatura médica há não mais que cem casos descritos, sendo a grande maioria associada com malignidades internas, especialmente carcinomas do pulmão e do estômago. Em alguns poucos casos relatados de "tripé palms" a presença de malignidade foi suspeita, porém não demonstrada. No entanto o aspecto clínico foi similar entre a forma idiopática e a associada a malignidade.

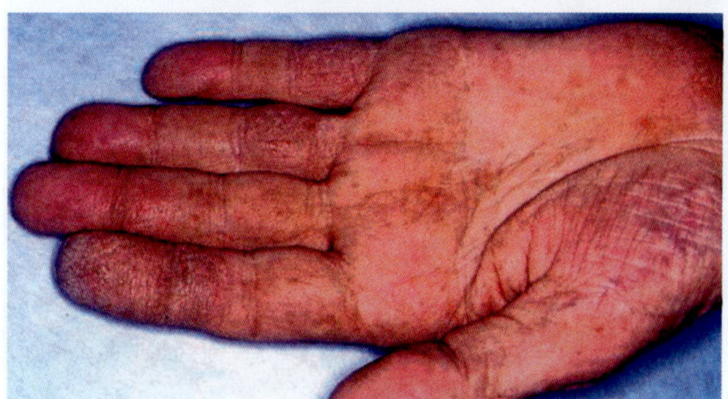

Figura 131.28 Paquidermatóglifo com aspecto de lesões palmares em paralelepípedo e vilosidades intestinais. Adenocarcinoma pulmonar. Mesmo paciente da Figura 131.29 e Figura 131.30.

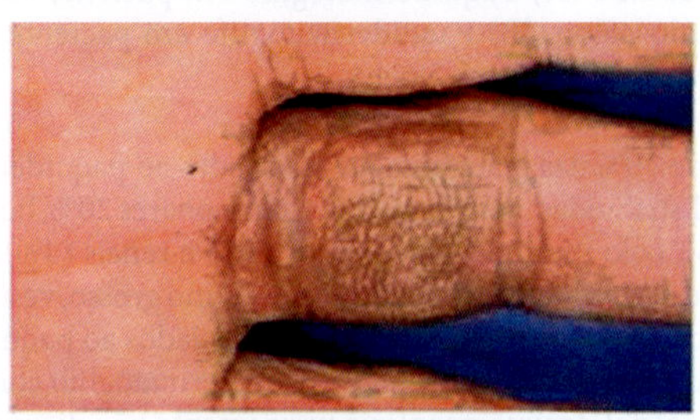

Figura 131.29 Paquidermatóglifo com aspecto de lesões palmares em paralelepípedo. Adenocarcinoma pulmonar. Mesmo paciente da Figura 131.29 e Figura 131.30.

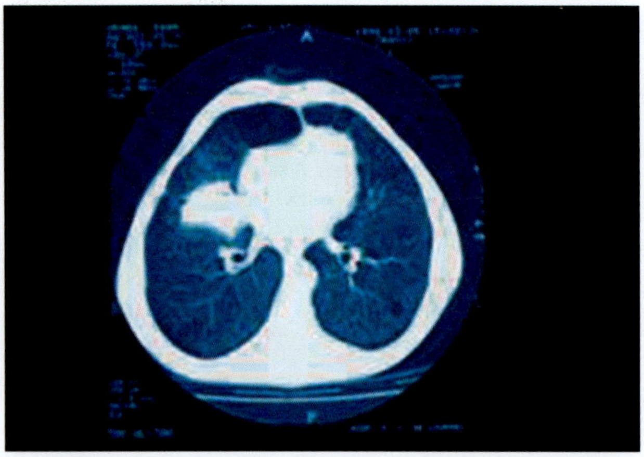

■ **Figura 131.30** Tomografia do tórax demonstrando imagem opaca e radiodensa no pulmão, cuja biopsia revelou adenocarcinoma pulmonar. Mesmo paciente da Figura 131.29 e Figura 131.30.

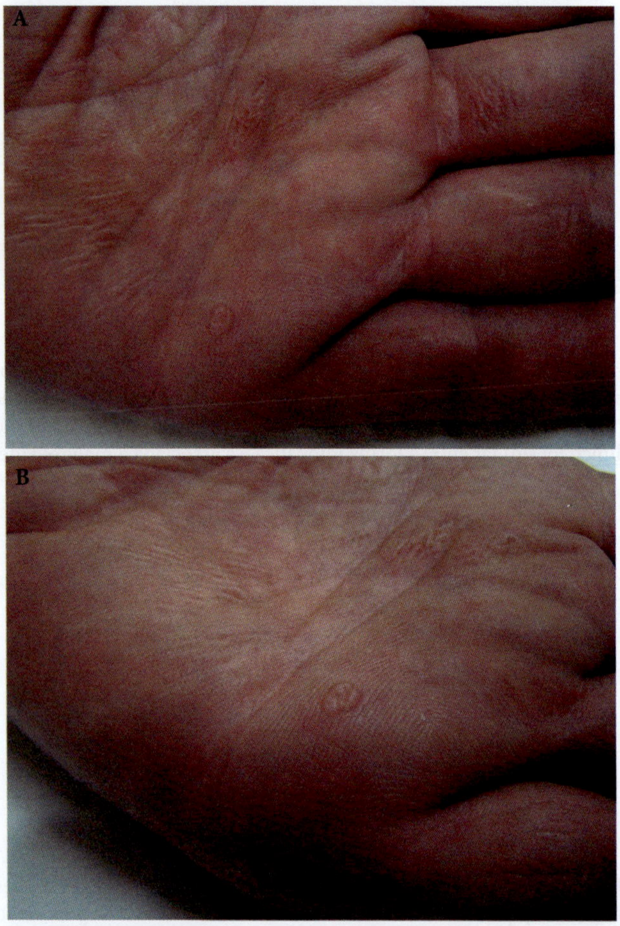

■ **Figura 131.31 (A)** Paquidermatóglifo em paciente com adenocarcinoma do cólon. **(B)** Paquidermatóglifo em paciente com adenocarcinoma do cólon.

Cerca de 70% das malignidades associadas ao paquidermatóglifo são assim distribuídas: gástricas (30%), pulmonares 20%, bexiga (5%), mama (4%), colo uterino (4%), ovários (4%) e renais (4%). Há casos ocasionais de carcinomas originados no intestino grosso, vesícula biliar, útero, pâncreas, próstata e língua sendo associados ao paquidermatóglifo. Em cerca d 40% dos pacientes o paquidermatóglifo constituiu-se no achado inicial de uma neoplasia previamente não diagnosticada.

O *tripe palms* tem sido observado em associação com a acantose nigricante em cerca de 77% dos casos, embora possa ocorrer isoladamente nos outros 23% dos casos. Em pacientes com câncer o achado do paquidermatóglifo como manifestação isolada, sem a acantose nigricante, geralmente se associa com a presença de câncer pulmonar (53%); enquanto pacientes tanto com paquidermatóglifo e acantose nigricante frequentemente apresentam câncer gástrico (35%) ou câncer pulmonar (11%). Quando o paquidermatóglifo se associa a malignidade pulmonar, em geral, esta é do tipo carcinoma espinocelular.

Quando presentes, as lesões de acantose nigricante ocorrem geralmente nas axilas e áreas flexurais. Ainda permanece a ser esclarecido se o paquidermatóglifo representa uma manifestação distinta ou apenas uma mera variante palmar da acantose nigricante.

A etiopatogenia ainda não se encontra elucidada e tem-se implicado o fator de transformação do crescimento alfa (TGF-α) e o fator de crescimento epidérmico (EGF).

Do ponto de vista histopatológico, as biopsias do paquidermatóglifo demonstram hiperqueratose e acantose, além da papilomatose, deposição de mucina a derme e em alguns casos se relatou um aumento dos mastócitos na derme.

■ SÍNDROMES PARANEOPLÁSICAS ASSOCIADAS COM MALIGNIDADES HEMATOLÓGICAS[240]

As malignidades hematológicas (MH) representam um grupo heterogêneo de desordens neoplásicas. De acordo com a linhagem celular, elas são divididas em neoplasias mieloides ou linfoides. As síndromes paraneoplásicas surgem antes, durante ou depois que a neoplasia subjacente seja diagnosticas e seu curso pode ou não estar sincronizado a doença neoplásica.

Cerca de 25% das manifestações cutâneas nas malignidades hematológicas são síndromes paraneoplásicas cutâneas, e destas cerca de metade é imunomediada. As malignidades hematológicas mais relacionadas a manifestações cutâneas são as leucemias (38,3%), seguidas pelos linfomas não Hodgkin (26,7%) e mieloma múltiplo (21,7%).

As manifestações dermatológicas associadas com as MH podem ser classificadas como específicas (neoplasia cutânea ou infiltração neoplásica) e não específicas. As não específicas incluem condições dermatológicas decorrentes da insuficiência da medula óssea (palidez, púrpura e equimoses), infecções cutâneas, reações adversas aos medicamentos oncológicos, bem como doenças imunomediadas.

O risco de desenvolver uma dermatose imunomediada associada a uma MH depende de muitos fatores, incluindo genéticos e epigenéticos, o subtipo de MH e as consequências do tratamento específico. A tolerância central, regulada por seleção negativa e células T periféricas, é comprometida nos pacientes com MH. O timoma, ou entidades linfoproliferativas, pode permitir no escape de células T autorreativas, que podem, portanto, desencadear reações imunes e doenças, como pênfigo paraneoplásico (PPN).

As células periféricas autorreativas podem tornar-se anérgicas se nenhuma célula apresentadora de antígeno for encontrada pelo tumor. No entanto, células tumorais, como o linfoma de Hodgkin (LH) e a leucemia linfocítica crônica de células B (LLCB), podem expressar moléculas como β2-microglobulina, ou complexo principal de histocompatibilidade tipo I e II, o que pode favorecer a expansão e diferenciação das células autorreativas. Células. As células neoplásicas recrutam células T reguladoras, que produzem interleucina-10, para evitar a vigilância imunológica, uma ação que não evita reações imunes, pois essas células também produzem interleucina-4 e interleucina-17, que promovem tolerância tumoral e inflamação periférica.

As MH têm sido associadas a um desequilíbrio entre as células T e a produção de citocinas. Um exemplo é uma mudança para uma resposta T helper 2 (Th2) e o aumento da relação Th2/T helper 1 (Th1), em doenças como linfomas Hodgkin (LH), leucemia mieloide aguda (LMA) e na leucemia mieloide crônica (LMC). Essa situação pode ser responsável por diversos fenômenos como o recrutamento cutâneo de neutrófilos ou a estimulação da produção de autoanticorpos. Além disso, um aumento da interleucina-1 e interleucina-6 é observado na LMC, o que pode estar relacionado à patogênese das dermatoses neutrofílicas. Também, no LH e na LLCB, foi observado um microambiente enriquecido com Th17, que se acredita estar relacionado à patogênese das dermatoses bolhosas neutrofílicas e autoimunes. Os mecanismos implicados na patogênese dos distúrbios da pele imunomediados em pacientes com malignidades hematológicas são descritos no Quadro 131.10.

Quadro 131.10 Mecanismos implicados na patogênese das doenças cutâneas imunomediadas em pacientes com malignidades hematológicas.

Malignidade hematológica	Mecanismo
Malignidades de linhagem linfoide	Distúrbio de tolerância central nas células T (células T imaturas e autorreativas escapam da seleção negativa ou supressora no timo)
Malignidades de linhagem linfoide e mieloide	Desordem de tolerância nas células T periféricas (sinais coestimuladores das células neoplásicas para células T autorreativas)
Desordens linfoproliferativas de células B	Produção de autoanticorpos pelas células neoplásicas
leucemia mieloide crônica, leucemia mieloide aguda, linfoma Hodgkin, e linfomas cutâneos de células B	Desequilíbrio nas respostas TH1/TH2
Linfoma Hodgkin, linfoma não Hodgkin, leucemias agudas e leucemia linfoide crônica	Aumento na atividade de células TH17
Malignidades de linhagem linfoide e mieloide	Desequilíbrio de citocinas

Síndromes paraneoplásicas cutâneas imunomediadas nas malignidades hematológicas

As síndromes paraneoplásicas cutâneas imunomediadas nas MH mais destacadas são: 1) dermatoses neutrofílicas (DN), 2) dermatoses eosinofílicas (DE), 3) dermatoses vesiculares e 4) padrões variados (vasculites, doenças autoimunes do tecido conectivo e dermatoses granulomatosas).

Dermatoses Neutrofílicas (DN)

As DN constituem um grupo heterogêneo de dermatoses clinicamente polimorfas caracterizadas por infiltrados de neutrofílicos maduros e sem evidência de infecção. As mais frequentes são a síndrome de Sweet, o pioderma gangrenoso (PG), *erythema elevatum diutinum* (EED), a dermatose pustulosa subcórnea e a hidradenite écrina neutrofílica (HEN). Especula-se que nessas dermatoses, os neutrófilos podem estar clonalmente relacionados às células neoplásicas e podem ter sido diferenciados a partir delas. Se tal hipótese for confirmada, essas entidades não poderão mais ser consideradas síndromes paraneoplásicas.

- **Síndrome de *Sweet* (SS):** cerca de um quinto dos pacientes diagnosticados com SS sofrem de uma malignidade associada, com a maioria deles (85%) relacionada à MH, e têm uma prevalência de Leucemia Mieloide Aguda e síndrome mielodisplásica (SMD) que oscila entre 15% e 27%. A SS foi bem descrita em pacientes com Leucemia Mielocítica Crônica, Leucemia Linfocítica Crônica de células B, com as gamopatias monoclonais (principalmente imunoglobulina G [IgG]) e mieloma múltiplo (MM), e menos frequentemente em no Linfoma Hodgkin, linfoma não Hodgkin (LNH) e doenças mieloproliferativa (MPD. A taxa de mortalidade observada em pacientes com síndrome de Sweet e MH associada é maior (44%), quando comparada a 14% naqueles sem MH.
- ***Pioderma gangrenoso* (PG):** o PG é uma doença inflamatória incomum. Em uma revisão sistemática com 823 casos de PG realizada por DeFilippis e colaboradores, verificou-se que doença inflamatória intestinal, poliartrite e MH estavam associadas ao PG em 65,2%, 16,1% e 12,5% dos casos, respectivamente.[241] Dos casos associados a MH, 25% corresponderam a síndrome mielodisplásica (SMD), 22% a gamopatia monoclonal de significado incerto (MGUS), 12% a Leucemia Mieloide Aguda e 6,4% ao Mieloma Múltiplo (MM).[242] Os tipos mais comuns de PG associados à MH são ulcerativo e bolhoso, especialmente nas síndromes mieloproliferativas. As gamopatias IgG são mais frequentes; entretanto, as associadas ao PG são as de imunoglobulina A (IgA). A associação entre MH e PG tem sido observada como causa de óbitos, principalmente em pacientes com Leucemia Mieloide Aguda, Leucemia Mieloide Crônica, SMD, MM, MGUS e linfomas.
- ***Erythema elevatum diutinum* (EED):** é uma forma crônica e localizada de vasculite leucocitoclástica, e que geralmente precede a MH por anos. Tem sido relatado com manifestação de uma variedade de MH, principalmente gamopatia monoclonal (do isotipo IgA), linfomas e SMD. O EED é relativamente raro, e se apresenta tipicamente como pápulas e nódulos eritematosos, de coloração vermelho/violeta, localizados nas superfícies extensoras.
- **Dermatose pustulosa subcórnea:** também conhecida como doença de Sneddon-Wilkinson, é uma erupção pustular crônica, rara, recorrente, caracterizada por pústulas subcórneas flácidas que contêm neutrófilos na histopatologia. As MH associadas são o mieloma IgA, anemia aplástica, linfomas e LLC. Os sinais cutâneos podem aparecer anos antes do diagnóstico de MH e podem melhorar com o tratamento da malignidade subjacente.
- **Hidradenite écrina neutrofílica (HEN):** é uma dermatose rara, caracterizada por pápulas ou placas infiltradas como na síndrome de Sweet, com infiltrados de neutrófilos ao redor das glândulas écrinas. Essas lesões podem ser assintomáticas, pruriginosas ou dolorosas, e geralmente estão localizadas no tronco, face ou membros. Os pacientes geralmente apresentam um curso de auto-resolução. Bachmeyer e colaboradores, realizaram uma revisão da literatura de 51 casos de HEN que indicou que 67% tinham Leucemia Mieloide Aguda (LMA) [243]. Outras MHs associadas foram as LLCB, LMC, HL e LNH. A maioria dos pacientes (84%) recebeu quimioterapia (especificamente citarabina e antraciclinas) antes do início da HEN. Geralmente, os pacientes com HEN apresentam um curso de resolução espontânea em poucos dias ou semanas, e nenhum tratamento específico é necessário. Na maioria dos casos, é considerado um efeito adverso da quimioterapia.
- **Dermatoses eosinofílicas (DE):** constituem um grupo heterogêneo de erupções cutâneas que ocorrem predominantemente em pacientes com distúrbios linfoproliferativos indolentes, principalmente a Leucemia Linfocítica Crônica (LLC), em até 6-8% desses casos. Alguns pacientes, principalmente aqueles com leucemia aguda, doenças mieloproliferativas crônicas e discrasias plasmocitárias, também podem apresentar esta dermatose.

Geralmente se apresenta meses ou anos após o diagnóstico da MH. No entanto, uma minoria de pacientes também pode apresentar erupção cutânea até 10 anos antes do diagnóstico da MH.

Esses pacientes podem desenvolver reações "semelhantes a picadas de insetos", em decorrência da proliferação de células T e à liberação de interleucina-5. Alguma controvérsia envolve esta dermatose e sua denominação como síndrome paraneoplásica, em função de alguns achados de invasão tumoral na pele; daí surgiram duas hipóteses: (1) que as células tumorais se infiltram na pele e promovem a ativação dos eosinófilos; ou (2) o tratamento neoplásico pode desencadear um desvio persistente de células T para um fenótipo Th2, o que pode favorecer o recrutamento de células T na pele e a ativação de eosinófilos em resposta a gatilhos ambientais.

Pelo menos três padrões clínicos (Figura 131.32) principais foram descritos de *dermatoses eosinófilicas associadas à malignidade hematológica*: 1) um padrão vesicular, semelhante ao penfigoide bolhoso; 2) um padrão "semelhante a picada de inseto", caracterizado por pápulas urticadas discretas, às vezes com vesículas abundantes semelhantes à urticária papular estrófulo); e 3) padrão tipo celulite, caracterizado por placas eritematosas difusas ou nódulos semelhantes à síndrome de Wells. Os pacientes podem apresentar prurido intenso, muitas vezes intolerável.

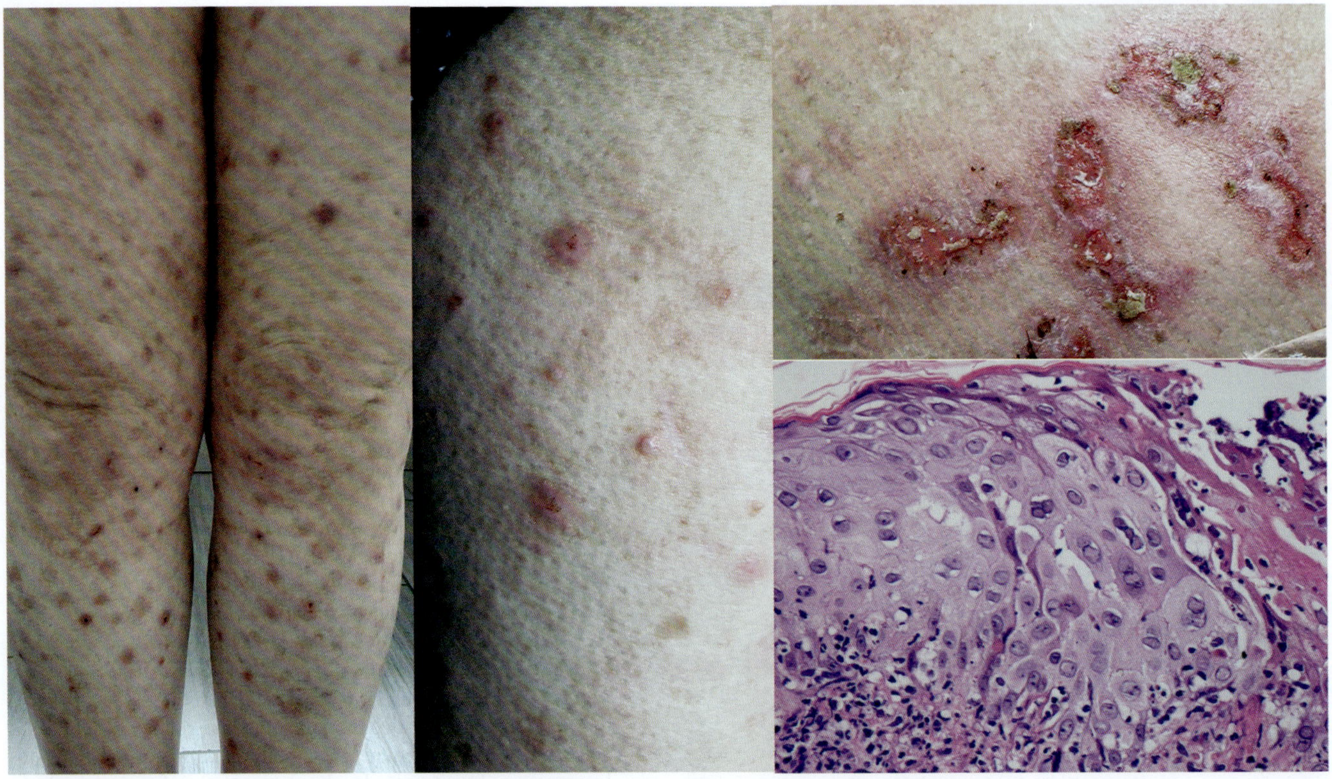

■ **Figura 131.32** Dermatose eosinofílica associada à malignidade hematológica. Paciente com lesões prurigoides, escoriadas múltiplas e leucemia linfocítica crônica. Evoluiu com ulcerações na pele cuja biopsia revelou infecção herpética pela imunossupressão.

As dermatoses eosinofílicas (DE) devem ser diferenciadas da papulose linfomatoide (células T) associada as neoplasias de células B; estes são caracterizados por pápulas, vesículas, placas e nódulos pruriginosos. Sua histopatologia mostra infiltrados proeminentes de células T, como linfoma cutâneo de células T, especificamente, micose fungoide foliculotrópica. Assim como a DE, a erupção cutânea se apresenta de maneira recorrente, apesar do tratamento.

Entidades diversas

Muitas síndromes paraneoplásicas com envolvimento da pele foram relatadas como resultado de distúrbios vasculares, anormalidades do tecido conjuntivo ou infiltração granulomatosa.

Vasculites: 5% das vasculites cutâneas estão associadas a uma malignidade subjacente, que são MHs em 90% dos casos, principalmente leucemia mielomonocítica crônica, LNH, LH, LLC e o MM. As vasculites cutâneas paraneoplásicas têm aspecto clínico semelhante às idiopáticas, ou seja, púrpura palpável, nódulos eritematosos, úlceras crônicas e dolorosas, livedo reticular ou racemosa, gangrena e necrose acral com predileção por membros inferiores. As de origem paraneoplásica têm maior duração e menores taxas de resposta ao tratamento com glucocorticoides/imunossupressores.

Pode representar um desafio ao diagnóstico para distingui-la da vasculite leucêmica, que é uma apresentação rara da leucemia cútis. Essa distinção é crítica, pois a vasculite leucêmica está associada a mau prognóstico, o que se correlaciona com o comportamento biológico agressivo da malignidade hematológica subjacente.

Doenças autoimunes do tecido conjuntivo: essas doenças, como lúpus eritematoso sistêmico (LES), síndrome de Sjögren e esclerose sistêmica progressiva, têm sido associadas a um risco maior de MH, principalmente linfoma de células B. Os linfomas da zona marginal e os linfomas do tecido linfoide associado à mucosa (MALT) estão relacionados principalmente à síndrome de Sjögren, com incidência 44 vezes maior do que a população geral.

As neoplasias ocorrem em 13% a 42% dos pacientes com dermatomiosite, com maior risco nos primeiros 2 anos após o diagnóstico. A dermatomiosite paraneoplásica é mais comum em tumores sólidos, embora dermatomiosite clássica e amiopática tenham sido relatadas em pacientes com MH (LNH, LH, LMA e SMD). A dermatomiosite associada à MH tem um prognóstico ruim, com taxas de sobrevida de 96,9%, 78,1% e 51,4% em 1, 3 e 5 anos, respectivamente. As características clínicas incluem as pápulas dérmicas eritematosas clássicas sobre as articulações interfalângicas (conhecidas como pápulas de Gottron), erupção do tipo heliotropo na face, máculas eritematosas/poiquilodermatosas com distribuição singular (sinal V do decote, sinal do xale e sinal do coldre, na coxa) e teleangiectasias ungueais. A presença de eritrodermia na dermatomiosite é uma marca muito sugestiva de malignidade, especificamente de origem linfoide.

Dermatoses granulomatosas

As entidades clínicas granulomatosas associadas a síndromes paraneoplásicas são granuloma anular (GA), a sarcoidose cutânea e dermatite granulomatosa neutrofílica em paliçada, que têm sido associadas a uma ampla gama de malignidades, como LH, LNH, SMD e à LMC. Pacientes com sarcoidose têm um risco cinco vezes maior de desenvolver um distúrbio linfoproliferativo (principalmente LH). Com relação à associação entre o GA e linfomas, o GA pode preceder o diagnóstico do linfoma, que ocorre posteriormente, com intervalos de tempo que variam entre 5 e 27 anos. Os linfomas são responsáveis por 56% dos GA associados a malignidade, sendo o LH o mais comum.

Diagnóstico de dermatoses paraneoplásicas associadas à malignidade hematológica

A pedra angular do diagnóstico de síndrome paraneoplásica é com base na integração da história e dos achados do exame físico. A lesão cutânea tem papel fundamental para orientar qualquer suspeita clínica, que é descartada ou não descartada de acordo com a histopatologia. No entanto, é importante destacar que o diagnóstico de certas síndromes paraneoplásicas não se limita aos estudos histológicos, pois estes podem exigir procedimentos adicionais, como estudos bioquímicos específicos. Após a identificação da dermatose, é necessário procurar possíveis malignidades subjacentes. O diagnóstico de síndrome paraneoplásica com manifestações cutâneas e a investigação diagnóstica de malignidade subjacente estão descritos no Quadro 131.11.

Quadro 131.11 Características clínicas e laboratoriais das síndromes paraneoplásicas mucocutâneas associadas a neoplasias hematológicas.

Síndrome paraneoplásica		Características clínicas	Exames diagnósticos	Aspectos histopatológicos	Comentários
Dermatoses neutrofílicas	Síndrome de Sweet	Placas ou nódulos eritematosos, dolorosos e edematosos, associados a febre de início abrupto e neutrofilia periférica	Hemograma completo, Reagentes de fase aguda (RFA) e biópsia da pele Considere outros estudos	Edema, infiltrado neutrofílico na derme, ausência de vasculite	O principal diagnóstico diferencial é a infecção A síndrome de Sweet apresenta rápida melhora com o uso de corticosteroides
	Pioderma gangrenoso	Úlcera violácea irregular com bordas subminadas, secreção purulenta asséptica e dor intensa	Biópsia de pele para estudo patológico e microbiológico Considere outros estudos	Infiltrado neutrofílico denso, necrose e hemorragia Vasculite leucocitoclástica pode ser observada, como evento secundário	Pode estar mais associada a doenças autoinflamatórias ou autoimunes do que a MH
	Erythema elevatum diutinum	Nódulos e placas sólidas eritematosas ou marrons nas superfícies extensoras, principalmente nas articulações Pode estar associada a oftalmopatia ou artralgias	Biópsia de pele Considere outros estudos, incluindo o teste de HIV	Vasculite leucocitoclástica na derme média e superficial; as lesões tardias estão associadas à fibrose da derme	Pode preceder por anos ou surgir após a malignidade hematológica
	Dermatose pustulosa subcórnea	Agrupamento anular de pústulas no tronco e dobras cutâneas	Biopsia cutânea e considerar outros estudos	Pústulas subcorneais cheias de neutrófilos Pode ocorrer acantólise secundária Infiltrados cutâneos perivasculares superficiais mistos	Curso recorrente O principal diagnóstico diferencial é a psoríase pustulosa; no entanto, a história, a histopatologia e a resposta da dapsona podem ajudar a diferenciá-los
	Hidradenite écrina neutrofílica	Máculas ou pápulas, nódulos, placas, eritematosas/purpúricas, que podem ser dolorosas, localizadas na cabeça, pescoço ou tronco	Biopsia cutânea	Infiltrado neutrofílico ao redor das glândulas sudoríparas écrinas	Pode estar associada a febre e neutropenia Mais frequentemente associado à quimioterapia, mas tem sido relatado como um fenômeno paraneoplásico
Dermatoses eosinofílicas associadas a malignidade hematológica		Lesões polimórficas, de pápulas, placas, nódulos eritematosos, urticariformes, vesículas e bolhas	Biopsia cutânea	O infiltrado intersticial consiste em linfócitos, histiócitos e muitos eosinófilos Paniculite ou espongiose eosinofílica e figuras em chamas podem ser observadas	Uma doença, em geral de adultos O diagnóstico de malignidade hematológica pode preceder, ocorrer simultaneamente ou após a condição dermatológica
Dermatoses bolhosas (pênfigo paraneoplásico)		Erosões dolorosas, crostas hemorrágicas, principalmente na mucosa oral Erupção cutânea polimórfica, bolhas flácidas ou tensas e lesões liquenoides	Biópsia de pele para patologia e imunofluorescência direta (IFD) Considere outros estudos procurando uma malignidade subjacente	Acantólise suprabasal; vacuolização da camada basal da epiderme com infiltrado linfocitário liquenoide IFD demonstra depósitos intercelulares ou lineares de C3 ou IgG na junção dermo-epidérmica	As características clínicas podem distinguir o pênfigo paraneoplásico de outro pênfigo: envolvimento grave da mucosa oral e polimorfismo das lesões
Vasculites		Púrpura palpável, nódulos inflamatórios, úlceras, necrose acral e livedo racemosa	Biópsia de pele Considere outros estudos	Leucocitoclasia, infiltrados perivasculares, extravasamento de eritrócitos e necrose fibrinoide da parede do vaso	Poliarterite nodosa foi relatada em SMD e leucemia de células cabeludas

HC, hemograma completo; RFA, reagentes de fase aguda; MH, malignidades hematológicas; HIV, vírus da imunodeficiência humana; DM, dermatomiosite; CPK, creatina fosfoquinase; AST (TGO), aspartato aminotransferase; ALT (TGP), alanina aminotransferase; DHL, lactato desidrogenase; IFD, imunofluorescência direta; SMD, síndrome mielodisplásica.

Certas neoplasias hematológicas, como a micose fungoide, geralmente estão confinadas à pele (e ocasionalmente ao sangue) no momento do diagnóstico, sem evidência de envolvimento extracutâneo no momento da apresentação. Por isso, é necessário saber que existe um grupo heterogêneo de manifestações dermatológicas em pacientes com MH. A apresentação pode ser anterior, concomitante ou posterior ao diagnóstico da MH. Conhecer a interação entre as células neoplásicas e o sistema imunológico é fundamental para desenvolver uma investigação e manejo específico para doenças de pele associadas às MHs.

Referências bibliográficas

1 Kleyn CE, Lai-Cheong JE, Bell HK. Cutaneous Manifestations of Internal Malignancy. Am J Clin Dermatol. 2006; 7(2):71-84.
2. Higgins SP, Freemark M, Prose NS. Acanthosis nigricans: a practical approach to evaluation and management. Dermatol Online J. 2008; 14(9):2.
3. Ghosh S, Roychowdhury B, Mukhopadhyay S, Chowdhury S. Clearance of acanthosis nigricans associated with insulinoma following surgical resection. QJM. 2008;101(11):899-900.
4. Moore RL, Devere TS. Epidermal manifestations of internal malignancy. Dermatol Clin. 2008;26(1):17-29.
5. Weger W, Ginter-Hanselmayer G, Hammer HF, Hodl S. Florid cutaneous papillomatosis with acanthosis nigricans in a patient with carcinomas of the lung and prostate. J Am Acad Dermatol. 2007;57(5):907-8.
6. Da Costa França AF, Siqueira NS, Carvalheira JB, Saad MJ, Souza EM. Acanthosis nigricans, tripe palms and the sign of Leser-Trélat in a patient with a benign hepatic neoplasia. J Eur Acad Dermatol Venereol. 2007;21(6):846-8.
7. McGinness J, Greer K. Malignant acanthosis nigricans and tripe palms associated with pancreatic adenocarcinoma. Cutis. 2006;78(1):37-40.
8. Kebria MM, Belinson J, Kim R, Mekhail TM. Malignant acanthosis nigricans, tripé palms and the sign of Leser-Trelat, a hint to the diagnosis of early stage ovarian câncer: a case report and review of the literature. Gynecol Oncol. 2006;101(2):353-5.
9. Ennibi K, Rbhi M, Al Bouzidi A, Bahrouch L, Boudlal M, Zinebi A, Akhouad Y, Berady S, Chaari J, Toloune F. Adquired ichthyosis revealing a Hodgkin's disease. Rev Med Interne. 2008; 29(5):418-20.

10. Ameen M, Chopra S, Darvay A, Acland K, Chu AC. Erythema gyratum repens and acquired ichthyosis associated with transitional cell carcinoma of the kidney. Clin Exp Dermatol. 2001;26(6):510-2.
11. Inuzuka M, Tomita K, Tokura Y, Takigawa M. Adquired ichthyosis associated with dermatolmyositis in a patient with hepatocelullar carcinoma. Br J Dermatol. 2001;144(2):416-7.
12. Estines O, Grosieux-Dauger C, Derancourt C, Patey M, Durlach A, Bernard P. Paraneoplastic acquired ichthyosis revealing non-Hodgkin's lymphoma. Ann Dermatol Venereol. 2001;128(1):31-4.
13. Farrell AM, Ross JS, Thomas JM, Fisher C, Bunker CB. Acquired ichthyosis, alopecia and loss of hair pigment associated with leiomyosarcoma. J Eur Acad Dermatol Venereol. 1998;10(2):159-63.
14. Roselino AM, Souza CS, Andrade JM, Tone LG, Soares FA, Llorach-Velludo MA, Foss NT. Dermatomyositis and acquired ichthyosis as paraneoplastic manifestations of ovarian tumor. Int J Dermatol. 1997;36(8):611-4.
15. Pila Pérez R, Pila Peláez R, Guerra Rodríguez C, Félix León J. Acquired ichthyosis caused by gastric neoplasm. Report of the first case in Cuba. Rev Esp Enferm Dig. 1992;82(5):369-70.
16. Bazex J, el Sayed F, Sans B, Marguery MC, Samalens G. Bazex paraneoplastic acrokeratosis associated with acquired ichthyosis pigmentation disorders and pruritus: a late disclosure of laryngeal neoplasms. Ann Dermatol Venereol. 1992;119(6-7):483-5.
17. Pila Pérez R, Ochoa Urdangarain O, Félix León J. Acquired ichthyosis caused by bladder neoplasia. Presentation of the 1st case in Cuba. Arch Esp Urol. 1991;44(2):201-3.
18. Grattan CE, Williams DM, Raafat F, Manna V. Acquired ichthyosis in a child with rhabdomyosarcoma. Pediatr Dermatol. 1988;5(3):167-9.
19. Polisky RB, Bronson DM. Acquired ichthyosis in a patient with adenocarcinoma of the breast. Cutis. 38(6):359-60.
20. Schwartz RA, Williams ML. Acquired ichthyosis: a marker for internal disease. Am Fam Physician. 1984;29(2):181-4.
21. Flint GL, Flam M, Soter NA. Acquired ichthyosis. A sign of nonlymphoproliferative malignant disorders. Arch Dermatol. 1975;111(11):1446-7.
22. Ikada J, Oki M. Concurrent pityriasis rotunda and acquired ichthyosis with IgG myeloma. Br J Dermatol. 1974;91(5):585-6.
23. Griffin LJ, Massa MC. Acquired ichthyosis and pityriasis rotunda. Clin Dermatol. 1993;11(1):27-32.
24. Grimalt R, Gelmetti C, Brusasco A, Tadini G, Caputo R. Pityriasis rotunda: report of a familial occurence and review of the literature. J Am Acad Dermatol. 1994;31(5Pt2):866-71.
25. L'Henaff N, Combemale P. Pityriasis rotunda. Review of the literature. Ann Dermatol Venereol. 1993;120(4):305-9.
26. Etoh T, Nakagawa H, Ishibashi Y. Pityriasis rotunda associated with multiple myeloma. J Am Acad Dermatol. 1991;24(2Pt1):303-4.
27. Berkowitz I, Hodkinson HJ, Kew MC, DiBisceglie AM. Pityriasis rotunda as a cutaneous marker of hepatocellular carcinoma: a comparison with its prevalence in other diseases. Br J Dermatol. 1989;120(4):545-9.
28. DiBisceglie Am, Hodkingon HJ, Berkowitz I, Kew MC. Pityriasis rotunda. A cutaneous marker o hepatocellular carcinoma in South African blacks. Arch Dermatol. 1986;122(7):802-4.
29. Leibowitz MR, Weiss R, Smith EH. Pityriasis rotunda. A cutaneous sign of malignant disease in two patients. Arch Dermatol. 1983;119(7):607-9.
30. Judge MR, McLean WHI, Munro CS. Disorders of Keratinization in Rook's Textbook of Dermatology, 7th edition, Blackwell Science 2004 Massachusetts USA. Pg 34.53-4.
31. Kurzrock R, Cohen PR. Cutaneous paraneoplastic syndromes in solid tumors. Am J Med. 1995;99(6):662-71.
32. Fasanmade A, Farrell K, Perkins CS. Bazex syndrome (acrokeratosis paraneoplastica): persistence of cutaneous lesions after successful treatment of an associated oropharyngeal neoplasm. Br J Oral Maxillofac Surg. 2009;47(2):138-9.
33. Taher M, Grewal P, Gunn B, Tonkin K, Lauzon G. Acrokeratosis paraneoplastica (Bazex syndrome) presenting in a patient with metastatic breast carcinoma: possible etiologic role of zinc. J Cutan Med Surg. 2007;11(2):78-83.
34. Sator PG, Breier F, Gschnait F. Acrokeratosis paraneoplastica (Bazex's sundrome): association with liposarcoma. J Am Acad Dermatol. 2006;55(6):1103-5.
35. Cabanillas M, Pérez-Pérez L, Sánchez-Aguilar D, Fernández-Redondo V, Toribio J. Acrokeratosis paraneoplastica with bullous lesions associated with esopageal squamous cell carcinoma. Actas Dermosifiliogr. 2006;97(3):196-9.
36. Schoeffler A, Sagot V, Marzin A, Brogniart P, Kanitakis J, Navailles B, Labeille B. Bullous paraneoplastic acrokeratosis. Ann Dermatol Venereol. 2006;133(6-7):557-60.
37. Strobel ES, Bouveret C, Kohl PK. Acrokeratosis paraneoplastica of Bazex as an indicator for underlying squamous cell carcinoma of the lung. J Cancer Res Clin Oncol. 2006;132(6):375-8.
38. Bazex et al. In Bull Soc Fr Dermatol Syphiligr.1965;72:182.
39. Bazex and Griffiths. Br J Dermatol 1980; 102:301-6.
40. Chave TA, Bamford WM, Harman KE. Acrokeratosis paraneoplastica associated with recurrent metastatic thymic carcinoma. Clin Exp Dermatol. 2004;29(4):430-2.
41. Lin YC, Chy CY, Chiu HC. Acrokeratosis paraneoplastica (Bazex's syndrome): unusual association with a peripheral T-cell lymphoma. Acta Derm Venereol. 2001;81(6):440-1.
42. Hsu YS, lien GS, Lai HH, Cheng YS, Hu CH, Hsieh MC, Fang CL, Pan S. Acrokeratosis paraneoplastica (Bazex syndrome) with adenocarcinoma of the colon: report of a case and review of the literature. J Gastroenerol. 2000;35(6):460-4.
43. Lucker GP, Steijlen PM. Acrokeratosis paraneoplastica (Bazex syndrome) occurring with acquired ichthyosis in Hodgkin's disease. Br J Dermatol. 1995;133(2):322-5.
44. Hara M, Hunayama M, Aiba S, Suetake T, Watanabe M, Tanaka M, Tagami H. Acrokeratosis paraneoplastica (Bazex syndrome) associated with primary cutaneous squamous cell carcinoma of the lower leg, vitiligo and alopecia areata. Br J Dermatol. 1995;133(1):121-4.
45. Halpern SM, O'Donnell LJ, Makunura CN. Acrokeratosis paraneoplastica of Bazex in association with a metastatic neuroendocrine tumour. J R Soc Med. 1995;88(6):353P--354P.
46. Arregui MA, Ratón JA, Landa N, Izu R, Eizaquirre X, Diaz-Pérez JL. Bazex's syndrome (acrokeratosis paraneoplastica)—first case report of association with a bladder carcinoma. Clin Exp Dermatol.1993; 18(5):445-8.
47. Yebra Sotillo I, Garciá Bravo B, Camacho Martínez F. Erythema gyratum repens of Gammel and Hodgkin's disease. Med Cutan Ibero Lat Am. 1983;11(4):281-6.
48. Barber PV, Doyle L, Vickers DM, Hubbard H. Erythema gyratum repens with pulmonary tuberculosis. Br J Dermatol. 1978;98(4):465-8.
49. Eubanks LE, McBurney E, Reed R. Erythema gyratum repens. Am J Med Sci. 2001;321(5):302-5.
50. Sabir S, James WD, Schuchter LM. Cutaneous manifestations of cancer. Curr Opin Oncol. 1999;11(2):139-44.
51. Bakos N, Krasznai G, Bégány Á. Erythema Gyratum Repens na Immunological Paraneoplastic Dermatosis. Pathol Oncol Res. 1997;3(1):59-61.
52. Rojo Sánchez S, Suarez Fernández R, de Eusébio Murillo E, López Bran E, Sanchez de Paz F, Robledo Aguilar A. Erythema gyratum repens: anopther case of a rare disorder but no new insight into pathogenesis. Dermatology. 1996;193(4):336-7.
53. Kawakami T, Saito R. Erythema gyratum repens unassociated with underlying malignancy. J Dermatol. 1995;22(8):587-9.
54. Morita A, Sakakibara N, Tsuji T. Erythema gyratum repens associated with hypereosinophilic syndrome. J Dermatol. 1994;21(8):612-4.
55. Caux F, Lebbe C, Thomine E, Benyahia B, Flageul B, Joly P, Rybojad M, Morel P. Erythema Gyratum repens. A case studied with immunofluorescence, immunoelectron microscopy and immunohistochemistry. Br J Dermatol. 1994;131(1):102-7.
56. Boyd AS, Neldner KH, Menter A. Eerythema gyratum repens: a paraneoplastic eruption. J Am Acad Dermatol. 1992;26(5pt1):757-62.
57. Langlois JC, Shaw JM, Odland GF. Erythema gyratum repens unassociated with internal malignancy. J Am Acad Dermatol. 1985;12(5pt2):911-3.
58. Barrière H. Cutaneous paraneoplastic syndromes. Ann Med Interne (Paris). 1984;135(8):662-8.
59. Wagner RF, Wagner KD. Malignant neoplasms and the Leser-Trélat sign. Arch Dermatol. 1981;117(9):598-9.
60. Safai B, Grant JM, Good RA. Cutaneous manifestation of internal malignancies (II): the sign of Leser-Trélat. Int J Dermatol. 1978;17(6):494-5.
61. Dasanu CA, Alexandrescu DR. Bilateral Leser-Trelat sign mirroring lung adenocarcinoma with early metástases to the contralateral lung. South Med J. 2009;102(2):216-8.
62. Bursztejn AC, Doumat-Batch F, Granel-Brocard F, Perrin A, Cuny JF, Barbaud A, Schmutz JL. Sézary Syndrome and Leser-Trélat sign: a chance association? Ann Dermatol Venereol. 2008;135(4):287-90.
63. Mittal RR, Sonal J. The sign of Leser-Trélat. Indian J Dermatol Venereol Leprol. 2001;67(4):177.
64. Shamsadini S, Wadji MB, Shamsadini A. Surrounding ipsilateral eruptive seborrheic keratosis as a warning sign of intraductal breast carcinoma and Paget's disease (Leser--Trélat sign). Dermatol Online J. 2006;12(6):27.
65. Fetil E, Ozkan S, Gurler N, Kusku E, Arda F, Gunes AT. Recurrent Leser-Trélat sign associated with two malignancies. Dermatology. 2002;204(3):254-5.
66. Grob JJ, Rava MC, Gouvernet J, Fuentes P, Piana L, Gamerre M, Sarles JC, Bonerandi JJ. The relation between seborrheic keratoses and malignant solid tumours. A case--control study. Acta Derm Venereol. 1991;71(2):166-9.
67. Friedman-Birnbaum R, Haim S. Seborrheic keratosis and papillomatosis: markers of breast adenocarcinoma. Cutis. 1983;32(2):161-2.
68. Shuster S, Brown JB. Gynecomastia and urinary estrogens in patients with generalized skin disease. Lancet. 1962; 1:1358.
69. Love JB, Wright CA, Hooke DH, Parkin WG, Bills P, Baird R. Exfoliative dermatitis as a risk factor for epidemic spread of methicillin resistant Staphylococcus aureus [Letter]. Intensive Care Med. 1992; 18:189.
70. Gibson LE, Perry HO. Papulosquamous eruptions and exfoliative dermatitis. In: Moschella SL, Hurley HJ, eds. Dermatology. 3d ed. Philadelphia: Saunders, 1992:607-51.
71. Wilson DC, Jester JD, King LE Jr. Erythroderma and exfoliative dermatitis. Clin Dermatol. 1993; 11:67-72.
72. Gentele H et al. Dermatitis exfoliativa. Acta Derm Venereol. 1958; 38:269-302.
73. Freedberg IM. Exfoliative dermatitis. In: Fitzpatrick TB, Eisen AZ, Wolff K, Freedberg IM, Austen KF. Dermatology in general medicine. 4th ed. New York: McGraw Hill, 1993:527-30.
74. Hild DH. Folate losses from the skin in exfoliative dermatitis. Arch Intern Med. 1969; 123:51-7.
75. Nicolis GD, Helwig EB. Exfoliative dermatitis. A clinicopathologic study of 135 cases. Arch Dermatol. 1973; 108:788-97.
76. Abrahams I et al. 101 cases of exfoliative dermatitis. Arch Dermatol. 1963; 87:96-101.
77. Thestrup-Pedersen K, Halkier-Sorensen L, Sogaard H, Zachariae H. The red man syndrome. Exfoliative dermatitis of unknown etiology: a description and follow-up of 38 patients. J Am Acad Dermatol. 1988; 18:1307-12.
78. Wolf R, Kahane E, Sandbank M. Mycosis fungoides-like lesions associated with phenytoin therapy. Arch Dermatol. 1985; 121:1181-2.

79. Abel EA, Lindae ML, Hoppe RT, Wood GS. Benign and malignant forms of erythroderma: cutaneous immunophenotypic characteristics. J Am Acad Dermatol.1988;19:1089-95.
80. Rosen T, Chappell R, Drucker C. Exfoliative dermatitis: presenting sign of internal malignancy. South Med J. 1979; 72:652-3.
81. Axelrod JH, Herbold DR, Freel JH, Palmer SM. Exfoliative dermatitis: presenting sign of fallopian tube carcinoma. Obstet Gynecol. 1988;71(6 Pt 2): 1045-7.
82. Faure M, Bertrand C, Mauduit G, Souteyrand P, Thivolet J. Paraneoplastic erythroderma: apropos of a case. Dermatologica. 1985; 170:147-51.
83. Deffer TA, Overton-Keary PP, Goette DK. Erythroderma secondary to esophageal carcinoma [Letter]. J Am Acad Dermatol. 1985;13(2 Pt 1):311-2.
84. Brooks EG, Wirt DP, Klimpel GR, Vaidya S, Goldblum RM. In vivo and in vitro suppression of T-cell receptor alpha/beta CD4-CD8-T lymphocytes by cyclosporine A. Clin Immunol Immunopathol 1993;67 (3Pt 1): 224-31.
85. Vossbeck S, Knobloch C, Heymer B, Hartmann W, Friedrich W. Severe combined immune defect. Presentation of exfoliative dermatitis with eosinophilia and lymphadenopathy. Monatsschr Kinderheil kD. 1992; 140:188-93.
86. Lowenthal RM, Challis DR, Griffiths AE, Chappell RA, Goulder PJ. Transfusion--associated graft-versus-host disease: report of an occurrence following the administration of irradiated blood. Transfusion. 1993; 33:524-9.
87. Agarwal S, Khullar R, Kalla G, Malhotra YK. Nose sign of exfoliative dermatitis: a possible mechanism [Letter]. Arch Dermatol. 1992; 128:704.
88. McLean DI, Macaulay JC. Hypertrichosis lanuginosa acquisita associated with pancreatic carcinoma. Br J Dermatol. 1977;96(3):313-6.
89. Ricken KH. Hypertrichosis lanuginosa et terminalis acquisita and pseudoichthyosis acquisita as paraneoplastic syndromes in chronic lymphatic leukemia (CLL). Z Hautkr. 1979; 54(19):869-72.96(3):313-6.
90. Goodfellow A, Calvert H, Bohn G. Hypertrichosis lanuginosa acquisita. Br J Dermatol. 1980; 103(4):431-3.
91. Knowling MA, Meakin JW, Hradsky NS, Pringle JF. Hypertrichosis lanuginosa acquisita associated with adenocarcinoma of the lung. Can Med Assoc J. 1982; 126(11):1308-10.
92. Slee PH, van der Waal RI, Schagen van Leeuwen JF, Tupker RA, Timmer R, Seldenrijk CA, van Steensel MA. Paraneoplastic hypertrichosis lanuginosa acquisita: uncommon or overlooked? Br J Dermatol. 2007; 157(6):1087-92.
93. Roh MR, Chung JF, Cho YH, Chung KY. Hypertrichosis lanuginosa acquisita associated with autoimmune hepatitis. J Dermatol. 2006; 33 (8):574-6.
94. Weiss P, O'Rourke ME. Cutaneous paraneoplastic syndromes. Clin J Oncol Nurs. 2000; 4(6):257-62.
95. Pérez-Losada E, Pujol Rm, Domoingo P, Matias-Guiu X, Lenti J, López-Pousa A, Alomar A. Hypertrichosis lanuginosa acquisita preceding extraskeletal Ewing's sarcoma. Clin Exp Dermatol. 2001;26(2):182-3.
96. Delfino M, Suppa F, Piccirillo A, Martellotta D, Monfrecola G. Acquired hypertrichosis lanuginosa: a case report. Dermatologica. 1985; 170(4):207-9.
97. Duncan LE, Hemming JD. Renal cell carcinoma of the kidney and hypertrichosis lanuginosa acquisita. Br J Urol. 1994; 74(5):678-9.
98. Hovenden AL. Hypertrichosis lanuginosa acquisita associated with malignancy. Clin Dermatol. 1993; 11(1):99-106.
99. McKenna KE, Hayes D, McMillan JC. Subacute cutaneous lupus erythematosus-like gyrate erythema and hypertrichosis lanuginosa acquisita associated with uterine adenocarcinoma. Br J Dermatol. 1992, 127(4):443-4.
100. CC, Roberts JT. Hypertrichosis lanuginosa acquisita following cytotoxic chemotherapy. Clin Oncol (R Coll Radiol). 1992; 4(4):267-8.
101. Nagy-Vezekényi K. Hypertrichosis lanuginosa acquisita. Acta Derm Venereol. 1992; 72(1):18-9.
102. Smith D, Varigos G, Thomas R. Hypertrichosis lanuginosa acquisita and adenocarcinoma of the colon. Australas J Dermatol. 1987; 28(1):1-6.
103. GB. Hypertrichosis lanuginosa acquisita. Report of a case and review of the literature. Arch Dermatol. 1986; 122(7):805-8.
104. Kassis V, Kassis E, Keiding L, Thomsen HK. Hypertrichosis lanuginosa acquisita associated with multiple malignancies. J Am Acad Dermatol. 1985; 12(6):1106-7.
105. Price ML, Hall-Smith SP. Hypertrichosis lanuginosa acquisita. Clin Exp Dermatol. 1985; 10(3):255-7.
106. Lear JT, Atherton MT, Byrne JP. Neutrophilic dermatoses: pyoderma gangrenosum and Sweet`s syndrome. Postgrad Med J. 1997;73(856):65-8.
107. Kurzrock R, Cohen PR. Mucocutaneous paraneoplastic manifestations of hematologic malignancies. Am J Med. 1995;99(2):207-16.
108. Chan HL, Lee WS, Kuo TT. Sweet`s syndrome: clinicopathologic study of eleven cases. Int J Dermatol. 1994;33(6):425-32.
109. Cohen PR, Holder WR, Tucker SB, Kono S, Kurzrock R. Sweet syndrome in patients with solid tumors. Cancer. 1993;72(9):2723-31.
110. Cohen PR. Sweet`s syndrome - a comprehensive review of an acute febrile neutrophilic dermatosis. Orphanet J Rare Dis. 2007; 2:34.
111. Buck T, González LM, Lambert WC, Schwartz RA. Sweet`s syndrome with hematologic disorders: a review and reappraisal. Int J Dermatol. 2008;47(8):775-82.
112. Arai H, Rino Y, Yamanaka S, Suganuma N, Yukawa N, Wada N, Hara S, Hirokado M, Oshiro H, Masuda M. Lung cancer associated with Sweet`s syndrome: report of a case. Surg Today. 2008;38(7):639-43.
113. Blum A, Grossmann S, Rohm S, Rocken M. Facultative paraneoplasia of the skin. Dtsch Med Wochenschr. 2003;128(43):2257-60.
114. Cohen PR, Kurzrock R. Sweet`s syndrome revisited: a review of disease concepts. Int J Dermatol. 2003;42(10):761-78.
115. Cohen PR, Kurzrock R. Sweet`s syndrome: a review of current treatment options. Am J Clin Dermatol. 2002;3(2):117-31.
116. Paydas S, Sahin B, Zorludemir S. Sweet`s syndrome accompanying leukaemia: seven cases and review of the literature. Leuk Res. 2000;24(1):83-6.
117. Dijen V, Wallach D. Sweet`s syndrome: practical conduct. Ann Dermatol Venereol. 1999;126(4):343-7.
118. Avivi I, Rosenbaum H, Levy Y, Rowe J. Myelodysplastic syndrome and associated skin lesions: a review of the literature. Leuk Res. 1999;23(4):323-30.
119. Probert C, Ehmann WC, al-Mondhiry H, Ballard J, Helm KF. Sweet`s syndrome without granulocytosis. Int J Dermatol. 1998;37(2):108-12.
120. Mendoza H, Acha V, Vives R, Sánchez J, Berasategui JI, Acero S. Sweet`s syndrome. Presentation of six cases and review of the literature. An Med Interna. 1997;14(5):244-6.
121. Chen YJ, Wu CY, Shen JL. Predicting factors of malignancy in dermatomyositis and polymiositis: a case-control study. Br J Dermatol. 2001;144(4):825-31.
122. Richardson JB, Callen JP. Dermatomyositis and malignancy. Med Clin North Am.1989;73(5):1211-20.
123. Bernard P, BonnetblancJM. Dermatomyositis and malignancy. J Invest Dermatol.1993Jan;100(1):128S-132S.
124. Prohic A, Kasumagic E, Simic D, Selmanagic A. Clinical and biological factors predictives of malignancy in dermatomyositis. Acad Dermat Venereol. 2009Feb23.
125. Cao H, Parikh TN, Zheng J. Amyopatic dermatomyositis or dermatomyosits-like disease: retrospective review of 16 cases with amyopathic dermatomyositis. Clin Rheumatol.2009 Mar18.
126. Fardet L, Dupuy A, Gain M, Kettaneh A, Chérin P, Bachelez H, Dubertret L, Lebbe C, Morel P, Rybojad M. Factors associated with underlying malignancy in retrospective cohort of 121 patients with dermatomyositis. Medicine (Baltimore) 2009;88(2):91-7.
127. Heymann WR.Scleromyxedema. Am Acad Dermat.2007 Nov;57(5):890-1.
128. Cokonis Georgakis CD, Falasca G, Georgakis A, Heymann WR. scleromyxedema. Clin Dermatol.2006;24(6):493-7.
129. Rongioletti F. Lichen myxedematosus (popular mucinosis): new concepts and perspectives for an old disease. Semin Cutan Med Surg. 2006 ;25(2):100-4.
130. Pomann JJ, Rudner EJ. Scleromyxedema revisited. Int J Dermatol. 2003 :42(1):31-5.
131. Rongioletti F, Rebora A. Update classification of papular mucinosis, lichen myxedematosus, and scleromyxedema. J Am Acad Dermatol. 2001;44(2):273-81.
132. Dziadzio M, Anastassiades CP, Hawkins PN, Potter M, Gabrielli A, Brough GM, Black CM, Denton CP. From scleredema to AL amyloidosis: disease progression or coincidence? Review of literature. Clin Rheumatol. 2006;25(1):3-15.
133. Valente L, Velho GC, Farinha F, Bernardo A, Ribeiro P, Massa A. Scleredema, acanthosis nigricans and IgA/Kappa mulitiple myeloma. Ann Dermatol Venereol. 1997;124(8):537-9.
134. Beers WH, Ince A, Moore TL. Scleredema adultorum of Buschke: a case report and review of the literature. Semin Arthritis Rheum. 2006;35(6):355-9.
135. Foti R, Leonardi R, Fichera G, Di Gangi M, Leonetti C, Gangemi P, De Pasquale R. Buschke Scleredema, case report. Reumatismo. 2006;58(4):310-3.
136. Maldonado F, Pittelkow MR, Ryu JH. Constrictive bronchiolitis associated with paraneoplastic autoimmune multi-organ syndrome. Respirology. 2009;14(1):129-33.
137. Mignogna MD, Fortuna G, Leuci S, Adamo D, Ruoppo E. Metastatic prostate cancer presenting as paraneoplastic pemphigus: a favourable clinical response to combined androgen blockade and conventional immunosuppressive therapy. Br J Dermatol. 2009;160(2):468-70.
138. Zhu X, Zhang B. Paraneoplastic pemphigus. J Dermatol. 2007;34(8):503-11.
139. Hoque SR. Black MM, Cliff S. Paraneoplastic pemphigus associated with CD20--positive follicular non-Hodgkin's lymphoma treated with rituximab: a third case resistant to rituximab therapy. Clin Exp Dermatol. 2007;32(2):172-5.
140. Park GT, Lee JH, Yun SH, Lee SC, Lee JB. Paraneoplastic pemphigus without an underlying neoplasm. Br J Dermatol. 2007;156(3):563-6.
141. Yokokura H, Demitsu T, Kakurai M, Umemoto N, Azuma R, Yamada T et al. Paraneoplastic pemphigus mimicking erosive mucosal lichen planus associated with primary hepatocellular carcinoma. J Dermatol. 2006;33(12):842-5.
142. Miida H, Kazama T, Inomata N, Takizawa H, Iwafuchi M, Ito M et al. Severe gastrointestinal involvement in paraneoplastic pemphigus. Eur J Dermatol. 2006;16(4):420-2.
143. Joly P, Richard C, Gilbert D, Courville P, Chosidow O, Roujeau JC et al. Sensitivity and specificity of clinical, histologic, and immunologic features in the diagnosis of paraneoplastic pemphigus. J Am Acad Dermatol. 2000;43(4):619-26.
144. Stone SP, Buescher LS. Life-threatening paraneoplastic cutaneous syndromes. Clin Dermatol. 2005;23(3):301-6.
145. Coelho S, Reis JP, Tellechea O, Figueiredo A, Black M. Paraneoplastic pemphigus with clinical features of lichen planus associated with low-grade B cell lymphoma. Int J Dermatol. 2005;44(5):366-71.
146. Wade MS, Black MM. Paraneoplastic pemphigus: a brief update. Australas J Dermatol. 2005;46(1):1-8.
147. Seishima M, Oda M, Oyama Z, Yoshimura T, Yamazaki F, Aoki T et al. Antibody titers to desmogleins 1 and 3 in a patient with paraneoplastic pemphigus associated with follicular dendritic cell sarcoma. Arch Dermatol. 2004;140(12):1500-3.
148. Wang J, Zhu XJ. The new development on pathogenesis of autoimmune paraneoplastic pemphigus. Beijing Da Xue Xue Bao. 2004;36(5):540-3.

149. Lane JE, Woody C, Davis LS, Guill MF, Jerath RS. Paraneoplastic autoimmune multiorgan syndrome (paraneoplastic pemphigus) in a child: case report and review of the literature. Pediatrics. 2004;114(4): e513-6.
150. Iranzo P, Xaubet A, Carerera C, Mascaró JM, Campo E, Herrero C. Bronchiolitis obliterans associated with paraneoplastic pemphigus: a paraneoplastic autoimmune multiorgan syndrome. Arch Bronconeumol. 2004;40(5):240-3.
151. Anhalt GJ. Paraneoplastic pemphigus. J Investig Dermatol Symp Proc. 2004;9(1):29-33.
152. Hinterhuber G, Drach J, Riedl E, Bohler K, Ferenci P, Wolff K, Foedinger D. Paraneoplastic pemphigus in association with hepatocellular carcinoma. J Am Acad Dermatol. 2003;49(3):538-40.
153. Nimi Y, Kawana S, Hashimoto T, Kusunoki T. Paraneoplastic pemphigus associated with uterine carcinoma. J Am Acad Dermatol. 2003;48 (5 Suppl): S69-72.
154. Aessopos A, Grapsa A, Farmakis D, Sideris P, Politou M, Paikos S, Aroni K. Oral paraneoplastic pemphigus associated with renal malignancy. Acta Derm Venereol. 2003;83(1):72-3.
155. Nguyen VT, Ndoye A, Bassler KD, Shultz LD, Shields MC, Ruben BS, Webber RH, Pittelkow MR, Lynch PJ, Grando SA. Classification, clinical manifestations, and immunopathological mechanisms of the epithelial variant of paraneoplastic autoimmune multiorgan syndrome: a reappraisal of paraneoplastic pemphigus. Arch Dermatol. 2001;137(2):193-206.
156. Fujimoto W, Kanehiro A, Kuwamoto-Hara K, Saitoh M, Nakakita T, Amagai M et al. Paraneoplastic pemphigus associated with Castleman's disease and asymptomatic bronchiolitis obliterans. Eur J Dermatol. 2002;12(4):255-9.
157. Martel P, Joly P. Paraneoplastic pemphigus. Ann Dermatol Venereol. 2001;128(11):1256-9.
158. Anhalt GJ. Paraneoplastic pemphigus: the role of tumours and drugs. Br J Dermatol. 2001;144(6):1102-4.
159. Ohyama M, Amagai M, Hashimoto T, Nousari HC, Anhalt GJ, Nishikawa T. Clinical phenotype and anti-desmoglein autoantibody profile in paraneoplastic pemphigus. J Am Acad Dermatol. 2001;44(4):593-8.
160. Borradori L, Lombardi T, Samson J, Girardet C, Saurat JH, Hugli A. Anti-CD20 monoclonal antibody (rituximab) for refractory erosive stomatitis secondary to CD20(+) follicular lymphoma-associated paraneoplastic pemphigus. Arch Dermatol. 2001;137(3):269-72.
161. Van Mook WNK, Fickers MM, Theunissen PH, van der Kley JA, Duijvestihn HA, Pas HH, Flikweert DC. Paraneoplastic pemphigus as the initial presentation of chronic lymphocytic leukemia. Ann Oncol. 2001;12(1):115-8.
162. Liang GC, Granston AS. Complete remission of multi centric reticulohistiocytosis with combination therapy of steroid, cyclophosphamide, and low-dose pulse methotrexate. Case report, review of the literature, and proposal for treatment. Arthritis Rheum. 1996; 39:171-4.
163. Liu YH, Fang K. Multicentric reticulohistiocytosis with generalized systemic involvement. Clin Exp Dematol. 2004; 29:373-6.
164. Kovach BT, Calamia KT, Walsh JS, Ginsburg WW. Treatment of multicentric reticulohistiocytosis with etanercept. Arch Dermatol. 2004; 140:919-921.
165. Weber FP, Freudenthal W. Nodular non-diabetic cutaneous xanthomatosis with hypercholesterolemia and atypical histological features. Proc R Soc Med. 1937; 30:522-6.
166. Portugal H, Fialho F, Milano A. Generalized giant-cell histiocytomatosis. Rev Argent Dermatol. 1944; 28:121-44.
167. Luz FB, Gaspar TAP, Kalil-Gaspar N, Ramos-e-Silva M. Multicentric reticulohistiocytosis. J Eur Acad Dermatol Venereol. 2001; 15:524-31.
168. Barrow MV, Holubar K. Multicentric reticulohistiocytosis. A review of 33 patients. Medicine (Baltimore). 1969; 48:287-305.
169. Luz FB. Reticulo-histiocitose multicêntrica: revisão da bibliografia, estudo clínico, histopatológico e imunohistoquímico de quatro casos [tese]. Niteroi (RJ): Universidade Federal Fluminense, 1999. p524-531.
170. Lambert CM, Nuki G. Multicentric reticulohistiocytosis with arthritis and cardiac infiltration: regression following treatment for underlying malignancy. Ann Rheum Dis. 1992; 51:815-7.
171. Snow JL, Muller SA. Malignancy-associated multicentric reticulohistiocytosis: a clinical, histological and immunophenotypic study. Br J Dermatol. 1995;133: 71-6.
172. Ahamed I, Cronk JS, Crutchfield CE 3rd, Dahl MV. Myeloma-associated systemic amyloidosis presenting as chronic paronychia and palmodigital erythematous swelling and induration of the hands. J Am Acad Dermatol.2002;42:339-42.
173. Comenzo RL. Primary systemic amyloidosis. Curr Treat Options Oncol. 2000;1(1):83-9.
174. Gertz MA, Raikumar SV. Primary systemic amyloidosis. Curr Treat Option Oncol. 2002:3(3):261-71.
175. Gertz Ma, Lacy MQ, Dispenzieri A. Amyloisosis: recognition, confirmation, prognosis, and therapy. Mayo Clin Proc.1999;74(5):490-4
176. Raikumar SV, Gertz MA, Kile RA. Primary systemic amyloidosis with progression to multiple myeloma. Cancer. 1998;82(8):1502-5.
177. Wood AJ, Wagner MV, Abbott JJ, Gibson LE. Necrobiotic xanthogranuloma: a review of 17 cases with emphasis on clinical and pathologic correlation. Arch Dermatol. 2009;145(3):279-84.
178. Fernandez-Herrera J, Pedraz J. Necrobiotic xanthogranuloma. Semin Cutan Med Surg. 2007;26(2):108-13.
179. Mehregan DA, Winkelmann RK, Necrobiotic xanthogranuloma. Arch Dermatol.1992;128(5):632.
180. Kossard S, Winkelmann RK. Necrobiotic xanthogranuloma with paraproteinemia. J Am Acad Dermatol.1980;3(3):257-70.
181. Barzilai A, Trau H, Shpiro D, Yorav S. Necrobiotic xanthogranuloma with paraproteinemia. Cutis. 1996;57(5):320-2.
182. Spicknall KE, Mehregan DA. Necrobiotic xanthogranuloma. Int J Dermatol. 2009;48(1):1-10.
183. Auger M, Stavrianeas N. Pachydermoperiostosis.Orphanet Encyclopedia.2004; April 1-8.
184. Jansen T, Brandl G, Bandmann M, Meurer M. Pachydermoperiostosis. Hautartzt. 1995;46(6):429-35.
185. Lindmaier A, Raff M, Seid G, Jurecka W. Pachydrmoperiostosis, clinical aspects, classification and pathogenesis. Hautarzt.1989;40(12):752-7.
186. Landrum ML, Ornstein DL. Hypertrophic osteoartropathy associated with metastatic phyllodes tumor. Am J Clin Oncol 2003;26(2):146-50.
187. Pelaio CF, de Oliveira SK, Rodrigues MC, Torres JM. Cutaneous vasculitis as a paraneoplastic syndrome in childhood. Acta Reumatol Port. 2007;32(2):181-3.
188. Wolff H. Cutaneous paraneoplastic syndromes. Hautarzt 2001;52(2):159-72.
189. Higgins EM, du Vivier AW. Cutaneous manifestations of malignant disease. Br Hosp Med. 1992;48(9):552-4.
190. Sánchez NB, Canedo IF, García-Patos PE, de Unamuno Pérez P, Benito AV, Pascual AM. Paraneoplastic vasculitis associated with multiple myeloma. J Eur Acd Dermatol Venereol. 2004;18(6):731-5.
191. Rodríguez G, Vargas E, Abaúnza C, Cáceres S. Necrolytic migratory erythema and pancreatic glucagonoma. Biomedica. 2016;36(2):176-81. doi: 10.7705/biomedica.v36i3.2723
192. Soga J, Yakuwa Y. Glucagonomas/diabetico-dermatogenic syndrome (DDS): a statistical evaluation of 407 reported cases. J Hepatobiliary Pancreat Surg. 1998;5(3):312-9.
193. El Rassi Z, Partensky C, Valette PJ, Berger F, Chayvialle JA. Necrolytic migratory erythema, first symptom of a malignant glucagonoma: treatment by long-acting somatostatin and surgical resection. Report of three cases. Eur J Surg Oncol. 1998;24(6):562-7.
194. Mullans EA, Cohen PR. Iatrogenic necrolytic migratory erythema: a case report and review of nonglucagonoma-associated necrolytic migratory erythema. J Am Acad Dermatol. 1998;38(5 Pt 2):866-73.
195. das Neves MM, Martins Júnior EV, Gaburri AK, Chebli JM, Stávale JN, Herani Filho AK. Glucagonoma: case report and literature review. Arq Gastroenterol. 1996;33(3):167-72.
196. Kasper CS. Necrolytic migratory erythema: unresolved problems in diagnosis and pathogenesis. A case report and literature review. Cutis. 1992;49(2):120-2, 125-8.
197. Rosenbaum A, Flourie B, Chagnon S, Blery M, Modigliani R. Ocreotide (SMS 201-995) in the treatment of metastatic glucagonoma: report of one case and review of the literature. Digestion. 1989;42(2):116-20.
198. van Beek AP, de Haas ER, van Vloten WA, Lips CJ, Roijers JF, Canninga-van Dijk MR. The glucagonoma syndrome and necrolytic migratory erythema: a clinical review. Eur J Endocrinol. 2004;151(5):531-7.
199. Tierney EP, Badger J. Etiology and pathogenesis of necrolytic migratory erythema: review of the literature. MedGenMed. 2004;6(3):4.
200. Zhang M, Xu X, Shen Y, Hu ZH, Wu LM, Zheng SS. Clinical experience in diagnosis and treatment of glucagonoma syndrome. Hepatobiliary Pancreat Dis Int. 2004;3(3):473-5.
201. Chastain MA. The glucagonoma syndrome: a review of its features and discussion of new perspectives. Am J Med Sci. 2001;321(5):206-20.
202. Wang J, Zhang G. Paraneoplastic Cushing syndrome because of corticotrophin--releasing hormone-secreting Wilm's tumor. J Pediatr Surg. 2008;43(11):2099-101.
203. RajecJ, Mego M, Sycova - Mila Z, Obertova J. Paraneoplastic Cushing's syndrome as the first sign of progression of prostate cancer. Slovakia.Bratisl Lek Listy; 2008;109(8):362-3.
204. Yoh K, Kubota K, Nomura M, Niho S, Goto K, Ohmatsu H, Kakinuma R, Nishiwaki Y. Cushing's syndrome associated with adenocarcinoma of the lung. Intern Med. 2003;42(9):831-3.
205. Ahlman G, Wangberg B, Jansson S, Stenqvist O, Geterud K, Tylén U, Caidahl K, Scherstén T, Tisell LE. Management of disseminated midgut carcinoid tumours. Digestion. 1991;49(2):78-96.
206. Altman AR, Tschen JA, Rice L. Treatment of malignant carcinoid syndrome with a long-acting somatostatin analogue. Arch Dermatol. 1989;125(3):394-6.
207. Feingold KR, Elias PM. Endocrine-skin interactions. Cutaneous manifestations of adrenal disease, pheochromocytomas, carcinoid syndrome, sex hormone excess and deficiency, polyglandular autoimmune syndromes, multiple endocrine neoplasia syndromes, and other miscellaneous disorders. J Am Acad Dermatol. 1988;19(1 Pt 1):1-20.
208. Mathieu A, Avril MF, Chalon R, Duvillard P, Prade M, Droz JP, Guigui P, Bismuth H, Hayat M. Carcinoid syndrome with permanent skin manifestations. Ann Dermatol Venereol. 1984;111(8):735-6.
209. Whitwam JG. APUD cells and the apudomas. A concept relevant to anaesthesia and endocrinology. Anaesthesia. 1977;32(9):879-88.
210. Zinner MJ, Yeo CJ, Jaffe BM. The effect of carcinoid levels of serotonin and substance P on hemodynamics. Ann Surg. 1984;199(2):202-4.
211. Krause W. Skin diseases in consequence of endocrine alterations. Aging Male. 2006;9(2):81-95.
212. Bell HK, Poston GJ, Vora J, Wilson NJ. Cutaneous manifestations of the malignant carcinoid syndrome. Br J Dermatol. 2005;152(1):71-5.
213. Taal BG, Smits M. Developments in diagnosis and treatment of metastatic midgut carcinoid tumors. A review. Minerva Gastroenterol Dietol. 2005;51(4):335-44.

214. Pavlovic M, Saiag P, Lotz JP, Marinho E, Clerici T, Izrael V. Regression of sclerodermatous skin lesions in a patient with carcinoid syndrome treated by octreotride. Arch Dermatol. 1995; 131(10):1207-9.
215. Reichert S, Truchetet F, Cuny JF, Grandidier M. Carcinoid tumor with revealed by skin manifestation. Ann Dermatol Venereol. 1994; 121(6-7):485-8.
216. Ratnavel RC, Burrows NP, Pye RJ. Scleroderma and the carcinoid syndrome. Clin Exp Dermatol. 1994;19(1):83-5.
217. Thiers BH, Sahan RE, Callen JP. Cutaneous manifestations of Internal Malignancy. CA Cancer J Clin 2009; 59:73-98.
218. Twycross R, Greaves MW, Handwerker H, Jones EA, Libretto SE, Szepietowski JC, Zylicz Z. Itch: scratching more than surface. QJM.2003;96(1):7-26.
219. Greaves MW. Itch in systemic disease: therapeutic options. Dermatol Ther. 2005:18(4):323-7.
220. Lynde CB, Kraft JN, Lynde CW. Novel agents for intractable itch. Skin Therapy Lett. 2008;13(1):6-9.
221. Attardo-Parrinello G, Lattanzio G, Rizzo SC, Ascari E. Severe pruritus should be a B-symptom in Hodgkin's disease. Cancer 1983; 51:1934-6.
222. Zylicz Z, Smits C, Chem D, Krajnik M. Paroxetine for pruritus in advanced cancer. J Pain Sympt Manage. 1998; 16:121-4.
223. Aymard JP, Lederlin P, Witz F, Colomb JN, Herbeuval R, Weber B. Cimetidine for pruritus in Hodgkin's disease. Br Med J. 1980; 280:151-2.
224. Holme SA, Mills CM. Crotamiton and narrow-band UVB phototherapy: novel approaches to alleviate pruritus of breast carcinoma skin infiltration. J Pain Sympt Manage. 2001; 22:803-5.
225. Hubscher SG, LumLey MA, Elias E. Vanishing bile duct syndrome: a possible mechanism for intrahepatic cholestasis in Hodgkin's lymphoma. Hepatology. 1993; 17:70-7.
226. Cormia FE. Pruritus, an uncommon but important symptom of systemic carcinoma. Arch Dermatol. 1965; 92:36-9.
227. Shoenfeld Y, Weiberger A, Ben-Bassat M, Pinkhas J. Generalized pruritus in metastatic adenocarcinoma of the stomach. Dermatologica. 1977; 155:122-4.
228. Beeaff DE. Pruritus as a sign of systemic disease, report of metastatic small cell carcinoma. Arizona Med. 1980; 37:831-3.
229. Lober CW. Pruritus and malignancy. Clin Dermatol. 1993; 11:125-8.
230. Twycross R. Pruritus and pain in en cuirass breast cancer. In: Twycross R, ed. Pain Relief in Advanced Cancer. Edinburgh, Churchill Livingstone, 1994:209.
231. Rajka G. Investigation of patients suffering from generalized pruritus with special reference to systemic diseases. Acta Dermato-Venereologica (Stockh) 1966; 46:190-4.
232. Fine J. Mastocytosis. Int J Dermatol. 1980; 19:117-23.
233. Marney SR. Mast cell disease. Allerg Proceed. 1992; 13:303-10.
234. Abdel-Naser MB, Gollnick H, Orfanos CE. Aquagenic pruritus as a presenting symptom of polycythemia vera. Dermatology. 1993; 187:130-3.
235. Abel EA, Wood GS, Hoppe RT. Mycosis fungoides: clinical and histological features, staging, evaluation, and approach to treatment. CA Cancer J Clin 1993; 43:93-115.
236. Yosipovitch G. Chronic puritus: a paraneoplastic sign. Dermatol Ther 2010;23(6):590-6.
237. Robin C, Su W, Chang LY, Wang K. Tripe palms and malignancy. J Hong Kong Med Assoc 1994;46(2):147-9.
238. Patel A, Teixeira F, Redington AE. Palmoplantar keratoderma ('tripe palms") associated with primary pulmonary adenocarcinoma. Thorax 2005; 60:976.
239. Ribas J, Peixoto LFAA, de Almeida MF. Dermatologia comparativa: paquidermatoglifia adquirida associada a carcinoma gástrico avançado. An Bras Dermatol. 2007;82(6):582-3.
240. Alvarez-Payares JC, Molina A, Gallo S, Ramirez J, Hernandez J, Lopez F, Ramirez--Urrea SI, Álvarez C. Immune-Mediated Cutaneous Paraneoplastic Syndromes Associated With Hematologic Malignancies: Skin as a Mirror of Hematologic Neoplasms. Cureus. 2021;13(11):e19538. doi: 10.7759/cureus.19538.
241. DeFilippis EM, Feldman SR, Huang WW. The genetics of pyoderma gangrenosum and implications for treatment: a systematic review. Br J Dermatol. 2015 Jun;172(6):1487-1497. doi: 10.1111/bjd.13493
242. Montagnon CM, Fracica EA, Patel AA, Camilleri MJ, Murad MH, Dingli D, Wetter DA, Tolkachjov SN. Pyoderma gangrenosum in hematologic malignancies: A systematic review. J Am Acad Dermatol. 2020 Jun;82(6):1346-1359. doi: 10.1016/j.jaad.2019.09.032.
243. Bachmeyer C, Aractingi S. Neutrophilic eccrine hidradenitis. Clin Dermatol. 2000;18(3):319-30. doi: 10.1016/s0738-081x(99)00123-6.

PARTE 11

Cirurgia Dermatológica e Procedimentos Terapêuticos ou Corretivos da Pele

Celso Luís Madeira • Elisa Raquel Martins Costa Marques • Nilton Gioia Di Chiacchio • Emerson Henrique Padoveze

Fundamentos da Anatomia Cirúrgica Tegumentar

ANATOMIA DA FACE

Introdução

Com a crescente atuação do dermatologista na área cirúrgica e o desenvolvimento de diversas tecnologias para o rejuvenescimento facial, cada vez mais o conhecimento da anatomia se torna fundamental para uma ação correta e segura.

A anatomia da face guarda uma estreita relação entre sua superfície cutânea e as estruturas internas que devem ser preservadas durante os procedimentos cirúrgicos.

O objetivo deste capítulo é proporcionar informações sobre a anatomia da face, salientando sua importância.

Marcadores ósseos

São importantes pontos de referência para identificação de estruturas, tanto para a anestesia como para o reconhecimento de áreas de risco, permitindo ao cirurgião a realização de procedimentos com grande segurança.[1]

Os forâmens supraorbitário, infraorbitário e mentoniano são os marcadores ósseos mais importantes da face e se encontram sobre uma linha vertical imaginária denominada linha médio-pupilar, que se localiza a 2,5 cm da linha média da face, sendo de grande importância para a realização dos bloqueios anestésicos dos nervos supraorbitário, infraorbitário e mentoniano.[1]

No osso frontal, encontramos o forâmen supraorbitário, na margem superior da órbita, por onde passa o nervo supraorbitário. O osso frontal forma a porção anterior do couro cabeludo e fronte e apresenta outro marcador denominado eminência frontal, uma protuberância que pode ser palpada acima do arco ciliar.[2]

O osso maxilar forma a porção média da face e apresenta como marcador o forâmen infraorbitário por onde passa o nervo infraorbitário. Localiza-se a 1 cm abaixo do arco infraorbital na linha médio-pupilar, a 2,5 cm da linha mediana da face.[1,2]

Temos ainda como marcador ósseo da face o osso zigomático, que se divide em porção malar e arco zigomático, o qual é formado também pela porção do osso temporal. Este arco serve como ponto de inserção de alguns músculos da expressão facial e do músculo masseter, um dos responsáveis pela mastigação.[2]

Na mandíbula, encontramos o forâmen mentoniano, localizado no corpo da mesma, na linha médio-pupilar abaixo do primeiro dente pré-molar, por onde passa o nervo mentoniano.[1] Nas Figuras 132.1 a 132.3 visualizamos os ossos da face (vista frontal e lateral) e a localização dos forâmes e da linha médio-pupilar.

Músculos

Para melhor entendimento podemos dividir os músculos da face em dois grandes grupos: os músculos da mímica facial e os relacionados com a mastigação.[3]

Os músculos da mastigação são o masseter, o temporal e o pterigoideo medial e lateral (Figura 132.4). Estes músculos apresentam fáscia própria e são inervados pelas fibras motoras do ramo mandibular do nervo trigêmeo.[2,3]

Já os músculos da mímica facial[4,5] fazem parte de um conjunto que denominamos sistema músculo aponeurótico superficial (SMAS) e formam uma trama fina e superficial interligada, com uma inserção ou influência sobre a pele.[1] Durante a contração, os músculos seguem vetores de força que geralmente correm de sua inserção (porção móvel do músculo) para sua origem (porção fixa do músculo), determinando linhas hipercinéticas perpendiculares à direção de contração, resultando em rugas inestéticas horizontais, verticais e oblíquas.[6]

O nervo facial (VII par craniano) inerva todos esses músculos, com exceção do elevador da pálpebra superior (inervado pelo nervo oculomotor).[3] Na Figura 132.5, podemos visualizar os músculos da face. As funções dos principais músculos podem ser visualizadas na Tabela 132.1.

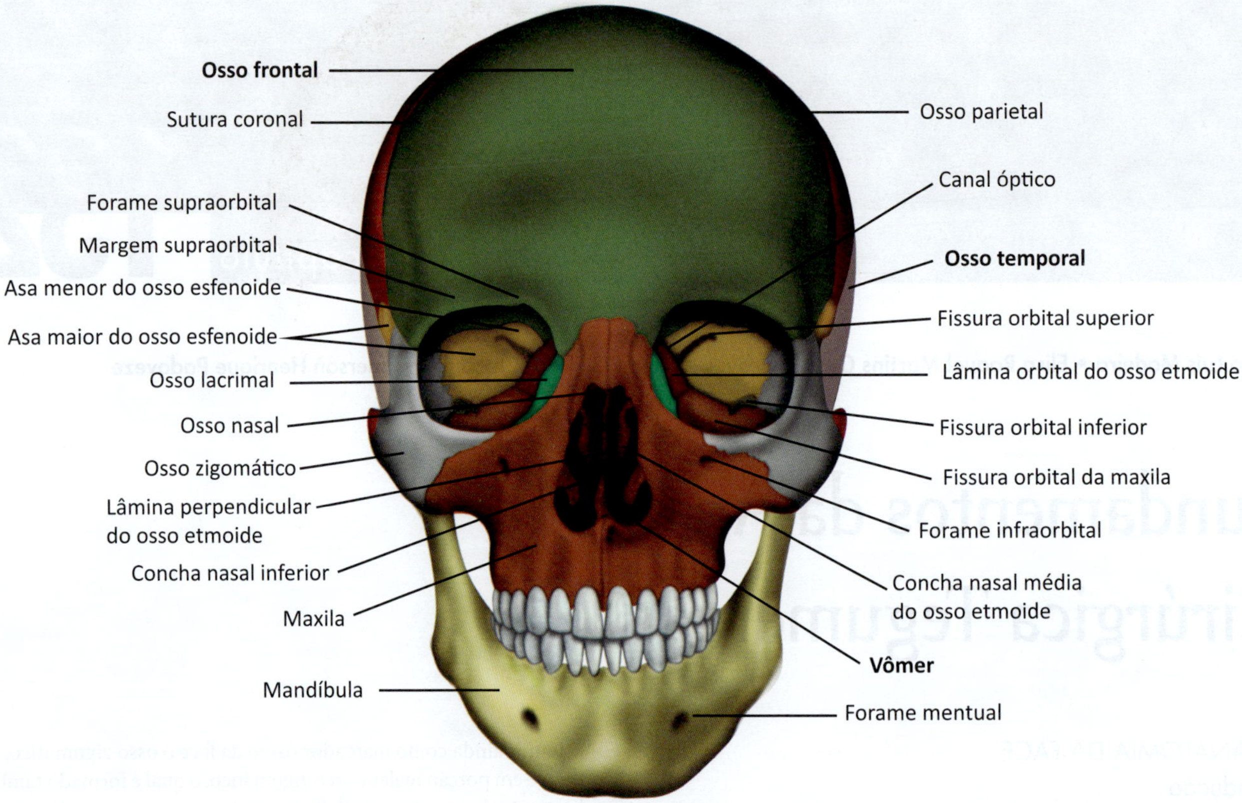

■ **Figura 132.1** Vista frontal dos ossos do crânio.

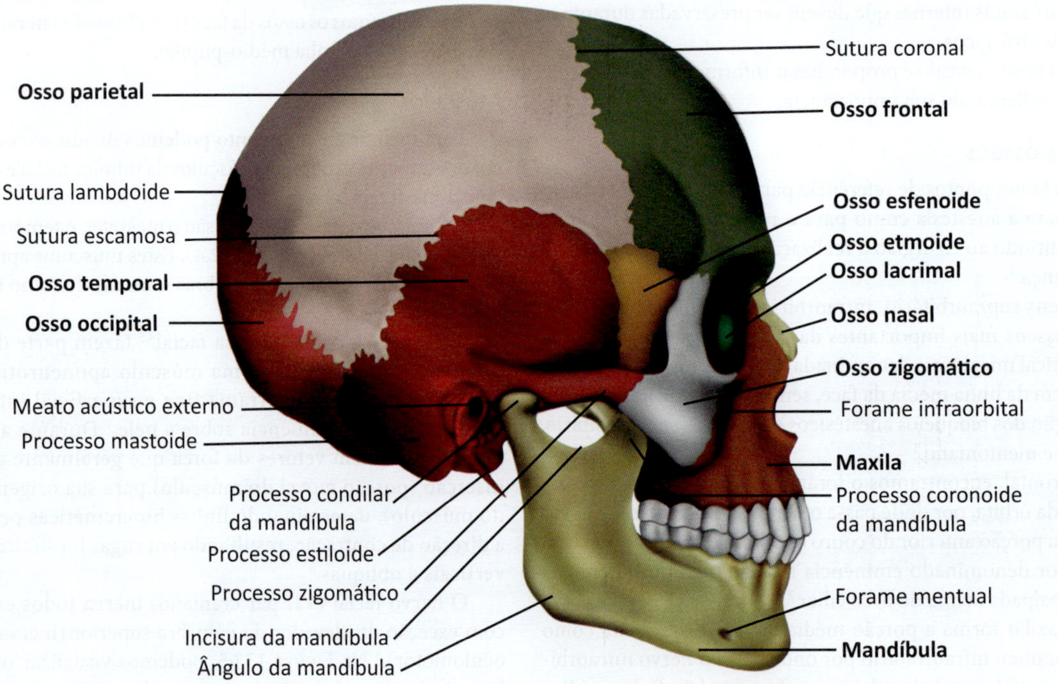

■ **Figura 132.2** Vista lateral dos ossos do crânio.

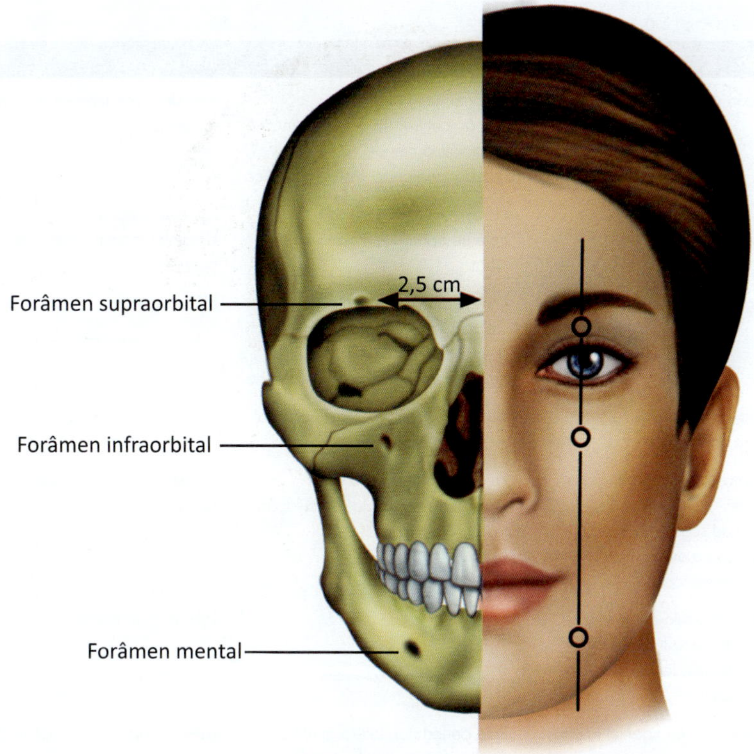

■ **Figura 132.3** Localização dos principais forâmens da face e da linha médio pupilar.

Tabela 132.1 Músculos e suas funções.

Músculo	Função	Origem	Inserção	Direção
Frontal	Elevação dos supercílios Elevação da pálpebra	Gálea aponeurótica, abaixo da sutura coronal	Pele da fronte em conjunto com fibras do prócero (fibras médias), corrugador e orbicular dos olhos (fibras laterais)	Vertical
Corrugador	Aproxima as sobrancelhas medialmente	Junção dos ossos frontal e nasal	Pele da porção medial dos supercílios	Horizontal e em alguns casos oblíquo
Prócero	Aproxima e deprime as sobrancelhas	Osso nasal	Subcutâneo e músculo frontal entre os supercílios	Vertical
Depressor dos supercílios	Deprime as sobrancelhas	Arco orbital superior medial	Derme na porção média dos supercílios	Vertical
Orbicular dos olhos: Porções: orbital, palpebral e canalicular	Parte orbital e palpebral: Fechamento da rima ocular Parte palpebral: reflexo de piscar os olhos Parte orbital: aproxima e deprime a glabela Parte lacrimal: direciona a drenagem do fluido lacrimal	Parte orbital: osso frontal (porção nasal), maxila (processo frontal) Margem medial da órbita,saco lacrimal e ligamento palpebral medial Parte palpebral: ligamento palpebral medial e saco lacrimal Parte profunda da parte palpebral: crista lacrimal posterior	Parte orbital: ligamento palpebral lateral, semelhante a um esfíncter Parte palpebral: ligamento palpebral lateral Parte lacrimal: canalículo lacrimal, margem palpebral, glândula lacrimal	Vertical (porção orbital interna) e oblíqua (porção orbital medial)
Elevador da pálpebra superior	Elevação da pálpebra superior. Auxilia no piscar	No canal óptico, na superfície inferior da asa menor do osso esfenoide	Pele da pálpebra superior	Vertical
Nasal	Dilatação das narinas e participa da depressão da glabela	Meio da maxila	Parte alar: asa do nariz, margem das narinas Parte transversa: cartilagem nasal lateral, aponeurose dorsal do nariz	Transversal
Depressor do septo	Deprime a columela e estreita as narinas	Fossa incisiva da maxila	Septo e parte dorsal da asa do nariz	Vertical

(Continua)

Tabela 132.1 Músculos e suas funções. (Continuação)				
Músculo	**Função**	**Origem**	**Inserção**	**Direção**
Zigomático maior e menor	Elevação do canto da boca	Zigomático maior: Porção central do osso zigomático Zigomático menor: Porção medial do osso zigomático	Pele do lábio superior e ângulo da boca	Oblíqua
Elevador do lábio superior e asa do nariz	Elevação do lábio superior e dilatação das narinas	Processo frontal da maxila Emerge do músculo orbicular dos olhos	Lábio superior Circunferência posterolateral das narinas	Vertical
Elevador do lábio superior	Elevação do lábio superior	Margem infraorbital e parte adjacente do processo zigomático da maxila Emerge do orbicular dos olhos	Lábio superior	Vertical
Elevador do ângulo da boca	Eleva o ângulo da boca e acentua a prega nasolabial	Maxila (fossa alveolar do canino)	Ângulo da boca, lábio superior	Vertical
Bucinador	Comprime as bochechas contra os dentes. É usado em atos como o de sugar. Auxilia na mastigação e em neonatos ajuda na amamentação	Processo alveolar do osso maxilar e mandíbula, articulação temporomandibular	Fibras do músculo orbicular da boca	Oblíqua
Risório	Auxilia o músculo elevador do ângulo da boca lateralmente e assim produzindo covinhas nas bochechas	Fáscia parotídea	Lábio superior e ângulo da boca	Transversal
Orbicular da boca	Fechamento e enrugamento dos lábios	Pele periorbital, lateral a linha média da mandíbula, borda alveolar da maxila	Lábios e outros músculos no ângulo da boca	Oblíqua
Depressor do lábio inferior	Depressão do lábio inferior	Linha oblíqua da mandíbula	Pele do lábio inferior	Vertical
Depressor do ângulo da boca	Deprime os cantos da boca para baixo	Linha oblíqua da mandíbula, abaixo do forâmen mentoniano	Ângulo da boca, lábios superior e inferior, pele do mento	Vertical
Mentoniano	Protusão do lábio inferior	Mandíbula, na altura do alvéolo do segundo incisivo inferior	Pele do mento	Vertical
Platisma	Eleva a pele do tronco superior, formando rugas transversais no pescoço Deprime a pele da região mandibular	Derme profunda da região subclavicular e acromial	Camada profunda da derme da região mentoniana, borda inferior do corpo da mandíbula, comissura labial e linha oblíqua externa da mandíbula	Vertical

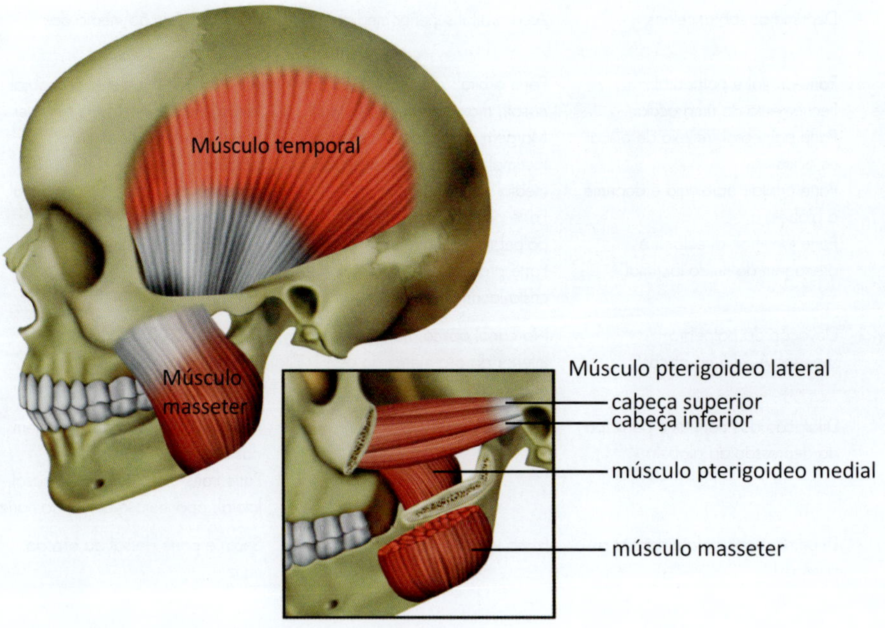

■ **Figura 132.4** Músculos da face.

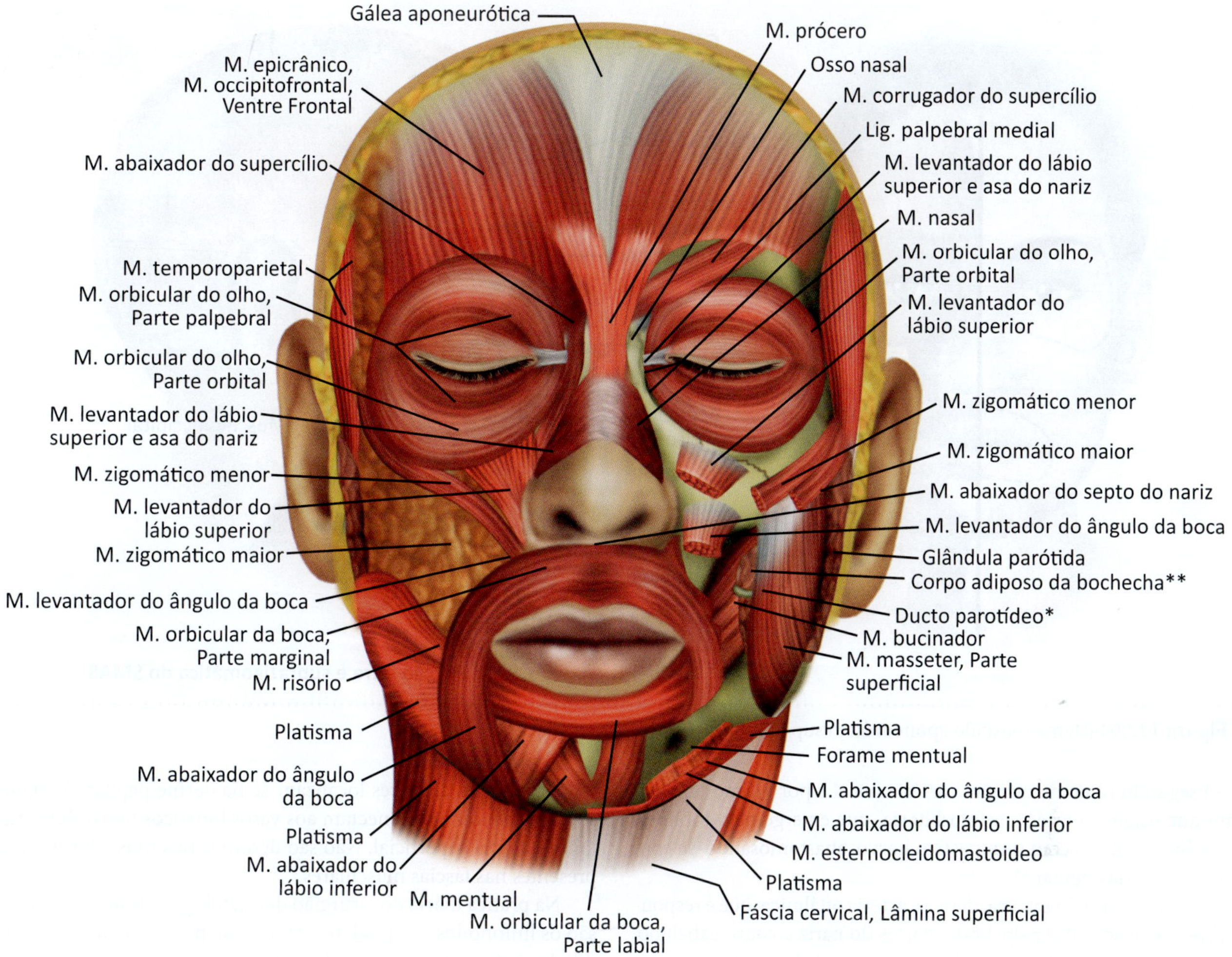

■ **Figura 132.5** Músculos da mastigação.

■ SMAS

O Sistema músculo aponeurótico superficial é uma discreta camada fibromuscular que envolve e interliga os músculos da expressão facial, constituindo com estes uma só unidade[1,7] (Figura 132.6).

O SMAS emite septos fibrosos para cima, em direção à derme, permitindo a mímica facial e originando as linhas de tensão. É um sistema que permite coordenação, modulação e ampliação de ações musculares delicadas da expressão facial, constituindo-se de dois folhetos, o superficial que corresponde a fáscia superficial e o profundo que corresponde aos músculos da expressão facial.[1]

O SMAS apresenta características morfológicas diferentes podendo ser dividido em tipo1 e tipo 2. O primeiro (tipo 1) está localizado lateralmente ao sulco nasolabial e é formado por pequenos septos que enclausuram lóbulos de células gordurosas (compartimentos de gordura). O segundo (tipo 2) se situa medialmente ao sulco nasolabial e consiste em uma malha de fibras musculares e fibras de colágeno denso.[7] O SMAS ainda pode ser dividido em porção infra e suprazigomática. A sua profundidade é variável, auxiliando a encontrar planos de descolamento seguros, evitando assim lesar estruturas importantes.[1]

Vasos

A irrigação da face é realizada predominantemente pelos ramos da artéria carótida externa e com uma pequena contribuição de ramos da artéria carótida interna, enquanto a drenagem venosa é feita pela veia jugular.[2,8]

A artéria facial que é um ramo da artéria carótida externa passa pela borda inferior da mandíbula, imediatamente anterior ao músculo masseter, onde podemos palpá-la com facilidade, continuando na diagonal em direção ao ângulo da boca, seguindo a lateral do nariz e terminando no canto interno do olho. Seus ramos são: a artéria labial superior, artéria labial inferior e artéria angular. A artéria labial superior irriga o lábio superior, com ramos terminais para a ala nasal e o septo. Já a artéria labial inferior supre o lábio inferior e parte superior da bochecha.[1,3]

A artéria angular supre o dorso, a lateral e a ala nasal. Compressões e obstruções por preenchedores na região próxima a ala nasal podem levar a isquemia e necrose cutânea do lábio superior, sulco nasolabial superior, ala nasal e partes do nariz.[9]

No canto interno do olho temos uma importante anastomose entre os sistemas carotídeo interno e externo, através da artéria angular e a artéria dorsal do nariz, ramo da artéria oftálmica (sistema carotídeo interno).[1,3]

Outra responsável pela nutrição da face é a artéria temporal superficial, ramo da artéria carótida externa, que irriga as porções laterais da face, fronte e couro cabeludo. É facilmente palpada quando emerge da glândula parótida e penetra o tecido subcutâneo anterior ao tragus. Continua em direção cefálica e divide-se em ramo parietal e frontal.

Estes ramos nutrem a fronte, as sobrancelhas, porção lateral superior de pálpebras e parte lateral do couro cabeludo.[3,8]

Já a artéria maxilar interna provém da artéria carótida externa e divide-se em três importantes ramos, que se subdividem em ramos menores, sendo os de maior importância, a artéria alveolar anterior que, após emergir pelo forâmen mentoniano, passa a ser denominada artéria mental, que irriga a região mentoniana e anastomosa-se com a artéria facial, a artéria bucal e a artéria infraorbitária.[3,8]

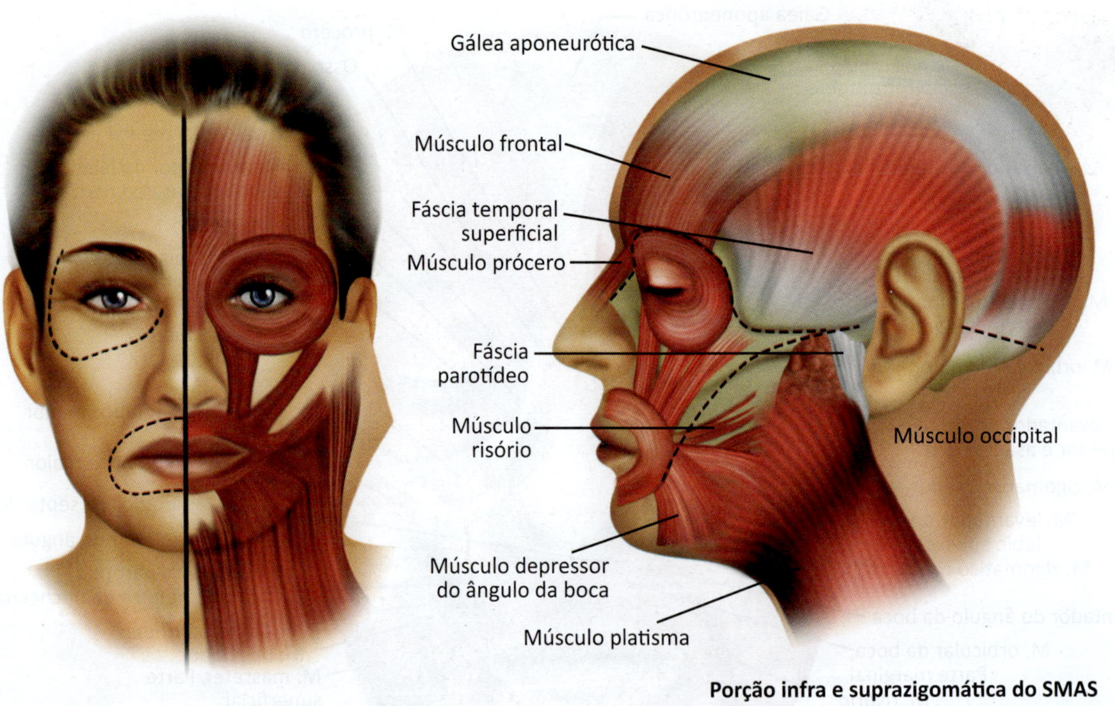

■ **Figura 132.6** Sistema músculo aponeurótico superficial.

O segundo ramo dá origem à artéria bucal e por último temos o ramo que origina a artéria infraorbitária, que emerge pelo forâmen infraorbitário, junto com o respectivo nervo, anastomosando-se com ramos da artéria angular.[3,8]

Da artéria carótida interna, deriva a artéria oftálmica, que é responsável pela irrigação das pálpebras e partes do nariz e couro cabeludo. Seus ramos são: artéria supraorbitária, artéria infratroclear, artéria supratroclear e artéria nasal dorsal.[3,8] A artéria supratroclear supre a parte medial da órbita, a base nasal e a porção central inferior da fronte. Obstruções ou compressões desta artéria durante procedimentos de preenchimento na área da glabela pode levar a complicações como isquemia e decorrente necrose.[9]

A drenagem venosa ocorre paralelamente ao suprimento arterial, com as veias tendo as mesmas denominações das artérias, desembocando em sua maior parte na veia jugular interna e em menor volume na veia jugular externa.[2] Nas Figuras 132.7 e 132.8 visualizamos a irrigação arterial e a drenagem venosa da face.

Drenagem linfática

O sistema linfático é formado pelos vasos linfáticos e o tecido linfoide e que se dividem em capilares, vasos coletores e troncos que entram na circulação venosa na área da junção da veia jugular interna e veia subclávia.[2,3,8]

Os capilares possuem válvulas, já os vasos coletores apresentam um grande número delas, que se localizam a cada 2 a 3 mm, assegurando o fluxo da linfa em direção ao coração, frequentemente acompanhando as veias.[2,3,8]

Os capilares linfáticos estão presentes em grande quantidade na derme papilar e nas membranas mucosas e ao redor de orifícios. O bloqueio da drenagem linfática pode acarretar com o tempo um linfedema persistente.[2,3,8]

O conhecimento da anatomia da drenagem do sistema linfático é facilmente mensurado por exame clínico que permite a avaliação do comprometimento de processos tanto infecciosos como neoplásicos.[2,3,8]

A drenagem linfática da face vai acontecer dos linfonodos superiores para os inferiores e dos superficiais para os profundos.[2,3,8]

Na pele, os capilares localizam-se na derme papilar, drenam em sentido vertical e se conectam aos vasos linfáticos na gordura subcutânea e fáscia superficial. Não são descritos nos músculos, mas estão presentes nas fáscias musculares.[2,3,8]

Na prática diária do cirurgião dermatológico os mais importantes são os linfonodos occipital, retroauricular, parotídeo, facial, submandibular, submental e cervical lateral.

Linfonodos occipitais

Dividem-se em superficiais e profundos, sendo que os superficiais estão localizados na nuca, na área occipital lateral entre a fáscia cervical superficial e o músculo esplênico. Estão próximos da artéria occipital superficial e do nervo occipital maior, recebem vasos aferentes da nuca e da região occipital, drenando para os linfonodos occipitais profundos ou para a cadeia acessória espinal.[10]

Os linfonodos occipitais profundos recebem vários linfáticos aferentes dos músculos do pescoço e do linfonodo occipital superficial drenando para o linfonodo espinal acessório.[10]

Linfonodo retroauricular

Localiza-se na região mastoidea, abaixo do músculo auricular posterior, fixado pelas fibras anteriores de inserção do músculo esternocleidomastoideo. Drena as áreas parietal posterior e mastoidea do couro cabeludo e região posterior da orelha. Sua drenagem segue para os linfonodos parotídeos infra-auriculares e para os linfonodos próximos da junção da cadeia espinal acessória e a cadeia jugular interna.[10]

Linfonodos parotídeos

Localizados próximos da glândula parótida, dividem-se em extraglandulares e intraglandulares.[10,11,12]

São os principais grupos de linfonodos, drenando face superior, lateral das pálpebras, região frontal, face lateral e frontal do couro cabeludo, canal auditivo externo, parte anterior do couro cabeludo, orelha, face lateral da região malar e nariz, recebendo drenagem dos linfonodos retroauriculares.

Os linfonodos parotídeos drenam para cadeia jugular interna e cadeia cervical transversa.[10,11,12]

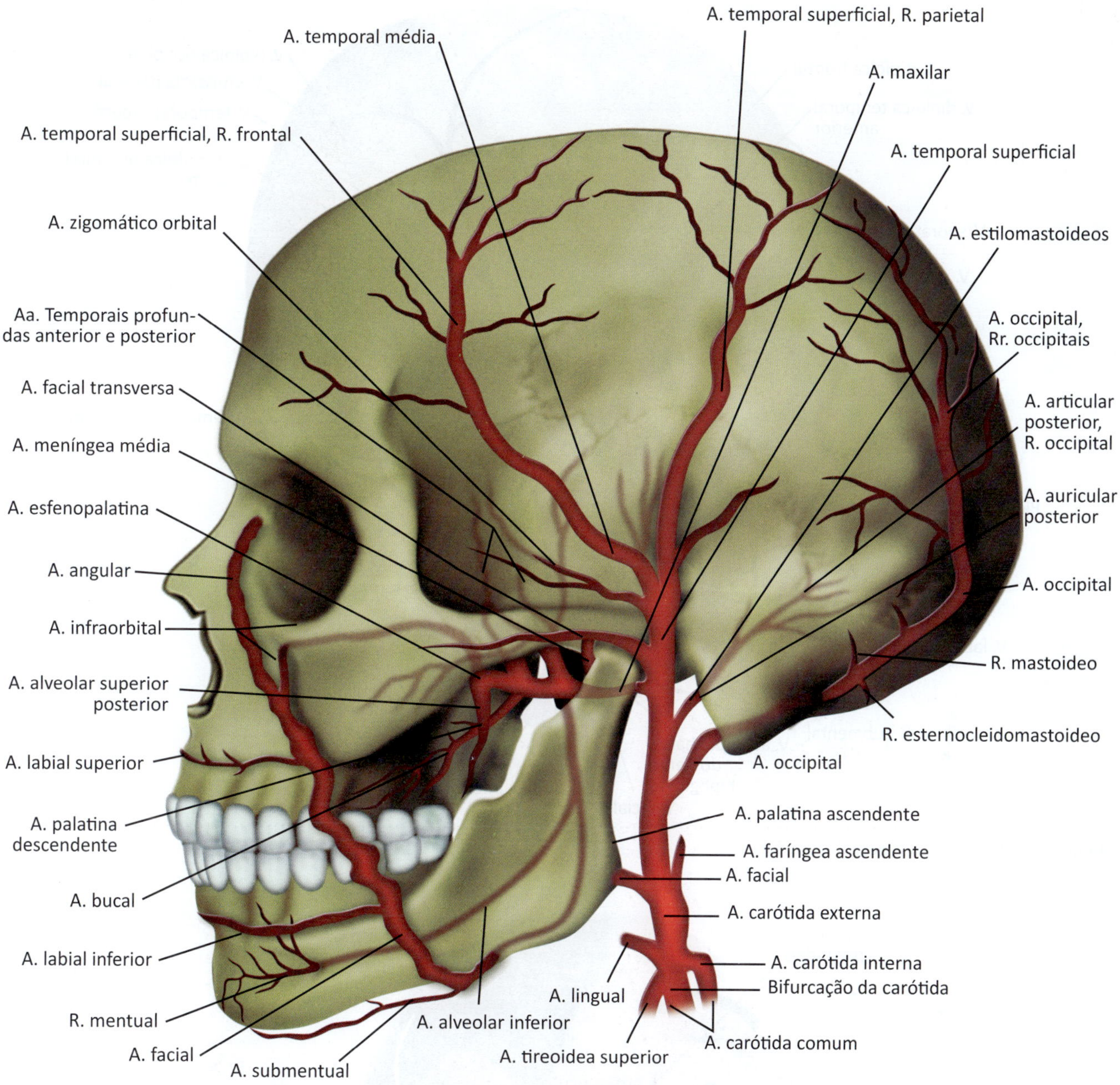

■ **Figura 132.7** Irrigação arterial da face.

Linfonodos faciais

Geralmente encontram-se na camada subcutânea acima dos músculos da expressão facial. Drenam para os linfonodos submandibulares e dividem-se em quatro grupos: mandibulares, bucinador, infraorbital e malar.[10,11,12]

Linfonodos submandibulares

Maior grupo de drenagem desta área e fazem a drenagem das glândulas submandibulares, lábios superiores e inferiores, região malar medial, nariz, membrana mucosa da fossa nasal, gengivas, pálpebras, fossa palatina posterior, pilar palatino anterior, palato mole e 2/3 anteriores da língua. Seus vasos eferentes drenam para cadeia jugular interna, porém podem drenar diretamente para a cadeia espinal acessória.[10,11,12]

Linfonodos submentais

Localizam-se no triângulo submental do pescoço, abaixo do platisma, drenando 2/3 médios do lábio superior e da porção média da região malar, gengivas, parte anterior do assoalho da boca e 1/3 anterior da língua. Seus vasos eferentes podem drenar para os linfonodos da cadeia jugular interna ipsilaterais e contralaterais.[10,11,12]

Linfonodos cervicais laterais

Dividem-se em cadeia superficial e profunda, sendo que a cadeia cervical superficial está sob a veia jugular externa, estando imediatamente acima ou fazendo parte dos linfonodos parotídeos e infra-auriculares, podendo ser palpados sob o músculo esternocleidomastoideo.[10,11,12]

A cadeia cervical profunda é dividida em três cadeias principais: espinal acessória, cervical transversa e jugular interna, sendo que na junção da cadeia cervical transversa com a cadeia jugular interna os linfáticos entram na circulação venosa através da junção jugulo-subclávia.[10,11,12] A drenagem linfática da face pode ser visualizada na Figura 132.9.

Na prática diária, algumas regiões de linfonodos devem ser pesquisadas quando da presença de neoplasias com possibilidade de metástases seguindo a Tabela 132.2.

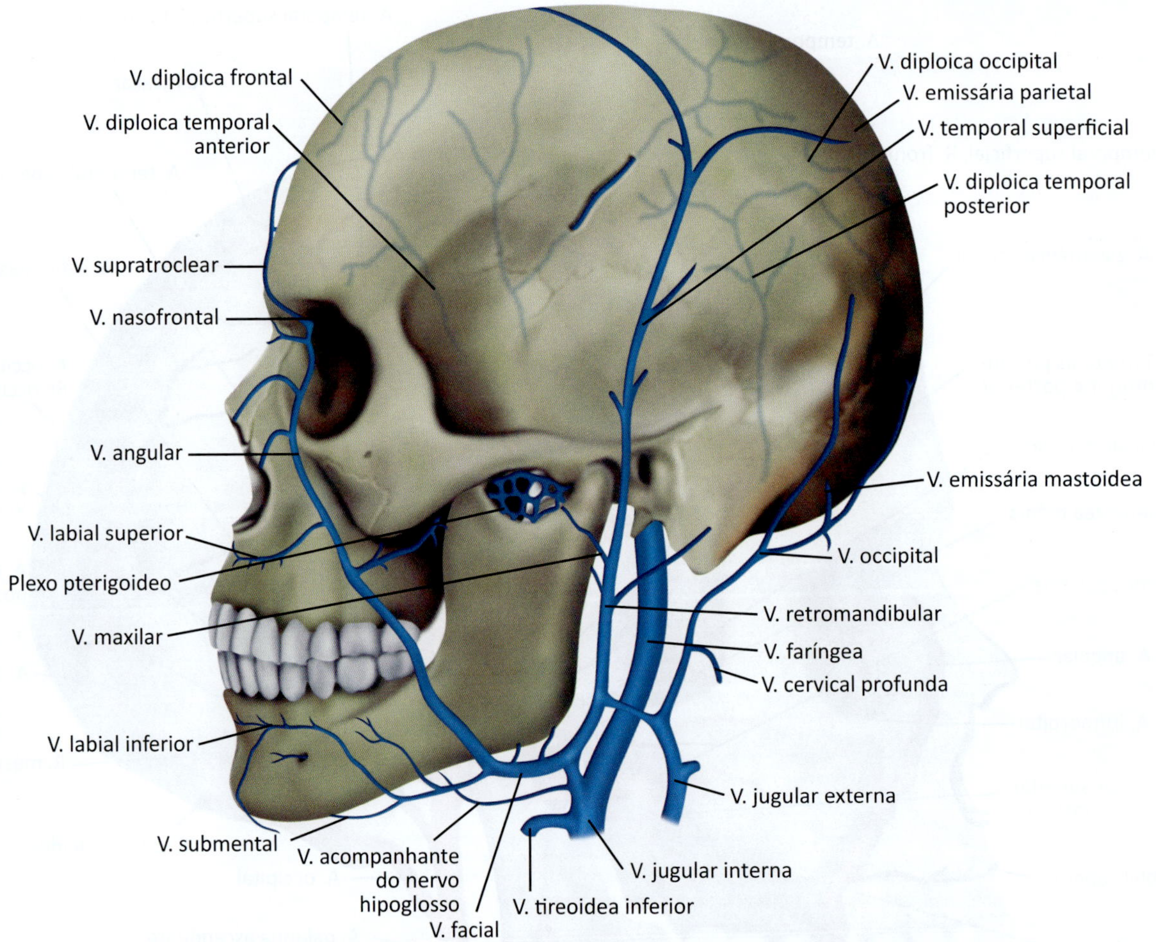

■ **Figura 132.8** Drenagem venosa da face.

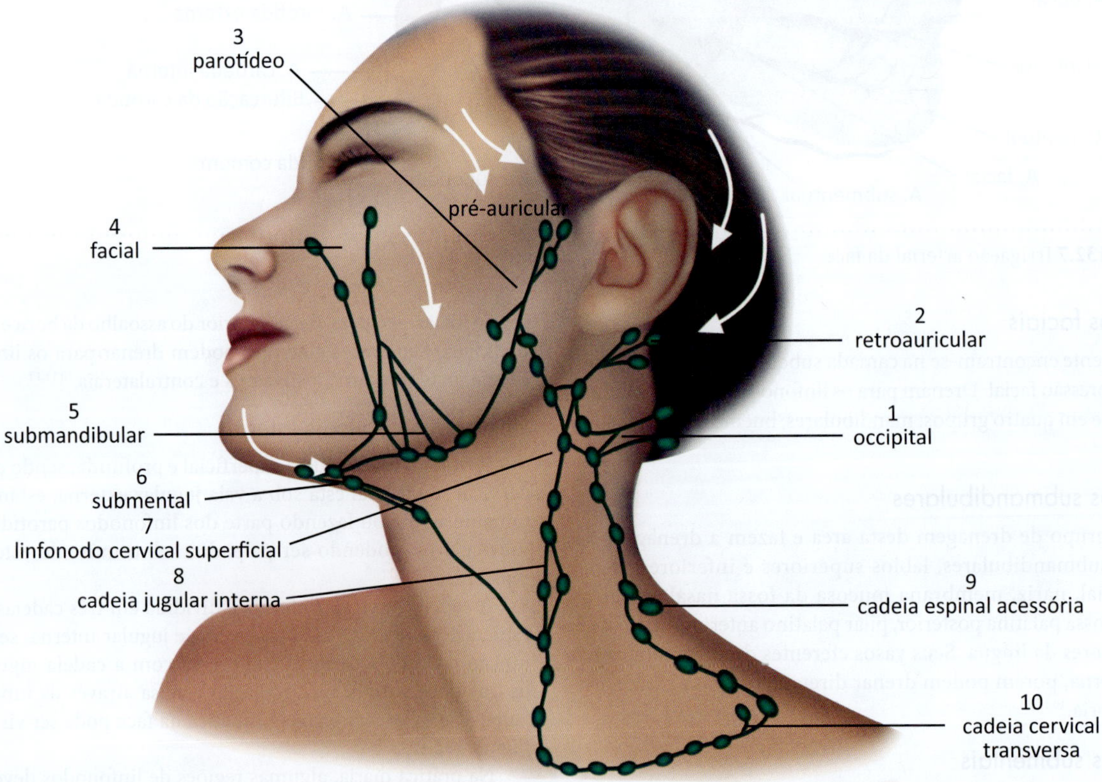

■ **Figura 132.9** Drenagem linfática da face.

Tabela 132.2 Orientação de pesquisa de linfonodos na presença de neoplasias.

Área	Linfonodos a ser pesquisados
Couro cabeludo	Occipital, retroauriculares e parotídeos
Parte lateral e medial das pálpebras	Parotídeo e facial
Nariz	Faciais
Região masseteriana e malar	Parotídeos
Região infraorbital e bucal	Faciais
Lábios	Submentonianos e submandibulares
Terço médio do lábio inferior	Linfonodos ipsilaterais e contralaterais
Restante lábios superior e inferior	Linfonodos ipsilaterais
Região anterolateral das orelhas	Parotídeos
Região médio posterior das orelhas	Retroauriculares

Nervos

Inervação motora da face

O nervo facial (VII par craniano) é o nervo motor de todos os músculos da expressão facial e em sua parte sensitiva é responsável pela inervação dos 2/3 anteriores da língua, parte do meato auricular externo, palato mole e faringe.[1,2,3]

O nervo facial é a estrutura anatômica mais importante para os cirurgiões que atuam na pele da face, pois quando lesado pode provocar alterações funcionais e cosméticas significativas, já que atinge os músculos responsáveis pela comunicação não verbal.

O nervo facial emerge do forâmen estilomastoideo e após emitir o ramo auriculoposterior entra na glândula parótida e bifurca-se em temporofacial e cervicofacial.[1,2,3]

Estas duas divisões, ainda dentro da glândula parótida, formam cinco ramos que são denominados de acordo com a área que inervam (Figura 132.10). Estes ramos são:

Divisão superior:

- Ramo temporal.
- Ramo zigomático.
- Ramo bucal.

Divisão inferior:

- Ramo marginal da mandíbula.
- Ramo cervical.

O nervo facial ao emergir do forâmen estilomastoideo, pode ser encontrado próximo da linha que conecta a borda superior do tragus ao ângulo da mandíbula. Neste local é protegido pelo processo mastoideo, que não se encontra totalmente formado até os 5 anos de idade, podendo nesta faixa etária estar vulnerável a traumas inadvertidos em procedimentos cirúrgicos realizados nesta localização.[1,2,3]

Na glândula parótida, ao dividir-se em seus ramos, o nervo encontra-se recoberto apenas por uma camada de tecido glandular, fáscia parotídea e gordura subcutânea.

Após deixar a glândula, os ramos do nervo facial são recobertos pelo sistema músculo aponeurótico superficial (SMAS), passando entre o SMAS e a fáscia profunda (massetérica ou temporal profunda) e penetram nos músculos em sua face profunda. Nesta posição abaixo do SMAS e sob os músculos da expressão facial, o nervo se encontra protegido na maioria dos procedimentos cirúrgicos, mesmo quando se superficializa ao nível de região temporal ou do ângulo da mandíbula.[1,2,3]

Os planos ideais de dissecção e descolamento estão logo abaixo do plexo subdérmico na gordura subcutânea. A inervação motora da face encontra-se na Tabela 132.3.

Inervação sensitiva

A maior parte da inervação sensitiva da face e da parte anterior do couro cabeludo é feita pelo V nervo craniano, o nervo trigêmio. Já a parte posterior do couro cabeludo é inervada pelos nervos cervicais superiores C2 e C3. Há ainda uma pequena contribuição dos nervos facial, glossofaríngeo e vago, inervando uma pequena parte da orelha.[1,2,3]

Os nervos sensitivos são independentes dos nervos motores e correm em um plano profundo, abaixo do SMAS ou abaixo dos músculos da mímica facial, sendo que os danos em nervos sensitivos apresentam menor repercussão que os danos em nervos motores.[1,2,3]

Dependendo do grau do dano e da distância da lesão do gânglio sensitivo, a disestesia ou anestesia resultante pode ser reversível.

O nervo trigêmio apresenta fibras que inervam a face e parte anterior do couro cabeludo; fibras motoras que inervam os músculos da mastigação e fibras secretoras para as glândulas lacrimais, parótidas e mucosas.[2,3]

As fibras sensitivas do nervo trigêmio se dividem em:

- Nervo oftálmico.
- Nervo maxilar.
- Nervo mandibular.

Nervo oftálmico

É o menor dos três ramos e apresenta somente função sensitiva e também se divide em três ramos principais:

- Nervo nasociliar.
- Nervo frontal.
- Nervo lacrimal.

Tabela 132.3 Inervação motora da face.

Nervos	Músculos inervados	Danos
Temporal	Frontal, orbicular dos olhos corrugador, temporoparietal	Diminuição ou perda do músculo frontal, ptose das sobrancelhas
Zigomático	Orbicular dos olhos, prócero, nasal	Dificuldade para fechamento dos olhos
Bucal	Depressor do septo, nasal, elevador do lábio superior e da asa do nariz,zigomático maior e menor, bucinador, orbicular da boca, elevador do ângulo da boca	Diminuição da força dos músculos da boca, provocando acúmulo de alimentos, em razão da perda de função do músculo bucinador
Marginal da mandíbula	Risório, orbicular da boca, depressor do ângulo da boca, depressor do lábio inferior, mentoniano, platisma porção superior	Provoca déficit funcional e cosmético
Cervical	Platisma	Pouca importância cosmética e estrutural
Auricular posterior	Occipital, auricular posterior	Pouca importância cosmética e estrutural

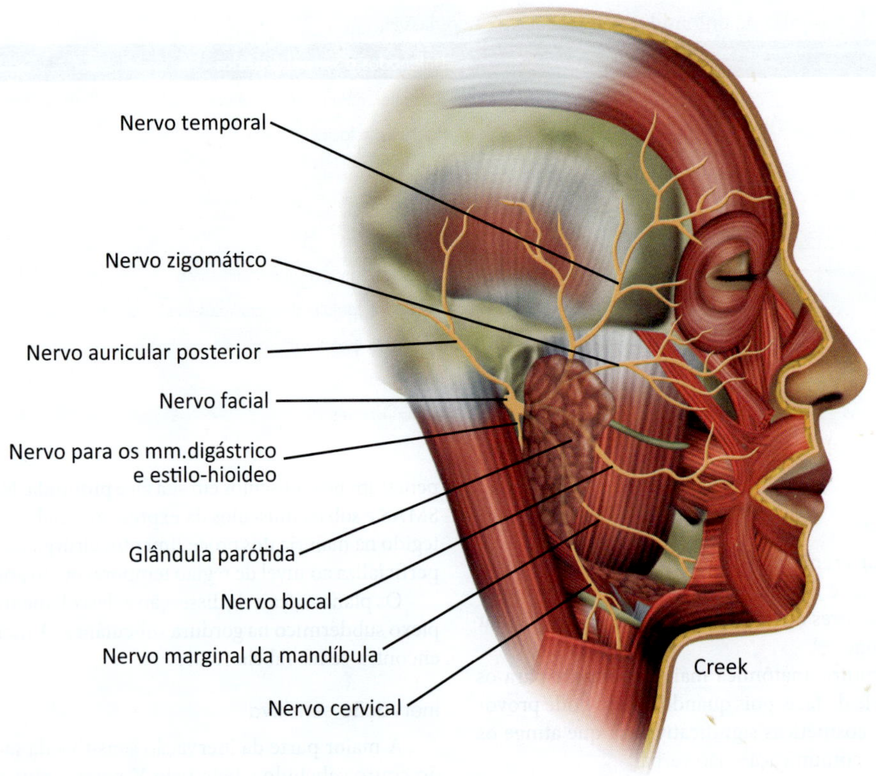

■ **Figura 132.10** Ramos do nervo facial.

O nervo nasociliar forma dois nervos cutâneos, o nervo infratroclear e o ramo externo do etmoidal anterior. O nervo infratroclear é responsável pela inervação sensitiva da raiz do nariz e o ramo externo do etmoidal anterior inerva dorso, ponta e columela dorsal.[2,3]

O nervo frontal ainda divide-se nos nervos supratroclear e supraorbital. O nervo supratroclear localiza-se na órbita a aproximadamente 1 cm lateral da linha média da face, inervando pálpebras superiores, parte anterior medial da fronte e couro cabeludo.

Localizado a 2,5 cm da linha média da face na órbita, o nervo supraorbitário emerge pelo forâmen supraorbitário em companhia da artéria e veia supraorbitária, inervando a região frontal, couro cabeludo e pálpebras superiores.[2,3]

O nervo lacrimal emerge da parte lateral do arco orbital e inerva a pele das pálpebras superiores.[2,3]

Além desses ramos cutâneos, o nervo oftálmico apresenta fibras que dão sensibilidade à córnea, conjuntiva ocular e mucosa nasal.

Nervo maxilar

Emerge do forâmen rotundo, dividindo-se nos nervos cutâneos:

- Nervo infraorbitário que emerge pelo forâmen infraorbitário, a 2,5 cm lateralmente da linha média da face, aproximadamente a 1 cm abaixo do arco infraorbitário.
- Nervo zigomático que utiliza um pequeno forâmen do osso zigomático para inervar a pele da eminência malar.
- Nervo zigomático temporal que emerge do forâmen localizado no processo frontal do osso zigomático, na margem lateral da órbita, e inerva a região temporal e uma porção do couro cabeludo.

Os ramos alveolares superior e palatino, também ramos do nervo maxilar, são profundos e inervam os dentes superiores, mucosa oral, palato e mucosa nasal.

Nervo mandibular

Apresenta fibras sensitivas que inervam a pele da face e fibras motoras que inervam os músculos da mastigação e também apresenta três ramos cutâneos.[2,3]

De forma que o nervo mandibular se subdivide nos seguintes ramos, a saber: (a) do tronco principal do nervo (antes da divisão) em (i) ramificações musculares, que são nervos eferentes aos músculos pterigoide média, ao tensor do tímpano, e ao tensor do véu palatino (motor) e (ii) ramo meníngeo (sensitivo); (b) da divisão anterior em (i) nervo massetérico (motor), (ii) nervos temporais profundos, anteriores e posteriores (motores), (iii) nervo bucal (sensitivo), (iv) nervo pterigoide lateral (motor) e (c) divisão posterior em (i) nervo auriculotemporal (sensitivo), (ii) nervo lingual (sensitivo) e (iii) nervo alveolar inferior (um nervo motor e um sensitivo). A seguir são descritas algumas particularidades destes ramos do nervo mandibular:

- **Nervo auriculotemporal:** seu trajeto é profundo na fossa infratemporal e torna-se superficial, juntando-se à artéria temporal superficial após emergir da glândula parótida para cruzar o arco zigomático em sentido cefálico. Inerva região temporal e temporoparietal do couro cabeludo, enviando fibras sensitivas para articulação temporomandibular, canal auditivo externo e membrana timpânica e apresenta ainda fibras secretoras para glândula parótida.[2,3]
- **Nervo bucal:** corre profundamente para a glândula parótida e cursa para a face superior do músculo bucinador, onde se divide em várias fibras que inervam a região malar sobre o músculo bucinador, penetrando o músculo e inervando a mucosa oral desta área. Em decorrência do grande número de pequenos ramos que chegam à pele, o seu bloqueio é inviável.[2,3]
- **Nervo mentoniano:** é a terminação cutânea do nervo alveolar superior que chega à pele pelo forâmen mentoniano. Inerva o lábio inferior, mucosa e gengiva do lábio inferior e a pele da região mentoniana.
  O nervo alveolar inferior passa através do canal da mandíbula e inerva os dentes inferiores antes de emergir com nervo mentoniano.
- **Nervo lingual:** passa profundamente e faz a inervação sensitiva dos 2/3 anteriores da língua, gengivas e assoalho da boca.[2,3]

Nas Figuras 132.11 e 132.12 podemos visualizar a demarcação e a inervação sensitiva da face.

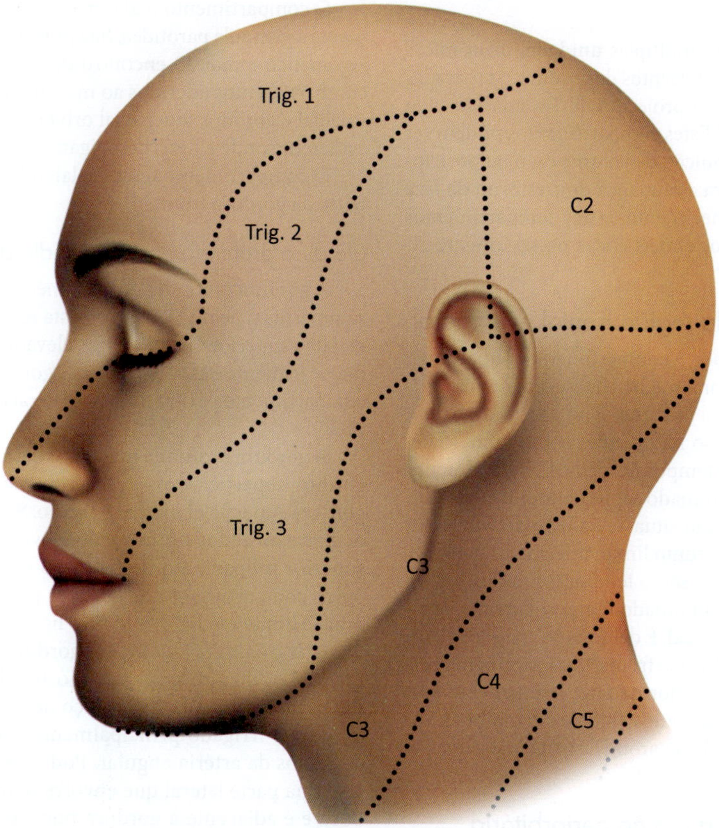

■ **Figura 132.11** Demarcação da inervação sensitiva na face.

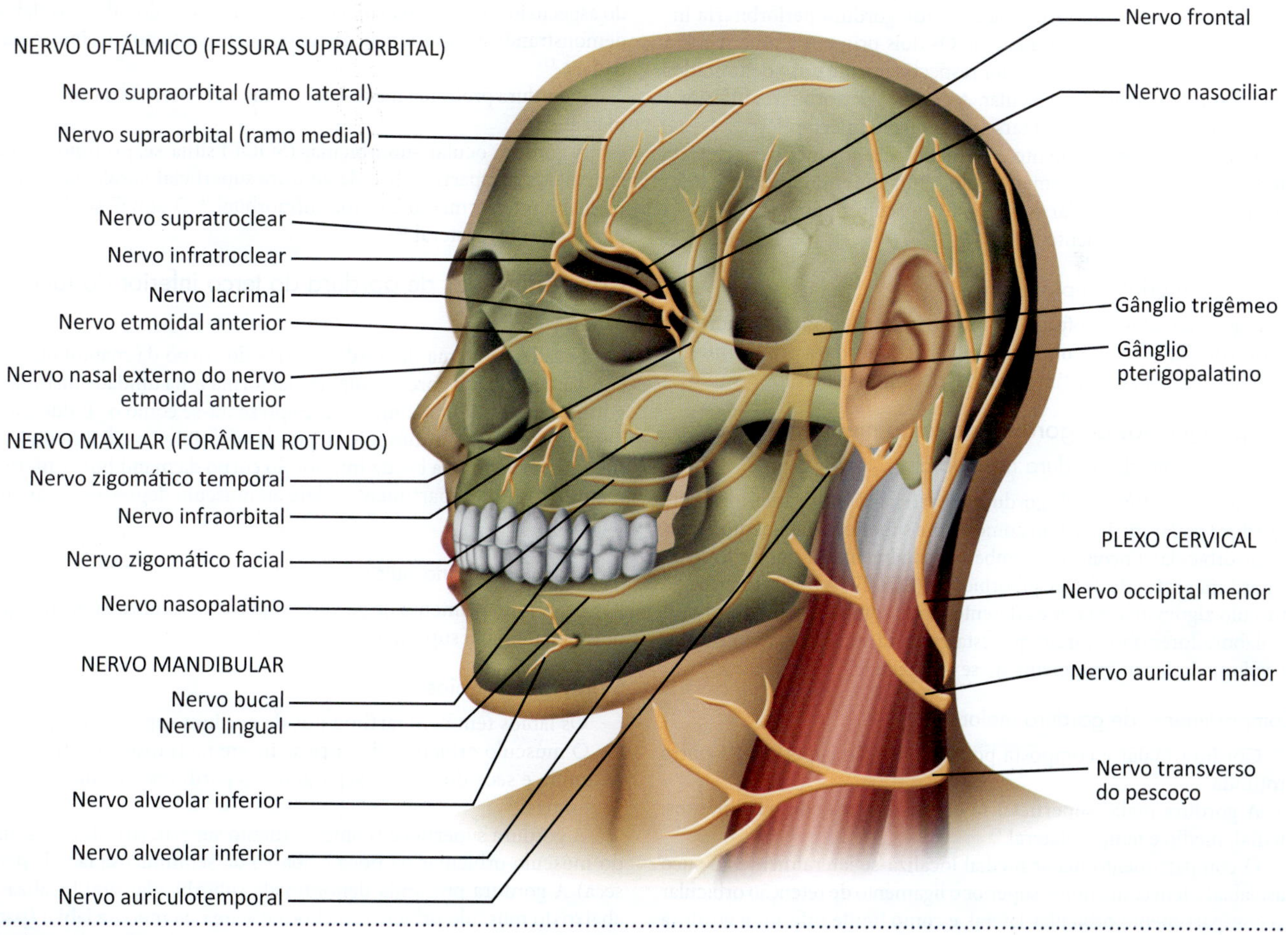

■ **Figura 132.12** Inervação sensitiva da face.

Compartimentos de gordura

A gordura da face é dividida em múltiplas unidades anatômicas independentes, denominadas compartimentos de gordura,[13] separadas por finos septos fibrosos formados por projeções do Sistema Músculo Aponeurótico Superficial (SMAS).[14] Estes compartimentos podem ser superficiais ou profundos, e a diminuição de volume ou mau posicionamento destes pode contribuir para a mudança do contorno da face durante o envelhecimento.[13] O conhecimento destes compartimentos nos permite uma abordagem melhor e mais eficaz no tratamento cirúrgico e cosmético do paciente.

Compartimento de gordura da região frontal e temporal

A gordura frontal é composta por 3 compartimentos superficiais denominados frontal central, temporal médio e temporolateral.

O compartimento frontal central localiza-se no centro da fronte. Faz limite inferiormente com o dorso nasal e tem como limites laterais os compartimentos de gordura temporais médios bilateralmente, separado destes por um septo denominado septo temporal central.

O compartimento temporal médio situa-se ao lado do compartimento central bilateralmente, tendo como limite inferior o ligamento de retenção orbicular e lateralmente o septo temporal superior.

O terceiro compartimento é denominado temporolateral e se estende da região temporal à região cervical. É delimitado superiormente pela linha temporal (proeminência do osso frontal), anteriormente pelo rebordo orbitário externo e septo anterior da face, lateralmente pelo couro cabeludo e inferiormente pelo ângulo e linha da mandíbula. Sua porção inferior repousa sobre a glândula parótida e na porção superior encontramos a artéria temporal superficial.[13]

Compartimento de gordura da região periorbitária

Gordura periorbitária superficial

A região periorbitária apresenta 3 compartimentos de gorduras superficiais: gordura periorbitária superior, gordura periorbitária inferior e gordura periorbitária lateral. Os dois primeiros situam sob a pele da pálpebra superior e inferior respectivamente e são delimitados pelo rebordo de retenção orbicular. A gordura periorbitária inferior é fina e situa-se logo abaixo do tarso na pálpebra inferior.[13]

O terceiro compartimento é formado pela gordura periorbitária lateral, delimitada superiormente pelo septo temporal inferior e inferiormente pelo septo malar superior. O músculo zigomático maior se adere a este compartimento.[13]

Gordura periorbitária profunda

A gordura orbital profunda tem como função lubrificar e amortecer o globo ocular e os músculos intraoculares. A gordura orbital inferior se divide em três compartimentos: nasal, central e lateral.[14]

Compartimentos de gordura do terço médio da face

Compartimento de gordura nasolabial

Este compartimento de gordura superficial situa-se anteriormente à gordura malar medial e tem como limite superior o ligamento de retenção orbicular. Encontra-se também medialmente ao compartimento de gordura profunda ocular suborbicular (SOOF). A borda inferior do músculo zigomático maior é aderente a esse compartimento. Rohrich e colaboradores observaram que esta gordura sofre poucas variações de volume independentemente do sexo ou idade.[13]

Compartimento de gordura malar

Gordura malar é composta por uma porção superficial e outra profunda.

A gordura malar superficial se divide em três compartimentos: medial, médio e temporolateral.[13]

O compartimento malar medial localiza-se lateralmente ao suco nasolabial e tem como limite superior o ligamento de retenção orbicular e o compartimento orbicular lateral, e como limite inferior a gordura do terço inferior da face (*Jowl fat*).

O compartimento malar médio se encontra anterior e superficialmente à glândula parotídea. Sua porção superior é aderente ao músculo zigomático maior. O encontro deste compartimento com os demais compartimentos aderidos ao músculo zigomático maior (gordura nasolabial e gordura superficial orbitária lateral) forma uma zona densa e aderente onde é descrito o ligamento zigomático.

O compartimento temporolateral já foi descrito anteriormente na parte da gordura frontal.[13]

Gordura profunda do terço médio da face

A gordura profunda do terço médio da face está separada da gordura superficial pelo SMAS, que nesta região envolve o músculo elevador do lábio superior e asa do nariz, elevador do lábio superior, zigomático maior e menor, vasos e nervos. A gordura profunda é composta pelos compartimentos malar medial e lateral e a gordura ocular suborbicular (SOOF).[14]

A gordura profunda malar medial se localiza abaixo da camada de gordura superficial, mais especificamente sob os compartimentos de gordura superficial medial e médio. Situa-se sob o músculo orbicular ocular e ao redor do músculo elevador do lábio. Tem como limite superior o ligamento de retenção orbicular e como limite inferior outro compartimento de gordura profunda, a gordura suborbicular oral. O limite medial é feito pelo ligamento piriforme ao redor da base do nariz e o limite lateral pela gordura bucal e o músculo zigomático maior. Localiza-se sobre o periósteo da maxila, formando com este um espaço chamado de "espaço de Ristow". Este compartimento de gordura é irrigado principalmente pela artéria infraorbitária, além de ramos da artéria angular. Pode ser dividido em dois componentes: uma parte lateral que envolve o músculo elevador do ângulo da boca e é adjacente à gordura bucal e uma parte medial próximo à membrana piriforme.

Rohrich e colaboradores, utilizando injeções de solução salina na região correspondente a este compartimento, observaram a restauração do aspecto jovem da região malar, com diminuição do sulco nasolabial, demonstrando a importância deste compartimento no envelhecimento da face.[15]

A gordura profunda malar lateral situa-se sobre a fáscia do músculo masseter.[15]

A gordura ocular suborbicular (SOOF) situa-se, profundamente, abaixo dos compartimentos de gordura superficial nasolabial e malar medial e inferiormente à borda infraorbital.[16] O SOOF se divide em porção medial e lateral.[14]

Compartimentos de gordura do terço inferior da face

Jowl fat

Localizada acima da borda inferior do corpo da mandíbula, este compartimento de gordura superficial forma uma unidade distinta da gordura nasolabial.[13] Clinicamente apresenta-se como o "Buldogue".[14] Tem como limites o músculo depressor do lábio (medialmente) e o músculo platisma e a borda inferior do corpo da mandíbula (inferiormente).[13] Este compartimento adere ao músculo depressor do ângulo da boca.[13]

Gordura labiomandibular

Este compartimento de gordura superficial localiza-se entre a gordura mentoniana superficial e a *Jowl fat*.[17]

Gordura dos lábios

Os lábios têm compartimentos de gordura superficial e profunda. O músculo orbicular da boca se insere na transição entre a parte úmida e seca dos lábios separando as gorduras em superficiais e profundas.[15]

A gordura superficial (compartimento superficial) situa-se acima do músculo orbicular da boca e abaixo da semimucosa labial (parte seca) A gordura profunda denominada suborbicular oral localiza-se abaixo do músculo orbicular da boca e acima da mucosa labial (parte úmida). Esta gordura apresenta diversos compartimentos.[15]

Gordura mentoniana

É formada por dois compartimentos distintos.

O primeiro é formado pela gordura superficial mentoniana que se situa sobre o músculo mentoniano, próximo ao sulco mentolabial com o qual faz limite superior. Tem como limite lateral a gordura labiomandibular.[17]

O segundo é formado pela gordura mentoniana profunda, que se localiza abaixo do músculo mentoniano. O aumento de volume deste compartimento por meio de técnicas de preenchimento produz diminuição da área de concavidade da região mentoniana observada durante o envelhecimento.[15]

Nas Figuras 132.13 a 132.16 podemos visualizar os compartimentos de gordura superficiais e profundos.

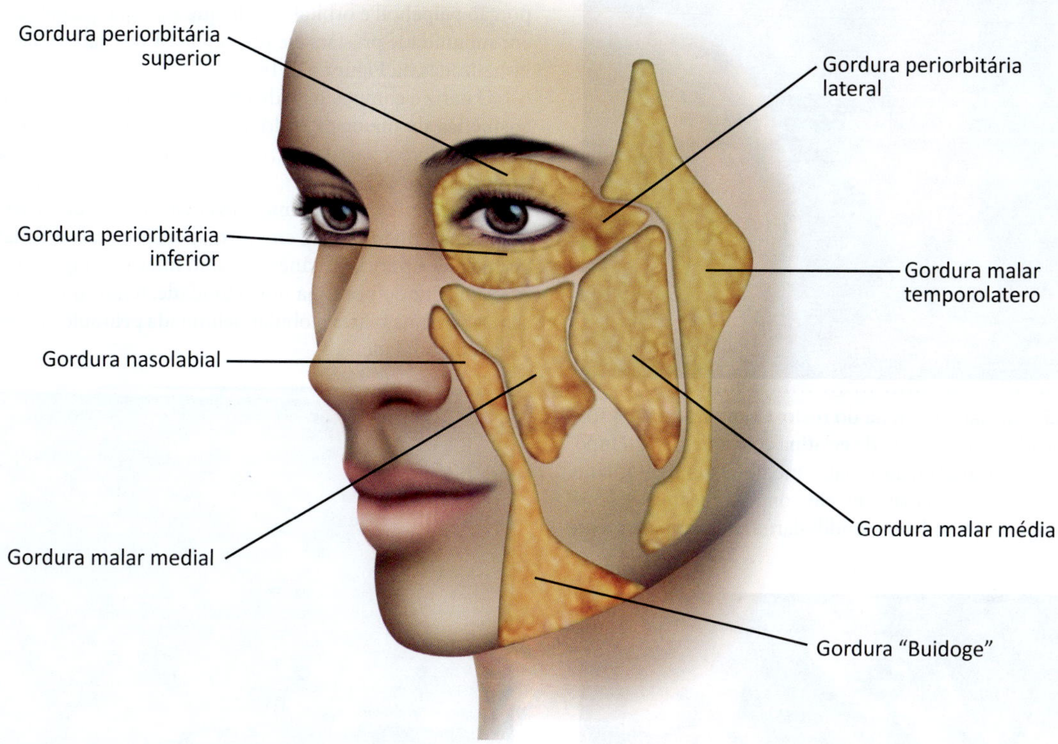

■ **Figura 132.13** Compartimento de gordura superficial.

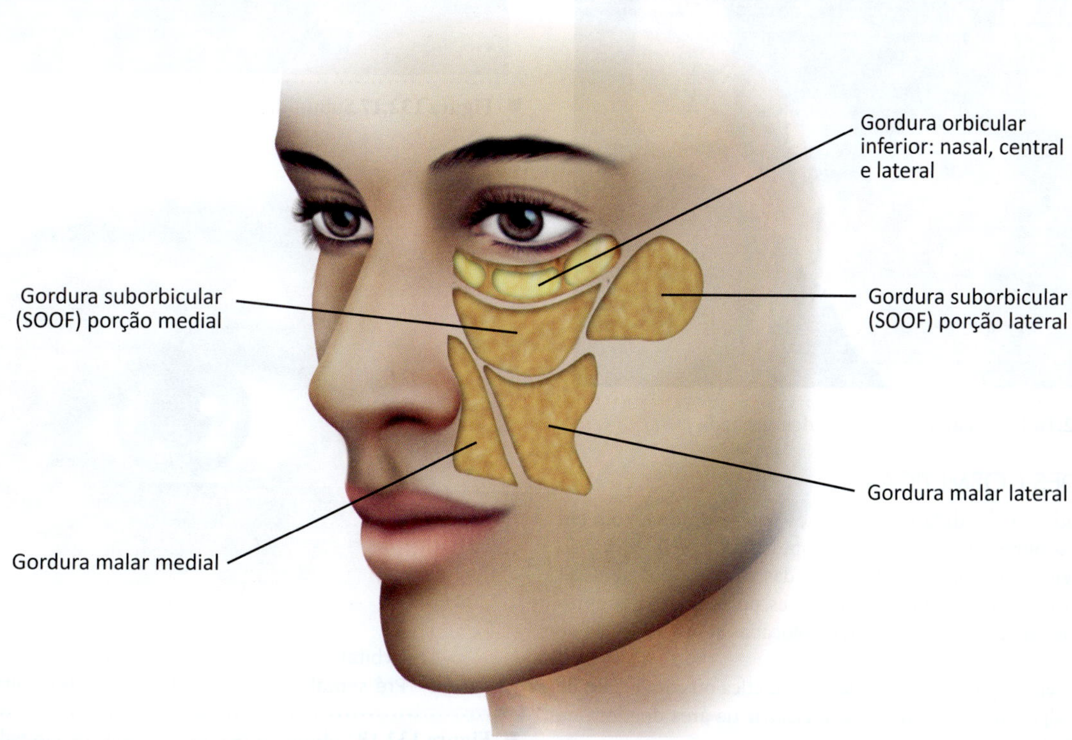

■ **Figura 132.14** Compartimento de gordura profunda.

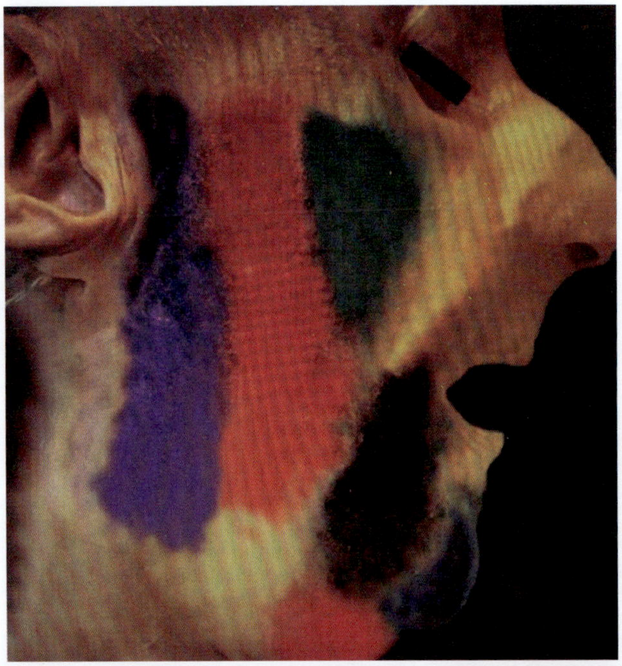

■ **Figura 132.15** Vista lateral direita do rosto. Compartimentos subcutâneos identificados após injeção de gelatina colorida: roxo, temporolateral; vermelho, compartimento malar médio e submentoniano; verde, compartimento malar medial; amarelo, compartimento nasolabial e *jowl*; preto, compartimento labiomandibular; azul, compartimento mentoniano.

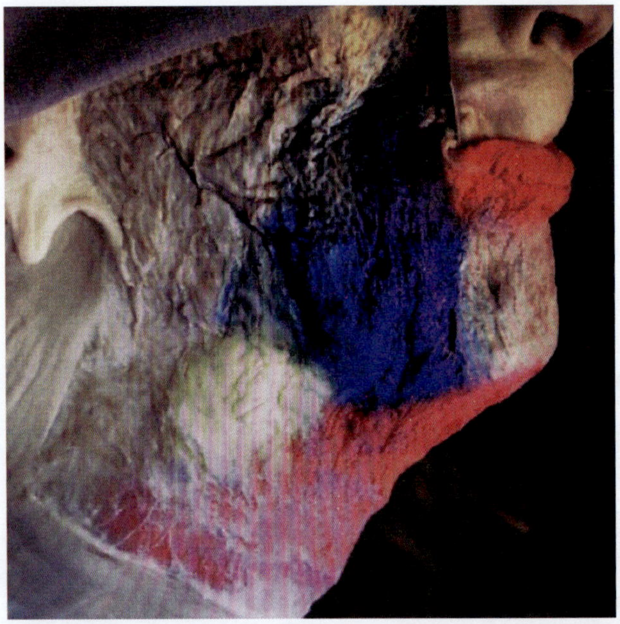

■ **Figura 132.16** Em amarelo, a gordura denominada *jowl*.

■ UNIDADES COSMÉTICAS

A face pode ser dividida em diferentes regiões onde a pele em cada uma delas apresenta textura, cor e espessuras semelhantes. São delimitadas pelos sulcos da face e denominadas unidades cosméticas.[1]

Têm importância prática para os cirurgiões, pois as cicatrizes apresentam melhor aspecto estético quando colocadas sobre as linhas de junção.

Deve se fazer o reparo com a unidade cosmética ou com tecido de subunidades adjacentes e tentar deixar a cicatriz da área doadora na linha de junção.[1]

Quando as incisões cruzam as linhas de contorno ou junção, as cicatrizes tornam-se aparentes e por vezes desfigurantes.[1]

As unidades cosméticas podem ser divididas em grupos relacionados por sua localização. Assim temos a unidade frontal, palpebral, nasal, bucal e mentoniana.

Na unidade frontal, temos as subunidades frontal, glabelar, temporal e a área das sobrancelhas[1] que podem der visualizadas na Figura 132.17.

As pálpebras apresentam várias subunidades que vão corresponder aos componentes do músculo orbicular dos olhos. Dividem-se em: porção palpebral e orbital, sendo que a porção palpebral subdivide-se em subunidade pré-tarsal e pré-septal.[1] Estas subunidades podem ser visualizadas na Figura 132.18.

O nariz é composto de diversas subunidades e constitui a unidade cosmética de maior dificuldade de reconstrução. Suas subunidades são: raiz, dorso, parede lateral, ponta, asa nasal, columela e triângulo mole[1] (Figura 132.19).

A boca apresenta subunidades cutâneas e subunidades da membrana mucosa, dividindo-se em: filtro, porção cutânea do lábio superior, vermelhão e porção cutânea do lábio inferior[1] (Figura 132.20).

Constituído por uma única unidade, temos o mento, que se apresenta com uma massa globular delimitada pelo sulco nasogeniano com pouca mobilidade.

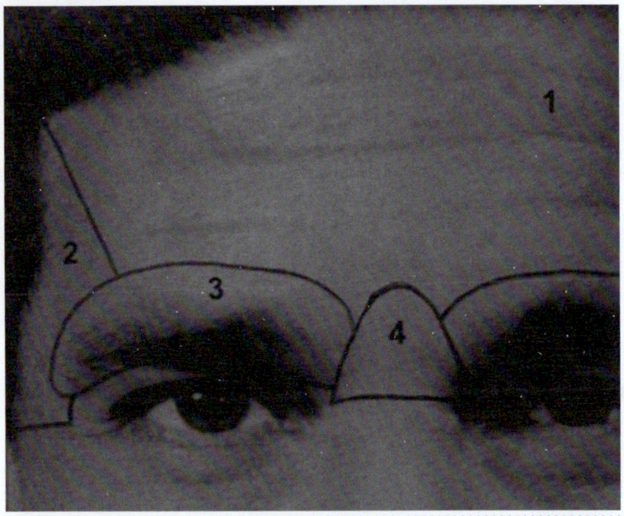

■ **Figura 132.17** Subunidades cosméticas da fronte.

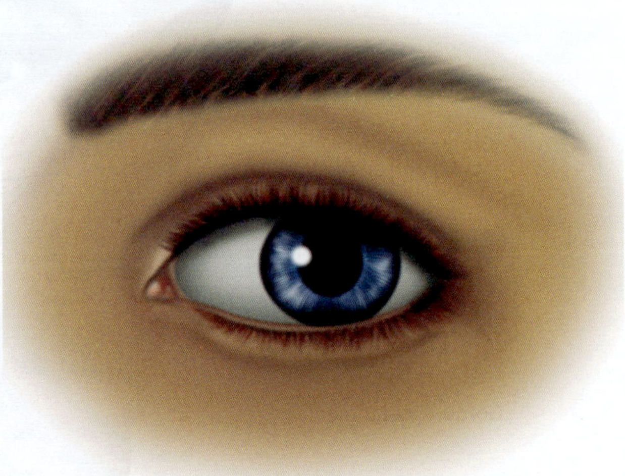

1 – Orbital
2 – Pré-septal
3 – Pré-tarsal
4 – Sulco infraorbital

■ **Figura 132.18** Subunidades cosméticas da região palpebral.

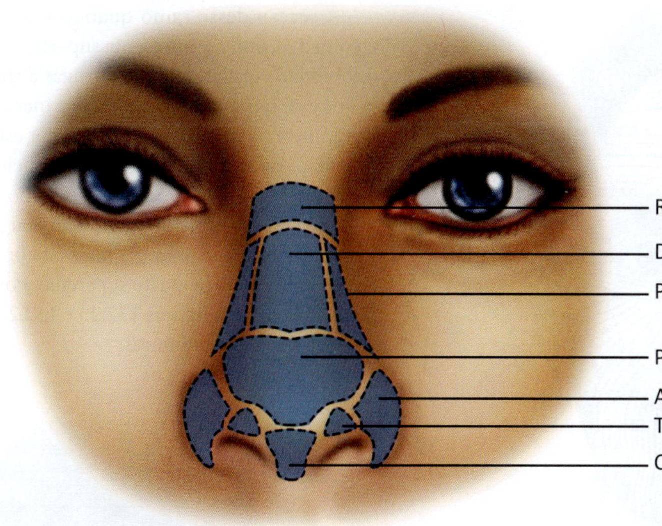

■ **Figura 132.19** Subunidades cosméticas do nariz.

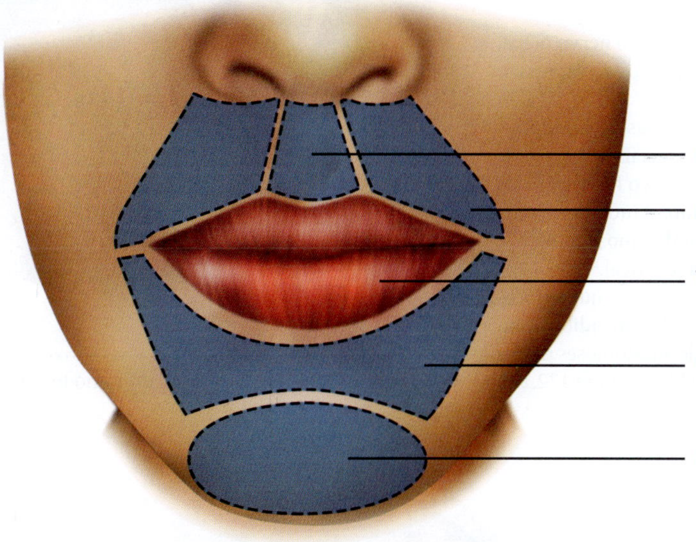

■ **Figura 132.20** Subunidades cosméticas da boca.

■ LINHAS DE TENSÃO DA PELE

As linhas de tensão da pele apresentam-se como rugas e dobras que vamos observar na face sendo estas resultantes de fatores intrínsecos e extrínsecos.[1]

A pele possui propriedades com tensão, elasticidade e extensibilidade que são resultantes da ação das fibras elásticas e fibras colágenas presentes na derme. Os fatores intrínsecos são determinados por essas fibras.[1]

Com a idade o colágeno reduz seu volume e alonga-se, as fibras elásticas se deterioram progressivamente, perdendo sua capacidade de retornar ao seu comprimento original, consequentemente a pele começa a cair com a força de seu próprio peso.[1]

Os fatores extrínsecos são decorrentes da ação dos músculos da expressão facial que são ligados à pele e provocam uma tensão contrária mesmo quando em repouso. Com o envelhecimento, essa tração leva a um estiramento do colágeno em direção à ação dos músculos. O tecido elástico já deteriorado não consegue recuperar a forma da pele, as alterações passam a ser aparentes e a pele redundante aparecerá com uma grande quantidade de rugas e dobras[1] (Figura 132.21).

As linhas de tensão são perpendiculares à somatória da direção da ação dos músculos, porém podem apresentar variações individuais.[1]

O aumento do alongamento das fibras colágenas, a diminuição progressiva da eficiência do tecido elástico e a ação da tensão produzida pelos músculos da expressão facial conspiram para a formação das linhas de tensão. A idade e o dano solar contribuem para exacerbá-los.[1]

Comprimindo a pele entre os dedos demonstramos finas rugas paralelas na direção das linhas de tensão. Comprimindo obliquamente ou cortando as linhas de tensão, podemos visualizar uma linha que se assemelha a letra "S".

Para melhores resultados estéticos as cicatrizes devem ter seu maior eixo paralelo às linhas de tensão da pele, pois, quando cruzamos estas linhas, podemos ter como resultado final cicatrizes inestéticas.[1]

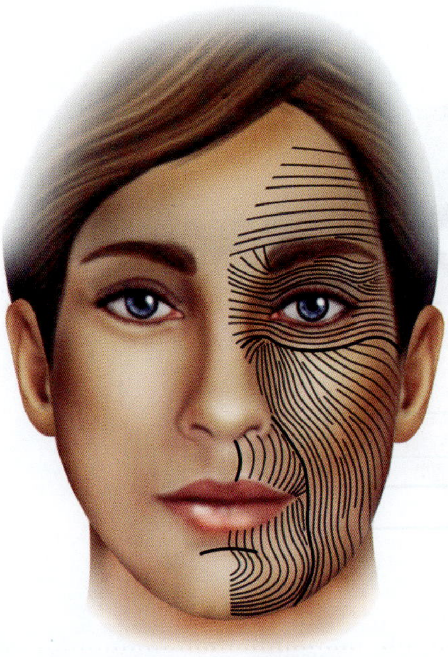

■ **Figura 132.21** Linhas de tensão da pele.

■ ÁREAS DE RISCO

A estrutura mais importante na anatomia da face é o nervo facial, responsável pela inervação motora de todos os músculos da expressão facial.[2,3]

O dano de alguns de seus ramos tem consequências devastadoras, resultando em paralisias musculares e assimetrias faciais.

Após emergir do forâmen estilomastoideo, o nervo facial penetra na glândula parótida onde encontra-se protegido. Ainda dentro da glândula forma cinco ramos que são: ramo temporal, ramo zigomático, ramo bucal, ramo marginal da mandíbula e ramo cervical.[2,3]

Em seu trajeto encontramos duas partes de maior risco, que se localizam no ramo temporal e no ramo marginal temporal da mandíbula, em função de sua posição superficial e pela ausência de anastomoses nesses ramos, embora estejam sempre protegidos pelo SMAS[1] (Figura 132.22).

Ramo temporal

A secção desse ramo quando este cruza o terço médio do arco zigomático, onde se apresenta superficialmente, pode resultar em uma imobilidade ipsilateral para enrugar a fronte e elevar as sobrancelhas, já que este ramo é responsável pela inervação da região frontal e parte das pálpebras superiores. Para projetar este nervo na superfície cutânea desenha-se uma linha que se inicia a meio centímetro abaixo do tragus e termina a 2 cm da cauda do supercílio.[1]

Uma outra forma de identificar sua área de risco é desenhar uma linha que conecta o tragus à mais alta prega da fronte e outra linha do lóbulo da orelha à cauda do supercílio. Podemos encontrá-lo entre essas duas linhas.[1] Nas Figuras 132.23 e 132.24 podemos visualizar as áreas de risco do nervo temporal.

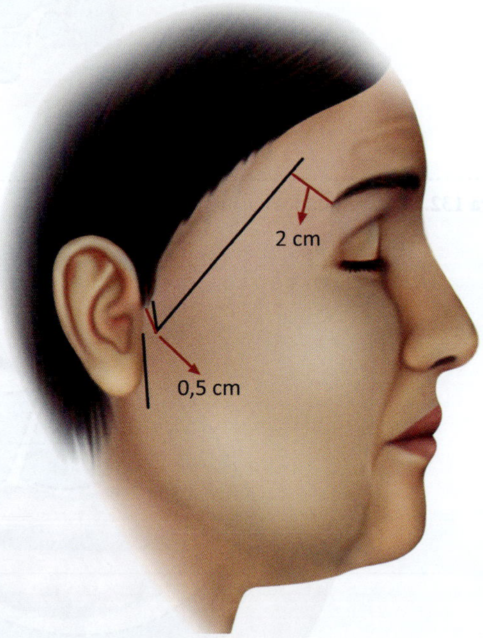

■ **Figura 132.23** Áreas de risco do ramo temporal do nervo facial.

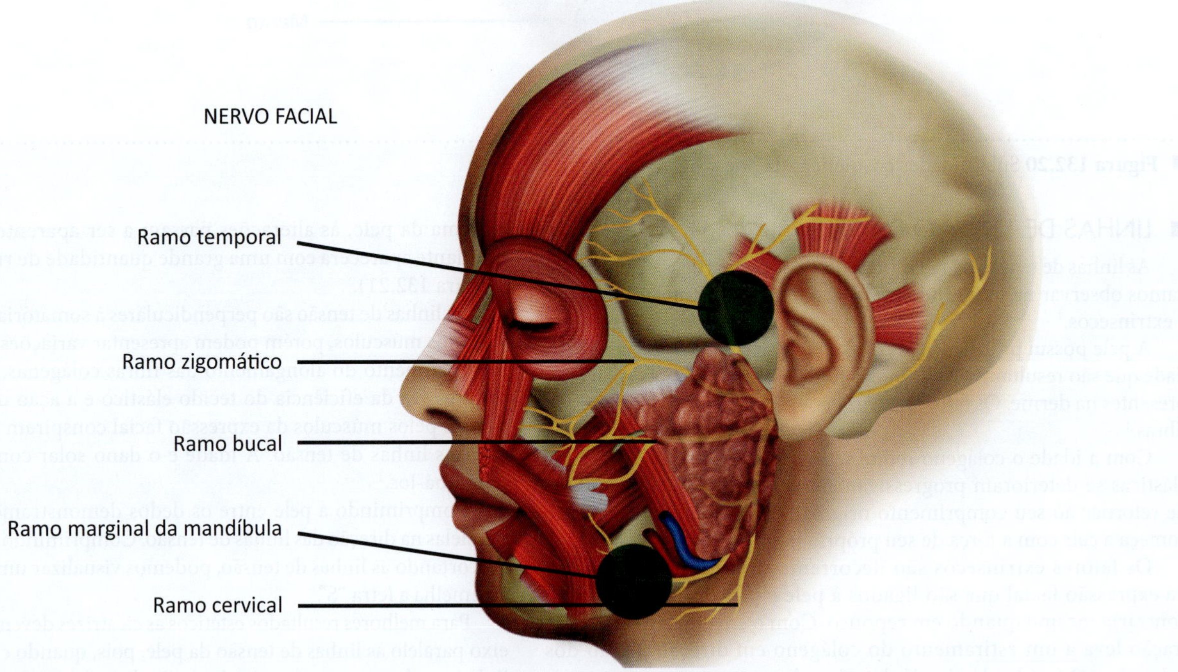

■ **Figura 132.22** Áreas de risco do nervo facial.

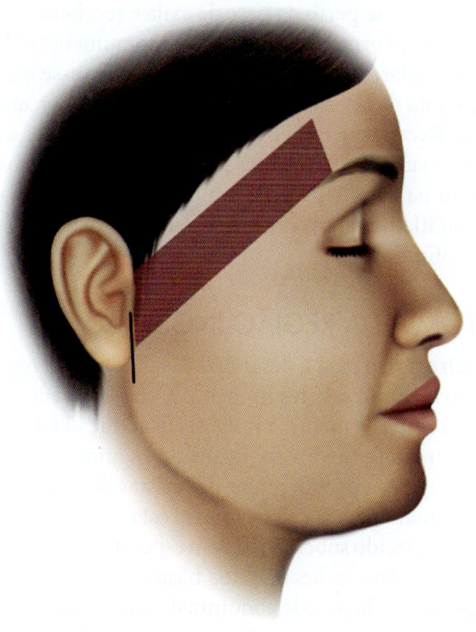

■ **Figura 132.24** Áreas de risco do ramo temporal do nervo facial.

Ramo marginal da mandíbula

No ponto em que este sai da parótida, no ângulo inferior da mandíbula, sobre a superfície anteroexterna do músculo masseter, próximo à artéria facial, deve-se ficar atento para não seccioná-lo. Neste local, encontra-se vulnerável, pois é coberto apenas pela pele, gordura subcutânea e fáscia. Em seu trajeto para inervar os músculos depressores do lábio é recoberto pelo platisma. Embora este músculo funcione como proteção, é importante lembrar que ele apresenta variações individuais de espessura e ocasionalmente poderá estar ausente. A secção do ramo marginal da mandíbula resulta em incapacidade de verter e contrair o lábio inferior para baixo. Com a cabeça rodada e hiperextendida, pode se localizá-lo a aproximadamente 2 cm abaixo da margem inferior da mandíbula.[1]

Ramos bucais e zigomáticos

Após emergir da parótida, mantém uma situação mais profunda e tem um grande número de anastomoses. Desta forma, nas cirurgias da região central da face, o risco de lesão motora é bem menor do que em outras regiões.[1]

Sua área de maior vulnerabilidade é determinada por uma linha desenhada do canto lateral do olho para a comissura labial.[1]

Há alguns pontos referenciais que devem ser lembrados, pois projetam superficialmente algumas estruturas profundas importantes.[1]

O ducto parotídeo projeta-se na superfície no ponto em que uma linha que une o tragus ao lábio superior (linha trago labial) intercepta o bordo anterior do músculo masseter (Figura 132.25).

A artéria facial pode ser localizada no ponto mais baixo da mandíbula, justa ao bordo anterior do masseter. Para se localizar a artéria temporal, faz-se a palpação na depressão pré-auricular junto ao couro cabeludo.[1]

■ ANATOMIA DA REGIÃO AXILAR

Introdução

O conhecimento da anatomia da região axilar é relevante para uma atuação segura em diversos tratamentos dermatológicos, tais como os de hidrosadenite e hiperidrose axilares, exérese de cistos e principalmente no rastreamento de linfonodos quando da presença de neoplasias com possibilidade de metástases.

Músculos

A axila corresponde à área de formato piramidal entre o braço e a parede do tórax. Sua base estende-se entre as margens inferolaterais dos músculos peitoral maior e grande dorsal e é formada pela fáscia axilar. Seu ápice é o intervalo entre a borda posterior da clavícula, a borda superior da escápula e a borda lateral da primeira costela. A parede anterior é formada pelos peitorais maior e menor e a parede posterior pelos músculos subescapular, redondo maior e grande dorsal. A axila é limitada medialmente pelas costelas superiores, seus músculos intercostais e pelo músculo serrátil anterior. Lateralmente, faz limite com o sulco intertubercular do úmero.[2,3,10,11]

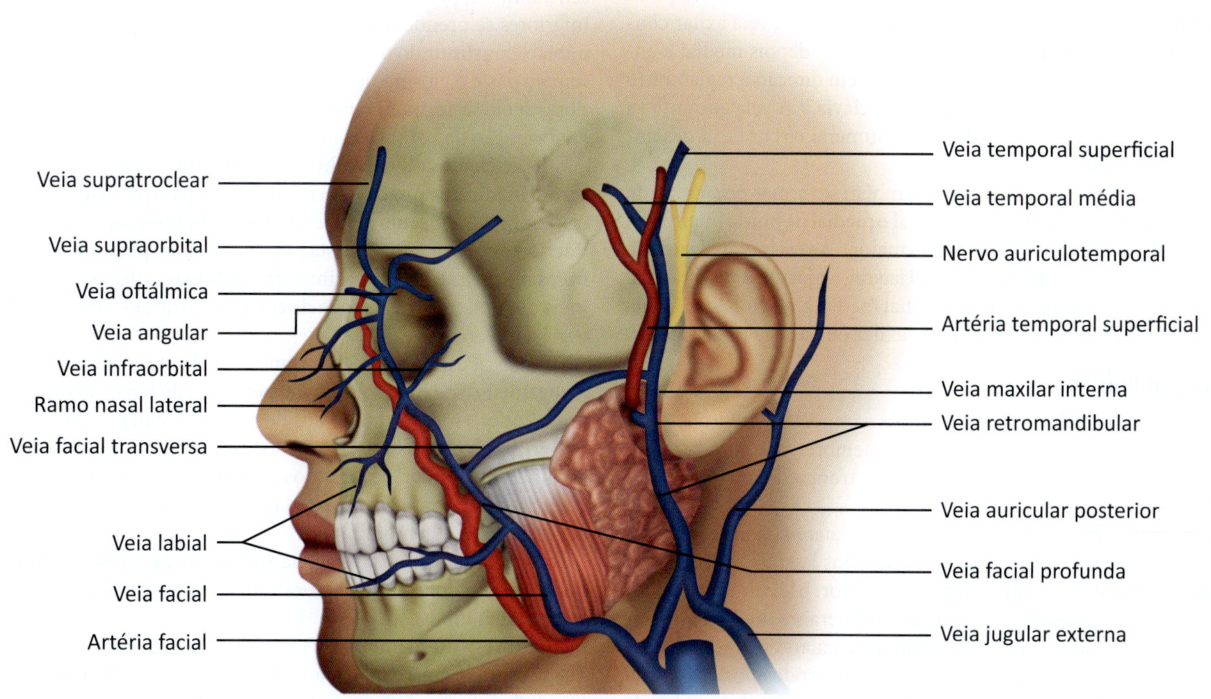

■ **Figura 132.25** Linha tragus labial.

Vasos e nervos

A bainha axilar é formada por um prolongamento da fáscia pré-vertebral e envolve os vasos axilares (artéria e veia) e ramos do plexo braquial, que passam do pescoço em direção ao braço pelo ápice da axila através da primeira costela, situados profundamente.[2,3,10,11]

Nervos

O plexo braquial é uma complexa rede de nervos que se estende desde o pescoço até a axila, responsável pela inervação motora e sensitiva dos membros superiores. É formado pela união das fibras dos nervos espinhais de C5 a C8 e T1. É dividido topograficamente em 2 partes: parte supraclavicular localizada no triângulo cervical posterior; e a parte infraclavicular localizada na axila. O segmento infraclavicular segue paralelo acompanhando a artéria axilar e cada um de seus 3 troncos (superior, inferior e médio) se divide em anterior e posterior. Os ramos anteriores tendem a suprir a parte anterior ou flexora dos membros superiores enquanto a posterior tende a inervar a parte posterior ou extensora do membro.[18,19,20]

As divisões posteriores dos três troncos se unem acima e por trás da artéria axilar formando o cordão posterior. Este é o mais curto dos cordões e forma os nervos axilar e radial.[19]

As divisões anteriores do tronco superior e médio se unem lateralmente à artéria axilar formando o cordão lateral que dará origem ao nervo musculocutâneo e a raiz lateral do nervo mediano. A divisão anterior do tronco inferior forma o cordão medial que passa atrás e abaixo e depois medialmente a artéria axilar dando origem ao nervo ulnar e às raízes mediais do nervo mediano. Durante seu trajeto na axila os ramos do plexo braquial localizam-se profundamente.[19]

Vasos

A artéria axilar segue o plexo braquial situando-se de forma anteromedial ao plexo.[21] A artéria subclávia (direita ou esquerda), logo após o seu início, origina a artéria vertebral (que vai auxiliar na vascularização cerebral) e logo após passar a primeira costela em direção à axila recebe o nome de artéria axilar. Quando atinge o braço passa a ser denominada artéria braquial (umeral). Na região do cotovelo emite dois ramos terminais que são as artérias radial e ulnar que vão percorrer o antebraço.[2,21]

A veia axilar é considerada uma continuação da veia basílica (ao nível da borda inferior da axila), que depois se junta às veias braquiais lateral e medial próximo do músculo subescapular. A veia axilar continua inicialmente em uma posição superficial e depois medial e anterior ao plexo braquial e artéria axilar indo em direção à região retro e suprapeitoral, desembocando na veia subclávia.[21] A veia circunflexa posterior, veia braquial profunda e veia humeral circunflexa desembocam na veia axilar.[21]

Como variante, a veia axilar pode também se formar pela união da veia basílica com as veias braquiais lateral e medial na borda inferior do músculo teres maior (músculo redondo maior). A veia braquial lateral é considerada a continuação da veia radial lateral, enquanto a veia braquial medial é formada pela união da veia radial medial e veia ulnar. A forma como as veias braquiais se unem à veia axilar ou basílica pode variar.[21]

Drenagem linfática

Os linfonodos axilares são numerosos e importantes porque recebem a drenagem dos vasos linfáticos do membro superior, da maioria dos da mama e dos vasos cutâneos do tronco acima da cicatriz umbilical.[2,3,10,11]

Localizam-se principalmente contra a face lateral da parede torácica e são divididos em cinco grupos: a) linfonodos laterais: localizam-se atrás da veia axilar. Drenam o membro superior; b) linfonodos peitorais: situam-se ao longo das veias torácicas laterais e drenam a maior parte da mama (embora todos os linfonodos axilares possam receber conexões diretas da glândula mamária); c) linfonodos posteriores ou subescapulares: situam-se ao longo da veia subescapular, na borda lateral da escápula, e drenam a parte superior do ombro; d) linfonodos centrais: localizam-se perto da base da axila e recebem a linfa dos três grupos anteriores. Formam o maior e mais comumente palpável grupo de linfonodos axilares; e) linfonodos apicais: situam-se medialmente à veia axilar, acima da borda superior do peitoral menor, atrás da fáscia clavipeitoral. Recebem a linfa de todos os outros grupos e às vezes diretamente da mama. São drenados por dois ou três troncos subclávios que penetram na confluência venosa jugular subclávia ou se unem a um canal linfático comum ou mesmo desembocam em linfonodos inferiores profundos.[2,3,10,11]

■ ANATOMIA DA REGIÃO INGUINAL

O primeiro passo para a descrição da anatomia da região inguinal é demarcar seus limites. Estes limites são, classicamente, o ligamento inguinal, lateroinferiormente, a linha vertical traçada do ponto médio da clavícula ao ponto médio do ligamento inguinal,[22] medialmente, e a linha que tangencia os tubérculos das cristas ilíacas, superiormente.

Para o dermatologista a atenção para esta região fica restrita especialmente à pele, tecido subcutâneo e em especial aos gânglios linfáticos. Porém, devemos ter conhecimentos básicos desta área, começando pelos componentes da parede abdominal com ênfase na musculatura.

Existem cinco músculos no grupo anterolateral da parede abdominal:

Três músculos planos cujas fibras começam posterolateralmente passam anteriormente e são substituídos por uma aponeurose quando o músculo continua em direção à linha mediana;[23] são eles oblíquo externo, oblíquo interno e transverso do abdome, e dois músculos verticais próximos à linha mediana, os quais estão confinados dentro da bainha tendínea formada pelas aponeuroses dos músculos planos; são eles: reto abdominal e piramidal.

Cada um desses cinco músculos tem ações específicas, porém em conjunto são fundamentais para a manutenção de muitas funções fisiológicas normais. Protege as vísceras e colabora para a manutenção da postura. A contração destes músculos ajuda tanto na expiração normal quanto na forçada e ainda durante a tosse e vômitos. Todos estes músculos estão também envolvidos em qualquer ação que aumente a pressão intra-abdominal, incluindo o parto, a micção e defecação.

Entre estes músculos os de maior importância no estudo da anatomia da região inguinal são músculo oblíquo externo, oblíquo interno e transverso.

O músculo oblíquo externo representado na região inguinal, essencialmente, por sua aponeurose de inserção, sendo que as fibras mais inferiores se prendem à espinha ilíaca anterossuperior e ao tubérculo púbico, constituindo o ligamento inguinal. Suas fibras mais superiores tomam parte na formação da bainha do músculo reto do abdome e suas fibras mediais formam o pilar medial do anel superficial e participam da formação da bainha do músculo reto abdominal.

Os fascículos do músculo oblíquo interno que se originam do ligamento inguinal se direcionam medialmente para participar da formação da bainha do músculo reto do abdome. As fibras aponeuróticas mais inferiores se prendem na crista púbica e na linha pectínea. Algumas das fibras musculares mais próximas da borda livre, inferior, separam-se do músculo oblíquo interno e se direcionam para o escroto, constituindo o músculo cremaster.

Os fascículos do músculo transverso do abdome que se originam do ligamento inguinal o fazem da metade ou do terço lateral deste e têm um comportamento similar aos do músculo oblíquo interno.

Entre os pontos referenciais de importância temos o ligamento inguinal. Temos ainda, seguindo em paralelo com o ligamento inguinal, o cordão espermático e abaixo da porção medial do ligamento temos a artéria e a veia femoral.

Os nervos responsáveis pela inervação da região inguinal são o nervo ileoinguinal, nervo femoral cutâneo lateral, nervo genitofemoral e nervo íleo hipogástrico.

Outra estrutura importante é o canal inguinal. Este é uma passagem que se estende em uma direção inferior e medial, logo acima e paralelo à metade inferior do ligamento inguinal. Ele começa no anel inguinal profundo e continua por aproximadamente 4 cm, terminando no anel inguinal superficial. O conteúdo do canal é o funículo espermático em homens e o ligamento redondo do útero em mulheres (o canal inguinal feminino tende a ser mais estreito que o masculino, e as hérnias menos frequentes).[24] Adicionalmente, em ambos os sexos o nervo ilioinguinal passa através de parte do canal saindo pelo anel inguinal superficial, juntamente com as outras estruturas.

Para finalizar temos os gânglios linfáticos ou linfonodos que podem ser divididos em dois grupos – superficiais e profundos.[25] Os linfonodos superficiais recebem a drenagem da região genital, perineal, glútea e de parte da parede abdominal inferior. Já os linfonodos profundos são responsáveis pela drenagem dos membros inferiores. (Figura 132.26)

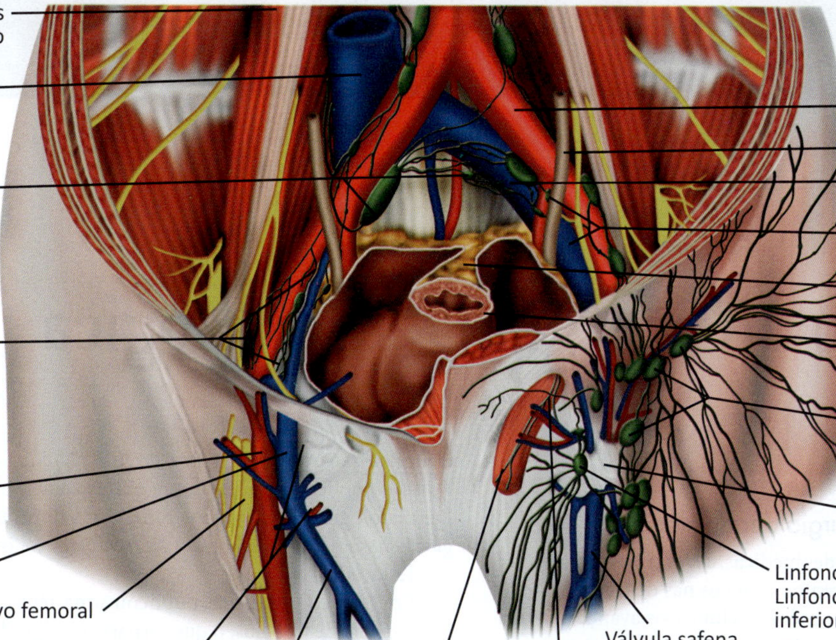

* Clinicamente: "corrente horizontal". Territórios: parte inferior do abdome, região glutéa, períneo e órgãos genitais externos.

** Clinicamente: "corrente vertical". Territórios: membro inferior.

■ **Figura 132.26** Região inguinal.

Referências bibliográficas

1. Salasche SJ, Bernstein G. Surgical anatomy of the skin. 1a ed. Appleton & Lauge; 1988.
2. Gardner E, Gray JG, Rahilly R. Anatomia: estudo regional do corpo humano. 4a ed. Guanabara Koogan; 1978.
3. Sobotta J, Becher H. Atlas de anatomia humana. 18a ed. Guanabara Koogan; 1984.
4. Petrus GM, Lewis D, Maas CS. Anatomic considerations for treatment with botulinum toxin. Facial Plast Surg Clin North Am 2007;15(1):1-9.
5. MacDonald MR, Spiegel JH, Raven R, Kabaker S et al. An anatomical approach to glabellar rhytids. Arch Otolaryngol Head Neck Surg 1998;124:1315-20.
6. Almeida ART, Marques ERMC, Banegas R, Kadunc, BV. Glabellar Contraction Patterns: A Tool to Optimize Botulinum Toxin Treatment. Dermatol Surg 2012:1-10.
7. Ghassemi A, Prescher A, Riediger D, Hubertus A. Anatomy of the SMAS revisited. Aesth Plast Surg. 2003;27:258-264.
8. Hollinshead WH. Livro texto de anatomia humana. Roca; 1980.
9. Cohen JL, Brown MR. Anatomic considerations for soft tissue augmentation of the face. J Drugs Dermatol. 2009;8(1):13-16.
10. McMinn RMH, Hutching RT. A colour Atlas of human anatomy. Smeets-Weert; 1978.
11. Heidegger GW. Atlas de anatomia humana. 4a ed. Guanabara Koogan; 1981.
12. Spalteholz W. Atlas de anatomia humana. Labor; 1972.
13. Rohrich RJ, Pessa JE. The Fat Compartments of the Face: Anatomy and Clinical Implications for Cosmetic Surgery Plastic and Reconstructive. Surgery. 2007;119(7): 2219-2227.
14. Braz A, Sakuma T. Compartimentos de gordura em preenchedores: Guia Prático de Técnicas e Produtos. 1 ed. GEN; 2013.
15. Rohrich RJ, Pessa JE, Ristow B. The Youthful Cheek and the Deep Medial Fat Compartment. Plast. Reconstr. Surg. 2008;121:2107-2112.
16. Gierloff M, Stöhring C, Buder T, Wiltfang J. The subcutaneous fat compartments in relation to aesthetically important facial folds and rhytides. J Plast Reconstr Aesth Surg. 2012;65:1292-1297.
17. Pilsl U, Anderhuber F. The chin and adjacent fat compartments. Dermatol Surg 2010;36:214-218.
18. Khan A, Chakravorty A, Gui GPH. In vivo study of the surgical anatomy of the axilla. Br J Surg. 2012;99:871-877.
19. Johnson EO, Vekris M. Neuroanatomy of the brachial plexus: normal and variant anatomy of its formation. Surg Radiol Anat. 2010;32:291-297.
20. Apydin N, Tubbs RS, Loukas M. Duparc F. Review of the surgical anatomy of the axillary nerve and the anatomic basis of its iatrogenic and traumatic injury. Surg Radiol Anat. 2010;32:193-201.
21. Yang HJ, Gil YC, Jin JD, Cho H, Kim H, Lee HY. Novel findings of the anatomy and variations of the axillary vein and its tributaries. Clin Anatomy. 2012;25:893-902.
22. Sobotta J. Atlas de anatomia humana Sobotta. 22. ed. atual. Rio de Janeiro: Guanabara Koogan; 2006. v. 2.
23. McMinn RMH, Hutchings RT, Longman BM. Atlas Colorido de Anatomia. 2a ed. São Paulo: Artes Médicas; 1998.
24. Netter FH. Atlas de anatomia humana. 2a ed. Porto Alegre: Artes Médicas; 2000.
25. Ohen JW, Yokochi C, Lutjen-Dewcoll E. Anatomia Humana: atlas fotográfico de anatomia sistêmica e regional. 4a ed. São Paulo: Manole; 1998.

Francisco Le Voci • Mônica Maria de Faria Pimenta

Introdução à Cirurgia Dermatológica

■ INTRODUÇÃO

Aspectos históricos da cirurgia dermatológica

Entre as diversas especialidades médicas, a Dermatologia com certeza foi uma das que mais apresentou avanços nas décadas de 2000 a 2020. Desde o incremento do diagnóstico clínico, os avanços na terapêutica, com a descoberta de novas drogas e ativos para os tratamentos das diversas alterações cutâneas, assim como no desenvolvimento de técnicas cirúrgicas e o desenvolvimento tecnológico que nos permitiu chegar ao *laser*, a Dermatologia tornou-se uma especialidade das mais complexas e completas, o que permite hoje ao especialista oferecer ao paciente uma série enorme de opções de tratamentos que trazem conforto e muita satisfação tanto ao paciente quanto ao médico.[1]

Cabe-nos aqui resumir alguns tópicos do desenvolvimento da Dermatologia a partir do Capítulo escrito pelo Prof. Sebastião Sampaio no livro *Cirurgia Dermatológica em Consultório*, editado pelos colegas Alcidarta dos Ries Gadelha e Izelda Maria Carvalho Costa, em 2002.[7]

A Dermatologia teve como precursor G. Mercurialis, que, em 1571, publicou a obra *De Morbus cutaneis er omnium corporis*. O marco do nascimento da Especialidade deu-se dois séculos mais tarde, quando, entre 1776 e 1777, Plenck em Viena e Lorry em Paris publicaram os *Tractatus de morbis cutaneis*. Em 1778, William criou o alfabeto dermatológico em sua obra *Description and treatment of cutaneous diseases*. com a descrição de lesões elementares das dermatoses. Esta obra foi traduzida e publicada em português em 1823 por Bernardino A. Gomes, com o título *Ensaio dermosografhico*.

Do século XIX até o século XX, a Dermatologia evolui na descrição e classificação das dermatoses e surgem os estudos sobre histopatologia, micologia e imunologia relacionados com as afecções de pele.

Até a metade do século XX a terapêutica dermatológica, assim como na Medicina em geral era primária. Dizia-se com relação a infecções cutâneas "nunca curam, nunca matam". Entre 1940 e 1950, surgem os primeiros quimioterápicos e antibióticos e, em seguida, os corticosteroides, que alteram completamente a terapia em Medicina. Até então, os recursos eram medicamentos e a maioria dos dermatologistas nem biópsias realizavam. Dos recursos complementares o mais utilizado era a radioterapia, e alguns dermatologistas empregavam a eletrocirurgia, cujos aparelhos surgiram nesta década. A cirurgia excisional era realizada excepcionalmente por dermatologistas.

A partir da década de 1950 os dermatologistas iniciam os procedimentos cirúrgicos, fato este que vai transformar a especialidade de clínica em clínico-cirúrgica. O marco desta transformação foi o trabalho de Kurtin, em 1953, que descreveu a dermoabrasão com lixas cirúrgicas no artigo *Corrective surgical planning of the skin*. Em 1956, Epstein publica a primeira obra exclusivamente dedicada à Cirurgia Dermatológica, *Skin Surgery*. Em 1958, a introdução do capítulo *Surgical Therapy* no *Year Book of Dermatology* foi outro marco digno de ser destacado.

Em 1959, Orentreich publicou uma técnica revolucionária de Transplante de Cabelos, o que tornaria retrógrado tudo o que era realizado neste campo até então. A introdução do nitrogênio líquido na década de 1960 possibilita o uso do frio para a destruição tecidual, sendo que a partir de então a criocirurgia teve grande desenvolvimento.

Outro marco na Cirurgia Dermatológica foi o desenvolvimento da técnica de excisão de tumores controlada microscopicamente a partir dos trabalhos de Mohs de 1932. Em 1970, Tromovich e Stegeman substituíram a técnica inicial de fixação de tecidos *in vivo* pela de excisão de tecido fresco controlada microscopicamente, que constitui a Cirurgia Microscópica de Mohs.

Por fim, a terapia a *laser* é desenvolvida por um dermatologista, Goldman, em 1970, terapia esta que apresentou uma enorme evolução a partir de então, constituindo-se em uma ferramenta extremamente útil no tratamentos de diversas afecções cutâneas.

Histórico da Sociedade Brasileira de Cirurgia Dermatológica[7]

A nossa Sociedade Brasileira de Cirurgia Dermatológica (SBCD) foi fundada em 9 de maio de 1988, durante a XI RADLA – Reunião Anual dos Dermatologistas Latino-Americanos do Cone Sul. Durante esta Reunião foi ministrado pela primeira vez um Curso de Cirurgia Dermatológica, teórico e prático, com demonstração de técnicas cirúrgicas em pele de porco.

Sob o comando do Prof. Sebastião Sampaio e com a participação de importantes nomes como o Prof. Luiz Henrique C. Paschoal, Prof. Ival Peres Rosa, Prof. Carlos Machado, Profa. Bogdana V. Kadunc, Prof. Cássio Villaça, entre outros a SBCD foi fundada.

A SBCD teve desde então um extraordinário crescimento. Foram realizados desde então 20 Congressos e hoje ela conta com quase 2.000 sócios efetivos, todos com Título de Especialista pela Sociedade Brasileira de Dermatologia, constituindo-se hoje na segunda Sociedade mundial de Cirurgia Dermatológica. A cirurgia dermatológica foi reconhecida oficialmente em 2003, pela AMB, CFM, e CNRM, como área de atuação da Dermatologia, o que constitui imenso orgulho para seus idealizadores.

A seguir relacionamos todas as Diretorias da SBCD desde 1988 (Arquivo Pessoal).

Gestão 1988-1989

Presidente – Prof. Sebastião A. P. Sampaio
Vice-Presidente – Prof. Luiz Henrique Camargo Paschoal
Secretário – Dr. Ival Peres Rosa
Tesoureiro – Dr. Eugênio R. A. Pimentel

Gestão 1989-1990

Presidente – Prof. Sebastião A. P. Sampaio
Vice-Presidente – Prof. Luiz Henrique Camargo Paschoal
Secretário-Geral – Dr. Ival Peres Rosa
Secretário Adjunto – Dra. Bogdana Victoria Kadunc
Tesoureira – Dr. Eugênio R. A. Pimentel
Tesoureiro Adjunto – Dr. Carlos Machado Filho

Gestão 1990-1991

Presidente – Prof. Luiz Henrique Camargo Paschoal
Vice-Presidente – Prof. José Jorge de Souza Filho
Secretário-Geral – Dr. Carlos Machado Filho
Secretário Adjunto – Dr. Reinaldo Tovo Filho
Tesoureiro – Dra. Bogdana Victoria Kadunc
Tesoureiro Adjunto– Dr. Nilton Gioia Di Chiacchio
Presidente eleito – Dr. Ival Peres Rosa

Gestão 1991-1992

Presidente – Dr. Ival Peres Rosa
Vice-Presidente – Prof. José Jorge de Souza Filho
Secretário-Geral – Dr. Eugênio R. A. Pimentel
Secretário Adjunto – Dr. Luiz Guilherme M. Castro
Tesoureiro – Dra. Bogdana Victoria Kadunc
Tesoureiro Adjunto – Dr. Nilton Gioia Di Chiacchio
Presidente eleito – Dr. Carlos Machado Filho

Gestão 1992-1993

Presidente – Dr. Carlos Machado Filho
Vice-Presidente – Dr. João Roberto Antônio
Secretário-Geral – Dr. Luiz Guilherme M. Castro
Secretário Adjunto – Dr. Cássio Martins Villaça neto
Tesoureiro – Dr. Ricardo Baccaro Rossetti
Tesoureiro Adjunto – Dr. Reinaldo Tovo Filho
Presidente eleito – Dra. Bogdana Victoria Kadunc

Gestão 1993-1994

Presidente – Dra. Bogdana Victoria Kadunc
Vice-Presidente – Dra. Izelda Maria Carvalho Costa
Secretário-Geral – Dr. Nilton Gioia Di Chiacchio
Secretário Adjunto – Dr. Jayme de Oliveira Filho
Tesoureiro – Dr. Walter Augusto Pereira
Tesoureiro Adjunto – Dr. Reinaldo Tovo Filho
Presidente eleito – Dr. Eugênio R. A. Pimentel

Gestão 1994-1995

Presidente – Dr. Eugênio R. A. Pimentel
Vice-Presidente – Dr. Alcidarta dos Reis Gadelha
Secretário-Geral – Dr. Luiz Guilherme M. Castro
Secretário Adjunto – Dr. Mauro Yoshiaki Enokihara
Tesoureiro – Dra. Cristina Martinez Zugaib Abdalla
Tesoureiro Adjunto– Dr. Francisco Macedo Paschoal
Presidente eleito – Dr. José Jorge de Souza Filho

Gestão 1995-1996

Presidente – Dr. José Jorge de Souza Filho
Vice-Presidente – Dr. Cássio Martins Villaça Neto
Secretário-Geral – Dr. Luiz Fernando Tovo
Secretário Adjunto – Dra. Ana Maria Costa Pinheiro
Tesoureiro – Dr. Dácio Burjato Júnior
Tesoureiro Adjunto – Dr. Francisco Macedo Paschoal
Presidente eleito – Dra. Izelda Maria Carvalho Costa

Gestão 1996-1997

Presidente – Dra. Izelda Maria Carvalho Costa
Vice-Presidente – Dra. Ana Maria Costa Pinheiro
Secretário-Geral – Dra. Ada Regina Trindade de Almeida
Secretário Adjunto – Dr. Francisco Le Voci
Tesoureiro – Dr. Nilton Gioia Di Chiacchio
Tesoureiro Adjunto – Dr. Francisco Macedo Paschoal
Presidente eleito – Dr. Gabriel T. Gontijo

Gestão 1997-1998

Presidente – Dr. Gabriel T. Gontijo
Vice-Presidente – Dr. Reinaldo Tovo Filho
Secretário-Geral – Dr. Bernardo Gontijo Assunção
Secretário Adjunto – Dra. Nalu Iglesias
Tesoureira – Dr. Everton C. Siviero do Vale
Tesoureiro Adjunto – Dr. Dácio Burjato Júnior
Presidente eleito – Dr. Jesus Rodriguez Santamaria

Gestão 1998-1999

Presidente – Dr. Jesus Rodriguez Santamaria
Vice-Presidente – Dr. Sérgio Talarico Filho
Secretário-Geral – Dra. Lilian Nishino
Secretário Adjunto – Dr. Mauro Yoshiaki Enokihara
Tesoureira – Dr. Carlos Augusto Silva Bastos
Tesoureiro Adjunto– Dr. Yassunobu Utiyama
Presidente eleito – Dr. Cássio Martins Villaça Neto

Gestão 1999-2000

Presidente – Dr. Cássio Martins Villaça Neto
Vice-Presidente – Dr. Nilton Gioia Di Chiacchio
Secretário-Geral – Dr. Francisco Macedo Paschoal
Secretário Adjunto – Dr. Roberto Gomes Tarlé
Tesoureira – Dra. Malba C. M. Bertino
Tesoureiro Adjunto – Dra. Ariene P. Paixão
Presidente eleito – Dra. Cleide E. Ishida

Gestão 2000-2001

Presidente – Dra. Cleide E. Ishida
Vice-Presidente – Dra. Carmélia M. S. Reis
Secretário-Geral – Dr. Sérgio S. Serpa
Secretário Adjunto – Dr. Yassunobu Utiyama
Tesoureira – Dra. Beatriz Moritz Trope
Tesoureiro Adjunto – Dr. Francisco Le Voci
Presidente eleito – Dr. Rogério T. Ranulfo

Gestão 2001-2002

Presidente – Dr. Rogério T. Ranulfo
Vice-Presidente – Dr. Francisco Le Voci
Secretário-Geral – Dra. Ana Maria Quinteiro Ribeiro
Secretário Adjunto – Dra. Eliandre Costa Palermo
Tesoureira – Dr. Romes Batista Alves
Tesoureiro Adjunto – Dr. Maurício Mendonça do Nascimento
Presidente eleito – Dr. Humberto S. Ponzio

Gestão 2002-2003

Presidente – Dr. Humberto S. Ponzio
Vice-Presidente – Dr. João Roberto Antonio

Secretário-Geral - Dr. Maurício Mendonça do Nascimento
Secretário Adjunto - Dra. Eliandre Costa Palermo
Tesoureira - Dr. Dilhermando Calil
Presidente eleito - Dra. Sarita Martins Bezerra

Gestão 2003-2004

Presidente - Dra. Sarita Martins Bezerra
Vice-Presidente - Dr. Francisco Macedo Paschoal
Secretário-Geral - Dra. Denise Steiner
Secretário Adjunto - Dra. Ana Paula Meski
Tesoureira - Dra. Ada Regina Trindade de Almeida
Tesoureiro Adjunto - Dra. Rosana Boraso
Presidente eleito - Dr. Alcidarta dos Reis Gadelha

Gestão 2004-2005

Presidente - Dr. Alcidarta dos Reis Gadelha
Vice-Presidente - Dr. Maurício Mendonça do Nascimento
Secretário-Geral - Dra. Ana Paula Meski
Secretário Adjunto - Dr. Luiz Antonio Ribeiro Torezan
Tesoureira - Dr. Ricardo Seiji Shiratsu
Tesoureiro Adjunto- Dr. Osvaldo José de Pretto
Presidente eleito - Dr. João Roberto Antonio

Gestão 2005-2006

Presidente - Dr. João Roberto Antonio
Vice-Presidente - Dra. Ada Regina Trindade de Almeida
Secretário-Geral - Dr. Maurício Mendonça do Nascimento
Secretário Adjunto - Dra. Bherta Miyuki Tamura
Tesoureira - Dra. Eliandre Costa Palermo
Tesoureiro Adjunto - Dr. Sérgio S. Serpa
Presidente eleito - Dr. Luís Fernando Kopke

Gestão 2006-2007

Presidente - Dr. Luís Fernando Kopke
Vice-Presidente - Dr. Dilhermando Augusto Calil
Secretário Adjunto - Dra. Sílvia Maria Schmidt
Tesoureiro Adjunto - Dr. Hamilton Ometto Stolf
Presidente eleito - Dr. Reinaldo Tovo Filho

Gestão 2007-2008

Presidente - Dr. Reinaldo Tovo Filho
Vice-Presidente - Dra. Nalu Iglesias Martins de Oliveira
Secretário-Geral - Dra. Luciana de Matos Lourenço
Secretário Adjunto - Dr. Osvaldo José de Pretto
Tesoureira - Dr. Sérgio Schalka
Tesoureiro Adjunto - Dr. Flávio Barbosa Luz
Presidente eleito - Dr. Hamilton Ometto Stolf

Gestão 2008-2009

Presidente - Dr. Hamilton Ometto Stolf
Vice-Presidente - Dr. Mauro Y. Enokihara
Secretário-Geral - Dr. Luís Torezan
Secretário Adjunto - Dra. Ariene Pedreira Paixão
Tesoureira - Dr. Ricardo Shiratsu
Tesoureiro Adjunto - Dr. Roberto Gomes Tarlé

2009 – Congresso – Uberlândia

Presidente de Honra - Dr. José Edmundo Pereira
Comissão Científica - Ival Peres Rosa, Alexandre Filippo, Calos Roberto Antônio, Cleide Ishida, Gabriel Gontijo, Izelda Maria C. Costa, Jesus Santamaria, Reinaldo Tovo Filho, Sérgio Talarico
Coordenadores Cursos Práticos - Aroldo T. Nakamura, Alceu Luiz Villela Belbert, José Edmundo Pereira
Coordenadores da Comissão Social - Lisia Tomaz Pereira, Rogério Ranulfo, Conceição Leal, José Amaral Neto, Maria Luiza Assunção

Gestão 2009-2010

Presidente - Sérgio S. Serpa
Vice-Presidente - Eliandre Costa Palermo
Secretário - Maurício Mendonça do Nascimento
Tesoureira - Ricardo Shiratsu
Tesoureiro Adjunto - Julio Cesar Empinotti
Secretário Adjunto - Joaquim Mesquita Filho

2010 – Congresso – Rio de Janeiro

Presidente de Honra - Cleide Ishida
Coordenador Geral dos Cursos Práticos - Joaquim Mesquita Filho
Coordenador dos Cursos de Laser - Alexandre Filippo e Gabriel Gontijo
Coordenador de PPA - Ricardo Shiratsu
Comissão Científica - Carlos Roberto Antonio, Ada Trindade de Almeida, Alexandre Filippo, Bogdana Victoria Kadunc, Emerson de Andrade de Lima, Gabriel Gontijo, Jesus Santamaria, Joaquim Mesquita Filho
Comissão Social - Beatriz Trope, Rogerio Ranulfo, Ariane Coelho, Flávia Lage Mesquita, Patrícia Ormiga Galvão Barbosa

Gestão 2011-2012

Presidente - Ricardo S. Shiratsu
Vice-Presidente - Julio Cesar Empinotti
Secretária - Eliandre Costa Palermo
Secretário Adjunto - Emerson Vasconcelos de Andrade Lima
Tesoureira - Luís Antônio Torezan
Tesoureiro Adjunto - Joaquim José Mesquita Filho

Congresso 2011 – Curitiba

Presidente - Julio Cesar Empinotti
Vice-Presidente - Hirofumi Uyeda
Secretário-Geral - Fabiane Andrade Mulinari Brenner
Secretário Adjunto - Lincoln Helder Zambaldi Fabrício
Tesoureira - Luís Antonio Ribeiro Torezan

Congresso 2012 – Brasília

Presidente - Carmélia Reis
Vice-Presidente - Francisco Eduardo M. Leite
Secretária Geral - Maria Luiza Tepedino Martins
Secretária Adjunta - Rosa Maria Carvalho de Matos
Tesoureira - Luís Antônio R. Torezan

Gestão 2013-2014

Presidente - Francisco Macedo Paschoal
Vice-Presidente - Alexandre de Almeida Filippo
Secretário - Luis Roberto Terzian
Secretário Adjunto - Paulo Roberto Barbosa Silva
Tesoureiro - Aldo Toschi
Tesoureiro Adjunto - Carlos Roberto Antonio

Congresso 2013 – Campos do Jordão

Presidente - Sérgio Schalka
Vice-Presidente - Luís Antonio Ribeiro Torezan
Secretária Geral - Flavia Alvim S. Addor
Secretário - Roberto Adilson Mattos
Congresso 2014 - Porto Alegre
Presidente - Dóris Hexsel
Vice-Presidente - Renato M. Bakos

Secretário-Geral – Gustavo Gonçalves Costa Pinto Correa
Secretário Adjunto – Mariana Soirefmann
Tesoureira – Sérgio Ivan Torres Dorneles
Tesoureira e Coordenadora de Relações Institucionais – Miriam P. Peres

Gestão 2015-2016

Presidente – Eliandre Palermo
Vice-Presidente – Joaquim Mesquita Filho
Secretária Geral – Meire Parada
Secretário Adjunto – Fernando Macedo
Tesoureira – Ana Paula Meski
Tesoureira Adjunta – Sílvia Schmidt

Congresso 2015 – Salvador

Presidente – Paulo Barbosa
Vice-Presidente – Ariene P. Paixão
Secretário-Geral – Vitória R. Rego
Secretário Adjunto – Bianca Lorena Costa
Tesoureira – Aldo Toschi
Tesoureira Adjunta – Bianca Lorena Costa

Congresso 2016 – Rio de Janeiro

Presidente – Alexandre de Almeida Filippo

Gestão 2017-2018

Presidente – Mauro Enokihara
Vice-Presidente – Sílcia Schmidt
Secretário-Geral – Beni M. Grinblat
Secretário Adjunto – Leonardo Mello Ferreira
Tesoureira – Elimar Elias Gomes
Tesoureiro Adjunto – Lauro Lorival Lopes Filho

Congresso 2017 – São Paulo

Presidente – Maurício Mendonça Nascimento
Vice-Presidente – Joaquim Mesquita Filho
Secretário – Sylvia Ypiranga
Secretário Adjunto – Otávio Sérgio Lopes
Tesoureira – Elimar Elias Gomes
Tesoureira Adjunta – Ana Paula Meski
Coordenação Geral dos Cursos – José Eduardo Decico

Congresso 2018 – Belo Horizonte

Presidente – Gabriel Gontijo
Vice-Presidente – Leandra Metsavaht
Secretária Geral – Rachel Guerra de Castro
Secretária Adjunta – Luciana Cônsoli Pimentel
Tesoureira – Elimar Elias Gomes

Gestão 2019-2020

Presidente – Joaquim Mesquita Filho
Vice-Presidente – Meire Brasil Parada
Secretária – Alessandra Ribeiro Romitti
Teseoureira – Sylvia Ypiranga
Secretário Adjunto – Lauro Lourival Lopes Filho
Teseoureiro Adjunto – Elimar Elias Gomes

Congresso 2019 – Goiânia

Presidente – Rogério Ranulfo
Vice-Presidentes – Alexandre Filippo/Ricardo Shiratsu
Presidente de Honra – Bogdana Victoria Kadunc
Secretário-Geral – Alessandro Alarcão
Tesoureiros – Elimas Elias Gomes/Sylvia Ypiranga

Congressos 2020/2021 – Não ocorreram em virtude da pandemia de coronavírus

Gestão 2021-2022

Presidente – Meire Brasil Parada
Vice-Presidente – Emerson Andrade Lima
Secretária – Sylvia Ypiranga
Teseoureiro – Francisco Le Voci
Secretária-Adjunta – Karime Marques Hassun
Teseoureira-Adjunta – Taciana Dal Forno Dini

Congresso 2022 – Recife

Presidente – Emerson Lima
Vice-Presidente – Mariana Lima
Teseoureira – Csylvia Ypiranga
Primeiro Secretário – Beni Grinblat
Segunda Secretária – Alessandra Romitti
Homenageados
Cirurgia Dermatológica – Sarita Martins
Laser e Outras Tecnologias – Emanuel França
Cosmiatria – Denise Steiner

Atividades científicas da SBCD

Em 2011, por iniciativa da Dra. Eliandre Palermo, foi criado o Curso de Aperfeiçoamento Prático Teórico em Cirurgia Dermatológica, Cosmiatria e Laser que atualmente está em sua 3ª edição.

No ano de 2013 foi realizado um Fórum chamado de *Aesthetic and surgical procedures in Latin America* no Meeting da Academia Americana de Dermatologia, sob a coordenação do Dr. Ricardo Shiratsu, evento este repleto de sucesso e que reafirma ainda mais a importância da Cirurgia Dermatológica Brasileira.

Desde 2015 a SBCD realiza o Curso de Anatomia Aplicada a Procedimentos Dermatológicos em Cadáver Fresco. Com 2 dias de duração, o Curso tem um programa desenvolvido especificamente voltado ao conceito de anatomia da face e pescoço, como inervação, vascularização, musculatura, SMAS e bloqueios neurais. Oferece aulas ministradas por cirurgiões dermatológicos e professores de Anatomia, com transmissão ao vivo, e um dia inteiro de dissecções e procedimentos realizados em peças anatômicas.

Em novembro de 2017 iniciou-se o Curso de Cirurgia Micrográfica de MOHS, uma parceria entre SBCD-SBD, visando a formação de cirurgiões especializados nesta modalidade de tratamento do Câncer da Pele. O Curso tem a duração de 1 ano e oferece atualmente duas vagas.

Além disso cabe-nos ressaltar que a Diretoria 2017-2018, Presidida pelo Dr. Mauro Enokihara, retomou os Cursos itinerantes da SBCD, sob Coordenação do Dr. Lauro Lorival Lopes Filho. Estes Cursos têm o apoio da SBD e de suas Regionais.

Aspectos gerais de uma sala de procedimentos em cirurgia dermatológica[5]

A estrutura da sala operatória em cirurgia dermatológica deve ser adequada ao procedimento proposto.

Para a realização de pequenos procedimentos em Dermatologia, sob anestesia local, uma sala em regime ambulatorial (p. ex., consultório) é satisfatória. Entretanto, as cirurgias de maior porte e casos de pacientes com maior risco cirúrgico exigem uma sala operatória adequada em centro cirúrgico, de preferência com a presença de um médico anestesiologista. Nos Estados Unidos, a tendência hoje é em direção à cirurgia ambulatorial, por uma questão de redução de custos. Acreditamos que a segurança do paciente sempre vem em primeiro lugar.

Uma sala de cirurgia ambulatorial deve ser reservada unicamente a esse propósito. Ela deve ser destinada somente à realização de procedimentos a fim de reduzir as chances de contaminação. As paredes devem ser claras e impermeáveis, lisas, de maneira a facilitar a limpeza e detecção de contaminações, além de facilitar a iluminação. Limpeza da sala com água e álcool devem ser uma rotina. As portas de acesso devem ser amplas a ponto de permitir a entrada de pacientes em cadeiras de roda, ou a saída de pacientes em maca em franca parada cardiorrespiratória.

Toda iluminação da sala deve ser feita com luz fluorescente. Os refletores de teto, apesar de onerosos são ideais pois minimizam a formação de sombras. Um importante aspecto é o uso de luzes de emergência e ou geradores, em casos de falta de energia. É uma situação bastante difícil estar no meio de um procedimento cirúrgico quando perde-se a visibilidade por falta de iluminação. Os cardioversores usados em reanimação cardiopulmonar possuem baterias próprias e funcionam mesmo em situações de falta de energia.

A mesa cirúrgica ideal possui dispositivo hidráulico que permite mudanças de posição e altura, tornando a cirurgia mais ergonômica ao cirurgião e equipe, além de permitir a colocação do paciente em posição de Trendelenburg em casos de choque. A temperatura da sala deve ser controlada com sistema de ar condicionado.

Mesmo realizando pequenas cirurgias no consultório, o médico dermatologista precisa ter à disposição, medicamentos e equipamentos adequados a lidar com eventos adversos como o choque anafilático, parada cardiorrespiratória, reflexo vasovagal, insuficiência respiratória, crise hipertensiva, hipoglicemia etc.

Recomendações que se tenha à disposição[12]

- Esfigmomanômetro e estetoscópio.
- Ambu e fonte de oxigênio.
- Material de intubação (tubo orotraqueal, guia e laringoscópio para insuficiência respiratória aguda).
- Equipo de soro, *scalp*, bolsas de soluções expansoras (p. ex., soro fisiológico).
- Soro glicosado e ampolas de glicose hipertônica (para hipoglicemia).
- Ampolas de adrenalina (para anafilaxia e manobras de reanimação.
- Ampolas de atropina (para manobras de reanimação e bradicardia).
- Benzodiazepínicos (para sedação leve e como anticonvulsivantes; oferecem alguma proteção contra intoxicação por lidocaína).
- Broncodilatadores inalatórios (para crises graves de asma).
- Anti-histamínicos (para reações urticariais).
- Morfina ou meperidina (analgésicos opioides, morfina é útil no edema agudo de pulmão).
- Furosemida injetável (para edema agudo de pulmão).
- Captopril (para crises hipertensivas).
- Corticosteroide injetável.
- Desfibrilador cardíaco.
- Monitor cardíaco com oximetria digital.

Importância do termo de consentimento informado[6,13]

Um consentimento informado (CI) representa uma decisão voluntária, tomada por uma pessoa consciente e dotada de autonomia, tomada após processo informativo sobre a natureza, as consequências e os riscos de um tratamento proposto.

Atualmente na Medicina, especialmente em procedimentos cosméticos, esse é um elemento característico mais importante. Muito mais do que uma ferramenta legal, ele representa um direito moral dos pacientes que gera obrigações morais para os médicos.

Ao redigir um consentimento informado, o texto deve esclarecer pontos fundamentais como a autonomia, a capacidade, a voluntariedade, a informação e o esclarecimento do paciente. A informação do paciente é o elemento mais importante. É prática comum hoje que seja feito um termo de consentimento específico para cada tipo de cirurgia esmiuçando as particularidades da mesma. É recomendável também que haja no documento a assinatura do paciente e de testemunhas. Uma cópia á arquivada pelo médico, a outra fica com o paciente.

Como existe uma grande diversidade de pacientes no que concerne ao grau de compreensão aliada a um constrangimento que muitos pacientes têm em admitir que não compreenderam sempre gera uma incerteza se o documento atingiu o objetivo de permitir ao paciente saber o tipo de tratamento ao qual será submetido.

Hoje, o consentimento informado é um pré-requisito ético-legal na prática médica; ele aparece como uma obrigação – Resolução 196/96, no Código de Defesa do Consumidor (Lei 8.078), no Código Civil Brasileiro e no Código de Ética Médica. O paciente tem o direito de saber todas as opções de tratamento entre as quais pode optar.

Há poucos estudos brasileiros publicados abordando a questão do nível de compreensão dos termos de consentimento em nossa população.

A seguir, publicamos dois documentos extraídos do site da SBCD (www.sbcd.org.br) que podem nos servir de parâmetro para elaboração do Termo de Consentimento Livre e Esclarecido.

DOCUMENTO 1

Caro paciente:

O objetivo deste termo é dar-lhe orientação para que você se sinta seguro e esclarecido a respeito do procedimento.

O resultado depende do médico, do diagnóstico, do produto aplicado, e de seu paciente. Por isso você deve estar bem informado e esclarecido.

Não concordando com o diagnóstico, não inicie o tratamento.

Qualquer dúvida volte a falar, antes do procedimento.

Segue a lei que determina o termo de consentimento:

RESOLUÇÃO CFM N. 1.081/82

O CONSELHO FEDERAL DE MEDICINA no uso das atribuições que lhe confere a Lei n. 3.268, de 30 de setembro de 1957, regulamentada pelo Decreto n. 44.045, de 19 de julho de 1958, e

CONSIDERANDO que deve caber ao paciente, ou, em certos casos, a seus parentes ou responsáveis, a inteira responsabilidade pelo consentimento de todo e qualquer ato de elucidação diagnóstica ou terapêutica;

CONSIDERANDO que o paciente deve ser informado do diagnóstico, prognóstico e tratamento de seu caso;

CONSIDERANDO que cabe ao médico estabelecer bom entendimento na relação médico-paciente, em todos os casos;

CONSIDERANDO que o médico deve sempre comunicar ao paciente o risco específico de todo e qualquer procedimento médico e cirúrgico;

RESOLVE:

Art. 1º O médico deve solicitar a seu paciente o consentimento para as provas necessárias ao diagnóstico e terapêutica a que deve ser submetido.

Rio de Janeiro, 12 de março de 1982.

Murillo Bastos Belchio – Presidente

José Luiz Guimarães Santos – Secretário-geral

Certa da sua compreensão, agradeço,

Dr. ______________________________CRM: ______________________ DATA: ____/____/____

DOCUMENTO 2

Termo de Orientação e Histórico Pré-Cirurgia

HISTÓRIA PRÉ-CIRÚRGICA

Estas informações são confidenciais e deverão ser entregues somente para o médico, para a sua segurança durante o procedimento cirúrgico.

Nome:_______________________Nascimento ___/___/_____ telefone pós-operatório: ____________

Minha saúde está: ___ excelente ___ boa ___ regular ___ruim

Medicamentos que usou no último mês:

aspirina, AAS, Bufferin__________ analgésicos__________ tranquilizantes ou antidepressivos__________

"afinadores de sangue"__________ remédios para pressão__________ remédios para coração__________

anticoncepcionais ou hormônios__________ antibióticos__________

antidiabéticos__________ vitaminas__________ outros__________

Você tem alergia a algum anestésico, iodo, antibiótico, pomadas ou curativos? Quais?

1.__________ 2.__________ 3.__________ 4.__________

Assinalar se você tem alguma destas doenças:

doença cardíaca ( ) pressão alta ( ) doença estomacal ( ) doença pulmonar ( ) problemas hormonais ( ) doença óssea ou articular ( ) hepatite ( ) Aids ( ) doença de tireoide ( ) câncer ( ) uso de drogas ( ) infecções recentes ( ) diabete ( ) doença renal ( ) Alteração coagulação ( )

Assinale sim ou não:

- possibilidade de gravidez atual ( ) sim ( ) não
- Data da última menstruação ___/___/___
- você sangra facilmente? ( ) sim ( ) não
- você tem cicatrizes defeituosas? ( ) sim ( ) não
- você já fez alguma cirurgia anterior? ( ) sim ( ) não
- você teve problemas em cirurgias anteriores? ( ) sim ( ) não
- você já teve problemas psicológicos e necessitou de psiquiatra? ( ) sim ( ) não
- você tem marca-passo cardíaco? ( ) sim ( ) não

Assinatura do paciente ou responsável ____________________ data: __________

TERMO DE CONSENTIMENTO – CIRURGIA DERMATOLÓGICA

Eu, __________________, autorizo o(a) médico(a) __________________, CRM __________, a realizar as seguintes intervenções cirúrgicas:

Nome do paciente: ____________________Data: ___/___/

Procedimento/Intervenção:__________

A cirurgia será realizada no consultório, sob anestesia local, as lesões serão retiradas, e encaminhadas para exame anatomopatológico, conforme orientação médica. Caso o paciente prefira levar o exame para ser analisado em outro laboratório, é de sua responsabilidade o encaminhamento do material, assim como o envio do resultado.

Os curativos deverão permanecer limpos. A região não deverá ficar exposta ao sol, ou em ambientes sujos com risco de contaminação local. Evite exercícios físicos após a cirurgia.

Entre em contato com o médico caso ocorram:

- Dor excessiva
- Sangramentos
- Saída de secreção purulenta
- Aparecimento de inchaços ou vermelhidões no local

O retorno deverá ser agendado para acompanhamento ou retirada de pontos no tempo previsto pelo médico.

No caso de possuir algum plano de saúde, e a intervenção não foi por motivo estético, solicite o relatório de cirurgia que segue a tabela da Associação Médica Brasileira em vigor e o apresente juntamente com o recibo para receber o seu reembolso, que dependerá do seu plano de saúde.

____

Assinatura do paciente ou responsável.

Importância da documentação fotográfica[8]

A Dermatologia e a Cirurgia Dermatológica são especialidades médicas que se apoiam no aspecto morfológico de lesões tanto para o diagnóstico quanto para um adequado planejamento e acompanhamento cirúrgico.

É inegável que o registro fotográfico, além de ser uma ferramenta científica, também proporciona prova documental que pode vir a ser de grande valor na comunicação com o paciente e em eventuais processos jurídicos. Aconselhamos ao dermatologista um completo registro de seus procedimentos. As imagens digitais, dada a possibilidade de sua manipulação através de recursos tecnológicos de informática, carecem de valor legal, que deverá ser conferido por uma legislação pertinente, para que possam ser validadas como meio de prova pela Justiça e aceitas incontestavelmente nos processos éticos e administrativos.

No entanto, as imagens digitais já podem ser periciadas, podendo-se comprovar adulterações do seu conteúdo. Já existem *softwares* específicos que evitam a manipulação das imagens, e, por conta disso, elas vêm sendo aceitas como prova material nos Estados Unidos.

A fotografia digital, hoje utilizada, usa um sistema de lentes que capta a luz que é processada por um sensor eletrônico. Cada ponto luminoso captado pelo sensor chama-se *pixel*, e o arranjo ordenado desses *pixels*, cada um com uma intensidade de cor compõem a imagem digital.

A fotografia digital representou uma evolução e trouxe vantagens como a instantânea apreciação dos resultados; investigação de dados digitais, sendo as imagens armazenadas em discos óticos e magnéticos; e facilidade de análise no computador, podendo ser transmitidas e incorporadas a documentos. Sua desvantagem, como exposto anteriormente, é a facilidade com que os dados podem ser alterados.

O uso de boa iluminação ambiente, um fundo de tonalidade contrastante (azul, verde, negro), enquadramento, foco, captação de luz são aspectos técnicos que devem ser padronizados no consultório dermatológico para possibilitar a comparação de fotos. As fotografias de rosto e corpo para procedimentos estéticos devem ser feitas com angulo frontal, perfil esquerdo e direito, 3/4 esquerdo e direito.

As máquinas fotográficas digitais hoje possuem recursos que permitem fotos de excelente qualidade apesar da falta de treinamento do usuário. O aprendizado de técnicas em fotografia é, no entanto, desejado para se obter fotos de qualidade superior.

Materiais básicos – fios de sutura e instumental cirúrgico[2-4,9]

"Todos os instrumentos devem ser adequados ao propósito em questão no que concerne ao seu tamanho, peso e delicadeza".

Hipócrates

Os instrumentos cirúrgicos em cirurgia dermatológica tendem a ser mais leves e delicados do que em outras especialidades cirúrgicas por serem adaptados para manusear o órgão delicado que é a pele. Muitas vezes uma dada técnica cirúrgica ou mesmo uma área anatômica diferente pede por instrumentos específicos. Lembre-se do lema: "A ferramenta certa para o serviço certo". Conhecer cada instrumento e sua função assim como seu manuseio correto é conhecimento essencial para o cirurgião dermatológico.

Bisturis

Consiste num cabo acoplado a uma lâmina, usado para um corte de precisão da pele. O peso do cabo serve para dar estabilidade e equilíbrio durante o movimento de corte com a lâmina. A lâmina possui duas divisões: a ponta e a barriga. Todo movimento de corte deve ser iniciado com a ponta e continuado com a barriga até sua finalização. Os tipos de lâmina mais utilizados em cirurgia dermatológica são as lâminas 10, 11 e 15.

Tesouras

Existem vários modelos de tesoura. Há duas famílias de tesouras, as que são destinadas ao corte da pele e as que são destinadas ao descolamento da pele. De um modo geral elas podem ser retas ou curvas e ter pontas afiadas ou rombas. Geralmente as tesouras de descolamento possuem pontas rombas para evitar a lesão de vasos, nervos e outras estruturas nobres. As tesouras devem ser bem afiadas para cortar a pele e não devem ser usadas para a retirada de fios de sutura pois isso faz com que percam o corte. Deve-se separar uma tesoura somente para a retirada dos fios.

Tesouras para corte da pele

- **Iris:** tesoura delicada, serve para trabalhos delicados em peles finas, como as pálpebras, pode ser destinada à retirada dos fios de sutura.
- **Gradle:** tesoura para a retiradas de suturas nas pálpebras.
- **Westcott:** tesoura de precisão, para a dissecção das pálpebras.
- **Stevens:** serve para incisões da pele e descolamento.

Tesouras para descolamento

- **Stevens:** serve para incisões da pele e descolamento.
- **Metzenbaum:** possui uma lâmina longa alcançando uma maior distância.
- **Mayo:** para o descolamento em áreas de pele espessa como o tronco.
- **Westcott e Kaye:** para o descolamento de áreas delicadas como as pálpebras.

Punchs

Trata-se de uma lâmina circular cilíndrica usada para remover biópsias da pele ou produzir enxertos com um simples movimento de rotação em torno de seu próprio eixo. Possuem diversos diâmetros (de 1 a 10 mm) que devem ser adequados ao tamanho da amostra desejada. Podem ser descartáveis ou de metal esterelizáveis.

Curetas

Consiste num cabo com uma lâmina circular na ponta. É utilizada para excisar a pele com um movimento de raspagem. É destinada à retirada de lesões cutâneas superficiais como ceratoses actínicas, *molluscum contagiosum*, carcinoma basocelulares superficiais etc. Possui vários diâmetros da lâmina, variando de 1 a 7 mm.

Dermátomos

São instrumentos utilizados para a remoção de enxertos cutâneos de espessura parcial. Existem modelos elétricos com lâminas ajustáveis para se controlar a espessura do enxerto. Os modelos de Brown e Davol-Simon são os mais frequentemente empregados.

Ganchos

Os ganchos se fazem os melhores instrumentos para segurar, everter e mobilizar as bordas de uma ferida ou retalho, pois não traumatiza a pele. Os ganchos podem ter extremidades pontiagudas ou rombas. Os de extremidade pontiaguda seguram melhor o tecido, enquanto os de extremidade romba servem a função de afastadores. Os ganchos podem ter um, dois ou mais dentes. São ideais para auxiliar na remoção de biópsias de pele por não deformarem a amostra de pele.

Pinças

As pinças transmitem a preensão das mãos do cirurgião de maneira controlada e delicada à pele. Deve-se escolher a ponta da pinça de acordo com as pontas. Uma pinça de pontas finas serve para trabalhos delicados enquanto pontas serrilhadas servem para segurar firme tecido e comprimir vasos sanguíneos. As variedades de pinças mais utilizadas em cirurgia dermatológica são:

- **Adson:** a mais comum, com pontas longas e estreitas.
- **Bishop-Harmon:** projetada para trabalhos mais delicados como nas pálpebras.
- **Pinça joalheiro:** com pontas finas apropriadas para remover suturas enterradas.

Pinça de Calázio

Trata-se de uma pinça modificada com uma placa em uma das pontas e um anel oval na outra. Um mecanismo de parafuso faz com que o tecido fique prensado entre o anel e a placa promovendo também um pouco de hemostasia. A pinça de calázio se destina estabilizar margens livres como as pálpebras, lábios e pavilhão auricular.

Pinça de Backhaus

Suas pontas fecham sobre si formando um gancho. Servem para prender e tracionar áreas de pele espessa. Também são muito usadas para prender o campo cirúrgico.

Porta-agulhas

Os porta-agulhas usados em cirurgia dermatológica são mais delicados em geral. Servem para estabilizar as agulhas curvas para o movimento de sutura. A superfície de suas garras podem ser lisas ou serrilhadas. As garras serrilhadas têm uma melhor preensão mas podem também danificar fios de sutura delicados. As variedades mais comuns em cirurgia dermatológica são:

- **Webster:** a mais comum, pequena e delicada.
- **Halsey:** mais pesada, apropriada para trabalhar com agulhas e fios mais grossos.
- **Castroviejo:** para uso com fios e agulhas extremamente finos e delicados (p. ex., cirurgia de pálpebras).

Elevadores de periósteo

Serve para separar o periósteo do osso subjacente. O elevador periostial de Freer possui duas extremidades curvas, uma afiada e outra romba. Pode ser também usado para avulsão ungueal. A porção romba é avançada por debaixo da placa ungueal separando-a do leito.

Fios de sutura[4,10]

Os fios de sutura são responsáveis pela aposição das bordas de uma ferida cirúrgica de modo a orientar a cicatrização da mesma. Idealmente, um fio de sutura deve ser estéril, causar reação tecidual mínima, fácil de se manusear, permitir um nó firme, ter elevada força tensora, um perfil de absorção favorável e ser resistente à instalação de infecções.

Temos que ter consciência que todo fio de sutura é um corpo estranho. Os fios absorvíveis serão absorvidos por processos do organismo. Este processo varia em tempo e modo de reabsorção conforme o fio utilizado e varia de um paciente para o outro. Alguns fios absorvíveis são "tratados" com outras substâncias para aumentar seu tempo de absorção, permanecendo mais tempo e preservando sua força tensora. Os fios inabsorvíveis são aqueles cujo material não pode ser absorvido pelo organismo, sendo assim permanecerá indefinidamente no local a não ser que seja manualmente removido.

Os fios naturais de origem biológica, como o catgut, são gradualmente digeridos por enzimas teciduais e fagocitose. Os fios de polímeros sintéticos são geralmente quebrados por hidrólise.

A escolha do fio de sutura deve levar em consideração as propriedades do seu material. Descrevemos abaixo os materiais mais comuns na prática em cirurgia dermatológica:

- **Força tensora:** é quantidade de força necessária para romper a sutura dividida por sua área num corte transversal. É classificada por um código numérico. Os fios 6-0 possuem menos força tensora que um 3-0, por exemplo. Fios com alta força tensora seguram feridas de pele espessa e/ou tensa.
- **Força do nó:** é quantidade de força necessária para que o nó se desfaça.
- **Configuração física:** os fios podem ser monofilamentados ou trançados.
- **Elasticidade:** é a tendência de retorno do fio ao seu comprimento normal após ser estirado. Uma boa elasticidade evita o estrangulamento do tecido.
- **Memória:** é a tendência de retorno do fio à sua conformação espacial original após ser deformado. Fios com alta memória tendem a se soltar.
- **Reação tecidual:** é a resposta inflamatória pela presença do material de sutura na ferida. É mais comum com fios absorvíveis.
- **Absorção de fluidos e capilaridade:** são respectivamente a quantidade de líquido que um material absorve e a extensão com a qual o líquido é transmitido ao longo do fio. Alta absorção e capilaridade estão associadas a um maior risco de infecção.

Classificação dos materiais de sutura

Fios absorvíveis

- Fios naturais
  - Catgut simples
  - Catgut cromado
- Fios sintéticos
  - Ácido poliglicólico – Dexon®
  - Ácido poligalactil – Vicryl®
  - Polivicryl®
  - Monocryl®
- Fios não absorvíveis
  - **Seda:** Cirúrgica®, Isencap®, Anacap®, Sutupak®
  - **Linho**
  - **Aço inoxidável:** Monicrom®, Flexon®
  - **Poliamida (nylon):** Mononylon®, Multinylon®
  - **Propileno:** Prolene®
  - **Poliéster:** Mersilene®, Dacron®
  - **Poliéster impregnado:** Ethiflex®, Ethibond®, Surgilene®
  - **Perlon:** Supramid®

Os fios de sutura podem ser monofilamentares ou multifilamentares. Os monofilamentares são constituídos por um "filamento" único o que confere a eles uma menor resistência ao ser passado pelos tecidos. Os fios multifilamentares consistem em vários "filamentos" entrelaçados o que dá a eles uma melhor força tensora porém aumenta também o risco de infecções.

Por ter um tecido de cicatrização mais lento, convém fecharmos a epiderme com fios não absorvíveis como o mononylon. Para os pontos intradérmicos, os fios absorvíveis são preferíveis, como o monocryl ou vicryl. Nas feridas potencialmente contaminados deve-se evitar os fios multifilamentares pelo seu potencial de abrigar micro-organismos. Nestes casos devemos usar preferencialmente monofilamentares ou absorvíveis. Quando o objetivo é uma cicatrização mais estética, devemos usar fios sintéticos monofilamentares de baixo calibre como mononylon 6-0.

Tipos de fios de sutura mais comuns em cirurgia dermatológica[4]

- **Catgut:** originado do intestino de ovinos e bovinos, é o fio que causa maior reação inflamatória tecidual. É um fio de reabsorção variável, baixa força tensil, baixa força nos nós. É relativamente barato. Existe também o catgut cromado (tratado com sais de cromo) o que lhe confere um tempo maior de absorção.
- **Dexon®, Vicryl® e Polivicryl®:** são fios multifilamentares absorvidos por mecanismo de hidrólise. Possuem uma boa força tensil que é mantida até 15 dias, um tempo de reabsorção prolongado, baixa reação inflamatória e nenhuma absorção ou capilaridade. São fios de um custo mais elevado.
- **Seda:** trata-se de um fio multifilamentar de origem animal. É fácil de manusear, possuindo flexibilidade e boa força dos nós. Possui um risco maior de infecção, porém causa menos reação tecidual que o Catgut.
- **Mononylon® e Prolene®:** são fios sintéticos que causam baixíssima reação inflamatória e mantêm a força tensil por um tempo maior. Possuem um baixo coeficiente de atrito, o que confere uma baixa força dos nós.

Listagem de procedimentos em cirurgia dermatológica[14]

O rol de procedimentos classicamente abordados por cirurgiões dermatológicos na prática e na literatura é vasto. Poder oferecer uma abordagem tanto clínica quanto cirúrgica a um determinado caso é de certo um dos privilégios da área.

Listamos a seguir os procedimentos:

- Eletrocirurgia;
- Criocirurgia;
- Excisão fusiforme e variações;
- Correção de cicatrizes;
- Cirurgia ungueal;
- Biópsia com *punch*
- *Shaving*;
- *Punch* enxerto;
- Enxertos;
- Retalhos;
- Escleroterapia;
- Preenchimentos cutâneos;
- Enxerto de gordura autóloga;
- *Lasers* (epilação, *resurfacing*, clareamento, cirurgia);
- Toxina botulínica;
- Dermopigmentação;
- Transplante capilar;
- Dermoabrasão;
- *Lifting* facial minimamente invasivo;
- *Browlifting*;
- *Peelings* químicos;
- Lipoaspiração tumescente;
- Redução do couro cabeludo;
- Cirurgia micrográfica de Mohs;
- Correção de lóbulo de orelha e *piercings*;
- Blefaroplastia;
- Expansores teciduais.

Importância do suporte básico de vida[11]

Todo médico dermatologista que realiza procedimentos em seu consultório deve estar preparado para enfrentar situações adversas, felizmente esses momentos são muitos raros.

A melhor maneira de se evitar eventos adversos é ainda a coleta de um bom histórico médico do paciente, que nos permita julgar a possibilidade de tratamentos alternativos. No histórico médico deve-se atentar para fatos como comorbidades, uso de medicações e vitaminas, distúrbios de sangramento, alergias e reações anafiláticas, alcoolismo e tabagismo.

Diante de um evento adverso, é responsabilidade dele como médico oferecer atendimento primário no aguardo de um transporte do paciente a uma unidade hospitalar próxima.

Cursos como o BLS e ACLS (*Basic Life Support e Advanced Life Support*) devem ser feitos periodicamente para assegurar um bom treinamento. Todo dermatologista apto a realizar cirurgias de maior complexidade deve estar pelo atualizado no ACLS. No nosso entender, o médico não deve estar apenas capacitado a realizar um procedimento mas também saber abordar as complicações de maneira pronta e eficaz.

A necessidade de atitudes rápidas e precisas determina a contínua necessidade de atualização na parada cardiorrespiratória (PCR).

O suporte básico de vida (SBV) consiste na oxigenação e na perfusão dos órgãos vitais, através de manobras mantidas continuamente. Ela é didaticamente dividida em:

1. Checar a responsividade.
2. Chamar por um serviço de socorro equipado com desfibrilador e material de suporte avançado.
3. Posicionar a vítima em superfície rígida, em decúbito dorsal, com o socorrista posicionado à altura do ombro direito da vítima (geralmente a maca de procedimento).
4. Abrir as vias aéreas através de hiperextensão do pescoço, abrindo a boca da vítima: em traumas, deve-se proceder o *jaw thrust,* uma manobra que consiste em tracionar e elevar os ângulos da mandíbula com os dedos indicadores e abrindo a boca com os polegares. Deve-se procurar evidência de ventilação como expansão torácica, presença de sons da respiração ou sentir algum fluxo de ar pela boca.
5. **Ventilar:** com o ambu, de preferência com fonte de oxigênio, inicia-se com duas ventilações de resgate, cada uma com duração de 1 segundo e provocando a expansão torácica. Em caso de não haver expansão torácica, deve-se revisar a abertura de via aérea, reposicionando a cabeça e tentando nova ventilação.
6. **Avaliação do pulso:** deve ser rápida, pela palpação da artéria carótida.
7. **Compressões torácicas:** o ideal fica em torno de 100 compressões por minuto. Em paciente não intubado, a relação compressões: ventilações deve ser de 30:2. A compressão deprime o tórax em 4 a 5 cm e deve-se permitir que ele retorne à posição inicial antes da próxima compressão. Para reduzir o cansaço, deve-se revezar as compressões com outra pessoa a cada 2 minutos.
8. **Desfibrilação:** em caso de fibrilação ou taquicardia ventricular sem pulso (FV/TV), deve-se cardioverter imediatamente, antes de qualquer etapa; exceto se a vítima estiver em PCR por mais de 4 a 5 minutos sem suporte básico de vida. Deve-se usar corrente bifásica com carga de 150 a 200 J para ondas bifásicas truncadas exponenciais, 120 J para onda bifásica retilínea e 360 J para corrente monofásica. Após a descarga, retorna-se às compressões e ventilações.

Durante esse processo, o paciente deve ser imediatamente removido para serviço de emergência próximo em ambulância UTI móvel com médico emergencista.

As condutas do ACLS estão fora do escopo deste capítulo, entretanto recomendamos esse tipo de treinamento a todos os dermatologistas que queiram realizar cirurgias de maior porte como a lipoaspiração.

Apesar da parada cardiorrespiratória ser uma das complicações mais temidas, em nosso meio ela é extremamente rara, ocorrendo em casos muito isolados.

Uma situação bem mais comum é a ocorrência do reflexo vasovagal podendo levar à síncope. Muitos pacientes são sensíveis à dor, angústica, e cenas do ato médico como injeções ou sangramentos. Esse fenômeno está longe de ser grave e é facilmente manejável com a colocação do paciente em posição de Trendelenburg e ofertar oxigênio. É claro que os sinais vitais, estado hemodinâmico e ventilação devem ser verificados para se ter certeza do diagnóstico. Precedendo à síncope, o paciente refere náuseas, mal-estar, palidez, e redução da frequência cardíaca. O prognóstico é favorável, o paciente costuma se recuperar em alguns minutos.

A hipertensão arterial é talvez o maior fator que aumenta o risco cirúrgico do paciente em cirurgia dermatológica. Além de promover o sangramento, o que aumenta o tempo cirúrgico desnecessariamente, eventos adversos podem ocorrer em sala cirúrgica em decorrência de uma descompensação pressórica tais como AVE hemorrágico, edema agudo de pulmão e infarto agudo do miocárdio. Essa descompensação ocorre em função da descarga adrenérgica por estresse associada à uma hipertensão não controlada de base. De um modo geral, não recomendamos a cirurgia em pacientes com uma PA aferida previamente à cirurgia em torno de 160 mmHg sistólica ou 110 mmHg diastólica. É preferível adiar a cirurgia para um melhor controle clínico da PA. Diante de uma necessidade em operar, pode-se tentar abaixar a pressão do paciente com captopril ou nifedipina sublingual pouco antes da cirurgia.

O aparecimento de crises convulsivas em paciente que não apresente história de crise convulsiva deve sempre levantar a suspeita de intoxicação anestésica (principalmente por injeção intravascular). Os benzodiazepínicos parecem oferecer um fator protetor. Se não for rapidamente identificada e abordada, o quadro pode evoluir para insuficiência respiratória e PCR.

Diante de crises convulsivas, a primeira medida é proteger as vias aéreas e garantir a ventilação evitando a mordedura de língua. Pode-se injetar 10 mg de diazepam EV diluído em 10 mL de água pra injeção lentamente para controlar a crise convulsiva.

A reação anafilática é um evento bastante temido e ocorre de maneira pronta e imediata. Deve-se suspeitar de reação aos anestésicos locais assim como anafilaxia de contato ao látex. O quadro clínico é composto por edema, urticária, insuficiência ventilatória e choque circulatório. Deve-se efetuar as manobras do BLS atentando para o edema de glote. Deve-se administrar prontamente 0,5 a 1 mL de adrenalina SC, sendo repetida a cada 15 minutos; assim como prometazina 50 mg IM e metilprednisolona 40 a 250 mg EV ou IM de 6 em 6 horas. O broncoespasmo deve ser tratado com nebulização com broncodilatadores como salbutamol e brometo de ipatrópio. O paciente deve ser imediatamente removido para serviço de emergência próximo.

Em paciente sabidamente coronariopata, na ocorrência do quadro clínico suspeito de infarto agudo do miocárdio deve-se ofertar oxigênio, administrar 200 mg de AAS sublingual, uso de benzodiazepínico (diazepam 10 mg VO) e controle da PA com captopril SL. O paciente deve ser imediatamente removido para serviço de emergência próximo.

Cabe-nos ressaltar o livro *Protocolos de Atendimento Médico às Urgências no Consultório*, Edição 2017, dos autores Carlos Alberto Guglielmi Eid, Eliandre Costa Palermo, Marosa Amaro Malvestio e dos coautores Ana Paula Meski e Meire Brasil Parada, da Editora CLANNAD, com o apoio da Sociedade Brasileira de Cirurgia Dermatológica. Esta obra mostra-se fundamental por abordar o funcionamento seguro de consultórios médicos e ambientes de atendimento a pacientes em geral, permitindo que possamos realizar o planejamento de atendimento às patologias mais importantes que podem constituir emergências médicas.

INSTRUMENTAL CIRÚRGICO

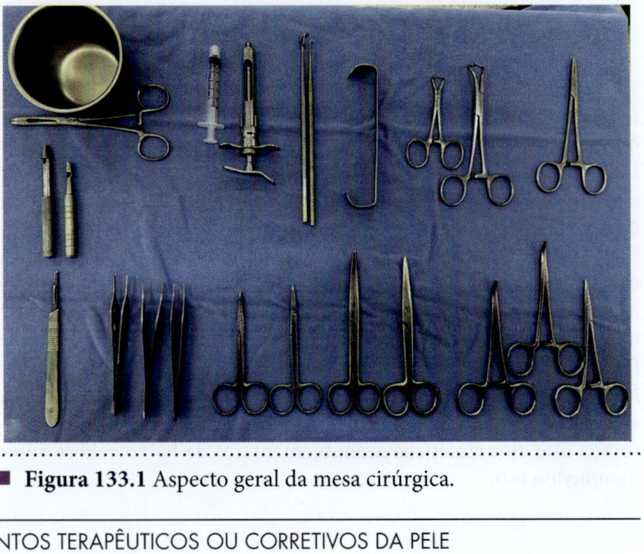

Figura 133.1 Aspecto geral da mesa cirúrgica.

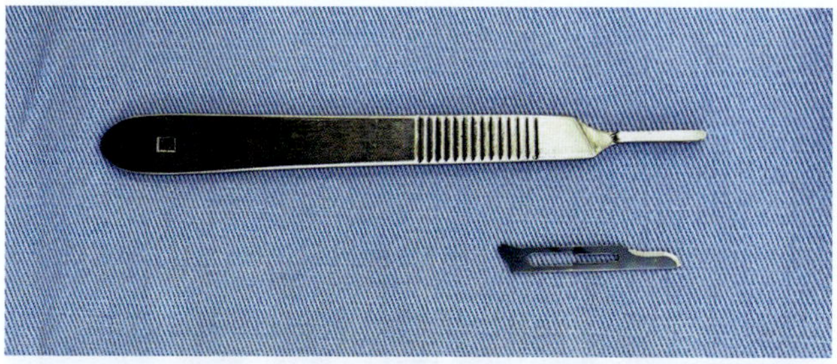

■ **Figura 133.2** Cabo de bisturi.

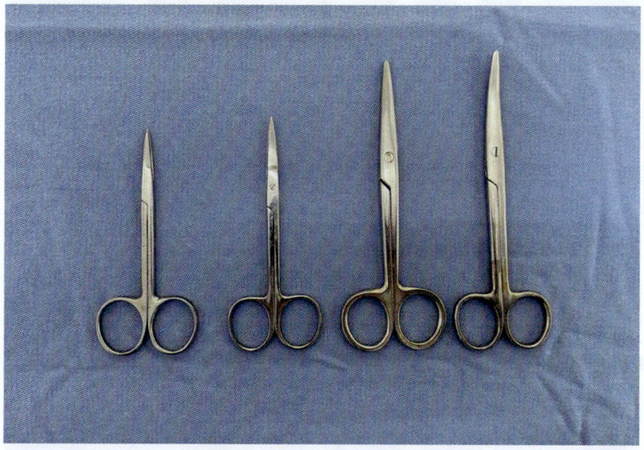

■ **Figura 133.3** Tesouras.

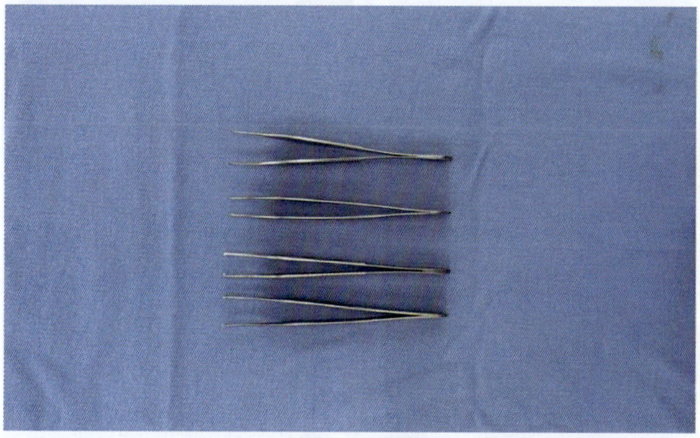

■ **Figura 133.4** Pinças.

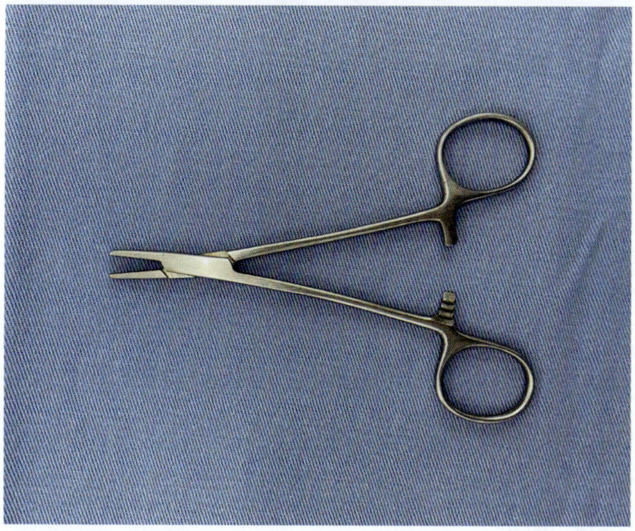

■ **Figura 133.5** Porta-agulhas.

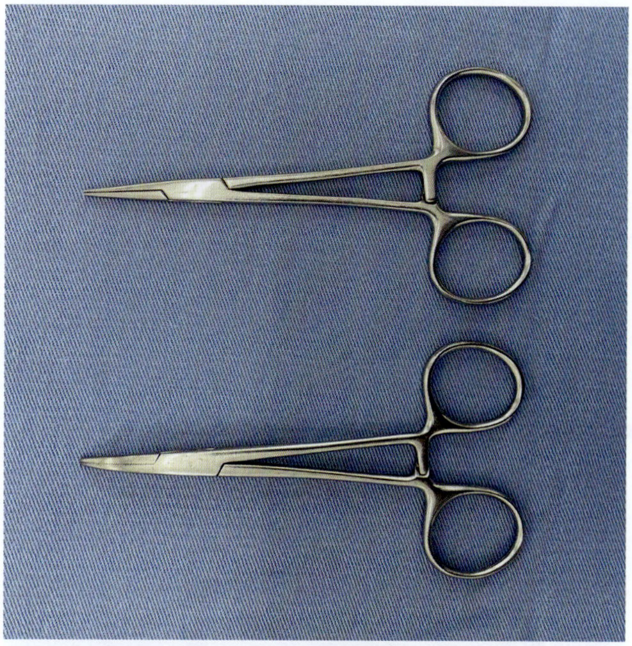

■ **Figura 133.6** *Kellys*.

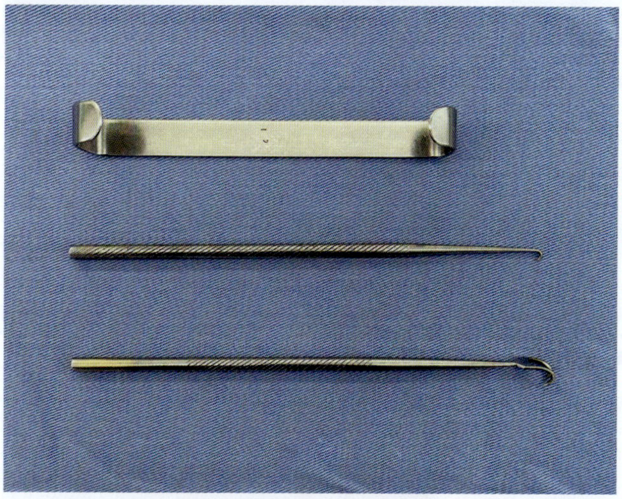

■ **Figura 133.7** Afastadores e ganchos.

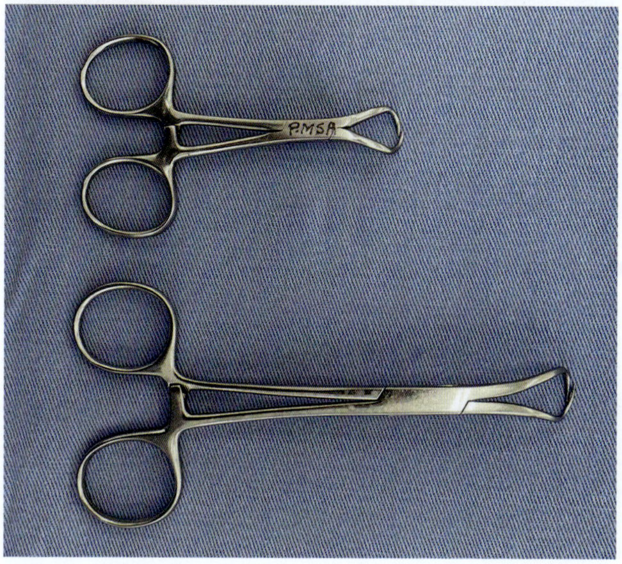

■ **Figura 133.8** Backaus.

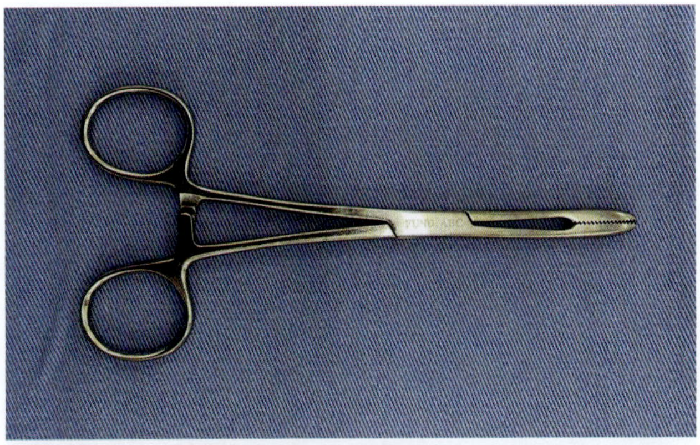

■ **Figura 133.9** Pinça para assepsia.

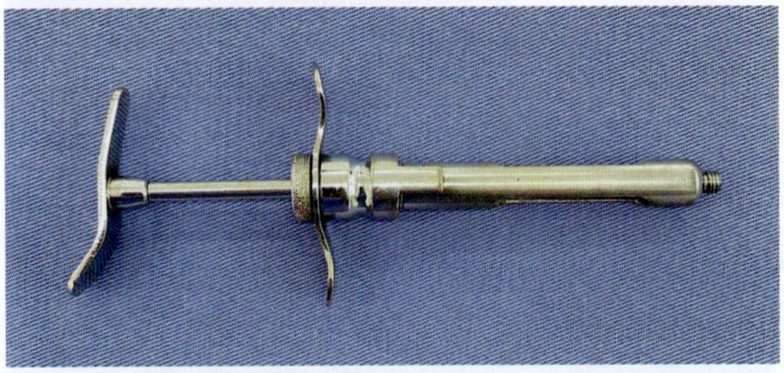

■ **Figura 133.10** Carpule.

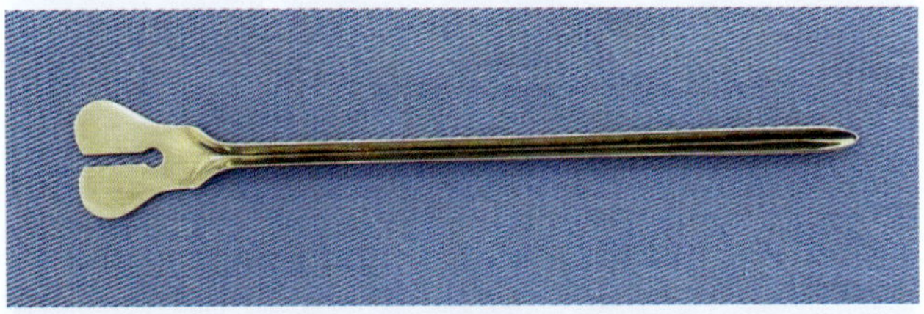

■ **Figura 133.11** Tentacânula (cirurgia de unha).

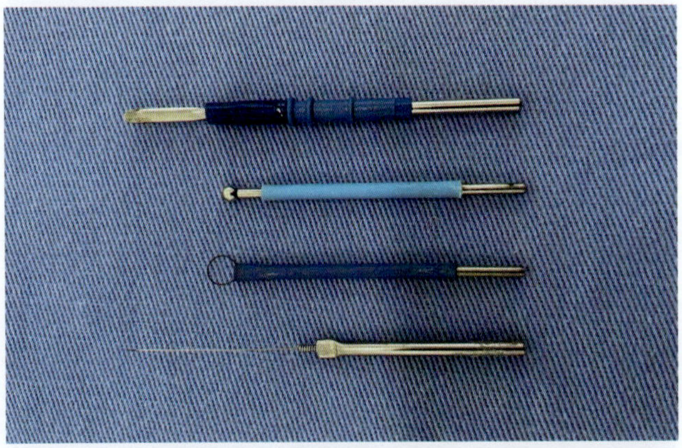

■ **Figura 133.12** Ponteiras de bisturi elétrico.

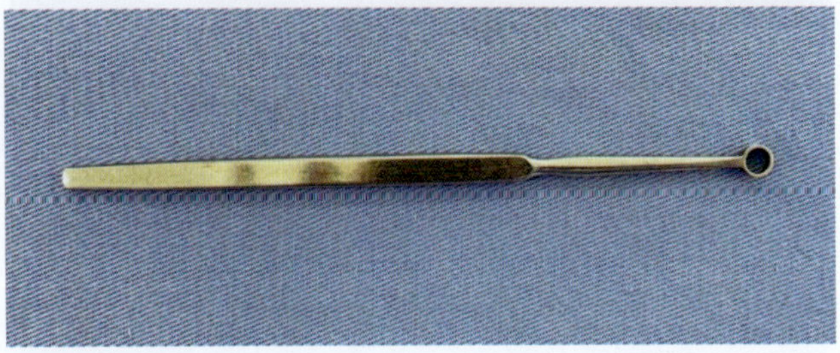

■ **Figura 133.13** Cureta.

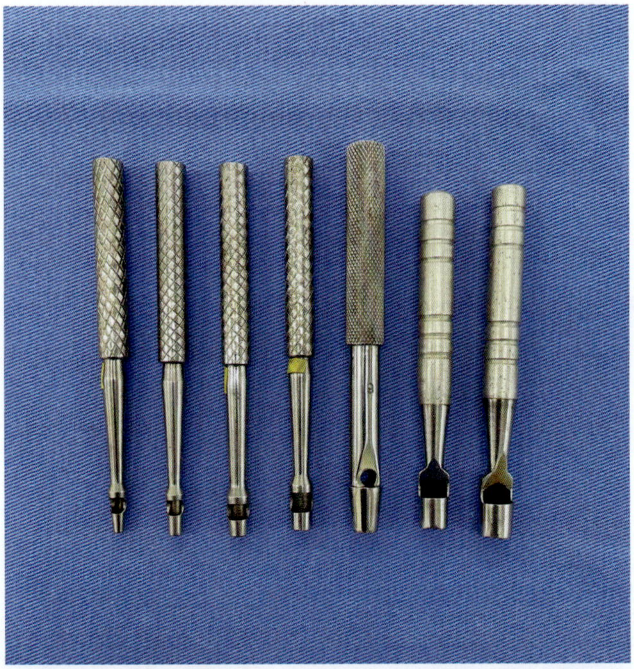

■ **Figura 133.14** *Punchs*.

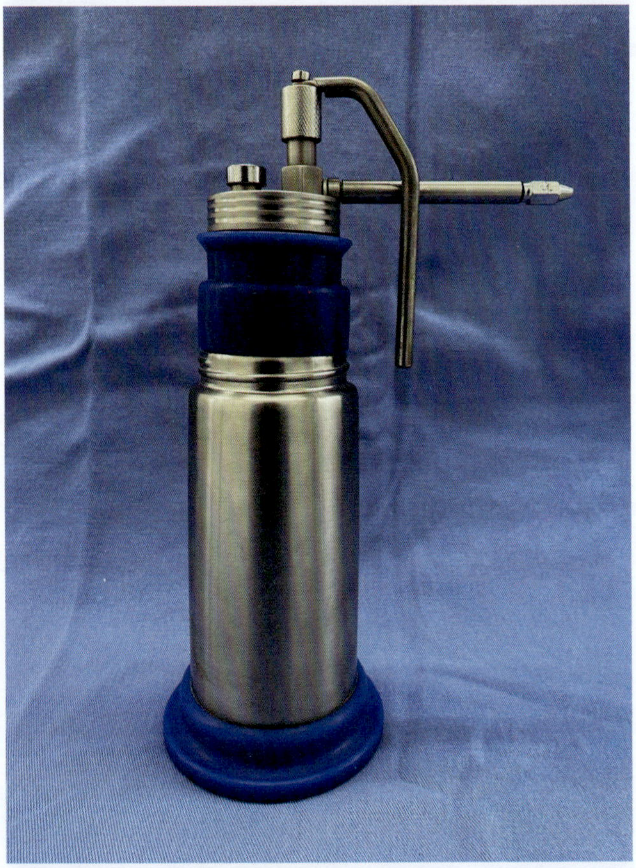

■ **Figura 133.15** Garrafa de nitrogênio líquido.

■ **Vídeo 133.1** Montagem da mesa cirúrgica.

■ ANEXO 1

Extraído do site da Sociedade Brasileira de Cirurgia Dermatológica - SBCD (www.sbcd.org.br).

Como montar o consultório

Ao montar uma clínica ou consultório, o profissional precisará fazer seu programa de necessidades, de acordo com a capacidade dos serviços que pretende instalar. Devendo estabelecer parâmetros e critérios de acordo com:

- O público-alvo.
- Local ou terreno disponível.
- Nível de hierarquização dos serviços que pretende realizar.
- Especialidades médicas que irá instalar.

É necessário atentar também aos seguintes aspectos:

- Licenças (alvará de funcionamento e o alvará da vigilância sanitária, registro de empresa e, caso vá abrir o consultório como pessoa jurídica, registro no CNES).
- Equipamentos, mobília e materiais.
- Equipe, serviços (equipe de limpeza e um serviço especializado para cuidar do recolhimento e descarte de resíduos biológicos).

Como legalizar um consultório médico?

Todas as instituições nas quais se pratique assistência médica estão obrigadas a ter um médico como seu diretor técnico responsável e a se inscrever no Conselho Regional de Medicina da jurisdição onde atuam.

O espaço físico e as instalações devem obedecer aos parâmetros definidos pelas resoluções RDC 50 e RDC 189 e 306 e normas ABNT NBR 9050:2004.

Todos os itens de acabamentos das salas, como bancadas, pisos, revestimentos, rodapés, tetos, forros, batentes entre outros devem seguir as normas do Manual de Processamento de Artigos e Superfícies em Estabelecimento de Saúde, 2ª edição, Ministério da Saúde.

É necessário atender ao Código Sanitário Estadual e municipal, e obedecer às normas gerais e específicas de edificações previstas na legislação estadual e municipais vigentes ANVISA E CFM. Há ainda o Manual de Boas Práticas de Funcionamento para os Serviços de Saúde. O manual inclui itens como o gerenciamento da qualidade, a segurança do paciente, as condições organizacionais, o prontuário e a gestão de pessoal.

Leis Normativas e Resoluções

Código de Ética Médica

- Resolução CFM n. 1997/2012, contém as normas éticas que devem ser seguidas pelos médicos no exercício da profissão, independentemente da função ou cargo que ocupem.

Código de Processo Ético-profissional

- Resolução CFM n. 2.023/2013 rege os processos éticos nos conselhos regionais.

Norma regulamentadora n. 7, n. 9 e n. 32

- Têm por finalidade estabelecer as diretrizes básicas para a implementação de medidas de proteção à segurança e à saúde dos trabalhadores dos serviços de saúde, bem como daqueles que exercem atividades de promoção e assistência à saúde em geral.

Lei n. 6. 839/80

- Dispõe sobre o registro de empresas nas entidades fiscalizadoras do exercício de profissões.

RDC n. 63 de 25 de novembro de 2011

- Dispõe sobre os Requisitos de Boas Práticas de Funcionamento para os Serviços de Saúde.

Observadas as regulamentações, qual o tipo de empresa você deve registrar?

No caso de pessoa jurídica, será necessário também decidir se a clínica será tributada, de acordo com suas características: pelo Simples, Lucro Presumido ou Lucro Real.

Além disso, o contador poderá te auxiliar com a elaboração de um Contrato Social, bem como na inscrição do CNPJ e Inscrição Estadual.

É muito importante ressaltar que os profissionais devem estar devidamente registrados nos órgãos de classe. É interessante verificar com o seu contador se existem algumas particularidades de seu estado ou cidade, pois é comum que existam pequenas diferenças na documentação.

Alvará da Vigilância Sanitária

Portaria CVS n. 3 de 22/04/2002

- Obrigatoriedade do cadastramento de consultórios médicos na Anvisa.
- Artigo 1º – Todos os consultórios médicos nos quais não são executados procedimentos invasivos, assim como os consultórios de psicólogos, fisioterapeutas, terapeutas ocupacionais, fonoaudiólogos, enfermeiros e nutricionistas, deverão estar cadastrados junto aos órgãos de vigilância sanitária correspondentes às regiões onde situam-se as instalações destes consultórios.

Você precisa observar também as legislações estaduais e municipais. Pessoa jurídica, precisará do seu CNPJ e do contrato da empresa, que já deve estar devidamente pronto e registrado.

Pessoa física, você precisará do seu CPF e RG, entre outros documentos que podem ser pesquisados de acordo com o local em que a sua clínica atuará.

Questões sanitárias são muito importantes. O primeiro ponto a ter em mente é que a Anvisa tem diversas normas para regularizar o funcionamento de serviços de saúde.

É a Anvisa que estabelece a maioria das normas exigidas através da vigilância sanitária, seja essa estadual ou municipal.

As Boas Práticas de Funcionamento para os Serviços de Saúde são estabelecidas pela Resolução da Diretoria Colegiada - RDC n. 63, de 25 de novembro de 2011, e devem ser seguidas por todos os estabelecimentos de saúde do Brasil, independentemente de serem particulares, públicos ou filantrópicos.

Há também a Resolução RDC n. 50, de 21 de fevereiro de 2002 que dispõe sobre o Regulamento Técnico para planejamento, programação, elaboração e avaliação de projetos físicos de estabelecimentos assistenciais de saúde.

Por isso, é necessário ler e se preocupar em ter um estabelecimento de acordo com as normas da Anvisa, pois ela aponta desde regras estruturais até as de climatização do ambiente. Tudo isso, varia de acordo com o serviço que se pretenda oferecer no estabelecimento.

Além disso, é necessário consultar a legislação do seu estado e do município no qual a clínica funcionará. Para isso, procure a vigilância sanitária local e solicite as leis do município.

Em geral, os documentos necessários para conseguir o Alvará Sanitário são:

1. Formulário de Petição.
2. Cópia do Contrato Social.
3. Cópia atualizada do CNPJ (empresa jurídica) ou CPF (pessoa física).
4. Comprovante de Recolhimento da Taxa.
5. Cópia da Carteira Profissional emitida pelo Conselho de Classe do Responsável Técnico.
6. Declaração do horário de funcionamento.
7. Croqui de localização. Planta.
8. Relação dos procedimentos técnicos que são executados.
9. Relação dos produtos e equipamentos utilizados nas atividades e respectivos números de registro no MS.
10. Contrato de constituição de empresa, com visto no Conselho Regional de classe.

O alvará de funcionamento, assim como o da Vigilância Sanitária, será necessário iniciar as suas atividades. Ele também é necessário para o credenciamento junto a convênios, bancos, para obtenção de empréstimos e outras operações.

O alvará de funcionamento é concedido pelo município, observando a legislação específica de cada órgão nos diferentes estados brasileiros.

Atente para a documentação exigida: documentos pessoais, caso o profissional esteja desempenhando a função como pessoa física e, caso ele esteja desempenhando como uma clínica, documentos como a carteira de classe, o CNPJ e o comprovante de pagamento do carnê do IPTU.

Corpo de Bombeiros

A autorização de funcionamento pelo Corpo de Bombeiros também varia de estado para estado e determina as regras gerais de segurança contra incêndio e pânico que sua clínica deve observar. Código de Segurança Contra Incêndio e Pânico que varia de acordo com o estado no qual você está localizado.

Outros documentos relevantes:

- Certidão de registro no CRM.
- **Licença atualizada:** documento emitido pelo órgão sanitário competente dos Estados, Distrito Federal ou dos Municípios, contendo permissão para o funcionamento dos estabelecimentos que exerçam atividades sob regime de vigilância sanitária.
- Plano de Gerenciamento de Resíduos de Serviços de Saúde (PGRSS).

Há também o CNES, Cadastro Nacional de Estabelecimentos de Saúde, instituído pelo Ministério da Saúde, todos os estabelecimentos que prestem assistência à saúde, públicos e privados existentes em todo território nacional devem cadastrar-se. Existem duas categorias:

1. **CNES simplificado:** consultórios isolados: sala isolada destinada à prestação de assistência médica ou odontológica ou de outros profissionais de Saúde de nível superior. Neste conceito se encaixam os consultórios existentes num mesmo andar, prédio, com CNPJ ou CPF, atuando de forma isolada com alvará sanitário independente.
2. **CNES completo:** destinado ao cadastro de hospitais, clínicas especializadas, policlínicas, laboratórios, Unidade de diagnose e terapia etc., exige CNPJ devidamente ativo na Receita Federal com CNAE (classificação nacional de atividades econômicas na área da saúde).

Documentação necessária:

- Cópia do Alvará Sanitário ou protocolo.
- Cópia do cartão CNPJ ou CPF.
- 02 vias (de cada ficha) do formulário CNES.
- Requerimento devidamente assinado e preenchido (1 via).

Normas mínimas para funcionamento de consultório dermatológico

A resolução CFM n. 1.886/2008 dispõe sobre o funcionamento dos consultórios médicos e dos complexos cirúrgicos para procedimentos de curta permanência. Já a resolução CFM n. 2.056/2013 estabelece os critérios para o funcionamento dos serviços médicos de qualquer natureza, bem como estabelece os critérios mínimos para seu funcionamento. Estabelece as seguintes categorias:

Grupo 1:

- Consultórios ou serviços onde se exerce a Medicina básica sem procedimento, sem anestesia local e sem sedação.

Grupo 2:

- Consultórios ou serviços onde se executam procedimentos sem anestesia local e sem sedação.

Grupo 3:

- Consultórios ou serviços com procedimentos invasivos de riscos de anafilaxias, insuficiência respiratória e cardiovascular, inclusive aqueles com anestesia local sem sedação ou consultórios ou serviços onde se aplicam procedimentos para sedação leve e moderada.

Grupo 4:

- Consultórios ou serviços com procedimentos, com anestesia local mais sedação.

A maioria dos consultórios dermatológicos se enquadra no Grupo 2, embora haja representantes no Grupo 1 e no Grupo 3. Em qualquer situação, é necessário verificar minuciosamente os equipamentos e medicamentos mínimos, obrigatórios para todos os consultórios de cada categoria.

Atualmente, os procedimentos oficialmente no Grupo 2 são: aplicação de toxina botulínica, preenchimentos cutâneos, criocirurgia (ou crioterapia), quimiocirurgia (*peelings*), *laser*, luz intensa pulsada, radiofrequência, ultrassom terapêutico, tratamento das deformidades ungueais (onicocriptose), tratamento das sequelas da acne vulgar e rosácea (cicatrizes e rinofima).

Referências bibliográficas

1. Bennett RG. Cutaneous surgery:history and development. In: Fundamentals of Cutaneous surgery. CV Mosby, St. Louis, 1988, p.1-16.
2. Dermal Instrument Catalog. Hauppauge, New York: George Tiemann & Company, 2007.
3. Fewkes JL, Cheney ML, Pollack SV. Suture materials and instruments. In: Illustrated Atlas of Cutaneous Surgery. 1. ed. New York; Gower Medical Publishing, 2.1-2. 14, 1992.
4. Le Voci F. Equipamentos e Instrumentos – Fios e Materiais para sutura. In: Gadelha AR & Costa IMC. Cirurgia Dermatológica em Consultório. São Paulo: Atheneu, p. 61-68, 2002.
5. Maloney ME. The Dermatological Suite;Design and Materials. New York:Churchill Livingstone, 1991.
6. Paschoal LHC & Mandelbaum SH. A relação médico-paciente. Termo de Consentimento. In: Gadelha AR & Costa IMC. Cirurgia Dermatológica Básica em Consultório. São Paulo: Atheneu, p. 7-11, 2002.
7. Sampaio SAP. Aspectos Históricos da Cirurgia Dermatológica. In: Gadelha AR & Costa IMC. Cirurgia Dermatológica Básica em Consultório. São Paulo: Atheneu, p. 3-4, 2002.
8. Schosser RH, Kendrick JP. Dermatologic photography. Dermatol Clin 5:445, 1987.
9. Sebben JE. Sterilization and Care of surgical instruments and supplies. J Am Acad Dermatol 11:381-392, 1984.
10. Swanson NA, Tromovitch TA. Suture Materials, 1980;Properties, uses and abuses. Int J Dermatol 21:373, 1982.
11. Timoner F R. Complicações em Cirurgia Dermatológica:proposta de uma estratégia para a abordagem e prevenção de intercorrências clínicas – Dissertação de Mestrado – Faculdade de Medicina do ABC – 2008.
12. Tobin HA. Office surgery:The surgical suite:J Dermatol Surg Oncol 14:247, 1988.
13. Usantine RP, Moy RL. Skin surgery – A practical guide. Mosby, p. 77-87, 1998.
14. Wheeland RG. The newer surgical dressings and wound healing. Dermatol Clin 5, 393, 1987.

capítulo 134

Cristina Diniz Borges Figueira de Mello • Dimitri Luz Felipe da Silva

Planejamento Pré e Pós-Operatório em Cirurgia Dermatológica

INTRODUÇÃO

A avaliação pré-operatória é fundamental para qualquer procedimento cirúrgico dermatológico. Ela é utilizada para avaliar os riscos de eventos adversos perioperatórios, avaliar o estado de saúde do paciente e identificar quaisquer fatores de risco ou doenças não reconhecidas que possam aumentar o risco de complicações.[1]

É nesse momento que se deve discutir as opções de tratamento disponíveis, esclarecer os detalhes da cirurgia, fotografar a área a ser operada e fornecer termos de consentimento informado ao paciente.[2]

Considerações perioperatórias são essenciais para o sucesso do procedimento cirúrgico. A maioria dos procedimentos dermatológicos é de baixa complexidade, feito em consultórios, sob anestesia local ou bloqueio regional, portanto, todo o cuidado pré e pós-operatório é responsabilidade do cirurgião dermatológico.

Uma avaliação abrangente permite prever o resultado pós-operatório, o processo de cicatrização e o potencial de complicações cirúrgicas.

AVALIAÇÃO CLÍNICA

Anamnese detalhada e exame físico devem ser realizados, a fim de garantir que o paciente é um candidato apropriado para o procedimento cirúrgico, bem como alinhar expectativas sobre resultados e assegurar a indicação do procedimento. É importante avaliar a condição cirúrgica em questão, uso de medicamentos, histórico de alergias, antecedentes pessoais clínicos e cirúrgicos, história familiar, possibilidade de gravidez e amamentação e hábitos de vida.[2,3]

É necessário tanto avaliar a presença quanto verificar o controle destas. Entre as doenças a serem interrogadas, pelo potencial de complicações cirúrgicas ou morbidade associada, estão algumas listadas na Tabela 134.1.

EXAMES COMPLEMENTARES

A estimativa de risco cirúrgico deve ser feita através da história e do exame físico. A solicitação de exames laboratoriais pré-operatórios para procedimentos cirúrgicos de baixo risco, nos quais os procedimentos dermatológicos normalmente se enquadram, não costuma reclassificar esta estimativa de risco, pode resultar em atrasos desnecessários e adicionar custos evitáveis. Exames devem ser feitos se identificadas novas condições médicas, instáveis ou agudas, que necessitem de avaliação laboratorial adicional, na história ou exame físico, ou em circunstâncias específicas.[8]

Tabela 134.1 Doenças e condições a serem questionadas na avaliação clínica, possíveis impactos e sugestões de cuidados.

Doença/condição	Possíveis impactos	Cuidados
Diabete	Aumento do tempo de cicatrização, alteração de microcirculação	Orientar controle adequado, atentar para o risco de hipoglicemia Orientar alimentação adequada no dia da cirurgia (exceto se cirurgia com sedação)
Hipertensão arterial	Aumento de risco de sangramento	Controle pressórico adequado no período pré-operatório (encaminhar para cardiologista, se necessário) Manter o uso correto da medicação, inclusive no dia da cirurgia
Doenças cardiovasculares	Arritimias com uso de anestésicos e risco de endocardite no pós-operatório em pacientes com próteses valvares	Considerar evitar ou uso de doses baixas de anestésicos com vasoconstritores Profilaxia de endocardite em pacientes com próteses valvares se necessário
Plaquetopenia	Aumento do risco de sangramento	Valores acima de 50.000 mL são considerados seguros para procedimentos dermatológicos
Doenças com alteração de coagulação	Aumento do risco de sangramento durante e após o procedimento; risco de hematomas	Maior risco de complicações hemorrágicas, porém não graves a longo prazo. Coordenar procedimento com centro hematológico e considerar infusão de fator de coagulação[4]
Marcapassos ou desfibriladores implantáveis	Uso de alguns tipos de eletrocautérios podem interferir no funcionamento de certos dispositivos	Avaliar riscos de uso de eletrocautérios de acordo com o tipo ou trocar modalidade de tratamento (p. ex., cauterização química)
Doenças hepáticas	Risco de sangramento por coagulopatia em pacientes graves, alteração no metabolismo de medicações	Pesar potencial de sangramento

(Continua)

Tabela 134.1 Doenças e condições a serem questionadas na avaliação clínica, possíveis impactos e sugestões de cuidados. (Continuação)

Doença/ condição	Possíveis impactos	Cuidados
Doenças renais	Alteração de excreção de drogas	Ajuste de dose de medicações
Doenças psiquiátricas	Expectativas irreais de resultados, percepção equivocada da indicação cirúrgica	Buscar apoio familiar e orientar adequadamente Considerar apoio psiquiátrico ou suspensão de cirurgias eletivas
Alergias	Risco de choque anafilático	Questionar alergia a antibióticos, analgésicos, antissépticos, látex, curativos entre outros e evitar exposição
Tabagismo	Aumento do tempo de cicatrização, aumento de risco de deiscência de sutura, infecção e necrose de enxertos e retalhos	Recomendações no Quadro 134.1
Alcoolismo	Aumento de risco de sangramento pelo efeito vasodilatador	Evitar consumo de álcool no período perioperatório (3 dias antes)[3]
Gestação	Potencial risco ao feto por exposição a medicações	Recomendações no Quadro 134.2

Quadro 134.1 Recomendações para a cessação do tabagismo antes de cirurgia dermatológica.[5,6]

1. Aconselhe o paciente fumante sobre os riscos e potenciais complicações da ferida causada pelo tabagismo
2. Recomendar a cessação do tabagismo pelo menos 2 semanas antes e 1 semana após a cirurgia; o paciente pode mudar para a terapia de reposição de nicotina durante este período
3. Para fumantes pesados que se recusam a parar de fumar, recomendamos reduzir para menos de um maço por dia
4. Jamais aconselhar cigarros eletrônicos (*pods*) como método de reposição de nicotina. Efeitos na cicatrização ainda não completamente elucidados

Quadro 134.2 Recomendações para cirurgia dermatológica em gestantes.[7]

1. A cirurgia é considerada mais segura no segundo trimestre (de 13 a 24 semanas)
2. Posicionar paciente em decúbito lateral esquerdo e usar travesseiro entre as pernas ou abaixo do quadril para evitar a compressão da veia cava inferior
3. O procedimento não deve ser adiado em casos de neoplasias malignas de alto risco como o melanoma
4. Antissépticos como álcool e clorexidina são considerados seguros
5. Evitar uso de iodo (risco de hipotireoidismo fetal) e hexaclorofenona (teratogenicidade)
6. Doses pequenas de lidocaína e epinefrina são consideradas seguras quando não injetadas intravascularmente

A classificação da American Society of Anesthesiology (ASA)[9] é uma impressão global do estado clínico de um paciente com base em todos os antecedentes disponíveis, achados do exame físico e dados laboratoriais (Tabela 134.2)

Para pacientes ASA 1 ou 2 que forem submetidos a procedimentos cirúrgicos menores, como excisões de lesões de pele, não há necessidade de solicitar exames. Para pacientes ASA 3 ou 4, considerar solicitar exames de função renal em pacientes com risco de insuficiência renal aguda. [1]

Exames de imagem ou de sangue adicionais deverão ser solicitados caso o cirurgião julgue necessário, de acordo com a natureza da cirurgia, história e o exame físico do paciente. Em caso de dúvida, solicitar teste de gravidez.

Tabela 134.2 Classificação de ASA (American Society of Anesthesiologists).[9]

Classificação de ASA	Descrição
I	Paciente saudável
II	Doenças sistêmicas leves a moderadas, sem limitação funcional
III	Doenças sistêmicas severa, com limitação funcional
IV	Doenças sistêmicas severa, potencialmente letal
V	Moribundo, com expectativa de óbito em 24 horas

INFORMAÇÕES SOBRE O PROCEDIMENTO CIRÚRGICO

O paciente deve estar a par de todos os aspectos do planejamento cirúrgico. Desenhar ou mostrar figuras do procedimento cirúrgico podem ser úteis. Complicações cirúrgicas, possibilidade de cicatrizes inestéticas e parestesias devem ser discutidos com o paciente. É de extrema importância tentar avaliar com a maior precisão possível o tempo de cicatrização e o impacto da cirurgia na atividade profissional do paciente. Fotografias, podem ser utilizadas para alinhar expectativas tanto de resultados quanto de pós-operatório; se feitas, escolher equipamentos e iluminação adequadas.[10]

TERMO DE CONSENTIMENTO ESCLARECIDO

O Termo de Consentimento Esclarecido refere-se ao documento assinado pelo paciente, ou responsável, consentindo ao médico a realização de determinado procedimento diagnóstico ou terapêutico, após haver recebido informações pertinentes. Tem como finalidade garantir a autonomia do paciente e delimitar a responsabilidade do médico que realiza os procedimentos. Segundo o Código de Ética Médica, no seu artigo 22 "é vedado ao médico deixar de obter consentimento do paciente ou de seu representante legal após esclarecê-lo sobre o procedimento a ser realizado, salvo em caso de risco iminente de morte".[11]

O termo de consentimento informado deve ser realizado antes do procedimento operatório, quando deve ser informado ao paciente, de forma minuciosa, todas as informações pertinentes ao procedimento cirúrgico com a maior antecedência possível, ensejando, assim, que ele possa refletir e pensar se realmente deseja submeter-se às possíveis consequências explicadas. É vedado ao médico requerer a assinatura do termo de consentimento informado momentos antes do procedimento. Isso caracterizaria uma coação, anulando o termo de consentimento informado, tendo como consequência a sua inexistência.[12]

O uso de termo de consentimento garante maior confiabilidade à relação médico/paciente, já que esclarece com transparência as possíveis complicações e os riscos da assistência prestada. Para ser completamente entendido, o documento tem como características a escrita simples, a linguagem acessível e a ausência de termos técnicos, além dos dados de identificação do paciente, seu responsável e do médico, informação sobre a proposta terapêutica ou procedimentos a utilizar, bem como sobre riscos pertinentes ao processo e a assinatura dos envolvidos. O termo deve ser assinado em duas vias e o paciente deve ficar com uma cópia.

A existência do documento não isenta o médico de sofrer processo por possível erro, diante de um mau resultado, assim como o médico não pode excluir sua responsabilidade num ato profissional de que tenha participado ou indicado, ainda que o mesmo tenha sido solicitado ou consentido.[13]

PROFILAXIA ANTIMICROBIANA

As infecções pós-operatórias preocupam o cirurgião dermatológico, por levar a uma maior morbidade, e piores resultados estéticos. No entanto, o uso desnecessário de antibióticos no período pré e pós-operatório, na tentativa de prevenir infecções no local cirúrgico, pode levar ao aumento da resistência bacteriana, aumento da morbidade e custos desnecessários de saúde. Sabe-se que há um baixo risco de bacteremia em pacientes submetidos a cirurgia dermatológica, sendo assim, a profilaxia antibiótica perioperatória deve ser conservadora, e, quando feita, é definida como administração de curto prazo (geralmente uma dose) de um antibiótico antes ou durante um procedimento cirúrgico.[7,14] O principal objetivo é reduzir o número de infecções do local cirúrgico. A incidência de infecções de sítio cirúrgico em cirurgias dermatológicas é de aproximadamente 5%. O principal patógeno envolvido nestas é o *Staphylococcus aureus*. Geralmente a contaminação é endógena, da própria flora mucocutânea do paciente.[14]

Os principais fatores de risco para infecções no período pós-operatório[10] estão listados na Tabela 134.3.

Tabela 134.3 Fatores de risco para infecções no período pós-operatório.[10]

Fatores de risco	Exemplos
Fatores de risco ligados ao paciente	Idade avançada (> 70 anos), colonização por *Staphylococcus aureus* e MRSA,* imunossupressão, diabete, doenças sistêmicas graves, tabagismo, obesidade, desnutrição, malignidades
Fatores de risco intraoperatórios	Cirurgias longas, perfuração de luva, sítio cirúrgico infectado, hipotermia, inexperiência do cirurgião (maior tempo cirúrgico, menos tecido poupado)
Fatores de risco pós-operatórios	Complicações como reabordagem cirúrgica, drenos, cateteres
Áreas de maior risco	Cabeça e pescoço, extremidades (pés), lábios, orelhas e nariz
Procedimentos de maior risco	Retalhos nasais, enxertos
Circunstâncias especiais	Pacientes com próteses de joelho, cirurgia em membros inferiores
Feridas com maior risco de infecção	Presença de inflamação, pus, necrose, mucosas, tumores necróticos

* MRSA: *Staphylococcus aureus* multirresistente.

A profilaxia antibiótica deve ser considerada apenas quando existe um risco significativo de infecção pós-operatória com morbidade significativa. Os antibióticos profiláticos devem ser dirigidos contra as bactérias mais propensas a causar infecção e não é necessário cobrir todos os possíveis agentes patogênicos. Ao escolher o antibiótico profilático, deve-se considerar os fatores do paciente, como a colonização com um organismo multirresistente a medicamentos ou se o paciente teve uma infecção pré-existente similar. O antimicrobiano de espectro mais estreito deve ser usado para tratar o provavelmente patógeno.[14]

A American Heart Association (AHA) redefiniu os pacientes de grande risco para infecções pós cirúrgicas, limitando o uso de antibioticoprofilaxia para as seguintes condições: portadores de próteses de válvula cardíaca, história de endocardite infecciosa, transplantados cardíacos, cirurgia de válvula nos últimos 6 meses, malformações cardíacas congênitas não reparadas ou as reparadas, porém com algum defeito restante.[7]

AVALIAÇÃO DE RISCO DE SANGRAMENTO

Com o aumento da longevidade população está cada vez mais corriqueiro o uso de múltiplas medicações, entre elas, os antitrombóticos.

Sendo assim, faz-se necessário avaliar os fatores de risco relacionados ao paciente e ao procedimento cirúrgico que será realizado.

Do ponto de vista da avaliação do paciente, deve-se avaliar sempre o risco de complicações relacionados a suspensão destas medicações, considerando a baixa incidência de eventos hemorrágicos graves em cirurgia dermatológica[15] e a comprovação que a suspensão dessas medicações pode aumentar o risco de complicações neurológicas e cardiovasculares.

Sangramentos intraoperatórios podem ser responsáveis por dor, tempo de cicatrização prolongado, falha de pega de enxerto ou retalho e infecção. O uso de técnica cirúrgica adequada minimiza esse risco que, caso ocorra, geralmente é facilmente resolvível com estratégias cirúrgicas como eletrocoagulação ou ligamento de vasos. Muitas vezes, no entanto, é prudente indicar o adiamento da cirurgia, uso de métodos cirúrgicos de menor risco e suspensão ou mudança de medicações.[16]

Em relação ao procedimento cirúrgico também deve ser realizada avaliação quanto ao risco inerente de sangramento. Os procedimentos podem ser classificados, de modo didático, em três grupos: baixo, moderado e alto risco de sangramento, conforme Tabela 134.4.

Discussões específicas sobre cada droga, não são foco deste capítulo, porém algumas diretrizes gerais podem ser encontradas na Tabela 134.5.

Tabela 134.4 Estratificação de risco de sangramento de acordo com o tipo de procedimento dermatológico.[16]

Procedimentos de baixo risco	Procedimentos de risco moderado	Procedimentos de risco alto
Curetagem	Excisão e sutura primária em áreas não passíveis de compressão (cervical, lábios e genitais)	Fechamento secundário em locais não passíveis de compressão
Biópsias com *punch*	Excisões amplas com sutura primária em tronco e membros	Excisões periorbitiais (p. ex. pálpebras)
Biópsia incisional (cicatriz < 10 cm)	Fechamento secundário de feridas em áreas passíveis de compressão	Envolvimento ósseo
Excisão e sutura primária de lesões no tronco, membros ou em áreas passíveis de compressão da cabeça e pescoço (cicatriz final < 10 cm)	Enxertos em áreas passíveis de compressão	Retalhos em cabeça e pescoço com dissecções extensas (fronte, periocular, malar)
	Retalhos pequenos locais	Retalhos de interpolação
		Excisão ampla com sutura primária em áreas não passíveis de compressão (p. ex. cervical)
		Retalhos em áreas não passíveis de compressão

Tabela 134.5 Recomendações de uso de antiagregantes plaquetários e anticoagulantes em cirurgia dermatológica.[18]

Anticoagulante	Recomendação AC/AP
AAS	Seguro para usar durante a cirurgia Sem risco aumentado de complicações hemorrágicas
Clopidogrel	Continuar uso durante a cirurgia, pois o risco de trombose supera o risco de sangramento Se em vários agentes antiplaquetários, recomenda-se mudar para monoterapia antes do procedimento
Varfarina	Continuar a varfarina se INR < 3,5 no pré-operatório. Verificar INR 2 a 3 dias antes da cirurgia Se estiver tomando AAS e varfarina, pode continuar com ambos os agentes enquanto INR < 3,5 Alto risco de sangramento se INR > 4,5
Novos anticoagulantes orais (Dabigatran, Rivaroxaban e Apixaban)	Sem dados de complicações em cirurgia dermatológica, porém sem recomendação de cessação O cirurgião deve conhecer os antídotos em caso de complicação
Dipiridamol	Sem dados de complicações em cirurgia dermatológica, porém sem recomendação de cessação
Heparina não fracionada e heparina de baixo peso molecular	Dados limitados sobre complicações hemorrágicas. Considerar mudar para anticoagulante oral antes do procedimento
Fondaparinux	Adiar cirurgia até que o paciente faça transição para anticoagulante oral
Combinação de múltiplos agentes	Provável aumento do risco de complicações hemorrágicas Recomendar mudança para monoterapia, se possível

A decisão da suspensão de antitrombóticos devem ser tomadas individualmente em conjunto com a especialidade responsável pela prescrição deste, sempre levando em conta os riscos. Hemostasia intraoperatória meticulosa e curativos compressivos podem ajudar a minimizar os riscos de sangramento. Atentar para suplementos que o paciente porventura use, como vitamina E, óleo de peixe, matricária, alho, gengibre, ginkgo e ginseng (em inglês usa-se o acrônimo "EFG" para suplementos que aumentam risco de sangramento: *Vitamin E, fish oil, feverfew, garlic, ginger, gingko,* e *ginseng*).[18]

Suspensão de retinoides

O uso de retinoides sistêmicos no período perioperatório foi associado a má qualidade da cicatrização e alguns autores recomendam adiar cirurgias eletivas em até 1 ano após cessar o uso, porém este conceito é com base em 3 pequenas séries de casos de meados da década de 1980.[19] Os dados aqui relatados se referem à isotretinoína, não encontramos estudos contemplando a acitretina quando da elaboração deste capítulo.[20,21,22]

Um estudo retrospectivo sobre este tema, no entanto, não encontrou influência do uso de retinoides na cicatrização, considerando repensar a prática de suspensão desta medicação no período perioperatório.[20]

Uma revisão sistemática de 32 publicações, recomenda não realizar dermabrasão mecânica e *laser* ablativo não fracionado na vigência da isotretinoína. No entanto, os demais procedimentos da cirurgia dermatológica, epilação a *laser* e *laser* ablativo fracionado não demonstraram risco aumentado o suficiente para recomendar suspensão ou adiamento da isotretinoína.[21]

CIRURGIAS NA VIGÊNCIA DE TRATAMENTOS IMUNOSSUPRESSORES OU IMUNOBIOLÓGICOS

Com o crescimento do uso de imunobiológicos para as mais diversas indicações, dermatológicas ou não, as dúvidas sobre manejo de tais medicações quando de um procedimento dermatológico são frequentes. É conhecido na literatura a não recomendação de suspensão ou intervalo de medicações anti-TNF ou anti-interleucinas em procedimentos de pequeno porte, caso da cirurgia dermatológica.[23,24]

Maiores dados sobre a segurança em procedimentos cirúrgicos na vigência de pequenas moléculas, como inibidores da JAK e inibidores da fosfodiesterase, são necessários. Porém, a recomendação de não suspensão em pequenos procedimentos parece ser extrapolada da experiencia com biológicos. Atentar, nestas classes, para o risco de fenômenos tromboembólicos, sempre avaliando o risco antes do procedimento cirúrgico ao qual o paciente será submetido.[25]

CUIDADOS PÓS-OPERATÓRIOS

Após o procedimento cirúrgico o paciente deve ser informado sobre a duração da anestesia e orientado sobre o uso de analgésicos. O cirurgião deve avaliar o grau de dor relacionado à cirurgia indicada e as características individuais do paciente (pacientes mais sensíveis a dor, interações medicamentosas, comorbidades) para prescrição de analgesia apropriada. Cuidados locais devem ser orientados (como elevação do membro, em caso de cirurgias nos membros, evitar alimentos quentes em cirurgias peri ou intraorais etc.).

O momento da retirada do curativo e orientações sobre cuidados com a ferida cirúrgica são fundamentais. O paciente deve estar ciente do processo normal de cicatrização e dos sinais de alerta para reavaliação mais precoce como piora da dor, eritema e edema excessivos, secreções fétidas ou purulentas. Informações sobre tempo de afastamento de atividades ou limitações devem ser dadas. Orientações pós-operatórias por escrito, em linguagem simples são recomendadas, assim como a orientação a outros membros da família, se presentes.

Quadro 134.3 Exemplo de orientações pós-operatórias.

Abra o curativo em ____ horas. A limpeza deve ser feita com ________. Aplique ________ no local. Faça o curativo com ________ e o troque a cada ____ horas.

Em caso de dor, use a medicaçao ________ conforme receita médica. Caso a dor não melhore, intercale com ____. Faça repouso por ____ horas.

Evite ________.

Procure ajuda médica na presença de: sangramento, dor forte, inchaço, vermelhidão, saída de pus ou mau cheiro.

Retirada de pontos em ____ dias.

Referências bibliográficas

1. Martin SK, Cifu AS. Routine Preoperative Laboratory Tests for Elective Surgery. JAMA. 2017;318(6):567-8.
2. Borges JR, Júnior LFFF, Ribeiro AMQ. Preoperative Care in Dermatologic Surgery. Surgical and Cosmetic Dermatology. 2014;6(2):161-8.
3. Otley CC. Perioperative evaluation and management in dermatologic surgery. J Am Acad Dermatol. 2006;54(1):119-27.
4. Say M, Dupin N, Stieltjes N, Avril MF, Aractingi S, Chanal J. Risques en dermatologie interventionnelle chez les patients hémophiles ou atteints de la maladie de Willebrand [Dermatologic surgery, hemophilia and Von Willebrand disease]. Ann Dermatol Venereol. 2018 Apr;145(4):233-239.
5. Gill JF, Yu SS, Neuhaus IM. Tobacco smoking and dermatologic surgery. J Am Acad Dermatol. 2013;68(1):167-72.
6. Jin MF, Campbell EH, Somani AK. Is There a Smoking Gun for Nicotine? A Review of the Role of Nicotine in Dermatologic Surgery. Dermatol Surg. 2022 Jul 20.
7. Strickler AG, Shah P, Bajaj S, Mizuguchi R, Nijhawan RI, Odueyungbo M, Rossi A, Ratner D. Preventing complications in dermatologic surgery: Presurgical concerns. J Am Acad Dermatol. 2021 Apr;84(4):883-892.
8. Petty B, Tice J. Choosing Wisely: Don't perform routine pre-operative testing before low-risk surgical procedures. Society of General Internal Medicine; 2016.
9. Wolters U, Wolf T, Stützer H, Schröder T. ASA classification and perioperative variables as predictors of postoperative outcome. Br J Anaesth. 1996;77(2):217-22.
10. Chen BR, Poon E, Alam M. Photography in Dermatologic Surgery: Selection of an Appropriate Camera Type for a Particular Clinical Application. Dermatol Surg. 2017 Aug;43(8):1076-1086.
11. Código de Ética Médica: Resolução CFM n. 2.217, de 27 de setembro de 2018, modificada pelas Resoluções CFM n. 2.222/2018 e 2.226/2019 / Conselho Federal de Medicina – Brasília: Conselho Federal de Medicina, 2019. Página 25.
12. Boccacio R. Do termo de consentimento informado em face da responsabilidade civil médica: JUS; 2013 [Available from: https://jus.com.br/artigos/25435/do-termo-de--consentimento-informado-em-face-da-responsabilidade-civil-medica.
13. Rosas CF. Consentimento esclarecido: CREMESP; Consultado em 03/09/2022 [Available from: http://www.cremesp.org.br/?siteAcao=PublicacoesConteudoSumario&id=55%20Jsbd%20jornal%20da%20sbd%20vol%2021%20n4%20julho-agosto%20 2017%20pag%2010-12.
14. Müller CS, Hubner W, Thieme-Ruffing S, Pföhler C, Vogt T, Volk T et al. Pre and perioperative aspects of dermatosurgery. J Dtsch Dermatol Ges. 2017;15(2):117-46.
15. Koenen W, Kunte C, Hartmann D, Breuninger H, Moehrle M, Bechara FG et al. Prospective multicentre cohort study on 9154 surgical procedures to assess the risk of postoperative bleeding -a DESSI study. J Eur Acad Dermatol Venereol. 2017;31(4):724-31.
16. Bray A, Clark A. BSDS Guidance on Antithrombotics and Skin Surgery, August 2016: British Society for Dermatological Surgery; 2016 [Available from: https://www.bsds.org.uk/uploads/pdfs/Resources/BSDS%20Guidance%20on%20Antithrombotics%20and%20Skin%20Surgery%2C%20August%202016.pdf.
17. Antia C, Hone N, Gloster H. Perioperative complications with new oral anticoagulants dabigatran, apixaban, and rivaroxaban in Mohs micrographic surgery: A retrospective study. J Am Acad Dermatol. 2017;77(5):967-8.
18. Iyengar S, Yeager DG, Cohen JL, Ozog DM. Update and Review of Bleeding Considerations in Dermatologic Surgery: Anticoagulants and Antiplatelets. Dermatol Surg. 2020 Feb;46(2):192-201.
19. Rubenstein R, Roenigk HH Jr, Stegman SJ, Hanke CW. Atypical keloids after dermabrasion of patients taking isotretinoin. J Am Acad Dermatol. 1986;15:280-285.
20. Mahadevappa OH, Mysore V, Viswanath V et al. Surgical outcome in patients taking concomitant or recent intake of oral isotretinoin: a multicentric study-ISO-AIMS study. J Cutan Aesthet Surg. 2016;9:106-114.
21. Spring LK, Krakowski AC, Alam M, Bhatia A, Brauer J, Cohen J, Del Rosso JQ, Diaz L, Dover J, Eichenfield LF, Gurtner GC, Hanke CW, Jahnke MN, Kelly KM, Khetarpal S, Kinney MA, Levy ML, Leyden J, Longaker MT, Munavalli GS, Ozog DM, Prather H, Shumaker PR, Tanzi E, Torres A, Velez MW, Waldman AB, Yan AC, Zaenglein AL. Isotretinoin and Timing of Procedural Interventions: A Systematic Review With Consensus Recommendations. JAMA Dermatol. 2017 Aug 1;153(8):802-809.
22. Tolkachjov SN, Sahoo A, Patel NG, Lohse CM, Murray JA, Tollefson MM. Surgical outcomes of patients on isotretinoin in the perioperative period: A single-center, retrospective analysis. J Am Acad Dermatol. 2017;77(1):159-61.
23. Plachouri KM, Georgiou S. Special aspects of biologics treatment in psoriasis: management in pregnancy, lactation, surgery, renal impairment, hepatitis and tuberculosis. J Dermatolog Treat. 2019 Nov;30(7):668-673.
24. Franco AS, Iuamoto LR, Pereira RMR. Perioperative management of drugs commonly used in patients with rheumatic diseases: a review. Clinics (Sao Paulo). 2017;72:386-390.
25. Torres T, Gonçalo M, Paiva Lopes MJ, Claro C, Ramos L, Selores M, Mendes Bastos P, Rocha J, Carvalho R, Mota A, Filipe P. Portuguese recommendations for the treatment of atopic dermatitis with biologic therapy and JAK inhibitors in adult patients. Drugs Context. 2021 Dec 30;10:2021-9-5.

133 capítulo

Aparecida Machado de Moraes • Paulo Eduardo Neves Ferreira Velho • Renata Ferreira Magalhães

Esterilização, Desinfecção e Antissepsia na Prática Dermatológica

INTRODUÇÃO

A Dermatologia é especialidade que trabalha em contato direto com os pacientes, os exames são objetivos e as dermatoses apresentam amplas variedades inclusive na área das doenças infecciosas. O dermatologista tem contato com fontes infectantes dos pacientes como os aerossóis da saliva, respiração e sangue.

A especialidade tem evoluído, sobretudo, na atuação quanto aos procedimentos cirúrgicos. Implicam em cuidados para o sucesso nos resultados e a proteção do médico, do paciente e de toda a equipe envolvida, como enfermeiras, profissionais da limpeza, secretárias e cuidadores dos resíduos, como os que retiram os lixos.[1,2]

O aumento dos procedimentos cirúrgicos e estéticos dermatológicos tem exigido preparo das clínicas e consultórios.[3] As regras são estabelecidas pela Agência Nacional de Vigilância Sanitária, entretanto a fiscalização ainda é controversa.

A opção pelos procedimentos nos consultórios reduz o *stress* e custos para os pacientes, torna o ambiente mais amistoso, e, facilita a disponibilidade, considerando que a distribuição dos horários poderá ser definida pelo médico.

É conhecido que os cuidados com o ambiente, paciente, equipe de profissionais e instrumentos, reduz eficazmente os riscos de infecção.

O advento dos antibióticos descuidou dos recursos preventivos, mas é reconhecido que, tanto os medicamentos tópicos como sistêmicos para reduzir as infecções bacterianas, não são recomendados profilaticamente.[4,5]

Deve-se destacar que, quando se fala de risco de infecção em uma cirurgia dermatológica, não se atém somente à ferida operatória e infecção bacteriana, mas aos riscos de transmissão de infecções sistêmicas como hepatites B e C, tuberculose e Aids.[5-8]

A história refere à enfermeira Florence Nightingale que, durante a guerra da Criméia, conseguiu reduzir sensivelmente as infecções nos feridos através de cuidados de higiene e limpeza nos hospitais-barraca.[9]

As orientações aqui descritas poderão ser extensivas a toda a prática dermatológica, desde as consultas clínicas, cuidados com os instrumentos para a colheita de exames micológico e bacteriológico, procedimentos estéticos e cirurgias.

Na atualidade tem crescido muito a oferta de materiais e instrumentos descartáveis o que facilita a agilidade dos cuidados. Sempre que possível, a opção por estes recursos é vantajosa.

As clínicas de Dermatologia são classificadas segundo a complexidade dos procedimentos que pretende exercer.

Assim, os instrumentais necessários serão afins a esta necessidade e seus cuidados pertinentes.

Uma das classificações sugeridas ao consultório refere-se à complexidade anestésica e, assim, a exigência dos materiais e seus cuidados, definidos desta forma.

CLASSIFICAÇÃO DO CONSULTÓRIO SEGUNDO COMPLEXIDADE ANESTÉSICA

- **Classe I:** procedimentos realizados sob anestesia tópica, local ou regional; suplementos anestésicos podem incluir analgésicos ou sedativos orais ou intramusculares.
- **Classe II:** administração de sedativos ou analgésicos intravenosos.
- **Classe III:** anestesia geral com suporte externo das funções vitais.

A maioria dos consultórios e clínicas dermatológicas pertence à Classe I e este capítulo versará às necessidades deste nível.[2,10]

CONCEITOS DE ESTERILIZAÇÃO, DESINFECÇÃO E ANTISSEPSIA

Esterilização é o conjunto de métodos utilizados para a destruição de todas as formas de vida microbiana, fungos, vírus ou bactérias em um material inerte. Pretende-se a eliminação completa dos agentes. A esterilização é requerida para os materiais que terão contato íntimo com os tecidos do organismo ou sangue. Por exemplo, as tesouras e bisturi deverão ser esterilizados. São denominados materiais críticos.[1,11,12]

Desinfecção e antissepsia são termos semelhantes, onde se pretende, através de métodos químicos, a maior redução possível dos germes nas superfícies vivas e nas superfícies inertes, respectivamente. A antissepsia é requerida para os campos operatórios e para as mãos dos cirurgiões e a desinfecção para as superfícies dos ambientes cirúrgicos ou para materiais que não terão contato íntimo com os tecidos, como o esparadrapo. São chamados de materiais semicríticos.[1,11-13]

PREPARO DO MATERIAL, EMBALAGEM E ESTOCAGEM

Os instrumentos utilizados nos procedimentos em consultório são numerosos, desde materiais metálicos aos plásticos e requerem cuidados que serão aqui apresentados.

Todos os instrumentos devem ser cuidadosamente lavados e escovados. Quando os instrumentos foram utilizados em algum procedimento, devem ser imersos em água com detergente e deixados por alguns minutos.

Quando o instrumento está com muito sangue ou secreções, poderá ser lavado com água quente ou jato que permita toda a retirada.[1,2,6,12]

Há disponíveis detergentes biológicos enzimáticos líquidos e em pó e a quantidade por volume de água é referida pelo fabricante.

A remoção dos resíduos de sangue e de secreções, que contém proteínas e gorduras, deverá ser cuidadosa. A persistência destes resíduos implicará na proteção dos contaminantes bacterianos, fúngicos ou virais, aos agentes esterilizantes.[2,6,16]

Lembrar dos aparelhos de limpeza por ultrassom que fazem a remoção dos resíduos que se fixam nas ranhuras mais delicadas dos instrumentos, como os dentes de serra das pinças ou porta-agulhas.[2,11,14,15]

Pode-se estabelecer uma rotina de, periodicamente, por exemplo, a cada 15 dias, todo o instrumental deverá passar pela câmara de ultrassom.

Quanto ao material plástico, lembrar que hoje, a maioria, é descartável e as regras atuais determinam que, vencido o tempo de esterilização, seja desprezado. Assim, raros instrumentos dermatológicos plásticos, são preparados para reutilização.

Após a lavagem cuidadosa, os instrumentos deverão ser enxaguados e colocados para secar em uma superfície limpa. Se necessário poderão ser secos com papel absorvente ou tecido. Os instrumentos articulados, como as tesouras, devem ser lavados e deixados para secar abertos.[15]

Após estes preparos, os instrumentos serão separados e agrupados segundo a dinâmica do profissional. Poderão ser organizados em pequenos grupos, por exemplo, uma tesoura, uma pinça, um porta-agulha e um cabo de bisturi. Entretanto, poderão também ser embalados individualmente.

A escolha do invólucro para a montagem dos pacotes dependerá do agente esterilizante adotado. O invólucro deverá permitir a passagem livre do agente esterilizante, ser resistente e ter durabilidade para a estocagem.[2,16]

Desta forma, há disponíveis vários tipos de invólucros, como o papel grau-cirúrgico e o papel *kraft*.[2,6,15,16]

Devem ser lembradas as caixas metálicas para esterilização de material. São disponíveis em vários tamanhos, adequadas aos espaços das câmaras onde serão colocadas, das estufas ou autoclaves.

Podem ser completamente fechadas, reservadas para as câmaras de calor seco e ter fenestras ou pequenos furos, que ficam abertos quando colocados nas câmaras de calor úmido sob pressão, as autoclaves. As fenestras permitirão a penetração do calor, sob alta temperatura e pressão e, assim, farão eficiente esterilização do seu conteúdo.[16]

Quando o material está embalado em pacotes de papéis ou caixas metálicas, deverá ter as temperaturas resfriadas e, após, colocados nos locais de estocagem.[2,16]

As clínicas de maiores movimentos poderão reservar um cômodo ou ambiente somente para guardar os instrumentos e materiais preparados para uso. Outros consultórios poderão ter armários ou estantes adequadas.

Os locais de guardar os materiais deverão ser fechados, ter pouca circulação de ar, de pessoas, pouca manipulação e ter baixa umidade do ar.[2,11,16]

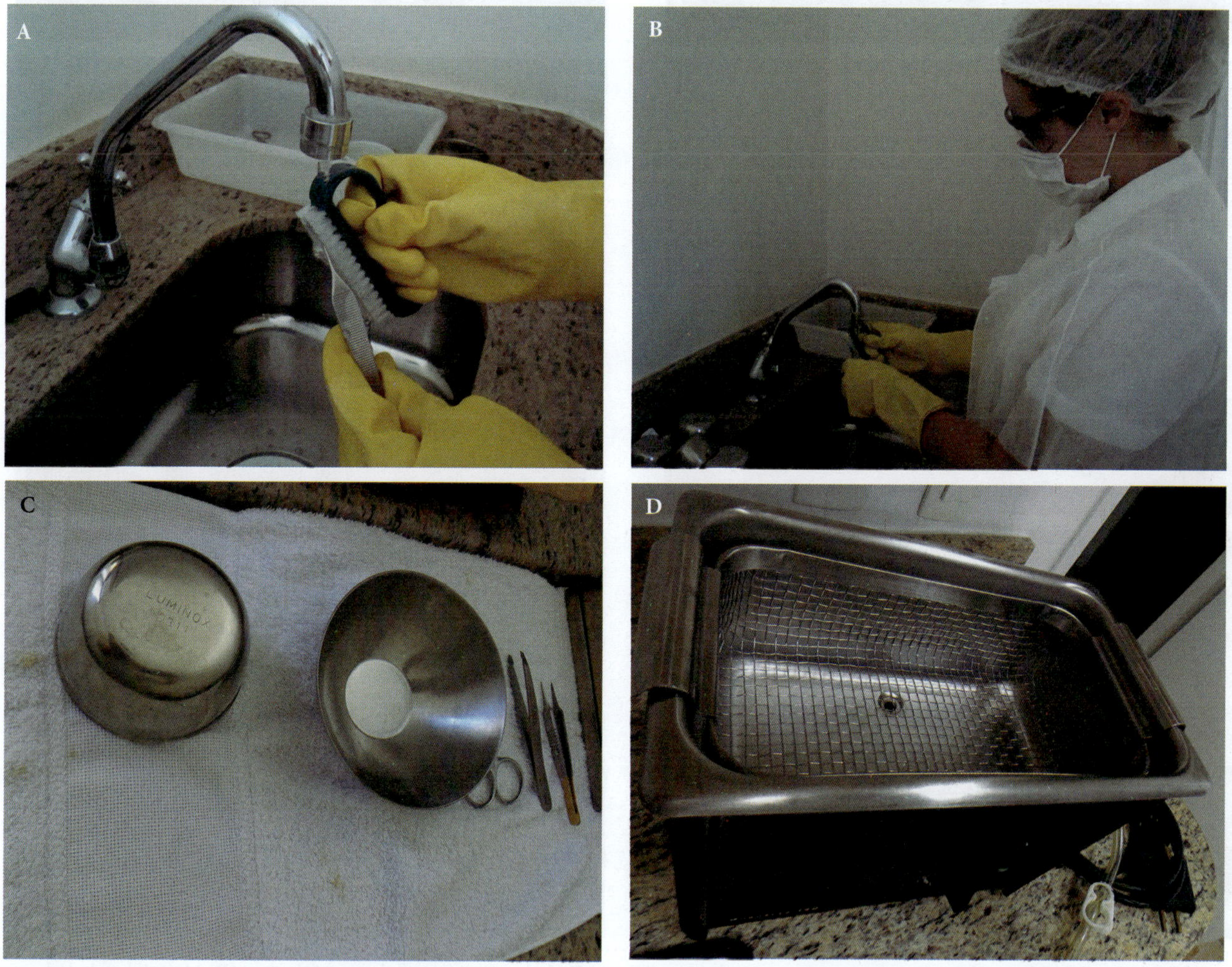

■ **Figura 135.1** Lavagem e escovagem do material. **(A)** Lavagem e escovação dos instrumentos. **(B)** Proteção da profissional nas lavagens usando luvas de borracha, óculos, máscara, avental e touca. **(C)** Secagem do material. **(D)** Aparelho de lavagem com ultrassom.

Os pacotes deverão ter a data da esterilização e a estimativa da duração do processo.

Para cada método escolhido, há um tempo adequado após o qual, exige-se nova esterilização, mesmo que o material não tenha sido utilizado.

Por exemplo, se os instrumentos foram embalados em papel grau-cirúrgico e esterilizados em autoclave, a duração será de 7 dias. Já outros métodos, como exposição em câmaras de óxido de etileno, o tempo de eficácia do método poderá ser de até 1 ano.

■ PROCESSOS DE ESTERILIZAÇÃO

Os métodos mais utilizados para a esterilização, na atualidade, resumem-se a seguir:[1,2,16]

- Processos físicos: calor seco (estufas elétricas).
- Calor úmido sob pressão (autoclaves).
- Processos químicos: glutaraldeído.
- Formaldeído.
- Óxido de etileno.

Após os instrumentos limpos, secos e embalados adequadamente, eles serão submetidos ao processo de esterilização propriamente dito.

É conhecido que somente a lavagem, mesmo com detergentes potentes, não é adequada à eliminação dos agentes infectantes.

A escolha do método de esterilização depende da demanda do consultório, da rotina dos cuidados com os materiais e da disponibilidade de profissional capacitado a cuidar deste segmento.

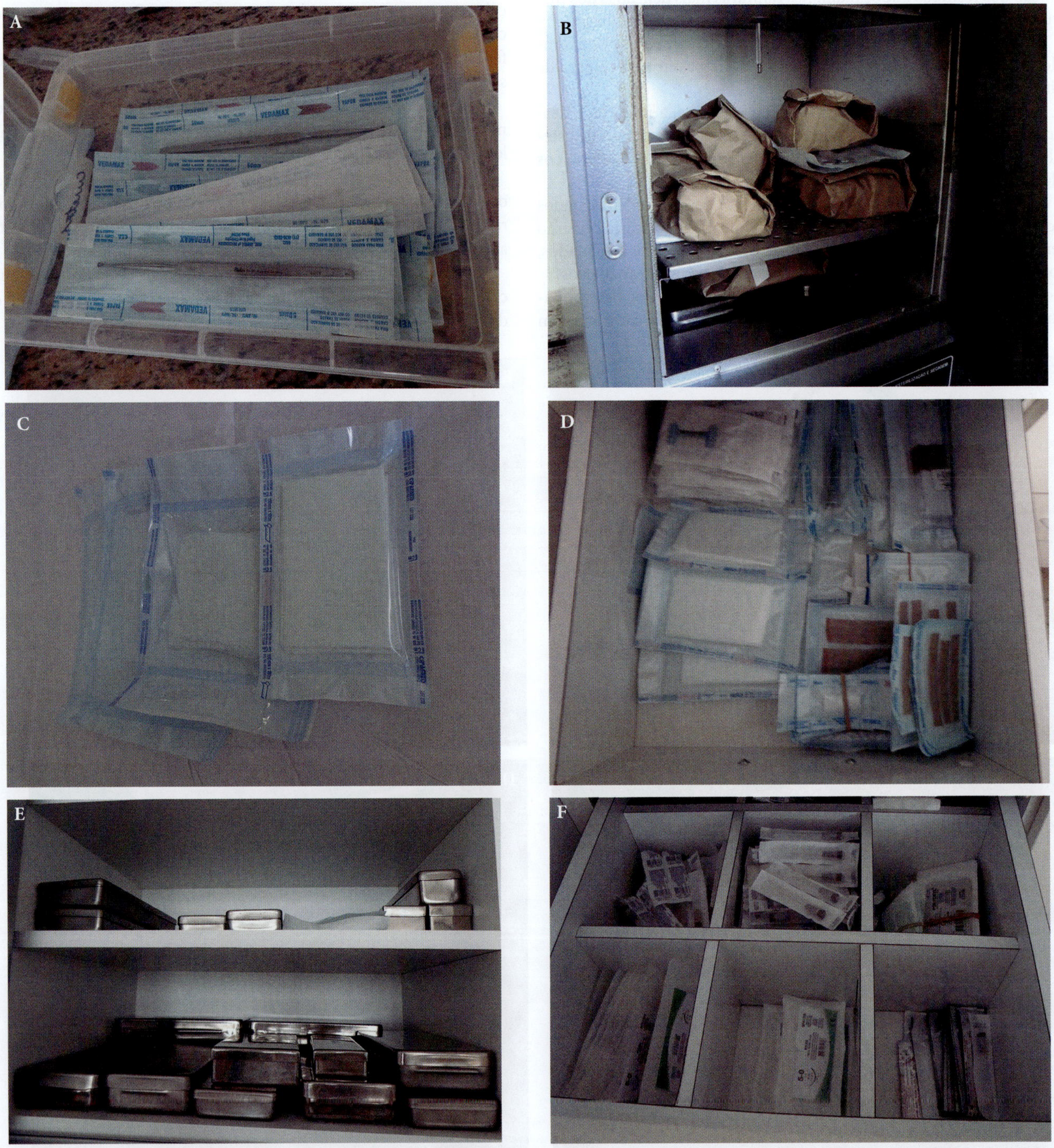

■ **Figura 135.2** Modelos de invólucros, pacotes e estocagem de material. **(A)** Embalagem com papel grau cirúrgico. **(B)** Material embalado com papel *kraft* e caixas metálicas dentro da estufa elétrica. **(C)** Gazes embaladas com papel grau cirúrgico. **(D)** Gaveta para estocagem de material esterilizado. **(E)** Prateleiras para estocagem de material. **(F)** Gaveta para estocagem de material descartável.

O recurso mais utilizado é o calor úmido sob pressão, realizado pelas autoclaves. Na atualidade há vários modelos, de tamanhos diversos que atendem as necessidades individuais.

Ainda não se estabeleceu que o calor seco ou estufas elétricas esteja proscrito pelos órgãos fiscalizadores, como a Agência Nacional de Vigilância Sanitária. Entretanto, como se discute que as estufas ainda não têm segurança adequada no fechamento, podendo se interromper o ciclo contínuo de esterilização, é possível que este método caia em desuso. Porém, ressalta-se que, se feitos adequadamente, ciclos completos de esterilização, por calor úmido sob pressão ou por calor seco, ambos são eficientes.[2,16,17]

A literatura especializada tem apresentado estudos do recurso denominado "esterilização *flash*", onde os materiais, em situações de emergência, como queda no chão, esquecimento ou preparo inadequado, são esterilizados por menor tempo. Os resultados, para poucos instrumentos, não têm aumentado as infecções.[18,19]

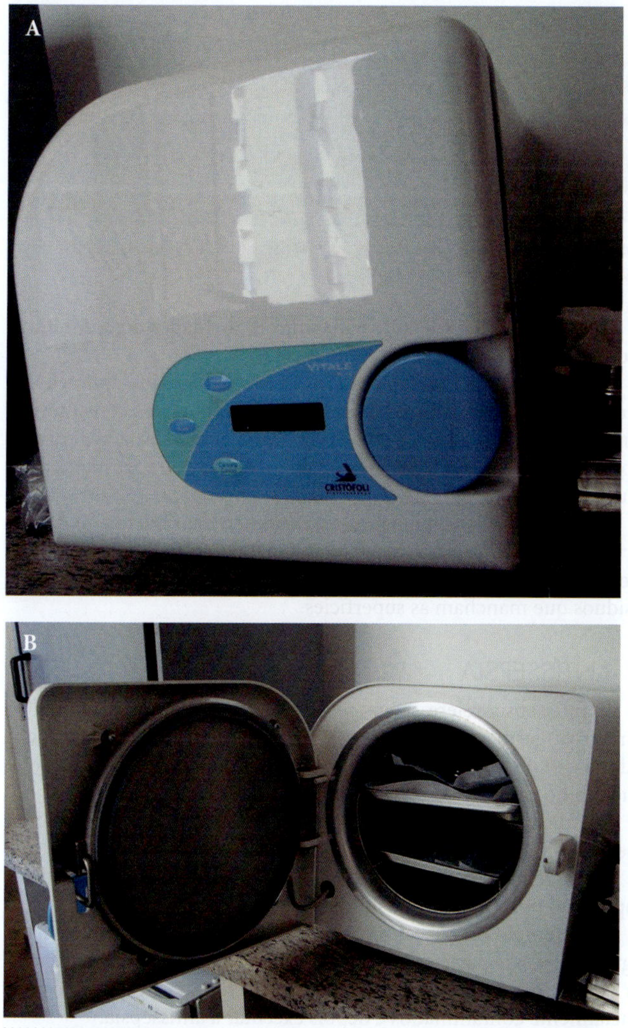

■ **Figura 135.3** Estufas elétricas e autoclaves. (**A** e **B**) Autoclave.

Estufas elétricas

As estufas elétricas são equipamentos que geram calor seco que aquece o conteúdo da sua câmara, atingindo altas temperaturas.

O material a ser esterilizado deverá ser colocado no centro, evitando-se tocar nas paredes, pois a transmissão de calor será maior e poderá danificá-lo, por exemplo, papel.

As razões, entre temperatura e tempo de esterilização, obedecem regras segundo a estufa mas, em geral, é de 180 °C por 120 minutos. Modificações na temperatura certamente requerem aumento do tempo de permanência sob calor (Tabela 135.1).

Tabela 135.1 Relação do tempo de exposição do calor seco para esterilização, segundo Sebben.[2]

Temperatura	Tempo
170 °C	1 hora
160 °C	2 horas
150 °C	2,5 horas
140 °C	3 horas
121 °C	6 horas

As estufas devem ter um termômetro situado na sua parte central ou termostato o que afere mais cuidadosamente a temperatura atingida. O tempo do ciclo deverá ser considerado após atingir-se a temperatura desejada.

Os invólucros indicados para as estufas são papéis *kraft*, alumínio ou caixas metálicas, resistentes ao calor seco e que não se danificam, criando perfurações que depois, permitirão a entrada de contaminantes biológicos.[2,11,14]

O controle deste método poderá ser feito por fitas que mudam de cor quando se atinge um ciclo adequado ou outros medidores que serão apresentados a seguir.

Após completar-se um ciclo, a estufa deverá ser aberta e o material contido resfriado lentamente. As mudanças bruscas de temperatura são danosas aos instrumentos metálicos e podem romper os invólucros.

Autoclaves

As autoclaves são equipamentos que somam o calor úmido e a pressão para a destruição dos germes. São câmaras que dever ser fechadas, hermeticamente, pois geram pressão e o calor penetrará mais facilmente nos materiais. Assim, os invólucros escolhidos para este método deverão ser permeáveis ao calor úmido, por exemplo, embalagens de papel grau-cirúrgico ou caixas metálicas com fenestras.[1,2,14]

Como a pressão multiplica a penetração do calor nos materiais, este recurso requer menor tempo para completar um ciclo de esterilização.

Hoje há vários equipamentos no mercado, de vários tamanhos, segundo a necessidade do profissional. São econômicas e permitem um trabalho mais rápido.

Há uma relação entre a temperatura, tempo e pressão. Esta relação é dada segundo o equipamento, mas um exemplo da proporcionalidade destas variáveis pode ser: Temperatura 121 °C/15 minutos/2 atmosferas de pressão (↑ temperatura ↓ tempo ↑ pressão).[2]

O calor úmido é adequado à esterilização de vários materiais como tecidos, gazes, papéis, metais e alguns tipos de plásticos.

Neste método também há controladores da eficácia, apresentados a seguir.

Processos químicos – glutaraldeído e formaldeído

Os processos químicos para esterilização são pouco utilizados na prática dermatológica. Correspondem a compostos químicos que, nas concentrações ideais, são diluídos e colocados em recipientes onde o material será imerso, por tempo prolongado, para a destruição dos germes.

Outras especialidades usam estas imersões para instrumentos que não podem ser submetidos ao calor como cabos endoscópicos e fibras ópticas.

A imersão de instrumentos cirúrgicos metálicos nestes químicos tem sido evitada pela dificuldade de controle do método e porque poderá danificá-los.[1,14,17]

As pastilhas de formaldeído não são consideradas adequadas para esterilização.

Segundo norma da Agência Nacional de Vigilância Sanitária (Anvisa), os métodos químicos de imersão para esterilização estão proibidos (RDC n. 8, de 27 de fevereiro de 2009).[14]

O óxido de etileno é um método de esterilização usado por empresas que dispõe de câmaras e estruturas especiais para realizá-la.

É feita através da penetração do agente químico nos instrumentos. Este método tem a vantagem de ser duradouro, podendo, para alguns materiais ter a duração de até 1 ano. Por isso, deve se considerar esta esterilização para os plásticos, cabos de bisturi elétricos, óculos e todos os outros que não podem ser submetidos à alta temperatura.[1,15]

Controles químicos e biológicos

A eficácia do método escolhido para esterilização deverá ser aferida periodicamente. Os órgãos reguladores exigem que se faça uma anotação dos resultados dos testes.

Há controladores químicos, como fitas que viram a tonalidade quando completam os ciclos, envelopes com barras de mercúrio e testes biológicos. Estes últimos resumem-se em cápsulas que contêm bacilos resistentes à temperatura e que, após um ciclo de esterilização eficiente, não deverão reproduzir agentes viáveis.[6,11,15,16]

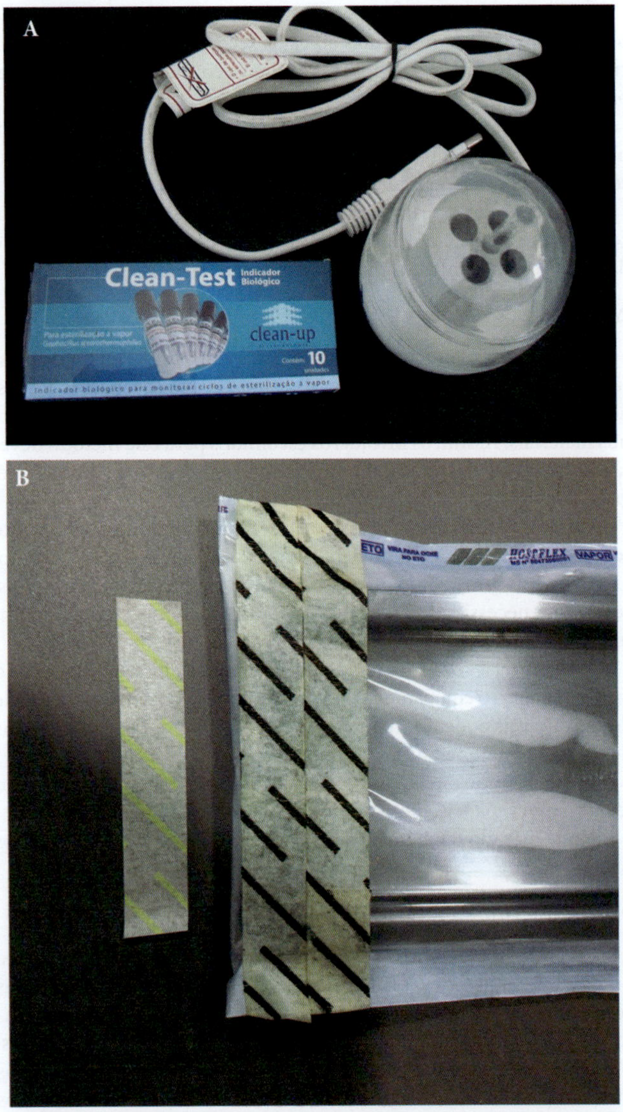

■ **Figura 135.4** Controles químicos e biológicos. **(A)** Teste biológico para controle de esterilização. **(B)** Fita de teste de controle químico onde as linhas escuras mostram ciclo completo de esterilização.

■ DESINFECÇÃO

Os desinfetantes são produtos químicos cujas fórmulas são adequadas para a aplicação nas superfícies inertes e que promovem a eliminação de grande parte dos germes, possíveis contaminantes.

Os desinfetantes devem ser compostos eficientes, porém de baixa toxicidade para as pessoas expostas a eles.

São também conhecidos como saneantes quando utilizados para uso nos pisos e superfícies dos ambientes médico-hospitalares.[6,15,16,20-22]

Tabela 135.2 Relação dos produtos de limpeza e desinfecção, indicações e forma de uso.

Produtos de limpeza/ desinfecção	Indicação de uso	Modo de usar
Água	Limpeza para a remoção de sujidade	Técnica de varredura úmida ou retirada de pó
Água e sabão ou detergente		Friccionar o sabão ou detergente sobre a superfície/enxaguar e secar
Álcool a 70%	Desinfecção de equipamentos e superfícies	Fricções sobre a superfície a ser desinfetada
Compostos fenólicos	Desinfecção de equipamentos e superfícies	Após a limpeza, imersão ou fricção enxaguar e secar
Quaternário de amônia	Desinfecção de equipamentos e superfícies	Após limpeza, imersão ou fricção enxaguar e secar
Compostos liberadores de cloro ativo	Desinfecção de superfícies não-metálicas e superfícies com matéria orgânica	Após limpeza, imersão ou fricção enxaguar e secar
Oxidantes: Ácido peracético (associado ou não ao peróxido de hidrogênio)	Desinfecção de superfícies	Após limpeza, imersão ou fricção enxaguar e secar

Fonte: Adaptada de Segurança do paciente em serviços de saúde: limpeza e desinfecção de superfícies. Anvisa, 2010.

A escolha do desinfetante é inerente as atividades do consultório e seu fluxo de atendimento.

De forma simples, a limpeza com água e detergente e aplicação de álcool 70% parece o método mais simples e factível nos consultórios. Uma vantagem do álcool etílico como desinfetante é sua fácil disponibilidade e praticamente não há resíduo ou cor nas superfícies após a sua aplicação.

Entretanto, a consulta quando ao químico mais adequado deverá ser cuidadosa, considerando a extensão das superfícies, as concentrações adequadas para não degradar os materiais plásticos e não deixar resíduos que mancham as superfícies.

■ ANTISSEPSIA

A antissepsia refere-se aos recursos para a eliminação do maior número de germes das superfícies vivas. Estas superfícies são consideradas o campo operatório, as mãos do médico e dos profissionais que atuarem no campo do procedimento.[11,21-23]

Os cuidados das lavagens das mãos serão colocados em um item a seguir.

A lavagem prévia das superfícies com água e sabões apropriados e a aplicação posterior do antisséptico é a medida ideal.

Por exemplo, ao se realizar um procedimento cirúrgico dermatológico na face de paciente com maquiagem ou filtro solar, esta deverá ser lavada com água e sabonete líquido para retirar estes resíduos potencialmente contaminados e depois executar a antissepsia.

Os antissépticos devem ter efeito residual, ou seja, permanecer um tempo na superfície, de modo a eliminar os germes ali existentes.[23] Além disso, há disponibilidades de antissépticos em bases alcoólicas e aquosas. A escolha deve prever os riscos de acidentes inflamáveis nos campos cirúrgicos, sobretudo quando se usa o eletrocautério.

Quadro 135.1 Antissépticos de uso mais frequente.

- Compostos de iodo (iodo a 10% associado a polivinilpirrolidona-PVP em solução aquosa ou degermante, álcool iodado a 0,5% a 1%)
- Clorohexidina (solução detergente a 4%, solução com 4% de álcool etílico ou clorohexidina aquosa)
- Álcool etílico a 70% (pode estar associado a glicerina 2%) ou isopropílico

Dos antissépticos mais usados, o iodo associado à polivinilpirrolidona é considerado o mais efetivo, germicida de largo espectro contra bactérias anaeróbias, esporulados, vírus e fungos.[14,17,23,24]

Sugere-se, para melhor efeito de antissepsia em um campo operatório, que haja reaplicação, 2 a 3 vezes do químico para que sejam eliminados maior número de germes nas diferentes etapas. A aplicação deverá ser no sentido centrífugo ao principal ponto cirúrgico.

Consideram-se atualmente antissépticos inadequados o clorofórmio, hexaclorofeno, água oxigenada e os compostos mercuriais.

A água oxigenada poderá facilitar a remoção de resíduos e crostas da pele e após ser aplicado um antisséptico eficaz.[23]

CUIDADOS COM O CAMPO OPERATÓRIO

A limpeza da pele na área a ser operada é muito importante segundo anteriormente descrito.

Caso a abordagem seja em áreas pilosas como regiões genitais, couro cabeludo ou em áreas extensas, sugere-se banho corporal mais próximo ao momento do procedimento.

A tricotomia deverá ser feita quando os pelos atrapalham a cirurgia, entretanto evita-se com muita antecedência. Se possível, fazer o corte dos pelos rentes, com tesoura, para que não haja microulcerações da pele que facilitam as infecções bacterianas.[1,2,15,22]

Caso o paciente apresente uma infecção cutânea, mesmo distante da área operatória, há risco de contaminação. Trata-se, primeiro, a infecção.

Atenção deve ser dada à limpeza das lesões recobertas por crostas. Elas devem ser sempre removidas com limpeza cuidadosa, pois ocultam infecções ativas e a extensão exata da lesão.

O campo cirúrgico estéril é um complemento necessário. Auxilia na proteção da área estéril e para o apoio do instrumental próximo à área de trabalho.[15]

HIGIENE DAS MÃOS E USO DE LUVAS

Os cuidados com as mãos, de toda a equipe médica envolvida, devem ser rigorosos.

As mãos devem ser lavadas antes e após cada consulta médica. A aplicação de antisséptico deverá ocorrer após a lavagem caso tenha ocorrido algum contato com sangue ou resíduo do paciente ou de outra origem.

A lavagem, antes de um procedimento dermatológico, deverá feita de forma que a limpeza se aplique em todos os dedos, palmas, dorso das mãos, punhos e antebraços. A escolha do sabonete líquido deverá se ater aos efeitos antissépticos na lavagem, porém sem composições fortes que causem dermatites irritativas nos profissionais.[11,14,25,26]

As torneiras das salas cirúrgicas deverão ter automatismos que permitam a abertura e fechamento sem toque.

Após a lavagem, as mãos deverão secar-se com papéis toalhas e, se houver preparo para um procedimento cirúrgico, as toalhas devem ser estéreis.[25]

As luvas são recursos de proteção importante. Para os procedimentos pouco invasivos, onde se realiza infiltração, preenchimento ou cauterização química, as luvas têm o objetivo principal de proteger o médico ou a equipe envolvida. Estas luvas não necessitam esterilização e são chamadas luvas de procedimento. Deverão ser trocadas sempre que atender-se outro paciente.

Entretanto, para as cirurgias dermatológicas onde haverá ampla ruptura de tecido do paciente e a proteção deverá ser bilateral, para o médico e paciente, a luva deverá ser estéril.[6,14,27]

As luvas devem ser trocadas de paciente para paciente e em caso de rupturas, mesmo que pequenas. Recomenda-se ainda a troca de luvas, no atendimento de um mesmo paciente, caso o procedimento seja muito prolongado e a luva esteja muito suja de sangue.[27]

No atendimento de pacientes sabidamente com doenças infecciosas como Aids ou hepatites, recomenda-se o uso de duas luvas. É sabido que em caso de perfuração com agulha, o risco de contaminação é menor.[7,8,16]

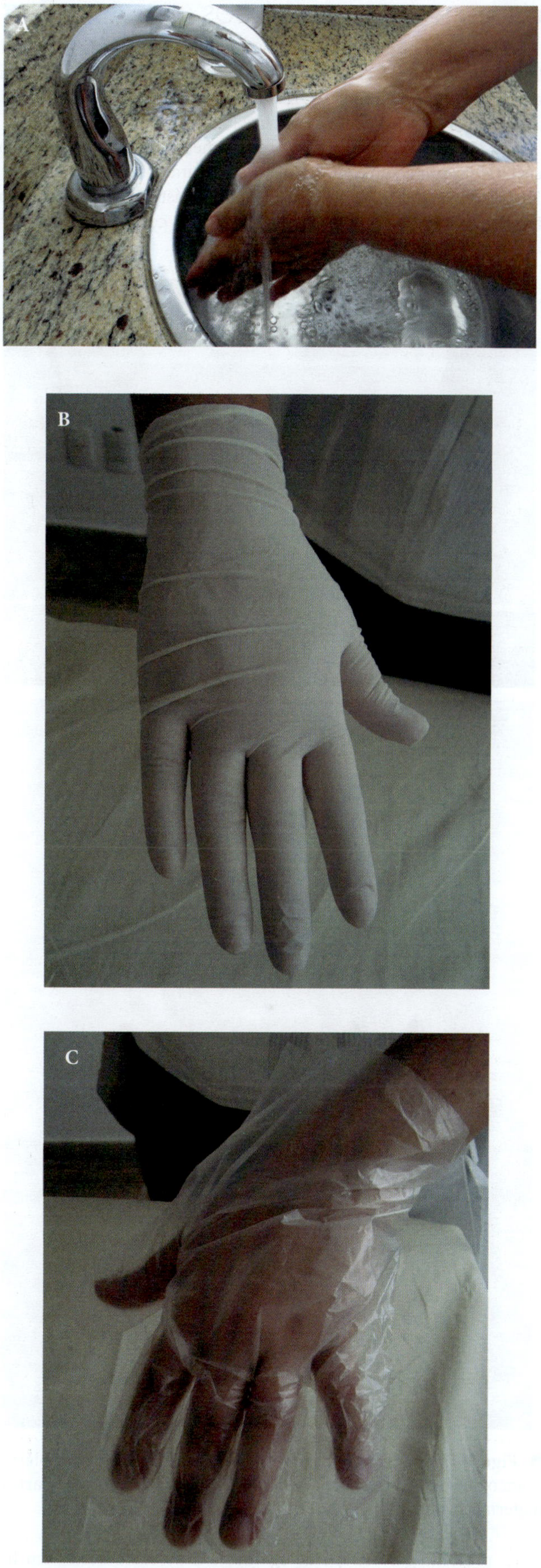

Figura 135.5 Lavagem das mãos e uso de luvas. **(A)** Lavagem das mãos. **(B)** e **(C)** Luvas de borracha e plástico.

■ RECOLHIMENTO DE RESÍDUOS

O lixo do consultório deverá ser recolhido segundo as normas de Vigilância Sanitária local. Os sacos de lixos plásticos brancos identificam os resíduos contaminantes. Há recolhimento especial e a frequência é norma dos serviços de saúde pública locais.

Há coletores especiais para o recolhimento de material perfuro-cortante, como agulhas de seringas, de suturas e lâminas de bisturi. São coletores especiais de papelão espesso ou plástico onde estes objetos são descartados após o uso. São fechados após completar-se a marca da sua capacidade de segurança.

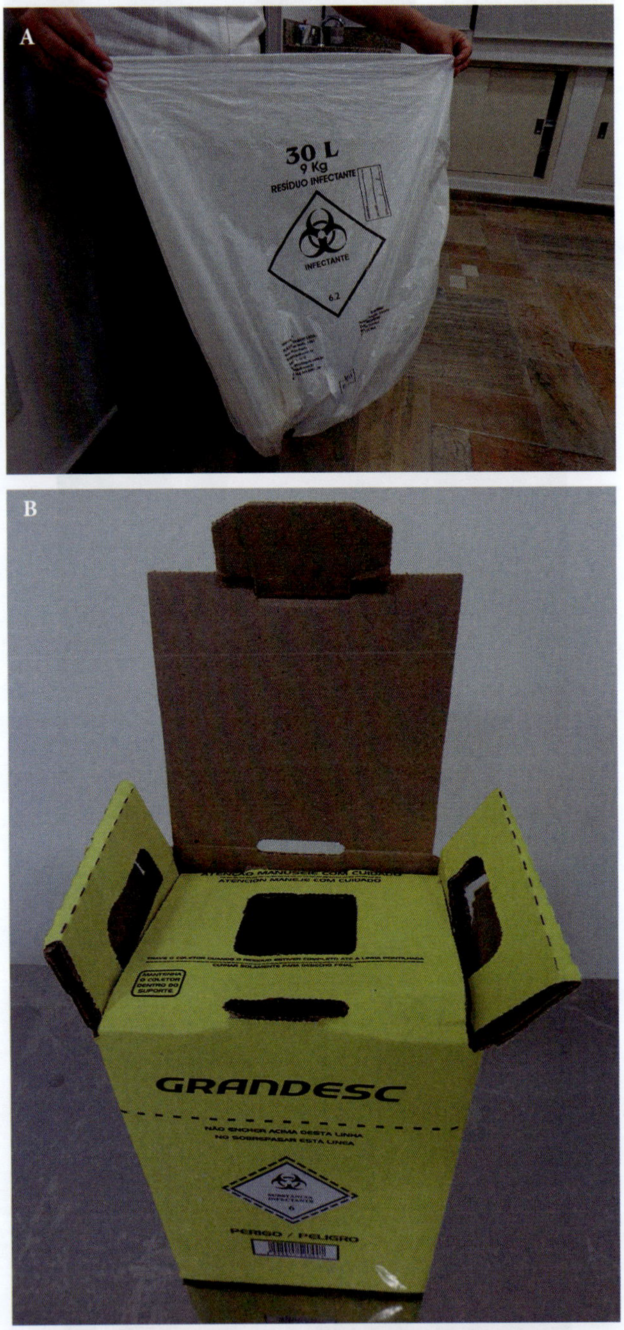

■ **Figura 135.6** Coletores de lixo e material cortante. **(A)** Saco plástico branco que marca o lixo contaminado. **(B)** Recipiente para descarte de material cortante.

É proibido o reencape de agulhas e o descarte destas em lixo comum.[16,17]

Há guilhotinas plásticas que cortam as agulhas após o manuseio para diminuir o risco de acidentes.

■ BREVES REFERÊNCIAS QUANTO AOS ACIDENTES COM RISCO BIOLÓGICO

Caso ocorra um acidente perfuro-cortante ou respingo de sangue ou material biológico em mucosas da boca, olhos ou nariz, as áreas deverão ser lavadas várias vezes. Nas mucosas oculares, lavar cuidadosamente com soro fisiológico.[7,27]

Evita-se a irritação com antissépticos alcóolicos no ferimento.

Orienta-se que sejam colhidas sorologias do caso fonte e do acidentado, para hepatites B e C, Aids e sífilis e que os tratamentos adequados sejam iniciados nas primeiras 48 horas.[7,8,27]

Quando os acidentes ocorrem em clínicas privadas, eventualmente nos horários noturnos, as colheitas das amostras de sangue poderão ser feitas em hospitais que tenham serviços de vigilância epidemiológica, hospitais públicos ou outros com plantões de atendimento em moléstias infecciosas.

■ NORMAS E CUIDADOS PARA MINIMIZAR OS RISCOS DE CONTAMINAÇÃO

Vários cuidados são ditados por serviços especializados para minimizar os riscos de acidentes e contaminações no ambiente profissional médico.

Citam-se, neste capítulo, algumas consideradas mais importantes:

- Não comer, beber, fumar, usar cosméticos e manusear lentes de contato no ambiente.
- Alimentos não devem ser colocados nos refrigeradores ou prateleiras potencialmente infectadas.
- Empregados devem estar orientados em manter o local limpo e em condições sanitárias.
- Empregadores devem determinar programação e métodos de limpeza e descontaminação.
- Superfícies de muito manuseio (puxadores e botões) devem ser recobertos com filme plástico ou alumínio e removidos diariamente.
- Líquidos de limpeza infectados devem ser desprezados no vaso sanitário ou nas bacias de drenagem especiais.
- Os empregados que fazem a lavagem do material deverão estar protegidos com aventais, óculos e máscaras.[13,15,21,23]

■ BREVES CONSIDERAÇÕES SOBRE CUIDADOS COM COVID-19

A pandemia de covid-19 mostrou ao mundo a necessidade de cuidados preventivos para reduzir os riscos de transmissão da doença. A prática dermatológica com os procedimentos é executada com proximidade entre o médico e o paciente e, isto tornou necessária, a revisão dos cuidados. Entretanto, a literatura pertinente mostrou que as normas executadas, propostas ao longo deste texto, já conferiam proteção.

Há que se ressaltar que o vírus Sars-Cov-2 tem preferencial transmissão respiratória o que exige proteção maior neste quesito.

Assim, para os ambientes a desinfecção feita com etanol 60%, hipoclorito ou peróxido de hidrogênio é eficaz para a desintegração do vírus. Para os profissionais de saúde, recomendou-se a proteção de máscaras e óculos, lavagens das mãos frequentes com sabões ou uso de álcool ou antissépticos.[28]

É reconhecido que o uso de antissépticos alcoólicos para as mãos, provocava menos dermatites de contato em relação às lavagens frequentes com sabões.[28,29]

Recomendou-se indicar dermatoscopia para os casos mais necessários, desinfetar o dermatoscópio e cobri-lo com proteção plástica, usar antisséptico na área a ser examinada e máscaras para os pacientes e médicos.[29]

■ CONCLUSÃO

Os cuidados de biossegurança são vários e incluem os apontados anteriormente. Todos os profissionais envolvidos deverão ser conscientes e responsáveis.

Os métodos de esterilização, desinfecção e antissepsia são dinâmicos e mudam segundo a introdução de novos recursos mais eficientes e que demandam menor custo e tempo.

Os dermatologistas que pretendem manter esta rotina nas suas clínicas deverão consultar periodicamente as exigências dos órgãos gerenciadores e dos recursos atualizados.

Referências bibliográficas

1. Moraes AM, Velho PENF. Esterilização, desinfecção e antissepsia. In: Gadelha AR, Costa IMC. Cirurgia dermatológica no consultório. 2002; Atheneu, São Paulo, p. 69-74.
2. Sebben JE. Sterilization and care of surgical instruments and supplies. J Am Ac Dermatol 1984; 11:381-392.
3. Alam M. Usefulness of Cochrane intervention reviews for the practicing dermatologic surgeon. Dermatol Surg 2013; 39:1345-1350.
4. Levender MM, Davis SA, Kwatra SG, Williford PM, Feldman SR. Use of topical antibiotic as prophylaxis in clean dermatologic procedures. J Am Ac Dermatol 2012; 66:445-51.
5. Rossi AM, Mariwalla K. Prophylatic and empiric use of antibiotics in dermatologic surgery:a review of the literature and practical consideration. Dermatol Surg 2012; 38:1898-921.
6. Molinari JA, Rosen S, Runnels RR. Heat sterilization and monitoring. In: Cottone JA, Terezhalmy GT, Molinari JA. Practical infection control in dentistry. 1996; 2 ed, Willians& Wilkins, Media, PA, p. 149-160.
7. SIDA/AIDS:Recomendações para hospitais, ambulatórios médicos, odontológicos e laboratórios. Normas e manuais técnicos. 1996, Ministério da Saúde. Brasília.
8. Hlady WG, Hopkins RS, Ogilby TE, Allen ST. Patient-to-patient transmission of hepatitis B in a dermatology practice. Am J Public Health 1993; 83:1689-1693.
9. Schreiber W, Mathys FK. Infectio. Doenças infecciosas na história da medicina. 1991, Roche, p. 181-193.
10. Wolf R, Brenner S. Noninvasive procedures in dermatology. Potential infective risks and need of sterility. Dermatologica 1991; 183:157-9.
11. Sebben JE. Surgical preparation, facilities and monitoring. In: Dermatologic surgery. Principles and practice. 1996, 2 ed, New York, Marcel Dekker Inc; p. 1-24.
12. Sampaio SAP, Rivitti EA. Dermatologia. 2000, 2 ed, ArtesMédicas, São Paulo; p. 1115-1116.
13. Amorin ES, Reinehr E, Siliprandi EMO, Costa G. Limpeza e desinfecção de superfícies. In: Segurança do paciente em serviços de saúde:limpeza e desinfecção de superfícies. Agência Nacional de Vigilância Sanitária – Anvisa. 2010, p. 62-77.
14. Palermo E. Esterilização, desinfecção e antissepsia no consultório. Jornal Dermatológico. Publicação da SBD-RESP. 2013, 175:16-21.
15. Molinari JA, Schaefer ME, Runnels RR. Chemical sterilization, disinfection and antisepsis. In: Cottone JA, Terezhalmy GT, Molinari JA. Practical infection control in dentistry. 1996; 2. ed. Willians& Wilkins, Media, PA, p. 161-175.
16. Patwardhan N, Kelkar U. Disinfection sterilization and operation theater guidelines for dermatosurgical practioners in India. Indian J Dermatol Venereol Leprol 2011; 77:83-93.
17. Processamento de artigos e superfícies em estabelecimentos de saúde. Ministério da Saúde. 1994; Brasília, DF, 2 ed.
18. Carlo A. The new era of a flash sterilization. AORN Journal 2007; 86:58-71.
19. Leonard Y, Speroni GK, Atherton M, Corriher J. Evaluating use of flash sterilization in the OR with regard to postoperative infections. AORN Journal 2006; 83:672-680.
20. Torres S. Recursos humanos. In: Segurança do paciente em serviços de saúde:limpeza e desinfecção de superfícies. Agência Nacional de Vigilância Sanitária – Anvisa. 2010, p. 30-41.
21. Rodrigues GAS. Medidas de biossegurança. In: Segurança do paciente em serviços de saúde:limpeza e desinfecção de superfícies. Agência Nacional de Vigilância Sanitária – Anvisa. 2010, p. 96-106.
22. Manual de controle de infecção hospitalar. Ministério da Saúde. Brasília: Centro de documentação do Ministério da Saúde, 1995, p. 45-67.
23. Amorin ES, Reinehr E, Siliprandi EMO, Mesiano RAB. Produtos saneantes. In: Segurança do paciente em serviços de saúde:limpeza e desinfecção de superfícies. Agência Nacional de Vigilância Sanitária – Anvisa. 2010, p. 44-50.
24. Nishimura C. Comparison of the antimicrobial efficacy of povidone-iodine, povidone-iodine-ethanolandchlorhexidinegluconate-ethanol surgical scrubs. Dermatology 2006; 212(suppl 1):21-25.
25. Sousa FC, Santana HT. Higienização das mãos em serviços de saúde. In: Segurança do paciente em serviços de saúde: limpeza e desinfecção de superfícies. Agência Nacional de Vigilância Sanitária – Anvisa. 2010, 86-94.
26. Williams C, Wilkinson M, McShane P, Pennington D, Fernandez C, Pierce S. The use of a measure of acute irritation to predict the outcome of repeated usage of hand soap products. Br J Dermatol 2011; 164:1311-1315.
27. Terezhalmy GT, Molinari JA. Personal protective equipment and barrier techniques. In: Cottone JA, Terezhalmy GT, Molinari JA. Practical infection control in dentistry. 1996; 2. ed. Willians& Wilkins, Media, PA, p. 136-145.
28. Wollina U. Challenges of covid-19 pandemic for dermatology. Dermatol Ther 2020; 1-5.
29. Rundle CW, Presley CI, Mitiello M, Barber C, Powel D, Jacob SE, Atwater AR, Watsky KI, Yu J, Dunnick CA. Hand hygiene during covid-19: Recommendations from the American Contact Dermatitis Society. J Am Ac Dermatol 2020;1730-1737.

136 capítulo

Emerson Henrique Padoveze • Suelen Montagner

Anestesia em Cirurgia Dermatológica

INTRODUÇÃO

Quase todos os procedimentos cirúrgicos dermatológicos podem ser realizados com anestesia local. O entendimento dessa técnica é um pré-requisito essencial para o desenvolvimento da cirurgia dermatológica.

A anestesia local permite ao cirurgião realizar procedimentos sem o risco inerente da anestesia geral, além de proporcionar maior agilidade, rápida recuperação, menor custo e maior segurança ao paciente.

MECANISMO DE AÇÃO DA ANESTESIA LOCAL

O anestésico local (AL) é um agente químico capaz de bloquear a condução neural de forma completamente reversível.[1] Eles atuam na membrana plasmática das células nervosas, impedindo a sua despolarização. Normalmente, o estímulo de um nervo causa um influxo de íons sódio para o interior da célula a partir do espaço extracelular. O anestésico local se liga ao canal de sódio (Na), diminuindo a permeabilidade da membrana a esse íon e, consequentemente, bloqueando a condução do impulso nervoso[2] (Figura 136.1).

Na pele, existem basicamente três tipos de fibras nervosas, cujas características e funções estão descritas na Tabela 136.1. O anestésico local tende a atuar primeiro nas fibras de menor diâmetro, o que explica o fato de inicialmente o paciente apresentar insensibilidade à dor e ainda sentir a pressão ao toque.[3]

Tabela 136.1 Tipos de fibras nervosas da pele e suas características.

Tipo de fibra	Diâmetro, μm	Velocidade de condução, m/s	Função
Aβ	5 a 12	30 a 70	Tato, pressão
Aδ	2 a 5	12 a 30	Dor, temperatura
C	0,3 a 1,2	0,5 a 2	Dor, temperatura

Estrutura

Os anestésicos locais possuem uma estrutura química similar, consistindo em três porções: anel aromático, cadeia intermediária e um grupo amina. O componente aromático é, tipicamente, um anel de benzeno lipofílico.[4,5]

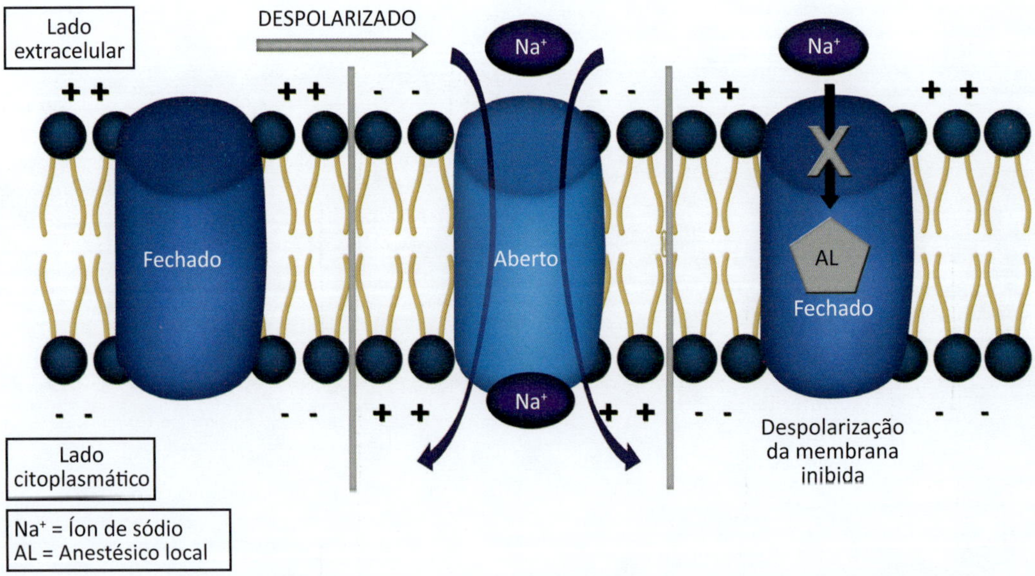

■ **Figura 136.1** Observa-se o influxo de íons através do canal de Na, levando à despolarização da membrana plasmática; a ação do anestésico local é demonstrada, bloqueando a entrada de íons Na e, consequentemente, impedindo a transmissão do impulso nervoso.

A porção terminal de amina é hidrofílica ou hidrossolúvel, e é uma base fraca que aceita íons hidrogênio e converte o anestésico em uma forma ativa. A cadeia intermediária é composta de um íon éster ou de uma amida, que se liga às terminações aromática e de amina.

Classificação

Os anestésicos locais são classificados em dois grupos de acordo com a sua cadeia intermediária. Essa cadeia, quer seja uma amida ou um éster, determina o seu grupo e o metabolismo[6] (Figura 136.2).

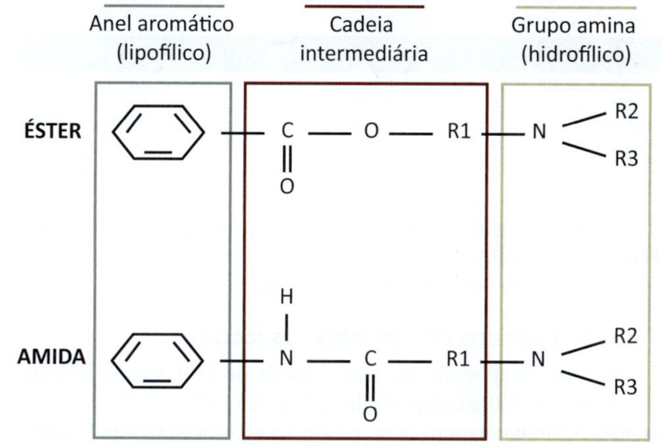

Figura 136.2 Estrutura química dos anestésicos locais.

Os anestésicos do grupo amida são metabolizados no fígado via enzimas microssômicas, especificamente a enzima citocromo P450. Pacientes com doença hepática e aqueles utilizando medicamentos que interfiram no metabolismo do anestésico podem estar sob risco aumentado de reações adversas em virtude dos altos níveis séricos da droga. Os anestésicos do grupo éster são degradados no plasma através da enzima pseudocolinesterase e excretados na urina. Além disso, eles são mais comumente envolvidos com reações alérgicas em função do seu metabólito ácido para-aminobenzoico (PABA).[7] A Tabela 136.2 traz as principais diferenças entre os dois grupos de anestésicos.

Tabela 136.2 Diferenças entre os anestésicos dos grupos éster e amida.

	Metabolismo	Excreção	Reação alérgica
AMIDA	Hepático (citocromo P450)	Renal	Rara em função do preservativo metilparabeno
ÉSTER	Tecido (pseudocolinesterase)	Renal	Mais comum em função do ácido para-aminobenzoico (PABA)

Fatores que influenciam a atividade do anestésico local

Os AL são bases fracas,[4,5] portanto insolúveis em água. Para que se tornem hidrossolúveis, é acrescido o ácido clorídrico. Dessa forma, num frasco de anestésico, temos a droga em solução aquosa. Nessa solução, o anestésico existe em equilíbrio entre um estado ácido (ionizado) ou básico (não ionizado). O grau de ionização do AL é extremamente importante para a sua capacidade de inibir a nocicepção e depende do pKa da droga e do pH do meio. A equação química que rege esses princípios é chamada de Henderson-Hasselbach:[5]

$$\text{pKa} - \text{pH} = \log \text{ionização/não ionizado}$$

Alterações no pH alteram a proporção do fármaco. Apenas a fração não ionizada pode passar pela membrana celular, mas é a droga ionizada a ativa. Por exemplo, 25% da lidocaína em pH fisiológico encontram-se na forma não ionizada (lipossolúvel), que conseguirá atravessar a membrana celular. Uma vez no interior da célula, onde o pH é ácido (-7,1), cerca de 86% são ionizados e, portanto, na sua forma ativa.

Como o pH das soluções de anestésico é ácido (pH 3,5 a 5,5) em função da adição de ácido clorídrico, a maior parte do anestésico local está na forma ionizada. Ao ser injetado no organismo, ele é tamponado e a equação é desviada no sentido de aumento da forma não ionizada; assim, o anestésico local pode penetrar nos tecidos. Ao chegar na membrana axonal, encontra um território mais ácido, ioniza-se novamente e assim tem condições de agir. O tecido infectado é ácido, reduzindo a fração disponível do medicamento viável para se difundir ao neurônio.[8]

Outro fator que determina as propriedades físico-químicas dos AL é o grau de ligação proteica. Os AL com maior ligação a proteínas têm maior tempo de duração da ação. Enquanto a bupivacaína se apresenta ligada a proteínas em 96%, a lidocaína liga-se apenas em 64%; portanto, a bupivacaína tem uma maior duração comparada à lidocaína. Em situações nas quais a proteína ligante ao AL é aumentada, como na gravidez, infância e insuficiência renal, a fração livre da droga é reduzida.

A redução do fluxo sanguíneo e/ou insuficiência hepática podem levar à diminuição do metabolismo do anestésico do grupo amina, já que o metabolismo dessa classe de drogas ocorre no fígado.[4]

Em geral, os AL causam vasodilatação, o que facilita a sua difusão para os tecidos.[5] Com a adição do vasoconstritor para propósitos de hemostasia, há uma diminuição do efluxo do medicamento para longe do tecido-alvo, aumentando o seu tempo de ação.

VASOCONSTRITOR

A duração da AL é proporcional ao tempo que a droga fica em contato com a fibra nervosa. Por essa razão, epinefrina (1-2:100.000) é comumente adicionada aos anestésicos locais pela sua atividade vasoconstritora. Isso também limita a sua absorção sistêmica e reduz a toxicidade. Entretanto, a epinefrina está associada à estimulação simpática, bem como a reações de sensibilidade. Deve ser usada com precaução em pacientes com betabloqueadores, doença cardiovascular, doença vascular periférica, hipertensão grave, feocromocitoma e hipertiroidismo.[9,10]

O uso do vasoconstritor em baixas doses (1:100.000) no bloqueio digital e nas extremidades, desde que o paciente não apresente nenhuma condição entre as já citadas, é seguro. Extensas revisões recentes sobre o assunto demonstraram que não houve nenhuma complicação decorrente do uso de pequena quantidade de lidocaína com vasoconstritor nas extremidades.[11,12] Além disso, a epinefrina confere efeito de ação prolongado, reduzindo a necessidade de torniquetes, melhorando a hemostasia e proporcionando menor toxicidade.[12]

Bicarbonato de sódio

O pH do anestésico local é ácido e a injeção do medicamento na derme causa dor. O pH da solução pode ser neutralizado pela adição de bicarbonato de sódio 8,4% numa proporção de 1:10. Essa mistura eleva o pH, reduzindo de forma significativa a dor da injeção.[13]

Hialuronidase

A hialuronidase despolimeriza o ácido hialurônico. O uso dessa substância no anestésico faz com que o medicamento se difunda mais facilmente, já que essa enzima faz hidrólise das proteínas da matriz extracelular. Ela é bastante útil nos bloqueios nervosos e são raras as complicações decorrentes do seu uso.[14]

TIPOS DE ANESTÉSICOS LOCAIS

Anestésicos injetáveis

Os anestésicos injetáveis mais comumente usados na cirurgia dermatológica estão demonstrados na Tabela 136.3, bem como sua farmacologia e dose.

Lidocaína

A lidocaína é um agente antiarrítmico sistêmico, bem como um anestésico do grupo amida. É o anestésico mais comumente usado pelo dermatologista por atender às necessidades da maioria das cirurgias dermatológicas, ou seja, proporcionar rápido início de ação, duração

Tabela 136.3 Anestésicos injetáveis comumente usados nas cirurgias dermatológicas.

Anestésico	Início (minutos)	Duração (minutos)		Dose máxima recomendada	
		sem adrenalina	com adrenalina	sem adrenalina	com adrenalina
Amida					
Bupivacaína	2 a 10	120 a 240	240 a 480	2,5 mg/kg	3 mg/kg
Lidocaína	< 1	30 a 120	60 a 400	4,5 mg/kg	7 mg/kg
Mepivacaína	3 a 20	30 a 120	60 a 400	6 mg/kg	7 mg/kg
Prilocaína	5 a 6	30 a 120	60 a 400	7 mg/kg	10 mg/kg
Ropivacaína	1 a 15	desconhecido	120 a 360	desconhecido	3,5 mg/kg
Éster					
Clorprocaína	5 a 6	30 a 60	–	11 mg/kg	14 mg/kg
Procaína	5	15 a 90	30 a 180	10 mg/kg	14 mg/kg
Tetracaína	7	120 a 240	240 a 480	2 mg/kg	2 mg/kg

intermediária (0,5 a 2 horas) e custo baixo. Nos adultos, a dose máxima sem vasoconstritor é de 4,5 mg/kg, e, com vasoconstritor, 7 mg/kg. Doses de 3 a 4 mg/kg de lidocaína com epinefrina e 1,5 a 2 mg/kg sem epinefrina são consideradas seguras na população pediátrica.[15]

A lidocaína é considerada categoria B na gestação. Em decorrência do seu metabolismo hepático pelo citocromo P450, devemos considerar interações medicamentosas, uma vez que inibidores dessa enzima podem resultar em níveis aumentados de lidocaína e risco de toxicidade.[16]

Bupivacaína

A bupivacaína é um potente anestésico do grupo amida com importantes efeitos adversos em comparação com outras amidas. Suas propriedades químicas incluem um início de ação lento (entre 5 e 8 minutos) e duração de ação prolongada de 2 a 4 horas. Nos adultos, é administrada sem vasoconstritor, na dose máxima de 2,5 mg/kg, sendo 400 mg/24 horas a dose total preconizada. Com epinefrina, a dose máxima é de 3 mg/kg.[14,17,18,19]

A segurança não foi estabelecida na população pediátrica e é categoria C na gestação. Possui potencial cardiotóxico e a precaução deve ser tomada nos pacientes que fazem uso de betabloqueadores ou digoxina, bem como na população pediátrica.

Mepivacaína

Tem um início de ação rápido (3-20 minutos) e duração semelhante à da lidocaína, mas maior duração, pela falta de atividade vasodilatadora. A toxicidade sistêmica é muito baixa e o seu uso é seguro nas concentrações de 0,5% a 2%.

Prilocaína

Prilocaína é o anestésico do grupo amida mais usado na anestesia dos procedimentos dentários. Ela é uma amida secundária, como mepicaína e lidocaína. É usada na forma 4% com ou sem vasoconstritor (1:200.000). A prilocaína é uma droga segura na gestação, sendo considerada categoria B.[20]

Ropivacaína

Ropivacaína, um anestésico local do grupo amida, é estruturalmente relacionada à mepivacaína e bupivacaína. Tem propriedades terapêuticas semelhantes às da bupivacaína, mas está associada a menor bloqueio motor e toxicidade cardíaca. A ropivacaína também apresenta menor toxicidade ao sistema nervoso central, se comparada à lidocaína e a outros anestésicos locais. De acordo com um estudo farmacodinâmico, a ropivacaína possui tempo de ação mais longo e maior potência quando comparada com a lidocaína.[21]

ANESTÉSICOS TÓPICOS

Os anestésicos tópicos empregam o mesmo mecanismo de ação dos anestésicos injetáveis e devem ser absorvidos cutaneamente para que o seu efeito seja atingido nas terminações nervosas dérmicas. Eles proporcionam anestesia superficial e são úteis para minimizar a dor da injeção e promover analgesia em procedimentos pouco dolorosos e superficiais, como curetagem, exérese tangencial ou *laser*.

Misturas eutéticas dos anestésicos locais

A mistura eutética de anestésicos locais, ou EMLA (*eutetic mixture of local anesthetics*), é composta de 2,5% de lidocaína e 2,5% de prilocaína. Essa combinação pode penetrar em 2,9 a 5 mm de profundidade.[22,23] Usada sob oclusão, pode fornecer anestesia antes de procedimentos superficiais ou antes da anestesia infiltrativa, para minimizar o desconforto causado pela prilocaína.[24]

Doze casos de toxicidade sistêmica por EMLA foram relatados na literatura, sendo que nove deles eram de pacientes pediátricos.[23] Reações locais incluem eritema, palidez, edema entre outras. Reações sistêmicas também podem ocorrer. As mais preocupantes são a metemoglobinemia, efeitos no sistema nervoso central e cardiotoxicidade.[25]

A metemoglobinemia é uma síndrome clínica causada pelo aumento da concentração de metemoglobina no sangue. A principal característica desse quadro é a cianose central, que não responde à oxigenoterapia. A hipóxia tecidual provocada pela metemoglobina é consequência não só da diminuição da hemoglobina livre para transportar O_2 (anemia relativa), mas também pela dificuldade de liberação de O_2 para os tecidos.[26] Está comumente associada à EMLA e é particularmente preocupante na população pediátrica.

A metemoglobina é normalmente reduzida em hemoglobina pela nicotinamida adenina dinucleotídeo (NADH) – metemoglobina redutase. Esse processo de catalisação não está maduro antes dos 3 meses de idade. Certos medicamentos como dapsona, nitratos, nitritos, nitroglicerina, fenitoína, fenobarbital e cloroquina podem levar ao acúmulo de ortotoluidina, promovendo metemoglobinemia.[27,28] Níveis aumentados (5% a 15%) de metemoglobina resultam em cianose; acima desses valores, pode ocorrer insuficiência respiratória e, eventualmente, morte. O tratamento para essa complicação se baseia na administração de oxigênio e de azul de metileno.[29]

Benzocaína

A benzocaína é um analgésico do grupo éster existente na forma de *spray*, gel, creme e solução na porcentagem de 5% a 20%. É usado comumente na analgesia oral pelo seu rápido início de ação. Na pele, tem início de ação dentro de um minuto e duração de 15 a 20 minutos. Seus metabólitos são capazes de formar compostos que causam meta-hemoglobinemia, por isso deve ser evitado em crianças.

Lidocaína

A lidocaína, disponível em creme e pomada na concentração de 4% a 5%, tem sido utilizada de forma confiável para anestesia tópica na pele e mucosas. Recentemente, vem sendo comercializada com um veículo lipossomal que promove a entrada da droga encapsulada na derme. Isso proporciona a liberação gradual do anestésico e evita que o mesmo sofra degradação metabólica precoce, aumentando a duração do efeito.[29]

Existe um *patch* de 5% de lidocaína que é comercializado principalmente para neuralgia pós-herpética. A absorção sistêmica da lidocaína causa efeitos adversos dose-dependentes que serão discutidos a seguir. Caso isso ocorra, todo o medicamento tópico tem que ser removido imediatamente.

Tetracaína

A tetracaína tem início de ação moderada e prolongada duração. Seu uso é restrito à anestesia tópica para procedimentos oftalmológicos e dermatológicos. Penetra rapidamente na pele por ser mais lipofílica que a lidocaína e a prilocaína. Tem como efeitos colaterais mais comuns: prurido local, eritema e edema.[4] A tetracaína é hidrolisada, na derme, por estearases teciduais não específicas em PABA, que é responsável pelas reações alérgicas. O seu uso nas mucosas não é recomendado em função da falta de estudos.

Lidocaína e tetracaína

A mistura eutética de lidocaína 7% e tetracaína 7% pode ser utilizada de forma segura e eficaz em vários procedimentos dermatológicos como *laser* ablativo, *laser* para remoção de pelos e tatuagens.[30]

RISCOS INERENTES AOS AL

Os anestésicos locais são extremamente seguros quando usados adequadamente e dentro da dose recomendada. Seus principais riscos se devem às reações alérgicas e toxicidade sistêmica. Os fatores que influenciam a toxicidade do anestésico local são: quantidade e concentração da droga; presença ou ausência de adrenalina; vascularização no local da injeção; taxa de absorção e destruição da droga; idade e estado físico do paciente.[2]

Toxicidade

As reações tóxicas aos anestésicos locais são raras, e ocorrem mais comumente com o uso de grandes volumes de anestésico e injeção intravascular inadvertida. Quando injetado diretamente no vaso, os sintomas ocorrem dentro de poucos minutos. Em contraste, quando a absorção ocorre no tecido, os sintomas podem demorar minutos ou até mesmo horas. O sistema nervoso central é mais sensível que o cardiovascular,[5] portanto a toxicidade da lidocaína usualmente se apresenta com parestesia, gosto metálico, tontura, zumbido, desorientação e sonolência. Dependendo da concentração sérica da droga, o indivíduo pode evoluir com convulsão, coma e colapso circulatório (Figura 136.3).

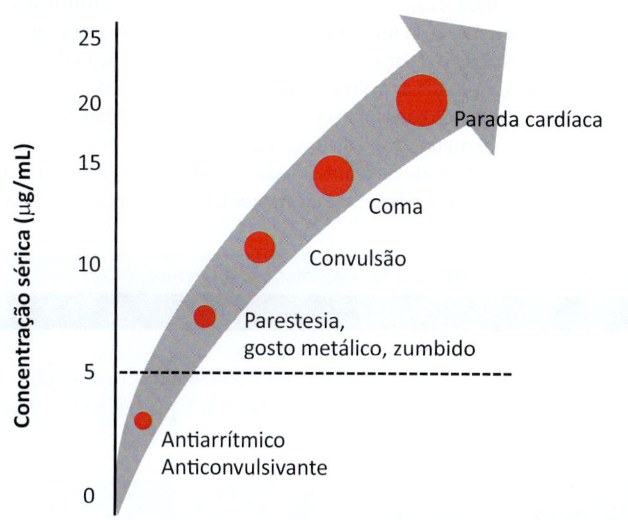

Figura 136.3 Concentração sérica de lidocaína e toxicidade sistêmica.

Embora a maioria dos estudos epidemiológicos sobre toxicidade na anestesia local tenham sido realizados nos hospitais, muitos casos têm ocorrido em clínicas ou centros cirúrgicos ambulatoriais.[31] O reconhecimento precoce dos sinais de toxicidade são primordiais para prevenir complicações mais sérias, inclusive o óbito. Vários casos fatais foram publicados em 1999.[32] Recentemente, o risco do uso tópico foi relatado quando utilizado em concentrações muito elevadas, em grandes áreas e, principalmente, quando aplicado sob a forma oclusiva.

TRATAMENTO DA TOXICIDADE

Quando se suspeita de toxicidade, a primeira medida a ser tomada é a suspensão da injeção da droga. Além disso, deve-se imediatamente chamar por ajuda e monitorar os sinais vitais do paciente. A Tabela 136.4 apresenta a conduta de acordo com o grau de toxicidade.

Manutenção das vias aéreas

A equipe médica deve estar atenta à manutenção das vias aéreas, hipotensão significativa, arritmias e convulsões. Uma vez que outras etiologias desses sintomas foram excluídas, o tratamento da toxicidade deve ser iniciado.

Conduta da crise convulsiva e arritmias induzidas pelo AL

A American Society of Regional Anesthesia and Pain Medicine (ASRA) recomenda benzodiazepínicos como tratamento de primeira linha para convulsões induzidas por AL. Essas drogas têm potencial mínimo para causar depressão cardíaca. Quando as convulsões persistirem após o uso de benzodiazepínicos, o uso de pequenas doses de relaxantes musculares pode ser considerado para melhorar a acidose e a hipoxemia induzida por contrações musculares maciças. Quando são utilizados relaxantes musculares, é necessária a segurança da via aérea com intubação e ventilação.[31]

As arritmias induzidas por AL prolongam os intervalos PR, QRS e QT, potencializando a reentrada. A condução aberrante pode resultar em parada cardíaca. A ressuscitação cardíaca após tal arritmia pode ser difícil e prolongada. Embora essa toxicidade cardíaca seja grave, a ressuscitação cardiopulmonar preconizada pelo *American Heart Association's ACLS Guideline*, devidamente realizada, pode resgatar com êxito esses pacientes.

Diminuição da concentração sérica do AL

A infusão intravenosa da emulsão lipídica tornou-se parte do tratamento para toxicidade sistêmica dos AL, particularmente para parada cardíaca refratária. As diretrizes ASRA recomendam o início da terapia de emulsão lipídica nos primeiros sinais de toxicidade sistêmica grave. Após o manejo das vias aéreas,[33] propõe-se que a infusão lipídica crie uma fase lipídica que extrai as moléculas hidrofóbicas de AL da fase aquosa do plasma.

Recomenda-se, em adultos com mais de 70 kg, que a emulsão lipídica a 20% seja administrada em bólus de 100 mL em 2 a 3 minutos, seguido de 200 a 250 mL nos próximos 15 a 20 minutos.

No caso de pacientes com peso menor que 70 kg ou crianças, deve ser seguida a dosagem com base no peso, ou seja, bólus de 1,5 mL/kg durante 1 minuto e após, 0,25 mL/kg/minuto durante 20 minutos.[34] O limite superior recomendado de emulsão lipídica é de 12 mL/kg ou até 1 litro nos adultos com peso maior que 70 kg.[35]

Tabela 136.4 Concentração plasmática de lidocaína, sintomas e a conduta a ser tomada.

Concentração plasmática	Sintomas	Conduta
1 a 6 µ/mL	Parestesia perioral, gosto metálico, zumbido, sensação de leveza	Observação
6 a 9 µ/mL	Tremores, náusea, vômito, alucinações	Diazepam Manutenção de via aérea
9 a 12 µ/mL	Convulsão, depressão cardiopulmonar	Suporte respiratório
> 12 µ/mL	Coma, parada cardíaca	Manobras de reanimação Suporte avançado

ALERGIA

As reações alérgicas são raras. Podem assumir a forma de broncospasmo, urticária ou edema angioneurótico. Elas são bem documentadas em associação com o uso de ésteres (como cocaína, procaína, clorprocaína), pois esses são derivados do PABA. São raras as reações cutâneas após o uso de drogas do grupo amida (como lidocaína, prilocaína, bupivacaína).

Uma reação alérgica após o uso de um AL do grupo amida pode ser decorrente de metilparabeno, sulfitos ou outras substâncias similares usadas como conservantes em preparações comerciais.[36] Nesses casos, uma alternativa seria a solução salina 0,9% com álcool benzílico.[37]

A documentação de alergia a um AL é com base na história clínica e no uso de testes intradérmicos.[38] A ocorrência de erupção cutânea, urticária e edema laríngeo, com ou sem hipotensão e broncospasmo, é altamente sugestiva de uma reação alérgica induzida por AL. Por outro lado, a hipotensão associada à síncope ou taquicardia quando uma solução de AL contendo epinefrina é administrada sugere uma injeção intravascular de drogas. A Tabela 136.5 traz os principais diagnósticos diferenciais de uma reação alérgica.

As reações alérgicas podem ser detectadas por um teste intradérmico com 0,02 a 0,04 mL do fármaco e observando-se a resposta em 15 a 20 minutos. A reação inclui pápula e eritema em torno do local da injeção. As injeções intradérmicas de ésteres em pacientes sem história presuntiva de alergia anestésica local resultam em reações cutâneas positivas em cerca de 30% dos pacientes, mas não ocorrem reações cutâneas após o uso de amidas. Não existem sinais de anafilaxia sistêmica em nenhum dos pacientes. O tratamento de reações alérgicas inclui epinefrina, anti-histamínicos, como difenidramina parenteral, e esteroides.[31]

Anestésico local e conservantes

Muitos AL apresentam conservantes e/ou antioxidantes, sendo associados com a neurotoxicidade. A maior parte dos preparados de soluções dos AL contém 0,1% de metilparabeno como agente antimicrobiano. Esse agente é efetivo na prevenção da contaminação por bactérias e fungos. Sua estrutura é semelhante à do ácido paraminobenzoico, das sulfonamidas e dos AL do grupo éster, todos com potencial para desenvolver reações alérgicas.[8]

Anestésicos locais com estabilizadores

Os AL com vasoconstritores podem conter um ou mais antioxidantes e/ou agentes estabilizantes: metabissulfito de sódio, ácido ascórbico, ácido cítrico, entre outros. Esses componentes são associados aos AL para aumentar o seu tempo de conservação e durabilidade quando esterilizados.[8]

OUTRAS TÉCNICAS DE ANESTESIA

Solução de cloreto de sódio 0,9%

O cloreto de sódio pode ser usado como anestesia intradérmica; entretanto, seu uso é limitado em função da curta duração. A infiltração dessa substância é menos dolorosa que a da lidocaína e difenidramina.[39] O cloreto de sódio é uma opção para pacientes alérgicos ou sensíveis à anestesia local, epinefrina e preservativos usados nas soluções anestésicas.

Difenidramina

Além de ser um anti-histamínico, a difenidramina tem efeito anestésico local e pode ser usada intradermicamente. Um estudo comparativo mostrou que ela tem início de ação mais prolongado que a lidocaína. O seu uso pode resultar em hiperestesia rebote e a infiltração é mais dolorosa que a da lidocaína.[39]

Álcool benzílico

O álcool benzílico é um preservativo usado como anestésico local. É um éster não relacionado ao PABA, tornando-se um substituto viável para pacientes alérgicos. Seu efeito dura 2 a 3 minutos.[40,41]

Gelo

A anestesia com gelo é um método não invasivo de anestesia tópica que pode fornecer vasoconstricção. Sugere-se que uma temperatura de 10 °C possa ser ideal para efeito anestésico. O contato com o gelo por 10 segundos resulta em arrefecimento para 11,4 a 18 °C com duração de até 5 segundos após o contato.[42]

Anestesia vibratória

A vibração inibe competitivamente as fibras A-delta e C que trabalham na transdução da dor.[42] Essa técnica é comumente empregada em procedimentos menores, como injeções cosméticas, e pode reduzir a dor.[43]

Sprays refrigerantes

Os *sprays* de cloreto de etila e de diclorotetrafluoretano podem ser usados para analgesia, principalmente como preparação para o bloqueio nervoso. Essas substâncias são de curta duração e podem ser utilizadas em conjunto com anestésicos injetáveis ou procedimentos, uma vez que a duração da anestesia é de 4 a 6 segundos.[44]

TÉCNICAS DE ANESTESIA

Anestesia infiltrativa

É a técnica mais utilizada na cirurgia dermatológica. Ela consiste na injeção do medicamento no sítio cirúrgico. Pode ser administrada intradermicamente e/ou no tecido subcutâneo. A injeção intradérmica resulta em um início de ação mais rápido e prolongada ação do medicamento se comparada à infiltração no tecido subcutâneo. Entretanto, a aplicação na derme causa mais dor. Por sua vez, a injeção no subcutâneo resulta em menos dor e distorção tecidual no local a ser operado.

Várias técnicas podem diminuir a dor da infiltração (Tabela 136.6). Isso faz com que o procedimento seja menos traumático para o paciente.

Tabela 136.5 Reações adversas passíveis de ocorrer durante a cirurgia dermatológica. Sinais clínicos, sintomas e tratamento.

Condição	Pulso	Pressão arterial	Sinais e sintomas	Conduta
Reação vasovagal	Diminuído	Baixa	Sudorese, hiperventilação e náusea	Trendelemburg, compressa fria
Adrenalina	Aumentado	Elevada	Sudorese, taquipneia e palpitação	Tranquilizar o paciente e administrar betabloqueador
Anafilaxia	Aumentado	Baixa	Taquicardia e broncospasmo	Administrar 3 mL de adrenalina 1:1.000 e anti-histamínico Cuidado – vias aéreas

Tabela 136.6 Técnicas para diminuir a dor da injeção anestésica.
Aquecer a solução anestésica a temperatura próxima da corpórea (37 °C)
Usar agulhas finas (30 G)
Diminuir a ansiedade do paciente
Adicionar bicarbonato de sódio 1:10
Aplicar anestésico tópico, gelo ou outros dispositivos antes da puntura
Fazer estímulo doloroso próximo ao local da injeção

Bloqueio de campo

Corresponde a anestesia que é feita ao redor do sítio cirúrgico (Figura 136.4). É útil quando a infiltração sobre a lesão não é desejável, por exemplo, na cirurgia de cisto epidérmico pelo risco de injetar a solução no interior da lesão ou quando o cisto está infectado e a anestesia nessa região seria ineficaz em função do pH do local.

Anestesia tumescente

Essa é uma técnica em que o AL é diluído em solução salina a fim de proporcionar maior volume de solução anestésica. A sua utilização se dá nas cirurgias dermatológicas em que uma grande área precisa ser anestesiada, como lipoaspiração, extensos tumores cutâneos, *lifting* facial, transplante capilar, entre outros. Nesses casos, a extensa área a ser anestesiada demandaria grande quantidade de anestésico local, o que seria um fator limitante à anestesia local pelo risco de toxicidade. Na anestesia tumescente, a lidocaína está diluída a concentrações de 0,05% a 0,1%, sendo a dose máxima segura de 55 mg/kg.[25]

A solução é injetada inicialmente com agulha fina e posteriormente com agulha de punção medular ou cânulas (18 a 20 g). O volume é injetado até que se consiga a firme tumescência tecidual (**Vídeo 136.1**). A anestesia e a hemostasia garantidas pela solução com epinefrina se iniciam após 15 a 20 minutos da injeção e perduram por horas, de forma significativamente maior que a anestesia realizada com concentrações convencionais de lidocaína com vasoconstritor.

Além disso, a técnica tumescente permite que os procedimentos sejam realizados de forma segura com mínima perda de sangue e sem os riscos da anestesia geral. Sua ação prolongada fornece analgesia pós-operatória, já que a lidocaína é absorvida, no tecido subcutâneo, a uma taxa muito mais lenta do que nas suas concentrações-padrão.[45,46]

Bloqueio neural

A anestesia regional por bloqueio de nervos, além de ser uma alternativa à anestesia infiltrativa, pode ser utilizada de forma complementar nos procedimentos cirúrgicos da face, mãos, pés e dígitos, ou ainda em procedimentos faciais com *laser* ablativo e também na aplicação de toxina botulínica nas palmas.[47]

Com essa técnica, é possível anestesiar grandes áreas com pequeno volume de anestésico. Destacam-se como vantagens maior conforto para o paciente, menor risco de toxicidade e a preservação do campo operatório, já que se evita o edema provocado pela anestesia infiltrativa.[14,48]

O anestésico é injetado nas adjacências do nervo, produzindo um bloqueio na condução do impulso e, consequentemente, anestesiando sua área de distribuição. As complicações incluem injeção intravascular, hematoma local e laceração do nervo, levando a disestesias.[1]

Os anestésicos do grupo amida são os mais utilizados, como a lidocaína a 2%, podendo ser associada a vasoconstritores como a epinefrina 1:200.000.[49] O uso de agulhas de 0,5 mm de calibre permite a aspiração, evitando-se infiltração intravascular. Um botão intradérmico pode ser realizado com agulha de 0,8 mm com o intuito de reduzir a dor. Com o posicionamento adequado, a maioria dos nervos pode ser bloqueada com 1 a 2 mL de anestésico.[14] Ao contrário da anestesia local, o bloqueio neural requer um longo tempo para o início de ação, já que depende da difusão do anestésico ao longo do nervo, sendo efetiva após 5 a 10 minutos.[50]

Bloqueio de nervos faciais

O nervo supraorbital, responsável pela inervação sensorial da fronte e porção frontal do couro cabeludo até o vértice, emerge pelo forâme supraorbital localizado na margem superior da órbita, especificamente na linha média pupilar. A representação da inervação sensitiva da região central da face pode ser observada na Figura 136.5.

O nervo supratroclear localiza-se a 1,5 cm medialmente do forâme supraorbital e inerva a porção medial da região frontal, a glabela e a porção superior e medial da órbita. A injeção do anestésico deve ser realizada perpendicularmente à pele, na superfície do periósteo, na margem orbital da linha média pupilar, para abranger o campo inervado pelo nervo supraorbital, e na margem orbital superomedial entre a glabela e a sobrancelha, para bloquear o nervo supratroclear.[14,51] O bloqueio de ambos os nervos pode ser alcançado entrando-se lateralmente no forâme supraorbital na linha médio-pupilar em direção à linha média, conforme Figura 136.6.[51]

O nervo infraorbital emerge do forâme orbital inferior e se ramifica inervando a pálpebra inferior, a parede lateral e asas nasais, o lábio superior e a porção medial malar. Seu bloqueio pode ser acessado perpendicularmente à pele, 1 cm abaixo da margem orbital inferior, na linha médio-pupilar, superficialmente ao periósteo. Ou ainda via mucosa oral, entre o primeiro e segundo pré-molares, no sentido craniano, até se atingir o osso, quando a agulha é levemente retrocedida e o anestésico é injetado (Figura 136.7).[14,52] Essa última opção é menos dolorosa, podendo-se aplicar um anestésico tópico na mucosa antes da infiltração, amenizando ainda mais o desconforto.[50]

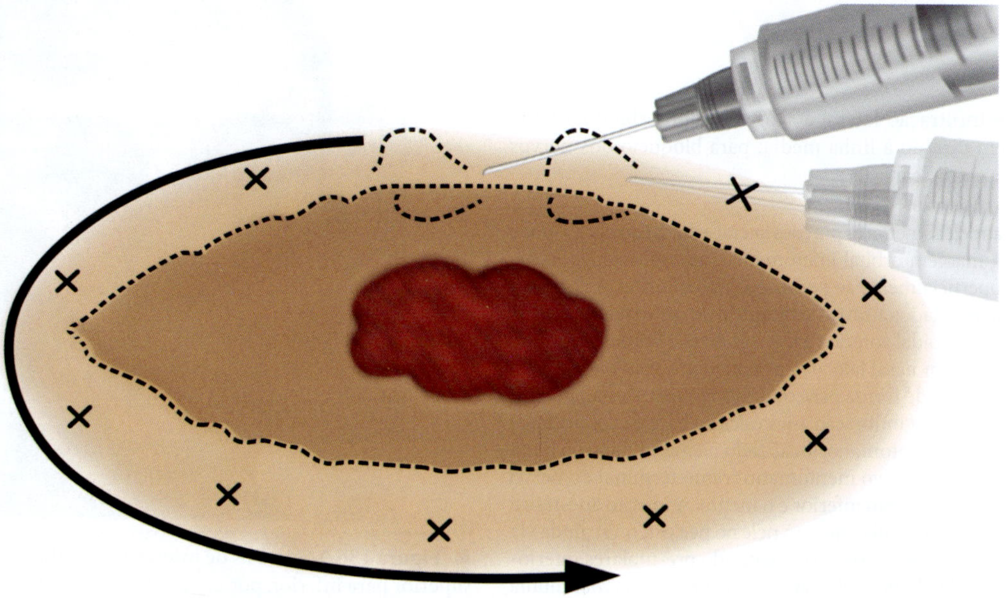

Figura 136.4 Demonstração da técnica de bloqueio de campo.

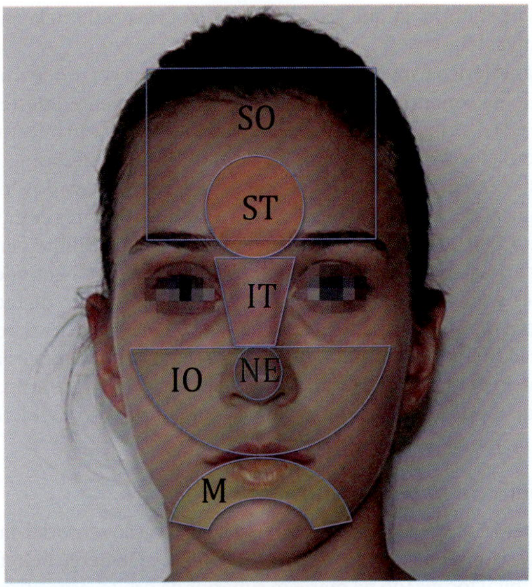

■ **Figura 136.5** Representação da área de inervação sensitiva da região central da face e seus nervos correspondentes.

SO: supraorbital; ST: supratroclear; IT: infratroclear; NE: nasal externo; IO: infraorbital; M: mentoniano.

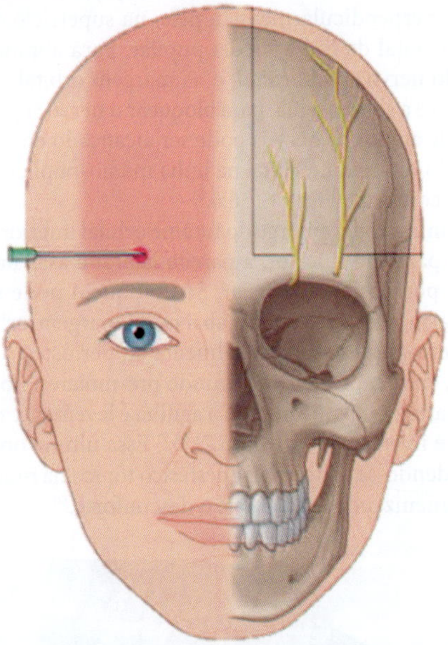

■ **Figura 136.6** Infiltração lateral ao forâme supraorbital na linha médio-pupilar em direção à linha média, para bloqueio dos nervos supraorbital e supratroclear.

O nervo infratroclear inerva as porções lateral e dorsal do nariz e pode ser bloqueado na margem orbital inferomedial, na concavidade nariz-malar da face, superficialmente ao periósteo. Já a columela, o dorso e a ponta nasais são anestesiados através do bloqueio do nervo nasal externo, um ramo do nervo etmoidal anterior. Ele surge entre a borda inferior do osso nasal e a cartilagem nasal lateral superior, localização onde é possível injetar o anestésico de forma pericondrial.[14,52] A anestesia pode ser complementada através da infiltração anestésica na base da columela.[52]

Através do forâme mentoniano, localizado na mandíbula, na linha médio-pupilar, emerge o nervo mentoniano (ramo terminal do nervo mandibular). Ele inerva o lábio inferior e o mento. A injeção anestésica pode ser realizada perpendicularmente à pele no periósteo, ou ainda via intraoral, na mucosa, entre o primeiro e segundo pré-molares inferiores, no sentido caudal pelo periósteo até alcançar o osso da mandíbula (Figura 136.8).[14,52,53] Os pontos de inserção da agulha para o bloqueio dos nervos da face estão ilustrados na Figura 136.9.

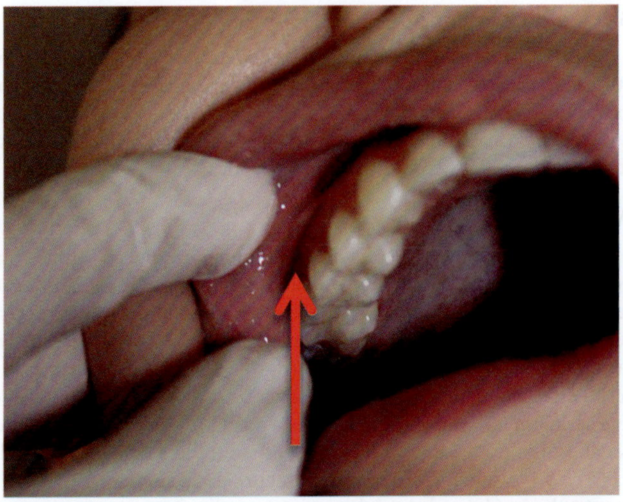

■ **Figura 136.7** Bloqueio do nervo infraorbital, via mucosa oral.

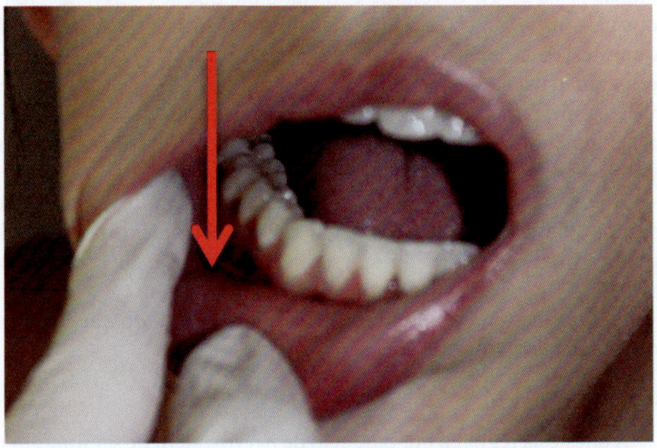

■ **Figura 136.8** Injeção intraoral entre o primeiro e o segundo pré-molares inferiores, para bloqueio do nervo mentoniano.

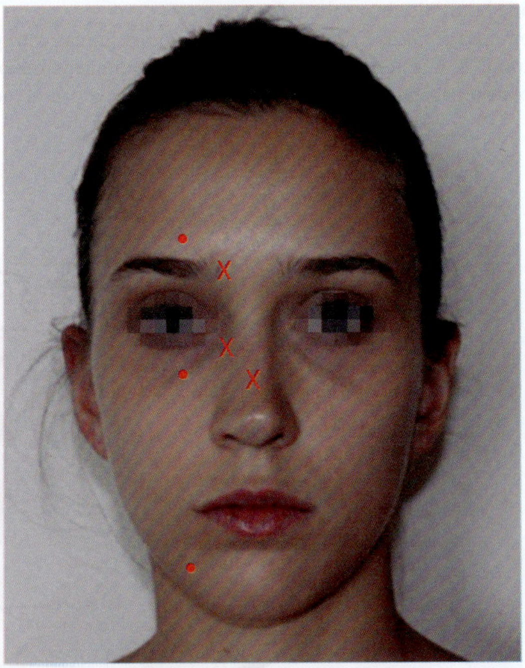

■ **Figura 136.9** Os locais de inserção da agulha estão demarcados, de superior para inferior, por um ponto, no caso dos nervos supraorbital, infraorbital e mentoniano, e por um X, no caso dos nervos supratroclear, infratroclear e externos nasais.

Bloqueio de nervos digitais

É utilizado em procedimentos que envolvem os dedos e as unhas. Dois nervos dorsais e dois ventrais correm lateralmente ao longo dos dedos, conforme Figura 136.10.

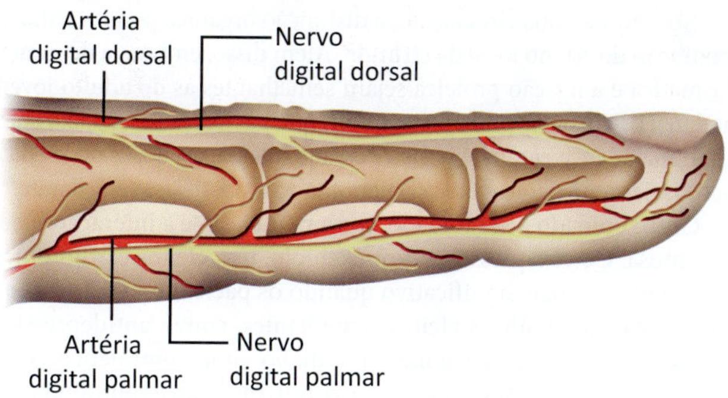

■ **Figura 136.10** Destaque para artérias e nervos digitais.

A injeção do anestésico pode ser realizada de forma proximal ou distal nos dedos, perpendicularmente à pele até tocar o osso, quando a agulha é retrocedida e o líquido é injetado dorsalmente.[14] A seguir, a agulha é posicionada ventralmente e mais anestésico é infiltrado. A abordagem dorsal tende a ser menos dolorosa que a palmar ou plantar. O mesmo procedimento é repetido do outro lado do dígito (**Vídeo 136.2**).

O uso do anestésico com epinefrina em baixas doses (1:100.000) é seguro nos bloqueios digitais,[11,12] entretanto, o uso de vasoconstritores deve ser evitado nos pacientes com hipertensão grave, doença vascular periférica ou vasospasmo periférico e doenças do tecido conjuntivo. Além do uso de altas doses da epinefrina, fatores como anestesia circunferencial, pressão excessiva do torniquete e queimaduras pós-operatórias em decorrência de dedos anestesiados também foram relacionados à gangrena digital.[54] O uso de torniquete é indicado, garantindo uma vasoconstrição controlada.[55]

Bloqueio de nervos das mãos

O bloqueio de nervos no punho, como mediano, radial e ulnar, anestesia regiões específicas das mãos, conforme Figura 136.11. Essa técnica é particularmente importante nos procedimentos que envolvem múltiplas injeções palmares, como a aplicação de toxina botulínica nos casos de hiperidrose.[14,56]

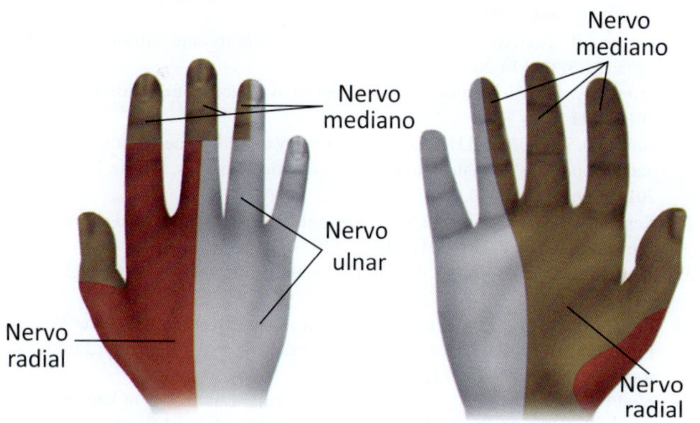

■ **Figura 136.11** Representação das áreas inervadas pelos nervos mediano, radial e ulnar.

O nervo mediano localiza-se no túnel do carpo, abaixo do tendão palmar longo e entre os tendões flexores digital superior e carpal radial. Ele é responsável pela sensibilidade da superfície palmar dos primeiros três dedos e meio e dois terços da superfície palmar. Com a visualização do tendão palmar longo, através da aposição do polegar e do quinto dedo e a flexão do punho, insere-se a agulha na primeira dobra proximal do pulso, medialmente ao tendão palmar longo (Figura 136.12). Quando a agulha entra no túnel do carpo, sente-se leve redução da resistência.[14,53]

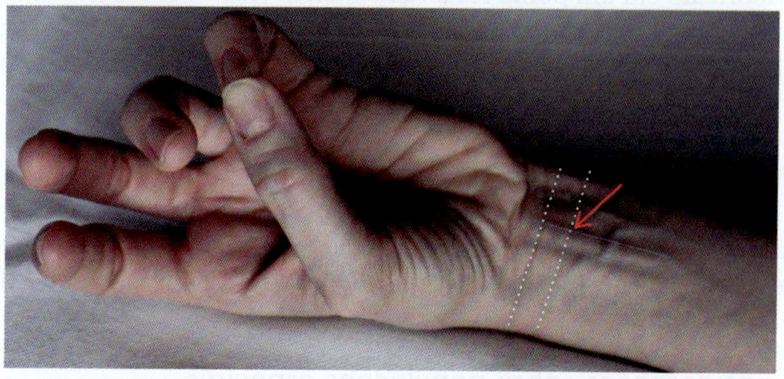

■ **Figura 136.12** Seta sinalizando o ponto de entrada da agulha para o bloqueio do nervo mediano, medialmente ao tendão palmar longo, na intersecção com a primeira prega proximal do punho.

O bloqueio do nervo ulnar anestesia o restante dos dedos e da palma. Ele pode ser abordado no cotovelo, entre o processo do olécrano e o epicôndrio do úmero, inserindo-se a agulha com o braço do paciente flexionado.[2] A anestesia também pode ser realizada com o punho flexionado, inserindo-se a agulha de forma radial ao tendão do músculo flexor ulnar do carpo.[56,57]

O ramo superficial do nervo radial se localiza na borda lateral do osso rádio, na eminência dorsal do processo estiloide.[52,56] Ele inerva a superfície palmar do polegar e seu bloqueio pode ser realizado através da infiltração de 4 a 6 mL de anestésico na região lateral à artéria radial, em direção ao dorso do punho.[56]

Bloqueios de nervos dos pés

A inervação sensitiva do pé é composta de cinco nervos: tibial, peroneal superficial e profundo, sural (derivado do nervo ciático) e safeno, originário do nervo femoral.[51] As áreas correspondentes a cada nervo estão descritas na Tabela 136.7.

Tabela 136.7 Inervação dos pés e respectivas áreas correspondentes.

Nervo	Distribuição da inervação sensitiva
Tibial posterior	Calcanhar e meio da planta do pé
Sural	Quinto dedo e a lateral da planta do pé
Peroneal superficial	Dedos
Peroneal profundo	Entre o primeiro e segundo dedos
Safeno	Dorso do pé

O bloqueio do nervo tibial posterior inicia-se com a palpação da artéria tibial posterior, com o paciente em decúbito dorsal. A agulha é então direcionada posteriormente à artéria, na metade superior do maléolo medial e anterior ao tendão do calcâneo, até o osso.[58] A seguir, é retrocedida e o anestésico é injetado entre o maléolo medial e a borda medial do tendão de Aquiles, conforme Figura 136.13. O nervo sural é bloqueado em um ponto entre o maléolo lateral e o tendão de Aquiles.[14,59,60]

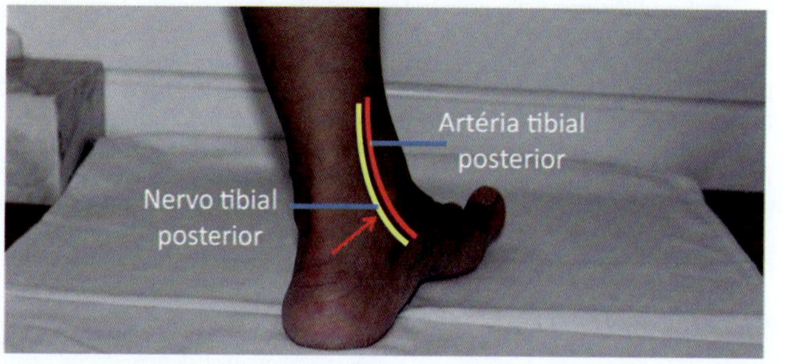

■ **Figura 136.13** Bloqueio do nervo tibial posterior (seta vermelha).

Com o paciente em posição supina, são bloqueados os nervos peroneal superficial, safeno e peroneal profundo. Os dois primeiros são bloqueados pela infiltração de anestésico subcutâneo na superfície dorsal do pé, de um maléolo até o outro. Já o nervo peroneal profundo é abordado em um ponto localizado lateralmente ao tendão extensor longo do hálux. A dorsoflexão do hálux auxilia a visualização do tendão. Mas a anestesia nessa área pode ser adequadamente alcançada por infiltração local, entre o primeiro e segundo dedos.[14]

Bloqueio do nervo peniano

O nervo pudendo origina o nervo dorsal do pênis, que se divide em ramos maior anterior (dorsal) e menor posterior (ventral). O anestésico sem epinefrina é injetado em anel, no plano subcutâneo, ao redor da base do pênis.[14]

Considerações sobre populações especiais

Mulheres na gravidez e lactação

Os hormônios na gestação aumentam a sensibilidade ao anestésico local.[61] O aumento do débito cardíaco e da perfusão podem aumentar a absorção do AL.[62] O uso de bupivacaína e ropivacaína nessa população proporcionam aumento dos riscos de cardiotoxicidade em função do aumento da progesterona. A lidocaína na gestação é categoria B e o uso de epinefrina, categoria C. A lidocaína é compatível com a lactação.[64]

Crianças

O uso dos AL na população pediátrica é seguro, desde que a dose máxima permitida seja respeitada. Nessa população, o risco de toxicidade é aumentado pela influência da superfície corpórea, principalmente nos neonatos, nos quais há maior absorção dos anestésicos. Além disso, ocorre aumento das concentrações livres das drogas anestésicas em função da diminuição da ligação das proteínas plasmáticas.[65]

Idosos

Nos idosos, a má circulação e a disfunção orgânica podem reduzir a depuração do AL no local da cirurgia. Além disso, embora a depuração plasmática e a ligação proteica sejam semelhantes às do adulto jovem, mudanças neuronais podem fazer com que pacientes nessa faixa etária sejam mais sensíveis aos AL. Isso permite que baixas doses do medicamento sejam suficientes para se obter uma ação anestésica semelhante.[66,67]

Outro cuidado a ser tomado nessa população é a interação medicamentosa. Os vasopressores, por exemplo, têm efeitos cardiotônicos e isso pode ser mais significativo quando os pacientes são medicados com drogas que tenham efeitos semelhantes, como: antidepressivos inibidores da oxidase, hormônio tireoidiano, simpatomiméticos, entre outros. Nesses pacientes, o uso do vasoconstritor não é contraindicado, mas deve ser adotado com cautela.

Pacientes com comorbidades

A má circulação ocasionada pela disfunção cardíaca pode diminuir o fluxo sanguíneo para os órgãos que metabolizam os anestésicos, isto é, fígado e rins. Esse quadro possibilita o aumento das concentrações séricas do medicamento, elevando o risco de toxicidade. O uso dos AL nesses pacientes deve ser utilizado com cautela.[4,25]

O mesmo deve ocorrer nos pacientes hepatopatas e nefropatas, já que o fígado e o rim, respectivamente, estão diretamente relacionados com a destruição e excreção dessas drogas.

Referências bibliográficas

1. Upadya M, Upadya GM. Anesthesia for dermatological surgery. Indian J Dermatol Venereol Leprol. 2005 Aug 21;71:145-54.
2. Rushman GB, Davies NJ, Cashman JN, editors. Lee's synopsis of Anesthesia. 12th ed. Butterworth-Heinemann; 1999. p. 585-600.
3. Walsh A, Walsh S. Clin Exp Dermatol. 2011;36:337-343.
4. McLure HA, Rubin AP. Review of local anaesthetic agents. Minerva Anestesiol. 2005;71:59-74.
5. Carvalho JCA. Rev Bras Anestesiologia. 1994 Jan-Fev;79(44):1.
6. Auletta M. Local anesthesia for dermatologic surgery. Semin Dermatol. 1994;13:35-42.
7. Pomerantz RG, Lee DA, Siegel DM. Risk assessment in surgical patients: balancing iatrogenic risks and benefits. Clin Dermatol. 2011;29:669-77.
8. Barash PG, Cullen BF, Stoelting RK. Clinical Anaesthesia. 4 ed. 2001. p.449-69.
9. Auletta M. Local anesthesia for dermatologic surgery. Semin Dermatol 1994;13:35-42.
10. Haeck PC, Swanson JA, Gutowski KA, Basu CB, Wandel AG, Damitz LA et al. Evidence-based patient safety advisory: liposuction. Plast Reconstr Surg 2009;124:28S-44S.
11. Thomson CJ, Lalonde DH, Denkler KA, Feicht AJ. A critical look at the evidence for and against elective epi-nephrine use in the finger. Plast Reconstr Surg 2007;119: 260-5.
12. Krunic AL, Wang LC, Soltani K, Weitzul S, Taylor RS. Digital anesthesia with epinephrine: an old myth revisited. J Am Acad Dermatol. 2004 Nov;51(5):755-9.
13. Stewart JH, Chinn SE, Cole GW, Klein JA. Neutralized lidocaine with epinephrine for local anestesia. J Dermatol Surg Oncol. 1990;16:842-5.
14. Hruza G. Anesthesia. In: Bolognia JL, Schaffer JV, Jorizzo JL, editors. Dermatology. 3rd ed. Philadelphia, PA: Elsevier Saunders; 2012. p.2344-2352.
15. Hancox JG, Venkat AP, Hill A, Graham GF, Williford PM, Coldiron B et al. Why are there differences in the perceived safety of office-based surgery? Dermatol Surg. 2004;30:1377-1379.
16. Lozinski A, Huq NS. Tumescent liposuction. Clin Plast Surg. 2013;40:593-613.
17. Auletta M. Local anesthesia for dermatologic surgery. Semin Dermatol. 1994;13:35-42.
18. Pomerantz RG, Lee DA, Siegel DM. Risk assessment in surgical patients: balancing iatrogenic risks and benefits. Clin Dermatol. 2011;29:669-77.
19. Tampa, FL. Clinical Pharmacology [database online]. Gold Standard, Inc.; 2015. [acesso em July 27, 2015]. Disponível em: http://clinicalpharmacology-ip.com/default.asp.
20. Lee HS. Recent advances in topical anesthesia. J Dent Anesth Pain Med. 2016 Dec;16(4):237-244.
21. Ali QE, Manjunatha L, Amir SH, Jamil S, Quadir A. Efficacy of clonidine as an adjuvant to ropivacaine in supraclavicular brachial plexus block: a prospective study. Indian J Anaesth. 2014 Nov-Dec;58(6):709-713.
22. Wahlgren CF, Quiding H. Depth of cutaneous analgesia after application of a eutectic mixture of the local anesthetics lidocaine and prilocaine (EMLA cream). J Am Acad Dermatol. 2000;42:584-8.
23. Tran AN, Koo JY. Risk of systemic toxicity with topical lidocaine/prilocaine: a review. J Drugs Dermatol. 2014;13:1118-22.
24. Kaweski S. Topical anesthetic creams. Plast Reconstr Surg. 2008;121:2161-5.
25. Park KK, Sharon VR. A Review of Local Anesthetics: Minimizing Risk and Side Effects in Cutaneous Surgery. Dermatol Surg. 2017 Feb;43(2):173-187.
26. Baraka AS, Ayoub CM, Kaddoum RN, Maalouli JM, Chehab IR, Hadi UM. Severe oxyhemoglobin desaturation during induction of anesthesia in a patient with congenital methemoglobinemia. Anesthesiology. 2001;95:1296-1297.
27. Dixit S, Lowe P, Fischer G, Lim A. Ice anaesthesia in procedural dermatology. Australas J Dermatol. 2013;54:273-6.
28. Berde CB. Toxicity of local anesthetics in infants and children. J Pediatr. 1993;122(5Pt2):S14-20.
29. Froes GC. Ottoni FA, Gontijo G. Anestésicos tópicos. Surg Cosmet Dermatol. 2010;2:111-6.
30. Kim WO, Song BM, Kil HK. Efficacy and safety of a lidocaine/tetracaine medicated patch or peel for dermatologic procedures: a meta-analysis. Korean J Anesthesiol. 2012 May;62(5):435-40.
31. Kenichi S, Masaru T, Shigeru S. Local anesthetic toxicity: acute and chronic management. Acute Med Surg. 2017 Apr;4(2):152-160.
32. Rao RB, Ely SF, Hoffman RS. Deaths related to liposuction. N. Engl. J. Med. 1999;340:1471-5.
33. Neal JM, Mulroy MF, Weinberg GL. American Society of Regional Anesthesia and Pain Medicine checklist for managing local anesthetic systemic toxicity: 2012 version. Reg Anesth Pain Med. 2012;37:16-8.
34. Neal JM, Woodward CM, Harrison TK. The American Society of Regional Aneurestesia and Pain Medicine checklist for managing local anesthetic systemic toxicity: 2017 version. Reg Anesth Pain Med. 2018;43:150-153.
35. Gitman M, Fettiplace MR ,Weinberg GL, Neal JM, Barrington MJ. Local Anesthetic Systemic Toxicity: A Narrative Literature Review And Clinical Update on Prevention, Diagnosis, and Management. Plast Reconstr Surg. 2019;144(3):783-79.
36. Becker DE, Reed KL. Local Anesthetics: Review of Pharmacological Considerations. Anesth Prog. 2012;59:90-102.
37. Jolliffe VM, Sinclair RD. Excision biopsy in a patient with suspected local anaesthetic allergy: use of 0.9% saline with benzyl alcohol as local anaesthesia. Clin Exp Dermatol. 2012 Dec;37(8):862-4.

38. Incaudo G, Schatz M, Patterson R, Rosenberg M, Yamamoto F, Hamburger RN. Administration of local anesthetics to patients with a prior adverse reaction. J Allergy Clin Immunol. 1978;61:339-45.
39. Xia Y, Chen E, Tibbits DL, Reilley TE, McSweeney TD. Comparison of effects of lidocaine hydrochloride, buffered lidocaine, diphenhydramine, and normal saline after intradermal injection. J Clin Anesth. 2002;8180:339-43.
40. McNelis KA. Intradermal bacteriostatic 0.9% sodium chloride containing the preservative benzyl alcohol compared with intradermal lidocaine hydrochloride 1% for attenuation of intravenous cannulation pain. J Am Assoc Nurse Anesth. 1998; 66:583-5.
41. Fein JA, Boardman CR, Stevenson S, Selbst SM. Saline with benzyl alcohol as intradermal anesthesia for intravenous line placement in children. Pediatr Emerg Care. 1998 Apr;14(2):119-22.
42. Dixit S, Lowe P, Fischer G, Lim A. Ice anaesthesia in procedural dermatology. Australas J Dermatol. 2013;54:273-6.
43. Sharma P, Czyz CN, Wulc AE. Investigating the efficacy of vibration anesthesia to reduce pain from cosmetic botulinum toxin injections. Aesthet Surg J 2011;31:966-71.
44. Auletta M. Local anesthesia for dermatologic surgery. Semin Dermatol. 1994;13:35-42.
45. Kaplan B, Moy RL. Comparison of room temperature and warmed local anesthetic solution for tumescent liposuction. A randomized double-blind study. Dermatol Surg. 1996;22:707-709.
46. Klein J. Tumescent technique. Am J Cosm Surg. 1987;4:263-7.
47. Kouba DJ, LoPiccolo MC, Alam M, Bordeaux JS, Cohen B, Jellinek N et al. Guidelines for the use of local anesthesia in office-based dermatologic surgery.
48. Hawkins JM, Moore PA. Local anesthesia: advances in agents and techniques. Dent Clin N Am. 2002;46:719-732.
48. Denkler K. A comprehensive review of epinephrine in the finger: to do or not to do. Plast Reconstr Surg. 2001;108:114-124.
50. Grekin RC, Auletta MJ. Local anesthesia in dermatologic surgery. J Am Acad Dermatol. 1998;19:599-614.
51. Randle HW, Salassa JR, Roenigk RK. Local anesthesia for cutaneous lesions of the head and neck. Practical applications of peripheral nerve blocks. J Dermatol Surg Oncol. 1992;18:231-235.
52. Eaton JS, Grekin RC. Regional anesthesia of the face. Dermatol Surg. 2001;27: 1006-1009.
53. Klein J. Tumescent technique. Am J Cosm Surg. 1987;4:263-267.
54. Wilhelmi BJ, Blackwell SJ, Miller JH, Mancoll JS, Dardano T, Tran A et al. Do not use epinephrine in digital blocks: myth or truth? Plast Reconstr Surg. 2001;107:393.
55. Dinehart SM. Topical, local, and regional anesthesia. In: Wheeland R. Cutaneous surgery. Philadelphia: WB Saunders; 1994. p.105-110.
56. Almeida ART, Kadung BV, Oliveira EMM. Improving botulinum toxin therapy for palmar hyperhidrosis: wrist bock and technical considerations. Dermatol Surg. 2001;27:34-36.
57. Earle AS, Blanchard JM. Regional anesthesia in the upper extremity. Clin Plast Surg. 1985;12:97-114.
58. Cohen SJ, Roenigk RK. Nerve blocks for cutaneous surgery of the foot. J Dermatol Surg Oncol. 1992;17:527-534.
59. Richardson EG. In: Canale ST, Beaty JH, org. Campbell's Operative Orthopaedics. 11th ed. Mosby Elsevier; 2008. p.4464-4470.
60. Myerson MS. In: Myerson MS, Leonard ME, org. Foot and Ankle Disorders. WB Saunders Company; 2000. p.10-13.
61. Rosenberg PH, Veering BT, Urmey WF. Maximum recommended doses of local anesthetics: a multifactorial concept. Reg Anesth Pain Med. 2004;29:564-75.
62. Moller RA, Covino BG. Effect of progesterone on the cardiac electrophysiologic alterations produced by ropivacaine and bupivacaine. Anesthesiology 1992;77:735-41.
63. Butler DC, Heller MM, Murase JE. Safety of dermatologic medications in pregnancy and lactation. J Am Acad Dermatol. 2014;70:417.e1-417.e10.
64. Ward RM, Bates BA, Benitz WE et al. Transfer of drugs and other chemicals into human milk. Pediatrics. 2001;108:776-789.
65. Berde CB. Toxicity of local anesthetics in infants and children. J Pediatr 1993;122(5Pt2):S14-20.
66. Veering BT, Burm AG, Gladines MP, Spierdijk J. Age does not influence the serum protein binding of bupivacaine. Br J Clin Pharmacol. 1991;32:501-3.
67. Kurokawa K, Mimori Y, Tanaka E, Kohriyama T, Nakamura S. Age-related change in peripheral nerve conduction: compound muscle action potential duration and dispersion. Gerontology 1999;45:168-73.

Eliandre Costa Palermo • Ana Claudia Esposito Lemos • Osório Alves Correa de Castro Lara

Complicações em Cirurgia Dermatológica

PREVENÇÃO DE COMPLICAÇÕES

Muitas complicações cirúrgicas podem ser prevenidas se o dermatologista realizar um bom planejamento cirúrgico com uma completa avaliação pré-operatória, boa técnica intraoperatória e seguimento do pós-operatório, incluindo curativos, avaliações pós-cirúrgicas recentes e cuidados da ferida operatória.

Avaliação pré-operatória

Os pacientes mais propensos a terem complicações são aqueles que têm comorbidades ou já tiveram problemas em procedimentos anteriores. Uma avaliação pré-operatória detalhada permitirá, muitas vezes, identificar ou condições físicas ou psicológicas de risco, o que poderá prevenir complicações e aperfeiçoar os resultados cirúrgicos. Uma história médica e cirúrgica precisa e minuciosa permite ao médico identificar pacientes de risco para complicações intraoperatórias e/ou pós-operatória. É fundamental avaliar as condições preexistentes, como hipertensão arterial, diabete, alterações renais ou hepáticas, uso de medicamentos, assim como presença de marca-passo ou próteses; histórico cirúrgico acerca de sangramentos (tanto pessoal como familiar) e história pessoal de queloides ou má cicatrização.[1]

Muitos pacientes esquecem ou omitem dados durante a consulta. Por vezes, não consideram importante mencionar o uso de medicamentos fitoterápicos, vitaminas ou suplementos alimentares. Uma boa estratégia é aplicar um formulário a ser preenchido pelo paciente, que pode ser levado para casa, revisado por parentes e reavaliado pelo médico. Este documento complementa a anamnese e deve constar de histórico pessoal em relação a outros sistemas, alergias, gestação, medicamentos em uso, cicatrização, tabagismo, etilismo e uso de drogas.[2]

Também devem ser listados os nomes e números de telefone de especialistas que fazem seguimento do paciente (e talvez precisem ser contatados), assim como contato de parentes ou responsáveis, em caso de emergência.

Perfil psicológico e mental

Um perfil psicológico informal é facilmente traçado na consulta. Pistas verbais e não verbais podem indicar sinais de depressão ou outros transtornos do humor. Pobre contato visual ou respostas monossilábicas podem indicar transtornos de ansiedade, enquanto pacientes com demência precoce tendem à confabulação e fazer repetição das mesmas perguntas, indicando perda de memória de curto prazo.[2]

Avaliar sobre o real entendimento do procedimento, dos riscos envolvidos e, principalmente, das expectativas do paciente em relação ao procedimento são essenciais para todos os pacientes, mas especialmente nos pacientes idosos, cujas habilidades cognitivas podem interferir com a capacidade do paciente em participar ativamente nos seus cuidados pós-operatórios, assim como na validade da assinatura do termo de consentimento informado.

Exames complementares

A solicitação de exames pré-operatórios é importante para garantir que a condição pré-operatória é satisfatória, principalmente quando se suspeita, durante a avaliação clínica, de uma doença. Eles não servem para *screening* de doenças não suspeitadas e devem ser realizados de acordo com a classificação do estado físico, as comorbidades e o tipo de cirurgia a ser feita (Tabela 137.1).

Os pacientes assintomáticos sem distúrbios fisiológicos, bioquímicos ou psiquiátricos (ASA I com idade até 40 anos) que serão submetidos à cirurgia dermatológica de pequeno porte, em geral não se beneficiam com a realização de exames laboratoriais.[3,4]

Estudos sugerem que 60% a 70% dos testes pré-operatórios são desnecessários, se uma boa história e exame físico forem feitos. Os exames de sangue são importantes nas cirurgias dermatológicas em casos de suspeita de sangramentos pregressos, em pacientes com doenças associadas, discrasias sanguíneas, doenças hepáticas ou renais, idade avançada em cirurgias de porte médio que podem aumentar o risco de sangramentos (como retalhos ou grandes descolamentos) (Tabela 137.2).

Na prática diária, além de uma contagem de plaquetas simples, presente no hemograma, que identifica problemas quantitativos, devem ser solicitados ainda o tempo de protrombina, que avalia anormalidades na via extrínseca do processo de coagulação, e o tempo de tromboplastina parcial ativada, para detectar anormalidades na via intrínseca da coagulação.[1,5]

Tabela 137.1 Classificação de risco cirúrgico da American Society of Anesthesiologists (ASA).

Classe I – Indivíduos sem comorbidade
Classe II – Pacientes com doença sistêmica moderada
Classe III – Pacientes com doença sistêmica grave não incapacitante
Classe IV – Pacientes com doença sistêmica com risco de morte
Classe V – Pacientes com expectativa de vida de 24 horas ou menos

Exames complementares em cirurgia dermatológica

Tabela 137.2 Exames de indicação adicional se necessário conforme anamnese e ASA.
Hemograma
Plaquetas/TAP/TTPA
Glicemia
Eletrólitos (sódio, potássio, ureia e creatinina)
Raios X tórax
ECG

A seleção de outros exames laboratoriais pré-operatórios ou exames por imagens - deve ser feita como medida complementar à suspeita clínica. A solicitação indiscriminada é desnecessária e implica, além de custos adicionais, a possibilidade de resultados falso-positivos.[3]

Avaliação cardiológica

A avaliação cardiológica pode ser necessária, já que muitos pacientes candidatos a cirurgias dermatológicas são idosos e apresentam comorbidades, como HAS, diabete e usam diversos medicamentos, como vasodilatadores e anticoagulantes. Apesar de muitos artigos alertarem para os riscos de sangramentos com o uso de ácido acetilsalicílico (AAS) e anticoagulantes, as cirurgias dermatológicas são em geral de pequeno porte; portanto, deve-se avaliar o real risco de sangramento em comparação a um risco maior (como complicação cardíaca ou tromboembolismo) em caso da suspensão do medicamento.[6] Outra preocupação é a presença de marca-passo; os mais modernos têm um risco baixo de interferências com eletrocautério, mas seu uso deve ser evitado e deve-se dar preferência as pinças de coagulação com bipolares, além de sempre pedir a avaliação do cardiologista responsável.[2]

Medicamentos

Além dos agentes antiplaquetários e anticoagulantes, alguns medicamentos têm o potencial de contribuir para o sangramento intraoperatório ou pós-operatório como: agentes anti-inflamatórios não-hormonais, corticosteroides, nicotina, agentes antineoplásicos, imunossupressores, colchicina, penicilamina, isotretinoína, fenitoína e certos antibióticos. Muitos suplementos dietéticos, como cápsulas de alho, remédios a base de plantas, vitaminas e suplementos também afetam a coagulação e devem ser de conhecimento do dermatologista.[2,5]

Os glicocorticosteroides inibem a proliferação de fibroblastos, reduzem a vascularização, síntese de proteínas e colágeno, interferindo na epitelização. Os agentes quimioterapêuticos, além de causar neutropenia e predispor à infecção, também inibem a síntese de DNA e RNA, afetando a divisão celular e a síntese proteica, principalmente durante a fase proliferativa da cicatrização. Imunossupressores, como a azatioprina e a ciclosporina, prejudicam a resposta das células responsáveis pela fase inflamatória da cicatrização, causando alteração na reparação tecidual.[5] Em casos isolados, demonstrou-se que a isotretinoína causa cicatrização anormal e excesso de tecido de granulação e, portanto, recomenda-se que intervenção seja adiada, se possível, por 12 meses após a conclusão do tratamento. Entre os fitoterápicos que devem ser suspensos temos: Ginkgo biloba, que pode aumentar sangramento intra e perioperatório, pois afeta o fator ativador de plaquetas; o ginseng, cápsulas de alho (*Allium sativum*) e óleo de peixe que agem na agregação plaquetária. A vitamina E e Kava-kava afetam a agregação plaquetária.[7]

Sangramento e anticoagulação

A grande maioria das cirurgias dermatológicas é considerada de baixo risco para sangramentos. O sangramento é Controlar a perda sanguínea no intra e pós-operatório é essencial pois, quando excessiva, ocasiona, equimose, hematoma, infecção, elevando ainda o risco de necrose, deiscência, perda de enxertos e cicatriz inestética.[8] Existem múltiplos fatores que podem estar relacionados ao sangramento durante ou após um procedimento cirúrgico, porém os mais comuns são: hemostasia inadequada no intraoperatório, coagulopatia induzida por medicamentos ou condições associadas, como hipertensão não controlada, tabagismo, etilismo e discrasias sanguíneas.[9] Uma boa avaliação pré-operatória e exame físico são em geral suficientes para identificar pacientes de risco.[10,11] Cerca de 25% a 40% dos pacientes submetidos a cirurgia dermatológica oncológica fazem uso de medicamentos que aumentam o sangramento, como AAS, varfarina, clopidogrel ou de novos anticoagulantes orais (NOACs), como dabigatrana, apixabana e rivaroxabana. Vários estudos com foco na cirurgia cutânea não conseguem demonstrar uma diferença significativa nas complicações hemorrágicas pós-operatórias em pacientes que continuam com medicamentos anticoagulantes em comparação com aqueles que os descontinuam no período pré-operatório. Muitos autores questionam interromper a anticoagulação em cirurgia dermatológicas de pequeno porte, especialmente em pacientes com alto risco para acidente vascular cerebral, TVP (trombose venosa profunda) e infarto do miocárdio. Nestes casos uma hemostasia cuidadosa deve ser realizada durante a cirurgia; se houver necessidade de suspender a medicação em pacientes de alto risco, isso deve ser discutido diretamente com o cardiologista ou médico assistente do paciente.[12,13]

Apesar das diretrizes atuais recomendarem a manutenção da anticoagulação nas cirurgia cutânea, com base em estudos que evidenciaram que o risco de complicações hemorrágicas, deiscências ou infecção não foi aumentado em pacientes que tomaram anticoagulantes em comparação com controles, alguns trabalhos mostram que os pacientes submetidos a cirurgia de Mohs tratados com novos anticoagulantes orais, apresentaram um risco estatisticamente maior de desenvolver complicações hemorrágicas pós-operatórias em comparação com pacientes tratados com anticoagulantes orais tradicionais.[14,15] Portanto, a suspensão de anticoagulantes no período pré-operatório é ainda assunto bastante controverso na literatura.

O risco de sangramento cirúrgico *versus* o risco da suspensão determinará se a terapia anticoagulante precisa ser interrompida e qual o momento da retomada pós-operatória.[16]

Atualmente novos estudos sugerem que sejam feitas estratificações de risco da cirurgia, avaliando:

- Risco de tromboembolismo e sangramento relacionados ao paciente e ao procedimento.
- Consequências clínicas de um evento trombótico ou hemorrágico.
- Tempo de suspensão e de reintrodução da anticoagulação com base nas propriedades farmacocinéticas de cada agente.

Para o risco de sangramento relacionado ao procedimento, é útil estratificar os pacientes em um esquema de três níveis de risco de sangramento – alto, baixo e mínimo, como mostrado na Tabela 137.3. Procedimentos dermatológicos podem ser classificados de baixo risco quando apresentam boas condições de hemostasia local, como remoção de pequenos carcinomas basocelulares e escamosos, nevos, cistos e cirurgias de unhas; já os de maiores risco são os que necessitam de manipulação de áreas maiores, como na excisão de tumores, dermoabrasão, enxertos e retalhos, quando a intervenção não for feita sobre visão direta, como nos casos de lipoaspiração ou curetagem de glândulas sudoríparas, região da cabeça e pescoço (couro cabeludo, nariz, lábios e periorbital) e intervenções envolvendo múltiplas camadas, como as que incluem fáscia, músculo, periósteo, cartilagem e osso.[17]

Com relação aos procedimentos dermatológicos, o risco de tromboembolismo (TE) é baixo. Ele aumenta de acordo com o tempo cirurgia e imobilidade do paciente, assim como seus antecedentes de TE.

Uma vez estratificados os pacientes de risco para TE e risco de sangramento cirúrgico, os que se enquadrarem em baixo risco de sangramento cirúrgico, independente da estratificação do TE, não necessitam interromper a terapia antiagregante.[17]

Tabela 137.3 Estratificação de risco de sangramento por tipo de procedimento.

Procedimentos de alto risco	Procedimentos de baixo risco	Procedimentos mínimos de risco de sangramento
Ressecção intestinal	Broncoscopia ± biópsia	Extrações dentárias
Cirurgia urológica ou gastrointestinal	Reparo da hérnia abdominal	Procedimentos dermatológicos menores (exérese de nevos, biópsia, cauterizações e *shaving*)
Cirurgia plástica reconstrutiva	Artroscopia	Excisão de pequenas lesões de câncer de pele
Cirurgia cardíaca, intracraniana ou espinhal	Angiografia coronária	Procedimentos de catarata

Fonte: Adaptada de Periprocedural management of patients receiving a vitamin K antagonist or a direct oral anticoagulant requiring an elective procedure or surgery. J Thromb Haemost 2016; 14: 875-85.

Em casos de grande descolamento de retalhos, quando se opta por interrupção do medicamento, deve-se suspender o AAS entre 7 e 10 dias antes da cirurgia para permitir a eliminação completa do efeito antiplaquetário e retorno já nas primeiras 24 horas, tendo efeito imediato. No caso de uso do Clopidogrel e Ticagrelor, suspender 5 dias antes; e Prasugrel 7 dias antes e reiniciar nas primeiras 24 horas, sendo que nessa classe dos inibidores do ADP, o efeito não é imediato como o AAS, sendo necessário 7 a 10 dias para ter efeito de antiagregação.[17,18] É muito importante avaliar o risco de trombose antes de suspender os medicamentos e imperativo solicitar aval do médico clínico que acompanha o paciente.

No caso de uso da varfarina em paciente de alto risco de sangramento, se a estratégia proposta for interrupção, esta será feita 5 dias antes do procedimento, sem necessidade de ponte com heparina, e reiniciada nas primeiras 24 horas do pós-cirúrgico. Nos casos com risco intermediário a alto de TE, a necessidade de ponte com heparina deve ser reservada em casos selecionados de pacientes com valva cardíaca mecânica, tromboembolismo e fibrilação atrial. Recentemente, há evidências emergentes de grandes metanálises e estudos observacionais que revelaram que a ponte de heparina pode não proporcionar benefícios terapêuticos no TE e aumentar o risco de sangramento periprocedimentos. Já os novos anticoagulantes orais de ação direta, como Dabigatrana, Rivaroxabana, Apixabana e Edoxabano, devem ser suspensos 24 a 48 horas antes e reiniciados após a cirurgia de acordo com a função renal e propriedades farmacocinéticas de cada droga.[17,18]

Tabaco e álcool

Tabagismo e consumo de álcool têm o potencial de afetar adversamente os resultados cirúrgicos, mesmo em consumos ditos moderados. O uso de tabaco e álcool pode contribuir para uma série de complicações, como hipóxia de tecidos, deiscência, necroses, sangramentos, infecção de ferida, entre outros.

Sangramento intraoperatório excessivo pode ser um efeito do consumo agudo de álcool (como um efeito direto sobre as plaquetas) ou um efeito crônico causado por alterações hepáticas e disfunção de coagulação associada. Além disso, nestes pacientes, o risco anestésico é maior, pois doses elevadas de sedativos podem ser necessárias para se atingir a sedação consciente. Pacientes com indicação cirúrgica puramente estética ou eletiva, devem ser aconselhados a evitar ou suspender álcool e tabagismo. O tempo de cessação do tabagismo necessário para redução de complicações de cicatrização é de no mínimo 4 semanas.[19,20]

COMPLICAÇÕES PRECOCES

Sangramento intraoperatório

A hemostasia intraoperatória inadequada é uma causa comum de sangramento persistente e hematoma. Uma abordagem minuciosa e meticulosa em relação à hemostasia pode prevenir complicações hemorrágicas.[8] Sangramentos que ocorrem durante um *shaving* ou biópsia são facilmente controlados através do uso de pressão mecânica, eletrocauterização ou com uso agentes hemostáticos tópicos, como nitrato de prata, cloreto de alumínio 35% a 50% e subsulfato férrico (solução de Monsel). Em exéreses, examinar a borda da lesão com ajuda de ganchos, para visualização de vasos pequenos, os quais podem ser ligados ou eletrocoagulados. Cuidado com o dano excessivo causado pela eletrocoagulação, pois tecido desvitalizado pode aumentar o risco de deiscência e infecção. Artérias e veias maiores podem ter a visibilidade facilitada através da compressão periférica da ferida, devendo ser clampeados. Na prática cirúrgica dizemos: "vasos que possuem nomes, na anatomia, devem ser ligados". Finalmente, após uma criteriosa hemostasia, inicia-se o fechamento, se necessário por planos, para evitar formação de espaço morto, o que aumenta o risco de formação de hematoma. Se o local da cirurgia teve grande descolamento de tecidos ou sangramento excessivo, pode ser mais prudente deixar a ferida parcialmente aberta ou considerar a colocação de um dreno de Penrose para permitir a drenagem desse exsudato (Figura 137.1). Os drenos devem ser removidos em 24 a 48 horas, a fim de reduzir o risco de infecção.[8,21]

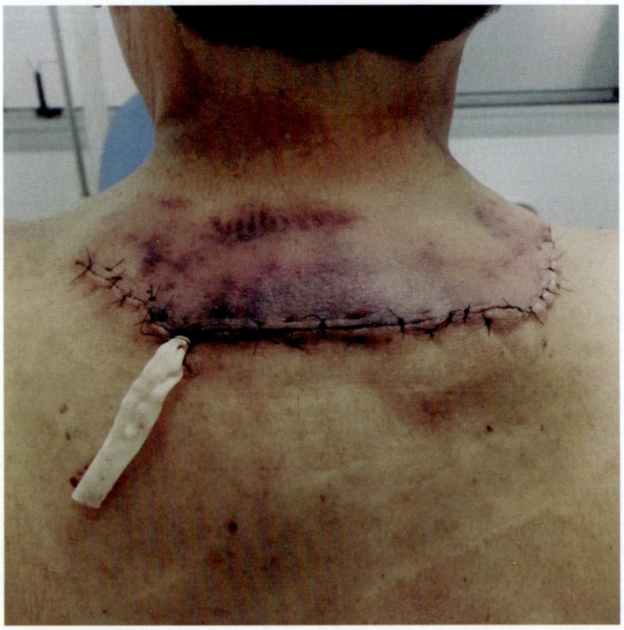

Figura 137.1 Grande descolamento de tecido. Uso do dreno de Penrose.

Sangramento no pós-operatório

O sangramento pós-operatório, apesar de raro, ocorrerá em um pequeno número de casos. Orientações importantes no pós-operatório são: limitação das atividades físicas e evitar o uso de certos medicamentos, álcool ou tabagismo.[8,21]

O sangramento pode ser uma continuação de um lento fluxo que estava presente no final do procedimento, ou precipitado por um novo sangramento. A maioria dos casos de sangramento ocorre nas primeiras 24 horas e principalmente nas primeiras 6 horas, em que coágulos ainda frágeis podem ser desalojados pelos movimentos bruscos ou elevações da pressão arterial. Além disso, a perda do efeito vasoconstritor da solução anestésica pode produzir pequenos sangramentos locais.[8,21]

Uma medida adicional para tentar minimizar esse risco de sangramento é a colocação de um curativo compressivo, que em geral deve permanecer pelas primeiras 24 horas do pós-operatório e de compressas frias associadas à pressão local podem ser indicadas no pós-operatório por mais 20 a 30 minutos.

Se houver sangramento ativo e contínuo, o paciente deve ser orientado a aplicar uma pressão firme no local cirúrgico e, se necessário, retornar ao cirurgião que avaliará a necessidade de reintervir. Em presença de sangramento intenso o local será novamente infiltrado com anestesia local com vasoconstritor, o vaso deve ser isolado e preferencialmente clampeado e ligado, conforme o mais apropriado. A ferida pode então ser ressuturada.[8,21]

Equimose

São causadas por pequenos sangramentos no interior do espaço intersticial. Geralmente se desenvolvem após procedimentos cirúrgicos realizados, especialmente em áreas de tecido frouxo e distensível, ou seja, região periorbital, no tórax ou antebraços em indivíduos idosos e pode estender-se amplamente, migrando para áreas em que não houve manipulação prévia, somente pela ação da gravidade. A região periorbitária é frequentemente afetada durante procedimentos realizados no nariz, fronte e glabela.[5]

Apresenta-se inicialmente com cor vermelho azulada pelo extravasamento da hemoglobina reduzida; conforme o tempo passa, os constituintes sanguíneos vão sendo absorvidos e transformados em outros compostos (biliverdina e posteriormente bilirrubina), passando da cor arroxeada para azulada, esverdeada e amarelada, Figura 137.2, com resolução em aproximadamente 21 dias.[22]

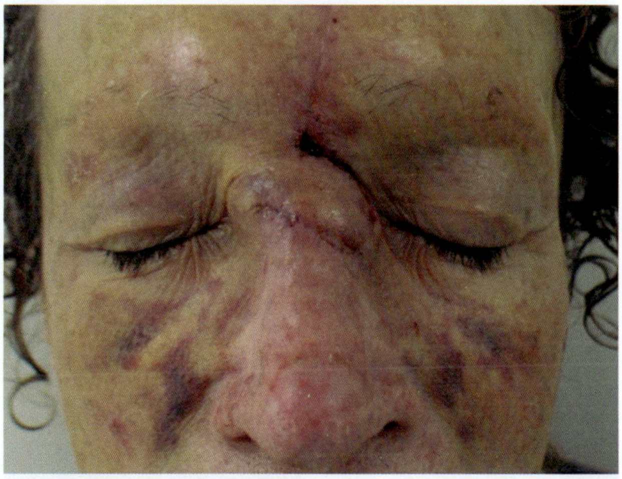

Figura 137.2 Equimose em regressão, áreas arroxeadas e amareladas.

Sua presença pode ser preocupante para o paciente que não foi orientado sobre essa possiblidade, especialmente na área periorbital, mas é importante enfatizar que terá resolução espontânea e geralmente sem sequelas. Para reduzir a formação de equimose, orienta-se o paciente a fazer compressas geladas em casa, várias vezes ao dia, nas primeiras 24 horas.[10]

Hematoma

É definido como acúmulo de sangue, geralmente coagulado, em uma cavidade criada durante a intervenção, em função de uma ruptura na parede de um vaso sanguíneo, podendo ser acompanhado de sangramento através da margem da ferida.[8]

Um hematoma pode ser dividido em quatro fases de evolução, sendo que cada uma tem um tipo de abordagem: formação inicial (fase I), gelatinoso (fase II), organizado (fase III) e liquefeito (fase IV). Na fase I e II, nas primeiras 48 horas, os hematomas estão sendo formados por sangramento ativo e evolução para uma forma gelatinosa, preenchendo espaços mortos formados por inadequado fechamento das camadas da pele e subcutâneo. Já na fase III, entre 2 e 5 dias, eles se tornam organizados, ou seja, espesso, fibroso e aderido ao tecido circundante e não podem ser mais facilmente expressados; no entanto, na fase IV após 7 a 14 dias, a fibrinólise leva a liquefação do hematoma (Figuras 137.3 e 137.4).

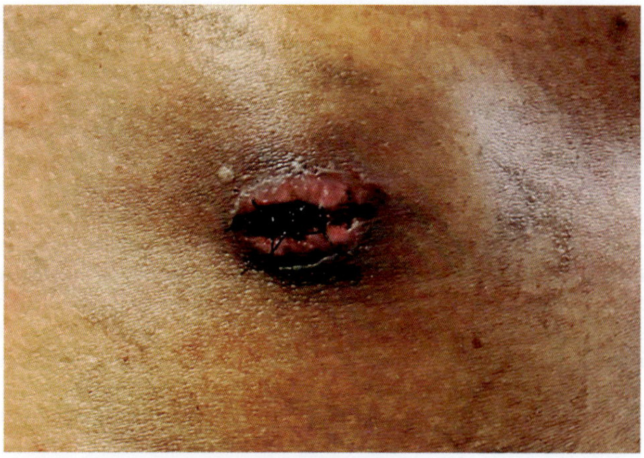

Figura 137.3 Hematoma e deiscência.

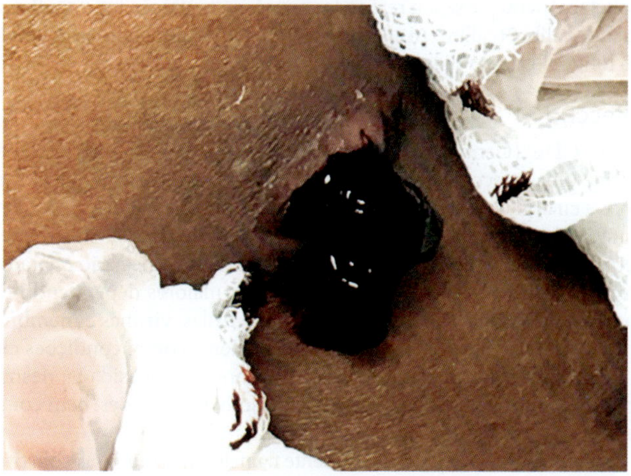

Figura 137.4 Drenagem do hematoma.

Após 14 dias, a maioria dos hematomas são reabsorvidos. Ocasionalmente, os hematomas não se liquefazem e, em vez disso, formam tumores organizados e calcificados ou cicatrizes hipertróficas que podem persistir indefinidamente sem intervenção.[8]

Existem dois tipos de hematomas: os pequenos e indolentes (< 2 cm) e os grandes e expansivos. Hematomas pequenos formam insidiosamente, apresentam muitas vezes apenas sensação de pressão local e geralmente são visíveis entre 1 e 3 dias do pós-operatório, quando o edema diminui. Um hematoma pequeno e estável pode ser acompanhado, sem a necessidade de ser abordado. A própria evolução do hematoma, se encarregará de sua resolução. Compressas quentes, aplicadas em intervalos de 30 a 60 minutos, diversas vezes ao dia, podem aumentar a velocidade de reabsorção. Nos casos em que há necessidade de abordagem na fase I e II, sua remoção pode ser feita abrindo um ou mais pontos de sutura, seguida de aplicação de pressão na ferida para que haja drenagem de pequena quantidade de sangue e extração do coágulo gelatinoso.[8,23]

Em contraste, grandes hematomas expansivos se desenvolvem rapidamente, tipicamente dentro das primeiras 24 horas do pós-operatório. Os sintomas incluem dor súbita e a aparência rápida de uma cor azul avermelhada ao redor da ferida. Os hematomas expansivos constituem uma emergência cirúrgica aguda pelo possível efeito de massa em estruturas vitais subjacentes, além de aumentar a tensão na borda da ferida, podendo levar à isquemia, deiscência e necrose tecidual, devendo ser abordado pelo cirurgião dermatológico. Inicialmente pode-se tentar extrair o hematoma, abrindo a ferida parcialmente e aplicando força na tentativa de extrair o coágulo, muitas vezes são extraídos apenas fragmentos pequenos do hematoma sendo necessário anestesia local e introdução de uma tesoura ou pinça hemostática no orifício, abrindo um trajeto até o espaço morto da ferida, para remoção de toda a bolsa de coágulo remanescente. Caso não seja possível sua extração, a ferida é aberta por completo, irrigada com solução salina e cuidadosamente inspecionado em busca de focos de sangramento. É aconselhável monitorar a ferida por 10 a 15 minutos para garantir que o sangramento tenha parado, caso ainda haja sangramento, este deve ser coagulado ou ligado. Se houver alguma dificuldade em obter um campo seco, deve ser colocado um dreno e iniciar seu fechamento por planos, para evitar espaço morto.

Finalmente, é prática geral da maioria dos cirurgiões introduzir antibióticos após esse evento para prevenir uma infecção secundária da ferida. Já os hematomas não expansivos, se abordado na fase III tornam-se organizados e aderidos ao tecido circundante. Há necessidade de anestesia local, sendo realizada uma incisão na área sobre o hematoma e retirando a maior parte do coágulo organizado. A fonte original do sangramento muitas vezes já estabilizou, mas novo sangramento pode iniciar após a manipulação do material aderente. A ferida é deixada cicatrizar por segunda intenção e novamente é comum a introdução de antibióticos. Alternativamente, pode-se aguardar até que o coágulo se liquefaça, para que sejam realizadas punções e aspiração uma agulha de grande calibre (calibre 16 a 18) sem abrir a ferida, podendo ser repetido ao longo de vários dias.[8,9]

Infecção

O CDC (Centro de Controle de Doenças dos Estados Unidos) define uma infecção do sítio cirúrgico como uma infecção que ocorre após a cirurgia na parte do corpo onde ocorreu a cirurgia. As infecções de sítio cirúrgico (ISC) que acometem pele e tecido celular subcutâneo representam um evento raro em cirurgia dermatológica; são relatadas taxas inferiores a 1% a 2%, mas podem ser maiores dependendo do local operado (mucosa oral, nasal, orelhas, axilas, virilhas e membros inferiores) e de fatores relacionados ao paciente como: condições clínicas; idade avançada; sexo; situação de moradia; obesidade; desnutrição; imunossupressão; tabagismo; etilismo; medicações; bem como as doenças associadas.[23-25]

A microbiota do paciente presente na pele e nas mucosas constitui uma fonte importante de patógenos, que podem contaminar o sítio manipulado (Tabelas 137.4 e 137.5).

Tabela 137.4 Flora da pele.

- Estafilococos coagulase negativa
- *Streptococcus*
- *S. aureus*
- *Corynebacterium*
- *Propionebacterium*

Fonte: Manual de prevenção de infecção de sítio cirúrgico HIAE 2016.

Tabela 137.5 Flora da cavidade oral.

- *Streptococcus viridans*
- *Peptococcus*
- *Peptostreptococcus*
- *Eikenella*
- *Haemophilus*

Fonte: Manual de prevenção de infecção de sítio cirúrgico HIAE 2016.

As fontes exógenas de micro-organismos também são importantes e podem estar relacionadas à equipe cirúrgica (p. ex., sujidade nas vestimentas, quebras na técnica asséptica, degermação cirúrgica ou higiene das mãos inadequadas, excesso de pessoas na sala), ao ambiente (ventilação e espaço físico), a equipamentos, a instrumentais e a outros materiais que tenham contato ou estejam próximos ao campo cirúrgico.[26]

O risco de desenvolvimento de ISC varia de acordo com o potencial de contaminação da ferida cirúrgica. A profilaxia antibiótica para cirurgias dermatológicas segundo o Centers for Disease Control and Prevention (CDC) é indicada de acordo com o potencial de contaminação da ferida cirúrgica.

Em 1964 foi elaborada pela National Academy of Sciences uma classificação para as feridas cirúrgicas considerando seu potencial de contaminação, e as dividiu em:

- Limpa.
- Potencialmente contaminada.
- Contaminada.
- Infectada.

Este esquema de classificação foi elaborado como um guia para a administração de antibióticos profiláticos. Em geral, a cirurgia dermatológica é considerada limpa e não requer antibióticos profiláticos.[27]

Os Gram-positivos presentes na pele (p. ex., *Staphylococcus* coagulase negativa e *Staphylococcus aureus*) são os agentes mais comuns nas ISC de cirurgias limpas, enquanto as bactérias Gram-negativas e anaeróbias estão presentes em ISC após procedimentos contaminados ou potencialmente contaminados.[28]

Infecções geralmente se apresentam dentro de 3 a 5 dias do procedimento. A dor é o indicador mais sensível; outros achados clínicos, como eritema, endurecimento e flutuação, ajudam a distinguir uma infecção da inflamação que caracteriza a fase inicial da cicatrização. Em infecções graves, pode ocorrer uma secreção purulenta da ferida[10] (Figuras 137.5 e 137.6).

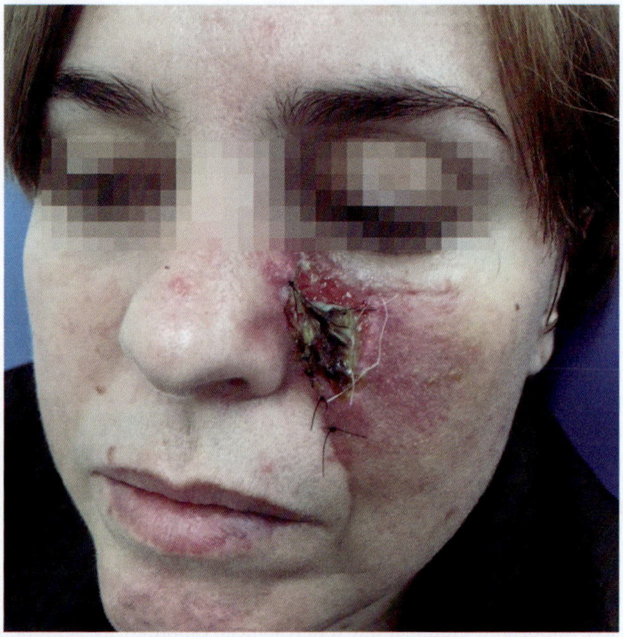

Figura 137.5 Perda do retalho com infecção.

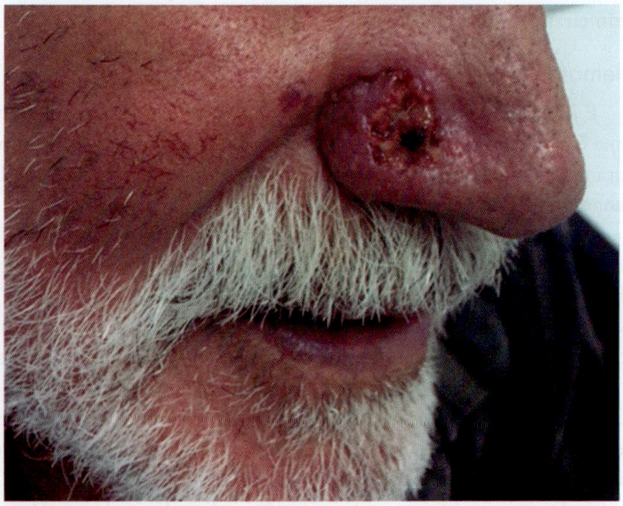

Figura 137.6 Necrose e infeção.

Embora raramente esteja associada à alta morbidade, infecções pós-operatórias podem causar desconforto e interferir na cicatrização normal das feridas. Em pacientes com alto risco (imunossuprimidos, pacientes com risco de endocardite infecciosa ou uso de próteses articulares), a infecção pode estar associada a maiores morbidades e raramente, à mortalidade.

A preparação da pele antes da operação desempenha um papel importante na prevenção da infecção da ferida. A prevenção envolve cuidados desde o pré-operatório até o pós-operatório, incluindo antissepsia da pele, remoção adequada dos pelos, uso de luvas e uso de antibióticos. Os antissépticos mais comuns são as soluções à base de iodo como o polivinilpirrolidona (PVPI – já pouco utilizado na atualidade), clorexidina e álcool etílico, sendo que, entre eles, a clorexidina parece ser o mais eficaz.

A realização de tricotomia (se necessária) deve ser realizada imediatamente antes do ato cirúrgico com tricotomizador. Não usar lâminas de barbear ou lâminas de bisturi.[29]

O uso de luvas estéreis em procedimentos dermatológicos ambulatoriais demonstrou não ter diferença sobre a incidência das infecções. Em uma revisão sistemática de 2016 e metanálise de oito ensaios randomizados e cinco estudos observacionais, incluindo mais de 11 mil pacientes submetidos a pequenas cirurgias ambulatoriais, as taxas de infecção nos grupos com luvas não estéreis e estéreis foram semelhantes (2,1% e 2% respectivamente).[30]

Outro aspecto importante na prevenção de infecção é boa técnica cirúrgica. A manipulação excessiva das bordas da ferida e a colocação da sutura que prejudica o fluxo sanguíneo capilar dérmico levam à isquemia, aumentando o risco de infecção. O espaço morto na ferida e a hemostasia ineficaz predispõem ao desenvolvimento de hematoma e seroma, que proporcionam um meio de crescimento ideal para bactérias e causam tensão nas bordas da ferida. Uma ferida bem aproximada com boa hemostasia e pouco tecido desvitalizado minimiza os riscos de infecção. Eletrocoagulação excessiva resulta em tecido necrótico local e também deve ser evitada.[31]

Antibioticoprofilaxia

Na maioria dos procedimentos de cirurgia dermatológica, a profilaxia não é necessária porque a incidência geral de infecção é baixa e são consideradas cirurgia limpas. Entretanto, fatores específicos, como o tipo e localização do procedimento, tempo de cirurgia e estado geral de saúde do paciente, podem aumentar o risco de infecção da ferida e um possível benefício pode ser alcançado pela administração de antibióticos pré-operatórios. Ao avaliar o uso de antibióticos profiláticos é preciso considerar os benefícios e os riscos, que incluem eventos adversos, alergias, o custo para os cuidados do sistema de saúde e desenvolvimento de resistência antimicrobiana. O uso indiscriminado de antibioticoterapia em pacientes sem indicação tem levado a um problema grave de resistência bacteriana.[32]

A cirurgia dermatológica não é considerada nas diretrizes publicadas pela American Heart Association para profilaxia de endocardite, porém pacientes com alto risco de endocardite devem receber antibióticos profiláticos na presença de pele infectada, violação de mucosa oral ou local não infectado com alto risco de infecção no local cirúrgico. A profilaxia também deve ser considerada para pacientes com próteses ortopédicas e *shunts* ventriculoatrial e peritoneal, sendo que o especialista apropriado deve ser consultado nesses casos.[24,33,34]

Fatores associados a um risco aumentado de infecção e passíveis de antibioticoprofilaxia incluem (Tabela 137.6):

- Cirurgia em áreas úmidas do corpo, como o nariz, as axilas, a boca, as orelhas e os órgãos genitais, que possuem altas contagens de bactérias.
- Locais abaixo do joelho, excisão em cunha do lábio e orelha, e os enxertos de modo geral podem ter um risco aumentado de infecção na ferida pós-operatória.
- Lesões inflamadas ou exulceradas, como um tumor ulcerado, cisto inflamado e reexcisão do local de biópsia recente.
- Longos procedimentos (2 horas ou mais).
- Idade avançada, estado imunodeprimido, desnutrição e obesidade.

A questão do tempo de cirurgia em relação ao risco de infecções tem sido mais estudada por conta da cirurgia micrográfica e alguns estudos demonstram que mesmo em cirurgias de dois tempos ou *Slow Mohs* o risco de infecção foi semelhante.[35]

Os patógenos primários na pele incluem *S. aureus* e estreptococos beta-hemolíticos. Os antibióticos penicilinas resistentes, como a flucloxacilina ou a cefalexina, são eficazes contra ambos os organismos. Para pacientes alérgicos a penicilina e cefalosporinas, clindamicina ou vancomicina podem ser administrados. Se o paciente estiver infectado por MRSA, clindamicina, trimetoprim-sulfametoxazol ou doxiciclina podem ser administradas.

Para cirurgias envolvendo lábios, orelhas e nariz, prefere-se a Cefalexina 2 g; outras opções são Clindamicina 600 mg, Azitromicina 500 mg ou Claritromicina 500 mg. Em locais como virilha e extremidades inferiores, Cefalexina 2 g ou Trimetoprima-sulfametoxazol 160/800 mg e Levofloxacino 500 mg. Em qualquer local com aumento do risco de infecção por *Staphylococcus aureus* meticilino resistente – MRSA: Clindamicina 600 mg.[36]

Já para prevenção de endocardite infecciosa em cirurgia envolvendo mucosa oral, quando indicado, prefere-se a Amoxacilina 2 g; outras opções são Clindamicina 600 mg, Azitromicina 500 mg ou Claritromicina 500 mg. Nas cirurgias fora da cavidade oral, Cefalexina 2 g ou Clindamicina 600 mg, Azitromicina 500 mg ou Claritromicina 500 mg e nos com risco aumentado de MRSA, a Clindamicina 600 mg. Literatura dermatológica recente indica uma dose única do antibiótico, dada 1 hora antes da cirurgia. Em casos de procedimentos prolongados ou naqueles envolvendo áreas de alto risco, uma segunda dose deve ser administrada 6 horas após a cirurgia.[36]

O uso de antibióticos tópicos no pós-operatório tem pouco benefício na prevenção de infecções em comparação a quem não faz uso. Aliado ao potencial risco de antibióticos tópicos induzirem dermatite de contato alérgica e resistência levam a recomendação de substituí-los por veículos de umidificação, como a vaselina sólida para as feridas operatórias.[37]

Se apesar das medidas preventivas ocorrer a infeção do local, ela pode ser tratada de forma ambulatorial com as antibióticos adequados (descritos anteriormente), porém em esquema de doses terapêuticas. As feridas com evidências de flutuação são tratadas com incisão, drenagem e um curso de antibióticos sistêmicos. As infecções associadas à celulite isolada também são tratadas com antibióticos adequado em regime ambulatorial, porém pacientes com sintomas sistêmicos devem ser transferidos para um serviço hospitalar para tratamento. Antes de iniciar o tratamento empírico com antibiótico, uma cultura da ferida deve ser obtida para identificar o organismo responsável. O tratamento empírico baseia-se nos agentes mais frequentes, como o *Staphylococcus aureus* e o *Streptococcus pyogenes*, e deve ser introduzido imediatamente, mesmo na pendência dos resultados da cultura e antibiograma.

As infecções que são tratadas precocemente geralmente têm um excelente prognóstico. Nos quadros leves, os pacientes devem ser revistos aproximadamente uma semana após o início da antibioticoterapia. Casos mais extensos ou graves necessitam de reavaliação em torno de 48 horas após início da antibioticoterapia.

Necrose

É definido como morte do tecido previamente viável, resultado de um fluxo sanguíneo inadequado no local da ferida operatória. Portanto, qualquer evento que cause isquemia, seja no momento da cirurgia ou no pós-operatório, pode resultar em necrose da ferida. O melhor tratamento é a prevenção, utilizando uma boa técnica cirúrgica e manejo pós-operatório apropriado.[1]

Tabela 137.6 Tratamento com antibioticoterapia.

Localização e tipo de cirurgia	Restrição antibiótica	Antibiótico	Dosagem no adulto (1 hora no pré-operatório)
Alto risco de infecção do sítio cirúrgico	Sem alergia a penicilina	Di/flucloxacilina (oral) Cefazolina (EV)	2 g 2 g
	Alergia a penicilina	Cefalexina (oral) ou cefazolina (EV) excluindo hipersensibilidade imediata	2 g 600 mg
Oral (a declaração da clínica Mayo amplia essa área para o tecido oral não glabro posterior ao cruzamento onde os lábios fechados se encontram) em pacientes com alto risco de endocardite infecciosa* e infecção hematogênica da articulação**	Alergia a penicilina	Clindamicina (oral) ou vancomicina (EV) para hipersensibilidade imediata	15 mg/kg para infusão de vancomicina
	Sem alergia a penicilina	Cefalexina (oral) ou cefazolina (IM, EV) excluindo hipersensibilidade imediata	2 g
		Clindamicina (oral ou EV) para hipersensibilidade imediata	600 mg
		Amoxicilina (oral)	2 g
		Ampi/amoxicilina (IM ou EV)	2 g

*Diretrizes da terapêutica Australiana e Clínica Mayo.
** Diretrizes da Clínica Mayo.
Fonte: Adaptada de: Prophylactic antibiotics for dermatologic surgical procedures. MR Lee et al. Australasian Journal of Dermatology (2016) 57,83-91.

Clinicamente, o primeiro sinal de isquemia é a palidez, que não cessa após o efeito do vasoconstritor usado na solução anestésica. Há também insuficiência venosa, que se apresenta com edema cianótico na borda da ferida. Nesta fase inicial, uma intervenção precoce pode abortar a evolução para necrose.[5]

Um hematoma, se presente, deve ser drenado. Fumantes devem parar de fumar por de 2 a 4 semanas antes da cirurgia e uma semana após; fechamento primário sobre tensão deve ser redimensionado, soltando os pontos e aproximando as extremidades da ferida, deixando o centro por segunda intenção ou realizando um enxerto no centro. Atenção especial deve ser dada na colocação dos enxertos, para que não evoluam para necrose. Evitar leitos com sangramento, enxertos em osso sem periósteo e cartilagem sem pericôndrio. Nos casos dos retalhos, quando mal dimensionados (aqueles em que o pedículo é muito estreito para o comprimento do retalho, excedendo a regra de 3:1) ou em áreas de extremidades, podem evoluir para necrose distal. Entretanto, essa regra não é absoluta, já que em locais com pouca elasticidade e superfícies convexas, a base necessita ser mais larga (Figura 137.7).

Já os retalhos axiais, em que há um pedículo vascular conhecido, a base pode ser estreita sem colocar em risco a reconstrução.[10]

Após a necrose instalada, a conduta pode ser expectante e iniciar cuidados locais apropriados com curativos e antissépticos. A perda do tecido pode variar em profundidade de uma camada superficial para perda total da pele e tecido subcutâneo. Se não houver infecção, é preferível esperar a área necrótica se delimitar e começar a se soltar, antes do desbridamento, para evitar danos desnecessários à viabilidade do tecido abaixo da necrose. Após o desbridamento, o leito da ferida deve ser deixado cicatrizar por segunda intenção. As feridas necróticas são especialmente propensas à infecção e antibióticos sistêmicos devem ser considerados.[10]

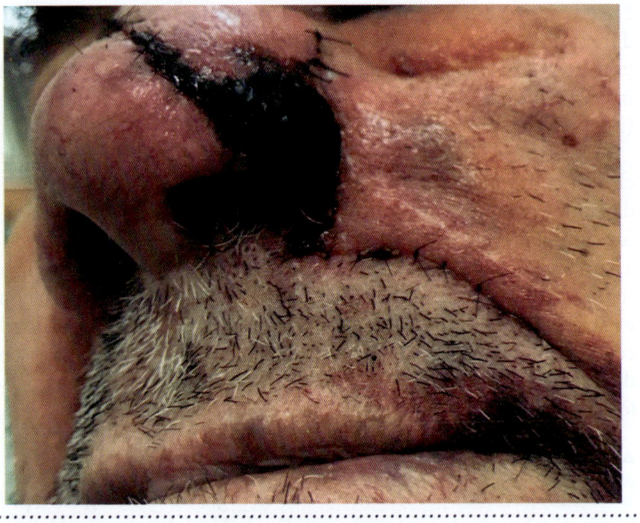

■ **Figura 137.7** Necrose distal do retalho.

Deiscência

É a abertura espontânea da sutura cirúrgica, ou seja, a ruptura dos pontos onde as bordas dos tecidos que foram unidos se separam. Qualquer fator local que influencie na cicatrização ou fatores do próprio paciente, podem levar à deiscência.[1]

A prevenção da deiscência também se apoia em boa técnica cirúrgica. Deve-se evitar o esmagamento de tecido, a eletrocauterização excessiva, espaço morto na ferida, hemostasia ineficaz, tensão excessiva nas suturas e sempre promover uma boa coaptação das bordas, de preferência, com leve eversão das mesmas (Figuras 137.8 e 137.9).

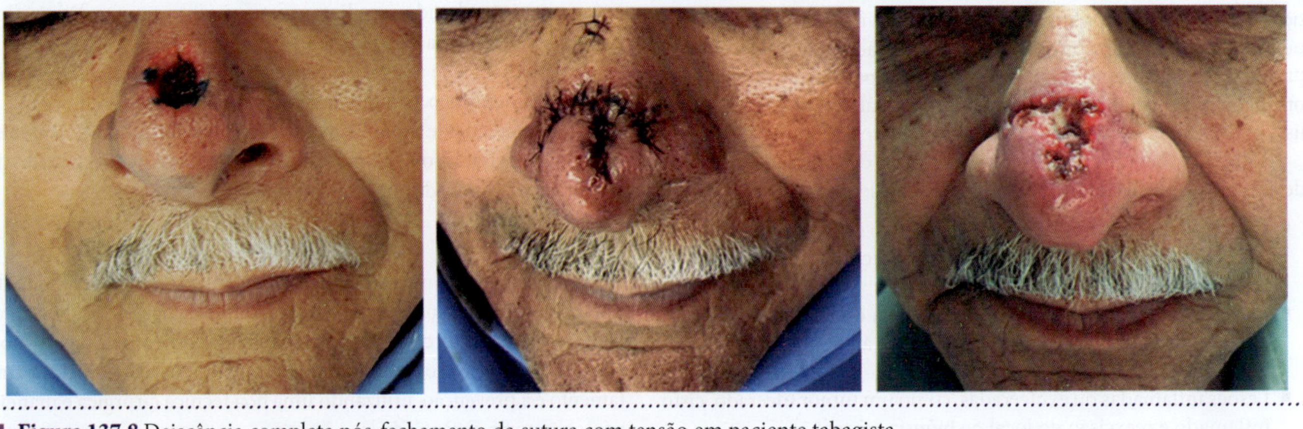

■ **Figura 137.8** Deiscência completa pós-fechamento da sutura com tensão em paciente tabagista.

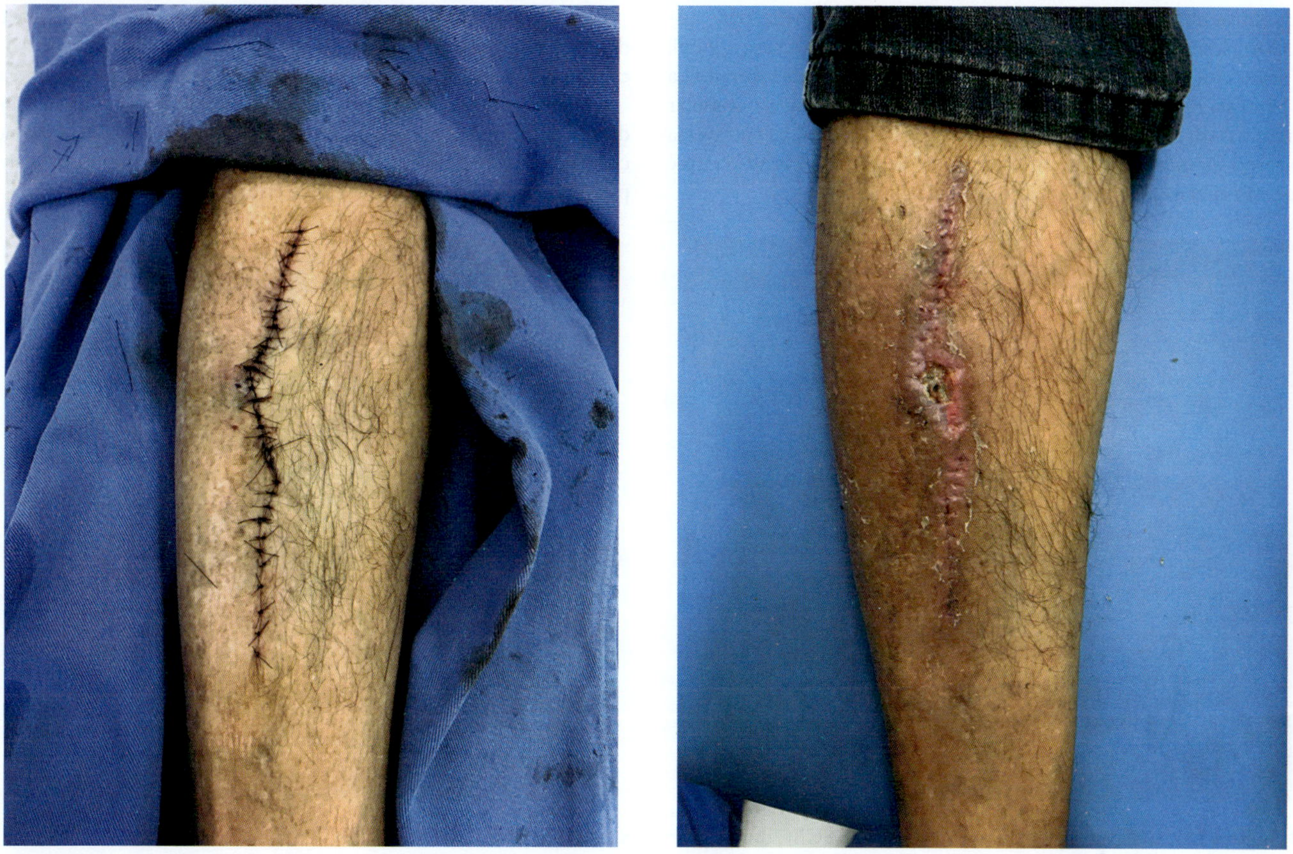

■ **Figura 137.9** Deiscência parcial em área de movimento.

As causas de deiscência também incluem: infecção da ferida operatória, hematoma, trauma local, movimentos excessivos (principalmente em áreas de alta tensão como tronco superior e extremidades superiores proximais), com retirada precoce dos pontos, pele atrófica (por idade avançada ou por irradiação prévia), uso de medicações que inibem a cicatrização (como uso crônico de corticosteroides), tabagismo, desnutrição, diabete, entre outras comorbidades que afetam a cicatrização.[5]

Ferida operatória fechada sob tensão gera um processo de hipóxia local que retarda a fibroplasia, prejudicando a produção de colágeno. Como a maioria das suturas de pele são removidas entre 5 e 14 dias, esse atraso entre o ferimento e o desenvolvimento da resistência à tração pode predispor uma cicatriz à deiscência. Suturas subcutâneas e intradérmicas devem ser usadas, sempre que possível, para reduzir a tensão e fornecer um suporte para manter as bordas da ferida fechadas. A prática de remover suturas em etapas, intercalando a retirada dos pontos também pode ajudar a minimizar esse problema, ao mesmo tempo em que oferece suporte prolongado. As tiras adesivas podem fornecer algum suporte de curta duração por 1 a 2 dias após a remoção da sutura. A força tênsil cicatricial nunca excede 80% da força da pele sem cortes e a resistência máxima à tração não é atingida até 12 meses após o procedimento. Após duas semanas da cirurgia, a força tênsil é menor que 10% do normal, sendo necessário orientar os pacientes especificamente sobre quais atividades eles podem ou não praticar.[10]

O tratamento da deiscência varia conforme a sua causa. Se for secundária à infecção ou à necrose, a ferida deve ser deixada aberta para drenagem e a cicatrização por segunda intenção é mais indicada. Se ocorrer deiscência por trauma local ou por tensão excessiva nas primeiras 48 horas após a cirurgia, a reaproximação imediata das bordas da ferida pode ser realizada se não houver evidência de infecção. Lembrar da necessidade de reavivar as bordas da ferida com o mínimo possível de remoção do tecido não viável; caso contrário, os fibroblastos ativos produtores de colágeno, presentes na margem da ferida, são retirados e o processo de aquisição de resistência à tração reiniciado.[38]

Lesão neural

A Neurapraxia refere-se a uma lesão causada por pressão ou tensão inadvertida no nervo durante a cirurgia. A lesão neural é uma das complicações mais temidas da cirurgia dermatológica. O conhecimento da anatomia, com especial atenção para as zonas perigosas da face são essenciais na prevenção de complicações. A lesão pode ser transitória e reversível ou permanente, por isso os pacientes sempre devem ser avisados do risco antes da cirurgia e constar no texto do consentimento informado (Figuras 137.10 e 137.11).

Muitas vezes o efeito da anestesia local pode resultar em paralisia temporária que se reverte completamente no pós-imediato ou no máximo em 24 horas. Infelizmente alguns déficits sensoriais ou motores podem persistir por meses. A transecção de nervos sensoriais cutâneos é mais comum que a lesão motora, já que estes são mais superficiais que os motores. Em alguns casos, a sensibilidade pode ser perdida ou os pacientes podem desenvolver parestesias (sensações cutâneas como formigamento, pressão, frio ou queimação) que se resolvem pelo menos parcialmente com o tempo. Já em locais onde os nervos sensoriais são maiores, pode haver perda da sensibilidade distal à lesão, sendo mais comuns na fronte, couro cabeludo e nos dedos.[10,39]

Lesão de nervos motores podem promover deformidades catastróficas e irreversíveis. Se o isolamento do nervo em relação ao tumor for possível, a preservação do nervo deve ser tentada; caso não seja, o nervo pode ser removido ou terapia adjuvante pode ser tentada para tumor residual. Quando ramos do nervo são seccionados, pode haver algum crescimento com retorno da sua funcionalidade, porém quando o ramo principal for seccionado, é possível que seja necessária a reaproximação cirúrgica ou o uso de enxertos de nervo.[40] Felizmente, a maioria dos ramos motores são relativamente profundos e bem protegidos, porém há áreas de risco em que eles se superficializam. O ramo temporal do nervo facial apresenta-se numa topografia mais superficial em relação aos outros ramos do nervo facial, tornando-se, desta maneira, mais suscetível a lesões, principalmente quando cruza o arco zigomático. Aqui, o nervo é superficial e sua transecção pode causar ptose da sobrancelha e paralisia do músculo frontal do lado afetado. O ramo mandibular marginal do facial também se superficializa à medida que atravessa o corpo da mandíbula, perto da artéria e veia facial. Nesse ponto é coberto apenas pelo platisma (Figura 137.11).

A perda da função desse nervo leva a incapacidade de expor os dentes do lado afetado, desvio da rima contralateral e em repouso o canto externo da boca é tracionado para cima, por falta de oponência.[5]

É importante lembrar que a melhor forma de evitar complicações das lesões nervosas é a prevenção. Para que isso seja possível, há necessidade de conhecimento das zonas de risco e treinamento extensivo para adquirir experiência prática em cirurgia.

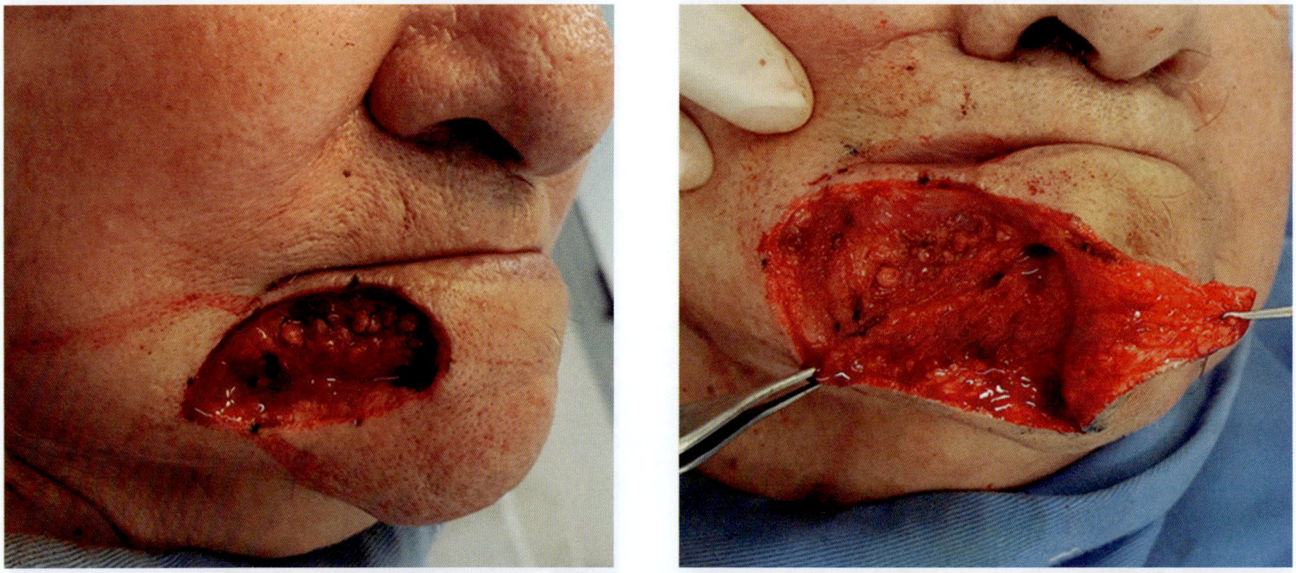

■ **Figura 137.10** Defeito pós-II fase de remoção de CBC durante cirurgia micrográfica.

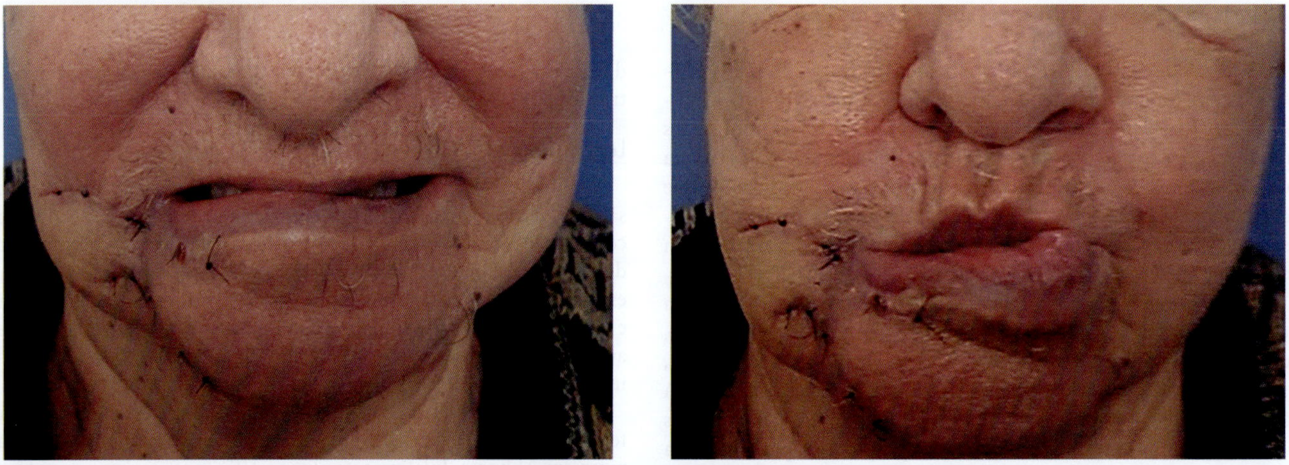

■ **Figura 137.11** Assimetria labial pós-exérese de CBC extenso em região infralabial.

■ COMPLICAÇÕES TARDIAS

Cicatrizes inestéticas

A ocorrência de cicatriz é inevitável após abordagens cirúrgicas. A cicatrização de uma ferida operatória envolve os processos de coagulação e hemostasia, inflamação, proliferação e remodelamento, sendo que a cicatriz é formada especialmente nas duas últimas fases.

O colágeno sintetizado nas cicatrizes é tipo III e, com o tempo, é substituído por tipo I; entretanto a força de uma cicatriz não ultrapassa 80% da força do tecido original.[41]

Cicatrizes inestéticas geram comprometimento na qualidade de vida dos pacientes em função de restrições físicas, mas também pelo acometimento psicossocial.[42] Cabe ao dermatologista conhecer os fatores que influenciam na cicatrização das feridas operatórias e atuar a fim de minimizar a ocorrência das cicatrizes inestéticas.

As condições médicas pré-existentes devem sempre ser questionadas. É fundamental avaliar a ocorrência de hipermobilidade articular, já que estes pacientes apresentam maior nível de elastina na derme, o que contribui para cicatrizes inestéticas.

Comorbidades como desnutrição, tabagismo (efeito vasoconstritor da nicotina), cirrose hepática, diabete *mellitus*, imunossupressão, deficiência de vitamina C, zinco, cobre e vitamina K; uso de corticosteroides e quimioterápicos também podem comprometer o resultado final da cicatriz.[1] O uso de isotretinoína deve sempre ser questionado, pois promove uma atrofia das glândulas sebáceas, o que diminui o potencial de reepitelização. Apesar de não ser consenso na literatura, habitualmente devem ser aguardados 6 a 12 meses após cessar o tratamento com isotretinoína para realização de um procedimento cirúrgico eletivo.[43]

Também é fundamental saber se a área a ser operada já foi submetida à radioterapia, pois a fibrose, endarterite obliterativa e replicação celular alterada comprometem a cicatrização fisiológica.[41]

Ao planejar a abordagem, vale lembrar que incisões paralelas à linha de tensão da pele tornam as cicatrizes menos aparentes. Nas cirurgias a serem realizadas na face, o conhecimento das unidades e subunidades estéticas permite um melhor resultado cirúrgico (Figura 137.12).

Quando a incisão localiza-se sobre as linhas que separam unidades/subunidades adjacentes, a cicatriz fica mais oculta.[44]

Outra técnica que propicia resultados estéticos favoráveis é a realização de incisões não linear, tipo zigue-zague: pelo jogo de luz e sombra, tornam-se menos visíveis.

Durante a hemostasia cirúrgica, esta não deve ser demasiada para não gerar um excesso de dano tecidual que retardará a cicatrização. A sutura deve ser realizada por planos e sem desnível. Há menor risco de alargamento da incisão quando o tecido celular subcutâneo e derme quando estão bem aproximados e a epiderme se mantém sem tensão. Caso os pontos sejam mantidos por muito tempo ou estejam muito apertados, aumenta-se o risco de cicatriz "em trilho de trem".[41]

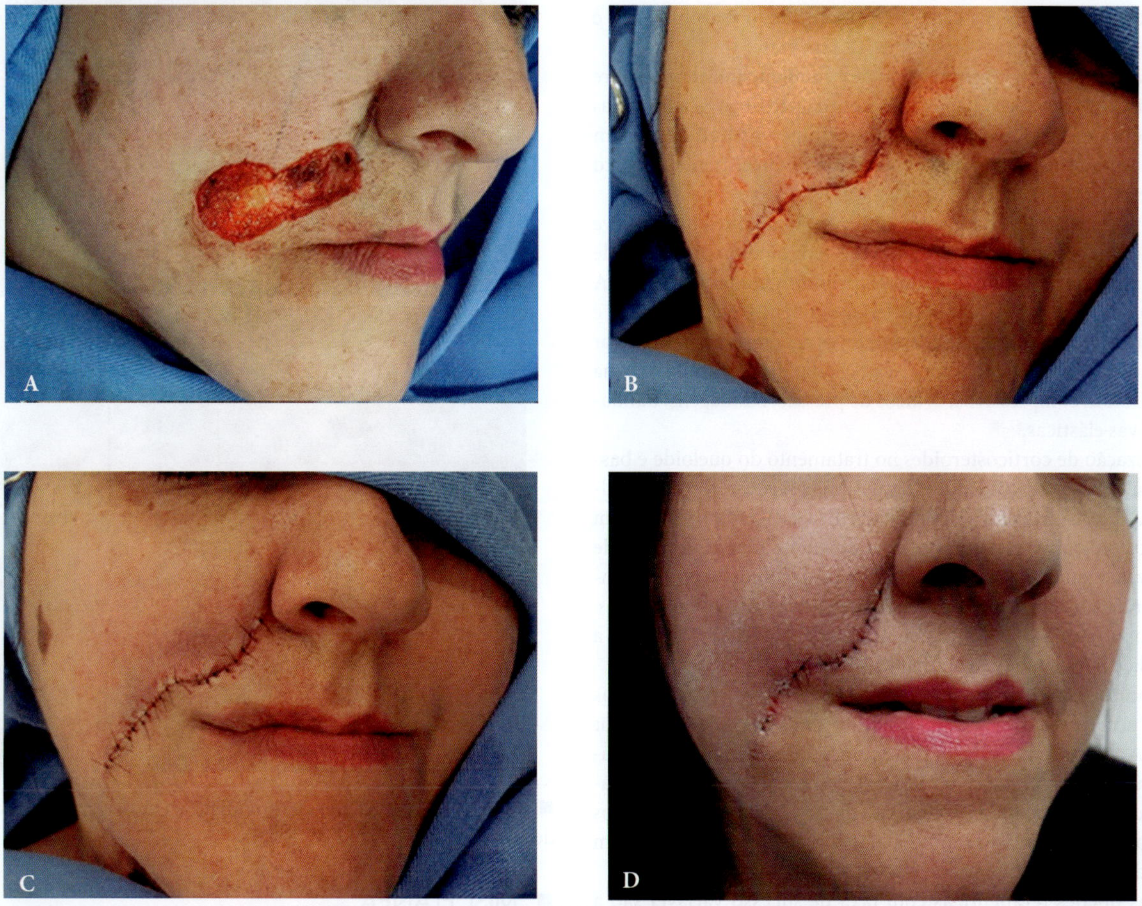

■ **Figura 137.12** Recidiva de CBC em sulco nasogeniano de paciente jovem. Realizado fechamento direto com pontos intradérmicos e subcutâneo para diminuir tensão de pontos simples na pele. Cicatriz posicionada sobre as linhas de tensão.

Queloide e cicatrizes hipertróficas

Queloide e cicatrizes hipertróficas resultam de uma cicatrização anormal. Apesar da patogênese ainda não completamente conhecida, parecem decorrer de uma desregulação nas fases da cicatrização.[45,46] Há um aumento das isoformas 1 e 2 do TGF-β (*transforming growth factor-beta*), enquanto a 3 está diminuída, o que leva a um aumento na ativação dos fibroblastos e acumulação excessiva de matriz extracelular durante o processo cicatricial.[47]

A cicatriz hipertrófica é uma lesão endurada que ocorre no local da incisão cirúrgica ou do dano tecidual e não se estende além dos seus limites. Surge após 4 a 8 semanas do evento. Geralmente é assintomática e tem a tendência de regredir após anos. Em geral, o desencadeante é a tensão cutânea que surge após remoção da sutura, logo as lesões são frequentes em áreas como abdome, face extensora dos joelhos e cotovelos, dorso.[47]

Já o queloide se estende além dos limites da incisão inicial e a lesão não regride com o tempo.[48] Existe uma suscetibilidade genética à sua ocorrência, estando presente nos cromossomos 7p11, 2q23 e 18q21 nas linhagens étnicas afro-americanas, japonesas e chinesas, respectivamente.[49,50]

Os antígenos leucocitários humanos (HLA) também influem no risco de desenvolver queloide: em caucasianos, há associação positiva com alelo HLA-DRB1*15, já em chineses, essa associação é com os alelos HLA-DQA e DQB.[51]

Sua incidência é bastante variável entre os grupos étnicos, sendo os indivíduos de origem africana os mais suscetíveis. Entre os caucasianos americanos, a incidência é de 0,1%; entre os de origem africana, entre 4% e 16%. Já entre os asiáticos, a incidência anual é de 0,15%.[52] A incidência por sexo é aproximadamente igual, sendo que alguns estudos evidenciam discreta prevalência entre as mulheres.[52] Queloides tendem a ser piores em pacientes hipertensos, o que, para alguns autores, sugere que a disfunção endotelial – que também ocorre na hipertensão – contribua para a formação e progressão da lesão queloidiana.[53]

Cicatrizes hipertróficas tem 3 vezes mais colágeno que a pele normal e estas fibras mantém um padrão ondulado paralelo à epiderme. Já no queloide, há até 20 vezes mais colágeno e as fibras apresentam arranjo totalmente aleatório.[47,54] Biópsias de queloide evidenciam que a derme superior apresenta fibroblastos e linfócitos ativos. Na derme média há densa matriz extracelular com muitos fibroblastos. Já na derme profunda, há poucas células e maior quantidade de feixes de colágeno hialinizados. O colágeno tipo I aumenta em direção à profundidade da derme e o colágeno tipo III diminui neste sentido.[55]

Cirurgias em áreas convexas da face, como mento, malar, fronte e ponta nasal são mais suscetíveis a cicatriz hipertrófica e queloide. A idade do paciente também influi: em crianças, a fase de remodelação da cicatriz é mais prolongada, gerando maior eritema e risco de hipertrofia.[41]

Como forma de prevenir o surgimento de cicatriz hipertrófica em incisões cirúrgicas, pode ser indicado o uso de fitas adesivas ou fitas com silicone sobre a incisão, já que diminuem a tensão local. Como o processo de remodelação da cicatriz é prolongado, o mais indicado é o uso por longos períodos – a partir de 12 semanas.[56]

Aos pacientes que já tiveram queloide é fundamental alertar sobre o maior risco de nova lesão após uma abordagem cirúrgica e muitas vezes cabe ao médico contraindicar procedimentos que não sejam essenciais ou mesmo cirurgias de finalidade estética, frente ao risco de nova lesão queloidiana.

A primeira linha de tratamento e prevenção do queloide envolve a utilização de vestimentas oclusivas, que têm também a função de manter a área hidratada, já que muitos produtos contêm silicone. A terapia compressiva sobre a área de lesão também é efetiva, já que é capaz de ativar mecanorreceptores e promover apoptose, além de alterar a migração, proliferação e diferenciação celular. Estão disponíveis na forma de botões compressivos, brincos de pressão, bandagens, bandagens adesivas elásticas.[57,58]

A utilização de corticosteroides no tratamento do queloide é bastante clássica, seja por infiltração intralesional, seja uso tópico (geralmente em fitas). A infiltração pode ser utilizada isoladamente ou em associação com outros tratamentos e geralmente é uma das terapias de escolha. Atua reduzindo a síntese de colágeno, alterando os componentes da matriz extracelular e reduzindo os mediadores pró-inflamatórios. Infiltração intralesional com triancinolona em concentração de 10% a 40% a cada 4 a 6 semanas é geralmente a escolha.[59]

A simples excisão da lesão queloidiana pode ser realizada, mas apresenta taxa de recidiva alta – cerca de 80% nos lobos de orelha, por exemplo. A abordagem cirúrgica pode ser associada à infiltração intralesional ou radioterapia, nas localizações em que for possível realizá-la.[60] A radioterapia reduz a proliferação de fibroblastos, atua sobre os moduladores do fibroblasto e inibe angiogênese. Não está indicada em menores de 12 anos, gestantes ou em áreas radiossensíveis.[61-63]

Outras opções terapêuticas com taxa de sucesso variável são a infiltração intralesional com 5-fluoracil, uso de imiquimode tópico como adjuvante pós-operatório, crioterapia, infiltração intralesional com bleomicina.[47]

Frente a ampla gama de tratamentos disponíveis, uma sugestão de abordagem a ser considerada seria, em lesões menores, a utilização das fitas de silicone associadas à infiltração intralesional. Caso a lesão permaneça refratária, indicação de exérese cirúrgica associada a fitas de silicone, infiltração intralesional com corticosteroide, radioterapia ou outras opções (bleomicina, imiquimode).[64]

Tecido de granulação hipertrófico

Pode ser definido como um tecido de granulação excessivo, que ultrapassa a superfície da pele e preenche o fundo da ferida mais do que o necessário.[65] Apresenta-se como um tecido friável e brilhante, sendo sua ocorrência mais comum em úlceras por queimadura, úlceras venosas ou hipertensivas (Figura 137.13). São fatores de risco para seu desenvolvimento: cicatrização por segunda intensão, umidade excessiva do meio, inflamação prolongada (geralmente relacionada à infecção), uso prolongado de curativos oclusivos e fricção.[65,66]

A hipertrofia do tecido de granulação impede que as fases de cicatrização ocorram de forma adequada. A utilização de curativos menos oclusivo, excisão cirúrgica do tecido sobressalente, cauterização química com nitrato de prata ou ácido tricloroacético, uso de salina hipertônica, ablação a laser ou uso de corticosteroides tópicos são opções terapêuticas disponíveis.[65-68]

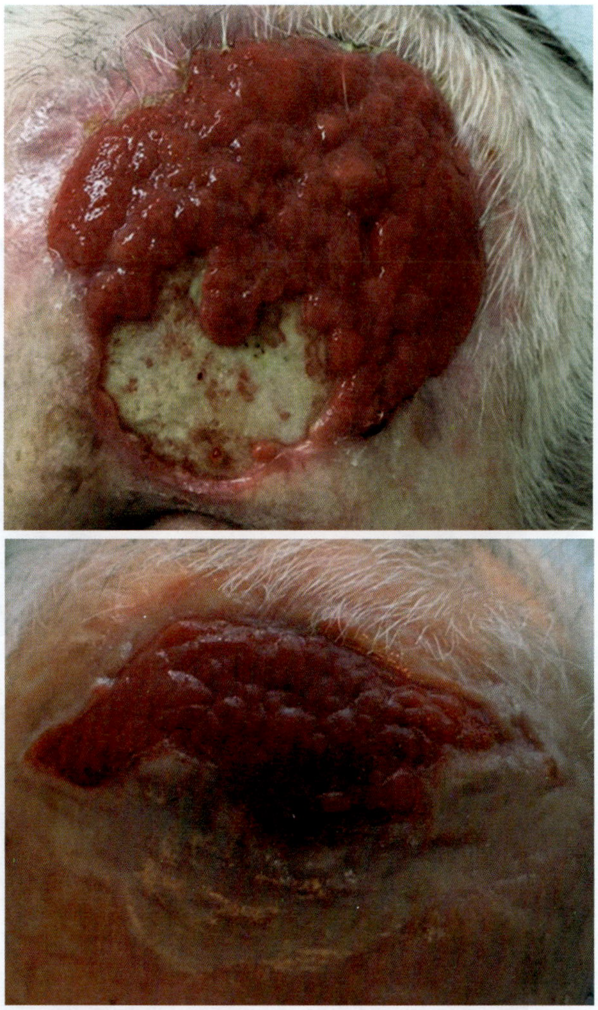

■ **Figura 137.13** Tecido de granulação exuberante em fechamento de 2ª intensão.

■ MISCELÂNEA

Dermatite de contato

Os procedimentos cirúrgicos envolvem uma série de possíveis desencadeantes para dermatite de contato, como antissépticos, anestésico, luvas, fios de sutura, adesivos, antibióticos tópicos e adesivos cirúrgicos.[69]

Os antissépticos atuais que contém iodo complexado com povedine são menos irritativos do que aqueles que contém apenas iodo.[70] O clorexidine tem sido a cada dia mais utilizado como antisséptico, especialmente após evidências de que seu uso diminui infecção operatória comparado ao uso de soluções com iodo. Entretanto, ele também apresenta um potencial irritativo e algumas soluções de clorexidine têm em sua composição o álcool isopropílico, que é um agente conhecido de dermatite de contato alérgica (DCA).[71,72]

Anestésicos locais, tanto tópicos quanto injetáveis, podem ser agentes de DCA em pacientes sensibilizados.[29] Entre os anestésicos, os ésters – contém grupo PABA em sua composição – são agentes mais comuns do que os do grupo amido. A lidocaína é o anestésico mais usado por dermatologistas e apresenta menos de 1% de sensibilização.[33]

A dermatite de contato à luva é mais comum na equipe de saúde do que nos pacientes, podendo decorrer tanto da borracha que a compõe quanto do pó que a reveste.[29]

Fios de sutura de maior calibre, multifilamentar, que permanecem longo tempo no paciente e os naturais, como seda ou *catgut* são aqueles que tem maior chance de promover dermatite de contato no paciente, sendo esta irritativa.[29] Vicryl® ou Monocryl® raramente deflagram dermatite de contato, já que são degradados em ácido glicólico em poucas semanas.[34]

A neomicina é o antibiótico tópico mais sensibilizante, com taxas variando entre 5% e 30% dos pacientes que fazem uso frequente[35] (Figura 137.14).

Pomadas antibióticas que contenham bacitracina podem, além de DCA, desencadear urticária e reação anafilática.[36] A polimixina B também pode promover sensibilização e DCA.[37]

Os adesivos cirúrgicos que contém cianocrilato em sua composição têm sido utilizados como alternativa à sutura convencional ou associados a esta, especialmente por constituir uma barreira microbiana, aliviar a tensão na pele e reduzir o tempo de cicatrização. Tem sido crescente o número de relatos de dermatite de contato e ainda não está bem estabelecido se a reação é ao cianocrilato ou a outros componentes do produto.[38]

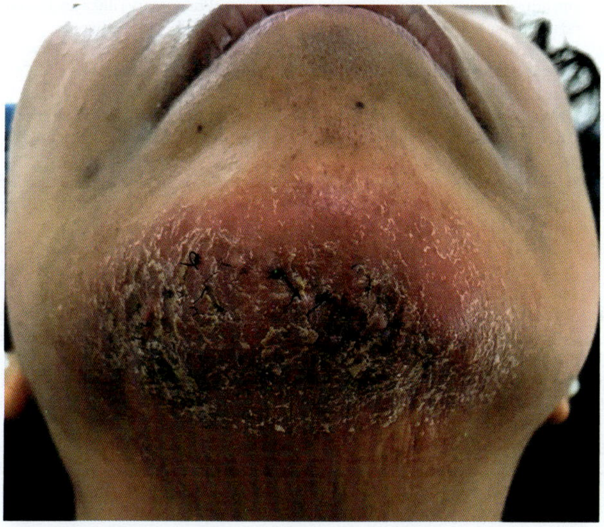

Figura 137.14 Dermatite de contato por neomicina.

Extrusão de ponto de sutura

Em geral, os pontos que extruem são os localizados na derme superior. É mais comum nos fios de maior diâmetro, naqueles que se mantém por mais tempo no organismo e quando são feitas maior número de alças no nó.[39] A extrusão manifesta-se entre duas e 6 semanas pós-operatórias como uma pápula que, progressivamente, evidencia o fio de sutura. Sua borda livre pode ser cortada sem maiores dificuldades técnicas.[40]

Milia

Milia são pequenos cistos esbranquiçados que tem origem no infundíbulo dos fios velus. Podem surgir na linha de sutura a medida que há reepitelização. As lesões podem regredir espontaneamente ou podem ser retiradas facilmente com agulha.[41]

Prurido

Durante as fases iniciais de cicatrização da ferida operatória é comum a ocorrência de prurido, sendo secundário à cascata inflamatória e mediadores liberados. Entretanto, nas cicatrizes hipertróficas ou queloides, o prurido é mais tardio e persistente. Pode ser utilizado anti-histamínico para controle do sintoma, mas o tratamento mais efetivo é a abordagem terapêutica das lesões.[41]

Comprometimento da válvula nasal

A válvula nasal externa localiza-se no rebordo das narinas e possui três paredes: a lateral é o ramo lateral da cartilagem lateral inferior e tecido fibroadiposo da asa nasal; a medial é o septo membranoso e ramo medial da cartilagem lateral inferior; já a porção inferior é o assoalho da narina.[42] Quando os defeitos cirúrgicos acometem esta região, há risco de obstrução ao fluxo aéreo.[43] A utilização de enxerto cartilaginoso durante a reconstrução cirúrgica pode diminuir o risco de comprometimento da válvula nasal e consequente estenose.[43]

Teleangiectasias

Teleangiectasias podem surgir sobre e ao redor da incisão cirúrgica, especialmente quando o tecido está sob tensão durante o processo de cicatrização. Podem regredir espontaneamente em 6 a 12 meses ou podem ser tratadas utilizando, por exemplo, a luz intensa pulsada.[41]

Alteração de coloração na área da cicatriz

Pode ocorrer tanto hiper quanto hipocromia na área de cicatriz. Em geral, a hipocromia é permanente, enquanto a hiperpigmentação tende a regredir em meses.[41]

CONCLUSÃO

De modo geral as complicações graves decorrentes da cirurgia dermatológica são raras. Com a realização de uma boa consulta pré-operatória técnica, boa comunicação com o paciente, técnica adequada e bom seguimento pós-operatório, muitos problemas podem ser evitados.

Os pacientes devem ser sempre informados sobre possíveis riscos, mesmo os improváveis, e o que esperar no pós-operatório. Devem estar cientes sobre as cicatrizes finais e sobre a necessidade de retalhos ou enxertos. Uma boa opção é sempre fotografar todo o procedimento, incluindo o intraoperatório. Manter uma relação aberta e objetiva com o paciente, atender suas necessidades e estar de prontidão para intervir em caso de complicações faz com que minimizem os efeitos indesejados de uma complicação cirúrgica e seja possível manter o bom relacionamento médico-paciente.

Referências bibliográficas

1. Situm M, Buljan M, Cavka V, Di Biagio NS, Sebetić K, Poduje S. Prevention of complications in dermatosurgery. Acta Dermatovenerol Croat. 2008;16(2):101-7.
2. Marcy Neuburg. Preoperative Evaluation. In: Gloster HM. Complications in Cutaneous Surgery. Springer Science & Business Media, 2008, p. 3-8.
3. Garcia AP, Pastorio KA, Nunes RL, Locks GF, Almeida MC. Indication of preoperative tests according to clinical criteria: need for supervision. Brazilian Journal of Anesthesiology. Volume 64, Issue 1, January–February 2014, Pages 54-61.
4. Fusco SFB, Massarico NM, Alves MV, Fortaleza CM, Pavan EC, Palhares VC, Melo CE, Avila MA, Nitsche MJ. Surgical site infection and its risk factors in colon surgeries. Rev Esc Enferm USP. 2016 Feb;50(1):43-9.
5. Jiménez-Puya R, Vázquez-Bayo C, Gómez-García F, Moreno-Giménez JC. Complications in dermatologic surgery. Actas Dermosifiliogr. 2009 Oct;100(8):661-8.
6. O'Neill JL, Taheri A, Solomon JA, Pearce DJ. Postoperative hemorrhage risk after outpatient dermatologic surgery procedures. Dermatol Surg. 2014 Jan;40(1):74-6.
7. Tratado de Cirurgia Dermatológica, Cosmiatria e Laser da Sociedade Brasileira de Dermatologia. Rio de Janeiro: Elsevier, 2012.
8. Bunick CG, Aasi SZ. Hemorrhagic complications in dermatologic surgery. Dermatol Ther. 2011 Nov-Dec;24(6):537-50.
9. Hugh M. Gloster, Jr. Complications in Cutaneous Surgery. Springer-Verlag New York 2008.
10. Roenigk RK, Ratz JL, Roenigk Jr., HH. Roenigk's Dermatologic Surgery: Current Thechniques in Procedural Dermatology. Third Edition, Informa Healthcare USA, 2007.
11. Bolognia JL; Jorizzo JL; Schaffer JV. Dermatologia. 3a Edição. Elsevier.
12. Bordeaux JS; Martires KJ; Goldberg D; Pattee SF; Fu P; Maloney ME. Prospective evaluation of dermatologic surgery complications including patients on multiple antiplatelet and anticoagulant medications. J Am Acad Dermatol. 2011; 65 (3): 576-83.
13. Blasdale C, Lawrence CM. Perioperative international normalized ratio level is a poor predictor of postoperative bleeding complications in dermatological surgery patients taking warfarin. Br J Dermatol. 2008;158:522-6.

14. Eilers RE Jr, Goldenberg A, Cowan NL, Basu P, Jiang SIB. Retrospective Assessment of Postoperative Bleeding Complications in Anticoagulated Patients Following Mohs Micrographic Surgery. Dermatol Surg 2017;0:1–8.
15. Antia C, Hone N, Gloster H. Perioperative complications with new oral anticoagulants dabigatran, apixaban, and rivaroxaban in Mohs micrographic surgery: A retrospective study J Am Acad Dermatol. 2017 Nov;77(5):967-968.
16. Callahan S, Goldsberry A, Kim G, Yoo S. The management of antithrombotic medication in skin surgery. Dermatol Surg. 2012 Sep;38(9):1417-26.
17. Spyropoulos AC, Al-Badri A, Sherwood MW, Douketis JD. Periprocedural management of patients receiving a vitamin K antagonist or a direct oral anticoagulant requiring an elective procedure or surgery. J Thromb Haemost. 2016 May;14(5):875-85.
18. Sporbeck B, Bechara FG, Hafner HM et al. S3 guidelines for the management of anticoagulation in cutaneous surgery. J Dtsch Dermatol Ges. 2015 Apr;13(4):346-56.
19. Gill JF, Yu SS, Neuhaus IM. Tabagismo e cirurgia dermatológica. J Am Acad Dermatol. 2013 janeiro 68 (1): 167-72.
20. Cavichio BV, Pompeo DA, Oller GA, Rossi LA. Duration of smoking cessation for the prevention of surgical wound healing complications. Rev Esc Enferm USP. 2014 Feb;48(1):174-80.
21. Salasche SJ. Acute surgical complications: prevention, and treatment. J Am Acad Dermatol. 1986 Dec;15(6):1163-85.
22. Epperla N, Mazza JJ, Yale SH. A Review of Clinical Signs Related to Ecchymosis. WMJ. 2015 Apr;114(2):61-5.
23. Council ML, Alam M, Gloster HM Jr, et al. Identifying and defining complications of dermatologic surgery to be tracked in the American College of Mohs Surgery (ACMS) Registry. J Am Acad Dermatol. 2016 Apr;74(4):739-45.
24. Dixon AJ, Dixon MP, Askew DA, Wilkinson D. Prospective study of wound infections in dermatologic surgery in the absence of prophylactic antibiotics. Dermatol Surg. 2006 Jun;32(6):819-26.
25. Ercole FF, Franco LM, Macieira TG, Wenceslau LC, de Resende HI, Chianca TC. Risk of surgical site infection in patients undergoing orthopedic surgery. Rer Lat Am Enfermagem. 2011; 19(6):1362-8.
26. Gerência Geral de Tecnologia em Serviços de Saúde e Gerência de Investigação e Prevenção das Infecções e dos Eventos Adversos. Sítio Cirúrgico: Critérios Nacionais de Infecções relacionadas à assistência à saúde. ANVISA; março 2009.
27. Shurman DL, Benedetto AV. Antimicrobials in dermatologic surgery: facts and controversies. Clin Dermatol. 2010 Sep-Oct. 28(5):505-10.
28. Rosengren H, Dixon A. Antibacterial prophylaxis in dermatologic surgery: an evidence-based review. Am J Clin Dermatol. 2010. 11(1):35-44.
29. Zhang D, Wang XC, Yang ZX, Gan JX, Pan JB, Yin LN. Preoperative chlorhexidine versus povidone-iodine antisepsis for preventing surgical site infection: A meta--analysis and trial sequential analysis of randomized controlled trials. Int J Surg. 2017 Aug;44:176-184.
30. Brewer JD, Gonzalez AB2, Baum CL, Arpey CJ, Roenigk RK, Otley CC, Erwin PJ3. Comparison of Sterile vs Nonsterile Gloves in Cutaneous Surgery and Common Outpatient Dental Procedures: A Systematic Review and Meta-analysis. JAMA Dermatol. 2016 Sep 1;152(9):1008-14.
31. Rappaport WD, Hunter GC, Allen R, et al. Effect of electrocautery on wound healing in midline laparotomy incisions. Am J Surg. 1990 Dec. 160(6):618-20.
32. Michael R Lee and Robert Pave. A Prophylactic antibiotics in dermatological surgery. Australasian Journal of Dermatology (2016) 57, 83–91.
33. Wilson W, Taubert KA, Gewitz M, et al. Prevention of infective endocarditis: guidelines from the American Heart Association: a guideline from the American Heart Association Rheumatic Fever, Endocarditis, and Kawasaki Disease Committee, Council on Cardiovascular Disease in the Young, and the Council on Clinical Cardiology, Council on Cardiovascular Surgery and Anesthesia, and the Quality of Care and Outcomes Research Interdisciplinary Working Group. Circulation. 2007 Oct 9. 116(15):1736-54
34. Saleh K, Sonesson A, Persson B, Riesbeck K, Schmidtchen A. A descriptive study of bacterial load of full-thickness surgical wounds in dermatologic surgery. Dermatol Surg. 2011 Jul. 37(7):1014-22.
35. Miller MQ, David AP, McLean JE, Park SS, Christophel J. Association of Mohs Reconstructive Surgery Timing With Postoperative Complications. JAMA Facial Plast Surg. Published online September 07, 2017.
36. Rossi AM, Mariwalla K. Prophylactic and empiric use of antibiotics in dermatologic surgery: a review of the literature and practical considerations. Dermatol Surg. 2012 Dec;38(12):1898-921.
37. Nijhawan RI, Smith LA, Mariwalla K. Mohs surgeons' use of topical emollients in postoperative wound care. Dermatol Surg. 2013 Aug;39(8):1260-3.
38. Candido LC. Treatment of surgical wound dehiscence. Dermatol Nurs. 2002 Jun;14(3):177-8, 181.
39. Majerowski J, Xu YG. Acute, Temporary, Unilateral Facial Nerve Palsy After Dermatologic Surgery: A Report of 3 Cases. J Cutan Med Surg. 2017 Sep/Oct;21(5):445-448.
40. Boahene KD, Farrag TY, Ishii L, Byrne PJ. Minimally invasive temporalis tendon transposition. Arch Facial Plast Surg. 2011 Jan-Feb. 13(1):8-13.
41. Welshhans JL, Hom DB. Soft Tissue Principles to Minimize Scarring: An Overview. Facial Plast Surg Clin N Am. fevereiro de 2017;25(1):1-13.
42. Bock O, Schmid-Ott G, Malewski P, Mrowietz U. Quality of life of patients with keloid and hypertrophic scarring. Arch Dermatol Res. abril de 2006;297(10):433-8.
43. Spring LK, Krakowski AC, Alam M, Bhatia A, Brauer J, Cohen J, et al. Isotretinoin and Timing of Procedural Interventions: A Systematic Review With Consensus Recommendations. JAMA Dermatol. 1º de agosto de 2017;153(8):802-9.
44. Galimberti G, Ferrario D, Casabona GR, Molinari L. Utilidade do retalho de avanço e rotação para fechamento de defeitos cutâneos na região malar. Surg Cosmet Dermatol. 2013;5(1):76-9.
45. Gauglitz GG, Korting HC, Pavicic T, Ruzicka T, Jeschke MG. Hypertrophic scarring and keloids: pathomechanisms and current and emerging treatment strategies. Mol Med Camb Mass. fevereiro de 2011;17(1-2):113-25.
46. Wound healing – Journal of the Chinese Medical Association [Internet]. [citado 17 de dezembro de 2017]. Disponível em: http://www.jcma-online.com/article/S1726-4901(17)30308-8/fulltext
47. Berman B, Maderal A, Raphael B. Keloids and Hypertrophic Scars: Pathophysiology, Classification, and Treatment. Dermatol Surg Off Publ Am Soc Dermatol Surg Al. janeiro de 2017;43 Suppl 1:S3-18.
48. Trace AP, Enos CW, Mantel A, Harvey VM. Keloids and Hypertrophic Scars: A Spectrum of Clinical Challenges. Am J Clin Dermatol. junho de 2016;17(3):201-23.
49. [Preliminary linkage analysis and mapping of keloid susceptibility locus in a Chinese pedigree]. – PubMed – NCBI [Internet]. [citado 16 de dezembro de 2017]. Disponível em: https://www.ncbi.nlm.nih.gov/pubmed/?term=Preliminary+linkage+analysis+and+mapping+of+keloid+susceptibility+locus+in+a+Chinese+pedigree.
50. Marneros AG, Norris JEC, Watanabe S, Reichenberger E, Olsen BR. Genome scans provide evidence for keloid susceptibility loci on chromosomes 2q23 and 7p11. J Invest Dermatol. maio de 2004;122(5):1126-32.
51. Lu W-S, Wang J-F, Yang S, Xiao F-L, Quan C, Cheng H et al. Association of HLA--DQA1 and DQB1 alleles with keloids in Chinese Hans. J Dermatol Sci. novembro de 2008;52(2):108-17.
52. Sun L-M, Wang K-H, Lee Y-CG. Keloid incidence in Asian people and its comorbidity with other fibrosis-related diseases: a nationwide population-based study. Arch Dermatol Res. novembro de 2014;306(9):803-8.
53. Noishiki C, Takagi G, Kubota Y, Ogawa R. Endothelial Dysfunction May Promote Keloid Growth. Wound Repair Regen Off Publ Wound Heal Soc Eur Tissue Repair Soc. 14 de dezembro de 2017.
54. Naitoh M, Hosokawa N, Kubota H, Tanaka T, Shirane H, Sawada M, et al. Upregulation of HSP47 and collagen type III in the dermal fibrotic disease, keloid. Biochem Biophys Res Commun. 9 de fevereiro de 2001;280(5):1316-22.
55. Jiao H, Zhang T, Fan J, Xiao R. The Superficial Dermis May Initiate Keloid Formation: Histological Analysis of the Keloid Dermis at Different Depths. Front Physiol. 2017;8:885.
56. Atkinson J-AM, McKenna KT, Barnett AG, McGrath DJ, Rudd M. A randomized, controlled trial to determine the efficacy of paper tape in preventing hypertrophic scar formation in surgical incisions that traverse Langer's skin tension lines. Plast Reconstr Surg. novembro de 2005;116(6):1648-1656; discussion 1657-1658.
57. Peyton SR, Putnam AJ. Extracellular matrix rigidity governs smooth muscle cell motility in a biphasic fashion. J Cell Physiol. julho de 2005;204(1):198-209.
58. Tanaydin V, Beugels J, Piatkowski A, Colla C, van den Kerckhove E, Hugenholtz GCG, et al. Efficacy of custom-made pressure clips for ear keloid treatment after surgical excision. J Plast Reconstr Aesthetic Surg JPRAS. janeiro de 2016;69(1):115-21.
59. Hochman B, Locali RF, Matsuoka PK, Ferreira LM. Intralesional triamcinolone acetonide for keloid treatment: a systematic review. Aesthetic Plast Surg. julho de 2008;32(4):705-9.
60. Sclafani AP, Gordon L, Chadha M, Romo T. Prevention of earlobe keloid recurrence with postoperative corticosteroid injections versus radiation therapy: a randomized, prospective study and review of the literature. Dermatol Surg. 1996 Jun;22(6):569-74.
61. Keeling BH, Whitsitt J, Liu A, Dunnick CA. Keloid removal by shave excision with adjuvant external beam radiation therapy. Dermatol Surg Off Publ Am Soc Dermatol Surg Al. agosto de 2015;41(8):989-92.
62. Van Leeuwen MCE, Stokmans SC, Bulstra AEJ, Meijer OWM, Heymans MW, Ket JCF, et al. Surgical Excision with Adjuvant Irradiation for Treatment of Keloid Scars: A Systematic Review. Plast Reconstr Surg Glob Open. julho de 2015;3(7):e440.
63. Shen J, Lian X, Sun Y, Wang X, Hu K, Hou X, et al. Hypofractionated electron-beam radiation therapy for keloids: retrospective study of 568 cases with 834 lesions. J Radiat Res (Tokyo). setembro de 2015;56(5):811-7.
64. Gold MH, McGuire M, Mustoe TA, Pusic A, Sachdev M, Waibel J, et al. Updated international clinical recommendations on scar management: part 2--algorithms for scar prevention and treatment. Dermatol Surg Off Publ Am Soc Dermatol Surg Al. agosto de 2014;40(8):825-31.
65. Jaeger M, Harats M, Kornhaber R, Aviv U, Zerach A, Haik J. Treatment of hypergranulation tissue in burn wounds with topical steroid dressings: a case series. Int Med Case Rep J. 11 de agosto de 2016;9:241-5.
66. Stevens NM, Shultz T, Mizner RL, Gersh M. Treatment in an outpatient setting for a patient with an infected, surgical wound with hypergranulation tissue. Int J Low Extrem Wounds. março de 2009;8(1):37-44.
67. McShane DB, Bellet JS. Treatment of hypergranulation tissue with high potency topical corticosteroids in children. Pediatr Dermatol. outubro de 2012;29(5):675-8.
68. Vuolo J. Hypergranulation: exploring possible management options. Br J Nurs Mark Allen Publ. 25 de abril de 2010;19(6):S4, S6-8.
69. Cook KA, Kelso JM. Surgery-Related Contact Dermatitis: A Review of Potential Irritants and Allergens. J Allergy Clin Immunol Pract. outubro de 2017;5(5):1234-40.
70. Fleischer W, Reimer K. Povidone-Iodine in Antisepsis – State of the Art. Dermatology. 1997;195(Suppl. 2):3-9.
71. Knudsen BB, Avnstrorp C. Chlorhexidine gluconate and acetate in patch testing. Contact Dermatitis. 1º de janeiro de 1991;24(1):45-9.
72. García-Gavín J, Lissens R, Timmermans A, Goossens A. Allergic contact dermatitis caused by isopropyl alcohol: a missed allergen? Contact Dermatitis. 1º de agosto de 2011;65(2):101-6.

capítulo 138

Leandro Fonseca Noriega

Infiltrações Intralesionais

■ INTRODUÇÃO

A barreira epidérmica é um importante mecanismo de defesa contra agentes externos, que também limita a penetração de medicações tópicas. Normalmente quanto mais espessa a lesão ou mais profunda a camada cutânea acometida, menor será a resposta ao tratamento tópico.

A infiltração intralesional é uma modalidade terapêutica que permite ultrapassar essa barreira, injetando a medicação selecionada, em concentração elevada, no foco do processo patológico, sem que haja absorção sistêmica significativa. Assim, suplementa ou substitui o tratamento tópico, além de evitar ou reduzir a necessidade de medicações sistêmicas.[1]

Inicialmente descrita apenas com a injeção de corticosteroides, torna-se crescente o número de medicações utilizadas e consequentemente o espectro de dermatoses tratadas. Grande parte das medicações aqui descritas são utilizadas de forma *off label* na terapia intralesional, sendo escassos os estudos controlados. É essencial que haja a padronização da concentração/diluição, dose, intervalo e número de sessões, além de definir a segurança de cada droga.

As vantagens incluem: técnica simples; baixo custo; relativamente segura; rápida resposta quando comparada as medicações tópicas; ação prolongada em função do efeito de depósito; absorção sistêmica mínima ou insignificante; reduz ou poupa o paciente de efeitos colaterais pelo uso de medicações sistêmicas; permite monitorar os pacientes não aderentes; permite associar mais de uma medicação ou modalidade terapêutica, que terão efeitos sinérgicos, por exemplo, corticosteroide e crioterapia intralesionais para queloide.[2,3]

A dor no momento da infiltração e a necessidade de administração da droga a nível ambulatorial são as principais desvantagens, que podem levar a baixa adesão ao tratamento.[3]

As contraindicações gerais são história de hipersensibilidade a medicação ou a algum componente da sua fórmula e quadros infecciosos no local onde será realizada a infiltração, como impetigo ou herpes.[2,3]

■ EQUIPAMENTOS

É importante o uso dos equipamentos de proteção individual, em especial os óculos.

Preferencialmente utilizar seringa *Luer-lock* para evitar o desprendimento da agulha, pois habitualmente existe elevada pressão durante a injeção. Utilizar agulhas de 21 ou 22-gauge apenas para aspirar a medicação.[4]

Para a infiltração, as agulhas de 30 ou 27-gauge são as mais utilizadas, sendo que em lesões densas ou espessas pode ser necessário o uso de uma agulha de 25-gauge.[4]

■ TÉCNICA DE INFILTRAÇÃO (GERAL)

Realizar a antissepsia da pele, no local a ser infiltrado. Em seguida, introduzir a agulha em um ângulo de 45 a 90° dentro da lesão (Figura 138.1), até o foco do processo patológico, que é variável de acordo com cada dermatose. O nível da infiltração habitualmente é intradérmico, porém também pode ser na transição entre a derme e a hipoderme, ou diretamente na hipoderme.[4,5] Aspirar para confirmar que a agulha não está dentro de um vaso sanguíneo e em seguida injetar a medicação lentamente. O volume injetado será discutido a seguir, a depender da medicação e da dermatose, porém de forma geral nota-se um "branqueamento" após a injeção (Figura 138.2). Antes de retirar a agulha da lesão pode-se fazer uma leve tração do êmbolo para minimizar o risco de ocorrer um esguicho do injetável, reduzindo a perda da droga e o risco de acidente (os **Vídeos 138.1** e **138.2** mostram a diferença no procedimento sem e com a tração do êmbolo, respectivamente). Após a retirada da agulha pode ocorrer um sangramento discreto, que cessa depois de alguns segundos de compressão com gaze.[4]

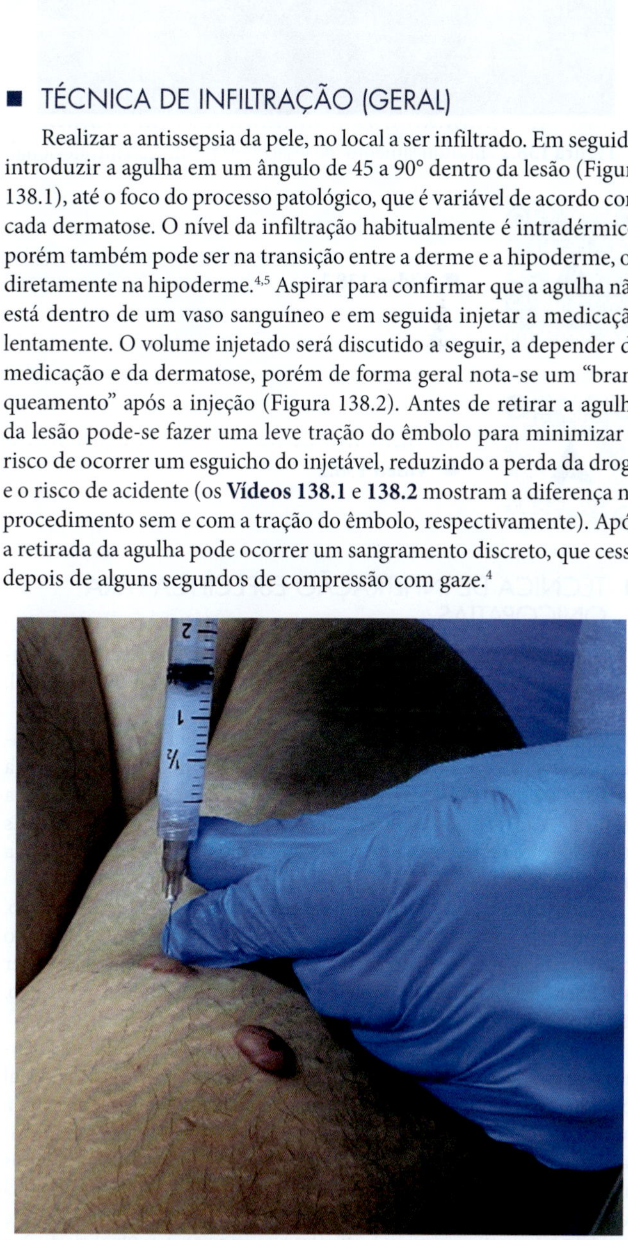

■ **Figura 138.1** Exemplo da infiltração intralesional com ângulo de inserção da agulha a 90° (perpendicular a superfície da lesão).

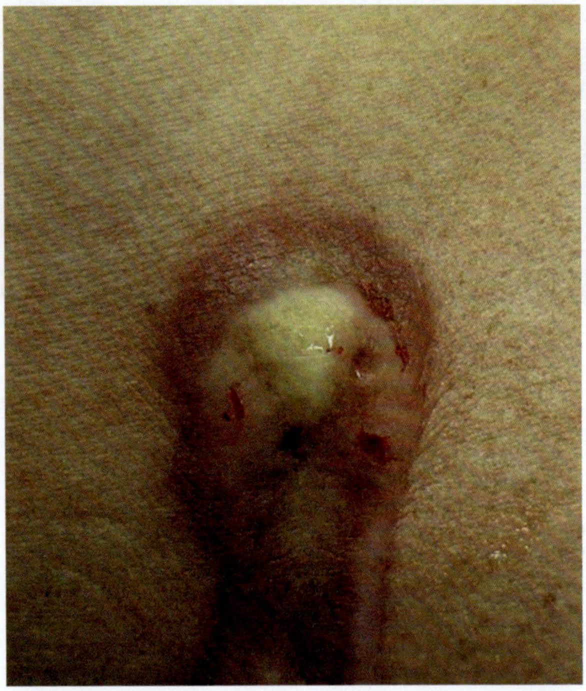

■ **Figura 138.2** "Branqueamento" da lesão após infiltração intralesional.

■ **Vídeo 138.1**

■ **Vídeo 138.2**

■ TÉCNICA DE INFILTRAÇÃO ESPECÍFICA PARA ONICOPATIAS

A anatomia da unidade ungueal limita de forma importante ou impede a penetração de medicações tópicas até a matriz e o leito ungueal, locais esses os mais afetados pelas onicopatias.

A infiltração de drogas na unidade ungueal é uma modalidade terapêutica segura e eficaz, em especial para doenças inflamatórias como a psoríase, o líquen plano, a traquioníquia (Figura 138.3) e a paroníquia crônica.[2] A infiltração na dobra ungueal proximal é a técnica mais utilizada e atua em lesões que acometem a dobra ungueal proximal, a matriz e o leito ungueal proximal.

A dor durante o procedimento é a principal restrição do método. Para minimizá-la, o paciente deverá estar com a mão ou o pé apoiado sobre uma superfície rígida e fixa. A dobra ungueal proximal deve ser esticada lateralmente com o auxílio do polegar e indicador do cirurgião. Métodos adicionais para redução da dor serão discutidos a seguir.

A área entre a cutícula e a prega cutânea da articulação interfalangeana distal deve ser dividida ao meio. Posteriormente a metade distal será novamente dividida ao meio, sendo esse o ponto adequado para a infiltração (Figura 138.4). O halo de difusão da solução/suspensão injetada atinge cerca de um centímetro de diâmetro, por essa razão em dígitos grandes, como os háluces, dois pontos de infiltração são necessários. Já para os demais dígitos apenas um ponto é suficiente. Fazer uma leve angulação da agulha, no sentido distal (Figura 138.5). A infiltração deverá ocorrer na derme ou abaixo da mesma, causando um branqueamento local. O volume a ser injetado é de aproximadamente 0,1 mL por ponto.

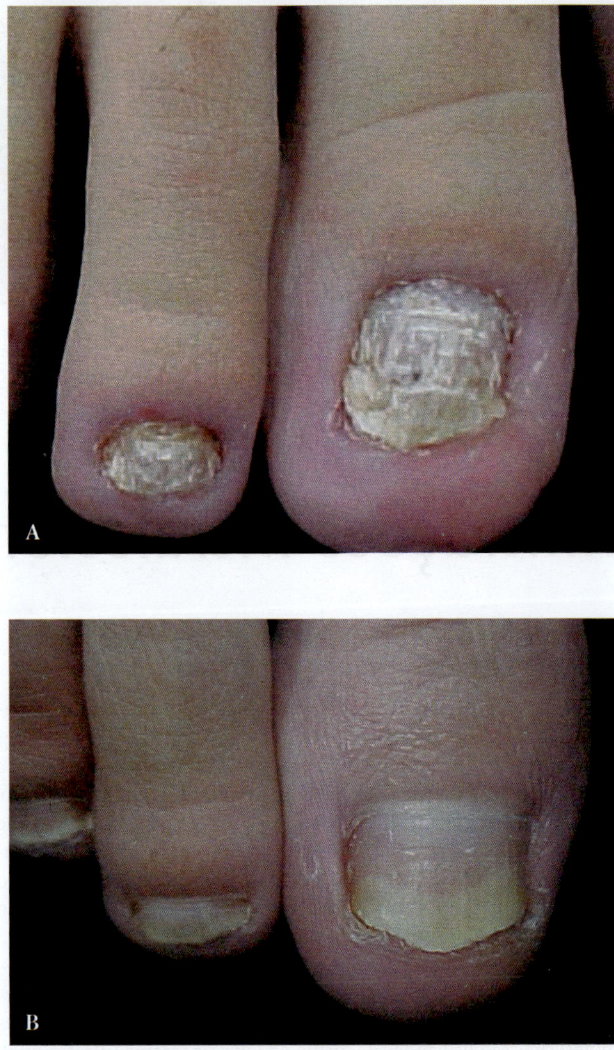

■ **Figura 138.3** Traquioníquia. **(A)** Antes do tratamento. **(B)** 30 dias após a segunda sessão de infiltração de triancinolona hexacetonida 2,5 mg/mL. Nesse caso foram realizadas 2 sessões, com intervalo mensal.
Fonte: Cortesia Dr. Nilton Di Chiacchio.

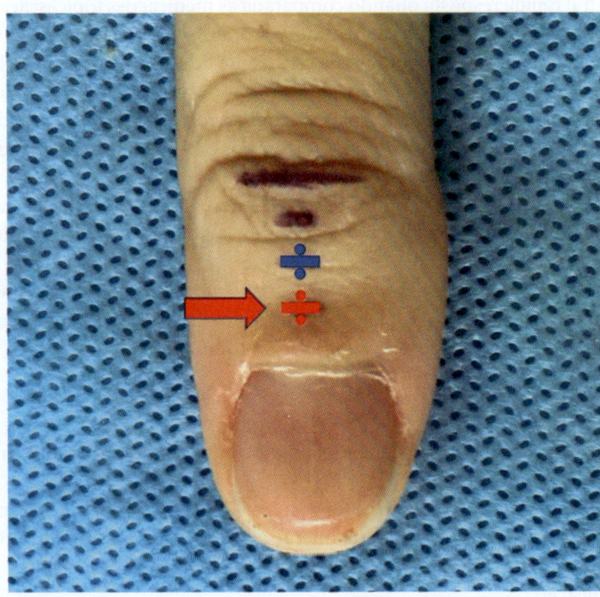

■ **Figura 138.4** Ponto adequado para infiltração na dobra ungueal proximal.
Fonte: Cortesia Dr. Nilton Di Chiacchio.

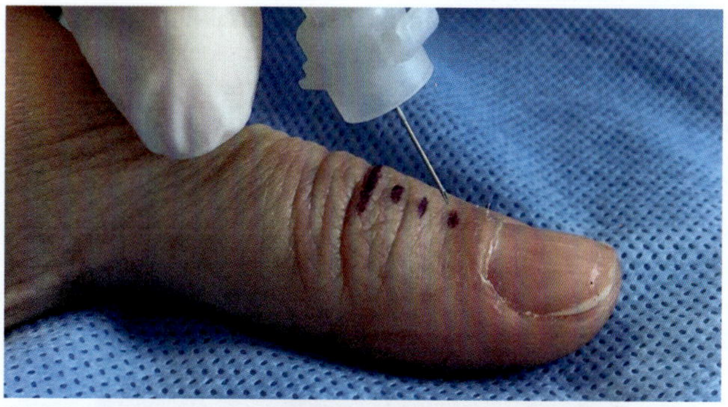

■ **Figura 138.5** Leve angulação da agulha, para que a solução ou suspensão alcance a matriz e leito ungueal proximal.

Quando existem lesões no leito ungueal distal ou hiponíquio, pode-se realizar a infiltração direto na área acometida, através das dobras ungueais laterais ou distal. No entanto a dor é mais intensa quando comparada a infiltração na dobra ungueal proximal, sendo habitualmente necessário o bloqueio anestésico ou anestesia infiltrativa antes.[6]

■ TÉCNICAS PARA REDUZIR A DOR DURANTE A INFILTRAÇÃO

A dor e a necessidade de múltiplas sessões são fatores que podem limitar a adesão ao tratamento, especialmente em crianças e idosos, que muitas vezes descontinuam as aplicações.[7] Diluir as medicações em anestésicos injetáveis ou aplicar anestésicos tópicos antes das infiltrações, são os métodos mais utilizados na tentativa de diminuir o desconforto durante o procedimento, entretanto, nem sempre são eficazes.[8]

A lidocaína 1% ou 2% é o anestésico mais utilizado na diluição de substâncias, tais como a triancinolona. No entanto, a própria injeção de lidocaína é dolorosa e o procedimento normalmente termina antes do efeito da anestesia, resultando em falha na prevenção da dor. Além disso, a adição de lidocaína aumenta o volume da injeção, causando mais desconforto. Apesar da adição de lidocaína evitar a dor pós injeção, a duração da anestesia é curta.[9]

Em um estudo com infiltração intralesional de 5-fluorouracil em queloides, Fitzpatrick[10] acrescentou lidocaína 2% à medicação com objetivo de diminuir o desconforto do procedimento, porém uma vez que dor está relacionada principalmente à expansão aguda de um tecido endurecido, percebeu ser ineficiente.

Anestésicos tópicos, como Dermomax® (lidocaína 4%), EMLA® (lidocaína 2,5% + prilocaína 2,5%) ou Pliaglis® (lidocaína 7% + tetracaína 7%), são opções utilizadas para reduzir a dor das injeções, mas apresentam eficácia limitada por causa da baixa penetração cutânea das drogas. Outro problema é a demora do efeito anestésico.[11]

Existem algumas dicas simples, mas que auxiliam na redução da dor durante a infiltração intralesional:

1. **Uso de agulhas com menor diâmetro:** 27 ou 30-gauge.
2. **Limitar o uso da mesma agulha:** ideal trocar por uma agulha nova quando são necessários múltiplos pontos de infiltração.
3. **Técnica de injeção perpendicular (ângulo de 90°):** a técnica tradicional de infiltração com ângulo de 45° promove mais dor, uma vez que há maior contato com terminações nervosas do que a um ângulo de 90°.
4. **Injetar devagar:** a injeção lenta usando pequenos volumes pode minimizar a dor, uma vez que permite maior acomodação das terminações nervosas às distorções causadas pela infiltração.
5. **Distrações:** conversar com o paciente.
6. Outras técnicas físicas incluem esticar ou pinçar a pele, aplicar vibração, pressão ou gelo/frio.[12]

Para o tratamento de queloides foi descrita técnica em que uma mistura de lidocaína 2% e bupivacaína 0,5% em quantidades iguais é injetada no subcutâneo, sob o queloide ou ao redor dele, promovendo bloqueio anestésico. Após 3 minutos a lesão está devidamente anestesiada e então realiza-se a infiltração intralesional. Essa técnica permite injeção intralesional indolor e prolonga a analgesia pós-injeção pelo efeito prolongado da bupivacaína. A dor durante a injeção do anestésico local é a única desvantagem.[9]

Wang e colaboradores[7] realizaram um estudo com aplicação de crioanestesia antes da infiltração de triancinolona acetonida em queloides. Foi utilizado um instrumento (Cryotip®), cuja ponteira de metal apresentava uma temperatura de 10 °C negativos. Trinta pacientes foram selecionados e foi realizada infiltração intralesional com e sem a aplicação da crioanestesia. A ponteira foi aplicada no queloide por 15 segundos antes da aplicação de triancinolona. Observou-se uma significativa diminuição de dor nas áreas pré-tratadas com crioanestesia.

Outra opção para diminuir a dor durante a infiltração intralesional é a aplicação de vibração. Esse método parece reduzir a transmissão de impulso doloroso periférico para o sistema nervoso central. A vibração oferece a vantagem adicional de reduzir a dor durante a puntura cutânea e a injeção, diferentemente dos anestésicos tópicos ou aplicação de gelo que só diminuem a dor da puntura. Park e colaboradores[13] observaram diminuição importante da dor em 39 dos 40 pacientes tratados. No estudo foi utilizado um instrumento de vibração ajustado para 150 a 183 Hz (9 a 11 mil vezes por minuto).[13]

Outros dispositivos como injetores a jato (p. ex., Dermojet®), lancetas e agulhas bifurcadas também foram utilizados. Independente da técnica ou agulha utilizada, nenhum procedimento foi isento de dor ou desconforto.[14]

■ CORTICOSTEROIDES

A infiltração intralesional de corticosteroide é amplamente utilizada para o tratamento de diferentes dermatoses, com resultados significativos e comprovados, além de ser segura e de baixo custo. Esse representa o grupo de medicamentos mais utilizados na terapia intralesional.[2,3]

Na década de 1950, a infiltração intralesional foi descrita pela primeira vez utilizando o acetato de cortisona. Esse mostrou-se eficaz, porém a resposta não era duradoura.[3] Atualmente a triancinolona acetonida e a hexacetonida representam as medicações mais utilizadas, porém existem outras opções, como por exemplo: acetato ou fosfato dissódico de betametasona, acetato ou fosfato dissódico de dexametasona e acetato de metilprednisolona. É importante lembrar que as suspensões injetáveis devem ser agitadas suavemente no frasco, antes de serem aspiradas. Posteriormente, quando já diluídas na seringa, essas também devem ser agitadas logo antes da infiltração, para obter uma suspensão homogênea.[2,3]

Os corticosteroides possuem efeito anti-inflamatório, antiproliferativo e imunossupressor. Os efeitos anti-inflamatórios são mediados pela maior produção de lipomodulina, que atua inibindo a fosfolipase A2. Existe uma menor produção de citocinas inflamatórias, menor ativação de células T, modificação na função de células endoteliais, granulócitos e mastócitos.[5,15] Também reduz a proliferação e atividade dos fibroblastos, resultando em menor síntese de colágeno e glicosaminoglicanos.[16,17]

Formas farmacêuticas

- Triancinolona hexacetonida suspensão injetável: 20 mg/mL, frascos de 1 e 5 mL (Triancil®).
- Triancinolona acetonida suspensão injetável (não disponível comercialmente no Brasil): 10 mg/mL, frasco de 5 mL (Kenalog®) e 40 mg/mL, frasco de 1,5 e 10 mL (Kenalog®).

Diluição

Nessa sessão será descrita a diluição da triancinolona acetonida e hexacetonida, que são as formas mais utilizadas na prática. Essas possuem liberação lenta (efeito de depósito) e são constituídas por pequenas partículas de corticosteroide, isso facilita a sua distribuição pela lesão e reduz a dose total necessária para o tratamento.[3,4]

A medicação deve ser diluída preferencialmente em solução fisiológica a 0,9% ou em lidocaína a 1% sem vasoconstritor. Não diluir em anestésicos de ação prolongada, como por exemplo a bupivacaína, pois ocorre precipitação do corticosteroide na seringa.[3,4]

Em geral, utiliza-se a concentração de 2,5 a 10 mg/mL, sendo a mesma ajustada de acordo com o diagnóstico, a topografia e a espessura das lesões, além do grau de resposta às infiltrações prévias.[2,3,18,19] De acordo com Jarrat e colaboradores,[18] a dose máxima segura, para pacientes acima de 50 kg de peso, seria de até 20 mg/sessão à intervalos de 3 ou 4 semanas.

Muitas vezes múltiplos pontos de infiltração são necessários para abranger toda a área acometida, sendo necessário delimitar um espaçamento de 1 a 1,5 cm entre cada ponto (Figura 138.6).[2,3,5,19]

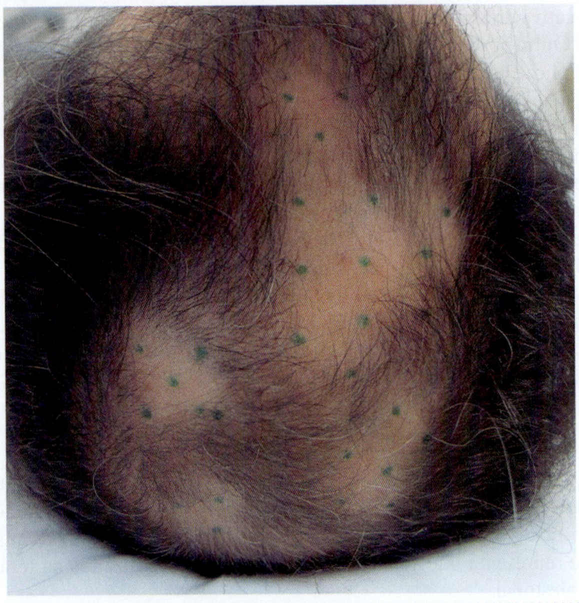

■ **Figura 138.6** Espaçamento entre os pontos de infiltração de corticosteroide para alopecia areata.
Fonte: Cortesia Dr. Diego Leonardo Bet.

Indicações

Pode ser utilizado para o tratamento de processos inflamatórios agudos ou crônicos, lesões cutâneas hipertróficas e outras doenças que apresentem resposta favorável ao uso de corticosteroides tópicos e/ou sistêmicos.[4]

As principais indicações são: queloide (Figura 138.7), alopecia areata (Figura 138.8), granuloma anular, psoríase (lesões cutâneas localizadas ou forma ungueal) (Figura 138.9), prurigo nodular, acne nódulo-cística, líquen plano hipertrófico, líquen plano ungueal, líquen simples crônico (Figura 138.10), granuloma facial, hidradenite supurativa, lúpus eritematoso cutâneo, vitiligo, hemangioma, pênfigo foliáceo localizado, pênfigo vulgar (lesões persistentes no couro cabeludo), linfocitoma cútis (Figura 138.11), lúpus pérnio e cilindroma.[2,4,20-23]

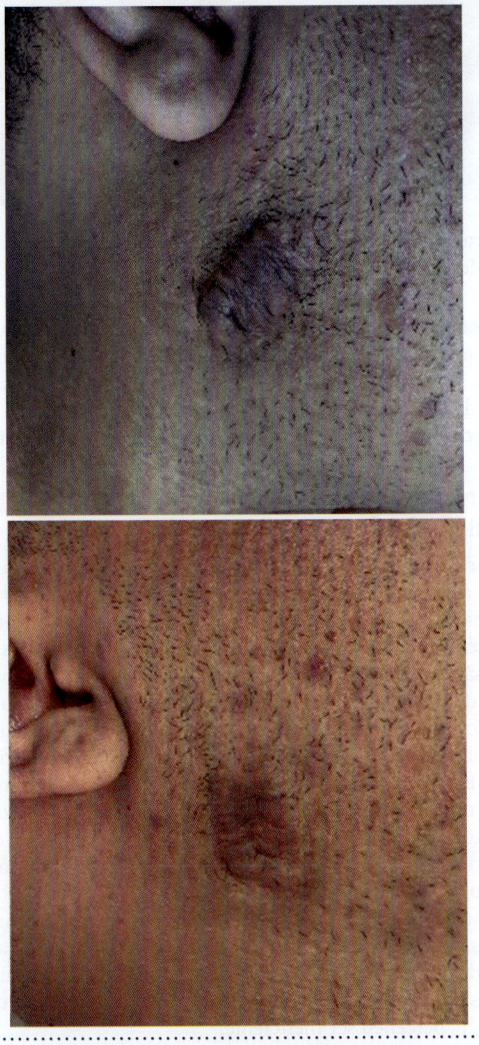

■ **Figura 138.7** Queloide tratado com infiltração intralesional de triancinolona hexacetonida. Resultado após 60 dias. Foram realizadas duas infiltrações na diluição 5 mg/mL com intervalo de 30 dias.

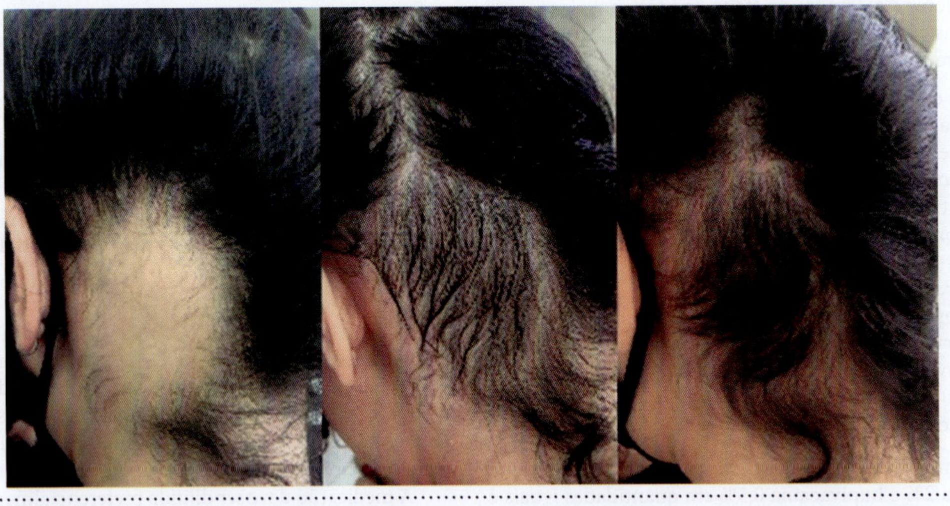

■ **Figura 138.8** Alopecia areata tratada com uma infiltração intralesional de triancinolona hexacetonida na consulta inicial (diluição de 2,5 mg/mL). Evolução com 45 dias e 90 dias. A partir de 45 dias foi utilizado apenas corticosteroide solução capilar.
Fonte: Cortesia Dra. Letícia dos Santos Valandro.

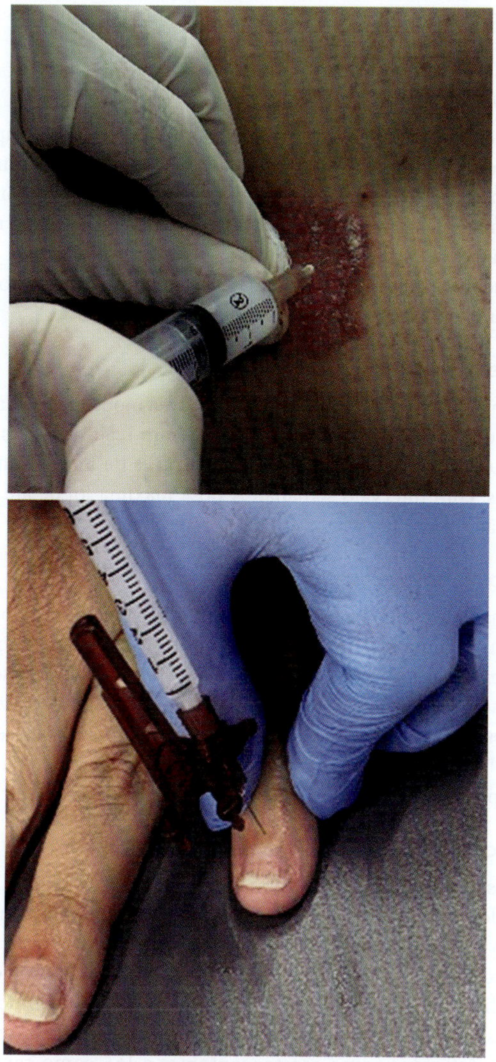

■ **Figura 138.9** Exemplos do uso do corticosteroide intralesional na psoríase. Placa de psoríase vulgar refratária e psoríase ungueal.

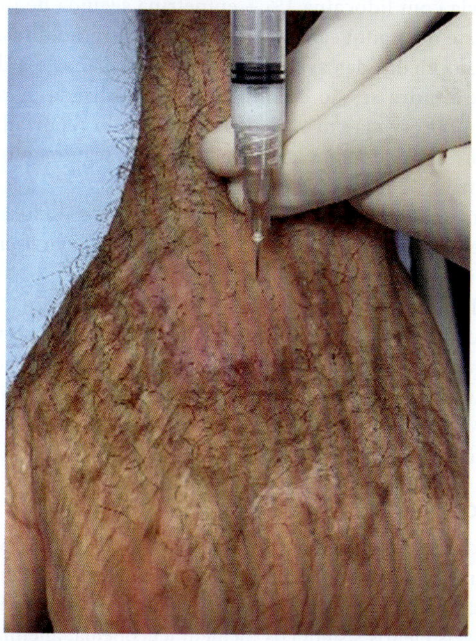

■ **Figura 138.10** Corticosteroide intralesional para tratamento do líquen simples crônico. Infiltração de triancinolona hexacetonida diluído em SF 0,9% (5 mg/mL).

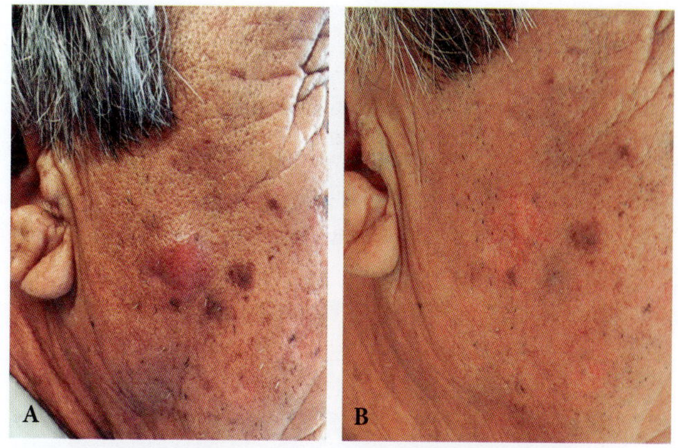

■ **Figura 138.11** Linfocitoma cútis. **(A)** Antes do tratamento. **(B)** Após 3 sessões de infiltração de triancinolona hexacetonida 2,5 mg/mL, com intervalos mensais.

Fonte: Cortesia Dra. Marina Lino Vieira

Efeitos colaterais

Diferentes efeitos colaterais locais ou sistêmicos foram descritos após a infiltração intralesional de corticosteroides, porém raramente ocorrem após o uso de triancinolona acetonida ou hexacetonida na concentração e no volume adequados.[1,3]

Hipopigmentação, hiperpigmentação, teleangiectasias, atrofia cutânea (Figuras 138.12 e 138.13) e abscessos estéreis foram reportados como efeitos colaterais locais.[3-5,24] Processo infeccioso no local da infiltração é incomum. Hipersensibilidade ao princípio ativo ou ao veículo, por exemplo, a carboximetilcelulose, é extremamente rara.[3]

Após a infiltração da dobra ungueal proximal pode ocorrer hemorragia subungueal, leuconíquia traumática e atrofia da dobra ungueal proximal.[6]

A dose de 20 mg à intervalos mensais não causa supressão adrenal e/ou efeitos colaterais sistêmicos, em pacientes acima de 50 kg de peso, mesmo nas gestantes e nos diabéticos.[18] Os possíveis efeitos colaterais sistêmicos serão discutidos em capítulo específico.

Categoria de risco na gestação:

- Triancinolona hexacetonida suspensão injetável: D.[25]

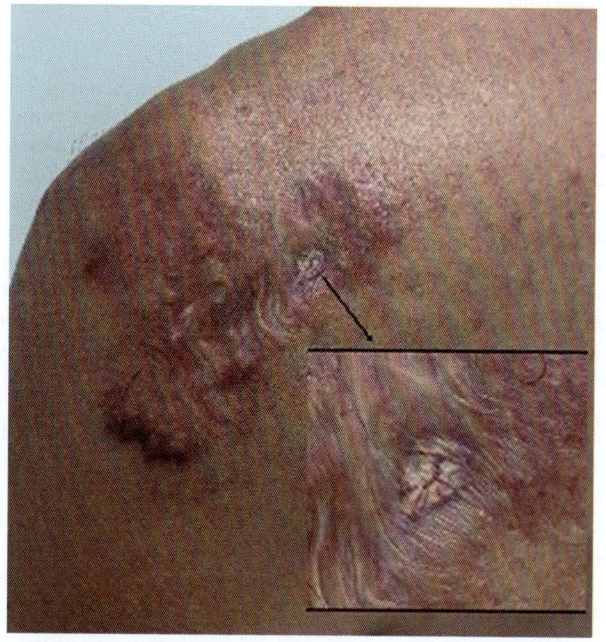

■ **Figura 138.12** Queloide tratado com triancinolona hexacetonida intralesional. Detalhe da atrofia cutânea e teleangiectasias. É possível observar áreas com depósito da medicação.

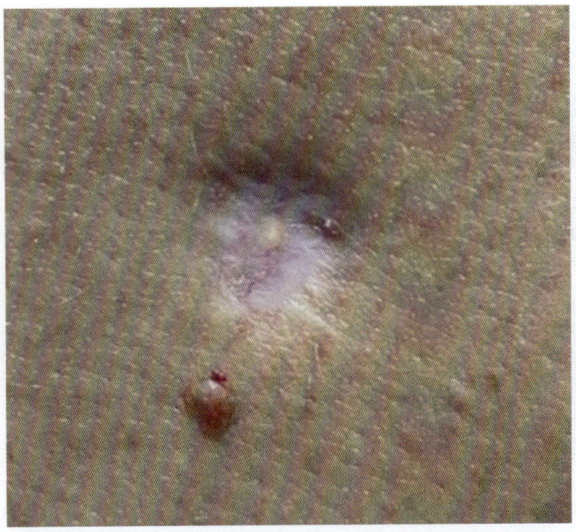

■ **Figura 138.13** Hipopigmentação, teleangiectasias e atrofia cutânea após uso de triancinolona hexacetonida intralesional.

■ 5-FLUOROURACIL (5-FU)

O 5-FU é um análogo estrutural da timina que atua como um antimetabólito. Incorpora-se ao ácido ribonucléico e através de ligação covalente que bloqueia a timidilato sintetase, inibe a formação de DNA e consequentemente induz a morte celular. O seu efeito é mais evidente em células atípicas e que estejam com maior índice proliferativo.[26] Além disso, o intenso processo inflamatório causado pela droga contribui na regressão de algumas lesões tumorais.[26] Quando utilizado para o tratamento do queloide, comprovadamente reduz a densidade dos fibroblastos.[16]

Formas farmacêuticas

- Solução injetável 25 mg/mL, em frasco de 10 mL.
- Solução injetável 50 mg/mL, em frasco de 10 mL.

Diluições/indicações

Existem evidências de benefício no tratamento intralesional das seguintes dermatoses: queloide, verruga vulgar, condiloma acuminado, psoríase, carcinoma basocelular, queratoacantoma e carcinoma espinocelular.[2]

Queloide

Os melhores resultados são obtidos em lesões com menos de 5 anos de evolução.[27] A taxa de resposta varia entre 45% e 78%, e aumenta para 50% a 96% quando a triancinolona é associada ao 5-FU. A excisão cirúrgica simples, a excisão cirúrgica seguida de infiltração de 5-FU e a excisão seguida de infiltração de 5-FU + triancinolona, possuem uma taxa de cura de 43%, 75% e 92%, respectivamente.[28] Outra vantagem da combinação dessas duas medicações é a redução dos efeitos colaterais locais e sistêmicos, pois o volume infundido de cada medicação será menor.[29] A associação da triancinolona ao 5-FU causou menos dor, eritema e inflamação induzidos pelo 5-FU, além de reduzir incidência de atrofia cutânea e teleangiectasias.[30,31]

Quando o 5-FU é utilizado isolado, a concentração mais descrita é de 50 mg/mL, ou seja, é injetado puro e a maior parte dos estudos utilizou de 1 a 3 mL por sessão.[28,32] Já na associação entre triancinolona e 5-FU foi habitualmente utilizado 4 mg de triancinolona acetonida (p. ex., 0,1 mL de triancinolona acetonida 40 mg/mL) misturado a 45 mg de 5-FU (0,9 mL de 5-FU 50 mg/mL).[32]

As injeções podem ser realizadas semanalmente ou até a cada 6 semanas, com uma média de 8 sessões.[28,33,34]

Verruga vulgar

Mostrou-se uma técnica segura, com resolução completa de 65% a 70% dos casos, 4 mL de 5-FU (50 mg/mL) + 1 mL de lidocaína 2% com epinefrina é a diluição mais descrita. Aproximadamente 4 sessões são necessárias, com intervalo semanal.[35,36]

Condiloma acuminado

Alguns autores demonstraram ser uma boa opção terapêutica, mesmo em casos recidivados após tratamento com podofilina e/ou imiquimode.[37,38] É descrita a necessidade de até 6 sessões, com intervalos semanais, utilizando concentração de 50 mg/mL. A dose máxima por sessão deve ser de 150 mg.[38]

De acordo com Bubna,[37] apenas duas sessões, com intervalo mensal foram suficientes para resolução completa das lesões.

Psoríase (lesões localizadas e persistentes)

Mahajan e Singla[39] demonstraram ser uma modalidade terapêutica eficaz, com taxa de resposta de 87,5%. Foram realizadas três sessões de infiltração na dose de 0,1 mL/cm^2, através de uma ou múltiplas punturas, com intervalo semanal. A dose máxima foi de até 150 mg por sessão.

Carcinoma basocelular

A maior parte dos casos reportados envolvem os subtipos superficiais ou nodulares, e raramente formas multifocais ou recorrentes. A concentração utilizada varia entre 30 e 50 mg/mL, com sessões a cada 2 semanas ou até 3 vezes por semana. O volume utilizado em cada sessão varia entre 0,5 e 3 mL, sendo frequentemente necessário 6 sessões.[40] De acordo com a revisão realizada por Metterle,[40] a eficácia oscila entre 67% e 100%.

Queratoacantoma e carcinoma espinocelular

Nesses casos a concentração mais utilizada foi de 50 mg/mL, sendo infiltrados 0,1 a 2,4 mL à intervalos diários ou até bimensalmente. O número de sessões necessárias variou entre 2 e 8.[40,41]

Maxfield e colaboradores,[42] em estudo de coorte retrospectivo, analisaram 148 pacientes com 178 carcinomas espinocelulares tratados com infiltração intralesional de 5-FU. Entre esses casos, 7 foram definidos como ceratoacantomas e 165 como carcinomas espinocelulares invasivos, sendo todas as lesões menores de 2 cm e a maior parte nos membros inferiores (37%). Foi realizada anestesia prévia com lidocaína 1% + epinefrina seguida de infiltração de 5-FU até o "branqueamento" ou até a infiltração difusa visível. O intervalo médio das avaliações foi de 4 semanas e a depender da evolução nova sessão de infiltração foi realizada. A resolução clínica foi observada em 92% dos casos, sendo reportada apenas uma recorrência de ceratoacantoma durante o seguimento de aproximadamente 12 meses.[42]

Outro estudo retrospectivo demonstrou taxa de resolução de 89% em 315 lesões de carcinoma espinocelular tratadas com *debulking* seguida de infiltração intralesional de 5-FU.[43]

A infiltração intralesional de 5-FU torna-se uma opção terapêutica para lesões de câncer de pele não melanoma em pacientes selecionados para os quais a excisão cirúrgica não é desejada ou viável, no entanto mais estudos prospectivos são necessários para elucidar a eficácia, informar as diretrizes sobre dose, frequência de injeções e critérios de seleção de pacientes.[40,42,43]

Efeitos colaterais

Dor durante e após a injeção, eritema, edema, descamação, exulceração, necrose, ulceração, hiperpigmentação e cicatriz atrófica são relatados.[2,27,39,40] Raramente foi descrito cefaleia, tontura e náuseas.[42]

Possíveis efeitos sistêmicos incluem leucopenia, anemia e trombocitopenia, porém nunca foram relatados após injeção intralesional. Hemograma para o acompanhamento inicial é importante.[26,27,39,40]

Categoria de risco na gestação: D.[44]

SULFATO DE BLEOMICINA

A bleomicina é um antibiótico antineoplásico derivado do *Streptomyces verticillus*.[45] Bloqueia o ciclo celular, causa clivagem do DNA por meio da formação de radicais livres e degrada o RNA celular, assim possui efeito citotóxico. Todos esses mecanismos resultam em apoptose. A atividade antitumoral da bleomicina reside, principalmente, na sua capacidade de clivagem do DNA.[46]

Ademais, considera-se que o efeito da bleomicina nos queloides e cicatrizes hipertróficas possa ser explicado pela redução da síntese de colágeno, aumento de sua degradação por meio da inibição da enzima lisil-oxidase (responsável pela maturação do colágeno e fator de crescimento transformador-β1), além da indução de apoptose nos fibroblastos.[47,48]

Além da ação citotóxica, a bleomicina também induz esclerose. O mecanismo de ação exato da bleomicina nas malformações vasculares e hemangiomas é desconhecido, porém o dano endotelial e a fibrose desempenham papel importante.[49]

Forma farmacêutica

- Pó liofilizado para solução injetável, em frasco-ampola com 15 UI.

Diluição (geral)

Uma vez que a infiltração intralesional de bleomicina é considerada *off label*, há várias formas de diluição descritas. A bleomicina é hidrofílica e não penetra facilmente a membrana celular. Os anestésicos locais aparentemente causam alterações na estrutura da membrana celular, que aumentam a captação da bleomicina. Dessa forma, a anestesia infiltrativa de lidocaína ou procaína antes da injeção de bleomicina ou a reconstituição da bleomicina em lidocaína podem aumentar a eficácia terapêutica.[2,14,50]

As diluições mais citadas são as seguintes:

- 10 mL de soro fisiológico 0,9% (SF 0,9%) para 15 UI de bleomicina = 1,5 UI/mL.[48]
- 4 mL de SF 0,9% + 6 mL de lidocaína 2% para 15 UI de bleomicina = 1,5 UI/mL.[51]
- 15 mL de SF 0,9% para 15 UI de bleomicina = 1 UI/mL.[52,53]
- 5 mL de SF 0,9% para 15 UI de bleomicina = 3 UI/mL.[54]

Diluições/indicações

Verrugas virais

A bleomicina vem sendo utilizada no tratamento de verrugas virais desde a década de 1970, especialmente nos casos refratários e nos casos de topografia de difícil tratamento, como por exemplo as verrugas periungueais e subungueais.[54-56] Vários estudos sugerem que a bleomicina é um tratamento eficaz em 2/3 dos casos, com efeitos colaterais mínimos (Figura 138.14).[45,56]

Um estudo realizado em Bangladesh, com 73 pacientes (de 5 a 50 anos) e 155 verrugas virais, comparou a crioterapia com a infiltração intralesional de bleomicina. Foram realizadas no máximo 4 sessões, com intervalo de 3 semanas. O grupo tratado com bleomicina teve taxa de cura de 94,9%, enquanto as lesões tratadas com crioterapia apresentaram cura em 76,5% dos casos.[57]

Bik e colaboradores[45] demonstraram em revisão sistemática que a taxa de cura completa é significativamente superior quando comparada ao placebo e a crioterapia, mesmo em pacientes transplantados. Corroborou que lesões plantares são mais resistentes quando comparadas as lesões de outras topografias.[45]

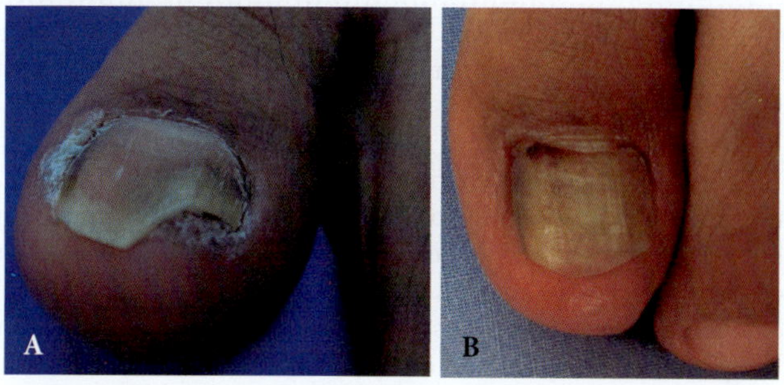

■ **Figura 138.14** Verrugas virais peri e subungueais no hálux esquerdo. **(A)** quadro clínico antes do tratamento. **(B)** 50 dias após uma única sessão de infiltração intralesional de bleomicina.

Fonte: Cortesia Dr. Nilton Di Chiacchio.

Além das verrugas vulgares e palmoplantares, há estudos mostrando eficácia no tratamento das verrugas anogenitais, com taxa de cura de até 70%.[50]

Deve-se infiltrar a base da lesão até que ocorra o branqueamento da mesma. Normalmente se injeta 2 a 3 UI por sessão, sendo o volume variável de acordo com o tamanho da lesão e a diluição utilizada.[51,57] Alguns dias após o procedimento surgem crostas enegrecidas e hemorrágicas nas lesões palmoplantares, alterações esperadas e que sugerem infiltração adequada da bleomicina. Acredita-se que a formação de crostas é causada por diminuição absoluta do fluxo sanguíneo, que resulta em necrose e posterior desaparecimento da lesão (Figura 138.15). Em geral, ocorre resolução após 2 a 3 semanas (Figura 138.16).[51,57] Outras técnicas menos utilizadas seriam a da multipuntura ou a utilização de dispositivo de injeção sem agulhas (p. ex., Dermojet®), que geram menos dor, reduzem efeitos adversos, mas também tem menor taxa de cura.[58]

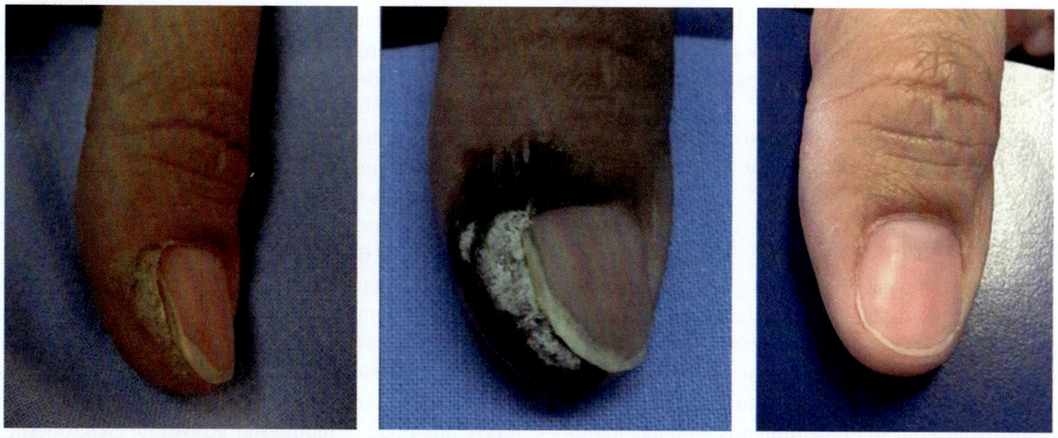

■ **Figura 138.15** Verruga viral tratada com bleomicina (dobra ungueal lateral e parte do hiponíquio). Após 7 dias nota-se o aspecto da necrose na área tratada, que é comum após infiltração intralesional de bleomicina em lesões nos dígitos. Evolução após 2 meses sem cicatrizes ou sinais de recidiva.

Fonte: Cortesia Dr. Nilton Di Chiacchio.

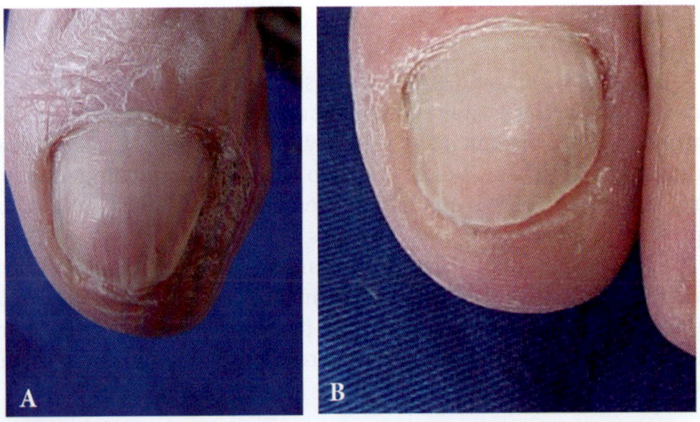

■ **Figura 138.16** (A) Verrugas virais periungueais no hálux esquerdo. (B) Cura clínica após 30 dias de uma única sessão de infiltração de bleomicina.
Fonte: Cortesia Dr. Nilton Di Chiacchio.

Já nas lesões faciais, pela rica vascularização local, não ocorre a interrupção completa do fluxo sanguíneo. Assim, habitualmente se nota a regressão gradual da verruga sem a formação de crostas ou necrose. Nesses casos acredita-se que a inibição da síntese de DNA nos queratinócitos infectados e a indução de apoptose endotelial e de queratinócitos por dano direto ou indireto seriam suficientes para a cura.[50]

Queloide

A bleomicina foi usada pela primeira vez no tratamento de queloide em 1996 por Bodokh e Brun.[59] Desde então, a injeção intralesional de bleomicina é uma terapia alternativa que vem sendo amplamente relatada.[59]

Em geral são necessárias de 3 a 6 sessões, com intervalos a cada 2 a 6 semanas.[47,48] Há uma grande variabilidade entre as doses utilizadas nos estudos, entre 0,1 e 3 UI/cm^2. De acordo com alguns autores, a dose de 0,25 UI/cm^2 mostrou-se segura e efetiva.[48,59-61] A dose máxima, preferencialmente, deve oscilar entre 3 e 6 UI por sessão.[48,59,62]

Kabel e colaboradores[61] compararam os resultados das infiltrações intralesionais de bleomicina (1,5 UI/mL), 5-FU isolado (50 mg/mL) e 5-FU + triancinolona acetonida (0,9 mL de 5-FU 50 mg/mL misturado a 0,1 mL de triancinolona acetonida 40 mg/mL). O intervalo entre as injeções foi de 14 dias e a bleomicina foi utilizada na dose de 0,5 a 1 mL/cm^2, através de múltiplas injeções, com a dose máxima de 4 mL por sessão. Após 12 meses de seguimento, o tratamento com bleomicina mostrou-se mais eficaz e necessitou de 2 a 4 sessões a menos quando comparada aos outros dois grupos tratados. A dor foi mais intensa no grupo bleomicina e menos intensa no grupo 5-FU + triancinolona. A ulceração foi menos frequente no grupo bleomicina (21,33%), porém a hiperpigmentação foi mais comum nesse grupo (70%).[61] Não houve recidiva apenas no grupo tratado com bleomicina.[45,61]

Outros meios de aplicação incluem dispositivos de injeção a jato sem agulhas (p. ex., Dermojet®) e múltiplas punturas por agulha com posterior gotejamento da solução sobre a lesão.[47,48,59]

Hemangiomas e malformações vasculares e linfáticas

Em 2008 foi descrito a eficácia do propranolol no tratamento de hemangiomas da infância, desde então a bleomicina e outros agentes antitumorais tornaram-se tratamentos secundários.[63-65]

No entanto, ainda mantém papel importante no tratamento das malformações vasculares e linfáticas. Um estudo de revisão com 1.325 pacientes mostrou redução de pelo menos 50% das malformações linfáticas e venosas. Tal estudo concluiu que a bleomicina tem eficácia similar a outros agentes esclerosantes, como o álcool e o morruato de sódio, porém é mais segura e possui menos efeitos colaterais.[49a]

Em muitos estudos, especialmente em crianças, o procedimento foi realizado sob anestesia geral em regime ambulatorial. A agulha foi introduzida através da pele normal e avançou até o hemangioma ou malformação vascular, e então a bleomicina foi injetada de modo radial até a palidez da lesão. O plano de aplicação é subcutâneo no caso de lesões profundas e subdérmico em lesões superficiais. Após o procedimento a lesão foi pressionada por um período de 1 a 10 minutos e realizado curativo compressivo.[53,66] As doses especificamente descritas são 10 a 15 mg para adultos e 0,5 a 1 mg/kg para crianças (máximo de 6 a 8 mg). São necessárias de 1 a 6 sessões, com média de 3 sessões, e intervalos entre 3 e 5 semanas.[2,49,52,53] As doses cumulativas máximas são de 100 mg para adultos e 70 mg para crianças.[49,52]

A involução da lesão vascular se inicia por uma mudança na coloração vermelha para arroxeada ou acinzentada.[67]

Leishmaniose cutânea

Há um relato do uso de bleomicina intralesional em dois pacientes com leishmaniose cutânea refratária ao tratamento. Foi utilizada dose de 1,5 mg, em uma única sessão. Após o procedimento, os pacientes apresentaram dor e edema, com duração de 48 a 72 horas. Ambos tiveram cura clínica e parasitológica após 5 semanas de uma única sessão.[68]

Malignidades cutâneas

O uso isolado de bleomicina nesses casos não apresentou resultados desejáveis. Entretanto, em combinação com eletroporação (método que aumenta a permeabilidade da membrana celular), foi extremamente eficaz. A técnica que associa injeção intralesional de bleomicina e eletroporação denomina-se eletroquimioterapia. Essa técnica é superior ao uso de bleomicina sistêmica para o tratamento de várias malignidades cutâneas: melanoma, carcinoma basocelular, queratoacantoma, carcinoma espinocelular, sarcoma de Kaposi, algumas neoplasias malignas de cabeça e pescoço recorrentes e metástase cutânea do câncer de mama.[14,69-71]

Todos os estudos sobre o papel da bleomicina no tratamento do melanoma são limitadas apenas ao tratamento de lesões cutâneas metastáticas e não se destinam a substituir a terapia convencional ou diretrizes atuais.

Efeitos colaterais

A dor ou sensação de queimação é o principal fator limitante da infiltração intralesional de bleomicina, sendo mais intenso no momento da aplicação e no pós imediato, porém pode durar entre 2 e 7 dias. Outros efeitos colaterais locais comuns são o edema, as exulcerações ou ulcerações e a formação de crostas hemorrágicas.[46,49,55]

Pode ocorrer onicomadese, distrofia e pigmentação ungueal (bandas azuis ou acastanhadas), principalmente após a infiltração de verrugas periungueais.[2,46,72] Hipopigmentação ou hiperpigmentação cutânea transitória (especialmente em pacientes de fototipos elevados) e cicatrizes atróficas ou hipertróficas foram reportados.[72] A dermatite flagelada já foi descrita após uso intralesional em lesões cutâneas, porém ocorre com maior frequência após uso endovenoso.[73,74] Mais raramente foram descritos fenômeno de Raynaud e necrose digital, motivo pelo qual seria contraindicado em casos já diagnosticados de fenômeno de Raynaud ou de doença vascular periférica.[45,59]

Sintomas semelhantes a gripe foram citados, em especial após tratamento de hemangiomas e malformações vasculares.[49,51,53] Não há relatos de outras complicações sistêmicas com o uso de bleomicina por via intralesional. Quando utilizado por via sistêmica, se a dose acumulada for superior a 200 UI existe o risco de toxicidade cutânea grave que pode se manifestar através de esclerodermia, hidradenite écrina neutrofílica e pustulose exantemática generalizada aguda. Caso a dose acumulada seja superior a 400 UI devemos nos preocupar com a fibrose pulmonar.[45] Lembrando que com a infiltração intralesional não iremos atingir essas doses acumuladas elevadas.

Um estudo com dosagem sérica de bleomicina após infiltração intralesional, mostrou que, nesses casos, a absorção sistêmica da droga é muito discreta.[59]

- Categoria de risco na gestação: D.[75]

METOTREXATO

O metotrexato é um análogo do ácido fólico que se liga irreversivelmente à dihidrofolato redutase. Bloqueia a formação da tetrahidrofolato, inibindo assim a síntese de DNA.[76,77]

Forma farmacêutica

- Solução injetável 25 mg/mL, em frasco de 2 mL.
- Solução injetável 25 mg/mL, em frasco-ampola de 20 mL.
- Solução injetável 100 mg/mL, em frasco-ampola de 10 mL.

Diluições/indicações

Por via intralesional, pode ser utilizado para o tratamento do queratoacantoma, do carcinoma espinocelular e da psoríase ungueal (Figura 138.17).[77]

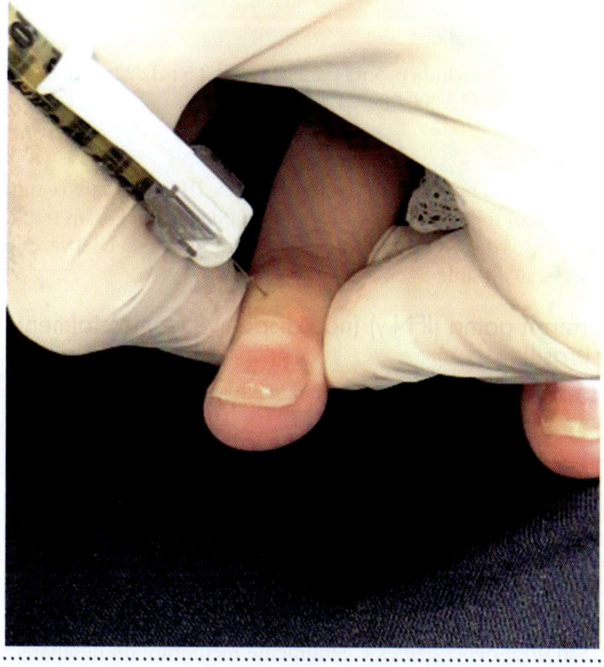

Figura 138.17 Infiltração intralesional de metotrexato na dobra ungueal proximal para tratamento de psoríase ungueal.

Queratoacantoma

A excisão da lesão é o tratamento de escolha, no entanto a topografia, o tamanho, o número de lesões e as comorbidades do paciente influenciam na escolha terapêutica, que pode incluir a infiltração intralesional.[77] Além disso, podemos utilizá-la como terapia neoadjuvante para reduzir a dimensão da lesão antes da abordagem cirúrgica.[78]

Sabe-se que quanto maior a taxa de crescimento do queratoacantoma, melhor será a resposta ao metotrexato.[76]

De acordo com Annest,[77] houve resolução completa de 92% dos casos tratados primariamente com metotrexato. Foram realizadas 1 a 4 sessões de infiltração intralesional na concentração de 12,5 a 25 mg/mL, com intervalos de 2 a 3 semanas. O volume necessário em cada aplicação oscilou entre 0,3 e 2,0 mL, sendo necessário o branqueamento do tumor.[77,79] Lesões menores foram tratadas com apenas um ponto de injeção na base da lesão, enquanto as maiores receberam a droga em quatro quadrantes mais a injeção na base da lesão. O tamanho dos tumores tratados variou entre 1 e 4 cm.[77]

De acordo com uma revisão realizada por Searle e colaboradores,[80] 25 mg foi a dose média utilizada por sessão, no entanto lesões maiores que 10 mm necessitaram de maior quantidade da droga. O intervalo entre as sessões foi de 7 a 38 dias, sendo necessárias 1 a 8 sessões. A taxa de cura variou entre 74% e 100%, não foi descrita recorrência e não foram descritos efeitos colaterais sistêmicos importantes.[80]

Carcinoma espinocelular

A infiltração intralesional semanal durante 3 semanas, na concentração de 25 mg/mL, reduz o tamanho do tumor, facilitando a abordagem cirúrgica e melhorando os resultados funcionais e estéticos. Assim, essa droga pode ser utilizada como terapia neoadjuvante nos casos de carcinoma espinocelular de grande dimensão e/ou em topografias de difícil abordagem.[81,82]

Em um estudo observacional prospectivo publicado recentemente, 200 casos com diagnóstico histológico de carcinoma espinocelular estágio I, II ou III T3N0M0 (AJCC) foram divididos em grupo (1) submetido a infiltração intralesional de metotrexato antes da cirurgia e grupo (2) submetido a cirurgia sem terapia neoadjuvante prévia. O protocolo da terapia neoadjuvante utilizado foi de 2 infiltrações de 20 mg de metotrexato (25 mg/mL), na base da lesão, com intervalo de 7 dias e abordagem cirúrgica após aproximadamente 7 semanas. 93% desses casos apresentaram redução no tamanho, com uma média de 54% de redução da superfície do tumor. A necessidade de reconstruções complexas, infec*ção* de ferida operatória, deiscência de sutura, recidiva e metástase foi respectivamente de (grupo 1/grupo 2): 15%/40%, 2%/6%, 1%/5%, 2%/2% e 1%/2%. No grupo tratado com infiltração intralesional de metotrexato, 56% apresentaram resolução completa (confirmado histologicamente) do carcinoma espinocelular e não necessitaram de abordagem cirúrgica. Entre esses pacientes não houve recidiva ou metástase após seguimento de 30 meses.[83]

Psoríase ungueal

Saricaoglu e colaboradores,[84] realizaram injeção semanal de 5 mg de metotrexato na dobra ungueal proximal (2 pontos de 2,5 mg/dígito), durante 6 semanas, após bloqueio anestésico digital. Esses demonstraram ser um tratamento seguro, duradouro e eficaz, com melhora do *pitting* e da hiperqueratose subungueal.

Ustuner e colaboradores[85] comparam os resultados da infiltração de triancinolona acetonida 10 mg/mL, metotrexato 10 mg/mL e SF 0,9%. Foram realizados 4 pontos de injeção de 0,1 mL cada, sendo dois na dobra ungueal proximal e dois na dobra ungueal distal, em 96 unhas de 35 pacientes. Após 4 meses, a melhora observada no escore NAPSI (*nail area psoriasis severity index*) foi similar entre metotrexato e triancinolona acetonida. A melhora dos sinais de acometimento da matriz ungueal (*pitting*, leuconíquia, onicorrexe e lúnula vermelha) foi significativamente maior no grupo tratado com metotrexato. Entre os sinais de acometimento do leito ungueal, a onicólise apresentou melhora significativa estatisticamente no grupo tratado com triancinolona acetonida e a melhora da hiperceratose subungueal ocorreu de forma significativa nos grupos triancinolona acetonida e metotrexato. Após 6 meses a taxa de recorrência foi de 15%, 25% e 60% para metotrexato, triancinolona e SF 0,9%, respectivamente.[85]

Efeitos colaterais

No local pode ocorrer eritema (após 2 a 4 dias), ulceração e necrose (usualmente parcial).[2,83] Já os efeitos colaterais sistêmicos são raros, sendo relatados apenas 2 casos de pancitopenia em pacientes com insuficiência renal dialítica.[77,79] Bergón-Sendín e colaboradores[83] sugerem segurança em casos com taxa de filtração glomerular > 30 mL/min/1,73 m², sem a necessidade de ajuste da dose. Após 1 semana da aplicação, recomenda-se solicitar hemograma completo e enzimas hepáticas, em especial nos idosos e indivíduos com comorbidades.[77,79]

- Categoria de risco na gestação: foram observados quadros de abortamento, morte fetal e/ou anormalidades congênitas em mulheres grávidas recebendo metotrexato.[86]

INTERFERON

Os interferons (IFNs) são glicoproteínas pertencentes à família das citocinas e têm atividades antivirais, antitumorais, imunomoduladoras, antifibróticas e antiproliferativas.[47,87]

Existem três tipos de interferons, originalmente descritos como leucocitários (α), fibroblásticos (β) e imunes (γ). Esses podem ser agrupados em tipo I (interferon-α-2a, interferon-α-2b e interferon-β) e tipo II (interferon-γ).[88] Na Dermatologia o uso do interferon é indicado para o tratamento de várias patologias, na maioria dos casos *off label*.[89]

Interferon alfa-2a (IFN-α-2a)

Formas farmacêuticas

Pó liofilizado injetável, 1 milhão UI; 3 milhões UI; 5 milhões UI ou 9 milhões UI.

Diluição

1 mL de soro fisiológico 0,9%.

Indicações

- **Linfoma cutâneo de células B:** 1 a 6 milhões UI por sessão.[87]
  Em uma série de oito casos de linfomas cutâneos da zona marginal foi realizada a infiltração de 3.000.000 UI, 3 vezes na semana por uma média de 8,5 semanas com a regressão de todas as lesões; em dois dos casos houve recidiva das lesões em um período de 4 e 12 meses, com nova remissão após novas sessões de terapia intralesional.[88,90]
  Vlahova e colaboradores[91] descreveram o uso de 3 milhões UI a cada 3 a 7 semanas para o tratamento de linfoma cutâneo centrofolicular.
- **Queratoacantoma:** 3 a 6 milhões UI, 3 vezes por semana por 5 semanas.[92,93]
- **Papulose linfomatoide:** 3 milhões UI, 3 vezes por semana por 4 semanas.[94]
- **Carcinoma basocelular:** 1,5 a 3 milhões UI, 3 vezes por semana por 3 meses.[95]

Interferon alfa-2b (IFN-α-2b)

Formas farmacêuticas

Pó liofilizado injetável, 3 milhões UI; 5 milhões UI ou 9 milhões UI.

Diluição

1 mL de soro fisiológico 0,9%.

Indicações

- **Carcinoma espinocelular:** 2 milhões UI, 3, vezes por semana por 7 semanas. Doses maiores são necessárias se tumor > 2 cm^2.[87,96]
  Opção no tratamento de lesões recidivadas. Hanlon e colaboradores[96] relataram seu uso em lesão no lábio superior com nove recidivas após cirurgias amplas. Foram realizadas aplicações de 1.500.000 UI, 3 vezes por semana por 8 semanas e depois quinzenalmente por mais 3 meses.
- **Queloides:** 1,5 milhões de unidades, 2 vezes ao dia por 4 dias.
  Um estudo com esse esquema de aplicação mostrou redução de 50% do volume queloidiano após 9 dias e foi evidentemente mais eficaz do que o tratamento com corticosteroides intralesionais.[87,97]
- **Doença de Peyronie:** 1 a 2 milhões UI, 1 vez por semana por 3 a 5 semanas.[87]
- **Queratoacantoma:** 3 milhões UI, 1 vez por semana por 4 a 6 semana.[87,98]
- **Carcinoma basocelular:** em estudo retrospectivo não randomizado foram realizadas nove infiltrações intradérmicas e perilesionais de 5.000.000 UI cada, no período de 3 a 6 semanas em carcinomas basocelulares dos tipos nodular e superficial. 95 das 98 lesões tratadas estavam livres da neoplasia (51 nodular e 44 superficial) no tempo de seguimento do estudo, que foi de aproximadamente 10,5 anos.[88]
- **Micose fungoide:** Hu e colaboradores[99] relataram a remissão completa das lesões de dois pacientes tratados com injeções de 1.000.000 UI, 3 vezes por semana por 3 meses (estágios IB e IIB).

Indicações do IFN-α-2a ou 2b

- **Condiloma acumulado:** 1 milhão UI por verruga, 3 vezes por semana por 3 a 4 semanas. Dose máxima de 5 milhões de unidades por sessão. Essa é a única indicação de interferon intralesional que não é *off label*. Um estudo de revisão concluiu que a via intralesional ou tópica de administração de interferon no condiloma acuminado é mais eficaz do que a via sistêmica (cerca de 44% de resolução), com menos efeitos colaterais.[87,100]
- **Sarcoma de Kaposi clássico:** 50.000 UI 2 vezes por semana.
  Revisão mostrou redução de 50% a 90% das lesões tratadas com IFN-α intralesional.[101]

Interferon Beta-1a

Proteína solúvel recombinante purificada, produzida por recombinação genética de mamíferos, similar à betainterferona produzida pelo corpo humano.[102]

Formas farmacêuticas

Seringa preenchida pronta para uso com 0,5 mL: 22 µg (6.000.000 UI) ou de 44 µg (12.000.000 UI).

Indicações

- **Carcinoma basocelular:** em estudo (fase III, prospectivo e multicêntrico) foi evidenciada eficácia geral de 66,9%. Foram tratados 139 casos de carcinoma basocelular com 1.000.000 UI 3 vezes por semana, durante 3 semanas.[103]

Interferon gama (IFN-γ) (não disponível comercialmente no Brasil)

Aprovado pelo FDA para o tratamento de doença granulomatosa crônica e osteopetrose.[104]

Indicações

- **Carcinoma basocelular (superficial e nodular):** 1 a 3 milhões UI, 3 vezes por semana por 3 semanas.[87]
- **Leishmaniose cutânea:** 1 a 30 µg/m^2, 3 vezes por semana.[87]

Efeitos colaterais

São dose-dependentes e geralmente melhoram ou desaparecem durante a continuidade do tratamento ou redução da dose. Os efeitos colaterais mais comuns são sintomas "gripe-*like*", caracterizados por febre, sudorese, calafrios, mialgias e artralgias.[87] Em geral há melhora nos primeiros 10 dias de tratamento, sendo que pode ser prevenido com a administração pré-procedimento de 500 mg de acetominofeno.[47,87]

Outros efeitos colaterais descritos, principalmente quando utilizado por via sistêmica, incluem pancitopenia, hipocalcemia, hiperlipidemia, cefaleia, depressão, insônia, ansiedade, palpitações, distúrbios de condução cardíaca, náusea, diarreia, dor abdominal, toxicidade renal, alopecia não-cicatricial, xerose, irregularidades menstruais e diminuição de libido. Mais raramente pode ocorrer rabdomiólise, convulsões, ideação suicida, piora de psoríase, urticária, fenômeno de Raynaud, acrocianose e alterações autoimunes como disfunção tireoidiana, lúpus eritematoso sistêmico, artrite reumatoide e vasculite leucocitoclástica. A maioria dos efeitos colaterais são reversíveis, com exceção das doenças autoimunes.[87]

Os interferons apresentam vasta atividade biológica e cada vez mais indicações em doenças dermatológicas. Entretanto, a indicação deve ser precisa, uma vez que ao exercer efeitos anti-inflamatórios e imunomoduladores, também tem o potencial para induzir ou exacerbar distúrbios autoimunes.[87]

DROGAS MENOS DESCRITAS NA TERAPIA INTRALESIONAL

Rituximabe

Esse é um anticorpo monoclonal quimérico anti-CD20, com região variável murina e IgG1 humana. Tais anticorpos ligam-se aos antígenos CD20, presentes em linfócitos B maduros normais e atípicos, e eliminam essas células via citotoxicidade mediada por anticorpos ou complemento, e por indução de apoptose.[105,106] Quando administrado por via intravenosa, ele destroi rapidamente a maioria das células B em circulação.[107]

O rituximabe é aprovado para uso intravenoso em linfomas não-Hodgkin, leucemia linfocítica crônica, artrite reumatoide refratária, granulomatose de Wegener e poliangeíte microscópica. Nos últimos anos surgiram várias outras indicações *off label*, uma vez que a medicação também se mostrou eficaz na terapia de outras doenças em que as células B tem papel fundamental.[106]

Na Dermatologia, o rituximabe vem sendo utilizado no tratamento do linfoma cutâneo primário de células B, doenças bolhosas autoimunes, doença enxerto versus hospedeiro do tipo crônica, angioedema, além de doenças autoimunes do tecido conjuntivo (como dermatomiosite e lúpus eritematoso) e vasculites.[108,109] Em geral, o uso do rituximabe é intravenoso, inclusive em doenças dermatológicas. Até o momento, há descrição de tratamento intralesional nos linfomas cutâneos primários de células B indolentes (centrofolicular e da zona marginal), granuloma facial e pênfigo vulgar refratário.[105,110,111]

Essa medicação está disponível em solução para diluição para infusão na concentração de 10 mg/mL (frascos de 10 ou 50 mL). O esquema terapêutico de rituximabe intralesional não é padronizado e depende da dermatose tratada. Para o tratamento de linfomas cutâneos primários de células B centrofolicular ou da zona marginal a posologia habitualmente utilizada é de até 10 mg (ou 1 mL) por lesão, com dose diária de até 50 mg.[105,112-114] A maioria dos estudos relataram aplicações 3 vezes por semana com intervalos entre 3 e 4 semanas entre cada novo ciclo de tratamento.[105,111,112] O número de sessões é variável e depende da resposta terapêutica. Os estudos mostram remissão das lesões entre 1 e 8 ciclos.[105,113,114] Peñate e colaboradores[111] reportaram resposta completa em 71% e resposta parcial em 23% dos casos. Os linfomas cutâneos primários de células B indolentes apresentam altas taxas de recorrência, independente da modalidade terapêutica utilizada. Assim, nos casos de recidiva pode-se realizar novas sessões de infiltração de rituximabe.[88,107,115]

Em um relato de três pacientes com lesões orais de pênfigo vulgar refratário, foram realizadas apenas duas infiltrações intralesionais de rituximabe na dose de 5 mg/cm^2 (1º e 15º dias). Todos os pacientes apresentaram melhora, entre 12 e 16 semanas.[110] Iraji e colaboradores[116] compararam rituximabe *versus* triancinolona intralesional em lesões refratarias de pênfigo vulgar na mucosa oral e couro cabeludo. Foi utilizado 10 mg/mL em 1 ou 2 aplicações com intervalo de 30 dias e demonstrada diferença significativa na redução do tamanho das lesões tratadas, durante o seguimento de 6 meses, porém não houve diferença estatística significante entre as duas medicações.[116]

Morgado-Carrasco e colaboradores[117] utilizaram 0,5 a 1 mL/cm^2 de rituximabe intralesional (10 mg/mL) em lesões refratárias de granuloma facial, mensalmente por 10 a 11 meses. Entre os 3 casos tratados, 2 apresentaram melhora superior a 75% e 1 melhora entre 50% e 75%.

A administração de rituximabe intralesional apresenta efeitos colaterais mínimos e é menos dispendioso do que o uso intravenoso, por permitir uso de doses significativamente inferiores.[107,115]

Os efeitos colaterais principais são locais e incluem: dor, eritema e sensação de queimação.[114] Mais raramente pode ocorrer urticária, febre, náusea e mal-estar.[111]

Contraindicações: hipersensibilidade conhecida a proteínas murinas, portador de hepatite B, arritmia cardíaca, angina pectoris, imunodepressão grave e infecção ativa e grave.

Categoria de risco na gestação: C.[118]

Cloridrato de verapamil

O verapamil é um antagonista de canais de cálcio que bloqueia os canais do tipo L e T, assim é utilizado para o tratamento clínico de arritmias cardíacas. Quando injetado em cicatrizes hipertróficas e queloides reduz a vascularização e o tamanho das cicatrizes, pois induz a síntese de colagenase, reduz a produção de colágeno, inibe a produção de interleucina-6 e do fator de crescimento do endotélio vascular.[119,120]

Alguns autores demonstraram resultados semelhantes entre a infiltração de verapamil e de triancinolona acetonida para tratamento de queloides, com melhora da espessura, flexibilidade, pigmentação e vascularização da cicatriz, além da melhora nos sintomas.[120-123] Comparativamente a melhora da espessura e flexibilidade do queloide foi mais rápida no grupo tratado com triancinolona acetonida, porém ao final do seguimento o mesmo resultado foi alcançado.[122] As vantagens do verapamil seriam o baixo custo e menor risco de efeitos colaterais.[120-122] A sua eficácia como terapia adjuvante após abordagem cirúrgica do queloide, é controversa.[124,125] Benefícios terapêuticos também foram reportados na doença de Peyronie.[126]

Utiliza-se a solução injetável de 2,5 mg/mL, disponível em frascos de 2 mL. Habitualmente, injeta-se 1 a 2 mL da solução pura, com intervalos de 3 a 4 semanas, até completar 4 a 8 sessões.[119,122,123]

Efeitos colaterais são raros, sendo limitados a reações nos locais da injeção.[2] A dor local durante e após o procedimento não apresentou diferença significativa quando comparada ao corticosteroide, já a incidência de teleangiectasias e atrofias cutâneas foi significativamente menor nos casos tratados com verapamil.[122] Abou-Taleb e Badary[127] reportaram taxa de recorrência de 20,9%.

Contraindicações: bloqueio atrioventricular de segundo ou terceiro grau e síndrome do nódulo sinusal (exceto em pacientes com marca-passo artificial em funcionamento); insuficiência cardíaca com redução da fração de ejeção menor que 35% e/ou pressão pulmonar acima de 20 mm Hg; *flutter* ou fibrilação atrial na presença de feixes de condução acessórios; e hipotensão severa.[128]

Categoria de risco na gestação: categoria C.[128]

Ciclosporina

A ciclosporina é um agente imunossupressor pela inibição da calcineurina, enzima responsável pela sinalização de receptores de células T. Através da supressão de citocinas como a IL-2 e o IFN-γ, ocorre redução da proliferação e migração de células T.[129]

No Brasil, a ciclosporina está disponível na forma de solução de infusão intravenosa 50 mg/mL, com ampolas de 1 ou 5 mL.

Alguns autores demonstraram benefício no tratamento de lesões cutâneas localizadas de psoríase.[130-132] O esquema de tratamento é variável. Ho e colaboradores[130] realizaram infiltrações intralesionais de ciclosporina diluída (1 parte de ciclosporina 50 mg/mL para 2 partes de SF 0,9% = concentração final de 17 mg/mL), 3 vezes por semana, por 4 semanas. Foi realizado um ponto de injeção a cada 3x3 cm e o volume total por sessão foi de 2 mL (34 mg de ciclosporina). Compararam com a infiltração apenas do veículo/excipientes (o mesmo da solução da ciclosporina) e apenas SF 0,9%. A ciclosporina mostrou-se significativamente mais eficaz nas placas de psoríase tratadas, não ocorrendo melhora de lesões adjacentes ou a distância. Em contraste, evidenciaram que a resposta foi mínima quando a frequência da injeção foi de apenas uma vez por semana.[130]

Baker e colaboradores[132] realizaram 6 infiltrações ao longo de 12 dias e evidenciaram melhora significativa. A ciclosporina foi diluída em SF 0,9% até concentração de 17 mg/mL.

Mittal e colaboradores[133] compararam a infiltração intramatricial para tratamento de psoríase ungueal utilizando triancinilona 10 mg/mL, metotrexato 25 mg/mL e ciclosporina 50 mg/mL. Foram realizados 2 pontos de injeção em cada digito, com 0,05 mL/ponto. A melhora entre 76% e 100% foi alcançada em 50%, 56,7% e 33,3% dos casos, respectivamente. Os efeitos colaterais, incluindo a dor intensa, foram mais comuns nos casos tratados com ciclosporina.[133]

Dor e edema discretos no local da infiltração são os efeitos colaterais mais comuns. Uma erupção semelhante a celulite foi descrita em um caso. Não foram relatados sintomas sistêmicos, elevação de pressão arterial ou alterações laboratoriais.[130]

Categoria de risco na gestação: C.[134]

Antimoniais pentavalentes

Os antimoniais pentavalentes são os medicamentos de primeira linha no tratamento de todas as formas de leishmaniose cutânea.[135] São representados pelo antimoniato de N-metilglucamina (Glucantime®) e pelo estibogluconato de sódio (Pentostam®). Tais medicações são de uso intravenoso e apresentam importante toxicidade hepática, renal e cardíaca, o que requer monitoramento laboratorial frequente e dificulta o uso em áreas com escassos recursos.[136]

O uso intralesional do antimonial pentavalente é reservado para leishmaniose cutânea com lesão única, não localizadas na face ou próximo de articulações. Nesses casos, parece ter eficácia semelhante à terapia sistêmica, com menos efeitos adversos. Entretanto, a evidência que apoia essa recomendação é limitada.[136] Não há um protocolo de tratamento definido. Em um estudo com 39 pacientes tratados com infiltração intralesional de antimoniato de N-metilglucamina, foram necessárias de 1 a 6 sessões para resolução da lesão, com média de quatro infiltrações e volume de 1 a 10 mL de Glucantime® por infiltração.[136]

Um estudo de revisão, com 5.679 pacientes, encontrou eficácia global de 75%. Essa taxa de cura é semelhante à descrita para o tratamento parenteral com antimonial. Há uma preocupação quanto o envolvimento tardio da mucosa, em algumas espécies de *Leishmania*. Assim, a eficácia do tratamento intralesional a longo prazo não pode ser claramente avaliada, pelo curto período de acompanhamento dos estudos.[135]

Dor e edema localizados são os principais efeitos colaterais. Normalmente são toleráveis e duram menos de 24 horas. Eczema e prurido no local da infiltração também são relatados. Não foram reportados efeitos colaterais sistêmicos.[136,137]

Vincristina

O sulfato de vincristina é uma droga antitumoral, pertencente ao grupo alcaloide da vinca, que altera a função microtubular, impedindo a divisão celular e causando apoptose. É utilizada para tratamento de neoplasias hematológicas, nefroblastomas, melanoma, entre outras malignidades.[2,138]

Brambilla e colaboradores[138] trataram 151 pacientes com sarcoma de Kaposi clássico, estádio IB, através de infiltração intralesional de vincristina. Foi utilizado sulfato de vincristina na concentração de 1 mg/mL e posologia de 0,01 mL para cada 0,1 cm de diâmetro da lesão. Apenas um sarcoma de 0,3 a 0,8 cm de diâmetro foi tratado em cada paciente. Após 12 semanas houve melhora em 98,7% dos casos, sendo que 76,1% apresentaram resolução completa da lesão. Não foram observados efeitos colaterais sistêmicos ou alterações laboratoriais.[138]

Os efeitos mais comuns são eritema, dor e prurido no local tratado. Edema e exulcerações superficiais podem ocorrer e mais raramente foram descritos dor intensa, bolha e ulceração.[2,138]

Peduto e colaboradores[139] reportaram 2 casos de neuropatia periférica, porém após uso de doses maiores (0,15 e 0,2 mL/paciente).

Assim, a vincristina intralesional em pequenas doses é segura e eficaz para a doença localizada. Nos casos com múltiplas lesões em tratamento sistêmico, a associação da terapia intralesional é válida para auxiliar na regressão de nódulos maiores, em especial nas lesões localizadas nas extremidades distais.[138,139]

Contraindicações: forma desmielinizante da síndrome de Charcot-Marie-Tooth.[140]

Categoria de risco na gestação: D.[140]

Vimblastina

O sulfato de vimblastina, assim como a vincristina, é uma droga citotóxica do grupo alcaloide da vinca. Disponível comercialmente em solução injetável de 1 mg/mL (10 mg de sulfato de vimblastina em cada frasco-ampola de 10 mL).[2,141] Pode ser diluída em soro fisiológico 0,9% para reduzir a concentração utilizada.[2]

Vassalo e colaboradores[142] realizaram infiltração intralesional na dose de 0,5 mg/mL por cm² em 6 casos com diagnóstico histológico de sarcoma de Kaposi cutâneo, todos com diabete tipo 2 e sorologia negativa para HIV. As lesões nodulares receberam apenas uma injeção e as lesões em placas até dois pontos de injeção, sendo a dose máxima de 2 mg. Após 6 meses todas as lesões nodulares apresentaram remissão entre 95% e 100%, enquanto todas as placas apresentaram remissão entre 50% e 95%.

Flaitz e colaboradores[143] trataram 144 lesões intraorais de sarcoma de Kaposi em 50 casos HIV positivos. Anestesia local com bupivacaína foi realizada antes da terapia intralesional com solução de vimblastina a 0,2 mg/mL. A dose utilizada foi de 0,1 mg/cm² e repetida após 14 dias, com exceção dos casos que evoluíram com ulceração da mucosa os quais a segunda aplicação foi adiada por mais 7 dias. Após 4 semanas da última sessão 73,6% apresentaram remissão completa e 26,4% remissão parcial.

Os efeitos colaterais mais observados na terapia das lesões cutâneas foram dor no 2º e 3º dia após a injeção (100%), hiperpigmentação (50%) e pequenas úlceras que cicatrizaram em até 3 meses (33%).[142] Com relação as lesões da mucosa oral 72% apresentaram dor transitória (entre os quais 70% necessitaram de analgésico opioide), 22% evoluíram com ulceração da mucosa, 12% parestesia temporária, 6% sinusite e 2% febre.[143]

Essa opção terapêutica não irá prevenir a formação de novas lesões na pele, mucosa ou o acometimento visceral, porém se mostrou segura e eficaz no tratamento de lesões localizadas.[142]

Contraindicações: leucopenia ou pacientes com infecção bacteriana.[141]

Categoria de risco na gestação: D.[141]

Vitamina D3

A injeção intralesional de vitamina D3 é uma técnica de imunoterapia disponível para o tratamento de verrugas virais (vulgares, palmoplantares, periungueais, filiformes e planas), sendo uma opção terapêutica simples, segura, eficaz e que normalmente evolui sem cicatrizes ou onicodistrofias. Essa terapia não foi descrita para tratamento de lesões em mucosas ou semimucosas.[144-148]

Raghukumar e colaboradores[145] demonstraram regressão completa de 90% dos casos de verrugas com duração superior a 6 meses de evolução e resistentes a pelo menos duas modalidades de tratamento convencionais. A idade dos pacientes tratados variou entre 8 e 66 anos.

Acredita-se que os benefícios ocorram pelo controle da proliferação e diferenciação celular via regulação positiva dos receptores de vitamina D nos queratinócitos e células do sistema imunológico da pele, que levam a ativação de receptores *toll-like* de macrófagos e indução da expressão de peptídeos antimicrobianos.[144-146,148]

As soluções mais descritas na literatura foram de 300.000[144,148] e 600.000 UI/mL.[145-147] As aplicações foram realizadas na dose de 0,1 mL/cm² com volume total de 0,5 mL/sessão, intervalo entre as sessões de 2 a 4 semanas e número máximo de 4 sessões.[144-148]

A taxa de recorrência foi de 6,7% na pesquisa com maior tempo de seguimento (12 meses).[146]

Os efeitos colaterais mais descritos foram dor (mais intensa durante a aplicação), coceira, eritema e edema, porém com melhora em até 7 a 10 dias.[144,146-148] A hiperpigmentação local foi pouco descrita (10%).[148] Não foram detectadas alterações nos níveis de cálcio sérico após o tratamento.[148]

Melhores resultados foram encontrados em verrugas com menos de 1 ano de evolução e pacientes com menos de cinco lesões.[144]

Referências bibliográficas

1. Firooz A, Tehranchi-Nia Z, Ahmed AR. Benefits and risks of intralesional corticosteroid injection in the treatment of dermatological diseases. Clin Exp Dermatol. 1995;20(5):363-70.
2. Deshmukh NS, Belgaumkar VA, Mhaske CB, Doshi BR. Intralesional drug therapy in dermatology. Indian J Dermatol Venereol Leprol. 2017;83(1):127-32.
3. Richards RN. Update on intralesional steroid: focus on dermatoses. J Cutan Med Surg. 2010;14(1):19-23.
4. Mathes BM, Alguire PC. Intralesional injection. 2017 May 16 [citado em 2017 Dez 06]. In: UpToDate [internet]. Filadélfia (PA): Wolters Kluwer Health - Disponível em: http://www.uptodate.com/contents/intralesional-injection.
5. Ustuner P, Balevi A, Özdemir M. Best dilution of the best corticosteroid for intralesional injection in the treatment of localized alopecia areata in adults. J Dermatolog Treat. 2017;28(8):753-61.
6. Clark A, Jellinek NJ. Intralesional Injection for Inflammatory Nail Diseases. Dermatol Surg. 2016 Feb;42(2):257-60.
7. Wang X, Wu X, Liu K, Xia L, Lin X, Liu W, Gao Z. Topical cryoanesthesia for the relief of pain caused by steroid injections used to treat hypertrophic scars and keloids. Medicine (Baltimore). 2017;96(43):e8353.
8. Ono N. Pain-free intralesional injection of triamcinolone for the treatment of keloid. Scan J Plas Reconstr Hand Surg. 1996;33: 89-91.
9. Mishra S. Safe and less painful injection of triamcenolone acetonide into a keloid-a technique. J Plast Reconstr Aesthet Surg. 2010;63:e205.
10. Metsavaht LD, Garcia CAR. Intralesional injections of 5-FU in the treatment of keloids, hypertrophic scars, and contractures. Surg Cosmet Dermatol 2015;7(1):17-24.
11. Lalonde D, Wong A. Local Anesthetics: What's New in Minimal Pain Injection and Best Evidence in Pain Control. Plast Reconstr Surg. 2014;134(4 Suppl 2):40S-9S.
12. Park KK. Minimize that "pinch and burn": tips and tricks to reduce injection pain with local anesthetics. Cutis. 2015;95(6):E28-9.
13. Park KY, Lee Y, Hong JY, Chung WS, Kim MN, Kim BJ. Vibration Anesthesia for Pain Reduction During Intralesional Steroid Injection for Keloid Treatment. Dermatol Surg. 2017;43(5):724-7.
14. Saitta P, Krishnamurthy K, Brown LH. Bleomycin in dermatology: a review of intralesional applications. Dermatol Surg. 2008;34(10):1299-313.
15. Berth-Jones J. Topical therapy. In: Burns T, Breathnach S, Cox N, Griffiths C, editors. Rook's Textbook of Dermatology. 8th ed. Singapore: Wiley-Blackwell; 2010. p. 73.1-52.
16. Çalıskan E, Gamsızkan M, Açıkgöz G, Durmuş M, Toklu S, Doğrul A, Kurt A, Tunca M. Intralesional treatments for hypertrophic scars: comparison among corticosteroid, 5-fluorouracil and botulinum toxin in rabbit ear hypertrophic scar model. Eur Rev Med Pharmacol Sci. 2016;20(8):1603-8.
17. Hochman B, Locali RF, Matsuoka PK, Ferreira LM. Intralesional triamcinolone acetonide for keloid treatment: a systematic review. Aesthetic Plast Surg. 2008;32(4):705-9.
18. Jarratt MT, Spark RF, Arndt KA. The effects of intradermal steroids on the pituitary-adrenal axis and the skin. J Invest Dermatol. 1974;62(4):463-6.
19. Sar-Pomian M, Czuwara J, Grygorowicz T, Mirowska-Guzel D, Cudnoch-Jedrzejewska A, Rudnicka L, Olszewska M. Efficacy of perilesional and intralesional triamcinolone acetonide injections in pemphigus vulgaris lesions of the scalp: an effective therapeutic option. Clin Exp Dermatol. 2017. doi: 10.1111/ced.13288. [Epub ahead of print] PubMed PMID: 28994133.
20. Ghoneim S, Zaiac M. The Use of Intralesional Steroids in a Case of Localized Pemphigus Foliaceus. Case Rep Dermatol. 2017;9(2):91-7.
21. Mulder KM, Crijns MB, van Doorn R. Efficacy of intralesional corticosteroids in the treatment of cylindromas. Clin Exp Dermatol. 2016;41(5):578-80.
22. Shetty SK, Hegde U, Jagadish L, Shetty C. Pseudolymphoma versus lymphoma: An important diagnostic decision. J Oral Maxillofac Pathol. 2016;20(2):328.
23. Riis PT, Boer J, Prens EP, Saunte DM, Deckers IE, Emtestam L, Sartorius K, Jemec GB. Intralesional triamcinolone for flares of hidradenitis suppurativa (HS): A case series. J Am Acad Dermatol. 2016;75(6):1151-5.
24. Premanshu B, Prateek M, Swarn L. Intralesional steroid injections: look before you leap! Indian J Dermatol. 2014;59(4):410-1.
25. Hexacetonida de triancinolona. [bula]. São Paulo: Apsen; 2022.
26. Desai T, Chen CL, Desai A, Kirby W. Basic pharmacology of topical imiquimod, 5-fluorouracil, and diclofenac for the dermatologic surgeon. Dermatol Surg. 2012;38(1):97-103.
27. Heppt MV, Breuninger H, Reinholz M, Feller-Heppt G, Ruzicka T, Gauglitz GG. Current Strategies in the Treatment of Scars and Keloids. Facial Plast Surg. 2015;31(4):386-95.
28. Bijlard E, Steltenpool S, Niessen FB. Intralesional 5-fluorouracil in keloid treatment: a systematic review. Acta Derm Venereol. 2015;95(7):778-82.
29. Chen X, Wang G, Zeng Q, Zhang H, Hu Y, Yu A, Li T. Intralesional Treatment With 5-Fluorouracil and Steroid Improves Allergic Contact Dermatitis Without Causing Skin Atrophy and Rebound Lesions. Dermatitis. 2017;28(3):223-4.
30. Shah VV, Aldahan AS, MLacker S, Alsaidan M, Samarkandy S, Nouri K. 5-Fluorouracil in the treatment of keloids and hypertrophic scars: a comprehensive review of the literature. Dermatol Ther. 2016;6(2):169-83.
31. Hietanen KE, Järvinen TA, Huhtala H, Tolonen TT, Kuokkanen HO, Kaartinen IS. Treatment of keloid scars with intralesional triamcinolone and 5-fluorouracil injections - a randomized controlled trial. J Plast Reconstr Aesthet Surg. 2019;72(1):4-11.
32. Ekstein SF, Wyles SP, Moran SL, Meves A. Keloids: a review of therapeutic management. Int J Dermatol. 2021;60(6):661-71.
33. Ren Y, Zhou X, Wei Z, Lin W, Fan B, Feng S. Efficacy and safety of triamcinolone acetonide alone and in combination with 5-fluorouracil for treating hypertrophic scars and keloids: a systematic review and meta-analysis. Int Wound J. 2017;14(3):480-7.
34. Zhou LL, Richer V. Treating Keloids With Intralesional 5-Fluorouracil and Triamcinolone Acetonide: Aren't We There Yet? J Cutan Med Surg. 2020;24(2):205-6.
35. Yazdanfar A, Farshchian M, Fereydoonnejad M, Farshchian M. Treatment of common warts with an intralesional mixture of 5-fluorouracil, lidocaine, and epinephrine: a prospective placebo-controlled, double-blind randomized trial. Dermatol Surg. 2008;34(5):656-9.
36. Isçimen A, Aydemir EH, Göksügür N, Engin B. Intralesional 5-fluorouracil, lidocaine and epinephrine mixture for the treatment of verrucae: a prospective placebo-controlled, single-blind randomized study. J Eur Acad Dermatol Venereol. 2004;18(4):455-8.
37. Bubna AK. Successful management of recalcitrant perianal warts with two sessions of intralesional 5-fluorouracil. Indian J Sex Transm Dis. 2016;37(2):210-2.
38. Pall A, Mahajan BB, Puri KP, Gupta RR. Therapeutic evaluation of intralesional 5% 5-fluorouracil in condyloma acuminata. J Dermatol. 2004;31(4):314-25.
39. Mahajan BB, Singla M. Evaluation of intralesional 5% 5-fluorouracil in resistant localized plaque psoriasis. Indian Dermatol Online J. 2014;5(3):287-90.
40. Metterle L, Nelson C, Patel N. Intralesional 5-fluorouracil (FU) as a treatment for nonmelanoma skin cancer (NMSC): A review. J Am Acad Dermatol. 2016;74(3):552-7.
41. Goette DK, Odom RB. Successful treatment of keratoacanthoma with intralesional fluorouracil. J Am Acad Dermatol. 1980;2(3):212-6.
42. Maxfield L, Shah M, Schwartz C, Tanner LS, Appel J. Intralesional 5-fluorouracil for the treatment of squamous cell carcinomas. J Am Acad Dermatol. 2021;84(6):1696-7.
43. Hamad J, Jolly PS. Debulking followed by intralesional 5-fluorouracil for the treatment of cutaneous squamous cell carcinoma and keratoacanthoma: A retrospective analysis. Dermatol Ther. 2021;34(6):e15139.
44. Fluoruracila. [bula]. São Paulo: Accord Farmacêutica Ltda; 2022.
45. Bik L, Sangers T, Greveling K, Prens E, Haedersdal M, van Doorn M. Efficacy and tolerability of intralesional bleomycin in dermatology: A systematic review. J Am Acad Dermatol. 2020;83(3):888-903.
46. Yamamoto T. Bleomycin and the skin. Br J Dermatol. 2006;155(5):869-75.
47. Trisliana Perdanasari A, Lazzeri D, Su W, Xi W, Zheng Z, Ke L, Min P, Feng S, Zhang YX, Persichetti P. Recent developments in the use of intralesional injections keloid treatment. Arch Plast Surg. 2014;41(6):620-9.
48. Camacho-Martínez FM, Rey ER, Serrano FC, Wagner A. Results of a combination of bleomycin and triamcinolone acetonide in the treatment of keloids and hypertrophic scars. An Bras Dermatol. 2013;88(3):387-94.
49. Horbach SE, Rigter IM, Smitt JH, Reekers JA, Spuls PI, van der Horst CM. Intralesional Bleomycin Injections for Vascular Malformations: A Systematic Review and Meta-Analysis. Plast Reconstr Surg. 2016;137(1):244-56.
50. Lee JH, Burm JS, Yang WY, Kang SY, Byun SW. Treatment of Verruca Vulgaris in Both External Auditory Canals Using Bleomycin Injections. Clin Exp Otorhinolaryngol. 2015;8(3):295-7.
51. Lee JY, Kim CW, Kim SS. Preliminary study of intralesional bleomycin injection for the treatment of genital warts. Ann Dermatol. 2015;27(2):239-41.
52. Lee HJ, Kim TW, Kim JM, Kim GW, Ko HC, Kim BS, Kim MB, Kim HS. Percutaneous sclerotherapy using bleomycin for the treatment of vascular malformations. Int J Dermatol. 2017;56(11):1186-91.
53. Hassan Y, Osman AK, Altyeb A. Noninvasive management of hemangioma and vascular malformation using intralesional bleomycin injection. Ann Plast Surg. 2013;70(1):70-3.
54. Singal A, Grover C. Efficacy and Safety of Intralesional Bleomycin in the Management of Ungual Warts. Skin Appendage Disord. 2020;6(6):346-50.
55. Ungureanu S, Martin-Clavijo A.Our experience in using bleomycin injection for resistant viral wart treatment. J Am Acad Dermatol. 2015; 72(1): AB211.
56. Lewis TG, Nydorf ED. Intralesional bleomycin for warts: a review. J Drugs Dermatol. 2006;5(6):499-504.
57. Dhar SB, Rashid MM, Islam A, Bhuiyan M. Intralesional bleomycin in the treatment of cutaneous warts: a randomized clinical trial comparing it with cryotherapy. Indian J Dermatol Venereol Leprol. 2009;75(3):262-7.
58. Barkat MT, Abdel-Aziz RTA, Mohamed MS. Evaluation of intralesional injection of bleomycin in the treatment of plantar warts: clinical and dermoscopic evaluation. Int J Dermatol. 2018;57(12):1533-7.
59. Payapvipapong K, Niumpradit N, Piriyanand C, Buranaphalin S, Nakakes A. The treatment of keloids and hypertrophic scars with intralesional bleomycin in skin of color. J Cosmet Dermatol. 2015;14(1):83-90.
60. España A, Solano T, Quintanilla E. Bleomycin in the treatment of keloids and hypertrophic scars by multiple needle punctures. Dermatol Surg. 2001;27(1):23-7.
61. Kabel AM, Sabry HH, Sorour NE et al. Comparative study between intralesional injection of bleomycin and 5-fluorouracil in the treatment of keloids and hypertrophic scars. J Dermatol Dermatol Surg. 2016;20(1):32-38.
62. Saray Y, Güleç AT. Treatment of keloids and hypertrophic scars with dermojet injections of bleomycin: a preliminary study. Int J Dermatol. 2005;44(9):777-84.

63. Liu X, Qu X, Zheng J, Zhang L. Effectiveness and Safety of Oral Propranolol versus Other Treatments for Infantile Hemangiomas: A Meta-Analysis. PLoS One. 2015;10(9):e0138100.
64. Vivas-Colmenares GV, Bernabeu-Wittel J, Alonso-Arroyo V, Matute de Cardenas JA, Fernandez-Pineda I. Effectiveness of propranolol in the treatment of infantile hemangioma beyond the proliferation phase. Pediatr Dermatol. 2015;32(3):348-52.
65. Lou Y, Peng WJ, Cao Y, Cao DS, Xie J, Li HH. The effectiveness of propranolol in treating infantile haemangiomas: a meta-analysis including 35 studies. Br J Clin Pharmacol. 2014;78(1):44-57.
66. Pienaar C, Graham R, Geldenhuys S, Hudson DA. Intralesional bleomycin for the treatment of hemangiomas. Plast Reconstr Surg. 2006;117(1):221-6.
67. Luo QF, Zhao FY. The effects of Bleomycin A5 on infantile maxillofacial haemangioma. Head Face Med. 2011;7:11.
68. Soyuer U, Aktaş E. Intralesional bleomycin therapy for leishmaniasis cutis. Arch Dermatol. 1988;124(10):1571.
69. Heller R, Jaroszeski MJ, Reintgen DS, Puleo CA, DeConti RC, Gilbert RA, Glass LF. Treatment of cutaneous and subcutaneous tumors with electrochemotherapy using intralesional bleomycin. Cancer. 1998;83(1):148-57.
70. de la Torre C, Losada A, Cruces MJ. Keratoacanthoma centrifugum marginatum: treatment with intralesional bleomycin. J Am Acad Dermatol. 1997;37(6):1010-1.
71. Sayama S, Tagami H. Treatment of keratoacanthoma with intralesional bleomycin. Br J Dermatol. 1983;109(4):449-52.
72. Jones CD, Guiot L, Samy M, Gorman M, Tehrani H. The Use of Chemotherapeutics for the Treatment of Keloid Scars. Dermatol Reports. 2015;7(2):5880.
73. Abess A, Keel DM, Graham BS. Flagellate hyperpigmentation following intralesional bleomycin treatment of verruca plantaris. Arch Dermatol. 2003;139(3):337-9.
74. Silveira JCG, Cunha BM, Estrella RR. Dermatite flagelada induzida pela bleomicina. Anais Brasileiros de Dermatologia. 2006;81(1): 83-5.
75. Sulfato de bleomicina. [bula]. São Paulo: Aché Laboratórios Farmacêuticos S.A.; 2022.
76. Gracia-Cazaña T, Salazar N, Zamarrón A, Mascaraque M, Lucena SR, Juarranz Á. Resistance of Nonmelanoma Skin Cancer to Nonsurgical Treatments. Part II: Photodynamic Therapy, Vismodegib, Cetuximab, Intralesional Methotrexate, and Radiotherapy. Actas Dermosifiliogr. 2016;107(9):740-750.
77. Annest NM, VanBeek MJ, Arpey CJ, Whitaker DC. Intralesional methotrexate treatment for keratoacanthoma tumors: a retrospective study and review of the literature. J Am Acad Dermatol. 2007;56(6):989-93.
78. Scalvenzi M, Patrì A, Costa C, Megna M, Napolitano M, Fabbrocini G, Balato N. Intralesional Methotrexate for the Treatment of Keratoacanthoma: The Neapolitan Experience. Dermatol Ther (Heidelb). 2019;9(2):369-72.
79. Aubut N, Alain J, Claveau J. Intralesional methotrexate treatment for keratoacanthoma tumors: a retrospective case series. J Cutan Med Surg. 2012;16(3):212-7.
80. Searle T, Ali FR, Al-Niaimi F. Intralesional methotrexate in dermatology: Diverse indications and practical considerations. Dermatol Ther. 2021;34(1):e14404.
81. Plascencia-Gomez A, Calderón-Rocher C, Proy-Trujillo H, Moreno-Coutiño G. Neoadjuvant intralesional methotrexate before surgery in squamous cell carcinoma. Dermatol Surg. 2014;40(5):584-6.
82. Salido-Vallejo R, Garnacho-Saucedo G, Sánchez-Arca M, Moreno-Giménez JC. Neoadjuvant intralesional methotrexate before surgical treatment of invasive squamous cell carcinoma of the lower lip. Dermatol Surg. 2012;38(11):1849-50.
83. Bergón-Sendín M, Pulido-Pérez A, Nieto-Benito LM, Barchino-Ortiz L, Díez-Sebastián J, Suárez-Fernández R. Effectiveness of neoadjuvant intralesional methotrexate in cutaneous squamous cell carcinoma: A prospective cohorts study. Dermatol Ther. 2022;35(2):e15233.
84. Sarıcaoglu H, Oz A, Turan H. Nail psoriasis successfully treated with intralesional methotrexate: case report. Dermatology. 2011;222(1):5-7.
85. Üstüner PB, Ali & Özdemir M. The Comparison of the Efficacy and Safety of Intralesional Triamcinolone Acetonide and Methotrexate Injections for the Treatment of Fingernail Psoriasis. Journal of Ankara University Faculty of Medicine. 2018;71:145-51.
86. Metotrexato. [bula]. São Paulo: Pfizer; 2022.
87. Mahajan BB, Kaur S. Interferons. Indian J Dermatol Venereol Leprol. 2015;81(1):51-5.
88. Good LM, Miller MD, High WA. Intralesional agents in the management of cutaneous malignancy: a review. J Am Acad Dermatol. 2011;64(2):413-22.
89. Havell EA, Berman B, Ogburn CA, Berg K, Paucker K, Vilcek J. Two antigenically distinct species of human interferon. Proc Natl Acad Sci U S A. 1975;72(6):2185-7.
90. Cozzio A, Kempf W, Schmid-Meyer R, Gilliet M, Michaelis S, Scharer L et al. Intra--lesional low-dose interferon alpha2a therapy for primary cutaneous marginal zone B-cell lymphoma. Leuk Lymphoma 2006;47:865-9.
91. Vlahova L, Kempf W, Schön MP, Mitteldorf C. Primary cutaneous follicle centre lymphoma, spindle cell type, presenting with multicentre figurated erythema and complete remission after intralesional injections of ultra-low-dose Interferon alpha--2a. J Eur Acad Dermatol Venereol. 2021;35(3):e223-5.
92. Kiss N, Avci P, Bánvölgyi A, Lőrincz K, Szakonyi J, Gyöngyösi N, Fésűs L, Lee G, Wikonkál N. Intralesional therapy for the treatment of keratoacanthoma. Dermatol Ther. 2019;32(3):e12872.
93. Grob JJ, Suzini F, Richard MA, Weiller M, Zarour H, Noe C, Munoz MH, Bonerandi JJ. Large keratoacanthomas treated with intralesional interferon alfa 2a. J Am Acad Dermatol. 1993;29(2 Pt 1):237-41.
94. Kalay Yildizhan I, Akay BN, Aygun M, Okcu Heper A. Treatment of lymphomatoid papulosis resistant to methotrexate therapy with intralesional interferon-alpha-2a. Dermatol Ther. 2021;34(4):e14971.
95. Bostanci S, Kocyigit P, Alp A, Erdem C, Gürgey E. Treatment of Basal Cell Carcinoma Located in the Head and Neck Region with Intralesional Interferon alpha-2a: Evaluation of Long-Term Follow-Up Results. Clin Drug Investig. 2005;25(10):661-7.
96. Hanlon A, Kim J, Leffell DJ. Intralesional interferon alfa-2b for refractory, recurrent squamous cell carcinoma of the face. J Am Acad Dermatol. 2013;69(6):1070-2.
97. Berman B, Duncan MR. Short-term keloid treatment in vivo with human interferon alfa-2b results in a selective and persistent normalization of keloidal fibroblast collagen, glycosaminoglycan, and collagenase production in vitro. J Am Acad Dermatol. 1989;21(4 Pt 1):694-702.
98. Oh CK, Son HS, Lee JB, Jang HS, Kwon KS. Intralesional interferon alfa-2b treatment of keratoacanthomas. J Am Acad Dermatol. 2004;51(5 Suppl):S177-80.
99. Hu JK, Carlson K, Girardi M. Low-Dose Intralesional Recombinant Interferon-α2b in the Treatment of Mycosis Fungoides. Yale J Biol Med. 2020; 93(1):41-4.
100. Yang J, Pu YG, Zeng ZM, Yu ZJ, Huang N, Deng QW. Interferon for the treatment of genital warts: a systematic review. BMC Infect Dis. 2009;9:156.
101. Régnier-Rosencher E, Guillot B, Dupin N. Treatments for classic Kaposi sarcoma: a systematic review of the literature. J Am Acad Dermatol. 2013;68(2):313-31.
102. Betainterferona 1-a. [bula]. São Paulo: Merck S/A; 2022.
103. Kowalzick L, Rogozinski T, Wimheuer R, Pilz J, Manske U, Scholz A et al. Intralesional recombinant interferon beta-1a in the treatment of basal cell carcinoma: results of an open-label multicenter study. Eur J Dermatol 2002;12:558-61.
104. Todd PA, Goa KL. Interferon gamma-1b. A review of its pharmacology and therapeutic potential in chronic granulomatous disease. Drugs. 1992;43(1):111-22.
105. Fink-Puches R, Wolf IH, Zalaudek I, Kerl H, Cerroni L. Treatment of primary cutaneous B-cell lymphoma with rituximab. J Am Acad Dermatol. 2005;52(5):847-53.
106. España A, Ornilla E, Panizo C. Rituximab in dermatology. Actas Dermosifiliogr. 2013;104(5):380-92.
107. Kyrtsonis MC, Siakantaris MP, Kalpadakis C, Dimopoulou MN, Vassilakopoulos TP, Kontopidou FN, Antoniou C, Korkolopoulou P, Panayiotidis P, Pangalis GA. Favorable outcome of primary cutaneous marginal zone lymphoma treated with intralesional rituximab. Eur J Haematol. 2006;77(4):300-3.
108. Gleghorn K, Wilson J, Wilkerson M. Rituximab: Uses in Dermatology. Skin Therapy Lett. 2016;21(5):5-7.
109. Bomm L, Fracaroli TS, Sodré JL, Bressan A, Gripp AC. Off-label use of rituximab in dermatology: pemphigus treatment. An Bras Dermatol. 2013;88(4):676-8.
110. Vinay K, Kanwar AJ, Mittal A, Dogra S, Minz RW, Hashimoto T. Intralesional Rituximab in the Treatment of Refractory Oral Pemphigus Vulgaris. JAMA Dermatol. 2015;151(8):878-82.
111. Peñate Y, Hernández-Machín B, Pérez-Méndez LI, Santiago F, Rosales B, Servitje O, Estrach T, Fernández-Guarino M, Calzado L, Acebo E, Gallardo F, Salar A, Izu R, Ortiz-Romero PL, Pujol RM, Fernández-de-Misa R. Intralesional rituximab in the treatment of indolent primary cutaneous B-cell lymphomas: an epidemiological observational multicentre study. The Spanish Working Group on Cutaneous Lymphoma. Br J Dermatol. 2012;167(1):174-9.
112. Eberle FC, Holstein J, Scheu A, Fend F, Yazdi AS. Intralesional anti-CD20 antibody for low-grade primary cutaneous B-cell lymphoma: Adverse reactions correlate with favorable clinical outcome. J Dtsch Dermatol Ges. 2017;15(3):319-23.
113. Maillet-Lebel N, Thibeault MM. Intralesional rituximab for cutaneous manifestations of systemic B-cell lymphoma. JAAD Case Rep. 2016;2(4):334-6.
114. Roguedas AM, Watier H, Paintaud G, de Muret A, Vaillant L, Machet L. Intralesional therapy with anti-CD20 monoclonal antibody rituximab: local and systemic efficacy in primary cutaneous B-cell lymphoma. Br J Dermatol. 2005;152(3):541-4.
115. Paul T, Radny P, Kröber SM, Paul A, Blaheta HJ, Garbe C. Intralesional rituximab for cutaneous B-cell lymphoma. Br J Dermatol. 2001;144(6):1239-43.
116. Iraji F, Danesh F, Faghihi G, Siadat A, Mokhtari F, Talakoob M, Hafezi H. Comparison between the efficacy of intralesional rituximab versus intralesional triamcinolone in the treatment refractory Pemphigus Vulgaris lesions: A randomized clinical trial. Int Immunopharmacol. 2019;73:94-7.
117. Morgado-Carrasco D, Giavedoni P, Mascaró JM Jr, Iranzo P. Assessment of Treatment of Refractory Granuloma Faciale With Intralesional Rituximab. JAMA Dermatol. 2018;154(11):1312-5.
118. Chakravarty EF, Murray ER, Kelman A, Farmer P. Pregnancy outcomes after maternal exposure to rituximab. Blood. 2011;117(5):1499-506.
119. Verhiel S, Piatkowski de Grzymala A, van der Hulst R. Mechanism of Action, Efficacy, and Adverse Events of Calcium Antagonists in Hypertrophic Scars and Keloids: A Systematic Review. Dermatol Surg. 2015;41(12):1343-50.
120. Margaret Shanthi FX, Ernest K, Dhanraj P. Comparison of intralesional verapamil with intralesional triamcinolone in the treatment of hypertrophic scars and keloids. Indian J Dermatol Venereol Leprol. 2008;74(4):343-8.
121. Ahuja RB, Chatterjee P. Comparative efficacy of intralesional verapamil hydrochloride and triamcinolone acetonide in hypertrophic scars and keloids. Burns. 2014;40(4):583-8.
122. Wang P, Gu L, Bi H, Wang Q, Qin Z. Comparing the Efficacy and Safety of Intralesional Verapamil With Intralesional Triamcinolone Acetonide in Treatment of Hypertrophic Scars and Keloids: A Meta-Analysis of Randomized Controlled Trials. Aesthet Surg J. 2021; 41(6):NP567-75.
123. Jiang ZY, Liao XC, Liu MZ, Fu ZH, Min DH, Guo GH. The Safety and Efficacy of Intralesional Verapamil Versus Intralesional Triamcinolone Acetonide for Keloids and Hypertrophic Scars: A Systematic Review and Meta-analysis. Adv Skin Wound Care. 2020; 33(4):1-7.

124. D'Andrea F, Brongo S, Ferraro G, Baroni A. Prevention and treatment of keloids with intralesional verapamil. Dermatology. 2002;204(1):60-2.
125. Danielsen PL, Rea SM, Wood FM, Fear MW, Viola HM, Hool LC, Gankande TU, Alghamdi M, Stevenson AW, Manzur M, Wallace HJ. Verapamil is Less Effective than Triamcinolone for Prevention of Keloid Scar Recurrence After Excision in a Randomized Controlled Trial. Acta Derm Venereol. 2016;96(6):774-8.
126. Toscano L Jr, Rezende MV, Mello LF, Paulillo D, Glina S. A prospective, randomized, single - blind study comparing intraplaque injection of thiocolchicine and verapamil in Peyronie's Disease: a pilot study. Int Braz J Urol. 2016;42(5):1005-9.
127. Abou-Taleb DAE, Badary DM. Intralesional verapamil in the treatment of keloids: A clinical, histopathological, and immunohistochemical study. J Cosmet Dermatol. 2021; 20(1):267-73.
128. Fahie S, Cassagnol M. Verapamil. 2022 Feb 10. In: StatPearls [Internet]. Treasure Island (FL): StatPearls Publishing; 2022.
129. Jiaravuthisan MM, Sasseville D, Vender RB, Murphy F, Muhn CY. Psoriasis of the nail: anatomy, pathology, clinical presentation, and a review of the literature on therapy. J Am Acad Dermatol. 2007;57(1):1-27.
130. Ho VC, Griffiths CE, Ellis CN, Gupta AK, McCuaig CC, Nickoloff BJ, Cooper KD, Hamilton TA, Voorhees JJ. Intralesional cyclosporine in the treatment of psoriasis. A clinical, immunologic, and pharmacokinetic study. J Am Acad Dermatol. 1990;22(1):94-100.
131. Powles AV, Baker BS, McFadden J, Rutman AJ, Griffiths CE, Fry L, Valdimarsson H. Intralesional injection of cyclosporin in psoriasis. Lancet. 1988;1(8584):537.
132. Baker BS, Powles AV, Savage CR, McFadden JP, Valdimarsson H, Fry L. Intralesional cyclosporin in psoriasis: effects on T lymphocyte and dendritic cell subpopulations. Br J Dermatol. 1989;120(2):207-13.
133. Mittal J, Mahajan BB. Intramatricial injections for nail psoriasis: An open-label comparative study of triamcinolone, methotrexate, and cyclosporine. Indian J Dermatol Venereol Leprol. 2018;84(4):419-23.
134. Ciclosporina. [bula]. São Paulo: Novartis; 2022.
135. Brito NC, Rabello A, Cota GF. Efficacy of pentavalent antimoniate intralesional infiltration therapy for cutaneous leishmaniasis: A systematic review. PLoS One. 2017;12(9):e0184777.
136. Silva RE, Toledo A Júnior, Senna MC, Rabello A, Cota G. Intralesional meglumine antimoniate for the treatment of localised cutaneous leishmaniasis: a retrospective review of a Brazilian referral centre. Mem Inst Oswaldo Cruz. 2016;111(8):512-6.
137. Bumb RA, Mehta RD, Ghiya BC, Jakhar R, Prasad N, Soni P, Lezama-Davila C, Satoskar AR. Efficacy of short-duration (twice weekly) intralesional sodium stibogluconate in treatment of cutaneous Leishmaniasis in India. Br J Dermatol. 2010;163(4):854-8.
138. Brambilla L, Bellinvia M, Tourlaki A, Scoppio B, Gaiani F, Boneschi V. Intralesional vincristine as first-line therapy for nodular lesions in classic Kaposi sarcoma: a prospective study in 151 patients. Br J Dermatol. 2010 Apr;162(4):854-9. Erratum in: Br J Dermatol. 2010;162(4):907-8.
139. Peduto T, Fabbrocini G, Delfino M, Nappa P, Guarino M, Cillo F. Utilisation de la vincristine pour le traitement intralésionnel de lésions de maladie de Kaposi cutanée: expérience sur 10 patients [Off-label use of vincristine for intralesional treatment of isolated papules in Kaposi's sarcoma: Dermatologic experience with 10 patients]. Ann Dermatol Venereol. 2020; 147(2):140-3.
140. Below J, M Das J. Vincristine. 2022 Apr 1. In: StatPearls [Internet]. Treasure Island (FL): StatPearls Publishing; 2022.
141. Vimblastina. [bula]. São Paulo: Libbs; 2022.
142. Vassallo C, Carugno A, Derlino F, Ciocca O, Brazzelli V, Borroni G. Intralesional vinblastine injections for treatment of classic Kaposi sarcoma in diabetic patients. Cutis. 2015 May;95(5):E28-34.
143. Flaitz CM, Nichols CM, Hicks MJ. Role of intralesional vinblastine administration in treatment of intraoral Kaposi's sarcoma in AIDS. Eur J Cancer B Oral Oncol. 1995.
144. Kareem IMA, Ibrahim IM, Mohammed SFF, Ahmed AA. Effectiveness of intralesional vitamin D3 injection in the treatment of common warts: Single-blinded placebo--controlled study. Dermatol Ther. 2019; 32(3):e12882.
145. Raghukumar S, Ravikumar BC, Vinay KN, Suresh MR, Aggarwal A, Yashovardhana DP. Intralesional Vitamin D_3 Injection in the Treatment of Recalcitrant Warts: A Novel Proposition. J Cutan Med Surg. 2017; 21(4):320-4.
146. Jartarkar SR, Manjunath KG, Mishra S, Spoorthy B. Vitamina D intralesional em múltiplas verrugas plantares recorrentes - Um estudo cego, prospectivo e controlado por placebo. Surg Cosmet Dermatol. 2021; 13:e20210050.
147. Jakhar D, Kaur I, Misri R. Intralesional vitamin D3 in periungual warts. J Am Acad Dermatol. 2019; 80(5):e111-2.
148. Elsayed Ghaly N, El-Ashmawy AA, Abou Zeid M, E Shaker ES. Efficacy and safety of intralesional injection of vitamin D_3 versus tuberculin PPD in the treatment of plantar warts: A comparative controlled study. J Cosmet Dermatol. 2021; 20(4):1231-40.

Luciana Takata Pontes • André Luiz Simião

Biópsias de Pele

■ INTRODUÇÃO

A obtenção de uma biópsia de pele é um procedimento muito comum e de extrema importância realizado pelo dermatologista. O exame anatomopatológico muitas vezes é o exame que fornece a maior capacidade informativa com melhor custo-benefício.[1]

Na biópsia cutânea, interpretação é essencial, mas também todo o processo que engloba a realização da mesma, como a escolha do local mais apropriado, no tempo certo com a técnica correta. Além disso, até a amostra chegar ao patologista ela é submetida a múltiplos passos que se não forem realizados corretamente, poderá prejudicar a leitura da lâmina histológica.[2]

Neste capítulo abordaremos não apenas a técnica cirúrgica nas diferentes formas de se realizar esse procedimento, mas também dicas práticas com relação aos melhores locais e tipos de lesões a serem biopsiadas e como evitar erros comuns que prejudicam a leitura e interpretação das lâminas de histologia.

■ INDICAÇÕES

Sabemos que as principais indicações para a realização de uma biópsia de pele são:

- Esclarecimento diagnóstico além de confirmação nos casos de diagnóstico clínico firmado.
- Seguimento anatomopatológico.
- Avaliação de margens na retirada de lesões neoplásicas.

■ ESCOLHA DA LESÃO E DO LOCAL A SER BIOPSIADO

A grande maioria das alterações cutâneas submetidas à biópsia são as de doenças inflamatórias ou neoplásicas.[3] Geralmente as melhores amostras são das áreas mais centrais das lesões mais evoluídas, mas existem exceções.

Nas dermatoses vesicobolhosas o ideal é que a biópsia seja realizada em lesões iniciais para se evitar alterações secundárias como regeneração, cicatrização ou infecção secundária.[2] Para microscopia óptica, é recomendável que se retire uma vesícula ou bolha íntegra.[4] Porém, no caso de lesões maiores, o espécime deve ser obtido da periferia da lesão, englobando tanto parte da vesícula como área intacta, podendo-se analisar o teto da lesão e o infiltrado inflamatório.[1] A técnica com *punch* funciona bem nesses casos por se obter amostras de espessura total de epiderme e derme. As amostras para imunofluorescência direta (IFD) devem ser retiradas de pele perilesional até 1 cm de distância da bolha, já que tanto a biópsia da lesão vesicobolhosa em si como da pele distante da mesma estão associadas a maiores taxas de resultados falsos negativos.[1]

Nos casos de vasculites, amostras para hematoxilina-eosina devem ser da área central de lesões purpúricas estabilizadas, de preferência com mais de 72 horas de evolução. Caso seja realizado exame de IFD, lesões mais recentes (com menos de 24 horas) são mais indicadas.[1]

Nas suspeitas de paniculites, a realização de uma biópsia incisional profunda é a melhor forma de se obter a amostra. Sendo assim a técnica em fuso estaria muito bem indicada, já que as amostras obtidas por *punch* muitas vezes se fragmentam na altura do tecido adiposo inflamado, deixando a área diagnóstica mais importante na base da ferida.

Nos casos de doenças do tecido conectivo e porfirias, é importante a retirada da amostra da área da lesão propriamente dita e a utilização de um *punch* maior ou igual a 4 mm. Diferentemente das lesões vesicobolhosas, a IFD de área perilesional não tem valor, já que os depósitos imunes estão presentes apenas na lesão ativa. Uma exceção seria a banda lúpica (depósito granuloso de imunoglubulina e complemento na junção dermoepidérmica) presente em áreas de pele normal não expostas ao sol de pacientes com lúpus eritematoso sistêmico ativo, com maior risco para doença renal.[1] Todavia banda lúpica falso-positiva pode ser visualizada em biópsias de zonas expostas ao sol.[4] Nos casos de lúpus eritematoso discoide, as alterações histológicas diagnósticas tanto na hematoxilina-eosina quanto na IFD são mais evidentes nas lesões mais antigas, com várias semanas de evolução.[4]

Nas lesões anulares, circinadas ou serpiginosas, como por exemplo no granuloma anular, deve-se obter a amostra da borda ativa da lesão para melhor acurácia diagnóstica.[2] Pode-se utilizar o *punch* ou até a técnica em fuso, sendo que com a última obtém-se material da pele normal, borda e área central, orientando melhor o patologista.[4]

Nos casos de hanseníase tuberculoide, a borda é o local de eleição da biópsia. Já na hanseníase virchowiana, de modo geral, qualquer área infiltrada oferece um quadro histológico característico.[4]

Em algumas patologias, como na micose fungoide em estágios iniciais, existe a necessidade de várias biópsias em diferentes pontos para melhor acurácia diagnóstica.[5] Em doenças relacionadas com hiper ou hipopigmentação e nas anetodermias é de extrema importância que seja retirada uma amostra da lesão e outra de pele normal para comparação.[6]

É importante destacar que lesões manipuladas, escoriadas, com infecção secundária ou submetidas a tratamento prévio devem ser evitadas por alterar principalmente o processo inflamatório.[2] Além disso, trauma de lesões melanocíticas podem mimetizar características atípicas.[6]

Com relação à localização anatômica, algumas considerações devem ser feitas. Quando há mais de uma lesão em diferentes locais, deve-se poupar a face, por motivos cosméticos, e áreas com maior incidência de queloides, como regiões sobre articulações e pré-esternal.[4] Evitar as regiões mais distais dos membros inferiores, porque geralmente apresentam alterações de estase que prejudicam a leitura histológica. Os membros inferiores também foram relacionados com menor incidência de achados positivos de IF em diversas doenças, como no penfigoide bolhoso.[2] As áreas de proeminência óssea também devem ser evitadas pois geralmente apresentam hiperplasia epidérmica e infiltrado linfocítico não específico.[5] Nos casos de lues secundária, de preferência não biopsiar uma pápula situada em regiões onde a presença de plasmócitos seja usual, como couro cabeludo, mucosas e membros inferiores, já que uma reação plasmocitária que seria importante no diagnóstico não poderia ser valorizada.[4]

TÉCNICA CIRÚRGICA

As biópsias podem ser tanto incisionais, quando parte da lesão é retirada, ou excisionais, quando toda a lesão clínica é excisada.

Dependendo do momento em relação ao procedimento cirúrgico propriamente dito, elas podem ser divididas em pré-operatórias (para elucidação diagnóstica e acompanhamento da doença ou lesão), peri-operatórias (como nos casos de biópsia de congelação na Cirurgia Micrográfica de Mohs) e pós-operatória (nada mais que uma biópsia excisional, na qual há avaliação das margens após a retirada das lesões).[4]

Existem diferentes técnicas utilizadas e a escolha vai depender do tipo de lesão, localização e experiência do dermatologista.

Após a escolha da lesão ou sítio cirúrgico, deve ser realizada uma cuidadosa antissepsia. A anestesia local geralmente é feita através da infiltração de lidocaína de 0,5% a 2% com ou sem vasoconstritor (adrenalina). A adrenalina tem a função de diminuir o sangramento e aumentar o tempo de efeito anestésico, porém deve ser evitada em áreas de extremidades com risco de necrose distal por vasoconstrição, como dedos e região peniana. O uso do vasoconstritor, de modo geral, não interfere nos achados histopatológicos.[3]

Curetagem

A curetagem pode ser considerada mais um procedimento terapêutico do que diagnóstico, porém o material curetado pode ser enviado para exame histopatológico para avaliação.

A cureta consiste em um instrumento com uma ponta circular e anelar cortante, com a qual se realiza uma raspagem do tecido. São fabricadas em diferentes diâmetros e podem ser descartáveis ou não.

As amostras podem até identificar lesões benignas ou malignas, mas não avaliam margens e muitas vezes são insuficientes até para diagnóstico. É um procedimento muito utilizado nos consultórios dermatológicos, principalmente em pacientes com lesões tipo queratoses seborreicas, queratoses actínias, verrugas vulgares e carcinoma basocelular do tipo superficial. Deve ser evitada em lesões melanocíticas. A homeostasia pode ser tanto através de eletrocauterização como com a utilização de soluções hemostáticas, como o cloridróxido de alumínio. Dessa forma, a perda da arquitetura e morfologia da lesão, dificuldade de análise do material, associados a um resultado cosmético nem sempre satisfatório são as principais limitações dessa técnica.

Biópsia por *shaving*

É um procedimento muito utilizado, de fácil execução, minimamente invasivo, rápido e de baixo custo. Pode-se eletrocauterizar a base da lesão ou utilizar soluções hemostáticas. Por geralmente se tratar de uma biópsia superficial, a cicatrização geralmente é cosmeticamente satisfatória. Pode-se utilizar uma lâmina de bisturi ou até uma lâmina tipo de barbear, mas que seja específica para uso médico.

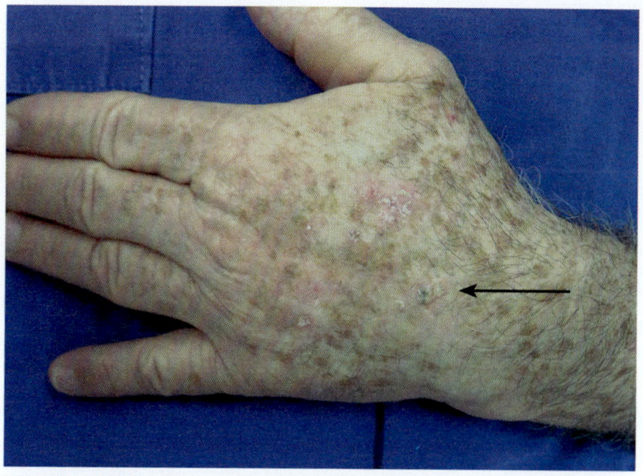

■ **Figura 139.1** Lesão infiltrada, hiperceratótica no dorso da mão.

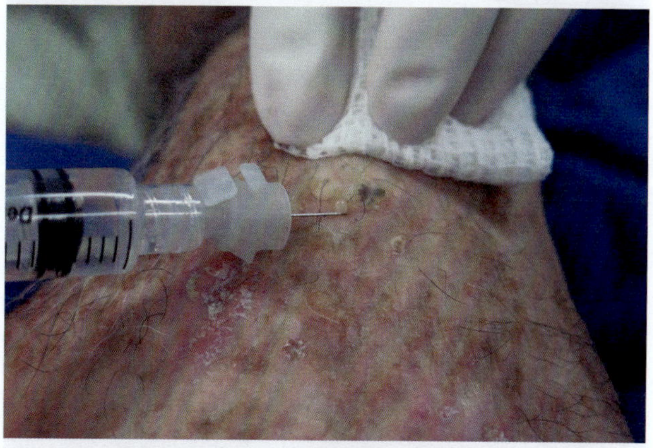

■ **Figura 139.2** Anestesia com lidocaína com vasoconstritor.

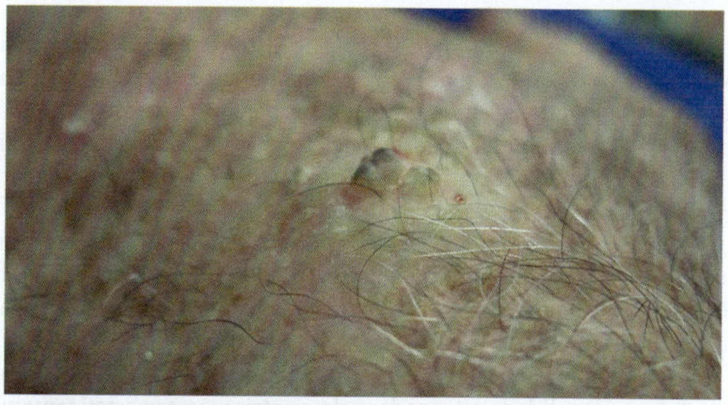

■ **Figura 139.3** Aspecto da lesão após a anestesia.

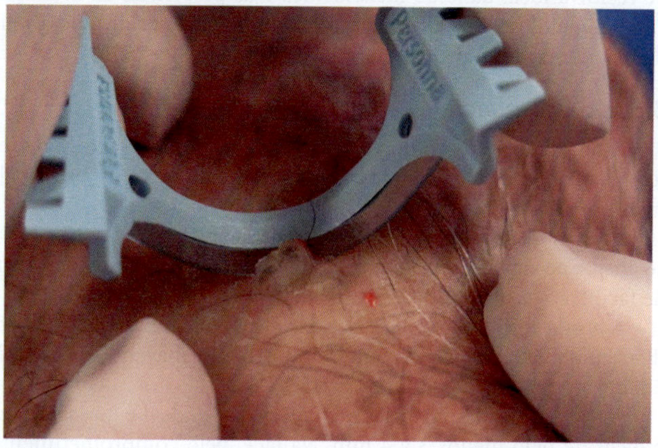

■ **Figura 139.4** *Shaving* realizado com "Dermablade" Personna®.

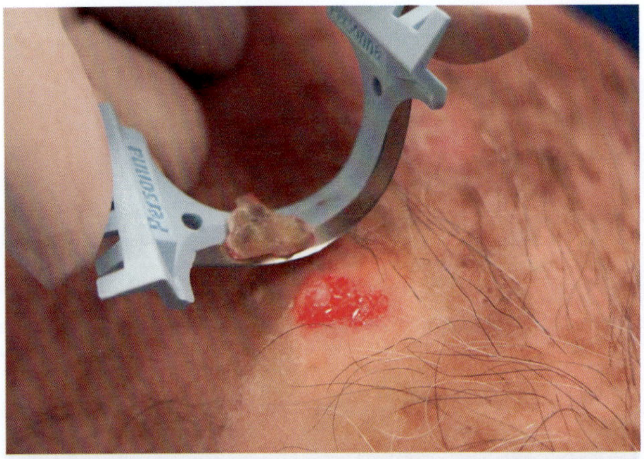

■ **Figura 139.5** Finalização do *shaving* – observar orvalho sangrante.

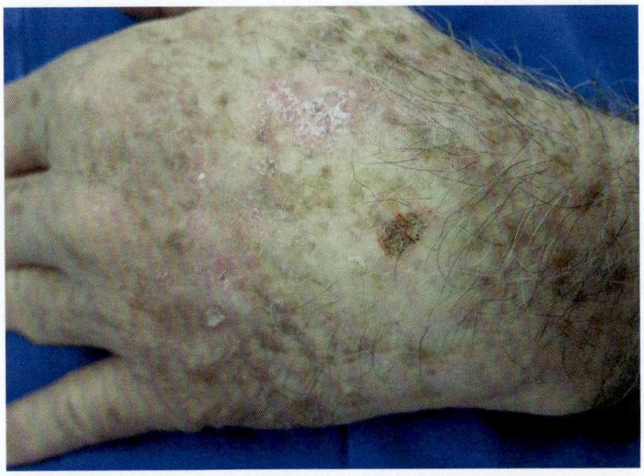

■ **Figura 139.6** Base da lesão após a eletrocoagulação.

Como a biópsia por *shaving* é superficial, deve ser indicada principalmente nos casos de doenças cutâneas nas quais a alteração histopatológica se encontra na epiderme ou derme papilar, como por exemplo: lesões exofíticas benignas, queratoses actínicas, neoplasias superficiais e processos nódulo-ulcerativos superficiais.[2] É também muito útil para avaliação de lesões na glande peniana.[7]

A principal desvantagem é a possibilidade de se obter tecido insuficiente para diagnóstico quando realizada muito superficialmente ou em lesões que apresentam alterações mais profundas, como nas doenças inflamatórias.

Alguns autores sugerem sua utilização na exerese de nevos, se atingida profundidade adequada, pela cicatrização ser esteticamente aceitável. Porém esses mesmos autores reconhecem o maior potencial de recidiva local da lesão melanocítica e os problemas da avaliação anatomopatológica na diferenciação entre um nevo recidivante (pseudomelanoma) e um melanoma.[8]

Biópsia por *punch*

A biópsia com o uso do *punch* se mantém como a técnica de referência para avaliação da maioria das patologias cutâneas, principalmente das lesões inflamatórias.

Através dessa técnica é possível obter biópsias mais profundas e ao chegar ao subcutâneo, fornecem uma amostra mais completa, além de facilitar a cicatrização.

A borda cortante do *punch* é circular e normalmente fabricada em diferentes diâmetros, geralmente de 1 mm a 1 cm, havendo disponibilidade em material descartável.[4]

Nas doenças inflamatórias ou infecciosas, o ideal é que se utilize *punchs* de pelo menos 3 a 4 mm. Na face, pelo comprometimento estético, pode-se optar por *punchs* menores, de 2 a 3 mm.

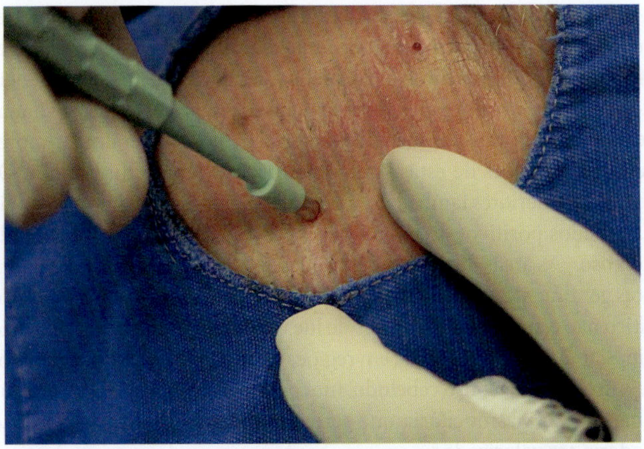

■ **Figura 139.7** Biópsia de lesão infiltrada com *punch* 3 mm, na região bucinadora.

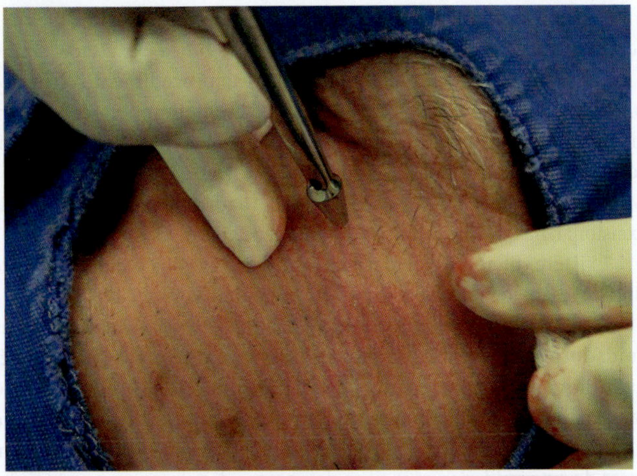

■ **Figura 139.8** Biópsia com *punch* 2 mm na região palpebral.

A técnica é muito simples. Após antissepsia e anestesia do local escolhido, realiza-se um simples movimento de rotação, pressionando e introduzindo o instrumento até a profundidade desejada. A extração da amostra deve ser realizada muito cuidadosamente, com uma pinça ou um gancho, e se houver necessidade pode-se cortar a base com uma tesoura delicada. O sítio da punção geralmente é primariamente suturado, mas pode ser deixado para cicatrização por segunda intenção.

Pode-se utilizar a manobra de Whyte e Perry nas áreas mais flácidas como no flanco.[4] Nessa manobra se estira bem a pele no sentido perpendicular às linhas de Langer antes da introdução do *punch*. Dessa forma após o corte e a extração do tecido, há liberação da tensão, sendo que o defeito da biópsia assume configuração oval, paralela às linhas de força da pele relaxada, permitindo um melhor afrontamento das bordas.[9]

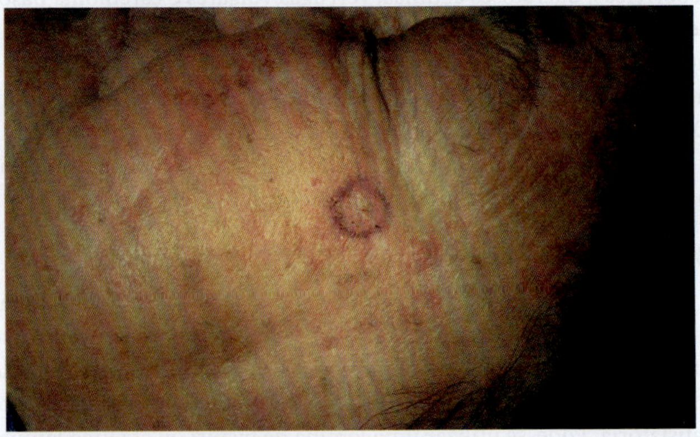

■ **Figura 139.9** Delimitação da lesão a ser biopsiada.

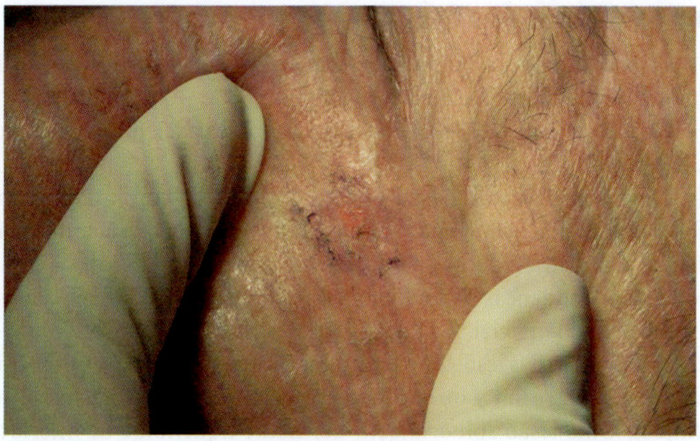

■ **Figura 139.10** Estiramento da pele, perpendicularmente às linhas de tensão.

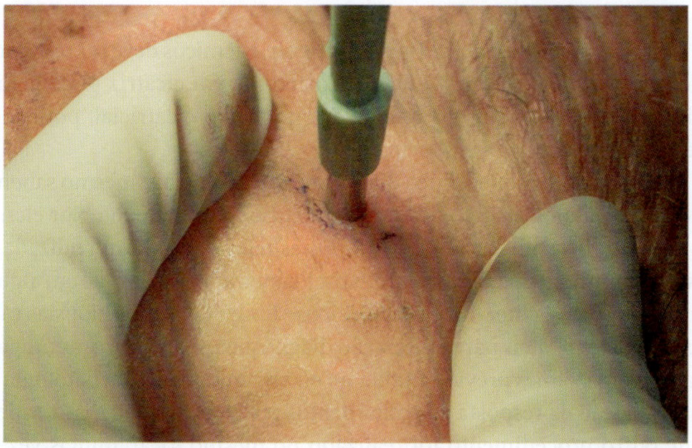

■ **Figura 139.11** Realizar a biópsia com o *punch*, mantendo-se o estiramento da pele.

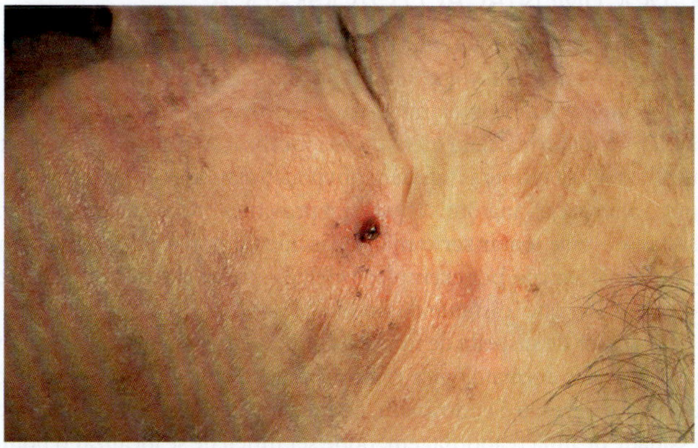

■ **Figura 139.12** Defeito adquire a forma ovalada após retirada do fragmento.

Dessa forma, a vantagem do uso do *punch* é que além de se obter amostras mais profundas, quando realizada a sutura, a cicatriz resultante é linear e mais delicada, principalmente quando orientada na mesma direção das linhas de tensão cutânea.

Biópsia em fuso

Essa técnica nada mais é do que uma biópsia incisional, realizada com lâmina de bisturi, em formato fusiforme, seguida de sutura primária. Indicada quando há necessidade de biópsias amplas, abrangendo a periferia e centro da lesão ou profundidade da hipoderme.

Ela pode ser indicada nos casos de suspeita de queratoacantoma, pois ao avaliar a arquitetura da lesão facilita a distinção entre este e o carcinoma espinocelular. Em casos de suspeita de PLECT, a biópsia em fuso é importante pois possibilita a divisão do fragmento em dois, podendo o material ser encaminhado tanto para anatomopatológico quanto para culturas.

Nos casos de paniculites, evita que o tecido adiposo inflamado se desprenda e se mantenha na base da lesão, o que pode acontecer nas biópsias com *punch*. Além disso podem substituir *punchs* maiores (por exemplo de 8 mm ou mais) em áreas de maior tensão, como na região pré tibial, facilitando o fechamento da área biopsiada.

Sendo assim, a biópsia em fuso por ser estreita e profunda, evita tensão excessiva, facilita o fechamento além de fornecer amostras mais adequadas de processos patológicos profundos.

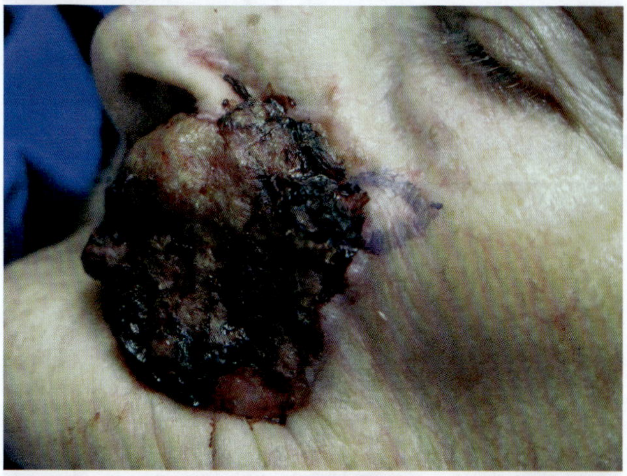

■ **Figura 139.13** Lesão exofítica, infiltrada, com fuso englobando lesão, borda da lesão e área de pele sã.

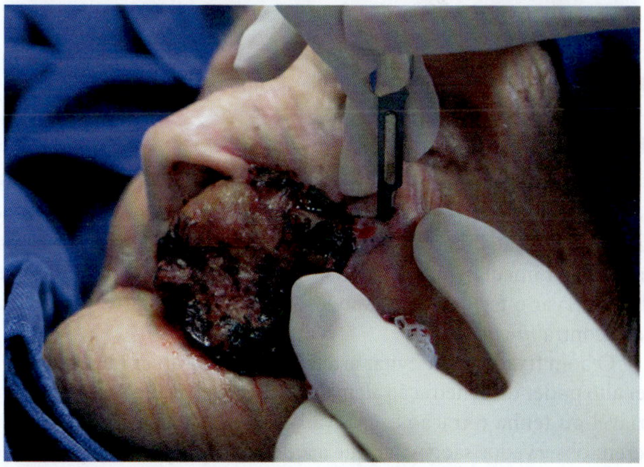

■ **Figura 139.14** Exérese de fuso com lâmina de bisturi n. 15.

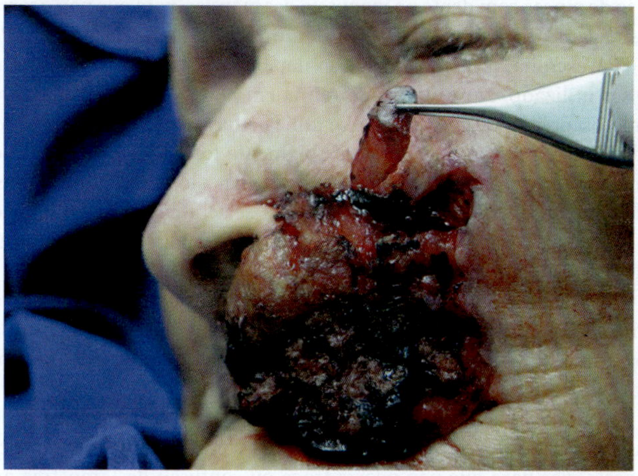

■ **Figura 139.15** Detalhe do fuso retirado.

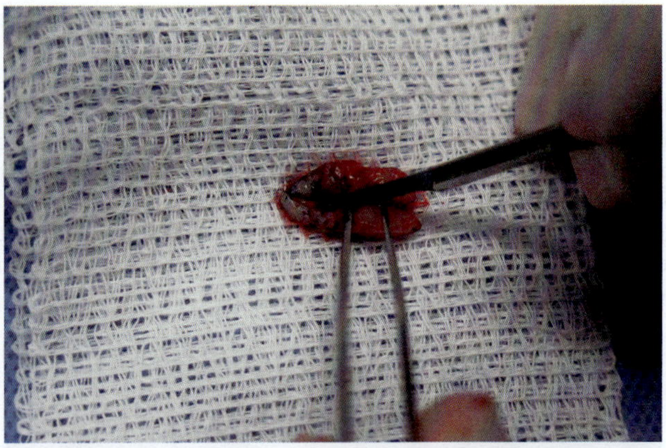

■ **Figura 139.16** Divisão do fragmento em dois.

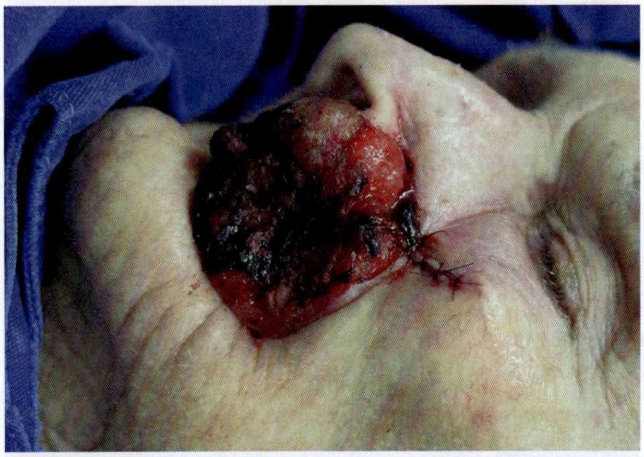

■ **Figura 139.17** Aspecto final da lesão após sutura.

■ FIXAÇÃO DO TECIDO

Independente da técnica utilizada, é importante que antes do procedimento marque-se o local a ser biopsiado, já que após a infiltração anestésica a lesão pode mudar clinicamente e até desaparecer.[2] A amostra deve ser imediatamente colocada em um fixador, um líquido capaz de preservar o tecido, conservando-o em um estado próximo ao que se encontra *in vivo*.[4]

O bom fixador deve evitar artefatos, devendo atuar rapidamente e ter alto poder de penetração além de evitar que o tecido se torne muito friável ou tenha retração excessiva.[4] Outros aspectos importantes a serem observados são: evitar que a amostra fique presa na parede do frasco ao invés de imersa no fixador, o volume do fixador deve ser pelo menos de 10 a 20 vezes maior que o volume da peça e deve-se evitar o uso de pinças com dente no manuseio das biópsias, para que não ocorra esmagamento de tecido comprometendo a arquitetura da amostra.[10]

A escolha do meio de fixação depende do método diagnóstico a ser utilizado. Nos estudos de rotina em hematoxilina-eosina para microscopia óptica geralmente se utiliza o formol tamponado a 10%, já que este impede a formação de pigmento formalínico, conserva o material por maior tempo e não interfere na coloração.[2,4] Em regiões de temperaturas muito frias, recomenda-se acrescentar álcool etílico 95%, na proporção de 10%, ao formol a 10% para diminuir as chances de congelamento e prevenir os artefatos de congelação.[2]

O meio de Michels é necessário apenas nas amostras que serão enviadas para estudos de imunofluorescência. Se a biópsia for enviada para microscopia eletrônica, o ideal seria o uso de glutaraldeído com formol, para sua melhor penetração.[11]

Assim que a biópsia estiver imersa na solução, lembrar sempre de fechar bem o frasco, rotulando o mesmo com todas as informações necessárias para que não ocorra troca ou confusão das amostras no laboratório.

■ INFORMAÇÃO CLÍNICA

Falta de informação clínica adequada representa uma das principais limitações na interpretação de uma biópsia.[7]

Primeiramente deve-se fornecer os dados do paciente, como sexo, idade e fototipo.

Deve-se especificar o local anatômico exato da biópsia. Por exemplo, o ideal é que não apenas se coloque "pele da mão esquerda", mas sim se a amostra é da palma ou dorso da mesma. O local da lesão pode gerar mudanças histopatológicas significativas e influenciar no diagnóstico diferencial.[2]

A descrição das lesões deve ser a mais detalhada possível, especificando se a lesão é única ou não, o tempo de duração e as características clínicas. Uma lesão solitária com dermatite liquenoide de interface pode ser interpretada como uma queratose líquen plano *like*, mas se estiver descrita a presença de várias lesões, provavelmente representaria uma amostra de um líquen plano ou uma erupção liquenoide por drogas[2].

O uso prévio de tratamentos tópicos ou sistêmicos deve ser relatado. Por exemplo, a infiltração de corticosteroide em cicatriz pode gerar alterações tipo granuloma anular *like* no tecido cicatricial, podendo resultar em um diagnóstico errôneo.[12]

Não se deve esquecer dos diagnósticos diferenciais, mesmo sabendo que o patologista não deve ser influenciado diretamente por eles.

Por último, relatar se outras biópsias relevantes foram realizadas. Isso é importante por alguns motivos. Primeiramente porque em algumas patologias, como no caso da micose fungoide, várias biópsias são extremamente úteis para elucidação diagnóstica. Além disso, a comparação com exames prévios auxilia no acompanhamento da patologia e na avaliação da resposta aos tratamentos realizados. Além disso, saber que outro procedimento foi realizado no mesmo local, muitas vezes esclarece a presença de tecido cicatricial na amostra[2].

■ DOCUMENTAÇÃO FOTOGRÁFICA

É importante que antes da realização de uma biópsia seja realizada uma documentação fotográfica adequada.

A fotografia deve mostrar as características da lesão no momento da biópsia de forma clara além de sua localização exata. É importante que fotos sejam retiradas também um pouco afastadas da lesão para que outras referências anatômicas estejam presentes.[10] Caso medidas sejam usadas, deve-se tentar ser o mais específico possível com relação aos termos anatômicos, por exemplo, é melhor que se use o termo "distante do tragus" do que "distante da orelha".[10]

Em casos de suspeita de tumores, muitas vezes ao se realizar a biópsia, o cirurgião dermatológico remove praticamente todo o componente superficial da lesão. Sendo assim, no retorno do paciente, se houver necessidade de uma reabordagem, pode ser difícil de se localizar o ponto exato da biópsia. Nesses casos, a documentação fotográfica é essencial.

■ BIÓPSIAS ESPECIAIS

Região ungueal

Nos casos de patologias ungueais, primeiramente deve-se descartar presença de lesões concomitantes cutâneas resultantes da mesma doença. Isso porque a biópsia de pele é sempre preferível à biópsia ungueal, que pode gerar distrofias.[13] Estas podem ser evitadas quando se respeita o diâmetro de 3 mm para matriz e 4 mm para o leito.[13] Também é essencial que o médico saiba a fisiopatologia da doença para escolher o local da biópsia, por exemplo o *pitting* da psoríase ungueal atinge a matriz, enquanto a hiperqueratose acomete o leito.[13]

É importante lembrar que sempre a anestesia nessa área deve ser sem vasoconstritor (geralmente utiliza-se lidocaína 2% sem vasoconstritor). As Figuras 139.18 e 139.19 demonstram os passos da biópsia do leito e da matriz ungueal, por método por *punch* ou fuso.

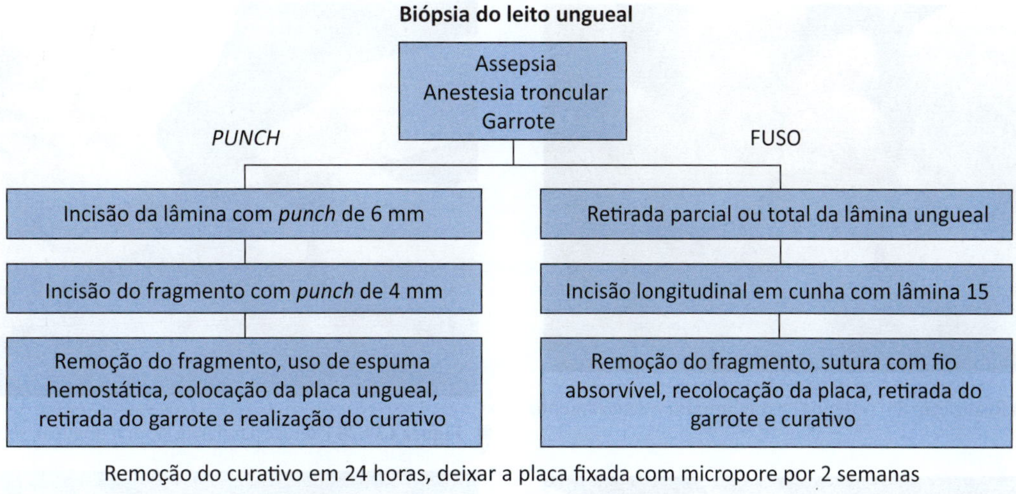

■ **Figura 139.18** Passos da biópsia do leito ungueal.

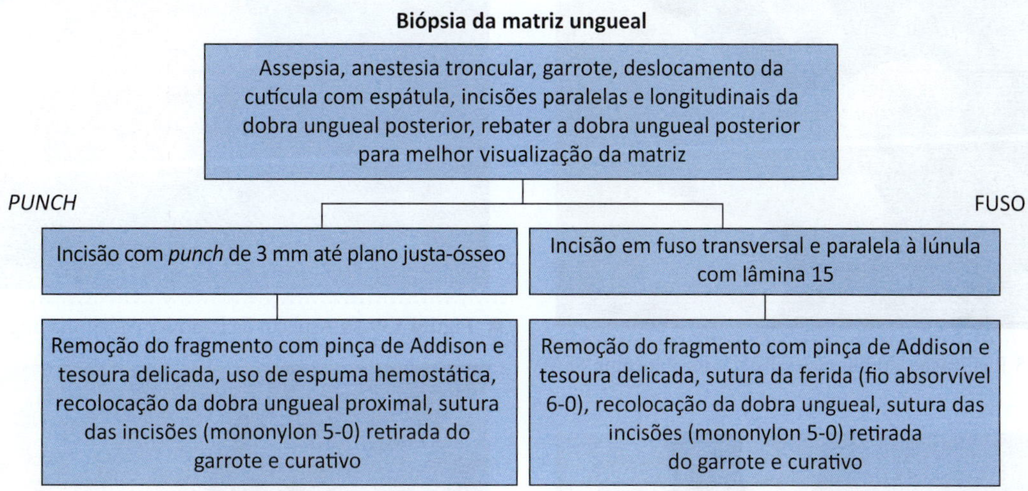

■ **Figura 139.19** Passos da biópsia da matriz ungueal.

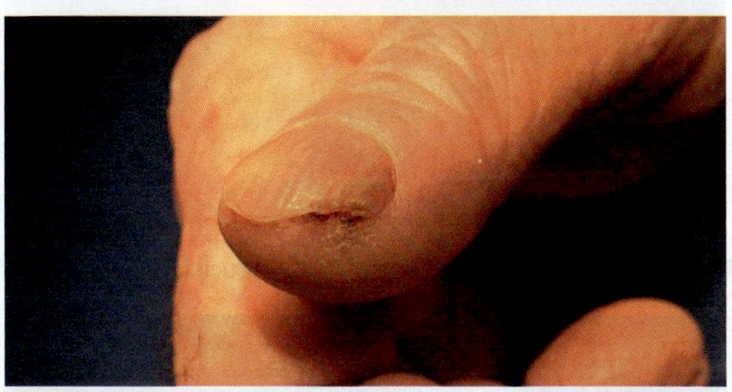

■ **Figura 139.20** Lesão subungueal hiperceratótica.

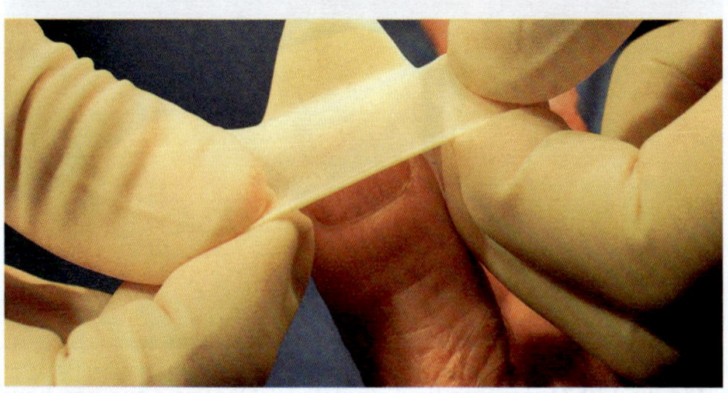

■ **Figura 139.21** Confecção do garrote em dedo de luva.

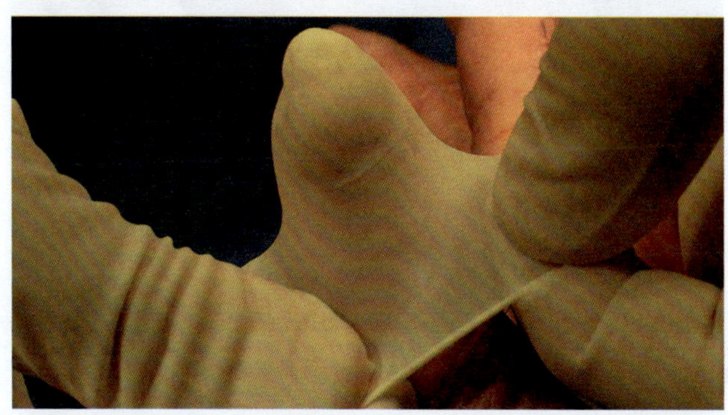

■ **Figura 139.22** Sequência da confecção do garrote.

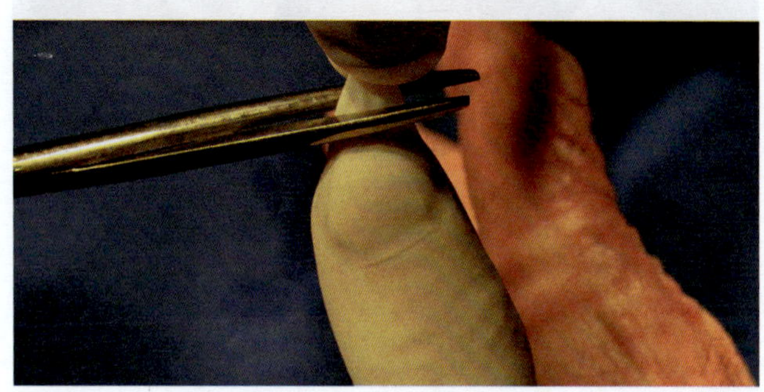

■ **Figura 139.23** Corte da ponta do dedo de luva.

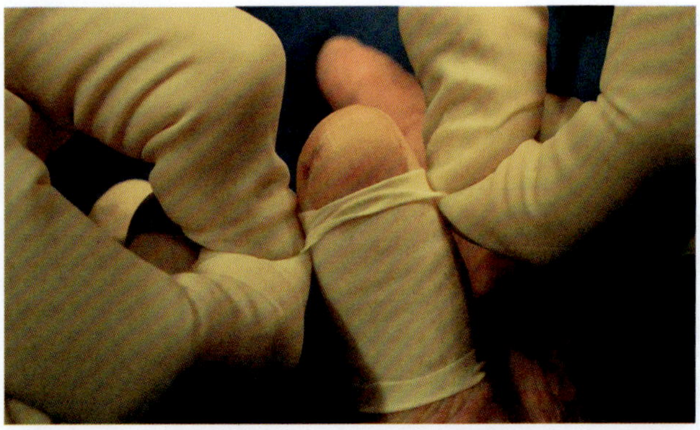

■ **Figura 139.24** Realização da "ordenha", para diminuir o sangramento intraoperatório.

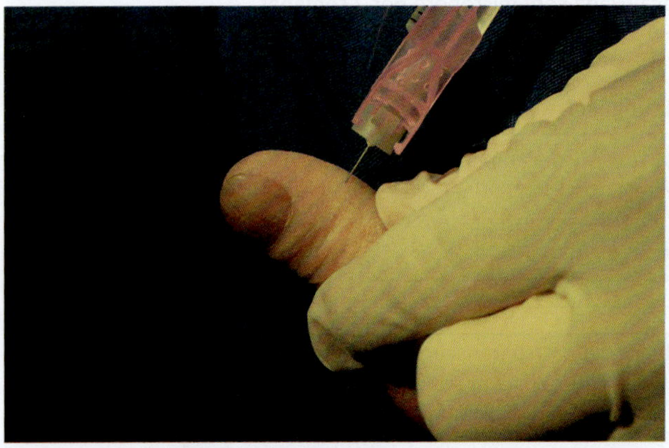

■ **Figura 139.25** Realização do bloqueio distal com lidocaína SEM vasoconstritor.

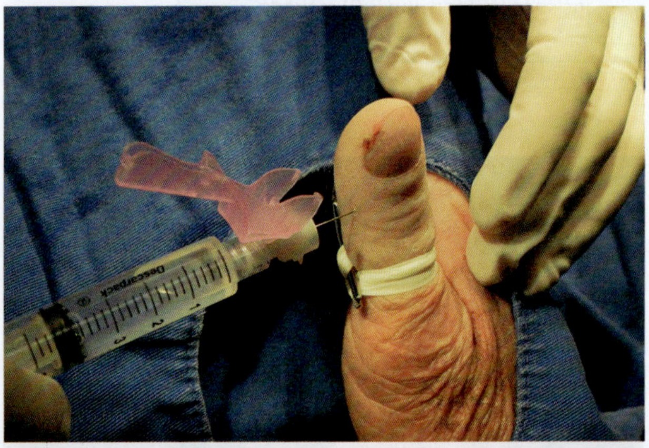

■ **Figura 139.26** Sequência do bloqueio.

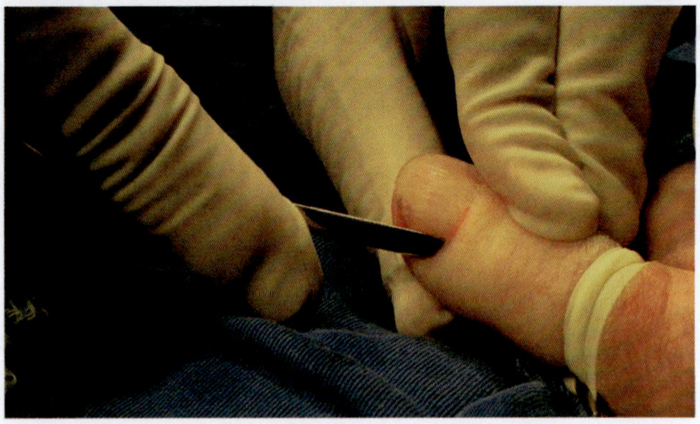

■ **Figura 139.27** Liberação da cutícula com tentacanula.

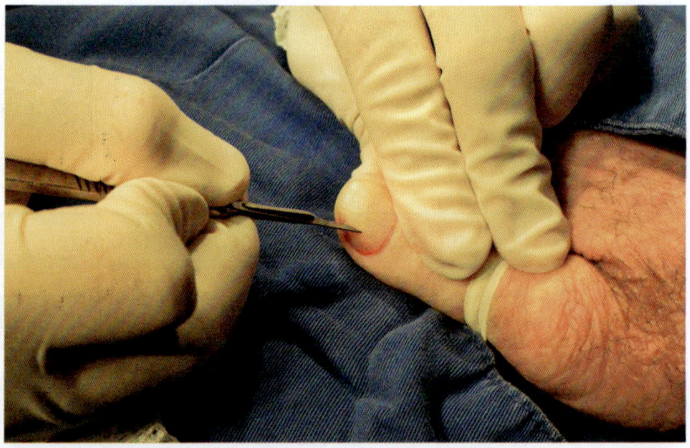

■ **Figura 139.28** Exérese parcial da lâmina ungueal, sobre a área da lesão.

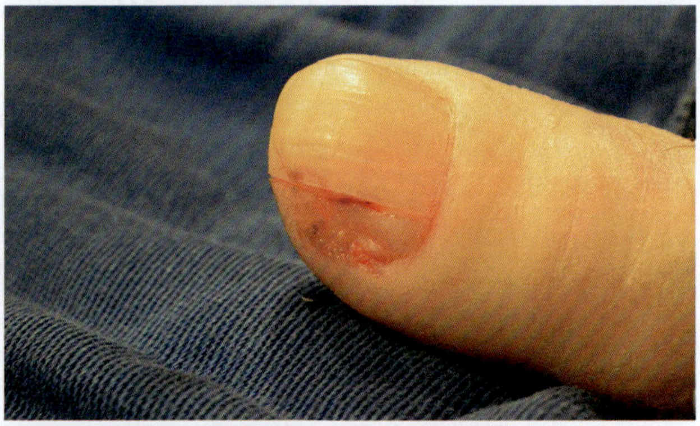

■ **Figura 139.29** Aspecto da lesão sem a lâmina ungueal.

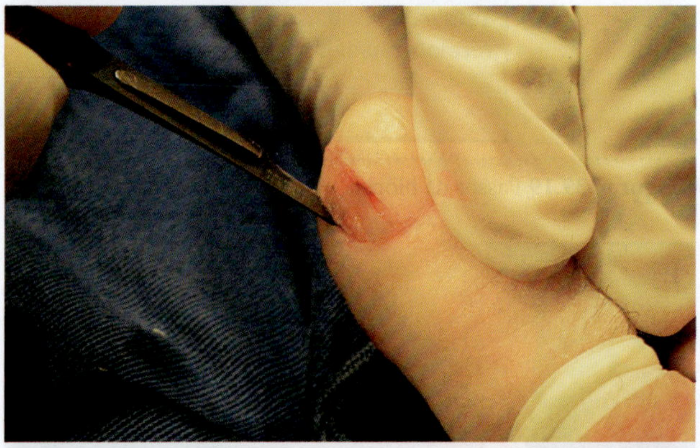

■ **Figura 139.30** Incisão em cunha da lesão suspeita, com lâmina n. 15.

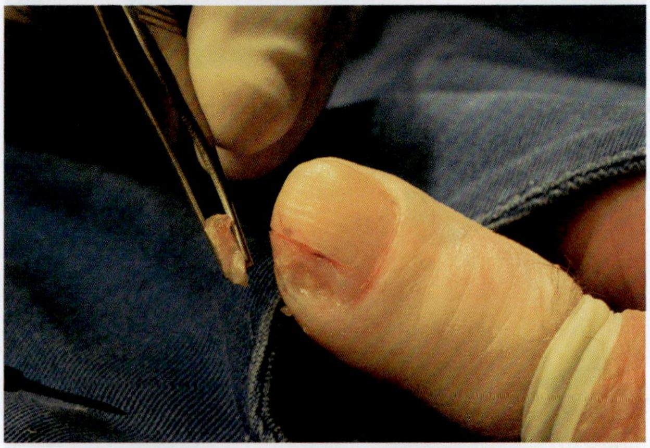

■ **Figura 139.31** Aspecto final do defeito. Observar que não houve sangramento.

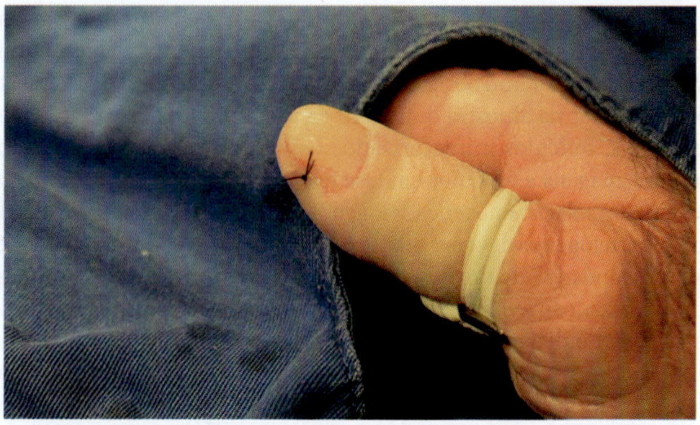

■ **Figura 139.32** Ponto hemostático, realizado antes da retirada do garrote.

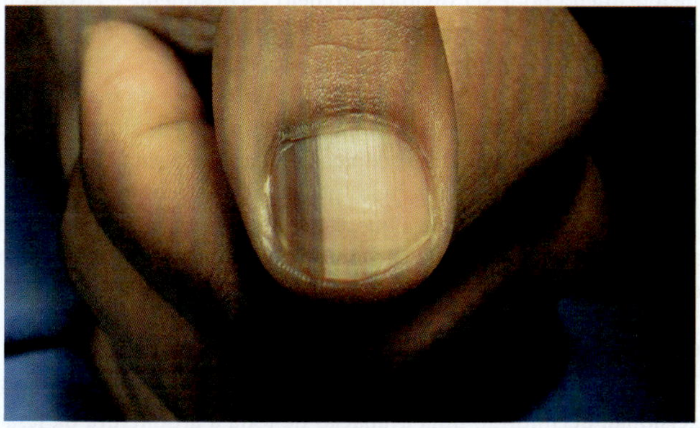

■ **Figura 139.33** Melanoníquia estriada de aparecimento recente.

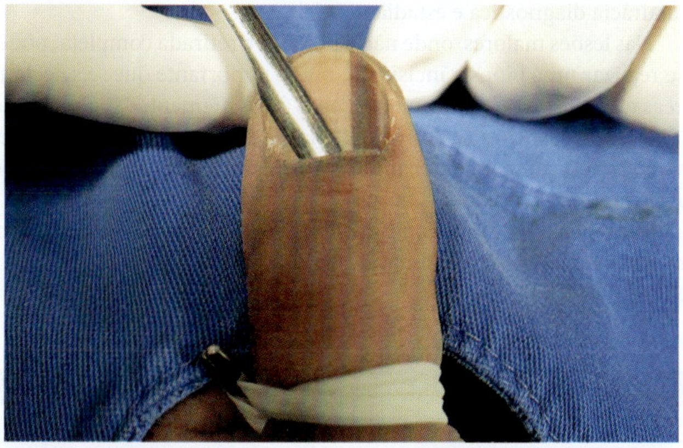

■ **Figura 139.34** Descolamento de toda a cutícula após bloqueio anestésico.

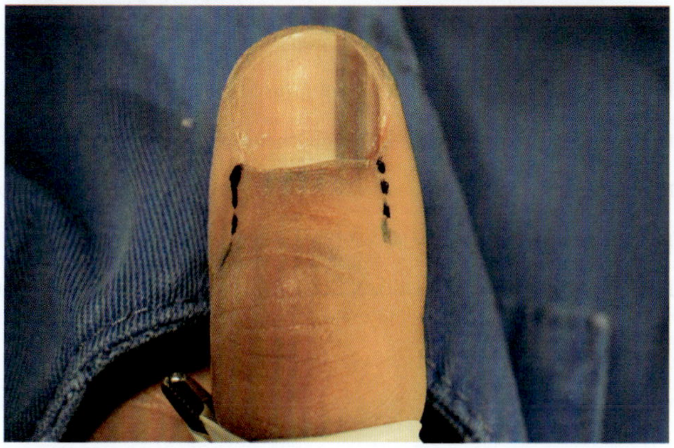

■ **Figura 139.35** Desenho da região de pele a ser rebatida, para exposição da matriz ungueal.

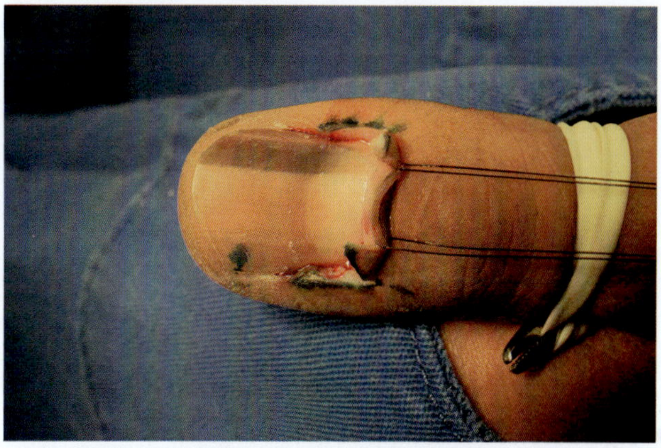

■ **Figura 139.36** Exposição da matriz ungueal.

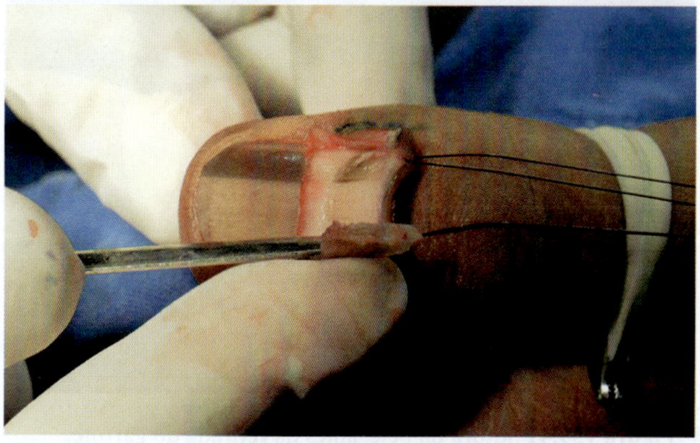

■ **Figura 139.37** Incisão transversal da lâmina ungueal e rebatimento para exposição da lesão sobre a matriz.

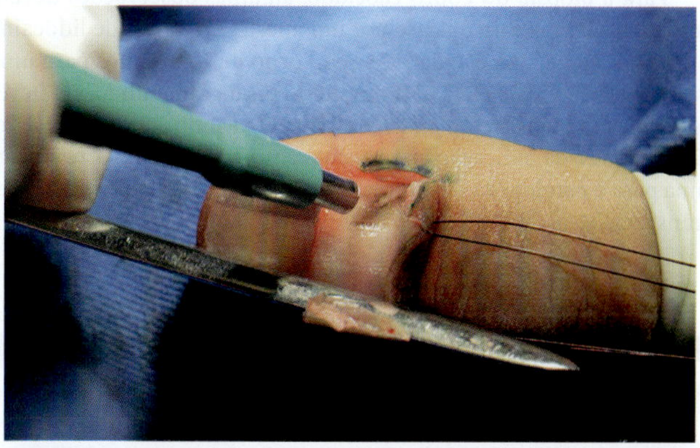

■ **Figura 139.38** Realização da biópsia com *punch* sobre área mais suspeita.

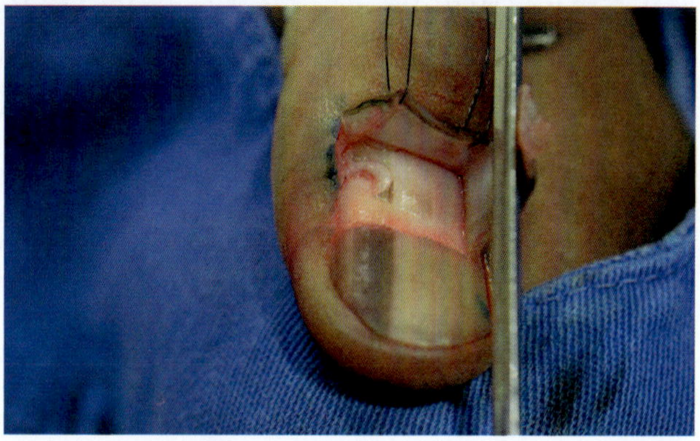

■ **Figura 139.39** Aspecto da lesão após a retirada do fragmento.

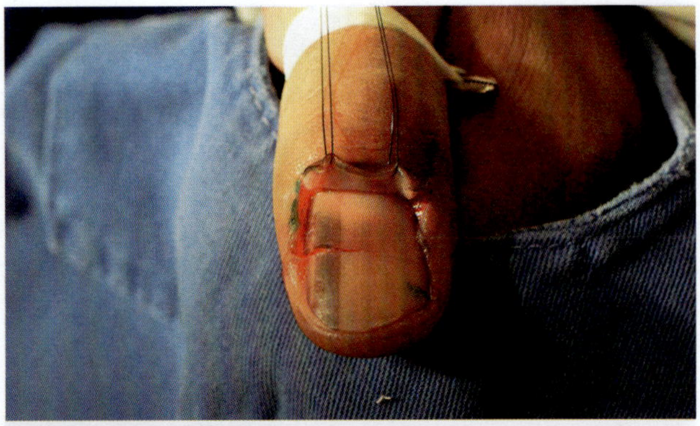

■ **Figura 139.40** Recolocação da lâmina ungueal.

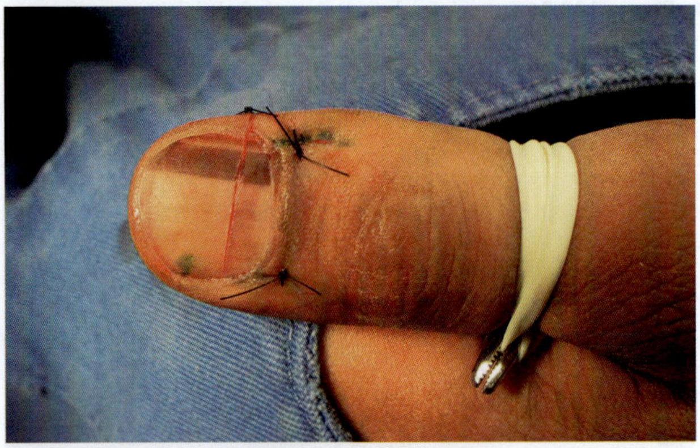

■ **Figura 139.41** Sutura da pele, antes da retirada do garrote.

Couro cabeludo

Para a biópsia do couro cabeludo, algumas observações devem ser feitas. Geralmente opta-se por um anestésico à base de lidocaína a 1% com epinefrina e aguarda-se em torno de 10 minutos para uma vasoconstrição mais efetiva, diminuindo o sangramento local. Deve-se realizar a biópsia com *punch* de 4 mm chegando até o subcutâneo. Dependendo da indicação clínica, duas amostras devem ser retiradas, uma para o patologista analisar em cortes verticais e a outra em cortes transversais.

Os cortes transversais são muito úteis na avaliação de alopecias difusas, como eflúvio telógeno e alopecia androgenética. O *punch* utilizado deve ser de 4 mm obrigatoriamente. Com essa técnica o patologista pode calcular na amostra o número de unidades foliculares, folículos terminais, folículos miniaturizados (velos-*like*), folículos terminais em fase anágena e folículos em fase telógena e catágena. Dessa forma, obtém-se a relação anágenos/telógenos e catágenos (o valor normal de folículos telógenos deve ser menor que 15%, caso o contrário favorece-se o diagnóstico de um eflúvio telógeno) além da relação terminais/miniaturizados (sendo o valor normal maior de 4:1, caso o contrário favorece-se o diagnóstico de uma alopecia androgenética).

Os cortes verticais oferecem melhores informações diagnósticas para a maioria do restante das outras formas de alopecias, como nos casos das cicatriciais.[1] Nas suspeitas de alopecias cicatriciais a biópsia deve ser realizada sobre ou imediatamente além a uma área ativa de inflamação. Nesses casos o ideal seria a coleta de duas amostras sendo que a primeira pode ser dividida ao meio verticalmente e enviada no formol para H&E e outra metade para imunofluorescência. A outra amostra seria enviada para cortes transversais.

A tricoscopia pode ser muito útil para a escolha do melhor local para a retirada da amostra. Por exemplo, na suspeita de alopecia areata deve-se procurar sinais triscoscópicos de dano anágeno (inflamação bulbar), como pontos pretos, pelos peládicos ou quebrados.

É de extrema importância que a amostra seja enviada para um patologista experiente e que todas as informações clínicas e tricoscópicas sejam minuciosamente detalhadas.

Lesões melanocíticas

Para lesões melanocíticas suspeitas, o método de escolha é a biópsia excisional, permitindo uma avaliação de toda a arquitetura da lesão. Geralmente utiliza-se uma margem econômica, de aproximadamente 2 mm a partir da lesão clínica visível. Biópsias parciais podem prejudicar a acurácia diagnóstica e estadiamento.[1]

Nas lesões maiores, onde não é possível a retirada completa, pode-se realizar uma biópsia incisional, mas é importante que se selecione áreas mais suspeitas clinicamente como áreas pigmentadas e/ou elevadas ou áreas suspeitas na dermatoscopia. As áreas mais claras devem ser evitadas pois podem conter fibrose e células inflamatórias (regressão do melanoma) e dificultar o diagnóstico.[14]

É importante destacar que índices como Clark e Breslow só podem ser considerados quando toda a lesão for retirada.[14]

Referências bibliográficas

1. Elston DM, Stratman EJ, Miller SJ. Skin biopsy:Biopsy issues in specific diseases. J Am Acad Dermatol. 2016;74(1):1-16.
2. Sleiman R, Kurban M, Abbas O. Maximizing diagnostic outcomes of skin biopsy specimens. Int J Dermatol. 2013;52 :72-78.
3. Alguire PC, Mathes BM. Skin biopsy techniques for the internist. J Gen Intern Med. 1998;(3):46-54.
4. Gadelha AR. Biópsias de pele. In: Cirurgia Dermatológica em consultório. 2. ed. São Paulo:Editora Atheneu, 2009; 209-216.
5. Khopkar U, Doshi B. Improving diagnostic yield of punch biopsies of the skin. Indian J Dermatol Venereol Leprol. 2008; 74:527-531.
6. Mehregan DR, Dooley VN. How to get the most out of your skin biopsies. Int J Dermatol. 2007; 46:727-733.
7. Sina B, Kao GF, Deng AC et al. Skin biopsy for inflammatory and co mmom neoplastic skin diseases:optimum time, best location and preferred techniques. A critical review. J Cutan Pathol. 2009; 36:505-510.
8. Armour K, Mann S, Lee S. Dysplastic naevi: to shave, or not to shave? A retrospective study of the use of the shave biopsy technique in the initial management of dysplastic naevi. Australas J Dermatol. 2005;46:70-5.
9. Salasche SJ, Orengo IF, Siegle RJ. Dermatologic surgery – tips and techniques. Philadelphia:Elsevier, 2007.
10. Miedema J, Zedek DC, Rayala BZ et al. 9 tips to help prevent derm biopsy mistakes. J Fam Pract. 2014; 63:559-64.
11. Eady RA, Dopping-Hepenstal PJ. Transmission electron microscopy for the diagnosis of epidermolysis bullosa. Dermatol Clin. 2010; 28:211-222.
12. Bhawan J. Steroid-induced granulomas in hyperthophic scar. Acta Derm Venereol. 1983; 63:560-564.
13. Tosti A, Piraccini BM, Chiacchio ND. Doenças das unhas. São Paulo: Luana Livraria Editora, 2007.
14. Antonio CR, Timpano DL, Garcia AC. Biópsia. RBM Especial Dermatologia. 2010; 67:22-32.

capítulo 140

Carlos D'Apparecida Santos Machado Filho

Eletrocirurgia

NOÇÕES BÁSICAS DE ELETROCIRURGIA

A eletrocirurgia de alta frequência, também chamada de "eletrocirurgia de corte e vaporização" ou "radiofrequência", toma impulso e novos rumos a partir de pesquisas e trabalhos publicados por Maness e colaboradores, em 1978, quando definiram a frequência ideal para vaporização e corte de 4 milhões de ciclos/segundo, com uma relação direta entre frequência da corrente e calor lateral que determina a qualidade da cicatrização e o corte semelhante ao do bisturi de lâmina fria. Trata-se de um processo de corte e/ou de coagulação de tecido utilizando uma corrente alternada de alta frequência. Como introdução, é importante enfatizar que eletrocirurgia de corte é um processo físico completamente diferente de cauterização, que se instala quando o calor é passivamente transferido de um objeto quente ao tecido; há, então, aumento de temperatura dentro do tecido secundário à transferência de calor, de maneira gradual, o que provoca evaporação da água intracelular até que se atinja um ponto no qual as proteínas começam a desnaturar e coagular. Isso resulta na morte das células por dessecamento e carbonização.

Em contraste, corte e coagulação eletrocirúrgicos são alcançados quando uma corrente de alta frequência passa através do tecido aumentando a temperatura de forma mais rápida do que na cauterização, o que resulta em ebulição intracelular por elevar a temperatura instantaneamente a 100 °C, determinando expansão e rompimento das membranas celulares (implosão celular), fenômeno conhecido como "vaporização". Por serem esses processos tão similares, é importante que a cauterização termal e a eletrocirurgia de alta frequência não sejam confundidas.

Conceitualmente, o que se denominada "eletrocirurgia" ou "cirurgia de radiofrequência" refere-se à passagem de uma corrente de alta frequência em um tecido orgânico com a finalidade de se obter um efeito cirúrgico específico como corte ou coagulação. Qualquer tipo de aparelho de eletrocirurgia composto por uma unidade geradora de corrente e dois eletrodos: um ativo; e outro dispersivo (mais conhecido como "placa") (Figura 140.1).

O fluxo de corrente eletromagnética gerada fluirá do aparelho para o corpo do paciente e retornará ao aparelho através do eletrodo de dispersão (ou placa). A resistência do tecido à passagem do fluxo de ondas eletromagnéticas gera calor e dano térmico quando concentrada em um eletrodo de contato de pequenas dimensões, o que confere grande densidade de energia no ponto de entrada, essa mesma energia sairá pelo eletrodo de dispersão (placa) de grande área que, diluindo o efeito termal, não causa dano termal na saída. Na eletrocirurgia, o eletrodo ativo permanece frio e gera calor dentro do tecido; enquanto no eletrocautério, o que se aquece é o eletrodo e transfere calor ao tecido sem passagem de corrente (cauterização superficial) (Figura 140.2).

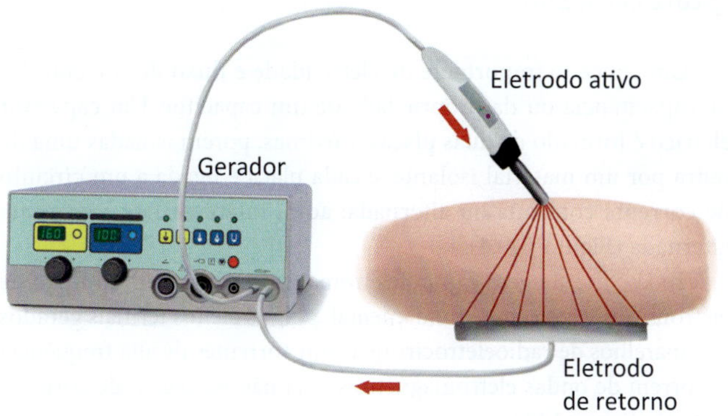

Figura 140.1 Qualquer tipo de aparelho de eletrocirurgia é composto por uma unidade geradora de corrente e dois eletrodos: um ativo; e outro dispersivo (mais conhecido como placa).

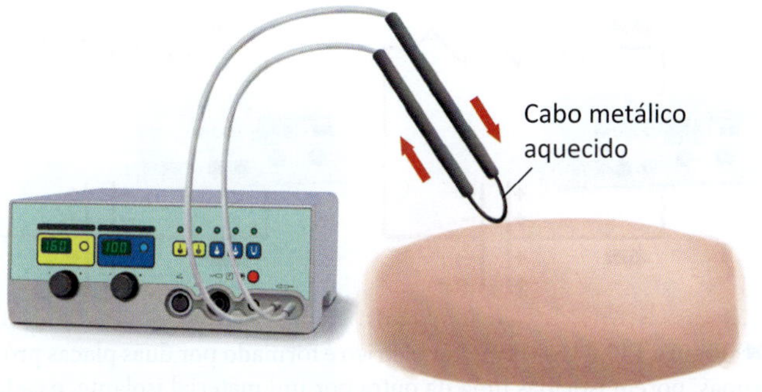

Figura 140.2 Na eletrocirurgia, o eletrodo ativo permanece frio gerando calor dentro do tecido, enquanto no eletrocautério quem se aquece é o eletrodo transferindo calor ao tecido sem passagem de corrente (cauterização superficial).

NOÇÕES BÁSICAS DE ELETRICIDADE

Existem dois tipos de corrente elétrica: contínua; e alternada. A contínua está presente em um circuito simples como uma pilha ligada a uma lâmpada, onde o fluxo terá apenas uma direção; enquanto a corrente alternada gerada em uma usina hidrelétrica alterna seu fluxo em fases de voltagem máxima (pico) e mínima (0) (Figura 140.3).

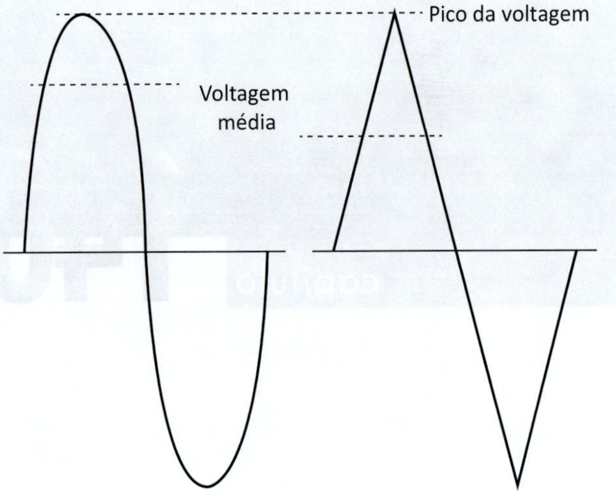

■ **Figura 140.3** Existem dois tipos de corrente elétrica – a contínua e a alternada. A corrente elétrica contínua é aquela presente em um circuito simples, como uma pilha ligada a uma lâmpada, onde o fluxo terá apenas uma direção; enquanto a corrente alternada gerada em uma usina hidrelétrica alterna seu fluxo em fases de voltagem máxima (pico) e mínima (0).

Um conceito importante de eletricidade e fluxo de corrente é o de capacitância ou da propriedade de um capacitor. Um capacitor elétrico é formado de duas placas próximas, porém isoladas uma da outra por um material isolante, e cada placa é ligada a um circuito de corrente contínua ou alternada; aqui, interessa-nos a corrente alternada (Figura 140.4).

Toda corrente gera campo eletromagnético ao redor do fluxo de elétrons e este conceito é fundamental, pois os efeitos termais gerados em aparelhos de radioeletrocirurgia com correntes de alta frequência decorrem de ondas eletromagnéticas e da não passagem de corrente elétrica (Figura 140.5).

Em correntes alternadas de alta frequência, a ciclagem é tão elevada que o que se propaga na ponta dos eletrodos são ondas eletromagnéticas, e não elétrons, ondas estas que caem em espectro que vai de zero (corrente contínua sem ciclagem), passando pelas ondas de luz, até ondas cósmicas de altíssima frequência (Figura 140.6).

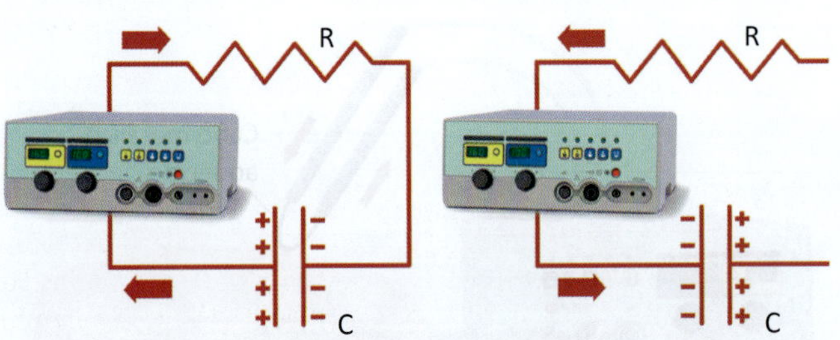

■ **Figura 140.4** Um capacitor elétrico é formado por duas placas próximas, porém isoladas uma da outra por um material isolante, e cada placa é ligada a um circuito de corrente contínua ou alternada; no caso, interessa-nos a corrente alternada.

O campo eletromagnético gerado pela corrente de alta frequência atravessa o isolamento do cabo do eletrodo ativo, podendo gerar corrente em materiais ao redor do paciente (tecido, ar, entre fios etc.) que agem como capacitores (correntes de escape) e podem roubar eficiência de ação ou queimar, portanto o cabo não deverá estar próximo ao eletrodo dispersivo (placa) nem deve encostar na pele do paciente ou estar muito próximo do fio do eletrodo da placa (Figura 140.7).

Outra consideração básica se faz necessária a respeito da frequência de corrente: correntes de frequência baixa de até 1 kHz (1.000 Hz) desencadeiam despolarização de membrana celular que, quanto aos músculos, provocam contração involuntária e, quanto aos nervos, causam sensação de choque (efeito farádico); enquanto frequências altas acima de 300 kHz (300.000 Hz) não têm efeito farádico.

Imaginemos, agora, um experimento no qual ligamos uma corrente contínua a uma cuba eletrolítica (cuba metálica contendo cloreto de sódio, em que um polo ou fase está ligado à cuba e o outro, a um terminal suspenso na solução) e ligamos agora este fio de corrente contínua na tomada da parede que fornece uma corrente elétrica de 110 V e 60 Hz (ciclos de 60 alternâncias de polaridade/segundo); em virtude da alternância de cargas entre a cuba e o eletrodo suspenso, os íons sódio (+) e cloro (–) mexendo ao ritmo de 60 vezes/minuto (Figura 140.8).

A eletrocirurgia, de maneira geral, trabalha com corrente alternada fazendo as partículas intracelulares ionizadas positiva ou negativamente movimentarem-se de um lado para outro à procura de seu polo oposto; quando a frequência da corrente é muito elevada (4 milhões de ciclos/segundo), a movimentação intracelular é tão grande que gera calor elevando a temperatura rapidamente acima de 100 °C, o que causa ebulição intracelular, expansão e explosão, fenômeno conhecido como "vaporização" (Figuras 140.9 e 140.10).

Ao utilizarmos aparelhos com circuitos elétricos especiais que ampliem essa frequência, modificamos as propriedades da corrente.

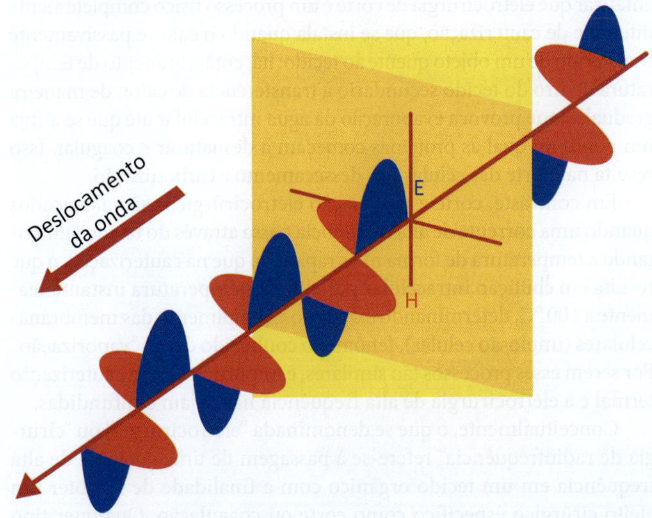

■ **Figura 140.5** Toda corrente gera campo eletromagnético ao redor do fluxo de elétrons e este conceito é fundamental pois os efeitos termais gerados em aparelhos de radioeletrocirurgia com correntes de alta frequência resultam de ondas eletromagnéticas.

Frequência:	0 (corrente direta)	50 a 60 Hz	0,3 a 5 MHz	Giga Hz	10^{12} Hz				10^{20} Hz
Exemplos:	Eletrólise	Energia doméstica	Eletrocirurgia	Forno de micro-ondas	Infravermelho	Luz visível	Ultravioleta	Raio X	Raio gama
		← Ondas de rádio →							

■ **Figura 140.6** Espectro que vai de zero (corrente contínua sem ciclagem), passando pelas ondas de luz, a até ondas cósmicas de altíssima frequência.

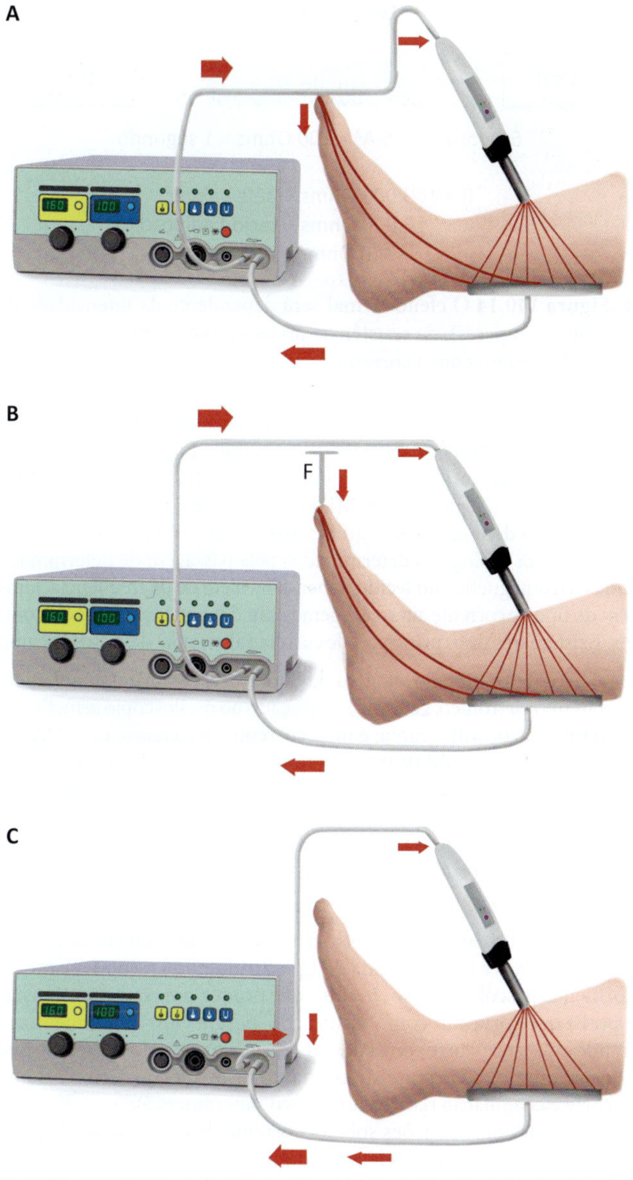

■ **Figura 140.7** O campo eletromagnético gerado pela corrente de alta frequência atravessa o isolamento do cabo do eletrodo ativo, podendo gerar corrente em materiais ao redor do paciente.

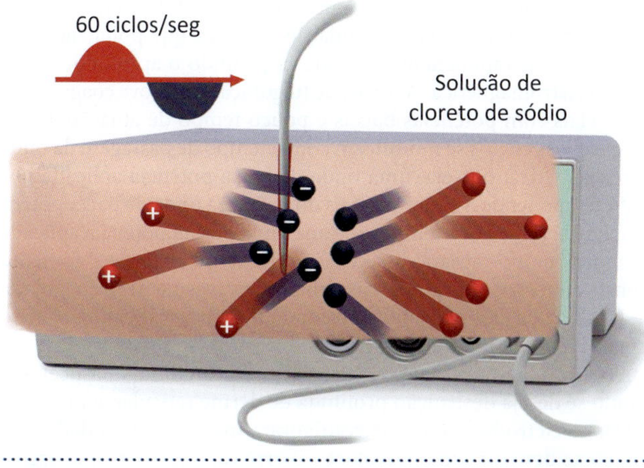

■ **Figura 140.8** Experimento no qual ligamos uma corrente contínua a uma cuba eletrolítica (cuba metálica contendo cloreto de sódio, onde um polo ou fase está ligado à cuba e o outro, a um terminal suspenso na solução).

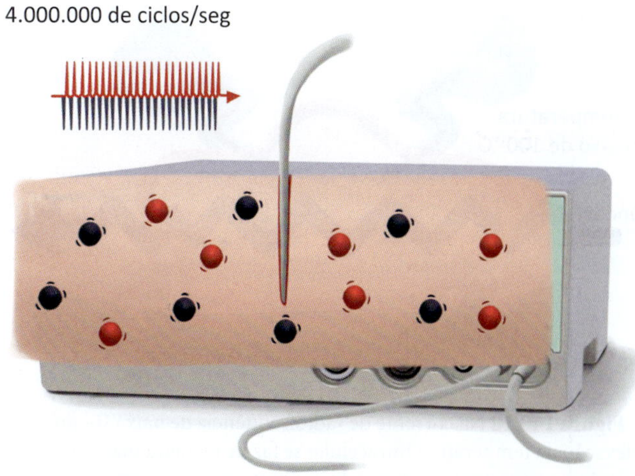

■ **Figura 140.9** Quando a frequência da corrente é muito elevada (4 milhões de ciclos por segundo) a movimentação intracelular é tão grande que gera calor, elevando a temperatura rapidamente acima de 100 °C.

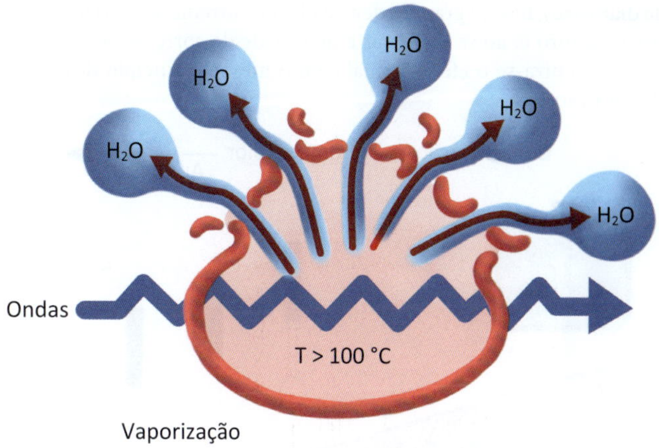

■ **Figura 140.10** Ebulição intracelular, expansão e explosão – fenômeno conhecido como "vaporização".

Constata-se que, em até 300 mil ciclos/segundo (300 kilohertz) ou 300 kHz, existem efeitos farádicos, ou seja, sensação de choque e contração muscular; e, acima dessa frequência, esses efeitos cessam (Figura 140.11).

Porém, se utilizarmos uma corrente de radiofrequência de baixa frequência, a elevação da temperatura intracelular se faz de maneira mais lenta, sem explosão ou vaporização, e ocorrem desidratação e compactação celular, o que deixa resíduo sólido carbonizado, caracterizando-se a cauterização (Figura 140.12).

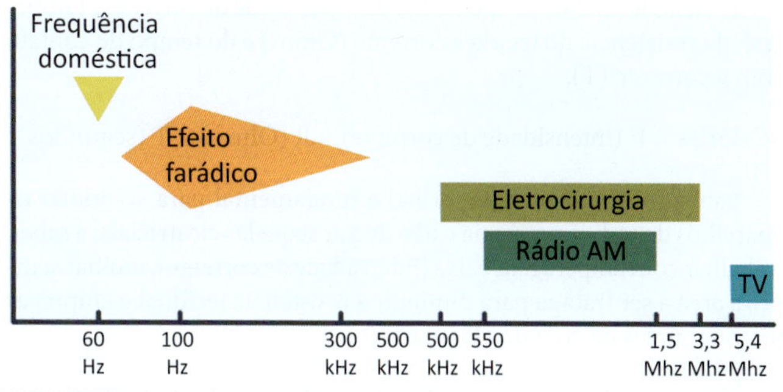

■ **Figura 140.11** Constata-se que, em até 300 mil ciclos/segundo (300 kilohertz) ou 300 kHz, existem efeitos farádicos, ou seja, sensação de choque e contração muscular; e acima dessa frequência, esses efeitos cessam.

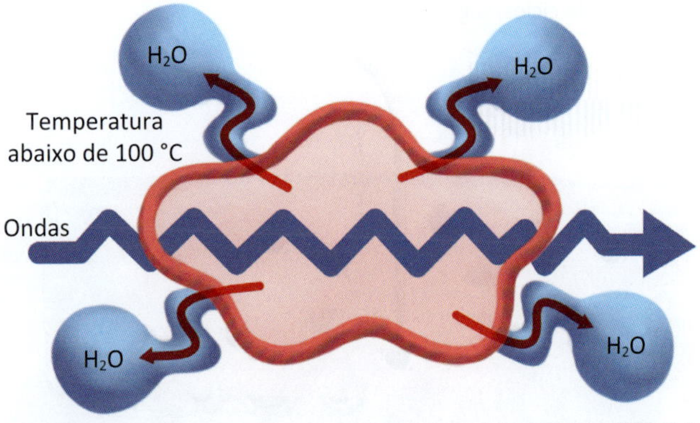

■ **Figura 140.12** Na corrente de radiofrequência de baixa frequência, a elevação da temperatura intracelular se faz de maneira mais lenta sem explosão ou vaporização, ocorrendo desidratação e compactação celular.

Outro conceito importante é o de densidade de corrente, a energia aplicada por unidade de área (watt/πR^2); quando se concentra a densidade de corrente em área muito pequenas (p. ex., eletrodos de 0,3 mm de diâmetro), haverá grandes densidades de corrente apropriadas para corte ou furo e, ao se dispersar a densidade de corrente em grandes áreas, ameniza-se o efeito termal com o mesmo princípio dos *lasers* (Figura 140.13).

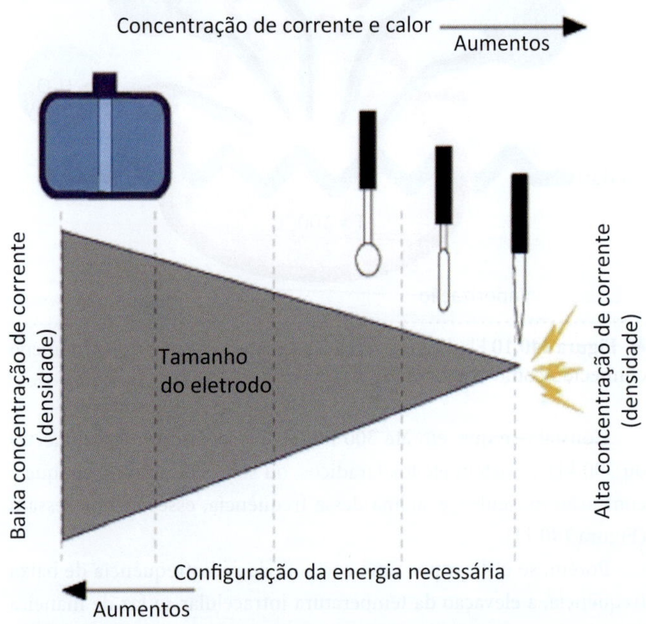

■ **Figura 140.13** Conceito importante é o de densidade de corrente, a energia aplicada por unidade de área (watt/ΠR^2).

O efeito termal será dependente da intensidade de corrente I (amperes), da resistência do tecido à corrente (Ohms) e do tempo de contato com a corrente (T).

$$\text{Calorias} = I^2 \text{ (intensidade de corrente)} \times R \text{ (Ohms)} \times T \text{ (segundos)}$$

Saber controlar o efeito termal é fundamental para se domar os aparelhos de radiofrequência e não deixar sequelas cicatriciais; a saber, trabalhar com amperagem baixa (intensidade de corrente), molhar sempre a área a ser tratada para diminuir a resistência tecidual e empregar tempos curtos de contato (Figura 140.14).

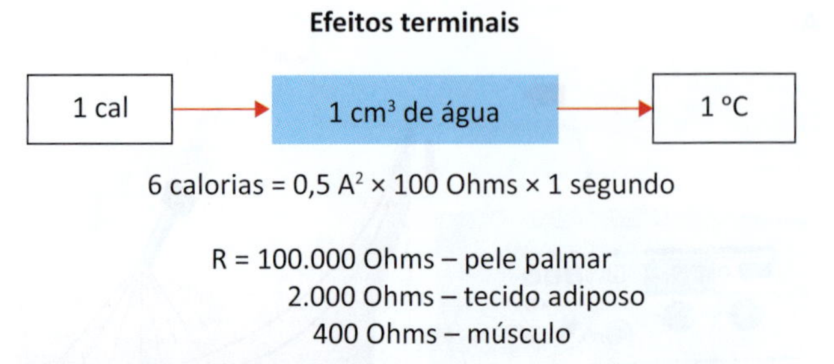

■ **Figura 140.14** O efeito termal será dependente da intensidade de corrente I (amperes), da resistência do tecido à corrente (Ohms) e do tempo de contato com a corrente (T).

■ RADIOELETROCIRURGIA

Os aparelhos de eletrocirurgia convencionais trabalham com 500 mil ciclos/segundo (500 kHz) até 1.500.000 ciclos/segundo (faixa de rádio AM) 1,5 MHz (Megahertz), ou seja, correntes dessa magnitude de frequência geram ondas de rádio, explicando por que causam interferência em receptores de áudio quando acionados. Quando atingidos 3.800.000 ciclos/segundo (3,8 MHz), alcança-se a faixa de rádio FM, donde vem a denominação "radioeletrocirurgia do tipo FM".

Os efeitos biológicos determinados pela passagem de determinada onda eletromagnética no tecido dependem, além de da frequência, também do tipo de corrente alternada gerada por diferentes circuitos eletrônicos. Existem três tipos principais de corrente alternada, descritos a seguir.

1. **Corrente freada:** a voltagem da onda é freada abruptamente pelo circuito eletrônico, gerando um traçado no osciloscópio semelhante a um eletrocardiograma; é uma corrente de coagulação (COAG).
2. **Corrente sinusoidal:** traçado contínuo de ondulações com amplitude fixa e produz corte semelhante ao do bisturi de lâmina fria (CORTE ou CUT).
3. **Corrente sinusoidal freada:** corrente ondulada interrompida regularmente que produz corte com coagulação mista ou *blend* (Figura 140.15).

Os aparelhos antigos de eletrocirurgia trabalhavam com frequências mais baixas e tipos de onda do tipo freada simples (tipo A); posteriormente, descobriram-se circuitos que produziam correntes sinusais (tipo B) que cortavam como bisturi frio, porém com sangramento. A grande evolução ocorre com a descoberta de um circuito eletrônico que adicionou freios à corrente sinusoidal, transformando-a em corrente de corte e coagulação (corte com pouco sangramento).

Algumas considerações sobre a corrente de coagulação: ela pode ser obtida por contato do eletrodo diretamente na área sangrenta ou por meio de contato com uma pinça hemostática que fecha um vaso ou, ainda, pela fulguração (sem contato do eletrodo ou à distância). Quanto maior a área da superfície de contato, maior a profundidade da coagulação atingida; portanto, para coagulações mais superficiais, devem-se usar eletrodos mais finos e, para coagulações mais profundas, usam-se eletrodos mais largos. A utilização de potências mais baixas tende a aprofundar mais a coagulação uma vez que potências altas dessecam mais rapidamente o tecido impedindo o aprofundamento da onda eletromagnética. A forma de fulguração promove coagulações superficiais com potências baixas e pouco tempo de atuação. Claro está que esses efeitos se modificam com o tempo de passagem da onda eletromagnética, ou seja, uma onda de baixa potência aplicada por muito tempo tende a penetrar mais do que uma onda de baixa potência aplicada por pouco tempo, ou uma onda de alta potência aplicada por muito tempo causará dissecação ao redor do eletrodo e aumento intenso de temperatura por faiscamento através da área coagulada (desidratada ou carbonizada), aprofundando e intensificando o efeito termal (Figuras 140.16 e 140.17).

Portanto, na prática, após curetagem de carcinoma basocelular, quando se deseja destruição profunda de derme reticular, é prudente utilizar-se eletrodo maior que configurará maior profundidade; porém, ao se destruir uma queratose seborreica, é melhor uma argola de corte. A fulguração pode ser utilizada para coagulação superficial de áreas maiores, ao se aproximar o eletrodo a alguns milímetros da pele, inicia-se a formação de faíscas aleatórias que cobrem uma área maior que a ponta.

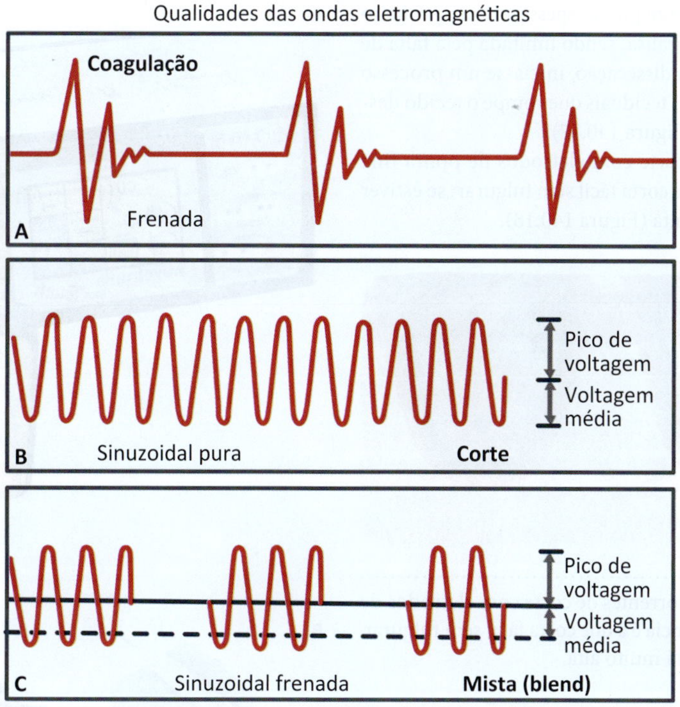

■ **Figura 140.15** Os efeitos biológicos determinados pela passagem de uma determinada corrente no tecido dependem, além da frequência, do tipo de corrente alternada gerada por diferentes circuitos eletrônicos. Existem três tipos principais de corrente alternada.

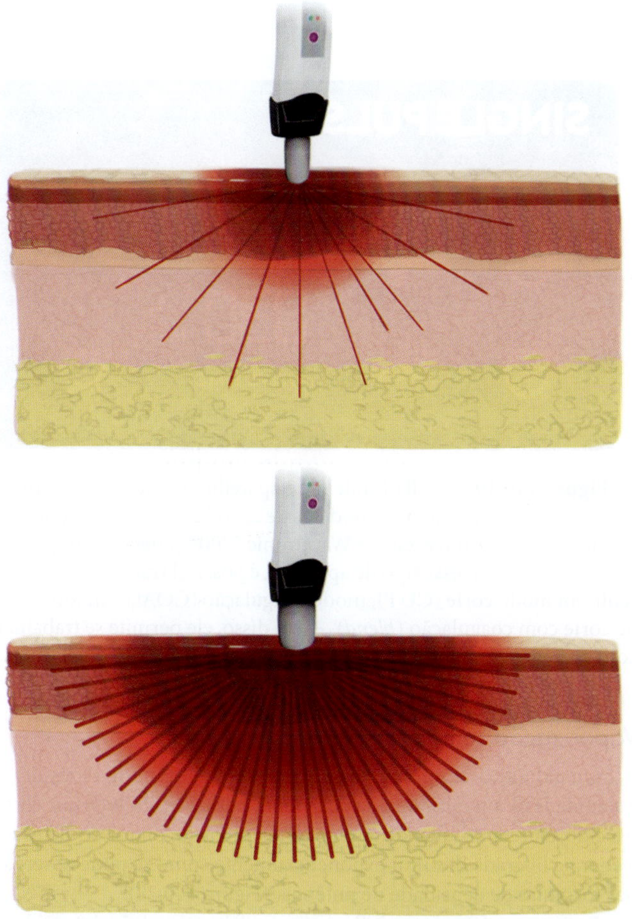

■ **Figura 140.16** Quanto maior a área da superfície de contato, maior a profundidade da coagulação atingida; portanto, para coagulações mais superficiais, usam-se eletrodos mais finos e, para coagulações mais profundas, usam-se eletrodos mais largos.

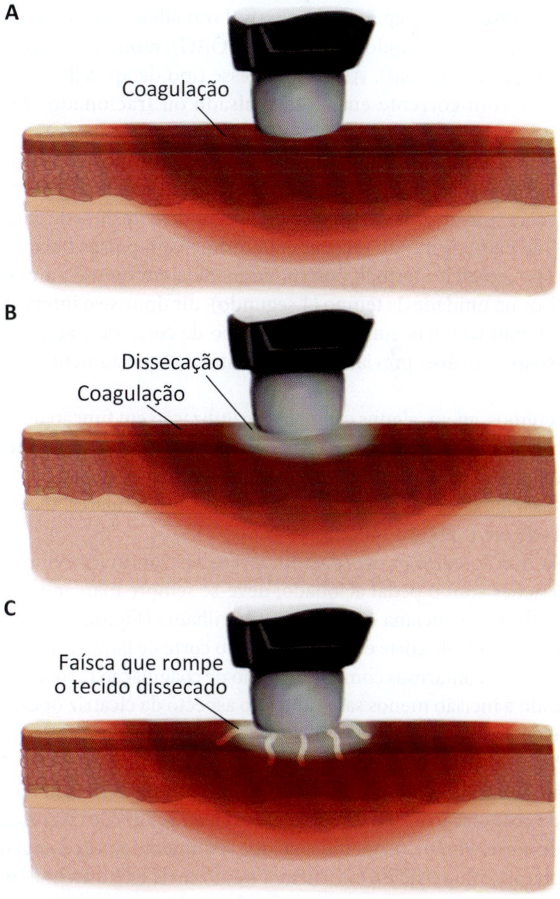

■ **Figura 140.17** Durante uma eletrocoagulação com ponta espessa, em um primeiro momento, a onda de coagulação se paralisa porque é limitada pela falta de água; porém, se insistirmos, após a dissecação, inicia-se um processo de fulguração revelado por estalidos teciduais que rompe o tecido dessecado e aprofunda a coagulação.

Durante uma eletrocoagulação com ponta espessa, em um primeiro momento, a onda de coagulação paralisa, sendo limitada pela falta de água; porém, se insistirmos, após a dissecação, inicia-se um processo de fulguração revelado por estalidos teciduais que rompe o tecido dessecado e aprofunda a coagulação (Figura 140.17).

Com relação as correntes de corte com eletrodos de ponta fina (0,3 mm), a melhor potência é a que corta fácil sem fulgurar; se estiver fulgurando, a potência está muito alta (Figura 140.18).

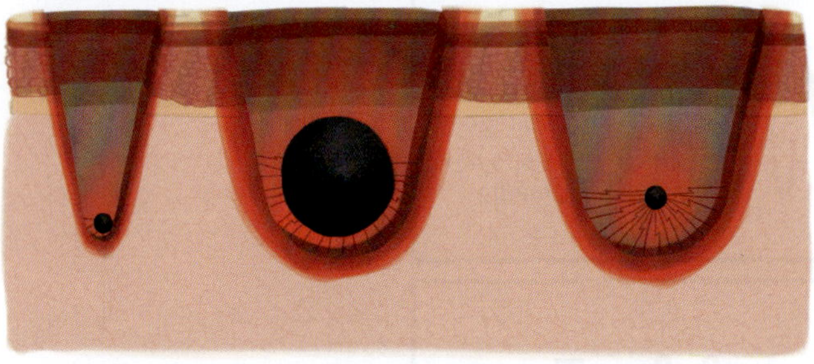

■ **Figura 140.18** Com relação às correntes de corte com eletrodos de ponta fina (0,3 mm), a melhor potência é a que corta fácil sem fulgurar, se estiver fulgurando a potência está muito alta.

Aparelhos

Existem alguns modelos de aparelhos de radiofrequência no mercado, o modelo com o qual a autoria deste capítulo tem experiência é o Wavetronic 6000® (Loktal) (Figura 140.19A).

Com esse tipo de aparelho, é possível trabalhar com corrente em modo corte (CUT), modo coagulação (COAG), modo misto de corte com coagulação (*blend*). Além disso, esse tipo de aparelho permite trabalhar com corrente em modo pulsado ou fracionado (Figura 140.19B e C).

Uma corrente com pulso 5 (5 Hertz), como mostra a (Figura 140.20), é atenuada por pausas que reduzem a corrente por cinco interrupções introduzidas no espaço de 1 segundo com 20% de corrente e 80% de pausa, gerando relaxamento térmico em pulsos baixos com muito pouco efeito termal; porém, na medida em que se aumentam os pulsos na unidade de tempo (1 segundo), diminui-se o intervalo de relaxamento térmico, aumenta-se o tempo de corrente e acumulam-se disparos em área previamente desidratada, o que aumenta o efeito termal.

Veremos, agora, alguns exemplos de utilização em função de corte. O aparelho deve ser usado em CUT, as pontas de corte são filamentos de tungstênio de 0,3 mm de espessura e podem ser abertos cortes (incisões, iguais aos de um bisturi) ou fechados (circulares, triângulo, quadrado etc.) (Figura 140.21).

Na função corte, o movimento deverá ser contínuo, evitando-se paralisações com o pedal acionado; deve-se sempre marcar a incisão com violeta de genciana ou verde metil brilhante (Figura 140.22).

A qualidade de corte é semelhante à do corte de lâmina fria, com a vantagem de contarmos com um mínimo de coagulação (cerca de 1%), tornando a incisão menos sangrante, e o aspecto da cicatriz operatória é excelente (Figuras 140.23 e 140.24).

Pode-se cortar também na função *blend* 1, *blend* 2 ou *blend* 3. Na função *blend*, 1 haverá 10% de coagulação e 90% de corte; em *blend* 2, 30% de coagulação e 70% de corte; e, em *blend* 3, 50% de coagulação e 50% de corte. Porém, na medida em que se aumente a porcentagem de coagulação, a superfície de corte terá muito mais efeito termal, o que só é interessante em áreas muito vascularizadas ou sangrantes como mucosas ou couro cabeludo.

Alguns casos de carcinoma basocelular se beneficiam da redução de massa tumoral com *shaving* de radiofrequência, maximizando resultados de crioterapia ou imunoterapia (Figuras 140.25, 140.26 e 140.27).

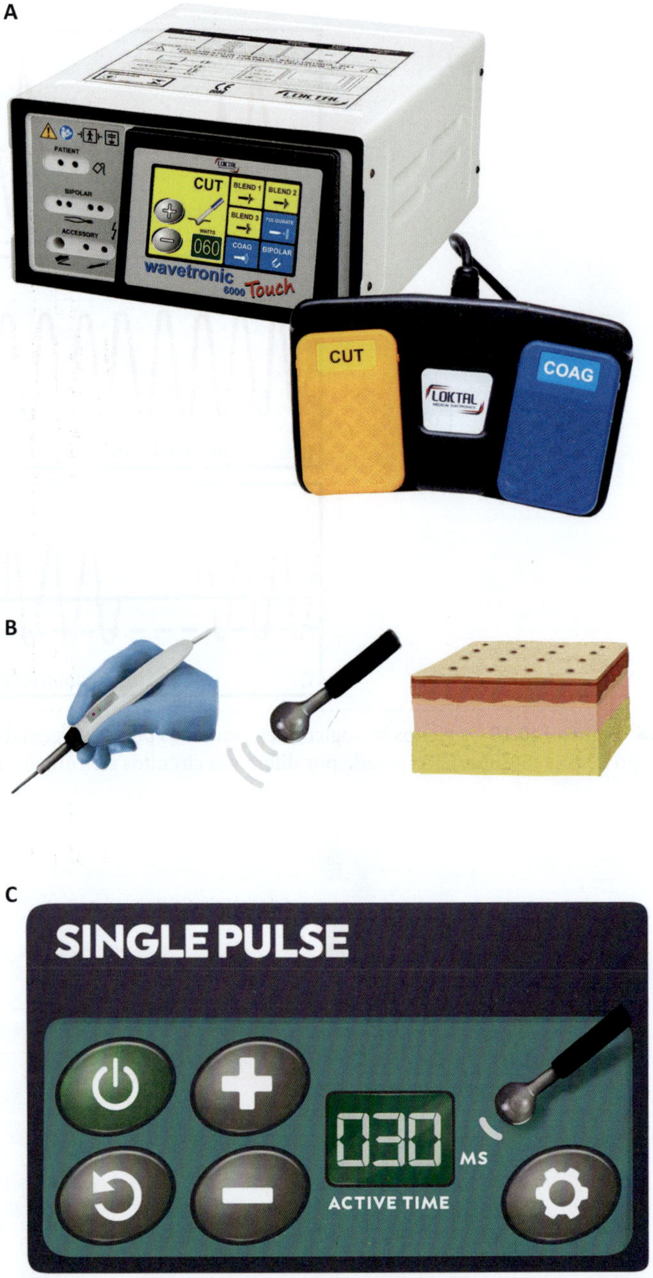

■ **Figura 140.19** **(A** e **B)** Modelo de aparelho e modos de radiofrequência. **(C)** Existem alguns modelos de aparelhos de radiofrequência no mercado, este é um exemplo Wavetronic 5000® (Loktal) sem conflito de interesses. Com esse tipo de aparelho, é possível trabalhar com corrente em modo corte (CUT), modo coagulação (COAG), modo misto de corte com coagulação (*blend*). Além disso, ele permite se trabalhar com corrente em modo pulsado ou fracionado.

Vaporização sem corte

Quando se usam pontas filamentares de 0,3 mm de espessura a quantidade de energia liberada pela ponta é de tal magnitude que corta o tecido; entretanto, quando aumentamos a área de contato do eletrodo, a energia liberada diminui exponencialmente como se pode observar nas fórmulas de densidade de potência (Figura 140.28).

Portanto, os fatores que influenciam o efeito termal são: intensidade de corrente; resistência tecidual; tempo de contato do eletrodo; e agora adicionamos o tamanho da ponta (área de contato do eletrodo) de tal maneira que, quanto maior o eletrodo, menor a energia dissipada na ponta por unidade de área de eletrodo e menor o efeito termal.

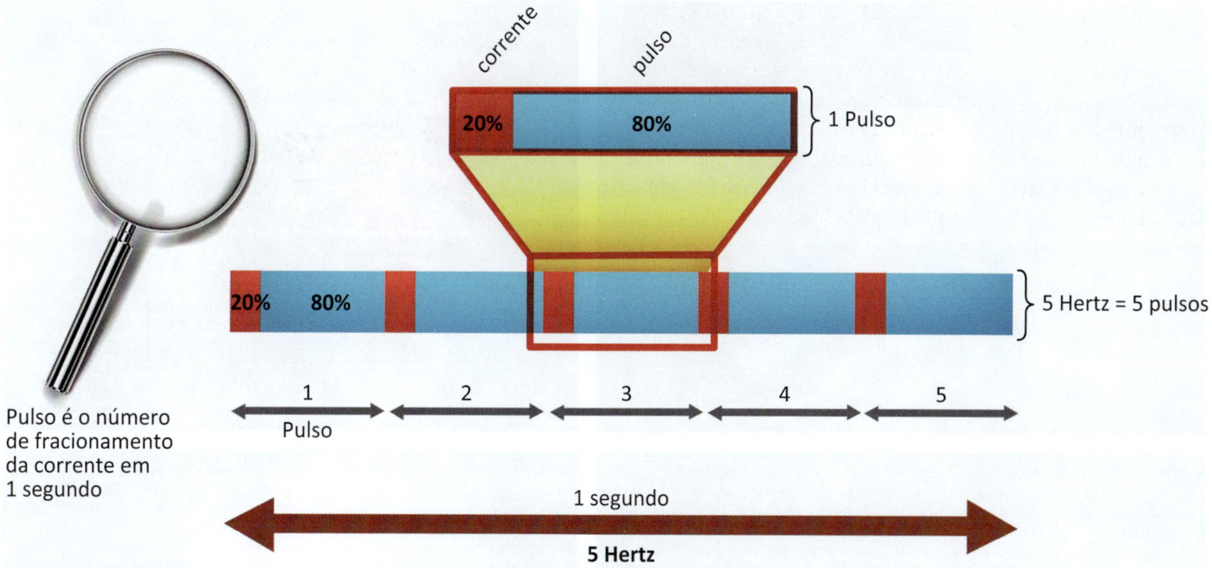

■ **Figura 140.20** A corrente pulsada, como mostra a figura, é atenuada por pausas e reduz a corrente em pulsos de 1 segundo com 20% de corrente e 80% de pausa, gerando relaxamento térmico em pulsos baixos com muito pouco efeito termal.

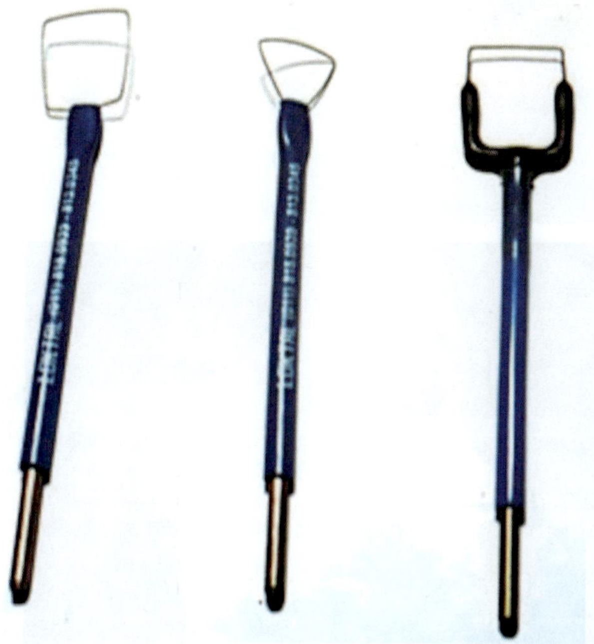

■ **Figura 140.21** As pontas de corte são filamentos de tungstênio de 0,3 mm de espessura.

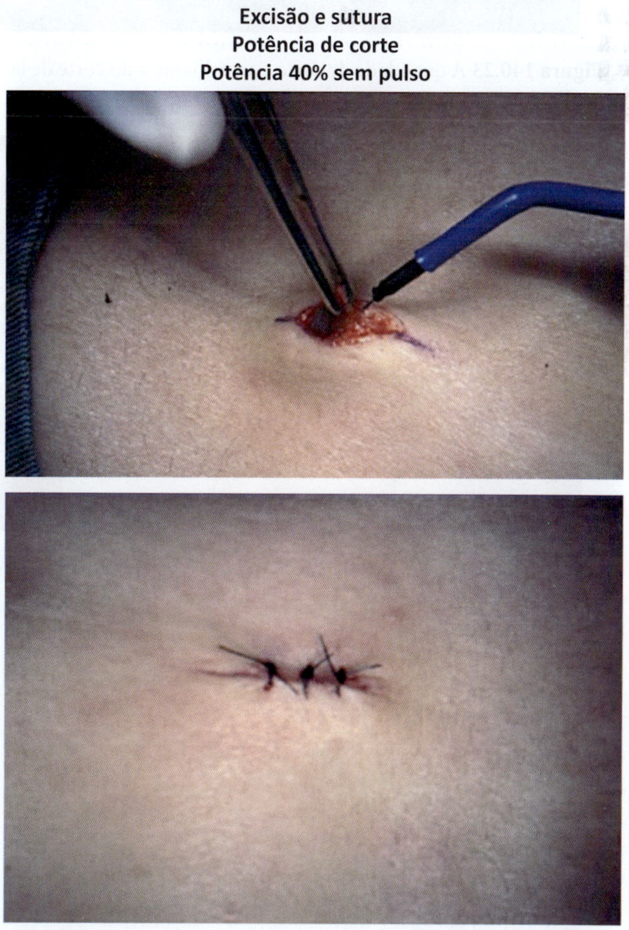

■ **Figura 140.22** Na função corte, o movimento deverá ser contínuo, evitando-se paralisações com o pedal acionado; deve-se sempre marcar a incisão com violeta de genciana ou verde metil brilhante.

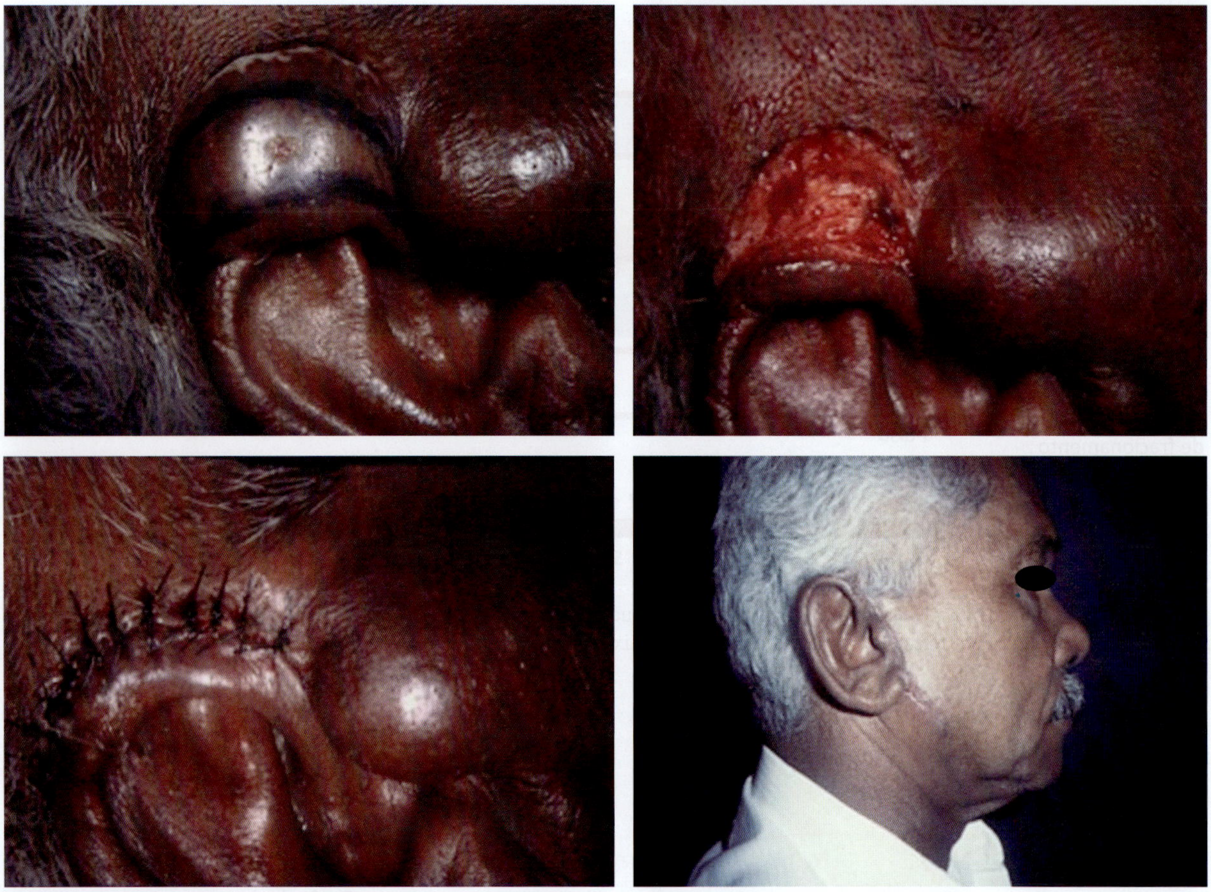

■ **Figura 140.23** A qualidade de corte é semelhante à do corte de lâmina fria com a vantagem de contarmos com 20% de coagulação, tornando a incisão menos sangrante.

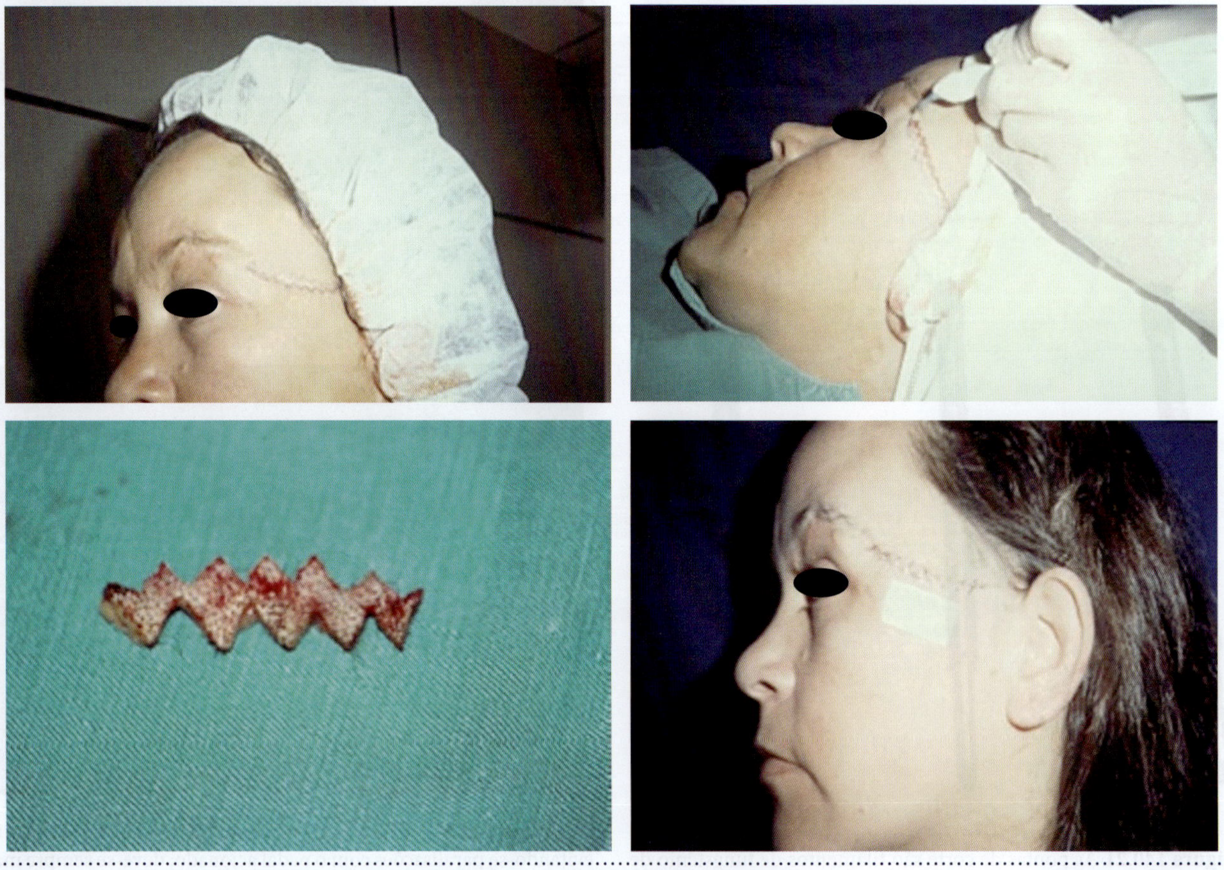

■ **Figura 140.24** O aspecto da cicatriz operatória é excelente.

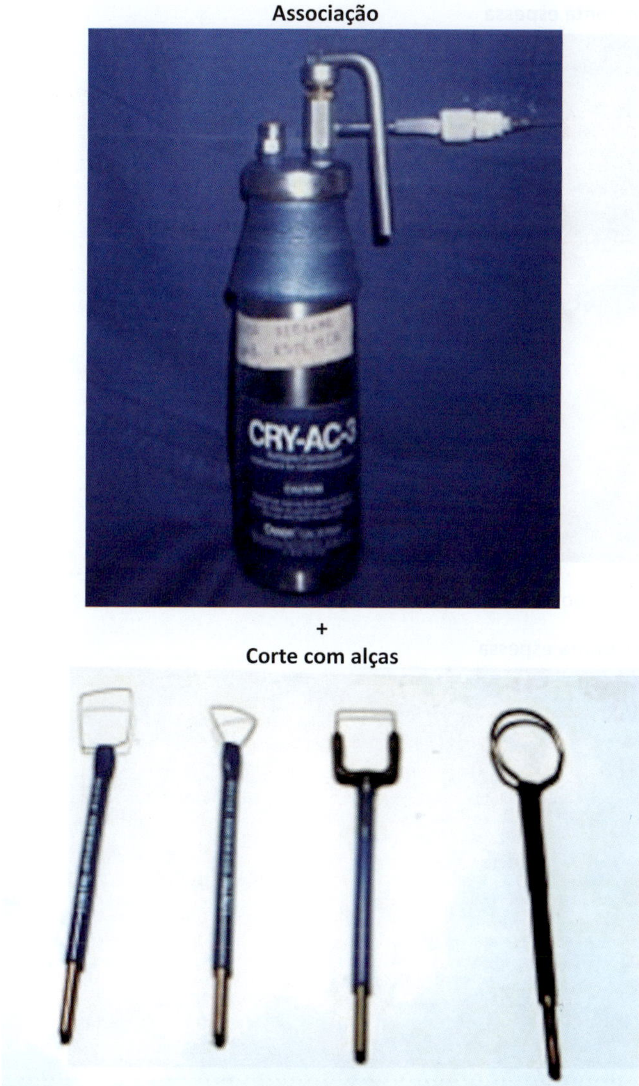

■ **Figura 140.25** A combinação da redução tumoral, como no caso da remoção de um carcinoma basocelular, com o *shaving* da radiofrequência e crioterapia com o nitrogênio líquido constitui um exemplo de boa indicação do uso destas técnicas em associação no ato operatório, assim exposto na sequência das Figuras 140.26 e 140.27.

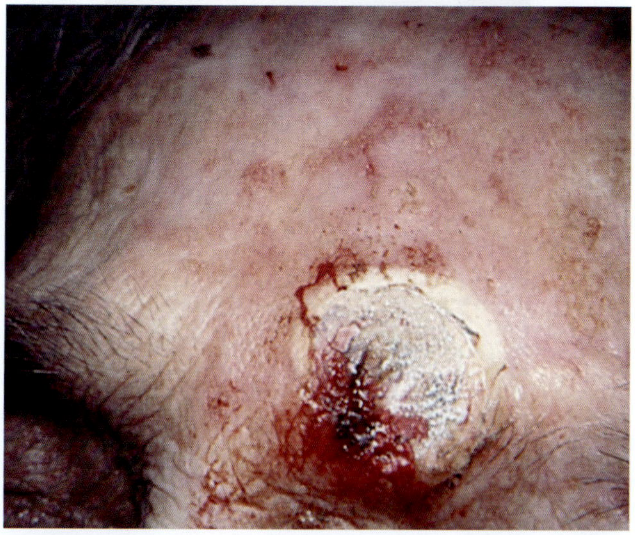

■ **Figura 140.26** Complementação de radiofrequência com nitrogênio líquido.

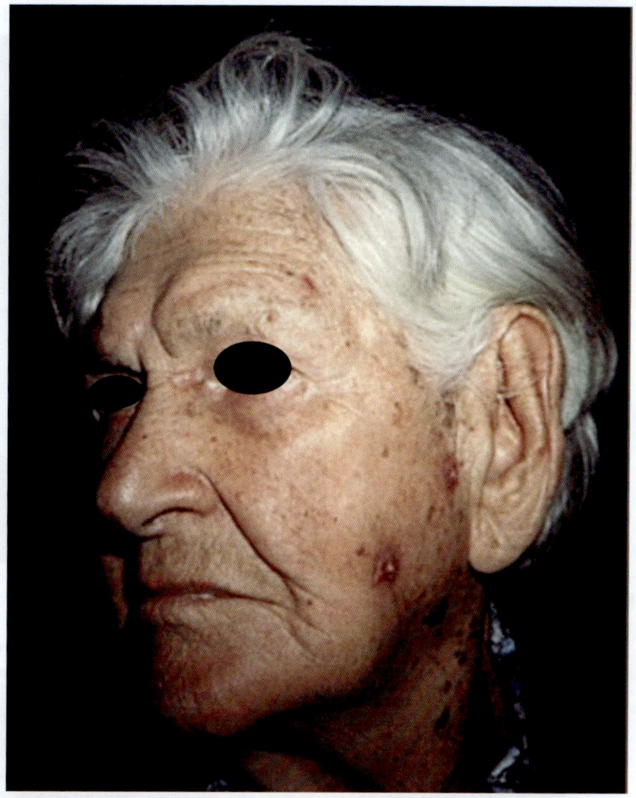

■ **Figura 140.27** Pós de radiofrequência e crio em múltiplos carcinomas.

$$\text{Densidade de Potência} = \frac{\text{Watt (aplicados)}}{\pi R^2 \text{ (área de contato)}} = \frac{\text{Watt}}{\text{CM}^2}$$

Energia = Potência × Tempo

Fluência = Densidade de Potência × Tempo (Seg.)

$$\text{Fluência} = \frac{\text{Watt}}{\text{CM}^2} \times \text{Seg.} = \frac{\text{Watt . Seg.}}{\text{CM}^2} = \frac{\text{Joule}}{\text{CM}^2}$$

Joule = Watt . Seg.

1 cal = 4,18 Joules ou energia necessária para elevar de 1 °C 1 g de H2O

■ **Figura 140.28** Quando aumentamos a área de contato do eletrodo, a energia liberada diminui exponencialmente como se pode observar nas fórmulas de densidade de potência.

Assim, agora ficou fácil definir vaporização: efeito que se obtém quando se utilizam os mesmos controles de corte, porém com pontas espessas ou toques pontuais, em geral esferas de 1 mm, 2 mm, 3 mm, 4 mm, promovendo destruição celular por vaporização sem corte. Pode-se também vaporizar sem corte com pontas de filamento de 0,3 mm tocando com o eletrodo a pele sem deslocamentos. As Figuras 140.29 e 140.30 mostram alguns exemplos.

Deve-se recordar que vaporizar não é o mesmo que cauterizar, pois o efeito cosmético da vaporização é muito superior ao da cauterização convencional.

Essas vaporizações utilizam grande intensidade de energia, portanto os pacientes devem estar devidamente anestesiados com lidocaína 2% com adrenalina infiltrativa. A cada aplicação, usa-se uma gaze umedecida com soro fisiológico, o que permite visualizar a cor amarela do xantelasma (Figura 140.31).

Vaporizações mais profundas podem deixar hipocromia em pacientes melanodérmicos (Figura 140.32) que lentamente se recuperam no curso de 6 meses a 1 ano.

Nevus vaporizado com ponta espessa

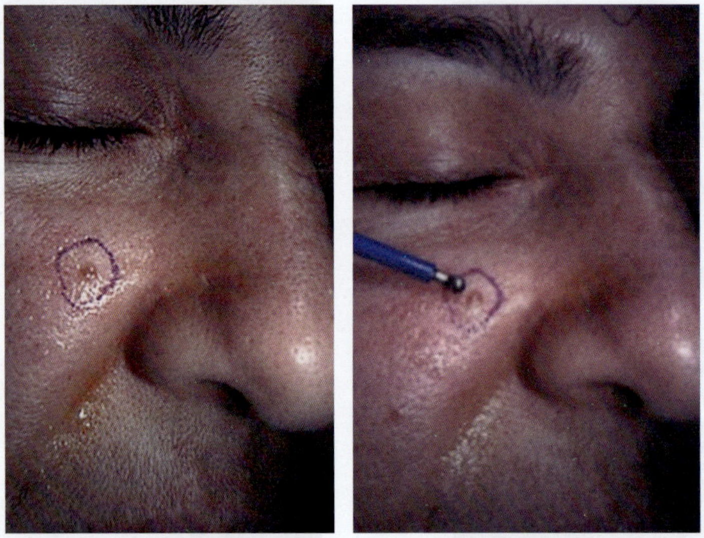

■ **Figura 140.29** Toques pontuais, em geral com esferas de 1, 2, 3 e 4 mm, promovem destruição celular por vaporização sem corte.

Vaporização com alça e ponta espessa

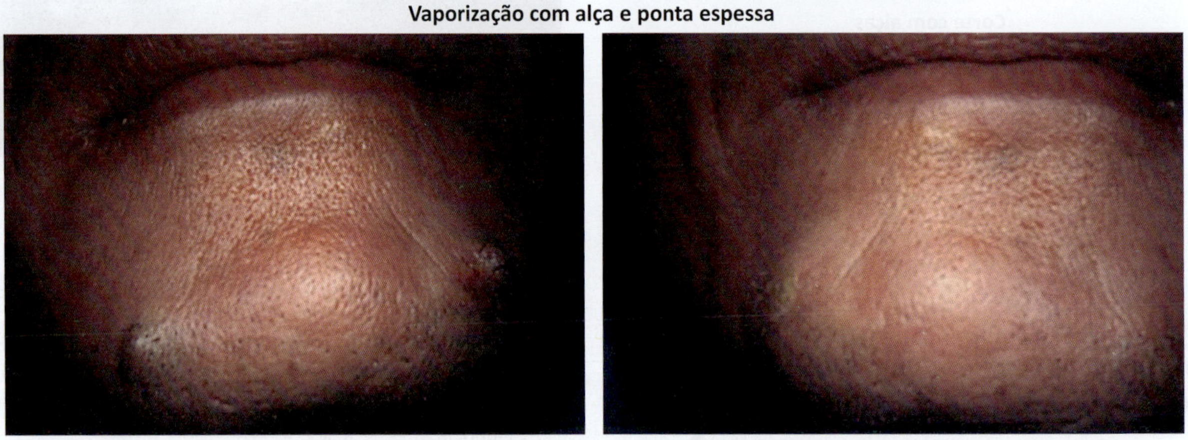

■ **Figura 140.30** Toques pontuais, em geral com esferas de 1, 2, 3 e 4 mm, promovendo destruição celular por vaporização sem corte.

Vaporização não pulsada e não fracionada
Ponta de 3 a 4 mm, potência de 40%, sem pulso
Xantelasma

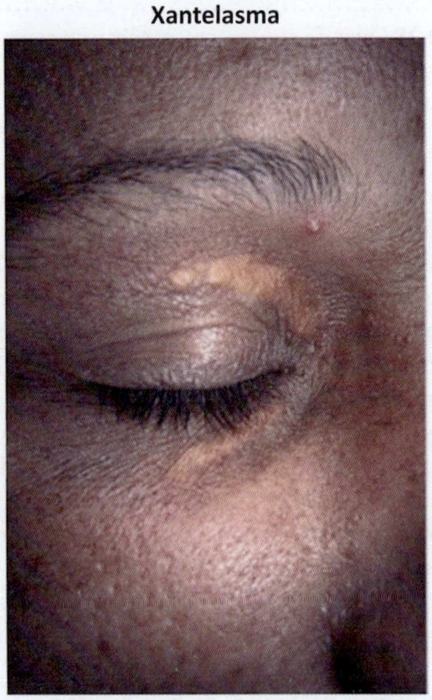

■ **Figura 140.31** A cada aplicação, usa-se uma gaze umedecida com soro fisiológico, o que permite visualizar a cor amarela do xantelasma.

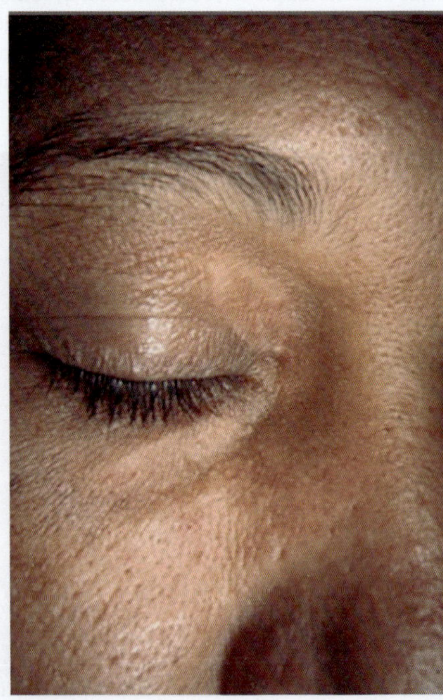

■ **Figura 140.32** Vaporizações mais profundas podem deixar hipocromia em pacientes melanodérmicos.

Siringomas palpebrais são eficientemente vaporizados utilizando-se a ponta de corte de 0,3 mm em CUT e potência de 15 watts sem pulso ou com pulso alto de 64, por exemplo. A área deverá estar bem anestesiada com infiltração direta de lidocaína 2% com adrenalina e as lesões, marcadas com violeta de genciana (Figura 140.33A a E).

A vaporização de contato com ponta espessa e potências altas tem efeito similar ao do *laser* de CO_2 contínuo e, associada ao efeito de corte das pontas finas em argola que desbastam com facilidade massa tecidual, constitui excelente alternativa terapêutica para patologias do tipo *nevus* verrucoso (Figura 140.34A e B).

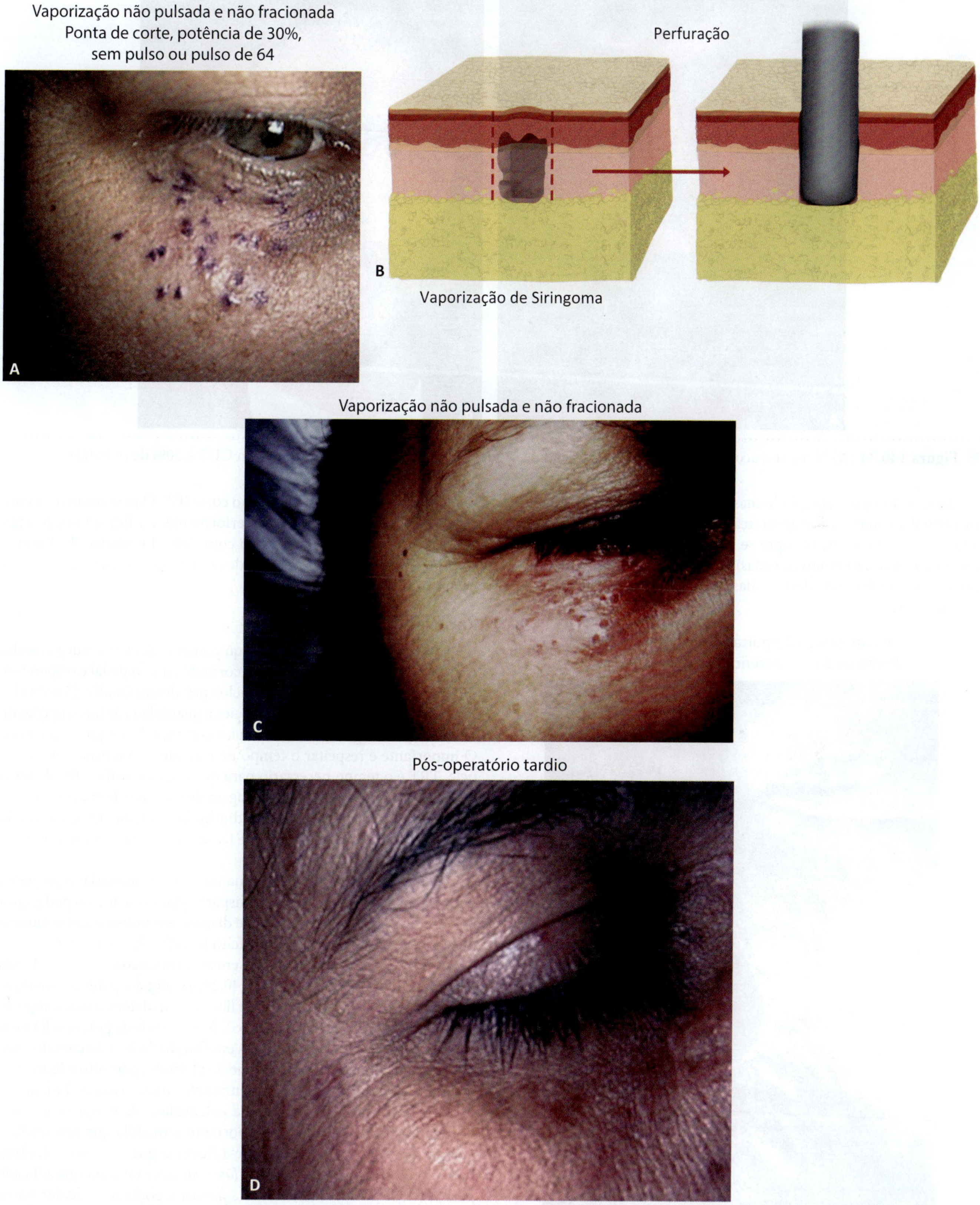

■ **Figura 140.33** (**A**) Siringomas – marcação. (**B**) Nível de penetração até o músculo orbicular. Vaporização de siringoma. (**C**) Siringomas – perfurações. Pós imediato. (**D**) Siringomas – pós-tardio.

Vaporização não pulsada e não fracionada
Ponta de 4 mm, potência de 40%, sem pulso

Vaporização não pulsada e não fracionada
Ponta de 3 mm, potência de 30%, sem pulso

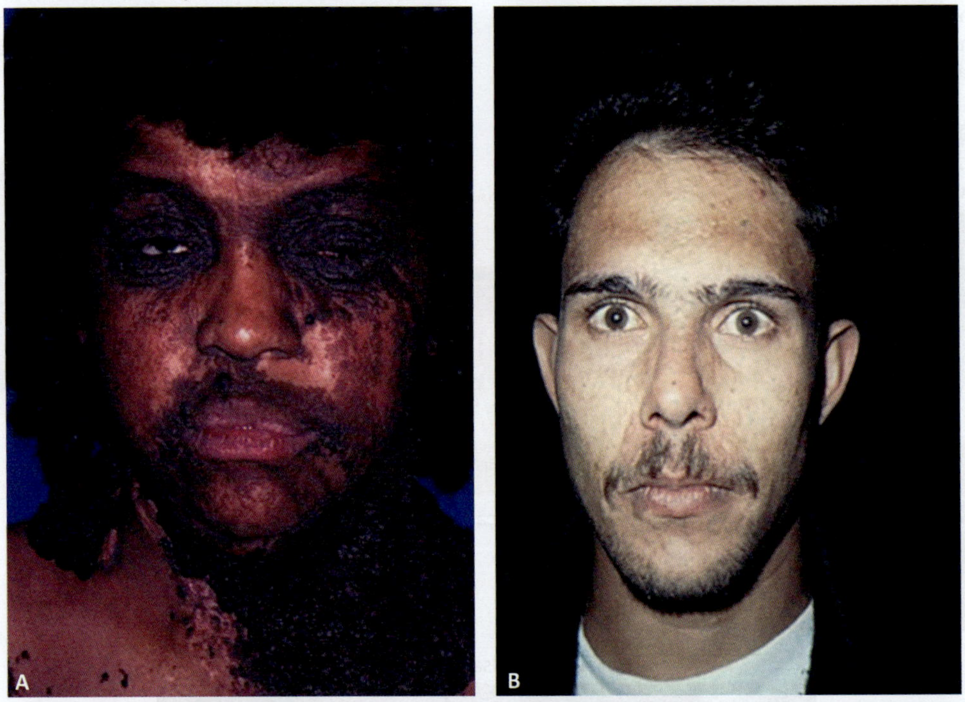

■ **Figura 140.34 (A)** Nevo verrucoso extenso. **(B)** Vaporização de toque com eletrodo esférico de 3 mm em CUT e 30% de potência.

Lesões do tipo tricoepiteliomas ou angiofibromas são eficientemente trabalhadas com a vaporização de ponta espessa com potências altas de 15 a 25 watts, (sempre se levando em conta que potências que fulguram estão muito elevadas) em CUT, lesões mais encorpadas podem ser previamente desbastadas com ponteira de corte em argola (Figura 140.35).

Vaporização não pulsada e não fracionada
Ponta de 3 mm, potência de 30%, sem pulso

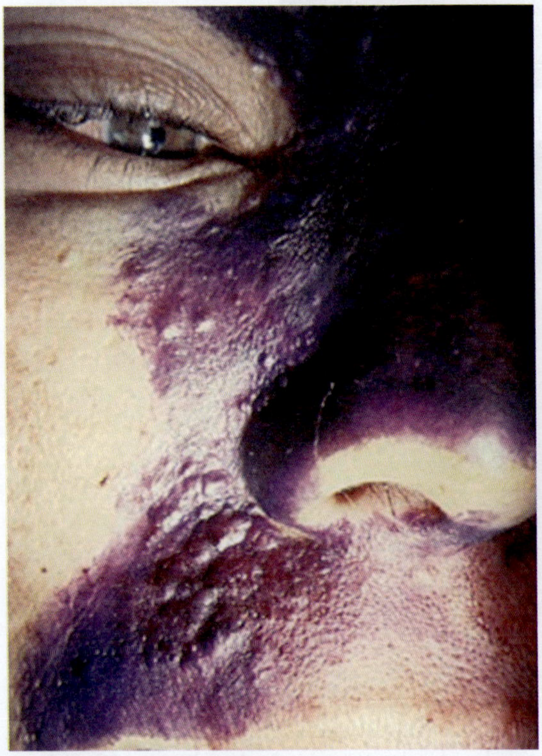

■ **Figura 140.35** Angiofibromas marcados com violeta de genciana.

No rinofima, utiliza-se a função corte (CUT) para decorticar com argolas o volume excessivo; posteriormente, na função coagulação (COAG), procede-se à hemostasia com eletrodo esférico de 3 mm e, por fim, realiza-se a vaporização de contato com o eletrodo esférico de 4 mm (Figura 140.36).

Radioletrocirurgia pulsada

O pulsador será conectado ao equipamento de eletrocirurgia de alta frequência (ECAF) intercalando a corrente entre o pedal e o aparelho. Ele interromperá a corrente em ciclos pré-determinados (5 a 80 Hz/segundo). Quanto maior o pulso, maior a quantidade de interrupções de corrente que atingirá o tecido no mesmo espaço de tempo e vice-versa. O importante é respeitar o tempo de relaxamento térmico (TRT) da pele. TRT é o tempo necessário para que o tecido esfrie 50% da temperatura atingida logo após a passagem de corrente. Isso exigirá que o efeito termal seja mais controlado, diminuindo a temperatura da célula e impedindo que o calor danifique tecidos adjacentes (propagação de calor lateral à ponta de toque).

Os modelos atuais incluem uma função denominada *single pulse*, ou seja, apenas um pulso ou um disparo quando se toca o pedal com a opção de se controlar o tempo de disparo em milissegundos (ms), o que fornece um alto controle do efeito termal (Figura 140.19C).

Antes de continuarmos, pensemos um pouco a respeito dessas fórmulas. Como vemos na Figura 140.28, a energia = potência × tempo, ou seja, é o potencial calculado a ser liberado em determinado tempo de toque (portanto ainda não realizado). A densidade de potência leva em conta a potência aplicada em watts em função da área de contato, mas não leva em conta o tempo de toque do eletrodo, portanto não mede a energia efetivamente aplicada em um determinado toque. Finalmente, a fluência, sim, levará em conta a densidade de potência aplicada no tempo de toque do eletrodo, portanto a medida que nos revela a energia aplicada em nosso toque é a fluência que pode ser calculada na radiofrequência como se faz no *laser*: se sabemos a energia aplicada pela potência do aparelho em watts no visor, podemos calcular a área de contato dos eletrodos esféricos, conhecendo seu diâmetro e, finalmente, adicionamos o tempo de contato em frações de segundo dado pelo pulsador e, então, teremos a fluência.

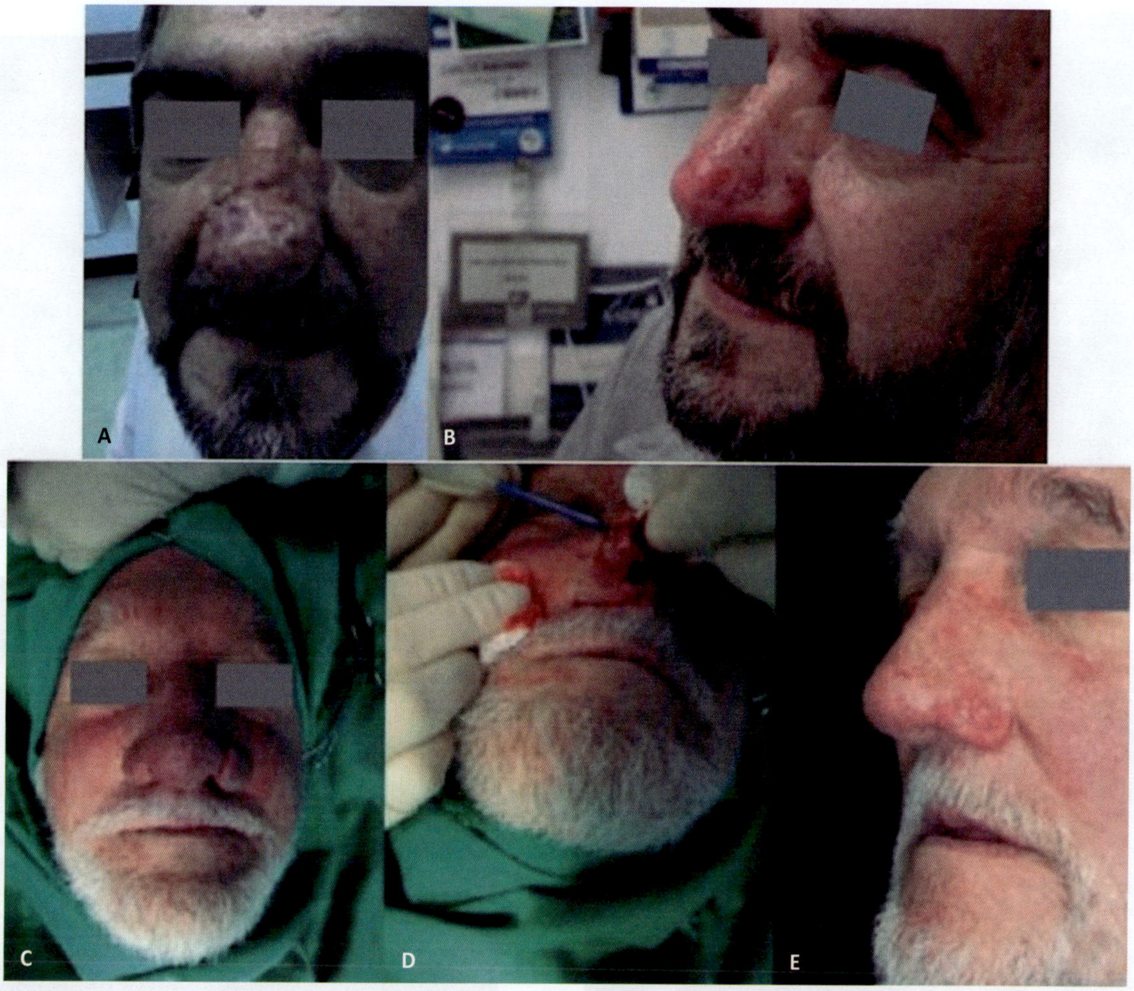

■ **Figura 140.36** No rinofima, utiliza-se a função corte (CUT) para decorticar o volume excessivo; posteriormente, na função coagulação (COAG), procede-se à hemostasia com eletrodo esférico de 3 mm e, por fim, realiza-se a vaporização de contato com o eletrodo esférico de 4 mm.

Como se pode observar na Figura 140.37, o efeito termal se atenua significativamente quando se trabalha com a corrente pulsada; com um pulso de 5 mantendo a potência em 30% ou 27 watts, verificamos que o dano tecidual se restringe à epiderme. Porém, ao aumentarmos o número de pulsos ou de interrupções da corrente, acumulamos efeito termal em virtude do encurtamento do espaço de tempo sem corrente e do consequente relaxamento térmico menor e da maior desidratação tecidual, de modo que quanto maior o pulso, maior o dano térmico acumulado, até que, no extremo sem o pulso ou com corrente plena, teremos vaporização total e ausência de epiderme (Figura 140.38).

Ponta de 3 mm, potência de 30%

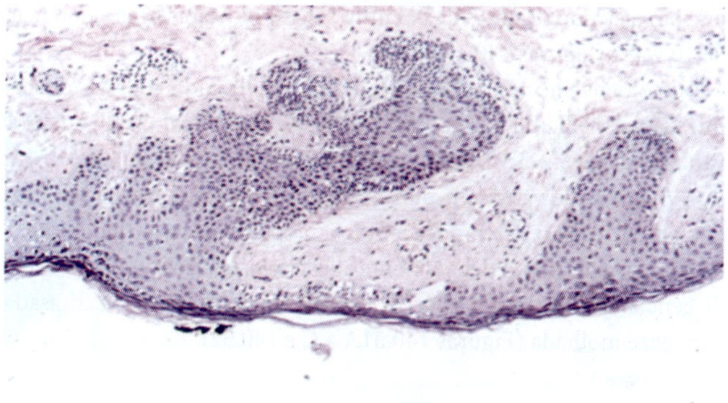

■ **Figura 140.37** O efeito termal se atenua significativamente quando se trabalha com a corrente pulsada; com um pulso de 5 mantendo a potência em 30%, verificamos que o dano tecidual se restringe à epiderme.

Ponta de 3 mm, potência de 30%, sem pulso

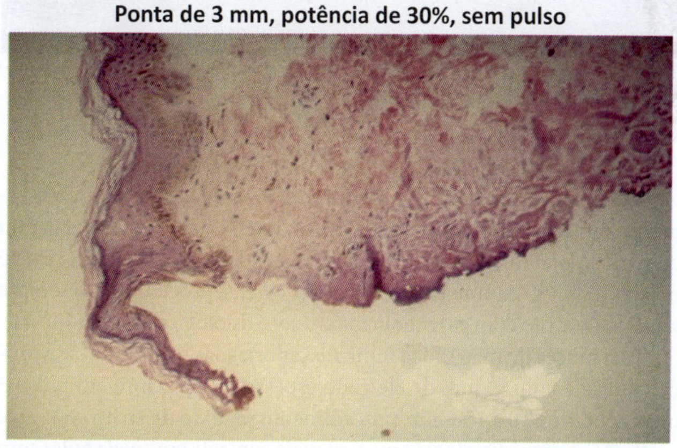

■ **Figura 140.38** Sem o pulso ou com corrente plena, teremos vaporização total e ausência de epiderme.

Como exemplos de uso do pulso, a queilite actínica pode ser tratada com vaporização pulsada na potência de 27 watts e pulso de 30 (Figuras 140.39 e 140.40).

As teleangiectasias faciais ou de membros inferiores podem ser vaporizadas utilizando-se ponta fina de 0,3 mm, potência de 10% ou 8 a 10 watts e pulso de 5; não há necessidade de aprofundar a agulha, um toque superficial é suficiente para atingir o vaso e notar-se-á apagamento de um segmento. O mesmo efeito poderá ser atingido com maior controle em *single pulse* com 10 watts e disparos de 40 ms (Figura 140.41).

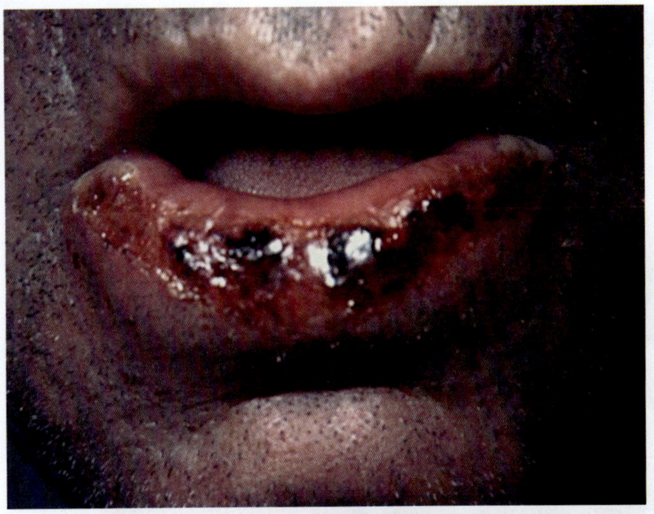

■ **Figura 140.39** A queilite actínica pode ser tratada com vaporização pulsada na potência de 30% e pulso de 30.

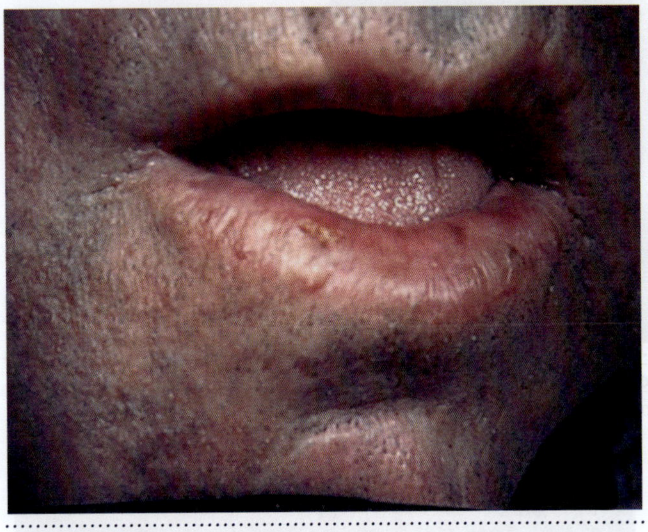

■ **Figura 140.40** Queilite actínica pós-tardio.

Teleangiectasia

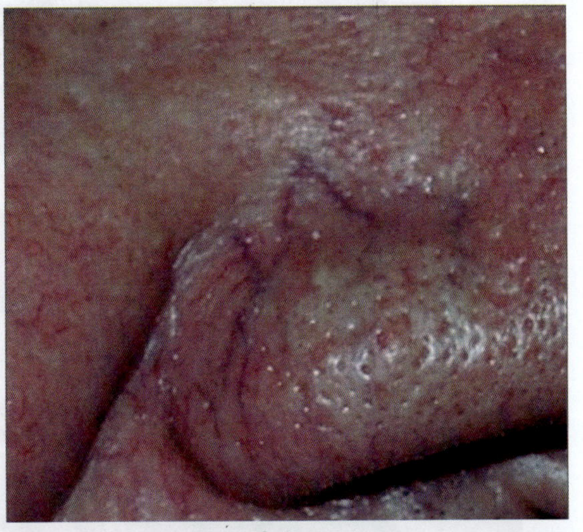

Antes

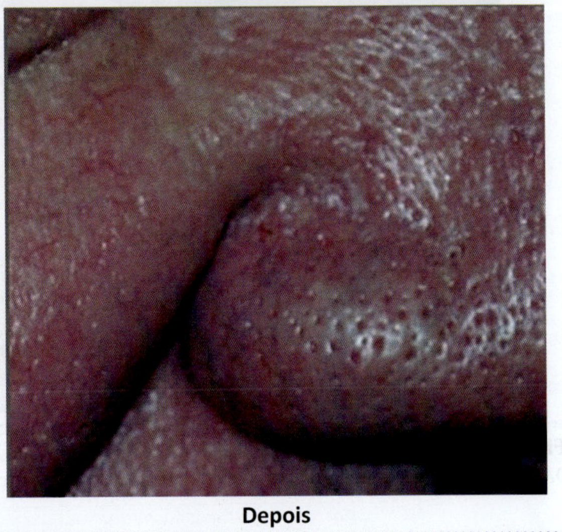

Depois

■ **Figura 140.41** As teleangiectasias faciais ou de membros inferiores podem ser vaporizadas utilizando-se ponta fina de 0,3 mm, potência de 10% e pulso de 5.

Queratoses seborreicas podem ser vaporizadas com ponteiras espessas em toques sucessivos de uma ponteira espessa de 1 a 2 mm com pulso mais alto em virtude da pouca hidratação da lesão (15 a 30 pulsos/segundo) e potência de 20% ou 17 watts, procedimento sempre seguido de atrito com gaze molhada em soro fisiológico (Figura 140.42).

Melanoses de mão são facilmente vaporizadas utilizando-se a função pulsada com toques de eletrodo espesso de 2 a 3 mm em pulso 5 ou potência de 10 a 15 watts, procedimento seguido de atrito com gaze molhada em soro fisiológico ou com mais controle em *single pulse* com 25 watts e 30 ms (Figura 140.43).

Revisões cicatriciais do tipo enxertia por *punch* em cicatrizes crateriformes de acne podem ser reduzidas com vaporizações realizadas com eletrodo espesso de 2 a 3 mm, potência de 20% ou 17 watts e pulso de 5 (Figuras 140.44, 140.45 e 140.46).

Dermatose papulosa *nigra*, outra entidade epidérmica frequente, pode ser vaporizada com auxílio de anestesia tópica e eletrodo espesso de 1 a 2 mm, potência de 10% a 20% ou 10 a 15 watts e pulso de 5, ou *single pulse* 40 ms e 15 watts (Figuras 140.47 e 140.48).

As hiperplasias sebáceas podem ser vaporizadas superficialmente com toques de eletrodo espesso de 2 mm, potência de 20% ou 17 watts e pulso 5, procedimento seguido de atrito com gaze úmida e ATA 50%, ou com eletrodo de corte de 0,3 mm, *single pulse* em 40 ms e potência de 10 watts (Figuras 140.49 e 140.50).

O fotoenvelhecimento palpebral pode ser tratado com desepidermização semelhante a uma dermoabrasão superficial produzida por vaporização com eletrodo espesso de 3 a 4 mm, potência de 30% a 40% ou 25 a 35 watts sem pulso e toques rápidos. Deve-se lembrar que potências baixas e toques lentos ou repetitivos aprofundam mais o efeito termal. A área devidamente anestesiada e marcada com violeta de genciana é submetida a vários toques próximos e, no fim, abrasada com gaze molhada (Figuras 140.51A a C e 140.52).

Queratoses seborreicas

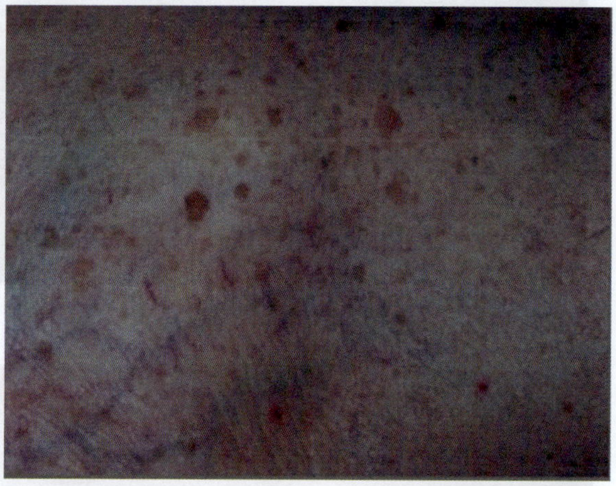

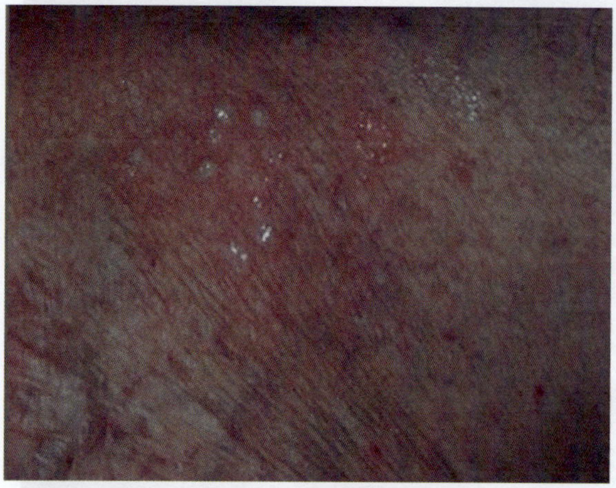

Antes Depois

■ **Figura 140.42** Queratoses seborreicas são vaporizadas com ponteiras de 1 a 2 mm com pulso mais alto em virtude da pouca hidratação da lesão (15 a 30 pulsos/segundo) e potência de 20%.

Melanoses de mão

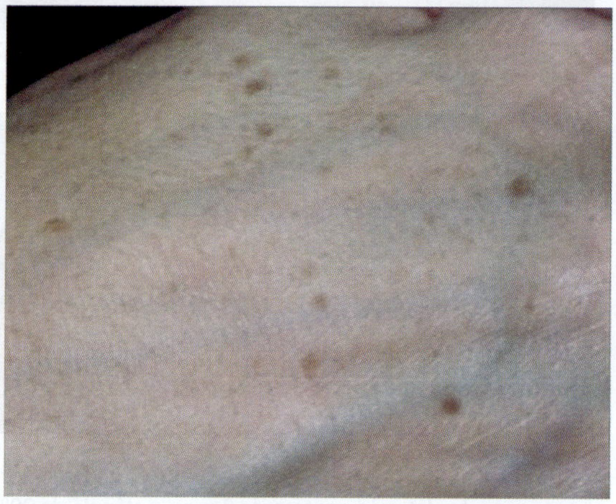

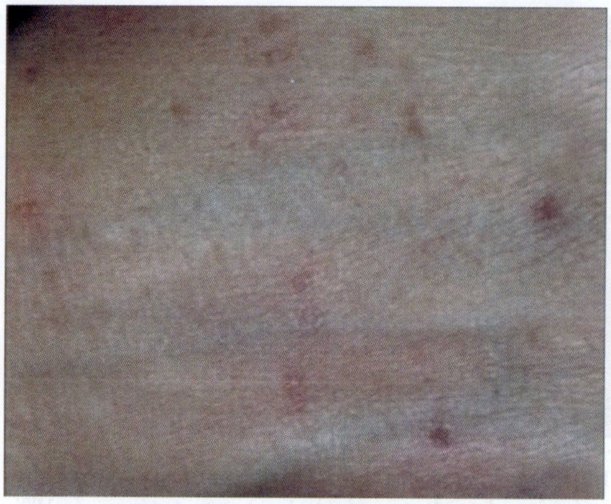

Antes Depois

■ **Figura 140.43** Melanoses de mão são facilmente vaporizadas utilizando-se a função pulsada com toques de eletrodo espesso de 2 a 3 mm em pulso 5.

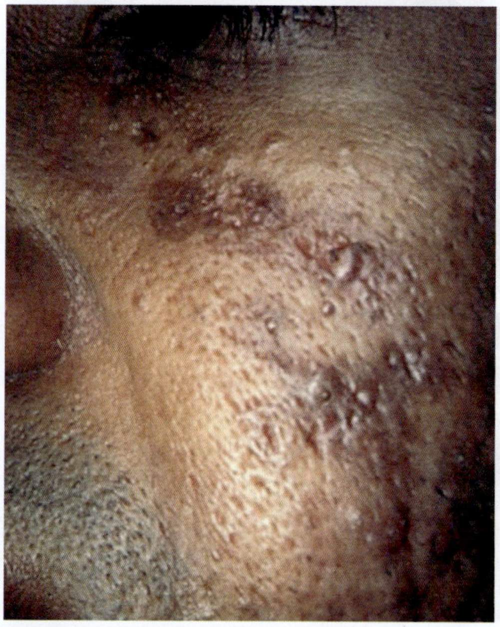

■ **Figura 140.44** Revisões cicatriciais do tipo enxertia por *punch* em cicatrizes crateriformes de acne.

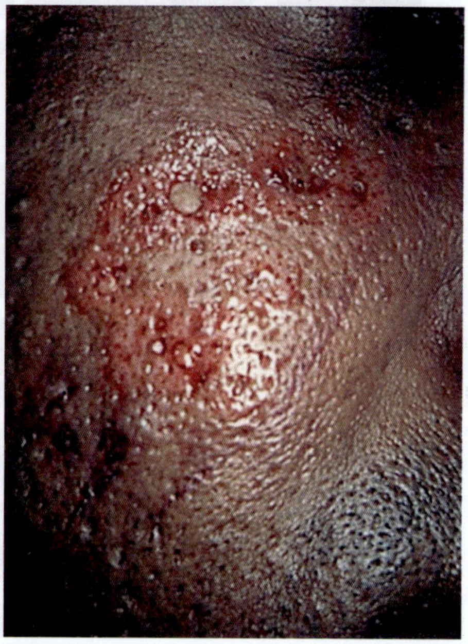

■ **Figura 140.45** Cicatrizes reduzidas com vaporizações realizadas com eletrodo espesso de 2 a 3 mm, potência de 20% e pulso de 5.

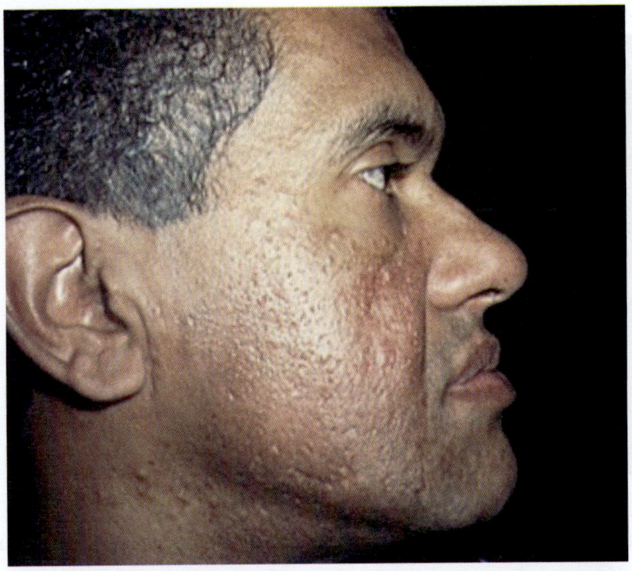

■ **Figura 140.46** Pós-operatório.

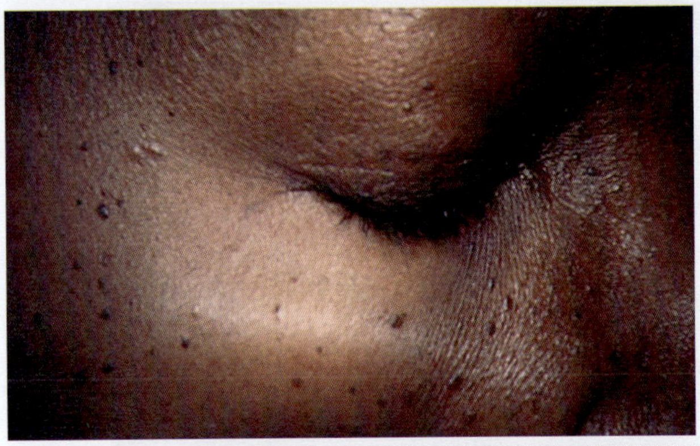

■ **Figura 140.47** Dermatose papulosa *nigra* vaporizada com auxílio de anestesia tópica e eletrodo espesso de 1 a 2 mm, potência de 10% a 20% e pulso de 5.

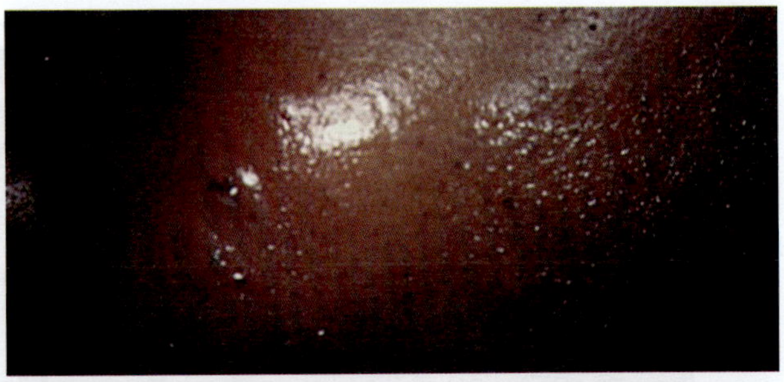

■ **Figura 140.48** Pós-imediato.

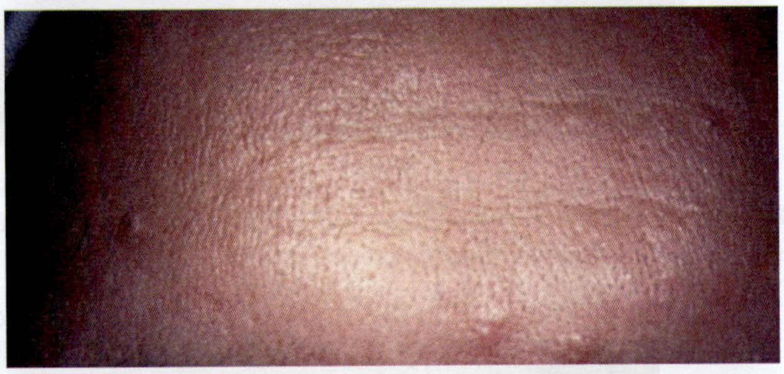

■ **Figura 140.49** Hiperplasias sebáceas.

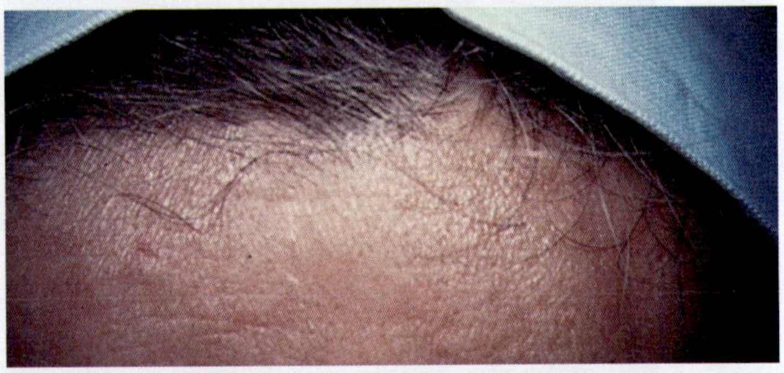

■ **Figura 140.50** Hiperplasias sebáceas vaporizadas superficialmente com toques de eletrodo espesso de 2 mm, potência de 20% e pulso 5, procedimento seguido de atrito com gaze úmida e ATA 50%.

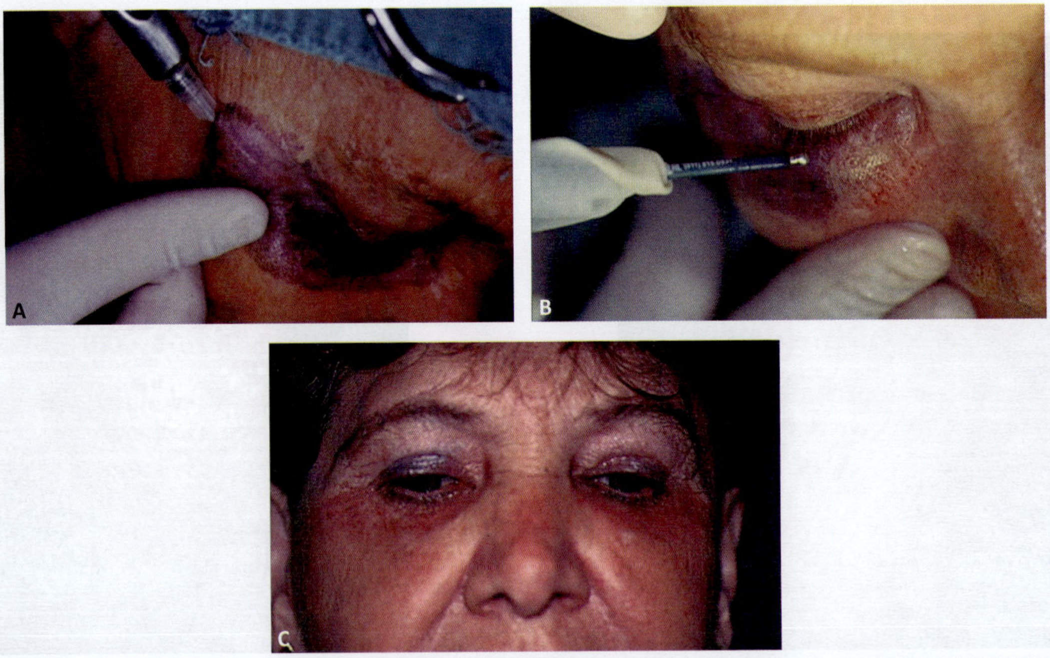

■ **Figura 140.51** (**A**) Vaporização palpebral. Marcação com violeta e infiltração anestésica. (**B**) Vaporização palpebral. Vaporização com eletrodo esférico de 3 mm. (**C**) Vaporização palpebral. Pós-imediato.

Vaporização não pulsada e não fracionada
Ponta de 3 mm, potência de 30%, sem pulso

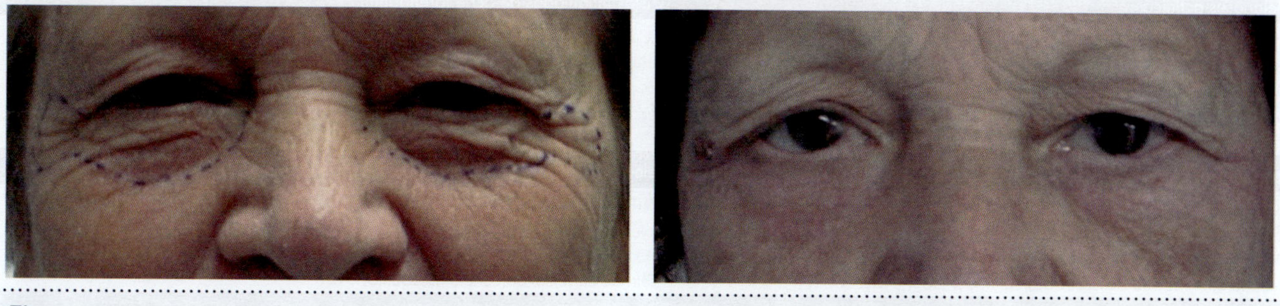

■ **Figura 140.52** Retração tecidual obtida por vaporização.

Quadro 140.1 Sugestão de utilização (potência + tolerância 10%).

Xantelasma	*Nervus* verrucoso
CUT Potência 14 W Modo *Surgery*: vaporização com eletrodo nola de Ø 3 mm (ACEL0008) Microagulha 1 mm – modelo 2 ou 4 agulhas	CUT Potência 14 W Modo *Surgery*: vaporização com eletrodo bola de Ø 3 mm (ACEL0008)
Siringoma palpebral	**Queratose seborreica**
CUT Potência 14 W Modo *Pulsed*: 65 Hz – perfuração – movimento máquina de costura Eletrodo universal de corte (ACEL0010)	CUT Potência 14 W Modo *Surgery* Eletrodo bola de Ø 1, 2 ou 3 mm (ACEL0002, ACEL0004 ou ACEL0008)
Milio	**Queratose actínica**
CUT ou *blend* 2 Potência 14 W Modo *Pulsed* 5 Hz ou *Single Pulse* Eletrodo universal de corte (ACEL0010)	CUT Modo *Pulsed* 5 a 15 Hz – vaporização com eletrodo bola de Ø 1, 2 ou 3 mm (ACEL0002, ACEL0004 ou ACEL0008)
Teleangiectasia	**Verruga vulvar**
CUT Potência 3 W Modo *Pulsed* 5 Hz ou *Single Pulse* 40 ms Eletrodo universal de corte (ACEL0010)	*Blend* 1, 2 ou 3 Potência 14 a 18 W Modo *Surgery* Eletrodo bola de Ø 1, 2 ou 3 mm (ACEL0002, ACEL0004 ou ACEL0008)
Nevus	**Incisões ou perfurações**
CUT Potência 14 W Modo *Sugery*: exérese com alça e acabamento fino Eletrodo bola de Ø 2 mm (ACEL0004)	CUT Potência 14 W Modo *Surgery* Eletrodo universal de corte (ACEL0010)
Dermatose papulosa *nigra*	***Shavin* em mucosas**
CUT Potência 14 W Modo *Pulsed* 5 Hz ou *Single Pulse* 40 ms Eletrodo bola de Ø 2 mm (ACEL0004)	*Blend* 1 ou 2 Potência 12 a 14 W Modo *Surgery*: vaporização com eletrodo bola de Ø 1, 2 ou 3 mm (ACEL0002, ACEL0004 ou ACEL0008)
Redução de enxertos em cicatrizes de acne	**Queilites actínicas**
CUT Potência 14 W Modo *Pulsed* 5 Hz ou *Single Pulse* 60 ms Eletrodo bola de Ø 2 mm (ACEL0004)	CUT Potência 14 W Modo *Pulsed* ou *Surgery* 65 Hz Eletrodo bola de Ø 3 mm (ACEL0008)
Rugas (palpebrais ou faciais)	**Granuloma piogênico**
FRAXX Potência 45 W Modo SIC, densidade de 1 a 2 passadas (a densidade depende da avaliação do profissional)	*Blend* 1, 2 ou 3 Potência 19 W Modo *Surgery: shaving* com alça acabamento fino Vaporização com eletrodo bola de Ø 1, 2 ou 3 mm (ACEL0002, ACEL0004 ou ACEL0008)
Cicatrizes de acne	**Calcinoma cútis (perfuração)**
FRAXX Potência 45 W Modo SIC, densidade de 1 a 3 passadas (a densidade depende da avaliação do profissional)	CUT Potência 14 W Modo *Pulsed* 5 Hz ou *Single Pulse* 45 ms Eletro universal de corte (ACEL0010)
Estrias	***Nevus* rubi**
FRAXX Potência 45 W Modo SIC, densidade de 1 passada (a densidade depende da avaliação do profissional)	CUT, *blend* 1 Potência 25 a 31 W Modo *Pulsed* 5 a 15 Hz ou *Single Pulse* 45 ms Vaporização com eletrodo bola de Ø 2 ou 3 mm (ACEL0002 ou ACEL0008) Eletrodo universal de corte

(Continua)

Quadro 140.1 Sugestão de utilização (potência + tolerância 10%). (Continuação)

Melanoses actínicas	Cistos inflamados de acne (drenagem)
CUT Potência 14 W Modo *Pulsed* 5 Hz ou *Single Pulse* 40 ms Eletrodo bola de Ø 1, 2 ou 3 mm (ACEL0002, ACEL0004 ou ACEL0008) Seguido de *peeling* de ATA 35% ou FRAXX no modo SIC	CUT Potência 14 W Modo *Sugery* ou *Pulsed* 65 Hz Eletrodo universal de corte (ACEL0010)
Epilação com microagulha	**Teleangiectasias com microagulha**
Blend 1 Potência 4 W Modo *Single Pulse* 10 ms Eletrodo microagulha (ALCEL0008) com adaptador (ACEL0021)	CUT Potência 14 W Modo *Pulsed* 5 Hz ou *Single Pulse* 40 ms Eletrodo universal de corte (ACEL0010)
Hiperplasia sebácea	**Derme profunda músculo-orbicular**
CUT Potência 14 W ou 20% *Single Pulse* 40 ms, ponta 3 mm + ATA 50% ou CUT com ponta de corte 0,3 mm, potência 14 W ou 20%, *Single Pulse* 40 ms	CUT *Single Pulse* 30 ms Potência 14 W ou 20% com eletrodo microagulha B (ACEL1448)
Rinofima	**Leucemia solar**
CUT ou *blend* 2 Contínuo ou *Surgery* Potência 14 W ou 20% Eletrodo de alça (9ALCEL0011)/eletrodo bola de Ø 3 mm (ACEL0002)	CUT Potência 31 W *Single Pulse* 40 ms Eletrodo multiagulha 8 (ACEL1448)/tacrolimus 0,03%, 2 vezes ao dia
Angiofribomas	
CUT Contininuo ou *Surgery* Potência 14 W ou 20% Eletrodo bola de Ø 3 mm (ACEL0008)	

Complicações

As complicações ocorrem por falta de controle sobre o efeito termal, sobrepasse de toques, uso de potências mais baixas por tempo prolongado e cuidados pós-operatórios inadequados (Figuras 140.53 e 140.54).

Tratamento combinado

É possível maximizar os resultados com radiofrequência associando-se métodos e ampliando-se a ação pontual da RF com ação de campo dos *peelings*, como nas melanoses actínicas de mãos em que a ação da radiofrequência pulsada com potência de 15 watts eletrodo de 2 mm e pulso de 5 é seguida de *peeling* de ATA gel a 35% ou radiofrequência fracionada (Figuras 140.55A a C, 140.56 e 140.57).

Radiofrequência fracionada (RFF)

O fenômeno da vaporização utilizando a radiofrequência (RF) já é bem conhecido e utilizado há muito tempo em Dermatologia, Oftalmologia, Urologia e Ginecologia, porém sem o refinamento e o controle obtidos pelos *lasers* de CO_2 fracionados.

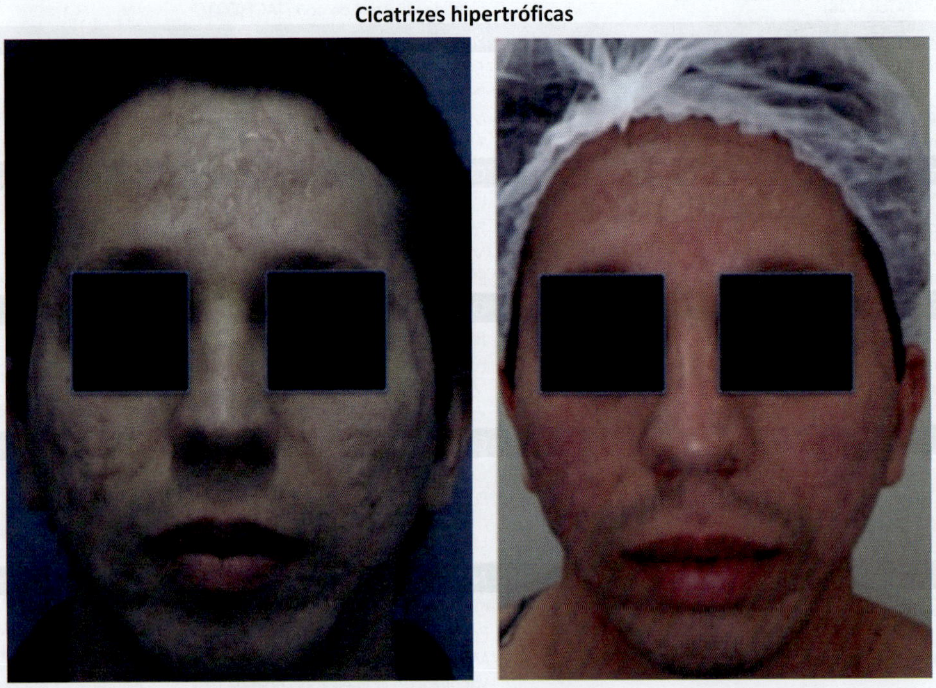

■ **Figura 140.53** Melhora geral das cicatrizes hipertróficas pós-vaporização.

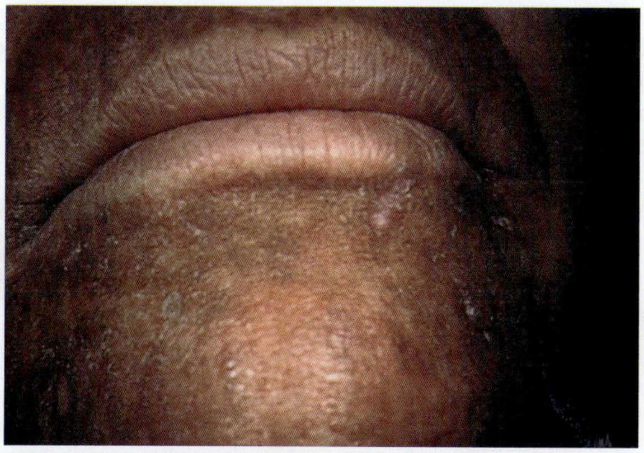

■ **Figura 140.54** Hiperpigmentação pós-inflamatória.

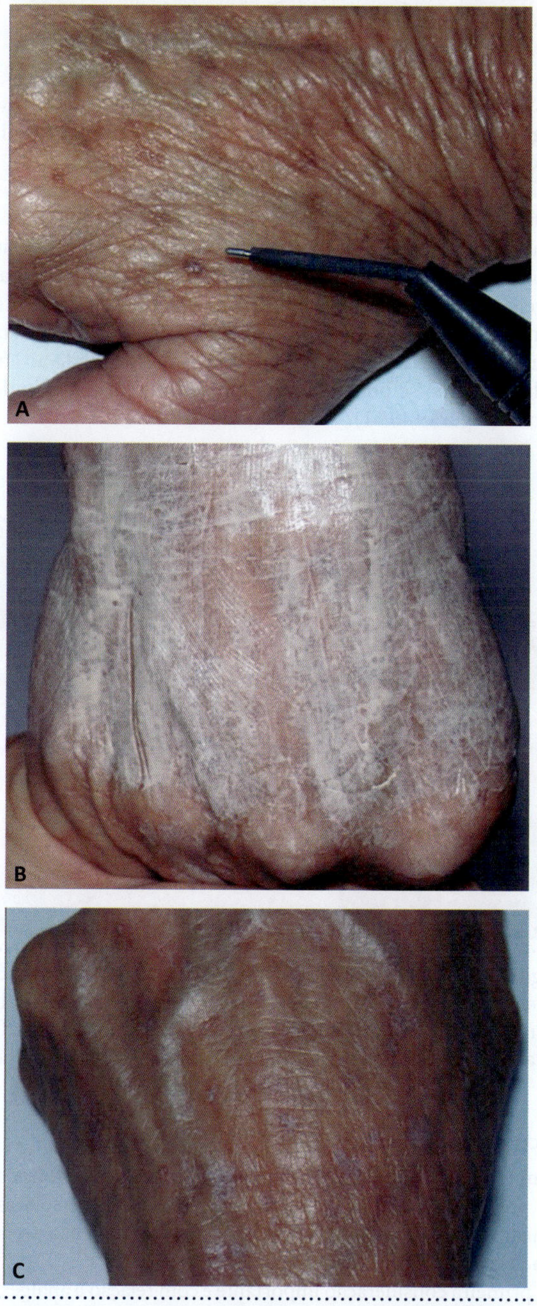

■ **Figura 140.55** **(A)** Melanoses actínicas. Aplicação de radiofrequência pulsada. **(B)** Melanoses actínicas. Aplicação de pasta ou gel de ATA 35%. **(C)** Melanoses actínicas. Pós.

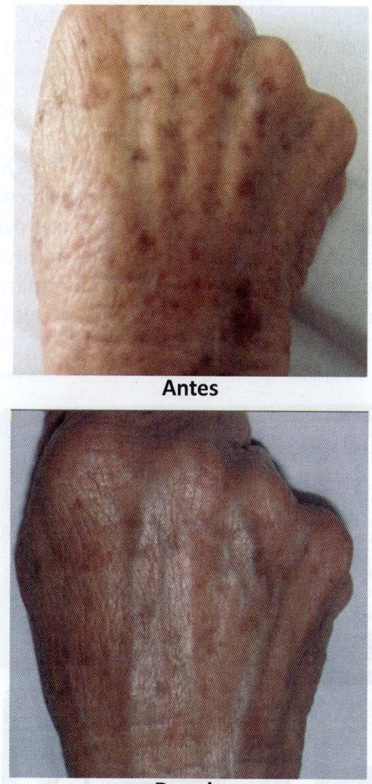

■ **Figura 140.56** Melanoses actínicas.

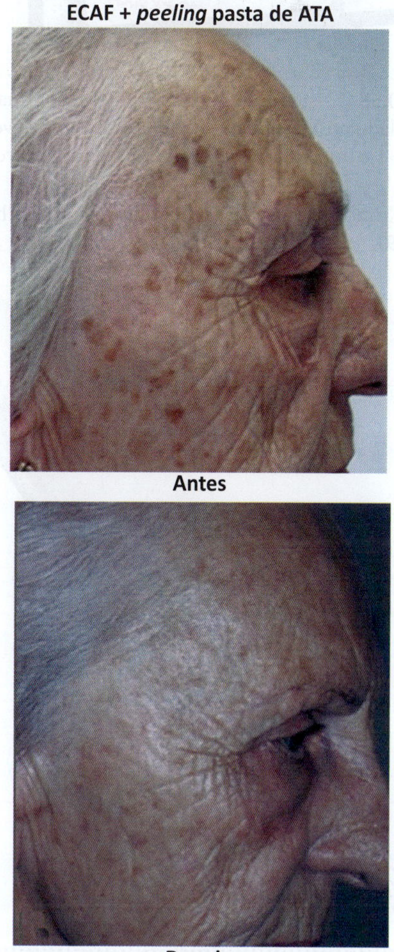

■ **Figura 140.57** Melanoses actínicas.

A RFF é uma tecnologia que controla o efeito termal da RF por intermédio de um sistema eletrônico de fracionamento energético com efeito semelhante ao do *laser* de CO_2 fracionado, porém utilizando uma tecnologia de baixo custo.

Aparelhos

O sistema de fracionamento denominado FRAXX® Loktal é acoplado ao Wavetronic 6000. Os aparelhos atuais dispõem de um sistema denominado *impedance control system* (SIC), que permite que uma ponteira descartável acoplada a uma caneta faça a leitura da impedância (resistência da pele) ajustando o tempo de disparo e mantendo a fluência uniforme, o que regulariza os efeitos termais (Figura 140.58).

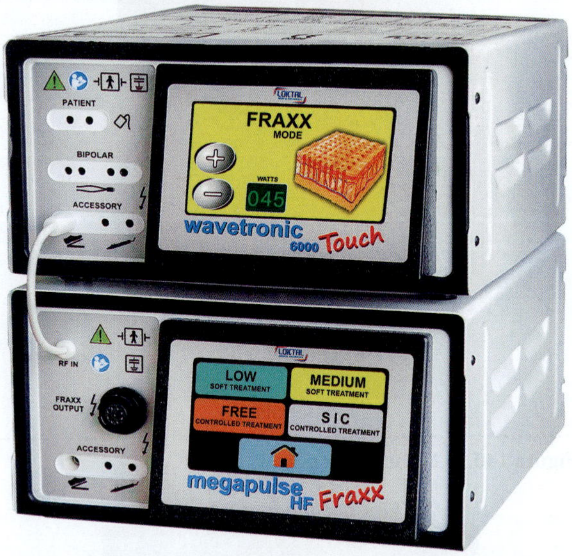

Figura 140.58 O sistema de fracionamento denominado FRAXX® Loktal é acoplado ao Wavetronic 6000® Loktal, que deverá trabalhar na seleção CUT e inicialmente selecionar potências entre 30% e 60%.

O FRAXX fracionará a energia liberada nas 64 agulhas da caneta (Figura 140.59).

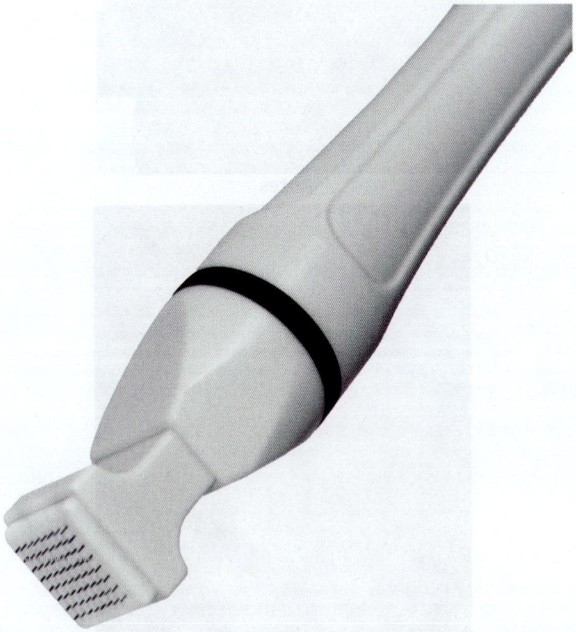

Figura 140.59 O FRAXX fracionará a energia liberada nas 64 agulhas da caneta.

As 64 agulhas, porém, não serão energizadas ao mesmo tempo, mas sim numa sequência pré-definida, disparando-se sequencialmente colunas de 8 agulhas de maneira que duas colunas subjacentes não disparem em sequência para evitar somação de efeito termal lateral (Figura 140.60).

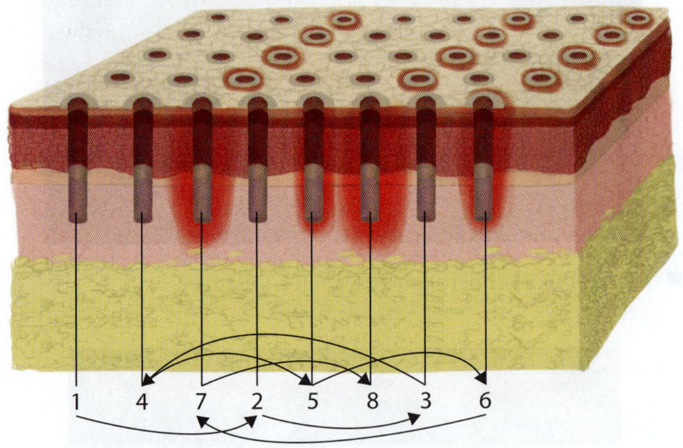

Figura 140.60 Quando se pisa no pedal de disparo, ocorre ativação de 8 colunas de 8 agulhas em sequências programadas.

Utilizando-se potência de 46 watts no modo SIC, obtém-se ajuste automático de fluência ponto a ponto, o que dispensa ajustes manuais, torna as impressões uniformes e permite a utilização de ponteiras descartáveis. Obtêm-se ablações muito semelhantes às do *laser* de CO_2 fracionado com mínimo efeito termal lateral e efeito termal não ablativo concentrado na derme reticular superior correspondendo ao "fundo" da ablação, como se pode observar em controle histológico de pele palpebral (Figura 140.61).

Corte histológico vertical
Disparo 60/60/60 em pálpebra

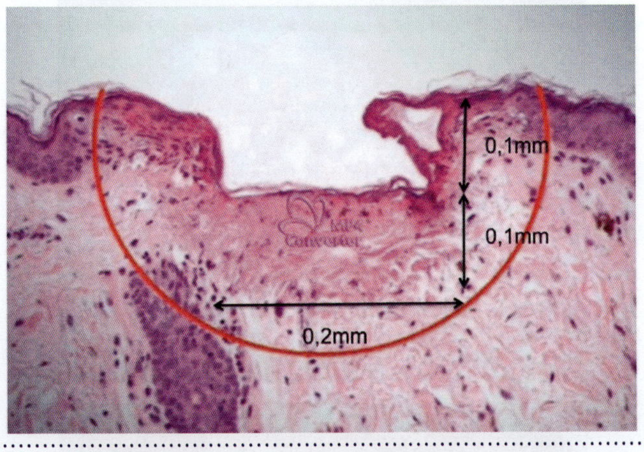

Figura 140.61 Obtêm-se ablações muito semelhantes às do *laser* de CO_2 fracionado com mínimo efeito termal lateral e efeito termal não ablativo concentrado na derme reticular superior correspondendo ao "fundo" da ablação como se observa em controle histológico de pele palpebral.

Técnica de aplicação

Em termos de preparo da pele, é aconselhável, em fototipos altos, o uso prévio de inibidores da pigmentação e de filtros solares; caso haja história de herpes simples facial, é conveniente o uso preventivo de fanciclovir 125 mg, a cada 12 horas, por 5 dias.

A primeira consideração importante é com relação à analgesia: por se tratar de método ablativo termal, é doloroso e deve a dor deve ser atenuada para conforto do paciente. Com o advento do sistema SIC, reduziu-se consideravelmente a intensidade da dor.

O uso de analgésicos orais pode ser útil, como trometamol cetorolaco 10 mg sublingual, 10 minutos antes das aplicações ou medidas locais como:

a) Frio: placas geladas.
b) Infiltração de lidocaína 2% com epinefrina.
c) Infiltração de solução expansora: 30 mL de SF + 10 mL de lidocaína 2% + adrenalina 0,4 mL + 1 mL de bicarbonato de sódio 8,4% (opcional).
d) Bloqueios nervosos (Figura 140.62).

Complementação anestésica

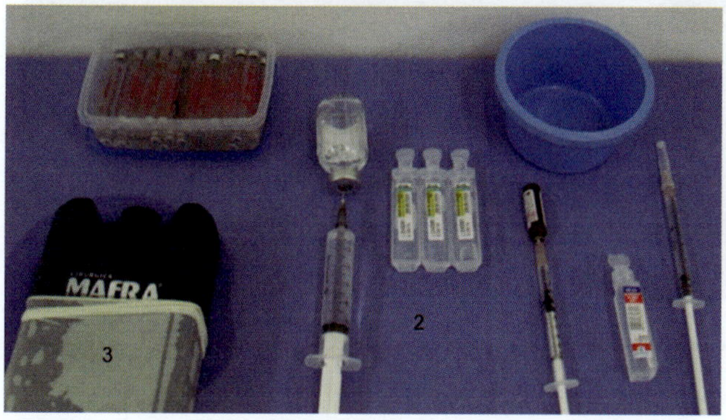

■ **Figura 140.62** Material usado em bloqueios nervosos.

Outro aspecto fundamental é manter úmida a área de aplicação com SF sem excesso, isso criará um "plasma" de água vaporizada que limitará o aumento de temperatura e tornará a impressão mais uniforme. Os aparelhos atuais, quando utilizados na função SIC, não disparam se a caneta estiver mal posicionada ou se a umidade estiver incorreta.

Para "juntar" os disparos ou evitar espaços de pele íntegra entre eles, deve-se "entrar" alguns milímetros com a borda lateral da caneta na impressão anterior (Figura 140.63).

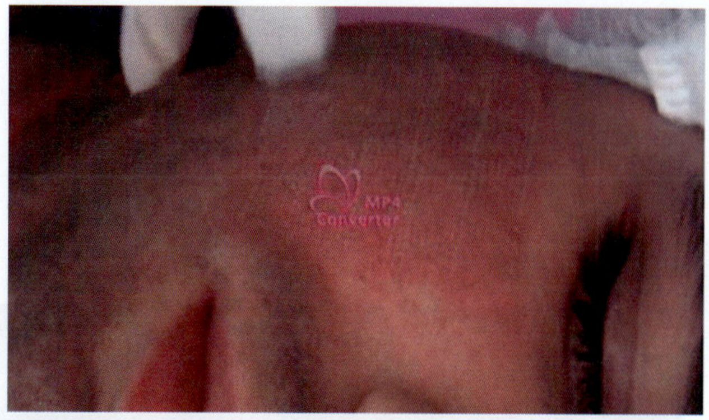

■ **Figura 140.63** Para "juntar" os disparos ou evitar espaços de pele íntegra entre eles, deve-se "entrar" alguns milímetros com a borda lateral da caneta na impressão anterior.

Com mais de três passadas, nota-se, em algumas áreas de pele mais fina como pálpebras, o aparecimento de microulcerações.

O pós-operatório é acompanhado de eritema e de edema não muito acentuado, que duram cerca de 3 dias; nessa fase, pode-se usar compressas frias de SF ou água termal. Não se deve utilizar nenhum produto de uso externo no 1º dia de pós-operatório uma vez que as perfurações ainda estarão abertas.

É relativamente frequente o hábito de autoescoriação ou de manipulação pós-operatória, o que pode prolongar o tempo de recuperação e as sequelas superficiais (orientar o paciente).

Em termos de complicações, as hipercromias pós-inflamatórias são relativamente frequentes em fototipos altos, porém de caráter transitório e cedem com despigmentantes tópicos.

Alguns resultados clínicos do fracionamento como cicatrizes de acne podem ser observados na Figura 140.64.

As estrias, tanto as recentes como as tardias, podem se beneficiar de maneira semelhante àquela pelo *laser* de CO_2 fracionado (Figura 140.65).

Cicatrizes de acne – 8 sessões (60/60/60), 2 passadas

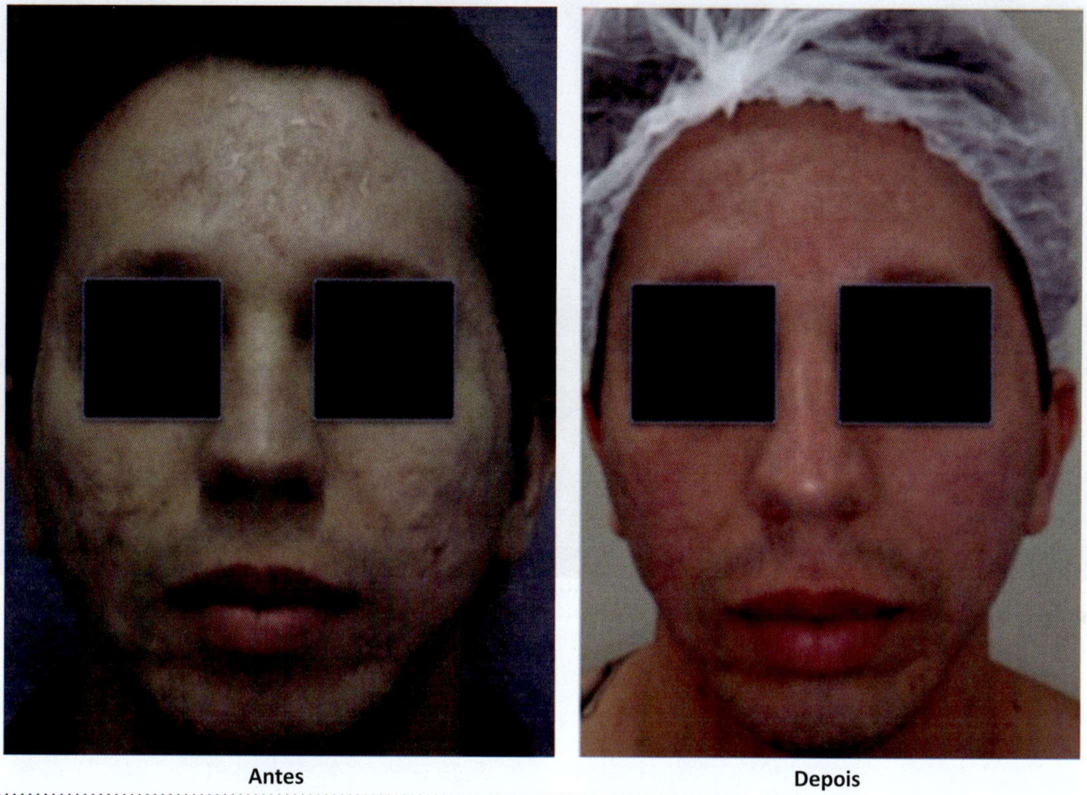

Antes Depois

■ **Figura 140.64** Alguns resultados clínicos do fracionamento com cicatrizes de acne.

Estrias – 1 sessão (60/60/60), 1 passada

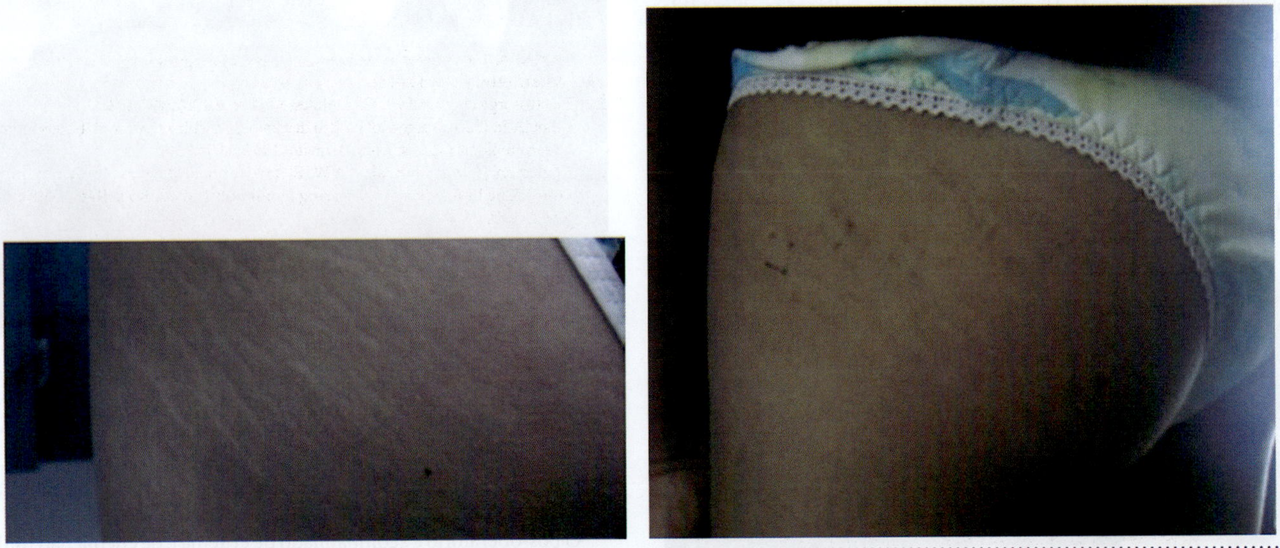

■ **Figura 140.65** As estrias, tanto as recentes como as tardias, podem se beneficiar de maneira semelhante àquela pelo *laser* de CO_2 fracionado.

Bem como as ritides faciais (Figura 140.66).

Lábio superior (60/60/60), 2 passadas, 2 sessões

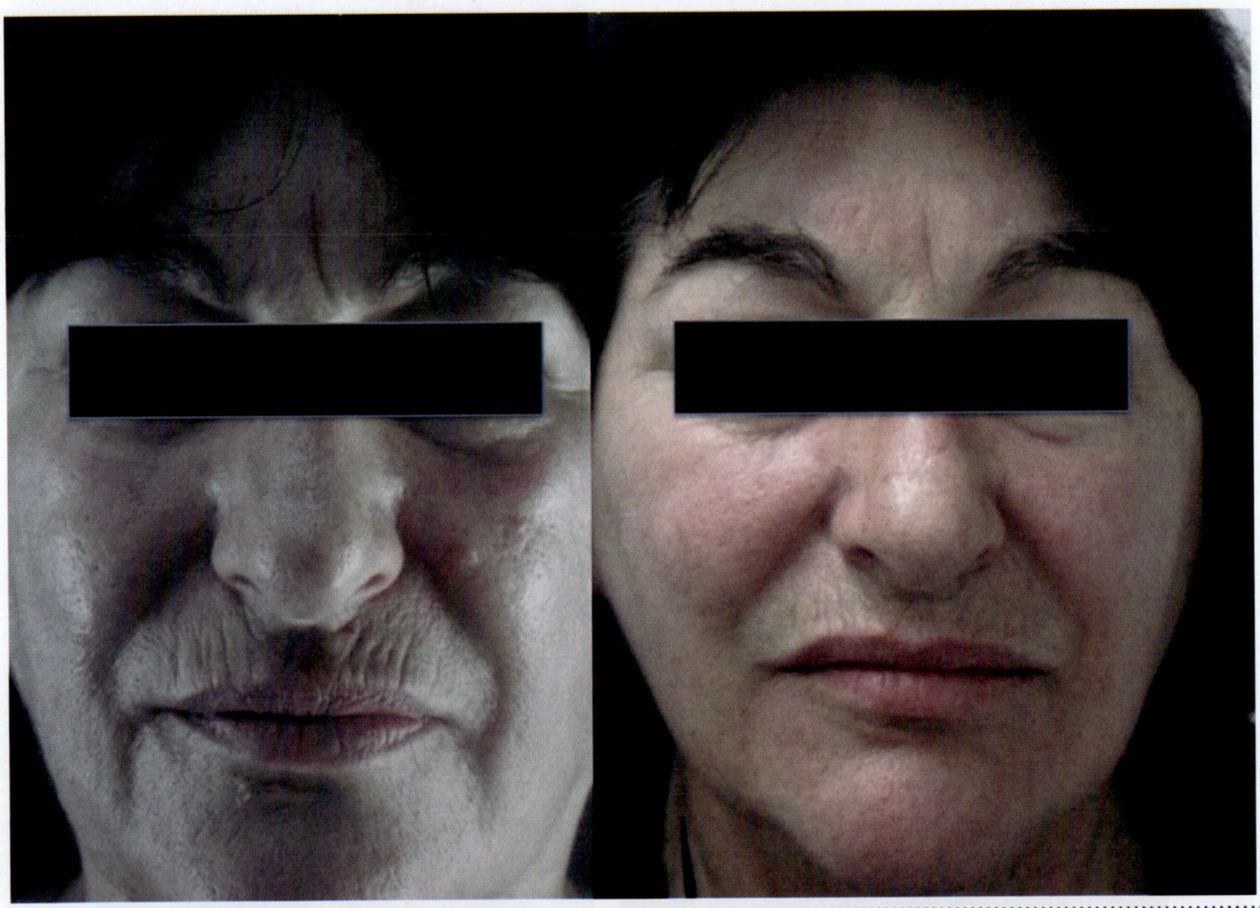

■ **Figura 140.66** Ritides faciais.

Referências bibliográficas

1. Brill Al. Electrosurgery: principles and practice to reduce risk and maximize efficacy. Obstet Gynecol Clin North Am 2011; 38:687-702.
2. The Association of Surgeons in Training Web site. Principles of electrosurgery. Available from: http://www.asit.org/assets/documents/Prinicpals_in_electrosurgery.pdf, accessed june 12, 2014.
3. Bussiere RL. Principles of electrosurgery. Edmonds (WA): Tektran inc; 1997.
4. Arash Taheri, MD, Parisa Mansoori, MD, Laura F. Sandoval, DO, Steven R. Feldman, MD, PhD Daniel Pearce, MD, Phillip M. Williford. Electrosurgery; Journal of the American Academy of Dermatology, volume 70, issue 4, pages 591.e1/591e14(April 2014).
5. Electrosurgical generators. Gastrointest Endosc 2013:78:197-208.
6. Elliot JA Jr. Electrosurgery. Its use in dermatology, with a rewiew of its development and technologic aspects. Arch Dermatol 1966; 94:340-50.
7. Eggleston Jl, von Maltzahn WW. Electrosurgical devices. In: Bronzino JD, editor. The biomedical engineering handbook 2nd ed. Boca Raton (FL): CRC Press: 2000.

Carlos Horacio González Rojas

Criocirurgia em Dermatologia

INTRODUÇÃO

A cirurgia dermatológica tem uma grande variedade de recursos que, isoladamente ou combinados, ajuda-nos a resolver muitas patologias dermatológicas.

A criocirurgia é uma dessas técnicas e sua aprendizagem exige o estudo de sua história, seus fundamentos, equipamentos e produtos criogênicos existentes, bem como um conhecimento profundo dos eventos físicos, químicos e imunológicos que ocorrem durante a exposição a temperaturas abaixo de zero e os fenômenos vasculares durante o congelamento, descongelamento e pós-descongelamento. Parte deste assunto é descrita neste capítulo, assim como o manejo das possíveis complicações e sequelas que podem ocorrer.

A boa prática exige uma formação adequada no tratamento dos pacientes e um conhecimento prévio de cirurgia dermatológica. Este método de tratamento é versátil e eficaz, apresentando excelentes resultados estéticos.

DEFINIÇÃO

A criocirurgia é uma técnica cirúrgica que possibilita a destruição controlada de tecidos em uma determinada área com temperaturas abaixo de zero.

Em contraposição à criocirurgia, cujo objetivo é destruir as células, está a criogenia, ramo da Criobiologia, em que o objetivo é preservar as células.

Na Criobiologia, todas as partes do tecido são resfriadas na mesma velocidade e atingem a mesma temperatura final.

Na Criocirurgia, as diferentes partes do tecido são resfriadas em diferentes velocidades e atingem temperaturas diferentes ainda sob as mesmas condições estáticas, de acordo com a distância que estão do elemento aplicador de criógeno. As temperaturas podem variar de –0,5 °C na periferia da massa de gelo até –100 °C na sonda ou ponta aplicadora.[1]

O termo crioterapia refere-se à utilização do frio como um auxílio terapêutico por suas propriedades anti-inflamatórias e analgésicas em traumatismos, feridas e em pós-operatórios onde o objetivo é aliviar a dor e controlar a inflamação e o sangramento, e não destruir o tecido. Por isso, é um erro usar crioterapia como sinônimo para criocirurgia.

HISTÓRIA

Há aproximadamente 150 anos são utilizados equipamentos para congelar os tecidos com propósitos cirúrgicos. Arnott, um médico inglês de Brighton, talvez seja o pai da criocirurgia.[2] Na mesma época, também há o relato de C. Gerhardt, um dermatologista alemão que usou o frio no tratamento de tuberculose cutânea.[3]

Em 1899, A. C. White, um dermatologista de Nova York, usou um aplicador com algodão na ponta, introduzido em ar líquido, para o tratamento de verrugas, nevos e até mesmo de câncer de pele e Whitehouse desenvolveu um *spray* de ar líquido usando "um frasco" de laboratório, o protótipo da maioria dos que usamos hoje em dia. Pusey, outro dermatologista, levou o dióxido de carbono da Alemanha para os Estados Unidos e tornou-se a primeira pessoa nos Estados Unidos a utilizar o método de gelo seco semifundido. Mais tarde, foi o único dermatologista que chegou a presidente da AMA.

Em 1905, M. Juliusberg, um dermatologista de Berlim, usou o primeiro *criospray* com dióxido de carbono. Em meados dos anos sessenta, Torré utilizou instrumentos desenvolvidos por Cooper, um neurocirurgião, e Setrag S. Zacarian usou sondas de cobre e, mais tarde, baseou-se no trabalho de Whitehouse para desenvolver as unidades manuais que são comumente usadas na maioria dos consultórios de hoje. Douglas Torre chamou Nova York de "o berço da criocirurgia moderna".[4]

EQUIPAMENTOS

Embora vários aparelhos tenham sido lançados no mercado para a prática adequada de criocirurgia, os que têm se destacado são os aparelhos manuais portáteis por sua versatilidade, eficácia, durabilidade e baixo custo, que utilizam nitrogênio líquido como criógeno. Antes desses equipamentos portáteis, a Frigitronics fabricou a unidade CE 8 de mesa ou pé, com um reservatório de nitrogênio líquido de 17 a 31 litros, com o qual é possível fazer desde tratamentos de uma lesão pequena até cirurgias de tumores malignos da mama e vulva.

Em 1964, surge o aparelho Zacarian C 21 e, em 1966, o Kryospray do engenheiro americano Michael Brayne, ambas unidades portáteis de 250 cc autopressurizados e que foram os equipamentos que deram origem aos que são atualmente comercializados. A Frigitronics não está mais no mercado, mas a empresa Brymill continuou progredindo e seu Cryac, de 1975, sofreu algumas mudanças de tamanho e capacidade[5] (Figuras 141.1 e 141.2).

As características do Cryac ainda se mantêm: são aparelhos de fácil transporte, sua pressão é instantânea, não necessitam de tempo de espera, nem para aumentá-la, nem para esfriar, são manipuláveis com uma única mão, o controle é feito por meio de um gatilho e não é necessário qualquer controle externo, apresentam uma ampla faixa de *sprays*, sondas, cones, extensões e adaptadores. O frasco tem uma boca larga que possibilita o enchimento fácil sem espirrar, possui um sistema especial de válvulas que não é bloqueado, sua estrutura é feita de bronze e aço inoxidável soldados em uma única peça, o que lhe confere melhor qualidade e durabilidade, uma vez que evita a oxidação e o risco de explosão. A duração do nitrogênio nestes equipamentos, ou o tempo de conservação estática, varia de acordo com o tamanho, sendo que no Cry-Ac B 700, com capacidade de 16 onças (500 mL), é de 20 a 24 horas e no Cry-Ac-3 B 800 de 10 Oz (300 mL), de 10 a 12 horas. Atualmente, um adaptador foi projetado para o equipamento para uma medição contínua da temperatura e do tempo quando se utiliza a técnica de *spray*; este termômetro digital não funciona com sondas. É comercializado com o nome de Tracker.

Atualmente, existe no mercado um aparelho fabricado no Brasil chamado Criocautério Nitrospray, que é comercializado com uma ampla linha de acessórios. Antes deste, outro cautério foi vendido, também de fabricação brasileira, chamado Cryo-Tak, fabricado por K. Takaoka. Era um cautério manual com uma variedade interessante de pontas, sondas e cones, mas que apresentava um problema quando o congelamento era prolongado, pois parava de funcionar. Na Europa, vende-se o frasco CryoPro da Cortex Tecnologia, entre outros (Figura 141.3).

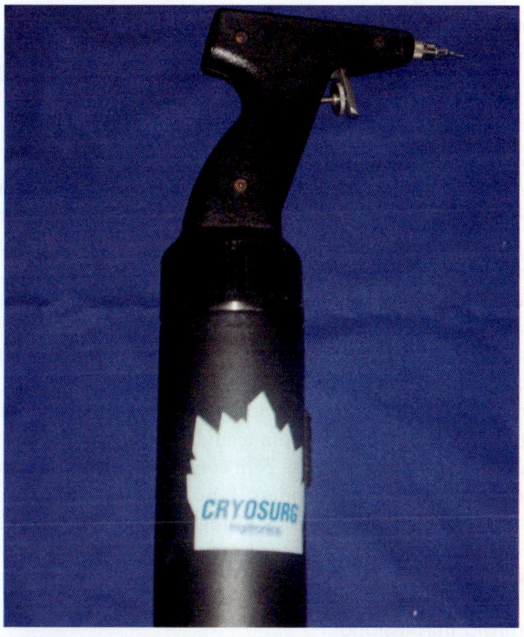

Figura 141.1 Cryosurg da Frigitronics.

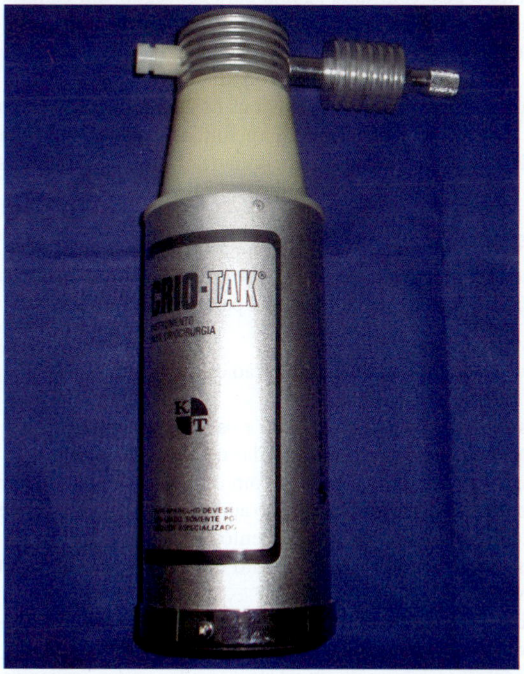

Figura 141.2 Cryo-Tak, de K. Takaoka.

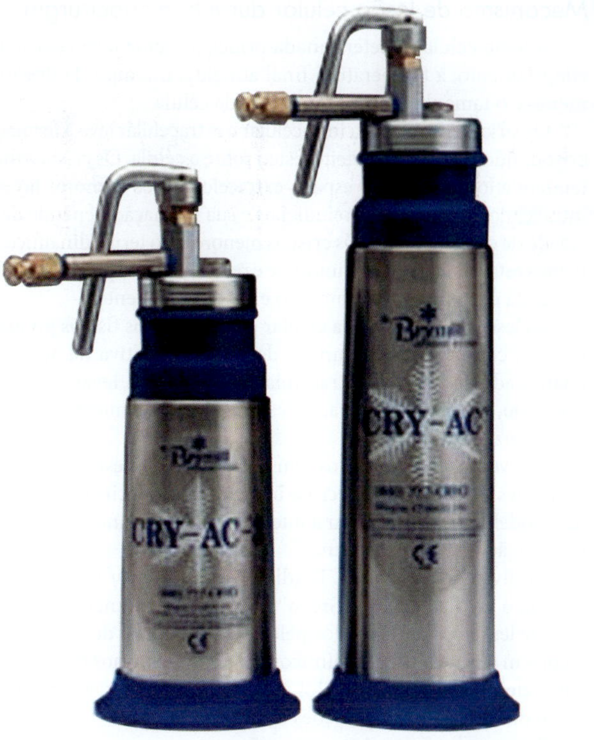

Figura 141.3 Cry-Ac-3 – B 800 e B 700.

Antes de 1990, a criocirurgia era utilizada em doenças em locais de fácil acesso da pele, cavidade oral e colo do útero. O verdadeiro renascimento da criocirurgia começou com o desenvolvimento dos equipamentos de ultrassonografia intraoperatórios e sua utilização para monitorar o processo de congelamento dos tumores hepáticos e câncer de próstata.[6,7] A imagem ultrassonográfica identifica a posição da lesão, orienta a criossonda e possibilita o monitoramento do processo de congelamento. O desenvolvimento de instrumentos para acesso endoscópico e percutâneo estimulou o uso da criocirurgia especialmente em doenças tumorais viscerais. Houve o desenvolvimento de sondas de pequeno diâmetro, isoladas por um vácuo e resfriadas com nitrogênio líquido a temperaturas próximas de –200 °C.

As novas técnicas criocirúrgicas para o tratamento do câncer de próstata estabelecem a colocação percutânea de cinco sondas finas de 3,4 mm através do períneo em diferentes áreas da próstata, sob orientação de ultrassom. Insere-se um aquecedor na uretra, a fim de proteger a mucosa uretral e os esfíncteres urinários durante o congelamento. Congela-se a próstata enquanto o processo é monitorado com ultrassom. A morbidade da criocirurgia da próstata é baixa e a hospitalização geralmente é de apenas uma noite.

CRIÓGENOS

Os criógenos são substâncias com capacidade de congelamento. Têm-se utilizado o hélio, o nitrogênio líquido, o óxido nitroso e o dióxido de carbono. Na Dermatologia, o nitrogênio líquido é o que tem maior utilidade e é usado com mais frequência.

O nitrogênio é um gás incolor, inodoro e não é inflamável nem tóxico, e também não é oxidante. Não explode sob impacto mecânico, nem sob descargas elétricas, mas quando os frascos são expostos ao calor intenso ou a chamas podem explodir violentamente. Quando o nitrogênio líquido entra em contato com temperatura e pressão normais, gaseifica-se rapidamente. Em atmosferas com deficiência de oxigênio pode causar asfixia por deslocamento de oxigênio no ar. O nitrogênio constitui quatro quintos do volume de ar na atmosfera (78,03%). Não há descrição de nenhum efeito mutagênico, embriotóxico ou teratogênico. Seu transporte e armazenamento devem ser feitos em botijões criogênicos ou *pallets* com válvulas de segurança.[8]

Mecanismo de lesão celular durante a criocirurgia

A lesão celular é determinada principalmente pela velocidade de congelamento, a temperatura final atingida, o tempo de descongelamento e o tamanho, forma e natureza da célula.

O esfriamento da água intracelular e extracelular leva à formação de cristais que exercem um efeito físico sobre a célula. Os cristais maiores tendem a localizar-se no espaço extracelular e os menores no espaço intracelular. Ambos são prejudiciais e sua formação depende da velocidade de congelamento. Os cristais menores são termodinamicamente menos estáveis e tendem a fundir-se e recristalizar-se provocando lesões na célula durante o congelamento e descongelamento.

As lesões da membrana celular geram eventos físicos prejudiciais porque, com a perda da função de barreira seletiva há aumento da quantidade de líquidos intracelulares que podem levar a ruptura da célula ou, de outra maneira, a desidratação com mudanças no pH e danos enzimáticos.

Os eventos imunológicos têm gerado diversos estudos *in vivo* e *in vitro*. Eles sugerem que a necrose induzida por criocirurgia poderia ser um modelo útil para analisar a interação entre a quantidade de necrose e a geração de resposta imune.[9]

No livro do Dr. Paul F. Bradley, *Cryosurgery of the Maxillofacial Region*, o médico Colin J. Green[10] expõe magistralmente os mecanismos de lesão celular causados pelo congelamento e descongelamento. Ocorrem eventos físicos, químicos, microcirculatórios e imunológicos cujos efeitos estão relacionados com a labilidade variável para tolerar o frio das diferentes populações de células.

Resumo dos mecanismos de lesão:

1. Compressão celular por gelo extracelular.
2. Aumento da concentração de eletrólitos intracelulares e extracelulares.
3. Diminuição do volume celular por perda de água intracelular em função do aumento da permeabilidade da membrana.
4. Danos às lipoproteínas celulares.
5. Ruptura da membrana celular pela perda rápida de água.
6. Alterações patológicas do pH pelas alterações na concentração de íons na fase líquida.
7. Ruptura mecânica das estruturas celulares pelos microcristais.
8. Choque térmico.
9. Liberação de radicais tóxicos durante o descongelamento e refluxo.
10. Eventos microcirculatórios que levam a isquemia e necrose após o congelamento.
11. Possível produção de anticorpos e geração de resposta imune celular.

Técnicas de aplicação de nitrogênio líquido

Existem três técnicas diferentes para o tratamento de lesões cutâneas:

1. Técnica fechada ou de contato.
2. Técnica aberta ou de *spray*.
3. Criocirurgia intralesional.

Técnica fechada ou de contato

Este método utiliza sondas metálicas nas quais o nitrogênio deposita-se e circula. Elas são de diferentes tamanhos e formas. Consegue-se um contato firme com o tecido e o congelamento possibilita uma delimitação precisa das margens.

Quando a sonda é previamente congelada, ela não adere à lesão e pode ser retirada quando o operador quiser. Caso contrário, quando a sonda adere ao tecido, sem antes ter sido congelada, ela continuará aderida durante o procedimento criocirúrgico e não poderá ser retirada até que tenha descongelado.

A sonda é indispensável para tratar lesões vasculares; nestes casos, é necessária pressão para desocupar os vasos e obter um contato adequado. Quando o congelamento é feito em crianças com doenças vasculares é aconselhável congelar a sonda previamente para que ela seja retirada sem traumatismos, em caso de movimentos imprevistos. O congelamento prévio também é aconselhável ao manusear estruturas nervosas que se quebram com tensão.

Nos tumores malignos, como analisarei adiante, o contato da sonda sem congelamento prévio confere segurança na medição do halo de congelamento e possibilita tração do tecido congelado para proteger as estruturas profundas ou causar torção e pressão quando a patologia exigir.

A limitação da técnica de contato com sonda é o tamanho e a forma de algumas lesões, a possível contaminação no caso de tratamento de infecções e a diferença da temperatura atingida em células distantes do centro da sonda.

A área de congelamento criocirúrgico estende-se de maneira radial e centrífuga, a partir do centro de aplicação da sonda, e a uma velocidade relativamente baixa pode arrastar com ele, até a parte externa, células para zonas periféricas onde a temperatura é insuficiente para causar morte celular.

Uma forma de congelamento profundo com sonda é a técnica de contato direto na qual se abre um orifício na lesão e por ele introduz-se a sonda, para que se consiga um congelamento maior. Caso se deseje evitar o congelamento da pele saudável, deve-se aplicar *spray* de água na borda e, assim, consegue-se congelamento apenas em profundidade.

Técnica aberta ou de *spray*

Como o próprio nome indica, nesta técnica o nitrogênio chega diretamente ao tecido por meio de pontas de tamanhos diferentes. É particularmente útil em lesões irregulares e extensas. A profundidade de congelamento é conferida pela distância e o tempo de aplicação. É útil para a grande maioria das lesões dermatológicas se o congelamento adequado é atingido, mas não é útil para lesões vasculares e deve ser usada com muito cuidado em cavidades porque pode comprometer tecidos diferentes daqueles almejados. Também não é muito segura no tratamento de lesões palpebrais.

A técnica aberta é a preferida no tratamento de patologias ósseas.

Uma maneira de congelar com técnica aberta, que confere maior profundidade, geralmente é feita com cones de neoprene que são encontrados em diferentes tamanhos. É necessário pressionar o cone firmemente para evitar escapes de nitrogênio, e umedecer as bordas do cone facilita sua fixação. Este acessório é muito útil no tratamento de tumores malignos.

Criocirurgia intralesional

Weshahy[11] descreveu uma modalidade de congelamento pela qual se penetra a pele com uma agulha para conseguir um congelamento profundo, respeitando a pele saudável. Uma modificação desta técnica foi descrita por Ch. C. Zouboulis.[12] De maneira estrita, estas técnicas podem ser classificadas como de contato direto.

Atualmente, quando se fala em criocirurgia intralesional, refere-se ao procedimento realizado com sondas isoladas resfriadas com nitrogênio líquido e colocação percutânea e guiadas por endoscopia. É mais útil para tumores viscerais e cânceres anorretais.

Fatores para uma criocirurgia ideal

Após o conhecimento de tudo o que foi descrito anteriormente, há vários fatores que devem ser considerados para uma boa prática criocirúrgica:

- A natureza da lesão.
- O efeito do frio sobre a população celular a ser tratada.
- As fronteiras da lesão.
- A seleção adequada do método e os acessórios necessários.
- Nas lesões benignas, não congelar tecidos saudáveis.
- Em lesões malignas, congelar com uma margem de segurança.
- Saber que a destruição do tecido aumenta com os ciclos repetitivos de congelamento-descongelamento.
- Possibilitar um descongelamento completo antes de repetir um novo ciclo.
- O congelamento rápido é mais destrutivo.
- O descongelamento lento é mais letal.
- Se for necessário proteger estruturas subjacentes, utilize anestesia tumescente, que cria um terceiro espaço abaixo da lesão.[13]

- Quando a cicatrização é incompleta, faça uma biópsia para descartar a presença de lesão residual.

Medições indispensáveis no tratamento criocirúrgico

- **Tempo de congelamento:** o tempo decorrido desde o início até o final do ciclo de congelamento.
  Isso realmente tem pouca importância, uma vez que este tempo depende da técnica utilizada para aplicação do nitrogênio, do tamanho das pontas aplicadoras, dos cones ou sondas, da distância com que o *spray* é aplicado ou da pressão de contato da sonda. O tamanho, forma e tipo de superfície também fazem com que a quantidade e a qualidade do congelamento variem e, com elas, seus efeitos. Isso torna difícil dizer com precisão quanto tempo é necessário para congelar uma lesão e obter os resultados curativos.
- **Tempo de descongelamento do halo:** tempo transcorrido desde a suspensão da aplicação de nitrogênio até que o primeiro ponto descongele ao longo da borda da lesão congelada. Este tempo, descrito por Torré, tem grande importância no tratamento de tumores malignos em que se deve congelar a lesão e os tecidos adjacentes saudáveis como uma margem de segurança. Nestes casos, inicia-se a contagem do tempo desde a suspensão da aplicação do criógeno e o descongelamento do tecido saudável, e suspende-se a contagem quando o primeiro ponto na borda do tumor começa a descongelar.
  Refere-se ao tempo decorrido para que o tecido periférico normal descongele.
  O tempo de descongelamento do halo deve ser de no mínimo 1 a 2 minutos e deve repetir-se em dois ciclos de congelamento-descongelamento para ser terapeuticamente eficaz em criocirurgia de tumores malignos.
- **Fixação:** refere-se à aderência da massa congelada ao osso ou cartilagem subjacente e é determinada por palpação.
  Para determinar o congelamento adequado é necessário delimitar o tumor, medir a extensão do halo de congelamento que deve ser de 3 a 5 mm, a fixação de profundidade, o tempo de descongelamento do halo e o tempo de descongelamento da fixação quando essa fixação é possível.[14]
  Nas lesões benignas não deve haver extensão do halo para a pele saudável, nem fixação profunda, e o tempo de descongelamento deixa de ser tão importante.

PATOLOGIA CRIOSSENSÍVEL

Há inúmeras dermatoses que se beneficiam com a criocirurgia. Por isto, a American Academy of Dermatology criou um comitê para agrupar as doenças criossensíveis e publicou o documento conhecido como Diretrizes de Cuidados para Criocirurgia, no qual as doenças são divididas em três grupos, além de possuir critérios diagnósticos, recomendações, métodos de aplicação e um apêndice com referências bibliográficas.[15]

Entidades tratáveis com criocirurgia

1. **Lesões benignas:**
   - Acne vulgar
   - Hiperplasia angiolinfoide
   - Angioqueratoma de Fordyce
   - Angioqueratoma solitário
   - Angioma em morango e aranha vascular
   - Crondrodermatite crônica da hélice
   - Dermatofibroma
   - Poroqueratose actínica superficial disseminada
   - Granuloma facial
   - Granuloma figurado
   - Hidradenite supurativa
   - Queloide
   - Ceratoacantoma
   - Leishmaniose
   - Lêntigos, lêntigo simples, lêntigo solar
   - Líquen plano
   - Líquen escleroso e atrófico
   - Líquen simples crônico
   - Molusco contagioso
   - Mucocele
   - Cisto mixoide
   - Nevo do tipo epidérmico
   - Poroqueratose de Mibelli
   - Poroqueratose plantar discreta
   - Prurigo nodular
   - Psoríase em placas
   - Granuloma biogênico
   - Rosácea
   - Hiperplasia sebácea
   - Ceratose seborreica
   - Esteatocitomas múltiplos
   - Siringoma
   - Triquíase
   - Lago venoso
   - Verrugas (papulose bowenoide, condiloma acuminado, verruga periungueal, verruga plana, verruga palmar e plantar, verruga vulgar)
2. **Lesões pré-cancerosas ou tumores de reação incerta:**
   - Queilite actínica
   - Ceratoacantoma
   - Ceratose actínica
   - Lêntigo maligno
   - Leucoplasia
   - Outros
3. **Lesões malignas:**
   - Carcinoma basocelular
   - Doença de Bowen (carcinoma *in situ*)
   - Sarcoma de Kaposi
   - Melanoma metastático (paliativo)
   - Carcinoma espinocelular
   - Ceratose actínica com carcinoma espinocelular
   - Carcinoma espinocelular adenoide
   - Outros

Esta lista tem pontos de discussão, mas tem sido útil nos 14 anos de publicação. Outros estudos mostraram os benefícios da criocirurgia em doenças inflamatórias, como o estudo de Seidel,[16] na patologia da mucosa oral, na neuralgia do trigêmeo[17] e sabe-se também de seu valor estético, o que levou ao desenvolvimento da criocirurgia estética. Há um bom resumo na tabela publicada por Aluma e Gomez.[18]

Aplicações clássicas

Há doenças dermatológicas para as quais a criocirurgia é comprovadamente a primeira escolha. Algumas delas são:

Hemangiomas benignos da infância

Durante 35 anos, o Dr. Gilberto Castro-Ron tratou os hemangiomas "em morango" de crianças e ensinou sua técnica para todo o mundo. Ele alertou que, em função do seu crescimento rápido e imprevisível, quanto mais cedo se congelasse, mais simples era seu tratamento e melhores os resultados (Figuras 141.4 e 141.5).[19]

Como fazer?

Deve-se congelar com a técnica fechada ou de contato direto com o uso de sondas do tamanho do hemangioma, se possível, ou por setores, quando o tamanho do tumor é maior do que o da sonda.

Depois de escolhida a sonda, faz-se um pré-congelamento para evitar aderência ao hemangioma e evitar acidentes caso a criança mova-se abruptamente.

Pressione o tumor para comprimi-lo e esvaziá-lo. Extraindo o sangue conseguimos um bom progresso da área de congelamento, que deverá atingir o limite da pele saudável.

O congelamento deve ser sólido. Castro-Ron afirmava que era muito difícil tratar excessivamente um hemangioma.[20] Gostaria de

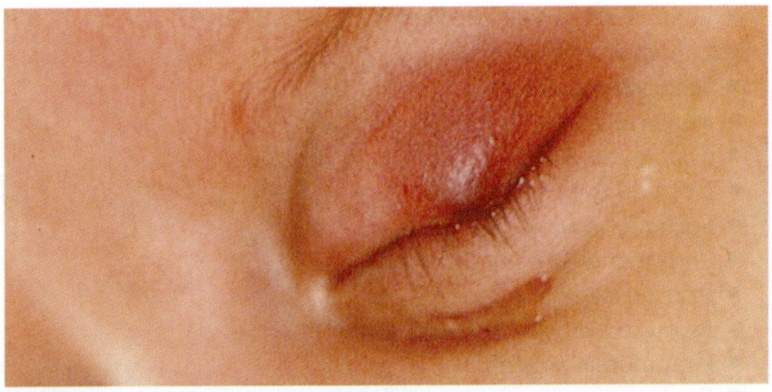

■ **Figura 141.4** Hemangioma palpebral com duas semanas de evolução. Faz-se um ciclo de congelamento com sonda.

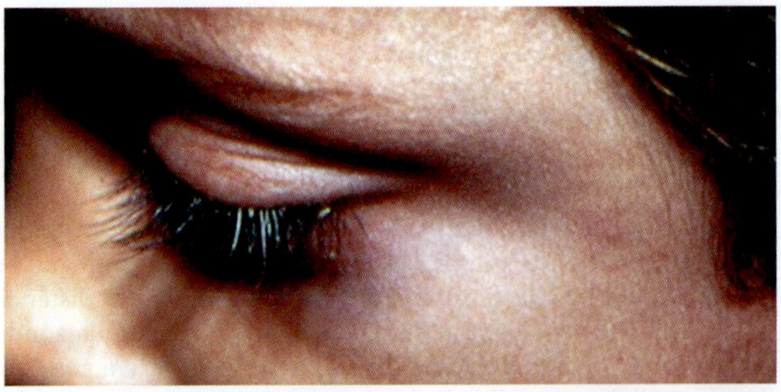

■ **Figura 141.5** Controle aos 5 anos. A pálpebra permanece íntegra e somente há poliose em quatro cílios.

ensinar, com isso, que muitos casos requerem várias sessões, apesar da agressividade do congelamento; esta observação também é válida para os granulomas teleangiectásicos e linfangiomas.

Uma regra de ouro no período pós-operatório de criocirurgia em hemangiomas e outras lesões vasculares é não remover as crostas. As lesões vasculares congeladas vão formar uma crosta dura, negra, que se adere firmemente. Isto constitui parte da evolução do método. Se descascamos, podemos provocar sangramento.

A técnica aberta ou de *spray*, inclusive aquela com cones, não é útil em hemangiomas e malformações vasculares porque, pelo fato de não possibilitar a compressão do tumor, o fundo da lesão não é tratado.

O sangramento na criocirurgia de hemangiomas geralmente ocorre no descongelamento imediato pela vasodilatação reflexa, que é um mecanismo fisiológico de defesa contra necrose, ou no pós-descongelamento tardio por desprendimento acidental da crosta. Se houver sangramento no descongelamento imediato, este será transitório e facilmente controlado; caso ocorra tardiamente por desprendimento da crosta, a maneira de controlá-lo é por meio de curativo compressivo por 10 minutos seguidos.

Não congele malformações vasculares diferentes de lago venoso pois a necrose do vaso pode causar sangramento após o quarto dia de criocirurgia. Esta é uma emergência que requer cuidados médicos imediatos. O método criocirúrgico não oferece resultados terapêuticos positivos na maioria das malformações vasculares arteriais.

O congelamento sólido dos hemangiomas é doloroso. Faça anestesia prévia, regional ou local, sem balonamento (Figuras 141.6 a 141.11).

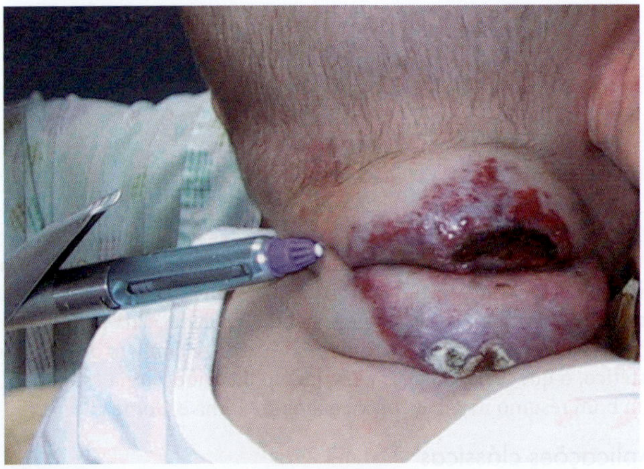

■ **Figura 141.6** Hemangioma ulcerado e sangrante em 2/3 do pescoço. Faz-se anestesia antes do congelamento.

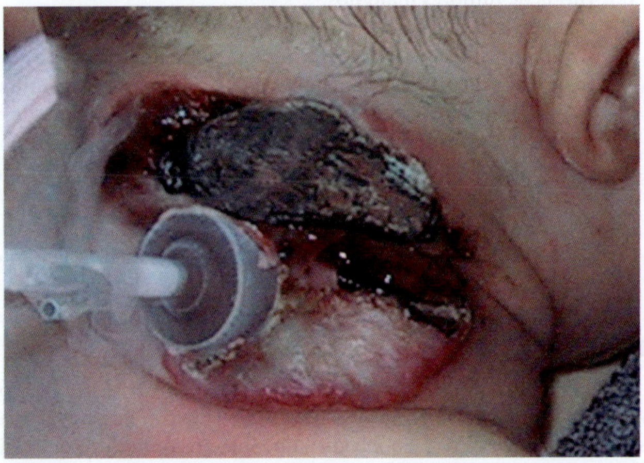

■ **Figura 141.8** Sem remover a crosta, continua-se o congelamento do restante do hemangioma.

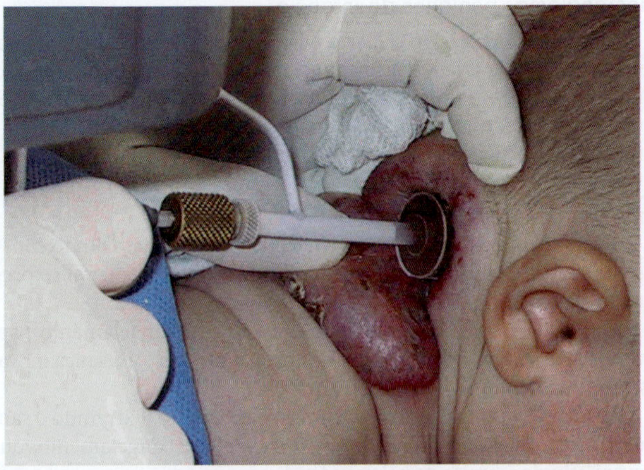

■ **Figura 141.7** Congela-se com sonda, pressionando firmemente o hemangioma. Faz-se criocirurgia fracionada por tamanho da lesão.

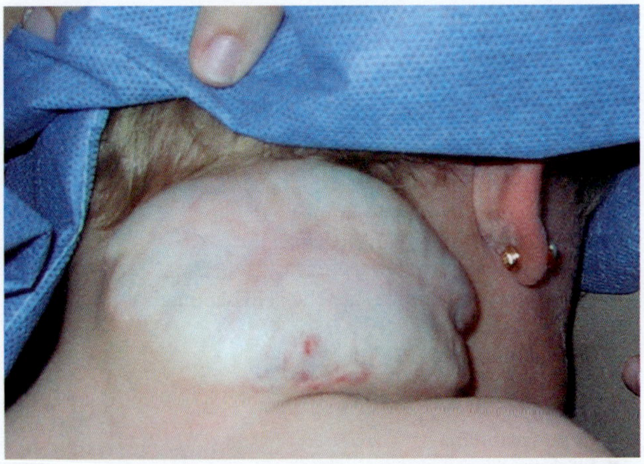

■ **Figura 141.9** Hipocromia pós-criocirurgia. Deixa-se evoluir sem tratamento. Faz-se acompanhamento anual.

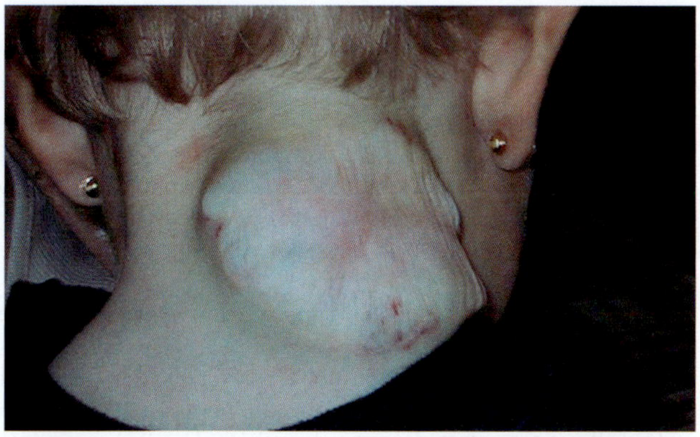

■ **Figura 141.10** Observa-se diminuição do volume da fibrose, mas a acromia permanece.

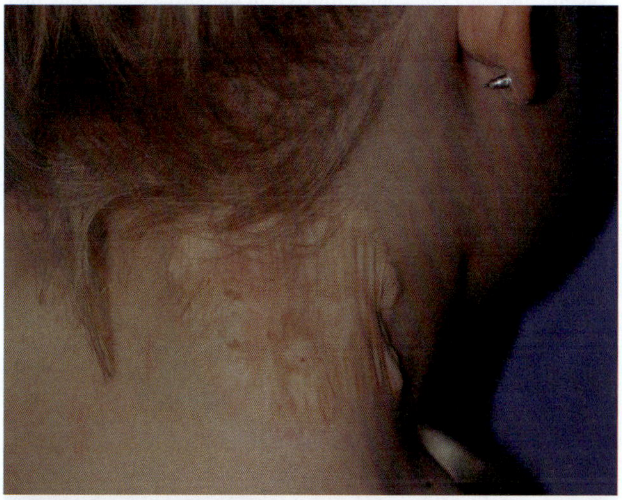

■ **Figura 141.11** Há repigmentação espontânea 5 anos após a criocirurgia e achatamento da cicatriz.

Criocirurgia nas pálpebras

A criocirurgia nas pálpebras é simples, oferece um excelente resultado estético, preserva o canal lacrimal e não produz perfuração na parte dorsal da pálpebra.[21] Isto faz com que a criocirurgia seja considerada a primeira escolha em muitas patologias, especialmente as tumorais típicas desta área.

Como fazer?

Aplique colírio anestésico e faça anestesia local ou bloqueio na pálpebra.

É preciso congelar com a técnica fechada ou o de contato direto com o uso de sondas do tamanho da lesão.

A sonda possibilita que o nitrogênio não se disperse, que a área de congelamento seja limpa e mensurável, o que torna a medição do tempo de descongelamento do halo mais precisa. Esta não deve ser inferior a 1 minuto em cada ciclo, quando tratamos tumores malignos.

Independentemente da natureza da lesão, ou seja, se benigna ou maligna, deve-se ter um *spray* de água à mão que lance um jato forte para um degelo rápido de uma área ocular diferente do alvo de congelamento; também é necessário um cotonete para enxugar as lágrimas ou qualquer umidade que possa prolongar acidentalmente a área de congelamento e, finalmente, uma espátula de madeira para delimitar a área congelada.

Quando se congelam as lesões malignas da pálpebra, deve-se fazer um ciclo duplo de congelamento-descongelamento.

Quando se congelam as pálpebras, não se deve pré-congelar a sonda. O congelamento inicia-se a partir do momento em que se faz contato com a lesão, quando o tecido começa a congelar-se e a sonda está aderida. É necessário tracionar para proteger as estruturas subjacentes. Se a lesão for maligna, a margem de segurança é de 3 mm na pele, e o tempo de descongelamento do halo de mais de 1 minuto.

O estudo realizado durante 20 anos pelo Dr. L. Biro[22] é clássico, em 151 carcinomas basocelulares das pálpebras com acompanhamento superior a 5 anos e uma taxa de cura de 96%. As recidivas puderam voltar a ser tratadas. As complicações foram três casos de ectrópio e um de entrópio.

Os resultados estéticos, terapêuticos e funcionais da criocirurgia nas pálpebras o tornam um método clássico que deve ser sempre lembrado (Figuras 141.12 a 141.17).

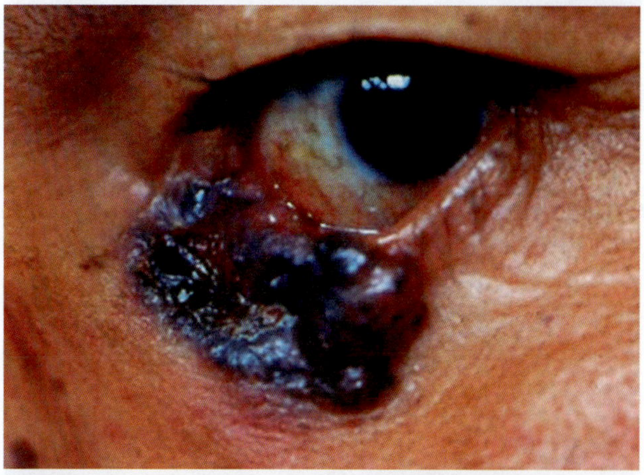

■ **Figura 141.12** Carcinoma basocelular da pálpebra inferior.

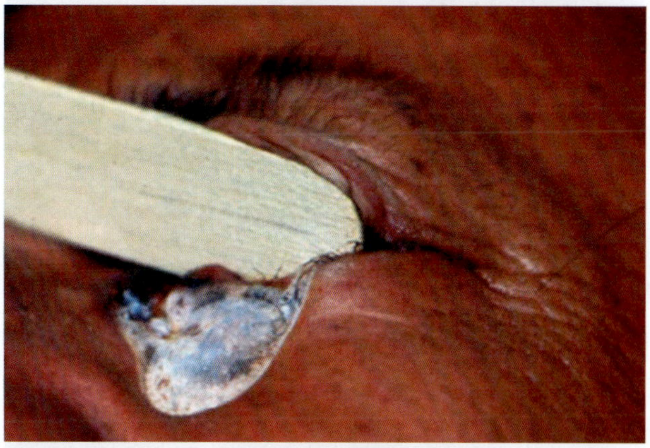

■ **Figura 141.13** Área de congelamento definida e proteção.

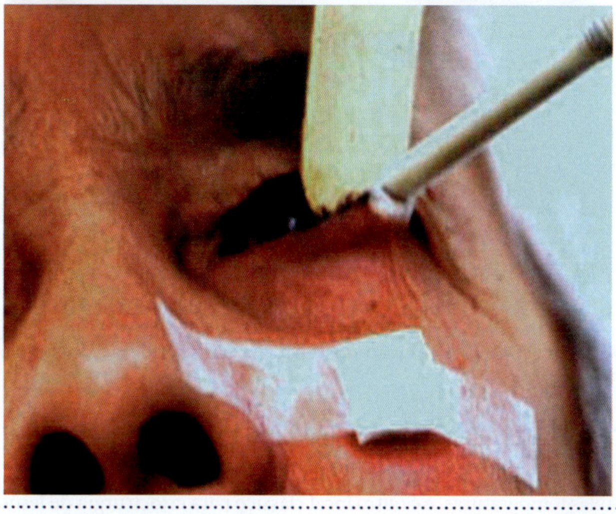

■ **Figura 141.14** Tração com sonda e proteção com abaixador de língua.

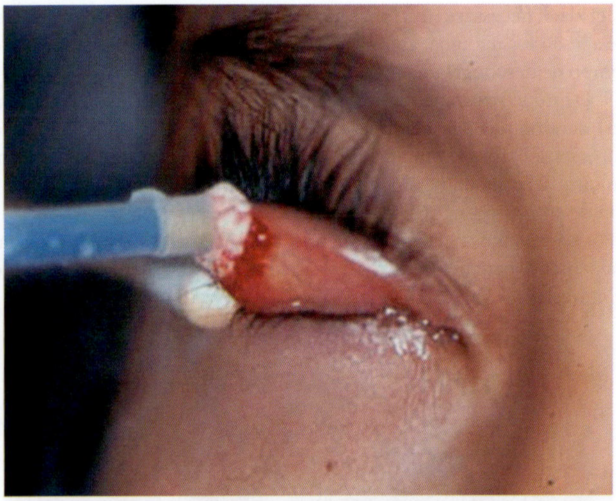

■ **Figura 141.15** Uso de sonda e cotonete para secar lágrimas ou sangue e evitar acidentes.

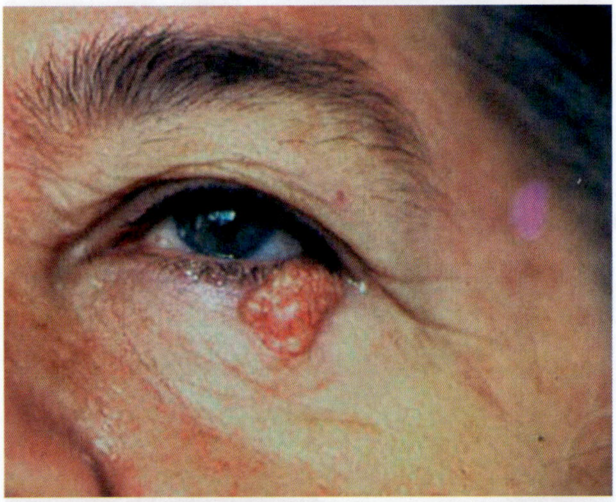

■ **Figura 141.16** Carcinoma basocelular da pálpebra inferior.

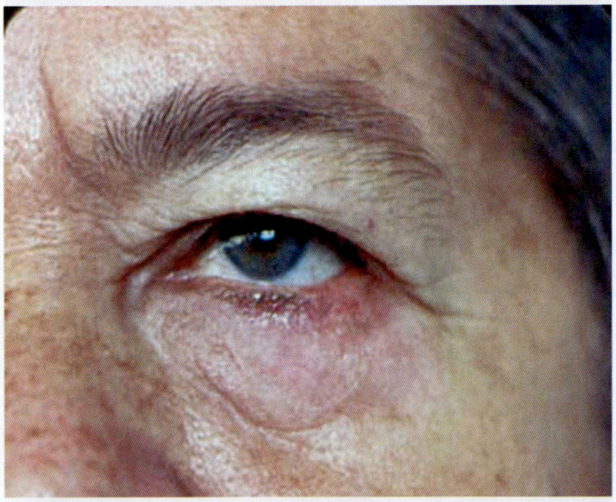

■ **Figura 141.17** Evolução pós-cirurgia com sonda de dois ciclos (5 anos).

Criocirurgia na orelha externa

A orelha externa, graças a sua estrutura cartilaginosa, resiste a baixas temperaturas, e é outro local clássico para criocirurgia de lesões benignas e malignas.

Como fazer?

- Faça bloqueio regional.
- Se a patologia a ser tratada for benigna, tanto a técnica fechada como a de contato ou aberta, ou de *spray* são úteis.
- Proteja a orelha média e interna com um abaixador de língua de madeira e evite gazes ou compressas de algodão que, em contato com nitrogênio podem prolongar a área de congelamento.
- Congele diretamente, sem margem de segurança em lesões benignas.
- Faça curetagem para delimitar o campo de congelamento nas lesões malignas.
- O estudo pelos Drs. Peter Nordin e Bo Stenquist[23] realizado de 1983 a 1996 em 100 pacientes com carcinomas não melanomas de orelha externa tratados com dois ciclos de criocirurgia antes da curetagem mostrou que, dos 81 tumores tratados, apenas um apresentou recidiva após 5 anos tratamento. Dezenove pacientes acompanhados por 2 anos morreram de outras causas que não o tumor e não tiveram recidivas.
- Talvez a criocirurgia em queloides da orelha externa com a técnica aberta com cone seja um exemplo clássico no qual podemos observar a destruição da lesão e a preservação da estrutura cartilaginosa anatômica. Nestes casos, deve-se respeitar a pele saudável e não arrancar o tecido necrosado. O descascamento estimula a proliferação de fibroblastos e recorrência do queloide (Figuras 141.18 a 141.21).

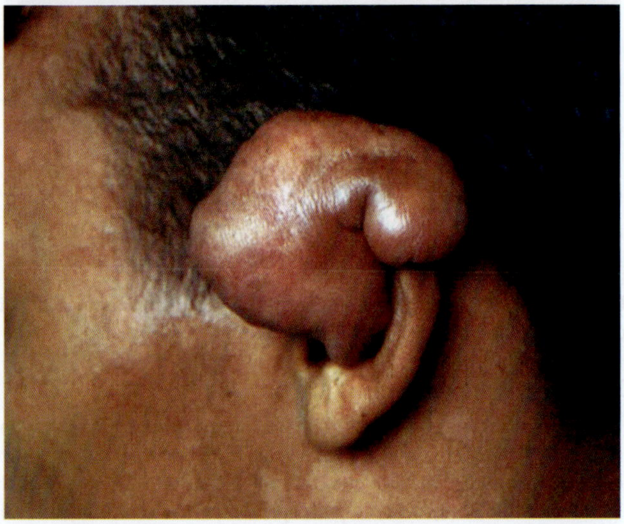

■ **Figura 141.18** Queloide na orelha externa.

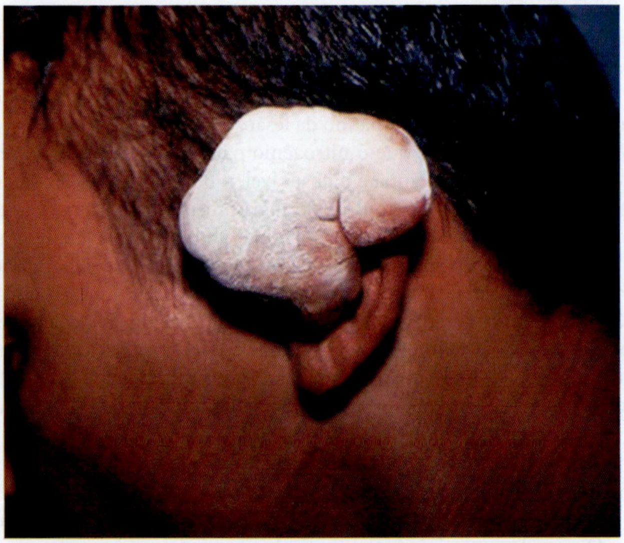

■ **Figura 141.19** Criocirurgia com técnica aberta com *spray* e cone.

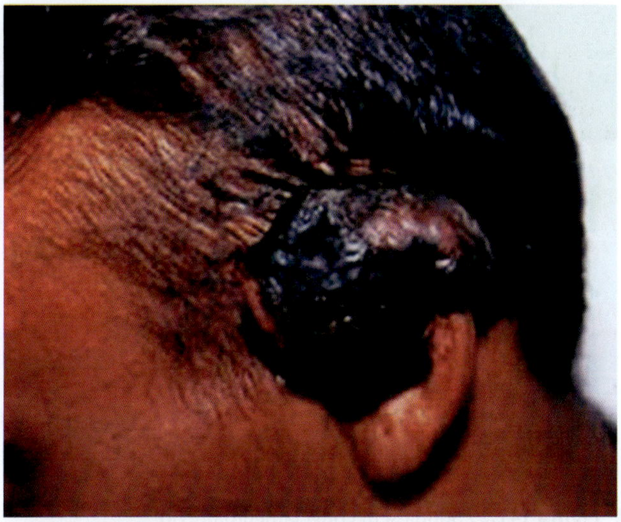

■ **Figura 141.20** Deve-se conservar a crosta.

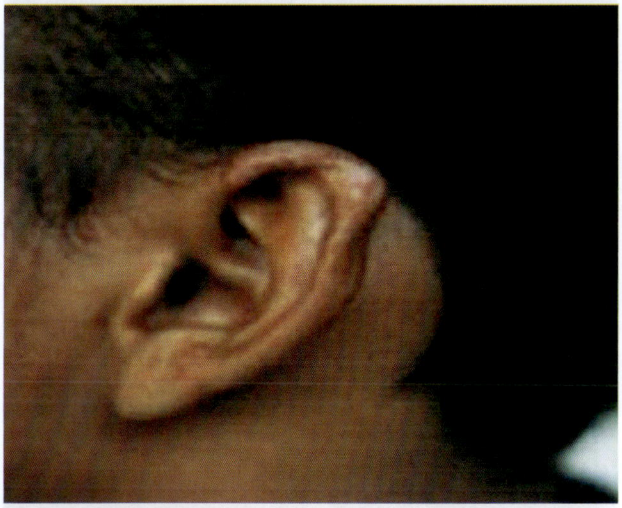

■ **Figura 141.21** Resultado final.

Criocirurgia no nariz

Os textos clássicos de criocirurgia geralmente desqualificam o nariz, as pernas e o couro cabeludo como locais de escolha para criocirurgia. As evidências indicam que, assim como as pálpebras e a orelha externa são áreas anatômicas criorresistentes, pela sua origem cartilaginosa, o nariz é, portanto, uma região anatômica de primeira escolha para criocirurgia.

Como fazer?

- A criocirurgia nas cartilagens dói muito. O nariz é um local anatômico que possibilita bloqueio anestésico, que sempre deve ser aplicado independentemente da natureza da lesão.
- O terço superior do nariz, por sua proximidade com a estrutura óssea, é um local onde o congelamento sólido é arriscado e deve ser feito com sonda, sem congelamento prévio, e fazendo tração para evitar úlceras difíceis de fechar.
- O dorso do nariz, por sua forma anatômica, requer criocirurgia aberta ou *spray*.
- As asas do nariz podem ser tratadas com técnica fechada ou de contato com sondas ou técnica aberta com cone quando a patologia é maligna. Sua cicatrização é excelente.
- A ponta do nariz é um local frequente de lesões malignas e seu tratamento pode ser feito após bloqueio com técnica fechada ou de contato, sem congelamento prévio para possibilitar tração. O resultado estético é magnífico (Figuras 141.22 a 141.33).

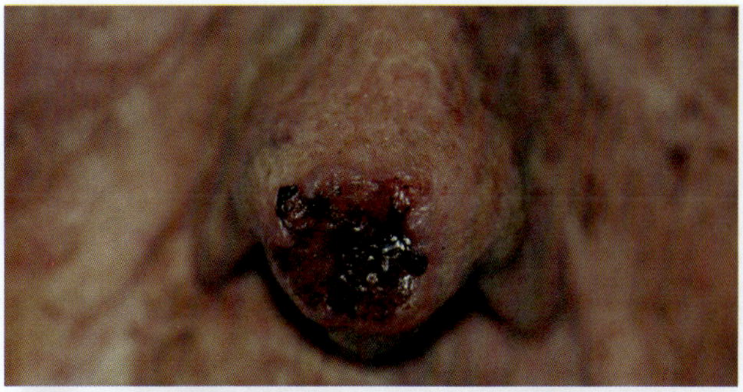

■ **Figura 141.22** Carcinoma basocelular de ponta de nariz.

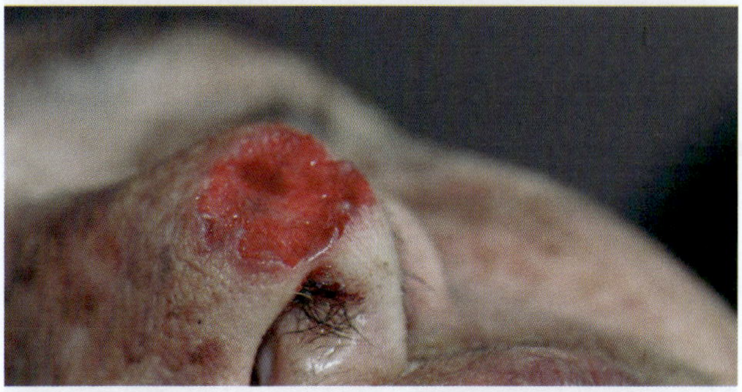

■ **Figura 141.23** Curetagem para delimitar o campo criocirúrgico.

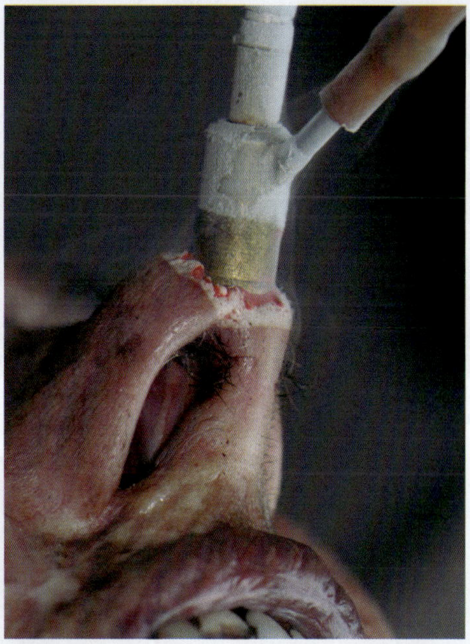

■ **Figura 141.24** Tração com sonda sem congelamento anterior.

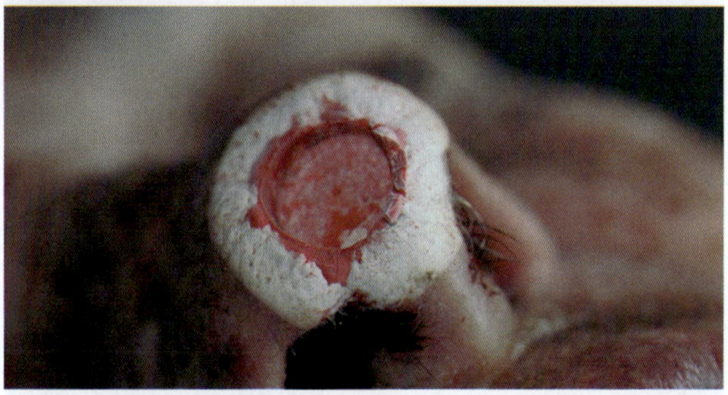

■ **Figura 141.25** Halo de congelamento com margens de segurança. Ciclo duplo.

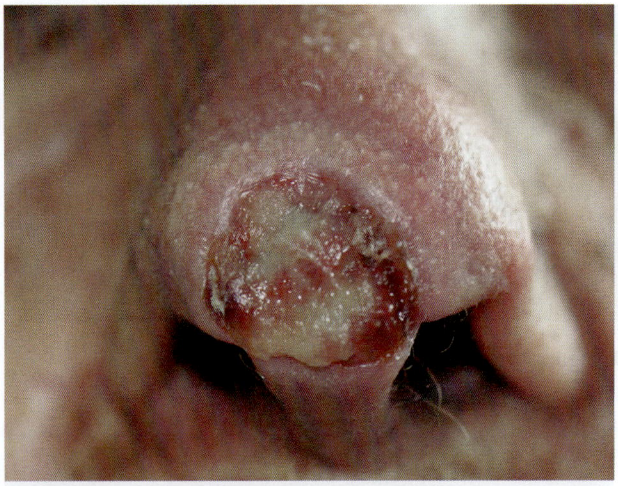

■ **Figura 141.26** Cicatrização por segunda intenção.

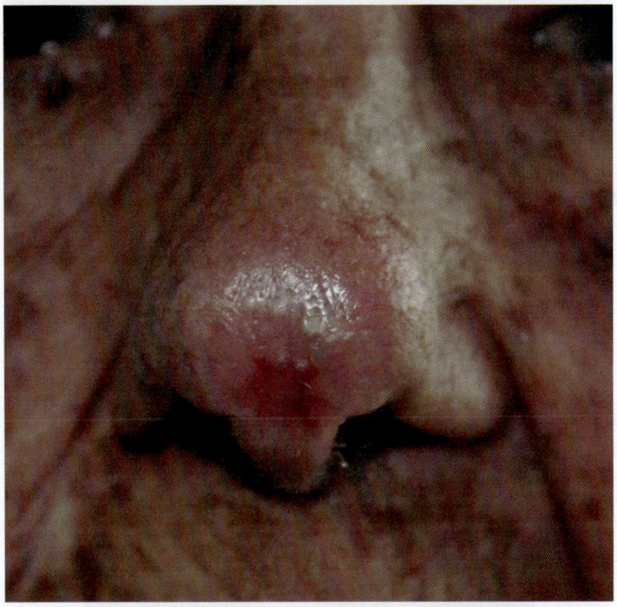

■ **Figura 141.27** Cicatrização completa 55 dias pós-crio.

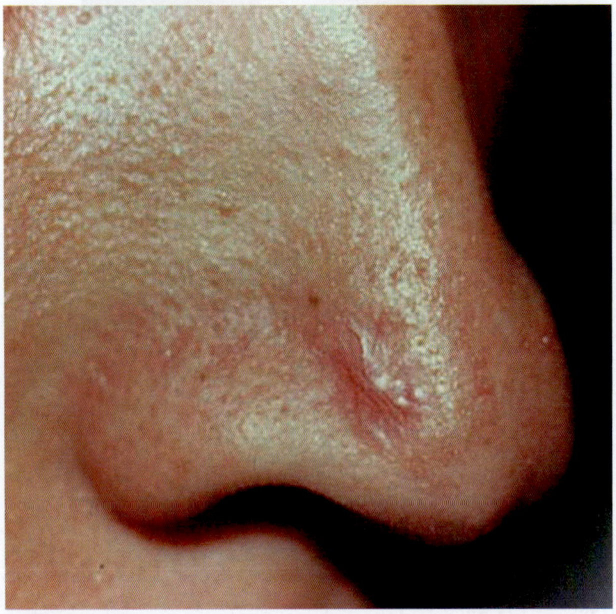

■ **Figura 141.28** Câncer basocelular na narina.

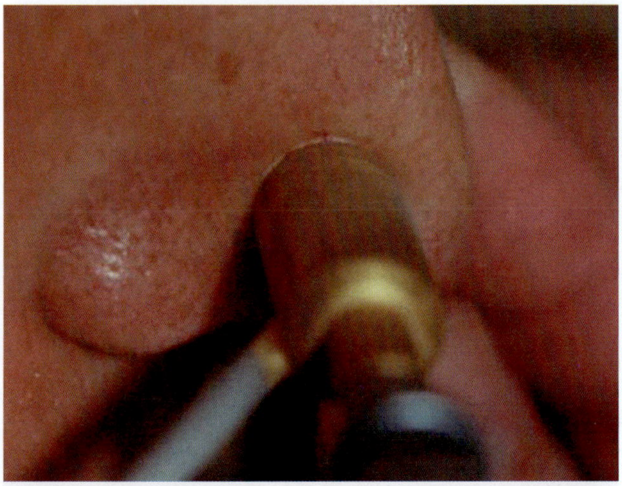

■ **Figura 141.29** Sonda sem congelamento prévio.

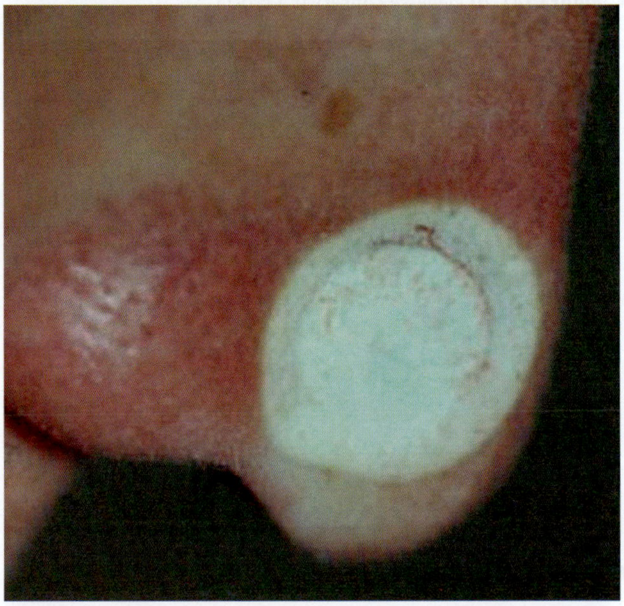

■ **Figura 141.30** Ciclo duplo sólido.

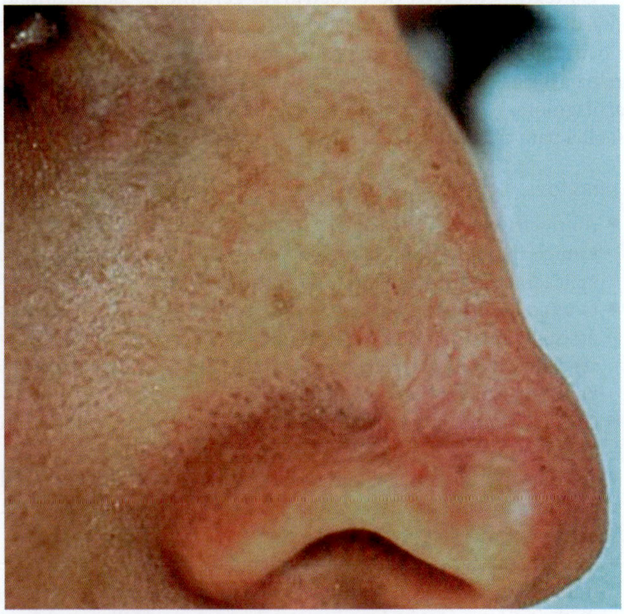

■ **Figura 141.31** Acompanhamento de 4 anos.

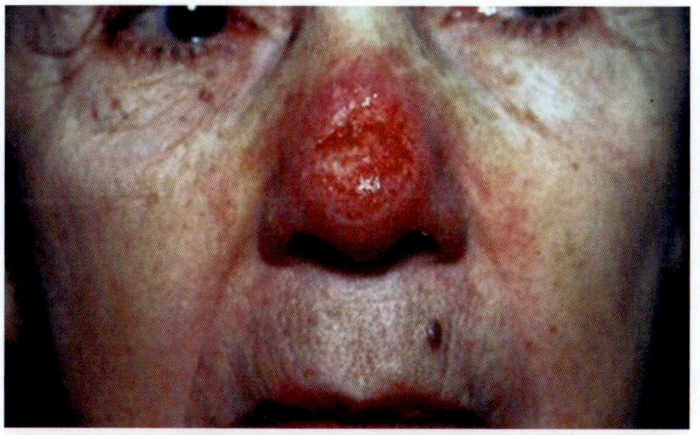

■ **Figura 141.32** Carcinoma basocelular no dorso do nariz.

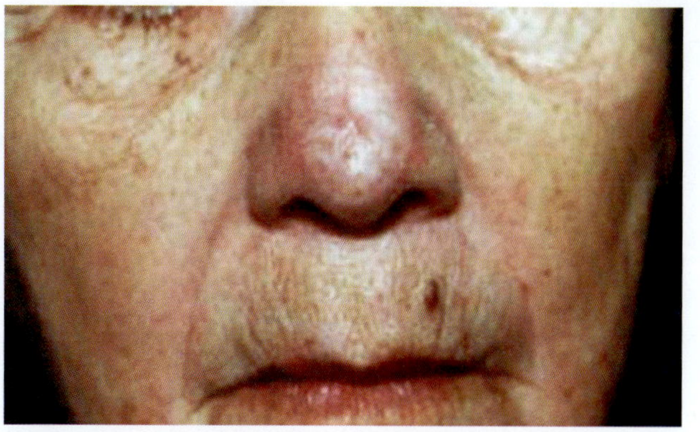

■ **Figura 141.33** Acompanhamento de 7 anos pós-criocirurgia.

Criocirurgia na mucosa oral

- Talvez as mucosas sejam o local de escolha para a criocirurgia; portanto, não é exagero dizer que todas as mucosas são criossensíveis.
- Quando operamos as lesões das mucosas com nitrogênio líquido, a proteção é uma prioridade. Na boca, isto exige atenção especial em função da umidade, às áreas circunvizinhas e à mobilidade da cavidade oral.
- Quando as circunstâncias permitem, a técnica fechada ou de contato é preferível.
- Se for necessário usar a técnica aberta ou de *spray*, deve-se ter em mente que o vazamento de nitrogênio para as estruturas adjacentes deve ser evitado, pois pode causar queimaduras acidentais.
- O *spray* de nitrogênio faz com que a atomização dos vapores dificulte a visão e a precisão do procedimento na cavidade oral. Esta situação é resolvida utilizando-se um secador de cabelo a uma determinada distância da área tratada.

Como fazer?

- Anestesia prévia, selecione a técnica de acordo com a natureza da lesão, considerando que, na cavidade oral, a utilização de sondas é preferível.
- Sempre proteja os lábios e a língua com um abaixador de língua de madeira.
- Coloque um abaixador de línguas de madeira na parte inferior da sonda e faça o mesmo com dreno.
- Se utilizar *spray*, por exemplo, para lesões do palato superior, proteja a parte inferior de gotejamento do criógeno com um abaixador de língua de madeira (Figuras 141.34 a 141.47).

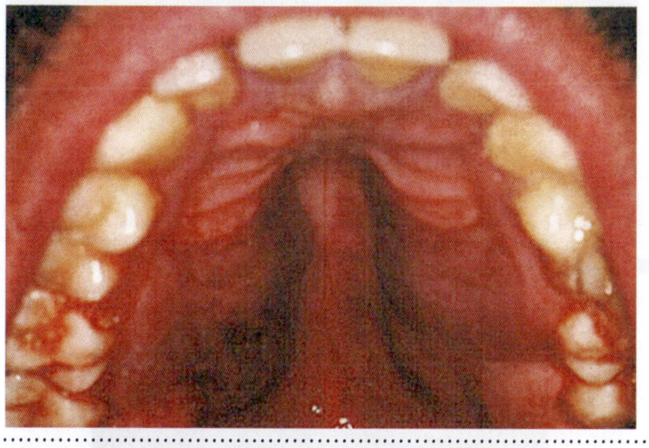

■ **Figura 141.34** Sarcoma de Kaposi que cobre todo o palato. Há também tumores na face.

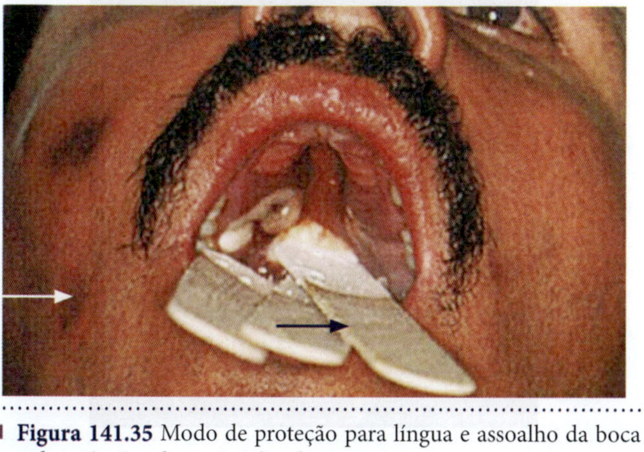

■ **Figura 141.35** Modo de proteção para língua e assoalho da boca quando a técnica aberta é utilizada com *spray*.

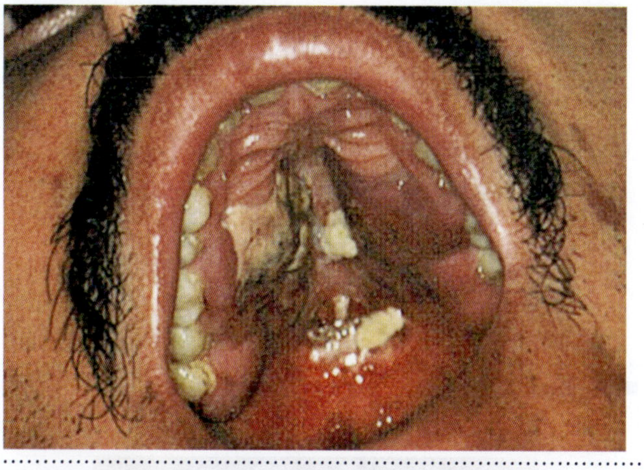

■ **Figura 141.36** Ulcerações na semana pós-criocirurgia.

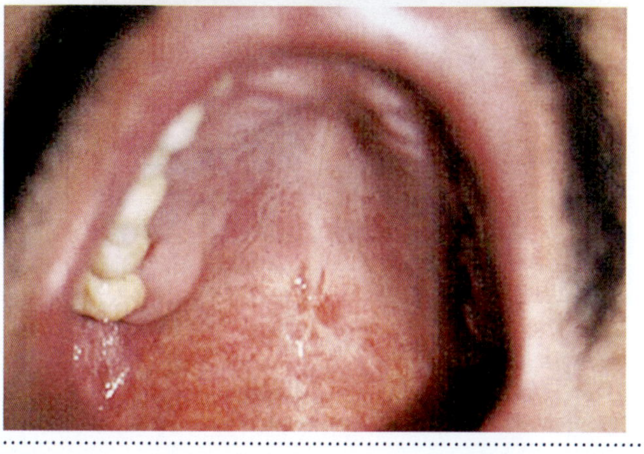

■ **Figura 141.37** Resultado de um mês após o procedimento.

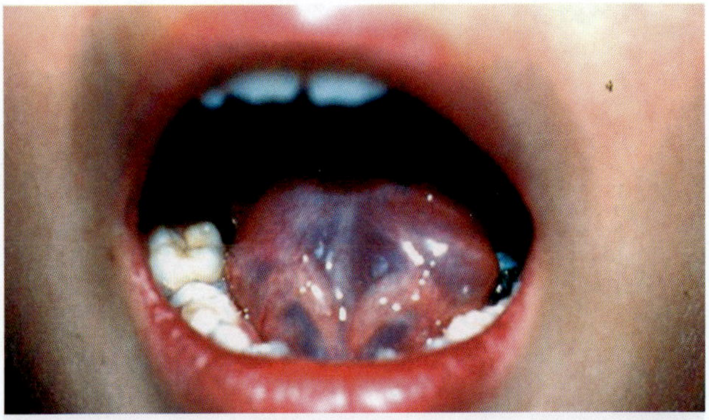

■ **Figura 141.38** Rânula recidivante a dois tratamentos cirúrgicos clássicos realizados sob anestesia geral.

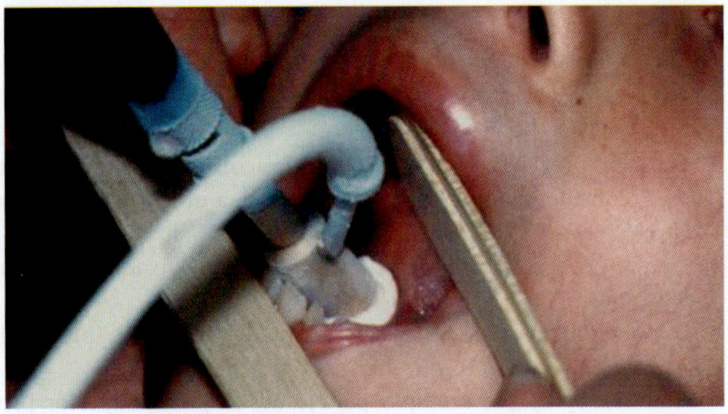

■ **Figura 141.39** Criocirurgia com sonda sob anestesia local. Observe como proteger os lábios e a língua.

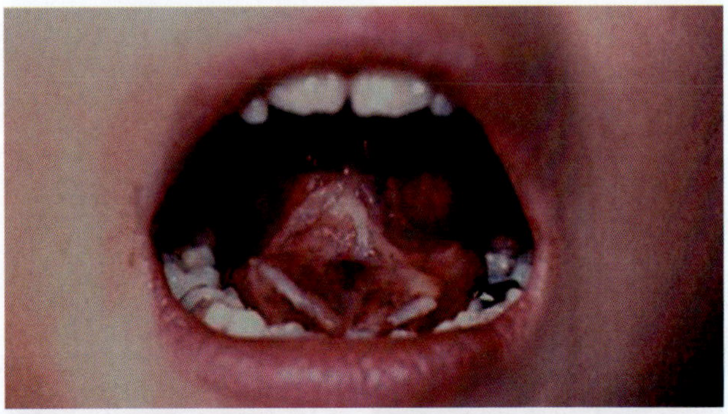

■ **Figura 141.40** Evolução pós-criocirurgia na terceira semana. Não há dor.

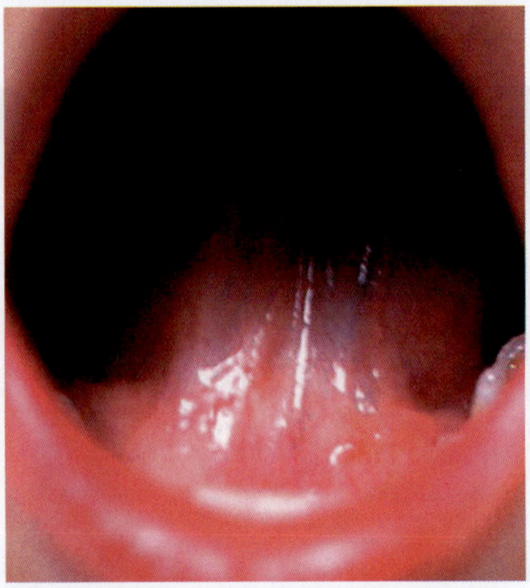

■ **Figura 141.41** Cura com um ciclo de criocirurgia.

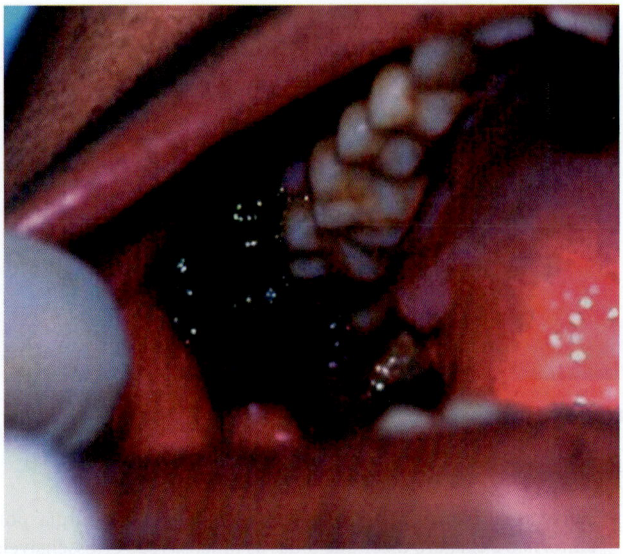

■ **Figura 141.42** Granuloma teleangiectásico.

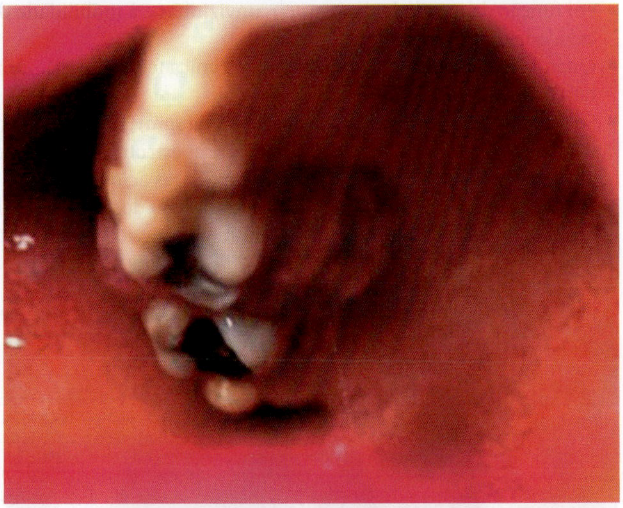

■ **Figura 141.43** Cicatrização após três tratamentos com sonda.

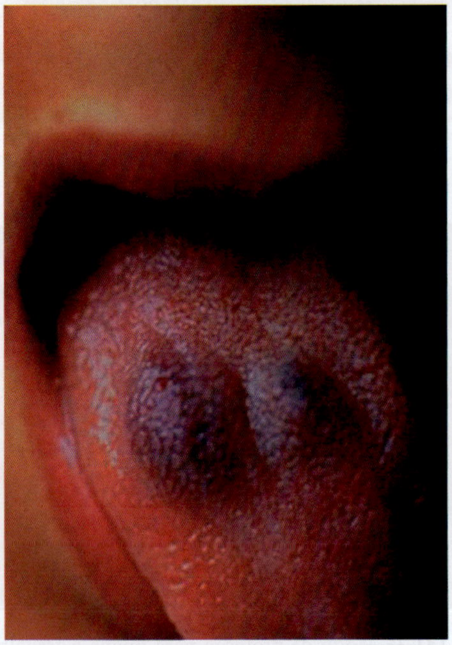

■ **Figura 141.44** Malformação vascular venosa.

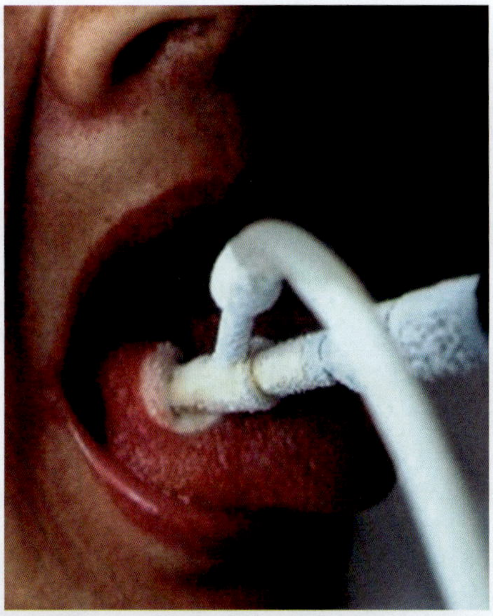

■ **Figura 141.45** Criocirurgia sólida com sonda.

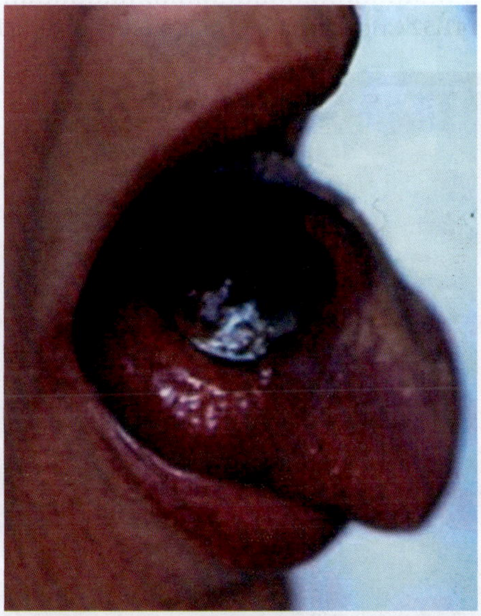

■ **Figura 141.46** Necrose pós-criocirurgia indolor.

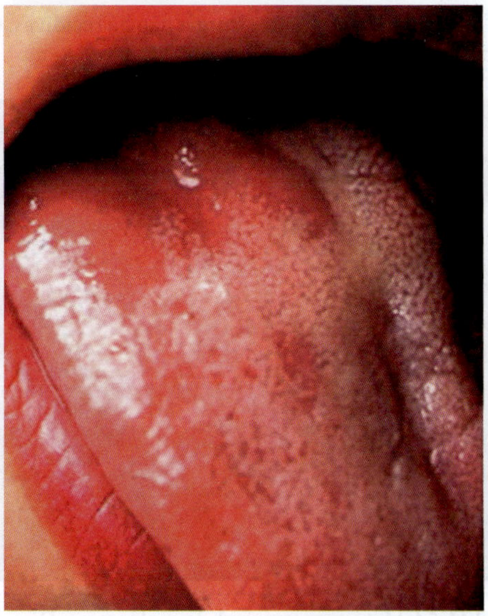

■ **Figura 141.47** Cura após um único tratamento.

Criocirurgia estética

São muitas as lesões benignas nas quais podemos conseguir efeitos estéticos por meio do uso de nitrogênio líquido com rapidez e segurança.

As manchas senis no dorso das mãos e antebraços são tratadas com *spray* superficial sem necessidade de anestesia e podendo cobrir todas as lesões em uma única sessão. O paciente deve voltar em 3 semanas por uma aplicação, se necessário.

A melanose dos lábios e gengivas responde rapidamente a criocirurgia com *spray* (Figuras 141.48 a 141.50).

Os siringomas e tricoepiteliomas são patologias benignas frequentes que se beneficiam da técnica fechada. É necessário usar sonda do tamanho da lesão e fazer muitas sessões de congelamento superficial pois é preciso tratá-las individualmente.

Alopecia areata responde à criocirurgia com ciclo duplo de *spray* superficial até atingir o clareamento. As sessões são repetidas depois de 3 semanas. No trabalho do Dr. E.A. Mullins, os resultados da criocirurgia em 150 pacientes com alopecia areata foram os seguintes: 58% de respostas excelentes, 17% moderadas. Somadas as respostas excelentes e moderadas, obteve-se 75% de resultados positivos.

Por que o nitrogênio líquido funciona? Por seu efeito imunomodulador, possivelmente pela resposta vascular ao congelamento, pela vasodilatação e o efeito flexível de vasodilatação reflexa.[24]

As considerações anteriores para a alopecia areata também podem ser válidas para o manejo de vitiligo com nitrogênio líquido em *spray* superficial como terapia adjuvante.

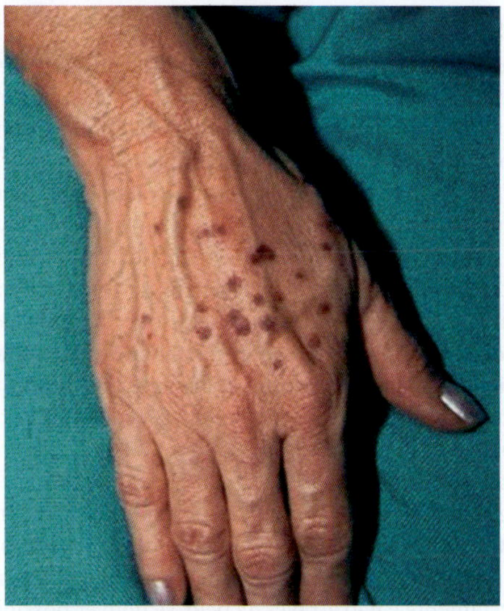

■ **Figura 141.48** Sardas senis.

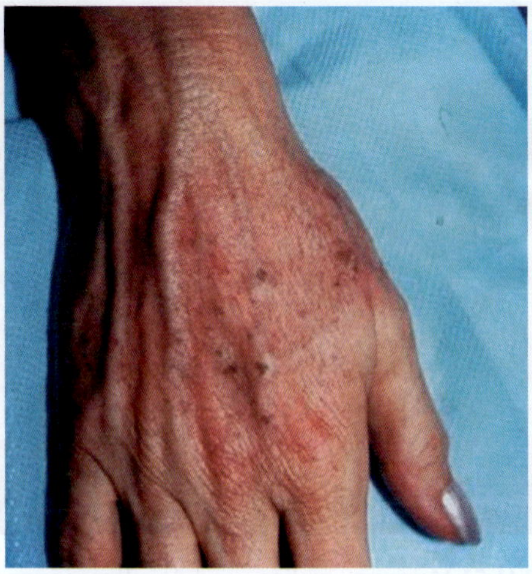

■ **Figura 141.49** Crio com *spray* superficial em cada lesão.

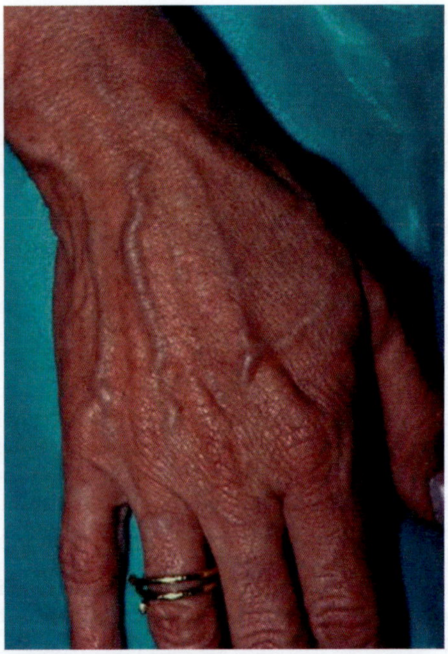

■ **Figura 141.50** Controle saudável em duas sessões.

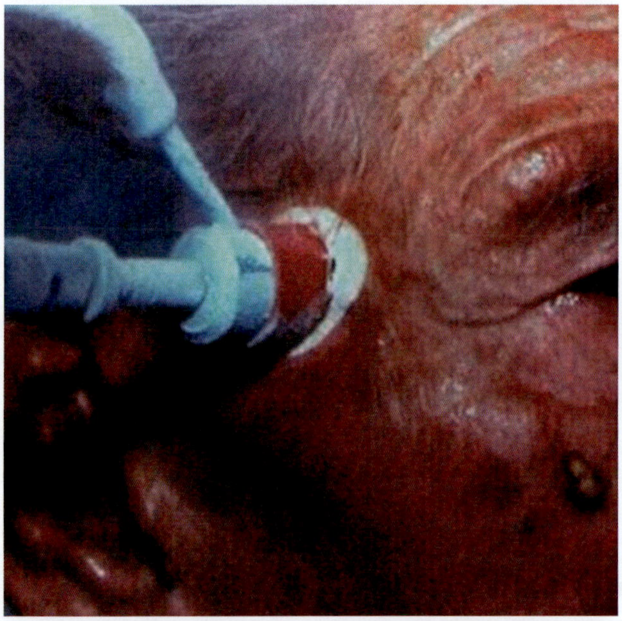

■ **Figura 141.52** Criocirurgia com cone sólido. Ciclo duplo.

■ NOVAS PERSPECTIVAS

Criocirurgia + imiquimode

A combinação de imiquimode e criocirurgia aumenta a resposta imune celular contra antígenos tumorais *in vitro*. O imiquimode melhora o sistema imune local em pacientes com melanoma maligno tratados com criocirurgia.[25] Um estudo duplo-cego comparativo entre a cirurgia convencional, criocirurgia e o tratamento do melanoma maligno conduzido por Breitbart mostrou um aumento favorável nas alterações imunológicas em pacientes tratados com a criocirurgia.[26] Geralmente, os pacientes que evitam a cirurgia convencional ou casos de metastáticos de melanoma são aqueles que tratamos com criocirurgia em decorrência da conotação mortal que esta entidade possui, mas a sensibilidade dos melanócitos ao frio e as boas respostas obtidas nos casos tratados deixam esta conferem a esta alternativa terapêutica uma perspectiva interessante. Quando se combina criocirurgia com imiquimode, os resultados são potencializados.

O congelamento de melanoma deve ser sólido, de preferência com cone, mantendo um halo de congelamento de 5 mm por pelo menos 4 minutos nos dois ciclos. Se houver metástases estas devem ser congelados diretamente e não através da pele, se houver possibilidades de abordá-las (Figuras 141.51 a 141.55).

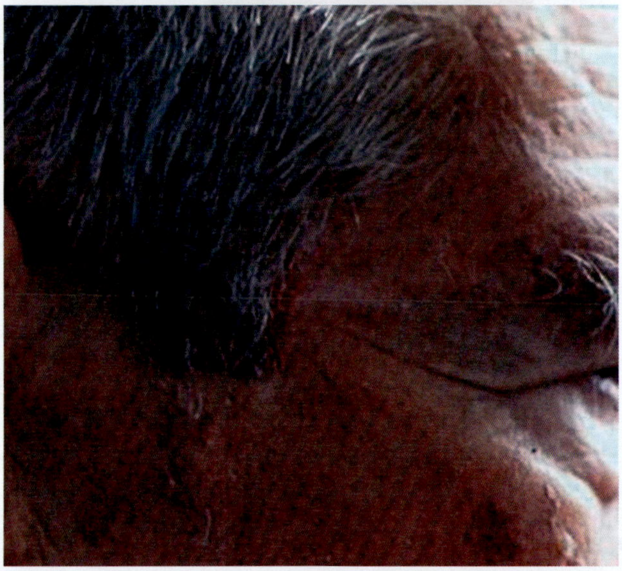

■ **Figura 141.53** Dois anos após cirurgia não há recidivas. O paciente falece em acidente.

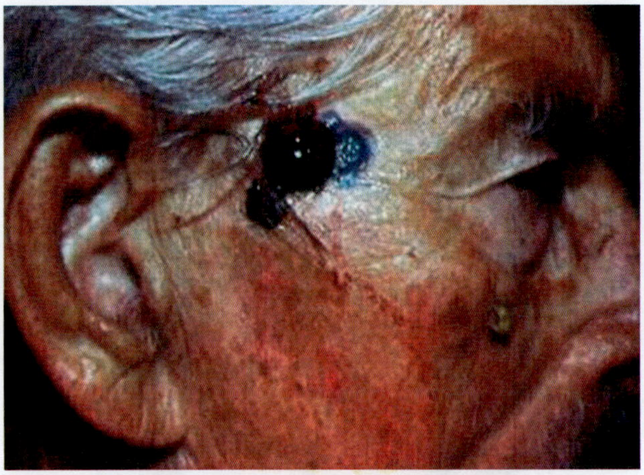

■ **Figura 141.51** Melanoma maligno nodular ulcerado com metástase cervical.

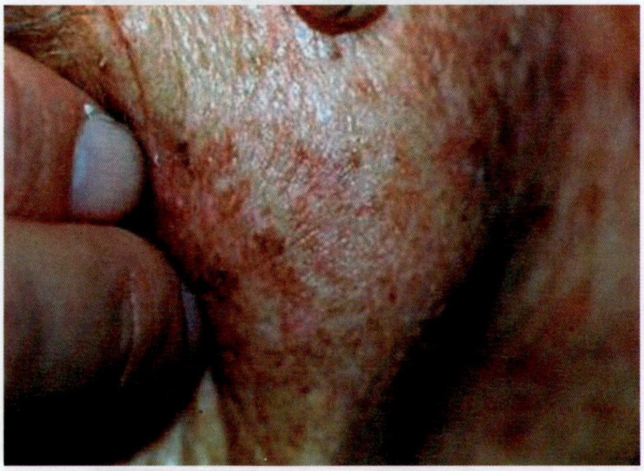

■ **Figura 141.54** Metástase cervical de melanoma. Disseca-se para realizar congelamento sólido.

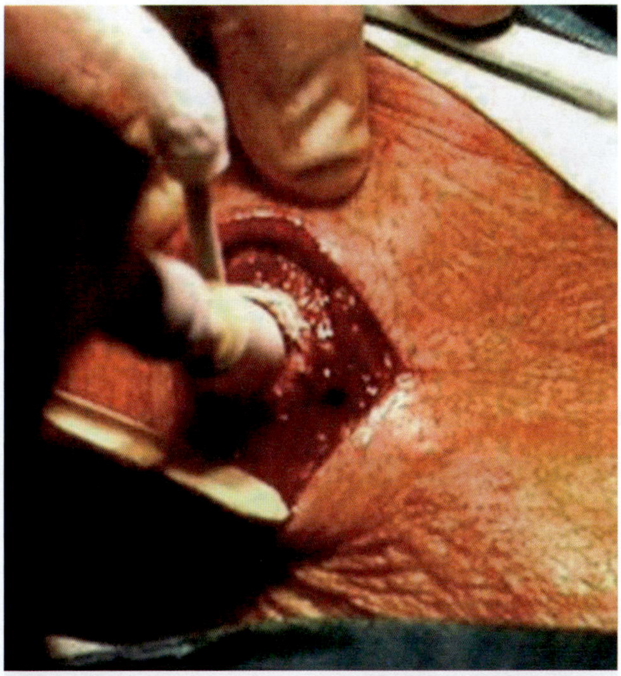

■ **Figura 141.55** Congelamento direto com cone. Ciclo duplo. Sutura-se a ferida após o congelamento.

Imiquimode também ajuda a eliminar e delimitar lesões malignas ou pré-malignas na pele e mucosas, e ajuda a fazer um congelamento adequado e acompanhamento posterior destas lesões. Um exemplo claro disso é mostrado no seguinte carcinoma de células escamosas curado com imiquimode mais criocirurgia pela Dra. Antela Seidel[27] (Figuras 141.56 a 141.59).

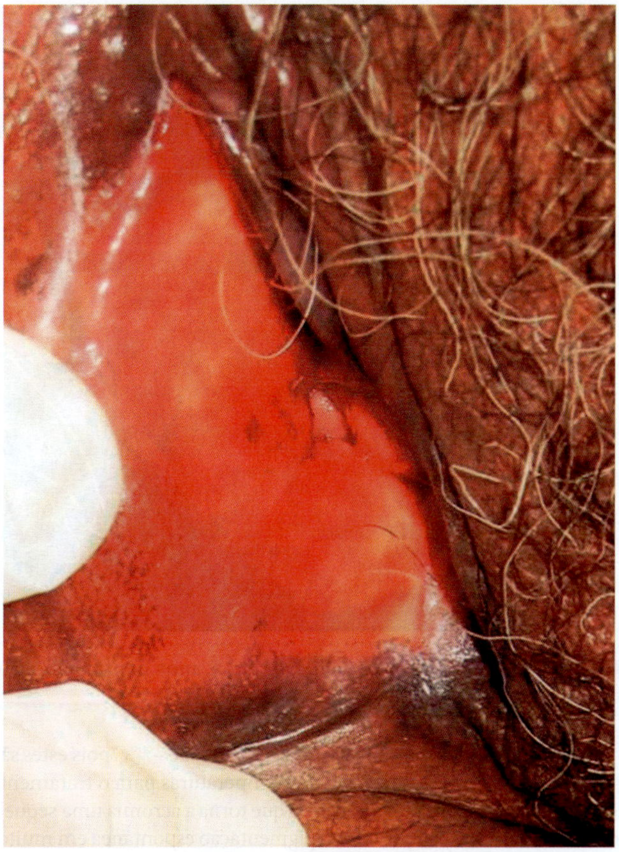

■ **Figura 141.57** Após 4 meses de imiquimode, duas áreas eritematosas são persistentes, em que a biópsia confirma persistência de câncer espinocelular.

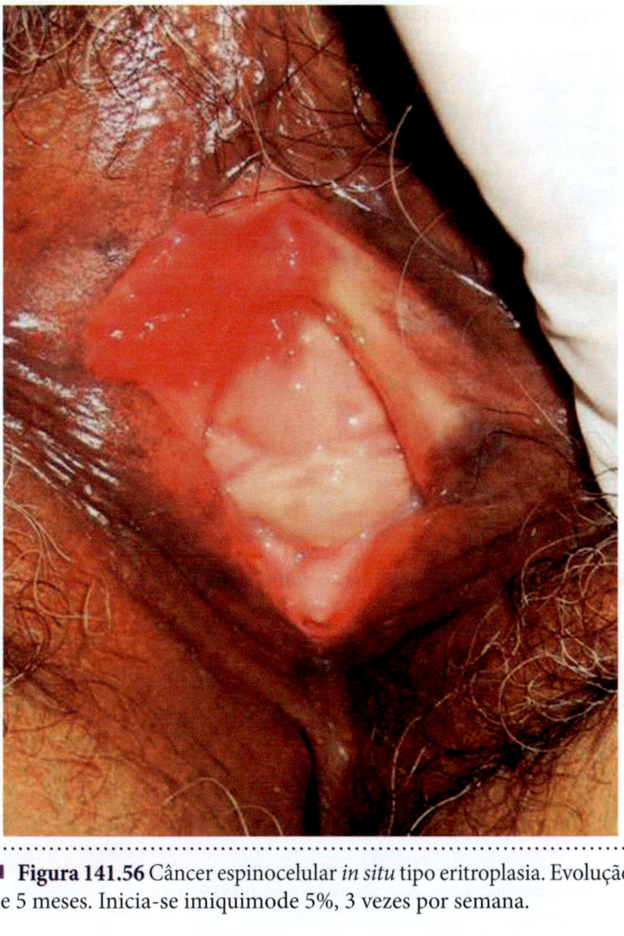

■ **Figura 141.56** Câncer espinocelular *in situ* tipo eritroplasia. Evolução de 5 meses. Inicia-se imiquimode 5%, 3 vezes por semana.

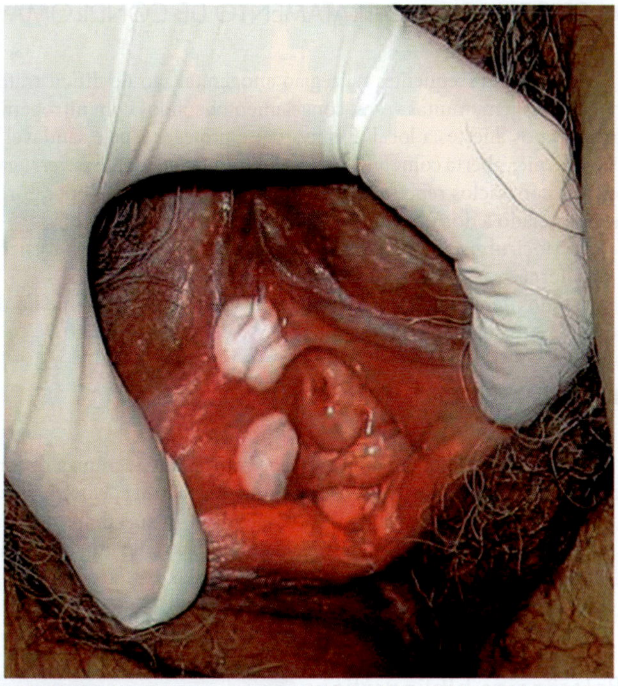

■ **Figura 141.58** Faz-se criocirurgia com *spray*, dois ciclos sólidos, na área demarcada pelo imiquimode.

Manejo da cicatriz acrômica pós-cirúrgica

Em 1992, o autor publicou o uso de mini enxertos em leucodermias pós-criocirurgia em três pacientes que se submeteram a congelamento sólido por apresentar carcinomas basocelulares.[28]

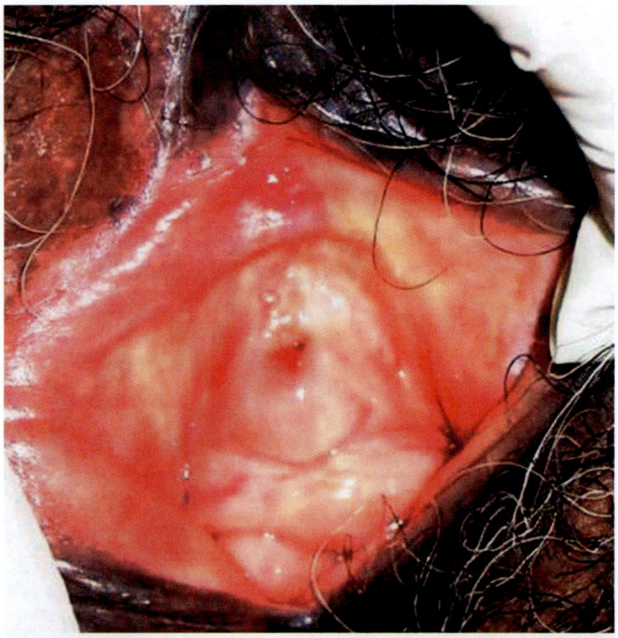

■ **Figura 141.59** Controle saudável em 5 anos confirmado por biópsia.

A destruição dos melanócitos ocorre entre -4 e -7 °C pois estes são muito lábeis ao frio e sabemos que as temperaturas para o tratamento de lesões malignas chegam a -50 °C, o que torna a acromia uma sequela comum. No entanto, observa-se repigmentação espontânea em muitos pacientes. Nos casos em que a leucodermia é permanente, pode-se corrigir por meio da aplicação de mini enxertos epidérmicos de 1 mm, como nos casos de vitiligo estável.

■ CRIOTERAPIA NO TRATAMENTO DE CONDILOMA ACUMINADO

Estas lesões frequentes na região anogenital são de difícil tratamento e exigem, muitas vezes, congelamentos sólidos com nitrogênio líquido após anestesia local. É importante proteger a pele saudável e usar a técnica aberta com *spray*, congelando completamente as verrugas genitais com ciclos repetidos a cada duas semanas. O pós-operatório está associado a dor imediata, irritação e edema temporário.[29]

A criocirurgia combinada com imiquimode e podofilina fornece uma alternativa efetiva no tratamento dessa patologia difícil.

Estudos demonstraram que a aplicação isolada de nitrogênio líquido não é suficiente para destruir os HPV.[30]

■ TRATAMENTO DE PRURIGO NODULAR POR ESCABIOSE

A escabiose nodular é uma entidade pruriginosa e crônica decorrente de uma reação de hipersensibilidade desencadeada pelo *Sarcoptex scabies*. Há relatos na literatura de tratamentos bem-sucedidos usando a técnica aberta de *spray* com nitrogênio líquido usando uma ponta de 1 mm por 10 segundos em cada nódulo[31] (Figuras 141.60 a 141.62).

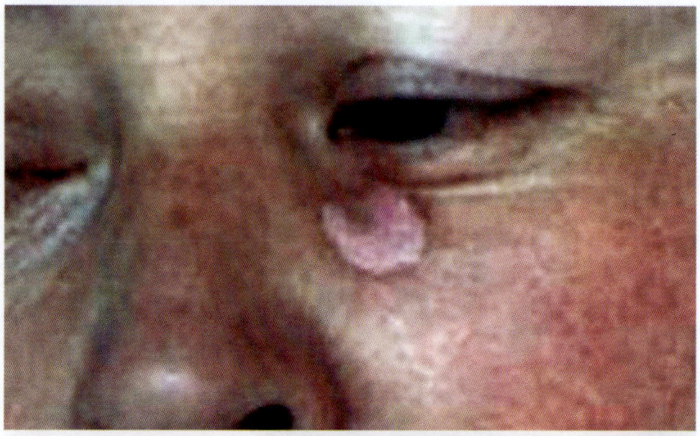

■ **Figura 141.60** Acromia pós-criocirurgia de câncer basocelular.

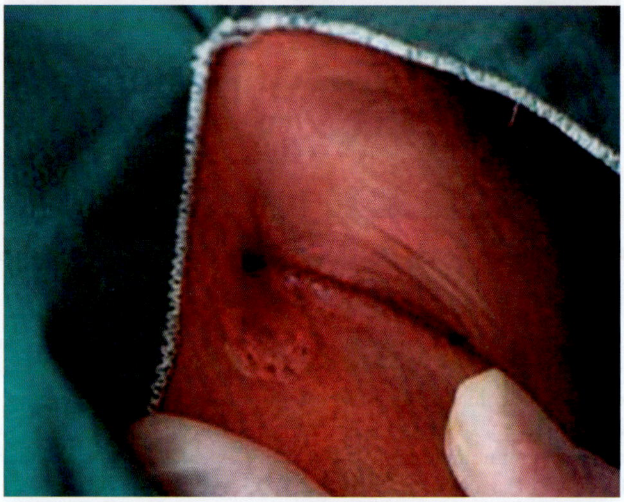

■ **Figura 141.61** Semeadura de minienxertos.

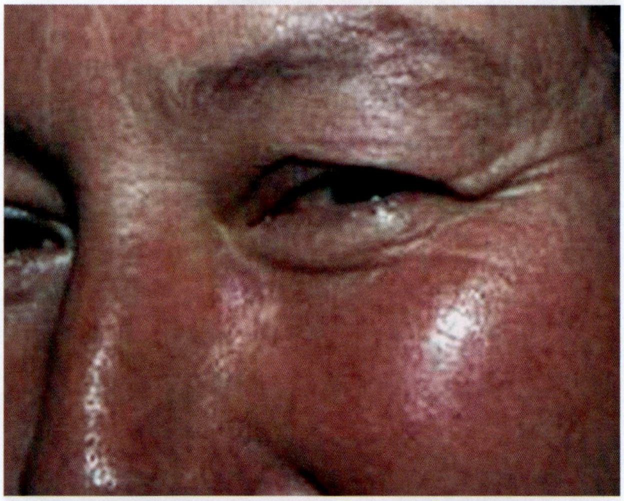

■ **Figura 141.62** Repigmentação completa.

Referências bibliográficas

1. Mazur P. La aplicación de los principios criobológicos para aumentar al máximo el efecto de muerte celular con criocirugía. In: Lubritz RR, Castro-Ron G, editors. Manual de Criocirugía Dermatológica. Nueva Orleáns; 1979. p. 1-6.
2. Arnott J. Treatment of Cancer by Congellation and an improved mode of pressure. London: Churchill; 1855. p. 38. Apud Whittaker DK. History of Cryosurgery. In: Bradley PF. Cryosurgery of the Maxillofacial Region. Boca Raton: CRC Press; 1986. v. I, p. 2.
3. Thulliez M, Geerts M, Zouboulis Ch.C. History of Cryosurgery. Dermatol Monatsschr 1993;179:234-236. Apud Zouboulis Ch.C. Principles of Cutaneous Cryosurgery: An update. Dermatology 1999;198:2; Health & Medical Complete p. 111.
4. Graham G. Simposio sobre criocirugía. Introducción. In: XIX Congreso Mundial de Dermatología, Sydney, Australia. Perlas Frías 1998 Dec;4:5.

5. Torre D. Genealogía de los equipos crioquirurgicos usando nitrógeno líquido. In: Lubritz RR, Castro-Ron G, editors. Manual de Criocirugía Dermatológica. Nueva Orleáns; 1979. p. 10-11.
6. Gage AA. Criocirugía en tumores. Últimos avances. Perlas Frías 1998;4:25-31.
7. Onikg, Cobb Cohen J. US characteristic of Frozen prostate. Radiology 1988;168:629-631. Apud Gage AA. p. 31.
8. Tarjeta de emergencia para el transporte de materiales. [Sitio en Internet]. Disponível em: www.aga.com.co.
9. Gazzaniga S, Bravo A, Goldszmid SR, Maschi F, Martinelli J, Mordoh JA et al. Inammatory changes alter cryosurgery – induced necrosis human melanoma xenografted in nude mice. J Invest Dermatol 2001;116:664-671.
10. Colin JG. The biophysical responses of tissues to extreme temperature changes. In: Bradley PF. Cryosurgery of the Maxillofacial Region. Boca Raton: CRC Press; 1986. v. I, p. 17-32.
11. Weshahy AH. Intralesional Cryosurgery: A new Technique using cryoneedles. J Dermatol Surg Oncol 1993;19:123-126.
12. Zouboulis Ch.C. Principles of Cutaneous Cryosurgery: An Update. Dermatology 1999;198:2; Health & Medical Complete, p. 116-117.
13. Zanini M. Criocirugía sob anesthesia tumescente no manejo de carcinomas em área de risco do nervo facial. Med Cutan Iber Lat Am 2006;34(6):309-311.
14. Torre D, Lubritz R, Gram G, Castro-Ron G. Tratamiento de Criocirugia en Carcinomas Basocelulares. In: Lubritz RR, Castro-Ron G, editors. Manual de Criocirugía Dermatologica. New Orleáns; 1979. p 15-27.
15. Guidelines of care for cryosurgery. American Academy of Dermatology Committee on Guidelines of care. J Am Acad Dermatol. 1994 Oct;31(4):648-53. No abstract available. PMID:8089292 (PubMed – inedexed for MEDLINE).
16. Seidel A. Criocirugía en dermatosis inflamatorias. Asoc Col Derm Cir Dermat 2001;9(2):527-533.
17. Barnard D. Cryosurgery of nerve. In: Bradley PF. Cryosurgery of the Maxillofacial Region. Boca Raton: CRC Press; 1986. v. 2, p. 93-106.
18. Aluma M, Gómez L. Criocirugía. Asoc Col Derm Cir Dermat 2005;13(3):175-186.
19. Castro-Ron G. Cryosurgery of the Hemagiomas and Birth defects. In: Zacaryan S. Cryosurgery for the Skin cancer and Cutaneos disorders. St. Louis: CV Mosby Company; 1985. p. 77-90.
20. Castro-Ron G. Criocirugía de Tumores vasculares benignos. In: Lubritz RR, Castro-Ron G, editors. Manual de Criocirugía Dermatológica. New Orleáns; 1979. p 50-53.
21. Zacarian S. Criocirugía para carcinomas de los parpados. p. 29.
22. Biro L. Carcinoma Basocelular de los parpados. Perlas Frías 1998;4:9-10.
23. Nordin P, Stensuist B. Five-year results of curettage – cryosurgery for 100 consecutive. The Journal of Laryngology and Otology. Londres 2002 [articulo en internet]; 116(11):893-899. Disponível em: http://proquest.umi.com/pqdweb?did=243980071&sid=1&Fmt=4&clien.
24. Mullins A. Alopecia Areata. Perlas Frías 1998;4:10-11.
25. Redondo P, Del Olmo J, Lopez-Diaz A, Inores S et al. Imiquimod enhances the systemic immunity attained by local cryosurgery destrucción of melanoma lesions. J Invest Dermatol. (Londres) 2007;127(7):1673-1681.
26. Breitbart EW. Cryosurgery in the treatment of cutaneous malignant melonoma. Clin Dermatol Adv Cryosurg 1990;8:96-100. Apud Graham F. Advances in Cryosurgery During the Past Decade. Cutis 1993;2:365-372.
27. Seidel A. Criocirugía e Imiquimod. In: Gonzalez CH. Criocirugía en piel y mucosas. Enprensa; 2008.
28. Gonzalez CH, Carvajal J, Moreno L. Mini-injertos en Leucodermias post criocirugía. Asoc Col Derm Cir Dermat. 1992;2(1):14-16.
29. Bertolotti A, Dupin N, Bouscarat F, Milpied B, Derancourt C. Cryotherapy to treat anogenital warts in nonimmunocompromised adults: Systematic review and meta-analysis. J Am Acad Dermatol 2017 Jun;77(3):518-526.
30. Zhu W-Y, Blauvelt A, Goldstein BA, Craig L, Penneys NS. Detection with the polymerase chain reaction of human papillomavirus DNA in condylomata acuminata treated in vitro with liquid nitrogen, trichloroacetic acid, and podophyllin. J Am Acad Dermatol 1992 May;26(5):710-714.
31. Zawar V, Pawar M. Liquid nitrogen cryotherapy in the treatment of chronic, unresponsive nodular scabies. J Am Acad Dermatol 2017 Aug;77(2):e43-e44.

142 capítulo

Laura Bertanha • Kiril Endo Kasai • Fernanda Bertanha • Nilton Gioia Di Chiacchio

Técnicas em Cirurgia Dermatológica Básica

■ INTRODUÇÃO

Um planejamento cirúrgico efetivo se inicia no período pré-operatório, com uma anamnese detalhada associada ao exame físico, identificando alterações e hábitos que possam interferir no processo de cicatrização.[1-3]

Com relação ao procedimento cirúrgico em si, a utilização de uma técnica cirúrgica correta promove a assepsia e o respeito pelas linhas de força e ideais cosméticos. A incisão cuidadosamente executada e o manuseio delicado dos tecidos, evitando o pinçamento dos bordos e o uso excessivo de eletrocautério, são fundamentos essenciais.

Preconiza-se também uma boa hemostasia, para minimizar hematomas e seromas, a realização de suturas subcutâneas a fim de diminuir espaços mortos e a aproximação natural dos bordos no nível dérmico. As bordas das feridas devem ficar evertidas e sem demasiada tensão, evitando isquemia, necrose e infecção da cicatriz.[4-6]

Por fim, o período de permanência das suturas e o manejo da cicatriz no pós-operatório também demandam atenção especial.[2,7]

Embora a técnica meticulosa não possa garantir um resultado cosmético perfeito, um reparo bem planejado e executado reduz o risco de cicatrizes inestéticas.

■ PLANEJAMENTO DA INCISÃO

O planejamento da incisão cirúrgica é importante para o resultado estético e para manter a estrutura e função do tecido. Ele deve ser feito antes da infiltração anestésica para que não haja distorção das estruturas. No caso da exérese de cistos e lipomas, por exemplo, o anestésico atrapalhará a visualização da extensão da lesão.

O desenho da linha de incisão dependerá de diversos parâmetros: tamanho e orientação da lesão; unidades funcional e cosmética; regiões periorificiais; respeito ao trajeto de drenagem linfática ou das linhas de relaxamento da tensão da pele.[4]

A orientação do eixo longo do fuso geralmente é determinada pela configuração da própria lesão. Entretanto, em lesões circulares ou ovais, devem-se levar outras prioridades em consideração.

As unidades funcionais e cosméticas da face têm características comuns em termos de textura, mobilidade e cor da pele. Na medida do possível, deve-se tentar manter o defeito circunscrito a uma unidade ou escondê-lo ao longo dos limites das unidades estéticas da face[8] (Figuras 142.1 e 142.2).

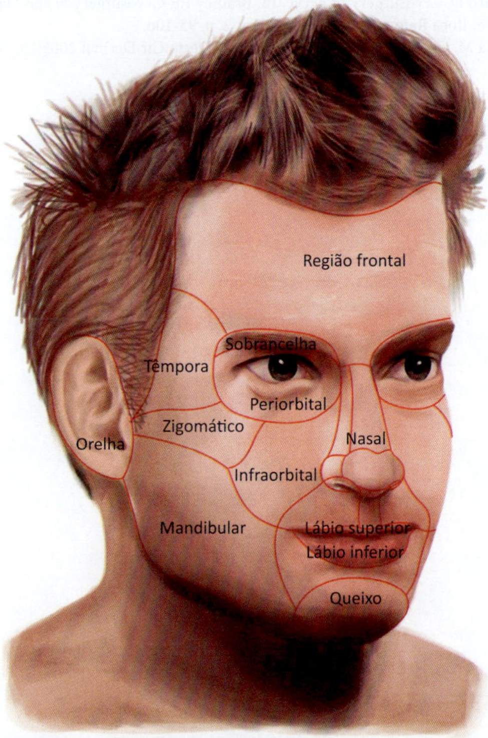

■ **Figura 142.1** Unidades cosméticas da face.
Fonte: Desenvolvida pela autoria do capítulo.

As feridas operatórias próximas a regiões periorificiais como asas nasais, pálpebras e lábios podem gerar distorções importantes, mesmo se pequenas, já que a contração da cicatriz pode ocorrer mesmo que tardiamente. Uma moderada tração sobre a pálpebra inferior pode resultar em ectrópio, a retração da asa nasal e do lábio podem causar assimetrias inestéticas importantes. Para evitar essas complicações, deve-se planejar a incisão cirúrgica perpendicular ou oblíqua a essas regiões (Figuras 142.3 e 142.4).

Em situações de suspeita de lesões malignas, principalmente naquelas com risco de metástases linfáticas, deve-se respeitar o eixo da drenagem linfática para a programação da incisão. Nos membros, muitas vezes, esse eixo é contrário às linhas de tensão da pele.

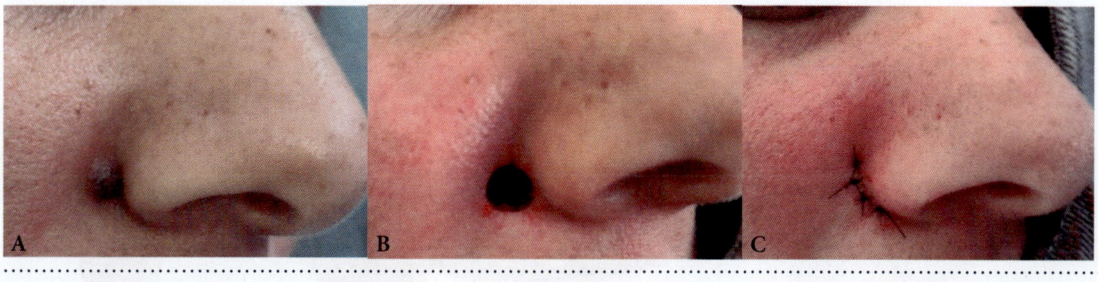

■ **Figura 142.2 (A)** Nevo melanocítico intradérmico no sulco nasogeniano. **(B)** Defeito pós-operatório da exérese do nevo. **(C)** Sutura mantendo a cicatriz no limite das unidades estéticas.

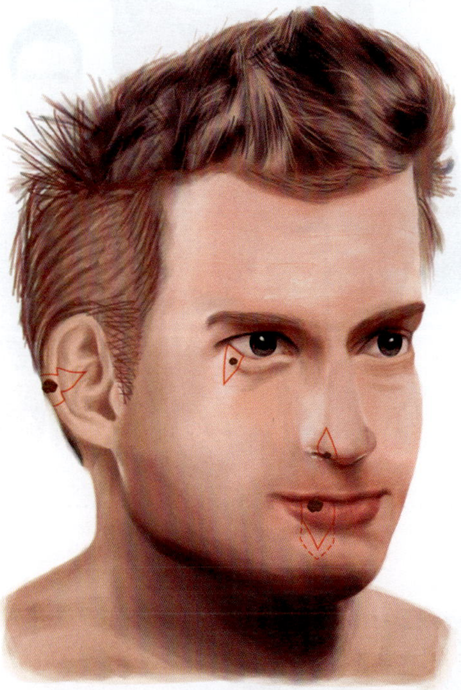

■ **Figura 142.3** Desenho dos fusos perpendiculares nas áreas periorificiais.
Fonte: Desenvolvida pela autoria do capítulo.

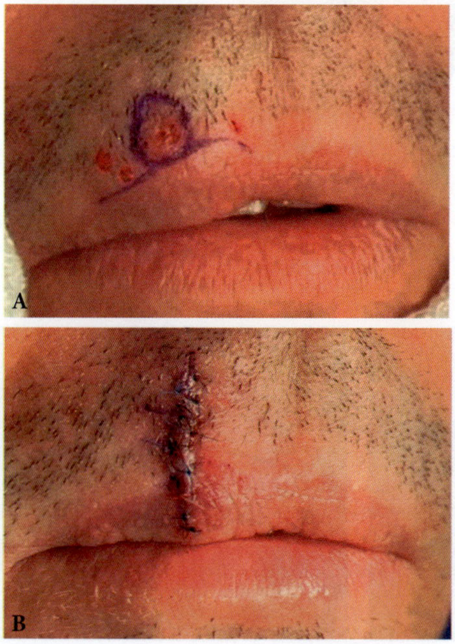

■ **Figura 142.4 (A)** Demarcação de biópsia excisional perpendicular ao lábio. **(B)** Pós-operatório imediato, sem distorção do lábio.

O conhecimento das linhas de relaxamento da tensão da pele permite planejar as incisões de forma a proporcionar maior estabilidade ao processo de cicatrização, com melhores resultados estéticos e funcionais.

Em 1861, o anatomista Karl Langer aplicou a pesquisa de Dupuytren para desenvolver um mapa de corpo inteiro de linhas elípticas organizadas a partir de semelhanças observadas na distorção tecidual de defeitos redondos em cadáveres. Langer concluiu que as cicatrizes resultantes de feridas induzidas eram moldadas por sua orientação regional do colágeno.[9,10]

Em 1951, Kraissl observou que as linhas traçadas por Langer em cadáveres não eram aplicáveis nas incisões *in vivo*. Em vez disso, as linhas para incisões eletivas são mais corretamente posicionadas perpendiculares à ação dos músculos abaixo delas. A ação muscular resulta em rugas que descrevem essas linhas[11,12] (Figura 142.5).

Posteriormente, Borges descreveu as linhas de relaxamento da pele, produzidas quando a pele está relaxada pela mobilização articular, contração muscular, ou pinçamento, sendo este último o mais confiável. Os sulcos formados por beliscões entre o polegar e dedo indicador que formarem mais rugas, indicarão a melhor posição para a incisão[13] (Figuras 142.6 e 142.7).

Atualmente, as incisões para cirurgias eletivas são planejadas pelas linhas de relaxamento de Kraissl e Borges.

■ EXCISÃO FUSIFORME CLÁSSICA

A excisão fusiforme clássica tem a proporção do comprimento *versus* a largura na razão de 3:1 e produz um ângulo de 30 graus ou mais em ambas as extremidades (Figura 142.8). Esse tipo de incisão visa evitar a formação de redundâncias de pele, as chamadas "orelhas de cachorro".[14]

Para a execução do fuso, o cirurgião estica a pele do paciente com o indicador e o polegar da mão não dominante, enquanto faz a incisão com a outra mão, na região demarcada. Utiliza a lâmina de bisturi 15, inicialmente na posição vertical, depois deitada e finalizando novamente na posição vertical, num ângulo de 90 graus com a pele. Esse ângulo é fundamental para não haver perda da margem ou irregularidade nas bordas da ferida.

O bisturi deve ser empunhado como se pega uma caneta ou pincel, com o indicador sobre ele, guiando-o. Aprofunda-se o corte, em geral, até o tecido subcutâneo. Se várias incisões consecutivas forem necessárias para atingir o plano, elas devem ser feitas de forma contínua e sempre no mesmo local, margeando a borda externa da ferida, para evitar o biselamento das bordas.

■ VARIAÇÕES DE EXCISÃO FUSIFORME

Excisão curvada simples

Trata-se de uma meia elipse, com um lado curvo e outro reto. O fechamento deve ser feito usando a regra das metades (Figura 142.9). Inicia-se com um ponto simples central e, depois, outro ponto simples em cada metade. Faz-se isso sucessivamente até que toda a extensão da ferida esteja fechada. O resultado final será uma linha curva em direção ao lado mais curto[4] (Figura 142.10).

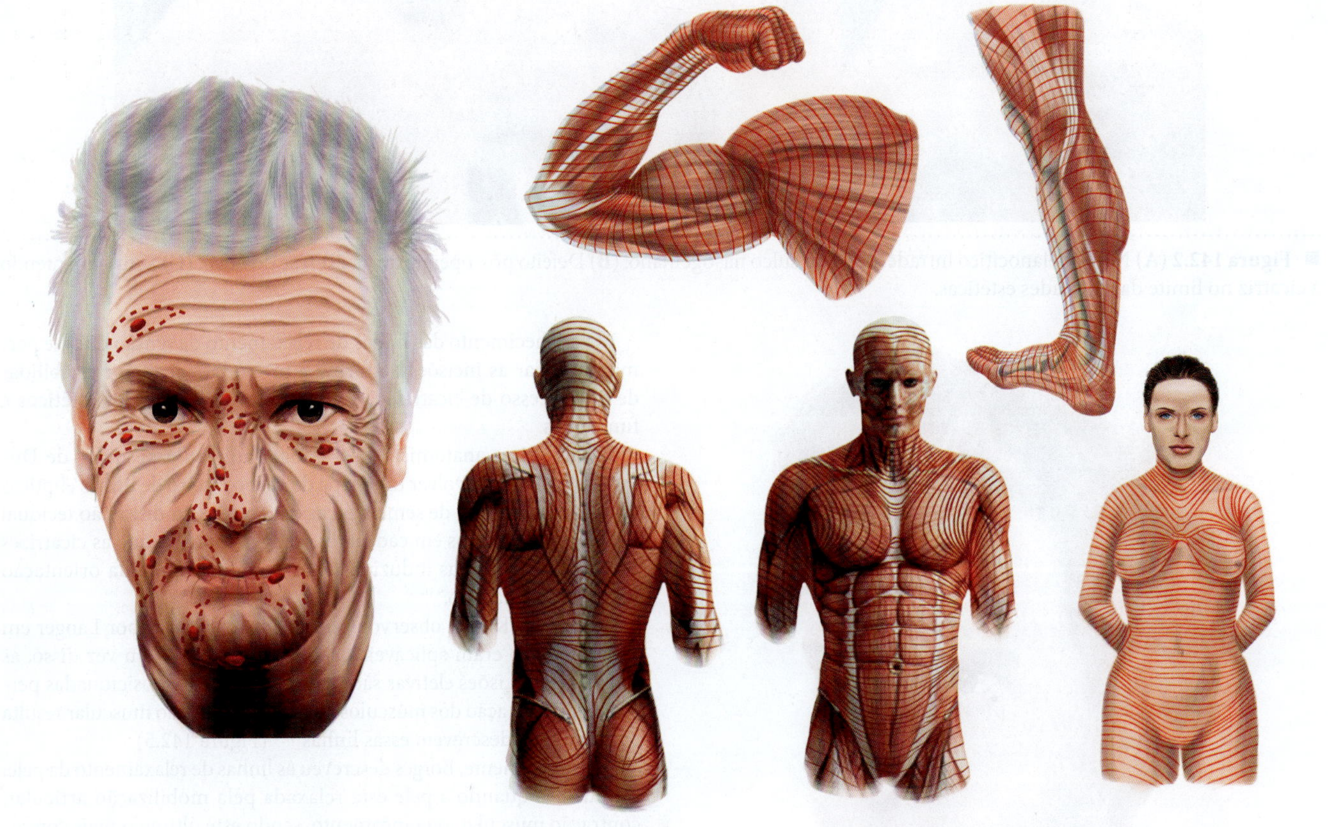

■ **Figura 142.5** Linhas de Kraissl originais.
Fonte: Desenvolvida pela autoria do capítulo.

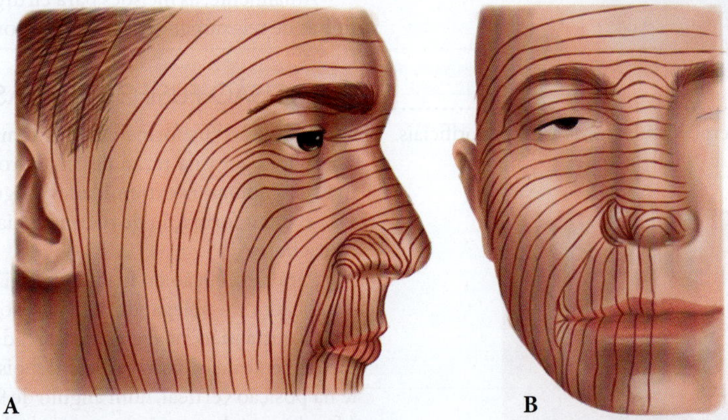

■ **Figura 142.6** Linhas de relaxamento da pele na face sugeridas por Borges.
Fonte: Desenvolvida pela autoria do capítulo.

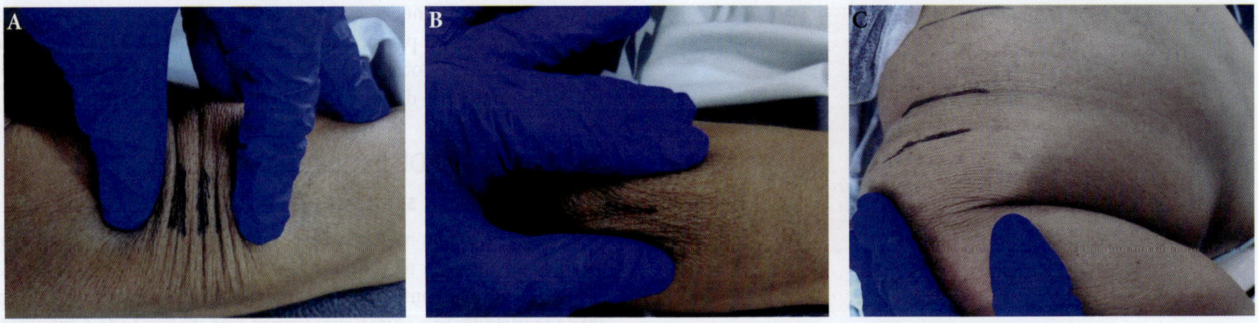

■ **Figura 142.7** **(A)** Pinçamento da pele do antebraço seguindo as linhas de relaxamento da pele, com maior formação de rugas. **(B)** Pinçamento com menor formação de rugas, indicando maior tensão. **(C)** Marcação das linhas de incisão com a pele relaxada pela mobilização da articulação do ombro.

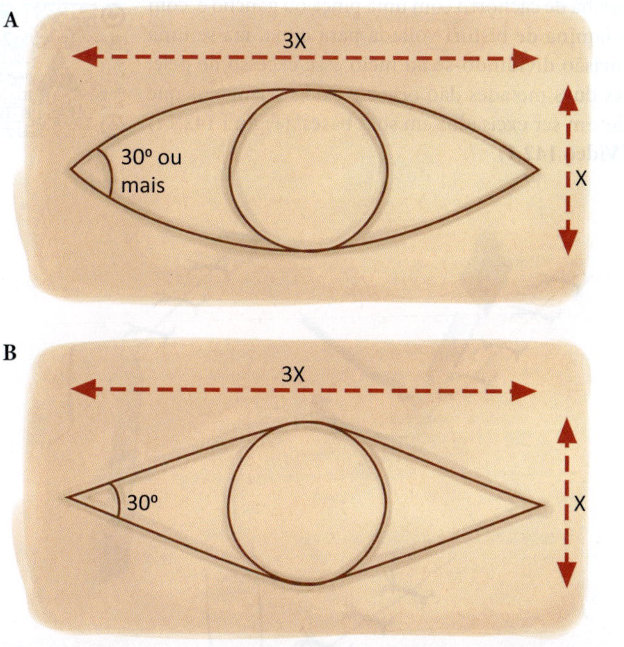

■ **Figura 142.8** Excisão fusiforme clássica (**A**) e romboidal (**B**).
Fonte: Desenvolvida pela autoria do capítulo.

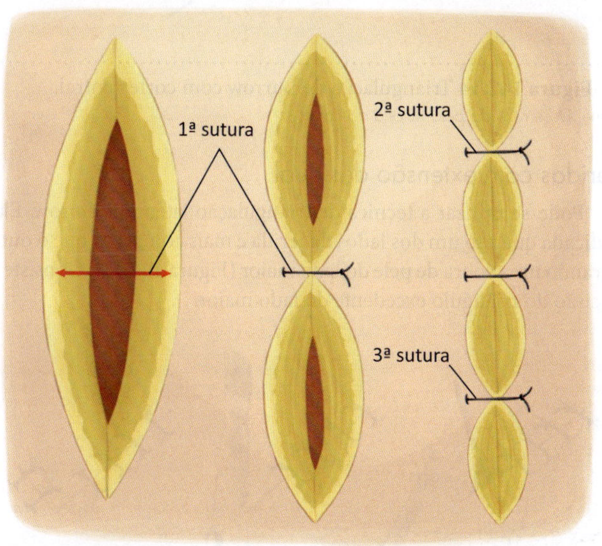

■ **Figura 142.9** Sequência esquemática da regra das metades.
Fonte: Desenvolvida pela autoria do capítulo.

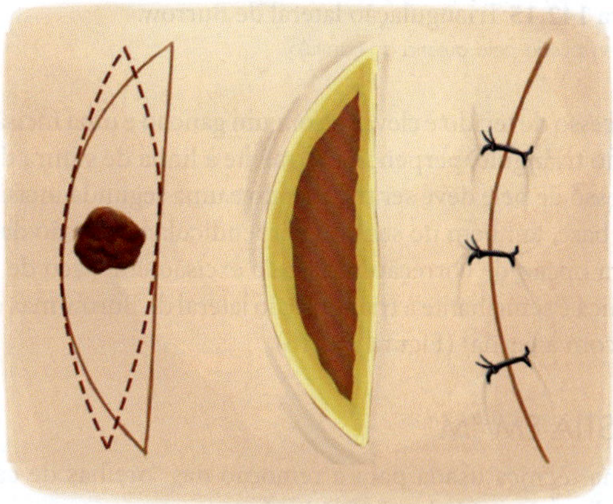

■ **Figura 142.10** Excisão curvada simples.
Fonte: Desenvolvida pela autoria do capítulo.

Excisão curvada dupla ou excisão em "S"

Esta variante minimiza a depressão que se forma quando da contração da ferida em superfícies convexas, como extremidades, região malar, queixo e fronte. A sutura pode ser feita pela regra das metades.

Pode-se ter o formato de "S" mesmo quando numa excisão fusiforme padrão. Basta fazer um ponto central oblíquo e subsequente fechamento da ferida. Entretanto, alguns autores defendem que o melhor resultado cosmético acontesse quando o planejamento, e portanto a incisão na pele já tenham o formato em "S"[15] (Figuras 142.11 e 142.12).

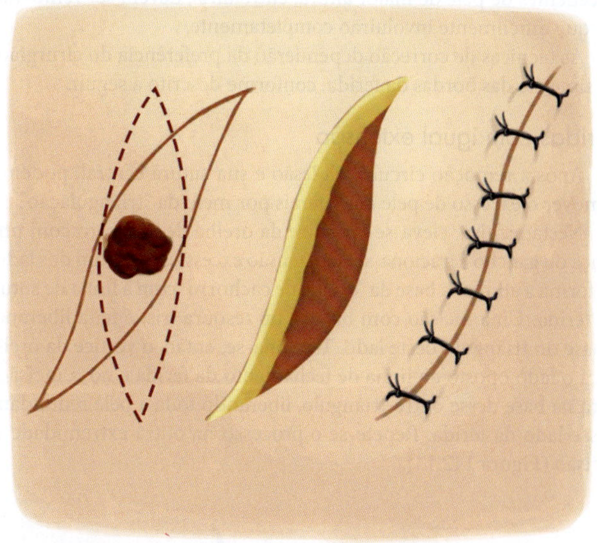

■ **Figura 142.11** Excisão curvada em "S".
Fonte: Desenvolvida pela autoria do capítulo.

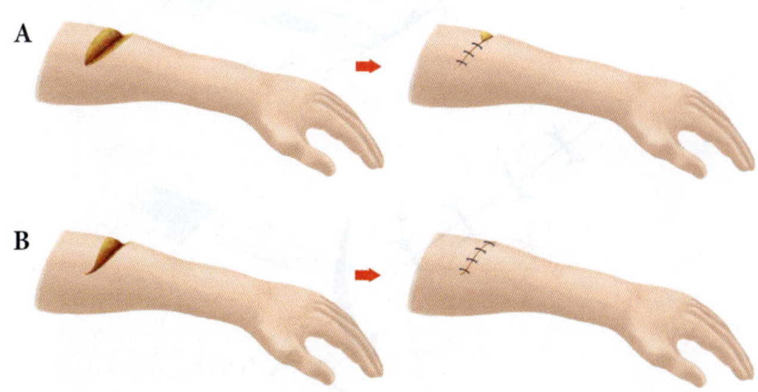

■ **Figura 142.12** Comparação entre excisão fusiforme clássica (**A**) e excisão em "S" em superfície convexa (**B**).
Fonte: Desenvolvida pela autoria do capítulo.

■ FUSO ROMBOIDAL OU TANGENCIAL AO CÍRCULO

O fuso romboidal foi sugerido como alternativa ao fuso clássico. Nesta variante, o cirurgião não precisaria girar o bisturi para seguir a curva do fuso, pois a pele é incisada em linhas retas, com maior facilidade em se manter a angulação do bisturi em 90 graus entre a lâmina e a pele.

Essas linhas tocam a borda do defeito em um único ponto e segmentos triangulares espelhados se formam a partir do centro do defeito, em formato de diamante.[16]

A uniformidade dessas linhas em comparação com as curvas e o ângulo de 30º nas extremidades garante que as "orelhas de cachorro" em ambos os lados do defeito sejam uniformes em tamanho e que menos excesso de tecido normal seja removido. Porém, neste desenho de fuso, o centro do defeito pode ficar com maior tensão (Figura 142.8).

CORREÇÃO DAS "ORELHAS DE CACHORRO"

Quando a melhor orientação para a excisão de uma lesão não está clara, o melhor a fazer é uma excisão circular. No entanto, isso gera "orelhas de cachorro".

Vários métodos foram relatados para a remoção do excesso de pele. A maioria resulta em aumento da cicatriz e do tempo cirúrgico. Sabe-se que as "orelhas de cachorro" involuem com o tempo. Lee e colaboradores mostraram que pacientes femininas, jovens, com "orelhas de cachorro" de altura menor que 8 mm apresentam redução satisfatória, por vezes completa, numa média de 132 dias após a cirurgia.[17] Excedentes de pele de maior altura, entretanto, devem ser removidos porque dificilmente involuirão completamente.

As técnicas de correção dependerão da preferência do cirurgião e da simetria das bordas da ferida, conforme descrito a seguir.

Feridas com igual extensão

Após a remoção circular da lesão e sua sutura central, podemos remover o excesso de pele das laterais por meio da "triangulação".

Nesta técnica, eleva-se o vértice da orelha de cachorro com uma pinça ou gancho e traciona-se, sem tensão excessiva, para um dos lados, de forma a alinhar a base da "orelha de cachorro" com a linha de sutura da ferida. Uma incisão com bisturi, ou tesoura íris, é feita liberando a base do triângulo deste lado. Traciona-se, então, o vértice da orelha para o lado oposto da linha de fechamento da ferida e nova incisão é feita na base desse outro triângulo, liberando toda a pele redundante desse lado da ferida. Repete-se o processo na outra extremidade da incisão (Figura 142.13).

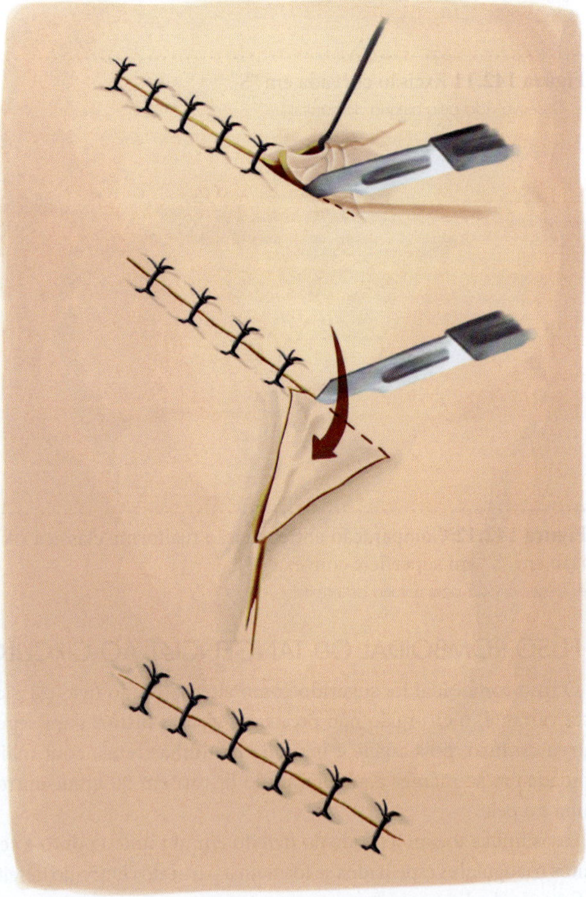

Figura 142.13 Triangulação de Burrow sem corte central.
Fonte: Desenvolvida pela autoria do capítulo.

Como alternativa, as "orelhas de cachorro" podem ser removidas em dois segmentos triangulares. Eleva-se também o vértice da orelha de cachorro com uma pinça ou gancho e, com a lâmina de bisturi voltada para cima, faz-se uma incisão dividindo-se ao meio esse excesso de pele. As duas metades dão origem a dois triângulos que devem ser excisados em suas bases[4] (Figura 142.14) (**Vídeo 142.1**).

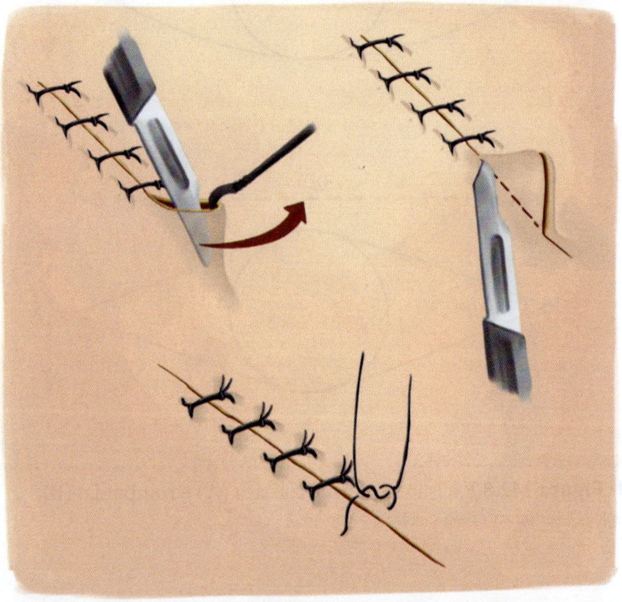

Figura 142.14 Triangulação de Burrow com corte central.
Fonte: Desenvolvida pela autoria do capítulo.

Feridas com extensão desigual

Pode-se utilizar a técnica de triangulação lateral de Burow. Ela é indicada quando um dos lados da ferida é mais comprido que o outro, gerando uma sobra de pele do lado maior (Figura 142.15). Consiste na excisão do triângulo excedente do lado maior.

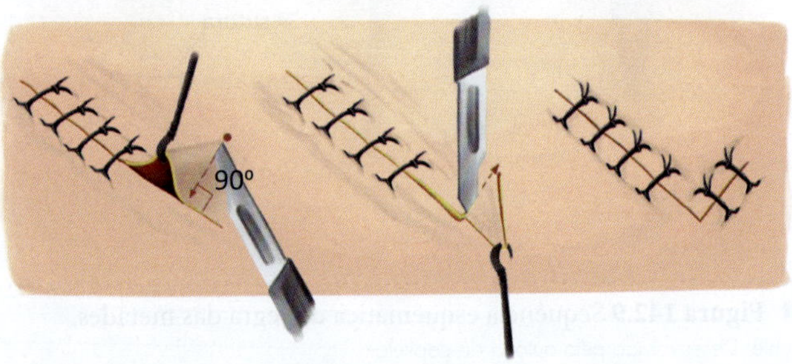

Figura 142.15 Triangulação lateral de Burrow.
Fonte: Desenvolvida pela autoria do capítulo.

O excesso de tecido é elevado com um gancho e uma incisão é feita na base do triângulo, perpendicularmente à linha de sutura da ferida. Esse excesso de pele deve ser tracionado e uma segunda incisão é feita na outra base, também no sentido perpendicular à incisão da ferida.

Outra opção de correção seria pela excisão em "taco de hóquei". Essa técnica é semelhante à triangulação lateral de Burow mas o ângulo é de 45º com a ferida[4] (Figura 142.16).

PLASTIA EM "M"

É uma técnica usada para a remoção das "orelhas de cachorro" em uma das extremidades da ferida cirúrgica, sem gerar aumento da extensão da mesma. Eventualmente, pode ser usada em ambas as extremidades da ferida.

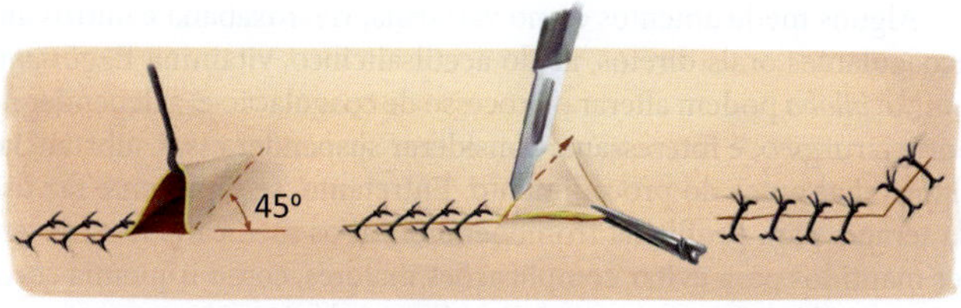

■ **Figura 142.16** Triangulação lateral em "taco de hóquei".
Fonte: Desenvolvida pela autoria do capítulo.

É utilizada, por exemplo, para evitar a transgressão de áreas anatômicas, cosméticas ou funcionais, além de poupar maior comprimento da ferida em áreas de superfície convexa ou que possam requerer ampliações posteriores.[18]

Pode ser planejada antecipadamente fazendo-se um desenho fusiforme e, dentro dele, outros dois fusos menores[19] (Figura 142.17).

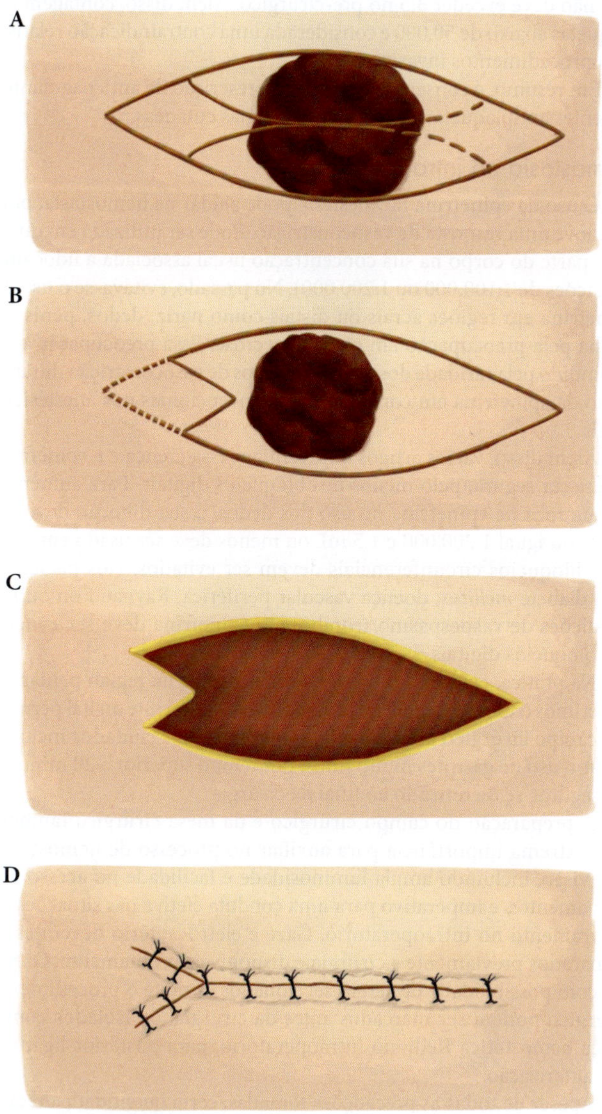

■ **Figura 142.17** "M" plastia. **(A)** Marcação com dois fusos no interior do fuso clássico. **(B)** Marcação. **(C)** Defeito. **(D)** Aspecto final em "Y" de "M" plastia unilateral.
Fonte: Desenvolvida pela autoria do capítulo.

Outra maneira é realizar a excisão circular da lesão e, depois, fazer essa plastia no momento da correção das "orelhas de cachorro". A técnica consiste em tracionar o excesso de pele de um dos lados da ferida e a base do triângulo é removida num ângulo de 45 graus com a linha de sutura. O excesso de pele é rebatido para o lado oposto da ferida e a outra base do triângulo também é cortada num ângulo de 45 graus em relação à linha de sutura. É semelhante à excisão em "taco de hóquei", porém de ambos os lados. O resultado, após a sutura, é em forma de "Y".

■ PREPARO DA FERIDA OPERATÓRIA PARA A SUTURA

Descolamento das bordas

A liberação das bordas da ferida cirúrgica do tecido subjacente favorece a eversão da linha de sutura, promove maior movimento do tecido com menor tensão e pode nivelar as bordas dos retalhos. Como resultado, possibilita melhor aproximação tecidual e distribuição de forças no momento da cicatrização.[15]

Na técnica de descolamento, mantém-se a borda tracionada por ganchos cirúrgicos e apoiada pelo dedo médio do cirurgião para melhor exposição do tecido. Introduz-se uma tesoura cirúrgica de ponta romba ou afiada fechada sob a borda da ferida na profundidade subcutânea desejada. A tesoura é, então, aberta, divulsionando, empurrando lateralmente o tecido e cortando as faixas fibrosas, permitindo a preservação de estruturas críticas, como nervos, vasos e tendões superficiais, na área da dissecção (**Vídeo 142.2**).

O cirurgião deve estar ciente de que as pontas da tesoura curvadas para baixo podem minimizar danos ao plexo vascular dérmico, enquanto as lâminas de tesoura para cima podem limitar danos a estruturas mais profundas.

Outra técnica possível seria inserir uma tesoura aberta ou lâmina e fazer cortes no plano desejado. Desta forma, obtém-se um plano de dissecção mais homogêneo, porém o risco de dano neurovascular aumenta.

O plano ideal de descolamento é determinado pela localização anatômica. Dependendo desta, sabe-se qual é o nível de maior facilidade de dissecção, menor potencial de sangramento ou de lesionar estruturas importantes. Em geral, o plano ideal de descolamento está na camada de gordura subcutânea superficial. Mas prioriza-se, sempre que possível, que o defeito cirúrgico e o descolamento estejam no mesmo plano tecidual.

Se o defeito cirúrgico for profundo, deve-se atentar para os riscos de dissecção neste plano a depender da região anatômica. Na região da bochecha, por exemplo, o descolamento profundo gera riscos para o ducto parotídeo e os ramos bucais do nervo facial. Portanto, o descolamento deve ser realizado na gordura subcutânea superficial, mesmo que o defeito cirúrgico seja profundo.

Na região nasal, a dissecção profunda, no nível do periósteo ou pericôndrio, é preferida. Esse plano permite uma dissecção mais exangue e a inclusão da musculatura nasal bem vascularizada dentro do fechamento. Outro exemplo é o couro cabeludo, no qual um plano de dissecção subgaleal evita a transecção das papilas dos pelos, reduzindo o risco de alopecia traumática, além de evitar lesões nos numerosos vasos sanguíneos encontrados na gordura subcutânea[20] (Quadro 142.1).

Conclui-se que danos a estruturas nobres como nervos motores, ductos e grandes vasos podem ocorrer nos descolamentos profundos. Porém sabe-se que planos muito superficiais podem resultar em necrose tecidual e baixa viabilidade do retalho.

A extensão da área a ser descolada depende da localização anatômica, tamanho do defeito e das propriedades elásticas intrínsecas do tecido. Alguns especialistas propõem o descolamento de uma área circunferencial equivalente ao tamanho do defeito criado, mas muitos cirurgiões dissecam áreas maiores.[21]

Inicialmente, o aumento da área descolada resulta em maior movimento do tecido, porém existe um limite além do qual a dissecção não reduz a tensão e aumenta a área de potencial dano neurovascular, com maior risco de hematomas, seromas e infecções.

Avaliações frequentes de tensão e mobilidade da borda devem ser realizadas durante o descolamento. Por exemplo, usando dois ganchos de pele para juntar as bordas da ferida, evitando a falta ou o excesso de descolamento (Figura 142.18).

Quadro 142.1 Profundidade do descolamento das bordas cirúrgicas de acordo com a região anatômica.

Área anatômica	Profundidade
Escalpe	Subgaleal
Grandes defeitos (fronte) – linha média	Subgaleal
Grandes defeitos (lateral) ou pequenos defeitos	Subcutâneo superficial (acima do frontal)
Têmporas, queixo e pescoço lateral	Subcutâneo superficial (risco de dano do nervo facial na profundidade)
Bochechas	Subcutânea superficial (acima do SMAS)
Lábios	Submucosa
Nariz	Acima do periósteo ou pericôndrio (abaixo do músculo nasal)
Áreas da face com pelo terminal	Subcutâneo abaixo da papila do pelo
Tronco e extremidades	Qualquer nível acima da fáscia muscular (grandes defeitos geralmente têm maior movimento tecidual logo acima da fáscia)
Dorso das mãos e pés	Subdérmico

Fonte: Chen DL, Carlson EO, Fathi R, Brown MR; 2015.

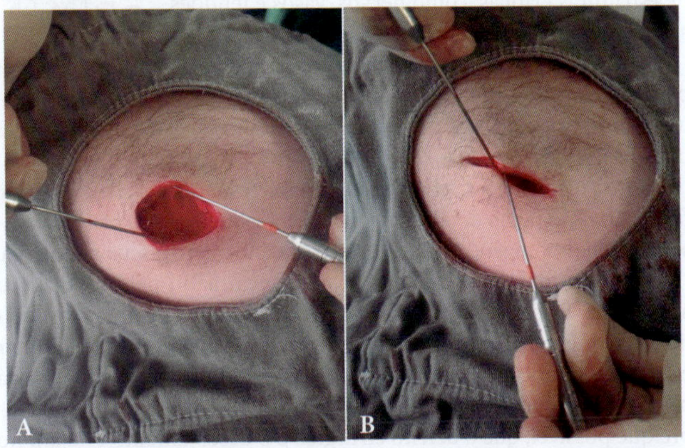

■ **Figura 142.18** Avaliação da tensão e mobilidade da borda, após descolamento, usando dois ganchos.

■ HEMOSTASIA

Ao longo dos anos, os procedimentos dermatológicos foram aumentando a sua complexidade, necessitando de melhores métodos e aparelhos para obterem uma hemostasia mais adequada. Sem uma hemostasia eficiente, os pacientes podem evoluir com sangramento no pós-operatório ou hematomas.

Estudos prospectivos mostram que sangramentos após excisões ou cirurgias de Mohs acontecem em aproximadamente 1% dos casos, ou seja, são extremamente raros.[22] Entretanto, o uso de anticoagulantes pode aumentar o risco de sangramento no intra e pós-operatório.

Quando os sangramentos ocorrem, além do desconforto do paciente, aumenta-se o risco de piores resultados cirúrgicos, como deiscência, necrose e infecção. Ao mesmo tempo, a hemostasia excessiva, em particular com eletrocirurgia, pode evoluir com piores resultados estéticos, pois a lesão térmica pode danificar os vasos linfáticos, entre outras estruturas.

A seguir, discutiremos como conduzir o paciente no período perioperatório com relação aos medicamentos, anestésicos, eletrocautério e ligaduras de vasos.[23]

Hemostasia no pré-operatório

É importante uma avaliação no pré-operatório para identificar alterações hematológicas ou o uso de medicações que possam aumentar o sangramento durante o procedimento cirúrgico.

Questionamentos diretos ao paciente como "É comum ter sangramento espontâneo, sangramento excessivo ou prolongado quando se machuca?" são importantes, pois, em algumas doenças, como a de Von Willebrand, os pacientes podem desconhecer o seu diagnóstico.[23]

Alguns medicamentos como varfarina, rivaroxabana e outros anticoagulantes orais diretos, ácido acetilsalicílico, vitamina E, *ginseng, Gingko biloba* podem alterar o processo de coagulação e, a depender do porte cirúrgico, é interessante considerar suspender essas substâncias alguns dias antes do procedimento. Entretanto, se o paciente faz uso da terapia para profilaxia tromboembólica, os medicamentos devem ser mantidos para evitar complicações maiores, como isquemia coronariana. Além disso, nas cirurgias dermatológicas, é extremamente raro ocorrer sangramento intenso que coloque em risco a segurança do paciente.[24,25]

Embora algumas medicações possam prejudicar o processo de coagulação, o aumento de sangramento durante a cirurgia cutânea é controlado com medidas padronizadas como eletrocoagulação e ligaduras.

Assim, pacientes em uso de varfarina podem manter o medicamento para realizar o procedimento cirúrgico. Entretanto, o *International Normalized Ratio* (INR) deve ser checado. Para os pacientes em anticoagulação, o INR normalmente deve se encontrar entre 2 e 3, mas não deve exceder 3,5 no pré-cirúrgico. Além disso, contagem de plaquetas abaixo de 50.000 é considerada uma contraindicação relativa para procedimentos invasivos.

Em resumo, é consenso continuar a prescrição de anticoagulantes e agentes antiplaquetários antes das cirurgias cutâneas.[23]

Hemostasia no intraoperatório

O uso da epinefrina na anestesia pode ajudar na hemostasia, pois promove uma resposta de vasoconstrição. Pode ser utilizada em qualquer parte do corpo na sua concentração usual associada à lidocaína (diluições de 1:100.000 ou 1:200.000). No passado, evitava-se o uso de epinefrina em regiões acrais ou distais como nariz, dedos, pênis ou orelha pela preocupação em ocorrer necrose. Essa preocupação tem diminuído pela raridade dos efeitos adversos de vasoconstrição durante o uso da epinefrina em concentrações convencionais nos anestésicos locais.

Além disso, vários artigos hoje refutam essa crença e a epinefrina parece ser segura, pelo menos nos bloqueios digitais. Para aumentar a segurança da epinefrina no uso dos dedos, a sua diluição deve ser maior ou igual 1:200.000 e 1,5 mL ou menos deve ser usado em cada lado, bloqueios circunferenciais devem ser evitados. Nos pacientes com diabete *mellitus*, doença vascular periférica, Raynaud ou outras condições de vasoespasmo/trombose, a epinefrina deve ser evitada nos bloqueios digitais.[23]

Na prática, evitamos o uso de vasoconstritor na região peniana e preferimos o uso do garrote nos dígitos. O uso do garrote digital permite um campo cirúrgico exangue eficaz, porém alguns cuidados incluem evitar o uso de garrotes muito finos, por tempo superior a 20 minutos e assegurar-se de retirá-lo ao final da cirurgia.

A preparação do campo cirúrgico e da mesa cirúrgica também é de extrema importância para auxiliar no processo de hemostasia. Boa visão, incluindo ampla luminosidade e facilidade no acesso aos instrumentos, é imperativo para uma conduta efetiva nas situações de sangramento no intraoperatório. Gaze e eletrocautério devem estar preparados previamente à cirurgia e disponíveis prontamente. Os vasos com possibilidade de serem seccionados durante o procedimento cirúrgico podem ser marcados antes da cirurgia, ou isolados com a pinça hemostática Kelly no intraoperatório, para posterior ligadura ou cauterização.[20]

Apesar de todas as precauções tomadas, certa quantidade de sangramento pode ocorrer em qualquer cirurgia. Após a lesão, os vasos inicialmente espasmam e contraem-se. Essa sequência é rapidamente seguida por vasodilatação a menos que a epinefrina tenha sido usada. Se existir um amplo sangramento, o assistente pode realizar uma compressão proximal ao sangramento para reduzir a hemorragia. Durante esse período, o cirurgião e o assistente podem repensar suas estratégias. A pressão deve ser liberada de forma lenta para identificar a origem dos vasos que foram lesados. A hemostasia deve ser realizada primeiramente nas artérias, depois nas veias, dos vasos mais calibrosos para os menores e da região superior para a inferior da ferida.

A eletrocirurgia é um método fácil e efetivo para hemostasia cirúrgica. Ela pode ser monoterminal ou biterminal. A eletrocirurgia monoterminal inclui eletrofulguração ou eletrodisseccção. Ambas, eletrofulguração e eletrodissecção, utilizam alta voltagem que passa através de um único eletrodo para dissecar tecidos e trombosar pequenos vasos (< 2 mm de diâmetro). A eletrocirurgia biterminal é conhecida como eletroacoagulação. A eletrocoagulação usa uma corrente de baixa voltagem e tem dois eletrodos que podem ser aplicados no modo unipolar ou bipolar.

Para melhorar a acurácia e minimizar o dano térmico da eletrocirurgia, uma cauterização indireta é frequentemente utilizada. O vaso sangrante é clampeado com uma pinça anatômica ou mosquito ou Kelly, e a eletrocirurgia é colocada em contato com o instrumento (Figura 142.19). A corrente elétrica passa através do instrumento e coagula o vaso com o mínimo de dano aos tecidos próximos. Uma retração adequada da pele e o posicionamento vertical dos instrumentos também podem ajudar a prevenir uma necrose inadvertida das bordas da ferida.

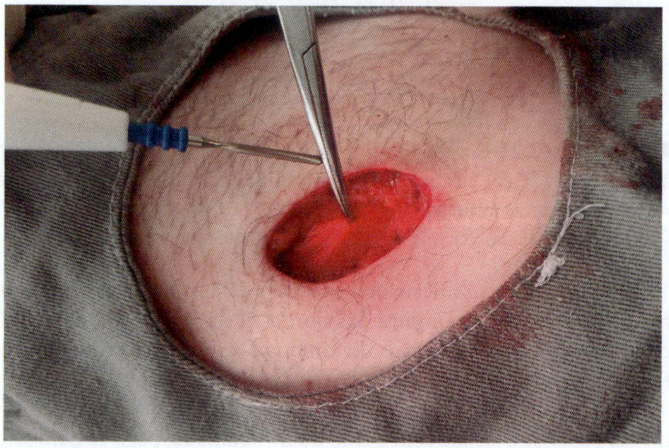

■ **Figura 142.19** Hemostasia com pinça Kelly e eletrocautério, afastados das bordas da ferida.

Outro detalhe importante é manter o campo cirúrgico seco. O sangue age como um resistor para o fluxo da corrente em todas as modalidades eletrocirúrgicas e previne a eletricidade de alcançar o vaso sanguíneo. Sangue excessivo no campo cirúrgico também impede a adequada visualização dos vasos. Dessa forma, tamponar o sangramento com pressão pode ajudar a permitir que o cirurgião visualize a fonte de sangramento durante a eletrocirurgia.[20]

Aparelhos implantáveis têm se tornado cada vez mais comuns nas décadas de 2000 a 2020. Com relação aos pacientes com marca-passos, o ideal é sempre solicitar a orientação do cardiologista responsável.

Vasos hemorrágicos de qualquer tamanho podem ser ligados com técnica de sutura adequada. Diferentes técnicas de sutura estão disponíveis para hemostasia. Nos casos de transecção dos vasos, cada extremidade pode ser clampeada com um mosquito e ligada individualmente.

Já na situação em que o vaso sangrante não pode ser visualizado, podemos realizar um descolamento para identificar o vaso retraído ou podemos realizar uma sutura em X no sítio de sangramento (**Vídeo 142.3**). Compressão aplicada próxima à área de sangramento pode reduzir temporariamente o sangramento, permitindo a sutura hemostática.[23]

A compressão do vaso sangrante é frequentemente negligenciada como uma forma de hemostasia. A pressão direta sobre o vaso sangrante por 15 a 20 minutos pode tamponar o sangramento ativo e permitir a hemostasia fisiológica. A principal desvantagem da hemostasia por pressão é o tempo necessário para a hemostasia ocorrer. Dessa forma, os cirurgiões dermatológicos se utilizam de outros métodos como os descritos anteriormente.

Entretanto, para os pacientes que já deixaram a sala cirúrgica, a compressão deve ser a 1ª linha de tratamento em um sangramento no pós-operatório. Pacientes podem ser orientados a comprimir firmemente o sítio cirúrgico por 20 minutos ininterruptos.[23]

Hemostasia no pós-operatório

É imperativo que os pacientes recebam instruções sobre restrição à atividade física e os cuidados com a ferida no pós-operatório. O risco de sangramento no pós-operatório é maior nas primeiras 48 horas. Trauma ou vasodilatação rebote após a epinefrina são as causas mais comuns de sangramento agudo. A dor incontrolada no pós-operatório pode aumentar a pressão arterial, aumentando o risco de sangramento de vasos que não foram totalmente hemostasiados.

Isso pode ser minimizado com compressa fria e elevação do membro. Curativos compressivos deixados por 48 horas sobre o sítio cirúrgico podem ajudar a fechar os vasos e a imobilizar a ferida, minimizando as chances de sangramento. Entretanto, nos casos de reconstruções com retalhos de interpolação, o curativo compressivo deve ser usado com cuidado para não prejudicar a perfusão do retalho.

Apesar das precauções, o sangramento pode ocorrer. Um hematoma em expansão pode se formar por sangramento contínuo dentro de uma ferida fechada. Para diminuir a chance de hematoma, procura-se minimizar o espaço morto com suturas.

Complicações decorrentes do hematoma incluem: lesão compressiva dos tecidos adjacentes; necrose local; deiscência; e infecção. No caso de hematoma agudo, este deve ser drenado através da abertura parcial ou total da ferida operatória. Hemostasia pode ser realizada por eletrocautério, ligadura, uso de fibrina selante ou outros agentes hemostáticos tópicos.

No caso de hematoma tardio, este pode se tornar gelatinoso e, se ele for pequeno e assintomático, pode ser observado. Entretanto, a drenagem pode ser necessária se houver ameaça de viabilidade tecidual. Depois de alguns dias, o hematoma se torna mais consistente e a ferida se torna mais firme. Nesse estágio que pode durar de 7 a 10 dias após a cirurgia, o hematoma se torna difícil de ser removido. Após essa fase, os hematomas começam a se liquefazer por meio da fibrinólise e começam a ser reabsorvidos. Tornam-se flutuantes e podem ser facilmente aspirados sem a necessidade de se abrir a ferida.[20]

■ SUTURA

A sutura na epiderme cria um trajeto que, dependendo do tempo de permanência, pode se epitelizar e deixar marcas. Por isso, deve-se garantir o fechamento das feridas pelos pontos internos até a maturação da cicatriz, permitindo-se a retirada precoce dos pontos externos.

A realização de suturas sob tensão ocasionará um estímulo de fibroplasia e a formação das marcas inestéticas permanentes. Feridas edemaciadas, com suturas sob alta tensão e estrangulamento, apresentam maior risco de infecção, necrose e deiscência.

Depois de aliviar a tensão, o cirurgião deve criar uma aposição adequada da borda da ferida. Na maioria dos casos, especialmente no rosto, a aposição com boa eversão da borda da ferida é desejada para permitir contato máximo entre as superfícies cruentas das bordas, facilitando a cicatrização.[26-28]

Vários estudos examinaram o benefício cosmético da eversão da borda da ferida, com resultados conflitantes quanto à melhora no aspecto final da cicatriz. É provável que o benefício da eversão da borda da ferida possa variar com o local, sendo mais importante na face do que no dorso, por exemplo. Ainda assim, mantém-se a recomendação de se everter a borda da ferida[29-31] (Quadro 142.2).

A agulha mais usada na cirurgia dermatológica é a de curvatura 3/8, ponta cortante, de fio com o menor calibre possível que mantenha a força da sutura. As suturas de 5.0 e 6.0 são mais comumente usadas em defeitos faciais e em áreas de baixa tensão. Em áreas de maior tensão, suturas de 3.0 e 4.0, que tenham resistência à tração prolongada, devem ser usadas.[7,32]

Sutura simples interrompida

Essas são as suturas mais comumente usadas e são úteis em feridas lineares ou irregulares.

Quadro 142.2 Premissas para uma boa sutura.

1. A função primária da sutura é manter a aproximação do tecido durante a cicatrização
2. Suturas colocadas na camada dérmica fornecem resistência à tração e controlam a tensão da camada externa
3. As suturas colocadas na epiderme devem corrigir quaisquer lacunas na linha de sutura ou discrepâncias na altura entre os dois lados
4. Evitar o trauma direto do tecido ajuda a garantir resultados ideais
5. As bordas da pele são sempre mantidas evertidas e sem tensão. As bordas evertidas da pele neutralizam a retração da cicatriz para a profundidade, tornando-se achatadas gradualmente
6. As bordas da pele devem apenas se tocar, sem compressão entre si
7. A distância entre dois pontos deve ser semelhante à largura entre a entrada do ponto e a margem livre
8. O número de pontos deve ser o menor necessário para a coaptação das bordas sem lacunas, lembrando que, quanto mais pontos, maiores serão a reação inflamatória e a possibilidade de isquemia do tecido
9. Não deixar corpo estranho ou tecido desvitalizado na linha de sutura
10. Dar tantos nós quantos forem necessários para a segurança do ponto, sem exagero que aumente desnecessariamente o volume de corpo estranho na ferida

Fonte: Hochberg J, Meyer KM, Marion MD; 2009 e Stoecker A, Blattner CM, Howerter S, Fancher W, Young J, Lear W; 2019.

A eversão das bordas depende da boa exposição do tecido e do ângulo em que a agulha é passada. A exposição, estabilização e eversão das bordas do tecido podem ser feitas com ganchos delicados, evitando o manuseio traumático que compromete a cicatrização.

A agulha deve ser passada em um ângulo de 90 graus ou maior em relação à pele, incluindo uma porção maior da derme mais profunda. Ao alcançar o subcutâneo, deve seguir para o outro lado da ferida, utilizando-se da curvatura da agulha com o movimento de supinação do antebraço, de forma simétrica, até a superfície contralateral.

Esse método permite que a largura da sutura, em sua base na derme, seja mais larga do que os pontos de entrada e saída da epiderme, formando um aspecto de jarra/saco, com eversão das bordas da ferida (Figura 142.20). Idealmente, a profundidade do ponto deve ser maior que a sua largura e espaço entre as suturas deve ser semelhante à distância entre a borda e o defeito[5,26,33] (Figura 142.21).

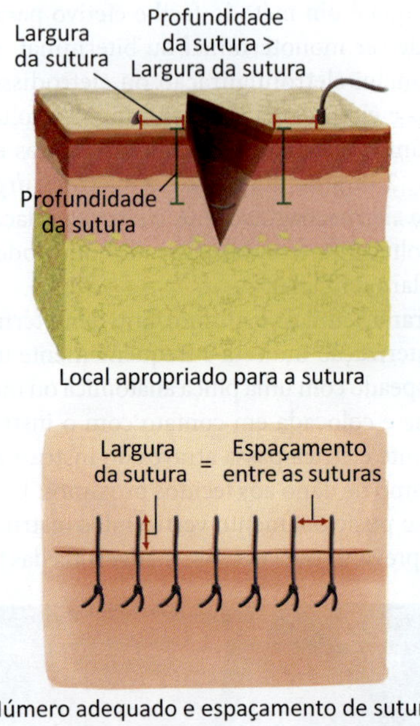

■ **Figura 142.21** Regras das distâncias entre os pontos com relação à profundidade e à largura. **(A)** Profundidade > largura. **(B)** Largura = espaço entre as suturas.

Fonte: Desenvolvida pela autoria do capítulo.

O ponto deve se iniciar no centro do defeito, principalmente se houver assimetria na largura das bordas. Pela "regra das metades", colocam-se pontos adicionais dividindo os seguimentos ao longo da ferida, redistribuindo o excesso de tecido (Figuras 142.9 e 142.20).

Cada nó é dado posicionando-se o porta-agulha entre os dois lados do fio. Passa-se a laçada com o lado do fio agulhado, pega-se o fio sem a agulha e dá-se o nó direcionando o porta-agulha para o lado oposto, formando-se a figura de um quadrado.

O primeiro nó serve para aproximar as bordas e é realizado com duas laçadas para evitar deslizamento, enquanto se amarra o resto do nó. Em caso de suturas mais tensas podem ser dadas três laçadas.

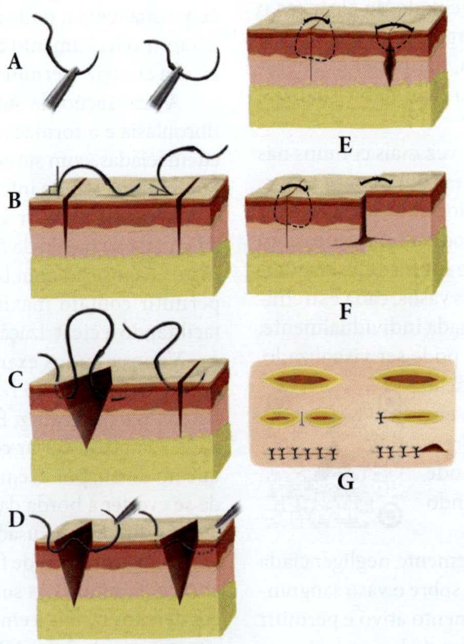

■ **Figura 142.20** O certo e o errado do ponto simples. **(A)** Agulha colocada 1/2 a 2/3 da ponta do porta-agulha. **(B)** Ângulo de 90° da entrada da agulha na pele. **(C)** Passada da agulha saindo pelo meio da ferida quando não for possível manter o plano profundo com passada única. **(D)** Não pegar a agulha pela ponta. **(E)** Formato em jarra do ponto simples abocanhando mais tecido profundo do que superficial. **(F)** Boa eversão e coaptação das bordas, sem formação de degrau. **(G)** Regra das metades para fechamento da ferida.

Fonte: Desenvolvida pela autoria do capítulo.

O segundo nó é dado com uma única laçada e impede que o nó ceda com a tração, não deve ser muito apertado para acomodar o edema. O terceiro nó também é dado com uma laçada e serve para maior segurança, principalmente para os fios com memória, e pode ser mais apertado, pois não fará pressão ou isquemia no tecido.

Após dados os nós, estes são puxados para o lado, de modo que não fiquem sobre as bordas aproximadas da ferida. Isso evita que o nó seja incorporado ao coágulo que se forma durante a cura e, portanto, facilita a cicatrização de feridas, bem como a remoção da sutura. Corta-se o fio com a tesoura, deixando pontas de aproximadamente 1 cm[5] (**Vídeo 142.4**).

Uma vantagem de suturas interrompidas é que ajustes mais seletivos das bordas da ferida podem ser feitos, inclusive com a correção quando uma das bordas está mais elevada ou com "degrau". Nesse caso, a correção é feita dando-se uma passada profunda no lado baixo e uma mais rasa do lado alto, para uma aposição uniforme (Figura 142.22).

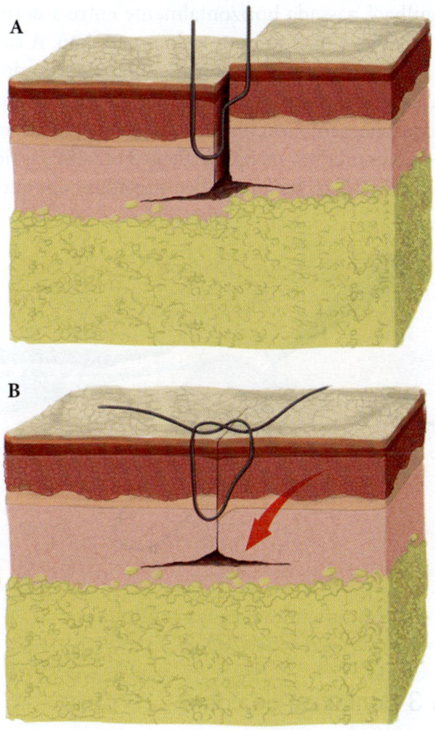

■ **Figura 142.22** Correção de degrau. (**A**) Ponto simples com passada profunda na borda mais baixa e superficial na borda elevada. (**B**) Degrau corrigido.
Fonte: Desenvolvida pela autoria do capítulo.

Sutura contínua

A sutura contínua fornece um fechamento rápido e seguro com eversão adicional da ferida e uma distribuição uniforme da tensão ao longo do seu comprimento. É indicada para feridas lineares com pouca tensão.

Inicia-se com um ponto simples interrompido em uma extremidade da ferida, e seguem-se passadas sucessivas dos dois lados da ferida de forma simétrica, evitando-se tensão e formação de degraus. Por fim, o fechamento é feito amarrando-se a extremidade distal do fio com a laçada imediatamente anterior (Figura 142.23).

As desvantagens das suturas contínuas seriam de aproximar as bordas de modo menos preciso, em comparação com suturas interrompidas, além de não permitir ajustes finais. Outros inconvenientes possíveis seriam se a sutura se rompesse ou se o cirurgião quisesse remover apenas alguns pontos por vez.

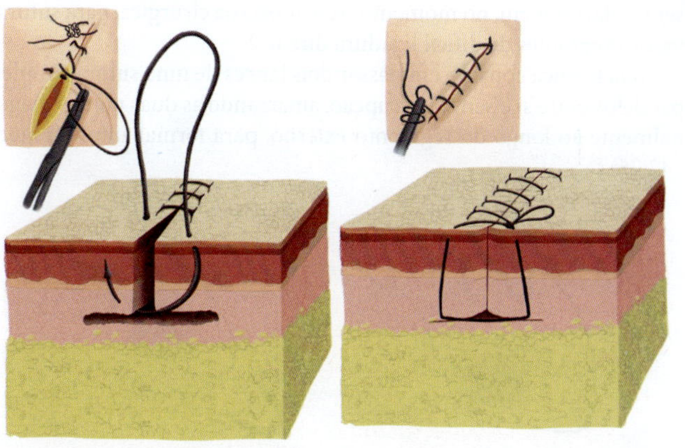

■ **Figura 142.23** Sutura contínua.
Fonte: Desenvolvida pela autoria do capítulo.

Curiosamente, a força do fechamento da ferida e a probabilidade de deiscência com suturas interrompidas e contínuas parecem ser equivalentes.[34]

Por esses motivos, a sutura contínua pode ser mais adequada quando o resultado cosmético final da cicatriz não depende apenas do ajuste fino das bordas da ferida. Exemplos de locais indicados seriam pálpebras, orelhas, dorso das mãos e região supraclavicular. Também é útil para a fixação de enxertos de pele.

Sutura contínua ancorada

A sutura contínua ancorada é uma variante da sutura simples contínua e pode ajudar a prevenir a inversão dos bordos, mesmo em feridas sob uma tensão moderada.[35]

Ela pode ser usada associada à sutura contínua simples, nos casos de feridas anguladas, com mudança de direção. A sutura contínua simples é usada nas partes lineares e uma sutura ancorada é colocada nas curvas da ferida.[4]

A sutura tem início e fim idênticos aos da sutura simples contínua, porém, entre cada nova laçada, a agulha é envolvida pelo segmento externo do fio da laçada anterior, que o ancora (Figura 142.24).

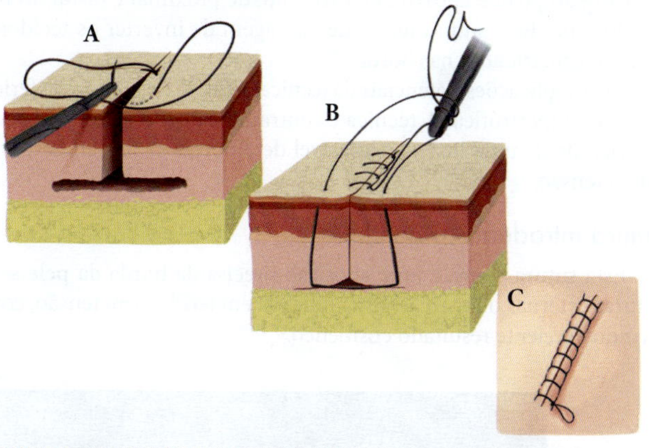

■ **Figura 142.24** Sutura contínua ancorada.
Fonte: Desenvolvida pela autoria do capítulo.

Como desvantagens, a pressão nas alças externas da sutura exercida sobre a pele pode causar necrose focal. Alguns autores recomendam apenas a execução de suturas ancoradas para áreas de baixa sensibilidade cosmética, como áreas doadoras de enxertos retroauriculares.[36,37]

Sutura em X

A sutura em X ou minissutura contínua é particularmente útil para fechar pequenos defeitos, como feridas de biópsia por *punch*, e para situações de necessidade de sutura rápida com hemostasia eficaz. Pode ser usada, também, no momento da hemostasia cirúrgica, para suturar vasos sangrantes de difícil ligadura direta.[35]

Sua técnica consiste em passar dois lances de uma sutura simples, paralelos entre si e sem interrupção, amarrando as duas pontas diagonalmente ao longo do segmento externo, para formar um X (Figura 142.25).[38]

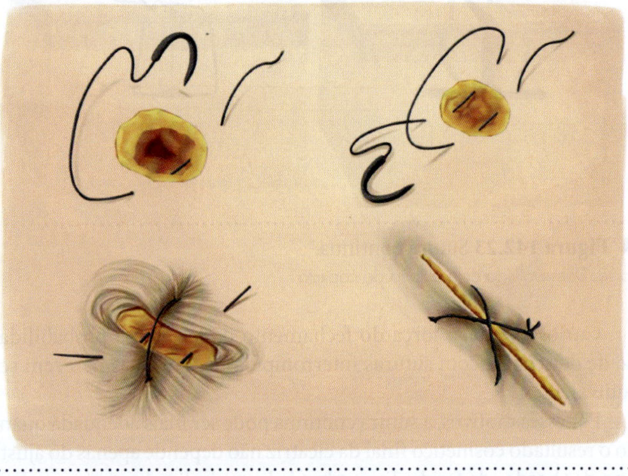

■ **Figura 142.25** Sutura em X.
Fonte: Desenvolvida pela autoria do capítulo.

Em áreas de maior preocupação cosmética, como a face, a sutura interrompida simples fornece melhor aposição da ferida e menor risco de deiscência, em comparação com a sutura em X.

Sutura em "bolsa de tabaco"

A sutura em "bolsa de tabaco" é uma sutura contínua colocada em torno de uma abertura circular. Ela facilita a cicatrização por segunda intenção de grandes defeitos (Figura 142.26) e pode ser utilizada para reduzir a área de colocação de um enxerto de pele de espessura total ou parcial.[34,39]

A sutura é feita paralelamente à borda da ferida e é amarrada após terem sido dados pontos em toda a sua circunferência (Figura 142.27). O cirurgião puxa e aproxima a extremidade proximal e distal do fio, dando o nó. Essa sutura tem a desvantagem de inverter os tecidos e gerar irregularidades nas bordas.

As complicações potenciais da técnica incluem deiscência da ferida e cicatriz hipertrófica. A técnica é contraindicada no couro cabeludo em virtude de uma taxa considerável de alopecia se fechamento sob muita tensão.

Sutura intradérmica contínua

Esta sutura fornece uma aposição precisa da borda da pele sem suturas externas ou marcas. Está indicada em feridas sem tensão, conferindo excelente resultado cosmético.[29,34,35]

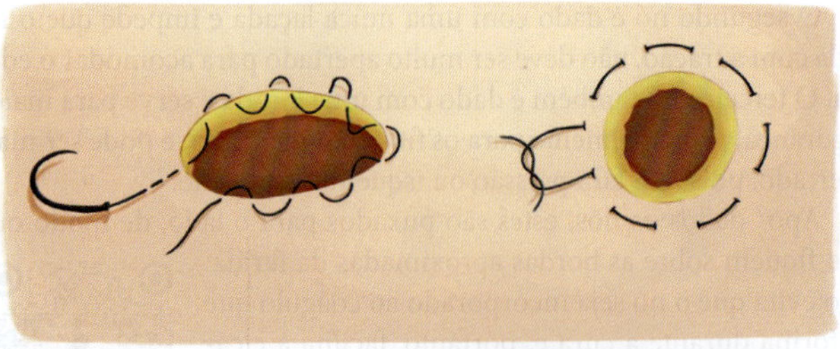

■ **Figura 142.27** Sutura em "bolsa de tabaco".
Fonte: Desenvolvida pela autoria do capítulo.

A sutura pode ser realizada com fio absorvível, como poliglactina 910 (Vicryl) ou poliglecaprone (Monocryl), ou uma sutura inabsorvível, como polipropileno (prolene) ou poliamida (náilon). Se o fio de escolha for o inabsorvível, este deve ser retirado, *a posteriori*.

Deve-se começar por uma das extremidades, penetrando na pele a cerca de 5 mm do bordo da ferida e saindo na derme média do seu vértice. A agulha é passada horizontalmente entre a derme média e alta. O mesmo nível é mantido por todo o percurso. A cada passada alternada, a agulha é invertida do porta-agulha, avançando sempre na mesma direção, próximo à passada anterior, porém sem ancorar o fio, até o ponto de fechamento. Ao fim, sair da derme para a superfície da pele a 5 mm da extremidade da ferida (Figura 142.28). Os fios externos das extremidades podem ser amarrados e fixados com micropore.

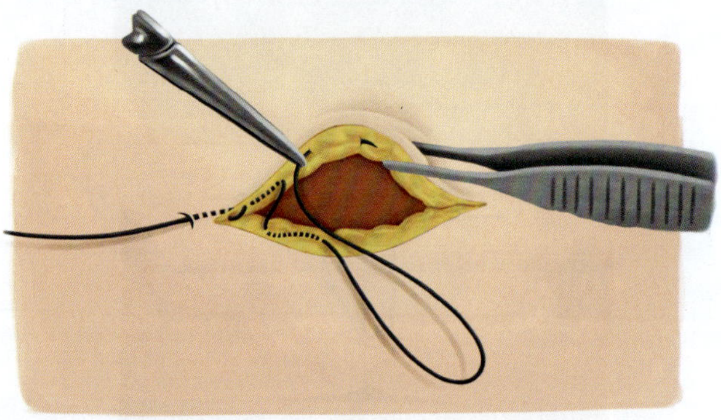

■ **Figura 142.28** Sutura intradérmica contínua.
Fonte: Desenvolvida pela autoria do capítulo.

Sutura em 3 pontos ou de canto

O ponto de 3 pontos ou de canto utiliza uma sutura horizontal semissepultada para prender a ponta de um retalho triangular, evitando-se a penetração na epiderme do retalho e reduzindo a isquemia.[5]

A agulha penetra na pele adjacente ao retalho, passa de forma sepultada pela derme da extremidade do retalho e sai na superfície do outro lado (Figura 142.29).

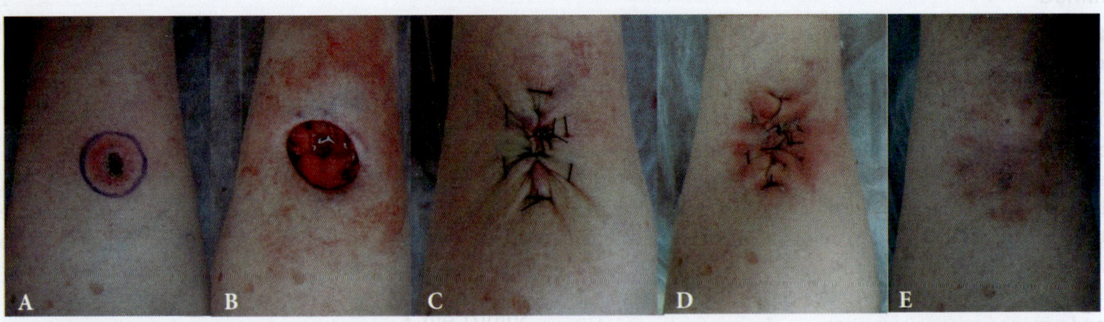

■ **Figura 142.26** **(A)** Lesão no antebraço demarcada para exérese. **(B)** Ferida ampla no pós-operatório imediato. **(C)** Fechamento da ferida com sutura em "bolsa de tabaco" na periferia e pontos simples centrais. **(D)** Pós-operatório de 14 dias, ainda com aspecto enrugado. **(E)** Pós-operatório tardio com boa acomodação da cicatriz.

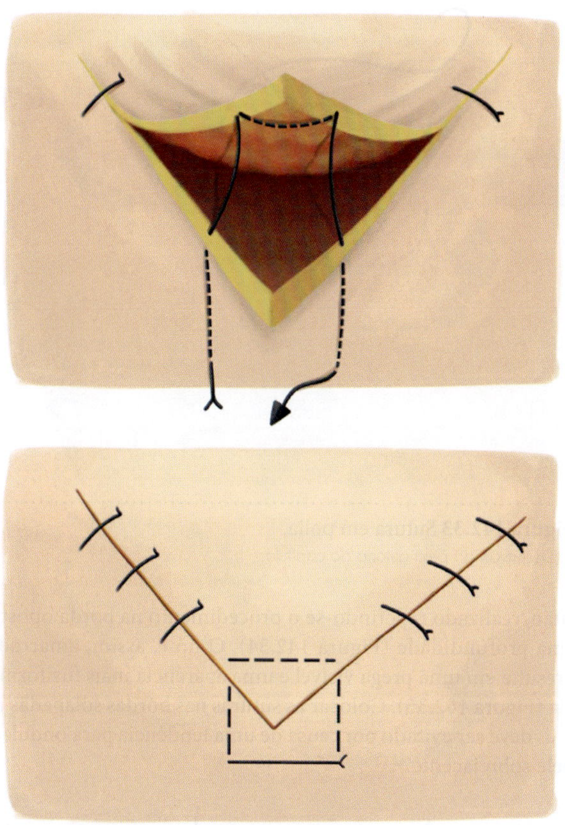

■ **Figura 142.29** Ponto de canto.
Fonte: Desenvolvida pela autoria do capítulo.

Pontos para redução da tensão

Feridas operatórias com profundidade maior que 1 cm, que requeiram forças de tensão elevadas para o seu fechamento, necessitam da realização de suturas por planos ou pontos para redução da tensão.[5]

Essas suturas incluem, por exemplo, as suturas horizontal, vertical, em polia, plicatura e intradérmica sepultada. Ao usar a sutura sepultada ou plicatura, compartilhando a tensão em vários pontos, a carga de trabalho de tensão em cada ponto em série é diminuída de modo que a sutura se mantém melhor e mais forte. Esses pontos devem ser espaçados, pois, quanto maior o número de pontos, maior será a reação inflamatória.[32]

As suturas profundas e as suturas de redução de tensão fornecerão uma contenção temporária até que a maturação da ferida confira força suficiente para suportar o estresse local. Minimizando-se, assim, a tensão excessiva da ferida que poderia causar a separação dos bordos, alargamento da cicatriz e marcas em trilho de trem.[40]

Normalmente, suturas absorvíveis são usadas profundamente para reduzir o espaço morto, aproximar as bordas e reduzir a tensão antes de se colocar um fechamento superficial (isto é, sutura não absorvível ou absorvível, grampos, adesivo de tecido).

Suturas inabsorvíveis também podem ser utilizadas com os mesmos propósitos, na fáscia e subcutâneo, para feridas mais profundas que requerem suporte prolongado.

Sutura horizontal ou em U

A sutura horizontal é usada para reduzir o espaço morto e fechar feridas sob tensão moderada com necessidade de eversão e de hemostasia pela consecutiva elevação e compressão das bordas da ferida. É útil também para expansão do tecido dias antes de um procedimento cirúrgico.[35]

A agulha penetra a pele a 5 mm da margem da ferida e passa para o outro lado da ferida na mesma profundidade subcutânea e equidistante, como se fosse um ponto simples. A agulha é, então, reinserida na pele do mesmo lado de onde saiu e na mesma distância da margem, mas alguns milímetros lateralmente ao ponto de entrada anterior. Passa, então, novamente para a outra borda de forma equidistante, como uma imagem espelhada (Figura 142.30).

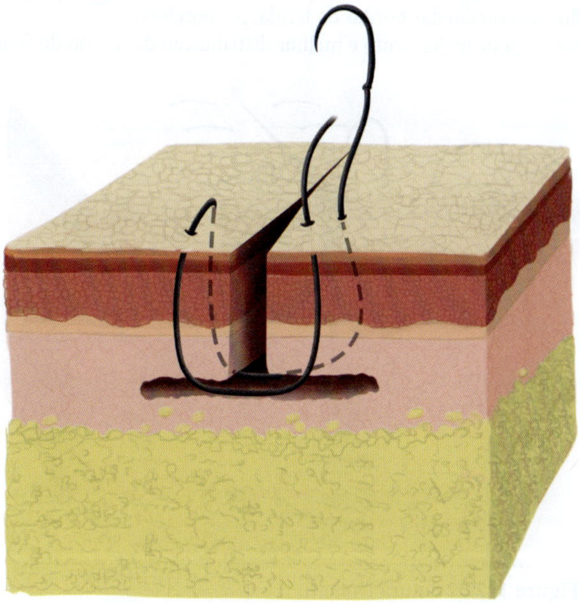

■ **Figura 142.30** Sutura horizontal ou em "U".
Fonte: Desenvolvida pela autoria do capítulo.

Essa sutura pode levar à isquemia do tecido, com risco de infecção, necrose e deiscência. Deve-se evitar, portanto, apertar o nó.

Sutura horizontal contínua ou em "barra grega"

A sutura em "barra grega" também é útil para feridas sob tensão moderada, especialmente quando um fechamento mais rápido é desejado.

A técnica é semelhante à da sutura horizontal interrompida, porém os pontos são dados em série, de forma contínua, até a outra extremidade da ferida. Fato que confere maior risco de isquemia para essa sutura (Figura 142.31).

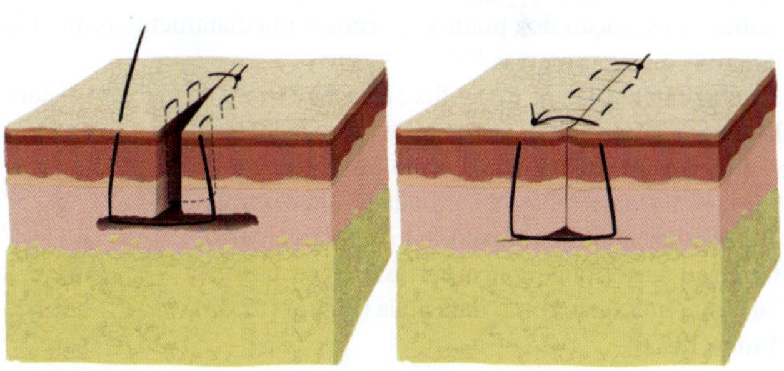

■ **Figura 142.31** Sutura horizontal ou em "U" contínua.
Fonte: Desenvolvida pela autoria do capítulo.

Sutura vertical ou Donatti

Essas suturas são usadas se a eversão não for alcançada com suturas simples interrompidas. Fornece bom fechamento do espaço morto, hemostasia moderada e boa aproximação das margens da ferida. Porém, produzem marcas óbvias e devem ser removidas precocemente.[34,35]

Coloca-se a agulha na pele a 5 a 10 mm da margem da lesão, até a profundidade – derme profunda ou subcutâneo e, então, sua saída ocorre de forma equidistante do outro lado da ferida. A agulha é, em seguida, posicionada ao contrário e penetra novamente a pele do mesmo lado em que acabou de sair, mais superficialmente, derme média ou superior, e a 1 a 3 mm da margem, até sair equidistante do outro lado, em uma orientação longe-longe-perto-perto, fundo-fundo-superficial-superficial (Figura 142.32) (**Vídeo 142.5**).

Isso permite a incorporação de uma quantidade generosa de tecido dentro dos laços de sutura, resultando em eversão das bordas da ferida, proporciona maior força de fechamento e melhor distribuição da tensão da ferida.

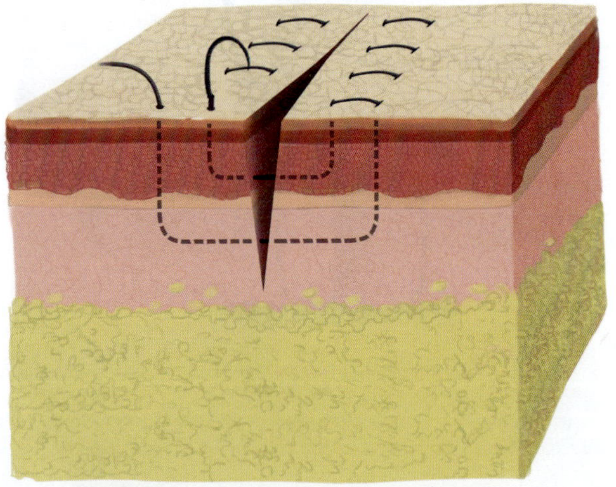

■ **Figura 142.32** Sutura Donatti.
Fonte: Desenvolvida pela autoria do capítulo.

Os nós devem ser amarrados de forma suave e cuidadosa porque a tração excessiva pode criar hiperversão das bordas da ferida, excesso de tensão e cicatrizes. Além disso, se os nós forem amarrados com muita força, a pele pode se rasgar entre os locais de punção próximos da borda ou tornar-se necrótica abaixo dos pontos mais afastados. Outras considerações seriam maior tempo para realização do ponto, dificuldade técnica em se manter a simetria, desenvolvimento de marcas de sutura se a remoção for atrasada e maior dificuldade de se remover a sutura.

Sutura em polia ou roldana

Essas suturas são uma modificação da sutura vertical. A sutura fornece um efeito de polia que permite o fechamento da ferida sob alta tensão. Essas suturas podem ser utilizadas no centro do defeito para facilitar a execução dos pontos internos e imediatamente removidas para minimizar as marcas.[34,41]

A primeira passada da agulha é feita a 4 a 6 mm da margem distante da ferida e sai a 2 mm da margem do outro lado. A sutura cruza a ferida e entra novamente na pele do lado distante, agora a 2 mm da borda, e sai a 4 a 6 mm da ferida contralateral, perfazendo uma trajetória longe-perto-perto-longe ou perto-longe-longe-perto. Isso completa os dois *loops* que agem como uma polia (Figura 142.33) (**Vídeo 142.6**).

Plicatura

As feridas do ombro, dorso e pescoço costumam ser reparadas sob alta tensão. Nessas localidades, a plicatura tem boa indicação, pois a sutura passa na gordura profunda e na fáscia superficial da base de cada lado da ferida, unindo esses dois tecidos móveis e fornecendo suporte dérmico até que a força intrínseca da ferida aconteça, evitando o alargamento da cicatriz.

Uma sutura absorvível 2-0 ou 3-0 é ideal para esse uso, mas pode-se também utilizar um fio inabsorvível no caso de feridas maiores e com mais tensão. Nesta técnica, o primeiro lance é realizado inserindo-se a agulha de corte 2 a 5 mm para o centro da borda descolada da ferida da fáscia superficial para a gordura. Uma abocanhada bem-sucedida da fáscia pode ser testada puxando-se suavemente a sutura e observando-se a elevação característica da área. O segundo lance

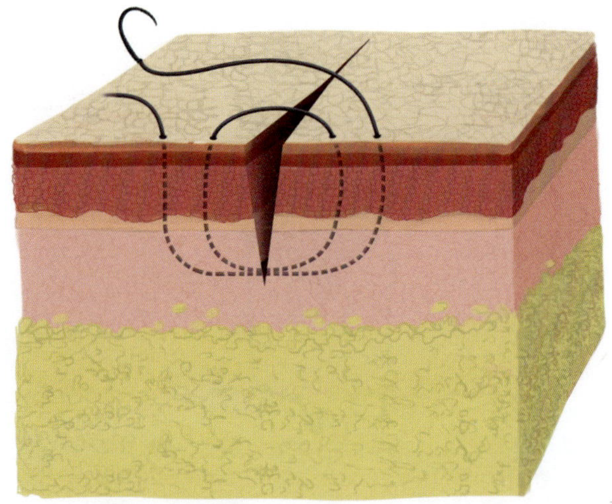

■ **Figura 142.33** Sutura em polia.
Fonte: Desenvolvida pela autoria do capítulo.

é, então, realizado repetindo-se o procedimento na borda oposta na mesma profundidade (Figura 142.34). O nó é, assim, amarrado, o que resulta em uma prega visível e uma aparência mais fusiforme da ferida (Figura 142.35). Colocar as suturas nas bordas solapadas mais laterais deve ser evitado por causa de uma tendência para ondulações da pele sobrejacente.[42,32]

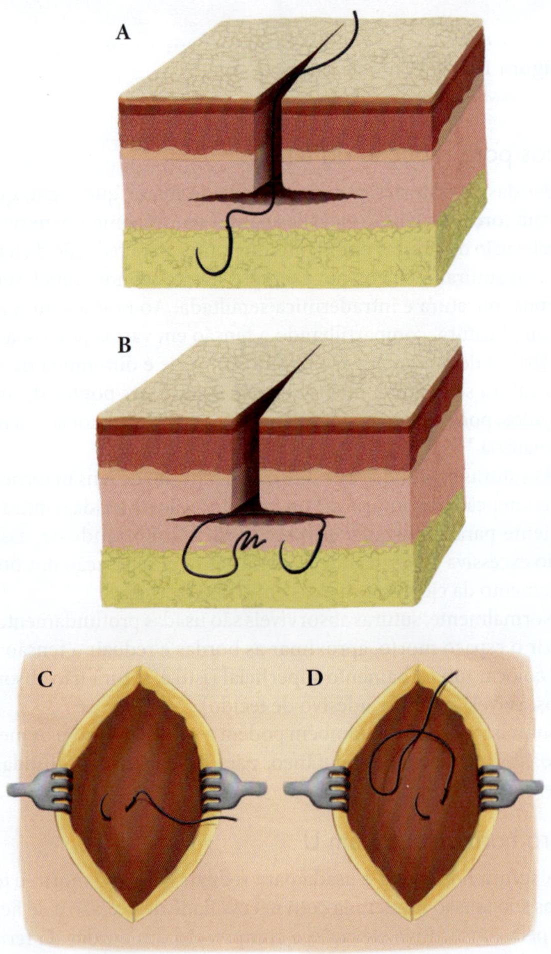

■ **Figura 142.34** Plicatura. **(A/C)** A agulha é inserida da fáscia superficial para a gordura sob um dos lados da borda. **(B/D)** A agulha é inserida da gordura para a fáscia superficial sob a outra borda da ferida.
Fonte: Desenvolvida pela autoria do capítulo.

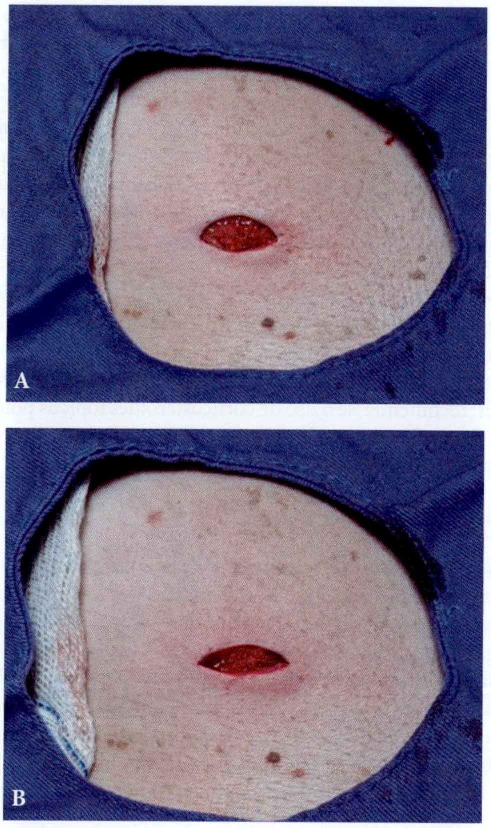

■ **Figura 142.35** (**A**) Defeito cirúrgico antes da plicatura. (**B**) Formato mais fusiforme do defeito após a plicatura.

Se um único ponto de sutura de plicatura fascial é usado, ele deve ser colocado na linha média vertical da ferida; caso contrário, uma série de suturas de plicatura espaçadas uniformemente deve ser colocada.

Ponto intradérmico sepultado

É um ponto muito utilizado para aproximar e everter a derme e reduzir a tensão superficial da ferida, minimizando a formação das marcas em trilho de trem no processo de cicatrização.

As suturas absorvíveis devem ser colocadas entre a derme e o tecido subcutâneo para facilitar a absorção por inflamação, degradação enzimática ou hidrólise. Se suturas absorvíveis forem colocadas muito superficialmente, elas podem persistir por um período prolongado e, portanto, há maior tendência de serem eliminadas por via transepidérmica.[5]

A fim de criar um nó sepultado, algumas etapas precisam ser seguidas. Primeiro, deve-se expor a derme com um gancho e inserir a agulha na camada dérmica mais profunda/subcutâneo a fim de se abocanhar bastante tecido. A seguir, everter ainda mais a pele e retirar a agulha logo abaixo da superfície da pele, na derme média, passando de fundo para superficial. No lado oposto, a derme deve ser apreendida e evertida, com a agulha sendo inserida logo abaixo da superfície da pele e saindo na camada dérmica mais profunda/subcutâneo, resultando em uma trajetória de baixo para cima e de cima para baixo.

Isso resulta em um nó sepultado na camada mais profunda da derme. Para esse método ter sucesso, a agulha e a linha devem estar no mesmo lado da laçada do ponto U invertido. Caso contrário, o nó ficará no laço logo abaixo da superfície da pele, em vez de em uma posição sepultada. Por fim, conforme o nó está sendo feito, ele deve ser apertado ao longo do eixo da ferida, em vez de perpendicular, a fim de se certificar de que o nó permanecerá no espaço mais profundo (Figura 142.36)[33] (**Vídeo 142.7**).

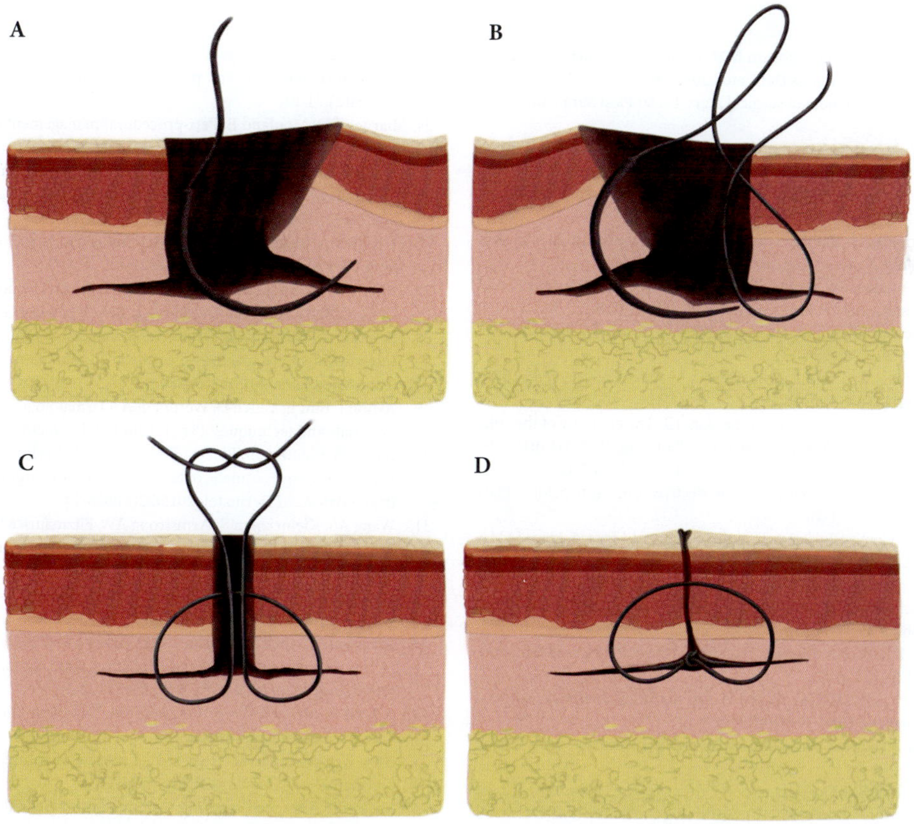

■ **Figura 142.36** Ponto intradérmico sepultado. (**A**) A agulha é inserida na derme profunda/subcutâneo até a derme média, de baixo para cima. (**B**) Do lado oposto, a agulha é inserida da derme média até a derme profunda/subcutâneo, de cima para baixo. (**C**) Os nós são dados com a agulha e a linha no mesmo lado da laçada do ponto "U" invertido. (**D**) Nó sepultado na camada mais profunda da derme/subcutâneo.
Fonte: Desenvolvida pela autoria do capítulo.

■ CURATIVOS E CUIDADOS PÓS-OPERATÓRIOS

A aparência final da cicatriz após um procedimento é uma preocupação constante dos pacientes. Uma cicatriz ideal é aquela que é imperceptível, apresentando-se no mesmo nível dos tecidos adjacentes e na mesma coloração da pele ao redor. Para alcançar esse resultado, é importante seguir os cuidados pré e intraoperatórios já citados, além de cuidados pós-operatórios.[43]

No pós-operatório recente, é importante manter um ambiente estéril para uma melhor cicatrização, prevenindo e controlando infecções. A utilização de pomadas antibióticas permanece controversa. Não se sabe se o seu benefício de reduzir a população bacteriana local supera o risco de dermatite de contato e de possível indução de resistência bacteriana.[44]

O uso de uma camada de pomada limita o crescimento bacteriano, fornece hidratação e previne que o curativo grude na ferida. Pode-se utilizar sobre a pomada um material para absorver o exsudato da ferida operatório. O material pode ser volumoso ou fino a depender da pressão desejada sobre a ferida operatória. É recomendado deixar o curativo ocluído por 48 horas para minimizar sangramentos e permitir que se forme a primeira camada da epitelização da cicatriz, tornando a ferida operatória mais protegida para uma troca de curativo.[45]

Nas duas primeiras semanas, a hidratação é o mais indicado. Após esse período, a dor diminui e é orientada a utilização de protetor solar. Nos primeiros 18 meses a radiação ultravioleta pode causar hiperpigmentação e mudanças na estrutura do colágeno, tornando a cicatriz discrômica e espessa.[46]

Com 2 a 3 semanas de pós-operatório, já existe força tênsil suficiente para permitir a realização de massagem que deixará a cicatriz mais flexível, degradando o excesso de colágeno. É aconselhável realizar duas vezes por dia por 10 minutos durante 6 semanas. Deve-se ter o cuidado para não causar nenhum trauma na cicatriz, por isso é orientado realizar movimentos circulares com o uso de algum lubrificante durante a massagem para tornar as manobras mais efetivas.[43]

Inúmeros produtos estão disponíveis no mercado para ajudar no resultado da cicatriz. As fitas de silicone ajudam na epitelização e na diminuição do depósito de colágeno, sendo uma opção para reduzir a incidência de cicatrizes hipertróficas e queloides. As fitas devem ser usadas 12 horas por dia durante 3 a 4 meses, não excedendo 6 meses pois podem agir de forma negativa.[2,47]

Outra opção é a utilização de fitas adesivas especiais que ajudem a diminuir a tensão na ferida operatória, prevenindo a formação excessiva de tecido local, pelo período de 6 semanas.[43]

Se houver formação de cicatrizes hipertróficas e queloides, a partir do 2º mês, recomenda-se o uso de corticosteroides tópicos potentes sob oclusão. Após 6 meses, pode ser necessária a aplicação de corticosteroideterapia intralesional.[3]

■ RETIRADA DE PONTOS

As suturas devem ser removidas o mais precocemente possível para minimizar as reações ao fio e as marcas das suturas, mas devem permanecer por tempo suficiente para prevenir a deiscência da ferida e o alargamento da cicatriz.

Na face e nas orelhas, as suturas podem ser removidas dentro de 5 a 7 dias, com suturas palpebrais sendo removidas em 3 a 5 dias. No couro cabeludo e região cervical, as suturas são removidas entre 7 e 10 dias. Suturas no tronco e extremidades, principalmente nas áreas próximas a articulações, devem ser mantidas por pelo menos 10 a 14 dias.[7]

Referências bibliográficas

1. Mandelbaum SH, Di Santis EP, Mandelbaum MH. Cicatrization: current concepts and auxiliary resources: Part I. An Bras Dermatol. 2003;78(4):393-410.
2. Lee Peng G, Kerolus JL. Management of surgical scars. Facial Plast Surg Clin North Am. 2019;27(4):513-7.
3. Potter DA, Veitch D, Johnston GA. Scarring and wound healing. Br J Hosp Med. 2019;80(11):166-71.
4. Zachary CB. Suture techniques: basic cutaneous surgery. New York: Churchill Livingstone; 1991. p.53-75.
5. Kudur MH, Pai SB, Sripathi H, Prabhu S. Sutures and suturing techniques in skin closure. Indian J Dermatol Venereol Leprol. 2009;75(4):425-34.
6. Wu T. Plastic surgery made easy: simple techniques for closing skin defects and improving cosmetic results. Aust Fam Physician. 2006;35(7):492-6.
7. Yag-Howard C. Sutures, needles, and tissue adhesives: a review for dermatologic surgery. Dermatol Surg. 2014;40(9):3-15.
8. Gonzalez-Ulloa M. Restoration of the face covering by means of selected skin in regional. Br J Plast Surg. 1956;9(3):212-21.
9. Langer K. On the anatomy and physiology of the skin. III. The elasticity of the cutis presented at the meeting of 27th November 1861. Br J Plast Surg. 1978;31(3):185-99.
10. Carmichael SW. The tangled web of Langer's lines. Clin Anat. 2014;27(2):162-8.
11. Kraissl CJ. The selection of appropriate lines for elective surgical incisions. Plast Reconstr Surg (1946). 1951;8(1):1-28.
12. Maranda EL, Heifetz R, Cortizo J, Hafeez F, Nouri K. Kraissl Lines-A Map. JAMA Dermatol. 2016;152(9):1014.
13. Borges AF. Relaxed skin tension lines. Dermatol Clin. 1989;7(1):169-77.
14. Zuber TJ. Fusiform excision. Am Fam Physician. 2003;1;67(7):1539-50.
15. Zitelli JA. TIPS for a better ellipse. J Am Acad Dermatol. 1990;22:101-3.
16. Goldberg LH, Alam M. Elliptical excisions: variations and the eccentric parallelogram. Arch Dermatol. 2004;140(2):176-80.
17. Lee KS, Kim NG, Jang PY, Suh EH, Kim JS, Lee SI et al. Statistical analysis of surgical dog-ear regression. Dermatol Surg. 2008;34(8):1070-6.
18. Salasche SJ, Roberts LC. Dog-ear correction by M-plasty. J Dermatol Surg Oncol. 1984;10(6):478-82.
19. Weisberg NK, Nehal KS, Zide BM. Dog-ears: a review. Dermatol Surg. 2000;26(4):363-70.
20. Chen DL, Carlson EO, Fathi R, Brown MR. Undermining and hemostasis. Dermatol Surg. 2015;41(10):201-15.
21. Spicer TE. Techniques of facial lesion excision and closure. J Dermatol Surg Oncol. 1982;8:551-6.
22. Cook JL, Perone JB. A prospective evaluation of the incidence of complications associated with Mohs micrographic surgery. Arch Dermatol. 2003;139:143-52.
23. Kaur RR, Glick JB, Siegel D. Achieving hemostasis in dermatology: Part 1: Preoperative, intraoperative, and postoperative management. Indian Dermatol Online J. 2013;4(2):71-81.
24. Barnes GD, Mouland E. Peri-procedural management of oral anticoagulants in the DOAC Era. Prog Cardiovasc Dis. 2018;60(6):600-6.
25. Iyengar S, Yeager DG, Cohen JL, Ozog DM. Update and review of bleeding considerations in dermatologic surgery: anticoagulants and antiplatelets. Dermatol Surg. 2020;46(2):192-201.
26. Hochberg J, Meyer KM, Marion MD. Suture choice and other methods of skin closure. Surg Clin North Am. 2009;89(3):627-41.
27. Monteiro ELC. Operações fundamentais: diérese, hemostasia e síntese. In: Monteiro ELC, Santana EM. Técnica cirúrgica. Rio de Janeiro: Guanabara; 2006. p.337-74.
28. Stoecker A, Blattner CM, Howerter S, Fancher W, Young J, Lear W. Effect of simple interrupted suture spacing on aesthetic and functional outcomes of skin closures. J Cutan Med Surg. 2019;23(6):580-5.
29. Ashraf I, Butt E, Veitch D, Wernham A. Dermatological surgery: an update on suture materials and techniques: Part 1. Clin Exp Dermatol. 2021;46(8):1400-10.
30. Kappel S, Kleinerman R, King TH, Sivamani R, Taylor S, Nguyen U et al. Does wound eversion improve cosmetic outcome?: results of a randomized, split-scar, comparative trial. J Am Acad Dermatol. 2015;72(4):668-73.
31. Wang AS, Kleinerman R, Armstrong AW, Fitzmaurice S, Pascucci A, Awasthi S et al. Set-back versus buried vertical mattress suturing: results of a randomized blinded trial. J Am Acad Dermatol. 2015;72(4):674-80.
32. Regula CG, Yag-Howard C. Suture products and techniques: what to use, where, and why. Dermatol Surg. 2015;41(10):187-200.
33. Kachare SD, Abell SR, Kachare MD, Jhang J, Wilhelmi BJ, Kasdan ML. Basic suture technique: instructional videos explaining suturing for medical students in a qualitative study. Ann Med Surg. 2019;5(48):122-3.
34. Adams B, Anwar J, Wrone DA, Alam M. Techniques for cutaneous sutured closures: variants and indications. Semin Cutan Med Surg. 2003;22(4):306-16.
35. Moy RL, Waldman B, Hein DW. A review of sutures and suturing techniques. J Dermatol Surg Oncol. 1992;18(9):785-95.
36. Stasko T. Advanced suturing techniques and layered closures. In: Wheeland RG, editor. Cutaneous surgery. Philadelphia, PA: Saunders; 1994. p.304-17.
37. Bennett RG. Alternative suture techniques, in fundamentals of cutaneous surgery. St. Louis, MO: Mosby; 1988. p.445-71.
38. Reynolds MB, Ratz JL. Surgical pearl: mini-running or "X" suture for closure of punch wounds. J Am Acad Dermatol. 2002;46(3):423-5.

39. Cammarata E, Zavattaro E, Astolfi S, Airoldi C, Giorgione R, Boggio P, Savoia P. Purse-string suture versus full-thickness skin graft: an efficacy and safety comparison study. Dermatol Ther. 2021;34(3):1-5.
40. Butt E, Ashraf I, Veitch D, Wernham A. Dermatological surgery: an update on suture materials and techniques: Part 2. Clin Exp Dermatol. 2021;46(8):1411-9.
41. Lear W, Roybal LL, Kruzic JJ. Forces on sutures when closing excisional wounds using the rule of halves. Clin Biomech. 2020;72:161-3.
42. Kantor J. The fascial plication suture: an adjunct to layered wound closure. Arch Dermatol. 2009;145:1433-4.
43. Commander SJ, Chamata E, Cox J, Dickey RM, Lee EI. Update on postsurgical scar management. Semin Plast Surg. 2016;30(3):122-8.
44. Krpata DM. Wound closure and management. Surg Infect (Larchmt). 2019;20(2):135-8.
45. Axibal E, Brown M. Surgical dressings and novel skin substitutes. Dermatol Clin. 2019;37(3):349-66.
46. Gu Q, Wang D, Cui C, Gao Y, Xia G, Cui X. Effects of radiation on wound healing. J Environ Pathol Toxicol Oncol. 1998;17(2):117-23.
47. Wang F, Li X, Wang X, Jiang X. Efficacy of topical silicone gel in scar management: a systematic review and meta-analysis of randomised controlled trials. Int Wound J. 2020;17(3):765-73.

Luiz Roberto Terzian • Yasmin Pugliesi

Conceitos nos Tratamentos dos Tumores Benignos da Pele

INTRODUÇÃO

Os tumores benignos da pele constituem queixa muito frequente nos consultórios dermatológicos e seu diagnóstico e tratamento fazem parte da rotina desta especialidade.

A maioria dos tumores benignos da pele é assintomática e pode ser um achado do exame dermatológico ou referida pelo paciente como crescimento, alteração ou surgimento de uma lesão. A remoção poderá ser indicada por estar em área de trauma constante, por causar algum dano funcional, pelo risco de transformação maligna ou por motivo estético.

O método terapêutico escolhido deverá considerar o resultado estético da cicatriz, considerando o caráter benigno da lesão. Para a realização dos procedimentos descritos neste capítulo são pré-requisitos o conhecimento da anatomia cirúrgica e das técnicas de cirurgia dermatológica básica. Algumas lesões podem necessitar de cirurgias complexas, com rotação de retalhos ou colocação de enxertos, que devem ser realizadas por cirurgiões dermatológicos habilitados.

Serão descritos os tratamentos dos tumores benignos, após resumo das lesões dermatológicas. Apesar de nem todas lesões estarem destacadas, os procedimentos explicados se aplicam à grande maioria das lesões de pele.

De maneira geral, as lesões epidérmicas são removidas com destruição superficial ou excisão tangencial; tumores dérmicos com exérese; e lesões subdérmicas com excisão na pele, dissecção e remoção.

O diagnóstico correto dos tumores benignos da pele é muito importante para o tratamento adequado e os diagnósticos diferenciais devem ser sempre considerados. A realização de biopsia com diagnóstico histológico é fundamental nos casos de dúvida. O envio das lesões removidas para exame anatomopatológico é importante para a confirmação do diagnóstico, às vezes, temos surpresas com seu resultado.

Avaliar criteriosamente as expectativas do paciente e os aspectos resultantes do tratamento, como: cicatrizes, tempo de recuperação, morbidade, curativos e limitações, antes de realizar o procedimento. Discutir com o paciente os riscos, benefícios e cuidados, para evitar descontentamentos, pois, na maioria das vezes, os tumores benignos não necessitam de tratamento e uma cicatriz inestética, limitações, ou um longo tempo de recuperação podem não ser bem aceitos pelos pacientes.

VERRUGAS

As verrugas são causadas pelo papiloma vírus humano – *Human Papilloma Virus* (HPV) – e podem ocorrer na pele e nas mucosas. Alguns subtipos têm potencial oncogênico e podem induzir à formação de carcinomas na pele, genitais, mucosa oral e cérvix.[1]

A apresentação e a gravidade podem variar, desde lesão única com resolução espontânea até múltiplas lesões de curso crônico.

Ocorrem por contaminação direta ou indireta, com período de incubação em torno de 3 meses.[2]

Os diferentes grupos de HPV originam tipos diferentes de verrugas.

O tratamento depende da manifestação clínica, local anatômico e experiência do médico.

Verruga vulgar

Mais comum em crianças e adolescentes. Lesão queratósica, bem delimitada, arredondada, sobrelevada, com coloração variando do branco-amarelado ao negro, geralmente nas mãos e dedos. As verrugas periungueais são de tratamento mais difícil e demorado.

Tratamentos

Inicialmente deve ser conservador com uso tópico de ácido salicílico e/ou ácido láctico em colódio elástico ou fita adesiva.

Desbastamento + cauterização química

Inicialmente é realizado o desbastamento com lâmina de bisturi n. 11 ou 15 ou com cureta dermatológica, para remoção da hiperqueratose a nível epidérmico, sem sangramento; posteriormente é realizada a cauterização química com ácido nítrico fumegante, ácido tricloroacético 70% ou fenol 88%. A lesão deverá ser mantida coberta com esparadrapo impermeável, com trocas diárias, para hiper-hidratação e amolecimento da lesão. A parte superficial ou a verruga toda se desprende juntamente com o esparadrapo após alguns dias. Podem ser necessárias algumas sessões de tratamento, geralmente mais que 2, com intervalo de 1 a 3 semanas entre elas. Este método tem a vantagem de não necessitar anestesia tópica ou local e de ser pouco doloroso. É o tratamento de primeira opção para diversas verrugas, principalmente as plantares, que são as mais resistentes e sensíveis.

Pode-se realizar isoladamente a cauterização química, o desbastamento ou apenas cobrir com esparadrapo, porém com resultados mais demorados e menos eficazes.

Eletrocoagulação

Realizada com bisturi elétrico, sob anestesia tópica com lidocaína-prilocaína ou xilocaína ou ainda sob anestesia infiltrativa. Deve ser associada à curetagem da lesão.[3] São realizados ciclos sucessivos, até que a lesão não seja mais visível. No caso de verrugas periungueais ou subungueais pode ser necessária a avulsão da lâmina ungueal para abordagem adequada das lesões. Realizar curativos diários até cicatrização completa, em 2 a 4 semanas. Podem ser necessárias algumas sessões de tratamento para atingir a cura definitiva, sobretudo para lesões múltiplas e periungueais. Não realizar na região plantar pela dificuldade de cicatrização. Resultado semelhante ocorre com o uso do *laser* de CO_2 ou de corante pulsado, porém com custo mais elevado.[4,5]

Agentes antiproliferativos

Bleomicina intralesional, a dose ideal varia, entre 1 e 3 U/mL de solução, usar até 1 a 2 mL por sessão. Intervalo de 2 a 3 semanas entre as aplicações, por até quatro tratamentos. É uma opção terapêutica intreressante para lesões de topografia com difícil abordagem e recalcitrantes.[6]

Ácido salicílico (16,5%) e ácido láctico em colódio elástico devem ser aplicados uma vez ao dia na lesão, que deverá ser mantida ocluída com esparadrapo impermeável.

Outros agentes como 5-fluorouracil tópico e injetável e a podofilina também podem ser utilizados.[7]

Crioterapia com nitrogênio líquido

Promove destruição tecidual com formação de bolha, a verruga usualmente se desprende junto com o teto da bolha, após alguns dias. Pode ser utilizado em *spray* aberto ou aplicado com cotonete, em 1 ou 2 ciclos de congelação de 3 a 30 segundos, congelando 1 a 2 mm além das margens da lesão visível. Evitar seu uso nas lesões periungueais e plantares pela dor e dificuldade de cicatrização.[8,9]

Terapia fotodinâmica

Usada para verrugas resistentes ou múltiplas como opção de tratamento. O fotossensibilizante deve ser aplicado por 3 a 5 horas, ocluído e depois irradiado com luz vermelha (590 a 700 nm) a 50 mW/cm^2 com dose total de 50 J/cm^2. A aplicação poderá ser repetida conforme a necessidade.[10,11]

Terapias imunológicas

Imunoterapia injetável com antígeno de cândida 0,1 a 0,3 mL a cada 2 a 3 semanas na verruga maior, com 3 a 5 sessões de tratamento.[12]

Cimetidina 30 a 40 mg/kg/dia para as lesões recalcitrantes. Seus resultados são controversos.[13]

Sulfato de zinco na dose de 10 mg/kg/dia (máximo 600 mg/dia). Indicado no tratamento de lesões recalcitrantes.[13]

Imiquimode creme 5% aplicado 3 a 5 vezes na semana, oclusivo, por 16 semanas. Associar a agentes queratolíticos e/ou oclusão com esparadrapo impermeável.

Outros tratamentos

Imunoterapia de contato com dibutylester do ácido esquárico (SADBE), aplicação de cantaridina 0,7% e simpatias podem ser utilizadas como terapêutica opcional.

Evitar remoção cirúrgica, pelo risco do crescimento de verrugas na cicatriz.

Verruga plana

Lesões planas e pequenas, normocrômicas, ocorrem nas mãos, pernas e área da barba e podem se disseminar com o barbear e a depilação. O tratamento deve ser conservador para evitar cicatrizes piores que as lesões.

Tratamentos

- **Tretinoína 0,025% a 0,1%:** em creme ou gel, aplicados 1 vez ao dia, preferencialmente a noite, nas áreas com verrugas. Pode ser demorado e os resultados são variáveis.
- **Eletrocoagulação:** superficial com mínima potência, apenas branqueando a superfície das lesões, sob anestesia tópica. Formam-se pequenas crostas que desprendem juntamente com as verrugas, em poucos dias.
- **Outras:** cauterização química com ácido tricloroacético 10% a 30%; creme de 5-fluorouracil uma vez ao dia, até irritação; e criocirurgia com tempo de aplicação curto – 3 a 5 segundos.

■ CONDILOMA ACUMINADO

Verrugas na mucosa genital, que podem ser isoladas ou confluentes. É recomendada avaliação conjunta com o urologista e/ou ginecologista e/ou pelo proctologista para verificar a presença de lesões uretrais, cervicais ou colorretais.

Quando agrupadas, podem formar massas verrucosas vegetantes com aspecto de couve-flor, podendo ainda apresentar transformação neoplásica, que constitui o carcinoma verrucoso (forma de carcinoma espinocelular), que deve ser tratado como tal.

Desde o desenvolvimento das vacinas contra o HPV a incidência dessa doença vem reduzindo globalmente. A vacina destina-se ao tratamento profilático para mulheres entre 9 e 26 anos, mas as evidências ainda não suportam seu uso como tratamento para aqueles já infectados pelos HPV.[1]

O tratamento das lesões anogenitais deve ser individualizado, considerando tamanho, morfologia, número e local das lesões. Deve-se avaliar o perfil imunológico dos pacientes, pois imunossuprimidos muitas vezes não respondem ao tratamento para o HPV como os imunocompetentes, podendo sofrer recidivas mais frequentes.[14]

Tratamentos

- **Eletrocirurgia ou *laser* CO_2:** remoção com tesoura e eletrocoagulação da base é terapêutica eficaz para as lesões pedunculadas, sob anestesia tópica.
- **Imiquimode creme 5%:** aplicar na região afetada 3 vezes por semana, por 16 semanas. Causa irritação e inflamação, com resolução das lesões. Creme de 5-fluorouracil a 5% também pode ser utilizado diariamente até surgir irritação. A formulação do imiquimode creme a 3,75% reduz os efeitos colaterais, aumentando a adesão ao tratamento, mas pode apresentar taxas de cura primária menores que a formulação a 5%. Deve ser usado 1 vez ao dia por 2 semanas de forma contínua, com intervalo de 14 dias, por um total de 8 semanas.
- **Podofilina 25% em álcool:** aplicar sobre as lesões e lavar após 4 horas. Reaplicar semanalmente conforme a necessidade. Não usar no cérvix, em crianças nem em gestantes. A podofilotoxina 0,5% em creme ou solução alcoólica pode ser aplicada 1 a 2 vezes ao dia pelo paciente.
- **Cauterização química:** com ácido tricloroacético 80% a 90%, até branqueamento da lesão. Aplicação semanal até 8 a 10 semanas.
- **Crioterapia:** pode ser aplicada com cotonete ou *spray*, com intervalo de 1 a 2 semanas entre as sessões. Raramente necessita anestesia. Pode facilitar o tratamento se há muitas lesões ou envolvimento de área extensa.
- **Outros:** sinecatequina pomada a 15%, 3 vezes ao dia por até 16 semanas. Terapia fotodinâmica pode ser útil como adjuvante no tratamento de lesões mais resistentes.

■ MOLUSCO CONTAGIOSO

Causado por parapoxvírus, transmitida por contato, é comum em crianças. Se manifesta como pápula com umbilicação central, com aumento progressivo no número de lesões, que são normalmente assintomáticas. Nos adultos, pode ser sexualmente transmissível, quando surge em região genital.

A necessidade de tratamento ativo é controversa, dado o curso autolimitado da lesão. Indicado o tratamento ativo das lesões quando doença extensa, complicações secundárias ou queixas estéticas.

Para todos os pacientes, deve-se recomendar medidas gerais para evitar a disseminação: não coçar ou esfregar as lesões e não compartilhar itens de higiene pessoal.[15]

Tratamentos

- **Curetagem:** é o tratamento de eleição, realizado sob anestesia tópica. Deve ser repetido após duas semanas, para tratar as lesões residuais.
- **Cauterização química:** com ácido nítrico fumegante ou ATA 30% a 70% – aplicar sobre as lesões. Repetir após 2 semanas até seu completo desaparecimento. Ocorre inflamação local e formação de crosta, que cai em até 2 semanas, com cura da maioria dos moluscos. Vantagem de ser pouco doloroso, rápido e não traumatizar as crianças, pois não sangra.
- **Criocirurgia:** com nitrogênio líquido, aplicador com ponta fina, sobre as lesões, 1 ou 2 ciclos de 10 a 20 segundos.
- **Hidróxido de potássio:** aplicação domiciliar, 5% a 20%, duas vezes ao dia ou em dias alternados, durante 1 semana ou até o desenvolvimento de inflamação nas lesões.[16,17]
- **Imiquimode 1%:** creme 3 vezes por dia, por 5 dias.[18]
- **Outros:**
  - Cantaridina: 0,7% a 0,9% no local da lesão, com ou sem oclusão, por 2 a 4 horas, a cada 2 a 4 semanas até a resolução das lesões.[19]
  - Podofilotoxina, ácido salicílico, ácido lático, ácido glicólico, peróxido de benzoíla e tretinoína.

ACROCÓRDONS

Lesões filiformes, cor da pele a acastanhadas, localizadas mais comumente nas áreas de dobras (axilas, pescoço, virilhas, inframamárias). Surgem progressivamente com a idade. Quando grandes e pedunculadas são denominadas nevos moluscos ou moluscos pêndulos.

Tratamentos

- **Excisão:** pinçamento da lesão e corte com tesoura delicada (de íris) na pele normal logo abaixo da sua base, nível da derme profunda, sob anestesia tópica. Se necessária, hemostasia com cloridrato de alumínio 20% ou eletrocoagulação.
  Nevos moluscos devem ser removidos com excisão fusiforme da base da lesão com bisturi lâmina n. 15, sob anestesia infiltrativa, seguida por sutura direta.
- **Eletrocoagulação:** com bisturi elétrico ou Hyfrecator, realizar corte da base da lesão ou aplicar a corrente na superfície da lesão. A coagulação pode ser feita através de uma pinça, que segura a lesão e transmite a corrente nela aplicada.
  Todos métodos descritos promovem cicatrização rápida e com excelente resultado estético.

QUERATOSES SEBORREICAS

Lesões verrucosas bem delimitadas, castanho claras a escuras, geralmente múltiplas, localizadas mais comumente na face e no tronco.

Tratamentos

- **Curetagem:** método simples e rápido, realizado sob anestesia infiltrativa. Tencionar a pele e raspar a lesão com a cureta, da sua margem ao centro, até sua remoção completa. A hemostasia pode ser feita com cloridrato de alumínio 20% ou eletrocoagulação.
- **Excisão:** deve ser feita tangencialmente à lesão, denominada barbirese ou saucerização *shave*.[20] Realizar remoção superficial, com tesoura de íris, lâmina de barbear ou lâmina de bisturi, a nível de derme superficial. Com a tesoura, cortar a lesão a partir das margens e por fim soltar o centro, mantendo o mesmo plano cirúrgico em profundidade. Com lâmina de barbear, fixar a lâmina ente o polegar e o indicador formando uma curva, e avançar sob a lesão com movimentos de vai-e-vem laterais, até sua remoção. Com o bisturi, inicialmente marcar os limites da lesão com corte perpendicular até derme superficial e, a seguir, realizar remoção tangencial no plano da derme superficial sob a lesão. Se houver lesão residual, remover pelo mesmo método. A hemostasia pode ser feita simplesmente com curativo oclusivo, que tem cicatrização mais rápida e é esteticamente melhor, com eletrocoagulação ou com cloridrato de alumínio 20%.
- **Eletrocoagulação:** aplicar sobre a superfície da lesão, com baixa potência, seguida por curetagem com gaze ou cureta, sob anestesia tópica ou infiltrativa. Realizar ciclos sucessivos de eletrocoagulação e curetagem até que toda a lesão seja removida. Demora um pouco mais para cicatrizar que a exérese tangencial e os resultados estéticos podem ser piores.

DERMATOSE PAPULOSA *NIGRA*

Múltiplas pápulas enegrecidas, de 1 a 4 mm, geralmente na face, pescoço e tronco superior de mulheres negras. São variantes de queratoses seborreicas e têm caráter familiar.

Tratamentos

- **Eletrocoagulação:** deve ser superficial, sob anestesia tópica, com baixa potência, sobre as lesões. Não remover a crosta com cureta ou gaze para minimizar o trauma e favorecer a cicatrização. Fazer teste em uma área antes de realizar em todo rosto, pelo risco de hipocromia ou hiperpigmentação pós-inflamatória.
- **Curetagem:** curetar suavemente a superfície das lesões sob anestesia tópica.

NEVOS MELANOCÍTICOS

Lesões benignas, comuns, que surgem da infância até por volta dos 50 anos, simétricas, até 8 mm de diâmetro, com coloração homogênea, clara, acastanhada ou enegrecida, localizadas em qualquer parte do corpo. Inicialmente planos ou pouco sobrelevados, tendem a ficar mais claros e salientes com o passar dos anos.

Os nevos displásicos são lesões com potencial de transformação maligna, 6 a 15 mm de diâmetro, coloração e bordas irregulares e limites mal definidos.

Os nevos podem ser removidos por indicação estética, por sua localização em área de trauma ou de difícil acompanhamento. Os nevos que apresentarem características suspeitas de malignidade, como assimetria, crescimento irregular, variação ou multiplicidade de cores, ulceração, sangramento e tamanho maior que 6 mm, devem ser removidos. Sempre que possível, fazer biopsia excisional com 2 mm de margens nos nevos suspeitos, com envio do material para exame histopatológico.

O exame dermatoscópico dos nevos suspeitos é importante, pois ajuda na diferenciação entre nevos benignos, potencialmente malignos e melanomas.[21]

Tratamentos

- **Excisão:** a primeira opção é a remoção com lâmina de bisturi até subcutâneo, sob anestesia infiltrativa, seguida de sutura direta, pode ser feita excisão fusiforme com 2 mm de margens e correção posterior de orelhas. Para lesões grandes pode ser necessário um retalho cutâneo. Sutura direta com pontos internos absorvíveis reduzem a tensão na ferida e melhoram o aspecto da cicatriz. Para sutura externa podem ser utilizados fios não absorvíveis como o *nylon*, com pontos simples ou contínuos. Outra opção é aplicar cola de cianoacrilato na superfície, quando não houver tensão, evitando a marca dos pontos externos na cicatriz. Esta técnica permite envio de material adequado para estudo histopatológico, além de promover cicatriz usualmente favorável.
  A remoção tangencial com tesoura ou lâmina, conforme explicado acima para queratoses seborreicas, é uma boa opção para as lesões não suspeitas, com resultado estético satisfatório.[22] Lembrar que com esta técnica pode haver recidiva da lesão na cicatriz e que

a histopatologia desta lesão pode causar confusão com melanoma, logo, o patologista deve ser informado que se trata de lesão recidivada.

LENTIGOS

São máculas pigmentadas, de 1 a 2 mm, que surgem desde a infância, em qualquer região da pele ou mucosa. Lentigos solares estão presentes nas áreas cronicamente expostas ao sol como no dorso das mãos e na face, e podem atingir até alguns centímetros. Seu tratamento é realizado por motivo estético. Lesão em placa extensa, expansão centrífuga e coloração variável do castanho claro ao negro deve ser totalmente removida quando possível, pois sugere diagnóstico de lentigo maligno.[23]

Tratamentos

- **Terapia tópica:** a utilização diária de cremes esfoliantes com ácido retinóico[24] ou alfa-hidroxiácidos, associados a clareadores de pele e proteção solar rigorosa constitui o melhor tratamento tópico para os lentigos, que clareiam progressivamente. Os lentigos recidivam em exposições solares subsequentes.
- **Cauterização química:** a esfoliação química total da epiderme remove o pigmento e os melanócitos da camada basal. Pode ser realizada a cauterização química das lesões com ácido tricloroacético de 30% a 50%, seguido por *peeling* superficial em toda região acometida com solução de Jessner ou ácido retinoico a 5%.
  Outra opção é a aplicação de pasta de ATA a 30%, que deve ser deixada até a ocorrência de *frosting* leve superficial.
- **Eletrocoagulação:** realizada com bisturi elétrico na potência "zero", coagulando apenas as lesões, que ficam um pouco mais escuras, sob anestesia tópica. Não remover as crostas, pode aplicar *peeling* superficial na região imediatamente após o procedimento.
- **Criocirurgia:** aplicação de nitrogênio líquido por tempo curto, menor que 20 segundos, com cotonete ou *spray* aberto. Iniciar com tempos curtos, para evitar formação de bolhas e/ou hipocromia após o procedimento.
  O tratamento de manutenção deve ser feito com cremes esfoliantes, clareadores e proteção solar rigorosa.
- **Laserterapia:** pelo amplo espectro de absorção da melanina, uma variedade de *lasers* tem sido utilizada, assim como a luz intensa pulsada. Os mais utilizados são o *laser* de corante pulsado, Nd-YAG, KTP, rubi e CO_2.[25]

CISTOS

São lesões extremamente comuns, com conteúdo líquido ou pastoso no seu interior, móveis em relação aos planos profundos, localizadas na derme ou subcutâneo. Apresentam coloração igual à da pele ou amarelada e superfície lisa e sobrelevada. São normalmente assintomáticos e se localizam principalmente no segmento cefálico, pescoço e tronco superior.

Múltiplas lesões podem ocorrer em doenças genéticas, como a sebocistomatose, na qual surgem cistos no tronco, axilas e regiões inguinocrurais.

O tratamento dos cistos deve ser feito por estética, pela localização em áreas de trauma ou pela sua inflamação.

Cistos epidérmicos

São os cistos mais comuns, surgem nos adultos e são formados pela proliferação de células epidérmicas produtoras de queratina no interior da derme. Pode ter orifício central semelhante a comedão, que representa um orifício pilossebáceo ocluído, por onde pode sair material sebáceo ou queratinoso à expressão. A parede de revestimento do cisto, composta por células epidérmicas, forma cápsula que facilita sua remoção. Quando se rompem para a derme e subcutâneo, ocasionam intensa reação inflamatória de corpo estranho, com supuração e eliminação do conteúdo do cisto.

Tratamentos

- **Cistos inflamados:** tratamento clínico com anti-inflamatórios e antibióticos orais, além de drenagem e infiltração de triamcinolona intralesional (2,5 a 5 mg/mL). Se não houver resolução espontânea, o cisto deverá ser removido, após melhora da inflamação.
- **Exérese:** "Piezocirurgia" é uma técnica utilizada para tratar os cistos pequenos, que consiste em anestesia infiltrativa seguida por pequeno corte linear com bisturi na pele sobre o cisto, aprofundando até sua exposição. Realiza-se então expressão da pele ao redor para exposição do cisto, que é preso com pinça com dente de rato e descolado e removido dos tecidos adjacentes com tesoura de íris delicada. O defeito é fechado com pontos internos, simples, contínuos ou apenas esparadrapo.[26]
- **Enucleação:** técnica muito popular, realizada sob anestesia infiltrativa ao redor e superficialmente ao cisto; evitar infiltrar dentro do cisto para que não se rompa. Corte na superfície da pele com *punch* 2 a 4 mm para lesões pequenas e com bisturi para as maiores, até a profundidade do cisto. Prender o cisto com pinça de Adson com dente de rato ou com pinça hemostática e descolar as paredes laterais e profunda do cisto com tesoura de íris curva delicada, até remover completamente a lesão. Os cistos grandes podem ter sua parede incisada para expressão do material do seu interior, com isto seu volume é reduzido e ele é removido através de uma cicatriz menor. Toda parede deve ser removida para evitar inflamação e/ou recidiva.

Nos cistos grandes a excisão na pele sobre o cisto pode ser fusiforme, para melhor a exposição e a dissecção da cápsula e para compensar o excesso de pele.

Suturar com pontos internos, quando houver espaço morto, e externos simples ou contínuos, com retirada em 7 dias.

Cisto pilar

Nódulo firme, único ou múltiplo, geralmente no couro cabeludo.

Tratamentos

- **Exérese:** realizar remoção com as mesmas técnicas descritas para os cistos epidérmicos, com excisão preferencialmente fusiforme sobre o cisto, para compensar o excesso de pele. A extensão da incisão deve ser de 60% a 100% do diâmetro da lesão. Não é necessária a tricotomia, apenas prender os cabelos com fita adesiva.[27]

Cisto mixoide

Pode estar relacionado ao liquido sinovial ou a alteração do tecido conjuntivo dérmico, com produção excessiva de ácido hialurônico.[1]

Localizado no dorso dos dedos das mãos, na falange distal, como nódulo de consistência cística, superfície lisa e brilhante, que pode ser doloroso.

Tratamentos

- **Infiltração intralesional:** realizada após punção do cisto, com triamcinolona 5 a 10 mg/mL. Fazer novos tratamentos, até desaparecimento da lesão ou realização de cirurgia, para as lesões resistentes.
- **Exérese:** deve ser realizada sob bloqueio anestésico. É necessária a dissecção e remoção do cisto e do componente sinovial, quando presente, para cura da lesão, que costuma ser recidivante. Para possibilitar isto, antes da cirurgia a lesão é puncionada, drenada e injetado azul de metileno intralesional, que definirá os limites do cisto. A mesma técnica deve ser utilizada no cisto sinovial verdadeiro, sendo que neste o azul de metileno pode ser injetado no espaço sinovial, para ver por onde o corante vai para o cisto. Esta técnica permite identificar a comunicação entre a cápsula articular e o cisto e fechar a parede da cápsula articular. Outras formas de abordagem cirúrgica são descritas, como exérese ampla da lesão

com fechamento cirúrgico baseada em autoenxertia usando pele sobrejacente à lesão e capsulotomia percutânea.[28]

- **Criocirurgia:** dois ciclos de congelamento, de 20 a 30 segundos, após drenagem do conteúdo do cisto com agulha.
- **Outros:** transfixação do cisto com fio cirúrgico por 2 a 3 semanas. Técnica compressiva conservadora.[29]

HIDROCISTOMAS

Podem ser de origem écrina ou apócrina e ocorrem nas regiões perioculares, face, orelhas, couro cabeludo e tronco. São lesões císticas ou pápulas azuladas semelhantes a nevos azuis.

Tratamentos

- **Exérese:** remoção simples com sutura direta é excelente opção.
- **Eletrocoagulação:** muito útil para múltiplas lesões, com baixa potência.
- ***Laser*:** *lasers* ablativos, como o de CO_2, podem ser utilizados para destruição das lesões.
- **Outros:** toxina botulínica, anticolinérgicos, glicose hipertônica intracística, ou ácido tricloroacético.[30]

MILIUM

São pequenos cistos amarelados que surgem nas pálpebras e regiões malares, com poucos milímetros de diâmetro.

Tratamentos

- **Extração:** realização de pequeno corte na superfície da lesão com agulha ou lâmina de bisturi n. 11, com remoção da lesão pela agulha ou leve expressão. Cicatrização por segunda intenção, com excelente resultado estético.
- **Eletrocoagulação:** realizada com baixa potência, com eletrodo de ponta fina, sobre as lesões, que formam pequena crosta e são eliminadas.

LIPOMAS

São nódulos de um a vários centímetros, localizados no subcutâneo, consistência fibroelástica, usualmente móveis e não aderidos aos planos profundos, que podem ser encapsulados. Ocasionalmente infiltram músculos e espaços intercostais. Os angiolipomas podem ser dolorosos e múltiplos, diferentemente dos lipomas.[31]

Não tentar remover nem biopsiar lipomas na linha media sacrococcígea, pois pode tratar-se de lipomeningocele, com comunicação com a dura máter.[32] Exames de imagem como ultrassonografia e ressonância magnética são importantes para ajudar no diagnóstico destas lesões.

Considerar lipossarcoma se a lesão for maior que 4 cm, tiver grandes extensões profundas e não for facilmente removida com a incisão habitual.[33]

Exames de imagem como raio X, ultrassonografia de partes moles ou ressonância nuclear magnética podem ser necessários para auxiliar na delimitação de lesões grandes ou em áreas com estruturas anatômicas importantes.[34]

Tratamentos

- **Exérese:** para delimitar o lipoma, marcar suas margens palpáveis com caneta marcadora, antes da infiltração anestésica.
  Realizar incisão com lâmina de bisturi n. 15 na pele sobre a lesão, com extensão de cerca de 50% do diâmetro do lipoma, e aprofundar até encontrá-lo no tecido subcutâneo. Nos lipomas maiores a incisão pode ser fusiforme para facilitar a abordagem. Realizar expressão ao redor do lipoma e tracioná-lo com pinça hemostática em movimentos rotacionais para soltá-lo dos tecidos adjacentes.[35]
  A dissecção também pode ser feita com tesoura de íris, para soltar as aderências. Após a remoção, suturar a pele e, se houver espaço morto, utilizar também pontos internos.
  Quando o lipoma estiver localizado em área onde a cicatriz ficaria inestética, a incisão pode ser realizada em área próxima, numa região de cicatriz favorável, e a lesão removida pelo subcutâneo.[36]
- **Lipoaspiração:** a lipoaspiração é utilizada para remoção de grandes lipomas, com pequenas incisões. Pode haver recidivas com mais frequência que com a exérese convencional.

DERMATOFIBROMAS

Pápulas bem delimitadas, endurecidas, de coloração acastanhada, avermelhada ou cor da pele, que podem surgir após pequena injúria no local. Ocorrem frequentemente nos membros inferiores e, quando se realiza compressão lateralmente à lesão, o centro afunda causando depressão na superfície da pele.[37] Foram descritos 10 padrões que auxiliam no diagnóstico dermatoscópico dos dermatofibromas.[38] O tratamento é realizado por motivo estético ou dor local, que é rara. Lesões grandes devem ser diferenciadas do dermatofibrossarcoma *protuberans*, tumor com grande invasividade local e muito recidivante, que deve ser tratado pela cirurgia micrográfica de Mohs.

Tratamentos

- **Excisão:** deve ser realizada excisão com lâmina de bisturi n. 15, sob anestesia infiltrativa, seguida por sutura direta com pontos simples. Cuidado na indicação da cirurgia, pois a cicatriz na perna pode ficar esteticamente pior que a lesão.
- **Criocirurgia:** pode ser realizada com resultado estético satisfatório, porém cuidados devem ser tomados ao realizá-la nos membros inferiores, em função de cicatrização deficiente nesta região.

ANGIOFIBROMAS

Pápulas de até 5 mm, avermelhadas a acastanhadas, com superfície lisa e brilhante, localizadas na face. São geralmente únicas, mas podem ser múltiplas na esclerose tuberosa.

Tratamentos

- **Exérese:** marcar as lesões antes de anestesiar, para identificação precisa. A remoção pode ser feita tangencial com lâmina de barbear, ou de bisturi, que pode ser seguida por eletrocoagulação.
- **Dermoabrasão:** muito útil para as múltiplas lesões da esclerose tuberosa, porém recidivas são frequentes.
- ***Laser*:** destruição com aparelhos ablativos, de CO_2 ou argônio, é eficaz no tratamento de múltiplas lesões.
- **Outros:** radiofrequência, eletrocoagulação, rapamicina.[39]

HIPERPLASIA SEBÁCEA

Caracteriza-se por pápulas amareladas confluentes, com umbilicação central e teleangiectasias, localizadas na face, mais comuns após os 50 anos de idade. O tratamento é unicamente por motivos estéticos, porém pode ser feita biopsia para diagnóstico diferencial com carcinoma basocelular.

Tratamentos

- **Exérese:** deve ser feita exérese tangencial, conforme explicado para queratoses seborreicas, com envio de material para histopatológico quando necessário.
- **Eletrocoagulação:** realizada com bisturi elétrico no modo corte, ponteira de agulha, que deve ser inserida no centro da lesão, realizando movimentos em espiral, com destruição da parte central da lesão. Ocorre formação de pequena crosta e resolução da lesão. Pode também ser realizada eletrocoagulação superficial, seguida por curetagem.
- **Criocirurgia:** congelar por 5 a 10 segundos, até 1 mm além das margens da lesão, com *spray* aberto ou cotonete.
- ***Laser* CO_2:** destruição superficial da lesão.
- **Outros:** ácido tricloroacético, *laser* CO_2 e corante pulsado, isotretinoína oral.[40]

SIRINGOMAS

Pápulas de até 3 mm de diâmetro, localizadas nas regiões periorbitárias, amareladas, avermelhadas ou cor da pele, geralmente múltiplas. São proliferações benignas do ducto das glândulas sudoríparas écrinas. Existe forma eruptiva, que ocorre no tronco de mulheres jovens e é mais frequente em portadores da síndrome de Down.[41]

Tratamentos

- **Observação:** para os siringomas eruptivos, que podem resolver espontaneamente.
- **Exérese:** remoção tangencial com tesoura oftálmica "Castro Viejo" e cicatrização por segunda intenção.
- **Eletrocoagulação:** utilizando ponteira delicada ou de agulha, com baixa potência, para destruição superficial da lesão. A eletrocoagulação intralesional com agulha fina pode levar a resultados estéticos mais satisfatórios.[42]
- ***Laser*:** ablativos podem ser utilizados com resultados semelhantes.
- **Outros:** atropina 1%, tretinoína tópica.[42]

TRICOEPITELIOMA

Pode ser único, de coloração acastanhada, superfície lisa e brilhante, com teleangiectasias; tem crescimento progressivo até 2 cm ou mais[43] e se assemelha ao carcinoma basocelular.

Quando múltiplo é autossômico dominante e se caracteriza por nódulos amarelados ou róseos localizados na porção central da face. Se desenvolvem na puberdade e aumentam progressivamente em número e tamanho.

Tratamentos

- **Biopsia:** deve ser feita para diagnóstico diferencial com carcinoma basocelular, principalmente nas lesões solitárias.
- **Exérese:** remoção tangencial, como explicado para as queratoses seborreicas, oferece excelente resultado estético. Para lesões isoladas pode ser realizada exérese tangencial com lâmina de barbear, com envio de material para exame histopatológico.
- **Eletrocoagulação:** realizada no modo corte, com ponteiras de alças, para remoção tangencial das lesões; pode ainda ser feita destruição superficial, seguida por curetagem.
- ***Laser*:** pode ser utilizado o *laser* de CO_2 para ablação das lesões.

XANTELASMAS

Lesões amareladas que surgem nas pálpebras de pacientes idosos, geralmente nos cantos mediais. Podem ocasionalmente estar associadas a dislipidemias.

Tratamentos

- **Exérese:** remoção com sutura direta ou cicatrização por segunda intenção (lesões pequenas), pode ser associada à blefaroplastia superior, com remoção do excesso de pele da pálpebra superior.
- **Cauterização química:** aplicação de ácido tricloroacético, 35% a 100%, repetido a cada 2 semanas, se necessário. Para as lesões maculares, ATA 50%, para as em placas, ATA 70% ou 100% e para as papulonodulares, ATA 100%, oferecem os melhores resultados.[44]
- **Eletrocoagulação ou *laser*:** para destruição superficial da lesão, com cicatrização por segunda intenção.

NEUROFIBROMAS

A neurofibromatose tipo I é uma doença autossômica dominante com manifestações variáveis incluindo manchas café com leite, lentigos inguinais e axilares, hamartomas de íris (nódulos de Lisch) e neurofibromas.

Os neurofibromas são tumores benignos da bainha neural frequentemente associados a neurofibromatoses. São muitas vezes múltiplos, com diferentes tamanhos; podem ser pápulas, placas ou nódulos; infiltrativos ou pedunculados e da cor da pele ou arroxeados.

Existem também os neurofibromas plexiformes que são lesões grandes, com consistência frouxa e superfície irregular. Podem ser infiltrativos e profundos.

Tratamentos

- **Exérese:** a remoção cirúrgica com sutura é o tratamento de escolha para os neurofibromas. Deve ser realizado nas lesões que apresentem sintomas, danos estéticos ou funcionais. Atenção com as recidivas (frequentes quando as lesões são infiltrativas e não totalmente removidas) e com as cicatrizes, principalmente nos pacientes com múltiplas lesões. Há risco de malignização para neurofibrossarcoma, portanto é importante remover as lesões com rápido crescimento, alteração de cor ou que se tornaram sintomáticas.
  A cirurgia dos neurofibromas plexiformes é mais complexa e deve ser realizada por cirurgiões experientes por ter grandes dimensões e poder infiltrar estruturas importantes. Avaliar cuidadosamente os possíveis danos secundários à remoção antes de decidir pela sua realização.
- **Saucerização e eletrocoagulação:** pode ser utilizada para as lesões pequenas e exofíticas, superficiais ou pedunculadas.

GRANULOMA PIOGÊNICO

Nódulo ou pápula eritematosa, geralmente com colarete descamativo, friável. Podem aparecer após trauma local.

Tratamentos

- **Exérese cirúrgica:** deve ser feita exérese tangencial ou retirada completa da lesão, com envio de material para histopatológico quando necessário.[45]
- **Crioterapia:** 2 ciclos de congelamento a cada 3 a 4 semanas, 1 a 4 sessões.
- **Eletrocoagulação:** pode ser utilizada para as lesões pequenas e exofíticas, superficiais ou pedunculadas. Normalmente associada à exérese tangencial da lesão.
- **Outros:** timolol tópico, imiquimode 5% creme, *laser* ablativo CO_2 e Nd-YAG,[46] agentes esclerosantes.

ANGIOMA RUBI

Proliferação vascular benigna, frequente em idosos e pessoas com pele clara. Tem maior tendência de surgimento quando há familiares acometidos. Apresenta-se como pápulas eritemato-violáceas de tamanhos variados, principalmente no tronco, com superfície lisa.

Tratamentos

- ***Laser*:** uma variedade de tecnologias podem ser utilizadas, como *laser* de corante pulsado, Nd-YAG, KTP e *laser* ablativo.
- **Eletrocuagulação:** pode ser utilizada para as lesões pequenas e exofíticas, superficiais ou pedunculadas, sob anestesia tópica.
- **Exérese cirúrgica:** deve ser feita exérese tangencial ou retirada completa da lesão. Utilizada apenas para lesões grandes ou profundas.
- **Outros:** crioterapia, escleroterapia.[47]

CONCLUSÃO

Foram descritos os tumores benignos da pele e os procedimentos utilizados para seu tratamento. É importante destacar que há diferentes opções terapêuticas para cada uma das lesões e que a escolha do método a ser utilizado vai depender das características da lesão, expectativas do paciente, domínio da técnica, experiência do médico e disponibilidade de materiais e equipamentos.

A grande maioria dos tratamentos é realizada no consultório dermatológico, sob anestesia tópica ou infiltrativa.

Estes procedimentos fazem parte da rotina do consultório dermatológico e geram grande satisfação para médicos e pacientes, porém estejam sempre atentos às complicações intra e pós-operatórias, como lipotimia, sangramento, dor, infecção, deiscência e cicatriz inestética. O conhecimento, prevenção e abordagem das complicações reduzem os riscos e devem ser dominados pelo cirurgião dermatológico.

1. Sampaio SAP, Rivitti EA. Dermatologia. 3ª ed. São Paulo: Artes Médicas; 2007.
2. Humeniuk HM, Lask GP. Surgical and Medical Treatment of Benign Cutaneous Lesions. In: Lask GP, Moy RL. Principles and Techniques of Cutaneous Surgery. McGraw-Hill; 1996. p. 221-234.
3. Krull EA. Surgical Gems: The little curet. J Dermatol Surg Oncol. 1978;4:656-657.
4. Street ML, Roenigk RK. Recalcitrant periungual verrucae: the role of carbon dioxide laser vaporization. J Am Acad Dermatol. 1990;23(1):115-20.
5. Robson KJ, Cunningham NM, Kruzan KL, Patel DS, Kreiter CD, O'Donnell MJ, Arpey CJ. Pulsed-dye laser versus conventional therapy in the treatment of warts: a prospective randomized Trial. J Am Acad Dermatol. 2000;43(2Pt1):275-80.
6. Noriega LF et al. Tratamento de verrugas virais com bleomicina intralesional. Surgical & Cosmetic Dermatology. 2018;10(1):17-21.
7. Friedman PC. Management of difficult to treat warts: traditional and new approaches. American Journal of Clinical Dermatology. 2021;22(3): 379-94.
8. Torre D et al. Practical Cutaneous Cryosurgery. Norwalk, Conn: Appleton & Lange; 1988.
9. Bolton RA. Nongenital warts: Classification and treatment options. Am Fam Physician 1991;43:2049-2056.
10. Fabbrocini G, Di Costanzo MP, Riccardo AM, Quarto M, Colasanti A, Roberti G, Monfrecola G. Photodynamic therapy with topical delta-aminolaevulinic acid for the treatment of plantar warts. J Photochem Photobiol B. 2001;61(1-2):30-4.
11. Wang YS, Tay YK, Kwok C, Tan E. Photodynamic therapy with 20% aminolevulinic acid for the treatment of recalcitrant viral warts in an Asian population. Int J Dermatol 2007;46(11):1180-4.
12. García-Oreja S et al. Topical treatment for plantar warts: a systematic review. Dermatologic Therapy. 2021;34(1):e14621.
13. Stefani M et al. Comparação entre a eficácia da cimetidina e do sulfato de zinco no tratamento de verrugas múltiplas e recalcitrantes. Anais Brasileiros de Dermatologia. 2009;84:23-9.
14. Scheinfeld N. Update on the treatment of genital warts. Dermatology Online Journal. 2013 Jun;19(6).
15. Wouden JC et al. Interventions for cutaneous molluscum contagiosum. Cochrane Database of Systematic Reviews. 2017;5.
16. Lowy DR, Solomon D, Hildesheim A, Schiller JT, Schiffman M. Human papillomavirus infection and the primary and secondary prevention of cervical cancer. Cancer 2008;113(Suppl7):1980-93.
17. Romiti R, Ribeiro AP, Romiti N. Evaluation of the effectiveness of 5% potassium hydroxide for the treatment of molluscum contagiosum. Pediatr Dermatol 2000;17(6):495.
18. Syed TA, Goswami J, Ahmadpour OA, Ahmad SA. Treatment of molluscum contagiosum in males with an analog of imiquimod 1% in cream: a placebo-controlled, double-blind study. J Dermatol 1998;25(5):309-13.
19. Vakharia PP et al. Efficacy and safety of topical cantharidin treatment for molluscum contagiosum and warts: a systematic review. American Journal of Clinical Dermatology. 2018;19(6):791-803.
20. Terezakis NK. Tangential and shave excision: Horizontal Surgery for epidermal resurfacing. In: Ratz JL. Textbook of Dermatologic Surgery. Philadelphia: Lippincott-Raven Publishers; 1998. p. 139-151.
21. Pehamberger H et al. In vivo epiliminescence microscopy of pigmented skin lesions. J Am Acad Dermatol 1987;17:571-591.
22. Bong JL, Perkins W. Shave excision of benign facial melanocytic naevi: a patient's satisfaction survey. Dermatol Surg 2003;29(3):227-9.
23. McKenna JK, Florell SR, Goldman GD, Bowen GM. Lentigo maligna/lentigo maligna melanoma: current state of diagnosis and treatment. Dermatol Surg 2006;32(4):493-504.
24. Rafal ES et al. Topical tretinoin (retinoic acid) treatment for liver spots associated with photodamage. N Eng J Med 1992;326:368-374.
25. Ortonne JPaul et al. Treatment of solar lentigines. Journal of the American Academy of Dermatology. 2006;54(5):262-71.
26. Shelley ED, Shelley WB. Piezosurgery: A conservative approach to encapsulated skin lesions. Cutis 1986;38:123-126.
27. Witkowski JA, Parish LC. Taping of a cyst: A method to facilitate removal of a scalp cyst. Int J Dermatol 1974;13:226.
28. Di Chiacchio NG et al. Digital mucous cyst: surgical closure technique based on self-grafting using skin overlying the lesion. International Journal of Dermatology. 2017;56(4):464-6.
29. Ferrari NM, Gonçalves DLM. Tratamento do cisto mucoso digital por técnica compressiva conservadora. Surgical & Cosmetic Dermatology. 2020;12(1):70.
30. Trischman T, Scott JF. Comparative efficacy of hidrocystoma treatments: a systematic review. Journal of Cutaneous Medicine and Surgery. 2020;24(5):474-80.
31. Howard WR, Helwig EB. Angiolimpoma. Arch Dermatol 1960;82:924-30.
32. Harrist TJ. Unusual sacrococcygea embryologic malformations with cutaneous manifestations. Arch Dermatol 1982;188:643.
33. Salam GA. Lipoma excision. Am Fam Physician. 2002;65(5):901-4.
34. Morrison WB, Dalinka MK, Daffner RH et al. Expert Panel on Musculoskeletal Imaging. Soft tissue masses. [online publication]. Reston (VA): American College of Radiology (ACR); 2005. Disponível em: http://www.guideline.gov/summary/summary.aspx?view_id=1&doc_id=8597.
35. Kenawi MM. 'Squeeze delivery' excision of subcutaneous lipoma related to anatomic site. Br J Surg. 1995;82(12):1649-50.
36. Pereira JA, Schonauer F. Lipoma extraction via small remote incisions. Br J Plast Surg 2001;54(1):25-7.
37. Niemi KM. The binign fibrohistiocytic tumors of the skin (review). Acta Derm Venereol (Stockh) 1970;50(Suppl63):1-66.
38. Zaballos P, Puig S, Llambrich A, Malvehy J. Dermoscopy of dermatofibromas: a prospective morphological study of 412 cases. Arch Dermatol 2008;144(1):75-83.
39. Fuster CC et al. Topical rapamycin in the treatment of facial angiofibromas in tuberous sclerosis: a systematic review based on evidence. Journal of Dermatological Treatment. 2022;33(4):1804-10.
40. Hussein L, Perrett CM. Treatment of sebaceous gland hyperplasia: a review of the literature. Journal of Dermatological Treatment. 2021;32(8):866-77.
41. Urban CD et al. Eruptive syringomas in Down's Syndrome. Arch Dermatol 1981;117:374-375.
42. Al-Aradi IK. Periorbital syringoma: a pilot study of the efficacy of low-voltage electrocoagulation. Dermatologic Surgery. 2006;32(10):1244-50.
43. Lever WF, Schaumburg-Lever G. Histopathology of Skin. 7th ed. Philadelphia: Lippincott; 1990, p. 582-586.
44. Haque MU, Ramesh V. Evaluation of three different strengths of trichloroacetic acid in xanthelasma palpebrarum. J Dermatolog Treat 2006;17(1):48-50.
45. Plachouri KM, Georgiou S. Therapeutic approaches to pyogenic granuloma: an updated review. International Journal of Dermatology. 2019;58(6):642-8.
46. Dong J et al. Efficacy of Nd-YAG laser for treatment of pyogenic granuloma on the fingers and toes. Lasers in Medical Science. 2019;34(1):41-5.
47. Buslach N et al. Treatment modalities for cherry angiomas: a systematic review. Dermatologic Surgery. 2020;46(12):1691-7.

Selma Schuartz Cernea • Carlos Alberto Bruno Mendes de Oliveira

Conceitos nos Tratamentos dos Tumores Malignos Não Melanoma da Pele

A abordagem de pacientes portadores de carcinomas de pele não melanoma (CPNM) deve seguir alguns princípios básicos, quais sejam: remoção completa da lesão, preservação de tecido normal, manutenção da função e obtenção do melhor resultado estético possível. Existem várias opções para atingir estes objetivos, sendo que além do tipo histológico, o tamanho da lesão, a localização e as condições clínicas do paciente devem ser consideradas na escolha da terapêutica.

O conhecimento prévio do tipo histológico por meio da biópsia é fundamental, podendo-se utilizar um *punch* ou *shaving* da lesão. Ao se biopsiarem lesões recidivadas, deve-se atentar para a possibilidade de crescimento em planos mais profundos, como o subcutâneo. Assim, o *shaving* deve ser evitado, pois pode resultar em falso negativo.[1] Diante de lesões extensas, recomenda-se colher mais de um fragmento para exame. Em um estudo incluindo 129 carcinomas basocelulares (CB(C) de grandes dimensões, os autores relataram resultados histológicos discrepantes em relação às biópsias iniciais em 40% das lesões.[2]

Tumores com dimensões acima de 2 cm apresentam maiores chances de extensão subclínica, o que dificulta a sua delimitação e propicia o surgimento de recidivas.[3]

Para a visualização da extensão subclínica das lesões existem três exames que são a Ultrassonografia, Tomografia de Coerência Óptica (OCT) e a Tomografia Optoacústico Multiespectral (MSOT).

O surgimento de Ultrassom de Alta Frequência (USAF), em anos recentes, permitiu que se visualizasse com maior definição as camadas e estruturas cutâneas, e isto tem acarretado crescente uso da ultrassonografia como método de imagem na Dermatologia, com a vantagem de ser não invasivo, indolor e sem emissão radioativa. Para a realização do exame ultrassonográfico da pele, são empregados transdutores maiores que 15 MHz. Contudo, transdutores acima de 20 MHz se mostram mais precisos na avaliação de tumores cutâneos.[4] Estes aparelhos podem ser usados, como complementação subsequente ao exame clínico e à dermatoscopia para escolha do sítio da biópsia. Ao especificar as dimensões do tumor permitem um melhor planejamento pré-operatório e no acompanhamento do tratamento, podem auxiliar na detecção precoce de recidivas. Os tumores de pele se apresentam, de maneira geral, como imagens hipoecogênicas ao modo B (escala de cinza), associadas a hipervascularização ao modo Doppler colorido/ Power Doppler[5] (Figura 144.1).

A OCT é uma técnica que permite visualizar a microestrutura do tecido através de cortes transversais em tempo real. Esta é semelhante à ultrassonografia (US), porém energia óptica em contraste com a acústica usada no US. Inicialmente, foi utilizada em feixe único, mas o desenvolvimento de feixes múltiplos oferece uma resolução lateral mais ampla. Em um estudo piloto com OCT multifeixe usado para delimitar as margens laterais de um CBC, observou- se uma boa correlação entre as margens determinadas pela OCT e as margens finais após a conclusão da Cirurgia de Mohs.[6] Outro estudo com 52 pacientes submetidos à cirurgia de Mohs para retirada de carcinomas basocelulares o OCT conseguiu visualizar até 2 mm de profundidade da pele, sendo que em 41 lesões que foram retiradas com 1 fase a margem final estimada pela OCT foi somente 0,4 mm menor do que a margem obtida pelo Mohs.[7]

A tomografia optoacústica multiespectral mostra contraste óptico e resolução espacial ultrassônica, fornecendo informações funcionais valiosas sobre a pele.

Esta técnica atinge até 10 mm de profundidade, obtendo-se uma imagem tomográfica esférica que permite imagens 3D.[8]

No momento, estas tecnologias ainda têm uso restrito por serem de alto custo.

Quanto à localização, são consideradas áreas de risco para recidiva os seguintes locais da face: nariz e orelhas, onde a proximidade entre a pele e a cartilagem subjacente cria planos de menor resistência; favorecendo uma maior disseminação tumoral; fronte e couro cabeludo, por serem áreas situadas sobre estruturas ósseas, propiciando penetração no plano periostal e propagação por grandes áreas; sulcos embrionários, como sulco nasogeniano, região pré-auricular e canto interno do olho, pois as neoplasias aí situadas têm a sua penetração profunda facilitada, e acabam por apresentar elevados índices de recorrência[9,10] (Figura 144.2).

Na literatura, há controvérsia quanto à terapêutica destas lesões. Contudo ao se analisarem os estudos publicados, deve-se avaliar criticamente se as diversas populações analisadas são, de fato, comparáveis. O seguimento mínimo de pacientes submetidos a retirada de tumores malignos de pele deve ser de 5 anos.

As principais técnicas operatórias disponíveis para o tratamento das neoplasias cutâneas são descritas a seguir.

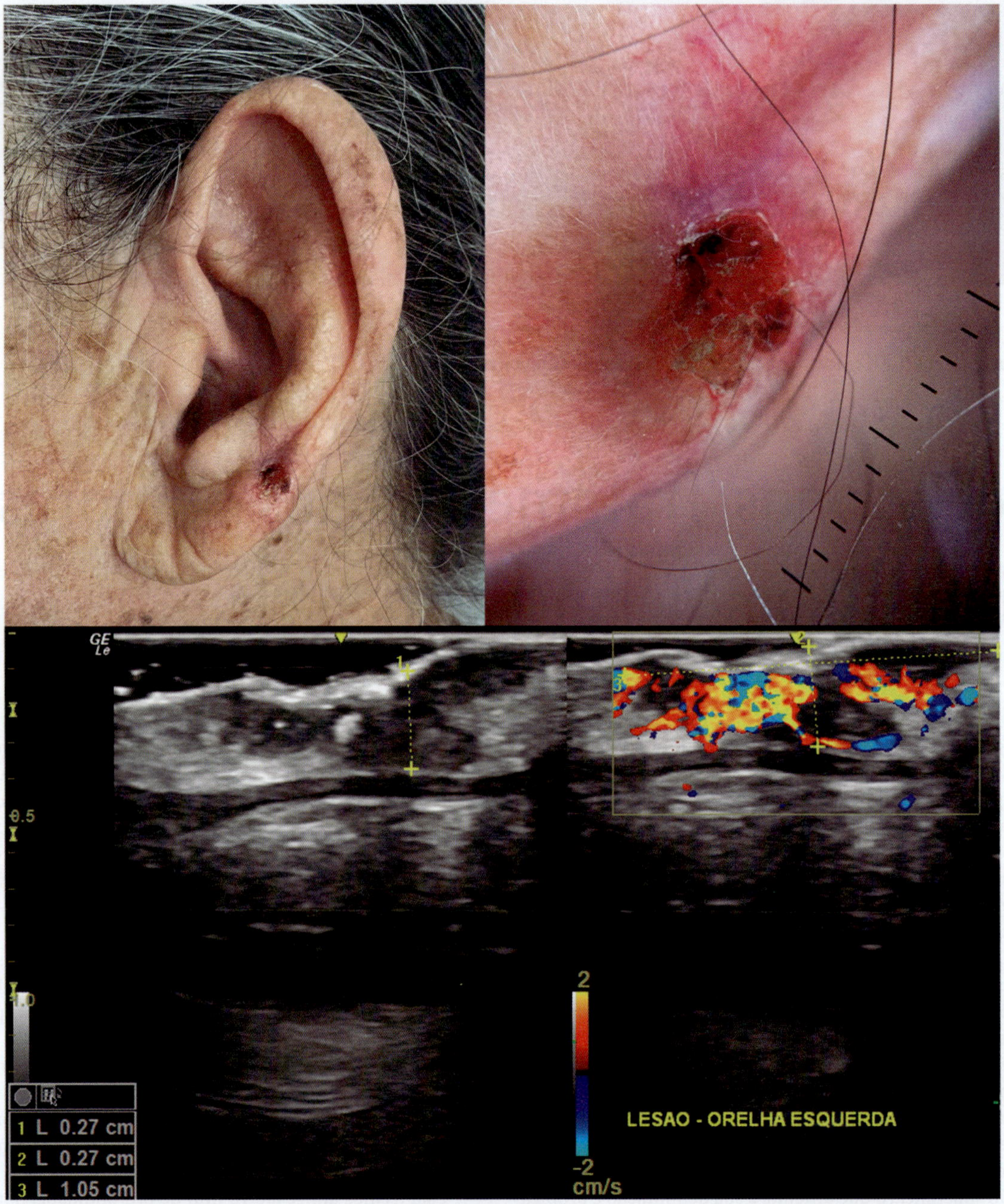

■ **Figura 144.1** Imagens clínica, dermatoscópica e ultrassonográficas de lesão sugestiva de carcinoma espinocelular na orelha esquerda. O USAF revelou massa hipoecogênica subepidérmica associada a aumento da vascularização. Um dado importante para o planejamento cirúrgico neste caso foi a avaliação da cartilagem subjacente, que se mostrou não acometida pelo tumor.

Fonte: Gentilmente cedidas pela Dra. Mariana Carvalho Costa.

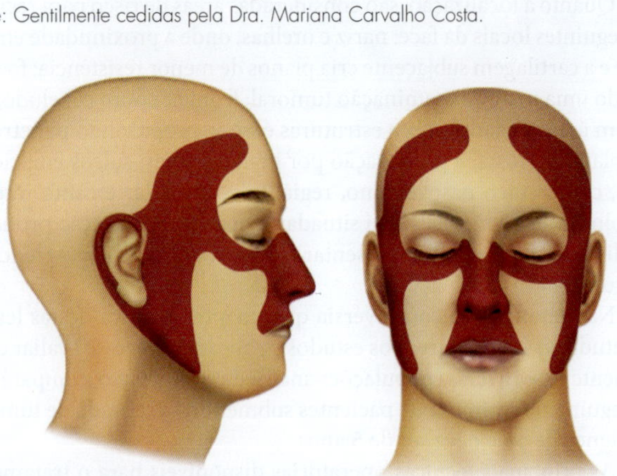

■ **Figura 144.2** Áreas de risco para recidivas em CBC e CEC.

■ CURETAGEM E ELETRO-DISSECAÇÃO (CE)

Técnica amplamente utilizada pelos dermatologistas desde os primórdios da cirurgia dermatológica, baseia-se no princípio de que o tecido neoplásico é bastante friável, desprendendo-se facilmente pela curetagem. Na prática, esta friabilidade somente ocorre nos CBC sólidos ou nodulares e em algumas lesões superficiais, como Queratoses actínicas ou CEC *in situ*. Nas variantes histológicas de CBC ricas em estroma fibroso, como lesões esclerodermiformes, ou em tumores recidivados, a friabilidade tecidual está ausente ou diminuída, dificultando o emprego da curetagem para a sua remoção.

As lesões a serem removidas por CE devem ser superficiais, ou seja, não ultrapassarem a derme, pois a curetagem de lesões espessas que se estendam para o subcutâneo torna a cicatrização prolongada e pode deixar a cicatrizes deprimidas e inestéticas.[11]

Áreas em que a derme é mais espessa permitem uma boa apreensão da pele, favorecendo o desprendimento dos tecidos neoplásicos. Isto se observa no tronco e nas extremidades superiores, sendo que nestes locais observam-se as menores taxas de recidivas com o emprego desta técnica. O mesmo não ocorre na face, sendo que, na região nasal, as lesões geralmente se expandem muito além da área curetada, dificultando a sua completa excisão.

As indicações para o emprego da CE são CBCs primários, superficiais, bem delimitados, de tipo histológico não agressivo. Na face, as lesões devem ser pequenas (< 1 cm) e não localizadas na região médio facial, sulcos embrionários e ao redor de orifícios, pois estas são consideradas áreas de risco para recidivas e metástases (Figura 144.1).

Quanto à técnica propriamente dita, sugere-se iniciar com uma cureta maior e, após eletrocoagulação do leito, usar uma cureta de 2 mm para remover pequenos fragmentos residuais da lesão. Deve-se realizar este procedimento de 2 a 3 vezes, com margem mínima de 2 a 8 mm. Os resultados obtidos mostram índices de cura de 74% a 97% devendo-se salientar a importância do seguimento em longo prazo. Nos diferentes estudos publicados sobre CE, o seguimento acima de 5 anos não ultrapassa 51% da casuística[12-21] (Tabela 144.1).

Tabela 144.1 Índices de cura e tempo de seguimento.

Autores	Número de lesões	Índice de cura (%)	Seguimento de 5º (%)
Knox et al.[12]	450	97	12
Freeman et al.[13]	540	97 a 100	22
Sweet et al.[14]	497	88	47
Whelan et al.[15]	114	94	NE
Reyman[16]	397	90	NE
Mc Daniel[17]	644	92	51
Spiller et al.[18]	233	97	100
Kopf et al.[19]	798	81 a 94*	LIFE TABLE
Dubin et al.[20]	758	74	idem
Silverman et al.[21]	2.314	83 a 91**	idem

NE: não explicitado.
* Resultados divididos de acordo com grau de experiência.
** Resultados variáveis em diferentes áreas de risco.

Alguns autores avaliaram as margens pela técnica de cirurgia micrográfica de Mohs, observando a persistência de neoplasia no leito da lesão de 8% a 46,6% dos casos. Estes achados, ao não se traduzirem por recidivas clinicamente detectáveis, poderiam ser explicados pelo tempo de seguimento insuficiente, ou ainda, eliminação do tumor pelo infiltrado inflamatório presente na cicatrização por segunda intenção.[11]

As vantagens da CE são sua facilidade e rapidez de execução, especialmente em pacientes portadores de múltiplas lesões de comportamento biológico não agressivo. Todavia, a falta de controle das margens e a possibilidade do surgimento, em algumas localizações, de cicatrizes hipocrômicas ou hipertróficas inestéticas, devem influir na escolha desta técnica.

CRIOCIRURGIA

A criocirurgia se baseia na destruição tecidual pela aplicação de nitrogênio líquido (NO_2) sob a forma de *spray*, cotonetes ou ponteiras congeladas. No tratamento de lesões neoplásicas, devem-se atingir temperaturas de cerca de -60° C no tecido neoplásico a ser destruído. O controle da temperatura pode ser feito com termômetros colocados sobre a pele. Esta aferição, porém, se torna desnecessária ao se adquirir mais experiência com o método.[22]

A utilização de cotonetes deve ser limitada às lesões superficiais de queratoses actínicas. Quando se usa a ponteira de spray, ela deve ser aplicada de modo intermitente, para facilitar a frente de congelação. O uso de ponteiras congeladas é o método mais seguro para a destruição de neoplasias malignas de pele, pois permite uma melhor congelação em profundidade.

A abordagem inicial das neoplasias pode ser feita com curetagem, para melhor visualização das margens nas lesões mal delimitadas, ou *shaving* que, ao diminuir mecanicamente a espessura do tumor, permite uma melhor congelação da sua profundidade. Em ambos os casos, é necessária a anestesia local prévia. É importante uma hemostasia rigorosa com eletrocautério ou solução de Cloreto de Alumínio a 40%, pois o sangramento impede que se atinjam as baixas temperaturas necessárias para a destruição tecidual. As margens tumorais a serem congeladas devem ser previamente delimitadas e ter de 4 a 6 mm, de acordo com o tamanho da lesão. Lesões com dimensões superiores a 2 cm devem ser subdivididas em pequenas áreas de aplicação antes de serem tratadas.[23]

No segmento cefálico, devem-se evitar as áreas centro-faciais, por serem consideradas de alto risco para recidiva, e as regiões periorificiais, pela possibilidade de retração cicatricial. A região de couro cabeludo também deve ser poupada, em razão da alopecia resultante.

A aplicação de NO_2 nos tecidos é medida pelo tempo de congelamento tecidual (TC), que é o intervalo de tempo necessário para congelar os tecidos a serem destruídos. Este deve ter duração variável de 60 a 120 segundos, sendo que o tempo de descongelamento, que é o tempo que o tecido demora para voltar à temperatura normal, deve ser lento e durar no mínimo o dobro do TC, para que se considere o ciclo efetivo. Convêm aplicar pelo menos dois ciclos efetivos para a destruição de neoplasias malignas.[22]

A facilidade na aplicação da crioterapia não se traduz em menor morbidade para o paciente, pois o NO_2 causa uma queimadura em toda a profundidade tecidual a ser destruída. O edema é o primeiro sintoma, que aparece ao final da aplicação e pode durar de poucas horas até 1 a 2 dias. O sangramento eventualmente pode ocorrer ao final do tratamento, fruto da reação de vasodilatação reflexa tecidual, sendo geralmente controlado com uma compressão manual. Bolhas podem surgir após algumas horas da aplicação, geralmente seguidas de exsudação intensa que dura vários dias. Neste período, o paciente deve ser orientado a fazer somente compressas úmidas com gaze e água boricada 3% várias vezes ao dia. Quando cessa a drenagem líquida, devem-se manter curativos oclusivos com antibióticos tópicos durante algumas semanas até a cicatrização se completar. Ao final deste processo, é comum observar-se hipocromia cicatricial, em decorrência da suscetibilidade dos melanócitos à destruição pelo frio.[23]

Quanto aos tipos de neoplasias a serem tratadas, devem ser lesões primárias, superficiais, localizadas fora das áreas de risco e de comportamento biológico não agressivo. A presença de múltiplas lesões no tronco é uma boa indicação para o emprego desta técnica. Peikert e colaboradores relataram 99% de cura em tumores superficiais de tronco tratados pela curetagem prévia seguida de crioterapia.[24]

Pacientes anticoagulados, muito idosos ou acamados em condições clínicas precárias, são candidatos naturais à crioterapia.

São consideradas contraindicações para o emprego de crioterapia: lesões muito espessas ou fixas a planos profundos, CBCs esclerodermiformes ou tumores recorrentes em que a curetagem não permite uma boa delimitação clínica das margens e pacientes intolerantes ao frio (como os portadores de crioglobulinemias ou com Fenômeno de Raynaud).

Com uma indicação precisa e muito rigor na aplicação da técnica, elevados índices de cura são alcançados, entre 94% e 99%[25-28] (Figura 144.3).

Fournier e colaboradores fizeram um estudo comparativo entre curetagem seguida de eletrocoagulação *versus* curetagem seguida de crioterapia em um grupo de 117 pacientes portadores de CBCs e CECs bem delimitados e minimamente invasivos, e concluíram que os resultados foram semelhantes quanto ao índice de cura e ao aspecto final da cicatriz em um seguimento de 12 m.[29]

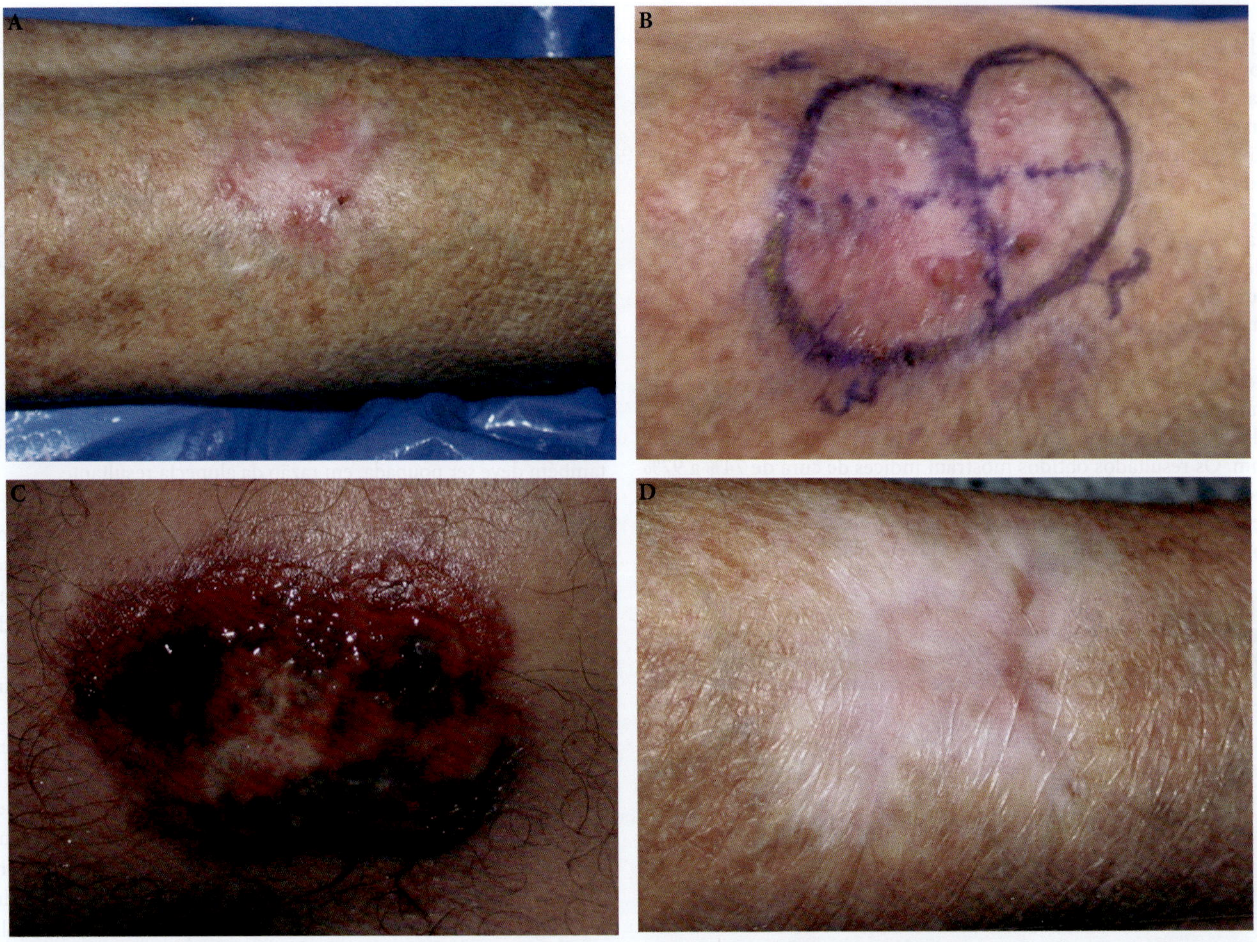

■ **Figura 144.3** (**A**) Lesão de CBC superficial. (**B**) Divisão da lesão em 4 áreas a serem congeladas. (**C**) Pós-operatório imediato. (**D**) Cicatriz com hipocromia residual.

■ RADIOTERAPIA

A radioterapia foi muito utilizada no passado para o tratamento de tumores de pele, porém o aparecimento das radiodermites tardias, os avanços da cirurgia e o domínio destas novas técnicas pelos dermatologistas fizeram com que esta opção fosse praticamente abandonada. Atualmente os equipamentos se modernizaram diminuindo em muito os efeitos colaterais anteriormente observados, porém os custos elevados e a necessidade de tratamentos fracionados que implica em uma série de aplicações se constituem em um fator limitante para o seu emprego, ficando a sua indicação mais restrita aos pacientes sem condições clínicas para a cirurgia.[30] Os Carcinomas Basocelulares e Espinocelulares são radiossensíveis e podem ser tratados pela radioterapia, indicada nas lesões de localização centro-facial, como nariz e pálpebras, e nas orelhas.[31] Entretanto, é fundamental como terapia adjuvante pós-operatória nos CECs em estádios T avançados, com invasão perineural ou com metástases linfonodais.

As fontes de energia a serem utilizadas são escolhidas de acordo com a extensão da lesão e variam de raios X de baixa voltagem a fontes de elétrons ou, mais raramente, fótons de alta energia, sendo que eventualmente emprega-se mais de uma fonte. As energias mais utilizadas são raios X de 100 a 250 kV ou elétrons de 6 a 18 meV. As doses empregadas variam com a extensão tumoral, sendo mais elevadas e distribuídas em um maior número de sessões com menor dose de energia por sessão, em cânceres mais avançados. O fracionamento das doses é fundamental para um melhor resultado estético final, diminuindo a chance de aparecimento de lesões de radiodermite tardias, além de prevenir o aparecimento de condrite e radionecrose em áreas próximas a cartilagem.[32] Em pacientes mais jovens a doses variam de 2 a 2,5 Gy ao longo de 4 a 5 semanas. Em pacientes mais idosos com menor preocupação com os efeitos tardios, tem sido utilizado a RT hipofracionada com frações diárias 3 a 4 Gy em períodos de 2 a 3 semanas, e os estudos têm demonstrado alta eficácia com toxicidade aceitável.[33]

Rowe e colaboradores, em estudo retrospectivo de 5.549 CBC, obtiveram nível de cura de 91,3%.[8] Fitzpatrick, em uma revisão de 1166 lesões de pálpebras reportou cura de 93,3% para CEC e 95% para CBC.[34] Silverman e colaboradores conseguiram 93,6% de cura no tratamento de 862 CBCs primários.[35] Petrovich, em estudo de 646 tumores localizados em pálpebras, orelha e nariz, observou 99% de cura nos 464 CBC, 94% entre os 115 CEC e 95% nas 67 lesões mistas de CBC e CEC.[36] O tamanho é um parâmetro importante, sendo que neste último estudo, nas lesões < 2 cm houve 99% de cura, passando a 92% em lesões entre 2 e 5 cm e caindo para 60% em lesões com mais de 5 cm. Lovett, em revisão de 242 CBC, notou 97% de cura nas lesões < 1 cm, comparados com 87% nas lesões maiores. Este mesmo autor verificou 91% de cura em 97 CECs < 1 cm, cotejados com 76% nas lesões maiores.[37]

Quanto à aplicação de radioterapia em lesões recidivadas, Caccialanza e colaboradores observaram cura de 83,6% em estudo retrospectivo de 249 tumores.[38]

Salienta-se que estas últimas publicações, além de incluírem grandes casuísticas, relataram seguimento mínimo de 5 anos.

■ *LASER*

O *laser* de CO_2 emite luz no espectro infravermelho com comprimento de onda de 10.600 nm, tem alta afinidade pela água e tem sido utilizado no tratamento de lesões pré-malignas e malignas de pele. Este *laser*, quando aplicado no modo focado, é usado como um bisturi na incisão de lesões e, no modo desfocado, promove a vaporização dos tecidos sendo que em ambos as utilizações têm a capacidade de selar os vasos promovendo a hemostasia. Outra qualidade desta tecnologia é sua precisão, minimizando a lesão térmica nos tecidos adjacentes, quando comparado a eletrocoagulação, o que resulta em menores cicatrizes.

Os resultados de tratamento de queratoses e queilites actínicas com CO_2 têm sido promissores.[39-42]

TRATAMENTO DE CA BASOCELULARES

Numa revisão sistemática com Metanálise recente das publicações sobre o uso do *laser* de CO_2 no tratamento de Carcinomas Basocelulares foram selecionados 9 estudos de coorte em 468 pacientes portadores de 904 tumores com os seguintes tipos histológicos: superficial - 59%, nodular - 15%, esclerodermiforme - 0,5%, sendo 27% não especificados. Em todos os trabalhos, foi aplicado o *laser* de CO_2 em apenas uma sessão. Houve 9,4% de recorrência em um período de acompanhamento médio de 2,1 anos (intervalo 0 a 6,1a). Os efeitos colaterais citados foram a presença de cicatrizes (0% a 12%) e despigmentação (2% a 12%).[43]

O *laser* não ablativo de 1.064 nm Nd:YAG apresenta um comprimento de onda próximo ao infravermelho que penetra profundamente na pele. Em uma revisão de sete estudos de coorte (dois prospectivos, cinco retrospectivos) que incluíram um total de 2.959 pacientes com 3.286 tumores, os tipos histológicos foram nodulares em 35% superficiais em 20%, esclerodermiformes em 0,1%, sendo 45% não especificados. Um único tratamento foi feito em seis destes estudos e a recorrência relatada foi de apenas 3,1% das lesões (IC 95% 1,4 a 6,4, I2 = 43%) (Figura 144.2), com um período médio de acompanhamento de 7,9 anos (intervalo de 0,1 a 8,2 anos).[43]

O *dye laser* pulsado (PDL) pode ter comprimentos de onda de 585 nm ou 595 nm. Tem como alvo a oxi-hemoglobina na microcirculação do tumor, produzindo aquecimento seletivo.

Uma metanálise com oito estudos sobre uso de PDL incluiu 139 pacientes portadores de 206 tumores. Em sete destes estudos, o comprimento de onda utilizado foi de 595 nm. O número total de tratamentos variou de 1 a 5 em intervalos de 2 a 4 semanas. Houve recidiva em 38% das lesões, durante um período médio de acompanhamento de 6 meses (intervalo de 1 a 18 m).[44]

Os autores da revisão sistemática com metanálise concluíram que o *laser* Nd:YAG parece ser uma modalidade segura para o tratamento de CBC de baixo risco, com eficácia comparável à cirurgia convencional. O laser de CO_2 foi menos eficaz do que o *laser* Nd:YAG e, portanto, não pode ser recomendado para o tratamento do CBC. Os dados disponíveis são insuficientes para apoiar o uso de *lasers* para o tratamento do CEC.[45]

EXÉRESE CIRÚRGICA

A remoção completa por meio da exérese cirúrgica (E(C) é considerada o padrão-ouro para o tratamento da maioria das neoplasias cutâneas, por permitir um controle histológico das margens.

A utilização da dermatoscopia tem sido útil para a demarcação das margens destes tumores. Nos CBCs, a curetagem prévia pode ajudar a delimitação da lesão. Foi descrita uma diminuição de 24% na frequência de ressecções incompletas com a utilização desta manobra.[46]

A fluorescência também pode ser utilizada para definir as margens. O ácido 5-aminolevulínico, (ALA), é absorvido e convertido em Protoporfirina IX (PpIX) pela via de biossíntese heme que está presente em todas as células nucleadas. A PpIX exibe fluorescência vermelha característica quando excitada pela luz azul-violeta. As células neoplásicas acumulam PpIX mais rapidamente do que as células normais, porque nelas a biossíntese do heme está elevada, mostrando uma fluorescência mais intensa do que a pele normal periférica ao tumor. Em um estudo de série de casos, um creme tópico contendo ALA foi aplicado em lesões de CBC e CEC por 3 horas, e as margens de ressecção que foram definidas pela distribuição da fluorescência se mostraram livres na histologia.[47]

A localização, assim como a direção das linhas de tensão da pele, são os fatores determinantes para um adequado planejamento da incisão a ser empregada.

A retirada em fuso ou elipse é a mais indicada quando possível, sendo preferível em áreas da pele nas quais as linhas de tensão são retas. A proporção entre as dimensões de comprimento e largura devem ser de 3:1, formando um ângulo de 30° em seus ápices. Este formato geralmente permite a sutura direta das bordas do defeito cirúrgico, devendo-se realizar previamente um descolamento das margens laterais para diminuir a tensão e facilitar a sutura. A cicatriz é geralmente uma linha reta.

Em áreas da pele em que as linhas de tensão são curvas, como a região pré-auricular, a excisão em formato de meia lua é o mais recomendável. A retirada em formato de "S" deve ser feita quando a elipse ocorre na direção oposta às linhas de expressão. Pode-se também desenhar a elipse com uma das extremidades em formato da letra M, encurtando a elipse para poupar algumas áreas anatômicas importantes. Nestes casos, a cicatriz final tem a forma de um "Y".

Na remoção de lesões de dimensões maiores ou de contornos irregulares, os formatos descritos perdem importância, devendo-se delimitar a lesão e, a seguir, desenhar uma margem adequada para a completa retirada da lesão.

As margens recomendadas para a retirada de neoplasias primárias de dimensões até 2 cm localizadas no tronco e extremidades ou fora da zona "H" da face é de 4 mm para CBCs e CECs bem diferenciados, ou de 6 mm para CECs mal diferenciados. Lesões maiores do que 2 cm exigem margens mínimas de 10 mm. Lesões até 1 cm localizadas nas áreas centro-faciais, em que a chance de recidiva é mais elevada, devem ter no mínimo 4 mm de margem. Margem de 6 mm são indicadas em tumores com dimensões entre 1 e 2 cm sendo que o ideal em tumores com estas dimensões nestas áreas é fazer o controle das margens por exame de congelação intraoperatória, sendo que sempre que disponível utilizar-se a técnica de Cirurgia Micrográfica de Mohs.[48,49]

Os tipos histológicos dos Carcinomas Basocelulares são considerados determinantes nas taxas de recorrência, sendo considerados os mais agressivos os tipos esclerodermiformes, infiltrativos, metatípicos ou micronodulares. Quanto aos Carcinomas Espinocelulares, o grau de diferenciação histológica, a profundidade do tumor, a presença de acometimento peri neural, principalmente quando atingem nervos calibrosos acima de 0,1 mm de espessura são fatores determinantes no prognóstico destas neoplasias. Tumores acima de 4 mm de espessura ou que ultrapassem os planos da pele são considerados de maior risco de recidiva ou metástase.

Em CBC de localização em pescoço, tronco ou extremidades, as recidivas são de 0,7%. Nas lesões do segmento cefálico com dimensões de até 6 mm, encontrou-se 3,2% de recidiva comparadas com 8% a 9% em lesões acima de 6 mm em seguimentos de 5 anos.[50] Nos CBCs recidivados submetidos a uma segunda exérese cirúrgica, as taxas de recorrência se elevam para 17,4%.[51]

Nos Carcinomas Espinocelulares, os índices de recorrência encontrados variaram de 8,1% a 23,3% em lesões primárias e recidivadas, respectivamente.[52]

CIRURGIA MICROGRÁFICA DE MOHS

A cirurgia micrográfica de Mohs (CMM) é uma técnica caracterizada pelo mapeamento cirúrgico, na qual o cirurgião executa a remoção da lesão e avaliação histológica completa das margens tumorais. A correlação da presença de tumor no exame histológico e sua correta localização no mapa cirúrgico são essenciais para ressecção completa da lesão e preservação de tecido normal.[53,54]

As indicações para a utilização desta técnica estão relacionadas ao tipo histológico agressivo, presença de tratamento anterior, localização e delimitação das margens.

Nos Carcinomas Basocelulares os tipos infiltrativos, esclerodermiformes, micronodulares e metatípicos se beneficiam do emprego desta técnica obtendo-se melhores índices de cura, bem como os tumores recidivados. Entre os carcinomas Espinocelulares, estão indicados os tumores indiferenciados, ou que apresentem invasão vascular ou peri neural. Além destes o Dermatofibrossarcoma protuberans, tumores anexiais e alguns tipos de melanomas também estão indicados.[55-57]

Os tumores recidivados apresentam, na maioria das vezes, crescimento irregular e assimétrico por entre o tecido fibroso superficial, o que dificulta a sua delimitação e resulta em maiores chances de recorrência.

Tumores localizados na região médio facial ou em sulcos embrionários apresentam crescimento infiltrativo o que dificulta a sua delimitação. Lesões que surgem nas extremidades, onde a preservação tecidual é importante, a aplicação da CMM tem se mostrado vantajosa pela possibilidade de remoção econômica com segurança oncológica.[58]

Em levantamentos de estudos que utilizaram a CMM, encontraram-se níveis de cura de 98% a 99,8% em CBCs menores do que 2 cm e de 90% em lesões acima de 3 cm. Nos CECs, os índices de cura oscilaram entre 99% de cura para tumores de até 1 cm e 82,3% em lesões entre 2 e 3 cm.[54]

Além dos CBC e CEC as outras Indicações para aplicação do CMM estão no Quadro 144.1.

Quadro 144.1 Tumores com indicação para CMM.
Angiendotelioma
Angiossarcoma
Adenoma écrino
Ca adenocístico
Ca anexial microcístico
Ca apócrino
Ca de Merkel
Ca sebáceo
Ca verrucoso
DFSP
Doença de Bowen
Paget extramamário
Fibro-histiocitoma maligno
Hemangioendotelioma
Queratoacantoma
Leiomiossarcoma
Schwanoma maligno
Tumor glômico

Mais detalhes desta técnica podem ser encontrados no capítulo 150 – Cirurgia Micrográfica.

TERAPIA FOTODINÂMICA

A terapia fotodinâmica (TFD) se baseia na destruição tecidual por ativação de medicamentos fotossensibilizantes após exposição à luz visível, sendo que a sua eficácia se baseia na ação citotóxica dos produtos gerados a partir da ativação destas substâncias fotossensibilizantes.

Inicialmente utilizavam-se medicamentos de uso sistêmico, o que resultava em fotossensibilidade generalizada com duração de vários dias a semanas para ser eliminado. Posteriormente se iniciou a aplicação de agentes tópicos com o ácido 5 delta aminolevulínico (5-ALA). O Metil-ALA ou (MAL) é um derivado metil Ester do 5-ALA que pela sua maior afinidade por gordura apresenta maior acúmulo nas células tumorais, tendo sido utilizado no tratamento das neoplasias cutâneas.[59]

As fontes de luz artificial utilizadas são os *lasers*, aparelhos de luz intensa pulsada (LIP), lâmpadas de xenônio, lâmpadas incandescentes e LEDs (lâmpadas emissoras de diodos), estes últimos, muito utilizados pela sua capacidade de tratamento de grandes áreas. Os comprimentos de ondas destas fontes de luz determinam a profundidade de tecido a ser destruído, a luz azul com 400 a 500 nm atinge somente 1 a 2 mm sendo indicado para foto rejuvenescimento e tratamento de lesões mais finas. A luz vermelha, com 635 nm penetra ao redor de 5 a 6 mm sendo indicada para tratamento de lesões um pouco mais espessas.

Existe uma base de evidências substancial para apoiar o uso da TFD tópica na prática clínica de rotina para QA, Doença de Bowen, CBC nodular e superficial.

No tratamento das QAs, os protocolos sugerem a realização de 1 ciclo, com repetição da aplicação em 4 a 12 semanas se persistirem as lesões. Os melhores resultados foram obtidos em lesões finas nos pacientes de pele clara localizadas em face e couro cabeludo, sendo que estudos preliminares demonstraram índices de cura que variaram de 75% a 100% com 5-ALA e 75% a 92% com MAL. A TFD possibilita um tratamento de campo em pacientes portadores de lesões múltiplas.[60,61]

Em indivíduos transplantados com numerosas QAs, a aplicação de TFD resultou em uma diminuição no aparecimento de lesões novas em seguimento de 3 m[62] (Figura 144.4).

A TFD tópica (ALA e MAL) é altamente eficaz para a remoção das lesões de Bowen, com sucesso entre 78% e 93% após um ou dois tratamentos.[63-65] Em outra revisão dos tratamentos para a doença de

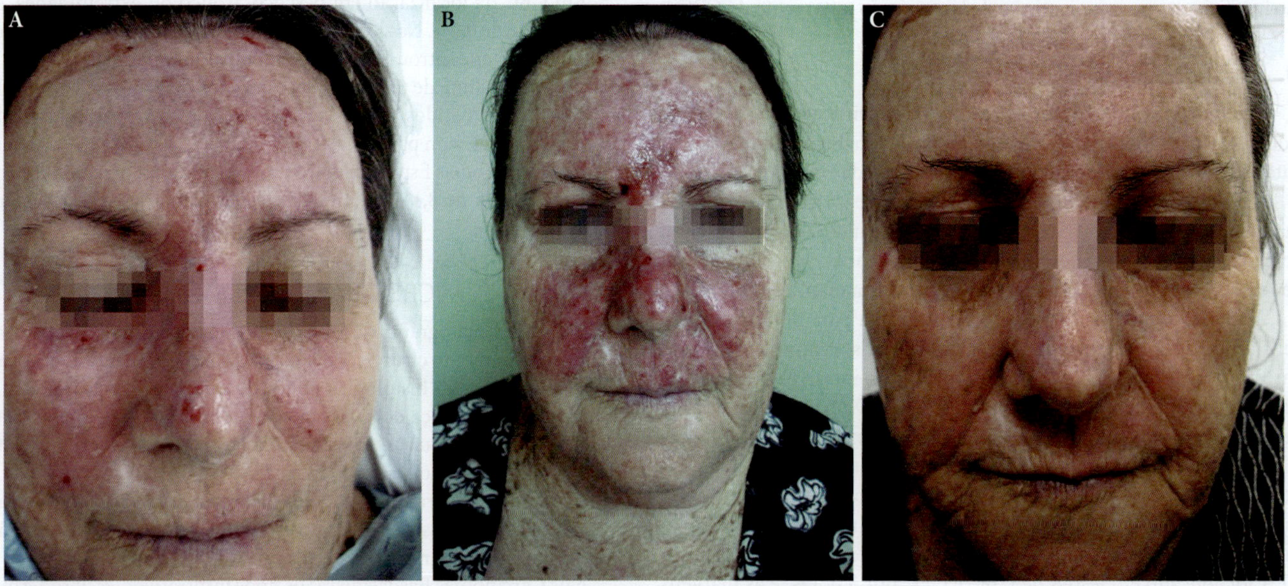

Figura 144.4 Fotodinâmica: **(A)** Paciente com queratoses actínicas disseminadas. **(B)** 48 horas após terapia fotodinâmica. **(C)** 30 dias após terapia fotodinâmica.

Bowen, concluiu-se que a terapia fotodinâmica é um tratamento eficaz e oferece om benefício de cicatrizes mínimas em comparação com a crioterapia ou 5-fluorouracil.[66]

A TFD tópica é mais adequada para os CBCs primários finos e superficiais, em pacientes com lesões extensas ou múltiplas e em locais de alta importância estética. Os protocolos de tratamentos de CBC com MAL indicam a realização de 2 ciclos em intervalos variáveis de 1 a 2 semanas.

Os índices de cura obtidos nos tratamentos de CBCs superficiais com 5-ALA e MAL variaram entre 56% e 100%.[67-73]

Os estudos de CBC nodulares com uso de MAL mostraram índices de cura de 82% a 86% com 60 m de seguimento. O grande diferencial da TFD quando comparada às outras técnicas disponíveis é a superioridade dos resultados estéticos.

Ainda há dados limitados sobre a eficácia da TFD tópica para CEC invasivo cutâneo primário, mas as diretrizes geralmente concedem uma classificação D, desaconselhando seu uso.[63]

Pode-se também executar esta técnica com a substituição das fontes de luz artificial utilizadas pela exposição à radiação da luz solar (Dayligth – TFD). Esta variação da técnica tem se mostrado eficaz para tratamento de queratoses actínicas múltiplas, barateia o tratamento e é praticamente indolor.[74]

IMUNOTERAPIA

Em casos de câncer de pele não melanoma (CPNM) localmente avançado ou metastático irressecável, a terapia-alvo sistêmica tem se mostrado muito promissora.

A via de sinalização hedgehog é frequentemente desregulada em CBCs por meio de mutações nos genes PTCH1ou SMO.

Existem dois tratamentos direcionados à via Hedgehog aprovados para o tratamento inicial de CBC recorrente, metastático ou localmente avançado, não elegíveis para cirurgia ou radioterapia: o Vismodegib, aprovado em 2012, e o Sonidegib aprovado em 2015.[75-77]

Nivolumab e Cemiplimab também mostraram eficácia contra CBC avançado. Em fevereiro de 2021, o cemiplimab recebeu aprovação para o tratamento de pacientes com CBC localmente avançado ou metastático que sofreram progressão da doença em uso de inibidores da via hedgehog ou para pacientes intolerantes a esta terapia.[78,79]

O Pembrolizumab, um anti-PD-1, foi aprovado em junho de 2020 para o tratamento do CEC recidivado ou metastático em pacientes não elegíveis para cirurgia ou radioterapia.[80]

Apesar das respostas a estas novas armas terapêuticas em câncer de pele não melanoma, pesquisas clínicas devem ter como objetivo identificar novos regimes de imunoterapia que aumentem os índices de cura, com redução dos efeitos adversos.[81]

Referências bibliográficas

1. Lee KK; Gorman A; Swanson NA. Biopsy techniques in: Rigel; D. S; Friedman R. J; Dzubow LM; Reintgen DS; Bystryn JC; Marks R. Cancer of the skin. Philadelphia; Elsevier Saunders, 2005:467-475.
2. Jones MS; Maloney ME; Billingsley ME. The Heterogeneous nature of in vivo basal cell carcinoma. Derm Surg 1998; 24:881-884.
3. Leshin B; White WK. Malignant Neoplasms of Keratinocytes in KA Arndt; PE Le Bois; JK Robinson e BU Wintroub; eds. Cutaneous Medicine and Surgery. Philadelphia; PA: WB Saunders; 1996:1378-1392.
4. Barcaui EO; Carvalho ACP; Valiante PM; Piñeiro-Maceira J; Barcaui CB. High frequency (22 MHz) ultrasound for assessing the depth of basal cell carcinoma invasion. Skin Res Technol. 2021 Jan6. doi: 10.1111/srt.12999.
5. Catalano O; Roldán FA; Varelli C; Bard R; Corvino A; Wortsman X. Skin cancer: findings and role of high-resolution ultrasound. J Ultrasound. 2019 Dec;22(4):423-431. doi: 10.1007/s40477-019-00379-0.
6. Pomerantz R; Zell D; McKenzie G; Siegel DM. Optical coherence tomography used as a modality to delineate basal cell carcinoma prior to Mohs micrographic surgery. Case Rep Dermatol 2011;3:212-8.
7. Wang KX; Meekings A; Fluhr J; McKenzie G et al. Micrographic surgery of Basal Cell Carcinoma: a pilot study. Dermatol Surg 2013;39:627-33.
8. Cohen DK; David J. Goldberg; DJ. Mohs Micrographic Surgery: Past; Present; and Future. Derm Surg 2019;45:329-339.
9. Mora CG; Robins P. Basal-cell carcinoma in the center of the face: Special diagnostic; prognostic and therapeutic considerations. J Dermatol Surg Oncol 1978;4:315-321.
10. Rowe EE; Carroll RJ; Day CL Jr. Long term recurrence rates in previously untreated (primary) basal cell carcinoma; implications for patient follow up. J Derm Surg Oncol, 1989;15: 315-325.
11. Goldman G. Curettage and Electrodessication in: Rigel; D. S; Friedman R. J; Dzubow LM; Reintgen DS; Bystryn JC; Marks R. Cancer of the skin. Philadelphia; Elsevier Saunders, 2005: 477-485.
12. Knox JM; Lyles TW; Shapiro EM; et al Curettage and electrodessication in the treatment of skin cancer. Arch Derm 1960; 82:197-203.
13. Freeman RG; Knox JM; Heaton CL. The treatment of skin cancer. Cancer 1964; 17:535-538.
14. Sweet RD. The treatment of basal cell carcinoma with curettage. Brit J Derm 1963; 75:137-148.
15. Whelan CS; Deckers PJ; Electrocoagulation and curettage for carcinomas involving the skin of the face; nose; eyelids; and ears. Cancer 1973; 31;159-164.
16. Reymann F. Multiple basal cell carcinomas of the skin. Treatment with curettage. Arch Derm 1975; 111: 877-879.
17. Mc Daniel WE. Surgical therapy for basal cell epitheliomas by curettage only. Further study. Arch Derm 1983; 119:901-903.
18. Spiller WF; Spiller RF. Treatment of basal cell epitheliomas by curettage and electrodessication J Am Acad Derm 1984; 11;808-814.
19. Kopf AW; Bart RS; Schrager D. Curettage-eletrodesiccation treatment of basal cell carcinomas. Arch Derm 1977;113:439-443.
20. Dubin N; Kopf A. Multivariate risk scores for recurrences of cutaneous basal cell carcinomas. Arch Derm 1983; 119: 373-377.
21. Silverman MK; Kopf AW; Grin CM et al. Recurrence rates of basal cell carcinomas. Part 2: Curettage- electrodessication. J Derm Surg Oncol 1991;17:720-726.
22. Graham GF; Scott CM. Cryosurgery. In Rigel; DS; Friedman RJ; Dzubow LM; Reintgen DS; Bystryn JC; Marks R. Cancer of the skin. Philadelphia; Elsevier Saunders; 2005:487-498.
23. Torre D; Lubritz RR; Kuflik EG eds. Practical cutaneous Cryosurgery. Norwalk; CT; Appleton and Lange; 1988;17.
24. Peikert JM. Prospective trial of curettage and cryosurgery in the management of non-facial; superficial; and minimally invasive basal and squamous cell carcinoma. Int J Dermatol. 2011 Sep;50(9):1135-8.
25. Graham GF; Clark LC. Statistical update in cryosurgery for cancer of the skin. In: Zacarian SA; ed Cryosurgery for skin cancer and cutaneous disorders. St Louis: CV Mosby;1985: 298-305.
26. Graham GF; Clark LC. Statistical analysis in cryosurgery of skin cancer. In Breibart E; Dachow-Siwiec E; eds. Clinics in Dermatology. Advances in Cryosurgery. New York; NY: Elsevier Science; 1990:101-107.
27. Kuflick EG; Gage AA. The five year cure rate achieved by cryosurgery for skin cancer. J Am Acad Dermatol 1991; 24:1002-1004.
28. Holt PSA. Cryotherapy for skin cancer; results over a five-year period using liquid nitrogen spray. Cryosurgery 1998;119:231-240.
29. Fournier S; Laroche A; Leblanc M; Bourgeault E; Narcisse M; Singbo U; Turcotte S; Blouin MM and Alain J-Prospective clinical trial comparing Curettage and Cryosurgery to Curettage and Electrodesiccation in the Management of Minimally Invasive Basal and Squamous cell carcinomas. J Cutan Med and Surg. 2020; 24(6):596-600.
30. Jay S Cooper Radiation therapy in the treatment of skin cancer in: Rigel DR; Friedman RJ; Dzubow LM et al Cancer of the Skin. Philadelphia; PA: Elsevier Saunders; 2005:593-606.
31. Grekin RC; Geisse JK; Margolis LW; Potozkin G. Malignant Neoplasm of Keratinocites - Treatment. in: KA Arndt; PE Le Bois; JK Robinson e BU Wintroub; eds. Cutaneous Medicine and Surgery. Philadelphia; PA: WB Saunders; 1996:1400-1402.
32. Goldschmidt H; Sherwin WK; Office radiotherapy of cutaneous carcinomas; radiation techniques; dose schedules and radiation protection. J Derm Surg Oncol 1983;9:31-46.
33. Gunaratne DA; Veness MJ. Efficacy of hypofractionated radiotherapy in patients with non-melanoma skin cancer: Results of a systematic review. J Med Imag Rad. Oncol.2018.
34. Fitzpatrick PJ; Thompson GA; Easterbrook WM et al. Basal and squamous cell carcinoma of the eyelids and their treatment by radiotherapy. Int J Radiat Oncol Biol Phys 1984;10 449-454.
35. Silverman MK; Kopf AW; Grin CM et al. Recurrence rates of treated basal cell carcinomas; Part4; X-ray therapy Derm Surg Oncol 1992; 18(7); 549-54.
36. Petrovich Z; Kuisk H; Lang Holz B et al. Treatment results and patterns of failure in 646 patients with carcinoma of the eyelids; pinna and nose. Am J Surg 1987; 154:447-450.
37. Lovett RD; Perez CA; Shapiro Jet al. External irradiation of epithelial skin cancer. Int J Radiat Oncol Biol Phys 1990; 19(2)235-42.
38. Caccialanza M; Piccinno R; Grammatica A. Radiotherapy of recurrent basal and squamous cell skin carcinomas: a study of 249 re-treated carcinomas in 229 patients Eur J Derm 2001;11(1)25-8.

39. Trimas SJ; Ellis DA; Metz RD. The carbon dioxide laser. An alternative for the treatment of actinically damaged skin. Derm Surg 1997; 23(10):885-889.
40. David LM. Laser vermilion ablation for actinic cheilitis. J Derm Surg Oncol 1985; 11(6):605-608.
41. Dufresne RG Jr. Garrett AB; Bailin PL; Ratz JL. Carbon dioxide laser treatment of chronic actinic cheilitis. J Am Acad Derm 1988;19:876-878.
42. Zelickson BD; Roegnick RK; Actinic cheilitis. Treatment with the carbon dioxide laser. Cancer 1990; 65(6):1307-1311.
43. Sharon E; Snast I; Lapidoth M; Kaftory R; Mimouni D; Hodak E; Assi Levi A. Laser Treatment for Non-Melanoma Skin Cancer: A Systematic Review and Meta-Analysis. Am J Cl Dermatol 2020
44. Shah SM; Konnikov N; Duncan LM; Tannous ZS. The effect of 595 nm pulsed dye laser on superficial and nodular basal cell carcinomas. Lasers Surg Med. 2009 Aug;41(6):417-22.
45. Tran HT; Lee RA; Oganesyan G; Jiang SB. Single treatment of non-melanoma skin cancers using a pulsed-dye laser with stacked pulses. Lasers Surg Med. 2012 Aug;44(6):459-67.
46. Chiller K; Passaro D; McCalmont T; Vin-Christian K. Efficacy of curettage before excision in clearing surgical margins of nonmelanoma skin cancer. Arch Dermatol 2000;136:1327-1332
47. Bobyr I; Corradi F; Rizzetto G; Diotallevi F; Bianchelli T; Campanati A; Offidani A. Fluorescence-guided surgery for non-melanoma and melanoma skin cancer: Case series and a brief review of the literature. Photodermatol; Photoimmunol; Photomed 2021;00:1-4
48. Wolf DJ; Zitelli JA. Surgical margins for basal cell carcinoma. Arch Dermatol 1987; 123: 340-344.
49. Broadland DG; Zitelli JA. Surgical margins for excision of primary cutaneous squamous cell carcinoma. J Am Acad Derm 1992; 27:241-248.
50. Silverman MK; Kopf AW; Bart RS; Grin CM; Levenstein MS. Recurrence rates of treated basal cell carcinomas. Part 3: Surgical excision. J Derm Surg Oncol 1992;18:471-476.
51. Rowe DE; Carroll RJ; Day CL; Jr. Mohs Surgery is the treatment of choice for recurrent (previously treate(D) basal cell carcinoma. J Derm Surg Oncol 1989; 15: 424-431.
52. Rowe DE; Carroll RJ; Day CL; Jr. Prognostic factors for local recurrence; metastasis and survival rates in squamous cell carcinoma of the skin; ear and lip. Implications for treatment modality selection. J Am Acad Derm 1992;26:976-990.
53. Cernea SS. Experiência do grupo de cirurgia micrográfica de Mohs do HCFMUSP: dezembro/1989 a abril/1993. An. Bras. Dermatol. 69: 365-73; 1994.
54. Bricca GM; Broadland D; Mohs Surgery: the full spectrum of application. In: Rigel; DS; Friedman R. J; Dzubow LM; Reintgen DS; Bystryn JC; Marks R. Cancer of the skin. Philadelphia; Elsevier Saunders; 537-548; 2005.
55. Ratner D; Thomas CO; Johnson TM; Sondak VK; Hamilton TA; Nelson BR; Swanson; NA; Garcia C; Clark RE; Grande DJ; Mohs micrographic surgery for the treatment of dermatofibrossarcoma protuberans. J. Am. Acad. Dermatol.; 37: 600-13; 1997.
56. Pugliano M; Goldman G. Mohs surgery is effective for high-risk Mohs surgery is effective for high-risk cutaneous squamous cell carcinoma. Dermatol Surg. 2010 Oct;36(10):1544-53.
57. Love WE; Schmitt AR; Bordeaux JS. Management of Unusual Cutaneous Malignancies: Atypical Fibroxanthoma; Malignant Fibrous Histiocytoma; Sebaceous Carcinoma; Extramammary Paget Disease Dermatol Clin 29 (2011) 201-216.
58. Cernea SS; Gontijo G; Pimentel ERA; Tarlé RG;Tassara G; Ferreira JASLB; Fernandes BWM. Diretrizes de indicações de cirurgia Micrográfica de Mohs nos tumores de pele. An Bras Dermatol 2016:91(5):621-27.
59. Morton CA. Photodynamic therapy in: Rigel; D. S; Friedman R. J; Dzubow LM; Reintgen DS; Bystryn JC; Marks R. Cancer of the skin. Philadelphia; Elsevier Saunders; 2005:515-525.
60. Szeimes M; Karrer S; Radakovic-Fijan S; et al.Photodynamic therapy using topical methyl-5-aminolevulate compared with cryotherapy for actinic keratosis: A prospective; randomized study. J Am Acad Derm 2002;47:258-262.
61. Pariser DM; Lowe NJ; Stewart DM et al. Photodynamic therapy with topical methyl aminolevulinate for actinic keratoses: results of a prospective randomized multicenter trial. J Am acad Derm 2003;48;227-232.
62. Wennberg AM; Stenquist B; Stockfleth E; Keohane S; Lear JT; Jemec G; Mork C; Christensen E; Kapp A; Solvsten H; Talme T; Berne B; Forschner T. Photodynamic therapy with methyl aminolevulinate for prevention of new skin lesions in transplant recipients: a randomized study. Transplantation 2008 86(3):423-9.
63. Salim A; Leman JA; McColl JH et al. Randomized comparison trial of photodynamic therapy with 5- Fluorouracil in Bowen's disease. Br J Derm 2003;148:539-543.
64. Morton CA; Whitehurst C; McColl JH et al. Photodynamic therapy for large or multiple patches of Bowen's disease and basal cell carcinoma. Arch Dermatol. 2001; 137:319-324.
65. Leman JA; Mackie RM; Morton CA. Recurrence rates following aminolaevulinic acid-photodynamic therapy for intraepidermal squamous cell carcinoma compare favourably with outcome following conventional modalities. Br J Dermatol 2002; 147(Suppl 62):35.
66. Morton CA A synthesis of the world's guidelines on photodynamic therapy for non--melanoma skin cancer. G. Ital. Dermatol Venereol.2018;153:783-792
67. Soler AM; Warloe T; Berner A; Giercksky KE. A follow-up study of recurrence and cosmesis in completely responding superficial and nodular basal cell carcinomas treated with methyl 5-aminolaevulinate-based photodynamic therapy alone and with prior curettage. Br J Dermatol 2001;145:467-71.
68. Horn M; Wolf P; Wulf HC; Warloe T; Fritsch C; Rhodes LE et al. Topical methyl aminolevulinate photodynamic therapy in patients with basal cell carcinoma prone to complications and poor cosmetic outcome with conventional therapy. Br J Dermatol 2003;149:1242-9.
69. Vinciullo C; Elliott T; Gebauer K; Spelman L; Ngyen R.et al Photodynamic therapy with topical methyl aminolaevulinate for 'difficult-to-treat' basal cell carcinoma. Br J Dermatol 2005; 152: 765-72.
70. Basset-Seguin N; Ibbotson S; Emtestam L; Tarstedt M; Morton C; Maroti M et al. Topical methyl aminolaevulinate photodynamic therapy versus cryotherapy for superficial basal cell carcinoma: a 5 year randomized trial. Eur J Dermatol. 2008:18(5);547-53.
71. Rhodes LE; de Rie MA; Leifsdottir R; Yu RC; Bachmann I; Goulden V; Wong GA; Richard MA; Anstey A; Wolf P. Five-year follow-up of a randomized; prospective trial of topical methyl aminolevulinate photodynamic therapy vs surgery for nodular basal cell carcinoma. Arch Dermatol.2007Sep;143(9):1131-6.
72. Surrenti T; De Angelis L; Di Cesare A; Fargnoli MC; Peris K. Efficacy of photodynamic therapy with methyl aminolevulinate in the treatment of superficial and nodular basal cell carcinoma: an open-label trial. Eur J Dermatol.2007;17(5):412-5.
73. Thissen MR; Schroeter CA; Neumann HA. Photodynamic therapy with delta-aminolaevulinic acid for nodular basal cell carcinomas using a prior debulking technique. Br J Dermatol 2000;142:338-9.
74. Grinblat B; Galimberti G; Chouela E; Sanclemente G; Lopez M; Alcala D; Torezan L Pantoja G DL-PDT in Latin America: Consensus recommendations. Photodermatol Photoimmunol Photomed 2015.
75. Sekulic A; Migden MR; Lewis K et al. Pivotal ERIVANCE basal cell carcinoma (BC(C) study: 12-month update of efficacy and safety of vismodegib in advanced BCC. J Am Acad Derma- tol. 2015;72(6):1021-1026 e1028.
76. Sekulic A; Migden MR; Basset-Seguin N et al. Long-term safety and efficacy of vismodegib in patients with advanced basal cell carcinoma: final update of the pivotal ERIVANCE BCC study. BMC Cancer. 2017;17(1):332.
77. Lear JT; Migden MR; Lewis KD et al. Long-term efficacy and safety of sonidegib in patients with locally advanced and metastatic basal cell carcinoma: 30-month analysis of the ran-domized phase 2 BOLT study. J Eur Acad Dermatol Venereol. 2018;32(3):372-81.
78. Ikeda S; Goodman AM; Cohen PR; Jensen TJ; Ellison CK; Frampton G; Miller V; Patel SP; Kurzrock R. Metastatic basal cell carcinoma with amplification of PD-L1: exceptional response to anti-PD1 therapy. NPJ Genom Med. 2016;1:16037.
79. Cohen PR; Kato S; Goodman AM; Ikeda S; Kurzrock R. Appearance of New Cutaneous Superficial Basal Cell Carcinomas during Successful Nivolumab Treatment of Refractory Metastatic Disease: Implications for Immunotherapy in Early Versus Late Disease. Int J Mol Sci. 2017;18(8):1663.
80. Grob JJ; Gonzalez R; Basset-Seguin N et al. Pembrolizumab monotherapy for recurrent or metastatic cutaneous squamous cell carcinoma: a single-arm phase II trial (KEYNOTE-629). J Clin Oncol. 2020;38(25):2916-25.
81. Sophia Z; Shalhout SZ; Kevin S; Emerick KS; Kaufman HL; Miller DM. Immunotherapy for Non-melanoma Skin Cancer. Current Oncol. Rep. 2021 23:125.

capítulo 145

Eduardo Bertolli • Francisco Aparecido Belfort • Rafael Aron Schmerlling

Conceitos nos Tratamentos do Melanoma Cutâneo

■ INTRODUÇÃO

O melanoma cutâneo, assim como a maioria dos cânceres da pele, tem a cirurgia como principal modalidade terapêutica com intuito curativo, principalmente em estágios iniciais da doença. Já para os casos de doença avançada, seja por metástases linfonodais ou viscerais, observa-se uma grande revolução do tratamento com as novas modalidades de tratamento sistêmico, principalmente à custa de imunoterapias e terapias-alvo.

■ TRATAMENTO DA DOENÇA LOCALIZADA

Define-se como doença localizada aquela restrita à lesão primária na pele (Figuras 145.1 A e B), após realização de uma biópsia excisional adequada e estadiamento sistêmico, conforme discutido em outro capítulo desse tratado.

Nesses casos, o tratamento cirúrgico consistirá na ampliação de margens, associada ou não a biópsia do linfonodo sentinela (BLS).

A espessura de Breslow é o fator determinante para dimensionar a extensão da ampliação de margens. Esta medida é feita em milímetros a partir do topo da camada granulosa até o ponto mais profundo em que são identificadas células malignas; em casos de lesão ulcerada, esta medida deve ser feita a partir da base da úlcera. Por definição, não se aplica a medida da espessura de Breslow para melanomas *in situ*, pois não há invasão abaixo da camada basal.

Além da espessura, os seguintes fatores prognósticos devem ser analisados: presença de ulceração e índice mitótico elevado, que são agravantes na evolução; padrão de crescimento vertical indica pior prognóstico que radial; tipo clínico e histológico desmoplásico, com ou sem neurotropismo, têm pior prognóstico em termos de recidiva local; localização anatômica em cabeça e pescoço, tronco, e membros são fatores de piora, em ordem decrescente.

Ainda que diversos fatores tenham importância prognóstica, o único adotado para a definição de margem é a medida da espessura de Breslow. O consenso para definir as margens, conforme a espessura, está descrito a seguir (Tabela 145.1):[1,2]

Para o planejamento tático da cirurgia deve-se priorizar a questão oncológica, já que tem impacto curativo. A discussão da reparação e eventual reconstrução não são menos importantes, e casos particulares merecem discussões individualizadas. Haverá também casos em que as margens desejadas não são factíveis por questões funcionais e, novamente, dependerão de uma abordagem individualizada e preferencialmente multidisciplinar (Figura 145.2).

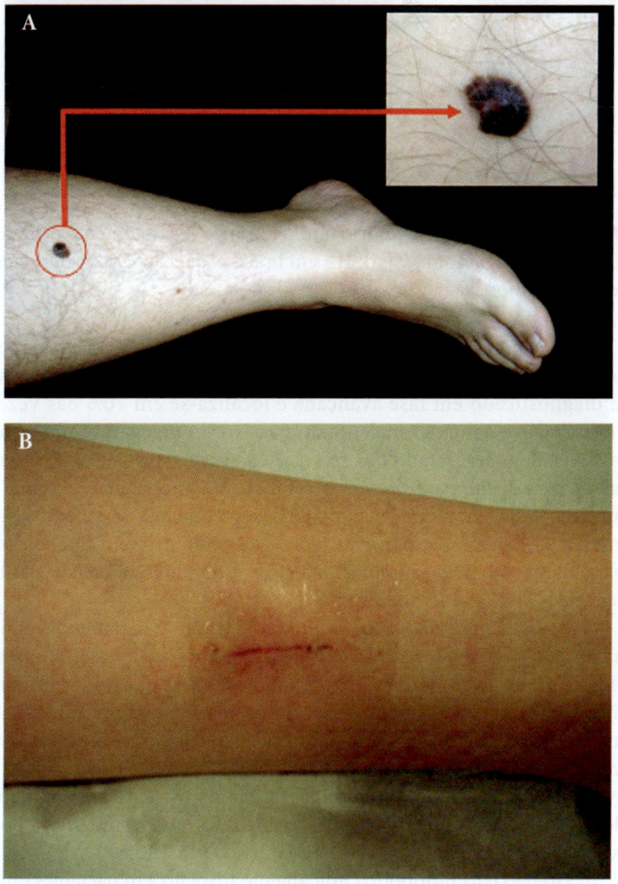

■ **Figura 145.1** (**A**) Lesão pigmentada de perna direita em homem branco de 45 anos, com indicação para biópsia excisional. (**B**) Cicatriz de biópsia excisional de lesão suspeita em perna, com sentido adequado para posterior tratamento.

Tabela 145.1 Consenso para definir as margens conforme a espessura.

Espessura da lesão	Margens
in situ	0,5 a 1 cm
até 1 mm	1 cm
> 1 e até 2 mm	1 a 2 cm
> 2 mm	2 cm

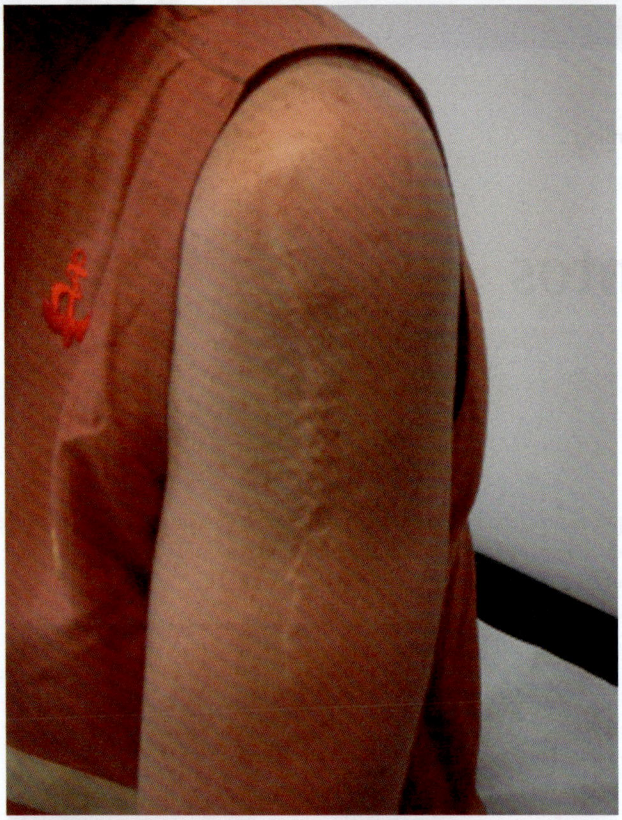

Figura 145.2 Pós-operatório tardio (20 anos) de tratamento de lesão primária de melanoma Clark III, em braço esquerdo, em paciente do sexo feminino.

O melanoma do aparelho ungueal merece algumas considerações especiais. Ocorre em 0,7% a 3,5% de todos os melanomas, geralmente diagnosticado em fase avançada e localiza-se em 70% das vezes em polegar e hálux. O melanoma invasivo do polegar, sempre que possível, deve ser tratado por ressecção ao nível da articulação interfalangeana distal, para preservar a função de oponência e manter a funcionalidade do membro; para o hálux, recomenda-se a amputação metatarso-falangeana, preservando a cabeça do primeiro metatarso, para manter a base de apoio, obtendo-se resultado funcional bastante aceitável (Figuras 145.3 A e B).

Para os demais dedos, a amputação em raio é recomendável na maioria das ocasiões. Para lesões iniciais, a abordagem mais conservadora proposta por Hirata e colaboradores tem-se mostrado bastante útil.[3,4] É fundamental que o material obtido bem como o exame histopatológico sejam efetuados de maneira adequada, para que os resultados inicialmente observados possam ser mantidos e confirmados com a evolução dos pacientes. Estudos mais recentes mostram a possibilidade de reconstrução com substitutos dérmicos, o que permite uma boa reabilitação funcional com resultado estético satisfatório.[5]

Caso não haja linfonodo clinicamente suspeito, em pacientes cujo melanoma primário tenha mais de 1 mm de Breslow, é indicada a realização da BLS simultaneamente a ampliação de margens. Além destes, pacientes que tenham melanomas com espessura de Breslow entre 0,8 e 1 mm ou menores que 1 mm associados a ulceração também são candidatos ao procedimento, merecendo discussão sobre prós e contras, à vista que existe 5% a 12% de positividade de a acordo com a 8ª edição do estadiamento da AJCC para melanoma.[6] Apesar do potencial risco aumentado relacionados a outros fatores, como presença de regressão, nível de Clark IV ou V, faixa etária jovem, invasão angiolinfática e fase de crescimento vertical, não há recomendação para a pesquisa do LNS visto que não estão associados a maior positividade deste.[7-9]

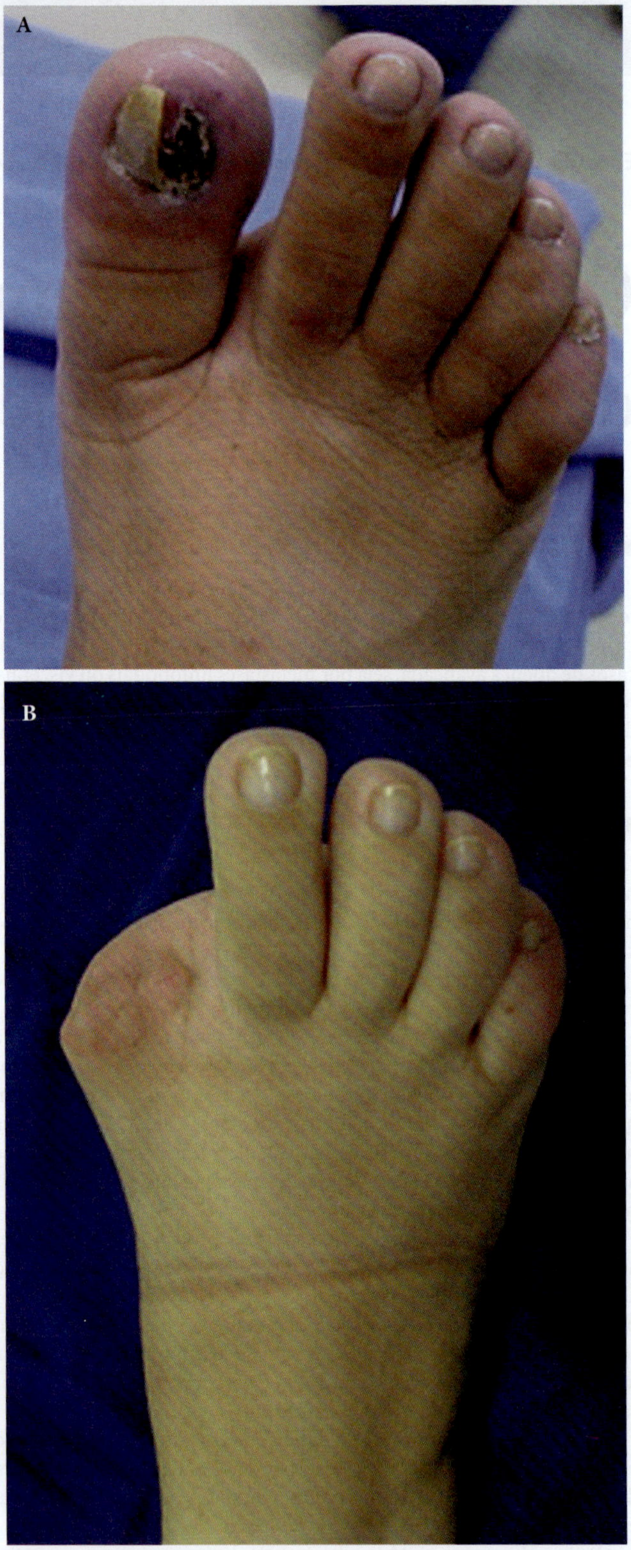

Figura 145.3 **(A)** Mel de hálux D, biopsiado, invasivo, com proposta de desarticulação metatarso falangeana. **(B)** Hálux D desarticulado, em pós-operatório tardio.

A correta realização da pesquisa de linfonodo sentinela exige as seguintes etapas:[2,10]

1. **Cintilografia prévia**: com fases dinâmica e estática, podendo ser associada a aquisição de imagens por tomógrafo (SPECT-CT).
2. **Linfadenectomia seletiva**: ato cirúrgico propriamente dito e no qual usamos a associação do corante vital (Azul Patente®) com o "gama-probe" manual, obtendo-se sucesso em 98% das ocasiões. O procedimento deve ser realizado com o devido suporte médico, dado o risco de 2% de reações anafiláticas.
3. **Adequado estudo anatomopatológico dos linfonodos removidos**: de modo seriado, pela hematoxilina eosina (H-E); em casos de HE negativo, associar a imunohistoquímica (IMH), com uso de S-100, HMB-45, SOX-10 e Melan-A, com o que se reduz o índice de falso--negativo em cerca de 12% (Figuras 145.4 A a D).

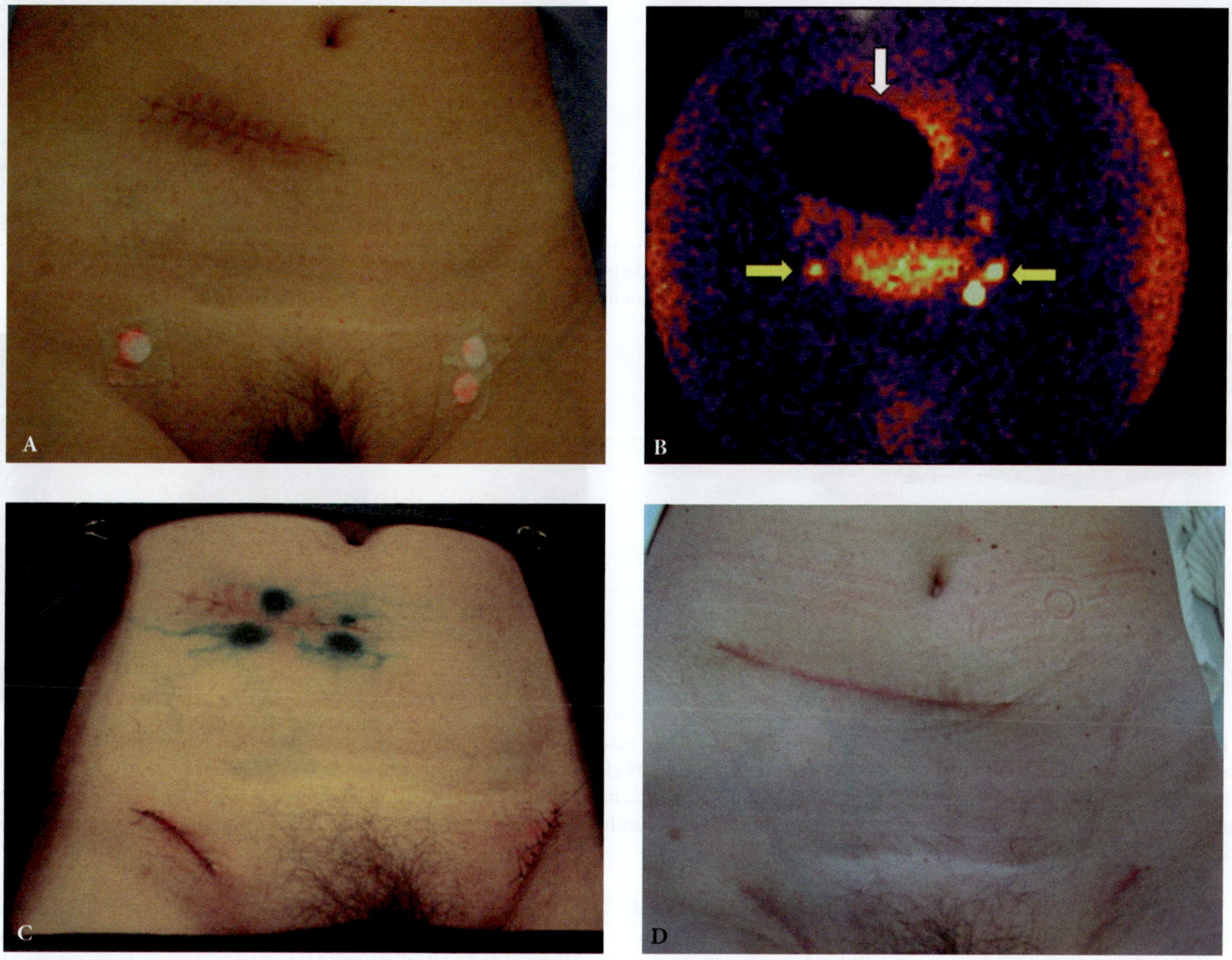

■ **Figura 145.4** **(A)** Paciente com melanoma em região abdominal infraumbilical, com linfocintilografia indicando LNS em regiões inguinais bilaterais (um a direita e dois à esquerda). **(B)** Cintilografia da mesma paciente, com as indicações da placa de chumbo (seta branca) sobre a lesão primária e os pontos brilhantes indicando os LN sentinelas (seta amarela). **(C)** Pontos de injeção do corante vital ao redor da incisão da biopsia, pré-ampliação e cicatrizes inguinais pós-remoção dos LNS. **(D)** Pós-operatório tardio da paciente das figuras anteriores.

Quando a BLS resulta negativa, é possível oferecer seguimento na maioria dos casos. Já para os casos de BLS positiva, desde a publicação de dois grandes estudos multicêntricos prospectivos randomizados que não mostraram benefício em se completar imediatamente a linfadenectomia da cadeia acometida,[11,12] a conduta preconizada nesses casos é o seguimento da base linfonodal com exame de ultrassom periódico, associado ou não a tratamentos adjuvantes[2] que serão discutidos posteriormente.

■ TRATAMENTO LOCO-REGIONAL

Entende-se como tratamento loco regional, o tratamento da doença linfonodal situada entre a lesão primária e a(s) cadeia(s) linfonodal(ais) correspondentes e de lesões satélites ou em trânsito.

O comprometimento linfonodal pode ser suspeitado por meio de exame clínico ou de imagem. A comprovação histológica deve ser obtida, preferencialmente, através de uma punção aspirativa por agulha fina (PAAF). Uma vez confirmado o acometimento, deve se proceder com a dissecção da cadeia linfonodal correspondente, ou linfadenectomia terapêutica.[2] A depender da cadeia afetada, os procedimentos indicados são:

- **Linfadenectomia cervical modificada acompanhada de parotidectomia**: superficial ou total, a depender do envolvimento da região parotídea e, sempre que possível, com preservação do n. facial.
- **Linfadenectomia axilar**: cuja dissecção deve incluir os 03 níveis linfonodais de Berg, com conservação dos músculos peitorais e feixe vasculonervoso dos músculos grande dorsal e grande denteado, desde que não prejudique a radicalidade.
- **Linfadenectomia inguinal ou inguinoilíaca**: ainda que a extensão da dissecção seja controversa, a opção da linfadenectomia mais amplia compreende a dissecção dos vasos ilíacos desde a bifurcação da ilíaca comum, da fossa obturadora e prosseguir em direção distal, até o vértice do triângulo de Scarpa (Figuras 145.5 A e B e 145.6 A e B).

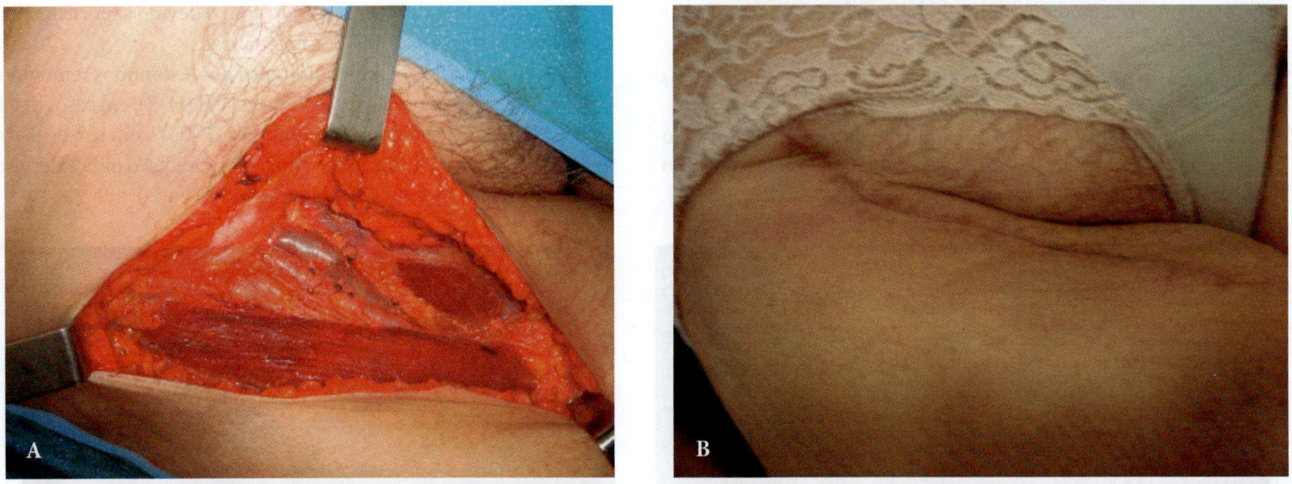

■ **Figura 145.5** **(A)** Campo cirúrgico pós-linfadenectomia inguinal superficial efetuada após LNS (+) (observar limites do trígono de Scarpa e conteúdo vasculonervoso). **(B)** Cicatriz recente de linfadenectomia inguinal superficial da paciente da figura anterior.

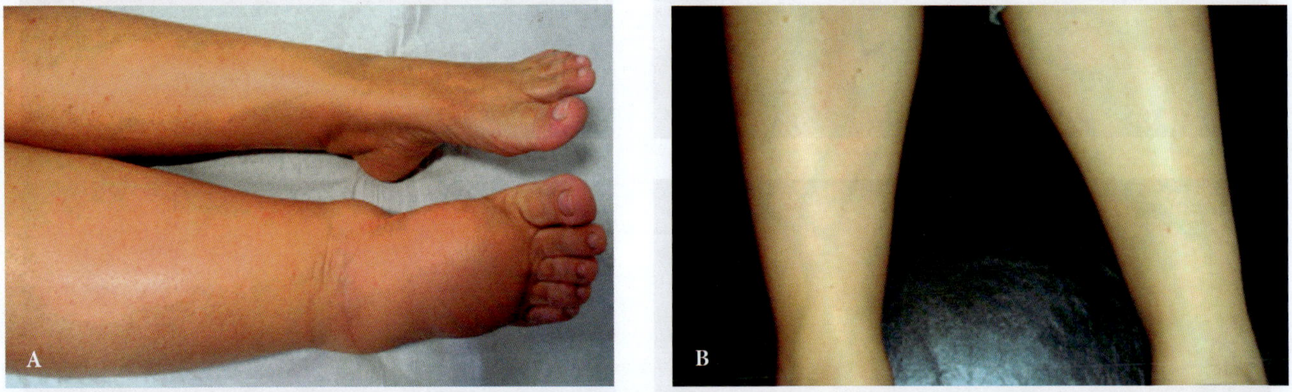

■ **Figura 145.6** **(A)** Observar aspecto pós-operatório tardio, de paciente jovem, portadora de melanoma de MMII, operada há 7 anos, submetida a linfadenectomia ílio-inguinal terapêutica, após encontro de LN clinicamente tumoral, sem evidência de doença em atividade, mas com acentuado linfedema. **(B)** Pós-operatório de paciente jovem, submetida há 13 anos à ressecção de melanoma de coxa D e linfadenectomia seletiva inguinal D = BLNS; foi efetuada apenas com uso do corante, pois não havia "probe manual" disponível na época (observar discreta diferença no diâmetro dos MMII).

Mais recentemente, a abordagem neoadjuvante à doença linfonodal clinicamente detectada – tratamento sistêmico seguido de cirurgia – vem ganhando evidências cada vez mais sólidas de ser benéfica para esses pacientes. Há um consórcio internacional compilando essas evidências e é provável uma mudança das recomendações de conduta em curto prazo.[13]

Outro procedimento discutido como tratamento loco-regional é a perfusão isolada de membros com quimioterapia e hipertermia (em inglês, *isolated limb perfusion* – ILP). A técnica consiste no isolamento da circulação do membro, com um equipamento de circulação extracorpórea e garroteamento do membro. Por este membro, é circulado quimioterapia aquecida, eventualmente acrescida de Fator de Necrose Tumoral Alfa (TNF-Alfa) recombinante. A indicação desta técnica é para o comprometimento cutâneo ou linfático (na forma de metástases *in* transito, ou satélites) restrita ao membro e com ou sem comprometimento linfonodal.[14] Na sua forma clássica, com melfalano e hipertermia mediana (39 a 40 °C), pode-se obter taxa de resposta completa da ordem de 48%.[15] A adição do TNF-Alfa a esta técnica eleva as respostas para 70%, porém, em razão de maior complexidade e morbidade relacionadas, reserva-se este para comprometimento com lesões grandes e volumosas ("sarcoma-like") ou após recidiva de perfusão com quimioterapia isolada.[16,17] O TNF-alfa é disponível somente na Europa, desde setembro de 2000 (Beromun®). No Brasil, o medicamento só pode ser adquirido por importação e seu uso é restrito a centros certificados pela companhia que o produz.

Uma variação da técnica de perfusão é a infusão isolada de membros proposta por Thompson.[18] A metodologia é menos complexa, visto que não há o isolamento da circulação do membro, o que também impede o uso de TNF-Alfa. Sua indicação preferencial é para lesões distais ou cenários em que a perfusão fosse demasiadamente mórbida. A taxa de resposta completa, em 65 casos, foi de 55%, após dois procedimentos, repetidos com intervalos de 4 a 6 semanas. A repetição do procedimento no mesmo paciente, ou sua indicação em pacientes idosos já se mostraram opções seguras.[19,20]

Ainda para tratamento de metástases em trânsito, na impossibilidade de perfusão, pode-se considerar a ressecção das metástases em casos de progressão lenta. A esta, pode-se ainda considerar a associação a tratamento sistêmico, como descrito na seção de doença metastática. Outras possibilidades existentes são a aplicação intralesional de Interleucina-2 (IL-2) ou, melhor tolerada e mais acessível tratamento tópico com difenciprona.[14,21,22] Ainda não disponíveis no Brasil, a eletroquimioterapia[23] e a terapia intralesional com Talimogene laherparepvec (T-VEC), um vírus modificado com a capacidade de expressão de GM-CSF, com potencial de respostas locais e à distância.[24-26]

■ TRATAMENTO ADJUVANTE

Bem como em outros tumores, o risco de recidiva associado ao melanoma sempre motivou à busca de estratégias para reduzir este risco, com o intuito de melhorar a possibilidade de cura.

Radioterapia para cadeias nodais pós-dissecção foi utilizada por diversos anos, até que um estudo randomizado observou melhora de controle local, mas descartou benefício de sobrevida. Nos moldes dos critérios de inclusão deste estudo, a recomendação para o uso de radioterapia (48 Gy em 20 frações) adjuvante é restrita a pacientes com comprometimento nodal macroscópico e preferencialmente com extravasamento nodal ou mais de três linfonodos comprometidos. As principais complicações relacionadas são seromas, infecções, deiscências de feridas e mais tardiamente, linfedema.[27]

Por muitos anos, a única forma de tratamento sistêmico adjuvante disponível foi interferon-alfa (IFN) e mais recentemente sua versão peguilada (Peg-IFN). Os múltiplos estudos de interferon no tratamento adjuvante foram compilados em duas metanálises que apontaram para o benefício de sobrevida livre de recidiva (14% e 18%) e ganho de sobrevida global (10% e 11%).[28] Ainda que houvesse estes benefícios, sua limitada magnitude fez com que o IFN nunca fosse universalmente utilizado, sobretudo por sua importante toxicidade. O uso de Peg-IFN teve ganho marginal de sobrevida livre de doença e a discussão de maior ganho em pacientes com tumores primários ulcerados.[29]

A seguir, foi estudado ipilimumabe, um inibidor do *checkpoint* imune CTLA-4. Esse medicamento já havia se mostrado benéfico no cenário metastático e em um estudo randomizado comparando-o na dose de 10 mg/kg *versus* observação, obteve-se uma redução do risco de morte de 28% (HR: 0,72; IC de 95%: 0,58 a 0,88; p = 0,001).[30] O mais importante questionamento desta estratégia foi quanto a toxicidade associada. A dose de ipilimumabe na doença metastática foi de 3 mg/kg, ao passo que neste estudo, com 10 mg/kg, houve 5 mortes (1%) relacionadas ao medicamento.

Mais recentemente, ipilimumabe foi superado por nivolumabe, inibidor de PD-1, outro *checkpoint* imune. Neste estudo, nivolumabe por 1 ano, conseguiu reduzir o risco de recidiva em 35% (HR: 0,65; IC de 95%: 0,51 a 0,83; p < 0,001) em comparação com um fármaco já eficaz, ipilimumabe.[31] Nesta última atualização, não se evidenciou ganho de sobrevida global, somente sobrevida livre de doença e sobrevida livre de doença metastática. Este fenômeno pode ser explicado, pela possibilidade dos pacientes que tivessem participado do grupo controle vir a receber nivolumabe posteriormente, proporcionando um "resgate" da eficácia de seu tratamento. Ainda assim, com melhor eficácia caracterizada pela redução do risco de recaída e menor toxicidade, nivolumabe encerrou qualquer papel que pudesse ser considerado para ipilimumabe no tratamento adjuvante.

Pembrolizumabe, um outro inibidor de PD-1 foi estudado e comparado contra placebo. Mais uma vez, o desfecho primário escolhido foi sobrevida livre de doença e o grupo que recebeu o tratamento ativo, teve melhor resultado. O risco de recaída foi reduzido em 41% (HR: 0,59; IC de 95%: 0,49 a 0,70; p < 0,0001).[39] Ainda não foram apresentados dados de sobrevida em função do curto intervalo de seguimento.

Junto com o desenvolvimento dos inibidores de *checkpoints* imunes, os inibidores de BRAF e MEK, dabrafenibe e trametinibe associados, foram avaliados em um estudo randomizado, em pacientes portadores de mutação do gene BRAF em comparação com observação. Neste estudo, a redução do risco de recidiva foi de 49% (HR: 0,51; IC de 95%: 0,42 a 0,61; p < 0,001), ganho sustentado já com 5 anos de seguimento do estudo.[32]

Não existe consenso, entre os pacientes cujo tumor tenha a mutação do BRAF, qual a melhor estratégia de tratamento adjuvante. A decisão do tratamento destes pacientes dependerá de uma extensa discussão com os pacientes, em que se discuta além dos benefícios, o perfil de toxicidade associado.

■ TRATAMENTO SISTÊMICO DA DOENÇA METASTÁTICA

Por muitos anos, o tratamento do melanoma baseou-se em quimioterapia com dacarbazina, o que sempre levou a resultados frustrantes, com sobrevida global mediana, na ordem de 9 meses. O uso de temozolamida, com a promessa de melhor eficácia em razão da melhor penetração no sistema nervoso central, também não foi superior.[40] Da mesma maneira, a combinação de quimioterápicos não proporcionou melhora da sobrevida global, somente ganho de taxa de resposta, o que eventualmente pudesse poderia ser benéfico ao paciente sintomático.[41]

Na década de 1980, a Interleucina-2 (IL-2) inaugurou a imunoterapia no tratamento do melanoma. Com elevada toxicidade e a dependência de suporte clínico avançado, um número restrito de pacientes podia tolerar o tratamento que poderia oferecer resposta objetiva em 15% dos casos e um potencial curativo da ordem de 5% dos pacientes.[42,43] A limitação logística e o ganho (ainda que elevado) restrito a um número muito pequeno de pacientes levou a uma baixa incorporação da estratégia no mundo.

A seguir, a combinação dos agentes biológicos, IL-2 e IFN, à quimioterapia, foi tentada como uma estratégia que pudesse beneficiar um número maior de pacientes. Instituições com elevada experiência reportavam elevada taxa de resposta e sobrevida prolongada em pacientes que tivessem resposta completa. Entretanto, em um estudo randomizado na comunidade, não se pode mostrar o mesmo benefício.[44]

Em 2010, o tratamento do melanoma metastático começa a ser modificado, com o surgimento de duas frentes: terapia-alvo e imunoterapia com base em inibidores de *checkpoints*.

Ipilimumabe, anti-CTLA-4, foi o primeiro inibidor de *checkpoint* imune disponível. Sua eficácia foi mostrada em um estudo randomizado que incluiu pacientes previamente tratados e comparou esse medicamento combinado com a vacina gp100, *versus* a vacina isolada. Com 11% de taxa de resposta, uma redução de risco de morte de 34% em comparação com o gp100 e uma taxa de 20% de pacientes vivos após 3 anos, ipilimumabe foi o primeiro fármaco a mostrar ganho de sobrevida em um estudo randomizado.[33]

Entre os medicamentos-alvo, o primeiro inibidor de BRAF disponível foi vemurafenibe que teve sua eficácia demonstrada em um estudo que o comparou com dacarbazina. Neste, a redução do risco de morte foi de 30%, com mediana de 11 meses e a taxa de resposta superior a 50%.[45] Dabrafenibe, outro inibidor de BRAF apresentou dados similares, quando comparado também com dacarbazina.[46]

No campo da imunoterapia, os inibidores de PD-1 nivolumabe e pembrolizumabe, superaram o ipilimumabe em ganho de sobrevida e se tornaram um padrão de imunoterapia em primeira linha.[47,48] Uma outra estratégia que se estabeleceu com o passar do tempo foi a combinação de ipilimumabe e nivolumabe. O estudo randomizado que avaliou esta estratégia comparou a combinação *versus* ipilimumabe. Ainda que não fosse parte do desenho estatístico, a comparação numérica apontou para um ganho de sobrevida em relação a nivolumabe, também. Em que pese a maior toxicidade, a melhor taxa de resposta e a perspectiva de uma sobrevida global de 49% ao final de 6 anos, tem motivado grande parte dos oncologistas a escolher este regime.[47] Mais recentemente, uma nova combinação foi comparada com nivolumabe: relatlimabe com nivolumabe. O estudo evidenciou uma melhor taxa de sobrevida livre de progressão com uma tendência a melhor taxa de resposta e poderá ser uma nova alternativa, quando estiver disponível.[48]

Entretanto, no cenário dos pacientes com mutação do gene BRAF, existe a competição com as combinações de inibidores de BRAF e MEK (dabrafenibe/trametinibe, vemurafenibe/cobimetinibe e encorafenibe e binimetinibe), todas superiores aos inibidores de BRAF isolados, em todos os parâmetros.[49-51]

Por fim, o tratamento geral dos pacientes com melanoma metastático sem mutação de BRAF depende exclusivamente de imunoterapia, em que a escolha inicial não é totalmente clara: anti-PD1 isolado, em combinação com ipilimumabe ou relatlimabe são todas legítimas. Em casos selecionados, em que haja maior necessidade de resposta imediata e melhor expectativa de tolerância a toxicidade, as combinações devem ser consideradas. Entre os pacientes que tenham a mutação, não é claro qual a primeira escolha rotineiramente. Um estudo recente comparou ipilimumabe e nivolumabe versos dabrafenibe e trametinibe. No momento da progressão, os pacientes teriam a oportunidade de receber o tratamento do outro braço. A sobrevida global, ao final de 2 anos, foi melhor entre os pacientes que iniciaram com imunoterapia. Entretanto, houve uma parcela de pacientes que iniciou com imunoterapia, teve progressão de doença e faleceram antes mesmo de terem a oportunidade de receber a terapia-alvo.[52] Este estudo incluiu pacientes em ótima condição clínica e, portanto, a conclusão de que imunoterapia deve ser sempre a primeira escolha não é apropriada. Para uma rápida redução das lesões o uso de inibidores de BRAF e MEK combinados são mais eficientes. Assim, a definição do tratamento dependerá do perfil de apresentação clínica e da perspectiva de toxicidade.

Metástases cerebrais sempre foram um desafio no tratamento do melanoma. As medidas de controle local como radioterapia estereotáxica e cirurgia são reservadas para doença restrita ou lesões sintomáticas, respectivamente. Recentemente, foram apresentados dados do uso de inibidores de BRAF e MEK, com até 56% de taxa de resposta das lesões cerebrais.[53] Da mesma maneira, a combinação de ipilimumabe e nivolumabe levou a respostas da ordem de 44% em dois estudos distintos.[54-55]

■ TRATAMENTO CIRÚRGICO DA DOENÇA METASTÁTICA

Com os resultados frustrantes do tratamento sistêmico do melanoma, a cirurgia para lesões metastáticas foi uma estratégia perseguida por muitos anos. Ainda que haja a descrição de sobrevida superior a 30% em pacientes submetidos a metastasectomia,[35] a principal dificuldade de se estabelecer o exato papel da cirurgia neste cenário é o viés de seleção dos pacientes. Naturalmente, a seleção de casos apropriados para cirurgia é mandatória. Entretanto, pacientes que tenham doença de evolução mais lenta terão resultados melhores, o que não será aplicável à maioria dos pacientes.

Em um esforço para orientar, uma análise retrospectiva de 291 pacientes, dos quais 161 foram submetidos a cirurgia, sugere que os melhores candidatos para ressecção são aqueles com comprometimento metastático de pele ou linfonodos, aqueles cujo tempo até a recidiva foi superior a 12 meses e somente um sitio de comprometimento metastático.[36]

Além destas características, é mandatória uma avaliação meticulosa com apoio de imagem. Ressonância magnética do crânio é essencial e o melhor modo de avaliação sistêmica é o PET/TC em razão de sua melhor sensibilidade.

Por fim, os dados de ressecção de metástases estão em revisão, com a incorporação das novas terapias sistêmicas e a expectativa é que a sua composição otimize os resultados.[37,38]

■ SEGUIMENTO

O acompanhamento dos pacientes com o melanoma tratado, com ou sem tratamento adjuvante, é ainda motivo para a discussão. A grande causa para discordância é que a maioria dos dados gerados a respeito desta questão, se baseou em pacientes de uma época em que não havia tratamento sistêmico eficiente para a doença metastática. Assim, o conceito predominante é que a detecção por exames ou pelo próprio paciente, o que é mais frequente, não levaria a qualquer diferença no que diz respeito à sobrevida.[56] Mais recentemente, com a incorporação de medicamentos capazes de promover ganho de sobrevida, progressivamente maior, a tendência de monitorar os pacientes aumenta, já que o uso precoce tende a ser mais eficiente do que no paciente sintomático.

O Grupo Brasileiro de Melanoma publicou, em seu Manual de Recomendações de Conduta de 2019, uma sessão específica sobre seguimento de pacientes.[10] Todos os pacientes precisam de um seguimento dermatológico formal, pelo risco de novos melanomas primários, além de exame físico cuidadoso com atenção especial para as cadeias nodais.

- **Melanoma *in situ* e Estágio I**: graças ao excelente prognóstico destes pacientes, o seguimento dermatológico e exames físicos periódicos, a cada 6 meses, são suficientes. Não há expectativa de qualquer exame subsidiário que seja justificado.
- **Estágio II**: os pacientes nesta condição ainda têm uma maior variação de risco, já que esta categoria inclui pacientes de Breslow entre 1 e 2 mm (T2), até aqueles maiores de 4 mm e ulcerados. Desta maneira, considera-se para estes pacientes, um seguimento mais intensivo, sobretudo para as categorias IIB e IIC, além do seguimento clínico. Para estes pacientes, uma tomografia como linha de base que pode ser repetida a cada 6 meses. A ultrassonografia de cadeias nodais tem maior sensibilidade que o exame físico e pode ser benéfica, sobretudo em pacientes sem pesquisa de linfonodo sentinela ou naqueles de drenagem duvidosa, como tronco e couro cabeludo.[57]
- **Estágio clínico III**: para pacientes que tenham sido caracterizados como IIIA, segundo a definição da 8ª edição da AJCC (T1a ou T2a, N1a ou N2a), têm excelente prognóstico e podem ser acompanhados nos mesmos moldes dos pacientes do estágio II. Aqueles com primários ulcerados, comprometimento nodal clínico, múltiplos linfonodos ou ainda doença *in trânsito*, têm um risco elevado de recidiva o que justificaria um seguimento mais próximo. Não é claro se há superioridade do PET/TC sobre tomografias do corpo todo. Assim, recomendamos uma destas estratégias, considerando a disponibilidade, a cada 3 meses nos dois primeiros anos, a cada 4 meses no 3º ano e a cada 6 meses no 4º e 5º ano. É ainda mais discutível o ganho do seguimento após 5 anos.
- **Estágio clínico IV, ressecado**: estes pacientes devem ser seguidos a cada 3 meses com tomografias ou PET/TC. Não é claro o tempo de seguimento, mas este não deve ser inferior a 5 anos.

Também não é definido o benefício na dosagem de desidrogenase láctica (DHL) no seguimento dos pacientes operados, ficando esta como uma ferramenta mais aplicada a pacientes metastáticos em vigência de tratamento.

Referências bibliográficas

1. Thompson, J. F., Scolyer, R. A. & Kefford, R. F. Cutaneous melanoma. Lancet 365, 687-701 (2005).
2. Guidelines, N. Melanoma: Cutaneous. NCCN Clin. Pract. Guidel. Oncol. (NCCN Guidel (2022).
3. Hirata, S. H et al. Dermoscopy of the nail bed and matrix to assess melanonychia striata. J. Am. Acad. Dermatol. 53, 884-886 (2005).
4. IORIZZO, M et al. Nail Melanoma in Children: Differential Diagnosis and Management. Dermatologic Surg. 34, 974-978 (2008).
5. Campagnari, M et al. Dermal Substitutes Use in Reconstructive Surgery for Skin Tumors: A Single-Center Experience. Int. J. Surg. Oncol. 2017, (2017)
6. Gershenwald, J. E et al. Melanoma staging: Evidence-based changes in the American Joint Committee on Cancer eighth edition cancer staging manual. CA. Cancer J. Clin. 67, 472-492 (2017).
7. Murali, R., Scolyer, R. A. & Thompson, J. F. Can We Better Identify Thin Cutaneous Melanomas That are Likely to Metastasize and Cause Death? 140, 3310-3312 (2012).
8. Han, D et al. Sentinel Node Biopsy is Indicated for Thin Melanomas ≥0.76 mm. Ann. Surg. Oncol. 19, 3335-3342 (2012).
9. Bertolli, E et al. Evaluation of melanoma features and their relationship with nodal disease: the importance of the pathological report. Tumori J. (2015). doi:10.5301/tj.5000298.
10. Schmerling, R. Recomendação para o Tratamento do Melanoma Cutâneo. (2019).
11. Leiter, U et al. Final Analysis of DeCOG-SLT Trial: No Survival Benefit for Complete Lymph Node Dissection in Patients With Melanoma With Positive Sentinel Node. J. Clin. Oncol. 37, 3000-3008 (2019).
12. Faries, M. B et al. Completion Dissection or Observation for Sentinel-Node Metastasis in Melanoma. N. Engl. J. Med. 376, 2211-2222 (2017).
13. van Akkooi, A. C. J et al. Neoadjuvant Systemic Therapy (NAST) in Patients with Melanoma: Surgical Considerations by the International Neoadjuvant Melanoma Consortium (INMC). Ann. Surg. Oncol. (2022). doi:10.1245/s10434-021-11236-y

14. Queiroz, M. M., Bertolli, E., Belfort, F. A. & Munhoz, R. R. Management of In-Transit Metastases. Curr. Oncol. Rep. (2022). doi:10.1007/s11912-022-01216-0.
15. Gabriel, E. & Skitzki, J. The role of regional therapies for in-transit melanoma in the era of improved systemic options. Cancers (Basel). 7, 1154-1177 (2015).
16. Hoekstra, H. J., Veerman, K. & van Ginkel, R. J. Isolated limb perfusion for in-transit melanoma metastases: melphalan or TNF-melphalan perfusion? J. Surg. Oncol. 109, 338-47 (2014).
17. Moreno-Ramirez, D., Cruz-Merino, L., Ferrandiz, L., Villegas-Portero, R. & Nieto--Garcia, A. Isolated Limb Perfusion for Malignant Melanoma: Systematic Review on Effectiveness and Safety. Oncologist 15, 416-427 (2010).
18. Thompson, J. F., Kam, P. C., Waugh, R. C. & Harman, C. R. Isolated limb infusion with cytotoxic agents: a simple alternative to isolated limb perfusion. Semin. Surg. Oncol. 14, 238-47
19. Carr, M. J et al. Oncologic Outcomes After Isolated Limb Infusion for Advanced Melanoma: An International Comparison of the Procedure and Outcomes Between the United States and Australia. Ann. Surg. Oncol. 27, 5107-5118 (2020).
20. Kenyon-Smith, T. J et al. Factors predicting toxicity and response following isolated limb infusion for melanoma: An international multi-centre study. Eur. J. Surg. Oncol. 46, 2140-2146 (2020).
21. Gibbons, I. L et al. Diphencyprone as a therapeutic option in cutaneous metastasis of melanoma. A single-institution experience. An. Bras. Dermatol. 93, (2018).
22. Lôbo, M. M et al. Response rates of cutaneous melanoma metastases to diphencyprone: a meta-analysis. J. Am. Acad. Dermatol. (2020). doi:10.1016/j.jaad.2020.04.023
23. Giardino, R et al. Electrochemotherapy a novel approach to the treatment of metastatic nodules on the skin and subcutaneous tissues. Biomed. Pharmacother. 60, 458-462 (2006).
24. Andtbacka, R. H. I et al. Talimogene Laherparepvec Improves Durable Response Rate in Patients With Advanced Melanoma. J. Clin. Oncol. 33, 2780-8 (2015).
25. Puzanov, I et al. Talimogene Laherparepvec in Combination With Ipilimumab in Previously Untreated, Unresectable Stage IIIB-IV Melanoma. J. Clin. Oncol. 34, 2619-26 (2016).
26. Andtbacka, R. H. I et al. Patterns of Clinical Response with Talimogene Laherparepvec (T-VEC) in Patients with Melanoma Treated in the OPTiM Phase III Clinical Trial. Ann. Surg. Oncol. 23, 4169-4177 (2016).
27. Henderson, M. A et al. Adjuvant lymph-node field radiotherapy versus observation only in patients with melanoma at high risk of further lymph-node field relapse after lymphadenectomy (ANZMTG 01.02/TROG 02.01): 6-year follow-up of a phase 3, randomised controlled trial. Lancet Oncol. 16, 1049-1060 (2015).
28. Ives, N. J et al. Adjuvant interferon-α for the treatment of high-risk melanoma: An individual patient data meta-analysis. Eur. J. Cancer 82, 171-183 (2017).
29. Eggermont, A. M. M et al. Adjuvant therapy with pegylated interferon-alfa2b vs observation in stage II B/C patients with ulcerated primary: Results of the European Organisation for Research and Treatment of Cancer 18081 randomised trial. Eur. J. Cancer 133, 94-103 (2020).
30. Eggermont, A. M. M et al. Adjuvant ipilimumab versus placebo after complete resection of stage III melanoma: long-term follow-up results of the European Organisation for Research and Treatment of Cancer 18071 double-blind phase 3 randomised trial. Eur. J. Cancer 119, 1-10 (2019).
31. Ascierto, P. A et al. Adjuvant nivolumab versus ipilimumab in resected stage IIIB-C and stage IV melanoma (CheckMate 238): 4-year results from a multicentre, double--blind, randomised, controlled, phase 3 trial. Lancet Oncol. 21, 1465-1477 (2020).
32. Dummer R, Hauschild A, Santinami M et al. Five-Year Analysis of Adjuvant Dabrafenib plus Trametinib in Stage III Melanoma. N. Engl. J. Med. 383,1139-48 (2020).
33. Hodi F.S., O'Day S.J., McDermott D.F et al. Improved survival with ipilimumab in patients with metastatic melanoma. N Engl J Med. 363(8):711-23 (2010).
34. Wolchok J.D., Chiarion-Sileni V., Gonzalez R et al. Long-Term Outcomes With Nivolumab Plus Ipilimumab or Nivolumab Alone Versus Ipilimumab in Patients With Advanced Melanoma. J Clin Oncol 10;40:127-137 (2022).
35. Sosman, J. A et al. A phase 2 trial of complete resection for stage IV melanoma. Cancer 117, 4740-4746 (2011).
36. Howard, J. H et al. Metastasectomy for Distant Metastatic Melanoma: Analysis of Data from the First Multicenter Selective Lymphadenectomy Trial (MSLT-I). Ann. Surg. Oncol. 19, 2547-2555 (2012).
37. Klemen, N. D et al. Metastasectomy Following Immunotherapy with Adoptive Cell Transfer for Patients with Advanced Melanoma. Ann. Surg. Oncol. 24, 135-141 (2017).
38. Faries, M. B et al. Long-Term Survival after Complete Surgical Resection and Adjuvant Immunotherapy for Distant Melanoma Metastases. Ann. Surg. Oncol. 24, 3991-4000 (2017).
39. Eggermont A.M.M., Blank C.U., Mandolá M et al. Adjuvant pembrolizumab versus placebo in resected stage III melanoma (EORTC 1325-MG/KEYNOTE-054): distant metastasis-free survival results from a double-blind, randomised, controlled, phase 3 trial. Lancet Oncol. 22, 643-54 (2021).
40. Agarwala S.S., Kirkwood J.M., Gore M et al. Temozolomide for the treatment of brain metastases associated with metastatic melanoma: a phase II study. J Clin Oncol 22:2101-7 (2004).
41. Chapman P.B., Einhorn L.H., Meyrs L.M et al. Phase III multicenter randomized trial of the Dartmouth regimen versus dacarbazine in patients with metastatic melanoma. J Clin Oncol. 17:2745-51 (1999).
42. Rosenberg SA, Yang JC, White DE, Steinberg SM. Durability of Complete Response in Patients With Metastatic Cancer Treated With High-Dose Interleukin-2. Ann Surg. 228(3): 303-19 (1998).
43. Atkins MB, Lotze MT, Dutcher JP, Fisher RI, Weiss G, Margolin K et al. High-dose recombinant interleukin 2 therapy for patients with metastatic melanoma: analysis of 270 patients treated between 1985 and 1993. J Clin Oncol. 17(7):2105-16 (1999).
44. Atkins M.B., Hsu J., Lee S et al. Phase III trial comparing concurrent biochemotherapy with cisplatin, vinblastine, dacarbazine, interleukin-2, and interferon alfa-2b with cisplatin, vinblastine, and dacarbazine alone in patients with metastatic malignant melanoma (E3695): a trial coordinated by the Eastern Cooperative Oncology Group. J Clin Oncol. 26:5748-54 (2008).
45. McArthur G.A., Chapman P.B., Robert C et al. Safety and efficacy of vemurafenib in BRAF(V600E) and BRAF (V600 K) mutation-positive melanoma (BRIM-3): extended follow-up of a phase 3, randomised, open-label study. Lancet Oncol. 15(3): 323-32 (2014).
46. Hauschild A., Grob J.J., Demidov L.V et al. Dabrafenib in BRAF-mutated metastatic melanoma: a multicentre, open-label, phase 3 randomised controlled trial. Lancet 380(9839): 358-65 (2012).
47. Schachter J., Ribas A., Long G.V et al. Pembrolizumab versus ipilimumab for advanced melanoma: final overall survival results of a multicentre, randomised, open-label phase 3 study (KEYNOTE-006). Lancet. 390:1853-1862 (2017).
48. Tawbi H.A., Schadendorf D., Lipson E.J et al. Relatlimab and Nivolumab versus Nivolumab in Untreated Advanced Melanoma. N Egl J Med 386:24-34 (2022).
49. Robert C., Grob J.J., Stroyakovskiy D et al. Five-Year Outcomes with Dabrafenib plus Trametinib in Metastatic Melanoma. N Eng J Med 381:626-36 (2019).
50. Ascierto P.A., Dréno B., Larkin J. et a. 5-Year Outcomes with Cobimetinib plus Vemurafenib in BRAFV600 Mutation-Positive Advanced Melanoma: Extended Follow-up of the coBRIM Study. Clin Cancer Res. 27: 5525-35 (2021)
51. Dummer R., Flaherty K.T., Robert C et al. COLUMBUS 5-Year Update: A Randomized, Open-Label, Phase III Trial of Encorafenib Plus Binimetinib Versus Vemurafenib or Encorafenib in Patients With BRAF V600-Mutant Melanoma. J Clin Oncol. JCO2102659. doi: 10.1200/JCO.21.02659 (epub ahead of print) (2022).
52. Atkins M.B., Lee S.J., Chmielowsky B et al. DREAMseq (Doublet, Randomized Evaluation in Advanced Melanoma Sequencing): A phase III trial—ECOG-ACRIN EA6134. J Clin Oncol 39, 2021 (suppl 36; abstr 356154).
53. Davies M.A., Saiag P., Robert C et al. Dabrafenib plus trametinib in patients with BRAFV600-mutant melanoma brain metastases (COMBI-MB): a multicentre, multicohort, open-label, phase 2 trial. Lancet Oncol. 18(7):863-873 (2017).
54. Tawbi H.A., Forsyth P.A., Hodi F.S et al. Long-term outcomes of patients with active melanoma brain metastases treated with combination nivolumab plus ipilimumab (CheckMate 204): final results of an open-label, multicentre, phase 2 study. Lancet Oncol. 22(12):1692-1704.
55. Long G.V., Atkinson V., Lo S et al. Combination nivolumab and ipilimumab or nivolumab alone in melanoma brain metastases: a multicentre randomised phase 2 study. Lancet Oncol 19:672-81, 2018.
56. Romano E., Scordo M., Dusza SW et al. Site and timing of first relapse in stage III melanoma patients: implications for follow-up guidelines. J Clin Oncol. 28:3042-7 (2010).
57. Garbe C. Paul A., Kohler-Späth H et al. Prospective evaluation of a follow-up schedule in cutaneous melanoma patients: recommendations for an effective follow-up strategy. J Clin Oncol 21:520-9 (2003).

Nilton Di Chiacchio • Nilton Gioia Di Chiacchio

Cirurgias de Unhas

INTRODUÇÃO

O aprendizado das doenças das unhas faz parte do programa de residência médica em Dermatologia. Podemos observar a alta frequência de queixas de alterações ungueais em nossos consultórios, obrigando o conhecimento específico nestas patologias, bem como as possibilidades cirúrgicas para corrigir algumas doenças.

Os procedimentos utilizados facilitam o diagnóstico por meio da biópsia do aparelho ungueal, corrigem deformidades iatrogênicas, parasitárias, congênitas ou traumáticas além de permitirem a remoção de tumores e ajudar na manutenção da estética ungueal.

AVALIAÇÃO PRÉ-OPERATÓRIA

O exame clínico do paciente é fundamental, como em qualquer outra cirurgia. Pacientes com doenças vasculares periféricas, diabete de longa duração, discrasias sanguíneas, doenças do colágeno, doenças neurológicas periféricas e imunodeprimidos devem ser muito bem avaliados previamente.

Como na cirurgia geral os medicamentos utilizados podem afetar a anestesia, causar sangramento ou ter efeitos tóxicos na unha. Desta maneira, o uso de betabloqueador, inibidores da MAO, fenotiazinas, aspirina e anticoagulantes, corticosteroides sistêmicos e retinoides devem ser suspensos previamente. Quando não for possível, a cirurgia deve ser substituída por procedimentos conservadores.[1-3]

Exames subsidiários devem ser solicitados mediante a necessidade de cada paciente. O diagnóstico por imagem, cada vez mais utilizado facilita o diagnóstico e a localização das doenças das unhas, principalmente tumores. O raio X, ultrassom, tomografia computadorizada e ressonância magnética são exames úteis e acessíveis[1] (ver Capítulo 8 – Imagens em Dermatologia).

PRÉ-OPERATÓRIO IMEDIATO E TRANS-OPERATÓRIO

O local a ser operado deve ser lavado previamente com água e sabão com posterior uso de PVPI ou clorexidine. O membro deve ser apoiado em superfície rígida com o objetivo de conforto ao paciente e ao médico.

As incisões, descolamentos e suturas às vezes devem ser feitas com vigor, pela rigidez das estruturas anatômicas envolvidas. Em outras ocasiões a destreza e delicadeza devem-se impor para que estruturas nobres (p. ex., matriz ungueal) não sejam lesadas.[1]

O uso do material cirúrgico adequado facilita o procedimento e garante o melhor resultado.

INSTRUMENTAL

O instrumental necessário para cirurgia do aparelho ungueal é o mesmo utilizado na cirurgia dermatológica acrescidos de:[1]

- **Espátulas dentárias**: para descolamento da placa ungueal dos tecidos vizinhos.
- **Curetas pequenas e bem afiadas**: utilizadas para remoção de tecido de granulação e matriz ungueal.
- **Pinça de Addison delicada**: para remoção de espécimes para estudo anatomopatológico.
- **Gancho de Joseph e em garra.**
- **Tesoura reta de 12 cm.**
- **Alicate forte**: para corte da placa ungueal.
- **Osteótomos em faca e em colher**: para remoção de fragmentos ósseos.
- **Aparelho para abrasão com lixas grossas**: para o lixamento da placa ungueal.
- **Descolador de septo nasal.**
- ***Punchs* de 2 a 4 mm**: preferindo-se os que tenham orifícios de saída, para facilitar a remoção dos espécimes retirados.
- **Lâminas de bisturi**: n. 11, 15 e 15C.
- **Fios mononylon, categute e vicryl**: com agulhas triangulares cortantes para dobras ungueais e placa e circulares para matriz e leito (Figura 146.1).

ANESTESIA

O anestésico utilizado é a Lidocaína 1% a 2% tendo a duração de 2 horas. Apesar de algumas publicações indicarem o uso de vasoconstritores nos háluces, preferimos não utilizar esta associação para evitar complicações desnecessárias. A Bupivacaína a 0,5% pode ser utilizada em associação com a Lidocaína ou no final da cirurgia para garantir analgesia de até 6 horas.

A Ropivacaína apresenta o mesmo tempo de início de ação da Lidocaína, porém promove até 9 horas de analgesia pós-operatória. É considerada um medicamento seguro, porém é pouco utilizada por ser dispendiosa.

Consideramos que a melhor técnica anestésica em cirurgia da unha é o bloqueio distal. O ponto de inserção da agulha está localizado 1 cm. acima da junção de duas linhas imaginárias que passam pela dobra ungueal proximal e lateral. A agulha deve ser introduzida na pele num ângulo de 45° com a ponta voltada para a parte distal do dedo. A injeção deve ser lenta para evitar desconforto. Após este procedimento podemos completar a anestesia na dobra ungueal lateral para garantir a analgesia da ponta do dedo.

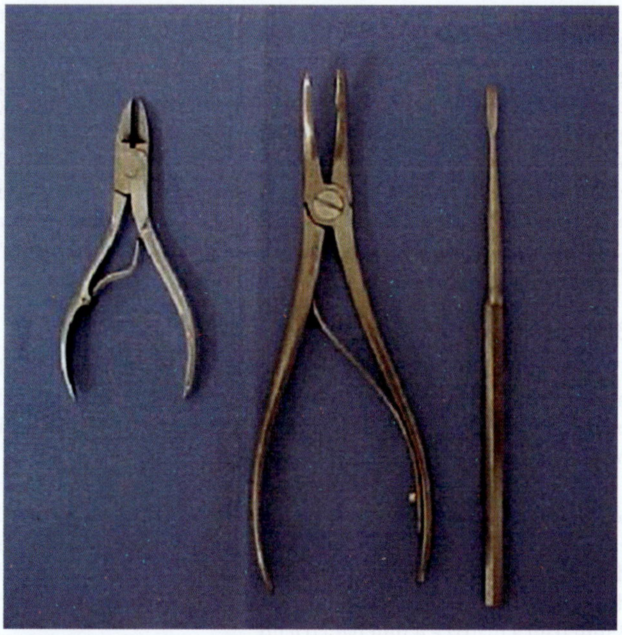

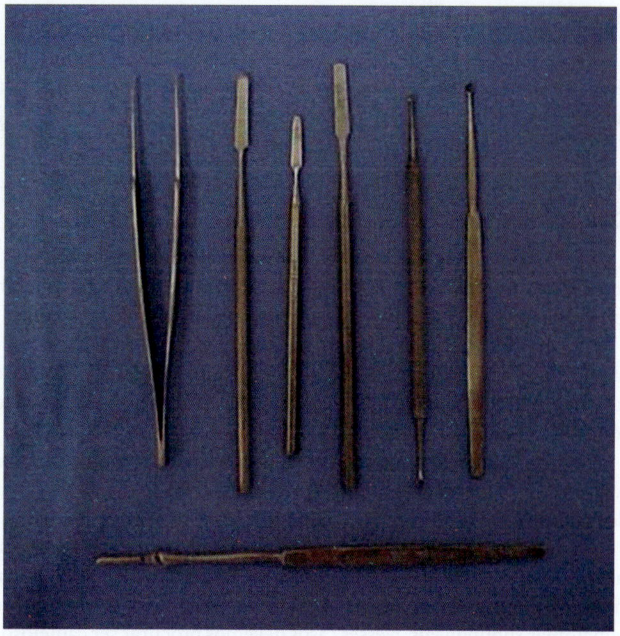

Figura 146.1 Mesa cirúrgica. Materiais utilizados em cirurgia de unha.

Podemos utilizar a anestesia troncular clássica para procedimentos maiores, contudo a compressão ou traumatismo dos nervos resulta em neurites pós-operatórias com sintomas dolorosos que persistem por longo tempo[1,3,4] (Figura 146.2).

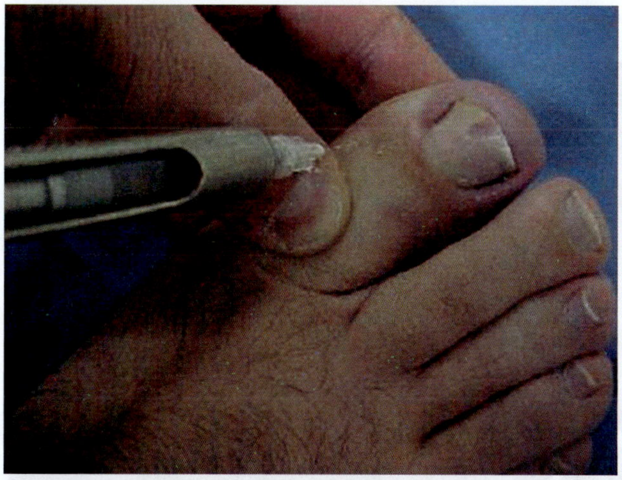

Figura 146.2 Bloqueio anestésico distal.

TORNIQUETES

O torniquete deve sempre ser utilizado, pois facilita o procedimento, evitando o sangramento abundante. Dreno de Penrose, dedos de luvas ou torniquetes de venopunção podem ser utilizados. Torniquetes mais largos evitam uma possível neurite pós-cirúrgica. Deve-se estar atento em removê-los, após o término da cirurgia, evitando complicações que podem ser catastróficas.

O uso de luva cirúrgica estéril pode ser muito útil, pois mantém o campo cirúrgico estéril. O dedo da luva que cobre o dedo que será operado deve ter sua ponta cortada e enrolado, atuando como um torniquete.[1,3,4]

CURATIVO

O curativo é de importância fundamental para uma boa resolução da ferida cirúrgica. Para um melhor entendimento da utilização dos diversos tipos de curativos é importante o conhecimento dos processos de cicatrização (1ª 2ª e 3ª intenções).

Considera-se cicatrização por 1ª intenção o processo de reparação das feridas cirúrgicas que foram suturadas, em que as bordas estão em contato direto. A de 2ª intenção nas que foram deixadas abertas e as de 3ª intenção nas suturadas borda a borda e acometidas por alguma complicação resultando em deiscência.[5,6]

Nas feridas suturadas em que não há complicação – 1ª intenção –, o curativo tem a função de protegê-la contra traumas mecânicos. Deve ser feito com gaze estéril seca e mantido por 24 a 48 horas. Após este período a ferida deve permanecer descoberta e submetida à limpeza local com soro fisiológico.

Nas cirurgias em que a ferida permaneceu aberta ou houve deiscência – 2ª e 3ª intenções, respectivamente –, o curativo deve ser feito com alginato de cálcio. Este curativo está indicado por auxiliar no debridamento autolítico além de apresentar alta capacidade de absorção do exsudato. Quando em contato com a ferida, resulta na formação de um gel que mantém o meio úmido, além de induzir a hemostasia. O alginato deve ser moldado no interior da ferida e umedecido com solução fisiológica, evitando que toque nas bordas. A troca do curativo deve ser feita a cada 24 horas. Quando o exsudato diminuir devemos trocar o tipo de curativo para o hidrogel. Este composto mantém o meio úmido facilitando a reidratação celular e o debridamento. O hidrogel deve ser aplicado sobre a ferida diariamente.[5,6]

PÓS-OPERATÓRIO

O paciente deve ser orientado para manter repouso relativo com elevação do membro operado. As atividades desenvolvidas devem ser restritas ou mesmo abolidas pelo tempo que o médico assistente achar conveniente, de acordo com cada caso.

Analgésicos são prescritos de acordo com a dimensão da cirurgia e a necessidade de cada paciente. Prefere-se o uso do paracetamol, evitando assim o ácido acetil salicílico, capaz de promover sangramento.

Os anti-inflamatórios não hormonais podem, em alguns casos, ser mais efetivo. O tempo de administração destes medicamentos normalmente não ultrapassa os três primeiros dias de pós-operatório.[1]

Nos casos em que não existe infecção prévia, os antibióticos são desnecessários.[1]

■ COMPLICAÇÕES

As complicações são raras. Hematoma, edema, infecção e deiscência podem ocorrer por consequência do uso de técnica cirúrgica inadequada.

■ CIRURGIAS UNGUEAIS MAIS COMUNS

Onicoabrasão

A onicoabrasão consiste no lixamento da lâmina ungueal levando a diminuição de sua espessura. O material necessário consiste em aparelho para dermoabrasão e lixas com diversos graus de aspereza.

O paciente deve estar deitado ou sentado, com o pé ou a mão apoiada sob superfície rígida. O médico deve estar em posição confortável e paramentado com avental, máscara, óculos e luva para se proteger do pó resultante do procedimento.

O lixamento é feito com a velocidade desejada em movimentos horizontais, verticais ou angulados, até que o objetivo da abrasão seja alcançado.

Brocas dentárias de diversas espessuras podem ser utilizadas para fazer pequenos orifícios na placa ungueal. Tal procedimento facilita a maior penetração da medicação prescrita, bem como na drenagem de hematomas subungueais. Nesses casos devemos procurar ser cautelosos para não causar ferimentos no leito ungueal.

A onicoabrasão também está indicada na hiperqueratose ungueal causada pela onicomicose ou processos inflamatórios do leito e na hipercurvatura transversa da unha. Nessas patologias, o aumento da espessura da placa ungueal causa desconforto ao paciente, além de prolongar o tempo de tratamento. O lixamento, além de seu valor estético, proporciona uma melhor eficácia da medicação tópica, bem como a diminuição da onicoalgia própria dessas condições.[7]

Outras indicações, embora pouco utilizadas são: auxiliar a coleta de escamas para realização de exame micológico da unha e na drenagem de hematomas. A coleta manual desse material nem sempre é tão simples. Em alguns casos pode ocorrer ferimento no leito ungueal, gerando desconforto ao paciente e comprometendo o relacionamento técnico-paciente. Nesses casos a onicoabrasão se impõe pela facilidade em visualizar os locais em que a placa ungueal é mais friável e própria para a coleta indolor. Nos hematomas subungueais procede-se a abrasão com lixas ou brocas dentárias, facilitando assim sua drenagem[8,9] (Figuras 146.3 e 146.4).

Biópsia do aparelho ungueal

A biópsia do aparelho ungueal é um procedimento pouco utilizado nos consultórios dermatológicos, pelo desconhecimento técnico da maioria dos profissionais, que ignoram o local correto a ser biopsiado ou temem sequelas que podem levar a distrofia.

Inicialmente, deve ser descartada a presença de lesões concomitantes de pele, resultantes da mesma doença. Nesses casos a biópsia da pele é preferível à biópsia ungueal. Uma vez necessária a abordagem ungueal, deve-se esclarecer o paciente sobre a possibilidade do aparecimento de distrofias. Estas são evitadas quando se respeita o diâmetro máximo de 3 mm para a matriz e 4 mm para o leito.

O médico deve conhecer a fisiopatologia da doença para escolher corretamente o local para retirada do fragmento. A psoríase ungueal é um bom exemplo, pois cada manifestação clínica corresponde a um local de origem da lesão. O *pitting* indica o acometimento da matriz ungueal, enquanto a hiperqueratose, mancha salmão e onicólise, o leito.

A biópsia do aparelho ungueal tem função não só diagnóstica como também terapêutica, em lesões cujas dimensões não ultrapassem 4 mm no leito e 3 mm na matriz.[1,3,4]

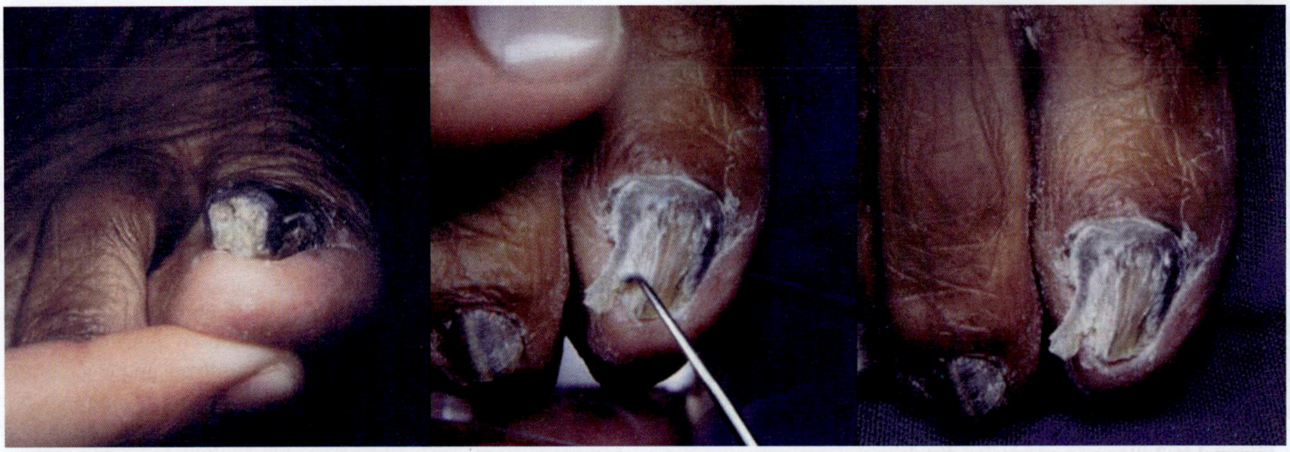

■ **Figura 146.3** Abrasão da placa ungueal para coleta de escamas para exame micológico.

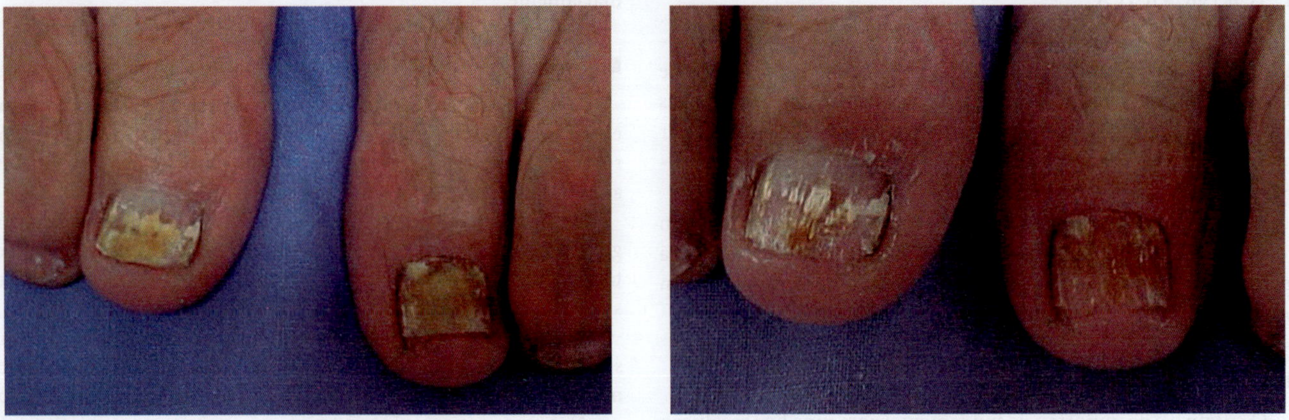

■ **Figura 146.4** Abrasão da placa ungueal em onicomicose.

Biópsia do leito ungueal

No leito ungueal, a biópsia pode ser feita com *punch* ou em fuso.

Após a assepsia e bloqueio anestésico, a parte da placa ungueal que recobre a área a ser biopsiada é removida com auxílio de alicate ou *punch* de 6 mm. A incisão do leito pode ser feita por meio de um fuso longitudinal ou por *punch* de no máximo 4 mm, até o plano justa-ósseo. O fragmento é removido utilizando-se pinça de Addison e tesoura delicada. A ferida cirúrgica é suturada, com fio absorvível 5-0, nos casos de incisão fusiforme longitudinal. Quando o *punch* é utilizado, prefere-se a colocação de espuma hemostática dentro da ferida. A parte da placa ungueal removida é recolocada como curativo biológico.

A remoção do curativo é feita após 24 horas e o paciente é orientado para lavar o local com água e sabão duas vezes ao dia. A placa ungueal previamente removida deve permanecer fixada com o auxílio de "micropore" por 2 semanas (Figuras 146.5 e 146.6).

Biópsia da matriz ungueal

Esse procedimento pode ser feito tanto na porção proximal quanto na distal. A primeira deve ser evitada, pois deixa distrofias permanentes, independentemente do tamanho do espécime. Nos casos em que a biópsia se impõe, a distrofia deve ser previamente informada ao paciente. Nos procedimentos da matriz distal a distrofia ocorre quando o fragmento excede a 3 mm de diâmetro.

Como na biópsia do leito ungueal, tanto a técnica com *punch* como a em fuso podem ser utilizadas. A remoção em fuso está indicada para se obter um espécime mais representativo ou remover uma lesão melanocítica.[1,3,4]

Outra técnica recentemente descrita é a da "excisão tangencial". Está técnica permite a remoção de fragmentos mais extensos, porém mais finos, evitando-se assim a tão indesejada distrofia ungueal pós-cirúrgica. Tem indicação precisa em doenças de acometimento epidérmico ou dérmico superficial, como nos casos de melanoníquias em que a biópsia pode ser excisional.[1,4,10]

Após a assepsia, bloqueio anestésico e colocação do torniquete a cutícula é descolada. Duas incisões oblíquas e longitudinais são realizadas na dobra ungueal proximal. A dobra proximal é rebatida e a placa ungueal é descolada na sua porção proximal até a metade do leito ungueal e incisada parcialmente no sentido transversal. Esta parte da placa é rebatida lateralmente permitindo uma visão direta da matriz, o que facilita a localização da lesão a ser biopsiada. O cirurgião escolhe a maneira com que retirará o fragmento. Se a opção for pelo *punch*, este não deve ser maior que 3 mm, evitando-se assim distrofias ungueais posteriores. No caso de incisão em fuso, esta deve ser no sentido transversal, não ultrapassando 3 mm de largura, sempre paralela a lúnula.

Quando a técnica da "excisão tangencial" for escolhida deve-se usar lâmina 15 C. O cirurgião deve proceder uma incisão leve e superficial, contornando a área a ser removida. Com auxílio de pinça Addison delicada, um lado do fragmento é levantado e o fragmento é removido da mesma maneira que se retira um enxerto de pele (**Vídeo 146.1**).

A ferida cirúrgica pode ser suturada com fio absorvível 6-0 nos casos de incisão fusiforme ou *punch*, porém é desnecessária nos casos de "excisão tangencial".

A placa ungueal é recolocada no local de origem e a dobra ungueal é colocada sob esta placa e suturada em suas bordas com fio de nylon 5-0.

A remoção do curativo é feita após 24 horas e o paciente é orientado para lavar o local com água e sabão duas vezes ao dia. Os pontos são removidos após uma semana (Figuras 146.7 e 146.8).

Biópsia representativa de todo o aparelho ungueal

Tem como objetivo obter um espécime que contenha todas as partes do aparelho ungueal. Este tipo de biópsia garante uma amostra mais significativa e um melhor diagnóstico.

Após a assepsia e bloqueio anestésico, o complexo ungueal é incisado em meio fuso, sendo uma das incisões reta e longitudinal, desde a dobra ungueal proximal passando pela placa ungueal até a ponta do dedo e outra em meia lua desde a dobra ungueal proximal passando pela dobra lateral e terminando na ponta do dedo. Esta incisão é feita até o plano justa ósseo. A remoção é feita em bloco e a ferida cirúrgica resultante é aproximada com fio mononylon 3-0.

Quando o local a ser biopsiado encontra-se na parte mediana da unha, utiliza-se técnica semelhante, porém com incisões paralelas, não ultrapassando 3 mm. de largura. Nesse caso deve-se fazer o descolamento do leito, no plano justo ósseo, facilitando a sutura.

A remoção do curativo é feita após 24 horas e o paciente é orientado para lavar o local com água e sabão duas vezes ao dia. Os pontos são removidos após uma semana (Figura 146.9).

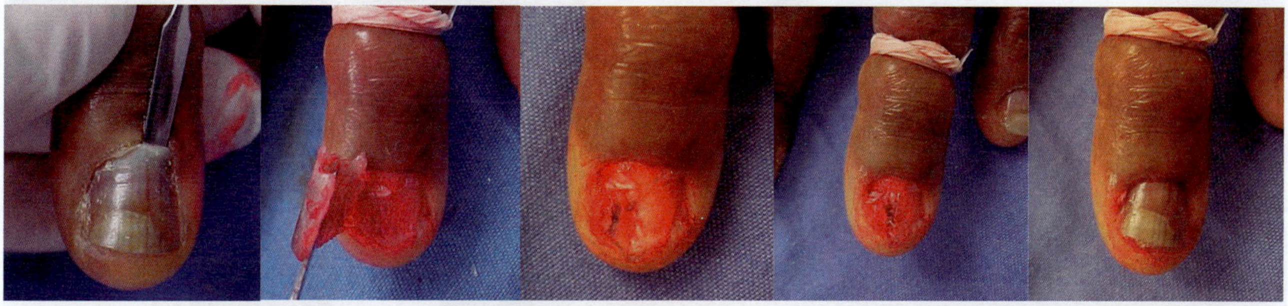

■ **Figura 146.5** Biópsia em fuso do leito ungueal.

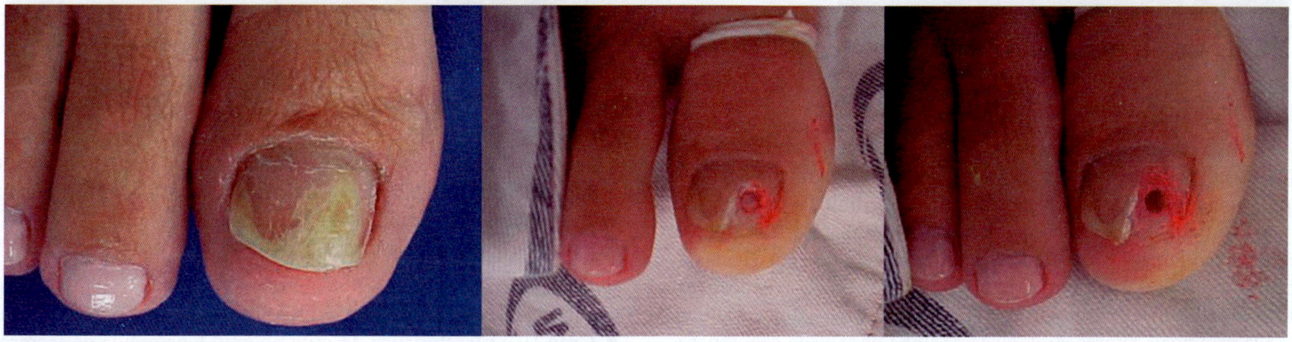

■ **Figura 146.6** Biópsia com *punch* do leito ungueal.

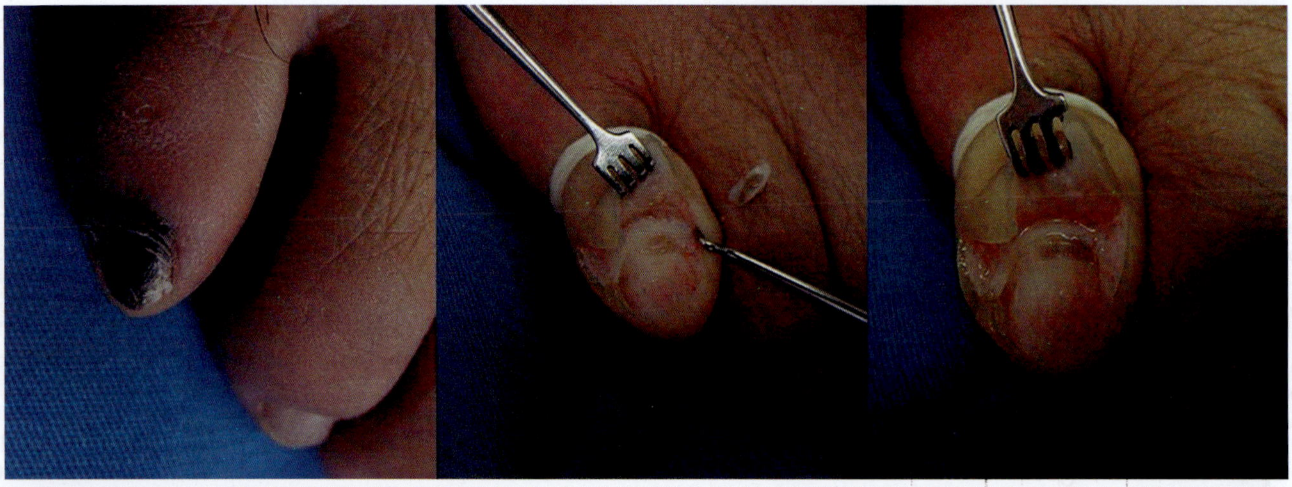

■ **Figura 146.7** Biópsia em fuso da matriz ungueal.

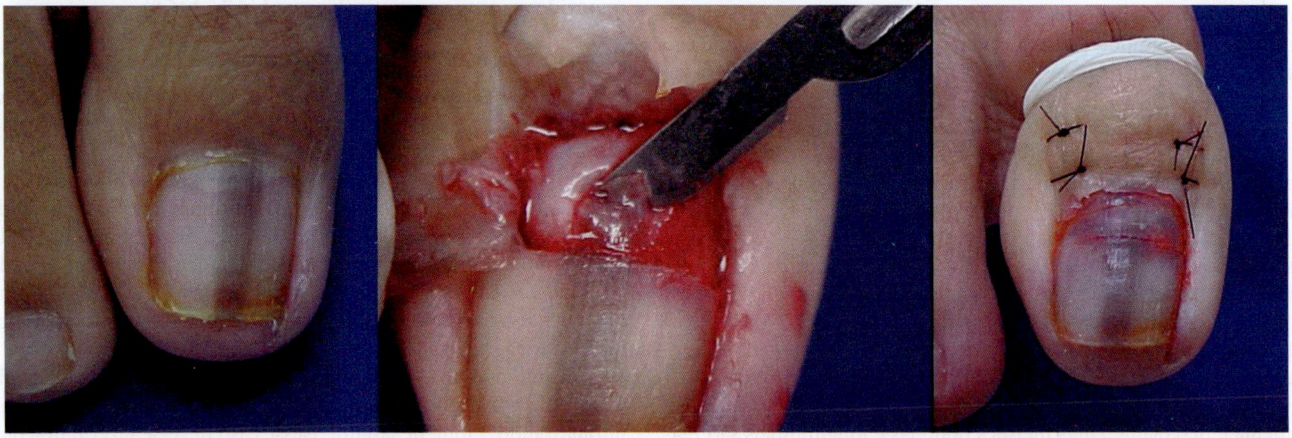

■ **Figura 146.8** Biópsia por "excisão tangencial" da matriz ungueal.

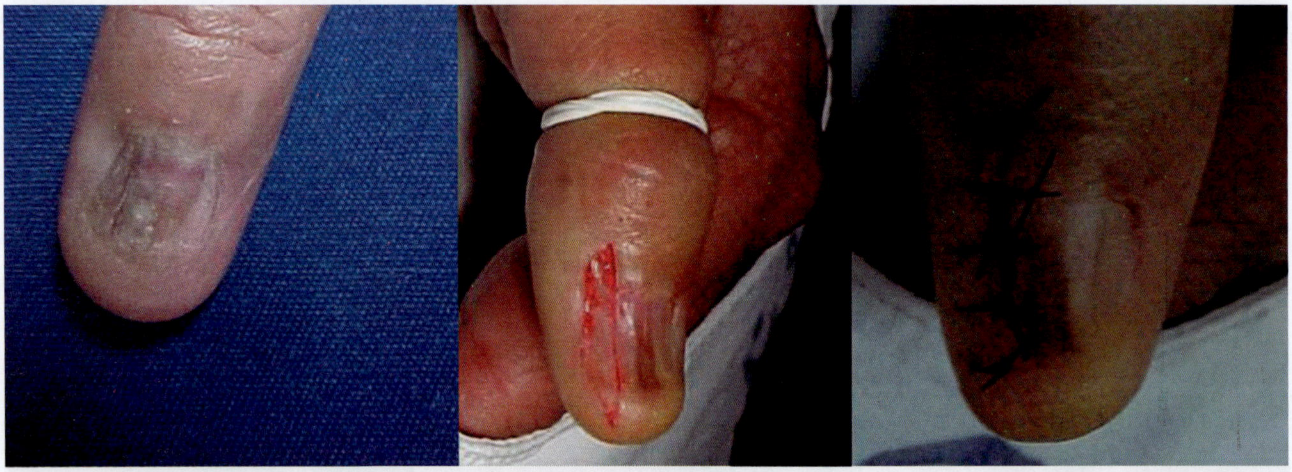

■ **Figura 146.9** Biópsia representativa de todo o aparelho ungueal.

■ UNHA ENCRAVADA

A unha encravada é a doença mais frequente entre as doenças das unhas com resolução cirúrgica. O fator mecânico desempenha o principal papel etiopatogênico. A pressão, direta ou indireta, entre a unha e pregas ungueais é essencial para encravar a unha. Posteriormente, segue-se a inflamação do tecido periungueal, resultando em edema das dobras ungueais e um círculo vicioso se estabelece, ocorrendo a formação de tecido de granulação e a hipertrofia da prega ungueal lateral.

Os principais fatores etiológicos da unha encravada são: sapatos apertados ou pontiagudos; hipercurvatura transversa da unha, infecção fúngica, distrofias por doenças inflamatórias ou cortes inadequados; dedo largo ou desviado em valgo; pé plano valgo; doenças como tuberculose, sífilis e diabete; traumas que possam atuar indiretamente, lesando a matriz e, diretamente, pressionando a unha contra os tecidos vizinhos e avulsão traumática da placa ungueal.

Clinicamente a unha encravada pode ser classificada em:

- **Grau I**: não existe lesão clínica evidente ou apenas eritema leve. O paciente se queixa de dor quando as dobras laterais são pressionadas.
- **Grau II**: a característica descrita no grau I, acrescida de secreção serossanguinolenta ou purulenta na dobra ungueal envolvida.

- **Grau III**: a característica descrita no Grau II, acrescida de hipertrofia da prega lateral acometida.

As técnicas cirúrgicas mais utilizadas para correção da unha encravada são:

Técnicas conservadoras

Existem vários métodos conservadores de tratamento da unha encravada, que vão desde o tratamento clínico com antibióticos ou anti-inflamatórios tópicos e/ou sistêmicos, até colocação de algodão entre a unha e a borda ungueal lateral. Essas técnicas são indicadas em casos leves (G1) de unha encravada, porém apresentam resultados muito variáveis.[11-14]

Apresentamos uma técnica que nos parece mais aceitável.[11]

Colocação de lâmina flexível

A lâmina flexível é um material plástico com memória, isto é, tende a voltar sempre à posição original. Por meio de pressão leve e constante, exercida pela lâmina, a unha cresce, não penetrando nas bordas laterais. O método apresenta bons resultados em casos de unha encravada grau 1 e na hipercurvatura transversa da unha onde a cirurgia está contraindicada.

Essa lâmina é colada sobre a placa ungueal, utilizando-se cola de cianocrilato, mais próxima da borda ungueal distal e mantida por 40 a 60 dias. A dor melhora nas primeiras semanas e a unha volta à sua forma inicial em aproximadamente 6 meses. A placa deve ser trocada de 30 a 60 dias, ou nos casos em que houver descolamento.[11]

Matricectomias químicas

As matricectomias químicas diferem pelo uso de diferentes substâncias capazes de promover a cauterização da matriz ungueal. As mais descritas são: fenol a 88%, ácido tricloroacético a 100% ou hidróxido de sódio a 10%. Preferimos a solução de fenol pela segurança e excelentes resultados.

A fenolização parcial da matriz ungueal está indicada nos casos de unha encravada grau 1 e 2, em que não exista hipertrofia tecidual das dobras laterais e distal, ou mesmo nos casos de grau 3, associada a remoção da hipertrofia tecidual.[10]

Após a assepsia, bloqueio anestésico e colocação do torniquete, remove-se o tecido de granulação com cureta para uma melhor visualização da quantidade de placa ungueal que será excisada. A cutícula é separada da dobra ungueal proximal e borda lateral e a placa ungueal são destacadas do leito desde a borda livre até a matriz, com auxílio da espátula. A placa ungueal é cortada com tesoura, desde a borda livre até a matriz e removida utilizando-se um *kelly* reto, com movimento rotatório. A matriz, leito e dobra ungueal lateral são curetados e procede-se a fenolização da matriz por meio de cotonetes embebidos em solução de fenol a 88% que são colocados na área da matriz, sob a dobra ungueal proximal. A solução de fenol a 88% deve ser aplicada com cotonetes ou estiletes envolvidos com pouca quantidade de algodão, de maneira que não fiquem encharcados, evitando o extravasamento da solução nas dobras ungueais.[2]

A ferida é lavada com álcool 70° e o torniquete é retirado. O fenol é inativado pelo sangramento que ocorre. O curativo é feito com pomada de antibiótico, algodão, gaze e faixa crepe.

Prescreve-se analgésico, apesar do fato de que só em raras ocasiões o paciente tem necessidade de fazer uso dessa medicação.

No pós-operatório, observa-se secreção sero-hemática, decorrente do processo inflamatório químico desencadeado pelo fenol, que desaparece por volta do 20º P.O. (**Vídeo 146.2** e Figura 146.10).

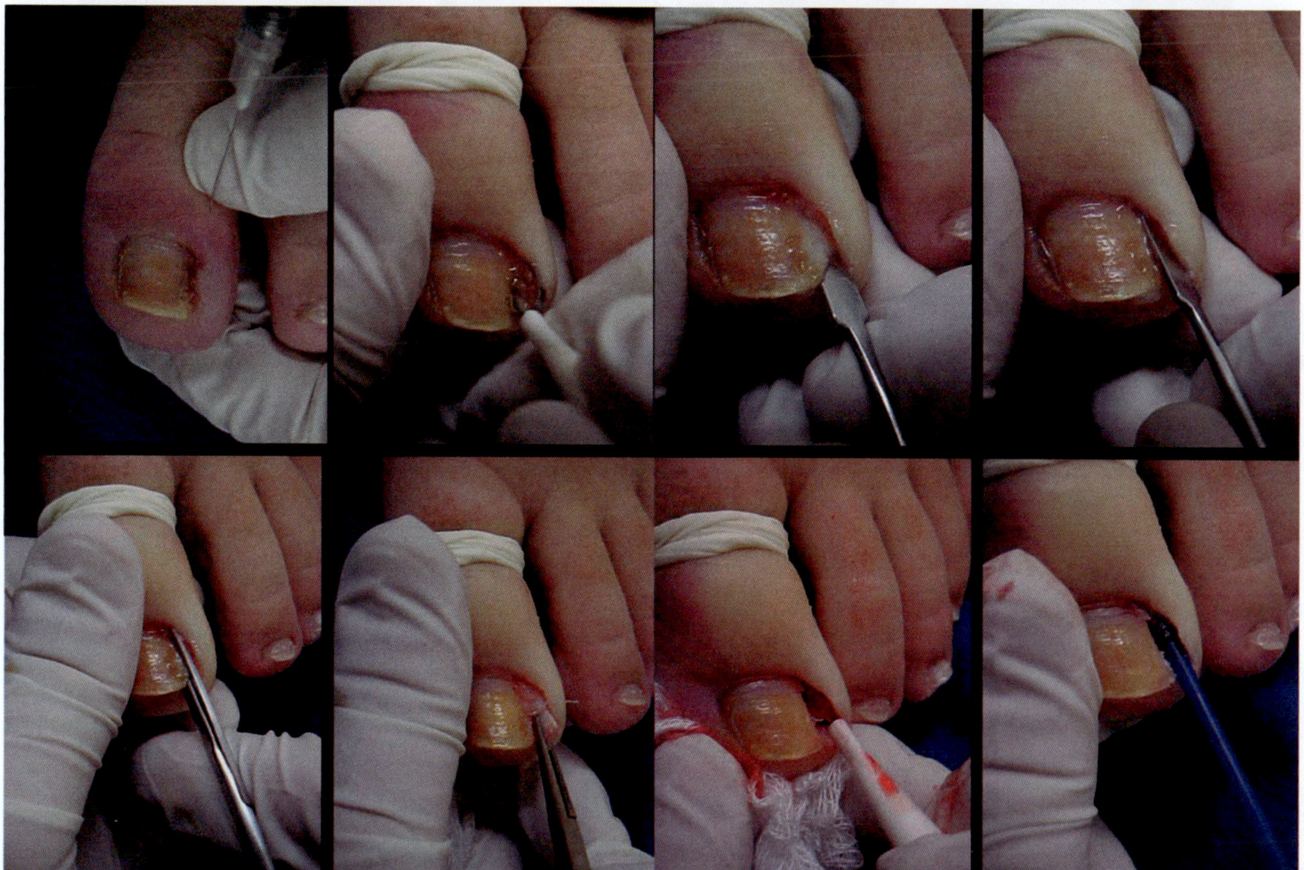

■ **Figura 146.10** Técnica da fenolização da matriz ungueal.

Matricectomias cirúrgicas

Técnica de Winograd

Essa técnica compreende a retirada parcial da placa, matriz, leito ungueal e dobra ungueal, junto com o tecido hipertrófico contíguo.[2,4,11]

A técnica utilizada é a mesma já descrita para biopsia representativa de todo aparelho ungueal.

No pós-operatório, prescreve-se antibiótico e analgésico. O curativo é retirado após 24 horas. Orienta-se a limpeza local com água e sabão, bem como repouso relativo por 48 horas. A retirada de pontos é feita entre o 7º e o 10º dia. O uso de sapatos e a prática de esportes deve ser evitada por 1 mês (Figura 146.11).

Incisão em "L"

Esta técnica difere da anterior por permitir uma melhor visualização de toda a placa e matriz ungueal, facilitando a retirada parcial da matriz, diminuindo os índices de recidiva.

A incisão em "L", na dobra ungueal posterior, forma um retalho que é descolado acima da lâmina ungueal e rebatido lateralmente.[2]

Após a assepsia, bloqueio anestésico e colocação do torniquete, procede-se incisão em "L" invertido na dobra ungueal proximal. O retalho é descolado da placa ungueal e rebatido, permitindo a total visualização da placa e matriz ungueal. Ambas as estruturas são excisadas e retiradas em monobloco. A ferida cirúrgica é suturada com fio mononylon 4-0 ou aproximadas com "micropore" com média compressão. O curativo é feito com algodão, gaze e faixa crepe.

O pós-operatório é semelhante ao anterior, sendo que nos casos em que usamos "micropore", a sua retirada é feita no segundo dia, colocando-se novas fitas adesivas, em menor quantidade, que são trocadas a cada 7 dias até a completa cicatrização da ferida cirúrgica[11] (Figura 146.12).

Técnica do "Super U"

Descrita pelo Dr. Ival Peres Rosa, a técnica do "Super U" é utilizada para remoção da hipertrofia das bordas ungueais laterais e distal, quando se faz necessário. Pode-se associar a matricectomia tanto química, como cirúrgica.

Esta técnica está indicada nos casos de unha encravada na infância em que a matricectomia não é recomendada por causar microníquia.[11,12]

Após a assepsia e bloqueio anestésico, as dobras laterais e distal são excisadas, com a espessura variando de acordo com a necessidade de retirada da hipertrofia. A ferida cirúrgica é suturada com finalidade hemostática sem aproximação de bordas, por meio de chuleio simples ou ancorado com fio mononylon 3-0. O curativo é o mesmo indicado na técnica anterior.

A ferida cirúrgica cicatriza por segunda intenção num prazo médio de 40 dias. Todas as orientações anteriores são válidas. Prescreve-se antibiótico sistêmico, anti-inflamatório não hormonal e analgésico. A retirada de pontos é feita após 10 dias.

Apesar do pós-operatório longo, afastando o paciente de suas atividades diárias, os resultados são compensadores (Figura 146.13).

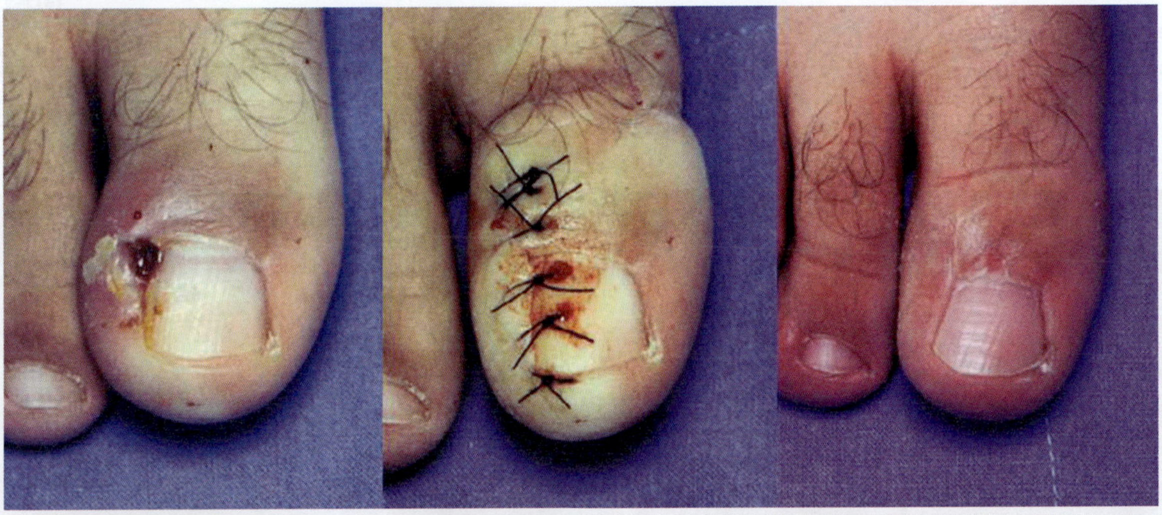

■ **Figura 146.11** Técnica de Winograd.

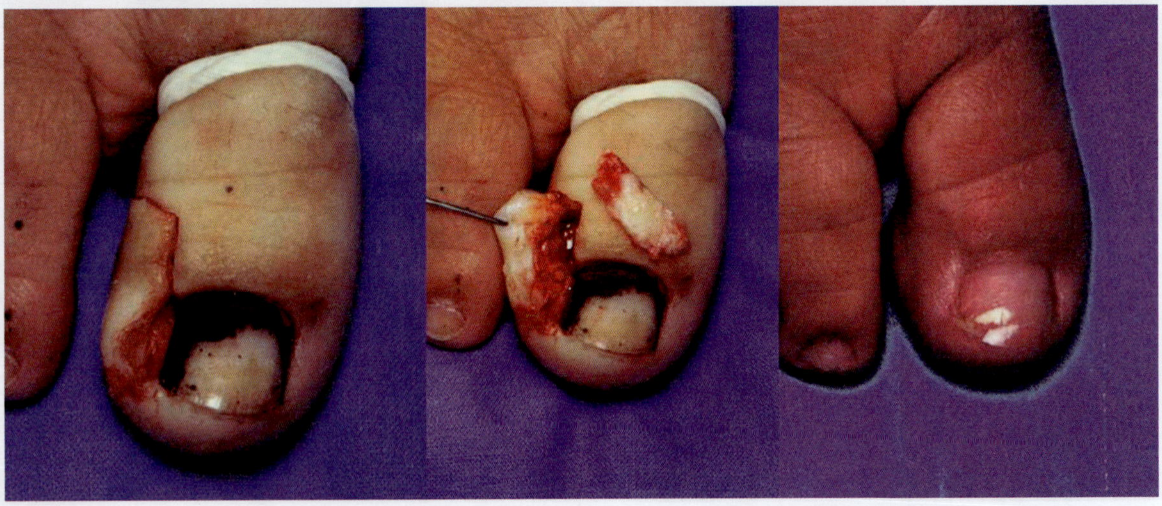

■ **Figura 146.12** Técnica da incisão em "L".

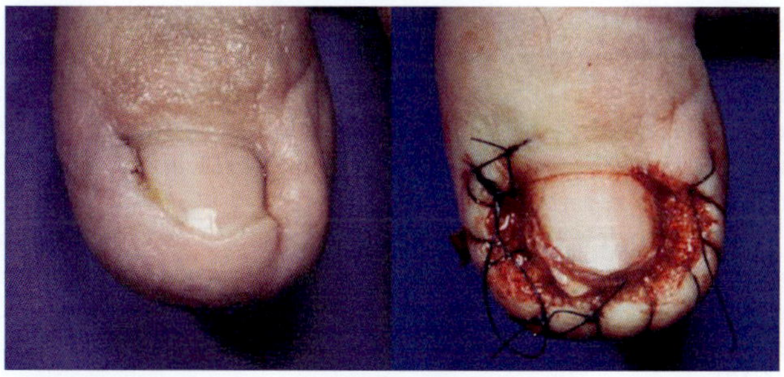

■ **Figura 146.13** Técnica do "Super U".

Técnica de Howard-Dubois

A técnica de Howard-Dubois está indicada nos mesmos casos da anterior, porém difere pela sutura da ferida cirúrgica.[1,11,13]

Após a assepsia e bloqueio anestésico procede-se duas incisões em fuso iniciando pela lateral de um dos lados do dedo, passando pela ponta e terminando no outro lado. A espessura do fuso atinge a maior distância entre as incisões na ponta do dedo e tem em média 1 cm., podendo variar de acordo com cada caso. O fuso de pele é removido em bloco até o plano justa-ósseo e a ferida cirúrgica é aproximada com sutura simples com fio mononylon 3-0 ou 4-0. O curativo é semelhante ao utilizado na técnica anterior.

O pós-operatório é mais confortável para o paciente quando comparado a técnica anterior, pelo fato de não existir ferida cruenta. A prescrição é semelhante e a retirada de pontos é feita no décimo dia de pós-operatório (Figura 146.14).

■ HIPERCURVATURA TRANSVERSA DA UNHA

A hipercurvatura transversa da unha é subdividida em três tipos: unha em pinça, unha em telha e unha dobrada.[3]

A unha em pinça é considerada uma distrofia com hipercurvatura transversa, que aumenta ao longo do eixo longitudinal da unha. Na parte distal, suas bordas apertam os tecidos moles, que são pinçados sem, contudo, furar a epiderme. Deve-se, provavelmente, a um alargamento seletivo dos cantos laterais da matriz proximal por entesófitos justarticulares. Como a matriz distal não se altera, a placa ungueal assume forma cônica.

A unha em telha apresenta-se como um aumento da curvatura transversa, porém suas bordas laterais se mantêm paralelas ao longo do eixo longitudinal.

Na variedade dobrada, a superfície da placa ungueal é plana, enquanto as margens laterais são anguladas agudamente, formando lados verticais que são paralelos. Nos três tipos, os sinais inflamatórios são incomuns, podendo ocorrer o encravamento da unha.[3]

O tratamento pode ser conservador ou cirúrgico, distinto de acordo com o tipo de hipercurvatura.[13-19]

Tratamento conservador

Nos casos de hipercurvatura em pinça ou em telha podemos utilizar procedimentos mais conservadores em pacientes com impossibilidade cirúrgica. Preferimos a utilização de lâminas flexíveis que são coladas sob a placa ungueal, exercendo pressão leve e constante, diminuindo a hipercurvatura. Este tratamento apresenta bons resultados, porém em muitos casos a recidiva ocorre após a retirada da lâmina flexível. Em nossa opinião está indicado para pacientes em que a cirurgia está contraindicada, isto é, em diabéticos e portadores de insuficiência vascular periférica de diversas etiologias.[14]

A técnica de colocação da lâmina flexível está descrita no tratamento conservador da unha encravada (Figura 146.15).

■ CIRURGIA PARA CORREÇÃO DA UNHA EM TELHA

Na hipercurvatura do tipo em telha classicamente indica-se a cirurgia proposta por Zook[3,4] com a colocação de enxertos dérmicos sob o leito, nas laterais da unha, com o objetivo de aplainar o leito ungueal. Atualmente preferimos a técnica proposta por Tavares e colaboradores pela possibilidade de atuar na correção das dobras laterais e distal, bem como na correção de possível espícula óssea na face ventral da falange distal.[19]

Após a assepsia, bloqueio anestésico e colocação do torniquete, inicia-se pela obtenção dos enxertos dérmicos da ponta do dedo – Técnica de Howard- Dubois. O complexo ungueal é então descolado da falange, no terço distal. Se houver espícula óssea na face ventral da falange, procede-se a osteotomia, aplainando esta superfície. Dois tuneis sob as laterais do leito ungueal são criados e preenchidos com os enxertos dérmicos. As incisões são suturadas com fio mononylon 5-0 e finaliza-se com curativo simples.[19]

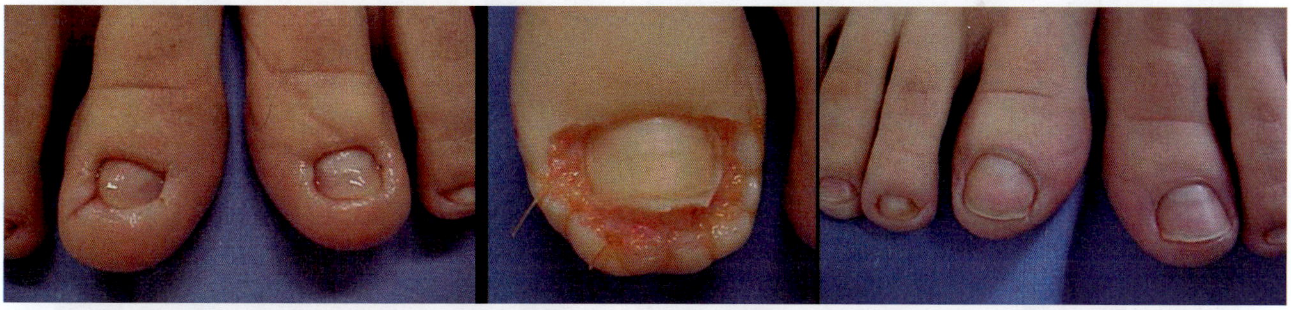

■ **Figura 146.14** Técnica de Howard-Debois.

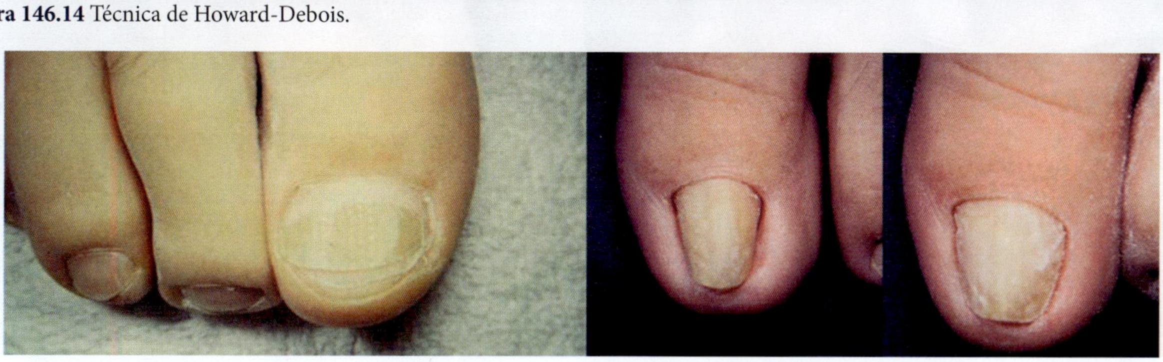

■ **Figura 146.15** Órtese ungueal. Resultado após 6 meses de tratamento.

O curativo deve ser trocado 48 horas após a cirurgia com limpeza local e colocação de outra bandagem menor e mais confortável ao paciente. Prescreve-se antibióticos e analgésico potente (Figura 146.16).

CIRURGIA PARA CORREÇÃO DA UNHA EM PINÇA

Na variedade em pinça utilizamos a técnica de Fanti com o objetivo de alargar a parte distal do leito ungueal, diminuindo a constrição existente.[1]

Após a assepsia e bloqueio anestésico procede-se fenolização bilateral, conforme técnica já descrita. A placa ungueal é totalmente removida e as bordas laterais e distal são removidas. Uma incisão mediana e longitudinal do leito, desde a borda livre até a parte proximal do leito - não atingindo a lúnula, até o plano justa-ósseo, divide o leito em duas partes iguais. Cada parte é descolada da falange distal obtendo-se dois retalhos. Estes são separados lateralmente para uma melhor visualização da parte ventral da ponta da falange que deve ser retificada por meio de um osteótomo. A ponta de cada retalho do leito ungueal é suturada lateralmente na borda da ferida cirúrgica. Sutura hemostática em chuleio simples ou ancorado com fio mononylon 4-0 ou fios absorvíveis encerram a cirurgia. O curativo é feito com pomadas antibióticas, gaze rayon, gaze e faixa crepe.

O curativo deve ser trocado 48 horas após a cirurgia com limpeza local e colocação de outra bandagem menor e mais confortável ao paciente. A ferida cirúrgica deve ser lavada com solução fisiológica duas vezes ao dia. Prescreve-se antibiótico sistêmico e analgésico (Figura 146.17).

CIRURGIA PARA CORREÇÃO DA UNHA DOBRADA

Nos casos de unha dobrada utilizamos a técnica de fenolização, utilizada na unha encravada (Figura 146.18).

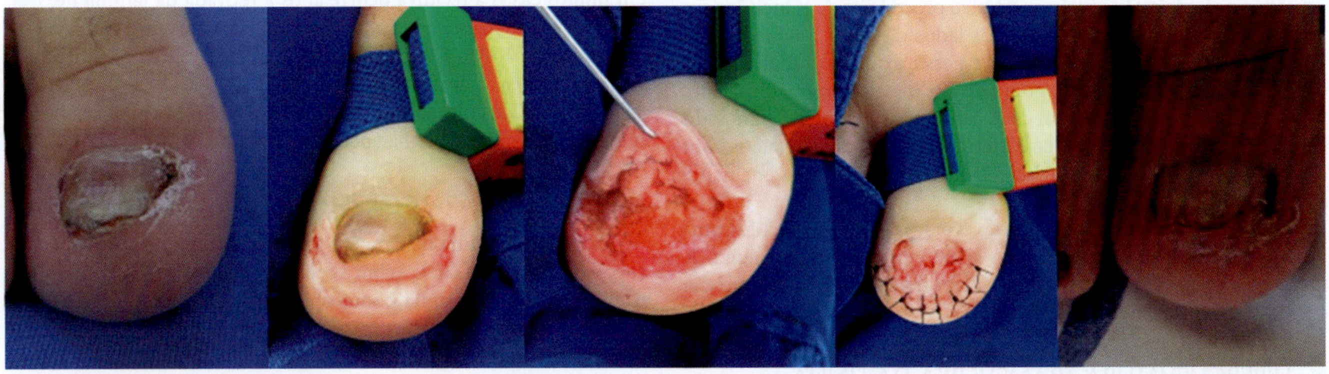

Figura 146.16 Técnica de Glaysson.

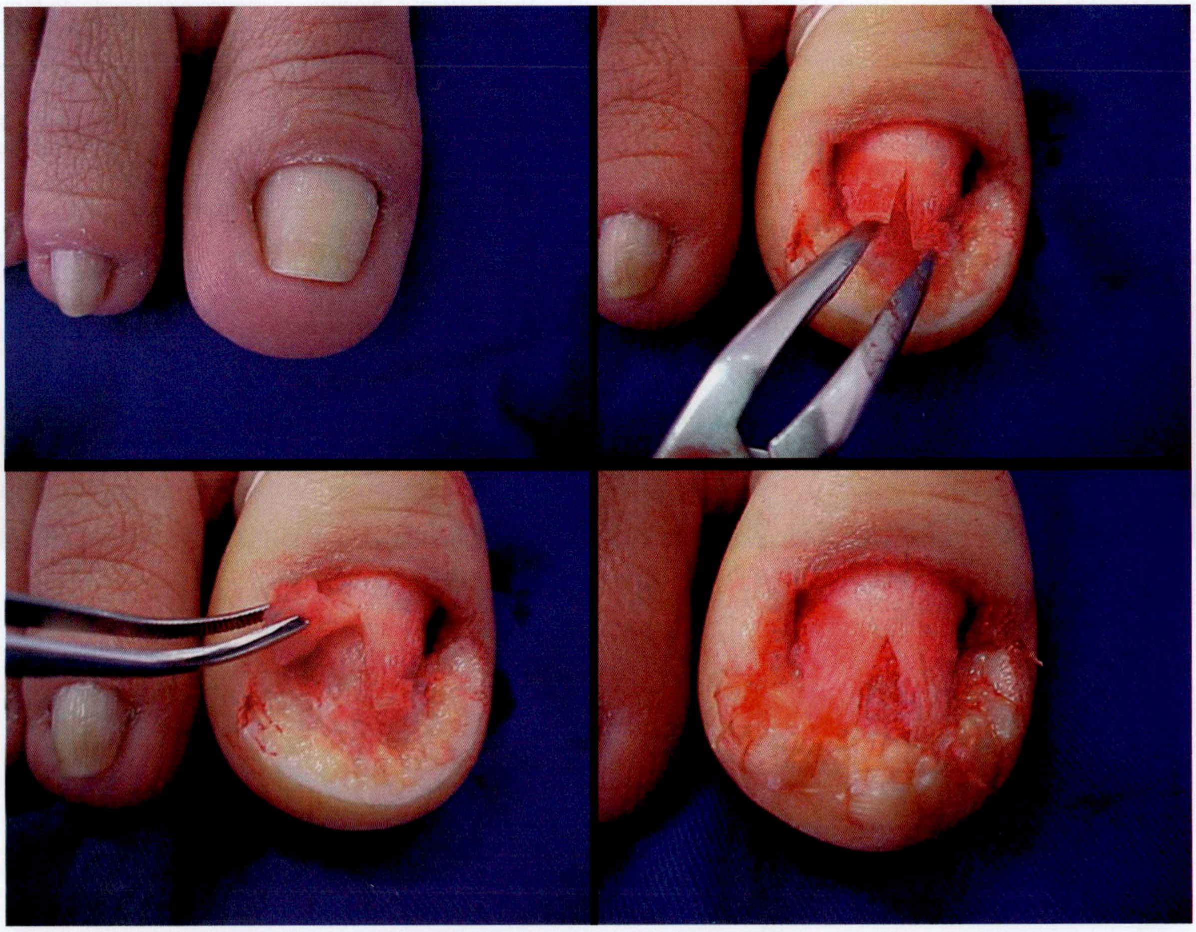

Figura 146.17 Técnica de Fanti.

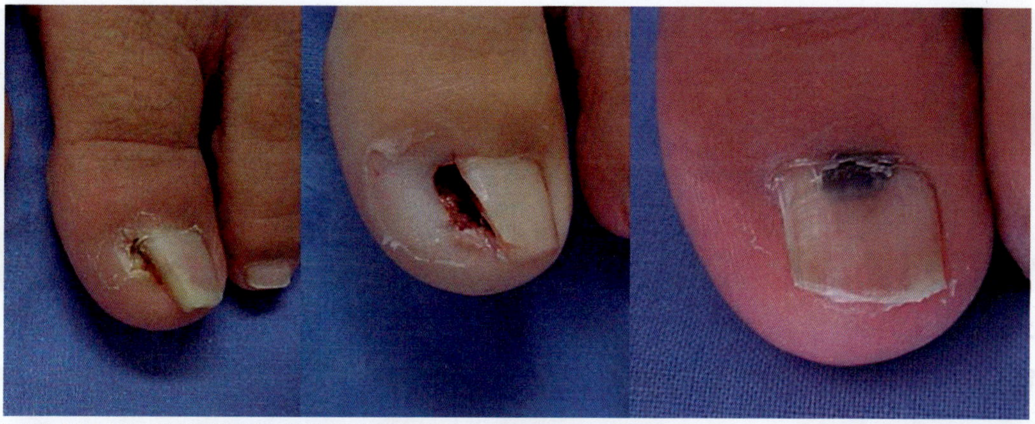

■ **Figura 146.18** Fenolização da matriz ungueal para correção da unha dobrada.

PARONÍQUIA CRÔNICA

A paroníquia crônica é caracterizada pelo processo inflamatório intermitente na dobra ungueal proximal, provocando hipertrofia, eritema, dor e distrofia da unha.

A ausência da cutícula, em decorrência de sua remoção periódica ou mesmo por fatores ocupacionais, facilita a entrada de substâncias químicas irritantes, bem como restos ou sumos alimentares que atuam como irritantes primários com consequente processo inflamatório da dobra proximal e matriz ungueal. Secundariamente pode ocorrer infecção por bactérias e fungos, principalmente leveduras. Este processo tende a se cronificar ocasionando a distrofia da placa ungueal e hipertrofia das dobras ungueais, proximal e laterais.[1]

O tratamento clínico tem como base a remoção dos contactantes e o controle da infecção secundária. Os corticosteroides tópicos, sistêmicos ou intralesionais, bem como os antibióticos e antifúngicos apresentam resposta parcial e temporária com recorrência após a interrupção da terapia.

O tratamento cirúrgico caracteriza-se pela facilidade técnica, rapidez operatória, pós-operatório simples, além de resolução completa e definitiva.[1]

Baseia-se na excisão da dobra ungueal posterior com incisão perpendicular ou oblíqua. Quando a incisão é perpendicular a dobra ungueal posterior é removida em bloco com consequente aumento no comprimento da parte visível da placa ungueal, enquanto a incisão oblíqua evita esta alteração.

Após a assepsia e bloqueio anestésico a placa ungueal é descolada da dobra ungueal proximal e lateral e procede-se a incisão perpendicular ou oblíqua, sem o envolvimento da placa ungueal. Utiliza-se curativo compressivo com gaze rayon, gaze e faixa crepe.

O curativo deve ser trocado 48 horas após a cirurgia com limpeza local e colocação de outra bandagem menor e mais confortável ao paciente.

A cicatrização ocorre por segunda intenção, com resolução completa no prazo de 10 a 15 dias. A distrofia da placa ungueal melhora com o crescimento da placa (Figura 146.19).

TUMOR GLÔMICO SUBUNGUEAL

O tumor glômico é considerado pouco frequente podendo se localizar na região subungueal dos dedos das mãos e pés. Apresentam-se como nódulos róseos ou azulados de pequenas dimensões, com diâmetros variando de 0,3 até 2 mm. A dor é o sintoma característico, podendo ou não ser desencadeada por trauma ou alterações de temperatura (frio). As deformidades ungueais são raras.[20]

O tratamento é cirúrgico sendo fundamental a retirada completa da lesão, evitando-se a recidiva[1,4,20] (Figura 146.20).

ONICOMATRICOMA

O onicomatricoma é considerado um tumor raro ou mal diagnosticado, frequentemente confundido com onicomicose e específico do complexo ungueal. Caracteriza-se por apresentar projeções digitiformes provenientes da matriz, sendo que a alteração da placa ungueal é ativamente produzida pela lesão.[20] Apesar de considerado raro, seus aspectos clínicos, radiológicos, dermatoscópicos, histológicos e de microscopia eletrônica, já estão bem documentados.[22]

Classicamente, o onicomatricoma manifesta-se com a tétrade clínica: 1) faixa longitudinal amarelada de espessura variável da placa ungueal, 2) hemorragias em estilhaço acometendo preferencialmente a porção proximal da placa ungueal, 3) hipercurvatura longitudinal e transversa da placa ungueal e 4) projeções digitiformes que emergem da matriz ungueal, deixando cavitações na placa ungueal[21] (Figura 146.21).

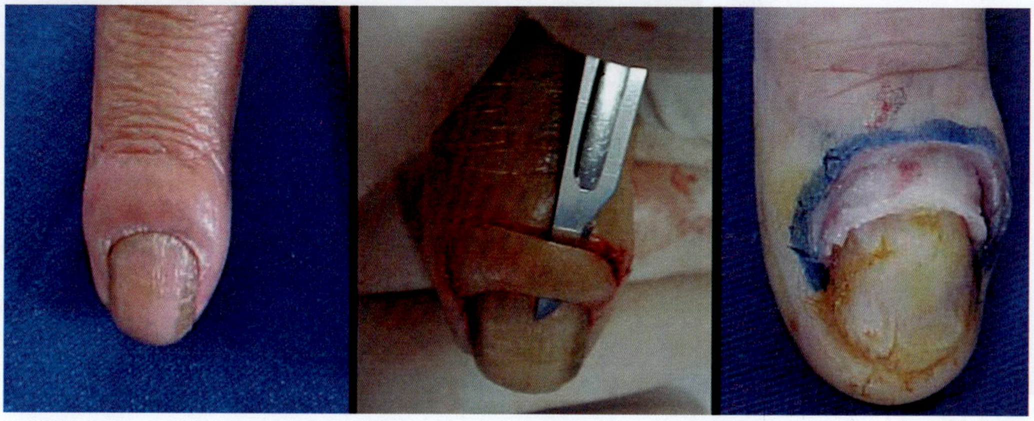

■ **Figura 146.19** Técnica da incisão obliqua para correção da paroníquia crônica.

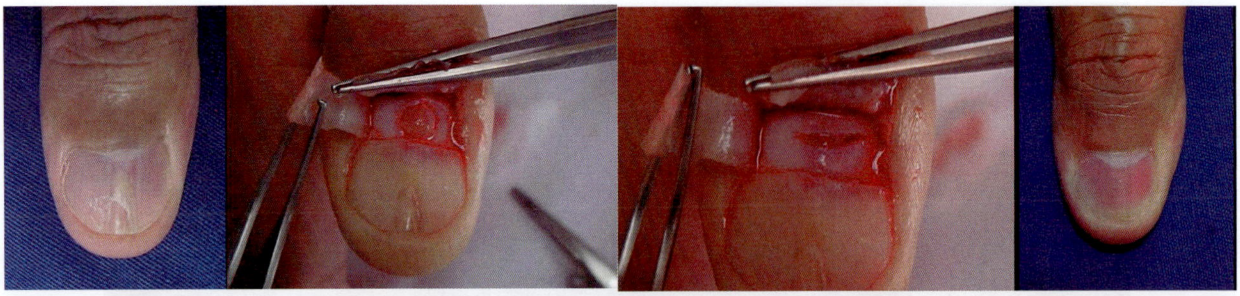

■ **Figura 146.20** Excisão de tumor glômico subungueal.

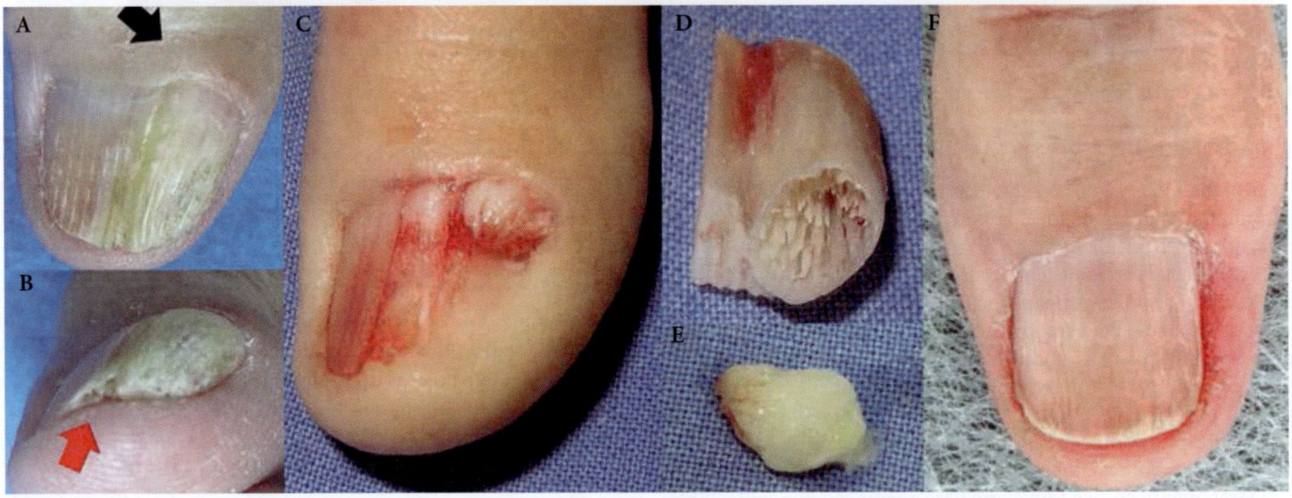

■ **Figura 146.21** **(A)** Abaulamento na dobra proximal (seta preta), placa ungueal espessada com coloração amarelada; **(B)** espessamento da placa ungueal com estrias longitudinais e visualização de túneis cilíndricos na porção distal (seta vermelha); **(C)** aspecto intraoperatório do tumor com as projeções digitiformes; **(D)** Visão posterior da placa ungueal com as impressões digitiformes; **(E)** tumor completamente excisado; **(F)** resultado após 7 meses.

A ultrassonografia define a topografia do tumor. Na ressonância magnética observam-se as projeções digitiformes na parte distal do tumor, sendo que nos cortes axiais pode-se observar perfurações na placa ungueal.[21-23]

O clipping ungueal permite a visualização das lacunas (perfurações) de diferentes formas e tamanhos, sugestivas do onicomatricoma. A técnica é considerada fácil, rápida, de baixo custo e minimamente invasiva.[24]

A confirmação do diagnóstico é histológica.

O tratamento do onicomatricoma é cirúrgico. Após anestesia (bloqueio proximal ou distal) a dobra ungueal proximal é rebatida e a placa ungueal é delicadamente removida para evitar que as vilosidades sejam rasgadas. O tumor deve ser retirado totalmente. Distrofias ungueais após remoção cirúrgica podem ocorrer dependendo da preservação da matriz ungueal durante a retirada do tumor.[25]

■ RETRONÍQUIA

A retroníquia é uma doença recentemente descrita,[26] causada pelo encravamento da lâmina ungueal na dobra ungueal proximal. A presença de paroníquia proximal crônica, associada a interrupção do crescimento da lâmina ungueal e a presença de várias placas ungueais sugere o diagnóstico.[26-28]

Outros sintomas e sinais, geralmente presentes no diagnóstico, são: xantoníquia, dor, dificuldade de deambulação (nos casos em que as unhas dos pés estão afetadas), exsudação e onicólise (Figura 146.22).

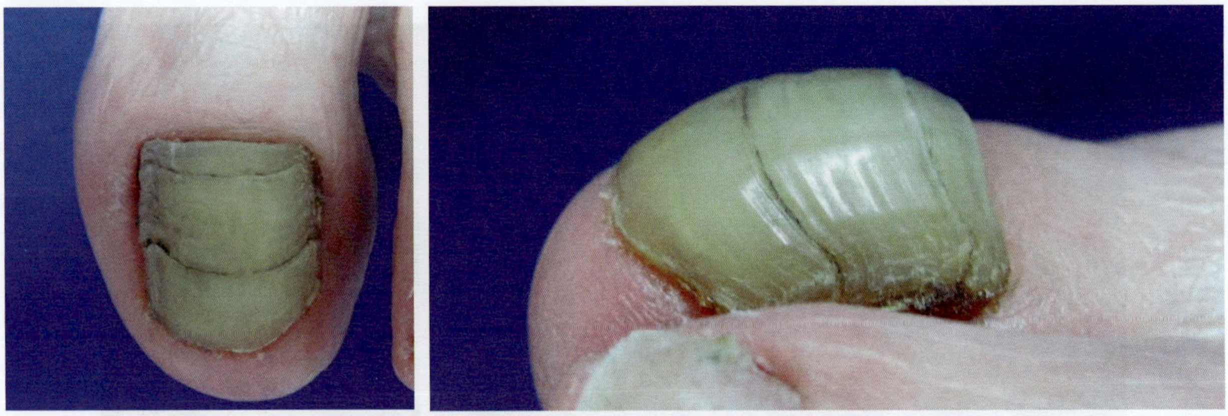

■ **Figura 146.22** Paroníquia crônica dolorosa, xantoníquia, espessamento da porção proximal da placa ungueal, e múltiplas gerações de lâminas ungueais.

O diagnóstico clínico pode ser difícil, pois nem todos os sintomas podem estar presentes ao mesmo tempo e a duração da doença pode ser prolongada, uma vez que os pacientes podem ter poucos sintomas.

A ultrassonografia de alta frequência pode ser usada para confirmação diagnóstica, permitindo a visualização clara dos componentes das unhas em tempo real e exclui efetivamente causas tumorais e possíveis complicações. A presença de mais de duas placas ungueais sobrepostas, diminuição da distância entre a origem da lâmina ungueal e a base da falange distal, diminuição da ecogenicidade e aumento do fluxo sanguíneo na derme da dobra proximal das unhas e do leito proximal são critérios ultrassonográficos para o diagnóstico.[29]

O tratamento de escolha é a avulsão proximal da placa ungueal, que permite a confirmação diagnóstica, porém os índices de recidivas são altos, em torno de 16%[1] (Figura 146.23).

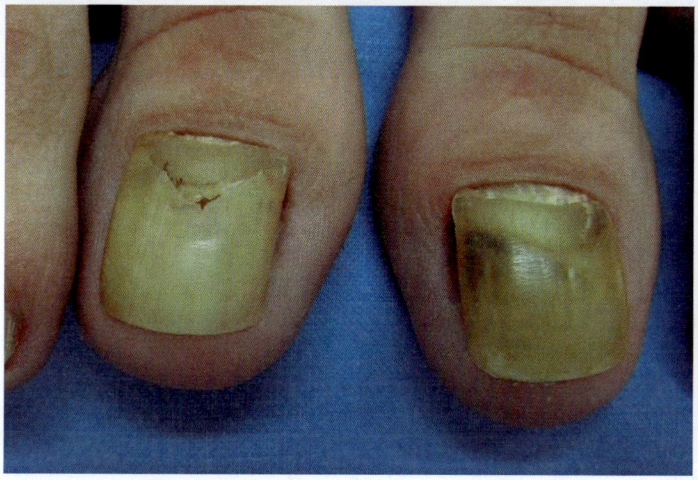

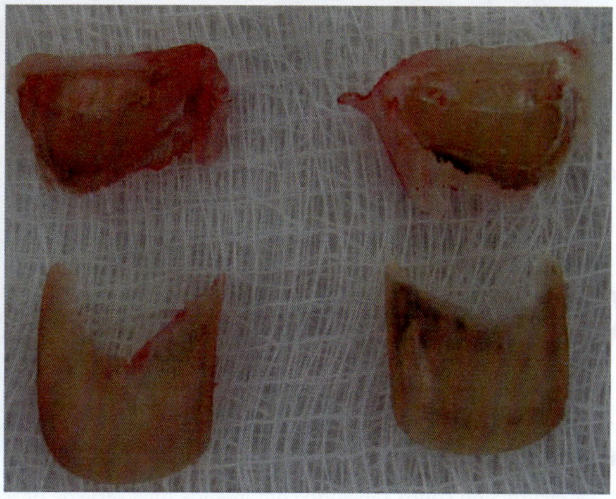

Figura 146.23 Após avulsão observa-se a presença de duas placas ungueais de cada lado.

Referências bibliográficas

1. Richert B, Di Chiacchio N, Haneke E. Nail Surgery. 1st ed. UK. Informa Healthcare. 2011.
2. Clark RE, Tope WD. Nail Surgery. In: Wheeland RG. Cutaneous Surgery. Philadelphia:W.B. Saunders Company; 1994:375-402.
3. Baran R, Dawber RPR, Berker DAR, Haneke E, Tosti A. Disease of the Nails and their Manegement. 3 ed. London:Blackwell Science; 2001.
4. Scher RK, Daniel III CR. Nails. Diagnosis, Therapy Surgery. 3th ed. Elsevier; 2005
5. Irion G. Feridas:novas abordagens, manejo clínico e atlas em cores. Rio de Janeiro, Guanabara Koogan 2005; p. 217-239.
6. Bajay HM, Jorge AS, Dantas SRPE. Curativos e coberturas para o tratamento de feridas. In: Jorge AS, Dantas SRPE. Abordagem multiprofissional do tratamento das feridas. São Paulo, editora Atheneu, 2003:p. 81-99.
7. Maeda N, Mizuno N, Ichikawa K. Nail abrasion:a new treatment for ingrown toe--nails. J Dermatol 1990; 17(12):746-9.
8. Di Chiacchio N; Kadunc BV; Almeida ART; Madeira CL. "Nail Abrasion". Journal of Cosmetic Dermatology 2004; 2:150-152.
9. Meek S, White M. Subungueal haematomas:is a simple trephining enough?J Accid Emerg Med 1998; 15(4):269-71.
10. Haneke E. Surgical therapy of acral und subungual melanomas. In Rompel R, Petres J, eds:Surgical and Oncological Dermatology. Proceedings of Surgical and Oncological Dermatology, 1999; vol 15:210-214, Springer, Berlin
11. Richert B, Di Chiacchio N), Caucanas M, Di Chiacchio NG. Management of Ingrowing Nails:Treatment Scenarios and Practical Tips. 1 ed. London:Springer, 2016.
12. Rosa IP, Di Chiacchio N, Di Chiacchio NG, Caetano L. "Super u" - a technique for the treatment of ingrown nail. Dermatol Surg. 2015 May;41(5):652-3.
13. Haneke E. Ingrown and pincer nails:evaluation and treatment. Dermatol. Therapy 2002; 15:148-158.
14. Di Chiacchio N; Kadunc BV; Almeida ART; Madeira CL. Treatment of transverse overcurvature of the nail with a plastic device:Measurement of response. J Am Acad Dermatol Dec 2006:1081-1085.
15. El Gammal S, Altmeyer P. Erfolgreiche konservative therapie des Pincer-Nail- Sindroms Hautarzt 1993; 44:535-537.
16. Lelièvre J. Uña en teja provenzal In: Patología Del Pie 2nd ed. Barcelona, Toray--Masson 1974; p. 715-716.
17. Rosa I P, Garcia M P, Mosca F Z. Tratamento cirúrgico da hipercurvatura do leito ungueal. An Bras Dermatol 1989; 64(2):115-117.
18. Suzuki K, Yagi I, Kondo M. Surgical Treatment of Pincer Nail Syndrome. Plastic & Reconstructive Surgery 1979; 63(4):570-573.
19. Tavares GT, Di Chiacchio N, Loureiro WR, Di Chiacchio NG, Bet DL. Correction of transverse overcurvature of the nail using autologous dermal graft. Surg Cosmet Dermatol 2011;3(2):160-2.
20. Vanti A.A. Tumor Glômico subungueal:estudo epidemiológico e retrospectivo, no período de 1991 a 2003. 2004. 94 f. Dissertação (Mestrado) Universidade de São Paulo. Faculdade de Medicina.
21. Thomas L, Zook EG, Haneke E, Drapé JL, Baran R. Tumors of the Nail Apparatus and Adjacent Tissues. In: Baran R, de Baker DAR, Holzberg M, Thomas L. Baran and Dawber's DIseases of the Nails and their Management. 4th ed. Wiley-Blackwell. 2012. p 637-743.
22. Rosamary Soto, MD; Ximena Wortsman, MD; Yamile Corredoira, MD. Onychomatricoma:Clinical and Sonographic Findings. Arch Dermatol. 2009;145(12):1461-1462.
23. Goetmann S, Drapé JL, Baran R, Perrin C, Haneke E, Belaïch S. Onychomatricome:3 nouveaux cas:intérêt de la résonance magnétique nucléaire. Ann DermatolVenereol 1994;121:S145.
24. Tosti A, Romanelli P, Zaiac M, de Farias DC, Miteva M. Nail Clipping Diagnosis of Onychomatricoma. ArchDermatol 147 (9), Sep 2011.
25. Di Chiacchio N, Richert B, Haneke E. Surgery of the matrix. In: Richert B, Di Chiacchio N, Haneke E. Nail Surgery. 1st ed. UK. Informa Healthcare. 2011. p 103-132.
26. de Berker DAR, Rendall JRS. Retronychia—Proximal ingrowing nail. J Eur Acad Dermatol Venereol 1999;12(suppl 2):S126.
27. Baumgartner M, Haneke E. Retronychia:diagnosis and treatment. Dermatol Surg. 2010;36(10):1610-4.
28. Mello CDBF, Souza MDRE, Noriega LF, Chiacchio ND. Retronychia. An Bras Dermatol. 2018 Sep-Oct;93(5):707-711.
29. Wortsman X, Calderon P, Baran R. Finger retronychias detected early by 3D ultrasound examination. J Eur Acad Dermatol Venereol. 2012;26(2):254-6.

Francisco Le Voci

Cirurgia do Couro Cabeludo

▪ INTRODUÇÃO

A cirurgia do couro cabeludo compreende uma série de procedimentos que são realizados nesta região anatômica.

Podemos destacar entre esses procedimentos:

- Biópsia de lesões cutâneas.
- Exérese de lesões benignas da pele.
- Exérese de lesões malignas da face.
- Correções de cicatrizes inestéticas.
- Transplante de cabelos.

▪ ANATOMIA CIRÚRGICA DO COURO CABELUDO

O couro cabeludo pode ser compreendido como uma unidade funcional composta por várias camadas de tecido, e que desliza livremente por sobre a calota craniana no plano subgaleal.[1]

Os limites anatômicos do couro cabeludo são:

- **Anteriormente**: a eminência supraciliar.
- **Posteriormente**: as linhas nucais superiores no osso occipital.
- **Lateralmente**: o arco zigomático, o ligamento superior da orelha e o processo mastoide do osso temporal.

Num corte transversal, o couro cabeludo é convencionalmente dividido em cinco camadas anatômicas, lembradas pela sigla SCALP (couro cabeludo, em inglês):

- *Skin* (pele).
- *Connective tissue* (tecido adiposo).
- *Aponeurosis* (aponeurose epicraniana ou gálea).
- *Loose connective tissue* (tecido conjuntivo frouxo subgaleal).
- *Pericranium* (pericrânio).

A pele do couro cabeludo é a mais espessa do corpo humano, variando de 3 mm na região do vértice a 8 mm na região occipital. A epiderme é a camada mais externa. Dela emergem as hastes pilosas com angulação própria que varia ao longo da superfície do couro cabeludo.[1]

A derme, logo abaixo, é uma camada que apresenta redes de fibras colágenas e elásticas, o que lhe confere plasticidade, elasticidade e força tensora. Ela é a responsável pelas linhas de tensão mínima no couro cabeludo. O estudo dessas linhas é vital na obtenção de cicatrizes estéticas, em especial na região occipital.[2]

O tecido celular subcutâneo é uma camada de células adiposas em que o bulbo do folículo anágeno se pronuncia 1 a 2 mm em seu interior. Essa observação é de vital importância no momento da ressecção da faixa doadora no Transplante de Cabelos, em que a gordura deve ser incisada alguns milímetros abaixo dos bulbos pilosos.

Várias traves de tecido conjuntivo cruzam o tecido celular subcutâneo ligando a derme à gálea aponeurótica abaixo. Essas traves fibrosas formam passagens para vasos sanguíneos, fibras nervosas e vasos linfáticos, conectando assim os plexos subdérmicos e supragaleal.

A gálea é uma camada fibrosa distinta, sendo o componente de maior resistência do conjunto. É relativamente inelástica, com espessura que varia de 0,5 a 0,75 mm. A gálea pertence ao sistema musculoaponeurótico superficial (SMAS) da face, representando a aponeurose do músculo epicraniano, e servindo de ligação entre as extremidades: o músculo frontal e o músculo occipital. Esses músculos são literalmente envolvidos pela gálea. Como está sob constante tensão, a gálea pode ser considerada uma estrutura semelhante a um tendão. Quando incisada, ela costuma retrair em razão dessa tensão. Frechet aponta a secção e descolamento da gálea como um fator chave que favorece a formação de cicatrizes alargadas no couro cabeludo.[3]

Nas incisões realizadas no couro cabeludo, dois fatos anatômicos devem ser observados:

- **Ângulo de emergência do pelo**: para evitar a secção do pelo, o cirurgião deve realizar a incisão paralelamente à essa orientação das hastes foliculares.
- **Linhas de mínima tensão**: determinadas pelas fibras elásticas da derme, de modo a obteremos uma cicatriz mais estética (Figura 147.1).

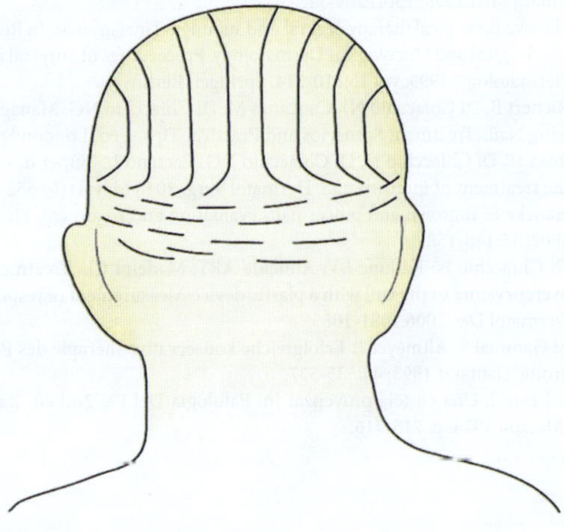

▪ **Figura 147.1** Linhas de força do couro cabeludo. Notar transição entre a região occipital e as zonas parietais.
Fonte: Seery, 2001a.

A Figura 147.2 ilustra os diferentes níveis de descolamento e dissecção para o fuso da área doadora no transplante de cabelos e também em outros procedimentos cirúrgicos do couro cabeludo. Devemos incisar acima da gálea, no plano número 2 da referida figura.

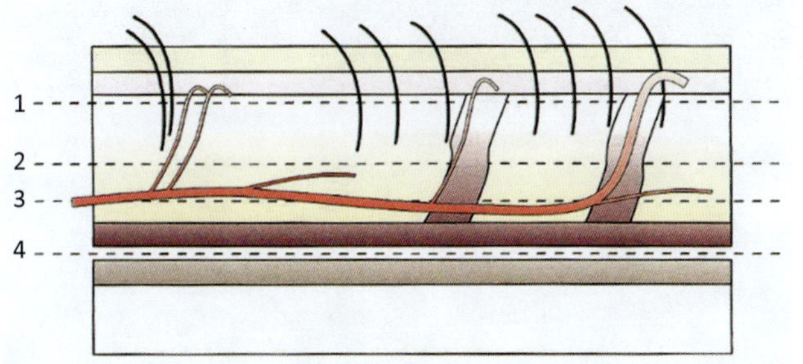

■ **Figura 147.2** Consequência do descolamento nos diversos planos do couro cabeludo.
Fonte: Seery, 2001a.

■ VASCULARIZAÇÃO E INERVAÇÃO

O couro cabeludo é suprido por cinco pares de artérias (Figura 147.3):

- artérias supratrocleares;
- artérias supraorbitárias;
- artérias temporais superficiais;
- artérias auriculares posteriores;
- artérias occipitais.

Esses cinco pares de artérias ascendem verticalmente ao plano do tecido celular subcutâneo em um padrão circular axial em direção ao vértice. À medida que se aproximam do vértice, os vasos vão diminuindo de calibre e formando uma intensa rede vascular de anastomoses.[1]

Logo, qualquer incisão realizada na periferia do couro cabeludo corre o risco de interromper troncos arteriais.

Os feixes nervosos que promovem a sensibilidade do couro cabeludo encontram-se no tecido celular subcutâneo logo acima da gálea. Portanto este plano deve ser o alvo principal da anestesia infiltrativa. Nos bloqueios dos nervos supraorbitário e supratroclear que emergem dos forâmes ósseos, o plano de infiltração deve ser acima do periósteo, próximo à emergência desses nervos.[4]

Os nervos que inervam o couro cabeludo se originam do nervo trigêmeo e do plexo cervical. Eles partem de troncos mais calibrosos localizados na periferia do couro cabeludo e tomam trajetória centrífuga pelo plano do tecido adiposo logo acima da gálea aponeurótica, semelhante ao que acontece com o sistema vascular. Os nervos se dispõem numa formação circular e avançam em um padrão axial linear, cada um sendo responsável pela inervação de uma faixa vertical de couro cabeludo. As porções terminais dos nervos atingem a derme por meio dos septos fibrosos no tecido adiposo.

O nervo trigêmeo inerva o couro cabeludo anteriormente de orelha a orelha e posteriormente até o vértice. Na linha média, a divisão oftálmica do trigêmeo emite os nervos supratroclear e supraorbitário. Esses nervos emergem pela eminência supraorbitária no crânio, perfuram o músculo frontal e viajam através do plano subcutâneo até o couro cabeludo. Uma pequena faixa de couro cabeludo temporal é inervada pelo nervo zigomático temporal (ramo do nervo axilar), que emerge do zigoma e corre superoverticalmente, lateral ao *canthus*. O ramo mandibular do trigêmeo dá origem ao ramo auriculotemporal, que se torna superficial anteriormente ao *tragus* e corre superiormente paralelo à artéria temporal superficial, inervando a porção parietal do couro cabeludo. O nervo supraorbitário também inerva a porção medial das pálpebras. Portanto, ao realizar um bloqueio desse ramo, sabemos que o bloqueio torna-se efetivo quando o paciente refere uma sensação de peso nas pálpebras.

A Figura 147.4 mostra uma das vantagens da anestesia local tumescente na cirurgia de couro cabeludo. Com a infiltração do líquido, ocorre uma distensão do plano de tecido celular subcutâneo e da derme. Isso aumenta a margem de segurança ao extrairmos o fuso da área doadora, pois há um aumento da distância entre os bulbos pilosos e o plexo neurovascular profundo. A linha pontilhada mostra como o nível da incisão pode ser feito com maior tranquilidade.

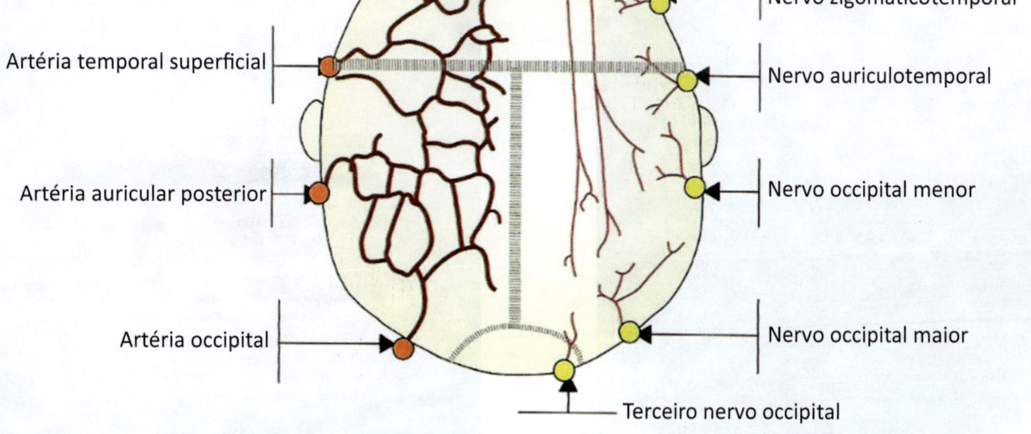

■ **Figura 147.3** Esquema anatômico da inervação e vascularização do couro cabeludo.
Fonte: Modificada a partir da ilustração encontrada em Seery, 2001a.

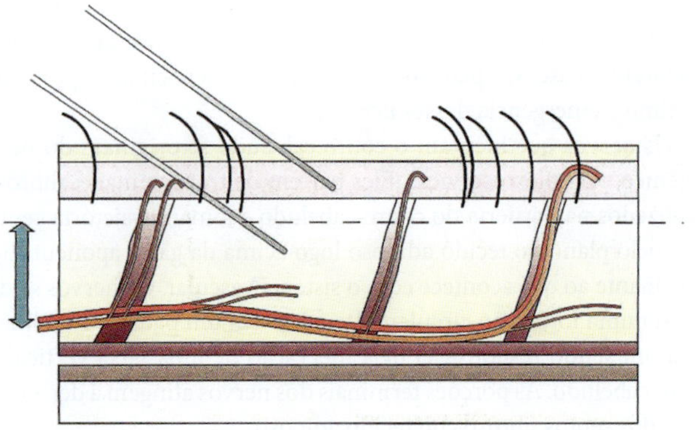

■ **Figura 147.4** Efeito volumétrico da anestesia tumescente.
Fonte: Seery, 2001a.

A seguir, mostramos algumas lesões de couro cabeludo que merecem intervenção cirúrgica.

Caso 1 (Figura 147.5)

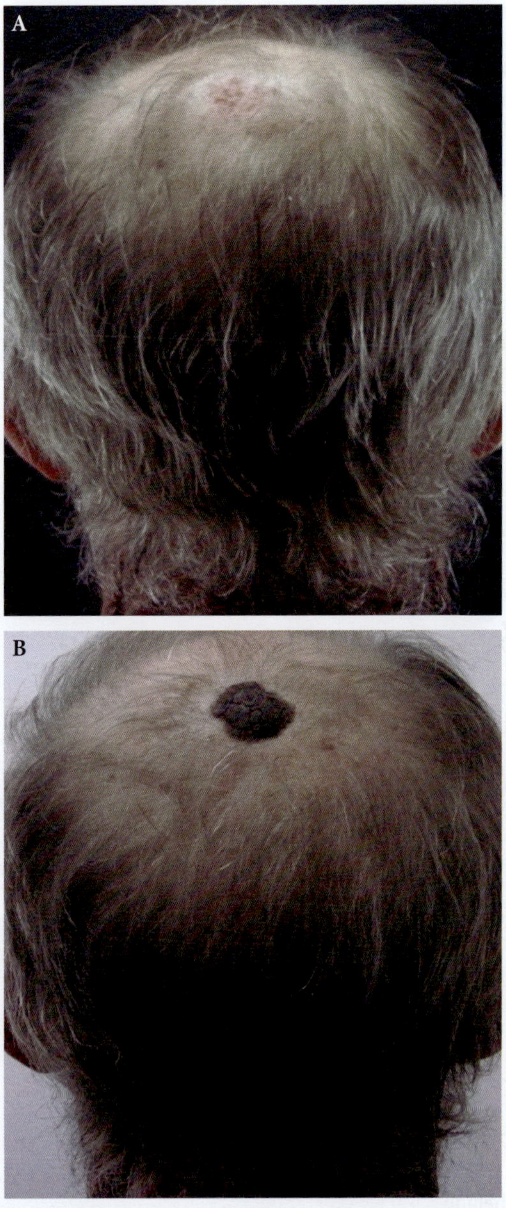

■ **Figura 147.5** (**A** e **B**) Queratose seborreica – retirada por eletrocoagulação.

Caso 2 (Figura 147.6)

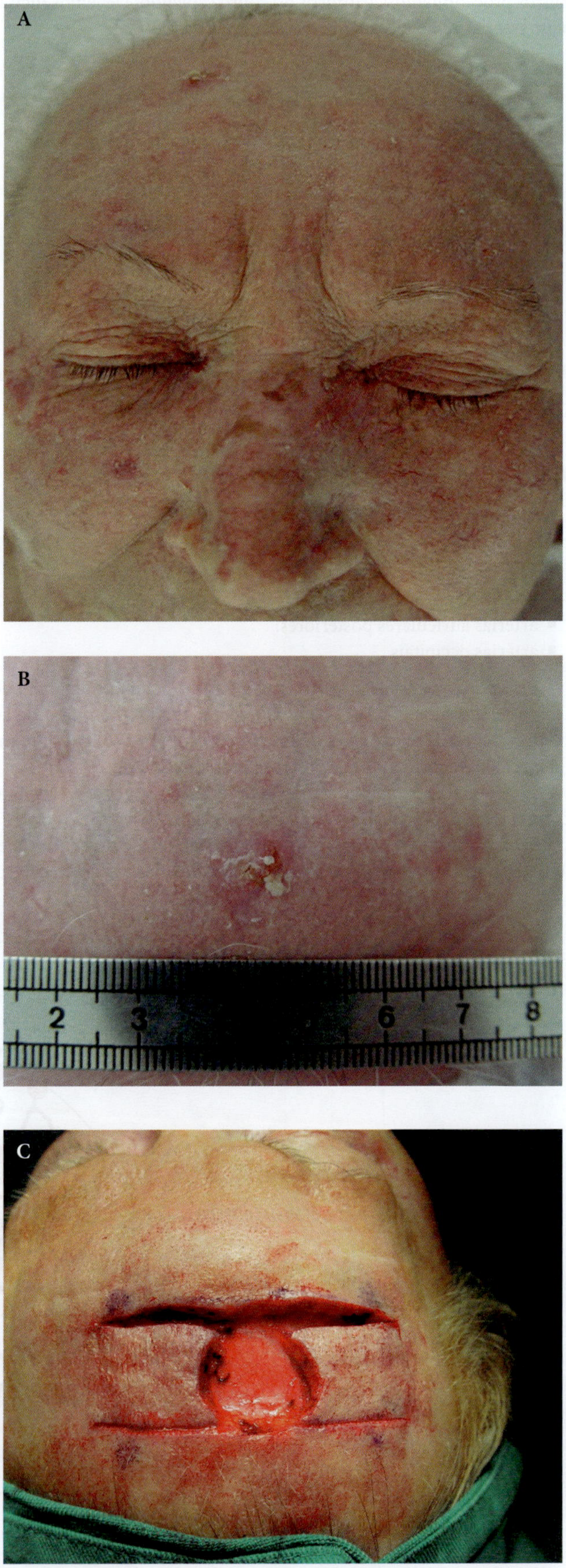

■ **Figura 147.6** (**A** a **C**) Carcinoma basocelular em região frontal – exérese cirúrgica.

Caso 3 (Figura 147.7)

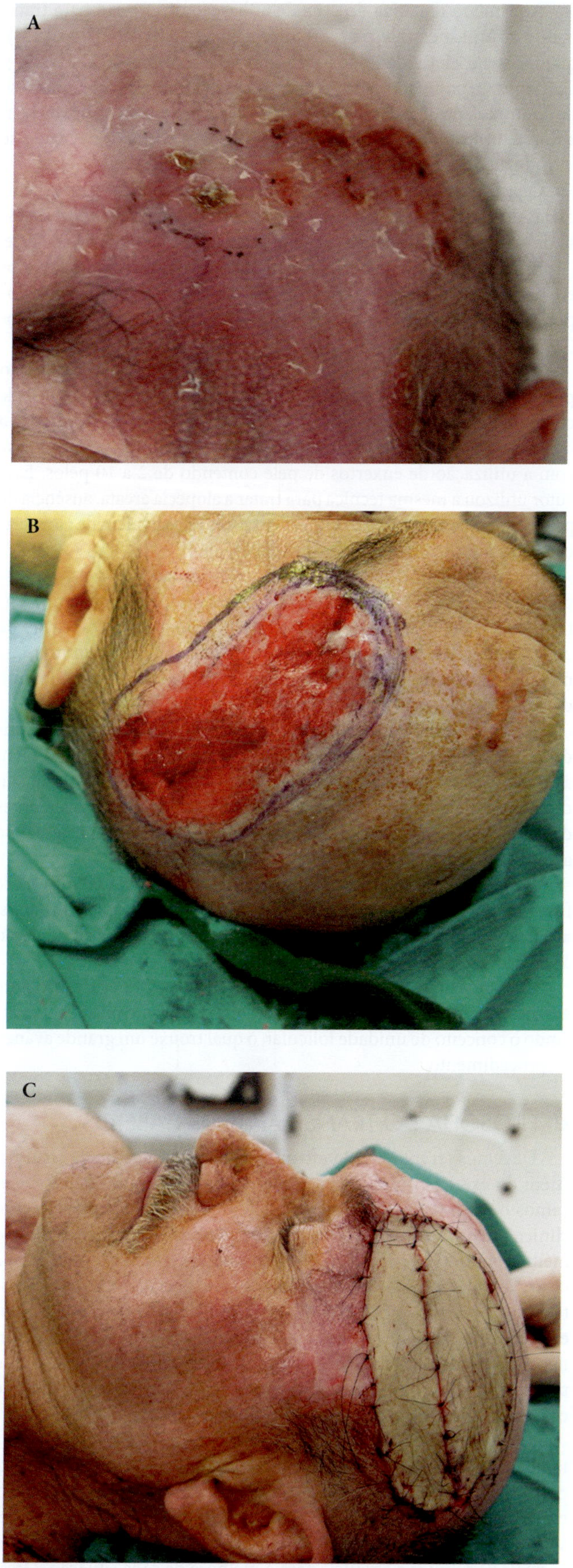

■ **Figura 147.7** (A a C) Exérese de múltiplos carcinomas basocelulares com colocação de enxerto de pele.

Caso 4 (Figura 147.8)

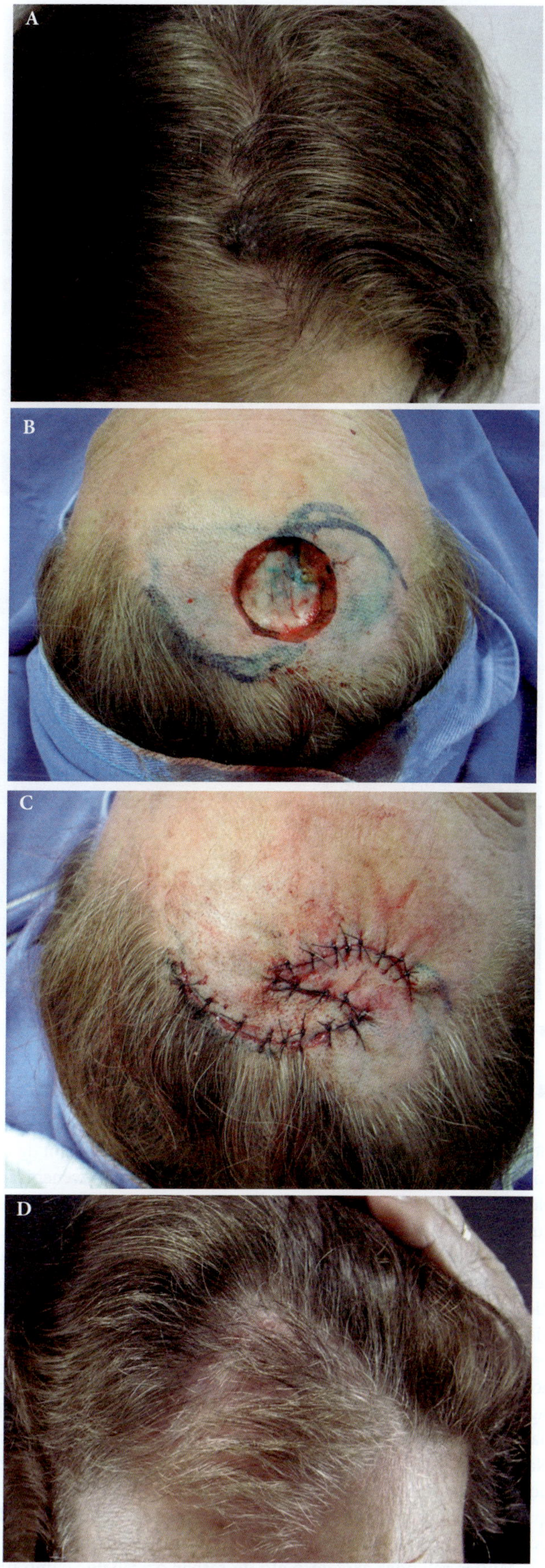

■ **Figura 147.8** (A a D) Exérese de um carcinoma basocelular pigmentado com reconstrução com retalho O-Z.

Caso 5 (Figura 147.9)

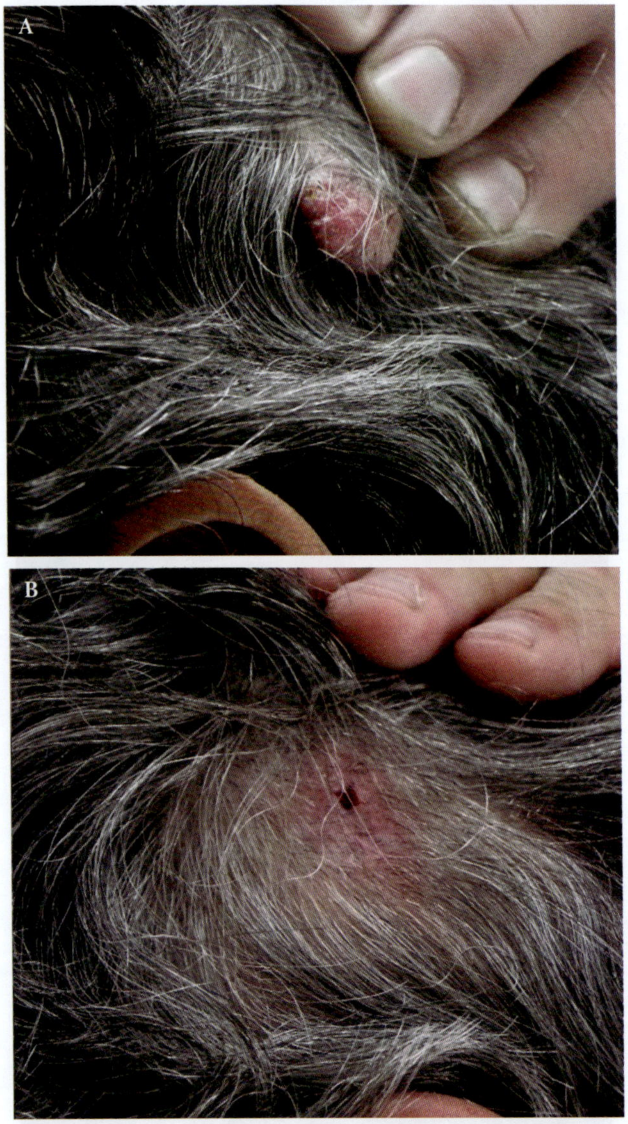

■ **Figura 147.9** (**A** e **B**) Exérese de lesão névica por eletrocoagulação.

■ IMPORTÂNCIA DOS CABELOS

Entre as funções dos cabelos, podemos destacar a termorregulação, a proteção contra traumatismos e radiações solares, além de que constituem importante adorno sexual. Daí a verdadeira veneração a eles dedicada, a qual permeou os impérios, a religião, a mitologia, a cultura, todas as classes sociais e a ciência.[5]

Nos seres humanos, os cabelos são meios de comunicação social e sexual, razão pela qual, através dos tempos, inúmeras fórmulas e medicamentos, muitas vezes sem nenhuma base científica, foram criados, visando a manutenção e o tratamento contra a sua perda.[6]

A busca pelo tratamento da calvície sempre foi uma preocupação ao longo da história. A falta de cabelo, assim como o corte, têm forte significado no ser humano. Consta que, durante o reinado de Luiz XIV, da França, perucas elaboradas tornaram-se moda entre a aristocracia. Na verdade, os cabelos apresentam uma importância histórica. A força dos cabelos está representada na história bíblica por meio de Sansão, que foi traído por sua mulher Dalila e teve os seus cabelos cortados pelos Filisteus com o intuito de diminuírem as suas forças.[7]

Muitas religiões exigem o ato de raspar os cabelos como uma prova de renúncia à própria personalidade. Atualmente, notamos que o estilo de corte dos cabelos apresenta-se como uma forma de identificação de determinados grupos urbanos aos quais as pessoas querem pertencer.

A primeira tentativa descrita de utilização de enxerto para tratamento cirúrgico da calvície é atribuída a Baromio (entre 1804 e 1818), que mostrou efetividade dos transplantes em animais. Em 1822, J. Dieffenbach, na cidade de Wurzburg, na Alemanha, publicou uma tese de doutorado na qual descreve uma investigação de autotransplante em animais, utilizando penas de ganso para criar os orifícios nos quais se introduzia os enxertos, mostrando ser uma técnica viável.[5,6]

Quase um século depois, são publicados artigos na literatura médica da Alemanha, Inglaterra, França e Japão, todos descrevendo o sucesso da transposição de enxertos maiores e retalhos pediculados de pele.

Em 1939, o autor japonês Okuda descreveu o uso de pequenos enxertos circulares de pele com folículo piloso para a correção de alopecias cicatriciais em couro cabeludo, púbis, e região do lábio superior ("bigode").[5,6]

Em 1943, Tamura, também do Japão, descreveu a reconstrução pilosa da região pubiana com a utilização de pequenos enxertos de pele contendo folículos pilosos. Em 1953 o autor Fujita, do Japão, reporta a reconstrução de sobrancelhas, em pacientes portadores de hanseníase com a utilização de enxertos de pele contendo de 2 a 10 pelos. Esse autor utilizou a mesma técnica para tratar a alopecia areata, ausência de pelos pubianos, cicatrizes cirúrgicas em áreas pilosas, além de alopecias causadas por queimaduras e por radioterapia.[5,6]

Foi, porém, em 1959, que foram solidificadas as bases do transplante de cabelos. O dermatologista norte americano Norman Orentreich, após estudos que se iniciaram em 1950, com a colocação de enxertos de pele de couro cabeludo em áreas de vitiligo, notou que no local em que esses enxertos foram colocados, havia o crescimento de pelos.[5-7]

A partir desses estudos, o autor tratou pacientes com alopecia androgenética, alopecia areata, alopecia cicatricial, psoríase e vitiligo. Com a observação de que os pelos cresciam, foi então introduzido o conceito de "dominância da área doadora", visto que os enxertos provenientes dessa região mantiveram a sua integridade e característica original na área receptora.

Essas observações foram fundamentais para que a técnica fosse finalmente introduzida na prática médica e, com o passar dos anos, avançasse significativamente tanto em termos teóricos como em relação à tecnologia utilizada no procedimento.

Cabe-nos destacar o importante estudo publicado por Headington, em 1984, no qual descreve a microanatomia do folículo piloso, introduzindo o conceito de unidade folicular, o qual trouxe um grande avanço ao procedimento.[10]

■ FILOSOFIA DO TRANSPLANTE DE CABELOS

Devemos ter muito cuidado na avaliação e indicação da cirurgia. Além do exame clínico do paciente, o qual permitirá que estabeleçamos o diagnóstico da alopecia, optemos ou não pelo tratamento clínico prévio, e possamos planejar a restauração capilar, indicando o melhor método para cada caso, ao conversarmos com o candidato à cirurgia poderemos perceber e avaliar suas expectativas, as quais muitas vezes podem não corresponder à realidade. Isso porque devemos explicar que para que o resultado esperado seja alcançado, pode ser necessária mais de uma sessão cirúrgica. Além disso, ao avaliarmos o paciente, poderemos perceber algum grau de transtorno dismórfico corporal, o que pode contraindicar o procedimento.

Além disso, devemos educar o paciente com relação ao seu caso, e também às alopecias de maneira geral. Isto é fundamental, pois neste campo há uma intensa atualização de conhecimentos e, por conta disso, o paciente deve receber do médico todas as orientações e explicações sobre as perspectivas que estão vindo em curto, médio e longo prazos, as quais podem vir a ser úteis para a melhora de cada situação. Dessa maneira, a cirurgia pode ser uma das etapas do tratamento, conforme o caso, e a expectativa de cada paciente.

Avaliação pré-operatória

Frente a um candidato ao transplante de cabelos, alguns aspectos devem ser analisados:[11-14]

- **Idade**: a abordagem de um paciente jovem (abaixo dos 30 anos) e de um paciente acima dessa idade pode variar bastante. Inicialmente, deve-se avaliar o grau da AAG, e, para tanto, utilizamos as classificações propostas por Hamilton e Norwood para os homens, e as de Ludwig e Basto para as mulheres. Essa análise revela-se de vital importância, na medida em que, conforme o estágio e a possibilidade de progressão da alopecia, podemos propor inicialmente tratamento clínico, além de discutirmos com o paciente a necessidade de mais de um tempo cirúrgico para se atingir o resultado desejado. Além disso, devemos avaliar com muita cautela a expectativa do paciente quanto ao resultado, visto que, muitas vezes, espera-se um tipo de resultado que a cirurgia não poderá atingir. Isso revela particularmente importante em indivíduos jovens, os quais podem se sentir muito incomodados com a perda dos cabelos, tendo inclusive a sua autoestima abalada e dificuldades de relacionamento social. Frequentemente, estes pacientes apresentam-se para a consulta utilizando bonés e referem que se sentem muito angustiados por estarem perdendo os cabelos e que praticamente passam o dia inteiro com a cabeça coberta. Esse tipo de comportamento deve chamar a atenção do profissional no sentido de se avaliar muito bem esses aspectos emocionais e psicológicos, pois este paciente pode estar objetivando um resultado " milagroso" e poderá vir a cobrar mais tarde por avaliar que suas expectativas não foram atingidas.
- **Tratamento clínico**: independentemente da indicação cirúrgica, devemos sempre avaliar se o paciente fez ou faz algum tipo de tratamento clínico, pois, embora não resolverá totalmente, pode ser bastante útil para retardar a queda.
- **Avaliação do tipo de cabelo**: espessura, cor, estado da linha anterior (linha de implantação).
- **Avaliação da área doadora**: quanto à elasticidade do couro cabeludo, presença de cicatrizes anteriores (no caso de o paciente já ter realizado sessões anteriores), densidade (para tanto utilizamos métodos de densitometria, que podem ser realizados com lupas específicas para este fim ou dermatoscopia computadorizada).A avaliação da densidade é particularmente importante para que possamos realizar uma estimativa de quantas unidades foliculares o paciente tem por centímetro quadrado, de forma que antes da cirurgia já tenhamos uma noção bastante fidedigna da densidade da zona doadora, o que auxilia enormemente no planejamento cirúrgico.
- **Planejamento da área receptora**: é fundamental que o desenho do planejamento cirúrgico seja realizado junto com o paciente, em frente do espelho, de modo que antes da cirurgia esta programação esteja muito bem entendida e documentada com fotografias. Nesta fase o médico também já pode definir os tipos de lâminas e agulhas que serão utilizados para a confecção dos orifícios nos quais serão inseridas as unidades foliculares.
- **Documentação fotográfica**: é fundamental que sejam feitas fotografias em posição padronizada para que possamos comparar com o resultado cirúrgico. Para tanto, deve-se respeitar a mesma distância, a mesma iluminação e a posição do paciente.
- **Termo de consentimento informado**: é direito do paciente e dever do médico que este entregue àquele o documento, no qual devem constar as orientações de pré-operatório, pós-operatório, possíveis complicações e todas as informações pertinentes para que o paciente esteja totalmente esclarecido com relação ao procedimento.

Sedação

O paciente deverá estar em jejum de, no mínimo, 8 horas para sólidos e de 6 horas para líquidos. Deve-se avaliar a presença de patologias prévias, como hipertensão arterial sistêmica, diabete, asma e alergias. O paciente que fizer uso de antidepressivos merece cuidados especiais com relação à interação medicamentosa.[14]

Técnica de sedação

O paciente será submetido à anestesia local e leve sedação. Para tanto será importante utilizar medicamentos que diminuam a atenção, a ansiedade e promovam analgesia sem que causem depressão cardiorrespiratória.

A monitorização deve ser a mais completa possível. A utilização de oxímetro de pulso, cardioscópio e aparelho para a verificação de pressão arterial é requisito mínimo para o início do procedimento. A suplementação de oxigênio pode ser feita com cateter nasal ou máscara facial com oxigênio úmido. A punção venosa deve ser obtida, tanto para a injeção de fármacos como para a hidratação do paciente.

Os fármacos mais utilizados têm sido os benzodiazepínicos por suas características de amnésia, hipnose e ansiólise. O mais utilizado é o midazolam e as doses devem ser individualizadas e tituladas, mas de modo geral doses entre 9 e 12 mg são suficientes. Os hipnoanalgésicos, representados pela meperidina, em doses entre 50 e 100 mg, são suficientes para fornecer analgesia e acentuar a hipnose já obtida pelos benzodiazepínicos.

Os opioides puros também podem ser boas alternativas como analgésicos, entre eles a escolha recai sobre o fentanyl e o alfentanyl, nas doses de 100 a 150 μg e 500 a 1.500 μg, respectivamente. Se houver necessidade de aprofundamento do plano anestésico recomenda-se o uso de propofol nas doses de 50 a 100 mg titulados, usando-se doses de 20 a 30 mg até que se obtenha o efeito desejado.

Na sala cirúrgica deve-se sempre ter disponível material para obtenção de via aérea permeável, fonte de oxigênio e medicamentos para reanimação cardiorrespiratória, além de antagonistas específicos para benzodiazepínicos e opioides.[14]

Anestesia local

A anestesia local da área doadora é realizada com a infiltração de lidocaína a 2% com epinefrina, utilizando-se tubetes em carpule. Infiltra-se na linha inferior, visto que a inervação da região é ascendente. Após essa infiltração inicial, a região já estará anestesiada e, então, procederemos à infiltração complementar das soluções tumescentes:

Solução 1	
Soro fisiológico	80 mL
Lidocaína sem vasoconstritor	20 mL
Bupivacaína 0,5%	10 mL

Solução 2	
Soro fisiológico	80 mL
Epinefrina	1 mL

A solução 1 tem a finalidade de complementar a analgesia, além de garantir um pós-operatório mais confortável pela utilização da bupivacaína, que oferece uma analgesia mais prolongada. A solução 2 tem a função de hemostasia, o que é fundamental para a realização do procedimento com pouco sangramento.[14]

■ TÉCNICA CIRÚRGICA

Podemos dividir a técnica cirúrgica da cirurgia capilar em três itens:

Área doadora – Técnica FUT – sigla em inglês para a técnica de retirada de uma faixa de couro cabeludo na região occipital

A região preferida é a occipital, local onde os folículos apresentam dominância em relação à área receptora, e cuja camada germinativa apresenta grande durabilidade.[15] O tamanho da faixa a ser retirada dependerá da quantidade de unidades foliculares a serem obtidas, da elasticidade, mas há um consenso de que devemos evitar faixas muitos largas, em especial nas extremidades, onde a elasticidade é menor. Dessa maneira, procuramos respeitar uma largura de até 1,1 cm nas extremidades e de 1,3 a 1,5 cm na região central, podendo nessa área chegarmos até próximo de 2 cm, desde que a elasticidade permita.[16] Durante a dissecção, devemos ter cuidado de preservar a gálea aponeurótica e os vasos sanguíneos da região occipital. Antes do fechamento da ferida cirúrgica devemos analisar como está a aproximação. Sempre que possível, optamos por não descolar as bordas da ferida no sentido de evitarmos a lesão das unidades foliculares remanescentes, que devem ser preservadas para eventuais futuras sessões.[8]

O fechamento da ferida cirúrgica pode ser realizado com sutura simples ou contínua, utilizando-se fio de naylon 4.0 ou fio absorvível, tipo monocryl 3.0. Em casos de maior tensão, podemos utilizar sutura intradérmica com fio absorvível, tipo Vicryl 3.0.

Uma importante evolução na sutura da área doadora foi a introdução da chamada sutura tricofítica.[17,18] Nesse tipo de sutura, antes do fechamento das bordas, realizamos a retirada de uma fina fatia de epiderme da borda inferior, com o intuito de posicionar a borda superior sobre a inferior, de modo que os fios cresçam através da cicatriz, obtendo-se uma camuflagem muito eficiente da cicatriz (Figura 147.10).

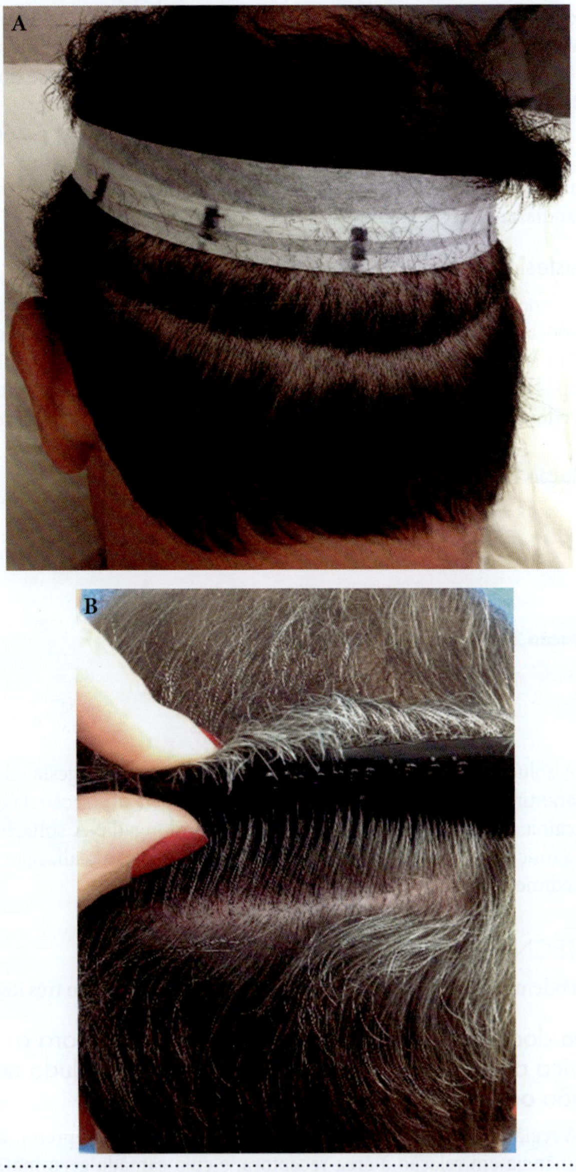

■ **Figura 147.10** Na foto **(A)** observamos a área doadora preparada para a exérese. Na foto **(B)** observamos o aspecto da cicatriz após 12 meses.

Outra maneira de abordar a área doadora é com a realização do método de extração direta das unidades foliculares, conhecido como F.U.E. (Follicular Unit Extraction). Neste caso, utilizamos um *punch* de 1 mm e realizamos a extração direta das unidades foliculares, sendo que a cicatrização se dá por segunda intenção. Neste método, deve-se ter o cuidado de não seccionar as unidades foliculares, pois, se isso ocorrer, teremos uma perda muito grande de folículos.

Preparo dos enxertos

A faixa removida será colocada em uma superfície especial com iluminação que permita visualizar por transluminescência as unidades foliculares.[19] Inicia-se então o processo de *slivering* (fatiamento) da faixa, de forma a se obterem pequenas tiras de cerca de 1 a 1,5 mm, e que contenham filas únicas de unidades foliculares. Este processo é crucial pois é extremamente importante que essas pequenas tiras sejam preparadas com a utilização de microscópio, o que permite uma visualização suficiente para que não ocorram danos às unidades e para que obtenhamos o máximo aproveitamento. Remove-se então o tecido adiposo excedente, deixando-se uma pequena tira de gordura para proteger o bulbo. Separam-se as unidades foliculares, que devem ser deixadas em solução fisiológica e a uma temperatura de até 4 °C no sentido de que fiquem preservadas até a colocação na área doadora[20] (Figuras 147.11 e 147.12).

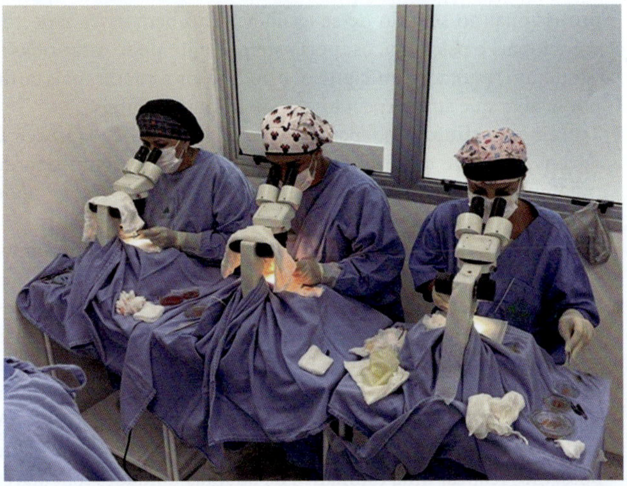

■ **Figura 147.11** Equipe de técnicas especializadas trabalhando no preparo das unidades foliculares.

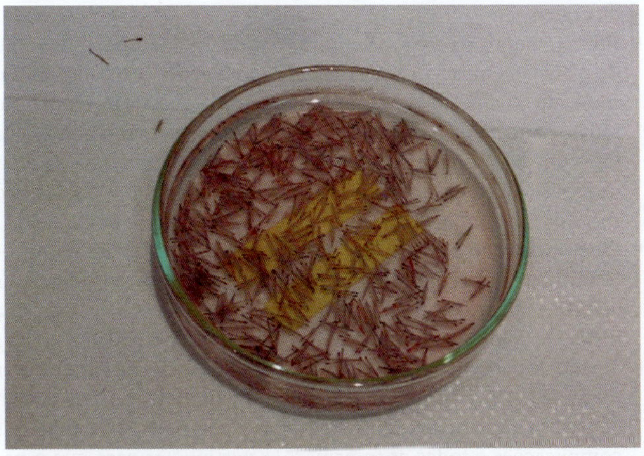

■ **Figura 147.12** Aspecto das unidades foliculares obtidas pela Técnica FUT já preparadas para serem colocadas.

Cabe-nos ressaltar o trabalho realizado pelo cirurgião brasileiro Marcelo Pitchon, que prepara as unidades foliculares deixando os fios longos, na técnica chamada de *preview long hair*[21] (Figura 147.13).

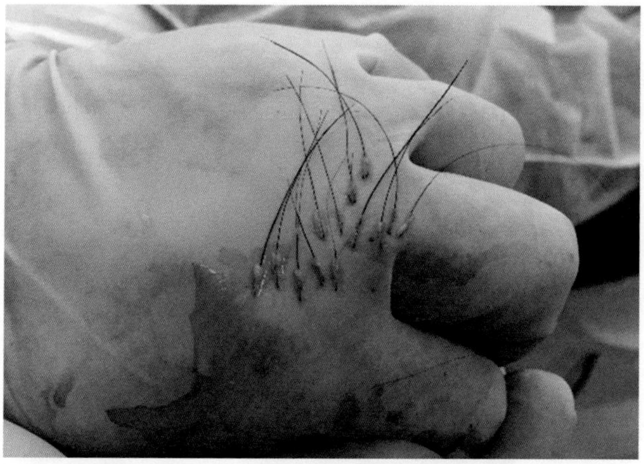

■ **Figura 147.13** Aspecto das unidades foliculares preparadas com fios longos.

O aumento do tempo cirúrgico, bem como a fragilidade das unidades foliculares, tem propiciado um risco maior de desidratação. A busca por soluções de acondicionamento mais eficiente, que previnam ou diminuam as lesões celulares provocadas pela isquemia e reperfusão, aumentou intensamente nos últimos anos.

Em 2004, o plasma autólogo rico em plaquetas (PRP), já utilizado há muitos anos na Ortopedia, Odontologia, Cirurgia Plástica e outras áreas, foi introduzido na cirurgia de restauração capilar. Os fatores de crescimento produzidos e liberados pelos grânulos alfa das plaquetas, estimulam a angiogênese, têm ações quimiotáticas e mitogênicas, promovem a proliferação de fibroblastos, aumentando a síntese de colágeno, importante efeito na regeneração tecidual.

Após a centrifugação final dos 8 tubos, contendo 10 mL cada, a porção superior é rica em fibrinogênio e pobre em plaquetas. Um total de aproximadamente 40 mL desta solução é utilizado para acondicionamento das unidades foliculares. Outros 8 mL de PRP são obtidos e ativados por meio de coágulos autógeno e cloreto de cálcio a 10%, para que as plaquetas possam liberar os fatores de crescimento. Esta ativação promove a formação de um gel que é misturado às unidades foliculares, previamente à implantação.

A utilização do PRP na cirurgia capilar parece promover uma cicatrização mais rápida com maior integração e aceleração do crescimento dos cabelos implantados. Mais estudos precisam ser realizados para um maior esclarecimento da sua utilização.[22]

Área receptora

Na área receptora, devemos, inicialmente, fazer o desenho da linha de implantação dos cabelos, considerada uma das etapas mais importantes para que se obtenha um resultado natural e cosmético. Esse desenho varia conforme a idade do paciente, o tipo dos cabelos, a presença de fios remanescentes, a espessura dos fios. Esse desenho deve ser feito de forma irregular, pois linhas de implantação muito retas deixam um aspecto artificial.[23]

A criação dos orifícios pode então ser realizada todas de uma vez só e, então, procede-se à colocação das unidades foliculares ou pode-se utilizar o método *stick and place*, ou seja, faz-se o orifício e um assistente coloca o enxerto. A escolha do método é do cirurgião, dependendo de uma melhor adaptação da equipe cirúrgica. Outro ponto importante é o sentido dos orifícios. Podem-se realizar incisões coronais ou sagitais.

■ FUE (EXTRAÇÃO DE UNIDADES FOLICULARES)

Introdução

A técnica FUE, sigla em inglês derivada de *folicular unit extraction*, ou **extração de unidades foliculares**, é um avanço recente na área de restauração capilar. A maior vantagem em relação à técnica convencional seria a de se evitar uma cicatriz linear causada pela remoção dos folículos na área doadora. Na técnica FUE, as unidades foliculares (UF) são removidas por meio de *punches*, que têm geralmente entre 0,75 e 1 mm de diâmetro. Se bem realizada, a FUE permite que os pacientes utilizem cabelos bem curtos, sem a aparência de cicatrizes visíveis. Pelo fato de serem removidos apenas os folículos visualizados, uma vantagem adicional é que se evita a remoção de folículos na fase dormente, o que pode acontecer na técnica convencional.

Com o advento da internet e redes sociais, há hoje um marketing imenso sobre esta técnica, cabendo considerações sobre alguns quesitos que têm sido propagandeados. Por exemplo, não é verdade que na FUE não há cicatriz. Há sim, microcicatrizes bem discretas e na maioria dos casos imperceptíveis, porém, quando a técnica é mal indicada ou mal realizada podem se criar cicatrizes aparentes. A cicatriz resultante da técnica convencional por vezes é supervalorizada, mas vale ressaltar que quando bem indicada e bem conduzida, principalmente utilizando-se técnica de fechamento sem tensão e por sutura tricofítica, a cicatriz obtida pode ser imperceptível mesmo com os cabelos raspados a 2mm de comprimento. Também não se pode afirmar que na atualidade a FUE substituirá a cirurgia convencional, pois esta última já atingiu um nível de excelência tanto pelos resultados como pela quantidade de folículos implantados em gigasessões, por vezes superando 4 mil unidades foliculares.

Histórico

Publicada em inglês pela primeira vez por Rassman e colaboradores (2000),[24] com base no estudo publicado em japonês em 1996.[25] Com a denominação de "FOX Procedure™", o procedimento consistia no uso de um *punch* afiado de 1 mm e tinha como limitação uma alta taxa de transecção de folículos. Posteriormente, dr. John Cole aprimorou a técnica incluindo um limitador de profundidade no *punch*, conseguindo, com isso uma diminuição na taxa de dano folicular durante a extração. Mais recentemente, dr. James Harris introduziu o uso do *punch* "cego", o qual usa bordas sem corte e teoricamente diminuiria a taxa de transecção e com ele desenvolveu a metodologia SAFE, sigla em inglês derivada de *surgically advanced follicular extraction*.[26]

Originalmente, a técnica FUE utilizava apenas *punches* manuais, o que resultava em um procedimento ainda mais tedioso, prolongado e com altas taxas de transecção folicular. A FUE surgiu na contramão do que se vinha buscando nos últimos anos com a técnica convencional, que eram procedimentos com grandes quantidades de folículos, culminando com as gigas sessões. Esse fato fez com que a FUE fosse deixada de lado por muito tempo pela maioria dos cirurgiões de restauração capilar.

Recentemente, em virtude de maior refinamento da técnica e do surgimento de aparelhos motorizados de FUE, a velocidade e a eficiência da técnica melhoraram e o procedimento ganhou novo impulso.[27] Gradativamente, mais cirurgiões vêm se dedicando à ela.

Outra consideração importante é a de que atualmente é possível obter unidades foliculares de outras regiões do corpo, como da barba e até mesmo de outras áreas do corpo, desde que haja densidade suficiente.

Indicações

A princípio, em qualquer caso que haja indicação para transplante capilar com técnica convencional é também passível se ser realizada FUE. Porém, pelas particularidades da técnica, citamos as melhores indicações:

- Pacientes que gostariam de usar cabelos bem curtos após a cirurgia e querem evitar uma cicatriz linear.
- Áreas de correção pequenas que necessitam de menor quantidade de unidades foliculares.
- Pacientes impossibilitados de realizar novas cirurgias pela técnica convencional por já terem removido tecido em demasiado em procedimentos prévios e, por isso, chegaram ao limite na elasticidade cutânea.
- Pacientes com tendência a cicatrização hipertrófica: nestes casos, sugere-se um pequeno transplante de teste para avaliar o padrão de cicatrização na área doadora.

- Pacientes que necessitam voltar rapidamente a atividades físicas.
- Correção de cicatrizes alargadas na área doadora por cirurgias prévias.
- Remoção de unidades foliculares malposicionadas em cirurgias com resultado pouco natural nas quais haja necessidade de reparo ou refinamento.
- Naquele paciente que solicita retirada máxima em um procedimento único, pode-se associar a retirada máxima pela técnica convencional seguida pela FUE no mesmo ato.
- Transplante de pelos corporais para o couro cabeludo: idealmente desenvolvida para a extração de unidades foliculares no couro cabeludo, a FUE vem expandindo suas indicações também para coleta de pelos corporais. Ainda em estágio de desenvolvimento e com resultados difíceis de se prever, mas com relato de sucesso em pacientes bem selecionados. Os pelos corporais têm características diferentes dos de couro cabeludo no que diz respeito a ciclo de crescimento, espessura e textura, e os candidatos a este procedimento devem ter a maior semelhança possível entre os fios da área receptora e doadora. Uma indicação mais usada seria para a correção de cicatrizes alargadas na área doadora em pacientes com pouca área doadora residual.

Técnica

A área doadora principal é a mesma da área convencional. Deve-se evitar extrair folículos em áreas com possível extensão futura para perda pela alopecia androgenética. Os cabelos mais finos das áreas justa supra-auriculares e occipitais baixas são ideais para uso na linha anterior e picos temporais. Geralmente posiciona-se o paciente em decúbito ventral para acesso a área occipital e em decúbito lateral quando se abordam as regiões temporoparietais.

Uma das dificuldades que tornam a FUE um procedimento mais trabalhoso é o fato de que há muita variação na direção, curvatura e arranjo dos folículos. Na maioria das vezes a direção e inclinação da haste folicular que se observam por fora da pele não correspondem a sua direção e inclinação no subcutâneo.

O preparo da área doadora requer que os cabelos sejam raspados e deixados com 1 a 2 mm de comprimento. Isso permite que se consiga "canular" a haste pilosa com a abertura do *punch*, tentando seguir ao máximo a inclinação e direção da haste pilosa. Os cabelos podem ser raspados em toda a extensão da área doadora em cirurgias maiores, ou em camadas de 5mm, deixando cabelos compridos entre elas, para melhor camuflagem no pós-operatório. Na Figura 147.14, observamos a área doadora preparada (raspada) para a retirada das unidades foliculares. Já na Figura 147.15, observamos a área doadora raspada por inteiro.

Cabe-nos ressaltar o trabalho de Boaventura, que desenvolveu *punches* específicos para a retirada de unidades foliculares com fios mais longos, o que camufla a área doadora, além de ser útil para uma colocação de fios longos, garantindo um aspecto mais cosmético no pós-operatório.

Para melhor visualização do ângulo da unidade folicular, além de fonte de iluminação adequada é imprescindível o uso de lupas cirúrgicas de boa qualidade, em geral com aumento de 5 a 6,5x. Na Figura 147.16, temos um detalhe da utilização de aparelho motorizado com *punch* de 0,9 mm para a retirada das unidades foliculares da área doadora.

Após o preparo, realiza-se como na técnica convencional o bloqueio anestésico local. A utilização de solução tumescente é controversa na técnica FUE, com alguns cirurgiões preconizando que a tumescência poderia afetar a direção e inclinação das unidades foliculares, contribuindo para uma maior taxa de transecção.

São usados *punches* em geral de 0,75 a 1 mm de diâmetro. Deve-se evitar uso de *punches* maiores que 1 mm pela possibilidade de deixar cicatrizes mais visíveis. A escolha do tamanho do *punch* dependerá da experiência do cirurgião e da configuração média dos folículos do paciente. Unidades foliculares com configuração bem próximas umas das outras permitem uso de *punches* menores. Sugere-se aos cirurgiões iniciantes começarem com *punches* maiores, geralmente os de 1 mm, e com o aprimoramento da técnica e melhoria na taxa de transecção, evoluir diminuindo esse calibre.

A
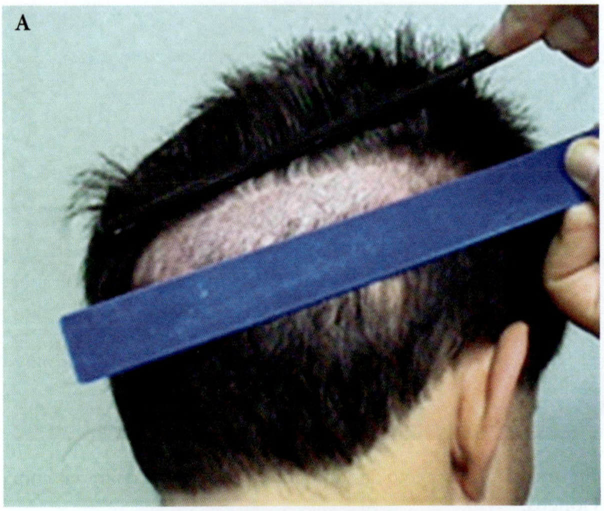
B
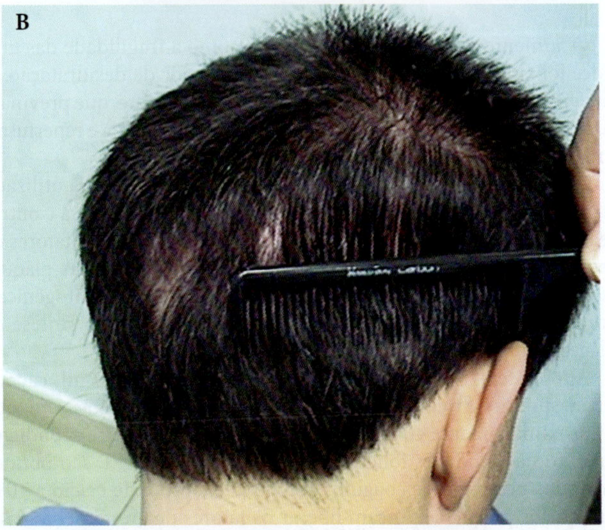

Figura 147.14 Na foto (**A**) o preparo em camadas da área doadora. Na foto (**B**) camuflagem após penteado.

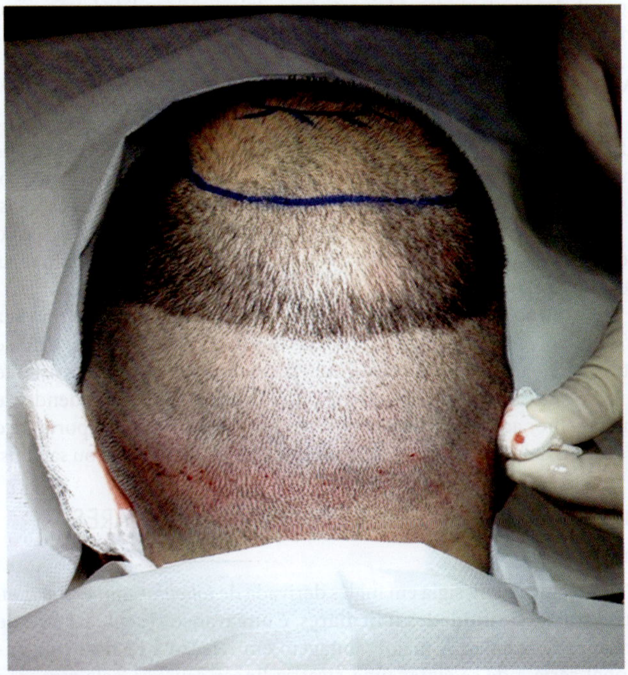

Figura 147.15 Área doadora raspada no tamanho de 1 mm.

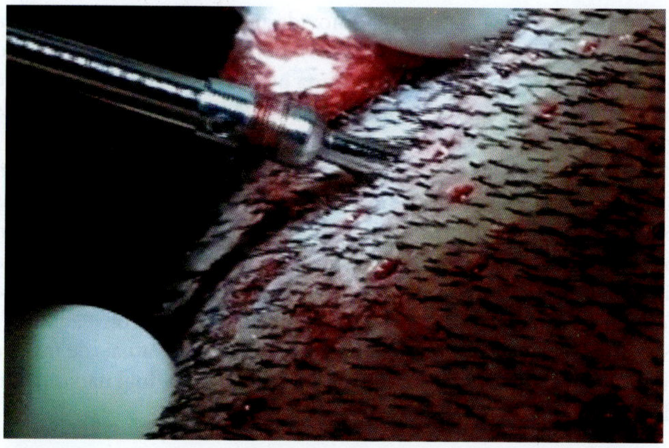

■ **Figura 147.16** *Punch* motorizado de 1 mm "canulando" a unidade folicular. Notar que a angulação do *punch* é a mais próxima possível da angulação da unidade folicular.

Técnica manual

O *punch* afiado é introduzido até uma profundidade de 0,3 a 0,5 mm, fazendo assim apenas uma demarcação superficial. Em seguida, um *punch* de borda cega é introduzido até a profundidade de 3 a 4 mm, liberando assim as aderências dos tecidos ao redor da unidade folicular com menor risco de danificá-la.

Técnica motorizada

A maioria dos aparelhos de FUE motorizados consiste em um dispositivo rotatório no qual se acopla um *punch* na extremidade (Figura 147.17). Dependendo do modelo, o *punch* pode ter borda afiada ou cega e o acionamento pode ser manual ou no pedal. A potência do aparelho também é variável, havendo dispositivos elétricos de alta rotação, bem como dispositivos menores e mais manuseáveis, que requerem uso de pilhas comuns e têm rotação menor. Não há um aparelho ideal, sendo importante a experiência e a escolha pessoal do cirurgião para a definição do melhor para sua prática. Há aparelhos mais sofisticados que além realizarem a incisão com *punch*, aspiram por vácuo as unidades foliculares para um recipiente de armazenamento com solução de conservação. Algumas equipes utilizam duas pessoas para a coleta das unidades foliculares operando dois aparelhos simultaneamente no campo cirúrgico, o que acelera a extração de UF. As Figuras 147.18 a 147.21 trazem modelos de aparelhos.

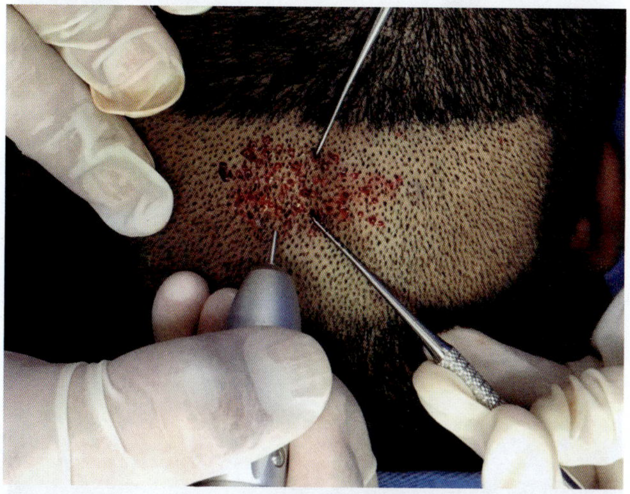

■ **Figura 147.17** Utilização de ganchos para a melhora da firmeza do tecido, o que pode favorecer a retirada das unidades foliculares com *punchs* motorizados.

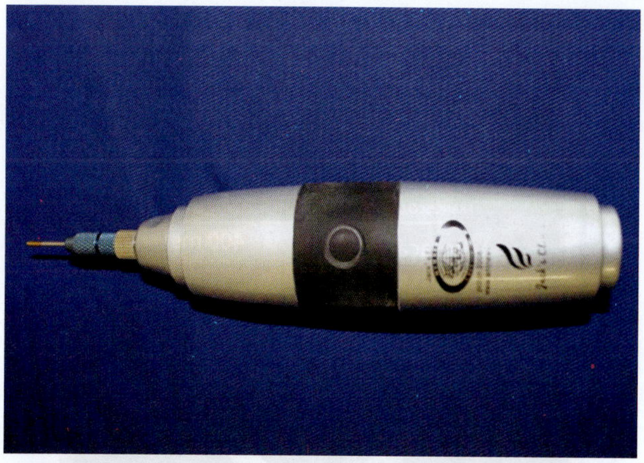

■ **Figura 147.18** *Punch* motorizado modelo Jack's EFUE*.

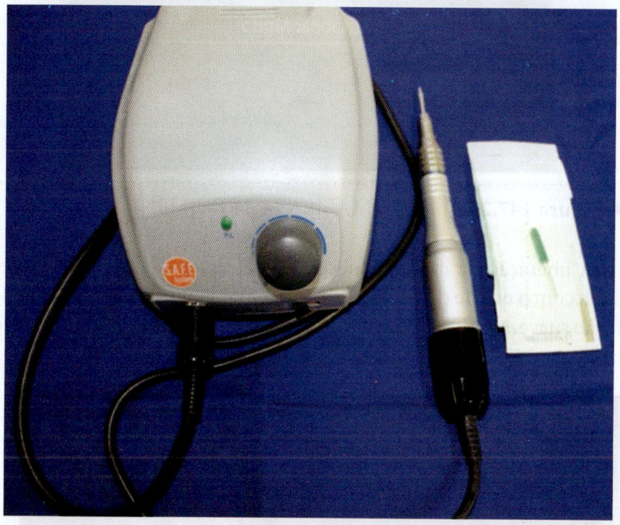

■ **Figura 147.19** *Punch* motorizado modelo SAFE System*.

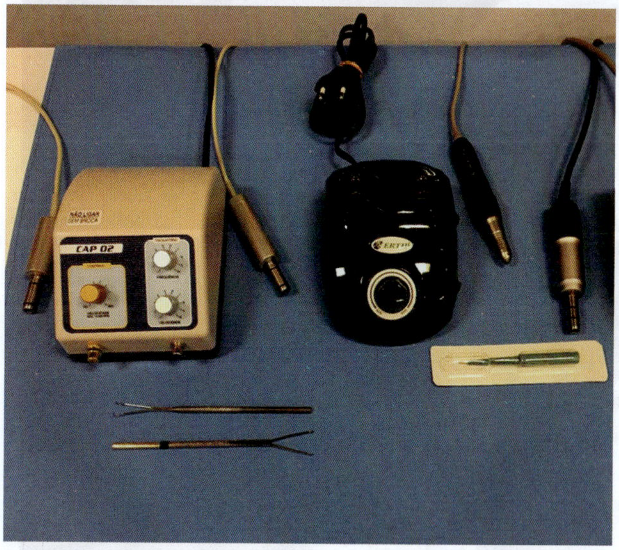

■ **Figura 147.20** Aparelho DOCTUS* (esquerda) e motor ERTRIP* (direita).

As incisões devem ser aleatórias e randomizadas. Evitar remover com padrões fixos ou lineares, os quais podem causar cicatrizes visíveis. Evitar remover em excesso apenas algumas regiões em detrimento de outras, o que pode gerar padrões de rarefação inestéticos na área doadora.

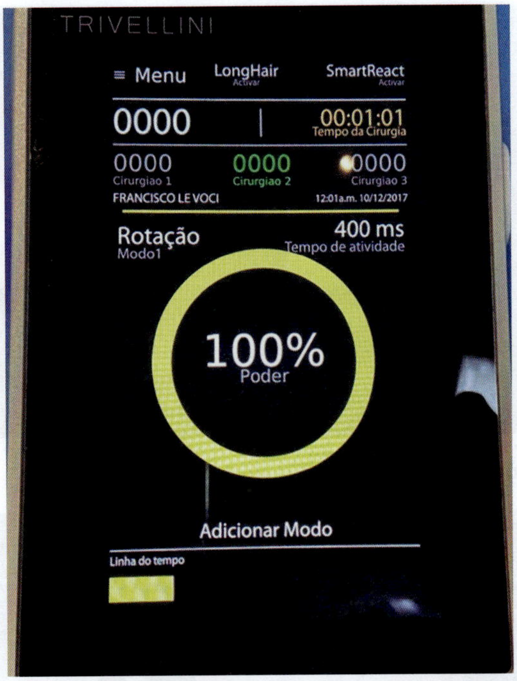

■ **Figura 147.21** Aparelho MAMBA* – TRIVELLINI*.

A liberação da unidade folicular dos tecidos adjacentes é conseguida com o uso de duas pinças delicadas mediante um movimento de tração suave, seguido de um leve movimento rotatório, como mostrado na Figura 147.22.

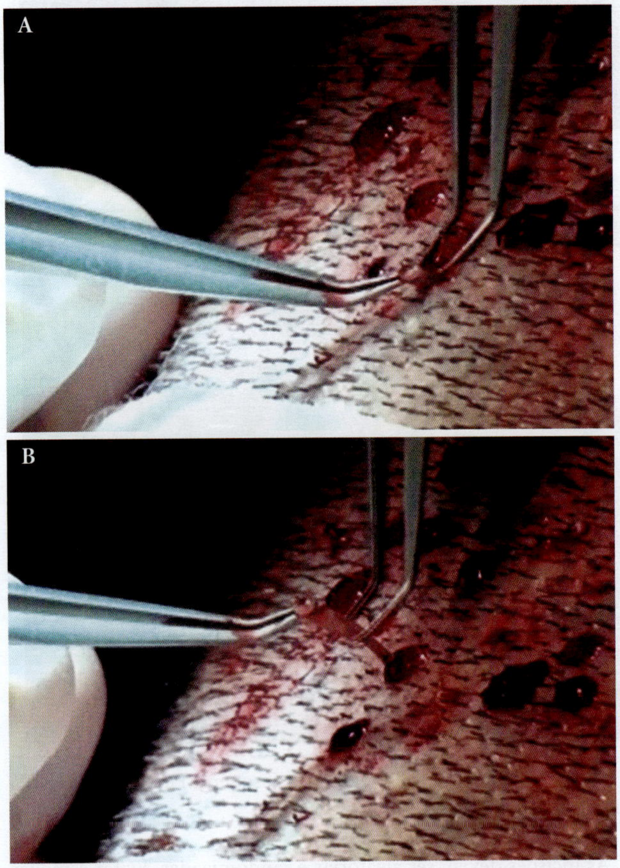

■ **Figura 147.22** Na foto **(A)** observa-se a manobra delicada com duas pinças que tracionam a unidade folicular. Na foto **(B)** a unidade folicular é submetida a um leve movimento de extração simultâneo a um movimento rotatório que auxilia na liberação da unidade folicular.

A maioria das unidades é removida praticamente pronta para a implantação (Figuras 147.22 e 147.23), porém sugere-se sua inspeção em estereomicroscópios, para avaliar a qualidade, viabilidade, taxa de transecção e para que se faça o refinamento de algum enxerto mais grosseiro (Figura 147.24).

Por serem removidos com pouquíssimo ou nenhum tecido ao redor, as unidades foliculares na técnica FUE são mais susceptíveis a traumas por desidratação, manuseio e durante a implantação, o que requer, portanto, maior atenção. Esses fatores podem explicar os relatos na literatura médica de menor taxa de crescimento e maior demora para se atingir o resultado final, quando se compara à técnica convencional.[10] Na mão de cirurgiões experientes em FUE, os relatos atuais de taxa de transecção, taxa de crescimento e prazo e resultado final não diferem da técnica convencional.

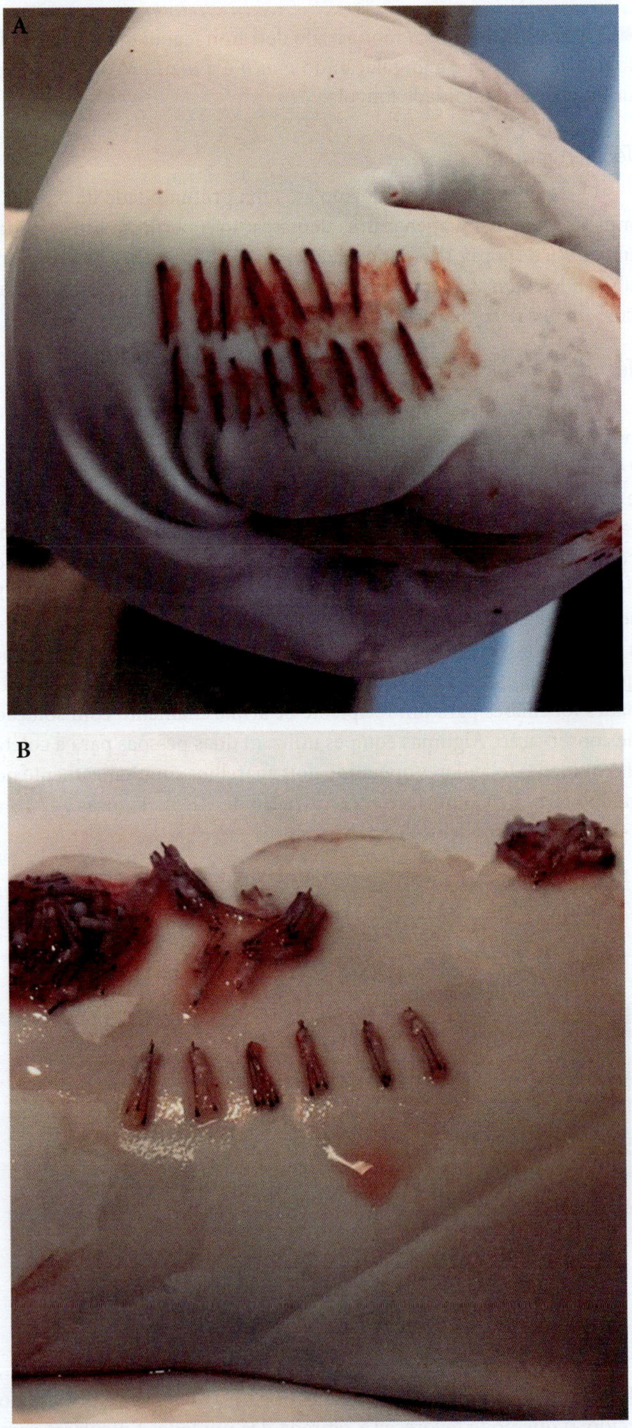

■ **Figura 147.23** (**A** e **B**) Unidades Foliculares extraídas pela técnica FUE.

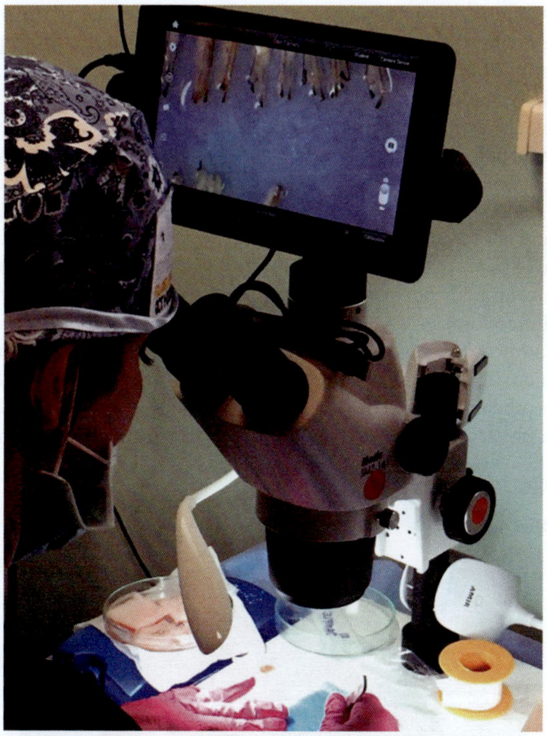

■ **Figura 147.24** Revisão sob microscopia das unidades foliculares extraídas pelo método FUE.

A técnica de implantação pode ser a mesma da técnica FUT, com a confecção das incisões previamente e posterior colocação das unidades foliculares, pode-se usar a técnica chamada *"stick & place"*, na qual faz-se a incisão e imediatamente coloca-se o enxerto, ou ainda a utilização de instrumentos chamados *implanters* (Figura 147.25), que são como canetas nas quais insere-se a unidade folicular e então o cirurgião injeta o enxerto na área receptora, respeitando-se o planejamento prévio.

Ao fim do procedimento, fazemos o curativo com uma bandana e absorventes na área doadora, os quais são removidos na manhã seguinte.

Contraindicações

- **Pacientes com pelos muito encurvados**: nestes casos sugere-se fazer um pequeno transplante de teste com retirada de algumas unidades para avaliar a taxa de transecção. Caso ocorram taxas altas de transecção, deve-se considerar a realização de transplante pela técnica convencional.
- **Remoção de pelos em áreas de cicatrizes**: em decorrência da fibrose ao redor dos folículos, formam-se aderências que mudam sua angulação, tornando a remoção mais difícil com altas taxas de transecção folicular.

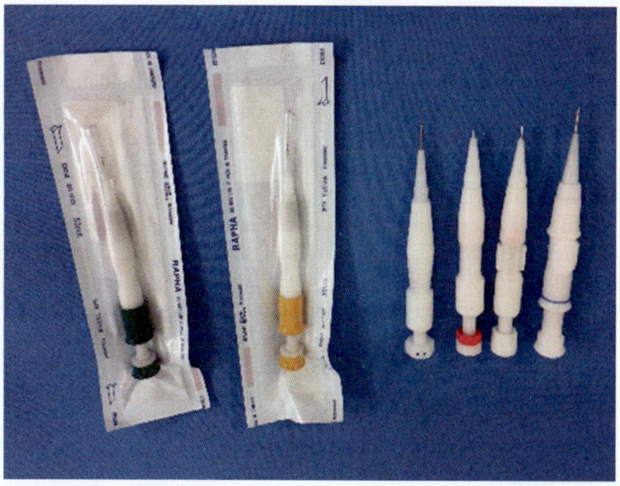

■ **Figura 147.25** Figura que mostra os *implanters*, instrumentos desenvolvidos para a colocação das unidades foliculares na Técnica FUE.

Pós-operatório

A recuperação pós-operatória na FUE é mais rápida do que a da cirurgia convencional. A maioria dos pacientes não requer uso de analgésicos.

No dia seguinte ao procedimento, o paciente começa a lavagem dos cabelos que deve ser diária nos primeiros 15 dias e com algumas precauções. Indicamos o uso de um xampu de triclosan a 1%. A área doadora deve ser esfregada com pressão suave e, a na área receptora não deve haver pressão alguma, deixando-se apenas a espuma do xampu agir por alguns minutos. Deve-se evitar ducha com pressão forte nos primeiros 7 dias após o procedimento e evitar água quente. Aplicação de cremes antibióticos ou vaselina líquida é indicada na área receptora para que as crostas se soltem mais rapidamente, o que em geral ocorre de 5 a 7 dias. Ao soltar as crostas já não se consegue perceber cicatrizes na área doadora e o paciente está apto a se apresentar socialmente.

Observar o aspecto da área doadora mostrado na Figura 147.26.

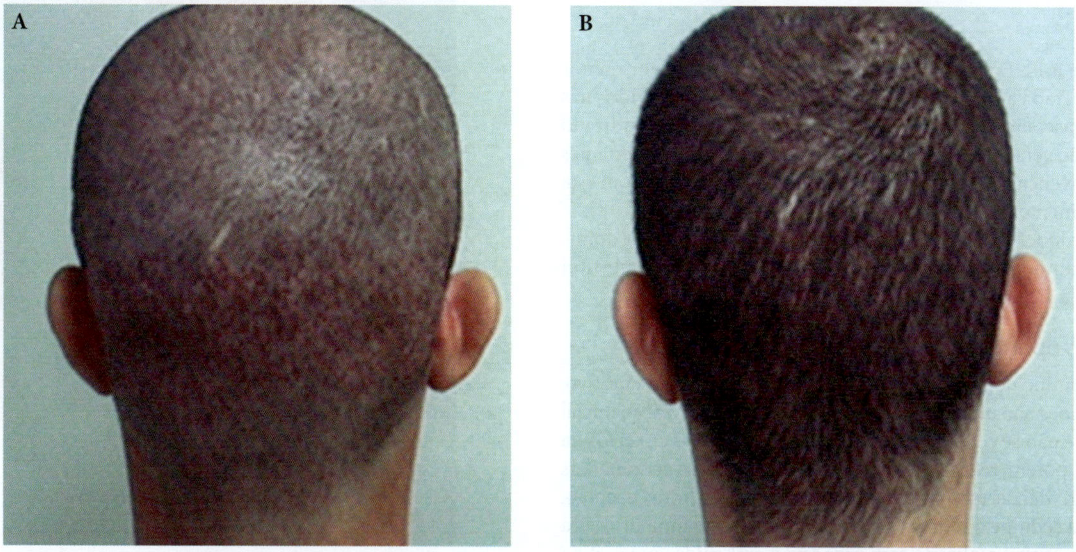

■ **Figura 147.26** Na foto (**A**) aparência da área doadora no pós-operatório imediato. Na foto (**B**), 15 dias após o procedimento já não se observam as microcicatrizes.

Complicações

- **Pseudofoliculite na área doadora**: a cicatrização por segunda intenção das incisões dos *punches* pode obstruir a saída de alguns folículos ao redor. Geralmente de pequena intensidade e que pode ser prevenida ou tratada por esfoliação suave da área doadora com bucha vegetal ao lavar os cabelos, já a partir de 1 semana pós-operatória.
- **Ausência de crescimento ou crescimento deficitário das unidades foliculares**: como os enxertos na FUE são removidos com pouco ou nenhum tecido ao redor, a possibilidade de dano a eles é maior e há relatos na literatura desta possível causa de insucesso com FUE.[28]
- **Cicatrizes visíveis na área doadora**: decorrem principalmente por má técnica: uso de *punches* maiores que 1 mm, retirada de unidades foliculares muito próximas umas das outras e retirada em excesso em uma região se comparada à outra.

Perspectivas

Em 2011, um aparelho robotizado de FUE, chamado **Artas** (Figura 147.27), desenvolvido pela empresa americana Restoration Robotics recebeu aprovação do FDA e começou a ser comercializado nos Estados Unidos. O sistema, apesar de ser operado pelo médico assistente, proporciona-lhe mais conforto e possibilita maior velocidade de extração de unidades foliculares aliada à baixa taxa de transecção. Desde seu desenvolvimento vem apresentando notável desenvolvimento, com novas versões que o colocam como uma importante ferramenta para a realização da técnica FUE.

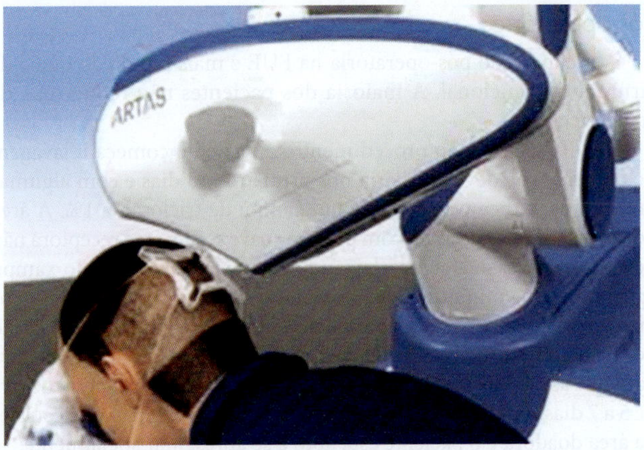

■ **Figura 147.27** Artas Robotic System*.

Conclusão

Apesar de a FUE necessitar de uma estrutura física bem menor quando comparada ao grande número de profissionais envolvidos nas equipes de gigasessões da técnica convencional, a curva de aprendizado para o cirurgião geralmente é mais difícil. Muitos cirurgiões experientes na técnica convencional relatam grande dificuldade ao iniciar com este novo procedimento.

Como qualquer técnica, a FUE é mais uma no arsenal a ser dominada pelos cirurgiões de restauração capilar, e que ainda não substitui por completo a cirurgia convencional.[29]

Manejo pós-operatório

Após o término do procedimento, pode-se ou não colocar curativo. Muitos cirurgiões não utilizam, pois defendem que a cicatrização inicial é mais rápida e não se corre o risco de haver aderência dos enxertos na gaze. Quando, porém, realizamos megasessões sob sedação acreditamos ser mais seguro deixar um curativo de proteção por 24 horas e, então, um membro da equipe o retira cuidadosamente e faz-se uma primeira lavagem. O curativo é realizado com gaze rayon embebida em vaselina líquida, sobre esta coloca-se uma camada de gaze seca e então uma atadura elástica.[30]

Quando se faz a retirada e a lavagem, fornecemos ao paciente xampus específicos e óleo mineral para facilitar a saída das crostas que se formam nos primeiros dias.

Na região da sutura orienta-se a utilização de creme cicatrizante duas vezes ao dia. O couro cabeludo deve ser lavado diariamente com água morna e orientamos a utilização de secador de cabelos com vapor frio. O paciente é orientado sobre os fios começarem a crescer e então caem, sendo que os fios novos começam a crescer a partir de cerca de 4 semanas após a cirurgia, quando, então, recomendamos a utilização de Minoxidil a 5% diariamente para auxiliar no crescimento e no aumento de espessura dos novos fios. O resultado final será percebido cerca de 8 a 12 meses após a cirurgia.

As fotos dos pacientes a seguir mostram resultados de cirurgias realizadas com a técnica convencional, isto é, retirando-se a faixa de couro cabeludo e a partir desta separando-se as unidades foliculares com a utilização de microscópios específicos para essa finalidade.

Resultados

Paciente 1 (Figura 147.28)

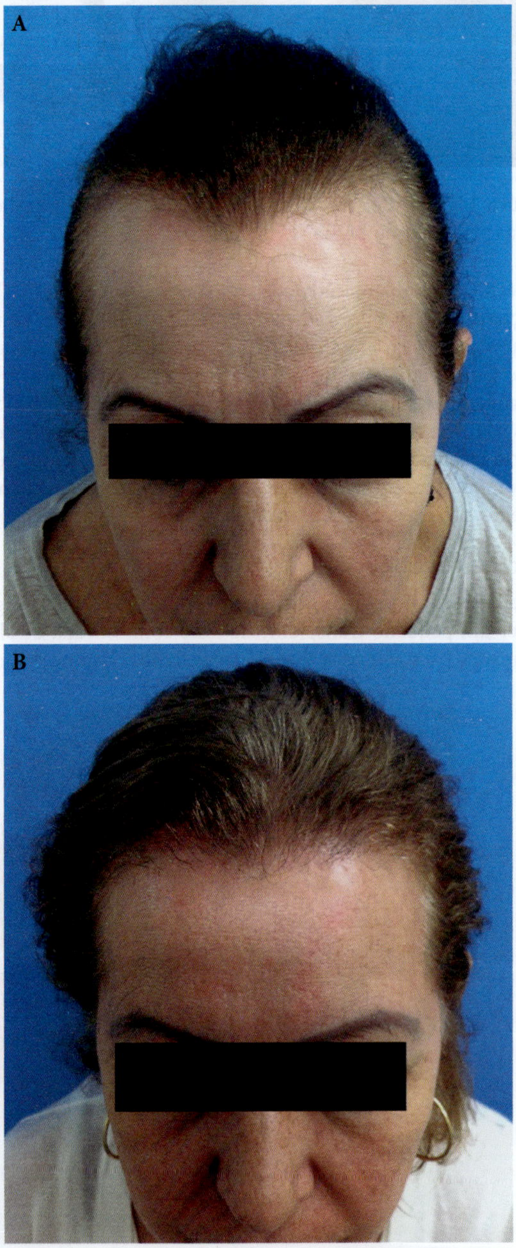

■ **Figura 147.28** (**A** e **B**) Paciente feminina submetida a uma sessão com a colocação de 1.678 unidades foliculares (Técnica FUT).

Paciente 2 (Figura 147.29)

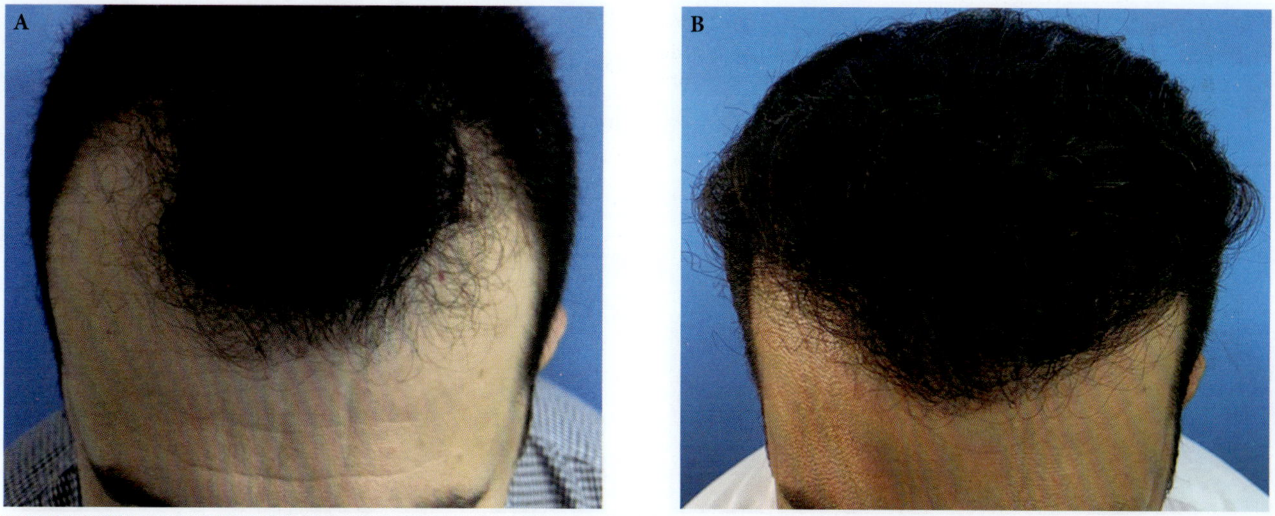

■ **Figura 147.29** (**A** e **B**) Paciente masculino submetido a uma sessão pela Técnica FUE com a colocação de 1.678 unidades foliculares.

Paciente 3 (Figura 147.30)

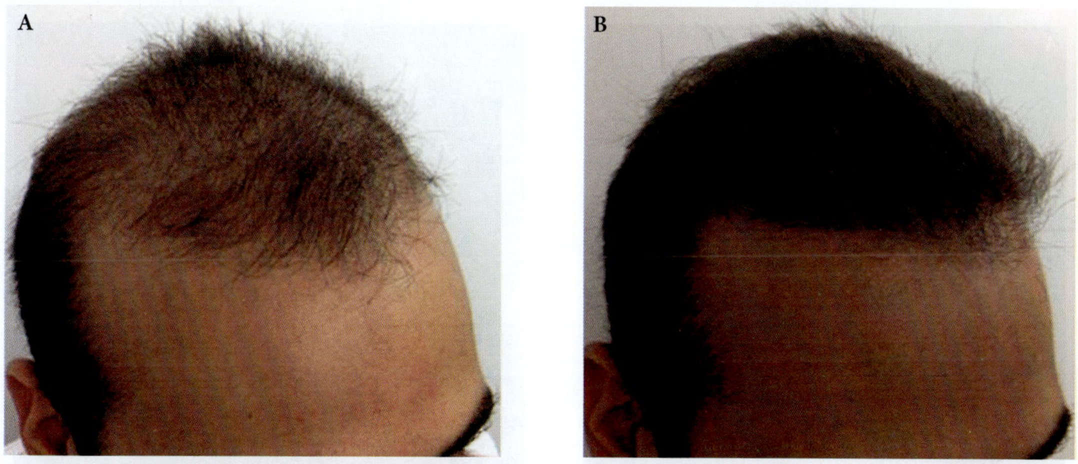

■ **Figura 147.30** (**A** e **B**) Paciente masculino submetido à sessão pela Técnica FUE com a colocação de 1.877 unidades foliculares.

Paciente 4 (Figura 147.31)

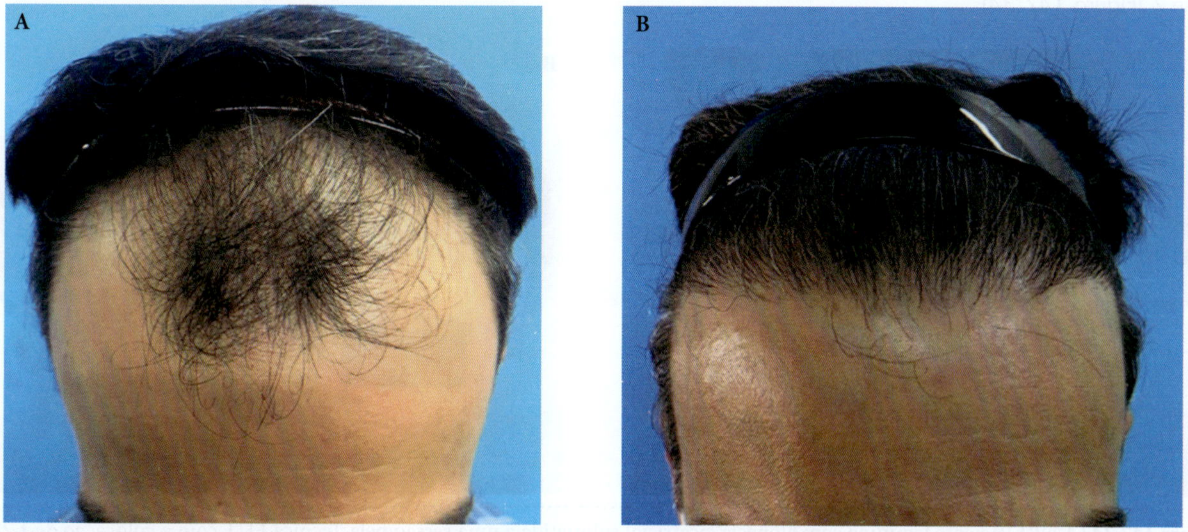

■ **Figura 147.31** (**A** e **B**) Paciente masculino submetido à Técnica FUE com a colocação de 2.690 unidades foliculares.

Paciente 5 (Figura 147.32)

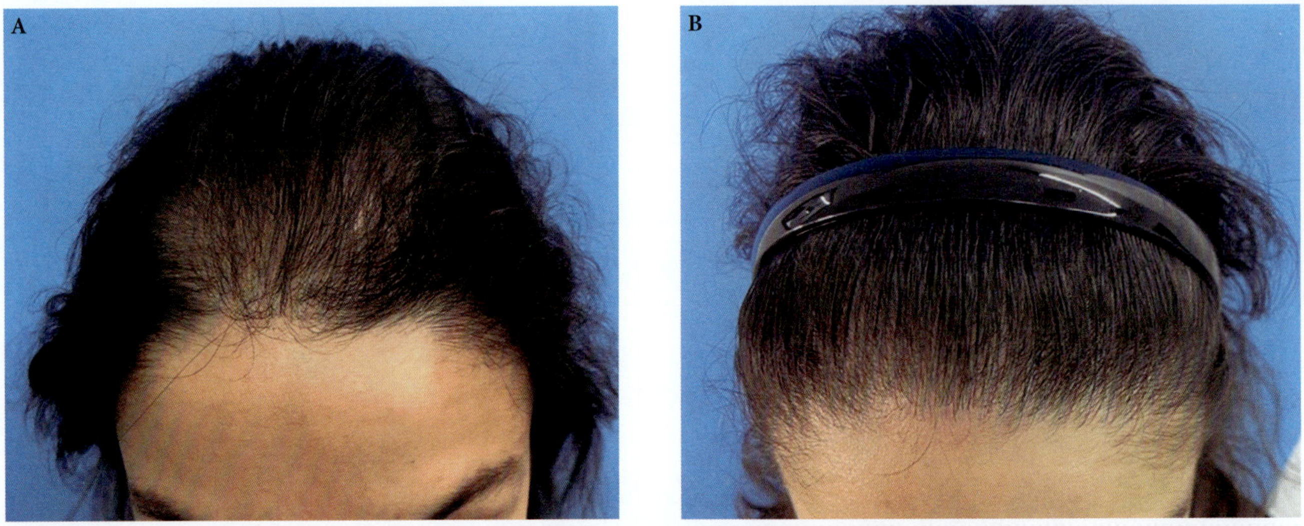

■ **Figura 147.32** (A e B) Paciente feminina submetida a uma sessão com a Técnica FUT com a colocação de 2.147 unidades foliculares.

Paciente 6 (Figura 147.33)

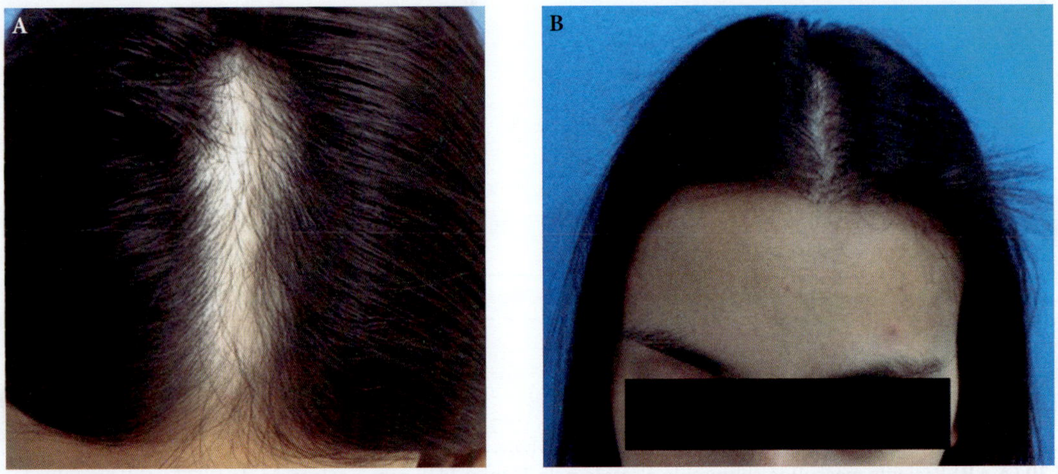

■ **Figura 147.33** (A e B) Paciente feminina submetida à colocação de 1.083 unidades foliculares pela Técnica FUE para correção de cicatriz de esclerodermia.

Paciente 7 (Figura 147.34)

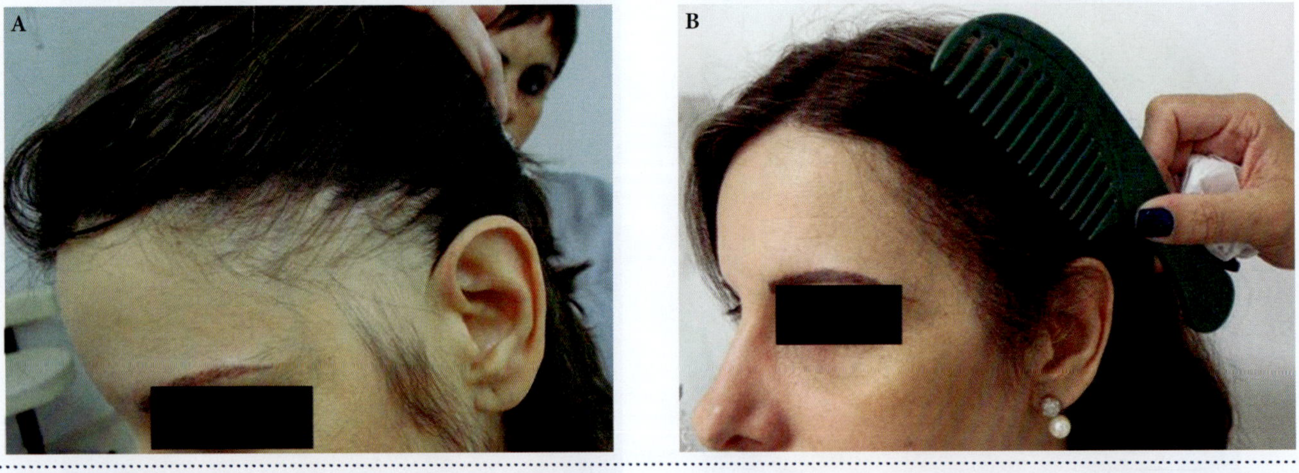

■ **Figura 147.34** (A e B) Paciente feminina com alopecia cicatricial submetida a uma sessão pela Técnica FUT com a colocação de 1.289 unidades foliculares.

Paciente 8 (Figura 147.35)

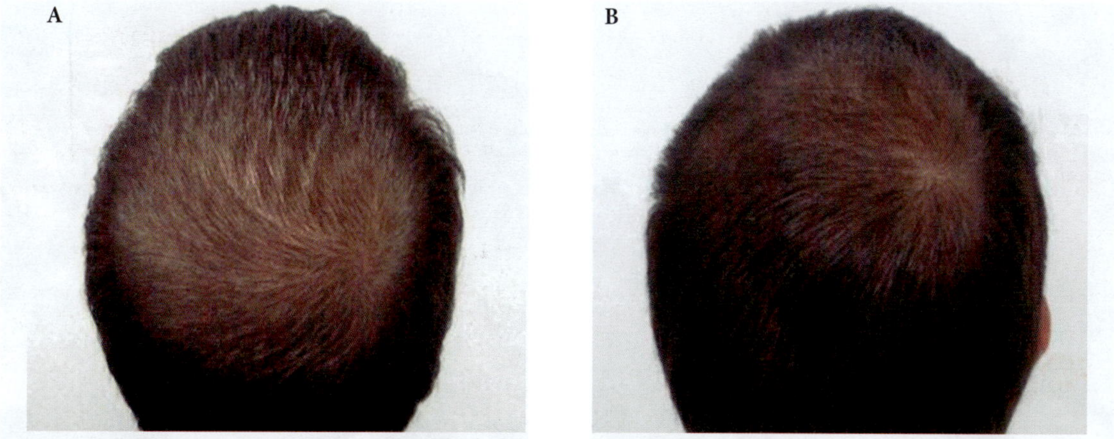

■ **Figura 147.35** (A e B) Paciente masculino submetido a uma sessão em vértex pela Técnica FUT com a colocação de 1.753 unidades foliculares.

Paciente 9 (Figura 147.36)

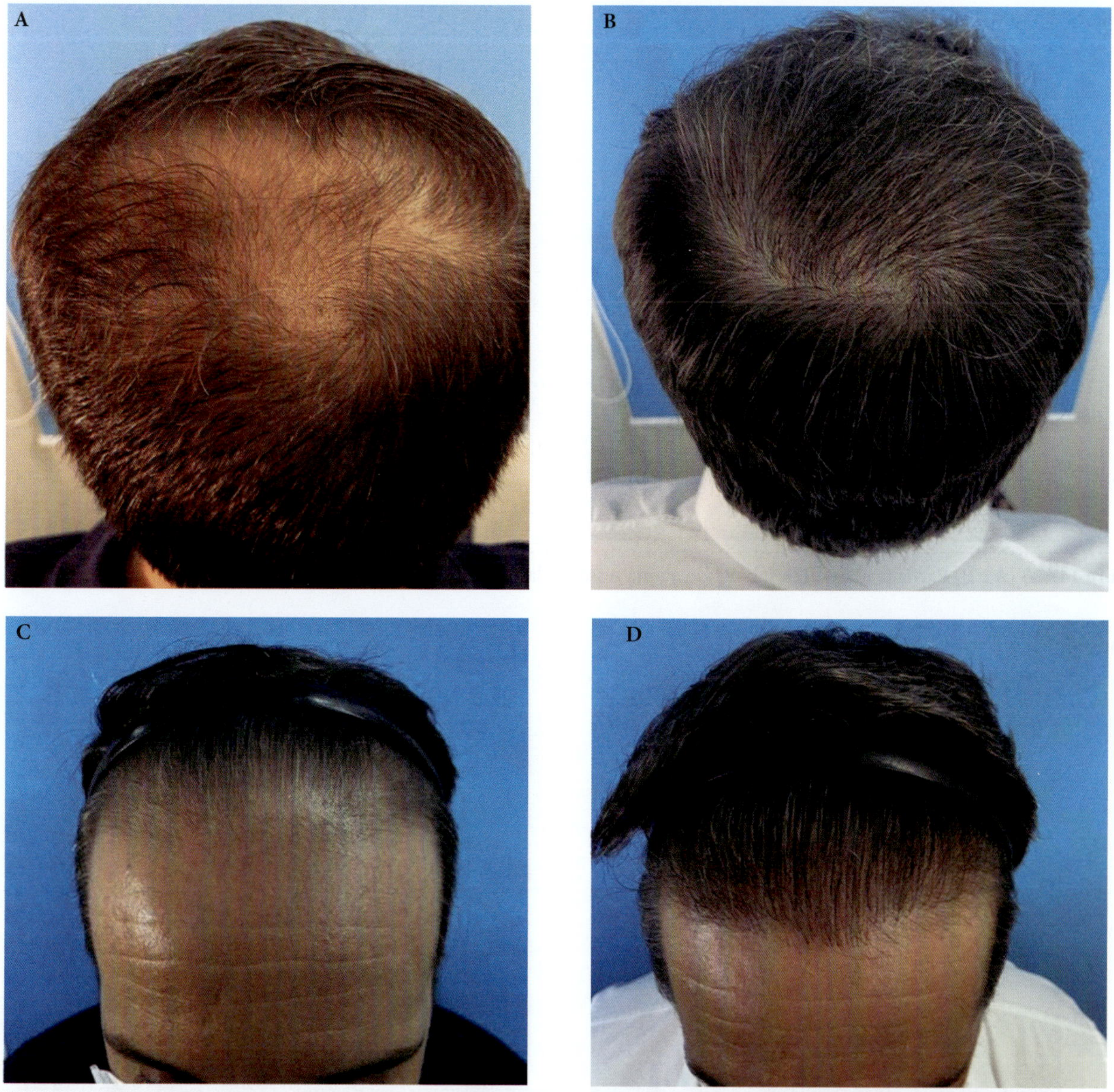

■ **Figura 147.36** (A, B, C e D) Paciente masculino submetido a uma sessão pela Técnica FUE com a colocação de 1.357 unidades foliculares na região do vértex e 1.684 unidades foliculares na região frontal.

Paciente 10 (Figura 147.37)

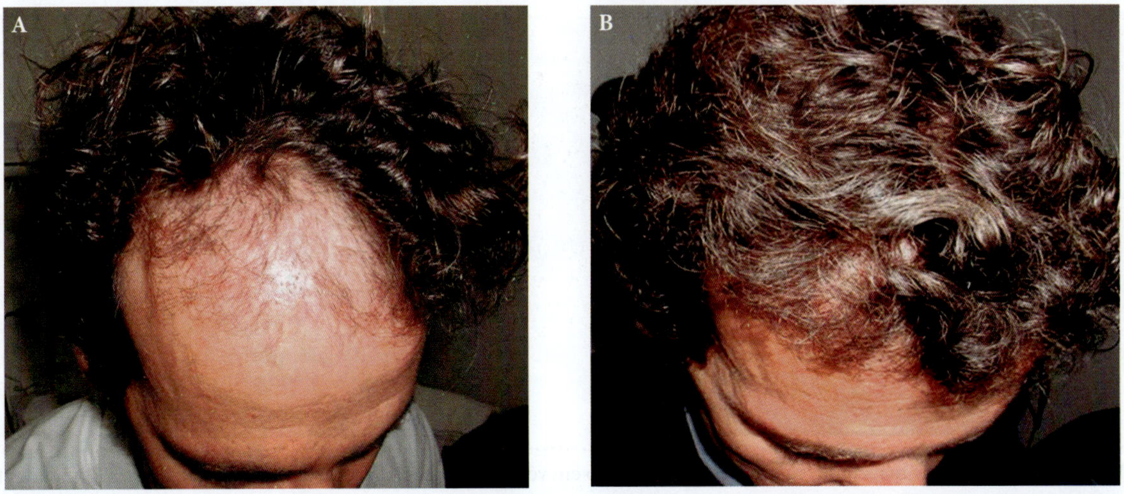

■ **Figura 147.37** (**A** e **B**) Paciente masculino submetido a duas sessões pela Técnica FUT com a colocação total de 2.879 unidades foliculares.

Paciente 11 (Figura 147.38)

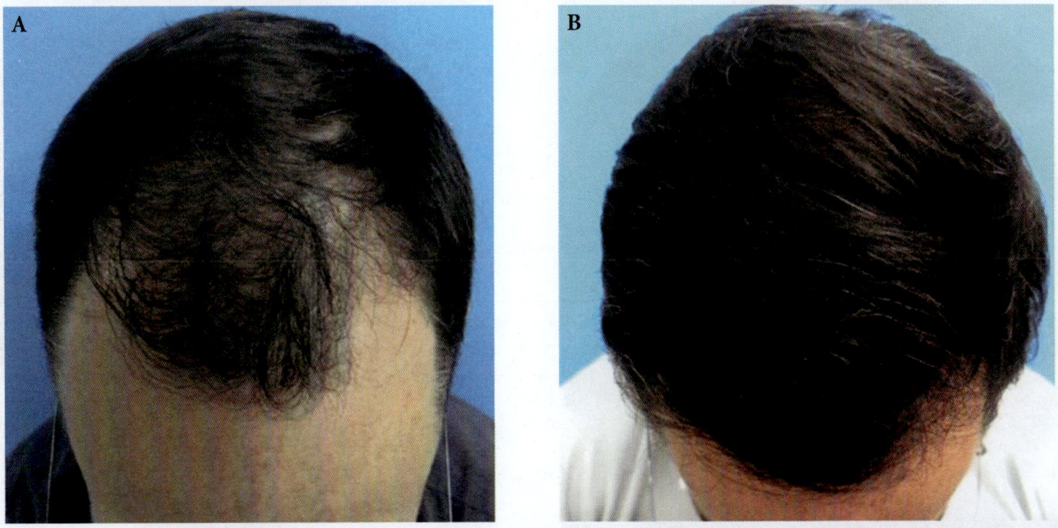

■ **Figura 147.38** (**A** e **B**) Paciente masculino submetido a uma sessão pela Técnica FUE com a colocação de 2.721 unidades foliculares.

Paciente 12 (Figura 147.39)

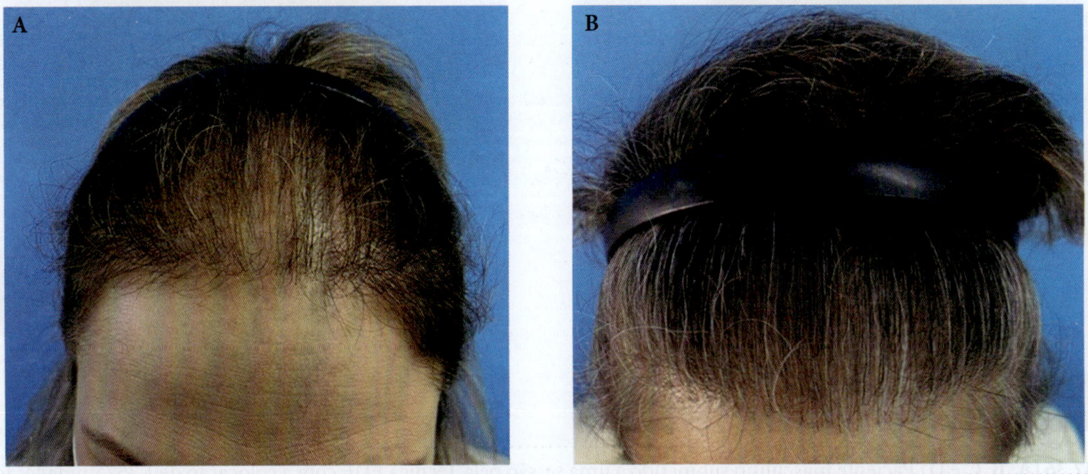

■ **Figura 147.39** (**A** e **B**) Paciente feminina submetida à Técnica FUT com a colocação de 2.467 unidades foliculares.

Paciente 13 (Figura 147.40)

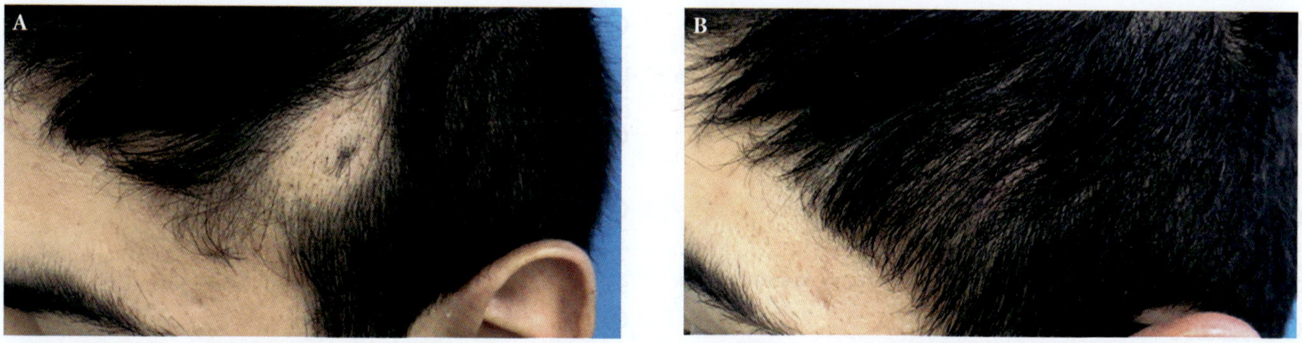

■ **Figura 147.40 (A e B)** Paciente masculino submetido à técnica FUE para correção de alopecia triangular congênita.

Paciente 14 (Figura 147.41)

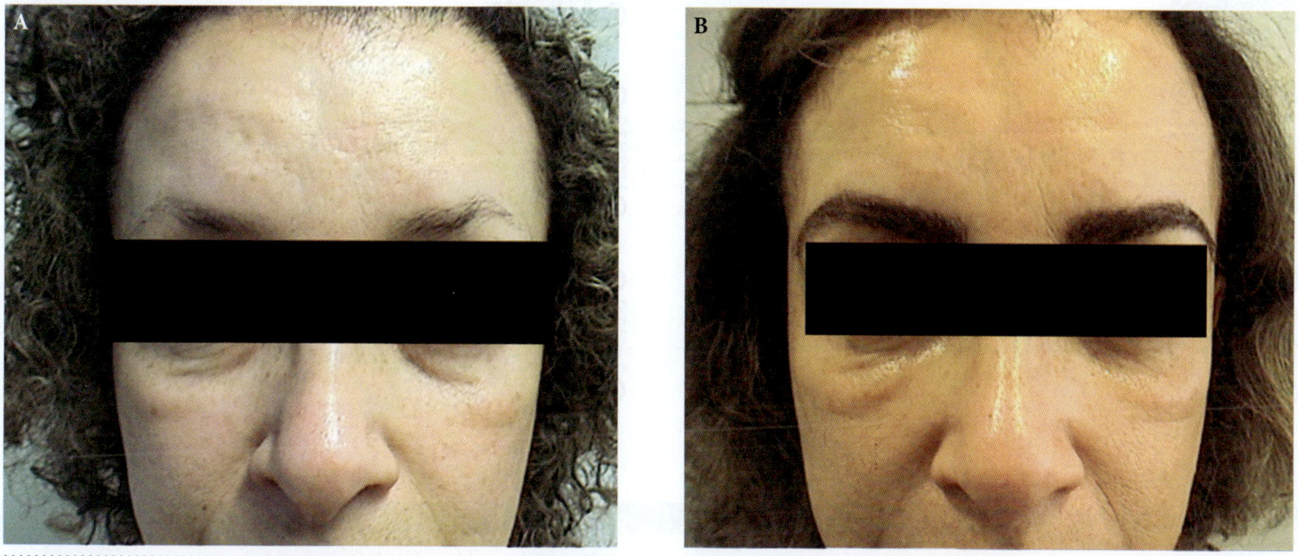

■ **Figura 147.41 (A e B)** Transplante de sobrancelhas.
Fonte: Cortesia do Dr. José Rogério Régis (Belo Horizonte).

Paciente 15 (Figura 147.42)

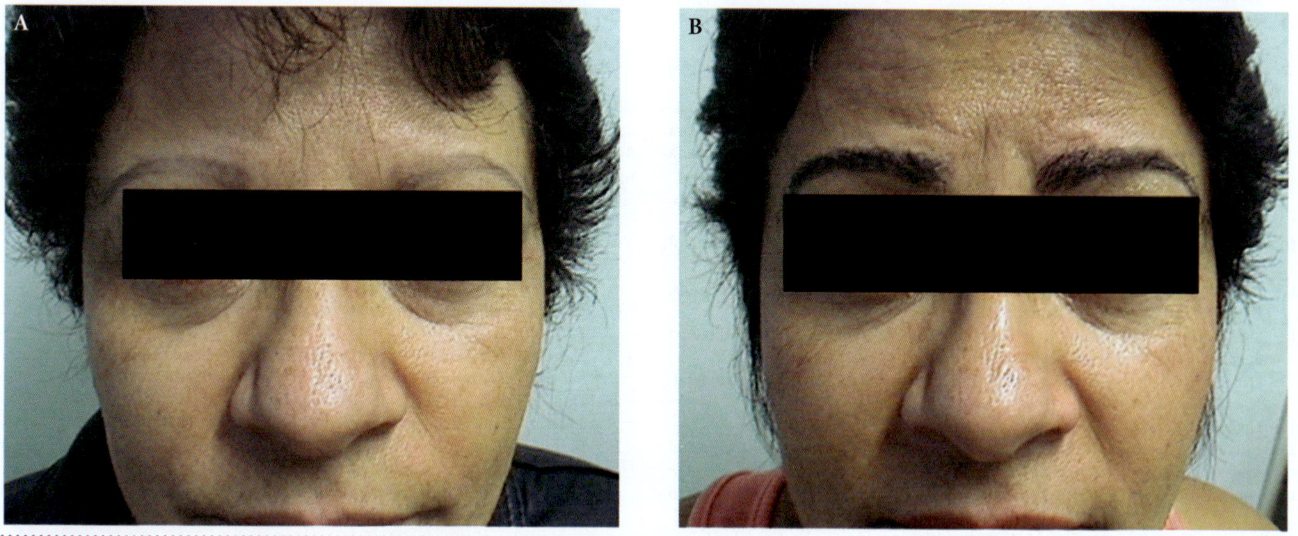

■ **Figura 147.42 (A e B)** Transplante de sobrancelhas.
Fonte: Cortesia do Dr. José Rogério Régis (Belo Horizonte).

Técnica FUE (**Vídeos 147.1 a 147.10**)

■ **Vídeo 147.1** Pintura da área doadora com caneta para melhor visualização das unidades foliculares.

■ **Vídeo 147.2** Limpeza com álcool da área doadora.

■ **Vídeo 147.3** Limpeza com álcool da área doadora.

■ **Vídeo 147.4** Visualização unidades foliculares.

■ **Vídeo 147.5** Excisão das unidades foliculares.

■ **Vídeo 147.6** Extração das unidades foliculares.

■ **Vídeo 147.7** Confecção dos orifícios em que serão colocadas as unidades foliculares.

■ **Vídeo 147.8** Colocação das unidades foliculares com *implanters.*

■ **Vídeo 147.9** Colocação das unidades foliculares com *implanters.*

■ **Vídeo 147.10** Colocação das unidades foliculares com *implanters.*

Referências bibliográficas

1. Seery GE. Surgical Anatomy of the scalp. Dermatol Surg. 2001;28:581-587.
2. Seery GE. Scalp surgery: anatomic and biomechanical considerations. Dermatol Surg. 2001;27:827-834.
3. Frechet P. Minimal scars for scalp surgery. Dermatol Surg. 2007;33:45-55, discussion 6.
4. Seage DJ, Simmons C. Local anestesia in hair transplantation. Dermatol Surg. 2002;28:320-328.
5. Pereira JM. Introdução à Tricologia. In: Pereira JM, editor. Propedêutica das Doenças dos Cabelos e do Couro Cabeludo. Atheneu; 2001. p. 1-2.
6. Dawber R, Van Neste D. Hair Science. Hair and Scalp disorders. 2 ed. Singapore: Imago; 1995. p. 1-121.
7. Unger WP. The History of hair transplantation. Dermatol Surg. 2000;26(3):181-88.
8. Le Voci F. Avaliação comparativa de folículos pilosos das áreas doadora e receptora em transplante capilar. Dissertação (Mestrado). São Paulo: Faculdade de Medicina da USP – Departamento de Dermatologia; 2001.
9. Orentreich N. Autografts in alopecias and other selected dermatological conditions. Ann NY Acad Sci 1959;83:462.
10. Headington JT. Transverse microscopic anatomy of the scalp. Arch Dermatol 1984;120:449-56.
11. Barrera A. Hair Transplantation: The art of micrografting and minigrafting. StLouis, USA: Quality Medical Publishing; 2002.
12. Swinehart JM. Color Atlas of Hair Restoration Surgery. Stanford, CT, USA: Appleton & Lange, Simon and Schuster; 1996.
13. Haber RS, Stough DB. Procedures in Cosmetic Dermatology – Hair Transplantation. Elsevier Saunders, 2006.
14. Unger WP, Shapiro R. Hair Transplantation. Informa Heathcare; 2011.
15. Lattanand A, Johnson WC. Male pattern alopecia: a histopathologic and histochemical study. J Cutan Pathol. 1975;2:58-70.
16. Limmer BL. Elliptical donor stereoscopically assisted micrografting as an approach to further refinement in hair transplantation. J Dermatol Surg Oncol. 1994;20:789-93.
17. Frechet P. Donor harvesting with invisible scars. Hair Transplant Forum Int 2005;15:119-120.
18. Marzola M. Trichophytic closure of the donor area. Hair Transplant Forum Int 2005;15:113-116.
19. Bisaccia E, Scarborough D. Hair transplant by incisional strip harvesting. J Dermatol Surg Oncol. 1994;20:443-48.
20. Gandelman M. Light and eléctron microscopic analysis of controlled injury to folicular units grafts. Dermatol Surg. 2000;26:25-31.
21. Pitchon M. Preview long hair unit transplantation: an immediate temporary vision of the best possible final result. Hair Transplant Forum Int 2006;16(4):113-115.
22. Uebel CO. Ação do plasma rico em plaquetas e seus fatores de crescimento na cirurgia dos microimplantes capilares. (Tese de Doutorado). Porto Alegre-RS: Pontíficia Universidade Católica; 2006.
23. Norwood OT. Patient selection, hair transplant design, and hairstyle. J Dermatol Surg Oncol. 1992;18(5):386-394.
24. Rassman WR, Bernstein RM et al. Follicular Unit extraction: minimally invasive surgery for hair transplantation. Dermatol Surg. 2000;28:720-28.
25. Inaba M. Androgenetic Alopecia: modern concepts of pathogenesis and treatment. Springer-Verlag; 1996. Chapter 29. p. 238-45.
26. Harris JA. Follicular Unit Extraction: the Safe System. Hair Transplant Forum Int 2004;14:157-164.
27. Harris JA. New methodology and instrumentation for folicular unit extraction. Lower follicle transection and expanded patient candidacy. Dermatol Surg. 2006;32:56-62.
28. Onda M, Igawa HH et al. Novel technique of folicular unit hair transplantation with a powered punching device. Dermatol Surg. 2008;34:1683-88.
29. Beehner M Comparison of survival of FU grafts trimmed chubby, medium and skeletonized. Hair Transplant Forum Int 2010;20:6-7.
30. Elliot RM et al. Advance use of tissue adhesive in hair transplantation. J Dermatol Surg Oncol. 1993;19(9):853-58.

capítulo 148

Nelson Marcos Ferrari Junior

Cirurgia Dermatológica em Áreas Especiais

PÁLPEBRAS

Como em todas as reconstruções, a região palpebral permite várias opções de reparo. Mais importante do que descrever cada uma delas é apresentar algumas manobras que podem auxiliar na reconstrução dessa área, que apresenta alguns desafios, pois se trata de região anatomicamente complexa, com margens livres facilmente distorcidas na reconstrução, além de papel importante na cosmética facial e função de proteção do globo ocular.

As pálpebras superiores geralmente apresentam redundância de pele, permitindo os fechamentos diretos. Em defeitos maiores nessa área, torna-se necessária a confecção de enxertos ou retalhos.[1] Já as pálpebras inferiores representam desafio considerável ao cirurgião dermatológico, pelo risco da formação de ectrópio.

O ectrópio (Figura 148.1) é uma complicação cosmética e funcional relativamente comum. Múltiplos fatores contribuem para sua ocorrência, como: tensão mecânica exagerada, incidindo na margem livre da pálpebra durante o reposicionamento dos tecidos, ação da gravidade, edema, contração da ferida e presença de flacidez na pálpebra inferior.

A flacidez na pálpebra inferior, por sua vez, é decorrência da perda do tônus do músculo orbicular do olho, da diminuição da elasticidade da pele e da frouxidão dos tendões cantais, alterações muito comuns em idosos, e que devem sempre ser identificadas, pois pálpebras com flacidez têm capacidade reduzida em resistir às tensões geradas no fechamento dos defeitos cirúrgicos.

Antes da cirurgia, três testes podem auxiliar na identificação de flacidez na pálpebra inferior e, consequentemente, indicar os pacientes com maior risco de ectrópio.

Teste *scleral show*

O primeiro teste é a avaliação da existência de *scleral show* (Figura 148.2). Com o paciente sentado ou em pé, com a face voltada para frente e o olhar para o horizonte, deve-se verificar se há esclera visível entre a borda da pálpebra inferior e o limbo. O normal é que a pálpebra inferior cubra 1 mm do limbo. Caso haja mais de 1 mm de esclera visível, é provável que haja flacidez palpebral significativa.

Teste *snap-back*

O segundo teste é o teste de *snap-back*. Ele avalia principalmente a resiliência do músculo orbicular e da pele. Com o paciente sentado ou em pé, a pele da pálpebra inferior é tracionada, pelo dedo indicador, em direção inferior, e então solta (Figura 148.3 A). O normal é que ela retorne imediatamente a repousar sobre o globo ocular. Resultado alterado, que demonstra flacidez, é o retorno lento ou somente após piscar ou manipular a pálpebra (Figura 148.3 B).

Teste *lid distraction*

O terceiro teste é o *lid distraction*. Ele avalia principalmente os tendões cantais. Com o indicador e o polegar, a pele da pálpebra inferior é pinçada e tracionada em direção anterior e inferior (Figura 148.4 A). Caso seja possível deslocá-la mais de 8 mm medidos a partir do globo ocular há flacidez (Figura 148.4 B).

O risco de ocorrência de ectrópio também pode ser avaliado no intraoperatório através de uma manobra simples. Após a realização de uma pré-sutura, orientar o paciente a flexionar a cabeça para trás, mantendo os olhos e boca bem abertos. Nessa posição, ocorre máxima tração da pele da pálpebra inferior, e qualquer deslocamento causado pela reconstrução pode ser identificado (Figura 148.5). A manobra pode ser feita em decúbito, mas o ideal é realizá-la com a cabeça na posição vertical, para verificar também o efeito da gravidade.

Algumas opções de reconstrução para a região são a cicatrização por segunda intenção, sutura borda a borda, sutura com desvio de compensação, sutura de suspensão, retalhos e enxertos. O objetivo comum é impedir que os vetores de força do fechamento incidam sobre as bordas livres das pálpebras, causando deformações.

CICATRIZAÇÃO POR SEGUNDA INTENÇÃO

O método mais simples de reconstrução é deixar que a cicatrização ocorra por segunda intenção, o que proporciona bons resultados em superfícies côncavas, sendo indicada para lesões pequenas, menores que 1 cm, localizadas no canto medial, desde que o defeito esteja igualmente disposto acima e abaixo da linha cantal, para que os vetores de contração da ferida se anulem e não causem tração das estruturas vizinhas. Porém isso prolonga o tempo de recuperação, e em algumas situações é preferível o fechamento direto, abreviando-se este período[2] (Figura 148.6). Deve-se ter cautela, pois a contração na segunda intenção é grande, o que pode ocasionar tração de estruturas adjacentes.

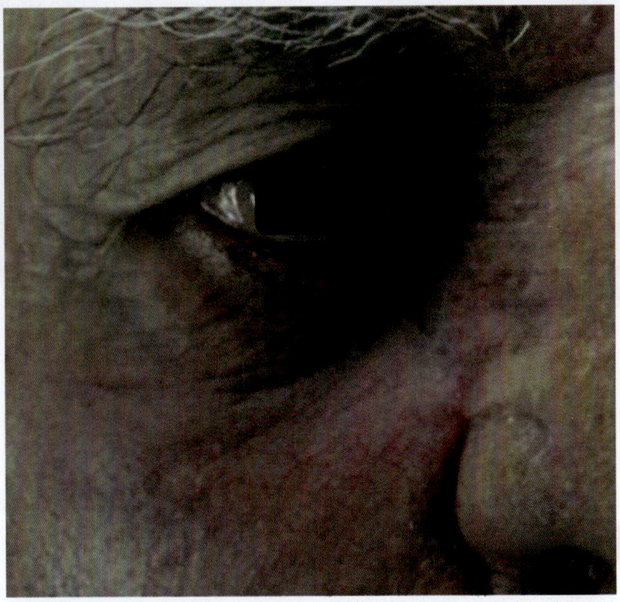

■ **Figura 148.1** Ectrópio após exérese de carcinoma basocelular em pálpebra inferior.

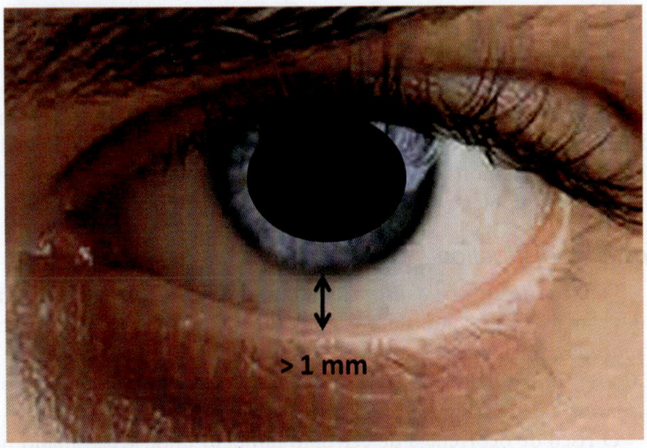

■ **Figura 148.2** Teste *scleral show*: mais de 1 mm de esclera visível entre o limbo e a borda da pálpebra inferior.

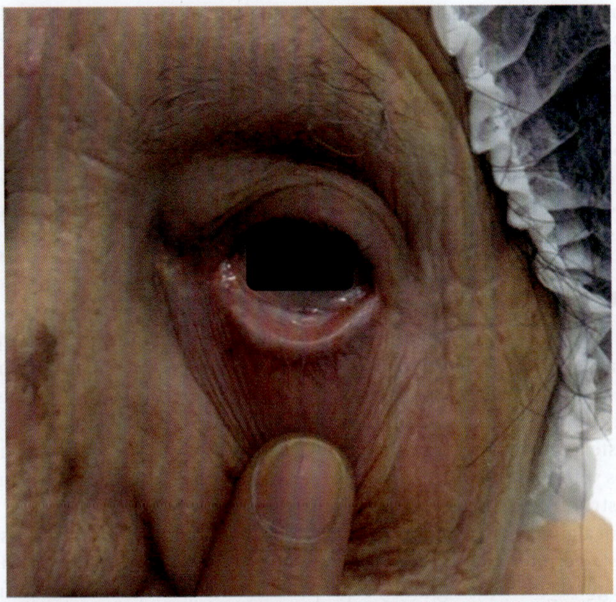

■ **Figura 148.3A** Teste *snap-back*: dedo indicador tracionando a pálpebra inferior em direção inferior.

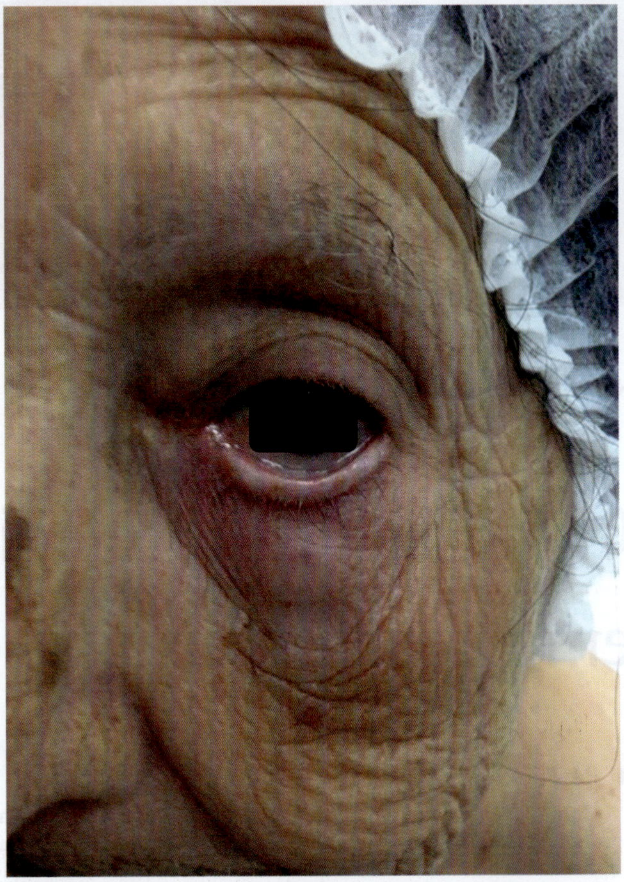

■ **Figura 148.3B** Teste *snap-back*: pálpebra inferior não retorna espontaneamente a repousar sobre a conjuntiva do globo ocular.

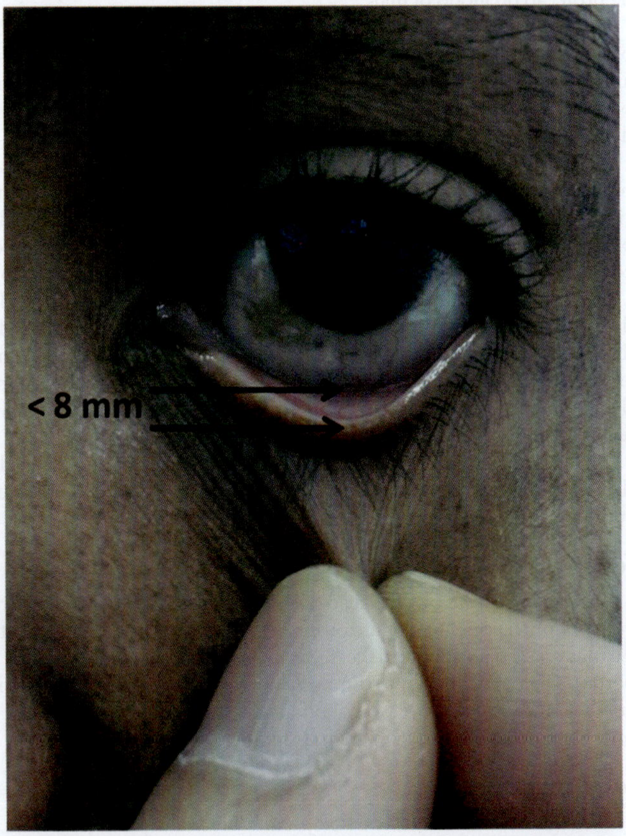

■ **Figura 148.4A** Teste *lid distraction*: pálpebra inferior pinçada pelos dedos indicador e polegar e tracionada em direção anteroinferior.

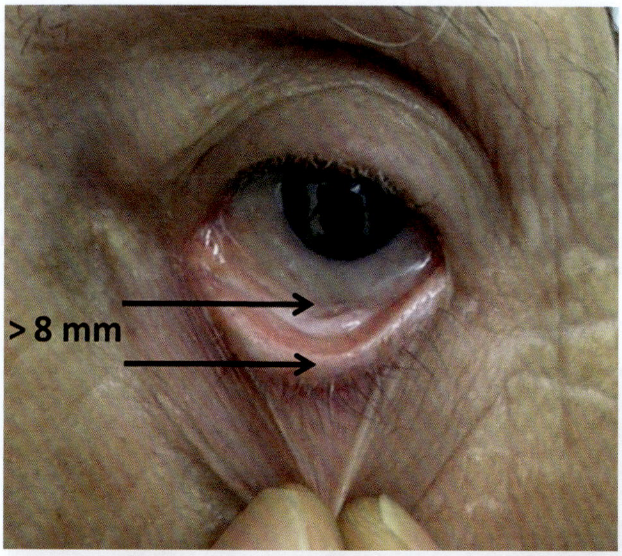

■ **Figura 148.4B** Teste *lid distraction*: pálpebra inferior deslocada em mais de 8 mm com a manobra.

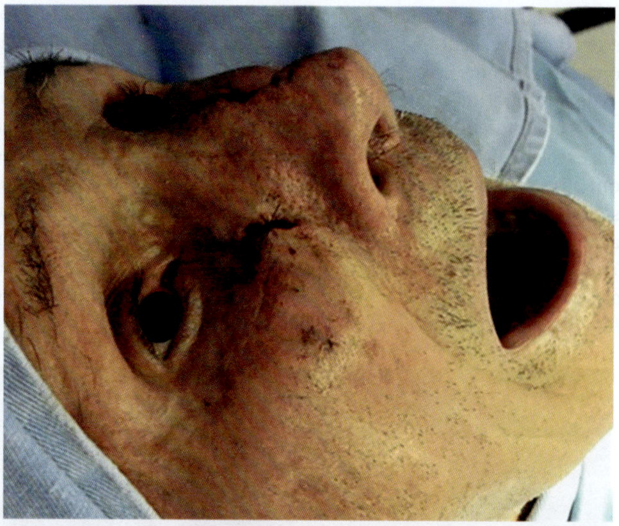

■ **Figura 148.5** Manobra intraoperatória: cabeça estendida com olhos e boca abertos evidenciam tensão exagerada na pálpebra inferior e risco de ectrópio na reconstrução.

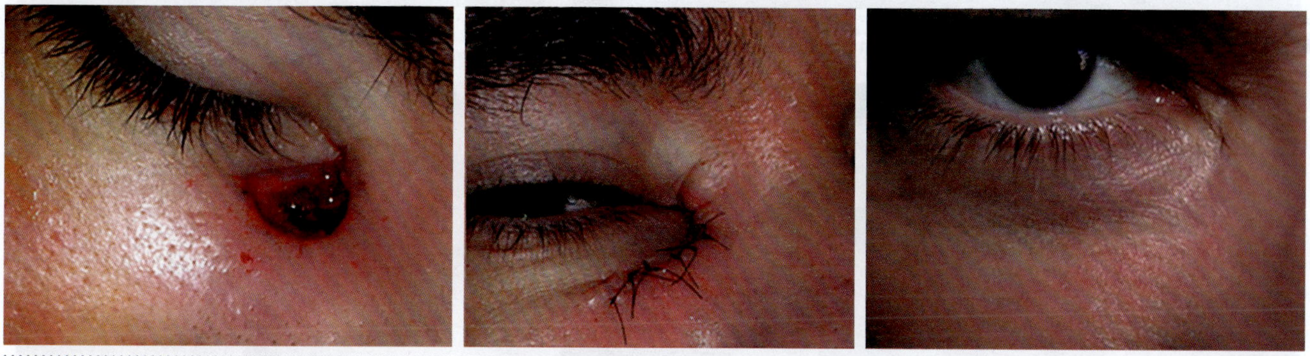

■ **Figura 148.6** Descolamento e fechamento direto de epicanto.

SUTURA BORDA A BORDA

Na sutura borda a borda, o ideal é colocar uma excisão fusiforme paralela às linhas de tensão da pele relaxada. Nessa situação há máxima extensibilidade da pele para o fechamento e menor tensão durante a cicatrização. O fuso também pode ser orientado seguindo uma ruga, sulco natural ou entre os limites de unidades cosméticas.

A não ser que haja grande redundância de pele, é muito comum que ocorram retrações das margens livres das pálpebras, com o fechamento primário, seguindo as linhas de tensão da pele relaxada, sendo necessário lançar mão de algumas manobras.

SUTURA COM DESVIO DE COMPENSAÇÃO

Os fechamentos primários podem ser dispostos na posição vertical, apesar de as rugas estarem dispostas horizontalmente, para se evitar a eversão da borda palpebral,[1,3] manobra denominada sutura com desvio de compensação. Pode ser usada quando a sutura borda a borda, seguindo as linhas de tensão da pele relaxada, causa distorções em pálpebras ou sobrancelha. O objetivo é desviar o vetor de tensão de fechamento para que ele deixe de incidir sobre essas estruturas. Isso é alcançado posicionando o fuso de maneira perpendicular ou oblíqua às margens das pálpebras, de modo que as suturas fiquem paralelas a elas. O contraponto é a formação de orelhas de cachorro maiores.

SUTURA DE FIXAÇÃO NO PERIÓSTEO (SUTURA DE SUSPENSÃO)

A sutura de fixação no periósteo, ou sutura de suspensão, é outra maneira de impedir que o vetor de tensão de fechamento desloque pálpebras ou sobrancelha. Aqui, o vetor de tensão de fechamento é todo direcionado ao periósteo. Pode ser usado no fechamento borda a borda ou nos retalhos. A sutura é feita passando-se a agulha por baixo do periósteo e na derme da borda da ferida contralateral à margem livre. Os locais mais apropriados para sutura no periósteo são o osso frontal, parede lateral da órbita, arco zigomático, eminência malar, processo frontal da maxila e osso nasal. Na passagem da agulha pelo periósteo, é necessária cautela com a inervação e vascularização local.

Os retalhos, como dito, apresentam resultados cosméticos e funcionais superiores aos enxertos, porém são tecnicamente de execução mais difícil. É importante sempre planejar o retalho de modo que o vetor de tensão de fechamento não incida sobre as margens das pálpebras, causando distorções.

Os retalhos de avanço são essenciais nessa localização, pois a linha de tensão resultante é horizontal, não pesando na borda palpebral. Retalhos A-T podem ser úteis para defeitos parciais pequenos, e, nos defeitos grandes, utiliza-se o retalho de McGregor[1] (Figura 148.7).

Os retalhos de rotação são muito usados, pois a linha de tensão também é horizontal, distribuída nos defeitos primário e secundário. O inconveniente é a necessidade de serem 3 a 4 vezes maiores que o defeito primário, prolongando a extensão da cicatriz. Para defeitos parciais da pálpebra, os retalhos O-Z e o clássico Mustardé são bastante úteis[2] (Figura 148.8).

Retalhos A-T utilizando as rugas, de rotação com *back-cut*, utilizando a pele da glabela, e retalho de transposição de Limberg, Dufourmentel ou ainda Webster 30 graus podem ser utilizados também se valendo da pele redundante da glabela, que permite fechamento direto do defeito secundário com facilidade[1,2,4] (Figura 148.9).

Os retalhos de pedículo subcutâneo podem ser empregados por serem de fácil execução. Eles devem ser fixados na face lateral do nariz com alguns pontos no periósteo, para evitar que o seu peso recaia sobre a pálpebra inferior, o que pode resultar em ectrópio[2] (Figura 148.10).

Os enxertos são tecnicamente de simples execução e uma boa opção pela excelente vascularização da região, pois esta lhes fornece um leito com ótima nutrição. A escolha é preferencialmente pelos enxertos de espessura total, pois apresentam menor contração durante a cicatrização que os enxertos de espessura parcial. Os resultados dependem da escolha da área doadora, que deve ter a pele com as características mais semelhantes às da área receptora. Deve-se levar em consideração a cor, espessura, textura e grau de dano actínico. Para as pálpebras, a primeira escolha para área doadora é a pele da pálpebra do olho oposto, se houver redundância de pele suficiente. A próxima escolha é a pele retroauricular ou pré-auricular.

Também é importante o dimensionamento correto do enxerto: enxertos menores que o leito podem tracionar a pálpebra no fechamento ou com a contração durante a cicatrização.

O paciente deve ser informado das alterações que irão ocorrer no pós-operatório. Edema, equimose e pequenos hematomas não são considerados complicações e sim alterações esperadas em cirurgias na região.

O repouso com a cabeça elevada e compressas frias minimizam a intensidade dessas alterações.

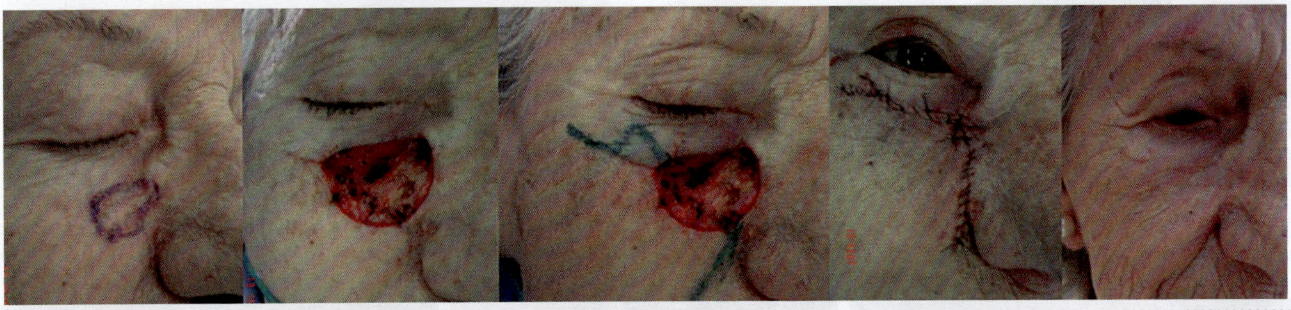

■ **Figura 148.7** Retalho de avanço e rotação para defeito de pálpebra inferior.

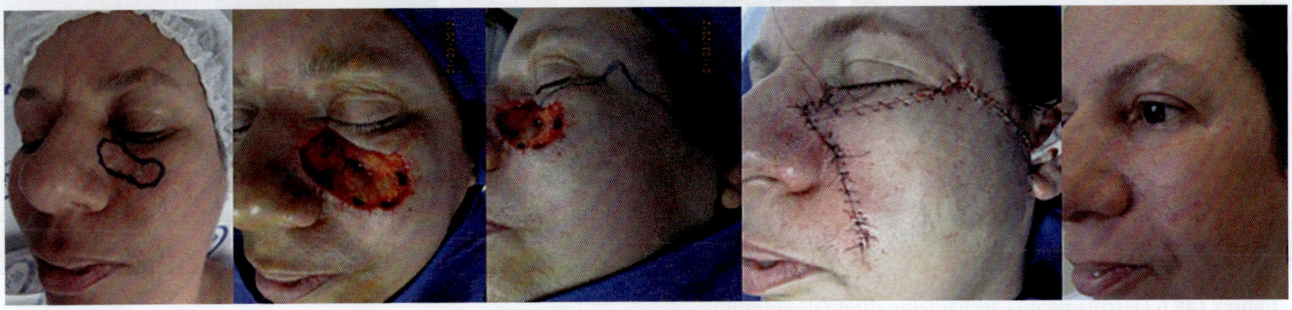

■ **Figura 148.8** Retalho de Mustardé para defeito extenso de pálpebra inferior.

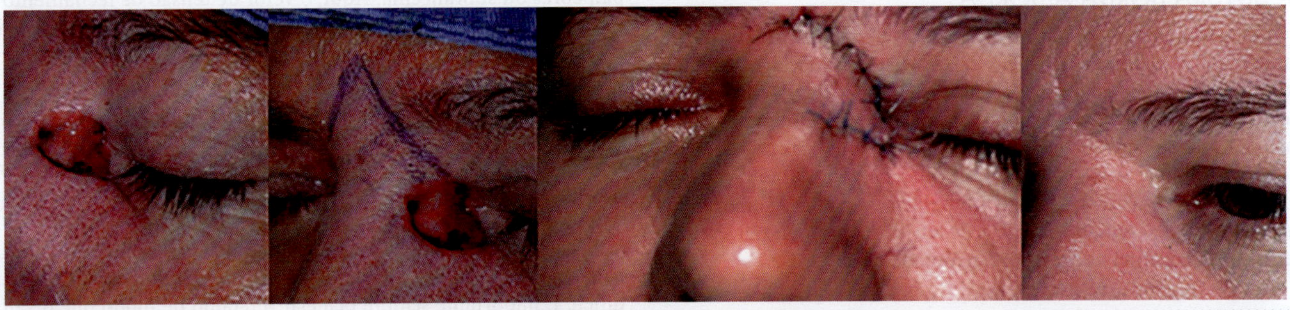

■ **Figura 148.9** Retalho de transposição de glabela para canto interno.

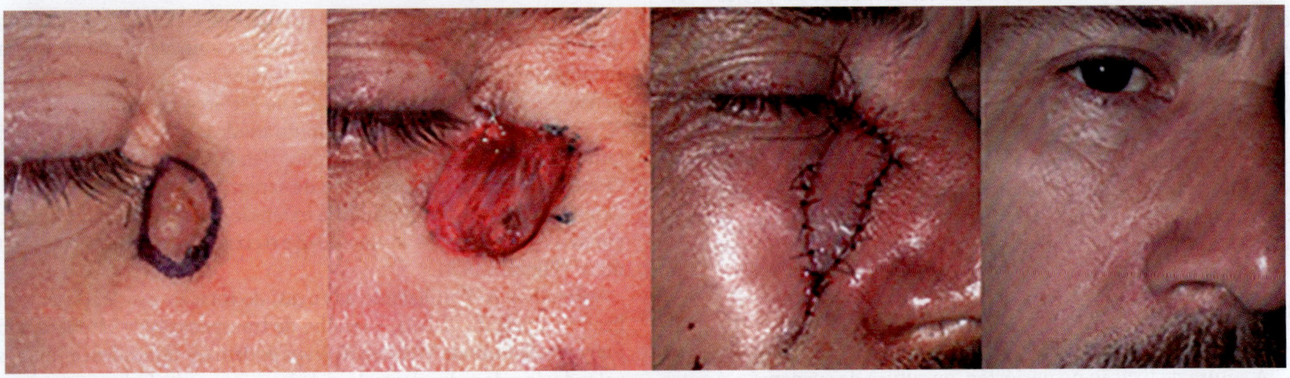

■ **Figura 148.10** Retalho de avanço em V-Y para canto interno.

■ MÃOS, PÉS E DÍGITOS

As mãos e os pés são regiões cutâneas únicas quando comparadas a outros locais do corpo, pois estão sujeitas a movimentos frequentes, repetitivos e intrincados. O estresse repetitivo, inevitável com as atividades diárias e a deambulação, além da pequena circunferência dos dedos, torna as feridas propensas à deiscência. O tecido subcutâneo é relativamente fino, especialmente nos idosos, tornando vasos sanguíneos, ossos e tendões mais expostos a traumas cirúrgicos.

A disposição das linhas de tensão da pele relaxada pode variar, mas em geral são dispostas horizontalmente ou obliquamente em relação ao longo eixo dos pés e mãos. A observação cuidadosa da localização dessas linhas e a palpação para identificar sobras de pele são importantes e necessárias para determinar a direção apropriada de fechamento da ferida. Uma manobra intraoperatória útil é solicitar ao paciente que flexione e estenda os dedos, punho ou tornozelo, para verificar as prováveis forças de tensão sobre a ferida, auxiliando no posicionamento da sutura e a decisão de emprego de retalhos ou enxertos.

Em geral, excisões menores podem ser feitas em fuso com fechamento primário. Excisões maiores, excisões em superfícies convexas, laterais das mãos e dos pés e próximas aos espaços interdigitais são melhor reparadas com incisões em 'S'. Orelhas de cachorro são mais comuns em dorso de mãos e de pés do que em outras regiões da pele. Como essas áreas remodelam bem, as redundâncias de pele podem ser corrigidas apenas parcialmente, ocorrendo boa acomodação do tecido redundante com o tempo.

Em mãos e pés, não se deve aprofundar as suturas, para não atingir estruturas profundas, evitando complicações como pinçamento de tendões, que pode causar prejuízos funcionais. Em geral, não há necessidade de suturas intradérmicas.

Se o defeito não puder ser fechado primariamente, pode-se lançar mão dos retalhos, sempre planejando-os de maneira que o vetor de tensão resultante siga as linhas de tensão da pele relaxada.

Enxertos cutâneos também são utilizados. No dorso dos pés são preferíveis aos retalhos pelo maior risco de falha destes últimos; para as regiões plantares, palmares e dedos, enxertos de pele parciais. È importante ressaltar que nessa região os enxertos tendem a escurecer com o tempo, principalmente em pacientes com pele escura, o que pode dificultar o seguimento clínico, em especial nos casos de melanoma.

No pós-operatório, orientar o paciente para que evite levantar peso, e limite os movimentos de mãos e pés por pelo menos 3 a 4 semanas. Ocasionalmente são necessárias muletas, tipoias ou talas.

■ MÃOS

Nas mãos, apenas lesões pequenas a médias são da competência do cirurgião dermatológico.

Existem diferenças significativas nas características da pele da superfície dorsal e palmar da mão. As linhas de tensão da pele relaxada na região palmar são paralelas aos sulcos naturais. Incisões perpendiculares a essas linhas da superfície palmar são menos toleradas do que na superfície dorsal. Contratura da cicatriz e deficiência funcional são comuns quando isso ocorre.

Como a flexão e a extensão da mão ocorrem perpendicular aos sulcos palmares, há uma redundância de pele paralela a essas linhas, que permite a ocorrência de movimento. Assim, pequenas excisões paralelas a essas linhas podem ser aproximadas primariamente com menor tensão no fechamento.

Nas incisões que cruzam as articulações deve-se optar pela Z-plastia para evitar contraturas sobre as articulações e o pulso. Para encurtar as cicatrizes pode-se fazer M-plastia.

Se a ferida cirúrgica não for passível de fechamento primário, enxerto de pele é o método de escolha na maioria das situações. Uma fonte conveniente de tecido na superfície palmar é a eminência hipotenar. Pequenos defeitos podem ser facilmente substituídos por um enxerto de espessura total dessa área. Para defeitos maiores, em geral utiliza-se pele glabra para substituir a pele palmar. Nesse caso, pode ocorrer hiperpigmentação significativa do enxerto.

Ao reparar defeitos no dorso da mão, podem ser utilizados enxertos de espessura parcial ou de espessura total.

Quando ocorre exposição de ossos, vasos sanguíneos ou tendões, o enxerto de pele não é uma cobertura adequada. Nesses casos utilizam-se retalhos para obter cobertura para essas estruturas.

Não existem retalhos favoritos para essa região; todos podem ser usados. Avanço simples ou duplo com relação 1:1 são ótimos. Rotações simples ou duplas também são indicadas, e os retalhos de transposição também têm resultado satisfatório.[5]

Diminuição ou alteração da mobilidade é uma possível complicação da cirurgia cutânea das mãos e pode ser causada por danos nas estruturas da bainha de músculo, bainha de tendão ou o próprio tendão. Dano a um nervo motor também pode causar diminuição da mobilidade.

■ PÉS

A pele plantar, como a pele palmar, difere significativamente da pele do resto do corpo, sendo única em vários aspectos. É evidentemente mais espessa, glândulas apócrinas e sebáceas estão ausentes e conta com numerosas glândulas écrinas.

A incisão cirúrgica deve, sempre que possível, respeitar as linhas de tensão da pele relaxada, para alcançar a menor tensão possível nas bordas da ferida. Nos pés, essas linhas estão dispostas perpendicularmente ao longo eixo do membro e perpendiculares ao sentido de contração dos músculos. Outros pontos de referência para o posicionamento das incisões são os sulcos formados pela flexão e extensão do pé.

Sempre deve-se evitar, dentro do possível, o posicionamento de incisões sobre proeminências ósseas e áreas de pressão; e, para isso, são toleráveis pequenos desvios das linhas de tensão da pele relaxada no planejamento das incisões.

Nos defeitos cirúrgicos em que o fechamento primário não é possível, utilizam-se preferencialmente os enxertos aos retalhos, com exceção para pequenos retalhos de transposição, romboidais e retalhos O-T no dorso do pé, que distribuem bem a tensão na sutura quando corretamente planejados. Retalhos miocutâneos com pedículo vascular são indicados para defeitos cirúrgicos maiores.[5] Pontos de aproximação chamados em Roldana são úteis nessa região, para diminuir a tensão das suturas, e podem ser deixados por 2 a 3 semanas, mesmo marcando a pele, o que nesse local não se faz tão importante.

Com relação aos enxertos, preferimos os enxertos parciais aos de espessura total, pelo maior risco de falha nos membros inferiores.

Vale ressaltar que os espaços interdigitais são colonizados por agentes gram-negativos; portanto cobertura antibiótica com cefalosporina está bem indicada.

As suturas devem ser retiradas com no mínimo 15 dias e no máximo um mês.

Em razão de sua função anatômica, o pé está predisposto à cura retardada e deiscência de feridas.

■ AXILA

Apesar de trabalharmos de modo geral com intervenções que não ultrapassam a tela subcutânea, precisamos ter conhecimento da anatomia local, pois isso tranquiliza o cirurgião e diminui os riscos de complicações. O plexo braquial caminha protegido pelos músculos e dá origem ao nervo cutâneo medial do braço, que se superficializa no terço proximal do tríceps braquial, e ao nervo mediano, que pode ser localizado em indivíduos magros entre os músculos bíceps e tríceps, pela palpação do pulso da artéria braquial, que caminha paralelamente a ele, e representam as estruturas mais delicadas nessa localização.[6]

A hidradenite supurativa é a doença cirúrgica mais frequente nessa região. Quadros agudos e leves apresentam-se sob a forma de nódulos dolorosos que, drenados após punção com lâmina 11 e dissecção com Kelly curvo, liberam conteúdo purulento, o que alivia muito a dor.

Nos quadros crônicos, a cirurgia deve ser reservada ao centro cirúrgico, pela imprevisibilidade da extensão cirúrgica, uma vez que fístulas crônicas de pequeno porte a olho nu podem percorrer caminhos extensos quando abordadas, por vezes exibindo traves fibróticas de difícil avaliação clínica pré-operatória.

No planejamento cirúrgico, demarcam-se as fístulas antes da anestesia tumescente, e isso melhora a limpeza a ser realizada (Figura 148.11). A dissecção deve ocorrer paralelamente aos planos profundos, evitando o contato com as estruturas nobres justapostas à fáscia muscular e guiando-se pelas áreas fibróticas, separando-as do tecido adiposo saudável (Figura 148.12). Todo tecido friável ou fibrótico deve ser removido antes do fechamento, diminuindo assim o risco de recidiva local (Figura 148.13).

A sutura deve incluir somente bordas saudáveis, livres de qualquer tecido inflamatório. Tratando-se de região de dobra com grande movimentação, direciona-se a sutura no sentido anteroposterior, ou seja, aproximam-se as bordas provenientes da região peitoral com a região do latíssimo do dorso, com menor risco de formação de traves fibróticas inestéticas que restrinjam a amplitude de movimento (Figura 148.14).

A opção pela cicatrização por segunda intenção, principalmente para lesões extensas e profundas, é frequente e recomendada. Lavagem com soro fisiológico abundante está indicada antes da colocação de curativo, que deve ser não aderente, como *rayon* vaselinado. É importante ressaltar que a cicatrização das feridas por fechamento por segunda intenção costuma demorar semanas a meses. Fisioterapia motora precoce é recomendada.

A hiperidrose exclusiva da axila pode ser tratada cirurgicamente. Desde a retirada de pele simples até a realização de retalhos em Z, seguidos de curetagem a céu aberto da derme, para remoção das glândulas sudoríparas, e esses apresentam resultados satisfatórios.

Porém, em decorrência das complicações cirúrgicas dessas intervenções, optamos pela curetagem e aspiração das glândulas sudoríparas. Essa intervenção é realizada com anestesia tumescente local, descolamento da derme da tela subcutânea por descolador de Toledo (Figura 148.15), através de pequenos orifícios realizados na pele, e posteriormente curetagem e aspiração (Figura 148.16), através da cânula de Cássio, (Figura 148.17) também com resultados bastante satisfatórios e complicações locais contornáveis.

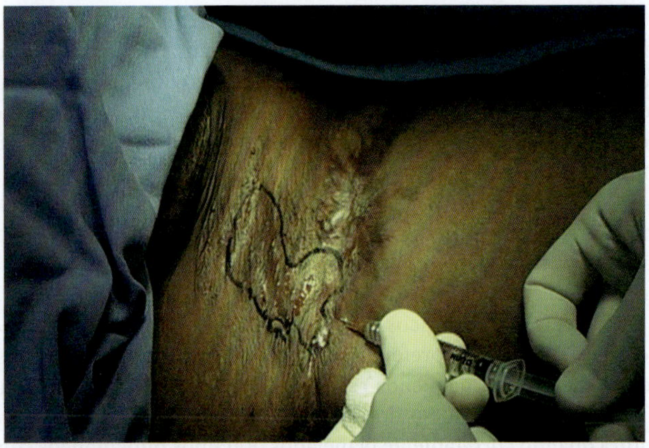

■ **Figura 148.11** Demarcação de fístulas.

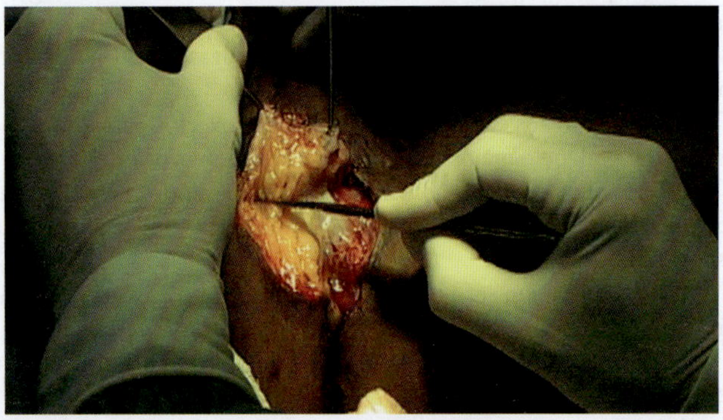

■ **Figura 148.12** Dissecção de planos profundos.

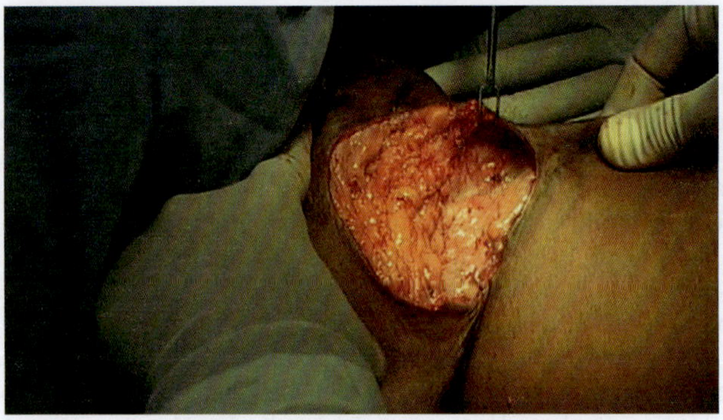

■ **Figura 148.13** Aspecto final da limpeza cirúrgica.

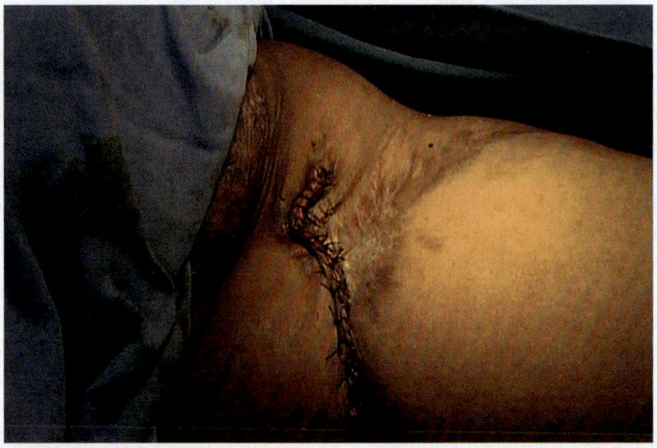

■ **Figura 148.14** Sutura final.

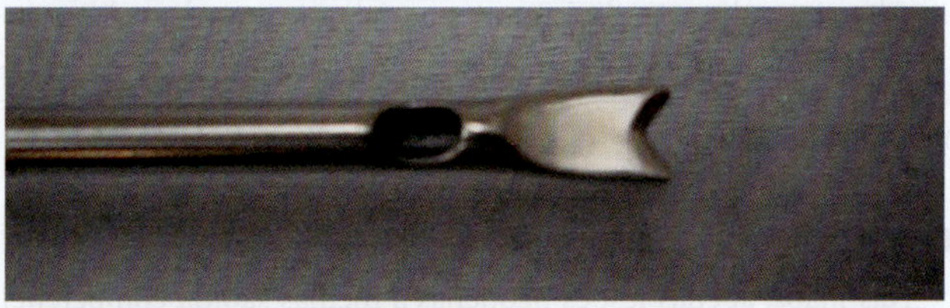

■ **Figura 148.15** Descolador de Toledo.

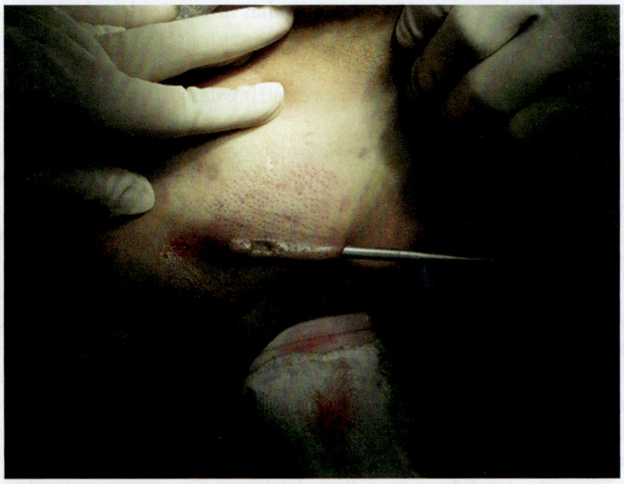

■ **Figura 148.16** Curetagem e aspiração das glândulas sudoríparas ao nível da derme.

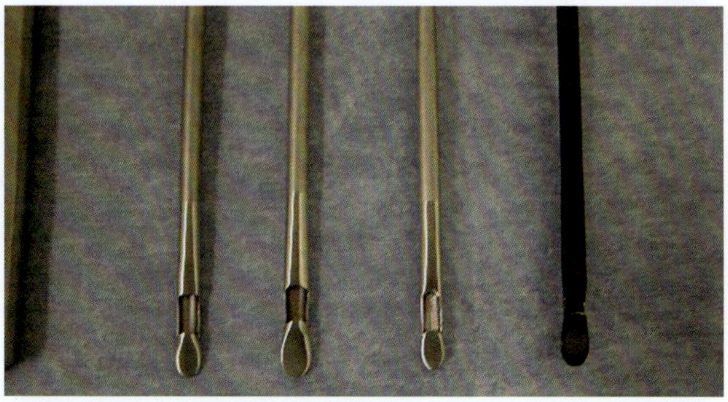

■ **Figura 148.17** Cureta de Cássio.

■ VIRILHA

A abordagem cirúrgica da pele e subcutâneo dessa região é menos complexa do ponto de vista anatômico em relação a vasos e nervos, pois estes estão bem protegidos sob fáscias e músculos; porém as complicações podem ser bastante graves, pois feridas abertas e infecções nessa região são de difícil tratamento, pelo potencial de contaminação bacteriana pela proximidade ao ânus e ao baixo fluxo linfático, pior em homens em função da anatomia, com acúmulo de linfa em pênis e bolsa escrotal.

Sequelas podem resultar em perdas funcionais como dor e restrição de movimento. Na mulher, a eventual tração dos grandes lábios em função de fibrose ou direcionamento incorreto da sutura pode gerar maior exposição do introito vaginal, complicação não só inestética, mas também funcional, com desenvolvimento de dispareunia.

A hidradenite supurativa é a doença de maior relevância em cirurgia dermatológica na virilha, e as condutas se assemelham às da axila, com maior facilidade de dissecção e identificação das fáscias musculares, bastante espessas na musculatura adutora dos membros inferiores. Compressas frias no pós-operatório auxiliam na redução de edema e hematomas.

Nos homens, a bolsa escrotal deve ser abordada cirurgicamente com cautela, identificando-se as fáscias espermática e cremastérica como plano profundo de ressecção na exérese de tumores tanto benignos como a Lúpia e também os malignos. Porém, em caso de perfuração acidental da bolsa, suturar com fio absorvível e prescrever antibioticoterapia sistêmica.

Em pacientes do sexo feminino, a gordura dos grandes lábios está bem delimitada em coxim, que deve ser preservado sempre que possível, evitando-se a retirada desnecessária de tecido gorduroso e resultado inestético.

■ CIRURGIA ÍNTIMA

A cirurgia íntima feminina vem crescendo em nosso meio, realizada na maioria das vezes com caráter puramente estético e sem atenção para os aspectos funcionais da vulva. Ganhou espaço por questões mais culturais do que fisiológicas, pelo crescente hábito feminino de depilação total, que evidencia a anatomia da vulva e pelo maior nível de exigência e esclarecimento sobre sexualidade por parte das mulheres. Inadequadamente chamada de *ninfoplastia* no Brasil, a Labioplastia deve ser considerada dentro de um contexto multifatorial, em que questões psicológicas e fisiológicas de cada paciente estão intimamente entrelaçadas.

A anatomia genital feminina externa é formada essencialmente por monte do púbis, lábios maiores e menores, introito vaginal, meato uretral, hímen, óstios das glândulas acessórias (Skene e Bartholin) e períneo. A irrigação sanguínea da região perineal se dá pela artéria pudenda interna – ramo da artéria ilíaca interna –, que caminha paralelamente ao nervo pudendo através do canal de Alcock, logo abaixo da porção posterior do introito, superficializando e ramificando-se em artéria perineal, artéria dorsal do clitóris e artéria retal inferior.

É importante ressaltar que a vascularização e a inervação dos pequenos lábios se dão tanto anterior quanto posteriormente pela sua base, de onde ramificações seguem perpendicularmente até as extremidades. Desse modo, técnicas cirúrgicas que envolvem ressecção de grande quantidade de tecido subcutâneo resultarão em perda de sensibilidade e maior chance de hematoma no pós-operatório.

Independentemente da técnica é de fundamental importância preservar parte significativa dos pequenos lábios, uma vez que eles têm a função de proteger a mucosa vaginal, evitando-se assim desconforto tardio com vestimentas apertadas e dispareunia, pela formação de microfissuras por ressecamento e metaplasia da mucosa do introito.

O cuidado pós-operatório é de fundamental importância no sucesso da cirurgia. A paciente deve permanecer em repouso por 48 horas, evitar exercícios físicos intensos por 3 semanas e relações sexuais por 4 a 6 semanas. O uso de compressa fria intermitente várias vezes ao dia, nas primeiras 72 horas da cirurgia, previne a formação de hematomas e principalmente edema que possa complicar a sutura.

A troca dos curativos deve ser realizada com frequência, sempre garantindo boa lubrificação e limpeza dos tecidos adjacentes, para evitar sinequias. A aplicação de espessa camada de pomada cicatrizante ajuda também a criar uma barreira entre urina e ferida operatória.

■ TÉCNICAS CIRÚRGICAS NA LABIOPLASTIA

É importante lembrar que, independentemente da técnica escolhida, algumas complicações podem ocorrer; entre elas, volume desproporcional na porção superior, próximo ao capuz do clitóris, por não se abordar toda a dimensão da pele em excesso na proximidade do corpo do clitóris.

Outro é a ressecção total dos pequenos lábios, na tentativa de se atingir resultado estético conhecido como *Barbie look*, por desejo da paciente de ter apenas os grandes lábios visíveis ou por imperícia do cirurgião, com suas importantes alterações funcionais tardias previamente citadas. Isso se dá porque sempre há uma retração da mucosa na porção medial dos pequenos lábios, e a quantidade de tecido a ser preservado deve ser considerada na hora de definir a área de incisão, geralmente em torno de 15 mm na porção superior e 10 mm na inferior.

Técnicas mais modernas de correção, como a *One Cut Technique*,[7] que empregam radiofrequência ablativa para o corte e ressecção apenas da derme profunda das porções medial e lateral dos pequenos lábios, mantendo inervação e vascularização pela porção central do lábio até as bordas, com resultado funcional e padrão estético natural e com menor perda da sensibilidade, são de execução mais complexa e ainda pouco difundidas. Aqui estão descritas as duas técnicas mais utilizadas.

Linear

Técnica mais utilizada entre os cirurgiões e de fácil execução, por ter planejamento cirúrgico simples e sem risco de deiscência importante, uma vez que não gera tensão e não aproxima tecidos distantes. Remove o aspecto rugoso dos pequenos lábios por gerar cicatriz na borda. Uma complicação frequente dessa técnica é a amputação total dos pequenos lábios, pela intensa retração da mucosa no pós-operatório. Pontos simples estão contraindicados na sutura das bordas medial e lateral, pelo risco de aspecto denteado, preferindo-se sutura intradérmica, com uso de fios absorvíveis.[8]

Cunha ou *V-Wedge*

O tecido excedente dos pequenos lábios é removido em cunha, suturando-se as margens superior e inferior em camadas, com fio absorvível de longa duração. Como vantagem, garante maior sensibilidade da região no pós-operatório tardio, por não ressecar tantas terminações nervosas e vasos, tem menor risco de retração excessiva e garante aspecto bastante natural, uma vez que as extremidades dos pequenos lábios, com sua rugosidade e frequente hipercromia, permanecem inalteradas.[9]

Porém, muitas vezes, uma das queixas da paciente é justamente a hipercromia da porção distal dos lábios, ficando nesses casos contraindicada a técnica. A complicação mais frequente da cirurgia em cunha é a deiscência da sutura, uma vez que há tensão na região e a formação de edema, que acontece com grau variável em todos os casos e pode dificultar a cicatrização.

Referências bibliográficas

1. McGregor IA. Eyelid reconstruction following subtotal resection of upper or lower eyelid. Br J Plast Surg. 1973;26(4):346-54.
2. Mustarde JC. Repair and Reconstruction in the Orbital Region. Edinburgh: Churchill and Livingston; 1966.
3. Mustarde JC. The use of flaps in the orbital region. Plast Reconstr Surg. 1970;45(2):146-5.
4. Tromovitch TA, Stegman SJ, Glogau RG. Flaps and grafts in dermatologic surgery. St Louis: Mosby; 1989.
5. Webster JP. Skin grafts for hairless areas of the hands and feet. Plast Reconstr Surg. 1955;15:83.
6. Sobotta J. Atlas der Anatomie des Menschen. 2000.
7. Musielak-Uchman M, Kuzlik R. Ginekologia Plastyczna. 2015.
8. Goodman MP, Placik OJ, Benson RH III, Miklos JR, Moore RD, Jason RA, Matlock DL, Simopoulos AF, Stern BH, Stanton RA, Kolb SE, Gonzalez F. A large multicenter outcome study of female genital plastic surgery. J Sex Med 2010;7: 1565-77.
9. Alter GJ. A new technique for aesthetic labia minora reduction. Ann Plastic Surg. 1998;40:287-90.

Nelson Marcos Ferrari Junior • Emerson Henrique Padoveze • Selma Schuartz Cernea • Nilton Di Chiacchio

Enxertos e Retalhos Cutâneos

INTRODUÇÃO

Enxertos e retalhos são porções de pele utilizadas para recobrir defeitos causados pela intervenção cirúrgica e têm a função de prover rápida cobertura epitelial para restaurar a integridade da pele e sua função protetora.

O defeito primário é consequente à retirada de lesões cutâneas e pode ser fechado por cicatrização por segunda intenção, fechamento direto borda a borda ou ainda serem recobertos por enxertos ou retalhos. Defeitos secundários são criados pelo cirurgião ao executar enxertos ou retalhos para o fechamento de defeitos primários.

Ao realizarmos o fechamento deve-se dar preferência ao direto borda a borda. Para tanto é necessário que a pele ao redor seja elástica o suficiente para não resultar em sutura tensa ou ainda distorcer estruturas vizinhas o que pode trazer complicações pós-operatórias, disfunção anatômica e resultado inestético.

Quando isto não é possível deve-se considerar a execução de retalhos ou enxertos. A realização de enxertos está indicada quando não se consegue mobilizar a pele da vizinhança ou no fechamento de defeitos extensos ou ainda em situações oncológicas onde este é preferível ao retalho, por permitir detecção precoce da recidiva.

Para os retalhos deve-se levar em consideração a necessidade de movimentação e a elasticidade da pele que será utilizada para sua realização, evitando-se a distorção de estruturas anatômicas vizinhas e, se possível, trabalhar dentro da unidade cosmética.

ENXERTOS CUTÂNEOS

O enxerto cutâneo corresponde a pele retirada de área doadora separada do seu suprimento sanguíneo e transplantada ao local do defeito cirúrgico.[1] A vascularização da área receptora é fator determinante na sobrevida do enxerto, pois este depende totalmente da formação de novo suprimento sanguíneo proveniente do leito no qual está alojado.

A derme, músculo ou fáscia são excelentes leitos para o enxerto por serem bem vascularizados, ao contrário de cartilagem sem o pericôndrio, superfícies ósseas sem o periósteo e tendões que são pouco receptíveis por serem pouco vascularizados.[1]

O fenômeno de embebição ocorre nas primeiras 24 horas no sitio receptor e se traduz por edema do enxerto pela absorção de nutrientes e exsudado. Nesta fase a fixação no leito ocorre por intermédio de fibrina.[2] Nas próximas 48/72 horas, ocorre a inosculação que é a anastomose dos plexo dérmico com o leito da ferida, levando a coloração eritematocianótica do enxerto.[3]

Entre o 4º e 7º dia ocorre neovascularização com formação de um novo complexo vascular no enxerto.[4] Durante esse processo fisiológico a separação do enxerto do seu leito pode impedir a sua sobrevida,[1] o que pode ser causado por hematoma consequente a sangramento, seroma, infecção e fatores mecânicos produzidos pelo movimento muscular ou trauma externo.[1,3,5]

Cuidados no ato cirúrgico com a antissepsia, hemostasia, remoção de tecidos necróticos do leito e manter boa aderência do enxerto com a área receptora são importantes para o sucesso cirúrgico. Além disso, o estado nutricional e metabólico do paciente não deve ser negligenciado.[1]

Os enxertos de pele são classificados em três tipos: enxerto de pele total, enxerto de pele parcial e enxerto composto.

ENXERTO DE PELE TOTAL

O enxerto de pele total é constituído pela epiderme e a derme em toda sua espessura oferecendo de modo geral resultado cosmético aceitável desde que apresente espessura, textura e cor o mais compatível com sua região de destino e mínima contração no pós-operatório.[6,7]

A sua sobrevida depende de área receptora bem vascularizada[7] e deve ser evitado em área a ser recoberta extensa e sobre tecidos pouco vascularizados como tendão, cartilagem ou osso. Nestas áreas o enxerto de pele parcial e fino deve ser considerado.[8] Outra alternativa é a colocação de retalho de tecido muscular ou subcutâneo para cobrir osso ou cartilagem finalizando-se o reparo do defeito com a colocação de enxerto de pele total.[7]

O principal critério para a escolha da área doadora é a semelhança da pele da área receptora em relação a espessura, cor, textura, quantidade de glândulas sebáceas, severidade do dano actínico e quantidade de pelos.[1,7] As áreas doadoras mais comumente utilizadas são da região pré e retroauricular, supraclavicular, palpebral superior, face lateral do pescoço, glabelar e pele da concha da orelha (Figura 149.1). A pele retirada da correção do triângulo de Burrow também pode ser utilizada.[9,10]

Técnica

As dimensões do enxerto são obtidas com gaze ou papel do envelope do fio que devem ser pressionados contra a ferida operatória fazendo-se uma impressão de sangue nesse material. Este material tingido é recortado e colocado sobre a área doadora, demarcando-se a pele a ser retirada com auxílio de caneta de marcação estéril ou ainda com o auxílio de palito embebido em corante azul de metileno ou verde brilhante.[1,8] O enxerto ao ser retirado deve possuir dimensões ligeiramente maiores que a área receptora contando com 10% a 15% de contração do tecido.[1,11,12]

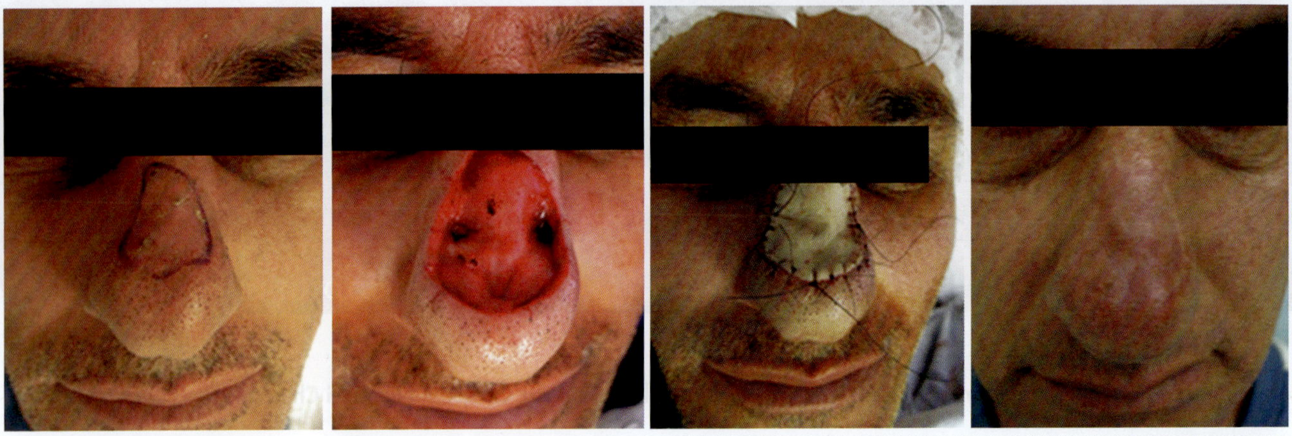

■ **Figura 149.1** Enxerto de pele total para reconstrução de dorso nasal.

A técnica para sua retirada inclui fina camada do subcutâneo que será removido com tesoura delicada ou mesmo bisturi. Após a retirada da camada de gordura, o enxerto está pronto para ser colocado na área receptora, porém, se houver necessidade de esperar, o mesmo pode permanecer em solução salina e podendo ser armazenado por até 24 horas nesta solução mantida em baixa temperatura.[7,8]

O passo inicial na fixação do enxerto é a colocação de alguns pontos em nylon 4.0 ou 5.0 ou ainda seda 4.0 deixados alongados, aproximadamente 10 cm de comprimento, distribuídos em pares opostos em número de 4 a 8 conforme o tamanho do defeito, que são utilizados para a fixação do curativo de Brown. Em seguida realizar sutura simples ou contínua para fixação final do enxerto.

Chumaço de algodão envolto por rayon vaselinado, gaze embebida com antibiótico tópico ou ainda espuma esterilizada são os materiais que podemos usar na confecção do curativo de Brown, o qual é colocado sobre o enxerto e comprimido contra o leito pela amarração dos fios alongados.[1] A compressão visa impedir a formação de hematoma ou seroma, o que inviabilizaria a aderência do enxerto a ferida inviabilizando sua pega.

Deve-se mantê-lo por cerca de 7 a 10 dias para que o processo de vascularização ocorra. Ao retirá-lo, o ideal é que apresente aspecto vinhoso, o que significa boa vascularização, coloração esbranquiçada significa perda do mesmo, muitas vezes a perda é superficial e não compromete a porção dérmica. Nesse caso, a reepitelização ocorre a partir das bordas e das estruturas anexiais, com resultado estético por vezes satisfatório.

No caso de perda do enxerto, seja ela superficial ou total, não devemos remover a escara precocemente, pois ela atua como curativo biológico e sua manipulação pioraria ainda mais a revascularização,[1] mas somente quando percebermos que ela está impedindo a progressão do processo cicatricial.

■ ENXERTO DE PELE PARCIAL

O enxerto de pele parcial consiste de epiderme e parte da derme e de acordo com a sua espessura, este pode ser fino (0,13 a 0,31 mm), médio (0,31 a 0,47 mm) e grosso (0,47 a 0,78 mm).[7,8] É indicado para reparar defeitos cirúrgicos grandes ou nos casos de alto risco de recidiva tumoral.[7] Por ser menos espesso necessita de menor suprimento vascular para sua viabilidade, tendo assim, maior chance de sobrevida nos leitos pouco vascularizados como periósteo, pericôndrio, peritendíneo e perineuro[8] (Figura 149.2).

As principais desvantagens são qualidade inferior de cor, textura e espessura, além de uma maior retração levando a maior evidência do enxerto e pior qualidade estética.[1,7,13] Eles não possuem pelos e apresentam sudorese deficiente decorrentes da remoção ou morte das estruturas anexiais e ainda a sensibilidade local pode ser comprometida.

As áreas não expostas, tais como face proximal das coxas, face medial dos braços, abdome e glúteos são as mais utilizadas na sua obtenção.[7] O fato de estas regiões proporcionarem grandes áreas planas facilita a sua retirada e normalmente são deixadas cicatrizar por segunda intenção.[1]

Técnica

A obtenção do enxerto de pele parcial pode ser feita com lâmina de bisturi ou com auxílio de um dermátomo manual ou elétrico.[8] No caso de lesões maiores dá-se preferência aos dermátomos pela possibilidade de obtenção de grandes enxertos com boa qualidade, sendo que estes aparelhos diferem na espessura e largura que podem ser fixas ou variadas.

Na prática diária da Cirurgia Dermatológica a maioria deles são pequenos e obtidos com bisturi. Após a confecção do molde a área doadora é marcada e anestesiada. Durante a sua excisão, o auxiliar traciona a pele da área doadora e o cirurgião com a lâmina orientada paralelamente à pele retira o enxerto com movimentos suaves de forma que a lâmina seja visualizada sob a pele.[1]

Depois de obtido o enxerto, este deve ser colocado sobre a área receptora livre de sangramento e/ou debris celulares de tecido necrótico que inviabilizem a pega do enxerto.[8] A fixação se dá por curativos simples com leve compressão.

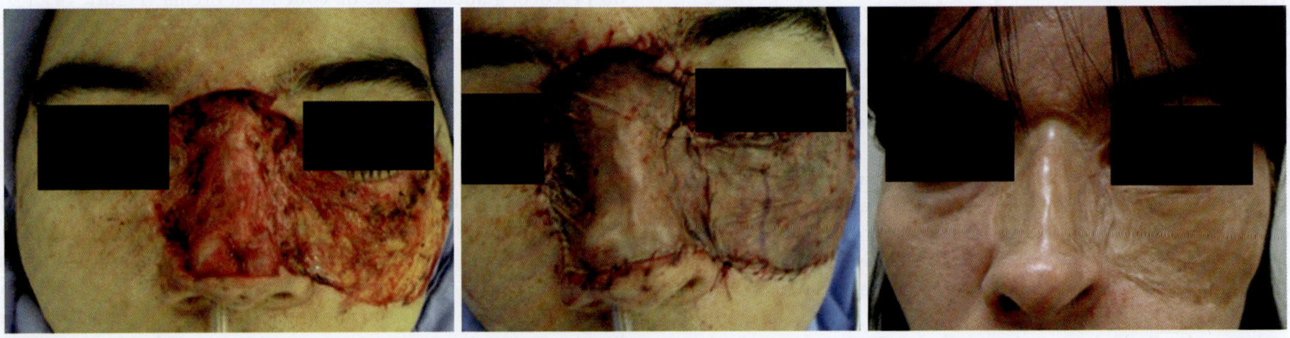

■ **Figura 149.2** Enxerto de pele parcial retirada da coxa para reconstrução de defeito extenso da face.

Quando a área receptora é maior do que a superfície do enxerto, este pode ser submetido a vários cortes ou perfurações com o bisturi permitindo maior elasticidade para aumentar sua superfície.[1] Isso também ajuda na sua pega, pois permite drenagem de material serossanguinolento que porventura se acumule abaixo do mesmo.

A ferida cirúrgica da área doadora pode ser fechada por síntese primária e para tanto recomenda-se remover o restante da derme que permaneceu no fundo da ferida. A cicatrização por segunda intenção é o habitual em áreas doadoras extensas e vale lembrar que este processo pode gerar desconforto pós-operatório.[8]

As feridas cobertas com curativos oclusivos cicatrizam até 40% mais rápido do que aquelas deixadas sem oclusão.[14] Este fato é atribuído ao aumento na migração de queratinócitos, na concentração de fluídos e nos fatores de crescimento da ferida. Além disso, a oclusão protege de infecção tornando a ferida menos dolorosa e proporciona melhor resultado estético.[14]

O uso de curativos transparentes e permeáveis a secreção facilita este processo mantendo a ferida úmida e encurtando o tempo de cicatrização.[15]

ENXERTO COMPOSTO

O enxerto composto é formado por mais de uma camada de tecido como pele e pericôndrio ou pele e cartilagem.[8] Este último é utilizado para a reconstrução de defeitos com perda da estrutura de suporte na asa ou ponta do nariz, fornecendo suporte estrutural para a fixação posterior de um retalho nasolabial ou frontal.[16,17] Vale ressaltar que pelo menor vascularização da cartilagem, deve se evitar tamanho superior a 1,5 cm pelo maior risco de necrose.[1]

A orelha é a área doadora comum deste enxerto para a reparação dos defeitos nasais. O enxerto pode ser retirado de várias regiões da orelha; hélice, anti-hélice, concha ou tragus.[16-18] A escolha destas áreas depende da espessura da cartilagem perdida, pois a cartilagem da hélice é menos espessa que a da anti-hélice e tragus, sucessivamente (Figura 149.3).

Técnica

Com o auxílio de um modelo o enxerto a ser retirado deve exceder 2 a 3 mm o defeito contando com leve retração do mesmo.[1] Excisão em cunha na hélice da orelha facilita o seu fechamento primário mantendo o seu aspecto anatômico.[8] Outra opção é retirar o enxerto de modo que se obtenha duas asas cartilaginosas, assim um dos lados do enxerto terá pele e do outro cartilagem e pericôndrio.

No defeito da asa nasal, para encaixar o enxerto deve-se inserir as asas nas aberturas previamente preparadas em cada um dos lados do defeito. A sua fixação se faz pela sutura em 2 planos, primeiro a pele do enxerto na mucosa nasal e posteriormente a cartilagem na derme. Por cima do enxerto será fixado o retalho e é recomendável que haja pressão entre enxerto e retalho para formação da vascularização que nutrirá o enxerto. Isto pode ser obtido com um tampão intranasal que deve permanecer no local por 4 a 5 dias.

Geralmente há menor alteração de cor e o mesmo torna-se eritematoso precocemente, caso haja perda da epiderme ou evolução para o aspecto de equimose, a viabilidade do mesmo diminui. Antibióticos devem ser utilizados em função da colonização bacteriana das narinas e os pontos devem ser removidos em 7 dias.

COMPLICAÇÕES DOS ENXERTOS

A formação de hematoma ou seroma bloqueia o sangue e os nutrientes para o enxerto, comprometendo a sua sobrevivência, hemostasia meticulosa e compressão adequada do curativo de Brown são fundamentais para prevenir estas complicações.[1,7] Outros fatores que contribuem para a formação do hematoma são: hipertensão, trauma na ferida operatória, consumo dos fatores de coagulação, entre outros.[7]

A necrose parcial ou total pode ocorrer em função do suprimento inadequado de sangue, recomenda-se deixar a parte necrótica intacta e coberta com vaselina, para que sirva de curativo biológico para o tecido viável abaixo dele, deixando a crosta cair espontaneamente[7] (Figura 149.4).

A infecção da ferida pode ocorrer principalmente em pacientes imunossuprimidos, diabéticos ou submetidos a um tempo cirúrgico prolongado. Esta complicação deve ser tratada com incisão e drenagem de abscessos, acompanhado da realização de cultura para identificar o agente etiológico e seguida da utilização de antibióticos apropriados.[7]

A ocorrência de retração do enxerto pode resultar em importantes problemas funcionais e cosméticos ao paciente. Esta é mais frequente no nariz e ao redor dos olhos podendo mais raramente ocorrer em couro cabeludo e têmporas.[10] Geralmente, o enxerto de pele parcial apresenta maior retração que o de pele total e quando ocorrem danos funcionais a reabordagem cirúrgica é necessária.[7]

A presença de incompatibilidade de cor e textura pode ser corrigida com dermoabrasão ou *laser* ablativo. Este deve ser realizado somente após 6 meses, período em que ocorrem maturação cicatricial e acomodação dos aspectos estéticos com melhora da aparência da área enxertada.

Nas cicatrizes enrijecidas e elevadas estão indicadas massagem e/ou aplicação de corticosteroide intralesional. O aspecto eritematotelеangiectásico decorrente da neovascularização do enxerto pode ser corrigido com *lasers*.[7] As indicações dos tipos de enxertos de acordo com a localização anatômica do defeito primário estão sumarizadas na Tabela 149.1.

RETALHOS

Os retalhos são fragmentos de pele com tecido subcutâneo que mantêm o seu suprimento sanguíneo e se movimentam para fechar o defeito cirúrgico. Na sua dinâmica consistem de dois movimentos, o primário, que representa seu próprio movimento, e o secundário, pelo deslocamento da pele ao redor do retalho e da pele ao redor do defeito.

Quando optamos por retalhos, devemos estar atentos às características da pele doadora quanto a cor, textura, espessura e presença de pelos no sentido de substituir com a maior semelhança possível a pele que existia antes do defeito. A escolha do tipo de retalho depende inicialmente da localização anatômica do defeito cirúrgico que irá determinar qual retalho de acordo com sua movimentação se ajusta melhor ao caso, sempre considerando a manutenção da função local e o melhor resultado estético.

A elasticidade e a mobilidade da pele a ser utilizada dependem da idade do paciente. Na pele de pacientes jovens há elasticidade, porém, a mobilidade é limitada pela falta de sobras podendo resultar em cicatrizes inestéticas. Por outro lado, a pele de pacientes idosos perde a elasticidade, porém apresenta redundância que propicia mobilidade

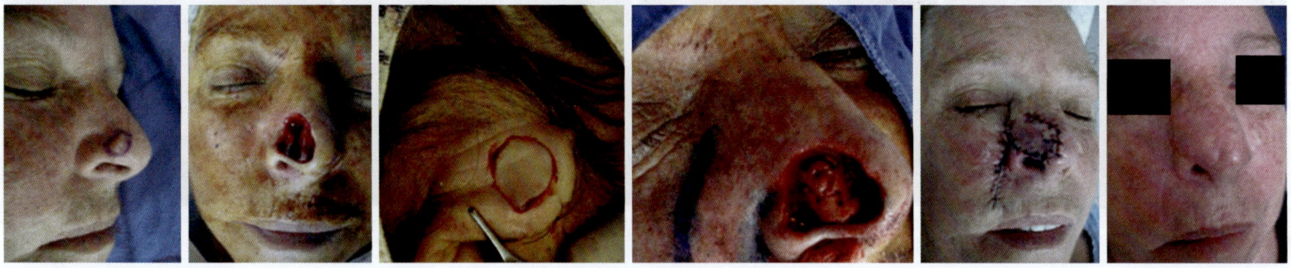

Figura 149.3 Enxerto composto com cartilagem retirada da porção posterior da orelha complementada por retalho de transposição malar.

ao fechamento, além da presença de rugas que facilitam ocultar as cicatrizes resultantes.

O descolamento da área doadora é necessário para facilitar a movimentação do retalho e diminuir a tensão no fechamento da ferida. As linhas de sutura tanto do defeito primário quanto do secundário devem ser camufladas, considerando a preservação das unidades e estruturas anatômicas. O ideal, sempre que possível é executar retalhos dentro das unidades cosméticas.

A relação entre o comprimento do retalho e o tamanho do pedículo é fundamental e deve ser em torno de 3:1, se há uma artéria na base do pedículo esta relação pode aumentar para 4:1. Retalhos em tronco e extremidades, pela menor vascularização local devem apresentar relação 2:1 ou 1:1.[19] Segundo Stiehl[20] a viabilidade do retalho depende do tamanho do pedículo e não do formato do retalho, por exemplo, afinar a sua ponta, tornando-o triangular, não aumentará sua viabilidade, o que importa é sua base.

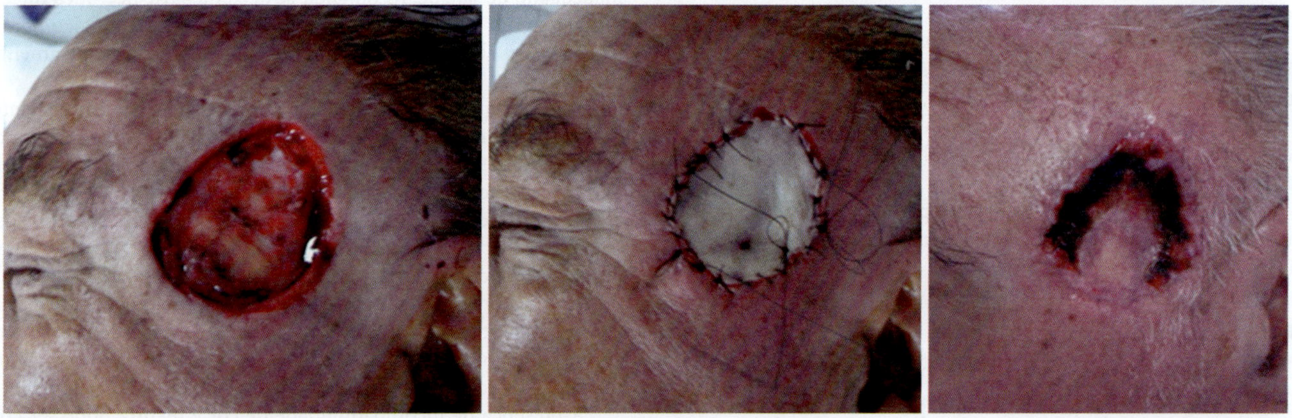

■ **Figura 149.4** Necrose parcial em enxerto de pele total retirada de região supraclavicular.

Tabela 149.1 Indicações e tipos de enxertos de acordo com o local anatômico.

Local anatômico – área receptora		Tipos de enxerto e indicações
Couro cabeludo		EPT (Figura 149.5)
Fronte e região temporal		Evitados em virtude do aspecto inestético (Figura 149.6)
Pálpebras	Inferiores	EPT da pálpebra superior, contralateral ou da região retroauricular (Figura 149.7)
	Canto medial	EPT da região retroauricular ou da pálpebra superior
Nariz	Ponta/Dorso/Lateral do dorso nasal	EPT da região pré-auricular, retroauricular ou supraclavicular *(principalmente quando há fibrose de cirurgias anteriores que impede a mobilidade dos tecidos)* (Figura 149.8)
	Asa	EC da orelha *(nos casos de perda da cartilagem da asa nasal)*
Lábios		EPT da região cervical posterior ou do sulco nasolabial *(deve-se enxertar toda a unidade cosmética)*
Mento		EPT *(raramente indicados, a menos que toda a unidade cosmética tenha sido ressecada)*
Orelha		EPT da região retroauricular *(indicados para a anti-hélix e concha)* (Figura 149.9)
Cervical		EPP *(indicados em defeitos grandes)*
Tronco		Raramente indicados
MMSS		EPP *(indicados em defeitos grandes)*
MMII	Coxas e pernas	EPP *(indicados em defeitos grandes)* EPT *(indicados em defeitos pequenos)* (Figura 149.10)
	Plantar	EPT EPP *(em lesões submetidas a cicatrização por segunda intenção quando já existe tecido de granulação)*

EPT – Enxerto Pele Total; EPP – Enxerto Pele Parcial; EC – Enxerto Composto.

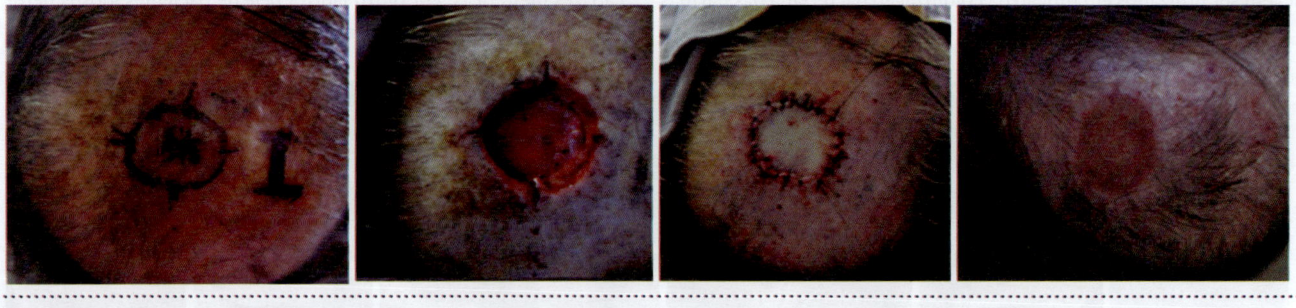

■ **Figura 149.5** Enxerto total para reconstrução de região parietal.

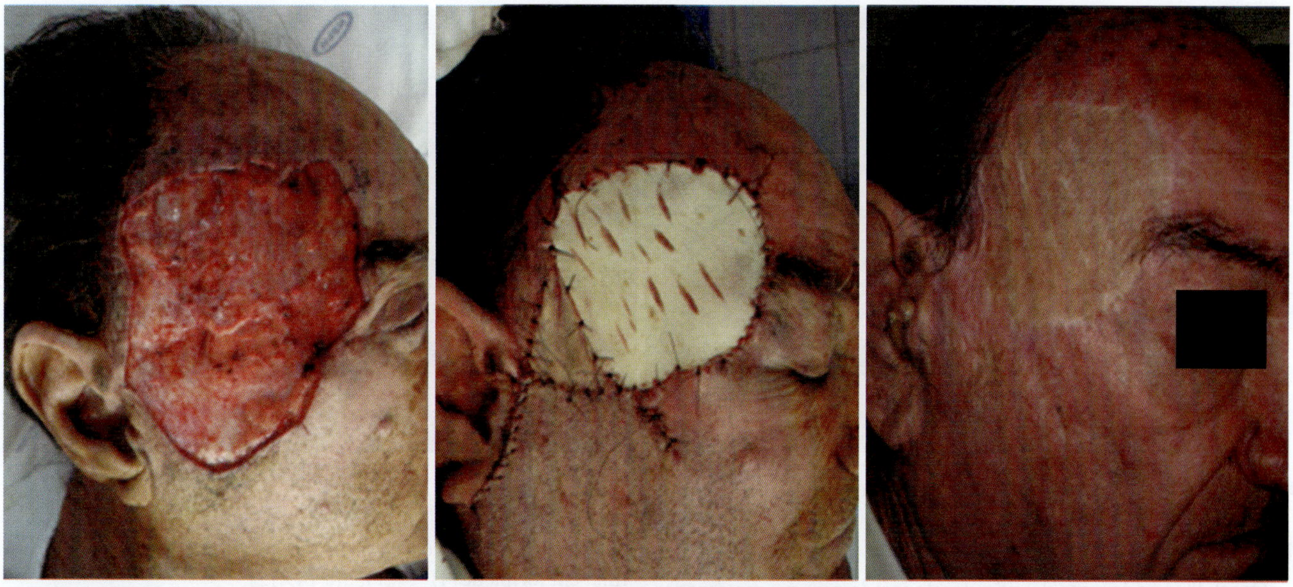

■ **Figura 149.6** Enxerto de pele total supraclavicular com cortes na superfície para ampliar a sua área.

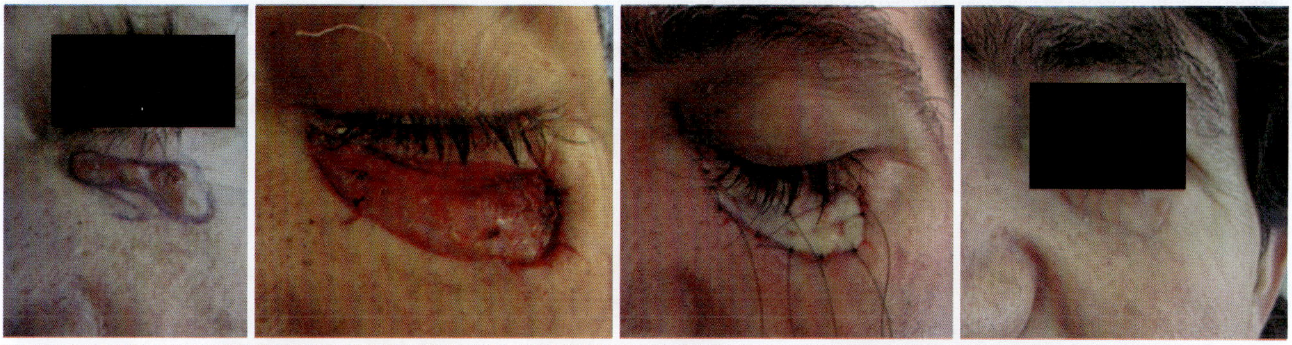

■ **Figura 149.7** Enxerto total para reconstrução de defeito de pálpebra inferior.

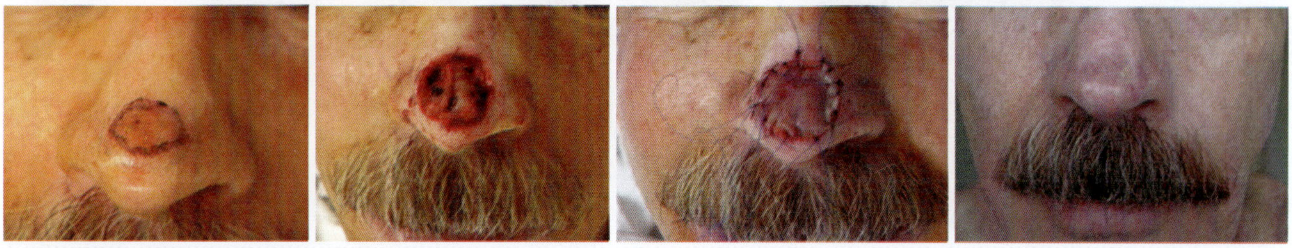

■ **Figura 149.8** Enxerto de pele total na ponta nasal.

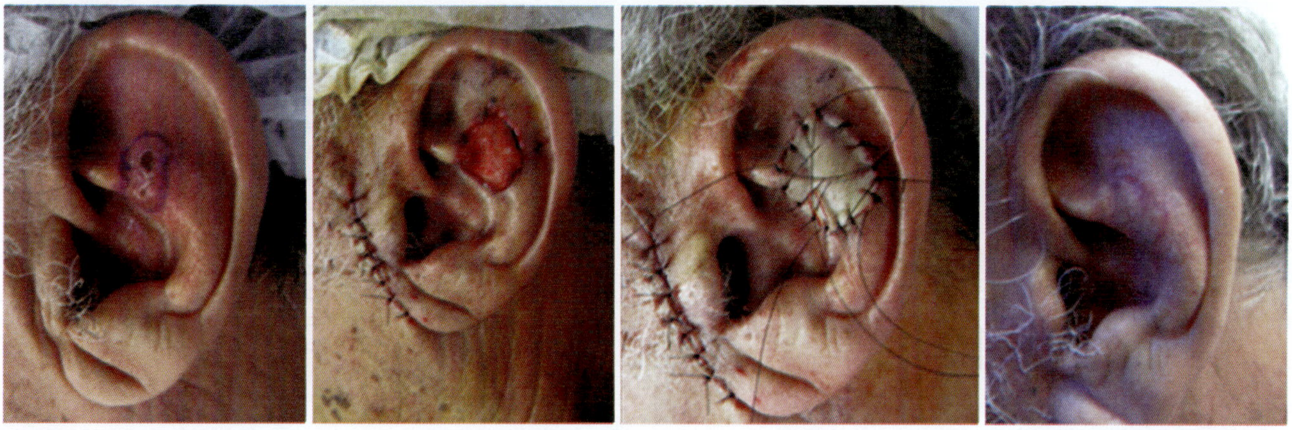

■ **Figura 149.9** Defeito na anti-hélix corrigido com enxerto de pele de região pré-auricular.

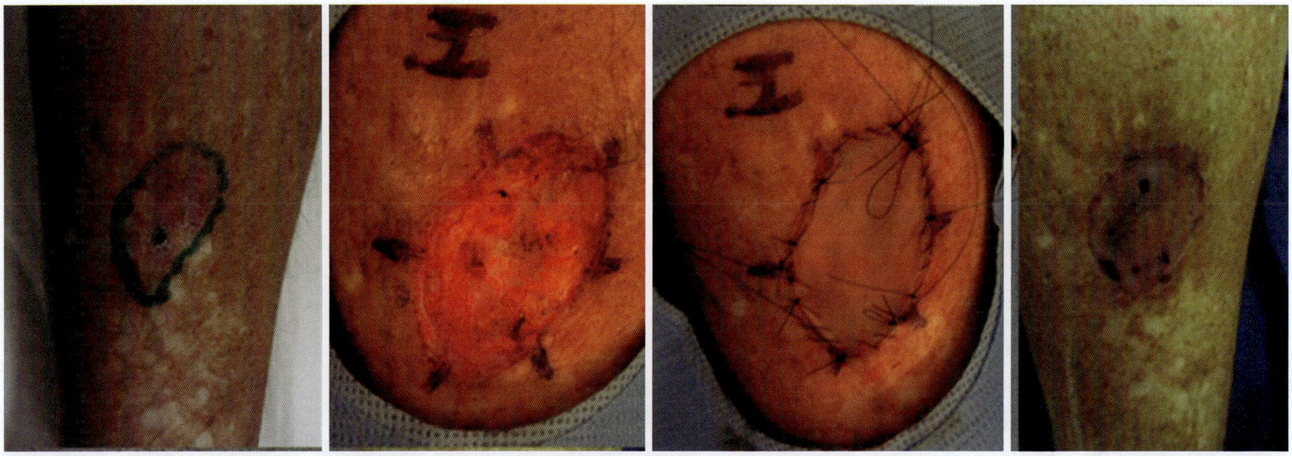

■ **Figura 149.10** Enxerto de pele total para reconstrução de defeito de perna.

Tipos de retalho

Os retalhos podem ser classificados de acordo com sua movimentação, avanço, rotação ou transposição, quanto sua vascularização, axial ou randomizados ou de sua origem, local, regional ou distante.[1,19]

No retalho de avanço o movimento ocorre em linha reta. Estes retalhos podem ser unilaterais ou bilaterais. Os retalhos unilaterais podem ser em "U" ou em "V-Y". Este último se faz com um incisão em "V" com pedículo no subcutâneo que após finalizada a sutura adquire o formato de "Y" (Figura 149.11). Os retalhos bilaterais são utilizados em defeitos maiores ou em áreas de pouca mobilidade com a sutura final em forma de "H"[1,19] (Figura 149.12).

Os retalhos de rotação também podem ser uni ou bilaterais sendo que seu movimento leva a formação de um defeito secundário em semicírculo que será posteriormente fechado por sutura direta. Estes retalhos em geral são usados para fechamento de feridas de maiores dimensões e podem necessitar de um corte na sua extremidade distal, chamado em inglês de *back-cut* para aumentar a sua movimentação[1,19] (Figura 149.13).

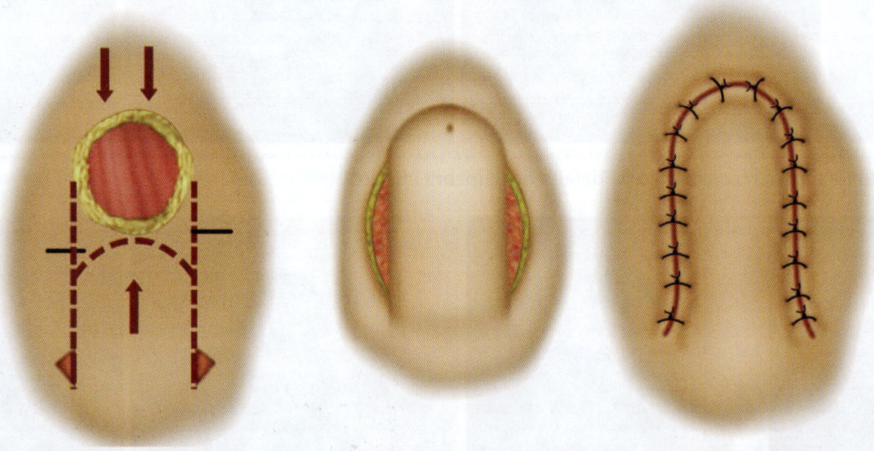

■ **Figura 149.11** Retalho de avanço em U.
Fonte: Robinson, Arndt, LeBoit & Wintroubda, Atlas of Cutaneous Surgery.

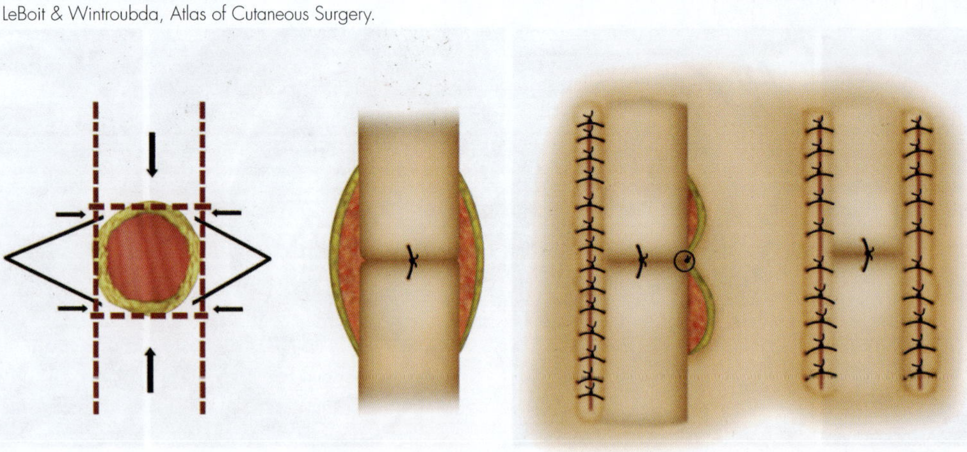

■ **Figura 149.12** Retalho de avanço bilateral em H.
Fonte: Adaptada de Robinson, Arndt, LeBoit & Wintroubda, Atlas of Cutaneous Surgery.

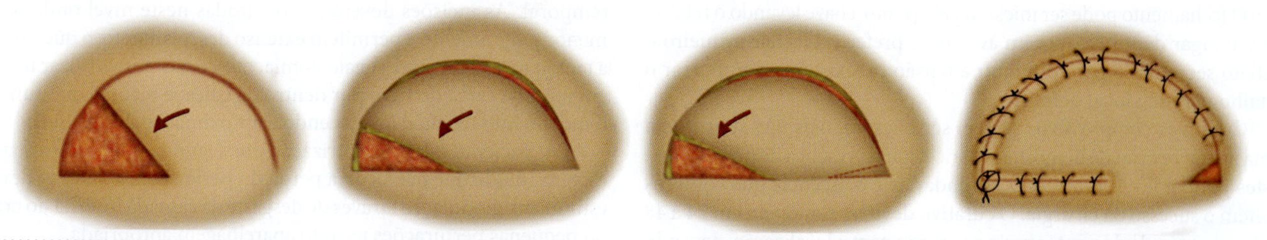

■ **Figura 149.13** Movimentação de um retalho de rotação.
Fonte: Adaptada de Robinson, Arndt, LeBoit & Wintroubda, Atlas of Cutaneous Surgery.

O retalho de transposição geralmente tem um movimento de rotação girando cerca de 60 a 180 graus para cobrir defeitos de áreas não contíguas. Os principais tipos deste retalho são: simples, romboidal, bilobado, nasolabial e zetaplastia[1] (Figuras 149.14, 149.15 e 149.16).

Durante a execução de um retalho algumas medidas podem melhorar o resultado. A extensão do retalho pode ser ampliada se houver necessidade, sem exceder a relação pedículo-comprimento. O teste do fechamento com o auxílio de ganchos delicados pode determinar a necessidade de um maior descolamento ao redor do retalho.

Além disso o triângulo de Burrow pode ser retirado em local de excesso de pele para permitir maior mobilidade do retalho, devendo, se possível, ser colocado na linha de expressão ou escondido atrás de estrutura anatômica. Por último, é importante lembrar que o retalho não deve ser muito tracionado, pois excesso de tensão aumenta o risco de necrose tecidual ou pode resultar em elevação da linha de sutura após a cicatrização.[1]

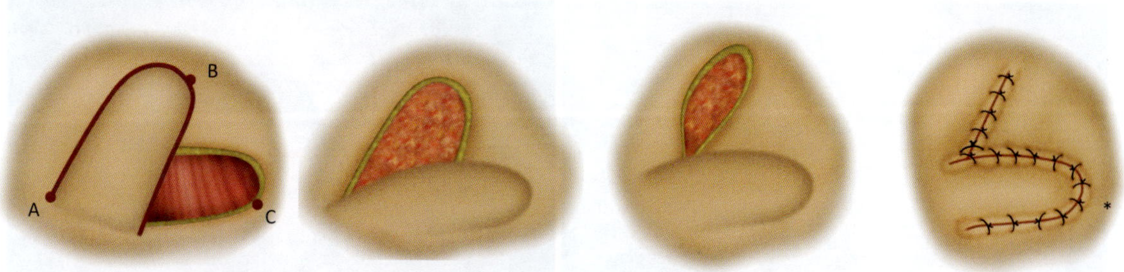

■ **Figura 149.14** Movimento de retalho de transposição simples.
Fonte: Robinson, Arndt, LeBoit & Wintroubda, Atlas of Cutaneous Surgery.

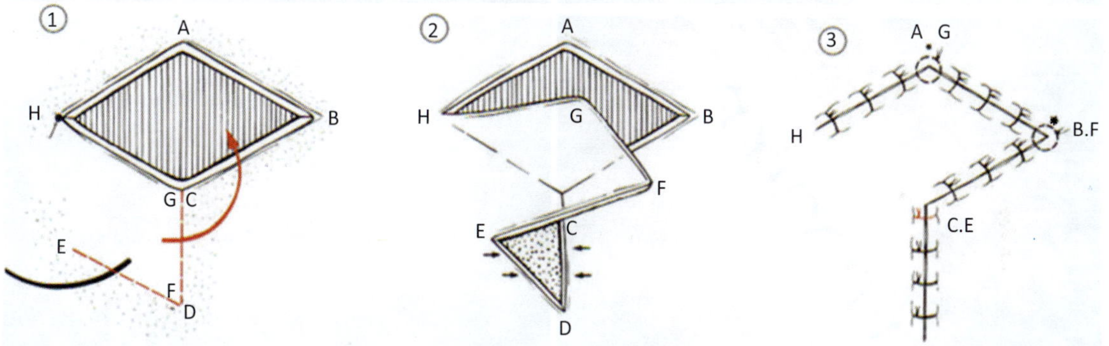

■ **Figura 149.15** Movimento de retalho de transposição romboidal.
Fonte: Adaptada de Robinson, Arndt, LeBoit & Wintroubda, Atlas of Cutaneous Surgery.

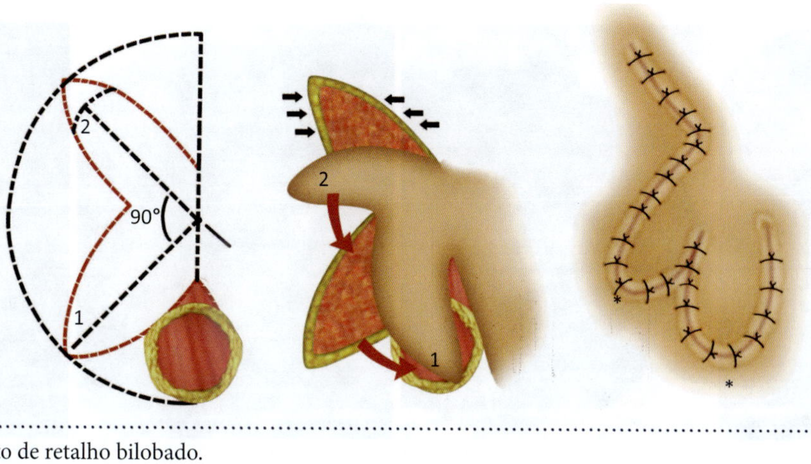

■ **Figura 149.16** Movimento de retalho bilobado.
Fonte: Adaptada de Robinson, Arndt, LeBoit & Wintroubda, Atlas of Cutaneous Surgery.

O fechamento pode ser iniciado pelo ponto-chave levando o retalho ao seu lugar definitivo, porém às vezes é preferível fechar primeiro o defeito secundário para diminuir a tensão preexistente e empurrar o retalho para seu local definitivo.

Curativos compressivos podem ser eficazes, mas não substituem uma atenta revisão de hemostasia para evitar a presença de hematomas. Estes podem levar a infecções secundárias e deiscência que comprometem o sucesso da cirurgia. O curativo deve ser removido em 24 a 48 horas e a retirada de pontos varia de acordo com a localização, devendo ser ao redor de 7 dias para lesões em face e 10 a 14 dias nas áreas de couro cabeludo, tronco e extremidades.[1,19]

■ COURO CABELUDO

Para se conseguir o fechamento primário nesta localização é necessário descolamento amplo da pele ao redor, o qual tende a ser maior no sentido transversal do que no sentido longitudinal (Figura 149.17).

A gálea é faixa fibrosa localizada abaixo do subcutâneo e acima do periósteo do crânio e liga as aponeuroses dos músculos frontal e temporal. As incisões devem ser realizadas neste nível onde ocorre menor sangramento e permitem extenso descolamento, o que diminui a tensão no fechamento. A galeotomia, que consiste em realizar incisões em faixa de cerca de 1 cm por dentro da gálea, é recurso que aumenta o movimento tecidual favorecendo a aproximação dos tecidos.

Em paciente calvo a cicatrização por segunda intenção é uma boa escolha, desde que não ocorra perda do periósteo. Neste caso deve-se estimular a granulação através de desgaste da camada externa do crânio ou pequenas perfurações usando aparelhagem apropriada.

O retalho de rotação e suas variantes são os mais utilizados nesta localização, para sua execução adequada, devem ser desenhados no mínimo com o dobro do tamanho que normalmente realizamos em outras localizações, seguidos de um amplo descolamento para permitir o movimento do retalho (Figura 149.18).

Retalhos bilaterais de rotação são necessários quando a simples rotação não é suficiente ou ainda em lesões localizadas na região posterior do couro cabeludo. Outras variantes como o retalho "O-Z" e o retalho em cata-vento são outras opções de fechamento menos utilizadas[1] (Figura 149.19).

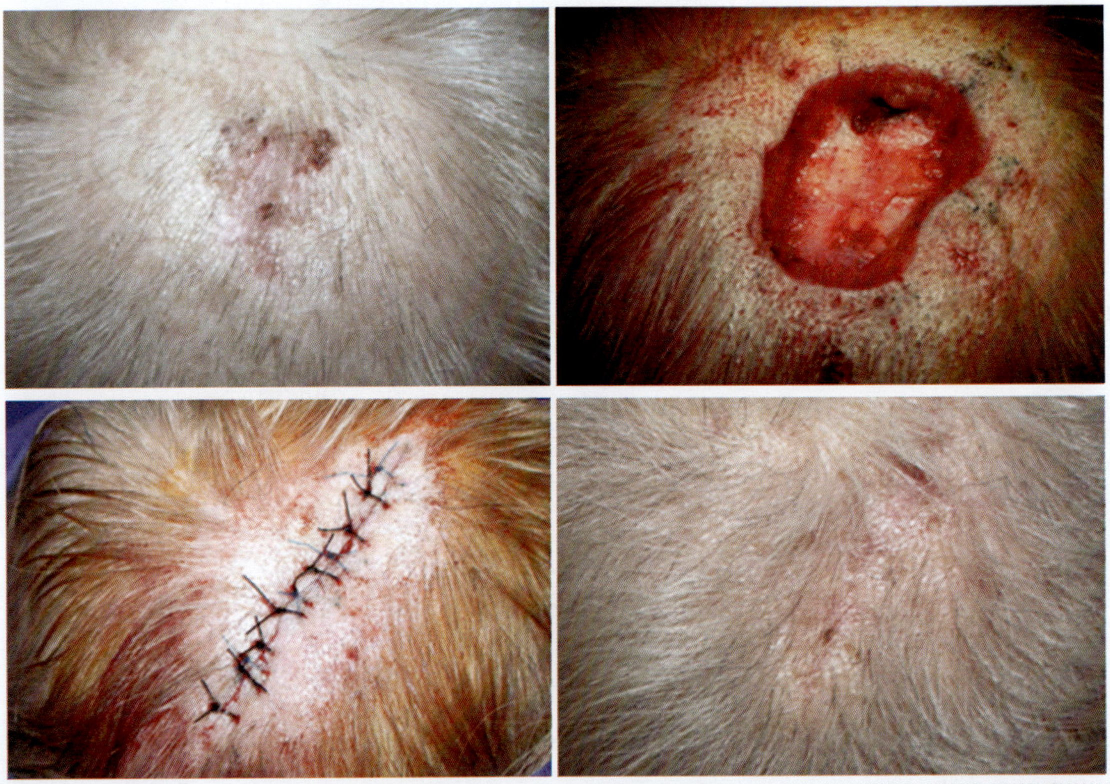

■ **Figura 149.17** Fechamento primário em região parietal do couro cabeludo.

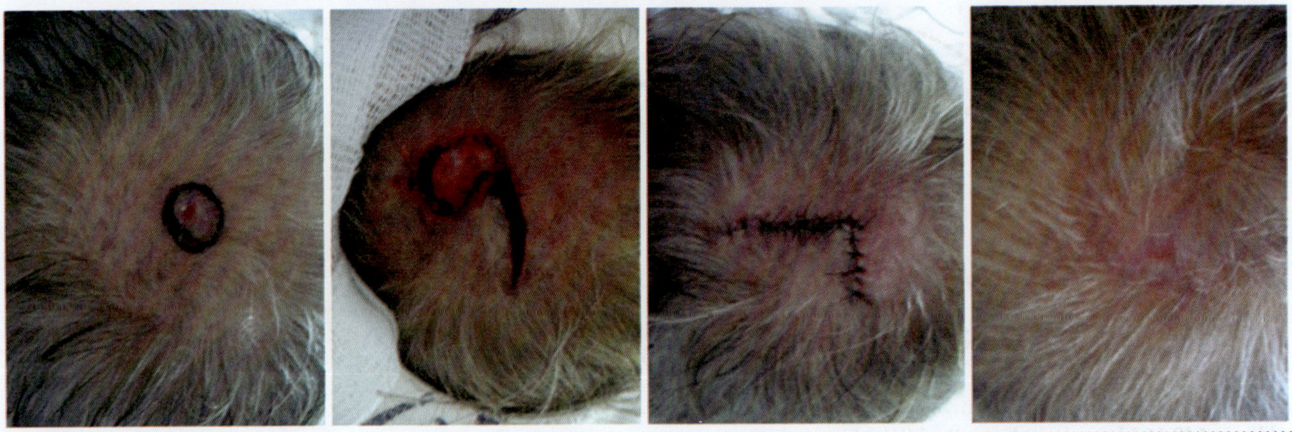

■ **Figura 149.18** Retalho de avanço simples em região parietal.

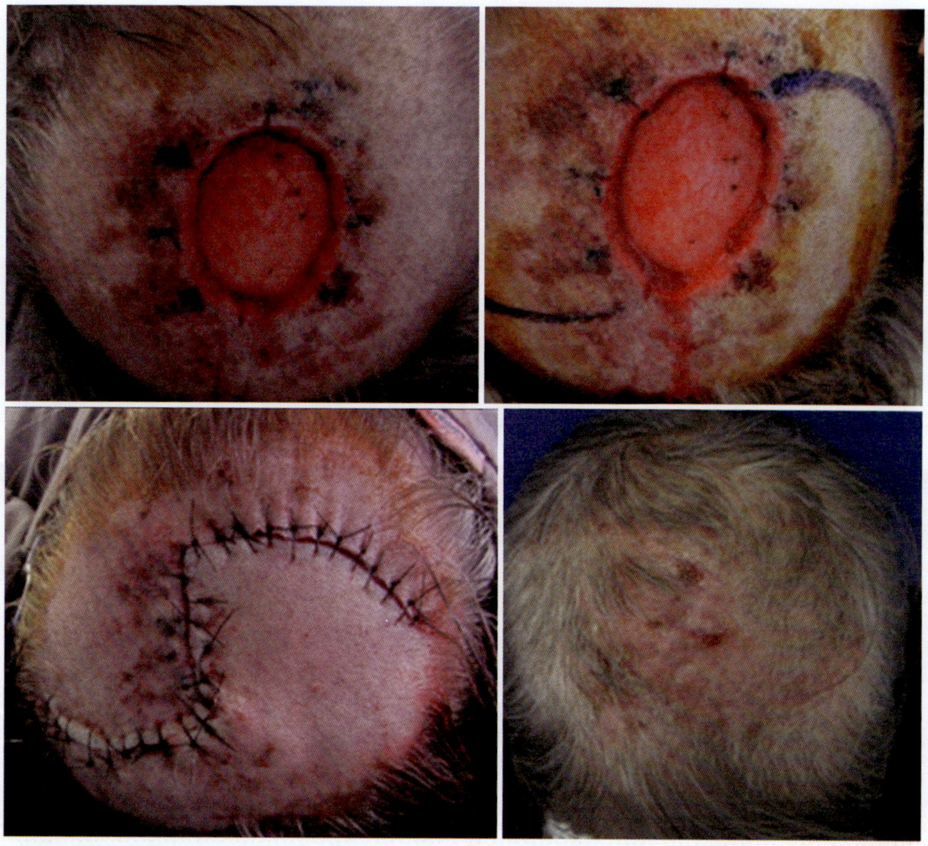

■ **Figura 149.19** Reconstrução com retalho de avanço bilateral.

■ FRONTE E REGIÃO TEMPORAL

A mobilidade da pele da fronte é limitada. Em pacientes jovens apenas lesões pequenas de até 1 cm permitirão fechamentos diretos, de preferência dispostas nas rugas horizontais, desde que não elevem as sobrancelhas. Em pacientes idosos o fechamento direto pode ocorrer em lesões maiores, porém em pele com fotodano, esta técnica se torna mais difícil mesmo com descolamento amplo.

As incisões devem atingir o plano submuscular, se realizadas medialmente ao ponto médio da sobrancelha podem levar à lesão dos vasos e nervos supratroclear e supraorbital, nestes casos os pacientes devem ser avisados previamente da possibilidade de parestesia temporária da fronte e parte anterior do couro cabeludo, cuja recuperação ocorre em até 6 meses.

A região temporal, no recesso temporal é considerada zona de perigo, pois o ramo temporal do nervo facial é superficial e facilmente lesado. O descolamento nesta região deve ser delicado e superficial a fim de evitar qualquer dano. Paralisia do músculo temporal pode causar desde a expressão facial de surpresa unilateral até queda do supercílio (Figura 149.20).

A linha do cabelo e os supercílios são as referências anatômicas a serem mantidas e respeitadas ao máximo, elevações da sobrancelha causadas por tensão tendem a ceder em 6 meses, este relaxamento é causado pela queda do conjunto frontal como um todo e não apenas pelo relaxamento da cicatriz[21] (Figura 149.21). No fechamento primário, os melhores resultados são obtidos com a colocação da linha de sutura em uma ruga de expressão, sem causar distensão (Figura 149.22).

Os retalhos de avanço e rotação são os mais utilizados na fronte e quando não são suficientes, retalhos duplos bilaterais de avanço ou rotação são executados (Figura 149.23). O retalho O-T é ideal para fechar feridas cirúrgicas localizadas junto à linha anterior do cabelo ou sobre as sobrancelhas (Figura 149.24). Tumores localizados no centro da fronte podem também ser excisados na forma de quadrado e o fechamento realizado em Z.

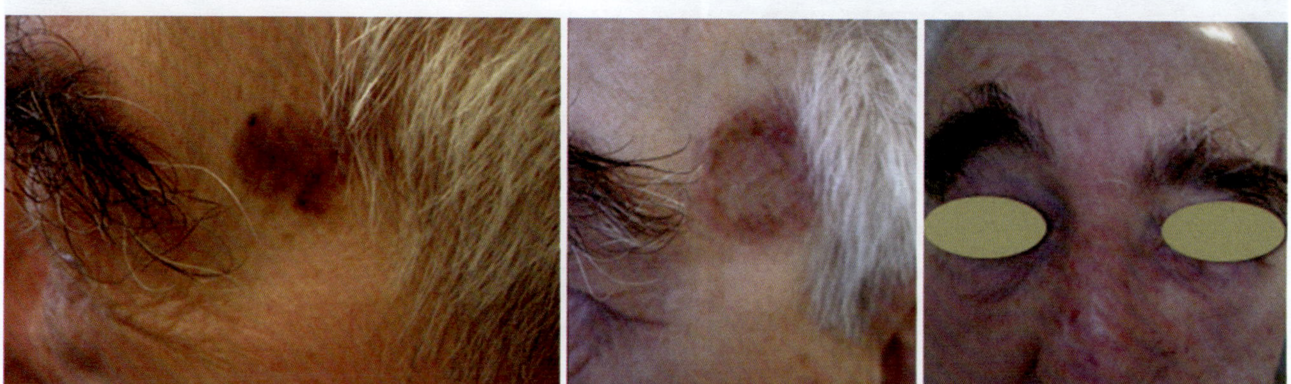

■ **Figura 149.20** Retirada de melanoma temporal com lesão do ramo temporal do nervo facial levando à paralisia do músculo frontal com queda de supercílio.

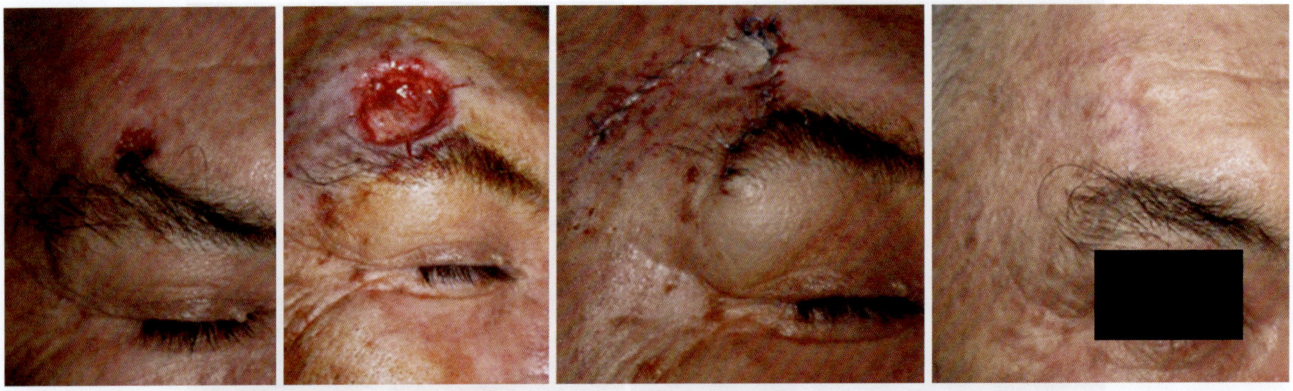

■ **Figura 149.21** Retalho de avanço simples para reconstrução temporal com elevação temporária do supercílio.

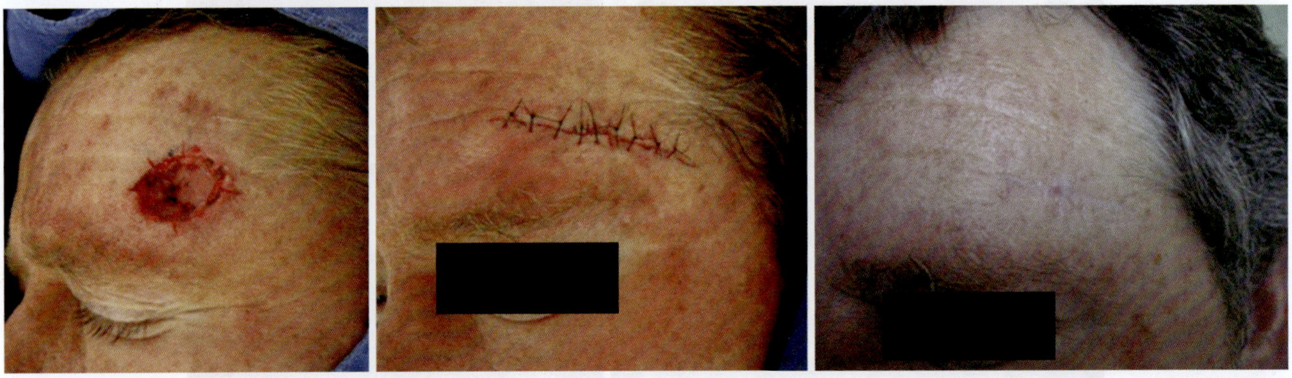

■ **Figura 149.22** Aproximação borda a borda em defeito frontal.

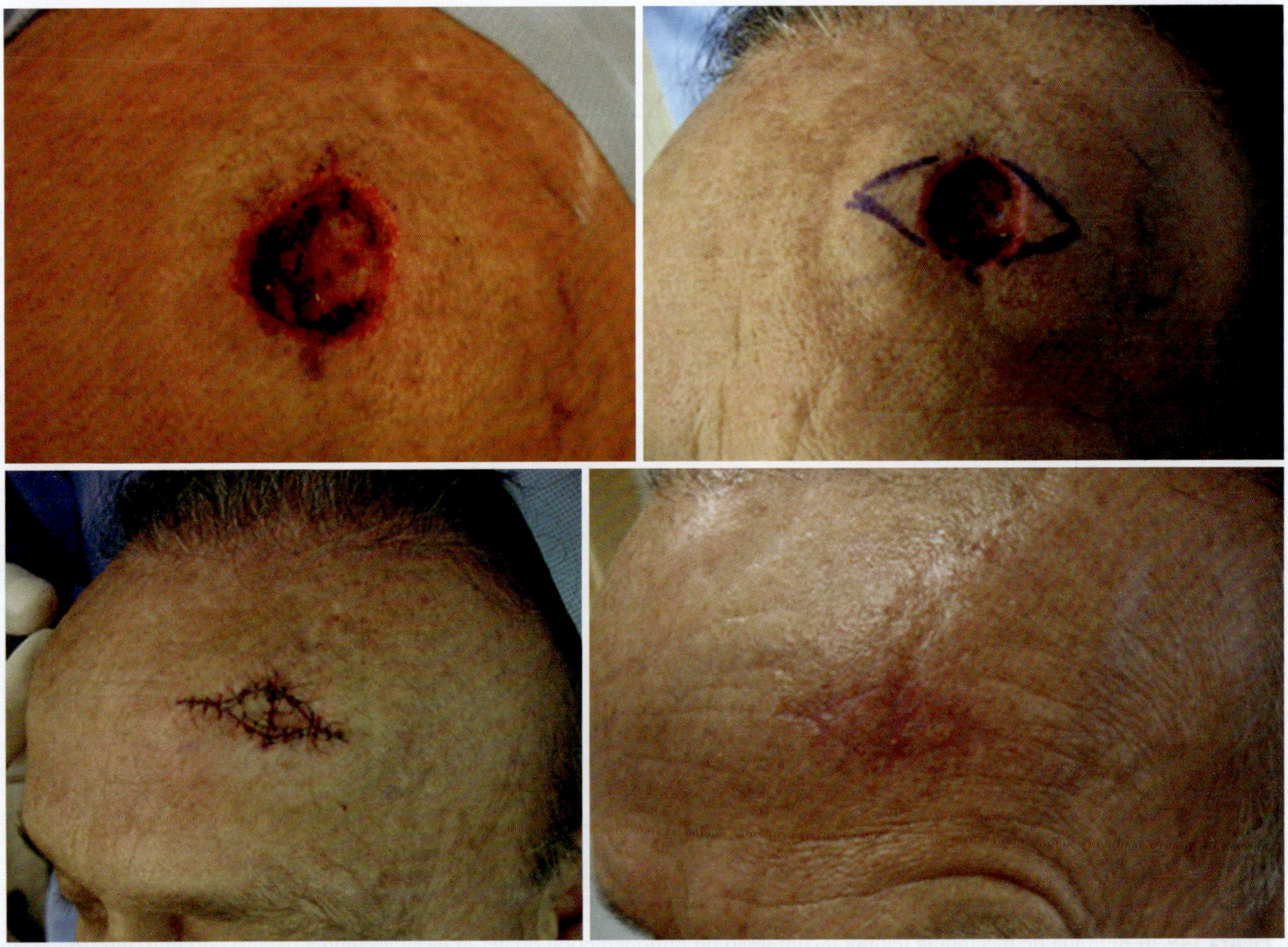

■ **Figura 149.23** Retalho de duplo avanço em fronte.

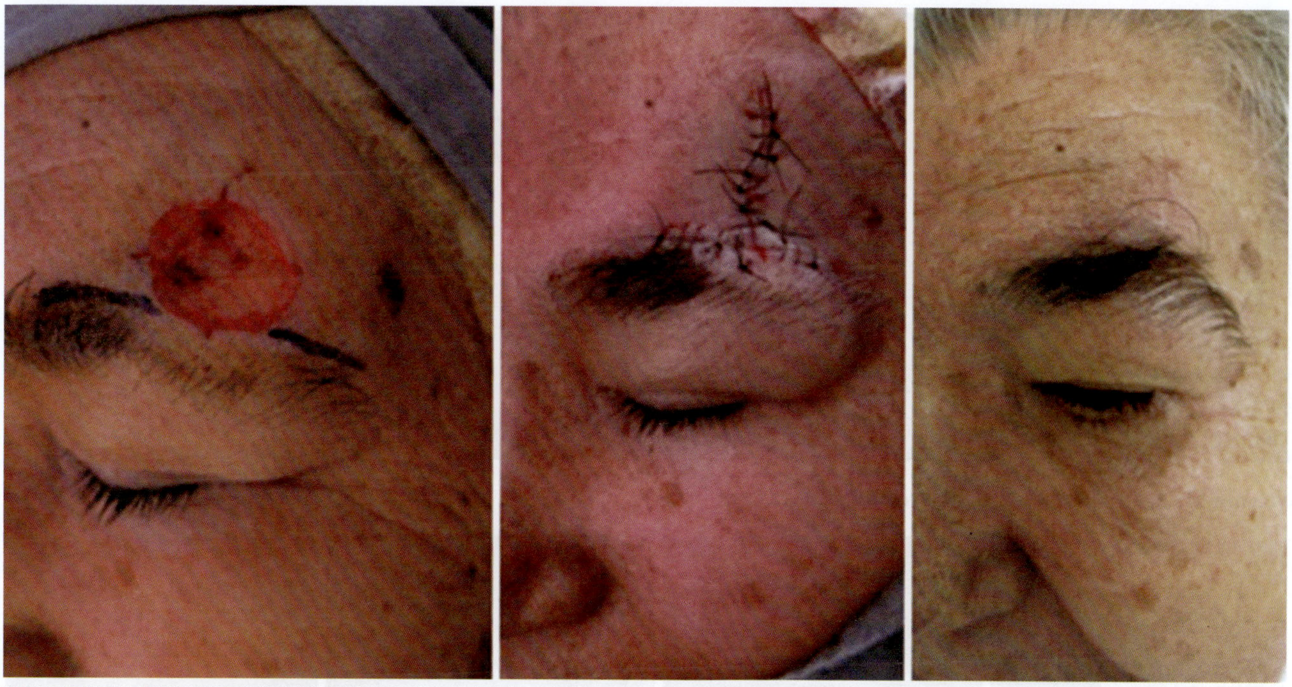

■ **Figura 149.24** Retalho em O-T para região frontal.

Retalhos de rotação ou avanço devem ser posicionados junto a linha do cabelo, cuidando para evitar dano ao ramo temporal do nervo frontal. Este posicionamento dos retalhos de avanço e de rotação os mantém bem camuflados. Retalhos de transposição são pouco utilizados nesta localização.[1]

■ REGIÃO MALAR

A grande maioria dos defeitos pode ser fechada primariamente, pela sobra de pele característica desta região, retalhos de avanço simples usando as linhas do sulco nasogeniano e a linha da prega pré-auricular são muito usados e escondem bem as cicatrizes. Triângulos de Burrow retirados facilitam o avanço e diminuem a tensão[1] (Figura 149.25).

Retalhos de rotação e transposição são indicados em casos específicos, a escolha por rotação deve levar sempre em consideração que incisões extensas sobre superfície convexa podem, por contração, deixar cicatrizes inestéticas. Outro cuidado que se deve ter, na utilização de retalhos nesta localização é de procurar ancorá-los de modo a não pesar sobre a borda palpebral[22] (Figura 149.26).

Retalhos de transposição merecem estudo detalhado prévio à sua execução, sempre que possível deve-se transpor pele da região lateral para a medial, pois a tensão neste sentido facilita o fechamento do defeito secundário. Em pacientes idosos, pequenas cicatrizes em diferentes direções são menos perceptíveis aos olhos e são preferíveis à rotação de retalhos extensos[22] (Figura 149.27). Retalhos de pedículo subcutâneo estão mais bem indicados em pacientes mais velhos, onde a cicatriz se esconde melhor.[19]

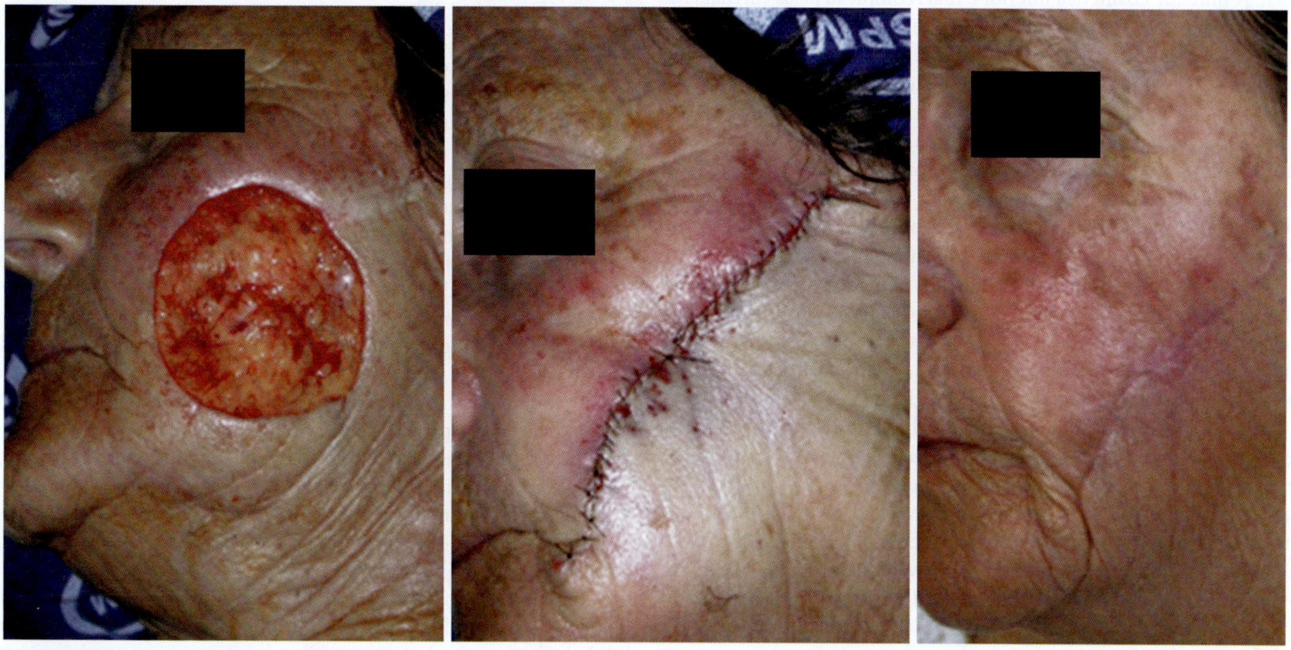

■ **Figura 149.25** Descolamento amplo e fechamento direto.

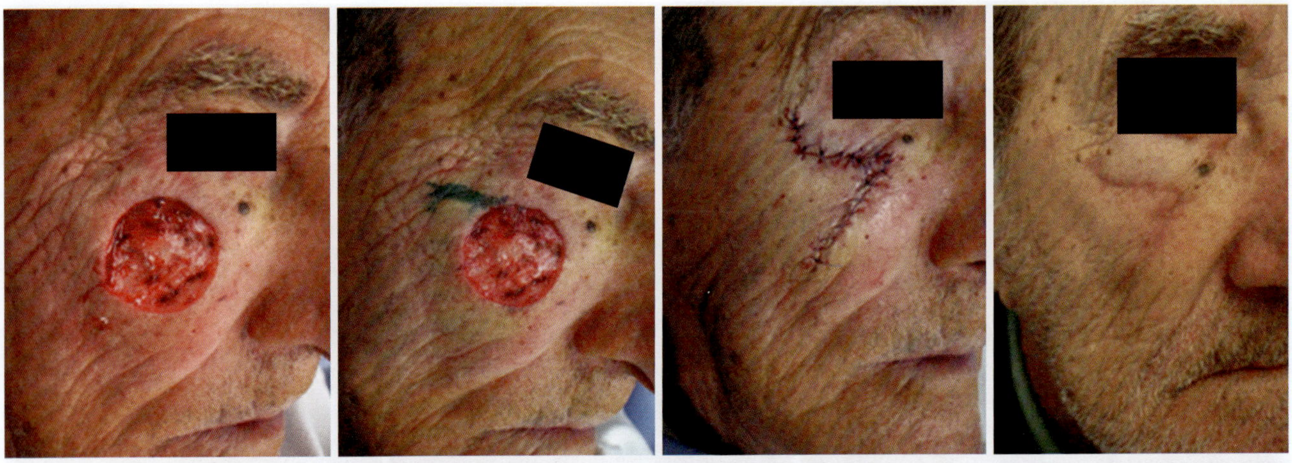

■ **Figura 149.26** Retalho de avanço para correção malar.

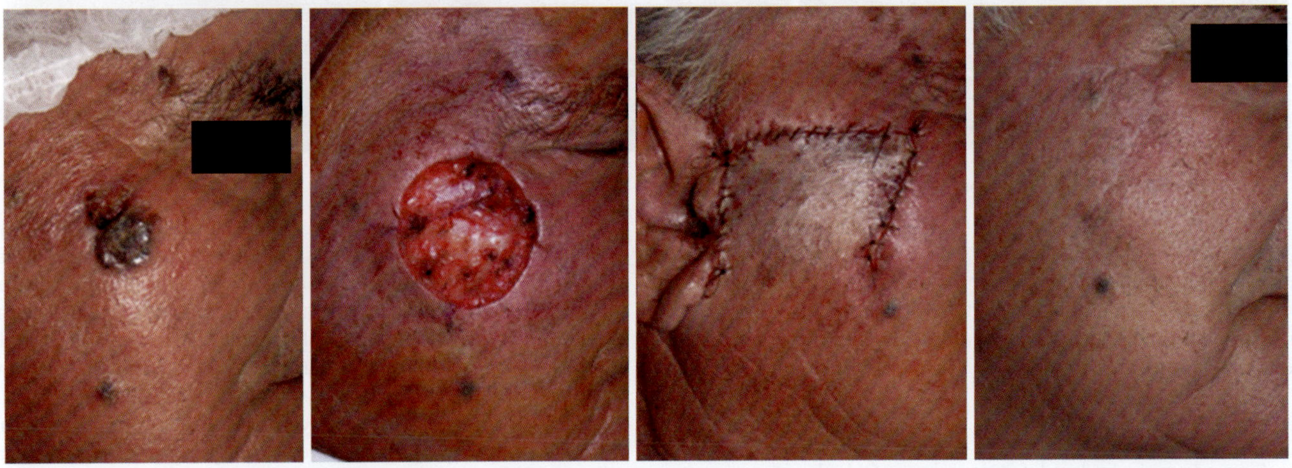

■ **Figura 149.27** Reconstrução com retalho de transposição temporal.

■ NARIZ

Dividimos o nariz em segmento superior, que envolve o dorso e a lateral do nariz e o segmento inferior, que é constituído da ponta e asa nasal. A unidade cosmética inferior é mais complexa pelas cartilagens envolvidas, que estão ligadas entre si e com o septo nasal através de fibras aponeuróticas. Estas podem ser facilmente distorcidas, o que resulta em deformidades nasais e dificuldade para respirar.

O sinal de Cottle é útil para testar o fluxo de ar nas narinas, se, ao puxar as bochechas lateralmente ou elevar a pele sobre a ponte do nariz ocorrer aumento do fluxo de ar, está comprovado que o paciente tem dificuldade de respirar.[19] Ainda devemos ficar alertas nos pacientes com pele nasal muito rica em glândulas sebáceas, pois, nestes casos as cicatrizes tendem a ficar mais alargadas e inestéticas.

Na reconstrução de defeitos pequenos e médios da região dorsal e lateral deve-se inicialmente tentar a aproximação das bordas com fechamento direto, quando isto não é possível, optamos por enxerto ou retalho.[1] Os retalhos utilizados para esta região são provenientes da região glabelar, da face lateral do nariz, região malar e fronte.

Nos retalhos de avanço da região glabelar utilizam-se as linhas de expressão, desenhando-se as incisões em rugas preexistentes, já os retalhos de rotação da região glabelar podem ser feitos com pequeno *back-cut*[1] (Figura 149.28). Os retalhos de avanço provenientes da face lateral do nariz ou da região malar com incisão no sulco nasogeniano são muito usados. A perda do sulco é um evento temporário que pode reverter posteriormente com a aderência do retalho. Geralmente este retalho tem boa viabilidade, pois possui pedículo largo (Figura 149.29). O defeito em alçapão pode ser corrigido em 6 meses com sutura interna para recriar o sulco nasogeniano.

Retalhos de pedículo subcutâneo são utilizados incisando no sulco nasogeniano com ângulo de 30 graus na sua base e largura pouco maior que o defeito. Descolamento cuidadoso deve ser realizado permitindo a progressão do retalho sem comprometer o suprimento sanguíneo do mesmo (Figura 149.30).

A ponta nasal, diferentemente do dorso tem pele espessa, sebácea, sem elasticidade e com poros visíveis. O fechamento primário na posição vertical pode ser efetuado se o defeito for pequeno e simétrico, podendo se estender até a columela. Sutura na posição horizontal pode ser realizada em defeitos pequenos de pacientes idosos. Nos casos em que a ponta nasal esteja aumentada e caída, sua elevação é aceita. Vários retalhos podem ser realizados na ponta nasal. O retalho simples de avanço necessita de largura suficiente para ser executado e triângulos de Burrow podem ser usados para permitir avanço adequado (Figura 149.31).

O retalho de transposição bilobado é frequentemente usado para a ponta nasal, o primeiro lobo deve ser colocado a cerca de 90 graus do defeito primário e o segundo a cerca de 60 graus do defeito secundário, ambos rodam em direção ao fechamento da ferida, assim o primeiro lobo fecha o defeito primário e o segundo o defeito secundário, o terceiro defeito fecha com sutura direta. O descolamento ao redor do defeito associado à elasticidade da pele torna suficiente o primeiro lobo medir três quartos do tamanho do defeito primário. Todavia pode ocorrer uma pequena elevação da ponta nasal, comum em jovens, mas mais visível em idosos[23] (Figura 149.32).

Retalho de transposição rômbico deve ser utilizado apenas em defeitos pequenos da ponta nasal, levando em consideração a possibilidade de elevação desta ponta.[1] Em defeitos maiores no dorso nasal pode-se confeccionar um retalho da região frontal, ou indiano que

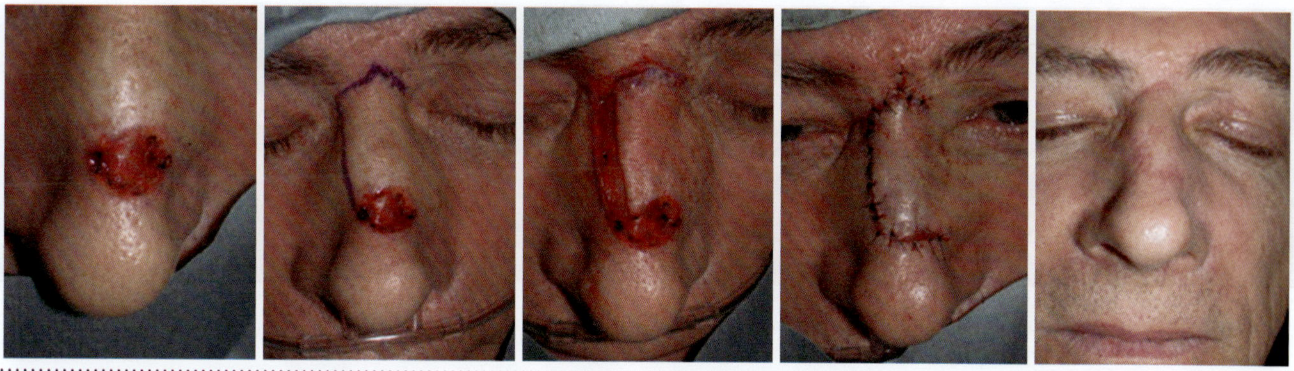

■ **Figura 149.28** Retalho de avanço de glabela.

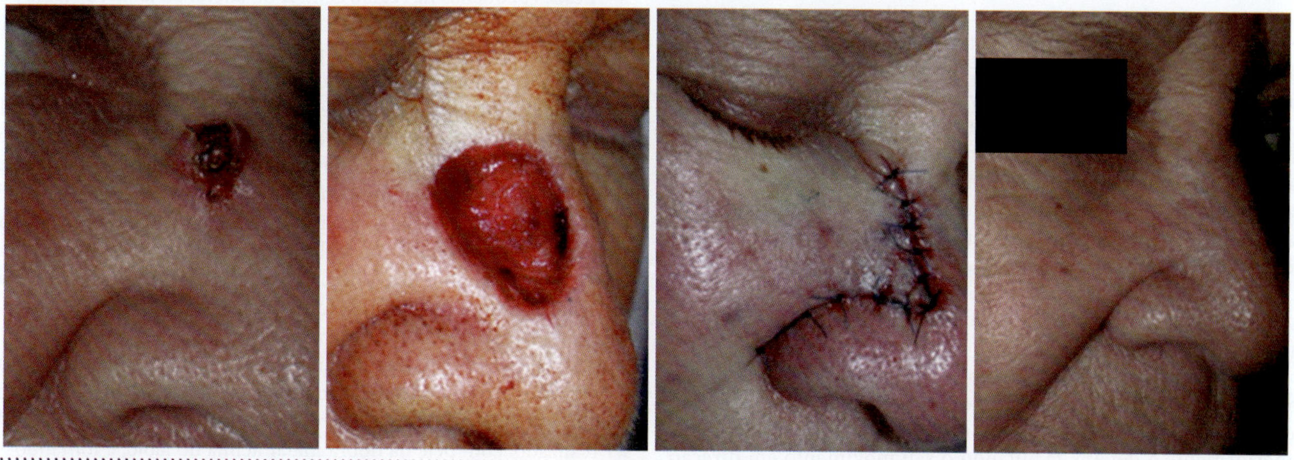

■ **Figura 149.29** Retalho de avanço malar.

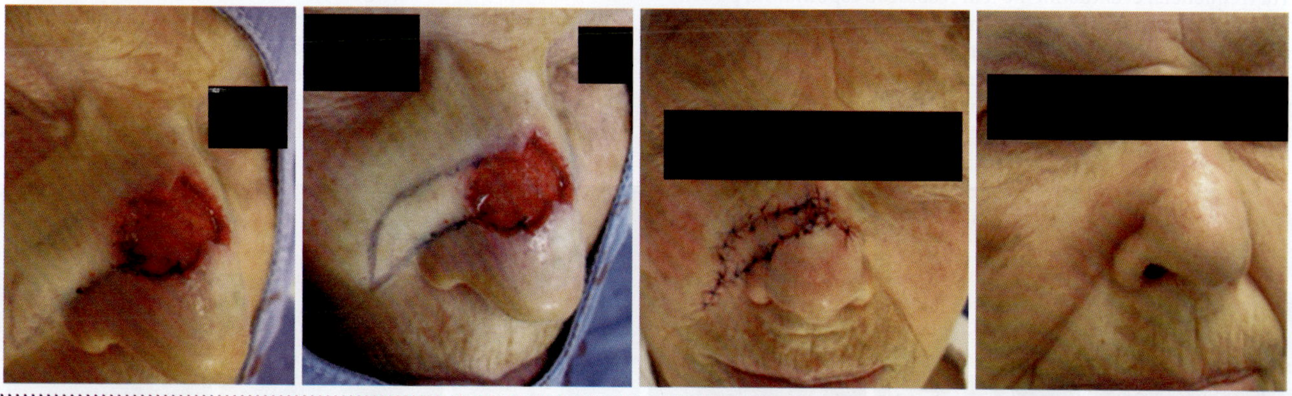

■ **Figura 149.30** Retalho de avanço em V-Y.

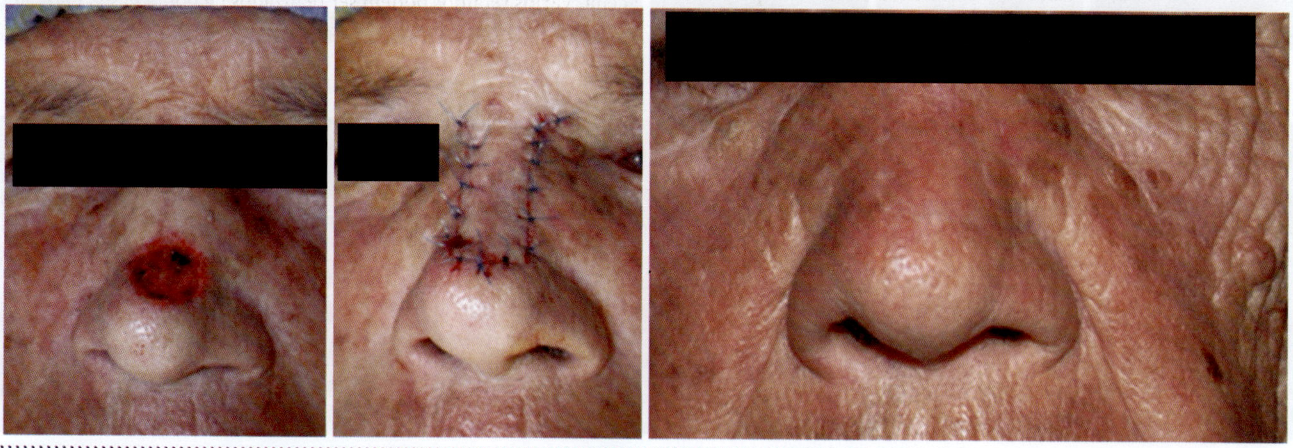

■ **Figura 149.31** Retalho de avanço simples.

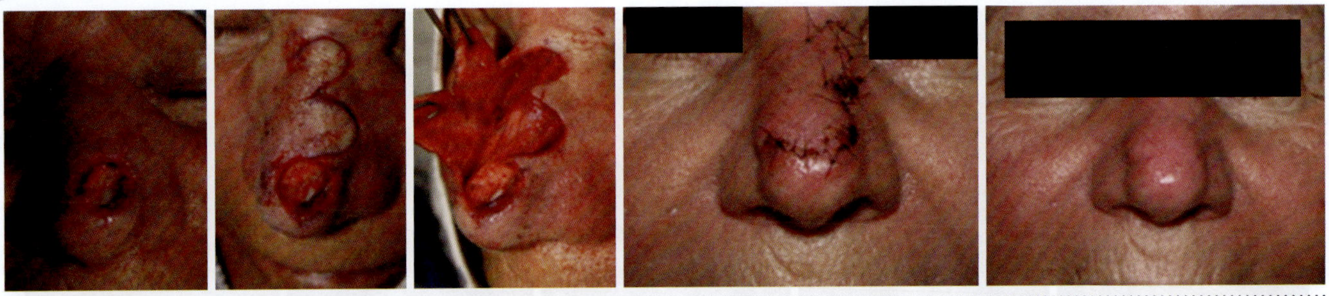

■ **Figura 149.32** Retalho bilobado para defeito de ponta nasal.

requer necessariamente 2 tempos cirúrgicos. A pele utilizada é irrigada pela artéria troclear superior e deve manter o seu pedículo por 3 a 4 semanas, até que ocorra a pega do retalho, quando então este é seccionado (Figura 149.33). Alternativa viável para estes defeitos é a colocação de enxertos de pele total proveniente de região pré ou pós auricular, sulco geniano ou supraclavicular.

Defeitos localizados na asa nasal são aqueles que apresentam o maior desafio na reconstrução nasal, pela necessidade da manutenção da anatomia alar para garantir a função respiratória das narinas. Outro aspecto a ser considerado é a pouca mobilidade desta pele pela presença de tecido fibroso aderido às cartilagens, portanto fechamentos diretos e enxertos nesta localização são pouco utilizados.

Os retalhos mais comumente utilizados são o retalho de rotação com *back-cut*, usando a pele da lateral do nariz, indicado para defeitos menores que a metade da asa.[1]

Para feridas maiores, o retalho de transposição da dobra nasolabial, chamado meilolabial, deve ser desenhado bem acima do defeito no sulco nasogeniano, mesmo que seja necessário alargar superiormente o defeito, facilitando o seu movimento em direção a sua posição definitiva. O aspecto de alçapão que ocorre com uma certa frequência, eventualmente tem resolução espontânea, podendo haver necessidade de um segundo tempo cirúrgico para a sua correção. Em decorrência do suprimento sanguíneo generoso, este retalho pode ser longo e, se necessário, dobrado para formar a nova borda da narina, mesmo que seu aspecto final não seja tão natural[1,19] (Figura 149.34).

■ LÁBIOS

Lesões pequenas na região central ou lateral do lábio superior podem ser fechadas diretamente. A zetaplastia para correção dentro do vermelhão do lábio pode ser útil para melhorar o aspecto estético.

No lábio superior os retalhos de avanço são muito utilizados. Triângulos de Burrow, quando necessários são realizados na dobra da asa nasal e na comissura labial. Para os defeitos pequenos localizados próximos a borda ou dentro do vermelhão o retalho A-T é útil devendo-se desenhar sua base na linha do vermelhão ou dentro da mucosa.[24]

Nas lesões de localização lateral o retalho de avanço simples é boa escolha, podendo-se também realizar um retalho de rotação usando a dobra meilolabial. No retalho em cunha de Burrow, o triangulo deve ser feito usando a pele da região malar junto a incisão que corre o sulco nasolabial, onde a cicatriz irá repousar (Figuras 149.35 e 149.36).

Para fechamento de lesões maiores com comprometimento de quase 50% da área, o retalho de avanço simples ou duplo são bem indicados (Figura 149.37). Nestes casos um retalho de transposição também pode ser realizado, com pele da dobra malar acima do lábio, e tomando-se o cuidado de desenhar o retalho em tamanho adequado para evitar a elevação do vermelhão[25] (Figura 149.38).

A retirada de lesões superficiais no vermelhão, geralmente com potencial maligno, é feita com o fechamento horizontal, incluindo praticamente todo o vermelhão, na chamada vermelhonectomia.

Os tumores malignos invasivos são geralmente retirados por incisão em cunha com espessura total do lábio. No momento da marcação da

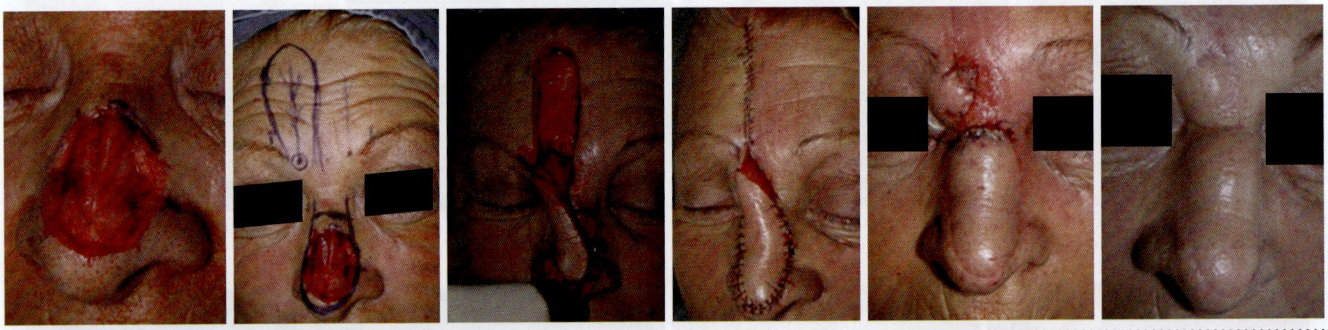

■ **Figura 149.33** Retalho frontal de transposição.

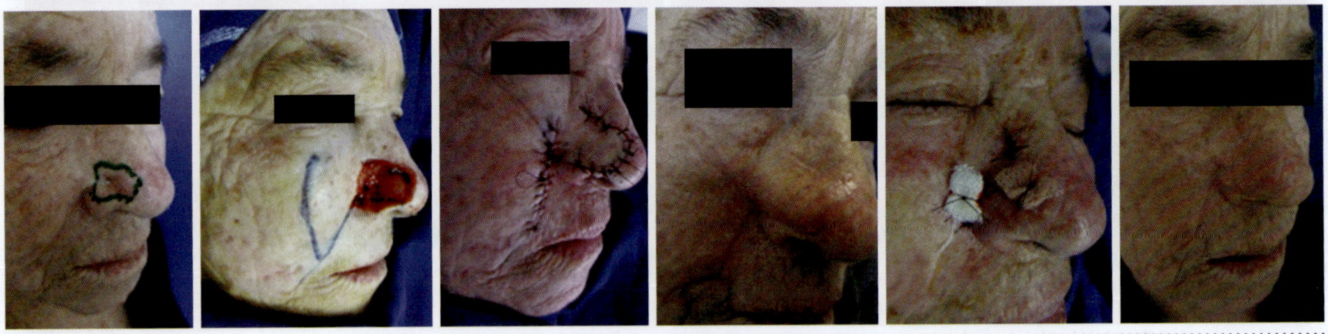

■ **Figura 149.34** Retalho de transposição com alçapão e após emagrecimento do retalho.

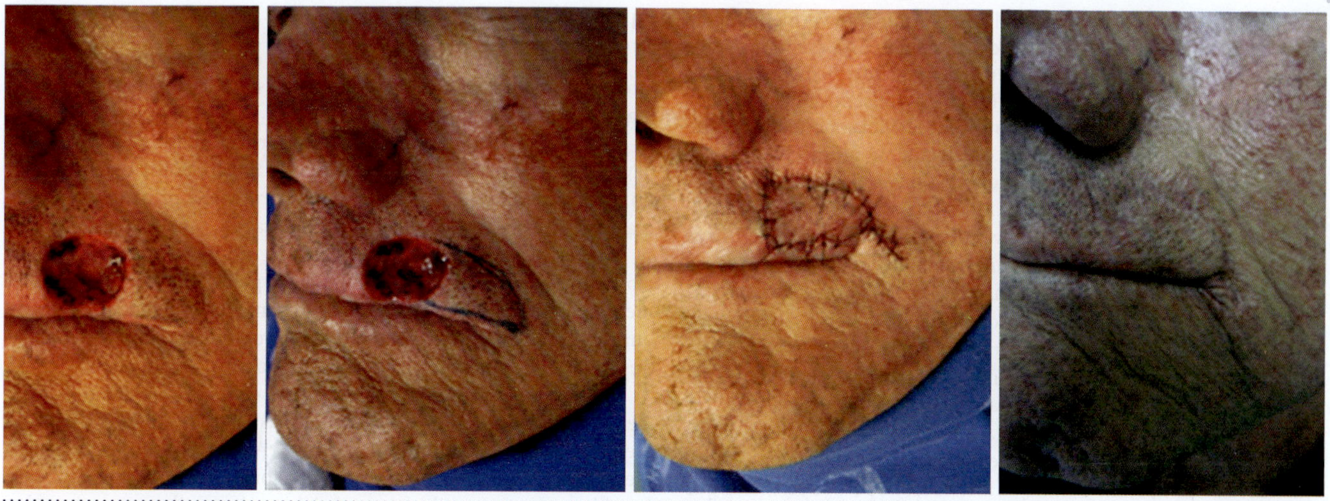

■ **Figura 149.35** Retalho de avanço em V-Y.

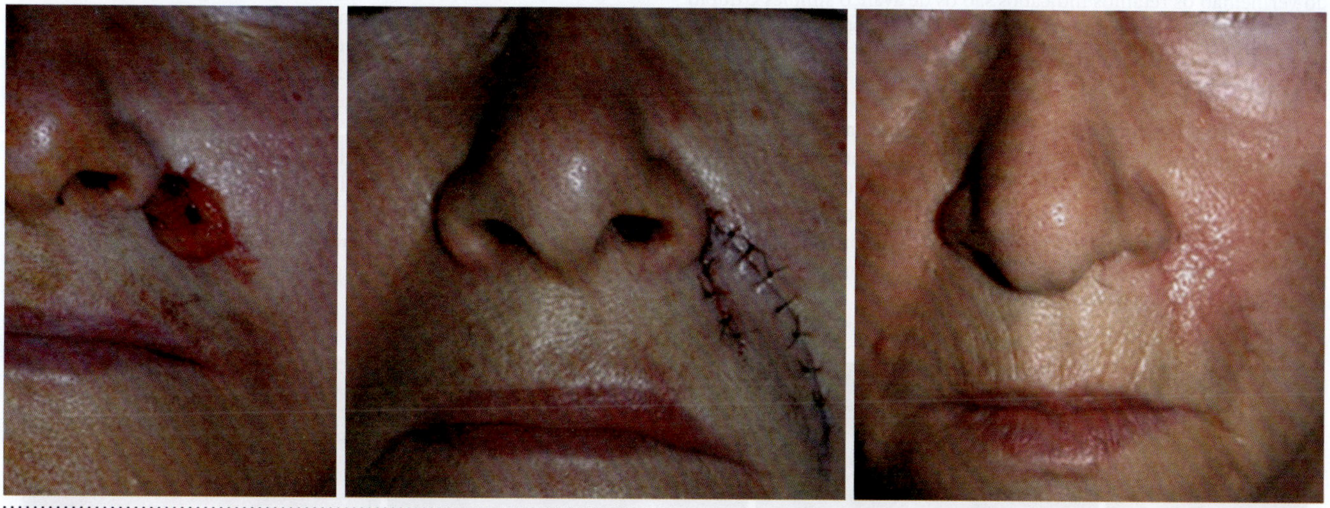

■ **Figura 149.36** Retalho de avanço e rotação.

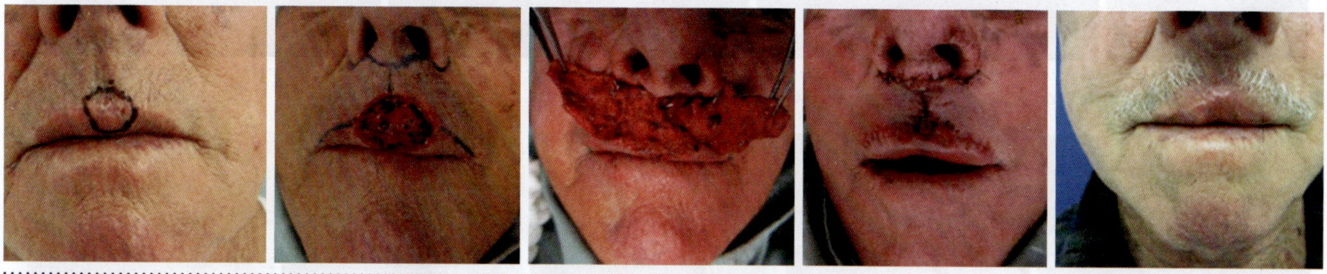

■ **Figura 149.37** Duplo retalho de avanço para reconstrução de lábio.

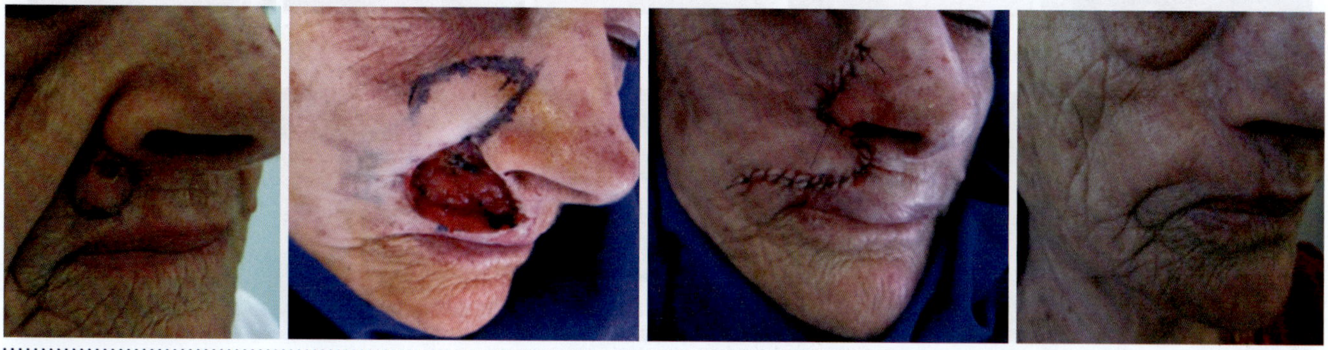

■ **Figura 149.38** Retalho de transposição malar para reconstrução de lábio superior.

cunha deve-se reforçar com tinta a linha de transição vermelhão pele a fim de evitar desalinhamento na cicatriz final. Esta manobra serve de reparo para apresentar a mucosa no momento do fechamento. Este será realizado primariamente com fios absorvíveis, nos planos mucosos e musculares, evitando a presença de saliências na mucosa, que posteriormente podem incomodar o paciente. O último plano a ser suturado com fio não absorvível, mononylon 5.0, é a pele.

Em alguns casos a W plastia está indicada para evitar o alongamento da ponta da cunha. Quando houver diferença de espessura entre as partes do lábio a serem suturadas, um triângulo em direção a mucosa é suficiente para diminuir o lado maior, facilitando o fechamento da cunha. Defeitos de até um terço do comprimento do lábio são fechados com facilidade com este procedimento[25] (Figura 149.39).

Para defeitos um pouco maiores no lábio inferior o retalho de transposição de espessura total usando a pele do lábio superior pode ser indicado. É necessário deixar intacta a artéria labial de um dos lados para garantir o suprimento sanguíneo do retalho. Após 10 dias, faz-se a manobra de comprimir o istmo da artéria labial para se certificar que o retalho já desenvolveu circulação colateral suficiente, quando então o pedículo pode ser seccionado. Para feridas cirúrgicas localizadas abaixo do vermelhão os retalhos indicados são os de avanço simples e duplo ou ainda o retalho em cunha de Burrow[25] (Figura 149.40).

■ MENTO

Pequenas lesões localizadas no mento são incisadas, em meia lua, na dobra cutânea horizontal e suturadas diretamente. Por ser área convexa, as forças de cicatrização são centrifugas e podem dar lugar a cicatrizes marcadas ou hipertróficas. O retalho A-T para lesões maiores devem ter a sua base colocada na dobra mentoniana. Outros retalhos são utilizados com menor frequência. Lembrar que em homens é impossível repor a área de pelos da barba[1] (Figura 149.41).

■ ORELHA

O pavilhão auricular tem a função de enriquecer o som que chega ao ouvido interno, a sua integridade possui relevância estética, além da sustentar a haste dos óculos.

As feridas nesta localização devem ser mantidas limpas através da lavagem diária e aplicação de antibiótico tópico, pois a ocorrência de infecção secundária por *Pseudomonas aeruginosa*, principalmente em pacientes idosos, pode se tornar muito grave.[1]

Pequenos defeitos na hélice da orelha são fechados borda a borda após incisão em cunha com ângulo de 30 graus, lesões pouco maiores necessitam de duas cunhas laterais, os chamados triângulos de Burrow, junto à hélice, formando a incisão em estrela que facilita o movimento restaurando o contorno arredondado da orelha.

Em ambos os fechamentos, a sutura deve ser iniciada pela margem anterior da hélice, para se evitar o aspecto inestético provocado pela formação de degrau no contorno. A sutura pode ser realizada de três formas: pele a pele na face anterior e posterior da orelha, pele em bloco com a cartilagem ou iniciar pela cartilagem com sutura sepultada permanente. Neste último caso, o auxiliar deve aproximar gentilmente as partes a serem suturadas para evitar tensão na sutura que pode rasgar a cartilagem. A retirada de até dois terços da concha e da área escafoide permite manter a aparente estrutura arredondada da orelha.[1] Para o fechamento de defeitos maiores na hélix os retalhos de avanço bilateral fornecem bons resultados estéticos (Figura 149.42).

Na superfície anterior da orelha os retalhos usualmente são os de transposição, originados na pele da região pré-auricular. Para a reconstrução do polo superior inclui-se a pele localizada em frente ao tragus. Os retalhos de avanço bipediculados são úteis para a reconstrução da margem anterior da hélix desde que haja pouca perda de cartilagem (Figura 149.43).

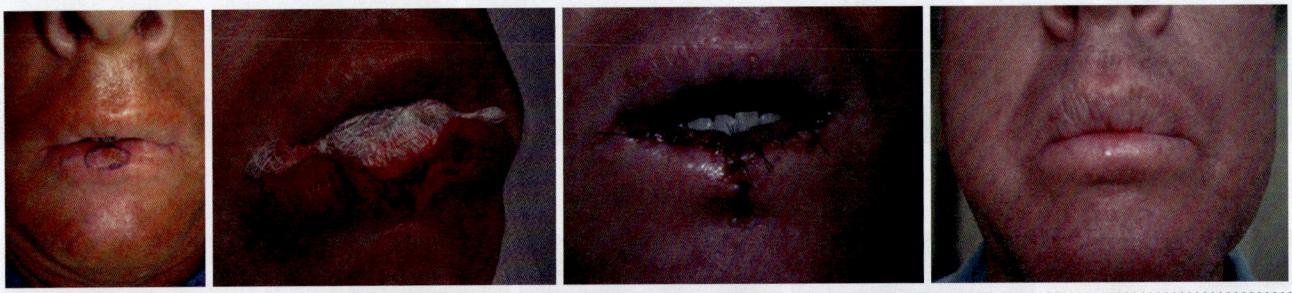

■ **Figura 149.39** Retirada em cunha de tumor de lábio seguida de vermelhonectomia.

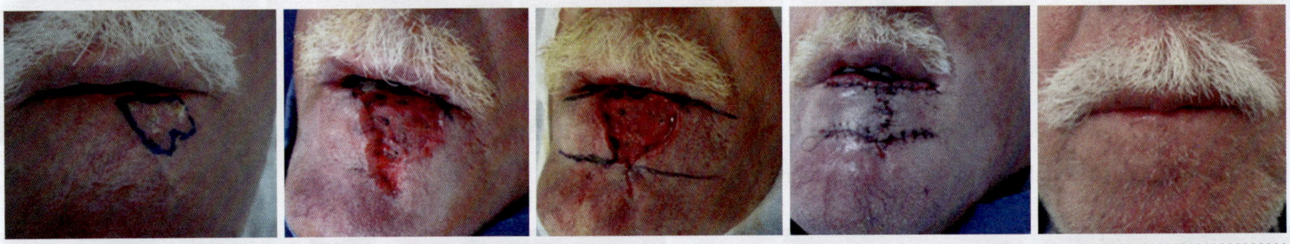

■ **Figura 149.40** Reconstrução com duplo retalho de avanço.

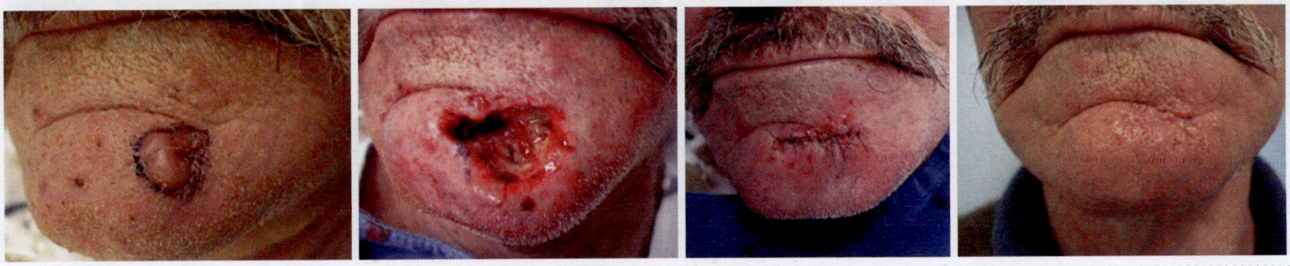

■ **Figura 149.41** Descolamento e fechamento direto de lesão de mento.

A reconstrução da concha pode ser feita com um retalho interpolado que se origina na pele pós-auricular passando pela fenda criada com incisão realizada ao lado do defeito primário. Este retalho exige que se aguarde 3 a 4 semanas para adquirir irrigação própria, quando então pode ser seccionado o seu pedículo e realizada a sutura final. O objetivo principal é tentar, na medida do possível, manter a estrutura e o aspecto arredondado do pavilhão auricular.[1,19]

Na superfície posterior os retalhos são muito utilizados e possuem grande viabilidade. A pele do sulco pós-auricular e área adjacente tem boa mobilidade sendo adequada aos retalhos. A pele da proeminência mastoídea pode ser bem aderida e necessita exame prévio detalhado antes da realização de grandes retalhos.

Para a reconstrução da região próxima à margem do hélix retalhos de avanço podem ser utilizados. Para defeitos na região central e superior da face posterior da orelha são indicados retalhos de rotação ou retalhos de avanço bilaterais. Os defeitos pequenos de hélix podem ser reconstituídos com retalhos de rotação curtos, retalhos de transposição rômbicos ou Webster 30 graus evitando-se a contração da ferida cirúrgica, mantendo a curvatura do hélix normal[1] (Figura 149.44).

Reparo do lóbulo da orelha

Cirurgias no lóbulo da orelha são geralmente realizadas para corrigir lóbulos pontudos ou aumentados pela idade, fendas criadas por trauma ou brincos pesados e reconstrução de defeitos após a retirada de tumores.

As diversas técnicas para correção das fendas nos lóbulos devem permitir que o pertuito do brinco se mantenha na mesma posição com sustentação suficiente para evitar recidivas. O fechamento direto tende a deixar cicatriz invertida e inestética, assim a zetaplastia é medida eficaz para esconder a cicatriz e a utilização de pontos Donatti é obrigatória para promover eversão das bordas.

Com a idade e os efeitos da gravidade o lóbulo aumenta de tamanho. Pode-se reduzi-lo com uma cunha vertical ou se houver ruga transversa, uma excisão em fuso horizontal que englobe esta dobra corrige o tamanho do lóbulo.[1]

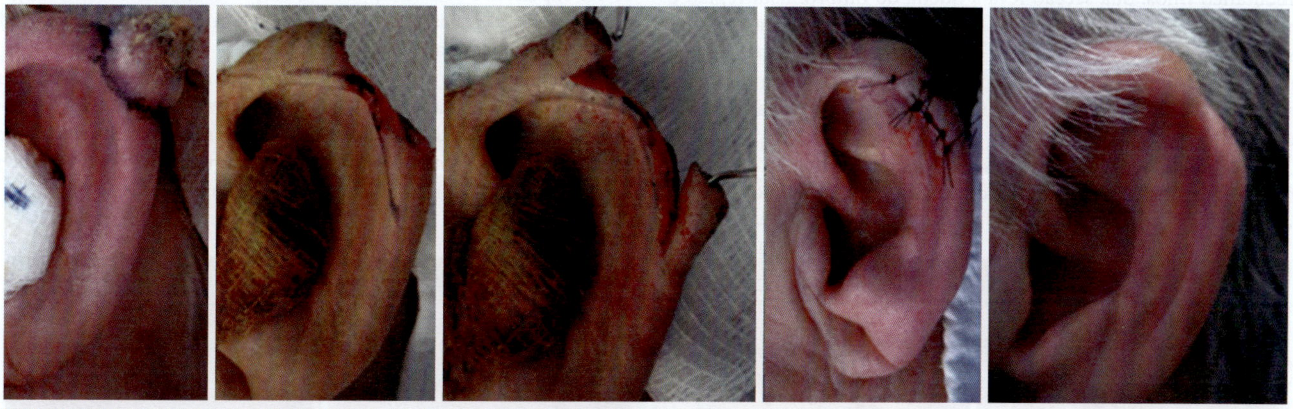

■ **Figura 149.42** Defeito da hélix corrigido com duplo retalho de avanço.

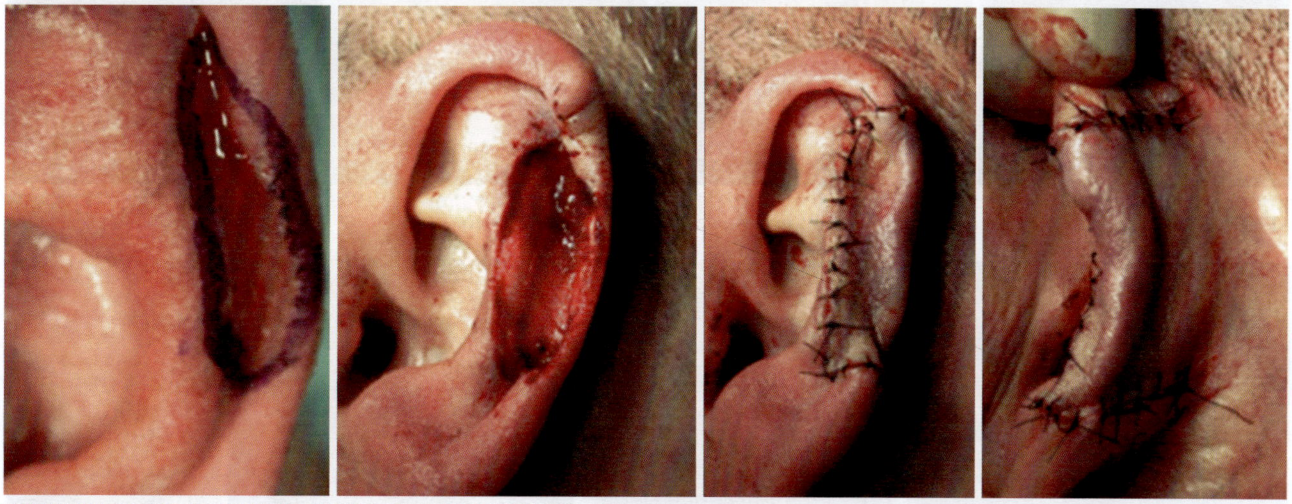

■ **Figura 149.43** Defeito de anti-hélix reparado com retalho de avanço retroauricular.

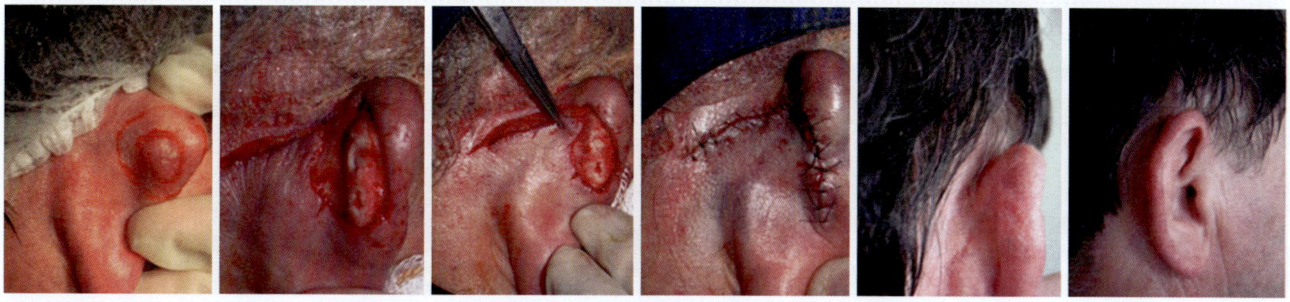

■ **Figura 149.44** Defeito posterior corrigido com retalho de avanço retroauricular.

■ REGIÃO CERVICAL

A maioria dos defeitos desta região são fechados primariamente pelo excesso de pele local e a grande quantidade de linhas de expressão (Figura 149.45). Os retalhos de avanço e transposição romboidal podem ser realizados em situações onde o fechamento direto não é possível (Figura 149.46). Tumores grandes que envolvem a musculatura do pescoço requerem retalhos provenientes da pele do tórax anterior, região deltoídea ou escapular.

Especial atenção devemos ter aos nervos grande auricular e ao nervo acessório espinal. O primeiro está na superfície posterior do musculo esternocleidomastoideo correndo sobre este em direção ao lóbulo auricular e ao processo mastoideo. Sua transecção leva a falta de sensibilidade da metade inferior do pavilhão auricular.

O nervo acessório ou espinhal, XI par craniano tem trajeto oblíquo cruzando o músculo esternocleidomastoideo em direção ao músculo trapézio. No triângulo posterior do pescoço é bastante superficial ficando mais exposto a eventuais lesões nos pacientes com pele e tecido subcutâneo finos. Sua secção leva a queda do ombro. Esta região é chamada ponto de Erb e para sua localização devemos traçar linha reta entre o ângulo da mandíbula e o processo mastoideo e na sua metade traçar linha perpendicular até o encontro da borda posterior do músculo esternocleidomastoideo, onde se superficializa parte do nervo acessório.

Os retalhos utilizados devem ser posicionados dentro das rugas preexistentes no pescoço, sendo os de avanço simples e duplos os mais comumente utilizados. O retalho O-Z no formato quadrado em Z é preferível, pois melhor se adapta às linhas horizontais do pescoço. Outros retalhos podem ser usados, porém com menor frequência.[1]

Tronco

Nesta localização, como regra básica a orientação da cicatriz final deve sempre que possível ser paralela ao eixo maior da lesão a ser retirada. Apenas em ocasiões especiais devemos marcar a incisão perpendicular ou oblíqua ao maior eixo da lesão. Usar as linhas naturais de tensão é a próxima regra a ser considerada no fechamento das feridas cirúrgicas.

Para evitar o alargamento e a cicatriz deprimida, aspecto em casco de navio, a sutura interna deve ser ancorada na derme profunda e se possível nas aponeuroses ou fáscia muscular. Os fios podem ser absorvíveis ou não absorvíveis. Mesmo procedendo com este cuidado as forças de tensão decorrentes da movimentação do tórax podem levar ao alargamento da cicatriz. O aspecto em casco de navio também ocorre em superfícies convexas, onde as forças de tensão são centrifugas. Nestes casos a S plastia, que representa um fuso modificado, pode evitar esta deformidade.

O descolamento adequado deve ser realizado junto à tela subcutânea, acima da fáscia muscular, principalmente em grandes retalhos. Em áreas onde o tecido adiposo é espesso, principalmente em lesões menores, o descolamento pode ser feito na metade do tecido subcutâneo. Os nervos e grandes artérias estão abaixo da fáscia muscular e

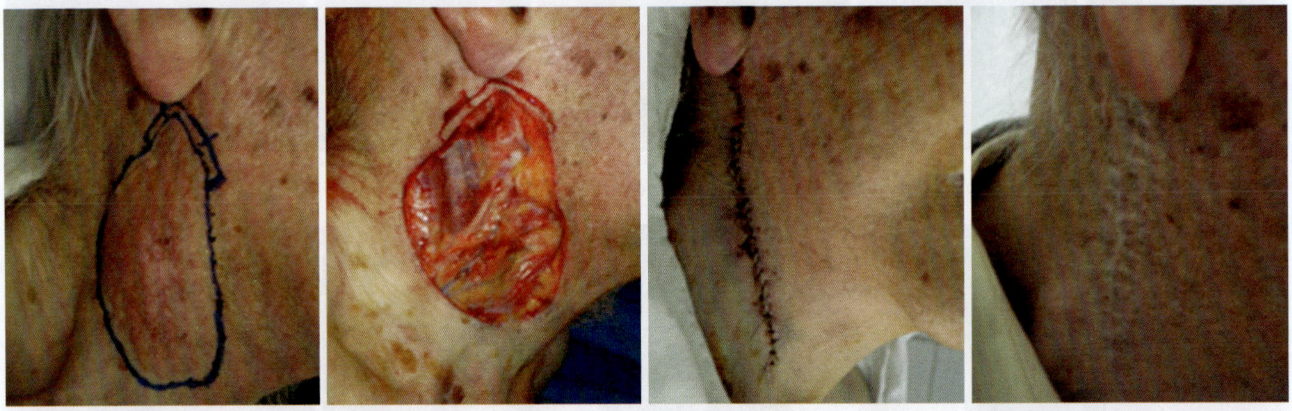

■ **Figura 149.45** Fechamento direto com descolamento amplo de lesão extensa de pescoço.

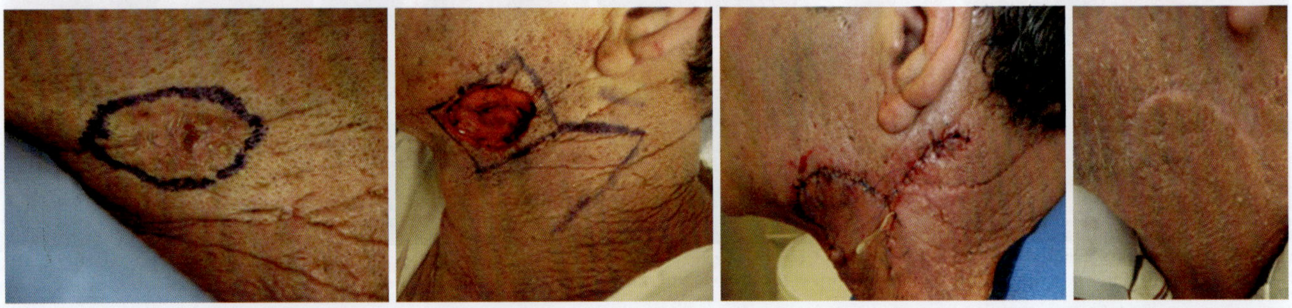

■ **Figura 149.46** Retalho romboidal de região cervical lateral.

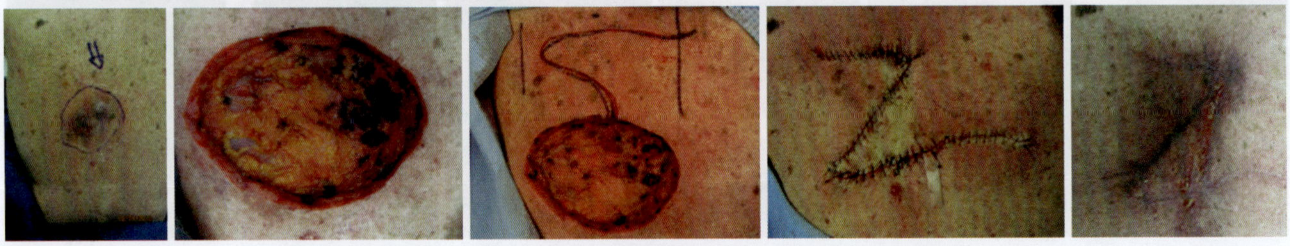

■ **Figura 149.47** Retalho de transposição para reconstrução de defeito extenso no dorso.

os músculos são inervados por sua porção inferior. As veias são mais superficiais e devem ser dissecadas com cuidado.

O suprimento sanguíneo nesta localização é menor levando a maior dificuldade em cicatrizar. Isto pode resultar em isquemia, necrose e infecção secundária. O desenho dos retalhos deve manter a relação 1:1 entre pedículo e comprimento para evitar complicações maiores. Em função de estas características anatômicas utiliza-se os retalhos de rotação, avanço de Burrow e ocasionalmente de transposição[1] (Figura 149.47).

■ EXTREMIDADES

A circulação linfática das extremidades é menor e recomenda-se que as incisões devam se limitar a um terço da circunferência para que posteriormente não ocorram problemas de drenagem. Nos membros superiores a imobilização com tipoia a 90 graus aumenta a viabilidade da cirurgia.

Para defeitos dos membros superiores, recomenda-se a retirada da lesão em círculo seguido do descolamento do tecido ao redor para se avaliar a melhor técnica a ser empregada no fechamento da ferida. De modo geral, deve-se utilizar o eixo principal da lesão quando se realiza um fuso com fechamento primário. Sobre as articulações são indicadas incisões em Z com ângulos de 60 graus, para prevenir a contração da cicatriz e consequente limitação da articulação. As redundâncias de pele formada nas pontas da cicatriz devem ser retiradas, pois são pouco aceitáveis pelos pacientes. Os retalhos de rotação simples ou duplos são os favoritos, sempre com relação 1:1[26] (Figura 149.48).

Nos membros inferiores devemos estar atentos ao nervo peroneal localizado lateralmente à fossa poplítea, pois danifica-lo significa a queda do pé. Nesta área o local seguro para dissecção é o plano acima do tecido subcutâneo. No restante da perna o descolamento pode ser feito acima das fáscias musculares, pois os nervos e vasos correm abaixo destas. Nas coxas levar em conta a necessidade de trazer o tecido gorduroso até a área de excisão para evitar o aspecto denteado ou aprofundado no local da cicatriz.

À semelhança dos membros superiores os retalhos de rotação simples e duplo são os preferíveis nos inferiores. Outros retalhos podem ser usados, mas com muito cuidado. Particularmente sobre a tíbia a preocupação é maior. O ideal é desenhar o retalho anteriormente e a relação comprimento base deve ser de 1:2[26] (Figura 149.49).

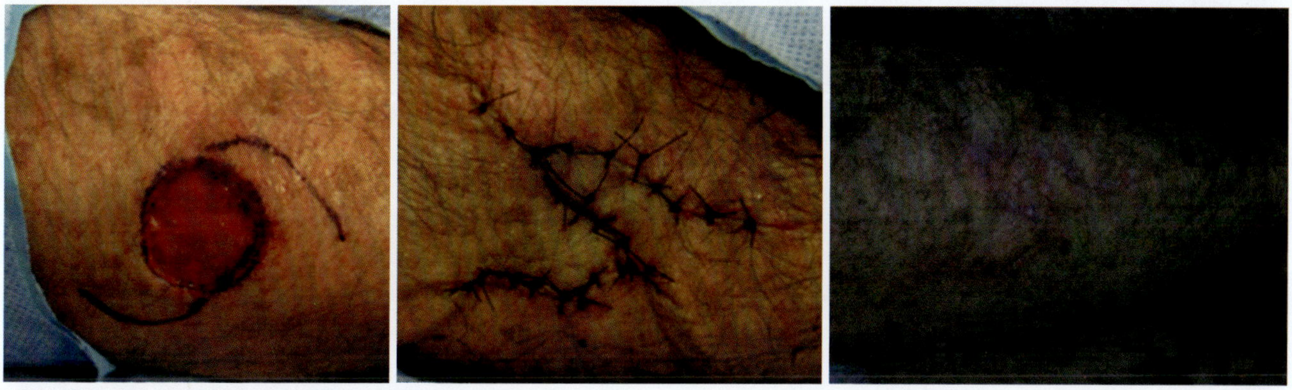

■ **Figura 149.48** Duplo retalho de rotação para lesão de antebraço.

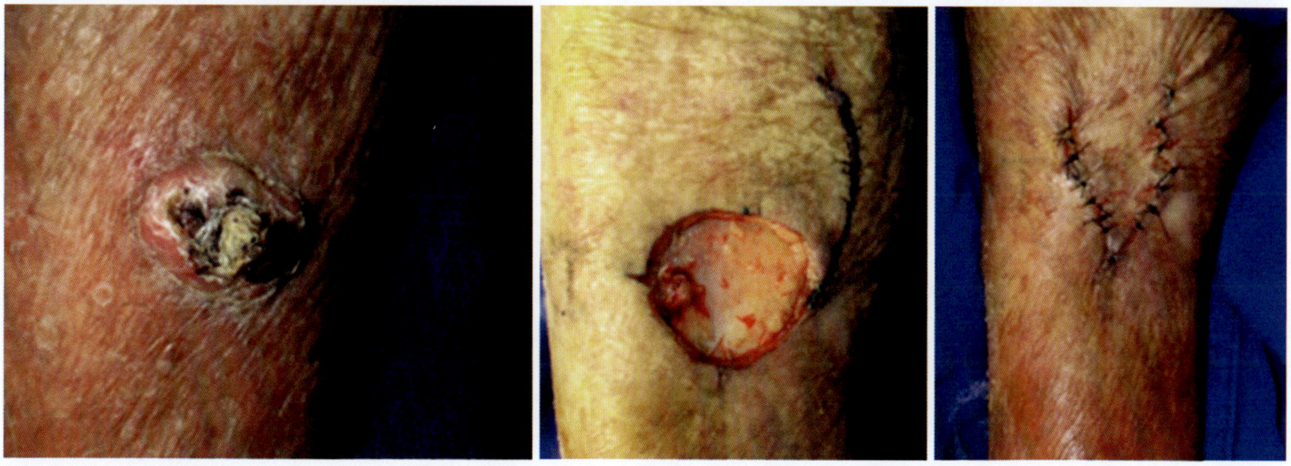

■ **Figura 149.49** Retalho de rotação para reconstrução de membro inferior.

Referências bibliográficas

1. Tromovitch TA, Stegman SJ, Glogau RG. Flaps and grafts in dermatologic surgery. St Louis: Mosby; 1989.
2. Converse JM, Uhlschmid GK, Ballantyne DL Jr. Plasmatic circulation in skin grafts. The phase of serum imbibition. Plast Reconstr Surg 1969;43(5):495-9.
3. Converse JM, Smahel J, Ballantyne DL et al. Inosculation of vessels of skin graft and host bed: a fortuitous encounter. Br J Plast Surg 1975;28(4):274-82.
4. Smahel J. The healing of skin grafts. Clin Plast Surg 1977;4:409-24.
5. Johnson TM, Ratner D, Nelson BR. Soft tissue reconstruction with skin grafting. J Am Acad Dermatol. 1992;27:151-65.
6. Walden JL, Garcia H, Hawkins H et al. Both dermal matrix and epidermis contribute to an inhibition of wound contraction. Ann Plast Surg 2000;45(2):162-6.
7. Zhang AY, Meine JG. Flaps and Grafts Reconstruction. Dermatol Clin 2011;29:217-230.
8. Ratner D. Grafts. In: Bolognia JL, Jorizzo JL, Rapini RP, editors. Dermatology. 2 ed. Elsevier; 2008. p. 2245-58.

9. Zitelli JA. Burow's grafts. J Am Acad Dermatol. 1987;17:271-9.
10. Kaufman AJ. Adjacent-tissue skin grafts for reconstruction. Dermatol Surg. 2004;30:1349-53.
11. Hill TG. Reconstruction of nasal defects using full-thickness skin grafts: a personal reappraisal. J Dermatol Surg Oncol 1983;9(12):995-1001.
12. Stephenson AJ, Griffiths RW, La Hausse-Brown TP. Patterns of contraction in human full thickness skin grafts. Br J Plast Surg 2000;53(5):397-402.
13. Skouge JW. Techniques for split-thickness skin grafting. J Dermatol Surg Oncol 1987;13:841-849.
14. Eaglstein WH. Experiences with biosynthetic dressings. J Am Acad Dermatol. 1985;12:434-40.
15. James JH, Watson AC. The use of Opsite, a vapor permeable dressing, on skin graft donor sites. Br J Plast Surg. 1975;28:107-10.
16. Field LM. Nasal alar rim reconstruction utilizing the crus of the helix, with several alternatives for donor site closure. J Dermatol Surg Oncol. 1986;12:253-8.
17. Ratner D, Katz A, Grande DJ. An interlocking auricular composite graft. Dermatol Surg. 1995;21:789-92.
18. Otley CC, Sherris DA. Spectrum of cartilage grafting in cutaneous reconstructive surgery. J Am Acad Dermatol. 1998;39:982-92.
19. Burrow A. Beschreibung einer neuen Transplantation methode zum Wieder Ersatz verloren gegangener Teile des Gesichts. Berlin: Albert Nauck; 1855.
20. Stiehl PM. Variability of skin flaps (letter). Lancet 1974;2:1385.
21. Carruthers JA, Stegman SJ, Tromovitch TA et al. Basal cell carcinomas of the temple. J Dermatol Surg Oncol. 1983;9(9):759-62.
22. Crow ML, Crow FJ. Resurfacing large cheek defects with rotation flaps from the cheek. Plast Reconstr Surg. 1976;58(2):196-200.
23. Tardy ME, Tenta LT, Azem K. The bilobed flap in nasal repair. Arch Otolaryngol 1972;95(1):1-5.
24. Baker SR, Krause, CJ. Pedicle flaps in reconstruction of the lip. Facial Plast Surg 1984;1(1):61-8.
25. McGregor IA. Reconstruction of the lower lip. Br J Plast Surg 1983;36(1):40-7.
26. Webster JP. Skin grafts for hairless areas of the hands and feet. Plast Reconstr Surg 1955;15:83.

Glaysson Tassara Tavares • Selma Schuartz Cernea • Emerson Henrique Padoveze • Nilton Gioia Di Chiacchio

Cirurgia Micrográfica

INTRODUÇÃO

A cirurgia micrográfica de Mohs (CMM) é uma técnica especializada de cirurgia do câncer de pele que tem como princípios a ressecção total do tumor e a máxima preservação de tecido sadio. Isso é obtido por meio do controle histológico completo da margem do tumor (análise tanto da margem periférica, como da margem profunda), realizado no intraoperatório.[1-2]

HISTÓRICO

A CMM foi originalmente descrita por Frederic E. Mohs na década de 1930, com a denominação de Quimiocirurgia de Mohs[3]. Nesta época, a partir de trabalhos experimentais em neoplasias, o autor observou a capacidade da pasta de cloreto de zinco a 20% de preservar a estrutura histológica do tecido, definindo o conceito da fixação tecidual *in situ*.

A técnica original de quimiocirurgia consistia na retirada cirúrgica da massa tumoral, seguida da aplicação de ácido dicloroacético no leito da lesão, para fins hemostáticos. Uma vez controlado o sangramento, este leito era fixado com a aplicação da pasta de cloreto de zinco, que deveria permanecer por cerca de 6 a 24 horas para se obter a fixação tecidual. Retirava-se então uma fina camada do leito fixado, incluindo as margens laterais e profundas. Este tecido era dividido em fragmentos menores, submetidos à parafina e posterior coloração pela hematoxilina-eosina (HE) e/ou azul de toluidina (AT), para serem submetidos ao exame microscópico. Na presença de células neoplásicas residuais em algum dos fragmentos examinados, a área acometida era novamente fixada para nova remoção, repetindo-se a sequência até a retirada total da lesão tumoral. Retirado o tumor, aguardavam-se alguns dias, até o desprendimento da pasta de cloreto de zinco, e por fim realizava-se a reconstrução do defeito cirúrgico.[3]

Esta técnica se mostrou válida pelos altos índices de cura obtidos em neoplasias agressivas, entretanto havia alguns fatores que limitavam a sua aplicação, por exemplo a dor causada pela fixação com a pasta de cloreto de zinco e o tempo de duração de todo o procedimento cirúrgico até sua reconstrução. Assim, em 1953, o próprio autor dessa técnica (Mohs), ao retirar um Carcinoma Basocelular (CBC) da pálpebra, introduziu uma modificação na técnica, suprimindo a fixação tecidual do leito. Nesta ocasião, após a exérese do tumor, as margens laterais e profundas foram retiradas a seguir, e foram submetidas à congelação, dando origem à técnica a fresco. Porém, a supressão da etapa de fixação tecidual, só se tornou amplamente aceita após vários anos.

Nos anos 60, Frederich Mohs apresentou uma série de 70 tumores de pálpebra tratados pela técnica a fresco, com 100% de cura após 5 anos[4]. Em 1974, Stegman e Tromovitch publicaram uma série de 102 CBCs sem fixação tecidual do leito, com índice de cura de 97% num período de 5 anos[5]. Estes autores chamaram esta variação da Quimiocirurgia de "Técnica de Tecido a Fresco". Outras denominações surgiram: Cirurgia de Mohs pela técnica de tecido a fresco, Cirurgia microscopicamente controlada, Cirurgia Histográfica de Mohs e, finalmente, CMM.

CONTROLE DE MARGEM

A técnica de CMM realiza um mapeamento de 100% das margens, o que se traduz por elevados índices de cura. Entretanto, este processamento tecidual, por ser tão minucioso, prolonga o tempo cirúrgico e deve ser utilizado conforme critérios estabelecidos. A CMM é diferente da congelação das margens cirúrgicas realizada pelos patologistas em cirurgia oncológica convencional, que restringe ao exame de alguns fragmentos retirados da peça cirúrgica e, segundo alguns autores, verifica somente 0,02% a 0,05% da totalidade da margem excisada, uma vez que caracteriza por um método de amostragem.[6]

Atualmente, são poucos os centros médicos que ainda mantêm a fórmula da pasta de cloreto de zinco para a fixação do leito tecidual. A sua indicação é restrita, e limita-se a tumores ósseos, melanomas invasivos, carcinomas invasivos de pênis e delimitação de áreas de gangrena, tétano, osteomielite crônica e áreas de radiodermite.

No Brasil a CMM foi introduzida em 1985, com a utilização do método de tecido a fresco por *Cernea*, em cirurgia realizada no Hospital Israelita Albert Einstein. Na esfera acadêmica, a CMM foi iniciada em 1989 no serviço de Dermatologia do HC-FMUSP.[6] A CMM encontra-se em crescimento no nosso meio, com a presença de centros de formação em alguns serviços credenciados pela Sociedade Brasileira de Dermatologia (SBD), incluindo a criação de um curso pelas SBD/ Sociedade Brasileira de Cirurgia Dermatológica (pela Dra. Mariana Nadalin Meirelles). Em 2009 houve a criação do Departamento de Cirurgia Micrográfica na SBD. Em 2016 foram publicadas as Diretrizes para a realização da CMM em conjunto com a AMB[7] e, em 2018, a SBD estabeleceu a certificação do cirurgião micrográfico, de acordo com as normas estabelecidas pela entidade.

DESCRIÇÃO DA TÉCNICA

A CMM é uma técnica cirúrgica utilizada para a retirada de tumores malignos da pele, caracterizada pelo mapeamento histológico do leito tumoral. Geralmente, é o cirurgião que executa a remoção da lesão e a avaliação histológica. A participação do cirurgião em todas as etapas da CMM, permite que seja realizada a correlação entre a presença de tumor no exame histológico e a sua correta localização no mapa cirúrgico, possibilitando a remoção completa da lesão, com maior preservação de tecido normal e reduzindo as chances de erro.

A técnica de Mohs pode ser realizada em ambiente ambulatorial ou em centro cirúrgico hospitalar, dependendo da extensão da lesão e das condições clínicas do paciente. Nos tumores mais avançados, pode ser necessário a colaboração de outras especialidades como a cirurgia de cabeça e pescoço, cirurgia plástica, oftalmoplástica etc.

A realização de biópsia prévia é importante para confirmação e conhecimento do padrão histológico do tumor. Exames de imagem em sua maioria devem ser solicitados na suspeita de comprometimento de estruturas profundas ou em tumores com altos índice de metástases.

A anestesia geralmente é local, frequentemente com lidocaína 2%. A bupivacaína ou ropivacaína pode ser associada para prolongar o efeito anestésico. O emprego de epinefrina é recomendável pelo seu efeito vasoconstritor, facilitando a visualização do campo cirúrgico, assim como o emprego da solução tumescente (lidocaína 2%, soro fisiológico 0,9% e epinefrina). A sedação pode ser utilizada nos procedimentos mais prolongados ou em pacientes ansiosos e, em casos muito avançados, até anestesia geral.

A técnica inicia com a retirada do tumor clinicamente visível, sendo que o dermatoscópio pode ser utilizado para facilitar a demarcação da lesão (Figura 150.1). A exérese do tumor pode ser feita pela curetagem ou com uma lâmina de bisturi, e tem como objetivo preparar o leito para a remoção do primeiro estágio da CMM (**Vídeo 150.1**). Uma vez removida toda a área visualmente comprometida pela neoplasia, faz-se a delimitação da margem cirúrgica, que pode variar de 2 a 5mm, de acordo com o tamanho, tipo de tumor, subtipo histológico e a localização da lesão (Figura 150.2A).

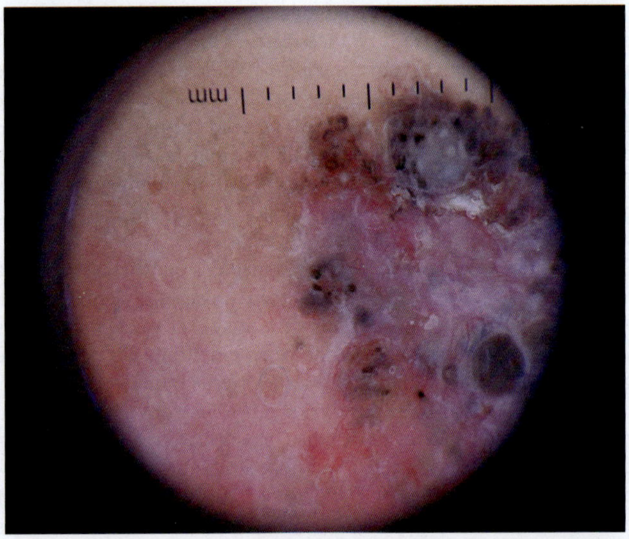

■ **Figura 150.1** Com o auxílio da dermatoscopia, a delimitação das margens cirúrgicas previamente a realização da primeira fase torna-se muito mais precisa, diminuindo a chance de um comprometimento tumoral nesta fase inicial. Isto diminui o número de fases do procedimento, e consequentemente o tempo cirúrgico e suas possíveis complicações.

■ **Vídeo 150.1** Exérese do tumor, sem a margem cirúrgica (denominada em inglês *debulking*).

A seguir pequenas marcações transversais à linha da incisão são realizadas na pele (*nicks*), servindo como referência e orientação, no tecido peri-lesional e na peça cirúrgica que será removida. O número de marcações dependerá do diâmetro do tumor e da margem a ser realizada (Figura 150.2B e **Vídeo 150.2**).

■ **Vídeo 150.2** Após a exérese do tumor, são realizadas as marcações transversais (nesse exemplo, marcações às 12 e 18 horas), mostrando o local que a peça será dividida em duas e uma marcação às 14 horas para identificação e orientação dos dois fragmentos (denominadas em inglês *nicks*).

Para a exérese da margem, a incisão com lâmina n. 15 é realizada com a lâmina em posição tangencial, formando um ângulo de 45° com a pele adjacente, com o objetivo de facilitar o alinhamento de toda margem periférica (lateral e profunda) de modo a conter num só plano desde a epiderme até subcutâneo, o que garantirá a avaliação de 100% da margem. Completa-se a retirada com a lâmina do bisturi, ou tesoura, removendo-se uma fina camada que inclui a porção profunda e periférica, em forma de pires. Após a retirada do espécime (margem), ele deve ser colocado sobre uma superfície (gaze ou TNT cirúrgico, telfa, por exemplo, que deve ser marcado com um corte ou pique para identificar o *nick* correspondente ao norte marcados no paciente e nos espécimes, para manter a orientação (Figura 150.2C e **Vídeos 150.3** e **150.4**).

■ **Vídeo 150.3** Incisão com bisturi com ângulo de 45° e exérese da margem (margem lateral e profunda), que foi dividida em dois fragmentos denominados 1 e 2. Veja que os fragmentos se encontram orientados da mesma forma que os *nicks* marcados na pele do paciente.

■ **Vídeo 150.4** Durante a excisão da margem, deve ser tomado cuidado de não perfurar a margem, de modo a perder alguma amostra dessa margem e comprometer a análise de 100% da margem.

Há uma variante dessa técnica, na qual a retirada da peça cirúrgica se dá em um ângulo de 90°, neste caso o epitélio deve ser separado da profundidade antes de ser submetido ao exame de congelação, para permitir a sua visualização completa.

A ferida cirúrgica após a realização da hemostasia, deve ser mantida coberta com curativo, enquanto o paciente aguarda o passo seguinte que é o processamento tecidual.[2,8,9] A peça retirada é cortada/dividida em fragmentos menores, que não devem ultrapassar os 2 cm de comprimento, tamanho de uma lâmina de vidro, seguindo uma orientação padronizada[8] (Figura 150.2D e **Vídeo 150.3**).

O mapa que representará a localização do tumor, assim como da peça cirúrgica com seus fragmentos, pode ser desenhado ou realizado com fotos digitais[10], sendo fundamental para a precisa localização topográfica de todos os fragmentos. Os fragmentos devem ser numerados e ter as suas bordas pintadas em cores diferentes (**Vídeo 150.5**). O mapa é essencial para que seja realizada a perfeita correlação entre a ferida cirúrgica, os fragmentos da margem e as lâminas correspondentes da histologia apontando ou não a persistência do tumor. Todo o cuidado é importante para manter a orientação precisa (Figuras 150.2D e 150.3). Os fragmentos teciduais assim cortados e pintados seguem para a congelação no criostato.

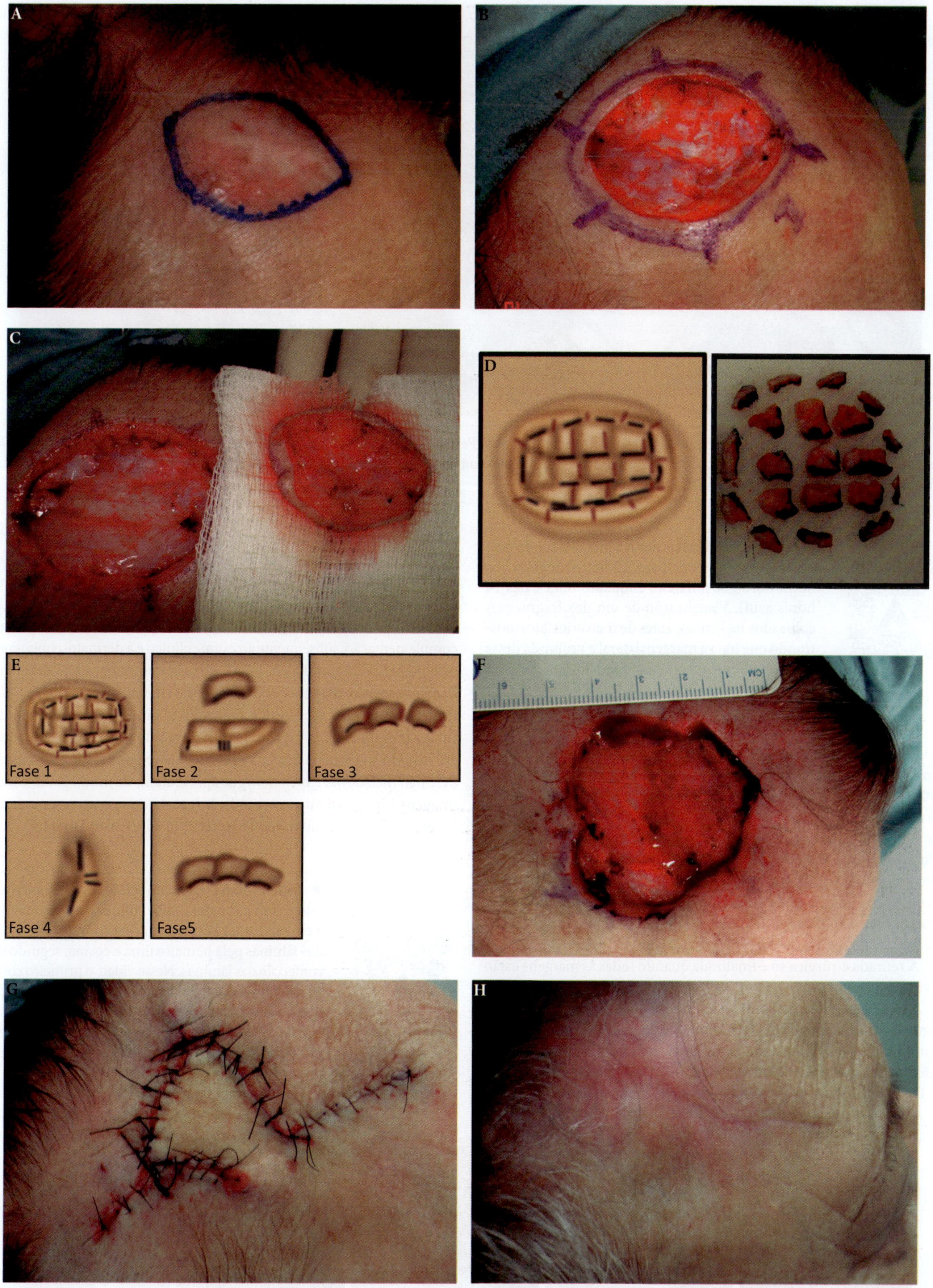

■ **Figura 150.2** (**A**) CBC recidivado em região frontal; (**B**) Retirada da lesão e marcação para a retirada das margens; (**C**) Defeito após a retirada das margens laterais e profundas que serão examinadas; (**D**) Mapeamento e corte em pequenos fragmentos das margens; (**E**) Mapa final após cinco fases de congelação; (**F**) Defeito final com margens livres; (**G**) Resultado final; (**H**) Resultado tardio.

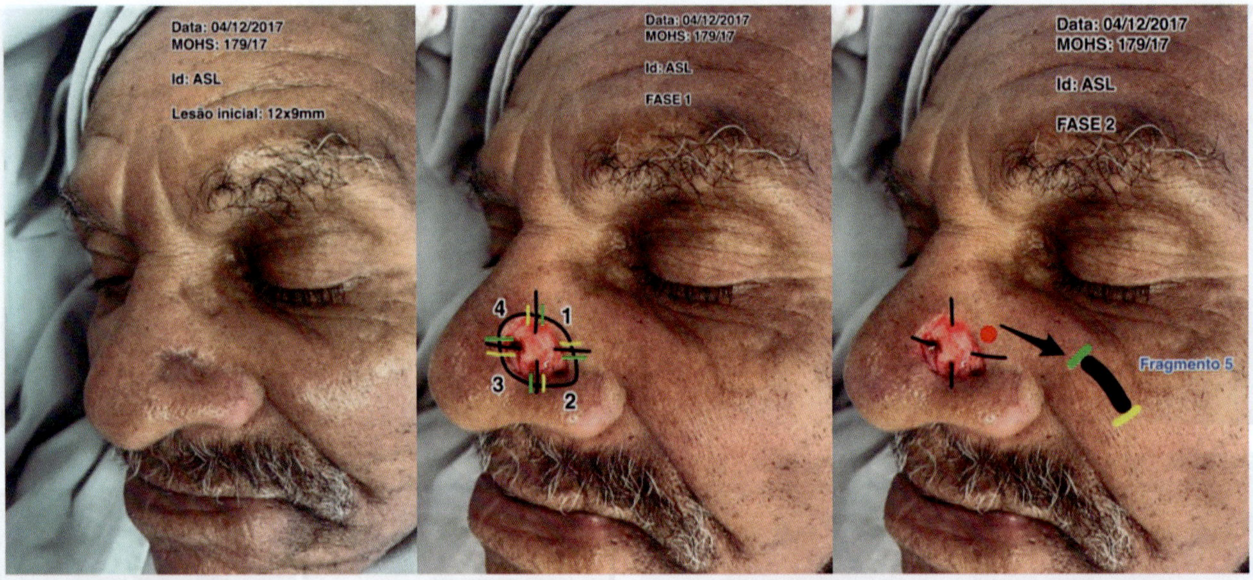

■ **Figura 150.3** Mapa digital. Realizado com o auxílio de aplicativos. Permite melhor identificação e classificação da cirurgia em questão. No caso de comprometimento neoplásico, os aplicativos também são úteis na identificação da área acometida pelo tumor (ponto vermelho), e identificação do novo fragmento retirado (fragmento 5).

■ **Vídeo 150.5** Bordas dos fragmentos sendo pintadas (borda norte da peça, 12 horas, de preto e a outra borda de amarelo, enquanto o *nick* das 14 horas azul). Visualização de um dos fragmentos colocados na lâmina, antes de ir ao criostato, mostrando que toda a margem lateral e profunda desse fragmento encontram-se no mesmo plano, para serem cortadas no criostato.

No criostato os fragmentos são incluídos nos pinos de suporte, de modo que a superfície de corte permita a análise inicial tanto das margens profundas e periféricas (que ficarão num mesmo plano) (**Vídeos 150.5** e **150.6**). Uma vez congeladas no criostato, um mínimo de 3 cortes por fragmento é desejável (ideal de 6 a 9 cortes), e estes deverão ser submetidos à coloração por hematoxilina e eosina e/ou azul de toluidina (**Vídeo 150.6**). A leitura das lâminas é geralmente realizada pelo próprio cirurgião, que deve possuir treinamento específico para a identificação do tumor. As eventuais áreas positivas para o tumor são anotadas no mapa topográfico e ou na foto digital para identificação precisa das margens a serem ampliadas (Figuras 150.2E e 150.4).

A retirada cirúrgica só é finalizada quando todas as margens estão livres (Figura 150.2F).

Nos últimos anos, o desenvolvimento tecnológico de aparelhos de ultrassom de alta frequência (USAF) permitiu que se visualizasse com maior definição as camadas e estruturas cutâneas, e isto tem acarretado no crescente uso da ultrassonografia como método de imagem na Dermatologia, com a vantagem de ser não invasivo, indolor e sem emissão radioativa. Para a realização do exame ultrassonográfico da pele, são empregados transdutores de alta frequência – por definição, maiores que 15 MHz. Contudo, transdutores acima de 20 MHz se mostram mais precisos na avaliação de tumores cutâneos. Na Oncologia Cutânea, estes aparelhos podem ser usados, preferencialmente como complementação, subsequente ao exame clínico e à dermatoscopia, com os objetivos: (A) abordagem inicial de tumores malignos de pele para firmar suspeição diagnóstica e escolher do sítio da biópsia; (B) melhor planejamento pré-operatório ao especificar dimensões e extensão do tumor (Figura 150.5); (C) acompanhamento do tratamento, podendo até mesmo auxiliar na detecção precoce de recidivas. Os tumores de pele não melanoma e melanoma se apresentam, de modo geral, como imagens hipoecogênicas ao modo B (escala de cinza), associadas a hipervascularização ao modo Doppler colorido/Power Doppler.

■ **Vídeo 150.6** Fragmento sendo cortado no criostato e com os cortes sendo colhidos na lâmina (3 a 6 em média por lâmina) para ser corado. Coloração das lâminas pela hematoxilina e eosina, seguido da confecção das lâminas. Nesse vídeo, o primeiro corte (mais distante do tumor) foi colocado na região da lâmina mais distante da área fosca da lâmina (local que fica a identificação e numeração). Dependendo da rotina do serviço, ele poderá ser colocado mais próximo da área fosca da lâmina, o importante é que ocorra uma padronização.

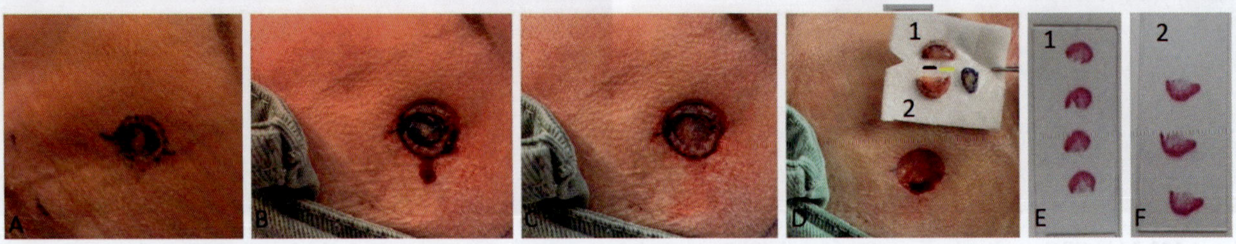

■ **Figura 150.4** **(A)** Marcação do tumor e da margem cirúrgica com 2 mm; **(B** e **C)** Excisão do tumor; **(D)** Excisão da margem que foi dividida em dois fragmentos; **(E)** e **(F)** Lâminas confeccionadas contendo exatamente os dois fragmentos.

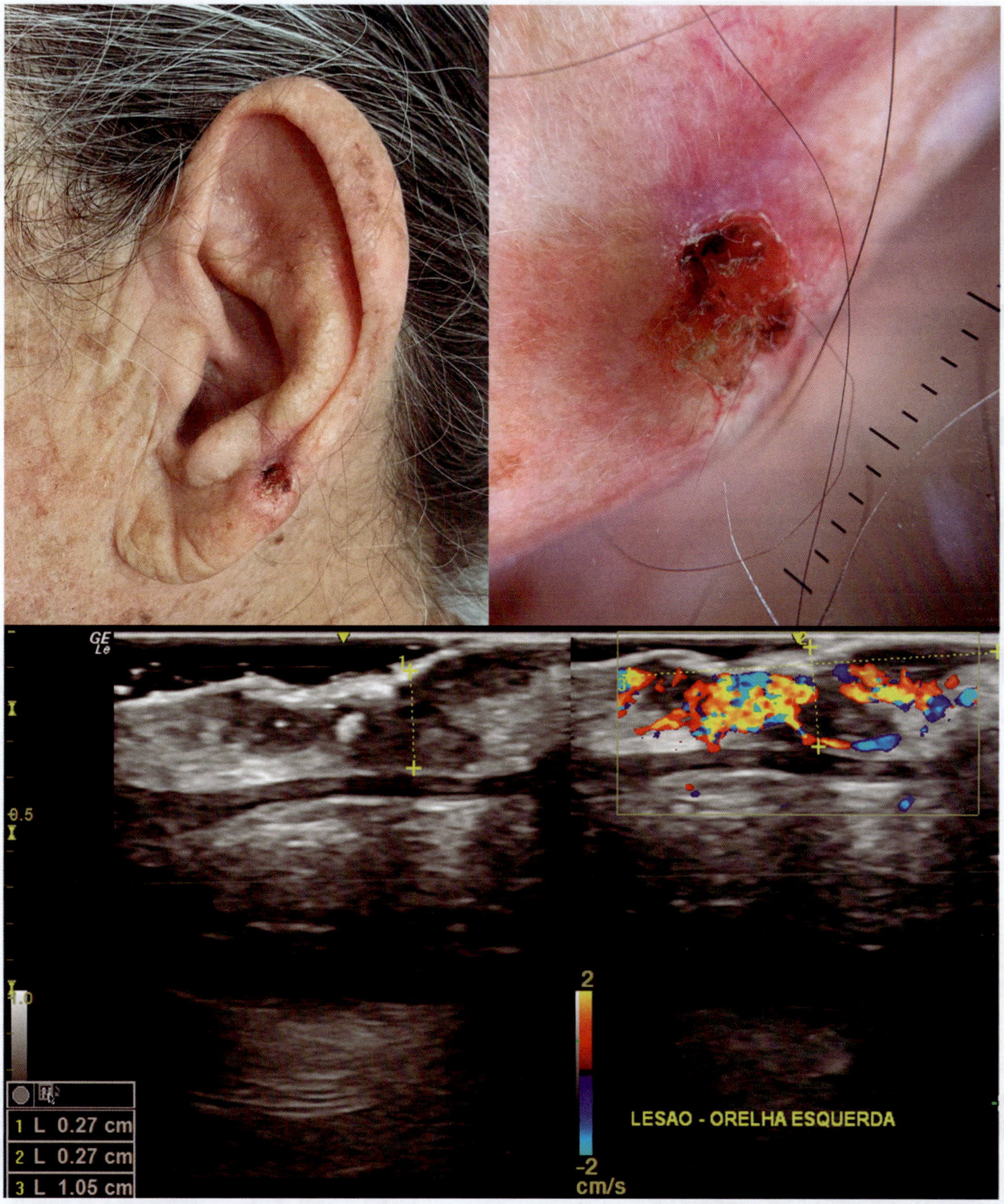

■ **Figura 150.5** Imagens clínica, dermatoscópica e ultrassonográficas de lesão sugestiva de carcinoma de células escamosas na região auricular esquerda. O USAF revelou massa hipoecogênica subepidérmica associada a aumento da vascularização. Um dado importante para o planejamento cirúrgico neste caso foi a avaliação da cartilagem subjacente, que se mostrou não acometida pelo tumor.

Fonte: Imagens e texto cedidos pela Dra. Mariana Carvalho Costa.

Atualmente existe uma nova tecnologia que substitui a congelação no criostato, pelo exame destes fragmentos com o Microscópio Confocal *ex vivo*. Este aparelho por meio de dois *lasers* de diodo faz um escaneamento óptico do tecido a fresco, oferecendo em poucos minutos uma imagem histológica, semelhante a obtida com coloração pelo HE. A grande vantagem desta tecnologia é a sua capacidade de produção de imagens de tecidos cortados a frescos mantendo o tecido íntegro para posterior processamento histopatológico, além de reduzir o tempo da análise[11-12] (Figuras 150.6 e 150.7).

A imunohistoquímica foi introduzida na CMM nos anos 80 e pode ser utilizada para identificação de células tumorais nos CBCs e Carcinomas Espinocelulares (CEC) nos pacientes portadores de doenças linfoproliferativas, em que o infiltrado inflamatório intenso dificulta a sua localização.[13] Ela pode ser utilizada, também, na detecção de células neoplásicas nos melanomas ou em tumores mais raros como o dermatofibrosarcoma protuberans, carcinoma anexial microcístico, carcinoma sebáceo, fibroxantoma atípico, doença de Paget etc.[8-14] A tendência é a sua incorporação no dia a dia da CMM, em razão do incremento de técnicas de imunohistoquímica rápida e a redução do custo dos *kits*.[15]

Variações da técnica

O método de Munique é uma forma tridimensional de cirurgia micrográfica que permite a visualização da relação entre o tumor e suas margens cirúrgicas. A exérese do tumor é realizada normalmente como em uma cirurgia convencional, após a sua delimitação. A peça retirada vai ser submetida a exame de congelação e de acordo com o tamanho, pode ser analisada em bloco, ou dividida em vários fragmentos. O espécime congelado vai ser totalmente cortado em planos paralelos

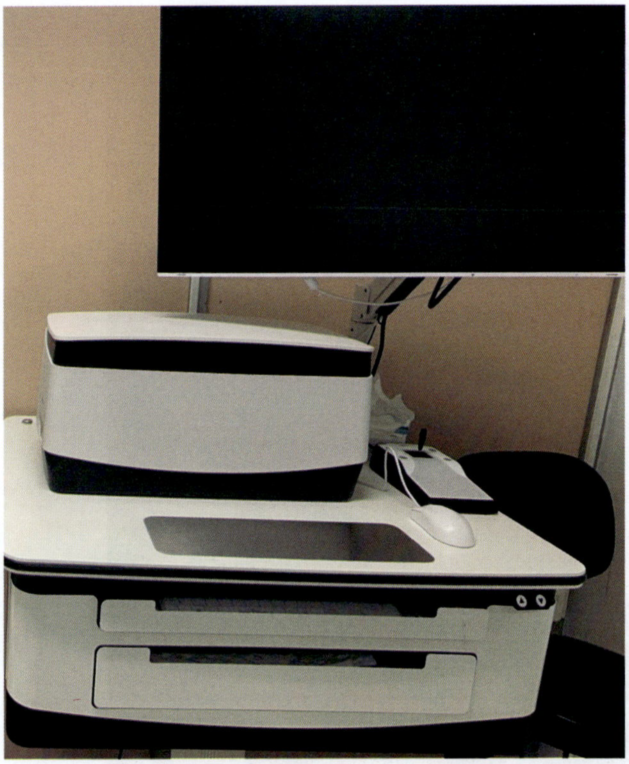

■ **Figura 150.6** 4ª geração de microscópios confocais *ex vivo*, VIVASCOPE®.
Fonte: Imagem cedida pela Dra. Javiera Pérez-Anker.

à epiderme, com intervalos de 50 a 100 micras, podendo gerar até 50 cortes em uma peça de 5 mm de profundidade. Este grande número de cortes permite um exame tridimensional da peça cirúrgica semelhante a uma tomografia computadorizada. A visualização do tumor e suas margens no exame microscópico é valiosa em situações de margens microscópicas muito exíguas. Porém, em tumores de grandes dimensões, a realização de cortes por toda a peça tumoral, torna o processamento tecidual bem mais demorado, quando comparado a CMM.[16,17]

■ RECONSTRUÇÃO

A reconstrução da ferida operatória segue os mesmos critérios utilizados em cirurgias oncológicas convencionais.

Anteriormente, a cicatrização por segunda intenção era amplamente utilizada, já que a quimiofixação do leito tumoral impedia uma reconstrução imediata. Desde a realização da técnica de tecido a fresco, raramente a ferida é deixada para cicatrizar por segunda intenção. A reconstrução imediata resulta em maior conforto para o paciente.

O fechamento por meio de sutura direta das bordas é realizado em feridas cirúrgicas menores, sendo o mais recomendável, pela facilidade de visualização de eventuais recidivas. Todavia, em defeitos maiores, é comum a necessidade de enxertos ou retalhos (Figuras 150.2G e 150.2H).

A reconstrução de lesões de grandes dimensões ou localizadas em áreas periorificiais é mais complexa, sendo muitas vezes a abordagem multidisciplinar indicada com o auxílio de cirurgiões plásticos ou oftalmoplásticos. Em pacientes portadores de tumores muito agressivos ou recidivados, é recomendável postergar a realização de reconstruções complexas, pois podem dificultar o diagnóstico precoce de uma eventual recidiva. Todos os pacientes devem apresentar acompanhamento.

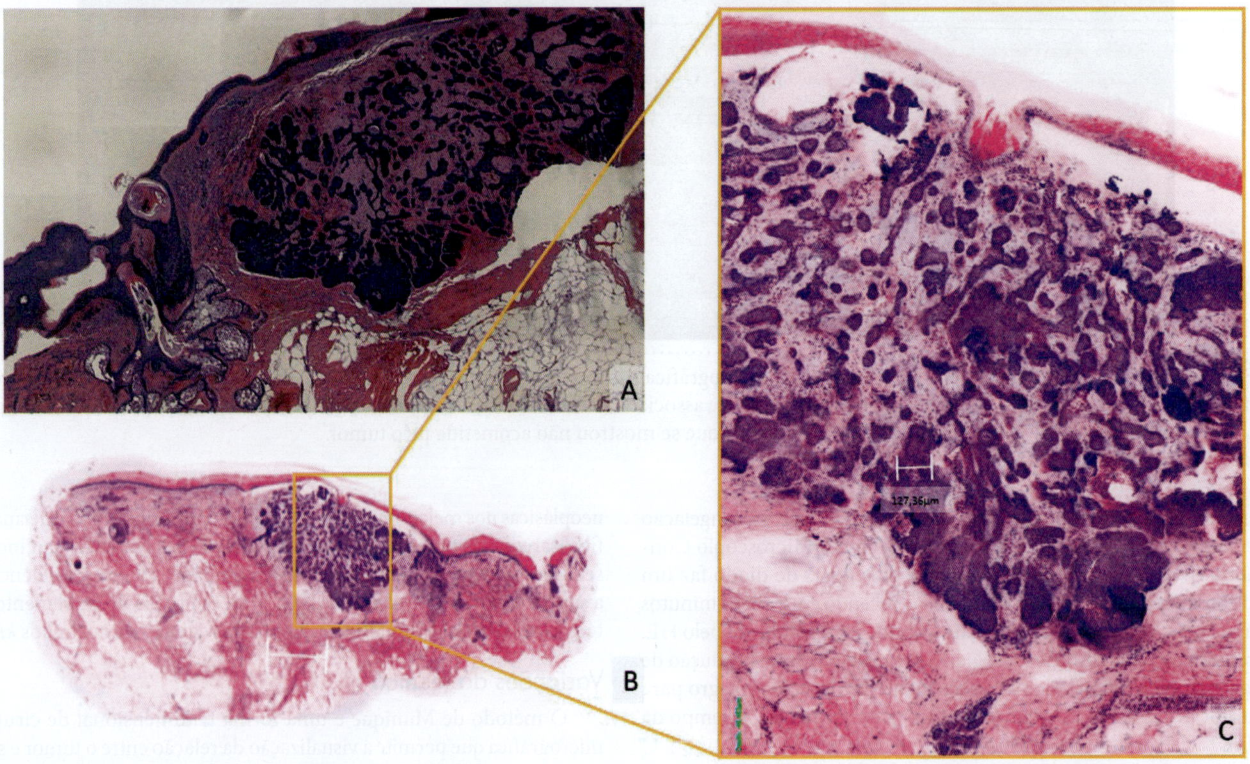

■ **Figura 150.7** Carcinoma basocelular micronodular. **(A)** a **(C)** Margem lateral positivo para carcinoma basocelular micronodular visualizado com H&E (corte final correspondente em parafina); **(B)** Margem lateral positivo para carcinoma basocelular micronodular visualizado com microscopia confocal *ex vivo* durante uma cirurgia de Mohs; **(C)** Detalhe do tumor com microscopia confocal *ex vivo*.
Fonte: Imagem cedida pela Dra. Javiera Pérez-Anker.

■ INDICAÇÕES DA CMM

A CMM é mais frequentemente indicada para o tratamento dos CBC e CEC. Outros tumores que também podem beneficiar desta técnica são os seguintes: queratoacantoma; doença de Bowen; carcinoma verrucoso; dermatofibrossarcoma protuberans; Paget extramamário angioendotelioma; angiossarcoma; adenocarcinoma écrino; carcinoma adenocístico; carcinoma anexial microcístico; carcinoma apócrino; carcinoma sebáceo; carcinoma de Merkel; fibro-histocitoma maligno; hemangioendotelioma; hemangiossarcoma; leiomiossarcoma; schwanoma maligno; tumor glômico; melanoma maligno; e fibroxantoma atípico.

Indicações da CMM para os CBC e CEC

Os CBCs e CECs de baixo risco podem ser tratados com técnicas ablativas superficiais como a curetagem e eletrocoagulação, cirurgia convencional ou criocirurgia com boas taxas de cura e bom custo/benefício, quando indicadas corretamente.[18-20]

Entretanto, a CMM é considerada o melhor método terapêutico para as neoplasias cutâneas de comportamento biológico agressivo que apresentam alto risco de recidiva.[19,20] A definição tumor de alto risco depende de múltiplos fatores, incluindo: características do tumor e do paciente, sítio anatômico e história prévia de tratamento. A CMM pode ser utilizada para os CBCs e CECs de baixo risco com o objetivo de preservar tecido sadio, em casos em que é importante para o paciente (Figura 150.8).

Indicações relacionadas aos fatores de risco do tumor

Para a abordagem e o tratamento do CBC é importante classificar quanto ao risco de recidiva (Tabela 150.1).

Com relação à localização, são consideradas áreas de risco as lesões localizadas em áreas de fenda embrionária, áreas com pele adjacente à cartilagem ou ao osso, denominadas localização na zona H facial (regiões periorbital, pálpebras, sobrancelhas, nariz, lábios, mento, mandíbula, pré e pós-auricular, auricular), mãos, pés, e genitálias, independentes do tamanho. Os tumores localizados nas regiões malares, frontal, couro cabeludo, cervical e pré-tibial são considerados de risco aumentado, se maiores do que 1 cm. A localização em tronco e nas extremidades (exceto mãos, pés, aparelho ungueal, pré-tibial e cotovelos) são considerados de risco quando acima de 2 cm^3 (Figura 150.9).

A indicação de remoção dos tumores de risco com a CMM tem se mostrado vantajosa. Sua aplicação no CBC primário mostrou recidiva de 4,4% *versus* 12,2% para cirurgia convencional. Com relação aos tumores recidivados, a comparação entre a taxa de cura da CMM versus cirurgia convencional foi de 3,9% para a CMM e 13,5% para a cirurgia convencional.[22]

O subtipo histológico do CBC constitui um importante fator de risco.[23] A CMM tem especial indicação para o tratamento dos tumores de subtipos histológicos agressivos, como é o caso do infiltrativo, esclerodermiforme e micronodular, que correspondem a 20% destes tumores e têm crescimento subclínico aumentado, com grande poder destrutivo tecidual, promovendo altas taxas de recidiva, se tratados sem controle de margem.[24] O CBC metatípico (ou basoescamoso) que corresponde a 1% a 2,5%, também tem um comportamento agressivo com grande destruição tecidual, além de elevadas taxas de recidiva e possibilidade de metástase.[25]

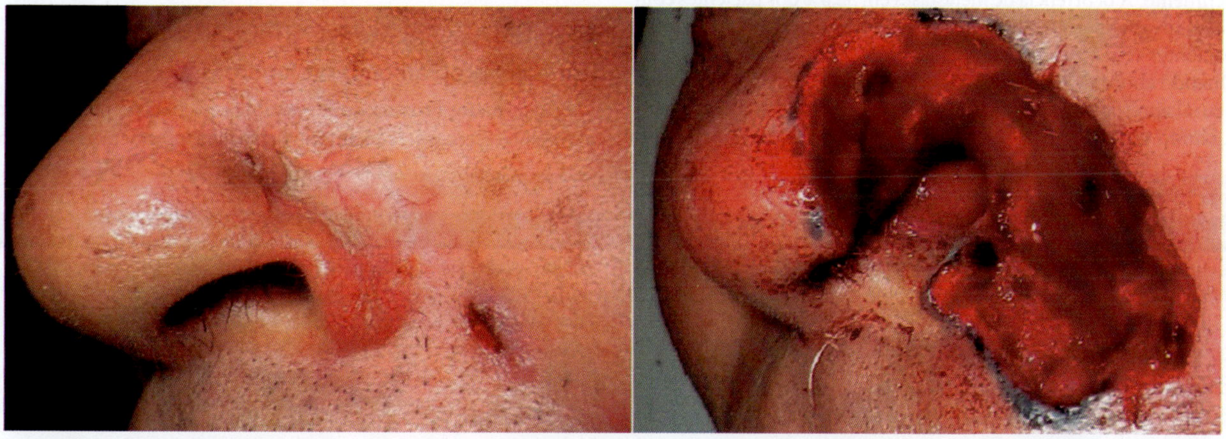

■ **Figura 150.8** **(A)** Lesão clínica de CBC recidivado, infiltrativo; **(B)** Defeito cirúrgico extenso após obtenção de margem livre na CMM, mostrando a precisão da técnica em detectar a invasão subclínica do tumor (paciente com 10 anos de seguimento, sem recidiva).

Tabela 150.1 Estratificação para determinar as opções de tratamento do CBC local com base nos fatores de risco para recidiva.[1]

	Risco baixo	Risco alto
Localização	Tronco e extremidades < 2 cm	Tronco e extremidades ≥ 2 cm
		Bochechas, frontal, couro cabeludo, cervical e pré-tibial (qualquer tamanho).
		Área da Máscara (área central da face, pálpebras, sobrancelhas, periorbital, nariz, lábios, mento, mandíbula, auricular, pele e sulco pré e pós-auricular, temporal, genitália, mãos e pés[3].
Bordas	Bem definidas	Pouco precisas
Primário X recidivado	Primário	Recidivado
Imunossupressão	(–)	(+)
Radioterapia prévia	(–)	(+)
Patologia (subtipo)	Nodular, superficial[2]	Padrão agressivo[4]
Invasão perineural	(–)	(+)

[1] A presença de qualquer dos fatores de risco torna o paciente como de risco aumentado.
[2] Tipos histológicos de baixo risco: superficial/multicêntrico, nodular e outros de padrão não agressivo, como o ceratósico, infundíbulo cístico e fibroepitelioma de Pinkus.
[3] Independentemente do tamanho, é considerada área de risco. Encontra-se indicada a cirurgia micrográfica de Mohs (CMM) ou excisão com controle completo de toda margem lateral e profunda. Para os tumores < 6 mm, sem outros fatores de risco, outros tratamentos podem ser avaliados, desde que respeitados os 4 mm de margem.
[4] Subtipos micronodular, infiltrativo, esclerodermiforme, basoescamoso ou diferenciação carcinossarcomatosa em qualquer porção do tumor.

Fonte: Adaptada de Chrysalyne DS, Rachel B, Sumaira ZA, Murad A, James SA, Brian CB et al. NCCN Clinical Practice Guidelines in Oncology (NCCN Guidelines®). Basal Cell Skin Cancer. Version 1.2021.Natl Compr Cancer Netw. 2021.

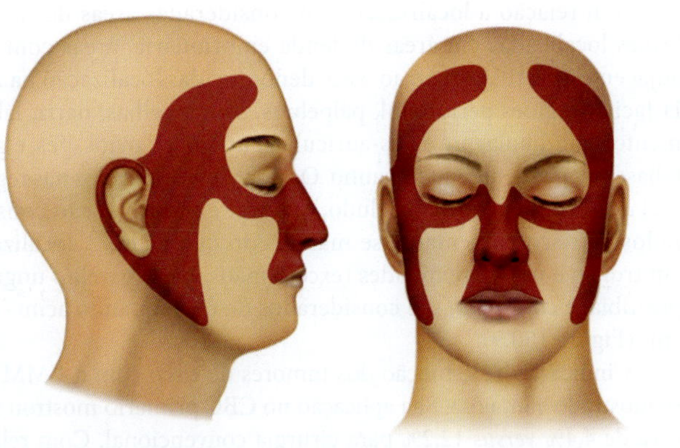

■ **Figura 150.9** Áreas em vinho correspondem ao "H" da face, locais com alto risco de recidiva para os carcinomas basocelulares.
Fonte: Gross KG, Steinman HK, Rapini RP, 1999, p. 12.

Para esses CBCs agressivos, a extensão subclínica é 2,3 vezes maior quando comparado com o CBC nodular primário.[26] Salasche e colaboradores demonstraram que os CBCs primários não agressivos foram totalmente excisados com apenas 1 fase em 52% dos casos, enquanto nos CBCs esclerodermiformes isto ocorreu em apenas 15,7%.[27]

A invasão perineural pelo tumor é outro importante fator de risco e pode ocorrer tanto no CBC quanto no CEC, em 2,5% a 14% dos casos e está relacionada à alta taxa de recidiva da neoplasia ocorrendo em 28,6% destes tumores comparados a apenas 13,6% na ausência deste acometimento. A ocorrência de metástases em 32,8% dos pacientes com CEC com invasão perineural é bem superior à taxa de 9,2%, observada nos pacientes sem acometimento neural.[28]

Quando abordado por cirurgia convencional, o CEC com invasão perineural apresenta taxa de recidiva de até 47,2%. Por sua vez, a recidiva quando tratado por CMM, varia de 0% a 8%.[29-30]

Além disso, tumores de longa duração, margens mal definidas, lesões de crescimento rápido também podem apresentar extensões subclínicas imprevisíveis, e têm indicação para a CMM.

Entre os CECs, a NCCN classifica os tumores como de risco baixo, risco alto e risco muito alto (Tabela 150.2). Os principais parâmetros de risco utilizados são o diâmetro do tumor, imunossupressão, radioterapia prévia, tumor de crescimento rápido, sintomas neurológicos, grau de diferenciação, aspectos histológicos, profundidade de invasão, acometimento perineural, vascular ou linfático.[31]

Tumores originados em locais com exposição prévia à radiação ionizante ou em áreas de cicatriz crônica (úlcera de Marjolin) têm as suas margens laterais difíceis de serem delimitadas, sendo uma boa indicação para CMM.

Tanto o CBC, quanto o CEC quando recidivados apresentam taxas de cura maiores pela CMM, em comparação com as outras técnicas.[28,32-34]

As Tabelas 150.3 e 150.4 demonstram as taxas de cura de acordo com a modalidade terapêutica.[35-36] A CMM também é indicada para os tumores que foram removidos de maneira incompleta, em que é necessário a localização do tumor residual para sua completa remoção.

Indicações pelas condições clínicas do paciente

Pacientes portadores de síndromes genéticas (p. ex. xeroderma pigmentoso, síndrome do nevo basocelular, síndrome Bazex-Dupre-Cristol) que apresentam múltiplos tumores se beneficiam da CMM pela possibilidade de poupar tecido são. Tumores em pacientes imunossuprimidos por serem frequentemente mais agressivos, também são indicados para esta técnica.[37]

■ INDICAÇÕES PARA OUTROS TUMORES

Dermatofibrossarcoma protuberans

O dermatofibrossarcoma protuberans consiste num sarcoma de partes moles, considerado de grau baixo para intermediário, responsável

Tabela 150.2 Fatores de risco para o carcinoma de células escamosas (CCE).

Grupo de risco[1]	Risco baixo	Risco alto	Risco muito alto
Localização/tamanho[2]	Tronco, extremidades ≤ 2 cm	Tronco, extremidades > 2 cm e ≤ 4 cm	> 4 cm em qualquer localização
		Cabeça, cervical, mãos, pés, pré-tibial, ano genital (indiferente do tamanho[5])	
Bordas	Bem delimitadas	Pouco precisas	
Primário *versus* recidivado	Primário	Recidivado	
Imunossupressão	(–)	(+)	
Radioterapia prévia ou processo inflamatório crônico	(–)	(+)	
Tumor de crescimento rápido	(–)	(+)	
Sintomas neurológicos	(–)	(+)	
Patologia			
Grau de diferenciação	Bem ou moderadamente diferenciado		Pouco diferenciado
Acantolítico (adenoide), adenoescamoso (mostrando produção de mucina), metaplásico (carcinoma sarcomatoide)	(–)	(+)	CCE desmoplásico
Profundidade,[3,4] espessura ou nível de invasão	≤ 6 mm e sem invadir profundidade além do subcutâneo		> 6 mm ou invadindo profundidade além do subcutâneo
Acometimento perineural, vascular ou linfático	(–)	(+)	Tumor dentro da bainha neural de um nervo localizado no plano profundo da derme e ≥ 0,1 mm
Envolvimento Linfático ou vascular	(–)	(–)	(+)

[1] O grupo de alto risco apresenta risco elevado de recidiva local. O grupo de muito alto risco apresenta elevado risco de recidiva e de metástase.
[2] Diâmetro no pré-operatório.
[3] Se a avaliação da biópsia sugere que o microestadiamento foi inadequado, considerar a biópsia excisional.
[4] Invasão profunda é definida como invasão além do plano do subcutâneo ou ≥ 6 mm (considerado da camada granulosa até a base do tumor).
[5] Localização cabeça, cervical, mãos, pés, pré-tibial, ano genital são considerados fatores de alto risco, independentemente do tamanho. Margens de excisão estreitas em razão de restrições anatômicas e funcionais estão associadas a taxas de recidiva aumentadas na cirurgia convencional avaliada pelos métodos padrões de verificação histológica. A completa verificação das margens, como a realizada pela CMM ou com excisão com completo controle da circunferência da margem lateral e da margem profunda. Para os tumores < 6 mm e sem fatores de alto e muito alto risco, outros métodos de tratamentos podem ser utilizados, desde que a margem seja de pelo menos 4 mm.
Fonte: Adaptada de Chrysalyne et al., 2021.

Tabela 150.3 Taxa de cura de acordo com a modalidade terapêutica para o CBC.

Modalidade terapêutica	Tumor primário	Tumor recidivado
CMM	94%	89%
Cirurgia convencional	90%	76,7%

Tabela 150.4 Taxa de cura de acordo com a modalidade terapêutica para o CEC.

Modalidade terapêutica	Tumor primário	Tumor recidivado
CMM	96,8 a 99%	95,2 a 93,3%
Cirurgia convencional	89,9%	82,6%
Curetagem + ECG	92,3%	60%
Criocirurgia	92,5%	87%
Radioterapia	91,3%	90,2%

por 0,1% entre todas as neoplasias. Sob a ótica da histologia apresenta como uma coleção densa de células fusiformes, monomórficas, em arranjo estoriforme, que com frequência estende-se para o tecido subcutâneo em forma de tentáculos, de forma assimétrica, com poucas células, que podem assemelhar com células normais da pele. Além disso é frequente o diagnóstico tardio o que se traduz em lesões de grandes dimensões, fatos estes que dificultam a sua remoção completa.

A margem recomendada para a cirurgia com margem alargada é de 2 a 3 cm. A taxa de recidiva varia entre 26 e 53%, para margens de 3 a 5 cm.[38-40]

As taxas de recidiva encontradas com a CMM variam de 0% a 6%, tornando esta técnica o padrão ouro na remoção destes tumores.[41-42]

A utilização do estudo imunohistoquímico com o CD34, quando disponível, torna-se uma importante ferramenta para a avaliação das margens.[43]

É descrita uma variação da técnica em que o processamento das margens se faz substituindo a congelação pelo exame de parafina, denominada *slow Mohs*.[44]

As recidivas do DFSP são geralmente tardias por se tratar de um tumor de crescimento lento, assim recomenda-se um seguimento mínimo de 10 anos.

Carcinoma de Merkel

O carcinoma de células de Merkel (CCM) é uma neoplasia cutânea rara, de origem das células com receptores de toque da membrana basal, com maior incidência na população idosa, sendo 76% acima dos 65 anos e caucasiana (98%). Apresenta uma incidência alta de metástases loco-regionais ou à distância que tendem a ocorrer precocemente (recidiva local 51%, metástase linfonodal 35%, metástase a distância 14%, 5 anos de seguimento).[45]

A cirurgia continua sendo o pilar para o tratamento da lesão primária,[46-48] sendo a margem preconizada de 1 a 2 cm, enquanto a biópsia do linfonodo sentinela, radioterapia no sítio primário da lesão e da área dos linfonodos de drenagem, devem ser consideradas, se necessário. É importante a abordagem interdisciplinar e o estadiamento e a investigação de metástases por PT CT scan ou métodos de imagem para o tórax, abdome e pelve. Em caso de doença metastática a indicação de imunoterapia pode ser avaliada.[49]

A CMM pode ser indicada para casos em que a preservação de tecido normal é importante, como nas regiões das pálpebras, nariz e lábios.[50]

A pesquisa do linfonodo sentinela (PLS) pode ser indicada, uma vez que 24% a 42% dos pacientes apresentam acometimento linfonodal no momento do diagnóstico.[51]

A radioterapia adjuvante deve ser considerada pela diminuição nos índices de recidiva local e regional. O seu emprego após a cirurgia convencional resultou em diminuição de 3,7 vezes na recidiva local e 2,9 vezes na recidiva regional. A sua aplicação após a CMM resultou em ausência de recidiva local e 15% de recidiva regional.[52-53]

Carcinoma sebáceo

Carcinoma sebáceo pode acometer qualquer região da pele, mas é mais frequente nas regiões da cabeça e cervical. Ele é a segunda ou terceira neoplasia maligna da região das pálpebras, dependendo da topografia considerada. Apresenta a tendência a recidiva local e metástase, principalmente, se tratado de maneira inadequada.[54]

O tratamento da lesão primária baseia-se na remoção cirúrgica. A exérese com margem ampla resulta em elevadas taxas de recidiva, que variam entre 32% e 36%. O tratamento pela CMM mostra taxas de recidivas de 6,4% a 12% tornando esta técnica o tratamento de escolha. Nos casos de disseminação pagetoide (intraepitelial) é recomendável a remoção de uma camada extra na cirurgia de Mohs, após a obtenção de margens livres.[55-56] Zohl e colaboradores mostraram que a taxa de recidiva é estatisticamente menor e significante em casos tratados com a CMM, em relação a cirurgia convencional, enquanto não houve diferença em relação a taxa de metástase e não houve benefício para o tratamento de pacientes com disseminação pagetoide.[58]

O acompanhamento e estadiamento é fundamental nestes tumores diante da possibilidade de recidiva ou metástase.

Fibroxantoma atípico

O fibroxantoma atípico (FA) é um tumor fibro-histiocítico dérmico, com baixo potencial de metástase e alto de recidiva. Alguns autores classificam como uma variante indiferenciada de sarcoma pleomórfico, enquanto outros autores, como uma entidade distinta.[58-59]

Na histologia é caracterizado pela proliferação de células fusiformes pleomórficas na derme superior. O diagnóstico é de exclusão, sendo necessário a realização de imunohistoquímica para descartar variantes fusiformes do CCE e melanoma. A recidiva quando ocorre pode resultar em metástase em 1% dos casos.

A cirurgia convencional deve ser realizada com margem cirúrgica ampla, não há uma padronização para essa margem. Em um trabalho de metanálise Polcz e colaboradores descreveram 5,6% de recidivas em tumores completamente excisados por cirurgia convencional, e a ocorrência de metástases em apenas 0,5% dos pacientes, em seguimento médio de 54 meses. Foram relatados 228 casos de CMM com taxas de recidiva de 4,6%, mas as metástases ocorreram em 3,2% dos casos, em um seguimento médio de 28,8 meses. A porcentagem maior de metástases observada após a CMM poderia ser atribuída à maior gravidade dos casos ou por tratar-se de tumores recidivados.[60] Em outra metanálise, Tolkachjov e colaboradores observaram uma taxa de recidiva de 2% e metástase de 1,9% para os casos tratados com a CMM e de recidiva e metástase de 8,7% e 1%, respectivamente, para os casos tratados com cirurgia margem ampla.[61]

A indicação da CMM permite uma maior preservação tecidual, sendo importante para os tumores localizados na face. A raridade deste tumor e a não padronização dos relatos encontrados torna difícil estabelecer diretrizes.

Carcinoma anexial microcístico

Trata-se de tumor esclerosante do ducto sudoríparo e consiste numa placa hipopigmentada, endurecida, localizada mais frequentemente na face ou no pescoço, sendo frequente a invasão perineural.[62] Pacientes com idade maior do que 70 anos apresentam pior prognóstico.[63]

Diante do extenso crescimento subclínico e da possibilidade de invasão perineural a CMM encontra-se bem indicada, com taxas de recidiva que variam entre 4,5% e 12%.[61] Na cirurgia convencional, mesmo com margens amplas, a recidiva ocorre em 17% a 60% dos casos.[64]

Doença de Paget extramamária

A doença de Paget extramamária é uma neoplasia rara das glândulas apócrinas e acomete frequentemente as regiões inguinocrural, genital e perianal. Entre 8% e 15% destes pacientes apresentam um segundo tumor primário.[65] As margens podem sem mal delimitadas e o tumor pode estender além da margem cirúrgica. Apesar de apresentar um crescimento radial, inicialmente, apresenta possibilidade de acometimento de plano profundo e de metástase.

O tratamento cirúrgico é a melhor opção. A cirurgia convencional apresenta taxas de recidiva entre 33% e 62,5%. A CMM apresenta menores taxas de recidiva que variam de 16% e 28%,[66] além de preservar tecido normal, o que pode ser interessante para a região genital, por exemplo. Pela raridade, não é possível estabelecer diretrizes, porém, quando comparados diretamente os resultados da cirurgia convencional e da CMM, a melhora da sobrevida em 5 anos para a CMM é calculada em 40%.[67]

A realização de imunohistoquímica para citoqueratina 17 durante a realização de CMM pode ser útil.[67-68]

Melanoma

A utilização da CMM para tratamento do melanoma é motivo de controvérsia. A recomendação para o tratamento do melanoma é a excisão com margem cirúrgica, com base na espessura do tumor, medida pelo Breslow. Todavia, estudos mostram que a CMM, em especial para os estágios iniciais do melanoma localizados na cabeça pode estar associada a uma melhora da taxa de recidiva, sobrevida global e metástase. Contudo, outros estudos não evidenciaram diferença entre a taxa de recidiva da CMM e da cirurgia exérese com margem. Especificamente, para o lentigo maligno melanoma a CMM parece apresentar vantagens em relação a excisão com margem.[62]

O desenvolvimento das técnicas de imunohistoquímica para antígenos associados ao melanoma aumenta a acurácia para a verificação das margens nos cortes de congelação da CMM. O marcador mais empregado é MART-1, mas outros como o MITF e o Sox10 podem ser empregados.[2]

Um levantamento realizado entre os 1.954.7668 pacientes submetidos a cirurgia para o tratamento de melanoma entre os anos de 2003 e 2009 mostrou que apenas 3,5% dos casos foram submetidos a CMM. A escolha da CMM prevaleceu nos tumores superficiais como MM *in situ* e lentigo maligno melanoma, em pacientes jovens (< 40 anos) e nas localizações de face, onde a utilização das margens amplas resulta em problemas cosméticos ou funcionais.[69]

Várias modificações da técnica têm sido descritas para o tratamento do melanoma, no quais a retirada do tumor e das margens é realizada seguindo-se os preceitos da CMM, mas o processamento tecidual é realizado na parafina. Esta variação, denominada *slow Mohs*, causa um prolongamento do tempo cirúrgico em alguns dias, porém, por permitir uma melhor visualização dos cortes histológicos na parafina, torna esta variação da técnica mais segura.[70-72]

Não existem estudos randomizados com investigação entre CMM e melanoma e, por isso, não há recomendações sobre a CMM e melanoma. Contudo, a CMM pode ser empregada para o tratamento do melanoma *in situ* e do lentigo maligno melanoma da face, auricular e do couro cabeludo, em que a preservação tecidual é importante ou para os tumores mal delimitados.[62]

Tumores raros

Alguns tumores por serem muito raros não apresentam estudos que comprovam evidências suficientes para estabelecer recomendações para a CMM, porém, o número de relatos de casos tratados com a CMM tem crescido, como angiosarcoma,[73-74] leiomiossarcoma, miofibrosarcomas,[75-76] carcinoma de glândulas sudoríparas,[77-78] entre outros.

LIMITAÇÕES DA TÉCNICA

A realização desta técnica tem ao longo dos anos demonstrado os melhores índices de cura em tumores de comportamento biológico agressivo, mas a sua realização requer uma infraestrutura específica e treinamento apropriado.

O laboratório, equipado com criostato e microscópio, deve estar localizado próximo à sala de cirurgia. A presença de um técnico bem treinado no corte de congelação, sob uma supervisão próxima do cirurgião, é fundamental na execução da técnica. O tecido processado inadequadamente pode provocar erro de leitura e, consequentemente, prejudicar a validade da técnica.

O exame meticuloso das margens tende a ser mais demorado, principalmente em lesões extensas, visto que muitos fragmentos deverão ser processados. Isto requer muita paciência por parte do paciente, que fica aguardando a conclusão de cada etapa.

CONCLUSÕES

A eficácia da CMM já foi amplamente demonstrada na literatura internacional especializada. Deve ser indicada para a remoção de tumores agressivos, recidivados, em localizações anatômicas de risco ou em que a preservação tecidual seja importante. O mapeamento completo das margens tumorais possibilita a remoção total das neoplasias, que se reflete nos elevados índices de cura obtidos com o emprego desta técnica. O incremento da imunohistoquímica[15], assim como a incorporação de novas tecnologias, como o ultrassom de alta frequência,[79-80] ambos uma realidade, e da promissora microscopia confocal *ex vivo*,[11-12] poderão contribuir, ainda mais, tanto para aumento da eficácia, como na redução do tempo cirúrgico.

Referências bibliográficas

1. Tolkachjov SN; Brodland DG; Coldiron BM; Fazio MJ; Hruza GJ; Roenigk RK et al. Understanding Mohs Micrographic Surgery. Mayo Clin Proc [Internet]. 2017;92(8):1261-71.
2. Bittner GC; Cerci FB; Kubo EM; Tolkachjov SN. Mohs micrographic surgery: a review of indications; technique; outcomes; and considerations. An Bras Dermatol [Internet]. 2021;96(3):263-77.
3. Mohs; FE. Chemosurgery for skin cancer: fixed tissue and fresh tissue techniques. Arch. Dermatol. 1976; 112: 211-14.
4. Mohs FE. Cancer of eyelids. Bull. Am Coll Chemosurg 1970;10-1.
5. Tromovitch; TA; Stegman; SJ. Microscopically controlled excision of skin tumors: chemosurgery (Mohs): fresh tissue technique. Arch Dermatol 1974; 110: 231-274.
6. Cernea SS. Experiência do grupo de cirurgia micrográfica de Mohs do HCFMUSP: dezembro/ 1989 a abril /1993. An Bras Dermatol 1994;69: 365-73.
7. Cernea SS; Gontijo G; Pimentel ERA; Tarlé RG; Tassara G; Ferreira JASLB; Fernandes VMC; Bernardo WM. Diretrizes de indicações de cirurgia micrográfica de Mohs nos tumores da pele. An Bras Dermatol 2016; 91(5):621-7.
8. Snow; SN. Techniques and indications for Mohs micrographic surgery. In Mikhail GR. Mohs Micrographic Surgery. Philadelphia: WB Saunders; 991: 11-60.
9. Mansouri B; Bicknell LM; Hill D; Walker GD; Fiala K; Housewright C. Mohs Micrographic Surgery for the Management of Cutaneous Malignancies. Facial Plast Surg Clin North Am. 2017;25(3):291-301.
10. Kantor J. Fully digital Mohs map for micrographic surgery. J Am Acad Dermatol. 2017 Sep 22. pii: S0190-9622(17)32449-0. doi:10.1016/j.jaad.2017.09.044. [Epub ahead of print] PubMed PMID: 28947283.
11. Pérez-Anker JP; Ribero S; Yélamos O; García A; Alos L; Alejo B et al. Basal Cell Carcinoma Characterisation Using Fusion Ex Vivo Confocal Microscopy: A Promising Change In Conventional Skin Histopathology. Br J Dermatol. 2020;182(2):468-76.
12. Pérez-Anker J; Puig S; Malvehy J. A fast and effective option for tissue flattening: Optimizing time and efficacy in ex vivo confocal microscopy. J Am Acad Dermatol. 2020;82(5):e157-8.
13. Jimenez FJ; Grichnik JM; Buchanan MD et al.- Immunohistochemical technique in Mohs micrographic surgery: their potential use in the detection of neoplastic cells masked by inflamation. J. Am. Acad. Dermatol 1995; 32: 89-94.
14. Ratner D; Thomas CO; Johnson TM et al. Mohs micrographic surgery for the treatment of dermatofibrossarcoma protuberans. J Am Acad Dermatol 1997; 37: 600-13.
15. Cohen DK; Goldberg DJ. Mohs Micrographic Surgery: Past; Present; and Future. Dermatologic Surg. 2019;45(3):329-39.
16. Kopke LFF; Konz B. As diferenças fundamentais entre as variações da cirurgia micrográfica. An Bras Dermatol 1994; 69(6): 505-10.
17. Kopke LFF; Gouvea OS; Bastos JCF; Dez anos de experiência com cirurgia micrográfica pelo método de Munique: relato de 93 casos operados. An Bras Dermatol. 2005;80 (6):583-90.

18. Ozgediz D; Smith EB; Zheng J et al. Basal cell carcinoma does metastasize. Dermatol Online J. 2008; 14(8):5.
19. Tierney EP; Hanke CW. Cost effectiveness of Mohs micrographic surgery: review of the literature. J Drugs Dermatol. 2009;8(10):914-22.
20. Rogers HW; Coldiron BM. A relative value unit- based cost comparison of treatment modalities for nonmelanoma skin cancer: effect of the loss of the Mohs multiple surgery reduction exemption. J Am Acad Dermatol. 2009; 61(1):96-103.
21. Clinical N; Guidelines P; Guidelines N. Squamous Cell Skin Cancer. 2019.
22. Bichakjian C; Armstrong A; Baum C; Bordeaux JS; Brown M; Busam KJ et al. Guidelines of care for the management of basal cell carcinoma. J Am Acad Dermatol. 2018;78(3):540-59.
23. Chrysalyne D Schmults; Rachel Blitzblau; Sumaira Z Aasi; Murad Alan et al. NCCN Guidelines Version 2.2022 Panel Members Basal Cell Skin Cancer. Natl Compr Cancer Netw. 2022. Available in: https://oncolife.com.ua/doc/nccn/Basal_Cell_Skin_Cancer.pdf.
24. Peris K; Fargnoli MC; Garbe C; Kaufmann R; Bastholt L; Seguin NB et al. Diagnosis and treatment of basal cell carcinoma: European consensus-based interdisciplinary guidelines. Eur J Cancer. 2019;118:10-34.
25. Christenson LJ; Borrowman TA; Vachon CM; Tollefson MM et al. Incidence of basal cell and squamous cell carcinomas in a population younger than 40 years. JAMA.2005 Aug 10;294(6):681-90.
26. Cameron MC; Lee E; Hibler BP; Barker CA; Mori S; Cordova M et al. Basal cell carcinoma: Epidemiology; pathophysiology; clinical and histological subtypes; and disease associations. J Am Acad Dermatol [Internet]. 2019;80(2):303-17. Available from: https://doi.org/10.1016/j.jaad.2018.03.060
27. Batra RS; Kelley LC. A risk scale for predicting extensive subclinical spread of non-melanoma skin cancer. Dermatol Surg. 2002;28:107-12.
28. Salasche SJ; Amonette RA. Morpheaform basal-cell epitheliomas: study of subclinical extensions in 51 cases. J Dermatol Surg Oncol. 1981;7:387-94.
29. Leibovitch I; Huilgol SC; Selva D; Hill D; Richards S; Paver R. Cutaneous squamous cell carcinoma treated with Mohs micrographic surgery in Australia II. J Am Acad Dermatol. 2005;53:261-6.
30. Pugliano-Mauro M; Goldman G. Mohs surgery is effective for high- risk cutaneous squamous cell carcinoma. Dermatol Surg. 2010;36:1544-53.
31. Geist DE; Garcia-Moliner M; Fitzek MM; Cho H; Rogers GS. Perineural invasion of cutaneous squamous cell carcinoma and basal cell carcinoma: raising awareness and optimizing management. Dermatol Surg. 2008;34:1642-51.
32. Chrysalyne D Schmults; Rachel Blitzblau; Sumaira Z Aasi; Murad Alan et al. NCCN Guidelines® Insights: Squamous Cell Skin Cancer; Version 1.2022. J Natl Compr Canc Netw. 2021;19(12):1382-1394.
33. Rowe DE; Carroll RJ; Day CL Jr. Prognostic factors for local skin; ear; and lip. Implications for treatment modality selection. J Am AcadDermatol.1992;26:976-90
34. Thomas CJ; Wood GC; Marks VJ. Mohs micrographic surgery in the treatment of rare aggressive cutaneous tumors: the Geisinger experience. Dermatol Surg. 2007;33:333-9.
35. Oram Y. Orengo I; GRiego RD; Rosen T; Thornby J. Histoloic patterns of basal cell carcinoma based upon patient immunostatus. Dermatol Surg. 1995; 21:611-4.
36. Rowe DE; Carroll RJ; Day CL Jr. Long-term recurrence rates in previously untreated (primary) basal cell carcinoma: implications for patient follow-up. J Dermatol Surg Oncol. 1989; 15:315-28.
37. Rowe DE; Carroll rJ; Day Cl; Jr. Mohs surgery is the treatment of choice for recurrent (previously treated) basal cell carcinoma. J Dermatol Surg Oncol. 1989;15:424-31.
38. Mehrany K; Weenig RH; Pittelkow MR; Roenigk RK; Otley CC. High recurrence rates of basal cell carcinoma after Mohs surgery in patients with chronic linphocytic--leukemia. Arch Dermatol.2004; 140:985-8.
39. Barnes L; Coleman JA Jr; Johnson JT. Dermatofibrosarcoma protuberans of the head and neck. Arch Otolaryngol. 1984;110:398- 404.
40. Koh CK; Ko CB; Bury HP; Wyatt EH. Dermatofibrosarcoma protuberans. Int J Dermatol. 1995;34:256-60.
41. Rutgers EJ; Kroon BB; Albus-Lutter CE; Gortzak E. Dermatofibrosarcoma protuberans: treatment and prognosis. Eur J Surg Oncol. 1992;18:241-8.
42. Foroozan M1; Sei JF; Amini M; Beauchet A; Sayag P. Efficacy of Mohs Micrographic Surgery for the Treatment of Dermatofibrosarcoma Protuberans. Arch Dermatol. 2012; 148(9): 1055-63
43. Li Y; Wang C; Yang K; Peng S; Wang Q; Chen S et al. Clinical features of dermatofibrosarcoma protuberans and risk factors for local recurrence after Mohs micrographic surgery. J Am Acad Dermatol. 2020;82(5):1219-21.
44. Jimenez FJ; Grichnik JM; Dewaine M; Clark RE. Immunohistochemical margin control applied to Mohs micrographic surgical excision of dermatofibrosarcoma protuberans. J Dermatol Surg Oncol 1994;20:687-9.
45. Clayton BD; Leshin B; Hitchcock MG; Marks M; White WL; Utility of rush paraffin--embedded tangencial sections in the management of cutaneous neoplasms. Cancer 2000; 88(12):2711-20.
46. Gontijo B; Coelho TO; Bittencourt FV; Tavares GT; Rocha AD. Case for diagnosis. An Bras Dermatol 2012 May-June;87(3):491-2
47. Ellis DL; Davis RS. Evidence-based management of primary and localized Merkel cell carcinoma: a review. Int J Dermatol. 2013 Oct(52(10):1248-58.
48. Zhan F; Packianathan V; Zeitouni N. Merkel cell carcinoma: a review of current advances. J Natl Compr Canc Netw 2009; 7: 333-339.
49. O'Connor W; Roenigk R; Brodland D. Merkel cell carcinoma: comparison of Mohs micrographic surgery and wide excision in eighty-six patients. Dermatol Surg 1997; 23: 929-933.
50. NCCN Clinical Practice Guidelines in Oncology. Merkel cell carcinoma. Version 1. 2021-Feb 18; 2021.
51. Babadzhanov M; Doudican N; Wilken R; Stevenson M; Pavlick A; Carucci J. Current concepts and approaches to merkel cell carcinoma. Arch Dermatol Res [Internet]. 2021;313(3):129-38. Available from: https://doi.org/10.1007/s00403-020-02107-9
52. Coggshall K; Tello TL; North JP; Yu SS; Merkel Cell Carcinoma: an Update and Review Part 1. Pathogenesis; Diagnosis; and Staging Jam Acad Dermatol (2018); doi:10.1016/j.jaad.2017.12.001.
53. Lewis KG; Weinstock MA; Weaver AL; Otley CC. Adjuvant local irradiation for Merkel cell carcinoma. Arch Dermatol 2006;42:693-700.
54. Mortier L; Mirabel X; Fournier C et al. Radiotherapy alone for primary Merkel cell carcinoma. Arch Dermatol 2003;139:1587-1590.
55. Wu A; Rajak SN; Huilgol SC; James C; Selva D. Cutaneous sebaceous carcinoma. Australas J Dermatol. 2020;61(3):e283-92.
56. Brady KL; Hurst Sebaceous Carcinoma Treated with Mohs micrographic surgery. E A. Dermatol Surg. 2017 Feb;43(2):281- 286.
57. Moul DK; Chern PL; Shumaker PR; Zelac DE; Greenway HT. Mohs Micrographic Surgery for Eyelid and Periorbital Skin Cancer. Int Ophthalmol Clin. 2009; 2;49(4):111-27.
58. Zhou C; Wu F; Chai P; Shi Y; Ye J; Shi X et al. Mohs micrographic surgery for eyelid sebaceous carcinoma: A multicenter cohort of 360 patients. J Am Acad Dermatol [Internet]. 2019;80(6):1608-1617.e1.
59. Tolkachjov SN; Kelley BF; Alahdab F; Erwin PJ; Brewer JD. Atypical fibroxanthoma: Systematic review and meta-analysis of treatment with Mohs micrographic surgery or excision. J Am Acad Dermatol [Internet]. 2018;79(5):929-934.e6.
60. Fleury LFF; Sanches JA Sarcomas Primários da Pele. An. Bras. Dermatol. 2006; 81(3) 207-21.
61. Polcz MM; Sebaratnam DF; Fernández-Peñas P. Atypical fibroxanthoma management: Recurrence; metastasis and disease- specific death. Australas J Dermatol. 2017 Aug 17:2-16.
62. Tolkachjov. Adnexal Carcinomas Treated With Mohs Micrographic Surgery: A Comprehensive Review. Arch61ermatol. 2012 Sep;148(9):1055-63.
63. Behbahani S; Yeh CJ; Pinto JO; Wassef D; Povolotskiy R; Joseph N et al. Microcystic adnexal carcinoma of the head and neck: Characteristics; treatment; and survival statistics. Dermatol Ther. 2021;34(1).
64. Charalambides M; Yannoulias B; Malik N; Mann JK; Celebi P; Veitch D et al. A review of Mohs micrographic surgery for skin cancer. Part 1: Melanoma and rare skin cancers. Clin Exp Dermatol. 2022;47(5):833-49.
65. Love WE; Schmitt AR; Bordeaux JS. Management of Unusual Cutaneous Malignancies: Atypical; Fibroxanthoma; Malignant Fibrous Histiocytoma; Sebaceous Carcinoma; Extramammary Paget Disease. Dermatol Clin. 2011 Apr;29(2):201-16
66. Extensive Invasive Extramammary Paget Desease: Surgical Treatment. J Cutan Aesthet Surg. 2013 Jan-Mar; 6(1): 41-44.
67. Simonds RM; Segal RJ; Sharma A. Extramammary Paget's disease: a review of the literature. Int J Dermatol. 2019;58(8):871-9.
68. Hendi A; Brodland DG; Zitelli JA. Extramammary Paget's disease: Surgical treatment with Mohs micrographic surgery. J Am Acad Dermatol 2004;51:767-73.
69. Petrie MS; Hess S; Benedetto AV. Automated 15-minute cytokeratin 7 immunostaining protocol for extramammary Paget's disease in Mohs micrographic surgery. Dermatol Surg. 2011;37:1811-5.
70. Viola KV. Rezzadeh KS; Gonsalves L; Patel P; Gross CP; Yoo J; Stamell E; Turner RB. National utilization patterns of Mohs micrographic surgery for invasive melanoma and melanoma in situ. J Am Acad Dermatol.2015; 72(6):1060-5.
71. Higgins HW; Lee KC; Galan A; Leffell DJ; Melanoma in situ Part II. Histopathology; treatment; and clinical management. J Am Acad Dermatol 2015;73: 193-203.
72. Hazan C; Dusza SW; Delgado R; Busam KJ. Halpern AC; Nehal KS. Staged excision for lentigo maligna and lentigo maligna melanoma: A retrospective analysis of 117 cases. J Am Acad Dermatol 2008;58:142-8.
73. Annette Pflugfelder; Kochs C; Blum A; Capella M; et al S3- Guideline "Diagnosis; therapy and follow-up of melanoma" short version JDDG 2013: 1106; 563-593
74. Vogt T; Brockmeyer N; Heinz Kutzner H; Helmut Schöfer Brief S1 guidelines - Cutaneous angiosarcoma and Kaposi sarcoma JDDG | Supplement 3 ⊠2013 (Band 11).
75. Bullen R; Larson PO; Landeck AE; Nychay S; Snow SN; Hazen P; Kinsella T; Lamond J. Angiosarcoma of the Head and Neck managed by multiple biopsies to determine tumor margin and radiation therapy. Dermatol Surg 1998;24:1105-1110.
76. Hollmig ST; Sachdev R; Cockerell CJ; Posten OW; Chiang M; Kim J. Spindle Cell Neoplasms Encountered in Dermatologic Surgery: A Review. Dermatol Surg 2012;38: 825-850.
77. Rosenfeld DJ; Cappel MA; Tolkachjov SN. Cutaneous mesenchymal tumors treated with Mohs micrographic surgery: a comprehensive review. Int J Dermatol. 2021;60(11):1334-42.
78. Au RTM; Bundele MM. Endocrine mucin-producing sweat gland carcinoma and associated primary cutaneous mucinous carcinoma: Review of the literature. J Cutan Pathol. 2021;48(9):1156-65.
79. Tavares GT; De Magalhães Ledsham C; De Oliveira IV; Barcelos VM. Ductal eccrine carcinoma-diagnostic challenge. Surg Cosmet Dermatology. 2019;11(4).
80. Barcaui EO; Carvalho ACP; Valiante PM; Piñeiro-Maceira J; Barcaui CB. High frequency (22MHz) ultrasound for assessing the depth of basal cell carcinoma invasion. Skin Res Technol. 2021 Jan6. doi: 10.1111/srt.12999.
81. Catalano O; Roldán FA; Varelli C; Bard R; Corvino A; Wortsman X. Skin cancer: findings and role of high-resolution ultrasound. J Ultrasound. 2019 Dec;22(4):423-431. doi: 10.1007/s40477-019-00379-0.
82. Chrysalyne DS; Rachel B; Sumaira ZA; Murad A; James SA; Brian CB et al. NCCN Clinical Practice Guidelines in Oncology (NCCN Guidelines®). Basal Cell Skin Cancer. Version 1.2021.Natl Compr Cancer Netw. 2021.
83. Gross KG; Steinman HK; Rapini RP; 1999; p. 12.

151 capítulo

Érico Pampado Di Santis • Samira Yarak

Lipoaspiração em Dermatologia

CONCEITO

Lipoaspiração é o procedimento cirúrgico utilizado para remoção de tecido adiposo através de cânulas ocas conectadas a um aparelho de sucção.[1] Este foi o conceito de Arped e Georgio Fischer, os pioneiros na técnica de lipoaspiração em 1976. Após 21 anos, em 1997, Courtiss[2] no artigo: "Lipoaspiração: algumas memórias e problemas" descreve o mesmo conceito, no entanto, não cita apenas o aparelho de sucção, visto que a lipoaspiração é realizada muitas vezes por meio de seringas conectadas às cânulas.

Conceituar lipoaspiração não é difícil, o próprio nome a define: *lípus* (do grego) significa substância gorda e *aspiratio* (do latim) aspirar. O que gera confusão são termos utilizados pela mídia, pela população e até por alguns médicos, os quais são alcunhas tratando do mesmo procedimento. *Lipolight, minilipo, hidrolipo, lipinho*, entre tantas outras denominações, por vezes de péssimo gosto, prestam o desserviço de confundir a população, tentando passar uma falsa sensação de uma cirurgia simples ou mesmo menor. Lipoaspiração é procedimento único. Tecnologias podem ser associadas à técnica original como movimentos físicos vibratórios ou associação de *laser*.

Outras técnicas cirúrgicas, distintas da lipoaspiração, são a dermolipectomia e abdominoplastia. Estas são procedimentos pelos quais se remove o excesso de gordura (paniculectomia ou lipectomia) e de pele e que podem ainda restaurar os músculos e as fáscias abdominais, por vezes enfraquecidos ou separados, criando um perfil abdominal mais suave e tonificado.[3] Podem sim ser a abdominoplastia e a dermolipectomia realizadas conjuntamente à lipoaspiração.[4]

A técnica usualmente realizada por dermatologistas é a lipoaspiração sob anestesia local tumescente. A técnica anestésica corrente nesta especialidade é aquela descrita por Jeffrey A. Klein em 1987,[5] usando unicamente anestesia local. Klein a descreveu como: *Tumescent technique*. Este capítulo, ao mencionar lipoaspiração, referir-se-á ao uso exclusivo do tratamento de depósitos de tecido adiposo que prejudicam a silhueta corporal, sem finalidade de emagrecimento, através de cânulas ocas e pressão negativa gerada por seringa ou bomba vácuo aspiradora, sob a técnica anestésica tumescente.

HISTÓRICO

A história nos mostra o antigo desejo de se remover tecido adiposo sem necessidade de paniculectomia ou lipectomia e de incisões amplas da pele. A ideia original que estimulava os médicos idealizadores da futura lipoaspiração era a de remover o tecido adiposo por pequenas aberturas, por meio de equipamentos cirúrgicos que atingissem a gordura e permitissem o acesso aos depósitos sem necessidade de abertura da pele, sem necessidade de cirurgia a "céu aberto".

Charles Dujarier, em 1921, realizou a cirurgia que visava remoção de tecido adiposo através de curetas.[6] Uma cureta uterina foi introduzida no tecido adiposo por meio de pequenas incisões para remoção da parte desejada do tecido adiposo cutâneo. Infelizmente, o tratamento evoluiu com uma tragédia. Em decorrência de infecção e danos vasculares ocasionados pelo ato cirúrgico, uma amputação de membro inferior teve de ser realizada na jovem paciente operada pelo Dr. Dujarier. Este desfortúnio está na história da primeira lipoaspiração realizada.

Após essa infelicidade ocorrida na história da Medicina, o método ficou em hibernação por quase 50 anos. Quando, em 1976, Fischer, Arped, o pai, e Georgio, o filho, publicaram seus resultados como sendo a primeira cirurgia para tratamento de contorno corporal com pequenas incisões.[1] Eles atingiram o resultado esperado. Os aparelhos eram muito grandes e o sangramento abundante ainda era um grande problema e um enorme risco. Illouz[7] publicou em 1983 seus 5 anos de experiência em mais de três mil casos tratados. Este foi, talvez, o marco da divulgação e popularização da lipoaspiração. Nascendo na Europa, a lipoaspiração é popularizada nas Américas pelas mãos de Yves Gerard Illouz.

Na década de 1980 até os dias atuais, a lipoaspiração é uma das, senão a cirurgia cosmética mais conhecida e mais praticada no mundo. Kim e seus colaboradores[8] em 2011, a classificaram como o procedimento cosmético cirúrgico mais popular dos últimos 30 anos.

Lawrence Field,[9] dermatologista americano, em 1984 publica sua experiência vivida na Europa, no ano de 1977, com o promissor tratamento cirúrgico para depósitos de tecido adiposo.

Jeffrey Klein,[5] também dermatologista, revoluciona a lipoaspiração na década de 1980. Consegue o improvável, aspira o tecido adiposo com pouca perda sanguínea e sob anestesia local. Contrariando paradigmas da época, usa doses maiores de lidocaína, sem a temida intoxicação por este anestésico do grupo aminoamida, associa adrenalina e consegue um fantástico efeito vasoconstritor com soro fisiológico e bicarbonato de sódio, este último tamponando a acidez contida na lidocaína e diminuindo a dor no momento da infiltração e o soro fisiológico, com seu efeito volume intumescendo a região e diminuindo ainda mais o sangramento. Por muitos, no qual nos incluímos, Klein foi dotado de genialidade e adotou o estudo e pesquisa para mudar os preceitos quase "dogmáticos".

A *Tumescent Technique* ganhou força e demonstrou segurança. Foi modificada e, contrariamente do que foi descrito por Klein, associada à sedação e a outras anestesias. Complicações ocorreram, confirmando o que Klein afirma até os dias atuais: "a *Tumescent Technique* deve ser realizada única e exclusivamente sob anestesia local, a droga anestésica preconizada e estudada é a lidocaína e o limite da dose desse anestésico tem de ser respeitado".

PREVALÊNCIA DA LIPOASPIRAÇÃO NO MUNDO E NO BRASIL

Os números da lipoaspiração tanto mundiais quanto no Brasil impressionam.

A International Society of Aesthetic Plastic Surgery (ISAPS) realiza levantamentos anuais com estatísticas sobre os procedimentos estéticos, cirúrgicos e não cirúrgicos. https://www.isaps.org/wp-content/uploads/2022/01/ISAPS-Global-Survey_2020.pdf.

O número de lipoaspirações realizadas no mundo é colossal, conforme mostra a Tabela 151.1.

Tabela 151.1 Incidência de lipoaspirações no mundo nos anos de 2016, 2017, 2018, 2019 e 2020.

Ano	Número de lipoaspirações no mundo
2016	1.453.340
2017	1.573.680
2018	1.732.620
2019	1.704.786
2020	1.525.197

Os procedimentos cosméticos cirúrgicos somaram 10.129.528 cirurgias no ano de 2020 e os 5 procedimentos mais realizados naquele ano estão na Tabela 151.2.

Tabela 151.2 Os cinco procedimentos cosméticos cirúrgicos mais realizados em 2020. ISAPS.

Procedimento	Porcentagem
Aumento de mamas	16%
Lipoaspiração	15,1%
Blefaroplastia	12,1%
Rinoplastia	8,4%
Abdominoplastia	7,6%

A Tabela 151.3 mostra as duas cirurgias mais realizadas no mundo entre 2016 e 2020.

Tabela 151.3 As duas cirurgias mais realizadas no mundo nos anos de 2016, 2017, 2018, 2019 e 2020. Notem que a lipoaspiração está entre as duas cirurgias cosméticas mais realizadas.

Ano	Cirurgia cosmética mais realizada no mundo	2ª cirurgia cosmética mais realizada
2016	1.453.340 (lipoaspiração)	1.449.337 (aumento das mamas com silicone)
2017	1.573.680 (lipoaspiração)	1.469.606 (aumento das mamas com silicone)
2018	1.862.506 (aumento das mamas com silicone)	1.732.620 (lipoaspiração)
2019	1.795.551 (aumento das mamas com silicone)	1.704.786 (lipoaspiração)
2020	1.624.281 (aumento de mamas)	1.525.197 (lipoaspiração)

O Brasil é o segundo país do Mundo que mais realizou lipoaspirações em 2020, atrás apenas dos Estados Unidos (Figura 151.1). No entanto, vale lembrar que a população americana é maior que a população brasileira. (a população dos Estados Unidos, segundo recenciamento de 2020 pela United States Census, era de 331.449.281 habitantes, enquanto a população brasileira tinha uma população estimada, neste mesmo ano de aproximadamente 211 milhões de habitantes).

Os Estados Unidos e o Brasil são responsáveis por 30,81% das lipoaspirações realizadas no planeta, cirurgia que representa 15% das cirurgias cosméticas realizadas, estando atrás apenas da cirurgia para aumento de mamas que representaram 16% das cirurgias cosméticas realizadas no Mundo em 2020.

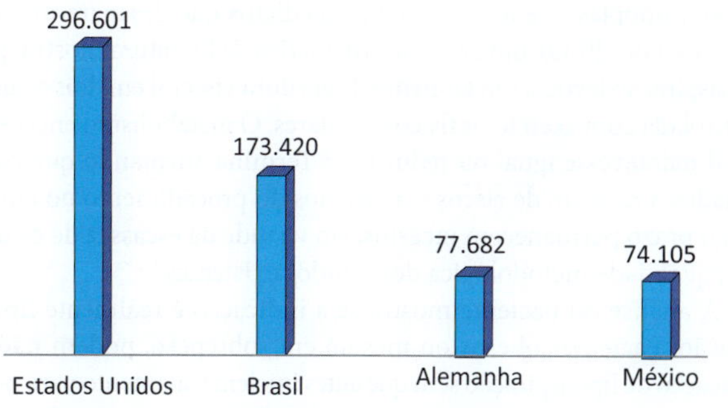

Figura 151.1 Os países que mais realizaram lipoaspiração no ano de 2020.
Fonte: ISAPS.

No Brasil a cirurgia cosmética mais realizada nos anos 2019 e 2020 foi a lipoaspiração. No ano de 2018 o aumento de mamas superou em 27.171 procedimentos a lipoaspiração.

INDICAÇÃO

A indicação da lipoaspiração deve ser baseada e respeitar a sua definição. A lipoaspiração deve ser indicada para o tratamento de acúmulos de tecido adiposo que prejudicam a silhueta corporal, sem finalidade de emagrecimento (Figura 151.2).

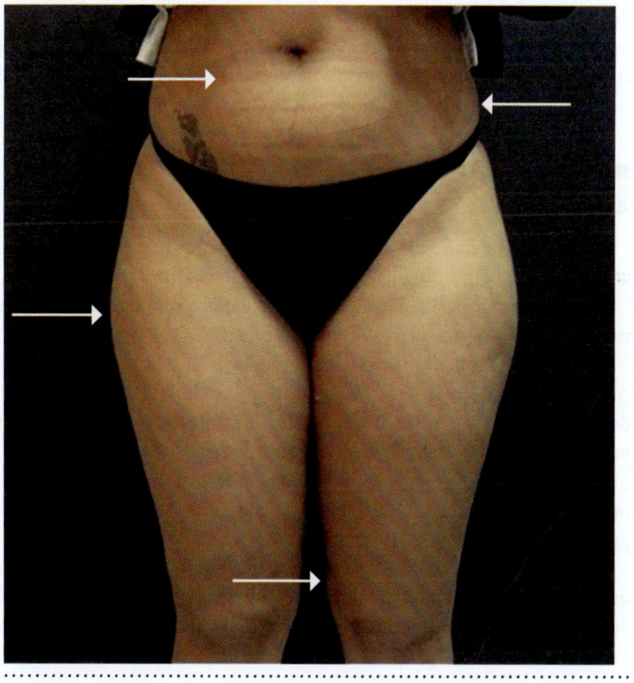

Figura 151.2 As setas mostram os locais onde o acúmulo de tecido adiposo pode ser tratado através da lipoaspiração.

Não há evidências científicas que a lipoaspiração melhore a saúde do paciente no que tange ao sistema cardiovascular e igualmente o metabólico.

Recente levantamento da literatura realizado pela médica pesquisadora do Centro Cochrane do Brasil, Daniela Pachito, aponta que a remoção de mais de dois litros de gordura pode melhorar alguns parâmetros do metabolismo da insulina.[10] Trata-se de estudo observacional, portanto com menor nível de evidência pelos parâmetros considerados pela Medicina com base em evidências. Deve-se considerar que estes achados foram observados no curto prazo, fazendo-se necessários estudos que comprovem essa melhora metabólica no longo prazo. Com relação ao peso corporal a maioria dos estudos[11] se refere à abdominoplastia e mostra efeitos imediatos que desaparecem após 3 meses. Por último, uma revisão sistemática da literatura mostra que a lipoaspiração levou a um aumento da gordura visceral em dois estudos, controlada com exercícios físicos regulares. O metabolismo energético basal manteve-se igual ou reduzido.[12] Termina afirmando que os resultados a respeito de riscos e benefícios do procedimento no curto e longo prazo permanecem incertos, em virtude da escassez de estudos e da qualidade metodológica dos estudos existentes.

A análise do paciente mostra se a indicação é realmente lipoaspiração. Pacientes obesos ou mesmo em sobrepeso, podem não ter indicação de lipoaspiração sem que antes iniciem tratamento para perda ponderal. Após a perda de peso, uma reavaliação pode ser realizada. A pele necessita de algum tempo para ativação da camada elástica e assim se reposicionar. Após todo esse processo, se houver tecido adiposo acumulado que prejudique a silhueta corporal, pode então ser indicada a lipoaspiração. Esta é a indicação clínica para a cirurgia, é o primeiro passo de uma caminhada sistemática em busca do melhor resultado embasado na segurança.

Tendo a indicação clínica, ou seja, o paciente tem acúmulos de tecido adiposo causando-lhe prejuízo estético e não tem indicação de perda ponderal, indica-se esse procedimento e começamos as avaliações pré-operatórias. A lipoaspiração é cirurgia eletiva, podemos e devemos ser rigorosos quanto ao estudo pré-operatório. Qualquer alteração sistêmica deve ser corrigida antes da cirurgia. Complicações que ocorram por alterações que poderiam e deveriam ser corrigidas antes da cirurgia não podem ser aceitas. Um exemplo: o paciente piora de uma anemia por uma hemorragia durante a cirurgia pela rotura de um vaso comunicante no tecido adiposo. Esta situação deveria ter sido corrigida antes da cirurgia, e essa complicação operatória, a hemorragia, poderia então nem ter evoluído com anemia.

■ PRÉ-OPERATÓRIO

Anamnese

O paciente não tem conhecimento técnico e geralmente está contaminado com informações errôneas sobre a lipoaspiração.

Devem aqui existir condutas protocolares e totalmente anotadas com detalhes no prontuário do paciente.

Quando a análise clínica aventa a possibilidade de uma lipoaspiração, cabe ao Dermatologista explicar ao seu paciente todos os detalhes do período pré-operatório, intraoperatório, limites de resultados, riscos, possibilidade de novas sessões quer para aperfeiçoar o resultado obtido, ou para abordar regiões que não foram lipoaspiradas, em função das normas de segurança, tanto em termos de limite de quantidade de gordura aspirada quanto na dose de anestésicos.

Com a anamnese detalhada devem ser pesquisadas as condições que contraindicam a lipoaspiração segundo o manual de conduta da Sociedade Brasileira de Dermatologia para Lipoaspiração - Técnica Tumescente. São elas:

- doenças cardiopulmonares importantes;
- coagulopatias;
- gestação;
- doenças de base descompensadas;
- defeito cicatricial importante;
- hérnias nos sítios a serem operados;
- psicoses;
- perfil psicológico inadequado (expectativas irreais).

A anamnese nos dá várias respostas sobre a saúde holística do paciente.

É nesta fase pré-operatória, na anamnese e no diálogo, permitindo o paciente sanar suas dúvidas, que se firma o "contrato médico" na maioria das vezes não assinado formalmente como em outras negociações. Na Medicina vale muito ainda a conversa e a anotação daquilo que foi falado e daquilo que foi ouvido do nosso paciente.

Explicar a cirurgia de maneira fácil, desenhar com lápis de cera branco (o mesmo que usamos para marcação dos pontos de aplicação da toxina botulínica) a área que será tratada (Figura 151.3).

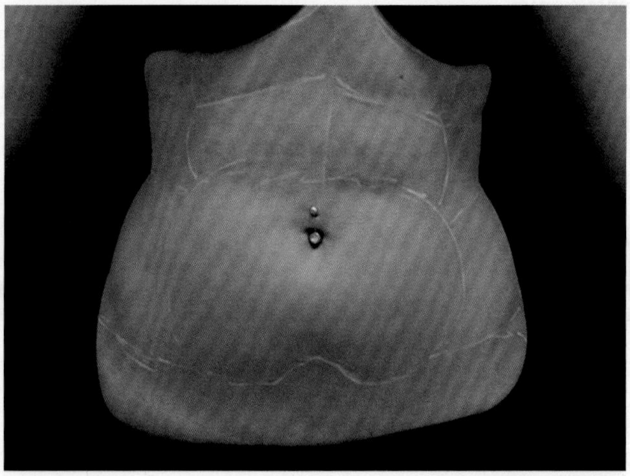

■ **Figura 151.3** Marcação da área a ser tratada com lápis de maquiagem de cera branco.

Fotografar esta marcação para não haver futuros aborrecimentos do tipo: "mas aqui o senhor (a) não "lipou". Explicar sobre o hospital ou clínica onde o procedimento será realizado. Os possíveis pontos de entrada da cânula, como é infundida a anestesia, o tempo cirúrgico esperado, o que fazer no pós-cirúrgico e principalmente o que esperar do resultado final da cirurgia.

Deixar claro que lipoaspiração não é tratamento para emagrecer e sim para redefinir a silhueta corporal.

Que a lipoaspiração não melhora as víbices, lipodistrofia ginoide e não interfere no tônus muscular.

A retração da pele depende do grau de envelhecimento, fotodano e presença de víbices ou cicatrizes; assim a possibilidade de flacidez na área lipoaspirada deve ser exposta ao paciente e, por outro lado, cabe ao Dermatologista excluir pacientes com alto risco desta ocorrência e saber orientá-los para outros procedimentos cirúrgicos que melhorem esta alteração.

O termo de consentimento pós-informado é direito do paciente. Outros termos devem ser utilizados para aumentar a transparência embora alguns colegas médicos sejam resistentes alegando que prejudica a relação médico paciente. São eles:

1. Termo de responsabilidade e consentimento de condições gerais para cirurgia.
2. Termo de ciência e consentimento para o procedimento a ser realizado no caso: lipoaspiração.
3. Termo de ciência e consentimento para anestesia local.

A Resolução n. 1.711, de 10 de dezembro de 2003, estabelece parâmetros de segurança que devem ser observados nas cirurgias de lipoaspiração, visando garantir ao paciente o direito de decisão pós-informada e aos médicos, os limites e critérios de execução.

O Termo de Consentimento Livre e Esclarecido reforça o que foi conversado em consulta, principalmente no que se refere a riscos e limites do procedimento, e muitas vezes complementa o que eventualmente não tenha sido abordado.

Obviamente não isenta o médico caso haja lesão corporal, porém é um atenuante em caso de complicações, e é visto judicialmente como uma atitude de transparência do médico para com o paciente.

Utilizaremos aqui o mesmo termo usado na "Carta de Taubaté" (Documento extraído de reunião entre especialistas em lipoaspiração ocorrida nesta cidade da Região Metropolitana do Vale do Paraíba no interior de São Paulo, sob a tutela da Sociedade Brasileira de Dermatologia).

Termo de consentimento livre do paciente após esclarecimento para realização de lipoaspiração com técnica tumescente

Paciente: ______________________________

Data: ______________ **Hora:** ______________

Por meio desta autorizo o (a) médico (a) Dr.(a) ______________ e ou membros da sua equipe a realizar LIPOASPIRAÇÃO COM TÉCNICA TUMESCENTE (doravante denominado simplesmente procedimento) em mim.

Declaro que em consultas prévias o (a) médico(a) __________discutiu detalhes da cirurgia, inclusive com respeito às limitações de resultados e complicações inerentes à intervenção cirúrgica em questão, e entendo perfeitamente que este procedimento tem uma aplicação limitada.

Declaro, ainda, que apesar de ser um procedimento seguro, fui informado e manifestei minha concordância de que a prática da Medicina e da cirurgia não é uma ciência exata, e que o(a) médico(a) não deve prometer resultado ou garantia de tratamento, pois o bom resultado dependerá de vários fatores como: características fisiológicas e funcionais pré-existentes, condições clínicas pré cirúrgicas, ausência de intercorrências durante o ato cirúrgico, ausência de complicações no pós operatório e observação correta dos cuidados no pré e pós-operatórios.

Fui informado de forma clara sobre os benefícios e riscos do procedimento e estou ciente de que o objetivo do ato médico na lipoaspiração, como em toda prática médica, constitui obrigação de meio e não obrigação de fim ou de resultado.

Assim estou ciente de que:

1. **Natureza e propósito da LIPOASPIRAÇÃO**

   A LIPOASPIRAÇÃO COM TÉCNICA TUMESCENTE é um procedimento cirúrgico no qual após as técnicas de assepsia e antissepsia (limpeza) utilizadas, injeta-se uma solução denominada SOLUÇÃO ANESTÉSICA TUMESCENTE, que serve para anestesiar o local a ser tratado, gerar uma vasoconstrição, ou seja, contrair os vasos sanguíneos para diminuir o sangramento, e permitir a aspiração da gordura desejada. Após esta aplicação inicia-se a remoção da gordura na área desejada através de uma cânula.

   Após a remoção da gordura, ainda dentro da sala de cirurgia, devo colocar uma veste tensora que devo adquirir previamente e levar no dia do procedimento.

   Geralmente a alta é dada logo após o procedimento, no entanto, estou ciente que se houver intercorrências devo permanecer internado e arcar com os custos da internação os quais não fazem parte do orçamento feito pela equipe responsável.

2. **Riscos**

   Fui informado de que como resultado da cirurgia ocorrerá cicatrizes (inerentes a incisão na pele) cujo resultado dependerá da evolução do processo de cicatrização podendo ocorrer, inclusive, a formação de queloides (que depende exclusivamente da reação do organismo e não da técnica utilizada).

   Fui informado que o hábito de fumar (tabagismo) pode interferir no processo de cicatrização e no risco de infecção.

   Declaro também que ( ) sou fumante ( ) não sou fumante

   Entendo que além dos riscos conhecidos estão, além das cicatrizes, irregularidades no relevo do corpo e manchas, sendo certo que um novo procedimento pode ser indicado no futuro objetivando o sucesso da operação. Estou igualmente ciente que se necessitar de outro procedimento deverei arcar com todas as despesas, incluindo honorários médicos e taxas hospitalares.

   Estou consciente que além dos riscos descritos acima, existem outros tais como alterações dos batimentos cardíacos, infecções bacterianas, reações alérgicas.

   Reconheço que durante o curso do procedimento, condições imprevistas podem necessitar de procedimentos adicionais ou diferentes dos explicados acima, e desta maneira, autorizo e requeiro que o médico citado acima, assistente ou designado realize quaisquer desses procedimentos que em seu julgamento profissional sejam necessários e desejáveis.

   Foi-me esclarecido que imprevistos oriundos da eventualidade ou da não observância das orientações médicas poderão interferir no resultado.

   Declaro, ainda, que sou alérgico (a) aos seguintes medicamentos: ______________________________

   ( ) não tenho conhecimento de reação alérgica a nenhum medicamento.

   Declaro que não omiti nenhuma informação importante com relação a minha saúde física e mental que possam interferir no sucesso da cirurgia.

3. **Anestesia**

   Entendo que a anestesia local pode ser complementada com sedação ou ansiolíticos, dependendo da avaliação da equipe médica, e consinto na administração da anestesia ou sedação endovenosa.

   Estou consciente que riscos estão envolvidos com a administração de anestesia e ou sedação, tais como reações alérgicas ou tóxicas ao anestésico.

4. **Consentimento informado**

   Declaro que tive a oportunidade de discutir minha condição e a cirurgia proposta e que todas as minhas questões foram respondidas satisfatoriamente. Eu acredito que tenho conhecimento adequado no qual basear um consentimento informado para o tratamento proposto.

____

Assinatura do paciente

5. **Fotografias**

   Eu consinto na realização de fotos de pré e pós-operatório, que serão arquivadas junto ao arquivo médico, que é parte integrante e complementar do presente, preservando-se o sigilo das mesmas. Em caso de publicação em cursos, congressos ou artigos científicos da especialidade, o dermatologista está autorizado a publicação das mesmas.

6. **Cooperação**

   Eu concordo em manter o (a) médico (a) e sua equipe informados de qualquer mudança no meu endereço permanente, e concordo em cooperar com ele antes, durante e após o procedimento. Eu entendo que não devo fumar ou ingerir bebidas alcoólicas por pelo menos duas semanas antes do procedimento, pois ambos pode arriscar o procedimento cirúrgico e a posterior recuperação.

   (Por favor, rubrique cada parágrafo, assine o parágrafo 4 e assine em baixo).

   Paciente ou Responsável Legal: ______________________________

   Testemunha: ______________________ Testemunha: ______________________

Cidade e UF. Data.

A história pregressa do paciente e de seus familiares é de extrema importância no pré-operatório da lipoaspiração.

Cirurgias prévias devem receber especial atenção, principalmente aquelas realizadas no sítio da área a ser tratada com a lipoaspiração.[13] Mesmo cirurgias por videolaparoscopia podem deixar fibroses e alterações na vascularização da parede abdominal, sendo áreas de risco para hemorragia e formação de hematomas por ruptura desses vasos.

Uma das complicações mais citadas como causa de morte, embora ainda não tenhamos certeza do tamanho de sua importância nesta cirurgia, são os fenômenos tromboembólicos.

Discutiremos no item "complicações", sobre o tromboembolismo pulmonar.

No entanto, mesmo que não tenhamos a real ciência da importância do tromboembolismo como causa de morte na lipoaspiração respaldadas na Medicina com base em evidência, é importante saber sobre histórico de trombose, pois, se for positivo, tanto familiar quanto pessoal, a atenção deve ser rigorosa, como para qualquer cirurgia eletiva.[14,15]

Fatores genéticos precisam ser conhecidos e a avaliação do hematologista previamente à cirurgia se faz necessária. O método preventivo, para pacientes com risco de trombose (história pessoal ou familiar de trombose) que pode ser utilizado são as meias pneumáticas. Elas exercem pressão em vários locais da perna, movimentando o sangue, eliminando, assim um dos fatores de Virchow, a estase sanguínea. Não justifica, a nosso ver, utilizar anticoagulantes nos pacientes com tendência a trombo. Esta é uma contraindicação de cirurgia. Pacientes em uso de terapias hormonais (reposição ou anticoncepcionais) e fumantes devem interromper o uso antes da cirurgia. Pacientes com varizes devem usar as meias pneumáticas.

Consumo de bebidas alcoólicas, mesmo o chamado social, deve ser interrompido 15 dias antes da cirurgia (risco de infecção).

Drogas ilícitas podem interagir com os medicamentos utilizados na solução anestésica. O histórico medicamentoso detalhado deve ser conhecido.

Uso de medicamentos e alimentos que tenham interação com as medicações da solução anestésica ou que alterem a coagulação devem ser interrompidos.

O Quadro 151.1 mostra alguns dos principais medicamentos com essas características.

Quadro 151.1 Interações com os componentes da anestesia.[16]

Orientações no pré-operatório em relação aos medicamentos em uso

- **Drogas de efeitos anticoagulantes**
  - Ácido acetil salicílico (AAS), anti-inflamatórios não hormonais, vitamina E, Ginko Biloba, devem ser descontinuados duas semanas antes da lipoaspiração. Na impossibilidade da retirada de medicamentos anticoagulantes e antiagregantes plaquetários sugerimos não realizar a cirurgia cosmética.
  - Nenhuma bebida alcoólica 2 semanas antes deve ser ingerida.
- **Interações medicamentosas com as drogas presentes na solução anestésica tumescente de Klein**
  - Alguns medicamentos podem potencializar ou minimizar os efeitos da lidocaína e da epinefrina. Dependem do metabolismo hepático o que poderá aumentar ou diminuir a concentração sérica levando a intoxicações. Uma lista com alguns dos principais medicamentos e substâncias que interagem com a anestesia.
- **Principais interações medicamentosas com a lidocaína**
  - Imidazólicos (fluconazol, itraconazol, cetoconazol)
  - Macrolídeos (claritromicina, eritromicina)
  - Benzodiazepínicos (alprazolam, diazepan, midazolan, triazolan, flurazepan)
  - Antidepressivos inibidores da recaptação de serotonina (sertralina, fluoxetina, paroxetina)
  - Inibidores da protease (antirretrovirais)
  - Bloqueadores dos canais de cálcio
  - Cocaína
  - Suco de uva
  - Álcool
- **Principais interações medicamentosas com a epinefrina**
  - Anfetamínicos
  - Antidepressivos tricíclicos
  - Inibidores da monoamino oxidase (IMAO)
  - Betabloqueadores
  - Digitálicos
  - Fenotiazinas
  - Hormônios tiroideanos
  - Cocaína

EXAMES COMPLEMENTARES[17]

Utilizamos os exames sugeridos na *Carta de Taubaté*.

- **Hemograma**: avalia o funcionamento da medula óssea e da produção de células. Na série vermelha, fornece subsídios no reconhecimento de diversos tipos de anemia. Série leucocitária pode mostrar quadro infeccioso agudo quando há aumento de células imaturas. E, por fim, a contagem das plaquetas como parte fundamental na coagulação.
- **Coagulograma completo**: avalia as vias extrínseca e intrínseca da coagulação, além da atividade das plaquetas.
- **Glicemia de jejum**: é fundamental, se diabético, que esteja sob controle.
- **Ureia e creatinina**: avalia como será a eliminação renal de vários metabólitos.
- **Proteínas totais e frações, AST (TGO) e ALT (TGP)**: um fígado em perfeito funcionamento metabolizará a lidocaína injetada de maneira previsível e segura.
- **Beta-HCG**: está contraindicada nas grávidas.
- **Adicionamos à lista a sorologia de hepatites B e C, VDRL e sorologia de HIV**: as justificativas são a imunodepressão e a segurança dos profissionais com o contato com os fluidos corporais.
- **Outros**: de acordo com a história e achados físicos.

Os exames pré-operatórios devem ser absolutamente dentro dos padrões de normalidades.

Avaliação de outros especialistas

De acordo com a história clínica e o exame físico devemos solicitar avaliações de especialista antes da cirurgia. Endocrinologista, hematologista, psiquiatra, hepatologista, cirurgião geral, entre outros especialistas devem ser consultados perante qualquer dúvida que tenhamos.

Avaliação cardiológica

É prudente e importante a avaliação cardiológica previamente a uma lipoaspiração. Utilizamos na solução anestésica adrenalina e conhecer as condições cardiológicas são fundamentais.

Importante salientar que cirurgias nem sempre tem desfechos esperados. No caso de uma complicação cirúrgica, por qualquer que seja a causa, conhecer o paciente em todos seus aspectos de saúde melhora a relação e abrevia condutas que necessitem ser tomadas por anestesista, intensivista ou mesmo por cirurgiões gerais. Por esse motivo desconsiderar avaliações especializadas pré-operatórias contando com o "normal", com o esperado torna-se arriscado. Um avião não decola com a quantidade exata de combustível para chegar ao destino, a sugestão é que tenha mais gasolina do que o suficiente.

O mesmo ocorre com o jejum. Teoricamente não seria necessário pois utilizaremos anestesia local, no entanto, no caso de complicação intraoperatória pode-se necessitar de intubação e o jejum torna-se necessário.

EXAMES POR IMAGEM

O estudo ultrassonográfico da região abdominal é imprescindível antes da lipoaspiração do abdome. Deve ser solicitado o ultrassom com manobras de esforço (valsalva). Compartilhamos que o paciente que apresente hérnia abdominal deve ser operado previamente à lipoaspiração.

Fotografias

Etapa fundamental. Alguns cuidados simples devem ser tomados para captação das imagens. Espaço físico onde realizar as imagens, iluminação, conhecer o básico de sua máquina fotográfica e principalmente como o paciente está vestido. O ideal é que as fotografias sejam tomadas com fundo escuro, e as roupas, no caso de lipoaspiração corporal, as roupas íntimas, também escuras, sem detalhes, no caso da lipoaspiração submandibular, utilizar um avental escuro da cor do fundo para destacar o paciente. Fotos que necessitam demonstrar o volume devem ser tomadas em diversos ângulos, evitando adereços que acabam tirando a "atenção" da região de interesse (Figuras 151.4 a 151.8).

Salvar as imagens com descrição de datas e ter a facilidade de resgatá-las.

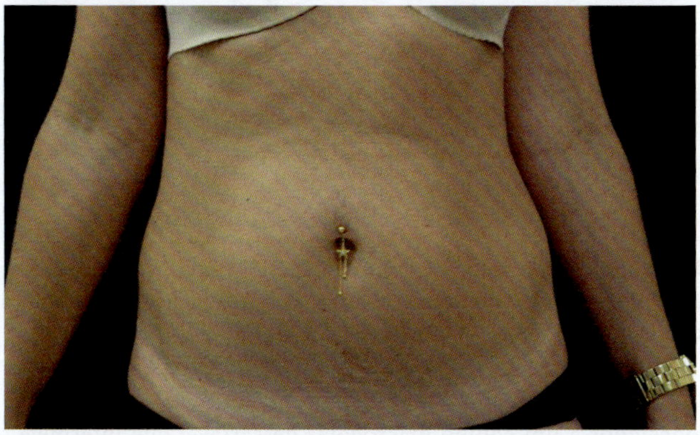

■ **Figura 151.4** Evitar adereços (*piercing*, relógio) na tomada da foto.

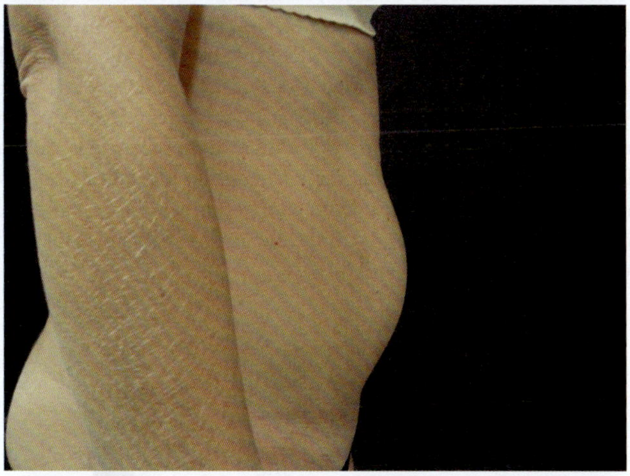

■ **Figura 151.5** Demonstração do volume abdominal. Não visível em captura de imagem anterior.

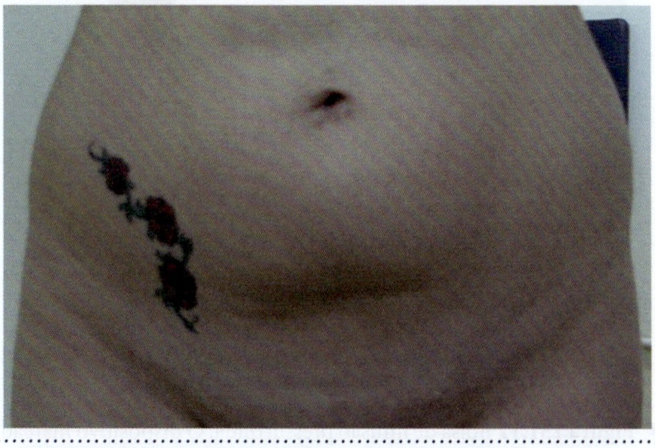

■ **Figura 151.6** Tomada anterior.

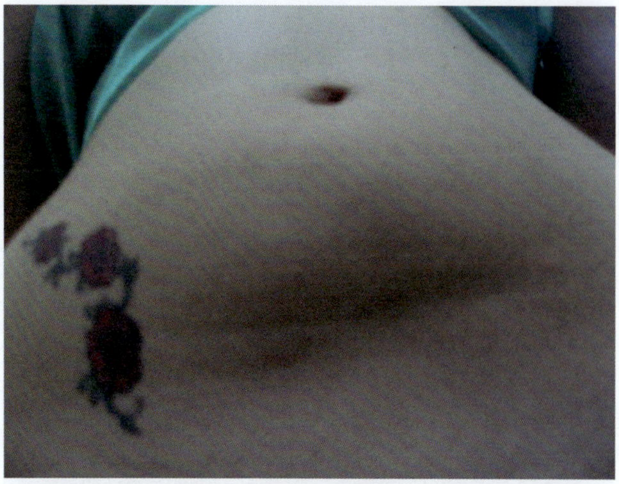

■ **Figura 151.7** Tomada inferossuperior.

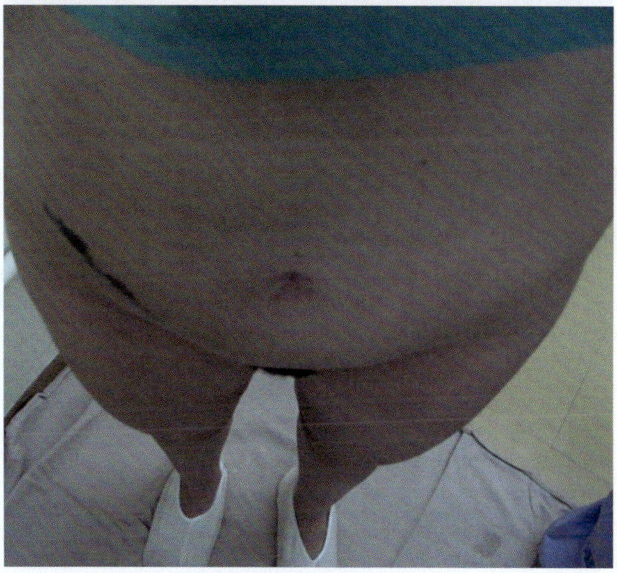

■ **Figura 151.8** Tomada superoinferior.

■ INTRAOPERATÓRIO

Com todos os cuidados tomados no período pré-operatório, confirmada a plena saúde do paciente e aptidão para o procedimento inicia-se a cirurgia propriamente dita.

Internação em jejum de 12 horas.

Medicação pré-operatória: 2 gramas de cefalexina uma hora antes da cirurgia; 2 mg de lorazepan na noite que antecede a cirurgia e 2 mg na manhã da cirurgia.

Marcação da área a ser tratada com caneta própria para marcação de pele (utilizamos a marca TEXTA. Sem conflito de interesse).

Novamente realização de fotografias agora com a marcação definitiva (Figura 151.9).

Monitoramento do paciente

Monitorar pressão arterial, saturação de oxigênio no sangue arterial (SpO2) através de oxímetro de pulso e monitorização cardíaca.

Fluidos não devem ser infundidos na técnica tumescente no entanto devemos ter acesso venoso periférico mantido durante e após o procedimento.

Antissepsia

Gluconato de clorexidina aquosa a 2% ou alcoólico a 0,5%.

Campos cirúrgicos estéreis

Vestimentas adequadas e estabelecidas pelo centro cirúrgico.

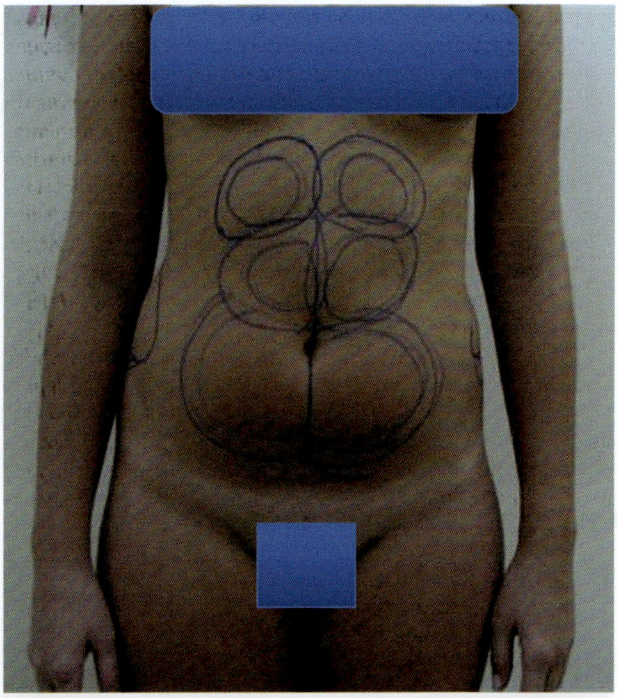

■ **Figura 151.9** Marcação definitiva.

Anestesia

É o que caracteriza a técnica tumescente. O uso é exclusivo de anestesia local, sem nenhuma complementação seja com sedação, anestesia regional (espinhais) tampouco anestesia geral.

A fórmula clássica da solução anestésica é:

- 1.000 mL de soro fisiológico 0,9%;
- 50 mL de lidocaína 1%;
- 12 mL de bicarbonato de sódio 8,4%;
- 1 mL de adrenalina 1 mg/mL.

No entanto, o que importa em relação à segurança e serve como um limitador é a dose total de lidocaína.

O preparo da solução deve ser realizado no centro cirúrgico, imediatamente antes da cirurgia. O que importa sobre a segurança e serve como um limitador é a dose total de lidocaína (dose recomendada: 35 mg de lidocaína por kg). Tomamos como exemplo um paciente de 63 kg. 63 x 35 = 2.205 mg de lidocaína é o máximo que poderemos utilizar. Em um frasco de 20 mL de lidocaína a 2% temos 400 mg de anestésico.

Neste paciente hipotético poderemos utilizar 5 frascos 20 mL (100 mL) de lidocaína 2%. Os frascos devem ser separados e não "entrar" mais nenhum frasco de lidocaína na mesa de preparo (Figura 151.10).

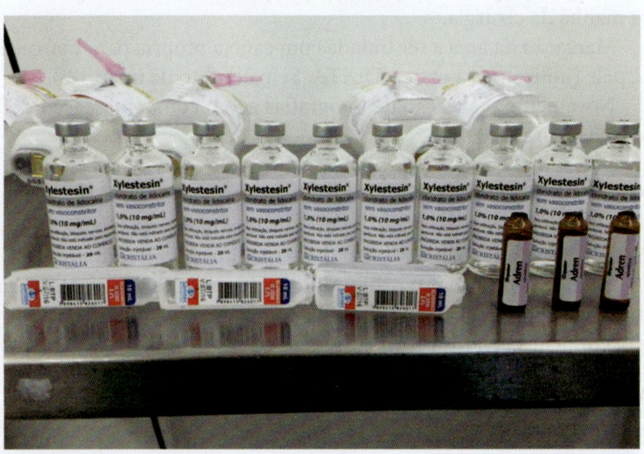

■ **Figura 151.10** Na mesa de preparo da solução apenas o que será usado.

Temos à disposição 2.000 mg de lidocaína, dose dentro dos padrões de segurança quando utilizada a técnica de Klein.

Etiquetar cada frasco da solução preparada com o nome do paciente e a dose (em mg) de lidocaína, epinefrina e bicarbonato (Figura 151.11).

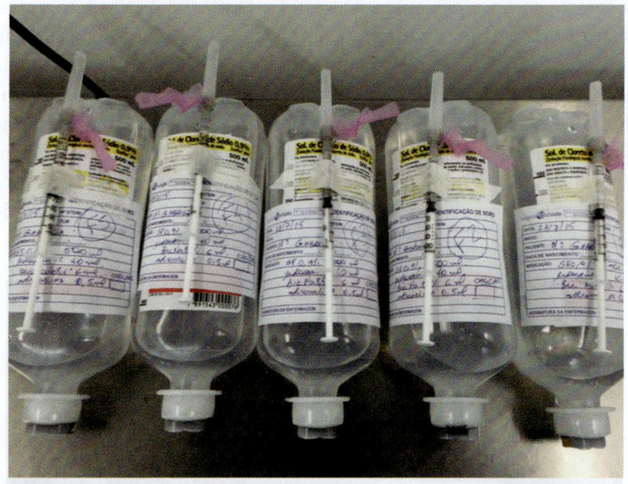

■ **Figura 151.11** Solução preparada e etiquetada. Notem a seringa junto ao frasco, trata-se da adrenalina que deve ser adicionada à solução imediatamente antes do uso.

Esses frascos são manipulados pela equipe de enfermagem e conectados a um equipo macrogotas descartável que intermeia os frascos com as cânulas de infusão. O frasco pode ser posicionado dentro de uma bolsa de infusão pressurizada (Clear-Cuff® Pressure Infusor Medex®, sem conflito de interesse) (Figura 151.12). A infusão pode ser por meio de cânulas de Klein (Figura 151.13) ou agulha de anestesia peridural 18 G (**Vídeo 151.1**). Em áreas menores, como submentoniana, optamos pela infiltração, da solução anestésica, por meios de seringa ao invés da bolsa de infusão. Além das cânulas demonstradas e da agulha usada nas anestesias peridurais pode-se usar a cânula para preenchimento com gordura autóloga, fio de 1,4 mm com um único orifício e comprimento de 6 a 10 cm acopladas à seringa de 10 ou 20 mL (**Vídeo 151.2**).

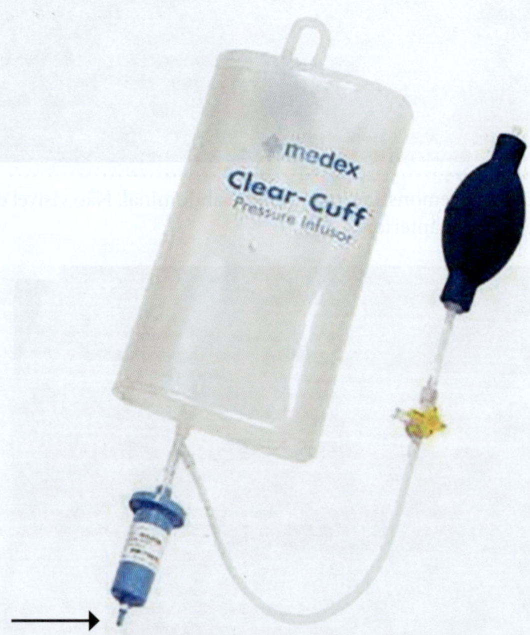

■ **Figura 151.12** Bolsa de infusão pressurizada. O dispositivo marcado pela seta mostra a pressão por diferença de cor.

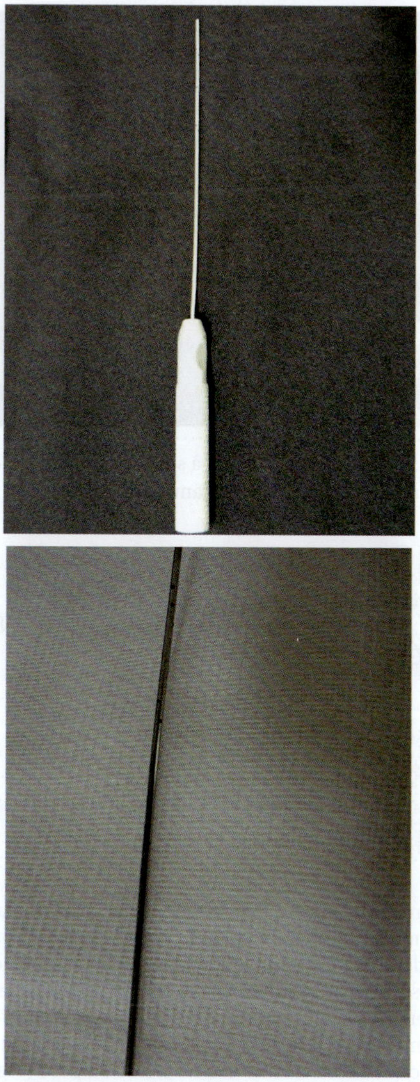

■ **Figura 151.13** Cânula multiperfurada de Klein para infiltração de anestesia. No detalhe os orifícios em espiral.

■ **Vídeo 151.1**

■ **Vídeo 151.2**

A infusão lenta e homogênea permite a tumescência uniforme e a turgidez desejada. O tecido adiposo torna-se firme e a pele adquire certa hipocromia após 30 minutos. O efeito vasoconstritor da adrenalina somado a tumescência do volume, permitirá que haja menor quantidade de sangue no material aspirado. Klein cita que a média de sangue aspirada em cada litro é de 12 mL.

Aspiração

Após aproximadamente 30 minutos da infusão da solução tumescente no tecido adiposo contamos com boa vasoconstrição e efeito anestésico ideal (Figura 151.14).

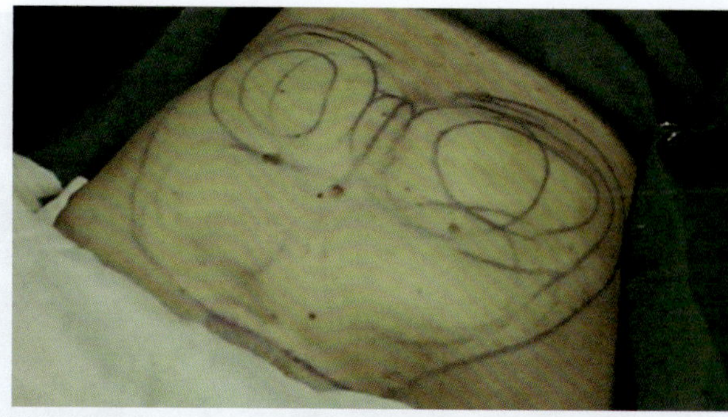

■ **Figura 151.14** Vasoconstrição após 30 minutos da infusão da solução anestésica.

Iniciamos a lipoaspiração propriamente dita.

Utilizando a mesma solução anestésica faz-se "botões" de anestesia intradérmicos para pequena incisão e introdução da cânula (Figura 151.15).

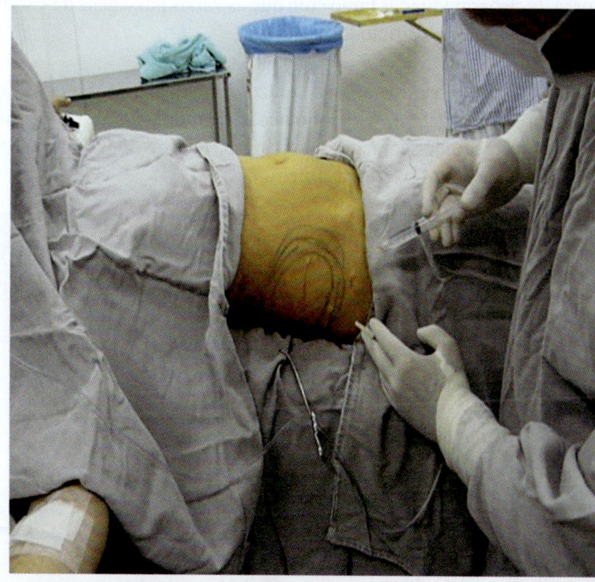

■ **Figura 151.15** Com a mesma solução, "botões" anestésicos são realizados para introdução da cânula.

A incisão pode ser realizada com lâmina de bisturi (sugerimos a lâmina 11) ou *punch* descartável de 2 mm (Figuras 151.16 e 151.17).

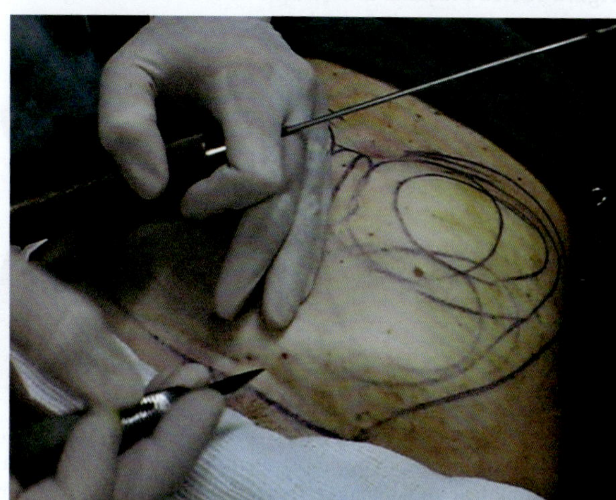

■ **Figura 151.16** Incisão com lâmina 11 de bisturi para introdução da cânula.

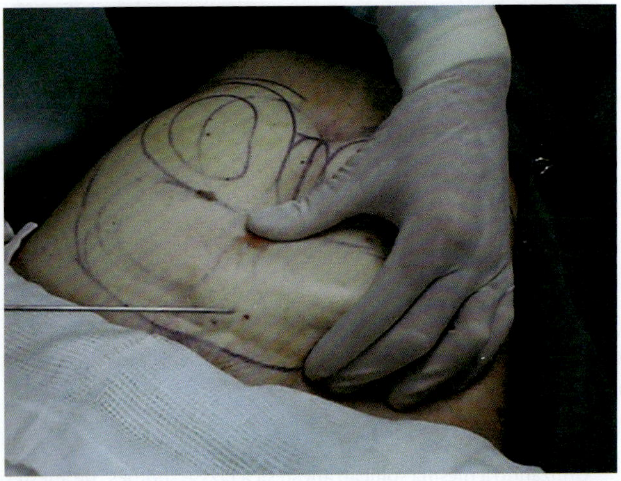

■ **Figura 151.17** Após incisão introdução da cânula no tecido adiposo. O tamanho da incisão deve ser tal para que a cânula entre sem necessidade de força. Incisões pequenas farão com que as várias passagens da cânula "queimem" a pele do orifício de entrada.

A aspiração do tecido adiposo se faz por meio de cânulas ocas dotadas de pressão negativa. A pressão negativa pode ser gerada por máquina de aspiração de secreções ou seringas (Figuras 151.18 e 151.19) (**Vídeos 151.3** e **154.4**, respectivamente).

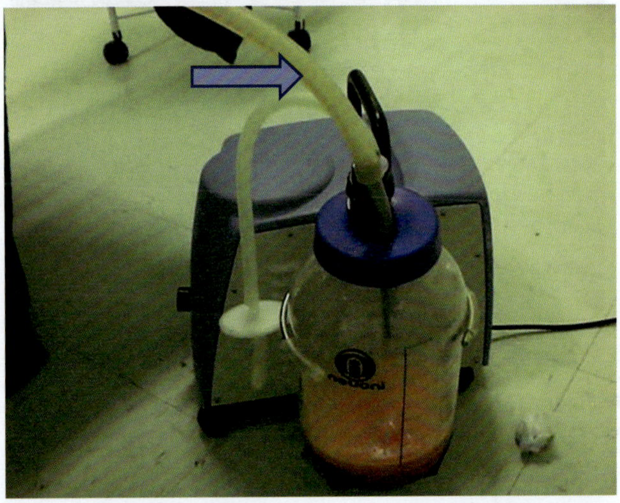

■ **Figura 151.18** Máquina de aspiração de secreções. Mangueira de silicone (seta) que se acopla à cânula.

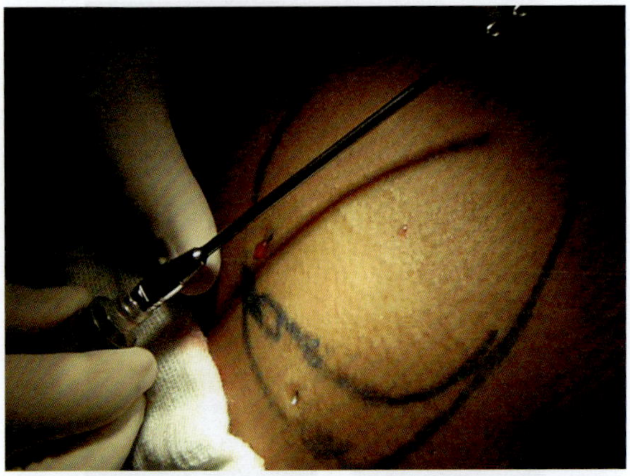

■ **Figura 151.19** Cânula acoplada à seringa. A seringa de rosca evita o desprendimento inadvertido da cânula.

■ **Vídeo 151.3** Aspiração com seringa.

■ **Vídeo 151.4** Lipoaspiração com aspirador.

O movimento de inserção e retirada parcial da cânula ou simplesmente movimentos de "vai e vem" deve seguir um vetor e para mudança de direção desse vetor a cânula deve ser quase totalmente retirada do tecido adiposo, permanecendo apenas o orifício para não perder a pressão negativa, principalmente quando se usam seringas. Nunca deve ser realizado movimento de "limpador de para-brisa", ou seja, mudar a direção do vetor da cânula com ela inserida no tecido adiposo (Figura 151.20).

A cânula é segurada de maneira delicada "como segurar um passarinho" firme para que ele não voe e delicadamente para não o esmagar. Dessa maneira, se o ponto distal da cânula encontrar uma barreira (fáscia, fibrose), não a romperá. Segura-se a cânula com a mão dominante (nos destros), com a mão direita, e com a mão não dominante, continuando com o exemplo de destros, a mão esquerda, faz-se uma oposição do polegar contra os quatro dedos (II ao V quirodáctilo), mantendo os dedos em hiperextensão (Figura 151.21).

A cânula passa pela mão não dominante a qual afasta o tecido adiposo da fáscia muscular (Figura 151.22).

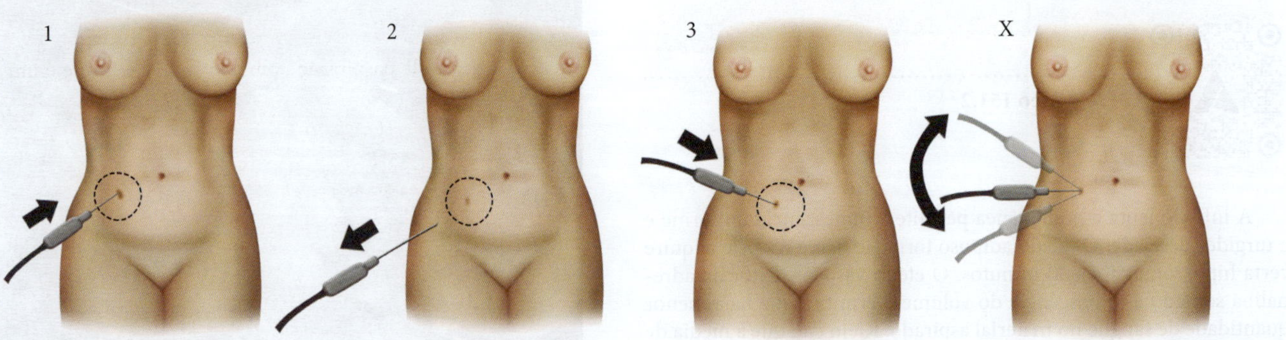

■ **Figura 151.20** Ilustração que mostra em 1, 2 e 3 o correto: 1) a cânula entra no tecido adiposo; 2) a cânula sai na mesma direção (inverte apenas o vetor). Este movimento é repetido várias vezes até a remoção da quantidade desejada de tecido adiposo; 3) para mudar a direção, a cânula deve ser retirada completamente, e então mudar o vetor da direção e proceder como descrito.

Ao lado assinalado com X como não deve ser realizado: a mudança da direção com a cânula inserida (movimento de limpador de para-brisa).

Fonte: Ilustração de Giulia Martins Di Santis.

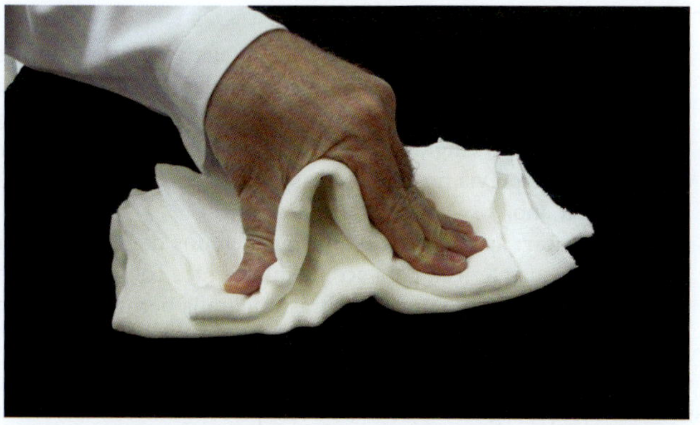

■ **Figura 151.21** Os dedos da mão não dominante não devem flexionar e gerar pinçamento do tecido.

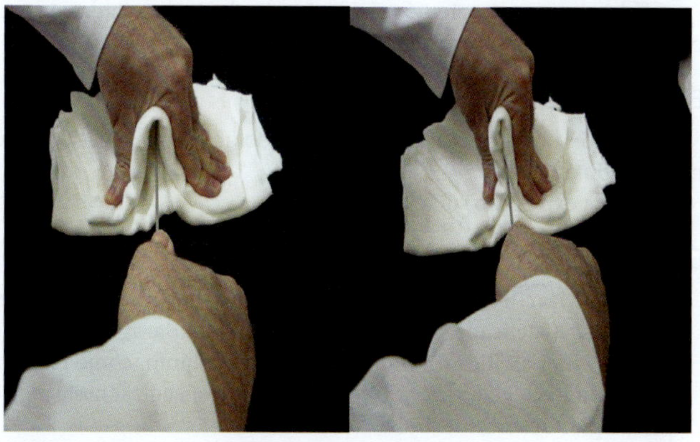

■ **Figura 151.22** Mão dominante segura a cânula e a mão não dominante afasta o tecido adiposo (juntamente com a pele) da fáscia muscular. A presença da cânula é consciente em relação a sua profundidade.

A aspiração deve ser sentida pela mão não dominante, a qual, com o treinamento, percebe a efetiva aspiração, ou, quando está obstruída por fibras, tem a capacidade de identificar a parada da aspiração, necessitando ser desobstruída.

O treinamento assistido por um tutor é fundamental. Este procedimento deve ser repetido várias vezes para que haja possibilidade de memorização, e assim construa, após determinados períodos de treinamento, a curva de aprendizado, relativamente longa para lipoaspiração.

O pinçamento da pele entre o 1º e o 2º quirodáctilo permite perceber se a aspiração pode ser encerrada. O normal, no geral, é que tenha 1 a 2 cm de tecido adiposo de cada lado da pinça (Figura 151.23).

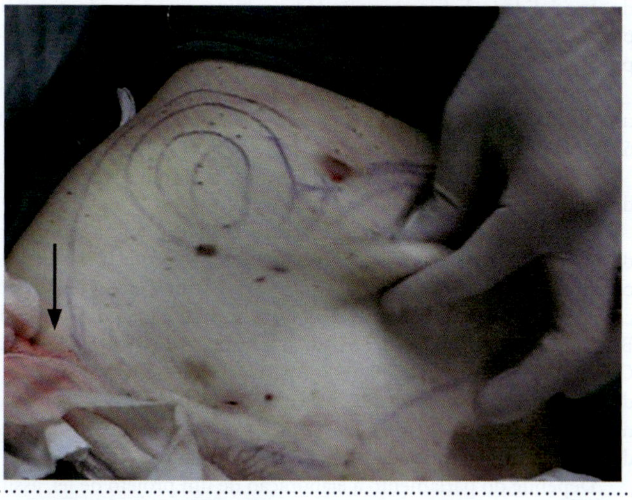

■ **Figura 151.23** Conferência da quantidade de tecido adiposo residual após a lipoaspiração.

A seta mostra o aspecto de "água de carne" nas compressas. Trata-se da drenagem da solução anestésica associada a pequena quantidade de sangue.

Aspirações superficiais prejudicam a drenagem da pele, portanto, não está indicada.

Após a aspiração de toda a região, realiza-se ordenha para remoção de parte da solução tumescente.

Curativos

Os curativos devem ser absorventes e compressivos. Lâminas de algodão entre gazes são efetivas. Ajustados com cintas elásticas modeladoras.

A compressão permite que o tecido fique firme e que drene o restante da solução injetada. Trabalhos mostram que o excesso de compressão pode favorecer fenômenos tromboembólicos.[18] A compressão deve ser confortável. A alta é dada com os sinais vitais fisiológicos e o paciente consciente e sem dor. Sempre acompanhado por um adulto. O repouso é prescrito de maneira relativa. O paciente pode deambular sem restrições. Alimentar-se e restringir esforços.

■ PÓS-OPERATÓRIO

O paciente deve ter o contato do médico ou de seu assistente para qualquer intercorrência.

A primeira visita pós-operatória deve acontecer no 1 (D1). É nesta consulta que a cinta compressiva será retirada pela primeira vez. O paciente deve estar em decúbito dorsal para retirada da cinta. Não são infrequentes as lipotimias nesse momento, motivo pelo qual o paciente deve estar deitado.

Retira-se o curativo absorvente que deve estar "sujo" pela drenagem esperada do fluido que contém a solução anestésica e sangue. O aspecto desse fluido é de "água de carne".

Após a limpeza do local o paciente deve ser colocado em posição sentada e algum tempo após, deambular com ajuda.

Novamente deitado é realizado o curativo nos locais das incisões e recolocada a cinta. O ideal é que o paciente traga outra cinta pois a que utilizou na cirurgia está "suja" de sangue e desagradável para o uso.

O paciente já pode tomar banho acompanhado por um adulto.

A cinta deve ser mantida por 15 dias, retirando-a apenas para o banho. A secreção de líquido pelos orifícios é normal nas primeiras 48 horas. Praticamente a totalidade sai nas primeiras 24 horas e um resíduo nessas próximas 24 horas. Aconselhamos uma nova avaliação com 48 horas após a lipoaspiração. Depois dessa segunda avaliação, salvo intercorrências, reavaliação com uma semana.

A formação de pequenos nódulos é normal por volta de 2 a 3 meses após a lipoaspiração.

O efeito final deve ser esperado com 6 a 8 meses.

■ COMPLICAÇÕES

A realização da lipoaspiração com técnica tumescente é um tratamento seguro para depósitos indesejados de tecido adiposo. Alguns mandamentos devem ser respeitados para evitar complicações:

1. Respeitar a indicação precisa para realização deste procedimento, ou seja, tratamento de acúmulos de tecido adiposo que prejudiquem a silhueta corporal.
2. Respeitando este princípio, não deve ser utilizada como forma de emagrecimento. A lipoaspiração está indicada para pequenos depósitos de gordura.
3. Respeitar a curva de aprendizagem específica para este procedimento e reconhecimento de possíveis complicações e capacidade de tratamento. Ter treinamento prévio em cirurgia dermatológica.
4. Realizar a etapa pré-operatória de maneira rígida. Trata-se de um procedimento eletivo e cosmético, o paciente deve estar em perfeitas condições de saúde no seu mais amplo conceito.

5. Realizar a lipoaspiração em locais apropriados. Ter facilidade de internação hospitalar em casos de complicações e acesso a colegas de outras especialidades que possam avaliar intercorrências, anestesistas, clínicos e cirurgiões gerais, por exemplo.
6. Respeitar os limites de anestesia utilizados é redundante escrever, pois estamos descrevendo a técnica tumescente, em que apenas a lidocaína pode ser utilizada. Está contraindicada para esta técnica específica associação com outros anestésicos ou uso de outros anestésicos que não a lidocaína.
7. Não infundir volume endovenoso com esta técnica específica.
8. Com a boa indicação não há real preocupação com o volume aspirado. A aspiração de volumes excessivos é certo que foi uma indicação imprecisa.

No entanto a Medicina é Ciência Biológica e tem como característica a não exatidão. O imponderável e mesmo a fatalidade nos rodeia em qualquer receita que indicamos e em qualquer procedimento que realizamos.

Entre as complicações possíveis

Aspiração excessiva e superficial

- **Como evitar:** manter atenção de tempo cirúrgico nobre durante toda a aspiração. A mão não dominante avalia continuamente a quantidade que ainda deve ser aspirada. As aspirações excessivas prejudicam a drenagem superficial e levam ao fenômeno descrito por Klein como "eritema ab lipo", ou seja, o aspecto marmóreo ou racemoso da pele que recobre a área de aspiração excessiva.
- **Como tratar:** preenchimento com gordura ou mesmo ácido hialurônico. Se áreas pequenas e o efeito benéfico superarem a cicatriz, correção cirúrgica.

Seroma

Acúmulo de líquido (plasma e linfa) na região operada.

- **Como evitar:** evitar o dano superficial de vasos linfáticos para que não fique prejudicada a drenagem linfática. Evitar lipoaspirações traumáticas com grande volume aspirado. Realizar a lipoaspiração com cânulas finas e cruzar os vetores (crisscross, em tradução livre: cruzado), distribuindo, assim a drenagem linfática. O uso da cinta elástica compressiva facilita a absorção dos líquidos excedentes pós-cirúrgicos.

Pode haver necessidade de drenagem por punção pós-operatória. Sempre em ambiente adequado e com técnicas de antissepsia. A drenagem deve ser realizada com cânula de ponta romba com orifício lateral, sugerimos cânula de 1,4 mm.

Necrose

- **Como evitar:** a injúria tecidual por aspiração excessivamente superficial pode provocar o dano dérmico e consequente necrose do tecido. Novamente afirmamos que a aspiração deve respeitar um resíduo de tecido adiposo de 1 a 2 cm.
- **Como tratar:** o tratamento precoce é a recuperação das margens da necrose favorecendo e conseguindo o máximo de força centrípeta de cicatrização, a qual será por segunda intenção.

Tratamento tardio, após o estabelecimento da cicatriz, faz-se a correção cirúrgica.

Alterações pigmentares

- **Como evitar:** delicadeza no procedimento e pouca agressividade geram menos inflamação, e a hiperpigmentação pós-inflamatória pode ser evitada. Existem casos de pigmentação mesmo com todos os cuidados respeitados.

  Evitar exposição solar durante o período de cicatrização. Consideramos 6 a 8 meses.
- **Como tratar:** métodos habituais para tratamentos de hiperpigmentação.

Hematomas

- **Como evitar:** atenção na tumescência. A efetiva anestesia tumescente previne o sangramento. Cuidado no plano profundo, próximo a fáscia muscular. Atenção aos medicamentos e alimentos que podem facilitar o sangramento. Evitar lipoaspirações em pacientes com cirurgia prévia no sítio a ser aspirado, sem um intervalo mínimo de 1 ano.
- **Como tratar:** após formado, utilizar métodos diagnósticos que permitam sua aferição para acompanhamento. Tomografia computadorizada com contraste e ultrassonografia permitem a quantificação do hematoma.

Nos casos de hematoma controlado, com dor administrável e sem sinais de infecção, aguardar de 15 a 20 dias para, se necessário, realizar drenagem. O hematoma de pequeno volume será absorvido, e a drenagem pode contribuir com a infecção. Atenção à pele que o recobre quanto à presença de sofrimento por distensão excessiva.

Há hiperpigmentação pós resolução que deve ser tratada com paciência e tempo para reabsorção do ferro liberado.

Equimose

Uma condição leve é esperada e sua resolução se realizará de maneira espontânea.

Evitar a exposição solar.

Edema

- **Como evitar:** a técnica tumescente já evita a formação de grandes edemas. A delicadeza cirúrgica é sempre aliada. A compressão com a cinta elástica diminui o edema, no entanto, como existem aberturas na região púbica, o edema pode se concentrar nesta região e nos grandes lábios e bolsa escrotal.

  Em relação a mortalidade relacionada a lipoaspiração.

Causas de morte relacionadas à lipoaspiração

O artigo mais citado em referências e que nos traz as causas de morte é o artigo de Grazer e de Jong[13] e que mostra a seguinte frequência:

1. Causas desconhecidas ou não registradas: 28,5%.
2. Tromboembolismo: 23,1%.
3. Perfuração de abdome/vísceras: 14,6%.
4. Anestesia/sedação/medicação: 10%.
5. Embolia gordurosa: 8,5%.
6. Parada cardiorrespiratória: 5,4%.
7. Infecção grave: 5,4%.
8. Hemorragia: 4,6%.

Grazer e de Jong,[13] assim como vários outros autores,[19-22] utilizam como método o envio de questionário a membros de uma sociedade de especialidade. Este é um método no mínimo questionado, seja pela parcialidade das respostas, autodefesa, repetição de dados como citado por Rohrich e Muzzafar.[13]

Uma grande discrepância foi notada no artigo escrito por Lehnhardt e colaboradores,[20] que cita a infecção como causa de óbito em 65% dos casos.

Não temos estudos prospectivos que mostrem com clareza as causas de mortes relacionadas à lipoaspiração.

Em dezembro de 2017 foi realizada audiência pública na Câmara dos Deputados em Brasília – DF, na qual foi sugerida a notificação compulsória nos casos de complicações em procedimentos estéticos. Foi consensual a aprovação entre os membros representantes da Sociedade Brasileira de Dermatologia, Sociedade Brasileira de Cirurgia Plástica, Conselho Federal de Medicina e Centro Cochrane do Brasil. O projeto de lei foi aprovado sem emendas pela deputada relatora e pela Comissão de Seguridade Social e Família. Encontra-se em avaliação na Comissão de Constituição e Justiça da Câmara dos Deputados.

Depende do parlamento a elaboração de um projeto de lei, assim como a sua aprovação, para que assim vigore em todo o território brasileiro.

O Brasil terá essa ação de vanguarda e ela pode ser uma lei inicial que abra precedentes para notificação de outros procedimentos cirúrgicos, e, assim, melhore o conhecimento estatístico e se implantem políticas de saúde pública mais eficazes.

Referências bibliográficas

1. Fischer A, Fischer G. First surgical treatment for molding body's cellulite with three 5 mm incisions. In Bull Int Acad Cosmet Surg 1976; 3:35 p.
2. Courtiss EH, Choucair RJ, Donelan MB. Large-volume suction lipectomy: an analysis of 108 patients. Plast Reconstr Surg. 1992 Jun;89(6):1068-79; discussion 80-2.
3. O'Toole JP, Song A, Rubin JP. The History of Body Contouring Surgery. Seminars in Plastic Surgery. 2006;20(1):5-8.
4. Najera RM, Asheld W, Sayeed SM, Glickman LT. Comparison of seroma formation following abdominoplasty with or without liposuction. Plast Reconstr Surg. 2011 Jan;127(1):417-22.
5. Klein JA. The tumescent technique for lipo-suction surgery. Am J Cosmetic Surg. 1987 Dec;4:263-7.
6. Flynn TC, Coleman WP, Field LM, Klein JA, Hanke CW. History of liposuction. Dermatol Surg. 2000 Jun;26(6):515-20.
7. Illouz YG. Body contouring by lipolysis: a 5-year experience with over 3000 cases. Plast Reconstr Surg. 1983 Nov;72(5):591-7.
8. Kim YH, Cha SM, Naidu S, Hwang WJ. Analysis of postoperative complications for superficial liposuction: a review of 2398 cases. Plast Reconstr Surg. 2011 Feb;127(2):863-71.
9. Field LM. Lipo-suction surgery: a review. J Dermatol Surg Oncol. 1984 Jul;10(7):530-8.
10. Boriani F, Villani R, Morselli PG. Metabolic effects of large-volume liposuction for obese heathy women: a meta-analysis pg fasting insulin levels. Aesth Plast Surg. 2014; 38: 1050-1056.
11. Seretis K, Goulis DG, Koliakos G, Dimiri E. Short- and long-term effects of abdominal lipectomy on weight and fat mass in females: a systematic review. Obesity Surgery. 2015 Oct; 25(10):1950-1958.
12. Crahay FX, Nizet JL. Metabolic and cardiovascular consequences of suction-assisted lipectomy: Systematic review. Annales de chirurgie plast esthet. 2016 Aug; 61(4):270-286.
13. Grazer FM, de Jong RH. Fatal outcomes from liposuction: census survey of cosmetic surgeons. Plast Reconstr Surg. 2000 Jan;105(1):436-46; discussion 447-8.
14. Clayman MA, Clayman ES, Seagle BM, Sadove R. The pathophysiology of venous thromboembolism: implications with compression garments. Ann Plast Surg. 2009 May;62(5):468-72.
15. Smith KA, Levine RH. Influence of suction-assisted lipectomy on coagulation. Aesthetic Plast Surg. 1992;16(4):299-302.
16. Klein J.A. Tumescent Technique. St. Louis: Mosby; 2000.
17. Gontijo G, Di Santis EP, Oliveira Filho J, Steiner D, Tovo LF. Hipoderme de A à Z. Rio de Janeiro: Elsevier; 2017.
18. Clayman MA, Clayman ES, Seagle BM, Sadove R. The pathophysiology of venous thromboembolism: implications with compression garments. Ann Plast Surg. 2009 May;62(5):468-72.
19. Teimourian B, Rogers WB. A national survey of complications associated with suction lipectomy: a comparative study. Plast Reconstr Surg. 1989 Oct;84(4):628-31.
20. Lehnhardt M, Homann HH, Daigeler A, Hauser J, Palka P, Steinau HU. Major and lethal complications of liposuction: a review of 72 cases in Germany between 1998 and 2002. Plast Reconstr Surg. 2008 Jun;121(6):396e-403e.
21. Pitman GH, Teimourian B. Suction lipectomy: complications and results by survey. Plast Reconstr Surg. 1985 Jul;76(1):65-72.
22. Cupello AMB, Dornelas M, Aboudib Junior JH, Castro CC, Ribeiro LC, Serra F. Intercorrências e óbitos em lipoaspiração: pesquisa realizada pela comissão de lipoaspiração da SBCP. Rev. Bras. Cir. Plást. 2015;30(1):58-63.

Bogdana Victoria Kadunc • Chinobu Chisaki

Peelings em Dermatologia

INTRODUÇÃO

Definem-se como *peelings* ou esfoliações químicas os procedimentos resultantes da aplicação de agentes químicos esfoliantes sobre a pele, que causam destruição controlada seguida por regeneração programada da epiderme e parte da derme, com fins cosméticos e terapêuticos.

No Egyptian Ebers Papyrus, escrito por volta do ano 1560 a.C., foi registrada a melhora da qualidade e do aspecto da pele após esfoliações químicas. A Dermatologia foi a especialidade pioneira no seu uso para benefícios terapêuticos, quando Unna, em 1882, no seu livro Therapéutique générale de la peau, descreveu o poder esfoliante do ácido salicílico, da resorcina, do fenol e do ácido tricloroacético.[1]

Embora há alguns anos tenha sido previsto que os *lasers* substituiriam totalmente os *peelings* químicos, estes mantêm um importante lugar no arsenal terapêutico do dermatologista, com grande evolução fundamentada em estudos científicos.

As indicações desses procedimentos compreendem a acne em atividade, a rosácea, as discromias e o fotoenvelhecimento em seus graus leve, moderado e severo, sempre obedecendo a correlações clínico-histopatológicas. Podem ser realizados na face, couro cabeludo e regiões corporais diversas. São contraindicações infecções cutâneas ativas, exposição contínua ou prolongada à luz ultravioleta e no caso dos *peelings* profundos de fenol as doenças cardíacas, renais ou hepáticas.[2] Ao ser indicado um *peeling* químico é fundamental que o paciente seja sempre devidamente esclarecido sobre a sua disponibilidade para o período de recuperação.

Os *peelings* químicos são classificados segundo a sua profundidade e as camadas da pele que atingem. Nos superficiais a injúria se limita à epiderme, causando um leve infiltrado linfo-histiocitário dérmico; os médios causam precipitação de proteínas e necrose coagulativa de toda a epiderme e derme papilar, enquanto os profundos chegam até a derme reticular média.[3]

As substâncias químicas mais conhecidas e frequentemente utilizadas para a realização desse procedimento e seu respectivo mecanismo de ação compreendem: ácido salicílico e resorcina que atuam por meio da queratólise; alfa-hidróxi e alfacetoácidos-epidermólise, ácido tricloroacético (ATA) e fenol queratocoagulação, isolados ou associados a outros fármacos.[4] A tretinoína, bastante usada para *peelings* em concentrações de até 8%, não tem ainda seu mecanismo de ação claramente determinado.[5]

Os alfa-hidroxiácidos, alfa-cetoácidos e o ATA não apresentam absorção percutânea e consequente toxicidade sistêmica, enquanto a resorcina e o ácido salicílico têm discreta absorção. O fenol, por sua vez, é rapidamente absorvido pela pele e pode apresentar toxicidade renal, hepática e principalmente cardíaca. Portanto, seu uso para *peelings* panfaciais, em qualquer concentração, deve ser sempre cercado de cuidados gerais e monitorização cardiorrespiratória do paciente.

Os resultados e complicações, são, em geral, proporcionais à profundidade. Vale lembrar que, após esfoliações cutâneas, a regeneração da pele se faz, principalmente por meio dos anexos, cujas regiões profundas devem ser sempre preservadas, qualquer que seja a profundidade do procedimento, para que possa ocorrer normalmente a reepitelização.

DETALHES DE TÉCNICA COMUNS A TODOS OS TIPOS DE *PEELINGS*

O preparo prévio da pele com cremes de tretinoína de 0,025% a 0,1%, isolada ou associada à hidroquinona a 4%, ou ao ácido glicólico de 5% a 12% nos 30 dias prévios aos *peelings*, não só aumenta a absorção dos fármacos durante o procedimento, como uniformiza a superfície cutânea para que a absorção ocorra da forma mais perfeita possível. Dados de literatura registram que a utilização da tretinoína tópica no período que antecede ao *peeling,* abrevia o período de reepitelização em aproximadamente 50%.[6]

A profundidade final atingida pelo *peeling* na pele, é fruto de vários fatores que determinam a absorção e ação dos fármacos, devidamente descritos por Duffy,[7] e que devem ser simultaneamente considerados no momento da sua realização. Tais fatores se referem:

1. **Ao tipo de pele**: levando-se em conta a espessura, densidade de folículos, integridade da barreira e grau de fotoagressão.
2. **Ao agente**: considerando-se o volume utilizado, concentração, veículo e tempo de exposição.
3. **Ao modo de aplicação**: tipo de aplicador (gaze, pincel ou bastões com algodão) e oclusão.

Em todos os tipos de *peelings*, a aplicação dos agentes químicos deve ser precedida pelo desengorduramento minucioso e insistente com acetona, álcool ou soluções de álcool e éter, que têm a finalidade de preparar a superfície cutânea para que o fármaco tenha distribuição e penetração uniformes.

Preconiza-se que a aplicação se inicie pela fronte e que se observe a resposta da pele por alguns minutos. Devem ser reconhecidos os sinais cutâneos correspondentes à ação de cada substância ou *end-point,* ou seja, graus variados de eritema e branqueamento, havendo alta correlação entre estes 2 sinais e a profundidade alcançada pelo cáustico. O eritema difuso, os pontos de epidermólise e o branqueamento leve rendilhado (Figura 152.1) são indicativos de injúria superficial. O branqueamento sólido e uniforme significa injúria média, porém quando adquire tonalidade amarelo-acinzentada passa a representar a injúria profunda. Reconhecido o grau de injúria indicado para cada paciente, o fármaco pode então ser distribuído de maneira uniforme em cada unidade estética da face, com atenção para o volume e força de abrasão, fatores da maior importância na absorção. Quando da aplicação na região palpebral inferior, é importante mantê-la seca, para que a solução aplicada, diluída pelas lágrimas, não retorne ao globo ocular por capilaridade. Nos *peelings* profundos, devem ser observados intervalos de tempo de 15 minutos entre as aplicações em cada unidade estética. O bicarbonato de Na 10% pode ser utilizado para neutralização dos agentes ácidos em geral, quando se deseja interromper sua ação em pontos específicos. Os alfa-hidroxi e cetoácidos tem ação tempo--dependente e devem ser minuciosamente retirados da pele com água, após observação do *end-point* da substância utilizada.

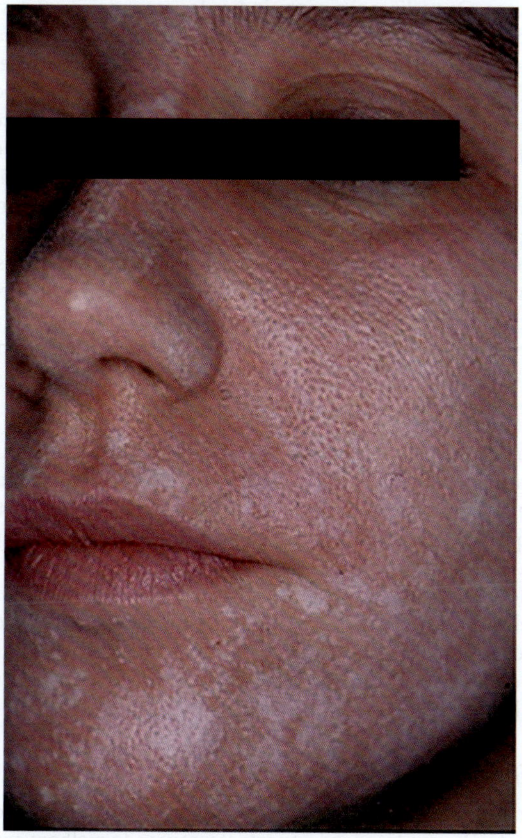

Figura 152.1 Branqueamento leve rendilhado: *end-point* após aplicação de solução de Jessner para *peelings* superficiais.

Analgesia, anestesia e sedação não se fazem necessárias nos *peelings* superficiais e médios, visto que a dor e o ardor são de curta duração, sendo perfeitamente suportáveis com o uso de aparelhos que emitem ar resfriado, ou compressas frias de solução fisiológica. Pode-se eventualmente fazer uso de aspirina ou anti-inflamatórios não hormonais 30' a 60' antes do procedimento. A ação da aspirina bloqueia as prostaglandinas, diminuindo o desconforto. Os *peelings* profundos com fenol são dolorosos exigindo o uso de analgesia e/ou sedação.[8]

Para o período imediatamente após o *peeling* o paciente recebe recomendações de lavar a pele tratada com água corrente abundante e loções de limpeza emolientes 3-4 vezes ao dia, seguindo-se a aplicação de lubrificantes (*petrolatum* líquido ou sólido), o que facilita o destacamento espontâneo e uniforme das crostas. No caso dos *peelings* médios e profundos recomenda-se dormir com a cabeça elevada para resolução mais rápida do edema palpebral, usual nestes tipos de esfoliação. São de uso mandatório os antivirais sistêmicos para prevenção do herpes simples, mesmo em pacientes sem história pregressa. Devem ser utilizados por período que se inicia 48 horas antes do procedimento e se estende até 3 dias após a completa reepitelização. Recomenda-se aciclovir 400 mg, 3 vezes ao dia, valaciclovir 500 mg, 2 vezes ao dia ou fanciclovir 250 mg, 2 vezes ao dia. As infecções bacterianas e fúngicas são raras e geralmente não requerem profilaxia. O tratamento tópico de manutenção com fotoprotetores, hidratantes e ativos-retinoides, hidroquinona, vitamina C e ácidos kojico, glicólico e azelaico-adequados a cada tipo de pele devem ser introduzidos e mantidos em longo prazo assim que a barreira epidérmica estiver reconstituída, o que ocorre em períodos variáveis, proporcionais à profundidade do *peeling*.

PEELINGS SUPERFICIAIS

Os *peelings* químicos superficiais são os mais utilizados na prática, por sua segurança e bons resultados, conferindo melhora da textura e da pigmentação da pele. Tem ótima indicação em lentigos superficiais, dano actínico leve, rugas finas, melasma e acne vulgar ou rosácea.

São os que tem o maior número de publicações, principalmente nos últimos anos, sendo os mais enfocados os ácidos salicílico, glicólico, lático e pirúvico[9-11] (Tabela 152.1).

Tabela 152.1 Soluções mais comuns utilizadas para *peelings* superficiais e respectivas indicações.

Peelings superficiais	Formulação	Indicações
Ácido salicílico (AS)	30% Álcool qsp	Acne, fotoenvelhecimento leve, discromias – face
Solução de Jessner	Ácido salicílico – 14% Ácido lático – 14% Resorcina – 14% Álcool qsp	Acne, fotoenvelhecimento leve, discromias – face
Tretinoína	Tretinoína 1% a 10% Etanol 50% – propilenoglicol 50% – qsp Tonalizante – qsp	Acne, fotoenvelhecimento leve, discromias – face
Ácido glicólico (AG)	AG 30% a 50% Gel aquoso qsp	Acne, fotoenvelhecimento leve, discromias – face e áreas corporais
Ácido pirúvico (AP)	AP 50% a 70% Veículo hidro-alcoólico qsp	Acne, fotoenvelhecimento leve, discromias – face e áreas corporais
Ácido tricloroacético (ATA)	ATA 10% OU 15% Água qsp	Acne, fotoenvelhecimento leve, discromias – face e áreas corporais

Devem ser preconizados sempre em séries sequenciais de 3 a 5, com intervalos entre 15 e 30 dias. A recuperação é simples e rápida. Espera-se descamação clara e frustra por 4 a 5 dias. Song e colaboradores demonstraram que 4 dias após *peelings* de ácido glicólico a barreira cutânea já se encontra refeita, portanto 15 dias é um intervalo suficiente para um novo *peeling*.[12] Diversos agentes químicos têm sido indicados para esfoliações superficiais, porem os mais realizados em nosso meio são os que utilizam Solução de Jessner, ácido salicílico 20% a 30%, ácido glicólico 50% a 70%, ATA em baixas concentrações (10% ou 15%) e tretinoína 5% a 10%.

A Solução de Jessner tem aplicação rápida e segura, tendo substituído com vantagens as pastas de resorcina. Produz um leve branqueamento rendilhado, podendo ser aplicadas camadas sucessivas, com aumento gradativo do branqueamento.

Os *peelings* com ácido glicólico a 70% têm sido bastante estudados e citados na literatura,[12] principalmente porque este ácido faz parte de várias formulações industrializadas. Sua ação é dependente do tempo de exposição (2 a 10 minutos para a face), portanto os sinais na pele devem ser monitorizados, observando-se, sucessivamente, o *flush* róseo, *flush* eritematoso e áreas isoladas esbranquiçadas (= epidermólise), quando se procede imediatamente à neutralização dos pontos de epidermólise com bicarbonato de Na 8,4% e limpeza geral da face com água. É bastante útil para casos ativos de acne, nos quais, após a epidermólise, ocorre drenagem das pústulas.

O ácido salicílico tem excelente efeito queratolítico, solubilizando o cimento intercelular e reduzindo a adesão dos corneócitos. Além disso, tem também efeito anti-inflamatório e clareador (Figuras 152.2A e 152.2B). Seu uso para esfoliações, em geral a 30% revela-se útil e seguro na prática diária. *Peelings* quinzenais de ácido salicílico associados ao tratamento com isotretinoína oral demonstraram resultados superiores ao uso isolado desse retinoide em pacientes com acne.[9]

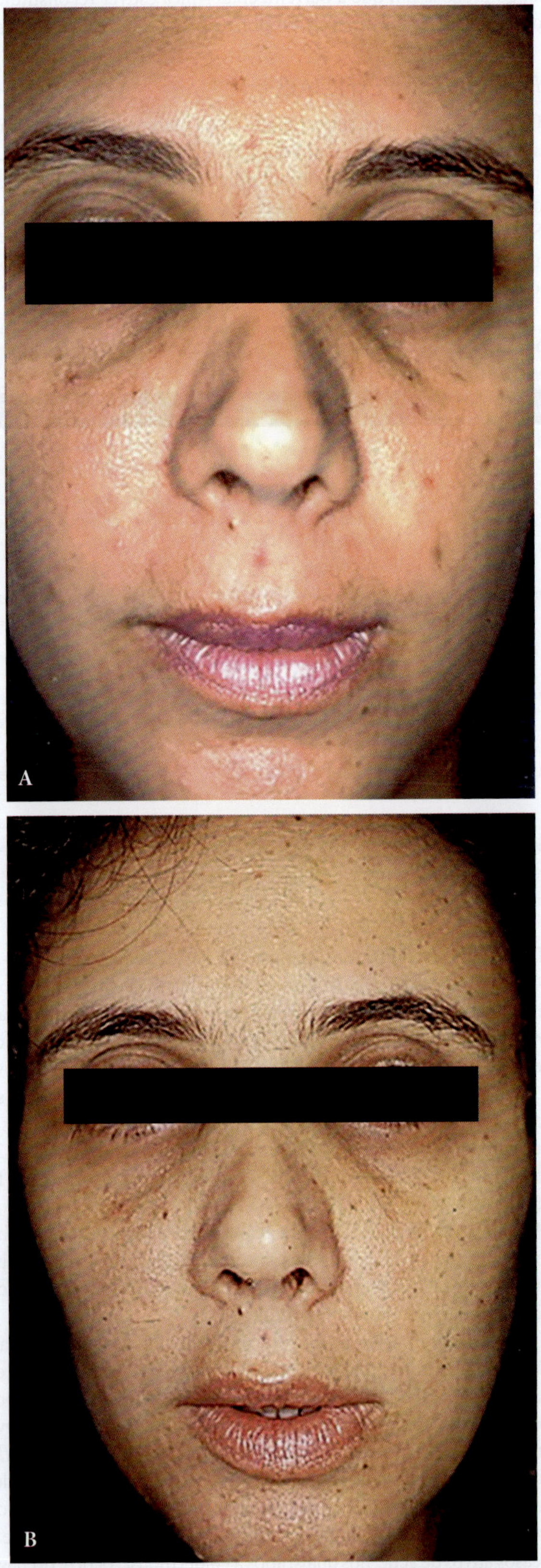

■ **Figura 152.2** Paciente com lesões inflamatórias de acne antes **(A)** e após **(B)** 3 sessões com intervalo quinzenal de *peeling* com ácido salicílico a 30%.

As soluções de 5% a 10% de tretinoína têm sido usadas para *peelings* no Brasil desde 2001, porém necessitam de mais estudos sobre seus mecanismos de ação e efeitos.[5]

Além das indicações mais comuns, alguns fármacos utilizados para esfoliações superficiais têm indicações específicas. Como exemplo podemos citar o *peeling* de ácido pirúvico 50% a 70% (alfacetoácido que faz interconversão com o ácido lático) na queratose pilar, na qual age diminuindo a coesão entre os queratinócitos. Por sua vez, o *peeling* de ATA a 10% a 15% é uma ótima opção para o tratamento da rosácea[13] e da acne inflamatória em gestantes.

No melasma, os *peelings* superficiais têm papel coadjuvante ao tratamento clínico, atuando principalmente nos melasmas epidérmicos. Os agentes químicos permitem a remoção da melanina epidérmica e interrompem a transferência de melanina do melossomo para os queratinócitos. Os *peelings* são contraindicados em casos de melasma de longa duração e com expressivo componente dérmico. É sempre útil manter o uso do esquema tríplice padrão (tretinoína-corticosteroide-hidroquinona) nos intervalos entre os *peelings*, para controlar possível desencadeamento de hiperpigmentação pós-inflamatória. Recentemente, um grupo de estudos em doenças pigmentares da Ásia publicou um consenso sobre o uso de *peelings* químicos em melasma, classificando as substâncias mais utilizadas segundo o grau de evidência cientifica. Nessa publicação, somente o *peeling* de ácido glicólico teve evidência alta, provavelmente em razão do maior investimento de empresas em investigação. Os ácidos lático, salicílico e tricloroacético, bem como a solução de Jessner, estiveram em segundo lugar, enquanto os ácidos pirúvico e fítico obtiveram os níveis de evidência mais modestos.[14]

■ *PEELINGS* SUPERFICIAIS CORPORAIS

O ATA, o ácido glicólico e o ácido pirúvico podem ser usados satisfatoriamente também para tratar o fotoenvelhecimento actínico da pele do corpo, sob a forma de *peelings*, mesmo em áreas extensas, desde que não apresentem toxicidade sistêmica. Esses agentes químicos podem ser utilizados isolados ou associados.[15]

Pelo menor número de anexos na pele corporal, o processo de reepitelização torna-se mais lento e as esfoliações químicas devem ser cuidadosas, utilizando-se, preferencialmente, esfoliações químicas superficiais seriadas, com intervalos de 30 dias, visto que a descamação é mais lenta do que na face.

■ *PEELINGS* MÉDIOS

Têm como indicação precisa os pacientes de fototipos II, III e, mais raramente, IV com fotodano importante, causando melhora expressiva de rugas, textura da pele, despigmentações e queratoses actínicas múltiplas, sem os riscos dos *peelings* profundos. Os *peelings* médios provocam mudanças clínicas e histológicas importantes e duradouras, revertendo a elastose.[3]

Atingem a derme reticular superior, sendo o ATA a substância tradicionalmente utilizada para sua realização, por sua versatilidade. É um também um fármaco de uso seguro pela ausência de toxicidade sistêmica, resultante de um processo de neutralização da substância nos vasos do plexo dérmico.

O fenol 88%, embora incluído na literatura como agente para *peelings* médios,[2] já em concentrações de 50% pode provocar toxicidade sistêmica,[16] fato que torna seu uso controverso para *peelings* médios na face toda, na ausência de monitorização. Essa substância tem como vantagem uma ação rápida e precisa, provocando branqueamento sólido e uniforme em segundos, porém, a toxicidade sistêmica restringe seu uso na prática diária.

É também um fato reconhecido que *peelings* com ATA em concentrações superiores a 35% levam ao risco de cicatrizes. O branqueamento com esse ácido, inicialmente irregular, pode demorar alguns minutos, o que leva à repetição inadvertida de novas aplicações com o intuito de se obter rapidamente o branqueamento uniforme esperado. A partir desses fatos, desenvolveram-se as combinações de ATA 20% a 35%

precedidas pelo uso de neve carbônica,[17] solução de Jessner[18] ou ácido glicólico a 70%,[19] para que se possa atingir a profundidade desejada com menores riscos. A opção descrita por Monheit, com a solução de Jessner, é a de uso mais frequente entre os dermatologistas até os dias de hoje, por sua segurança e facilidade de uso.

O período posterior ao *peeling* médio cursa com crostas espessas castanho-escuras, (Figura 152.3) que se soltam entre o 5º e o 8º dias, deixando uma superfície rosada que adquire a coloração normal da pele em até 30 dias. Se necessário, esse tipo de *peeling* pode ser repetido após 60 dias. Os resultados são muito compensadores (Figuras 152.4 A e B). As complicações são raras e compreendem hiperpigmentação pós-inflamatória ou pontos de aprofundamento indesejado que causam crostas localizadas após a descamação do restante da face e que evoluem com: eritema prolongado, e raramente cicatrizes hipertróficas e áreas hipocrômicas ou atróficas.

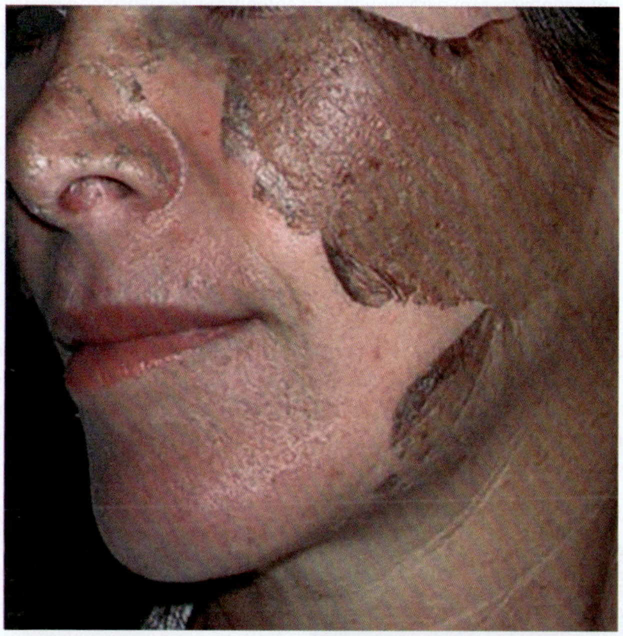

■ **Figura 152.3** Crostas espessas castanho-escuras no 4º dia após *peeling* de Jessner (solução de Jessner + ATA 35%).

Peelings médios no tratamento de queratoses actínicas

Com objetivo de otimizar a eficácia dos *peelings* médios no tratamento de queratoses actínicas (QAs) múltiplas, desenvolveu-se uma combinação terapêutica que compreende o uso de creme de 5-FU, curetagem, fenol 88% focal e *peeling* médio com ATA 35%.

QAs são lesões pré-malignas que ocorrem na pele de áreas expostas à luz solar, principalmente em indivíduos claros e com exposição excessiva ao sol, podendo ser classificadas em graus I, II e III de acordo com sua expressividade clínica crescente.[20] Pacientes com QAs múltiplas, mal definidas, contíguas e difusas, podem apresentar alterações em áreas de pele com aparência clínica ainda normal, principalmente ao redor das lesões.[21] Essas áreas constituem pontos multiloculares pré-neoplásicos, caracterizando o assim denominado campo de cancerização. Ulrich confirmou este conceito ao constatar alterações na microscopia confocal *in vivo*) e nos estudos anatomopatológicos de áreas aparentemente normais, vizinhas a QAs.[22]

O 5-FU é uma pirimidina fluorada que funciona como antimetabólito e citostático, inibindo a enzima timidilato-sintetase, necessária para a síntese do DNA e consequente proliferação celular. Tem sido utilizado topicamente no tratamento de QAs há 35 anos, e vários estudos com alto grau de evidência científica comprovam sua eficácia.[23]

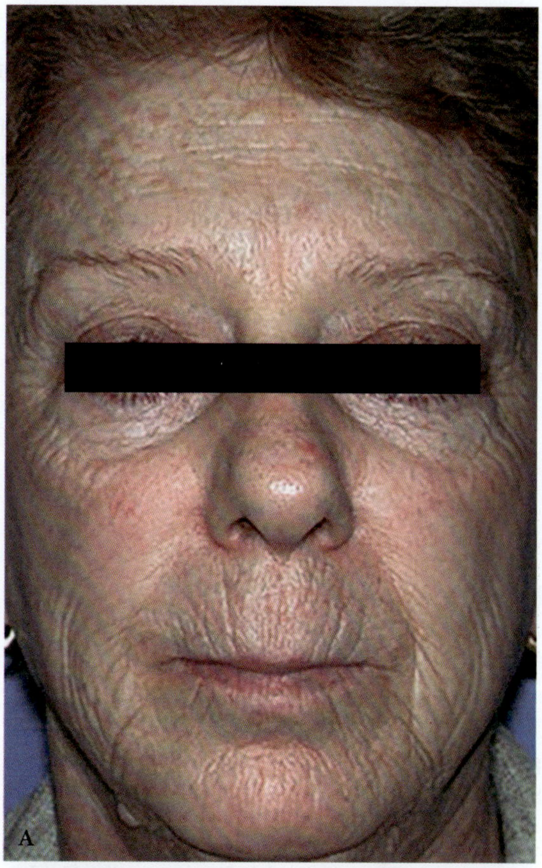

A

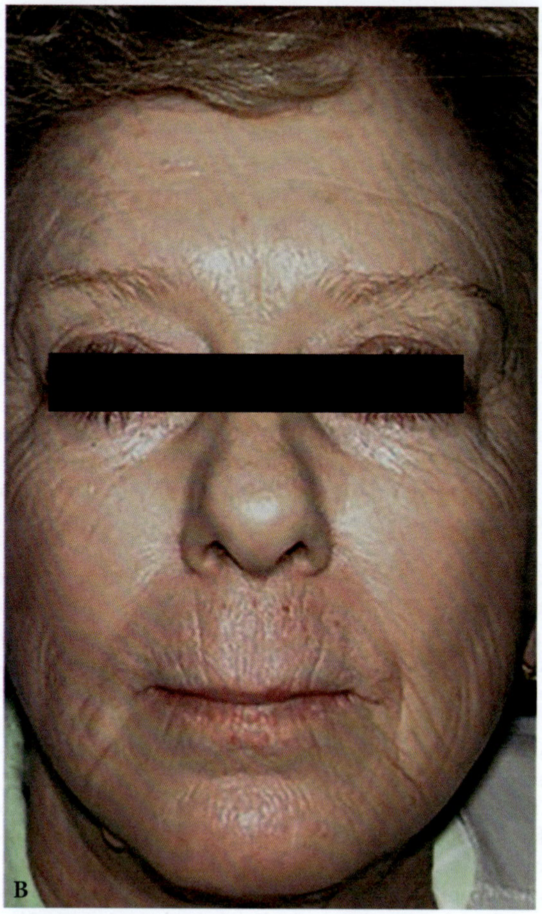

B

■ **Figura 152.4** Paciente portadora de fotoenvelhecimento antes (**A**) e 60 dias após (**B**) aplicação de *peeling* de Jessner.

Os *peelings* médios com ATA 35%, quando precedidos pelo uso de 5-FU, 2 vezes ao dia, por 7 dias, na face toda podem ser uma alternativa eficaz para o tratamento de QAs de todos os níveis. As QAs presentes no campo de cancerização, após esse período, apresentam-se bem delimitadas e evidenciadas (Figura 152.5), podendo ser abordadas individualmente por meio de curetagem e toques de fenol 88%, que, por meio do seu efeito cáustico preciso, reforça a sua destruição. O uso do fenol 88% em aplicações focais foi descrito por Kaminaka e colaboradores.[24]

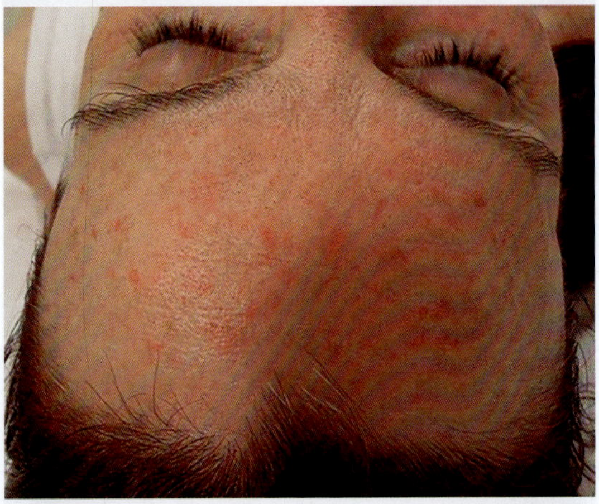

■ **Figura 152.5** Queratoses actínicas evidenciadas após 7 dias de uso de 5FU, quando então se aplica ATA 35% para obtenção de *peeling* médio.

Essa combinação revela-se eficaz e com bons resultados terapêuticos e estéticos no tratamento global da face fotoenvelhecida, do campo de cancerização e das QAs em particular. Quando comparada a outras terapêuticas com a mesma finalidade apresenta algumas conveniências, tais como período curto de tratamento e recuperação, menor desconforto nos períodos intra e pós-procedimento, disponibilidade das substâncias necessárias ao procedimento e baixo custo.

■ *PEELINGS* PROFUNDOS

São tradicionalmente realizados com fórmulas baseadas no fenol e atingem a derme reticular média. Atualmente são referidos na literatura com o nome de *phenol-croton oil peels* ou *croton oil peels* em função do papel do óleo de cróton no aprofundamento desse *peeling*.

O *peeling* profundo de fenol é indicado para o rejuvenescimento de peles com fotodano severo, caracterizados por rugas profundas, elastose, alterações pigmentares e danos actínicos. Produz também um efeito *lifting* decorrente da importante retração que provoca na pele tratada. Tradicionalmente é indicado para pacientes de pele tipos I a III de Fitzpatrick, pois pode causar hipopigmentação residual, com contraste entre a pele tratada e a não tratada, menos visível em peles claras.

São contraindicações relativas ao *peeling* de fenol as doenças cardíacas, renais ou hepáticas, infecções cutâneas ativas, exposição contínua ou prolongada à luz ultravioleta, problemas psicológicos ou expectativas irreais, terapia prévia com radiação ionizante, predisposição a queloides, localização anatômica com poucos anexos, e peles de tipos IV a VI, em função do grande risco de hiperpigmentação pós-inflamatória e perda irregular de pigmentação, levando a alterações vitiligo-*like*.

Em caso de cirurgia facial recente com descolamentos extensos e blefaroplastia, o *peeling* de fenol panfacial deve ser adiado por no mínimo 6 meses, pois o suprimento sanguíneo cutâneo pode estar ainda comprometido, e a lesão cutânea adicional causada pelo *peeling* pode resultar em áreas de necrose de pele total ou ectrópio. Observar, também, se existe ectrópio subclínico, pois o *peeling* profundo pode causar uma retração excessiva das pálpebras.

Histórico dos *peelings* profundos com fenol

O *peeling* de fenol e suas fórmulas secretas foram de domínio de esteticistas leigas até 1960, porém, ao longo do tempo, foram obtidas pelos médicos. Ainda em 1927, H.O. Bames, cirurgião de Los Angeles, descreveu e publicou detalhadamente o *peeling* de fenol ocluído e a importância de se fazer a aplicação por áreas.[25] Em 1959, Adolph Brown, patenteou uma fórmula e publicou um estudo detalhado sobre o fenol e óleo de cróton, definindo dogmas incorretos que persistiram por muitos anos, tais como; o óleo de cróton é um neutralizante, sendo o fenol o ingrediente mais ativo da fórmula, o qual penetra mais nas concentrações baixas do que nas altas.[26]

Por sua vez, Baker e Gordon, a partir de dados de fórmulas obtidos de esteticistas, desenvolveram uma solução modificada de fenol com óleo de cróton, Septisol® (sabão líquido) e água e a publicaram, em 1961.[27] Esta fórmula é extremamente potente, e foi a mais usada e estudada. Seguiram-se os estudos de Stegman em 1980 e 1982,[28,29] que muito contribuíram para aumentar o entendimento científico a respeito dos *peelings*, e que concluíram que a oclusão aumentava a penetração da fórmula de Baker, que quanto maior o número de passadas da solução maior era o dano, e que a fórmula sem o óleo de cróton causava menos injúria. Em 1996, os estudos histológicos de Moy e colaboradores corroboraram os achados de Stegman com a afirmação de que a reação mais intensa e profunda do *peeling* de Baker é em função da combinação dos ingredientes, fato que redunda em maior penetração do fenol.[30]

A fórmula de Baker-Gordon (Tabela 152.2) tem sido usada desde a década de 1960 até os dias atuais, por cirurgiões plásticos e dermatologistas, com resultados surpreendentes desde que a indicação e a técnica sejam adequadas.[31] Os seus efeitos levam frequentemente à reversão total das rugas, porém são comuns as sequelas pigmentares, principalmente as hipocromias. Assim, ao longo do tempo, tem havido uma constante tentativa, de substituir esta fórmula clássica por outras com menores concentrações de fenol e óleo de cróton, caracterizando os assim chamados "*peelings* modificados de fenol".

Tabela 152.2 Fórmula de Baker-Gordon.

Fenol 88%	3 mL
Água destilada	2 mL
Sabão líquido	8 gotas
Óleo de cróton	3 gotas

Em 2000, a série de artigos de Hetter,[32-35] demonstrou que o óleo de cróton, derivado da semente da planta *Croton tiglium*, é um agente irritante, vesicante e epidermolítico, e que, aumentando-se a sua concentração ocorre um aumento proporcional da penetração do *peeling* de fenol. Ficaram assim contestados os principais dogmas descritos por Brown, demonstrando que a profundidade do *peeling*, depende da concentração do óleo de cróton e que a injúria provocada pelo fenol aumenta com a sua concentração. Um estudo histológico em pele de porco, publicado em 2009, confirmou estes conceitos, e descreveu o fenol como um carreador que dissolve o óleo de croton.[36]

Várias publicações importantes têm surgido na atualidade, a partir dos conceitos definidos por Hetter, caracterizando uma nova era para os *peelings* profundos com fenol, na busca de maior segurança durante a aplicação e resultados menos radicais.[37,38]

Metabolismo, excreção e toxicidade do fenol

O fenol, ou ácido carbólico é bacteriostático a 0,2%, bactericida em concentrações maiores que 1%, exercendo efeito anestésico a 5%.[4] É rapidamente absorvido percutaneamente, causando toxicidade sistêmica.[39] A sua eliminação ocorre por excreção, oxidação e conjugação.

Após a absorção, 25% são metabolizados em dióxido de carbono e água, e os 75% restantes são excretados pelos rins. A oxidação e a conjugação ocorrem no fígado.

Os sinais de intoxicação incluem náuseas, vômitos, parestesias, cefaleia e obnubilação. A estimulação inicial do sistema nervoso central causa tremores, hiper-reflexia e hipertensão, seguidos de efeitos depressores.

Nos *peelings*, a toxicidade quando ocorre, começa poucos minutos após a aplicação, parecendo depender mais da área total de pele exposta em um só tempo do que da concentração do fenol.

As arritmias cardíacas podem ocorrer, principalmente quando o *peeling* é aplicado rapidamente em toda a face, desde que o fenol é diretamente tóxico para o miocárdio.[40,41] Outra justificativa para alterações cardíacas é a liberação de adrenalina em função da dor, transmitida do nervo trigêmeo para o nervo vagal cardíaco ou do córtex cerebral diretamente para o nó sino atrial. A aplicação, que deve ocorrer com pausas de 15 minutos entre as unidades estéticas da face, e a hidratação adequada reduzem os riscos, desde que a diurese promove a excreção do fenol.[42] Se ocorrerem arritmias supraventriculares menores, a aplicação deve ser suspensa até o retorno ao ritmo sinusal aguardando-se ainda 15 minutos após a normalização do ritmo para retomar o procedimento. Caso sejam observadas arritmias ventriculares maiores, é prudente a substituição por outro agente esfoliante. Não têm sido relatados problemas hepatorrenais ou do sistema nervoso central com o *peeling* químico de fenol realizado adequadamente

Procedimento

A aplicação de *peelings* profundos deve ser cercada de uma série de cuidados: Aconselha-se a obtenção de termo de consentimento do paciente esclarecendo sobre a técnica, desconforto, tempo de cicatrização, complicações e cuidados em longo prazo com ênfase na fotoproteção,

É necessário amplo histórico clínico com atenção para doenças cardíaca, renal e hepática, exames laboratoriais eletrocardiograma, hemograma, função hepática e renal, fotografias padronizadas e profilaxia para infecção por herpes simples, lembrando que esta infecção pode ocorrer mesmo após a reepitelização completa.

O *peeling* de fenol com a solução de Baker-Gordon deve ser realizado em ambiente hospitalar, para maior segurança do paciente e da equipe médica. Utiliza-se sala ventilada, com disponibilidade de equipamentos de ressuscitação e medicações de emergência. O paciente é orientado para manter jejum. Devem ser instalados acesso intravenoso, monitorização cardíaca e oxímetro de pulso. A equipe necessita utilizar máscaras com carbono ativado.

A hidratação bem conduzida reduz o risco de arritmias cardíacas. Utiliza-se preferencialmente o Ringer lactato, com volume ajustado, pois esse alcaliniza a urina (Tabela 152.3). Em alguns casos pode-se associar 250 a 500 mL de soro glicosado 5% à infusão durante o *peeling*, para evitar hipoglicemia e prevenir náuseas.

Tabela 152.3 Hidratação venosa no *peeling* de fenol.

	Etapas	Volume
Ringer lactato ou NaCl 0,9%	Pré-procedimento	500 mL
	Durante	500 mL a 1.000 mL
	Logo após	500 mL

Analgesia e sedação

O fenol causa breve sensação de queimação imediatamente após a sua aplicação, que rapidamente diminui ou desaparece, retornando, porém, após 20 minutos e persistindo por 8 a 12 horas.

Essa dor normalmente é intensa, sendo necessárias combinações de medicamentos para a sua condução. A analgesia adequada permite maior segurança e tranquilidade durante procedimento.

Na indisponibilidade de equipe de anestesia, existe a possibilidade do uso de medicações analgésicas, anti-inflamatórias e ansiolíticas com menor risco de complicações, principalmente a depressão respiratória. Podem ser usados diazepam 5 a 10 mg ou bromazepan 3 a 6 mg via oral, como ansiolíticos. Para analgesia inicial, infundir, antes da aplicação do *peeling*, 2 g de dipirona diluídos em NaCl 0,9%, ringer lactato ou solução de glicose 5% por via endovenosa com infusão lenta para evitar hipotensão. A ação analgésica da dipirona inicia-se 30 a 60 minutos após a administração, mantendo-se por 4 horas. A dose máxima diária é de 5 g. Para melhor controle da dor, associa-se à dipirona, um anti-inflamatório não hormonal como o cetoprofeno (100 a 300 mg) diluído em 100 mL de solução isotônica a ser infundido antes e durante o procedimento. Uma alternativa para a dipirona é o acetaminofeno infundido na dose de 1 g por via endovenosa, diluído em 50 mL de solução isotônica, podendo-se complementar essa dose até 15 mg/kg.[43] Se necessário, associar tramadol na dose de 100 mg, por via endovenosa. É importante infundir uma nova dose de dipirona 2 g ou acetaminofeno, cerca de 4 horas após a primeira dose, não ultrapassando a recomendação posológica. Bloqueios regionais com lidocaína 2% sem vasoconstritor (para não retardar a excreção do fenol) durante o procedimento e com bupivacaína 0,5% no período posterior, também contribuem para a analgesia. Atentar para o fato das associações de fármacos facilitarem o aparecimento de complicações como as arritmias cardíacas, depressão cardiorrespiratória e do sistema nervoso central. Assim, é necessário analisar a possibilidade de interações com as medicações de uso contínuo pelo paciente.

Recomenda-se a presença de um anestesista em ambiente hospitalar, caso sedação seja a opção desejada.

Técnica de aplicação

O paciente é orientado a realizar lavar rigorosamente a face com sabão, seguindo-se meticuloso desengorduramento com acetona. Com o paciente sentado, demarca-se de uma linha um pouco abaixo da mandíbula (borda do *peeling*), pois abaixo dessa linha a solução não deverá ser aplicada. Essa atitude é fundamental para minimizar contrastes de cor permanentes entre a face e a região cervical, além do risco de cicatrizes.

A aplicação da solução do *peeling* em si demora cerca de 90 minutos ou pouco mais.

Lembrar que o fenol é solúvel em óleo e pode ser rapidamente removido da pele com glicerina, propilenoglicol, óleos vegetais ou álcool a 50°. Porém, topicamente, em altas concentrações, causa desnaturação e coagulação extremamente rápidas e irreversíveis da queratina.

A fórmula de Baker-Gordon ainda é utilizada para *peelings* panfaciais, em pacientes com fototipos muito baixos e dano solar severo em várias regiões da face.

É preparada aspirando-se, com uma seringa, 3 mL de fenol que são depositados em um recipiente. Sequencialmente são adicionados 2 mL de água, 8 gotas de sabão líquido e, por último, 3 gotas de óleo de cróton. As concentrações finais de fenol e óleo de cróton são 49,3% e 2,1%, respectivamente.

Trata-se de uma emulsão não miscível que deve ser constantemente agitada, e preparada poucos minutos antes da aplicação. Esta, deve ser feita em uma unidade estética por vez (fronte → periocular → nariz → bochecha esquerda → bochecha direita → região repioral) observando-se intervalos de 15 minutos entre uma e outra, para prevenir a toxicidade do fenol. Na fronte a aplicação deve avançar para dentro da orla do couro cabeludo, assim como 1 a 2 mm para dentro do vermelhão dos lábios, para corrigir as rugas periorais. Nas pálpebras, o excesso da emulsão no aplicador deve sofrer um enxugamento com gaze antes da aplicação para evitar excesso de volume. A aplicação na pálpebra superior pode ser feita até a borda superior do tarso e na pálpebra inferior até 2 a 3 mm da borda palpebral. O branqueamento da pele com fenol é imediato (Figura 152.6) ao contrário daquele causado pelo ATA, que só ocorre 3 a 4 minutos após a aplicação, e em poucos minutos, muda para tons acinzentados. Assim como em todos os outros tipos de *peeling*, a ação aumenta proporcionalmente ao volume e pressão aplicados.

Pode-se utilizar o intervalo de tempo entre as unidades para esparadrapá-las, quando indicado. A oclusão age como uma barreira mecânica contra a evaporação do fenol e aumenta a maceração da pele, promovendo absorção e penetração maiores. É realizada com tiras de esparadrapo impermeável, de 1 a 1,5 cm de largura, sobrepostas em duas a três camadas, deixadas diretamente sobre a pele por 48 horas. O desconforto do paciente com este tipo de oclusão tem feito muitos preferirem a utilização de vaselina pura ou gel de silicone, aplicados imediatamente sobre a pele tratada.

Pode ser utilizado o pó de subgalato de bismuto, após a retirada do esparadrapo, formando uma segunda máscara que permanece por 6 a 9 dias e teria utilidade como imobilizante e cicatrizante resultando em reepitelização mais uniforme.

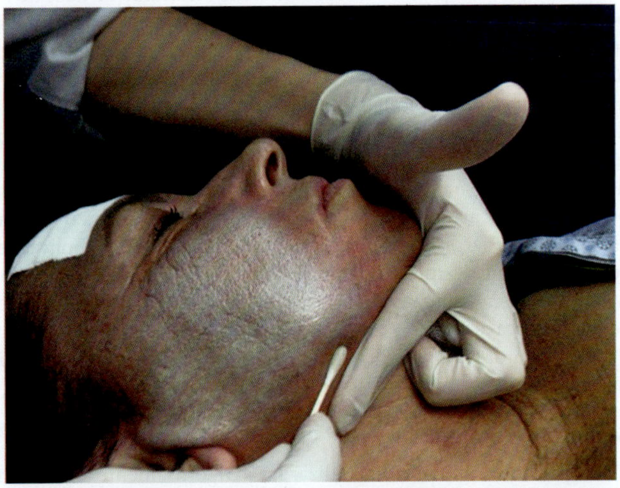

■ **Figura 152.6** Branqueamento imediato da pele após aplicação da fórmula de Baker. O esparadrapo colocado na fronte durante o intervalo de tempo entre as aplicações nas unidades estéticas.

Peeling químico fenol-cróton – fórmula de Hetter

Os *peelings* de fenol têm sido modernizados, a partir dos conceitos emitidos por Hetter, tendo sua profundidade e riscos diminuídos na dependência da variação da concentração do óleo de cróton na fórmula. Podem ter a sua profundidade adaptada segundo o grau de fotoenvelhecimento de cada unidade estética, que devem ser devidamente demarcadas antes do início da aplicação.

Para padronizar o volume de gotas de óleo de cróton nas diferentes soluções (Tabela 152.4), Hetter desenvolveu, uma solução de estoque misturando 1 mL de óleo de cróton + 24 mL de fenol 88%, em que 1 mL do estoque contém 0,04 mL de óleo de cróton, equivalente a 1 gota do óleo de cróton puro.[44]

A partir disso, podem ser usadas formulações com diferentes concentrações de óleo de cróton, adaptáveis ao grau de fotodano e espessura da pele de cada região e para cada paciente, com volume total de 10 mL e concentração constante de fenol (35%): 0,1% (muito leve → para pálpebras, região cervical), 0,4% (leve → periorbital), 0,8% (moderado → fronte e bochechas), 1,2% (profundo → perioral, nariz) e (1,6% (muito profundo → perioral, mento).

Desde que seja tratada a face inteira em um mesmo procedimento, com a fórmula de Hetter, devem ser tomados os cuidados habituais a respeito da toxicidade do fenol, ou seja: hospitalização, analgesia, monitorizaçao, hidratação EV e sala ventilada.

Se apenas 1 ou 2 unidades da face forem tratadas com fenol (fenol-cróton regional ou segmentar), respeitando-se o intervalo de tempo entre as unidades estéticas, aplica-se o conceito de que até 0,5% da superfície cutânea (equivalente à palma da mão sem os dedos) pode ser tratada sem monitorização, com segurança com relação ao surgimento de arritmias.[45]

Período pós-procedimento

Findo o procedimento, o paciente deve ser ainda observado e monitorizado por pelo menos 1 hora.

Uma das principais preocupações do pós-procedimento em *peelings* profundos *full-face* é a respeito da dor que pode perdurar por cerca de 8 a 14 horas. Neste período, levando-se em conta as doses e o tempo de ação das medicações administradas até o final do procedimento, pode-se prescrever a associação de acetaminofeno 500 mg + codeína 30 mg alternados com dipirona 1 g. Outro esquema de analgesia pode ser com acetaminofeno 500 a 1.000 mg/dose a cada 6 horas intercalados com cetoprofeno 50 mg a cada 8 horas, e havendo necessidade, associar tramadol 50 mg a cada 4 ou 6 horas. De acordo com a melhora da dor, retirar essas medicações gradualmente na seguinte ordem: tramadol, cetoprofeno e acetaminofeno.

Após 12 a 14 horas, o aparecimento de dores intensas requer atenção para o diagnóstico de herpes simples.

A retirada do esparadrapo ou das substâncias oclusivas se dá após 48 horas. O exsudato formado ajuda a desprender o esparadrapo facilitando a sua remoção. Partes do epitélio ficarão aderidos na superfície do esparadrapo removido (Figura 152.7). Após a retirada da oclusão, a superfície da pele está edematosa e úmida, e podem ser observados pontos hemorrágicos (Figura 152.8). É comum observar também edema no pescoço e no colo. O curativo deve ser feito, limpando-se a fibrina, as crostas e o epitélio necrosado, porém não se deve forçar a remoção dos tecidos que ainda permanecem aderidos. Uma vez que a barreira dermoepidérmica está rompida, o dessecamento e o desconforto causados pela exposição direta ao ambiente devem ser minimizados com a aplicação de gel de vaselina pura. É rara a infecção bacteriana após o *peeling* de fenol, mas a limpeza deve ser rigorosa. O paciente é orientado a lavar a face com água corrente várias vezes ao dia antes da aplicação da pomada, até a reepitelização completa, que ocorre em 7 a 10 dias. Nesta fase o paciente deve ser visto pelo médico constantemente.

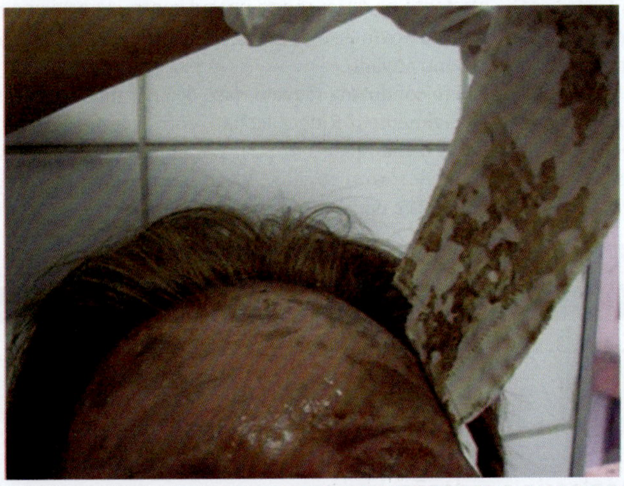

■ **Figura 152.7** Retirada do esparadrapo com partes do epitélio aderidos na sua superfície.

Tabela 152.4 Fórmulas para *peeling* fenol-óleo de cróton (OC) contendo fenol 35% / volume = 10 mL.

Fórmula	Muito forte	Forte	Média	Leve	Muito leve
Concentração OC	1,6%	1,2%	0,8%	0,4%	0,1%
Solução de estoque	4 mL	3 mL	2 mL	1 mL	0,25 mL
Fenol 88%	0 mL	1 mL	2 mL	3 mL	3,75 mL
Água	5,5 mL	5,5 mL	5,5 mL	5,5 mL	5,5 mL
Septisol	0,5 mL	0,5 mL	0,5 mL	0,5 mL	0,5 mL

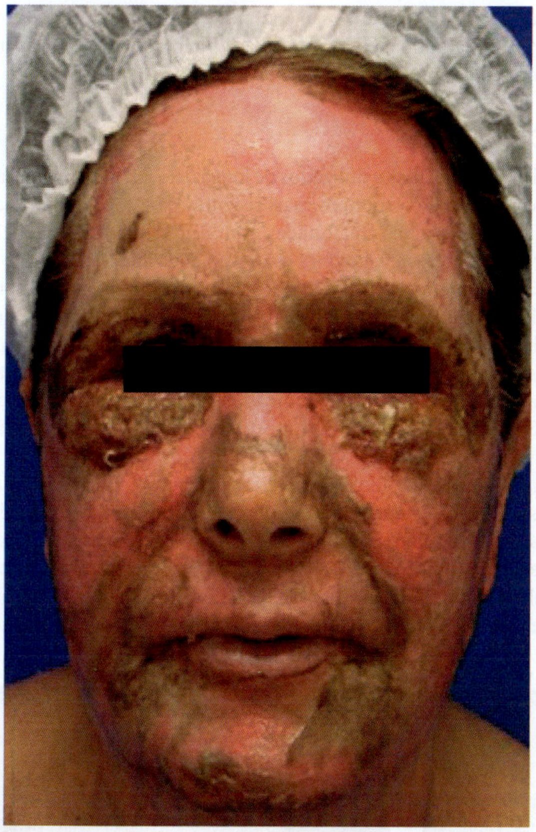

■ **Figura 152.8** Pós imediato à retirada do esparadrapo. Áreas da face eritematosa, edematosa e úmida, hemorragias puntiformes, epitélio necrótico, exsudato coagulado e crostas ressecadas.

O uso de corticoesteroides sistêmicos nos *peelings* profundos é controverso, pois alguns autores citam que essa medicação pode retardar a cicatrização, entretanto pode ser muito útil no controle do edema.[46]

O eritema pós-*peeling* desaparece entre 45 e 90 dias e excepcionalmente pode persistir por até 6 meses, utilizando-se durante este período, cremes apropriados para camuflagem. A fotoproteção é obrigatória e os filtros solares são reinstituídos tão logo tolerados, podendo-se iniciar com os inorgânicos. O prurido, às vezes acentuado, ocorre logo após a reepitelização quando o ressecamento da pele ainda é importante. Nestes casos emolientes são úteis. Os ativos para a prevenção do envelhecimento da pele geralmente só podem ser reintroduzidos após 60 dias. O *peeling* pode ser repetido após 12 meses e os retoques localizados após 6 meses.

Complicações dos *peelings* profundos

Sem dúvida, as maiores e mais temidas são as sistêmicas, particularmente as arritmias cardíacas. Estas devem ser prevenidas adotando-se as medidas adequadas durante o procedimento e diagnosticadas precocemente por meio da monitorização rigorosa. Sabe-se que o fenol apresenta toxicidade direta ao miocárdio e estudos em ratos demonstraram redução na força de contração do miocárdio e na atividade elétrica. Em humanos, são relatadas arritmias cardíacas, que incluem taquicardia sinusal, batimentos ventriculares prematuros, bigeminismo e taquicardia ventricular. Quando o procedimento é realizado com pausas de 15 minutos entre cada unidade cosmética a incidência de arritmias é de 10%.

O edema de laringe pode ser visto mais comumente em fumantes. Ainda entre as complicações pós-*peeling*, pode ocorrer a desestabilização psíquica e a depressão em alguns pacientes, tornando-se, portanto, importante a seleção prévia.

Entre as complicações locais, a infecção bacteriana pode decorrer se for permitido o acúmulo de debris necróticos e impetiginização secundária. Devem ser tratadas com antibióticos orais e cuidados locais. Em caso de infecção herpética ativa, é muito importante o rápido reconhecimento e tratamento agressivo e precoce, com antivirais na dosagem máxima recomendada.[47]

As complicações locais mais comuns são as alterações pigmentares e texturais. A hiperpigmentação pós-inflamatória é de fácil resolução, respondendo aos despigmentantes tópicos comuns e à fotoproteção. O *peeling* com a fórmula de Baker inevitavelmente resulta em algum grau de hipocromia. A hipopigmentação mais acentuada, quando ocorre, é de difícil solução e geralmente proporcional à profundidade do *peeling*. Pode ocorrer também por irregularidade na aplicação. As linhas de demarcação no pescoço são inestéticas e mostram a diferença entre a pele tratada e a não tratada. Para minimizar a sua visualização deve-se aplicar o *peeling* um pouco abaixo da linha da mandíbula. Para tratar a região cervical, pode ser usado o ácido tricloroacético. O escurecimento de nevos preexistentes e o aparecimento de novos, pode ocorrer.

Eritema persistente localizado pode significar cicatriz em potencial ou dermatite de contato. Se houver infiltração da pele recomendam-se placas ou gel de silicone, corticosteroides tópicos potentes, sistêmicos ou intralesionais e/ou *pulsed dye laser* ou luz intensa pulsada para prevenir a cicatriz. Pode ocorrer *flushing* por meses, havendo relatos de persistência por 2 anos ou mais.

As temidas e desastrosas cicatrizes podem resultar de quimioesfoliações demasiado profundas. Felizmente, observam-se com maior frequência cicatrizes hipertróficas que regridem sem sequelas. Queloides, contraturas, necroses e atrofias são raros, podendo ocorrer, entre outros fatores, com aplicação excessiva de soluções potentes associadas à oclusão, infecções ou associações de esfoliação com procedimentos cirúrgicos em intervalos curtos ou em um só tempo.

Os cistos de inclusão epidérmicos (mílios) consequentes ao processo de reepitelização formam-se em 1 a 3 meses após o *peeling*. Os pequenos e superficiais são usualmente autolimitados, mas podem ser removidos. As complicações estão listadas na Tabela 152.5.

Tabela 152.5 Complicações relacionadas ao *peeling* de fenol.

Sistêmicas	Cardíacas	
	Renais	
	Hepáticas	
	Neurológicas	
Cutâneas	Pigmentares	Hipopigmentação
		Hiperpigmentação
		Linha de demarcação
		Acentuação de nevos
		Eritema persistente
		Flushing persistente
	Cicatriciais	Queloides
		Cicatriz hipertrófica
		Cicatriz atrófica
		Necrose
	Cicatriciais estruturais	Ectrópio
		Eclábio
Infecciosas	Bacterianas	*Staphylococcus*
		Streptococcus
		Pseudomonas
		Síndrome do choque tóxico
	Virais	Herpes simples
	Micóticas	Candidíase
Outras complicações	Mílio, prurido	
	Alterações texturais, dilatação dos poros	
	Teleangiectasias, edema de laringe	
	Sensibilidade a temperatura	
	Desordens neuropsiquiátricas, depressão, desestabilização	

Histologia dos *peelings* profundos

A solução de Baker destrói completamente a epiderme por queratólise e produz uma zona inflamatória de destruição celular que se estende até a derme reticular média. Esta reação atinge o pico em 48 horas, quando então a regeneração epidérmica começa e se completa após 7 a 14 dias. Na epiderme existe uma normalização da polaridade das células e das irregularidades citológicas, acompanhadas de uma marcada diminuição dos melanossomas, apesar dos melanócitos estarem regularmente distribuídos. O espessamento dérmico se inicia cerca de 2 semanas após o tratamento, e o remodelamento do colágeno não está completo até 90 dias.

Uma nova banda de derme medindo 2 a 3 mm é formada entre a epiderme e o tecido elastótico subjacente. Esta nova banda é constituída por feixes finos, compactos, organizados e paralelos de colágeno, localizados em posição horizontal à superfície. As fibras elásticas estão regeneradas, são numerosas e formam uma rede de fibras arranjadas ao acaso, e às vezes paralelas à nova formação do colágeno. O seguimento de pacientes por Kligman, Baker e Gordon[48] mostra que estas mudanças na epiderme e na derme persistem por pelo menos 20 anos após o *peeling*.

Comprovou-se, por estudos histológicos e imunohistoquímicos, que os *peelings* de fenol-cróton aumentam a formação de colágenos tipo 1 e 3 por meio do estímulo das sirtuínas 6 e 7, segundo estudo publicado em 2022. Sirtuínas são enzimas que protegem a pele contra os raios UV reparando o DNA, controlando a inflamação e modulando a defesa antioxidante.[49]

■ CONCLUSÕES

Embora conhecidos e utilizados de longa data, quando comparados aos procedimentos cosméticos mais recentes, tais como o microagulhamento e tecnologias fracionadas com *lasers* e radiofrequência, a evidência científica para *peelings* químicos é limitada, desde que não existe o investimento de empresas para pesquisas. Ressaltam-se, porém, a eficácia, a popularidade e o baixo custo dos *peelings* químicos, desde que realizados com conhecimento científico e treinamento adequados.

Os *peelings* superficiais são extremamente populares, requisitados pelos pacientes, e quando bem indicados podem trazer alto índice de satisfação no tratamento coadjuvante de dermatoses comuns na prática como a acne.

Os *peelings* médios, tem a sua indicação mais precisa no tratamento das QAs múltiplas, enquanto os *peelings* profundos com fenol revelam-se como procedimentos com resultados excepcionais e incomparáveis no fotoenvelhecimento severo (Figuras 152.9 A a E). Embora o processo de envelhecimento seja contínuo, os estudos histológicos comprovam que a reconstrução dérmica pós-fenol perdura por longos períodos.

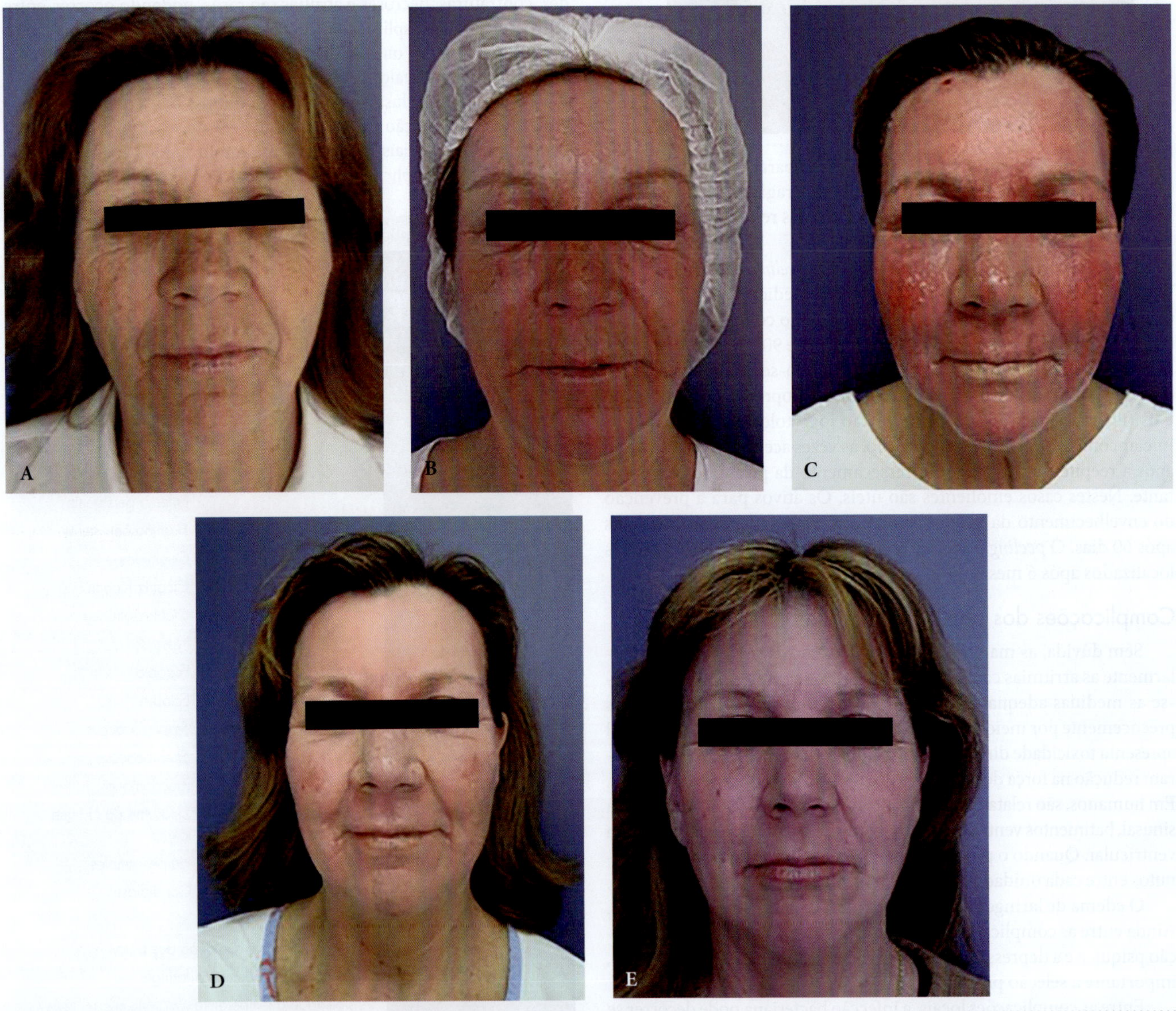

■ **Figura 152.9** (**A**) Pré-*peeling* de fenol com fórmula de Baker. (**B**) Pós-imediato do *peeling* de Baker não ocluído. (**C**) 5º dia pós-*peeling*. (**D**) 7º dia pós-*peeling*. (**E**) 60º dia pós-*peeling*.

1. Letessier SM. Chemical peel with resorcin. In: Roenigk, SM.; Roenigk Jr HH ed Dermatologic Surgery - Principles and Practice. New York, cap. 54, 1998.
2. Brody HJ. The art of chemical peeling. J. Dermatol Surg Oncol 1989;15:918-21.
3. Camacho FM. Medium-depth and deep chemical peels J Cosmet Dermatol. 2005;4:117-128.
4. Brody HJ. Chemical peeling and resurfacing. 2. ed. Saint Lous, Mosby 1997.
5. Sumita JM; Leonardi GR; Bagatin E. Tretinoin peel: a critical view. An Bras Dermatol. 2017;92:363-6Mandy SH.Tretinoin in preoperative and postoperative management of dermabrasion. J Am Acad Dermatol 1986;15:878-9 1994;3:988-992.
6. Mandy SH. Tretinoin in preoperative and postoperative management of dermabrasion. J Am Acad Dermatol 1986;15:878-9 1994;3:988-992.
7. Duffy DM. Alpha hydroxy acids/trrchloroacetic acid - risk/benefits strategies.Dermatol surg.1998;24:181-9.
8. Di Santis EP; Elias BLF; Barros RVS; Mandelbaum SH. Peeling profundo de fenol:como controlar a dor durante a aplicação e até 12 horas após? Surg Cosmet Dermatol.2014;6(1):11-5.:470-475.
9. Kar BR; Tripathy S; Panda M. Comparative study of oral isotretinoin versus oral isotretinoin + 20% salicylic acid peel in the treatment of active acne. J Cutan Aesthet Surg 2013;6:204-8.
10. Sharad J. Glycolic acid peel therapy - a current review. Clin Cosmet Investig Dermatol 2013;6:281-288.
11. Cotellessa C; Manunta T; Ghersetich I; Brazzini B; Peris K. The use of pyruvic acid in the treatment of acne J European Academy of Dermatology and Venereology 2004;18: 275-278.
12. Song JY; Kang HA; Kim MY; Park YM; Kim HO. Damage and Recovery of Skin Barrier Function After Glycolic Acid Chemical Peeling and Crystal Microdermabrasion. Dermatol Surg 2004;30:390-394.
13. Costa IMC; Mesquita KC. Peeling químico médio em lesões papulonodulares de rosácea. Surg Cosmet Dermatol. 2010;2(3)237-9.
14. Sarkar R; Gokhale N; Godse K; Ailawadi P; Arya L; Sarma N; Torsekar RG; Somani VK; Arora P; Majid I; Ravichandran G; Singh M; Aurangabadkar S; Arsiwala S; Sonthalia S; Salim T; Shah S. Indian Medical Management of Melasma: A Review with Consensus Recommendations by Indian Pigmentary Expert Group. J Dermatol. 2017 Nov-Dec;62(6):558-577.
15. Cook KK; Cook WR Jr. Chemical peel of nonfacial skin using glycolic acid gel augmented with TCA and neutralized based on visual staging.Dermatol Surg. 2000 Nov;26(11):994-9.
16. Kadunc BV; Vanti A. Avaliação da toxicidade sistêmica do fenol em peelings faciais. 2009 Surg Cosmet Dermatol 2009;1(1):10-14
17. Brody HJ. Medium depth chemical peeling of the skin: a variation of chemical surgery. Adv Dermatol 1988;3:205-210.
18. Monheit GD. The Jessner's + TCA peel: a médium depth chemical peel. J Dermatol Surg Oncol 1989;15:953-963.
19. Coleman WP; Futrell J. The glycolic acid trichloroacetic acid peel. J Dermatol Surg Oncol 1994;20:76-80
20. Beatrice Abdalla; Sílvia Arroyo Rstom; Francisco Macedo Paschoal. Campo cancerizável: artigo de revisão Surg Cosmet Dermatol 2014;6:310-18.
21. Berker D. Guidelines for the Management of Actinic Keratoses. Br J Dermatol 2007; 156:222-230.
22. Ulrich M. Actinic Keratoses: non-invasive Diagnosis for Field Cancerization. British J Dermatol 2007; 156:13-17.
23. Dinehart SM. The treatment of actinic keratoses. J Am Acad Dermatol 2000;42:S25-28.
24. Kaminaka C; Yamamoto Y; Yonei N; Kishioka A; Kondo T; Furukawa F. Phenol peels as a novel therapeutic approach for actinic keratosis and Bowen disease: Prospective pilot trial with assessment of clinical, histologic, and immunohistochemical correlations J Am Acad Dermatol 2009;60:615-25.
25. Bames HO. Truth and fallacies of face peeling and face lifting. Med J Rec 1927;126:86-7.
26. Brown AM, Kaplan LM, Brown ME. Phenol induced histological skin changes: hazards, technique and uses. Br J Plast Surg 1960;13:158.
27. Baker TJ, Gordon HL. The ablation of rhytids by Chemical means in a preliminar report. J Fla Med Assoc 1961;48:451.
28. Stegman SJ. A study of dermabrasion and chemical peels in an animal model. J Dermatol Surg Oncol 1980;6(6):490-7.
29. Stegman SJ. A comparative histologie study of the effects of the peelings agents and dermabrasion on normal and sun damaged skin. Aesthet Plast Surg 1982;6:123.
30. Moy LS; Peace S; Moy RL. Comparison of the effect of various chemical peelings agents in a mini pig model. Dermatol Surg 1996;22:429-32.
31. Costa IMC; Peres AS; Costa MC; Figueira. RBFDC Is there still a place for deep chemical peels in the treatment of perioral wrinkles? J Cosmet Dermatol. 2020 Oct;19(10):2634-2636.
32. Hetter GP. An examination of the phenol-croton oil peel, part I. Dissecting the formula. Plast Reconstr Surg 2000;105(1):227-39.
33. Hetter GP. An examination of the phenol-croton oil peel, part II. The lay peelers and their croton oil formulas. Plast Reconstr Surg 2000;105(1):240-8.
34. Hetter GP. An examination of the phenol-croton oil peel, part III. The plastic surgeon's role. Plast Reconstr Surg 2000;105(2):752-63.
35. Hetter GP. An examination of the phenol-croton oil peel, part IV. Face peel results with different concentration of the phenol and croton oil. Plast Reconstr Surg.2000;105:1061-83.
36. Larson DL; Karmo F; Hetter GP. Phenol-croton oil peel: establishing an animal model for scientific investigation. Aesthet Surg J. 2009 Jan-Feb;29(1):47-53.
37. Wambier CG; Beltrame FL. Air Safety and Personal Protective Equipment for Phenol Croton Oil Peels. Dermatol Surg. 2018 Jul;44(7):1035-1037.
38. Neitzke IC; de Grande Curi D; Lin EM; Lee KC; Soon SL; Lunardelli Bittencourt AC; Aguiar CM; Neto DJ; da Costa Filha ARC; Beltrame FL; Döll-Boscardin PM; Wambier CG. Translational research on the role of formula stability in Hetter's phenol-croton oil peels: Analysis of chemical studies and clinical outcomes from a randomized, double--blinded, split-face controlled trial..J Am Acad Dermatol. 2021 Mar;84(3):854-856
39. Deprez P. Qui (n') a (pas) peur du phénol? J Méd Esthet Chir Derm. 1998;25:21-28.
40. Wexler MR; Halon DA,Teitelbaum A et al. The prevention of cardiac arrhythmias produced in an animal model by the topical application of a phenol preparation in common use for face peeling. Plast Reconstr Surg 1984;73:595-8.
41. Truppman ES. Major electrocardiographic changes during chemical face peeling. Plast Reconstr Surg 1979;63(1):44-8.
42. Stagnone GJ; Orgeel MB; Stagnone JJ. Cardiovascular effects of topical 50% trichloroacetic acid and Baker's phenol solution. J Dermatol Surg Oncol 1987;13:999-1002.
43. Bassanezi BSB; Oliveira Filho AG. Postoperative analgesia. Rev Col Bras Cir 2006;33(2).
44. Starkman SJ; Mangat DS Chemical Peel (Deep, Medium, Light). Facial Plast Surg Clin North Am. 2020 Feb;28(1):45-57.
45. Wambier CG; Lee KC; Soon SL et al. Advanced Chemical peels: phenol-croton oil peel. J Am Acad Dermatol. 2019;81:327-336.
46. Wicke C; Halliday B; Allen D; Roche NS; Scheuenstuhl H; Spencer MM; Roberts AB; Hunt TK. Effects of steroids and retinoids on wound healing. Arch Surg 2000;135(11):1265-70.
47. Costa IMC; Damasceno OS; Costa MC; Gomes KGP. Review in peeling complications. J Cosmet Dermatol. 2017 Sep;16(3):319-326.
48. Kligman AM; Baker TJ; Gordon Hl. Long-term histologic follow-up of phenol face peels. Plast Reconstr Surg. 1985;75:652-9.
49. Cardoso FAMS; Moura RD; Pilat EFS; Miot HA, Costa A Phenol - croton oil peel enhances type-1 and type-3 collagen amounts by stimulating SIRT-6 and SIRT-7Int J Dermatol 2022,61,e43-e80.

Ada Regina Trindade de Almeida • Giovanna Prata Ciabotti Camargos • Suelen Montagner

Toxina Botulínica

Nos últimos anos, observou-se grande evolução na Dermatologia Cosmética em função da busca cada vez maior de procedimentos estéticos pouco invasivos, porém seguros e eficazes em retardar ou aliviar os efeitos do envelhecimento.[1]

Depois de temida como veneno, a toxina botulínica tornou-se a primeira proteína microbiana injetada em humanos com objetivo terapêutico, quando o oftalmologista Alan Scott a usou para casos de estrabismo.[2-3] Foi indicada também para distúrbios de contração muscular (espasmos faciais, distonias etc.). Sua aplicação cosmética foi descoberta incidentalmente em 1987, quando Jean e Alastair Carruthers notaram melhora das rugas perioculares de paciente tratada com toxina botulínica tipo A para blefaroespasmo. Decidiram, então, avaliar a aplicação de toxina botulínica na glabela e, após o tratamento de dezessete pacientes, descreveram pela primeira vez os benefícios da aplicação do neuromodulador para a correção de rugas dinâmicas faciais.[4,5]

Há mais de 30 anos a toxina é utilizada para fins cosméticos e continua sendo o procedimento estético mais realizado nos consultórios dermatológicos no mundo.[6,7] Embora o paradigma original do uso do neuromodulador fosse paralisar os músculos tratados, atualmente considera-se objetivo do tratamento a modulação da atividade muscular.[6] Antes usada de forma isolada, visando a total imobilização de áreas faciais para eliminação de rugas (efeito paralisado),[8] passou a ser associada a outras terapias (*peelings*, preenchedores, *lasers* etc.), buscando não mais paralisar, porém controlar movimentos, reposicionar ou remodelar estruturas (por exemplo, as sobrancelhas), com resultados mais naturais e satisfatórios (efeito relaxado).[1,8,9]

A toxina também é indicada de forma segura e eficaz na hiperidrose localizada, especialmente nas formas axilar, palmoplantar, craniofacial e na sudorese gustatória.[10,11] Outras condições dermatológicas em que parece ter potencial terapêutico são: *flush* ou rubor cutâneo,[12] no fenômeno de Raynaud,[13] na modulação de cicatrizes[14,15] e da secreção sebácea facial[16,17] e também para o controle da dor na neuralgia pós-herpética.[18]

Mecanismo de ação

A transmissão do impulso nervoso de uma célula à outra ocorre pela liberação de uma substância neurotransmissora. Nas fibras colinérgicas, esta substância é a acetilcolina.[19]

A toxina botulínica bloqueia a liberação de acetilcolina na junção neuromuscular (JNM),[20] provocando fraqueza ou paralisia da musculatura correspondente, de acordo com a dose utilizada. Quando aplicada para o tratamento de hiperidrose, o bloqueio colinérgico provoca interrupção da produção do suor e consequente anidrose local. A toxina também é capaz de inibir a liberação de outros neurotransmissores como adrenalina, substância P, glutamato, peptídeo intestinal vasoativo e peptídeo relacionado ao gene da calcitonina.[21]

A estrutura molecular da toxina é composta por duas cadeias proteicas, ligadas por uma ponte dissulfídica: uma pesada (100 kD) e outra leve (50 kD), que juntas formam o peptídeo de 150 kilodaltons (kD).[20] A cadeia pesada atua nos domínios de ligação e translocação moleculares no neurônio pré-sináptico, sendo a cadeia leve a porção ativa da toxina.[7] Todas as formulações de toxina botulínica atuam inibindo a exocitose de acetilcolina, sem afetar sua produção nos neurônios ou a condução do sinal ao longo da fibra nervosa (Figura 153.1).[7]

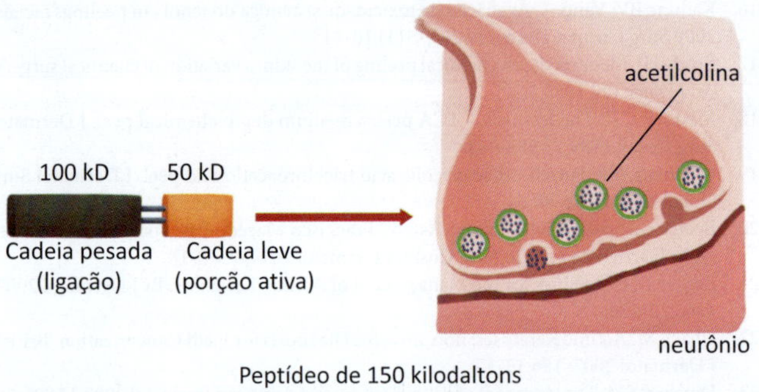

■ **Figura 153.1** À esquerda, diagrama esquemático da estrutura da toxina botulínica tipo A, cuja cadeia leve atua na fenda pré sináptica (à direita), impedindo a exocitose da acetilcolina.

A toxina botulínica é produzida por várias cepas de *Clostridium botulinum*, resultando em 7 sorotipos neurotóxicos, sorologicamente distintos (A, B, C_1, D, E, F e G). Embora apresentem estrutura química semelhante, os diferentes sorotipos apresentam receptores de membrana específicos e diferentes locais de ligação,[22] diferindo entre si em relação à potência e à duração do efeito.[23-24]

Por enquanto, apenas os sorotipos A e B estão disponíveis para uso médico. O sorotipo A é o mais potente e eficaz no bloqueio da liberação de acetilcolina. O efeito neurotóxico é temporário. Após a injeção, a resposta pode ser observada em 2 a 5 dias, com o pico de ação em cerca de 15 dias e duração em torno de 3 a 4 meses.[25]

Apresentações comerciais

Existem atualmente no Brasil sete produtos comerciais contendo a toxina botulínica do tipo A: toxina onabotulínica ou Botox® (Allergan Pharmaceuticals Ireland, Westport – Irlanda; frascos com 100 e 200 unidades),[26] toxina abobotulínica ou Dysport® (Beaufour Ipsen Products, Maidenhead, Berkshire, Inglaterra, distribuído pelo laboratório

Galderma do Brasil – frascos com 300 e 500 unidades Speywood),[27] Prosigne® (Lanzhou Institute of Biological Products, Yanchang Road, Lanzhou, Gansu, República Popular da China, embalado e distribuído no Brasil pelo laboratório Cristália – frascos com 50 e 100 unidades),[28] toxina incobotulínica ou Xeomin® (fabricado por Merz Group Services GmbH Dessau-Rosslau – Alemanha, contendo 100 unidades),[29] Botulift® (Medy-tox, Inc., Cheongwon-gun, Coreia do Sul – frascos com 50, 100 e 200 unidades),[30] toxina prabotulínica ou Nabota® (fabricada pela Daewoong Pharmaceutical Co., Hwaseong, Gyeonggi, República da Coreia – frascos com 100 unidades)[31] e toxina letibotulínica ou Botulim® (Hugel Inc., Chuncheon – Coreia do Sul – frascos com 50, 100 e 200 unidades).[32]

As apresentações comerciais disponíveis são produzidas de maneiras distintas, de acordo com os fabricantes. Os diferentes produtos contêm toxina botulínica envolta por complexo proteico específico de cada apresentação, composto por proteínas não tóxicas e hemaglutinina, cuja função consiste em estabilizar e proteger a molécula da neurotoxina contra *degradação*.[33,34] Apresentam, portanto, diferentes pesos moleculares. Exceção à presença de complexo proteico protetor é a toxina incobotulínica, que, durante sua produção, passa por processo de purificação, com descarte do seu complexo proteico, sendo o produto final a toxina botulínica em sua forma pura, com 150 kDa.[7] Não existe equivalência direta de potência entre as toxinas, porém, para uso clínico, acredita-se que 1 unidade de Botox® corresponda a 2,5 a 3 unidades Speywood de Dysport® e a 1 unidade de Prosigne®, Xeomin®, Botulift®,[33] Nabota® e Botulim® (Tabela 153.1).

A toxina botulínica do tipo B ou toxina rimabotulínica é indicada nos Estados Unidos para tratamento de distonia cervical, sob o nome de Myobloc® (Solstice Neurocience, Inc., Malvern, Pensilvânia, EUA). Na Europa, recebe o nome de Neurobloc®.[35] Embora indicada para o tratamento de distonia cervical, já foi empregada para outras condições que implicam em espasticidade muscular, sendo raramente usada em aplicações cosméticas.[36] Estudos randomizados prévios demonstraram resultados e perfil de segurança semelhantes à toxina botulínica tipo A, porém com menor tempo de duração (cerca de 8 semanas) e maior desconforto durante a aplicação, possivelmente em função da acidez de sua formulação (pH de 5,6).[36-38]

Tabela 153.1 Preparações de toxina disponíveis.

Tipo da toxina	Onabotulinum toxina A	Abobotulinum toxina A	BONTA	BONTA	Incobotulinum toxina A	Rimabotulinum toxina B	Letibotulinum toxina A	Prabotulinum toxina A
Fabricante	Allergan, Inc.	Ipsen Inc./ Medicis Inc.	Lanzhou	Medy-Tox Inc., Coreia do Sul	Merz Pharmaceuticals	Solstice Neurosciences Inc./Eisai Co., Ltd.	Hugel Inc.	Daewoong
Apresentações comerciais	Botox	Dysport	Prosigne	Botulift	Xeomin	Myobloc, Neurobloc	Botulax, Botulim	Nabota
Uso aprovado	Em todo o mundo, incluindo Estados Unidos e Canadá	Em mais de 65 países, incluindo Estados Unidos e Canadá	Em mais de 10 países, incluindo a China	Coreia, Índia e América do Sul	Alemanha e outros países europeus, México, Argentina e Brasil	Estados Unidos e alguns países europeus	Em 28 países, incluindo a China	Em mais de 50 países, incluindo Estados Unidos e Canadá
Tipo	Tipo A-*Hall strain*	Tipo A (cadeia NCTC 2916)	Tipo A	Tipo A	Tipo A-*Hall strain*	Tipo B	Tipo A	Tipo A
Substância ativa	Complexo de toxina botulínica tipo A (900 kDa)	Complexo de toxina botulínica tipo A (400 kDa)	Complexo de toxina botulínica tipo A (900 kDa)	Complexo de toxina botulínica tipo A (940 kDa)	Toxina botulínica tipo A, livre de complexos proteicos (150 kDa)	Toxina botulínica tipo B (700 kDa)	Toxina botulínica tipo A (700 kDa)	Complexo de toxina botulínica (900 kDa)
Indicações	Blefaroespasmo, distonia cervical, rítides glabelares, hiperidrose	Blefaroespasmo, distonia cervical, rítides glabelares	Blefaroespasmo, distonia cervical, rítides glabelares, hiperidrose	Blefaroespasmo	Blefaroespasmo, distonia cervical e uso cosmético em alguns países	Distonia cervical	Blefaroespasmo, rítides glabelares, espasticidade muscular, deformidade de pé equino	
Modo de ação	SNAP 25 */SV2	SNAP 25*/SV2	SNAP 25*	SNAP 25*	SNAP 25*	VAMP**	SNAP 25, SV2	SNAP 25, SV2
Unidades por frasco	100 U ou 200 U	300 U ou 500 U	100 U ou 50 U	100 U	100 U ou 50 U	2.500, 5.000 ou 10.000 U	50, 100 ou 200 U	100 U
Estabilização	Seca a vácuo	Pó branco liofilizado	Seca a vácuo	Pó branco liofilizado	Pó liofilizado	Fórmula líquida	Pó branco liofilizado	Seca a vácuo
Conteúdo proteico (ng/frasco)	5	4,35	?	?	0,6	55	0,175	
Excipientes* (ref. Pickett)	500 µg ASH 0,9 mg NaCl	125 µg ASH 2,5 mg lactose	5 mg gelatina 25 mg dextran 25 mg sucrose	500 µg ASH 0,9 mg NaCl	1.000 µg ASH 4,7 mg sucrose	500 µg/mL ASH NaCl 0,1 mg, succinado de sódio 0,01 mg, HCl (para ajustar o pH da água para injeção)	0,5 mg ASH 0,9 mg NaCl	0,5 mg ASH 0,9 mg NaCl
Transporte/ armazenamento antes da diluição	2 a 8 °C	2 a 8 °C	2 a 8 °C	2 a 8 °C	Acima de 25 °C ou 2 a 8 °C	2 a 8 °C	2 a 8 °C	2 a 8 °C
Diluição	1 a 2,5 mL	1,66 a 3,32 mL	1 a 2 mL	1 a 2 mL	1 a 2 mL	Reconstituição desnecessária	1 a 2 mL	1 a 2 mL
Tempo e temperatura de armazenamento após diluição	24 h 2 a 8 °C	4 h 2 a 8 °C	4 h 2 a 8 °C	4 h 2 a 8 °C	24 h 2 a 8 °C	4 h (se diluída) 2 a 8 °C	24 h 2 a 8 °C	24 h

Fonte: Adaptado de Trindade de Almeida AR; Secco LC; Carruthers A. Handling Botulinum Toxins: An Updated Literature Review;[32] Frevert J, Ahn KY, Park MY, Sunga O. Comparison of botulinum neurotoxin type A formulations in Asia. Clin Cosmet Investig Dermatol. 2018 Jul 5;11:327-331. doi: 10.2147/CCID.S160723. PMID: 30013379; PMCID: PMC6039073.

Contraindicações

As contraindicações ao tratamento com a toxina incluem doenças neuromusculares que também atuem na placa mioneural (*miastenia gravis* ou síndrome de Eaton-Lambert), hipersensibilidade conhecida aos constituintes do medicamento, infecção ativa no local de aplicação, gestantes e lactantes.[39] Embora classificada como fármaco categoria C pelo FDA, não há relatos de teratogenicidade em mulheres tratadas inadvertidamente com toxina botulínica durante a gestação.[7] A possibilidade de interações medicamentosas existe, e, por este motivo, pacientes em uso concomitante de antibióticos aminoglicosídeos como gentamicina, kanamicina e estreptomicina, devem receber doses menores de toxina.[40]

Reconstituição e conservação

De acordo com informações técnicas contidas nas bulas de cada produto,[26-32] a toxina botulínica do tipo A pode ser estocada sob refrigeração entre 2 e 8 °C (Botox®, Dysport®, Botulift®, Botulim®, Nabota®), em freezer entre -5 e -20 °C (Botox® e Prosigne®) e em temperatura ambiente (Xeomin®). A validade varia de um (Dysport®) a dois (Botox®, Xeomin, Botulim®) ou 3 anos (Prosigne®, Nabota®).

A reconstituição é feita em soro fisiológico a 0,9% (com ou sem conservante), em volumes que variam de 1 a 4 mL. As autoras utilizam 2 mL para todas toxinas com frascos de 100 unidades (onabotulínica, incobotulínica, Prosigne® ou Botulift®), resultando em concentração final de 50 unidades por mL de solução. Para Dysport®, utilizam 2 mL para 300 unidades Speywood, resultando em 150 unidades por mL de solução.

Após ser reconstituído, o produto deve ser mantido em geladeira por 8 (Dysport®), 4 (Botox®, Xeomin® e Prosigne®) e 24 horas (Botulim®, Nabota®), respectivamente, segundo os fabricantes, ou por até 6 semanas, de acordo com a literatura.[41] Consenso recente de *experts* foi unânime em afirmar que a toxina botulínica pode, após reconstituição, ser armazenada por pelo menos 4 semanas sem risco significativo de contaminação ou prejuízo de eficácia, podendo ser usada para tratar mais de um paciente, desde que o manuseio seja apropriado.[6]

Resistência

A ausência de resposta à toxina botulínica pode ocorrer de duas maneiras: *resposta ausente imediata* (resistência primária) ou *perda de efeito após uso repetido* (resistência secundária), geralmente pela formação de anticorpos.[42-45]

Por ser proteína imunogênica, a toxina botulínica é capaz de induzir a formação de anticorpos neutralizantes, que bloqueariam sua ação. Fatores que contribuiriam para a resistência secundária seriam: *altas doses, curtos intervalos entre aplicações, carga proteica da preparação e predisposição genética*.[7] Em pacientes de distonia cervical, que recebiam doses de 300 u por sessão, anticorpos neutralizantes foram descritos em 18% dos casos.[46]

A reformulação do produto mais usado (Botox®) em 1997 diminuiu a concentração de proteína do complexo ativo e reduziu também o percentual de pacientes de distonia cervical resistentes à terapia.[42]

Estudos clínicos do uso cosmético facial não encontraram falha de resposta mesmo após aplicações repetidas. Rzani e colaboradores,[47] estudando retrospectivamente 4.103 tratamentos com toxina botulínica A (Dysport®) em 945 pacientes (mínimo de 3 até 5 ciclos de tratamento, em até 6 anos), não encontraram nenhum caso de falta de resposta ou redução do efeito. Carruthers & Carruthers,[48] revendo 50 casos que receberam pelo menos 10 aplicações cosméticas faciais ao longo de 9 anos (853 sessões), também não encontraram pacientes não responsivos. Em outro estudo multicêntrico com 207 pacientes seguidos em média por 9 anos (variando de 5 a 17 anos), Trindade de Almeida e colaboradores conseguiram contabilizar 4.402 tratamentos glabelares apenas com onabotulinumtoxinA (Botox®). Os pacientes não só continuavam a responder ao tratamento, como ficavam satisfeitos e se consideravam na média 6,9 anos mais jovens que a idade real.[49]

Da mesma maneira, no tratamento da hiperidrose axilar, Glaser e colaboradores[48] pesquisaram a incidência de anticorpos neutralizadores em pacientes de quatro estudos prospectivos. Do total de 537 indivíduos, que receberam doses de 100 a 150 u de toxina/sessão (Botox®), 92% foram expostos a até 550 u, ao longo de 1 a 4 sessões, com intervalo de 6 a 8 meses. Neste estudo, 98,5% dos casos testados foram negativos, 0,4% positivos e 1,1% inconclusivos. A conclusão dos autores foi que, sendo a hiperidrose uma alteração de curso crônico com necessidade de repetição terapêutica, o percentual próximo de zero na formação de anticorpos neutralizadores autoriza o tratamento a longo prazo com a toxina botulínica.

No entanto, casos isolados de pacientes cosméticos que passaram a não obter efeito têm sido descritos.[51-53] A toxina B foi uma opção para alguns desses pacientes, embora exista o risco de reação cruzada entre os diferentes subtipos.[54]

Indicações cosméticas e terapêuticas de interesse dermatológico

1. Rugas dinâmicas da face, pescoço e colo.
2. Hipertrofia de masseter.
3. Hiperidroses localizadas.

■ RUGAS DINÂMICAS DA FACE, PESCOÇO E COLO

Considerações técnicas

Antes de qualquer aplicação cosmética, é imprescindível o conhecimento da anatomia da face.[55,56] Convém lembrar que o equilíbrio facial depende de músculos opositores que elevam ou deprimem estruturas faciais. Paralisando ou enfraquecendo um depressor, a ação do elevador correspondente ficará exacerbada. Entre os músculos elevadores, podemos citar: o occiptofrontal, os elevadores do lábio (incluindo sua alça nasal), os zigomáticos maior e menor e o nasal. Entre os depressores, destacamos os corrugadores, o procerus, os orbiculares dos olhos, os depressores do septo nasal, do lábio e do ângulo da boca, além do platisma.

Para uso cosmético, as injeções podem ser intramusculares, subcutâneas ou intradérmicas.[57] Vale ressaltar que o raio de ação da toxina botulínica é de 1 a 1,5 cm do ponto de aplicação, distância que deve ser respeitada em relação a grupamentos musculares cujo comprometimento possa acarretar efeitos indesejáveis.

As autoras preferem utilizar seringas de 0,5 ou 0,3 mL, com agulhas 30 G curtas, acopladas e fixas (Ultrafine II, Beckton Dickson, Canadá). A aplicação não é dolorosa, porém o discreto desconforto pode ser minimizado com o uso de cremes anestésicos, gelo local ou simplesmente "pinçando" a pele entre os dedos polegar e indicador da mão auxiliar, no momento da injeção. Quando da retirada de agulha, realiza-se compressão manual por alguns segundos, para prevenção de equimoses locais. A seguir, descrevem-se detalhadamente as principais aplicações cosméticas de toxina botulínica tipo A. As dosagens descritas referem-se às formulações de toxina onabotulínica, embora outros produtos também possam ser usados em doses equivalentes.

Região periocular

O músculo orbicular dos olhos consiste em músculo esfincteriano cuja contração permite o fechamento forçado dos olhos e contribui para a depressão lateral das sobrancelhas.[33]

Apresenta três porções musculares: palpebral, orbital e lacrimal.

A contração lateral de sua porção orbital, sobretudo durante o sorriso, leva ao aparecimento de duas ou mais linhas radiadas lateralmente aos olhos,[55] popularmente conhecidas como "pés de galinha", e que constituem um dos sinais mais precoces do envelhecimento.[33,36]

Para corrigi-las, utilizam-se, em média, entre 6 e 12 unidades de toxina por lado, distribuídas classicamente em 2 a 3 pontos. O consenso de 2016[6] recomenda injeção intradérmica de uma a quatro unidades de toxina botulínica por ponto de aplicação. A primeira injeção pode ser feita entre 1 e 1,5 cm do canto externo do olho, e as seguintes a cerca de 1,5 cm acima e abaixo deste ponto, formando um semicírculo. Pontos adicionais podem ser acrescentados lateralmente em casos de rugas muito extensas.

Os pontos de injeção inferiores devem receber doses menores de toxina[6] e não devem ultrapassar a margem superior do zigoma, a fim de evitar o comprometimento do músculo zigomático maior, cuja paresia pode resultar em assimetria do sorriso.[33]

O relaxamento ou imobilização do quadrante superior externo do músculo orbicular dos olhos permite a elevação da cauda da sobrancelha, o que pode ser observado, juntamente com a ausência das rugas, na paciente da Figura 153.2.

Durante o sorriso, a contração da porção pré-tarsal, localizada na porção palpebral do músculo orbicular dos olhos, reduz a abertura ocular. Alguns pacientes com hipertrofia desta área podem aparentar inchaço local ou aspecto de bolsa de gordura, mesmo sendo jovens e estando com peso adequado.

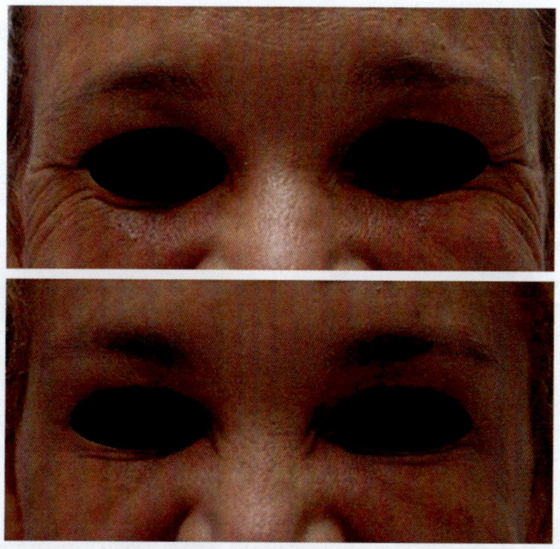

■ **Figura 153.2** Antes e depois da aplicação de toxina para tratamento de rugas perioculares. Nota-se melhora das rugas e elevação da cauda das sobrancelhas.

Descrita por Flynn e colaboradores,[58] a injeção intradérmica ou subcutânea de 2 unidades de toxina atenua as rugas, relaxa pontualmente a musculatura e aumenta a abertura ocular. Deve ser feita na linha mediopupilar, 3 mm abaixo da margem ciliar, apenas em pacientes com boa resposta ao teste do pinçamento *(snap test)*. Este teste consiste em tracionar inferiormente a pálpebra inferior, que é liberada de maneira súbita. O rápido retorno da pálpebra à sua posição original é o esperado e traduz bom tônus muscular. Flacidez e cirurgias locais prévias contraindicam o procedimento. Nestes casos, o relaxamento resultante pode provocar exposição da esclera (*scleral show*) e olho arredondado (em vidro de relógio).[59-61]

Em pacientes com assimetria da abertura ocular, por hipertrofia do orbicular, Fagien[62] sugere injetar também na parte inferolateral do músculo. Deste modo, ao lado da injeção mediopupilar inferior, injeta-se outro ponto na porção lateral da margem ciliar, aumentando a abertura ocular. A dose sugerida para cada ponto é de 0,5 a 1 u de toxina.

Rugas da glabela

As rugas da glabela resultam da contração de vários músculos: corrugador, procerus e porção medial do orbicular dos olhos. Juntos compõem o complexo glabelar, que atua deprimindo medial e inferiormente as sobrancelhas.

Os músculos corrugadores se originam medialmente no osso frontal e se inserem lateralmente na pele, acima das sobrancelhas na linha mediopupilar.[33] Sua hiperatividade provoca o aparecimento das linhas verticais glabelares. O músculo prócero consiste em músculo superficial com fibras verticais, que se origina no osso nasal e se insere na pele entre os supercílios. Sua contração excessiva resulta em linha horizontal localizada no ápice nasal. As rugas radiais na face interna das pálpebras são resultado da contração do orbicular das pálpebras. As fibras mediais superiores deste músculo, quando contraídas, promovem aproximação e depressão das sobrancelhas, contribuindo para as rugas da glabela.[63]

Para o tratamento do complexo glabelar, o consenso de 2016[6] recomenda injeção intramuscular de toxina botulínica em 3 a 7 pontos de injeção, com dose total variando entre 12 e 40 unidades.

Para o tratamento dos corrugadores, recomenda-se injeção intramuscular de 4 a 10 unidades por músculo, distribuídas em 1 a 3 pontos localizados medialmente à linha mediopupilar. As injeções devem ser realizadas 1 cm acima da borda óssea supraorbital, para evitar difusão da toxina para o músculo elevador da pálpebra, cuja paresia pode ocasionar ptose da pálpebra superior. As injeções nos pontos mais laterais dos corrugadores devem ser levemente mais superficiais, pois nessa porção o músculo se superficializa ao se inserir na pele.[36]

O músculo prócero é tratado com injeção intramuscular de 2 a 10 unidades, distribuídas em 1 a 2 pontos localizados no centro ou 0,5 a 1 cm abaixo da linha imaginária que une as duas sobrancelhas.[64]

Para o tratamento das linhas radiadas mediais provocadas por contração excessiva da porção medial do orbicular dos olhos, pode-se aplicar, via intradérmica, 1 a 3 unidades de toxina botulínica medialmente à linha mediopupilar e 1 cm acima da borda óssea de cada lado do supercílio. Estes pontos estão indicados em casos de musculatura espessa, especialmente encontrada em homens ou em mulheres com sobrancelhas muito horizontais ou atletas.

Para otimização de resultados com toxina botulínica, doses e locais de aplicação devem ser individualizados. Deve-se atentar não apenas às linhas locais, mas ao movimento predominante durante a contração muscular, direcionando doses maiores a áreas hipercinéticas, que variam individualmente.

Almeida e colaboradores, estudando a movimentação glabelar de 334 indivíduos, descreveram cinco padrões de contração glabelar mais frequentes: "U", "V", "setas convergentes", "ômega" e "ômega invertido",[65] demonstrados na Figura 153.3.

O padrão "U" exibe predomínio de aproximação e depressão curta da glabela: a contração termina antes da linha mediopupilar, e os principais músculos envolvidos são corrugadores e prócero. Nesse caso, o tratamento pode ser realizado com o modelo clássico de cinco pontos.[64]

O padrão "V" corresponde a pacientes com aproximação e depressão simultânea extensa da glabela, atingindo ou ultrapassando a linha mediopupilar, com sobrancelhas mais horizontais em repouso. Participa do movimento, além de corrugadores e prócero, a porção medial do orbicular dos olhos. Nesse caso, a melhor abordagem é o modelo de 7 pontos.[64]

O padrão "setas convergentes" corresponde ao predomínio de aproximação medial das sobrancelhas, com pouca ou nenhuma elevação da glabela, o que decorreria, aparentemente, de equilíbrio de forças entre prócero e frontal. Esse padrão de contração resultaria de hipercinesia de corrugadores e porção medial dos orbiculares, sugerindo, portanto, disposição mais horizontal dos pontos de aplicação.[64]

No padrão "ômega", a contração muscular provoca aproximação e elevação medial da glabela, lembrando o formato da letra grega ômega. Resulta da ação dos corrugadores e porção medial dos orbiculares dos olhos, com participação do músculo frontal. O prócero tem pouca ou nenhuma ação em pacientes com padrão ômega de contração. A melhor abordagem, nesse caso, seria tratar os corrugadores, orbiculares das pálpebras e porção medial do músculo frontal, com doses maiores nos corrugadores e menores doses nos pontos do frontal e dos orbiculares.[64]

No padrão "ômega invertido", o movimento que predomina é o de depressão, com pouca aproximação das sobrancelhas, lembrando o desenho de uma letra ômega invertida. Acredita-se que esse padrão resulte dos movimentos do prócero, abaixador do supercílio, porção medial dos orbiculares dos olhos e do músculo nasal (embora não se localize na glabela), com menor participação dos corrugadores. O tratamento deve ser direcionado a maiores doses no prócero e abaixadores do supercílio, com doses menores na porção medial dos orbiculares dos olhos e músculo nasal.[64]

Rugas frontais

O músculo occiptofrontal se origina na gálea aponeurótica, abaixo da sutura coronal e se insere na pele na região do supercílio. Sua contração eleva as sobrancelhas e provoca rugas horizontais na fronte.[55,56] O músculo possui dois ventres, direito e esquerdo, que, por apresentarem inervações independentes, podem contrair-se separadamente, causando assimetrias. Por ser o único elevador em meio a vários depressores, em geral é tratado juntamente com um deles, para evitar queda dos supercílios.

A altura e a forma das sobrancelhas são influenciadas pelas atividades opostas do músculo frontal (elevador) e dos depressores mediais, procerus, corrugadores e orbiculares das pálpebras, estes últimos também depressores laterais. O tratamento das rugas glabelares com a toxina botulínica sempre focou os depressores, o que levou vários autores a declarar que a elevação das sobrancelhas seria resultado da inativação

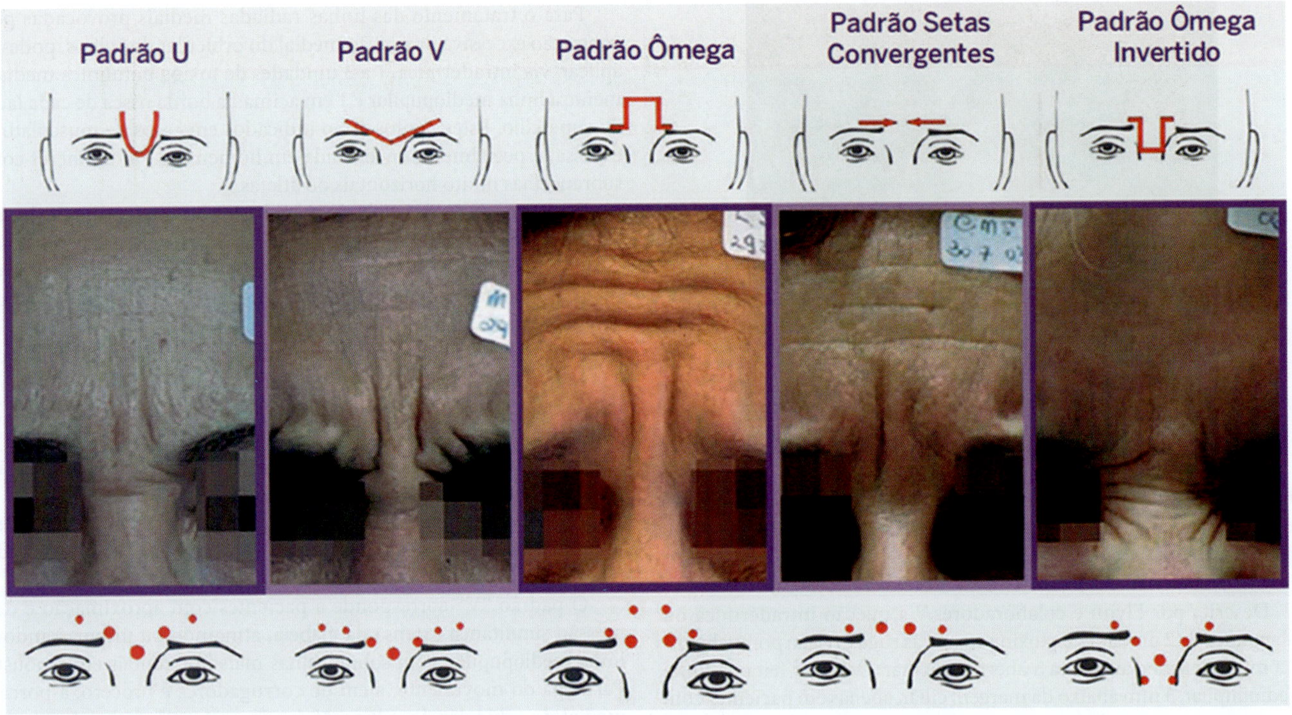

■ **Figura 153.3** Padrões de contração glabelar com exemplos clínicos e sugestão de pontos de aplicação.

deste grupo muscular.[66-69] Estudo posterior[70] sugere que a elevação da sobrancelha após tratamento apenas da glabela seria resultado da difusão e inativação parcial de fibras mediais e inferiores do frontal, provocando aumento do tônus muscular nas regiões laterais. Esta hipótese apoia-se no fato de a elevação começar nas porções laterais (sem nenhuma injeção temporal) e ser seguida, depois de alguns dias, da elevação de todo o supercílio, significando aumento do tônus muscular basal também nas fibras superiores do frontal, não afetadas pela toxina.

Para o músculo frontal, a tendência atual é o tratamento conservador, com o objetivo de suavizar as linhas, sem provocar ptose de supercílios ou eliminar as expressões do terço superior da face.[36] Sugere-se o uso de pequenas doses, com o objetivo de provocar relaxamento muscular em vez de paralisia, podendo, inclusive, não ser tratado. Para definir o plano de tratamento, deve-se levar em consideração características individuais de contração durante o movimento de elevação dos supercílios,[33] a força de contração muscular, possíveis assimetrias e a posição das sobrancelhas tanto em repouso quanto em movimento.[36]

A técnica de aplicação consiste em 0,5 a 3 unidades por ponto, distantes cerca de 2 cm entre si, em uma ou duas linhas horizontais que se iniciam 2 cm acima do rebordo ósseo (dose total de 4 a 12 unidades). A aplicação pode ser tanto intramuscular quanto intradérmica.[6] Em mulheres, para arquear as sobrancelhas, deve-se usar menor dose ou evitar a injeção na porção lateral do frontal, como demonstrado na Figura 153.4.

Nos homens, o frontal deve ser tratado uniformemente de um lado a outro para evitar este efeito (Figura 153.5).

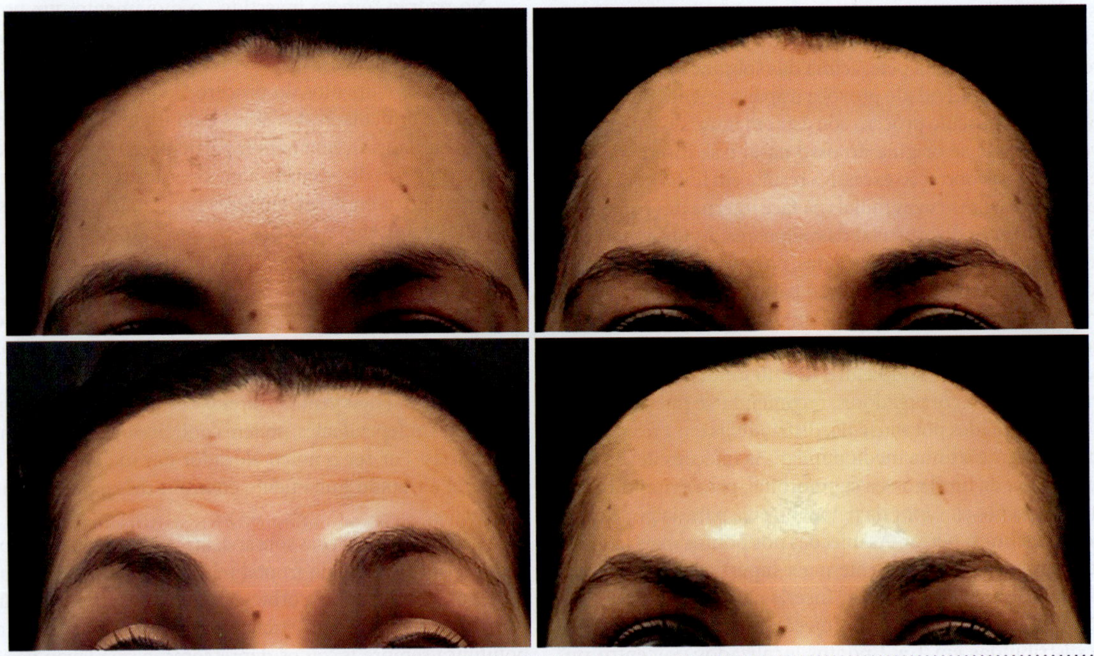

■ **Figura 153.4** Relaxamento de rugas frontais e arqueamento das sobrancelhas em paciente mulher.

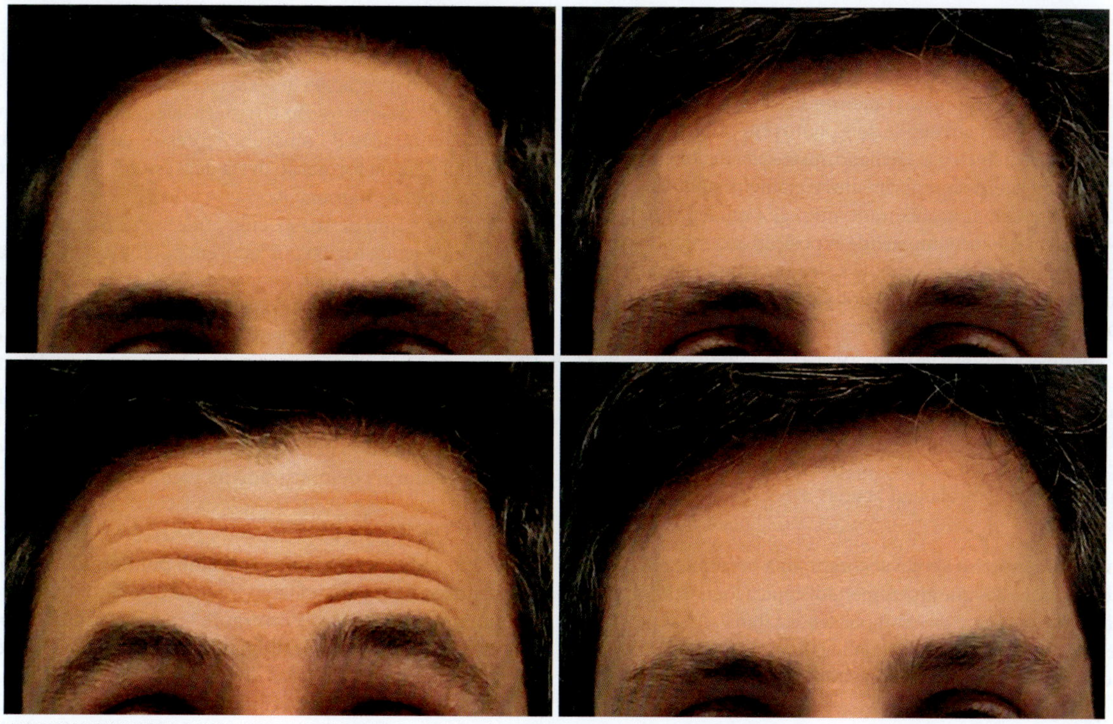

■ **Figura 153.5** Nos homens, o objetivo também é obter relaxamento de rugas frontais e arqueamento das sobrancelhas, porém com o cuidado de tratar toda a extensão lateral do músculo, para manter natural o aspecto masculino dos supercílios.

Rugas nasais

A contração da porção transversa do músculo nasal forma rugas oblíquas na lateral e sobre o nariz, conhecidas como *bunny lines* (rugas de coelhinho, em tradução literal). Podem se acentuar de maneira compensatória após o tratamento da glabela.[7,36] Seu tratamento consiste na aplicação de 1 a 2 unidades de toxina de cada lado do dorso nasal, no ponto máximo de contração do músculo nasal, geralmente a 1 cm da asa nasal.[7,36,57,59,63] A injeção, porém, não deve ser muito lateral ou poderá ocorrer difusão à alça nasal do músculo elevador do lábio superior, o que provocaria ptose da parte central do lábio superior.

Elevação da ponta do nariz

O músculo depressor do septo nasal localiza-se na columela e se continua com a porção central do orbicular do lábio superior. Sua contração direciona a ponta do nariz para baixo.[55,56]

Injetando-se de 2 a 4 unidades na columela, logo acima da junção com o lábio superior, este músculo é relaxado. Seu opositor, o músculo nasal, fica livre, promovendo elevação da ponta do nariz.[71] Por este motivo, não se deve injetar os dois músculos (nasal e depressor do septo) na mesma sessão, pois um anularia o efeito do outro.

Sorriso gengival

Quando se expõe mais de 3 mm da gengiva maxilar durante um sorriso cheio ou completo, configura-se padrão de contração conhecido como "sorriso gengival" ou *gummy smile*,[72,73] mais comum em mulheres.[7]

Os músculos envolvidos no sorriso são: levantador do lábio superior e da asa nasal, levantador do lábio superior, zigomático menor, zigomático maior, risório, elevador do ângulo oral e orbicular da boca.[73]

Classicamente, o tratamento de sorriso gengival com toxina botulínica baseava-se no relaxamento do músculo elevador do lábio superior e asa nasal, pois muitos autores acreditavam que sua contração excessiva seria responsável pelo sorriso gengival.[57,72]

Entretanto, alguns pacientes permaneciam com sorriso gengival após adequado tratamento desse músculo. Hoje sabemos que todos os músculos do sorriso participam da exposição tanto de gengiva quanto dos dentes, e o tratamento apenas de um músculo pode ser insuficiente quando outros grupamentos musculares estão envolvidos.[73] Mazzuco e Hexsel propuseram classificação do sorriso gengival em quatro subtipos, baseando-se na contração excessiva de grupamentos musculares que acarretariam diferentes áreas de exposição gengival, a saber:[73,74]

a) **Sorriso gengival anterior (Figura 153.6):** exposição gengival na área entre os dentes caninos. O principal músculo envolvido seria o elevador do lábio superior e asa nasal. Sua abordagem de tratamento envolve a aplicação intramuscular de 1 a 2 unidades de toxina botulínica 1 cm lateral e inferior à asa nasal.

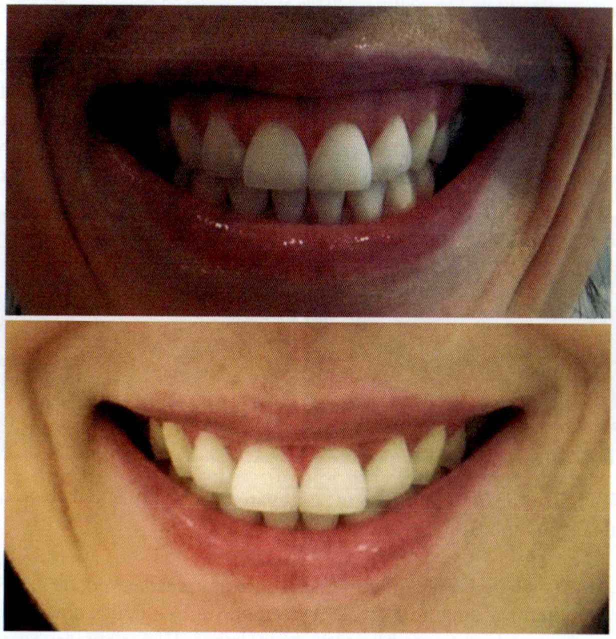

■ **Figura 153.6** Sorriso gengival anterior antes e após tratamento com neuromodulador.

b) **Sorriso gengival posterior:** exposição gengival excessiva posteriormente aos caninos, com exposição gengival normal na porção anterior. Os principais grupos musculares envolvidos seriam o zigomático maior e zigomático menor. Para o tratamento desse padrão de contração, marcam-se dois pontos em cada lado da face. O primeiro, sobre o sulco nasogeniano, na área de maior contração. O segundo, 2 cm latero-superiormente ao primeiro ponto, na altura do *tragus*. Sugere-se aplicação intradérmica de 1 unidade por ponto.
c) **Sorriso gengival misto:** compreende exposição excessiva da gengiva entre os caninos e posteriormente a eles, ocorrendo participação tanto dos músculos zigomático maior e menor quanto do elevador do lábio superior e asa nasal. Seu tratamento envolve a aplicação de toxina botulínica em todos os pontos descritos, porém com redução de 50% da dose no ponto próximo a asa nasal.
d) **Sorriso gengival assimétrico:** exposição gengival mais evidente de um lado da arcada dentária. Nesse caso, o lado em que ocorre maior exposição gengival deve receber toxina nos dois pontos malares, enquanto no lado contralateral apenas o ponto inferior deve ser tratado.

O tratamento de sorriso gengival com toxina botulínica não deve ser realizado em pacientes que apresentem distância longa da columela ao vermelhão. Entre as principais complicações, citam-se assimetria do sorriso, inferiorização das comissuras labiais, conferindo aspecto triste ao sorriso, e dificuldade em sorrir e mastigar.

Rugas periorais

O músculo orbicular da boca é músculo circular com função de esfíncter, cuja contração promove o fechamento da boca.[55-56] Atua também, em conjunto com outros músculos, em várias funções como soprar, sugar, assobiar, beijar e pronunciar certos sons, especialmente "B", "F", "M", "P" e "V". A contração de suas fibras forma "pregas" radiadas na região perioral (linhas do fumante).

As rugas periorais podem ser relaxadas com doses baixas de toxina (0,5 a 2 u por quadrante labial). Para evitar difusão incidental para elevadores do lábio superior, os pontos de aplicação devem se localizar medialmente a uma linha vertical que une a asa nasal e o vermelhão do lábio.[33,36] Inferiormente, os pontos de injeção devem distar pelo menos 1 cm medialmente da comissura labial.[33] Para relaxamento muscular, a injeção deve ser superficial, em um ou mais pontos, acima (lábio superior) ou abaixo (lábio inferior) do lábio. Quando se pretende eversão labial, com aparência de aumento de volume, a aplicação deve ser feita na borda do vermelhão.[57,71,72-76] Na Figura 153.7 os dois tipos de resultado podem ser observados.

Consenso atual recomenda, para o tratamento do músculo orbicular da boca, doses menores que as originalmente descritas, com dose de 0,5 a 1 unidade por ponto de aplicação. A injeção deve ser superficial, idealmente no plano intradérmico.[6] Recomenda-se tratar os quatro quadrantes na mesma sessão para evitar alterações na propriocepção.

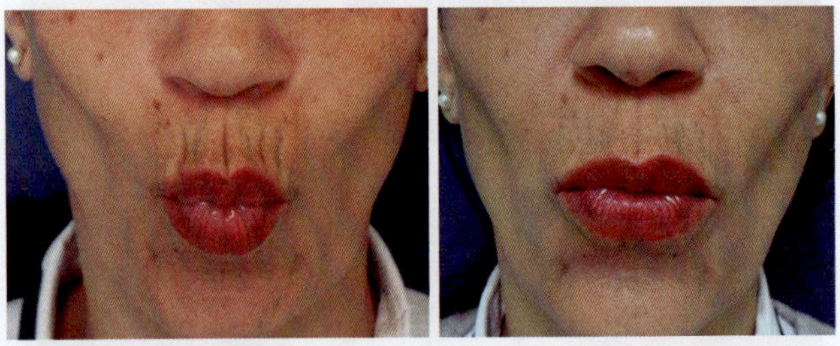

Figura 153.7 Melhora das rugas e aparência de aumento de volume labial após aplicação perioral de toxina botulínica.

A região perioral é muito sensível à toxina, e cada unidade a mais pode alterar a dinâmica local, acarretando dificuldades em emitir sons (especialmente p e b) e articular palavras. Vários autores aconselham evitar este tratamento em músicos que utilizam instrumento de sopro.[7,57,75]

Bigode chinês ou linhas de marionete

Quando os cantos da boca ficam permanentemente direcionados para baixo, em direção ao queixo, formam depressão local e conferem impressão de desaprovação e tristeza, além de aspecto envelhecido à face.[57,71] A contração do músculo depressor do ângulo da boca exerce forte influência na formação desta depressão, conhecida como *bigode chinês ou linha de marionete.*

O relaxamento deste músculo pode ser provocado por injeções de 1,5 a 3 unidades de toxina por lado, em pontos localizados lateralmente ao final de linha imaginária que se continua com o sulco nasogeniano e termina na mandíbula. A aplicação deve ser realizada inferiormente, no nível da mandíbula,[7] para evitar difusão aos músculos depressor do lábio e/ou orbicular, cujo comprometimento incidental poderia provocar efeitos indesejados de assimetria do sorriso ou incompetência da boca. O relaxamento do depressor do ângulo oral libera seu antagonista (músculo zigomático maior), provocando inversão superior do canto da boca, conforme demonstrado na Figura 153.8.

Sulco e rugas do mento

O músculo mentoniano é formado por dois feixes profundos que se estendem do mento ao lábio inferior e cuja contração puxa o lábio inferior para baixo.[55,56] Sua contração repetida provoca o aparecimento de sulco semilunar e ou múltiplas depressões, que conferem à região mentoniana aspecto de casca de laranja ("celulite" do queixo).

A técnica de tratamento consiste em injeção intramuscular profunda[33] de 3 a 5 unidades de toxina em cada feixe do músculo (2 pontos na base do queixo) ou em dose única total e central, massageada para cada lado, sempre na borda inferior do mento. A aplicação deve ser longe do músculo orbicular da boca para evitar enfraquecimento secundário deste músculo, por difusão indesejada.[47,60] O efeito da toxina botulínica nos músculos depressores do canto da boca e mentoniano pode ser observado na Figura 153.8.

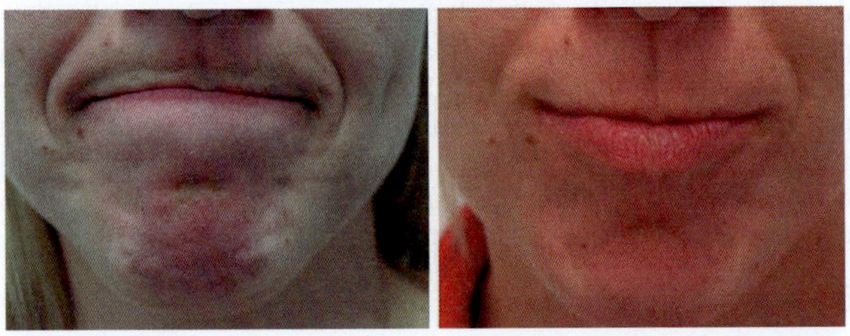

Figura 153.8 Quando os músculos mentoniano e depressor do ângulo da boca são tratados com a toxina, pode-se observar relaxamento das rugas locais, projeção do mento e eversão dos cantos da boca.

Rugas do pescoço

O platisma é um músculo muito fino e superficial, que recobre o pescoço como um lenço e se comunica com os músculos do terço inferior da face.[55] Origina-se na fáscia deltopeitoral[33] e ascende até se inserir em três pontos localizados na porção inferior da face: medialmente na região mentoniana, centralmente no periósteo do ramo mandibular e lateralmente ao orbicular da boca, depressor do ângulo da boca e risório ao se continuar com o sistema musculoaponeurótico superficial (SMAS).[36,77] Esses pontos de inserção tornam o platisma um poderoso depressor da porção inferior da face e mandíbula.[33] Sua contração repetida provoca dois tipos principais de alterações: *feixes verticais*, decorrentes da separação e hipertrofia de fibras musculares nos pontos de maior força muscular, e *rugas horizontais,* nos locais de maior aderência do músculo à derme suprajacente (ligações cutâneas ao SMAS). Recentemente, Almeida e colaboradores descreveram a participação do platisma na dinâmica do terço inferior da face, contribuindo com rugas horizontais, presentes abaixo do lábio inferior, com rugas oblíquas, logo abaixo da linha mandibular nas laterais da face, bem como no desenvolvimento de rugas verticais no terço inferior da face durante o sorriso, localizadas lateralmente às comissuras orais.[77]

Cada uma das alterações pode ser tratada com toxina botulínica de forma específica. Comparado à terapia de áreas faciais, no pescoço o resultado é rápido e mais duradouro.[78]

Para o tratamento dos feixes verticais, o paciente ideal é aquele com flacidez cervical discreta a moderada e sem acúmulo de gordura.[7,79] Os cordões verticais do platisma podem se apresentar como dois pilares anteriores e/ou dois laterais. A técnica de aplicação consiste em, com o pescoço contraído, pinçar o feixe vertical entre os dedos indicador e polegar de uma mão e, com a outra, injetar de 2 a 5 unidades de toxina em pontos dispostos a cada 2 cm ao longo do feixe platismal (Figura 153.9 A). Cada cordão pode receber de 3 a 4 pontos. A dose total varia entre 10 e 40 unidades.[1,57] A toxina deve ser injetada superficialmente para evitar difusão para os músculos profundos do pescoço, cujo comprometimento incidental poderia provocar disfagia, disfonia, disartria ou dificuldade para respirar.[33] A resposta se inicia a partir do segundo ou terceiro dia e se mantém por períodos de 5 a 11 meses. O resultado esperado é de melhora do contorno inferior da face, das pregas verticais dinâmicas durante a mímica facial e em menor grau da flacidez cutânea local, como nas Figuras 153.10 e 153.11.

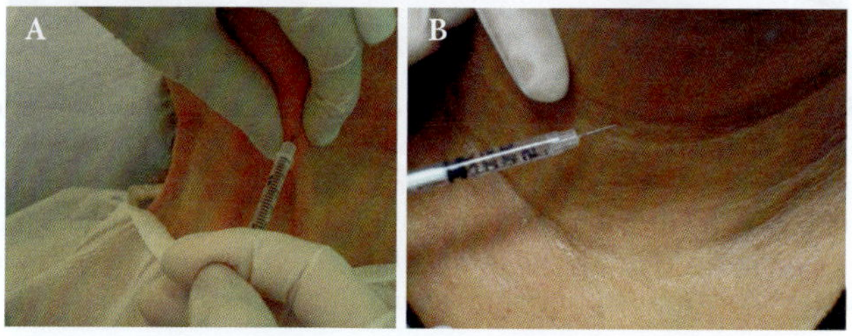

■ **Figura 153.9 (A)** Para o tratamento dos feixes verticais do platisma, pinçar cada um entre os dedos indicador e polegar de uma mão e, com a outra, injetar de 2 a 5 unidades de toxina em pontos dispostos a cada 2 cm ao longo do feixe. **(B)** As rugas horizontais podem ser tratadas com injeção intradérmica de 0,5 a 2 u de toxina, a cada 1,5 a 2 cm.

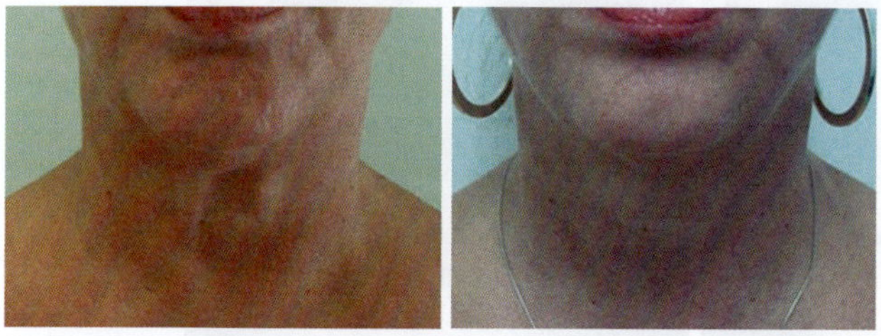

■ **Figura 153.10** Toxina no platisma: resultados antes e depois de frente e perfil.

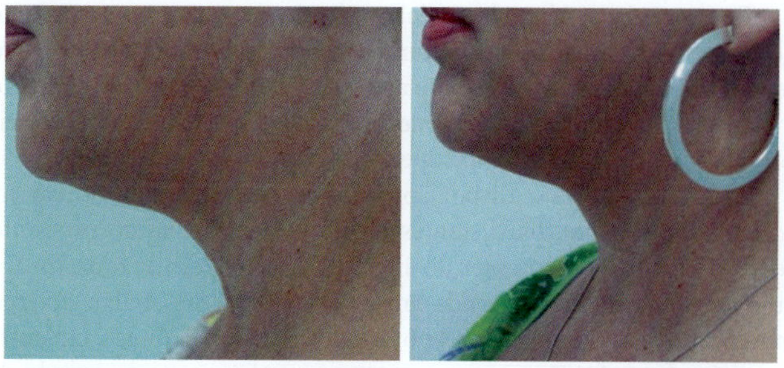

■ **Figura 153.11** Toxina no platisma: resultados antes e depois de frente e perfil.

As rugas horizontais são tratadas com injeção intradérmica de 0,5 a 2 u de toxina, a cada 1,5 a 2 cm ao longo das linhas horizontais do pescoço (Figura 153.9 B). Em vários casos, esta aplicação não é necessária porque as linhas desaparecem ou são suavizadas com a aplicação nos feixes verticais.[80] Quando isto não ocorre ou para pacientes que não conseguem, sob comando, contrair o platisma, a terapia está indicada.[57]

Outra técnica descrita para tratamento do platisma é o Nefertiti Lift.[78] Tem como objetivo enfraquecer a ação depressora do platisma,[6] melhorar o contorno mandibular, elevar os cantos da boca e aderir a pele à linha da mandíbula, gerando aspecto visual semelhante a um mini *lift*. Estudo recente de Jabbour e colaboradores aponta que melhores resultados seriam atingidos em pacientes jovens, com bom tônus muscular e pouca flacidez, uma vez que a toxina botulínica atua na hiperatividade muscular.[81] Na seleção dos pacientes, é primordial que a contração forçada do platisma provoque o desaparecimento do contorno mandibular.[6] Durante esta contração, cada feixe lateral proeminente é preso entre os dedos e sua metade superior é tratada com 2 a 3 pontos de injeção, a cada 2 cm, de 2 a 3 unidades cada. A metade inferior do feixe não recebe aplicação. Em seguida, aplicações intradérmicas em 2 a 3 pontos, de 2 unidades cada, são feitas em uma linha horizontal, logo abaixo e ao longo do contorno mandibular. A distância entre os pontos deve ser de 2 cm, e o primeiro ponto deve se localizar lateralmente a uma linha imaginária que une o sulco nasogeniano à mandíbula, para evitar comprometimento do músculo depressor do lábio inferior.[81] A dose total é de 15 a 20 u de Botox por lado. A resposta se inicia geralmente entre o segundo e quinto dia.[81] A Figura 153.12 mostra o efeito desta técnica na melhora do contorno mandibular.

Uma vez que os feixes anteriores não recebem toxina botulínica na técnica de *Nefertiti lift*, esta técnica não melhora o contorno facial anterior nem as rugas laterais do sorriso.

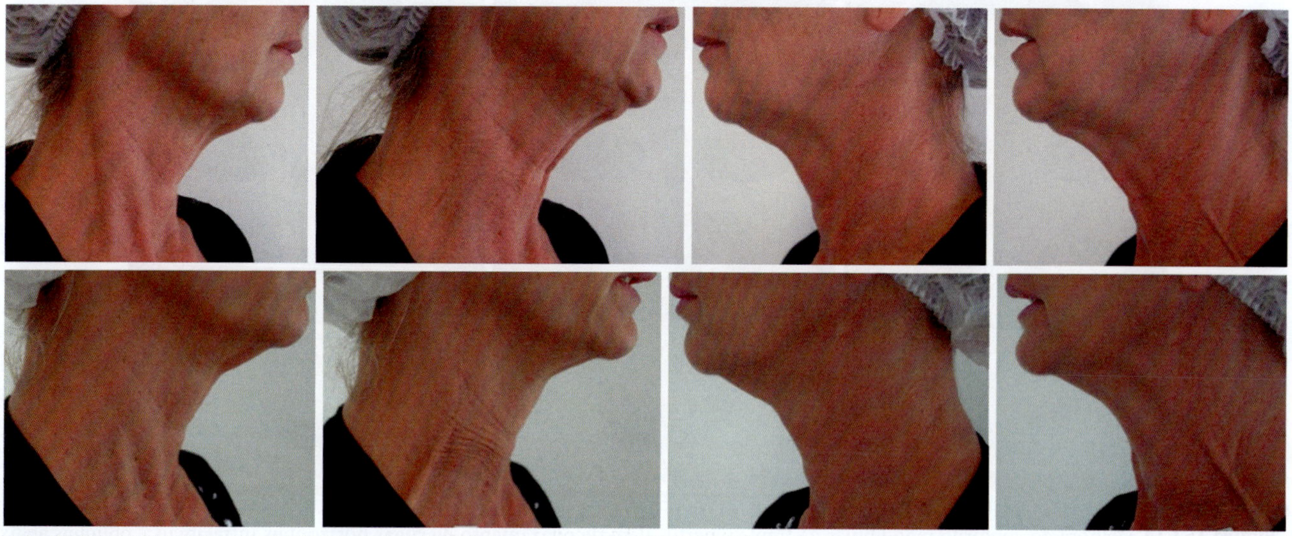

■ **Figura 153.12** Melhora do contorno mandibular lateral após neuromodulador aplicado segundo a técnica do *Nefertiti lift*.

Recentemente, Almeida e colaboradores propuseram o tratamento do terço inferior da face como uma unidade, da mesma forma como se aborda a glabela. A técnica de aplicação inclui 2 pontos de injeção intramuscular (profundos) no mento, associados a duas linhas horizontais e paralelas de injeção superficial, de cada lado da face.

A primeira linha se dispõe ao longo do contorno mandibular e é composta por 3 pontos, distantes 2 cm entre si, iniciando no ponto correspondente ao depressor do ângulo da boca e terminando no ângulo da mandíbula. A segunda linha se localiza 2 cm abaixo do arco mandibular e é composta por 4 pontos de injeção, distantes 2 cm entre si, iniciando no ponto entre o mentoniano e depressor do ângulo da boca e terminando em ponto posterior ao ângulo da mandíbula. Cada ponto recebe 2 unidades de toxina (Figura 153.13).

As autoras observaram melhora do contorno mandibular, de frente e perfil, das rugas oblíquas localizadas abaixo da mandíbula durante a contração do platisma e também das rugas verticais laterais à comissura labial presentes ao sorriso,[77] como pode ser observado nas Figuras 153.14 e 153.15.

HIPERTROFIA DO MASSETER

O masseter é, primariamente, um músculo da mastigação, cuja hipertrofia pode conferir aspecto mais quadrado e masculino à face feminina,[33] além de poder desencadear disfunções na articulação temporomandibular e bruxismo.[82] É um músculo forte e retangular, que se origina no zigoma e se estende inferiormente até se inserir no ramo e ângulo da mandíbula.[33]

O tratamento do masseter com toxina botulínica contribui para o afinamento do terço inferior da face,[82] sendo especialmente popular em pacientes asiáticos. Consenso recente recomenda dose entre 15 e 40 unidades por masseter,[6] distribuídas em 1 a 3 pontos,[83] levando-se em conta a espessura muscular.[82]

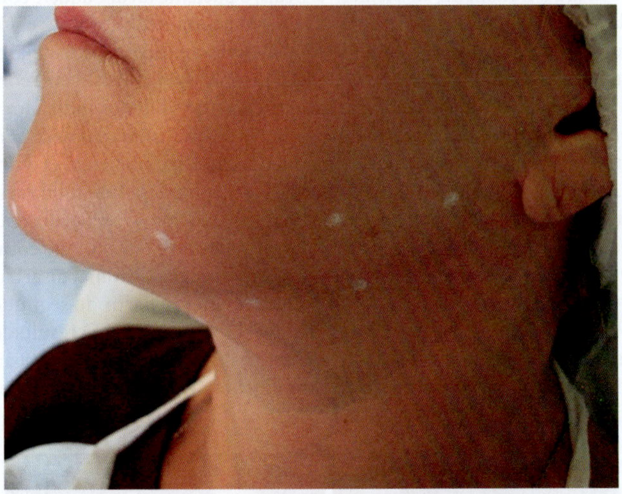

Figura 153.13 Técnica de bloqueio do terço inferior da face, incluindo o platisma facial, mentoniano e depressor do ângulo da boca. Duas linhas de pontos de aplicação superficial com 7 pontos, a primeira linha ao longo do contorno mandibular (3 pontos) e a segunda linha a 2 cm abaixo do arco mandibular (4 pontos). O músculo mentoniano recebe ainda 2 pontos intramusculares profundos.

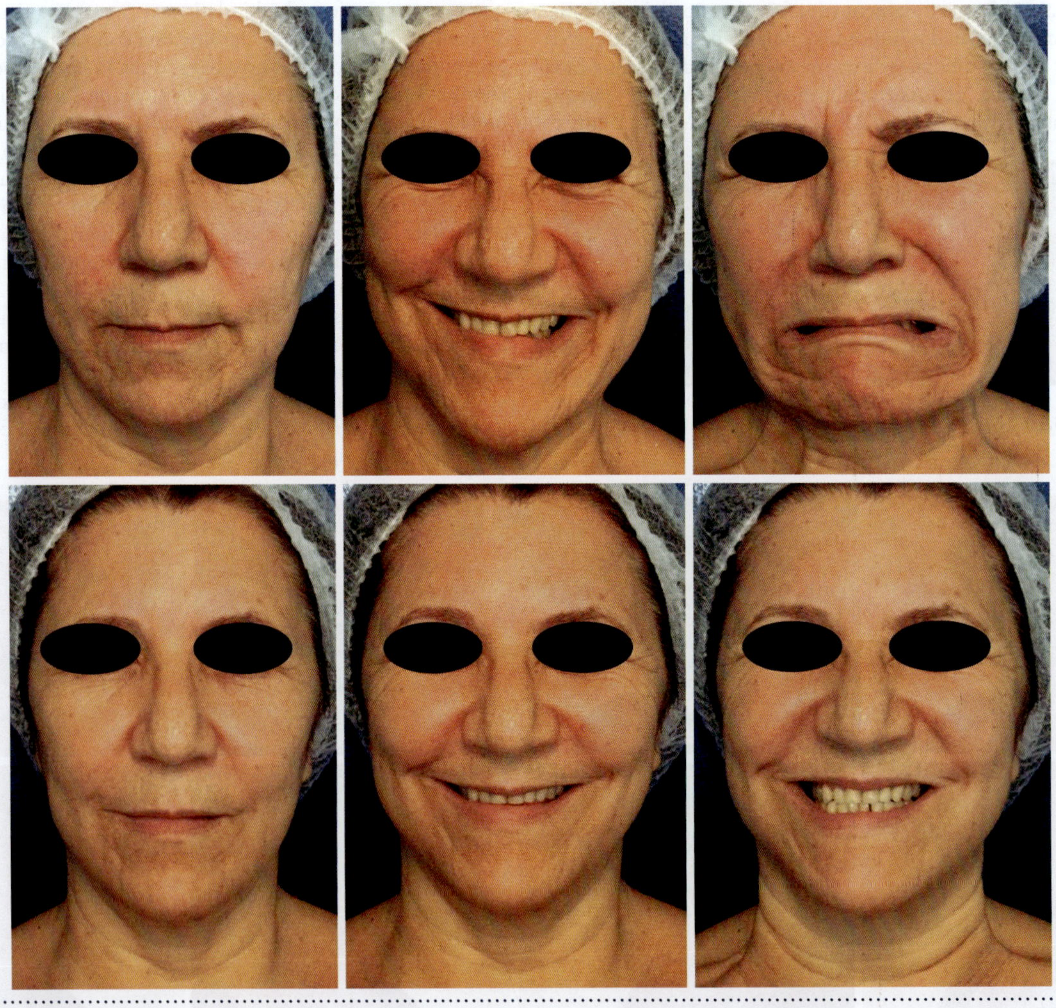

Figura 153.14 Melhora do contorno mandibular de frente e perfil, além de relaxamento de rugas horizontais infralabiais e oblíquas abaixo da mandíbula e verticais laterais à comissura labial presentes durante o sorriso[7] e durante a contração do platisma.

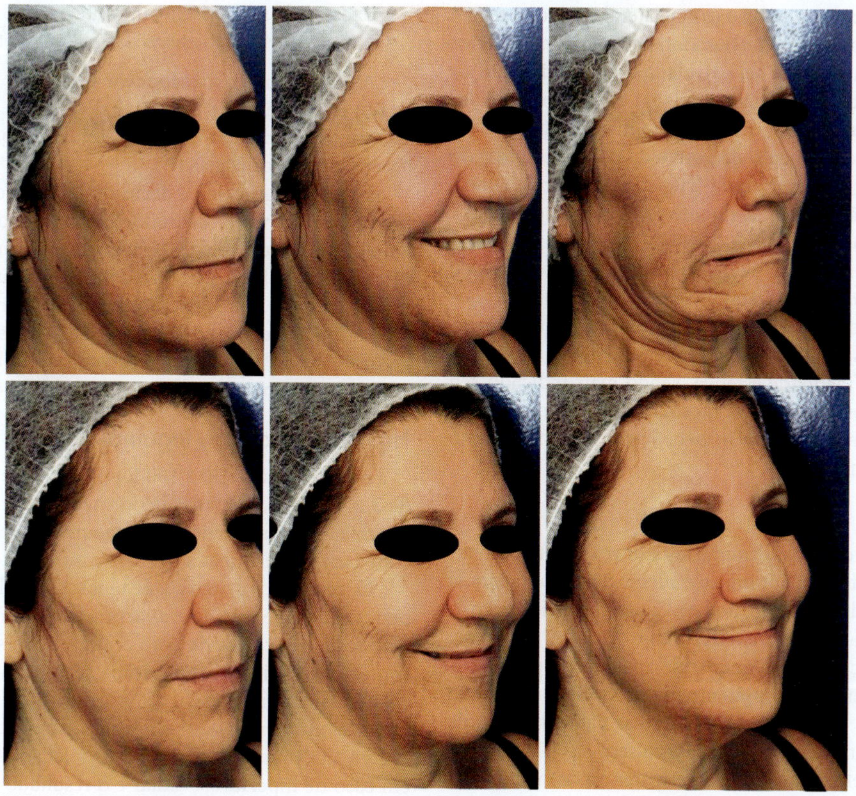

■ **Figura 153.15** Melhora do contorno mandibular de frente e perfil, além de relaxamento de rugas horizontais infralabiais e oblíquas abaixo da mandíbula e verticais laterais à comissura labial presentes durante o sorriso[7] e durante a contração do platisma.

Inicialmente, a zona de segurança para injeção deve ser delimitada através de desenho de linha que une o lóbulo da orelha ao canto da boca. Essa linha define a margem superior do masseter, enquanto a mandíbula define sua margem inferior.[82] Os pontos de aplicação devem se localizar inferiormente a essa linha para evitar lesão do ducto parotídeo e do ramo do nervo facial.[83] Em seguida, solicita-se ao paciente que cerre os dentes com força, o que torna evidente, pela palpação, as margens anterior e posterior do músculo. As aplicações de toxina botulínica devem ser realizadas 1 cm lateralmente à margem anterior do masseter, a fim de evitar difusão para os músculos da mímica facial.[84]

Com os dentes cerrados, identificamos o ponto de maior contração muscular, que corresponde ao primeiro ponto de injeção. Dois pontos adicionais podem ser posicionados acima deste, sendo um medial e o outro lateral, sempre respeitando os limites de segurança anteriormente descritos.[33]

Para a injeção, recomenda-se o uso de agulha de 12 mm, mais longa que a habitualmente usada em procedimentos cosmiátricos, a fim de assegurar injeção em toda a espessura da massa muscular hipertrofiada.[83]

Entre as principais complicações, incluem-se dificuldade de mastigação, assimetria, alterações na expressão facial e distúrbios na fala.[33]

Peculiaridades no sexo masculino

Nas décadas de 2000 a 2020, houve aumento da procura por procedimentos cosméticos pouco invasivos também por parte dos homens. A face masculina apresenta peculiaridades que merecem atenção especial tanto a respeito da anatomia quanto ao processo de envelhecimento, com diferenças consideráveis em relação ao rosto feminino.[82]

Os homens têm pele mais espessa e oleosa e maior massa muscular. O crânio masculino apresenta formato diferente, região frontal mais alta e inclinada posteriormente, além de maior projeção anterior da glabela,[85] o que repercute na forma e posição das sobrancelhas.[86] As sobrancelhas masculinas apresentam-se mais lineares, menos arqueadas e de implantação mais baixa em relação às sobrancelhas femininas, localizando-se abaixo ou sobre a rima orbital. No terço inferior da face, nota-se mento mais protuberante e largo, além de ramo mandibular mais amplo e proeminente, o que confere ao rosto masculino aspecto mais quadrado.[86] Por influência da testosterona, os músculos da mímica facial apresentam maior massa muscular nos homens[82,86] e, consequentemente, maior força de contração, produzindo rugas faciais mais severas.[85] A região perioral é a única região em que as mulheres apresentam rugas mais profundas que os homens, provavelmente pela ausência de pelos terminais nesse local.[85] Diante da maior massa e força de contração muscular, o tratamento adequado da face masculina requer uso de doses maiores de toxina botulínica.[85] Para o tratamento de pacientes do sexo masculino, Bellini e Almeida sugerem doses 20% maiores em todas as áreas da face.[86]

Para a glabela, dos cinco padrões de contração descritos,[65] o padrão "V" foi o predominante no sexo masculino.[86] O tratamento da glabela pode, portanto, ser realizado com 7 pontos de injeção, concentrando-se maiores doses nos corrugadores. No homem, não se recomenda tratar a glabela sem tratar o músculo frontal, pois a contração excessiva de suas fibras laterais pode provocar o arqueamento das sobrancelhas,[82] conferindo aspecto feminino ou, em casos extremos, conduzir ao *Spock look*.[85] Assim, sugere-se a injeção em pelo menos um ponto na porção lateral do músculo frontal de cada lado, 1 cm acima das sobrancelhas, a fim de evitar esse efeito.

O músculo occiptofrontal dos homens é mais profundo e extenso, o que pode ser exacerbado na presença de alopecia androgenética.[82] Por este motivo, a abordagem com a toxina botulínica requer maior número de pontos, distribuídos ao longo de toda a sua extensão, com injeções intencionalmente posicionadas em sua porção lateral para evitar arqueamento das sobrancelhas.[82,86] Em pacientes com supercílios localizados mais inferiormente ou que usem o músculo frontal de maneira a compensar excesso de pele nas pálpebras, recomenda-se posicionar os pontos de aplicação em porções mais altas do músculo frontal, com menores doses de toxina, a fim de evitar exacerbação do quadro.[82]

Já o músculo orbicular dos olhos é mais amplo e se estende mais lateralmente nos homens em relação às mulheres.[87,88] Além disso, o músculo zigomático maior costuma ser mais longo.[86] Isto explica o predomínio comum de rugas na porção cantal lateral inferior e região malar superior, descrito por Kane e colaboradores como padrão inferior de contração do orbicular.[89] Deve-se, entretanto, evitar a injeção de grande quantidade de toxina nos pontos mais inferiores do orbicular dos olhos, para evitar difusão para o zigomático maior, causando assimetria do sorriso.[82] O relaxamento excessivo da porção inferior do orbicular dos olhos pode provocar ainda "ruga de prateleira" (aquela que se forma pela contração e elevação do músculo zigomático maior), com alterações do sorriso.[86]

Por apresentarem menos rugas no terço inferior da face, a toxina botulínica é utilizada com menor frequência principalmente nos homens com barba. A face do homem apresenta formato mais quadrangular em relação às mulheres, o que torna raros os casos em que o músculo masseter é tratado com finalidade estética, sendo mais indicado seu tratamento em casos de bruxismo.[85] Da mesma forma que na mulher, o bloqueio do platisma facial é também benéfico para a melhora do contorno facial em homens.

Complicações

Em geral, os efeitos adversos secundários à injeção de toxina botulínica são leves e transitórios. Equimose e edema discretos, além de desconforto nos pontos de aplicação, podem ocorrer. Cefaleia transitória e sintomas gripais também foram descritos.[59-61]

As maiores complicações ocorrem quando a toxina atinge músculos adjacentes não tratados, por difusão ou migração. Geralmente são pouco frequentes e entre elas podemos citar: ptose palpebral e ou de supercílios, diplopia, assimetria do sorriso, boca seca etc.[90]

Outras ocorrências referidas são edema e aparência de inchaço nas pálpebras inferiores, por redução da drenagem linfática local, após a redução da atividade muscular.[91]

A ptose palpebral é secundária à difusão da toxina ao septo orbitário e ao músculo elevador da pálpebra. Pode ocorrer após tratamento da glabela ou do músculo orbicular, na tentativa de elevar as sobrancelhas. Dura de 2 a 4 semanas e regride espontaneamente. Em casos intensos, pode-se utilizar colírio alfa adrenérgico (apraclonidine a 0,5%), que provoca a contração do músculo de Muller (não colinérgico), retração ciliar e abertura ocular extra. A recomendação é de uma gota no olho acometido, 3 a 4 vezes ao dia, por 2 a 4 semanas.[90]

A assimetria do sorriso pode ocorrer quando se trata os pés de galinha e se atinge o músculo zigomático maior em um dos lados. Para ser evitada, deve-se limitar a injeção inferior à margem superior do zigoma.[90]

■ HIPERIDROSES LOCALIZADAS

O suor é produzido pelas *glândulas sudoríparas écrinas*, presentes em toda a superfície corporal e concentradas na derme profunda de palmas, axilas e plantas. São inervadas pelo sistema nervoso simpático, tendo a acetilcolina como neurotransmissor.[92,93]

Hiperidrose é o excesso na produção de suor, além das necessidades normais para manter controlada a temperatura corporal.[94] Pode ser focal ou generalizada. A de interesse dermatológico é a hiperidrose primária localizada, que afeta cerca de 3% da população e tem maior prevalência entre a faixa dos 18 aos 54 anos.[95] É diagnosticada quando inclui pelo menos dois dos critérios diagnósticos maiores e dois dos menores,[10,96-98] descritos a seguir.

Critérios maiores ou obrigatórios

- Apresentar sintomas focais e visíveis há pelo menos 6 meses sem outra causa.
- Afetar axilas e/ou palmas, plantas e região craniofacial.

Critérios menores

- Início antes dos 25 anos.
- Ocorrer mais de uma vez por semana.
- Prejudicar atividades diárias.
- História familiar positiva.
- Excesso de suor ausente durante o sono.
- Acometimento simétrico das regiões afetadas.

A toxina botulínica bloqueia a liberação de acetilcolina em todas as fibras colinérgicas, inclusive do sistema nervoso autônomo. Por este motivo, tem sido indicada como opção terapêutica em casos de hiperidroses localizadas.[10,96,97]

Feito o diagnóstico e decidido o tratamento com a toxina, o primeiro passo deve ser delimitar a área de sudorese. Para tanto, o teste iodo-amido ou de Minor é o mais usado e consiste na aplicação de iodo (3% a 5% em solução alcoólica), seguido de amido de milho (maisena) na área afetada. Ao reagir com as duas substâncias, o suor adquire coloração violeta, demarcando o local da sudorese, como demonstrado na Figura 153.16.[98] A área deve ser fotografada logo depois do teste e nas visitas de retorno, a primeira 15 a 30 dias após o tratamento.

Hiperidrose axilar/inguinal

A dose varia de 50 a 100 u por axila, divididas em 12 a 25 pontos de 2 a 4 u cada, injetadas de forma intradérmica.[10,99-103] Para a região inguinal, pode-se partir do mesmo princípio e avaliar o total de acordo com a área determinada pelo teste iodo-amido.[104,105]

O número de pontos, a distância entre eles e a dose por ponto dependem da extensão da área acometida, sem um modelo específico.[102] Anestesia tópica prévia com cremes pode ser feita e permite maior conforto ao paciente. A aplicação é segura, pouco dolorosa e sem efeitos colaterais importantes.

O efeito começa em 2 a 4 dias, com duração de 4 a 9 meses. A Figura 153.16 mostra a coloração violeta do teste iodo-amido positivo em caso de hiperidrose axilar e o resultado negativo do mesmo teste após tratamento com a toxina botulínica.

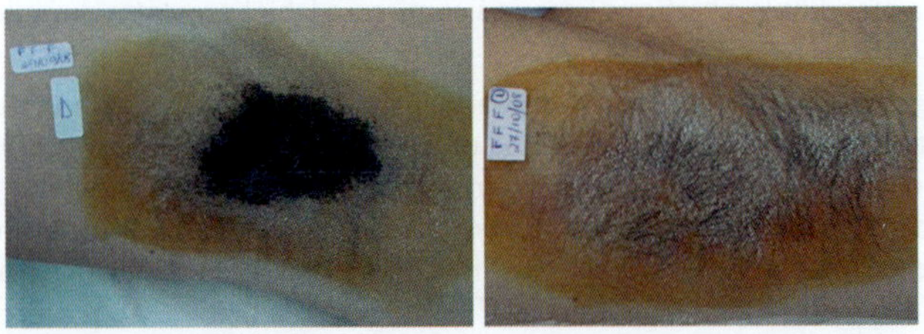

■ **Figura 153.16** Coloração violeta do teste iodo-amido positivo em caso de hiperidrose axilar e o resultado negativo do mesmo teste após tratamento com a toxina botulínica.

Hiperidrose palmar

Toda a superfície palmar, incluindo os dedos, deve ser tratada. Usar soluções concentradas, de preferência 50 a 100 u/mL de solução salina, para reduzir a possibilidade de difusão da toxina.[105-107]

A aplicação é dolorosa. Para ser tolerada, antes necessitava-se de bloqueio anestésico de punho (nervos mediano, ulnar e radial). Hoje pode ser feita com gelo local ou aparelhos resfriadores (*coolers*) usados para *lasers*, que lançam jatos de ar gelado. Aplicação de gelo ou do ar gelado deve ser feita em cada ponto imediatamente antes da injeção. Mergulhar a mão inteira em recipientes com gelo não produz a mesma analgesia que a aplicação ponto a ponto.

A dose recomendada é de 100 a 150 u por palma, divididos em 40 a 50 pontos de 1,5 a 2 u. As falanges proximais e média recebem 1 a 2 pontos, e as polpas digitais, 3 a 4, totalizando 25 a 40 puncturas nos dígitos. Mãos maiores, com superfície mais extensa, necessitam de doses maiores.[106-108] A aplicação é intradérmica, com adaptador para garantir que a profundidade da injeção seja constante. A própria tampa da seringa é cortada na ponta, para permitir a exposição de apenas 2,5 mm da agulha usada durante o procedimento.[107] A Figura 153.17 mostra a técnica de aplicação com gelo local e o adaptador de profundidade colocado na agulha durante tratamento da hiperidrose palmar.

Pacientes com a mão direita dominante podem ter apenas esta mão tratada, reduzindo o custo final da terapia.[106] A resposta se inicia em 2 a 4 dias e pode durar 3 a 15 meses.

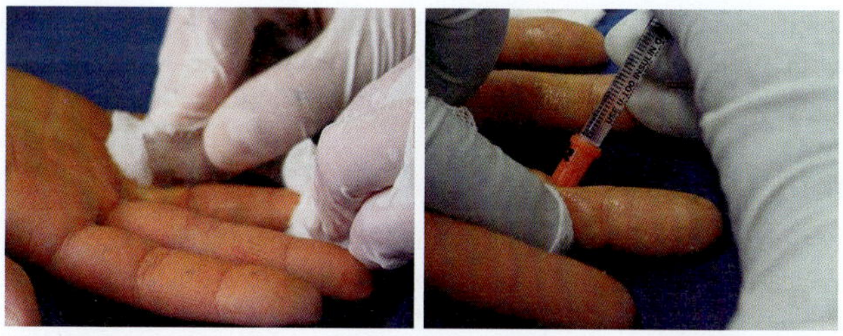

■ **Figura 153.17** Técnica de aplicação do neuromodulador para hiperidrose palmar.

O principal efeito colateral é fraqueza muscular transitória (2 a 5 semanas), por difusão da toxina à musculatura da mão. A área de maior risco é a região tenar, que pode até ser poupada em pacientes de pele palmar muito fina.

Hiperidrose craniofacial

A hiperidrose frontal deve ser tratada com injeções intradérmicas de 1,5 a 2 u/ponto a cada 2 cm. A região tratada deve incluir a primeira linha do couro cabeludo e toda a área acometida pela sudorese excessiva.

Alguns autores recomendam aplicações intradérmicas e só iniciar a aplicação 1 a 2 cm acima das sobrancelhas, para evitar queda dos supercílios.[10,108,110] Nesta região anatômica existe pouco subcutâneo. As glândulas sudoríparas, localizadas na derme profunda, estão muito próximas do músculo frontal, e qualquer injeção local de toxina irá atingir a musculatura subjacente, independentemente de as injeções serem intradérmicas ou intramusculares.[111] Portanto, sempre haverá efeito muscular quando se tratar a sudorese frontal com a toxina botulínica. Para reduzir o efeito na posição das sobrancelhas, as autoras recomendam tratar também os depressores do supercílio (corrugadores, procerus e orbicular dos olhos), e assim equilibrar a ação sobre o frontal.

Outras indicações dermatológicas com potencial terapêutico, como adjuvante:

1. Fenômeno de Raynaud.
2. Hidrocistoma.
3. Hailey-Hailey.
4. Rosácea.
5. Cicatrizes.
6. Hidradenite supurativa.

■ FENÔMENO DE RAYNAUD

O Fenômeno de Raynaud (FR) é definido como um vasoespasmo exacerbado e transitório de artérias digitais, desencadeado por frio ou *stress* emocional. Ocorre particularmente nas mãos e pode ser primário (Doença de Raynaud) ou secundário a outras doenças (Síndrome de Raynaud). Acontece em 3 fases: primeiro a *fase branca*, que é decorrente da vasoconstrição e interrupção do fluxo vascular regional. Depois vem a segunda fase, cianótica, que corresponde à desoxigenação do sangue. E por fim a acontece a terceira fase, vermelha, quando, após o fim do ciclo, ocorre rápida reperfusão sanguínea[112,113] (Figura 153.18).

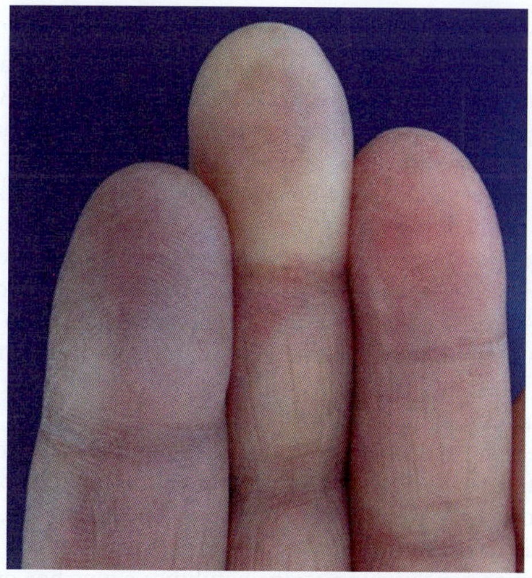

■ **Figura 153.18** As 3 fases do Fenômeno de Raynaud (FR): fase branca, decorrente da vasoconstrição e interrupção do fluxo vascular regional; fase cianótica, correspondendo à desoxigenação do sangue e fase vermelha, secundária à rápida reperfusão sanguínea, após o fim do ciclo.
Fonte: Cortesia da Dra. Elisa Raquel Marques.

O quadro geralmente vem acompanhado de dor e parestesia, secundárias à isquemia dos nervos sensoriais, por vasoconstrição de pequenas artérias digitais durante o ataque, ou pode evoluir para úlceras e gangrenas. A fisiopatologia é complexa e multifatorial.

O tratamento pode ser clínico, com medidas simples (uso de luvas, evitar o frio e bebidas contendo cafeína, nicotina e álcool) e medicamentos sistêmicos, como bloqueadores de canal de cálcio. Nos casos severos, quando há falha terapêutica, métodos cirúrgicos podem ser empregados. Desde 2004, diversos estudos seguiram o relato inicial de Sycha e colaboradores e vêm demonstrando bons resultados com a toxina botulínica A para casos sintomáticos de fenômeno de Raynaud que não respondem aos tratamentos convencionais.[114-117] A toxina parece agir em duas frentes: a) no tônus vascular, promovendo vasodilatação por bloqueio da liberação de noradrenalina (e não acetilcolina); e b) no nervo, bloqueando o recrutamento de receptores e neurotransmissores estimuladores tanto da dor como da vasoconstrição.

Ainda não existe consenso na literatura quanto a doses, diluições e locais de injeção. Em 2010, Neumeister sugeriu aplicações de 10 u de onabotulínica A/ponto, em cada lado das articulações metacarpofalangeanas das mãos (máximo de 100 u/mão). Os pacientes apresentaram, logo após a primeira semana de tratamento, diminuição importante da dor, da dormência e do número de crises. As ulcerações desapareceram em até 60 dias. A duração da resposta durou em média mais de 12 meses.

A técnica das autoras consiste na aplicação nos espaços interdigitais, próximos aos feixes neurovasculares (Figura 153.19), de 5 u de toxina onabotulínica A por ponto, de cada lado de cada dedo acometido, totalizando 50 u/mão.

As complicações são raras, a maioria relacionada à aplicação em si, como dor local, equimose e fraqueza da musculatura intrínseca, que é temporária e desaparece em 2 a 4 meses. O tratamento do FR com a toxina botulínica A necessita de estudos controlados, randomizados, duplo-cegos para sua padronização. Porém, os resultados iniciais obtidos parecem promissores como uma opção terapêutica para casos refratários às terapias convencionais.

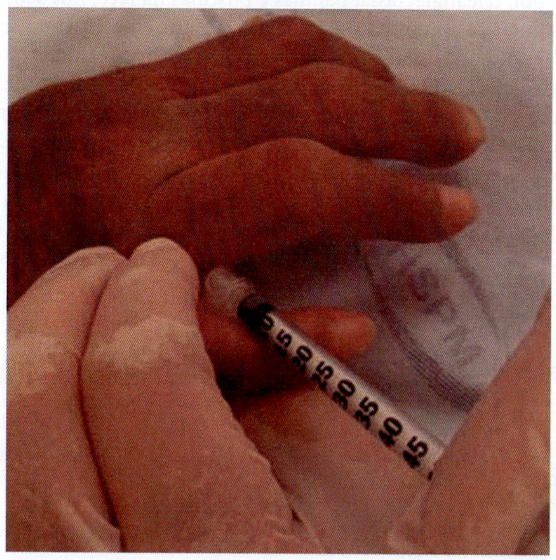

■ **Figura 153.19** Tratamento do FR com toxina botulínica: aplicação nos espaços interdigitais, próximos aos feixes neurovasculares.

HIDROCISTOMA

Hidrocistoma é um cisto originário da glândula sudorípara, écrina ou apócrina, especialmente frequente ao redor dos olhos.[118] As glândulas sudoríparas écrinas são inervadas por fibras pós-ganglionares cujos mediadores são acetilcolina, pilocarpina e adrenalina, e as glândulas apócrinas são mediadas por adrenalina, noradrenalina e metacolina.[119]

Esses mediadores podem ser bloqueados pela toxina botulínica, sendo essa, portanto, uma opção terapêutica que se destaca por ser não invasiva e não apresentar risco de cicatrizes residuais ou de discromias. A técnica de aplicação consiste no esvaziamento do conteúdo cístico da lesão, imediatamente antes da injeção local do medicamento. A dose aplicada varia de 1 a 4 u por lesão,[120] na experiência de uma das autoras.

Em recente revisão sistemática, a toxina intralesional foi o procedimento mais relatado no tratamento de hidrocistomas múltiplos (78,2%), com resposta favorável. No entanto, a recorrência é alta (94,9%) e são necessárias abordagens a cada 4 a 5 meses para uma resposta duradoura. Esse artigo conclui que a toxina botulínica é uma boa opção para pacientes com múltiplos hidrocistomas que se manifestam durante os meses de verão, necessitando apenas de injeções anuais.[121]

DOENÇA DE HAILEY-HAILEY

A doença de Hailey-Hailey ou pênfigo familiar benigno, é uma rara afecção autossômica dominante, que se caracteriza por bolhas recorrentes nas áreas intertriginosas.[122,123] Em 2000, foram publicados os primeiros artigos sobre o uso da toxina botulínica no tratamento de Hailey-Hailey.[124] A secreção de suor nos pacientes acometidos pela doença, favorece a colonização de micro-organismos, resultando em maceração e exacerbação do problema.[125,126] Ao reduzir localmente o suor, a toxina pode erradicar o odor, reduzir a possibilidade de exacerbação das lesões cutâneas e secundariamente, das infecções.[127]

Uma recente revisão sistemática partiu de 136 artigos e selecionou 16 deles com 38 pacientes no total. Apenas um paciente não apresentou resposta ao tratamento, enquanto os demais apresentaram remissão total ou parcial da doença, recomenda a toxina como adjuvante nos casos graves ou recidivantes. A diluição e a dose adequadas ainda necessitam de refinamento para a padronização e não se chegou ao nível de evidência.[128] Na literatura, há estudos que utilizam a dose padrão para hiperidrose (50 u por axila ou virilha).[126,127] Já outros, administram a toxina conforme a necessidade.[129,130]

ROSÁCEA

A rosácea é uma doença cutânea crônica, caracterizada por eritema, rubor, teleangiectasia, pápulas e pústulas na face, nos seus diferentes graus de apresentação, podendo ter envolvimento ocular.[131,132] Em 2021, uma revisão sistemática englobando nove estudos que utilizaram a toxina como tratamento adjuvante na rosácea demonstrou melhora dos sinais e sintomas, com efeitos adversos transitórios e autolimitados. Dois estudos foram ensaios clínicos randomizados, classificados como nível 2 para a qualidade da evidência e 9 foram classificados como nível 4.[133] O mecanismo de ação não está bem esclarecido, mas um dos artigos sugere que a toxina possa inibir a degranulação dos mastócitos.[134] Mais estudos serão necessários para a padronização de diluição, dose, segurança, eficácia, além de esclarecimentos acerca dos mecanismos moleculares de ação, até que a toxina possa ser indicada no tratamento da rosácea.[133]

CICATRIZES

Opções não cirúrgicas tem sido utilizadas para melhorar o aspecto de cicatrizes faciais que tanto impactam a estima dos pacientes, sejam elas traumáticas ou provenientes de cirurgias eletivas. Entre elas, destaca-se a toxina botulínica. Apesar de não haver conclusão sobre a técnica e eficácia dessa prática, os trabalhos apresentam resultados positivos.[135]

Embora o mecanismo de ação não esteja bem esclarecido, a toxina parece reduzir a tensão de feridas, a produção de colágeno e inibir a ação dos fibroblastos, e vem sendo utilizada inclusive no tratamento e prevenção de cicatrizes hipertróficas e queloideanas.[136]

Uma revisão sistemática e metanálise resumiu dezessete estudos demonstrando que as injeções de toxina botulínica podem melhorar significativamente a aparência cosmética das cicatrizes. As doses de toxina botulínica variaram de 2,5 a 5 u/ponto, injetadas no interior das cicatrizes ou em suas bordas, ou ainda na musculatura subjacente. O tempo também variou desde logo após a sutura da cicatriz (8 artigos), até 5 dias (3 artigos), ou entre 6 a 14 dias após a cirurgia (6 artigos). Várias medidas foram usadas para avaliação da cicatriz antes e após o tratamento com BTX como VAS, escala Vancouver Severity Scar, escala Stony Brooke Severity Scar e largura da cicatriz. Foi sugerido nível de evidência 3. Mais estudos são necessários para fornecer uma base teórica mais confiável para aplicações clínicas.[137]

HIDRADENITE SUPURATIVA

A hidradenite supurativa (HS) é uma doença crônica, recorrente e inflamatória da pele que se concentra ao redor do folículo piloso e ocorre como resultado da oclusão folicular. O tratamento inclui antibióticos, retinoides, biológicos, agentes imunossupressores e agentes antiandrogênicos. O tratamento adjuvante inclui cirurgia, *laser*, terapia de luz e, recentemente, a injeção de toxina botulínica tipo A tem apresentado um efeito positivo.

A toxina reduz a secreção de suor mediada por fibras nervosas colinérgicas, ao bloquear a liberação de acetilcolina. Por reduzir a excreção de suor, também reduz a microbiota da pele e seu potencial inflamatório.[138] Outro mecanismo seria a inibição da função secretora de todo o folículo piloso, que inclui as glândulas sebáceas e apócrinas. Isso evitaria a ruptura e difusão do material folicular através da derme e poderia, posteriormente, prevenir a inflamação.[139] Mais estudos serão necessários para concluir sobre nível de evidência, padronização da técnica e exato mecanismo de ação.[140]

OUTROS

Outras condições dermatológicas como neuralgia pós-herpética, controle da produção sebácea na pele, entre outras, vem sendo tratadas com a aplicação de toxina botulínica. Porém, carecem de mais estudos para a padronização da técnica e o encorajamento do uso na prática clínica.

Referências bibliográficas

1. Carruthers JA, Glogau RG, Blitzer A et al. Advances in facial Rejuvenation: Botulinum Toxin type A, Hyalutonic acid dermal fillers and combination therapies – Consensus Recommendations. Plast. Reconstr. Surg 2008;121(suppl.):5S-22S.
2. Scott AG. Botulinum toxin injections of eye muscles to correct strabismus. Tr Am Ophthamol Soc 1981;79:734-740.
3. Carruthers J, Carruthers A. The evolution of Botulinum neurotoxin type A for cosmetic applications. J Cosmet Laser Ther 2007:1-7, First article.
4. Carruthers A, Carruthers J. You Want to Inject What? Dermatol Surg. 2015;41:S2-S8.
5. Carruthers A, Carruthers JA. Treatment of glabellar frown lines with botulinum A exotoxin. J Dermatol Surg Oncol 1992;18:17-21.
6. Sundaram H, Signorini M, Liew S, Trindade de Almeida A, Wu Y, Vieira Braz A et al. Global Aesthetics Consensus. Plast Reconstr Surg. 2016;137(3):518e-529e.
7. Dorizas A, Krueger N, Sadick N. Aesthetic Uses of the Botulinum Toxin. Dermatol Clin. 2014;32(1):23-36.

8. Carruthers A, Cohen J, Cox SE, De Boulle K, Fagien S, Finn JC, Flynn T, Lowe JN, Raspaldo H, Sommer B, Trindade de Almeida AR. Facial aesthetics: Achieving the natural, relaxed look. J Cosmet Laser Ther. 2007;9(suppl1):6-10.
9. Carruthers A et al. Evolution of facial aesthetic treatment over five or more years: a retrospective cross-sectional analysys of continuous onabotulinumtoxinA treatment. Dermatol Surg 2015;41:693-701.
10. Hornberger J, Grimes K, Naumann M, Glaser DA, Lowe MJ, Naver H, Ahn S, Stolman LP. Multi-Specialty Working Group on the Recognition, Diagnosis, and Treatment of Primary Focal Hyperhidrosis: Recognition, diagnosis, and treatment of primary focal hyperhidrosis. J Am Acad Dermatol 2004;51:274-286.
11. Lear W, Kessler E, Solish N, Glaser DA. An Epidemiological Study of Hyperhidrosis. Dermatol Surg 2007;33:S69-S75.
12. Sterodimas A, Nicolau M, Paes TR. Successful use of Botulinum toxin-A for the treatment of neck and anterior chest wall flushing. Clin Exp Dermatol 2003;28:592-4.
13. Kossintseva I, Barankin B. Improvement in Both Raynaud Disease and Hyperhidrosis in Response to Botulinum Toxin Type A Treatment. J Cutan Medicine Surg 2008;12(4):189-193.
14. Kim Y, Lee H, Cho S, Lee J, Kim H. Early postoperative treatment of thyroidectomy scars using botulinum toxin: A split-scar, double-blind randomized controlled trial. Wound Repair and Regeneration. 2014;22(5):605-612.
15. Xiao Z, Qu G. Effects of Botulinum Toxin Type A on Collagen Deposition in Hypertrophic Scars. Molecules. 2012;17(12):2169-2177.
16. Rose A, Goldberg D. Safety and Efficacy of Intradermal Injection of Botulinum Toxin for the Treatment of Oily Skin. Dermatol Surg. 2013;39(3pt1):443-448.
17. Li Z, Park S, Sohn K, Lee Y, Seo Y, Kim C et al. Regulation of lipid production by acetylcholine signalling in human sebaceous glands. J Dermatol Science. 2013;72(2): 116-122.
18. Klein AW. The Therapeutic Potential of Botulinum Toxin. Dermatol Surg 2004;30: 452-455.
19. Rossetto O, Montecucco C. How botulinum toxins work. In: Moore & Naumann, editors. Handbook of Botulinum Toxin Treatment. 2nd ed. Massachusetts: Blackwell Science, 2003;2:9-27.
20. Simpson LL. Kinetic studies on the interaction between Botulinum type A and the cholinergic neuromuscular junction. J Pharmacol Exp Ther 1980;212:16-21.
21. Martin T. Stages of regulated exocytosis. Trends in Cell Biology. 1997;7(7):271-276.
22. Marcon CR, Steiner D. In: Ayres E, Sandoval MHL. Toxina botulínica na dermatologia.
23. Foran PG, Mohamed N, Lisk GO et al. Evaluation of the therapeutic usefulness of botulinum toxin B, C1,E, and F compared with the long lasting type A. Basis for distinct durations if inhibition of exocytosis in central neurons. J Biol Chem 2003;278(2):1363-1371.
24. Mezaki T, Kaji R, Kohara N et al. Comparison of therapeutic efficacies of type A and type F botulinum toxins for blepharospasm: a double-blind, controlled study. Neurology 1995;45(3Pt1):506-508.
25. Sommer B, Lowe N. Cosmetic Indications. In: Moore & Naumann, editors. Handbook of Botulinum Toxin Treatment. 2nd ed. Massachusetts: Blackwell Science, 2003;18:422-434.
26. Bulário do produto Botox®. Allergan Pharmaceuticals Ireland Westport, Irlanda.
27. Bulário do produto Dysport®. Beaufour Ipsen Products, Maidenhead, Berkshire, Inglaterra. Distribuidor laboratório Galderma.
28. Bulário do produto Prosigne®. Lanzhou Institute of biological products, Lanzhou, Gansu, República Popular da China. Distribuidor laboratório Cristália.
29. Bulário do produto Xeomin®. Merz Pharma GmbH & Co. KGaA Dessau-Rosslau, Alemanha.
30. Bulário do produto Botulift®. Medy-tox,Inc., Cheongwon-gun, Coreia do Sul. Importado e Embalado por Laboratório Químico Farmacêutico Bergamo Ltda.
31. Bulário do produto Botulim®. Hugel, Inc., Chuncheon, Coreia do Sul, 2019. Disponível em: https://www.blau.com.br/storage/app/media/Bulas%20Novas%202019/Botulim_Bula_Paciente_2019_2.pdf. Acesso em: 14 mai. 2021.
32. Bulário do produto Nabota®. Daewoong Pharmaceutical Co., Ltd, República da Coreia, 2020.
33. Gart M, Gutowski K. Overview of Botulinum Toxins for Aesthetic Uses. Clin Plast Surg. 2016;43(3):459-471.
34. Trindade A, Secco LC, Carruthers A. Handling botulinum toxin: an updated literature review. Dermatol Surg 2011;37:1553-1565.
35. Solstice Neurocience, Inc. Myobloc (package insert). South San Francisco, California: Solstice Neurocience, Inc. 2004.
36. Cartee TV, Monheit GD. An overview of botulinum toxins: past, present and future. Clin Plast Surg. 2011;38:409-426.
37. Carruthers A, Carruthers J, Flynn TC et al. Dosefinding, safety, and tolerability study of Botulinum toxin type B for the treatment of hyperfunctional glabellar lines. Dermatol Surg 2007;33:S60-8.
38. Lowe NJ, Yamauchi OS, Lask GP et al. Botulinum toxin types A and B for Brow furrows: preliminary experiences with type B toxin dosing. J Cosm Laser Ther 2002;4:15.
39. Carruthers A, Carruthers J. Cosmetic use of botulinum A exotoxin. Adv Dermatol 1997;12:325-47.
40. Huang W, Foster JA, Rogachefsky AS. Pharmacology of botulinum toxin. J Am Acad Dermatol 2000;43:249-59.
41. Hexsel D, Almeida ART, Rutowitsch M et al. Multicenter, Double-blind study of the efficacy of injections with botulinum toxin type A reconstituted up to six consecutive weeks before application. Dermatol Surg 2003;29:523-529.
42. Jankovic J, Vuong KD, Ahsan J. Comparison of efficacy and immunogenicity of original versus current botulinum toxin in cervical dystonia. Neurology 2003;60(7): 1186-1188.
43. De Boulle K. Botulinum toxin type A in facial Aesthetics. Expert Opin Pharmacother 2007;8(8):1059-1072.
44. Dressler D. Complete secondary botulinum toxin therapy failure in blepharospasm. J Neurol 2000;247(10):809-810.
45. Dressler D, Hallet M. Immunological aspects of Botox®, Dysport® and Myobloc TM/ Neurobloc ®. Eur J Neurol 2006;13 (suppl1):11-15.
46. Mejia NI, Vuong KD, Jankovic J. Long term botulinum toxin efficacy, safety and immunogenicity. Mov Disord 2005;20(5);592-7.
47. Rzany B, Dill-Muller D, Grablowitz D et al. Repeated Botulinum toxin A Injections for the treatment of lines in the upper face: a retrospective study of 4103 treatments in 945 patients. Dermatol Surg 2007;33:S18-S25.
48. Carruthers A, Carruthers J. Long term safety review of subjects treated with botulinum toxin type A for cosmetic use. From the 5th International Conference on Basic and Therapeutic Aspects of Botulinum and tetanus toxins. 2005 Jun 23-25; Denver,CO. P03.ie.
49. Trindade de Almeida A, Carruthers J, Cox S, Goldman M, Wheeler S, Gallagher C. Patient Satisfaction and Safety With Aesthetic OnabotulinumtoxinA After At Least 5 Years. Dermatol Surg. 2015;41:S19-S28.
50. Glaser DA, Naumann M, Hamm H et al. Incidence of Neutralizing antibody formation to botulinum toxina Type A in patients with primary axillary Hyperhidrosis: a pooled analysis of four prospective clinical trials. Toxicon (Abstracts from the 6th International Conference on Basic and Therapeutic Aspects of Botulinum and tetanus toxins; 2008 Jun 12-14, Italy). 2008;51(suppl1):42.
51. Alster T, Lupton JR. Botulinum toxin type B for dinamic rhytides refractory to Botulinum toxin type A. Dermatol Surg 2003;29(5):516-518.
52. Borodic G. Botulinum toxin, immunologic considerations with long term repeated use, with enphasis on cosmetic applications. Facial Plast Surg Clin N Am 2007; 15:11-16.
53. Lee SK. Antibody-induced failure of Botulinum toxin type A therapy of glabellar rhytides in a patient with masseteric hypertrophy. Dermatol Surg 2007;33: S105-S110.
54. Moore P, Naumann M. General and clinical aspects of treatment with botulinum toxin. In: Moore & Naumann, editors. Handbook of Botulinum Toxin Treatment. 2nd ed. Massachusetts: Blackwell Science, 2003;3:57.
55. Bentsianov B, Blitzer A. Facial Anatomy. Clin Dermatol 2004;22:3-13.
56. Salashe S, Bernstein G, Senkarik M. Regional Anatomy: Lip. In: Salashe S, Bernstein G, Senkarik M, editors. Surgical Anatomy of the Skin. Norwalk, Connecticut: Appleton & Lange, 1998;18:223-240.
57. Carruthers J, Carruthers A. Aesthetic Botulinum Toxin in the Mid and Lower Face and Neck. Dermatol Surg 2003;29:468-476.
58. Flynn TC, Carruthers JA, Carruthers A. Botulinum A toxin treatment of the lower eyelid improves infraorbital rhytides and widen the eyes. Dermatol Surg 2001; 27:703-8.
59. Klein AW. Complications. Adverse Reactions and insights with the use of Botulinum toxin. Dermatol Surg 2003;29(5):549-556.
60. Klein AW. Contraindications and Complications with the use of Botulinum toxin. Clin Dermatol 2004;22:66-75.
61. Sommer B. How to avoid complications when treating hyperdinamics folds and wrinkles. Clin Dermatol 2003;21:521-23.
62. Fagien S. Temporary Management of Upper Lid Ptosis, Lid Malposition, and Eyelid Fissure Asymmetry with Botulinum toxin A. Plast Reconstr Surg 2004;114(7): 1892-902.
63. Tamura B, Odo M, Chang B, Cucé L, Flynn T. Treatment of Nasal Wrinkles with Botulinum toxin. Dermatol Surg 2005;31:271-275.
64. Almeida ART, Marques ERMC. Tratamento da face e pescoço. In: Ayres EL, Sandoval MHL, editors. Toxina botulínica na Dermatologia: Guia Prático de Técnicas e Produtos. 1a ed. Rio de Janeiro: Guanabara Koogan; 2016. p.193-199.
65. Almeida ART, Marques ERMC, Banegas R, Kadunc BV. Glabellar Contraction Patterns: A Tool to Optimize Botulinum Toxin Treatment. Dermatol Surg. 2012;38(9):1506-1515.
66. Frankel AS, Kamer FM. Chemical Browlift. Arch Otolaryngol Head and Neck Surg 1998;124:321-323.
67. Ahn MS, Catten M, Maas CS. Temporal Browlift Using Botulinum Toxin. Plast Reconstr Surg 2000;105:1129-1135.
68. Huilgol SC, Carruthers A, Carruthers JDA. Raising eyebrows with botulinum toxin. Dermatol Surg 1999;25:373-376.
69. Huang W, Rogachefsky AS, Foster JA. Browlift with Botulinum Toxin. Dermatol Surg 2000;26:55-60.
70. Carruthers A, Carruthers J. Eyebrow height after botulinum toxin type A to the glabella. Dermatol Surg 2007;33:S26-S31.
71. Atamoros FP. Botulinum toxin in the lower one third of the face. Clin Dermatol 2003;21:505-512.
72. Coscarelli JM. Gingival Smile: a new technique as an aesthetic solution. In: Hexsel D, Almeida ART, editors. Cosmetic Use of Botulinum Toxin. Porto Alegre, BR: AGE 2002;40:198-200.
73. Mazzuco R, Hexsel D. Gummy smile and botulinum toxin: A new approach based on the gingival exposure area. J Am Acad Dermatol 2010;63(6):1042-1051.

74. Sandoval MHL, Medeiros KB. Outras indicações em Cosmiatria. In: Ayres EL, Sandoval MHL, editors. Toxina Botulínica na Dermatologia: Guia Prático de Técnicas e Produtos. 1a ed. Rio de Janeiro: Guanabara Koogan; 2016. p.193-199.
75. Semchyshyn N, Sengelmann RD. Botulinum toxin A treatment for perioral rhytides. Dermatol Surg 2003;29(5):490-495.
76. Kadunc BV, Trindade de Almeida AR, Vanti AA, Di Chiacchio N. Botulinum Toxin A Adjunctive Use in Manual Chemabrasion: Controlled Long-Term Study for Treatment of Upper Perioral Vertical Wrinkles. Dermatol Surg 2007;33:1066-1072.
77. Almeida ART, Romiti A, Carruthers J. The Facial Platysma and Its Underappreciated Role in Lower Face Dynamics and Contour. Dermatol Surg. 2017;43(8):1042-1049.
78. Levy P. The Nefertiti Lift: A New technique for specific re-contouring the jaw line. J Cosm Laser Ther 2007;9:249-252.
79. Brandt F, Bocker A. Botulinum toxin for rejuvenation of the neck. Clin Dermatol 2001;21:513-520.
80. Brandt FS, Bellman B. Cosmetic use of Botulinun toxin for the aging neck. Dermatol Surg 1998;24:1232-4.
81. Jabbour SF, Kechichian EG, Awaida CJ, Tomb RR, Nasr MW. Botulinum toxin for neck rejuvenation: assessing efficacy and redefining patient selection. Plast Reconstr Surg. 2017;140(1):9e-17e.
82. Jones I, Fabi S. The Use of Neurotoxins in the Male Face. Dermatol Clin. 2017;36(1): 29-42.
83. Ponzio HAS, Galvão MPA. Outras indicações em Cosmiatria. In: Ayres EL, Sandoval MHL, editors. Toxina Botulínica na Dermatologia: Guia Prático de Técnicas e Produtos. 1a ed. Rio de Janeiro: Guanabara Koogan; 2016. p.260-265.
84. Bae JH, Choi DY, Lee JG et al. The risorius muscle: anatomic considerations with reference to botulinum neurotoxin for masseteric hypertrophy. Dermatol Surg 2014;40(12):1334-9.
85. Green JB, Keaney TC. Aesthetic treatment with botulinum toxin: approaches specific to men. Dermatol Surg 2017;43:S153-S156.
86. Bellini M, Almeida ART. Peculiaridades no sexo masculino. In: Ayres EL, Sandoval MHL, editors. Toxina Botulínica na Dermatologia: Guia Prático de Técnicas e Produtos. 1a ed. Rio de Janeiro: Guanabara Koogan; 2016. p.242-250.
87. Weeden JC, Trotman CA, Faraway JJ. Three dimensional analysis of facial movements in normal adults: the influence of sex and facial shape. Angle Orthod 2001; 71:132-40.
88. Houstis O, Kiliarid S. Gender and age differences in facial expressions. Eur J Orthod 2009;31:459-66.
89. Kane M, Cox S, Jones D, Lei X, Gallagher C. Heterogeneity of Crow's Feet Line Patterns in Clinical Trial Subjects. Dermatol Surg. 2015;41(4):447-456.
90. Carruthers J, Carruthers A. Complications of Botulinum toxin Type A. Facial Plast Surg Clin North Am 2007;15(1):51-54.
91. Goldman M. Festoon formation after infraorbital Botulinum A toxin: a case report. Dermatol Surg 2003;29(5):560-561.
92. Juang JM, Sotto MN. Anatomia e Histologia das Glândulas sudoríparas. In: Almeida & Hexsel editors. Hiperidrose e Toxina botulínica. São Paulo, Brazil, 2003;1:3-7.
93. Cernea SS. Fisiologia do suor. In: Almeida & Hexsel editors. Hiperidrose e Toxina botulínica. São Paulo, Brazil, 2003;2:9-14.
94. Atkins JL, Butler PE. Hyperhidrosis: a review of current management. Plast Reconstr Surg 2002;110:222-228.
95. Strutton DR, Kowalski JW, Glaser DA, Stang PE. US prevalence of Hyperhidrosis and impact on individuals with axillary Hyperhidrosis: results from a national survey. J Am Acad Dermatol 2004;51:241-248.
96. Glaser DA. Treatment of primary focal hyperhidrosis. Cutis 2006;77(suppl5):28-41.
97. Glaser DA, Hebert AA, Pariser DM, Solish N. Primary focal hyperhidrosis: scope of the problem. Cutis 2007;79(5suppl):5-17.
98. Steiner D. Teste quantitativo da sudorese: iodo-amido e gravimetria. In: Almeida & Hexsel, editors. Hiperidrose e Toxina botulínica. São Paulo, Brazil, 2003;10:61-64.
99. Glogau RG. Botulinum A neurotoxin for axillary hyperhidrosis: no sweat Botox. Dermatol Surg 1998;24:817-819.
100. Hamm H, Naumann M, Kowalski JW et al. Primary focal hyperhidrosis:disease characteristics and functional impairment. Dermatology 2006;212:343-353.
101. Heckmann M, Breit S, Cebalos-Baumann A et al. Side-controlled intradermal injection of botulinum toxin A in recalcitrant axillary Hyperhidrosis. J Am Acad Dermatol 1999;41:987-990.
102. Almeida ART, Yokomizo VMF, Benemond TMH. Hiperidrose axilar. In: Almeida & Hexsel editors. Hiperidrose e Toxina botulínica. São Paulo, Brazil, 2003;25:161-166.
103. Tan SR, Solish N. Long-term efficacy and quality of life in the treatment of focal hyperhidrosis with botulinum toxin A. Dermatol Surg 2002;28:495-499.
104. Hexsel DM, Dal'Forno T, Hexsel C. Inguinal or Hexsel's hyperhidrosis. Clin Dermatol 2004;22(1):53-59.
105. Barankin B, Wasel N. Treatment of inguinal hyperhidrosis with botulinum toxin type A. Int J Dermatol 2006;45:985-986.
106. Almeida ART, Kadunc BV, Oliveira EMM. Improving botulinum toxin therapy for palmar hyperhidrosis: wrist block and technical considerations. Derm Surg 2001; 27:31 35.
107. Almeida ART, Boraso RZ. Hiperidrose palmar. In: Almeida & Hexsel, editors. Hiperidrose e Toxina botulínica. São Paulo, Brazil, 2003;26:167-174.
108. Glogau R. Hyperhidrosis and botulinum Toxin A: Patient selection and techniques. Clin Dermatol 2004;22(1):45-52.
109. Glaser DA, Hebert AA, Pariser DM, Solish N. Palmar and plantar hyperhidrosis: best practice recommendations and special considerations. Cutis 2007;79(5suppl):18-28.
110. Glaser DA, Hebert AA, Pariser DM, Solish N. Facial hyperhidrosis: best practice recommendations and special considerations. Cutis 2007;79(5suppl):29-32.
111. Trindade de Almeida AR, Marques E, De Almeida J, Cunha T, Boraso R. Pilot study comparing the diffusion of two formulations of botulinum toxin type A in patients with forehead hyperhidrosis. Dermatol Surg 2007;33:S37-S43.
112. Levien TL. Advances in the treatment of Raynaud's Phenomenon. Vascular Health and Risk Management 2010;6:167-177.
113. Mannava S, Plate JF, Stone AV et al. Recent Advances for the Management of Raynaud Phenomenon Using Botulinum Neurotoxin A. JHS 2011;36(10):1708-1710.
114. Sycha T, Graninger E, Auff E, Schnider P. Botulinum toxin in the treatment of Raynaud's Phenomenon: a pilot study. Eur J Clin Invest 2004;34(4):312-313.
115. Van Beek AL, Lim PK, Gear AJL, Pritzker MR. Management of Vasospastic Disorders with Botulinum Toxin A. Plast Reconstr Surg. 2007;119(1)217-226.
116. Neumeister MW, Chambers CB, Herron MS et al. Botox Therapy for Ischemic Digits. Plast Reconstr Surg. 2009;7:191-200.
117. Neumeister MW. Botulinum Toxin Type A in the Treatment of Raynaud's Phenomenon. J Hand Surg 2010;35A:2085-2092.
118. Couto Júnior AS, Batista GM, Calafiori IG, Radael VC, Mendes WB. Hidrocystoma: surgical management of cystic lesions of the eyelid. An Bras Dermatol. 2010;85(3):368-71.
119. Osaki TH, Osaki MH, Osaki T, Viana GA. A Minimally Invasive Approach for Apocrine Hidrocystomas of the Eyelid. Dermatol Surg. 2016;42(1):134-6.
120. Almeida ART, Guerra J, Belini M, Romiti A, Restrepo MVS. Toxina botulínica para o tratamento de hidrocistomas faciais. Surg Cosmet Dermatol (Rio de Janeiro). 2019 jan.-mar.;11(1):35-9.
121. Trischman T, Scott JF. Comparative Efficacy of Hidrocystoma Treatments: A Systematic Review. J Cutan Med Surg. 2020 Sep/Oct;24(5):474-480.
122. Ben Lagha I, Ashack K, Khachemoune A. Hailey-Hailey disease: an update review with a focus on treatment data. Am J Clin Dermatol. 2020;21(1):49-68.
123. Chauhan P, Meena D, Hazarika N, Mrigpuri S, Parsad D. Generalized Hailey-Hailey disease with flexural keratotic papules: an interesting presentation and remarkable response with minocycline. Dermatol Ther. 2019;32(4):e12945.
124. Lapiere JC, Hirsh A, Gordon KB, Cook B, Montalvo A. Botulinum toxin type A for the treatment of axillary Hailey-Hailey disease. Dermat Surg. 2000;26(4):371-374.
125. Bedi M, Taylor AL. Recalcitrant Hailey-Hailey disease responds to oral tacrolimus and botulinum toxin type A. Cutis. 2015;96(6):E14-E16.
126. Charlton OA, Stewart TJ, Rosen RH. Treatment of Hailey-Hailey disease with botulinum toxin. Australas J Dermatol. 2018;59(3):229-231.
127. Kothapalli A, Accetta T. Botulinum toxin type A for the first- line treatment of Hailey-Hailey disease. Australas J Dermatol. 2019;60(1):73-74.
128. Zhang H, Tang K, Wang Y, Fang R, Sun Q. Botulinum toxin in treating Hailey-Hailey disease: A systematic review. J Cosmet Dermatol. 2021 May;20(5):1396-1402.
129. Bar-Ilan E, Koren A, Shehadeh W, Mashiah J, Sprecher E, Artzi O. An enhanced transcutaneous delivery of botulinum toxin for the treatment of Hailey-Hailey disease. Dermatol Ther. 2020;33(1):e13184.
130. López-Ferrer A, Alomar A. Botulinum toxin A for the treatment of familial benign pemphigus. Actas dermosifiliograficas. 2012;103(6):532-535.
131. Buechner SA. Rosacea: an update. Dermatology. 2005;210(2):100-108. doi:10.1159/000082564.
132. Zhang H, Tang K, Wang Y, Fang R, Sun Q. Rosacea and its comorbidities: should be emphasized but should not be overemphasized. J Cosmet Dermatol. 2020;19(12):3414-3415. doi:10.1111/jocd.13793.
133. Zhang H, Tang K, Wang Y, Fang R, Sun Q. Use of Botulinum Toxin in Treating Rosacea: A Systematic Review. Clin Cosmet Investig Dermatol. 2021 Apr 30;14: 407-417.
134. Choi JE, Werbel T, Wang Z, Wu CC, Yaksh TL, Di Nardo A. Botulinum toxin blocks mast cells and prevents rosacea like inflammation. J Dermatol Sci. 2019;93(1):58-64. doi:10.1016/j. jdermsci.2018.12.004.
135. Xu D, Zhang DS, Hu XF, Hu MY. Evaluation of the efficiency and safety of botulinum toxin A injection on improving facial scars: A protocol for systematic review and meta-analysis. Medicine (Baltimore). 2021 Jan 8;100(1):e23034.
136. Kasyanju Carrero LM, Ma WW, Liu HF et al. Botulinum toxin type A for the treatment and prevention of hypertrophic scars and keloids: Updated review. J Cosmet Dermatol. 2019;18:10-5.
137. Qiao Z, Yang H, Jin L, Li S, Wang X. The Efficacy and Safety of Botulinum Toxin Injections in Preventing Postoperative Scars and Improving Scar Quality: A Systematic Review and Meta-Analysis. Aesthetic Plast Surg. 2021 Oct;45(5):2350-2362.
138. Campanati A, Giuliodori K, Giuliano A, Martina E, Ganzetti G, Marconi B, Chiarici A, Offidani A. Treatment of palmar hyperhidrosis with botulinum toxin type A: results of a pilot study based on a novel injective approach. Arch Dermatol Res. 2013;305:691-697.
139. Feito-Rodriguez M, Sendagorta-Cudos E, Herranz-Pinto P, de Lucas-Laguna R. Prepubertal hidradenitis suppurativa successfully treated with botulinum toxin A. Dermatol Surg. 2009;35:1300-1302.
140. Qu H, Gao L. Botulinum toxin type A for the management of hidradenitis suppurativa. Am J Transl Res. 2021 Dec 15;13(12):14115-14120. PMID: 35035756. PMCID: PMC8748176.

Alessandra Ribeiro Romiti • Marcelo M. Bellini • Meire Brasil Parada • Patrícia Ormiga

Preenchedores Cutâneos

INTRODUÇÃO

O uso de preenchedores vem ganhando lugar de destaque na prática dermatológica. Indicados para reposição de volume, remodelamento do contorno facial, tratamento de rugas, sulcos e de cicatrizes e para o rejuvenescimento cutâneo facial e corporal, representam um arsenal capaz de promover excelentes resultados, se empregados com técnica apurada e bom senso.

Os primeiros preenchedores derivados de colágeno animal (Zyplast® e Zyderm®) foram lançados na década de 1980. No início de 2003, chegaram ao mercado os derivados de colágeno humano (Cosmoderm®, Cosmoplast® e Evolence®) e, no fim do mesmo ano, o primeiro produto com ácido hialurônico (AH) estabilizado de origem não animal (Restylane®, Q-Med, Uppsala, Suécia).[1] A partir daí, diversos produtos à base de AH têm sido lançados. Em 2004, foi aprovado, pela Food and Drug Administration (FDA), o uso do ácido poli-L-láctico (Sculptra®), tendo sua aprovação para o uso cosmético ocorrido em 2009. Já a hidroxiapatita de cálcio como implante injetável (Radiesse®) foi aprovada pelo mesmo órgão em 2006.[2]

Todos os produtos atuais contam com excelente perfil de segurança. Os preenchedores à base de AH ganham destaque por apresentarem grande versatilidade e permitirem reposição de volume imediata e previsível.

ÁCIDO HIALURÔNICO (AH)

Características dos produtos

O AH está presente em diversos tecidos do corpo humano, como o líquido sinovial, o humor vítreo, as cartilagens e a derme. É um glicosaminoglicano formado por cadeias repetidas de ácido D-glucurônico e N-acetil-D-glucosamina.

O AH sintético utilizado na maioria dos preenchedores é obtido por meio de fermentação bacteriana estreptocócica ou estafilocócica. Como as moléculas de AH de origem bacteriana, animal ou humana são idênticas, esses produtos apresentam excelente biocompatibilidade. Outra característica interessante é sua grande capacidade higroscópica.

Em sua forma natural, o AH tem meia-vida muito curta porque é degradado pela enzima hialuronidase e por radicais livres.

Para driblar esse inconveniente, os produtos fabricados contam com o processo de reticulação, também conhecido como *crosslinking*, por meio do qual agentes reticuladores são inseridos nos géis. O agente reticulador mais utilizado é o 1,4-butanodiol diglicidil éter (BDDE). O processo de reticulação, além de retardar a degradação do AH, promove alterações importantes nas características físicas dos produtos finais. Dessa forma, produtos com mais *crosslinking* apresentam maior dureza e maior dificuldade para serem moldados. Além disso, sua imunogenicidade também pode ser incrementada.

Outro fator que pode contribuir para alterar as propriedades dos géis é a sua concentração de AH. Em produtos com grau semelhante de reticulação, quanto maior a concentração de AH, maiores serão a dureza e a duração dos seus efeitos. Vale lembrar que somente a concentração de AH reticulado deverá ser considerada para isso, já que alguns produtos contam com porções de AH livre, que sofrem rápida degradação e não contribuem para o efeito final do preenchimento.[3]

A ciência que estuda a deformação e o escoamento dos materiais denomina-se "reologia". É usada para definir as propriedades físicas dos géis de AH diante das forças aplicadas sobre eles e auxiliar no entendimento de seu comportamento.

Um dos conceitos importantes dentro desse estudo é o de viscoelasticidade. Um material puramente elástico seria aquele capaz de recuperar completamente sua forma original após sofrer deformação, como um elástico de borracha. Já um material puramente viscoso teria total incapacidade para isso depois de removida a força exercida sobre ele, como o mel, por exemplo. Assim, um material viscoelástico seria aquele detentor de ambas as propriedades. O que se traduz, na prática, nas características encontradas nos géis de AH: viscosidade suficiente para terem a capacidade de fluir através da agulha das seringas e serem moldáveis, bem como elasticidade suficiente para suportarem as forças sofridas no interior dos tecidos, mantendo o efeito de projeção.

O principal parâmetro referente à viscoelasticidade utilizado para expressar a dureza dos géis de AH é o G' ou G *prime*. Produtos de alto G' são aqueles que apresentam maior resistência à deformação e maior firmeza, sendo capazes de produzir maior efeito *lift*. Essa característica é obtida, principalmente, por meio do aumento da reticulação dos produtos, como citado anteriormente.

Outro conceito que merece ser abordado é o da coesividade, que indica o quanto cada produto é capaz de manter-se íntegro após sofrer as forças exercidas sobre ele. Géis de alta coesividade não sofrem desintegração e não têm seus *crosslinks* rompidos depois de injetados nos tecidos. Maior coesividade também pode ser conseguida por meio do aumento da reticulação. Na prática, géis coesos mostram maior dificuldade para sofrerem extrusão através da agulha de suas seringas, porém são capazes de manter maior efeito volumizador. Ao contrário, géis de baixa coesividade perdem projeção com facilidade e podem sofrer migração, mas são injetados com maior facilidade.[4,5]

Por último, a capacidade hidrofílica de um gel também representa um ponto importante a ser avaliado. Ela será inversamente proporcional à concentração de AH e ao grau de reticulação do produto. Géis com maior capacidade hidrofílica produzem melhor hidratação dos tecidos, porém apresentam maior risco de edema pós-procedimento.[6]

Assim, são várias as características que devem ser analisadas no momento da escolha do produto a ser utilizado. Cada caso clínico necessitará de géis diferentes, dependendo do efeito desejado.

As apresentações de AH de pequenas partículas, caracterizadas por G *prime* baixo e baixa coesividade, poderão ser utilizadas para aplicações intradérmicas ou subdérmicas (subcutâneo superior), como correção de linhas finas, cicatrizes e sulcos bastante suaves. Produtos de linhas de G *prime* baixo e boa coesividade tornam-se ideais para preencher sulcos e rugas mais profundos, por exemplo. Já as apresentações com G *prime* elevado e alta coesividade serão utilizadas quando houver necessidade de repor volumes maiores ou promover a sustentação dos tecidos, com injeções em planos mais profundos. Sempre lembrando que haverá exceções, como a pele fina acompanhada de compartimentos de gordura faciais muito delgados das pacientes mais idosas, por exemplo, em que a utilização de produtos de grande elasticidade e coesividade poderá produzir resultados inestéticos.

A escolha do gel também estará associada às características de mobilidade da região tratada. Géis mais duros e coesos resistem a forças maiores, mas se movimentam em bloco, ao passo que géis de menor G *prime* permeiam os tecidos de maneira mais homogênea, mas podem sofrer migração indesejada.[6]

Assim, percebemos que não existe um preenchedor ideal. Cada uma das apresentações terá vantagens e desvantagens, dependendo do objetivo do tratamento. De modo que o aprofundamento no estudo das características reológicas de cada apresentação comercial será de suma importância para que se possa fazer a escolha correta do produto a ser utilizado.

Considerações gerais

O envelhecimento da face é um processo muito complexo, que envolve alterações da superfície cutânea (como manchas, rugas finas, mudanças de textura), aparecimento de rugas estáticas e dinâmicas, modificação do volume e posicionamento dos coxins de gordura faciais e reabsorção óssea. Os preenchedores podem ser utilizados em vários planos anatômicos e com diversas técnicas de aplicação para abranger melhorias em várias etapas do envelhecimento.

Para otimizar os resultados com uso de preenchedores, é fundamental que se associe a escolha adequado do produto que será utilizado, o conhecimento anatômico detalhado da área que será abordada e a técnica correta de aplicação.[7]

a) **Escolha do produto**: de acordo com a área tratada, a profundidade da aplicação e o objetivo do tratamento, será indicado um gel com maior ou menor viscoelasticidade. Produtos com menor G *prime* devem ser utilizados quando a aplicação for mais superficial ou em áreas que necessitem de maior moldagem do gel. Já aplicações supraperiosteais ou com objetivo de volumização devem ser feitas com apresentações comerciais que tenhas G *prime* mais alto.
b) **Conhecimento anatômico**: antes de usar preenchedores em qualquer área, devem-se estudar detalhadamente as estruturas anatômicas presentes e observar possíveis áreas de risco. As principais estruturas a serem analisadas são as artérias, as veias e os coxins gordurosos.

As artérias de maior importância incluem ramos da carótida externa (Figura 154.1) e da carótida interna (Figura 154.2). Devem-se observar atentamente o trajeto e a profundidade dos vasos, assim como seus pontos de anastomose (principalmente na área centrofacial).[8,9]

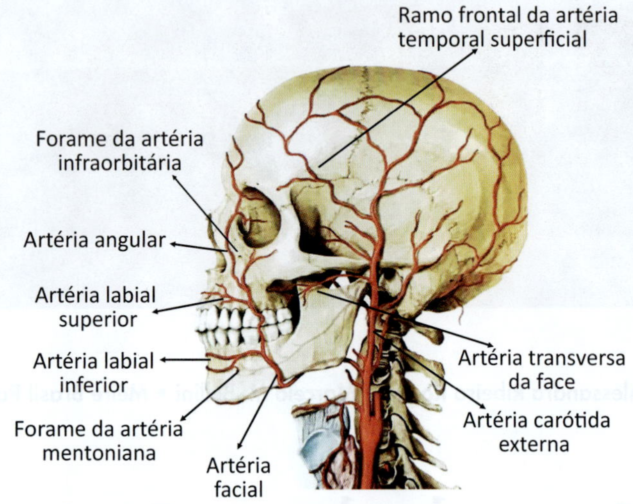

■ **Figura 154.1** Principais ramos da artéria carótida externa que irrigam a face.

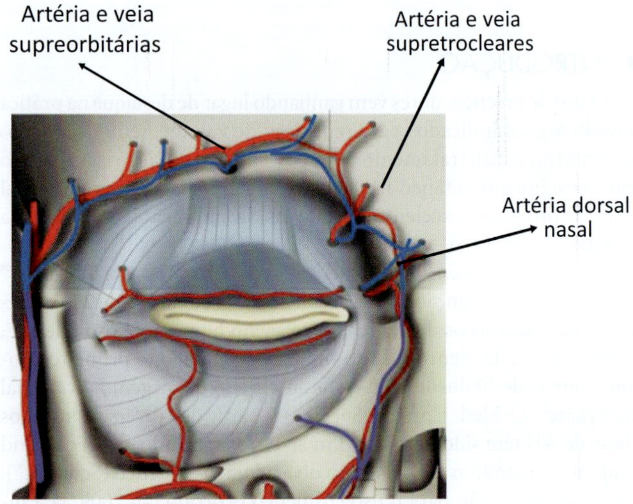

■ **Figura 154.2** Principais ramos da artéria carótida interna que irrigam a face.

Os coxins de gordura podem ser divididos em superficiais (contínuos com o tecido celular subcutâneo) (Figura 154.3) e profundos (entremeados ou profundos aos músculos) (Figura 154.4).[10]

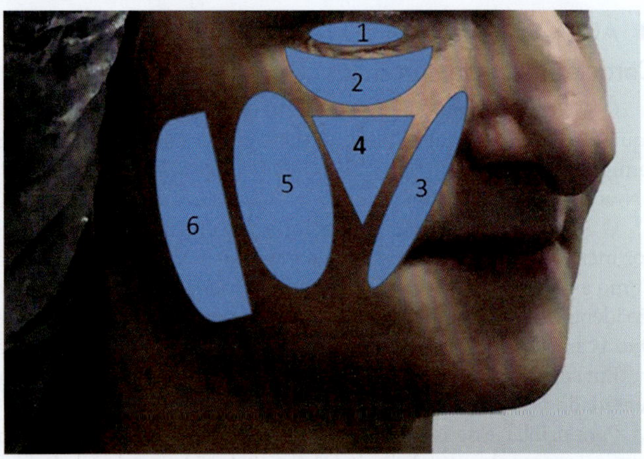

■ **Figura 154.3** Compartimentos superficiais de gordura: **1)** gordura intraorbital (pálpebra inferior); **2)** gordura infraorbital (monte malar); **3)** gordura malar nasolabial; **4)** gordura malar medial; **5)** gordura malar média (ou intermediária); **6)** gordura malar lateral.

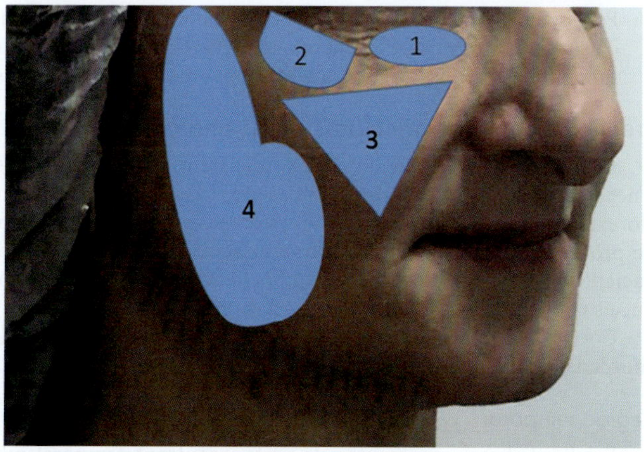

■ **Figura 154.4** Compartimentos profundos de gordura: **1)** gordura subocular medial (SOOF medial); **2)** gordura subocular lateral (SOOF lateral); **3)** gordura malar medial profunda; **4)** gordura bucal.

c) **Técnica correta de aplicação**: os produtos **devem** ser utilizados em quantidade e profundidade adequadas. Excesso de produto ou aplicações muito superficiais podem gerar resultados esteticamente desastrosos.

Cuidados com antissepsia, como utilização de materiais estéreis, remoção de maquiagem e higienização sistemática da pele dos pacientes (com clorexidina ou álcool 70°) são de extrema importância para evitar infecções.[11]

Podem ser utilizadas cânulas ou agulhas para aplicação dos preenchedores, de acordo com a habilidade técnica do profissional, da área anatômica a ser tratada e dos riscos de cada região. As agulhas são mais precisas para colocação dos produtos, mas apresentam maiores riscos de lesões vasculares. Assim, nas regiões com artérias e veias importantes passando no plano de aplicação, é mais prudente a utilização de cânulas que oferecem menor risco de embolização vascular pelos géis.[7]

O calibre das agulhas/cânulas deve ser adequado para a passagem do produto que está sendo utilizado. As cânulas de maior calibre (p. ex. 25 G ou 22 G) oferecem maior segurança ao procedimento, uma vez que cânulas muito finas (p. ex., 30 G) podem lesionar as estruturas vasculares.

Existem várias técnicas para aplicação dos preenchedores que podem, inclusive, ser combinadas num mesmo procedimento[12] (Figura 154.5):

- **Puncturas seriadas**: múltiplas puncturas colocando-se pequenas quantidades de produto em cada ponto. Mais utilizadas para aplicações superficiais. Aumentam o risco de equimoses.
- **Tunelização linear**: consiste na introdução da agulha de forma linear, paralela à sua superfície da pele. A injeção do material pode ser executada na forma de retroinjeção ou anteroinjeção. Esta técnica é utilizada para aplicação linear do produto.
- **Em leque**: por meio de uma única punctura, é realizada a técnica de tunelização linear em várias angulações, com movimentos de introduzir e retirar a agulha no eixo paralelo à superfície da pele, desenhando um leque. Esta técnica permite abranger uma área maior de tratamento mediante um único ponto de entrada.
- **Em rede ou cruzada**: por intermédio de várias puncturas, fazem-se tunelizações lineares que se cruzam em ângulos de aproximadamente 90 graus. Esta técnica é muito utilizada para dar sustentação a áreas côncavas.

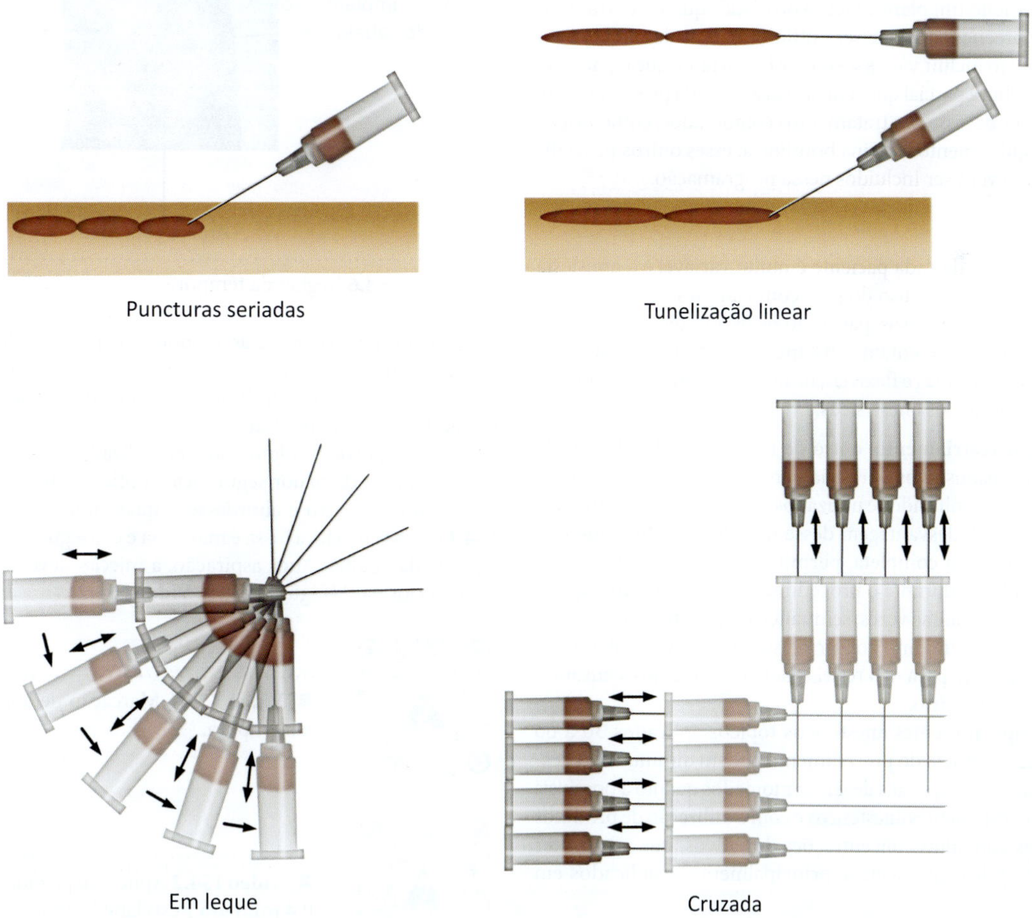

■ **Figura 154.5** Técnicas de aplicação de ácido hialurônico.

Preparo prévio ao procedimento

Avaliação do paciente[13]

Deve ser realizada avaliação global da face, observando-se o paciente em visão frontal, oblíqua e lateral e em várias inclinações para que possam ser percebidas áreas de perda de sustentação, desproporções, alterações de volume ou necessidade de projeção. O paciente deve ser interrogado sobre o que mais o incomoda e deve ser dada a ele explicação detalhada sobre o planejamento do tratamento e as possibilidades de melhoras.

A anamnese deve incluir dados de realização de procedimentos anteriores, alergias, uso de medicações, doenças prévias (inclusive autoimunes) e descartar gestação.

É fundamental a observação psicológica do paciente para que possam ser detectados traços de ansiedade, depressão ou expectativas irreais quanto aos resultados, perfis que podem contraindicar o procedimento naquele momento.

Documentação fotográfica

O ideal é que as fotos sejam realizadas sempre no mesmo local, mantendo uma distância constante entre a máquina e o paciente. O fundo mais adequado é o de cor azul ou preta.

Os cabelos devem ser contidos por toucas ou faixas para que toda a face possa ser observada.

O paciente de ser fotografado em vários ângulos – fronte, oblíquo e perfil – e realizando várias expressões – sorrindo, mandando beijo, fazendo uma expressão brava. Isso permite perceber alterações que já sejam características do paciente e avaliar melhor os resultados após o procedimento.

Planejamento do tratamento

De acordo com a necessidade e a disponibilidade financeira de cada paciente, deve ser feito um planejamento dos locais que serão tratados e do volume de preenchedor que será utilizado em cada sessão. Se o tratamento proposto incluir várias sessões, é importante que o paciente compreenda a melhora parcial que será obtida após cada procedimento.

Quando forem necessários tratamentos combinados, como *lasers*, *peelings*, microagulhamento e toxina botulínica, esses outros procedimentos também devem ser incluídos nessa programação.

Anestesia[12]

A tolerância à dor de cada paciente é muito variável e a anestesia pode variar desde o simples uso do gelo como anestésico térmico até os bloqueios de ramos nervosos, passando pelos anestésicos tópicos e pelos produtos que já apresentam substâncias anestésicas na sua fórmula. O uso de cânulas finas e flexíveis, muito frequente, tem reduzido a necessidade de bloqueios anestésicos.

- **Anestesia por resfriamento**: o uso de rolos resfriados, bolsas de gelo ou outros dispositivos de resfriamento com fins de analgesia já são amplamente conhecidos e utilizados em outros procedimentos dermatológicos. A desvantagem desse tipo de método é que não promove a anestesia completa, permitindo que o paciente sinta algum desconforto durante o procedimento. A vantagem é que o dispositivo pode, muitas vezes, ser manejado pelo próprio paciente durante o procedimento conforme sua demanda e tolerância. Deve-se ter cuidado para não resfriar demais os tecidos, causando lesões térmicas pelo frio.
- **Anestesia tópica**: cremes anestésicos tópicos aplicados 30 a 60 minutos antes do início do procedimento podem diminuir seu desconforto. Cuidados especiais devem ser tomados quanto a possíveis alergias aos componentes anestésicos e com a utilização de produtos manipulados com altas concentrações dos ativos, que podem ter absorção sistêmica significativa, principalmente se aplicados em área extensa.
- **Anestesia por bloqueio de ramos de nervos**: geralmente necessária quando a área a ser tratada envolve os lábios ou a região perioral. Pode ser feita com ou sem vasoconstritor, lembrando-se sempre que o uso de vasoconstritores aumenta a duração da anestesia, diminui sangramentos e implica riscos maiores em eventos vaso-oclusivos.

Preenchimento das principais áreas anatômicas

Devemos relembrar que, antes de se iniciarem os preenchimentos, é necessário fazer assepsia rigorosa das áreas a serem tratadas, com clorexidina ou álcool 70° e utilizar gorros, máscaras, luvas e campos de procedimento estéreis. No caso de preenchimento de lábios, o paciente deve ser orientado a realizar bochechos com enxaguatórios bucais com clorexidina.

Com o paciente sentado, faz-se a marcação das áreas que serão abordadas.

Região temporal

É delimitada superiormente pela crista óssea frontotemporal, medialmente pelo rebordo orbitário, inferiormente pelo arco zigomático e lateralmente pela linha de implantação do cabelo (ou sua projeção) (Figura 154.6). Abaixo da pele, há a gordura superficial (subcutâneo) e a fáscia temporal superficial, onde estão a artéria temporal superficial e a veia temporal superficial, que podem, inclusive, ser palpadas ou visualizadas na superfície. Mais profundamente, encontra-se o músculo temporal que, por ser um músculo da mastigação, e não da mímica facial, apresenta uma espessa fáscia muscular, com camada superficial e profunda. Abaixo do músculo, pode ser observada a artéria temporal profunda.[13]

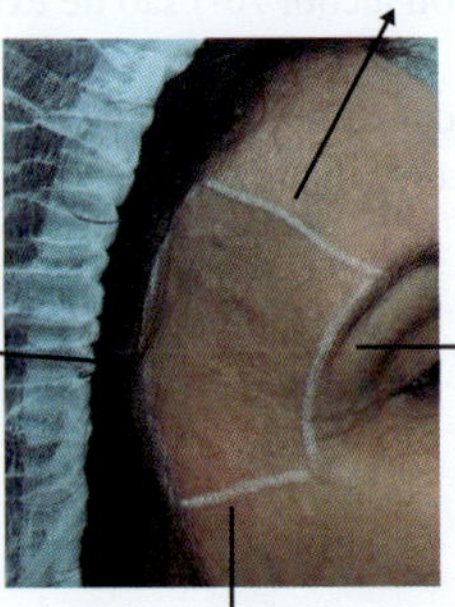

■ **Figura 154.6** Região da têmpora.

Em uma pessoa jovem, as têmporas são planas ou levemente convexas; mas com o envelhecimento, tornam-se côncavas. O preenchimento da região temporal está indicado para melhorar essa concavidade restaurando o volume perdido.[14]

A aplicação do produto pode ser realizada em plano profundo com agulha. A área de maior segurança é obtida quando se divide a fossa temporal em quatro e aborda-se o quadrante superomedial (**Vídeo 154.1**). Nessa região, a fossa é mais rasa e consegue-se tocar o osso com a ponta da agulha. Após aspiração, a injeção deve ser feita em bólus supraperiosteal[13] (Figura 154.7 e **Vídeo 154.2**).

■ **Vídeo 154.1** Marcação de aplicação profunda na têmpora.

■ **Vídeo 154.2** Aplicação profunda com agulha de 0,4 mL/lado Restylane Defyne na têmpora.

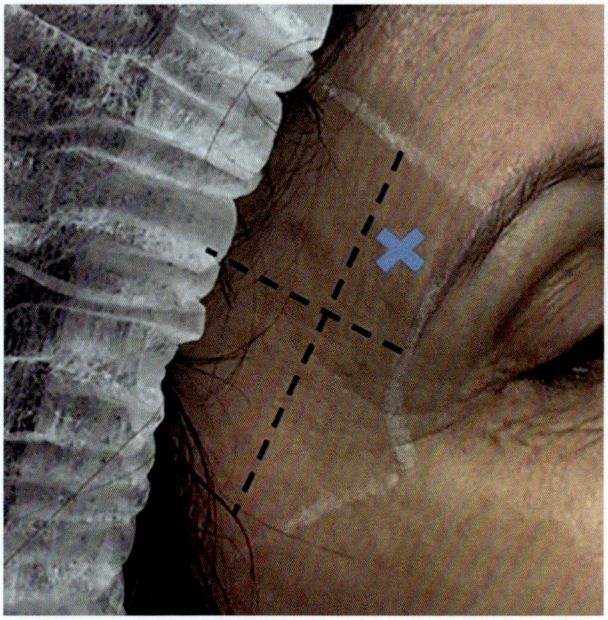

■ **Figura 154.7** Área de maior segurança para aplicação profunda com agulha na região temporal.

Outra maneira de preencher a fossa temporal é no plano da gordura superficial. Como é trajeto da artéria e veia temporal superficiais, esta aplicação deve ser feita com cânula, fazendo-se o pertuito de entrada próximo ao arco zigomático e distribuindo-se o produto em leque[13] (Figura 154.8 e **Vídeo 154.3**). Recentemente, tem sido feito tratamento da região temporal posterior com cânula em plano subcutâneo, potencializando-se ainda mais o resultado de *lifting* facial.[15]

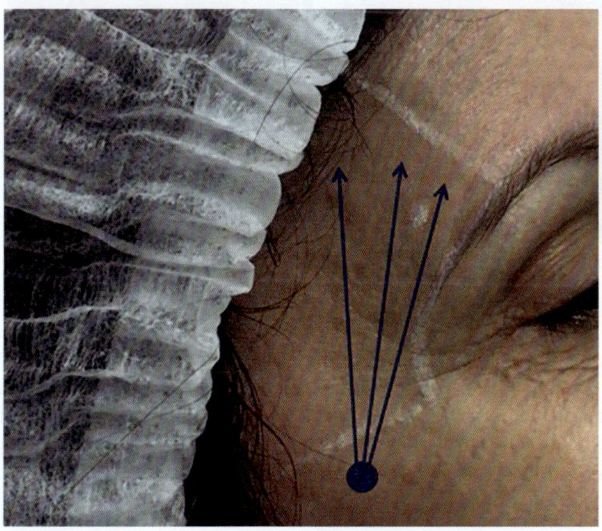

■ **Figura 154.8** Preenchimento da região temporal com cânula, em plano subcutâneo.

■ **Vídeo 154.3** Aplicação superficial com cânula 22 G de 0,4 mL/lado Restylane Refyne na têmpora.

Quando a perda de volume é intensa e utiliza-se maior quantidade de produto, o paciente pode ter sensação de pressão nas têmporas e pode ocorrer ingurgitamento dos vasos superficiais. Após o procedimento, uma massagem delicada ajuda a uniformizar a distribuição do material injetado e evita irregularidades.

Fronte

O processo do envelhecimento pode resultar em concavidade da fronte acima das sobrancelhas e os preenchedores são utilizados para restaurar esse volume perdido. As camadas anatômicas são: pele; tecido subcutâneo; músculo frontal; e periósteo. Superficialmente, no tecido subcutâneo, estão as artérias supratroclear, supraorbitária e ramos da artéria temporal superficial.[1,10]

O plano mais seguro de tratamento é o supraperiosteal, pois evita o trajeto dos vasos e o aspecto irregular do preenchimento. Pode ser realizado em retroinjeção linear com cânula (**Vídeo 154.4**) ou em pequeno bólus com agulha (**Vídeo 154.5**), massageando-se levemente após aplicação. Quando utilizada agulha, sempre se deve aspirar antes da introdução do produto e aplicar pelo menos 2 cm acima das sobrancelhas para evitar o trajeto das artérias supratrocleares e supraorbitárias que estão emergindo profundamente dos forâmes nessa região (Figura 154.9). O ácido hialurônico também pode ser aplicado no plano subcutâneo, mas em pequenas quantidades para não ficarem nódulos aparentes e pelo risco vascular, sempre com cânulas.

■ **Vídeo 154.4** Aplicação submuscular com cânula 22 G de 0,5 mL/lado Restylane Refyne na fronte.

■ **Vídeo 154.5** Aplicação submuscular com agulha de 0,2 mL/ponto Restylane Refyne na fronte.

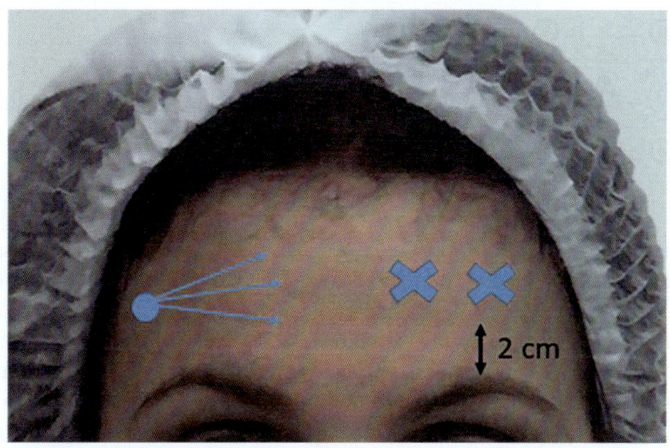

■ **Figura 154.9** Preenchimento da fronte com cânula e agulha.

Região malar e zigomática

São regiões muito abordadas no uso dos preenchedores. Suas mudanças com o envelhecimento desempenham papel importante no aspecto de ptose da face e a correção dessas alterações pode ter um impacto muito positivo no resultado do tratamento. Um rosto jovem apresenta região malar bem contornada e convexa e no processo do envelhecimento (ou atividade física intensa e emagrecimento), há remodelação óssea e atrofia e/ou deslocamento inferior dos compartimentos de gordura, resultando no aplainamento desta área. A abordagem da região malar é, muitas vezes, fundamental para restituir o aspecto jovem da face.

O preenchimento da região do arco zigomático deve ser feito aplicando-se o produto em bólus supraperiosteais, que funcionam como pontos de ancoragem e causam uma sustentação das estruturas da face, devolvendo o aspecto triangular ao rosto e melhorando o sulco nasogeniano e o contorno facial. Deve-se evitar o tratamento desta região em paciente que já apresente o osso zigomático evidente ou que tenha o rosto largo. Esses pontos podem ser realizados com cânula ou agulha. Como a região do arco zigomático lateral à linha mediopupilar não apresenta risco importante de comprometimento vascular, podem-se utilizar agulhas para a realização desses pontos, o que proporciona aplicação supraperiosteal mais precisa (Figura 154.10 e **Vídeo 154.6**). Na linha mediopupilar (ou medialmente a ela), está o forâme infraorbitário com emergência de artéria, veia e nervo infraorbitários. Assim, a região medial ao forâme é área de risco de lesão vascular e deve ser utilizada cânula para o procedimento ser mais seguro[14] (**Vídeo 154.7**).

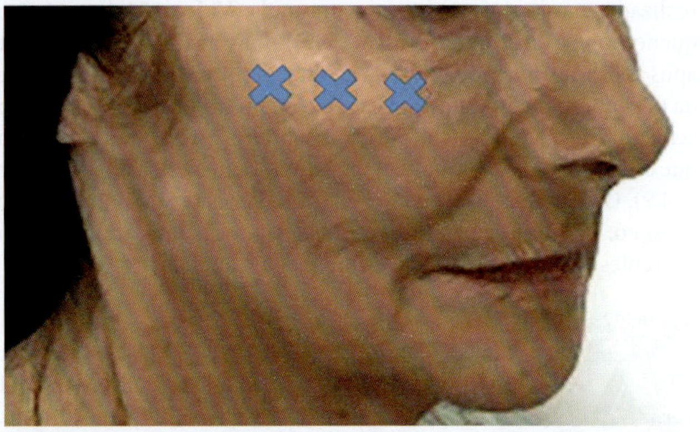

■ **Figura 154.10** Pontos supraperiostais para tratar o arco zigomático.

■ **Vídeo 154.6** Aplicação supraperiostal com agulha de 0,2 mL/ponto Restylane Lyft no arco zigomático.

■ **Vídeo 154.7** Aplicação profunda com cânula 22 G de 0,3 mL/lado Restylane Lyft no malar medial e 0,3 mL/lado na abertura piriforme.

Na região malar medial, existem dois coxins de gordura: malar medial superficial e profundo. O coxim malar medial superficial localiza-se em continuidade com o tecido celular subcutâneo, superficialmente aos músculos da mímica facial. O preenchimento desse coxim pode ser realizado em pacientes emagrecidos, mas o volume de material utilizado deve ser pequeno, para não arredondar o rosto ou projetar as bochechas quando são realizados movimentos faciais. O coxim malar medial profundo está localizado profundamente aos músculos da mímica facial e o preenchimento nele colocado não se projeta com os movimentos faciais, permitindo utilização de produtos volumizadores, com partículas maiores e grande capacidade de expansão dos tecidos. É a área da região malar mais tratada para restaurar o volume médio-facial, muitas vezes sendo a primeira área a ser abordada no tratamento porque permite uma melhora significativa, com impacto positivo no resultado final[16] (**Vídeo 154.8**).

■ **Vídeo 154.8** Aplicação submuscular com cânula 22 G de 0,2 mL/lado Restylane Refyne na goteira lacrimal.

Para tratamento da região malar, os autores sugerem a utilização de cânulas (Figura 154.11). É uma área de trajetos vasculares importantes (vasos infraorbitários e faciais) e o procedimento com agulhas aumenta o risco de equimoses e embolizações vasculares. A técnica de aplicação em leque facilita a distribuição do produto e permite tratar diferentes regiões e planos com um mesmo pertuito de entrada.

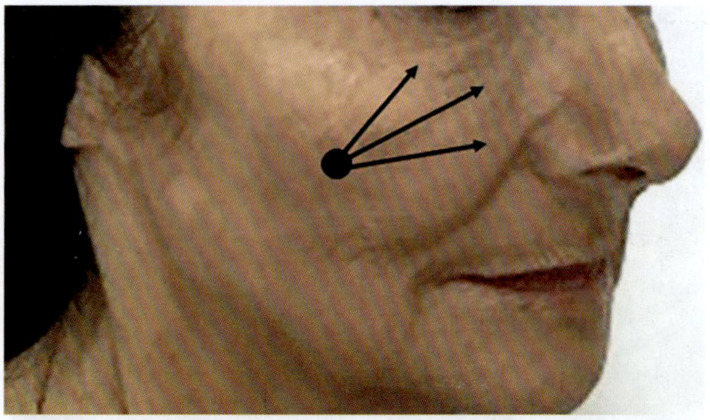

■ **Figura 154.11** Preenchimento da região malar com cânula.

As áreas definidas como triângulos submalares também podem ser tratadas para melhora da concavidade do rosto.[17] O compartimento de gordura que dá volume nesta região é o bucal, também denominado "bola de Bichat". É um coxim adiposo profundo, de formato triangular que se relaciona diretamente com os músculos da mastigação. A abordagem mais segura é com cânula, distribuindo o produto em leque ou em pequenos bólus (Figura 154.12). Quando necessário, o tratamento pode ser complementado com injeção em planos mais superficiais. Atualmente, alguns profissionais têm realizado uma cirurgia denominada "bichectomia", que consiste em retirar a bola de Bichat para deixar o rosto com aparência mais fina. Os autores concordam que esse procedimento pode resultar em perda de sustentação importante da face no futuro, gerando a posterior necessidade de preenchimento desta região.

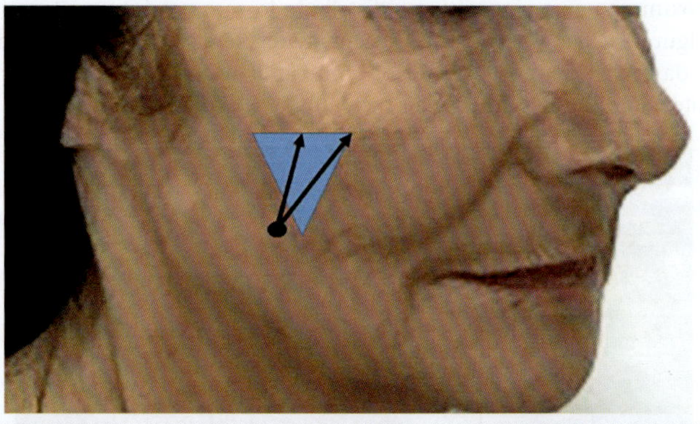

■ **Figura 154.12** Preenchimento do triângulo submalar.

A região malar lateral é outra área da face a ser tratada com preenchedores, principalmente no coxim de gordura malar lateral superficial. O produto pode ser aplicado com cânula em leque ou com tunelização linear, com os vetores ajudando a promover um aspecto de *lifting* facial. Nessa área malar lateral, deve-se evitar a aplicação profunda do produto pelo risco de comprometer a glândula parótida ou o nervo facial[14] (Figura 154.13).

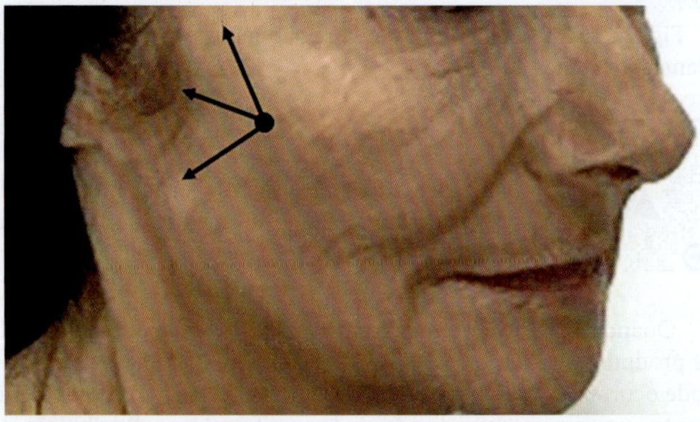

■ **Figura 154.13** Preenchimento da região malar lateral.

Região periorbitária

Com o processo do envelhecimento, há mudanças anatômicas nesta região, com reabsorção óssea e aumento da cavidade orbitária, além de alterações dos coxins de gordura. Observam-se aspecto fundo e escurecido da área infraorbital (olheiras), aparecimento de bolsas projetadas de gordura sob os olhos e ptose das sobrancelhas. A constante contração do músculo orbicular dos olhos ocasiona a formação de rugas dinâmicas perioculares, tornando importante a associação da aplicação de toxina botulínica para o tratamento adequado desta região.

Há coxins de gordura superficiais e profundos ao músculo orbicular dos olhos. Deve-se ter muita cautela ao aplicar ácido hialurônico nos coxins superficiais porque, em razão da capacidade higroscópica dos materiais, pode ocorrer edema persistente e de difícil tratamento.

O tratamento da goteira lacrimal permite melhora importante da profundidade das olheiras. A técnica sugerida pelos autores é a realização da aplicação do produto com cânula, em pequenas quantidades e em um plano abaixo do músculo orbicular dos olhos, tanto na porção medial (sulco nasojugal) (**Vídeo 154.8**) como na porção lateral da região orbitária (sulco palpebromalar) (Figura 154.14). A aplicação com agulhas aumenta o risco de equimoses e de embolização vascular. O depósito superficial do produto ou a colocação de grandes volumes pode ter efeito Tyndall, com aspecto azulado e edemaciado da região. A escolha do material é importante para o bom resultado estético do tratamento, devendo-se dar preferência a produtos que se integrem bem aos tecidos e possam ser moldados.[13]

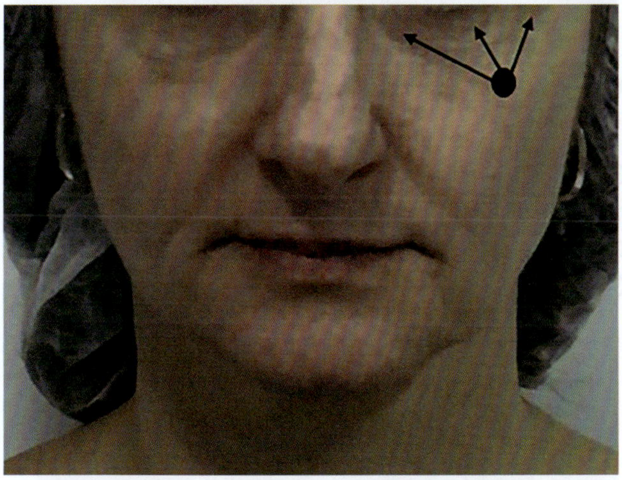

■ **Figura 154.14** Preenchimento da região periorbitária.

As rugas estáticas periorbitárias podem ser tratadas com produtos de ácido hialurônico de pequenas partículas, com aplicação no subcutâneo superficial (subdérmica), realizada com cânula (**Vídeo 154.9**) ou agulha (**Vídeo 154.10**). Na porção lateral dos olhos (área dos "pés de galinha"), os resultados são muito bons, principalmente quando o AH é associado à aplicação de toxina botulínica. Já na porção inferior dos olhos, deve-se tomar o cuidado de aplicar pequenas quantidades, pois pode ocorrer edema persistente.[18]

■ **Vídeo 154.9** Aplicação subdérmica com cânula 25 G de 0,5 mL/lado Restylane Vital Light nas rugas perioculares.

■ **Vídeo 154.10** Aplicação subdérmica com agulha de 0,5 mL/lado Restylane Vital Light nas rugas perioculares.

Os coxins de gordura do supercílio também podem ser tratados com preenchedores, principalmente no terço lateral, para melhorar o posicionamento e elevar as sobrancelhas. Medialmente à linha médio-pupilar estão os forâmes supraorbital e supratroclear, de onde emergem os respectivos vasos e nervos, o que torna mais arriscado o preenchimento das porções mediais das sobrancelhas. O produto pode ser aplicado no coxim de gordura superficial (**Vídeo 154.11**) e/ou no coxim adiposo profundo (ROOF) (**Vídeo 154.12**). Os autores sugerem aplicação com cânula, por ser simples e segura, mas a abordagem também pode ser feita com agulha[1] (Figura 154.15).

■ **Vídeo 154.11** Aplicação superficial com cânula 22 G de 0,1 mL/lado Belotero Volume no supercílio.

■ **Vídeo 154.12** Aplicação submuscular com cânula 22 G de 0,3 mL/lado de Belotero Volume no supercílio (ROOF).

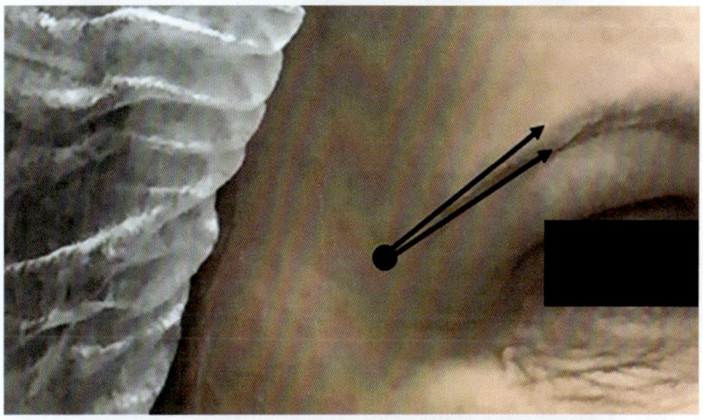

■ **Figura 154.15** Preenchimento da região lateral do supercílio.

Sulco nasolabial

A necessidade de melhora desta região continua sendo uma queixa muito frequente dos pacientes no dia a dia dos consultórios e o sulco nasolabial ainda é uma das áreas mais tratadas com preenchedores. Sabemos que a piora deste sulco está diretamente relacionada à perda de volume e de sustentação das regiões malares e zigomáticas. O novo conceito de avaliação global da face para os procedimentos estéticos sugere que o rosto seja analisado como um todo e que se aborde diretamente a causa da formação dos sulcos, tratando as perdas estruturais que estejam gerando os problemas. Assim, para melhor resultado, o ideal é que primeiro seja feito o tratamento com os pontos de sustentação zigomáticos e a reposição do volume malar, para depois ser corrigido o sulco nasolabial.[1]

Embora muitas vezes seja considerada uma região simples de ser tratada, sabemos que o preenchimento do sulco nasolabial é responsável por casos de oclusão vascular e o procedimento deve ser realizado com cautela, respeitando-se as estruturas anatômicas. A artéria facial é bastante sinuosa e desenvolve parte do seu trajeto muito superficialmente sob este sulco. Na parte mais inferior do sulco, próximo à bifurcação das artérias labiais e também mais superiormente, na região da fossa canina (ou fossa piriforme), a artéria facial tem menor proteção por estruturas suprajacentes e está mais suscetível a embolizações pelos preenchedores.

Para diminuir o risco de lesões vasculares, o procedimento pode ser realizado com cânula, no plano subcutâneo (**Vídeo 154.13**). Se for feita escolha por tratar a área com agulha, deve-se procurar injetar o produto no sulco superficialmente (intradérmico ou subdérmico) e, de preferência, em vetor perpendicular ao sulco e a abertura piriforme deve ser tratada em plano supraperiosteal (**Vídeo 154.7**). Lembrar de sempre fazer aspiração antes de injetar o preenchedor quando estiver trabalhando com agulhas e de não usar produtos de difícil moldagem quando for aplicar em planos mais superficiais[1] (Figura 154.16).

■ **Vídeo 154.13** Aplicação superficial com cânula 22 G de 0,5 mL/lado Restylane Defyne na sulco nasolabial.

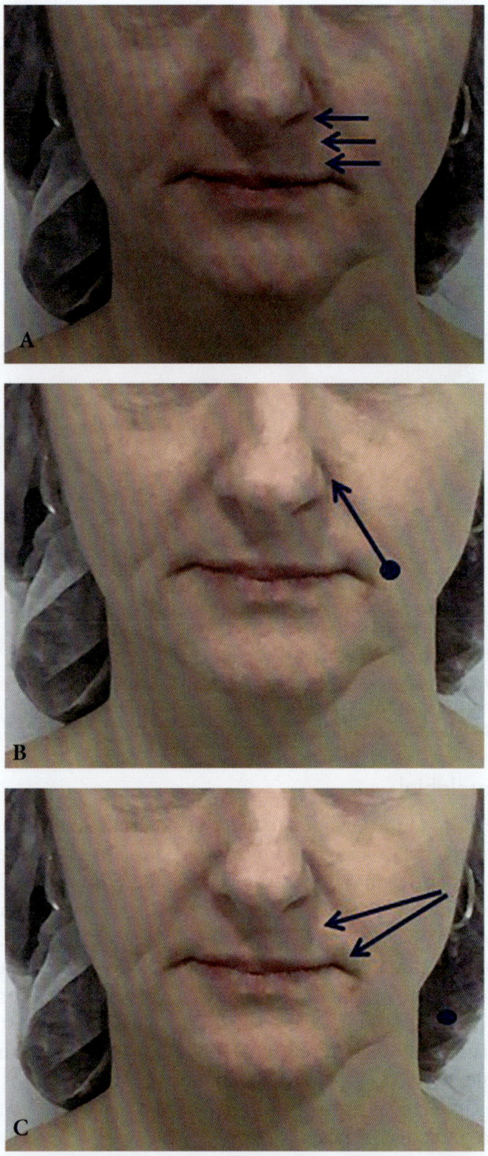

■ **Figura 154.16** Preenchimento do sulco nasogeniano com cânula e agulha. **(A)** Agulha perpendicular ao SNG. **(B** e **C)** Cânula.

Mento, sulco labiomentoniano e mandíbula

Os preenchimentos destas regiões podem ser utilizados par fazer correções de característica específicas, por exemplo o retrognatismo, ou para maior definição do terço inferior do rosto e melhora do contorno facial. Em pacientes homens, podem ajudar a deixar o rosto mais quadrado, com aspecto mais masculino.

No mento, as aplicações supraperosteais são realizadas tanto para alongar o queixo (produto depositado mais inferiormente sobre o osso) (**Vídeo 154.14**) como para lhe dar projeção anterior (produto depositado mais anteriormente ao osso) (Figura 154.17). Estes pontos podem ser realizados com cânula ou agulha e deve-se optar por produtos de G *prime* mais alto, resistentes à deformação. Também pode ser feita aplicação no subcutâneo para corrigir o sulco que se forma entre lábio e o mento e fazer a eversão do mento (**Vídeo 154.15**). Neste caso, a injeção com cânula é mais segura porque o produto será aplicado em área de trajeto das artérias labiais e mentonianas[19] (Figura 154.18).

■ **Vídeo 154.14** Aplicação supraperiostal com agulha de 1 mL/lado Voluma no mento.

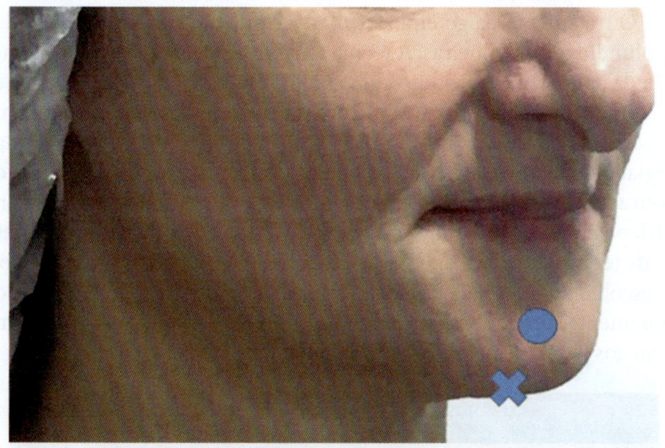

■ **Figura 154.17** Preenchimento do mento. Projeções anterior (O) e inferior (X).

■ **Vídeo 154.15** Aplicação superficial com cânula 22 G de 1 mL/lado Voluma no sulco labiomentual.

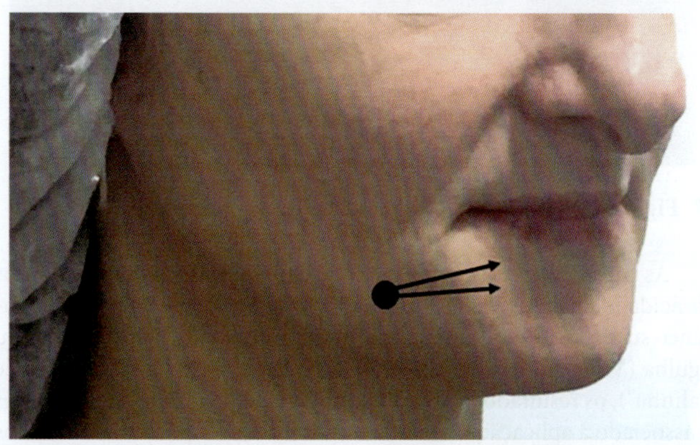

■ **Figura 154.18** Preenchimento com cânula do sulco entre o lábio e o mento.

Os sulcos labiomentonianos (ou linhas de marionete) formam-se com a perda da sustentação da face e com a perda de volume dos coxins adiposos periorais, somadas aos movimentos musculares repetidos dos músculos depressores do lábio inferior e platisma. Dão aspecto triste ao rosto. O preenchimento desta região é realizado no plano subcutâneo e, embora toda a extensão do sulco seja abordada, deve-se injetar maior volume no seu terço superior (**Vídeos 154.15** e **154.16**). O modíolo é a área anatômica próxima à comissura labial, onde se inserem os músculos orbiculares, elevadores e depressores dos lábios e pode ser tratada com preenchedores para elevar os cantos da boca[1,19] (Figura 154.19) (**Vídeo 154.16**).

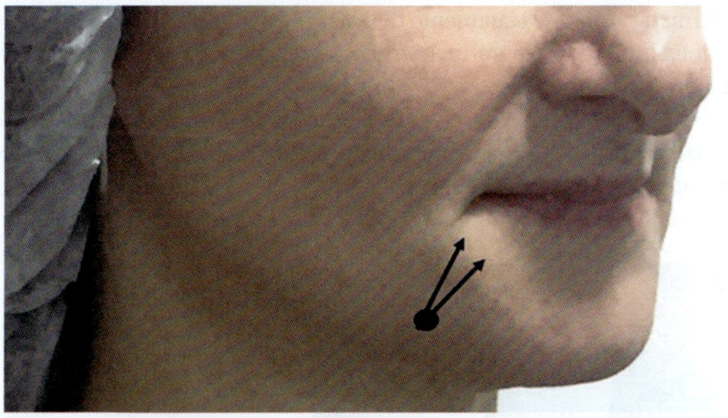

■ **Figura 154.19** Preenchimento com cânula do sulco lábio mentual.

■ **Vídeo 154.16** Aplicação superficial com cânula 22 G de 0,5 mL/lado Restylane Volyme no canto da boca.

Para tratamento do ângulo da mandíbula, pode ser realizada aplicação do produto em plano supraperiostal em bólus com agulha (**Vídeo 154.17**). Para definição do contorno mandibular, injeta-se o produto no plano subcutâneo, linearmente, acompanhando o trajeto do arco mandibular (**Vídeo 154.18**). Deve-se demarcar as áreas que apresentam ptose dos coxins de gordura (como a região do *jowl*) e evitar a aplicação nessas regiões. Para esse plano mais superficial, é mais segura a utilização de cânulas. No tratamento de pacientes do sexo feminino, é importante evitar a utilização de grande quantidade de produto para não masculinizar as feições[19] (Figura 154.20).

■ **Vídeo 154.17** Aplicação supraperiostal com agulha de 1 mL/lado Voluma no ângulo da mandíbula.

■ **Vídeo 154.18** Aplicação superficial com cânula 22 G de 1 mL/lado Voluma no corpo da mandíbula.

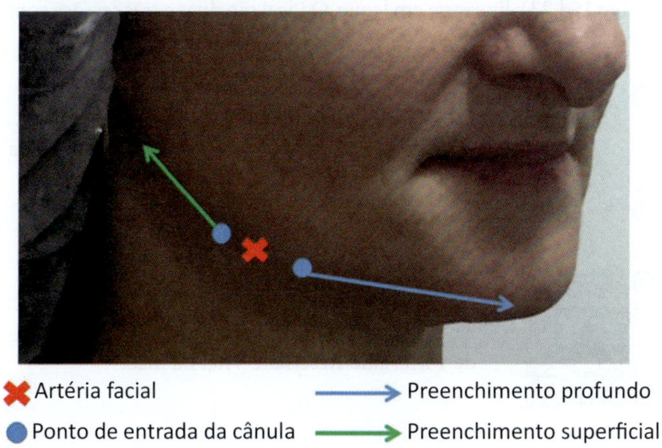

■ **Figura 154.20** Preenchimento da região da mandíbula.

Lábios e região perioral

As queixas mais comumente abordadas nestas regiões são o aumento do volume e a definição do contorno dos lábios e o tratamento das rítides periorais. Várias marcas comerciais de preenchedores desenvolveram produtos específicos para a região labial, com características que permitem que se moldem com facilidade e tenham maior durabilidade em áreas de muita movimentação muscular.

Para melhora do contorno labial, o produto deve ser aplicado na borda dos lábios, na transição entre a pele e o vermelhão, com a técnica de retroinjeção por tunelização linear (**Vídeo 154.19**). O tratamento deve incluir o arco do cupido (**Vídeo 154.20**) (curvatura em forma de "M" do vermelhão do lábio superior) e as colunas do filtro (proeminências lineares que partem dos ápices do arco do cupido em direção às narinas). A aplicação ode ser realizada com cânula ou agulha. Essa aplicação no contorno, mais superficial, é a abordagem em lábios mais segura para ser feita com agulha porque geralmente a artéria labial tem um trajeto posterior ao músculo orbicular dos lábios, e não no plano que está sendo injetado o preenchedor[1] (Figura 154.21). Para volumizar os lábios, o produto deve ser aplicado entre o contorno labial e a junção seco-molhada, em plano subcutâneo, anterior ao músculo orbicular. O tratamento fica mais seguro quando realizado com cânula (**Vídeo 154.21**), evitando oclusões vasculares e equimoses/hematomas.

■ **Vídeo 154.19** Aplicação superficial com agulha de 0,25 mL/quadrante de Restylane Vital no contorno labial.

■ **Vídeo 154.20** Aplicação superficial com agulha de Restylane Vital para tratar o arco do cupido.

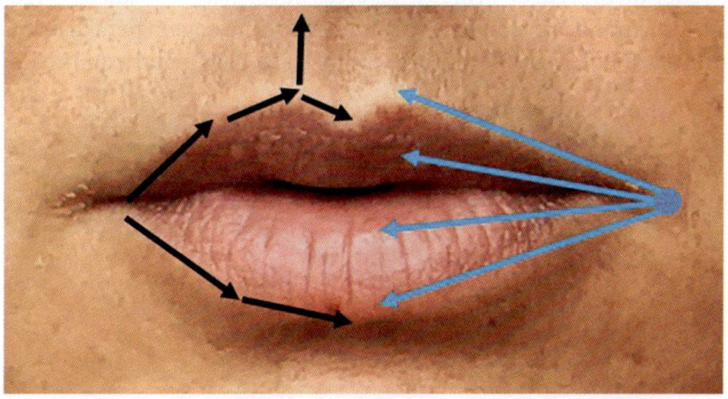

■ **Figura 154.21** Preenchimento dos lábios com cânula (setas azuis) e agulha (setas pretas).

■ **Vídeo 154.21** Aplicação anterior a músculo orbicular dos lábios com cânula 22 G de 0,25 mL/quadrante de Restylane Kysse no lábio (volumização).

Já para eversão e aumento da projeção dos lábios, o produto deve ser injetado mais profundamente, na transição entre a parte seca (semimucosa) e a parte úmida (mucosa) do lábio, no compartimento de gordura profundo. O ideal é que o lábio inferior seja mais volumoso, na proporção de 1,6:1 quando comparado ao lábio superior. Como o preenchimento será aplicado posteriormente ao músculo orbicular dos lábios, na área de trajeto das artérias labiais, neste caso, é mais segura a utilização de cânulas para realizar o procedimento.[1,20] Para tratamento das rítides periorais, deve ser utilizado AH de pequenas partículas, ou de G *prime* baixo, para diminuir o risco de formação de pápulas visíveis por excesso e/ou superficialização do produto. A aplicação deve ser subdérmica, no sentido da ruga ou perpendicular a ela, com cânula ou agulha. Quando for utilizada agulha, é importante orientar o paciente sobre o risco de equimoses. Para resultados mais satisfatórios, o ideal é que sejam associadas outras técnicas aos preenchedores, como toxina botulínica, *peelings* químicos, *laser* e microagulhamento.[18]

Áreas avançadas

Quando pensamos em preenchedores, o tratamento de nenhuma área é isento de riscos, mas existem algumas regiões que são consideradas mais perigosas, principalmente por apresentarem estruturas anatômicas que aumentem o risco de complicações.

Pensando em anatomia vascular, a região centrofacial é considerada a de maior risco da face porque, nessa área, ocorre anastomose entre os dois sistemas carotídeos, interno e externo. Assim, se houver embolização arterial pelo preenchedor em ramos da carótida externa (como artéria facial, artéria angular artéria nasal lateral), os ramos da carótida interna podem ser acometidos, podendo levar a graves complicações, inclusive a tão temida amaurose.[21]

Regiões da face como dorso nasal, glabela e parte superior da cavidade orbitária são consideradas áreas de maior risco e, embora os procedimentos realizados nelas possam ter resultados estéticos interessantes, só devem ser efetuados por mãos experientes, com muito conhecimento anatômico, para evitar complicações.

Áreas extrafaciais

Lóbulo da orelha

Com o envelhecimento, ocorre, flacidez, formação de sulcos e perda de volume do lóbulo auricular. Além do aspecto clínico inestético, os pacientes se queixam de diminuição do suporte para os brincos. O preenchimento com AH devolve a forma e melhora a sustentação desta região.[22]

A técnica sugerida pelos autores é a aplicação em leque ou tunelização linear, no plano subcutâneo, com agulha, depositando-se o material ao redor do orifício do brinco e nas áreas de formação de sulcos (Figura 154.22). Após o procedimento, realiza-se leve massagem para distribuir uniformemente o produto e leve compressão para evitar equimoses.

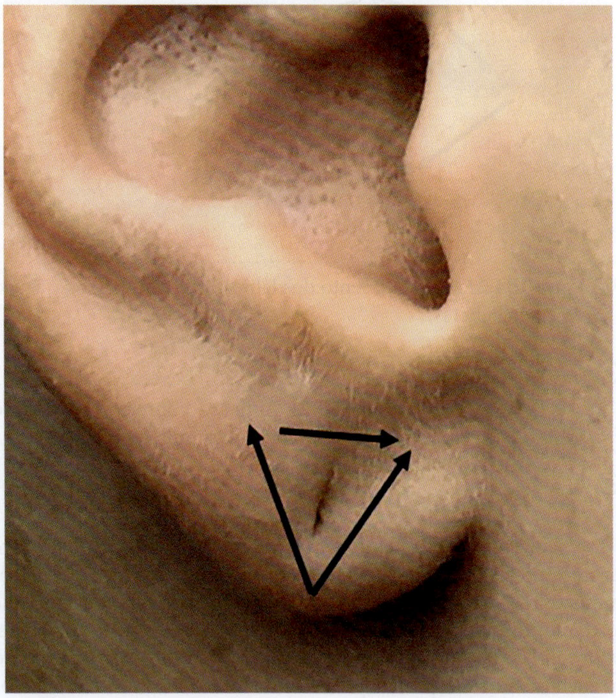

■ **Figura 154.22** Preenchimento do lóbulo da orelha.

Mãos

As mãos são afetadas tanto pelo envelhecimento intrínseco como pelo extrínseco, com aparecimento de lentigos, alterações de textura, atrofia, ossos, tendões e veias mais visíveis e alargamento dos espaços intermetacarpais. O tratamento deve ser combinado com *lasers*, *peelings* e bioestimuladores para melhorar a superfície e preenchedores para restaurar o volume.

O preenchimento deve ser realizado no plano subcutâneo, dando ênfase às áreas de perda de volume, principalmente nos espaços intermetacarpais, por meio de aplicação em leque ou retroinjeção linear, com cânula ou agulha[23] (Figura 154.23).

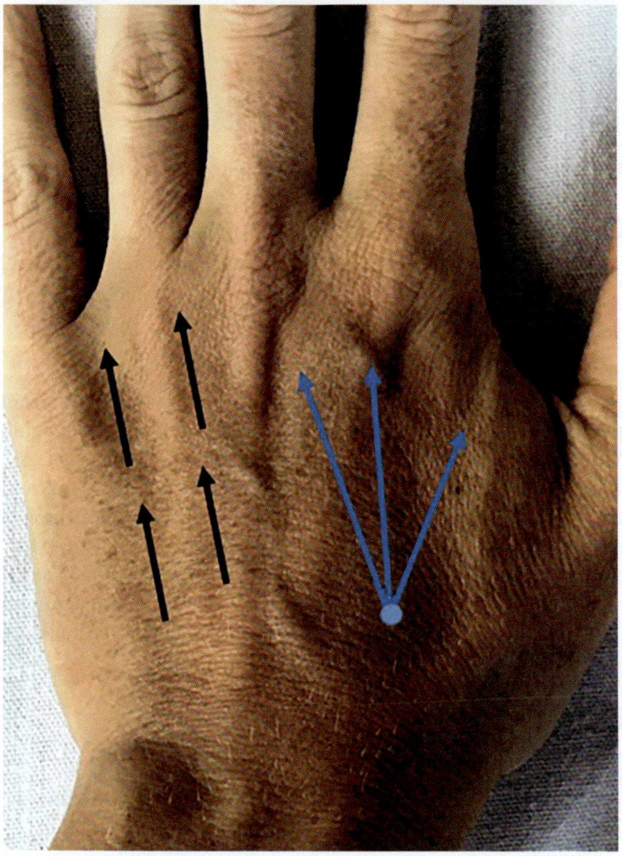

■ **Figura 154.23** Preenchimento do dorso das mãos com agulha (setas pretas) e cânula (setas azuis).

A aplicação de AH de pequenas partículas em plano subdérmico promove estimulação de colágeno e melhora a textura da pele das mãos. A técnica pode ser realizada com cânula (**Vídeo 154.22**) ou agulha (**Vídeo 154.23**), linear ou em leque. O ideal são duas a três sessões com intervalos de 4 semanas.[24]

■ **Vídeo 154.22** Aplicação subdérmica com cânula 25 G de 1 mL/lado Restylane Vital na mão.

■ **Vídeo 154.23** Aplicação subdérmica com agulha de 1 mL/lado Restylane Vital na mão.

Pescoço

O pescoço envelhecido apresenta flacidez cutânea, proeminência da gordura submentual, feixes verticais platismais evidentes e rugas horizontais. Essas rugas horizontais também podem estar presentes em pacientes jovens, em decorrência da postura do pescoço. O tratamento cervical inclui toxina botulínica, *peelings*, *lasers*, radiofrequência, ultrassom microfocado, bioestimuladores, preenchedores e *lifting* cirúrgico. Os preenchedores podem ser uma opção para o tratamento das linhas horizontais do pescoço.

A técnica de aplicação pode ser linear horizontal (no trajeto da ruga) ou vertical (perpendicular à ruga), com cânula ou agulha (Figura 154.24). O plano de aplicação é o da derme profunda ou subcutâneo superficial (subdérmico), devendo-se utilizar produtos com AH que tenham G *prime* baixo e possam ser facilmente moldados.[25]

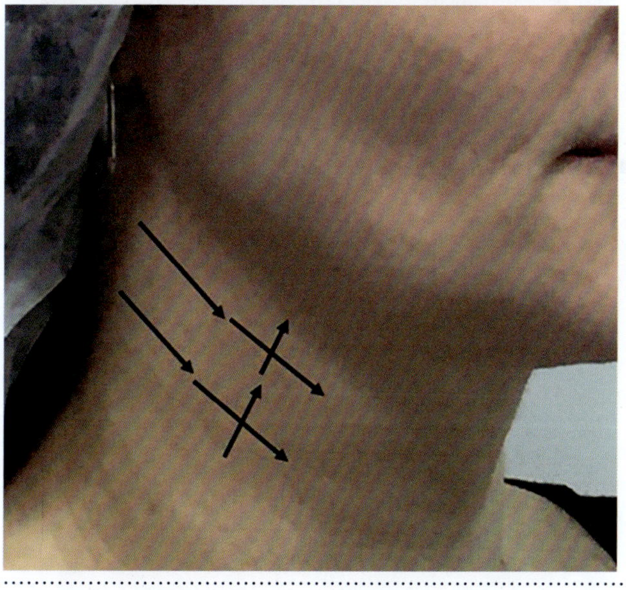

■ **Figura 154.24** Preenchimento da região cervical.

O AH de pequenas partículas também pode ser utilizado no tratamento das rugas horizontais do pescoço, com o objetivo de estimulação de colágeno. A aplicação deve ser feita com cânula (**Vídeo 154.24**) ou agulha (**Vídeo 154.25**), paralela ou perpendicular à ruga, totalizando duas ou três sessões com intervalo de 3 a 4 semanas.[26]

■ **Vídeo 154.24** Aplicação subdérmica com cânula 25 G de 1 mL/lado Restylane Vital Light no pescoço.

■ **Vídeo 154.25** Aplicação subdérmica com agulha 1 mL/lado Restylane Vital light linhas horizontais do pescoço.

Tem-se observado uma crescente busca por tratamentos para rejuvenescimento e melhora da flacidez em áreas extrafaciais. Esta técnica de utilizar produtos com AH de pequenas partículas em sessões seriadas para bioestimulação tem sido aplicada em colo, abdome, nádegas e região interna de braços e coxas. A quantidade de produto necessária para áreas extensas é um limitador, pois encarece o tratamento, mas os resultados têm-se mostrado bastante promissores.[18,26]

■ BIOESTIMULADORES

Hidroxiapatita de cálcio

A hidroxiapatita de cálcio (CaHa) – Radiesse® e Diamont® são produtos absorvíveis, biodegradáveis, que têm capacidade de preenchimento e de estruturação imediatos e que, em um segundo momento, promovem a bioestimulação de colágeno.[27]

São compostos de partículas esféricas uniformes, com tamanho entre 25 e 45 µ, que, ao serem degradadas, geram a formação de cálcio e fosfato.[28,29]

Os dois produtos apresentam, em sua formulação, carboximetilcelulose, glicerina e água, que compõem 70% do volume além de 30% de partículas de hidroxiapatita de cálcio. A hidroxiapatita de cálcio é uma substância muito versátil que, graças à suas alta viscosidade e elasticidade, pode ser aplicada na derme profunda como bioestimulador, no subcutâneo como preenchedor e na supraperiosteal como estruturador.

As partículas devem ser homogêneas e não rugosas, de modo a gerar uma migração de macrófagos, histiócitos e fibroblastos que eliminarão as partículas e formarão colágeno. Se as partículas não fossem regulares em tamanho e superfície, poderia surgir uma reação de granuloma de corpo estranho, o que resultaria no aparecimento de nódulos.[30]

A partícula de CaHa é radiopaca e espera-se que apareça em exames de imagem, mas os radiologistas estão bem atentos e conseguem distingui-las sem prejuízo da avaliação das estruturas e diagnóstico. Não há indícios da formação de estruturas ósseas com a injeção da hidroxiapatita de cálcio.[31] A aplicação supraperiosteal é para estimulação do colágeno presente nessa porção.

As áreas a serem tratadas mais comumente com Radiesse/Diamont são: pescoço; colo; face (terço médio e inferior); mãos; parte interna das coxas; parte interna dos braços.[32,33] Temos sempre de pensar, ao usarmos esses produtos como bioestimuladores, que, para cada seringa, abordaremos uma área de 10 cm^2.

A seringa de Radiesse comercializada no Brasil tem a apresentação de 1,5 mL; já a de Diamont tem 1,25 mL. Pode haver apresentações com ou sem a presença de lidocaína na seringa. Para o tratamento, recomenda-se diluir o produto com soro fisiológico e lidocaína (Tabela 154.1).

As técnicas para aplicação da CaHa variam de acordo com o objetivo do tratamento.

Bioestimulação de colágeno

- **Plano de aplicação**: subcutâneo superior (subdérmico).
- **Técnica**: retroinjeção com cânula 22 ou 23 G ou agulha 27 G (Figura 154.25).

Tabela 154.1 Hidroxiapatita de cálcio – protocolos com base na prática clínica.

	Sustentação e contorno	Bioestimulação de colágeno		
	Face	Face	Corpo	Mãos
Diluição	20%	100%	400%	100%
CaHa Seringa de 1,5 mL	0,3 mL de lidocaína	1,5 mL de lidocaína SF 0,9%	6 mL de lidocaína SF 0,9%	1,5 mL de lidocaína SF 0,9%
Volume total (produto + diluente)	**1,8 mL**	**3 mL**	**7,5 mL**	**3 mL**
Seringa para diluição	Seringa de 3 mL	Seringa de 3 mL	Seringa de 10 mL	Seringa de 3 mL

A proporção de soro fisiológico para lidocaína no diluente depende da prática clínica, como, por exemplo: 50% de SF + 50% de lidocaína, 1/3 SF + 2/3 de lidocaína ou apenas lidocaína.

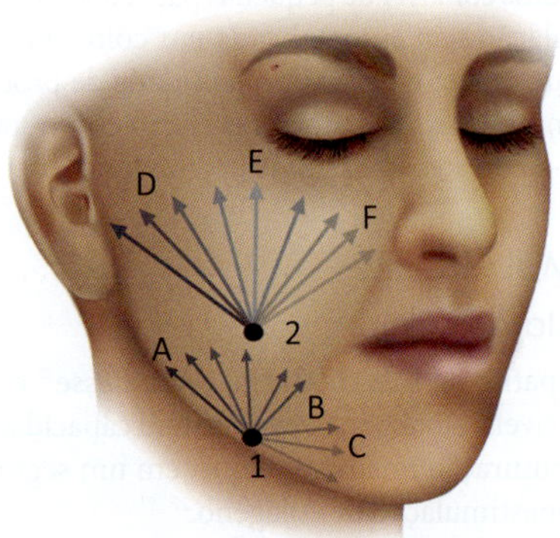

■ **Figura 154.25** Técnica de biostimulação de colágeno.

Pontos de sustentação

- **Plano**: supraperiosteal.
- **Técnica**: pequenos bólus com agulha 27 G (Figura 154.26).

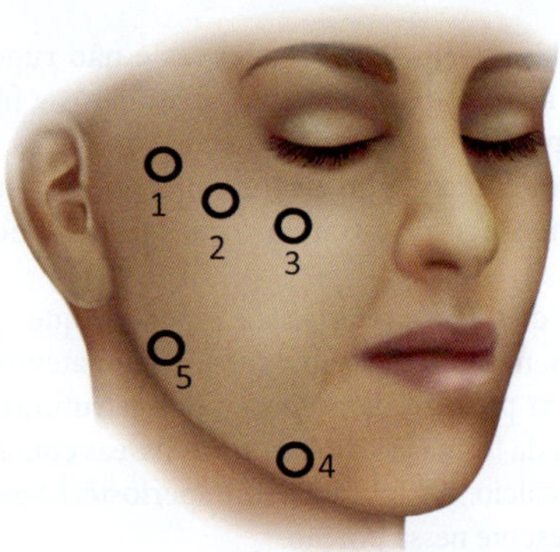

■ **Figura 154.26** Pontos de sustentação da face.

Contorno de mandíbula

- **Plano:** subcutâneo superior (subdérmico).
- **Técnica:** linhas paralelas com cânula 22 ou 23 G ou agulha 27 G (Figura 154.27).

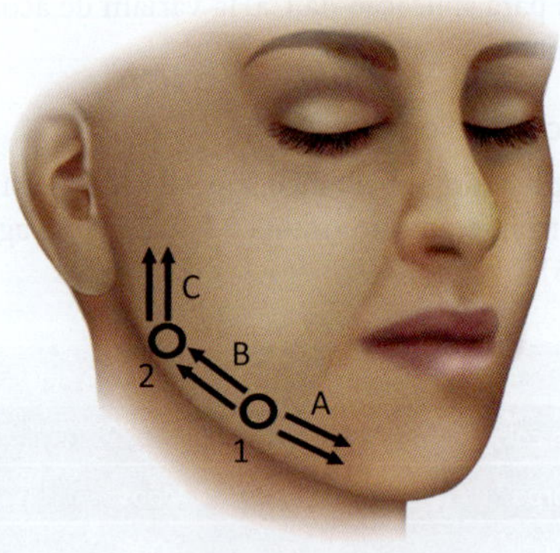

■ **Figura 154.27** Técnica de contorno de mandíbula.

V do decote, pescoço, braços, abdome e coxas

- **Plano**: subcutâneo superior (subdérmico).
- **Técnica**: retroinjeção em traves com agulha 27 G ou leque com cânula 22 ou 23 G (Figuras 154.28 a 154.32).

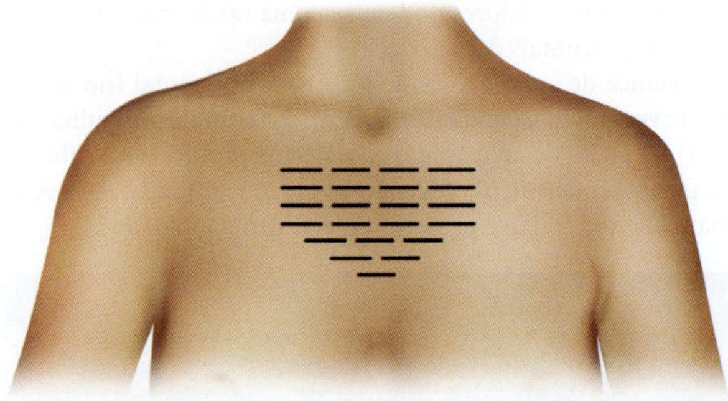

■ **Figura 154.28** Técnica de aplicação no decote.

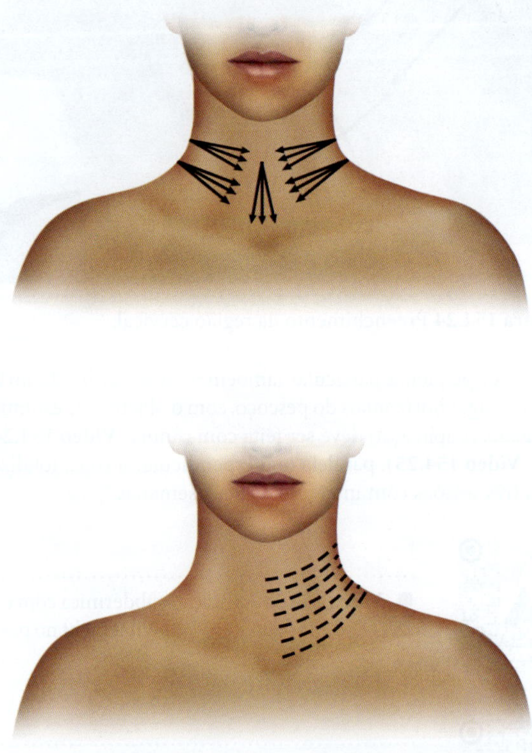

■ **Figura 154.29** Técnica de aplicação no pescoço.

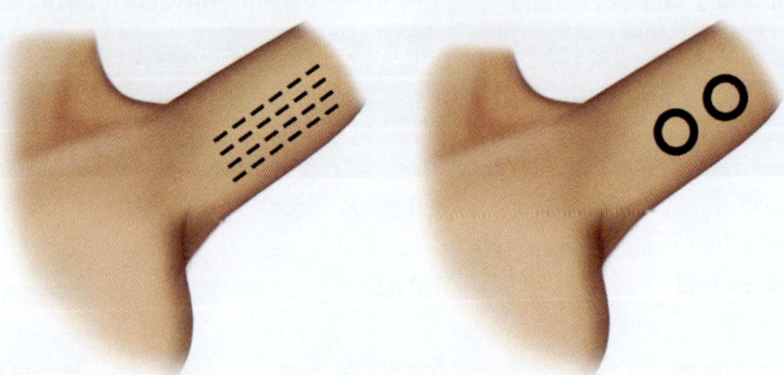

■ **Figura 143.30** Técnica de aplicação nos braços.

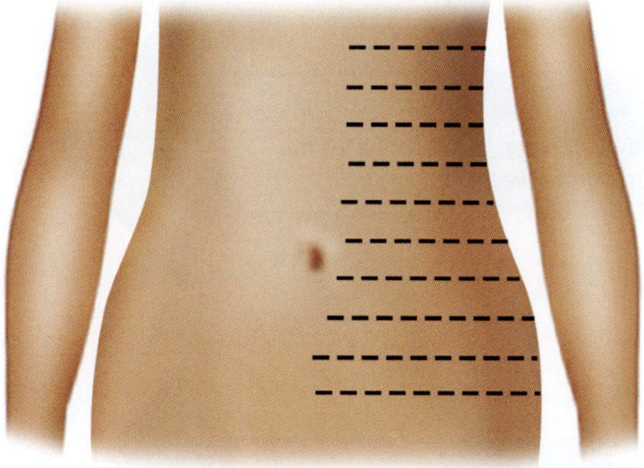

■ **Figura 143.31** Técnica de aplicação no abdome.

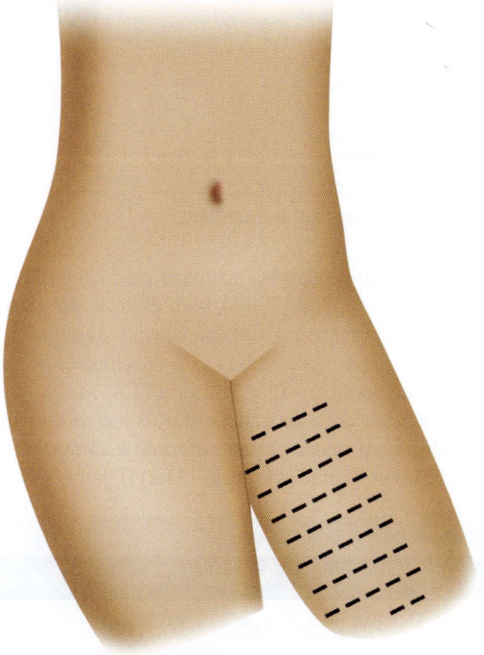

■ **Figura 143.32** Técnica de aplicação nas coxas.

Mãos

- **Plano**: subcutâneo superior (subdérmico).
- **Técnica**: retroinjeção com cânula 22 ou 23 G ou múltiplos bólus com agulha 27 G (Figura 154.33).

Após a aplicação, toda a área deve ser massageada. Se houver acúmulo de produto, o ideal é massagear 2 vezes ao dia durante 1 semana.

O número de sessões pode variar de acordo com o grau de flacidez, idade do paciente e estilo de vida.

Em geral, na face são realizadas duas a três sessões se for usada uma seringa por sessão, ou seja, meia seringa de cada lado. Nas mãos, a proposta de tratamento é que seja realizada uma única sessão. Se o objetivo for tratar apenas a elastose solar, programa-se meia seringa por lado; e se o foco for tratar a mão emagrecida, com os espaços interósseos muito deprimidos, pode-se programar uma seringa por lado.

Para outras áreas corporais, podem ser realizadas 2 a 3 sessões com intervalo de 1 mês entre elas. A duração média dos resultados é entre 12 e 18 meses. Após esse período, o produto pode ser reaplicado para manutenção da melhora obtida.

Atualmente, um protocolo muito seguido é o tratamento com ultrassom microfocado (HIFU) e, na sequência, a aplicação de uma seringa de CAHA a fim de potencializar a produção de colágeno em apenas uma sessão.

Ácido poli-L-láctico (PLLA) – Sculptra®/Elleva®

É um polímero biodegradável, metabolizado em CO_2 e H_2O, eliminado por via respiratória. Tem a função de restaurar o volume, melhorar o tônus da pele e promover a reestruturação facial. O resultado não é imediato, a melhora é notada com o decorrer do tratamento.[34]

As sessões são seriadas, com intervalo mensal entre elas. De maneira geral, realizam-se três sessões para obtenção de bons resultados, mas o número de sessões e de frascos pode ser variável de acordo com a idade, o grau de perda volumétrica, o grau de flacidez e a região a ser tratada. Para pacientes jovens (≤ de 45 anos), um número menor de sessões pode ser suficiente.

O PLLA não é um preenchedor propriamente dito, e sim um estimulador da neocolagênese. Está indicado no tratamento de sulcos, flacidez, perda de volume, lipodistrofia, cicatrizes de acne e, mais atualmente, no tratamento corporal. São descritos resultados satisfatórios na parte interna dos braços, coxas, nádegas, abdome, joelhos, pescoço e colo.[35]

Existem duas marcas comerciais disponíveis no Brasil: o Sculptra, que apresenta frasco contendo 150 mg de pó liofilizado de PLLA; o e Elleva®, que apresenta frasco com 210 mg de PLLA. Ambas têm na formulação carboximetilcelulose e manitol. A reconstituição dos produtos é imediatamente antes da aplicação (**Vídeo 154.26**) (Figuras 154.34A e B). A segurança para a utilização após reconstituição é de até 48 horas se deixados em temperatura ambiente, ou 3 a 4 semanas se estiverem sob refrigeração (4 °C).[36]

O Elleva tem descrição da utilização de um *mixer* que pode realizar a homogeneização do produto em 1 minuto.

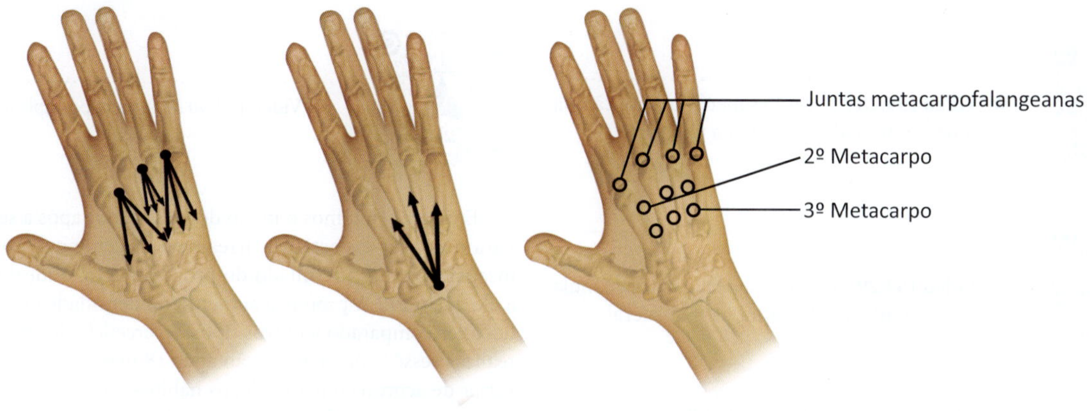

■ **Figura 143.33** Técnica de aplicação nas mãos.

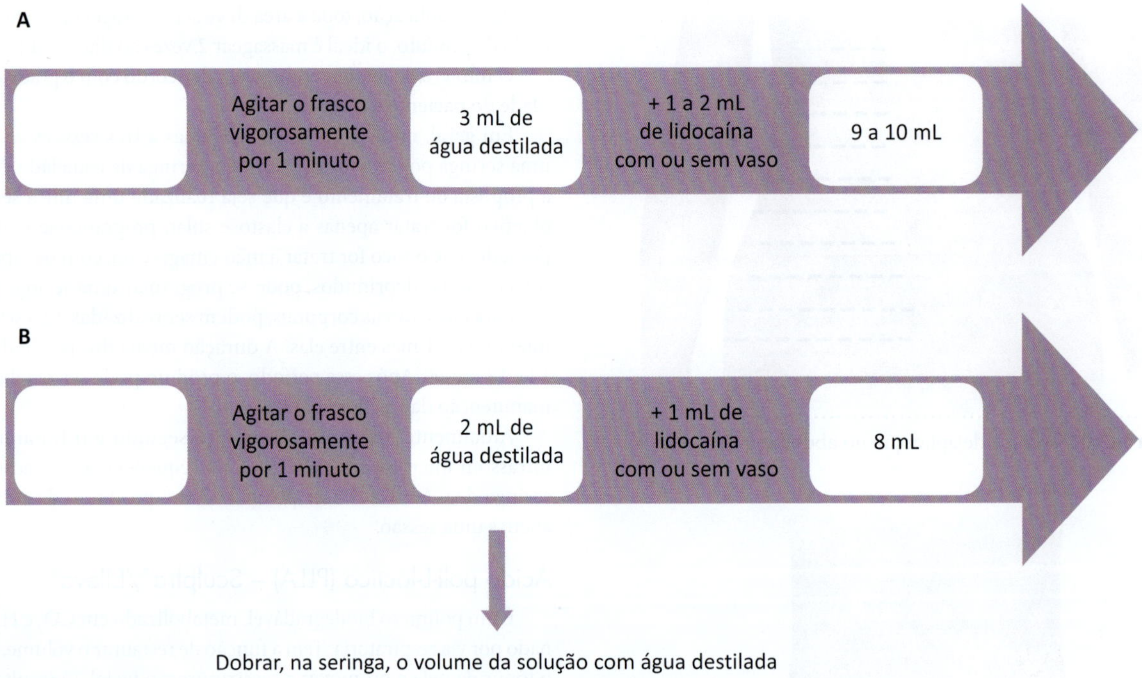

■ **Figura 154.34** (**A**) Sculptra® facial: reconstituição imediata. (**B**) Sculptra® corporal: reconstituição imediata.

■ **Vídeo 154.26** Diluição imediata do Sculptra®.

A técnica de aplicação varia de acordo com a área tratada e o objetivo do tratamento. Para reestruturação facial e aumento de colágeno em planos profundos, a aplicação é realizada em bólus, com cânula ou agulha, no plano supraperiosteal (**Vídeo 154.27**). Para recuperação de volume ou remodelamento tecidual, o produto deve ser aplicado no subcutâneo superficial, por meio de retroinjeção com agulha ou cânula. Para efeito de *lifting* da face, é indicada a aplicação posterior à linha ligamentar, referência nova no plano subcutâneo, incluído têmpora (anterior e posterior) (**Vídeo 154.28**) e coxim malar lateral superficial (**Vídeo 154.29**).[37]

■ **Vídeo 154.27** Aplicação supraperiostal de bólus de 0,2 mL de Sculptra no arco zigomático.

■ **Vídeo 154.28** Aplicação superficial com cânula 22 G de 2,5 mL/lado Sculptra na têmpora.

■ **Vídeo 154.29** Aplicação superficial com cânula 22 G de 2,5 mL/lado Sculptra na face lateral.

A reconstituição e a diluição para a aplicação do Elleva seguem-se de maneira bem didática.

Para aplicação no corpo, incluindo pescoço e mãos, geralmente utiliza-se o produto mais diluído, com diluição dobrada para aplicação na face. É fundamental a avaliação cuidadosa dos pacientes para entender se a queixa apresentada está relacionada à flacidez da pele e se haverá melhora com aplicação do PLLA. Muitas vezes, pode ser necessária a associação de tratamentos, como radiofrequência, criolipólise, ultrassom micro ou macrofocado e campo eletromagnético para otimizar os resultados (Tabela 154.2) (Figuras 154.35 a 154.38).

Tabela 154.2 Técnica de aplicação.

1 Frasco	Face	Pescoço	Mãos	Braços/coxas
AD	8 mL	8 mL	8 mL	8 a 10 mL
Lidocaína	2 mL	2 mL	2 mL	4 mL
Total	10 mL	10 mL	10 mL	12 a 16 mL

Após o término da sessão, é muito importante fazer uma massagem vigorosa em toda a área tratada. O paciente deve ser orientado a continuar realizando as massagens em casa, pelo menos 3 vezes ao dia, por 5 a 7 dias, para diminuir o risco de formação de nódulos nos locais de aplicação (**Vídeo 154.30**).

■ **Vídeo 154.30** Massagem pós-aplicação de Sculptra.

Em geral, notamos o início dos resultados após a segunda sessão. Para não criar expectativas irreais no paciente que possam deixa-lo insatisfeito com o resultado do procedimento, o ideal é explicarmos a ele que o PLLA promove aumento da densidade cutânea e que não deve ser comparado a outros tipos de preenchedores. Recomenda-se realizar sessões de manutenção após 18 meses. Os resultados podem variar de acordo com a idade, os hábitos do paciente (tabagismo, estresse, exposição solar e alimentação) e o grau de envelhecimento ou lipodistrofia.[39,40]

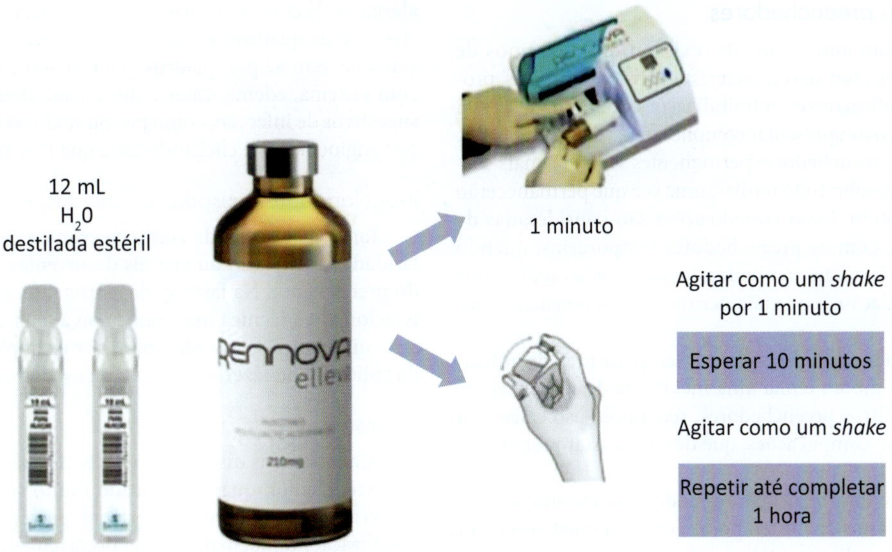

■ **Figura 154.35** Suspensão padrão.

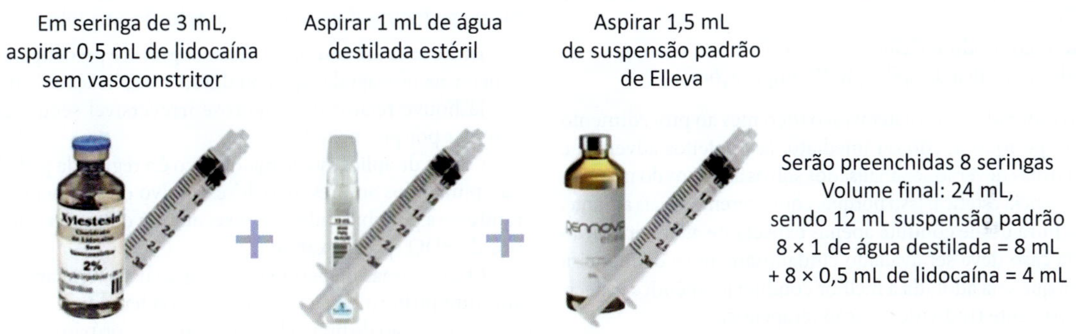

■ **Figura 154.36** Áreas nobres: pescoço, colo e mãos.

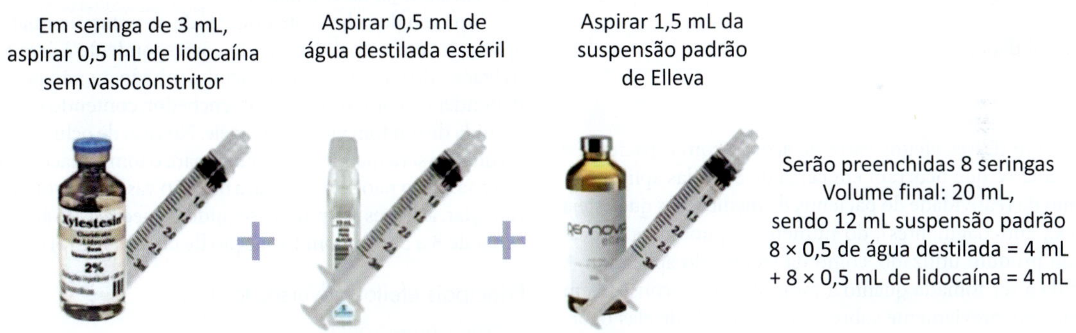

■ **Figura 154.37** Grandes áreas corporais: coxa, abdome, glúteo e braço.

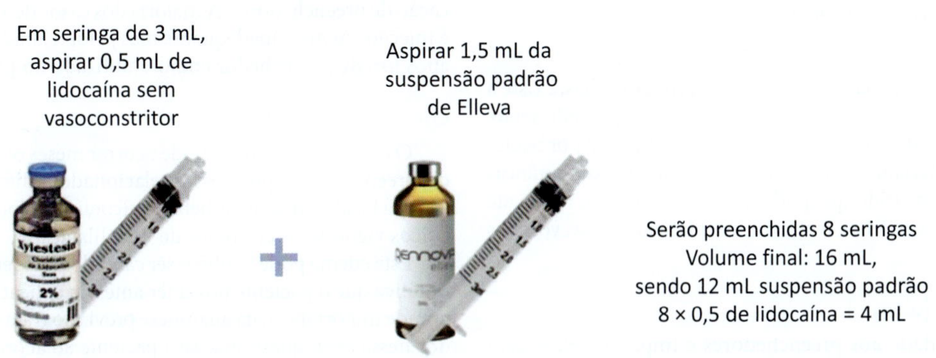

■ **Figura 154.38** Face.

Complicações com preenchedores

Conforme abordado anteriormente, existem diversos tipos de preenchedores, cada um com suas características físico-químicas, propriedades, melhores indicações e contraindicações. Nenhum deles está totalmente livre do risco de apresentar complicações e efeitos adversos.

Considera-se que preenchedores permanentes sejam os mais suscetíveis a complicações, sobretudo tardias, uma vez que permanecerão definitivamente no tecido. Essas complicações são consideradas de difícil manejo, já que, com os preenchedores temporários, quando há complicações, o próprio tempo poderá resolvê-las à medida que o produto sofre degradação, o que não ocorre com os preenchedores permanentes.

O AH é, em nosso meio, o preenchedor temporário mais utilizado na prática clínica. Embora tenha uma incidência de complicações menor em relação a outros preenchedores, seu amplo uso causa um número significativo de complicações, que devemos estar preparados para prevenir e tratar.

Os efeitos adversos dos preenchedores podem ser classificados de várias formas. Uma delas os divide temporalmente em imediatos (< 14 dias após a aplicação) e tardios (> 14 dias após a aplicação). Esses eventos também podem ser classificados sob o ponto de vista técnico em:

1. Potencialmente esperados e secundários ao procedimento ("efeitos colaterais").
2. Relacionados ao produto ("efeitos adversos").
3. Relacionados à técnica de aplicação ("complicações").

Os eventos esperados ou colaterais são inerentes ao procedimento e limitam-se ao período agudo ou imediato. Já os efeitos adversos e complicações tardias deverão ser analisados sob os aspectos do impacto clínico e da relevância estética. Isso porque, como veremos mais adiante, seu manejo incluirá desde conduta apenas expectante até intervenção cirúrgica. Cada caso deve ser avaliado cuidadosamente e de maneira individual para que seja adotada a melhor conduta terapêutica específica para cada paciente (individualização terapêutica).

As alterações imediatas e esperadas (efeitos colaterais), após ou durante um procedimento de preenchimento, geralmente são:

1. eritema;
2. edema;
3. dor ou sensibilidade;
4. equimose;
5. prurido.

O aparecimento desses efeitos varia de acordo com o paciente e o aplicador. Estima-se que ocorram em cerca de 80% das aplicações. Dependem tanto da reatividade do paciente, de medicações que esteja tomando (p. ex., anticoagulantes), do número de puncturas e local de aplicação, do produto utilizado, como da técnica do aplicador. A principal medida a ser tomada quanto a essas alterações consiste em esclarecer o paciente previamente sobre a possibilidade de elas ocorrerem, bem como de seu caráter transitório e manejável. A resolução espontânea desses sintomas pode levar de 5 a 10 dias.

Principais efeitos adversos precoces

Infecção

Após a aplicação de preenchedores, já nos primeiros dias, existe a possibilidade de se detectarem infecções secundárias ao procedimento. Podem ser desencadeadas por vírus (infecção herpética) ou por bactérias. As infecções bacterianas apresentam-se como indurações cutâneas com eritema, dor ou prurido que podem evoluir com flutuação e até sintomas sistêmicos como febre, mal-estar, astenia, leucocitose, vômitos e perda ponderal.

Hipersensibilidade (alergia)

A hipersensibilidade aos preenchedores é imprevisível, exceto quando se utilizam preenchedores de origem animal, como os de colágeno, para os quais são necessários pré-testes diagnósticos de quadros alérgicos. Já com os de origem não animal não há a indicação de pré-testes e os quadros alérgicos podem ocorrer como idiossincrasias. Caracterizam-se por quadros que vão desde simples sinais flogísticos com eritema, edema, calor e dor locais, além de prurido, sem sinais sugestivos de infecção, como pus ou nódulos com flutuação, passando por angioedemas e chegando até a quadros anafiláticos.

Irregularidades causadas por má distribuição do produto

Tanto na fase aguda como na crônica, podemos verificar irregularidades à palpação ou visíveis decorrentes da distribuição irregular do preenchedor. Na fase aguda, entretanto, esse problema pode estar relacionado à técnica inadequada ou à falta de aderência do paciente aos cuidados pós-procedimento, por exemplo não massagear o local da aplicação ou fazer exercícios físicos vigorosos no dia da aplicação.

Discromias

A maioria das discromias resulta do posicionamento inadequado do preenchedor, quando aplicado muito superficialmente, no nível epidérmico ou na derme superficial, permitindo, dessa maneira, sua visualização. Também podem ser decorrentes de persistência de eritema e equimoses (hemossiderose), que podem evoluir para hipercromias pós-inflamatórias.

Necrose tecidual causada por oclusão vascular

Esta é uma das complicações mais graves e preocupantes que podem ocorrer na fase aguda, após ou durante a aplicação de preenchedores.

Já houve relatos de amaurose irreversível secundária à oclusão vascular por preenchedores.

O sítio de aplicação de maior risco é a região da glabela e nariz que, na opinião dos autores, não deve ser alvo de preenchedores, considerando-se a possibilidade de se executarem outras tecnologias, como os fios de PDO (polidioxanona).[41]

Outras zonas de perigo são a região da artéria angular (próxima à abertura piriforme) e a região da artéria temporal.

A aplicação de preenchedores em áreas próximas aos vasos de médio calibre que irrigam a face apresenta o risco de aplicação peri (com compressão externa) ou intravascular, de modo a causar suboclusão ou oclusão total da vasculatura.

Em caso de oclusão arterial, pode-se notar, imediatamente após a aplicação, um empalidecimento correspondente à área topográfica da irrigação do vaso acometido, acompanhado ou não por dor intensa (a depender da composição do preenchedor, contendo ou não lidocaína), seguida de um tom violáceo da pele. No caso de oclusão venosa, o início do quadro será mais lento, evoluirá para o tom violáceo, com dor menos intensa. Caso não seja notada, a oclusão vascular evoluirá com eritema reticular, às vezes purpúrico, seguido de necrose da área acometida em cerca de 3 a 5 dias, com formação de crostas necróticas na pele.

Principais efeitos adversos tardios

Cicatriz hipertrófica

Pacientes que já têm tendência à cicatrização hipertrófica podem, eventualmente, desenvolver este tipo de processo cicatricial após aplicação de preenchedores. A maioria dos casos descritos está relacionada à injeção em nível inadequado, mas já foi relatada cicatriz hipertrófica após uso de preenchedor embora utilizado no plano adequado.[42]

Edema intermitente

O edema intermitente pode ocorrer meses ou anos após a aplicação do preenchedor e pode estar relacionado a diferentes causas, como: trauma local, consumo de bebidas alcóolicas, exposição solar, exercícios físicos vigorosos e episódios de vasodilatação.

Este edema pode também ser causado pela deficiência de drenagem linfática que o paciente possa ter antes da aplicação. Sendo assim, é de grande importância, na anamnese prévia ao tratamento com preenchedor nessa área, questionar se a paciente ao acordar já observa edema palpebral. Se a resposta for positiva, deve-se evitar a aplicação tanto de toxina botulínica como de preenchedor na região.

Discromias

Alterações da coloração da pele podem ocorrer pela presença do preenchedor em camada mais superficial que a habitual. Diferentes comprimentos de onda de luz são refletidos e dispersos de modo diferente por substâncias presentes no tecido. A essa propriedade denomina-se "efeito Tyndall". Como exemplo, sabemos que, na pele, os comprimentos de onda vermelhos penetram mais profundamente que os azuis. Assim, a presença de um preenchedor em camadas muito superficiais pode ocasionar uma discromia em razão da mudança da reflectância daquele tecido (coloração azulada na área do implante).

Migração do produto

Pode ocorrer com qualquer preenchedor, mas é mais frequente com preenchedores permanentes. A migração de um preenchedor pode se apresentar clinicamente como nódulos, simulando doenças granulomatosas ou neoplásicas. O silicone é o produto mais suscetível a essa complicação e, embora proibido em nosso meio, muitas vezes podemos nos deparar com pacientes com complicações decorrentes de seu uso ilegal ou pacientes que já fizeram uso desse produto há muitos anos. Migrações para sítios distantes não são incomuns, por exemplo de nádegas para toda a extensão dos membros inferiores.

Nódulos

Os nódulos podem ser decorrentes de diversos fatores, como aqueles imediatos após a injeção, pela sobrecorreção ou má distribuição do produto, ou por reações alérgicas ao preenchedor, e podem ser precoces ou tardios. Há ainda os nódulos decorrentes de infecções, que podem ser únicos ou múltiplos.

Os nódulos podem ser ainda dérmicos ou subcutâneos e podem ser ou não clinicamente visíveis, apesar de palpáveis. A avaliação da significância clínica e estética destes casos será o parâmetro para a necessidade de tratamento (Figuras 154.39A e B).

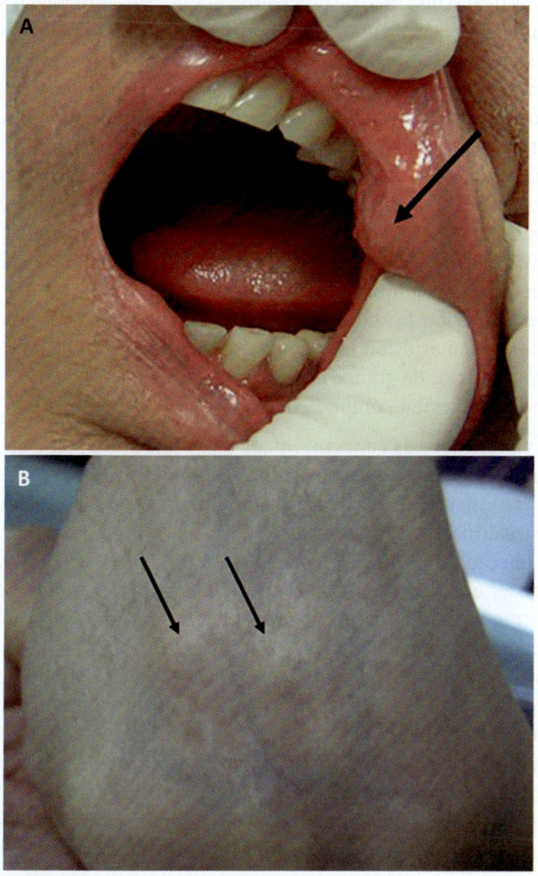

■ **Figura 154.39** **(A)** Granuloma de corpo estranho em área de preenchimento com hidroxiapatita de cálcio. **(B)** Granuloma de corpo estranho em área de preenchimento.

Granulomas de corpo estranho

Os granulomas podem clinicamente ser classificados como nódulos se nenhum estudo anatomopatológico for realizado. O estudo anatomopatológico será necessário para esclarecimento diagnóstico de granuloma e planejamento terapêutico. Em muitos casos, o resultado é compatível com o granuloma de corpo estranho, sem ser encontrado nenhum indício de infecção ou hipersensibilidade.[42,44]

O risco de formação de granuloma de corpo estranho não pode ser previsto e pode ocorrer meses a anos após o uso de um preenchedor. Podem ser fatores desencadeantes as infecções sistêmicas ou localizadas.[45]

Infecção

A infecção pode também aflorar clinicamente sob a forma de nódulos, que serão diferentes neste caso, acompanhados de dor, calor, eritema, edema e flutuação. Irregularidade, cordões fibrosos inflamatórios, múltiplos nódulos são algumas variantes de quadros possíveis.

Como o procedimento de preenchimento envolve puncturas na pele e introdução de material no interior dos tecidos, o risco de infecção é grande caso não se tomem medidas de antissepsia e não se observem todos os cuidados para o procedimento ser o mais estéril possível.

Devemos lembrar que, cada vez mais, pela falta de regulamentação e fiscalização em nosso país, este procedimento vem sendo realizado por médicos sem o adequado treinamento e preparo ou até mesmo por não médicos; portanto, inevitavelmente as chances de nos depararmos com este tipo de complicação se torna maior.

As bactérias mais usualmente envolvidas são *Streptococcus pyogenes* e *Staphylococcus aureus*, porém infecções que se iniciam mais de 2 semanas após o procedimento são altamente sugestivas de agentes infecciosos atípicos, como microbactérias.

Bactérias saprófitas podem encontrar microambiente favorável à sua multiplicação no gel formado pelo preenchedor, pois este limita o acesso de células inflamatórias de defesa (neutrófilos, macrófagos, linfócitos) e permite simultaneamente a passagem de nutrientes para o metabolismo bacteriano.

Sobre esses géis, pode-se ainda encontrar a formação dos chamados biofilmes bacterianos, que são complexos ecossistemas bacterianos formados por colônias de bactérias agregadas e aderidas sobre uma superfície. Essa disposição em colônias permite uma maior resistência bacteriana, dificultando muito o tratamento.

Quadros mais intensos podem ocorrer, inclusive com sintomas sistêmicos como febre, mal-estar, astenia, leucocitose, vômitos e perda ponderal.

Lipoatrofia após preenchedores

Reação rara (idiossincrásica), ocorrida após uso de preenchedores, na qual o paciente apresenta lipoatrofia em grau semelhante à dos pacientes em uso de terapia antirretroviral para HIV.

Reações de hipersensibilidade

Estas reações caracterizam-se por eritema, edema, calor e dor, sem, no entanto, haver evidência de infecção. São mais frequentes na fase precoce após aplicação do preenchedor, mas eventualmente podem ter início mais tardio. Atualmente são mais raras em razão da maior biocompatibilidade das classes de preenchedores mais utilizados, mas já foram bem mais frequentes durante o predomínio do uso de colágeno bovino e humano, assim como dos ácidos hialurônicos de origem animal (crista de galo).

Como os ácidos hialurônicos atuais são derivados de tecnologia industrial que emprega a fermentação bacteriana estreptocócica, reações de hipersensibilidade local ainda podem ocorrer consequentemente a possíveis contaminações proteicas.

Reações anafiláticas por ácido L-polilático, embora raras, já foram relatadas.

Complicações em sítio específico – dorso de mãos

O uso de preenchedores para rejuvenescimento do dorso das mãos tem sido muito utilizado. Como todo procedimento, não está livre de complicações.

Publicação recente de revisão sobre este sítio específico compilou como complicações tardias mais frequentes para esta região: edema permanente não aliviado por terapias clássicas; formigamento; parestesia; flebite; e formação de granuloma de corpo estranho (Figura 154.40).

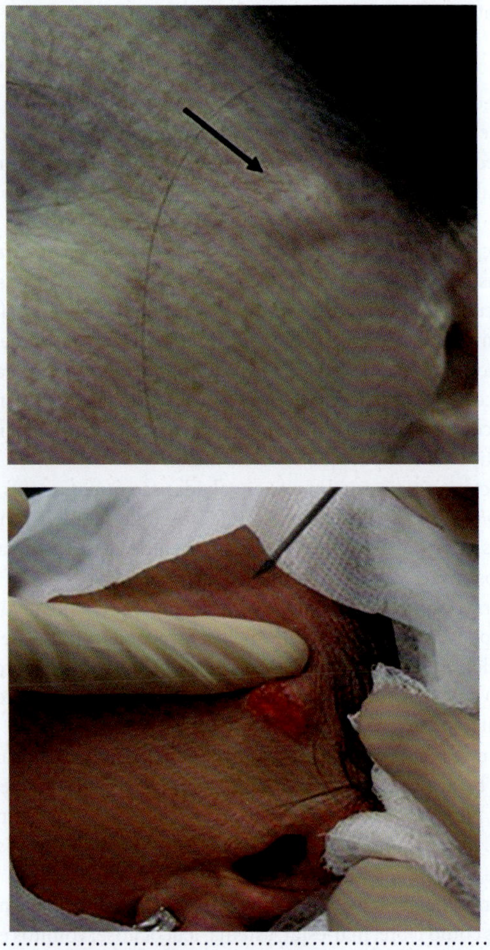

■ **Figura 154.40** Nódulo por migração de AH que foi removido por meio de uma incisão (com agulha Nokor) e cujo conteúdo foi retirado. Observou-se à palpação que o produto não havia sido "encapsulado".

O diagnóstico precoce dos eventos adversos é fundamental para garantir uma evolução favorável. O quadro clínico pode ser insuficiente para o diagnóstico das complicações tardias dos preenchedores. Nesses casos, podemos lançar mão de exames complementares, como exames anatomopatológicos, punções, culturas e exames de imagem.

Os exames anatomopatológicos, as punções e as culturas são de amostras diretas dos sítios de complicações e, por isso, exames padrão-ouro.

Os exames de imagem são diversos, desde a ultrassonografia de alta frequência, passando pelas radiografias comuns (no caso da hidroxiapatita de cálcio) até a ressonância nuclear magnética para detecção dos materiais, delimitação e caracterização de nódulos, podendo sugerir o tipo de produto e a reação em questão. A ultrassonografia tem sido muito usada no meio dermatológico e, com certeza, de grande ajuda nas complicações com os preenchedores. Sendo um exame não invasivo e de fácil acesso, tornou-se um método diagnóstico muito utilizado para identificação do produto aplicado, com diferentes imagens nos casos de silicone, polimetilmetacrilato, poliacrilamida, poliamida, hidroxiapatita de cálcio, ácido-poli-L-láctico e ácido hialurônico. Além disso, para avaliação de processos infecciosos, abcessos, nódulos etc. (Figura 154.41).

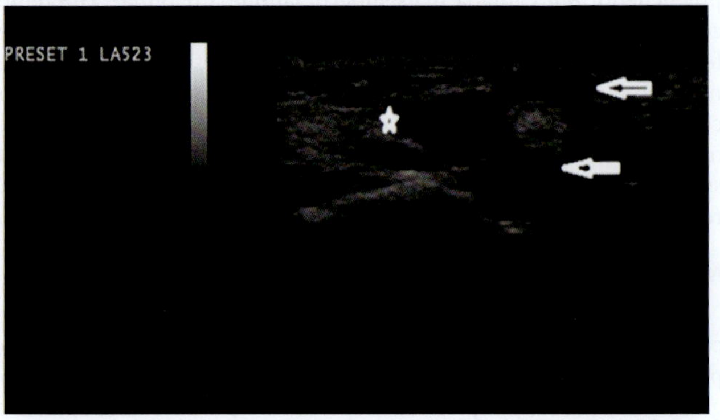

■ **Figura 154.41** Imagem de ultrassonografia. Ácido hialurônico: não reflete as ondas do som. Imagem anecogênica (preta) ou hipoecogênica (cinza).

Quando pensamos em complicações, a prevenção é sempre a melhor opção. Os médicos podem prevenir complicações com preenchedores selecionando corretamente os pacientes aptos para esse tratamento e sempre fazendo opções por preenchedores temporários.

Ainda sobre a seleção dos pacientes, o médico deve investigar ativamente se o paciente tem tendência a cicatrizes inestéticas como as hipertróficas e queloideanas. Deve também investigar afecções autoimunes e granulomatosas, principalmente doenças do colágeno e sarcoidose, que, caso presentes, podem justificar a contraindicação do procedimento, embora essa contraindicação não seja formal ou absoluta. A avaliação da área a ser tratada deve excluir a presença de infecção ativa da pele.

Investigar o histórico de procedimentos já realizados pelo paciente é de suma importância porque, embora ainda haja controvérsia, alguns autores sugerem que aplicações de preenchedores diferentes sobre áreas já tratadas anteriormente com preenchedores permanentes podem desencadear reações e efeitos adversos imunes, além de infecções sobre as partículas dos preenchedores permanentes.

Ainda antes do preenchimento, é importante explicar claramente ao paciente o procedimento, os efeitos esperados, os possíveis efeitos colaterais e adversos e a duração do efeito do preenchedor; avaliar as expectativas do paciente; e, após esses passos, obter a assinatura do paciente no termo de consentimento livre e esclarecido.

Deve-se evitar fazer preenchimento em pacientes com processos infecciosos dentários ou mesmo nos pacientes em vigência de tratamentos dentários de grande porte, como implantes.

Dicas para evitar complicações:

1. A visualização da cor acinzentada da agulha sob a pele é alerta de que o posicionamento da agulha está muito superficial, devendo ser reposicionada em maior profundidade. Exceção se faz quando se tratam cicatrizes de acne.
2. A injeção intramuscular em algumas áreas deve ser bem avaliada por ser um plano com alto risco para formação de protuberâncias e irregularidades desencadeadas pela migração do preenchedor quando da contratura do músculo injetado.
3. Injeções submucosas em lábios podem também desencadear irregularidades e protuberâncias inestéticas ou incômodas para o paciente, quando realizadas muito superficialmente.
4. Cuidado especial deve ter a aplicação de preenchedores em áreas de pele muito fina como pálpebras. O uso de preenchedores para tentar corrigir linhas finas nessa região pode ocasionar erroneamente a aplicação muito superficial, com visualização de irregularidades da superfície cutânea pela presença do preenchedor em camada dérmica inadequada. Neste tópico, gostaríamos de salientar que produtos específicos para este tipo de aplicação em linhas finas têm sido lançados no mercado, bem como novas tecnologias.

5. A avaliação da quantidade do preenchedor e o plano da aplicação são cuidados fundamentais para a prevenção da sobrecorreção. Lembrar que o paciente precisará retornar para uma reavaliação e esse retorno pode e deve ser a oportunidade para complementações do tratamento. Deve-se lembrar também que o paciente não tem conhecimento técnico suficiente para saber os locais em que o produto deve ser injetado nem a quantidade deste para se obter um resultado esteticamente satisfatório; por isso, o médico deve resistir à insistência de alguns pacientes em pedir "mais um pouco". Essa insistência deve alertar também para a possibilidade do transtorno dismórfico corporal que, pelo viés de seleção, tem sido relativamente frequente nos consultórios dermatológicos e de cirurgia plástica. Há tendência atual em se utilizarem grandes volumes para os tratamentos estéticos faciais, o que nos obriga à ampliação do conhecimento anatômico da face e do manejo das complicações em geral.[46]
6. Orientações pós-aplicação são importantes. Embora não seja comprovado, o uso de compressas frias (não geladas ou congeladas) é frequentemente indicado para evitar edema, eritema e equimoses pós-procedimento. Em casos de suspeita de oclusão vascular e sinais de isquemia, devem-se contraindicar as compressas frias. A massagem geralmente também é contraindicada após os preenchimentos, mas pode ser necessária no caso de sinais de isquemia/oclusão vascular e má distribuição do produto. Exercícios físicos intensos e exagero na contratura muscular próxima ao sítio de aplicação do preenchedor nas primeiras 72 horas podem causar migrações e irregularidades de distribuição do produto.
7. Testes cutâneos prévios: foram utilizados para os preenchedores à base de colágeno de origem animal (esses produtos não estão mais disponíveis em nosso país) e eram feitos previamente. Esses testes consistem na injeção intradérmica de 0,1 mL do produto na face volar do antebraço, com leitura após 48 a 72 horas. Alguns autores recomendam um segundo teste após 2 semanas, com base na possibilidade do desenvolvimento de resposta imune após a primeira exposição (semelhante à fase de indução da dermatite de contato alérgica).
8. O PLLA, quando diluído em maior volume (8 a 9 mL de água destilada) e quando aplicado no subcutâneo em vez de na derme reticular, seguido de massagem após aplicação, demonstrou redução na incidência de nódulos palpáveis (às vezes não visíveis). O tempo de reconstituição considerado ideal era acima de 24 horas antes da aplicação,[47] porém estudos demonstraram segurança no uso imediato após sua reconstituição seguida de vigorosos movimentos por 1 minuto.[48]
9. Os biofilmes são comumente presentes em placas bacterianas dentárias. Por isso, aplicações intraorais de preenchedores têm risco aumentado para complicações infecciosas e devem ser evitadas. Além disso, muitos médicos têm o hábito de realizar o massageamento para melhor distribuição do preenchedor com parte dos dedos das mãos por dentro da cavidade oral. Essa manobra contamina as luvas e, por esse motivo, deve ser feita somente ao fim do procedimento, não devendo as luvas entrarem em contato novamente com os pertuitos por onde foram feitas as aplicações. Caso seja realizada durante as injeções, deve-se proceder à troca das luvas.
10. Nunca aplicar o preenchedor sobre áreas com infecção ativa, como acne, herpes simples ou impetigo, evitar aplicação em pacientes com cirurgias odontológicas recentes, evitar aplicações sobre implantes prévios de outro material, assim como a aplicação intraoral como citado no tópico anterior.

Lembrar que as compressas frias ou gelada, tão comumente utilizadas, não apresentam evidência alguma de prevenção de complicações precoces ou tardias como edema, eritema ou equimose. No entanto, oferecem conforto ao paciente, sendo esse o motivo de sua aceitabilidade como cuidado pós-procedimento. O uso das compressas quentes é discutível, quando há evidências de oclusão vascular, como tentativa de se obter vasodilatação térmica e restabelecimento do fluxo sanguíneo.[49]

Tratamento

Uma vez feito o diagnóstico de uma complicação, o tratamento deve ser iniciado o mais precocemente possível.

Cicatriz hipertrófica

O tratamento da cicatriz hipertrófica deverá ser feito nos mesmos moldes do tratamento de cicatrizes hipertróficas pós-cirúrgicas ou traumáticas, isto é, o emprego de injeções intralesionais de corticosteroides para gerar atrofia com o objetivo de melhorar o resultado estético.

Edema intermitente

O tratamento do edema intermitente deverá ocorrer somente nas "crises", podendo ser utilizados os corticosteroides ou tacrolimus tópicos. Sempre que o produto utilizado for o AH, deve-se usar a hialuronidase para a degradação do produto e tratamento definitivo do edema.[43,44]

Discromias

O efeito Tyndall (coloração azulada da pele, causada pelo efeito óptico da dispersão da luz pelas partículas coloidais) será tratado de acordo com o preenchedor utilizado. No caso do AH, pode ser resolvido com massagem intensa ou pode ser necessário o emprego da hialuronidase (enzima que degrada o ácido hialurônico). Pontos brancos visíveis após uso da hidroxiapatita de cálcio poderão ser resolvidos com pequena incisão e retirada da lesão, pois se trata da visibilidade do próprio produto por transparência. Preenchedores permanentes terão manejo mais complicado, podendo ser necessária a retirada cirúrgica do produto aplicado.

As hipercromias pós-inflamatórias poderão ser manejadas com tópicos à base de hidroquinona e outros clareadores. Já as hipocromias são de mais difícil tratamento. Pode-se tentar o clareamento da pele ao redor para diminuir o contraste e o uso de *laser* e *peelings* químicos, na maioria das vezes com pobres resultados.

Preenchedores mal posicionados, que sofrem migração ou hipercorreções

Os nódulos podem ser tratados com massagens vigorosas para melhor reposicionamento, quando se formam no período recente pós-aplicação do preenchedor. Os nódulos tardios responderão menos a essa técnica, pois já estarão integrados ou "encapsulados" pelo tecido.

Numa minoria das vezes, os preenchedores podem, eventualmente, ser removidos quando estão causando efeitos inestéticos por deslocamento, mal posicionamento ou sobrecorreção. Isso pode ocorrer, mesmo tardiamente, quando, por motivos não muito bem esclarecidos, não houve a integração aos tecidos ou houve encapsulamento de toda substância preenchedora pelo tecido biológico. A extração da substância será realizada após uma incisão com lâmina de bisturi número 11 e leve expressão com dois cotonetes ou digitopressão (Figura 154.42).

Outra opção é o uso da hialuronidase quando o produto usado é o ácido hialurônico. Embora as doses corretas ainda não tenham sido bem estabelecidas, essa enzima tem se mostrado capaz de corrigir efeitos inestéticos. Além de ser de muita utilidade em eventos vaso-oclusivos agudos, também pode ser aplicada em períodos tardios para as complicações em questão.

A hialuronidase, hialozima ou hialuronoglucosaminidase é uma enzima facilitadora da difusão de líquidos injetáveis, extraída de testículos bovinos. O termo "hialuronidase" também é utilizado para caracterizar duas enzimas diferentes, que atuam em pontos diversos da molécula de ácido hialurônico, que são a hialuronoglicuronosidase e a hialuronatolíase.

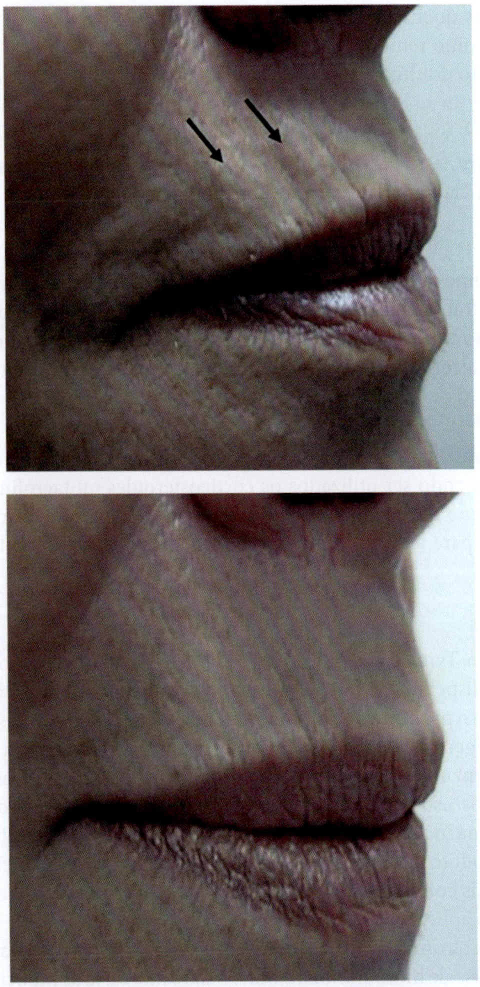

■ **Figura 154.42** Remoção de conteúdo com lâmina de bisturi (antes e depois).

A hialuronidase age despolimerizando reversivelmente o ácido hialurônico existente no cimento ao redor das células do tecido conjuntivo, reduzindo, assim, temporariamente a viscosidade desse tecido e tornando-o mais permeável à difusão de líquidos. Com base nesse mecanismo de ação, a hialuronidase passou a ser utilizada para promover a degradação do AH injetado nos casos de complicações e/ou reações adversas como forma de tratamento, com decorrente melhora.[50]

O produto deve ser preparado conforme orientações do fabricante no frasco-ampola que contém o pó liófilo. Após completar a dissolução, aspirar o conteúdo e aplicar a mínima dose possível, na área em que se deseja degradar o AH. Repetir a aplicação, se necessário, 1 semana depois. A sobra deve ser totalmente descartada, não devendo ser guardada para reaplicação. Em casos de hipercorreção, o uso de 20 a 40 U é suficiente para a redução e correção estética. Devem-se evitar doses acima de 200 U numa única aplicação nesses casos. Em se tratando de oclusão arterial, recomenda-se iniciar com 400 U no local afetado e no trajeto vascular, podendo chegar até 1.500 U ou mais de acordo com o caso.[51]

A hialuronidase pode sofrer interações medicamentosas como diminuição de seu efeito caso o paciente esteja em uso de medicações como: anti-inflamatórios (indometacinas, corticosteroides, salicilatos); fitoterápicos (flavanoides e antioxidantes); anti-histamínicos; estabilizados de membrana de mastócitos; heparina; vitamina C; e dicumarínico.

Especial atenção deve ser dada ao fato de a hialuronidase ser um antígeno potente e, portanto, desencadear reações como reações locais no sítio de aplicação (eritema, edema, dor e prurido) e reações sistêmicas (urticária, angioedema, anafilaxia). São questionáveis a necessidade e a utilidade do teste cutâneo em razão de seu poder alergênico.

A aplicação da hialuronidase guiada pelo ultrassom tem colaborado muito com a precisão e excelentes resultados nas complicações, tanto nos casos de oclusão vascular como nos de formação de nódulos ou reações persistentes ao preenchedor (Figura 154.43) (**Vídeo 154.31**).

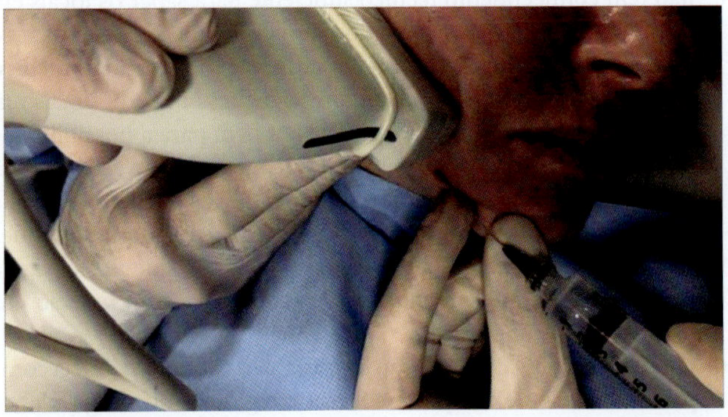

■ **Figura 154.43** Aplicação de hialuronidase guiada por ultrassom.

■ **Vídeo 154.31** Aplicação de hialuronidase guiada por ultrassom.

Fonte: Cortesia do Dr. Marco Munia – Cirurgião Vascular.

Granulomas de corpo estranho

Os granulomas de corpo estranho que tiverem impacto clínico ou estético poderão ser tratados com sucesso com o uso de corticosteroides intralesionais ou sistêmicos, sendo essa classe de medicamentos a primeira escolha nesses casos. Essas medicações podem ter como efeito colateral a atrofia e o surgimento de teleangiectasias.

Outras opções terapêuticas já relatadas na literatura são: minociclina; 5-fluorouracil; hidroxicloroquina; bleomicina; isotretinoína; alopurinol; colchicina; azatioprina; imiquimod; tacrolimus; e medicações biológicas inibidoras de fator de necrose tumoral (TNF). Para granulomas únicos e circunscritos, a excisão cirúrgica também pode ser uma opção.

Já foi descrita a aplicação dos *lasers*, sendo utilizados os comprimentos de onda de pulsos longos de 532 nm e 1.064 nm para pequenos granulomas não inflamatórios e grandes granulomas inflamatórios, respectivamente. Os efeitos desses *lasers* são de diminuição de teleangiectasias e neovascularização, além de diminuição de volume e rigidez dos nódulos.

Já foi relatado o uso de etanercepte para controle de reação granulomatosa por silicone.

Infecções

Geralmente ciclos curtos de antibióticos que tipicamente têm coberturas para bactérias associadas a infecções de pele e subcutâneo são suficientes para resolver estas complicações (p. ex. cefalosporinas). Contudo, quando a suspeita for de um agente atípico, deve-se tentar, sempre que possível, identificá-lo por meio de cultura para melhor guiar a escolha dos antimicrobianos. Nesses casos, muitas vezes será necessária uma cobertura de amplo espectro, sendo usadas associações de vários antimicrobianos simultaneamente (p. ex., claritromicina, quinolonas e minociclina).

Um assunto que merece destaque é a utilização de preenchedores temporários em áreas que foram previamente tratadas com preenchedores permanentes. Esses pacientes têm maior risco de desenvolver quadros reacionais nos sítios de preenchimento, então o ideal é que o procedimento seja contraindicado.

Existem relatos de pacientes com reações adversas inflamatórias intensas anos após a aplicação de preenchedores definitivos quando se expuseram a terapias com uso de interferon. Sugeriu-se, assim, que pacientes com esses tipos de preenchedores teriam contraindicação ao uso de interferon. Contudo, é de bom senso ponderarmos que, muitas vezes, o uso do interferon pode ser imprescindível para tratamento de patologias mais graves. Por isso, essa contraindicação deve ser relativa, pesando-se o risco e o benefício do uso do interferon.[45]

Outra recomendação é que pacientes com preenchedores permanentes sempre devem receber antibioticoterapia sistêmica se acometidos por qualquer infecção por um período de 10 anos após a aplicação, com o intuito de prevenir reações imunológicas tardias cruzadas.

Reações de hipersensibilidade

As reações de hipersensibilidade podem ser manejadas tanto com conduta expectante, caso sejam leves e de pouca repercussão, como com o uso de medicações como corticosteroides tópicos, intralesionais ou, até mesmo, sistêmicos, além de tacrolimus tópico. A hialuronidase raramente precisará ser utilizada nesses casos, mesmo porque devemos lembrar que essa medicação, por ser de origem heteróloga em nosso meio, tem risco relativo de desencadear reações alérgicas. Já existe uma hialuronidase recombinante humana cujo potencial de reações alérgicas é bem menor.

Como descrito, as complicações com o uso de preenchedores podem provocar quadros graves e persistentes, causando intenso desconforto para os pacientes e trazendo grandes preocupações para os médicos. Assim, ressaltamos a importância de treinamento intensivo quanto aos produtos e às técnicas utilizadas e do conhecimento anatômico adequado para que os riscos sejam minimizados e sejam obtidos os melhores resultados.

Referências bibliográficas

1. Braz AV; Sakuma TH. Atlas de Anatomia e Preenchimento Global da Face. Guanabara Koogan; 2017.
2. Kede MPV; Sabatovich O. Dermatologia Estética. 3. ed. Atheneu 2015.
3. Kablik J1; Monheit GD; Yu L; Chang G; Gershkovich J. Comparative physical properties of hyaluronic acid dermal fillers. Dermatol Surg. 2009 Feb;35 Suppl 1:302-12.
4. Lorenc ZP; Öhrlund Å; Edsman K. Factors Affecting the Rheological Measurement of Hyaluronic Acid Gel Fillers J Drugs Dermatol. 2017 Sep 1;16(9):876-882.
5. Pierre S; Liew S; Bernardin A. Basics of dermal filler rheology. Dermatol Surg. 2015;41 Apr Supl 1.
6. Billon R et al. Rhéologie des acides hyaluroniques: principes fondamentaux et applications cliniques en rajeunissement facial. Ann Chir Plast Esthet. 2017.
7. de Maio M; Swift A; Signorini M; Fagien. Facial Assessment and Injection Guide for Botulinum toxin and Injectable Hyaluronic Acid Fillers: Focus on the Upper Face. Plast Reconstr Surg. 2017 Aug; 140(2):265e-276e.
8. Tamura BM. Anatomia da face aplicada aos preenchedores e à toxina botulínica – parte II. Surg Cosmet Dermatol. 2010;2(4):291-303.
9. Palermo E. Anatomia da região periorbital. Surg Cosmet Dermatol. 2013;5(3):245-56.
10. Rohrich RJ; Pessa JE. The Fat Compartments of the Face: Anatomy and Clinical Implications for Cosmetic Surgery. Plast Reconst Surg. 2007;119(7):2219-27.
11. Shrerman RN. Avoiding dermal filler complications. Clin Dermatol.2009; 27:S23-S32.
12. Steiner D; Addor F. Envelhecimento cutâneo – AC farmacêutica –Grupo Editorial Nacional 2014 – Capítulo 25 Preenchedores.
13. Sykes JM; Cotofana S; Trevidic P; Solish N; Carruthers J et al. Upper Face: Clinical Anatomy and Regional Approaches with Injectable Fillers. Plast Reconst Surg. 2015;136(5 Suppl):204S-218S).
14. de Maio M; De Boulle K Braz A; Rohrich RJ. Facial Assessment and Injection Guide for Botulinum toxin and Injectable Hyaluronic Acid Fillers: Focus on the Midface. Plast Reconstr Surg. 2017 Oct; 140(4):540-550e.
15. Cotofana S et al. The six different injection techniques for the temple relevant for soft tissue filler augumentation procedures – clinical anatomy and danger zones. J Cosmet Dermatol 2020.
16. Rohrich RJ; PessaJE; Ristow B. The youthful cheek and the deep medial fat compartment. Plast Reconstr Surg. 2008 Jun:121 (6):2107-12.
17. Tobias GQ; Binder WJ. The submalar triangle. Its anatomy and clinical significance. Facial Plastic Surgery Clinics of North America. Facial Contouring and alloplastic implants. 1994;2 (3): 255-63.
18. Bertucci V; Lynde BC. Current Concepts in the Use of Small-Particle Hyaluronic Acid. Plast. Reconstr. Surg. 2015;136 (5 Suppl): 132S-138S.
19. de Maio M; Wu WTL; Goodman GJ; Monheit G. Facial Assessment and Injection Guide for Botulinum toxin and Injectable Hyaluronic Acid Fillers: Focus on the Lower Face. Plast Reconstr Surg. 2017 Sep;140(3):393e-404e.
20. Braz AV; Mukamal LV. Preenchimento labial com microcânula. Surg Cosmet Dermatol. 2011;3(3):257-60.
21. Antonio CR; Antonio JR; Garcia AC; Correia AA. Preenchimento na região glabelar – dissecando as razões da alta incidência de complicações e cegueira. Surg Cosmet Dermatol. 2012;4(2):111-13.
22. Gassia V; Respaldo H; Niforos FR; Michaud T. Global 3-dimensional approach to natural rejuvenation: recommendations for perioral; nose and ear rejuvenation. J Cosmet Dermatol. 2013;12 (2):123-36.
23. Fabi SG; Goldman MP. Hand rejuvenation: a review and our experience. Dermatol Surg 2012;38 (7 pt2):1112-27.
24. Wilkerson EC; Goldberg DJ. Small-Particle Hyaluronic Acid Gel treatment of Photoaged Hands. Dermatol Surg.2018;44: 68-74.
25. Lee S; Kim HS. Correction of horizontal neck lines: our preliminary experience wiyh hyaluronic acid fillers. J Cosmet Dermatol. 2017. [epub ahead of print].
26. Landau M; Fagien S. Science of Hyaluronic Acid Beyond Filling: Fibroblasts and Their Response to the Extracelular Matrix. Plast Reconstr Surg. 2015; 136: 188S-195S.
27. Simunovic F; Stefan Schlager; M.Montanari et al. Prospective 3 D analysis of facial soft tissue augmentation with calcium hydroxylapatite. J Cosmet Laser Ther. 2017 oct; 19 (5):283-289.
28. Amselem M; Radiesse®: a novel rejuvenation treatment for the upper arms. Clin Cosmet Investig Dermatol 2016; 40: 80-92.
29. Dallara JM; Martine Baspeyras; Patrick Bui et al. Calcium hydrixylapatite for jawline rejuvenation: consensus recommendations. J Cosmet Dermatol 2014 Mar; 13(1:3-14).
30. Jason Emer; Hema Sundaram. Aesthetic applications of calcium hydroxylapatite volumized filler: an evidence-based review and discussion of current concepts: (part 1 of 2). Review article. J Drugs Dermatol 2013 Dec; 12(12:13-45 -54).
31. Mitchel P. Goldman; Amir Moradi; Michael Gold et al. Calcium Hydroxylapatite Dermal Filler for Treatment of Dorsal Hand Volume Loss: Results From a 12 – Month; Multicenter; Rendomized; Blinded trial. Dermatol Surg 2017; May 25.doi: 10.1097.
32. Ellen Marmur; Hanadi Al Quran; Ana Paula de Sá Earp; Jane Yoo. A five - patient satisfaction pilot study of calcium hydroxylapatite injection for treatment of aging hands. Dermatol Surg. 2009; Dec; 35(12):1978-84).
33. JN Feeney; JJ Fox; T Akhurst. Radiological impact of the use of calcium hydroxylapatite dermal fillers. Clin Radiol. 2009; Sep; 64 (9) 897-902.
34. R Alessio; Berhold Rzany; Linda Eve et al. European expert recommendations on the use of injectable poly-L – Lactic acid for facial rejuvenation. Review article. J Drugs Dermatol.2014 Sep; 13 (9): 1057-66.
35. Eric C. Wilkerson; David Goldberg. Poly – L – lactic and acid for the improvement of photodamage and rhytids of the décolletage. Wilkerson EC et al. J Cosmet Dermatol. 2017 Nov. 102(3) 45-49.
36. Jabbar A; Arruda S; Sadick N. Off Face Usage of Poly-L – Lactic Acid for Body Rejuvenation. J Drugs Dermatol. 2017;15(5):489-494.
37. Gabriela Casabona et al. Lifting vs volumizing: the difference in facial minimally invasive procedures when respecting the line of ligaments. J cosmet Dermatol 2019 aug 12.
38. Danny Vleggaar; Rebecca Fitzgerald; Z. Paul Lorenc et al. Consensus recommendations on the use of injectable poly – L – lactic acid for facial and nonfacial volumization. J Drugs Dermatol. 2014; Apr; 13 (4): 44-51.
39. Danny Vleggaar; Rebecca Fitzgerald; Z. Paul Lorenc et al. Satisfying patient expectations with poly – L – lactic acid soft tissue augmentation. J Drugs Dermatol. 2014; Apr; 13 (4): 40-3.
40. Danny Vleggaar; Rebecca Fitzgerald; Z. Paul Lorenc et al. Understanding; avoiding; and treating potential adverse events following the use of injectable poly – L- lactic acid for facial and nonfacial volumization. J Drugs Dermatol. 2014 Apr; 13 (4): 35-9.
41. Beleznay K; Carruthers J; Humphrey S; Jones D. Avoiding and treating blindness from fillers: a review of the world literature. Dermatol Surg. 2015;41:1097-1117.
42. Requena L; Requena C; Christensen L; Zimmermann US; Kutzner H; Cerroni L. Adverse reactions to injectable soft tissue fillers. J Am Acad Dermatol. 2011 Jan;64 (1):1-34; quiz 35-6.
43. Cavalieri F; Balassiano L; Bastos J; Fontoura G; Almeida A. Persistent; Intermitent Delayed Swelling PIDS: late adverse reaction to Hyaluronic Acid fillers - Surg Cosmet Dermatol 2017;9(3):218-22.
44. Urdiales-Galvez F; Aesthetic Plast Surg. 2018 Apr;42(2):498-510 Treatment of Soft Tissue Filler Complications Expert Consensus Recommendations 2018.
45. Haneke E. Facial Plastic Surgery vol.30 nº. 6/2014. Adverse Effects of Fillers and Their Histopathology.
46. Parada MB; Michalany; NS; Hassun KM; Bagatin; E; Talarico S. A Histologic Study of Adverse Effects of Different Cosmetic Skin Fillers. SkinMed 2005 November - December; 345-349.

47. J Drugs Dermatol 2014;13:s44.
48. J Drugs Dermatol. 2020;19(12):1199-1203.
49. Dadzie O; Mahalingam M; Parada M; El Helou T; Philips T and Bhawan J. J Cutan Pathol 2008: 35: 536-548.
50. Daines S; Williams III Complications Associated With Injectable Soft-Tissue Fillers A 5-Year Retrospective Review Jama Facial Plast Surg- vol 15 (no. 3); May/June 2013.
51. Parada MB; Cazerta C Afonso JPJM Nascimento D Manejo de Complicações de preenchedores dérmicos Overview and management of fillers complications - Surg Cosmet Dermatol 2016;8(4):342-51.
52. Eid C; Palermo E; Malvestio M; Meski APG; Parada MB. Protocolo de atendimento médico às urgencias no consultório - UC 15. Acidente vascular por preenchimento com ácido hialurônic. p. 82-84 e UC 16. Acidente vascular por aplicação de medicamento e preenchedor exceto ácido hialurônico p. 85-8.
53. Cavallini M; Gazzola R; Metalla M; Vaienti L.The role of hyaluronidase in the treatment of complications from hyaluronic acid dermal fillers. Aesthet Surg J. 2013 Nov 1;33(8):1167-74.
54. Rzany B; De Lorenzi C. Understanding; Avoiding and Managing Severe Filler Complications. Plastic and Reconstructive Surgery. November Supplement 2015, v. 136, n. 5S.

capítulo 155

Camila Arai Seque Ouki • Juliana Marcondes Macea • Luis Antonio Ribeiro Torezan • Nuno Eduardo G. de Sanches Osório

Procedimentos Associados à Luz

INTRODUÇÃO E CONCEITOS BÁSICOS

O *laser* é uma fonte de radiação eletromagnética ou luz, que apresenta algumas características especiais que a diferem de outras fontes de luz. *Laser* é acrônimo de *Light Amplification of Stimulated Emission of Radiation*. A ação terapêutica do *laser* é com base nas propriedades únicas do próprio *laser* e de sua interação com o tecido alvo.[1-3]

O *laser* tem 3 propriedades: feixe de luz monocromática, ou seja, a luz emitida tem comprimento de onda único, determinado pelo meio de geração de *laser* (sólido, líquido ou gasoso) na cavidade óptica por onde a luz passa. Em determinados comprimentos de onda a energia do *laser* pode ser absorvida por alvos cutâneos distintos ou cromóforos como melanina, hemoglobina ou pigmento de tatuagem. A segunda propriedade, coerência, refere-se à soma da energia dos fótons que se propagam na mesma direção. Finalmente a luz do *laser* é colimada, o que significa que todos os "feixes de luz" são paralelos, de modo que o feixe de luz pode propagar por grandes distâncias sem grande divergência, sendo, portanto, possível concentrar a luz colimada em focos pequenos, permitindo destruição tecidual precisa.

Quando o *laser* é aplicado na pele a luz pode ser absorvida, refletida, dispersada ou transmitida. A primeira lei de fotobiologia, lei de Grotthus-Draper, estabelece que para se obter efeito clínico, a luz deve ser absorvida pelo tecido alvo, pois luz transmitida ou refletida não tem efeito algum. A luz absorvida é medida em Joules por cm^2 e é conhecida por densidade de energia ou fluência. A maior parte da energia dos *lasers* utilizados em Medicina é convertida em calor e desta maneira obtém-se um efeito térmico. A quantidade de luz absorvida depende do cromóforo presente na pele e se o comprimento de onda correspondente ao cromóforo está sendo utilizado. Os principais cromóforos endógenos da pele são água, hemoglobina, melanina. Pigmento de tatuagem é um exemplo de cromóforo exógeno.

Uma vez que o *laser* é absorvido pela pele, quatro efeitos são possíveis: fotomecânico, fototérmico, fotoquímico, fotobiomodulação, sendo os dois primeiros mais observados na prática atual. O efeito fototérmico ocorre quando o cromóforo absorve energia no comprimento de onda correspondente e a destruição do alvo resulta da conversão da energia em calor. Efeito fotoquímico decorre da reação da luz com fotossensibilizantes endógenos ou exógenos e serve de base para terapia fotodinâmica. Uma expansão térmica extremamente rápida (da ordem de nanossegundos) pode resultar em ondas acústicas que destroem o alvo por efeito fotomecânico. Na fotobiomodulação, também denominada *laser* de baixa potência, a luz é utilizada para modulação de atividades intra e intercelulares, com ação anti-inflamatória, anestésica e de regeneração de tecidos.

A profundidade de penetração do *laser* na pele depende da absorção e da dispersão da energia luminosa. Apesar de na epiderme a dispersão ser mínima, na derme a dispersão é importante em função da presença das fibras colágenas. A dispersão é inversamente proporcional ao comprimento de onda. Em geral, a profundidade de penetração do *laser* aumenta com o comprimento de onda, até o meio do espectro infravermelho. A penetração no comprimento de onda 300 a 400 nm é muito pequena pela intensa dispersão de luz na derme; entretanto no comprimento de onda 1.100 a 1.200 nm a dispersão é mínima, permitindo maior profundidade de penetração na derme. Porém, na faixa médio-superior do infravermelho a penetração é superficial pela absorção da energia pela água, o principal cromóforo desta faixa do espectro. Neste comprimento de onda a vaporização de tecido rico em água serve de base para o *resurfacing* ablativo.

A compreensão da interação do *laser* e o tecido foi corroborada pela teoria da fototermólise seletiva de Anderson e Parrish e descreve como possível a destruição térmica de um alvo sem grande dano à pele adjacente.[4] Para tanto é necessário se combinar a seleção adequada do comprimento de onda que é absorvido preferencialmente pelo alvo, a duração de pulso e a energia ideais para se obter o efeito no tecido desejado (Figura 155.1).

Para se limitar o total de energia térmica aplicada na pele, o tempo de exposição do tecido à luz (duração de pulso) deve ser menor que o tempo de relaxamento térmico do cromóforo (TRT: definido como o tempo necessário para o cromóforo perder 50% da temperatura atingida após o *laser*). Se a duração da aplicação do *laser* for muito prolongada, o calor é pouco confinado ao alvo durante a aplicação da luz, levando ao aquecimento das estruturas adjacentes com consequente dano térmico indesejado e risco de efeitos colaterais. Em contrapartida, quando a duração de pulso é muito curta, há aquecimento muito localizado do cromóforo, acarretando falha na destruição do alvo. Por exemplo, os primeiros estudos de fototermólise seletiva para vasos utilizaram pulsos muito curtos de aproximadamente 1 microssegundo. O calor repentino levava à vaporização dos eritrócitos e hemorragia intensa, sem coagulação do vaso.[5] Apenas após alguns anos de pesquisa, foi utilizado um FLPDL (*flashlamp pumped-dye laser*) com duração de pulso mais longa de 0,4 ms, que tornou padrão no tratamento da mancha vinho do Porto em 1990.[6]

Na fototermólise seletiva, o tamanho e homogeneidade do alvo cutâneo geralmente ditam a duração de pulso ideal. Por exemplo, a

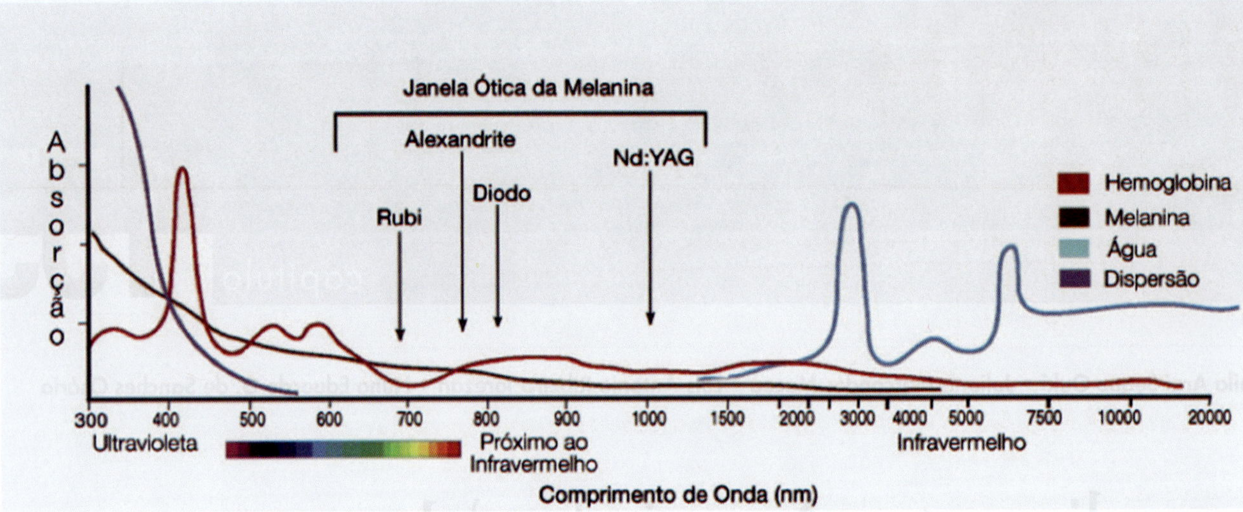

■ **Figura 155.1** Curva de absorção dos principais cromóforos da pele.

TRT de um melanossoma (0,5 µm) é ao redor de 0,25 µs ou 250 ns; para célula névica (10 µm) é 100 µs; para folículo piloso varia de 10 a 100 ms, dependendo do diâmetro do pelo. Além disso, muitos alvos de fototermólise seletiva encontram-se a uma certa distância do cromóforo alvo (local onde a luz é absorvida e convertida a calor). Por exemplo, o alvo para tratamento do vaso é o endotélio e a parede vascular e não os eritrócitos que contém o cromóforo hemoglobina. Portanto, para se lesar o vaso, o calor tem de se propagar dos eritrócitos para a parede vascular circundante. O mesmo acontece com os pelos: o alvo é a área dos *stem cells*, que se localiza externo à bainha radicular externa, ou seja, a alguma distância da haste pigmentada do pelo.[7]

E, finalmente, a densidade de energia ou fluência, deve ser suficiente para a destruição do alvo dentro do tempo permitido. Portanto, os parâmetros do *laser* podem ser modelados para diferentes aplicações cutâneas a fim de otimizar a destruição do alvo, com menor incidência de dano térmico indesejado.

Existem diferentes tipos de *laser* usados em Dermatologia:

- **CW (*continous wave*):** como CO_2 e argônio emitem um feixe constante de luz que resulta em dano tecidual não seletivo.
- **Quase-CW:** funcionam como se um interruptor de uma lâmpada fosse ligado e desligado. São pulsados eletronicamente controlados por computador. São *lasers* como o KTP (potássio-titânio-fosfato), criptônio, argônio, *pumped-dye lasers*, vapor de cobre, que produzem emissões interrompidas de energia de *laser* contínua.
  Lasers pulsados emitem feixes de alta energia em pulsos de curtíssima duração, com intervalos entre os pulsos relativamente longos (0,1 a 1 segundo). Os sistemas de *laser* pulsado podem ser de pulso longo como o *pulsed-dye laser* com pulsos de 450 µs a 40 ms ou de pulsos muito curtos (5 a 100 ns) como os *lasers quality-switched* (QS).
- ***Quality-switched* (QS)** como QS-rubi, QS-alexandrita ou QS-Nd:YAG. Este modo é obtido através de um cristal submetido à alta frequência elétrica controlado eletronicamente para produzir uma emissão muito rápida da luz que não é possível com os sistemas mecânicos. Estes mecanismos eletro-ópticos permitem liberação de energia armazenada na cavidade do *laser* em eclosões, de altíssima intensidade de energia (até 10^9 W) em curto espaço de tempo (da ordem de nanossegundos), que consegue penetrar profundamente no tecido com mínimo efeito colateral. Neste caso é produzido um efeito termomecânico sobre o tecido pelo impacto do pulso de alta energia sobre o tecido tratado. Atualmente, existem tecnologias que emitem energia em um espaço de tempo ainda menor, na ordem de picossegundos (10^{-12}s).

O termo **ultrapulsado** restringe-se aos *lasers* de CO_2 que foram modificados a fim de emitir pulsos muito curtos em padrão repetitivo para minimizar o dano térmico que ocorre na pele adjacente ao tecido vaporizado.

Os *lasers* pulsados são melhores adaptados ao uso dermatológico com base nos princípios da fototermólise seletiva, pois o tempo de relaxamento térmico da maioria dos cromóforos cutâneos é muito curto. A escolha do *laser* deve ser com base nas características de absorção dos cromóforos alvos.

■ *LASERS* PARA LESÕES VASCULARES

Os *lasers* vasculares apresentam como cromóforo alvo a oxi-hemoglobina intravascular. Os picos principais de absorção da oxi-hemoglobina encontram-se na faixa visível do espectro eletromagnético: 418, 542 e 577 nm. Os principais sistemas a *laser* utilizados no tratamento de lesões vasculares incluem o *laser* de titanil fosfato de potássio (KTP, 532 nm), *laser* de corante luz pulsada (PDL, 585 a 595 nm) e o *laser* de neodímio: ítrio-alumínio-granada (Nd:YAG, 532 e 1.064 nm) (Figuras 155.2 e 155.3).

No início do uso dos *lasers* vasculares, o *laser* de argônio, que emite um feixe contínuo azul-verde na faixa de 488 a 514 nm, já foi muito utilizado no tratamento das manchas vinho do Porto.[8] Entretanto, em virtude do comprimento de onda baixo que também é absorvido pela melanina e limita a profundidade de ação associado aos pulsos longos de alta energia, esse e outros *lasers* semicontínuos, como o *laser* de argônio *pumped dye*, o *laser* de vapor de cobre (511 e 578 nm), o *laser* de criptônio (520, 530 e 568 nm) foram substituídos pelo *laser* de corante luz pulsada (*Flashlamp-pumped Pulsed Dye Laser* – FLPDL, 585 nm) que revolucionou o tratamento das manchas vinho do Porto por ser eficaz e causar poucos efeitos adversos.

O *laser* de KTP utiliza um cristal de Nd:YAG *laser* (1.064 nm) para produzir luz que atravessa um cristal de KTP, dobrando o comprimento de onda para 532 nm. Para o tratamento de manchas vinho do Porto, preconiza-se que seja usado com *scanner*. Clark e colaboradores[9] relataram bons resultados no tratamento de teleangiectasias na face e angiomas *spider* em 204 pacientes de fototipos I a III, com raros efeitos adversos. A duração maior do pulso, que aquece gradualmente o vaso, reduz a formação de púrpura, entretanto, edema e formação de crostas não são incomuns e, raramente, cicatrizes atróficas.[8] O uso desse *laser* no tratamento das teleangiectasias faciais é muitas vezes preferível ao FLPDL pela menor incidência de púrpura e mínimo eritema após o tratamento, apesar da necessidade de maior número de sessões para o clareamento dos vasos.[10] Há também relato do seu uso bem-sucedido em manchas vinho do Porto refratárias ao FLPDL.[11] Contudo, em função do comprimento de onda baixo que também é absorvido pela melanina epidérmica, deve-se evitar o uso desse *laser* em pacientes bronzeados ou de fotipo acima de III. Além disso, a penetração tecidual

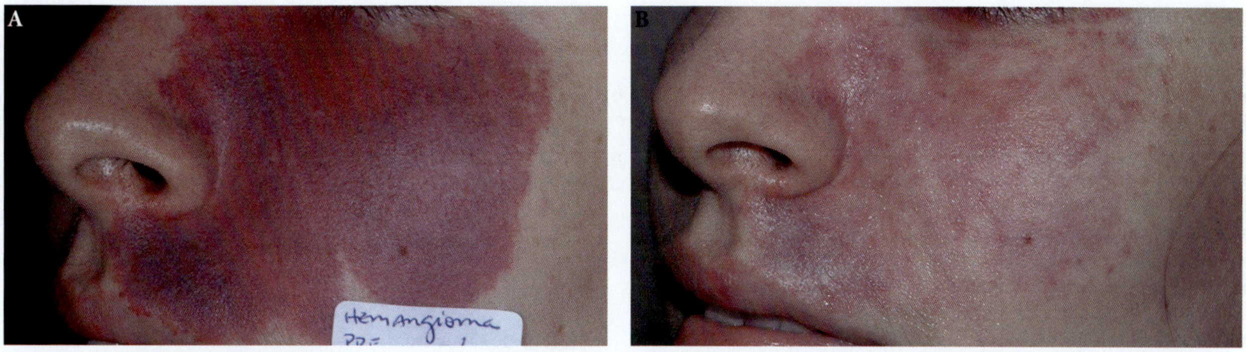

■ **Figura 155.2** **(A)** Mancha vinho do Porto pré-*pulsed-dye-laser* 595 nm. **(B)** Mancha vinho do Porto pós-*pulsed-dye-laser* 595 nm.

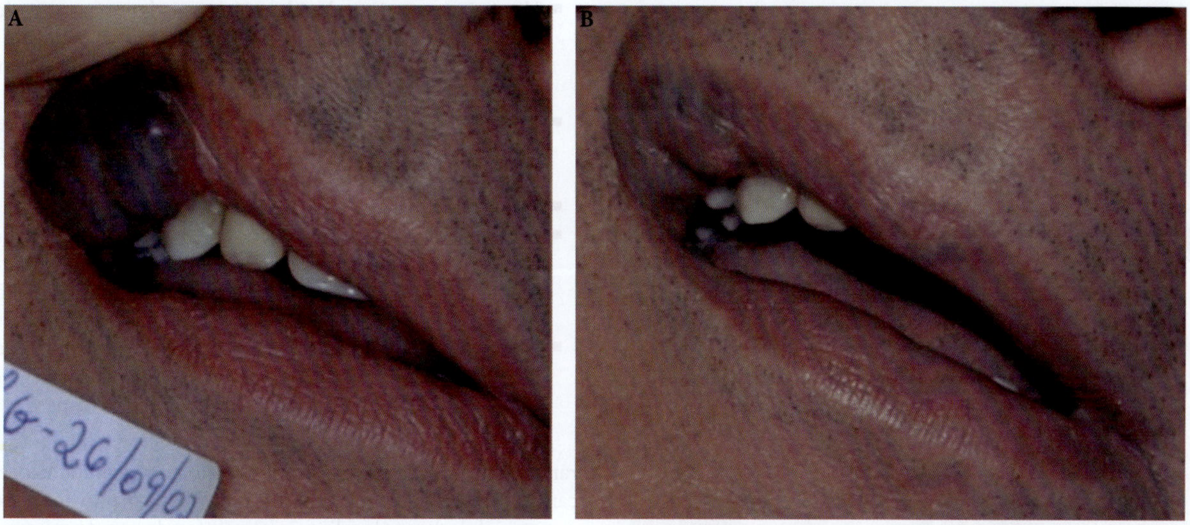

■ **Figura 155.3** **(A)** Hemangioma pré-*laser* Nd:YAG 1.064 nm. **(B)** Hemangioma após 3 sessões de *laser* Nd:YAG 1.064 nm.

reduzida em comparação aos *lasers* vasculares de maior comprimento de onda limita a sua absorção pelos vasos mais profundos.

O *laser* de corante luz pulsada (*Flashlamp-pumped Pulsed Dye Laser* – FLPDL, 585 nm) inicialmente apresentava o comprimento de onda de 577 nm (correspondente ao terceiro pico de absorção da oxi-hemoglobina), que foi subsequentemente modificado para 585 nm, permitindo uma ação mais profunda sem perda da especificidade vascular. Atualmente, o FLPDL produz os comprimentos de onda de 585, 590, 595 ou 600 nm com duração de pulso variável de 450 microssegundos (µs) a 40 milissegundos (ms). A duração de pulso de 450 µs respeita os princípios da fototermólise seletiva, uma vez que é menor que o tempo de relaxamento térmico dos vasos de pequeno a médio calibre (1 milissegundo), resultando no dano vascular seletivo sem dano térmico no tecido adjacente. Além disso, alguns aparelhos apresentam um sistema de esfriamento dinâmico da epiderme com criógeno, reduzindo o desconforto intraoperatório e permitindo uso de fluências maiores e resultados superiores com menor risco de dano epidérmico. O maior comprimento de onda e a duração maior do pulso melhoram a capacidade de tratar vasos mais profundos e calibrosos e evita a púrpura que ocorre com os outros modelos de FLPDL, entretanto, geralmente ocorre uma redução da resposta clínica obtida em uma sessão, requerendo assim mais de um tratamento para o clareamento das lesões.

O FLPDL é considerado o *laser* de escolha para a maioria das lesões congênitas e adquiridas vasculares em função de sua eficácia clínica e perfil de segurança.[12-15] Entre as principais indicações temos as manchas vinho do Porto, hemangiomas, angiomas Spider, angiomas rubis e teleangiectasias na face.[8,16] Outras condições tratadas com sucesso incluem: granuloma piogênico,[17] poiquilodermia de Civatte,[18,19] cicatrizes hipertróficas,[20-23] estrias,[23,24] verrugas virais,[25-27] angiofibromas.[28]

Os focos podem ser circulares com 2, 3, 5, 7 e 10 mm de diâmetro ou elípticos com 2 × 7 mm. A fluência vai até 40 J/cm^2 e a taxa de repetição é de 1 pulso por segundo. Fluências menores devem ser utilizadas em crianças e em áreas de tecido mais delicado, como a região infraorbital. Além disso, o tratamento em regiões que apresentem maior risco de apresentar alteração de textura, como a região cervical ou colo, necessitam uma redução de 10% a 20% na fluência. Após as aplicações, os pacientes apresentam quadro purpúrico que desaparece em aproximadamente 15 dias. Outros efeitos adversos são incomuns, mas podem aparecer como vesículas, crostas, alterações de textura e raramente cicatrizes.[29]

As fontes de Luz Intensa Pulsada (LIP) emitem luz não coerente na faixa de 500 a 1.200 nm do espectro eletromagnético. Nos equipamentos mais antigos, a luz é emitida em pulsos seriados e utilizam filtros de corte que selecionam a faixa de comprimento desejada para o cromóforo alvo. Os filtros de menor comprimento de onda devem ser utilizados em pacientes de fototipo baixo uma vez que a faixa de luz de menor comprimento de onda apresenta maior afinidade pela melanina. Nos aparelhos que não apresentam um sistema de resfriamento termoelétrico integrado, deve-se utilizar gel gelado, que serve como condutor óptico e diminui a temperatura da pele. A maioria deles apresenta tecnologia de pulso único em que ocorre uma distribuição mais uniforme e homogênea da energia, aumentando a eficiência dos tratamentos e com baixo risco de efeitos adversos. Além disso, apresentam um sistema de resfriamento contínuo por contato, através de ponteiras de safira, conferindo maior conforto e segurança.

As teleangiectasias faciais apresentam bons resultados com LIP;[30-33] também pode ser uma opção eficaz para o tratamento de manchas vinho do Porto, hemangiomas e poiquilodermia de Civatte.[8]

Com base no pequeno pico de absorção da hemoglobina na faixa infravermelha do espectro eletromagnético, *lasers* pulsados de comprimento de onda longo foram desenvolvidos para o tratamento de veias reticulares e vasos mais calibrosos. Sistemas de resfriamento concomitantes são geralmente necessários para reduzir o risco de dano térmico tecidual. Diversos estudos clínicos demonstraram bons resultados no tratamento de veias de pequeno a médio calibre de membros inferiores com *laser* de alexandrita pulso longo (755 nm)[34,35] ou *laser* de diodo 800 nm.[36,37] Os *lasers* de Nd:YAG de 1.064 nm e duração de pulso longa tem capacidade de penetração maior, podendo atingir vasos mais profundos e mais calibrosos. Além disso, pela mínima absorção da melanina nesse comprimento de onda, pode ser usado com maior segurança em pacientes morenos. As desvantagens principais são dor e risco de dano térmico tecidual com formação de cicatrizes principalmente quando se utiliza *spots* maiores e fluências muito altas.[38] Weiss e colaboradores[39] relataram uma resolução de até 75% dos vasos de membros inferiores após 3 meses do tratamento com Nd:YAG 1.064 nm de pulso longo utilizando fluências de 130 a 140 J/cm^2 e duração de pulso de 16 ms.

LASERS PARA LESÕES PIGMENTADAS (FIGURAS 155.4 E 155.5)

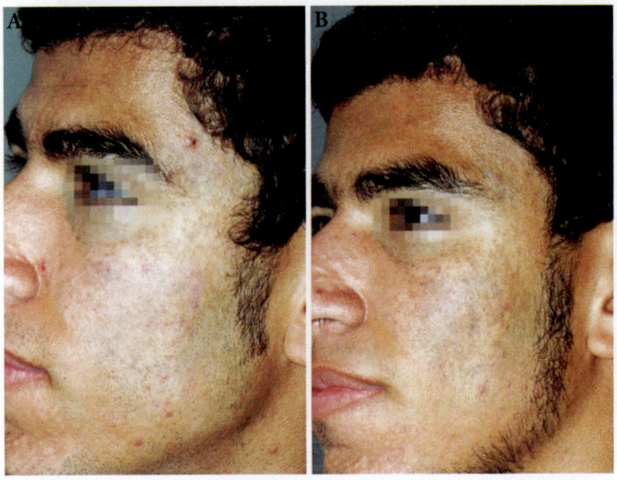

Figura 155.4 **(A)** Nevo de Ota pré-*laser* Q-*switched* Nd:YAG 1.064 nm. **(B)** Nevo de Ota após 5 sessões de *laser* Q-*switched* Nd:YAG 1.064 nm.

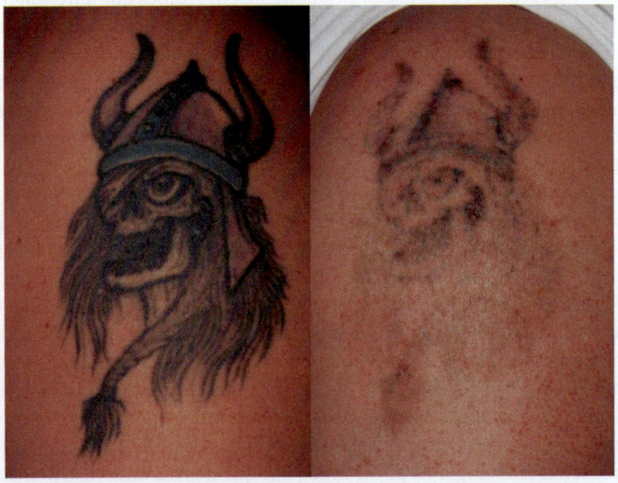

Figura 155.5 Tatuagem antes e após 10 sessões de *laser* de rubi.

Lasers específicos para melanina podem clarear ou erradicar uma variedade de lesões pigmentadas epidérmicas e dérmicas, além de tatuagens, com risco mínimo de efeitos colaterais. Podem ser amenizados com tratamentos a *laser*:

Lesões pigmentadas epidérmicas

- **Lentigo solar:** geralmente utilizam-se *lasers* QS-rubi, QS-alexandrita e QS-Nd:YAG de dupla frequência.
- **Efélides:** em geral são indicados *lasers* QS, com boa resposta após 1 sessão. Deve-se usar fotoproteção adequada para evitar recidiva das lesões.
- **Manchas *café-au-lait*:** da mesma forma, os QS *lasers* são mais indicados, porém múltiplas sessões são necessárias podendo ocorrer até 50% de recidiva em longo prazo.
- **Queratoses seborreicas:** pode-se empregar QS-rubi. Orienta-se o modo de pulso longo para lesões de maior volume, em que maior energia é necessária para se atingir o centro das lesões.

Lesões dérmicas e mistas

- Nevo de Ota e Ito.
- Nevo de Becker.
- Hiperpigmentação infraorbitária.
- Hiperpigmentação induzida por droga: alguns casos podem responder ao tratamento com os QS *lasers*, como ocorrem com as hiperpigmentações induzidas por minociclina, amiodarona e depósitos de ferro.
- Nevo *spilus*: o QS-rubi após algumas sessões (2 a 3) apresenta resultados satisfatórios, porém, alguns autores relatam recorrência, principalmente da porção macular da lesão.
- Tatuagens: amadoras, profissionais e traumáticas.
- Melasma: diversos comprimentos de onda já foram testados para o tratamento do melasma com resultados irregulares. A literatura recente tem mostrado boa resposta com o *laser* fracionado não ablativo de 1.927 nm[40,41] e com o *laser* de 1.064 nm de pulso longo.[42,43]
- Nevos melanocíticos: constituem uma controvérsia no uso do *laser* para lesões pigmentadas. O tratamento de escolha deve ser exérese cirúrgica que permite avaliação histopatológica da peça.[44-46]

O tratamento das pigmentações cutâneas depende de vários parâmetros, como a natureza do pigmento (endógeno ou exógeno), as características de absorção, a distribuição do pigmento no tecido (intra ou extracelular) e sua localização na pele (epiderme, derme ou ambos). A melanina é considerada o principal cromóforo endógeno e apresenta um espectro de absorção amplo, desde a radiação ultravioleta até o infravermelho. Entretanto, a eficácia do tratamento diminui à medida que se aumenta o comprimento de onda. Comprimentos de onda mais longos, próximos ao infravermelho, são úteis em situações em que o pigmento tem localização mais profunda na derme.[44-51] Além disso, nos comprimentos de onda mais curtos, outras estruturas, como a oxi-hemoglobina, absorvem essas radiações, aumentando a chance de efeitos adversos. Portanto prefere-se utilizar uma janela entre 630 nm e 1.100 nm, em que há maior seletividade pela melanina e boa profundidade de penetração na pele. Outro fator importante no tratamento de lesões pigmentadas é a duração de pulso determinada pelo tamanho da estrutura e pelo seu tempo de relaxamento térmico (TRT). O melanossomo apresenta tamanhos variados e TRT entre 10 e 1.000 ns, requerendo pulsos de 1 μs para sua fototermólise.[52]

Em geral, os *lasers* para lesões pigmentadas benignas e tatuagens descritos na literatura são: CW, quase-CW (argônio de 488 e 514 nm,[53,54] CO_2 de 10.600 nm,[55,56] vapor de cobre de 511 nm, criptônio de 520 nm,[41] KTP de 532 nm[57]), *laser* de corante (*pumped-dye*) de 510 nm,[58] vários sistemas QS (Nd:YAG 532 e 1.064 nm; alexandrita, de 755 nm, rubi de 694 nm) e *lasers* fracionados não ablativos. Sistemas de *laser* de pulso longo (rubi, alexandrita, diodo de 810 nm, e Nd:YAG de 1.064 nm) também foram usados no tratamento de algumas lesões pigmentadas dérmicas.

Os *lasers* contínuos e quase-contínuos (quasi-CW) usados para pigmento e tatuagens emitem *laser* com duração de pulso mais longos que o tempo de relaxamento térmico do melanossoma (1 ms) e podem resultar em cicatrizes ou alteraçoes de textura como resultado de dano térmico excessivo ao tecido adjacente durante a exposição ao *laser*.[41,43,44] Os *lasers* CW removem o pigmento por desnudamento da epiderme e da junção dermoepidérmica. Portanto, o uso de *lasers* CW é reservado à remoção de lesões epidérmicas, pois o tratamento de lesões mais profundas geralmente está associado à formação de cicatrizes. Outras alterações pós-operatórias potenciais são: eritema persistente, alteração pigmentar, irregularidades texturais.

Com base nos princípios de Anderson e Parish de fototermólise seletiva, os *lasers* QS substituíram os *lasers* de onda contínua (CW) por sua habilidade de induzir necrose térmica confinada aos melanossomas, com menor dano às estruturas ao redor.[59,60]

O primeiro *laser* QS desenvolvido foi o de rubi que emite luz no comprimento de onda vermelho 694 nm, duração de pulso 28 a 50 ns e frequência de 1 Hz, sendo eficaz no tratamento de lesões pigmentadas epidérmicas, dérmicas e tatuagens.[42,59-79] O comprimento de onda 694 nm é tão bem absorvido pela melanina que seu uso em fototipos mais altos deve ser evitado, pelo risco de hipopigmentação e acromia permanentes. O QS-alexandrita emite luz no comprimento de onda de 755 nm (p. ex.: QS-alexandrita - Candela, Estados Unidos), duração de pulso de 50 a 100 ns, frequência de 1 a 5 Hz e tamanho de ponteira de 2 a 5 mm. A maior duração do pulso permite menor epidermólise durante a irradiação. Além disso, o maior comprimento de onda permite profundidade de penetração maior. Podem ser usadas fluências de tratamento iniciais de 5 a 7 J/cm^2 dependendo do tamanho do *spot* e fototipo do paciente e área a ser tratada. O efeito desejado é esbranquecimento epidérmico, que ocorre pela formação de bolhas de gás levando à dispersão da luz, e corresponde histologicamente ao rompimento do melanossomo e à dispersão do pigmento para a periferia das células.[80-89]

O *laser* QS-Nd:YAG emite luz no comprimento de onda de 1.064 nm, porém pode ser de frequência dobrada, usando-se um cristal de KTP para produzir uma luz verde de 532 nm. A maioria dos *lasers* QS-Nd:YAG têm duração de pulso de 10 a 20 ns, tamanhos de *spot* de 1,5 a 4 mm e frequências de 1 a 10 Hz. O comprimento de onda mais longo (1.064 nm) tem menor absorção pela melanina, porém maior penetração e ação nas lesões dérmicas. Fluências de 3 a 6 J/cm^2 com ponteira de 4 a 8 mm produzem esbranquecimento tecidual imediato com eventual sangramento puntiforme. O uso de ponteiras menores aumenta a epidermólise e risco de crostas que podem perdurar por semanas.[90-97]

Lasers de pulso longo foram originalmente desenvolvidos para epilação. A duração de pulso em milissegundos era necessária para se aquecer adequadamente o folículo piloso, mas uma variedade de lesões pigmentadas benignas como nevo melanocítico congênito e nevo de Becker (especialmente com pelos terminais) podem ser submetidos a tratamento com estes *lasers*.[98-100] Em avaliação histológica de curto e longo prazo (8 anos) de nevos congênitos tratados com *laser* de rubi pulso longo, observou-se uma camada de fibrose na derme, com preservação da estrutura normal da derme papilar, mascarando as células névicas residuais na derme mais profunda, com aparente melhora do aspecto dos nevos congênitos.

Muitos relatos de sucesso com luz intensa pulsada são observados no tratamento de lesões pigmentadas benignas como efélides e melanoses solares sendo descritos mais de 75% de resolução após algumas sessões. Nas lesões com presença de pigmento mais profundo, como nevo de Becker e melasma, os resultados são menos satisfatórios.[101-103]

Diferentemente das lesões pigmentadas benignas que geralmente resultam de excesso de depósito de melanina em melanossomas, tatuagens são implantes de partículas de tinta e de outras substâncias na derme, que têm resposta variável aos *lasers*, dependendo da cor e de características de absorção individual.

Em geral tatuagens profissionais são mais difíceis de serem removidas que tatuagens amadoras pela maior concentração de partículas metálicas orgânicas de tinta na derme profunda. Portanto, há necessidade de mais sessões (em geral 8 a 12) para se tratar tatuagens profissionais quando comparado à média de 4 a 6 tratamentos necessários para se eliminar o pigmento carbônico superficial e mais esparso das tatuagens amadoras.[79] Tatuagens iatrogênicas (radiação) e traumáticas (pólvora, asfalto) podem ser tratadas com *lasers* QS com múltiplas sessões.[60,79,90,104] Remoção de maquiagem definitiva cor da pele, brancas ou cor de ferrugem (delineador de olhos e lábios) pode ser tentada com *lasers* QS, porém com maior dificuldade pelo risco de escurecimento da lesão após aplicação do *laser*.[105] A maioria das maquiagens definitivas contém óxido férrico ou titânio e após a irradiação com o *laser* pode ser reduzido a óxido ferroso que é preto e insolúvel, podendo ser permanente.[106,107] Preconiza-se o uso de QS-Nd:YAG 532 nm na primeira sessão e, a seguir, o mesmo aparelho no modo 1.064 nm, uma vez que o pigmento se torna escuro.

Métodos tradicionais de remoção de tatuagem, incluindo dermoabrasão, excisão cirúrgica, criocirurgia, *peelings* químicos produziam resultados cosméticos insatisfatórios, com altas taxas de cicatrizes.[108] Os *lasers* CW também provaram ser muito destrutivos na remoção de pigmento de tatuagem.[44-52]

Com o advento dos *lasers* QS a remoção das tatuagens tem se tornado mais segura e confiável.[40-52] Para otimização dos resultados, a escolha do *laser* baseia-se no espectro de absorção das tintas presentes nas tatuagens.[109] Pigmento preto absorve comprimento de onda vermelho e infravermelho e pode ser tratado com *laser* QS de rubi, alexandrita ou Nd:YAG. Pigmento azul e verde são alvos no espectro do comprimento de onda de 600 a 800 nm (*laser* QS-ruby e alexandrita são as melhores escolhas). Vermelho, laranja e amarelo são destruídos por luz verde, sendo o *laser* QS-Nd:YAG 532 nm e *laser* de corante (*dye laser*) 510 nm as melhores escolhas. Nos últimos anos têm sido apresentados resultados promissores com *lasers* que emitem luz com comprimento de onda semelhante a dos aparelhos já descritos para pigmento (755, 758, 795, 800, 1.064 nm) mas que têm como diferencial uma duração de pulso na faixa de picossegundos (1 × 10 a 12 segundos).[110-113] Os *lasers* de picossegundos atualmente disponíveis em Dermatologia têm duração de pulso entre 300 e 900 picossegundos. Esses *lasers*, ao emitirem feixes não fracionados, geram mudanças ultrarrápidas na temperatura dos alvos, gerando ondas de choque acústico nos cromóforos. Esse efeito fotomecânico ou fotoacústico causa uma microfragmentação do pigmento facilitando sua posterior remoção pelos macrófagos e outros fagócitos. Por meio do uso de lentes holográficas ou difrativas, a energia do *laser* pode também ser emitida de forma fracionada. Isso permite picos de energia mais altos nos microfeixes de *laser*, poupando tecido ao redor e levando a um fenômeno chamado de quebra óptica induzida pelo *laser* que histologicamente se mostra pela formação de vacúolos. Os vacúolos preenchidos com debris melanóticos e celulares se formam nas primeiras 24 horas pós-tratamento e vão sendo eliminados via transepidérmica em até 7 dias. Estudos de análise mais tardia da pele, revelaram resposta de neocolagênese e neoelastogênese provavelmente relacionadas aos efeitos de superaquecimento e estimulação fotoacústica que se propagam para a derma mais profunda.[114-117]

As partículas de pigmento das tatuagens costumam ter diâmetro variando de 40 a 300nm e considerando que o tempo de relaxamento térmico de uma estrutura é relacionado ao seu diâmetro, pulsos de picossegundos conseguem ser menores que o tempo de relaxamento térmico dessas partículas que é de aproximadamente 10 ns. Até hoje, o exato mecanismo que leva a fragmentação e remoção dos pigmentos de uma tatuagem não está completamente elucidado, mas sabemos que estão envolvidos a geração de plasma, efeitos fotomecânicos, fototérmicos e fotoquímicos resultantes da interação do *laser* com o pigmento. O efeito fotomecânico ou fotoacústico decorre da formação de uma onda de choque resultante do aquecimento muito rápido da partícula de pigmento, levando a ruptura e fragmentação de sua estrutura. O efeito fototérmico corresponde a mudança no pigmento induzida pela conversão da luz em energia térmica. Já o efeito fotoquímico se dá pela quebra de pontes químicas do pigmento após a absorção da luz. Admite-se que as partículas de pigmento alteradas, sofram refagocitose e eliminação transepidérmica através das crostas formadas no processo de cicatrização. Para todos esses efeitos o evento desencadeante sempre é a absorção da energia do *laser* pelo pigmento alvo e o pulso de picossegundos parece conseguir concentrar mais a energia do *laser* no alvo, confinando o aquecimento. Estudo realizado por Anderson e colaboradores compararam a segurança e eficácia de um *laser* de 758 nm e pulso de 500 picossegundos com outro aparelho de comprimento de onda semelhante (755 nm) e pulso de 30 a 50 nanosegundos para remoção de tatuagens pretas em porcos.[113] Nas tatuagens de carbono, o *laser* de picossegundos se mostrou mais eficaz após uma única sessão com casos de clareamento completo. Para tatuagens de óxido férrico foram igualmente eficazes e a segurança de ambos também foi equivalente sem evidências clínicas ou histológicas de cicatriz com os parâmetros utilizados. Outro estudo de Anderson avaliou o clareamento de 16 tatuagens que tiveram partes tratadas com 2 *lasers* de ND:YAG com parâmetros constantes exceto pela duração do pulso: um com pulso de 35 picossegundos e outro de 10 nanossegundos.[118] Após 4 sessões com intervalo de 4 semanas, 12 das 16 tatuagens apresentaram clareamento mais significativo nas partes tratadas com pulso de picossegundos.

Embora inicialmente indicados para o tratamento de tatuagem, os *lasers* de picossegundos têm mostrado resultados para várias outras indicações como rejuvenescimento, cicatrizes e lesões pigmentares. Em lesões pigmentares benignas como lentigos solares, estudos apontam como vantagem dessa tecnologia a menor incidência de hiperpigmentação pós-inflamatória em foto tipos mais altos. Isso provavelmente pelo menor fotodano térmico não específico do melanócito e da junção dermo-epidérmica.[119] Em *nevus* de Ota e *nevus* de Hori estudos comparativos de *lasers* de pico e nanossegundos cada um tratando uma metade da lesão mostraram que os *lasers* de picossegundos removeram as lesões em menor número de sessões.[120-122]

Estudo de Choi e colaboradores[123] compararam os resultados de 39 pacientes tratados para melasma. Um lado da face recebeu creme de hidroquinona 2% e a outra 5 sessões com intervalo semanal de *laser* de picossegundos não fracionado com comprimento de 1064/595 nm. Os pacientes foram acompanhados por 3 meses após o final do tratamento. O lado tratado com *laser* mostrou melhora significativa em relação ao lado tratado com creme em avaliações colorimétricas, mas o índice de MASI foi significativamente melhor apenas na primeira semana após tratamento. Outros estudos indicam resultados semelhantes.[124] Assim, o *laser* de picossegundos para melasma entra como mais uma possibilidade terapêutica para casos moderados a severos, mas ainda se fazem necessários mais estudos para padronização de parâmetros de tratamento.[123-126]

O efeito colateral mais comum do tratamento das lesões pigmentadas é a alteração transitória de pigmentação, expressa por hipo ou hiperpigmentação. Hipopigmentação é mais frequente com *laser* QS de rubi, não devendo ser usado em fototipos mais altos. Geralmente resolve-se de 3 a 6 meses, podendo durar até 1 ano. Hiperpigmentação geralmente é transitória e leve e pode ser tratada com clareadores tópicos. Uma complicação mais importante está relacionada à reação granulomatosa local ou sistêmica aos antígenos das partículas de tinta.[127] Alterações de textura e formação de cicatrizes são complicações raras (5%). Cicatrizes atróficas localizadas foram descritas em tatuagens traumáticas pela ignição induzida pelo *laser* de partículas de pólvora residuais. Portanto, o tratamento de tatuagens traumáticas secundárias a pólvora não é recomendado.[128]

O *laser* de Tulio foi acrescentado ao arsenal terapêutico das lesões pigmentadas desde 2009, tendo sido aprovado pelo FDA inclusive para o tratamento de melasma.[40] Trata-se de um *laser* fracionado não ablativo com comprimento de onda de 1.927 nm. Esse comprimento tem maior coeficiente de absorção pela água do que o comprimento inicialmente testado para melasma de 1.550 nm e com isso sua penetração na derme é menor (200 a 250 um), atingindo melhor alvos pigmentares epidérmicos.[40,129-131] Pode ser utilizado no tratamento do melasma, efélides e queratoses actínicas, entre os quais a remoção de efélides apresenta melhores resultados. O *laser* fracionado de 1.927 nm atua por meio do princípio da fototermólise fracionada. Ao ser aplicado na pele a energia é liberada na forma de microcolunas de coagulação que levam a formação das chamadas zonas microtérmicas (MTZs) de tratamento que são envoltas por pele intacta. No processo de cicatrização, pigmento epidérmico e dérmico é eliminado por via transepidérmica em meio aos microscópicos debris necróticos. Entre os estudos que avaliam o *laser* de Tulio destacamos artigo publicado em 2012 que avaliou 14 pacientes portadores de melasma que foram tratados com 3 a 4 sessões com intervalo mensal.[40] Avaliação desses pacientes após 1, 3 e 6 meses demonstrou melhora no MASI (índice de severidade e área do melasma) de 51%, 33% e 34% respectivamente. Em artigo mais recente de 2013, Lee e colaboradores avaliaram 25 pacientes asiáticas, tratadas em uma hemiface com *laser* de Tulio.[41] Foram realizadas 3 sessões com 3 semanas de intervalo e a resposta foi avaliada após 2 e 6 meses da última sessão. Entre as pacientes que completaram o estudo, 6 eram portadoras de melasma e tiveram resposta avaliada por meio do MASI. A hemiface tratada apresentou redução no MASI de 33% e 28% após 2 e 6 meses, em relação ao início do tratamento. Na hemiface não tratada a variação do MASI não foi estatisticamente significativa. Em ambos os estudos notamos que a melhora do melasma diminui com o tempo reforçando a ideia de ser uma doença recidivante e que requer cuidados tópicos para manutenção dos bons resultados.

Outra opção recente para o tratamento do melasma é o uso do *laser* QS-Nd:YAG 1.064 nm com baixa energia, em sessões semanais aplicado nas lesões até o surgimento de eritema.[43] Estudo de 2010 avaliou 22 pacientes que tiveram metade da face tratada com o *laser* e hidroquinona 2% e a outra metade tratada apenas com o tópico.[42] Foi utilizado *spot* de 6 mm e fluência de 3 a 3,8 J/cm^2 tendo sido realizadas 5 sessões com intervalo semanal. O resultado com o *laser* foi superior ao do tópico com melhora do MASI de respectivamente 75,9% e 24%. No seguimento em longo prazo, 3 pacientes desenvolveram hipopigmentação, 4 hiperpigmentação e todas tiveram recorrência do melasma.

Em resumo, a maioria das lesões pigmentadas benignas epidérmicas e dérmicas e tatuagens respondem aos *lasers* QS na faixa do vermelho e infravermelho. Pigmento localizado superficialmente é mais bem abordado com *lasers* de comprimento de onda mais curto como QS-Nd:YAG 532nm. Para lesões mais profundas, comprimentos de onda mais longos que têm penetração mais profunda são necessários (rubi 694 nm, alexandrita 755 nm, QS-Nd:YAG 1.064 nm). Os *lasers* com pulso de picossegundos constituem promissora tecnologia para remoção de tatuagens pretas, com menor número de sessões.

Remoção completa de tatuagens ou pigmento melânico pode nem sempre ser possível, mesmo após vários tratamentos com *laser*. Alguns pigmentos dérmicos podem ser profundos demais para a ação do *laser* e a repigmentação da área pode ocorrer por estímulo de melanócitos anexiais ou das áreas adjacentes. O tratamento do melasma ainda é um desafio.

A maior dificuldade no tratamento com *laser* das lesões pigmentadas é determinar quando a lesão tem característica atípica ou potencial de malignidade. Este tópico mantém-se controverso e sem respostas definitivas. Qualquer lesão pigmentada com aspecto atípico deve ser submetida à biópsia para se excluir degeneração maligna antes do tratamento. Até o presente momento não houve relato de degeneração maligna em lesão pigmentada benigna após tratamento com *laser*.

Quando pacientes são devidamente selecionados e parâmetros padronizados são utilizados, a remoção da maioria das lesões pigmentadas benignas e tatuagens é possível com bons resultados cosméticos e risco mínimo de efeitos colaterais.[132]

▪ EPILAÇÃO A *LASER*

O crescimento excessivo de pelos apresenta graus variáveis de intensidade e pode se manifestar como hipertricose ou hirsutismo. Hipertricose consiste no crescimento excessivo dos pelos em qualquer região do corpo, enquanto o hirsutismo se apresenta como um crescimento excessivo dos pelos nas mulheres em localizações andrógeno-dependentes. Entretanto, os tratamentos de remoção dos pelos são na maioria das vezes realizados por razão cosmética em pessoas que apresentam um padrão normal de crescimento dos pelos. A remoção dos pelos a *laser* oferece diversas vantagens em relação aos tratamentos tradicionais, como a raspagem, uso de ceras depilatórias que podem causar irritação e são parcialmente eficazes.[133,134] A eletrólise é um método lento que pode estar associado à redução dos pelos em longo prazo, entretanto com eficácia inferior em relação aos *lasers* e risco de cicatrizes e discromias.

A epilação a *laser* tem se propagado de modo crescente desde o primeiro sistema de remoção de pelos a *laser* aprovado em 1996. Os principais aparelhos a *laser* e fontes de luz utilizados operam na faixa do vermelho e infravermelho (600 a 1.200 nm): *laser* de rubi pulso longo (comprimento de onda de 694 nm), *laser* de alexandrita pulso longo (755 nm), *laser* de diodo (810 nm), Nd:YAG (1.064 nm) pulso longo e a luz pulsada de alta energia (600 a 1.200 nm). O mecanismo de atuação dos *lasers* e fontes de luz se faz mediante lesão seletiva do folículo piloso, com base nos princípios da fototermólise seletiva. Para que isso ocorra, é necessária a combinação do comprimento de onda preferencialmente absorvido pela melanina e fluência suficiente durante um período de tempo próximo ao tempo de resfriamento da estrutura a ser destruída.[135] Os *lasers* e fontes de luz que atuam na faixa do vermelho e infravermelho do espectro eletromagnético são seletivamente absorvidos pela melanina e têm penetração profunda na derme. Entretanto, a melanina presente na epiderme compete com a melanina presente no pelo pela absorção da luz, diminuindo a eficácia e aumento o risco de efeitos adversos.[1] O resfriamento ativo da epiderme atua reduzindo o risco de dano epidérmico particularmente quando se trata de pacientes de fototipo mais elevado e pode ser obtido por meio do uso de uma ponteira de safira resfriada, *spray* de criógeno, ou do uso de camadas de gel gelado, rolos resfriados ou gelo aplicado antes da exposição a *laser*.

Além do comprimento de onda, a duração do pulso é um parâmetro importante na eficácia da epilação a *laser*. O grau de confinamento térmico e a difusão térmica estão relacionados à duração do pulso, que deve ser próxima ao tempo de resfriamento térmico do alvo e maior que o tempo de resfriamento térmico das estruturas adjacentes que não devem ser atingidas pelo *laser*, no caso a epiderme. Dessa forma, a duração do pulso deve ser menor ou igual ao tempo de relaxamento térmico do folículo piloso, que é estimado em 10 a 100 ms dependendo do diâmetro do folículo[4,136,137] e maior que o tempo estimado de resfriamento térmico da epiderme (3 a 10 ms).[135]

- ***Laser* de rubi pulso longo (694 nm):** o primeiro estudo clínico controlado foi realizado por Grossman e colaboradores[135] em 13 pacientes com pelos escuros e tratado com *spot size* de 6 mm e fluências de 20 a 60 J/cm^2 nas costas ou coxas. Foram realizadas biópsias imediatamente após o tratamento cujos exames anatomopatológicos demonstraram dano seletivo térmico ao pigmento folicular. Todos os pacientes apresentaram atraso no ciclo do crescimento dos pelos em 1 a 3 meses. Os exames anatomopatológicos de biópsias realizadas 2 anos após o tratamento inicial demonstraram um aumento do número de folículos minituarizados tipo *velus* semelhante aos achados encontrados na alopecia androgenética.[138] Estudos subsequentes[139-141] incluindo múltiplos tratamentos, duração de pulso variável, diferentes *spot sizes* e fluências confirmaram a redução de 20% a 60% nos pelos 3 meses após um único tratamento e progressivamente menos pelos após múltiplos tratamentos. Efeitos adversos encontrados foram bolhas, crostículas, púrpura e hiperpigmentação ou hipopigmentação transitórios particularmente em pacientes de fototipo mais elevado ou bronzeado.
- ***Laser* de alexandrita (755 nm):** o *laser* de alexandrita apresenta o comprimento de onda de 755 nm, tendo maior profundidade de ação e menor absorção pela melanina epidérmica que o *laser* de rubi de 694 nm, tornando-o mais seguro, teoricamente, para pacientes de fototipo mais elevado. Finkel e colaboradores[142] demonstraram no estudo clínico de 15 meses em 126 pacientes (fototipo III, fluência média de 25 J/cm^2) redução média de 20% a 50% dos pelos dependendo da área tratada. McDaniel e colaboradores[143] demonstraram redução de 40% a 56% dos pelos 6 meses após um único tratamento. Nanni e Alster[144] demonstraram em 36 pacientes redução equivalente dos pelos usando duração de pulso de 5, 10 e 20 ms. Apesar da eficácia equivalente, a duração de pulso de 20 ms apresentou menos casos de discromias como efeito adverso. Apesar de sua eficácia e segurança relatadas em alguns estudos clínicos[145,146] medidas conservadoras são indicadas para pacientes de fototipo mais elevado. Efeitos adversos e complicações relatadas incluem bolhas e discromias transitórias que, muitas vezes, são imprevisíveis e requerem múltiplas sessões utilizando fluências baixas para obtenção de resultados satisfatórios.
- ***Laser* de diodo (810 nm):** esse *laser* semicondutor emite energia na faixa de 800 a 810 nm do espectro eletromagnético. Esse maior comprimento de onda permite que seja suficientemente absorvido pela melanina e eficaz para redução dos pelos, e ainda menos absorvido que o *laser* de rubi e o *laser* de alexandrita, tornando-o potencialmente mais seguro para indivíduos de fototipo mais elevado. Diversos estudos[147-151] demonstraram a sua eficácia na redução dos pelos. Lou e colaboradores[150] demonstraram em 50 pacientes de fototipos II e III o recrescimento dos pelos de 47% a 66% 6 meses após 2 tratamentos. Outros autores[152,153] demonstraram que o *laser* de diodo é um método eficaz para redução dos pelos em indivíduos de pigmento escuro e para o tratamento da pseudofoliculite de barba.[154] Como efeito adverso, vários pacientes apresentaram hiperpigmentação ou hipopigmentação transitórios. Dois estudos[155,156] compararam o uso do *laser* da alexandrita e do *laser* de diodo e resultados similares foram encontrados após tratamentos repetidos 6 a 12 meses de pós-operatório. Atualmente, existe um *laser* de diodo de aplicação dinâmica, que utiliza uma série de pulsos de alta frequência (10 Hz) e baixa energia, aumentando gradativamente a temperatura do folículo piloso. A aplicação gradual da energia e em movimento reduz a dor durante a aplicação do *laser*. Outra opção recente que possibilita reduzir a dor do procedimento é o *laser* de diodo com o *spot size* maior (35 × 22 mm) e mecanismo de vácuo que succiona a pele, aproximando o folículo piloso da luz a cada disparo. Com isso, a energia selecionada pode ser menor e a ponteira maior permite o tratamento de áreas grandes em menor tempo. Ross e colaboradores compararam a ponteira com o mecanismo de vácuo e a resfriada de safira na remoção dos pelos do dorso de 5 pacientes do sexo masculino.[157] A resposta imediata ao tratamento, a dor e o tempo de tratamento foram menores com a ponteira a vácuo. O dano térmico aos folículos tratados, avaliado por meio de biópsia, foi maior com a ponteira resfriada de safira. Outro trabalho avaliou 35 pacientes tratadas com a ponteira a vácuo em 3 sessões com intervalos de 4 a 6 semanas para pelos nas axilas.[158] Seguimento após 6 e 15 meses demonstrou redução de 54% e 42% dos pelos respectivamente.
- ***Laser* de neodímio – ítrio-alumínio-granada (Nd:YAG):** o comprimento de onda de 1.064 nm oferece algumas vantagens comparado aos *lasers* mencionados, particularmente em indivíduos de fototipo mais elevado. Em virtude da menor absorção pela melanina endógena, ocorrem significativamente menos casos de bolhas, crostas e discromias. Os primeiros aparelhos Nd:YAG *lasers* eram *Q-switched* com duração de pulso ultracurtas (nanossegundos), dessa forma, uma suspensão com partículas de carbono era aplicada na pele para aumentar a absorção da energia do *laser* Q-*switched*. Alguns autores[159,160] demonstraram redução significativa dos pelos 12 semanas após o tratamento, entretanto o sistema Q-*switched* mostrou-se ineficaz para redução dos pelos em longo prazo com crescimento completo dos pelos em 6 meses em razão da inabilidade de causar ruptura completa da unidade folicular. A tecnologia dos sistemas Nd:YAG *lasers* foi desenvolvida e esses são mais eficazes que seus predecessores Q-*switched* em função da duração de pulso mais próxima ao tempo de relaxamento térmico do folículo piloso. Diversos estudos[161,162] demonstraram a eficácia do *laser* de Nd:YAG pulso longo na redução dos pelos em longo prazo particularmente em pacientes de fototipo mais alto. Além disso, o tratamento com Nd:YAG *laser* de pulso longo também reduziu os pelos e a formação de pápulas na pseudofoliculite de barba.[163]
- **Luz intensa pulsada (LIP):** fonte de luz não coerente, que por meio de troca de filtros, seleciona-se a faixa de comprimento de onda que varia de 500 a 1.200 nm. Estudos iniciais[164] demonstraram redução de 50% a 60% dos pelos 12 semanas após um único tratamento. Outros estudos[165-167] demonstraram uma redução de aproximadamente 75% dos pelos após 3 ou 4 tratamentos no seguimento de 6 meses. Efeitos adversos e complicações são similares aos encontrados com os *lasers* para epilação e incluem bolhas, crostas e hiperpigmentação ou hipopigmentação transitórias.

■ *LASERS* ABLATIVOS

A procura pelo tratamento do fotoenvelhecimento cutâneo é crescente. Antes do surgimento dos *lasers* fracionados tínhamos duas opções: os *lasers* ablativos e os *lasers* não ablativos.

Aparelhos antigos de CW (*continuos wave*) CO_2 utilizados entre 1980 e 1990, eram associados a aquecimento excessivo e formação de cicatrizes como resultado de transferência e absorção de energia não controláveis.[168,169] O grau imprevisível de necrose térmica e cicatriz induzido por estes *lasers* CW impedia seu uso nos procedimentos de *resurfacing*.

A fim de se obter um *resurfacing* seguro e eficaz é necessário uma fototérmolise seletiva com base na teoria de Anderson e Parrish. O cromóforo em questão é a água e a duração de pulso ideal é menor que 1 ms. Com o desenvolvimento de sistemas pulsados de alta energia, com tecnologia de *scanner*, tornou-se possível uma ablação mais segura e confiável de camadas da epiderme, com densidades de energia maiores e pulsos ultracurtos (mais curtos que o tempo de relaxamento térmico do tecido contendo água como cromóforo). A partir dos anos 1990, sistemas mais novos foram capazes de limitar a necrose coagulativa indesejável das estruturas adjacentes.[170-172] *Lasers* ultrapulsados "escaneados" de alta energia de CO_2 e *Erbium:*YAG têm sido utilizados com sucesso na melhora de fotodano severo, rítides faciais fotoinduzidas, discromias e cicatrizes atróficas.

Dois tipos básicos de sistemas de *resurfacing* com CO_2 foram utilizados. O primeiro é o CO_2 pulsado de alta potência que emite pulsos individuais de 1 ms ou menos. Este *laser* produz 500 mJ em cada pulso de 600 µs e *spot size* de 3 mm ou pulsos em padrão controlado por computador (até 80 pulsos, sendo cada pulso de 2,25 mm). O segundo sistema utilizado foi o escaneamento rápido de um *spot* de um *laser* de CO_2 focado contínuo. Cada *spot* é escaneado de maneira espiral, de diferentes formatos, de 8 a 16 mm de diâmetro, com velocidade constante, em menos de 1 ms. Nenhum *spot* é irradiado mais de uma vez. Apesar das diferenças técnicas, estes dois sistemas de *laser* têm obtido resultados semelhantes. No entanto o grau de morbidade pós-operatória experimentado pelos pacientes torna o *resurfacing* com CO_2 uma opção difícil de ser considerada por muitos.

O *laser* de CO_2 emite uma luz no comprimento de onda de 10.600 nm, sendo altamente absorvido por água (coeficiente de absorção 800 cm^{-1}). A profundidade de penetração do *laser* depende da quantidade de água no tecido alvo e não é influenciada pela presença de melanina ou hemoglobina.[173] A ablação epidérmica após 1 passada de *laser* de CO_2 nos parâmetros padrões permite uma vaporização de tecido até profundidade de 26 a 60 µm, com efeito térmico residual de até 100 a 150 µm. Porém, a retração e remodelação do colágeno, principais responsáveis pela melhora do *resurfacing*, requerem 1 a 2 passadas adicionais. Quando a temperatura dérmica excede 55 a 62 °C ocorre ruptura das pontes peptídicas, levando a alterações na tripla hélice do colágeno, com redução do tamanho da molécula a um terço do seu comprimento original.[174,175] Os mecanismos de remodelação do colágeno e neocolagênese após *resurfacing* não são completamente conhecidos, mas acredita-se que estes efeitos resultem de desidratação térmica, com concomitante contração do colágeno. Além disso, há aumento da expressão de actina muscular após o tratamento com *laser* que pode servir como armação sobre a qual o colágeno novo é depositado durante a fase de cicatrização.[176] *Resurfacing* facial com CO_2, em geral, produz melhora de pelo menos 50% no aspecto geral da coloração, grau de severidade de rugas e profundidade de cicatrizes atróficas.

O *laser* de Er:YAG 2.940 nm de pulso curto foi desenvolvido com intuito de reproduzir alguns dos seus efeitos benéficos, minimizando seu perfil de efeitos colaterais e morbidade. Este *laser* permite melhora suave de fotodano e cicatrizes faciais atróficas, com menor risco de efeitos colaterais e tempo de recuperação menor. O *laser* de Er:YAG tem um coeficiente de absorção (12.800 cm^{-1}) maior que o CO_2 (800 cm^{-1}), sendo 12 a 18 vezes mais absorvido pela água presente nos tecidos.[177,178] Como a epiderme é composta 90% por água, a maior parte da energia do érbio é absorvida superficialmente. Sendo assim, a expulsão forçada do tecido ablado pelo érbio permite dissipação da maior parte do calor gerado, de modo que apenas uma zona estrita de coagulação na derme seja produzida. Assim, a zona de dissipação térmica causada pelo CO_2 é menor que Er:YAG e, portanto, o efeito fototérmico maior é conferido pelo CO_2. O *laser* de érbio permite uma ablação superficial com profundidade de penetração de 2 a 5 µm, com zona de efeito térmico residual que penetra 10 a 40 µm, comparado com o 100 a 150 µm do *laser* de CO_2.[179] Como o dano térmico colateral é menor, a coagulação vascular é mínima, levando sangramento durante o tratamento. Além disso, com o dano térmico de coagulação sendo menor, a melhora clínica pós-tratamento em longo prazo também é menor nos estudos comparativos. O *laser* de érbio 2.940 de pulso variável parece ter efeitos mais próximos ao do *laser* de CO_2. Os efeitos colaterais de eritema, edema e desconforto, parecem ser menores após o tratamento com érbio e o tempo de cicatrização mais curto se comparado ao tratamento com o *laser* de CO_2, porém os resultados obtidos com o último são superiores.

Todos os pacientes submetidos a procedimento ablativo de CO_2 ou érbio, experimentam pelo menos 1 semana de morbidade importante até que a reepitelização completa aconteça. Edema, eritema e exsudação ocorrem até reepitelização completa após 7 a 14 dias, dependendo do número de passadas do *laser*. Eritema e edema podem ser tratados com compressas geladas (solução fisiológica, solução de ácido acético a 0,25% ou água destilada), elevação do decúbito, e nos casos intensos, cursos curtos de corticosteroideterapia oral. Durante a reepitelização pode-se aplicar frequentemente unguento cicatrizante sobre a pele (técnica aberta). A técnica fechada consiste em aplicar curativos semioclusivos. Apesar da técnica aberta facilitar a visualização e acompanhamento do processo, a técnica fechada pode minimizar a dor e desconforto do paciente e abreviar o tempo de recuperação.

Não se usam antibióticos tópicos de rotina pelo alto risco de dermatite de contato. Preferem-se antibióticos sistêmicos e antivirais durante o tempo de reepitelização. Eritema pode persistir por 1 a 4 meses.

Contraindicações do *resurfacing* ablativo incluem: história de queloides, doenças do tecido conjuntivo, radioterapia prévia (pelo menor número de folículos pilosos presentes, a cicatrização pós-*laser* pode ser prejudicada). Pacientes que foram submetidos ao tratamento com isotretinoína devem esperar de 6 meses a 1 ano para realizar *resurfacing*. Doenças com fenômeno de Koebner e *resurfacing* em áreas extrafaciais são contraindicações relativas.

O tratamento de áreas pequenas pode ser realizado com anestésico tópico e/ou infiltrativo. Porém, o tratamento de áreas mais extensas geralmente requer bloqueios, sedação e anestésicos sistêmicos.

Complicações dos *lasers* ablativos são potencialmente numerosas e resultantes da técnica de aplicação e do rompimento da barreira cutânea: infecção bacteriana e viral, erupções acneiformes, alterações eczematosas, alterações pigmentares, ectrópio e cicatrizes hipertróficas. Eritema pode persistir por até 1 ano após procedimento e o paciente pode experimentar períodos de flushing. Tratamentos mais superficiais (até derme papilar), geralmente evoluem com hiperpigmentação (pode ocorrer em até 36% dos pacientes de fototipo mais alto). Tratamentos mais profundos podem evoluir com hipopigmentação persistente, que se inicia de 6 a 12 meses após procedimento (em até 16% dos casos), por mecanismo desconhecido. Cicatrizes geralmente ocorrem por tratamentos mais agressivos com múltiplas passadas ou erro de técnica.[180-184]

Novas tendências de *resurfacing* oferecem resultados modestos em relação a rítides e cicatrizes atróficas, porém com tempo de recuperação e morbidade menores. Técnicas menos agressivas incluem:

1. **Passada única de CO_2:** o tecido parcialmente desidratado permanece intacto e serve como curativo biológico. Ocorre ablação da epiderme e neocolagênese. Observa-se melhora das rítides finas e alterações pigmentares.[185]
2. **Uso de sistemas modulados (pulso variável) de Er:YAG ou combinação de Er:YAG/CO_2:** emitem *laser* com maior duração de pulso (até 500 µm), produzindo zonas mais largas de dano térmico colateral que se aproximam aos do CO_2, levando à maior penetração dérmica e maior coagulação de vasos.

O uso destes métodos é associado a pós-operatório mais curto e menos severo quando comparados ao *resurfacing* tradicional com múltiplas passadas de CO_2.[186] A intensidade e duração dos efeitos colaterais como eritema e hiperpigmentação pós-inflamatória é reduzida, oferecendo melhor opção nos pacientes com pele mais pigmentada.

Queratoses seborreicas, verrugas vulgares, xantelasma, hiperplasia sebácea, tumores anexiais como siringoma, podem ser tratadas com ablação com CO_2 ou érbio. Há relatos na literatura de tratamento de lesões pré-malignas e malignas como queilite actínica, CBC superficial, CEC *in situ*.[187,188] O *laser* de CO_2 pode ser usado para cirurgias incisionais e excisionais, incluindo blefaroplastia ou ritidectomia, com menor sangramento intraoperatórias, levando a edema pós-operatório e equimoses mínimos.

Apesar do tempo de recuperação prolongado e do risco de efeitos colaterais desses *lasers*, os resultados obtidos com os *lasers* ablativos, em especial com o CO_2, ainda permanecem como parâmetro de melhora a ser atingido pelos outros tratamentos a *laser*.

LASERS NÃO ABLATIVOS

Para se minimizar os efeitos colaterais associados ao *resurfacing* ablativo, surgiram os *lasers* não ablativos, que penetram profundamente na pele e aquecem a derme, poupando a epiderme. Seus efeitos colaterais e o tempo de recuperação são mínimos; porém, comparados ao *resurfacing* ablativo, apresentam eficácia modesta e requerem múltiplos tratamentos.

Existem três sistemas de *lasers* não ablativos:

1. ***Lasers* de luz visível:** *laser* de corante pulsado de 585 nm e 595 nm e *laser* de KTP pulsado 532 nm, com resultados pouco eficazes.
2. **Sistemas de luz pulsada:** abrangem 1 faixa do comprimento de onda, aliando tratamento de manchas e vasos com comprimento de onda mais longo.
3. ***Lasers* com comprimento de onda na faixa do infravermelho:** com resultados mais satisfatórios.

Estudos clínicos demonstraram que o uso de *laser* de corante pulsado de 585 nm e 595 nm (*pulsed-dye laser*) reduz rugas faciais suaves, com efeitos colaterais mínimos (edema leve, púrpura, hiperpigmentação pós-inflamatória transitória).[189,190] Apesar de aumento de proteínas da matriz extracelular e de colágeno tipo I e III terem sido identificados, o mecanismo exato de melhora das rítides é desconhecido. Uma teoria seria que a lesão das células endoteliais pelo *laser* de luz amarela induzisse a liberação de mediadores que estimulariam os fibroblastos a produzirem novas fibras de colágeno. O resultado no tratamento do fotoenvelhecimento é discreto com estes comprimentos de onda mais curtos, principalmente pela absorção preferencial pelos vasos da derme papilar.

Os aparelhos de luz pulsada utilizam uma faixa de comprimento de onda (geralmente de 550 a 1.200 nm), policromática e não colimada. O efeito sobre fotoenvelhecimento é modesto com melhores resultados no tratamento de manchas e vasos.

A maioria dos *lasers* não ablativos emite luz no espectro infravermelho (1.000 a 1.500 nm). Nestes comprimentos de onda a absorção pelo tecido superficial rico em água é pequena, permitindo penetração mais profunda na derme. O *resurfacing* não ablativo induz remodelação do colágeno pela indução de lesão dérmica, sem lesão epidérmica. Sistemas de refrigeração de contato ou dinâmicos são usados concomitante com a aplicação do *laser* a fim de se preservar a epiderme, de modo que o calor afeta a derme superficial. Apesar dos resultados não serem comparáveis aos dos *lasers* ablativos, há relatos de melhora de rugas e cicatrizes suaves, virtualmente sem lesão externa.[191] É indicado para tratamento de lesões cutâneas leves, ou para pacientes que não desejam ou têm contraindicação de um tratamento dispendioso e trabalhoso como o *resurfacing* ablativo.

Os sistemas de luz infravermelho usados no remodelamento dérmico incluem Nd:YAG 1.064 nm, Nd:YAG de 1.320 nm, diodo de 1.450 nm e *lasers* de Er:glass (fibras ópticas dopadas com íons érbio de 1.540 a 1.550 nm).

O *laser* QS-Nd:YAG 1.064 nm foi usado com sucesso no remodelamento dérmico, apesar de sua especificidade com relação ao pigmento e da sua baixa absorção pela água tecidual. Seu comprimento de onda relativamente longo permite penetração profunda suficiente na derme papilar, sendo que seu pulso de curta duração (nanossegundos) limita sua difusão térmica. Efeitos colaterais são: sangramentos puntiformes, edema e eritema transitórios e hiperpigmentação pós-inflamatória.[192]

O Nd:YAG de 1.320 nm foi o primeiro sistema desenvolvido exclusivamente para remodelamento dérmico. Há na literatura relatos de melhora de rugas leves após algumas sessões de tratamento. O sistema contém 3 aspectos: feixe de *laser*, sensor térmico de temperatura, e *spray* de criógeno. As fluências escolhidas para o tratamento são com base na temperatura da superfície cutânea. Quando a temperatura na superfície é mantida a 40 a 45 °C durante a irradiação do *laser*, temperaturas de 60 a 65 °C são atingidas na derme, induzindo à contração do colágeno e estimulação da neocolagênese. A temperatura epidérmica tem que ser mantida abaixo de 50 °C para se evitar vesiculação ou cicatrizes.[193,194]

Semelhante ao Nd:YAG de 1.320 nm, o *laser* de diodo de 1.450 nm é usado em séries de tratamentos mensais de rugas faciais, linhas cervicais, cicatrizes atróficas.[195,196] Efeitos colaterais incluem: eritema, edema e hiperpigmentação pós-inflamatória. Resultados clínicos e histológicos requerem tipicamente 6 meses para serem observados.

O comprimento de onda relativamente mais longo dos *lasers* de Er:glass de 1.540 nm é menos absorvido pela melanina que os outros sistemas de infravermelho não ablativos, conferindo uma vantagem no tratamento de peles mais pigmentadas e com resultados mais eficazes. Aumento da espessura dérmica e melhora das rítides foram demonstrados em estudos bem delineados de série de três tratamentos com intervalo mensal com acompanhamento prolongado. Rugas periorbitais parecem ser mais responsivas que rugas periorais.[197,198]

Pacientes que foram submetidos ao tratamento com isotretinoína devem aguardar 6 meses antes do *resurfacing* não ablativo, embora não seja um consenso. Pacientes bronzeados e com fototipos mais altos devem ser orientados sobre o risco de hiperpigmentação pós-inflamatória. Profilaxia para herpes não é prescrita rotineiramente. Geralmente o desconforto é mínimo e requer apenas anestesia tópica. Cuidados pós-procedimento são mínimos. Pode ocorrer vesiculação por aquecimento excessivo da derme.

Apesar da melhora nas rítides leves a moderadas e cicatrizes atróficas com os *lasers* não ablativos, o grau de melhora não é comparável ao obtido com *lasers* ablativos. Os pacientes devem ser orientados sobre a expectativa com o grau de melhora do fotoenvelhecimento. Porém pela mínima morbidade, a remodelação dérmica não ablativa consiste em opção popular para pacientes que procuram rejuvenescimento não invasivo.

TRATAMENTOS FRACIONADOS

Resurfacing fracionado não ablativo (Figura 155.6)

O conceito de fototermólise fracionada foi introduzido em 2004.[199] A maioria dos estudos de fototermólise fracionada foram publicados com o *laser* Fraxel® (Erbium-Glass 1.550 nm – Reliant, Estados Unidos). O *laser* fracionado de érbio tem como alvo a água e emitem feixes que provocam colunas de lesão térmica, chamadas MTZs (zonas microtérmicas), poupando o tecido ao redor de cada MTZ, resultando em migração dos queratinócitos viáveis com rápida regeneração epidérmica. As zonas de tratamento podem atingir 15% a 35% da área total da superfície cutânea em cada sessão. Como há pouca água na camada córnea, esta permanece funcionalmente intacta sobre a coluna de lesão, diminuindo o risco de infecções e outros efeitos adversos. Em estudos histológicos, as MTZs mostram homogeneização da matriz dérmica e formação de debris necróticos epidérmicos microscópicos (MENDS). O processo de formação dos MENDS representa a eliminação da epiderme termicamente lesada contendo pigmento.

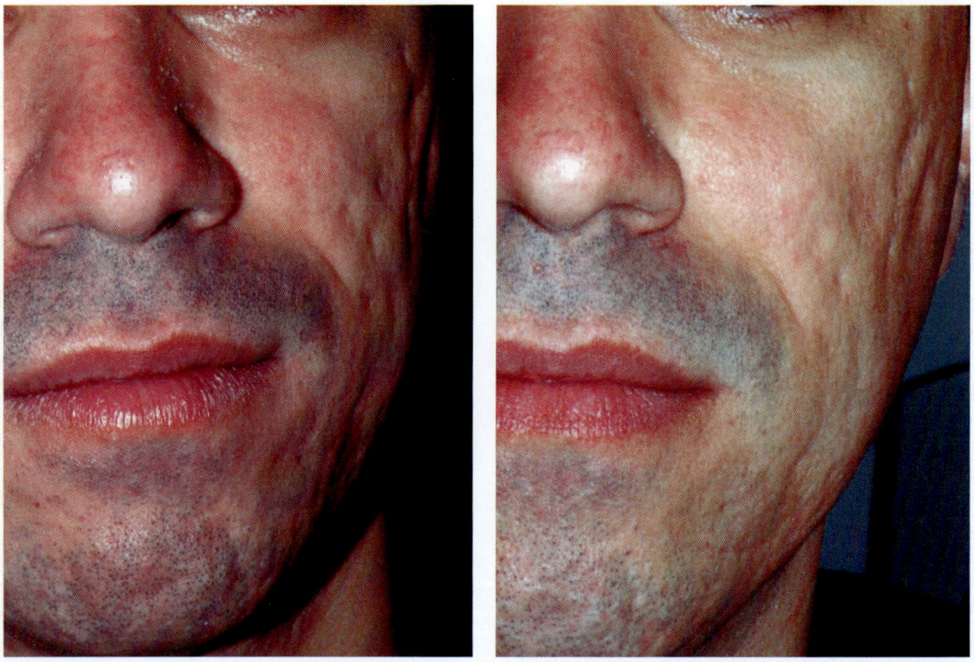

■ **Figura 155.6** Cicatrizes de acne antes e após 3 sessões de *laser* fracionado não ablativo 1.550 nm.

Cada coluna tem aproximadamente 70 a 150 µm de largura e 400 a 700 µm de profundidade. A profundidade e a largura da MTZ aumentam com energias crescentes, podendo chegar à profundidade de 1,4 mm e largura de 200 µm com energia máxima.[200]

As alterações histológicas da pele após tratamento único com o aparelho protótipo de *laser* fracionado foram avaliadas ao longo de um período de 3 meses.[201] As biópsias de pele realizadas uma hora após a exposição ao *laser* revelaram que a camada córnea permanece intacta sobre uma área delimitada de lesão térmica epidérmica e dérmica. A lesão epidérmica é observada principalmente na metade inferior da epiderme resultando em ruptura da junção dermoepidérmica com formação de clivagem subepidérmica. Alguns vasos localizados nas MTZs são destruídos termicamente de maneira não seletiva, isso poderia explicar a melhora clínica das teleangiectasias observada após tratamento.[202]

Após um dia, são observados MENDs acima da membrana basal clivada, áreas bem delimitadas de colágeno homogeneizado e inflamação dérmica mínima. Os MENDs, que contêm melanina, estão localizados logo abaixo da camada granulosa. Portanto, podem ser visualizados clinicamente com luz polarizada ou epiluminescência e podem conferir aspecto bronzeado à pele tratada. O processo de formação dos MENDs provavelmente leva à eliminação de melanina da epiderme e poderia explicar o clareamento clínico das melanoses solares e do melasma após o tratamento. Após 3 dias, os MENDs ficam entre a epiderme viável e a camada córnea, correspondendo clinicamente ao início da esfoliação percebida pelos pacientes no terceiro dia. Após 7 dias, localizam-se na camada córnea ou já foram esfoliados. A epiderme já está completamente normalizada, a derme ainda mostra zonas homogeneizadas. Observa-se a partir do sétimo dia, com o uso de colorações específicas, um aumento da deposição de colágeno tipo III na periferia das MTZs, presença de miofibroblastos e focos de formação de novos vasos. Essas são respostas que ocorrem na cicatrização de feridas e poderiam explicar a melhora clínica das rugas e da firmeza da pele após tratamento com *laser* fracionado não ablativo. A conclusão desses estudos histológicos foi que o *laser* fracionado não ablativo pode ser usado para tratar tanto alterações na epiderme quanto na derme.[202]

O *laser* de Er:glass (fibra de érbio) com comprimento de onda 1.550 e 1.927 nm permite variação de 2 parâmetros: energia e porcentagem de cobertura. No comprimento de 1.550 nm a energia varia até 70 mJ/MTZ e porcentagem de cobertura de até 45% e produz MTZs de 300 a 1.400 µm de profundidade. No comprimento de 1.927 nm a energia varia até 20 mJ/MTZ. Apresenta duas ponteiras 7 mm (áreas menores) e 15 mm (áreas maiores) e método de aplicação por meio de *scanner* de superfície da pele. Há *lasers* de fibra de érbio com comprimento de onda de 1.540 nm. Porém, diferem pelo modo de aplicação em "carimbo" (*stamping*) e pelas ponteiras de 15 mm (densidade de 320 *microbeams* e máximo de energia de 15 mJ/mbeam para tratamento mais superficial) e de 10 mm (densidade de 100 *microbeams* e máximo de energia de 100 mJ/mbeam, para tratamento mais profundo). O *resurfacing* fracionado apresenta bons resultados para o tratamento de rugas finas a moderadas e outros sinais do fotoenvelhecimento cutâneo,[199] cicatrizes atróficas, cicatrizes de acne, cicatrizes cirúrgicas. O *laser* de Nd:YAP (*yttrium-aluminium-perovskite*) emite os feixes fracionados no comprimento de onda de 1.340 nm. Por seu menor coeficiente de absorção pela água, permite maior profundidade de penetração na derme. O aparelho dispõe de 2 ponteiras de 8 mm com densidade de 100 ou 400 MTZ/cm^2. Os pulsos variam de 3 a 20 ms e a energia máxima é de 220 mJ/MTZ.

Manstein e colaboradores estudaram a eficácia nas rugas perioculares laterais em 30 pacientes utilizando o protótipo do *laser* de 1.550 nm. Foram realizadas 4 sessões com intervalos de 3 semanas, energia de 6 a 12 mJ e 2.500 MTZs. Dez por cento dos pacientes apresentaram edema e eritema que durou 7 dias. Os tratamentos foram bem tolerados e o grau de melhora em escala de 1 a 6 foi de 53% de acordo com investigadores independentes. 96% dos pacientes obtiveram melhora média moderada 3 meses após as sessões.[199]

Alster e colaboradores[203] trataram 53 pacientes (fototipos de I a V) com cicatrizes atróficas de acne na face com sessões mensais do *laser* 1.500 nm. Os parâmetros utilizados foram: fluência de 8 a 16 J/cm^2, densidade de 125 a 250 MTZ/cm^2, com 8 a 10 passadas. Foi observada uma melhora clínica de 51% a 75% em 87% dos pacientes após 3 sessões. Os efeitos colaterais incluíram eritema e edema na maioria dos pacientes, um caso de hiperpigmentação transitória (paciente com fototipo V) e cerca de 5% dos casos tiveram erupção acneiforme transitória. Outro estudo também relatou melhora das cicatrizes de acne com *laser* 1.500 nm, sem efeitos colaterais significativos, em 10 pacientes.[204] Melhora tanto do componente atrófico quanto do eritema pós-inflamatório de cicatrizes de acne tratadas com *laser* fracionado não ablativo foram relatados por Glaich e colaboradores.[205] Um estudo piloto mostrou bons resultados em 7 casos de cicatrizes hipopigmentadas na face tratadas com 1.500 nm.[206] Além disso, o tratamento de cicatrizes cirúrgicas parece promisor.[207]

Como já descrito nesse capítulo, o *resurfacing* fracionado também é uma alternativa no tratamento do melasma, agindo pela eliminação do pigmento pelo processo de formação dos MENDs, sendo o único *laser* aprovado pelo FDA para essa desordem pigmentar. O comprimento de 1.927 nm tem sido mais utilizado por seu maior coeficiente de absorção pela água.[40] Deve ser usado, porém, apenas em casos refratários a outros tratamentos e com cuidados especiais (como uso de fotoproteção rigorosa, cremes clareadores, energias mais baixas), já que existe o risco de piora do melasma ou de hiperpigmentação pós-inflamatória.[208-210]

A fototermólise fracionada provoca lesão térmica não específica nas MTZs, de modo que também atinge os vasos da derme que estão localizados nas áreas tratadas. Observa-se na prática melhora de teleangiectasias da face em pacientes submetidos ao *resurfacing* fracionado. Já foi relatado bom resultado em poiquilodermia de Civatte[211] e também um caso com melhora de teleangiectasias entrelaçadas na coxa de uma paciente.[212]

O aumento da energia leva a uma atuação mais profunda e é utilizado nos pacientes com fotodano maior ou com cicatrizes de acne. Quanto maior a energia e a densidade maior a agressividade, levando a resultados melhores, porém os riscos de efeitos adversos são também maiores. Indicam-se 3 a 5 tratamentos com intervalo de um mês. As sessões devem ser mais espaçadas quando se está tratando processos mais profundos e em fototipos mais altos para diminuir o risco de hiperpigmentação pós-inflamatória.

Outras aplicações surgirão já que essa tecnologia ainda é muito recente. Uma grande vantagem é que possibilita o uso em qualquer região do corpo e em todos os fototipos. Também pode ser feito em áreas fora da face, como pescoço, tronco e membros. Porém, deve-se ter bastante cuidado no tratamento com altas energias e nos pacientes com tendência a hiperpigmentação.

Efeitos adversos esperados (praticamente em todos os casos): dor durante a aplicação (amenizada com anestésico tópico e aparelhos de ar refrigerado forçado), sensação de ardor (duração de uma hora), eritema (3 a 7 dias), edema (2 a 3 dias), aspecto bronzeado e descamação (início em 3 dias, duração 3 a 4 dias). Efeitos colaterais mais raros: pequenos arranhões (por contato incompleto da ponteira com a pele. Cicatrizam sem sequelas em alguns dias), bolhas e crostas (raras), erupção acneiforme, reativação de herpes simples (profilaxia um dia antes e durante 3 a 5 dias).[213,214]

Pacientes com história de herpes simples recidivante devem receber profilaxia com medicamento antiviral com início um dia antes do procedimento e durante 3 a 5 dias. Pacientes com a pele mais sensível devem descontinuar o uso tópico de tretinoína uma semana antes do procedimento. Pacientes com fototipos mais altos, com tendência a hiperpigmentação ou melasma, é realizado preparo da pele com cremes clareadores (ácido retinoico, hidroquinona) e filtro solar durante algumas semanas antes do procedimento.

Os pacientes devem estar cientes de que o tratamento irá melhorar rugas finas a moderadas, pigmentação e cicatrizes superficiais. Porém, não irá eliminar completamente rugas e cicatrizes profundas.

Pacientes em uso de isotretinoína oral devem esperar 6 a 12 meses após a interrupção do tratamento para se submeter ao procedimento, embora não haja seja um consenso, principalmente em casos de uso de energia mais baixa.[202]

No pós-tratamento recomenda-se: filtro solar diário, cremes cicatrizantes ou hidratantes suaves e evitar a exposição solar. Corticosteroides tópicos por alguns dias, principalmente nos pacientes com tendência a hiperpigmentação. Alguns autores preferem evitar o uso de corticosteroides tópicos após o tratamento, para não interferir na cascata inflamatória que provoca aumento da produção de colágeno.[215] Drenagem linfática no dia e/ou no dia seguinte ao procedimento pode minimizar o edema facial. No dia seguinte o paciente pode retornar ao trabalho.

Lasers fracionados não ablativos foram desenvolvidos para a obtenção de rejuvenescimento cutâneo semelhante ao obtido com *laser* de CO_2 sem os inconvenientes e o pós-operatório deste. Embora sejam procedimentos com pouco *downtime,* os resultados são um pouco inferiores aos obtidos com os tratamentos ablativos.

Resurfacing fracionado ablativo (Figura 155.7)

Lasers fracionados ablativos de CO_2 (10.600 nm) e érbio (Er:YAG 2.940 nm) tem o intuito de se alcançar um resultado semelhante aos *lasers* ablativos, porém com recuperação e risco de efeitos colaterais mais próxima à dos *lasers* fracionados não ablativos, já que também poupam áreas de pele sã entre as áreas tratadas.

Ambos, CO_2 e érbio, atuam no comprimento de onda infravermelho e têm como cromóforo a água, sendo preferencialmente absorvidos pela água intracelular levando a um rápido aquecimento e vaporização do tecido. Os *lasers* ablativos fracionados permitem ablação programada de camadas da epiderme e coagulação térmica da derme superficial, levando a melhora da superfície cutânea, neocolagênese e retração tecidual (*skin tightening*) proporcionais ao dano térmico.

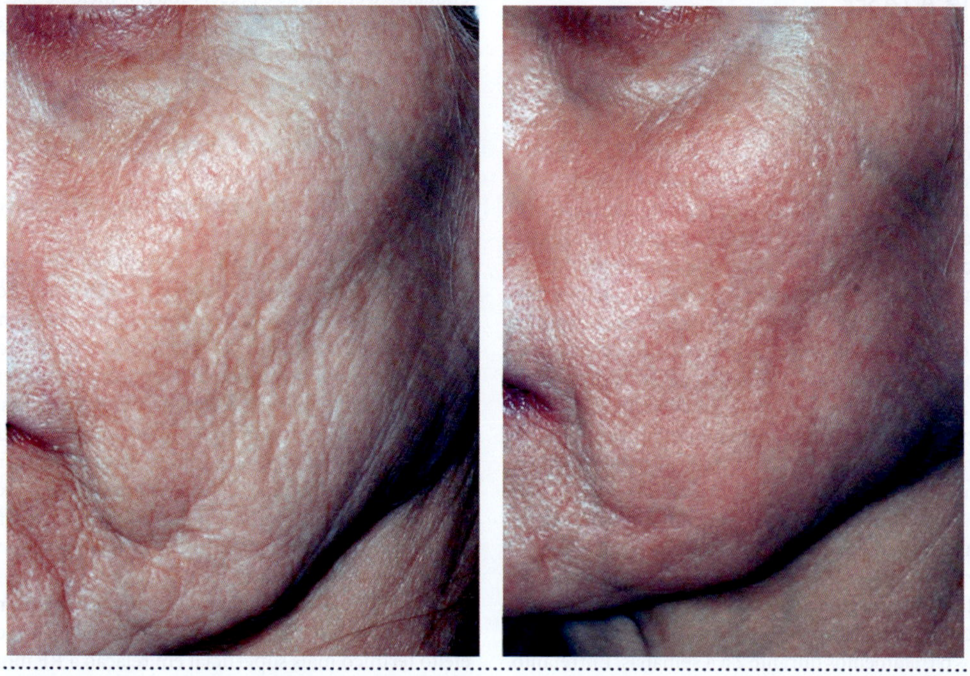

■ **Figura 155.7** Pré-*laser* fracionado ablativo 2.940 nm e após 2 meses.

Em estudo recente, Geronemus e colaboradores avaliaram 13 pacientes (fototipos I e II com cicatrizes de acne moderadas a severas, que foram submetidos a 2 ou 3 sessões mensais ou bimensais de tratamento com *laser* de CO_2 fracionado. Os efeitos colaterais foram moderados, porém transitórios, com melhora de 26% a 50% na textura, atrofia das cicatrizes de acne.[216]

O *laser* de Er:YAG fracionado 2.940 nm, com ponteira de 1,1 × 1,1 cm, com 2 tipos de densidade de pontos: 49 (24 mJ/pixel, mais profunda) ou 81 pontos (13 mJ/pixel, mais superficial). Há 3 tipos de pulso (curto, médio e longo) sendo, o pulso longo, mais agressivo. A energia máxima no pulso longo é de 2.500 mJ/pulso. Pode ser usado em 2 modos: contínuo ou estacionário (*pulse stacking*). De acordo com o fabricante, a cada passada ocorre um aumento em 10% na ablação tecidual e 15% na profundidade atingida, até o máximo de 450 μm.

O Lux 2.940 nm® da Palomar é um *laser* fracionado de érbio (2.940 nm), com tecnologia de pulso duplo, curto (0,25 ms) e longo (3 a 5 ms), que podem ser associados para se obter um efeito de coagulação da pele maior (com maior efeito térmico residual) e mais ablativo com profundidade dérmica atingida maior que o érbio convencional.[217] Apresenta 2 ponteiras fracionadas: 10 × 10 mm e 7 × 7 mm (mais agressiva).

O *laser* CO_2 fracionado foi aprovado em abril de 2008 na comunidade europeia. O handpiece conta com tecnologia de *scanner* cutâneo, porém com capturador de debris e aspirador acoplados à ponteira, facilitando a aplicação do *laser*. A energia máxima por pulso é de 70 mJ e a densidade de cobertura de até 70% da superfície cutânea. Em estudo realizado com pele do antebraço humano submetida a uma sessão, observou-se 48 horas após, boa tolerância sem efeitos colaterais. Na avaliação histológica, as lesões apresentaram variação de 125 a 300 μm em largura e de 300 a 1.200 μm em profundidade, para energias de pulso de 5 a 40 mJ, respectivamente. As análises histológicas *ex vivo* confirmaram a contração do tecido humano consistente com o considerável volume de ablação demonstrado *in vivo*.[218]

O *laser* de CO_2 fracionado ultrapulsado não sequencial com padrões gerados por computador, que permitem tratamento fracionado poupando até 95% da pele sã. Também apresenta um modelo com *spot size* menor e maior profundidade de penetração.

Os resultados com *laser* fracionados ablativos parecem ser promissores no tratamento do fotoenvelhecimento cutâneo, porém mais estudos de longo prazo são necessários para avaliar o perfil de melhora e segurança destes tratamentos.

■ FOTOTERAPIA A *LASER*

A fototerapia com ultravioleta (UV) tem sido uma das bases no tratamento da psoríase há muitos anos. Em 1981, Parrish e Jaenicke[219] demonstraram que os comprimentos de onda terapêuticos mais eficazes no tratamento da psoríase encontravam-se dentro do espectro do UVB. Na última década, o UVB *narrow-band* 311-nm foi bastante utilizado no tratamento da psoríase, com resultados comparáveis os obtidos com PUVA; entretanto, ambas as modalidades requerem múltiplas sessões várias vezes na semana para atingir uma resposta terapêutica.[220] Recentemente, um *laser* cloreto de xenônio *excimer* 308-nm demonstrou o clareamento das placas psoriáticas com menor número de tratamentos que o UVB *narrow-band*.[221-225] O *laser* trata apenas as áreas afetadas, poupando a pele sã da exposição desnecessária à radiação. Bonis e colaboradores[221] demonstraram o clareamento das lesões psoriáticas com o *laser excimer* 308-nm após 7 a 11 tratamentos. Estudo multicêntrico[223] mostrou em 84% dos pacientes tratados, melhora de 75% ou mais após 10 ou menos tratamentos. Efeitos adversos encontrados foram bolhas, eritema e hiperpigmentação. Limitações do tratamento a *laser* para psoríase incluem o custo relativo, o tempo dispendido quando áreas maiores são tratadas e o risco desconhecido de carcinogenicidade.

O *laser excimer* 308-nm tem sido utilizado no tratamento de distúrbios da pigmentação. Spencer e colaboradores[226] demonstraram a repigmentação parcial a completa em 57% das 23 lesões de vitiligo que receberam ao menos 6 tratamentos durante 2 a 4 semanas. Entretanto, a persistência desses resultados ainda é desconhecida, logo estudos prospectivos maiores são necessários para estabelecer os benefícios em longo prazo dessa intervenção terapêutica no vitiligo.

■ RADIOFREQUÊNCIA E LUZ INFRAVERMELHA

Atualmente, com o avanço da tecnologia e o crescimento do mercado cosmético mundial, temos observado a demanda cada vez maior por procedimentos minimamente invasivos para o rejuvenescimento facial. A radiofrequência (RF) e a luz infravermelha (IR) são tecnologias que oferecem uma opção não cirúrgica para o tratamento da flacidez cutânea. A seleção adequada do paciente e o manejo cuidadoso da sua expectativa são fundamentais uma vez que os resultados clínicos obtidos com esses tratamentos ainda apresentam baixa previsibilidade e reprodutibilidade, e não são equivalentes aos de uma cirurgia plástica. Apesar dessas limitações, esses tratamentos não são invasivos, não há pós-operatório e podem apresentar resultados satisfatórios tanto para os pacientes quanto para os médicos.

Radiofrequência

O uso da RF na Medicina iniciou-se em 1920 quando Bovie e Gushing introduziram o eletrocautério. Atualmente é aplicada com a finalidade de cauterização e ablação tecidual em diversas especialidades médicas.

A RF monopolar foi a primeira tecnologia desenvolvida e introduzida no para o tratamento da flacidez cutânea. Diversos estudos e trabalhos clínicos foram a partir daí publicados sobre essa nova tecnologia. Atualmente, dispomos no mercado de diversos aparelhos que combinam a RF bipolar com fontes de luz ou *lasers* e/ou mecanismos de sucção à vácuo. A ação da RF associada à fonte de luz infravermelha ou ao *laser* de diodo atuam elevando a temperatura tecidual local, favorecendo a lipólise e a compactação dos lóbulos de gordura do tecido subcutâneo, melhorando a irregularidade na pele presente na lipodistrofia ginoide (celulite).[227] Além disso, o aquecimento local, juntamente com a manipulação tecidual, melhora a circulação periférica e a difusão molecular tecidual, favorecendo o metabolismo de gordura.

Mecanismo de ação

A RF é uma forma de corrente elétrica alternada cuja frequência varia de 3 kHz a 300 MHz. A maioria dos equipamentos de eletrocirurgia opera numa frequência acima de 500 kHz. O mecanismo de ação da RF baseia-se no aquecimento volumétrico controlado da derme profunda enquanto a epiderme é preservada por meio de sistemas de resfriamento. O calor tecidual gerado ocorre em função da resistência natural do tecido ao movimento de elétrons dentro do campo de RF (lei de Ohm). Dessa forma, a energia total varia conforme a seguinte fórmula:

$$\text{Energia (J)} = I^2 \times R \times T$$

Em que I é a corrente; R é a impedância do tecido e T corresponde ao tempo de aplicação.

A RF é produzida por uma corrente elétrica, ao invés de uma fonte de luz como ocorre com a maior parte dos *lasers*. Portanto, a dispersão tecidual ou absorção pela melanina não interferem no seu efeito. Assim, não há restrições quanto ao fototipo no tratamento com a RF.

Na RF monopolar, ocorre a emissão da corrente elétrica através de um eletrodo aplicado à área de tratamento. Essa corrente, por sua vez, retorna ao gerador através de um eletrodo de maiores dimensões localizado à distância do eletrodo ativo (geralmente no dorso ou abdome). A energia elétrica concentra-se próximo à ponteira do eletrodo ativo e diminui rapidamente com a distância.[228] Com uma nova ponteira demonstrou-se que o aquecimento volumétrico atinge 4,3 mm de profundidade.

A RF bipolar apresenta os eletrodos de saída e retorno da corrente na própria ponteira, gerando dessa maneira um circuito elétrico de efeito térmico mais superficial em relação à RF monopolar. A profundidade de ação varia conforme a geometria dos eletrodos na ponteira, a potência, o tempo de aplicação e o resfriamento,[228] mas estudos *in vitro* mostraram efeito maior na derme em até 2 mm de profundidade.[229,230]

O colágeno consiste numa família de proteínas estruturais constituídas por uma tripla hélice cujas cadeias são conectadas por ligações de hidrogênio. A quebra dessas ligações induzida pelo calor promove uma alteração estrutural no seu formato, resultando numa molécula amorfa e retraída.[231,232] A temperatura de 57 a 61 °C é descrita como necessária para a contração das fibras de colágeno. A desnaturação imediata das fibras de colágeno induzida pelo calor seria o mecanismo responsável pela retração imediata tecidual; enquanto a neocolagênese subsequente pelo efeito clínico mais tardio.

Contraindicações

O uso da RF é contraindicado em pacientes portadores de marcapasso e desfibriladores. Além disso, é importante obter no histórico do paciente o uso de qualquer implante metálico, evitando o tratamento nessas regiões. Essa tecnologia pode ser utilizada com segurança em todos os fototipos e em áreas pilosas já que não há dano ao folículo piloso.

Radiofrequência fracionada

A radiofrequência fracionada é uma tecnologia desenvolvida em analogia aos *lasers* ablativos e também indicada para rejuvenescimento, tratamento de cicatrizes de acne, rítides estáticas. Ao contrário do aquecimento volumétrico gerado pelas RF mono e bipolar, a RF fracionada cria pontos de aquecimento e coagulação na epiderme e derme superficial e, em alguns casos, leve ablação fracionada na epiderme, denominado então tratamento subablativo.[233] Além disso, a ponteira contém eletrodos puntiformes em arranjo bipolar. Assim, a RF caminha na derme profunda entre os polos positivos e negativos, gera aquecimento e, consequentemente, retração das fibras de colágeno e neocolagênese.[234] Há dor leve a moderada durante a aplicação e eritema e edema leves pós-procedimento, sutis quando comparados aos ablativos. O risco de hiperpigmentação também é menor, mesmo em fototipos III e IV. Estudo em que 35 pacientes receberam 3 tratamentos no rosto todo resultou em melhora significativa das rítides e flacidez, sendo que 87% relataram dor leve e 3% apresentaram eritema e edema prolongados.[235] Em outro estudo, 15 pacientes de fototipos II a IV com cicatrizes de acne foram submetidos a 5 tratamentos mensais, com redução significativa de 72,3% dos índices para avaliação de cicatrizes e ausência de complicações como infecções e hiperpigmentação pós-inflamatória.[236]

Radiofrequência microagulhada

A radiofrequência microagulhada (RFMA) baseia-se na emissão de corrente elétrica (RF) através da agulha aplicada na pele. Com isso, a RFMA transpassa a barreira cutânea epidérmica e entrega energia diretamente ao tecido alvo (derme) de maneira mais intensa e eficaz. Essa proteção epidérmica, torna a RFMA menos suscetível a hiperpigmentação pós-inflamatória e indicada a todos os fototipos.[237] E, ao contrário dos *lasers*, que apresentam um cromóforo-alvo específico, a RFMA promove um aquecimento não seletivo do tecido, o que também contribui para maior segurança do tratamento em fototipos altos.[238] Existem dois tipos de agulhas usadas nessas tecnologias: microagulhas não isoladas, que entregam energia em todo o comprimento da agulha, e microagulhas isoladas, que fornecem energia apenas na ponta da agulha, sendo o último mecanismo mais seguro. Além disso, a RF presente na RFMA pode ser bipolar ou monopolar. Comparada com RF monopolar, a RF bipolar requer menos energia e fornece menor profundidade de energia em função da menor área menor e passagem de corrente contida.[239]

A maior parte da literatura científica publicada sobre RFMN refere-se ao tratamento cicatrizes de acne, especialmente em pacientes com fototipos altos. Os efeitos colaterais relatados nesses incluíram dor, eritema, edema e hiperpigmentação pós-inflamatórios, todos transitórios.[240] Estudo de eficácia que comparou RFMN com um *laser* fracionado de Er:glass 1.550 nm no tratamento de cicatrizes de acne mostrou que, embora o grupo do *laser* tenha apresentado resultados superiores, ambos obtiveram melhora, sem diferença estatística significativa entre os grupos. No entanto, mais efeitos colaterais foram observados no grupo *laser* (dor, eritema, edema, ressecamento).[241]

Outras indicações da RFMA citadas na literatura incluem linhas finas de expressão, flacidez cutânea, estrias, cicatrizes cirúrgicas, entre outras.[242]

Luz infravermelha (IR)

A luz infravermelha é uma fonte de energia alternativa utilizada para promover a retração da pele. A água atua como cromóforo alvo, permitindo um aquecimento uniforme da derme.

Uma das tecnologias disponíveis utiliza uma fonte de luz infravermelha que compreende uma porção do espectro eletromagnético que vai de 1.100 a 1.800 nm, com filtro incluso na faixa 1.400 a 1.500 nm. Essa faixa apresenta alto coeficiente de absorção pela água, sendo assim filtrada para minimizar um aquecimento superficial e permitir uma profundidade de atuação de 1 a 2 mm. Apresenta 2 *handpieces* com 10 × 15 mm e 10 × 30 mm e um sistema de resfriamento por contato para proteção da epiderme. Um estudo recente de Javier Ruiz-Esparza[243] foi realizado com 25 pacientes tratados para flacidez na região inferior da face, pescoço e para elevação (*lifting*) das sobrancelhas. Contração imediata da pele foi observada em 22 dos 25 pacientes, utilizando fluências abaixo do nível de dor (20 a 30 J/cm^2). Esses resultados se mantiveram durante o período de seguimento, de até 12 meses após o tratamento.

Em contrapartida, outra tecnologia emite a luz infravermelha na faixa do espectro eletromagnético de 850 a 1.350 nm de forma fracionada. Essa tecnologia fracionada permite uma irradiância maior nas "ilhas" de tratamento e uma resposta de cicatrização mais rápida, conferindo maior margem de segurança. Dessa forma, o pulso tem até 10 segundos de duração com fluência respectiva de até 200 J/cm^2. O *handpiece*, de 12 × 28 mm, conta com um sistema de resfriamento na superfície para proteção da epiderme e uma janela óptica de tratamento. A janela de tratamento apresenta 21 aberturas, de 3 mm de diâmetro cada, responsáveis pela irradiância fracionada do tratamento. O sensor de contato, ativado quando pressionado contra a pele, só permite a emissão da luz infravermelha quando a pele estiver em total contato com a ponteira resfriada de safira. Estudo piloto[244] com nova tecnologia de aquecimento dérmico fracionado com luz infravermelha demonstrou bons resultados no tratamento da flacidez abdominal e dos membros superiores, entretanto, estudos clínicos controlados são necessários para maiores informações.

Eritema e edema discretos geralmente são observados imediatamente após o tratamento e, na maioria das vezes, desaparecem em até uma hora. Ocasionalmente, queimaduras superficiais podem ocorrer em função do contato inadequado da ponteira com a pele.

■ ULTRASSOM

O ultrassom é uma tecnologia fundamental nos diagnósticos por imagem e há mais de 50 anos também utilizada como ferramenta terapêutica em diversas áreas da Medicina. São ondas mecânicas com frequência acima da audição humana (20 kHz) caracterizadas pela intensidade, expressa em W/cm^2, e frequência, dada em quilohertz (kHz) ou Megahertz (MHz). Quando as ondas de ultrassom penetram no tecido, elas perdem energia e ao mesmo tempo são refletidas, absorvidas e dissipadas. No ultrassom diagnóstico as ondas de baixa intensidade (0,1 a 20 W/cm^2) e alta frequência (1 a 20 MHz) são somente refletidas e, quando captadas, geram uma imagem. Em contrapartida, no ultrassom terapêutico a energia é absorvida pelo tecido, gera vibração molecular e, consequentemente, aquecimento.[245] Em Dermatologia, as principais formas de ultrassom utilizadas são ultrassom focado (baixa intensidade/baixa frequência), focado de alta intensidade (HIFU – *High Intensity Focused Ultrasound*) e microfocado. O ultrassom nas modalidades focado e focado de alta intensidade (HIFU) tem como principal indicação o tratamento de gordura localizada e o microfocado, a flacidez cutânea.

Os principais métodos para o tratamento de gordura localizada podem ser invasivos (lipoaspiração), minimamente invasivos (lipoaspiração assistida por *laser*) ou não invasivos (ultrassom, *laser*, criolipólise). O ultrassom focado está disponível desde 2005 para o tratamento de gordura localizada. Há emissão de ondas de baixa frequência (200 kHz) e baixa intensidade (17,5 W/cm^2) que causam destruição exclusivamente mecânica (sem dano térmico) e seletiva dos adipócitos, criando zonas de cavitação no tecido subcutâneo, sem destruição das estruturas vizinhas, como vasos e nervos.[246] Um estudo avaliou a resposta em 32 pacientes após 3 tratamentos a cada 2 semanas na região abdominal. Após 1 mês, houve redução média de 3,91 cm da circunferência abdominal ($p < 0{,}001$), 21,4% e 25% da espessura do subcutâneo no abdome superior e inferior, respectivamente, por meio de medida por ressonância magnética realizada em 2 pacientes. Com relação à tolerância ao procedimento, 90,5% não referiram dor.[247] Não há relato de alterações dos níveis séricos de colesterol ou parâmetros hepáticos. Efeitos colaterais possíveis variam de eritema a, raramente, erosão, bolhas e hiperpigmentação pós-inflamatória.[248] O ultrassom focado é indicado para o tratamento de pacientes não obesos com aumento focal de gordura, que não são candidatos à lipoaspiração. É bem tolerado, seguro e não invasivo.

Ultrassom focado de alta intensidade (HIFU) emite ondas que atingem o subcutâneo, geram aquecimento, desnaturação de proteínas, resposta inflamatória, necrose de coagulação dos adipócitos e indução da produção de colágeno. Ao contrário da forma focada cujo mecanismo de ação é mecânico, aqui a ação principal é térmica.[249] Para tanto, são necessárias elevadas frequência (2 MHz) e intensidade, que pode exceder 1.000 W/cm^2. Fatemi utilizou o ultrassom focado de alta intensidade para o tratamento de 282 pacientes, nas seguintes áreas: abdome, flancos, coxas, glúteos e ginecomastia masculina. Houve redução média de 4,7 cm da circunferência abdominal após 1 tratamento.[250] Estudos demonstraram que não há elevação do perfil lipídico.[251] Efeitos colaterais possíveis incluem desconforto leve a moderado, equimose e edema. Candidatos ao tratamento são pacientes não obesos (índice de massa corpórea inferior a 30 kg/m^2) e tecido adiposo com espessura mínima de 1 cm no local. A resposta clínica torna-se evidente em 2 semanas e completa-se em 3 meses.[252] A princípio, recomenda-se um tratamento.[253] É importante ressaltar que tratamentos para gordura localizada, invasivos ou não, devem ter segurança e eficácia comprovadas cientificamente e clinicamente, risco-benefício compatível com o perfil do paciente que busca esses procedimentos.[253]

O ultrassom microfocado é uma tecnologia recente para o tratamento da flacidez cutânea, disponível desde 2009 nos Estados Unidos. Nesta modalidade, as ondas de ultrassom produzem pontos focais microscópicos de desnaturação térmica de colágeno no sistema musculoaponeurótico superficial (SMAS) e na derme profunda, induzindo contração, neocolagênese e firmeza desses tecidos. Dessa forma, há tratamento fracionado do SMAS, considerado o mais efetivo na abordagem da flacidez.[254] Ao contrário de outras tecnologias que promovem aquecimento difuso e volumétrico (p. ex. radiofrequência, infravermelho), aqui o aquecimento é preciso e focado.[255] Em comparação ao ultrassom focado de alta intensidade (HIFU), a duração de pulso é curta, na ordem de milissegundos (50 a 200 ms), a frequência elevada (4,5 a 7 MHz) e a energia reduzida (0,5 a 1,2 J). Há transdutores de 4, 7 e 10 MHz que determinam a profundidade de aplicação em 1,5, 2, 3 ou 4,5 mm e geram imagens ultrassonográficas *in vivo* que guiam o tratamento. São efeitos colaterais possíveis e transitórios: edema, eritema, dor local e urticas lineares. A maioria refere dor durante o procedimento. Em virtude da profundidade atingida, pode haver lesão de nervo temporária e reversível, que não deixa sequelas. Parestesia na região mandibular e alteração motora do nervo marginal da mandíbula (ramo do nervo facial) já foram relatadas.[256] Um estudo avaliou a resposta ao tratamento em 35 pacientes após 3 meses, sendo que 86% demonstraram elevação significante do supercílio, único parâmetro de aferição objetiva pelas referências anatômicas.[257] O ultrassom microfocado é indicado para o tratamento da flacidez no terço inferior da face, pescoço e periocular, e há protocolos para outras áreas do corpo, como colo, braços e coxas.[258] A princípio, a frequência de tratamento é anual.[259]

■ CRIOLIPÓLISE

O desenvolvimento da criolipólise para o tratamento de gordura localizada foi com base na observação clínica de que a exposição ao frio, em circunstâncias adequadas, causa uma paniculite focal que tem como resultado final a redução e eliminação de adipócitos. Essa paniculite induzida pelo frio foi inicialmente descrita em crianças que desenvolviam redução da gordura de Bichat após ingesta de gelados, conhecida como paniculite por picolé (*popsicle panniculitis*).[260,261] No entanto, o mecanismo de ação exato da criolipólise é desconhecido. Após 2 dias da exposição ao frio, inicia-se um processo inflamatório neutrofílico e linfocítico, o que caracteriza a paniculite, que se intensifica e atinge o pico em 14 dias, quando torna-se denso e há migração de macrófagos e histiócitos. Há indução de apoptose dos adipócitos e após 30 dias ocorre captação e remoção dessas células apoptóticas pelos macrófagos, que são gradualmente substituídas por fibrose septal. A eliminação dos adipócitos ocorre por via linfática. Ao final do processo, que dura cerca de 90 dias, há redução do número de adipócitos, do tamanho dos lóbulos de tecido adiposo e, consequentemente, diminuição da espessura do tecido celular subcutâneo. Somente porque os adipócitos são mais sensíveis ao frio do que as outras estruturas da pele, há preservação da epiderme, vasos, nervos e anexos.[262,263]

Um estudo clínico avaliou a resposta da criolipólise em 518 pacientes e 73% consideraram o resultado satisfatório. Avaliação pelo investigador demonstrou melhora em 86% dos pacientes nas seguintes áreas: abdome, dorso e flancos, nas quais o tratamento é mais efetivo. Medidas com adipômetro revelaram redução média de 23% na espessura do tecido adiposo após 3 meses. O procedimento foi bem tolerado e 96% relataram somente desconforto mínimo. Não houve efeito colateral importante.[264] Outro estudo avaliou a resposta do tratamento do flanco e dorso em 10 pacientes por meio de medidas ultrassonográficas. Após 4 meses houve redução média de 22,4% da espessura do subcutâneo.[265]

Em geral, o tratamento é bem tolerado. Edema e eritema locais podem durar algumas horas. Há a possibilidade de formação de hematoma, que melhora em 1 semana. Estudos clínicos não relatam ulceração ou cicatrizes.[266] Na maioria dos pacientes pode haver alteração temporária da sensibilidade na área tratada, que resolve espontânea e completamente em 1 a 8 semanas. Não foram identificadas alterações dos nervos em biópsias de pele 3 meses após o tratamento.[267] Diversos estudos analisaram o comportamento dos lípides e provas hepáticas após a criolipólise, uma vez que a gordura destruída e fagocitada poderia ser liberada na corrente sanguínea. Klein e colaboradores avaliaram níveis séricos de triglicérides, colesterol total, HDL, LDL, TGO, TGP, fosfatase alcalina, bilirrubina e albumina de 40 pacientes, pré-tratamento e após 12 semanas. Houve redução transitória do HDL durante a primeira semana e retorno aos níveis basais ao final de 12 semanas. Não houve alteração estatisticamente significante dos parâmetros hepáticos.[268] Ainda não está estabelecida a segurança do tratamento em pacientes com doenças dermatológicas induzidas pelo frio, como crioglobulinemia, urticária ao frio e hemoglobinúria paroxística.

Embora seja uma tecnologia promissora, é importante ter em mente suas limitações. Pacientes com gordura somente localizada tem melhores resultados. A criolipólise não apresenta boa resposta em obesos ou área com flacidez cutânea intensa. Na prática clínica, as áreas de melhor resposta são abdome e flancos. A resposta não é imediata e ocorre entre 2 e 3 meses. Pode ser realizado mais de um tratamento na mesma área após esse intervalo. É importante selecionar cuidadosamente o paciente candidato à criolipólise, assim como educá-lo quanto às suas expectativas, efeitos colaterais e potenciais limitações do tratamento.[266]

1. Anderson RR; Parish JA. The optics of human skin. J Invest Dermatol. 1981;77:13-9.
2. Hruza GJ; Geronemus R; Dover JS et al. Lasers in dermatology. Arch Dermatol. 1993;129(8):1026-35.
3. Stratigos AJ; Dovers JS. Overview of lasers and their properties. Dermatol Ther. 2000;13:2-16.
4. Anderson RR; Parish JA. Selective photothermolysis: precise microsurgery by selective absorption of pulsed radiation. Science. 1983;220:524-7.
5. Paul BS; Anderson RR; Jarve J; Parrish JA. The effect of temperature and other factors on selective microvascular damage caused by pulsed dye laser. J Invest Dermatol. 1983;81:333-6.
6. Garden JM; Tan OT; Kerschmann R; Boll J; Furumoto H; Anderson RR; Parrish JA. Effect of dye laser pulse duration on selective cutaneous vascular injury. J Invest Dermatol. 1986;87:653-657.
7. Altshuler GB; Anderson RR; Manstein D; Zenzie HH; Smirnov MZ. Extended theory of selective photothermolysis. Lasers Surg Med. 2001;29:416-32.
8. Railan D; Parlette ER; Uebelhoer NS; Rohrer TE. Laser treatment of vascular lesions. Clin Dermatol. 2006;24:8.
9. Clark C; Cameron H; Ferguson J. Treatment of superficial cutaneous vascular lesions: experience with the KTP 532 nm laser. Lasers Med Sci. 2004;19:1.
10. Strempel H; Klein G. Laser therapy without laser: a controlled clinical trial comparing the flashlamp-pumped dye laser with the Photoderm high-energy gas discharge lamp. Lasers Surg Med. 1996;11:185.
11. Chowdhury MMU; Harris S; Lanigan SW. Potassium titanyl phosphate laser treatment of resistant port-wine stains. Brit J Dermatol. 2001;144:814.
12. Alster TS; Lupton JR. Lasers in dermatology: an overview of types and indications. Am J Clin Dermatol. 2001;2:291-303.
13. Alster TS; Bettencourt MS. Review of cutaneous lasers and their applications. South Med J. 1998;91:806-14.
14. Levine VJ; Geronemus RG. Adverse effects associated with the 577- and 585-nanometer pulsed dye laser in the treatment of cutaneous vascular lesions: a study of 500 patients. J Am Acad Dermatol. 1995;32:613-7.
15. Dover JS; Arndt KA. New approaches to the treatment of vascular lesions. Lasers Surg Med. 2000;26:158-63.
16. Anderson RR; Astner S. Treating vascular lesions. Dermatol Ther. 2005;18:267.
17. Goldberg DJ; Sciales CW. Pyogenic granuloma in children: treatment with the flashlamp-pumped pulsed dye laser. J Dermatol Surg Oncol. 1991;17:960-2.
18. Geronemus RG. Poikiloderma of Civatte. Arch Dermatol. 1990;122:547-8.
19. Wheeland RG; Applebaum J. Flashlamp-pumped pulsed dye laser therapy for poikiloderma of Civatte. J Dermatol Surg Oncol. 1990;16:12-6.
20. Alster TS. Improvement of erythematous and hypertrophic scars by the 585nm pulsed dye laser. Ann Plast Surg. 1994;32:186-90.
21. Alster TS; Williams CM. Treatment of keloid sternotomy scars with the 585 nm flashlamp-pumped pulsed dye laser. Lancet. 1995;345:1198-200.
22. Alster TS; Nanni CA. Pulsed dye laser treatment of hypertrophic burn scars. Plast Reconstr Surg. 1998;102:2190-5.
23. Alster TS; Handrick C. Laser treatment of hypertrophic scars; keloids; and striae. Semin Cutan Med Surg. 2000;19:287-92.
24. Mcdaniel DH; Ash K; Zulowski M. Treatment of stretch marks with the 585nm flashlamp-pumped pulsed dye laser. Dermatol Surg. 1996;22:332-7.
25. Tan OT; Hurwitz RM; Stafford TJ. Pulsed dye laser treatment of recalcitrant verrucae: a preliminary report. Lasers Surg Med. 1993;13:127-37.
26. Kauvar AN; Mcdaniel DH; Geronemus RG. Pulsed dye laser treatment of warts. Arch Fam Med. 1995;4:1035-40.
27. Ross BS; Levine VJ; Nehal K; Tse Y; Ashinoff R. Pulsed dye laser treatment of warts: an update. Dermatol Surg. 1999;25:377-80.
28. Hoffman SJ; Walsh P; Morelli JG. Treatment of angiofibroma with pulsed tunable dye laser. J Am Acad Dermatol. 1993;29:90-1.
29. Levine VJ; Geronemus RG. Adverse effects associated with the 577- and 585-nanometer pulsed dye laser in the treatment of cutaneous vascular lesions: a study of 500 patients. J Am Acad Dermatol. 1995;32:613-7.
30. Clementoni MT; Gilardino P; Muti GF; Signorini M; Pistorale A; Morselli PG et al. Intense pulsed light treatment of 1.000 consecutive patients with facial vascular marks. Aesth Plast Surg. 2006;30(2):226-32.
31. Schroeter CA; Neumann HA. An intense light source: the Photoderm VL-flashlamp as a new treatment possibility for vascular skin lesions. Dermatol Surg. 1987;24:743.
32. Bjerring P; Christiansen K; Troilius A. Intense pulsed light source for treatment of facial telangiectasias. J Cosmet Laser Ther. 2001;3:169.
33. Angermeier; M.C. Treatment of facial vascular lesions with intense pulsed light. J Cutan Laser Ther. 1999;1:95.
34. Mcdaniel DH; Ash K; Lord J; Adrian RM; Zukowski M. Laser therapy of spider leg veins: clinical evaluation of a new long pulsed alexandrite laser. Dermatol Surg. 1999;25:52-8.
35. Kauvar AN; Lou WW. Pulsed alexandrite laser for the treatment of leg telangiectasia and reticular veins. Arch Dermatol. 2000;136:1371-5.
36. Dierickx CC; Duque V; Anderson RR. Treatment of leg telangiectasia by a pulsed; infrared laser system. Lasers Surg Med. 1998;10(Suppl):40.
37. Garden JM; Bakus AD; Miller ID. Diode laser treatment of leg veins [abstract]. Lasers Surg Med. 1998;10(Suppl):38.
38. Bevin AA; Parlette EC; Domankevitz Y; Ross V. Variable-pulse Nd:YAG laser in the treatment of facial telangiectasias. Dermatol Surg. 2006;32:7.
39. Weiss RA; Weiss MA. Early clinical results with a multiple synchronized pulse 1064nm laser for leg telangiectasias and reticular veins. Dermatol Surg. 1999;25:399-402.
40. Polder KD; Bruce S. Treatment of melasma using a novel 1;927-nm fractional thulium fiber laser: a pilot study. Dermatol Surg. 2012;38(2):199-206.
41. Lee HM; Haw S; Kim JK; Chang SE. Split-Face Study Using a 1;927-nm thulium fiber fractional laser to treat photoaging and melasma in asian skin. Dermatol Surg. 2013;39:979-88.
42. Eimpunth S; Wattanakrai P; Momchan R. Low-fluence Q-switched neodymium--doped yttrium aluminium garnet (1064nm) laser for the treatment of facial melasma in Asians. Dermatol Surg. 2010;36(10):76-87.
43. Kauvar A. The evolution of melasma therapy: targeting melanosomes using low--fluence Q-switched neodymium-doped yttrium aluminium garnet lasers. Semin Cutan Med Surg. 2012;31(2):126-32.
44. Alster TS; Lupton JR. Laser therapy for cutaneous hyperpigmentation and pigmented lesions. Dermatol Ther. 2001;14:46-54.
45. Kilmer SL. Laser erradication of pigmented lesions and tattoos. Dermatol Clin. 2002;20:37-53.
46. Kilmer SL; Garden JM. Laser treatment of pigmented lesions-2000. How far have we gone? Arch Dermatol. 2000;136:915-21.
47. Murphy GF; Shepard RS; Paul BS; Menkes A; Anderson RR; Parish JA. Organelle--specific injury to melanin-containing cells in human skin by pulsed laser irradiation. Lab Inest. 1983;49:680-5.
48. Kurban AK; Morrison PR; Trainor SW; Tan OT. Pulse duration effects on cutaneous pigment. Lasers Surg Med. 1992;12:82-7.
49. Sherwood KA; Murray S; Kurban Ak; Tan OT. Effect of wavelength on cutaneous pigment using pulsed irradiation. J Invest Dermatol. 1989;92:717-20.
50. Margolis RJ; Dover JS; Polla LL; Watanabe S; Shea CR; Hruza GJ. Visible action spectrum for melanin-specific selective photothermolysis of cutaneous pigmentation. Lasers Surg Med. 1989;9:389-97.
51. Anderson RR; Margolis RJ; Watenabe S; Flotte J; Hruza GJ; Dovers JS. Selective photothermolysis by Q-switched Nd:YAG laser at 1064; 532 and 355nm wavelength. J Invest Dermatol. 1989;93:28-32.
52. Watanabe S et al. The effects of pulse duration on selective pigmented cell injury by dye lasers. J Invest Dermatol 1987; 88:523.
53. Apelfeld DB; Maser MR; Lash R; White DN; Flores JT. Comparison of argon and carbon dioxide laser treatments of decorative tattoos: a preliminary report. Ann Plast Surg. 1985;14:6-15.
54. Diette KM; Bronstein BR; Parish JA. Histologic comparison of argon and tunable dye lasers in the treatment of tattoos. J Invest Dermatol. 1985;85:368-73.
55. Groot DW; Arlette JP; Johnston PA. Comparison of the infrared coagulator and the carbon dioxide laser in the treatmentof decorative tattoos. J Am Acad Dermatol. 1986;15:518-22.
56. Kyanko ME; Ponstasch MJ; Brodell RT. Red tattoos reactions: treatment with the carbon dioxide laser. J Dermatol Surg Oncol. 1989;15:652-6.
57. Chan HH; Fung WK; Ying SY; Kono T. An in vivo trial comparing the use of different types of 532nm Nd:YAG lasers in the treatment of facial lentigines in Oriental patients. Dermatol Surg. 2000;26:743-9.
58. Tan OT; Morelli JG; Kurban AK. Pulsed dye laser treatment of benign cutaneous pigmented lesions. Lasers Surg Med. 1992;12:538-42.
59. Goldman L; Rockwell RJ; Meyeer R; Otten R; Wilson RG; Kitzmiller KW. Laser treatment of tattoos: a preliminary report of three years clinical experience. JAMA. 1967;201:163-6.
60. Reid WH; Mcleod PJ; Ritchie A; Ferguson-Pell M. Q-switched ruby laser treatment of black tattoos. Br J Plast Surg. 1983;36:455-9.
61. Dover JS; Margolis RJ; Polla LL; Watanabe S; Hruza GJ; Parish JS et al. Pigmented guinea pig skin irradiated with Q-switched ruby laser pulses. Arch Dermatol. 1989;125:43-9.
62. Taylor CR; Gange RW; Dover JS; Flotte TJ; Gonzalez E; Michaud N et al. Treatment of a tattoo with Q-switched ruby laser. Arch Dermatol. 1990;126:893-9.
63. Taylor CR; Anderson RR; Gange RW; Michaud NA et al. Light and electron microscopy analysis of tattoos treated by Q-switched ruby laser. J Invest Dermatol. 1991;97:131-6.
64. Ashinoff CR; Geronemus RG. Rapid response of traumatic and medical tattoos to treatment with the Q-switched ruby laser. Plast Reconstr Surg. 1993;91:841-5.
65. Nelson JS; Applebaum J. Treatment of superficial cutaneous lesions by melanin--specific selective photothermolysis using the Q-switched ruby laser. Ann Plast Surg. 1992;29:231-7.
66. Ashinoff CR; Geronemus RG. Q-switched ruby laser treatment of labial lentigos. J Am Acad Dermatol. 1992;27:809-11.
67. Goldberg DJ. Benign pigmented lesions of the slin treatment with the Q-switched ruby laser. J Dermatol Surg Oncol. 1993;19:376-9.
68. Levine VJ; Geronemus RG. Tattoo removal with the Q-switched ruby laser and the Q-switched Nd:YAG laser: a comparative study. Cutis. 1995;55:295-6.
69. Grossman MC; Anderson RR; Farinelli W; Flotte TJ; Grevelimk JM. Treatment of café-au-lait macules with lasers: a clinicopathologic correlation. Arch Dermatol. 1995;131:1416-20.
70. Tsao H; Busam K; Barnhill RL; Dover JS. Treatment of minocicline-induced hyperpigmentation with the Q-switched ruby laser. Arch Dermatol. 1996;132:1250-1.

71. Grevelink JM; Van Leeuwen RL; Andreson RR; Byers HR. Clinical and histological responses of congenital melanocytic nevi after single treatment with Q-switched lasers. Arch Dermatol. 1997;133:349-53.
72. Grevelink JM; Gonzalez S; Bonoan R; Vibhagool c; Gonzales e. Treatment of nevus spillus with the Q-switched ruby laser. Dermatol Surg. 1997;23:365-70.
73. Vibhagool C; Byers HR; Grevelink JM. Treatment of small nevomelanocytic nevi with Q-switched ruby laser. J Am Acad Dermatol. 1997;36:738-41.
74. Ono I; Takeshita T. Efficacy of the ruby laser in the treatment of Ot´s nevus previously treated using other therapeutic modalities. Plast Reconstr Surg. 1996;102:2352-7.
75. Raulin C; Schoneman MP; Greve B; Werner S. Q-switched ruby laser treatment of tattoos and benign pigmented lesions: a critical review. Ann Plast Surg. 1998;41:555-65.
76. Kunachak S; Leelaudomlipi P; Sirikulchayanonta V. Q-switched ruby laser therapy of acquired bilateral nevus of Ota-like macules. Dermatol Surg. 1999;25:938-41.
77. Gupta G; Mackay IR; Mackie RM. Q-switched ruby laser in the treatment of labial melanotic macules. Lasers Surg Med. 1999;25:219-22.
78. Duke D; Byers HR; Sober AJ. Treatment of benign and atypical melanocytic nevi with the normal mode ruby laser and the Q-switched ruby laser: clinical improvement; but failure to completely remove the nevomealnocytes. Arch Dermatol. 1999;135:290-6.
79. Kono T; Nozaki M; Chan HH; Mikashima Y. A retrospective study looking at the long-term complications of Q-switched ruby laser in the treatment of nevus of Ota. Lasers Surg Med. 2001;29:156-9.
80. Fitzpatrick RE; Goldman MP; Ruiz-Esparsa J. Use of the alexandrite laser (755nm; 100ms) for tattoo pigment removal in an animal model. J Am Acad Dermatol. 1993;28:745-50.
81. Fitzpatrick RE; Goldman MP. Tattoo removal using the alexandrite laser. Arch Dermatol. 1994;130:1508-14.
82. Alster TS. Successful elimination of traumatic tattoos by Q-switched alexandrite (755nm) laser. Ann Plast Surg. 1995;34:542-5.
83. Alster TS. Q-switched alexandrite (755nm) laser treatment of professional an amateur tattoos. J Am Acad Dermatol. 1995;33:69-73.
84. Alster TS; Williams Cm. Treatment of nevus of Ota by the Q-switched alexandrite (755nm) laser. Dermatol Surg. 1995;21:592-6.
85. Rosenbach A; Williams CM; Alster TS. Comparison of the Q-switched alexandrite (755nm) laser and Q-switched Nd:YAG (1064nm) lasers in the treatment of benign melanocytic nevi. Dermatol Surg. 1997;23:239-45.
86. Stafford TJ; Lizek R; Boll J; Tan OT. Removal of colored tattoos with the Q-switched alexandrite (755nm) laser. Plast Reconstr Surg. 1995;95:313-20.
87. Jang KA; Chung EC; Choi JH; Sung KJ; Moon KC; Koh jk. Successful removal of freckles i Asian skin with a Q-switched alexandrite (755nm) laser. Dermatol Surg. 2000;26:231-4.
88. Lam AY; Wong DS; Lam LK; Who ws; Chab hh. A retrospective study on the efficacy and complications of Q-switched alexandrite (755nm) laser in the treatment of acquired bilateral nevus of Ota-like macules. Dermatol Surg. 2001;27:937-42.
89. Moreno-Arias GA; Bulla F; Vilata-Corell JJ; Camps-Fresneda a. Treatment of widespread segmental nevus spillus by Q-switched alexandrite laser (755nm; 100nsec). Dermatol Surg. 2001;27:841-3.
90. Kilmer SL; Lee MS; Grevelink JM; Flotte tj; Anderson rr. The Q-switched Nd:YAG laser (1064nm) effectively treats tattoos: a controlled dose-response study. Arch Dermatol. 1993;129:971-8.
91. Kilmer Sl; Wheeland RG; Goldberg DJ; Anderson RR. Treatment of epidermal pigmented lesions with the frequency-doubled Q-switched Nd:YAG laser: a controlled; single-impact dose-response multicenter trial. Arch Dermatol. 1994;130:1515-9.
92. Geronemus RG. Surgical pearl: Q-switched Nd:YAG laser removal of eyeliner tattoo. J Am Acad Dermatol. 1996;34:101-2.
93. Ferguson JE; August PJ. Evaluation of the Nd:YAG laser for the treatment of amateur and professional tattoos. Br J Dermatol. 1996;135:586-91.
94. Suziki H. Treatment of traumatic tattoos with the Q-switched Nd:YAG laser. Arch Dermatol. 1996;132:1226-9.
95. Greve B; Schonermark M; Raulin C. Minocycline-induced hyperpigmentation: treatment with the Q-switched Nd:YAG laser. Lasers Surg Med. 1998;22:223-7.
96. Chan HH; King WW; Chan ES; Mok WS; Van Krevel c; Lau wy. In vivo trial comparing patients´ tolerance of Q-switched alexandrite (QS Alex) and Q-switched neodymium:yttrium-aluminum-garnet (QS Nd:YAG) lasers in the treatment of nevus of Ota. Lasers Surg Med. 1999;24:24-8.
97. Todd MM; Rallis TM; Gerwels JW; Hata TR. A comparison of 3 lasers and liquid nitrogen in the treatment of solar lentigines: a randomized; controlled; comparative trial. Arch Dermatol. 2000;136:841-6.
98. Nanni CA; Alster TS. Successful treatment of a Becker nevus using a 694nm long--pulsed ruby laser energy. Dermatol Surg. 1998;24:1032-4.
99. Imagama S; Ueda S. Long- and short-term histological observations of congenital nei treated with the normal-mode ruby laser. Arch Dermatol. 1999;135:1211-8.
100. Rosenbach A; Lee Sj; Johr RH. Treatment of medium-brown solar lentigines using an alexandrite laser designed for hair reduction. Arch Dermatol. 2002;138:547-8.
101. Bjerring P; Christiansen K. Intense pulsed light source for treatment of small melanocytic nevi and solar lentigines. J Cutan Laser Ther. 2000;4:177-81.
102. Kawada A; Shiraishi H; Asai M; Kawada A; Shiraishi H; Asai Mutsuyo et al. Clinical improvement of solar lentigines and ephelides with an intense pulsed light source. Dermatol Surg. 2002;28(6):504-8.
103. Moreno-Arias GA; Ferrando J. Intense pulsed light for melanocytic lesions. Dermatol Surg. 2001;s4:397-400.
104. Sunde D; Apfelberg DB; Sergott T. Traumatic tattoo removal: comparison of four treatment methods in na animal model with correlation to clinical experience. Lasers Surg Med. 1990;10:158-64.
105. Anderson RR; Geronemus R; Kilmer Sl; Farinelli w; Fitzpatric re. Cosmetic Ink darkening: a complication of a Q-switched and pulsed laser treatment. Arch Dermatol. 1993;129:1010-4.
106. Herbich GJ. Ultrapulse carbon dioxide laser treatment of an iron oxide flesh-colored tattoo. Dermatol Surg. 1997:23:60-1.
107. Fitzpatrick RE; Lupton JR. Successful treatment of treatment-resistant laser-induced pigment darkening of a cosmetic tattoo. Lasers Surg Med. 2000;27:358-61.
108. Roegnik HH. Tattooing: history; techniques; complications; removal. Cleve Clin Q. 1971;38:179-86.
109. Hodersdal M; Bech-Thomsen N; Wulf HC. Skin reflectance-guided laser selections for treatment of decorative tattoos. Arch Dermatol. 1996;132:403-7.
110. Saedi N; Metelitsa A; Petrell K; Arndt KA; Dover JS. Treatment of tattoos with a picosecond alexandrite laser: a prospective trial. Arch Dermatol. 2012;148(12):1360-3.
111. Brauer JA; Reddy KK; Anolik R; Weiss ET; Karen JK; Hale EK et al. Successful and rapid treatment of blue and green tattoo pigment with a novel picosecond laser. Arch Dermatol. 2012;148(7):820-3.
112. Herd RM; Alora MB; Smoller B; Arndt KA; Dover JS. A clinical and histologic prospective controlled comparative study of the picosecond titanium:sapphire (795 nm) laser versus the Q-switched alexandrite (752 nm) laser for removing tattoo pigment. J Am Acad Dermatol. 1999;40(4):603-6.
113. Izikson L; Farinelli W; Sakamoto F; Tannous Z; Anderson RR. Safety and effectiveness of black tattoo clearance in a pig model after a single treatment with a novel 758 nm 500 picosecond laser: a pilot study. Lasers Surg Med. 2010;42(7):640-6.
114. Tanghetti EA. The histology of skin treated with a picosecond alexandrite laser and a fractional lens array. Lasers Surg Med. 2016;48(7):646-52.
115. Bernstein EF; Schomacker KT; Basilavecchio LD; Plugis JM; Bhawalkar JD. Treatment of acne scarring with a novel fractionated; dual-wavelength; picosecond-domain laser in- corporating a novel holographic beam-splitter. Lasers Surg Med. 2017;49(9):796-802.
116. Habbema L; Verhagen R; Van Hal R; Liu Y; Varghese B. Efficacy of minimally invasive nonthermal laser-induced optical breakdown technology for skin rejuvenation. Lasers Med Sci. 2013;28(3):935-40.
117. Tanghetti EA; Tartar DM. Comparison of the cutaneous thermal signatures over twenty-four hours with a pico-second alexandrite laser using a flat or fractional optic. J Drugs Dermatol. 2016;15(11):1347-52.
118. Ross V; Naseef G; Lin G; Kelly M; Michaud N; Flotte TJ et al. Comparison of responses of tattoos to picosecond and nanosecond Q-switched neodymium: YAG laser. Arch Dermatol. 1998;134(2):167-71.
119. Wang CC; Sue YM; Yang CH; Yang CH; Chen CJK. A comparison of Q-switched alexandrite laser and intense pulsed light for the treatment of freckles and lentigines in Asian persons: a randomized; physician-blinded; split-face comparative trial. J Am Acad Dermatol. 2006;54(5):804-10.
120. Peng L; Yang Y; Ge YP; Lin T. Picosecond alexandrite laser for Naevus of Ota treatment in Chinese. J Eur Acad Dermatol Venereol. 2018;32(7):e276-e277.
121. Ge Y; Yang Y; Guo L; Zhang M; Wu Q; Zeng R et al. Comparison of a picosecond alexandrite laser versus a Q-switched alexandrite laser for the treatment of nevus of Ota: a randomized; split-lesion; controlled trial. J Am Acad Dermatol. 2020;83(2):397-403.
122. Yu W; Zhu J; Yu W; Lyu D; Lin X; Zhang Z. A split-face; single- blinded; randomized controlled comparison of alexandrite 755-nm picosecond laser versus alexandrite 755-nm nanosecond laser in the treatment of acquired bilateral nevus of Ota-like macules. J Am Acad Dermatol. 2018;79(3):479-86.
123. Choi YJ; Nam JH; Kim JY; Min JH; Park KY; Ko EJ et al. Efficacy and safety of a novel picosecond laser using combination of 1;064 and 595 nm on patients with melasma: a prospective; randomized; multicenter; split-face; 2% hydroquinone cream-controlled clinical trial. Lasers Surg Med. 2017;49(10):899-907.
124. Chalermchai T; Rummaneethorn P. Effects of a fractional picosecond 1;064 nm laser for the treatment of dermal and mixed type melasma. J Cosmet Laser Ther. 2018;20(3):134-9.
125. Lee MC; Lin YF; Hu S; Huang YL. A split-face study: comparison of picosecond alexandrite laser and Q-switched Nd:YAG laser in the treatment of melasma in Asians. Lasers Med Sci. 2018;33(8):1733-8.
126. Wang YJ; Lin ET; Chen YT; Chiu PC; Lin BS; Chiang HM et al. Prospective randomized controlled trial comparing treatment efficacy and toler- ance of picosecond alexandrite laser with a diffractive lens array and triple combination cream in female Asian patients with melasma. J Eur Acad Dermatol Venereol. 2020;34(3):624-32.
127. Ashinoff R; Levine VJ; Soter NA. Allergic reactions to tattoo pigment after laser treatment. Dermatol Surg. 1995;21:291-4.
128. Taylor C. Laser ignition of traumatically embedded firework debris. Laser Surg Med. 1998;22:157-8.
129. Rokhsar CK; Fitzpatrick RE. The treatment of melasma with fractional photothermolysis: a pilot study. Dermatol Surg. 2005;31(12):1645-50.
130. Hantash BM; Bedi VP; Sudireddy V; Struck SK; Herron GS; Chan KF. Laser-induced transepidermal elimination of dermal content by fractional photothermolysis. J Biomed Opt. 2006;11(4):041115.
131. Katz TM; Glaich AS; Goldberg LH; Firoz BF; Dai T; Friedman PM. Treatment of melasma using fractional photothermolysis: a report of eight cases with long-term follow-up. Dermatol Surg. 2010;36(8):1273-80.
132. Arndt KA. New-pigmented macule appearing 4 years after argon laser treatment of lentigo maligna. J Am Acad Dermatol. 1986;14:1092.

133. Marchell NL; Alster TS. Evaluation of temporary and permanent hair removal methods. J Aesth Cosmet Dermatol Surg. 1999;1:3-12.
134. Olsen EA. Methods of hair removal. J AmAcad Dermatol. 1999;40:143-55.
135. Grossman MC; Dierickx C; Farinelli W; Flotte T; Anderson RR. Damage to hair follicles by normal-mode ruby laser pulses. J Am Acad Dermatol. 1996;35:889-94.
136. Ross EV; Ladin Z; Kreindel M; Dierickx C. Theoretical considerations in laser hair removal. Dermatol Clin. 1999;17:333-55.
137. Van Gemert MJC; Welch AJ. Time constraints in thermal laser medicine. Lasers Surg Med. 1989;9:405-21.
138. Dierickx CC; Grossman MC; Farinelli WA; Anderson RR. Permanent hair removal by normal-mode ruby laser. Arch Dermatol. 1998;134:837-44.
139. Lask G; Elman M; Slatkine M; Waldman A; Rozenberg Z. Laser assisted hair removal by selective photothermolysis. Dermatol Surg. 1997;23:737-9.
140. Wimmershoff MB; Scherer K; Lorenz S; Landthaler M; Hohenleutner U. Hair removal using 5-msec long-pulsed ruby laser. Dermatol Surg. 2000;26:205-10.
141. Solomon MP. Hair removal using the long-pulsed ruby laser. Ann Plast Surg. 1998;41:1-6.
142. Finkel B; Eliezri YD; Waldman A; Slatkine M. Pulse alexandrite laser technology for noninvasive hair removal. J Clin Laser Med Surg. 1997;15:225-9.
143. McDaniel DH; Lord J; Ash K; Newman J; Zukowski M. Laser hair removal: a review and report on the use of the long-pulsed alexandrite laser for hair reduction of the upper lip; leg; back; and bikini region. Dermatol Surg. 1999;25:425-30.
144. Nanni CA; Alster TS. Long pulsed alexandrite laser assisted hair removal at 5; 10; and 20 millisecond pulse durations. Lasers Surg Med. 1999;24:332-7.
145. Nanni CA; Alster TS. Laser assisted hair removal: side effects of Q-switched Nd:YAG; long pulsed ruby; and alexandrite lasers. J Am Acad Dermatol. 1999;41:165-71.
146. Handrick C; Alster TS. Comparison of long-pulsed diode and long-pulsed alexandrite lasers for hair removal: a long-term clinical and histologic study. Dermatol Surg. 2001;27:622-6.
147. Eremia S; Li C; Newman N. Laser hair removal with alexandrite versus diode laser using four treatment sessions: 1-year results. Dermatol Surg. 2001;27:925-30.
148. Handrick C; Alster TS. Comparison of long-pulsed diode and long-pulsed alexandrite lasers for hair removal: a long-term clinical and histologic study. Dermatol Surg. 2001;27:622-6.
149. Campos VB; Dierickx CC; Farinelli WA; Lin TY; Manuskiatti W; Anderson RR. Hair removal with an 800-nm pulsed diode laser. J Am Acad Dermatol. 2000;43:442-7.
150. Lou WW; Quintana AT; Geronemus RG; Grossman MC. Prospective study of hair reduction by diode laser (800 nm) with longterm follow-up. Dermatol Surg. 2000;26:428-32.
151. Baugh WP; Trafeli JP; Barnette DJ Jr; Ross EV. Hair reduction using a scanning 800 nm diode laser. Dermatol Surg. 2001;27:358-64.
152. Greppi I. Diode laser hair removal of the black patient. Lasers Surg Med. 2001;28:150-5.
153. Adrian RM; Shay KP. 800 nanometer diode laser hair removal in African American patients: a clinical and histologic study. J Cutan Laser Ther. 2000;2:183-90.
154. Yamauchi PS; Kelly AP; Lask GP. Treatment of pseudofolliculitis barbae with the diode laser. J Cutan Laser Ther. 1999;1:109-11.
155. Handrick C; Alster TS. Comparison of long-pulsed diode and long-pulsed alexandrite lasers for hair removal: a long-term clinical and histologic study. Dermatol Surg. 2001;27:622-6.
156. Eremia S; LI C; Newman N. Laser hair removal with alexandrite versus diode laser using four treatment sessions: 1-year results. Dermatol Surg. 2001;27:925-30.
157. Xia Y; Moore R; Cho S; Ross EV. Evaluation of the vacuum-assisted handpiece compared with the sapphire-cooled handpiece of the 800-nm diode laser system for the use of hair removal and reduction. J Cosmet Laser Ther. 2010;12(6):264-8.
158. Kilmer SL; Ibrahimi OA. Long-term clinical evaluation of a 800 nm long pulsed diode laser with a large spot size and vacccum-assisted suction for hair removal. Dermatol Surg. 2012;38(6):912-7.
159. Nanni CA; Alster TS. Optimizing treatment parameters for hair removal using a topical carbon-based solution and 1064 nm Q-switched neodymium:YAG laser energy. Arch Dermatol. 1997;133:1546-9.
160. Goldberg DJ; Littler CM; Wheeland RG. Topical suspension-assisted Q-switched Nd:YAG laser hair removal. Dermatol Surg. 1997;23:741-5.
161. Alster TS; Bryan H; Williams CM. Long-pulsed Nd:YAG laser-assisted hair removal in pigmented skin: a clinical and histological evaluation. Arch Dermatol. 2001;137:885-9.
162. Lorenz S; Brunnberg S; Landthaler M; Hohenleutner U. Hair removal with the long pulsed Nd:YAG laser: a prospective study with one year follow-up. Lasers Surg Med. 2002;30:127-34.
163. Ross EV; Cooke LM; Timko AL; Overstreet KA; Graham BS; Barnette DJ. Treatment of pseudofolliculitis barbae in skin types IV; V and VI with a long-pulsed neodymium:yttrium aluminum garnet laser. J Am Acad Dermatol. 2002;47:263-70.
164. Gold MH; Bell MW; Foster TD; Street S. Long-term epilation using the Epilight broad band; intense pulsed light hair removal system. Dermatol Surg. 1997;23:909-13.
165. Weiss RA; Weiss MA; Marwaha S; Harrington AC. Hair removal with a non-coherent filtered flashlamp intense pulsed light source. Lasers Surg Med. 1999;24:128-32.
166. Sadick NS; Shea CR; Burchette JL; Prieto VG. High-intensity flashlamp photoepilation: a clinical; histological; and mechanistic study in human skin. Arch Dermatol. 1999;135:668-76.
167. Sadick NS; Weiss RA; Shea CR; Nagel H; Nicholson J; Prieto VG. Long-term photoepilation using a broad-spectrum intense pulsed light source. Arch Dermatol. 2000;136:1336-40.
168. Haina D; Landthaler M; Braun-Falco O; Waidelich W. Comparison of the maximum coagulation depth in human skin for different types of medical lasers. Laser Surg Med. 1987;7:355-62.
169. Lanzafame RJ; Naim JO; Rogers DW; Hinshaw JR. Comparisons of continuous-wave; chop wave; and superpulsed laser wounds. Lasers Surg Med. 1988;8:119-24.
170. Walsh JT; Flotte TJ; Anderson RR; Deutsch TF. Pulsed CO2 laser tissue ablation: effect o of tissue type and pulsed duration on thermal damage. Lasers Surg Med. 1988;8:108-18.
171. Zweig AD; Meierhofer B; Muller OM; Mischler C; Romano v; Frenz m et al. Lateral thermal damage along pulsed laser incisions. Lasers Surg Med. 1990;10:262-74.
172. Fitzpatrick RE; Ruiz-Esparza J; Goldman MP. The depth of thermal necrosis using the CO2 laser: a comparison of the superpulsed mode and conventional mode. J Dermatol Surg Oncol. 1991;17:340-4.
173. Fitzpatrick RE. Maximizing benefits and minimizing risk with CO2 laser resurfacing. Dermatol Clin. 2002;20:77-86.
174. Flor PJ; Spurr OK. Melting equilibrium for the collagen fibers under stress: elasticity in the amorphous state. J Am Chem Soc. 1960;83:1308.
175. Flor PJ; Weaver ES. Helix coil transition in dilute aqueous collagen solutions. J Am Chem Soc. 1989;82:4518.
176. Smith KJ; Skelton HG; Graham JS; Hurst cg; Hackley jr be. Increased smooth muscle actin; factor XIIIa; and vimentin-positive cells in the papillary dermis of carbon dioxide laser debrided porcine skin. Dermatol Surg. 1997;23:891-5.
177. Walsh JT; Deutsch TF. Er:YAG laser ablation of tissue: measurement of ablation rates. Lasers Surg Med. 1989;9:327-37.
178. Walsh JT; Flotte TJ; Deutsch TF. Er:YAG laser ablation tissue: effect of pulse duration and tissue type on thermal damage. Lasers Surg Med. 1989;9:314-26.
179. Marajon B; Srinivass SM; Huang HL; Nelson js. Deep coagulation of dermal collagen with repetitive Er:YAG laser irradiation; Lasers Surg Med. 2000;26:215-22.
180. Fitzpatrick RE; Williams B; Goldman MP. Preoperative anesthesia and postoperative considerations in laser resurfacing. Semin Cutan Med Surg. 1996;15:170-6.
181. Bernstein LJ; Kauvar ANB; Grossman MC; Geronemus RG. The short-and long-term side effects of carbon dioxide laser resurfacing. Dermatol Surg. 1997;23:519-25.
182. Kuke D; Grevelink JM. Care before and after laser skin resurfacing: a survey and review of the literature. Dermatol Surg. 1998;24:201-6.
183. Horton S; Alster TS. Preoperative and postoperative considerations for carbon dioxide resurfacing. Cutis. 1999;64:399-405.
184. Alster TS; Lupton JR. Prevention and treatment of side effects and complications of cutaneous laser resurfacing. Plast Reconstr Surg. 2002;109:308-16.
185. Ruiz-Esparsa J; Gomez JMB. Long-term effects of one general pass laser resurfacing: a look at dermal tightening and skin quality. Dermatol Surg. 1999;25:169-74.
186. Tanzi El; Alster TS. Side effects and complications of variable-pulsed erbium:YAG skin resurfacing: extended experience with 50 patients. Plast reconstr Surg. 2003;111:152A--152B.
187. Tantikun N. Treatment of Bowen´s disease of the digit with carbon dioxide laser. J Am Acad Dermatol. 2000;43:1080-3.
188. Nourik K; Chang A; Trent JT; Jimenez GP. Ultrapulse CO2 used for the successful treatment of basal cell carcinomas found in patients with basal cell nevus syndrome. Dermatol Surg. 2002;28:287-90.
189. Bjeering P; Clement M; Heickendorff L; Egevist h; Kiernan m. Selective non-ablative wrinkle reduction by laser. J Cutan Laser Ther. 2000;2:9-15.
190. Rostan E; Bowes LE; Iyer S; Fitzpatrick RE. A double blind; side-by-side comparison study of low fluency long pulse dye laser to coolant treatment for wrinkling of the cheeks. J Cosmet Laser Ther. 2001;3:129-36.
191. Alster TS; Lupton JR. Are all infrared lasers equally effective in skin rejuvenation? Semin Cutan Med Surg. 2002;21:1-6.
192. Goldberg DJ; Silapunt S. Histologic evaluation of a Q-switched Nd:YAg laser in the nonablative treatment of wrinkles. Dermatol Surg. 2001;27:744-6.
193. Trelles MA; Allones I; Luna R. Facial rejuvenation with a nonablative 1320nm Nd:YAG laser: a preliminary clinical and histologic evaluation. Dermatol Surg. 2001;27:111-6.
194. Fatemia a; Weiss MA; Weiss RA. Short-term histologic effects of a nonablative resurfacing: results with a dynamically cooled millisecond-domain 1320nm Nd:YAG laser. Dermatol Surg. 2002;28:172-6.
195. Oldberg DJ; Rogachefsky AS; Silapunt S. Nnonablative laser treatment of facial rhytides: a comparison of 1450nm diode laser treatment with dynamic cooling as opposed to treatment with dynamic cooling alone. Lasers Surg Med. 2002;30:79-81.
196. Tanzi El; Williams CM; Alster TS. Treatment of facial rhytides with a nonablative 1450nm diode laser: a controlled clinical and histologic study. Dermatol Surg. 2003;29:124-8.
197. Foumier N; Dahan S; Barneon G; Diridollou s; Lagarde jm; Gall y et al. Nonablative remodeling: clinical; histologic; ultrasound imaging nd profilometric evaluation of a 1540nm Er:glass laser. Dermatol Surg. 2001;27:799-806.
198. Lupton JR; Williams CM; Alster TS. Nonablative laser skin resurfacing using a 1540nm erbium glass laser: a clinical and histologic analysis. Dermatol Surg. 2002;28:833-5.
199. Manstein D; Herron GS; Sink RK; Tanner H; Anderson RR. Fractional photothermolysis: a new concept for cutaneous remodeling using microscopic patterns of thermal injury. Lasers Surg Med. 2004;34(5):426-38.
200. Bedi VP; Chan KF; Sink RK; Hantash BM; Herron GS; Rahman Z et al. The effects of pulse energy variations on the dimensions of microscopic thermal treatment zones in nonablative fractional resurfacing. Lasers Surg Med. 2007;39(2):145-55.
201. Laubach HJ; Tannous Z; Anderson RR; Manstein D. Skin responses to fractional photothermolysis. Lasers Surg Med. 2006;38:142-9.

202. Tannous Z. Fractional resurfacing. Clin Dermatol. 2007;25:480-6.
203. Alster TS; Tanzi EL; Lazarus M. The use of fractional laser photothermolysis for the treatment of atrophic scars. Dermatol Surg. 2007;33(3):295-9.
204. Hasegawa T; Matsukura T; Mizuno Y; Suga Y; Ogawa H; Ikeda S. Clinical trial of a laser device called fractional photothermolysis system for acne scars. J Dermatol. 2006;33(9):623-7.
205. Glaich AS; Goldberg LH; Friedman RH; Friedman PM. Fractional photothermolysis for the treatment of postinflammatory erythema resulting from acne vulgaris. Dermatol Surg. 2007;33(7):842-6.
206. Glaich AS; Rahman Z; Goldberg LH; Friedman PM. Fractional resurfacing for the treatment of hypopigmented scars: a pilot study. Dermatol Surg. 2007;33(3):289-94; discussion 293-4.
207. Behroozan DS; Goldberg LH; Dai T; Geronemus RG; Friedman PM. Fractional photothermolysis for the treatment of surgical scars: a case report. J Cosmet Laser Ther. 2006;8(1):35-8.
208. Rokhsar CK; Fitzpatrick RE. The treatment of melasma with fractional photothermolysis: a pilot study. Dermatol Surg. 2005;31(12):1645-50.
209. Tannous ZS; Astner S. Utilizing fractional resurfacing in the treatment of therapy--resistant melasma. J Cosmet Laser Ther. 2005;7(1):39-43.
210. Naito SK. Fractional photothermolysis treatment for resistant melasma in Chinese females. J Cosmet Laser Ther. 2007;9(3):161-3.
211. Behroozan DS; Goldberg LH; Glaish AS; Dai T; Friedman PM. Fractional photothermolysis for treatment of poikiloderma of civatte. Dermatol Surg. 2006;32:298-301.
212. Glaich AS; Goldberg LH; Dai T; Friedman PM. Fractional photothermolysis for the treatment of telangiectatic matting: a case report. J Cosmet Laser Ther. 2007;9(2):101-3.
213. Fisher GH; Geronemus RG. Short-term side effects of fractional photothermolysis. Dermatol Surg. 2005;31(9 Pt 2):1245-9; discussion 1249.
214. Fisher GH; Kim KH; Bernstein LJ; Geronemus RG. Concurrent use of a handheld forced cold air device minimizes patient discomfort during fractional photothermolysis. Dermatol Surg. 2005;31(9 Pt 2):1242-3; discussion 1244.
215. Rahman Z; Alam M; Dover JS. Fractional Laser treatment for pigmentation and texture improvement. Skin Ther Lett. 2006;11(9):7-11.
216. Chapas AM; Brightman L; Sukal S; Hale e; Daniel d; Bernstein lj; Geronemus RG et al. Successful treatment of acneiform scarring with CO2 ablative fractional resurfacing. Lasers Surg Med. 2008;40(6):381-6.
217. Rostan E; Goldman MP; Fitzpatrick RE. Laser resurfacing with dual a dual mode; long-pulse Erbium:YAg laser compared to the 950μs pulsed CO2 laser. Am J Cosmet Surg. 2000;17(4):227-31.
218. Hantash BM; Bedi VP; Kapadia B; Rahman z; Jiang k; Tanner h et al. In vivo histological evaluation of a novel ablative fraciotnal resurfacing device. Laser Surg Med. 2007;39(2):96-107.
219. Parrish JA; Jaenicke KF. Action spectrum for phototherapy of psoriasis. J Invest Dermatol. 1981;76:359-62.
220. Van Weelden H; Baart De La Faille H; Young E; Van Der Leun JC. Comparison of narrow-band UV-B phototherapy and PUVA photochemotherapy in the treatment of psoriasis. Acta Derm Venereol. 1990;70:212-5.
221. Bonis B; Kemeny L; Dobozy A; Bor Z; Szabo G; Ignacz F. 308-nm UVB excimer laser for psoriasis [letter]. Lancet. 1997;350:1522.
222. Asawanonda P; Anderson RR; Chang Y; Taylor CR. 308-nm excimer laser for the treatment of psoriasis: a dose-response study. Arch Dermatol. 2000;136:619-24.
223. Feldman SR; Mellen BG; Housman TS; Fitzpatrick RE; Geronemus RG; Friedman PM et al. Efficacy of the 308-nm excimer laser for treatment of psoriasis: results of a multicenter study. J Am Acad Dermatol. 2002;46:900-6.
224. Mafong EA; Friedman PM; Kauvar AN; Bernstein LJ; Alexiades-Armenakas M; Geronemus RG. Treatment of inverse psoriasis with the 308 nm excimer laser. Dermatol Surg. 2002;28:530-2.
225. Trehan M; Taylor CR. High-dose 308-nm excimer laser for the treatment of psoriasis. J Am Acad Dermatol. 2002;46:732-7.
226. Spencer JM; Nosa R; Ajmeri J. Treatment of vitiligo with the 308-nm excimer laser: a pilot study. J Am Acad Dermatol. 2002; 46:727-31.
227. Sadick NS; Mulholland RS. A prospective clinical study to evaluate the efficacy and safety of cellulite treatment using the combination of optical and RF energies for subcutaneous tissue heating. J Cosmet Laser Ther. 2004;6:187-90.
228. Zelickson BD et al. Histological and ultrastructural evaluation of the effects of a radiofrequency-based nonablative dermal remodeling device: a pilot study. Arch Dermatol. 2004; 140:204-9.
229. Sadick NS; Makino Y. Selective electro-thermolysis in aesthetic medicine: a review. Lasers Surg Med. 2004;34(2):91-7.
230. Kulick MI. New approach to nonablative wrinkle treatment-combination of conducted RF and laser: case report. Yokneam; Israel: Syneron Medical Ltd.; 2004.
231. Zelickson B; Counters J; Kist D. Histological evaluation of the Thermage RF treatment. Lasers Surg Med. 2004; Suppl 6:3.
232. Lennox G. Shrinkage of collagen. Biochim Biophys Acta. 1949;3:170-87.
233. Hruza G; Taub AF; Collier SL; Mulholland SR. Skin rejuvenation and wrinkle reduction using a fractional radiofrequency system. J Drugs Dermatol. 2009;8:259-65.
234. Mulholland SR; Ahn DH; Kreindel M; Paul M. Fractional ablative radio frequency resurfacing in Asian and Caucasian skin: a novel method for deep radiofrequency fractional rejuvenation. JCDSA. 2012;2:144-50.
235. Lolis MS; Goldberg DJ. Radiofrequency in cosmetic dermatology: a review. Dermatol Surg. 2012;38(11):1765-76.
236. Peterson JD; Palm MD; Kiripolsky MG; Guiha IC; Goldman MP. Evaluation of the effect of fractional laser with radiofrequency and fractionated radiofrequency on the improvement of acne scars. Dermatol Surg. 2011;37(9):1260-7.
237. Alessa D; Bloom JD. Microneedling Options for skin rejuvenation; including non--temperature-controlled fractional microneedle radiofrequency treatments. Facial Plast Surg Clin North Am. 2020;28(1):1-7.
238. Lee HS; Lee DH; Won CH; Chang HW; Kwon HH; Kim KH et al. Fractional rejuvenation using a novel bipolar radiofrequency system in Asian skin. Dermatol Surg. 2011;37(11):1611-9.
239. Lee SJ; Yeo UC; Wee SH; Shim JH; Roh KY; Lim ES et al. Consensus recommendations on the use of a fractional radiofrequency microneedle and its applications in dermatologic laser surgery. Med Laser. 2014;3(1):5-10.
240. Alexiades M. Microneedle Radiofrequency. Facial Plast Surg Clin North Am. 2020;28(1):9-15.
241. Chae WS; Seong JY; Jung HN; Kong SH; Kim MH; Suh HS et al. Comparative study on efficacy and safety of 1550 nm Er:Glass fractional laser and fractional radiofrequency microneedle device for facial atrophic acne scar. J Cosmet Dermatol. 2015;14(2):100-6.
242. Lima E; Lima M. PCI Associated to multineedle radiofrequency for treatment of scars. In: Lima E; Lima M. Percutaneous Collagen Induction with Microneedling. Springer; 2020. p. 319-29.
243. Ruiz-Esparza J. Near Painless; nonablative; immediate skin contraction induced by low-fluence irradiation with new infrared device: a report of 25 patients. Dermatol Surg. 2006;32:610.
244. Dierickx CC; Altshuler GA; Erofeev A; Smirnov M; Childs J; Yaroslavsky I. Deep dermal optical/island damage as a novel approach to skin tightening. Lasers Surg Med. 2006;S18:80.
245. Haar GT; Coussios C. High-intensity focused ultrasound: physical principles and devices. Int J Hyperth. 2007;23:89-104.
246. Ascher B. Safety and efficacy of UltraShape Contour I treatments to improve the appearance of body contours: multiple treatments in shorter intervals. Aesthet Surg J. 2010;30(2):217-24.
247. Chang SL; Huang YL; Lee MC; Chang CH; Wu EH; Hu S et al. Combination therapy of focused ultrasound and radio-frequency for noninvasive body contouring in Asians with MRI photographic documentation. Lasers Med Sci. 2014;29(1):165-72.
248. Shek S; Yu C; Yeung CK; Kono T; Chan HH. The use of focused ultrasound for non--invasive body contouring in Asians. Lasers Surg Med. 2009;41(10):751-9.
249. Kim YS; Rhim H; Choi MJ; Lim HK; Choi D. High-intensity focused ultrasound therapy: an overview for radiologists. Korean J Radiol. 2008;9:291-302.
250. Fatemi A. High-intensity focused ultrasound effectively reduces adipose tissue. Semin Cutan Med Surg. 2009;28(4):257-62.
251. Fodor PB; Smoller BR; Stecco KA; Desilets CS. Bio-chemical changes in adipocytes and lipid metabolism secondary to the use of high-intensity focused ultrasound for noninvasive body sculpting [abstract]. In: American Society for Aesthetic Plastic Surgery Annual Meeting; 2006; Orlando; 2006.
252. Jewell ML; Solish NJ; Desilets CS. Noninvasive body sculpting technologies with an emphasis on high-intensity focused ultrasound. Aesth Plast Surg. 2011;35:901-12.
253. Shalom A; Wiser I; Brawer S; Azhari H. Safety and tolerability of a focused ultrasound device for treatment of adipose tissue in subjects undergoing abdominoplasty: a placebo-control pilot study. Dermatol Surg. 2013;39:744-51.
254. Har-Shai Y; Bodner SR; Egozy-Golan D; Lindenbaum ES; Ben-Izhak O; Mitz V et al. Mechanical properties and microstructure of the superficial musculoaponeurotic system. Mechanical properties and microstructure of the superficial musculoaponeurotic system. Plast Reconstr Surg. 1996;98(1):59-70; discussion 71-3.
255. White WM; Makin IR; Barthe PG; Slayton MH; Glilich R. Selective creation of thermal injury zones in the superficial musculoapo-neurotic system using intense ultrasound therapy: a new target for noninvasive facial rejuvenation. Arch Facial Plast Surg. 2007; 9:22-9.
256. Alster TS; Tanzi E. Improvement of neck and cheek laxity with a nonablative radiofrequency device: a lifting experience. Dermatol Surg. 2004;30:503-7; discussion 07.
257. Alam M; White LE; Martin N; Witherspoon J; Yoo S; West DP. Ultrasound tightening of facial and neck skin: a rater-blinded prospective cohort study. J Am Acad Dermatol. 2010;62:262-9.
258. Alster T; Tanzi E. Noninvasive lifting of arm; thigh; and knee skin with transcutaneous intense focused ultrasound. Dermatol Surg. 2012;38:754-9.
259. Suh DH; Shin MK; Lee SJ; Rho JH; Lee MH et al. Intense focused ultrasound tightening in Asian skin: clinical and pathologic results. Dermatol Surg. 2011;37(11):1595-602.
260. Rotman H. Cold panniculitis in children. Arch Dermatol. 1966;94:720-1.
261. Duncan WC; Freeman RG; Heaton CL. Cold panniculitis. Arch Dermatol. 1966; 94:722-4.
262. Manstein D; Laubach H; Watanabe K; Farinelli W; Zurakowaki; Anderson RR. Selective cryolysis: A novel method of non-invasive fat removal. Lasers Surg Med. 2008; 40:595-604.
263. Zelickson B; Egbert BM; Preciado J; Allison J; Springer K; Rhoades RW et al. Cryolipolysis for noninvasive fat cell destruction: initial results from a pig model. Dermatol Surg. 2009; 35:1-9.
264. Dierickx CC; Mazer JM; Sand M; Koenig S; Arigon V. Safety; tolerance; and patient satisfaction with noninvasive cryolipolysis. Dermatol Surg. 2013; 39(8):1209-16.
265. Dover J; Burns J; Coleman S; Fitzpatrick R; Garden J; Goldberg D et al. A prospective clinical study of noninvasive cryolypolysis for subcutaneous fat layer reduction—Interim report of available subject data [abstract]. In: 29th Annual Meeting of the American Society for Laser Medicine and Surgery; 2009. Maryland: National Harbor; 2009.
266. Nelson AA, Wasserman D, Avram MM. Cryolipolysis for reduction of excess adipose tissue. Semin Cutan Med Surg. 2009;28(4):244-9.
267. Coleman SR; Sachdeva K; Egbert BM; Preciado J; Allison J. Clinical efficacy of noninvasive cryolipolysis and its effects on peripheral nerves. Aesthet Plast Surg. 2009;33(4):482-8.
268. Klein K; Zelickson B; Riopelle JG; Okamoto E; Bachelor EP; Harry RS et al. Non--invasive cryolipolysis for subcutaneous fat reduction does not affect serum lipid levels or liver function tests. Lasers Surg Med. 2009;41(10):785-90.

Luis Antonio Ribeiro Torezan • Raquel Cavalcante

Terapia Fotodinâmica em Dermatologia

INTRODUÇÃO

A terapia fotodinâmica (TFD) é uma modalidade terapêutica que tem sido usada no tratamento de vários tumores malignos em diversas áreas da Medicina.

Na Dermatologia, a TFD é empregada no tratamento do câncer de pele não melanocítico (CPNM), doenças inflamatórias como psoríase, doença de Darier, sarcoidose, necrobiose lipoídica, acne e doenças infecciosas como infecções pelo HPV e leishmaniose cutânea. Nas décadas de 2000 a 2020, a TFD progrediu de um recurso terapêutico experimental para se tornar primeira opção no tratamento de lesões como queratoses actínicas (QA) e outras lesões superficiais extensas como carcinoma basocelular superficial (CBC) e doença de Bowen (DB).

Trata-se de um modelo que induz a citotoxicidade das células proliferativas através da combinação de um agente fotossensibilizante, uma fonte de luz e oxigênio. O tratamento é sempre feito em duas etapas: 1) administração da droga via tópica ou sistêmica, que se acumula no tumor; 2) iluminação do tumor ou área afetada com fonte de luz para promover a ativação fotodinâmica e, consequentemente, necrose tumoral. O agente fotossensibilizante, quando irradiado, transfere energia para o O_2 intracelular com a formação de radicais reativos como oxigênio *singlet* ($^1O_2$), radicais hidroxila, superóxido e peróxido de hidrogênio com efeito citotóxico.[1-5]

No início da década de 1990 as pesquisas da TFD em Dermatologia foram impulsionadas pelo desenvolvimento da droga de uso tópico ácido 5-delta aminolevulínico, por Kennedy e colaboradores.[6-7] No fim da mesma década, um derivado lipofílico – metil éster do 5-ALA – foi produzido e ambas as drogas regem a TFD com drogas de uso tópico no mundo. Hoje em dia, vemos um crescimento enorme da TFD e suas aplicações. Neste sentido, a compreensão dos princípios básicos assim como o conhecimento dos agentes, fontes de luz e mecanismo de ação tornam-se imperativos para a boa realização da técnica e obtenção dos melhores resultados.

HISTÓRICO

A TFD tem sua origem no início do século XX, em Munique, quando Oscar Raab, um estudante de Medicina orientado pelo Professor Herman Von Tappeiner, observou os efeitos decorrentes da fotossensibilização em paramécio.[11] O interesse do estudo era identificar o processo onde a droga quinina era eficaz contra a malária, enquanto outros agentes como a acridina (derivado do coaltar) eram tóxicos contra protozoários *in vitro*, porém não, *in vivo*. Raab, que conduzia o experimento, observou que o paramécio morria entre 60 e 100 minutos após acridina, na concentração de 1:20.000, ter sido adicionada ao meio. Em outro experimento, o paramécio sobrevivia por 800 a 1.000 minutos com a mesma concentração de acridina. A única diferença entre os dois estudos foi a ocorrência de uma grande tempestade, acarretando condições adversas de luminosidade ambiente e, assim, os pesquisadores passaram a indagar se a luz tinha influência nos resultados. A continuação dos estudos confirmou que a acridina e a luz aumentavam a toxicidade ao paramécio, enquanto acridina isolada, luz isolada ou acridina exposta à luz e, posteriormente adicionada ao meio, eram atóxicas.[11-15]

Em 1903, Von Tappeiner e Jesionek observaram o efeito da eosina 5% em 3 pacientes portadores de tumores cutâneos.[14] Neste estudo, uma solução contendo eosina 5% era aplicada nos tumores que, posteriormente, eram iluminados com luz solar e lâmpada fluorescente alternadamente, por várias semanas, tendo sido relatada excelente resposta. Em 1904, Von Tappeiner e Jodlbauer descreveram que a presença de O_2 era essencial para a reação de fotossensibilização.[15]

Em 1907, Von Tappeiner coletou todos os dados de todos os experimentos descritos e publicou-os em um livro, utilizando, pela primeira vez, o termo Terapia Fotodinâmica, que foi definido como "Processo de fotossensibilização dependente de oxigênio.[11]

Em 1913, Meyer-Betz foi o primeiro autor a demonstrar o efeito da fotossensibilização *in vivo* após autoinjeção endovenosa de 200 mg de hematoporfirina. Minutos após ter se exposto ao sol, o autor relatou dor e edema nas áreas expostas à radiação solar, tendo o quadro persistido por cerca de 2 meses.[16]

Auler e Banzer, em 1942, observaram os efeitos da hematoporfirina em tumores de animais e em humanos.[17] Estudando a captação da droga pelo tumor, os autores provaram, de maneira conclusiva, que a captação tinha maior especificidade e maior retenção pelas células tumorais em relação ao tecido vizinho normal. Nesse mesmo estudo, os tumores foram irradiados com lâmpada de quartzo e seus cortes histopatológicos evidenciaram intensa necrose e alterações císticas.[17]

Em 1960, foi sintetizado um composto purificado da hematoporfirina chamado HpD. Lipson e colaboradores demonstraram o acúmulo de HpD em tumores de esôfago, útero e brônquios. Inicialmente, essa técnica foi mais empregada para melhor localização e mapeamento desses tumores, havendo grande correlação entre local de biópsia e o acúmulo de fluorescência.[18]

Na década de 1970, Dougherty e colaboradores apresentaram casuística de 25 pacientes submetidos à TFD com HpD. Observaram resposta completa e/ou parcial em 111 dos 113 tumores tratados, incluindo câncer de mama, colo, próstata, micose fungoide, CBC, carcinoma espinocelular (CEC), melanoma, condrossarcoma e angiossarcoma. Nesse estudo, HpD era injetado, por via endovenosa, em doses variáveis entre 2,5 e 5 mg/kg e os tumores eram, posteriormente, irradiados com lâmpada de xenônio acoplada a filtro de 600 nm.[19] Nas décadas de 1970 e 1980 outros estudos foram realizados com a utilização de um derivado purificado do HpD conhecido como Porfimer sódico, para tratamento de tumores de bexiga, pulmão, esôfago, estômago, pele e aparelho ginecológico.[4,5,19,21] No início da década de 1990, no Canadá, o Porfimer sódico foi a primeira droga aprovada para uso terapêutico.[4]

A fotossensibilidade prolongada com o uso de drogas sistêmicas, os altos índices de cura obtidos com outros métodos mais práticos e a relativa escassez de publicações mostrando longo seguimento de pacientes com neoplasias cutâneas submetidos a TFD diminuíram o interesse deste método na Dermatologia. Neste sentido, novas drogas, chamadas de segunda geração, foram desenvolvidas e contribuíram para os recentes avanços da TFD na Dermatologia.

Em 1990, Kennedy e colaboradores revolucionaram a TFD através do uso de uma substância tópica: o ácido 5-delta aminolevulínico (5-ALA). Trata-se de um precursor porfirínico (protoporfirina IX ou PpIX) que é sintetizada no interior das células através da biossíntese do grupo Heme.[6] A PpIX é considerada potente agente fotossensibilizante e facilmente fotoinativado, ou seja, a droga é degradada quando exposta à fonte de luz específica.[6-7] No fim da década de 1990, uma nova droga derivada do 5-ALA foi sintetizada: o metilaminolevulinato. Trata-se de um composto esterificado do 5-ALA, que por ter propriedade lipofílica, apresenta a vantagem de maior penetração e especificidade no tecido tumoral. O mecanismo de ação parece ser o mesmo para ambas as drogas.

Com isso, o risco de fototoxicidade prolongada deixa de ser fator de preocupação no pós-operatório, uma vez que a concentração de PpIX diminui com sua fotoinativação. Assim a TFD com droga tópica é capaz de induzir fotossensibilidade localizada e seletiva na área cutânea a ser tratada como em CBC superficiais, CEC superficiais *(in situ)* e QAs.[6,7]

■ AGENTES FOTOSSENSIBILIZANTES

Agentes sistêmicos

Os agentes fotossensibilizantes com estrutura química tetrapirrólica são preferencialmente administrados por via endovenosa, pois não penetram na pele. Esse grupo de agentes pode ser dividido em derivados de primeira e segunda gerações. Os agentes de primeira geração derivam da hematoporfirina natural, enquanto os de segunda são compostos sintéticos purificados de uso clínico e laboratorial investigacionais.[4,5,20]

Porfirinas

A hematoporfirina (HpD) foi a primeira droga isolada a partir da hemoglobina em sangue seco com o uso de ácido sulfúrico. A purificação e solubilização da droga são os processos químicos que levam à sua preparação e que consiste de vários componentes, sendo 50% hematoporfirinas oligoméricas e protoporfirinas. Um outro agente purificado da HpD é o porfimer sódico (Photofrin®) que é um composto liofilizado e concentrado de derivados de porfirinas oligo e monoméricas, com pequena fração de compostos sem propriedade fotoativa.[4,5,20,22] O espectro de absorção do porfimer sódico é similar ao da PpIX, ou seja, na banda de soret e outros picos no comprimento de onda vermelho (625 a 633 nm). A droga é administrada por via endovenosa, em geral, na dose de 1 a 2 mg/kg sendo retida por tecidos normais além do tumor. Cerca de 24 a72 horas após sua administração, o porfimer acumula-se preferencialmente no tecido tumoral, podendo, então, ser iniciada a TFD, com fonte de luz em 630 nm (luz vermelha).[4,5,19] A grande desvantagem do porfirmer é a fotossensibilidade prolongada, constituindo uma das maiores razões pelas quais essa droga é pouco utilizada na Dermatologia. As reações de fotossensibilidade podem ocorrem por um período de 4 até 8 semanas após o tratamento ter ocorrido.[4,5,22]

Assim, altos riscos de fotossensibilidade prolongada associado ao longo intervalo de tempo entre a administração da droga e a execução da TFD, custo elevado e pouca penetração da luz no pico de absorção de 630 nm tornam o uso do porfimer sódico limitado.

Derivados de segunda geração

Modificações químicas do anel tetrapirrólico as porfirinas caracterizam as diversas drogas de segunda geração. São compostos puros e estáveis, com alto coeficiente de absorção e campos quânticos, assim como picos de absorção entre 660 e 850 nm (fim da luz vermelha e início da luz infravermelha). Nessa faixa de comprimento de onda, a penetração da luz no tecido é maior e pode chegar a 20 mm, enquanto em 630 nm, fica entre 5 e 10 mm. Além disso, o uso de agentes fotossensibilizantes no infravermelho permite o tratamento de tumores com grande quantidade de pigmento, como metástases de melanoma, que não respondem à TFD com agentes fotossensibilizantes que absorvem luz visível.[22] Comprimentos de onda maiores que 850 nm não são usados, em geral, pois não geram energia suficiente para induzir uma reação fotoquímica.

A meia-vida destes compostos é mais curta e o seu acúmulo no tecido é seletivo e mais rápido (1 a 6 horas após a injeção). Isso possibilita que o tratamento seja feito no mesmo dia da administração da droga. Também como vantagem, a depuração da droga é mais rápida, evitando eventuais riscos de queimadura por exposição solar acidental. A toxicidade das drogas na ausência da luz é mínima ou quase ausente.[5,22]

Muitos agentes dessa categoria pertencem a dois grupos: as cianinas e as clorinas.

O derivado da benzoporfirina (BPD-MA), também conhecido como Verteporfin é uma porfirina semissintética derivada da protoporfirina. Apresenta baixa hidrossolubilidade e é formulada em lipossomos ou emulsões.[4,5] Possui pico de absorção em 690 nm. Os riscos de fotossensibilidade são menores e podem persistir por até 7 dias.[4,5,22]

O tetrasodium-meso-tetrafenil porfinesulfonato (TPPS) é um derivado porfirínico hidrofílico que possui eficácia 25 a 30 vezes superior ao porfirmer sódico como agente fotossensibilizante.[22]

Ftalocianinas e naftalocianinas são membros do grupo das cianinas com picos de absorção de 675 nm e 760 nm respectivamente e que tem elevado eficiência na geração de oxigênio *singlet*.[22,23]

A mono-L-aspartil-clorina e6 (NPe6) e a clorina e6 são compostos hidrofílicos com propriedades fotobiológicas semelhantes. A NPe6 possui pico de absorção em 664 nm. Embora recente, tem sido empregada em tumores cutâneos, mamários e do trato genitourinário.[22,23]

A metatetra-hidroxifenilclorina (m-THPC) é um composto hidrofóbico, com pico de absorção em 652 nm, sendo usado em Dermatologia para propostas investigacionais e como tratamento paliativo em tumores de cabeça e pescoço.[23]

A tin-etil-etiopurpurina (SnET2) é uma molécula similar à clorofila e possui pico de absorção em 664 nm. A droga é de administração endovenosa e 15% dos pacientes apresentam fotossensibilidade leve por até 30 dias.[23] O seu uso ainda é investigacional em Dermatologia.

As bacterioclorinas apresentam boa absorção na faixa de 780 nm, com elevado coeficiente de extinção e que pode ser muito aproveitada em tumores pigmentados.[22,23]

Os porficenos são considerados isômeros sintéticos das porfirinas, sendo um eficiente gerador de oxigênio *singlet*. Possui um campo de fluorescência amplo e capacidade de absorção 10 vezes maior que HpD em 630 nm.

As texafirinas são análogos hidrossolúveis das porfirinas e podem ser ligadas a cátions metálicos, com formação de complexos fotoativos *in vivo*, seletivos e com alta eficiência na formação de oxigênio *singlet* (Lu-tex). O pico de absorção é de 732 nm e possui baixa fototoxicidade residual. Parece apresentar resultados animadores em metástases de melanoma em animais de laboratório.[23]

Agentes tópicos

5-ALA e MAL

As moléculas de ALA e MAL não são agentes fotossensibilizantes propriamente ditos, porém, são precursores metabólicos de porfirinas fotoativas (PpIX), através da biossíntese do Heme intracelular.[6,8-10]

ALA é um agente hidrofílico sendo captado pelas células, principalmente, através de transporte ativo, como Na+/Cl- dependente de beta aminoácidos como glicina e ácido gama aminobutírico (GABA) carregadores.[22] Esses sistemas são requerem energia, dependem de pH e temperatura, são lentos e saturáveis e estão um pouco mais acelerados em células tumorais. MAL é uma molécula lipofílica sendo captada por mecanismos de transporte ativos principalmente dependentes de aminoácidos não polares como alanina, metionina, triptofano e glicina. Porém, o MAL também é captado por mecanismos passivos de difusão transmembrana.[22,23] Esse mecanismo não requer energia e não é saturável, sendo eficaz em células normais, porém, mais ainda em células neoplásicas. Essa pluralidade de fatores talvez explique a maior penetração do MAL em relação ao ALA, sobretudo em células malignas.

O ALA é o primeiro intermediário na via de biossíntese do grupo Heme, sendo sintetizado a partir da glicina e succinil - Coa, no interior da mitocôndria. Essa reação é catalisada pela enzima ALA-sintetase. Já no citoplasma da célula, 2 moléculas de ALA formam o porfobilinogênio (PBG) e 4 moléculas de PBG formam o uroporfirinogênio III. Este último é convertido em coproporfirinogênio III e, novamente no interior da mitocôndria, em protoporfirinogênio IX, que é convertido em PpIX, pela ação da protoporfirinogênio oxidase.[23-25]

A PpIX é o intermediário porfirínico com atividade fotodinâmica e, quando ativado por luz azul, emite fluorescência vermelha intensa. Em contraste, o grupo Heme não fluoresce quando exposto à luz e não possui atividade fotodinâmica.[6-9,23] Enquanto anormalidades metabólicas na via da biossíntese do grupo Heme originam um grupo de doenças denominadas Porfirias, o acúmulo proposital induzido por ALA ou MAL exógenos é utilizado com finalidade terapêutica na TFD.

A síntese normal de ALA, no interior da célula, é controlada pela enzima ALA sintetase que, por sua vez, é inibida pelo acúmulo de Heme (*feedback* negativo). Se um excesso de ALA exógeno for aplicado topicamente, ocorrerá rápida passagem através da epiderme anormal e posterior conversão à PpIX no interior da mitocôndria. Uma vez que a conversão da PpIX para Heme é uma reação lenta, as células tendem a acumular grande concentração de PpIX. Embora qualquer célula nucleada seja capaz de sintetizar Heme, algumas o fazem de maneira acelerada e diferentes mecanismos de controle de *feedback* podem agir nessas células. O acúmulo excessivo de PpIX no interior da mitocôndria induz à sua difusão para o retículo endoplasmático e membrana celular, ambos alvos finais do dano celular induzido pela TFD.

Quando MAL é aplicado topicamente, a molécula é rapidamente demetilada a ALA e sofre o mesmo processo de metabolização, conforme exposto anteriormente.[22]

A PpIX possui vários picos de absorção da luz. O principal é na banda de Soret em 405 nm, correspondente à luz azul. Outros picos menores também têm importância e são chamados de *Q bands* ou bandas Q. São picos que ocorrem em 510, 545, 580, 630, 670 e 700 nm. (Figura 156.1). Embora os picos das bandas Q sejam 10 a 40 vezes menores que o pico em 405 nm, muitos estudos em TFD são conduzidos usando fonte de luz no espectro da luz vermelha entre 620 e 635 nm. A principal razão reside no fato de que a luz vermelha proporciona maior penetração no tecido, otimizando a TFD para lesões mais profundas. Porém, fontes de luz azul e verde também são empregadas em TFD para lesões mais superficiais e com resultados semelhantes.[22-28]

ALA pode ser administrado tópica ou sistemicamente, mostrando acúmulo de PpIX em células tumorais de CBC em quaisquer das vias. Estudos em animais e humanos mostraram que a PpIX é eliminada do organismo 24 horas após a administração de ALA exógeno, seja por vias tópica, oral ou endovenosa.[23] Assim, riscos de fotossensibilidade prolongada são considerados ausentes ou desprezíveis com o uso de ALA ou MAL.

Durante a exposição do tumor fotossensibilizado a uma fonte de luz adequada, a PpIX é rapidamente fotoinativada, permitindo, assim, alta dose total de energia sem os riscos de reações fototóxicas relevantes para o tecido perilesional.[6,7,23,28]

Alguns fatores interferem com a penetração do ALA na pele: concentração, tipo de veículo utilizado na sua preparação, tempo de aplicação e uso de agentes coadjuvantes que favorecem o acúmulo de PpIX nas células tumorais.[23] Nos estudos clínicos, as concentrações de ALA variam de 5% a 20%.[22,23,27,29] Os melhores resultados terapêuticos foram obtidos com concentrações entre 10% e 20%.[22-30] Existe divergência nos diversos protocolos sobre qual o melhor veículo a ser usado no preparo do ALA. Formulações como emulsão óleo/água, água/óleo, propilenoglicol e loção nanocoloide foram previamente testadas.[31] Hoje, utilizam-se ALA 20% em emulsão água/óleo e solução hidroalcoólica (disponível comercialmente em forma de bastão, sendo o pó do ALA separado da solução, para uso tópico).[28] Já o MAL somente está disponível em forma de creme contendo óleo de archis, glicerila e água na concentração de 16% disponível comercialmente em forma de tubo contendo 2 g, pronto para uso tópico).[8-10,32]

Quanto ao fator tempo de aplicação sobre a lesão, também existe grande variação de 3 a 20 horas.[2,3,6,7,26,33] Hoje, os protocolos aprovados para o uso de ALA tópico no tratamento de QAs são de aplicação prolongada entre 14 e 18 horas.[28,32] No caso do MAL, o tempo de aplicação é de 3 horas sob oclusão.[32]

O uso de agentes coadjuvantes em formulações com ALA pode aumentar, direta ou indiretamente, a formação de PpIX na célula tumoral. A adição de agentes que inibam a ação da enzima ferroquelatase ou aumentem a penetração do ALA no tecido, como ocorre com a desferroxamina, o ácido dietilaminotetracético (EDTA) e dimetilssulfóxido (DMSO) constituem exemplos de aditivos que potencializam a TFD.[27] Outras técnicas também podem aumentar a concentração de PpIX por aumentar a absorção de ALA, como é o caso da iontoforese.[34]

A capacidade de penetração do ALA no CBC foi estudada por Szeimeis e colaboradores, em 1993, através da microscopia de fluorescência.[35] Após 4 horas de aplicação do ALA 20% em creme sob

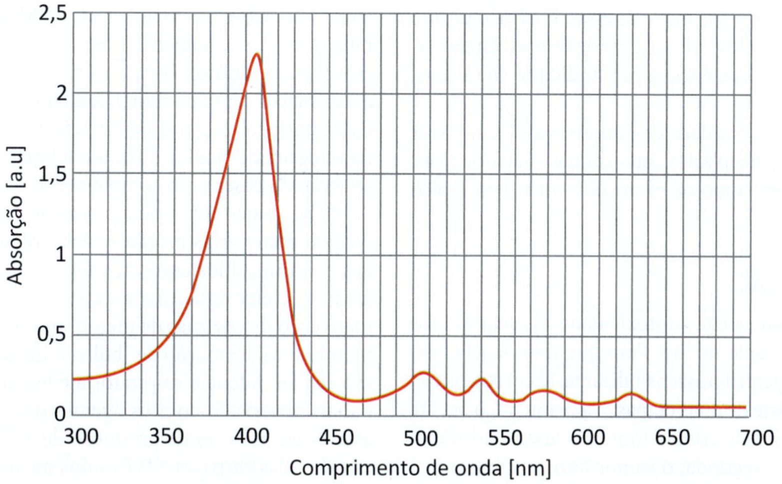

■ **Figura 156.1** Espectro de absorção da protoporfirina IX.

oclusão, foi observada apenas fluorescência leve nas glândulas sebáceas e porções superiores dos folículos pilosos. Após 12 horas, foi detectada fluorescência intensa na epiderme lesada e área perilesional, folículos pilosos, ductos sudoríparos e glândulas sebáceas, além de fluorescência homogênea nos CBCs superficiais e nodulares. Nos CBCs esclerodermiformes, a fluorescência foi heterogênea e leve, mesmo nas partes mais superficiais do tumor. Esses achados comprovam os melhores resultados da TFD nos CBCs superficiais e nodulares de padrão sólido, pois no padrão esclerodermiforme, o estroma fibroso dificulta a penetração do produto e, consequentemente, a formação de PpIX.[23,35] Cabe ressaltar que esse estudo foi conduzido com ALA 20% em creme e não com a formulação que atualmente existe no mercado (Levulan Kerastick®, Dusa Pharmaceuticals, Inc., USA).

Com relação ao MAL, trata-se, como já exposto, de uma droga lipofílica que foi sintetizada no fim da década de 1990 com o intuito de promover maior penetração no tecido e aumentar a concentração de PpIX nos tumores. Fritsch e colaboradores, em 1998, compararam o acúmulo de porfirinas em QAs e pele normal com ALA e MAL. Em ambos os grupos houve maior concentração de PpIX nas QAs em relação à pele normal adjacente. Porém, MAL foi mais seletivo para a pele lesada em relação ao ALA. Esse dado foi comprovado pela razão de fluorescência entre QA e pele normal (8,7 para MAL e 5,1 para ALA). A seletividade do MAL também se faz evidente em razões ainda maiores quando se compara a fluorescência nos CBCs e na pele normal tratada com MAL.[36] Em 2006, Angell-Petersen e colaboradores estudaram a formação de porfirinas em QAs e CBCs tratadas com MAL em diferentes regimes de aplicação: as concentrações de MAL testadas foram de 1%, 8% e 16% e o período de aplicação variou de 3 a 28 horas). Nesse estudo, foi observado que a seletividade do MAL (relação tumor/pele normal) era alta nas primeiras horas (10 vezes superior) e decaía com o tempo. Além disso, para as lesões nodulares, a melhor concentração de MAL foi de 16% e a profundidade de fluorescência atingida foi de 2,1 mm após 3 horas de aplicação. Em tempos de aplicação superiores, observou-se um aumento da intensidade de fluorescência nas camadas mais superficiais das lesões, além de menor seletividade.[10] De acordo com os dados de fluorescência, PpIX aumentou durante as 13 primeiras horas de aplicação nas QAs e CBCs superficiais. Outros autores já haviam demonstrado aumento de fluorescência após 6 horas de aplicação para QAs e 4 horas para CBCs, sugerindo que a TFD com MAL em maior tempo de aplicação poderia ser de maior valor terapêutico.[36,37] Porém, em um estudo multicêntrico para a avaliação da dose e tempo de aplicação do MAL entre 1 e 18 horas em CBCs, nenhuma diferença foi observada na resposta clínica dos grupos submetidos a 3 horas ou mais de aplicação do MAL. Este dado sugere que a concentração de PpIX, após 3 horas de aplicação, é suficiente para induzir TFD.

Com relação às concentrações, observou-se que MAL 8% após 18 horas de aplicação e MAL 16% após 3 horas induziram uma adequada intensidade de fluorescência em lesões mais espessas. Porém, o último regime apresentou a maior profundidade relativa de fluorescência (razão entre a profundidade de fluorescência e profundidade do tumor), que foi de 98%.[38]

Em decorrência da grande quantidade de estudos envolvendo ALA e MAL no tratamento de QAs e neoplasias cutâneas não melanocíticas, abordaremos os estudos, assim como os protocolos em outro tópico deste capítulo.

■ MECANISMO DE AÇÃO

O conceito da TFD é a indução da citotoxicidade das células proliferativas por meio de uma fonte de luz. Para que isso ocorra, são necessários 3 componentes: agente fotossensibilizante, luz e oxigênio.[4,5]

A técnica, em geral, consiste de duas etapas. Na primeira, o agente fotossensibilizante acumula-se nas células tumorais após a administração tópica ou sistêmica. Na segunda, o tumor fotossensibilizado é exposto à luz de comprimento de onda que coincida com o espectro de absorção do agente fotossensibilizante.[4,5,22,23,28,33]

Durante a TFD, o agente fotossensibilizante ligado ao tumor é ativado na presença de luz. Essa ativação leva-o do estado de repouso ao estado de ativação chamado *singlet*, de meia-vida curta. Nessa etapa, as moléculas podem retornar ao estado de repouso, emitindo energia em forma de fluorescência por meio da liberação de fótons ou progredir na cadeia de reações químicas, até atingir o estado *triplet* de meia-vida mais longa. As moléculas no estado *triplet* podem sofrer dois tipos de reação. Na reação tipo I, as moléculas reagem diretamente com substratos biológicos para formar radicais livres, como os radicais superóxido, hidroxila e peróxido. Já na reação tipo II, as moléculas transferem sua energia diretamente ao oxigênio intracelular, formando o oxigênio *singlet* ($^1O_2$), altamente reativo, de meia-vida curta e responsável pela morte celular.[4,5] A reação tipo II predomina na TFD, enquanto a reação tipo I, no tratamento que envolve 8 – MOP e ultravioleta A (PUVA).

Ambas as reações podem ocorrer simultaneamente e a razão entre elas é influenciada pelas características do agente fotossensibilizante, dos substratos intracelulares e da concentração de oxigênio no meio. Porém, a presença de $^1O_2$ parece ser o principal fator para ocorrer a citotoxicidade. Em condições de anoxia, o efeito fotodinâmico é praticamente ausente.[39] Nas condições de anóxia tecidual ou concentração de oxigênio inferior a 2%, as células tumorais tornam-se resistentes ao efeito citotóxico induzido pela TFD.[39-41]

Utilizando-se agentes fotossensibilizantes sistêmicos, como o porfimer sódico, o efeito direto induzido pelo $^1O_2$ ocorre, porém parece ter importância secundária. Estudos histopatológicos evidenciaram hemorragia no interior do tumor em modelos experimentais e em pacientes submetidos à TFD com fotossensibilizantes sistêmicos. A necrose tumoral foi secundária à destruição da microvascularização do tumor, havendo menor participação do efeito direto induzido pelo $^1O_2$. Esses agentes sistêmicos agem, preferencialmente, nos vasos sanguíneos neoformados dos tumores. O dano ao endotélio acarreta quebra da função de barreira da parede do vaso, perda da junção entre as células endoteliais, exposição da membrana basal vascular com consequente ativação plaquetária e de polimorfonucleares neutrófilos. Essa sucessão de eventos leva à vasoconstricção das arteríolas e formação de trombos venosos e, subsequentemente, hipóxia e necrose tecidual. Assim, a necrose isquêmica parece o principal mecanismo de destruição do tumor submetido à TFD com agentes sistêmicos, enquanto, com agentes tópicos (ALA e MAL), a citotoxicidade é decorrente da ação do $^1O_2$.[6,22,23,40,42] No caso das drogas de uso tópico, a seletividade pode ser favorecida pela maior permeabilidade anormal do *stratum corneum*, suprajacente ao tumor. A remoção desse tecido através de agentes queratolíticos, curetagem e microdermoabrasão podem aumentar a penetração das drogas tópicas nessas áreas afetadas.[28,32]

Em consequência da ação do $^1O_2$, a célula tumoral passa a apresentar falhas na integridade da membrana, o que acarreta alterações na permeabilidade e função de transporte entre os meios intra e extracelulares. Alterações nas membranas do núcleo, mitocôndria, lisossomos e retículo endoplasmático também ocorrem.[22,23,40] Estudos utilizando microscopia de fluorescência sugerem que a fototoxicidade mitocondrial é a principal causa da morte celular induzida pela TFD.[22,40] A despeito da exata localização do efeito citotóxico, a consequência é a perda da integridade celular, havendo a liberação de fatores inflamatórios e ativação da cascata do complemento.[23]

Sabe-se que $^1O_2$ e outras espécies reativas derivadas do oxigênio reagem com várias biomoléculas: colesterol, triacilglicerol, fosfolípides e aminoácidos como triptofano, histidina, metionina e bases do ácido nucléico (guanina e guanosina). Os efeitos da TFD induzem inativação de enzimas de membrana, aumento da permeabilidade das membranas, formação de "bolhas" intracelulares, interrupção da divisão celular, falência respiratória e lise celular. A indução da apoptose é mais observada com os agentes que se localizam na mitocôndria, através da inibição da produção de ATP, liberação do citocromo C e ativação das caspases.[22,43] Estudos mostram que 5-ALA, HpD e verteporfirin sensibilizam monócitos CD 14+, células dendríticas CD 83+, células de Langerhans, linfócitos CD 25+ e aumentam a produção de

IL-6. Histamina, prostaglandinas, fator de ativação plaquetário são ativados por mastócitos e, TNF, por macrófagos, durante a ativação fotodinâmica.[22,44]

Durante a TFD, a seletividade do tratamento depende da área exposta à luz e do acúmulo preferencial do agente fotossensibilizante nas células tumorais em relação ao tecido normal. Embora esse acúmulo preferencial seja pouco compreendido, alguns fatores são apontados como responsáveis.[5,23,32] A permeabilidade da membrana das células tumorais está alterada. Esse fato pode ser comprovado pela rápida passagem de corantes, como azul de Evans e vermelho do Congo, do interior dos capilares para o estroma do tumor.[4,5] As fibras colágenas que integram o tumor são imaturas e semelhantes às observadas em tecido embrionário e processo de cicatrização recente. Essas fibras imaturas apresentam grande capacidade de ligação às porfirinas, constituindo um local para retenção e acúmulo do agente fotossensibilizante.[4] Outros fatores também colaboram para a maior captação e retenção da droga no interior das células tumorais como: rede linfática pouco desenvolvida, ligação das porfirinas a receptores de superfície de lipoproteínas de baixa de densidade das células tumorais, presença de macrófagos e menor pH intracelular.[4,5]

Dessa forma, o efeito da TFD depende das características do agente fotossensibilizante, da via de administração (tópica ou sistêmica) e do tipo de tumor ou doença que é tratada.

FONTES DE LUZ

Embora os aparelhos de *laser* tenham sido as fontes de luz mais comumente usadas na TFD, qualquer aparelho capaz de gerar energia luminosa suficiente para induzir uma efetiva fotossensibilização e ativação fotodinâmica pode ser utilizado.

A TFD em procedimentos dermatológicos é altamente favorecida pois o acesso à lesão é muito fácil se comparada a lesões de órgãos internos. Uma fonte de luz com espectro de emissão que corresponda com o espectro de absorção do agente fotossensibilizante é condição necessária para se determinar a eficácia do procedimento.

Três diferentes grupos de fontes de luz podem ser caracterizadas para a TFD: lâmpadas de amplo espectro, lâmpadas de diodo e *lasers*. A ação destes aparelhos depende fundamentalmente do espectro de emissão, da irradiância, da distribuição espacial da luz e da potência do aparelho.[4,5,22,23]

A emissão das lâmpadas de amplo espectro de alta pressão ou fluorescentes abrangem quase toda a luz visível e início do infravermelho, poupando, quase totalmente, a radiação U-V. Lâmpadas halógenas metálicas são amplamente usadas, pois são mais baratas e têm alta irradiância, que mantêm a exposição da luz constante e promovem uma TFD não muito longa. Podem ser usadas como fonte de projetores de *slides* (luz branca) ou equipadas com filtros ópticos que promovem a seleção da banda de luz que se deseja. Com a utilização de filtros, pode-se selecionar luz azul, vermelha, infravermelha, ou até uma combinação delas.[27] A lâmpada fluorescente mais usada opera na faixa da luz azul em 407 nm (banda de Soret), sendo suficiente para promover ativação fotodinâmica do 5-ALA (Blu-U®, Dusa Phramaceuticals, USA).[45-47]

Os LEDs (do inglês, *light emitting diodes*) são aparelhos compostos por semicondutores sólidos ligados entre si e que geram luz. Fornecem uma fonte de luz confiável e de alta potência em faixas estreitas de bandas de luz (entre 20 e 50 nm) e podem ser distribuídas em painéis para promover a iluminação de uma superfície ampla e homogênea (Figura 156.2). Este último item é muito importante pois uma distribuição irregular da luz pode deixar de tratar partes de um tumor superficial mais extenso. São de fácil uso e de meia-vida longa.[22]

As irradiâncias usadas em TFD variam de 50 a 150 mW/cm². Em irradiâncias muito baixas o tempo de exposição à fonte de luz pode ser muito longo, enquanto em irradiâncias muito altas, pode ocorrer efeito térmico aditivo na TFD. Embora ainda controverso, alguns estudos mostram que a hipertermia associada à TFD tem efeito sinérgico na destruição da vascularização tumoral.[48,49] Com relação à fluência, ou seja, a dose total de luz utilizada durante a sessão de TFD, os tumores

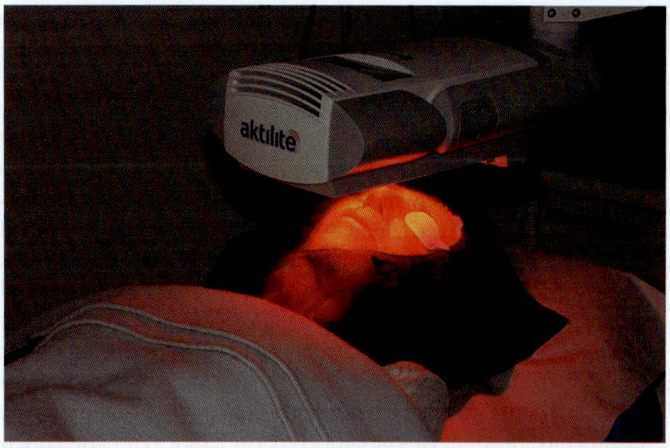

Figura 156.2 LED vermelho iluminando a superfície da pele da face durante a TFD.

malignos, em geral, necessitam de fluências maiores. Durante a irradiação do tumor ocorre um processo conhecido como fotoinativação da droga fotossensibilizante (do inglês, *photobleaching*), ou seja, à medida em que o tumor é destruído pela ativação fotodinâmica ocorre, paralelamente, inativação do agente pela absorção da luz.[4,5] Muitas vezes, em doses baixas do agente, um tempo excessivamente longo de exposição à luz pode ser necessário.

Ao contrário das lâmpadas, os *lasers* fornecem luz em comprimento de onda específico que pode ser bem compatível com o principal espectro de absorção do agente fotossensibilizante, além de um feixe de luz bastante homogêneo. Porém, são aparelhos muito caros, não são portáteis, exigem muita assistência técnica e iluminam apenas pequenas áreas da pele (o *handpiece* do aparelho é pequeno). Os *lasers* são necessários para a realização da TFD em órgãos internos, ou na investigação dos agentes de segunda geração (pois têm picos específicos no infravermelho). Na Dermatologia, os *lasers* não oferecem vantagens em relação às lâmpadas de amplo espectro ou LEDs.[4,5,23]

As doses de luz estão intimamente relacionadas ao espectro de emissão da fonte e com o pico de absorção do agente. Após a utilização do MAL como agente, preconiza-se o uso de LED de 635 nm (luz vermelha) na dose de 37 J/cm² (Aktilite®, Photocure, Norway) (ver Figura 156.1). Com relação ao uso do ALA disponível no comércio (Levulan Kerastisck®, Dusa Pharmaceuticals, USA), preconiza-se a lâmpada fluorescente azul de 417 nm (Blu-U®, Dusa Pharmaceuticals, USA) (ver Figura 156.1).

Quando se avaliam as diversas publicações de TFD com *lasers* ou fontes de luz não coerentes (LEDs e lâmpadas halógenas), deve ser ressaltado que as fluências só podem ser comparadas quando consideradas as respectivas irradiâncias dos aparelhos. Por exemplo, lâmpadas halógenas de amplo espectro emitem fótons em comprimentos de onda muito curtos ou muito longos que não são necessários para a ativação do agente fotossensibilizante, resultando fótons desprezados e acarretando superestimação da fluência efetiva quando comparados aos *lasers*.[4,5,23]

APLICAÇÕES CLÍNICAS EM DERMATOLOGIA

5-ALA e MAL

Em decorrência do grande interesse e popularização da TFD com as drogas tópicas disponíveis atualmente, selecionamos este tópico para descrever as principais indicações da TFD na oncologia cutânea.

Metilaminolevulinato (Metvix®, Galderma, France) é aprovado nos países da Comunidade Europeia, América Latina, Austrália e Nova Zelândia e 5-ALA (Levulan Kerastisck®, Dusa Pharmaceuticals, USA) nos Estados Unidos e Canadá como precursores fotossensibilizantes tópicos para TFD. Há muita evidência do acúmulo preferencial de ALA e MAL pelas células neoplásicas, assim como sua conversão à PpIX. Após a aplicação desses agentes precursores, um tempo suficiente deve ocorrer para que haja penetração e conversão em porfirinas ativas. No protocolo do MAL, a droga deve ser aplicada por 3 horas e sob oclusão. No caso do uso do ALA, o protocolo inicial é de 14 a 18 horas.[28,32]

A escolha correta da fonte de luz é de extrema importância. Embora a luz azul possibilite ativação fotodinâmica e penetração suficiente para o tratamento das QAs superficiais, a luz vermelha oferece maior penetração no tecido, sendo mais efetiva nas lesões mais espessas como os CBCs. O protocolo de tratamento com 5-ALA é feito com fonte de luz azul fluorescente de 417 nm na dose total de 10 J/cm^2 (Blu-U, Dusa Pharmaceuticals, USA), enquanto com MAL, a fonte de luz é um LED de 635 nm na dose total de 37 J/cm^2.[28,32]

Os estudos publicados de TFD para tratamento das QAs, envolvem ALA e MAL. Todas as evidências mostram que a TFD é altamente eficaz (Figura 156.3). A resposta completa das lesões com MAL, após 3 meses de seguimento, mostram 90% de cura e cerca de 89% a 91% para ALA, no mesmo período de seguimento.[8,9,45,46,50,51] Em recente publicação, Tarstedt e colaboradores observaram que apenas uma sessão de MAL-TFD, repetida 3 meses após se necessário, era igualmente eficaz e com índice de cura de 92%, semelhante ao protocolo inicial.[51] Assim, para o tratamento das QAs com MAL, preconiza-se apenas uma sessão e, se necessário, nova sessão após 3 meses, nos casos de resposta parcial. Cabe ressaltar que sempre se faz o preparo das lesões antes da aplicação do MAL, ou seja, uma leve curetagem das lesões com o intuito de remover as camadas mais superficiais de queratina. Touma e colaboradores mostraram eficácia entre 87% e 96% no tratamento de QAs submetidas à TFD com 5-ALA em período de incubação curto de até 3 horas.[46] Cabe ressaltar que, sempre que se utiliza uma droga precursora com MAL ou ALA, deve obrigatoriamente haver um tempo necessário para ocorrer penetração e conversão às porfirinas ativas. Assim, como nota, peço muito cuidado na avaliação das publicações que utilizam tais drogas em regimes muito curtos de incubação como 15 a 60 minutos.

Os estudos que comparam TFD com criocirurgia e 5-fluoracil mostram eficácia no mínimo igual ou superior com a TFD. Porém, o resultado cosmético final obtido com a TFD sempre foi superior em todas as publicações. Os estudos mostram excelente resultados cosméticos entre 91% e 98% dos pacientes tratados.[28,32,53,54]

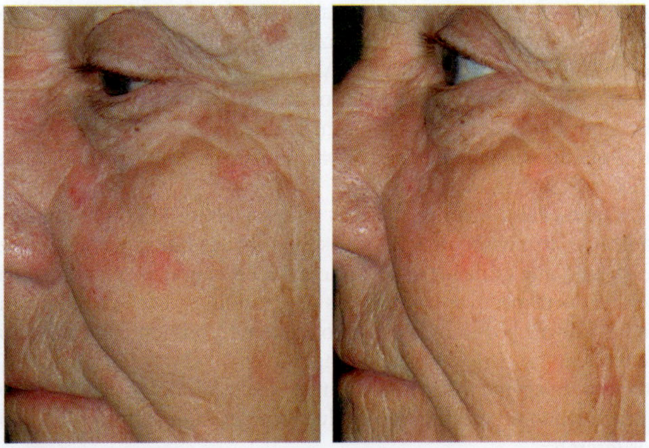

■ **Figura 156.3** Múltiplas QAs na face antes (esquerda) e após a TFD com MAL (direita).

Em geral a TFD é bem tolerada pelos pacientes, que apresentam sintomas como dor e queimação durante o procedimento. Eritema e edema apresentam-se imediatamente após e podem permanecer por até 7 dias pós tratamento. Wiegell e colaboradores conduziram um estudo com 20 pacientes, que mostrou que a TFD realizada com MAL foi mais tolerada e menos dolorosa do que com 5-ALA.[55] Deve-se considerar que o tratamento de uma única lesão ou pequena área é bem tolerado pela maioria dos pacientes. Quando se faz o tratamento de lesões múltiplas ou áreas extensas em campo cancerizável, ocorre muita dor, devendo-se optar por métodos como uso de sedação, bloqueio anestésico ou uso de aparelhos de ar refrigerado forçado sobre a área tratada.

Em resumo, as várias opções de tratamento, a TFD é, sem dúvida, uma excelente opção para o tratamento das QAs, sendo altamente seletiva, com índices de cura altos e oferecendo resultados cosméticos entre bons e excelentes. Da mesma forma, a TFD pode ser utilizada no tratamento de múltiplas lesões e em superfícies extensas, áreas consideradas campos de cancerização.

Com relação à doença de Bowen (DB), devemos considerar que tais lesões aparecem, com mais frequência, nas extremidades de pacientes idosos. A TFD apresenta ótimos resultados no tratamento da DB (Figura 156.4). Os estudos conduzidos com ALA (em geral ALA 20% em formulação com creme e com fontes de luz variáveis) mostram índices de cura de 88% a 100%.[32,53,54,56] No maior estudo multicêntrico conduzido por Morton e colaboradores, o índice de cura inicial foi de 93%. Após 24 meses, a recorrência foi de 18%. Nesse mesmo estudo, que foi comparativo com criocirurgia e 5-fluoracil, a recorrência com esses últimos foi de 23% e 21% respectivamente.[56] Porém, o efeito cosmético final, assim como a preferência pelo método, foi bem superior na TFD quando comparada aos demais. Em estudo retrospectivo com 617 pacientes com DB, os índices de recorrência após 5 anos foram de 34% com criocirurgia, 19% com curetagem, 14% com 5-fluoracil, 6% com radioterapia e 5% com cirurgia.[57] Em outro estudo, após 64 meses de seguimento, houve 17% de recorrência para DB tratada com TFD. Ou seja, resultados semelhantes com índices de recorrência aceitáveis para todos os métodos.[58]

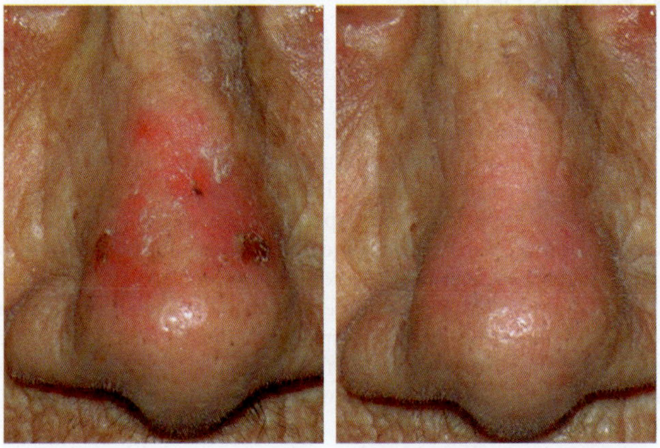

■ **Figura 156.4** Queratose actínica bowenoide antes (esquerda) e após TFD com MAL (direita).

Dor, em geral, é referida pelos pacientes submetidos à TFD para DB. Porém, o pós-operatório é muito bem tolerado e raras são as complicações. Apenas cuidados tópicos como boa higiene local e antibióticos tópicos nos casos lesões extensas são necessários.[32,57]

Assim, a TFD com ALA ou MAL é uma terapêutica que poupa tecido normal, com alta eficácia, boa tolerabilidade e não invasiva. Trata-se, portanto, de uma excelente escolha, principalmente para pacientes idosos e em áreas de difícil cicatrização.

A TFD também é considerada uma modalidade não invasiva para os CBCs superficiais, com vários estudos que suportam o seu uso. Tanto a eficácia inicial como seguimento de 5 anos apresentam resultados consistentes e que aprovam o seu uso no tratamento dessas lesões.[32,59-61] Em recente estudo multicêntrico conduzido por Basset-Seguin e colaboradores, o índice de cura foi de 97% após 3 meses de seguimento. Em seguimento maior de 5 anos, a taxa de recorrência foi de 22%, porém não foram observadas recidivas após 3 anos de seguimento. O estudo foi comparado com a criocirurgia que mostrou índice de cura inicial de 95% e recorrência de 20% após 5 anos, sem diferença estatisticamente significante entre os métodos. Fato de relevância foi o aspecto cosmético final, com ampla vantagem para TFD frente ao incômodo pós-operatório e distúrbios de cicatrização mais frequentes observadas com a criocirurgia[60] (Figura 156.5). Nos pacientes portadores de CBC de "difícil tratamento" (lesões extensas, recorrentes, locais de ruim cicatrização ou pacientes portadores de doenças sistêmicas que dificultem a cicatrização com métodos mais convencionais com criocirurgia ou cirurgia), índices de recorrência de 15% a 31% foram observados, após 36 meses de seguimento[62,63] (Figura 156.6 A e B). Os sintomas de dor e queimação sempre acompanham os pacientes durante a sessão de TFD. Lesões extensas e múltiplas, muitas vezes presentes nesses pacientes portadores de CBC superficial, são acompanhadas de desconforto que diminui cerca 1 a 2 horas após o procedimento. Crostas são observadas no pós-operatório e devem ser removidas antes da segunda sessão. Para o tratamento dos CBCs com MAL, preconizam-se 2 sessões com intervalo de 7 dias.

Embora as taxas de recorrência sejam maiores, a PDT deve ser considerada uma boa opção frente a situações onde a cirurgia possa ser impeditiva.[32] Estudos menores com ALA e TFD foram feitos para CBC superficiais, mostrando eficácia de 90% a 100% (ALA 20% e lâmpadas halógenas).[2,3,26,27,29-31,52,59]

Com relação ao efeito cosmético os estudos com ALA e MAL, os pacientes mostram grande preferência pela TFD (89% a 93% vs. 50% a 54% quando comparados à criocirurgia). Desse modo, a TFD oferece alto índice de cura, baixa morbidade, excelente cosmética em relação à criocirurgia, considerada, até então, o método de eleição para CBCs superficiais (Figura 156.7).

O uso de drogas tópicas na TFD para CBC nodular é crítico pois tanto a luz quanto a penetração da droga no tecido acabam limitando os resultados. MAL apresenta melhor penetração nos CBCs nodulares do que ALA, pela maior lipofilicidade e menor carga polar. No protocolo de MAL para CBCs nodulares, preconiza-se a curetagem da parte superior do tumor, mesmo que haja sangramento, imediatamente antes da aplicação do produto.[32] Na maioria das vezes, pode-se conter o sangramento apenas comprimindo o local.

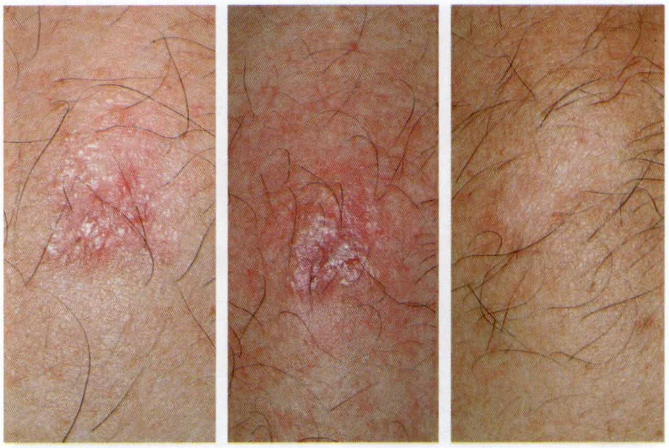

■ **Figura 156.7** Evolução do CBC superficial tratado com TFD com MAL. Note, à esquerda, a lesão pré-tratamento; ao meio, imediatamente após a iluminação, com intenso eritema e edema; à direita, resultado final com 5 anos de evolução sem sinais de recidiva.

Muitos estudos com TFD apresentam índices de cura de 50% a 94% com ALA ou MAL. Rhodes e colaboradores, em 2007, mostraram a eficácia do MAL – TFD em CBCs nodulares e compararam com a cirurgia convencional. Nos 3 meses iniciais, o índice de cura foi de 91% para TFD e 98% para cirurgia. Após 5 anos, houve recorrência de 14% no grupo de TFD e 4% no grupo tratado cirurgicamente. Interessante ressaltar que o estudo foi randomizado e prospectivo com análise histopatológica. Após 5 anos, o resultado cosmético final avaliado como bom ou excelente foi de 87% para o grupo tratado com TFD e 54% com cirurgia.[64] Horn e colaboradores e Vinciullo e colaboradores avaliaram o efeito do MAL-TFD em CBCs de difícil tratamento e de alto risco e, mesmo assim, tiveram resultados bons após 3 meses de seguimento: 94% e 87% de índice de cura. Após seguimento de 48 e 60 meses, a taxa de recorrência foi de 18% e 30%.[62,63] O uso de ALA para CBCs nodulares mostrou respostas que variam de 50% a 92%.[2,3,29-31,61,65-69] A menor resposta pode ser pela falta de preparo prévio da lesão, assim como diferenças nas fontes de luz utilizadas. Além disso, provavelmente, a menor penetração do ALA no tecido pode ter contribuído para a ampla margem de resposta.[61,64-66]

Os índices de recorrência com ALA variam de 5% a 33% em estudos com seguimento variável entre 12 e 29 meses.[52,61,64,65]

Sabe-se que MAL pode penetrar até 2 mm no tecido. Assim, os CBCs nodulares mais finos e fora de áreas de risco apresentam os melhores índices de cura. Desse modo, MAL-TFD deve ser considerada uma apenas uma opção terapêutica para essas lesões oferecendo elevado índice de cura e excelente resultado cosmético[10,32,38] (Figura 156.8).

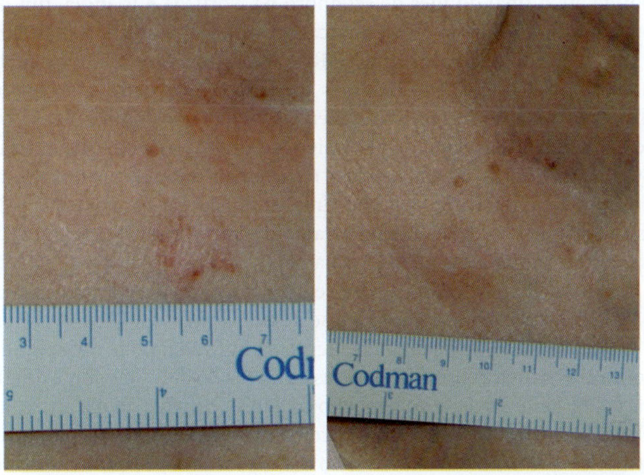

■ **Figura 156.5** CBC superficial antes (esquerda) e após a TFD (direita).

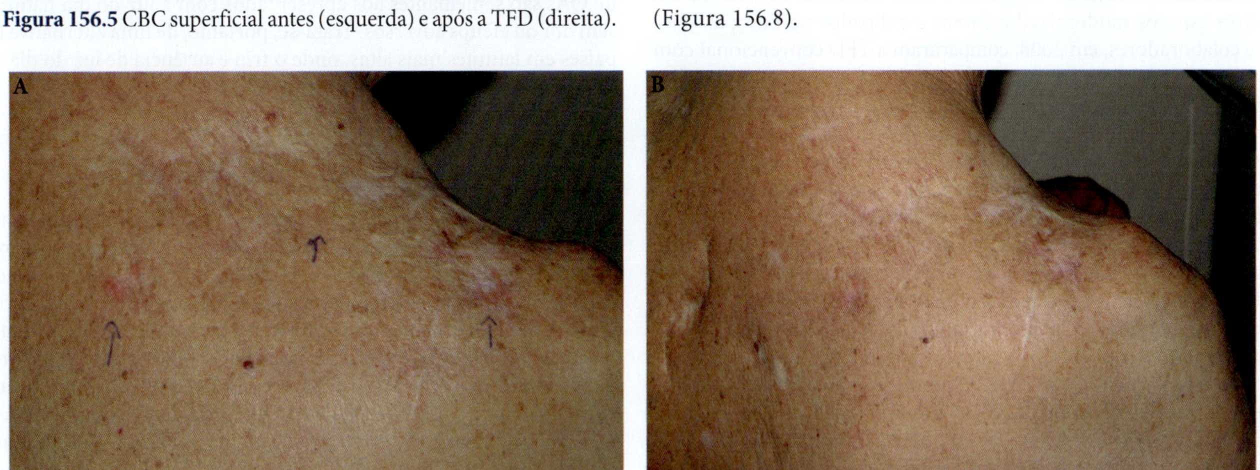

■ **Figura 156.6** **(A)** Múltiplos CBCs superficiais no tronco antes da TFD. **(B)** O mesmo paciente após a TFD com MAL para tratamento do campo com múltiplos CBCs.

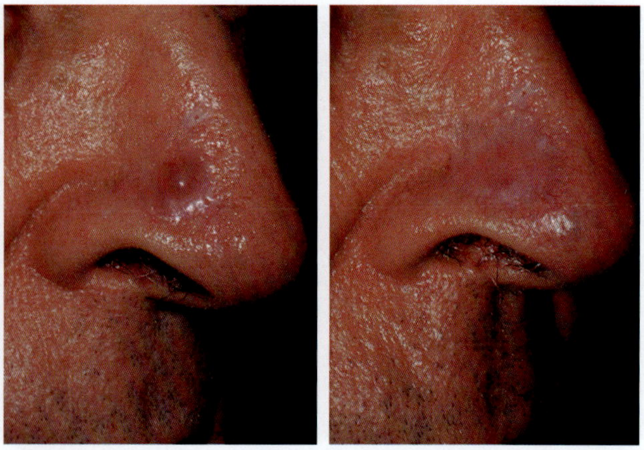

■ **Figura 156.8** CBC padrão nodular no nariz de paciente idoso com diversas comorbidades, caso em que a cirurgia havia sido contraindicada. Pré-tratamento à esquerda e após a TFD com MAL, à direita.

■ *DAYLIGHT* – TERAPIA FOTODINÂMICA

A TFD com luz visível do dia, conhecida e consagrada como *Daylight*-TFD teve seu início em 2006, embora relatos de tratamento de câncer de pele com fotossensibilizante e luz solar já tenham sido descritos há mais de um século. *Daylight*-TFD é um método simplificado que aumenta a tolerabilidade da dor pelos pacientes, através da modificação de dois aspectos convencionais na TFD. Um deles é a ausência da oclusão após a aplicação do fotossensibilizante; o outro é o uso da luz visível do sol no lugar de uma fonte de luz artificial. Após curetagem das lesões de QAs, aplica-se filtro solar (em geral fps 30, desde que não seja físico e nem opaco). A seguir aplica-se uma camada fina de MAL 16% sobre a superfície a ser tratada e aguarda-se 30 minutos antes da exposição à luz do dia. À medida que se forma PPIX na lesão, esta já é consumida pela ação da luz. Desta forma, sucede-se que há uma constante produção e fotoativação das moléculas de PPIX. Isto reflete em menor dor, pois não há pico de produção do fotossensibilizante e, durante a exposição à luz solar, ocorre apenas discreta sensação de queimação.[70]

Sabe-se que a luz solar abrange todos os espectros de luz visível e que a PPIX é majoritariamente ativada pela luz azul. Cerca de 87% da ativação da PPIX ocorre pelo espectro azul-violeta (380 a 495 nm), 10% pela luz verde-amarela (495 a 590 nm) e apenas 3% pela luz vermelha (590 a 750 nm). Porém, prefere-se a utilização da luz vermelha para promover uma maior penetração na pele e maior eficácia no tratamento de lesões mais profundas. Na exposição à luz do dia, as lesões recebem todos os comprimentos de onda, portanto deve ser feito o cálculo estimado da dose de luz vermelha efetiva que irá irradiar a superfície de tratamento.[70]

Três estudos randomizados foram conduzidos na Europa. Wiegell e colaboradores, em 2008, compararam a TFD convencional com *Daylight*-TFD para tratamento de QAs múltiplas da face e couro cabeludo.[1] O lado tratado com luz do dia foi tão eficaz quanto ao tratamento convencional com redução das QAs de 79% e 71% respectivamente, em seguimento de 3 meses. Porém houve significativa redução no nível da dor no grupo tratado com luz do dia. Em 2009, o mesmo grupo avaliou duas concentrações distintas: – MAL a 16% com MAL a 8% em 2 áreas simétricas da face e couro cabeludo de pacientes portadores de múltiplas QAs. Não houve diferença de resposta para as duas concentrações estudadas, com redução média de 78%. Porém, o eritema após o procedimento foi igual para ambos os lados.[72] Em 2011, Wiegell e colaboradores, em um novo estudo randomizado e multicêntrico compararam *Daylight* com 1½ e 2½ horas de exposição à luz do dia. A redução média das QAs foi de 76,5% sem diferença estatística para ambos os grupos, após 3 meses de seguimento. Interessante notar que o nível de dor foi muito baixo em todos os estudos conduzidos, tornando-se um fator de extrema relevância, dado que a TFD convencional é associada à dor, principalmente nos pacientes com fotodano importante associado a múltiplas lesões de QAS.[73]

A aplicação de filtro solar orgânico é um passo importante na segurança do procedimento com luz do dia. A colocação é feita previamente à aplicação do agente fotossensibilizante, evitando-se, assim, queimaduras solares induzidas pelo espectro UV e, consequentemente, indução de carcinogênese UV-induzida.

Eritema, edema e crostas são esperados após tratamentos convencionais com TFD. No caso da *Daylight*-TFD, os efeitos adversos são mais amenos com respostas variáveis, porém, toleráveis. Quanto maior a exposição, maior o eritema. Desta forma, salienta-se novamente, a importância da aplicação do FPS antes do procedimento, de preferência por um membro da equipe médica, assegurando-se da correta aplicação.[70-73]

Recentemente, foi publicado um consenso na utilização da TFD com a luz do dia na América Latina.[74] Os resultados desse consenso ratificaram vários pontos importantes dos estudos previamente publicados e acrescentaram dados relevantes para a execução da técnica em nosso meio. A TFD com luz do dia é um método seguro e eficaz no tratamento das QAs graus I e II em campo de cancerização da face e couro cabeludo. O preparo da pele, curetagem das lesões, aplicação do MAL e filtro solar continuam mantidos. Importante ressaltar que o paciente deve proteger as áreas expostas ao sol que não são alvo de tratamento com o uso de protetor solar corretamente aplicado (2 mg/cm^2). Além disso, o importante é a exposição à luz do dia, ou seja, não há necessidade de ficar diretamente exposto ao sol, o que muitas vezes é desconfortável ao paciente. Não há consenso sobre a dose mínima de luz. Ressalta-se que deva ter exposição por 2 horas ininterruptas à luz do dia, para que haja contínua e suficiente produção de PPIX no campo tratado. Com relação às condições meteorológicas, na América Latina, o tratamento pode ser feito durante todo o ano. Por outro lado, irradiância da luz suficiente para TFD com luz do dia pode ser obtida até o final do mês de setembro na Noruega e Islândia, fim de outubro na Alemanha e Dinamarca, até o fim de novembro na Itália e durante todo o ano em Israel.[70] Ressalta-se também, a importância da realização do método nos dias mais claros, devendo-se evitar os dias chuvosos ou com muitas nuvens, pois há menor iluminância, ou seja, menor intensidade de luz visível do dia. Após a exposição à luz do dia por 2 horas, o paciente deve retornar ao ambulatório ou clínica, limpar a área tratada e aplicar novamente filtro solar para que não haja mais risco de potencial queimadura por radiação solar indesejada.[73] O método é seguro e eficaz para tratamento de QAs graus I e II na face e couro cabeludo.[70] Estudos para se determinar a eficácia e segurança para CBC superficiais estão em fase de avaliação.

Uma nova fonte de luz, recentemente utilizada, pode ser aplicada como alternativa à ausência ou escassez da luz do dia como fonte de ativação da TFD. Trata-se do conceito da TFD – com luz do dia artificial. Trata-se de aparelho de LED branco composto de painel de luz visível artificial, que simula a luz visível do dia. Os resultados para tratamento de QAs são semelhantes aos apresentados com a luz do dia natural e sem dor ou efeitos adversos. Trata-se, portanto, de uma alternativa aos países em latitutes mais altas, onde o frio e ausência de luz do dia são empecilhos à realização da TFD.

■ TERAPIA FOTODINÂMICA NO FOTORREJUVENESCIMENTO

Em função do aumento da procura por procedimentos menos invasivos, porém eficazes, no processo de rejuvenescimento, novos processos e técnicas não ablativas têm sido empregadas. Vários estudos recentes mostram melhora da pele fotodanificada e neocolagênese com o uso de *lasers* vasculares, infravermelho, luz intensa pulsada, radiofrequência não ablativa e *resurfacing* fracionado (vide os capítulos correspondentes). Um dos métodos mais recentes introduzidos na terapêutica dermatológica é o processo de fotorrejuvenescimento com a terapia fotodinâmica. Muitos estudos foram feitos com uso de fotossensibilizante e LIP ou *pulsed dye laser* (PDL).[75] Até hoje, os mecanismos moleculares que expliquem o rejuvenescimento com TFD estão muito longe de serem conhecidos. A compreensão dos mecanismos envolvidos na TFD assim como as interações luz – agente fotossensibilizante – tecido são absolutamente necessárias para a melhor seleção dos pacientes assim como a indicação da TFD como tratamento do envelhecimento da pele. Os princípios básicos da TFD, assim como suas indicações, já foram expostos em outro capítulo, de maneira que apenas abordaremos o real papel da TFD no fotorrejuvenescimento.

Em 1999, o fotossensibilizante tópico 5-ALA obteve aprovação do FDA (Food and Drug Administraton) para o tratamento das QAs não hiperqueratóticas da face e couro cabeludo associado à luz azul contínua (Levulan Kerastick, Dusa Pharmaceuticals, USA e Blu - U, 417 nm). O protocolo original, com aprovação do FDA, orienta a aplicação da solução de ALA 20% sobre a superfície cutânea por 14 a 18 horas antes da exposição à luz azul.[76] Protocolos de fase II e III mostraram respostas das QAs entre 85% e 90%, quando dois tratamentos eram administrados. Os efeitos adversos mais comuns eram a sensação característica de queimação e eritema, edema e prurido no pós-tratamento. Porém, a observação de que o efeito da TFD na face mostrava um resultado cosmético satisfatório, havendo melhora da textura da pele, foi considerada como uma potencial terapêutica no fotorrejuvenescimento. Ao mesmo tempo, os efeitos adversos da TFD são evidentes por um período de até 7 dias, com eritema, edema, crostas e descamação.[76,77]

Nesse sentido, vários investigadores iniciaram algumas tentativas terapêuticas para tornar a TFD-ALA mais atrativa à cosmética. Touma e colaboradores reduziram o tempo de aplicação do ALA para 1, 2 e 3 horas associado ao mesmo protocolo de iluminação com luz azul.[78] Os autores observaram que o tempo de incubação reduzido mostrava-se tão eficaz quanto o protocolo original de 14 a 18 horas. Goldman et al., usando ALA incubado por 3 horas e luz azul obtiveram 90% de cura das QAs, 72% de melhora da textura da pele e 59% de melhora da pigmentação.[78,79]

Em 2002, Ruiz-Rodriguez e colaboradores introduziram o termo fotorrejuvenescimento fotodinâmico.[80] Os autores avaliaram a combinação de LIP associada ao 5-ALA (formulação em creme 20%) no tratamento da pele da face com QAs e sinais de envelhecimento. A droga foi aplicada por 4 horas sob oclusão, removida a seguir e toda a superfície tratada com LIP I Photoderm ESC-Sharplan, USA) com filtro de corte 615 nm, fluência 40 J/cm^2, pulso duplo de 4 ms e intervalo entre pulsos de 20 ms. Após duas sessões de tratamento, com intervalo de 30 dias, os autores observaram 91% de cura das QAs e excelente efeito cosmético global da face. Gold usou a combinação de LIP e ALA em período de incubação curto (entre 30 e 60 minutos), 3 tratamentos com intervalo mensal e observou melhora de 90% das rugas perioculares, 100% da textura, 90% da pigmentação, 70% das teleangectasias e 83% de cura das QAs.[81] Avram e colaboradores observaram 68% de cura das QAs, 55% de melhora das teleangectasias faciais, 48% da pigmentação e 25% da textura, após uma única sessão de LIP e ALA incubado por 1 hora.[82]

Em 2005, Dover e colaboradores observaram eficácia superior da LIP-ALA sobre LIP isolada em um estudo prospectivo, randomizado. Nesse estudo, 20 pacientes foram submetidos a 3 tratamentos, com intervalo de 3 semanas sendo que uma hemiface era pré-tratada com 5-ALA por 30 a 60 minutos, enquanto a outra, não recebia preparo.[83] Os resultados mostraram maior grau de melhora do envelhecimento global no lado tratado com LIP-ALA em relação ao outro lado tratado com LIP isolada. Os autores também relataram efeitos adversos e tolerância ao tratamento semelhantes em ambos os lados. Em outro estudo piloto, Torezan e colaboradores estudaram o efeito da LIP associada ao ALA incubado por 2 horas sob oclusão através de histopatologia antes e após um único tratamento.[84] Os pacientes foram submetidos ao tratamento com LIP (Photoderm ESC-Sharplan, USA) com filtro de corte 615 nm, fluência de 40 J/cm2 pulso triplo 7 ms e intervalo entre pulsos de 20 ms. Os pacientes recebiam 1 passada em toda face e 2 passadas adicionais nas áreas onde as QAs eram mais evidentes. O tempo de recuperação foi de até 30 dias, havendo melhora do envelhecimento global da face e cura clínica de 100% das QAs. A avaliação histopatológica mostrou diminuição da atipia dos queratinócitos, reorganização e síntese de colágeno na derme superficial, porém nenhum efeito foi observado na elastose solar. Interessante notar, que muitas QAs desse estudo começaram a recidivar pouco depois da conclusão do mesmo, que foi de 6 meses (intervalo entre as biópsias).[84]

Mamur e colaboradores, em 2005, estudaram as alterações do colágeno com microscopia eletrônica, em pacientes submetidos a dois tratamentos com ALA-LIP ou LIP isoladamente.[85] Nesse estudo foi observado um aumento de colágeno tipo I em ambos os grupos, porém, mais intenso no grupo previamente tratado com ALA. Alexiades-Armenakas et al. usaram a combinação de PDL 585 a 595 nm e ALA incubado por 3 horas com excelente resposta cosmética e cura das QAs presentes no estudo.[86]

Em 2006, Gold e colaboradores estudaram a comparação da LIP isolada com a LIP associada ao ALA na face dos pacientes (uma hemiface tratada com LIP e outra com LIP - ALA).[87] Os parâmetros foram: filtro de corte 550 ou 570 nm, fluência 34 J/cm^2, pulso duplo, 20 ms de intervalo entre pulsos. Todos foram previamente tratados com solução de acetona para desengordurar a pele e facilitar a penetração do ALA. A seguir foi aplicado Levulan Kerastick (Dusa Pharmaceuticals, USA) em incubação curta de 30 a 60 minutos. Foram feitos 3 tratamentos com intervalo mensal. Os resultados mostraram maior grau de melhora no lado tratado com LIP-ALA para: teleangectasias, hiperpigmentação, textura da pele, rugas perioculares e QAs. Interessante observar que LIP-ALA mostrou diminuição de 78% nas QAs contra 53% para LIP isolada. Os efeitos adversos foram mínimos, e os autores sugerem que a TFD com fins cosméticos não deve ter os efeitos colaterais esperados.[13]

Em 2007, Zane e colaboradores avaliaram o uso do MAL (cloridrato de metilaminolevulinato) e luz contínua vermelha (LED 635 nm) no tratamento da pele fotodanificada.[88] Neste estudo, 20 pacientes foram submetidos a 2 tratamentos com Metvix® (Galderma, França) em toda face e ocluídos por 3 horas e iluminados com LED contínuo de 635 nm (Aktilite®, Photocure, Norway). Após 2 sessões, houve cura das QAs de 89% e redução considerável do grau de fotodano dos pacientes. A avaliação ecográfica da pele mostrou significativo aumento da espessura da derme. Contudo, as teleangectasias, hiperpigmentações e rugas profundas não mostraram resposta significativa.[14] Tal fato pode ser explicado uma vez que não se utilizou uma fonte de luz pulsada ou *laser* que respeitasse o T.R.T. (tempo de relaxamento térmico) do cromóforo. Quando se utiliza uma fonte de luz contínua tem-se o efeito fotoquímico esperado, porém não se observa fototermólise seletiva (observado com LIP e *laser*).

Em 2009, Almeida Issa e colaboradores estudaram o efeito da TFD com MAL em 14 pacientes portadores de variados graus de fotodano, com ou sem QAs na face. A avaliação histopatológica mostrou diminuição do material elastótico e aumento da deposição de fibras colágenas em biópsias 3 e 6 meses após o tratamento. A avaliação imunohistoquímica revelou aumento da expressão de colágeno I, nas mesmas biópsias e aumento de MMP-9, apenas na biópsia de 3 meses.[89] Park e colaboradores avaliaram o efeito da TFD com 5-ALA tópico em 14 pacientes orientais com fotodano e QAs, submetidos dois tratamentos com intervalo de 30 dias e biópsia de pele antes e após 1 mês da última sessão. A avaliação imunohistoquímica mostrou aumento da expressão para: TGFβ, TβRII, pró-colágeno I e III. Houve diminuição da expressão das MMPs 1,3 e 12 e de fibrilina e tropoelastina.[83] Esses achados mostram que a TFD aumentou a expressão do receptor tipo II para TGFβ, assim como a síntese de TGFβ. Esses resultados, em conjunto, mostram a neoformação de colágeno induzida pela TFD.[90]

■ O CONCEITO DE CAMPO DE CANCERIZAÇÃO

O conceito de campo de cancerização foi introduzido por Slaughter em 1953, estudando neoplasias multicêntricas de mucosa oral.[91-94] Outros órgãos podem apresentar campos de cancerização além da mucosa oral: pulmão, esôfago, vulva, cérvix uterino, colo, mama, bexiga e pele.[92-94] Hoje está estabelecido que alterações genéticas acumuladas nesses campos de cancerização formam a base para o processo de carcinogênese.[93]

Na pele, o campo de cancerização inclui alterações clínicas e subclínicas que podem ser diagnosticadas através da semiologia, com a presença de QAs e outras alterações como lentigos solares, distúrbios de pigmentação, alterações de textura e rugas, xerose e elastose solar. Trata-se de uma área de pele fotoexposta, cronicamente danificada com múltiplas lesões de QAs, além dos outros danos causados pela radiação UV. Esse "território" comporta-se como um campo de lesões clinicamente visíveis e lesões subclínicas. Dessa forma, cada vez mais tem-se dado importância ao tratamento de todo campo, uma vez que, lesões subclínicas podem sofrer transformação para CEC.

Ou seja, as lesões pré-malignas estão aparentes em áreas danificadas pela ação da radiação ultravioleta (UV) e originam-se de focos disseminados em área de exposição à luz solar. Poucos estudos existem sobre esse assunto, sendo a maioria em carcinoma espinocelular de cabeça e pescoço.[94]

O conceito de campo de cancerização sugere que a pele, aparentemente normal que circunda as QAs, sustente a base para a expansão clonal de células neoplásicas geneticamente alteradas.[92] As QAs apresentam diferenças entre si. Alguns autores tentam indicar parâmetros clínicos que sugiram um maior potencial de transformação em CEC. São critérios clínicos como: infiltração e inflamação, diâmetro maior que 1 cm, crescimento rápido, sangramento, eritema e ulceração.[95] Porém, considerando que essas lesões apareçam, em geral, em campo de cancerização, muitas lesões pré-clínicas estão presentes na pele aparentemente normal. Assim, tornam-se necessários o diagnóstico e o tratamento de todo o campo e, não somente a lesão individualizada.[9,96] Técnicas não invasivas como microscopia óptica confocal e fotodiagnóstico com fluorescência emitida por protoporfirina IX estão sendo empregadas com a intenção de identificar lesões pré-clínicas em campo de cancerização.[8,96]

Interessante é a observação de que poucos estudos histopatológicos ou clínicos definem um campo de pele alterado que tenha predisposição à formação de tumores ou mesmo de lesões pré-malignas. Como em muitas vezes a aparência clínica da pele é normal, voltamos nossa atenção apenas para as lesões que clinicamente se apresentam. Este conceito necessita ser revisado, pois uma superfície de pele que é cronicamente exposta à radiação UV mostra mais chances de desenvolver neoplasias cutâneas quando comparada à pele protegida de fonte de UV.[97] Nesse sentido, todo o campo deve ser alvo de estudo e, não somente, as lesões aparentes. Assim, técnicas laboratoriais mais específicas como biologia molecular são empregadas na definição das alterações da área cancerizável.

Esse processo pode ser definido em termos moleculares, indicando que a presença de células mutadas em um campo torna-se a base para a carcinogênese epitelial com relevantes implicações clínicas. Análises moleculares do tecido "normal" adjacente ao tumor, assim como das margens cirúrgicas pós-excisão, têm sido feitas na intenção de melhor compreensão do campo de cancerização.

Os resultados de estudos pré-clínicos e clínicos com terapia fotodinâmica, em áreas extensas de pele, sugerem que esse tratamento possa prevenir o aparecimento de QAs e neoplasias cutâneas não melanocíticas.[38] Um dos fatores mais importantes envolvidos na prevenção de câncer de pele não melanocítico é a frequência do tratamento.[98-100] Ainda há controvérsias nesse campo, porém novos protocolos são necessários para o real estabelecimento da TFD na fotoquimioprevenção em pacientes com múltiplas QAs, campo de cancerização e imunossupressão (Figuras 156.9 e 156.10).

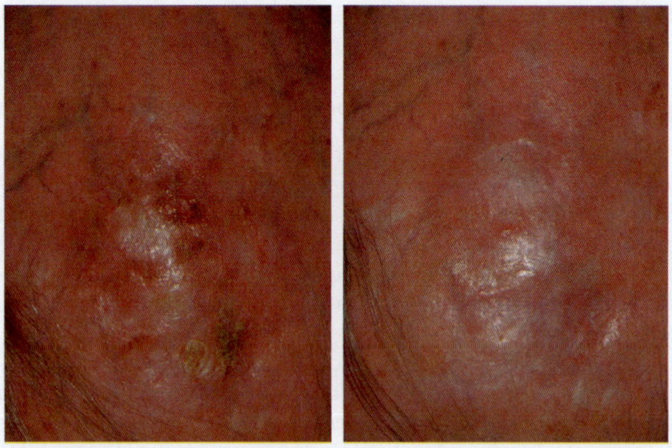

■ **Figura 156.9** Campo de cancerização no couro cabeludo antes da TFD (esquerda) e após (à direita).

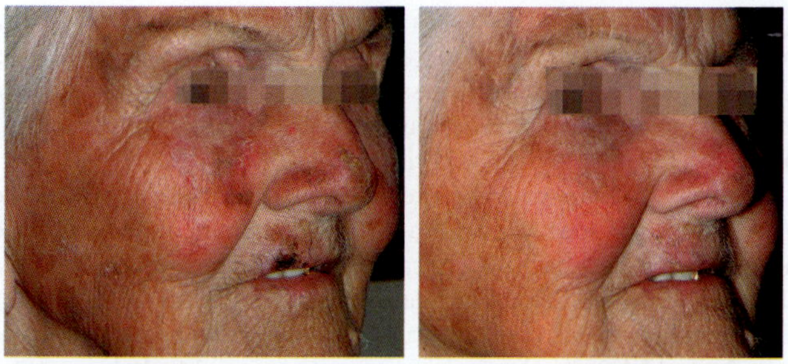

■ **Figura 156.10** Campo de cancerização na face antes da TFD (esquerda) e após (à direita).

Bagazgoitia e colaboradores, em 2011, demonstraram, por sua vez, que a TFD com MAL e LED vermelho diminuíram as alterações histopatológicas do campo de cancerização e a expressão de marcadores oncogênicos na pele fotoenvelhecida. Neste estudo, 22 pacientes com fotodano e QAs foram tratados com uma única sessão de TFD e MAL e submetidos à biópsia 6 semanas após. Foram observados redução da displasia dos queratinócitos basais e melhora da polaridade epidérmica. Porém, 10 dos 22 pacientes ainda apresentavam displasia (45% dos casos). Os autores também observaram diminuição da expressão de Ki-67 em 20 dos 22 pacientes e diminuição da expressão de TP-53 em 11 dos 22 indivíduos (50%). Os outros 11 participantes não mostraram nenhuma alteração na expressão da proteína TP-53.[101] Os valores foram estatisticamente significantes antes e após a TFD com MAL. Orringer e colaboradores, estudando o efeito da TFD com *laser* de corante pulsado de 595 nm de comprimento de onda e 5-ALA na pele de indivíduos fotoenvelhecidos, demonstraram um aumento da expressão do marcador de proliferação celular Ki-67, 48 horas após o tratamento. Esse aumento persistiu por até 30 dias e coincidiu com um aumento da espessura da epiderme.[102] Os autores também avaliaram a expressão da TP-53, porém, não conseguiram demonstrar nenhuma alteração antes e após a TFD com *laser* e 5-ALA.[102]

Apalla e colaboradores, em 2010, avaliaram o potencial efeito preventivo da TFD com 5-ALA tópico no surgimento de novas QAs no campo de cancerização de pacientes imunocompetentes. Neste estudo, pacientes portadores de múltiplas QAs na face e couro cabeludo foram randomizados para receber tratamento com 5-ALA ou placebo-TFD e acompanhados por um ano. Após apenas uma única sessão, o número de novas lesões nas áreas tratadas com placebo foi mais que o dobro, quando comparados ao lado tratado com 5-ALA e TFD, ao final de 12 meses de seguimento. Da mesma forma, 64% dos pacientes tratados com 5-ALA-TFD não tinham novas lesões no campo tratado. Por outro lado, apenas 26% dos pacientes submetidos a placebo-TFD não apresentavam lesões novas. Até o sexto mês após a TFD, existia nítida diferença no aparecimento de novas lesões quando comparados os dois grupos. Após esse período, o percentual de aparecimento de novas lesões no lado tratado com 5-ALA-TFD gradualmente aumentou. Esses dados sugerem que a TFD pode ter valor preventivo no aparecimento de novas lesões de QA nos campos de cancerização, e que repetidas intervenções de TFD nos pacientes extremamente fotodanificados podem apresentar grande valor na prevenção de neoplasias cutâneas não melanocíticas em campo de cancerização.[103] Porém, não se sabe qual o melhor regime terapêutico para essa finalidade.

Até o presente momento, o melhor regime de TFD para a quimioprevenção é desconhecido, sendo possível que haja diferentes protocolos para grupos imunossuprimidos e imunocompetentes. A melhor fonte de luz, agente fotossensibilizante, tempo entre aplicação de ALA ou MAL e exposição da luz e a melhor dose de energia ainda são parâmetros a serem estabelecidos na prevenção de novas QAs e outras neoplasias da pele.[98-103]

Em 2012, Szeimies e colaboradores avaliaram a eficácia da TFD com MAL em 26 pacientes com fotodano e múltiplas QAs na face em um estudo clínico, histológico e imunohistoquímico. Os pacientes foram submetidos a três sessões de TFD com metilaminolevulinato

16% (MAL) e luz vermelha, com intervalo de um mês. Biópsias foram realizadas antes e após 3 meses da última sessão e o material corado para hematoxilina-eosina e Weigert. O estudo imunohistoquímico foi feito para os marcadores: TP-53, pró-colágeno I, Metaloproteinase-1 e Tenascina-C. A avaliação do fotoenvelhecimento global melhorou consideravelmente e a cura clínica das QAs foi de 89,5% ao final do estudo. Duas sessões mostraram ser equivalentes a três sessões de TFD. Diminuição significante do grau e extensão da atipia celular, aumento das fibras colágenas e melhora do grau de elastose foram observadas. O estudo imunohistoquímico mostrou diminuição da expressão da TP-53, aumento de pró-colágeno I e de MMP-1, embora não houvesse diferença estatisticamente significante. Aumento significativo foi observado para Tenascina-C. Os autores concluíram que múltiplas sessões de TFD com MAL induziram melhora clínica e histológica do campo de cancerização e que a diminuição da severidade e extensão da atipia celular associada à menor expressão de TP-53 sugerem redução do potencial carcinogênico do campo.[104]

Considera-se o processo de fotorrejuvenescimento com TFD um tratamento *off-label*. Vimos, pelo exposto, inúmeros protocolos, fontes de luz e tempos variáveis de aplicação do agente fotossensibilizante sobre a superfície a ser tratada. Sabemos que muitos autores já consideram tais lesões como CEC (carcinoma espinocelular) *in situ*. Em tempo de aplicação curto, há pouca absorção do ALA e, consequentemente, pequena conversão para PpIX.[98,104] Se assim considerarmos as QAs, devemos nos basear em protocolos multicêntricos e randomizados para o tratamento dessas neoplasias. O efeito de rejuvenescimento é secundário.

Revisão recente da Sociedade Europeia de TFD (Euro-PDT) mostrou dados interessantes no prognóstico de CBCs, doença de Bowen e QAs tratadas com TFD. CBCs e DBs responsivos ao tratamento com TFD expressavam mais p53 à imunohistoquímica quando comparados aos tumores que tinham mais recidiva. Da mesma forma, QAs não responsivas ao tratamento com TFD com luz do dia, apresentavam maior expressão de PIK3R1.[105]

■ INDICAÇÕES NÃO ONCOLÓGICAS

Em contraste com o tratamento dos tumores não melanocíticos da pele, onde a destruição das células neoplásicas são o alvo, o uso da TFD nas doenças inflamatórias depende da modulação de funções celulares induzidas pelo processo inflamatório gerado pela ativação fotodinâmica. Os protocolos terapêuticos são variados e diferem significativamente entre si. Embora haja várias publicações, ainda existe a necessidade de estudos randomizados e controlados para essas condições não oncológicas na Dermatologia.[106,107]

Acne

Considerando-se a profundidade da localização das glândulas sebáceas na derme, são necessárias fontes de luz com comprimento de onda longos para promover a penetração ideal, levando ao efeito fotodinâmico. Já foram feitas tentativas de se usar as porfirinas produzidas pelo *P. acnes* da pele, através da irradiação com luz direta, luz azul, luz vermelha, sem o uso de outras drogas concomitantes. É esperado um efeito antibacteriano e anti-inflamatório. Porém, esses efeitos são limitados e temporários. Nos casos mais severos onde existem outras bactérias associadas, há a necessidade da aplicação de agentes exógenos como MAL ou 5-ALA.[107]

Hongcharu e colaboradores, em 2000, descreveram o uso do 5-ALA, na concentração de 20%, em combinação com fonte de luz vermelha para o tratamento de acne no dorso. Após a aplicação de 5-ALA a 20% em solução hidroalcoólica por 3 horas, os pacientes foram irradiados com fonte de luz vermelha de amplo espectro na dose de 150 J/cm^2. Após 3 semanas do tratamento, observou-se vacuolização dos sebócitos e queratinócitos. Melhora da acne e oleosidade foram observadas por 20 semanas de acompanhamento, comprovando um dano prolongado, sendo que a eficácia foi proporcional ao maior número de sessões. Na avaliação histológica final, glândulas atróficas, reação granulomatosa e fibrose perifolicular foram observados.[108]

Além do efeito de destruição direta na glândula sebácea, é possível que outros mecanismos estejam envolvidos no controle da acne como a liberação de citocinas e outros mediadores por macrófagos. O efeito antibiótico da TFD é descrito há muito tempo, porém, em estudos avaliando a quantidade de *P. acnes* após a TFD, não foi demonstrada redução bacteriana, mas sim, diminuição do sebo.[108]

Estudos semelhantes evidenciaram boa eficácia quando utilizado MAL como droga precursora porfirínica no tratamento da acne. Wiegell e colaboradores avaliaram a eficácia da MAL-TFD para acne inflamatória em um estudo randomizado e controlado. Os autores observaram 68% de redução na contagem de lesões inflamatórias após 12 semanas de tratamento. Por outro lado, as lesões comedonianas não tiveram redução.[109] O principal efeito adverso foi a dor relatada pela maioria do pacientes. Eritema, edema, pustulização, crostas e descamação também ocorreram nos primeiros dias após o tratamento.[109] Em outro estudo, Wiegell e colaboradores compararam a eficácia da TFD com 5-ALA e MAL e não observaram diferença na resposta final, com 59% de redução das lesões inflamatórias para ambos os lados (MAL-TFD x ALA-TFD).[110] Horfelt e colaboradores, em um estudo randomizado e controlado, também compararam a eficácia do MAL-PDT com placebo e iluminação. Após 2 sessões de tratamento com 15 dias de intervalo, os autores observaram redução de 54% para o lado tratado com MAL e de apenas 20% para placebo, em seguimento de 10 semanas após a última sessão.[111]

Na tentativa de diminuir os efeitos adversos da TFD na acne, alguns trabalhos têm sido publicados com diferentes protocolos como o uso de 5-ALA em tempo curto de aplicação (30 minutos), uso de fluências menores ou uso de Luz Intensa Pulsada, luz azul e *lasers* como PDL. Os resultados, embora promissores, mostram falha por não serem estudos controlados, randomizados e muitas vezes, terem associação com outros métodos que por si podem ter eficácia no controle da acne inflamatória, como microdermoabrasão e *peelings* químicos.[107]

Em resumo, a TFD no tratamento da acne inflamatória é considerada um tratamento *off-label* e deve ser considerada uma alternativa para pacientes que não sejam candidatos ao uso sistêmico da isotretinoína; pacientes com resistência bacteriana múltipla a antibióticos; pacientes com acne crônica e recalcitrante com falha terapêutica ao uso da isotretinoína oral.

Psoríase

Os dados da literatura para tratamento da psoríase são controversos. Já foi demonstrado que o ALA é capaz de penetrar o *stratum corneum* das placas de psoríase e acumular seletivamente no tecido lesado. Collins e colaboradores estudaram o efeito do ALA-TFD em 22 pacientes. Após a aplicação de ALA 20% por 4 horas, as placas foram iluminadas com fonte de luz incoerente e os autores observaram alguma resposta em 7 dos 22 pacientes estudados.[112] O mesmo grupo estudou o efeito de múltiplas sessões de TFD na psoríase em placa em 10 pacientes e observou sucesso terapêutico em 8, porém com intensa dor relatada durante a iluminação.[113] Radakovic-Fijan e colaboradores, em um estudo randomizado com ALA-TFD, reportaram resultados insatisfatórios e elevado nível de dor durante e após a iluminação.[114] A dor parece ser dose dependente do agente fotossensibilizante e da iluminação e pode durar até 2 dias após o tratamento. Um outro efeito adverso relatado é o fenômeno de Koëbner.

O real papel da TFD na psoríase ainda não está claro, uma vez que os protocolos são muito variáveis. Também não há estudos controlados e randomizados com grande número de pacientes envolvidos.

Infecções pelo HPV

Verrugas genitais e vulgares são infecções cutâneas causadas pelos vírus da classe HPV. Em função da rápida taxa de proliferação celular induzida pelo HPV e pela captação do ALA e sua conversão à PPIX no interior destas células, a TFD foi introduzida como uma alternativa terapêutica.

O uso da TFD no tratamento das verrugas vulgares virais apresenta resultados contraditórios. Alguns resultados iniciais mostraram total falência do método. Provavelmente, a falta de resposta deve ter se dado pela ausência de preparo das lesões pois, sabidamente, a hiperqueratose dificulta a penetração do agente fotossensibilizante.[115] Stender e colaboradores fizeram um estudo comparativo em 30 pacientes portadores de verrugas vulgares recalcitrantes. Após uso de agente queratolítico e incubação com 5-ALA 20% por 5 horas, a irradiação foi feita com fonte de luz incoerente, com diferentes comprimentos de onda, através de uma lâmpada de projetor de *slides*. A resposta completa com luz branca foi de 73% contra 28% e 42% para luzes azul e vermelha, respectivamente. Não foi observada recorrência em 12 meses.[115] Em um novo estudo duplo-cego e randomizado que foi conduzido pelo mesmo grupo, após 2 ciclos de TFD com ALA, 56% dos pacientes tiveram remissão completa; no grupo placebo, a resposta foi de 42%.[116]

O uso da TFD para condiloma acuminado tem o seu fundamento com base na absorção seletiva pelas células infectadas pelo HPV. A maior discussão ocorre na possível diminuição das recorrências após o tratamento, pois focos de células infectadas em tecido aparentemente normal perilesional podem ser tratados com o método. Em um estudo prospectivo, randomizado e duplo-cego recente, foi empregado o *laser* de CO_2 como método de vaporização das lesões antes da iluminação com fonte de luz vermelha em toda a superfície com lesões. Após 4 a 6 horas de incubação com 5-ALA 20%, a área lesada foi iluminada com fonte de luz com comprimento de onda de 600 a 740 nm, na dose total de 100 J/cm^2. A taxa de recorrência cumulativa em 12 semanas após o tratamento combinado foi de 50% para o grupo tratado com TFD e de 52,7% para o grupo placebo-TFD.[117] Não houve, portanto, diferença estatisticamente significativa entre os grupos, sendo que a TFD não ajudou a diminuir as taxas de recidiva.

Líquen escleroso e morfeia

A TFD tópica tem seu papel na remodelação de colágeno. Nas duas condições descritas anteriormente, embora não seja uma terapêutica de escolha, a TFD com 5-ALA em regime chamado de "TFD de baixa dosagem", pode oferecer algum benefício após vários tratamentos. São necessárias múltiplas sessões com boa adesão e poucos efeitos adversos. Da mesma forma, ocorre diminuição do prurido no caso de líquen escleroso e atrófico vulvar.[118]

Leishmaniose cutânea

A leishmaniose cutânea já foi tratada com TFD tópica. Não é considerada uma terapêutica de escolha, tampouco é aprovada. Porém, diversos relatos na literatura mostram sua eficácia. Em um estudo clínico randomizado e controlado, a TFD com ALA foi comparada com placebo e com aplicação tópica de paromomicina. Após uma sessão semanal, por 4 semanas, os pacientes foram acompanhados por mais 2 meses. A cura foi observada em 93,5%, 41,2% e 13,3% para os grupos tratados com TFD, paromomicina e placebo respectivamente. Também, a cura parasitológica foi de 100% para o grupo tratado com TFD.[119]

Referências bibliográficas

1. Charlesworth P, Truscott TG. The use of 5-ALA in photodynamic therapy. J Photochem Photobiol B 1993;18:99-100.
2. Fijan S, Honigsman H, Ortel B. Photodynamic therapy of epithelial skin tumors using delta-aminolevulinic acid and desferroxamine. Br J Dermatol 1995;133:282-8.
3. Fink-Puches R, Wulf P. Long term follow-up and histological changes of superficial non-melanoma skin cancers treated with topical delta-aminolevulinic acid photodynamic therapy. Arch Dermatol 1998;134:821-6.
4. Lui H, Bissonnette R. Photodynamic therapy. In: Goldman MP, Fitzpatrick RE. Cutaneous laser surgery. 2 ed. St. Louis: Mosby; 1999. p. 437-58.
5. Nelson JS, McCullough JL, Berns MW. Principles and applications of photodynamic therapy in dermatology. In: Ardnt KA, Dover JS, Olbright SM. Lasers in cutaneous and aesthetic surgery. Philadelphia: Lippincot-Raven; 1997. p. 349-82.
6. Kennedy JC, Pottier RH, Pross DC. Photodynamic therapy with endogenous protoporphyrin IX: basic principles and present clinical experience. J Photochem Photobiol B 1990;6:143-8.
7. Kennedy JC, Pottier RH. Endogenous protoporphyrin IX: a clinical useful photosensitizer for photodynamic therapy. J Photochem Photobiol B 1992;14:275-92.
8. Szeimies RM, Karrrer S, Radakovic-Fijan S, Tanew A, Calzavara-Pinton P, Zane C, Sidoroff A, Braatehn L. Photodynamic therapy using methyl aminolevulinate compared with cryotherapy for actinic keratosis: a prospective, randomized study. J Am Acad Dermatol 2002;47:258-62.
9. Pariser D, Lowe N, Stewart DM, Jarratt MT, Lucky AW, Pariser RJ, Yamauchi P. Photodynamic therapy with topical methyl aminolevulinate for actinic keratosis: results of a prospective randomized multicenter trial. J Am Acad Dermatol 2003;48:(2)227-32.
10. Angell-Petersen E, Sorensen R, Warloe T, Soler AM, Moan J, Peng Q, Giercksky KE. Porphyrin formation in actinic keratosis and basal cell carcinoma after topical application of methyl 5-aminolevulinate. J Invest Dermatol 2006;126(2):265-71.
11. Daniell MD, Hill JS. A history of photodynamic therapy. Aust N Z J Surg 1991;61:340-8.
12. Spikes JD. The origin and meaning of the term photodynamic (as used in "photodynamic therapy" for example). J Photochem Photobiol B 1991;9:369-74.
13. Von Tappeiner H. Ueber die Wirkung fluoresciereden Stoffe auf Infusioren nach versuchen von O. Raab. Munich Med Wochenschr 1900;47:5 apud Daniell, Hill, 1991.
14. Von Tappeiner H, Jesionek A. Therapeutische Versuche mit fluoresciereden Stoffen. Munich Med Wochenschr 1903;47:2042-4 apud Daniell, Hill, 1991.
15. Von Tappeiner H, Jodlbauer A. Ueber Wirkung der photodynamichen (fluoresciereden) Sotffe auf Protozoan und Enzime. Dsch Arch Klin Med 1904;80:427-87 apud Daniell, Hill, 1991.
16. Meyer-Betz F. Untersuchungen über die biologische (photodynamische) Wirkung des Haematoporphyrins und anderer derivative des Blut-und Gallenfarbstoffs. Dsch Arch Klin Med. 1913;112:176 503 apud Daniell, Hill, 1991.
17. Auler H, Banzer G. Untersuchungen über die Rolle der Porphyrine bei geschwulkstkranken Menschen und Tieren. Z Krebsforsch 1942;53:65-8.
18. Lipson, RL, Baldes EJ, Olsen AM. The use of a derivative of haematoporphyrin in tumor detection. J Natl Cancer Inst 1961;26:1-11.
19. Dougherty TJ. Photoirradiation therapy for the treatment of malignant tumors. Cancer Res 1978;38:2628-35.
20. Calzavara-Pinton e colaboradores Photodynamic therapy with systemic administration of photosensitizers in dermatology. J Photochem Photobiol B 1996;36:225-31.
21. Li JH e colaboradores Photodynamic therapy in the treatment of malignant tumors: an analysis of 540 cases. J Photochem Photobiol B 1990;6:149-55.
22. Calzavara-Pinton PG, Venturini M, Sala R. Photodynamic therapy: update 2006. Part 1: Photochemistry and photobiology. JEADV 2006;21:293-302.
23. Kalka K, Merk H, Mukhtar H. Photodynamic therapy in dermatology. J Am Acad Dermatol 2000;42:389-413.
24. Szeimies RM e colaboradores Photodynamic therapy with topical application of 5-ALA in the treatment of actinic ketaratosis; a clinical and histological study. Dermatology 1996;192:246-51.
25. Babilas P, Karrer S, Sidoroff A, Lanthaler M, Szeimies RM. Photodynamic therapy in dermatology – an update. Photodermatol Photochem Photomed 2005;21:142-9.
26. Wolf P, Rieger E, Kerl H. Topical photodynamic therapy with endogenous porphyrins after application of 5-aminolevunic acid. An alternative treatment modality for solar keratoses, superficial squamous cell carcinomas and basal cell carcinomas? J Am Acad Dermatol 1993;28:17-21.
27. Orenstein A e colaboradores Photodynamic therapy of malignant lesions of the skin mediated by topical application of 5-ALA in combination with DMSO and EDTA. Lasers Life Sci 1996;7:49-57.
28. Nestor MS, Gold MH, Kauvar ANB, Taub AF, Geronemus RG e colaboradores The use of phodynamic therapy in dermatology: results of a consensus conference. J Drugs Dermatol 2006;5(2):140-54.
29. Svanberg K e colaboradores Photodynamic therapy of non-melanoma malignant tumors of the skin using topical 5-ALA and laser irradiation. BR J Dermatol 1994;130:743-51.
30. Cairduff F e colaboradores Superficial photodynamic therapy with 5-ALA for superficial primary and secondary skin cancer. Br J Cancer 1994;69:605-8.
31. Hurlimann AF, Hanggi G, Panizzon RG. Photodynamic therapy of superficial basal cell carcinomas using 5-ALA in a nanocoloid lotion. Dermatology 1998;197:248-54.
32. Braathen L, Szeimies RM, Basset-Seguin N, Bissonnette R, Foley P, Pariser D, Roelands R, Wennberg AM, Morton C. Guidelines on the use of photodynamic therapy for non melanoma skin cancer: an international consensus. J Am Acad Dermatol 2007;56(1):12543.
33. Martin A e colaboradores Lack of selectivity of protoporphyrin IX fluorescence for basal cell carcinoma after topical application of 5-ALA: implications for photodynamic treatment. Arch Dermatol Res 1995;287:665-74.
34. Rhodes LE, Tsoukas MM, Anderson RR, Lollias N. Iontophoretic delivery of ALA provides a quantitative model for ALA pharmakokinetics and PpIX phototoxicity in human skin. J Invest Dermatol 1997;108:87-91.
35. Szeimies RM, Sassy T, Lanthaler M. Penetration potency of topical applied delta-aminolevulinic acid for photodynamic therapy of basal cell carcinoma. Photochem Photobiol 1994;59:73-6.
36. Fritsch C, Homey B, Stahal W, Lehman P, Ruzicka T, Sies H. Preferential relative porphyrin enrichment in solar keratoses upon topical application of delta-aminolevulinic acid methylester. Photochem Photobiol 1998;68:218-21.

37. Thompson MS, Gustafsson L, Palsson S, Bendsoe N, Stenberg M e colaboradores Photodynamic therapy and diagnostic measurements of basal cell carcinomas using esterified and non-esterified delta-ALA. J Porphyrins Phtalocyanines 2001;5:147-53.
38. Peng Q, Soler AM, Warloe T, Nesland JM, Giercksky. Selective distribution of porphyrins in thick basal cell carcinoma at topical application of methyl 5-aminolevulinate. J Photochem Photobiol B 2001;62:140-5.
39. Gomer CJ, Razum NJ. Acute skin response in albino mice following porphyrin photosensitization under oxic and anoxic conditions. Photochem Photobiol 1984;40:435-9.
40. Kessel D, Luo Y. Delayed oxidative photodamage induced by photodynamic therapy. Photochem Photobiol 1996;64:601-4.
41. Freitas I, Baronzio GF. Tumor hypoxia, reoxygenation and oxygenation strategies: possible role in photodynamic therapy. J Photchem Photobiol B 1991;11:3-30.
42. Wieman TJ e colaboradores Effect of photodynamic therapy on blood flow in normal and tumor vessels. Surgery 1988;104:512-7.
43. Nyman ES, Hynninen PH. Research advances in the use of tetrapirrolic photosensitizers for photodynamic therapy. J Photochem Photobiol B 2004;73:1-28.
44. Krutmann J, Athar M, Mendel DB. Inhibition of the high affinity Fc receptor on human monocytes by porphyrin photosensitization is highly specific and mediated by the generation of superoxide radicals. J Biol Chem 1989;264:(11)407-11.
45. Piacquadio DJ, Chen DM, Farber HF, Fowler JF Jr, Glazer SD, Goodman JJ. Photodynamic therapy with aminolevulinic topical solution and visible blue light in the treatment of multiples actinic keratoses of the face and scalp: investigator-blinded, phase 3, muticenter trials. Arch Dermatol 2004;140:41-6.
46. Touma D, Yaar M, Whitehead S, Konnikov N, Gilchrest BA. A trial of short incubation, broad-area photodynamic therapy for facial actinic keratosis and diffuse photodamage. Arch Dermatol 2004;140:33-40.
47. Alexiades-Armenakas MR, Geronemus RG. Laser-mediated photodynamic therapy of actinic keratoses. Arch Dermatol 2003;139:313-20.
48. Kimel S e colaboradores Demonstration of sinergistic effects of hypethermia and photodynamic therapy using chick chorioallantoic membrane model. Lasers Surg Med 1992; 12:432-40.
49. Glassberg E e colaboradores Hyperthermia potentiates the effects of Aluminum Phtalocyanine Tetrasulfonate-mediated photodynamic toxicity in human malignant and normal cell lines. Lasers Surg Med 1991;11:432-9.
50. Freeman M, Vinciullo C, Francis D, Spelman L, Nguyen R, Fergin P e colaboradores A comparison of photodynamic therapy using topical methyl aminolevulinate with single cicle cryotherapy in patients with actinic keratosis: a prospective, randomized study. J Dermatol Treat 2003;14:99-106.
51. Tarstedt M, Rosdahl I, Berne B, Svanberg K, Wennberg AM. A randomized multicenter study to compare two treatment regimens of topical methyl aminolevulinate – PDT in actinic keratosis of the face and scalp. Acta Derm Venereol 2005; 85:424-8.
52. Calzavara-Pinton PG. Repetitive photodynamic therapy with topical delta-aminolevulinic acid as an appropriate approach to the routine treatment of superficial non-melanoma skin tumours. J Photochem Photobiol B 1995;29:53-7.
53. Morton C, Horn M, Lehman J, Tack B, Bedane C, Tijoe M e colaboradores A 24-month update of a placebo controlled European study comparing MAL-PDT with cryotherapy and 5-fluorouracil in patients with Bowen´s disease. J Eur Acad Dermatol Venereol 2005;19(supp2)237-8.
54. Salim A, Lehman JA, McColl JH, Chapman R, Morton CA. Randomized comparison of photodynamic therapy with topical 5-fluorouracil in Bowen´s disease. Br J Dermatol 2003;148:539-43.
55. Wiegell SR, Stender IM, Wulf HC. Pain associated with photodynamic therapy using 5-aminolevulinic acido or 5-aminolevulinic acid methylester on tape-stripped normal skin. Arch Dermatol 2003;139:1173-7.
56. Morton CA, Whitehurst C, Moseley H, McColl JH, Moore JV, Mackie RM. Comparison of photodynamic therapy with cryotherapy in the treatment of Bowen´s disease. Br J Dermatol 1996;135:766-71,
57. Thestrup-Pedersen K, Ravnborg L, Bowen RFM. A description of the disease in 617 patients. Acta Derm Venereol 1988;68:236-9.
58. Leman JA, Mackie RM, Morton CA. Recurrence rates following aminolevulinic acid-photodynamic therapy for intraepidermal squamous cell carcinoma compare favourably with outcome following conventional modalities. Br J Dermatol 2002;147(supp62):35.
59. Wennberg AM, Lindholm LE, Alpsten M, Larko O. Treatment of superficial basal cell carcinomas using topically applied delta-aminolevulinic acid and a filtered xenon lamp. Arch Dermatol Res 1996;288:561-4.
60. Basset-Seguin N, Ibbotson S, Emtestam L, Tarstedt M, Morton CA, Maroti M e colaboradores MAL-PDT versus cryotherapy in primary sBCC: results of a 36 months follow-up. J Eur Acad Dermatol Venereol 2005;19(supp2):237.
61. Soler AM, Warloe T, Berner A, Giercksky KE. A follow-up study of the recurrence and cosmesis in completely responding superficial and nodular basal cell carcinomas treated with methyl 5-aminolevulinate-based photodynamic therapy alone and with prior curettage. Br J Dermatol 2001;145:467-71.
62. Horn M, Wolf P, Wulf HC, Warloe T, Fritsch C, Rhodes LE e colaboradores Topical methyl aminolevulinate photodynamic therapy in patients with basal cell carcinoma prone to complications and poor cosmetic outcome with conventional therapy. Br J Dermatol 2003;149:1242-9.
63. Viciullo C, Elliott T, Gebauer K, Spelman L, Nguyen R. MAL-PDT in patients with basal cell carcinomas: results of an Australian multicenter study. Poster presented to the international Skin Cancer Conference, Zurich, Switzerland, July 22-24, 2004.
64. Rhodes LE, de Rie MA, Leifsdottir R, Yu RC, Bachmann I e colaboradores Five year follow--up of a radomized, prospective trial of topical methyl aminolevulinate photodynamic therapy vs surgery for nodular basal cell carcinoma. Arch Dermatol 2007;43(9):1131-6.
65. Soler AM, Warloe T, Tausjo J, Berner A. Photodynamic therapy by topical aminolevulinic acid, dimethylsulphoxide and curettage in nodular basal cell carcinoma: one year follow-up study. Acta Derm Venereol 1999;79:204-6.
66. Thissen MR, Schroeter CA, Neumann HA. Photodynamic therapy with delta-aminolevulinic acid for nodular basal cell carcinomas using a prior debulking technique. Br J Dermatol 2000;142:338-9.
67. Berking C, Herzinger T, Flaig MJ, Brenner M, Borelli C, Degitz K. The efficacy of photodynamic therapy in actinic cheilitis of the lower lip: a prospective study of 15 patients. Dermatol Surg 2007;33:825-30.
68. Fautek JD, Ackermann G, Birkel M, Breuer M, Moor ACE, Ebeling A, Ortland C. Fluorecence characteristics and pharmacokinetic properties of a novel self-adhesive 5-ALA patch for photodynamic therapy of actinic keratoses. Arch Dermatol Res 2007.
69. Moseley H, Allen JW, Ibbotson S, Lesar A, McNeill A, Carmacho-Lopez MA, Samuel IDW, Sibbett W, Ferguson J. Ambulatory photodynamic therapy: a new concept in delivering photodynamic therapy. Br J Dermatol2006;154:747-50.
70. Wiegell SR, Wulf HC, Szeimies RM e colaboradores Daylight photodynamic therapy for actinic kerarosis: an international consensus. J Eur Acad Dermatol Venereol 2012;26:673-9.
71. Wiegell SR, Haedersdal M, Philipsen PA, Eriksen P, Enk CD, Wulf HC. Continuous activation of PPIX by daylight is as effective as and less painful than conventional photodynamic therapy for actinic keratosis – a randomized, controlled single-blinded study. Br J Dermatol 2008;158:740-6.
72. Wiegell SR, Hadersdal M, Eriksen P, Wulf HC. Photodynamic therapy of actinic keratoses with 8% and 16% MAL and home-based daylight exposure: a double-blinded randomized clinical trial. Br J Dermatol 2009;160:1308-14.
73. Wiegell SR, Fabricius S, Stendeer IM e colaboradores A randomized, multicenter study of directeddaylight esposure times of 1½ vs. 2½ hin daylight mediated photodynamic therapy with MAL in patients with multiple thin actinic keratoses of the face and scalp. Br J Dermatol 2011;164:1083-1090.
74. Grinblat B, Galimberti G, Chouela E e colaboradores Daylight-mediated photodynamic therapy for actinic damage in Latin America: consensus recommendations. Photodermatol Photoimmunol Photomed. 2016;32(2):81-7.
75. Ruiz-Rodriguez R, López-Rodriguez L. Non-ablative skin resurfacing: the role of PDT. J Drugs Dermatol 20065(8):756-62.
76. Jeffes EW, McCullough JL, Weinstein GD e colaboradores Photodynamic therapy of actinic keratoses with topical aminolevulinic acid hydrocloride and fluorecent blue light. J Am Acad Dermatol 2001;45:96-104.
77. Jeffes EW. Levulan®: the first approved topical photosensitizer for the treatment of actinic keratoses. J Dermatol Treat 2002;13:19-23.
78. Touma D, Yaar M, Whitehead S e colaboradores A trial of short incubation, broad area photodynamic therapy for facial actinic keratoses and diffuse photodamage. Arch Dermatol 2004;140:33-40.
79. Goldman MP, Atkin D, Kincaid S. PDT/ALA in the treatment of actinic keratoses: real world experience. Lasers Surg Med 2002;14(Suppl24).
80. Ruiz-Rodriguez R, Sanz-Sanchez T, Corbodo S. Photodynamic photorejuvenation. Dermatol Surg 2002;28:742-4.
81. Gold MH. Intense pulsed light therapy for photorejuvenation enhanced with 20% aminolevulinic acid photodynamic therapy. Lasers Med Surg 2003;15(Suppl47).
82. Avram D, Goldman MP. Effectiveness and safety of ALA-IPL in treating actinic keratoses and photodamage. J Drugs Dermatol. 2004;3(Suppl36-9).
83. Dover JS, Bhatia AC, Stewart B, Ardnt KA. Topical 5-ALA combined with intense pulsed light in the treatment of photoaging. Arch Dermatol 2005;141:1247-52.
84. Torezan LA, Osorio N, Festa-Neto C, Soto MN. Photodynamic photorejuvenation of the skin using 5-ALA and intense pulsed light: clinical and histological evaluation. Lasers Surg Med 2005;(Suppl 17):93.
85. Marmur ES, Phelps R, Goldberg DJ. Ultrastructural changes seen after ALA-IPL photorejuvenation: a pilot study. J Cosmet Laser Ther 2005;7:21-4.
86. Alexiades-Armenakas M, Geronemus R. Laser mediated photodynamic therapy of actinic keratoses: Arch Dermatol 2003;139:1313-20.
87. Gold MH, Bradshaw VL, Boring MM, Bridges TM, Biron JA. Split face comparison of photodynamic therapy with 5-aminolevulinic acid and intense pulsed light versus intense pulsed light alone for photodamage. Dermatol Surg. 2006;32(6):795-803.
88. Zane C, Capezzera R, Sala R, Ventrini M, Calzavara-Pinton PG. Clinical and echogtaphical analysis of photodynamic therapy using methylaminolevulinate as sensitizer in the treatment of photodamage facial skin. Lasers Surg Med 2007;39:203-9.
89. Almeida Issa MC, Maceira-Pineiro J, Farias RE, Pureza M, Raggio-Luiz R, Azulay MM. Immunohistochemical expression of matrix metalloproteinases in photodamaged skin by photodynamic therapy. Br J Dermatol. 2009;161:647-53.
90. Park MY, Sohn S, Lee ES, Kim YC. Photorejuvenation induced by 5-aminolevulinic acid photodynamic therapy in patients with actinic keratosis: histologic analysis. J Am Acad Dermatol. 2010;62(1):85-95.
91. de Becker D, McGregor JM, Hughes BR. Guidelines for the management of actinic keratoses. Br J Dermatol 2007;156:222-30.
92. Slaughter DP, Southwick HW, Smejkal W. Field cancerization in oral stratified squamous epithelium. Cancer (Phila) 1953;6:963-8.
93. Braakhuis BJ, Tabor MP, Kmmer JA, Leemans C, Braakenhoff RH. A genetic explanation of Slaughter´s concept of field cancerization: evidence and clinical implications. Cancer Res 2003;63:1727-30.

94. Brennan JA, Mao L, Hruban RH, Boyle JO, Koch WM, Sidransky D. Molecular assessment of histopathological staging in squamous cell carcinoma of the head and neck. N Eng J Med 1995;332:429-35.
95. Quaedvlieg PJF, Tirsi E, Thissen MRTM, Krekels GA. Actinic keratosis: how to differentiate the good from the bad ones? Eur J Dermatol 2006;16(4):335-9.
96. Ulrich M, Maltusch A, Röwert-Huber J, Gonzalez S, Sterry W, Stochfleth E, Astner S. Actinic kertoses: non-invasive diagnosis for field cancerization. Br J Dermatol 2007;156(suppl3):13-17.
97. Jonason AS, Subrahmanyam K, Price G, Restifo R, Brash D. Frequent clones of P53-mutated keratinocytes in normal human skin. Proc. Natl Acad Sci 1996;93:14025-29.
98. Braathen L, Szeimies RM, Basset-Seguin N, Bissonnette R, Foley P, Pariser D, Roelands R, Wennberg AM, Morton C. Guidelines on the use of photodynamic therapy for non melanoma skin cancer: an international consensus. J Am Acad Dermatol 2007;56(1):12543.
99. Sharfei S, Juzenas P, Moan J, Bissonnette R. Weekly topical application of methyl aminolevulinate followed by light exposure delays the appearance of UV-induced tumors in mice. Arch Dermatol Res 2002;294:237-42.
100. Bissonnette R. Chemopreventive thoughts for photodynamic therapy. Dermatol Clin 2007;25:95-100.
101. Bagazgoitia L, Cuevas Santos J, Juarrantz A, Jaen P. Photodynamic therapy reduces the histological features of actinic damage and the expression of early oncogenic markers. Br J Dermatol. 2011;165:144-51.
102. Orringer JS, Hammerberg C, Hamilton T, Johnson TM, Kang S, Sachs DL, Fisher G, Voorhees JJ. Molecular effects of Photodynamic Therapy for photoaging. Arch Dermatol. 2008;144(10):1296-302.
103. Apalla Z, Sotiriou E, Chovarda E, Lefaki I, Devliotou-Panafiotidou D, Ioannides D. Skin cancer: preventive photodynamic therapy in patients with face and scalp cancerization. A randomized placebo-controlled study. Br J Dermatol. 2010;162(1):171-5.
104. Szeimies RM, Torezan L, Niwa A, Valente N, Unger P, Kohl E, Schreml S, Babilas P, Karrer S, Festa-Neto C. Clinical, histopathological and immunohistochemical assessment of human skin field cancerization before and after Photodynamic Therapy. Br J Dermatol 2012;167:150-9.
105. Morton CA, Szeimies RM, Braathen LR. Review of the European Society for Photodynamic Therapy (Euro-PDT) Annual Congress 2020. Eur J Dermatol 2021;31(1):17-21.
106. Ross EV. Letter-commentary on Gold MH, Bradshaw VL, Boring MM, Bridges TM, Biron JA. Split face comparison of photodynamic therapy with 5-aminolevulinic acid and intense pulsed light versus intense pulsed light alone for photodamage. Dermatol Surg. 2006;32(6):795-803.
107. Babilas P, Schreml S, Landthaler M, Szeimies RM. Photodynamic therapy in dermatology. State-of-the-art. Photochem Photbiol Photomed 2010;26:118-32.
108. Hongcharu W, Taylor CR, Chang Y, Aghassi D, Suthamjariya K, Anderson RR. Topical ALA-photodynamic therapy for the treatment of acne vulgaris. J Invest Dermatol 2000;155:183-92.
109. Wiegell SR, Wulf HC. Photodynamic therapy of acne vulgaris using methylaminolevulinate: a blinded, randomized, controlled trial. Br J Dermatol 2006;154(5): 969-76.
110. Wiegell SR, Wulf HC. Photodynamic therapy of acne vulgaris using 5-ALA acid vs MAL. J Am Acad Dermatol. 2006;54:647-51.
111. Horfelt C. Topical Methylaminolevulinate photodynamic therapy for treatment of facial acne vulgaris: results of a randomized controlled study. Br J Dermatol 2006;155:608-13.
112. Collins P, Robinson DJ, Stringer MR, Stables GI, Sheehan-Dare RA. The variable response of plaque psoriasis after a single treatment with topical 5-ALA photodynamic therapy. Br J Dermatol 1997;137:743-9.
113. Robinson DJ, Collins P, Stringer MR e colaboradores Improved response of plaque psoriasis after multiple treatments with topical 5-ALA photodynamic therapy. Acta Derm Venereol. 1999;79:451-5.
114. Radakovic-Fijan S, Blecha-Thalhammer U, Schleyer V e colaboradores Topical aminolevulinic acid-based PDT as a treatment option for psoriasis? Results of a randomized, observer-blinded study. Br J Dermatol 2005;152:279-83.
115. Stender IM, Lock-Andersen J, Wulf HC. Recalcitrant hand and foot warts successfully treated with photodynamic therapy with topical 5-aminolevulinic acid: a pilot study. Clin Exp Dermatol 1999;24:154-9.
116. Stender IM, Na R, Fogh H, Gluud C, Wulf HC. Photodynamic therapy with 5-aminolevulinic acido or placebo for recalcitrant foot and hand warts: randomised double-blind trial. Lancet 2000;355:963-6.
117. Szeimeis RM, Schleyer V, Moll I, Stocker M, Landthaler M, Karrer S. Adjuvant photodynamic therapy does not prevent recurrence of condylomata acuminate after carbon dioxide laser ablation-a phase III, prospective, randomized, bicentric, double-blind study. Dermatol Surg 2009;35:757-64.
118. Karrer S, Abels C, Landthaler M, Szeimies RM. Topical photodynamic therapy for localized scleroderma. Acta Derm Venereol 2000;80:26-7.
119. Asilian A, Davami M. Comparison between the efficacy of photodynamic therapy and topical paromomycin in the treatment of Old World cutaneous leishmaniasis: a placebo-controlled, randomized clinical trial. Clin Exp Dermatol 2006;31: 634-37.

Rosana Lazzarini • Roberta Buense • Aripuanã Coberio Terena • Márcia de Matos Silva

Princípios de Fototerapia

INTRODUÇÃO

A fototerapia é um método terapêutico utilizado para controle de doenças cutâneas de diferentes etiologias, por meio de fontes de radiação ultravioleta (R-UV) controláveis.

O tratamento é adaptado a cada doença e muitas vezes aos pacientes, quando as doses são corrigidas e adequadas para cada situação.

Esta terapêutica está indicada nas dermatoses inflamatórias de difícil controle ou disseminadas, como adjuvante de outras terapêuticas, como poupador de corticosteroide ou ainda como primeira escolha para algumas doenças.

Apesar do surgimento de novas terapêuticas, como os biológicos e as pequenas moléculas, a fototerapia deve-se manter viva, pois para algumas doenças é a única alternativa disponível, além de ser um tratamento seguro e aplicado há mais de 40 anos. Como vantagens de sua aplicação, podemos citar: efetividade, ação rápida, ausência de necessidade de monitoramento laboratorial, segurança para crianças, gestantes e mulheres em fase de amamentação e baixo custo em relação aos biológicos.

O dermatologista é o único especialista com treinamento e entendimento desta técnica com capacidade para indicar e/ou aplicá-la.[1]

HISTÓRICO

Desde a antiguidade povos do Egito, China e Índia reconheciam os benefícios da exposição ao sol para tratamento de diversas doenças, desde alterações do aparelho locomotor até doenças da pele. Essa forma de tratamento, conhecida como Helioterapia, foi o único tipo de fototerapia até o século XIX. Próximo do final desse século, Arthur Downes e Thomas Blunt (1877), na Inglaterra, mostraram que a R-UV era letal para as bactérias e outros micro-organismos, criando a primeira conexão cientifica entre luz solar e doenças do ser humano.[2-4]

As descobertas da ciência a respeito da R-UV e as invenções da lâmpada de bulbo e do gerador elétrico possibilitaram o desenvolvimento das técnicas de tratamento. A transição entre a helioterapia e a moderna fototerapia ocorreu com Niels Ryberg Finsen (1860-1904), laureado com o Prêmio Nobel em 1903, em decorrência dos estudos para tratamento do lúpus vulgar com R-UV, utilizando a lâmpada elétrica de arco de carbono[2,3] (Figura 157.1).

A partir dessa terapêutica, outros empregos da fototerapia surgiram, como no tratamento da tuberculose pulmonar e do raquitismo.

O uso de plantas (*Ammni majus*) em combinação com a luz solar era utilizado no Egito e na Índia entre 2000 e 1400 a.C., para tratamento do vitiligo. Entretanto, somente em 1947 Fahmy e colaboradores isolaram o 8-metoxipsoralênico (8-MOP) desta planta e, passaram a empregá-la topicamente no tratamento desta dermatose. Em 1974, Parrish e colaboradores utilizaram lâmpadas de UVA de alta intensidade associado ao 8-MOP oral, o que marcou o início do método PUVA, inicialmente restrito ao tratamento da psoríase.[1,4]

Anteriormente, em 1925, Goeckerman demonstrou a eficácia da associação da R-UV, emitida por lâmpadas de quartzo de mercúrio e, o uso tópico de coaltar na psoríase. Em 1953, Ingram descreveu, na Inglaterra, o tratamento para essa mesma doença, mas desta vez associando R-UV e antralina.

As lâmpadas que emitiam UV-B de amplo espectro foram utilizadas entre os anos de 1970 e 1980 para tratamento da psoríase, mas com pouca efetividade. No início dos anos 1980, desenvolveu-se uma lâmpada denominada TL-01, com emissão concentrada em 311 nm, que se mostrou muito mais eficaz no tratamento da psoríase, sem a necessidade do uso de psoralênicos. Desde então, outras doenças foram acrescentadas ao rol das que respondem positivamente a essa modalidade de tratamento.[1,4]

Outras fontes e métodos para aplicação de fototerapia foram surgindo, como a criação da fotoférese extracorpórea, possibilitando o tratamento de doenças como Linfoma Cutâneo de Células T eritrodérmico, doença do enxerto *versus* hospedeiro agudo e crônico.[1,4]

Em 1992, lâmpadas emitindo UVA-1 de banda estreita (340 a 400 nm) foram introduzidas para tratamento de dermatite atópica e, recentemente seu uso foi expandido para tratamento de doenças esclerodermiformes e outras dermatites.[1,4]

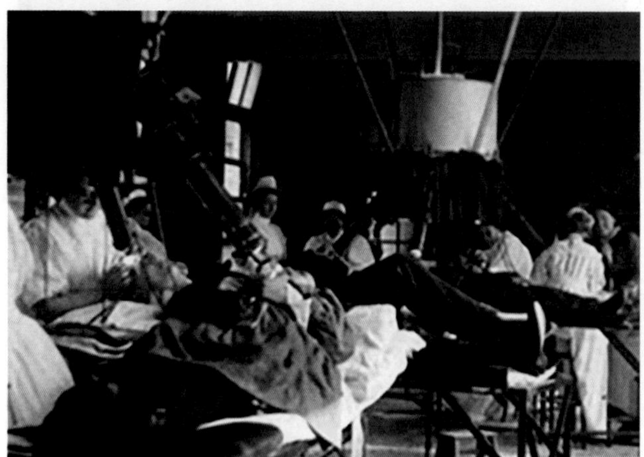

Figura 157.1 Aplicação da luz de Finsen artificial em Leipzig/Alemanha.

■ FONTES DE UV E EQUIPAMENTOS

A radiação eletromagnética é emitida pelo Sol de maneira contínua, mas é representado didaticamente como um espectro. A radiação ultravioleta (R-UV), a infravermelha (R-IV) e a luz visível são as partes do espectro mais relevantes para o ser humano (Tabela 157.1). A energia emitida por esses comprimentos de onda interage com as moléculas dos organismos, causando alterações vibracionais e eletrônicas.[5]

Em Dermatologia, as lâmpadas fluorescentes são, até o momento, as fontes mais comuns para emissão de R-UV. Entretanto, fontes de UV com base em LED (*Light Emitting Diode*) vêm sendo utilizadas em Pediatria para tratamento de hiperbilirrubinemia em neonatos.[6]

Tabela 157.1 Espectro da R-UV (100 a 400 nm).

Abreviação	Comprimento de onda (nm)
UV-A	320 a 400
UV-A1	340 a 400
UV-A2	320 a 340
UV-B	290 a 320
UVnb (banda estreita)	311 a 313
UV-C	200 a 290

Utilizando-se dessas lâmpadas, diferentes equipamentos foram desenvolvidos para tornar os tratamentos mais fáceis e efetivos. Deste modo, existem equipamentos na forma de cabines com 42 a 48 lâmpadas, placas portáteis com seis lâmpadas, equipamentos especiais para tratamentos localizados, como aqueles com pequenas lâmpadas ou ainda unidades para tratamento dos pés e mãos (Figuras 157.2 a 157.5). Em geral, eles dispõem de cronômetros automáticos, que permitem o desligamento imediato após o término da dose proposta, conferindo maior segurança aos pacientes e operadores.

As chamadas Unidades de Fototerapia podem ser montadas de acordo com as demandas apresentadas, com um ou mais desses equipamentos. Eles devem ser dispostos no ambiente de maneira a facilitar a circulação e preservar o paciente e o operador.

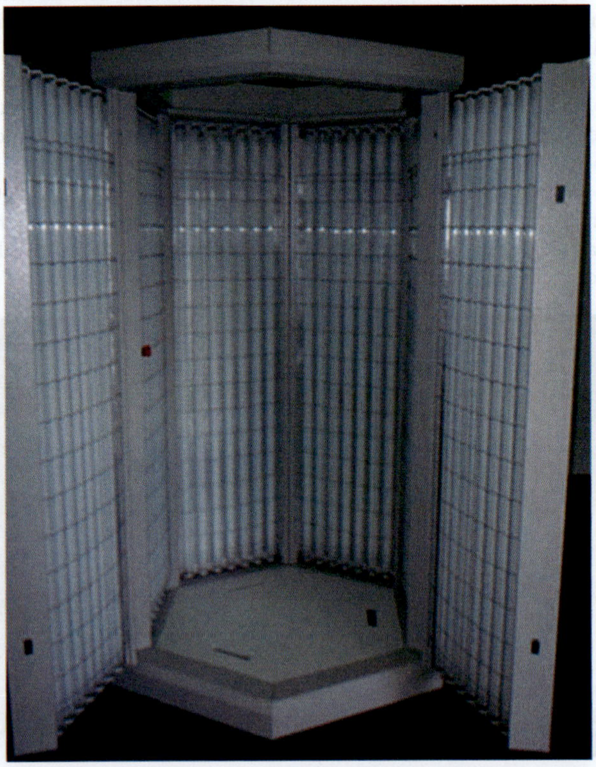

■ **Figura 157.2** Cabine de 48 lâmpadas para UVA ou UVBnb.

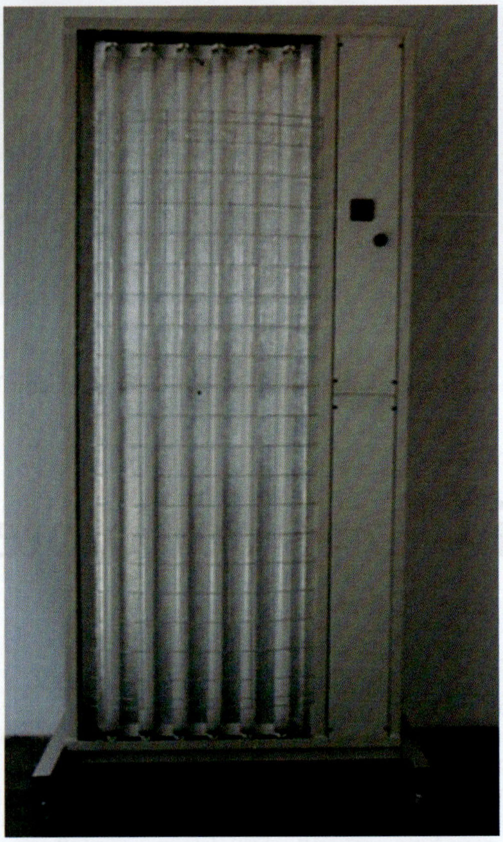

■ **Figura 157.3** Placa com seis lâmpadas para UVA ou UVBnb.

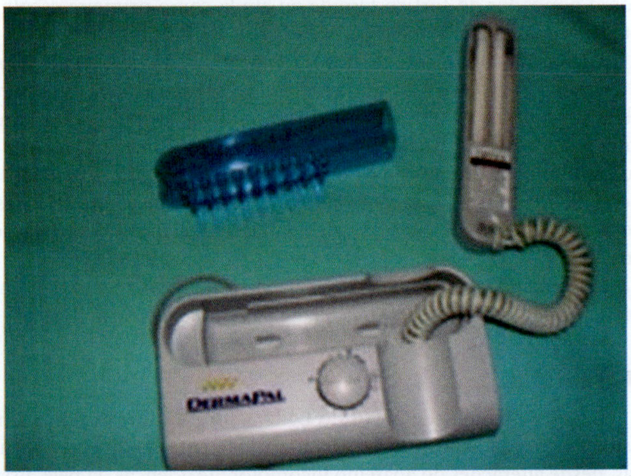

■ **Figura 157.4** Equipamento portátil para UVB ou UVA.

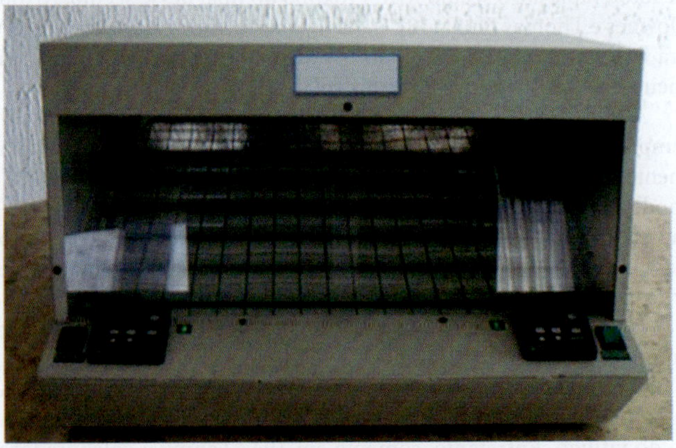

■ **Figura 157.5** Unidade de PUVA para pés e mãos.

■ CÁLCULO DA DOSE PARA TRATAMENTO COM FOTOTERAPIA

A dose a ser aplicada em cada paciente será calculada com base na emissão das lâmpadas dos equipamentos realizadas a partir de um equipamento denominada radiômetro. O radiômetro é específico para cada comprimento de onda, isto é, UVA ou UVB (Figura 157.6).

A partir da medida inicial realiza-se o cálculo que determinarão as doses relacionadas ao tempo de exposição para aquele equipamento em questão. Vale salientar que as lâmpadas sofrem desgaste relacionado ao tempo de uso, deste modo, medidas devem ser efetuadas regularmente dependendo da utilização do equipamento, que pode ser a cada 6 ou 12 meses.

A troca das lâmpadas pode ser efetuada a cada 1.000 a 2.000 horas de uso, o que pode gerar aumento de custos para o centro. Outra maneira é trocar as lâmpadas que deixarem de funcionar, quando a dosimetria deverá ser refeita.[7]

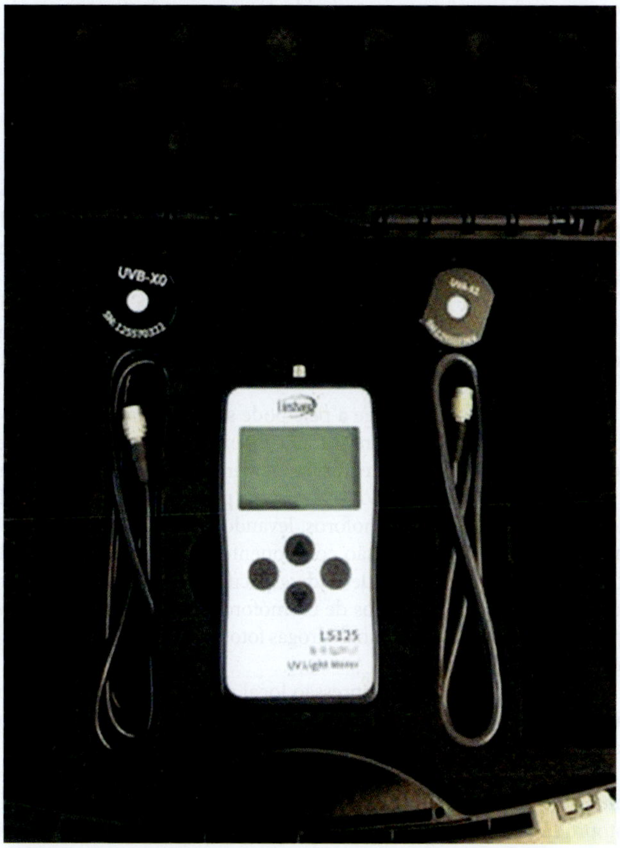

■ **Figura 157.6** Radiômetro para medir emissão do equipamento de UVA e UVB.

Fórmula para cálculo das doses de UVA

$$\text{Tempo (em minutos)} = \frac{\text{Dose desejada (J/cm}^2\text{)} \times 16{,}7}{\text{Radiação obtida pelo radiômetro (mw/cm}^2\text{)}}$$

Exemplo: dose obtida no radiômetro para UVA = 19 mw/cm².

$$\text{Tempo (em minutos)} = \frac{0{,}5\ \text{(J/cm}^2\text{)} \times 16{,}7}{19\ \text{(mw/cm}^2\text{)}} = 0{,}44 \text{ minutos} \times 60 = 26 \text{ segundos}$$

Deste modo, para a exposição de 0,5 J/cm² o paciente permanecerá no equipamento durante 26 segundos e assim sucessivamente. Os cálculos são feitos para cada dose desejada (Tabela 157.2).

Tabela 157.2 Exemplo de tabela com doses para UVA.

Dose em J/cm²	Minutos	Segundos
0,5	-	26
1	-	53
1,5	1	19
2	1	45

Fórmula para cálculo da dose de UVB

$$\text{Tempo (em segundos)} = \frac{\text{Dose desejada (mJ/cm}^2\text{)}}{\text{Radiação obtida pelo radiômetro (mw/cm}^2\text{)}}$$

Exemplo: dose obtida pelo radiômetro de UVB = 1,1 mw/cm².

$$\text{Tempo (em segundos)} = \frac{19\ \text{mJ/cm}^2}{1{,}1\ \text{(mw/cm}^2\text{)}} = 17 \text{ segundos}$$

Deste modo, para a exposição inicial de 19 mJ/cm² o paciente permanecerá no equipamento durante 17 segundos (Tabela 157.3).

Tabela 157.3 Exemplo de tabela com doses para UVB.

Dose em mJ/cm²	Minutos	Segundos
19	-	17
21	-	19
23	-	20
25	-	23

■ TIPOS DE FOTOTERAPIA

Fototerapia com R-UVA

Fotoquimioterapia ou método PUVA

O acrônimo PUVA formou-se na língua inglesa e significa Psoralen + UVA. O psoralênico pode ser utilizado topicamente, quando então o método passa a denominar-se PUVA tópico.

Para uso sistêmico a droga empregada é o 8-MOP ou metoxisaleno, por sua melhor absorção e biodisponibilidade e cujo efeito ocorre somente após exposição a R-UVA. O objetivo do tratamento é obter um alto nível da droga no órgão alvo (pele) apenas no momento do tratamento.

A droga para uso oral está disponível no mercado na forma de cápsulas gelatinosas, o que facilita a absorção. O seu metabolismo no fígado é rápido e completo. Drogas que estimulam as enzimas do complexo do citocromo P-450, aumentam e aceleram o metabolismo do 8-MOP, diminuindo o efeito da PUVA. A excreção é rápida e se completa em aproximadamente 12 horas, ocorrendo através dos rins (74%) e em menor parte pelas fezes.[8]

A exposição a R-UV ativa suas moléculas resultando em adição do composto a pirimidina no DNA. As reações fotoquímicas resultantes levam a produção de espécies reativas de oxigênio e radicais livres, causando danos à membrana celular e a componentes do citoplasma. O mecanismo pelo qual a fotoativação resulta em efeitos terapêuticos varia segundo cada doença e serão descritos a seguir.[8]

A dose preconizada é de 0,4 a 0,6 mg/kg/dose, 1 a 2 horas antes do procedimento, após o qual o paciente será exposto em cabine abrangendo todo o tegumento. A ingesta com alimentos diminui a sua absorção, reduzindo os níveis sanguíneos. Entretanto, a queixa de náusea é comum entre os pacientes que a utilizam, deste modo ingeri-la com algum alimento pode melhorar esse sintoma.[8]

- **PUVA tópico:** realizado utilizando-se um psoralênico denominado **trisoralen** (4,5,8-trimetilpsoralen), droga com menor capacidade fototóxica comparada ao 8-MOP, tornando-a mais segura. Ela não está disponível comercialmente no nosso mercado, mas pode ser obtida a partir de formulação magistral. Os veículos mais utilizados são as loções ou cremes, com concentrações entre 0,5% e 1%. Elas variam de acordo com o local a ser tratado, sendo que regiões de pele mais espessa necessitam concentrações mais altas.

Após o final da exposição a R-UV, as áreas tratadas devem ser lavadas, para evitar a exposição a radiação solar, o que causaria danos, como as reações fototóxicas. Recomenda-se intervalo de pelo menos 24 horas entre cada aplicação, pelo risco de sobreposição de provável eritema.

- **PUVA banho (*bath* PUVA):** nesse método o paciente é submergido, até altura do pescoço, numa banheira contendo psoralênico diluído em água a 37 °C. Esse método requer instalações especiais, onde uma sala isolada e azulejada, com piso antiderrapante, contém uma banheira com capacidade para 100 litros de água, além de fontes de água quente e fria. Nessa quantidade de água o psoralênico é diluído na concentração de 3,75 mg/mL (37,5 mL de 8-MOP a 1%). O paciente permanece submerso por um período de 15 minutos e, após a pele ser seca ele é exposto a R-UVA. Após o uso das instalações, a limpeza deve ser realizada com água e sabão para que o próximo paciente possa utilizá-la. Olhos e genitália masculina devem ser protegidos durante a exposição que é realizada em cabine.[9]
  O aparato necessário para a realização desse método impede sua popularização, embora seja considerado seguro e eficaz.
- **PUVA por embebição (*soak* PUVA):** as partes afetadas, em geral pés e mãos, são mergulhados numa bacia ou pequena banheira de plástico contendo uma solução de 8-MOP (3,75 mg/mL) por 20 minutos. Após secar o local as regiões são expostas ao UVA numa unidade pé-mão.[9]
- **PUVA turbante (*turban* PUVA):** um tecido de algodão absorvente é embebido na solução de 8-MOP (3,75 mg/mL) por 30 segundos e após o excesso de água ser retirado, ele é aplicado ao redor da cabeça por 5 minutos. A sequência é repetida por 4 vezes e então a área é exposta a R-UVA.[9]

UVA-1

Esta modalidade terapêutica utiliza lâmpadas que emitem grandes doses de UVA na faixa de 340 a 400 nm, omitindo o comprimento de onda próximo da UVB, diminuindo a chance de eritema e aumentando a capacidade terapêutica. Ela é dividida em três tipos: 1) de baixa dose (20 a 40 J/cm^2), 2) dose média (40 a 80 J/cm^2), 3) dose alta (80 a 120 J/cm^2). A maior parte dos estudos para esta modalidade são relacionados a dermatite atópica, esclerodermia localizada e LES. Não há consenso sobre as doses a serem utilizadas em cada doença, fototipo ou idade dos pacientes.

Os centros de tratamento, que utilizam esta modalidade de tratamento, devem ser providos de ar-condicionado em razão da liberação de calor das máquinas durante a sua operação. Um fator restritivo ao seu uso é o tempo prolongado de exposição necessário em cada tratamento, o que limita sua aplicação em crianças.[10]

Não há notícias de seu uso em nosso meio até o momento.

Fotoférese extracorpórea

Por se tratar de um método terapêutico complexo e com características especificas, ele será abordado no final deste capítulo.

Fototerapia com UVB

UVB de banda estreita (UVB *narrow band*/UVBnb)

Esta parte do espectro é mais eritemogênica do que a UVA, deste modo, deve-se ficar atento às queimaduras que podem ocorrer em decorrência da exposição de áreas cobertas em tratamentos anteriores.

Quando o tratamento visa atingir a pele como um todo, o paciente expõe-se, em geral protegendo a genitália, durante o tempo determinado para cumprir a dose desejada. Caso a exposição seja feita utilizando-se placas com oito lâmpadas, o paciente deve expor cada lado do corpo cumprindo a dose proposta para cada lado do corpo.

Os olhos e, eventualmente a face, devem ser protegidos da mesma maneira que na metodologia anterior, entretanto não há necessidade de óculos protetores após o paciente deixar o centro de tratamento.

A dose recomendada para início do tratamento pode seguir dois métodos, um deles com base no fototipo e o outro, mais individualizado, na dose eritematosa mínima (DEM). Este último requer a aquisição de equipamento específico para esse fim e a presença do paciente no centro por 2 dias consecutivos, antes de iniciar o tratamento, o que pode retardar o início da terapêutica, além do aumento de custos. Deste modo, a maior parte dos centros que realizam o tratamento, em nosso meio, baseiam a dose inicial no fototipo do paciente.

Alguns autores propõem protocolos de tratamento com tabelas em que são encontradas sugestões de doses iniciais. Entretanto, a experiência de alguns dos autores, deste capítulo, mostra que esses protocolos apresentam doses elevadas para início de tratamento, determinando muitas vezes queimaduras e consequente desistência por parte dos pacientes.[11] Recomendamos, deste modo, iniciar o tratamento com doses menores, porém seguras seguido do acréscimo lento e progressivo das doses. O tratamento visa a melhora da doença, com a menor dose possível, poupando o paciente de danos agudos e crônicos.

MECANISMOS DE AÇÃO DA FOTOTERAPIA

A radiação ultravioleta (R-UV) tem a capacidade de alterar a função imunológica tanto no local da irradiação, na pele, como sistemicamente. Esses efeitos contribuem para a patogênese do câncer da pele não melanoma, e podem participar no desencadeamento de doenças fotossensíveis, por exemplo o lúpus eritematoso.[12]

Entretanto, as mesmas alterações imunológicas induzidas pela R-UV foram exploradas levando ao desenvolvimento desta modalidade.[12] Os efeitos da fototerapia dependem do comprimento de onda da R-UV à qual a pele é exposta.[13]

A luz solar, quando atinge a pele pode ser refletida, dispersada ou absorvida. A dispersão ocorre principalmente na derme, pelo colágeno. A R-UVB é absorvida predominantemente pela epiderme e derme superficial, enquanto a R-UVA é absorvida pela derme. A absorção da R-UV é realizada pelos cromóforos, levando a reações fotoquímicas e imunológicas. Cromóforos são componentes moleculares capazes de absorver um comprimento de onda específico, chamado de espectro de absorção. Alguns exemplos de cromóforos são DNA, nucleotídeos, lipídeos, aminoácidos, porfirinas, drogas fotossensibilizantes e pigmento de tatuagem.[14]

A R-UV induz imunossupressão local na pele e pode levar à modulação sistêmica pelas citocinas secretadas pelas células irradiadas da epiderme.[14]

O resultado das reações fotoquímicas e imunológicas pode ser imediato ou tardio. Entre os efeitos imediatos, ocorre a formação de fotoprodutos de DNA, dano ao DNA levando à apoptose de ceratinócitos, das células imunológicas locais e circulantes, fibroblastos e células endoteliais. Tardiamente observa-se a indução de prostaglandinas e citocinas anti-inflamatórias, supressão imunológica local e sistêmica, alteração na expressão de citocinas e o bloqueio no ciclo celular. Todos esses mecanismos contribuem para suprimir a atividade das doenças dermatológicas tratadas com fototerapia.[14] Porém a maioria dos efeitos são imediatos e temporários, sendo necessário sessões múltiplas e consecutivas para atingir a eficácia do tratamento.[15]

Mecanismos de ação da R-UVB (290 a 320 nm)

A R-UVB tem ação imunomoduladora na epiderme e derme superficial. Seus principais cromóforos endógenos são o DNA, o ácido transurocânico e as membranas celulares.[16]

A absorção da R-UVB pelos nucleotídeos leva à formação de fotoprodutos de DNA, são eles os dímeros de pirimidina e dímeros de ciclobutano, principais responsáveis pelo dano causado ao DNA. Esses fotoprodutos afetam a estrutura do DNA e interferem nas funções fisiológicas das enzimas envolvidas em sua replicação e transcrição.[12,15]

Além do dano ao DNA, a R-UVB rompe as membranas lipídicas, o conteúdo celular e o citoesqueleto, além de bloquear o ciclo celular, impedindo sua replicação. Em doses altas pode determinar a morte celular.[14,17]

O ácido transurocânico ao absorver R-UVB, se converte em ácido cisurocânico com efeitos imunossupressores, mudando a resposta Th1 para Th2.[12,14,16,17] Essa mudança da resposta imune Th1/Th17 para Th2 está associada à diminuição da expressão da IL-12, IL-18, IL-23, TNF-α e IFN-γ e ao aumento das citocinas anti-inflamatórias como IL-4 e IL-10.[13]

Na epiderme são alvos celulares da R-UVB os queratinócitos e as células de Langerhans. Os queratinócitos são estimulados a produzir citocinas imunossupressoras (IL-1 e TNF-α) que determinam a diminuição do número das células de Langerhans na epiderme, as quais migram para os linfonodos.[16,17] Como resultado ocorre prejuízo da sua função e consequentemente redução das reações de hipersensibilidade tipo IV, pela diminuição do número e atividade das células T. Outras citocinas liberadas que participam da imunossupressão são IL-6, IL-8, IL-10, IL-12, IL-15 e prostaglandina E2, esta inibe a expressão das células apresentadoras de antígeno, diminuindo a ativação dos linfócitos T. Pela ação da R-UVB ocorre também a apoptose de células T e queratinócitos, e a diminuição da proliferação das células dendríticas e outras células do sistema imune inato.[16,17]

Além dos efeitos sobre o sistema imunológico adaptativo, a R-UVB também age no sistema imunológico inato. Ceratinócitos secretam peptídeos antimicrobianos, como defensinas, ribonucleases e proteína S100, após irradiação com R-UVB. Esse mecanismo de ação está relacionado à possível prevenção de infecções bacterianas durante a fototerapia.[13]

A radiação ultravioleta B de banda estreita ou *narrow band* (UVBnb/311 a 313 nm) tem como alvos celulares além dos queratinócitos, as células de Langerhans e células T (cutâneas ou circulantes), os monócitos, os mastócitos e os fibroblastos.[13,16]

Os mecanismos de ação descritos explicam a efetividade da R-UVB no tratamento da psoríase, dermatite atópica e as formas iniciais do linfoma cutâneo de células T.[12,13]

Na psoríase o que contribui para seu efeito terapêutico é mudança da resposta imune mediada por Th1/Th17 para Th2, com a supressão IL-12, IL-17 e INF-γ e o aumento das citocinas Th2 como a IL-4 e IL-10, inibindo também a função dos macrófagos. Além da ação no sistema imunológico, a R-UVB induz apoptose de células do infiltrado inflamatório, principalmente linfócitos T, e dos queratinócitos e células de Langerhans.[13,17]

Na dermatite atópica e na alérgica de contato ocorre a modulação inflamatória das células apresentadoras de antígeno e consequente diminuição da atividade dos linfócitos T, reduzindo a inflamação cutânea. O efeito imunossupressor se deve ao aumento da produção de IL-10 que ativa as células T reguladoras (Treg) suprimindo as células T efetoras.[13,18]

Na psoríase e dermatite atópica, além dos efeitos imunossupressores, a R-UVB repara os defeitos na barreira epidérmica, restaurando sua função. Foi demonstrado o aumento da expressão das filagrinas e involucrinas na camada granulosa após exposição. Ocorre também o aumento na produção de vitamina D e da secreção dos peptídeos antimicrobianos.[13,18]

Em baixas doses, a R-UVB inibe a degranulação de mastócitos e consequente liberação de histamina, prevenindo a vasodilatação. Mecanismo benéfico no tratamento da dermatite atópica e mastocitose.[16]

No vitiligo o efeito imunomodulador da R-UVBnb reduz a destruição dos melanócitos por meio do apoptose das células T, supressão das citocinas inflamatórias e aumento IL-10 e células T regulatórias (Treg). A ação na melanogênese pela R-UVBnb ocorre pela estimulação da proliferação e migração dos melanócitos para a epiderme, a partir de reservatórios como a bainha radicular externa do folículo piloso. Além disso estimula a transcrição do gene da tirosinase aumentando a síntese de melanina, a formação dos dendritos dos melanócitos, e o transporte dos melanossomos aos ceratinócitos.[16,19]

Mecanismos de ação da R-UVA (320 a 400 nm)

A R-UVA é absorvida pela derme e por ter comprimento de onda mais longo, penetra profundamente e seus efeitos além da epiderme, atingem os componentes da derme média, profunda e vasos sanguíneos. Deste modo, é utilizada para tratar dermatoses localizadas mais profundamente na pele.[13,16]

A R-UVA1(340 a 400) promove apoptose precoce e tardia dos linfócitos T, diminui o número de células de Langerhans e dos mastócitos da derme, inibe a produção de citocinas associadas à resposta Th2 como IL-5, IL-13 e IL-31, além de aumentar a expressão das metaloproteinases da matriz. Esses mecanismos de ação justificam a resposta benéfica ao tratamento da dermatite atópica, micose fungoide, mastocitose e esclerodermia.[12-14]

No método PUVA, a R-UVA2 é associada ao psoralênico (cromóforo exógeno) para potencializar seus efeitos fotobiológicos. O mecanismo de ação se divide em dois tipos: reação tipo 1 independente de O_2 e reação tipo 2 dependente de O_2.[13,17]

Na reação tipo 1 o psoralênico se intercala entre os pares de base do DNA e após a exposição da pele à R-UVA, os fótons são absorvidos, formando uma ligação nos dímeros de pirimidina. Estes são responsáveis por impedir a replicação do DNA dos queratinócitos e linfócitos T, bloqueando o ciclo celular. Induzindo a apoptose de linfócitos T e células apresentadoras de antígenos.[13,16,18]

A reação tipo 2, dependente de O_2 ocorre quando o psoralênico fotoativado reage com o oxigênio molecular, formando as espécies reativas de O_2 (O_2 *singlet*). Esse evento resulta em dano às membranas celulares e mitocondriais pela peroxidação lipídica, podendo levar à morte celular.[16,17] A formação de radicais livres atua também alterando as proteínas e lípides dentro das células.[12] Esta reação altera citocinas e receptores, diminuindo a atividade do receptor do fator de crescimento epidérmico no ceratinócito (EGFR) e a expressão de citocinas mediadas Th1/Th17 (INF-γ e IL-23) na epiderme e derme. Induz aumento produção de IL-10 (citocinas Th2) e inibe a anafilotoxina C5a resultando na inibição da atividade quimiotática dos neutrófilos.[13,16]

Os mecanismos de ação descritos justificam a eficácia do tratamento da psoríase, dermatite atópica e do linfoma cutâneo de células T com PUVA, pois leva à diminuição do número de linfócitos T na epiderme e à modulação da resposta inflamatória.[12,17]

Nas doenças esclerodermiformes, o método PUVA induz a produção das metaloproteinases 1 da matriz, que aumenta a degradação do colágeno dérmico por ativação de colagenases.[12,13]

PUVA ainda estimula a melanogênese por meio da fotoconjugação do psoralênico ao DNA dos melanócitos, induzindo proliferação dos melanócitos, aumento na síntese de tirosinase, dos melanossomas e da transferência aos queratinócitos.[13,16]

INDICAÇÕES[13]

As indicações para fototerapia são variadas e as mais comuns estão descritas nos Quadros 157.1 e 157.2.

Quadro 157.1 Principais indicações da fototerapia.
Psoríase
Vitiligo
Dermatite atópica
Linfoma cutâneo de células T/micose fungoide
Prurido (associado a doença renal, HIV, policitemia vera)
Esclerodermia

Quadro 157.2 Outras indicações para fototerapia.
Outras formas de eczema
Dermatoses perfurantes adquiridas
Urticária crônica
Doença do enxerto contra hospedeiro (DECH)
Erupção polimorfa a luz
Mastocitose cutânea
Granuloma anular

(Continua)

Quadro 157.2 Outras indicações para fototerapia. (Continuação)
Líquen plano
Líquen simples crônico
Papulose linfomatoide
Parapsoríase
Pitiríase liquenoide
Pitiríase rósea de Gilbert
Pitiríase rubra pilar
Dermatite herpetiforme
Alopecia areata
Eczema disidrótico
Dermatite seborreica
Líquen esclero e atrófico
Histiocitose

■ REGIMES TERAPÊUTICOS

Como escolher entre PUVA e UVBnb

Atualmente a maior parte das dermatoses responsivas à fototerapia são tratadas com UVBnb, em razão dos níveis de segurança observados e da facilidade na aplicação.

Psoríase

UVBnb está indicado em todas as formas de psoríase com exceção das formas eritrodérmica e pustulosa. Entretanto, na forma pustulosa (PUVA ou UVBnb) está indicado no tratamento de gestantes ou crianças como segunda linha de tratamento[20] (Figuras 157.7 a 157.11).

O método PUVA pode ser aplicado nos pacientes sem resposta ao UVBnb, naqueles com placas espessas ou com fototipo alto. Este método pode ainda ser aplicado de forma cautelosa nas formas eritrodérmicas, em razão dos relatos de eritrodermia induzidos por R-UV e pelo risco de desenvolver fenômeno de Koebner.[21]

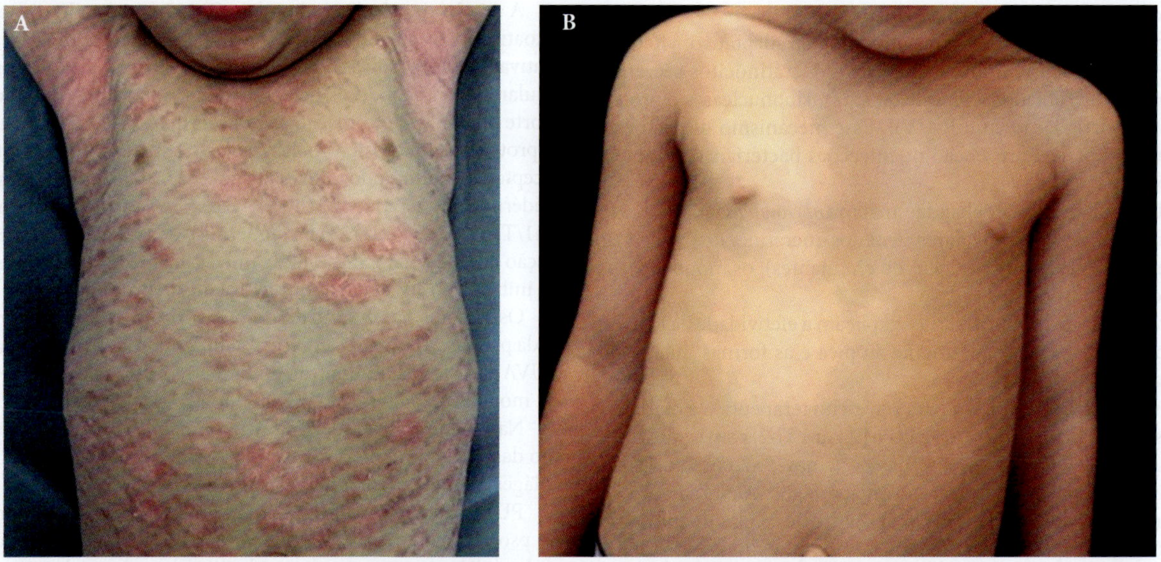

■ **Figura 157.7** (**A**) Psoríase em placas na infância. (**B**) Psoríase em placas na infância tratada com UVBnb.

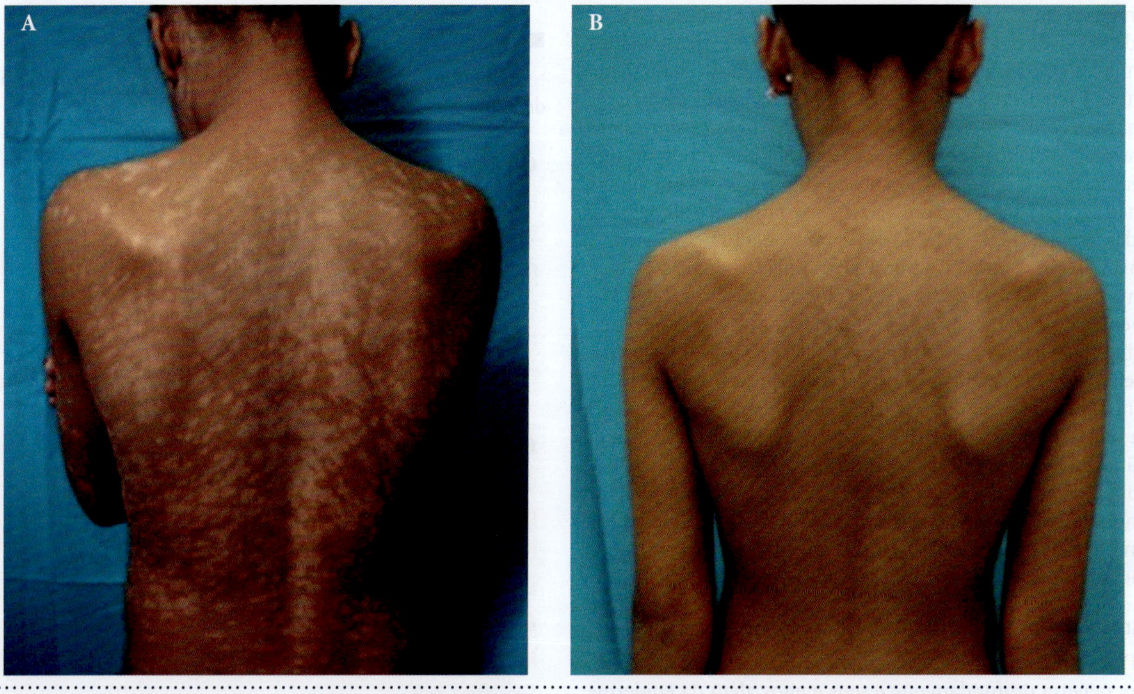

■ **Figura 157.8** (**A**) Psoríase em placas na infância. (**B**) Psoríase em placas na infância tratada com UVBnb – 32 sessões.

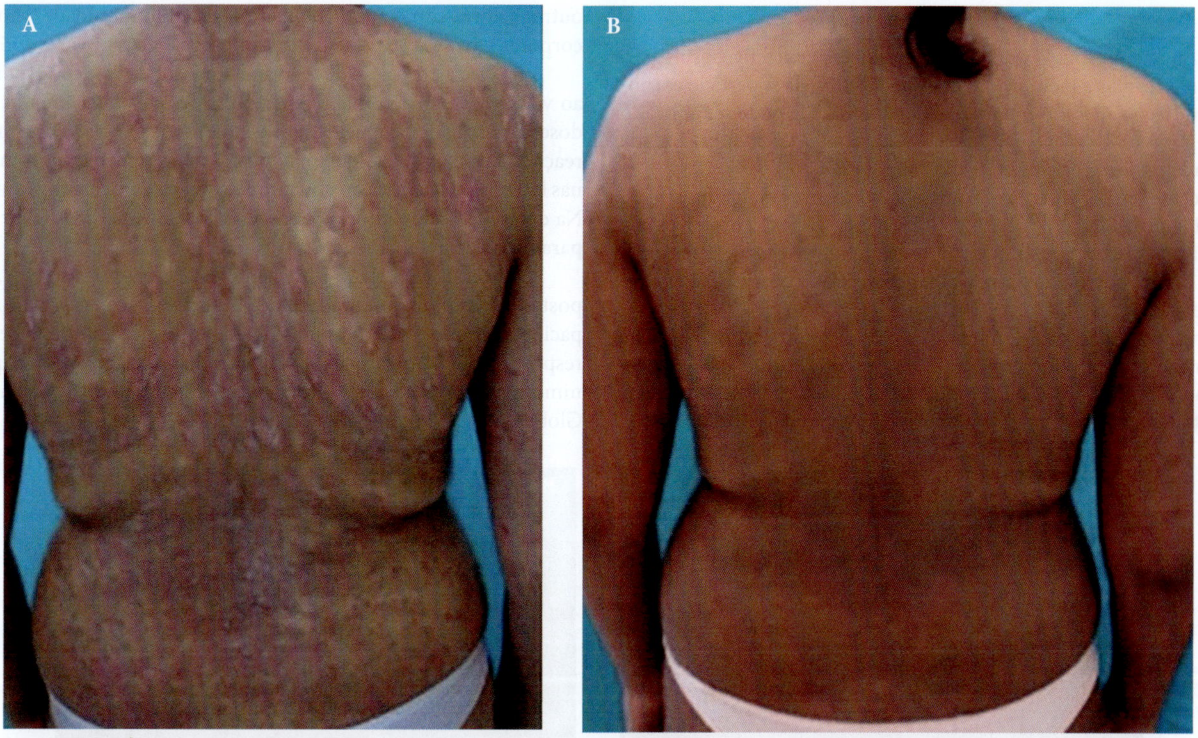

■ **Figura 157.9 (A)** Psoríase em placas do adulto antes do tratamento. **(B)** Psoríase em placas do adulto após tratamento com UVBnb – 32 sessões.

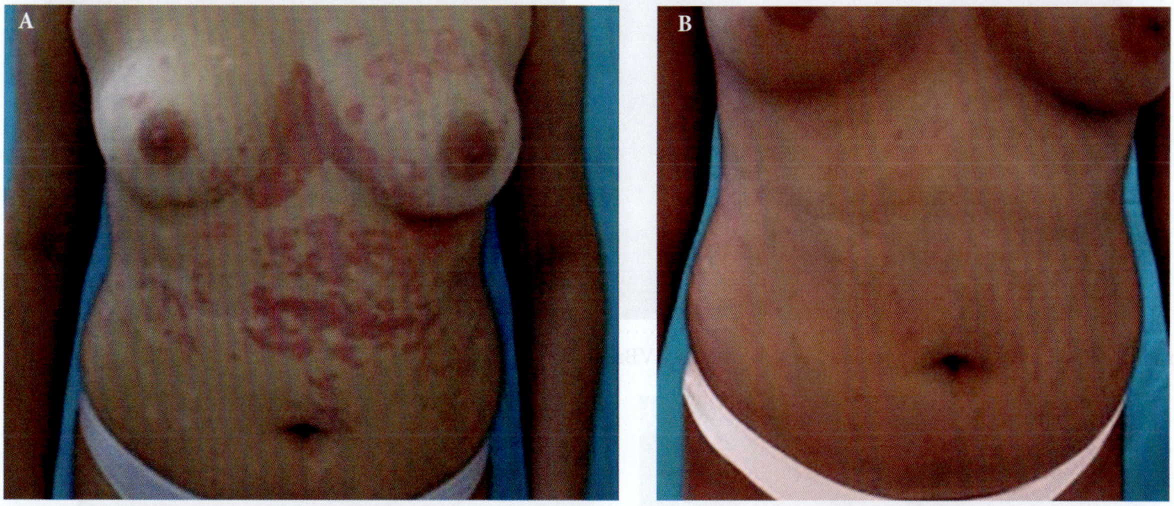

■ **Figura 157.10 (A)** Psoríase em placas do adulto antes do tratamento. **(B)** Psoríase em placas do adulto após tratamento com UVBnb – 32 sessões.

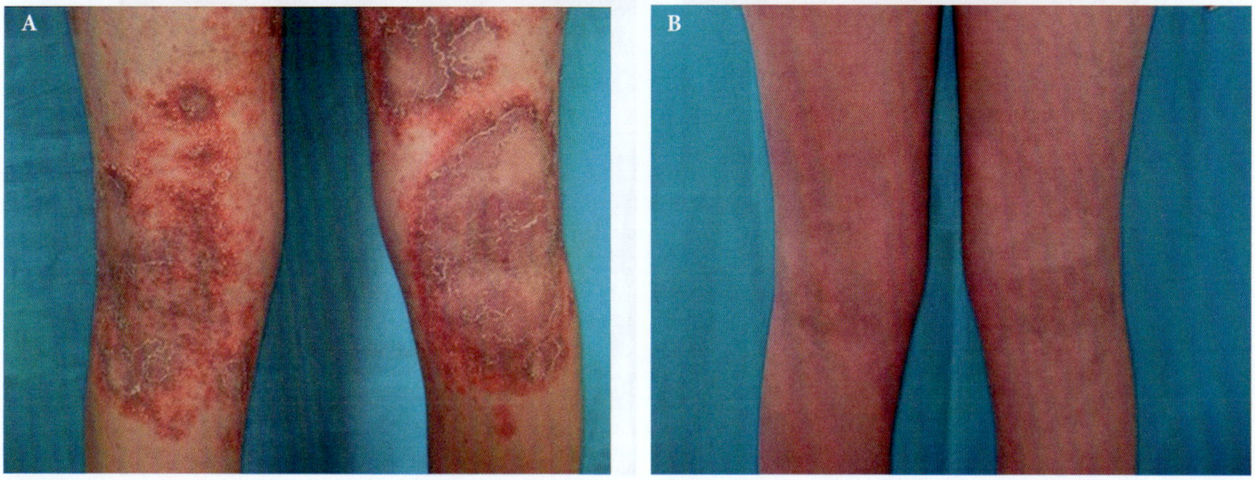

■ **Figura 157.11 (A)** Psoríase pustulosa antes do tratamento. **(B)** Psoríase pustulosa após tratamento com UVBnb.

Vitiligo

O tratamento com UVBnb é considerado o mais efetivo, principalmente nas formas generalizadas da doença (> 5% da superfície corporal), sendo considerado tratamento de escolha. Ele pode ser aplicado com segurança inclusive em crianças, a depender da criança, a idade adequada pode ser entre 7 e 10 anos.[19]

Recente revisão sistemática e metanálise sobre o assunto mostrou a necessidade de longos períodos de tratamento, de até 12 meses, para a obtenção de melhores respostas (> 75% de repigmentação). Entretanto, alguns casos podem não obter o objetivo desejado chegando a apenas 25% de resposta.

A resposta adequada também está relacionada ao local tratado. As melhores respostas são obtidas na face e pescoço, seguidos do tronco, extremidades, mãos e pés. Estas últimas localizações são as de menor resposta terapêutica. As taxas de sucesso estão ainda relacionadas a outros fatores como atividade da doença, autoimunidade, superfície corpórea envolvida e presença de poliose[22] (Figuras 157.12 e 157.13).

A primeira exposição deve considerar a cor da pele correspondente ao vitiligo, isto é, acromia. Deste modo, iniciar o tratamento com a dose correspondente a pele tipo I de Fitzpatrick, o que evita possíveis reações adversas, como queimaduras. Leve eritema deve ser mantido nas lesões e ao seu desaparecimento a dose será aumentada novamente. Na experiencia dos autores o tempo para aumento da dose é variável para cada paciente.

Recomenda-se realizar tratamento 2 a 3 vezes por semana. As respostas podem ser observadas após 18 a 36 exposições, mas alguns pacientes considerados respondedores tardios, somente apresentarão respostas após 72 exposições. Na maior parte dos casos, o tempo mínimo para definir a falta de resposta é de 48 exposições, segundo a Global Vitiligo Foundation[19] (Figura 157.14).

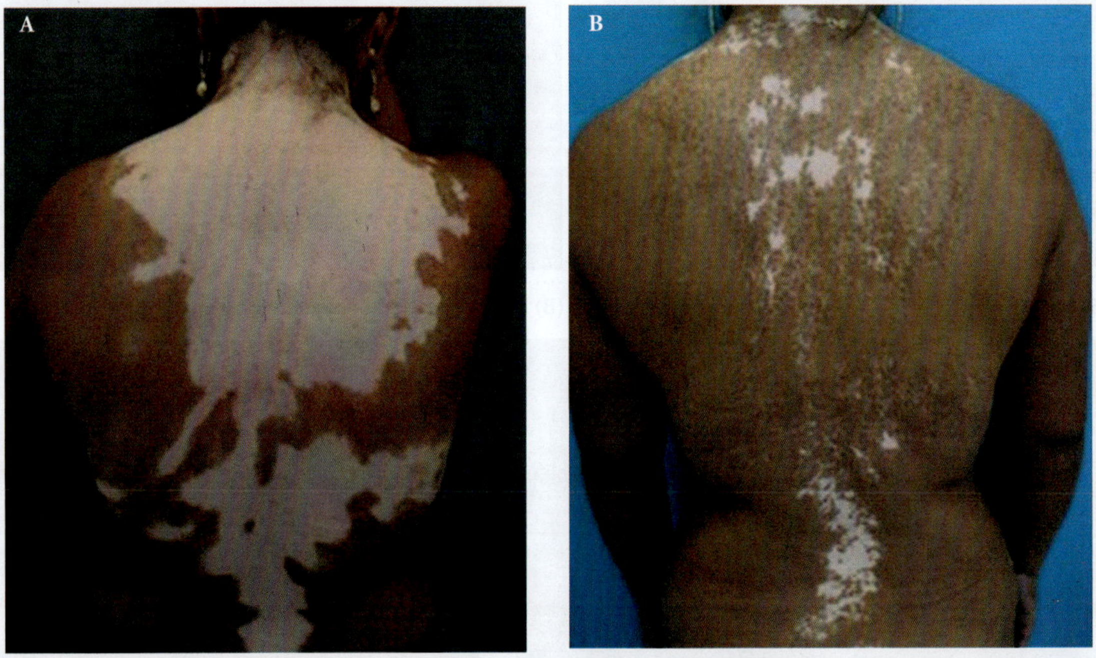

■ **Figuras 157.12** (**A** e **B**) Vitiligo antes do tratamento e após UVBnb por 12 meses (96 sessões).

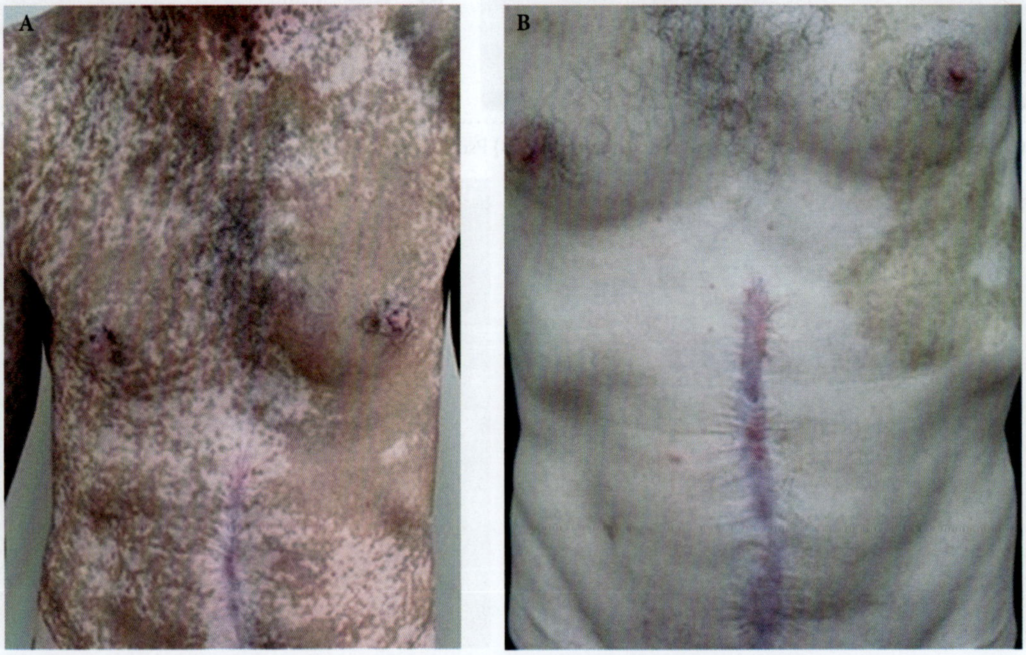

■ **Figuras 157.13** (**A** e **B**) Vitiligo extenso antes e após 1 ano de tratamento com UVBnb (96 sessões).

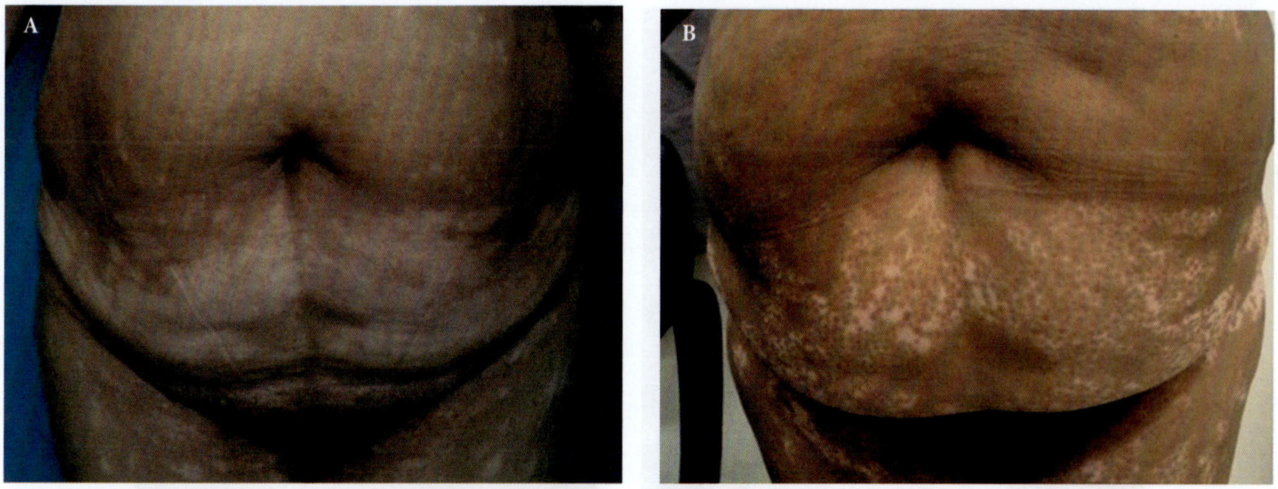

■ **Figuras 157.14** (**A** e **B**) Vitiligo de instalação recente antes e após 5 meses de tratamento (40 sessões).

Dermatite atópica (DA) e outros eczemas

UVBnb é indicada para tratamento das formas moderadas e graves, mostrando-se mais eficaz do que outras modalidades, como luz visível, UVA-1 e PUVA. Os benefícios incluem sua ação como poupador de corticosteroide, facilidade de aplicação e segurança em longo prazo. UVBnb é especialmente indicado, na experiencia de dois dos autores, nas dermatites eczematosas extensas e em uso prolongado de corticosteroides, mesmo sem diagnostico firmado. Após o controle da dermatite e consequente suspensão da corticosteroideterapia, é possível, por exemplo, realizar-se testes de contato para investigação de dermatite alérgica de contato (Figuras 157.15 a 157.18).

UVA-1 é uma opção terapêutica descrita na literatura, mas inexistente em nosso meio, até o momento. As altas doses de UVA-1 penetram profundamente na derme em comparação a UVB e UVA-2. Estudos demonstram sua eficácia tanto nas formas crônicas como nas fases de agudização. Entretanto, esta forma de terapia tem como fator limitante a emissão de calor pelo equipamento gerando sudorese intensa nos pacientes.

O método PUVA está indicado nas formas agudas da doença e nos pacientes com formas crônicas com lesões liquenificadas.[23]

Atualmente, o tratamento da DA, principalmente nas formas graves, inclui o uso de biológicos, por exemplo o anticorpo monoclonal antagonista da subunidade alfa do receptor de IL-4, entretanto a taxa de pacientes que atingem EASI75 na semana 16 é de 47,7%. Além disso, estudos mostram que a melhor resposta é atingida entre 12 e 16 semanas de tratamento. Pacientes com formas graves ou que necessitam de resposta rápida podem necessitar de tratamentos associados, deste modo e uma opção pode ser a UVBnb. Nas primeiras 12 semanas do tratamento associado observou-se maior rapidez de resposta com normalização da citoarquitetura do estrato córneo comparado as áreas não tratadas com UVBnb. Após este período inicial, entretanto, o benefício da fototerapia decai.[24]

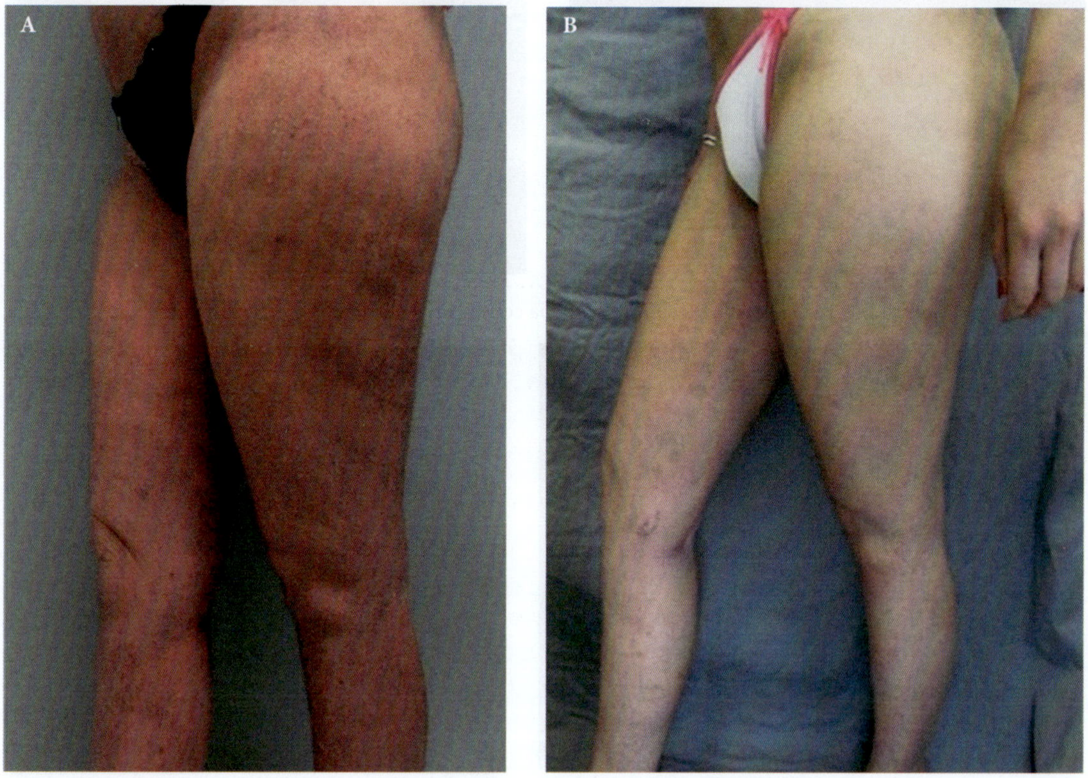

■ **Figuras 157.15** (**A** e **B**) Dermatite atópica antes e após fototerapia com UVBnb por 3 meses (24 sessões).

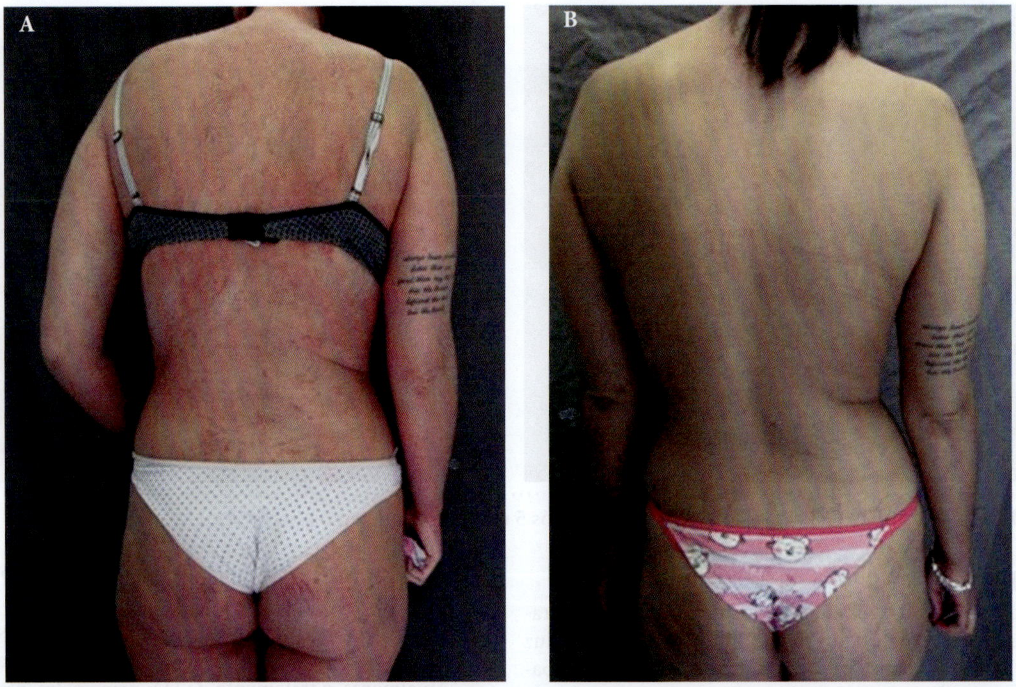

■ **Figuras 157.16** (**A** e **B**) Dermatite atópica antes e após fototerapia com UVBnb por 4 meses (36 sessões).

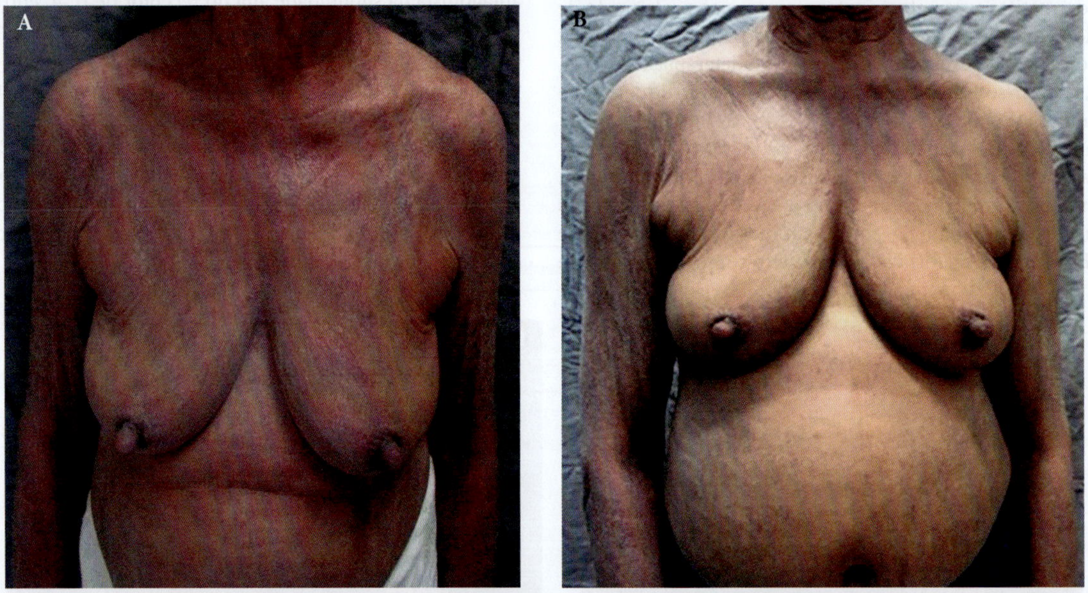

■ **Figuras 157.17** (**A** e **B**) Dermatite eczematosa antes e após fototerapia com UVBnb por 3 meses (24 sessões).

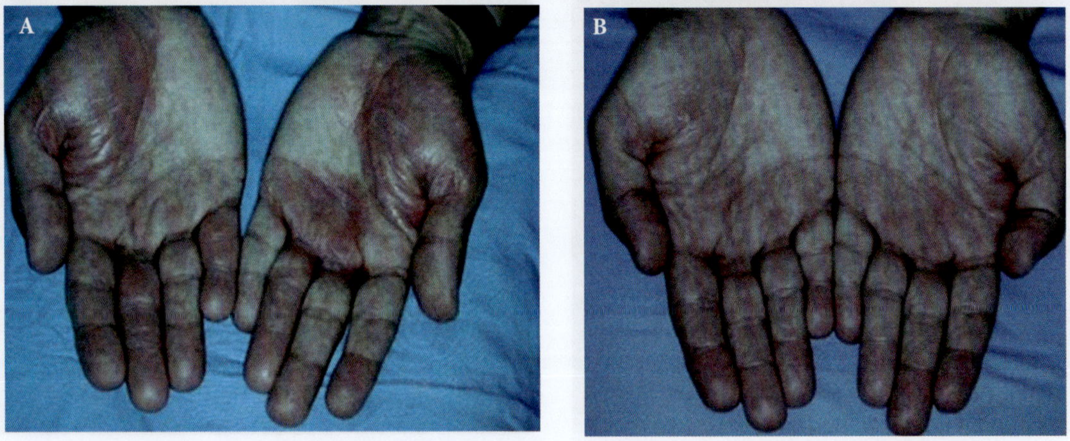

■ **Figuras 157.18** (**A** e **B**) Eczema das mãos antes e após fototerapia com PUVA tópico por 3 meses (24 sessões).

Linfoma cutâneo de células T (LCCT)

A fototerapia está recomendada em algumas formas de LCCT, como micose fungoide, síndrome de Sèzary (SS) e papulose linfomatoide (PL). Na SS está indicado como tratamento adjuvante.[25]

A fototerapia com UVBnb está bem estabelecida para tratamento para a doença em seus estágios iniciais (IA, IB e IIA), entretanto a National Comprehensive Cancer Network (2019) sugere que esta terapêutica seja reservada aos estádios T1a e T2a (*patch*) da doença e o método PUVA para as formas em placas (T1b, T2b). As formas foliculotrópicas (maior profundidade da doença) e os pacientes com fototipos altos (maior dificuldade de penetração da R-UV) podem se beneficiar do tratamento com PUVA.

O tratamento é administrado 2 a 3 vezes por semana, com PUVA ou UVBnb respectivamente, sendo mantido até obter resposta completa (90% a 100%). Após a fase de indução, inicia-se a de consolidação quando as doses são mantidas constantes com duração de 1 a 3 meses (Figuras 157.19 e 157.20).

Os estudos que comparam as respostas aos tratamentos com fototerapia são heterogêneos e mostram respostas variáveis em relação aos objetivos do tratamento.

Os relatos de melhora com UVBnb variam entre 54% e 90%, em tratamento exclusivo e no regime de três tratamentos por semana. As taxas de recidiva das lesões variam entre 29% e 100% após um tempo médio de 5,9 a 14,5 meses.[25]

O método PUVA mostrou resposta completa (RC) e histológica numa série de pacientes após 3 a 4 meses de aplicação, mas com taxas de resposta melhores entre os pacientes em estádio IA quando comparados aos em estádio IB.[25]

A terapia de manutenção, com PUVA ou UVBnb, é controversa e conflitante e alguns estudos mostram que manter o tratamento por alguns meses após o clareamento das lesões retarda o tempo de recidiva.[26]

A fototerapia é recomendada ainda, após Irradiação Corporal Total com Elétrons (TSI), como tratamento de manutenção. Nesse caso os estudos, embora limitados, demonstram que o PUVA aumenta o tempo livre de doença.[25]

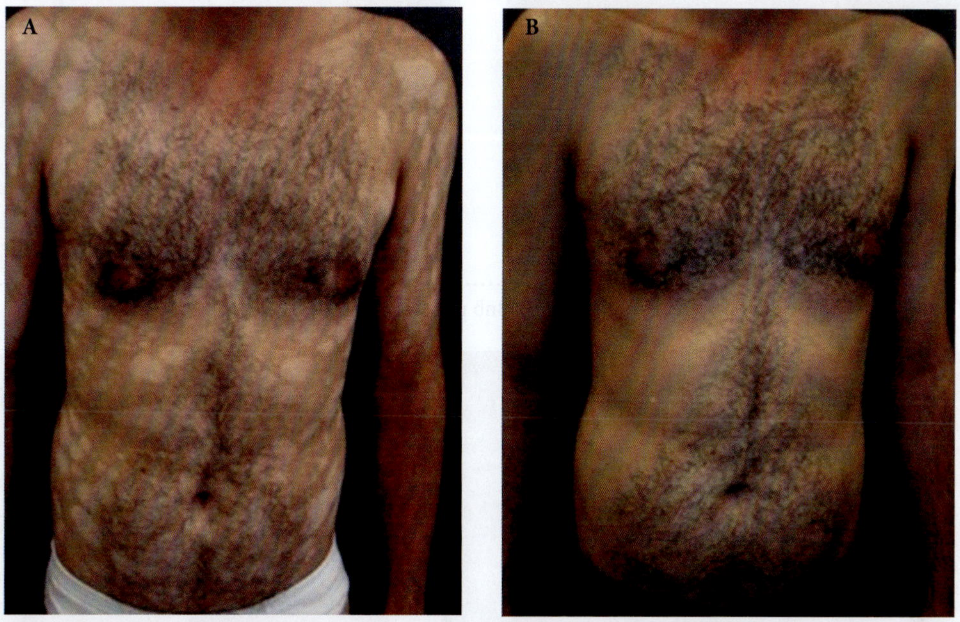

■ **Figuras 157.19** (**A** e **B**) Micose fungoide hipocromiante antes e após 5 meses de tratamento com UVBnb (40 sessões).

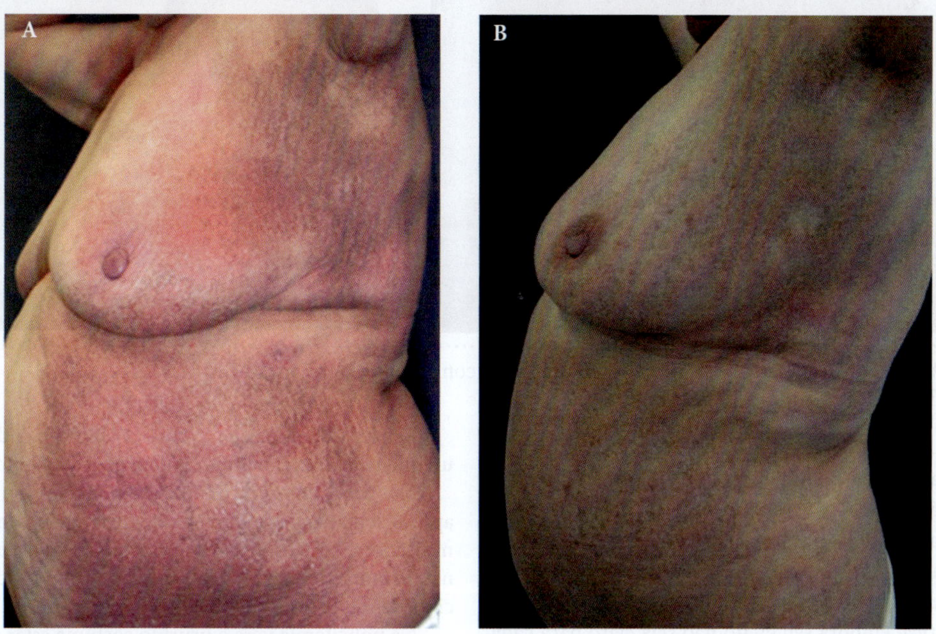

■ **Figuras 157.20** (**A** e **B**) Micose fungoide antes e após UVBnb.

Doença do enxerto *versus* hospedeiro (DECH)

A fototerapia é uma terapêutica indicada tanto nas formas agudas (DECHa) e crônicas (DECHc) da doença com envolvimento cutâneo. O tratamento visa reduzir ou descontinuar terapêutica sistêmica e o tempo para resolução das lesões cutâneas.[27]

UVBnb pode ser utilizado em crianças ou adultos e, alguns estudos demonstram resposta favorável em 57% a 85% dos casos, nas formas leves a moderada do DECHa e como terapêutica adjuvante para pacientes dependentes ou refratários aos corticosteroides na forma crônica. Entretanto, as formas clínicas respondem de maneira diferente aos tipos de fototerapia. A forma liquenoide responde ao tratamento com UVB, pois este comprimento de onda tem mais efeito na epiderme, enquanto as formas escleróticas necessitam de penetração até a derme, o que é mais bem realizado com a UVA.[27]

Os estudos são limitados, mas o seu emprego no tratamento dos pacientes portadores dessa afecção está sedimentado na literatura (Figuras 157.21 e 157.22).

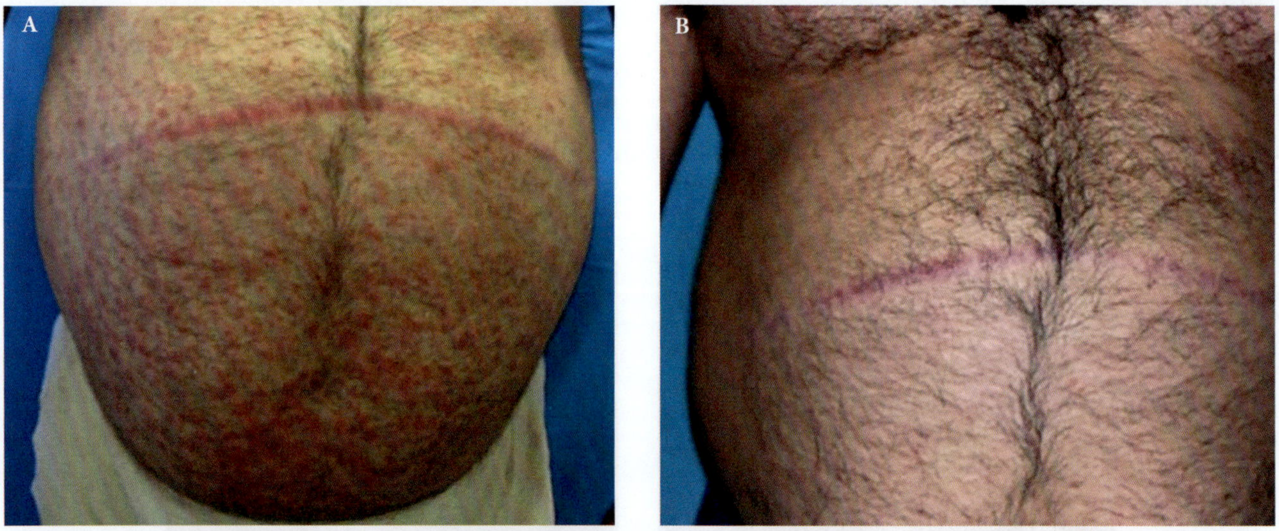

■ **Figuras 157.21** (**A** e **B**) DECHa antes e após tratamento com UVBnb por 2 meses (16 sessões).

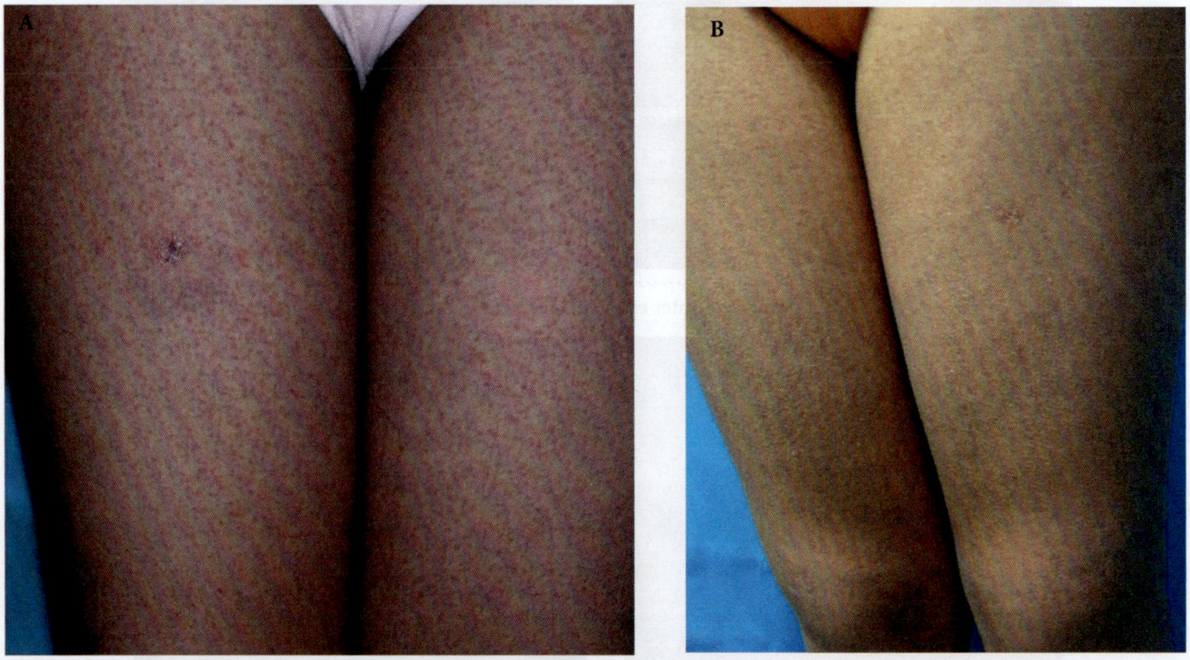

■ **Figuras 157.22** (**A** e **B**) DECHc liquenoide antes e após tratamento com UVBnb por 5 meses (40 sessões).

Prurido crônico

A fototerapia esta indicada no tratamento do prurido em doenças sistêmicas como estágios finais de doenças renais, doença hepática colestática (p. ex. colangite biliar primária, prurido colestático da gestação), doenças hematológicas (policitemia vera, linfoma de Hodgkin) e prurido crônico idiopático do idoso. Algumas vezes trata-se da única opção terapêutica, embora seu efeito não seja claro para cada doença.[28]

Estudos demonstram que a UVB é capaz de reduzir o prurido urêmico em 2 semanas após início do tratamento.

Nos casos de prurido induzido por colestase descreve se melhora após 8 semanas de tratamento, embora não ocorram alterações nos marcadores séricos da doença, acredita-se que ocorram modificações nas terminações nervosas ou indução de modificações químicas relacionadas ao prurido.

Na policitemia vera o prurido costuma estar associado ao contato com a água, sem a presença de qualquer lesão cutânea e cuja patogênese não está clara. Alguns estudos demonstram que UVBnb causa diminuição acentuada na sintomatologia após seis tratamentos, embora casos tratados com PUVA também tenham resposta.

Indivíduos portadores de imunodeficiência adquirida/Aids podem ser afetados por prurido crônico (45% dos casos) e está supostamente relacionado a danos da barreira cutânea, neuropatia e, desequilíbrio das células T levando a eosinofilia e aumento de IgE. Ambas as modalidades de fototerapia têm se mostrado efetivo na redução do sintoma, sem causar modificações significativas na contagem de CD4, β2-microglobulina e carga viral.[28]

Outras indicações para fototerapia

As Figuras 157.23 a 157.25 demonstram outros exemplos de dermatose tratadas com fototerapia.

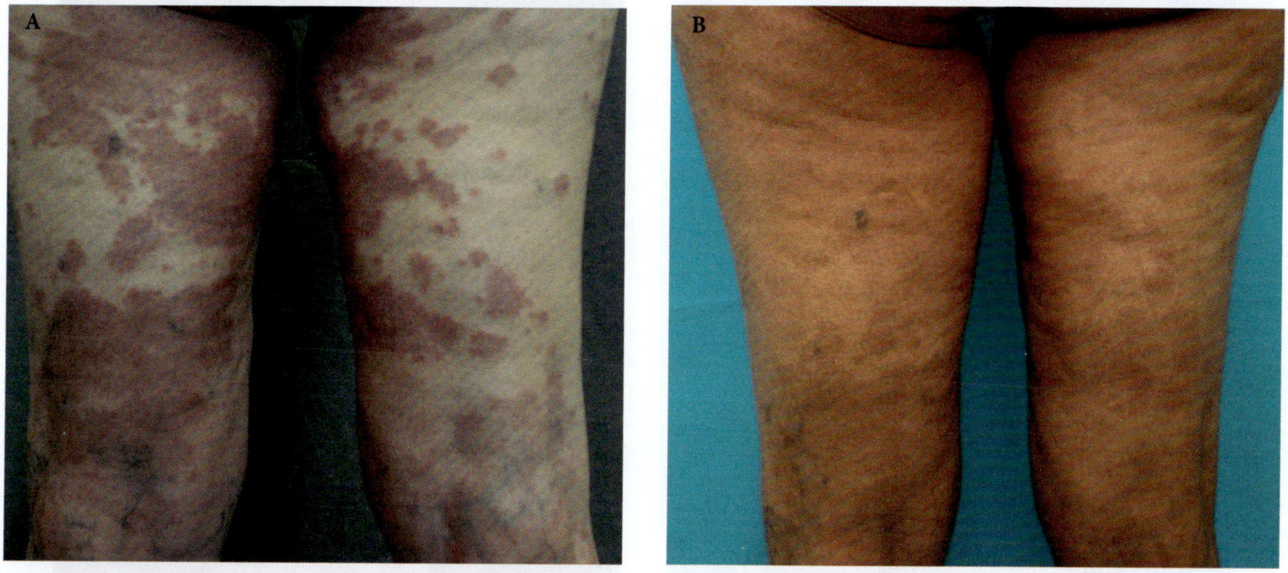

■ **Figuras 157.23** (**A** e **B**) Granuloma anular disseminado antes e após tratamento com PUVA.

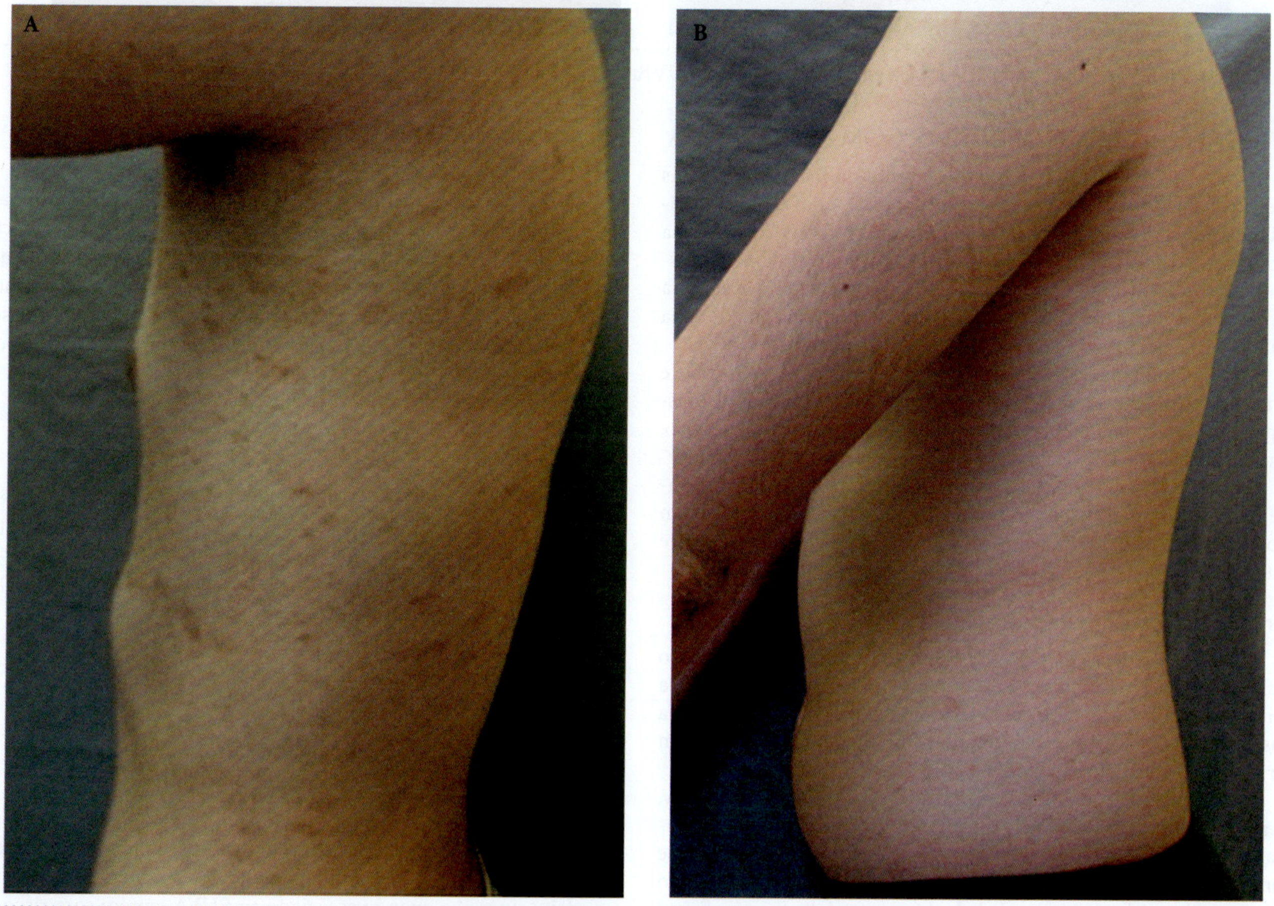

■ **Figuras 157.24** (**A** e **B**) Pitiríase liquenoide crônica antes e após tratamento com UVBnb.

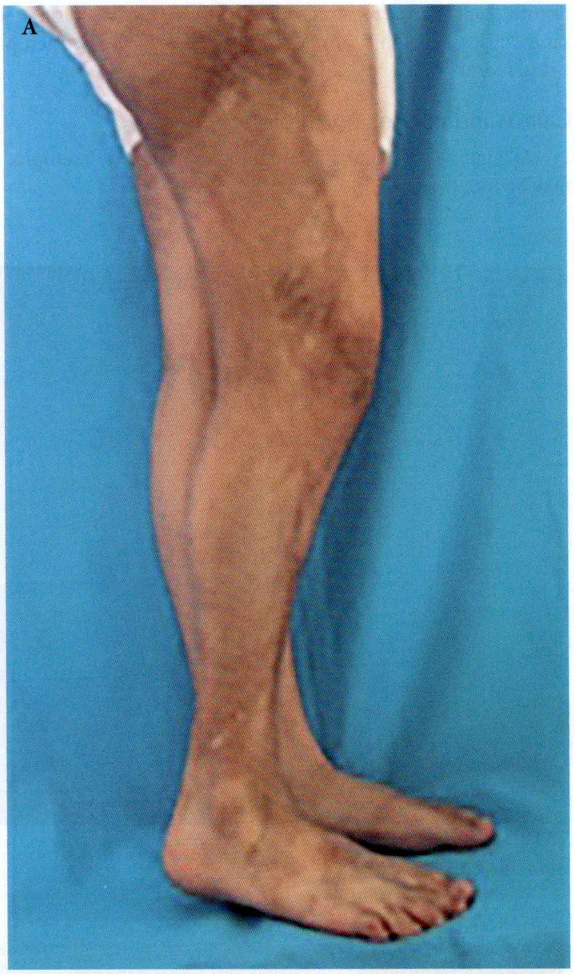

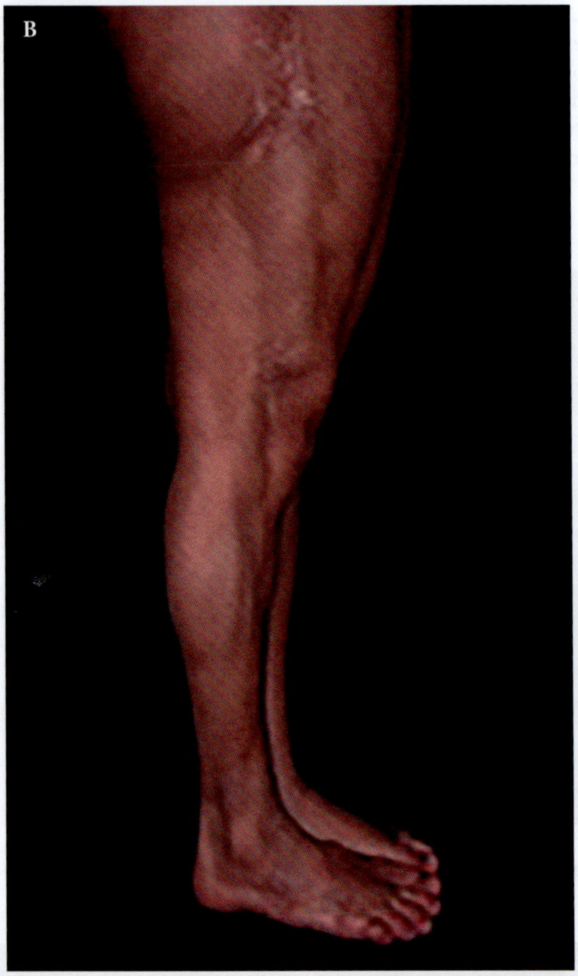

■ **Figuras 157.25** (**A** e **B**) Esclerose cutânea em faixa antes e após UVBnb.

■ TERAPÊUTICAS COMBINADAS COM FOTOTERAPIA

A despeito dos avanços no conhecimento da fisiopatologia das doenças responsivas a fototerapia, a combinação com terapias tópicas ou sistêmicas e UV ainda é tão comum que pode ser considerada rotineira. Isso acontece visto que, das modalidades de tratamento disponíveis aos dermatologistas, poucos apresentam a história, a eficácia e a segurança da fototerapia o que justifica considerá-la como terapia adjuvante na melhora ou controle de inúmeras doenças.[4,29,30]

Terapias combinadas à fototerapia permitem aumentar a eficácia e limitar a frequência, duração e doses cumulativas do tratamento. Pressupõe o uso concomitante de agentes com efeito aditivo ou sinérgico, mas desprovido de efeito antagonista sobre os efeitos dos UV.

As melhores evidências de combinação terapêutica encontram-se na literatura voltada para o tratamento da psoríase, mas também são descritos no LCCT, na Dermatite atópica, na esclerodermia entre outros.[31]

Terapia tópica combinada

O uso de medicações tópicas pode refletir na fototerapia tanto facilitando quanto dificultando o tratamento. Isso ocorre porque a composição química de certos agentes tópicos pode alterar os efeitos da dose de UV na pele ou os produtos químicos, no agente tópico, podem ser alterados pela radiação UV.[32,33]

Em outras situações, independente do efeito simultâneo à luz UV, os agentes tópicos podem facilitar a fototerapia ao reduzirem a descamação ou a espessura da camada de escamas de uma placa de psoríase aprimorando-se os efeitos terapêuticos da luz UV. Deve ser enfatizado que ao se desconhecer a propriedade de um produto é aconselhável aplicar tópicos somente após as sessões de fototerapia.

Agentes adjuvantes que dificultam absorção da radiação UV

- **Ácido salicílico**: um dos agentes mais comumente utilizados para remoção de crostas. Tem propriedade de absorção de radiação ultravioleta dentro do espectro B, sendo inclusive usado com adjuvantes em fotoprotetores. Esse efeito contraindica seu uso antes das sessões de fototerapia tanto de UVB quanto de UVA. Caso seu uso seja associado à fototerapia recomenda-se um intervalo de pelo menos 12 horas entre as duas terapias.[33]

Agentes adjuvantes que facilitam a absorção da radiação UV

- **Agentes derivados de petrolato ou óleo mineral**: o objetivo de seu uso é ajudar a diminuir as interfaces ar-queratina. Cada vez que a luz passa do ar e atinge a superfície da queratina, uma pequena porção dessa luz é refletida reduzindo a quantidade de energia que penetra na pele. Saturando-se a camada superior de uma placa da psoríase, por exemplo, com óleo mineral ou outro produto derivado do petrolato, ocorrerá a redução dessa reflexão, aumentando o percentual de luz que realmente atingirá seu alvo.[32,33]

Agentes adjuvantes que podem facilitar ou dificultar a absorção da radiação dependendo do tipo de radiação UV

- **Calcipotriol**: pode causar alteração na dose eritematosa mínima e não deve ser usado imediatamente antes de terapia UVB. Há efeito sinérgico quando associado ao PUVA, porém com risco de hiperpigmentação das lesões.[33]

Combinações tópicas contraindicadas

- Coaltar-PUVA.
- Inibidor da calcineurina-PUVA/UVB.

Para a combinação de terapia UV e inibidores tópicos da calcineurina, um aviso foi publicado nas informações do produto sobre o aumento da fotocarcinogênese. O uso concomitante destas terapias não é aconselhado.[33]

Terapia combinada sistêmica[31,33]

Existem inúmeras possibilidades para terapias combinadas, mas poucas se baseiam em dados controlados de ensaios clínicos. Além disso, vários agentes sistêmicos eficazes para o tratamento da psoríase e de outras doenças com indicação de fototerapia têm efeitos imunossupressores que devem ser considerados. A maioria dos estudos randomizados (e não controlados) referem-se à combinação de retinoides e fototerapia para psoríase que, geralmente, é considerado seguro e eficaz, pois é o único investigado minuciosamente, sendo uma das combinações mais utilizadas.[34]

Retinoide oral e fototerapia (RePUVA e ReUVB)

Para maximizar a eficácia deste tratamento combinado, o retinoide sistêmico deve ser iniciado 2 semanas antes do início do tratamento com UV. Isso permite que ele tenha efeitos sobre a pele, incluindo uma diminuição da sua espessura e uma diminuição nas escamas das lesões, podendo ser utilizados acitretina, isotretinoína ou bexaroteno.

O retinoide sistêmico pode ser adicionado a um curso de tratamento já em andamento, mas uma redução ou manutenção sem incremento da dose de UV deve ser estabelecida por 2 semanas, enquanto o efeito retinoide na pele é realizado. Isso é recomendado para evitar reações fototóxicas inesperadas após a adição do retinoide. Quando usado em combinação com UV, a dose do retinoide pode ser reduzida em comparação com um cronograma de dose de monoterapia.

Outro efeito benéfico é que o risco de carcinoma de células escamosas pode ser reduzido pela combinação de PUVA e retinoide.[35]

Bexaroteno e PUVA no LCCT

A associação dessas duas terapêuticas parece maximizar o tratamento, diminuindo o número de sessões e, portanto, de R-UV recebido pelo paciente.[26]

Interferon e PUVA

Indicado em casos de LCCT refratários a PUVA, nos estágios IA a IVB. Estudos comparativos recentes sugerem melhora resposta dessa associação quando se utiliza interferon-alfa-2β[26] (Figuras 157.26 a 157.28).

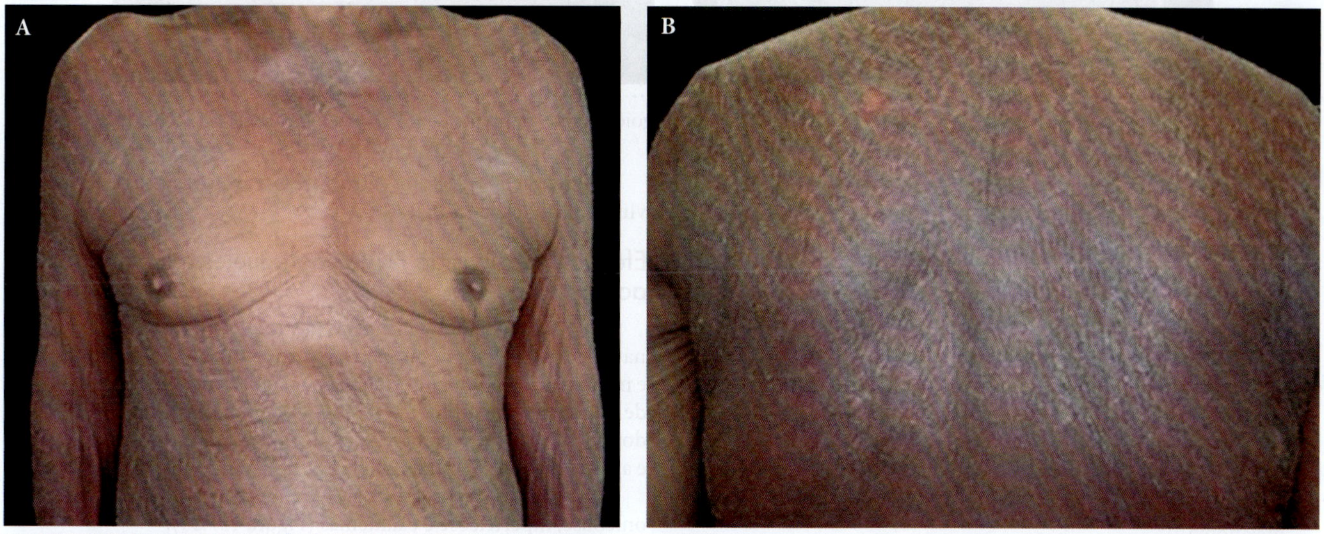

■ **Figuras 157.26** (**A** e **B**) Micose fungoide estádio IVA antes do tratamento.

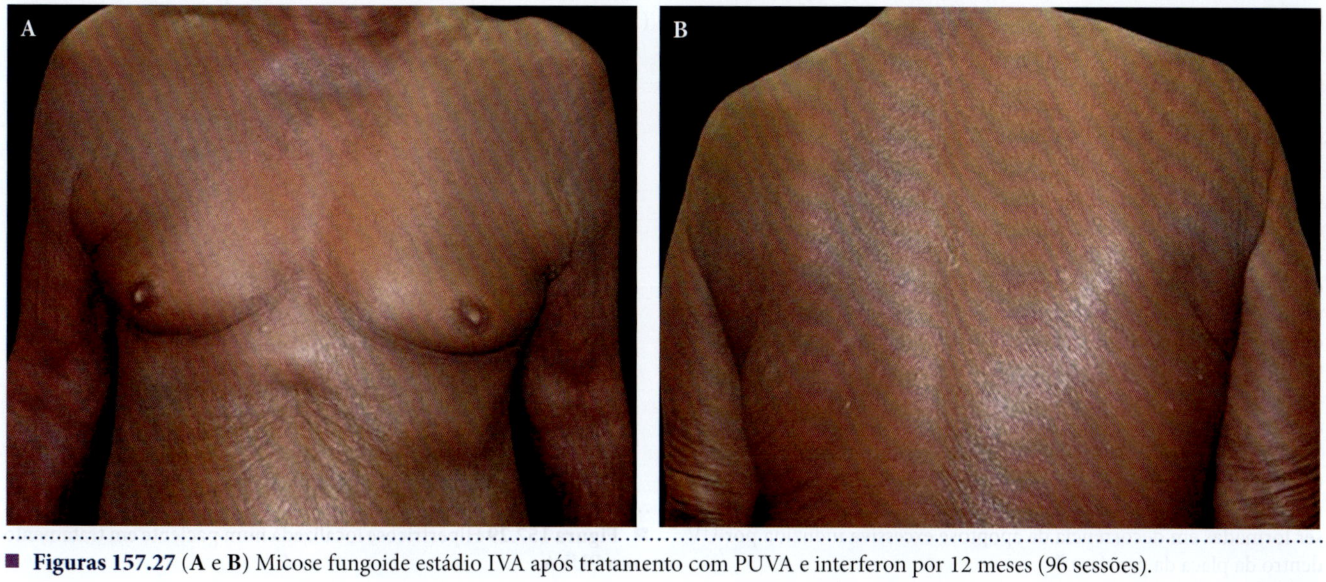

■ **Figuras 157.27** (**A** e **B**) Micose fungoide estádio IVA após tratamento com PUVA e interferon por 12 meses (96 sessões).

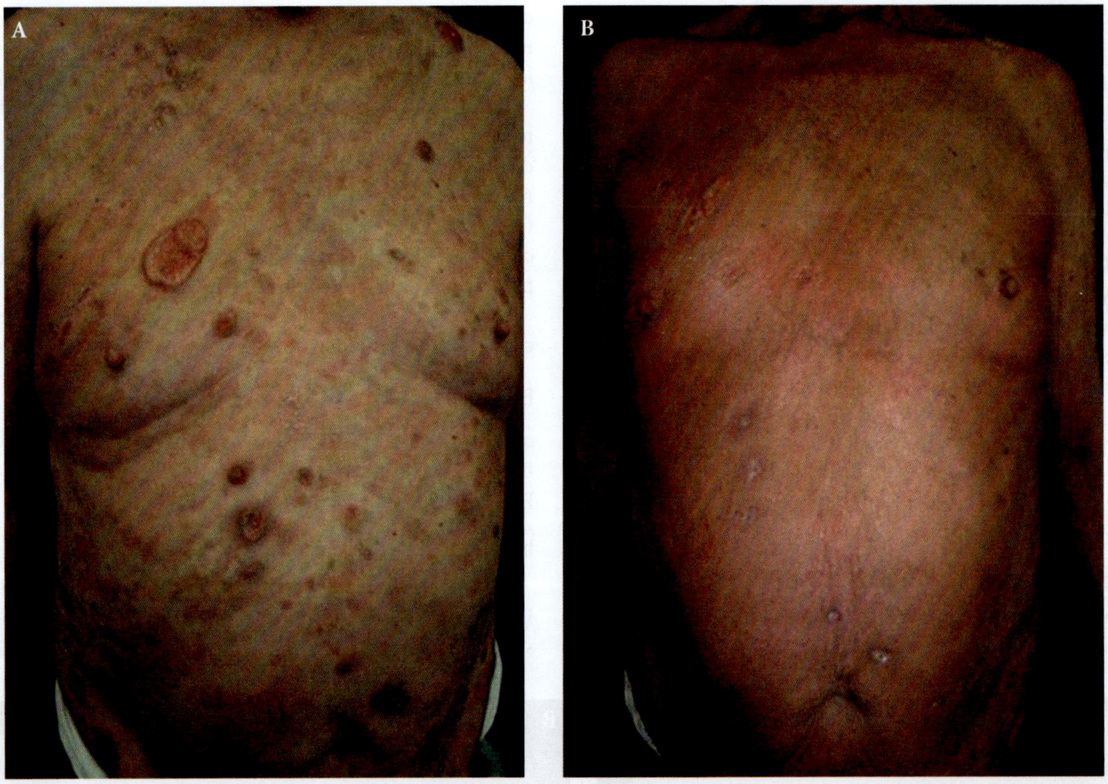

■ **Figura 157.28** (**A**) Micose fungoide antes do tratamento. (**B**) Micose fungoide após tratamento com PUVA e interferon por 12 meses (96 sessões).

UVB-metotrexato, UVB-PUVA, PUVA-metotrexato, PUVA-biológicos e UVB-biológicos

Requerem monitoramento cuidadoso e podem ser úteis em alguns pacientes com doenças graves e recalcitrantes. Necessitam de ensaios clínicos randomizados e de qualidade.

Regimes combinados sistêmicos considerados contraindicados

- **UVB-ciclosporina e PUVA-ciclosporina**: o risco de carcinoma de células escamosas é aumentado pela ciclosporina em pacientes previamente expostos a PUVA. Quando associado ao UVB há um alto risco teórico de aumento da incidência de câncer de pele não melanoma.

■ EFEITOS ADVERSOS

Efeitos adversos agudos[36,37]

A maioria dos efeitos agudos são leves, portanto, são poucos os pacientes que interrompem o tratamento na fase inicial.

Efeitos comuns ao PUVA e UVB

O efeito colateral potencial mais evidente da fototerapia é o desenvolvimento de eritema ou "queimadura solar". Um grau de eritema é esperado periodicamente durante um curso de fototerapia, pois os regimes de tratamento frequentemente empregam incrementos de dose até o eritema ser alcançado. Um risco de queimadura sintomática ocorre em doses maiores que as doses eritematosas mínimas ou doses fototóxicas mínimas. O pico do eritema para PUVA gira em torno de 48 horas após a exposição, podendo em alguns casos ser de até 96 horas, enquanto nas lâmpadas de UVB ocorre cerca de 12 horas após a exposição.

Um efeito colateral infrequente da fototerapia na psoríase é a formação de bolhas lesionais. São bolhas dolorosas, muitas vezes múltiplas, e não necessariamente associadas ao eritema. Sugeriu-se que elas podem ser formadas em decorrência da apoptose excessiva induzida por UV dentro da placa da psoríase.[38]

Outros efeitos descritos são o estresse cardiovascular e o desenvolvimento de herpes simples.

Efeitos exclusivos do PUVA são aqueles relacionados ao psoraleno

São essencialmente distúrbios gastrointestinais, como anorexia e náuseas, e distúrbios do sistema nervoso central (SNC), como tonturas e insônia. Provavelmente estão relacionados a um alto nível sanguíneo de psoraleno. Ingerindo-se o psoraleno com alimentos, dividindo a dose de modo que a metade seja tomada 2 horas antes do tratamento e a outra metade 90 minutos antes do tratamento ou reduzindo a dose.

Outros eventos possíveis, mas infrequentes são a broncoconstrição, onicólise, hipertricose e exantemas (Figura 157.29).

No tratamento com PUVA tópico o uso do psoralênico tópico pode causar reações fototóxicas, quando o produto é aplicado de maneira indevida ou não é retirado antes do paciente deixar o centro (Figura 157.30).

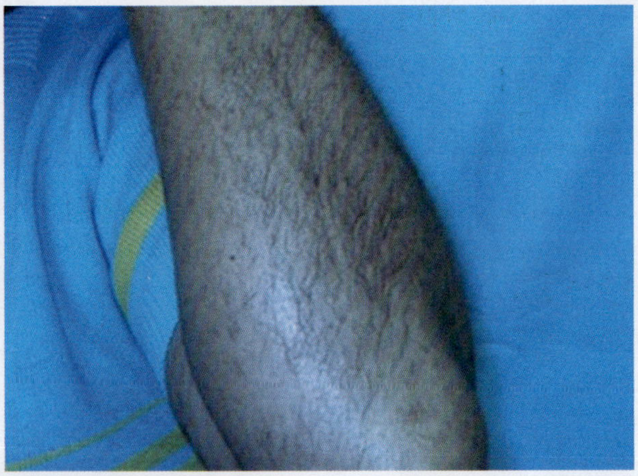

■ **Figura 157.29** Hipertricose localizada num paciente em tratamento com PUVA.

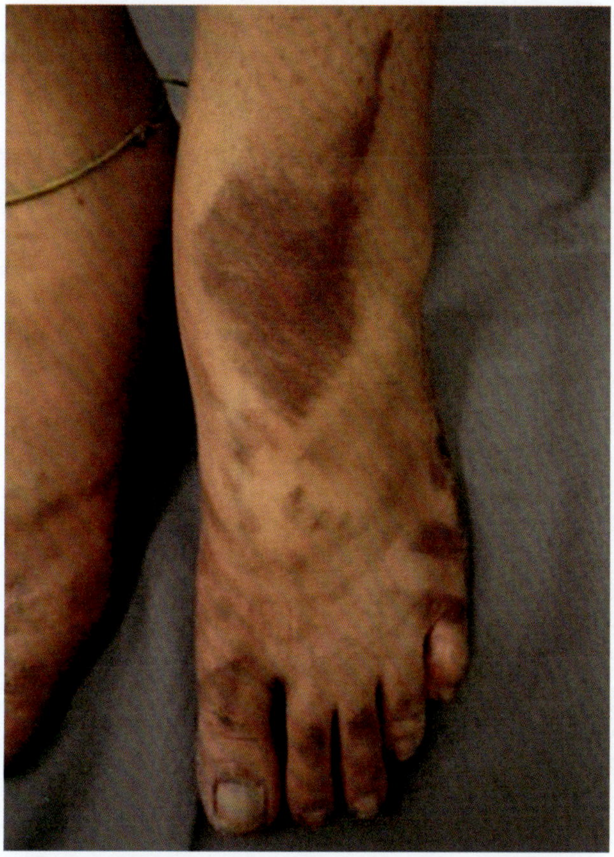

■ **Figura 157.30** Reação fototóxica por uso inadequado do psoralênico em paciente em esquema terapêutico com PUVA tópico.

Efeitos adversos de longo prazo

A carcinogênese da pele é um processo complexo, no qual a radiação UV é um carcinógeno completo reconhecido. A miríade de mudanças moleculares induzidas ela radiação UV desencadeiam eventos mutagênicos que levam a proliferação e diferenciação de células cutâneas alteradas, bem como a imunossupressão, duas condições-chave para o desenvolvimento de neoplasias cutâneos. Fotodano celular irreversível, em condições de imunovigilância tumoral prejudicada, explica o risco aumentado de câncer de pele associado à exposição natural à luz UV e justifica a preocupação com o potencial carcinogênico da fototerapia usando luz UV artificial.[39]

Câncer da pele não melanoma

PUVA

Foram mais observados em pacientes que receberam grandes doses de tratamento havendo uma forte correlação com o tipo de pele, sendo os tipos de pele mais baixos os mais suscetíveis.[40]

Estudos de *follow-up* (28 anos) mostraram risco 30 vezes maior para desenvolvimento de carcinoma espinocelular (CEC) entre pacientes expostos a tratamento com PUVA, que começa a se tornar aparente após 150 tratamentos, com relação a populações não expostas a essa terapêutica. Entretanto, o risco para desenvolver carcinoma basocelular (CBC) foi bem menor, em torno de 5 vezes. Populações não caucasianas não tiveram aumento de risco para esses tumores ao receber tratamentos com PUVA por tempo prolongado.[41]

UVB de banda estreita (UVBnb)

Há o risco teórico de aumento de câncer da pele não melanoma, porém estudos epidemiológicos não mostraram nenhum risco significativo consistente. Deve-se considerar que os dados de acompanhamento disponíveis até o momento são de duração muito curta para serem definitivos.[42] Extrapolando dados de modelos animais pode-se supor que o risco médio para desenvolvimento de câncer da pele não melanoma com UVB estaria modificado pelo tipo de pele e outros fatores de suscetibilidade e que a radiação UVBnb não é mais cancerígena do que a luz solar para a mesma exposição eritemogênica.[43-45]

Melanoma

PUVA

Incidência aumentada de melanoma foi detectada em um estudo multicêntrico 15 anos após o início do tratamento e houve um aumento constante na incidência nesse estudo.[46] Esse dado não foi reproduzido em outros estudos.[39,41]

Fotoenvelhecimento

O fotoenvelhecimento da pele ocorre com o tratamento de longo prazo e é acentuado nas peles fototipos I e II, enquanto pouca ou nenhuma alteração é observada nos tipos de pele V e VI. Isso ocorre tanto no tratamento com PUVA quanto com UVBnb.

Dano ocular

O risco ocular potencial dessa terapia é a catarata e há relatos anedóticos de pacientes que desenvolveram cataratas após um curso de terapia com PUVA. Entretanto, estudos prospectivos maiores não revelaram esse problema.[47]

■ SELEÇÃO DOS PACIENTES[48]

Deve-se considerar apto à fototerapia aqueles pacientes que toleram permanecer expostos à radiação de acordo com o equipamento que se utiliza. Por exemplo, equipamentos para áreas localizadas podem ser usados em crianças de tenra idade desde que acompanhadas por um responsável, enquanto essas mesmas crianças não tolerariam grandes equipamentos que as circundam em 360°. Portanto sempre deve prevalecer o bom senso dos médicos e a colaboração dos pacientes (Quadros 157.3 a 157.5).

Quadro 157.3 Contraindicações absolutas para fototerapia (PUVA).
Xeroderma pigmentoso
Albinismo
Lactante
Lúpus eritematoso (anti-Ro positivos)

Quadro 157.4 Contraindicações relativas para fototerapia (PUVA).
Pacientes com história pessoal ou familiar de melanoma
Pacientes com antecedente de câncer da pele não melanoma
Fotodano intenso
Portadores de pênfigo ou penfigoide bolhoso
Gestação/amamentação
Crianças abaixo de 12 anos
Doenças imunossupressoras e uso de drogas imunossupressoras
Doença hepática grave
Uso de metotrexato e ciclosporina
Condições que impeçam a permanência na cabine

Quadro 157.5 Contraindicações para fototerapia (UVBnb).
Lúpus eritematoso
Síndrome do nevo basocelular
Xeroderma pigmentoso
Ingesta de arsênico ou exposição a radiação ionizante
Melanoma e câncer da pele não melanoma
Condições clínicas que impeçam a permanência na cabine
Cautela com peles tipo I e II (risco de queimadura)

SEGURANÇA DO PACIENTE E DO *STAFF*[49]

Toda unidade de fototerapia deve ter necessariamente rotinas e protocolos que visem principalmente a segurança dos pacientes. Para tanto os serviços devem observar os seguintes itens:

- Ter um médico dermatologista como responsável técnico pelo setor de fototerapia.
- Os profissionais que oferecem a fototerapia devem ser treinados pelo responsável técnico para serem competentes nas atividades para as quais estão destinados.
- O responsável técnico deve reavaliar a equipe, periodicamente, para verificar se estão atendendo os requisitos mínimos para o adequado atendimento.
- Ambiente deve ter instalações elétricas e temperatura ambiente adequadas.
- É necessário o uso de óculos, com proteção comprovada contra R-UV, tanto para os pacientes quanto para os operadores durante as sessões de fototerapia. Nos pacientes que são submetidos ao método PUVA o uso dos óculos escuros deve ser estendido após deixar a Unidade de Fototerapia. Eles podem variar desde pequenos (ou *goggles*), que protegem apenas a área dos olhos ou maiores que podem ser colocados sobre os óculos de correção do paciente, ou ainda protetores faciais completos (Figura 157.31). Adaptações podem ser necessárias e realizadas de acordo com cada caso.
- Os materiais e equipamentos devem sempre estar íntegros, limpos e prontos para uso.
- As doses aplicadas a cada sessão devem ser anotadas, em formulários próprios, para controle do tratamento e seguimento do paciente. Sugere-se coletar os dados da data de aplicação, eventuais efeitos adversos desde a última visita, incremento, manutenção ou diminuição da dose, dose da visita atual, data da troca das lâmpadas e nova dosimetria.

Na eventual troca de centro terapêutico as doses aplicadas devem ser fornecidas ao médico que conduzirá o tratamento.[7]

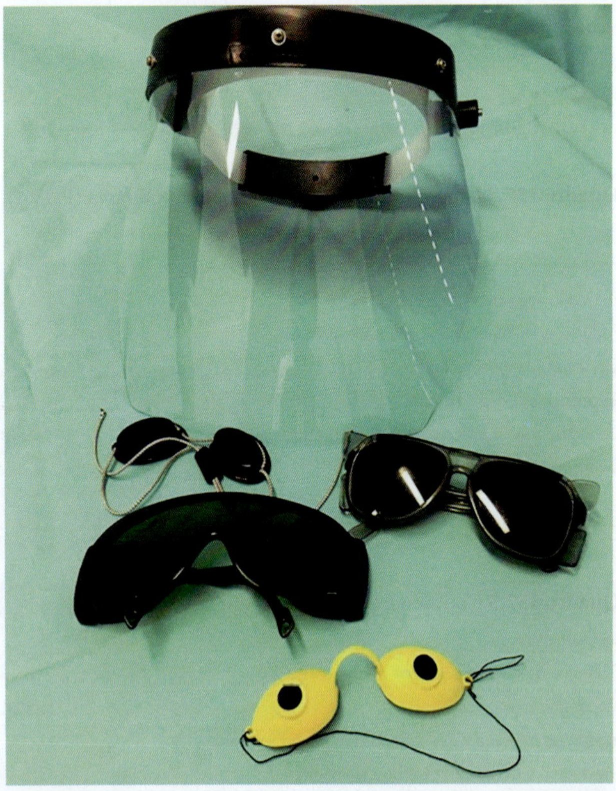

Figura 157.31 Exemplos de equipamentos para proteção ocular e da face dos pacientes e do *staff*.

FOTOFÉRESE EXTRACORPÓREA

A fotoférese extracorpórea (FEC) é um tratamento imunomodulador com base em leucoaférese.[50] Os principais usos desta terapia já descritos estão nos Quadros 157.6 e 157.7.

Quadro 157.6 Principais indicações para FEC em Dermatologia.[51-69]
Linfoma cutâneo de células T (LCCT)
Doença do enxerto contra hospedeiro crônica (DECHc)
Esclerose sistêmica
Fasceíte eosinofílica
Epidermólise bolhosa adquirida
Líquen plano
Pênfigo vulgar
Psoríase
Escleromixedema
Dermatite atópica

Quadro 157.7 Indicações não dermatológicas para FEC.[70-80]
Rejeição aguda e refratária de transplantes cardíacos
Síndrome da bronquiolite obliterante após transplante pulmonar
Espondilite anquilosante
Artrite reumatoide
Esclerose múltipla
Doença de Crohn
Diabete *mellitus* tipo 1
Lúpus eritematoso sistêmico

A FEC baseia-se no tratamento com radiação UVA e psoraleno oral (método PUVA), já aplicado na Dermatologia. O termo fotoimunoterapia extracorpórea foi substituído por fotoférese extracorpórea, sem alterar a abreviatura FEC.[81]

Mecanismo de ação

Os principais mecanismos de ação relacionam-se a modulação de células dendríticas, alteração do perfil de citocinas e indução de subpopulações especiais de células T[82,83] (Figura 157.32).

A FEC, pela combinação 8-MOP e a R-UVA, afeta muitos componentes celulares, apesar do alvo principal ser o DNA. O resultado final é a ligação cruzada do DNA com as bases de pirimidina, ligação a proteínas citosólicas, danos a membrana celular com algumas modificações antigênicas e, finalmente, apoptose com morte celular de células linfoides, particularmente células T e *Natural Killer* (NK).[84-86] Durante muitos anos, a citotoxicidade direta foi considerada o principal mecanismo responsável pelo efeito antitumoral da FEC no LCCT, mas só isto não explica o efeito terapêutico benéfico da FEC, pois apenas uma minoria de linfócitos está incluída em um ciclo de FEC. Os monócitos tratados da mesma forma parecem ser mais resistentes do que linfócitos a apoptose, passando por uma diferenciação no processo dentro de 2 dias e expressando marcadores de superfície que são característicos das células dendríticas imaturas (CD83, X-11, Alfa-V, Beta-V, CD1a).[87-89] Esta diferenciação parece ser independente da fotoativação induzida pelo psoraleno, e é principalmente conduzida pelo contato das células com materiais plásticos e outros materiais sintéticos durante a passagem pela máquina. Os linfócitos apoptóticos são fagocitados e eliminados após a reinfusão. Esta fagocitose de linfócitos apoptóticos por células dendríticas imaturas foi designada transimunização.[90]

Os mecanismos celulares de diferenciação na FEC são associados à liberação de uma variedade de citocinas. Estas incluem o fator de necrose tumoral-alfa (TNF-α) e a interleucina-6 (IL-6), que induzem a ativação de macrófagos CD36+.[91] Deve-se ressaltar que alterações imunológicas em longo prazo podem ser induzidas pela continuidade da FEC.

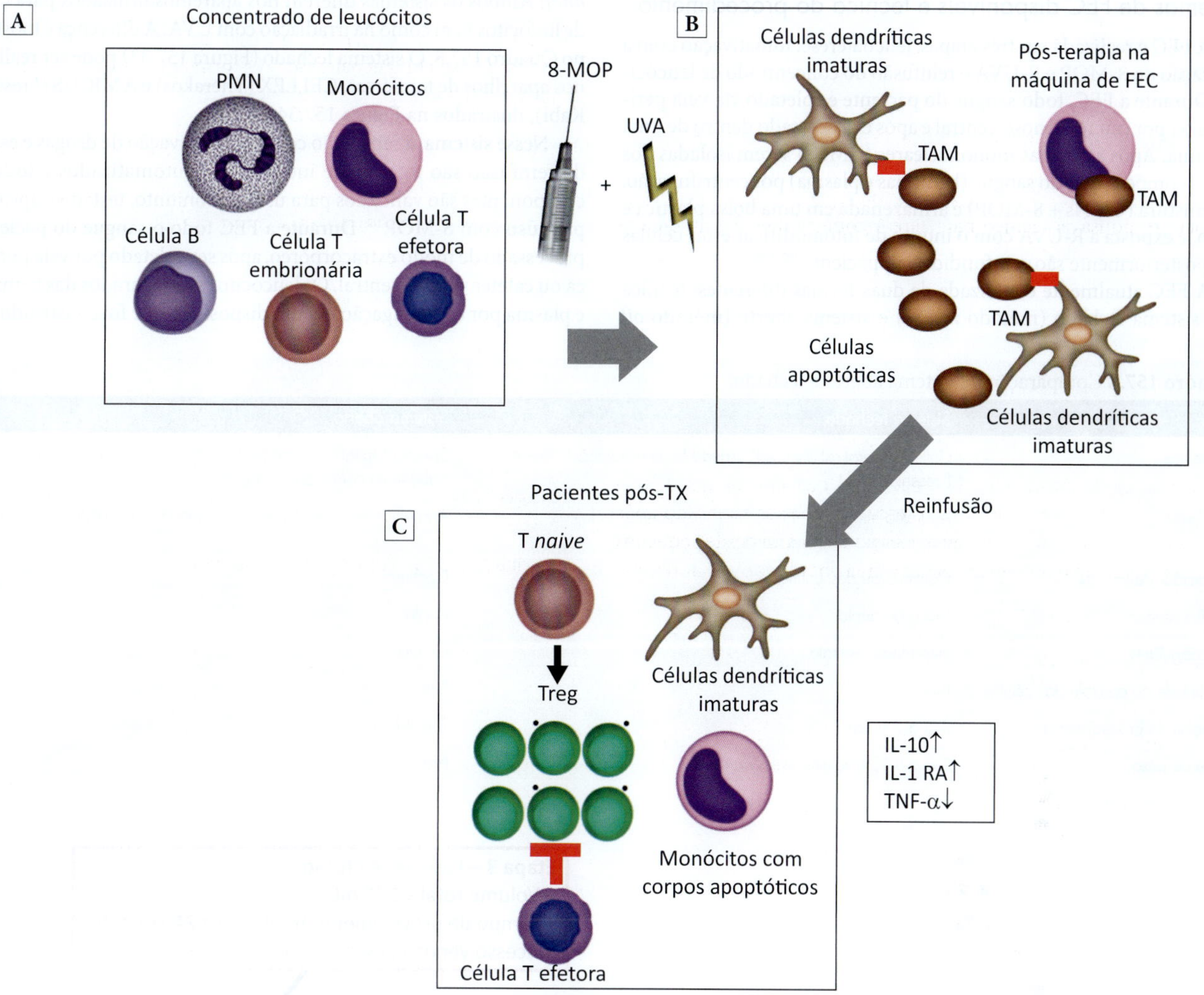

■ **Figura 157.32** Mecanismo de ação da FEC: o concentrado de leucócitos é formado por células mononucleares no sangue periférico, incluindo células polimorfonucleares (CMNs, monócitos, células B e células T **(A)**. Sobre ação do UVA e 8-MOP, linfócitos contidos no concentrado de leucócitos sofrem apoptose. O fluxo dos monócitos não apoptóticos pela máquina também geram células dendríticas imaturas, que interagem com as células apoptóticas via receptores TAM (Tyro3, Ax1 e família Mer dos receptores tiroquinases) **(B)**. Esta interação de ligação dos receptores pode reduzir a resposta inflamatória via alteração na expressão de citocinas pró e anti-inflamatórias, alterações na função efetora das células T e aumento no número de células T regulatórias **(C)**.

Fonte: Adaptada de Voss et al., 2010.[82]

Dependendo da gravidade, o LCCT está associado a um desequilíbrio na resposta imune de células T *helper* 1 e 2 (Th1/Th2), como o aumento da liberação de IL-4 e IL-5, atividade reduzida de células NK e citotoxicidade reduzida de células T CD8+. Em um estudo de pacientes com LCCT em estágio inicial (estágio IB) submetido a FEC por 1 ano, Di Renzo e colaboradores[92] observaram não apenas um aumento nos monócitos CD36+ no sangue periférico, mas também mudança no perfil reacional de citocinas dos linfócitos do sangue periférico após a estimulação com fito-hemaglutinina. A FEC restaura o equilíbrio Th1/Th2 nos pacientes com LCCT. Além disso, as citocinas anti-inflamatórias são aumentadas pela FEC, enquanto as citocinas pró-inflamatórias são eliminadas.[93]

Estes achados, no entanto, não explicam os efeitos benéficos da FEC, por exemplo na DECH na rejeição a transplante cardíaco e, como essas condições clínicas respondem a terapias imunossupressoras, assumiu-se que a FEC também poderia exercer efeitos inibidores sobre o sistema imunológico.[94] Em contraste com a terapia imunossupressora, a FEC não está associada a quaisquer efeitos adversos significativos, incluindo infecções oportunistas.

Foi postulado que o efeito terapêutico da FEC opera pela indução de células T reguladoras (Tregs) sem causar imunossupressão geral. Maeda e colaboradores,[95] com a utilização de um modelo de hipersensibilidade de contato em murinos, demonstraram a indução de células Tregs por procedimento "semelhante a FEC" (injeção intravenosa de glóbulos brancos exposto a 8-MOP e UVA *in vitro*). As células Tregs induzidas desta maneira pareciam semelhantes às células Tregs induzidas por radiação ultravioleta B, que expressam CD4, CD25, CTLA-4 e o fator de transcrição Foxp3,e que reprime a atividade de outros linfócitos.[96] Além disso, a liberação de IL-10 parece estar envolvida neste processo.[97] Na maioria dos pacientes com LCCTs e DECH, o aumento nas células Tregs foi observado, além da melhora da atividade supressora.[98-103] Isso poderia explicar, pelo menos parcialmente, o efeito benéfico da FEC na DECH e nas doenças autoimunes. Em pacientes com síndrome de Sézary (SS), no entanto, um número pequeno de células Tregs é observado[104-105] e sua função supressiva parece ser prejudicada.[106] Isso levou à especulação se as células Tregs teriam a capacidade de suprimir células tumorais positivas para CD4 em pacientes com SS.

Embora aspectos parciais do modo de ação da FEC, como a indução de células Tregs, sejam bastante claros, a compreensão completa de como funciona a FEC ainda não está estabelecida.

Sistemas de FEC disponíveis e técnica do procedimento

A FEC é realizada em três etapas: leucoaférese; fotoativação com a utilização do 8-MOP e R-UVA e reinfusão do concentrado de leucócitos. Durante a FEC, todo sangue do paciente é coletado via veia periférica ou por cateter venoso central e após é processado dentro de uma máquina. Após as células mononucleares (CMNs) serem isoladas dos outros componentes do sangue (hemácias e plasma) por centrifugação, esta mistura (CMNs + 8-MOP) é armazenada em uma bolsa plástica e então, é exposta a R-UVA com o intuito de fotomodificar estas células que posteriormente são reinfundidas no paciente.[107-108]

A FEC atualmente é realizada de duas formas diferentes: técnica com sistema fechado (método *in line*) e sistema aberto (método *off line*). Ambos os sistemas diferem nos aparelhos utilizados para coleta de linfócitos bem como na irradiação com UVA. A diferença é mostrada no Quadro 157.8. O sistema fechado (Figura 157.33) pode ser realizado nos aparelhos de fotoférese: CELLEX (Therakos) e AMICUS (Fresenius Kabi), ilustrados na Figura 157.34A e B.

Nesse sistema, a separação celular, fotoativação de drogas e estágio de reinfusão são totalmente integrados e automatizados e todos os componentes são validados para uso em conjunto, testado e aprovado para uso com 8-MOP.[108] Durante a FEC todo o sangue do paciente é processado de modo extracorpóreo, após ser coletado por veia periférica ou cateter venoso central. Os leucócitos são separados das hemáceas e plasma por centrifugação em um dispositivo que foi construído para

Quadro 157.8 Comparação de sistema aberto e fechado.

	Sistema fechado	Sistema aberto
Aparelhos	Cellex® (Therakos), Amicus® usando fonte irradiação, Phelix® (Fresenius Kabi)	Spectra Optial® (Terumo BCT), Amicus® ou Com.TEC® (Fresenius Kabi) junto com irradiador UVA
Princípios	Aparelho integrado em um único instrumento, todos os instrumentos validados juntos	Aparelhos separados para cada etapa, não validados juntos
Separador de células	Contínuo ou descontínuo	Contínuo
Acesso venoso	Único ou duplo	Duplo
Anticoagulante	Heparina ou citrato	Citrato
Qualidade de controle das células	Não	Sim
Duração do procedimento	1,5 a 2 horas	3 a 4 horas
Limite de peso	Sim > 115% volume extracorpóreo	Não

Fonte: Helmberg et al.

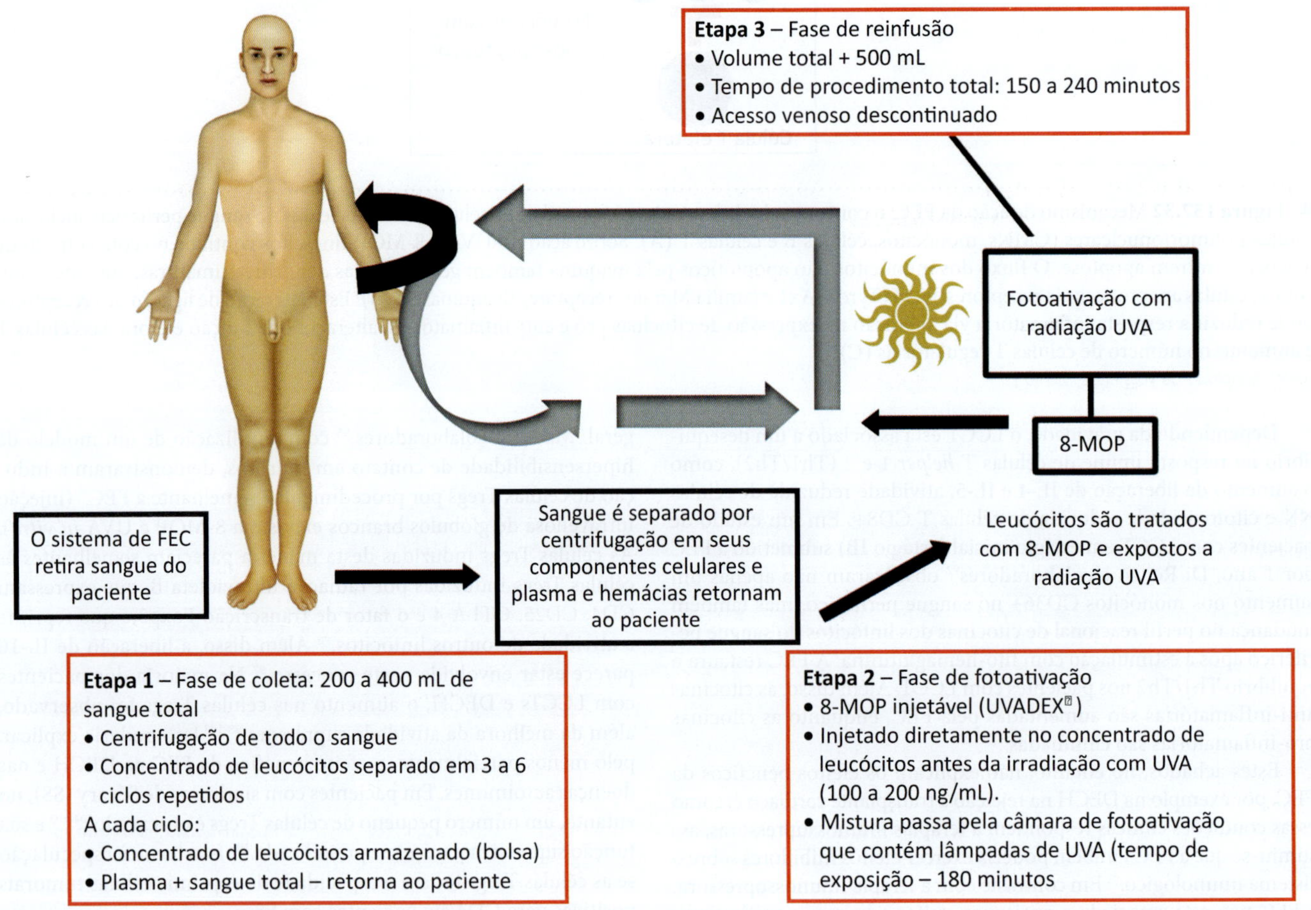

■ **Figura 157.33** Esquema do procedimento da FEC com sistema fechado.

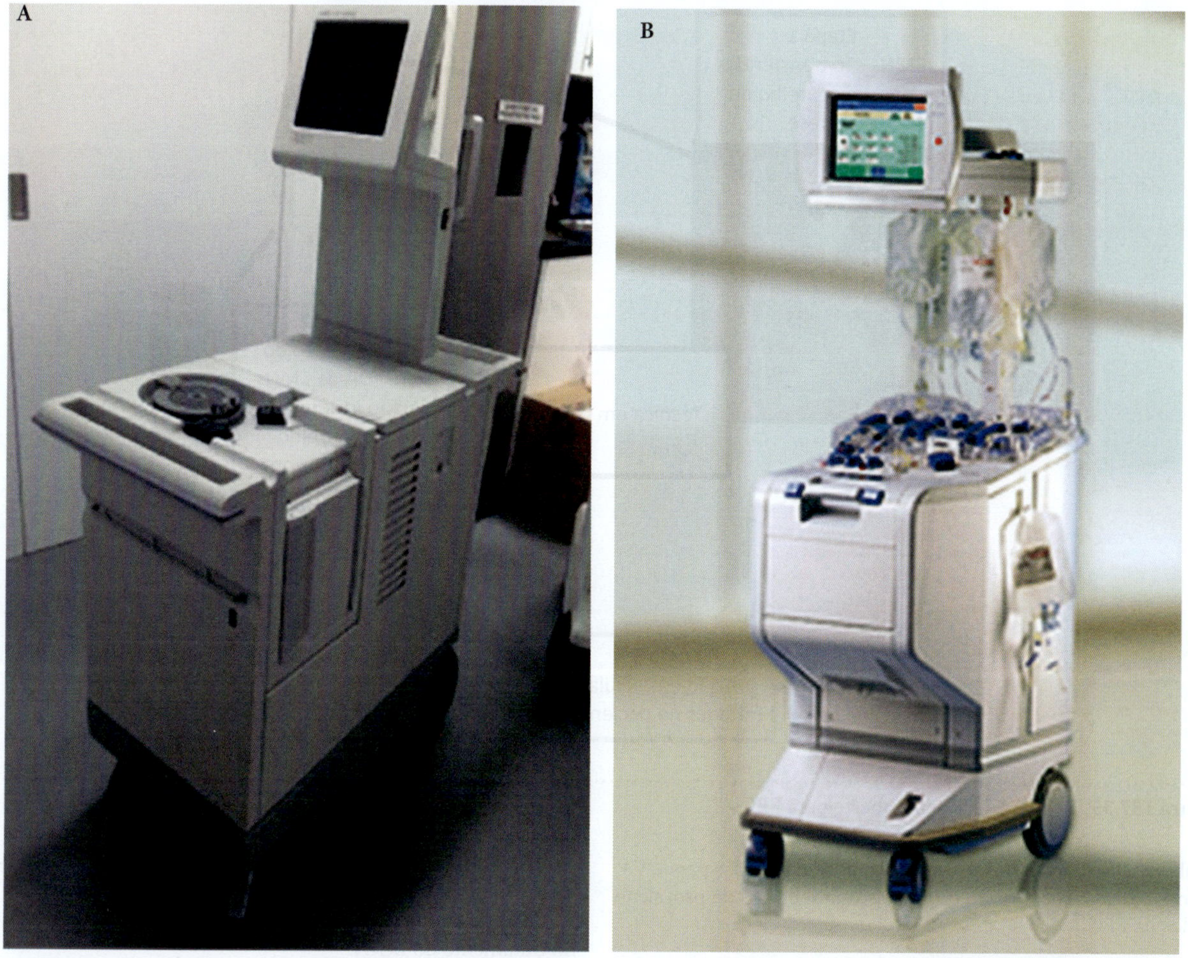

■ **Figura 157.34** **(A)** Sistema fechado (CELLEX®). **(B)** Sistema aberto (AMICUS®).

o procedimento. Estas células são então expostas ao 8-MOP, tratadas com radiação UVA em câmaras plásticas separadas e reinfundidas no paciente (Figura 157.22). O paciente passa por ciclos de aférese descontínuos ou contínuos, dependendo da máquina. O tempo de fotoativação é automaticamente calculado pelo instrumento com base no volume, no hematócrito e na energia emitida pelas lâmpadas UVA.[110,111] O tempo de tratamento varia de paciente para paciente, normalmente leva em torno de 1,5 a 3 horas Com o sistema mais recente, CELLEX Therakos® o tempo de procedimento é mais curto (~1,5 horas) (Figura 157.35).

O protocolo de tratamento depende da doença e da sua gravidade. Inicialmente, a metodologia foi desenvolvida, com a utilização do 8-MOP por via oral, mas as diferenças na absorção gastrointestinal (GI)[112] resultava em concentrações inconsistentes do 8-MOP e efeitos adversos do psoraleno. Atualmente utiliza-se uma formulação líquida do 8-MOP (UVADEX®; Therakos Inc. West Chester - Pensilvânia, EUA), que é adicionada diretamente ao concentrado de leucócitos. Isto elimina os efeitos adversos da medicação, a necessidade de pré-medicação com a droga e o monitoramento dos níveis sanguíneos.[113]

O *design* de sistema integrado e fechado permite o gerenciamento de um único operador do processo da FEC reduzindo o risco de infecção, contaminação cruzada e erros de reinfusão no paciente. A CELLEX Therakos® tem como vantagens: facilidade do manuseio; menor volume extracorpóreo; curta duração do procedimento e segurança e como desvantagens: alto custo do *kit* e número limitado de leucócitos coletados.

O sistema aberto foi desenvolvido em 1994, quando Andreu e colaboradores[114] propuseram modificar o procedimento da FEC. Nesse sistema o tratamento é realizado em duas etapas, com a combinação de equipamentos diferentes que não são conectados de forma sequencial e não são validados para uso em conjunto na FEC. São utilizados equipamentos compostos por: separador de células para coletar os leucócitos (Cobe Spectra®; Caridian Company - Denver, Estados Unidos) e aparelho iluminador para irradiar as células coletadas. Os aparelhos iluminadores utilizados podem ser o MacoGenic® da Maco Pharma ou o UV-A PIT System® da PIT Medical Systems GmbH Theraflex-ECP®. O sangue passa pelo separador de células e as CMNs são transferidas para uma bolsa plástica permeável ao UVA. Após a adição do 8-MOP, as CMNs são irradiadas no aparelho iluminador com UVA e então reinfundidas para o paciente.[115-117] As vantagens desse sistema são: coletar uma concentração elevada de leucócitos em menor tempo com menor exposição a anticoagulantes; irradiação com UVA controlada; possibilidade de redução de volume das células reinjetadas com possibilidade de uso em pacientes pediátricos; menor custo do procedimento. Como desvantagens apresenta uma maior duração do procedimento e múltiplas etapas de manipulação.

Apesar da FEC ser amplamente utilizada como um método terapêutico, é difícil chegar a um consenso sobre critérios de seleção de pacientes, protocolos de avaliação/monitoramento e esquemas de tratamento entre os diferentes centros que a utilizam.

A FEC é considerada um procedimento seguro, com efeitos adversos mínimos e sem complicações em longo prazo,[59] mas alguns efeitos adversos são descritos no Quadro 157.9.

Em contraste com o PUVA, na FEC o 8-MOP é administrado diretamente na bolsa de concentrado de leucócitos, minimizando a absorção sistêmica de 8-MOP e seus efeitos adversos.

Durante o procedimento podem ser utilizados tanto heparina como citrato como anticoagulantes.

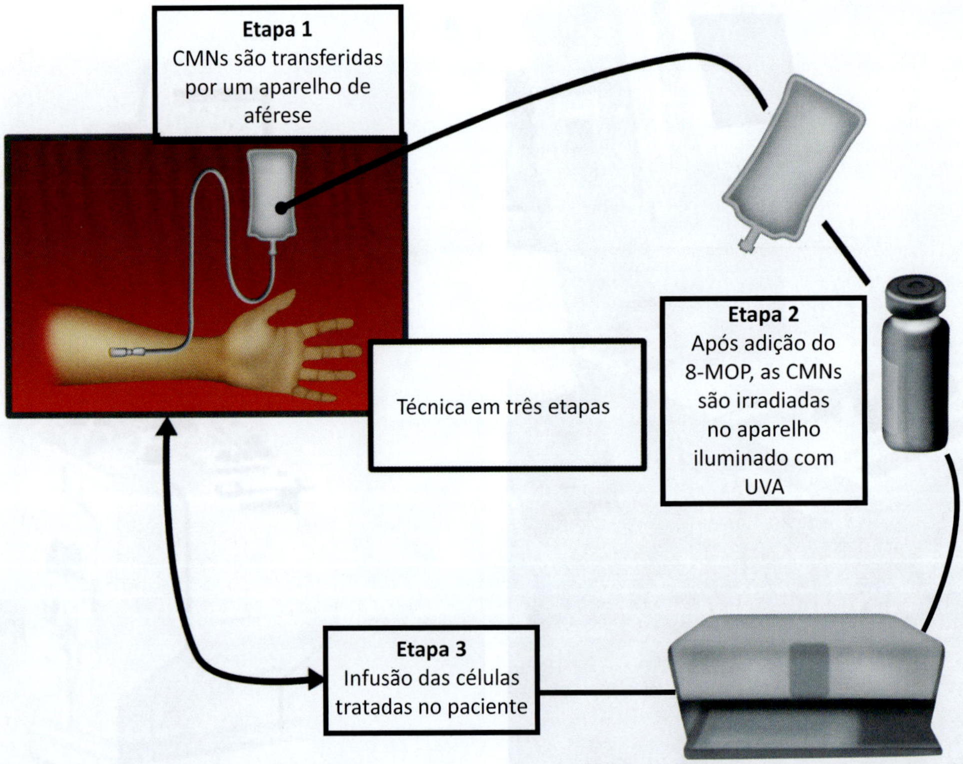

■ **Figura 157.35** Esquema do sistema aberto para FEC.

Embora seja recomendado o uso de óculos com proteção para UVA, este não é necessário em razão dos níveis muito baixos de psoraleno utilizados na FEC.

Quadro 157.9 Efeitos adversos mais comuns na FEC.
Hipotensão transitória durante o tratamento
Anemia leve
Trombocitopenia
Febre transitória
Complicações relacionadas ao acesso vascular

Ao contrário dos corticosteroides ou outros agentes imunossupressores, a FEC não apresenta o risco de toxicidade de órgãos ou uma maior suscetibilidade a infecções.[112] No entanto, há uma preocupação mínima com relação a fototoxicidade, diferente do que acontece com outras modalidades de fototerapia e algumas contraindicações devem ser observadas, como as descritas no Quadro 157.10.

Quadro 157.10 Contraindicações para a FEC.
Sensibilidade aos compostos do 8-MOP
Comorbidades relacionadas a fotossensibilidade
Afaquia (risco aumentado de dano a retina por ausência de lentes)
História de trombocitopenia induzida por heparina
Função cardíaca baixa
Baixos níveis de hematócrito
Crianças com baixo peso corporal (relativo)
Dificuldade para acesso venoso (relativo)

Doenças dermatológicas mais comumente tratadas com FEC

LCCT

A FEC permitiu melhora no perfil de segurança do método PUVA trazendo os benefícios da terapia que podem ser estendidos a pacientes com doença avançada e com a presença de clones malignos circulantes no sangue periférico.[118]

Muitos estudos demonstraram que a FEC tem valor significativo no tratamento do LCCT.[119-123]

No entanto, por sua raridade, não há ensaios clínicos prospectivos, controlados e randomizados que avaliem o impacto do tratamento na sobrevida.

A eficácia da FEC no tratamento do LCCT é evidente, mas há diferenças consideráveis em taxas de resposta entre os centros. Essas diferenças relacionam-se a vários fatores: diferenças na seleção do paciente; estágio da doença; tratamentos prévios recebidos; protocolo de FEC utilizado; duração da FEC e definição de resposta usada.

Um fator crítico para o sucesso ao tratamento é que o paciente deve ser capaz de montar resposta imune contra as células malignas que passaram através do dispositivo de fotoativação.[124-125]

A utilização da FEC em estágios iniciais de LCCT é controversa e está indicada como primeira linha para MF eritrodérmico e SS[120,125] (Quadro 157.11) (Figura 157.36A a D).

Em pacientes mau respondedores e/ou com alta carga tumoral pode ser associadas outras drogas no intuito de aumentar a resposta, como: IFN-α, retinoides, terapia *electon beam* (TSEB) e PUVA. Alguns estudos com a utilização de FEC e IFN-α foram publicados com relato de taxa de resposta aumentada em comparação com monoterapia com FEC para pacientes com resposta inadequada.[126,127]

Quadro 157.11 Indicações para FEC em LCCT.
Estádio eritrodérmico IIIA ou IIIB
Estádio IVA1 e escore T de T1, T2 ou T4
Estádio IVA2 e escore T de T4

Esquema de tratamento

Um ciclo (ou seja, 2 dias consecutivos) a cada 2 semanas durante os primeiros 3 meses, então uma vez por mês ou a cada 3 semanas.[126]

- O tratamento deve ser continuado por um período não inferior ao de 6 meses e podendo chegar a 12 meses para que se avalie uma resposta positiva.

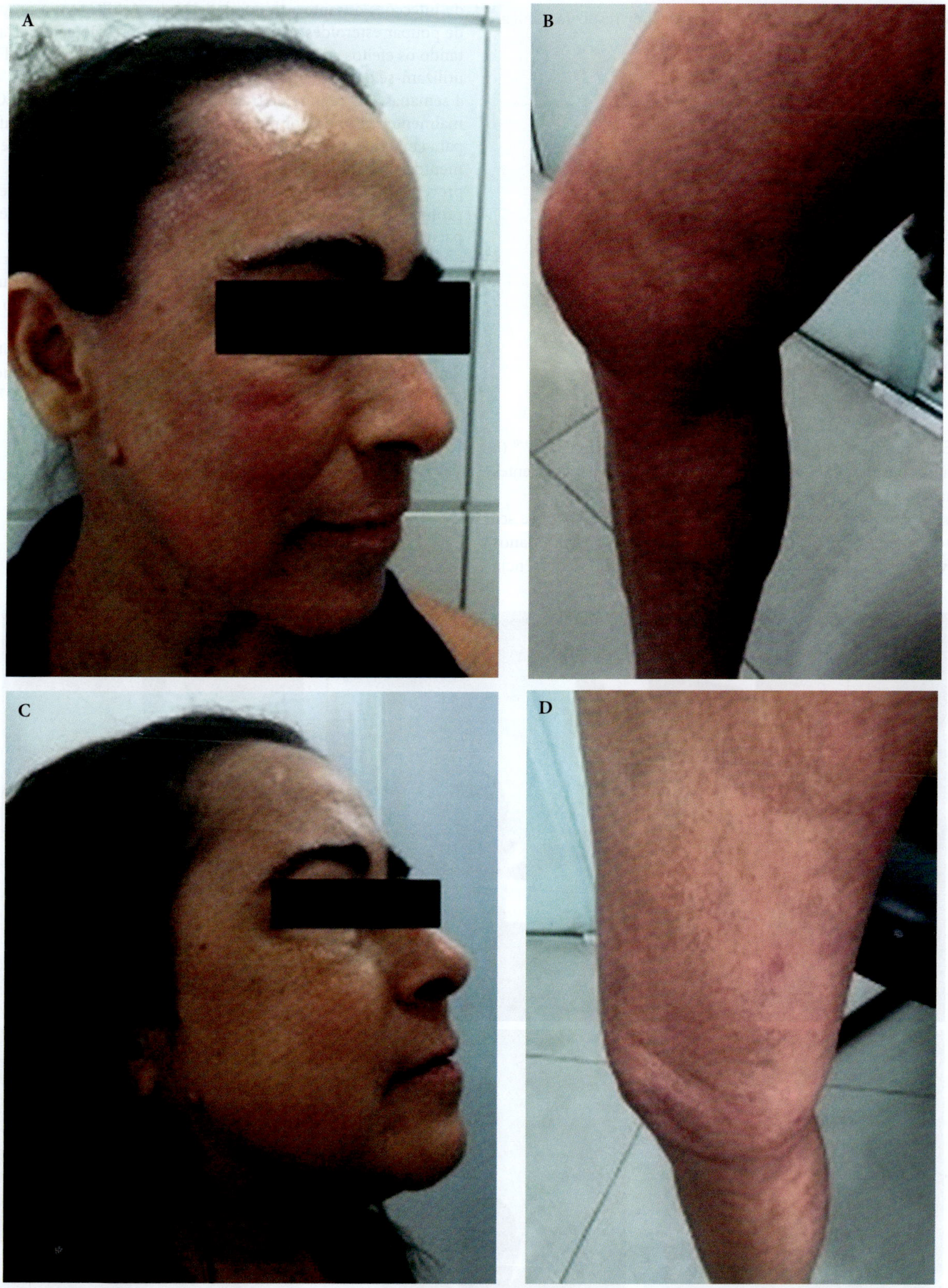

■ **Figuras 157.36** (**A** a **D**) Síndrome de Sézary antes e após a FEC.
Fonte: Acervo da autoria do capítulo.

- Na resposta máxima, o tratamento deve ser lentamente diminuído para um tratamento a cada 4 a 8 semanas como terapia de manutenção.
- Em pacientes com resposta ou estabilização da doença e boa qualidade de vida, o tratamento com FEC não deve ser interrompido e deve ser prolongado por mais de 2 anos, com uma extensão progressiva dos intervalos de tratamento até 8 semanas.

Existe uma variabilidade na resposta clínica entre os pacientes portadores de LCCT tratados com FEC, ligada a vários fatores prognósticos (Quadro 157.12)

Quadro 157.12 Fatores prognósticos para melhor resposta clínica a FEC no LCCT.
Curta duração da doença, de preferência < 2 anos
Ausência de linfadenopatia ou envolvimento de órgão interno
Contagem de glóbulos brancos < 20.000 mm^3
Presença de um número discreto de células Sézary (10% a 20% de células mononucleares)
Atividade de células NK perto do normal
Linfócitos T citotóxicos próximos do normal (CD8 + > 15%)
Ausência de quimioterapia intensiva prévia
Doença com estádio da placa < 10% a 15% de superfície total da pele
Relação CD4/CD8 baixa
Desidrogenase lática normal

Doença do enxerto contra o hospedeiro crônica (DECHc)

A FEC é o tratamento de uso mais frequente na DECHc[127-130] (e atualmente é considerada como terapia de segunda linha para pacientes com falha ao uso de corticosteroides[131-133] (Quadro 157.13).

Considerando seu excelente perfil de segurança, a FEC deve ser administrada anteriormente no decurso da DECHc para evitar danos irreversíveis aos tecidos e mortalidade do paciente em decorrência de infecções durante a imunodeficiência. A FEC tem a propriedade de poupar esteroides sem causar imunossupressão generalizada, evitando os efeitos adversos prolongados da imunossupressão. Em geral utilizam-se dois tratamentos de FEC em dias consecutivos a cada 2 a 4 semanas.[60] O regime de tratamento de manutenção da FEC é normalmente realizado por muitos centros, mas não há dados suficientes para embasar sua realização. A progressão da DECHc durante o tratamento é uma indicação para a descontinuação do tratamento. É difícil prever a duração da terapia necessária tendo em vista a diferença nos protocolos e dificuldade em comparar populações heterogêneas de pacientes.[52,108,134]

Em pacientes com DECHc refrataria, no intuito de acelerar a resposta ao tratamento e reduzir o tempo de uso da imunossupressão sistêmica, a FEC tem sido associada a outras drogas, como o ruxolutinibe e imatinibe.[135,136]

As taxas de sobrevivência são variáveis entre os relatos na literatura. Significativamente melhores taxas de sobrevivência e melhorias na qualidade de vida em respondedores da FEC[137] (Figura 157.37A a F).

Quadro 157.13 Indicações para FEC em DECHc.
DECHc moderado ou grave, segundo o National Institute of Health (NIH)
DECHc com comprometimento hepático, cutâneo, oral
Pacientes com contraindicação para o tratamento de primeira linha
Pacientes refratários a corticosteroideterapia

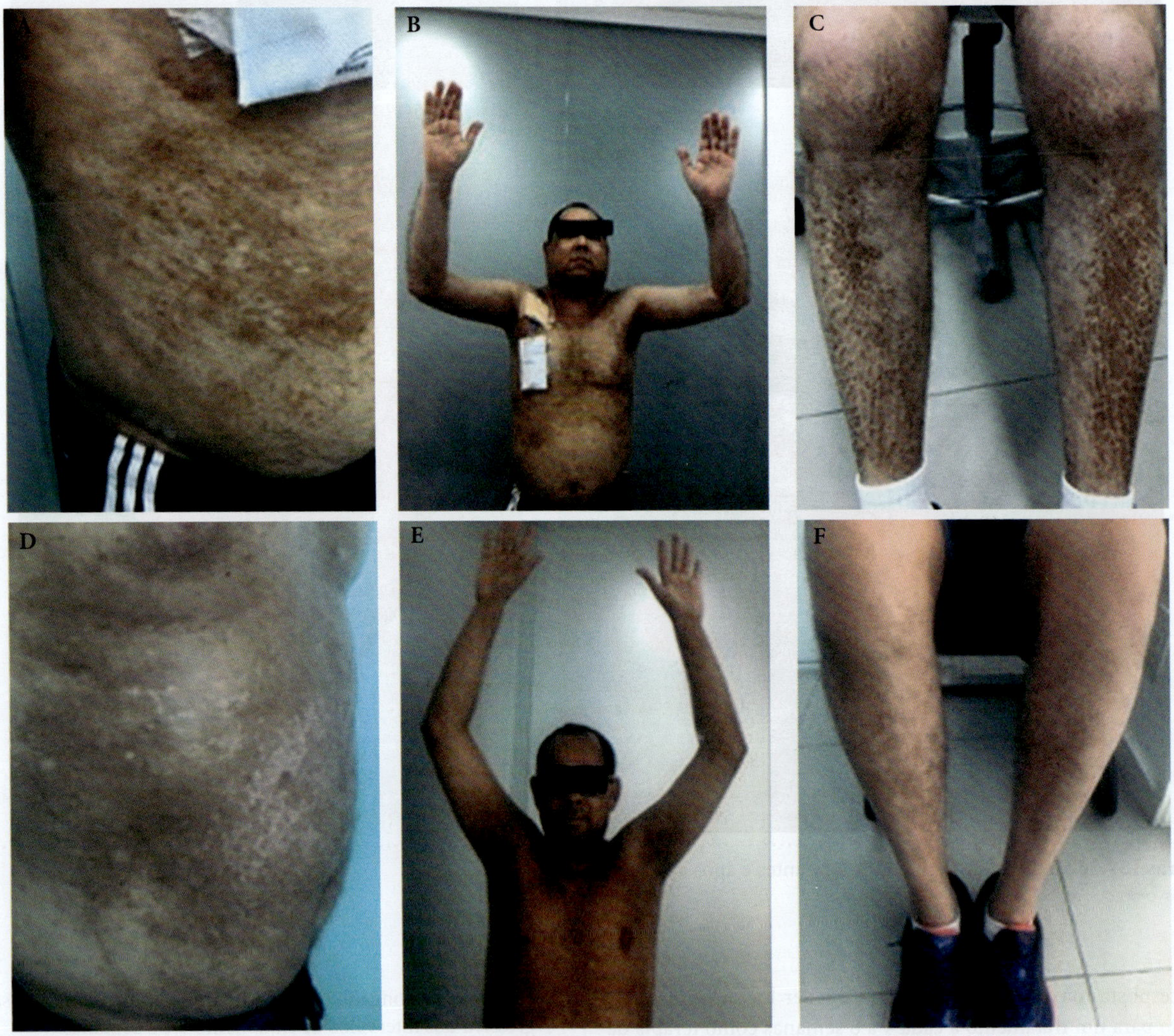

■ **Figuras 157.37** (**A** a **F**) DECHc – antes e após a FEC – melhora da amplitude de movimentos dos membros, ictiose em membros inferiores e lesões de esclero móvel em abdome.
Fonte: Acervo da autoria do capítulo.

Doença do enxerto contra o hospedeiro aguda (DECHa)

A doença do enxerto contra o hospedeiro aguda (DECHa) é considerada como um fator de risco para o desenvolvimento posterior de DECHc. A FEC é segura e terapia alternativa eficaz para DECHa em pacientes refratários a terapia convencional (não respondem ao uso de corticosteroides) e o recomendado é o início precoce.[133,135]

As indicações estão descritas no Quadro 157.14.

O uso da FEC em crianças apresenta desafios específicos, como baixo peso corporal, acesso vascular, volume extracorpóreo, metabólico e problemas hematológico e tolerância psicológica.[133] No entanto, Messina e colaboradores trataram pacientes com peso corporal abaixo de 10 kg sem efeitos secundários significativos (Figura 157.38A a D).

Quadro 157.14 Indicações para tratamento da DECHa com FEC.

Pacientes que não respondem a ao tratamento com corticosteroides
DECHa grau III/IV sem resposta após 1 semana de tratamento
DECHa grau II sem resposta após 2 semanas de tratamento
Doença progressiva sem resposta

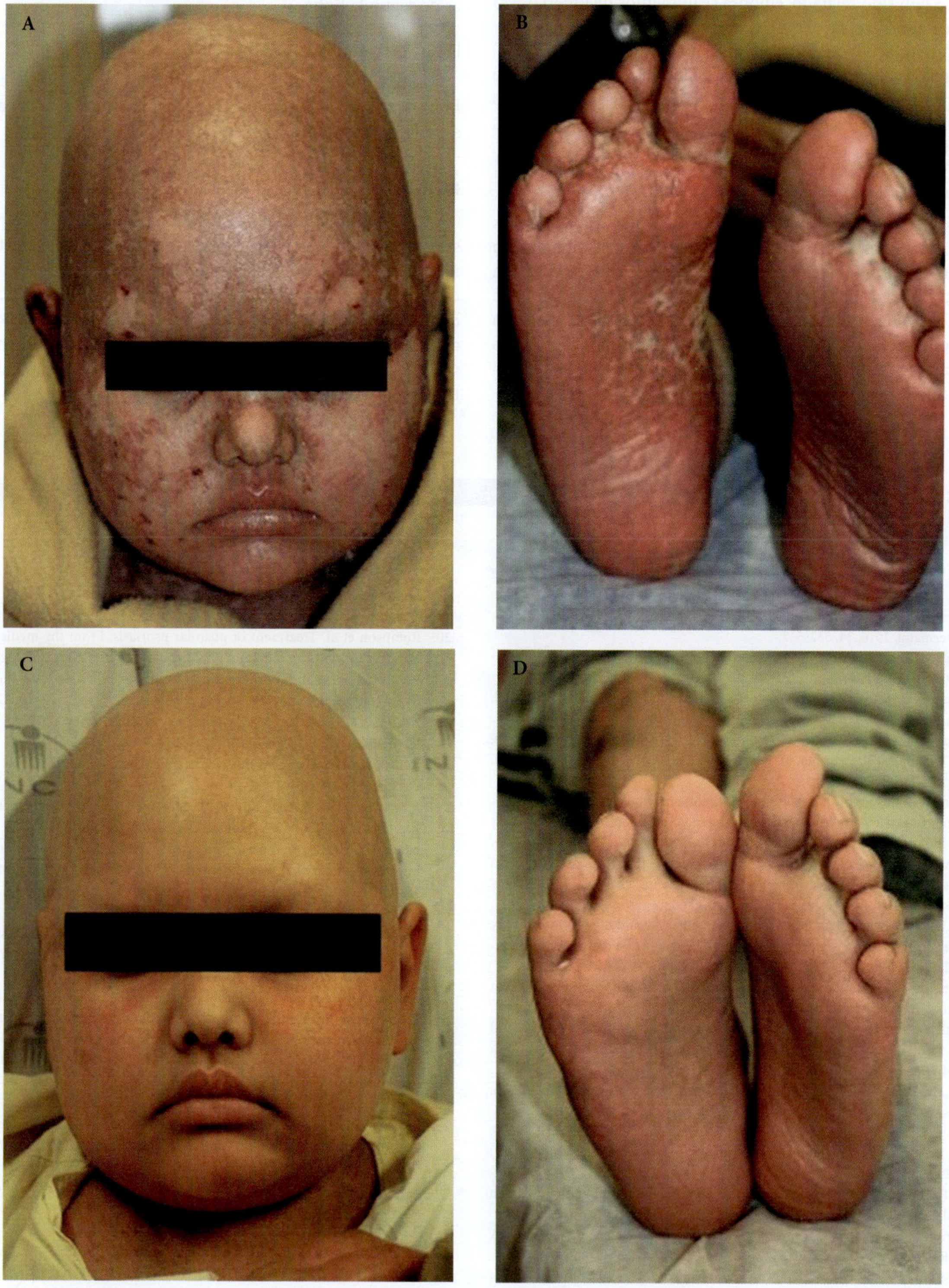

■ **Figuras 157.38** (**A** a **D**) DECHa – antes e depois de 8 ciclos de FEC.
Fonte: Acervo da autoria do capítulo.

Esquema de tratamento: semanalmente, com 2 a 3 tratamentos por semana. Não existe evidência de que o esquema de manutenção seja benéfico. Quando o paciente alcança a resposta completa, a FEC deve ser descontinuada.

Esclerose sistêmica

A FEC pode ser uma alternativa, por suas características imunomoduladoras e poucos efeitos adversos, além da eficácia já demonstrada em outros distúrbios fibrosantes da pele, como DECHc esclerodermoide, fasciíte eosinofílica e morfeia. A duração do tratamento ocorre durante cerca de um ano nos ensaios randomizados. Pouco ou nenhum efeito adverso tem sido relatado, embora seguimentos de longo prazo não sejam descritos.[107-109,119,136-140]

Nas recomendações do European Dermatology Forum[59] a FEC deveria ser recomendada como segunda linha ou terapia adjuvante para tratar manifestações cutâneas de escleroderma mas não de órgãos internos. Deve ser iniciada da doença progressiva precocemente, após os primeiros 2 anos do diagnóstico.

Dermatite atópica (DA)

A FEC parece ser particularmente eficaz nas formas eritrodérmicas e refratárias às terapias de primeira linha combinada[141-143] ou não com outras drogas e realizada por períodos longos para manter a resposta imunológica.[144] Vários relatos com número pequeno de pacientes e um estudo randomizado comparando ciclosporina com a FEC sugerem que a FEC poderia ser útil em casos de DA severa (incluindo variantes eritrodérmicas) refratários e dada a segurança da FEC seria uma opção de tratamento em fases mais precoces da DA (Quadro 157.15).

Quadro 157.15 Indicações para tratamento da DA com FEC.
DA grave com diagnóstico há > 12 meses
SCORAD > 45
Resistência as terapias de primeira linha utilizadas nos últimos 12 meses
Resistência ao tratamento com ciclosporina (2ª linha)

Pênfigos

O número de casos tratados é limitado e as respostas variáveis, mas pode ser uma alternativa na falha das outras terapêuticas, mesmo as de segunda linha.[145]

Lúpus eritematoso

A FEC pode representar uma opção terapêutica eficaz, segura e inovadora para o tratamento de LE, embora não existam estudos consistentes na literatura.[146-147]

■ CONCLUSÕES

A FEC é uma terapia bem tolerada com um excelente perfil de segurança. Nenhum efeito colateral significativo foi relatado em nenhuma das doenças revistas, com exceção dos efeitos em curto prazo do 8-MOP oral, quando esse foi usado em estudos iniciais. Ao contrário de outras terapias imunossupressoras, a FEC não foi associada a um aumento da incidência de infecções. Novos desenvolvimentos técnicos vêm permitindo que seja usada em crianças e também tenha tempo de tratamento reduzido.

Referências bibliográficas

1. Torres, AL; Lyons,AB, Hamzavi,IH; Lim, HW. Role of phototherapy in the era of biologics. J Am Acad Dermatol, 2021; 84 (2): 479-85.
2. Grzybowwski, A Sak,J, Pawlikowski, J. A brief report on the history of phototherapy. Clinics Dermatol. 2016; 34, 532-537.
3. McDonagh,AF. Phototherapy: Fro, Ancient Egypt to the New Millennium. J of Perinatol. 2001; 21:S7-S12.
4. Hönigsmann,H. History of phototherapy in dermatology. Photochem. Photobiol. Sci, 2013; 12:16-21.
5. McKenna,K, Ibbotson,S. Principles of Phototherapy. In Griffiths,CEM, Barker,J, Bleiker,T, Chaimers, R, Creamer, D, Eds. Rook's Textbook of Dermatology. 9. ed. Cap. 21. p. 21.1- 21.17.
6. Gutta,S and cols. Light Emitting Diode(LED) Phototherapy versus Coventional Phtotherapy in neonatal hyperbilirubinemia: a single randomized control trial from Coastal India. BioMed Res Int. 2019, article ID 6274719. doi.org/10.1155/2019/6274719).
7. Zanolli, M; Palmer,R. Guidelines for setting up a phototherapy referral center or an office-based phototherapy unit. In Lim, HW; Honisgmann, H; Hawk, JLM. Photodermatology. Ed. Informa Healthcare USA, Inc. 2007.).
8. Warwick, M and Richard EG. PUVA photochemotherapy and other phototherapy modalities. In Wolverton Comprehensive Drug Therapy. Stephen Wolverton. Saunders 2012. Pg. 279-90).
9. Pai, SB, Shetty, S. Guidelines for bath PUVA, bath suit PUVA and soak PUVA. Indian J Dermatol Venereol Leprol. 2015;81(6): 559-67.
10. Gambichler,T, Terras, S, Kreuter,A. Treatments regimens, protocols, dosage, and indications for UVA1 phototherapy: Facts and controversies. Clin Dermatol. 2013; 31:438-54.
11. Feldman,SR, Zanolli, MD. Phototherapy: treatment protocols. 3. ed. Boca Raton: CRC Press, 2016.
12. Elmets C A, Cala C M, Xu H. Photoimmunology. Dermatol Clin 2014 (32) 277-290.
13. Singer S, Berneburg M. Phototherapy. J German Society Dermatology 2018; 16 (9) 1120-1129).
14. Matos T R, Sheth V. The Symbiosis of Phototherapy and Photoimmunology. Clin In Dermatol 2016 (34) 538-547.
15. Vangipuram L, Feldman S R. Ultraviolet Phototherapy for Cutaneous Diseases: A Concise Review. Oral Diseases 2016 (22) 253-259.
16. Bulat V, Situm M et col. The Mechanism of Action of Phototherapy in the Treatment of the Most Common Dermatosis. Coll Antropol 2011 (35) suppl 2, 147-151.
17. Totonchy M B, Chiu M W. UV-band Therapy. Dermatol Clin 2014 (32) 399-413.
18. Tartar D, Bhutani T et al. Update on the Immunological Mechanism of Action Behind Phototherapy. J Drugs Dermatol 2014; 13 (5) 564-568.
19. Zubair R, Hamzavi I. Phototherapy in Vitiligo. Dermatol Clin 2020 (38) 55-62.
20. Robinson et al. Treatment of pustular psoriasis: From the medical board of the National Psoriasis Foundation. J Am Acad Dermatol 2012; 67:279-88).
21. Rosenbach, M et al. Treatment of erythrodermic psoriasis: From the medical board of the National Psoriasis Foundation. J Am Acad Dermatol 2010; 62:655-62).
22. Bae, JM et al. Phototherapy for vitiligo: a Systematic Review and Meta-analysis- JAMA Dermatol 2017; 153(7):666-74).
23. Rodenbeck,DL, Silverberg JI, Silverberg NB. Phototherapy for atopic dermatitis. Clin Dermatol. 2016; 34:607-613.
24. Mariateresa Rossi, Chiara Rovati, Mariachiara Arisi, Cesare Tomasi, Irene Calzavara-Pinton, Maria Venturini, Piergiacomo Calzavara-Pinton. A short cycle on narrow-band phototherapy in the early phase of Dupilumab therapy can provide a quicker improvement of severe atopic dermatitis. Dermatology. 2021; 237: 407-15).
25. Marka, A; Carter,JB. Phototherapy for Cutaneous T-cell Lymphoma. Dermatol Clin. 38 (2020); 127-35).
26. Olsen, EA et al. Guidelines for phototherapy of mycosis fungoides and Sézary syndrome: a consensus statement of the United States Cutaneous Lymphoma Consortium. J Am Acad Dermatol 2016; 74: 27-58).
27. Rostagno, E; Campanati,A; Mordini,N; Cannici,C; Cioce,M; De Cecco,V; Samarani,E; Foá,R; Olivieri,A; Botti,S. Phototherapy and topic treatments for cutaneous graft vs. host disease in hematopoietic stem cell transplantation patients: a scoping review. J Eur Acad Dermatol Venereol. 2022, Mar 13 doi: 10.1111/jdv.18074. Epub ahead of print. PMID: 35279894).
28. Zhong CS, Elmariah SB. Phototherapy for itch. Dermatol Clin 38 (2020):145-55.
29. Lim HW, Silpa-archa N, Amadi U, Menter A, Van Voorhees AS, Lebwohl M. Phototherapy in dermatology: A call for action. J Am Acad Dermatol. 2015Jun;72(6):1078-80. doi: 10.1016/j.jaad.2015.03.017. Review. PubMed PMID:25981004.
30. Luersen K, Dabade TS, West CE, Davis SA, Feldman SR. Phototherapy trends in dermatology. J Dermatolog Treat. 2014 Dec;25(6):487-8. doi:10.3109/09546634.2013.806767. Epub 2013 Jun 2. PubMed PMID: 23688185.
31. Bailey EE, Ference EH, Alikhan A, Hession MT, Armstrong AW. Combination treatments for psoriasis: a systematic review and meta-analysis. Arch Dermatol. 2012 Apr;148(4):511-22. doi: 10.1001/archdermatol.2011.1916. Epub 2011 Dec 19. Review. PubMed PMID: 22184718.

32. Lebwohl MG, Corvari L. Compatibility of topical therapies for psoriasis: challenges and innovations. Cutis. 2007 Jan;79(1 Suppl 2):5-10. Review. PubMed PMID: 17367040.
33. Domm S, Mrowietz U. Combination therapy in the treatment of psoriasis. J Dtsch Dermatol Ges. 2011 Feb;9(2):94-8. doi: 10.1111/j.1610-0387.2010.07514.x. Epub 2010 Sep 24. Review. English, German. PubMed PMID: 20868376.
34. Tanew A, Guggenbichler A, Honigsmann H et al. Photochemotherapy for severe psoriasis without or in combination with acitretin: a randomized, double-blind comparison study. J Am Acad Dermatol 1991; 25:682-684.
35. Hardin J, Mydlarski PR. Systemic retinoids: chemoprevention of skin cancer in transplant recipients. Skin Therapy Lett. 2010 Jul-Aug;15(7):1-4. Review. PubMed PMID: 20700551.
36. Parrish JA, Jaenicke KF and Anderson RR. Erythema and melanogenesis action spectrum of normal human skin. Photochem Photobiol 1982; 36:187-191.
37. Lim HW, Hönigsmann H, Hawk JLM Photodermatology. New York, NY: nforma Healthcare USA, Inc. 2007.
38. Morison WL. Phototherapy and Phototherapy of Skin Disease. 3rd ed. Boca Raton, FL: Taylor & Francis Group, 2005.
39. Calzavara-Pinton PG, Zane C, Candiago E et al. Blisters on psoriatic lesions treated with TL-01 lamps. Dermatology 2000; 200(2):115-119.
40. Valejo Coelho MM, Apetato M. The dark side of the light: Phototherapy adverse effects. Clin Dermatol. 2016 Sep-Oct;34(5):556-62. doi: 9.1016/j.clindermatol.2016.05.005. Epub 2016 Jun 6. Review. PubMed PMID: 27638433.
41. Thompson, KG; Kim, N. Distinguishing Myth from Fact. Photocarcinogenesis and Phototherapy. Dermatol Clin. 38 (2020)25-35.
42. Archier E, Devaux S, Castela E, Gallini A, Aubin F, Le Maître M, Aractingi S, Bachelez H, Cribier B, Joly P, Jullien D, Misery L, Paul C, Ortonne JP, Richard MA. Carcinogenic risks of psoralen UV-A therapy and narrowband UV-B therapy in chronic plaque psoriasis: a systematic literature review. J Eur Acad Dermatol Venereol. 2012 May;26 Suppl 3:22-31. doi: 10.1111/j.1468 3083.2012.04520.x. Review. PubMed PMID: 22512677.
43. Black RJ, Gavin AT. Photocarcinogenic risk of narrowband ultraviolet B (TL-01) phototherapy: early follow-up data. Br J Dermatol. 2006 Mar;154(3):566-7. PubMed PMID: 16445801.
44. Diffey BL. Factors affecting the choice of a ceiling on the number of exposures with TL01 ultraviolet B phototherapy. Br J Dermatol. 2003 Aug;149(2):428-30. PubMed PMID: 12932263.
45. Jo SJ, Kwon HH, Choi MR, Youn JI. No evidence for increased skin câncer risk in Koreans with skin phototypes III-V treated with narrowband UVB phototherapy. Acta Derm Venereol. 2011 Jan;91(1):40-3. doi: 10.2340/00015555-0995. PubMed PMID: 21031281.
46. Gupta AK, Stern RS, Swanson NA, Anderson TF. Cutaneous melanomas in patients treated with psoralens plus ultraviolet A. A case report and the experience of the PUVA follow-up study. J Am Acad Dermatol 1988; 19: 67 76.
47. Stern RS, Parrish JA, Fitzpatrick TB. Ocular findings in patients treated with PUVA. J Invest Dermatol 1985; 85:269-273.
48. American Academy of Dermatology Committee on Guidelines of Care. Guidelines of care for psoriasis. J Am Acad Dermatol 1994; 31:643-648.
49. Sociedade Brasileira de Dermatologia, Guia Prático de Fototerapia. Disponível em https://issuu.com/sbd.br/docs/guia_fototerapia Acesso em 26 Nov 2017.
50. Cho A, Jantschitsch C, Knobler R. Extracorporeal Photopheresis-An Overview. Front Med (Lausanne). 2018 Aug 27;5:236. doi: 10.3389/fmed.2018.00236. PMID: 30211164; PMCID: PMC6119964).
51. Jacques, L et al. Decision Memo for Extracorporeal Photopheresis (ECP) (CAG-00324R2). (2012).
52. Couriel, D. R. Extracorporeal photochemotherapy for the treatment of steroid--resistant chronic GVHD. Blood 107, 3074-3080 (2006).
53. Neustadter, J. H., Samarin, F., Carlson, K. R. & Girardi, M. Extracorporeal Photochemotherapy for Generalized Deep Morphea. Arch. Dermatol. 145, (2009).
54. Pileri, A., Raone, B., Raboni, R., Giudice, V. & Patrizi, A. Generalized morphea successfully treated with extracorporeal photochemotherapy (ECP). Dermatol. Online J. 20, 21258 (2014).
55. Schlaak, M et al. Successful therapy of a patient with therapy recalcitrant generalized bullous scleroderma by extracorporeal photopheresis and mycophenolate mofetil. J. Eur. Acad. Dermatol. Venereol. 22, 631-633 (2008).
56. Pileri, A., Odorici, G., Giudice, V., Patrizi, A. & Bardazzi, F. Bosentan and Extracorporeal Photochemotherapy in Eosinophilic Fasciitis: Synergistic Action or Fortuitous Coincidence? Int. J. Low. Extrem. Wounds 13, 160-161 (2014).
57. Romano, C et al. Extracorporeal photochemotherapy in the treatment of eosinophilic fasciitis. J. Eur. Acad. Dermatol. Venereol. JEADV 17, 10-13 (2003).
58. Fimiani, M et al. Three cases of progressive systemic sclerosis treated with extracorporeal photochemotherapy. Arch. Dermatol. Res. 289, 120-122 (1997).
59. Knobler R, Arenberger P, Arun A, Assaf C, Bagot M, Berlin G, Bohbot A, Calzavara--Pinton P, Child F, Cho A, French LE, Gennery AR, Gniadecki R, Gollnick HPM, Guenova E, Jaksch P, Jantschitsch C, Klemke C, Ludvigsson J, Papadavid E, Scarisbrick J, Schwarz T, Stadler R, Wolf P, Zic J, Zouboulis C, Zuckermann A, Greinix H. European dermatology forum - updated guidelines on the use of extracorporeal photopheresis 2020 - part 1. J Eur Acad Dermatol Venereol. 2020 Dec;34(12):2693-2716. doi: 10.1111/jdv.16890. Epub 2020 Oct 6. PMID: 33025659; PMCID: PMC7820969.
60. Papp, G et al. Immunomodulatory effects of extracorporeal photochemotherapy in systemic sclerosis. Clin. Immunol. 142, 150-159 (2012).
61. Reich, S., Gambichler, T., Altmeyer, P. & Kreuter, A. Extracorporeal photopheresis in systemic sclerosis: Effects on organ involvement? J. Am. Acad. Dermatol. 56, 348-349 (2007).
62. Liszewski, W., Omland, S. H. & Gniadecki, R. The Successful Use of Extracorporeal Photopheresis in a 12-Year-Old Patient with Refractory Epidermolysis Bullosa Acquisita. Pediatr. Dermatol. 32, e60-e61 (2015).
63. Elewa, R., Altenburg, A. & Zouboulis, C. C. Recalcitrant severe erosive cutaneous lichen planus treated with extracorporeal photopheresis monotherapy. Br. J. Dermatol. 165, 441-443 (2011).
64. Gollnick, H. P. M., Owsianowski, M., Taube, K. M. & Orfanos, C. E. Unresponsive severe generalized pemphigus vulgaris successfully controlled by extracorporeal photopheresis. J. Am. Acad. Dermatol. 28, 122-124 (1993).
65. Liang, G., Nahass, G. & Kerdel, F. A. Pemphigus vulgaris treated with photopheresis. J. Am. Acad. Dermatol. 26, 779-780 (1992).
66. Vonderheid, E. C et al. Extracorporeal photopheresis in psoriasis vulgaris: clinical and immunologic observations. J. Am. Acad. Dermatol. 23, 703-712 (1990).
67. VONDERHEID, E., Bigler, R., Rogers, T., Kadin, M. & Griffin, T. Effect of Extracorporeal Photopheresis on Selected Immunologic Parameters in Psoriasis Vulgaris. Yale J Biol Med 62, 653-664 (1989).
68. Berkson, M., Lazarus, G. S., Uberti-Benz, M. & Rook, A. H. Extracorporeal photochemotherapy: a potentially useful treatment for scleromyxedema. J. Am. Acad. Dermatol. 25, 724 (1991).
69. Koppelhus, U., Poulsen, J., Grunnet, N., Deleuran, M. S. & Obitz, E. Cyclosporine and Extracorporeal Photopheresis are Equipotent in Treating Severe Atopic Dermatitis: A Randomized Cross-Over Study Comparing Two Efficient Treatment Modalities. Front. Med. 1, (2014).
70. Radenhausen, M et al. Bicentre experience in the treatment of severe generalised atopic dermatitis with extracorporeal photochemotherapy. J. Dermatol. 31, 961-970 (2004).
71. Malawista, S. E., Trock, D. H. & Edelson, R. L. Treatment of rheumatoid arthritis by extracorporeal photochemotherapy. A pilot study. Arthritis Rheum. 34, 646-654 (1991).
72. Knobler, R. M., Graninger, W., Lindmaier, A. & Trautinger, F. Photopheresis for the treatment of lupus erythematosus. Preliminary observations. Ann. N. Y. Acad. Sci. 636, 340-356 (1991).
73. Cavaletti, G et al. Extracorporeal photochemotherapy: a safety and tolerability pilot study with preliminary efficacy results in refractory relapsing-remitting multiple sclerosis. Neurol. Sci. 27, 24-32 (2006).
74. Besnier, D. P., Chabannes, D., Mussini, J.-M. G., Dupas, B. & Esnault, V. L. M. Extracorporeal photochemotherapy for secondary chronic progressive multiple sclerosis: a pilot study. Photodermatol. Photoimmunol. Photomed. 18, 36-41 (2002).
75. Rostami, A. M et al. A double-blind, placebo-controlled trial of extracorporeal photopheresis in chronic progressive multiple sclerosis. Mult. Scler. J. 5, 198-203 (1999).
76. Fowler, S., Jones, J., Hull, P. R. & Ghosh, S. Extracorporeal photopheresis for the treatment of Crohn's disease. Transfus. Apher. Sci. 52, 183-186 (2015).
77. Cheerva, A., Dillard, R. & Bertolone, S. Extracorporeal photopheresis for the treatment of severe, refractory steroid dependent pediatric Crohn's Disease: Photopheresis for Pediatric Crohn's. J. Clin. Apheresis n/a-n/a (2013). doi:10.1002/jca.21275.
78. Reinisch, W et al. Extracorporeal Photopheresis (ECP) in Patients with Steroid-dependent Crohn's Disease: An Open-label, Multicenter, Prospective Trial. Inflamm. Bowel Dis. 19, 293-300 (2013).
79. Abreu, M. T et al. Extracorporeal photopheresis for the treatment of refractory Crohn's disease: Results of an open-label pilot study: Inflamm. Bowel Dis. 15, 829-836 (2009).
80. Ludvigsson, J. Photopheresis at onset of type 1 diabetes: a randomised, double blind, placebo controlled trial. Arch. Dis. Child. 85, 149-154 (2001).
81. Heshmati, F. Mechanisms of action of extracorporeal photochemotherapy. Transfus. Apher. Sci. 29, 61-70 (2003).
82. Voss, C. Y., Fry, T. J., Coppes, M. J. & Blajchman, M. A. Extending the Horizon for Cell-Based Immunotherapy by Understanding the Mechanisms of Action of Photopheresis. Transfus. Med. Rev. 24, 22-32 (2010).
83. Goussetis, E., Varela, I. & Tsirigotis, P. Update on the mechanism of action and on clinical efficacy of extracorporeal photopheresis in the treatment of acute and chronic graft versus host disease in children. Transfus. Apher. Sci. 46, 203-209 (2012).
84. Musajo, L., Bordin, F., Caporale, G., Marciani, S. & Rigatti, G. Photoreactions at 3655 Angstrom between pyrimidine bases and skin-photosensitizing furocoumarins. Photochem. Photobiol. 6, 711-719 (1967).
85. Wolnicka-Glubisz, A et al. Effect of UVA and 8-methoxypsoralen, 4, 6, 4'-trimethylangelicin or chlorpromazine on apoptosis of lymphocytes and their recognition by monocytes. J. Physiol. Pharmacol. Off. J. Pol. Physiol. Soc. 61, 107-114 (2010).
86. Lee, C.-H., Wu, S.-B., Hong, C.-H., Yu, H.-S. & Wei, Y.-H. Molecular Mechanisms of UV-Induced Apoptosis and Its Effects on Skin Residential Cells: The Implication in UV-Based Phototherapy. Int. J. Mol. Sci. 14, 6414-6435 (2013).
87. Berger, C. L., Hanlon, D., Kanada, D., Girardi, M. & Edelson, R. L. Transimmunization, a novel approach for tumor immunotherapy. Transfus. Apher. Sci. Off. J. World Apher. Assoc. Off. J. Eur. Soc. Haemapheresis 26, 205-216 (2002).
88. Hannani, D et al. Photochemotherapy Induces the Apoptosis of Monocytes Without Impairing Their Function: Transplantation 89, 492-499 (2010).

89. Spisek, R., Gasova, Z. & Bartunkova, J. Maturation state of dendritic cells during the extracorporeal photopheresis and its relevance for the treatment of chronic graft--versus-host disease. Transfusion (Paris) 46, 55-65 (2006).
90. Girardi, M et al. Transimmunization for cutaneous T cell lymphoma: A phase I study. Leuk. Lymphoma 47, 1495-1503 (2006).
91. Fimiani, M et al. Extracorporeal photochemotherapy induces a significant increase in CD36+ circulating monocytes in patients with mycosis fungoides. Dermatol. Basel Switz. 194, 107-110 (1997).
92. Di Renzo, M et al. Extracorporeal photochemotherapy restores Th1/Th2 imbalance in patients with early stage cutaneous T-cell lymphoma. Immunology 92, 99-103 (1997).
93. Bladon, J. & Taylor, P. C. Extracorporeal photopheresis: A focus on apoptosis and cytokines. J. Dermatol. Sci. 43, 85-94 (2006).
94. Merlin, E et al. Extracorporeal photochemotherapy induces arginase 1 in patients with graft versus host disease. Transpl. Immunol. 24, 100-106 (2011).
95. Maeda, A et al. Intravenous Infusion of Syngeneic Apoptotic Cells by Photopheresis Induces Antigen-Specific Regulatory T Cells. J. Immunol. 174, 5968-5976 (2005).
96. Maeda, A., Beissert, S., Schwarz, T. & Schwarz, A. Phenotypic and functional characterization of ultraviolet radiation-induced regulatory T cells. J. Immunol. Baltim. Md 1950 180, 3065-3071 (2008).
97. Maeda, A et al. Experimental extracorporeal photopheresis inhibits the sensitization and effector phases of contact hypersensitivity via two mechanisms: generation of IL-10 and induction of regulatory T cells. J. Immunol. Baltim. Md 1950 181, 5956-5962 (2008).
98. Quaglino, P et al. Reciprocal Modulation of Circulating CD4+CD25+ bright T Cells Induced by Extracorporeal Photochemotherapy in Cutaneous T-Cell Lymphoma and Chronic GRAFT- Versus -Host-Disease Patients. Int. J. Immunopathol. Pharmacol. 22, 353-362 (2009).
99. Rao, V., Saunes, M., Jørstad, S. & Moen, T. Cutaneous T cell lymphoma and graft--versus-host disease: A comparison of in vivo effects of extracorporeal photochemotherapy on Foxp3+ regulatory T cells. Clin. Immunol. 133, 303-313 (2009).
100. Di Biaso, I et al. Regulatory T Cells and Extracorporeal Photochemotherapy: Correlation With Clinical Response and Decreased Frequency of Proinflammatory T Cells: Transplantation 87, 1422-1425 (2009).
101. Schmitt, S et al. Extracorporeal Photophoresis Augments Function of CD4+CD25+FoxP3+ Regulatory T Cells by Triggering Adenosine Production: Transplantation 88, 411-416 (2009).
102. Tsirigotis, P et al. Extracorporeal photopheresis in refractory chronic graft-versus--host disease: The influence on peripheral blood T cell subpopulations. A study by the Hellenic Association of Hematology. Transfus. Apher. Sci. 46, 181-188 (2012).
103. Biagi, E et al. Extracorporeal Photochemotherapy Is Accompanied by Increasing Levels of Circulating CD4+CD25+GITR+Foxp3+CD62L+ Functional Regulatory T-Cells in Patients With Graft-Versus-Host Disease: Transplantation 84, 31-39 (2007).
104. Heid, J. B et al. FOXP3+CD25– Tumor Cells with Regulatory Function in Sézary Syndrome. J. Invest. Dermatol. 129, 2875-2885 (2009).
105. Klemke, C.-D et al. Paucity of FOXP3+ cells in skin and peripheral blood distinguishes Sézary syndrome from other cutaneous T-cell lymphomas. Leukemia 20, 1123-1129 (2006).
106. Tiemessen, M. M et al. Lack of Suppressive CD4+CD25+FOXP3+ T Cells in Advanced Stages of Primary Cutaneous T-Cell Lymphoma. J. Invest. Dermatol. 126, 2217-2223 (2006).
107. Drexler B, Buser A, Infanti L, Stehle G, Halter J, Holbro A. Extracorporeal Photopheresis in Graft-versus-Host Disease. Transfus Med Hemother. 2020 Jun;47(3):214-225. doi: 10.1159/000508169. Epub 2020 May 19. PMID: 32595426; PMCID: PMC7315199.
108. Foss, F., Gorgun, G. & Miller, K. Extracorporeal photopheresis in chronic graft-versus--host disease. Bone Marrow Transplant. 29, 719-725 (2002).
109. Helmberg W, Sipurzynski S, Groselje-Strehle A, Greinix H, Schlenke P. Does Offline Beat Inline Treatment: Investigation into Extracorporeal Photopheresis. Transfus Med Hemother. 2020 Jun;47(3):198-204. doi: 10.1159/000506750. Epub 2020 Mar 27. PMID: 32595424; PMCID: PMC7315144.
110. Ward, D. M. Extracorporeal photopheresis: How, when, and why. J. Clin. Apheresis 26, 276-285 (2011).
111. Gorgun, G. Immunologic mechanisms of extracorporeal photochemotherapy in chronic graft-versus-host disease. Blood 100, 941-947 (2002).
112. Edelson, R et al. Treatment of Cutaneous T-Cell Lymphoma by Extracorporeal Photochemotherapy. N. Engl. J. Med. 316, 297-303 (1987).
113. Knobler, R. M et al. Parenteral administration of 8-methoxypsoralen in photopheresis. J. Am. Acad. Dermatol. 28, 580-584 (1993).
114. Andreu, G et al. Extracorporeal photochemotherapy: Evaluation of two techniques and use in connective tissue disorders. Transfus. Sci. 15, 443-454 (1994).
115. Klassen, J. The role of photopheresis in the treatment of graft-versus-host disease. Curr. Oncol. Tor. Ont 17, 55-58 (2010).
116. Pierelli, L et al. Extracorporeal photopheresis for the treatment of acute and chronic graft-versus-host disease in adults and children: best practice recommendations from an Italian Society of Hemapheresis and Cell Manipulation (SIdEM) and Italian Group for Bone Marrow Tra: Recommendations for ECP in GVHD. Transfusion (Paris) n/a-n/a (2013). doi:10.1111/trf.12059.
117. Perseghin, P et al. Best practice recommendations in: (1) Peripheral blood stem cell mobilization and collection and (2) acute and chronic GvHD treatment using extracorporeal photopheresis. A joint effort from SIdEM (Società Italiana di Emaferesi e Manipolazione Cellulare) and GITMO (Gruppo Italiano Trapianto di Midollo Osseo). Transfus. Apher. Sci. 48, 195-196 (2013).
118. Willemze, R. WHO-EORTC classification for cutaneous lymphomas. Blood 105, 3768-3785 (2005).
119. Sethi TK, Montanari F, Foss F, Reddy N. How we treat advanced stage cutaneous T-cell lymphoma - mycosis fungoides and Sézary syndrome. Br J Haematol. 2021 Nov;195(3):352-364. doi: 10.1111/bjh.17458. Epub 2021 May 14. PMID: 33987825.
120. Trautinger, F et al. European Organisation for Research and Treatment of Cancer consensus recommendations for the treatment of mycosis fungoides/Sézary syndrome - Update 2017. Eur. J. Cancer 77, 57-74 (2017).
121. Geskin, L. ECP versus PUVA for the treatment of cutaneous T-cell lymphoma. Skin Ther. Lett. 12, 1-4 (2007).
122. Knobler, R. & Jantschitsch, C. Extracorporeal photochemoimmunotherapy in cutaneous T-cell lymphoma. Transfus. Apher. Sci. 28, 81-89 (2003).
123. Berger, C et al. Rapid generation of maturationally synchronized human dendritic cells: contribution to the clinical efficacy of extracorporeal photochemotherapy. Blood 116, 4838-4847 (2010).
124. Evans, A. V et al. Extracorporeal photopheresis in Sézary syndrome: hematologic parameters as predictors of response. Blood 98, 1298-1301 (2001).
125. Scarisbrick, J. J et al. U.K. consensus statement on the use of extracorporeal photopheresis for treatment of cutaneous T-cell lymphoma and chronic graft-versus-host disease. Br. J. Dermatol. 158, 659-678 (2008).
126. Wollina, U et al. Treatment of stage II cutaneous T-cell lymphoma with interferon alfa-2a and extracorporeal photochemotherapy: A prospective controlled trial. J. Am. Acad. Dermatol. 44, 253-260 (2001).
127. Martin, P. J., Inamoto, Y., Carpenter, P. A., Lee, S. J. & Flowers, M. E. D. Treatment of chronic graft-versus-host disease: Past, present and future. Korean J. Hematol. 46, 153 (2011).
128. Flowers, M. E. D et al. A multicenter prospective phase 2 randomized study of extracorporeal photopheresis for treatment of chronic graft-versus-host disease. Blood 112, 2667-2674 (2008).
129. Dignan, F. L et al. Diagnosis and management of acute graft-versus-host disease. Br. J. Haematol. 158, 30-45 (2012).
130. Dal MS, Batgi H, Erkurt MA, Hindilerden IY, Kuku I, Kurtoglu E, Kaya E, Besisik SK, Berber I, Nalcaci M, Ulas T, Altuntas F. Extracorporeal photopheresis in steroid--refractory chronic graft-versus-host disease: A retrospective multicenter study. Transfus Apher Sci. 2021 Oct;60(5): 103243.doi: 10.1016/j.transci.2021.103243. Epub 2021 Aug 13. PMID).
131. Kanold, J et al. Photopheresis in pediatric graft-versus-host disease after allogeneic marrow transplantation: clinical practice guidelines based on field experience and review of the literature. Transfusion (Paris) 47, 2276-2289 (2007).
132. Messina, C et al. Extracorporeal photochemotherapy for paediatric patients with graft--versus-host disease after haematopoietic stem cell transplantation. Br. J. Haematol. 122, 118-127 (2003).
133. Batgi H, Dal MS, Erkurt MA, Kuku I, Kurtoglu E, Hindilerden IY, Kaya E, Berber I, Ulas T, Altuntas F. Extracorporeal photopheresis in the treatment of acute graft-versus-host disease: A multicenter experience. Transfus Apher Sci. 2021 Oct;60(5):103242. doi: 10.1016/j.transci.2021.103242. Epub 2021 Aug 13. PMID: 34420882.
134. Drexler B, Buser A, Infanti L, Stehle G, Halter J, Holbro A. Extracorporeal Photopheresis in Graft-versus-Host Disease. Transfus Med Hemother. 2020 Jun;47(3):214-225. doi: 10.1159/000508169. Epub 2020 May 19. PMID: 32595426; PMCID: PMC7315199.
135. Martin,PJ; et al. First and second-line systemic treatment of acute grfat-versus-host--disease: recommendation of the American Society of Blood Marrow Transplantation. Biol Blood Marrow Transplant. 18, 1150-1163 (2012).
136. Maas-Bauer K, Kiote-Schmidt C, Bertz H, Apostolova P, Wäsch R, Ihorst G, Finke J, Zeiser R. Ruxolitinib-ECP combination treatment for refractory severe chronic graft-versus-host disease. Bone Marrow Transplant. 2021 Apr;56(4):909-916. doi: 10.1038/s41409-020-01122-8. Epub 2020 Nov 17. PMID: 33203951/.
137. T. Alsuliman et al. The concurrent administration of imatinib with extracorporeal photopheresis leads to complete and durable responses in patients with refractory sclerotic type chronic graft-versus-host disease, Curr Res Transl Med (2019), https://doi.org/10.1016/j.retram.2019.10.001).
138. Fatobene G, Cordeiro A, Mariano L, Silva M, Bouzas L, Hamerschlak N, Macedo MC, Petta A, Funke V, Novis Y, Flowers ME, Rocha V; Chronic Graft-versus-Host Disease Brazil-Seattle Consortium Study Group*. GVHD treatment with extracorporeal photopheresis in Brazil: a national survey. Hematol Transfus Cell Ther. 2022 Jan 25:S2531-1379(22)00001-3. doi: 10.1016/j.htct.2021.11.018. Epub ahead of print. PMID: 35105531).
139. Du AX, Osman M, Gniadecki R. Use of Extracorporeal Photopheresis in Scleroderma: A Review. Dermatology. 2020;236(2):105-110. doi: 10.1159/000501591. Epub 2019 Jul 30. PMID: 31362294.
140. Knobler, R. M et al. A randomized, double-blind, placebo-controlled trial of photopheresis in systemic sclerosis. J. Am. Acad. Dermatol. 54, 793-799 (2006).
141. Prinz, B., Nachbar, F. & Plewig, G. Treatment of severe atopic dermatitis with extracorporeal photopheresis. Arch. Dermatol. Res. 287, 48-52 (1994).

142. Sand, M et al. Extracorporeal Photopheresis as a Treatment for Patients with Severe, Refractory Atopic Dermatitis. Dermatology 215, 134-138 (2007).
143. Rubegni, P et al. Long term follow-up results on severe recalcitrant atopic dermatitis treated with extracorporeal photochemotherapy: Letter to the Editor. J. Eur. Acad. Dermatol. Venereol. 27, 523-526 (2013).
144. Sidbury R, Davis DM, Cohen DE, Cordoro KM, Berger TG, Bergman J Net al. Guidelines of care for the management of atopic dermatitis: section3. Management and treatment with phototherapy and systemic agents. J Am Acad Dermatol 2014;71: 327-349.
145. Sanli, H., Akay, B. N., Ayyildiz, E., Anadolu, R. & Ilhan, O. Remission of severe autoimmune bullous disorders induced by long-term extracorporeal photochemotherapy. Transfus. Apher. Sci. 43, 353-359 (2010).
146. Morruzzi, C., Liu, V., Bohbot, A., Cribier, B. & Lipsker, D. Traitement par photochimiothérapie extracorporelle de quatre cas de lupus érythémateux cutané réfractaires aux traitements conventionnels. Ann. Dermatol. Vénéréologie 136, 861-867 (2009).
147. Adamski J, Kinard T, Ipe T, Cooling L. Extracorporeal photopheresis for the treatment of autoimmune diseases. Transfus Apher Sci. 2015 Apr;52(2):171-82. doi: 10.1016/j.transci.2015.02.005. Epub 2015 Feb 16. PMID: 25886694.

Carlos Alberto Guglielmi Eid

Emergências Clínicas no Consultório

INTRODUÇÃO

Qualquer atividade humana oferece riscos, de um simples caminhar à realização de uma cirurgia. Estar preparado para enfrentá-los é ação pensada, programada, em que o melhor preparo colherá o melhor resultado possível. Entretanto, na Medicina, muitas vezes o possível fica bem abaixo do desejado. Atuar seguindo um plano estabelecido e realizar procedimentos técnicos adequados às necessidades do paciente, é a certeza de que ele, independente da causa e do resultado final, recebeu o melhor socorro possível naquele momento e naquele local.

PLANEJANDO O SOCORRO[4]

Estar preparado para um atendimento às emergências de seus pacientes é obrigação de todo médico.

Mas não basta estar capacitado tecnicamente. O ambiente em um consultório não é o mais adequado para atendimento às emergências. O planejamento é a chave que abre a possibilidade de se realizar um atendimento dentro da necessidade do paciente.

Planejar o socorro e estar preparado para algumas ações técnicas é o que se espera de qualquer médico no trato de seus pacientes.

Para isso, o médico deverá estudar alguns detalhes e de maneira estruturada e sequenciada:

1. Analisar as exigências legais a que está obrigado a atender.
2. Analisar os riscos ou possibilidades de emergências, seja pelos seus atos, seja de modo independente e ocasional.
3. Definir e ter os equipamentos, materiais e medicamentos mínimos exigidos pela legislação e ir um pouco além, conforme as emergências que incluiu na sua análise de risco.
4. Estar capacitado para utilizar os equipamentos, materiais e medicamentos, no mínimo para as situações que foram incluídas.
5. Capacitar todos os funcionários da clínica para a identificação de uma situação de emergência e para participarem das ações iniciais de socorro, dentro do limite técnico profissional de cada um.
6. Ter uma estratégia para transporte seguro e profissional do paciente para um serviço hospitalar de urgência, previamente definido como referência.
7. Ter um plano escrito que interligue todos os itens anteriores, contendo as informações necessárias para acionamento e utilização dos recursos disponibilizados e definindo as ações e responsabilidades de cada um.
8. Ter protocolos técnicos contendo o passo a passo das ações, escritos para o médico e para todos os funcionários envolvidos na clínica.

Exigências legais e classificação do estabelecimento

A legislação brasileira que afeta mais comumente – mas não de modo excluso – as clínicas ou consultórios, no que diz respeito aos procedimentos e as emergência, são as Federais (CFM – Conselho Federal de Medicina, Ministério da Saúde, ANVISA – Agência Nacional de Vigilância Sanitária), as Estaduais (Conselhos Regionais de Medicina e Secretarias Estaduais da Saúde) e, mais raramente, as Municipais.

Ela é dinâmica, muda com frequência, e atenção deve ser dedicada ao acompanhamento constante e sua atualização para não serem surpreendidos nem estarem em desacordo com as exigências legais.

É relevante frisar que existe uma hierarquia na legislação, em que a esfera menor não pode contrariar a superior ou ser menos exigente. Entretanto, e aqui muitos médicos erram no seu cumprimento, a de esfera inferior pode ser mais rigorosa e deve ser atendida pelas clínicas. Se uma legislação estadual exigir mais itens ou equipamentos que a federal, a estadual deverá ser atendida.

A fiscalização, na maioria das vezes, está a cargo do órgão estadual e em algumas cidades será pelo órgão municipal.

Até julho de 2022 encontramos nos órgãos federais:

- Resolução CFM n. 2.153 de 30/09/2016,[1] publicada no Diário Oficial da União; Poder Executivo, Brasília, DF, 18 set. 2017. Seção 1, p. 87-8, ela dá nova redação do manual de vistoria e fiscalização da Medicina no Brasil.

  Em síntese a Resolução n. 2.153/2016:

- Altera o anexo I da Resolução CFM n. 2.056/2013.
- Altera o anexo II da Resolução CFM n. 2.057/2013.
- Revoga o anexo II da Resolução CFM n. 2.056/2013.
- Revoga o anexo II da resolução CFM n. 2.073/2014.

O anexo desta Resolução foi atualizado em 19/10/2020.

Uma dificuldade na consulta do anexo que dá nova redação ao manual de vistoria e que foi recentemente atualizado é o fato de ter 840 páginas e não ser itenizado. Assim, neste capítulo, usaremos as páginas como referência quando necessário.

Todos os estabelecimentos de saúde estão divididos em quatro grupos, nos quais existe a especificação do que é essencial ter, sendo este item um dos objetos da fiscalização.

O **Grupo 1** descrito na resolução diz:

> São consultórios ou serviços onde se exerce a Medicina básica sem procedimento, sem anestesia local e sem sedação (p. 23).

O **Grupo 2** descrito na resolução diz:

> Consultórios ou serviços onde se executam procedimentos sem anestesia local e sem sedação. Para os serviços do Grupo 2, além dos equipamentos listados no consultório básico para a propedêutica, são também exigidos os equipamentos para a prática do procedimento terapêutico (p. 60).

O **Grupo 3** descrito na resolução diz:

> Consultórios ou serviços onde se praticam procedimentos invasivos de riscos de anafilaxias, insuficiência respiratória e cardiovascular, inclusive aqueles com anestesia local sem sedação ou consultórios ou serviços onde se aplicam procedimentos para sedação leve e moderada. A determinação é evitar as idiossincrasias relacionadas a reações anafiláticas. Além da estrutura básica para a propedêutica, serão exigidos os insumos e equipamentos para a terapêutica e tratamento das reações anafiláticas e aqueles de segurança para a intervenção de socorro imediato a complicações decorrentes da intervenção terapêutica (p. 94).

O **Grupo 4** descrito na resolução diz:

> Consultórios ou serviços com procedimentos com anestesia local, mais sedação. Consultórios em centros de saúde e ambulatórios, endoscopias e meios diagnósticos (p. 224).

As clínicas e consultórios dermatológicos estão citados no anexo II e, conforme os procedimentos que realizam, podem fazer parte do Grupo 1 (sem procedimento), Grupo 2 ou do Grupo 3.

Para os consultórios do Grupo 3, incluindo os dermatológicos, são necessários também materiais para atendimento às urgências cuja lista está contida no anexo II conforme o enquadramento da clínica (p. 94, 95, 222 e 223).

Especificamos esses materiais no item "equipamentos, materiais e medicamentos para as emergências" deste capítulo.

Tempo-resposta de até 4 minutos para atendimento. Esta resolução especifica em diversos pontos, que o material para atendimento às intercorrências, deverá estar "acessível em até 4 minutos" (p. 95).

O médico responsável deve atentar para que o material esteja disponível para acesso fácil e que todos na clínica saibam sua localização. Recomendamos fortemente seu agrupamento e que não fiquem trancados à chave.

Vários consultórios – um só material: ponto importante nesta resolução é que, um conjunto de clínicas mesmo com especialidades diferentes pode ter o material para emergência de uso comum, garantindo no planejamento que o acesso ocorrerá em até 4 minutos (p. 95).

Existem alguns conflitos entre a Resolução n. 2.153/2016 e uma mais antiga, a n. 1.886/2008, ainda válida até a presente data e citada a seguir. Esse fato exige atenção redobrada no acompanhamento do que poderá ser alterado no futuro próximo.

Resolução CFM n. 1.886, de 13/11/2008[2]

Esta resolução dispõe sobre as "normas mínimas para o funcionamento de consultórios médicos e complexos cirúrgicos para procedimentos com internação de curta permanência".

Destacamos alguns pontos.

Os consultórios estão incluídos conforme especificado no art. 3º:

> Art. 3º As unidades de saúde referidas no anexo são hospitais, clínicas, casas de saúde, institutos, consultórios, ambulatórios isolados, centros e postos de saúde e outras que executem os procedimentos clinicocirúrgicos de curta permanência.

No item 2 do anexo, consta a classificação dos estabelecimentos em unidades tipo I, II, III e IV.

> **2. Classificação dos estabelecimentos**
>
> 2.1 Os estabelecimentos de saúde que realizam procedimentos clinicocirúrgicos de curta permanência, com ou sem internação, deverão ser classificados em:
>
> a. unidade tipo I;
>
> b. unidade tipo II;
>
> c. unidade tipo III;
>
> d. unidade tipo IV.

Em síntese podemos dizer, quanto à classificação e alguns recursos, que:

> **2.1.1 Unidade tipo I**
>
> É o consultório médico, independente de um hospital, destinado à realização de procedimentos clínicos, ou para diagnóstico, sob anestesia local, sem sedação, em dose inferior a 3,5 mg/kg de lidocaína (ou dose equipotente de outros anestésicos locais), sem necessidade de internação.
>
> **2.1.2 Unidade tipo II**
>
> a. É o estabelecimento de saúde, independente de um hospital, destinado à realização de procedimentos clinicocirúrgicos de pequeno e médio porte, com condições para internações de curta permanência, em salas cirúrgicas adequadas a essa finalidade;
>
> b. Deverá contar com salas de recuperação ou de observação de pacientes;
>
> c. Realiza cirurgias/procedimentos de pequeno e médio porte, sob anestesia loco-regional (com exceção dos bloqueios subaracnoideo e peridural), com ou sem sedação;
>
> d. O pernoite, quando necessário, será feito em hospital de apoio;
>
> e. É obrigatório garantir a referência para um hospital de apoio.
>
> **2.1.3 Unidade tipo III**
>
> a. É o estabelecimento de saúde, independente de um hospital, destinado à realização de procedimentos clinicocirúrgicos, com internação de curta permanência, em salas cirúrgicas adequadas a essa finalidade;
>
> b. Deverá contar com equipamentos de apoio e de infra-estrutura adequados para o atendimento do paciente;
>
> c. Realiza cirurgias de pequeno e médio porte, sob anestesia loco-regional, com ou sem sedação, e anestesia geral com agentes anestésicos de eliminação rápida;
>
> d. Corresponde a uma previsão de internação por, no máximo, 24 (vinte e quatro) horas, podendo ocorrer alta antes deste período, a critério médico;
>
> e. A internação prolongada do paciente, quando necessária, deverá ser feita no hospital de apoio;
>
> f. Estas unidades obrigatoriamente terão que garantir a referência para um hospital de apoio.

A **Unidade tipo IV** é uma unidade anexada a um hospital e não é objeto de nossos comentários.

Observem que as Unidades tipo II e III devem, obrigatoriamente, garantir referência para um hospital de apoio, ou seja, deve estar planejado e de preferência documentado.

Reafirmamos que a legislação que afeta a vida profissional, deve ser constantemente acompanhada em suas atualizações.

Resolução ANVISA/DC n. 63, de 25 de novembro de 2011[3]

Ainda no âmbito federal, temos a presente resolução que "Dispõe sobre os Requisitos de Boas Práticas de Funcionamento para os Serviços de Saúde". Sobre ela destacamos parte dos artigos 19, 23, 32 e 58:

Art. 19 O serviço de saúde deve possuir mecanismos que garantam a continuidade da atenção ao paciente quando houver necessidade de remoção ou para realização de exames que não existam no próprio serviço.

Parágrafo único. Todo paciente removido deve ser acompanhado por relatório completo, legível, com identificação e assinatura do profissional assistente, que deve passar a integrar o prontuário no destino, permanecendo cópia no prontuário de origem.

Art. 23 O serviço de saúde deve manter disponível, segundo o seu tipo de atividade, documentação e registro referente à:

III – Educação permanente;

Art. 32 O serviço de saúde deve promover a capacitação de seus profissionais antes do início das atividades e de forma permanente em conformidade com as atividades desenvolvidas.

Parágrafo único. As capacitações devem ser registradas contendo data, horário, carga horária, conteúdo ministrado, nome e a formação ou capacitação profissional do instrutor e dos trabalhadores envolvidos.

Art. 58 O serviço de saúde deve garantir que todos os usuários recebam suporte imediato à vida quando necessário.

Legislações estaduais e municipais

As resoluções e portarias anteriormente citadas não excluem a existência de normas estaduais da saúde, conselhos regionais de Medicina e mesmo secretarias municipais da saúde. Neste processo dinâmico, as alterações ocorrem continuadamente.

Conheçam e acompanhem também a legislação do local em que sua clínica está situada. Consultem periodicamente *sites* e revistas do Conselho Federal e Regionais de Medicina que nos mantém informados.

Análise do risco e sua redução[4]

O médico deve compreender os riscos a que estão submetidos os pacientes e acompanhantes em sua clínica e eliminá-los ou reduzi-los. Devem ser observados os riscos dos próprios pacientes por doenças pré-existentes ou algum fator predisponente.

Mesmo não sendo constantes nas clínicas, as situações que mais encontramos são as síncopes por causas diversas (reflexo vasovagal, arritmias e outras), acidente vascular cerebral, isquemia cerebral transitória, convulsão, hipoglicemia, urgência e emergência hipertensiva, pânico, riscos decorrentes do ambiente como escadas com possibilidades de quedas, entre outras.

Estas intercorrências podem surgir na sala de espera e nem sempre dependem diretamente dos atos do profissional, mas podem ser precipitadas ou agravadas por fatores momentâneos como *stress*. Naturalmente o perfil dos pacientes como idade mais elevada, pode facilitar o surgimento de uma ou outra situação médica de emergência.

As paradas cardíacas, em que pese serem raras, quando ocorrem determinam situação complexa que frequentemente envolve aspectos jurídicos e éticos. Estar preparado para enfrentá-las é condição que o médico deve estar atento e nunca dela descuidar. Como esta é uma situação que pode envolver qualquer médico em qualquer ambiente mesmo os domésticos, sociais ou de viagens, é adequado que sempre estejamos preparados para agir, seja como primeiros socorros, seja como socorro profissional no consultório.

No consultório, uma anamnese cuidadosa e abrangente, bem como um exame físico geral, pode minimizar ou prever um risco aumentado de surgimento ou agravamento de alguma patologia ou situação pré-existente. Entre elas destacamos a urgência e a emergência hipertensiva.

Deve ser considerado que durante um procedimento o paciente está submetido a variável nível de *stress* e a outros fatores como o uso de medicação anestésica, mesmo as de uso local.

Não se estabelece aqui a probabilidade de sua ocorrência, mas o médico deve estar preparado para intervir quando necessário, incluindo o atendimento a uma parada cardíaca.

O acompanhante também deve ser considerado. Deixá-los confortáveis, bem orientados, é fundamental. Não devem ser permitidos acompanhantes posicionados em pé e presenciando procedimentos, pelo risco elevado de síncope pelo reflexo vasovagal com queda e lesões subsequentes pelo trauma.

Identificação da emergência[4]

Nenhuma emergência poderá ser atendida se não for identificada. Por óbvia que possa parecer esta frase, ela nos leva ao primeiro passo do atendimento. A emergência precisa ser prontamente identificada. O tempo entre a instalação do agravo e o início das ações de socorro é crucial e determinante, na maioria das vezes, para o sucesso. Na sala de espera ou durante o atendimento, todos, funcionários e médicos, devem permanecer atentos a sinais precoces ou preditivos de uma emergência.

Algumas são de identificação simples e quase instintiva como uma queda e uma crise convulsiva em um adulto. Outras nem tanto como uma tontura ou inconsciência em pessoa sentada.

Durante um ato médico, como cirurgia ou uso de medicamentos, a atenção deve ser redobrada na identificação de sinais indicativos de uma emergência.

Quando o ato permitir, deve-se manter o paciente em constante vigilância como conversar com ele e observar suas reações.

O uso de monitor cardíaco com o sinal sonoro audível e alarme configurado, mesmo não sendo item obrigatório na clínica dermatológica, deve ser utilizado por aqueles que realizam cirurgias de maior duração e em que se utilizam anestésicos em quantidades no limite máximo. É uma das melhores maneiras para detecção rápida de diversas alterações entre elas as taqui e bradicardias e a tão temida parada cardíaca.

Capacitação

O treinamento de todos os funcionários em técnicas de suporte básico de vida ou mesmo primeiros socorros, pode garantir a eficiência em diversas etapas do socorro.

Aos profissionais de enfermagem, parceiros frequentes nas tarefas de atendimento no dia a dia, devem ser dados treinamentos que incluem auxiliar o médico nas ações no mais elevado nível possível, dentro daquele ambiente e com os recursos lá existentes. Devem ter habilidades para operar um Desfibrilador Externo Automático, usar bolsa-válvula-máscara, realizar uma ressuscitação cardiopulmonar (ventilação e compressão) de elevada qualidade e também administrar os medicamentos prescritos pelo médico no momento da emergência.

O médico como titular das ações de socorro, deve estar preparado e treinado para atender as situações de emergência dentro de limites razoáveis, nunca podendo deixar de realizar ações iniciais de socorro para qualquer tipo de emergência. É natural que ele tenha um limite em sua capacidade e habilidades, não sendo ele especializado em emergências e nem estiver em uma sala de emergência de um hospital. Entretanto, deve considerar que sua tarefa é garantir o início do atendimento com qualidade até que o paciente passe aos cuidados de médicos especializados e equipados para as ações de socorro.

Destacamos que a Resolução ANVISA/DC n. 63/2011[5] nos diz no artigo 58 que o serviço de saúde deve garantir que todos os usuários recebam suporte imediato à vida quando necessário e nos artigos 23 e 32 que deve existir um programa de educação permanente e registro dos treinamentos.

Transporte[4]

A clínica deve ser responsável por transportar o paciente para um hospital quando necessário através do SAMU – Serviço de Atendimento Móvel de Urgência. Para isso, deve apresentar forma própria por ambulância ou manter um sistema contratado. Pode ainda, opcionalmente, solicitar atendimento dos serviços públicos como, pelo telefone 192, em todo o Brasil, mas neste caso deverá se submeter às normas daquele serviço, que nem sempre realizará o atendimento por ambulância com médico. Se isso ocorrer, deverá o médico solicitante manter seus cuidados ao paciente até transferi-lo a outro médico no hospital. Pode também o médico decidir que não há mais necessidade de transporte com médico presente, não havendo mais risco para o paciente e, neste caso, pode deixar o transporte para a equipe da ambulância. Esta decisão precisa ser muito bem analisada antes de sua consecução.

A Resolução CFM n. 1.886/2008[2] especifica que as Unidades classificadas como tipo II e III são obrigadas a garantir a referência para um hospital de apoio. A IV já está anexa a um hospital. É recomendável que todo consultório, independente de sua classificação, tenha forma programada de transportar, ainda que por acionamento dos órgãos públicos. Ao fazê-lo, lembre-se de que sua solicitação está sendo gravada, o que permitirá documentar a solicitação feita, caso houver alguma necessidade posterior.

A Resolução ANVISA/DC n. 63/2011[3] nos diz no artigo 19 que:

> O serviço de saúde deve possuir mecanismos que garantam a continuidade da atenção ao paciente quando houver necessidade de remoção ou para realização de exames que não existam no próprio serviço. Parágrafo único: Todo paciente removido deve ser acompanhado por relatório completo, legível, com identificação e assinatura do profissional assistente, que deve passar a integrar o prontuário no destino, permanecendo cópia no prontuário de origem.

Plano estabelecido[4]

Identificar os riscos, treinar todos os funcionários, decidir quais equipamentos, materiais e medicamentos deverá ter, capacitar-se como médico para as ações de emergência, decidir como transportar os pacientes a um hospital e para qual deles, tudo isso precisa estar interligado por meio de um plano estruturado. Nele constarão todos os dados necessários a auxiliar no entendimento da equipe e como as ações se cruzam e se sucedem. A profundidade ou o detalhamento dependerão da decisão de cada médico.

Exemplo de um plano:

- **Título do plano:** plano de emergência da Clínica Dermatológica (coloque o nome da clínica).
- **Objetivo geral:** garantir pronta identificação de uma emergência médica seguida das ações iniciais de socorro e terminando com a colocação do paciente sob cuidados hospitalares.
- **Classificação da clínica:** indique a classificação da clínica segundo resolução CFM 1.886/2008, segundo a resolução CFM 2.153/2016 e outras legislações.
- **Capacitação dos funcionários em primeiros socorros:** documentar o treinamento realizado, relação nominal, data, carga horária, temas, coordenador do treinamento.
- **Capacitação dos profissionais da saúde:** idem.
- **Ambulância de suporte:** nome da empresa e telefone para acionamento e/ou SAMU – telefone 192; como acionar com médico ou sem médico.
- **Sequência simplificada das ações de socorro esperadas:**
  1. Identificação da emergência por parte de qualquer funcionário.
  2. Acionamento do médico ou do profissional de saúde presente.
  3. Início dos primeiros socorros.
  4. Acionamento de ambulância (os itens 3º e 4º podem ser invertidos na ordem ou simultâneos).
  5. Médico da clínica atua conforme sua capacitação e recursos.
  6. Chegada da equipe da ambulância com médico e implementação das ações de socorro (este item pode não ocorrer pela ausência do médico em alguns sistemas de socorro).
  7. Entrega do paciente com relatório escrito do ocorrido e das ações realizadas na clínica.
  8. Transporte para hospital de referência com entrega do paciente com relatório escrito do ocorrido e das ações realizadas na clínica e pela equipe da ambulância.
- ***Check-list:*** os equipamentos, materiais e medicamentos devem ser verificados periodicamente; mantenha os materiais e medicamentos de emergência agrupados e sempre prontos para uso, como uma bolsa de emergência; não se esqueça dos materiais necessários para aplicação dos medicamentos e acessórios para os equipamentos.
- **Protocolos técnicos de socorro:** devem ser desenvolvidos para as principais situações de emergência listadas na fase de identificação dos riscos.

Oferecemos mais adiante algumas opções que devem ser ajustadas pelo médico, conforme sua realidade.

Equipamentos, materiais e medicamentos para as emergências

O ponto inicial para se montar uma relação de equipamentos, materiais e medicamentos necessários, é verificando a classificação de sua clínica e as exigências legais as quais ela está sujeita e em que encontrará os itens obrigatórios.

Resolução CFM 1.886/2008[2]

A relação de materiais apresentada nesta resolução é geral para a atividade mas alguns itens estão relacionados às emergências.

Para a Unidade do tipo I, não há nenhum material ou equipamento especificado para atendimento às emergências, sendo citados itens gerais da atividade médica.

Já para as classificadas como Unidade tipo II, existem importantes especificações e destacamos apenas as relacionadas às emergências:

> 5.2 A Unidade tipo II deverá contar com os seguintes materiais:
> b. aspirador de secreções;
> c. conjunto de emergência, equipado com medicação de emergência e material de reanimação cardiorespiratória;
> d. fonte de oxigênio;
> p. oxímetro de pulso.

Observem que nesta resolução os medicamentos não são citados, vindo a sê-lo posteriormente na Resolução n. 2.153/2016. Retomando o detalhamento da 1.886, atenção deve ser dada ao descrito no item 5.3, que relaciona os materiais e equipamentos do "Complexo Cirúrgico", e o explicitado no 5.4, pelo qual as Unidades tipo III e IV deverão possuir, no mínimo, todos os materiais e equipamentos relacionados para as Unidades tipo I e II e para o Complexo Cirúrgico. Destacamos os itens voltados às emergências.

> 5.3 O Complexo Cirúrgico deverá ser organizado com as dependências descritas a seguir, observando-se as exigências mínimas de materiais e equipamentos para cada uma.
> 5.3.1 As salas cirúrgicas deverão conter os seguintes equipamentos:
> c. aparelho de anestesia, segundo normas da ABNT;
> d. conjunto de emergência, com desfibrilador;
> e. aspirador cirúrgico elétrico, móvel;
> k. fontes de gases e vácuo;
> l. monitor cardíaco;
> m. oxímetro de pulso;
> n. laringoscópio (adulto e infantil), tubos traqueais, guia e pinça condutora de tubos traqueais, cânulas orofaríngeas, agulhas e material para bloqueios anestésicos;
> q. medicamentos (anestésicos, analgésicos e mediações essenciais para utilização imediata, caso haja necessidade de procedimento de manobras de recuperação cardiorrespiratória.);
> (...)
> 5.4 As Unidades tipo III e IV deverão possuir, no mínimo, todos os materiais e equipamentos relacionados para as Unidades tipo I e II e para o Complexo Cirúrgico.

Resolução CFM n. 2.153/2016[1]

Esta resolução padroniza os estabelecimentos de saúde em 4 grupos. A Dermatologia aparece nos Grupos 1, 2 e 3.

Uma dificuldade na consulta do anexo que dá nova redação ao manual de vistoria e que foi recentemente atualizado é o fato de ter 840 páginas e não ser itenizado. Assim, neste capítulo, usaremos as páginas como referência quando necessário.

O **Grupo 1** está descrito na resolução e diz:

São consultórios ou serviços onde se exerce a Medicina básica sem procedimento, sem anestesia local e sem sedação (p. 23).

O **Grupo 2** está descrito na resolução e diz:

São consultórios ou serviços onde se executam procedimentos sem anestesia local e sem sedação. São também exigidos os equipamentos para a prática do procedimento terapêutico (p. 60).

O **Grupo 3** está descrito na resolução e diz:

Consultórios ou serviços onde se praticam procedimentos invasivos de riscos de anafilaxias, insuficiência respiratória e cardiovascular, inclusive aqueles com anestesia local sem sedação ou consultórios ou serviços onde se aplicam procedimentos para sedação leve e moderada. A determinação é evitar as idiossincrasias relacionadas a reações anafiláticas. Além da estrutura básica para a propedêutica, serão exigidos os insumos e equipamentos para a terapêutica e tratamento das reações anafiláticas e aqueles de segurança para a intervenção de socorro imediato a complicações decorrentes da intervenção terapêutica (p. 94).

O **Grupo 4** aparece descrito na resolução e diz:

Consultórios ou serviços com procedimentos com anestesia local, mais sedação. Consultórios em centros de saúde e ambulatórios, endoscopias e meios diagnósticos (p. 224).

Ela especifica materiais e medicamentos para intercorrências dos consultórios do Grupo 3 quando diz:

Equipamentos e medicamentos mínimos para o atendimento de intercorrências obrigatórios para todos os consultórios ou serviços do grupo 3 que realizam anestesia local sem sedação:

- Cânulas orofaríngeas (Guedel) (essencial)
- **Desfibrilador Externo Automático (DEA)** (essencial)
- Medicamentos para atendimento de parada cardiorrespiratória e anafilaxia (essencial)
- Adrenalina (Epinefrina), Água destilada, Dexametasona, Diazepam, Dipirona, Glicose, Hidrocortisona, Prometazina, Solução fisiológica)
- Fonte (fixa ou cilindro) de oxigênio com máscara aplicadora e umidificador (essencial)
- Oxímetro de pulso (essencial)
- Ventilador manual do tipo balão autoinflável com reservatório e máscara (essencial) (p. 94, 95, 222 e 223).

Outros itens podem ser relevantes no atendimento às emergências. Recomendamos, além dos itens obrigatórios pelas resoluções do CFM, os seguintes materiais e medicamentos:[4]

- Monitor cardíaco para as clínicas que realizam cirurgias por tempo prolongado e onde se utiliza anestésicos em quantidades no limite máximo.
- Glicosímetro.
- Seringas de 1 mL e agulhas aproximadamente 25 × 6 mm e 25 × 7 mm para injeções intramusculares, permitindo dosar com maior precisão a adrenalina quando utilizada na reação anafilática, conforme protocolo.
- Amiodarona em ampolas de 150 mg, útil no atendimento a uma parada cardíaca que não reverte após choque.
- AAS comprimidos 100 mg para situações de Síndrome Coronariana Aguda.
- Captopril comp de 25 mg para redução da pressão arterial.
- Difenidramina, ampolas de 50 mg/mL; anti-histamínico como opção à prometazina que em diversas situações pode ser indesejável pelos seus efeitos colaterais.
- Máscara laríngea: é um equipamento supraglótico que permite a manutenção de uma via aérea de melhor qualidade nos casos de uma parada cardiorrespiratória.

Reafirmamos aqui que vários consultórios, mesmo com especialidades diferentes, podem ter o material para emergência de uso comum, sempre garantindo que o acesso ocorrerá em até 4 minutos (p. 95 do anexo da Resolução).

SITUAÇÕES MÉDICAS E PROCEDIMENTOS

Passamos a descrever algumas situações médicas relevantes para o dermatologista. Outras serão apresentadas na forma de protocolos.

Urgência hipertensiva (UH) e emergência hipertensiva (EH)[9,10]

Os critérios sobre a definição de uma pressão arterial elevada ou normal têm sofrido constantes e importantes alterações na última década.

Até agosto de 2022, temos em vigência os critérios definidos nas Diretrizes Brasileiras de Hipertensão Arterial 2020, da Sociedade Brasileira de Cardiologia,[9] e a publicação do *Guideline for the Prevention, Detection, Evaluation, and Management of High Blood Pressure in Adults* do American College of Cardiology em parceria com a American Heart Association,[10] de setembro de 2017.

Ao dermatologista importa menos que ele conduza o tratamento de uma hipertensão arterial e mais a identificação de uma situação de urgência ou emergência para decisão da conduta imediata a ser tomada como encaminhamento do paciente e prosseguimento ou interrupção do tratamento dermatológico.

Assim, é relevante identificar essas duas situações.

As Diretrizes Brasileiras de Hipertensão Arterial 2020 consideram (Quadro 158.1):

Quadro 158.1 Diagnóstico, prognóstico e conduta nas urgências e emergências hipertensivas.

Urgência	Emergência
Nível pressórico elevado acentuado	Nível pressórico elevado acentuado
Sem LOA aguda e progressiva	Com LOA aguda e progressiva
Combinação medicamentosa oral	Medicação parenteral
Sem risco iminente de morte	Com risco iminente de morte
Acompanhamento ambulatorial precoce (7 dias)	Internação preferencial em UTI

LOA: lesão de órgão-alvo.

A identificação precisa da presença de uma LOA aguda e progressiva requer uma avaliação clínica mais detalhada do paciente e também avaliação laboratorial.

De maneira simplificada, segundo as Diretrizes Brasileiras de Hipertensão Arterial 2020, a UH está associada a sintomas menos graves e sem evidência de acometimento recente.

Na EH é obrigatório o adiamento de qualquer procedimento e encaminhamento imediato do paciente.

Na UH, o dermatologista deve considerar os riscos de que a PA pode elevar-se mais ainda, os medicamentos que usará nos procedimentos, estresse do paciente, dor e também o pós-operatório ou pós-procedimento. Considere o adiamento do procedimento.

Temos também a considerar que, para alguns casos, é necessária uma avaliação pré-operatória especializada para definição dos riscos.

Na UH, pode o médico administrar algum medicamento que inicie o processo de redução da PA, por exemplo o captopril 25 mg VO ou a clonidina 0,1 mg VO.

Deve também atentar para não utilizar o nifedipino SL, medicamento proscrito na UH e na EH, pela queda abrupta da PA e risco da hipotensão arterial induzir a um acidente vascular encefálico ou um quadro coronariano isquêmico agudo.

Considerando agora o *Guideline* do American College of Cardiology/American Heart Association de setembro de 2017, temos (Tabela 158.1):

Tabela 158.1 *Guideline* do American College of Cardiology/American Heart Association.

Crises hipertensivas	
Urgência hipertensiva	Emergência hipertensiva
Pressão arterial sistólica > 180 mmHg e/ou Pressão arterial diastólica > 120 mmHg	Pressão arterial sistólica > 180 mmHg e/ou Pressão arterial diastólica > 120 mmHg
Sem LOA	Com LOA

LOA: lesão de órgão-alvo.
Fonte: Adaptada de American College of Cardiology/American Heart Association, 2017.

Neste *Guideline* de 2017, o nível pressórico está definido com maior precisão, incluindo também a pressão sistólica o que facilita a ação do dermatologista. Na conduta, o encontro de uma UH ou EH, permanecem os mesmos comentários e orientações que fizemos quando abordamos as Diretrizes Brasileiras de Hipertensão Arterial 2020.

Ventilação e oxigenação[4,5]

Ventilação é o ato mecânico de introduzir ar nas vias aéreas de um paciente enquanto a oxigenação refere-se ao oxigênio que alcança essas vias aéreas. As técnicas de ventilação e oxigenação devem considerar se o paciente respira espontaneamente e de forma suficiente além de seu estado de consciência.

Para um paciente em parada respiratória e também cardiorrespiratória – PCR, o item mínimo que se deve ter é uma bolsa-válvula-máscara conhecido como Ambu®. A ventilação poderá ser melhorada com o uso de uma máscara laríngea mas esta só poderá ser utilizada em pacientes inconscientes, pelo reflexo de vômito que causa. No presente caso, estamos recomendando sua utilização nas PCR.

Como acessórios para a máscara laríngea, deve-se considerar gel lubrificante à base de água, seringa de 20 mL (para insuflar o balão), cadarço ou fita ou esparadrapo para fixar a máscara.

A intubação orotraqueal é o melhor método para ventilação e oxigenação com as vias aéreas isoladas, mas requer mais equipamentos e maior habilidade.

A concentração de oxigênio no ar que respiramos é de cerca de 21%, sendo esta a que será ofertada com uso da bolsa-válvula-máscara. Nas emergências o enriquecimento deve ser perseguido. Como regra geral deve ser administrado oxigênio para todo paciente que apresentar saturação < 95%.

Para aumentar a oferta disponha de cilindros de oxigênio, conectores, máscara facial (possibilita maior concentração) ou cateter tipo óculos (menor concentração), umidificador e água destilada. Deve-se levar em conta que oxigenação de baixo fluxo (4 a 5 litros/minuto) e sendo utilizada máscara ou cateter nasal, onde o ar atravessa as vias aéreas superiores, não há necessidade de umidificação. Esta é a situação mais comum encontrada nas emergências em um consultório/clínica.

A oxigenoterapia de fluxo elevado e por até 24 horas, também não há necessidade de umidificação. A exceção deve ser considerada nos casos dos pacientes apresentarem desconforto com o ressecamento ou na existência de secreção viscosa causando dificuldade para expectoração. Pacientes com intubação orotraqueal ou com máscara laríngea, considerando que o ar não passará pelas vias aéreas superiores, requerem umidificação que, mesmo assim, pode ser eliminada por tempo curto como no atendimento inicial no consultório e também durante o transporte do paciente em uma ambulância.[5]

Desfibrilador externo automático (DEA)[4,6-8]

A parada cardíaca em um consultório é rara. Entretanto, sua ocorrência é um dos mais difíceis eventos na vida de um profissional. Planejamento e treinamento em ressuscitação cardiopulmonar – RCP com utilização de um DEA é essencial.

O DEA é um equipamento recente e revolucionário no atendimento a uma parada cardíaca. Ele está indicado em toda parada cardíaca, independente de sua causa, detectada no consultório.

Com manobras básicas de ressuscitação, o sucesso é inferior a 5%, mas com a desfibrilação precoce – em 3 a 5 minutos – o sucesso ocorre em mais de 60%, podendo chegar a mais de 90% em ocorrências ligadas a prática esportiva. O sucesso da desfibrilação depende crucialmente do tempo entre o início da parada cardíaca e da administração do choque. A cada minuto sem qualquer manobra de socorro, a probabilidade de reversão, cai cerca de 10%. O uso rápido de um DEA depende de um planejamento bem conduzido que se inicia na rápida identificação da emergência e passa pelo envolvimento de toda a equipe, disponibilidade dos recursos e sobretudo, saber realizar os procedimentos.

O DEA identifica automaticamente o ritmo cardíaco, prepara o choque só para situações onde o choque está recomendado (Fibrilação Ventricular e Taquicardia Ventricular Sem Pulso), orienta por voz o que deve ser feito, segue o estabelecido em protocolos como sequência, intensidade de carga etc. Mantém na memória tudo o que foi realizado. Ele não realizará o choque nas situações de parada cardíaca em assistolia e em atividade elétrica sem pulso.

O equipamento foi desenvolvido para uso leigo, não exclusivamente para o médico, o que por si só justifica a afirmação de que é de fácil utilização pelo profissional. Não requer conhecimento na leitura do traçado eletrocardiográfico e nem a tomada de decisão sobre dar o choque ou não. O aparelho faz tudo isso de forma automática. A legislação médica brasileira autoriza que o DEA seja utilizado por leigos treinados.

É equipamento obrigatório pela resolução CFM 2.153/2016 para consultórios do Grupo 3, onde se realiza qualquer procedimentos com uso de anestésico local. Também está obrigado em diversos ambientes no cotidiano de nossa vida.

Existem desfibriladores automáticos com ou sem display, que é uma pequena tela onde se vê o traçado eletrocardiográfico. Esta presença possibilita uma melhor e mais rápida decisão para uso de medicamentos durante o atendimento da parada cardiorrespiratória – PCR.

Sempre após um choque a RCP deverá ser realizada por 2 minutos, com 30 compressões e 2 ventilações, pois estudos mostram que o coração fica hipotônico, não produzindo contrações adequadas; as coronárias não se irrigam bem, podendo manter uma isquemia miocárdica e nova parada cardíaca. O aparelho faz a pausa neste tempo e reavalia após cada 2 minutos. Caso o choque não seja aplicado, as manobras de reanimação devem ser realizadas enquanto não houver retorno dos batimentos cardíacos. A combinação ideal é que o DEA seja operado por quem também domina ressuscitação cardiopulmonar. DEA e RCP com qualidade dá a maior probabilidade de retorno aos batimentos cardíacos do paciente.

Na fase de planejamento, prepare o DEA mantendo com ele, além de seus eletrodos, uma pequena toalha para enxugar o tórax, um aparelho de barbear para a retirada do excesso de pelos, um pacote de gaze para auxiliar na tricotomia, algumas luvas para proteção do socorrista, uma máscara para barreira durante a ventilação (em substituição ao Ambu®) para eventualidades, um número de telefone para acionar ambulância ou sistema de emergência.

O uso do DEA está apresentado nos "protocolos técnicos".

■ PROTOCOLOS TÉCNICOS[4,7]

São instrumentos de padronização e consulta rápida, contendo o passo a passo das ações de socorro a ser realizado. Podem sofrer ajustes e atualizações, tantas vezes quantas forem necessárias.

No planejamento do atendimento às emergências, podem existir outros protocolos escritos para funcionários leigos (primeiros socorros) e também para profissionais da saúde não médicos.

Apresentamos alguns protocolos para a atuação do médico que podem e devem ser diferentes conforme a habilidade, capacitação, orçamento e os recursos que definiu em seu plano de emergência (Figura 158.1).

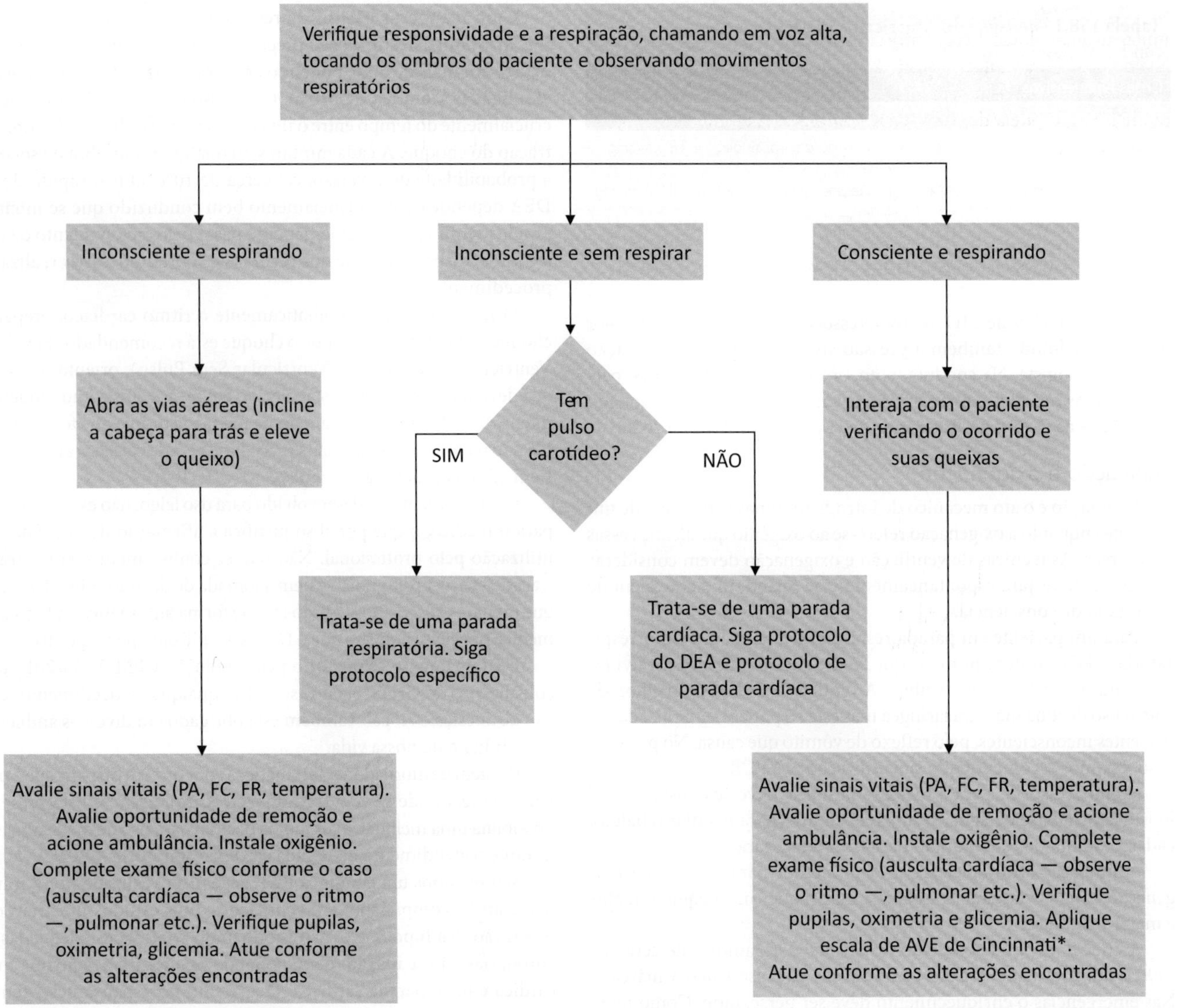

■ **Figura 158.1** Protocolo (algoritmo) simplificado de avaliação inicial feita pelo médico em um paciente que "passa mal" ou fica aparentemente inconsciente em um consultório.[4,6-8]

*Escala Pré-hospitalar para AVC de Cincinnati (Cincinnati *Prehospital Stroke Scale*): é uma avaliação simplificada e de fácil aplicação na busca de alteração neurológica, antes da avaliação médica especializada. Aplicada no consultório em um paciente consciente nos auxilia nas definições e decisões. Pesquisam-se três sinais: desvio da rima bucal, assimetria na força muscular dos membros superiores e fala anormal. A presença de um sinal alterado tem uma sensibilidade de 61% a 66% e uma especificidade de 89% para o diagnóstico. Este percentual pode ser aumentado com treinamento e muito mais no encontro de dois sinais alterados. Se afastarmos outras causas de alteração do nível da consciência como história de convulsão, hipoglicemia ou outras, a sensibilidade vai a 93% e a especificidade a 97%. A Escala para AVC de Cincinnati, quando afastadas outras causas clínicas de alteração da consciência, recebe o nome de Los Angeles *Prehospital Stroke Screen*.[4,11-13]

Protocolo simplificado de atendimento a uma parada respiratória pelo médico no consultório[4,6-8]

1. Paciente inconsciente, não respira, mas tem pulso carotídeo (parada respiratória).
2. Abra as vias aéreas (incline a cabeça para trás e eleve o queixo).
3. Ventile insuflando com bolsa-válvula-máscara (Ambu®) cerca de 600 mL[8] por insuflação suave com duração de 1 segundo em um paciente adulto.
4. Considere acionar ambulância.
5. Continue ventilando com qualidade uma vez a cada 5 a 6 segundos.
6. Verifique o pulso carotídeo constantemente (se o pulso desaparecer, mude para o protocolo de parada cardíaca).
7. Enriqueça a bolsa-válvula-máscara com oxigênio.
8. Verifique Sinais Vitais: PA, FC e ritmo cardíaco.
9. Considere outras medidas: oximetria, glicemia, máscara laríngea se inconsciente, acesso venoso.
10. Remova para hospital.

Protocolo simplificado de atendimento médico a uma parada cardiorrespiratória no consultório[4,6-8]

1. Paciente inconsciente, não respira e não tem pulso carotídeo (parada cardíaca ou cardiorrespiratória).
2. Solicite Desfibrilador Externo Automático – DEA e seu material de urgência.
3. Solicite ambulância.
4. Coloque o paciente em uma superfície rígida.
5. Enquanto o DEA não estiver disponível, realize compressões torácicas na frequência de 100 a 120 compressões por minuto e a uma profundidade de 5 a 6 cm (para um paciente adulto); permita o retorno completo do tórax após cada compressão sem perder o contato das mãos com o tórax.
6. Assim que DEA disponível use-o conforme protocolo próprio.
7. Enquanto o DEA não estiver disponível obedeça aos passos seguintes.

8. Na dependência da causa da parada cardíaca (causa primariamente cardíaca), a ventilação não é essencial nos primeiros 2 minutos aproximadamente; depois deve ser realizada.
9. Abra as vias aéreas (incline a cabeça para trás e eleve o queixo).
10. Ventile com bolsa-válvula-máscara (Ambu®); as ventilações devem ser realizadas na proporção de 30 compressões para 2 ventilações, com duração de 1 segundo para cada ventilação, fornecendo quantidade de ar suficiente para iniciar a elevação do tórax, cerca de 600 mL.[8]
11. Enriqueça a bolsa-válvula-máscara com oxigênio.
12. Verifique Pulso Carotídeo e respiração a cada 2 minutos.
13. Considere máscara laríngea e acesso venoso.
14. Utilize epinefrina/adrenalina 1 mg EV a cada 3 a 5 minutos se não houver retorno dos batimentos cardíacos.
15. Continue até chegar um DEA ou retornar os batimentos cardíacos.
16. Remova para hospital sem interromper as manobras.
    - **Epinefrina:**[1,4,6-8,10] usada na parada cardíaca que não reverte com as manobras de compressão e ventilação, com ou sem uso do desfibrilador, na dose de 1 mg EV seguida de 20 mL de solução salina a 0,9% e elevação do braço onde foi aplicada. Pode ser repetida a cada 3 a 5 minutos enquanto perdurar a parada, não havendo limite no número de aplicações.

Por meio de palavras e frases, o DEA passará as orientações. O exemplo a seguir apresenta algumas delas. Conforme a marca do aparelho, as palavras podem mudar, mas sempre terão o mesmo significado que deverá ser rigorosamente seguido pelo médico que realiza o socorro (Figura 158.2).

Protocolo simplificado de atendimento médico a uma parada cardíaca com uso de um desfibrilador externo automático – DEA e medicamentos[4,6-8]

1. Paciente inconsciente, não respira e não tem pulso carotídeo (Parada cardíaca ou cardiorrespiratória).
2. Solicite DEA e todo seu material de urgência.
3. Solicite ambulância.
4. Coloque o paciente em uma superfície rígida.
5. Enquanto o DEA não estiver disponível, realize compressões torácicas na frequência de 100 a 120 compressões por minuto e profundidade mínima de 5 a 6 cm (para um paciente adulto); permita o retorno completo do tórax após cada compressão sem perder o contato das mãos com o tórax.
6. Mantenha as manobras de reanimação enquanto o DEA é instalado.
7. Instale, ligue o DEA e siga sua orientação.
8. Se determinado realizar RCP – ressuscitação cardiopulmonar com compressão e ventilação, inicie pelas compressões (30 vezes) e ventile (2 vezes) com bolsa-válvula-máscara; mantenha a proporção de 30 compressões para 2 ventilações, com 1 segundo cada ventilação, fornecendo quantidade de ar suficiente para iniciar a elevação do tórax.
9. Enriqueça a ventilação com oxigênio.
10. Prossiga atendendo as indicações do DEA.
11. Se não reverter, considere máscara laríngea e acesso venoso.
12. Enquanto não reverter, utilize epinefrina/adrenalina 1 mg EV em bolo a cada 3 a 5 minutos. A forma de usar a epinefrina está descrita no protocolo anterior.
13. Após dois choques sem sucesso na reversão, considere uso de amiodarona 300 mg EV.
14. Prossiga com as manobras até a chegada da ambulância e a passagem do caso para outra equipe médica.
    - **Amiodarona:**[1,4,6-8,10] antiarrítmico indicado na parada cardíaca que não reverte após aplicação de choques. Quando for indicada a amiodarona, a epinefrina já deve ter sido utilizada por ser indicada mais precocemente nas ações de socorro ou seja, a Amiodarona deve ser utilizada após o medicamento vasopressor e choques sem sucesso. Usada na dose de 300 mg EV em bolo seguida de 20 mL de solução salina a 0,9% e elevação do braço onde foi aplicada. Pode ser repetida apenas uma vez, agora na dose de 150 mg, após 15 minutos da primeira dose e mantidas as doses repetidas do vasopressor. Considerando o momento da instalação da parada cardíaca, a segunda dose de amiodarona, quando indicada, ocorrerá com mais de 20 minutos de iniciado o quadro. Nesse tempo uma ambulância já deverá estar disponível para o transporte ou a chegada de profissionais especializados em emergência. Não interrompa as manobras de RCP enquanto a equipe da ambulância não assumi-las plenamente e também durante o transporte.

Protocolo simplificado de atendimento a uma parada cardíaca com uso de um desfibrilador externo automático – DEA, por profissional da saúde, na ausência do médico[4,6-8]

1. Paciente inconsciente, não respira e não tem pulso carotídeo (parada cardíaca ou cardiorrespiratória).
2. Solicite Desfibrilador Externo Automático - DEA e seu material de urgência.
3. Solicite ambulância.
4. Coloque o paciente em uma superfície rígida.
5. Enquanto o DEA não estiver disponível, realize compressões torácicas na frequência de 100 a 120 compressões por minuto e profundidade de 5 a 6 cm (para um paciente adulto); permita o retorno completo do tórax após cada compressão sem perder o contato das mãos com o tórax.
6. Instale o DEA e siga sua orientação.
7. Se determinado realizar RCP – ressuscitação cardiopulmonar com compressão e ventilação, inicie pelas compressões (30 vezes) e ventile (2 vezes) com bolsa-válvula-máscara garantindo uma boa abertura das visa aéreas (incline a cabeça para trás e eleve o queixo); mantenha a proporção de 30 compressões para 2 ventilações, com 1 segundo cada ventilação, fornecendo quantidade de ar suficiente para iniciar a elevação do tórax, cerca de 600 mL em um paciente adulto.
8. Enriqueça a ventilação com oxigênio.
9. Prossiga atendendo as indicações do DEA.
10. Transfira o paciente para equipe da ambulância ou para o médico quando presente.

Protocolo simplificado para colocação de uma máscara laríngea (ML) pelo médico[4,6-8]

A máscara laríngea está indicada como forma de melhorar a ventilação e oxigenação em um paciente inconsciente. Ela estimula o reflexo de vômito se houver algum grau de consciência, sendo então contraindicada.

O presente protocolo é exclusivo para uma parada cardíaca, portanto o paciente está inconsciente.

1. Estabeleça a necessidade de se melhorar a ventilação e oxigenação do paciente.
2. Assegure-se de que o paciente esteja inconsciente e em parada cardiorrespiratória.
3. Ventile com bolsa-válvula-máscara (Ambu®) enquanto prepara o material.
4. Escolha o tamanho da ML.
5. Retire a ML da embalagem e esvazie totalmente o balão.
6. Lubrifique a face dorsal da ML com gel à base de água ou xilocaína gel.
7. Introduza a ML em movimento único conforme técnica específica para cada modelo de ML.
8. Insufle o balão com o volume de ar especificado mantendo entre seus dedos o balão-guia até que ele atinja a tensão correta desejada (firme sem está muito duro).
9. Conecte a bolsa-válvula-máscara (Ambu®).

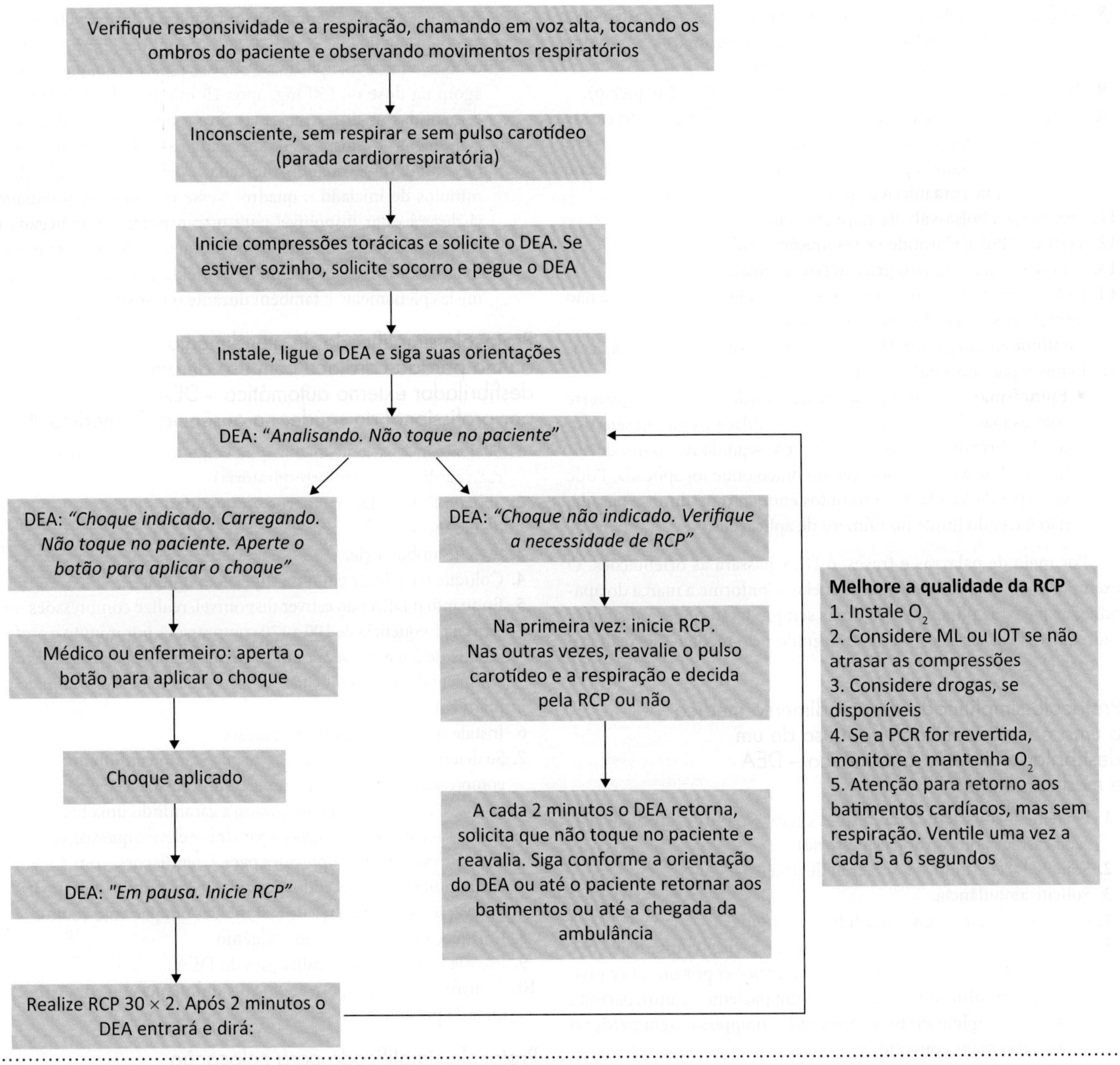

■ **Figura 158.2** Fluxograma do atendimento a uma parada cardiorrespiratória (PCR) com desfibrilador externo automático (DEA).[6-8]
RCP: ressuscitação cardiopulmonar; ML: máscara laríngea; IOT: intubação orotraqueal; O_2: oxigênio ou oxigenoterapia.

10. Insufle observando a elevação do tórax.
11. Conecte o oxigênio à bolsa-válvula-máscara.
12. Insufle no ritmo recomendado para a situação sendo que para pacientes em parada cardíaca, adultos, deve-se ventilar 1 vez a cada 6 segundos, não mais havendo relação entre as compressões, que devem estar entre 100 a 120/minuto e agora de maneira ininterrupta.

■ ROTEIRO SIMPLIFICADO PARA DEFINIÇÃO DOS EQUIPAMENTOS, MATERIAIS E MEDICAMENTOS MÍNIMOS OBRIGATÓRIOS PARA UM CONSULTÓRIO/CLÍNICA DERMATOLÓGICA[4]

Sugestão simplificada de como planejar o consultório para atendimento às emergências, considerando apenas as exigências legais.

1. Identifique a classificação dada à sua clínica, segundo a legislação federal, estadual ou municipal e como ela foi registrada nos órgãos públicos.
2. Verifique se no seu estado existe legislação própria da Secretaria da Saúde, Conselho Regional de Medicina ou mesmo Municipal.
3. Pelas normas do CFM deverá estar classificada pelas resoluções do CFM 1.886/2008 e pela 2.153/2016 com sua atualização de 2020; atenção para o cumprimento da Resolução ANVISA/DC n. 63/2011 quanto ao transporte, referência hospitalar e treinamento. Na Resolução n. 1.886/2008 o estabelecimento será classificado em Unidade tipo I até tipo IV. Na Resolução n. 2.153/2016, a classificação se dá por Grupo 1 ao 4.
4. Na legislação na qual a clínica foi incluída, identifique os equipamentos, materiais e medicamentos determinados, lembrando que a Resolução n. 1.886/2008 apresenta uma relação e a Resolução n. 2.153/2016 outra com algumas poucas diferenças. Ambas devem ser cumpridas.
5. Mantenha juntos e prontos para uso os itens que serão usados simultaneamente como adrenalina e material para sua aplicação, DEA e aparelho de barbear para tricotomia, por exemplo.
6. Organize um *check-list* de todos os materiais, equipamentos e medicamentos, possibilitando sua conferência e verificação periódica. Atenção para os prazos de validade. Anote no *check-list* e cumpra-os rigorosamente.
7. Saiba utilizar na emergência, cada um dos itens de que sua clínica dispõe e nunca considere que eles lá estão apenas para atender a legislação.

Referências bibliográficas

1. Brasil. Conselho Federal de Medicina. Resolução n. 2.153, DOU 18 setembro 2017. Dispõe sobre a nova redação do manual de vistoria e fiscalização da medicina no Brasil. Brasília (DF), 2016. [Acesso em 2022 ago 12]. Disponível em: http://sistemas.cfm.org.br/normas/visualizar/resolucoes/BR/2016/2153. [Obs.: Esta resolução foi atualizada em seu conteúdo em 19/10/2020 mas sem alteração de seu número e sem nova publicação no DOU.].
2. Brasil. Conselho Federal de Medicina. Resolução n. 1.886, de 13 de novembro de 2008. Estabelece as normas mínimas para o funcionamento de consultórios médicos e complexos cirúrgicos para procedimentos com internação de curta permanência. Brasília (DF), 2008. [Acesso em 2022 ago 12]. Disponível em: www.portalmedico.org.br/resolucoes/CFM/2008/1886_2008.pdf.
3. Brasil. Agência Nacional de Vigilância Sanitária-ANVISA. RDC n. 63 de 25 de novembro de 2011. Dispõe sobre os requisitos de boas práticas de funcionamento para os serviços de saúde, 2011. [Acesso em 2022 ago 12]. Disponível em: http://antigo.anvisa.gov.br/documents/10181/2718376/RDC_63_2011_.pdf/3838d288-34e4-4e9a-9650-fe4089078185.
4. Eid CAG; Palermo EC; Malvestio MA; Meski APG; Parada MB. Protocolos de atendimento médico às urgências no consultório. São Paulo: Clannad Editora Científica; 2017. 189p.
5. O'Driscoll BR; Howard LS; Davison AG. Guideline for Emergency Oxygen in Adult Patients: 2008 British Thoracic Society Emergency Oxygen Guideline Development Group. Thorax An International Journal of Respiratory Medicine. 2008; 63(Suppl VI): vi1-vi68. Disponível em: https://www.ncbi.nlm.nih.gov/pmc/articles/PMC5531304/.
6. Gonzalez MM; Timerman S; Gianotto-Oliveira R et al. I Diretriz de Ressuscitação Cardiopulmonar e Cuidados Cardiovasculares de Emergência da Sociedade Brasileira de Cardiologia. Arquivos Brasileiro de Cardiologia 2013;101(supl 3):1-221.
7. Brasil. Ministério da Saúde. Secretaria de Atenção à Saúde. Protocolos de Intervenção para o SAMU 192 – Serviço de Atendimento Móvel de Urgência. 2. ed. Brasília: Ministério da Saúde, 2016. [Acesso em 2022 ago 15]. Disponível em: https://bvsms.saude.gov.br/bvs/publicacoes/protocolo_suporte_avancado_vida.pdf.
8. American Heart Association. 2020 Guidelines for Cardiopulmonary Ressuscitation and Emergency Cardiovascular Care (ECC) – Circulation. 2020 [Acesso em 2022 ago 23]; 142(Suppl_2):S336. Disponível em: https://www.ahajournals.org/toc/circ/142/16_suppl_2?utm_campaign=sciencenews20-21&utm_source=science-news&utm_medium=phd-link&utm_content=phd10-21-20.
9. Sociedade Brasileira de Cardiologia. Diretrizes Brasileiras de Hipertensão Arterial-2020. Arquivos Brasileiros de Cardiologia. 2020 [Acesso em 2022 ago 22];116(3):516-658. Disponível em: https://abccardiol.org/wp-content/uploads/articles_xml/0066-782X-abc-116-03-0516/0066-782X-abc-116-03-0516.x55156.pdf.
10. American College of Cardiology/American Heart Association. 2017 Guideline for the Prevention, Detection, Evaluation, and Management of High Blood Pressure in Adults: A report of the American College of Cardiology/American Heart Association Task Force on Clinical Practice Guidelines - J Am Coll Cardiol. Sep 2017. [Acesso em 2022 ago]. Disponível em: http://hyper.ahajournals.org/content/early/2017/11/10/HYP.0000000000000065.
11. Jauch EC; Cucchiara B; Adeoye O; Meurer W; Brice J; Chan Y; Gentile N et al. Part 11: Adult Stroke: 2010 International Consensus on Cardiopulmonary Resuscitation and Emergency Cardiovascular Care Science With Treatment Recommendations. Circulation. 2010;122(16 Suppl 2):S818-28.
12. Brasil. Ministério da Saúde. Secretaria de Atenção à Saúde. Departamento de Atenção Especializada. Manual de rotinas para atenção ao AVC. Brasília: Editora do Ministério da Saúde; 2013. [Acesso em ago 2022]. Disponível em: https://bvsms.saude.gov.br/bvs/publicacoes/manual_rotinas_para_atencao_avc.pdf.
13. Oliveira-Filho J et al. Guidelines for acute ischemic stroke treatment – Part I Diretrizes para tratamento do acidente vascular isquêmico – Parte I. Arq Neuropsiquiatr 2012; 70(8):621-629.

PARTE 12

Terapêutica Medicamentosa na Dermatologia

capítulo 159

Humberto Antônio Ponzio • Maira Hack Ribeiro

Terapêutica Dermatológica Tópica

A pele é o maior órgão do corpo humano e apresenta funções essenciais para regular sua homeostase. Ela é muito mais que a cobertura protetora do corpo. É uma barreira ativa entre o meio ambiente e o organismo. Desempenha papel importante no controle das trocas de fluídos e outras substâncias, na formação da vitamina D, na termorregulação, na transmissão de estímulos e na diferenciação de características sexuais e sociais do indivíduo, por exemplo sua cor, textura e odor. Considerando os componentes da pele e as diferentes características que podem ser apresentadas em cada indivíduo, é possível identificar diferentes tipos de classificações da pele. Alguns exemplos de parâmetros utilizados para sua catalogação são fototipo, sensibilidade, hidratação, formação de sebo, tônus, turgor, alterações pigmentares, rugas, rubor, entre outros. Para uma abordagem efetiva no tratamento da pele é fundamental o conhecimento da estrutura da mesma, bem como a sua classificação, levando em consideração, ainda: a idade biológica; história de alergias a medicamentos, alimentos ou cosméticos; uso de drogas; hábitos e higiene do paciente.[1,2]

A capacidade de penetrar a barreira cutânea é inerente à substância administrada na mesma. Alguns produtos terão mais capacidade de penetrá-la (como os ativos biológicos, p. ex., os hormônios), enquanto outros, de origem mineral, irão permanecer apenas na sua superfície, apresentando efeito local. Didaticamente, podem-se identificar três níveis de penetração percutânea: contactação, quando o produto atinge apenas a camada emulsionada; permeação, quando o faz até o estrato lúcido, e absorção, quando o atravessa, tendo, então, livre acesso às demais camadas epidérmicas, podendo atingir a derme e a corrente sanguínea. Produtos polares terão mais facilidade de penetração, enquanto os apolares, como a água, dependem de gradientes osmóticos e forças eletrostáticas. Dessa forma, as substâncias de origem animal apresentam uma maior penetração, seguidos dos de origem vegetal e após os de origem mineral. Outro ponto a ser considerado com relação à penetração da substância na pele é a forma em que ela é administrada. O tamanho da partícula da substância ativa dispensada interfere na sua penetração (quanto menor a partícula, maior a facilidade de atravessar as barreiras cutâneas), o meio em que foi formulada (as características do veículo e aditivos podem auxiliar a sua penetração), a forma farmacêutica prescrita (a utilização de adesivos transdérmicos, p. ex., permite maior tempo de contato da substância com a pele, além de proporcionar aumento da circulação sanguínea do local, promovendo assim maior absorção da substância), a maneira que a substância é administrada (massagear o local aplicado, da mesma forma que a oclusão, proporciona aumento da circulação sanguínea no local, aumentando a penetração) e a integridade da pele (se a estrutura da pele não estiver íntegra, em decorrência de uma queimadura ou irritação local, p. ex., a substância penetrará com mais facilidade).

O ramo cosmético está em crescimento constante, estando em destaque em todo mundo, em especial no Brasil, que já é o terceiro mercado mundial de cosméticos e artigos de perfumaria. Diversos fatores promovem a procura por produtos que propiciem mais bem-estar ou melhora na aparência. Dessa forma, o desenvolvimento de novos produtos cosméticos é uma constante e, frequentemente, novas marcas e matérias-primas diversificadas e inovadoras surgem no mercado. Para acompanhar o crescimento do setor e a exigência dos pacientes por novidades é necessário que os profissionais estejam atualizados e tenham senso crítico que os permita distinguir as substâncias que realmente garantem o resultado para qual se destinam, das apelações de *marketing*.

O termo cosmecêutico, divulgado pelo dermatologista americano Albert Kligman, na década de 1980, refere-se a um cosmético que trata a pele e seus anexos dentro do âmbito estético. Diferenciam-se dos cosméticos por serem substâncias medicamente ativas. Além de limpar, decorar e preservar a pele (como os cosméticos), os cosmecêuticos são utilizados para profilaxia e tratamento de queixas apresentadas pelos pacientes a respeito de sua aparência. Atualmente, com a difusão de pesquisas no ramo cosmético, diversos sinônimos têm sido empregados para designar os cosméticos e cosmecêuticos: cosméticos ativos, cosméticos de desempenho, cosméticos funcionais, dermocosméticos e cosmiátricos. Porém, a terapêutica tópica não se restringe à área cosmética. Diversas patologias são tratadas com a utilização de medicamentos administrados por via tópica, abrangendo não apenas a Dermatologia, mas estendendo-se a outras especialidades, como Endocrinologia, Traumatologia, entre outras.[3]

A prescrição de cosmecêuticos, bem como de outros tratamentos medicamentosos de uso tópico, é de responsabilidade dos médicos, sendo de extrema importância a esses profissionais conhecimento e habilidade em diagnosticar e propor o melhor tratamento para cada situação. A escolha da formulação a ser empregada deve ser realizada levando-se em consideração o objetivo do tratamento (qual o resultado que se deseja atingir e em quanto tempo) e, em seguida, a fisiopatologia da doença a ser tratada e as características individuais de cada paciente. Além disso, após selecionar o princípio ativo indicado para cada caso, é necessário identificar o insumo, aditivo e veículo, adequados para a formulação a ser composta. Devem-se considerar ainda incompatibilidades e interações entre os componentes da fórmula, garantindo, dessa forma, estabilidade, segurança e efeito terapêutico do produto desejado.

O primeiro passo do desenvolvimento de uma formulação é, então, a definição de seu objetivo. Deve-se ter bem claro qual o efeito desejado: se será necessário que o princípio ativo atinja camadas profundas da pele, seja completamente absorvido ou se sua atuação será apenas nas camadas superficiais, como se deseja com os protetores solares; se o efeito deve ser alcançado de forma rápida, lenta ou progressiva. Após essas definições, é importante conhecer bem as características da pele (suas estruturas e funções) e os componentes da fórmula que podem ser empregados para se alcançar os resultados desejados.

Uma fórmula farmacêutica é composta por princípio ativo, veículo e excipientes. A substância designada a desenvolver a atividade terapêutica desejada é denominada princípio ativo. O veículo é o excipiente em maior quantidade na fórmula, sendo responsável pela incorporação dos demais componentes. Ele não apresenta efeito específico, mas pode interferir no resultado final da formulação. Dependendo do veículo utilizado (conforme sua composição e estado físico-químico), pode-se identificar o tipo de formulação e para qual tipo de pele deve ser indicada. Os demais componentes, denominados excipientes ou aditivos, devem ser inertes, mas apresentam um importante papel para o preparo, estabilidade, aparência, segurança e efeito do produto. Emulsificantes, ingredientes auxiliares, fragrância e os conservantes são exemplos de excipientes. A escolha do veículo, excipientes e forma farmacêutica devem ser realizadas levando-se em consideração o princípio ativo de escolha, o objetivo do tratamento e as características do paciente que irá utilizar a formulação.[4,5]

As formulações utilizadas na terapêutica tópica são comumente classificadas conforme a forma farmacêutica empregada.

■ SOLUÇÕES

As soluções são compostas por uma fase externa ou meio dispersante (líquido) que recebe a fase interna ou produtos dispersos (sólido, líquido ou gás). Dessa preparação, obtém-se uma mistura homogênea. Essa forma farmacêutica é indicada para diversas finalidades, dependendo da característica do dispersante e da forma de aplicação.[6]

Formulações com fase dispersante volátil, quando aplicadas à pele, extraem calor, com a finalidade de promover a evaporação da fase externa.[7] São indicadas, assim, para descongestionar e desinflamar os tecidos. Porém deve-se cuidar que, nesses casos, ao evaporar o líquido dispersante, os ativos podem ser concentrados sobre a pele, tendo seus efeitos terapêuticos exacerbados. De forma contrária, soluções com dispersante não volátil, como os óleos, permanecem mais tempo em contato com a pele. Estas são empregadas com o objetivo de obter terapêutico mais persistente. É frequente encontrarmos soluções antifúngicas com líquido dispersante não volátil em sua composição.[8,9]

As soluções são indicadas, principalmente, para a fase aguda de dermatoses, como os eczemas, em que a exsudação é o sinal preponderante e torna-se necessário realizar a limpeza e/ou o descongestionamento da pele. A aplicação do produto, nesses casos, deve ser realizada sob a forma de banhos de imersão ou compressas. Para os banhos, deve-se utilizar, preferencialmente, misturas extemporâneas a partir de uma solução-mãe. Isso garante dissolução uniforme. O exemplo clássico deste grupo são os banhos com a solução de permanganato de potássio, a partir de uma solução-mãe a 6%, onde em cada 15 mL está contido, aproximadamente, 1 g do princípio ativo. O emprego de compressas requer a utilização de um tecido (gaze, compressa, toalha etc.), que deve ser umedecido com a solução e aplicado sobre a pele, por um determinado tempo. Sua aplicação é simples, mas deve-se ter cuidado especial quando a solução utilizada apresentar solutos não voláteis porque, ao evaporar o diluente, os solutos serão concentrados no tecido da compressa, podendo irritar a pele. Nesses casos, a compressa deve ser sempre renovada a cada aplicação. As compressas com soro fisiológico ou solução de Burrow, ou de Thiersch (ácido bórico 1,2%, ácido salicílico 0,2%, mentol 0,2%, álcool 5%, em água), são exemplos desta situação. Outra forma de aplicação das soluções é sob a forma de pincelações, indicadas para soluções antissépticas e antifúngicas. A solução aquosa ou alcoólica de clorexidine a 0,12% pincelada sobre a pele é um exemplo comum.[8,9]

■ SUSPENSÕES

A diferença desta forma farmacêutica comparada a soluções é a solubilização incompleta do soluto que permanece suspenso no solvente, precipitando-se, quando em repouso. As indicações terapêuticas são semelhantes às das soluções, necessitando, no entanto, a orientação ao paciente da importância de agitar o produto antes de utilizá-lo.[8-10]

■ VERNIZES

Os vernizes apresentam como característica principal a presença de duas fases (uma volátil e outra não), constituindo uma forma especial de solução. Ao serem aplicados na pele, a fase volátil evapora e a outra permanece na região aplicada, formando um filme. Dessa forma proporciona maior tempo de contato dos ativos com a pele. São utilizados em produtos antissépticos e para uso nas unhas.[8,9]

■ COLAS E COLÓDIOS

A principal característica das colas e colódios é a elasticidade residual que apresentam após a evaporação de sua porção volátil, formando um filme flexível que retém os ativos por mais tempo na pele. São empregadas para tratamento de lesões em superfícies articulares ou de movimentação da pele, como o colódio elástico salicilado para o tratamento de calos e verrugas, ou quando se quer produzir compressão elástica, como nas botas de Unna, para o tratamento de úlceras de estase.[8,9]

■ PÓS

Os pós são compostos por pequenas partículas inorgânicas sólidas. A principal propriedade desta forma farmacêutica é adsorver moléculas de água, aumentando a superfície de evaporação da pele. Porém, quando em contato com excesso de líquidos, formam pastas, passando a exercer efeito oclusivo paradoxal. Dessa forma, não devem ser aplicados em superfícies exsudativas. Têm ação refrescante e de reduzirem a umidade. São empregados em formulações antipruriginosas, antissépticas e antifúngicas.[8,9]

■ POMADAS

Pomadas são misturas de óleos, ceras e graxas, cujo teor de água é desprezível. A principal indicação destas formas farmacêuticas é a redução da perda transepidérmica de água, podendo ser empregadas, como outras formulações de uso tópico, para proteção, hidratação e emoliência da pele. Em razão de suas características físico-químicas e da alta permanência em contato com a pele, é um meio de transporte para fármacos, proporcionando liberação lenta.[8,9,11]

Conforme sua solubilidade as pomadas podem ser classificadas em dois tipos: pomadas graxas ou gordurosas e pomadas hidrofílicas. As primeiras apresentam pouca penetração na pele, não são laváveis e têm como característica a untuosidade. As substâncias graxas utilizadas nestas formulações podem ser de origem animal (p. ex., a lanolina e a cera de abelhas), vegetal (óleo de amêndoas) ou mineral (óleo de silicone e vaselina). Conforme a origem dessas substâncias, o poder de penetração e untuosidade das pomadas variam. A penetração desses produtos é maior quando a substância graxa é de origem animal, seguidos pelas de origem vegetal e a de origem mineral é a que apresenta menor penetração. A característica de untuosidade varia de forma contrária, sendo maior em formulações com substâncias graxas de origem mineral, do que com as de origem vegetal e as de origem animal apresentam menor efeito sobre-engraxante.[9,11,12]

As pomadas hidrofílicas são produtos umectantes e removíveis com água. Nessas formulações são utilizados como veículos os polietilenoglicóis que são gorduras hidrofílicas. A elevada higroscopia é um inconveniente dessas pomadas.[9,11]

■ EMULSÕES

As emulsões são compostas por uma fase oleosa e outra aquosa, não miscíveis entre si, que pela ação de um agente emulsionante, formam uma mistura homogênea. Esse tensoativo especial permite que dois sistemas não miscíveis se dispersem e formem um produto estável. A composição desta forma farmacêutica apresenta, então, uma fase dispersante, uma fase dispersa e uma interface.[10,13] Esse veículo apresenta as propriedades de ser versátil, cosmeticamente agradável e compatível com a incorporação de substâncias lipo e hidrossolúveis,[14] sendo assim, uma das formas farmacêuticas tópicas mais prescritas.

Existem diversas formas de classificação das emulsões. Conforme o seu aspecto físico, podem ser classificadas em emulsões líquidas (emulsões fluídas ou leites) e pastosas (cremes). Podem ser divididas em emulsões ácidas, alcalinas ou neutras, conforme o valor do pH que apresentam. Porém, a classificação mais comumente empregada leva em consideração a proporção entre a fase oleosa e a aquosa. Assim, podem ser agrupadas de acordo com o predomínio do meio dispersante, ou seja: emulsões óleo em água ou água em óleo. Modernamente, têm tido destaque as emulsões: silicone em água, propilenoglicol em silicone, emulsões trifásicas, microemulsões e emulsões poliméricas; muitas vezes denominadas pseudoemulsões.[10,13,14,17]

As emulsões óleo em água (O/A) caracterizam-se por não engraxarem a pele, apresentarem baixa untuosidade, produzirem efeito refrescante, secarem com rapidez e poderem ser facilmente laváveis com água. Essas vantagens devem-se ao fato de a fase contínua da emulsão ser a água, e a fase dispersa, o óleo.[10,15] De forma contrária, as emulsões água em óleo (A/O), apresentam uma maior porcentagem de óleo, sendo essa a fase contínua. Essas se caracterizam, assim, por engraxar a pele e repelir a água. Conferem proteção contra umidade e frio. Porém, apresentam como inconvenientes o brilho graxo residual na pele e o fato de serem termolábeis.[10,15] As emulsões trifásicas constituem-se de um sistema de dupla emulsão, formando combinações dos tipos: água/óleo/água (A/O/A) ou óleo/água/óleo (O/A/O). Apresentam a vantagem, então, de serem solúveis em água e óleo, apresentando as propriedades dos dois tipos de emulsão anteriormente mencionados. As microemulsões se distinguem claramente das emulsões verdadeiras.[8,14] Nelas, as partículas de água e óleo são extremamente finas, medindo de 5 a 10 nm de diâmetro. Este tipo de emulsão é transparente ou opalescente.[8] Necessitam de altas concentrações de emulsionantes (aproximadamente 15% da fórmula), podendo causar irritações cutâneas. Por este motivo, têm seu uso limitado à cosmética étnica. As emulsões poliméricas usam um emulsionante polimérico, cuja porção lipofílica pequena é adsorvida na interface óleo em água e a porção hidrofílica grande incha, formando um gel em torno das gotículas de óleo.[13]

Torna-se importante ressaltar os aspectos referentes à liberação do princípio ativo, quando englobados em emulsões. Em geral, essa forma farmacêutica oferece condições favoráveis para a liberação dos princípios ativos, principalmente se comparadas com as substâncias lipofílicas.[10,16] Estas, normalmente, são liberadas mais facilmente que as hidrofílicas na capa córnea. A liberação dos princípios ativos é favorecida quando se utilizam os emulsionantes abaixo de uma concentração crítica. Pode-se, porém, classificar como ótima liberação, somente quando o princípio ativo está dissolvido na fase contínua das emulsões.[10,16]A emulsão é formada basicamente pelos seguintes componentes: substâncias graxas, emulgentes, emolientes, umectantes, espessantes, água, estabilizantes, fragrância e corante.[14] A atividade das substâncias graxas na fórmula é dar corpo à emulsão, como ocorre, por exemplo, com o uso dos ácidos graxos (ácido esteárico e estearina), álcoois graxos (álcool cetílico, estearílico e cetoestearílico) e ésteres de ácidos graxos (monoestearato de glicerila, palmitato de cetila).[15,17] Conforme a quantidade de óleo na fase sólida de uma emulsão, pode-se ter uma estrutura física mais consistente ou mais líquida (quanto maior a porcentagem de cera, mais sólida a emulsão).[18]

Os emolientes promovem a formação de uma película na pele que impede ou retarda a evaporação da água, sendo responsáveis, assim, pela sua retenção e acúmulo na capa córnea.[15] Os emolientes podem ser classificados em hidrocarbonetos derivados do petróleo (óleo mineral), triglicerídeos animais ou vegetais (óleos e gorduras), ésteres de ácidos graxos (miristato de isopropila, oleato de decila etc.), ésteres de cadeia longa (isonoato de cetoestearila) e silicones (óleo de silicone, ciclometicone etc.).[12] Deve-se levar em consideração, para escolha do emoliente a ser utilizado em determinada formulação, aspectos como estrutura química, comedogenicidade, dispersabilidade, caráter oleoso, poder solvente e viscosidade de cada substância, entre outros.[12,17]

Os emulsionantes têm um papel fundamental no preparo das emulsões, sendo responsáveis pela sua formação e estabilidade. Eles são denominados quimicamente tensoativos ou surfactantes, pois apresentam estrutura química com uma extremidade polar (hidrofílica) e outra apolar (lipofílica).[15] Estes compostos podem ser classificados em não iônicos, quando não há formação de íon, por exemplo álcoois e ésteres polioxietilenos, derivados de sorbitano e derivados de lanolina; aniônicos, quando há formação de ânion, por exemplo sais de sódio e amônio e ésteres fosfóricos de ácidos graxos e catiônicos, quando ocorre formação de cátion, como os sais de amônio quaternário. As atividades dos emulsionantes podem variar conforme suas características e o meio no qual estes estejam dispersos. Em meio básico, os emulsionantes aniônicos e não iônicos são mais estáveis, em meio neutro, todos os tipos de emulsionantes apresentam boa estabilidade, já em meio ácido, os emulsionantes catiônicos e não iônicos são os que apresentam esta característica.[15] Existem, ainda, os emulsionantes poliméricos, que apresentam uma porção lipofílica pequena e uma porção hidrofílica grande. A porção lipofílica é adsorvida na interface O/A e a porção hidrofílica "incha" formando um gel viscoso. Estes apresentam diversas vantagens, como a possibilidade de serem utilizados em formulações de filtros solares, por terem mais resistência à água. Além disso: incorporam grande concentração de óleo; são estáveis em extremos de temperatura; não são irritantes; podem ser utilizados em baixas concentrações e são compatíveis com veículos não iônicos. Porém, esses emulsionantes poliméricos apresentam incompatibilidades com agentes catiônicos e com grande concentração de eletrólitos.[15] Uma alternativa que pode ser utilizada no preparo das emulsões são as ceras autoemulsionantes. Essas substâncias são uma mistura de óleos na fase sólida adicionados a um emulsionante. Apresentam propriedades sensoriais diversificadas e permitem a formação de emulsões com diferentes consistências. Alguns exemplos de ceras autoemulsionantes, disponíveis em nosso meio, estão apresentados na Tabela 159.1.

Na Tabela 159.2, apresentamos exemplos de polímeros autoemulsionáveis formadores de emulsões poliméricas e outros tipos de emulsionantes.

Os umectantes atuam no corpo da emulsão impedindo ou retardando a evaporação da água. Esses componentes têm a vantagem, também, de facilitar o espalhamento das emulsões e ajudar a conservar a umidade da camada córnea. Como exemplos destas substâncias encontram-se propilenoglicol, glicerina e sorbitol.[15]

Espessantes impedem, esteticamente, a aproximação das gotículas e são utilizados para diminuir a mobilidade e coalescência da fase dispersa. A escolha do espessante a ser empregado na fórmula depende da característica da fase contínua. Quando ela é aquosa recorre-se a polímeros formadores de géis, aumentando, assim, a viscosidade sem aumentar a gordura. Quando a fase externa for oleosa utilizam-se lanolinas, ceras e outros corpos graxos.[15]

Tabela 159.1 Exemplos de ceras autoemulsionantes.

Ceras autoemulsionantes	pH ideal	Propriedades	Características
Polybase Cristal®	5 a 7	Estabilidade; sensorial agradável; formadora de cristais líquidos com biocompatibilidade cutânea	Hidratante; fisiológica; pH *ajuster* (mantém o pH da pele em nível fisiológico)
Hostacerin® CG	2 a 9	Elevada estabilidade; melhoram penetração de princípios ativos	Biocompatibilidade; excelente espalhamento; sensorial seco e agradável
Lanette® N	2 a 10	Elevada estabilidade e baixo custo	Aniônica; rápida absorção; possível associação de diversos ativos
Paramul J®	Não informado	Elevada estabilidade e sensorial não oleoso	Não iônica, boa espalhabilidade, indicadas em especial para peles normais, secas e fotoenvelhecidas
Polawax®	3 a 10	Elevada estabilidade; baixo custo; emulsões brilhantes	Não iônica; não interagem com os princípios ativos; permitem diversas associações
Uniox Cristal®	3 a 10	Formadora de cristais líquidos de origem vegetal; biocompatível	Promove hidratação por horas; pode ser associada a diversos princípios ativos
Xalifin 15®	5,8	Sensorial agradável; boa espalhabilidade	Não iônica; rápida absorção
Montanov 68	Estável em ampla faixa de pH, adaptando-se tanto a formulações com pH extremamente ácido ou extremamente alcalino sem o risco de degradação	Sensorial agradável, excelente compatibilidade dérmica	Emulsionante de origem natural (sua molécula tem uma porção hidrofílica formada pela glucose extraída da mandioca, e uma porção lipofílica obtida da gordura extraída do óleo de coco), ideal para o preparo de quaisquer tipos de emulsões para uso tópico Não iônico, não etoxilado
Dracorin GOC	Pode ser usado em uma ampla faixa de pH (4 a 9)	Apresenta resultados em emulsões O/A de baixa viscosidade dando uma sensação de pele rica, mas não pesada Permite também a incorporação de ingredientes ativos e filtros UV em quantidades significativas	Com tolerância à pele comprovada – mesmo para a pele sensível 100% com base em matéria-prima vegetal e renovável
Emulium delta	Ampla faixa de pH (3 a 13)	Forte capacidade emulsificante e estabilizante, indicada em formulações de difícil estabilização Toque suave e aveludado, não oleoso, sem *tacky* após aplicação Excepcional compatibilidade Excelente estabilidade	Emulsionantes não iônicos O/A Permite fórmulas de loções semifluidas até cremes e manteigas, emulsionando até 30% de fase oleosa

Tabela 159.2 Exemplos de polímeros autoemulsionáveis formadores de emulsões poliméricas e outros tipos de emulsionantes.

Polímeros emulsionáveis	pH ideal	Propriedades	Características
Emulfeel®	5 a 10	Textura leve de fácil aplicação e espalhabilidade	Estruturante com alto grau de vegetalização. Formador de emulsões por processos a frio. Estabilizante de emulsões por processos a quente ou a frio. Sensorial diferenciado
Pemulen TR1, TR2	4 a 9	Excelente estabilidade, sensorial agradável. Alta eficiência/baixas concentrações. Baixa irritabilidade	Emulsionante polimérico de ácido poliacrílico predominantemente de alto peso molecular. Suas moléculas apresentam uma pequena porção com afinidade pelo óleo (lipofílica) e uma grande porção com afinidade pela água (hidrofílica). Essa estrutura química permite que ele funcione como um emulsionante primário em emulsões do tipo óleo em água
Lecigel	4 a 8	Sensorial leve e refrescante	Novo conceito de polímero, desenvolvido com fosfolipídeos da soja. O resultado desta associação é uma emulsão dermocompatível, com sensorial único e inovador, de origem vegetal
Emulfeel®SGP		Possibilita a redução de ingredientes e versatilidade na criação de texturas viscosas ou fluidas, além de garantir sensoriais leves, aquosos e filme residual aveludado	Emulsionante diferenciado com base na tecnologia *Double Gel Network*, que proporciona estruturação das fases lipídica e aquosa com alto grau de vegetalização

Os excipientes, utilizados também no preparo de outras formas farmacêuticas, têm a finalidade de promover a estabilidade e preservação da formulação. Podem ser classificados em antioxidantes (p. ex., BHT, ácido ascórbico e vitamina), tampões (ácido cítrico ou citrato de sódio), sequestrantes (EDTA), corretivos de pH (ácido cítrico e NaOH) e conservantes (como parabenos e imidazonidil ureia (em desuso), phenoxyethanol, ácidos orgânicos e *boosters* que potencializam a ação bacteriana e fungicida dos preservantes).[13,16,17,20]

Os demais elementos a serem incorporados às formulações devem ser escolhidos, obedecendo a determinados critérios: a água deve ser bacteriologicamente pura, isenta de íons, minerais e matéria orgânica; os corantes devem ser inofensivos do ponto de vista dermatológico e toxicológico; os perfumes devem fornecer cobertura de cheiros desagradáveis e, preferencialmente, hipoalergênicos; os princípios ativos devem ser incorporados, levando-se em consideração alguns aspectos da formulação e de suas características, como solubilidade, pH e ação desejada.[15]

GÉIS

Os géis são veículos compostos por uma fase líquida, normalmente água, e outra sólida, representada por agentes gelificantes. Esses últimos são geralmente substâncias poliméricas, interpenetradas por um líquido de forma a modificar seu estado físico (reologia). Conforme a quantidade de agentes gelificantes presentes em uma formulação, podem ser obtidos diferentes tipos de reologia. Com menor quantidade, tem-se o sérum, após o fluído, em seguida o gel e, com uma quantidade superior, a goma. Além de alterar o estado físico da fórmula, a quantidade do agente gelificante pode promover uma formulação final "pegajosa", o que não é desejado. Dessa forma, é necessário cuidar tanto na escolha do veículo, quanto na quantidade a ser prescrita, levando-se sempre em consideração o princípio ativo a ser incorporado. Isso porque este também pode alterar o aspecto sensorial da formulação ou torná-la mais opaca.

Esses veículos são muito indicados para peles oleosas e acneicas, pois a água, normalmente, predomina em sua composição. Porém, podem ser classificadas quanto ao tipo de dispersante utilizado em hidrofílicos ou hidrogéis; alcoólicos e hidrofóbicos, ou oleogéis. Outras características dos géis são aparência agradável, fácil aplicação e remoção, rápida secagem, suavidade e elasticidade. Quando adicionados a emolientes, podem formar um filme contínuo. Dessa forma, apresentam também a propriedade de liberar facilmente o princípio ativo e dispor de efeito refrescante. Existe uma variedade de agentes gelificantes no mercado. Para uma correta prescrição é importante conhecer as suas propriedades. Na Tabela 159.3 estão apresentados os principais veículos disponíveis para manipulação e suas características.

GEL CREME

O gel creme contém em sua formulação agentes gelificantes, emulsionantes, óleos e água. É bastante empregado, principalmente em países tropicais, por apresentarem o efeito sensorial dos géis e a emoliência (maciez) das emulsões, excluindo as desvantagens delas (pegajosidade e untuosidade, respectivamente). Além dessas vantagens, o gel creme também apresenta aparência muito bonita, com um brilho característico. Podendo, porém, apresentar alguma variação no seu aspecto conforme o princípio ativo utilizado. Alguns agentes formadores de gel creme utilizados na manipulação estão apresentados na Tabela 159.4.

PSEUDOEMULSÕES

As pseudoemulsões são alternativas de formas farmacêuticas com amplas indicações, porém, ainda pouco exploradas. Têm essa denominação por não apresentarem a constituição química tradicional de uma emulsão, isto é: óleo, água e emulsionante. Podem-se identificar dois tipos de pseudoemulsões: as denominadas *oil free* e as *emulsifier free*. As primeiras são frequentemente solicitadas e se caracterizam por não apresentarem em sua composição os óleos, mas, graças à presença de silicones, por exemplo, proporcionam emoliência e sensação hidratante. As *emulsifier free* são, como o próprio nome diz, um sistema óleo em água sem a presença de um emulsionante. Para isso, são utilizados agentes gelificantes que, com um preparo específico, permitem reticular as micelas de óleo com a fase externa aquosa. Essas são indicadas, principalmente, para pacientes com pele atópica e para incorporação de ativos lipossomados. Na Tabela 159.5, estão apresentados alguns agentes formadores de pseudoemulsões.

GLOSS

Como veículo disponível para formulação de produtos a serem aplicados nos lábios, o gloss dispensa a forma exigida pelos batons. Existem no mercado substâncias específicas para sua formulação, bem como embalagens, pigmentos e aromatizantes. Esse produto pode ser

Tabela 159.3 Principais veículos disponíveis para manipulação.

Substância gelificante	Reologia	Solubilidade	pH ideal	Concentração de uso	Propriedades
Amigel®	Sérum, fluídos e géis	Água	2 a 12	1% a 1,5%	Elevada estabilidade, opalescentes, levemente amarelados, sensorial de maciez
Aristoflex® AVC	Géis	Álcool	1,5 a 9	0,5% a 5%	Elevada estabilidade, cristalinos, sensorial refrescante
Carbopol*	Sérum, fluídos, géis e gel creme	Água, álcool e glicerina	5 a 10	0,3% a 1%	Elevada estabilidade, transparência e baixo custo
Natrosol	Sérum, fluídos e géis	Água	2 a 10	0,8% a 1,5%	Elevada estabilidade, transparência, levemente amarelado e baixo custo
Ultragel® 300 (polyquarternium 37)	Sérum, fluídos e géis	Água	2 a 12		Elevada estabilidade, transparência e agradável sensorial. Agente antiestático em *shampoos* e condicionadores

*Existem vários tipos com diferentes propriedades.

Tabela 159.4 Exemplos de agentes formadores de gel creme.

Veículo	pH ideal	Propriedades	Indicações
DC® 4002 CL Basis	5,5 a 7	Siliconado, confere sedosidade e filme protetor à pele, não oclusivo e não comedogênico	Associação a princípios ativos de caráter neutro (como filtros solares, *anti-aging*, hidratantes etc.)
Heliogel	2 a 12	Agente gelificante patenteado com propriedades emulsionantes em razão da presença de fosfolipídeos de girassol. Confere toque sedoso, leve e suave, obtendo a formação de gel creme	Produtos corporais e faciais
Hostacerin® SAF	1,5 a 9	Excelente estabilidade e custo, sensorial refrescante e delicado	Formulações para diferentes tratamentos, em especial como hidratantes
LC Silicone Blend®	5,5 a 7	Siliconado, suave espalhabilidade e sensorial de pele aveludada	Filtros solares, hidratantes faciais e corporais e produtos *anti-aging*
Nikkolipid 81 S®	Depende do gel empregado	Emulsão formadora de cristal líquido com propriedades anti-inflamatórias e elevada biocompatibilidade	Tratamento de dermatite tópica, peles ásperas, sensíveis e ressecadas. Hidratante
Nikkomulese 41®	Depende do gel empregado	Estabilidade em elevada temperatura, formação de um filme hidrofóbico sobre a pele	Formulações fotoprotetoras
Sepigel 305®	2 a 12	Boa estabilidade em extremos de pH, sensorial muito agradável	Pode incorporar diversos princípios ativos

Tabela 159.5 Exemplos de agentes formadores de pseudoemulsões.

Veículo	Tipo de pseudoemulsão	pH ideal	Concentração indicada	Propriedades
NET® FS	*Oil free*	Depende do gel associado	2% a 10%	Microemulsão de silicone, formador de um filme hidratante sobre a pele
SHIN-ETSU®	*Oil free*	Não informado	–	À base de silicone. Apresenta elevada compatibilidade dérmica. Hipoalergênico com toque sedoso e suave. Alta estabilidade, inclusive com ácidos
Emulzone®	*Emulsifier free*	Depende do gel associado	3% a 30% (quanto maior a concentração, mais perceptíveis as propriedades)	Microemulsão óleo em água. Diminui a pegajosidade e confere suavidade e sensação hidratante
Nanogel Plus®	*Emulsifier free*	5 a 7	–	Obtido por nanotecnologia. Contribui para o aumento da penetração de princípios ativos. Tem excelente sensorial, confere hidratação sem resíduo oleoso. Elevada estabilidade e é não comedogênico. É incompatível com adição de ácidos

utilizado para diversas finalidades, desde a hidratação dos lábios, correção, proteção e até preenchimento.

Um veículo disponível no mercado para essa formulação é o VERSAGEL ME 750. Pode ser utilizado com ou sem princípio ativo. Apresenta consistência e brilho, conferindo hidratação e suave preenchimento aos lábios. Podem ser associados a pigmentos, protetores solares e ativos que promovem aumento dos lábios.

■ MOUSSES

Pouco prescritos pelos médicos, os mousses isentos de gases propelentes podem ser formulados em farmácia de manipulação. Essa forma farmacêutica destina-se para higiene, limpeza, hidratação e produtos *anti-aging*. Utilizam-se veículos constituídos por tensoativos específicos (biocompatíveis). Desta forma, são incompatíveis com determinados aditivos, como lipossomas, proteínas, óleos e substâncias de pH ácido.

Os agentes formadores de mousse utilizados na manipulação são o AMISOFT CS 22 e ECS 22 SB. Tensoativos aniônicos derivados de aminoácidos, utilizados em baixa concentração e devendo ser armazenados em embalagens com válvulas específicas. Têm como características elevada espalhabilidade e sensorial exclusivo. A indicação principal desse veículo é o tratamento corporal e facial de peles oleosas e produtos para enxágue.[19]

Referências bibliográficas

1. Fitzpatrick D; Corish J; Hayes B. Modeling skin permeability in risk assessment-the future. Chemosphere; 55(10): 1309-14, 2004 Jun.
2. Harding CR. The stratum corneum: structure and function in health and disease. Dermatol Ther; 17 Suppl 1: 6-15, 2004.
3. Vanzin SB; Camargo CP. Entendendo cosmecêuticos: diagnósticos e tratamentos. São Paulo: Santos Editora; 2008.
4. Prista LN; Alves AC; Morgado. Técnicas Farmacêutica e Farmácia Galénica. v. II, 3. ed. Lisboa: Fundação Calouste Gulbenkian; 1990.
5. ANFARMAG. Manual de recomendações para aviamento de formulações magistrais: boas práticas de manipulação: ANFARMAG. São Paulo: ANFARMAG; 1997.
6. Walters KA. Dermatological and transdermal formulations. New York: Marcel Dekker; 2002.
7. Farmacopeia Brasileira. 4. ed. São Paulo: Atheneu, 1988. 2 v.
8. Sonneville-Aubrun O; Simonnet JT; L´Alloret F. Nanoemulsions: a new vehiclefor skincare products. Adv Colloid Interface Sci; 108-109: 145-9, 2004 May 20.
9. Dayan N. Pathways for skin penetration. Cosmetics & Toiletries 120 (6): 67-8, 70-2, 74, 76, Je 2005.
10. Anthony J. O´Lenick Jr. Properties of surfactants: wetting (FN*). Cosmetics & Toiletries 120 (7): 43-4, 46-8, 50, Jl 2005.
11. Levin J, Maibach HI. Correlating transepidermal water loss and percutaneous absorption: an overview. Cosmetics & Toiletries, 120(7) 28, 30-1, Jl 2005.
12. Gao T. Pereira A. Obukowho P. A new multifunctional, shine-enhancing emollient: PPG-3 benzyl ether myristate. J Cosmet Sci; 55 Suppl: S143-50, 2004.
13. Spiclin P; Homar M; Zupancic-Valant A; Gasperlin M. Sodium ascorbyl phosphate in topical microemulsions. Int J Pharm; 256(1-2): 65-73, 2003 Apr 30.
14. Silva L; Tonkovich AL; Qiu D; Neagle P; Pagnatto K; Perry S; Lochhead R. Enabling Advanced Emulsions in Microchannel Architecture. Cosmetics & Toiletries, 120 (8): 41-2, 44-6; Ag 2005.
15. Prista LN; Alves AC; Morgado. Tecnologia farmacêutica. v. I, 5. ed. Lisboa: Fundação Calouste Gulbenkian; 1995.
16. Fox C. Some new antimicrobials. Cosmetics & Toiletries, 120 (10): 36, 38-40, 42. 2005.
17. Kibbe AH. Handbook of Pharmaceutical Excipients. 3. ed. Washington: APhA and PP; 2000.
18. Przybilski M; Deb R; Erdmann D; Germann G. New developments in skin replacement materials, chirurg; 75(6): 579-87, 2004 Jun.
19. Barata EAF. A cosmetologia: princípios básicos. São Paulo: Tecnopress, 2003.
20. Industrial e Consumer Specialites Microbiolgy Labortory, 08.05.2017.

Hélio Amante Miot • Jules Rimet Borges • Paulo Ricardo Criado • Livia de Vasconcelos Nasser Caetano • Carolina Chrusciak Talhari Cortez • Grasielle Silva Santos • Mayra Ianhez

Drogas de Uso Sistêmico em Dermatologia

INTRODUÇÃO

A terapêutica médica sistêmica na Dermatologia evoluiu importantemente nas últimas décadas, ampliando as alternativas para o tratamento de inúmeras doenças inflamatórias, infecciosas e neoplásicas.

Ao passo que essa evolução leva a uma melhora do cuidado com o paciente dermatológico, exige conhecimento atualizado em relação ao manejo das drogas, interação medicamentosa e dos seus efeitos adversos.

Esse capítulo reúne informações básicas sobre a farmacologia das principais drogas de uso sistêmico na Dermatologia. Ao passo que esse é um tema dinâmico, e que as indicações, novos fármacos e regimes posológicos se modificam rapidamente, o capítulo fornece informações sobre o racional do seu emprego na prática clínica.

Antimaláricos

O quinino é um alcaloide natural isolado da casca da cinchona, um arbusto nativo da América do Sul, usado por colonizadores europeus para profilaxia da malária, cujas propriedades antipiréticas são conhecidas há mais de 300 anos.[1-2] O primeiro relato do seu benefício no tratamento do lúpus eritematoso discoide data de 1894.[3] A quinacrina foi seu primeiro derivado sintético, seguida pela cloroquina (1935) e pela hidroxicloroquina (1955), que já nasceram protagonistas no tratamento do lúpus eritematoso.[1,4]

A cloroquina (CQ), 4-aminoquinolina, é comercializada na forma de cloridrato de cloroquina para injeção intramuscular (no tratamento do coma por malária) e na forma de difosfato de cloroquina para administração oral. A cloroquina base corresponde a 60% desta apresentação. É um medicamento hidrossolúvel, com absorção de 90% a 100% e picos plasmáticos em 8 a 12 horas após ingestão oral, circulando mais da metade ligada às proteínas plasmáticas. A droga é amplamente distribuída, em especial nos tecidos e células ricas em melanina (pele e retina) além do fígado, baço, rins e pulmão, onde se deposita em concentrações que variam de 200 a 20 mil vezes a concentração plasmática.[1,2] No fígado, a cloroquina é transformada via citocromo P450 em dois metabólitos ativos: desetilcloroquina e bisdesetilcloroquina. A eliminação renal, responsável por 50% do *clearance* sistêmico da droga, é aumentada com a acidificação da urina.[1,2]

A farmacocinética complexa faz com que os níveis plasmáticos reflitam mais o volume de distribuição do que a velocidade de eliminação da droga. Níveis plasmáticos estáveis costumam ser atingidos após cerca de 4 a 6 semanas, tempo mínimo para avaliar a resposta terapêutica, que pode levar até 3 a 6 meses para a melhor resposta. A meia-vida da cloroquina é longa, variando de 74 horas até 50 dias, a depender da dose acumulada. A cloroquina pode permanecer na pele por até 6 a 7 meses após interrupção do tratamento, quando os níveis plasmáticos são indetectáveis.[1,2]

A hidroxicloroquina difere da cloroquina pela presença de um grupo hidroxila no final da sua cadeia lateral. Está disponível para administração oral na forma de sulfato de hidroxicloroquina, com 155 mg de hidroxicloroquina base para cada 200 mg da medicação. Sua farmacocinética é similar à da cloroquina, com rápida absorção pelo trato gastrointestinal, grande volume de distribuição e eliminação renal. É metabolizada via citocromo P450 em N-desetil-hidroxicloroquina. Os níveis séricos de hidroxicloroquina são mensuráveis e mostraram correlação com a eficácia da droga no tratamento da artrite reumatoide e do lúpus eritematoso sistêmico. A grande variabilidade entre os pacientes é provavelmente justificada por má adesão ao tratamento ou por variações farmacocinéticas interindividuais ainda pouco conhecidas.[1-2]

Os antimaláricos atuam em diferentes vias, com efeito imunomodulador, anti-inflamatório, antiproliferativo e fotoprotetor. São bases fracas que cruzam facilmente as membranas plasmáticas e se acumulam nos lisossomos e endossomos, elevando o pH ácido destas organelas citoplasmáticas. Esta mudança no pH interfere na capacidade de ligação de peptídeos antigênicos às moléculas do complexo principal de histocompatibilidade (MHC) classe II, prejudicando a apresentação de antígenos aos linfócitos T CD4+ e a produção de citocinas inflamatórias (IL-1, IL-2, IL-6, IL-18, fator de necrose tumoral alfa, interferon gama). Acredita-se que esta interferência na capacidade de ligação ao MHC classe II ocorra preferencialmente para antígenos endógenos e não para peptídeos exógenos. Os autoantígenos são proteínas de baixa afinidade, cuja ligação às cadeias alfa e beta das moléculas MHC é prejudicada pela elevação no pH, diferente dos peptídeos exógenos que continuam a ser apresentados às células T por serem moléculas de alta afinidade. Os antimaláricos atuam também via inibição da ativação de receptores *toll-like* (TLR) 9, inibição de células *natural-killer* (NK), regulação da apoptose, inibição competitiva aos anticorpos anti-DNA, inibição da fosfolipase A2 e redução dos níveis de prostaglandinas e leucotrienos, inibição das proteases lisossomais e redução dos receptores de membrana celular.[1]

O potencial efeito fotoprotetor dos antimaláricos tem mecanismo ainda pouco esclarecido, pode ser decorrente da absorção da radiação ultravioleta e da inibição da resposta inflamatória dos queratinócitos expostos à ela expostos, inibindo à apoptose e consequente exposição de autoantígenos.[1] Efetivamente, não deve ser utilizado como função exclusiva de fotoproteção.

Alguns estudos demonstram efeito antitrombótico dos antimaláricos, por mecanismos diversos incluindo redução da agregação plaquetária, prejuízo da ação dos anticorpos antifosfolípedes, redução da produção de tromboxano A2 pela inativação da fosfolipase A2 e das prostaglandinas nas membranas plaquetárias. Influenciam ainda os níveis de colesterol total, lipoproteínas de baixa densidade e de muito baixa densidade e de triglicérides.[1]

As principais indicações dos antimaláricos na Dermatologia são as colagenoses, com destaque para as manifestações cutâneas do lúpus eritematoso. No caso do lúpus cutâneo, parece haver uma resposta inferior nas lesões verrucosas ou hipertróficas.[1] Uma metanálise mostrou 63% de resposta do lúpus eritematoso cutâneo aos antimaláricos, variando de cerca de 30% (nos casos de perniose lúpica – *chilblains*) até 90% nas lesões de lúpus agudo. Esta discrepância pode ser decorrente do uso concomitante de corticosteroides e de outros imunossupressores, mais frequentes nos pacientes com lesões cutâneas agudas e lúpus eritematoso sistêmico. Houve tendência de melhor resposta para a hidroxicloroquina em relação à cloroquina, porém sem significância estatística.[5] Estudos prévios na artrite reumatoide sugeriam que a hidroxicloroquina apresentasse 2/3 da eficácia e metade da toxicidade da cloroquina.[2]

Na ausência de resposta, pode-se ajustar a dose com objetivo de atingir maiores concentrações plasmáticas ou trocar para um segundo antimalárico (de difosfato de cloroquina para hidroxicloroquina, ou vice-versa). Um estudo retrospectivo mostrou resposta cutânea em mais de metade dos pacientes no terceiro mês após a troca da medicação por ineficácia da primeira, porém, de maneira transitória na maioria dos casos, com perda de resposta após 6 a 24 meses da troca.[6] Nos países onde a quinacrina está disponível, uma opção seria combiná-la a um destes dois agentes.[1] A combinação de cloroquina e hidroxicloroquina não deve ser realizada pelo aumento da toxicidade.

O tabagismo reduz em duas vezes a chance de um paciente com lúpus apresentar boa resposta aos antimaláricos e a interrupção deste hábito deve ser estimulada, em especial nos não respondedores. O real efeito do tabagismo ainda é controverso, pois um estudo prospectivo falhou em mostrar alterações dos níveis séricos de hidroxicloroquina e do seu metabólito ativo nos pacientes tabagistas, apesar da indução das enzimas do citocromo P450 e de já ter-se demonstrado que o *clearance* do quinino está aumentado nestes pacientes. Assim, postula-se que esta contribuição negativa do tabagismo ocorra por impacto direto na doença e não só no mecanismo de ação dos antimaláricos.[7]

A porfiria cutânea tarda é também uma indicação clássica dos antimaláricos, nos casos refratários a flebotomia ou nos quais ela está contraindicada. Os antimaláricos aumentam a degradação hepática e a excreção urinária das porfirinas, além de inibirem a sua síntese. Doses reduzidas em torno de 2 mg/kg de cloroquina duas vezes por semana ou de 3,5 mg/kg de hidroxicloroquina duas vezes por semana, reduzem o risco de hepatotoxicidade que pode ser fatal, já que esses pacientes têm usualmente hepatopatia associada. Recomenda-se uma dose teste seguida de dosagem de transaminases antes de dar continuidade ao tratamento, além de flebotomias prévias sempre que possível.[1]

Outras doenças dermatológicas que se beneficiam dos antimaláricos são a estomatite ulcerosa crônica, erupção polimorfa a luz, dermatomiosite, sarcoidose, granuloma anular generalizado e dermatoses liquenoides diversas, incluindo o líquen plano pilar e alopecia frontal fibrosante.[1]

As alterações gastrointestinais como náusea, vômito e diarreia são os efeitos adversos mais prevalentes, ocorrendo em 20% dos usuários de difosfato de cloroquina e em 10% com a hidroxicloroquina. Costumam ser leves e melhoram com o ajuste da dose da medicação. Anorexia, distensão abdominal e elevação de transaminases ocorrem com menor frequência.[1]

Em revisão sistemática a respeito dos efeitos adversos cutâneos dos antimaláricos, as manifestações mais prevalentes foram erupções cutâneas (exantema maculopapular, eritematoso ou urticariforme), hiperpigmentação da pele e mucosas, prurido, síndrome de Stevens-Johnson/necrólise epidérmica tóxica, pustulose exantemática aguda e generalizada (PEGA), psoríase (pustulosa, invertida ou eritrodérmica), queda de cabelo e estomatite.[9] Reações fotoalérgicas foram descritas pelos antimaláricos.

A hiperpigmentação pelos antimaláricos caracteriza-se por coloração azul-acinzentada, mais evidente na face, palato, antebraços e pernas. Parece ser favorecida pela presença de equimoses, com maior prevalência deste efeito nos usuários de anticoagulantes ou antiplaquetários. Mais raramente, ocorre hiperpigmentação ou branqueamento dos cabelos e melanoníquia.[1,9]

Efeitos neurológicos como psicoses, irritabilidade, depressão, insônia e pesadelos parecem ocorrer com doses maiores que as usadas na Dermatologia. Os antimaláricos podem precipitar crises convulsivas em pacientes predispostos. A neuropatia periférica pode acompanhar a miotoxicidade pelo acúmulo da droga nos vacúolos dos miofibroblastos dos músculos esqueléticos proximais.[1]

Efeitos hematológicos são infrequentes. A deficiência de glicose-6-fosfato desidrogenase pode precipitar hemólise. Anemia aplásica e leucopenia já foram descritas.

A intolerância medicamentosa também pode motivar a troca entre antimaláricos, ocorrendo tolerância ao segundo agente em mais de dois terços dos casos, conforme um estudo retrospectivo que avaliou a troca após eventos adversos como alterações do trato gastrointestinal, cefaleia, prurido aquagênico, erupção cutânea sem sinal de gravidade, dor ocular ou turvação visual.[6,8]

As doses atualmente recomendadas dos antimaláricos, baseiam-se na resposta clínica e principalmente na segurança em relação ao desenvolvimento de retinopatia, conforme as orientações da Academia Americana de Oftalmologia. No passado, o cálculo da dose era realizado com base no peso ideal do paciente. Em 2011, uma dose fixa de 400 mg/dia de hidroxicloroquina e de 200 a 300 mg/dia de difosfato de cloroquina foi recomendada, com exceção aos extremos de peso. A recomendação atual, entretanto, é que a dose para o tratamento de doenças reumatológicas não deve exceder 5 mg/kg de peso real por dia para a hidroxicloroquina e 2,3 mg/kg/dia para o difosfato de cloroquina, pois doses maiores estão associadas a maior risco de toxicidade retiniana.[4,6,10] Nas regiões de clima frio, a terapia intermitente é uma opção nos pacientes com lúpus cutâneo exclusivo, com retirada da droga nos meses mais frios, como forma de reduzir a dose acumulada de antimalárico.[1]

Os efeitos adversos oftalmológicos dos antimaláricos merecem ênfase e devem ser conhecidos por seus prescritores. Efeitos reversíveis incluem os depósitos corneanos, que podem ser assintomáticos ou causar turvamento visual e/ou halos coloridos ao redor de luzes. Ocorrem em até 90% dos pacientes em uso de cloroquina e 5% dos usuários de hidroxicloroquina. Não apresentam correlação direta com a retinopatia, mas alertam para o acompanhamento periódico. Defeitos de acomodação visual, como diplopia, são mais frequentes com cloroquina, melhoram pós suspensão ou ajuste da dose. A retinopatia é um efeito adverso mais temido, que obriga a interrupção da medicação.[1]

Nos estágios iniciais ocorre perda funcional na região paracentral da retina. Os métodos de triagem devem ser capazes de detectar os pacientes neste estágio, quando a interrupção da medicação impede a progressão da perda visual. Do contrário, ocorre evolução para uma imagem em "olho de boi" (palidez da macula circundada por anéis), que denota dano irreversível. Ocorre despigmentação concomitante a perda visual progressiva até 1 ano após a interrupção do tratamento.

Casos avançados apresentam atrofia retiniana com perda de acuidade visual, prejuízo da visão periférica e da visão noturna.[1]

A prevalência estimada da retinopatia induzida pela hidroxicloroquina varia de 4,3% a 13,8%, porém na dose diária de até 5 mg/kg de peso real por até 10 anos, o risco é menor que 2%. O risco aumenta nos doentes renais crônicos, nos usuários de tamoxifeno e nos pacientes com dose acumulada alta.[10]

De forma geral, entende-se que o risco de retinopatia é maior com a cloroquina quando comparada à hidroxicloroquina e praticamente inexistente com a quinacrina.[1] Os dados referentes ao uso da hidroxicloroquina são mais robustos, e as recomendações atuais para *screening* de retinopatia aplicam-se principalmente à hidroxicloroquina é usada, conforme a declaração conjunta da Academia Americana de Oftalmologia, Academia Americana de Dermatologia, do Colégio Americano de Reumatologia e da Sociedade de Reumatologia e Dermatologia de 2020. Ainda nos primeiros 6 meses de uso da hidroxicloroquina, deve-se realizar uma avaliação da retina para descartar alterações basais que possam confundir ou dificultar as análises subsequentes. Se disponível, a tomografia de coerência óptica (OCT) de domínio espectral deve ser o exame preferido, junto à campimetria automatizada. A tomografia de coerência óptica é um método diagnostico altamente sensível e detecta toxicidade retiniana precocemente, permitindo a preservação da função visual. Nos pacientes sem fatores de risco para retinopatia, em doses diárias de até 5 mg/kg de peso ideal, estes exames precisam ser repetidos apenas após o 5º ano de uso da medicação, momento a partir do qual devem ser realizados anualmente. Doentes renais crônicos e pacientes em uso de tamoxifeno devem ser submetidos a *screening* anual desde o início do tratamento. Diante de alterações inconclusivas, pode-se avaliar com calma a suspensão do tratamento, pois a progressão nestes casos é lenta no decorrer de anos. Há tempo hábil para consulta com retinólogo e para a realização de outros testes como autofluorescência de fundo de olho ou eletrorretinograma multifocal. Mesmo após décadas de uso, um paciente com *screening* oftalmológico normal tem risco menor de 5% para retinopatia no ano subsequente.[10]

Os efeitos adversos cardiovasculares da cloroquina e da hidroxicloroquina, apesar de constarem na bula da medicação, ganharam evidência durante a pandemia pelo coronavírus. Até então, a monitorização eletrocardiográfica não fazia parte da rotina padrão da Dermatologia e Reumatologia. A maioria dos prescritores experientes, com anos de prática, nunca se depararam com arritmias, o que pode ser justificado por uma incidência extremamente baixa do evento, ainda não mensurada.[4] Um estudo da base de dados do sistema de informação de eventos adversos da Food and Drug Administration (FDA) americana (FAERS), referente ao período de 2014 a 2019, comprovou a associação entre o uso de hidroxicloroquina/cloroquina e uma maior ocorrência de eventos cardiovasculares, em especial, cardiomiopatia, alargamento do intervalo QT, arritmias cardíacas e insuficiência cardíaca. A superdosagem ou o uso concomitante de furosemida, amiodarona e varfarina foi mais frequente nos relatos QT alargado. A ocorrência de *torsade de pointes* foi de 26% nos casos de QT alargado nesta análise, apesar de estudos prévios considerarem esta arritmia potencialmente fatal uma rara complicação. O uso concomitante de betabloqueadores e inibidores da enzima conversora de angiotensina/bloqueadores dos receptores de angiotensina foi mais prevalente entre os relatos de insuficiência cardíaca, miocardiopatia e bradiarritmias.[11]

Atualmente, os dados ainda são insuficientes para traçar recomendações consensuais de monitorização nas diferentes populações que fazem uso dos antimaláricos. Uma publicação recente do Colégio Americano de Reumatologia destaca que o eletrocardiograma (ECG) é um exame acessível e de baixo custo a ser considerado antes da prescrição para pacientes com fatores de risco para QT alargado (Quadro 160.1). Sugere-se ainda ECG seriados no seguimento dos pacientes com intervalo QT alargado ou no uso concomitante a medicações que prolongam este intervalo (Quadro 160.1). Na presença de sintomas sugestivos de arritmia como síncope, pré-síncope ou tontura não justificável, o paciente deve ser submetido à avaliação cardíaca incluindo ECG. O prescritor deve permanecer alerta para sintomas de miocardiopatia e de bloqueio de condução nos pacientes que receberam antimaláricos por período prolongado. A biópsia endomiocárdica pode ser considerada na presença de miocardiopatia restritiva sem uma causa identificável.[4]

Tanto a cloroquina quanto a hidroxicloroquina atravessam a barreira placentária chegando à circulação fetal, em concentrações similares à materna.[1] Estudos em animais, com doses 3 a 16 vezes a máxima dose recomendada para humanos demonstraram toxicidade embrionária e fetal.[12] Ainda assim, diversos estudos avaliaram a segurança desta medicação na gestação e não encontraram aumento do risco de malformações congênitas ou de toxicidade neurológica ou auditiva.[1] Uma coorte dinamarquesa de mais de 1 milhão de gestações, identificou 1.487 gestações onde houve exposição à cloroquina/hidroxicloroquina, 983 ocorrendo ainda no primeiro trimestre. Não foram observados aumento do risco de malformações, parto prematuro ou restrição de crescimento fetal. Assim, considera-se que o benefício materno supera os riscos do uso da medicação na gestação.[12] Como pequenas quantidades de hidroxicloroquina são transferidas para o leite materno, se houver indicação, antimaláricos podem ser administrados durante a gestação e lactação.

Quadro 160.1 Antimaláricos: quadro-síntese.

Mecanismo de ação
▪ Eleva o pH ácido lisossomal inibindo a apresentação de antígenos próprios de baixa afinidade pelo MHC classe II aos linfócitos T CD4+ ▪ Inibição de citocinas inflamatórias: IL-1, IL-2, IL-6, IL-18, fator de necrose tumoral alfa, interferon gama ▪ Inibição da ativação de receptores *toll-like* (TLR) 9 ▪ Inibição de células *natural-killer* (NK)
Dosagem nas colagenoses
▪ Hidroxicloroquina: < ou = 5 mg/kg de peso real por dia ▪ Difosfato de cloroquina: < ou = 2,3 mg/kg de peso real por dia
Na PCT
▪ Hidroxicloroquina: < ou = 3,5 mg/kg 2 vezes por semana ▪ Difosfato de cloroquina: < ou = 2 mg/kg 2 vezes por semana
Contraindicações absolutas: retinopatia prévia, hipersensibilidade à medicação Contraindicações relativas: insuficiência renal, doença hepática, doença hematológica, deficiência de G6PD, doença neuromuscular, doença psiquiátrica
Retinopatia relacionada aos antimaláricos

▪ Fatores de risco: dose acumulada alta, doença renal crônica e uso de tamoxifeno
▪ A OCT é o exame mais sensível, capaz de detectar alterações incipientes e reversíveis
▪ *Screening* oftalmológico: OCT + campimetria computadorizada, se disponíveis
  ▪ Sem fatores de risco: primeira avaliação nos primeiros 6 meses. Após 5 anos de tratamento, repetir o *screening* anualmente
  ▪ Com fatores de risco: primeira avaliação nos primeiros 6 meses, depois repetir anualmente

▪ Monitorização cardiovascular (necessita de estudos para definição de protocolos consensuais) ▪ Considerar ECG pré-tratamento nos pacientes com fatores de risco para QT longo: sexo feminino, > 68 anos, doença cardíaca (IAM, ICC), uso > 1 droga que sabidamente alarga QT, doença aguda grave (sepse, admissão em UTI, covid-19), síndrome do QT longo, distúrbios hidroeletrolíticos (hipocalemia, hipomagnesemia), hipotireoidismo, doença hepática alcoólica, obesidade, diabete *mellitus* e positividade para anticorpos anti-RO ▪ Considerar ECG seriado se uso concomitante de medicamentos que alargam o intervalo QT ou em pacientes com intervalo QT previamente alargado ▪ Medicações que alargam o intervalo QT: propofol, hidrocodona, fluorquinolonas, macrolídeos, antirretrovirais, ondansetrona, droperidol, hidroxizina, albuterol, salmeterol, furosemida, tacrolimus, haloperidol, antidepressivos tricíclicos e inibidores seletivos da receptação de serotonina
Principais interações medicamentosas
▪ Eleva os níveis plasmáticos da digoxina, metotrexato, D-penicilamina, ciclosporina, betabloqueadores ▪ Aumenta a biodisponibilidade dos antimaláricos: cimetidina e ritonavir ▪ Reduz a biodisponibilidade dos antimaláricos: colestiramina e antiácidos ▪ Uso concomitante de furosemida, amiodarona e varfarina foi mais prevalente nos pacientes com QT alargado

Antimonial Pentavalente (Glucantime)

O antimonial vem sendo usado, no tratamento das leishmanioses, desde 1912, quando Gaspar de Oliveira Vianna demonstrou a eficácia do tártaro emético (tártaro de antimônio Sb (III) e potássio) no tratamento dessa doença.[1]

A partir da década de 1940, apresentações menos tóxicas de antimonial, mas ainda com graves efeitos colaterais, principalmente cardíacos, renais e hepáticos, foram sintetizadas. Atualmente, duas formas de antimonial pentavalente (Sb(V)) são empregadas no tratamento das leishmanioses, o antimoniato de meglumina e o estibogluconato de sódio (não comercializado no Brasil).[2,3]

Após administração sistêmica, ocorre rápida excreção renal do Sb(V). A meia-vida plasmática terminal é longa, potencialmente em função da conversão intracelular da droga em antimonial trivalente. Há maior deposição da droga no fígado, tireoide e coração.[4]

O mecanismo de ação do Sb(V) ainda permanece pouco compreendido; dois modelos são propostos para o mecanismo de ação contra a leishmania. No primeiro, o Sb(V) seria uma pró-droga, reduzida, no organismo, para uma forma mais tóxica e ativa, o Sb(III) que apresenta atividade leishmanicida. O Sb(III) induz a fragmentação do DNA do parasita e induz morte celular programada. No outro modelo, o Sb(V) apresentaria atividade leishmanicida intrínseca, inibindo a DNA topisomerase da leishmania. Em ambos os modelos, há aumento da resposta inflamatória contra o parasita por meio da indução da migração de linfócitos T, produção de citocinas inflamatórias, aumento da capacidade fagocítica de monócitos e neutrófilos, além da elevação da produção de ânion superóxido pelos fagócitos. Dessa forma, a destruição dos parasitas ocorreria, durante o tratamento com Sb(V), por meio de mecanismos diretos e indiretos.[5-7]

Comercialmente, o antimoniato de meglumina está disponível em frasco de 5 mL, com 1,5 g do antimoniato bruto, o que corresponde a 405 mg de Sb(V). Cada mL do frasco contém 81 mg de Sb(V). No Brasil, o antimoniato de meglumina pode ser utilizado, como primeira ou segunda escolha, no tratamento de todas as formas clínicas da leishmaniose tegumentar. A droga pode ser aplicada por via intramuscular, intravenosa ou intralesional.[1,2]

Entre os efeitos colaterais, associados ao uso do Sb(V), são descritos: náuseas, vômitos, astenia e mialgia, artralgia, cólica abdominal, exantema, plenitude gástrica, epigastralgia, pirose, dor abdominal, prurido, febre, fraqueza, cefaleia, tontura, palpitação, insônia, nervosismo, choque pirogênico e edema. Esses eventos adversos são, geralmente, leves ou moderados e, raramente, exigem a suspensão do tratamento. A hepatotoxicidade é frequente, mas geralmente reversível. Os antimoniais pentavalentes podem ainda causar hiperamilasemia e hematotoxicidade (anemia, leucopenia e trombocitopenia). Glomerulonefrite, insuficiência renal aguda, neuropatia periférica e síndrome de hipersensibilidade são considerados efeitos adversos raros. A cardiotoxicidade pode ocorrer, principalmente na dose de 20 mg Sb(V)/kg/dia; alterações eletrocardiográficas (geralmente reversíveis), distúrbio de repolarização (inversão e achatamento da onda T e aumento do intervalo QTc) e arritmias potencialmente fatais (doses acima de 20 mg Sb + 5/kg/dia) são relatados. Durante o tratamento, é recomendada ausculta cardíaca diária e realização de eletrocardiograma semanal; no caso de arritmia, a droga deve ser imediatamente suspensa.[8-13]

Durante a aplicação do antimoniato de meglumina intralesional, pode ocorrer dor local e, raramente, abscesso, hiper ou hipopigmentação pós-inflamatória. Os efeitos adversos sistêmicos relatados podem acontecer, no entanto, esses tendem a ser leves a moderados e, geralmente, reversíveis após o término do tratamento.[2,9,14,15]

O uso de Sb(V) é contraindicado em grávidas (categoria C). Não é recomendado, como primeira escolha, em indivíduos com idade acima de 50 anos e pacientes com distúrbios cardíacos, renais, hepáticos e/ou hipersensibilidade aos componentes da droga. Deve-se evitar o uso concomitante de drogas que prolonguem o intervalo QTc.[2,8-13,16]

Ao longo dos anos, a eficácia do Sb(V), no tratamento da leishmaniose tegumentar, no Brasil, tem diminuído. Em 1960, Sampaio descreveu recidiva e resistência da leishmania ao tratamento com Sb(V). Estudo da eficácia da droga no tratamento da leishmaniose tegumentar causada por *L. braziliensis*, na Bahia, e *L. guyanensis*, no Amazonas, mostrou baixa taxa de cura em ambos os grupos. Em 2011, Neves e colaboradores demonstraram taxa de cura do Sb(V), em pacientes com leishmaniose tegumentar causada por *L. guyanensis* de 55,5%.[17-19]

Antivirais Sistêmicos

■ ACICLOVIR

O aciclovir é um nucleosídeo sintético análogo da purina; apresenta estrutura química similar à deoxiguanosina. Apresenta alta afinidade pela timidinaquinase do HSV-1, HSV-2 e VZV, que fosforila o aciclovir, molécula inativa, transformando-a em monofosfato de aciclovir. A guanilatoquinase, das células humanas, fosforila o aciclovir mais duas vezes, para transformá-lo em difosfato e trifosfato de aciclovir. Essa última substância é irreversivelmente incorporada ao DNA viral, inibe a DNA-polimerase viral, bloqueia a síntese de DNA viral, o que causa a terminação da cadeia de DNA. A ação do aciclovir contra o HSV-1 é superior em relação ao HSV-2.[1-3]

A droga está disponível em formulações tópica, oral e intravenosa. A apresentação tópica consiste em 5% de aciclovir em base de polietilenoglicol. Após a administração oral, o aciclovir é lenta e incompletamente absorvido; sua biodisponibilidade oral é, aproximadamente, 15% a 30%. A droga penetra bem na maior parte dos órgãos, incluindo o SNC. A meia-vida terminal plasmática do aciclovir é 2 a 3 horas, em adultos, com função renal preservada, sendo que sua metabolização é mínima e, aproximadamente, 85% é excretado, sem alteração, na urina. A dose da droga deve ser reduzida em pacientes com comprometimento da função renal; naqueles com *clearance* da creatinina menor que 10 mL/minuto, a dose oral de aciclovir deve ser diminuída para 200 mg (HSV) e 800 mg, nos casos de infecção pelo HVZ.[2,3]

Nefrotoxicidade, náuseas, vômitos, diarreia, cefaleia, anorexia e fadiga são efeitos colaterais associados ao uso do aciclovir. A nefropatia cristalina ocorre mais frequentemente em pacientes com disfunção renal preexistente ou em pacientes desidratados. Efeitos adversos cutâneos são raros.[2-4]

■ VALACICLOVIR

O valaciclovir é o éster L-valina do aciclovir, pró-droga do aciclovir. Após sua ingestão, é imediatamente convertido em aciclovir, pela valaciclovir hidrolase, no trato gastrointestinal e fígado. A droga apresenta biodisponibilidade oral aproximadamente três vezes maior do que a do aciclovir, tendo assim posologia mais conveniente do a do aciclovir. O mecanismo de ação é semelhante ao do aciclovir.[5,6]

Entre os efeitos adversos associados a essa droga encontram-se: púrpura trombocitopênica trombótica/síndrome hemolítica urêmica; essa última pode ser fatal em pacientes com Aids e transplantados de medula óssea.[4]

■ PENCICLOVIR

O penciclovir é ester-diacetil do 6-disoxi-penciclovir. Encontra-se disponível apenas na formulação oral. Após a ingestão oral, é convertido em penciclovir, no trato gastrointestinal. Apresenta mecanismo de ação similar ao do aciclovir. A concentração intracelular da droga é mais alta e a meia-vida intracelular mais longa do que a do aciclovir. No entanto, o penciclovir é menos potente do que o aciclovir porque não causa a terminação da cadeia do DNA viral; tendo ainda biodisponibilidade mais baixa.[3,7,8]

A droga apresenta atividade contra HSV-1, HSV-2, HVZ, vírus Epstein-Barr e citomegalovírus, mas é usado principalmente no tratamento dos três primeiros. Estudos *in vitro* mostram que o penciclovir é, pelo menos, tão efetivo quanto o aciclovir contra o HSV-1 e o HSV-2.[3,8]

■ FANCICLOVIR

O fanciclovir é a pró-droga do penciclovir, sendo que sua biodisponibilidade é de, aproximadamente, 77%. Da mesma forma que o valaciclovir, o fanciclovir é convertido em sua forma ativa no trato gastrointestinal e no fígado. Entre os efeitos colaterais relatados encontram-se: prurido, parestesias, cefaleia, fadiga, náuseas, vômitos, diarreia e flatulência.[4,7,9]

Face à falta de estudos adequados, em mulheres grávidas, os benefícios potenciais do uso dos antivirais em relação ao risco potencial para o feto devem ser avaliados. O aciclovir é classificado como categoria C de risco de gravidez. O valaciclovir e o fanciclovir são considerados categoria B em mulheres grávidas.[3,4]

De forma geral, os agentes antivirais são contraindicados em pacientes com hipersensibilidade à droga, à pró-droga ou a qualquer um dos componentes da formulação. As doses dos antivirais sistêmicos precisam ser ajustadas em pacientes com comprometimento da função renal e, em pacientes usuários de medicações nefrotóxicas, a função renal deve ser monitorada.[3,4]

Anti-histamínicos

A histamina, um mensageiro químico estruturalmente simples, é um constituinte natural do corpo humano, sintetizado a partir do aminoácido histidina, pela L-histidina descarboxilase, uma enzima expressa em muitos diferentes tipos de células.[1] A histamina desempenha um papel fisiológico importante na saúde humana, exercendo seus diversos efeitos através de 4 subtipos de receptores (Quadro 160.2).[1] A ativação do receptor H_1 contribui para a regulação da proliferação e diferenciação celular, hematopoiese, desenvolvimento embrionário, regeneração e cicatrização de feridas e desempenha um papel importante na neurotransmissão no sistema nervoso central (SNC).[1]

A histamina é produzida nos neurônios com corpos celulares, no núcleo tuberomamilar da porção posterior do hipotálamo, que enviam seus axônios por todo o cérebro, cerebelo, hipófise posterior e medula espinhal.[1] Tem atividade anticonvulsivante e contribui para a regulação da vigilância (alerta e atenção), cognição, aprendizagem, memória e ciclo circadiano sono-vigília, bem como para energia e homeostase endócrina.[1]

No início, a histamina foi referida pelo seu nome químico, como β-imidazoliletilamina por Dale e Laidlaw, em 1910.[2] Logo depois, o nome "histamina" foi adotado para denotar sua derivação da histidina (da palavra grega para tecido "histos", ιστός).[2] A síntese química da histamina e sua produção da histidina por bactérias putrefativas foram relatadas na primeira década do século XX, antes do reconhecimento de seu significado biológico.[2]

Quadro 160.2 Subtipos de receptores de histamina.

Tipo de receptor de histamina	Sinalização via GPCR	Expressão	Anti-histamínicos representativos	Uso clínico/uso potencial
Receptor H_1	Família Gq/G11 para estimulação da fosfolipase C	Neurônios do SNC, células musculares lisas (vascular, respiratório e GI), SCV, neutrófilos, eosinófilos, monócitos, macrófagos, CDCs, células T e B, células endoteliais, células epiteliais	Clorfeniramina, difenidramina, hidroxizina, cetirizina, desloratadina, fexofenadina, levocetirizina, loratadina e 40 outros	Rinite alérgica, conjuntivite alérgica, urticária; usado em muitas outras doenças alérgicas e doenças não alérgicas, incluindo doenças do SNC
Receptor H_2	Família Gs para estimulação da adenilato ciclase e ↑ do AMP cíclico	Células parietais gástricas, músculo liso, SNC, SCV, neutrófilos, eosinófilos, monócitos, macrófagos, CDs, células T e B, células endoteliais, células epiteliais	Cimetidina, ranitidina, famotidina, nizatidina	Doença ulcerosa péptica e doença do refluxo gastroesofágico
Receptor H_3	Família Gi/o para inibição da adenilato ciclase e ↓ do AMP cíclico	SNC e neurônios periféricos, SCV, pulmões, monócitos, eosinófilos, células endoteliais	Nenhum agente aprovado para uso até o momento; aqueles em ensaios clínicos incluem JNJ 39220675 e PF-03654746 para rinite alérgica	Potencialmente útil na rinite alérgica e distúrbios neurológicos, incluindo doença de Alzheimer, déficit de atenção-transtorno de hiperatividade, esquizofrenia, epilepsia, narcolepsia e dor neuropática; também na obesidade
Receptor H_4	Família Gi/o para inibição da adenilato ciclase e ↓ do AMP cíclico	Neutrófilos, eosinófilos, monócitos, CDs, células de Langerhans, células T, basófilos, mastócitos, fibroblastos, medula óssea, células endócrinas e SNC	Nenhum agente aprovado para uso até o momento; aqueles em ensaios clínicos têm incluído JNJ 7777120 para alergia, rinite e prurido, UR 65380 e UR 63825 para prurido	Potencialmente útil na rinite alérgica, dermatite atópica/eczema e asma e em outras doenças crônicas, distúrbios inflamatórios e distúrbios autoimunes

SCV: sistema cardiovascular; CD: célula dendrítica; GI: gastrointestinal; GPCR: receptor acoplado a proteína G.
Sinais intracelulares adicionais no receptor H_1 incluem fosfolipase C, 1,2-diacilglicerol, inositol 1,4,5-trifosfato, fosfatidilinositol 4,5-bifosfato, proteína quinase C e cálcio intracelular. Sinais intracelulares adicionais no receptor H_2 incluem a proteína quinase A, AMP cíclico, proteína de ligação ao elemento responsivo e proteína de troca ativada diretamente pelo AMP cíclico. Nos receptores H_3 e H_4, a estimulação da mobilização de cálcio a partir de vesículas intracelulares constitui outro sinal importante. O receptor H_3 é um autorreceptor pré-sináptico em neurônios histaminérgicos no SNC e em neurônios não histaminérgicos no SNC e no sistema nervoso periférico. Isto regula os níveis de uma variedade de neurotransmissores, incluindo norepinefrina, acetilcolina, serotonina e dopamina. Problemas no desenvolvimento dos anti-histamínicos H_3 e H_4 incluem a não divulgação da estrutura do ligante, instabilidade de alguns dos ligantes que foram sintetizados, resultados distintos em diferentes espécies animais, e eventos adversos em alguns ensaios clínicos. No entanto, há um otimismo considerável de que os anti-histamínicos H_3 e H_4 acabarão se mostrando eficazes e seguros no tratamento de doenças alérgicas, não só em pacientes com rinite alérgica, mas também em pacientes com dermatite atópica e asma.

Posteriormente, juntamente com o seu isolamento do extrato fungo ergot (*Claviceps purpurea; Ergotinum dialysatum* de Wernich), Sir Henry H. Dale trabalhando com George Barger e Sir Patrick Laidlaw nos laboratórios Wellcome em Londres, Reino Unido, foram pioneiros na investigação da fisiologia da histamina, através da realização de uma série de ensaios biológicos em rãs, roedores, gatos e cães.[2] Consistente com a literatura relacionada disponível até o momento, as ações da histamina relatadas há mais de 100 anos foram descritas como "um tanto complicado", exibindo variações entre os "diferentes órgãos e em diferentes espécies".[2] Estes efeitos incluíram a contração do músculo liso, vasodilatação e depressão do SNC.[2] Curiosamente, chamou-se a atenção para a capacidade da histamina em mimetizar os sintomas imediatos das reações de hipersensibilidade, que foram descritas como anafilaxia por Portier e Richet em 1902 e reações alérgicas por von Pirquet e Schick, em 1905. Depois mais de uma década, a administração subcutânea de histamina demonstrou provocar a resposta tripla ou reação de eritema e urtica na pele, caracterizada por vasodilatação, aumento na permeabilidade vascular e reflexo axonal, descrita por Lewis e Grant em 1924, e que recebeu desde então o nome de tríplice reação de Lewis.[2]

O interesse pela histamina durante a primeira metade do século XX, se intensificou quando a amina endógena foi isolada dos tecidos normais, documentando assim sua relevância. Assim, seu papel de mediador na anafilaxia foi confirmado por Watanabe em 1931, e sua contribuição para a estimulação da secreção de ácido clorídrico no estômago foi revelada por Popielski em 1920.[2]

Ao longo do século XX diferentes ações biológicas da histamina foram compreendidas na biologia humana (Figura 160.1).

A teoria do receptor da ação da droga foi essencialmente formulada nas três primeiras décadas do século XX, através dos esforços de Paul Ehrlich na Alemanha e John Newport Langley, Alfred Joseph Clark e Sir John Henry Gaddum na Inglaterra.[2] Para este fim, Paul Ehrlich caracterizou os mastócitos em 1879 e introduziu o termo "receptor" para se referir às diversas "substâncias receptivas" celulares que se supunham pelos estudos de J. N. Langley, para mediar de forma dependente da dose, os efeitos antagônicos de compostos farmacologicamente ativos.[2] A busca de antagonistas para bloquear as ações da histamina em anafilaxia foi realizado no Instituto Pasteur, em Paris, por Daniel Bovet, usando o banco de compostos de Ernest Fourneau (Fourneau e Bovet, 1933). O trabalho na farmacologia com os antagonistas colinérgicos e anti-histamínicos liderado por D. Bovet preparou o terreno para a síntese racional e testes de agentes farmacologicamente ativos.[2] O Prêmio Nobel de Fisiologia e Medicina foi concedido a Daniel Bovet em 1957 "por suas descobertas relacionadas a compostos sintéticos que inibem a ação de certas substâncias do corpo, e principalmente sua ação sobre o sistema vascular e nos músculos esqueléticos".[2]

A definição do receptor H_1 permaneceu indefinida até meados da década de 1960.[2] No entanto, o desenvolvimento de medicamentos anti-histamínicos, que atuam em um receptor não caracterizado marcou a evolução da farmacologia da histamina na década de 1930.[2] A primeira substância com reconhecidas a ter propriedades anti-histamínicas foi o éter fenólico simpaticolítico timoxietil-dietilamina (2-isopropil-5-metil fenoxietil dietilamina; 929 F) que protegeu cobaias da anafilaxia induzida por histamina.[2] A toxicidade do composto 929 F impediu seu uso clínico, mas sua investigação em 1937 apurou a existência de substâncias com atividade antagônica à histamina.[2] Essas descobertas abriram caminho para o desenvolvimento de fenbenzamina (N0-benzil-N, N-dimetil-N0-feniletano-1,2-diamina; RP 2339), que foi patenteada pela Rhône-Poulenc na França e comercializado como Antergan®. Desde então uma sucessão de descobertas sobre a histamina, suas ações e seus receptores vêm inovando a Medicina em geral.[2]

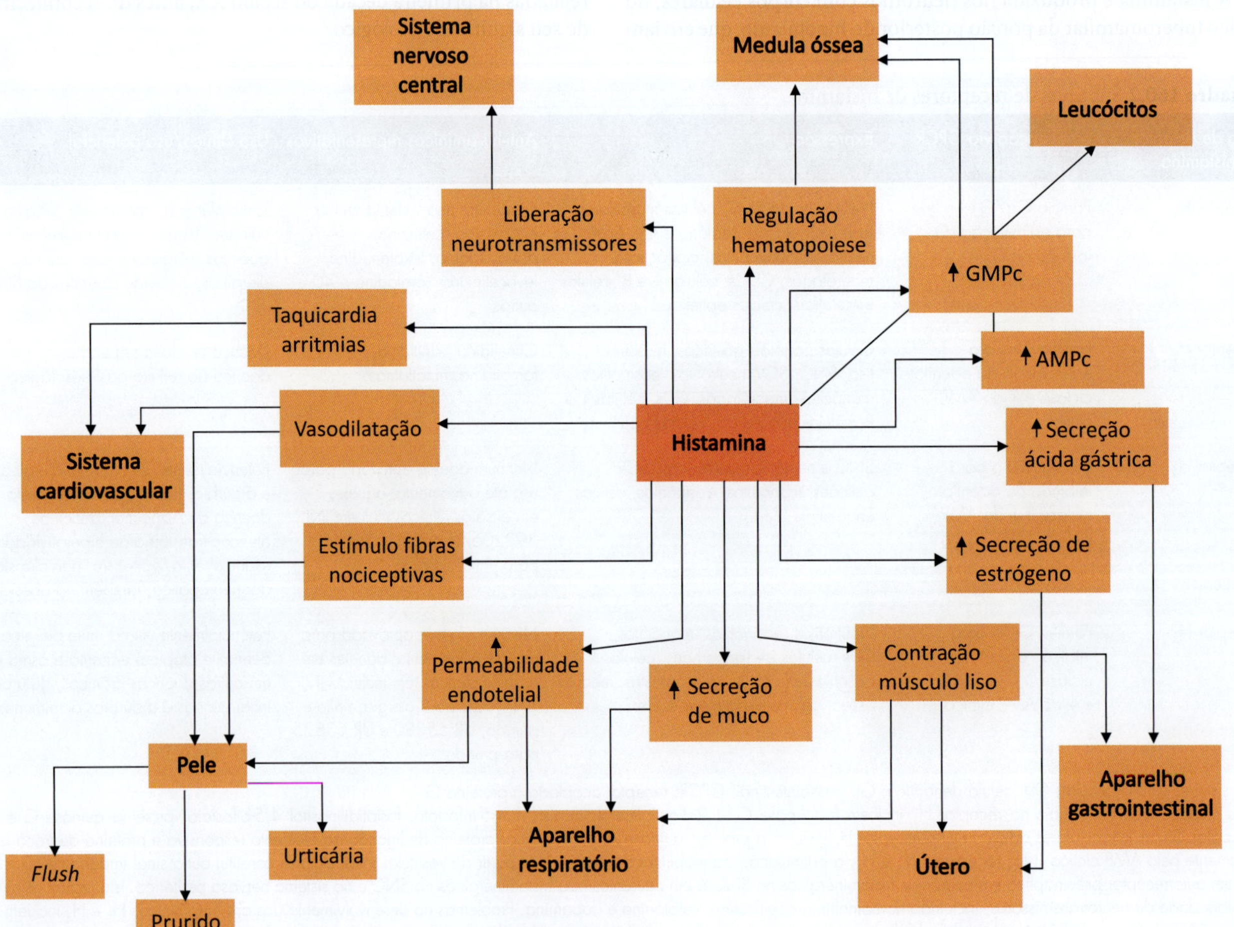

■ **Figura 160.1** Reações biológicas mediadas pela histamina.

A eficácia dos anti-histamínicos H_1 no tratamento de muitos distúrbios alérgicos estimulou a busca por compostos com menos efeitos adversos.[2] As alterações estruturais nas moléculas dos anti-histamínicos clássicos levou ao surgimento dos anti-histamínicos H1 de segunda geração, mais hidrofílicos e de ação mais longa, adotados, desde então, como a base do tratamento da urticária.[2] Essas drogas foram caracterizadas pela baixa interação com outros sistemas de aminas biogênicas e pela penetração limitada da barreira hemato-liquórica (BHL), principalmente em função de sua alta afinidade para o transportador de efluxo, a glicoproteína P (Gp-P).[2] Deve-se notar que, embora alguns deles têm o potencial de causar vários graus de sonolência, eles são comumente referidos como "não sedativos", em vez de anti-histamínicos H_1 "minimamente sedativos".[2]

Entre os primeiros anti-histamínicos H_1 de segunda geração, comercializados foram lançados na década de 1980, a terfenadina (RMI 9918; Seldane®, Triludan®, Teldane®) e o astemizol (R43512; Hismanal®).[2] Eles foram seguidos por uma lista crescente de compostos que exibem diferenças principalmente em seu perfil de farmacocinética.[2] A segunda geração de anti-histamínicos H_1, é composta por diversas moléculas que estão disponíveis em várias formulações e sob uma variedade de nomes de marcas em todo o mundo. Eles incluem a cetirizina, um metabólito da hidroxizina (Zirtek®, Zyrtec®) e seu L-enantiômero, a levocetirizina (Xozal®, Xyzal®, Zyxem®), a loratadina (Claritin®), ebastina (Ebastel®, Kestine®), a fexofenadina (Allegra®), que é um metabólito da terfenadina, a rupatadina (Rupafin®), com sua dupla ação, a qual antagoniza os efeitos da histamina e do PAF (fator ativador de plaquetas), a rupatadina, a qual é um metabólito da loratadina e desloratadina (Clarinex®, Aerius®, NeoClarityn®, Rupafin®) e a bilastina (Bilaxten®, Bilargen®, Bilaz®, Ilaxten®, Alektos®).[2] Apesar do sucesso clínico, a terfenadina e o astemizol foram retirados pelos seus fabricantes em 1997 e 1999, respectivamente, por sua associação com a ocorrência de arritmias cardíacas potencialmente fatais, tipo *torsade de pointes*, em especial.[2]

Seguindo essa desvantagem, experimentos, clínicos e evidências epidemiológicas revelaram que alguns dos mais antigos anti-histamínicos H_1, chamados de primeira geração ou clássico ou sedantes, também podem apresentar cardiotoxicidade.[2] De facto, em março de 2015, o European Medicines Agency (EMA) liberou as restrições para minimizar os riscos de efeitos sobre o ritmo cardíaco com o uso medicamentos contendo a hidroxizina, os quais são indicados, entre outras funções, para o tratamento da ansiedade e distúrbios do sono e para o alívio do prurido em vários países.[2] Posteriormente, alertas semelhantes foram lançados em todo o mundo.[2] O ceticismo sobre a cardiotoxicidade dos anti-histamínicos H_1 inspirou várias investigações.[2] Atualmente sabe-se que a toxicidade cardíaca não é um efeito de classe e não ocorre através do receptor H_1 da histamina.[2] Na realidade, os estudos estrutura-atividade sugeriram que o prolongamento do intervalo QT, no eletrocardiograma, ocorre com o uso de drogas têm pelo menos um anel aromático em sua estrutura, que interage com os canais de potássio relacionados ao gene humano (hERG) éter-à-go-go dependente de voltagem, que são essenciais para a atividade elétrica cardíaca.[2] Além disso, os avanços na biologia molecular na década de 1990 levaram ao conceito de atividade constitucional do receptor de histamina, que direcionou a reclassificação de antagonistas do GPCR como agonistas inversos, que podem reduzir a atividade constitucional do receptor de histamina, ou antagonistas de neutralidade, que não afetam atividade basal do receptor, mas interferem na ligação do agonista.[1] Como os anti-histamínicos H_1 podem ser agonistas inversos ou antagonistas neutros, essa classe terapêutica é comumente referida pelo termo sugerido "anti-histamínicos H_1", em vez de "antagonistas H_1".[2]

Através de seus quatro subtipos de receptores, a histamina desempenha um importante papel em um complexo sistema de imunorregulação e em doenças agudas e na inflamação alérgica crônica.[1] Por meio do receptor H_1, aumenta a capacidade das células apresentadoras de antígenos, aumenta a liberação da histamina e outros mediadores de mastócitos e basófilos, regulando negativamente a imunidade humoral e regula positivamente o *priming* das células TH1, a produção de IFN-γ, a expressão de molécula de adesão celular e quimiotaxia de eosinófilos e neutrófilos (Quadro 160.3 e Figura 160.2).[1]

Os receptores de histamina são moléculas transmembrana hepta-hélicas, que transmitem sinais extracelulares por meio de proteínas G, para os sistemas de segundos mensageiros intracelulares.[1] Esses receptores têm atividade constitutiva, definida como a capacidade de desencadear eventos, mesmo na ausência de ligação do ligante.[1] Seus ativos e estados inativos existem em equilíbrio; em repouso, o estado inativo isomeriza com o estado ativo e vice-versa (Figura 160.3).[1] A baixa seletividade do receptor H_1 aos anti-histamínicos H_1 de primeira geração, tem sido atribuída à interação direta com o triptofano 428, um resíduo chave altamente conservado na ativação do receptor acoplado à proteína G.[1]

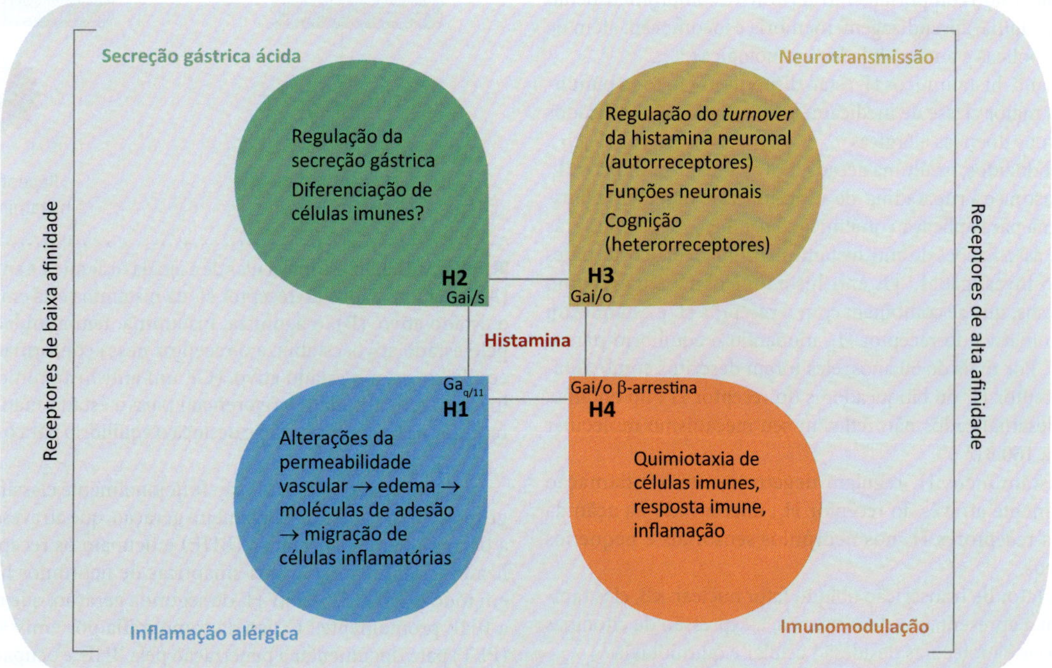

■ **Figura 160.2** Visão geral das principais funções dos receptores de histamina. A histamina é formada em vários tipos de células (caixa retangular) e orquestra inúmeras ações através da ligação a quatro tipos de receptores, designados como H1-H4. Gai/s, Gai/o, Gaq/11: subunidades Ga da proteína G.[2]

Quadro 160.3 Anti-histamínicos H_1: classificação química e funcional.

Classe química	Classe funcional	
	Primeira geração	Segunda geração
Alquilaminas	Bromfeniramina, clorfeniramina, dexclorfeniramina, dimetindeno, feniramina, triprolidina*	Acrivastina*
Piperazinas	Buclizina, ciclizina, hidroxizina*, meclizina, oxatomida†	Cetirizina*, levocetirizina*
Piperidinas	Azatadina, ciproheptadina, difenilpiralina, cetotifeno	Astemizol†, bepotastina, bilastina†, desloratadina*, ebastina†, fexofenadina*, levocabastina†, loratadina*, mizolastina†, rupatadina*†, terfenadina*†, alcaftadina
Etanolominas	Carbinoxamina, clemastina, dimenidrinato, difenidramina, doxilamina, feniltoloxamina†	-
Etilenodiaminas	Antazolina, pirilamina, tripelenamina	-
Fenotiazinas	Metdilazina, prometazina	-
Outros	Doxepina‡	

*Alguns dos anti-histamínicos H_1 listados estão relacionados entre si; por exemplo, acrivastina é um derivado da triprolidina, cetirizina é um metabólito da hidroxizina, levocetirizina é um enantiômero da cetirizina, e a desloratadina é um metabólito tanto da loratadina, quanto da rupatadina. Dos anti-histamínicos H_1 atualmente aprovados para uso nos Estados Unidos e no Brasil, a cetirizina, levocetirizina, desloratadina, fexofenadina e loratadina são os mais investigados em ensaios clínicos randomizados e outros estudos prospectivos.

†Nos Estados Unidos, esses anti-histamínicos H_1 ainda não foram aprovados ou nunca foram aprovados. A aprovação regulatória foi retirada para astemizol e terfenadina na década de 1990.

‡A doxepina tem atividades anti-histamínicas H_1 e H_2 duplas e é classificada como um antidepressivo tricíclico. A dose padrão para urticária é de 25 a 50 mg 3 vezes ao dia; ainda uma considerável dose menor, de 1 a 3 mg de doxepina uma vez ao dia, é eficaz para insônia nos idosos.

Camundongos com deleção do receptor H_1 têm anormalidades neurológicas, incluindo comportamento agressivo e comprometimento da do estado de vigília, aprendizagem, memória e locomoção, além de alterações metabólicas e anormalidades imunológicas.[1]

Mais de 45 anti-histamínicos H_1 estão disponíveis em todo o mundo, incluindo a maior classe de medicamentos, os quais são utilizados no tratamento das doenças alérgicas.[1]

Foram introduzidos, na última década, novos anti-histamínicos H_1, incluindo a bilastina e a rupatadina, de administração oral e a bepotastina e alcaftadina para aplicação oftálmica.[1] Formulações promissoras de uso nasal de associações de anti-histamínicos/glicocorticosteroides H_1 estão sendo investigadas.[1] Os anti-histamínicos H_1 atuam como agonistas inversos, que se combinam com o receptor H_1 e estabilizam a conformação inativa do receptor H_1, mudando o equilíbrio para o estado inativo.[1] Por mais de 50 anos, eles foram descritos como antagonistas do receptor H_1 ou bloqueadores do receptor H_1; no entanto, esses termos desatualizados não refletem seu mecanismo molecular de ação (Figura 160.3).[1]

Os anti-histamínicos H_1 regulam negativamente a inflamação alérgica diretamente através do receptor H_1, interferindo na ação da histamina, nos receptores H_1 nos neurônios sensoriais e pequenos vasos sanguíneos.[1]

Através do fator de transcrição ubíquo fator nuclear-κB, eles também diminuem a apresentação de antígenos, a expressão de citocinas pró-inflamatórias e moléculas de adesão celular e quimiotaxia.[1]

De maneira dependente da concentração, eles inibem ativação dos mastócitos e a liberação de histamina; embora os mecanismos envolvidos ainda não foram totalmente delineados, a supressão do acúmulo de íons cálcio intracelular parece desempenhar um papel relevante.[1]

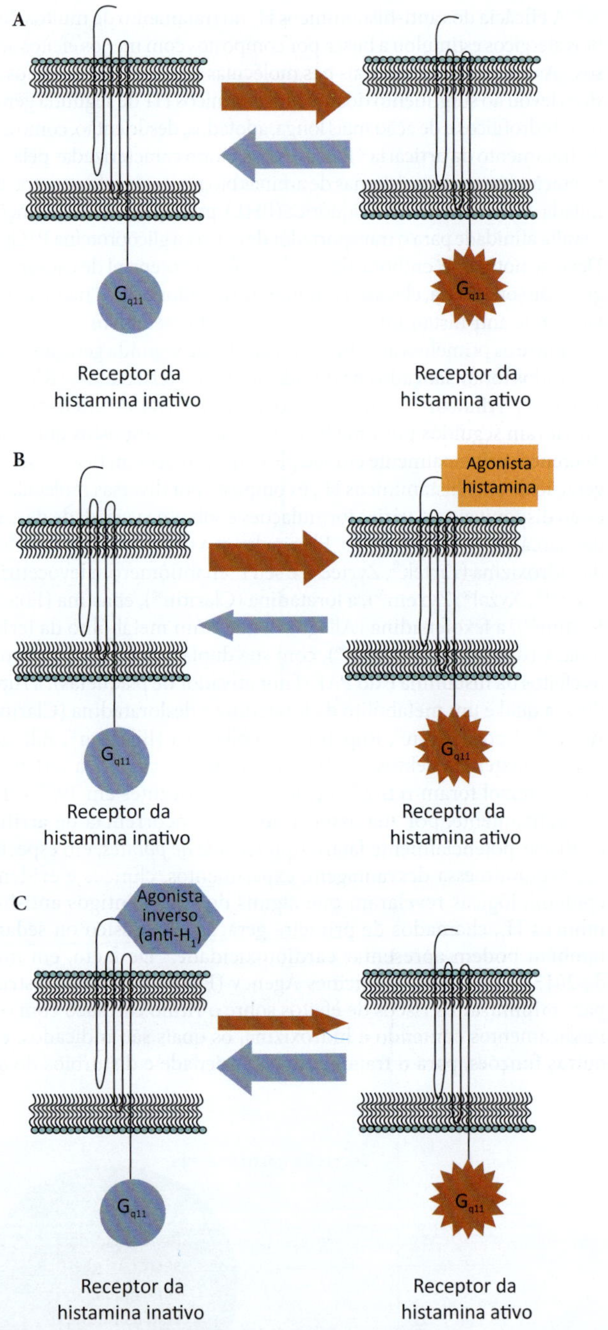

■ **Figura 160.3** Base molecular de ação da histamina e anti-histamínicos. **(A)**, o estado inativo do receptor H_1 da histamina está em equilíbrio com o estado ativo. **(B)**, o agonista, histamina, tem afinidade preferencial pelo estado ativo, estabiliza o receptor nessa conformação e desloca o equilíbrio para o estado ativo. **(C)**, um anti-histamínico H_1 (agonista inverso) tem afinidade preferencial para o estado inativo, estabiliza o receptor nessa conformação e desloca o equilíbrio para o estado inativo.[1]

Os anti-histamínicos H_1 são funcionalmente classificados em dois grupos. Medicamentos de primeira geração, que atravessam facilmente a barreira hematoencefálica (BHE) e ocupam os receptores H_1, localizados nas membranas pós-sinápticas de neurônios histaminérgicos em todo o SNC.[1] E os anti-H_1 de segunda geração, que não atravessam a BHE prontamente.[1] O uso da tomografia por emissão de pósitrons (PET) para documentar a penetração pela BHE, e ocupação do receptor H_1 no cérebro humano constitui um novo padrão, pelo qual avalia-se os efeitos dos anti-H_1 na função do SNC.[1]

Os anti-H_1 de primeira geração apresentam variados efeitos colaterais, como demonstrado na Figura 160.4.

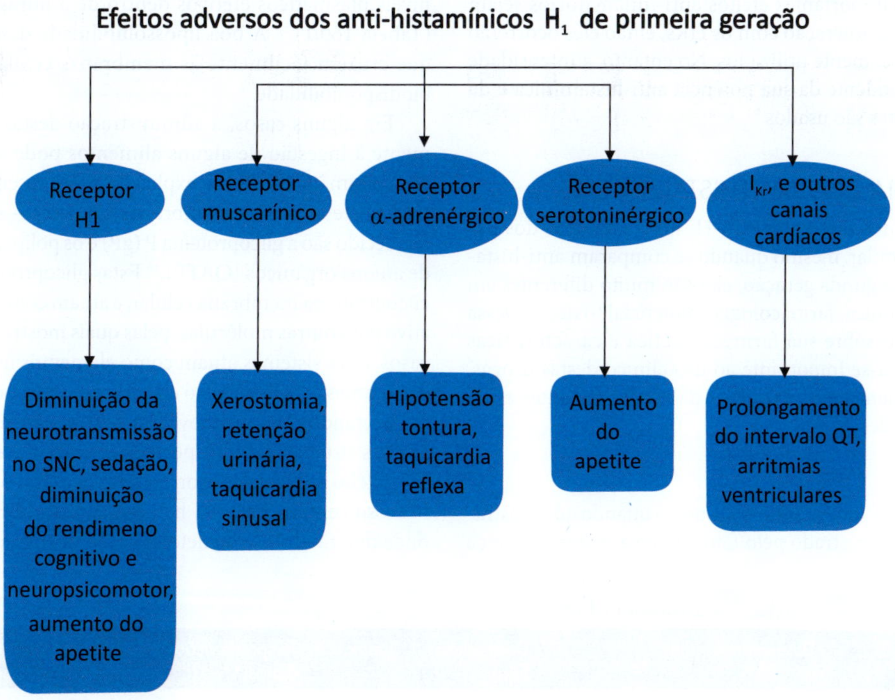

■ **Figura 160.4** Efeitos adversos dos anti-H_1 de primeira geração.

As situações clínicas onde os anti-H_1 são empregados podem ser consultadas no Quadro 160.4.[1]

Quadro 160.4 Condições habitualmente tratadas com anti-histamínicos H_1.

Forte base de evidência científica para o uso de anti-histamínicos H_1 (segunda geração)	Fraca base de evidência científica para o uso de anti-histamínicos H_1 (primeira e segunda geração)	Fraca base de evidência científica para o uso de anti-histamínicos H_1 (primeira geração) em doenças do SNC e doenças vestibulares
▪ Urticária ▪ Rinite alérgica ▪ Conjuntivite alérgica	▪ Dermatite atópica ▪ Asma ▪ Anafilaxia ▪ Angioedema não alérgico ▪ Infecções do trato respiratório superior (resfriados) ▪ Otite média ▪ Sinusite ▪ Polipose nasal ▪ Tosse inespecífica ▪ Prurido não alérgico inespecífico	▪ Insônia ▪ Sedação consentida ▪ Sedação perioperatória ▪ Ansiedade ▪ Analgesia ▪ Síndrome serotoninérgica ▪ Enxaqueca ▪ Vertigem ▪ Enjoo por movimentos

Ciência *versus* realidade: uso com base em evidências de anti-histamínicos H_1 em doenças alérgicas e outros distúrbios.[1] Com base em ensaios clínicos randomizados bem desenhados e metanálises desses ensaios, a base de evidências para a eficácia e segurança dos anti-histamínicos H_1 de segunda (nova) geração é forte para os pacientes com rinite alérgica, conjuntivite alérgica e urticária (categoria de evidência I, força de recomendação A) mas não naqueles com dermatite atópica e outras doenças (categoria de evidência II-IV, força de recomendação B, C ou D, dependendo da doença). As bases de evidências para a eficácia e segurança da primeira geração dos anti-histamínicos H_1 da geração (clássicos) permanecem fracas em pacientes com rinite alérgica, conjuntivite alérgica, urticária, dermatite atópica e outras doenças, incluindo distúrbios do SNC e vestibulares (categoria de evidência II-IV, força de recomendação B, C ou D, dependendo da doença). Seus potenciais efeitos adversos continuam a ser uma preocupação médica.

■ PROPRIEDADES ANTI-INFLAMATÓRIAS DOS ANTI-HISTAMÍNICOS H_1

Desde que em 1953 Arunlakshana e Schild[3] demonstraram a capacidade dos anti-histamínicos H_1 em inibir a liberação da histamina dos mastócitos, numerosos estudos *in vitro* e *in vivo* têm sido conduzidos para determinar se estas drogas possuem propriedades, além da inibição dos efeitos da histamina, que poderiam contribuir na eficácia clínica do controle das doenças alérgicas. Tem-se postulado que alguns efeitos anti-inflamatórios dos anti-H_1 são subsequentes a sua interação com os HRs, enquanto outros são independentes destes receptores.[4-8]

Na verdade, estes efeitos anti-inflamatórios são questionados quando estudados *in vivo*. Em 1996, Perzanowska e colaboradores[9] administraram dois anti-H_1, cetirizina e loratadina, ambos na dose de 10 mg/dia, via oral, 4 horas antes da provocação da liberação de histamina através da injeção intradérmica de 3 mg/L e 10 mg/L de codeína. Os resultados demonstraram uma diminuição evidente da resposta na formação do eritema e do edema dérmico, demonstrando que ambas as drogas foram absorvidas e apresentaram bioatividade. No entanto, através do uso da técnica de microdiálise dérmica, utilizada com a finalidade de se recuperar a histamina liberada no fluido extracelular, observou-se que nenhuma das duas drogas reduziu a liberação da histamina. Assim, parece improvável que a inibição da liberação da histamina pelos mastócitos contribua para os efeitos terapêuticos no tratamento das reações alérgicas e inflamatórias. Uma vez que as concentrações das drogas necessárias para evitar a liberação da histamina dos mastócitos e basófilos *in vitro* são da ordem de 1 a 10 μM, e assim maiores do que a obtida *in vivo* com o uso destes medicamentos, este efeito anti-inflamatório parece irrelevante do ponto de vista clínico.[4]

Um possível mecanismo de ação para o efeito de inibição dos anti-H_1 sobre o acúmulo de células inflamatórias e sua ativação nos tecidos é sua capacidade de suprimir a ativação do NF-κB, como descrito por Bakker e colaboradores.[6] O NF-κB é um fator de transcrição onipresente o qual se liga as regiões promotoras de muitos genes reguladores da produção de citocinas pró-inflamatórias e moléculas de adesão. O NF-κB pode ser ativado pela histamina e pelo TNF-α.[6,10] Baixas concentrações de cetirizina e azelastina suprimiram a expressão do NF-κB de forma paralela com a síntese de citocinas, IL-1β, IL-6, IL-8, TNF-α e GM-CSF.[11-13] Em vários estudos clínicos, a cetirizina, azelastina, loratadina e levocarbastina demonstraram a capacidade de reduzir a expressão do ICAM-1.[4,11-14]

Uma vez que estes importantes efeitos anti-inflamatórios sejam de fato, secundários a sua interação com os HRs, então eles ocorrerão com todos anti-H_1 clinicamente utilizados. No entanto, a intensidade destes efeitos será dependente da sua potência anti-histamínica e da dose na qual estes agentes são usados.[4]

FARMACOLOGIA DOS ANTI-HISTAMÍNICOS

Embora a eficácia dos diferentes anti-H_1 no tratamento dos pacientes alérgicos seja similar, mesmo quando se comparam anti-histamínicos de primeira e segunda geração, eles são muito diferentes em termos de estrutura química, farmacologia e potencial tóxico.[15] Dessa forma, o conhecimento sobre sua farmacocinética e características farmacodinâmicas torna-se importante ao uso clínico destas drogas, particularmente em doentes nos extremos da idade, gestantes e pacientes com comorbidades.

Absorção

A maioria dos anti-H_1 apresenta boa absorção quando administrados via oral, como é demonstrado pelo fato de que a maioria alcança níveis plasmáticos efetivos dentro de 3 horas após a administração (Tabela 160.1).[16] A boa lipossolubilidade destas moléculas permite que cruzem facilmente as membranas celulares, o que facilita sua biodisponibilidade.[16]

Em alguns casos, a administração destas drogas concomitantemente à ingestão de alguns alimentos pode alterar suas concentrações plasmáticas.[16] Isto é explicado pela presença dos mecanismos de transporte ativo das membranas celulares – sendo que o mais bem conhecido são a glicoproteína P (gP) e os polipeptídeos transportadores de aníons orgânicos (OATP).[16] Estas glicoproteínas e polipeptídeos se encontram na membrana celular, e atuam como sistemas de transporte ativo para outras moléculas, pelas quais mostram afinidade. Em alguns casos, estes sistemas atuam como elementos importantes na absorção de algumas drogas e/ou no *clearance* das mesmas, enquanto em outras circunstâncias elas promovem detoxificação tecidual, na dependência se estes sistemas de transporte se localizam nas membranas celulares do epitélio intestinal (absorção de drogas) ou se encontram no sistema nervoso central (barreira hematoliquórica, BHL), ou rins (excreção) onde têm finalidade de detoxificação de drogas.[16]

Tabela 160.1 Absorção, doses e metabolismo dos anti-histamínicos H_1.

Geração	Droga	Dose crianças (dia)	Dose adultos (dia)	T máx.	Tempo de ação (horas)**	Metabolismo hepático	Interações medicamentosas	Ajuste de dose
1º	Clorfeniramina (Dex♦)	0,15 mg/kg/dia	2 a 8 mg/dia, ÷ 3 doses	2,8 ± 0,8	3	Sim	Possível	ND
	Clemastina♦	0,5 mL/kg/dia	2 mg	ND	2	Sim	Possível	ND
	Ciproheptadina♦	0,125 mg/kg/dia	2 a 8 mg 50 a 400 mg	ND	ND	Sim	Possível	IH
	Difenidramina	5 mg/kg ÷ 3 a 4 vezes ao dia		1,7 ± 1	2	Sim	Possível	IH
	Doxepina♦	Não usado	10 a 100 mg	2	ND	Sim	Possível	IH
	Hidroxizina♦	1 a 2 mg/kg/dia	10 a 200 mg	2,1 ± 0,4	2	Sim	Possível	IH
2º	Acrivastina	Indisponível	Indisponível	1,4 ± 0,4	1	< 50%	Improvável	ND
	Cetotifeno♦	0,05 mg/kg/dia	1 a 2mg	3,6 ± 1,6	ND	Sim (?)	ND	IH e IR
	Cetirizina♦	2 a 6 anos 2,5 mg; 6 a 12 anos 5 mg, 2 vezes ao dia	10 mg	1 ± 0,5	1	< 40%	Improvável	IH e IR
	Loratadina♦/ Decarboetoxiloratadina	2 a 6 anos 2,5 mg; 6 a 12 anos 5 mg, 1 vez ao dia	10 mg	1,2 ± 0,3 1,5 ± 0,7	2	Sim	Muito improvável	IH e IR
	Ebastina♦/ Carebastina	2 a 6 anos 2,5 mg; 6 a 12 anos 5 mg, 1 vez ao dia	60 a 180 mg	2,6 ± 5,7	2	Sim	Possível	IH e IR
	Fexofenadina♦	> 12 anos, 60 mg, 2 vezes ao dia Xarope: 30 mg (5 mL) 2 vezes ao dia para crianças de 2 a 11 anos de idade (ou pesando mais de 10,5 kg) e de 15 mg (2,5 mL) 2 vezes ao dia para crianças de 6 meses a menores de 2 anos de idade (ou pesando 10,5 kg ou menos)	5 mg	2,6	2	< 8% Sim	Sim (glicoproteína P)	IR
	Mizolastina	Indisponível	Indisponível	1,5	1	Sim	Possível	ND
	Levocetirizina♦	> 6 anos (5 mg) (20 gotas/dia); 2 a 6 anos (2,5 mg/dia ou 1,25 mg a cada 12 horas, 5 gotas a cada 12 horas)	5 mg	0,8 ± 0,5	1	< 15%	Improvável	IH e IR
	Desloratadina♦	6 meses a 1 ano, 1 mg; 1 a 6 anos, 1,25 mg; 6 a 12 anos, 2,5 mg; 1 vez ao dia	5 mg	1 a 3	2	Sim	Pouco provável	IH e IR
	Rupatadina♦	Não tem	10 mg	0,75	2	Sim	Improvável	
	Bilastina♦	4 mL/dia para crianças acima de 6 anos de idade	20 mg			Não	Improvável	ND

IH: insuficiência hepática; IR: insuficiência renal; ♦: disponível no Brasil.

Alguns anti-histamínicos se comportam como substratos destes sistemas de transporte, por exemplo a fexofenadina.[17] Já outras drogas, como a desloratadina, não têm a sua absorção intestinal influenciada pelos sistemas de transporte.[18] Para alguns anti-histamínicos, como a fexofenadina, variações na biodisponibilidade têm sido documentadas quando esta droga é ingerida junto com alguns alimentos, que servem como substrato da glicoproteína P, como o suco de *grapefruit* ou suco de laranja, bem como drogas que também têm esta mesma propriedade, como o verapamil, cimetidina e probenecide.[19]

Metabolismo e excreção

A maioria dos anti-H_1 são metabolizados e detoxificados no fígado por um grupo de enzimas pertencentes ao sistema do citocromo P450 (CYP). Somente a acrivastina, cetirizina, levocetirizina, fexofenadina e a desloratadina[20] evitam esta passagem metabólica em grau relevante, o que as torna mais previsíveis do ponto de vista dos seus efeitos desejáveis e adversos.[16] A cetirizina e a levocetirizina são eliminadas na urina, principalmente em sua forma não alterada, enquanto a fexofenadina é eliminada nas fezes, após excreção via biliar, sem alterações metabólicas.[15] O restante dos anti-H_1 sofre transformações no fígado, em metabólitos que podem ou não ser ativos, e cujas concentrações no plasma dependem da atividade do sistema do CYP. Por sua vez, esta atividade é geneticamente determinada, fazendo que alguns indivíduos tenham uma elevada atividade intrínseca destas vias, enquanto outros apresentam uma menor atividade deste sistema enzimático, a saber, o CYP3A4 ou CYP2D6.[15] Além disso, este sistema do CYP pode ser alterado em condições metabólicas especiais, como a infância, idade avançada, doenças hepáticas ou ainda, pela ação direta de outras drogas acelerando ou retardando a ação destas enzimas no metabolismo dos anti-H_1.

As interações medicamentosas resultam em uma diminuição das concentrações plasmáticas dos anti-H_1 e consequentemente redução da sua eficácia clínica, como quando se administra indutores do CYP3A4, por exemplo benzodiazepínicos, com anti-H_1.[21]

De forma oposta podemos ter um aumento nas concentrações do anti-H_1, aumentando sua biodisponibilidade e assim intensificando seus efeitos adversos, como quando se administra drogas que inibem competitivamente o seu metabolismo pelo CYP, por exemplo com o uso concomitante de macrolídeos, antifúngicos e antagonistas dos canais de cálcio.[22] Nestes casos, as margens de segurança dos anti-H_1 são mínimas, com os efeitos adversos sendo mais prováveis, uma vez que os níveis plasmáticos são imprevisíveis.[16]

A glicoproteína P (gP) consiste em um sistema natural de detoxificação expresso em tecidos humanos normais, que possuem funções de secreção ou de barreira.[23] Este sistema está presente no intestino delgado e grosso, canalículos biliares, túbulos renais proximais, células endoteliais do sistema nervoso central (SNC), placenta, adrenais e testículos.[23-25] A gP atua como uma bomba de extração, sendo implicada como um fator importante na distribuição e na excreção de várias drogas e na interação entre drogas.[23-25]

As concentrações plasmáticas dos anti-H_1 podem, portanto serem alteradas na presença de inibidores da gP, como o cetoconazol, ciclosporina e verapamil; dos substratos e inibidores da gP como a eritromicina, azitromicina, verapamil ou itraconazol; ou dos indutores da gP, como o verapamil ou a rifampicina – uma vez que a maioria se não, todos eles, são substratos em maior ou menor grau da gP.[23]

É relevante ressaltar que muitas drogas ou substâncias que atuam como substratos ou moduladores da atividade da gP exercem a mesmas funções em outros sistemas metabólicos como o CYP3A4 ou na família dos polipeptídeos de transporte de ânions orgânicos (OATP).[23] Isto pode possibilitar interações entre as diferentes drogas.[23]

Os membros da família dos polipetídeos transportadores de ânions orgânicos (OATP) identificados em humanos incluem: (i) OATP-A, expresso em células endoteliais; (ii) OATP-B, amplamente distribuído em vários tecidos, como o intestino e fígado, e (iii) OATP-8 expresso apenas no fígado.[23] Sua função é participar na distribuição e na excreção das drogas e outras substâncias da mesma forma que faz a glicoproteína P, embora geralmente em direção oposta.[23] A função do sistema dos OATP na farmacocinética dos anti-H_1 tem sido revisada especialmente em relação a fexofenadina e à desloratadina.[23] Neste contexto a fexofenadina é substrato da OATP-A, enquanto a desloratadina não.[23]

Da mesma forma pela qual os anti-H_1 podem interagir com outras drogas ao nível metabólico, isto também pode ocorrer com elementos presentes nos alimentos.[23]

Sabe-se que a ingestão concomitante do suco de *grapefruit* aumenta os níveis plasmáticos de certas drogas como a ciclosporina, antagonistas do cálcio e benzodiazepínicos, entre outros.[23] Este efeito tem sido atribuído a capacidade do suco de *grapefruit* em inibir o CYP3A4 ao nível intestinal.[23] O CYP3A4 intestinal contribui como primeiro passo no metabolismo de certas substâncias, como os anti-H_1.[23] Assim é esperado que o suco de *grapefruit* seja capaz de aumentar a biodisponibilidade dos anti-H_1 através da sua interação ao nível intestinal.[23] Além disso o suco de *grapefruit* também é um indutor da gP no intestino, de forma que drogas que sejam substrato do sistema de transporte da gP podem experimentar uma diminuição da sua biodisponibilidade, em decorrência destas interações.[23]

Os componentes do suco de *grapefruit* que parecem estar implicados nessas interações incluem os flavonoides e os furanocumarínicos.[23] O flavonoide naringina, a qual é específica do suco de *grapefruit*, exerce um efeito inibidor sobre o CYP3A4, mediado pelo metabólito ativo naringenina.[23] No grupo dos furanocumarínicos, a bergamotina também é um potente inibidor do CYP3A4.[23] Desta forma parece que a inibição do metabolismo de certas drogas ao nível intestinal, pode ser atribuída pela combinação dos efeitos dos flavonoides e dos furanocumarínicos sobre o CYP3A4.[23]

A maioria dos anti-H_1 é eliminada através dos rins após metabolização em maior ou menor grau.[15] A excreção biliar é possível, e é mais intensamente realizada pela fexofenadina e rupatadina, a primeira sem metabolização e a segunda após extensa metabolização.[15] Particularmente quando a função renal ou hepática está diminuída, o ajuste de dose pode ser necessário, bem como em idosos ou pacientes com insuficiência renal ou hepática.[15]

■ ANTI-H_1 DE PRIMEIRA GERAÇÃO OU CLÁSSICOS

São drogas lipofílicas e classificadas em diferentes grupos de acordo com sua estrutura química (Quadro 160.5).[26] Todos eles são metabolizados pelo CYP no fígado, e não servem como substrato da gP.[23,27,28] Embora nem todas as vias metabólicas sejam completamente conhecidas, a maioria dos anti-H_1 clássicos são metabolizados pelo CYP2D6, e alguns também pelo CYP3A4.[23,27] Estudos com base no uso da difenidramina, por exemplo de anti-H_1 de primeira geração, demonstraram que estas drogas não são apenas substratos do CYP2D6, como também inibem esta via do citocromo P450.[23] Isto deve ser levado em consideração quando se administra concomitantemente outros medicamentos que necessitam desta via metabólica, como metoprolol, antidepressivos tricíclicos e tramadol.[23] Além disso, os anti-H_1 clássicos apresentam diversos efeitos adversos em decorrência das suas ações nos receptores muscarínicos (ação anticolinérgica), serotoninérgicos, adrenérgicos, entre outros, conforme dispostos na Figura 160.4.[16]

Os anti-H_1 de primeira geração são rapidamente absorvidos e metabolizados, o que significa que eles devem ser administrados 3 a 4 vezes ao dia.[26] Em função de sua estrutura molecular, cruzam mais facilmente a BHL, ligando-se facilmente aos receptores H_1 cerebrais e originando seu principal efeito adverso: a sedação.[26] As principais diferenças entre os anti-H_1 de primeira e segunda geração são listadas no Quadro 160.6.

Quadro 160.5 Classificação química dos anti-histamínicos H_1.

Alquilaminas	Etanolaminas	Etilenodiaminas	Fenotiazinas	Piperazinas	Piperidinas
Bromofeniramina[1]	Carbinoxamina[1]	Antazolina[1]	Prometazina[1]	Buclizina[1]	Azatadina[1]
Clorfeniramina[1]	Clemastina[1]	Pirilamina[1]	Mequitazina[1]	Ciclizina[1]	Ciproheptadina[1]
Dexclorfeniramina[1]	Dimenidrinato[1]	Tripelenamina[1]	Trimepazina[1]	Meclizina[1]	Cetotifeno[1]
Feniramina[1]	Difenidramina[1]			Oxatomida[1]	Loratadina[2]
Dimetindeno[1]	Doxilamina[1]			Hidroxizina[1]	Desloratadina[2]
Tripolidina[1]	Feniltoxamina[1]			Cetirizina[2]	Bilastina[2]
Acrivastina[1]				Levocetirizina[2]	Ebastina[2]
					Terfenadina[2]
					Fexofenadina[2]
					Levocabastina[2]
					Mizolastina[2]
					Rupatadina[2]

[1] Anti-H_1 de primeira geração ou clássico; [2] anti-H_1 de segunda geração.

Fonte: Adaptado de Benedicits FM, de Benedicits D, Canonica GW. New oral H1 antihistamines in children: facts and unmeet needs. Allergy 2008;63:1395-1404.

Quadro 160.6 Diferenças entre anti-H_1 de primeira e segunda geração.

Anti-histamínicos H_1 de primeira geração	Anti-histamínicos H_1 de segunda geração
Geralmente administrados em 3 a 4 tomadas ao dia	Geralmente administrados em uma ou duas tomadas ao dia
Cruzam a barreira hematoliquórica (decorrente da sua lipofilicidade, baixo peso molecular e não são substratos do sistema da bomba de efluxo da glicoproteína P)	Não cruzam a barreira hematoliquórica (decorrente da sua lipofobicidade, alto peso molecular, além de serem substratos do sistema da bomba de efluxo da glicoproteína P)
Causam diversos efeitos adversos (sedação, hiperatividade, insônia e convulsões)	Não causam efeitos adversos relevantes, na ausência de interações medicamentosas
Relatos de caso de toxicidade regularmente publicados	Virtual ausência de relatos de toxicidade grave
Ausência de estudos clínicos, placebo controlados, randomizados e duplo-cegos	Alguns estudos clínicos, placebo controlados, randomizados e duplo-cegos, inclusive em crianças
Dose letal identificada em lactentes e crianças	Sem relato de fatalidade em superdosagem

Fonte: Adaptado de Benedicits FM, de Benedicits D, Canonica GW. New oral H1 antihistamines in children: facts and unmeet needs. Allergy 2008;63:1395-1404.

ANTI-H_1 DE SEGUNDA GERAÇÃO

São substâncias desenvolvidas nos últimos 25 anos, algumas derivadas dos anti-H_1 de primeira geração, porém oferecem maiores vantagens em relação aos compostos de primeira geração, em decorrência de apresentarem menores efeitos anticolinérgicos ou sedativos.[23] Entretanto, não são livres de efeitos adversos e alguns interagem com outras drogas e substâncias.[23]

As interações que ocorrem em nível metabólico em relação aos anti-H_1 de segunda geração, como a terfenadina, astemizol, loratadina, desloratadina, ebastina, fexofenadina, cetirizina, levocetirizina, mizolastina, epinastina e rupatadina têm sido intensivamente estudadas, desde os relatos iniciais de graves arritmias cardíacas associadas com o uso da terfenadina.[23,29]

De forma geral, podemos afirmar que a segunda geração dos anti-H_1 atua como substrato da GP.[23] Assim, por este fato, apresenta muito menos efeitos sedativos que os anti-H_1 de primeira geração, uma vez que são retirados do SNC pela gP.[23] Por sua vez, alguns anti-H_1 de segunda geração sofrem uma metabolização inicial relevante no fígado ou no intestino, mediada pelo CYP.[23]

A atenção ao metabolismo dos anti-H_1 via CYP3A4 tornou-se relevante a partir da observação das interações medicamentosas entre a terfenadina e a eritromicina e o cetoconazol.[23] Posteriormente, outros substratos e/ou inibidores do CYP3A4, como a fluoxetina, a toleandromicina e o zileuton, entre outras drogas, foram investigadas em relação à sua interação com a terfenadina, que tem seus níveis plasmáticos aumentados quando coadministrada com estas drogas.[23]

A fexofenadina não é metabolizada via CYP e 95% das moléculas são recuperadas na urina e nas fezes.[23] Assim não interage com os inibidores do CYP3A4 ou outras isoenzimas. A fexofenadina tem-se mostrado um anti-H_1 de perfil seguro, desde que não apresenta efeitos cardíacos adversos mesmo em altas doses.[23] Quando a fexofenadina é coadministrada com um inibidor da gP, os seus níveis aumentam em três vezes no plasma.[23] A fexofenadina é um potente substrato da gP, e assim muito da sua biodisponibilidade e da sua eliminação depende deste sistema de transporte.[7] Drogas ou substâncias que são capazes de induzir a gP, como a rifampicina, determinarão uma menor concentração de fexofenadina no sangue, o que diminui a eficácia da droga.[23]

Entretanto, quando a fexofenadina é coadministrada com o probenecide (um inibidor do OATP), suas concentrações no plasma aumentam significativamente, à custa de uma menor excreção renal.[23] O suco de *grapefruit* tem demonstrado interagir com a fexofenadina ao nível da gP determinando uma queda nos seus níveis séricos, o que também é observado com o suco de laranja e de maçã.[23] Há necessidade de ajuste de dose na presença de disfunção renal.[15]

A loratadina também sofre importante primeiro passo metabólico no fígado, uma vez que é quase completamente metabolizada pelo CYP, formando uma variedade de metabólitos.[23] Um dos seus metabólitos é a desloratadina, a qual após metabolização origina a molécula ativa denominada decarboetoxiloratadina, sendo sua formação mediada tanto pelo CYP3A4 como pelo CYP2D6.[30] Com base neste perfil, a loratadina é candidata a interações medicamentosas com outras drogas metabolizadas pelo CYP.[23] A loratadina pode atuar tanto como substrato, como potente inibidor do sistema da GP, porém em menor monta que o verapamil e a ciclosporina. Desta forma existem possibilidades de interações farmacológicas.[23] Há necessidade de ajuste da dose em casos de insuficiência renal ou hepática.[15] Cerca de 0,46% da dose terapêutica materna da loratadina é transferida ao leite.[15]

Embora a desloratadina quando coadministrada com inibidores do CYP (especialmente do CYP3A4, eritromicina e cetoconazol) tenha demonstrado um leve aumento nas concentrações plasmáticas,[31] não se observaram efeitos eletrocardiográficos adversos.[32,33] O suco de *grapefruit* não demonstra interação com a desloratadina.[23] Na população pediátrica os estudos farmacocinéticos com a desloratadina têm sido realizados com crianças pré-escolares e escolares.[26] As doses de desloratadina são de 1,25 mg (2,5 mL) para crianças de 2 a 5 anos e 2,5 mg (5 mL) para crianças de 6 a 11 anos de idade.[26] Quando crianças com idade de 6 meses a 2 anos foram estudadas com doses de 1 mg para crianças de 6 meses a 1 ano e doses de 1,25 mg para crianças $\geq$ 1 ano e $\leq$ 2 anos, o perfil de eficácia e tolerabilidade foi adequado.[26]

A ebastina é quimicamente relacionada com a terfenadina, sendo totalmente transformada via CYP3A4 a metabólitos entre os quais o ativo é a carebastina.[34] Quando a ebastina é coadministrada com inibidores do CYP3A4 os seus níveis séricos se elevam.[23] Isto pode resultar em atividade eletrocardiográfica alterada; sendo assim a ebastina tem potencial arritmogênico em função das interações medicamentosas.[35,36] Há necessidade de ajuste da dose na insuficiência hepática.[15]

A *mizolastina* sofre importante metabolização hepática via glucoronização, com pouca participação do CYP.[37] Como resultado a droga é principalmente eliminada como conjugados sem a transformação em metabólitos ativos.[23] Os níveis séricos da mizolastina, quando coadministrada com cetoconazol ou eritromicina se elevam, embora sem relevância do ponto de vista de atividade elétrica cardíaca.[23] Com relação ao sistema da gP as informações referentes à mizolastina são escassas e limitadas ao aumento dos níveis da digoxina (um substrato da gP), quando coadministrada. A mizolastina parece comportar-se como inibidora da gP.[23] Não há dados demonstrando a necessidade de ajuste de dose frente a doença hepática ou renal.[15]

A *epinastina* não sofre metabolização hepática e consequentemente não sofre interações medicamentosas com inibidores ou indutores do CYP; também não apresenta efeitos cardíacos adversos.[38,39]

A cetirizina é um ácido carboxílico, com mistura racêmica de enantiômeros R e S, derivados da hidroxizina.[23] Não sofre metabolização hepática e assim não interage com os indutores ou inibidores do CYP no fígado.[23] Também não tem sido observadas alterações eletrocardiográficas quando administrado até 6 vezes a dose recomendada.[40] A cetirizina parece ser um substrato da gP, sendo possíveis interações medicamentosas a este nível, porém ainda não bem esclarecidas.[28] Há necessidade de ajuste da dose frente à idade avançada, doença hepática ou renal.[15]

A levocetirizina é o enantiômero R ativo da cetirizina racêmica, que obviamente também não sofre metabolização hepática, não demonstra efeitos cardíacos adversos ou interações medicamentosas documentadas.[41] A levocetirizina é um fraco substrato da gP, sendo improvável sua interação com outras drogas ao nível deste sistema de transporte.[23] Em estudos de 4 semanas de uso, incluindo crianças de 6 a 12 anos de idade com rinite alérgica, a levocetirizina foi utilizada em dose equivalente a de adultos (5 mg/dia) demonstrando uma incidência mínima de efeitos adversos, os quais foram comparados com os efeitos adversos do placebo.[42,43]

A rupatadina é metabolizada pelo CYP no fígado, sofrendo interações com drogas metabolizadas por este sistema. No entanto não tem sido documentados efeitos cardíacos adversos.[44]

A *bilastina,* uma benzimidazol-piperidina, constitui um anti-H_1 de segunda geração, com dose para adultos recomendada de 20 mg ao dia, em comprimidos e xarope 10 mg/4 mL, como dose recomendada para crianças acima de 6 anos de idade. Esta droga tem ótimas propriedades para o aumento de doses até 4 vezes as recomendadas em bulas, nos adultos (80 mg), incluindo uma alta seletividade para receptores H_1, a falta de um metabolismo mediado pelo CYP450 significativo e a má retenção prevista no SNC, pois a bilastina constitui em um bom substrato para o transporte mediado pela glicoproteína P.[44] É importante ressaltar que a dosagem também se espera que não tenha impacto significativo no risco cardiovascular.[44] De fato, o IC50 para bloqueio dos hERG *in vitro* está entre 6.500 e 17.170 nM, enquanto a Cmax no estado de equilíbrio (*steady state*) foi cerca de 2 a 10 vezes menor em pacientes tratados com doses únicas ou repetidas de 20 e 100 mg/dia.[44] Um estudo TQT formal confirmou a falta de efeitos significativos na repolarização cardíaca com doses ofertadas de bilastina cinco vezes superiores às doses recomendadas.[44] A evidência clínica acumulada até agora confirma a segurança da dose de bilastina em pacientes com urticária ao frio, urticária crônica espontânea e no tratamento do prurido.[44]

Efeitos sobre o sistema nervoso central

Os anti-H_1 de primeira geração são drogas lipofílicas com escassa afinidade pela gP, diferentemente dos de segunda geração os quais são lipofóbicos e com afinidade pela gP. A diferença entre estes dois grupos de drogas baseando-se no seu peso molecular (teoria de que moléculas menores cruzariam mais facilmente a BHL) está se tornando menos relevante.[45] Como exemplo, a desloratadina que tem peso molecular de 338,9 neste contexto é similar a hidroxizina (peso molecular de 347,9, porém estas duas drogas têm permanência diferente nos tecidos cerebrais.[45]

Os critérios para classificar os efeitos sedativos de um anti-H_1 são com base em três parâmetros que devem estar minimamente avaliados: (i) impacto subjetivo sobre a sonolência (presença dela); (ii) avaliação objetiva de alterações nas funções cognitivas e psicomotoras e (iii) ocupação dos receptores H_1 centrais em estudos concentrados em tomografia com emissão de pósitrons (PET).[45] Embora os dois últimos critérios sejam relevantes, todos os três devem estra presentes para se classificar uma droga como tendo ação sedativa.[46]

Tagawa e colaboradores[47] em estudo placebo-controlado avaliaram os efeitos sobre o SNC da ebastina 10 mg e clorfeniramina 2 mg. A ocupação dos receptores H_1 cerebrais se correlacionou com os níveis plasmáticos da clorfeniramina e por sua vez determinou uma deterioração das funções cognitivas. Entretanto, isto não foi observado no caso da ebastina (especificamente com o seu metabólito ativo carebastina). De fato, a ocupação da ebastina nos receptores H_1 (HR_1) cerebrais foi de cerca de 10%, enquanto a clorfeniramina 2 mg excedeu 50%. De forma geral, a ocupação percentual dos HR_1 cerebrais pelos anti-H_1 de segunda geração varia de 10% a 30% (cetirizina), embora a fexofenadina pareça não os ocupar.[48]

A definição para que um anti-H_1 seja considerado não sedativo é de que a sua ocupação dos receptores H_1 no SNC não exceda 20%, quando administrado na dose máxima recomendada.[28] As manifestações adversas centrais aparecem quando cerca de 50% dos receptores H_1 estão ocupados, embora alguns autores acreditem que isto ocorra com ocupação de 60% a 70% dos HR_1.[47,48]

Em termos gerais, após diversos testes (visuais, oculomotores, de detecção e identificação de sinais acústicos e visuais, além de testes de tomada de decisões), os anti-H_1 de segunda geração, quando administrados em dose única ou durante 4 a 5 dias não diferem significativamente do placebo em relação aos efeitos no SNC.[45] Em oposição, os anti-H_1 de primeira geração demonstraram alterações nos testes executados.[45,49] No entanto sabe-se da ocorrência de fenômeno de tolerância, havendo uma marcada redução nos efeitos adversos sobre o SNC com os anti-H_1 de primeira geração quando administrados ao longo de 4 a 5 dias consecutivos.[45]

Deve-se levar em conta que a grande maioria dos dados obtidos tem sido através de estudos com voluntários sadios.[45] Isto torna difícil extrapolar estes dados para o restante da população, desde que indivíduos alérgicos são influenciados pela presença de mediadores inflamatórios presentes na fisiopatogenia destas doenças, o que pode determinar alterações de permeabilidade capilar, não só em nível periférico, como também na BHL, determinando maiores efeitos adversos no SNC.[45]

Efeitos adversos cardíacos

Sabe-se que o bloqueio dos canais de potássio no coração (canais Kv11.1, codificados pelo gene HERG, *human ether-a-gogo related gene*) pode prolongar o intervalo QT no eletrocardiograma, originando arritmias potencialmente graves e fatais.[50] Doses de cerca de 1.400 mg de fexofenadina durante uma semana em voluntários sadios, não alteraram o intervalo QT, mesmo quando coadministrada com cetoconazol ou eritromicina.[50]

A hidroxizina parece não induzir arritmias ventriculares, embora alterações nas ondas T tenham sido relatadas, quando utilizadas altas doses.[51] O seu metabólito cetirizina não bloqueia os canais Kv11.1, mesmo em elevadas concentrações e diferentes circunstâncias, sendo assim raramente associada a efeitos cardíacos adversos.[50] Desta forma, também, parece ser comportar a levocetirizina.[50]

A ebastina é capaz de interagir com os canais Kv11.1, embora não se tenha relatado efeitos adversos cardíacos.[50] Em estudo onde foi utilizada 5 vezes a dose preconizada (total de 50 mg), não se observou efeitos sobre ao intervalo QT.[50] No entanto, deve-se ter precauções com pacientes com intervalo QT longo que usam medicamentos que afetam o CYP ou que tem hipocalemia.[50] A carebastina não parece bloquear os canais de potássio no coração.[50]

A loratadina tem demonstrado certos efeitos sobre os canais Kv11.1.[50] O uso concomitante da loratadina com drogas que inibem o CYP3A4 aumenta as concentrações da loratadina, embora geralmente sem prolongamento do intervalo QT, exceto quando é administrada com a nefazodona (antidepressivo).[50] De forma geral, a loratadina parece não exercer efeito clínico sobre os canais de potássio.[50] Por sua vez a desloratadina parece não bloquear os canais de potássio.[50]

A mizolastina é estruturalmente similar ao astemizol e liga-se aos canais de potássio cardíacos em concentrações maiores àquelas terapeuticamente alcançadas, e pode induzir bloqueio destes canais.[50] Em voluntários normais a mizolastina não alterou o intervalo QT, mesmo em doses quatro vezes às doses habituais.[50]

As concentrações da rupatadina se elevam quando a droga é coadministrada com inibidores do CYP, embora isto não pareça prolongar o intervalo QT, mesmo quando usada com a eritromicina e o cetoconazol.[50]

Assim três possíveis perguntas devem orientar o médico antes de prescrever um anti-H_1: (i) o paciente tem alguma forma de doença cardíaca? Caso tenha então um anti-H_1 com pouco ou nenhum efeito sobre os canais Kv11.1 deve ser usado; (ii) o paciente está sob uso de algumas destas drogas: macrolídeos, opiáceos, imidazólicos, antipsicóticos, antimaláricos ou antienxaquecosos? Caso esteja, então a prescrição deve ser cautelosa ou não realizada, desde que estas drogas podem prolongar a repolarização cardíaca;[50] (iii) se o paciente apresenta algum fator de risco, como dietas especiais (suco de *grapefruit*), doença hepática, distúrbio eletrolítico etc., e receba drogas não antiarrítmicas com potencial de prolongar o intervalo QT, a prescrição do anti-H_1 deve ser precedida e sucedida com realização de ECG e avaliação de um cardiologista.[50]

■ ANTI-H_1 NA DERMATITE ATÓPICA

O prurido é o sintoma mais comum e menos tolerado em pacientes com dermatite atópica (DA); a sua redução ou controle pode resultar em significativa melhoria da qualidade de vida destes pacientes.[26] No entanto a histamina é apenas um dos mediadores do prurido na DA e o efeito dos anti-H_1 tem sido questionado.[26] Os anti-H_1 clássicos têm sido prescritos para tratar o prurido pelos seus efeitos sedativos na hora de dormir.[26] Já os anti-H_1 de segunda geração têm sido inefetivos no controle do prurido associado à DA.[52]

■ ANTI-H_1 NA URTICÁRIA

Os anti-H_1 de segunda geração são os únicas drogas com evidência de classe 1 e grau de recomendação A indicadas para o tratamento da urticária crônica (UC), pela existência de estudos prospectivos randomizados, duplo-cegos, placebo controlados.[53] São drogas indicadas como primeira linha no tratamento sintomático da UC.[26,52] Os anti-H_1 de segunda geração oferecem controle moderado a bom em 44% a 91% de todos os tipos de urticária e em 55% dos pacientes com UC.[54] Todos os anti-H_1 são mais efetivos em reduzir o prurido, do que diminuir a frequência, o número e o tamanho das urticas.[55]

Alguns autores postulam que em adultos jovens se doença associada, a dose do anti-H_1 de segunda geração deveria ser elevada em até quatro vezes as doses recomendadas pelos fabricantes, antes de se trocar o tratamento ou adicionar outra droga ao tratamento da UC (indicações *off-label*, não aprovadas ainda pela Agência de Vigilância Sanitária – Anvisa, no Brasil).[54] Esta sugestão ainda corresponde a uma evidência de classe 3 e grau C de recomendação.[54] Um estudo recente, onde se utilizou cetririzina em 22 pacientes com UC contra-argumentou estas recomendações, uma vez que não se observou melhora após duas semanas de tratamento com 30 mg de cetirizina[56] – resultado este, talvez decorrente de observação por período reduzido de tempo.

Os anti-H_1 clássicos mais amplamente utilizados na UC pertencem ao grupo das etanolaminas (difenidramina, clemastina), piperazinas (hidroxizina, dexclorfeniramina) e as piperidinas (ciproheptadina, e cetotifeno).[57] O cetotifeno provou ser mais efetivo que a clemastina em um estudo com 305 pacientes com UC, embora a incidência de efeitos adversos foi similar (20% a 21% dos doentes).[58]

Alguns estudos randomizados compararam os efeitos da cetirizina no tratamento da UC tanto em relação à hidroxizina[59] e a loratadina[57] e demonstraram eficácia clínica similar, porém com perfil de segurança superior em relação à hidroxizina.

Em geral, nos estudos comparando diversos anti-H_1 de segunda geração entre si, no tratamento da UC, não se tem obtido diferenças significativas no que tange ao controle dos sintomas, qualidade de vida dos pacientes ou perfil de segurança, sendo todos indicados como agentes de primeira linha no tratamento da UC.[57] Os diferentes agentes anti-H_1 disponíveis no mercado brasileiro encontram-se listados no Quadro 160.7.

Quadro 160.7 Nomes comerciais dos anti-H_1 disponíveis no mercado brasileiro.

Foram incluídos na lista os nomes comerciais dos anti-H_1 utilizados nas várias especialidades médicas, sob a via de uso oral, parenteral, nasal e colírio, incluindo drogas utilizadas como antieméticos e orexígenos

- Antazolina (Albassol colírio®)
- Astemizol (retirado do mercado brasileiro pela Resolução RE n. 526, de 17 de abril de 2001)
- Azatadina (Cedrin®)
- Bilastina (Alektos®)
- Bromofeniramina ou bronfeniramina (Bialerge®)
- Buclizina (Apetibê suspensão®, Buclina®, Buclivit®, Carnabol®, Klizin®, Lanabol®, Lisinvitam®, Nutri-ped suspensão®, Nutrimaiz SM®, Postafen® – em geral usados para cinetose ou orexígenos)
- Carbinoxamina (Naldecon®)
- Cetirizina (Zetalerg®, Cetrizin®, Zyrtec®, Zetir®, CetiHexal®, Zinetrin®)
- Cetotifeno (Asdron®, Asmen®, Nemesil®, Zaditen®)
- Clemastina (Agasten®)
- Clorfeniramina (Resfenol®, associação paracetamol e efedrina)
- Desloratadina (Desalex®)
- Dexclorfeniramina (Polaramine®, Dexmine®, Desclofan®)
- Difenidramina (Alergo filinal®, Difenidrin injetável ®, 50 mg/mL)
- Dimenidranato (Aziac®, Dimedril®, Dramavit®, Dramin®, Dramin B6 DL®)
- Dimetindeno (Trimedal®)
- Doxilamina (Bronco-ped®, Revenil®)
- Ebastina (Ebastel®)
- Epinastina (Talerc®)
- Feniramina (Claril®)
- Fexofenadina (Allegra®, Fexodane®)
- Hidroxizina (Hixizine®, Prurizin®)
- Levocetirizina (Zyxem®)
- Loratadina (Claritin®, Loranil®, Loralerg®, Clarilerg®, Clistin®, Loremix®, Lorasc®)
- Meclizina (Meclin®)
- Mequitazina (Primasone®)
- Pirilamina (Prenefrin nasal®, Alersan®)
- Prometazina (Fenergan®, Pamergan®, Lisador®)
- Rupatadina (Rupafin®)
- Terfenadina (retirada do mercado brasileiro pela Resolução RDC n. 67, de 14 de julho de 2000)
- Tripelenamina (Alergitrat gel®)
- Tripolidina (Actifedrin®)

Fonte: Disponível em http://www.bulas.med.br/, acesso em 02 de junho de 2022.

■ ANTI-H_1 EM SITUAÇÕES ESPECIAIS

Gestação

Os dados obtidos do uso dos anti-H_1 na gestação são observacionais. Os anti H_1 são classificados como categoria B pela FDA nos Estados Unidos (risco não demonstrado em animais, mas sem estudos controlados em humanos) são:[60] (i) anti-H_1 de primeira geração: clorfeniramina, tripilenamina (disponíveis no Brasil apenas em associações com descongestionantes nasais sistêmicos não permitidos na gestação); dexclorferinamina, dimenidrato e ciproheptadina. Estes anti-H_1 devem ser de primeira escolha no primeiro trimestre da gestação pela grande experiência no seu uso e evitados no terceiro trimestre em função do risco de convulsões neonatais; (ii) anti-H_1 de segunda geração: loratadina e cetirizina.

São classificados como categoria C (risco demonstrado em animais ou ausência de estudos em animais ou humanos) pela FDA: (i) anti-H_1 de primeira geração: bromferinamina, difenidramina, hidroxizine e clemastina; (ii) anti-H_1 de segunda geração: fexofenadina e ebastina.

Lactação

Os anti-histamínicos clássicos devem ser evitados na lactação principalmente nos primeiros meses de vida da criança pelo risco de irritabilidade, sedação e diminuição da quantidade do leite materno.[60] Os fabricantes dos anti-H_1 cetirizina, ciproheptadina, hidroxizina, loratadina, mizolastina orientam nas suas bulas evitar o uso durante o período da amamentação.[61] Assim os anti-H_1 só deveriam ser usados durante a lactação quando sua necessidade de uso sobrepõe os riscos oferecidos à criança.[61] A clorfeniramina causa sonolência e diminuição da alimentação na criança.[61] Os anti-histamínicos de segunda geração loratadina e cetirizina podem ser utilizados neste período em situações de necessidade, uma vez que apenas pequenas quantidades são encontradas no leite materno.[60,61]

Lactentes e crianças pré-escolares

Entre os anti-H_1 de primeira geração licenciados para uso antes dos 2 anos de idade temos apenas a hidroxizina e a clorfeniramina.[61] Embora as crianças possam se tornar acostumadas com o efeito sedativo destas drogas, há um considerável risco de bloqueio psicomotor, o que pode determinar efeitos negativos sobre a segurança das crianças e sua educação.[61]

A desloratadina pode ser usada na Europa e nos Estados Unidos para crianças com 1 ano de idade ou mais. A fexofenadina e a levocetirizina só podem ser prescritas para crianças com mais de 6 anos. Há dados sobre a segurança do uso da cetirizina para crianças entre 1 e 2 anos de idade, na dose de 0,25 mg/kg, dividida em duas tomadas diárias.[61]

Idosos

Nos idosos, os anti-H_1 são comumente empregados no tratamento da rinite, conjuntivite, prurido, eczema e urticária, além da profilaxia de reações anafilactoides.[62] Os anti-H_1 de segunda geração propiciam alternativas excelentes, efetivas e seguras aos anti-H_1 clássicos nesta faixa etária. Como com todas as medicações, a escolha de qual droga a ser utilizada deve ser feita de acordo com as necessidades do paciente.

O tratamento deve ser planejado levando em consideração as drogas coadministradas e o potencial de interações medicamentosas e as comorbidades presentes. Os anti-H_1 de primeira geração não devem ser usados no tratamento da urticária em idosos.[62] Recentemente Chen e colaboradores[63] publicaram estudo sobre *medicações potencialmente inadequadas a idosos* e concluíram que entre elas se destacam os anti-H_1 com efeitos anticolinérgicos e sedativos (primeira geração).

Doses até 4 vezes as de bula para os anti-H_1 de segunda geração[44]

O tratamento de primeira linha de pacientes com urticária crônica espontânea (UCE) tem como pilar o uso de dose padrão dos anti-histamínicos H_1, não sedativos, de segunda geração.[44] No entanto, muitos pacientes com UCE não apresentam controle completo de sua doença com doses padrão (de bula, dos anti-H_1 de segunda geração (sgAHs).[44] Nesses pacientes, o aumento de doses (*updosing*) de até quatro vezes das doses padrão (em bula) destes anti-H_1 não sedantes é recomendado pela atual Diretriz ou Consenso do EAACI/GA2LEN/EDF/WAO para urticária.[44] Vários estudos confirmaram que o tratamento da UCE por doses mais altas, do que o padrão de anti-histamínico H_1, é mais eficaz do que o tratamento com a dose padrão para a maioria das sgAHs.[44] A cardiotoxicidade não foi relatado em qualquer um estudo, com desloratadina, bilastina, fexofenadina, rupatadina, levocertirizina.[44]

Existem certos grupos de pacientes, especialmente aqueles com síndrome do QT longo hereditário, os idosos (ou seja, segundo as definições da OMS, pessoas com mais de 65 anos) e pacientes com doenças cardiovasculares, que requerem atenção especial.[44] Esses pacientes devem ser avisados para não aumentarem as doses dos anti-H_1 prescritos.[44] Também não combiná-los com drogas como antifúngicos e macrolídeos, ou alimentos e bebidas, como suco de toranja (*grapefruit*), que inibem seu metabolismo no CYPs (principalmente, mas não exclusivamente CYP3A4), nem com quaisquer drogas que prolonguem os intervalos QT, como antiarrítmicos, antimicrobianos, antidepressivos tricíclicos, neurolépticos e procinéticos.[44]

Um cuidado especial também é recomendado na presença de desequilíbrios eletrolíticos, como hipocalemia e hipomagnesemia, e deve-se lembrar que essas condições podem ser precipitadas por inibidores da bomba de prótons, drogas que, em prática, são geralmente consideradas inofensivas.[44]

A conclusão da revisão de Cataldi e colaboradores[44] a respeito do uso de doses dos anti-H_1 de segunda geração até 4 vezes as recomendadas em bula foi que os sgAHs como a bilastina, cetirizina, levocetirizina, ebastina, fexofenadina, loratadina, desloratadina, mizolastina e rupatadina, todos têm um excelente perfil de segurança sem evidência de cardiotoxicidade, mesmo em até 4 vezes sua dose padrão licenciada.[44]

■ CONSIDERAÇÕES FINAIS

A maioria dos anti-H_1 de primeira geração inibe o CYP (fundamentalmente o CYP2D6), e são capazes de interagir alterando o metabolismo de outras drogas detoxificadas por esta via, como os antidepressivos tricíclicos, os betabloqueadores, drogas antiarrítmicas e o tramadol.[23]

Além disso, os anti-histamínicos de primeira geração causam conhecidos efeitos adversos deprimindo as funções cognitivas e causando sonolência, entre outros efeitos adversos. Têm a seu favor o custo monetário reduzido em relação aos anti-H_1 de segunda geração.

A desloratadina, fexofenadina, cetirizina, levocetirizina e rupatadina têm demonstrado efeitos cardiotóxicos quando seus níveis citoplasmáticos se elevam, em função de interações com outras drogas ou com sucos de frutas tanto ao nível do CYP3A4, como da GP e/ou do sistema OATP.[23]

Dado ao seu maior perfil de segurança clínica em adultos e crianças, a frequente necessidade de associações de vários anti-H_1 em doses habituais para o controle da urticária crônica,[64] sua comodidade posológica e a existência de diversas preparações farmacêuticas genéricas no mercado brasileiro, deve ser reavaliada a ampla disponibilização dos anti-H_1 de segunda geração no arsenal terapêutico do dermatologista.

Antifúngicos Sistêmicos

Os antifúngicos orais terbinafina, itraconazol e fluconazol estão entre os antimicrobianos mais prescritos por dermatologistas em função da frequência de dermatofitoses e de candidoses na prática diária. Outros antifúngicos orais e intravenosos devem ser conhecidos por estes profissionais, pois podem estar indicados em micoses sistêmicas com manifestações cutâneas, como histoplasmose disseminada e mucormicose.

■ TERBINAFINA

Terbinafina é o único agente sistêmico disponível do grupo das alilaminas. Está disponível em comprimidos de 250 mg. Já foi comercializada também em embalagens fracionadas de 125 mg.

Ela age inibindo a enzima esqualeno-epoxidase, impedindo a síntese de erogosterol (componente da membrana fúngica) e levando ao acúmulo de esqualeno, o que aumenta a permeabilidade da membrana e leva à morte celular. A biossíntese do ergosterol está esquematizada na Figura 160.5.[1-8]

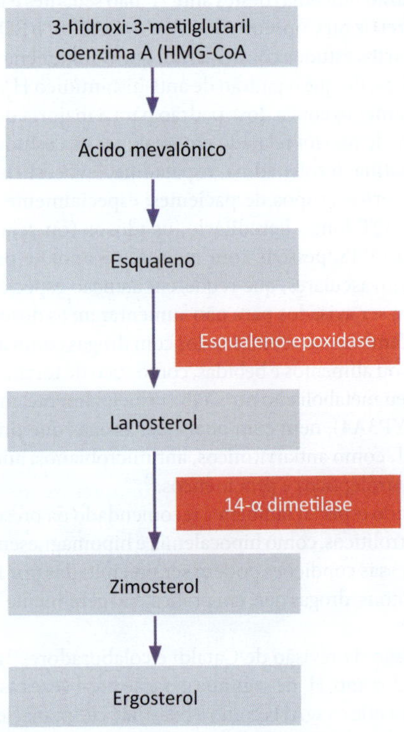

■ **Figura 160.5** Esquema da biossíntese do ergosterol. A terbinafina inibe a enzima esqualeno-epoxidase, e os azóis inibem a 14-α-esterol-demetilase.

A esqualeno epoxidase também está envolvida na síntese de colesterol nas células humanas, contudo esta enzima em mamíferos é 3 a 4 vezes menos sensível à terbinafina do que nas células fúngicas.[7,8]

A terbinafina é indicada principalmente para dermatofitoses. A deficiência de ergosterol e o acúmulo de esqualeno explica a ação fungicida para dermatófitos.[7,8]

Para espécies de leveduras, a atividade da terbinafina oral depende da espécie: é fungicida para *Candida parapsilosis*, porém, fungistática para *C. albicans* (exigindo concentrações mais altas para resposta clínica) e não tem atividade contra Malassezia spp., se administrada de forma sistêmica.[7-10]

A resistência antifúngica à terbinafina pode ocorrer por modificações na enzima alvo, aumento da expressão de transportadores ou degradação do antifúngico por enzimas como a salicilato 1-mono--oxidase. Em fungos, a resistência *in vitro* nem sempre se correlaciona com a resistência *in vivo*, visto que outros elementos do sistema imune agem simultaneamente na defesa antifúngica.[11]

Após administração oral, a terbinafina é bem absorvida (> 70%), mas apresenta biodisponibilidade de 40%, em função do efeito de primeira passagem pelo fígado. Como é lipossolúvel, é mais bem absorvida com alimentos. Distribui-se rapidamente e acumula-se no estrato córneo e fâneros. Apresenta altas concentrações nos folículos pilosos, pelos e subcutâneo. Atinge a placa ungueal nas primeiras semanas de tratamento. Sofre metabolismo hepático e eliminação predominantemente renal.[1-3]

A terbinafina está indicada principalmente para dermatofitoses. O tratamento oral está indicado nas seguintes situações:

- *Tinea corporis* disseminada (embora esta definição não esteja padronizada na literatura), com lesões papulopustulosas, envolvimento dermatoscópico de pelos velos, infecção recalcitrante, paciente imunodeprimido.
- *Tinea cruris* crônica, extensa ou com falha a tratamento tópico.
- Dermatofitose profunda (granuloma de Majocchi).
- *Tinea capitis.*
- *Tinea barbae.*
- *Tinea faciei* de diagnóstico tardio, principalmente se houve uso de corticosteroide tópico.
- *Tinea manuum* (preferencialmente).
- *Tinea pedis* variante mocassim/crônica hiperceratótica, extensa (envolvendo planta, dorso e calcanhar), recalcitrante, crônica ou com falha ao tratamento tópico.
- Onicomicose subungueal proximal. onicomicose subungueal distal-lateral envolvendo mais de 50% da placa, com envolvimento da matriz ou espessura da lâmina > 2 mm. mais de 3 a 4 unhas envolvidas. paciente com baixa adesão ao tratamento, com visibilidade ou flexibilidade pobres (com dificuldade para aplicação do tratamento tópico) ou com fatores de mau prognóstico, como doença vascular periférica, imunodepressão, diabete mal controlado e história de trauma.
- Dermatofitose envolvendo mais de uma região simultaneamente (p. ex., *tinea cruris* e *tinea pedis* ou *tinea corporis* e *tinea cruris*).
- *Tinea imbricata.*[12-19]

A combinação de tratamento tópico e sistêmico aumenta a taxa de cura. Em casos de *tinea capitis*, *Trichophyton tonsurans* responde melhor à terbinafina, enquanto *Microsporum canis* é mais sensível à griseofulvina, exigindo doses maiores e tratamento mais prolongado quando se opta pela terbinafina. Em casos de *tinea pedis*, a terbinafina é discretamente mais eficaz do que itraconazol.[12,14,20]

Além das dermatofitoses, terbinafina pode ser indicada em casos de:

- *Piedra* preta não responsiva ao tratamento tópico.[21-22]
- Cromoblastomicose (em monoterapia, ou associada a itraconazol, com o qual apresenta efeito sinérgico *in vitro*).[5]
- Esporotricose com falha às drogas de primeira linha (itraconazol e iodeto de potássio).[23]
- Feo-hifomicose cutânea e subcutânea (itraconazol é primeira opção, mas terbinafina pode ser eficaz).[24-25]

A terbinafina é bem tolerada de forma geral. Os efeitos adversos mais comuns são desconforto gastrointestinal, alteração do paladar e cefaleia. Hepatotoxicidade, neutropenia e plaquetopenia são raras. Pode provocar reações cutâneas, sendo mais comum, o exantema. Mais raramente, pode provocar pustulose exantemática generalizada aguda (PEGA), exantema flexural e intertriginoso simétrico relacionado a droga (SDRIFE), síndrome de Stevens-Johnson – necrólise epidérmica tóxica (SSJ-NET), eritema fixo, urticária e eritema nodoso. Também está associada a lúpus eritematoso e psoríase induzidos por droga e erupção liquenoide.[26-29]

Com relação às interações medicamentosas, a rifampicina e o fenobarbital diminuem as concentrações plasmáticas de terbinafina, enquanto a cimetidina as aumenta. A terbinafina inibe o metabolismo de CYP2D6 e pode aumentar a concentração plasmática de antidepressivos tricíclicos, betabloqueadores, inibidores seletivos da recaptação de serotonina, antiarrítmicos das classes 1A, 1B e 1C, e inibidores da monoaminoxidase tipo B (IMAO-B).[30]

A terbinafina é categoria B de risco na gravidez. Há poucos dados disponíveis sobre seu uso na lactação, por isso, recomenda-se evitar se possível. Está contraindicada a pacientes com doença hepática ativa ou crônica e em alcoolistas. Recomenda-se mensurar transaminases antes do início do tratamento. Deve-se evitar o uso de terbinafina em pacientes com *clearance* de creatinina menor do que 50 mL/minuto.[30,31]

■ GRISEOFULVINA

Griseofulvina é um agente fungistático derivado do *Penicillium griseofulvum*. Era comercializada em comprimidos de 500 mg no Brasil; porém, atualmente, a droga só é disponível em farmácias de manipulação.

A griseofulvina liga-se à tubulina dos microtúbulos, impedindo a montagem do fuso mitótico e a divisão celular.[1-4]

Bombas de efluxo em dermatófitos podem eliminar a griseofulvina de seu sítio de ação, causando resistência ao antifúngico.[11]

A absorção da griseofulvina é bastante variável, e aumenta após refeição gordurosa. Após 4 a 8 horas, alcança a camada córnea. Distribui-se pouco nos tecidos corporais. Liga-se à queratina, promovendo resistência prolongada a nova infecção. Por isso, cabelos e unhas de crescimento recente são os primeiros a ficarem livres da doença. Apresenta meia-vida de 1 dia. É metabolizada no fígado, e excretada nas fezes e no suor.[1-4]

A griseofulvina apresenta atividade contra dermatófitos. A duração do tratamento deve se estender até que o tecido infectado seja substituído por um novo: 1 mês para os cabelos, de 6 a 9 meses para as unhas das mãos, e 12 meses, para as dos pés. É segura e eficaz em crianças. Por isso, a indicação principal da griseofulvina é para o tratamento de *tinea capitis* nessa população, principalmente quando o agente é um dos seguintes, para os quais é mais eficaz: *M. canis, M. audouinii, T. schoenleinii* e *T. verrucosum. Tinea capitis* por *T. rubrum* e *T. mentagrophytes* pode exigir doses mais altas. *T. concentricum* pode ser resistente.[1-3,12-14]

O efeito adverso mais comum da griseofulvina é cefaleia (15% dos pacientes). Pode causar náuseas, vômitos, diarreia, neuropatia periférica, hepatotoxicidade. Leucopenia, neutropenia, basofilia e monocitose desaparecem com a continuidade do tratamento. Pode haver cilindrúria e albuminúria sem afetar a função renal. A potencial fotossensibilidade exige cautela nos pacientes com lúpus. Seu uso crônico pode causar elevação de protoporfinas fecais. Diversas reações cutâneas podem ser induzidas: urticária ao frio e ao calor, líquen plano, exantema, eritema multiforme e erupções vesiculares.[1-3]

Fenobarbital diminui a absorção de griseofulvina. Enquanto griseofulvina aumenta os efeitos do álcool, diminui a concentração sérica de varfarina e ciclosporina, e diminui a eficácia de anticoncepcionais orais com baixo conteúdo de estrogênio.[1-3,32]

Durante o tratamento, deve-se evitar exposição solar e consumo de álcool. Griseofulvina deve ser evitada durante a gravidez e lactação, em pacientes com lúpus eritematoso sistêmico, insuficiência hepática e porfirias. Pode afetar a espermatogênese em animais; a bula recomenda que o homem evite a concepção até 6 meses após término do tratamento.[32,33]

AGENTES IMIDAZÓLICOS E TRIAZÓLICOS (AZÓIS)

Azóis são agentes fungistáticos que possuem um anel azólico. São classificados de acordo com o número de átomos de nitrogênio no anel em imidazólicos (2 átomos) e triazólicos (3 átomos). Cetoconazol é um imidazol. Fluconazol, itraconazol, voriconazol, posaconazol e isavuconazol são triazóis. As apresentações disponíveis para uso sistêmico em nosso meio encontram-se na Tabela 160.2.

Tabela 160.2 Apresentações disponíveis de azóis sistêmicos no Brasil.

Droga	Apresentação	Dose por unidade
Fluconazol	Cápsula	150 mg
	Solução injetável	200 mg
Itraconazol	Cápsula	100 mg
Cetoconazol	Comprimido	200 mg
Voriconazol	Comprimido revestido	50 mg 200 mg
	Frasco-ampola	200 mg
Posaconazol	Solução oral	40 mg/mL
Isavuconazol (sulfato de isavuconazônio)	Cápsula	100 mg

Os azóis inibem a enzima do citocromo P450 14-α-esterol-demetilase, diminuindo a síntese de ergosterol (Figura 160.5). e levando ao acúmulo de metabólitos tóxicos, que inibem o crescimento do fungo. A 5,6-esterol desaturase transforma os metabólitos da 14-α-esterol-demetilase em compostos tóxicos.

As enzimas do citocromo P450 dos fungos são inibidas com maior afinidade do que as dos humanos; imidazóis (cetoconazol) têm menor seletividade e, por isso, mais interações medicamentosas e efeitos adversos.[1-3]

A resistência aos azóis pode ocorrer por mutações no gene ERG 11 da 14-α-esterol-demetilase ou por expressão de bombas de efluxo nos fungos. Mutação no gene ERG3 da 5,6-esterol desaturase impede a formação do produto tóxico 14-α-metil-3,6-diol a partir do 14-α-metilfecosterol e também pode levar resistência em algumas espécies.[1,11]

Cetoconazol necessita de ácido gástrico para dissolução e é absorvido pela mucosa intestinal. Apresenta distribuição tecidual limitada, mas atinge pele, partes moles, ossos e pulmões; tem penetração limitada no sistema nervoso central e no trato urinário. É metabolizado no fígado e sofre excreção pela bile.[3]

Itraconazol é lipossolúvel, sendo mais bem absorvido após as refeições e com pH gástrico baixo. Em outros países, também está disponível em solução oral, que é mais bem absorvida em jejum. É metabolizado no fígado, sendo substrato e inibidor da CYP3A4,5,7. Cerca de 99% do fármaco e de seu metabólito ativo estão ligados a proteínas. A meia-vida de eliminação no estado de equilíbrio é de 30 a 40 horas, mas leva 4 dias para alcançar níveis de equilíbrio. Por isso, é recomendada dose de ataque nas micoses profundas.[1-3]

Fluconazol apresenta absorção quase completa por via oral. Sua biodisponibilidade não é afetada por alimentos. É inibidor de CYP2C9, CYP2C19 (forte) e CYP3A4,5,7 (moderado). Apresenta meia-vida de 25 a 30 horas. Cerca de 90% sofrem eliminação renal.[1-3]

Voriconazol apresenta biodisponibilidade oral de 96%. Deve ser administrado 1 hora antes ou após as refeições, pois a gordura diminui sua absorção. Apresenta extensa distribuição tecidual. Apresenta metabolismo não linear (doses mais altas levam a exposição ao fármaco maior do que o esperado). É substrato, mas também inibidor da CYP2C9 e CYP2C19; a CYPA4 tem papel limitado no seu metabolismo. Em função da polimorfismo genético, 20% dos asiáticos são metabolizadores homozigotos fracos da CYP2C19. Sofre excreção principalmente pela urina.[1-3]

Posaconazol é apresentado em solução oral. Sua biodisponibilidade aumenta com alimentos. Tem meia-vida de 25 a 31 horas. Apresenta alto volume de distribuição (concentração alta nos tecidos e baixos níveis sanguíneos). Metabolizadores lentos (CYP2C19 em homozigose) possuem 4 vezes mais exposição sistêmica à droga. É excretado principalmente nas fezes.[1-3]

Isavuconazol é administrado como o profármaco sulfato de isavuconazônio. Alimentos diminuem a absorção em 20%. Metabolizado principalmente por CYP3A4 e CYP3A5. Excretado na urina.[1-3]

A Tabela 160.3 apresenta propriedades farmacocinéticas dos azóis.

Tabela 160.3 Apresentações disponíveis de azóis sistêmicos no Brasil.

Droga	Biodisponibilidade oral	$t_{1/2}$ (horas)	Eliminação (predominante)
Cetoconazol	Alta	7 a 10	Hepática
Fluconazol	Alta	22 a 31	Renal
Itraconazol	Variável	24 a 42	Hepática
Voriconazol	Alta	6	Hepática
Posaconazol	Alta	25	Hepática
Isavuconazol	Alta	80 a 130	Renal

$t_{1/2}$: meia-vida de eliminação.

Quanto às indicações, na Dermatologia, o *cetoconazol* tem boa excreção pelo suor, motivo pelo qual era considerado boa escolha para o tratamento de pitiríase versicolor. Por sua menor seletividade para as enzimas do citocromo P450 dos fungos e sua capacidade de inibir a esteroidogênese adrenal e gonadal (geralmente em doses altas), apresenta mais interações medicamentosas e mais efeitos adversos (altera os níveis de cortisol, estrogênio e testosterona, causando ginecomastia e impotência), foi substituído por outros azóis na maioria das indicações.[1-3]

Itraconazol tem um espectro antifúngico mais amplo. São opções de tratamento com este fármaco:

- Dermatofitoses com indicação de tratamento sistêmico (ver as indicações de terbinafina).[12-17,19-20]
- Pitiríase versicolor extensa, recalcitrante ou recorrente.[34-36]
- Foliculite por Malassezia spp.[37]
- *Piedra* branca e *piedra* preta sem resolução com tratamento tópico (raramente necessário).[21,22,38]
- Candidíase oral (itraconazol em solução oral).[39]
- Onicomicose por Candida spp.[17,39]
- Candidíase mucocutânea extensa.[40]
- Alternativa ao fluconazol em pacientes com criptococose sistêmica com acometimento cutâneo, desde que não haja envolvimento do sistema nervoso central, com infecção pulmonar leve a moderada, sem fungemia, em paciente imunocompetente.[41]
- Feo-hifomicose cutânea e subcutânea.[24,42]
- Eumicetoma.[42]
- Aspergilose (não é primeira escolha), fusariose não invasiva e outras hialo-hifomicoses.[1,42-44]
- Cromoblastomicose (em monoterapia ou associado a terbinafina. geralmente, combinado a terapias físicas).[5,45,46]
- Coccidioidomicose.[47]
- Paracoccidioidomicose.[48]
- Blastomicose (tratamento inicial de formas leves a moderadas, ou manutenção após terapia inicial com anfotericina B).[49]
- Esporotricose.[50]
- Histoplasmose (tratamento de formas leves a moderadas e profilaxia em pacientes com CD4 < 150 células/mm^3).[51-54]
- Talaromicose após indução com anfotericina B.[53,55]
- Entomoftormicose (geralmente, combinado a cirurgia; efeito sinérgico com anfotericina B).[56]

Itraconazol inibe a via de sinalização *hedgehog* e pode ter um papel no tratamento de carcinoma basocelular metástico quando vismodegibe estiver indisponível, não for tolerado ou não demonstrar eficácia, mas as evidências para essa indicação ainda são esparsas na literatura.[57]

Fluconazol é mais eficaz para leveduras, mas também tem ação contra alguns fungos filamentosos. É indicado para:

- Candidoses, mas lembrar que *C. krusei* é naturalmente resistente e *C. glabrata* tornou-se frequentemente resistente com a exposição prolongada ao fármaco.[1-3,39,40]
- Criptococose.[41]
- Coccidioidomicose.[47]
- Dermatofitoses (a resistência é variável).[58-59]
- Histoplasmose (menor efetividade e maior risco de resistência do que com anfotericina e outros azóis).[51-54]
- Blastomicose com acometimento de sistema nervoso central (boa penetração tecidual, mas não é a opção mais eficaz).[49]

Voriconazol é indicado principalmente para formas invasivas de candidíase e aspergilose, bem como para terapia de resgate em fusariose, histoplasmose e infecções por *P. boydii* (*Scedosporium apiospermum*). Pode ser uma alternativa para o tratamento de tricosporonose, blastomicose, talaromicose e dermatofitose multidroga resistente. É segunda linha de tratamento para coccidoidomicose disseminada sem doença grave.[1,2,39-44,47,49,51-55,60-62]

Posaconazol está indicado para: candidose orofaríngea (embora o fluconazol seja preferido em função do custo e à segurança) e em neutropênicos; aspergilose; mucormicose; coccidioidomicose disseminada, mas não grave; tricosporonose; talaromicose; histoplasmose (terapia de resgate).[1,12,39,40,42-44,51-54,60-63]

Isavuconazol está indicado para mucormicose, aspergilose invasiva e candidíase invasiva.[1,63,64]

Quanto aos efeitos adversos, os azóis, de forma geral, podem causar cefaleia e sintomas gastrointestinais (diarreia, constipação, dor abdominal, dispepsia, náuseas, vômitos, alteração do paladar).

Cetoconazol pode causar hepatotoxicidade, insuficiência adrenal, impotência, ginecomastia e reações de hipersensibilidade.[1,2]

Itraconazol pode ocasionar hepatotoxicidade, insuficiência adrenal, edema de membros inferiores, hipertensão arterial e rabdomiólise. Hipertrigliceridemia, hipocalemia e exantema são efeitos dependentes da dose. Anafilaxia e síndrome de Stevens-Johnson são raras.[1,2]

Os efeitos adversos do *fluconazol* ocorrem com duração de tratamento maior do que 7 dias e incluem: mialgia, eflúvio telógeno, exantema e eritema fixo. Hepatotoxicidade pode ocorrer, mas é menos comum do que com outros azóis. Há relatos de urticária, angioedema, SSJ-NET e SDRIFE.[1,2,65,66]

Voriconazol pode provocar hepatotoxicidade, hipocalemia, prolongamento do intervalo QT, alucinações auditivas ou visuais (ocorrem mais frequentemente à noite, com a forma intravenosa, imediatamente após a primeira dose e desaparecem em 30 minutos), exantema (6% dos pacientes) e anafilaxia. O tratamento crônico pode induzir fotossensibilidade e maior risco de neoplasias cutâneas, especialmente em imunossuprimidos.[1,2]

Posaconazol pode causar sonolência, exantema, febre, astenia, leucopenia e alteração nas provas de função hepática.[67]

Isavuconazol pode provocar hipocalemia, alucinações, sonolência, fadiga, tromboflebite, dispneia, hiporexia, alterações nos exames de função hepática, exantema, prurido e insuficiência renal.[68]

Quanto às interações medicamentosas, os azóis interagem com as enzimas do citocromo P450 hepáticas (CYP), como substratos, mas também como inibidores (Quadro 160.8).[1,2]

Quadro 160.8 Interações dos azóis com as CYP hepáticas.

Droga	Interação
Fluconazol	Inibidor moderado de CYP3A4,5,7 Inibidor forte de CYP2C9 Inibidor de CYP2C19
Itraconazol	Inibidor e substrato de CYP3A4,5,7
Cetoconazol	Inibidor potente de CYP3A4
Voriconazol	Inibidor de CYP3A4,5,7 Inibidor e substrato de CYP2C9 e CYP2C19
Posaconazol	Inibidor potente de CYP3A4
Isavuconazol	Inibidor e substrato de CYP3A4 Inibidor de CYP2B6

Diversas drogas têm suas concentrações plasmáticas aumentadas quando coadministradas com azóis: fexofenadina, metilprednisolona, omeprazol, rifampicina, efavirenz, ritonavir, saquinavir, nevirapina, varfarina, felodipino, anlodipino, nifedipino, eplerenona, quinidina, sildenafila, vardenafila, tadalafila, alprazolam, midazolam, zolpidem, carbamazepina, fenitoína, haloperidol, buspirona, alfentanila, sirolimo, tacrolimo, erlotinibe, imatinibe, alcaloides da vinca (vincristina, vimblastina), docetaxel, iridotecano, gefitinibe, bussulfano, derivados do ergot (ergotamina e di-hidroergotamina), metadona, solifenacila, eszopiclona, ranolazina. Entretanto, alguns fármacos reduzem a concentração de azol quando administrados simultaneamente: fenitoína, fenobarbital, carbamazepina, rifampicina, didanosina, efavirenz, nevirapina e ritonavir.[1,67-71]

Astemizol e cisaprida têm suas concentrações aumentadas por azóis que inibem a CYP3A4, mas sua venda foi proibida no Brasil pela Anvisa.

Antiácidos e omeprazol diminuem a absorção de itraconazol. Omeprazol e voriconazol aumentam suas concentrações plasmáticas reciprocamente; deve-se reduzir a dose de omeprazol em 50% durante o tratamento com voriconazol. Clopidogrel é metabolizado para sua forma ativa através da CYP2C19. Fluconazol inibe essa enzima e pode levar a baixas concentrações de clopidogrel.[1,71]

Algumas recomendações sobre o manejo de interações entre azóis e alguns grupos de drogas de uso comum na prática diária estão resumidas no Quadro 160.9.

Quadro 160.9 Recomendações sobre interações dos azóis com algumas drogas.

Droga	Recomendações
Estatinas	Sinvastatina, atorvastatina e lovastatina são metabolizadas pela CYP3A. Sua associação com itraconazol e posaconazol está contraindicada pelo risco de rabdomiólise; o uso concomitante com fluconazol deve ser feito com cautela Rosuvastatina é metabolizada pela CYP2C9 e minimamente pela CYP2C19, inibidas por voriconazol e fluconazol Pravastatina é metabolizada por outra via (glicuronidação) e sua associação com azóis é mais segura
Sulfonilureias	Fluconazol pode aumentar o tempo de duração de ação das sulfonilureias
Varfarina	Azóis podem aumentar a concentração plasmática de varfarina e aumentar o risco de sangramentos. Observar o RNI durante o tratamento
Benzodiazepínicos	Azóis podem aumentar a concentração plasmática de benzodiazepínicos (alprazolam, midazolam) e aumentar o risco de rebaixamento do nível de consciência

Contraindicações apresentadas nas bulas dos azóis estão apresentadas no Quadro 160.10.[67-71]

Quadro 160.10 Associações contraindicadas entre azóis e outros fármacos.

Azol	Drogas contraindicadas
Fluconazol	Eritromicina e quinidina
Itraconazol	Quinidina, nisoldipino, felodipino, ranolazina, eplerenona, sinvastatina, lovastatina, midazolam, pimozida, metadona, irinotecano, derivados do ergot, domperidona. Se disfunção renal, não associar com: colchicina, sulfonilureias e telitromicina
Voriconazol	Serolimo, efavirenz, ritonavir (altas doses), derivados do ergot
Posaconazol	Quinidina, derivados do ergot, sinvastatina, lovastatina, atorvastatina
Isavuconazol	Rifampicina, ritonavir (altas doses), efavirenz, carbamazepina, fenobarbital, fenitoína

Fluconazol pode ser administrado na lactação, com monitoramento hepático; não há segurança estabelecida para os demais azóis que devem ser evitados neste período. Cetoconazol, itraconazol, posaconazol, isavuconazol, fluconazol (em dose única semanal) estão classificados na categoria C de risco na gravidez, enquanto *voriconazol* e outros regimes de *fluconazol* estão na categoria D. Itraconazol está contraindicado em pacientes com insuficiência cardíaca, pois pode ter efeito inotrópico negativo. O ajuste de dose dos azóis em pacientes com insuficiência renal está sumarizado na Tabela 160.4.[31,69]

Tabela 160.4 Ajuste de dose dos azóis em pacientes com insuficiência renal.

Azol	Drogas contraindicadas
Cetoconazol	Não necessita de ajuste
Fluconazol	Administrar 50% da dose se ClCr < 50 mL/minuto
Itraconazol	Oral: 50% da dose se ClCr < 10 mL/minuto IV: não administrar se ClCr < 30 mL/minuto (em função do acúmulo de ciclodextrina do veículo)
Voriconazol	Oral: não necessita de ajuste IV: não administrar se ClCr < 50 mL/minuto (em função do acúmulo de ciclodextrina do veículo)
Posaconazol	Não necessita de ajuste
Isavuconazol	Não necessita de ajuste

ClCr: *clearance* de creatinina.

ANFOTERICINA B

Anfotericina B é um polieno (possui muitas ligações duplas) anfotérico (capaz de reagir com ácidos ou bases). É uma molécula anfipática (possui uma região hidrofílica e uma hidrofóbica) e insolúvel em água, mas torna-se adequada para infusão intravenosa quando formulada com o sal biliar desoxicolato. Além de desoxicolato (C-AMB), apresenta três formulações lipídicas: dispersão coloidal (ABCD), lipossomal (L-AMB) e complexo lipídico (ABLC). A dispersão coloidal de anfotericina B (ABCD) contém quantidades iguais de anfotericina B e sulfato de colesterol. A anfotericina B lipossomal (L-AMB) incorpora a anfotericina em lipossomos (vesículas) unilamelares compostos de fosfatidilcolina de soja hidrogenada e distearoil fosfatidilglicerol. E o complexo lipídico da anfotericina B (ABLC) contém dois fosfolipídiolipídios: dimiristoilfosfatidilcolina e dimiristoilfosfatidilglicerol.[1,72]

Anfotericina B forma poros que aumentam a permeabilidade da membrana, com perda da integridade, levando à perda de moléculas e íons do citoplasma. Recentemente, foi proposto que ela sequestra o ergosterol como uma esponja, causando a morte celular.[1,3] Além disso, induz o estresse oxidativo celular e o aumento na formação de radicais livres.[72]

Liga-se, também, aos lipídios das formulações lipídicas com uma afinidade intermediária entre o ergosterol do fungo e o colesterol das células humanas (difusão seletiva para as células fúngicas *versus* as células do hospedeiro). Além disso, liga-se com afinidade maior às lipoproteínas de alta densidade (HDL) dos macrófagos do que às lipoproteínas de baixa densidade (LDL) das células tubulares renais, diminuindo a ocorrência de nefrotoxicidade e permitindo a aplicação de doses maiores (5 mg/kg) do que as de C-AMB (0,6 mg/kg).[1,3,72]

Há relatos de resistência fúngica à anfotericina B por *C. lusitaniae*, *A. terreus*, *A. nidulans* e *P. boydii*. Sendo que a resistência pode ocorrer pelos seguintes mecanismos:

- Substituição do ergosterol da membrana por seus precursores.
- Mutações que aumentam a atividade da catalase e diminuem o dano oxidativo da anfotericina à membrana.[1,2,11]

A anfotericina B deve ser administrada por via intravenosa, pois quase não é absorvida por via oral. Distribui-se amplamente pelos tecidos corporais, exceto para o sistema nervoso central. É altamente (99%) ligada a proteínas plasmáticas. O metabolismo é renal. E a excreção é urinária e biliar.[1-3]

A anfotericina apresenta um amplo espectro de ação antifúngica. Está indicada principalmente para micoses sistêmicas: candidíase, criptococose, aspergilose, fusariose, feo-hifomicose mucormicose, histoplasmose, paracoccidioidomicose, esporotricose, coccidioidomicose, blastomicose, talaromicose. Está indicada como tratamento empírico a pacientes com neutropenia febril com mais de 5 dias de duração. Além disso, tem potente ação contra Leishmania sp.[1,3,42-44,48,50-54]

A administração de anfotericina B endovenosa pode desencadear reações imediatas (infusionais). São mais comuns com anfotericina desoxicolato e, menos frequentemente, com a dispersão coloidal. Caracterizam-se por febre, calafrios, vômitos e hipotensão. Os sintomas cessam espontaneamente depois de 30 a 45 minutos, melhoram com meperidina, podem ser prevenidos com pré-medicações (paracetamol, hidrocortisona, ibuprofeno, anti-histamínicos) e tendem a desaparecer nas infusões subsequentes. A diminuição da velocidade de infusão ou da dose diária diminui sua ocorrência. Anfotericina B deve ser administrada por infusão intravenosa lenta (durante 2 a 6 horas), com concentração de 0,1 mg/mL (1 mg/10 mL), iniciando com dose diária de 0,25 mg/kg.[1-3]

Alteração da função renal ocorre em até 80% dos pacientes que usam anfotericina desoxicolato, sendo dose-dependente. Em geral, é transitória. Doses cumulativas maiores do que 4 g aumentam o risco de dano permanente. Ocorre vasoconstrição da arteríola aferente, mas também pode haver dano tubular renal, ocasionado acidose tubular renal e distúrbios eletrolíticos (hipocalemia e hipomagnesemia). A prevenção pode ser feita com solução salina ou com o uso das formulações lipídicas.[1-3,73]

Pode haver anemia normocítica normocrômica com reticulócitos baixos, após duas semanas de tratamento, causada pela diminuição da produção de eritropoeitina pelas células tubulares renais.[1,72]

Anfotericina B também pode provocar cefaleia, náuseas, vômitos, mal-estar, perda de peso, flebite e alteração das provas de função hepática.[1,3]

A administração simultânea com drogas com potencial nefrotóxico, como ciclosporina, anti-inflamatórios não esteroidais e ciclosporina, deve ser evitada. A hipocalemia provocada por anfotericina B pode potencializar o efeito de bloqueadores musculares e a intoxicação por digitálicos.[74]

Anfotericina B está classificada na categoria B de risco para gravidez. Provavelmente, é segura na lactação, mas não há dados disponíveis. Não necessita de ajustar a dose em pacientes com insuficiência renal ou hepática.[74]

■ FLUCITOSINA

É um adjuvante da anfotericina na fase de indução do tratamento da neurocriptococose em pacientes imunodeprimidos, pois aumenta a sobrevida em relação à monoterapia. É captada pelas células fúngicas através da citosina permease, e convertida primeiramente em 5-fluoracila, e, em seguida, a monofosfato de 5-fluorodeoxiuridina (FdUMP) e trifosfato de fluorouridina (FUTP), os quais inibem a síntese de DNA e de RNA, respectivamente. Pode provocar sintomas gastrointestinais e toxicidade medular (citopenias).

Atualmente, indisponível no mercado brasileiro, foi empregado no tratamento adjuvante da cromomicose, com azóis.

■ EQUINOCANDINAS

As equinocandinas são peptídeos cíclicos grandes ligados a cadeias longas de ácidos graxos (lipopeptídeos). Compreendem a caspofungina, a anidulafungina e a micafungina. Rezafungina foi introduzida recentemente ao armamentário dessa classe.

Como a parede celular dos fungos é composta por 1,3-β-d-glucanas, 1,4-β-d-glucanas, 1,6-β-d-glucanas, quitina e mananas, as equinocandinas inibem a enzima 1,3-β-glucano-sintase, responsável pela formação de 1,3-β-glucana da parede celular fúngica.[1-3,75]

Mutações com substituição de aminoácidos no sítio de ligação da 1,3-β-glucano-sintase podem levar ao desenvolvimento de resistência. A sensibilidade de fungos que produzem principalmente 1,6-β-glucana, como *Cryptococcus*, *Fusarium*, *Rhizopus* e *Trichosporon*, é limitada.[1,2,75]

As equinocandinas não apresentam biodisponibilidade oral e estão disponíveis somente para administração intravenosa. Ficam altamente ligadas a proteínas e têm pouca penetração no sistema nervoso central.[1,2]

Caspofungina e micafungina sofrem metabolismo hepático e são eliminadas na urina e nas fezes. Anidulafungina não é metabolizada pelo fígado, sofre hidrólise química lenta. A meia-vida das equinocandinas é longa, permitindo administração em dose única diária.[1,2,75]

As equinocandinas são fungicidas para espécies de *Candida* e fungistáticas para Aspergillus spp. Estão indicadas para o tratamento de candidoses e aspergilose invasivas, apesar de outros fungos também mostrarem-se sensíveis *in vitro*.[1-3,75]

Os efeitos adversos mais comuns são relacionados a infusão intravenosa: *flushing* facial, edema, prurido, tromboflebite, broncoespasmo, dispneia, hipotensão e febre.[1,75]

A combinação de caspofungina e ciclosporina aumenta o risco de elevação das enzimas hepáticas. Micafungina aumenta os níveis de nifedipino, ciclosporina e sirolimo.[2]

As euinocandinas não necessitam de ajuste de dose na insuficiência renal. Caspofungina pode exigir ajuste de dose em pacientes com doença hepática. A segurança das equinocandinas na lactação não está estabelecida, sendo recomendado evitar o uso. Anidulafungina está classificada como categoria B de risco na gestação, enquanto caspofungina e micafungina estão na categoria C.[31]

■ IODETO DE POTÁSSIO

O iodeto de potássio não é primariamente um antifúngico, mas pode ser empregado no tratamento de algumas micoses.

O mecanismo de ação antifúngica exato do iodeto de potássio não está estabelecido. Inibe a quimiotaxia de neutrófilos e diminui a produção de intermediários reativos de oxigênio por esses polimorfonucleares, atua nas reações de halogenação das mieloperoxidases dos fagócitos, ativa macrófagos, tem atividade fibrinolítica, possui efeitos antifúngicos indiretos, mas pode também causar lise celular.[76,77]

É absorvido por via oral, concentra-se de forma importante na tiroide e eliminado principalmente por via renal.[76]

Entre as doenças fúngicas, está indicado principalmente para esporotricose cutânea localizada e linfocutânea, além das entomoftoromicoses. Há relatos de uso em eumicetoma, cromoblastomicose e criptococose cutânea. Também pode ser usado nas dermatoses neutrofílicas e nas paniculites.[42,56,76,77]

Pode ocorrer gosto metálico ou amargo na boca, hipotiroidismo, hipertiroidismo, iododerma, iodismo (intoxicação por iodo, caracterizada por hiperemia conjuntival, lacrimejamento, turvação visual, rinorreia, sialorreia), erupção acneiforme, dermatite herpetiforme, psoríase pustulosa, penfigoide bolhoso, urticária e angiodema.[76]

Iodeto de potássio tem interação medicamentosa com lítio, amiodarona, diuréticos poupadores de potássio e inibidores da enzima de conversão de angiotensina.[76]

O iodeto de potássio está contraindicado a pacientes com qualquer disfunção tiroidiana (hipotiroidismo, hipertiroidismo, nódulos ou câncer), bem como naqueles com autoanticorpos para doença autoimune da tiroide, doença renal crônica (em função do potássio na formulação), gestantes, nutrizes, imunodeprimidos e portadores da doença de Addison.[76]

Antimicrobianos Sistêmicos

Antimicrobianos são compostos que agem sobre micro-organismos inibindo seu crescimento ou causando sua morte. Englobam fármacos antibacterianos, antivirais, antifúngicos e antiparasitários. Alguns agentes atuam sobre mais de uma categoria microbiana, como a anfotericina, que possui ação contra fungos e leishmanias. Quando produzidos por micro-organismo inibindo o crescimento de outro são chamados de antibióticos. E quando sintetizados em laboratório, recebem o nome de quimioterápicos.[1,2]

A molécula química ativa do antimicrobiano é chamada de farmacóforo. Ela se liga a seu alvo (um receptor no micro-organismo) para produzir seu efeito. A ação do antibiótico pode resultar na morte bacteriana (agente bactericida) ou na inibição do crescimento ou multiplicação das bactérias (bacteriostático).[1]

■ FARMACOCINÉTICA DOS ANTIMICROBIANOS

A farmacocinética engloba as ações do corpo sobre a droga e consiste nos processos de absorção, distribuição, metabolismo e eliminação dos fármacos. O conhecimento da farmacocinética é útil na escolha de um fármaco específico para determinado perfil de paciente, por exemplo alguém com insuficiência renal.[1,3]

Para que um antimicrobiano exerça sua ação, precisa ser absorvido e alcançar o sítio da infecção. Em Dermatologia, prescrevemos antibióticos, antifúngicos, antivirais e antiparasitários para tratar infecções e infestações cutâneas, mas também para tratar doenças sistêmicas que afetam a pele. No caso da paracoccidioidomicose, por exemplo, a doença pode acometer pele, mucosas, pulmões, adrenais, entre outros. A escolha do agente deve levar em consideração a penetração do fármaco nos sítios acometidos pela infecção. A pitiríase versicolor, por exemplo, pode ser tratada com terbinafina tópica, mas não oral, em função da necessidade de concentração que a droga atinge na camada córnea.

A absorção de um fármaco por via oral é variável. Depende das características da droga (principalmente a hidrossolubilidade), da superfície disponível para absorção, do fluxo sanguíneo na superfície absortiva e da concentração do fármaco no local de absorção. A absorção é maior pela mucosa do intestino do que do estômago (superfície menor e revestida por muco) e fatores que aceleram o esvaziamento gástrico elevam a taxa de absorção. A absorção também pode ser limitada por vômitos, enzimas digestivas, alterações do pH gástrico e presença de alimentos. O metabolismo do fármaco por enzimas da flora ou mucosa intestinais ou do fígado pode reduzir sua concentração no local de ação. Contudo, a via de administração oral é mais conveniente e econômica, e, de modo geral, mais segura. Na administração intravenosa, o fármaco é liberado em sua forma ativa, e a biodisponibilidade é mais rápida, ampla e previsível. É útil para administrar substâncias irritantes e para o tratamento de infecções graves, mas aumenta o risco de efeitos adversos.[4]

Após ser absorvido, o antimicrobiano deve penetrar no local da infecção, atravessando diversas barreiras (células epiteliais e endoteliais e as junções entre elas). Quanto mais lipofílica, com menor carga e menor tamanho, maior a chance de uma molécula penetrar as membranas celulares e outras barreiras físicas e atingir o sítio de ação. As moléculas hidrofílicas tendem a se concentrar em compartimentos aquosos, como o sangue e o citosol. A ligação a proteínas plasmáticas também limita a concentração do fármaco no tecido. E transportadores de membrana, como a glicoproteína P, exportam o fármaco do compartimento tecidual de volta para a corrente sanguínea e representam outro obstáculo da penetração dos antimicrobianos nos sítios de infecção.[4]

Os antibióticos administrados por via oral podem ser metabolizados inicialmente por componente da flora gastrointestinal. Depois, durante a absorção, por enzimas das células epiteliais da mucosa intestinal. Após a absorção, chegam ao fígado pela circulação porta e são metabolizados (efeito de primeira passagem). Quando administrado por via intravenosa, o fármaco não é modificado pela flora gastrointestinal, nem sofre o efeito de primeira passagem pelo fígado, mas é metabolizado cada vez que passa por esse órgão através da circulação sistêmica, até que seja eliminado. Quanto mais lento o metabolismo, maior a meia-vida de eliminação da droga. Ao ser metabolizado, geralmente o fármaco sobre uma reação de fase 1 (oxidação, redução ou hidrólise) que provoca sua inativação. O metabólito originado é conjugado a uma segunda molécula (reação de fase 2), tornando-se mais hidrossolúvel, o que facilita sua passagem pela membrana celular e a eliminação pela bile (através da qual alcança o intestino) e pela urina.[5]

Diversas enzimas metabolizam os fármacos, por exemplo, as que integram a superfamília do citocromo P450. Mais da metade dos medicamentos é metabolizada por uma enzima dessa superfamília, a CYP3A4. Quando dois fármacos administrados simultaneamente são metabolizados pela mesma enzima, diminui sua depuração, aumento sua concentração no plasma e o risco de toxicidade. Essas interações medicamentosas devem ser levadas em consideração ao selecionar um antimicrobiano para o paciente.[5]

A concentração plasmática do fármaco se eleva com a extensão da absorção até atingir um pico ou concentração plasmática máxima ($CP_{máx}$), quando a taxa de eliminação se iguala a capacidade de absorção. Depois, à medida que o antimicrobiano se distribui pelos tecidos, é metabolizado e eliminado, sua concentração diminui progressivamente. A área sob a curva é uma medida da concentração total do fármaco em um intervalo de tempo, por exemplo, de 0 a 24 horas ($AUC_{0\ a\ 24\ horas}$). A menor concentração do antibiótico que impede o crescimento da bactéria, visível no meio de cultura após 18 a 24 horas de incubação, é chamada de concentração inibitória mínima (CIM). O gráfico de concentração-tempo ilustra esses conceitos (Figura 160.6).[1,2]

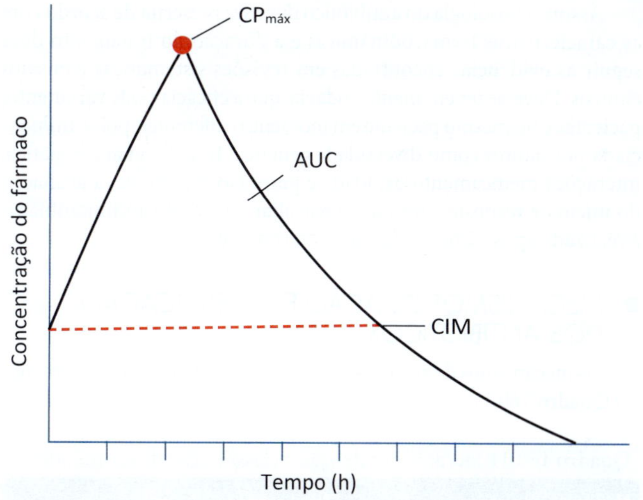

■ **Figura 160.6** Gráfico de concentração-tempo de um fármaco. O ponto mais alto da curva (pico) representa a concentração plasmática máxima ($CP_{máx}$). A área sob a curva (AUC) representa a concentração total do fármaco acumulada ao longo de determinado tempo. A linha tracejada indica a concentração inibitória mínima (CIM).

Quatro conceitos devem ser considerados na assistência ao paciente para aumento da eficácia do antimicrobiano e redução dos efeitos adversos: meia-vida, depuração, volume de distribuição e biodisponibilidade.

O tempo necessário para que a concentração sérica máxima atingida após uma dose administrada do antimicrobiano se reduza à metade é chamado de meia-vida, e depende da taxa de metabolização e excreção e da velocidade de distribuição tecidual do fármaco.[2]

Depuração ou *clearance* é uma medida da capacidade do organismo para eliminar uma droga da circulação sistêmica.[1,6]

O volume de distribuição é o espaço aparente do corpo para conter o fármaco, com base em quanto é administrado e quanto está presente na circulação sistêmica. Relaciona a quantidade da droga no corpo à sua concentração no sangue ou plasma.[1,6]

A biodisponibilidade é a fração do fármaco que foi absorvida e chegou à circulação sistêmica sem sofrer alterações.[1,6]

■ FARMACODINÂMICA DOS ANTIMICROBIANOS

A farmacodinâmica estuda as ações da droga no corpo, isto é, seus efeitos e mecanismos de ação. Essas propriedades classificam os antimicrobianos em grupos, e são úteis na escolha de determinados grupos de drogas para tratar um sintoma ou doença específica.[1-3]

De acordo com a farmacodinâmica, os antibióticos podem ser classificados em:

- tempo-dependentes;
- concentração ou dose-dependentes.

Os antibióticos tempo-dependentes são aqueles em que a atividade bactericida é maior quanto mais tempo sua concentração persiste acima da concentração inibitória mínima (T > CIM). Por isso, devem ser administrados em intervalos menores, dependentes da meia-vida da droga. São exemplos desse grupo os beta-lactâmicos e a vancomicina.[1,2]

Para os antibióticos concentração-dependentes, a eficácia depende da concentração de pico e se mantém mesmo depois que sua concentração plasmática cai abaixo da concentração inibitória mínima, o que é chamado efeito pós-antibiótico. Por isso, são eficazes em dose única diária. A rifampicina, e os aminoglicosídeos são exemplos desse grupo.[1,2]

Há um terceiro grupo de antibióticos, como a daptomicina, a posologia não interfere na eficácia, a qual depende da dose acumulativa.[1]

Assim, a posologia do antibiótico deve ser prescrita de acordo com as características farmacodinâmicas e a duração do tratamento deve seguir as evidências encontradas em revisões sistemáticas e ensaios clínicos. Deve-se ter em mente, todavia, que a eficácia pode variar entre pacientes e no mesmo paciente em momentos diferentes, pois é influenciada por fatores como diversidade genética, função renal e hepática, interações medicamentosas, idade e peso. Normalmente, a avaliação do início de resposta, antes de se reavaliar a troca do antimicrobiana, é realizada após 72 horas do início do tratamento.[1-3]

MECANISMOS DE AÇÃO E CLASSIFICAÇÃO DOS ANTIBIÓTICOS

Os mecanismos de ação e as classes de antibióticos são apresentados no Quadro 160.11.

Quadro 160.11 Mecanismos de ação e classificação dos antibióticos.

Mecanismo de ação	Classificação
Inibição da síntese de ácido fólico	Sulfonamidas e trimetoprima
Inibição da síntese de DNA	Quinolonas
Inibição da síntese de DNA em anaeróbios	Nitroimidazóis
Inibição da síntese proteica	Aminoglicosídeos, tetraciclinas, glicilciclinas, cloranfenicol, macrolídeos, lincosamidas, estreptograminas, oxazolidinonas
Inibição da síntese da parede celular	β-lactâmicos (penicilinas, cefalosporinas, carbapenêmicos, monobactâmico), glicopeptídeos, lipopeptídeos
Desintegração da membrana celular	Polimixinas

FINALIDADES DO USO DE ANTIBIÓTICOS

Os antibióticos podem ser usados como profilaxia (antes da instalação da doença) ou como tratamento da infecção sintomática.

A antibioticoprofilaxia está indicada nas seguintes situações:

- Em pacientes em uso de drogas imunossupressoras após transplante.
- Na síndrome da imunodeficiência adquirida quando a contagem de células CD4 está abaixo de $200/mm^3$.
- Prevenção de infecções de sítio cirúrgico e de endocardite infecciosa.
- Em procedimentos realizados em tecidos infectados, inclusive na pele e em partes moles.
- Após contato com pacientes com meningite meningocócica, sífilis e uretrite (profilaxia pós-exposição).
- Terapia supressora pós-tratamento (profilaxia secundária) em imunodeprimidos até que ocorre melhora da resposta imune.[1]

Quando há sinais clínicos de infecção, inicia-se a *antibioticoterapia empírica*, escolhendo-se o fármaco de acordo com o agente etiológico mais provável, considerando-se o cenário clínico (comunidade, enfermaria, unidade de terapia intensiva), a gravidade, as manifestações clínicas, o sítio corporal afetado, o perfil local de resistência antimicrobiana e o estado imunológico do paciente (diabético, neutropênico, em uso de drogas imunossupressoras, com baixa contagem de linfócitos CD4, imunocompetente). Após o isolamento do agente em cultura e os resultados dos testes de sensibilidade, a *antibioticoterapia definitiva* pode ser ajustada.[1]

RESISTÊNCIA ANTIMICROBIANA

A resistência de um patógeno a um antimicrobiano pode ser intrínseca ou adquirida Resistência intrínseca ou natural é de antemão conhecida e ocorre por particularidades estruturais ou funcionais. A resistência adquirida ocorre quando uma bactéria era sensível a um antibiótico, mas desenvolve resistência a ele, por mutação em genes cromossômicos ou por transferência de genes.

A transmissão horizontal de genes ocorre por um dos seguintes mecanismos: *transdução* (transferência de genes de uma bactéria para outra através de bacteriófagos – vírus que infectam bactérias), *conjugação* (transferência de gene de uma bactéria para outra por contato através de uma fímbria ou ponte sexual) *transformação* (captação e incorporação de material genético liberado no ambiente por outras bactérias) e *transposição* (transferência de material genético dentro da própria célula através de transpósons – elementos móveis que cortam e integram-se ao DNA do plasmídeo ou ao genoma da bactéria).[1,7]

A resistência pode se desenvolver por diversos mecanismos:

- Dificuldade do antimicrobiano para atravessar as membranas celulares e chegar ao sítio de ação (a mutação de canais proteicos conhecidos como porinas, por exemplo, pode impedir a entrada do antibiótico na célula bacteriana).
- Expulsão do antimicrobiano por bombas de efluxo.
- Destruição do antibiótico por enzimas como a β-lactamase.
- Alteração da estrutura do alvo, diminuindo sua afinidade.[1,7]

SULFONAMIDAS

As sulfonadamidas têm estrutura similar ao ácido para-aminobenzoico (PABA), são derivadas da sulfanilamida, a partir de substituição do grupo amido ($-SO_2-NH-R$) ou do grupo amino ($-NH_2$), variando as propriedades antibacterianas e farmacológicas (Figura 160.7).[8,9]

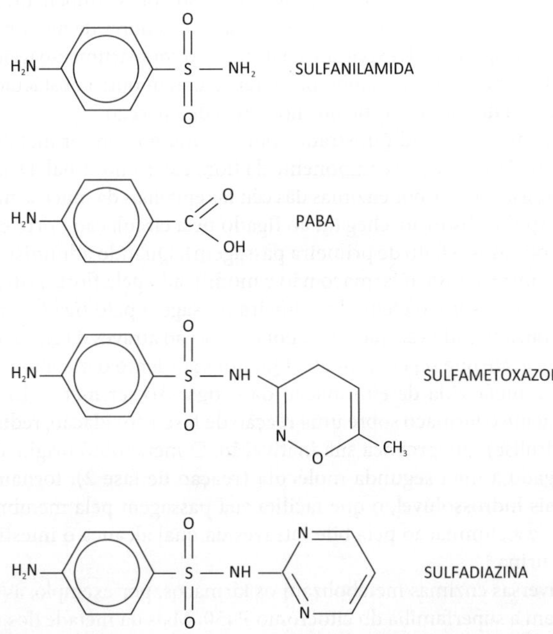

Figura 160.7 Estrutura de algumas sulfonamidas e do ácido para-aminobenzoico (PABA).

As sulfonamidas bloqueiam a enzima di-hidropterato-sintase, responsável pela formação do ácido di-hidropteroico, precursor do ácido fólico (Figura 160.8). Esta via é essencial para a produção de purinas (bases nitrogenadas adenina e guanina), que compõem os ácidos nucleicos. As bactérias sensíveis são as que sintetizam seu próprio ácido fólico. Aquelas capazes de utilizar ácido fólico pré-formado, assim como as células humanas não são afetadas. As sulfanomidas administradas isoladamente são bacteriostáticas. A combinação com pirimidinas (trimetoprima e pirimetamina) produz efeito sinérgico, em função da inibição sequencial da síntese de folato. Trimetoprima inibe seletivamente a di-hidrofolato-redutase bacteriana, com baixa afinidade pela mesma enzima de mamíferos. A combinação sulfametoxazol-trimetoprima pode ser chamada de cotrimoxazol.[8,9]

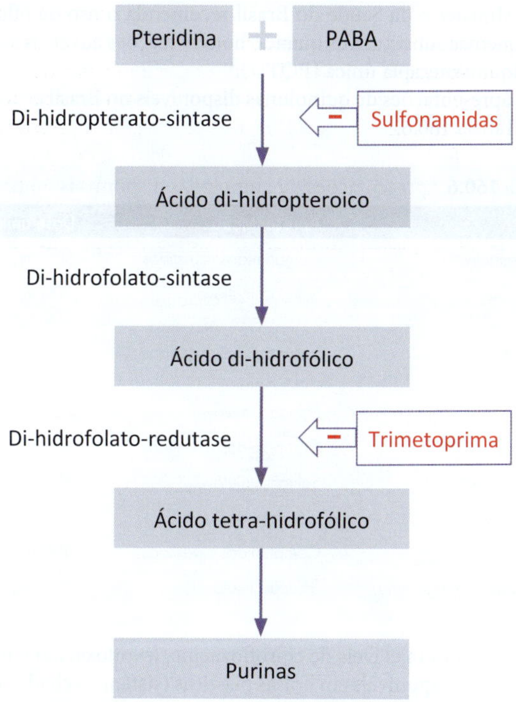

■ **Figura 160.8** Etapas do metabolismo do ácido fólico.

As sulfonamidas têm ação contra bactérias Gram-positivas e Gram-negativas.[10] *Pseudomonas aeruginosa, Bacteroides fragilis* e enterococos são resistentes. A sensibilidade da *E. coli* varia com a região geográfica. *S. aureus, S. epidermidis, S. pyogenes, Proteus mirabillis,* Klebsiella spp., Enterobacter spp., *Salmonella, Shigella, Burkholderia pseudomallei, Serratia, Brucela abortus, Pasteurella hemolytica,* Yersinia spp. e *Nocardia asteroides* geralmente são sensíveis.[8,11]

Sulfametoxazol-trimetoprima (SMX-TMP) é opção de tratamento para infecções de pele e partes moles causadas por *Staphylococcus aureus* meticilina-resistente (MRSA) adquiridas na comunidade.[10,12,13]

Sulfadoxina associada à pirimetamina tem ação contra *Plasmodium*. E sulfametoxazol-trimetoprima contra protozoários dos gêneros *Cyclospora* e *Isospora*.[8,10] SMX-TMP também tem ação contra algumas espécies de micobactérias atípicas, e contra os fungos causadores da paracoccidoidomicose e pneumocistose.[10,14,15]

A resistência a sulfametoxazol pode ocorrer por mutação aleatória e seleção, ou por transferência de plasmídeos e envolve diversos mecanismos: diminuição da afinidade da di-hidropterato-sintase, diminuição da permeabilidade bacteriana, via metabólica alternativa para a produção de folato, produção aumentada de um antagonista (PABA). Já a resistência a trimetoprima pode ocorrer por transferência de plasmídeo que codifica di-hidroredutase alterada.[8]

As sulfonamidas são usadas em diversas condições na prática diária dermatológica: infecções de pele e partes moles (incluindo MRSA), acne vulgar, foliculite por Gram-negativos, actinomicetomas, nocardiose, melioidose (infecções causadas por *Burkholderia pseudomallei*), doença da arranhadura do gato, algumas micobacterioses atípicas, donovanose (granuloma inguinal), paracoccidioidomicose, pneumocistose e pioderma gangrenoso.[10]

Em infecções de pele e partes moles, incluindo impetigo, abscesso e infecções de feridas, os agentes mais frequentes são *Staphylococcus aureus* e *Streptococcus* do grupo A (GAS), motivo pelo qual os beta-lactâmicos são a primeira linha de tratamento. O papel das sulfonamidas no tratamento de infecções por GAS é controverso, mas revisão sistemática mostrou eficácia desse antibiótico, indicando seu papel em casos de alergia ou intolerância a beta-lactâmicos, e ressaltando que tratamentos mais curtos mostraram boa resposta em pacientes pediátricos (3 dias de SMX-TMP de 20 + 4 mg por kg por dose, 2 vezes por dia, ou 5 dias de SMX-TMP 40 + 8 mg por kg por dose 1 vez por dia, resultou em boa resposta em 85% das crianças).

Nos abscessos por MRSA não complicados, SM-TMP ou clindamicina, associado a drenagem, estão indicados. São fatores de risco para infecções de pele e partes moles por MRSA: uso de antimicrobianos nos últimos 90 dias, internação prévia, idade avançada, úlceras crônicas, doença vascular periférica, imunossupressão, uso de drogas ilícitas parenterais, abscesso cutâneo, colonização ou infecção prévia por MRSA.[16,17]

As sulfonamidas também têm sido empregadas na acne vulgar, sobretudo na ausência de resposta ou se há intolerância a tetraciclinas.[18-23]

A foliculite por Gram-negativos, que pode ocorrer como complicação em pacientes em tratamento de acne com antibióticos, pode ser tratada com SMX-TMP.[24,25]

As diretrizes de infecções sexualmente transmissíveis publicadas por Center for Diseases Control and Prevention (CDC) em 2021 recomendam o uso de SMX-TMP na dose de 800 + 160 mg 2 vezes por dia por pelo menos 3 semanas e até que as lesões tenham cicatrizados, como alternativa a azitromicina, em casos de granuloma inguinal (donovanose), doença causada por *Klebsiella granulomatis* (bactéria anteriormente conhecida por *Calymmatobacterium granulomatis*).[26]

Para actinomicetoma, SMX-TMP é o tratamento considerado padrão-ouro por alguns autores, devendo ser mantido por pelo menos 1 ano. Em caso de resposta pobre ou com alto risco de disseminação, pode ser feita combinação com amicacina.[27]

Na pneumonia por *Pneumocystis jirovecci*, infecção oportunista, observada com mais frequência em pacientes com síndrome da imunodeficiência adquirida, sulfametoxazol-trimeptoprima é primeira escolha, geralmente iniciado na forma intravenosa, pela gravidade do quadro respiratório. Recomenda-se até 20 mg/kg de trimetoprima e 100 mg/kg de sulfametoxazol nas 24 horas (doses iguais, fracionadas a cada 6 horas), durante 14 dias.[28] Também pode ser usado na sua profilaxia, em pacientes com Aids.

Em casos de paracoccidioidomicose, SMX-TMP é opção de tratamento, mas leva mais tempo para atingir os critérios de cura do que itraconazol e anfotericina, devendo ser mantido por 18 a 24 meses nas formas leve a moderada. Em casos graves e disseminados, a forma intravenosa pode ser usada em substituição à anfotericina B.[29,30]

Tabela 160.5 Apresentações de sulfametoxazol-trimetoprima.

Droga	Apresentação	Dose unitária
Sulfametoxazol-trimetoprima	Suspensão oral	200 mg + 40 mg/5 mL 400 mg + 80 mg/5 mL
	Comprimidos	400 + 80 mg 800 + 160 mg
	Solução injetável	80 mg/5 mL

A suspensão oral é comercializada em frascos com 100 mL. A solução injetável deve ser diluída em 125 mL de soro glicosado 5%, por via intravenosa, e administrada em 60 a 90 minutos.[31,32]

Após administração oral, trimetoprima é absorvida mais rapidamente do que sulfametoxazol. Trimetoprima alcança sua concentração plasmática máxima após 2 horas, apresenta meia-vida de 10 horas, distribui-se amplamente nos tecidos e 40% fica ligado a proteínas, enquanto sulfametoxazol atinge $CP_{máx}$ após 4 horas, tem meia-vida de 11 horas e 65% ligam-se a proteínas plasmáticas. Parte da droga é metabolizada no fígado. A excreção é renal.[8,9]

Deve ser evitada em gestantes no terceiro trimestre e em recém-nascidos, pois sulfametoxazol pode deslocar a bilirrubina ligada a proteínas e provocar *kernicterus*. Se o uso em gestante for necessário, recomenda-se a associação com ácido fólico.[8,31-33]

A dose deve ser ajustada de acordo com o *clearance* de creatinina em pacientes com insuficiência renal:

- ***Clearance* de creatinina > 30 mL/minuto:** dose padrão.
- ***Clearance* de creatinina 15 a 30 mL/minuto:** 50% da dose.
- ***Clearance* de creatinina < 15 mL/minuto:** contraindicado.[31]

Anemia, leucopenia e trombocitopenia são mais frequentes em pacientes com deficiência de ácido fólico. Pode causar cianose sem desconforto respiratório por sulfemoglobinemia. E causar anemia hemolítica em pacientes com deficiência de glicose-6-fosfato-desidrogenase.[8,9]

Erupções cutâneas podem ocorrer em cerca de 5% dos pacientes, manifestando-se desde quadros leves, como exantema, até casos graves como Reação por Droga com Eosinofilia e Sintomas Sistêmicos (DRESS). Além disso, é uma das principais drogas a se considerar como causa de síndrome de Stevens-Johnson e necrólise epidérmica tóxica. As reações de hipersensibilidade são mais frequentes no paciente com HIV.[8,9,32]

Pode causar icterícia leve e transitória.[8,31-33]

Sulfametoxazol pode causar cristalúria e alterar a função renal, sendo recomendado aumentar a ingesta hídrica durante o tratamento. E trimetoprima pode causar hipercalemia, pela semelhança molecular com diuréticos poupadores de potássio.[8,9]

Pode inibir o metabolismo ou deslocar da albumina as seguintes drogas e aumentar seu efeito: cumarinas, fenitoína e sulfonilureias. Ocorre aumento do risco de plaquetopenia com a administração concomitante com tiazídicos, e de pancitopenia com metotrexato.[8,33]

QUINOLONAS

As fluoroquinolonas são análogos sintéticos do ácido nalidíxico, considerado uma quinolona de primeira geração.[9] Quinolonas inibem duas enzimas envolvidas na síntese de DNA: a DNA girase nas bactérias Gram-negativas, e a topoisomerase IV nas Gram-positivas. As células eucarióticas não possuem DNA girase; apresentam topoisomerase, mas as quinolonas só a inibem em concentrações muito altas.[9]

Atuam principalmente contra bactérias Gram-negativas, incluindo *Proteus, E. coli, Salmonella, Shigella, Enterobacter, Campylobacter, Legionella e Brucella*. A maioria das cepas de gonocono (*N. gonorrhoeae*) é resistente a ciprofloxacina, em nosso meio. Ciprofloxacino e levofloxacino apresentam atividade contra *Pseudomonas aeruginosa*.[8,34,35]

Possuem ação contra *S. aureus*, pneumococo, *Mycoplasma* e algumas espécies de micobactérias.[8,36,37] Moxifloxacino exerce atividade contra anaeróbios.[8]

Resistência bacteriana pode ocorrer por mutações nos genes da DNA girase ou topoisomerase IV, ou por transporte da droga para fora da célula bacteriana.[8]

O volume de distribuição das quinolonas é grande, atingindo concentração satisfatória na pele, podendo ser usadas para tratamento de infecções de pele e partes mole. Em geral, essas infecções são causadas por *Staphylococcus aureus*, incluindo MRSA, e *Streptococcus pyogenes*; casos menos comuns incluem outras espécies de *Streptococcus* e bactérias Gram-negativas. Estas últimas são mais comuns em pacientes hospitalizados e em infecções de feridas operatórias, após cirurgia abdominal ou abscessos perineais.

Delafloxacino é uma quinolona recentemente aprovada para estas infecções, mas, por enquanto, em nosso meio está disponível somente para administração intravenosa. Este medicamento está indicado para o tratamento de infecções graves de pele e partes moles causadas por Gram-positivos e Gram-negativos, incluindo MRSA e *Pseudomonas aeruginosa*.

Ciprofloxacino também pode ser indicado para infecções cutâneas, quando se deseja ampliar a cobertura para Gram-positivos e Gram-negativos, mas deve-se atentar para a resistência crescente a este antimicrobiano em casos de pé diabético, tanto de *S. aureus* quanto de Gram-negativos.[17,38-40]

As diretrizes de infecções sexualmente transmissíveis publicadas pelo CDC em 2021 recomendam Ciprofloxacina 500 mg 2 vezes por dia por 3 dias para o tratamento de cancroide. Levofloxacina é indicada para infecção por *Chlamydia* entre adolescentes e adultos. E moxifloxacina, para uretrite por *Mycoplasma genitalium*.[26]

Faltam evidências de ensaios clínicos controlados para o tratamento de micobaterioses não tuberculosas com acometimento cutâneo, que deve direcionado de acordo com o perfil de suscetibilidade do agente e o estado imunológico do hospedeiro, podendo estar indicado o uso de quinolonas (ciprofloxacina, levofloxacina e moxifloxacina).[41-43]

O Ministério da Saúde do Brasil recomenda o uso de ofloxacino nos esquemas substitutivos quando houver reações adversas às drogas da poliquimioterapia única (PQTU).[44]

As apresentações de quinolonas disponíveis no Brasil encontram-se na Tabela 160.6.

Tabela 160.6 Apresentações de quinolonas disponíveis no Brasil.

Droga	Apresentação	Dose unitária
Ciprofloxacino[45,46]	Comprimidos revestidos	500 mg
	Solução injetável	200 mg 400 mg
Levofloxacino[47,48]	Comprimidos revestidos	500 mg 750 mg
	Solução injetável	750 mg
Moxifloxacino[49,50]	Comprimidos revestidos	400 mg
	Solução injetável	400 mg
Ofloxacino[51]	Comprimidos revestidos	400 mg
Norfloxacino[53]	Comprimidos revestidos	400 mg
Delafloxacino meglumina[54]	Solução injetável	300 mg

As soluções injetáveis de ciprofloxacino, levofloxacino e moxifloxacino estão disponíveis em bolsas plásticas (sistema fechado) prontas para administração intravenosa, sem necessidade de diluição. A solução de moxifloxacino deve ser aplicada por via intravenosa durante 60 minutos.[46,48,50]

Ofloxacino é fabricado no Brasil pelo Laboratório Farmacêutico da Marinha e não está disponível para venda no comércio, sendo disponibilizado pelo Sistema Único de Saúde para tratamento de casos especiais de hanseníase e tuberculose.[44,51,52]

Norfloxacino não alcança concentrações séricas elevadas, sendo adequada somente para infecções urinárias e gastrointestinais, limitando seu uso em Dermatologia.[8,9,53]

Delafloxacino meglumina é comercializado na forma de pó liofilizado para solução injetável na dose de 300 mg.[38,54]

As quinolonas são bem absorvidas após administração oral, com biodisponibilidade de 80% a 95%, e grande volume de distribuição. A concentração e pico é alcançada após 1 a 3 horas, mas este intervalo pode ser maior na presença de alimentos. Ciprofloxacina, levofloxacino e ofloxacino são excretados pelo leite materno. A rota primária de eliminação é renal. Delafloxacino meglumina apresenta eliminação renal e biliar. Moxifloxacino é eliminado principalmente por via biliar/fecal. Esta droga apresenta meia-vida de 12 horas, o que permite sua administração em dose única diária. A meia-vida de eliminação de levofloxacino é de 6 a 8 horas, e de ciprofloxacino, de 5 horas.

As quinolonas estão indicadas para adultos. Ciprofloxacino pode ser prescrita a crianças a partir de 5 anos de idade para o tratamento de infecções respiratórias por *Pseudomonas aeruginosa* em pacientes com fibrose cística, por tempo limitado.[46] Estudos em animais encontraram danos às cartilagens, por isso devem ser evitados em gestantes e crianças.[8,9]

Não é necessário ajuste de dose de Moxifloxacino para pacientes com disfunção renal. As demais quinolonas devem ter o intervalo ajustado de acordo com o clearance de creatinina (Tabela 160.7).[45-50,54]

Tabela 160.7 Ajuste de dose das quinolonas à função renal do paciente.

Droga	*Clearance* de creatinina (mL/minuto)	Dose máxima
Ciprofloxacino[45,46]	30 a 60	1.000 mg por dia
	< 30	500 mg por dia
Levofloxacino[47,48]	20 a 49	750 mg a cada 48 horas
	10 a 19	500 mg a cada 48 horas
Delafloxacino[54]	15 a 89	Sem ajuste de dose
	< 15	Não recomendado

Náuseas, vômitos, diarreia e desconforto abdominal são os efeitos adversos mais comuns do uso de quinolonas. Cefaleia leve e tontura podem ocorrer. As quinolonas podem provocar sintomas psicóticos, como alucinações, delírio e alterações de comportamento, que desaparecem em até 72 horas após a suspensão da droga. Raramente desencadeiam crises convulsivas, mais frequentemente em pacientes com epilepsia. Também podem causar neuropatia periférica. Podem provocar artralgia. Tendinite é mais comum em pacientes com mais de 60 anos de idade, nos transplantados, em pacientes com insuficiência renal ou em corticoterapia. O risco de arritmias (*torsade de pointes*) por prolongamento do intervalo QT é maior com moxifloxacino, menor com levofloxacino, ofloxacino e ciprofloxacino. Levofloxacino aumenta o risco de hipoglicemia grave em pacientes com diabete *mellitus* tipo 2, sobretudo quando há uso concomitante de insulina ou sulfonilureias.[8,9,55,56]

As quinolonas formam complexos com cátions bivalentes e trivalentes, como cálcio, ferro e alumínio, diminuindo sua biodisponibilidade. Deve-se manter um intervalo de 2 horas entre a administração desses cátions e o antibiótico.[8,9] Os efeitos adversos neurológicos das quinolonas são mais frequentes em pacientes concomitantemente em uso de anti-inflamatórios.[8,9] Em função do prolongamento do intervalo QT, deve-se evitar o uso concomitante com antiarrítmicos das classes III (amiodarona) e IA (quinidina e procainamida).[9]

■ β-LACTÂMICOS

β-lactâmicos são antibióticos que possuem o anel β-lactâmico em sua estrutura. Integram esse grupo: penicilinas, cefalosporinas, monobactâmicos e carbapenêmicos. A integridade desse anel é fundamental para a atividade antibacteriana. A Figura 160.9 mostra a estrutura básica dos β-lactâmicos.

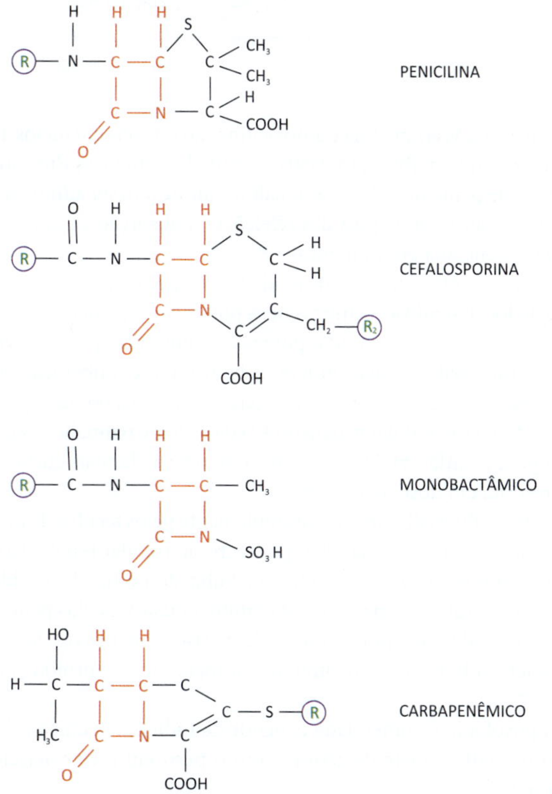

■ **Figura 160.9** Estrutura dos β-lactâmicos.
O anel β-lactâmico está destacado pela cor laranja. O grupo R (cadeia lateral) determina as propriedades farmacológicas e atividade antibacteriana resultantes.

Os β-lactâmicos inibem a síntese da parede celular bacteriana, estrutura necessária para a manutenção da integridade da célula. A parede celular das bactérias é formada por cadeias longas de um polímero chamado peptidoglicano, constituído por polissacarídeos (N-acetilglicosamina e ácido N-acetilmurâmico) alternados. Os peptidoglicanos apresentam cadeias laterais de peptídeos que estabelecem uma ligação cruzada, conferindo a rigidez da parede celular, necessária para a viabilidade da bactéria. Essa ligação é estabelecida por transpeptidade (Figura 160.10). Os beta-lactâmicos ligam-se a essa enzima, considerada uma das proteínas de ligação às penicilinas (PLP), interrompem a síntese de peptidoglicano e causam morte celular.[57,58]

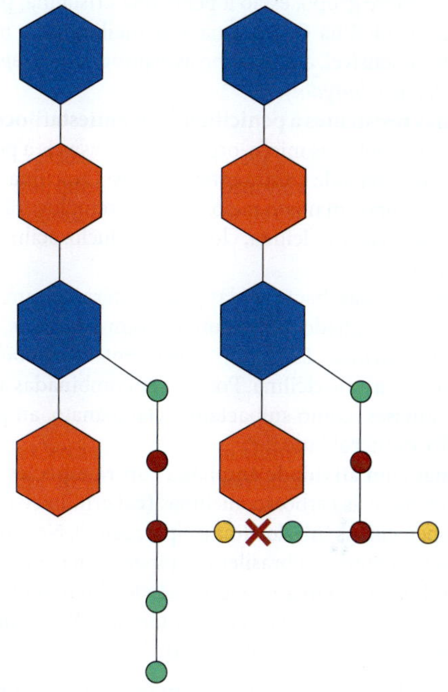

■ **Figura 160.10** Diagrama ilustrando a ligação cruzada na síntese de peptidoglicano, inibida pelos β-lactâmicos.
Peptidoglicano é um polímero formado por N-acetilglicosamina (representado pelo anel laranja) e ácido N-acetilmurâmico (anel azul) alternados e cadeias laterais de peptídeos. Transpetidade liga esses polímeros de modo cruzado no ponto assinalado por X. Essa enzima é alvo dos β-lactâmicos.

A resistência bacteriana aos lactâmicos pode ocorrer por vários mecanismos: modificação do alvo, inativação por β-lactamases, penetração difícil no sítio de ação, efluxo do antibiótico e produção de biopelículas.[57,58] A produção de proteínas de ligação às penicilinas com baixa afinidade pelos antibióticos é o mecanismo da resistência de *S. aureus* à meticilina (MRSA), e de pneumococos e enterococos às penicilinas.[57,58]

As bactérias podem produzir enzimas que inativam os β-lactâmicos (β-lactamases), as quais podem apresentar especificidade de substrato estreita ou ampla. *S. aureus*, *H. influenzae* e *E. coli*, por exemplo, produzem penicilinases. Já a β-lactamase AmpC produzida por *Pseudomonas aeruginosa* e Enterobacter sp. e as β-lactamases de espectro ampliado (ESBL) hidrolisam penicilinas e cefalosporinas. Carbapenêmicos são hidrolisados por metalo-β-lactamase e carbepenemases.[57,58]

Gram-negativos possuem uma membrana externa que dificulta o acesso dos β-lactâmicos ao sítio de ação. Antibióticos hidrofílicos pequenos podem atravessá-la através de canais proteicos chamados de porinas. A ausência ou diminuição desses canais podem provocar resistência. Além disso, Gram-negativos também podem remover o antibiótico do periplasma (espaço entre as membranas externa e interna) de volta para a membrana externa.[57,58]

Bactérias presentes em dispositivos prostéticos formam biofilmes e diminuem sua taxa de proliferação. De forma geral, os β-lactâmicos são bactericidas quando as células bacterianas estão se multiplicando e sintetizando sua parece celular.[57,58]

■ PENICILINAS

As penicilinas compartilham uma estrutura básica ilustrada na Figura 160.9. Moléculas adicionadas ao grupo amino variam entre as penicilinas, e alteram as propriedades farmacológicas, a sensibilidade às β-lactamases e a atividade antibacteriana.

As penicilinas são classificadas de acordo com seu espectro de atividade antibacteriana.

- **Penicilinas G e V:** altamente ativas contra Gram-positivos, mas facilmente hidrolisadas pela penicilinase (por isso, ineficazes contra *S. aureus*). Neste grupo, estão a penicilina cristalina, penicilina G benzatina, penicilina G procaína, e penicilina V. A maioria dos anaeróbios é sensível, assim como as espiroquetas *Treponema pallidum* e *Borrelia burgdorferi*.[57,58]
- **Penicilinas resistentes à penicilinase ou antiestafilocócicas:** menos potentes contra os micro-organismos sensíveis à penicilina G, mas exibem atividade contra estafilococos. Oxacilina é representante deste grupo em nosso meio. Outros exemplos, não encontrados no Brasil, são: meticilina, cloxacilina, flucloxacilina, nafcilina, dicloxacilina.[57,58]
- **Aminopenicilinas:** bactericidas para bactérias Gram-positivas e com espectro ampliado para algumas Gram-negativas, como *Haemophillus influenzae*, *Escherichia coli* e *Proteus mirabilis*. Incluem a ampicilina e a amoxicilina. Podem ser combinadas a inibidores de β-lactamases, como sulbactam e clavulanato, ampliando seu espectro antimicrobiano.[57,58]
- **Penicilinas com atividade ampliada contra espécies de *Pseudomonas*:** incluem as carboxipenicilinas (cabernilina e ticarcilina) e as ureidopenicilinas (mezlocilina e piperacilina). No momento, está disponível no mercado brasileiro a piperacilina com tazobactam (inibidor de beta-lactamase) que tem atividade contra *Pseudomonas aeruginosa*, *S. aureus*, *Entorococcus faecalis*, *Klebsiella* e *Listeria monocytogenes* e bactérias anaeróbias.[57,58]

Na Dermatologia, as penicilinas estão indicadas no tratamento de escarlatina, infecção de ferida por mordida de gato ou cão (*Pasteurella multocida*), erisipela, erisipeloide, doença de Lyme e actinomicose.[59-65]

A primeira escolha para o tratamento de pacientes com sífilis e profilaxia de seus contatos sexuais é penicilina G benzatina.[57,66]

Penicilina G benzatina ou penicilina V são empregadas na profilaxia de recidivas de febre reumática. As penicilinas também mostram benefício na profilaxia de celulite e erisipela recorrentes.[57,58,67]

Penicilina cristalina é utilizada no tratamento da sífilis com comprometimento neurológico e, pode ser opção (associada a clindamicina) em casos de fasciíte necrosante por estreptococos e gangrena gasosa por *Clostridium*.[57,63,66]

A associação de amoxicilina com clavulanato pode ser usada no tratamento de infecções de pele e partes moles (celulite, erisipela, impetigo não bolhoso com indicação de tratamento sistêmico, ectima), optando-se por administração oral ou intravenosa, de acordo com a gravidade. Há estudos, inclusive, em casos de fasciíte necrosante.[61,64,68]

Oxacilina está indicada no tratamento de infecções estafilocócicas que exigem internação e terapia intravenosa, por exemplo infecções de pele e partes moles complicadas, ou síndrome da pele escaldada estafilocócica.[61-63,69]

A piperacilina com tazobactam está indicada a infecções hospitalares, sobretudo quando se suspeita de *Pseudomonas aeruginosa* como agente causal. E é considerada primeira escolha, por alguns autores, para antibioticorepia de pacientes com infecções de partes moles com necrose, em função do espectro amplo.[57,58,70]

Relatos de caso mostram benefício de penicilinas para pacientes com psoríase gutata, mas dois ensaios clínicos controlados randomizados não encontraram diferença significativa na redução do PASI (*Psoriasis Area Severity Index*) após adição de penicilina ao tratamento. Faltam estudos com maior número de pacientes e com maior duração de tratamento para confirmar esses resultados.[71]

As apresentações disponíveis no Brasil para uso sistêmico estão dispostas na Tabela 160.8.

Tabela 160.8 Apresentações de penicilinas disponíveis no Brasil.

Droga	Apresentação	Dose unitária
Benzilpenicilina potássica (penicilina cristalina)[72]	Solução injetável	1.000.000 UI 5.000.000 UI
Penicilina procaína[73]	Solução injetável	400.000 UI
Penicilina G benzatina[74]	Solução injetável	1.200.000 U (300.000 U/mL)
Pencilina V[75]	Comprimidos	500.000 UI
	Solução oral	400.000 UI/5 mL
Oxacilina[76]	Solução injetável	500 mg
Ampicilina[77]	Cápsulas e comprimidos	500 mg
	Solução oral	50 mg/mL
	Solução injetável	1 g
Ampicilina + sulbactam[78]	Frasco-ampola	2 g + 1 g
Amoxicilina[79]	Cápsulas	500 mg
	Suspensão oral	50 mg/mL
Amoxicilina + clavulanato[80]	Comprimidos revestidos	500 mg + 125 mg 875 mg + 125 mg
	Suspensão oral	200 mg + 28,5 mg/5 mL 400 mg + 57 mg/5 mL 600 mg + 42,9 mg/5 mL
	Solução injetável	500 mg + 100 mg 1 g + 200 mg
Amoxicilina + sulbactam[81]	Comprimidos revestidos	875 mg + 125 mg
	Suspensão oral	200 mg + 50 mg/mL
Piperacilina + tazobactam[82]	Frasco-ampola	2 g + 250 mg 4 g + 500 mg

Penicilina V, ampicilina e amoxicilina são estáveis em meios ácidos e apresentam boa absorção gastrointestinal. Alimentos diminuem a absorção de penicilina V e de ampicilina, que devem ser administrados 1 a 2 horas antes ou depois das refeições. A absorção de amoxicilina não é influenciada por alimentos.[57,58]

A injeção intramuscular de penicilina cristalina pode causar dor e irritação local, sendo a via intravenosa preferida. A penicilina procaína e a benzatina são administradas por via intramuscular, pois intravenosa pode causar efeitos tóxicos graves. A benzatina tem liberação lenta e apresenta atividade microbiana por cerca de 26 dias, por isso, pode ser administrada mensalmente para profilaxia de febre reumática e em dose única para escarlatina. Já a procaína tem meia-vida mais curta e deve ser prescrita em dose diária.[57,58]

As penicilinas distribuem-se amplamente pelos tecidos. Entre 60% e 90% eliminadas na urina (90% por secreção tubular renal e 10% por filtração glomerular) e o restante metabolizado no fígado a ácido peniciloico. Disfunção renal aumenta muito a meia-vida das penicilinas e, sem ajuste da dose, pode desencadear crises convulsivas. Se houver insuficiência hepática concomitante, a meia-vida se prolonga ainda mais.[57,58]

A posologia recomendada depende da indicação clínica e da idade do paciente (ajuste de acordo com o peso em recém-nascidos e crianças).

Penicilina V e oxacilina não necessitam de ajuste renal; as doses de penicilina cristalina, ampicilina, amoxiciclina e piperacilina devem ser ajustadas de acordo com o *clearance* de creatinina.[58]

Apesar de consideradas seguras, as penicilinas só devem ser administradas a mulheres grávidas e lactantes quando estritamente necessário.[75,76]

Em geral, as penicilinas são bem toleradas. Quando administradas por via oral, podem provocar alteração da microbiota gastrointestinal, náuseas, vômitos e diarreia. A ampicilina pode causar colite pseudomembranosa. Oxacilina pode provocar hepatite. Na presença de disfunção renal, a meia-vida das penicilinas aumenta. Se houver uremia, ácidos orgânicos acumulam-se no líquor, competem com penicilina por sua secreção e, se não houver ajuste da dose, podem ocorrer crises convulsivas. Penicilina G e piperacilina podem provocar discrasia sanguínea por agregação plaquetária anormal. A aplicação intramuscular de penicilinas pode causar dor e reação inflamatória estéril. Penicilina cristalina pode causar flebite e, dependendo da dose administrada, pode levar a hiperpotassemia, que pode ser grave se houver disfunção renal. A administração intravenosa acidental de penicilina procaína provoca tontura, zumbido, cefaleia, alucinações e crises convulsivas; e a de penicilina G benzatina pode levar a parada cardiorrespiratória e morte. Pode ocorrer candidíase após uso prolongado de penicilinas.[57,58]

A aplicação de penicilina G benzatina para tratamento de sífilis pode provocar a reação de Jarisch-Herxheimer, caracterizada por calafrios, febre, cefaleia, mialgia e artralgia. Ocorre horas após a primeira dose e os sintomas podem ser controlados com antitérmicos. Não é uma reação alérgica, mas autoinflamatório em função da súbita ruptura das paredes de muitas espiroquetas, simultaneamente.[26,57]

Amoxicilina e ampicilina podem desencadear exantema na presença de infecção por Epstein-Barr vírus, sendo um dos sintomas que sugerem o diagnóstico de mononucleose infecciosa. Neste caso, não está contraindicado o uso posterior de penicilinas.[57,58,83]

As reações de hipersensibilidade são os efeitos adversos mais comuns. Os β-lactâmicos são responsáveis por 15% de todas as reações adversas cutâneas às drogas (ADR), e por pouco mais de 50% dos casos de erupções cutâneas causadas por antibióticos, sendo a amoxicilina o agente mais frequentemente implicado na etiologia.[84]

As penicilinas podem provocar os quatro tipos de reações de hipersensibilidade medicamentosa (Quadro 160.12).[85-87]

Quadro 160.12 Classificação de Gell & Coombs das reações de hipersensibilidade às drogas.

Tipo	Resposta imunológica envolvida	Manifestações clínicas
I	IgE e degranulação de mastócitos e basófilos	Choque anafilático Urticária Angioedema
II	Citotoxicidade dependente de IgG e complemento	Citopenia
III	Deposição de imunocomplexos	Vasculite Doença do soro
IV	Ativação de células T e processo inflamatório	Exantema Eritema fixo SDRIFE SCAR

SCAR: reações cutâneas adversas graves. Incluem a pustulose exantemática generaliza aguda (PEGA), o complexo síndrome de Stevens-Johnson (SSJ) – necrólise epidérmica tóxica (NET) e a reação cutânea às drogas com eosinofilia e sintomas sistêmicos (DRESS). SDRIFE: exantema flexural e intertriginoso simétrico relacionado a droga.

Pode ocorrer reação de hipersensibilidade a penicilinas na ausência de exposição prévia conhecida ao medicamento, pela exposição ambiental (alimentos de origem animal ou fungos produtores de penicilina).[57]

Na Europa, América do Norte e Austrália, 5% a 10% da população é classificada como alérgica a β-lactâmicos, mas somente 10% desses casos são confirmados. Razões comuns para essa discrepância são: considerar outros efeitos adversos dos β-lactâmicos como alergia (p. ex., sintomas gastrointestinais isolados por alteração do microbioma intestinal), interpretar urticária aguda induzida por infecção, exantema viral ou sintomas inespecíficos (cefaleia e palpitações, p. ex.) como reação a droga, e, por fim, o medo de alergia.[88]

As penicilinas e seus metabólitos atuam como haptenos. A maioria das reações mediadas por IgE (anafilaxia, urticária e angioedema) são provocadas pela porção peniciloil, que é metabólito mais comum das penicilinas; por isso, é chamado de determinante principal. Cerca de 25% das reações imediatas são causadas por outros produtos metabólicos (determinantes secundários).

A incidência de anafilaxia desencadeada por penicilinas varia de 0,004% a 0,04% entre os estudos. A reação anafilática caracteriza-se por broncoespasmo, hipotensão, taquicardia, dor abdominal, náuseas, vômitos, diarreia, urticas e angioedema. É mais comum em adultos do que em crianças. Pode ser bifásica em 20% dos casos, ocorrendo uma segunda reação em até 72 horas após os sintomas iniciais. É mais comum com penicilinas e cefalosporinas do que com monobactâmicos e carbapenêmicos, sendo amoxicilina o antimicrobiano mais frequentemente incriminado.[57,58,85,87]

As penicilinas podem causar neutropenia leve transitória e anemia hemolítica (embora seja mais frequente teste de Coombs direto positivo sem redução dos níveis de hemoglobina). Também podem provocar febre isolada (sem outros sintomas) induzida por droga, nefrite intersticial aguda e vasculite por hipersensibilidade.[57,58,85,87]

Penicilinas podem causar sinais e sintomas de doença do soro 7 a 21 dias após o início do antibiótico: placas urticariformes grandes com centro escuro ou equimótico, angioedema em mãos e pés, artrite simétrica autolimitada, prurido, febre, linfonodomegalias, dor abdominal, náuseas, vômitos, diarreia, sintomas respiratórios. Regride com a suspensão do antibiótico.[86,87]

Entre as reações de hipersensibilidade tipo IV por lactâmicos, 2% são graves. Amoxicilina é a causa mais frequente, seguida por cefalosporinas.[87]

Erupção exantemática é a reação de hipersensibilidade a penicilinas mais frequente e tipicamente ocorre após 5 a 14 dias da introdução da droga. Deve-se fazer o diferencial com exantemas infecciosos, como dengue, Zika, covid, rubéola, sarampo, mononucleose, escarlatina.[57,58,85,87]

Eritema pigmentar fixo por penicilinas pode ocorrer, mas é mais comumente desencadeado por analgésicos e anti-inflamatórios. Geralmente, afeta a boca, genitália, face e regiões acrais, mas pode ocorrer em qualquer local. Em indivíduos previamente sensibilizados, as lesões podem surgir de 30 minutos a 8 horas após a ingestão da droga. As lesões iniciais são máculas eritematosas bem delimitadas. Tornam-se edematosas, formando placas, bolhas e, então, erosões. Lesões cicatrizadas são marrom escuras ou violáceas e podem desaparecer ou não. As lesões resolvem-se dias a semanas após a suspensão da droga, e podem recorrer no mesmo local com a reexposição. Hiperpigmentação pós-inflamatória pode ser persistente.[86,87]

Beta-lactâmicos, especialmente amoxicilina, são a principal fonte de medicamentos a induzir SDRIFE (exantema flexural e intertriginoso simétrico relacionado a droga) ou síndrome do babuíno (*baboon syndrome*).[87,89]

Pustulose exantemática generalizada aguda (PEGA) caracteriza-se por numerosas pústulas não foliculares estéreis pequenas que se iniciam nas flexuras, com fundo eritematoso, febre e leucocitose. Pode haver alteração da função renal e hepática, e hipocalcemia. Antibióticos são as drogas mais relacionadas à reação, incluindo β-lactâmicos (principalmente ampicilina, amoxicilina e piperacilina) em 12% dos casos. Resolvem-se com descamação em até 14 dias após a suspensão da droga.[86,87,90,91]

Beta-lactâmicos são a principal causa de síndrome de Stevens-Johnson e NET em crianças, mas não estão entre as drogas mais comuns nos adultos. O complexo SSJ-NET caracteriza-se por queda do estado geral, destacamento epidérmico (com sinal de Nikolsky) levando a erosões com acometimento cutâneo e mucoso. Pode haver comprometimento sistêmico, com disfunção renal e hepática, desequilíbrio hidroeletrolítico e infecção secundária. A porcentagem de destacamento epidérmico diferencia a SSJ (até 10% da superfície corpórea) da NET (mais de 30%). Essas reações são mais frequentes em paciente com HIV e neoplasias malignas. Foi relatada associação entre SSJ-NET com amoxicilina associada a clavulanato e alguns subtipos de HLA.[86,87,92]

Reação a drogas com eosinofilia e sintomas sistêmicos (DRESS) ou Síndrome da hipersensibilidade induzida por droga (DIHS) manifesta-se por exantema, edema facial, linfonodomegalia, anormalidades hematológicas (principalmente eosinofilia e aumento de linfócitos atípicos), hepáticas, renais e disfunção de outros órgãos. Existem relatos de caso desta síndrome após uso de piperacilina, oxacilina e outros β-lactâmicos, embora não estejam entre as causas mais frequentes.[86,87,92]

O diagnóstico das reações de hipersensibilidade pode ser clínico, baseando-se na anamnese e exame físico. Em casos de reações anafiláticas, pode haver aumento de triptase sérico. Existem testes cutâneos para penicilinas e seus produtos metabólicos. Quando negativos, pode ser feito o teste de provocação oral, por especialista, em ambiente com suporte para emergências. Também existem algoritmos para avaliar a causalidade das drogas em reações cutâneas, como a escala de Naranjo, e o algoritmo para causalidade de drogas para necrólise epidérmica (ALDEN).[86,87,92,93]

A fração alergênica da molécula determinará o perfil de reatividade cruzada, que ocorre principalmente quando dois β-lactâmicos apresentam similaridades na cadeia lateral. As cadeias laterais de penicilina G, penicilina V, amoxicilina, ampicilina, cefalexina e cefadroxila são muito semelhantes. Por isso, em casos de reações de hipersensibilidade graves a um destes fármacos, os demais também devem ser evitados. A maior taxa de reatividade cruzada acontece entre amoxicilina e cefadroxila, pois apresentam a mesma cadeia lateral. A taxa de reatividade cruzada das penicilinas com aztreonam e carbapenêmicos é baixa.[57,58,87,92,93-95]

Se o paciente tem história de hipersensibilidade a penicilinas e necessita fazer tratamento de celulite, ou profilaxia de infecção de ferida operatória, pode usar cefazolina, pois esta cefalosporina apresentar cadeia lateral diferente das penicilinas. Se a celulite for grave, carbapenêmicos podem ser prescritos. Se o tempo de uso da droga for longo, como na profilaxia de celulite recorrente e no tratamento de sífilis terciária, pode ser indicada dessensibilização a penicilina, a qual também está indicada a gestantes com sífilis, pois a molécula é considerada insubstituível (outras drogas não tratariam o feto).[26,57,58,66,87,94,95]

A probenecida diminui a excreção das penicilinas. As penicilinas alteram a flora intestinal e diminuem a absorção de estrógenos, diminuindo o efeito contraceptivo de anticoncepcionais orais, sendo recomendado o uso de método adicional durante o tratamento. As penicilinas injetáveis podem alterar a agregação plaquetária e diminuir o efeito de anticoagulantes orais. O uso concomitante com anti-inflamatórios não esteroidais aumento os efeitos tóxicos de ambos os fármacos. As penicilinas diminuem a excreção de metotrexato, e diminuem a concentração sérica de micofenolato. Aminoglicosídeos e penicilinas inibem um ao outro e, se necessário uso de ambos, deve-se administrá-los com um intervalo de 1 hora entre uma droga e outra. Agentes bacteriostáticos, como cloranfenicol e tetraciclinas, podem interferir no efeito bactericida das penicilinas. A administração simultânea de alopurinol e amoxicilina ou ampicilina aumenta a incidência de exantema induzido por esses fármacos. A piperacilina prolonga o bloqueio neuromuscular de vecurônio, e a associação desta penicilina com vancomicina aumenta a incidência de insuficiência renal aguda.[72-82]

CEFALOSPORINAS

São β-lactâmicos que contém ácido 7-aminocefalosporânico e são resistentes às penicilinases. As cadeias laterais R1 e R2 das cefalosporinas produzem diferentes compostos, classificados em 5 grupos (gerações), de acordo com a atividade antimicrobiana:[57,58]

- **Cefaslosporinas de primeira geraçao**: são muito ativas contra cocos Gram-positivos, como estreptococos e estafilococos. Por isso, são primeira opção para infecções de pele e partes moles não complicadas. Exemplos: cefalotina, cefazolina, cefalexina e cefadroxila.
- **Cefaslosporinas de segunda geração**: mostram-se ativas contra micro-organismos inibidos por fármacos de primeira geração e ampliam a cobertura contra Gram-negativos, como *H. influenzae* ou *Moraxella catarrhalis* produtores de β-lactamase, por isso, indicadas no tratamento de infecções respiratórias. A cefoxitina, integrante do grupo, também tem atividade contra alguns anaeróbios. Exemplos: cefoxitina, axetilcefuroxima e cefaclor.
- **Cefaslosporinas de terceira geração**: ampliam a cobertura contra Gram-negativos em relação às de segunda geração e alguns antibióticos desse grupo têm a capacidade de atravessar a barreira hematencefálica (p. ex., ceftriaxona, cefotaxima e cefexima).
- **Cefaslosporinas de quarta geração**: mostram atividade contra Gram-positivos e Gram-negativos, incluindo *Pseudomonas aeruginosa* (p. ex., cefepima, ceftazidima e ceftolozano).
- **Cefaslosporinas de quinta geração**: mostram atividade contra MRSA (p. ex., ceftarolina fosamila e ceftobiprol).

As cefalosporinas de primeira geração estão entre os antibióticos mais prescritos por dermatologistas por sua cobertura contra *S. pyogenes* e *S. aureus* meticilina-sensível, sendo primeira escolha para pacientes com infecções de pele e partes moles não complicadas e que apresentem indicação de tratamento sistêmico.[57,58,61-64]

Cefazolina é utilizada na profilaxia de infecções de ferida operatória. E cefoxitina se o procedimento for ginecológico ou intra-abdominal.[58]

Axetilcefuroxima e cefexima são ativas contra *Pasteurella multocida*, a bactéria geralmente responsável pela infecção de feridas por mordida de cão ou gato.[60]

Ceftriaxona está indicada no tratamento de infecções por gonococo, cancroide e na profilaxia pós exposição em vítimas de abuso sexual. Estudos têm mostrado boa resposta no tratamento da sífilis.[26]

As cefalosporinas de quarta e quinta geração reservadas para bactérias resistentes, normalmente envolvidas em infecções hospitalares.[57,58]

As cefalosporinas estão disponíveis, no Brasil, em apresentações orais (comprimidos e suspensão oral) e injetáveis (Tabela 160.9).

Tabela 160.9 Apresentações das cefalosporinas no mercado brasileiro.

Droga	Apresentação	Dose unitária
Cefalexina[96]	Comprimido	500 mg e 1 g
	Suspensão oral	50 mg/mL e 100 mg/mL
Cefadroxila[97]	Comprimido	500 mg
	Suspensão oral	50 mg/mL
Cefazolina[98]	Frasco-ampola	1 g
Cefalotina[99]	Frasco-ampola	1 g
Axetilcefuroxima[100]	Comprimido	250 mg e 500 mg
	Suspensão oral	50 mg/mL
Cefaclor[101]	Comprimido	500 mg e 750 mg
	Suspensão oral	250 mg/5 mL e 375 mg/5 mL
Cefoxitina[102]	Frasco-ampola	1 g
Cefotaxima[103]	Frasco-ampola	1 g
Ceftriaxona[104]	Frasco-ampola	500 mg e 1 g
Ceftazidima[105]	Frasco-ampola	1 g
Ceftazidima + Avibactam[106]	Frasco-ampola	2 g de ceftazidima e 500 mg de avibactam
Cefepima[107]	Frasco-ampola	1 e 2 g
Ceftolozano + Tazobactam[108]	Frasco-ampola	1 g de ceftolozano e 500 mg de tazobactam
Ceftarolina fosamila[109]	Frasco-ampola	600 mg
Ceftobiprol*	Frasco-ampola	500 mg

*Ceftobiprol teve registro recentemente aprovado na Agência Nacional de Vigilância Sanitária.

Cefalexina, cefadroxila, axetilcefuroxima e cefaclor são prontamente absorvidos por via oral. Cefalotina, cefazolina e ceftriaxona podem ser administrados por via intramuscular ou intravenosa. Cefotaxima é metabolizado a uma substância menos ativa; as outras cefalosporinas não são amplamente metabolizadas. São excretadas pelos rins, com exceção de ceftriaxona, que é eliminada principalmente por via biliar. Cefaclor é mais suscetível a hidrólise por β-lactamases do que as outras cefalosporinas.[57,58]

A dose deve ser ajustada ao *clearance* de creatinina, exceto para ceftriaxona e cefaclor. A maioria das cefalosporinas é categoria B na gestação. Ceftolozano, ceftarolina e ceftobiprol só devem ser usados em gestantes se o benefício superar o risco.[96-109]

Os efeitos adversos mais comuns das cefalosporinas são reações de hipersensibilidade e são semelhantes às das penicilinas. Pode haver reatividade cruzada entre β-lactâmicos com similaridades nas cadeias laterais. Pode haver diarreia, granulocitopenia e teste de Coombs direto sem hemólise. Ceftriaxona liga-se a albumina e pode deslocar a bilirrubina, provocando icterícia neonatal. Cefepima pode causar encefalopatia, principalmente em doses altas ou na presença de insuficiência renal.[57,58,86,87,92-95]

Probenecida diminui a secreção tubular das cefalosporinas. As cefalosporinas podem afetar a microbiota intestinal e diminuir a absorção de estrógenos, diminuindo o efeito dos anticoncepcionais orais. Antiácidos diminuem a absorção de axetilcefuroxima e de cefaclor. Cefalexina pode levar ao acúmulo de metformina. Algumas cefalosporinas aumentam o risco de sangramento em pacientes em tratamento com antiagregantes plaquetários ou antagonistas da vitamina K. Pode haver precipitação de ceftriaxona se administrado em conjunto com solução de Ringer ou gluconato de cálcio.[96-109]

CARBAPENÊMICOS

Os carbapenêmicos são β-lactâmicos de amplo espectro, administrados por via intravenosa para tratamento de infecções graves, geralmente hospitalares. Os fármacos deste grupo incluem imipenem, doripenem, meropenem e ertapenem. São eliminados pelos rins e suas doses devem ser ajustadas na presença de insuficiência renal. O imipenem é combinada a uma substância chamada cilastatina, para inibir sua hidrólise por uma enzima tubular renal. Meropenem e doripenem são menos ativos contra Gram-positivos e mais ativos contranegativos em relação ao imipenem. Ertapenem é menos ativo contra *Pseudomonas, Acinetobacter* e *Enterococcus*. Os efeitos adversos mais comuns são náuseas, vômitos e diarreia. Níveis excessivos de imipenem em pacientes com disfunção renal podem causar crises convulsivas. Podem ocorrer reações de hipersensibilidade. A reatividade cruzada com penicilinas e cefalosporinas é baixa.[57,58,86,87]

MONOBACTÂMICOS

Aztreonam é o representante deste grupo. Ativo somente contra Gram-negativos. Sofre eliminação renal sem ser metabolizado. Bem tolerado, apresenta poucos efeitos adversos, podendo causar hepatotoxicidade, principalmente em crianças. Apresenta a mesma cadeia lateral que ceftazidima, por isso, pode haver reatividade cruzada com essa cefalosporina em casos de reações de hipersensibilidade.[57,58,87]

Tabela 160.10 Apresentações de carbapenêmicos e monobactâmicos no mercado brasileiro.

Droga	Apresentação
Imipenem	Frasco-ampola 500 mg
Meropenem	Frasco-ampola 500 mg e 1 g
Ertapenem	Frasco-ampola 1 g
Aztreonam	Frasco-ampola 1 g

GLICOPEPTÍDEOS

Vancomicina é um antibiótico produzido por *Streptococcus orientalis* e *Amycolatopsis orientalis*. A teicoplamina apresenta estrutura semelhante. Os lipoglicopetídeos (telavancina, dalbavancina e oritavancina) apresentam mecanismo de ação semelhante, mas ainda não estão disponíveis no Brasil.[58,110]

Os glicopeptídeos inibem a síntese da parede celular. Ligam-se à extremidade terminal d-Ala-d-Ala do peptoglicano nascente. Essa ligação inibe a transglicosilase, impedindo o alongamento do peptidoglicano e a ligação cruzada.[58,110] Apresentam atividade contra a maioria das bactérias Gram-positivas, incluindo MRSA. Como apresentam alto peso molecular, não conseguem atravessar a membrana externa dos Gram-negativos.[58,110]

A resistência pode ocorrer por alteração do sítio de ligação do antibiótico, com substituição da d-Ala terminal por d-lactato. Ocorre mais frequentemente com enterococos e menos com estafilococos. A resistência pode ocorrer somente à vancomicina, ou também a teicoplamina.[58,110]

São indicados em regime hospitalar para infecções graves de pele e partes moles, provocadas por Gram-positivos, na suspeita de MRSA.[58,110]

Vancomicina está disponível em frasco-ampola de 500 mg, e teicoplamina, de 400 mg.[58,110]

A ligação a proteínas plasmáticas é de 30% para vancomicina e de 90% a 95% para teicoplamina. São eliminadas por filtração glomerular. Teicoplamina apresenta meia-vida longa (100 horas), o que permite dose única diária. Vancomicina tem meia-vida de 6 horas.[58,110]

Teicoplamina e vancomicina devem ter ajuste de dose na insuficiência renal. Vancomicina é categoria C na gravidez, e teicoplamina, categoria B.[58,110]

Pode ocorrer eritema, urticária, taquicardia e hipotensão, em função da liberação de histamina pelos mastócitos, quando há infusão rápida (inferior a 1 hora) de vancomicina, reação infusional chamada "síndrome do homem vermelho", que não cursa com gravidade. Pode haver nefrotoxicidade. Ototoxicidade pode ocorrer com concentrações séricas de vancomicina acima de 60 μg/mL.[58,110]

Existem alguns relatos de dermatose por IgA linear desencadeados por vancomicina.[111]

Deve-se evitar a administração simultânea de drogas ototóxicas e nefrotóxicas.[58,110]

LIPOPEPTÍDEOS

Possuem um representante (daptomicina), derivado de *Streptomyces roseosporus*. Ligam-se à membrana, causando despolarização, efluxo de potássio e morte celular.[58,110]

Apresentam atividade contra a maioria das bactérias Gram-positivas, incluindo enterococos e estafilococos resistentes a vancomicina.[58,110] Mudanças na carga da superfície celular impedem a ligação do antibiótico.[110]

Indicados em infecções de pele e partes moles complicadas, provocadas por Gram-positivos, sobretudo quando resistentes a vancomicina.[58,110]

Daptomicina está disponível no Brasil em frasco-ampola de 500 mg. As doses aprovadas para uso intravenoso nas infecções da pele e tecidos moles são de 4 mg/kg/dia, gotejando em 30 minutos e de 6 mg/kg/dia, gotejando em 30 minutos, até doses de 8 a 12 mg/kg/dia, para o tratamento da bacteremia e endocardite infecciosa.[58,110] Apresenta meia-vida de 8 a 9 horas. Cerca de 80% sofrem eliminação renal e 20% biliar.[58,110]

Recomenda-se um ajuste no intervalo de dose com *clearance* de creatinina abaixo de 30 mL/minuto. Daptomicina deve ser usada na gravidez somente se o potencial benefício se sobrepuser ao possível risco.[112]

Pode ocorrer miopatia e raramente rabdomiólise, então os níveis de creatina fosfocinase (CPK) devem ser monitorados semanalmente. Também pode causar pneumonite quando o tratamento excede 2 semanas de duração.[58,110]

Deve haver cautela com a coadministração de aminoglicosídeos e estatinas, em função do risco de nefrotoxicidade e miopatia respectivamente.[110]

POLIMIXINAS

A polimixina B é produzida por *Bacillus polymyxa*, e a colistina (polimixina E) por *Bacillus colistinus*. Interagem com os fosfolipídiolipídios e desorganizam a estrutura das membranas celulares. Apresenta atividade contra a maioria das bactérias Gram-negativas, com exceção de *Proteus* e Serratia spp., as *Stenotrophomonas* e *Burkholderia* geralmente são resistentes. Estão indicadas para infecções graves por patógenos multirresistentes, geralmente hospitalares, principalmente *Acinetobacter baumannii*, *Pseudomonas aeruginosa* e enterobactérias. Podem ser nefrotóxicas e causar reações neurológicas, como fraqueza muscular, apneia, parestesias, vertigem e fala arrastada.[110,113]

NITROIMIDAZÓIS

Metronidazol é um nitroimidazol com atividade contra parasitas e bactérias anaeróbias.

Quando absorvido por anaeróbios, o grupamento nitroso do metronidazol sofre redução, a qual resulta em produtos tóxicos incorporados ao DNA bacteriano formando moléculas instáveis.[110,113]

Apresenta atividade contra alguns protozoários e contra bactérias anaeróbias.[110,113] Bacteroides spp. podem desenvolver resistência por converter o 5-nitroimidazol em 5-aminoimidazol, impedindo a reação de redução do grupo nitro, responsável pelo dano ao DNA das bactérias.[110]

Metronidazol está indicado para tratamento de infecções de pele e partes moles com participação de anaeróbios, como em casos de abscessos com envolvimento da região perianal ou oral, úlceras com necrose ou odor fétido (que podem ocorrer no pé diabético e em feridas neoplásicas, p. ex.), fascite necrotizante, gangrena gasosa e gangrena orofacial (*cancrum oris* ou noma); nestes casos, as infecções geralmente são polimicrobianas e são associados outros antibióticos para cobertura de bactérias aeróbias e o tratamento clínico é combinado à cirurgia.[64,114-116]

O metronidazol oral está indicado no tratamento de doença de Crohn metastática, e amebíase com lesão cutânea ou genital. Também mostrou eficácia na infestação por demodecidose e na dermatite periorificial. Pode ser usado na rosácea e no líquen plano.[117-122]

É disponível em comprimidos de 250 e 400 mg, e solução injetável de 500 mg/100 mL.

Apresenta boa absorção oral. Quando administrado por via intravenosa, atinge a concentração de pico em 20 minutos. Apresenta distribuição rápida e alcança alta concentração na pele. É metabolizado no fígado, podendo acumular-se se houver insuficiência hepática. A eliminação é principalmente renal, podendo alterar a cor da urina, tornando-a marrom ou vermelha.[113,123]

Metronidazol é categoria B na gestação. Não necessitando de ajuste renal.[123]

Os efeitos adversos são mais comuns com terapia prolongada. Incluem dor epigástrica, vômitos, diarreia, mucosite oral, alteração do paladar (gosto metálico), febre, neuropatia periférica (parestesias), síndrome cerebelar aguda (ataxia, alteração da marcha, disartria, nistagmo, tremor), encefalopatia (confusão mental), alucinações, distúrbios visuais, déficit auditivo, neutropenia, plaquetopenia, hepatite colestática ou mista, febre e reações de hipersensibilidade (urticária, angioedema, anafilaxia, exantema, eritema fixo, PEGA, SSJ-NET). Se a duração do tratamento for prolongada, deve-se realizar hemograma, testes de função hepática e exame neurológico regularmente.[113,123]

O uso de álcool deve ser evitado até 24 horas após a última dose de metronidazol, pois pode provocar efeito antabuse (rubor, vômitos e taquicardia). A associação com dissulfiram pode causar sintomas psicóticos. Eleva os níveis séricos de lítio, 5-fluoracila, bussulfano, ciclosporina e varfarina.[123]

TETRACICLINAS

As tetraciclinas são antibióticos bacteriostáticos que apresentam uma estrutura básica de quatro anéis de naftaceno-carboxamida. Tetraciclina, doxiciclina e minociclina diferem entre si pelos radicais ligados a esses anéis. E limeciclina é uma combinação de tetraciclina com L-lisina.[110,124,125]

As tetraciclinas ligam-se à subunidade 30S dos ribossomos e impedem que o RNA transportador se ligue ao RNA mensageiro, bloqueando a adição de aminoácidos ao peptídeo em crescimento, inibindo a síntese de proteínas das bactérias.[110,124,125]

Também possuem propriedades não relacionadas à atividade antimicrobiana, que derivam dos seguintes mecanismos: inibição de metaloproteinases, atividade anti-inflamatória (reduzem a produção de citocinas pró-inflamatórias por neutrófilos, inibem a migração de leucócitos e diminuem a síntese de óxido nítrico), com efeito antioxidante e antiapoptótico.[125]

A redução das lesões de acne ocorre por redução na flora bacteriana da pele ou a um decréscimo do conteúdo de ácidos graxos livres no sebo e pelas propriedades anti-inflamatórias das tetraciclinas.[126]

São mais ativas contra Gram-positivos do que Gram-negativos. Apresentam atividade contra bactérias atípicas, *Borrelia burgdorferi* e *Treponema pallidum*.[110,124]

Pode ocorrer resistência por três mecanismos:

1. Influxo comprometido ou efluxo da droga por transporte ativo, impossibilitando seu acesso aos ribossomos.
2. Produção de uma proteína que impede a ligação da tetraciclina ao ribossomo.
3. Inativação enzimática.[110,124]

Doxiciclina é primeira linha de tratamento para linfogranuloma venéreo, uretrite não gonocócica e doença de Lyme. Pode ser uma alternativa à azitromicina em casos de granuloma inguinal (donovanose) e pode ser usada no tratamento de infecção de ferida por mordida de cão ou gato provocada por *Pasteurella multocida*. Doxiciclina e tetraciclina podem ser efetivas no tratamento de sífilis primária, secundária e latente em pacientes alérgicos a penicilina. As tetraciclinas podem fazer parte do tratamento de micobacterioses não tuberculosas.[26,60,110,124-125]

As tetraciclinas podem ter eficácia no tratamento de doenças dermatológicas não infecciosas: acne, rosácea, hidradenite supurativa, doenças granulomatosas (necrobiose lipoídica e sarcoidose), desordens neutrofílicas (pioderma gangrenoso, síndrome de Sweet, dermatose neutrofílica do dorso das mãos), doenças bolhosas autoimunes, psoríase pustulosa palmoplantar, aftose, prurigo pigmentoso e pseudoxantoma elástico.[125-128]

Tabela 160.11 Apresentações de tetraciclinas no mercado brasileiro.

Droga	Apresentação
Tetraciclina	Cápsulas de 500 mg
Doxiciclina	Comprimidos de 100 mg
Minociclina	Comprimidos de 100 mg
Limeciclina	Cápsulas de 150 e 300 mg

Recentemente, foi aprovada uma tetraciclina de espectro estreito, indicada para o tratamento de acne, denominada sareciclina, ainda não comercializada em nosso meio.[125]

A absorção oral das tetraciclinas por via oral é boa, de 95% a 100% para doxiciclina minociclina e limeciclina. Cerca de 70% da tetraciclina é absorvida após administração oral e o restante permanece no lúmen intestinal, altera a microbiota e é excretada nas fezes. Alimentos não interferem na absorção de doxiciclina, minociclina e limeciclina, mas diminuem a absorção de tetraciclina, e, por isso, deve ser administrada 1 hora antes ou 2 horas após uma refeição.

A absorção das tetraciclinas é reduzida se houver ingestão concomitante de cátions divalente e trivalentes. Por isso, se recomenda um intervalo mínimo de 2 horas entre a tomada do antibiótico e medicamentos contendo ferro, ou antiácidos como hidróxido, óxidos ou sais de alumínio, magnésio ou cálcio. Distribuem-se amplamente por todo o corpo. Acumulam-se no sistema reticulo-endotelial, nos ossos e dentes. Tetraciclina, minociclina e limeciclina são eliminadas principalmente pelo rim, mas também são excretadas na bile e parcialmente reabsorvidas através da recirculação êntero-hepática. A doxiciclina é excretada predominantemente na bile. A meia-vida da tetraciclina é de 6 a 8 horas, da limeciclina de 10 horas, e da doxiciclina e minociclina, de 16 a 18 horas.[110,124,126]

Em pacientes com disfunção renal, o uso de tetraciclinas pode levar a insuficiência hepática. Doxiciclina não necessita de ajuste renal. As tetraciclinas podem se depositar nos dentes, causando alteração na cor e displasia de esmalte. Também pode se depositar nos ossos onde é possível que cause deformidade ou inibição do crescimento. Por isso, são contraindicadas na gravidez e em crianças menores de 8 anos de idade.[110,124,126]

As tetraciclinas podem provocar dor epigástrica, náuseas, vômitos e diarreia. Pode alterar a microbiota intestinal levando a colite pseudomembranosa e candidose. Para evitar esofagite, devendo ser ingeridas com um copo cheio de água e manter-se na posição de pé após a ingestão. Podem causar hipertensão intracraniana (ataxia, cefaleia e vômitos), insuficiência hepática e renal, reações de hipersensibilidade (angioedema e anafilaxia), fototoxicidade, onicólise e pigmentação das unhas. A minociclina pode induzir lúpus e causar hiperpigmentação, que pode ser difusa ou localizada. A ingestão de formulações vencidas pode provocar acidose tubular renal.[110,124,126]

Rifampicina, fenobarbital, fenitoína, carbamazepina e álcool induzem o metabolismo hepático da doxiciclina e diminuem sua meia-vida. Antiácidos, carbonato de cálcio, zinco e sulfato ferroso diminuem a absorção das tetraciclinas. A administração concomitante com retinoides orais é contraindicada, pois aumento o risco de hipertensão intracraniana.[110,124,126]

GLICILCICLINAS

A tigeciclina é o único representante das glicilciclinas. Produzida a partir de modificações na estrutura das tetraciclinas que lhe conferem atividade antibacteriana de espectro muito amplo. São sensíveis à tigeciclina: estafilococos, inclusive cepas resistentes à meticilina e à vancomicina; estreptococos, sensíveis e resistentes penicilina; enterococos, inclusive as cepas resistentes à vancomicina; enterobactérias; cepas de Acinetobacter sp. resistentes a múltiplos fármacos; anaeróbios; germes atípicos e micobactérias de crescimento rápido. Proteus sp. e *P. aeruginosa* são resistentes. Apresenta o mesmo mecanismo de ação das tetraciclinas. Está disponível somente por via intravenosa. Seu principal efeito adverso são as náuseas. Estudos mostraram pequeno risco de morte em comparação a outros antibióticos e, por isso, deve ser reservada para situações em que não haja tratamentos alternativos. Classifica-se na categoria D de risco na gravidez.[110,124]

OXAZOLIDINONAS

A linezolida é representante dessa classe. Impede o início da síntese proteica bacteriana se ligar com o RNA ribossomal 23S da subunidade 50S. Apresentando atividade contra Gram-positivos, inclusive MRSA.[110,124]

A incidência de resistência é baixa, mas pode ocorrer por modificação do sítio de ação.[110]

São indicadas nas infecções de pele e partes moles por estreptococos e estafilococos resistentes a penicilinas ou glicopeptídeos, incluindo "pé diabético" não associado a osteomielite.[110,124,129]

Linezolida é disponível em comprimidos revestidos de 600 mg e solução para infusão intravenosas de 600 mg (2 mg/mL).[129]

A linezolida apresenta boa absorção oral, a biodisponibilidade é de 100%. A distribuição é ampla em tecidos bem perfundidos. A meia-vida é de 4 a 6 horas. Metabolizada por via oxidativa, não induz nem inibe enzimas do citocromo P450. A maior parte é eliminada na urina e uma parte nas fezes.[110,124]

Estudos em animais apresentaram neurotoxicidade e plaquetopenia para o feto, mas não há estudos em humanos (categoria C de risco na gravidez). Não necessita de ajuste da posologia em pacientes com insuficiência renal.[129]

Pode ocorrer mielossupressão, sendo plaquetopenia o efeito mais comum, mas pode haver anemia, leucopenia e pancitopenia. Pode ocorrer neuropatia periférica, neurite óptica e acidose lática.[110]

A administração concomitante com inibidores seletivos da recaptação de serotonina pode causar síndrome serotoninérgica, caracterizada por palpitações, cefaleia e crise hipertensiva.[110,124]

CLORANFFENICOL

O cloranfenicol liga-se à subunidade 50S do ribossomo e inibe a formação da ligação peptídica. Também inibe a síntese de proteínas nas células dos mamíferas, principalmente nas hemácias, podendo levar a supressão eritroide ou mesmo pancitopenia, dependente da dose ou por reação idiossincrásica. É bacteriostático contra um amplo espectro de bactérias Gram-positivas e Gram-negativas aeróbias e anaeróbias, e riquétsias. Em recém-nascidos, seu metabolismo hepático está reduzido, podendo se acumular e causar a síndrome do bebê cinzento, caracterizada por vômitos, flacidez, hipotermia, coloração acinzentada e hipotensão. Por seus efeitos adversos graves, o uso é reservado para casos de meningite bacteriana, febre tifoide e doenças causadas por riquétsias quando não há outras opções disponíveis, em função de alergia ou resistência.[110,124]

MACROLÍDEOS

Os macrolídeos apresentam um anel de lactona ligado a açúcares em sua estrutura. Eritromicina é produzida por *Streptomyces erythreus*. Claritromicina e azitromicina são derivados semissintéticos da eritromicina.[110,124]

O macrolídeo liga-se à subunidade 50S do ribossomo, impedindo o alongamento da cadeia peptídica (transpeptidação). A eritromicina também impede o transporte do peptídeo do sítio A para o P (translocação).[110-124]

Os macrolídeos apresentam atividade contra bactérias Gram-positivas, atípicas, riquétsias, *Treponema pallidum*, micobactérias, alguns Gram-negativos e certos parasitas, como *Toxoplasma gondii*. Claritromicina é ligeiramente mais potente contra estreptococos e estafilococos do que os demais macrolídeos.[110,124]

A resistência bacteriana pode ocorrer pelos seguintes mecanismos:

- Diminuição da permeabilidade da membrana.
- Bombas de efluxo (transporte ativo).
- Hidrólise enzimática (enterases produzidas por enterobactérias).
- Modificação do sítio de ligação (proteção ribossômica) por metilases (metilação do 23S rRNA).

As modificações ribossômicas podem determinar resistência cruzada (fenótipo MLSB) para outras classes de antibióticos cujos locais de ligação se sobrepõem à dos macrolídeos: as lincosamidas e as estreptograminas.[110-124]

Os macrolídeos estão indicados para pacientes com infeções de pele e partes moles, como celulite e erisipela, alérgicos a penicilinas. Azitromicina ou eritromicina são opções para o tratamento de diversas infecções sexualmente transmissíveis (cancroide, granuloma inguinal, linfogranuloma venéreo, uretrites e cervicites). Eritromicina pode ser usada na profilaxia de febre reumática. Algumas micobactérias são sensíveis a claritromicina e azitromicina. Embora o tratamento de eritrasma seja habitualmente tópico, eritromicina oral pode ser usada.[43,110,124,130]

Embora *T. pallidum* seja sensível a azitromicina em certas regiões, o desenvolvimento de resistência e falhas documentadas em diversas áreas dos Estados Unidos, fizeram com que o CDC não recomente este antibiótico para sífilis, mesmo em pacientes alérgicos a penicilina.[43]

Macrolídeos podem ser indicados em doenças cutâneas não infecciosas, provavelmente por seu efeito anti-inflamatório: diminuem a expressão de genes das interleucinas 6 e 8, e inibem a expressão de moléculas de adesão intercelular importantes para o recrutamento de leucócitos.[131]

Eritromicina é segura e eficaz para pacientes com pitiríase liquenoide crônica (PLC) e pitiríase liquenoide e varioliforme aguda (PLEVA), sendo recomendada especialmente em crianças. Relatos de caso mostraram boa resposta também a azitromicina.[132-134]

A falta de superioridade da azitromicina às tetraciclinas, sua utilidade em várias outras condições clinicamente importantes como infecções respiratórias e infecções sexualmente transmissíveis, a ocorrência comprovada de mutações levando a resistência e falhas clínicas, são razões para indicar este macrolídeo na acne somente para pacientes que não podem usar tetraciclinas (gestantes e crianças menores de 8 anos de idade). Azitromicina é opção segura e eficaz no tratamento de gestantes com rosácea. Macrolídeos são opção de tratamento para dermatite periorificial da infância.[135-139]

Macrolídeos podem ser eficazes no tratamento de eritema anular centrífugo (resposta observada em estudos observacionais e relato de caso).[140,141]

Atualmente, encontramos azitromicina e claritromicina no Brasil. Embora, as bulas de eritromicina oral e intravenosa estejam disponíveis na internet, os sítios eletrônicos dos fabricantes brasileiros não exibem resultados quando se pesquisa este macrolídeo, que pode, todavia, ser manipulado. A Tabela 160.12 exibe as apresentações encontradas em bulas.[142-144]

Tabela 160.12 Apresentações dos macrolídeos no mercado brasileiro.

Droga	Apresentação	Dose por unidade
Azitromicina[142]	Comprimido revestido	500 mg 1 g
	Suspensão oral	40 mg/mL 75 mg/mL
	Frasco-ampola	500 mg
Eritromicina[143]	Comprimido (estolato)	500 mg
	Suspensão oral (estolato)	50 mg/mL
	Frasco-ampola	1 g
Claritromicina[144]	Comprimido revestido	500 mg
	Comprimido de liberação prolongada	500 mg
	Suspensão oral	25 mg/mL

Claritromicina também é encontrada em associação a amoxicilina e inibidores de bomba de prótons para tratamento de infecção gástrica por *Helicobacter pylori*.

A eritromicina base é destruída pelo suco gástrico, mas pode ser absorvida no duodeno se for administrada na forma de cápsulas ou comprimidos revestidos. Os ésteres da eritromicina (estearato, succinato e estolato) são melhor absorvidos. Apresenta meia-vida de 90 minutos, distribui-se amplamente pelos tecidos, com exceção do sistema nervoso central, é capturada por polimorfonucleares e macrófagos, e sofre excreção principalmente biliar.

Claritromicina apresenta maior estabilidade ácida e melhor absorção oral, mas o efeito de primeira passagem pelo fígado diminui sua biodisponibilidade para 50% a 55%. Atinge concentração de pico em 2 horas. Sua meia-vida é de 6 horas, e, por isso, deve ser administrada duas vezes por dia. A apresentação em comprimidos de liberação prolongada permite prescrição em dose única diária. Penetra na maioria dos tecidos, é metabolizada no fígado e sofre eliminação renal.

Azitromicina tem uma biodisponibilidade de 30% a 40%. Apresenta concentração alta no interior das células, inclusive dos fagócitos. Sua meia-vida é de cerca de 3 dias, o que permite administrá-la em dose única diária. A principal via de eliminação é biliar.[110,124,144]

Azitromicina e estearato de eritromicina são categoria B na gestação. Estolato de eritromicina oferece risco de hepatite colestática fetal e está contraindicada na gravidez. Claritromicina é categoria D.[145]

Em pacientes com disfunção renal, se o *clearance* de creatinina estiver 30 e 60 mL/minuto, a dose de claritromicina deve ser reduzida em 50%. Abaixo de 30 mL/minuto, a dose deve ser reduzida em 75% e comprimidos de claritromicina de liberação prolongado não devem ser administrados. Claritromicina está contraindicada a pacientes com insuficiência renal e hepática concomitantes.[144]

Azitromicina deve ser administrada com cautela a pacientes com *clearance* de *creatinina* menor do que 10 mL/minuto, pois ocorrer um aumento de 33% na concentração sistêmica de azitromicina.[142] Não é necessário ajuste de dose de eritromicina na insuficiência renal.[143]

Os macrolídeos ligam-se a receptores de motilina (um peptídeo produzido pelo intestino delgado que participa do controle de contrações musculares lisas no trato gastrointestinal superior) e podem causar náuseas, vômitos, diarreia, flatulência e dor abdominal. Paladar alterado também pode ocorrer. Os efeitos adversos mais comuns são os gastrointestinais. Podem provocar colestase aguda, com febre, icterícia e alteração da função hepática, principalmente o estolato de eritromicina. A hepatotoxicidade é menor com azitromicina e claritromicina. Pode haver reações de hipersensibilidade, sendo mais frequentes febre, eosinofilia e exantema. Mas também pode ocorrer urticária, angioedema e reações mais graves como anafilaxia, SSJ-NET e PEGA. Zumbido, vertigem, mialgia, artralgia, neutropenia e plaquetopenia transitórias ocorrem em 0,1% a 1% dos pacientes. Azitromicina e eritromicina podem provocar estenose pilórica em recém-nascidos.[110,124,142-144]

A glicoproteína é uma bomba de efluxo que diminui a absorção intestinal e aumenta a eliminação renal de digoxina e colchicina. Macrolídeos inibem a glicoproteína P (gp-P) e aumentam a concentração sérica de digoxina e colchicina. Por isso, a utilização concomitante desses fármacos é contraindicada.[110,124,142-144]

A administração de comprimidos de claritromicina diminui a absorção de zidovidina, o que não ocorre com a forma intravenosa, nem com a suspensão oral em crianças. Claritromicina aumenta o risco de hipoglicemia em pacientes em uso de nateglinida, repaglinida, rosiglitazona, insulina e disapiramida.[144]

Macrolídeos estão associados ao prolongamento do intervalo QT e arritmias (*torsade de pointes*). Deve-se ter precaução em pacientes com formas graves de insuficiência cardíaca ou doença arterial coronariana e distúrbios da condução ou em uso de quinidina e disopiramida. Macrolídeos estão contraindicados na presença de intervalo QT prolongado, hipomagnesemia, hipocalemia, de outras drogas que aumentam o intervalo QT (astemizol, cisaprida, pimozida e terfenadina) e quando há história de arritmia ventricular. A administração simultânea de macrolídeos e hidroxicloroquina ou cloroquina deve pesar os riscos e benefícios, pois houve associação do aumento do risco de morte por eventos cardiovasculares em pacientes com artrite reumatoide que utilizaram hidroxicloroquina e azitromicina.[110,124,142-144]

Claritromicina e eritromicina inibem CYP3A4, componente do citocromo P450. Por essa razão, aumentam os níveis séricos de diversas drogas metabolizadas por essa via (Quadro 160.13).[110,124,142-148]

Quando claritromicina ou eritromicina são administradas com outros inibidores de CYP3A4, como itraconazol, atazanavir, saquinavir e bloqueadores de canais de cálcio, as interações medicamentosas são ditas bidirecionais, e deve-se ter cautela com possíveis efeitos tóxicos. Foram relatados, por exemplo, hipotensão, bradiarritmia e acidose lática com a associação de claritromicina e verapamil.[144]

Claritromicina é potente inibidor do CYP3A4 e um inibidor moderado da gp-P. Eritromicina inibe moderadamente CYP3A4 e a gp-P. A interação desses macrolídeos com rivoraxabana provavelmente não é clinicamente relevante na maioria dos pacientes, mas pode ser potencialmente significativa em pacientes de alto risco de hemorragia, como aqueles com insuficiência renal crônica, hipertensão arterial não controlada, síndrome antifosfolipídica, com idade avançada, em uso de ácido acetilsalicílico ou antiagregantes plaquetários.[148]

Claritromicina e eritromicina podem aumentar a concentração plasmática de fenitoína e valproato, por meio de outras enzimas diferentes da CYP3A. Recomenda-se medir os níveis sanguíneos destes fármacos.[144]

CETOLÍDEOS

Cetolídeos são macrolídeos semissintéticos com espectro de ação ampliado e menos sensíveis a mecanismos de resistência mediados por efluxo e por metilases.

Quadro 160.13 Drogas cujos níveis séricos são aumentados quando associadas a claritromicina ou azitromicina e recomendações específicas para evitar efeitos adversos graves.

Droga	Possíveis efeitos adversos da associação	Recomendação
Astemizol, cisaprida, pimozida e terfenadina	Prolongamento do intervalo QT e *torsade de pointes*	Associação contraindicada
Disopiramida, quinidina	Prolongamento do intervalo QT e *torsade de pointes*	Evitar associação, ou monitorar eletrocardiograma e níveis séricos dos fármacos
Lovastatina e sinvastatina	Miopatia e rabdomiólise	Suspender essas estatinas durante o tratamento com macrolídeos ou considerar a substituição por fluvastatina
Alcaloides do ergot (ergotamina e di-hidroergotamina)	Vasoespasmo e isquemia de extremidades	Associação contraindicada
Quetiapina	Sonolência, sedação, taquicardia, hipotensão e efeitos anticolinérgicos	Associação contraindicada
Varfarina	Aumento do RNI e risco de hemorragias	Monitorar RNI e a ocorrência de hemorragias
Midazolam, alprazolam e triazolam	Aumento dos efeitos no sistema nervoso central (SNC): sonolência e confusão	Considerar ajuste de dose do benzodiazepínico se ocorrer aumento dos efeitos no SNC
Carbamazepina	Aumento da exposição à carbamazepina (sonolência, tontura, ataxia e diplopia) e redução do efeito do antibiótico	Considerar a escolha de um macrolídeo não interagente (azitromicina) e/ou ajuste de dose da carbamazepina
Cilostazol	Poucos relatos: pode haver cefaleia, hipotensão, taquicardia, arritmias	Monitorar efeitos tóxicos do cilostazol
Ciclosporina	Imunossupressão	Considerar ajuste de dose da ciclosporina ou troca do antibiótico
Sildenafila, tadalafila, vardenafila	Cefaleia, taquicardia, rubor, diplopia	Monitorar efeitos tóxicos do inibidor da fosfodiesterase-5

O representante deste grupo é a telitromicina. Apresenta o mesmo mecanismo de ação dos macrolídeos (inibe a síntese proteica por ligação à subunidade 50S do ribossomo). O espectro de ação da telitromicina é semelhante ao da claritromicina e azitromicina, mas mais ativa contra pneumococo e *S. aureus* resistentes aos macrolídeos. Está disponível na apresentação de comprimidos de 400 mg. Tem biodisponibilidade de 60%, é metabolizada no fígado e eliminada na bile e na urina. Apresenta meia-vida de 10 horas e pode ser administrada 1 vez por dia. Em função do risco de hepatotoxicidade grave, a telitromicina é reservada para casos de pneumonia quando apresentar grande vantagem em relação a outros antibióticos.[110,124]

LINCOSAMIDAS

As lincosamidas são constituídas pela lincomicina e a clindamicina.

Inibem a síntese proteica por ligação à subunidade 50S dos ribossomos. O sítio de ação próximo das lincosamidas, macrolídeos e cloranfenicol pode fazer com que a ligação de um deles interfira com a interação dos outros.[110,124]

Apresentam atividade contra Gram-positivos aeróbios e anaeróbios. *Toxoplasma gondii* e *Pneumocystis jirovecii* são sensíveis.[110,124]

A resistência se dá por metilação dos ribossomos. Gram-negativos apresentam resistência intrínseca, pois as lincosamidas não conseguem atravessar sua membrana externa.[110,124]

Na Dermatologia, estão indicadas em:

- Infecções de pele e partes moles (erisipela, celulite, furúnculo, abscesso), principalmente em pacientes alérgicos a β-lactâmicos.
- Infecções necrosantes por *S. pyogenes* ou Clostridium sp. (associadas a penicilinas).
- Hidradenite supurativa moderada a grave (geralmente associada à rifampicina).[61-64,149-150]

Clindamicina está disponível em cápsulas de 300 mg e em ampola para solução injetável contendo 300 mg em 2 mL. E a lincomicina em frasco-ampola para solução injetável contendo 600 mg em 2 mL.[151,152]

A clindamicina apresenta absorção oral quase completa, atingindo concentração de pico após 1 hora, com distribuição ampla, inclusive nos abscessos. Metabólitos inativos são excretados na bile e na urina.[110,124]

Clindamicina não necessita de ajuste de dose na insuficiência hepática e renal; é categoria B na gestação. Lincomicina é classificada na categoria C de risco na gravidez; na insuficiência renal grave, a dose deve ser 25% a 30% da usual.[151,152]

Diarreia acontece em 2% a 20%. Pode desencadear também colite pseudomembranosa por *Clostridium difficile*, caracterizada por diarreia aquosa, febre e leucocitose; opioides pioram o quadro por diminuir a peristalse. Exantema ocorre em 10% dos pacientes, principalmente naqueles com infecção por HIV. Pode elevar transaminases hepáticas e levar a plaquetopenia. Quando a administração é intravenosa, pode causar tromboflebite. Anafilxia e SSJ foram relatados.[110,124]

Lincosamidas potencializam o efeito de bloqueadores neuromusculares.[110,151,152]

ESTREPTOGRAMINAS

Estreptograminas são derivados semissintéticos de agentes produzidos por *Streptomyces pristinaespiralis.* Estão disponíveis como uma combinação fixa de quinupristina (estreptogramina B) e dalfopristina (estreptogramina A) na proporção 30:70.

Ligam-se à subunidade 50S do ribossomo. Quinupristina inibe o alongamento da cadeia polipeptídica, assim como os macrolídeos. Dalfopristina interfere diretamente na formação da cadeia, e aumenta a ligação da quinupristina a seu alvo. A ação sinérgica leva a uma atividade bactericida contra estreptococos e estafilococos, mas bacteriostática contra *Enterococcus faecium*.[110,124]

Bactérias Gram-positivas e as atípicas são sensíveis, porém, Gram-negativas são resistentes.[110,124]

A resistência a quinupristina pode ocorrer por inibição enzimática (lactonases) ou por modificação do alvo (metilação do ribossomo). E à dalfopristina por acetiltransferases ou por proteínas de efluxo.[110,124]

Estrepograminas estão indicadas no tratamento de infecções de pele e partes moles complicadas, causadas por estreptococos ou estafilococos, especialmente se resistentes a oxacilina ou vancomicina. Também estão indicadas no tratamento de infecções por *Enterococcus faecium* resistente a vancomicina (geralmente envolvido em endocardite, infecção intra-abdominal e do trato geniturinário, mas pode causar celulite e infecção de feridas). *Enterococcus faecalis* apresente resistência intrínseca.[110,124]

A combinação quinupristina/dalfopristina é administrada por via intravenosa em pelo menos 1 hora. A meia-vida da quinupristina é de 0,8 hora e de dalfopristina é de 0,7 hora. Sofre metabolismo hepático por conjugação. A eliminação é biliar (80%) e renal (20%).[110,124]

Não necessita de ajuste renal. Em pacientes com insuficiência hepática, pode ser necessária redução da frequência de infusão. Classificadas na categoria B de risco na gravidez.[110,124]

Pode ocorrer dor e flebite no local da infusão, prevenidas com administração lenta e por meio de acesso central. Artralgia e mialgia são comuns, principalmente em pacientes com insuficiência hepática.[110,124]

Inibe CYP3A4, por isso, recomenda-se cautela na administração simultânea de drogas metabolizadas por essa enzima, sobretudo naquelas que prolongam o intervalo QT (ver a seção dos macrolídeos).[110,124]

AMINOGLICOSÍDEOS

Os aminoglicosídeos são derivados naturais ou semissintéticos de compostos produzidos por actinomicetos do solo. Incluem: amicacina, gentamicina, tobramicina, estreptomicina, neomicina, canamicina, sisomicina, netilmicina e paramomicina.[153,154]

Os aminoglicosídeos atravessam a membrana externa de Gram-negativos por difusão passiva através de porinas, atingindo o espaço periplasmático. A passagem da membrana interna para o citoplasma ocorre por transporte ativo, dependente de energia, e pode ser inibida por cátions divalentes, hiperosmolaridade, pH baixo e condições anaeróbias (por isso, apresentam menor atividade antimicrobiana no abscesso). O transporte pode ser estimulado por fármacos que atuam na parede celular, como penicilina ou vancomicina, o que pode ser a base do sinergismo desses antibióticos com os aminoglicosídeos. No citoplasma, ligam-se à subunidade 30S do ribossomo, bloqueiam a iniciação da síntese de proteínas e causam leitura errônea do RNA mensageiro, com a incorporação de aminoácidos incorretos.[153,154]

Possuem atividade contra Gram-negativos. Em combinação com um agente de parede celular como penicilinas e glicopeptídeos, podem produzir um efeito sinérgico *in vitro*. Neomicina é um aminoglicosídeo de amplo espectro, que inibe alguns Gram-positivos, mas em nosso meio está disponível somente para uso tópico. Paramomicina possui ação antiparasitária, contra Leishmania spp., *Entamoeba hisolytica*, *Giardia lamblia* e *Cryptosporidium parvum*.[153,154]

A resistência aos aminoglicosídeos pode ocorrer por três mecanismos:

1. Inativação enzimática (fosforilação, adenilação ou acetilação) – o mais comum.
2. Mutação no sistema de transporte, impedindo a entrada do antibiótico na célula.
3. Baixa afinidade do fármaco pelo ribossomo, por deleção ou alteração de proteína receptora.[153,154]

Aminoglicosídeos são utilizados em infecções graves por Gram-negativos, quando se suspeita de resistência a outros agentes, normalmente, associados a um β-lactâmico como antibioticoterapia empírica. Recentemente, o potencial da gentamicina na epidermólise bolhosa juncional tem sido avaliado.[153-155]

As apresentações disponíveis no Brasil para uso sistêmico estão dispostas na Tabela 160.13.

Tabela 160.13 Apresentações de aminoglicosídeos para uso sistêmico.

Droga	Apresentação	Dose por unidade
Gentamicina	Solução injetável	20 mg 40 mg 80 mg
Amicacina	Solução injetável	50 mg 250 mg
Tobramicina	Solução injetável	75 mg

Por serem cátions polares, são pouco absorvidos por via oral e não penetram na maioria das células. São administrados por via intramuscular ou intravenosa. Apresentam baixa concentração nos tecidos, exceto no córtex renal e na endolinfa e perilinfa do ouvido interno, o que contribui para a nefrotoxicidade e ototoxicidade. Sofrem metabolismo mínimo e são excretados principalmente por filtração glomerular.

Os aminoglicosídeos são antibióticos concentração-dependentes. Por isso, o esquema de administração preferido é o de doses mais altas, com intervalos longos. Assim, atingem alta concentração de pico, necessária para sua atividade bactericida inicial máxima, mas mantém uma resposta terapêutica mesmo depois que a concentração plasmática cai abaixo da concentração inibitória mínima (efeito pós antibiótico). Nessa estratégia, a concentração sérica permanece menos tempo acima do limiar de toxicidade ao longo do dia, do que permaneceria em um regime de doses múltiplas, reduzindo a nefrotoxicidade e ototoxicidade.[153,154]

Amicacina, gentamicina e tobramicina estão na categoria D de risco na gravidez. Todos os aminoglicosídeos exigem ajuste de dose em pacientes com insuficiência renal.

Os aminoglicosídeos podem causar ototoxicidade, caracterizada por disfunção vestibular (vertigem e ataxia) e auditiva (zumbido e perda auditiva), nefrotoxicidade e bloqueio neuromuscular (mais frequente pacientes com miastenia gravis). Reações de hipersensibilidade são raras.[153,154]

A associação a agentes bloqueadores musculares potencializa o risco de bloqueio neuromuscular agudo e apneia, normalmente revertida com gluconato de cálcio.[153,154]

Drogas Antiandrogênicas

Androgênios interferem com a fisiologia cutânea, e, principalmente, modulam a atividade das glândulas sebáceas e dos folículos pilosos, estando envolvidos em uma série de condições dermatológicas como acne, hirsutismo, dermatite seborreica, alopecia androgenética e hidradenite supurativa.[1]

Os androgênios exercem seu efeito tecidual canônico a partir da ativação de receptores nucleares, especialmente NR3C4. Nesse ínterim, os antiandrogênios são drogas que bloqueiam o receptor androgênio, mas também são incluídas nesse grupo, drogas que reduzem a síntese/conversão de metabólitos dos androgênios.[1]

Antiandrogênios também são utilizados no cuidado de mulheres transgêneros, para reduzir a pilificação em áreas sexuais.[2]

CIPROTERONA

Antigo inibidor da liberação do hormônio liberador de gonadotrofina (GnRH) e antagonista competitivo dos receptores nucleares de androgênicos. Está disponível comercialmente em comprimidos de 50 e 100 mg, além disso também pode ser encontrado em doses bem menores (2 mg) associado ao etinilestradiol nos anticoncepcionais hormonais combinados orais.[3]

No tratamento da acne da mulher adulta, que sofre exacerbação pré-menstrual, a administração de ciproterona 15 a 50 mg por dia na semana pré-menstrual até a semana pós-menstrual é eficaz em reduzir o surgimento de acne.[1,3]

Os efeitos colaterais mais frequentes são irregularidade menstrual, redução da libido, mastalgia e ganho de peso. Deve-se avaliar as enzimas hepáticas periodicamente, e estar atento ao risco de hepatotoxicidade com a associação com álcool e drogas hepatotóxicas.

Sua meia-vida varia entre 2 e 4 dias, com excreção preferencialmente intestinal.

FLUTAMIDA

É droga com potente ação antiandrogênica indicada para o tratamento do câncer de próstata pela inibição dos receptores nucleares de androgênicos (NR3C4). Em função de sua alta potência, a flutamida era frequentemente utilizada para tratamento de acne, seborreia, hirsutismo, e alopecia de padrão feminino. Porém, seu uso com essas finalidades foi proscrito após a descrição de casos de hepatotoxicidade aguda grave idiossincrásica.[3,4]

Sua excreção é preferencialmente urinária, e sua meia-vida plasmática é de 6 horas.[4]

Era para ser utilizada em doses que variavam de 50 a 150 mg diários. Os efeitos colaterais mais observados são a alteração de transaminases, da cor da urina, mastalgia, redução da libido, amenorreia e edema periférico.

BICALUTAMIDA

Outro antiandrogênico utilizado no tratamento do câncer de próstata pela inibição dos receptores nucleares de androgênicos (NR3C4), porém apresenta meia-vida mais longa (10 dias), porém, menor risco de hepatotoxicidade, quando comparado à flutamida. A dose empregada varia de 10 a 50 mg diários. Os efeitos colaterais mais frequentes são a alteração de transaminases, mastalgia, redução da libido, amenorreia e edema periférico. É excretada tanto nas fezes (45%) como na urina (35%).

É recomendável monitorar os pacientes em tratamento com exames laboratoriais (hemograma, transaminases, fosfatase alcalina, gama glutamil transferase, bilirrubinas, tempo de protrombina, ureia, sódio, potássio e perfil lipídico) antes do tratamento, após 4, 12 e 24 semanas.[5]

ESPIRONOLACTONA

Consiste em um diurético poupador de potássio, antagonista dos receptores da aldosterona e dos receptores citosólicos de androgênios. As doses utilizadas na Dermatologia variam de 25 a 200 mg/dia, em uma tomada diária.

Os efeitos colaterais mais frequentes são: sensação de fatiga, ginecomastia, mastalgia, redução da libido, irregularidade menstrual e hipotensão. A hiperpotassemia é uma preocupação em pacientes em uso de espironolactona, porém estudo retrospectivo que avaliou 974 mulheres saudáveis não observou aumento da frequência de hipercalemia nessa população após início do tratamento.[6] Uma revisão sistemática não observou associação da espironolactona com aumento de câncer de mama.[7]

Possui potência antiandrogênica inferior à flutamida e bicalutamida, porém, um melhor perfil de segurança e custo, quando se demanda o uso de longo prazo. Sua excreção ocorre principalmente na urina, com meia-vida de até 2 horas, porém, seus metabólitos persistem por até 15 horas.[8]

INIBIDORES DE 5α-REDUTASE

Essas drogas inibem a conversão da testosterona em di-hidrotestosterana (DHT), que possui maior potência. Testosterona e, DHT agem no desenvolvimento e evolução da alopecia androgenética masculina. Seu papel na alopecia de padrão feminino e na hidradenite supurativa ainda não é claro.

Finasterida é um inibidor da 5αR tipo 2, e na dose de 1 mg/dia leva a redução de cerca de 70% do DHT sérico. A dutasterida inibe a 5αR tipo 1 e 2 e na dose de 0,5 mg/dia reduz o DHT em cerca de 90%. Ambas as drogas são indicadas no tratamento da alopecia androgenética masculina, como dose única diária.[9]

Finasterida é empregada em doses de 1 mg para o homem, e 5 mg por dia nas mulheres. Dutasterida, é utilizada na dose de 0,5 mg por dia, com um perfil de eficácia superior à finasterida, e maior meia-vida (4 a 5 semanas). A excreção dos inibidores da enzima 5α-redutase é predominantemente intestinal.

Não há elementos que indiquem claramente o aumento dos níveis de estrogênios, ou maior risco de câncer de mama em usuárias de inibidores de 5αR, ainda assim, permanece a recomendação de cuidado ao usá-los em mulheres com alto risco de câncer de mama.

Em detrimento do uso de antiandrogênicos sistêmicos, a condição de base do hiperandrogenismo deve ser investigada e tratada, adequadamente. Por exemplo, a síndrome dos ovários policísticos, uso de esteroides anabolizantes, hiperprolactinemia, hiperplasia adrenal congênita, têm tratamentos específicos.

Nenhuma das drogas antiandrogênicas apresentadas é segura na gestação, o que torna essencial o emprego de métodos contraceptivos quando utilizadas no período fértil. O principal efeito teratogênico relatado, é a feminilização dos embriões masculinos. O emprego de drogas antiandrogênicas em homens pode levar à redução da libido, e do volume do ejaculado, com um efeito dose-dependente.

Os anticoncepcionais hormonais orais (ACO) combinados atuam como bloqueadores hormonais levando a efeito antiandrogênico possível dos seus progestágenos, além da ciproterona, outras progestinas como a drospirenona e clormadiona também apresentam característica. ACO também elevam os níveis de SHBG (*sexual hormone binding globuline*), disponibilizando menos androgênios para ligação com os seus receptores.[1,3,9]

A associação de ACO com as demais drogas antiandrogênicas aumentam a sua eficácia. Deve-se levar em conta as contraindicações para uso de ACHO como obesidade, trombofilia, câncer de mama, doença hepática e enxaqueca.

Imunobiológicos Anti-IgE

Os mastócitos estão distribuídos em quase todos os tecidos vascularizados e estão envolvidos na regulação de uma ampla gama de respostas imunes, incluindo alérgicas imediatas dependentes da IgE.[1] Embora ainda não se saiba que tipo de células progenitoras contribuem principalmente para a homeostase local dos mastócitos teciduais em camundongos adultos, a inflamação pode alterar drasticamente as populações dos mastócitos teciduais ao recrutar progenitores de mastócitos derivados da medula óssea.[1]

As concentrações séricas elevadas da IgE estão frequentemente associadas a uma série de doenças alérgicas, como a dermatite atópica, asma alérgica e urticária crônica, e a redução dos níveis da IgE pode ser benéfico para os pacientes.[1]

A imunoglobulina E (IgE) é um isotipo único de imunoglobulina (I g) com a mais baixa concentração sérica, que confere um mecanismo sensorial de imunidade adaptativa ao tipo inato às células efetoras, incluindo mastócitos e basófilos.[2] Sua meia-vida relativamente longa (~ 3 semanas) no receptor de IgE de alta afinidade FcεRI, juntamente com o tempo de resposta por ordem de minuto, permite a proteção contra os venenos invasivos e parasitas de movimento rápido, usando a estratégia de emboscada.[2] Além disso, a invasão bacteriana através de lesões agudas é relatada como sendo evitada pela IgE e mastócitos.[2] Para lutar contra estas ameaças, os mastócitos e os basófilos desgranulam após o reconhecimento de antígenos multivalentes pelas IgEs, para liberar rapidamente substâncias pré-formadas, incluindo histamina e proteases, e iniciar a produção de novos mediadores lipídicos, citocinas e quimiocinas.[2] Entretanto, a desregulação desta reação é potencialmente prejudicial, ocasionando doenças alérgicas, como anafilaxia.[2] Além do conhecimento bem estabelecido obtido de modelos animais, o papel central da IgE nas doenças alérgicas em humanos foi endossado pelo surgimento da terapia anti-IgE com o omalizumabe, eficaz contra várias doenças alérgicas, incluindo asma, urticária espontânea crônica, pólipos nasais e rinite alérgica.[2] Para superar as doenças alérgicas, é essencial a compreensão da regulação das funções IgE.[2]

DINÂMICA DOS RECEPTORES FCεRI E PROPRIEDADES DOS ANTÍGENOS

A IgE funciona através de seus receptores.[1,2] O receptor de alta afinidade FcεRI é um heterotetrâmero, compreendendo uma cadeia de ligação IgE α, uma cadeia de amplificação de sinal β e duas cadeias de iniciação de sinal γ (Figura 160.11).

As cadeias β e γ possuem *motifs* de ativação com base em tirosina imunorreceptora (ITAMs) em seus domínios intracelulares.[2] Após a ativação de antígenos multivalentes em IgEs ligadas ao FcεRI, estes receptores se agregam na superfície do mastócito, e a proteína intracelular Lyn inicia a cascata de ativação através da fosforilação dos ITAMs, levando a uma ampla gama de eventos, incluindo desgranulação, síntese *de novo* de mediadores lipídicos, produção de citocinas e quimiocinas, bem como quimiotaxia e sobrevivência dos mastócitos.[2]

O receptor FcεRI humano possui outro conjunto de cadeias αγ2, que é expresso em vários tipos de células, incluindo células dendríticas (DCs).[2] O receptor FcεRI também desempenha um papel na facilitação da apresentação de antígenos.[2] Embora o receptor αγ2 seja competente em sinalização, a coexistência da cadeia β e da Lyn associada nos mastócitos aumenta significativamente a sinalização.[2] Além disso, sob a alta intensidade de estímulos, Lyn recruta duas fosfatases, a saber, Src homologia 2 (SH2) contendo inositol polifosfato 5-fosfatase 1 (SHIP1) e proteína tirosina fosfatase 1 (SHP-1) contendo domínio SH2, através da fosforilação da cadeia β ITAM, proporcionando assim mecanismos de segurança, impedindo a desgranulação descontrolada.[2] O nível de fosforilação de Lyn também é ajustado pela função adaptadora da fosfolipase C-β3 (PLC-β3), que se liga constitutivamente a SHP-1.[2]

O número de receptores FcεRI expresso nos mastócitos peritoneais de camundongos é aproximadamente 3×10^5 receptores por célula, no estado de repouso.[2] Considerando que a agregação de 100 a 1.000 receptores é necessária para a ativação dos mastócitos, teoricamente um mastócitos pode expressar na membrana diferentes IgEs para 300 a 3.000 antígenos ao mesmo tempo.[2] Este número está de acordo com observação de que 0,3% de ocupação de IgE específica por antígenos é necessária para a ativação de mastócitos humanos.[2] No entanto, as consequências da ativação, como desgranulação e produção de citocinas/quimocinas, são dependentes da ocupação do receptor da IgE.[2] Por exemplo, a produção da proteína quimioatraente de monócitos (MCP)-1 e interleucina (IL)-4 requer apenas pequena ocupação dos receptores, sendo a desgranulação quase linear à ocupação, já a IL-10 requer alta ocupação dos receptores.[2] Como a IgE pode ser produzida localmente no tecido, a composição de diferente IgEs-específicas ao antígeno na superfície dos mastócitos do tecido, pode resultar em diferentes consequências.[2]

Após a agregação do receptor FcεRI com a IgE ligada ao antígeno, os ITAMs das cadeias β e γ do FcεRI são fosforilados em 5 segundos, iniciando a casacata de sinalização, de forma que a liberação de a liberação pelo mastócito de quimiocinas como a MCP-1 ocorre 1 a 4 minutos após a ligação do antígeno ao complexo IgE- FcεRI, enquanto as citocinas IL-3, IL-4, IL-6 e IL-10 necessitam de 4 a 8 minutos para serem liberadas, e outras como a IL-2, IL-3, o TNF-α e o INF-γ são liberados depois de 15 minutos, o que demonstra a existência de limiares temporais distintos para variadas vias de sinalização.[2]

O Fator Libertador de Histamina (HRF) é uma proteína ubiquamente expressa como um fator com uma atividade liberadora de histamina, dependente de IgE nos basófilos humanos.[2] É coincidentemente uma proteína intracelular essencial para a sobrevivência celular, proliferação e transformação maligna em uma variedade de tipos de células.[2] Neste último contexto, o HRF é chamado de proteína tumoral controlada por tradução (TCTP), fortilina, p21, e p23.[2] Apesar da falta de uma sequência de sinais canônicos, ela pode ser secretada e encontrada nos fluidos corporais nos pacientes atópicos.[2]

Curiosamente, o pré-requisito para que os basófilos respondam ao HRF é a sensibilização com a IgE de certos indivíduos atópicos.[2] As IgEs que podem sensibilizar basófilos foram denominadas IgE+, e as IgEs de doadores saudáveis ou mieloma, que não podem fazê-lo foram classificados como IgE.[2]

O conceito de terapia com anticorpo anti-IgE inicialmente visava a interrupção da ligação da IgE ao receptor FcεRI.[1] No entanto, foi reconhecido que a diminuição dos níveis séricos da IgE e a subsequente regulação negativa da expressão do FcεRI nas membranas celulares, deve desempenhar aspectos críticos em seus efeitos terapêuticos.[1] As concentrações séricas da IgE em pacientes com asma alérgica foram

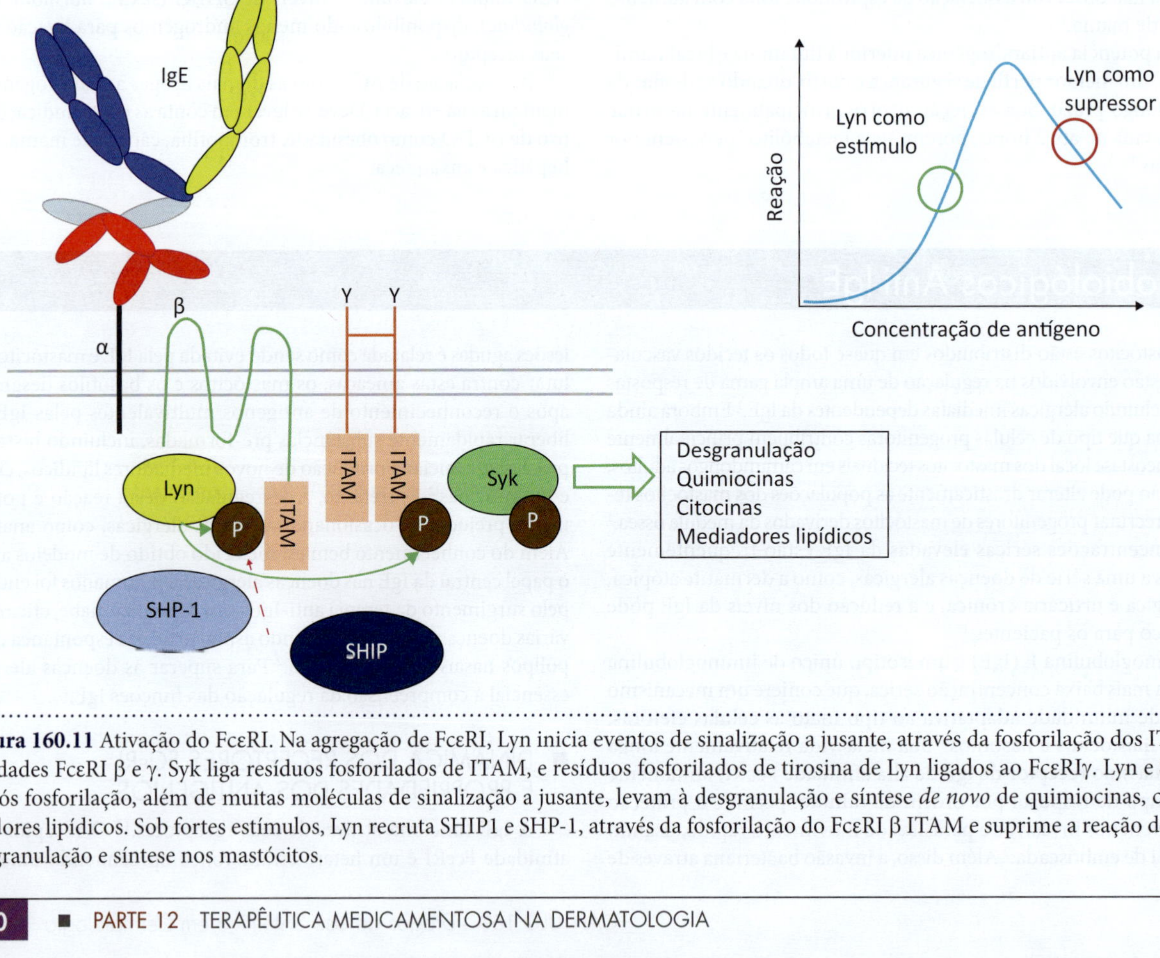

■ **Figura 160.11** Ativação do FcεRI. Na agregação de FcεRI, Lyn inicia eventos de sinalização a jusante, através da fosforilação dos ITAMs nas subunidades FcεRI β e γ. Syk liga resíduos fosforilados de ITAM, e resíduos fosforilados de tirosina de Lyn ligados ao FcεRIγ. Lyn e Syk ativados, após fosforilação, além de muitas moléculas de sinalização a jusante, levam à desgranulação e síntese *de novo* de quimiocinas, citocinas e mediadores lipídicos. Sob fortes estímulos, Lyn recruta SHIP1 e SHP-1, através da fosforilação do FcεRI β ITAM e suprime a reação de ativação da desgranulação e síntese nos mastócitos.

significativamente reduzidas, quando foram tratados com omalizumabe, uma IgG humanizada que se liga à IgE humana.[1]

Os níveis de expressão dos receptores FcεRI na superfície em basófilos humanos foram correlacionados com as concentrações séricas da IgE.[1] Níveis elevados da IgE sérica foram são encontrados não apenas em pacientes atópicos, mas também na urticária crônica.[1] O omalizumabe é agora considerado como o medicamento de primeira linha para urticária crônica resistente aos anti-histamínicos, de segunda-geração em doses quadruplicadas.[1]

O omalizumabe mostrou-se mais eficaz para pacientes com urticária crônica que apresentam maiores concentrações séricas da IgE, enquanto a ciclosporina foi eficaz para aqueles com níveis séricos da IgE total baixos.[1] Os papéis patogênicos da IgE e do receptor FcεRI na urticária crônica são classificados em tipo I e tipo IIb; no grupo tipo I, há presença de IgEs autorreativas, que podem reconhecer autoantígenos, como a peroxidase tireoideana (TPO), fator tecidual (TF, fator III da coagulação), tireoglobulina (TG), DNA dupla hélice e IL-24, e no grupo tipo IIb, IgM ou IgG_1 e IgG_3 que podem reconhecer a IgE e/ou FcεRI.[1]

Como os mastócitos podem sofrer degranulação em resposta a pequenas concentrações de antígenos, esses achados podem explicar, pelo menos em parte, as respostas mediadas pelos receptores FcεRI, na urticária crônica (Figura 160.12 A e B). No entanto, é amplamente desconhecido como a IgE está envolvida na exacerbação da urticária crônica.[1] Interessantemente, o omalizumabe também se mostrou eficaz para pacientes com níveis normais de IgE ou àqueles sem IgE específica para alérgenos.[1] Este fato pode refletir a presença de vestígios de IgE, direcionados contra autoantígenos não ainda identificados.[1] Investigação adicional do papel da IgE nas alterações funcionais dos mastócitos teciduais levará a uma melhor compreensão da papéis fisiopatológicos desses mastócitos.[1]

EFEITOS DO IGE NA AUSÊNCIA DE ANTÍGENOS (RESPOSTAS MONOMÉRICAS DE IGE)

A alta ligação de afinidade do IgE com FcεRI e sua lenta dissociação indicam que os mastócitos dos tecidos devem estar consistentemente munidos com IgE.[1] Verificou-se que os mastócitos cutâneos perivasculares murinos capturam ativamente a IgE, estendendo os processos celulares através da parede do vaso sanguíneo.[1]

Estudos iniciais indicaram uma correlação positiva entre os níveis extracelulares de IgE e a ligação da IgE no receptor FcεRI, indicando a presença de uma espécie de *loop* de *feedback* positivo.[1] A regulação positiva mediada por IgE no FcεRI foi posteriormente encontrada como resultado da estabilização do FcεRI na superfície celular, na presença de concentrações mais elevadas de IgE.[1] Em 2001, demonstrou-se que o IgE poderia interferir com a morte por apoptose das células, induzida pela privação do fator de crescimento, usando mastócitos murinos dependentes de IL-3 (BMMC).[1]

As IgEs são classificadas em duas categorias, as IgEs altamente citocinérgicas (HC-IgEs), que podem induzir liberações maciças de citocinas na ausência de antígenos, e as IgEs pouco citocinérgicas (PC-IgEs), que têm pouca ou nenhuma capacidade de liberar citocinas dos mastócitos e basófilos.[1] Verificou-se que as HC-IgEs induzem uma grande variedade de respostas, além dos seus efeitos antiapoptóticos, como a síntese de histamina, adesão à fibronectina, migração e degranulação, nos BMMCs e na leucemia basofílica de camundongo, RBL-2H3.[1] Uma das HC-IgEs mais potentes é o clone SPE-7, que foi criado contra o grupo dinitrofenil (DNP) e tem sido utilizado como um dos sistemas modelo mais típicos de estimulação antigênica, mediada por IgE junto com seu antígeno, a albumina conjugada com DNP. As diferenças no potencial de indução de citocinas entre vários clones de IgE sugerem que as regiões Fab da IgE devam estar envolvidas na ativação dos mastócitos mediada pela IgE. Descobertas iniciais de que as PC-IgEs não induziram a liberação de fatores de sobrevivência dos mastócitos e basófilos, como o IL-3 e c-kit ligante, levantaram outra possibilidade de que o caminho de sinalização intracelular a jusante do FcεRI, deve estar diretamente envolvido na sobrevivência.[1]

POSSÍVEIS MECANISMOS MOLECULARES DE ATIVAÇÃO DOS RECEPTORES FCεRI VIA IGE-MEDIADA

Uma interação fraca, mas significativa, entre as moléculas de IgE pode intermediar os efeitos das HC-IgEs, em particular na presença de altas concentrações da IgE.[1] Demonstrou-se que uma forma solúvel e

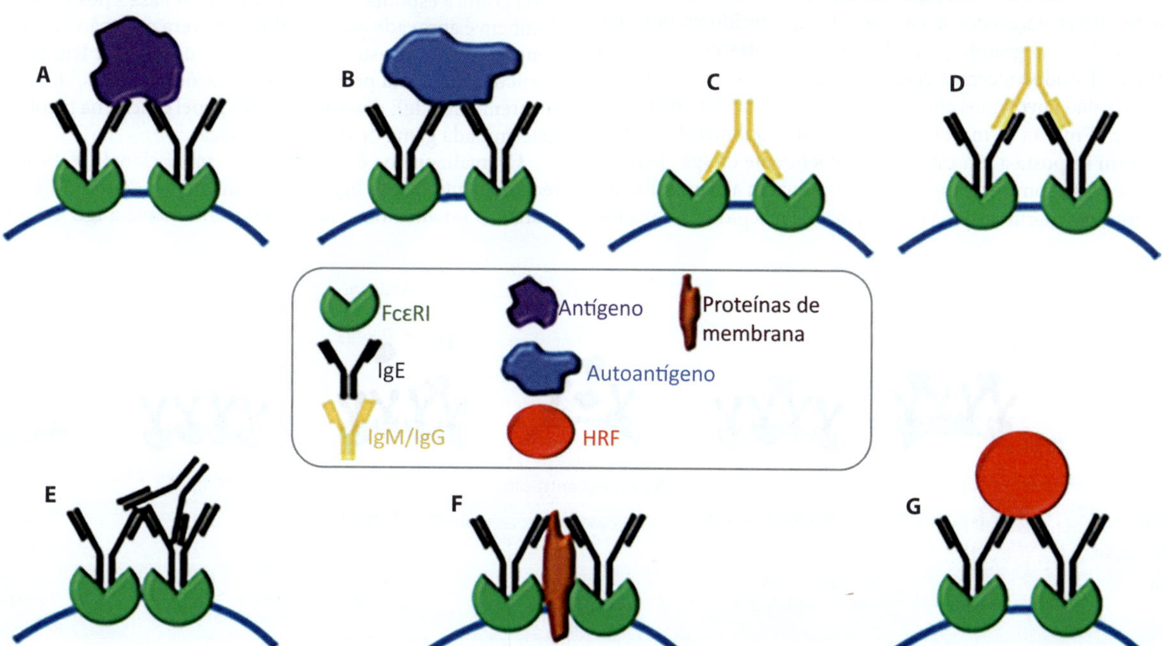

Figura 160.12 Vários modos de ativação mediada pelo receptor FcεI (FcεRI) dos mastócitos. **(A)** Os mastócitos são ativados por antígenos (alérgenos), após a ligação mediada pela imunoglobulina E (IgE) com o FcεRI. **(B)** Autoantígenos reconhecidos pela IgE podem se ligar com o FcεRI. **(C)** IgMs/IgGs autorreativas que reconhecem subunidades de FcεRI, podem se ligar ao FcεRI. **(D)** IgMs/IgGs autorreativas, que reconhecem a IgE, podem se ligar ao receptor FcεRI. **(E)** IgEs agregadas podem se ligar ao receptor FcεRI, sem seus respectivos antígenos. **(F)** A interação cis entre IgEs e algumas proteínas de membrana glicosiladas pode ligar os FcεRI. **(G)** O HRF (Fator Liberador de Histamina) pode se ligar aos receptores FcεRI por meio da interação com tipos específicos de IgE (IgE+).

livre de HC-IgE (SPE-7) pode interagir com as regiões Fab da forma FcεRI, e esta interação desencadeia a ativação de mastócitos cultivados (Figura 160.12 E).[1] A ligação da IgE desempenha um papel crítico na ativação mediada por FcεRI dos mastócitos.[1] Demonstrou-se que a remoção do ácido siálico da IgE resulta na atenuação drástica da ativação mediada pelo FcεRI nos mastócitos humanos e murinos.[1] Como a remoção do ácido siálico leva à exposição da galactose no final dos N-glicanos, lectinas ligantes de galactose, como galectina-3 e galectina-9, podem estar envolvidas na supressão da ativação mediada pelo FcεRI dos mastócitos.[1] Ambas as galectinas foram encontradas com a capacidade de suprimir a ativação mediada pelo FcεRI dos mastócitos.[1] Também é plausível que proteínas de membrana glicosilada não identificadas estejam envolvidas na ativação intermediada pelo FcεRI (Figura 160.12 F).

■ DIFERENÇAS ENTRE AS RESPOSTAS MONOMÉRICAS DE IGE E A ESTIMULAÇÃO DE ANTÍGENO MEDIADA PELA IGE

Uma série de estudos sobre a ativação mediada por IgE de mastócitos cultivados demonstrou que altas concentrações das HC-IgEs (1 a 5 g/mL) podem induzir a desgranulação.[1] Demonstrou-se que a IL-2, IL-4 e várias quimiocinas, como CCL2, CCL3 e CCL4, podem ter a transcrição induzida nos BMMCs sensibilizados com IgE na presença de baixas concentrações de antígeno, onde não foram encontrados níveis detectáveis de desgranulação, enquanto a IL-3, IL-6 e IL-13 foram induzidas apenas na presença de altas concentrações do antígeno, indicando que a fraca estimulação do FcεRI pode induzir a indução de citocinas/quimiocinas sem que haja desgranulação.[1]

Assim, a ativação mediada por FcεRI dos mastócitos é precisamente regulada em resposta a uma grande variedade de condições ambientais (Figura 160.13). Entretanto, como foram encontradas liberações significativas de IL-3, IL-6 e IL-13 em BMMCs estimulados apenas com HC-IgEs sem degranulação, os efeitos dos HC-IgEs foram bastante diferentes daqueles observados na estimulação de antígenos fracos.[1]

As evidências acumuladas indicam que os mastócitos adquirem o potencial de produzir um conjunto específico de mediadores inflamatórios, em resposta às mudanças no microambiente.[1] Durante o processo de diferenciação dos mastócitos do tipo tecido conjuntivo, a quantidade de uma grande parte dos componentes dos grânulos é aumentada.[1] Estudos recentes demonstraram que os componentes dos grânulos estão envolvidos em uma grande variedade de respostas inflamatórias.[1] Embora os mastócitos tenham sido submetidos à desgranulação em resposta a um estímulo independente da IgE, permanece desconhecido como esses secretagogos induzem a degranulação. Recentemente, descobriu-se que a família, mas de receptores acoplados à proteína G acoplada (MRGPR) contribuem com parte substancial da desgranulação independente da IgE.[1] Família do gene MRGPR pode ser um novo alvo terapêutico de doenças inflamatórias, como a urticária crônica e a dermatite atópica.[1]

■ DESGRANULAÇÃO DOS MASTÓCITOS IGE-INDEPENDENTE

Os mastócitos têm uma grande variedade de receptores de superfície, e um potencial para responder a uma variedade de mudanças ambientais, além da estimulação antigênica mediada pela IgE.[1] Entre eles, os compostos polibásicos, como o composto 48/80, e um certo tipo de peptídeos bioativos, como a substância P, neurotensina e anafilatoxinas (fragmentos de complementos, C3a e C5a), desencadeiam diretamente a degranulação dos mastócitos.[1] Estas respostas foram sensíveis à toxina de coqueluche e confirmadas somente nos mastócitos do tipo tecido conjuntivo.[1] As evidências acumuladas sugerem que possíveis agonistas MRGPRX2 contêm uma gama diversificada de mediadores biológicos endógenos, como neuropeptídeos e peptídeos bactericidas, e compostos terapêuticos com efeitos pseudoalérgicos, como opioides, vancomicina, antibióticos derivados de quinolonas e drogas bloqueadoras neuromusculares.[1]

O MRGPRX2 está estimulado nos mastócitos cutâneos dos pacientes com urticária crônica grave.[1] A família de genes MRGPR foi originalmente identificada como os genes que codificam os receptores acoplados à proteína G expressos em neurônios sensoriais nociceptivos.[1] A expressão de MRGPR é suprimida quando as células são tratadas com dexametasona.[1] A maturação granular dos mastócitos cutâneos pode impactar as respostas inflamatórias mediadas pelo MRGPRX2.[1]

■ TRATAMENTOS QUE SE LIGAM À IGE (ANTI-IGE)

Anticorpos e outras substâncias que visam o IgE foram desenvolvidos para tratar doenças alérgicas.[2] O omalizumabe (Xolair®) foi o primeiro e mais caracterizado imunobiológico anti-IgE.[2] A eficácia do omalizumabe é demonstrada para muitas doenças alérgicas, incluindo asma alérgica, urticária crônica, polipose nasal e polinose, e aprovado para o tratamento de asma alérgica persistente moderada a grave, urticária crônica espontânea (UCE) e pólipos nasais nos Estados Unidos.[2] Também é aprovado para a polinose severa no Japão.[2] Além disso, seu benefício em um uso adjunto com imunoterapia tem sido relatado, particularmente na prevenção das reações adversas.[2] Estes resultados sugerem que o IgE desempenha um papel crucial na patologia de uma determinada gama de doenças alérgicas.[2]

O omalizumabe é um anticorpo monoclonal IgG1κ humanizado recombinante que se liga especificamente ao domínio Cε3 da IgE humana.[2] O omalizumabe liga-se especificamente à IgE livre (não ligada

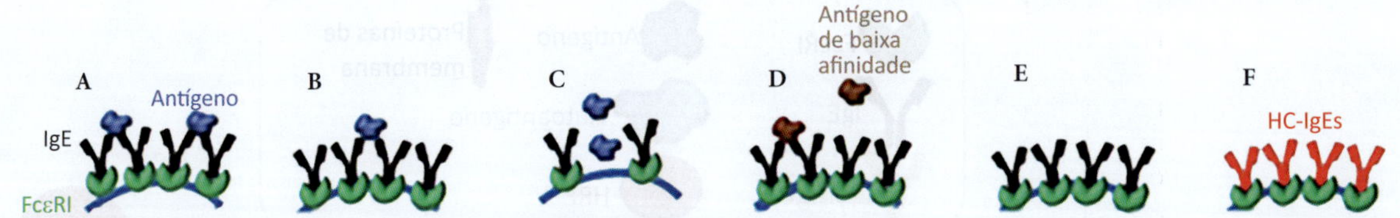

	A	B	C	D	E	F
IgE	(+)	(+)	Baixa concentração	(+)	(PC-IgEs)	(HC-IgEs)
Antígeno	(+)	Baixa concentração	(+)	(Baixa afinidade)	(–)	(–)
Desgranulação	(+)	(–)	(–)	(±)	(–)	(±)
Citocinas	(+)	(+) CCL2, 3, 4 IL-2, IL-4	(+) CCL2, 3, 4 IL-2, IL-4	(+) CCL2, 3, 4	(–)	(+) TFN-α IL-4, -6, -13

■ **Figura 160.13** Receptor FcεI (FcεRI) finamente sintonizado – ativação mediada dos mastócitos. **(A)** A estimulação mediada pelo complexo Imunoglobulina E (IgE)- antígeno desencadeia tanto a degranulação, como a liberação de várias citocinas. **(B** e **C)** As evidências acumuladas sugerem que diferentes conjuntos de mediadores devem ser liberados de mastócitos ativados sem degranulação. **(D)** Os primeiros estudos indicaram que várias quimiocinas e citocinas são liberadas dos mastócitos sobre a estimulação do antígeno fraco (Ag) sem desgranulação. **(E** e **F)** Tal preferência também foi observada em mastócitos ativados por antígenos com baixa afinidade pelas IgEs pouco citocinérgicas (PC)-IgEs, as quais apenas previnem a apoptose dos mastócitos, enquanto as IgEs altamente citocinérgicas (HC)-IgEs induzem a liberação maciça de citocinas. Esta variação pode afetar as respostas imunológicas locais, como o recrutamento dos leucócitos.[1]

ao FcεRI) e bloqueia a sua ligação aos receptores FcεRI ou CD23.[2] Como não afeta as IgEs ligadas ao FcεRI, a redução da IgE nos mastócitos leva mais tempo (~ 70 dias), do que nos basófilos (~ 7 dias), dependendo de suas meias-vidas.[4]

O objetivo inicial do omalizumabe era ligar a molécula no mesmo sítio da IgE, no qual ela se liga ao FcεRI, prevenindo assim a anafilaxia causada pela agregação da IgE ligada ao FcεRI.[2]

O quilizumabe é um anticorpo IgG1 monoclonal humanizado, afucosilado, direcionado ao segmento M1-prime da IgE do tipo membrana.[2] Destinava-se a remover a IgE das células B de memória.[2] Apesar da redução bem-sucedida de IgEs a antígenos específicos e totais em até 40%, não conseguiu melhorar a UCE e a asma alérgica inadequadamente controlada.[2] Curiosamente, um aumento da IgE induzido por desafio com antígeno não foi observado, em pacientes tratados com quilizumabe, sugerindo que o quilizumabe eliminou eficientemente o novo desenvolvimento de células produtoras de IgE.[2] Especulou-se que a vida longa dos plasmócitos sem expressão membranosa de IgE pode permitir a estas células a suficiente produção de IgE patogênica.[2]

O AIMab7195 (antigo XmAb7195) é um anticorpo monoclonal IgG1 humanizado modificado, com atividade de ligação aumentada no FcγRIIb.[2] O FcγRIIb é um receptor Fc expresso nas células B, basófilos e macrófagos, e a agregação dos receptores nas células B (tipo membrana de Igs), com FcγRIIb suprime a ativação das células B.[2] Portanto, o AIMab7195 destina-se a ter duas funções: (i) sequestro de IgEs livres e (ii) supressão de IgEs recém-produzidas.[2] No entanto, o resultado do ensaio de fase I ainda não foi publicado.[2]

O anticorpo biespecífico IgE/CD3 (bsc-IgE/CD3) também foi desenvolvido para eliminar células B produtoras de IgE.[2] Foi inspirado no desenvolvimento bem-sucedido do anticorpo biespecífico anti-CD19/CD3 chamado blinatumomabe, que é usado como imunoterapia para leucemia linfoblástica aguda derivada de células B.[2] O Bsc-IgE/CD3 é composto por dois fragmentos variáveis de cadeia simples (scFv) contra a IgE e CD3, com uma região de ligação entre eles.[2] O scFv anti-IgE é derivado do clone anti-IgE não anafilactogênico BSW17, que se liga aos domínios Cε3-4, mas apenas aos da IgE livre.[2] O Bsc-IgE/CD3 conecta células que expressam IgE do tipo membrana com células T citotóxicas, levando a lise celular específica.[2]

■ IGE NA URTICÁRIA

Os níveis de IgE total sérica < 100 ou > 100 UI/mL são frequentemente considerados normais ou elevados, respectivamente.[3] No entanto, está bem documentado que os níveis médios da IgE sérica são diferentes entre homens e mulheres, entre crianças e adultos e entre populações de diferentes origens genéticas e exposição a fatores ambientais.[3] Na UCE, os níveis de IgE total elevados foram relatados pela primeira vez há mais de 40 anos.[3] Publicações mais recentes demonstraram níveis de IgE total mais elevados do que o normal, em cerca de metade dos pacientes com UCE, variando de 18% a 82% em diferentes estudos usando diferentes testes e níveis de corte.[3]

Os níveis mais altos de IgE foram encontrados em pacientes atópicos com UCE, nos com UCE com distúrbio de refluxo gastroesofágico concomitante e pacientes com UCE com níveis séricos elevados de interleucina (IL)-33, indicando que o estado atópico e distúrbios concomitantes podem influenciar os níveis séricos totais da IgE nos pacientes com a UCE.[3]

A presença de basopenia e eosinopenia, constitui marcadores de alta atividade da doença UCE, sendo encontradas em até 14% e 10% dos pacientes com UCE, respectivamente.[3] Embora não existam estudos sobre a relação entre níveis séricos da IgE total e basopenia, estudo recente mostrou uma fraca correlação positiva, mas altamente significativa, entre os níveis totais da IgE e o número de eosinófilos ($r = 0,275$, $P < 0,01$).[3] Estudos anteriores relataram significativas correlações positivas, entre os níveis séricos da IgE total e os níveis de expressão dos FcεRI de basófilos.[3] Os níveis elevados de D-dímero e da proteína C reativa (PCR), também marcadores de alta atividade inflamatória na UCE, não foram relacionados à IgE total.[3] Os níveis de IgE e as taxas de níveis elevados de IgE foram semelhantes em pacientes com UCE com níveis elevados e normais de D-dímeros e também nos pacientes com PCR elevada e normal.[3]

Os níveis elevados da IgE total podem indicar alta atividade da doença, maior duração da doença, presença de UCE de mecanismos ligado a autoalergia, uma alta chance de responder ao tratamento com omalizumabe, uma recaída rápida após a interrupção do omalizumabe e uma menor chance de responder à ciclosporina.[3] O baixo nível sérico da IgE, por sua vez, pode apontar para a presença de UCE ligada a mecanismo autoimune, uma chance reduzida de responder ao omalizumabe e uma chance melhor de se beneficiar do tratamento com ciclosporina.[3] Isso torna a IgE total um marcador valioso, e recomendamos incluir sua avaliação na rotina diagnóstica dos pacientes com UCE.[3]

■ OMALIZUMABE

O único medicamento biológico atualmente aprovado para o tratamento de pacientes com UCE moderada a grave, refratária ao tratamento com os anti-H_1, em doses quadruplicadas, é o omalizumabe (OMA).[4] O omalizumabe é um anticorpo monoclonal (mAb) direcionado contra o domínio Cε3 da cadeia pesada da IgE humana, o mesmo sítio que se liga aos receptores Fc nos mastócitos e basófilos.[4] A eficácia e a segurança do OMA em pacientes com UCE foi demonstrada em estudos duplo-cego controlados por placebo, e confirmado através de metanálise.[4] A dose terapêutica recomendada para omalizumabe na UCE é de 150 ou 300 mg a cada 4 semanas, via subcutânea.[4]

Além de se ligar à IgE sérica, o que resulta na diminuição dos níveis da IgE total e autoantígeno-específica, outros potenciais mecanismos de ação para explicar a eficácia do OMA na UCE que foram propostos são: (i) redução dos níveis da IgE sérica, (ii) dissociação da ligação IgE-FcεRI, (iii) redução no número dos receptores de IgE nas membranas dos mastócitos e basófilos, (iv) reversão da basopenia e melhora da função dos receptores da IgE nos basófilos, (v) redução da atividade dos autoanticorpos IgG anti-FcεRI e anti-IgE, e (vi) redução dos autoanticorpos anti-IgE contra autoantígenos.

Embora um número significativo de pacientes respondem rapidamente ao OMA (respondedores rápidos, em 4 a 6 semanas), alguns deles mostram respostas lentas (12 a 16 semanas).[4] O escore de atividade de urticária de 7 dias (UAS7) é usado para classificar os pacientes como respondedores completos, respondedores parciais ou não respondedores.[4] Alguns biomarcadores que ajudam a prever a resposta clínica ao OMA, parecem estar sendo viáveis na prática clínica.[4] Por exemplo, um ensaio de liberação de histamina de basófilos (BHRA) positivo, a presença de teste cutâneo de soro autólogo (ASST) positivo, e a presença de eosinopenia ajuda a prever uma lenta ou má resposta ao uso do OMA, enquanto a maior expressão de receptores FceRI, a ausência de atividade estimulante de expressão de CD203c em basófilos pelo soro do paciente, níveis mais altos da IgE sérica total, uma redução nos níveis dos D-dímeros plasmáticos, e a redução dos níveis séricos de IL-31 podem prever uma resposta mais rápida ou favorável ao OMA.[4]

O programa de ensaios clínicos de omalizumabe foi limitado a pacientes com UCE inadequadamente controlada por anti-histamínicos H_1 em doses aprovadas ou aumentadas, isoladamente ou em combinação com anti-histamínicos H2 ou antagonistas do receptor de leucotrienos.[4] Todos os ensaios clínicos randomizados (ECRs) demonstraram eficácia significativa do omalizumabe em dose de 300 mg a cada 4 semanas em relação aos índices de atividade da urticária, como o UAS7, ISS7, HSS7, DLQI e/ou avaliação CUQ2oL.[4]

Antes da aprovação da extensão global do omalizumabe para a UCE em 2014, menos da metade dos pacientes com UCE estavam suficientemente controlados, mesmo quando tratados com doses aumentadas (*off-label*) de anti-histamínicos H_1.[4] O licenciamento do omalizumabe foi com base em vários ECRs.[4]

Uma revisão sistemática muito recente, seguindo a abordagem GRADE e focando em doses licenciadas de omalizumabe (150 e 300 mg/a cada 4 semanas), identificou 10 ECRs totalizando 1.620 indivíduos com UCE.[5] A duração do tratamento variou de 4 a 24 semanas, e o seguimento prolongado sem medicação variou de 16 a 40 semanas.[5] O uso do OMA 300 mg a cada 4 semanas resultou em melhoras clinicamente relevantes (certeza moderada) do UAS7 (diferença média - MD) -11,05; IC 95% -12,87 a -9,24), o ISS7 (MD -4,45; IC 95% -5,39 a -3,51) e DLQI (MD -4,03; IC 95% -5,56 a -2,5, alta certeza).[5] Além disso, o omalizumabe diminuiu (certeza moderada), o uso de medicação de resgate (DM -2,04; IC 95% -3,19 a -0,88) e eventos adversos graves relacionados as drogas (EAs, RR 0,77; IC 95% 0,2 a 2,91).[5]

Em contraste, na dose de 150 mg, a diferença mínima importante (MID) não foi alcançada, para nenhum dos pontos finais (*endpoints*) observados.[5] Foi mencionado que dois produtos de empresas farmacêuticos financiaram todos os estudos.[5] Apenas um RCT, um pequeno estudo de determinação de dose, investigou uma dose mais alta de 600 mg de omalizumabe.[6] Na semana 4, o resultado foi inferior em comparação com omalizumabe 300 mg.[6]

O programa de ensaios clínicos de urticária incluiu mais de 1.000 pacientes expostos ao omalizumabe e não se observou quaisquer mortes ou eventos adversos sérios significativos relacionados ao medicamento.[7] Os eventos adversos mais comuns após administração subcutânea foram reações no local da injeção, seguido por infecções do trato respiratório superior e dores de cabeça.[7]

Em 2018, uma metanálise de 67 estudos publicados, sobre a eficácia na vida real, descreveu uma média geral do resumo metanalítico (IC de 95%) de 4% (1% a 7%) de eventos adversos *versus* 2,9% a 8% nos ensaios clínicos.[7] O intervalo preditivo foi estimado em 0 a 3%.[8]

Após uma revisão pós-comercialização de mais de 15 anos do omalizumabe na asma alérgica, o risco de anafilaxia foi estimado entre 0,1% e 0,2% e ocorre principalmente em pacientes com anafilaxia prévia.[9]

Muitos poucos relatos de casos de anafilaxia foram publicados em pacientes com a UCE até o momento, e muitos dos relatados se assemelham a urticária não controlada.[4] O tratamento em longo prazo com omalizumabe é notavelmente seguro e bem tolerado.[4] Não há evidências de que o tratamento por muitos anos aumente o risco de efeitos colaterais.[4] A maioria dos pacientes descontinuam o uso do omalizumabe por razões não relacionadas a eventos adversos.[4] De acordo com um Relatório de Avaliação Pública Europeia (EPAR) da EMA de 2020, em 31 de dezembro de 2018, a exposição cumulativa ao omalizumabe em ensaios clínicos foi calculada em > 16 mil pacientes e em > 1 milhão de pacientes-ano pós-comercialização.[10]

O modo de ação do omalizumabe na UCE não é ainda totalmente compreendido,[4] apesar dos mecanismos propostos anteriormente. Com relação ao benefício do tratamento anti-IgE, foi levantada a hipótese da presença de uma IgE anormal, que reconhece um antígeno desconhecido e, assim, ativa mastócitos e basófilos.[4] Se autoalérgenos e IgE estiverem presentes, os imunocomplexos de omalizumabe/IgE podem simular e sequestrar os autoantígenos endógenos que normalmente reagiriam com a IgE.[4]

No Brasil a Anvisa licenciou o omalizumabe para UCE, a partir dos 12 anos de idade com dose de 300 mg (2 ampolas de 150 mg) a cada 4 semanas, durante 6 meses. Caso haja recorrência da UCE o omalizumabe pode ser novamente utilizado.

Omalizumabe na infância

Uma metanálise recente calculou a prevalência pontual de urticária crônica em crianças em 1,4%.[4,11] Há evidências convincentes que na asma alérgica persistente moderada a grave não controlada, de que o omalizumabe é bem tolerado e eficaz como terapia complementar para crianças de 6 anos e acima.[4] Na UCE, a evidência em crianças é ainda isolada.[4] Os ECRs usando omalizumabe na urticária incluíram apenas um pequeno número de 39 pacientes adolescentes (idade ≥ 12 anos).[12] Muito recentemente, uma série de casos de 6 crianças (idade média de 14,7 anos) foi publicada juntamente com um resumo de 12 relatos de casos amplamente publicados.[12] As doses de omalizumabe aplicadas variaram de 75 mg a cada 4 semanas a 300 mg a cada 2 semanas, por um período de até 12 meses.[12] A maioria dos pacientes recebeu a dose padrão de 300 mg a cada 4 semanas.[12]

Assim, as evidências sobre o uso de omalizumabe em crianças com a UCE é limitada.[4]

Omalizumabe na gravidez

Foi demonstrado que o omalizumabe cruza a placenta da mãe para o feto, e aproximadamente 1/10 mil a 1/1 mil do omalizumabe no soro materno é transferido para o leite materno humano.[13] O omalizumabe não é aprovado para uso na gravidez.[4] Na urticária, há poucos relatos de casos descrevendo terapia anti-IgE eficaz e segura com omalizumabe em mulheres grávidas.[4]

O estudo EXPECT examinou o uso de omalizumabe em 191 mulheres grávidas que sofrem de asma moderada a grave, em que cada paciente recebeu pelo menos uma dose de omalizumabe durante a gravidez até 8 semanas antes da concepção.[14] Não foi observada diferença significativa em abortos espontâneos, anomalias congênitas maiores, prematuridade ou baixo peso ao nascer, quando comparado a uma população semelhante de asma relatada em estudos anteriores.[14] Assim, a FDA classificou omalizumabe como categoria B para classificação do uso em gestantes.[4]

Em 2019, a EMA atualizou o *European Public Assessment Report* (EPAR) afirmando que o omalizumabe poderia ser considerado para uso na gravidez.[15] Uma descrição detalhada do resultado da gravidez usando omalizumabe foi publicada recentemente.[15] No entanto, no momento, o omalizumabe não é recomendado para uso na gravidez, por nenhuma diretriz internacional ou nacional aceita.[15] Os ERCs devem ser conduzidos sobre omalizumabe durante a gravidez, antes que seja estabelecida uma garantia completa sobre o medicamento.[4]

Omalizumabe nos idosos (65 anos e mais)

Enquanto os ECRs sobre o uso omalizumabe na UCE tinham um limite de idade superior de 75 anos, a idade média de todos os pacientes incluídos estava dentro da faixa de 40 a 45 anos.[4] Não há estudos específicos disponíveis sobre pacientes idosos.[4]

Omalizumabe – monitoramento da resposta ao tratamento

Na urticária, o tratamento anti-IgE é sintomático e, portanto, deve ser avaliado pelo monitoramento dos sintomas por meio dos *patients reported outcomes* (PROMs), que são os questionários como o UAS7, DLQI e *urticaria control test* (UCT).[4] Na prática diária, os instrumentos mais úteis são UCT, UAS7, *angioedema control test* (ACT), escore de atividade do angioedema de 7 dias (AAS7) e para qualidade de vida, a qualidade de vida em urticária (CU2QoL) e qualidade de vida em angioedema (AEQoL).[4]

Com relação ao omalizumabe, não há necessidade de verificar regularmente os parâmetros laboratoriais do sangue periférico, para questões de segurança.[4] Pacientes com autoimunidade tipo IIb, ou seja, com teste cutâneo de soro autólogo positivo ou atividade sérica ativadora de basófilos, apresentam respostas mais lentas ao omalizumabe.[4] Além disso, nos pacientes não responsivos aos anti-histamínicos, os níveis da proteína C reativa (PCR) foram significativamente maiores.[4]

Atualmente, a característica mais relatada de adultos não respondedores ao omalizumabe, em comparação com respondedores parciais ou completos é o nível de IgE total significativamente baixo (p. ex., < 43 kU/L), antes do tratamento com omalizumabe.[4] O tratamento com omalizumabe não resulta em um aumento da IgE sérica total em pacientes não respondedores, como seria de esperar.[4] O mecanismo exato responsável por esse fenômeno não está claro.[4] Vários estudos demonstraram que os baixos níveis iniciais de IgE total podem ser relacionados com autoimunidade tipo IIb, basopenia no sangue periférico e eosinopenia.[4]

Após a administração do omalizumabe, pode se observar um aumento de 3 a 5 vezes da IgE sérica total, já antes da segunda dose, como resultado da formação do complexo IgE-anti-IgE, com taxa de depuração alterada.[4] Para evitar essa interferência, recomenda-se avaliar a IgE sérica total, antes de iniciar o tratamento anti-IgE e usar ensaios que possam monitorar a IgE sérica livre.[4]

Não foi investigado se a IgE total sérica inicial baixa constituiu um indicador de não responsividade também aplicável em crianças, adolescentes, na urticária crônica induzida ou no angioedema sem urticas.[4] Além disso, pode ser aconselhável realizar um hemograma, antes de iniciar o omalizumabe, tendo em mente que, um aumento de basófilos foi descrito em respondedores ao omalizumabe.[4]

Omalizumabe – duração do tratamento

O tratamento anti-IgE com omalizumabe não resulta em remissão da urticária crônica.[4] Todos os estudos de fase 3 demonstraram a recorrência estratificada dos sintomas, dentro de 16 semanas após a interrupção do omalizumabe.[4] Para reconhecer a recidiva da UCE, após a descontinuação do tratamento com omalizumabe o mais rápido possível, as avaliações de rotina do paciente com o UAS7 e a comparação com a linha de base são vantajosas.[4]

Assim, a terapia anti-IgE sintomática deve ser administrada até que ocorra a remissão espontânea da urticária.[4] Até o momento, nenhum método confiável de retirada do OMA foi reconhecido.[4] Os métodos possíveis incluem a redução das doses ou o prolongamento do intervalo de tempo entre as doses, conforme descrito em estudos observacionais retrospectivos.[4]

O omalizumabe está associado a taxa de resposta completa em até 60% dos pacientes, quando usado em doses de 600 ou 450 mg a cada 4 semanas, nos pacientes que falharam ou tiveram resposta parcial ao uso da dose padrão de 300 mg a cada 4 semanas.[4,16]

QUILIZUMABE

O quilizumabe é um anticorpo IgG1 monoclonal humanizado, afucosilado, que se liga a IgE ligada à membrana nas células B, no segmento M1-prime, que está ausente na IgE solúvel. Em estudos em animais, o quilizumabe depletou os linfócitos B produtores de anticorpos da classe IgE, por meio de citotoxicidade mediada por células dependente de anticorpos.[4]

Em voluntários saudáveis e pacientes com rinite alérgica ou asma leve, o quilizumabe reduziu os níveis séricos da IgE total e específica por pelo menos 6 meses após a última dose.[4] Isso pode implicar que o quizumabe afeta a memória IgE de longo prazo e tem a capacidade de um efeito sustentado em comparação com omalizumabe.[4]

Atualmente, ainda há apenas um ensaio clínico examinando o quilizumabe (NCT01987947) na urticária crônica.[4] Embora o quilizumabe tenha reduzido os níveis séricos médios da IgE em aproximadamente 30%, ao longo de 20 semanas, não causou efeitos visivelmente relevantes, conforme avaliado pelo escore de prurido semanal (ISS) ou o escore atividade da urticária de 7 dias (UAS7).[17] Na semana 28, após a interrupção do quilizumabe, os níveis médios e medianos de IgE ainda não haviam retornado aos níveis basais do início do estudo.[17] Os investigadores do estudo levantaram a hipótese de que a IgE sérica restante, que medeia a patologia da UCE, é produzida por plasmócitos de IgE com vida longa, que não são alvo de quilizumabe, pela sua falta de IgE à membrana celular.[17] Com relação ao quilizumabe, não há sobre o efeito no angioedema.[17]

UB-221

O UB-221 é um anticorpo monoclonal (mAb) IgG1 humanizado (clone 8D6), que tem como alvo o domínio Cε3 do anticorpo IgE.[4] Assim como o omalizumabe, o UB-221 não pode se ligar à IgE ligada ao FcεRI, mas, ao contrário do omalizumabe, pode ligar-se à IgE ligada ao CD23.[4] Foi proposto que, como o omalizumabe, o UB-221 neutraliza a IgE sem ativação de mastócitos e basófilos e, além disso, avalia a capacidade de um mAb anti-CD23 de fazer a ligação cruzada de CD23 em células B e, assim, é capaz de inibir a síntese de IgE.[18,19] Conforme descrito no *site* do fabricante, em estudos pré-clínicos, o UB-221 foi superior ao omalizumabe, em afinidade pela IgE em 3 a 8 vezes, em termos de efeitos farmacológicos.[4]

Em macacos, sua meia-vida sérica foi dobrada em comparação com omalizumabe.[4] De acordo com clinicaltrials.gov (último acesso em 6 de janeiro de 2021), dois estudos de fase 1 estão investigando os perfis de segurança, tolerabilidade, farmacocinética e codinâmica de UB-221 intravenoso (0,2 mg/kg a 6 a 10 mg/kg), em pacientes com UCE não adequadamente controlada, por uma dose aprovada de anti-histamínicos H_1 (NCT03632291 em Taiwan e NCT04175704, localização não fornecida).[4] A previsão de conclusão do estudo está indicada para dezembro de 2021 e janeiro de 2023, respectivamente.[4]

LIGELIZUMABE

O anticorpo predecessor do anticorpo monoclonal anti-IgE ligelizumabe (QGE031) é o anticorpo TNX901.[4] O ligelizumabe é um anticorpo humanizado, recombinante, monoclonal IgG1κ que tem como alvo a IgE.[4] Uma vez ligado ao ligelizumabe (constante de dissociação = 130 pM), a IgE não é capaz de ligar receptores de alta afinidade da IgE (FcεRIα em mastócitos e basófilos).[4] Portanto, a ativação destas células-alvo é inibida, e a liberação do mediador responsável pela indução dos sintomas clínicos é evitada.[4]

Comparando dados *in vitro* com o omalizumabe, o ligelizumabe tem uma afinidade quase 50 vezes maior para a IgE humana e é mais eficaz no bloqueio da desgranulação dos mastócitos dependentes da IgE (constante de dissociação = 6,8 nM).[4] Testes de ativação de basófilos e ensaios ELIFAB revelaram que o ligelizumabe inibe a ligação da IgE às células efetoras sem deslocar a IgE ligado ao receptor.[4]

Óbitos ou eventos adversos graves relacionados ao ligelizumabe não foram observados entre aproximadamente 900 pacientes que estiveram expostos por até 17 meses.[4] Similar ao omalizumabe, os eventos adversos mais frequentes foram as reações no local da injeção após a administração subcutânea seguida pela infecção de vias aéreas superiores.[4,20]

O ensaio clínico de fase 3 com o ligelizumabe no tratamento de pacientes com UCE, refratária ao tratamento com quatro anti-histamínicos, foi conduzido de forma multicêntrica ao redor do mundo, porém finalizado em abril de 2022, e atualmente se aguarda os resultados serem publicados.

Azatioprina

A azatioprina foi desenvolvida na década de 1950, na busca por análogos de purinas que antagonizassem os ácidos nucleicos, com objetivo de inibir a proliferação celular e causar tolerância imunológica. Produzida a partir da adição de um anel imidazólico à 6-mercaptopurina (6-MP), a azatioprina mostrou-se estável, com melhor índice terapêutico e menor toxicidade medular.[1] O seu uso nas doenças autoimunes ocorreu ainda na década de 1960, e a primeira publicação no tratamento do pênfigo vulgar data de 1969.[2] As dermatoses imunobolhosas protagonizam sua aplicação na Dermatologia até os dias atuais, ao lado das colagenoses (lúpus eritematoso e dermatomiosite), doenças eczematosas crônicas, prurido crônico de causa desconhecida, dermatites actínicas crônicas, erupção polimorfa a luz, doença de Behçet e vasculites.[1-4]

A azatioprina é rápida e amplamente absorvida no trato gastrointestinal. Os níveis séricos máximos são atingidos duas horas após sua ingestão. Cerca de 30% do medicamento circula ligado as proteínas plasmáticas, com meia-vida curta, entre 1 e 5 horas. Entretanto, a meia-vida do seu metabólito ativo principal, os nucleotídeos 6-tioguanina (6-TG) intraeritrocitários, varia entre 3 e 13 dias. A droga é amplamente metabolizada e excretada na urina na forma de ácido nicotínico, apenas 2% são excretados na forma inalterada.[1,5]

No organismo, a azatioprina é clivada pela ação da glutationa em um derivado imidazólico e na 6-MP. Uma vez livre da porção imidazólica (cujos efeitos *in vivo* ainda não estão claros), a 6-MP é metabolizada competitivamente por três diferentes enzimas, duas das quais geram principalmente metabólitos inativos: a tiopurina s-metiltransferase (TPMT) e a xantina-oxidase (XO).

Os níveis e a atividade da TPMT são influenciados por polimorfismos genéticos e a atividade da XO pode ser reduzida por algumas medicações como o alopurinol. A redução na atividade de uma destas duas enzimas aumenta a produção de metabólitos ativos (e a potencial toxicidade hematológica da azatioprina) pela terceira enzima da via, a hipoxantina-guanina fosforibosiltransferase (HPRT).[1,5]

A HPRT converte a 6-MP em 6-tioinosina monofosfato (6-TIMP), que pode seguir dois caminhos: por ação da TPMT é convertida em 6-metilmonofosfato (6-MeTIMP); ou é convertida pela inosina monofosfato desidrogenase (IMPDH) em 6-tioxantosina monofosfato (6-TXMP) e posteriormente em nucleotídeos 6-TG (o principal metabólito ativo) pela ação da guanidina monofosfato sintetase (GMPS).[5]

A azatioprina é um antagonista das purinas e atua seletivamente no ciclo celular, inibindo a fase S na interfase da mitose, quando acontece a replicação do DNA. Os nucleotídeos 6-TG, estruturalmente semelhantes à guanina e à adenina (com grupamento tiol no lugar do grupo hidroxila ou amino), impedem a ação das purinas endógenas, com prejuízo a síntese de DNA e RNA. Isto acarreta inibição da atividade dos linfócitos, células dependentes da síntese *de novo* de purinas, e da sua sinalização pela IL-2. Os nucleotídeos 6-TG trifosfato inibem a ação da proteína guanosina trifosfato, a Rac1, envolvida na ativação da via da CD28 (proteína transmembrana que medeia sinais coestimulatórios para a ativação de linfócitos T). A apoptose celular é favorecida pelo prejuízo na ativação do gene antiapoptótico Bcl-xl e do fator nuclear κB (NF-κB), afetando células T efetoras e de memória CD45RO, justificando sua ação nas doenças autoimunes.[1] Ocorre uma ação menos seletiva sobre os linfócitos B, além de redução na síntese de gamaglobulinas (IgG e IgM) e no número de monócitos na circulação e nos tecidos. Em longo prazo, ocorre redução no número de células de Langerhans cutâneas.[1,6]

O gene da TPMT tem padrão de herança autossômica codominante, resultando em três fenótipos principais, com boa correlação com o genótipo correspondente. O fenótipo mais prevalente (90%) é o metilador rápido, homozigoto para o gene de alta atividade da TPMT. Os outros 10% são heterozigotos com fenótipo metilador intermediário variável e cerca de 1 a cada 300 indivíduos apresentam homozigose para o gene de atividade muito baixa desta enzima. Polimorfismos genéticos também justificam o amplo espectro fenotípico na atividade da TPMT, com mais de 11 alelos de baixa atividade descritos.[1,7] A frequência e o padrão dos alelos mutantes do gene da TPMT diferem conforme a etnia, sendo os alelos TPMT*2, *3A e *3C os mais prevalentes.[8] Apesar da pequena prevalência dos fenótipos de baixa atividade da TPMT, um estudo americano demonstrou que a mensuração laboratorial da sua atividade antes do início do tratamento apresenta boa relação custo-benefício, pois estes pacientes são de alto risco para toxicidade hematológica da azatioprina.[9] Outro aspecto a ser considerado é que indivíduos com atividade muito alta da TPMT, além de requererem doses mais altas por apresentarem relativa resistência à medicação, apresentam maior risco de hepatotoxicidade mediada pelo aumento do metabólito tóxico final desta via: a 6-metilmercaptopurina (6-MMP).[5]

Mutações nos genes que codificam a proteína NUDT15 (que participa no catabolismo de nucleotídeos 6-TG), pode mais que triplicar o risco de leucopenia e intolerância às tiopurinas. Apesar de frequente em populações asiáticas e hispânicas, mostrou-se também prevalente em algumas populações indígenas nativas brasileiras.[8]

A azatioprina está disponível em comprimidos de 50 mg e frascos de 100 mg para infusão intravenosa. A posologia recomendada varia de 1 a 3 mg/kg/dia, devendo ser administrada a cada 12 ou 24 horas.[1] Se disponível, a determinação da atividade da TPMT (ou do genótipo correspondente) e/ou a pesquisa do alelo mutante NUDT15 podem orientar a escolha da dose (Tabela 160.14). A melhora clínica pode levar até 17 semanas, então eficácia terapêutica não pode ser avaliada antes de 3 a 4 meses de tratamento.[1]

Algumas interações medicamentosas merecem especial atenção. A primeira é com o alopurinol, inibidor da XO, uma das vias de catabolismo da azatioprina. Esta combinação potencializa a toxicidade hematológica da azatioprina e é proscrita pela maioria dos especialistas. Na ausência de alternativa, a dose utilizada da azatioprina deve ser reduzida em um terço a um quarto com monitorização frequente. A segunda interação de relevância é com os varfarínicos, cuja dose precisa ser aumentada em até 3 a 4 vezes para compensar a resistência induzida pela azatioprina. Da mesma forma, na retirada ou desmame da azatioprina, o RNI deve ser monitorizado pelo risco de sangramento. Os derivados do ácido benzoico (sulfassalazina e mesalazina) podem elevar os níveis de nucleotídeos tioguanina ativos e favorecer a toxicidade hematológica, por mecanismo ainda pouco esclarecido.[1]

Antes de iniciar o tratamento, recomenda-se solicitar hemograma completo, glicemia, função renal, hepatograma, sorologias para hepatites, HIV e HTLV, β-hCG, elementos anormais e sedimentos urinários, exame parasitológico de fezes radiografia de tórax, PPD. A avaliação da atividade da TPMP, por ainda não ser amplamente disponível, não limita o início do tratamento. A azatioprina deve ser usada com cautela nos que tenham insuficiência hepática ou renal, podendo ser necessário ajuste da dose.[6]

Tabela 160.14 Orientação para escolha da dose da azatioprina conforme atividade da enzima TPMT e da pesquisa do alelo mutante NUDT15.

Fenótipo/Grupo	Consequência	Dose sugerida
Metabolizador rápido/atividade alta da TPMT (> 19,5 U/mL RBCs)	Níveis muito baixos de 6-TG e altos níveis de MeTIMP e 6MMP, maior risco de hepatotoxicidade	2,5 a 3 mg/kg/dia[1,14]
Metabolizador normal/atividade normal da TPMT (13,8 a 19,5 U/mL RBCs)	Baixos níveis de 6-TG e altos níveis de MeTIMP, risco padrão para leucopenia, neutropenia e mielossupressão	1,5 a 2,5 mg/kg/dia[1,14]
Metabolizador intermediário/atividade intermediária da TPMT (5 a 13,7 U/mL RBCs)	Níveis moderados a altos de 6-TG e baixos níveis de MeTIMP, risco alto para leucopenia, neutropenia e mielossupressão	0,5 a 1 mg/kg/dia[1,14]
Metabolizador lento/baixa atividade da TPMT (< 5 U/mL RBCs)	Níveis muito altos de 6-TG. Toxicidade potencialmente fatal, risco muito elevado de leucopenia, neutropenia e mielossupressão	Não usar. Considerar tratamento alternativo[1,8]
NUDT15 metabolizador normal	Risco padrão para leucopenia, neutropenia e mielossupressão relacionado à tiopurina	2 a 3 mg/kg/dia[8]
NUDT15 metabolizador intermediário	Risco aumentado para leucopenia, neutropenia e mielossupressão relacionado à tiopurina	Usar 30% a 80% da dose padrão. Iniciar com dose mínima e ajustar a cada 2 semanas[8]
NUDT15 metabolizador fraco	Risco muito aumentado para leucopenia, neutropenia e mielossupressão relacionado à tiopurina	Não usar. Considerar tratamento alternativo[8]

Os sintomas do trato gastrointestinal são os principais efeitos adversos relacionados ao uso da azatioprina e incluem náuseas, vômitos e desconforto abdominal, em especial nos primeiros 10 dias de tratamento. Costumam ser dose-dependentes e podem responder ao ajuste ou fracionamento da dose (a cada 12 horas) ou uso junto com alimentos. Fadiga e mal-estar podem estar relacionados a hepatotoxicidade, apesar de ser um evento raro com a azatioprina, é facilmente identificado nos exames de rotina.[1]

Sintomas exuberantes do trato gastrointestinal, acompanhados de febre, artralgia, queda do estado geral, com ou sem erupção cutânea podem significar intolerância ou reação de hipersensibilidade e obrigam a retirada da medicação. A hipersensibilidade é uma reação não dose-dependente, que ocorre em geral nas primeiras 4 semanas de tratamento. Os sintomas melhoram 12 horas a 20 dias após a suspensão da medicação. As manifestações cutâneas mais frequentemente relacionadas são síndrome de Sweet, eritema nodoso, pustulose exantemática aguda generalizada, vasculite leucocitoclástica e exantema inespecífico.[10]

A supressão medular é um evento bem documentado e o hemograma deve ser monitorizado semanalmente no primeiro mês, mesmo nos pacientes com níveis normais de TPMT.[1]

As recomendações para monitorização laboratorial variam nos diferentes grupos de estudo. Recomenda-se hemogramas semanais no primeiro mês, quinzenal no segundo mês,[6] ou nas semanas 1,3 e 7.[11] Depois a avaliação pode ser realizada a cada 2 a 3 meses. As funções renal e hepática são verificadas mensalmente nos dois primeiros meses e depois a cada 2 a 3 meses.[6,11]

Caso ocorra alterações nos exames laboratoriais, recomenda-se manter a dose e repetir os exames em 1 semana para tomada de decisão. Se a alteração persistir, a medicação é reduzida ou suspensa por uma semana e os exames são repetidos. São consideradas relevantes as seguintes alterações:

- **Leucometria abaixo de 4 mil ou plaquetopenia abaixo de 150 mil**: redução da dose e monitorização.
- **Leucopenia for inferior a 2 mil ou as plaquetas abaixo de 100 mil**: suspender medicação até retorno aos níveis normais (após 2 a 3 semanas). Avaliar reintrodução com dose 25% a 50% inferior a inicial.[6]
- **Elevação de transaminases maior que duas vezes o valor de referência**: suspender a medicação e reiniciar com dose reduzida após normalização.[11]

Os efeitos adversos cutâneos descritos são alopecia, hiperpigmentação, aumento da incidência de verrugas por HPV e herpes-zóster.[1] Estudos *in vitro* e em animais demonstraram potencial mutagênico e carcinogênico da azatioprina em doses supraterapêuticas. Este efeito parece ser potencializado pela luz ultravioleta e em pacientes de fototipo baixo. De fato, pacientes com altas doses e longa duração de tratamento (maior que 3 anos) apresentaram risco elevado de câncer de pele, em especial carcinoma espinocelular, inclusive variantes agressivas.[12,13]

A elevação do risco de outras neoplasias varia nos estudos e parece ser mais importante para os linfomas. O risco não deve ser ignorado e é importante orientar o paciente da necessidade de medidas de fotoproteção, de acompanhamento dermatológico e ginecológico de rotina, além de realização de *screening* pré-tratamento.[1,6]

A azatioprina e a 6-MP atravessam a barreira placentária e foram encontradas no líquido aminiótico, com grandes concentrações do metabólito inativo ácido tioúrico. Postula-se que a imaturidade hepática fetal e a carência das enzimas necessárias para a geração metabólitos ativos protejam o feto dos efeitos deletérios potenciais da medicação. A teratogenicidade da azatioprina não foi demonstrada de forma contundente, mas há maior incidência de prematuridade e déficit de crescimento. O risco de malformações parece dose-dependente, variando de 3% a 9% (microcefalia, mielomeningocele, polidactilia, atrofia tímmica, hipoplasia adrenal e hipospadia), próximo da frequência na população geral (~ 3%). Em homens, não parece haver alteração nos parâmetros do sêmen.[1]

A azatioprina é encontrada em concentrações pequenas no leite materno, mas pelo risco potencial de imunossupressão e mesmo teórico de carcinogênese recomenda-se não amamentar na vigência da medicação.[1]

Quadro 160.14 Azatioprina: quadro-síntese.[14]

Mecanismo de ação
▪ Antagonista das purinas, pela ação do metabólito ativo 6-TG que se incorpora aos ácidos nucleicos, impedindo a replicação do DNA
Dose
▪ 1 a 3 mg/kg/dia ▪ Se disponível, iniciar dose conforme dosagem TPMT (Tabela 160.14) ▪ Na ausência de dosagem de TPMT: ▪ Iniciar 0,5 mg/kg/dia e monitorizar citopenia. Aumentar 0,5 mg/kg/dia a cada 2 a 4 semanas na ausência de citopenia
Contraindicações
▪ Alergia a azatioprina ▪ Gravidez e lactação ▪ Infecção ativa ▪ Uso de alopurinol
Avaliação pré-tratamento e monitorização
▪ Se disponível, dosagem da TPMT ▪ Sorologias para hepatites B, C, HIV, HTLV ▪ PPD ou QuantiFERON Gold (Qiagen, Germantown, MD) ▪ Radiografia de tórax ▪ Hemograma, função hepática, renal ▪ Hemograma semanal no primeiro mês, a cada 2 semanas no segundo mês e depois mensal por mais 2 meses e depois a cada 2 a 3 meses ▪ Função hepática e amilase mensal nos primeiros 3 meses ▪ Exame físico anual com foco na pesquisa de linfadenopatias e tumores cutâneos
Principais interações medicamentosas
▪ Alopurinol, aumenta risco de pancitopenia ▪ Varfarina – necessita aumento da dose do anticoagulante ▪ Captopril – aumenta risco de anemia e leucopenia ▪ Cotrimoxazole – aumenta toxicidade hematológica ▪ Rifampicina – reduz eficácia da azatioprina, também hepatotóxica ▪ Clozapina – aumenta risco de agranulocitose

Ciclosporina

A ciclosporina A (CSA) é um polipeptídeo lipofílico cíclico, de alto peso molecular, produzido por fungos da espécie *Tolypocladium inflatum*. Foi descoberta em 1971 e inicialmente caracterizada como antibiótico com ação antifúngica, mas o espectro de ação se revelou muito estreito para este fim. O potencial de regular a ativação das células T foi descoberto em seguida e a CSA foi aprovada em 1983 na terapia imunossupressora pós-transplante. Apenas em 1997 veio sua aprovação na Dermatologia para o tratamento da psoríase.[1,2]

O mecanismo de ação da CSA se dá pela inibição da ativação das células T. A CSA é uma pró-droga que ao ligar-se a proteínas citoplasmáticas conhecidas como ciclofilinas forma um complexo ativo que se liga competitivamente e inibe a calcineurina.[1] A fosfatase calcineurina é responsável pela fosforilação do fator transcrição nuclear de linfócitos T ativados (NFAT).[3] A não fosforilação do NFAT impede o seu transporte até o núcleo, com impacto negativo na transcrição de interleucina 2 (IL-2), fator de necrose tumoral-alfa (TNF-α), IL-3 e IL-4, interferon-gama (IFN-γ) e fator estimulador de colônia de granulócitos-macrófagos (GMCSF), com consequente redução nos linfócitos T.[1,3] Ocorre também inibição do fator de transcrição nuclear kappa-B (NF-κB)[4] e ativação das vias de proteína quinase c-Jun N-terminal (JNK) e da via quinase p38.[2] Outras propriedades descritas são a inibição da liberação de mediadores de mastócitos, da proliferação e da secreção de citocinas por queratinócitos e redução na expressão de moléculas de adesão nos capilares dérmicos.[3] Diferente dos demais imunossupressores, a ciclosporina apresenta uma ação mais seletiva e não interfere na hematopoiese e na função das células fagocitárias.[5]

Recentemente demonstrou-se que a CSA favorece a via WNT (via classicamente conhecida por estar envolvida em eventos de proliferação celular) na papila do folículo piloso, por meio da redução da expressão gênica do seu potente inibidor, a proteína SFRP 1 (*secreted frizzled related protein*). Este mecanismo pode justificar a hipertricose observada em alguns pacientes.[6]

A psoríase e a dermatite atópica são indicações *on-label* da CSA no Brasil, mas o seu papel é bem estabelecido na urticária crônica espontânea,[7] necrólise epidérmica toxica/síndrome de Stevens-Johnson[4] e pioderma gangrenoso.[8]

Para uso sistêmico está disponível em formulações de uso oral e intravenoso.

A biodisponibilidade oral é de 20% a 35% pelo mecanismo de primeira passagem hepático e pela decomposição no contato com as enzimas do trato digestório.[1] O pico de concentração plasmática ocorre em uma a 6 horas. Maiores concentrações séricas ocorrem quando administrada antes das refeições. A ciclosporina distribui-se amplamente no meio extravascular. No sangue, pouco menos da metade fica no plasma (o restante distribuído entre as células sanguíneas), destes 90% ligados a lipoproteínas. A droga é metabolizada amplamente, não havendo uma via principal única, mas a via do citocromo P450 3A4 tem grande participação.[5,9] A meia-vida é de 8 a 27 horas, menor nos pacientes saudáveis e maior nos hepatopatas, com excreção principal pela via biliar e nas fezes. Apenas 6% são excretados na urina.[1]

Em alguns países pode estar disponível na forma não modificada, cuja absorção depende dos sais biliares, com biodisponibilidade muito variável. A apresentação em microemulsão, que apresenta maior biodisponibilidade, é a que está disponível no Brasil, tanto em cápsulas (25, 50 e 100 mg) quanto em solução oral (100 mg/mL), sendo ambas apresentações bioequivalentes. Esta última constitui boa opção para crianças e deve ser diluída em suco de laranja ou maçã imediatamente antes da ingestão, evitando-se o suco de toranja (*grapefruit*). Nos países onde tanto a forma não modificada e quanto em microemulsão estão disponíveis, é necessário atentar para não haver troca de marca durante o tratamento. A forma endovenosa da droga é para uso exclusivo em transplantados.[1,5]

No pré e pós-transplante imediato doses de até 15 mg/kg/dia pela via oral podem ser necessárias e é mandatória a monitorização dos níveis séricos da medicação (ciclosporinemia) para garantir o alvo terapêutico e evitar concentrações muito altas potencialmente tóxicas. Para os demais usos as doses diárias são menores, via de regra não devem exceder 5 mg/kg/dia, não havendo necessidade da dosagem sérica do fármaco na maioria dos casos. Pacientes em uso concomitante de medicações que interferem no metabolismo da ciclosporina ou portadores de doença hepática podem se beneficiar do controle sérico da medicação.[10]

Em geral, no tratamento das dermatoses imunomediadas iniciam-se doses intermediárias de 2,5 a 3 mg/kg/dia divididas em duas doses diárias e após 4 semanas a dose pode ser gradualmente aumentada em 0,5 mg/kg/dia até controle adequado da doença. Este método permite a identificação dos efeitos adversos de forma dose-dependente. Pacientes com quadros cutâneos muito graves podem se beneficiar de doses iniciais de 5 mg/kg/dia, para uma resposta clínica mais rápida, seguido de desmame assim que ela é atingida.[10]

Na psoríase, existem diferentes esquemas de manutenção de tratamento: terapias curtas intermitentes (12 a 16 semanas, com início precoce do desmame em 1 mg/kg/semana, assim que ocorre melhora clínica), terapia de resgate (início de 5 mg/kg/dia, com desmame de 0,5 mg/kg/dia a cada 2 meses, associando-se ou não outra medicação no desmame), terapia de longo prazo (com dose de manutenção em 3 mg/kg/dia), terapia combinada (corticoterapia tópica, análogos da vitamina D3, metotrexato e micofenolato de mofetila) e rodízio terapêutico. Em obesos, pode-se optar por calcular a dose baseando-se no peso ideal em vez de no peso real do paciente, como forma de reduzir o risco de toxicidade da droga.[3]

Nas doses usuais para a Dermatologia, a CSA é bem tolerada, com 8% de descontinuação por conta de efeitos adversos, principalmente elevação da pressão arterial e da creatinina sérica, já que nefrotoxicidade e hipertensão são seus efeitos adversos mais comuns.[10]

A nefrotoxicidade pode ser aguda e reversível (vasoconstrição da arteríola aferente, dose-dependente e disfunção tubular), ocorrendo em até 24% dos tratamentos de curto prazo; ou crônica, com alteração estrutural (microangiopatia obstrutiva e fibrose intersticial relacionada a hipertensão e toxicidade da droga), evidenciada por redução na ecogenicidade do parênquima à ultrassonografia. O risco de fibrose e dano renal irreversível é alto nos tratamentos acima de dois anos, com elevação da creatinina sérica (acima de 30% do valor basal) em mais da metade dos pacientes. A duração da terapia mostrou-se um importante fator de risco, enquanto a terapia intermitente por até 12 semanas (sempre que houver necessidade) reduz este risco. Assim, é clássica a recomendação de que a droga seja usada por intervalos curtos de tempo, em terapias cíclicas, as vezes alternando com outros imunossupressores.[5,10]

Apesar de estudos em psoríase mostraram segurança na manutenção com doses muito baixas (1,25 mg/kg/dia) da medicação, esse regime não diferiu do placebo quanto ao intervalo de tempo necessário para recidiva.[3,10]

A função renal deve ser monitorada regularmente. Recomenda-se dosar a creatinina e ureia séricas em duas ocasiões diferentes (bula) no pré-tratamento e, após o início da medicação, repetir a cada 2 semanas nos primeiros 3 meses e depois, mensalmente. A taxa de filtração glomerular deve ser estimada no mínimo uma vez ao ano nos tratamentos prolongados. Diante de um aumento de 25% nos níveis basais de creatinina, em duas ocasiões diferentes, deve-se reduzir a dose diária em 25% a 50%. Se após 1 mês não houver redução da creatinina, pode-se optar por uma nova redução da dose (25% a 50%) e se não houver sucesso após 30 dias, a droga deve ser suspensa.[10]

A monitorização dos eletrólitos deve ser realizada mensalmente. A hipomagnesemia ocorre em 5% a 15% dos casos, e com menor frequência hiperuricemia e hipercalemia. A hipomagnesemia pode ser tratada com suplementação oral de magnésio (iniciar com 200 mg de magnésio por dia). A hipercalemia pode decorrer de tubulopatia e se não melhorar com o aumento de ingesta hídrica e dieta hipocalêmica a dose da ciclosporina deve ser reduzida.[5]

O risco de hipertensão é maior nos idosos e costuma ser reversível com a suspensão do tratamento. Em geral precede a elevação da creatinina sérica e, portanto, sua monitorização ajuda a prever o dano renal. Recomenda-se aferição diária da pressão arterial pela manhã, em repouso. Caso ocorra hipertensão arterial (> 140/90 mmHg) em duas ocasiões distintas, a dose da ciclosporina deve ser reduzida em 25% a 50%. Se após 1 mês, não houver normalização dos níveis pressóricos, uma nova redução da dose (25% a 50%) pode ser tentada e se não houver sucesso após 30 dias, a droga deve ser suspensa. Alternativamente, a elevação da pressão arterial poderá ser tratada com anti-hipertensivos, com preferência pelos bloqueadores dos canais de cálcio, pois causam relaxamento da arteríola aferente – que sofre vasoconstrição pela ciclosporina. Entretanto, essa classe de medicação é também metabolizada via citocromo P450 e pode alterar os níveis de CSA. Betabloqueadores também são uma opção de tratamento, porém, os diuréticos tiazídicos (aumentam a nefrotoxicidade) e poupadores de potássio (que aumentam o risco de hipercalemia), devem ser evitados.[10]

Parestesia (40%) e tremores (26%) podem estar associados a hipomagnesemia. Cefaleia é um efeito adverso prevalente que ocorre nas primeiras semanas e pode ter melhora espontânea. Pseudotumor cerebral é uma complicação descrita e justifica a contraindicação das tetraciclinas no manejo da acne induzida pela ciclosporina. Pode haver redução do limiar para desencadeamento de crises convulsivas em pacientes com antecedentes epilepsia.[5]

A incidência de hipertricose é variável, de 6% a 60% dos pacientes. Outros efeitos cutâneos incluem cistos epidérmicos, queratoses pilar, erupção acneiforme ou piora de acne pré-existente, foliculite e hiperplasia sebácea.[5]

A hiperplasia gengival ocorre em até 30% dos casos, sendo mais prevalente em crianças ou com as altas doses usadas após transplante. Os efeitos do trato gastrointestinal costumam ser leves e efêmeros, como diarreia, dor abdominal, náusea e vômitos. Pode haver hiperbilirrubinemia e elevação de transaminases em até 30% dos pacientes. Se a elevação for igual ou superior a duas vezes o valor de referência, sugere-se reduzir a dose em 25%.[5,10]

A hiperlipidemia, em especial a hipertrigliceridemia, é bem documentada. Recomenda-se dieta hipolipemiante e, se necessário, redução da dose da ciclosporina. Associação de estatinas deve ser feita com cautela pelo risco de rabdomiólise e o uso de fibratos aumenta a nefrotoxicidade. O lipidograma deve ser solicitado mensalmente, junto ao hemograma e enzimas hepáticas nos primeiros meses, podendo depois espaçar o intervalo para 2 meses, conforme a duração do tratamento.[5]

O risco de neoplasia está aumentado em relação à população geral, em especial o risco de linfoma não Hodgkin e de carcinomas cutâneos. O risco é especialmente alto nos transplantados, quando a ciclosporina é usada em associação a outros imunossupressores. A duração do tratamento com a ciclosporina e o antecedente de fototerapia com ultravioleta A e psoralênico (PUVA) exercem grande influência no risco de carcinoma espinocelular.[5] Entretanto, a ciclosporina pode ser empregada em conjunto a quimioterápicos no tratamento de diferentes neoplasias: timoma, câncer de mama e câncer de próstata. A atividade da calcineurina parece ter papel na proliferação das células de tumores do colón e a ciclosporina parece provocar apoptose em células de câncer gástrico.[1]

O risco de infecções oportunistas e reativação de tuberculose não parece elevado nos pacientes dermatológicos, mas está nos pacientes transplantados, nos quais também foram descritas infecções virias, fúngicas, parasitárias e micobacterioses. Em contrapartida, a ciclosporina apresenta alguma ação antifúngica contra *Cryptococcus neoformans, Candida albicans* e *Aspergillus fumigatus*, espécies cujo crescimento é dependente da calcineurina, e tem efeito sinérgico com fluconazol e caspofungina.[1] Na presença de infecções pelo herpes simples recomenda-se adiar o início da ciclosporina ou mesmo suspender o seu uso, pelo risco de eczema *herpeticum*.[5] A eficácia das vacinas podem ser reduzidas pela imunossupressão, mas são altamente recomendadas, desde que não contenham vírus vivos.[10]

A rotina laboratorial pré-tratamento deve incluir: bioquímica urinária e sedimentoscopia, creatinina sérica, *clearance* de creatinina, uremia, hemograma, potássio, magnésio, ácido úrico, lipidograma, bilirrubinas e enzimas hepáticas, sorologias para hepatites virais, HIV e HTLV, exame parasitológico de fezes, PPD, radiografia de tórax e exame ginecológico.[10,11]

O risco benefício deve ser bem avaliado antes da indicação em idosos, obesos, diabéticos, hepatopatas, etilistas, gestantes e imunossuprimidos.[3] São contraindicações absolutas: antecedente de malignidade sistêmica (exceto câncer de pele não melanoma), insuficiência renal, hipertensão arterial de difícil controle e hipersensibilidade à mediação. São contraindicações relativas: hipertensão controlada, tratamento prévio com psoralênico e UVA (PUVA), gravidez e lactação, infecções não controladas. O uso simultâneo da ciclosporina e da fototerapia com UVB-NB está contraindicado pelo risco de carcinogênese, mas o uso sequencial é possível, com redução mais rápida do prurido na psoríase e redução do número de sessões necessárias de fototerapia.[10]

A CSA é metabolizada via citocromo P450 subtipo 3A4 (CYP3A4) e seus níveis sofrem influência positiva ou negativa de drogas metabolizadas nesta mesma via: estatinas, bloqueadores de canais de cálcio e warfarina. O uso conjunto com estatina aumenta o risco de rabdomiólise. A nefrotoxicidade é aumentada no uso concomitante com aminoglicosídeos e anti-inflamatórios não esteroidais. Hipercalemia é mais frequente quando associada a diuréticos poupadores de potássio.[10]

Quadro 160.15 Ciclosporina: quadro-síntese.[10]

Mecanismo de ação
▪ Inibidor da calcineurina
Dose
▪ 2,5 a 5 mg/kg/dia, dividido em 2 doses (se microemulsão, pode ser tomada 1 vez ao dia)
Contraindicações
▪ Insuficiência renal ▪ Hipertensão não controlada ▪ Malignidade sistêmica ▪ Infecção ativa ▪ Fototerapia PUVA ou radioterapia prévias
Nefrotoxicidade relacionada a CSA
▪ Aguda (vasoconstrição da arteríola aferente dose-dependente e disfunção tubular) – reversível ▪ Crônica (microangiopatia obstrutiva e fibrose intersticial) – irreversível, maior risco com tratamentos de alta dosagem e longa duração
Avaliação pré-tratamento e monitorização
▪ Pressão arterial, 2 ocasiões distintas ▪ Ureia e creatinina, 2 ocasiões distintas ▪ Bioquímica urinária e sedimentoscopia ▪ Função hepática, hemograma, lipidograma, magnésio, potássio, ácido úrico ▪ Sorologias para hepatites B, C, HIV e HTLV ▪ Pressão arterial pela manhã em repouso, ureia, creatinina a cada 2 semanas nos primeiros 3 meses e depois mensalmente ▪ Hemograma, função hepática, lipidograma, magnésio, ácido úrico e potássio mensalmente
Principais interações medicamentosas
▪ Medicações que inibem ou induzem atividade do CYP450 3A4 ▪ Erva de São João (reduz a concentração da ciclosporina) ▪ Ciclosporina reduz o *clearance* da digoxina, colchicina, prednisona e estatinas (risco de rabdomiólise) ▪ Diuréticos poupadores de potássio causam hipercalemia ▪ Diuréticos tiazídicos aumentam a nefrotoxicidade ▪ Suco de toranja (*grapefruit*) ▪ AINES (aumentam a nefrotoxicidade)

A CSA é categoria C na gestação, e deve ser usada apenas quando os potenciais benefícios superam os riscos.[1] Os dados relacionados ao uso da CSA na gestação são provenientes de pacientes transplantadas, quando o uso é feito em concomitância a outros imunossupressores, não sendo possível atribuir um ou outro efeito a CSA isoladamente. Gestantes transplantadas usando regimes que continham CSA apresentaram chance de parto prematuro de 40% e as complicações maternas mais prevalentes foram hipertensão, anemia, infecções do trato urinário e pré-eclâmpsia.[10] Por esses motivos, o uso de métodos contraceptivos é recomendado. Vale lembrar que a ciclosporina reduz a eficácia dos contraceptivos a base de progesterona.[1,5]

Quando estudos em animais são levados em consideração, não há impacto na fertilidade. Em coelhos, a exposição intraútero entre os dias 14 e 18 de gestação gerou prole com número reduzido de néfrons, disfunção renal ao nascimento, hipertensão progressiva e piora da função renal com a idade. Ratas grávidas que receberam altas doses endovenosas tiveram fetos com defeito do septo ventricular. Estudos em animais mostram ainda baixo ganho ponderal fetal e aumento da mortalidade pré e pós-natal. Entretanto, a relevância destes resultados para os humanos ainda é desconhecida e não há evidências que a exposição da mulher à CSA durante a gestação leve a sequela renal na criança, não sendo considerada droga teratogênica.[10,11]

A CSA contém etanol e foi encontrada no leite materno, assim deve-se avaliar a suspensão do aleitamento ou da medicação de maneira individualizada.

Clofazimina

A clofazimina é um corante fenazínico, com discreta ação bactericida. Foi inicialmente sintetizada, em 1957, como fármaco antituberculoso. A droga tem sido empregada no tratamento do pioderma gangrenoso, doença de Jorge Lobo, lúpus discoide, úlcera de Buruli, granuloma anular, estomatite aftosa recorrente e dermatose cinzenta. No tratamento da hanseníase, é utilizada como droga de primeira linha, na PQT de pacientes multibacilares e, recentemente, paucibacilares. A clofazimina constitui ainda alternativa à talidomida no tratamento da reação hansênica do tipo 2, sendo ainda indicada em pacientes com hanseníase resistente à dapsona.[1-3]

O mecanismo de ação da droga ainda não é completamente conhecido. A droga parece exercer efeito antimicrobiano por meio da ligação ao DNA da bactéria, inibindo a multiplicação dos parasitas. Na hanseníase, além de inibir a multiplicação do *M. leprae*, a clofazimina tem importante ação anti-inflamatória. Essa última ocorre por meio da estimulação da síntese de prostaglandina E_2, inibição da motilidade dos neutrófilos, além da supressão dos linfócitos T subtipo TH1.[4,5] Atua lentamente sobre o bacilo, destruindo 99,9% das bactérias dos pacientes bacilíferos em, aproximadamente, 5 meses. A resistência à clofazimina, no tratamento da hanseníase, é raramente relatada, muito possivelmente em função dos vários mecanismos de ação.[3,6]

Após a administração oral, o fármaco não é completamente absorvido no trato gastrointestinal; há considerável variação interindividual na absorção. A concentração sérica máxima é, geralmente, atingida em 4 a 12 horas, quando a clofazimina é administrada com alimentos, os quais aumentam sua biodisponibilidade e taxa de absorção. Por esse motivo, a droga deve ser administrada junto com as refeições.[3,6]

Os efeitos adversos mais comumente associados ao uso da clofazimina são coloração avermelhada da pele e fluidos corporais, xerodermia, fotossensibilidade, manifestações gastrointestinais e edema de membros inferiores. A pigmentação vermelho-escuro ocorre devido à deposição de grande quantidade da droga na pele, principalmente nas lesões infiltradas e hansenomas, tecido subcutâneo, fígado, pulmões, adrenais, rins, linfonodos e trato gastrointestinal.

Como a droga é lentamente excretada (6 a 12 meses, em média), a involução da pigmentação, após a interrupção da droga, também é lenta, podendo persistir por 6 meses e, até 3 anos, para a coloração da pele voltar ao normal. O acúmulo da clofazimina nos macrófagos interfere, possivelmente, com a capacidade dessas células de processar e apresentar antígenos, inibindo assim sua ativação, liberação de IL-2 e expansão clonal.[3,6,7]

A xerodermia ocorre frequentemente nos pacientes em uso de clofazimina; esse quadro tende a ser mais persistente do que a pigmentação da pele e apresenta gravidade variável. Eventualmente, ceratolíticos podem ser empregados. As alterações gastrointestinais reportadas com o uso da droga costumam ser leves e incluem: epigastralgia discreta, náuseas, vômitos, diarreia, anorexia e perda de peso; os sintomas são dose-dependente e os quadros mais graves estão associados ao emprego de doses acima de 100 mg por dia, durante vários meses.[7,8]

A clofazimina é contraindicada em pacientes com diarreia crônica e portadores de distúrbios hepáticos e renais. É considerada categoria C de risco à gravidez; há relato de aumento da pigmentação cutânea recém-nascidos de mulheres que receberam clofazimina durante a gravidez, com descoloração gradual durante o primeiro ano de vida. É recomendado que, em pacientes com hanseníase, o tratamento com clofazimina seja mantido durante a gravidez e lactação.[2]

Colchicina

A colchicina é um alcaloide obtido da planta *Colchicum autumnale*, utilizada largamente para artrites, de baixo custo e com diversas indicações dermatológicas além das clássicas: gota e febre familiar do Mediterrâneo.[1]

A colchicina tem alta biodisponibilidade após administração oral e é absorvida, proximalmente, no jejuno e íleo. Atinge níveis plasmáticos máximos em 1 a 2 horas, tem meia-vida de 4,5 horas. Sofre desacetilação no fígado via citocromo P450 3A4 (CYP3A4). A eliminação é via excreção intestinal e dependente da molécula transportadora de resistência a múltiplas drogas ABCB1 (ATP *Binding Cassette Subfamily* B *Member* 1), um gene transportador de drogas.[1,2]

Colchicina age simultaneamente em diferentes compartimentos celulares, induzindo diferentes efeitos teciduais. O principal mecanismo de ação é como droga antimitótica que bloqueia as células na metáfase, a partir da inibição da polimerização de microtúbulos. Como os microtúbulos fazem parte do citoesqueleto em quase todas as células eucarióticas, essa ação é o efeito primário da droga e atua mais nas células de proliferação rápida (p. ex., medula óssea, e trato digestório).[1-3]

O efeito anti-inflamatório se deve pelo acúmulo precoce preferencialmente no citoplasma de neutrófilos, possivelmente relacionado à sua baixa expressão de ABCB1. Através da despolimerização dos microtúbulos, a colchicina inibe a proliferação celular, quimiotaxia, adesão, mobilização, transdução de sinal, expressão gênica e secreção de neutrófilos do conteúdo dos grânulos. Também inibe a deformabilidade dos neutrófilos, o que afeta o extravasamento durante a inflamação. Também pode alterar a distribuição de moléculas de adesão (selectina E) na superfície tanto de neutrófilos quanto de células endoteliais, levando a uma inibição significativa da interação entre glóbulos brancos e células endoteliais, interferindo em sua transmigração.[2-4]

Em altas concentrações, a colchicina suprime a ativação da fosfolipase A2, liberação de enzimas lisossomais e fagocitose. Também inibe a ativação da pró-interleucina (IL)-1β em IL-1β e, consequentemente, diminui a produção de citocinas envolvidas na inflamação, como IL-6 e TNF-α. Nos macrófagos, ela ativa o biossensor nutricional da proteína quinase ativada por AMP, que transduz múltiplos efeitos anti-inflamatórios da colchicina. Também atenua a ativação de macrófagos induzida por TNF-α e reduz os receptores de TNF-α na superfície de macrófagos e células endoteliais. Demonstrou-se que inibe a expressão do receptor de IL-2 em linfócitos T ativados e regula negativamente a expressão de superfície da molécula de adesão intercelular-1 (ICAM-1) e E-selectina em células endoteliais, bloqueando a montagem dos microtúbulos celulares.[1,2]

Na Dermatologia, colchicina é uma droga utilizada em distúrbios neutrofílicos (pioderma gangrenoso, urticária neutrofílica, síndrome de Sweet), assim como na pustulose palmoplantar, pustulose subcórnea, amiloidose, aftose recorrente, esclerodermia, doença de Behçet, hidradenite supurativa, dermatite herpetiforme, epidermólise bolhosa adquirida, vasculite urticariforme e vasculite de pequenos vasos. Geralmente, não é empregada como monoterapia, mas como agente adjuvante, como poupador de outros imunossupressores.[5]

No Brasil, é disponível como comprimidos de 0,5 mg. Em condições comuns da Dermatologia, 0,5 a 2 mg por dia, em 1, 2 ou 3 doses divididas por dia, é a dose usual. A dose diária total deve ser ≤ 4 mg e em pacientes renais ≤ 2 mg. Formas tópicas (creme 0,5%) são usadas como tratamento das queratoses actínicas e campo de cancerização.[6]

Colchicina tem pequeno índice terapêutico, isto é, sua dose terapêutica é próxima da dose tóxica, o que deve alertar para o risco de superdosagem. A colchicina é uma droga relativamente segura em doses moderadas. O efeito colateral mais comum relatado com o uso de colchicina são os efeitos colaterais gastrointestinais; nomeadamente diarreia (23%), vômitos (17%) e náuseas. No entanto, a incidência desses efeitos colaterais é baixa em pacientes que recebem doses baixas a moderadas. Em pacientes recebendo altas doses (2 a 3 mg/dia), a prevalência de efeitos colaterais gastrointestinais é relatada em 80%, assim como pode haver leucopenia e anemia.[1,2,7]

Uma vez que a colchicina é metabolizada pelo CYP3A4, os inibidores dessa enzima resultam em aumento dos níveis de colchicina, predispondo à toxicidade da colchicina. Imidazólicos (fluconazol, itraconazol), macrolídeos (claritromicina, eritromicina), bloqueadores dos canais de cálcio (verapamil, diltiazem), e inibidores da calcifilina (ciclosporina, tacrolimus) elevam os níveis séricos de colchicina, aumentando sua toxicidade potencial.[2,8]

Os inibidores da glicoproteína P também resultam em níveis aumentados de colchicina, em função da competição pela secreção tubular no rim. As estatinas devem ser evitadas, pois foi relatada miopatia aguda em pacientes que receberam colchicina. A colchicina também pode diminuir a ação da vitamina B12, pela má absorção reversível, predispondo à anemia megaloblástica.[1]

A colchicina é um medicamento da categoria C na gestação. É melhor evitar seu uso na gravidez e só deve ser prescrito se os benefícios superarem o risco fetal. Na lactação, cerca de 10% da droga é excretada no leite materno. Portanto, é aconselhável evitar a amamentação com a ingestão concomitante do medicamento.

Deve ser usada com cautela em pacientes com disfunção hepática ou que apresentem elevação das transaminases durante a medicação. A dose de colchicina deve ser reduzida em pacientes com *clearance* de creatinina mais baixo. Se inferior a 10 mL/minuto, a colchicina é contraindicada.

Corticosteroides Sistêmicos

Os corticosteroides (glicocorticosteroides) (CEs) são medicamentos amplamente prescritos na Medicina, incluindo a Dermatologia.[1-5] Os corticosteroides sistêmicos foram introduzidos na Medicina na década de 1950 e desde então, mais de 30 moléculas distintas de CEs forma aprovadas para uso tópico e/ou sistêmico.[5] São utilizados como medicamentos com ação anti-inflamatória, imunossupressora e antineoplásica em várias áreas da terapia médica medicamentosa.[5] A indústria farmacêutica em nível mundial comercializou cerca de 4,5 bilhões de dólares americanos em 2020, com os CEs tópicos constituindo o segmento de mercado dominante.[5]

Estima-se que aproximadamente 2% da população mundial receba corticoterapia em longo prazo, e um número maior de pacientes utilizam CEs em períodos de tratamento mais curtos.[1]

Os CEs constituem uma classe de hormônios esteroides, lipofílicos. Capazes de atravessar as membranas celulares, e forma descobertos a partir de extratos macerados do córtex adrenal, na década de 1940.[2] Os CEs são hormônios metabólicos importantes uma vez que eles determinam um aumento na quantidade de vários substratos pela mobilização de aminoácidos, glicose e ácidos graxos livres dos depósitos corporais.[2] São hormônios catabólicos em sua própria natureza, com efeitos redutores na massa corporal total (incluindo massa muscular).[2] Com relação ao tecido adiposo, os CEs têm ações divergentes, sendo capazes de aumentar a produção de lípides *de novo* (efeito antilipolítico) e também exercem atividades lipolíticas através do aumento da expressão de enzimas lipases.[2]

A imunossupressão e as atividades anti-inflamatórias são duas propriedades importantes dos CEs, as quais os tornam úteis no tratamento de doenças dermatológicas (como dermatoses ocupacionais, doenças autoimunes do tecido conectivo, doenças imunobolhosas), artrite reumatoide, doença inflamatória intestinal, asma, rejeição a transplantes, degeneração muscular relacionada à idade, esclerose múltipla, sarcoidose, síndrome nefrótica ou até no líquen escleroso, entre tantas outras doenças.[2,3]

Considerando o tipo de tratamento administrado de CEs (terapia de longo ou curto prazo, uso tópico ou sistêmico), estas medicações podem induzir resistência aos próprios CEs e ter uma plêiade de efeitos colaterais, como aumento no risco de infecções, hiperglicemia/aumento da resistência à insulina/diabete *mellitus*, osteoporose, osteonecrose, obesidade, hipertensão, retardo no processo de cicatrização, distúrbios mentais (alterações do humor, como depressão e psicose), ou efeitos adversos cutâneos como atrofia da pele.[2]

Os CEs penetram na membrana plasmática em função de sua estrutura e se ligam ao receptor citosólico de CE (GR), que está localizado no citoplasma das células, em um complexo de chaperonas multiproteicas.[3] O complexo CE/GR é então transportado para o núcleo celular, em um processo fortemente regulado envolvendo alterações conformacionais, chaperonas e importinas (Figura 160.14).[3]

No núcleo celular, este complexo CE/GR pode se ligar como um homodímero aos elementos de resposta dos CEs (GREs), nas regiões promotoras de genes responsivos a CE. Esta ligação aos GREs positivos (pGREs) resulta em um aumento na transcrição de genes alvos, em um processo denominado como "transativação".[3] Contudo, a ligação aos GREs negativos (nGREs) pode resultar na supressão da transcrição do gene alvo.[3]

A ação dos CEs é mediada por um receptor proteico intracelular, o receptor de CE (GR), que pertence à superfamília dos receptores nucleares e age como um fator de transcrição ativado pelo hormônio, regulando a expressão dos genes responsivos aos CEs.[6] O gene do GR humano (GenBank NR3C1) encontra-se na porção distal do cromossomo 5, sendo composto por 9 éxons.[6] Várias isoformas do receptor são produzidas por *splicing* alternativo de um único gene.[6] A isoforma α, a forma clássica do GR, é o mediador primário da ação dos CEs; a isoforma β não se liga aos CEs e age como um inibidor dominante negativo da isoforma α.[6]

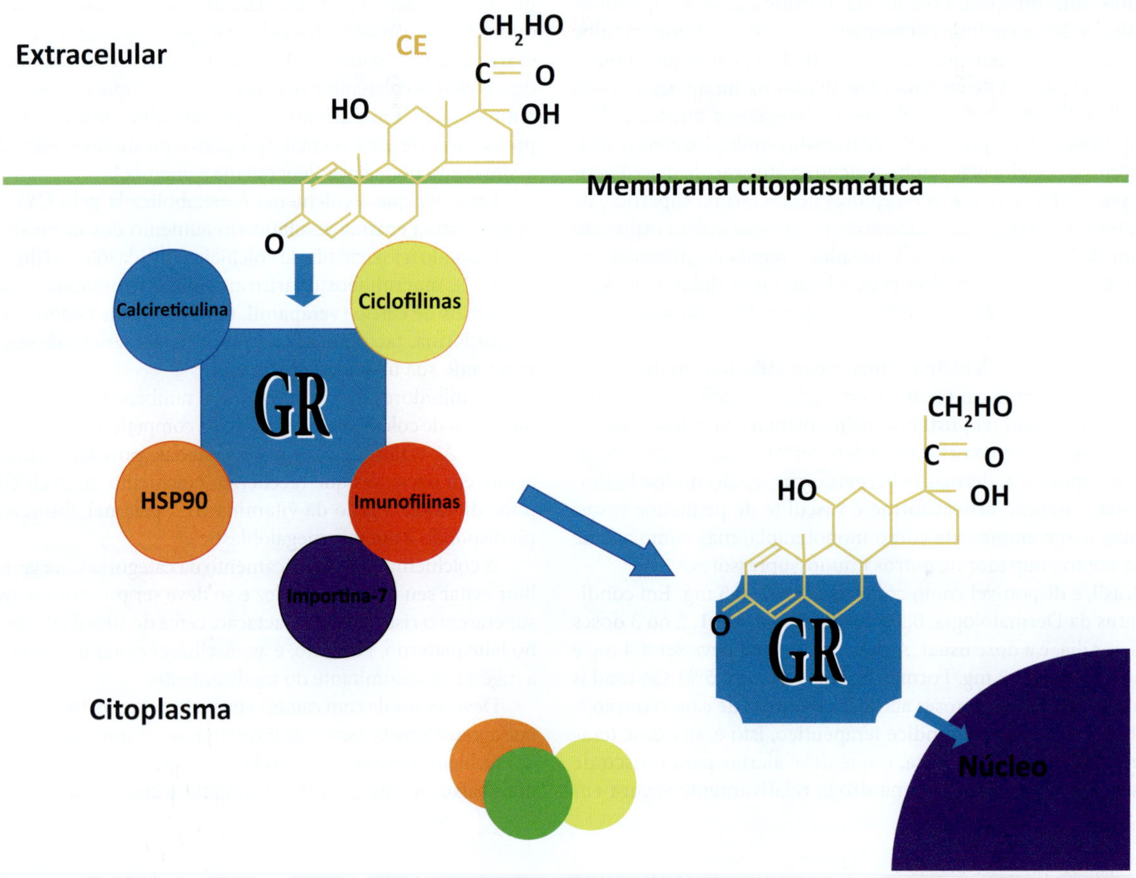

■ **Figura 160.14** Mecanismos envolvidos na entrada da molécula do corticosteroide (CE) na célula e seu transporte pelo receptor de corticosteroide (GR) até o núcleo celular.

O receptor inativo, não ligado ao hormônio, encontra-se no citoplasma associado a um complexo multiproteico que consiste em uma molécula do receptor, duas moléculas da proteína de choque térmico (HSP) 90, uma molécula de HSP 70, uma de HSP 56, HSP 40, p23 e p60.[6] A principal função do complexo GR/HSP é manter o receptor no citoplasma das células, estabilizando-o em sua forma inativa, e facilitar a ligação do hormônio ao GR.[6]

Após a ligação ao hormônio, o GR é dissociado do complexo e ocorrem alterações na conformação da molécula do receptor ocorrendo a dimerização do GR.[6] O mecanismo de "transativação" gênica é a forma clássica de ação dos CEs e caracteriza-se pela interação direta de dímeros do receptor do GR com uma sequência palindrômica específica no DNA, chamada elemento responsivo aos corticosteroides (ERG), presente geralmente na região promotora dos genes.[6] A ligação do dímero de GR diretamente aos ERG estimula a transcrição dos genes responsivos aos CEs, com envolvimento de componentes básicos da maquinaria de transcrição gênica, como a RNA polimerase II e fatores gerais da transcrição, além de fatores coativadores e correpressores da transativação.[6]

Além da propriedade de ativar a transcrição gênica, o GR pode, também, reprimi-la. A "transrepressão" pode ocorrer pela ligação do GR aos elementos responsivos negativos aos corticosteroides (nERG), localizados na região promotora de genes específicos, como o promotor do gene da proopiomelanocortina.[6] Um segundo mecanismo de regulação da transrepressão gênica mediada pelos GC não envolve processos dependentes de ERG, porém interações do GR com outros fatores de transcrição, por meio de um antagonismo inibitório dependente de interação proteína-proteína.[6] Os efeitos anti-inflamatórios e imunossupressores dos GC envolvem esta regulação negativa da transcrição gênica.[6] A proteína ativadora-1 (AP-1) e o NF-κB são os fatores mais extensivamente estudados, que interferem negativamente com a transativação mediada pelo GR.[6] Mais recentemente, tem sido descrita uma inibição pelos CEs da via de sinalização utilizada pelos *toll-like receptors* (TLRs), os quais têm um papel crucial na indução da resposta imunológica inata, por reconhecer patógenos e promover a expressão de moléculas coestimuladoras, comuns na tradução dos sinais e na expressão de genes pró-inflamatórios.[6] Os efeitos dos CEs sintéticos são mediados pelo mesmo receptor do CE endógeno.[6]

Além disso, o complexo GC/GR monomérico pode inibir a transcrição gênica, independente da ligação ao DNA, por interação direta com outros fatores de transcrição, como o fator nuclear-κB (NF-κB) e o ativador proteína-1 (AP-1) – ou coativadores nucleares, um fenômeno conhecido como *transrepressão* (Figura 160.15).[3] Essas interações proteínas-proteínas são conhecidas como *tethering*. Por fim, o complexo CE/GR pode interagir com o DNA (ligando-se a um GRE), simultaneamente com outro fator de transcrição, o que é conhecido como ligação composta, que pode ter efeitos de ativação ou repressão.[3]

Os genes inflamatórios ativados que codificam quimiocinas, moléculas de adesão, citocinas e enzimas inflamatórias são desligados pelos CEs.[7] Os fatores de transcrição pró-inflamatórios (NF-κB e AP-1) auxiliam na ativação de genes inflamatórios nas vias aéreas brônquicas e em outros tecidos humanos.[7] Ambos os genes são geralmente ativados em condições de asma e na DPOC, além de outras doenças inflamatórias, resultando na ativação de múltiplos genes inflamatórios.[7] O receptor de corticosteroide ativado interage com o NF-κB, e apresenta remodelação da cromatina, redução da acetilação de histonas e ações da RNA polimerase-II.[7] A redução da acetilação da histona ocorre por meio do recrutamento de histona deacetilase-2 (HDAC2), para o complexo do gene inflamatório ativado pelo GR ativado, resultando assim na supressão do gene inflamatório dentro do núcleo.[7]

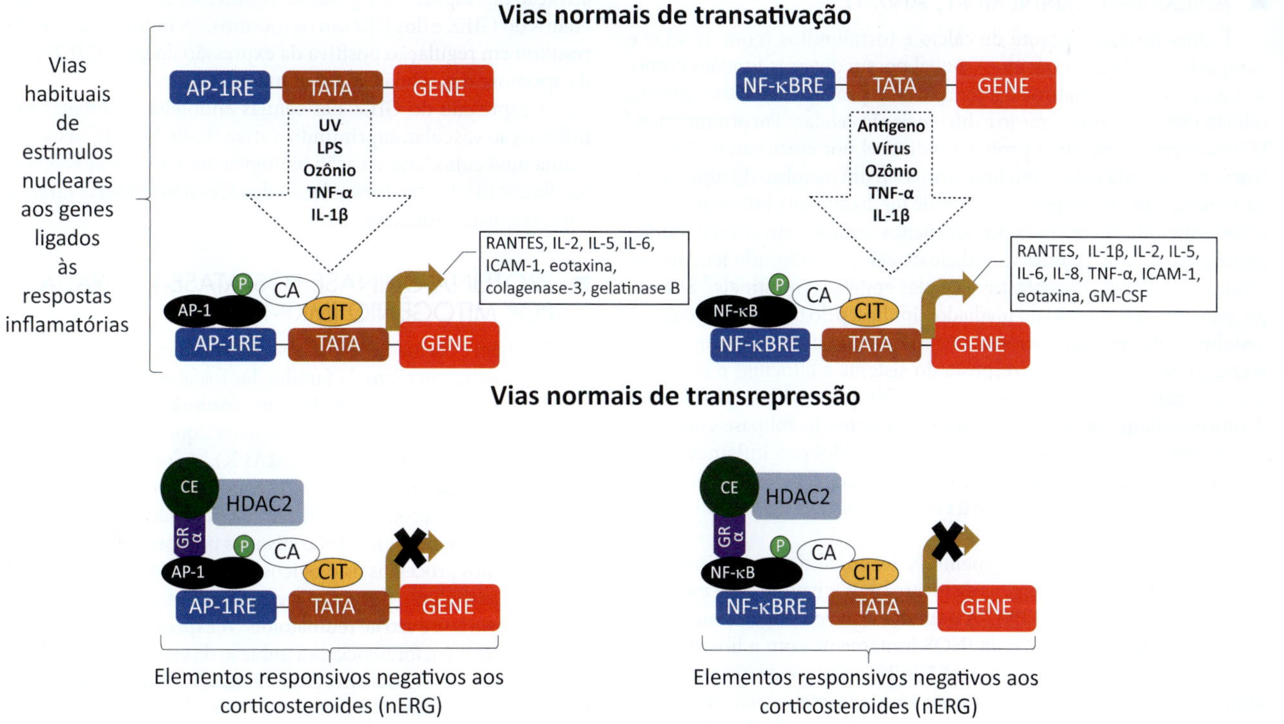

■ **Figura 160.15** Mecanismos fisiológicos de transativação por radiações, vírus, antígenos, lipopolissacarídeos e outros agentes e mecanismos de transrepressão pelos corticosteroides, que se ligam no núcleo aos elementos responsivos negativos aos corticosteroides (nERG).

Já a "transativação" de genes pelos corticosteroides se baseia nos seguintes eventos: o GR sofre homodimerização e se liga aos elementos de resposta corticosteroide (GRE,) na região do gene promotor.[7] Essa interação do GR com p GRE ativa a transcrição gênica.[7] O GRE sofre ativação por meio de uma interação entre o GR ligado ao DNA e moléculas coativadoras transcricionais, como a proteína de ligação a CREB, que possui a enzima histona acetiltransferase (HAT), que resulta na acetilação da histona (Figura 160.16).[7] Esta histona-4 determina a remodelação da cromatina por mecanismos envolvendo o SWI/SNF e envolvimento da RNA polimerase-II, resultando na ativação do gene.[7] Os genes ativados pelos corticosteroides incluem os receptores b2-adrenérgicos e proteínas anti-inflamatórias, como inibidor leucoprotease secretora (SLPI) e da proteína quinase fosfatase-1 ativada por mitógeno (MKP-1).[7] Esses efeitos podem ser responsáveis pelas ações anti-inflamatórias dos CEs.[7] A interação do GR com sítios GRE negativos pode suprimir a transcrição gênica, o que conduz a vários efeitos adversos.[7]

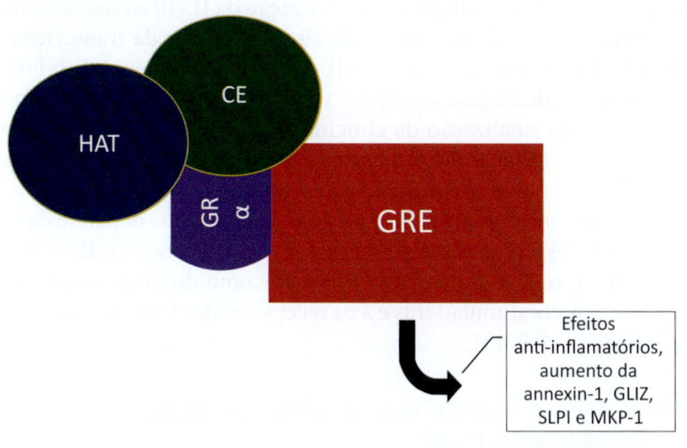

■ **Figura 160.16** Vias de ativação nuclear pelos corticosteroides (transativação pelos corticosteroides).
GLIZ: *glucocorticosteroide induced leucine zipper*.

Os CEs atuam em quase todas as células do sistema imunológico, mas os aspectos funcionais dos CEs diferem por tipo de célula humana onde atuam.[3] Assim os CEs podem exercer efeitos anti-inflamatórios tanto em nível de transcrição como de pós-transcrição, via mecanismos pela transrepressão e de transativação.[7] Enquanto CEs exibem principalmente efeitos inibidores nas células do sistema imune adaptativo, especialmente nas células T, os efeitos dos CEs nas células doo sistema imune inato são mais complexos.[3]

Os corticosteroides também induzem inibição da proliferação de várias células, incluindo fibroblastos.[6] Esta é uma possível causa da atrofia cutânea, às vezes irreversível, observada com o tratamento de longo tempo com CEs.[6] Muitas evidências sugerem que os efeitos antiproliferativos dos CEs são acompanhados pela indução da apoptose celular.[6] Um exemplo seria o uso de CEs no tratamento das leucemias, onde estas drogas induziriam a apoptose nos linfócitos.[6] As ações antiproliferativas dos CEs nos fibroblastos são acompanhadas pela indução de apoptose.[6] Utilizando dexametasona, as concentrações dos CEs que inibem fatores de crescimento não obrigatoriamente induzem a apoptose dos fibroblastos.[6] Adicionalmente, a dexametasona protege as células da apoptose induzida pelo fator de necrose alfa (TNFalfa)/actinomicina e pela radiação UV.[6]

■ EFEITOS PÓS-TRANSCRICIONAIS

Muitos genes pró-inflamatórios (p. ex., TNF-α) têm RNA mensageiro instável, que é rapidamente degradado por certas enzimas RNAses, mas sofre estabilização na estimulação de células por mediadores inflamatórios.[7] Os CEs revertem esta condição e resultam em uma rápida degradação do mRNA e redução da secreção de proteínas inflamatórias.[7] O aumento da expressão gênica de proteínas é mediado pela proteína *zinc finger protein tristetraprolin* (TTP), que desestabiliza o mRNAs de proteínas inflamatórias.[7]

Atualmente, há uma série de proteínas de sinalização se somam aos CEs com ação anti-inflamatória. Estas proteínas são constitucionalmente expressas nos tecidos humanos e os CEs potencializam suas ações reguladoras do sistema imune e anti-inflamatórias, como a anexina-1, GLIZ, a MKP-1, a IL-10, o antagonista do IL-1Ra, a SLPI, a TTP, entre outras proteínas.

ANEXINA-1 (*ANNEXIN*-1, ANX-1)

É uma proteína ligante de cálcio e fosfolipídios (com 37 kDa e composta de 346 aminoácidos), a qual possui diversas funções como, respostas anti-inflamatórias, interação com proteínas do citoesqueleto celular, exocitose, proliferação e diferenciação celular.[7] Foi originalmente descoberta como uma proteína induzível por corticosteroides nos leucócitos e conhecida como lipocortina.[7] É um membro da superfamília anexina, que desempenha o papel de mediador anti-inflamatório.[7] É principalmente encontrada nos leucócitos, células estromais e fluidos biológicos de uma grande variedade de células, incluindo leucócitos, células endoteliais, fibroblastos e células epiteliais intestinais.[7] Sua expressão inibe a formação do mediador lipídico, pelo bloqueio da enzima fosfolipase A2, regulando assim, o crescimento e diferenciação celular, secreção neuroendócrina, resposta do sistema a citocinas e acúmulo dos neutrófilos em diferentes tecidos.[1] Bloqueia a liberação de mediadores inflamatórios pela inibição da enzima fosfolipase citosólica A2, impedindo assim a formação de eicosanoides pró-inflamatórios e enzimas como a ciclo-oxigenase e sintase induzível pelo óxido nítrico.[7] Também pode afetar a expressão da sintase induzível pelo óxido nítrico (iNOS) no choque séptico.[7]

A dexametasona e o fragmento N-terminal de Anx-1 inibem a indução da iNOS em linhagens de macrófagos ativados, pelo estímulo com lipopolissacarídeo (LPS).[7] A dexametasona e a Anx-1 podem inibir a expressão da COX-2 e da iNOS juntamente com a liberação da PGE_2.[7] Semelhante aos CEs, a Anx-1 inibe a síntese de eicosanoides, inibindo a migração dos leucócitos e induz morte celular pela inflamação (piroptose).[7] Estes efeitos descritos pela ação da Anx-1 podem ser atribuídos à liberação da IL-10 e uma redução concomitante da IL-12.[7] A Anx-1 também inibe a migração dos leucócitos para o endotélio vascular, prejudicando a adesão dos neutrófilos e monócitos ao endotélio.[7] Também promove a apoptose de células inflamatórias, o que podem contribuir para as propriedades de ação anti-inflamatória da Anx-1.[7] Na artrite reumatoide (AR), a Anx-1 atua através da inibição das proteínas quinases ativadas por mitógenos (MAP), inibindo assim as vias pró-inflamatórias na AR.[7]

O kirenol (diterpenoide) e a prednisolona podem regular a expressão da Anx-1 nuclear, inibindo a atividade do NF-κB, assim, reduzindo a expressão de citocinas e, atenuando a inflamação, na artrite induzida pelo colágeno em camundongos.[7] O complexo proteico Tat-Anxl inibe distintamente a geração da resposta imune em modelos de asma induzida por OVA (ovalbumina), de forma que o complexo Tat-Anxl pode ser um potencial agente terapêutico para o tratamento de doenças inflamatórias, incluindo a asma.[7]

GLUCOCORTICOID INDUCED LEUCINE ZIPPER (GLIZ) [ZÍPER DE LEUCINA INDUZIDO POR GLICOCORTICOSTEROIDES (GLIZ)]

Constitui uma cadeia de proteína de 137 aminoácidos com um domínio de leucina central de dimerização em zíper.[7] Está disperso no baço, timo, medula óssea e nos linfonodos.[7] Os CEs regulam positivamente a expressão do GILZ nos mastócitos, células T, eosinófilos, células epiteliais e células mieloides.[7] É uma proteína recentemente descoberta que faz a intermediação dos efeitos anti-inflamatórios dos CEs nos leucócitos.[7] A regulação positiva do complexo GILZ induzida pelos CEs inibe a ativação dos macrófagos por LPS, o que bloqueia a produção de mediadores inflamatórios e citocinas pró-inflamatórias.[7] As pesquisas atuais confirmaram os papéis anti-inflamatórios e imunossupressores do GILZ por inibição da transcrição do gene NF-κB em macrófagos e nas células T.[7] O complexo GILZ inibe numerosas vias inflamatórias, como os fatores de transcrição NF-κB, AP-1 e a proteína quinase ativada por mitógeno (MAPK), o que resulta na inibição da inflamação.[7] Vários estudos demonstraram que o GLIZ atua como efeito anti-inflamatório, quando induzido pela dexametasona nas células epiteliais das vias aéreas humanas.[7] A função na apoptose exercida pelo GILZ foi estudado em camundongos GILZ transgênicos, que aumenta as expressões de GILZ nas células T.[7] A célula dos timócitos destes camundongos GILZ transgênicos sofrem apoptose e produzem ativação de caspase-8 e regulação negativa da Bcl-xL, sugerindo que os efeitos do GILZ e dos CEs são os mesmos.[7] A inibição da via PI3K/Akt resultou em regulação positiva da expressão do gene GILZ e aumento da apoptose das células do mieloma múltiplo.[7]

A expressão do GILZ nas células endoteliais humanas previne a inflamação vascular, suprimindo a ativação do NF-κB.[7] Assim, o GILZ é uma molécula chave na ação biológica dos CEs, o que representa um mediador candidato da regulação dos Ces nos sistemas imunológicos e nas respostas inflamatórias.[7]

PROTEÍNA QUINASE FOSFATASE-1 ATIVADA POR MITOGÊNIO (MKP-1)

Também é chamada de fosfatase de especificidade dupla 1 (DUSP1).[7] É uma proteína membro da família das fosfatases, que catalisa a remoção dos resíduos do grupo fosfato dos aminoácidos treonina, serina ou tirosina.[7] É uma fosfatase nuclear induzível, que desfosforila as proteínas quinases ativadas por mitógenos (MAPK).[7] As proteínas MKP-1 são importantes reguladoras das respostas imunes e processos inflamatórios e foram descobertas como reguladoras da sinalização das vias p38 MAPK e JNK.[7] As proteínas MKP-1 são ativadas pelo processo de fosforilação e ligadas muitos processos fisiológicos e fisiopatológicos, como distúrbios do SNC, metabolismo do músculo esquelético, malignidades, aterosclerose, asma, psoríase e artrite reumatoide.[7] A expressão da MKP-1 induzida pelos CEs também foi associada à inibição da via da quinase regulada por sinal extracelular (ERK) em certas células.[7] A fosforilação de fatores de transcrição e ligação de proteínas relacionadas com expressão do RNA regula de genes inflamatórios, tanto em níveis transcricionais como pós-transcricionais.[7] A MKP-1 é induzida por estímulos pró-inflamatórios e forma um *loop* de *feedback* negativo para limitar a sinalização da MAPK e a expressão de mediadores inflamatórios.[7] Assim, a superexpressão da proteína MKP-1, atenua a sinalização das vias JNK e p38 MAPK e inibe a expressão de vários genes inflamatórios.[7] A MKP-1 constitui um valioso alvo para terapias anti-inflamatórias que contribuem para a resolução da inflamação *in vivo*, uma vez que, a MKP-1 (DUSP1) é uma importante reguladora negativa (supressora) das respostas anti-inflamatórias e sua indução pelos CEs constitui um potencial poderoso mecanismo de ação anti-inflamatório.[7]

INTERLEUCINA 10 (IL-10)

É uma citocina anti-inflamatória, expressa por uma variedade de células como linfócitos e monócitos.[7] É ligada à família de citocinas helicoidais responsáveis pela regulação da imunidade inata e adaptativa, que apresenta efeitos no processo de imunorregulação e inflamação.[7] Atua como um imunossupressor natural do fator de necrose tumoral (TNF), de forma que inibe a produção de mediadores inflamatórios.[7] A expressão da IL-10 pode ser regulada positivamente (estimulada) pelos CEs e também, atua sinergicamente com os CEs, com melhorando a capacidade da dexametasona, em reduzir a secreção da IL-6, em culturas de células de sangue total.[7] A ligação da IL-10 ao seu receptor, leva à estimulação do transdutor de sinal e ativador da transcrição 3 (STAT3).[7] O mecanismo de ação da IL-10 se faz pela inibição do NF-κB, ativação da PI3K, regulação negativa do TLR4 e estímulo às proteínas supressoras da sinalização de citocinas 3 (SOCS3).[7] Os CEs exibem atividade anti-inflamatória em várias condições inflamatórias, como a artrite reumatoide, cirurgia de *bypass* cardíaco e asma, o tem sido relacionado com a indução da expressão da IL-10, que depende da via p38 MAPK.[7] A síntese de citocinas pró-inflamatórias (IL1, IL-6, IL-8, IL-12 e TNF-α) é inibida pelos CEs, bem como diminui a expressão de moléculas coestimuladoras e a os receptores de classe de histocompatibilidade (MHC) II.[7]

PROTEÍNA INIBIDORA DE LEUCÓCITOS SECRETORES (SLPI)

É uma proteína não glicosilada, rica em cisteína (11,7 kDa) associada à imunidade inata. É expresso nos tecidos mucosos e e células do sistema imune, como neutrófilos, monócitos e macrófagos, sendo presente nas secreções brônquicas, salivar, fluido seminal, e leite materno.[7] Exibe funções anti-inflamatórias, antimicrobianas e antifúngicas.[7] Também melhora a atividade de cicatrização das feridas cutâneas suprimindo as metaloproteinases de matriz tecidual, e previne a infecção pelo HIV.[7] Desempenha o papel de mediador anti-inflamatório na doença pulmonar obstrutiva crônica (DPOC) e na fibrose cística. Inibe a liberação de proteases, como elastase, catepsina G e tripsina dos neutrófilos; tripsina e quimotripsina das células acinares pancreáticas; e triptase e quimase de mastócitos.[7] Sua principal função é a inibição da elastase de neutrófilos e das enzimas proteolíticas dos mastócitos, as quais podem causar extensa degradação tecidual e estão envolvidas em várias doenças (bronquite crônica, enfisema, pneumonia bacteriana, fibrose, bronquiectasia não fibrocística e síndrome do desconforto respiratório agudo).[7] Também suprime a ativação do fator de transcrição NF-κB no fígado.[7]

TRISTETRAPROLINA (TTP)

É uma proteína que desestabiliza o mRNA que identifica transcrições específicas e produz degradação por enzimas exonucleases.[7] A dexametasona eleva a expressão da TTP em várias células, como nas células epiteliais pulmonares e nos queratinócitos humanos.[7] A diminuição da expressão da TTP siRNA diminui o efeito inibitório da dexametasona, na expressão do mRNA do TNF endógeno.[7] Consequentemente, a estimulação do gene TTP pode ser responsável pelos efeitos inibidores pós-transcricionais dos CEs.[7]

Os CEs estão entre os mais valiosos medicamentos anti-inflamatórios e imunossupressores. Infelizmente, o uso de CEs na prática clínica, ainda é limitado por certos efeitos adversos associados as altas doses e uso prolongado.[7] Os CEs podem exercer efeitos anti-inflamatórios, através de ação nos níveis transcricional e pós-transcricional, via mecanismo de transrepressão e transativação.[7] A expressão da MKP-1 (DUSP1), GILZ e SLAP são induzidas pelos CEs e podem potencializar a inibição das vias de sinalização, que foram ativadas por estímulos pró-inflamatórios e, assim, consequentemente, bloqueiam a expressão dos genes pró-inflamatórios.[7] A secreção de várias proteínas como a IL-10, AnxA1 e do inibidor do IL-1R também contribuem para a resposta anti-inflamatória dos CEs.

Assim a transrepressão constitui um mecanismo importante na terapêutica anti-inflamatória e nos efeitos anti-linfoma dos CEs.[5] Ao ao mesmo tempo, mediado pelo homodímero de receptor de glucocorticosteroide (GR), a transativação regula a sinalização dos DG ligada à gliconeogênese, lipídios e catabolismo de proteínas, e muitas vezes intermedia o desenvolvimento dos efeitos atróficos em diferentes tecidos (como pele e atrofia muscular), bem como alguns efeitos adversos metabólicos (hiperglicemia, diabete induzida por esteroides).[5] No Quadro 160.16 podemos observar os efeitos do CEs na transcrição de alguns genes ligados a eventos imunes e inflamatórios.[8,9]

No mecanismo de cis-repressão exercido pelos CEs, quando ligados ao GR em forma de homodímeros que interagem com GREs negativos ocorre a supressão de genes tendo como efeito a diminuição da síntese de POMC (proopiomelacortina), CRF-1 (fator liberador de corticotropina-1), osteocalcina e da queratina.[9] Assim, um dos efeitos adversos dos CEs por cis-repressão é a diminuição da osteocalcina e diminuição da síntese óssea (Figura 160.17).[9]

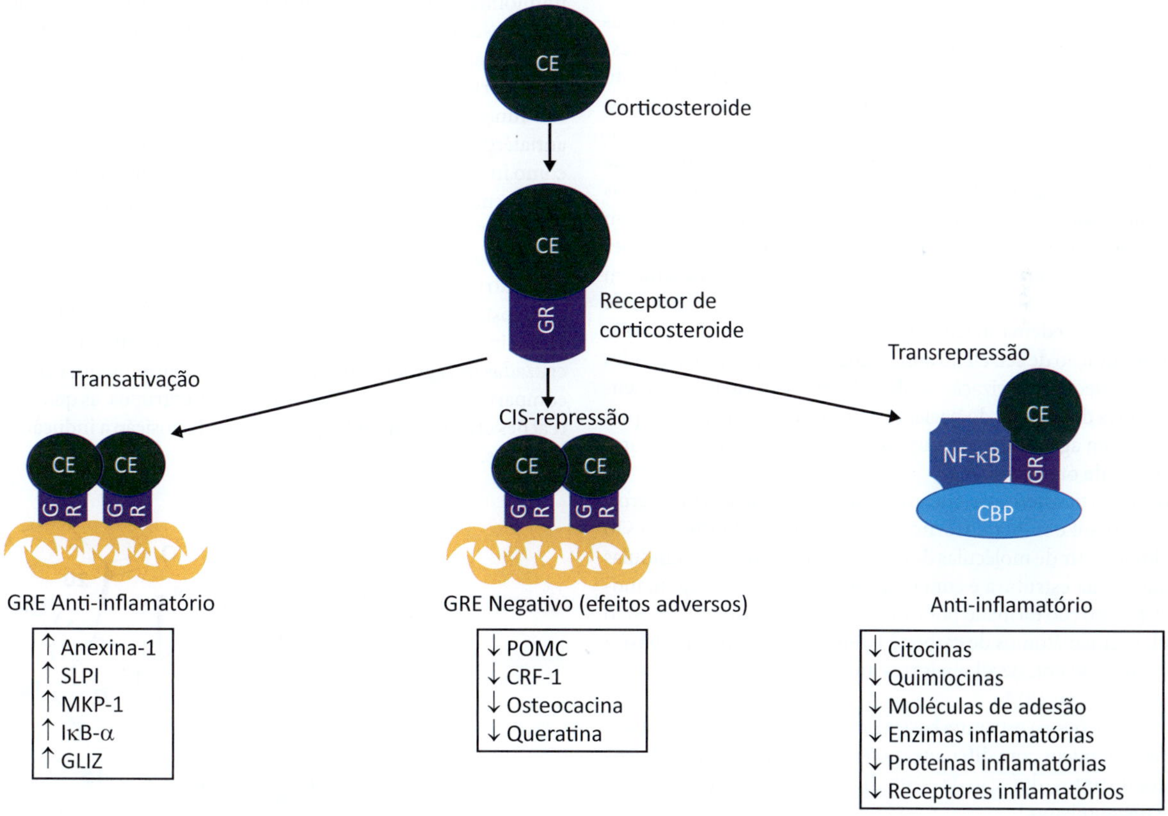

Figura 160.17 Os glicocorticosteroides regulam a expressão gênica de várias maneiras. Os glicocorticosteroides entram na célula e se ligam aos receptores de glicocorticosteroides (GR) no citoplasma, que se translocam para o núcleo. Os homodímeros de GR ligam-se a elementos de resposta a glicocorticosteroides (GRE) na região promotora de genes sensíveis a esteroides, que podem codificar proteínas anti-inflamatórias. Menos comumente, homodímeros de GR interagem com GREs negativos suprimindo a transcrição de genes, particularmente aqueles ligados a t. Os GR nucleares também interagem com moléculas coativadoras, como a proteína de ligação CREB (CBP), que é ativada por fatores de transcrição pró-inflamatórios, como o fator nuclear-κB (NF-κB), desligando assim o genes inflamatórios que são ativados por esses fatores de transcrição.
SLPI: inibidor de leucoprotease secretora; quinase fosfatase-1 ativada por mitógeno MKP-1; inibidor IκB-α do NF-κB; GLIZ: proteína zíper de leucina induzida por glicocorticosteroide; POMC: proopiomelanocortina; CRF: fator de liberação de corticotrofina.[9]

Quadro 160.16 Efeitos dos glicocorticosteroides na transcrição de genes.

Aumento na trascrição gênica (transativação)	Redução na transcrição gênica (transrepressão)
▪ Lipocortina-1 ▪ β2-adrenoceptor ▪ Proteína inibidora da secreção de leucócitos (SLPI) ▪ Iκβ-α (inibidor do NF-κB) ▪ MKP-1 (inibe a via das MAP quinases) ▪ *Glucocorticoid inducible leucine zipper* (GLIZ) ▪ Citocinas anti-inflamatórias ou inibidoras da inflamação/sistema imune: IL-10, IL-12, antagonista do receptor da IL-1	▪ Citocinas inflamatórias: IL-2, IL-3, IL-4, IL-5, IL-6, IL-13, IL-15, TNF-α, GM-CSF, SCF, TSLP ▪ Quimiocinas: CCL1, CCL5, CCL11, CXCL8 ▪ Enzimas inflamatórias: sintase induzível do ácido nítrico (iNOS), ciclo-oxigenase induzível (COX-2), fosfolipase A2 induzível (cPLA2) ▪ Peptídeos inflamatórios: endotelina-1 ▪ Receptores de mediadores inflamatórios: neurocinina (NK1), bradicinina (B2) ▪ Moléculas de adesão: ICAM-1, VCAM-1

▪ AÇÕES TERAPÊUTICAS

O isolamento e cristalização dos CEs naturais em 1920 a 1930 levou à síntese bem sucedida da cortisona em 1947.[5] Em 1948, o primeiro paciente com artrite reumatoide foi tratado com cortisona, e em 1952, a hidrocortisona foi usada pela primeira vez para tratar a dermatite atópica.[5] Desde então, mais de 30 CEs foram aprovados para o uso clínico sistêmico e tópico, incluindo a betametasona, budesonida, cortisona, dexametasona (Dex), hidrocortisona, metilprednisolona, prednisolona, prednisona, triancinolona.[5] De fato, os CEs inibem a expressão de um extenso conjunto de citocinas inflamatórias e quimiocinas, entre elas a IL-1, IL-2, IL-12, IL-18, TNF-α, INF-γ, GM-CSF e outros, bem como moléculas reguladoras centrais do ciclo celular – as ciclinas e outras.[5]

Apesar de um recente desenvolvimento bem sucedido de novas terapias anti-inflamatórias e anticancerígenas visando citocinas específicas e fatores/vias de crescimento, os CEs são agentes de custo acessível e muito eficientes, sendo ainda são amplamente utilizados para o tratamento de milhões de pacientes com alergias, doenças inflamatórias crônicas e autoimunes, como a asma, artrite reumatoide (AR), colite ulcerativa/doença de Crohn, esclerose múltipla, doenças inflamatórias e doenças hiperproliferativas da pele, incluindo também a dermatite atópica, dermatite de contato, psoríase, diferentes erupções cutâneas, dermatoses pruriginosas e farmacodermias.[5] Os CEs também são amplamente utilizados para o tratamento de diferentes formas de inflamação ocular, edema macular da retina, e degeneração macular da retina, em função de seu efeito antiangiogênico e suas propriedades preventivas da neovascularização ocular.[5] Além disso, são medicamentos importantes do manejo do paciente no pós-operatório em terapias combinadas com agentes imunossupressoras nos pacientes receptores de transplante de órgãos.[5]

Todos os corticosteroides, incluindo ambos os glicocorticosteroides, como cortisol e mineralocorticosteroides, como aldosterona são sintetizados a partir de moléculas de colesterol no córtex das glândulas suprarrenais.[4] Sua estrutura é com base em um núcleo ciclopentano-perhidro-fenantreno formado por três anéis de seis átomos de carbono e um anel de cinco átomos de carbono e representa a estrutura básica de quatro anéis do colesterol, mais três anéis de hexano e um anel de pentano (Figura 160.18).[4]

As modificações na estrutura básica dos quatro anéis, pode resultar em agentes sistêmicos com diferentes potências, efeitos mineralocorticosteroides distintos, duração de efeito diversa e aspectos particulares de ação e metabolismo.[4]

Os CEs modernos, como a prednisolona, fluticasona, budesonida e dexametasona, são com base na estrutura do cortisol (hidrocortisona) com modificações para aumentar os efeitos anti-inflamatórios, como a introdução de substituições adicionais do 6α-fluoro.[8] A afinidade reduzida ao receptor de mineralocorticosteroide é alcançada pela inserção de uma ligação dupla C = C nos carbonos C1,C2 e substituintes lipofílicos, como 21α-ésteres ligados ao anel D, o que aumenta a ligação do CE com o receptor de glicocorticosteroide (GR) (subfamília de receptor nuclear 3, grupo C, membro 1; NR3C1; GR), aumentando também sua deposição nos tecidos e o metabolismo hepático.[8] Essas propriedades são observadas com budesonida e fluticasona.[8-11]

O passo inicial da biossíntese do hormônio esteroide é a conversão do colesterol no precursor pregnenolona na mitocôndria.[11] A biossíntese de hormônios esteroides é realizada principalmente por enzimas da família do citocromo P450.[11] Hormônios sexuais afetam o crescimento, o desenvolvimento e os ciclos reprodutivos, enquanto os mineralocorticosteroides regulam o equilíbrio de sódio e água e os glicocorticosteroides influenciam os processos energéticos e metabólicos, bem como as respostas imunes e de estresse.[11]

Entre 5 e 30 mg de cortisol glicocorticosteroide endógeno ativo (fisiológico), são produzidos por dia, o que é regulado pelo eixo hipotálamo-hipófise-adrenal (HPA).[11] Os glicocorticosteroides se ligam aos receptores de glicocorticosteroides, que estão presentes nas células todo o corpo, incluindo células do hipotálamo e glândula pituitária, que fazem parte do circuito de *feedback* negativo, controlando a produção dos glicocorticosteroides.[11] Além disso, a concentração hormonal varia de maneira circadiana, atingindo o pico às 9 horas da manhã e atingindo o nível mais baixo de concentração plasmática à meia-noite.[11] A desidrogenação do cortisol para sua forma inativa, a cortisona é promovida pela enzima 11β-hidroxiesteroide desidrogenase (11β-HSD) tipo 1 no fígado.[11] A mesma enzima também exibe atividade redutase promovendo o efeito de reação reversa.[11] O tipo 2 da 11β-HSD só é capaz de converter a forma ativa na forma inativa devido à sua atividade desidrogenase única.[11] A concentração intracelular dos glicocorticosteroides depende do equilíbrio e da atividade de ambas enzimas, de forma que, a sensibilidade do tecido para glicocorticosteroides varia.[11]

Além disso, os glicocorticosteroides demonstram possuir efeitos imunomoduladores, que dependem sobre da sua concentração e tempo de uso: enquanto um efeito imunoestimulador é observado em concentrações mais baixas (baixos níveis séricos), concentrações mais altas (variados regimes terapêuticos) conduzem à imunossupressão.[11] Em função de fortes efeitos imunossupressores, anti-inflamatórios e antialérgicos, os glicocorticosteroides sintéticos foram estabelecidos como importantes medicamentos no tratamento de doenças causadas por doenças imunológicas e na desregulação inflamatória.[11]

Foram identificados 5 grupos de reatividade entre as diferentes moléculas de corticosteroides (glicocorticosteroides), com base nas suas estruturas e características clínicas.[4] Foram classificados como corticosteroides de classes/grupos A, B, C, D1 e D2 (Quadro 160.17). Dois tipos de reação cruzada entre eles podem ocorrer: (i) reações cruzadas intragrupo causadas por semelhanças ou uma via metabólica compartilhada, e (ii) reações cruzadas intergrupos, as quais constituem reações cruzadas causadas por uma predisposição a indução de reações alérgicas.

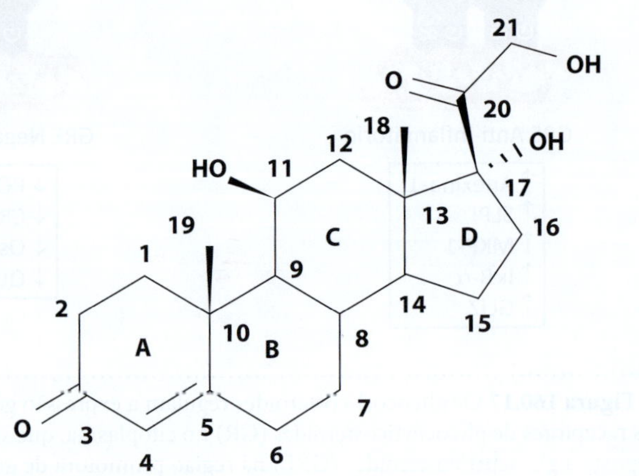

▪ **Figura 160.18** Estrutura molecular da hidrocortisona (cortisol), com a numeração convencional do número de átomos de carbono. As letras A, B, C e D determinam os 4 anéis básicos; cada carbono é assinalado com os números de 1 a 21.[4]

Quadro 160.17 Classes/grupos de corticosteroides e possíveis reações cruzadas.

Classe/grupo	Corticosteroides	Possíveis reações cruzadas
A	Hidrocortisona[a], prednisolona e metilprednisolona[a], cortisona, prednisona, tixocortol pivalato[b]	Classe D2
B	Acetonido de triancinolona, acetonido de fluocinolona, halcinonida, desonida, fluocinonida, budesonida[b], amcinonida, flunisolida	
C	Betametasona, dexametasona, parametasona, desoximetasona, fluocortolona	
D1	17-butirato de clobetasol, 17-propionato de clobetasol, dipropionato de beclometasona, valerato de betametasona, dipropionato de betametasona	
D2	17-propionato de hidrocortisona, 17-butirato de hidrocortisona[b], aceponato de metilprednisolona e prednicarbato	Classe A e isômero S da budesonida

[a]Mais frequentemente induz reações alérgicas tipo I de Gel & Coombs. [b]Mais frequentemente induz reações alérgicas tipo IV de Gel & Coombs.

A alergia tipo I, que ocorre com uma prevalência de 0,1%, é induzida principalmente pela hidrocortisona e metilprednisolona (Classe A). Alergia tipo IV, que tem prevalência de 0,2% a 5%, é induzida principalmente pelo pivalato de tixocortol (Classe A), budesonida (Classe B) e 17-butirato de hidrocortisona (Classe D2).[4] O teste de puntura, o teste intradérmico e o teste de contato são ferramentas de diagnóstico comuns.[4] Por causa da ação anti-inflamatório dos glicocorticosteroides, um teste de contato pode produzir uma leitura de falso negativo ou o efeito de borda, em que um anel de elevado eritematoso desenvolve-se ao redor do local do teste de contato (p. ex., borda do FinnChamber®), mas nenhuma reação ocorre no centro onde a câmera do teste ficou em contato com a pele, como um resultado da maior concentração de alérgenos no centro do teste.[4] Os glicocorticosteroides podem induzir uma reação falso-negativo em função de sua ação vasoconstritora (branqueamento da pele) ou um falso-positivo atribuível a uma ação vasodilatadora (eritema da pele). Os testes de contato são geralmente lidos no dia 6 ou 7 ou ainda depois quando realizados com baterias de corticosteroides.[4] As opções de tratamento devem levar em consideração as reações cruzadas entre os grupos (Quadro 160.17).[4] Poucos relatos de casos de resistência a glicocorticosteroides no contexto do uso na Dermatologia foram publicados, mas os mecanismos descritos em estudos sobre doenças inflamatórias intestinais podem ser aplicados à Dermatologia:[4]

1. Sinalização de glicocorticosteroides prejudicada causada pela disfunção do receptor de glicocorticosteroide (GR), a atividade dos quais é regulada pelo equilíbrio entre duas isoformas, GRα e GRβ. GRα sinaliza positivamente a atividade do GR, e a atividade do GRβ inibe o GRβα. A expressão aumentada do GRβ pode prejudicar a sinalização fisiológica dos CEs.
2. Superexpressão do gene de resistência a múltiplas drogas (MDR1)/P-glicoproteína 1 (GP), que codifica uma bomba de efluxo (retirada) de medicamento, especificamente da glicoproteína P-170, que transporta ativamente os glicocorticosteroides para fora das células-alvo.
3. Interferência funcional com a resposta glicocorticosteroide, pela ativação constitucional epitelial de mediadores pró-inflamatórios, os quais inibem diretamente a ação anti-inflamatória de um número limitado de moléculas do GRα, impedindo atividade transcricional do GR.

A imunoglobulina intravenosa pode melhorar a ligação do GR aos glicocorticosteroides em pacientes com resistência de resposta aos CEs.[4] Os glicocorticosteroides desempenham um importante papel relevante na manutenção dos níveis de glicose no sangue adequados para a função cerebral, induzindo um estado catabólico através da produção de carboidratos, em detrimento de reservas proteínas e de gordura.[4] O processo de lipólise resulta em quantidades aumentadas de triglicerídeos e redistribuição de gordura (lipodistrofia), que causa o fenótipo característico da síndrome de Cushing.[4] Além disso, os glicocorticosteroides causam resistência periférica à insulina, que impede a absorção da glicose pelas células, em vários órgãos e tecidos.[4] Esse processo pode explicar alguns dos efeitos adversos do uso dos glicocorticosteroides (Quadro 160.18).

Quadro 160.18 Efeitos adversos da corticoterapia.[4,10-12]

Musculoesqueléticos	Osteoporose Osteonecrose Miopatia Atrofia muscular Retardo no crescimento
Oftalmológicos	Catarata Glaucoma Infecções Hemorragias Exoftalmo Alterações refrativas
Gastrointestinais	Doença péptica ulcerosa Náuseas e vômitos Pancreatite Esofagite Perfuração intestinal Esteatose hepática
Metabólicos	Hiperglicemia Dislipidemia Hipocalcemia Hipocalemia Aumento de apetite e ganho ponderal
Cardiovascular	Hipertensão arterial Aterosclerose Edema periférico
Neurológico e psiquiátrico	Alterações do humor Desordens psiquiátricas (p. ex., psicose) Distúrbios do sono Pseudotumor cerebral Neuropatia periférica Convulsões
Endócrinos	Supressão do eixo hipotálamo-hipófise-adrenal Crise Addisoniana Síndrome de retirada Irregularidade menstrual
Hematológico e celular	Leucocitose Linfopenia Eosinopenia Imunossupressão Infecções oportunistas
Cutâneas	Atrofia Teleangiectasias Púrpuras e equimoses Hirsutismo Estrias Hiperpigmentação Erupção acneiforme Infecções

Infelizmente, os CEs acarretam uma pesada carga de efeitos colaterais e, se o tratamento for descontinuado, os sintomas podem retornar ou até mesmo intensificar.[10] Duas grandes desvantagens acompanham o tratamento com os CEs: primeiro, o tratamento em longo prazo pode causar osteoporose, diabete, hipertensão, atrofia da pele, supressão adrenal e glaucoma, entre outros já citados.[8-10] Em segundo lugar, a resistência aos CEs pode se desenvolver, reduzindo os benefícios da corticoterapia.[10] No entanto, CEs recém-sintetizados, como metilprednisolona, betametasona e a dexametasona fluorada, possuem potências anti-inflamatórias e imunossupressoras maiores, mas efeitos mineralocorticosteroides mais fracos, em comparação com a cortisona.[10] De particular relevância para a atual pandemia (covid-19), a dexametasona foi destacada como um medicamento eficaz contra a doença grave pelo SARS-CoV-2.[10] Embora a supressão da resposta imune pelo CE possa ser considerada benéfica, ela não impede a replicação viral e, de fato, impede a capacidade do hospedeiro de combater a infecção.[10] No entanto, foi relatado que o SARS-CoV-2 induz uma a insensibilidade coincidente CEs nas células infectadas, possivelmente iniciando a ativação do sistema imune e, portanto, modulando as ações intracelulares dos CEs, contribuindo assim para os efeitos terapêuticos da dexametasona nos casos graves.[10]

A entrega direcionada dos CEs diretamente ao local da inflamação pode reduzir a dose total necessária, para alcançar um efeito terapêutico, e o momento ideal de administração do CE pode reduzir a tendência de causar supressão adrenal.[10] Nosso maior conhecimento da ação dos CEs, especialmente o reconhecimento de efeitos não genômicos rápidos, contribuiu para a melhoria da relação benefício/risco da corticoterapia.[10]

Vários compostos de corticosteroides sistêmicos são comercialmente. Esses agentes diferem em relação à potência, duração da ação e propriedades mineralocorticosteroide do CE, que determinam sua eficácia e uso terapêutico do corticosteroide (Tabela 160.15).[12]

A prednisona é talvez o mais amplamente utilizado dos corticosteroides sistêmicos.[12] Dada a sua alta atividade glicocorticosteroide, em relação à atividade mineralocorticosteroide, é geralmente usada como agente anti-inflamatório e imunossupressor.[12] Embora semelhante à prednisona e prednisolona, a metilprednisolona tem menor atividade mineralocorticosteroide e, portanto, pode ser preferida quando os efeitos mineralocorticosteroides (p. ex., retenção hídrica) são particularmente indesejáveis.[12] A dexametasona também tem atividade mineralocorticosteroide mínima, mas é muito mais potente e tem uma duração de ação mais longa do que prednisona e a prednisolona.[12] Dada a sua alta potência, o tratamento em longo prazo com dexametasona está associado com grave supressão do eixo hipotálamo-hipófise-adrenal (HPA); portanto, é geralmente reservado para uso em curto prazo em condições muito graves e agudas.[12] Também, sua longa duração de ação a torna inadequada para terapia em dias alternados.[12]

A cortisona e a hidrocortisona são os glicocorticosteroides menos potentes.[12] Como esses agentes têm tanto atividade mineralocorticosteroide, como glicocorticosteroide, eles são geralmente preferidos para uso em pacientes com insuficiência adrenal.[12] A fludrocortisona tem muito maior potência mineralocorticosteroide em relação a sua atividade glicocorticosteroide e, portanto, é comumente usada para substituir a aldosterona em na doença de Addison, e a na forma clássica de hiperplasia adrenal congênita com perdas minerais.[12]

DOSAGEM DE CORTICOSTEROIDES E RELAÇÃO COM EFEITOS ADVERSOS

Eventos[12]

As dosagens devem ser individualizadas com base na farmacocinética das diferentes preparações de corticosteroides, segundo a doença tratada, potenciais interações medicamentosas com agentes não esteroides administrados e a resposta do paciente ao tratamento com o CE.[12] Em doenças não endócrinas, os CEs são comumente administrados em doses farmacológicas (terapêuticas) para suprimir a inflamação,[12] como na Dermatologia. Nos distúrbios endócrinos, no entanto, doses de corticosteroides são frequentemente administradas nas doses ou próximo as doses fisiológicas (em vez de faixas terapêuticas).[12] A toxicidade associada ao CE parece estar relacionada a dose média e a duração cumulativa do uso do CE.[12] No entanto, para a maioria dos eventos adversos relacionados ao CE, uma dose "limiar" ou a duração do tratamento não foram estabelecidas.[12]

Eventos adversos associados ao uso de corticosteroide sistêmico por longo prazo

Os eventos adversos associados aos CEs mais frequentemente observados em adultos incluem: a osteoporose e fraturas; supressão do eixo HPA; aparência cushingoide e ganho de peso; hiperglicemia/diabete; doença cardiovascular e dislipidemia; miopatia; catarata e glaucoma; distúrbios psiquiátricos; imunossupressão; bem como outros eventos gastrointestinais e dermatológicos.[12]

Tabela 160.15 Propriedades, equivalência de doses e indicações terapêuticas usuais dos corticosteroides sistêmicos em relação à hidrocortisona.[12]

Tipo de corticosteroide			Dose equivalente aproximada (mg)*	Atividade relativa glicocorticosteroide	Atividade relativa mineralocorticosteroide	Duração da ação (horas)	Indicações terapêuticas gerais
Glicocorticosteroide	Curta ação	Hidrocortisona	20	1	1	8 a 12	Atividade mineralocorticosteroide alta a torna recomendada na insuficiência adrenal
		Cortisona	25	0,8	0,8	8 a 12	Similar a hidrocortisona
	Ação intermediária	Deflazacort	7,5	4	0,5	18 a 36	
		Prednisona e Prednisolona	5	4	0,8	12 a 36	
		Metilprednisolona	4	5	Mínimo	12 a 36	Agente anti-inflamatório/imunossupressor
		Triancinolona	4	5	0	12 a 36	Agente anti-inflamatório/imunossupressor
	Longa ação	Dexametasona	0,75	30	Mínimo	36 a 72	Agente anti-inflamatório/imunossupressor; usado especialmente quando se deseja evitar a retenção hídrica, pela mínima atividade mineralocorticosteroide Em geral, é usada por curto período de tempo em condições agudas e graves, dada sua alta potência e duração de efeitos longa
		Betamesona	0,6	30	Negligenciado	36 a 72	Similar a dexametasona
Mineralocorticosteroide: fludrocortisona			**	10 a 15	125 a 150	12 a 36	Utilizada na reposição de aldosterona

*A dose equivalente mostrada é para administração oral ou IV. A potência relativa para administração intraocular ou intramuscular pode variar consideravelmente.
**As doses de glicocorticosteroides que proporcionam um efeito mineralocorticosteroide aproximadamente equivalente a 0,1 mg de fludrocortisona são: prednisona ou prednisolona 50 mg, ou hidrocortisona 20 mg.

Osteoporose, fraturas e osteonecrose

Demonstrou-se que os CEs estimulam inicialmente a atividade osteoclástica (primeiros 6 a 12 meses de terapia), seguido pela diminuição da formação óssea pela supressão da atividade osteoblástica na medula óssea, diminuindo a função e tempo de sobrevida dos osteoblastos, e promove a apoptose dos osteoblastos e osteócitos.[12] Uma metanálise de mais de 80 estudos em adultos revelou que o uso de ≥ 5 mg/dia de prednisolona (ou equivalente) esteve associado a reduções significativas na densidade mineral óssea (DMO), e um aumento no risco de fratura dentro de 3 a 6 meses do início do tratamento; esse risco aumentado de fratura foi observado de forma independente da idade do paciente, sexo e da doença.[13]

Kanis e colaboradores[14] examinaram 42.500 indivíduos de sete coortes estudadas prospectivamente, acompanhando 176 mil pacientes-ano e descobriram que o uso atual de corticosteroides aumentou o risco de fratura em homens e mulheres adultos, independentemente da DMO e história prévia de fratura.

A osteonecrose se desenvolve em 9% a 40% dos pacientes adultos recebendo terapia de CE de longo prazo; pode ocorrer como resultado de terapia sistêmica ou por meio de injeções intra-articulares, bem como na ausência de osteoporose induzida pelo CE.[12] A osteonecrose também está sendo cada vez mais relatada em crianças e adolescentes tratados para linfoblástica aguda leucemia (LLA) e linfoma não Hodgkin.[12]

Embora o risco de osteonecrose pareça aumentar com o uso de doses mais altas e tratamento prolongado, pode também ocorrer com doses baixas ou após exposição de curto prazo ao CE.[12] A ingestão excessiva de álcool, estados de hipercoagulação, anemia falciforme, exposição à radiação e infecção pelo vírus da imunodeficiência humana (HIV), também estão associados com o desenvolvimento de osteonecrose.[12]

Supressão adrenal

A supressão adrenal (SA) refere-se a diminuição na produção de cortisol que resulta da exposição do eixo HPA aos CEs exógenos.[12] A duração da terapia com CEs e as doses utilizadas não são preditores confiáveis, de quais pacientes desenvolverão eventos adversos.[12] A SA foi demonstrado ocorrer após exposição de terapia com CE em alta dose por apenas 5 dias do seu uso.[12] É importante reconhecer que a inalação, dos CEs tópicos e intraoculares também podem ser absorvidos sistemicamente, e causar eventos adversos.[12]

As formulações de CE de ação mais longa tendem a ser associadas com maior risco de eventos adversos.[12] O horário da administração do CE também pode influenciar o desenvolvimento do evento adverso, sendo a administração matinal sendo potencialmente menos supressiva, do que as doses noturnas.[12] A terapia em dias alternados também é, teoricamente, menos supressiva que o uso dos CEs de forma diária, com base na fisiologia do eixo HPA; entretanto, atualmente não há evidências clínicas sólidas para apoiar esta proposição.[12]

Os efeitos fisiológicos do cortisol são amplos e são particularmente importantes durante os períodos de estresse (ou seja, doença ou cirurgia).[12] A apresentação clínica da SA é variável; muitos dos sinais e sintomas são inespecíficos e podem ser confundidos com sintomas de doenças intercorrentes ou a condição subjacente que esteja sendo tratada com o CE Quadro 160.19.[12]

A supressão adrenal geralmente ocorre após a descontinuação abrupta da terapia com o CE.[12] No entanto, atualmente não existem diretrizes com base em evidências para redução gradual dos CEs.[12] A redução gradual do CE é frequentemente parte dos protocolos de tratamento para reduzir o risco de recidiva da doença de base tratada e, portanto, estudos focando a supressão adrenal, sem redução são difíceis executar.[12] Pacientes com doença reumatológica demonstraram que a rapidez na redução dos CEs não faz diferença na recuperação do eixo HPA.[12]

Quadro 160.19 Sintomas e sinais de supressão adrenal e crise adrenal.[12]

Supressão adrenal	Crise adrenal
▪ Fadiga/fraqueza	▪ Hipotensão arterial
▪ Mal-estar	▪ Diminuição da consciência
▪ Diarreia	▪ Letargia
▪ Náusea	▪ Hipoglicemia inexplicada
▪ Vômitos	▪ Hiponatremia
▪ Dor abdominal	▪ Convulsões
▪ Cefaleia (geralmente matinal)	▪ Coma
▪ Anorexia/perda de peso	
▪ Artralgia	
▪ Sintomas psiquiátricos	
▪ Curva de crescimento infantil com fraca ascensão	
▪ Baixo ganho de peso na criança	

Aparência cushingoide e ganho de peso

A terapia prolongada com corticosteroides comumente causa peso ganho e redistribuição de tecido adiposo, que resultam nas chamadas características cushingoides (obesidade troncular, tecido adiposo facial [ou seja, *facies* em lua cheia] e aumento do tecido adiposo dorsocervical). Um questionário de 2.167 usuários de CEs em regime de longo prazo (dose equivalente média de prednisona = 16 ± 14 mg/dia por ≥60 dias) encontrou ganho de peso como o evento adverso mais comum (70%).[14,15] A análise de quatro estudos prospectivos do uso dos CEs em pacientes com artrite reumatoide encontrou um aumento de 4% a 8% no peso corporal médio com o uso de 5 a 10 mg/dia de prednisona ou equivalente por > 2 anos.[16]

As características cushingoides podem se desenvolver nos dois primeiros meses de terapia com CEs sistêmicos e o risco dessas complicações parece ser dependente tanto da dose, quanto da duração do tratamento.[12] O risco dessas complicações cushingoides é maior nos pacientes com maior massa corporal basal (IMC) e naqueles com maior valor ingestão calórica (> 30 kcal/kg/dia) ao início do tratamento.[12] A taxa de desenvolvimento de características cushingoides aumenta linearmente com a dose ingerida diária de CEs: 4,3%, 15,8% e 24,6% nos pacientes recebendo, respectivamente, < 5 mg/dia, 5 a 7,5 mg/dia e > 7,5 mg/dia de prednisona (ou equivalente).[12]

Hiperglicemia e diabete

O uso de corticosteroides exógenos está associado à hiperglicemia, e a terapia com altas doses aumenta a resistência à insulina, nos pacientes com diabete pré-existente e de início recente.[12] Os efeitos da administração dos CEs nos níveis de glicose são observados dentro de horas de exposição a esteroides, e parecem ser dose-dependente.[12] Um estudo de base populacional de mais de 11 mil pacientes observou-se que o risco de hiperglicemia aumentou substancialmente com o aumento da dose diária de esteroides; as *odds ratio* (ORs) para hiperglicemia foram respectivamente 1,77, 3,02, 5,82 e 10,34 para 1 a 39 mg/dia, 40 a 79 mg/dia, 80 a 119 mg/dia e ≥ 120 mg/dia de equivalente de hidrocortisona.[12,17] O CEs também têm um impacto maior nos níveis de glicose pós-prandial em comparação com os níveis em jejum.[12] Metas glicêmicas e estratégias de manejo para pacientes com hiperglicemia/diabete induzida por CEs são geralmente as mesmas indicadas àqueles indivíduos com diabete pré-estabelecido ou intolerância à glicose na ausência de terapia com CEs.[12] Em geral, a hiperglicemia induzida por CEs melhora com as reduções nas doses e geralmente reverte quando a terapia com esteroides é descontinuada, embora alguns pacientes possam desenvolver diabete *mellitus*.[12]

Catarata e glaucoma

O risco de catarata e glaucoma aumenta em pacientes em uso dos CEs, e esse risco parece ser dose-dependente.[12] O uso dos CEs é normalmente associado ao desenvolvimento de catarata subcapsular posterior (CSCP), em oposição às cataratas nucleares ou corticais. A CSCP tende a ser visualmente mais significativa e, portanto, geralmente requer intervenção/remoção cirúrgica mais precoce do que outros tipos de catarata.[12] Há variação interindividual na suscetibilidade ao desenvolvimento da CSCP e a incidência varia individualmente.[12] O intervalo de tempo até início da CSCP é de pelo menos 1 ano com doses ≥ 10 mg/dia de prednisona (ou equivalente).[12] Embora a CSCP seja frequentemente observada em pacientes tratados sistemicamente, ou mesmo ocasionalmente naqueles que recebem corticosteroides inalatórios (CEsIs), são mais comumente causadas secundariamente ao tratamento local (p. ex., administração de colírios tópicos e perioculares ou intravítreos).[12] O glaucoma é a complicação ocular mais grave do uso dos CEs.[12] Os corticosteroides sistêmicos podem aumentar a pressão intraocular sem dor, levando à perda do campo visual, depressão no disco óptico e atrofia do nervo óptico.[12] Uma vez que a terapia sistêmica seja descontinuada, a elevação da pressão intraocular muitas vezes se resolve dentro de algumas semanas, mas o dano resultante ao nervo óptico é muitas vezes permanente.[12] Embora todos os pacientes em uso de esteroides sistêmicos estejam em risco de apresentar elevação da pressão intraocular e glaucoma, certos grupos parecem estar em maior risco.[12] Hipertensão ocular e defeitos de campo visual glaucomatosos foram relatados em pacientes em uso de esteroides sistêmicos com fins pessoais ou história familiar de glaucoma de ângulo aberto, diabete *mellitus*, miopia ou doença do tecido conjuntivo (particularmente artrite reumatoide).[12] Para reduzir o risco de glaucoma induzido pelos CEs é importante rastrear os pacientes com fatores de riscos.[12] Todos os pacientes que podem necessitar de tratamento sistêmico com CEs por longo prazo, com história positiva para fatores de risco de glaucoma, devem ser encaminhados a um oftalmologista para avaliação ocular completa.[12]

A coriorretinopatia serosa central (CRSC) também está associada ao uso sistêmico dos CEs.[12] Este tipo de coriorretinopatia é associada à formação de fluido sub-retiniano na região macular, que leva à separação da retina dos seus fotorreceptores subjacentes.[12] Isso se manifesta como turvação visual central e acuidade visual reduzida.[12] Portanto, os CEs devem ser usados com cautela em pacientes com história da CRSC.[12]

■ INFECÇÕES E INFESTAÇÕES

O uso de CEs, especialmente via sistêmica, acomete tanto a imunidade inata, quanto imunidade adaptativa, aumentando o risco de se adquirir patógenos, reativando infecções crônicas e impactando as recomendações de vacinas.[18] A imunidade adaptativa refere-se à parte do sistema imune que produz linfócitos (células B e T) e anticorpos.[18] O sistema imunológico adaptativo funciona em conjunto com o sistema imunológico inato (ou seja, a parte do sistema imunológico que está sempre presente, como proteínas inflamatórias, peptídeos antimicrobianos, células fagocitárias, células *natural-killer* e barreiras físicas) para se defender contra infecções e criar memória imune.[18] Os glicocorticosteroides (CEs) afetam a função das células fagocitárias, regulam negativamente os mecanismos envolvidos na apresentação de antígenos, e diminuem o número efetivo de células apresentadoras de antígenos (macrófagos e células dendríticas) e células T e B circulantes.[18] Os pacientes que usam glicocorticosteroides apresentam risco aumentado de infecção por vírus, bactérias, fungos e patógenos menos comuns.[18] Assim, deve-se intensificar a vigilância para infecções específicas e as recomendações sobre esquemas de vacinação relevantes para pacientes que tomando usam glicocorticosteroides.[18]

Pneumonia pelo *Pneumocystis jirovecii*

A pneumonia pelo *Pneumocystis* (PP) é uma doença com risco de vida, que ocorre como complicação da corticoterapia sistêmica em pacientes imunocomprometidos.[18] É mais comumente observada em pacientes com HIV/Aids, mas também é visto em pacientes que estão em uso de corticosteroides em altas doses e pacientes com outra imunossupressão iatrogênica significativa.[18] A preocupação com esta infecção resultou no uso generalizado da profilaxia da PP em pacientes com HIV/Aids.[18] Existem diretrizes publicadas sobre o momento e a duração da profilaxia da PP, em receptores de transplantes hematopoiéticos e de órgãos sólidos.[18]

Populações especiais – aquelas com certas imunodeficiências primárias, leucemia linfoblástica aguda, e aqueles que recebem certos medicamentos altamente imunossupressores quimioterapias combinadas ou o anticorpo monoclonal anti-CD52 alemtuzumabe – encontram-se entre os indivíduos com risco potencial de PP e devem receber profilaxia.[18]

Os dados que orientam o uso da profilaxia para PP em pacientes dermatológicos e reumatológicos recebendo altas doses de corticosteroides e outras medicações imunossupressoras são menos evidentes.[18] Em geral, esses pacientes são menos imunossuprimidos e, em última análise, o risco da PP deve ser equilibrado frente aos potenciais efeitos adversos da própria profilaxia.[18] Observando-se essa questão, uma metanálise concluiu que a profilaxia para PP é necessária quando o risco da PP excede 3,5%.[18,19] Infelizmente, não existe uma equação de risco ou meios de quantificar o risco numericamente desta forma.[18] Entre as doenças autoimunes vasculares do colágeno, apenas a granulomatose com poliangeíte (Wegener), que é tratada com a combinação de esteroides de alta dose e ciclofosfamida, está associada a um risco de PP > 2,5%.[18] Dados de incidência semelhantes relativos a doenças dermatológicas não são disponíveis, mas algumas informações sugerem que o risco na maioria desses pacientes com doenças dermatológicos é baixo, em torno de 0,5%.[18] No entanto, a mortalidade associada à PP, em pacientes não infectados pelo HIV é alta (aproximadamente 40%), e a profilaxia é altamente eficaz.[18] Embora a profilaxia da PP de rotina em todos pacientes em uso de glicocorticosteroides ou outros medicamentos imunossupressores possa não ser justificada pelos dados disponíveis, ela deve ser avaliada caso a caso.[18]

Pacientes dermatológicos que desenvolvem PP tendem a representar uma população altamente selecionada.[18] Esse grupo inclui pacientes com lúpus eritematoso sistêmico (LES), dermatomiosite ou doença imunobolhosa, que estão tomando mais que um agente imunossupressor, além de corticosteroides em doses moderadas ou altas e que frequentemente apresentam outras comorbidades graves, como câncer ativo, transplante de órgãos ou doença pulmonar intersticial.[18]

Portanto, em pacientes que tomam o equivalente a doses ≥ 20 mg de prednisona diariamente por ≥ 4 semanas, a profilaxia para a PP deve ser considerada, especialmente se um segundo fator de risco, como malignidade hematológica, doença pulmonar intersticial ou outra agente imunossupressor, estiver presente naquele paciente.[18] Agentes alquilantes, como a ciclofosfamida, são particularmente problemáticos, mas outros esquemas intensivos com outros imunossupressores, como com o uso do rituximabe ou inibidores do fator de necrose tumoral (TNF-α), combinados com esteroides devem receber consideração semelhante.[18]

Os esquemas de profilaxia da PP incluem o uso do sulfametoxazol-trimetoprim (SMZ-TMP) na dose duplicada (160/800 mg) administrado diariamente ou 3 vezes por semana, como o medicamento de escolha.[18] Em pacientes HIV negativos, a taxa de eventos adversos que exigem a interrupção do tratamento do SMZ-TMP é baixa, cerca de 3,1%.[18] Esquemas alternativos incluem a atovaquona 1.500 mg por dia ou com a dapsona 100 mg por dia.[18] Alguns dados sugerem que os antibióticos sulfonamidas podem exacerbar o lúpus, então alguns preferem usar um agente alternativo em esses pacientes.[18] A profilaxia da PP deve ser continuada até que o estado imunocomprometido seja resolvido; em alguns casos, isso pode ser algum tempo após a dose final da medicação imunossupressora administrada.[18]

Tuberculose

O tratamento prolongado com doses moderadas ou altas dos corticosteroides aumenta o risco de reativação da tuberculose (TB).[18] O Centro de Controle de Doenças e Prevenção (CDC) e a American Thoracic Society identificaram que o uso da prednisona 15 mg/dia por ≥ 1 mês, como o limite para aumento na chance de suprimir a prova tuberculínica (exame de PPD).[18] Esses pacientes são considerados com risco aumentado para progressão de TB latente para TB ativa.[18] No entanto, o limite inferior da dose de prednisona que aumenta o risco não é conhecido.[18] Em estudo caso-controle, a razão de chances ajustada de desenvolver tuberculose foi de 2,8 (intervalo de confiança de 95%, 1 a 7,9) para pacientes em uso diário < 15 mg de prednisona *versus* 7,7 (intervalo de confiança de 95%, 2,8 a 21,4) para uso

> 15 mg/dia de prednisona (ou equivalente).[20] O risco permanece elevado em pacientes considerados usuários recentes (ou seja, término do uso dos glicocorticosteroides 121 a 180 dias antes do evento de índice).[20] Os pacientes diagnosticados com tuberculose são mais propensos a serem fumantes, estar abaixo do peso, diabéticos e tem geralmente outra doença pulmonar.[20]

O objetivo do teste para tuberculose é identificar pacientes com risco elevado de progressão à TB ativa para que recebam tratamento completo ou profilático.[18] A triagem para exposição à TB inclui uma história clínica dirigida sobre os fatores de risco para TB, como contato conhecido com uma pessoa infectada com TB, exposição a prisões e instalações de saúde pessoalmente ou através de contatos próximos, residir ou ter se mudado de uma área endêmica de TB e abuso de substâncias ilícitas.[18]

O teste para identificar TB latente pode ser executado usando um teste tuberculínico (TT, teste de Mantoux ou tuberculínico) ou um ensaio de liberação de interferon gama (IGRA; QuantiFERON-TB Gold [Cellestis/Qiagen, Carnegie, Austrália] ou pelo T-SPOT.TB [Oxford Immunotec, Marlborough, MA]).[18] Os TTs são realizados injetando um derivado purificado de proteína por via intradérmica para induzir uma reação de hipersensibilidade tipo IV em pacientes com imunidade mediada por células aos antígenos da tuberculina.[18] É interpretado com leituras entre 48 a 72 horas após o teste e para pacientes que estão usando glicocorticosteroides, a presença de pápula endurecida ≥ 5 mm é considerado com presença de uma reação positiva.[18]

Doses de glicocorticosteroides > 15 mg/dia por 2 a 4 semanas podem suprimir a reatividade à tuberculina e levar a resultados falsos-negativos/ou presença de anergia.[18] Um algoritmo com base na *web* foi criado para auxiliar na interpretação dos TTs (disponível em http://www.tstin3d.com/). Este sítio eletrônico consiste em uma ferramenta de inteligência artificial que estima o risco de tuberculose ativa, para um indivíduo com reação ao teste tuberculínico ≥ 5mm, com base em seu perfil clínico. Destina-se a adultos testados com tuberculina padrão (5 TU PPDS ou 2 TU RT-23) e/ou um ensaio comercial de liberação de interferon gama (IGRA).

Outro teste para verificar infecção latente de TB é o IGRA, um exame de sangue realizado *in vitro*, para avaliar a imunidade mediada por células T, que liberam interferon gama (IFN-γ), após a exposição dos monócitos do sangue do paciente a antígenos específicos do *Mycobacterium tuberculosis*.[18] Dois testes são comumente usados, o QuantiFERON-TB Ensaio Gold In-Tube e o ensaio T-SPOT.TB.[18] A FDA (Food and Drug Administration) dos Estados Unidos e a Anvisa no Brasil aprovaram ambos os testes para uso clínico.

De acordo com as diretrizes do CDC, os IGRAs são os métodos de teste preferidos para pacientes com exposição ao bacilo Calmettee-Guerin (BCG) (o qual pode causar resultados falso-positivos pelo derivado de proteína purificada) ou pacientes que não podem retornar ao laboratório ou unidade de saúde, onde se realiza o PPD após 48 a 72 horas para leitura do teste intradérmico.[18] Os IGRAs podem ser usados em qualquer cenário clínico em que o TT é indicado.[18] Qualquer paciente com teste positivo requer uma radiografia do tórax e exame de escarro para culturas para determinar se a tuberculose é latente ou ativa.[18] Pacientes com testes positivos devem ser encaminhados para um especialista em doenças infecciosas para avaliação.[18]

Síndrome de hiperinfecção pelo *Strongyloides*

A síndrome de hiperinfecção (SH) é causada pela infecção pelo *Strongyloides stercoralis* no cenário de imunossupressão.[18] Apresenta alto índice de mortalidade, variando de 15% a 87%, podendo ocorrer anos após a exposição ao *Strongyloides*, pois o parasita pode completar seu ciclo de vida em um único hospedeiro humano e pode persistir por décadas.[18] Em países desenvolvidos, o fator de risco mais frequente para SH é a exposição a um paciente infectado ao uso de corticosteroides em altas doses.[18] Mesmo cursos curtos de esteroides durante dias ou semanas podem precipitar a SH.[18] São considerados fatores de risco para aquisição do *Strongyloides*, viajar ou viver em áreas endêmicas, as quais incluem países em áreas tropicais e subtropicais.[18] Nos Estados Unidos, o organismo existe na área rural de Appalachia, mas a maioria dos afetados são os pacientes imigrantes de áreas endêmicas.[18] A infecção também pode ocorrer por meio de transplante de órgãos de uma pessoa infectada.[18]

Os sintomas da SH incluem dor abdominal, náuseas, vômitos, diarreia, obstrução intestinal e íleo, tosse, sibilos, dispneia, hemoptise, pneumonite, falência respiratória e sinais sistêmicos, como edema, ascite e bacteremia Gram-negativa.[18] O diagnóstico da SH pode ser feito pela visualização doo organismo no escarro ou nas fezes no exame microscópico.[19] A eosinofilia periférica e anticorpos IgG para *Strongyloides* podem não estar presentes nos hospedeiros imunocomprometidos.[19] É importante ressaltar que a maioria dos portadores de *Strongyloides* são assintomáticos, e os pacientes podem ter sido expostos há muito tempo e ainda portarem o parasita.[18]

A triagem de infestação pelo *Strongyloides* deve ser considerada em pacientes com os fatores de risco assinalados anteriormente, que estão iniciando terapia com glicocorticosteroides.[18] Mesmo pacientes que tomam doses moderadas (20 a 40 mg/dia) de prednisona cronicamente podem estar em risco.[18] A presença de eosinofilia periférica antes do tratamento pode ser uma pista importante; no entanto, a eosinofilia pode estar relacionada a outras causas.[18] A triagem para anticorpos IgG para *Strongyloides* deve ser realizada, antes de iniciar a terapia em pacientes com fatores risco conhecido ou eosinofilia periférica.[18] Em áreas endêmicas, a fim de prevenir SH, alguns médicos realizam tratamento empírico recomendado para *Strongyloides* com a ivermectina oral (200 mcg/kg, dose máxima de 18 mg em adultos), antes de iniciar os glicocorticosteroides.[18]

Vírus da hepatite B e C

Os glicocorticosteroides (CEs) têm sido implicados na reativação da hepatite B crônica em pacientes recebendo quimioterapia para linfoma, transplantes de medula óssea, transplantes de órgãos sólidos e em pacientes que tomam CEs para outras condições, como asma ou doença pulmonar obstrutiva crônica.[18] O uso prolongado de glicocorticosteroides aumenta os níveis do DNA viral da hepatite B e marcadores de anticorpos de viremia, pela interação com um elemento responsivo ao glicocorticosteroide no DNA do vírus da hepatite B (HBV) e por diminuir a função das células T, permitindo aumento da viremia.[18]

A dose e a duração da corticoterapia que aumenta esse risco permanece obscura.[18] Há descrição de pacientes com HBsAg positivo apresentarem um risco significativamente maior d reativação da hepatite B utilizando prednisolona em doses ≥ 20 mg/dia ao longo de período ≥ 3 meses.[18] A reativação da hepatite B foi descrita em pacientes em uso de glicocorticosteroides para tratamentos na Dermatologia.[18] Em um estudo retrospectivo de 98 pacientes com pênfigo vulgar e dermatomiosite recebendo glicocorticosteroides por > 6 meses, houve quatro casos de reativação da hepatite B documentados, dois dos quais evoluíram para insuficiência hepática fatal.[21] A retirada dos glicocorticosteroides pode resultar em diminuição da viremia.[18] A evidência associando glicocorticosteroides com elevações no RNA da hepatite C é incompleta.[18]

As recomendações das sociedades especializadas diferem quanto à dose e duração do uso do corticosteroide que necessita de triagem, mas os médicos deve considerar a triagem para HBV e HCV antes iniciar terapia imunossupressora com glicocorticosteroides, especialmente se a dose prevista e a duração da terapia for ≥ 20 mg de prednisona/dia, por ≥ 4 semanas.[18] Isso é particularmente importante para aqueles pacientes com maior do risco de infecção, como procedentes do Sudeste Asiático (HBV) e aqueles com histórico de uso de drogas intravenosas (HCV).[18] Os testes para a hepatite B deve incluir antígeno de superfície da hepatite B (HBsAg), o anticorpo do antígeno de superfície (anti-HBsAg) e anticorpo para o *core* (anti-HBcAg).[18] Sorologia para hepatite C deve ser realizado na triagem.[18] O CDC agora recomenda o anticorpo anti-hepatite C, apenas uma vez para triagem, em todos os pacientes nascidos entre 1945 e 1965, independentemente do risco.[18] Pacientes que já foram rastreados para HCV não requerem testes repetidos, a menos que desenvolvam novos fatores de risco. Pacientes com evidência sorológica de infecção por HBV ou HCV devem ser encaminhados a especialistas em doenças infecciosas ou hepatologistas para seguimento ao receberem imunossupressores.[18]

HIV

As diretrizes atuais recomendam exame sorológico para HIV na rotina como triagem para todas as pessoas aproximadamente entre 15 e 65 anos de idade, mas algumas diretrizes diferem faixa etária específica sugerida.[18] Um único exame de triagem é razoável para pacientes de baixo risco e testes mais frequentes são recomendados para aqueles com alto risco de infecção pelo HIV.[18] Ao iniciar o uso de terapia glicocorticosteroide por longo prazo é prudente revisar o histórico de triagem de HIV, e realizar ou encaminhar para teste de HIV, se indicado.[18] Pacientes com infecção por HIV não diagnosticada e não tratada podem estar em maior risco de complicações infecciosas, com o início de terapia crônica com os glicocorticosteroides.[18] Qualquer resultado positivo deve-se solicitar um encaminhamento para um especialista em doenças infecciosas.[18]

Vírus do herpes-zóster

O uso de glicocorticosteroides também tem sido associado a reativação do vírus varicela-zóster, levando ao herpes-zóster, entre pacientes com uma variedade de condições subjacentes, incluindo artrite reumatoide, doença inflamatória intestinal, doença pulmonar obstrutiva crônica, doença renal crônica, lúpus eritematoso sistêmico e doenças bolhosas autoimunes.[18] Os pacientes imunossuprimidos que desenvolvem herpes-zóster estão em risco maior de complicações, incluindo doença disseminada, necessitando de hospitalização.[18] Pacientes > 50 ou > 60 anos de idade (com ou sem histórico de infecção pelo vírus varicela-zóster), que não receberam a vacina contra o zóster deve recebê-la, se possível, pelo menos 2 a 4 semanas antes do início do uso dos glicocorticosteroides, em doses moderadas ou altas. Pacientes tomando ≤ 20 mg de prednisona/dia (ou equivalente) podem receber com segurança a vacina contra o herpes-zóster a qualquer momento.[18]

Vacinas e uso dos corticosteroides

Um esquema vacinal especial de imunização com vacinas não se aplica a pacientes em uso de esteroides por período ≤ 2 semanas, ou pacientes tomando doses de prednisona 20 mg por dia (ou equivalente), pacientes em uso de CEs em esquemas de dias alternados com preparações de ação curta, aquelas em doses fisiológicas de manutenção, nem àqueles que recebem esteroides topicamente, por aerossol ou por via intra-articular, via intralesional bursal ou em tendão.[18] Esses pacientes não são considerados imunocomprometidos e devem receber as vacinas, seguindo as mesmas diretrizes que outros pacientes imunocompetentes.[18]

Pacientes com condições que requerem doses moderadas ou altas de corticosteroides (≥ 20 mg/dia de prednisona) por > 2 semanas devem ser questionados sobre seu histórico de vacinação, para garantir que estão em data com a imunização com as seguintes vacinas: *Haemophilus influenza* B, vírus da hepatite A e HBV, vírus do papiloma humano (HPV), influenza, *Neisseria meningitides*, sarampo, caxumba e rubéola (MMR), *Streptococcus pneumoniae* e tétano. O CDC tem um "Cronograma de Imunização Recomendada para Adultos", que fornece uma explicação detalhada o momento da vacinação (Quadro 160.20)[18] e nos Quadros 160.21 a 160.24, podemos consultar os calendários vacinais na população não imunossuprimida e imunossuprimida. Pacientes que não estão atualizados em relação as suas vacinas devem recebê-las antes de iniciar o uso dos corticosteroides, se possível, para que a resposta imune protetora seja obtida.[18] Nos exames pré-introdução dos CEs que serão utilizados por períodos longos, exames de sorologia também deve incluir os títulos de anticorpos contra o sarampo, caxumba e varicela-zóster vírus. Se os títulos forem baixos, a vacinação é recomendada antes de iniciar a imunossupressão.[18]

Quadro 160.20 Observações sobre vacinas em pacientes candidatos ao uso de corticoterapia sistêmica.[18]

A) Pergunte sobre o histórico de vacinação durante a visita inicial:
- *Haemophilus influenzae* B
- Hepatite A e Hepatite B
- Papilomavírus humano (HPV)
- Gripe (Influenza)
- *Neisseria meningitides*
- Rubéola (para mulheres em idade fértil)
- *Streptococcus pneumoniae*
- Toxoide do tétano
- Varicela-zóster

B) Administrar vacinas ou encaminhar para a atenção primária para vacinas de acordo com o agendamento padrão (ver calendário oficial brasileiro de imunizações, nos Quadros 160.21 e 160.22)

C) Dê preferência a vacinas vivas (p. ex., sarampo, caxumba, rubéola e varicela). Estas vacinas devem ser administradas pelo menos 2 a 4 semanas antes da imunossupressão

Quadro 160.21 Vacinação em crianças.

Vacina	Esquema vacinal	Idade
BCG	Dose única	Ao nascer
Hepatite B	1 dose	Ao nascer
Penta (DTP/Hib/Hep B)	3 doses	2, 4, 6 meses
Vacina Pneumocócica 10 valente	2 doses e reforço	2, 4 meses 12 meses
VIP (Vacina Inativada Poliomielite)	3 doses	2, 4, 6 meses
VRH (Vacina Rotavírus Humano)	2 doses	2, 4 meses
Meningocócica C (conjugada)	2 doses 1 reforço	3, 5 meses 12 meses
VOP (Vacina Oral Poliomielite)	1º reforço 2º reforço	15 meses 4 anos
Febre amarela	1 dose reforço	9 meses 4 anos
Tríplice viral (sarampo, rubéola, caxumba)	1 dose	12 meses
Tetraviral (sarampo, rubéola, caxumba, varicela)	1 dose	15 meses
Hepatite A	1 dose	15 meses
DTP (tríplice bacteriana)	1 reforço 1 reforço	15 meses 4 anos
Varicela	1 dose	4 a 6 anos
HPV quadrivalente (Papilomavírus Humano)	2 doses	9 a 14 anos

Fonte: Bio-Manguinhos. Disponível em https://www.bio.fiocruz.br/index.php/br/sua-saude/calendario-de-vacinacao-br.

Quadro 160.22 Vacinação em adolescentes.

Vacina	Esquema vacinal	Idade
HPV	2 doses (0 e 6 meses) 3 doses (0, 2 e 6 meses)	9 a 14 anos (mulheres) 11 a 14 anos (homens)
dT (dupla adulto)	Reforço	A cada 10 anos
Vacina febre amarela	Dose única	5 anos a menores de 15 anos
Tríplice viral	2 doses	Até 15 anos
Hepatite B	3 doses	Universal
dTpa	1 dose	Gestantes adolecentes a partir da 20ª semana de gestação ou puerpério
Meningogócica ACWY (conjugada)	Um reforço ou dose única	11 e 12 anos

Fonte: Bio-Manguinhos. Disponível em https://www.bio.fiocruz.br/index.php/br/sua-saude/calendario-de-vacinacao-br.

Quadro 160.23 Vacinas recomendadas para pacientes com doenças reumatológicas e autoimunes, segundo a Sociedade Brasileira de Imunizações (SBIm).

Recomendações	Vacinas	Esquemas/recomendações	Disponibilidade nos CRIE* e/ou UBS**
Vacinas especialmente recomendadas	Influenza	Desde que disponível, a vacina influenza quadrivalente (4V) é preferível à vacina influenza trivalente (3V), por conferir maior cobertura das cepas circulantes. Na impossibilidade de uso da vacina 4V, utilizar a vacina 3V Recomendar a partir dos 6 meses de idade, de acordo com calendários SBIm para cada faixa etária	SIM – nas UBS e nos CRIE: vacina 3V NÃO – vacina 4V
	Pneumocócicas conjugadas (VPC10 ou VPC13)	Sempre que possível, usar VPC13 Crianças: vacinar o mais precocemente possível a partir dos 2 meses de idade (número de doses dependerá da idade em que iniciar a vacinação). Ver calendário de vacinação SBIm criança Crianças não vacinadas anteriormente com a VPC13, mesmo que adequadamente vacinadas com a VPC10: iniciando entre 12 e 71 meses – 2 doses de VPC13 com intervalo de 2 meses Crianças a partir de 6 anos, adolescentes, adultos e idosos não vacinados com VPC13: 1 dose de VPC13	SIM – VPC10 nas UBS e nos CRIE: para crianças até 6 meses de idade são disponibilizadas 3 doses e reforço no segundo ano de vida (esquema 3 + 1). Para crianças de 7 meses até menos de 5 anos de idade, não anteriormente vacinadas, o esquema de doses dependerá da idade de início da vacinação NÃO – VPC13
	Pneumocócica polissacarídica 23-valente (VPP23)	A partir dos 2 anos de idade: 2 doses com intervalo de 5 anos entre elas. Se a segunda dose de VPP23 foi aplicada antes de 60 anos de idade, uma terceira dose está recomendada após essa idade, com intervalo mínimo de 5 anos da última dose Observações para esquema sequencial VPC13 e VPP23 1. Sempre iniciar esquema com a vacina conjugada (VPC13), seguida pela aplicação da vacina VPP23, respeitando o intervalo mínimo de 2 meses entre elas 2. Para indivíduos que já receberam a VPP23 e não anteriormente vacinados com VPC13, recomenda-se um intervalo de 12 meses para a aplicação de VPC13 e de 5 anos para a aplicação da segunda dose da VPP23, com intervalo mínimo de 2 meses entre as vacinas conjugada e polissacarídica	SIM – nos CRIE: duas doses
	Meningocócicas conjugadas (MenC ou MenACWY)	Sempre que possível, usar a vacina meningocócica conjugada ACWY ▪ Crianças e adolescentes: recomendar de acordo com calendários SBIm para cada faixa etária ▪ Para adultos nunca vacinados: 1 dose ▪ Crianças maiores de 1 ano, adolescentes e adultos não vacinados, se imunodeprimidos: 2 doses com intervalo de 2 meses ▪ Em vigência e enquanto perdurar a imunossupressão: 1 dose de reforço a cada 5 anos	SIM – nas UBS: MenC para menores de 5 anos e Men ACWY para adolescentes de 11 e 12 anos SIM – nos CRIE: MenC. Reforço a cada 5 anos, se persistir a imunossupressão
	Meningocócica B	▪ Crianças e adolescentes: recomendar de acordo com calendários SBIm para cada faixa etária ▪ Adultos até 50 anos: 2 doses com intervalo de 1 a 2 meses entre elas. Acima desta faixa etária é uso *off-label*	NÃO
	Pólio inativada	Recomendar de acordo com os calendários da SBIm para cada faixa etária	SIM – nas UBS (três primeiras doses do primeiro ano de vida) e nos CRIE
	Hepatite A	Recomendar de acordo com os calendários da SBIm para cada faixa etária	SIM – nas UBS: dose única para menores de 5 anos SIM – nos CRIE: duas doses para pacientes em uso de drogas imunossupressoras
	Hepatite B	▪ Para imunocompetentes, 3 doses: 0, 1 e 6 meses ▪ Para imunodeprimidos, 4 doses: 0, 1, 2 e 6 meses, com o dobro do volume recomendado para a faixa etária ▪ Necessário solicitar a sorologia para hepatite B 1 a 2 meses após a última dose do esquema. Considera-se imunizado se anti-HBs = ou > 10 mUI/mL. Se sorologia negativa, repetir o esquema vacinal de 3 ou 4 doses (de acordo com a recomendação acima) uma única vez	SIM – nas UBS e nos CRIE
	HPV	Três doses: 0, 1 a 2, 6 meses. Esquema de 3 doses é obrigatório para imunossuprimidos, mesmo entre 9 e 14 anos	SIM – nos CRIE: 3 doses para ambos os sexos de 9 a 26 anos em vigência de imunossupressão
	Haemophilus influenzae B	▪ Para crianças menores de 1 ano, ver o calendário de vacinação SBIm criança ▪ Pessoas vacinadas na infância, mas que não receberam dose de reforço após os 12 meses de idade: 1 dose. Se imunodeprimidas, duas doses com intervalo de 2 meses entre elas ▪ Crianças maiores de 1 ano e adolescentes não vacinados anteriormente: 2 doses com intervalo de 2 meses entre elas	SIM – nas UBS para menores de 5 anos SIM – nos CRIE

(Continua)

Quadro 160.23 Vacinas recomendadas para pacientes com doenças reumatológicas e autoimunes, segundo a Sociedade Brasileira de Imunizações (SBIm). (Continuação)

Recomendações	Vacinas	Esquemas/recomendações	Disponibilidade nos CRIE* e/ou UBS**
Vacinas aplicadas durante tratamentos imunossupressores deverão ser repetidas após a interrupção do tratamento e paciente imunocompetente	Tríplice bacteriana (DTPw ou DTPa) e suas combinações, OU tríplice bacteriana do tipo adulto (dTpa e dTpa-VIP) OU dupla adulto (dT)	Recomendar de acordo com os calendários da SBIm para cada faixa etária	SIM – nas UBS: DTPw para menores de 7 anos e dT para maiores de 7 anos SIM – nas UBS: dTpa para gestantes e puérperas
	Rotavírus	Se paciente não imunocomprometido – recomendar de acordo com calendários SBIm para cada faixa etária	SIM – nas UBS
	SCR e SCR-V***	Se paciente não imunocomprometido – recomendar de acordo com calendários SBIm para cada faixa etária	SIM – nas UBS: SCR para menores de 60 anos e SCR-V para menores de 5 anos
	Febre amarela	Se paciente não imunocomprometido – recomendar de acordo com calendários SBIm para cada faixa etária	SIM – nas UBS
	Dengue	Se paciente não imunocomprometido e soropositivo para dengue – recomendar de acordo com calendários SBIm para cada faixa etária. Não vacinar pacientes soronegativos para dengue	NÃO
	Varicela	Se paciente não imunocomprometido – recomendar de acordo com calendários SBIm para cada faixa etária	SIM – nas UBS para menores de 7 anos
	Herpes-zóster	A partir dos 50 anos: 1 dose, na ausência de imunossupressão	NÃO

Vacinas contraindicadas
Em vigência de imunossupressão grave, as vacinas vivas atenuadas estão contraindicadas: BCG, rotavírus, pólio oral (VOP), febre amarela, SCR, varicela, SCR-V, herpes-zóster e dengue. Se paciente moderadamente imunocomprometido, avaliar parâmetros clínicos e risco epidemiológico para tomada de decisão para a recomendação das vacinas febre amarela, SCR, SCR-V, varicela e herpes-zóster

Vacinação de conviventes domiciliares
É altamente recomendada e deve seguir os calendários de vacinação para cada faixa etária. Os CRIE disponibilizam as vacinas influenza, varicela e SCR para conviventes suscetíveis de pacientes imunodeprimidos. A vacina pólio oral (VOP) está contraindicada para conviventes de pessoas imunodeprimidas – quando recomendada proteção para essa doença, deve ser substituída pela vacina pólio inativada (VIP). Bebês expostos a biológicos durante a gestação não recebem vacina rotavírus e a BCG deverá ser postergada até 6 a 8 meses de vida, não havendo consenso na literatura sobre o assunto

*A disponibilidade segue as normas contidas no Manual dos CRIE (Centros de Referência para Imunobiológicos Especiais), disponível em http://portalarquivos2.saude.gov.br/images/pdf/2019/dezembro/11/manual-centros-referencia-imunobiologicos-especiais-5ed.pdf.

**Unidade Básica de Saúde.

*** SCR (sarampo, caxumba e rubéola) e SCR-V (sarampo, caxumba, rubéola e varicela).

Quadro 160.24 Medicação imunossupressora, doses e intervalos de descontinuidade da medicação imunossupressora para vacinação.

Drogas	Dose imunossupressora	Intervalo para vacinação
Corticosteroide (prednisona ou equivalente)	≥ 2 mg/kg/dia ou ≥ 20 mg/dia por mais de 2 semanas	1 mês
Metotrexato	≥ 0,4 mg/kg/semana; ≥ 20 mg/dia	1 a 3 meses
Leflunomida	0,25 a 0,5 mg/kg/dia; ≥ 20 mg/dia	Quando níveis séricos estiverem abaixo de 0,02 mg/L
Sulfasalazina e hidroxicloroquina	–	Nenhum
Micofenolato de mofetila	3 g/dia	3 meses
Azatioprina	1 a 3 mg/kg/dia	3 meses
Ciclofosfamida	0,5 a 2 mg/kg/dia	3 meses
Ciclosporina	> 2,5 mg/kg/dia	3 meses
Tacrolimus	0,1 a 0,2 mg/kg/dia	3 meses
6-mercaptopurina	1,5 mg/kg/dia	3 meses
Biológicos: anticitocinas e inibidores da coestimulação do linfócito T		3 meses, mínimo de 5 meias-vidas, ou o que for menor
Biológicos depletores de linfócitos B		6 meses
Sintéticos alvo-específicos: inibidores da JAK (tofacitinibe)		2 semanas

Observações:
1. Vacinar preferencialmente antes da imunossupressão. Vacinas inativadas devem ser administradas pelo menos 14 dias antes do início da terapia imunossupressora e as vivas atenuadas idealmente 4 semanas antes. Na impossibilidade de aguardar, manter intervalo mínimo de 2 semanas.
2. Bebês de mulheres que utilizaram biológicos durante a gestação: vacinas vivas atenuadas podem ser aplicadas após 6 a 8 meses de idade.
Fonte: Calendários de vacinação SBIm pacientes especiais, Sociedade Brasileira de Imunizações – 2021/2022.

Se o paciente nunca teve varicela, nem recebeu a vacina, a imunização com a vacina contra varicela deve ser administrada antes do tratamento com corticosteroides.[18] Se o paciente tiver > 60 anos de idade (idade para a qual a vacina para o varicela-zóster vírus é recomendada a todos os pacientes, e contraindicações ausentes), se o paciente não recebeu a vacina, ela deve ser administrada.[18] Se o paciente for > 50 anos de idade (uma idade na qual a vacina zóster é eficaz, mas recomendada com análise caso a caso), a administração da vacina deve ser fortemente considerada antes da imunossupressão.[18] Se o paciente requer várias vacinas antes do tratamento, vacinas vivas (p. ex., varicela-zóster, febre amarela e MMR), estas vacinas devem ser dadas antes do uso dos CEs, pois em uso dos CEs elas são contraindicadas, pela imunossupressão.[18]

As recomendações para retardar o tratamento com corticosteroides após a imunização, com vacinas vivas carecem de dados.[18] O período de espera mínimo recomendado é de 2 a 4 semanas, para permitir o desenvolvimento da resposta imune à vacina e a eliminação do vírus vivo.[18] Todas as sociedades profissionais concordam que este tempo de espera é imperativo para vacinas de vírus vivos, em função do risco teórico de infecção em pacientes gravemente imunossuprimidos.[18] No entanto, em alinhamento com dados adquiridos de uma revisão da literatura sobre o uso de vacinas em pacientes com doença reumática, a Liga Europeia Contra o Reumatismo permite a imunização com vacinas inativadas durante a imunossupressão (p. ex., vacina influenza).[18] Os pacientes que precisam iniciar o tratamento com a altas doses de glicocorticosteroides sistêmicos imediatamente podem ser vacinados com segurança com vacinas inativadas, com a ressalva de que a sua posterior imunidade contra o agente infeccioso, pode estar abaixo do ideal.[18] No entanto, aqueles que tomam doses de corticosteroides equivalentes a ≥ 20 mg de prednisona diariamente por ≥ 2 semanas não devem receber vacinas vivas.[18]

Nesse cenário clínico, a administração de vacinas vivas (p. ex., varicela, zóster, MMR, influenza nasal, *vaccinia*, poliomielite oral, febre tifoide oral, bacilo de Calmette-Guerin e febre amarela) devem ser adiadas até que o paciente esteja tomando doses de prednisona < 20 mg por dia (ou equivalente), por pelo menos 1 a 3 meses.[18] Essas recomendações podem mudar em um futuro próximo à medida que dados adicionais sejam gerados sobre a segurança das vacinas vivas em pacientes imunossuprimidos.[18]

A vacinação anual contra a gripe (influenza) sazonal é recomendada para todas as pessoas ≥ 6 meses de idade.[18] Todos os adultos ≥ 65 anos de idade que são imunossuprimidos (incluindo aqueles que tomam doses de prednisona ≥ 20 mg/dia) e aqueles < 65 anos de idade também devem receber a vacina contra pneumonia pneumocócica.[18] Pacientes em uso crônico de esteroides de baixa dose, particularmente se eles também estiverem tomando agentes poupadores de esteroides, também devem ser incentivados a receber as vacinas antipneumococicas.[18]

Os pacientes em uso de corticosteroides que não receberam a vacina contra a febre amarela antes da terapia esteroide, devem ser aconselhados a evitar áreas onde haja febre amarela endêmica.[19] Vacinas inativadas para viajantes (p. ex., febre tifoide, poliomielite, raiva, encefalite japonesa, hepatite A, HBV e meningococo) podem ser administradas.[18] Por fim, recomenda-se que os contatos próximos ao paciente não sejam imunizados com vacina contra varíola ou a vacina nasal contra a gripe.[18] Se um contato próximo desenvolve uma erupção cutânea após a imunização com a vacina da varicela, o paciente imunossuprimido deve evitar o contato com essa pessoa até que a erupção cutânea desapareça.[18] O paciente também deve adotar práticas meticulosas de lavagem das mãos ao cuidar de uma criança que recebeu a vacina contra o rotavírus.[18]

OSTEOPOROSE EM PACIENTES USANDO GLICOCORTICOSTEROIDES[4,18]

A osteoporose induzida por glicocorticosteroides (OIG) é a causa mais comum de osteoporose secundária e está associada com morbidade substancial.[4] Estima-se que 30% a 50% de todos os pacientes tratados com glicocorticosteroides por 6 meses ou mais desenvolverão osteoporose.[4,18]

A perda da densidade mineral óssea (DMO) em pacientes que estão tomando glicocorticosteroides ocorre principalmente nos primeiros 6 meses do uso do glicocorticosteroide e diminui após 1 ano.[18] Nos primeiros 3 meses de terapia, o risco de fratura aumenta em até 75%, antes de uma diminuição significativa da DMO.[18]

As fraturas são frequentemente a manifestação de apresentação de OIG em pacientes recebendo terapia de longo prazo com glicocorticosteroides, fato que destaca o subdiagnóstico e o subtratamento da OIG apesar da maior conscientização entre os médicos.[4] As fraturas ocorrem predominantemente em regiões com grande quantidade de osso esponjoso, especialmente na coluna lombar e no fêmur, e podem ser assintomáticas em um grande número de pacientes.[18] A incidência de fratura é fortemente associada com a dose diária e duração da corticoterapia.[18] Em um estudo, os pacientes tomando doses ≥ 7,5 mg/dia de prednisona tinham risco de fratura não vertebral e quadril em dobro em relação aos pacientes que tomaram prednisona 2,5 mg/dia.[18,22] No mesmo estudo, no entanto, não houve dose limite na qual os glicocorticosteroides possam ser considerados seguros.[18] As fraturas podem ocorrer em doses tão baixas quanto 2,5 a 7,5 mg de prednisona (ou equivalente) por dia.[18]

A dosagem em dias alternados e intermitentes não diminui o risco de fraturas.[18] Contudo, atualmente não há evidências de que medicação para a osteoporose seja necessária para prevenir fraturas, entre os pacientes que recebem prescrição ocasional de glicocorticosteroides, terapia de reposição para hipopituitarismo ou insuficiência adrenal, ou terapia intravenosa ou oral de alta dose, por curto período de tempo com menos de 1 g de exposição anual cumulativa.[18] Para exposição cumulativa dos CEs, doses prescritas de prednisolona > de 1 g, mesmo em regimes curtos, ao longo de 1 ano, pode ser observada perda óssea.[18] A dose cumulativa de CE está fortemente correlacionada com a perda da densidade mineral óssea.[18]

Todos os médicos que prescrevem glicocorticosteroides devem, no início do tratamento, aconselhar seus pacientes sobre aspectos da osteoporose e realizar triagem para os fatores de risco para OIG listados no Quadro 160.25.

Quadro 160.25 Fatores associados com a osteoporose induzida pelos glicocorticosteroides.
Idade avançada
Baixo índice de massa óssea
Doença subjacente (p. ex., doença celíaca etc.)
Fraturas prévias
Tabagismo
Uso excessivo de álcool
Quedas repetidas
Histórico familiar de fraturas
Uso de glicocorticosteroides em altas doses
Duração longa do tratamento com glicocorticosteroides
Baixa densidade mineral óssea (tal como medida pela absorciometria com raio X com Dupla de Energia; DEXA *dual-energy X-ray absorptiometry*)
Hipovitaminose D

Os pacientes que precisam receber CEs em uma dose ≥ 2,5 mg/dia de prednisona (ou seu equivalente), por ≥ 3 meses devem ter uma estratificação de risco realizada pelo cálculo do escore *Fracture Risk Assessment Tool* (FRAX) (não deve ser usado em pacientes com idade < 40 anos) ou DMO pelo DEXA *scan*.[1]

Aqueles pacientes com previsão de tratamento com duração ≥ 3 meses devem ser rastreados para osteoporose (escore T ≤ –2,5) e osteopenia (T-escore entre –1 e –2,5) na avaliação de base, com uma varredura de absorciometria de raios X de dupla energia (DEXA), a qual estima a DMO.[18] Usando essas informações, o risco de fratura do paciente deve então ser estimado.[18] Em muitos casos, a história clínica e os achados da DEXA são suficientes para orientar o manejo sem o uso de equações de risco específicas.[18] Quando necessário, porém, existem várias ferramentas para prever o risco de ocorrência da OIG.[18] O algoritmo (FRAX) para a prevenção de fraturas da Organização Mundial da Saúde (OMS) é um algoritmo de previsão de fratura amplamente utilizado (disponível em http://www.shef.ac.uk).[18]

O FRAX calcula o risco de fratura em 10 anos com ou sem a DMO.[18] É importante ressaltar que o FRAX subestima o risco de fratura associado ao uso de glicocorticosteroides, portanto, os médicos que usam FRAX devem modificar os resultados com base na dose e duração da exposição ao glicocorticosteroide e os fatores de risco adicionais listados na Tabela 160.16.[18] Observe que, em função da falta de dados, não há atualmente um modelo que prevê com precisão o risco de fratura nas mulheres pré-menopausa ou homens < 50 anos de idade.[18] É necessário o julgamento clínico para estimar o risco nesses pacientes.[18] uma abordagem proposta por Caplan e colaboradores[18] é descrita na Figura 160.19.

Os médicos devem escolher a menor dose diária eficaz dos corticosteroides, pelo menor tempo possível e oferecer aconselhamento de estilo de vida focado na redução dos fatores de risco de OIG.[18] É importante enfatizar que uma vez que as mudanças significativas ocorrem nos primeiros 3 meses de corticoterapia, os médicos não podem esperar com segurança mais de 3 meses para iniciar terapias destinadas a prevenir as perdas ósseas e as fraturas.[18] Essas medidas devem ser implementadas no início da corticoterapia.[18] O tratamento deve ser instituído usando cálcio e vitamina D, o qual é ofertado a todos os pacientes tomando qualquer dose de glicocorticosteroides com duração prevista por ≥ 3 meses, através de dieta ou suplementação, com ingestão diária total de cálcio de 800[4] a 1.200[4,18] a 1.500[4] mg ao dia e vitamina D de 800 a 1.000[4] a 2.000[18] unidades diárias com raras exceções (p. ex., pacientes com sarcoidose podem ter altos níveis de vitamina D na avaliação de base e pode exigir ajustes; pacientes com histórico de hipercalcemia, hipercalciúria ou hipervitaminose D também pode justificar o ajuste; em pacientes com doença renal crônica, a suplementação de cálcio deve ser discutido com um nefrologista).[18] Os bifosfonados são terapia de primeira linha para o tratamento de OIG.[18] Há substancial evidência de sua eficácia na prevenção e tratamento da perda óssea nesses pacientes.[18] Os pacientes mais suscetíveis de beneficiar dos bifosfonados são aqueles em maior risco de fratura.[18] Isso inclui mulheres pós-menopausa e homens ≥ 50 anos de idade com osteoporose (um T-escore ≤ −2,5 ou uma história de fratura por fragilidade), osteopenia (um escore T variando entre 1 e 2,5) tomando dose ≥ 7,5 mg/dia de prednisona por tempo ≥ 3 meses e osteopenia tomando < 7,5 mg/dia de prednisona, pacientes que são considerados de alto risco usando a equação FRAX.[18]

A terapia com bifosfonados em mulheres na pré-menopausa e homens mais jovens é menos bem definida e deve ser equilibrada com os potenciais riscos em longo prazo e teratogenicidade.[18] No entanto, deve ser considerada em pacientes que estão tomando glicocorticosteroides cronicamente, que têm perda acelerada de DMO ou histórico de fraturas por fragilidade óssea.[18]

O alendronato ou risedronato são os agentes de primeira linha.[18] Para pacientes que não toleram estes medicamentos, o uso do ácido zoledrônico IV pode ser considerado.[18] Os bifosfonados devem ser evitados em pacientes com um *clearance* de creatinina de < 30 mL/minuto; esses pacientes devem ser encaminhados para uma avaliação do metabolismo ósseo com especialista para manejo adequado.[18] A dosagem específica dos bifosfonados, sua administração e recomendações de aconselhamento podem ser encontradas no quadro. De nota, os bifosfonados são lipossolúveis e podem ser armazenados na gordura corporal por meses a anos; estudos em animais sugerem o potencial de dano fetal com desenvolvimento ósseo anormal, e os médicos devem, portanto, ter cautela ao considerar esses medicamentos para mulheres na pré-menopausa, que ainda possam.[18]

A osteonecrose da mandíbula (ONM) e fraturas atípicas do fêmur constituem dois efeitos colaterais raros da terapia com bifosfonados, as quais os médicos devem estar cientes.[18] A ONM é definida como a presença de osso exposto na região maxilofacial que não cicatriza dentro de 8 semanas da sua identificação.[18] A estimativa da incidência entre aqueles que tomam bifosfonados é entre 1 caso em 10 mil e 1 em 100 mil pacientes, mas é maior para pacientes com câncer, que recebem doses maiores doses de bifosfonados intravenosos.[18] A maioria dos casos ocorre em pacientes com câncer de mama osteolítico ou mieloma múltiplo.[18] A Associação Americana de Cirurgia Oral e Maxilo Facial recomenda parar os bifosfonados orais 3 meses antes e 3 meses depois de um procedimento dentário, se as condições sistêmicas permitirem.[18] No entanto, interromper o uso dos bifosfonados durante o uso de glicocorticosteroides, aumenta muito a perda de DOM, e na verdade a ONM é um evento raro.[18]

Para fornecer algumas perspectivas de cenários de eventos adversos, os médicos podem considerar os seguintes dados, com base no NNT (*Number Needed to Treat*, ou seja, o número médio de pacientes que precisam receber uma intervenção específica, aqui grupo tratado com

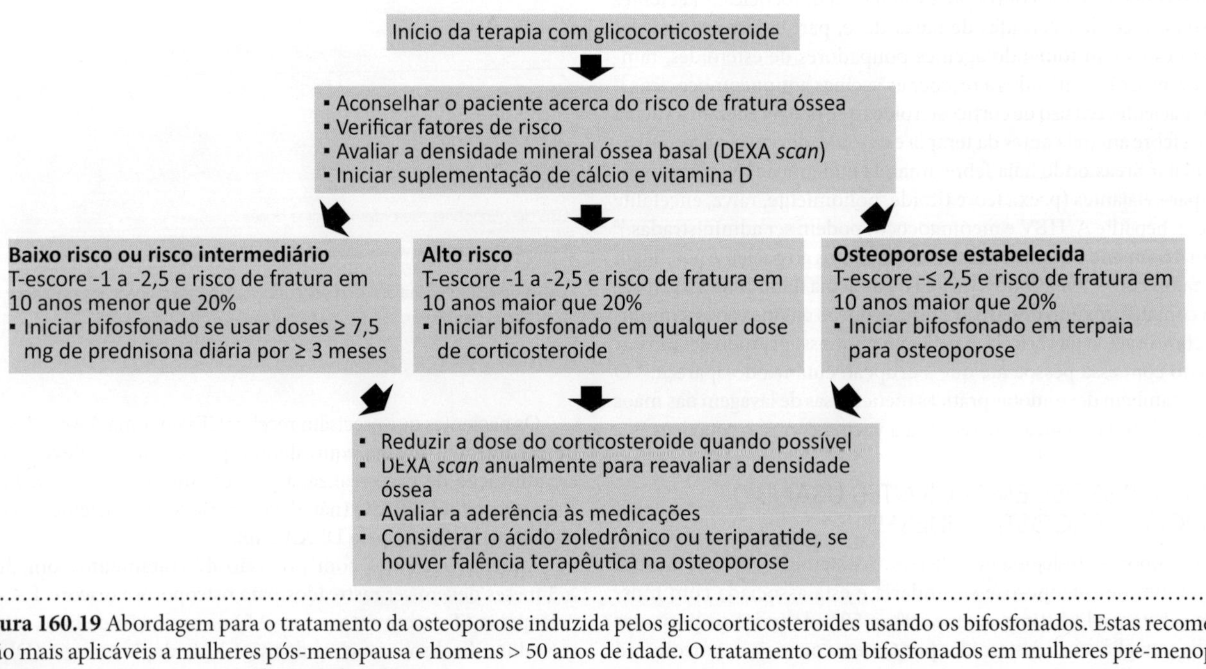

■ **Figura 160.19** Abordagem para o tratamento da osteoporose induzida pelos glicocorticosteroides usando os bifosfonados. Estas recomendações são mais aplicáveis a mulheres pós-menopausa e homens > 50 anos de idade. O tratamento com bifosfonados em mulheres pré-menopausa e homens mais jovens é menos evidente na literatura.

bifosfonados, para que ocorra o desfecho desejado, fratura ou ONM, em um paciente, a mais do que o número que ocorreria no grupo-controle, que não receberam o bifosfonado, mantidas as mesmas condições do ensaio clínico: para evitar um caso de fratura vertebral, o número necessário para tratar por 8 anos é 3 (número de pacientes que usaram bifosfonados); prevenir um caso de fratura não vertebral, o número necessário para tratar 8 anos é 7 (número de pacientes que usaram bifosfonados); o número necessário para predispor por mais de 8 anos à ONM é de 1 mil a 100 mil (número de pacientes que usaram bifosfonados).[18]

Períodos de interrupção, intermitentes, no uso dos bifosfonados não são recomendados para pacientes que estão em risco de OIG.[18] Os estudos que orientam essas recomendações, não incluem a OIG, e os resultados, portanto, não são generalizáveis.[18] Um estudo observacional retrospectivo de pacientes com bifosfonados estendidos para a OIG observou que os pacientes que descontinuaram o alendronato após 1 ano, e continuaram a utilizar doses ≥ 6 mg/dia de prednisona, tiveram diminuição significativa na DOM, em comparação com aqueles pacientes que permaneceram utilizando o alendronato.[18] Recomenda-se continuar bifosfonados na profilaxia da OIG, enquanto se usa os glicocorticosteroides, com exames DEXA *scan* repetidos anualmente para monitorar a DOM.[19]

Outras terapias visando o combate da OIG, consistem no uso do teriperatide, um hormônio da paratireoide humana recombinante; o denosumabe, um anticorpo monoclonal humano para RANKL; e calcitonina, um antagonista do hormônio da paratireoide, pode ser considerado para pacientes que não toleram bifosfonados, ou que necessitam de terapia de longo prazo.[18] Esses medicamentos devem ser prescrito por médicos que tenham experiência, no tratamento de doenças ósseas.[18] Dados sobre a terapia de reposição hormonal são insuficientes para fazer recomendações específicas.[18]

Quanto ao monitoramento dos pacientes em uso dos bifosfonados, além dos exames DEXA *scan* anuais para monitorar a DMO, verificar a aderência ao uso dos bifosfonados, e também a ingestão de cálcio e vitamina D deve ser regularmente revisada.[18] Os níveis séricos ideais da 25-OH-vitamina D ainda é controverso, mas para a saúde óssea o nível sérico da 25-OH-vitamina D mantido em pelo menos 30 ng/dia é um valor razoável.[22] A importância da interrupção do tabagismo, diminuição do consumo de álcool e exercícios de sustentação de peso deve ser discutida com os pacientes, e o nível sérico de 25-hidroxivitamina D deve ser mensurado anualmente.[18]

OSTEONECROSE E PACIENTES UTILIZANDO CORTICOSTEROIDES

A osteonecrose do colo do fêmur, fêmur distal, e da tíbia proximal podem ocorrer em até 40% dos pacientes em uso prolongado ou em altas doses de glicocorticosteroides.[18] A dose cumulativa total e a dose diária de glicocorticosteroides, e provavelmente uma doença subjacente, interferem no risco de se desenvolver osteonecrose.[18] O uso dos CEs em esquemas muito curtos e em baixa dose são raramente associados à osteonecrose.[18] Em um estudo, observou-se a ocorrência da osteonecrose em pacientes, em que a dose média diária de prednisona excedeu 40 mg/dia por período de tempo ≥ 1 mês em 93% dos pacientes e 20 mg/dia em 100% dos pacientes que desenvolveram osteonecrose.[23] Além disso, a associação entre osteonecrose e características cushingoides foi altamente significativa.[23]

A patogênese e apresentação clínica da osteonecrose (também chamada de asséptica, necrose avascular ou isquêmica ou infarto ósseo) não é conhecida.[18] No entanto, embolia gordurosa, trombose vascular, fraturas por fadiga (estresse) e a apoptose dos osteócitos desencadeada pelos CEs são todos sugeridos como mecanismos subjacentes.[18] A osteonecrose ocorre mais comumente no fêmur e nas cabeças umerais.[18] A dor é geralmente o primeiro sintoma, mas a apresentação clínica é variável e depende do local e do tamanho do infarto ósseo.[18,23] A piora da dor ocorre com o movimento da articulação afetada, e como os sintomas progridem, os pacientes podem experimentar dor noturna.[18] Os sintomas podem se apresentar dentro de semanas a meses em altas doses dos CEs por via oral, intravenosa ou esteroides intra-articulares ou com uso crônico ao longo do tempo.[18]

Os pacientes em uso de qualquer dose de glicocorticosteroides devem ser monitorados para ocorrência da osteonecrose, porque os danos podem ser irreversíveis em fases posteriores da doença.[18] Os médicos devem estar vigilantes a qualquer dor no quadril, joelho, ou no ombro com ou sem amplitude reduzida de movimento.[18] As queixas de dores articulares devem levar em consideração a possibilidade da osteonecrose e, se houver suspeita, o encaminhamento para ressonância nuclear magnética do articulação afetada e o paciente deve ser referenciado a um ortopedista ou reumatologista.[18]

Com base na literatura atual, Dodluk-Gad e colaboradores[4] elaboraram recomendações para ações contra a proteção óssea (Tabela 160.16) e orientações médicas gerais (Quadro 160.26), para pacientes tratados com glicocorticosteroides. A Tabela 160.16 resume os vários medicamentos antiosteoporóticos disponíveis e suas dosagens. Os médicos devem estar alertas para as possíveis complicações clínicas, quando prescreverem esses medicamentos.

EFEITOS GASTROINTESTINAIS DO USO DOS CORTICOSTEROIDES SISTÊMICOS

Os efeitos colaterais gastrointestinais (GI) ligados ao uso de glicocorticosteroides incluem úlcera péptica (UP), sangramento gastrointestinal e a pancreatite.

Doença ulcerosa péptica

Há evidências conflitantes sobre o risco de UP para pacientes que estão tomando monoterapia de glicocorticosteroide.[24] Duas metanálises não encontraram risco aumentado de UP em pacientes que estavam tomando glicocorticosteroides, enquanto outro descobriu que a UP era uma complicação rara da terapia com corticosteroides, ocorrendo em 0,4% a 1,8% dos pacientes.[24] Em um estudo caso-controle de pacientes do Medicaid, não houve aumento do risco de úlcera péptica em qualquer dose ou duração da terapia com glicocorticosteroides.[25]

Os pacientes que estão tomando glicocorticosteroides podem apresentar mais sintomas de irritação gástrica, mas em dois estudos, esses sintomas não se traduziram em um risco aumentado para UP.[24,25] No entanto, a combinação de glicocorticosteroides com drogas anti-inflamatórios não esteroides aumenta claramente o risco de UP.[24,25] No mesmo estudo caso-controle citado, houve um risco significativamente maior de desenvolver úlceras pépticas, entre os pacientes que tomam esta combinação (risco relativo de 4,4 [intervalo de confiança de 95% {CI}, 2 a 9,7]).[24,25]

Sangramento gastrointestinal (GI)

Assim como na UP, o uso concomitante de glicocorticosteroides e anti-inflamatórios não esteroidais e álcool aumentam o risco de sangramento GI.[24] Não está claro se o glicocorticosteroide em uso isolado aumenta o sangramento GI.[24] A metanálise de 71 ensaios clínicos randomizados controlados mostrou um risco baixo, mas independente, de sangramento causados por CE.[26] No estudo citado, os pacientes que estavam tomando glicocorticosteroides em altas doses em monoterapia e tiveram um leve aumento do risco relativo para desenvolvimento de sangramento GI de 1,89 (IC 95%, 1,05 a 3,38).[26] Por fim, uma metanálise comparando o uso de glicocorticosteroides ao placebo, encontrou um risco aumentado de sangramento ou perfuração do trato GI, limitado apenas aos pacientes hospitalizados.[27]

Pancreatite

Os dados que ligam a pancreatite ao uso de glicocorticosteroides são igualmente confusos.[24] Um estudo caso-controle encontrou um risco quase três vezes maior de pancreatite aguda entre os usuários habituais de betametasona, e um risco ligeiramente menor, mas ainda significativo entre aqueles tomando prednisolona.[28] O risco atingiu seu maior patamar nos primeiros 4 a 14 dias após o início da betametasona e 15 a 30 dias após ao início da prednisolona, com o risco diminuindo gradualmente a partir de então.[24,28]

Tabela 160.16 Recomendações de proteção óssea para pacientes tratados com glicocorticosteroides.[4,18]

Natureza das recomendações	Mulheres na pré-menopausa e homens < 50 anos	Mulheres na pós-menopausa e homens ≥ 50 anos
Modificações no estilo de vida	Evitar ingestão excessiva de álcool Interromper o tabagismo Atividades de redução do peso corporal	Evitar ingestão excessiva de álcool Interromper o tabagismo Atividades de redução do peso corporal
Suplementação nutricional	Ingestão de cálcio em dose de 800[4] a 1.200[18] a 1.200[4,18] a 1.500[4] mg/dia Vitamina D 800 a 1.000[4] a 2.000[18] UI/dia	Ingestão de cálcio em dose de 800[4] a 1.200[18] a 1.200[4,18] a 1.500[4] mg/dia Vitamina D 800 a 1.000[4] a 2.000[18] UI/dia
Guia de tratamento farmacológico de acordo com o guia de recomendações do ACR de 2010	Com relação à frequência de ocorrência de fraturas por fragilidade: (a) Sem fraturas por fragilidade: não há dados para se recomendar tratamento profilático (b) Presença de fraturas por fragilidade óssea[a]: (i) Se usar prednisona ou equivalente por > 3 meses: bifosfonado[b] ou triparatide (ii) Prednisona por 1 a 3 meses: (a) Bifosfonado[c] em homens ou mulheres sem risco de engravidar (b) Ausência de consenso em mulheres com risco de gravidez	FRAX® [d] Risco de fratura osteoporótica em 10 anos: (i) < 10%, baixo risco[f]: tratamento com bifosfonado[g] somente se prednisona ≥ 7,5 mg/dia (ii) 10% a 20%, risco médio[f]: bifosfonado[g] (iii) 20%, alto risco: bifosfonato[g] ou teriparatida
Outras abordagens farmacológicas a se considerar	Denosumabe: anticorpo monoclonal contra a RANKL	
Medicamentos	A) Bifosfonados: (i) Alendronato: oral, 10 mg/dia ou 70 mg/semana (ii) Risedronato: oral, 5 mg/dia ou 35 mg/semana (iii) Ácido zolendrônico: intravenoso, 5 mg/ano B) Teriparatide: subcutâneo 20 μg/dia por 2 anos C) Denosumabe: subcutâneo 60 mg a cada 6 meses	
Questões a se discutir	**Diretrizes clínicas para uso seguro dos bifosfonados:** (a) Tome como primeira ingestão do dia, pela manhã com o estômago vazio (b) Engula o comprimido com 240 mL de água (c) Não coma, beba ou tome qualquer outro medicamento ou suplementos por 30 a 60 minutos após tomar a medicação (d) Fique em pé por 30 a 60 minutos **Efeitos colaterais dos bifosfonados e outras drogas:** (a) Teste anual de DOM **Duração do tratamento:** nos tratamentos com CEs de forma contínua reavaliar periodicamente a necessidade de manter-se os CEs	

ACR: Colégio Americano de Reumatologia; DMO: densidade mineral óssea; DEXA absorciometria de raio X duplo.
[a]A decisão do tratamento é com base no potencial para engravidar e na dosagem e duração do tratamento com glicocorticosteroides.
[b]Tratamento com alendronato ou risedronato. Em mulheres com potencial para engravidar, o tratamento é recomendado apenas se a prednisona dose é ≥ 7,5 mg/dia. O ácido zoledrônico é recomendado apenas em mulheres sem potencial para engravidar.
[c]Tratamento com alendronato ou risedronato se prednisona ≥ 5 mg/dia ou ácido zoledrônico se prednisona ≥ 7,5 mg/dia.
[d]Ferramenta de Avaliação de Risco de Fratura: FRAX.
[e]Se houver a presença do seguinte, considere uma mudança para uma categoria de risco de fratura mais alto (baixo-médio ou médio-alto): alta dose de glicocorticosteroide diariamente, alta dose cumulativa de glicocorticosteroide, diminuição da DMO no DEXA *scan* seriado.
[f]Para pacientes de baixo e médio risco, as recomendações são antecipadas ou prevalentes para duração do tratamento com glicocorticosteroide por ≥ 3 meses.
[g]Tratamento com alendronato, risedronato ou ácido zoledrônico. Grupo de risco médio: se a dose de glicocorticosteroide for < 7,5 mg/dia, zoledrônico ácido não é indicado. Grupo de alto risco: se a dose de glicocorticosteroide for ≥ 5 mg/dia por ≤ 1 mês ou em qualquer dose de glicocorticosteroide por > 1 mês, a teriparatida também é uma opção de tratamento.

Quadro 160.26 Orientações gerais médicas para pacientes tratados com corticosteroides sistêmicos.[4]

Avaliações	Exame físico	Pressão arterial Peso e altura (em crianças gráfico de crescimento) Exame oftalmológico com lâmpada de fenda para avaliar catarata e glaucoma
	Exames laboratoriais	(a) Exames de base (antes do tratamento): sorologias hepatites B e C, HIV, sífilis, hemograma completo, glicemia de jejum, perfil lipídico, eletrólitos, dosagem da 25-OH-vitamina D, função hepática e renal, protoparasitológico de fezes seriado (3), dosagem do cálcio sérico (b) Em terapias poupadoras de esteroides: genotipagem da TPMT no uso de azatioprina, G6PD no uso da dapsona e hidroxicloroquina
	Radiologia	Raio X do tórax Exames para densidade mineral óssea
	Outros	Testes para tuberculose, avaliação de risco de queda, FRAX®
Tratamento profilático	Modificações no estilo de vida, suplementação nutricional e tratamento antiosteoporose se indicado	
	Considerar uso de anti-H2 ou inibidores da bomba de prótons para profilaxia de doença ulcerosa péptica	
	Considerar profilaxia de pneumonia pelo *Pneumocystis* (PP)	
	Recomendar esquemas de imunização em pacientes antes do tratamento	
Educação do paciente	Verificar efeitos adversos dos CEs	
	Tratamento preventivo	
	Precauções[a]	
Seguimento do paciente	Através da anamnese e exame físico em cada consulta	
	Considerar outras avaliações e tratamentos de acordo com a avaliação médica durante o seguimento clínico	

DMO: densidade mineral óssea; HBV: vírus da hepatite B; HCV: vírus da hepatite C; HIV: vírus da imunodeficiência humana; PP: pneumonia por pneumocistose; TPMT: tiopurina metil transferase.
[a]Os médicos devem educar os pacientes sobre a síndrome de abstinência de glicocorticosteroides e a necessidade de ajustes de dose em situações de estresse, incluindo cobertura perioperatória com esteroides. Considere recomendar o uso de pulseiras de identificação de medicamentos.

Os pacientes que necessitam usar a combinação de glicocorticosteroides e anti-inflamatórios não esteroidais devem realizar profilaxia com um inibidor de bomba próton (IBP).[24] Em pacientes com outros fatores de risco para UP, incluindo aqueles com úlcera péptica prévia, fumantes inveterados, etilistas, pacientes acima de 65 anos de idade, e pacientes tomando outros medicamentos que podem aumentar o risco de UP, como o uso dos como bifosfonados, os médicos podem optar por prescrever os IBPs.[24] Para aqueles que tomam glicocorticosteroides em monoterapia, sem outros fatores de risco, o uso rotineiro de IBP não é recomendado.[24] Os pacientes devem ser orientados sobre os sinais e sintomas de sangramento e UP do trato GI superior, e, nas primeiras 2 a 4 semanas de terapia, sobre os sintomas de pancreatite.[24] Estes sintomas e sinais incluem fezes negras ou com cor de alcatrão, melena, fadiga, palidez e dor abdominal intensa, particularmente se a dor for pós-prandial e irradiada para as costas ou associada a náuseas e vômitos.[24]

Os IBPs são um meio eficaz de profilaxia para a UP para o sangramento GI. O esomeprazol 20 e 40 mg, pantoprazol 20 e 40 mg, lansoprazol 15 e 30 mg, omeprazol 20 e 40 mg e rabeprazol 20 mg são todos aprovados como medicamentos para profilaxia de UP e sangramento GI.[24] Todos são administrados diariamente, antes do café da manhã e, se necessária, uma segunda dose pode ser dado antes da refeição da noite.[24] A escolha de qual PPI prescrever se resume ao custo, a acessibilidade e a preferência do paciente.[24] Entretanto, as interações medicamentosas também devem ser consideradas.[24] Nos últimos anos, estudos ligaram os IBPs a certas reações adversas, incluindo o risco aumentado de infecções entéricas, como colite pelo *Clostridium difficile*, diminuição da absorção de micronutrientes, recidiva de hipersecreção ácida, risco aumentado de fraturas, doença renal e demência; porém, os dados são muitas vezes conflitantes.[24]

O US Food and Drug Administration (FDA) continua a desaconselhar a combinação de omeprazol e clopidogrel pela interação poder resultar na diminuição da eficácia antiplaquetária do clopidogrel.[24] Como com qualquer medicamento, os IBPs devem ser prescritos apenas quando clinicamente indicados e na menor dose eficaz.[24] Para o propósito de profilaxia, esta deve ser a dose inicial uma vez ao dia para cada agente. Se a resposta terapêutica for inadequada, a dose pode ser aumentada ou administrada duas vezes ao dia. Se os sintomas de UP persistirem ou se desenvolverem sinais de sangramento GI, o paciente deve ser encaminhado ao gastroenterologista.[24]

ALTERAÇÕES ENDOCRINOLÓGICAS COM O USO DOS GLICORTICOSTEROIDES

Diabete *mellitus*

Os glicocorticosteroides podem piorar o diabete *mellitus* (DM) existente e causar o DM, por meio de indução pelos esteroides.[24] As características típicas incluem uma hiperglicemia pós-prandial exagerada e insensibilidade à insulina exógena.[24] A resposta é dose-dependente.[24] Um estudo caso-controle envolvendo pacientes do Medicaid avaliou o risco relativo da necessidade de se iniciar uma terapia hipoglicemiante, enquanto estiver tomando glicocorticosteroides e encontrou uma razão de chances de 1,77 (IC 95%, 1,54 a 2,02) para doses < 10 mg/dia de prednisona ou equivalente *versus* 10,34 (IC 95%, 3,16 a 33,90) para doses ≥ 30 mg/dia.[29]

Com o uso de esteroide, a hiperglicemia pós-prandial (definida como níveis de glicose > 200 mg/dia, 2 horas após uma refeição) é mais comum do que a hiperglicemia no jejum, de forma que a hiperglicemia pós-prandial e é um indicador mais sensível DM induzido pelos esteroides.[24] Os fatores de risco para o DM induzido por esteroides incluem idade avançada e índice de massa corporal mais elevado.[24] O uso de doses de CEs em dias alternados, também está associado ao DM.[24]

Todos os pacientes devem ser aconselhados sobre o risco de hiperglicemia e alertados sobre os sinais e sintomas do DM, incluindo poliúria, polidipsia e polifagia.[24] O monitoramento e tratamento do DM devem ser realizados em conjunto com um médico generalista ou endocrinologista.[24] As diretrizes sobre quando e como iniciar o monitoramento da glicemia nos pacientes utilizando CEs não são esclarecidos totalmente pela literatura.[24]

Devemos considerar verificar uma hemoglobina glicada basal, antes do tratamento com CEs, com os valores laboratoriais de pré-esteroides; pacientes com níveis elevados de hemoglobina glicada ou valores limítrofes na avaliação basal (antes do tratamento com CEs) justificam uma avaliação adicional e rígido monitoramento.[24] As modificações no estilo de vida devem ser encorajadas, mas estes podem ser insuficientes para evitar-se o DM induzido por esteroides, e a doença subjacente tratada pode limitar estas atitudes de mudança de estilo de vida e os exercícios físicos.[24] O monitoramento de rotina dos níveis de glicose no sangue via puntura do dedo com bastão (Glucometer®), ou um painel metabólico básico deve ser incluído com o monitoramento regular doença subjacente.[24]

Além disso, considere prescrever um glicosímetro (Glucometer®) para pacientes que se planeja que passem a usar terapia crônica com os com glicocorticosteroides, com instruções para verificar a glicemia, de forma aleatório à tarde, pelo menos 2 a 3 vezes por semana.[24] Frente a leituras de glicose > 200 mg/dia, deve-se solicitar contato com o médico clínico e monitoramento da glicemia pela manhã, além do encaminhamento para o endocrinologista.[24] As definições laboratoriais de diabete são fornecidas na Tabela 160.17.[24]

Tabela 160.17 Definições de diabete *mellitus*.*

Hemoglobina A1c (glicada) ≥ 6,5%†
Glicemia de jejum ≥ 126 mg/dia (7 mmol/L)‡ ▪ Jejum é definido como nenhuma ingesta calórica por ≥ 8 horas
Glicemia de 2 horas durante o teste oral de tolerância à glicose (GTT) ≥ 200 mg/dia (11,1 mmol/L)
Glicemia aleatória ≥ 200 mg/dia (11,1 mmol/L) em um paciente com sintomas de hiperglicemia

*Os 3 primeiros critérios devem ser repetidos se forem anormais. Dois testes anormais indicam um diagnóstico de diabete.

† Em pacientes em tratamento contínuo com esteroides, a hemoglobina A1c pode ser usada para monitorar os níveis de glicose no sangue, mas não antes de 3 meses do uso dos CEs.

‡A hiperglicemia pós-prandial é mais comum do que a hiperglicemia de jejum com uso de glicocorticosteroides e, portanto, o teste pós-prandial pode ser um indicador mais sensível.

Deve-se objetivar alcançar os mesmos níveis glicêmicos no tratamento do DM induzido pelos CEs, em relação aos níveis glicêmicos naqueles com diabete preexistente. Os pacientes que estão tomando insulina ou sulfonilureias (que aumentam a produção endógena da insulina) que estão em regime de redução das doses do glicocorticosteroide devem ser alertados sobre a necessidade de monitorar seu nível de glicose no sangue com cuidado, pelo risco de hipoglicemia.[24]

Supressão adrenal/redução de doses do glicocorticosteroide

O uso de glicocorticosteroides suprime o eixo hipotálamo-hipófise-suprarrenal (HPA).[24] A retirada de glicocorticosteroides de forma muito abrupta, pode resultar em sintomas de supressão adrenal, a síndrome da retirada de esteroides, ou uma recorrência da condição subjacente para a qual o glicocorticosteroide foi prescrito.[24] Os sintomas de *supressão adrenal* incluem fraqueza, fadiga, náuseas, vômitos, diarreia, dor abdominal, febre, perda de peso, mialgias, artralgias e mal-estar.[24] A crise adrenal manifesta-se com hipotensão, diminuição da consciência, letargia, convulsões, coma e hipoglicemia.[24] Estudos estimam que a produção diária de cortisol fisiológico seja entre de 5 a 7 mg/m²/dia.[24] Doses maiores são consideradas suprafisiológicas.[24] Os pacientes devem ser considerados com supressão adrenal se forem estiverem recebendo doses de prednisona de ≥ 20 mg por dia, por período ≥ 3 semanas.[24] Os sinais clínicos da síndrome de Cushing também sugerem supressão adrenal.[24] Os pacientes que estão tomando glicocorticosteroides por menos que 3 semanas e aqueles tratados em doses de dias alternados menores ou iguais as doses de níveis fisiológicos são menos propensos a ter supressão adrenal.[24] No entanto, as respostas individuais aos glicocorticosteroides podem ser muito variadas, e a dose e a duração do tratamento pode não refletir adequadamente a supressão do eixo HPA.[24] Por exemplo, pacientes tomando doses de prednisona tão baixas quanto 5 mg/dia por algumas semanas ou 40 mg após 1 dia pode mostrar evidências de supressão adrenal, porém, isso não é necessariamente clinicamente relevante.[24] O cuidado apropriado é aconselhado com qualquer redução de dose.

Tabela 160.18 Redução dos corticosteroides após uso prolongado no pênfigo vulgar.*

Para os pacientes que tomam > 40 mg/dia de prednisona:
▪ Diminuir os esteroides em 10 mg/semana, até alcançar a dose de 40 mg de prednisona diária ▪ Permanecer em 40 mg/dia por 1 semana
Ao se atingir a dose de 40 mg/dia de prednisona:
▪ Diminuir progressivamente a dose em 5 mg/semana, até a dose de 20 mg de prednisona diária ▪ Fique em 20 mg de prednisona diariamente por 1 semana
Quando estiver na dose de 20 mg/dia de prednisona:
▪ Diminuir em 2,5 mg/semana até atingir a dose diária de 5 mg ▪ Permanecer, então, com a dose de 5 mg de prednisona, diariamente por 1 semana
A partir da data que se atinge a dose de 5 mg/dia de prednisona:
▪ Diminuir em 1 mg/semana ▪ Continuar a diminuir até que o paciente esteja sem esteroides

*Diminuir doses do corticosteroide lentamente para se evitar a exacerbação da doença e a insuficiência adrenal. Essa regressão de doses pode ser usada para outras dermatoses, que requerem tratamento com doses altas de glicocorticosteroides. No entanto, os médicos devem individualizar qualquer regressão de doses, com base na atividade da doença, tipo de doença e comorbidades. Este exemplo não se aplica a todos os pacientes, ou a todos as doenças, mas é apresentado para se utilizar como uma referência.

CONVERSÃO PARA DOSAGEM DE DIA ALTERNADO

A principal razão que apoia a conversão de regime de doses diárias para dosagem em dias alternados é a ideia de que este regime de dias alternados causa menos supressão do eixo HPA em função do efeito do glicocorticosteroide anti-inflamatório durar mais do que sua supressão sobre as glândulas suprarrenais.[31]

Os médicos devem considerar a conversão em pacientes em uso de glicocorticosteroides em longo prazo, uma vez que o controle da doença seja amplamente alcançado com a dosagem diária e o uso de GC de duração intermediária, como a corticosteroides como a prednisona seja utilizado.[31] Alguns autores recomendam uma conversão para um regime em dias alternados diminuindo a dose em dias alternados primeiro com a diminuição da dose em quantidades de 5 mg de prednisona ou equivalente a cada 1 a 2 semanas, então diminuir a dose em valores de 10 mg de prednisona ou equivalente e, em seguida, diminuir a dose em valores de 2,5 mg de prednisona ou equivalente a cada 1 a 2 semanas, até o esquema em doses de dias alternados alcance 0 mg.[31] A droga restante é reduzida da mesma forma naquela época.

Outra opção consiste em multiplicar o primeiro dia por 2 (ou 2,5 para doença grave), enquanto se interrompe a dose do segundo dia imediatamente.[31] Uma terceira opção consiste em aumentar o primeiro dia em uma quantidade gradual enquanto diminui o segundo dia em uma quantidade gradual semelhante (considerar incrementos equivalentes de 5 mg de prednisona a cada dia), até que a dose do segundo dia seja de 0 mg.[31]

Se os pacientes começarem a apresentar sintomas da sua doença dermatológica, durante o processo de redução gradual, eles devem ser reiniciados, na última dose eficaz quando a doença dermatológica foi bem controlada.[31] Os dermatologistas devem então esperar que a dermatose esteja bem controlada novamente, antes de diminuir doses e deve-se considerar diminuir mais lentamente do que anteriormente.[31] Se a qualquer momento um paciente apresentar sinais e sintomas de insuficiência adrenal, a reposição da última dose eficaz de glicocorticosteroides quando o paciente estava assintomático é recomendada.[31]

A redução gradual de glicocorticosteroides pode ser tentada novamente após 1 mês.[31] O uso dos níveis séricos basais de cortisol e o teste de estimulação com ACTH pode ser considerado para confirmar a suficiência adrenal, antes de tentar novamente o processo de redução gradual, mas isso comumente não é feito na prática clínica e é improvável que alterar a decisão de alterar doses.[31]

É crucial aconselhar os pacientes sobre fatores de estresse que possam desencadear crise adrenal, ao realizar a redução de doses dos glicocorticosteroides durante esse período e enquanto eles estiverem em regime de redução de doses.[31] Na Tabela 160.19 podemos consultar dois regimes de redução de doses de corticosteroides em uso de prednisona ou equivalente na terapia de uso longo de CEs e titulação de suas doses.[31]

Uma revisão sistemática da literatura não encontrou evidências suficientes para recomendar qualquer estratégia para redução de doses dos glicocorticosteroides.[24,30] Esquemas de redução das doses dos CEs variam de acordo com o estado da doença subjacente, e devem ser ajustados com base na atividade da doença, bem como nas comorbidades médicas presentes.[24]

Os pacientes que apresentam efeitos colaterais graves relacionados aos glicocorticosteroides, enquanto obtém o controle da doença, durante a redução das doses, podem se beneficiar de reduções de doses mais rápidas.[24] Os pacientes com atividade contínua da dermatose de base, podem necessitar de reduções de doses mais lentas.[24] Um exemplo de redução de longo prazo dos corticosteroides para o pênfigo vulgar (desde que já obteve o controle de doenças) elaborado para minimizar o risco de exacerbação da doença e insuficiência adrenal é exposto na Tabela 160.18.[24] Em geral, doses abaixo de 10 a 15 mg da prednisona por dia, a redução de esteroides em uso crônico deve ter a dose diminuída para 1 a 2,5 mg na dose de prednisona, a cada 1 a 3 semanas para se evitar a supressão do eixo HPA, conforme e se assegurar o controle da atividade da doença.[24] Na ausência de orientações claras, o julgamento clínico e a observação cuidadosa são imperiosos.[24]

As reduções das doses dos CEs podem ser gerenciadas com ou sem o monitoramento dos níveis de cortisol plasmático matinal e os médicos podem optar por mudar os glicocorticosteroides para a hidrocortisona, uma vez que uma dose fisiológica seja alcançada, antes de continuar a regredir as doses dos CEs.[24] Em qualquer ponto durante uma redução gradual, um paciente pode experimentar os sintomas de insuficiência adrenal ou síndrome de abstinência esteroides. As equivalências de doses dos diferentes corticosteroides sistêmicos podem ser consultadas na Tabela 160.20.[31]

Tabela 160.19 Comparação de dois métodos potenciais para redução de doses de prednisona durante terapia de alta dose por longo prazo.

Dose de prednisona	Esquema de Furst e Saag	Esquema de Wolverton
> 60 mg	10% a 20% de diminuição da dose a cada 1 a 2 semanas	Diminuir 20 mg a cada 1 a 2 semanas
> 20 mg	10% a 20% de diminuição da dose a cada 1 a 2 semanas	Diminuir 10 mg a cada 1 a 2 semanas
10 a 20 mg	10% a 20% de diminuição da dose a cada 2 a 3 semanas	Diminuir 5 mg a cada 1 a 2 semanas
< 10 mg	10% a 20% de diminuição da dose a cada 2 a 3 semanas	Diminuir 2,5 mg a cada 1 a 2 semanas (considerar diminuir 1 mg se houver doença dermatológica grave ou em tratamento a longo tempo)

Fonte: Furst D, Saag K. Glucocorticoid withdrawal. https://www.uptodate.com/contents/glucocorticoid-withdrawal. Accessed October 22, 2016. Wolverton SE. Comprehensive Dermatologic Drug Therapy. 2 ed. Philadelphia, PA: Saunders Elsevier; 2007.

Tabela 160.20 Potência relativa, equivalência dos glicocorticosteroides e duração da ação.

Glicocorticosteroide	Dose de equivalência em mg	Equivalência em potência anti-inflamatória em relação à hidrocortisona (atividade glicocorticosteroide)	Duração da ação (horas)
Hidrocortisona (cortisol)	20	1	8 a 12
Acetato de cortisona	25	0,8	8 a 12
Prednisona	5	4	12 a 16
Prednisolona	5	4	12 a 16
Metilprednisolona	4	5	12 a 16
Triancinolona	4	5	12 a 16
Dexametasona	0,75	30	36 a 72
Betametasona	0,6 a 0,75	25	36 a 72
Deflazacort	7,5	2,5	12 a 16

Vários medicamentos podem alterar os níveis séricos de corticosteroides e, portanto, o potencial para insuficiência adrenal (Quadro 160.27).[12,31]

Quadro 160.27 Medicamentos que interferem com a potência do corticosteroide (GC) e risco de insuficiência adrenal.[12,31]

Medicações que aumentam os níveis séricos dos corticosteroides (aumento no risco de supressão adrenal)	Medicações que diminuem os níveis séricos dos corticosteroides (menor risco de supressão adrenal)
Macrolídeos (eritromicina, claritromicina)	Rifamicinas
Agentes azólicos (cetoconazol, itraconazol)	Anticonvulsivantes (carbamazepina, fenitoína e fenobarbital)
Anticoncepcionais hormonais	Miscelânea (colestiramina, efedrina e etomidato)
Anti-hipertensivos (diltiazem, mibefradil)	
Antivirais (atazanavir, indinavir, ritonavir, saquinavir)	Antivirais (efavirenz, nevirapina)

A síndrome de abstinência de esteroides é caracterizada pela presença de sintomas de insuficiência adrenal (como fraqueza, fadiga, náusea, vômito etc.) em pacientes com presença de um teste normal do eixo HPA.[24] Os pacientes devem ser orientados sobre esses sintomas e sinais e aconselhados a cessar a regressão dos CEs, e entrar em contato com seu médico imediatamente, caso eles os desenvolverem.[24]

A regressão de doses dos CEs deve ser temporariamente interrompida, e deve-se introduzir hidrocortisona ou aumentar a dose do glicocorticosteroide até que o paciente se estabilize.[24] O clínico também pode optar por testar o eixo HPA neste momento.[24] Os pacientes devem retomar a redução gradual em um ritmo mais lento, em 2 a 4 semanas.[24]

Não há diretrizes específicas sobre a avaliação do eixo HPA, após a retomada da redução de doses do CE ou a interrupção do seu uso, mas o monitoramento cuidadoso e a lenta redução de doses são aconselhados.[24] Consultar um endocrinologista também é aconselhado para qualquer paciente que apresente insuficiência adrenal.

Doenças graves e grandes cirurgias podem exigir reposição de doses dos glicocorticosteroides, nestes períodos de estresse biológico, para pacientes que tomaram glicocorticosteroides por ≥ 1 mês.[24] Dependendo do tipo de cirurgia ou doença que se instale, vários métodos de terapia de reposição de glicocorticosteroide podem ser considerados.[24] Isto deve ser discutido com a equipe cirúrgica ou hospitalar do paciente.[24] Os pacientes não precisam apresentar sintomas de supressão adrenal, antes da doença que se instalou ou da cirurgia.[24] É importante para garantir que o paciente e outros profissionais estejam cientes de que o paciente está tomando glicocorticosteroides, e pode necessitar de um aumento da dose, para evitar a crise adrenal.[24] No Quadro 160.28 podemos consultar os riscos de se desenvolver a supressão adrenal com a retirada dos corticosteroides.[24]

Quadro 160.28 Orientação para avaliar o risco de supressão adrenal.

Possibilidade de desenvolver supressão adrenal	
Provável presença de risco	Risco improvável
• Pacientes recebendo doses > 20 mg/dia de prednisona ou equivalente por período ≥ 3 semanas • Pacientes com sinais de síndrome de Cushing	• Pacientes em corticoterapia por períodos < 3 semanas • Paciente usando corticosteroides em regimes de uso em dias alternados de prednisona em doses iguais ou menores que as doses fisiológicas

Os pacientes que estão tomando CEs em longo prazo devem portar um cartão sobre o tratamento com glicocorticosteroides ou usar uma pulseira de alerta médico, denotando seu risco de risco de vida em relação à supressão adrenal.[24]

As recomendações para o manejo da crise adrenal nas crianças e adultos podem ser consultadas nas Tabelas 160.21 e 160.22.[12] Recomenda-se que estas medidas tenham acompanhamento de endocrinologista e/ou pediatra a depender da faixa etária do paciente.

Tabela 160.21 Recomendações para o manejo da síndrome adrenal nas crianças.[12]

Corticosteroides a serem administrados em situações de estresse	Crise adrenal ou doença grave*	Hidrocortisona injetável (Solucortef®) 100 mg/m² IV/IM iniciando com expansão de volume com solução salina, seguida de 25 mg/m² a cada 6 horas (máximo de 25 mg a cada 6 horas; solicitar avaliação de endocrinologista
	Cirurgia	Hidrocortisona injetável (Solucortef®) 50 a 100 mg/m² IV (máximo de 100 mg) no pré-operatório, e então 25 mg/m² a cada 6 horas; solicitar avaliação de endocrinologista
	Doença ou febre	Hidrocortisona injetável (Solucortef®) 20 mg/m²/dia IV ou equivalente, divididos em 2 a 3 doses ao dia
	Febre > 38,5 °C ou vômitos	Hidrocortisona injetável (Solucortef®) 30 mg/m²/dia IV ou equivalente, divididos em 3 doses ao dia
	Impossibilidade de usar CE via oral	A hidrocortisona deve ser administrada via parenteral na dose de 25 mg/m²/dia IV a cada 6 horas ou a cada 8 horas via IM
± Dose diária fisiológica da hidrocortisona (8 a 10 mg/m²/dia)		
Paciente/família medidas educativas	Orientar dose de esteroide no estresse	
	Contato em caso de emergência médica para informação sobre a doença	
Portar cartão com informações*		
Considerar identificação médica por pulseira		

*No mínimo, os pacientes sintomáticos precisam de um cartão de informações e dosagem de CEs no estresse durante doenças críticas e cirurgias.

Tabela 160.22 Recomendações para o manejo da crise adrenal nos adultos.

Gravidade do estresse	Estresse médico ou cirúrgico	Exemplos de estresse	Recomendações das doses dos corticosteroides em adição a dose regular que o paciente utiliza
Menor	Procedimento/cirurgia	Reparação de hérnia inguinal	Hidrocortisona 25 mg ou equivalente no pré-operatório
	Doença clínica	▪ Doença febril leve ▪ Náuseas e vômitos leves-moderados ▪ Gastroenterite	Hidrocortisona 25 mg/dia ou equivalente*
Moderado	Procedimento/cirurgia	▪ Colecistectomia aberta ▪ Ressecção do cólon sigmoide ▪ Troca articular total ▪ Histerectomia via abdominal	Hidrocortisona 50 a 75 mg/dia ou equivalente no pré-operatório e até 2 a 3 dias após o procedimento*
	Doença clínica	▪ Doença febril significativa ▪ Gastroenterite grave	Hidrocortisona 50 a 75 mg/dia ou equivalente durante a doença*
Grave	Procedimento/cirurgia	▪ Pancreatoduodenectomia ▪ Esofagogastrectomia ▪ Resseção hepática ▪ Cirurgia envolvendo *bypass* cardiopulmonar	Hidrocortisona 100 a 150 mg/dia ou equivalente no pré-operatório e até 2 a 3 dias após o procedimento*
	Doença clínica	▪ Pancreatite	Hidrocortisona 100 a 150 mg/dia ou equivalente durante a doença*
Crítico: a hidrocortisona deve ser administrada via parenteral na dose de 50 a 100 mg IV a cada 6 a 8 horas e então reduzir a dose conforme melhora do quadro clínico.			

*Se for administrado um corticosteroide com meia-vida curta (p. ex., hidrocortisona), a dose de GC deve ser dividida em 2 a 3 doses/dia.

▪ SÍNDROME DE CUSHING

As características clássicas da síndrome de Cushing incluem a obesidade central, redistribuição de gordura corporal para as áreas tronculares, acumulo de gordura supraclavicular, estrias alargadas, fraqueza muscular proximal, fadiga, hipertensão arterial, acne, intolerância à glicose, atrofia muscular e distúrbios psicológicos.[24] Diferentes esquemas de uso de glicocorticosteroides exógenos têm sido associados à síndrome de Cushing.[24] Esses efeitos são diretamente relacionados com a dose e duração do uso do CEs.[24] Prever a dose correta e o curso de tempo em que a síndrome de Cushing se desenvolverá é muito complexo, em decorrência das várias potências e meias-vidas dos glicocorticosteroides; no entanto, mesmo doses tão baixas quanto 5 mg/dia de prednisona podem resultar em síndrome de Cushing.[24] Em um estudo, a prevalência da síndrome de Cushing aumentou linearmente com o aumento da dose do glicocorticosteroide, de 4,3% a 15,8% a 24,6%, entre os pacientes tomando respectivamente < 5 mg, 5 a 7,5 mg e > 7,5 mg de prednisona diariamente ao longo de 6 meses.[32]

Medicamentos que interferem com o citocromo P450 podem prolongar a meia-vida dos glicocorticosteroides, aumentando o risco de síndrome de Cushing.[24] O manejo inclui a redução da dose e na duração da terapia com glicocorticosteroides, conforme possível, para evitar a síndrome de Cushing e diminuir o risco desta complicação.[24] Os médicos são aconselhados a verificar as interações medicamentosas, antes prescrever qualquer medicamento concomitantemente com o uso dos glicocorticosteroides.[24]

▪ CORTICOSTEROIDES E GESTAÇÃO

Os corticosteroides não fluorados (como prednisona, prednisolona, hidrocortisona, metilprednisona e metilprednisolona) são compatíveis com gravidez e com a amamentação, pois são metabolizados pela placenta e menos de 10% da droga ativa atinge o feto.[33] Portanto, o uso de corticosteroides não fluorados é compatível com cada trimestre da gravidez e não há preocupações com a exposição a estas medicações, no momento da concepção ou durante a amamentação, pois os níveis no leite materno são baixos.[33]

Os corticosteroides fluorados (como a dexametasona e betametasona) não são metabolizados pela placenta e atravessam a barreira placentária, devendo ser usados apenas para indicações fetais, como a maturação pulmonar antes do parto prematuro.[33] O uso de corticosteroides não fluorados deve ser titulado para a menor dose possível, para reduzir as complicações maternas, como diabete *mellitus* induzido por esteroides, hipertensão arterial, osteoporose (especialmente com heparina) e infecções maternas.[33] Além disso, o risco de ruptura prematura das membranas foi associado ao uso de corticosteroides em alguns estudos no lúpus eritematoso sistêmico, apenas em alguns estudos publicados.[33]

Na gravidez, a via de administração mais comum dos corticosteroides não fluorados é a via oral (prednisona/ou prednisolona), enquanto a administração intravenosa da metilprednisolona tem sido usada como terapia de resgate para doença grave.[33] A metilprednisolona tem taxas de transferência placentária semelhantes à prednisolona, com equivalente efeito anti-inflamatório a 80% da dose de prednisolona.[33] A exposição paterna aos corticosteroides sistêmicos não fluorados é compatível com a concepção.[33]

O cortisol, um glicocorticosteroide natural em humanos, é crítico para a embriogênese.[34] No entanto, na maioria das espécies, os níveis de glicocorticosteroides maternos são muito maiores que no feto em desenvolvimento.[34]

A passagem de glicocorticosteroides naturais e sintéticos pela placenta é regulada principalmente pela 11β-hidroxiesteroide desidrogenase tipo 2 (11βHSD2).[34] Esta enzima é expressa nos tecidos seletivos a aldosterona e na placenta, sendo esta enzima codificada pelo gene HSD11B2.[34] A 11βHSD2 converte glicocorticosteroides ativos como o cortisol e a prednisolona em seus metabólitos inativos: cortisona e prednisona.[34] Aproximadamente 90% do cortisol é convertido em cortisona.[34] No entanto, a 11βHSD2 é menos eficiente em metabolizar corticosteroides sintéticos, resultando em maior exposição fetal aos corticosteroides ativos.[34]

Na placenta permanece, no entanto, uma conversão significativa de corticosteroides sintéticos de curta ação, sob a forma de em metabólitos inativos.[34] Estudos clínicos relataram concentrações 8 a 10 vezes mais baixas de prednisolona para prednisolona materna após administração intravenosa materna.[34] Os níveis de glicocorticosteroides fetais endógenos são mantidos em níveis significativamente mais baixos do que os níveis maternos; assim, mesmo pequenas transferências de corticosteroides sintéticos através da placenta pode ter efeitos adversos no desenvolvimento.[34] É importante avaliar o potencial de efeitos adversos na gravidez ou nos partos, durante este período crítico no desenvolvimento humano.[34]

Pode haver um aumento modesto no risco de lábio leporino com ou sem acometimento do palato, com o uso de corticosteroides sistêmicos, mas os dados são conflitantes e não se sabe até que ponto a própria doença materna, a qual necessitou o uso de corticosteroides, possa contribuir para o defeito congênito.[34] Há pouca evidência de que o uso do corticosteroide sistêmico na gravidez aumenta independentemente os riscos de parto prematuro, baixo peso ao nascer ou ocorrência de pré-eclâmpsia.[34] Atualmente, não há evidências suficientes para determinar se os corticosteroides podem contribuir para a ocorrência do diabete *mellitus* gestacional.[34]

CORTICOSTEROIDES E LACTAÇÃO

A Academia Americana de Pediatria (AAP) considera os corticosteroides sistêmicos "geralmente compatíveis" com a lactação e recomenda se necessário o uso da prednisona ou prednisolona sobre outras opções de corticosteroides sistêmicos.[35] A prednisona é metabolizada em prednisolona, e estudos demonstram que pequenas quantidades do metabólito são transferidas para o leite materno.[35] Para mães em uso de doses entre 10 e 80 mg da prednisona, as doses que chegam aos lactentes via leite materno variaram de 0,02% a 0,074% da dose ingerida pela mãe (0,002 a 0,059 mg), o que representa em torno de 10%, do nível de cortisol endógeno, do próprio lactente.[35]

A literatura publicada não revelou efeitos adversos nos lactantes, embora estes estudos incluíram doses maternas modestas (entre 5 e 10 mg por dia).[35] Em um esforço para minimizar a exposição do lactente ao corticosteroide e evitar que os níveis de pico ocorram 1 hora após a ingestão, é recomendado que as mães amamentem apenas 4 horas após a ingestão, porque a concentração no leite cairá com o nível plasmático materno.[35]

Finalmente, corticosteroides de uso tópico como cremes, pomadas, loções e espumas apresentam absorção sistêmica e podem exercer efeitos adversos como os CEs sistêmicos. O uso prolongado, em áreas extensas do tegumento, especialmente em crianças, deve ser monitorado com cuidado. Em função das inúmeras variáveis envolvidas, não se pode predizer o percentual de absorção sistêmica que ocorre em decorrência do uso tópico.

OUTROS REGIMES POSOLÓGICOS

Os corticosteroides orais, administrados em pulsos, têm se mostrado eficazes no manejo da alopecia areata (AA), do vitiligo e do líquen plano,[36-38] embora a maioria dos estudos aborde a questão dos corticosteroides sistêmicos em altas doses,[36] o que pode levar a vários efeitos adversos, como ganho de peso, osteopenia/osteoporose, pior controle glicêmico, hiperglicemia, pressão alta ou catarata.[36] A terapia de minipulso pode diminuir a taxa de efeitos adversos, mantendo a eficácia do tratamento.[36] No entanto, as evidências do mundo real sobre esse tratamento ainda são escassas e faltam estudos que abordem fatores clínicos e epidemiológicos associados a uma resposta satisfatória.[36]

Em geral, os regimes de minipulsos de corticosteroides orais na literatura, se referem a relatos de casos ou estudos controlados com pequeno número de pacientes alocados em diferentes grupos comparativos, com medicações tópicas.[36-39] A betametasona e a dexametasona são utilizadas em doses de 6 a 5 mg ao dia, durante 1 ou 2 dias consecutivos a cada semana, em pacientes adultos.[36-40]

Os CEs de uso intramuscular são disponíveis em regimes de liberação rápida (< 7 a 10 dias, como fosfato de betametasona) ou lenta (21 a 28 dias, como o dipropionato de betametasona). Não há clara vantagem em administrar corticoterapia intramuscular para tratamentos contínuos, além de reações adversas pela injeção local (hematoma, infecção, nódulos) serem relatadas. Entretanto, há comodidade posológica em tratamentos breves, por requerer redução gradual da dose.

USO DE PULSO INTRAVENOSO DE CORTICOSTEROIDES

Há um crescente interesse no uso dos corticosteroides sistêmicos desencadeado pelo sucesso do seu uso em doses suprafarmacológicas, como pulsoterapia em várias doenças autoimunes, sem efeitos colaterais em longo prazo.[41] Na alopecia areata foi utilizado a pulsoterapia intravenosa com metilprednisolona 500 mg por 3 dias consecutivos a cada mês.[41]

A pulsoterapia intravenosa atinge prontamente níveis sanguíneos elevados da droga rapidamente como é desejável em situações de emergência em certas doenças como a asma brônquica, ou sempre que a imunossupressão rápida é necessária, para induzir a remissão da atividade exacerbada do sistema imunológico nas doenças imunomediadas mediadas, como lúpus eritematoso sistêmico e artrite reumatoide juvenil.[42]

A lista de condições que podem alcançar melhora com a pulsoterapia intravenosa de corticosteroides, especialmente em crianças, é representada no Quadro 160.29.[42] O efeito anti-inflamatório e os efeitos imunossupressores do uso de altas doses dos corticosteroides são mediados por mecanismos, semelhantes aos que atuam em uma miríade de outros efeitos dos glicocorticosteroides no organismo humano.[42] No entanto, existem limitações da pulsoterapia com os corticosteroides, pois os glicocorticosteroides raramente conduzem a cura da doença subjacente, e geralmente apenas as consequências imediatas das respostas inflamatórias no organismo são reduzidas.[42]

Além disso, o excesso de glicocorticosteroides resulta em iatrogenia com hipercortisolismo, que pode revelar-se mais incapacitante do que a doença cujo tratamento indicou inicialmente a pulsoterapia.[42]

Quadro 160.29 Indicações da pulsoterapia dos corticosteroides nas crianças.[7]

Estados alérgicos	• Asma aguda
Doenças autoimunes do tecido conectivo	• Artrite reumatoide infantil • Lúpus eritematoso sistêmico
Doenças dermatológicas	• Dermatite atópica • Pênfigos • Penfigoide bolhoso
Doenças gastrointestinais	• Doença de Crohn
Transplante de órgãos	• Transplante cardíaco • Transplante renal
Doenças neurológicas	• Dano agudo da medula espinhal
Doenças hematológicas	• Púrpura trombocitopênica idiopática
Doenças renais	• Síndrome nefrótica resistente aos esteroides • Nefrite em crescente • Nefrite lúpica

Regimes de tratamento com esteroides em pulsoterapia intravenosa ou orais foram relatados como benéficos no tratamento do pênfigo vulgar (PV) recalcitrante, especialmente em pacientes com doença de início recente, enquanto o papel dos corticosteroides pulsados não foi avaliado na doença recalcitrante.[43] A vasta gama de doses recomendadas e a má padronização quanto a duração e tornam difícil a análise de estudos retrospectivos em relação ao uso de pulsoterapia com corticosteroides no PV.[43]

Na síndrome de Stevens-Johnson e na necrólise epidérmica tóxica tem sido usada a pulsoterapia intravenosa com metilprednisolona, nas doses de 500 a 1.000 mg/dia durante 3 dias consecutivos, com resultados variados em relação à parada da evolução do descolamento epidérmico e lesões mucocutâneas.[44] Pulsoterapia intravenosa por 3 dias consecutivos com doses da metilprednisolona 500 mg/dia é utilizada na alopecia areata também por alguns autores.[45] Na dermatomiosite juvenil alguns autores advogam que o uso de corticosteroides em altas doses (oral ou intravenoso) em combinação com metotrexato constitui a pedra angular do tratamento.[46]

DOSE, ADMINISTRAÇÃO E REAÇÕES ADVERSAS

A dose recomendada de metilprednisolona para pulsoterapia é de 30 mg/kg, para crianças, administrado IV, durante um período de 1 a 2 horas.[42] A dexametasona é usada na dose de 5 mg/kg, para crianças.[42] A pulsoterapia com corticosteroides requer monitoramento cuidadoso durante e após sua administração, tendo em vista seus efeitos colaterais, a saber:[42]

- **Hipertensão**: uma elevação súbita da pressão arterial pode ocorrer particularmente em pacientes com doença renal subjacente com hipertensão. Portanto, a pressão arterial deve ser cuidadosamente monitorada durante a infusão e após por algumas horas.
- **Arritmias cardíacas**: a pulsoterapia deve ser cuidadosamente monitorada e o eletrocardiograma (ECG) obtido sempre que necessário. Um desfibrilador deve estar à disposição durante a infusão.
- **Hipocalemia**: embora tanto a metilprednisolona quanto a dexametasona têm atividade mineralocorticosteroide insignificante, a retenção de sódio e líquidos, bem com a hipocalemia, pode ocorrer.
- **Neurológico**: o aumento da pressão intracraniana (pseudotumor cerebral), convulsões, depressão e psicose franca foram relatados.
- **Infecções**: a infecção oportunista sobreposta é um efeito colateral importante da pulsoterapia com corticosteroides, especialmente nos pacientes imunocomprometidos com doenças como síndrome nefrótica e lúpus eritematoso sistêmico. O paciente deve ser rigorosamente investigado para infecções antes de iniciar a pulsoterapia.

Outros efeitos colaterais incluem hiperglicemia, sangramento gastrointestinal e fraqueza. Raramente, reação de hipersensibilidade, incluindo anafilaxia, também pode ocorrer.

PULSOTERAPIA COM METILPREDNISOLONA *VERSUS* DEXAMETASONA

A metilprednisolona é uma prednisolona metilada, enquanto a metilação em na posição 16 alfa da 9 alfa fluroprednisolona produz a dexametasona (9-α-fluro-16 α-metilprednisolona).[42]

Esses corticosteroides sintéticos, em contraste com os esteroides naturais, têm atividade glicocorticosteroide mais potente e atividade mineralocorticosteroide insignificante.[42]

A dexametasona tem atividade glicocorticosteroide e anti-inflamatória mais potente do que a metilprednisolona, por sua afinidade aumentada aos receptores de glicocorticosteroides e menor ligação às proteínas transportadoras no sangue (somente o esteroide não ligado tem efeito farmacológico).[42]

A dexametasona tem uma meia-vida comparativamente maior que a metilprednisolona, em decorrência do seu metabolismo hepático diminuído, apesar da baixa ligação às proteínas transportadoras plasmáticas.[42] Portanto, a dexametasona tem uma ação mais longa e um efeito glicocorticosteroide mais potente (mais anti-inflamatório e imunossupressor), em relação a metilprednisolona.

No entanto, a metilprednisolona pode ter uma vantagem importante sobre a dexametasona, pois penetra mais rapidamente nos compartimentos celulares do que a dexametasona. A dexametasona tem 10 vezes menos atividade mineralocorticosteroide do que a metilprednisolona, que pode se tornar significativa quando a pulsoterapia está sendo usada com corticosteroides em altas doses. Por esta razão, a dexametasona tem sido preferida para o tratamento do edema cerebral associado a tumores cerebrais e traumatismo craniano. No entanto, na prática, ambos têm sido utilizados em altas doses em pacientes com traumatismo craniano, sem qualquer vantagem própria de um esteroide sobre o outro.[42]

A meia-vida prolongada da dexametasona pode produzir um maior grau de supressão do eixo hipotálamo-hipofisário em comparação com metilprednisolona. Além disso, a imunossupressão prolongada pode resultar em maior risco de superinfecção, após pulsos de dexametasona em relação ao uso da metilprednisolona.

A eficácia terapêutica da pulsoterapia com metilprednisolona foi comprovada em várias condições em que o efeito anti-inflamatório e imunossupressor rápido é desejado. No entanto, muito poucos estudos usaram dexametasona para este fim.

A terapia com esteroides de pulso intravenoso é útil em situações em que um efeito anti-inflamatório ou imunossupressão de ação rápida são desejados. Por causa dos efeitos colaterais, a terapia com estas doses altas deve ser usada seletivamente e com cautela. A metilprednisolona é mais amplamente usada; especialmente para tratar rejeição celular aguda em transplantes renais. No entanto, farmacocinética semelhante da dexametasona e metilprednisolona, e os estudos usando esses esteroides em pulsoterapia sugerem que os dois podem ser semelhantes em eficácia e efeitos colaterais. Em vista da fácil disponibilidade e do baixo custo monetário, a dexametasona pode ser preferida para pulsoterapia em países com baixos recursos econômicos no sistema de saúde.

Dapsona

As sulfonas foram utilizadas, no passado, como agentes antimicrobianos para o tratamento de doenças causadas por estreptococos, micobactérias, entre outras bactérias. Atualmente, a dapsona, 4,4'diaminodifenil-sulfona, é a única sulfona disponível comercialmente.[1,2]

Em 1941, Guy Faget iniciou o uso da sulfona no tratamento de pacientes com hanseníase.[3] Posteriormente, em 1946, a droga passou a ser utilizada como monoterapia para o tratamento da hanseníase até a década de 1980, quando, face à emergência de resistência à dapsona, a Organização Mundial da Saúde (OMS), introduziu a poliquimioterapia para o tratamento da doença.[4]

A partir da década de 1950, a dapsona passou a ser utilizada em doenças como dermatite herpetiforme, pustulose subcórnea, acne conglobata, policondrite recidivante, pioderma gangrenoso, eritema *elevatum diutinum*, acrospustulose da infância, psoríase pustulosa, entre outras. Atualmente, nos Estados Unidos, a dapsona é aprovada para o tratamento da hanseníase, dermatite herpertiforme e acne vulgar.[5]

A dapsona encontra-se comercialmente disponível na formulação oral, inalatória e tópica (gel a 5% e 7,5%). É absorvida rapidamente e quase completamente no trato gastrointestinal. Após a administração oral, a biodisponibilidade é estimada entre 70% e 80%, com pico de concentração em 6 horas. A meia-vida de eliminação é entre 12 e 30 horas. Aproximadamente 70% da droga é excretada pela urina.[5,6] Dapsona oral só é dispensada pelo sistema de saúde para o tratamento da hanseníase, no Brasil. A dose usual de dapsona para o tratamento de dermatoses inflamatórias é de 100 mg/dia, obtida a partir das farmácias de manipulação.

O fármaco apresenta propriedades bacteriostática e anti-inflamatória. Inibe, diretamente, a produção de espécies reativas de oxigênio e impede ainda, de forma reversível, a enzima mieloperoxidase, diminuindo assim a formação do ácido hipocloroso. A dapsona inibe ainda a aderência dos neutrófilos e infra regula a IL-8, que exerce importante papel na inflamação mediada por neutrófilos. Atua também reduzindo o efeito da peroxidase eosinofílica nos mastócitos, o que diminui a liberação de histamina e impede geração de produtos de leucotrienos pelos polimorfonucleares, por meio da inibição do TNF-α, sendo que esse último efeito é dose-dependente. Na hanseníase, a dapsona apresenta ação bacteriostática sobre o *Mycobacterium leprae*. É provável que a droga aja como antagonista competitivo do ácido para-aminobenzoico (PABA), impedindo a utilização do mesmo na síntese do ácido fólico pela bactéria.[5,8,9]

A dapsona é, geralmente, bem tolerada e apresenta efeitos adversos que variam em frequência e gravidade. Os principais efeitos são: hemólise, metaemoglobinemia, síndrome sulfona, alterações hematológicas idiossincrásicas (agranulocitose e leucopenia), manifestações gastrointestinais (epigastralgia, anorexia, náuseas e vômitos), cutâneas (fotodermatite, urticária, eritema polimorfo, eritema pigmentar fixo, necrólise epidérmica tóxica e eritrodermia) e neuropsíquicas (cefaleia e fadiga são frequentes; psicoses raras). Neuropatia periférica (pé caído e amiotrofia nas mãos) e efeitos adversos hepáticos já foram descritos em associação à dapsona. Tonturas, fraqueza podem ocorrer eventualmente, enquanto dificuldade respiratória e choque são infrequentes.[5,6,10]

A hemólise pode ocorrer, com maior frequência, nos pacientes em uso de 200 ou 300 mg/dia de dapsona; é rara na dose habitual. Indivíduos com deficiência genética da enzima glicose 6-fosfato-desidrogenase (G6PD) podem apresentar graves quadros de hemólise, a qual, em geral, é subclínica, mas pode ser agravada por infecções, uso de drogas e eritema nodoso hansênico. Outras alterações hematológicas podem ocorrer por acetilação lenta das sulfonas, mesmo na ausência de alterações da G6PD; indivíduos com polimorfismo do gene NAT2 seriam mais suscetíveis a esses quadros.[9-11]

A meta-hemoglobinemia é um dos efeitos adversos mais frequentes da dapsona, sendo, no entanto, normalmente, bem-tolerada. É caracterizada pela presença de cianose das semimucosas labiais e leitos ungueais, sendo que, geralmente, com a continuidade do tratamento com 100 mg/dia, ocorre adaptação do organismo e consequente desaparecimento da cianose. Nos casos de ingesta de doses excessivas da droga, pode ocorrer cianose acentuada da face e extremidades, náuseas, vômitos, diarreia, cefaleia, insônia, confusão mental, agitação psicomotora, convulsões ou torpor, febre, taquicardia, hematúria, prurido, parestesias e, eventualmente, óbito. Nesses casos, deve-se, em ambiente hospitalar, administrar, por via endovenosa, azul de metileno, 1 a 2 mg/kg de peso, em solução a 1%, durante 5 minutos. Caso não haja desaparecimento da cianose, repete-se a medicação. A dose de 7 mg/kg de peso não deve ser ultrapassada e a droga não deve ser utilizada nos indivíduos com deficiência de G6PD.[10]

A dapsona pode, raramente, induzir o aparecimento de reação a drogas com eosinofilia e sintomas sistêmicos (DRESS, do inglês *drug reaction with eosinophilia and systemic symptoms*) síndrome de hipersensibilidade induzida por droga, também conhecida por "síndrome da sulfona." Trata-se de quadro clinicamente caracterizado pela presença de exantema (papuloso, liquenoide, urticarial, purpúrico, eczematoso, pustuloso ou esfoliativo), febre, linfoadenomegalia, alterações do estado geral e, eventualmente, miocardite, pneumonite, hepatite, pancreatite e nefrite. Linfocitose atípica é a mais frequente e precoce alteração hematológica, sendo que a eosinofilia está presente em mais 90% dos casos. Apesar de rara, é grave e pode evoluir para óbito. Recentemente, foi demonstrada, nesses quadros, associação importante com HLA-B*13:01.[12,13]

Dapsona é considerada classe C na gestação, entretanto, as pacientes em tratamento da hanseníase não devem suspender a poliquimioterapia durante a gravidez e lactação. Recomenda-se que a gestante que use dapsona também faça ingestão diária de 5 mg de ácido fólico. A dapsona é excretada no leite materno e pode causar hemólise em neonatos com deficiência de G6PD.

A principal interação medicamentosa ocorre com o metotrexato, potencializando sua toxicidade hematológica. Mas deve ser administrado com cautela com outros medicamentos mielotóxicos e hepatotóxicos. Deve-se evitar o uso concomitante de dapsona com outros medicamentos potencialmente depressores da medula óssea ou causadores de hemólise. O uso concomitante de ácido p-aminobenzoico (PABA) pode antagonizar o efeito da dapsona no tratamento da hanseníase. A probenecida reduz a excreção renal da dapsona aumentando os efeitos adversos. O efeito da dapsona se reduz quando usada em concomitância com rifamicinas (rifabutina, rifampicina e rifapentina). Há aumento do efeito e também maior risco de efeitos adversos se a dapsona for usada em concomitância com amprenavir, saquinavir, probenecida e trimetoprima. Zidovudina aumenta a toxicidade para o sangue (queda dos neutrófilos).

Inibidores da Via JAK-STAT

Inibidores da via JAK-STAT (iJAK) são pequenas moléculas de uso oral ou tópico, com vida média breve, que interferem de forma dose-dependente na sinalização intracelular de uma gama de citocinas inflamatórias e ligadas à proliferação celular.[1]

A via Janus quinase e transdutor de sinal e ativador da transcrição (JAK-STAT) compreende uma família de moléculas ligadas aos domínios intracelulares dos receptores de citocinas e que medeiam a sua sinalização até o núcleo celular. De forma geral, após o acoplamento da citocina no seu receptor, as proteínas JAK tornam-se ativadas e fosforilam proteínas STAT que dimerizam e se translocam para o núcleo para regular diretamente a expressão gênica (Figura 160.20).[2]

As principais JAK-STAT são quatro do tipo JAK (JAK1, JAK2, JAK3 e tirosina quinase 2 [Tyk2]), e sete do tipo STAT (STAT1, STAT2, STAT3, STAT4, STAT5A, STAT5B e STAT6). Elas se distribuem de forma diferente, de acordo com o tipo de receptor de citocina e o tipo celular envolvido. Dessa forma de acordo com o padrão de inibição de um iJAK para diferentes JAK-STAT, diferentes perfis de sinalização de citocina são afetados (Figura 160.21).

Nesse ínterim, diversas doenças dermatológicas são alvo de estudo para a indicação de iJAK, como a psoríase, dermatite atópica, alopecia areata, vitiligo, hidradenite supurativa, pioderma gangrenoso, doença de Behçet, lúpus eritematoso, dermatomiosite, granuloma anular, sarcoidose e doença enxerto *versus* hospedeiro.[4,5]

A Tabela 160.23 apresenta os iJAK disponíveis no Brasil, e seu esquema posológico, seletividade molecular e indicações dermatológicas.

Antes do tratamento com iJAK, a triagem sorológica é recomendada e inclui hemograma, creatinina, painel de função hepática e painel lipídico, assim como testes de hepatite B, hepatite C, HIV e tuberculose. Subsequentemente, recomenda-se o monitoramento de hemograma completo, creatinina, testes da função hepática e painel lipídico após 1 mês de tratamento e, posteriormente, a cada 3 meses. A triagem da tuberculose deve ser realizada anualmente.[1,4]

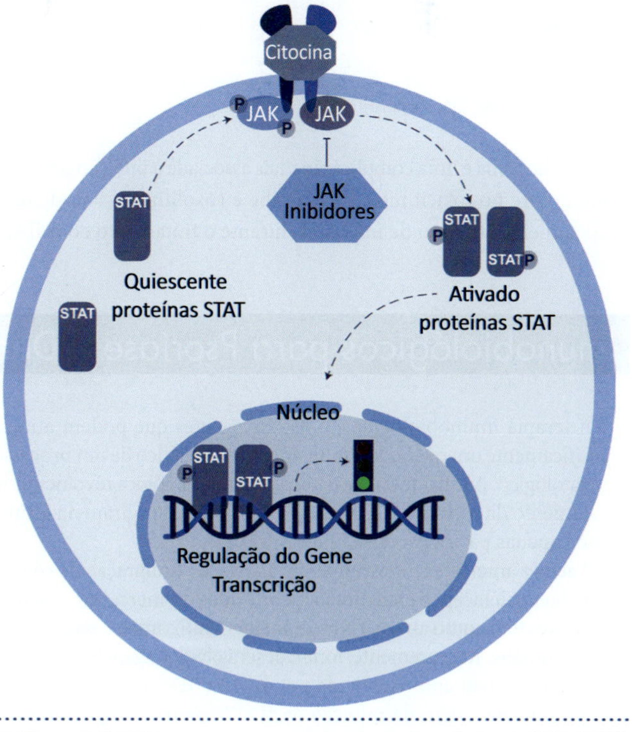

■ **Figura 160.20** Esquema representativo da sinalização da via JAK-STAT.[2]

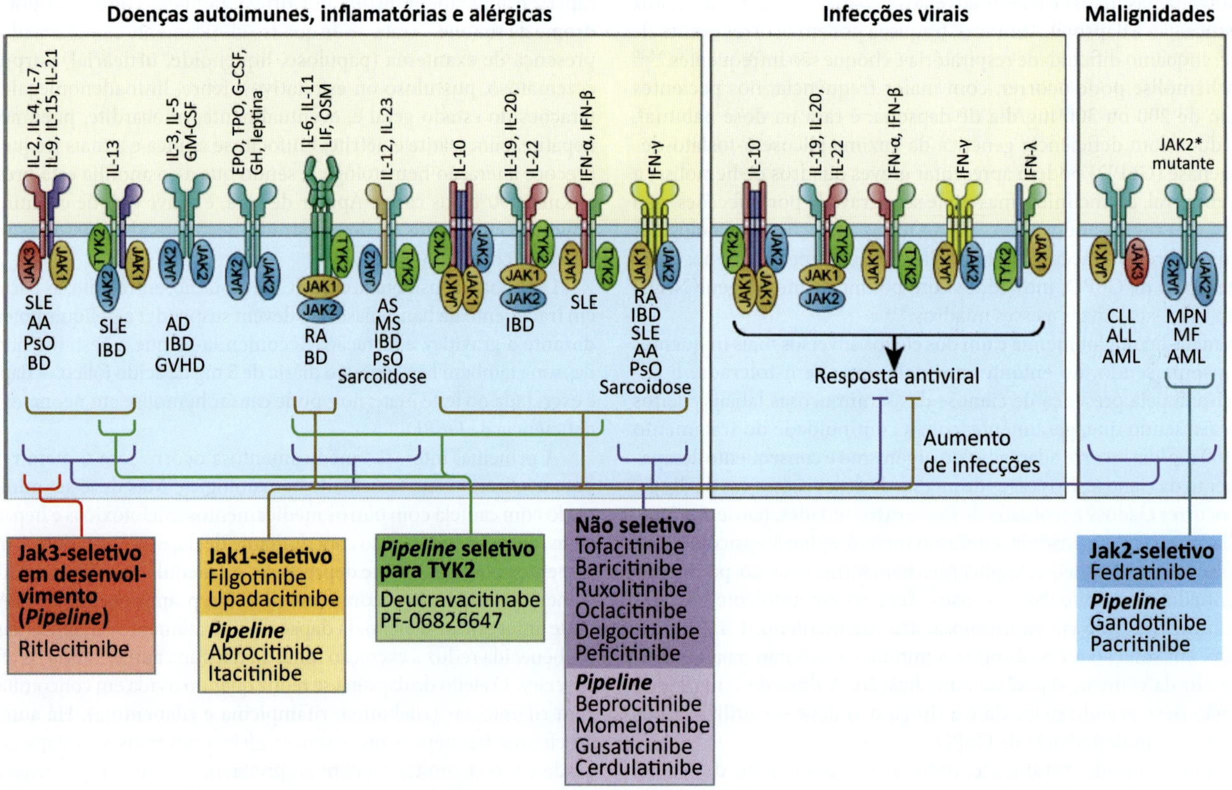

■ **Figura 160.21** Distribuição dos dímeros JAK para os principais grupos de receptores de citocinas, principais alvos terapêuticos e drogas associadas ao seu bloqueio.[3]

Tabela 160.23 Principais iJAK disponíveis no Brasil.

Droga	Posologia	Seletividade	Indicações dermatológicas
Tofacitinibe	5 mg 2 vezes ao dia	JAK1/JAK2/JAK3	Psoríase
Ruxolitinibe	5 a 25 mg	JAK1/JAK2	AA
Baricitinibe	1 a 4 mg/dia	JAK1/JAK2	DA
Upadacitinibe	15 a 30 mg/dia	JAK1	DA
Abrocitinibe	100 a 200 mg/dia	JAK1	DA

AA: alopecia areata; DA: dermatite atópica.

Pancitopenia é uma complicação mais associada à inibição de JAK2, como ocorre no tofacitinibe, baricitinibe e ruxolitinibe. Foi identificado aumento de risco de infecções durante o tratamento com iJAK, especialmente urinárias e do trato respiratório, assim como reativação de herpes simplex, varicela e zóster.[1] A breve meia-vida dos iJAK, assim como dose-dependência da imunossupressão, permitem o manejo de eventos infecciosos durante o tratamento.

A compleição do esquema vacinal deve ser realizada antes do início do tratamento, por potencial perda de efeito imunizatório. Vacinas de vírus vivos devem ser evitadas durante o tratamento com iJAK.

O risco de longo prazo do aumento da incidência de neoplasias malignas ainda não foi estabelecido. Em pacientes com doença renal ativa, doença hepática grave, trombofilia, alto risco de neoplasia maligna, ou doença cardíaca, os iJAK devem ser indicados com cautela.[6]

Os iJAK cruzam a barreira placentária e induziram danos a embriões de animais de teste, não devendo ser utilizados na gestação. Não há dados sobre a segurança dos iJAK na lactação, devendo ser evitado nesses casos.

Imunobiológicos para Psoríase e Dermatite Atópica

A terapia imunobiológica é o uso de agentes que podem atingir especificamente um mediador imunológico ou genético de um processo fisiopatológico. A introdução de terapias de base biológica revolucionou o tratamento da psoríase. Várias terapias biológicas surgiram na última década apenas para a psoríase (Tabela 160.24).

Agentes anteriores interromperam a ativação e migração de células T e incluem alefacept e efalizumab (já retirados do mercado). Agentes posteriores têm como alvo o TNF-α e incluem infliximabe, etanercepte e adalimumabe. Recentemente, foram desenvolvidos agentes que visam a subunidade p40 compartilhada por IL-12 e IL-23 e estes incluem ustequinumabe,[1] além da inibição da IL-17 como o ixequizumabe e o secuquinumabe.

Mais recentemente, a subunidade p19 da IL23 foi tida como um alvo de extrema eficácia e segurança e surgiram mais duas novas drogas no mercado brasileiro: o guselcumabe e o risanquizumabe.[2]

■ ADALIMUMABE

O adalimumabe é um anticorpo monoclonal que, ao se ligar aos receptores p55 e p75 dos fatores de TNF (fator de necrose tumoral) na superfície celular, inibe o fator de necrose tumoral alfa (TNF-α) de forma definitiva.[3]

Suas indicações na Dermatologia incluem: psoríase moderada a grave, hidradenite supurativa e artrite psoriásica. Outras indicações incluem: artrite reumatoide, espondilite anquilosante, doença de Crohn, espondiloartrite axial, uveíte, artrite relacionada a entesite e artrite idiopática juvenil articular.[3]

Os eventos adversos são as reações locais, infecções (nasofaringite, infecções de vias aéreas superiores, celulite e abscesso), alterações laboratoriais (aumento de triglicerídeos, alterações das enzimas hepáticas e trombocitose), artrite séptica, neoplasia (câncer de pele) e cefaleia.[3]

As contraindicações incluem: doenças infecciosas ativas como tuberculose, doença cardíaca moderada a grave ou alergia ao medicamento.[3]

■ ETANERCEPTE

O etanercepte é uma proteína humana dímera que atua como um inibidor competitivo e irreversível do TNF-α.[3]

Suas indicações na Dermatologia incluem: psoríase, sendo o primeiro a ter aprovação para psoríase pediátrica e artrite psoriásica. Outras indicações seriam: espondilite anquilosante e espondiloartrite axial juvenil.[3]

Os eventos adversos têm-se as reações locais, infecções (nasofaringite, infecções de vias aéreas superiores, meningite viral, enterite, diverticulite, bronquite, celulite, apendicite e choque séptico), alterações laboratoriais (aumento de triglicerídeos, alterações das enzimas hepáticas e presença de anticorpos antinucleares), artrite séptica, neoplasia (câncer de mama e carcinoma de células escamosas), cefaleia e erupções papulares (psoríase rebote e pustuloses palmo-plantares).[3]

As contraindicações incluem alergia ao medicamento e infecções ativas ou com risco de infecção generalizada grave.[3]

■ INFLIXIMABE

O infliximabe é um anticorpo monoclonal quimérico, que se liga de forma específica ao TNF-α.[3]

Suas indicações na Dermatologia incluem: psoríase e artrite psoriásica. Outras indicações seriam: espondilite anquilosante, doença de Crohn com colite ou retocolite ulcerativa, doença de Crohn fistulizante e artrite reumatoide.[3]

Entre seus eventos adversos é a que mais tem casos de infecções (infecções de vias aéreas superiores, gastroenterite, trato urinário, tuberculose pulmonar e herpes-zóster), alterações laboratoriais (aumento de enzimas hepáticas – ALT e AST e anticorpos antinucleares), artrite séptica, artralgia, neoplasia (câncer de mama, carcinoma de células escamosas, carcinomas cutâneos e adenocarcinoma de tubas uterinas), cefaleia, hepatite autoimune, doenças desmielinizantes, síndrome lúpus-*like* e lombalgia.[3]

As contraindicações incluem alergia ao medicamento, alergia a proteína de camundongos (murinas), infecções ativas e insuficiência cardíaca.[3]

■ IXEQUIZUMABE

O ixequizumabe é um anticorpo monoclonal IgG4 humanizado que apresenta afinidade pela interleucina IL-17 A que diminui a expressão das citocinas IFN-γ, IL-17A, IL-22 e IL-2.[4]

Suas indicações incluem psoríase e artrite psoriásica.[4]

A administração é feita por via subcutânea na apresentação de 80 mg/mL e a dose recomendada é de 160 mg (2 canetas) na semana 0, depois 80 mg na semana 2, 4, 6, 8,10 e 12 seguido por 80 mg a cada 4 semanas.[4]

Os eventos adversos são: reação no local de aplicação da injeção, nasofaringite, neutropenia, candidíase e doença inflamatória intestinal.[4]

A contraindicação se dá pela hipersensibilidade grave ao medicamento.[4]

■ SECUQUINUMABE

O secuquinumabe é um anticorpo monoclonal IgG1k totalmente humano que inibe seletivamente a ligação da IL-17 A ao seu receptor. A Inibição previne a ativação da proliferação de queratinócitos, a liberação de citocinas inflamatórias, a ativação de neutrófilos e a angiogênese.[4]

As indicações na Dermatologia incluem psoríase (adulto e pediátrica), artrite psoriásica e aguarda aprovação para hidradenite supurativa.[5] Outras indicações são espondiloartrite axial e artrite idiopática juvenil.[4]

A administração é por injeção subcutânea na apresentação de 150 mg na caneta pré-preenchida. Na fase de indução, o paciente utiliza 2 seringas (300 mg) uma vez por semana durante 5 semanas seguidas. Na fase de manutenção, são administradas 300 mg a cada 4 semanas.[4]

Os efeitos adversos incluem nasofaringite, infecção de vias aéreas superiores, diarreia, rinite, herpes oral, faringite e urticária.[4]

A contraindicação se dá pela hipersensibilidade grave ao medicamento. Em raros casos pode desencadear piora da doença inflamatória intestinal, por isso deve ser usado com cautela nos portadores de doença de Crohn ou retocolite ulcerativa.[4]

■ USTEQUINUMABE

O ustequinumabe é um anticorpo monoclonal IgG1k completamente humano que se liga com alta afinidade e especificidade à subunidade proteica p40 das citocinas humanas: interleucina IL-12 e IL-23. Com isso, o ustequinumabe evita que a IL-12 e IL-23 contribuam para a ativação da célula imunológica, como a sinalização intracelular e secreção de citocina.[4]

As indicações na Dermatologia incluem psoríase adulto e infantil e artrite psoriásica, tendo outras indicações como doença de Crohn e colite ulcerativa.[4]

A aplicação é por injeção subcutânea na dose de 45 mg nas semanas 0 e 4 e depois a cada 12 semanas.[4]

Os eventos adversos mais comuns incluem nasofaringite, infecção do trato respiratório superior e cefaleia. Os graves: celulite de membros inferiores, herpes-zóster, acidente vascular cerebral e hipertensão, bem como casos de câncer de próstata, tireoide e colo.[4]

A contraindicação se dá pela hipersensibilidade grave ao medicamento.[4]

■ GUSECULMABE

O guseculmabe é um anticorpo monoclonal com alta afinidade e especificidade à subunidade proteica p19 da citocina IL-23, bloqueando o eixo IL-23/IL-17.[6]

As indicações são psoríase e artrite psoriásica.[6]

A dose recomendada é de 100 mg por injeção subcutânea na semana 0 e 4 seguidas da dose de manutenção a cada 8 semanas.[6]

Os eventos adversos são: infecção do trato respiratório superior, cefaleia, reações no local da injeção e artralgia.[6]

A contraindicação se dá pela hipersensibilidade grave ao medicamento e infecções ativas.[6]

■ RISANQUIZUMABE

O risanquizumabe é um anticorpo monoclonal IgG1 humanizado que se liga a subunidade p19 da interleucina-23.[7]

É indicado para psoríase em placas.[7]

A caneta pré-preenchida de 75 mg é administrada de forma subcutânea e a dose recomendada é de 150 mg (2 canetas) na semana 0 e 4 e depois a cada 12 semanas.[7]

Seus eventos adversos mais comuns são: nasofaringite, infecção do trato respiratório superior e reações no local da injeção.[7]

A contraindicação se dá pela hipersensibilidade grave ao medicamento e infecções ativas.[7]

■ DUPILUMABE

O dupilumabe é um anticorpo monoclonal humano que se liga à subunidade alfa do receptor da interleucina 4 (IL-4), dessa forma, inibe a sinalização da IL-4 e da IL-13.[8]

Está indicado para os casos de dermatite atópica, asma moderada a grave e tem mostrado bons resultados no tratamento da rinossinusite crônica.[8]

A dose inicial e frequência são determinados de acordo com a idade e objetivo do tratamento. Sendo assim, nos casos de dermatite atópica, em adultos, a dose inicial é de 600 mg dividida em duas injeções de 300 mg, seguida de 300 mg uma vez a cada duas semanas. Em adolescentes de 12 a 17 anos, a dose é definida de acordo com o peso corporal, sendo de 400 mg em 2 injeções de 200 mg, seguida de 200 mg uma vez a cada duas semanas para pacientes com 60 kg ou menos e 600 mg em 2 injeções de 300 mg seguida de 300 mg uma vez a cada duas semanas, em pacientes com 60 kg ou mais.[8] Foi liberado pela FDA, nos Estados Unidos, para crianças de 6 meses a 6 anos, em junho de 2022.[9]

O principal efeito colateral é a conjuntivite, sendo outros efeitos colaterais reação no local da injeção e menos comum eosinofilia de alto grau.[8]

A contraindicação se dá pela hipersensibilidade grave ao medicamento.[8]

Tabela 160.24 Principais características dos biológicos para psoríase e dermatite atópica, aprovados no Brasil.[3-8]

Droga	Mecanismo de ação	Posologia	Indicações dermatológicas	Sinais de atenção Efeitos adversos
Adalimumabe	Liga aos receptores p55 e p75 dos fatores de TNF (fator de necrose tumoral) na superfície celular e, inibe o fator de necrose tumoral alfa (TNF-α) de forma definitiva	Na psoríase é de 80 mg na semana 0 e 40 mg na semana 1 para indução, seguida de 40 mg a cada 14 dias como manutenção Já na hidradenite supurativa a dose utilizada é de 160 mg na semana 0 e 80 mg nas duas semanas depois, seguida de 40 mg por semana como manutenção	Psoríase moderada a grave, hidradenite supurativa e artrite psoriásica	Reações locais, infecções (nasofaringite, infecções de vias aéreas superiores, celulite e abscesso)
Etanercepte	Inibe competitivamente e irreversível o TNF-α	50 mg (2 injeções de 25 mg ou 1 injeção de 50 mg) duas vezes por semana durante 12 semanas	Psoríase e artrite psoriásica	Reações locais, infecções (nasofaringite, infecções de vias aéreas superiores, meningite viral, enterite, diverticulite, bronquite, celulite, apendicite e choque séptico)
Infliximabe	Se liga de forma específica ao TNF-α	Na psoríase é de 5 mg/kg por via endovenosa repetindo a dose de infusão 2 e 6 semanas após a primeira dose	Psoríase e artrite psoriásica	infecções de vias aéreas superiores, gastroenterite, trato urinário, tuberculose pulmonar e herpes-zóster. Neoplasias como câncer de mama, carcinoma de células escamosas, carcinomas cutâneos e adenocarcinoma de tubas uterinas
Ixequizumabe	Afinidade pela interleucina IL-17 A que diminui a expressão das citocinas IFN-γ, IL-17A, IL-22 e IL-2	160 mg (2 canetas) na semana 0, depois 80 mg na semana 2, 4, 6, 8,10 e 12 seguido por 80 mg a cada 4 semanas	Psoríase e artrite psoriásica	Reação no local de aplicação da injeção, nasofaringite, neutropenia, candidíase e doença inflamatória intestinal
Secuquinumabe	Inibe seletivamente a ligação da IL-17 A ao seu receptor	150 mg na caneta pré-preenchida. Na fase de indução, o paciente utiliza 2 seringas (300 mg) uma vez por semana durante 5 semanas seguidas. Na fase de manutenção, são administradas 300 mg a cada 4 semanas	Psoríase, artrite psoriásica e aguarda aprovação para hidradenite supurativa	Doença inflamatória intestinal, candidíase, infecção de vias aéreas superiores e urticária
Ustequinumabe	Se liga com alta afinidade e especificidade às interleucinas IL-12 e IL-23	Dose de 45 mg nas semanas 0 e 4 e depois a cada 12 semanas	Psoríase adulto e infantil e artrite psoriásica	Infecção do trato respiratório superior, cefaleia, reações no local da injeção e artralgia
Guseculmabe	Bloqueia o eixo IL23/IL17	100 mg por injeção subcutânea na semana 0 e 4 seguidas da dose de manutenção a cada 8 semanas	Psoríase e artrite psoriásica	Infecção do trato respiratório superior, cefaleia, reações no local da injeção e artralgia
Risanquizumabe	Se liga a subunidade p19 da interleucina-23	150 mg (2 canetas) na semana 0 e 4 e depois a cada 12 semanas	Psoríase em placas	Nasofaringite, infecção do trato respiratório superior e reações no local da injeção
Dupilumabe	Se liga à subunidade alfa do receptor da interleucina 4 (IL-4), o que inibe a sinalização da IL-4 e da IL-13	Em adultos, a dose inicial é de 600 mg dividida em duas injeções de 300 mg, seguida de 300 mg uma vez a cada duas semanas Em adolescentes de 12 a 17 anos, a dose é definida de acordo com o peso corporal, sendo de 400 mg em 2 injeções de 200 mg, seguida de 200 mg uma vez a cada duas semanas para pacientes com 60 kg ou menos	Dermatite atópica	O principal efeito colateral é a conjuntivite, sendo outros efeitos colaterais reação no local da injeção e menos comum eosinofilia de alto grau

Quadro 160.30 Principais cuidados com o uso dos imunobiológicos.[3,4,6-8]

Droga	Exames laboratoriais de controle	Contraindicações	Dados de gravidez/lactação
Adalimumabe	Hemograma, VHS, PCR, função renal, função hepática, hepatite B, hepatite C, HIV, FAN, anti-DNA e teste de gravidez	Doenças infecciosas ativas como tuberculose, doença cardíaca moderada a grave ou alergia ao medicamento	Não há evidência de danos ao feto, entretanto o adalimumabe pode atravessar a barreira placentária. Nos fetos expostos ao medicamento evitar vacinas de vírus vivo por 5 meses após a última injeção da mãe na gravidez É excretado no leite humano em concentrações muito baixas. Assim, os efeitos sistêmicos em uma criança lactente são improváveis
Etanercepte	Hemograma, VHS, PCR, função renal, função hepática, hepatite B, hepatite C, HIV, FAN, anti-DNA e teste de gravidez	Alergia ao medicamento e infecções ativas ou com risco de infecção generalizada grave	Contraindicado na gravidez e lactação
Infliximabe	Hemograma, VHS, PCR, função renal, função hepática, hepatite B, hepatite C, HIV, FAN, anti-DNA e teste de gravidez	Alergia ao medicamento, alergia a proteína de camundongos (murinas), infecções ativas e insuficiência cardíaca	Não há indícios de malformação do recém-nascido É recomendado um período mínimo de 12 meses de espera após o nascimento antes da administração de vacinas vivas a lactentes com exposição *in utero* a infliximabe. Se os níveis sorológicos de infliximabe no lactente forem indetectáveis ou se a administração de infliximabe for limitada ao primeiro trimestre de gravidez, pode considerar-se a administração de uma vacina viva antes deste período mínimo Foi detectado em níveis baixos no leite materno em concentrações até 5% do nível sorológico materno. Pode considerar-se a utilização de infliximabe durante a amamentação
Ixequizumabe	Hemograma, VHS, PCR, função renal, função hepática, hepatite B, hepatite C, HIV, FAN, anti-DNA e teste de gravidez	A contraindicação se dá pela hipersensibilidade grave ao medicamento	Não existem dados suficientes em humanos para estabelecer a segurança durante a gravidez É excretado no leite de macacas cinomolgos. Os benefícios da amamentação sobre o desenvolvimento e a saúde do bebê devem ser considerados juntamente com a necessidade clínica da mãe
Secuquinumabe	Hemograma, VHS, PCR, função renal, função hepática, hepatite B, hepatite C, HIV, FAN, anti-DNA e teste de gravidez	A contraindicação se dá pela hipersensibilidade grave ao medicamento. Usar com cautela nos portadores de doença de Crohn ou retocolite ulcerativa	Estudos em animais não indicam efeitos nocivos com relação à gravidez, desenvolvimento embrionário/fetal, parto ou desenvolvimento pós-natal, incluindo o sistema imunológico Não se sabe se o secuquinumabe é excretado no leite humano. Considerando que as imunoglobulinas são excretadas no leite humano, deve-se ter cautela
Ustequinumabe	Hemograma, VHS, PCR, função renal, função hepática, hepatite B, hepatite C, HIV, FAN, anti-DNA e teste de gravidez	A contraindicação se dá pela hipersensibilidade grave ao medicamento	Recomenda-se que, no caso de o biológico ser mantido durante a gestação, suspenda-se o uso antes da segunda metade da gestação para evitar a transferência transplacentária As mães que receberam terapia biológica depois de 16 semanas de gestação devem ser aconselhadas para que seus bebês não recebam vacinas de vírus vivos até atingirem os 6 meses de vida É excretado em concentração baixa no leite humano
Guseculmabe	Hemograma, VHS, PCR, função renal, função hepática, hepatite B, hepatite C, HIV, FAN, anti-DNA e teste de gravidez	Hipersensibilidade grave ao medicamento e infecções ativas	Não há dados sobre a utilização de guselcumabe em mulheres grávidas. Os estudos em animais não indicam efeitos prejudiciais diretos ou indiretos no que diz respeito à gravidez, ao desenvolvimento embrionário/fetal, parto ou ao desenvolvimento pós-natal. Como medida de precaução, deve-se evitar a utilização durante a gravidez Não é conhecido se o guselcumabe é excretado no leite humano. Uma vez que as imunoglobulinas são excretadas no leite humano, o risco para o lactente não pode ser excluído
Risanquizumabe	Hemograma, VHS, PCR, função renal, função hepática, hepatite B, hepatite C, HIV, FAN, anti-DNA e teste de gravidez	A contraindicação se dá pela hipersensibilidade grave ao medicamento e infecções ativas	Os dados limitados são insuficientes para informar quaisquer riscos associados ao medicamento na gravidez É excretado em concentração baixa no leite humano. Avaliar o risco benefício da amamentação
Dupilumabe	Hemograma	A contraindicação se dá pela hipersensibilidade grave ao medicamento	Não identificado risco de defeitos congênitos graves, aborto espontâneo ou resultados adversos maternos ou fetais associado ao medicamento Não existem dados sobre a presença de dupilumabe no leite materno Os benefícios da amamentação para o desenvolvimento e para a saúde da criança amamentada devem ser considerados

PERSPECTIVAS DOS IMUNOBIOLÓGICOS

A quebra de patentes e o surgimento exponencial dos chamados biossimilares provavelmente permitirá que mais pessoas tenham acesso aos imunobiológicos.[10] Se essa explosão for aliada a medidas rigorosas de controle, permitindo a obtenção de drogas seguras e de baixo custo, o benefício certamente será importante.

Interferon

Os interferons (IFNs) consistem em grupo de glicoproteínas secretoras, produzidos pela maioria das células eucarióticas, em resposta a estímulos virais e não virais. Pertencem à família das citocinas de classe II, a qual também inclui a citocinas relacionadas à interleucina-10. Os IFNs apresentam atividades antivirais, antiproliferativas, imunomoduladoras e citotóxicas. Os IFNs humanos são divididos, de acordo com seus receptores, em três grupos: tipo I (IFN-α, IFN-β, IFN-ϖ, IFN-δ e IFN-τ), tipo II (IFN-γ) e tipo III (IFN-λ). Os tipos I e III são produzidos, principalmente, por células infectadas por vírus e células dendríticas plasmocitoides, enquanto o IFN tipo III, predominantemente por linfócitos T e células *natural-killer*. Os IFN humano pode ser produzido em larga escala, por meio de tecnologia de DNA recombinante, altamente purificado pelo *Escherichia coli*.[1,2]

Na Dermatologia, essas drogas podem ser empregadas no tratamento das verrugas genitais extensas, herpes-zóster, linfoma cutâneo de células T, hemangiomas, sarcoma de Kaposi associado ao HIV, carcinoma basocelular extenso, melanoma, entre outras.[3]

A administração dos IFNs é realizada por via endovenosa ou intralesional. A catabolização da droga é renal, sendo que a degradação proteolítica da droga ocorre durante a absorção tubular renal. Apesar de provavelmente não atravessar a barreira placentária, o IFN-α é classificado como categoria C de risco de gestação. Não se conhece a segurança do uso da droga durante o aleitamento.[1,4]

Os IFNs ativam centenas de genes conhecidos como genes estimulados por IFN, por meio da Janus quinase/sinal transdutor e ativador da transcrição (JAK/STAT). Muitas moléculas codificadas por esses genes induzem atividade antiviral, antitumoral e imunomodulatória. Os efeitos antivirais dos IFNs são atribuídos à capacidade da glicoproteína de indução da expressão da oligoadenilato sintase. Os efeitos antiproliferativos estão relacionados ao estímulo da 2'-5'A sintetase, inibição de diversos fatores de crescimento e regulação negativa de oncogenes como o c-ras, bem como indução da expressão do gene supressor de tumor, p53.[2,5,6]

Os efeitos colaterais associados à administração dos IFNs são dose-dependentes e, geralmente, melhoram ou cessam após continuação ou diminuição da dose. Sintomas gripais como febre, fadiga, cefaleia, mialgia e artralgia são frequentes. Necrose e surgimento de placa de psoríase no local de aplicação podem ocorrer. Pacientes com psoríase podem apresentar exacerbação das lesões. Reações adversas neurológicas/psiquiátricas (diplegia espástica, depressão, confusão mental e demência), cardiovasculares (hipotensão, taquicardia e arritmias), rabdomiólise, alterações do trato gastrointestinal (náuseas, vômitos, anorexia, diarreia e hepatite) e mielossupressão (leucocitopenia e trombocitopenia) já foram relatados.[4] Exacerbação de psoríase e outras doenças inflamatórias podem decorrer da administração de interferon.

No Brasil, é disponível como interferon alfa 2a em frascos com 1, 2 3 5 e 9MUI. Para o condiloma acuminado, deve-se proceder a aplicação subcutânea ou intramuscular de 1MUI a 3MUI, 3 vezes por semana, durante 1 a 2 meses ou 1MUI aplicado na base do local afetado em dias alternados, durante 3 semanas consecutivas.

A fração aparente da dose absorvida após injeção intramuscular ou subcutânea é maior que 80%, e a concentração sérica máxima é atingida em até 8 horas. O interferon peguilado tem vida média mais duradoura, possibilitando uma posologia mais cômoda.

Apesar de um estudo em símias grávidas tratadas com interferon alfa 2a humano recombinante do início até a metade do período fetal não ter demonstrado estímulo a má formação fetal, não existe nenhum estudo adequado e controlado em mulheres grávidas. Assim como não se conhece sua secreção no leite materno.

Ivermectina

Ivermectina é uma lactona macrocíclica derivada sinteticamente da avermectina, isolada do fungo *Streptomyces avermectinius*. Seu efeito antiparasitário difundiu sua indicação para oncocercose, ascaridíase, enterobíase, estrongiloidíase, larva *migrans*, pediculose, escabiose, demodecidose, e como coadjuvante no tratamento de miíase cavitária.[1]

Seu efeito se deve à ligação de alta afinidade aos receptores GABA que são ligados a canais de cloro, comuns nas sinapses periféricas dos parasitas. São moduladores alostéricos positivos (PAMs) que abrem seletivamente canais de íons cloreto inibitórios controlados por glutamato nas membranas dos músculos da faringe, nervos motores, trato reprodutivo feminino e os poros excretores/secretores (ES) de nematoides e músculos e nervos de insetos e crustáceos, levando-os à paralisia e morte.[1-3]

Em mamíferos os receptores GABA estão localizados exclusivamente no sistema nervoso central, portanto, protegidos pela barreira hematoencefálica. A glicoproteína P (P-gp) parece ser importante na preservação da barreira hematoencefálica e na prevenção do acúmulo de ivermectina no tecido cerebral de mamíferos. Como a expressão da P-gp é reduzida na infância, deve-se evitar administrar ivermectina oral em pacientes com < 15 kg.[1,4]

O efeito anti-inflamatório da ivermectina fundamenta seu emprego no tratamento da rosácea. Suprime a produção de citocinas inflamatórias como fator de necrose tumoral-α (TNF-α), e a interleucina (IL)-1 é inibida através do bloqueio da via do fator nuclear-kappa B (NF-κB). Além disso, a produção da citocina anti-inflamatória IL-10 também é aumentada. A ivermectina tópica demonstrou regular negativamente os genes pró-inflamatórios IL-8, catelicidina LL-37, HBD 3, TLR-4 e TNF-α na rosácea papulopustular, juntamente com sua ação antiparasitária contra Demodex sp.[1,4]

Após administração oral, é altamente absorvida entre 1 a 2, 5 horas, a absorção aumenta com refeições gordurosas e cerveja, porém, reduz com suco de laranja. A meia-vida plasmática é de 18 horas, mas os efeitos na pele podem ser mantidos por vários dias, pela atividade dos seus metabólitos.[4]

Ivermectina sofre metabolismo pré-sistêmico no intestino através das enzimas intestinais CYP3A4 e os enterócitos contêm uma glicoproteína P ativa da bomba de efluxo, localizada no lúmen, que a transporta dos enterócitos de volta ao lúmen. A droga é extensivamente metabolizada no fígado através das enzimas CYP3A4 (principal), CYP2D6 e CYP2E1. A circulação êntero-hepática promove um segundo pico da droga entre 6 e 12 horas.[1,5]

Há intensa ligação da ivermectina nas proteínas plasmáticas (93,2%), fazendo que pacientes com hipoalbuminemia sejam mais suscetíveis a toxicidade do sistema nervoso.[1] *Há rápida e intensa biodisponibilidade da droga no sebo. A maior parte da sua excreção é intestinal.*[6]

É disponível no mercado brasileiro como comprimidos de 6 mg, e também como creme a 1% para o tratamento tópico da rosácea.

A dose para as helmintíases cutâneas, democedidose, e gnastostomíase deve ser de 200 mg/kg/dia por 1 a 2 dias. Na estrongiloidíase disseminada e na larva *migrans* disseminada, pode-se estender a dose diária por até 14 dias.

Ivermectina oral não é aprovada pela FDA para o tratamento de ectoparasitoses, sendo menos eficaz que a permetrina tópica, ou mesmo ivermectina 1% tópica, e demandando retomada após 1 a 2 semanas por não exercer efeito ovicida. Na escabiose e pediculose a dose deve ser repetida em 10 a 14 dias, com administração ao deitar-se, sem banhos nas 12 horas seguintes. Na escabiose crostosa, pode ser necessário tratamento por dias consecutivos, por até 14 dias.[7,8]

A droga oral é geralmente bem tolerada, efeitos adversos costumam ser incomuns, leves e transitórios: prurido, astenia, artralgia, mialgia, anorexia náusea, febre, cefaleia, dor abdominal e raramente encefalopatia, hipotensão postural.[1,8]

Os níveis plasmáticos de ivermectina aumentam com álcool, e as concentrações citoplasmáticas se elevam com doxiciclina, azitromicina e eritromicina. Há potencialização do efeito anticoagulante da warfarina, aumento do efeito sedativo dos benzodiazepínicos, e ácido valproico. A absorção intestinal é comprometida por rifampicina e fenobarbital.

Em função da metabolização hepática e ligação a albumina, deve ser administrada com cautela em hepatopatas.

Ivermectina oral é considerada categoria C na gestação, apesar de teratogenicidade ter sido evidenciada em estudos animais com doses repetidas, em áreas endêmicas de oncocercose, não foram identificadas alterações gestacionais. A excreção no leite materno é muito baixa, e como o pico plasmático é transitório, pode ser administrada a lactantes.

Imunoglobulina Humana

A imunoglobulina humana é um hemoderivado extraído de um *pool* de plasma proveniente de milhares de doadores regulares de sangue (1.000 a 60.000).[1] Inspirado na soroterapia usada no tratamento de doenças infecciosas como a difteria, o processo para obtenção de imunoglobulina em larga escala foi descrito ainda em 1941. Foi usado inicialmente no tratamento das imunodeficiências primárias, sendo esta uma indicação padrão até os dias atuais. Em 1981 foi descrito o sucesso terapêutico na púrpura trombocitopênica idiopática, inaugurando sua aplicação nas doenças imunomediadas.[1,2]

Na Dermatologia, a imunoglobulina humana intravenosa (IGIV) é empregada principalmente no tratamento de condições autoimunes e na necrólise epidérmica toxica. Há uma longa lista de potenciais usos, inclusive doenças raras, porém a maioria baseia-se em relatos de casos ou série de casos, em estudos não controlados, o que é justificado pela raridade de determinadas condições. O alto custo da medicação é uma outra barreira para sua aplicação mais frequente.[3]

O benefício da IGIV está estabelecido no tratamento da dermatomiosite[4] e do pênfigo vulgar,[5] em ensaios duplo-cego, placebo controlados. A IGIV é considerada primeira linha de tratamento na Doença de Kawasaki e segunda linha para as demais vasculites cutâneas e sistêmicas, após falência de corticoterapia e tratamento imunossupressor. O escleromixedema, uma condição rara refratária a maioria das terapias imunossupressoras disponíveis, responde rapidamente a IGIV, como documentado em diversos relatos de casos, série de casos e em um ensaio clínico aberto com 8 pacientes.[3,6] Na necrólise epidérmica toxica, os resultados de diferentes metanálises são conflitantes ao mostrar redução da mortalidade, que foi constatada em apenas um destes estudos com o uso de altas doses de IGIV.[7,8]

O mecanismo de ação da IGIV nas doenças autoimunes é complexo e vem sendo elucidado ao longo dos anos. De maneira similar a antígenos exógenos, autoanticorpos patogênicos podem ser reconhecidos e neutralizados pela porção variável (Fab) de anticorpos IgG anti-idiotípicos encontrados nos preparados de IGIV. A inibição da cascata do complemento ocorre de forma direta, pela interação da porção Fab com C3a, C5a e C3b, inativando-os; e indireta, pela ligação da IgG a imunocomplexos precipitados, aumentando a solubilidade e o *clearance* dos mesmos.[3,9]

A porção Fc da IgG interage com receptores Fcγ, presentes em uma variedade de células do sistema imune, resultando em ativação ou inibição de diferentes vias de sinalização. A saturação do receptor Fc neonatal nas células endoteliais impede a internalização de autoanticorpos patogênicos nos endossomos, acelerando o catabolismo deles. Acredita-se também que ocorra bloqueio receptores Fcγ de ativação e aumento da expressão de receptores inibitórios FCγRIIB, pela sialilação deles. Nos linfócitos B, a expressão de receptores inibitórios FCγRIIB e modulação da resposta via TLR-9 são estimuladas.[3,9]

A IGIV parece inibir a diferenciação e maturação das células dentríticas, reduzir a expressão de moléculas de superfície, incluindo HLA classe II, e de moléculas coestimulatórias como CD80, CD86 e ou CD40. Inibe a produção de IL-12 e estimula a secreção de IL-10 e IL-33, com secreção de IL-4 pelos basófilos, estimulando resposta TH2.[9]

A terapia com IGIV mostrou influenciar o balanço entre a resposta de células T reguladoras (T-reg) e a via TH17, com impacto na tolerância imunológica. *In vitro,* ocorre inibição da maturação e proliferação TH17, assim como da produção de citocinas IL-17A, IL-17F, IL-21 e CCL20. Ocorre ainda ativação das células T reguladoras (T-reg) após interação da IgG com as células NK e células dendríticas.[9]

Todas as preparações de imunoglobulinas disponíveis atualmente consistem em moléculas intactas de IgG, de diferentes subclasses em proporção similar ao plasma humano normal.[3] Podem conter também traços de IgA e IgM e resíduos do processo de produção, como maltose e sacarose.[2,10] Os produtos mais modernos são estabilizados por aminoácidos e não por açúcares e conseguem menores concentrações de sódio e conteúdo muito reduzido de IgA.[10]

A imunoglobulina humana pode ser aplicada pelas vias intramuscular, intravenosa e subcutânea. A via intramuscular foi usada nos primeiros estudos, mas caiu em desuso pelos proeminentes efeitos adversos e limitação do volume permitido. A via intravenosa é a mais frequente e amplamente estudada nos diferentes ensaios clínicos. Apresentações para uso subcutâneo permitem doses diárias menores de imunoglobulina (100 a 150 mg/kg por semana) e são mais aplicáveis ao tratamento das imunodeficiências primárias. A aplicação subcutânea pode ser precedida de uma aplicação de hialuronidase no local de injeção, permitindo volumes maiores por esta via.[10] A maior parte dos estudos na Dermatologia dizem respeito ao uso da IGIV, com relatos isolados da via subcutânea.[11]

Vários procedimentos são regulamentados na produção da imunoglobulina humana, mas podem variar conforme o fabricante e o país de origem, com grande heterogeneidade entre as apresentações comerciais disponíveis quanto a pureza, presença de IgA e estabilizantes, não podendo ser consideradas produtos genéricos.[1,3,10] O processo de produção é complexo e envolve diferentes etapas como *screening* dos doadores, obtenção do plasma, fracionamento, cromatografia, inativação e remoção de vírus e príons (com solventes e detergentes e nanofiltragem), métodos de caracterização biológica e farmacológica e testes do produto final quanto à eficácia clínica. As agências reguladoras devem inspecionar periodicamente esses processos e são responsáveis pela autorização dos produtos. Para cada lote de imunoglobulina fabricado, é produzido um certificado que fornece informações sobre as principais propriedades biológicas e farmacológicas, o grau de pureza e o espectro de anticorpos.[1,3,12]

Assim, a depender das características de uma marca e do perfil do paciente, uma apresentação pode ser preferível à outra, por exemplo: pacientes com deficiência de IgA produzem anticorpos anti-IgA e necessitam de marcas ultrapurificadas neste aspecto para reduzir o risco de reação sistêmica. Soluções hiperosmolares devem ser evitadas em pacientes com doença cardiovascular ou de alto risco para eventos tromboembólicos. Estabilizantes a base de sacarose ou glicose aumentam o risco de falência renal em pacientes com doença renal crônica.[1]

O *screening* de doadores deve ser rígido para selecionar pessoas saudáveis, sem sinais de infecção ou doença crônica. O plasma deve ser livre de antígenos HBs e anticorpos anti-HCV, bem como negativo para anticorpos HIV-1 e HIV-2. As doações devem ficar em quarentena por pelo menos 60 dias, disponíveis para resgate caso alguma soroconversão seja reportada no período, permitindo o descarte de todo o plasma correspondente. A reação em cadeia de polimerase é usada para filtrar o plasma de doadores e o *pool* final de plasma para a presença de HCV RNA, HBV DNA, HIV RNA, HAV RNA e DNA do parvovírus B19. Na presença de reação positiva, o plasma é rejeitado ou o *pool* de plasma é descartado.[3]

A evolução do processo de produção nos mais de 50 anos de uso das imunoglobulinas no tratamento das imunodeficiências permitiu melhora no perfil de eventos adversos, com predomínio de reações leves e que melhoram com a interrupção da infusão.[3] A incidência de eventos adversos é muito variável nos estudos. O risco varia conforme características da preparação de imunoglobulina utilizada, como a concentração de IgA ou títulos de anti-RhD. A chance de evento adverso é maior nos pacientes que recebem a primeira infusão, naqueles com antecedente de reações prévias e na presença de deficiência de IgA. O risco de hemólise é maior nos pacientes com grupo sanguíneo A e AB.[2]

Os eventos adversos podem ser divididos em imediatos e tardios. Os efeitos imediatos leves como cefaleia, febre, calafrios e fadiga, lembram uma síndrome gripal, e melhoram com a redução da velocidade de infusão ou com uso de anti-histamínicos e AINES. Na pele, pode ocorrer urticária, eczema, disidrose, dermatite liquenoide, descamação e epidermólise; são mais frequentes nas mãos e nos pés, ocorrendo em geral até duas semanas após a exposição. Desconforto torácico, vômitos, artralgias e cefaleia intensa levam a suspensão da infusão e o uso de sintomáticos. Hipertensão, arritmia, hipotensão, anafilaxia, broncoespasmo e rebaixamento do nível de consciência obrigam a interrupção do tratamento e pronta avaliação médica. Desconforto respiratório e edema pulmonar não cardiogênico nas primeiras 6 horas após a infusão caracterizam a TRALI – *Transfusion-Related Acute Lung Injury*.[2]

Os efeitos adversos tardios incluem eventos tromboembólicos, alterações neurológicas como meningite asséptica, disfunção renal, alterações hematológicas, distúrbios hidroeletrolíticos (pseudo-hiponatremia) e infecções.[2]

O risco de trombose varia de 0,15% a 1,2%. A trombose arterial é quatro vezes mais frequente que a trombose venosa, costuma ser mais precoce e ocorre em pacientes com doença aterosclerótica. A trombose venosa associa-se a obesidade e restrição ao leito, ocorrendo em um intervalo maior após o tratamento. Ocorre por hipercoagulabilidade secundária ao aumento da viscosidade do sangue e aumento da atividade do fibrinogênio e plaquetas. Pacientes de risco como idosos, hipertensos e com doença coronariana ou aterosclerótica podem se beneficiar de anticoagulação profilática.[12] Outros fatores de risco incluem altas doses de IGIV na primeira infusão, uso de contraceptivo oral, antecedente pessoal de trombose e trombofilias hereditárias.[2]

Em 1994, mais de 100 casos de hepatite aguda pelo vírus C foram reportados. Atualmente, porém, o risco de infecções com a IGIV é menor do que com outros hemoderivados, graças à instituição de duas etapas dedicadas a eliminação de patógenos (solvente/tratamento com detergente – S/D – e nanofiltragem), e a complementação com a cromatografia de troca iônica. Transmissão de infecção pelo HIV, hepatite B e doenças mediadas por príons não foram reportadas com a IGIV.[2]

Estudos indicam que a terapia com imunoglobulina é segura na gestação, tanto por via intravenosa quanto por subcutânea, devendo ser mantida nas pacientes com imunodeficiências primárias e sendo opção de tratamento para doenças autoimunes neste contexto.[10]

A imunoglobulina humana para infusão intravenosa está disponível em soluções de 5% e 10% (frascos contendo 0,5, 1, 2,5, 5 e 10 g), em líquido liofilizado ou em solução pronta para uso. A apresentação liofilizada apresenta custo inicial menor, porém requer mão de obra mais especializada para reconstituição e acompanhamento da infusão, a qual deve ser mais lenta pelo maior risco de eventos adversos em relação à apresentação em solução, aumentando o seu custo operacional. Há grande variação entre as diversas marcas disponíveis em relação ao perfil de eventos adversos, velocidade de infusão recomendada, condições de armazenamento e meia-vida.[12] Em geral, a meia-vida da IGIV em indivíduos normais é de cerca de 3 semanas.[3]

A dosagem é calculada com base no peso corporal. Para a maioria das doenças autoimunes, a dose padrão de 2 g/kg/ciclo, que deve ser dividida em 5 dias de infusão consecutivos de 0,4 g/kg. Na necrólise epidérmica tóxica, as doses recomendadas são maiores, dividida em um menor número de dias. Para pacientes com IMC > 30 kg/m² sugere-se calcular a dose com base no peso ideal, já que são indivíduos com maior risco para eventos tromboembólicos e cardiovasculares. As doses recomendadas para as principais indicações na Dermatologia estão disponíveis no Quadro 160.31. O consenso brasileiro para o uso de imunoglobulina humana, cujo foco é o tratamento das imunodeficiências primárias, traz as recomendações constantes no Quadro 160.31, com o objetivo de minimizar os riscos de eventos adversos.[10]

A manutenção do tratamento com a IGIV por períodos prolongados, de até 18 meses ou mais, pode ser necessária, principalmente nos casos de dermatomiosite e escleromixedema. O *guideline* da Academia Europeia de Dermatologia e Venereologia recomenda avaliar resposta ao tratamento com 6 meses e descontinuar o tratamento na ausência de melhora. Na presença de resposta, espaçar as infusões gradualmente até um intervalo de 6 semanas. Intervalos maiores não são recomendados em função da meia-vida das imunoglobulinas. Após 18 meses, suspender o tratamento e observar se haverá recidiva. Neste caso, o tratamento pode ser reiniciado (Figura 160.22).[3]

Quadro 160.31 Imunoglobulina humana intravenosa: quadro-síntese.

Mecanismo de ação
• Via porção variável (Fab): IgG anti-idiotípica reconhece e neutraliza autoanticorpos patogênicos; inibição da cascata do complemento • Via porção Fc: saturação do receptor Fc neonatal nas células endoteliais, bloqueio receptores Fcγ de ativação e aumento da expressão de receptores inibitórios FCγRIIB • Inibe a diferenciação e maturação das células dendríticas • Inibe a produção de IL-12 e aumenta a secreção de IL-10, IL-33, IL-4 • Balanço T-reg/via TH17, com impacto na tolerância imunológica
Dose
• Dermatomiosite/escleromixedema/imunobolhosas: 2 g/kg/ciclo, dividido em 3 a 5 dias (400 mg/kg/dia por 5 dias). 1 ciclo mensal nos primeiros 6 meses. Espaçar o intervalo para até 6 semanas após resposta clínica • Doença de Kawasaki: um ciclo de 1,6 a 2 g/kg em infusão única de 6 a 12 horas, ou dividida em 3 a 5 dias. Associar AAS 50 mg/kg/dia • Necrólise epidérmica tóxica: 3 g/kg, dividido em 3 a 5 dias (1 g/kg/dia, 3 dias)
Cuidados e medicação pré-infusão
• Tratar processos infecciosos e retardar infusão em caso de infecção mais importante, evitar trocas de produto • Pré-hidratação (30 minutos antes): SF 0,9%, 10 a 20 mL/kg em crianças e 500 mL em adultos • Deixar o produto atingir a temperatura ambiente • Reconstituição adequada de produtos liofilizados • Monitorar sinais vitais a cada 20 a 30 minutos • Velocidade de infusão lenta, principalmente nas primeiras aplicações, utilizando bombas de infusão, sempre que possível. Iniciando-se com 0,5 a 1 mg/kg/minuto, aumentando gradativamente (cada 15 a 30 minutos) até 4 a 8 mg/kg/minuto; em 3 a 6 horas • Observar por 30 a 60 minutos após o término, antes de liberar o paciente

(Continua)

Quadro 160.31 Imunoglobulina humana intravenosa: quadro-síntese. (Continuação)

Prevenção secundária de reações adversas com IGIV
▪ Velocidade de infusão mais lenta em pacientes que apresentaram reação anteriormente ▪ Pré-medicação com analgésicos e/ou anti-inflamatórios não esteroides, anti-histamínicos e corticosteroides ▪ Pré-hidratação com soro fisiológico 0,9%
Fatores de risco para eventos adversos
▪ Sintomas gripais e erupções cutâneas: doses altas, velocidade de infusão rápida, quadro infeccioso concomitante, reação prévia ▪ Arritmia e hipotensão: doença cardiovascular prévia ▪ Eventos tromboembólicos: doses altas, velocidade de infusão rápida, idade avançada, restrição de movimento, diabete, hipertensão, dislipidemia, doença aterosclerótica, antecedente de evento tromboembólico, contraceptivo oral, trombofilia hereditária, púrpura trombocitopênica idiopática ▪ Meningite asséptica: alta dose ▪ Insuficiência renal: velocidade de infusão rápida, idade avançada, insuficiência renal, síndrome nefrótica, diabete, desidratação, paraproteinemia, hemólise e preparações contendo sacarose ▪ Hemólise: doses altas, velocidade de infusão rápida, grupo sanguíneo não O

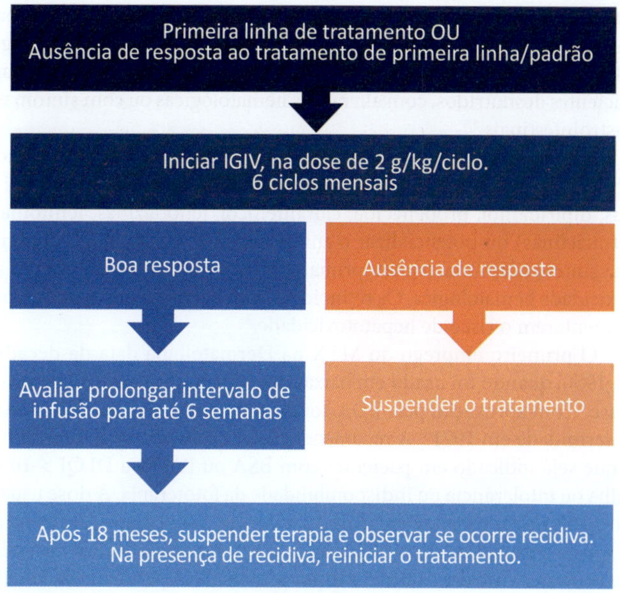

Figura 160.22 Esquema de tratamento com IGIV.

Metotrexato

Desenvolvido na década de 1940, como uma opção terapêutica para leucemia aguda na infância, o metotrexato (MTX) é uma molécula estruturalmente semelhante ao ácido fólico e com ele compete pela enzima di-hidrofolato redutase (DHFR), agindo como seu antagonista. A DHFR é uma enzima central na via do ácido fólico, essencial para produção das purinas e pirimidinas necessárias na replicação e reparo de DNA.[1,2] A inibição da DHFR é crucial para a atividade antineoplásica do MTX, situação em que é usado em altas doses, variando entre 1 a 12 g/m^2 nos diferentes protocolos.

Na ausência de mecanismos moleculares alternativos, a via do ácido fólico foi por muito tempo responsabilizada pela atividade anti-inflamatória e imunossupressora do MTX, quando é usado em doses que variam de 7,5 a 25 mg por semana. Diferentes mecanismos dentro desta via foram propostos, como a inibição da síntese de purinas e pirimidinas, supressão das reações de transmetilação, redução da proliferação de células T dependentes de antígeno, interferência no metabolismo da glutationa levando a alterações no recrutamento de monócitos e estímulo à liberação de adenosina extracelular.[2]

No meio intracelular, o MTX sofre poliglutamação, dando origem ao $MTX\text{-}glu_n$, o qual inibe diferentes enzimas da via do ácido fólico além da DHFR: a timidilato sintetase, glicinamida ribonucleotídeo formiltransferase e a aminoimidazol carboxamida ribonucleotídeo transformilase (AICAR-T). A inibição da AICAR-T pelo $MTX\text{-}glu_n$ eleva os níveis intracelulares de AICAR, que por sua vez inibe a AMP-deaminase levando à liberação de nucleotídeos de adenina (ATP) intracelulares que são desfosforilados à adenosina extracelularmente.[2] A adenosina se liga a receptores de adenosina endoteliais A2A, inibindo apoptose, quimiotaxia de neutrófilos e a liberação de TNF-α, IFN-γ, IL-12, IL-8 e IL-6.[3,4]

Ao se constatar que a suplementação de ácido fólico em dia diferente ao da administração do MTX foi capaz de reduzir os efeitos adversos relacionados à inibição da DHFR sem influenciar negativamente sua eficácia anti-inflamatória, vias não dependentes de ácido fólico foram alvo de estudos para elucidar o mecanismo de ação do MTX como imunossupressor. A via JAK/STAT é central em diversos processos biológicos, como a hematopoiese, imunidade e inflamação. Um ensaio *in vitro* em células de *Drosophila* identificou o MTX como inibidor da via JAK/STAT e ensaios subsequentes mostraram que esta inibição ocorreria na própria via ou posterior à ela, de forma independente da via do ácido fólico. Diversas citocinas pro-inflamatórias como interferon-gama, IL-6 e IL-10 atuam pela sinalização de receptores relacionados à ativação da via JAK/STAT e sofrem então influência do MTX através desta via.[2]

A biodisponibilidade do MTX pela via oral não é reduzida por alimentos e pode ser administrado independente das refeições. Doses orais baixas (até 25 a 30 mg/m^2) são rapidamente absorvidas no trato gastrointestinal, mas a absorção de doses maiores é irregular. É possível haver redução da absorção em alguns pacientes pela denudação epitelial, dismotilidade e alterações da flora intestinal induzidas pelo fármaco. Os picos séricos após administração oral ocorrem em 1 a 4 horas e são ligeiramente menores quando comparados à via intramuscular, cuja absorção é rápida e completa com níveis séricos máximos em 0,5 a 2 horas.[5]

O MTX sérico é cerca de 35% a 50% ligado às proteínas plasmáticas e sofre deslocamento no uso concomitante a sulfonamidas, salicilatos, cloranfenicol e fenitoína. O MTX é amplamente distribuído nos tecidos corporais com concentrações mais altas nos rins, vesícula, baço, fígado e pele. Sua meia-vida terminal é de aproximadamente 3 a 10 horas para pacientes em uso de baixas doses. Para altas doses de MTX, a meia-vida terminal é de 8 a 15 horas.[3,5] É excretado principalmente pela via renal, através da filtração glomerular e pela secreção tubular ativa. A função renal comprometida e o uso concomitante de ácidos orgânicos fracos (que competem pela secreção tubular) podem aumentar os níveis séricos do MTX.[5]

Pela via oral, o MTX é administrado em comprimidos de 2,5 mg. A dose semanal pode ser dada em uma única tomada ou fracionada em 3 doses com intervalo de 12 horas entre elas. Sugere-se uso na véspera do dia de descanso do paciente, para minimizar os efeitos da fadiga e da náusea que podem ocorrer. O MTX também está disponível em solução injetável 2 mL contendo 50 mg do fármaco (25 mg/mL), para administração intramuscular ou subcutânea, em dose única semanal. A presença de sintomas gastrointestinais e/ou baixa resposta terapêutica com a via oral podem justificar a troca para a via intramuscular. É possível o uso da solução parenteral pela via oral, apesar de não haver esta recomendação em bula, sendo uma alternativa de uso na infância. Recomenda-se a suplementação de ácido fólico 5 a 10 mg, 24 a 48 horas após a última tomada da medicação, especialmente em pacientes desnutridos, com alterações hematológicas ou com sintomas gastrointestinais.[3,5]

Interações medicamentosas podem aumentar o nível plasmático do MTX (salicilatos, anti-inflamatórios não hormonais, sulfonamidas, dipiridamol, probenecida, cloranfenicol, fenotiazinas, fenitoína, tetraciclinas) ou potencializar o antagonismo ao folato, por inibirem sua síntese (dapsona, trimetoprima, sulfonamídicos), com aumento a toxicidade hematológica. Os retinoides e o álcool merecem atenção por aumentarem o risco de hepatotoxicidade.[3]

O primeiro emprego do MTX na Dermatologia data da década de 1950, quando foi usado em baixas doses para o tratamento da psoríase,[6] com aprovação pela FDA como tratamento padronizado desta enfermidade em 1971.[3] A recomendação atual do consenso brasileiro é que seja indicado em pacientes com BSA ou PASI ou DLQI > 10 e falha ou intolerância ou indisponibilidade da fototerapia. A dose usual no adulto com psoríase varia de 15 a 25 mg por semana, devendo a resposta terapêutica ser avaliada após 8 semanas para avaliar necessidade de ajuste de dose (até 25 mg por semana, independente da via de administração) ou troca da medicação.[7]

Outras indicações na Dermatologia são esclerodermia localizada,[8] alopecia areata,[9] vitiligo,[10] dermatite atópica,[11] pênfigo vulgar e foliáceo,[12] penfigoide bolhoso,[13] micose fungoide e síndrome de Sèzary, pitiríase rubra pilar, pitiríase liquenoide e varioliforme aguda, doença de Reiter, colagenoses (lúpus eritematoso, dermatomiosite, esclerodermia); vasculites e dermatoses neutrofílicas.[3]

Efeitos adversos comuns de curto prazo são fadiga, anorexia, náusea e estomatite. Ajuste na dose ou na forma de uso (troca da via para parenteral, fracionamento da posologia oral, uso após as refeições), e administração de ácido fólico no dia seguinte ajudam no controle dos mesmos.[5] Há relatos eventuais de superdosagem decorrentes da administração diária, ao invés de semanal, manifestos como quadros graves de aplasia medular, hepatite medicamentosa, estomatite e úlceras cutâneas, muitas vezes, com evolução fatal.

Após 5 dias da administração da primeira dose de MTX, deve-se solicitar hemograma pelo risco de pancitopenia. Sugere-se hemograma e hepatograma semanais no primeiro mês de tratamento ou após cada aumento da dose. A partir do segundo mês os exames são repetidos com intervalo bimestral-trimestral, acrescidos das escórias nitrogenadas.[3,5] Como pode haver alteração transitória das enzimas hepáticas nos 2 dias seguintes à ingestão do fármaco, recomenda-se que a coleta dos exames seja realizada 1 a 2 dias antes da próxima dose.[3,4]

A suplementação diária ou semanal de ácido fólico mostrou a diminuição dos efeitos colaterais (mielotoxicidade, hepatotoxicidade, mucosite e náuseas), sem perda de eficácia. A administração de ácido fólico pode ser feita de 1 a 5 mg/dia, sendo 1 mg/dia a dose indicada regularmente e 5 mg/dia a indicada quando a dose de metotrexato é > 15 mg/semana ou na presença de sinais de mielotoxicidade.[3,4] Uma dose única de 5 a 10 mg semanal também pode ser utilizada de forma profilática.

A toxicidade hematológica é mais frequente nos idosos, na insuficiência renal, no uso concomitante a inibidores da síntese de folato, na hipoalbuminemia e nos erros de dosagem, se manifestando como leucopenia, trombocitopenia, anemia megaloblástica ou normocítica e pancitopenia.[5]

Vários casos de hepatotoxicidade em pacientes de psoríase em uso de MTX foram relatados nos anos 1960 e a prevalência de fibrose e cirrose hepática chegou a 50% nos primeiros estudos. As estimativas recentes são bem menores, variam de 0 a 10%, a maioria das casuísticas com menos de 5%. Em contrapartida, alguns pacientes submetidos à biópsia hepática seriada melhoraram a histologia com o tempo, levantando dúvidas sobre o real potencial hepatotóxico da medicação.[4] Hoje, sabe-se que a presença de fatores de risco é determinante na hepatotoxicidade relacionada ao MTX: consumo de álcool, alterações dos testes de função hepática, doença hepática prévia, antecedente familiar de hepatopatia hereditária, diabete *mellitus*, obesidade e exposição prévia a medicamentos hepatotóxicos.[5,14] A prevalência desses fatores em algumas coortes podem ter contribuído para a alta incidência nos estudos iniciais.[14,15]

Várias teorias foram propostas para o mecanismo de hepatotoxicidade do MTX, incluindo ativação das células estreladas hepáticas, estresse oxidativo e esteatose intracelular.[14] A elevação das transaminases ocorre em 15% a 50% dos pacientes em doses baixas, em geral de forma leve e transitória. Alterações acima de 2 vezes o valor de referência melhoram com redução de dose ou descontinuação, ou mesmo com a manutenção das doses em alguns casos. As transaminases séricas devem ser monitoradas; se o valor for menor do que 2 vezes o limite normal, deverá ser repetida em 2 a 4 semanas. Se estiver 2 a 3 vezes o limite normal, repetir em 2 a 4 semanas e reduzir a dose, se necessário. Se for maior do que 2 vezes e persistir ou maior do que 3 vezes, suspender a droga e fazer avaliação com gastroenterologista.[3,4]

A elevação das transaminases, apesar de frequente, tem fraca correlação com o risco de fibrose avançada e cirrose. Assim, além das provas de função hepática outros métodos foram propostos para monitoramento desta complicação. O nível sérico do propeptídeo aminoterminal procolágeno tipo III é um marcador de produção de colágeno e correlaciona-se diretamente com a fibrogênese hepática. Apesar de sensível, não é orgão-específico e eleva-se em outras situações como nas artrites, esclerodermia, hipertireoidismo e em indivíduos em fase de crescimento. Assim, não serve para o monitoramento de pacientes com artrite reumatoide ou psoriática, mas pode ser considerado na psoríase em placas. Seu uso é recomendado na Europa, mas não está amplamente disponível nos Estados Unidos e no Brasil.[5]

A biópsia hepática é o padrão-ouro para avaliação histológica. Entretanto, a biópsia por agulha representa apenas 1/50 mil do tecido hepático e está sujeita a erros amostrais. A mortalidade relacionada ao procedimento é de 0,01% a 0,02%, com risco de complicações de 0,15%. A Classificação de Roenigk, desenvolvida pela Academia Americana de Dermatologia, divide o acometimento hepático pelo MTX em cinco graus histológicos. O nível IIIa indicava a necessidade de repetir a biópsia em 6 meses. Do nível IIIb em diante recomendava-se suspender o tratamento. Por muito tempo recomendou-se a realização de biópsias hepáticas pré-tratamento e a cada 1,5 a 4 g de MTX, a depender dos fatores de risco do paciente. Entretanto, a associação entre a dose acumulada e o risco de hepatotoxicidade foi demonstrada em estudos onde era realizado uso diário ou em dias alternados. Os dados para o uso semanal são menos robustos e vários estudos demonstraram a fibrose hepática ser improvável com doses acumuladas menores que 1,5 g na ausência de fatores de risco.[4]

Uma metanálise publicada em 2021 avaliou 35 estudos com diferentes métodos de avaliação hepática (biópsia, elastografia por ressonância magnética, outros métodos de elastografia e testes bioquímicos) e não encontrou associação entre a dose acumulada de MTX e a doença hepática a ele associada. Os autores acreditam que o MTX seja mais um fator de risco que acelera a doença hepática gordurosa não alcoólica, mas não um agente causal isolado.[16]

Associado a este contexto e à atual disponibilidade de ferramentas não invasivas confiáveis de avaliação hepática (elastografia hepática transitória FibroScan (Echosens, Waltham, MA), elastografia por ressonância magnética – para pacientes com IMC > 40 kg/m^2, algoritmo "Fibrosis-4" envolvendo dosagem sérica das enzimas hepáticas, contagem de plaquetas e idade, além de outros testes séricos patenteados como o FibroTest/FibroSure (BioPredictive, Paris, França), a biópsia hepática pré-tratamento com MTX não é mais recomendada hoje, independentemente da presença ou ausência de fatores de risco. Entretanto, na presença desses fatores de risco ou de alterações dos exames basais, o paciente deverá ser avaliado pelo gastroenterologista e submetido a esses testes não invasivos.[5] As Figuras 160.23 a 160.25 são adaptações de recomendações para o seguimento do uso de MTX em pacientes com e sem fatores de risco para hepatotoxicidade.

Para pacientes com fatores de risco, o arsenal terapêutico atual muitas vezes permite tratamentos alternativos ao MTX. Quando o acesso não é possível, o paciente deve ser monitorizado e os testes séricos para fibrose hepática e os exames de imagem devem ser repetidos anualmente, independente da dose acumulada de metotrexato.[5]

Apesar de duas metanálises mostrarem não haver aumento do risco de doença pulmonar pelo metotrexato,[17,18] este ainda é um assunto para debate e alguns autores consideram a presença de doença cardiovascular e de diabete *mellitus* fatores de risco para penumonite pelo metotrexato. As manifestações pulmonares descritas variam de tosse leve e dor pleurítica (que muitas vezes resolvem com redução da dose semanal) até pneumonite estabelecida com potencial letal. A prevalência é de 1% a 2% dos usuários, mesmo com doses baixas, pois ocorre de forma idiossincrásica como uma reação de hipersensibilidade à droga. A instalação dos sintomas ocorre de forma subaguda, com tosse seca que evolui para dispneia e taquipneia em um período de 3 a 4 semanas. Mais de metade dos pacientes podem apresentar febre, em geral mais tardiamente. Sintomas de início mais agudo sugerem quadro infeccioso enquanto a instalação em semanas é mais característica da pnumonite pelo metotrexato. A pneumopatia associada a artrite reumatoide, por sua vez, é de instalação mais crônica e insidiosa.[14,19]

A associação com anti-inflamatórios não hormonais está associada ao aumento de nefrotoxicidade, e a associação com dapsona, com toxicidade hematológica.

Um ensaio clínico controlado randomizado para avaliar o potencial do metotrexato em reduzir o risco cardiovascular em pacientes com doença coronariana prévia e diabete *mellitus* ou síndrome metabólica foi precocemente interrompido pela ausência de eficácia nos desfechos primários, porém rendeu uma análise dos efeitos adversos do uso do metotrexato em baixas doses por um período médio de 23 meses nesta população. O risco de neoplasia geral não foi maior para o grupo de tratamento, exceto pelo aumento do risco de câncer de pele, em especial o carcinoma espinocelular.[14]

O MTX pode aumentar o risco de infecções ou mesmo reativação de tuberculose, hepatites e linfomas (em especial linfoma-B associado ao Epstein-Barr vírus). Assim, é altamente recomendado coletar sorologias para as hepatites B e C pré-tratamento, assim como o *screening* para tuberculose (teste tuberculínico PPD ou QuantiFERON Gold [Qiagen, Germantown, MD]).[5]

O MTX é categoria X na gestação, é claramente abortivo e teratogênico, não devendo ser usado em mulheres em programação de gravidez. A exposição durante o período de organogênese (6 a 8 semanas pós concepção) está associada a múltiplas anomalias congênitas. Durante o segundo e terceiro trimestre pode levar a toxicidade e óbito fetal. A mulher deve suspender o uso por no mínimo 3 meses antes de tentar engravidar. Também é excretado no leite materno e contraindicado na lactação.[5] Apesar de dados conflitantes na literatura, o homem que estiver em uso de MTX, mesmo no esquema semanal de baixas doses, deve usar métodos contraceptivos e o MTX deve ser suspenso pelo homem por 3 meses antes de se tentar uma concepção, tempo este com base no ciclo da espermogênese, que dura 74 dias.[20]

Quadro 160.32 Metotrexato: quadro-síntese.

Mecanismo de ação		

▪ Análogo antagonista competitivo do ácido fólico, inibe a di-hidrofolato redutase
  ▪ Inibe a síntese de purinas e pirimidinas
  ▪ Inibe proliferação de células T
  ▪ Aumento da adenosina extracelular
▪ Inibição da via JAK/STAT		

Dose		
▪ 7,5 a 25 mg/semana. Dose única semanal, ou dividida em 3 doses com intervalo de 12 horas entre elas ▪ Suplementar ácido fólico: 1 a 5 mg/dia, exceto no dia da dose do MTX		
Contraindicações absolutas		
▪ Gestação, lactação ▪ Etilismo, doença hepática alcoólica, doença hepática crônica ▪ Síndromes de imunodeficiência, hipoplasia de medula óssea, leucopenia, trombocitopenia, anemia grave ▪ Hipersensibilidade ao MTX		
Contraindicações relativas		
▪ Alteração da função renal ▪ Alteração da função hepática ▪ Infecção ativa		
Hepatotoxicidade relacionada ao MTX: fatores de risco		
▪ Etilismo atual ou anterior (> 1 dose/dia para mulher ou > 2 doses/dia para o homem). 1 dose de líquor = 350 mL cerveja = 150 a 180 mL vinho ▪ Alterações persistentes dos testes de função hepática ▪ Hepatopatia, incluindo hepatite pelo vírus B e C ▪ História familiar de doença hepática hereditária ▪ Diabete *mellitus* ▪ Obesidade ▪ Exposição prévia a drogas hepatotóxicas ▪ Hiperlipidemia		
Avaliação pré-tratamento e monitorização		
▪ Sorologias para hepatite B, C e HIV ▪ PPD ou QuantiFERON Gold [Qiagen, Germantown, MD] ▪ Radiografia de tórax ▪ Hemograma e transaminases 5 a 7 dias após a primeira dose. Repetir hemograma e provas de função hepática a cada 2 a 3 meses ▪ Dosagem de ureia e creatinina a cada 2 a 3 meses		
Principais interações medicamentosas		
AINES	**Antibióticos**	**Outras**
▪ Salicilatos ▪ Naproxeno ▪ Ibuprofeno ▪ Indometacina ▪ Fenilbutazona	▪ Sulfametoxazol/ trimetoprima ▪ Sulfonamidas ▪ Penicilina ▪ Minociclina ▪ Ciprofloxacino	▪ Barbitúricos ▪ Colchicina ▪ Dipiridamol ▪ Etanol ▪ Fenitoína ▪ Sulfonilureias ▪ Furosemida ▪ Diuréticos tiazídicos

Fonte: Adaptado de Bath RK, Brar NK, Forouhar FA, Wu GY. A review of methotrexate-associated hepatotoxicity. J Dig Dis. 2014;15(10):517-24.

Micofenolato de Mofetila

O ácido micofenólico (MPA – *mycophenolic acid*) é um ácido orgânico fraco, lipossolúvel, isolado do *Penicillium stoloniferum* em 1896, com propriedades antivirais, antibacteriana, antitumoral, antifúngica e imunossupressora.[1] Usado no tratamento da psoríase na década de 1970, foi descontinuado pelos proeminentes efeitos gastrointestinais e temor relativo à carcinogênese. O micofenolato de mofetila (MMF) – o éster 2-morfolinoetil do MPA – funciona como sua pró-droga, com maior biodisponibilidade, eficácia e tolerância gastrointestinal. Inicialmente usado em transplantados de órgãos sólidos, posteriormente foi introduzido no tratamento de diversas doenças autoimunes.[2]

O MPA é um inibidor não competitivo, seletivo e reversível da inosina monofosfato desidrogenase (IMPDH), em especial da sua isoforma tipo II, enzima crucial para a síntese *de novo* de purinas, essencial para a replicação linfocitária. Isto porque a obtenção das purinas adenina e guanosina nos diferentes tecidos pode ocorrer por duas vias: pela via de resgate (reaproveitamento) através da hipoxantina-guanina fosforibosil transferase ou pela síntese *de novo.* Os linfócitos T e B não conseguem utilizar a primeira via e dependem da síntese *de novo*, pela ação em cadeia de diferentes enzimas entre as quais a IMPDH. Assim, o MPA prejudica a obtenção de nucleotídeo de guanosina, essenciais para síntese de DNA, RNA e proteínas, com efeito citostático relativamente seletivo sobre os linfócitos, e pouco efeito nas outras populações celulares. Exerce esta ação sem se incorporar ao DNA, o que o difere do princípio ativo da azatioprina, a 6-tioguanina, que causa quebras cromossômicas potencialmente mutagênicas. Ocorre também redução na formação de anticorpos, na migração e na adesão celular de linfócitos e monócitos.[1,2]

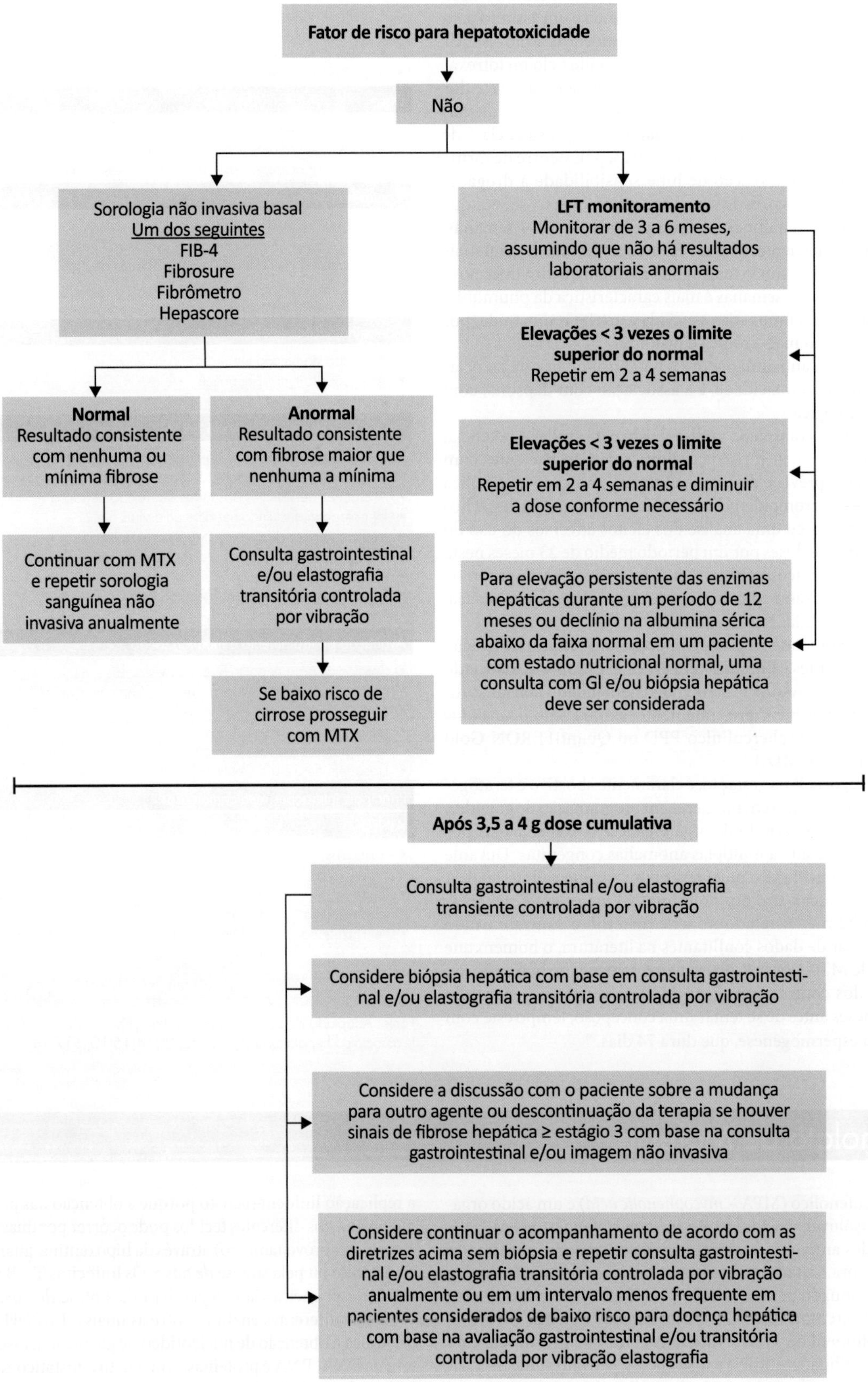

■ **Figura 160.23** Monitoramento de hepatotoxicidade em pacientes em uso de metotrexato sem fatores de risco para hepatotoxicidade (biópsia hepática basal não recomendada).
Fonte: J Am Acad Dermatol. Menter et al. Junho de 2020, p. 1452.

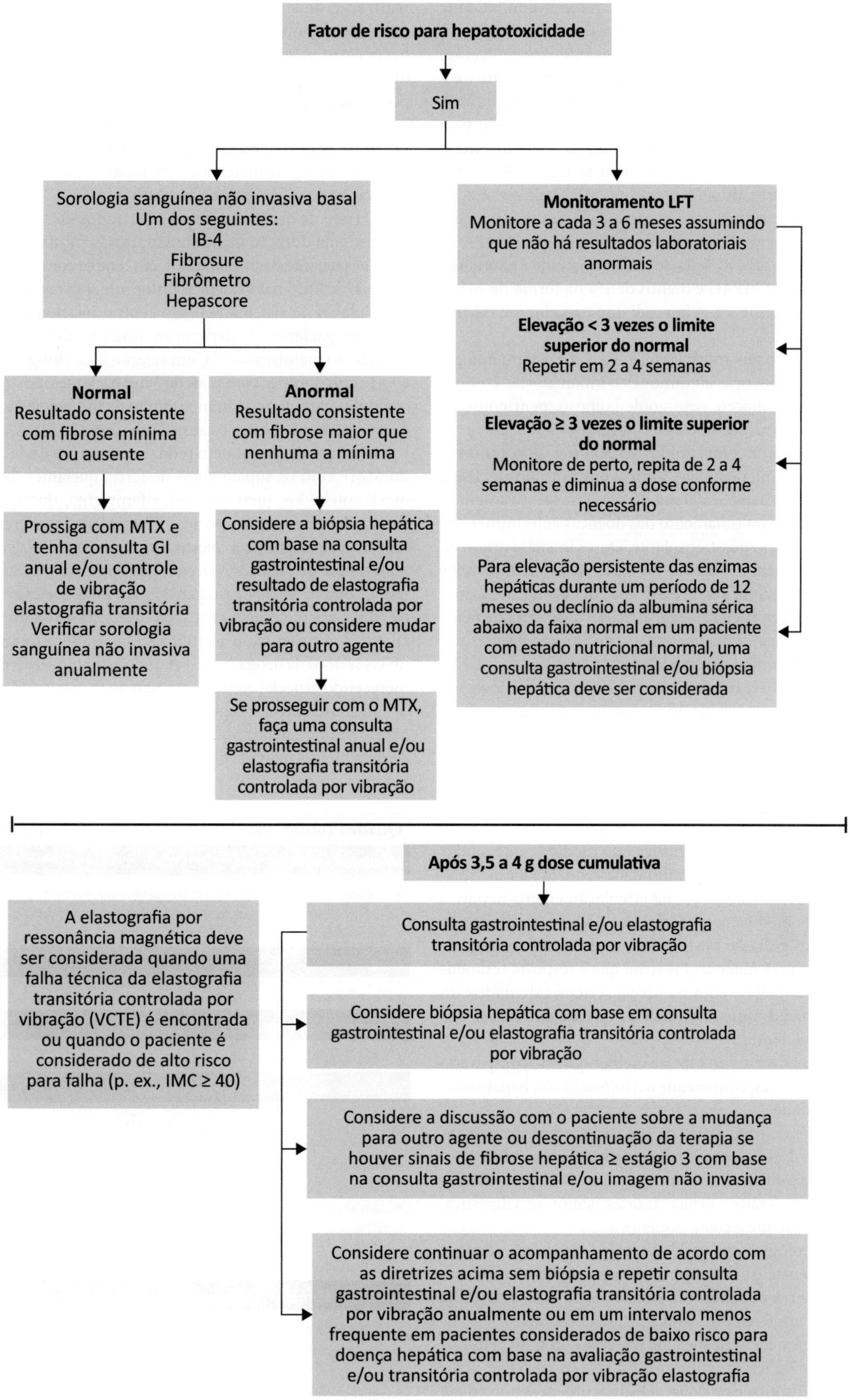

■ **Figura 160.24** Monitoramento de hepatotoxicidade em pacientes em uso de metotrexato com fatores de risco para hepatotoxicidade (biópsia hepática basal não recomendada).

LFT: provas de função hepática.

Fonte: J Am Acad Dermatol. Menter et al. Junho de 2020, p. 1452.

Após administração oral ou parenteral, o MMF é completamente hidrolisado por estearases plasmáticas em MPA. A biodisponibilidade da via oral é de 94% quando comparada a via intravenosa, e 97% do MPA circula ligado à albumina.[2] Ocorrem dois picos de concentração: o primeiro 1 a 2 horas após a ingestão da droga e o segundo entre 6 e 12 horas, decorrente da recirculação enterro-hepática, contribuindo com 40% dos níveis séricos do MPA.[3] O MPA é metabolizado pela glucuronil transferase no fígado a ácido micofenólico glucuronídeo (MPAG), um metabólito inativo que também se liga a albumina, mas que pode ser transformado novamente em MPA pela circulação entero-hepática.[2] Alterações nos níveis séricos da albumina (por disfunção renal, hepática ou medicação) influenciam os níveis MPA. A meia-vida é de 16 a 18 horas e 87% da dose administrada é excretada na urina sobre a forma de MPAG e menos de 1% na forma de MPA. O restante é eliminado nas fezes. A hemodiálise não elimina o MPA de maneira significativa.[2,3]

Amplamente usado no pós-transplante, o seu uso na Dermatologia é *off-label* para diversas doenças autoimunes e inflamatórias como o pênfigo vulgar, pênfigo foliáceo, penfigoide bolhoso, penfigoide de membranas mucosas, dermatite atópica e colagenoses.[4-7]

MMF é encontrado em comprimidos de 500 mg. Está também disponível na forma de micofenolato sódico, em cápsulas de 180 e 360 mg (correspondendo a 250 e 500 mg do MMF, respectivamente). As doses recomendadas para tratamento das doenças autoimunes são similares as doses usadas no pós-transplante. Doses iniciais variam de 1 a 2 g por dia, divididas em 2 tomadas. Na ausência de melhora após o primeiro mês de tratamento, a dose é elevada em 500 mg, até a dose máxima de 3 g por dia. Em pacientes pediátricos a dose varia de 600 a 900 mg/m^2. Pacientes renais crônicos com taxa de filtração glomerular menor que 25 mL/minuto não devem exceder 2 g/dia.[2]

Trabalhos recentes discutem o potencial benefício da dosagem sérica do MPA como forma de averiguar se a dose administrada está resultando em níveis plasmáticos dentro da faixa terapêutica. Isto é feito nos pacientes transplantados nos dias 3, 7, 10 e 14 após o transplante e se necessário, nas semanas subsequentes, em função do risco de rejeição no caso de níveis subterapêuticos (< 1,2 a 3,5 µg/mL ou área sob a curva – AUC 0 a 12 horas < 45 a 50 mg*h/L).[5,6] Caso esteja disponível, nas doenças autoimunes esta medida pode ajudar a identificar pacientes com biodisponibilidade reduzida da medicação (seja por alterações na absorção, na circulação entero-hepática ou mesmo interações medicamentosas) e que possam necessitar de doses maiores, até 4,5 g/dia de MMF.[5] Um estudo com pacientes de penfigoide de membranas mucosas mostrou que a resposta terapêutica correlacionou-se melhor com os níveis séricos calculados do que com a dose diária administrada, sem correlação entre os níveis séricos e o peso do paciente.[6]

O perfil de efeitos adversos do MMF é melhor quando comparado a outros imunossupressores, com menor nefrotoxicidade, hepatotoxicidade e neurotoxicidade.

Os efeitos adversos do trato gastrointestinal são os mais frequentes (20% na posologia de 2 g/dia), como náusea, vômitos, diarreia, cólica abdominal. A diarreia pode ter início tardio por atrofia das vilosidades intestinais. Outros eventos raros são úlceras orais, hemorragia digestiva, esofagite, gastrite, duodenite e colite isquêmica.[1,2]

Alterações hematológicas em geral são leves e dose-dependentes, melhorando com o ajuste de dose ou retirada da medicação. Ocorre anemia, leucopenia, e trombocitopenia em até 5% na dose de 2 g/dia, podendo ultrapassar um terço dos casos na dose de 3 g/dia.[1,2]

Pode haver aumento da frequência de infecções do trato genitourinário, respiratório e de feridas cutâneas. Na pele, pode haver acne, urticária, eczema disidrótico e onicólise. Disúria, urgência miccional, hematúria, piúria estéril são eventos geniturinários descritos. Outros efeitos adversos são febre, dor torácica, tosse, dispneia, faringite, bronquite, pneumonia, tremores, vertigem, edema periférico, hipercolesterolema, hiperglicemia, hipofosfatemia, hipocalemia, hipercalemia e alterações da função renal.[1,2]

Em transplantados, o MMF é fator de risco independente para reativação de citomegalovírus. São também descritas infecções por diferentes agentes como herpes simples vírus, varicela disseminada, herpes-zóster, herpesvírus humano tipo 6, HPV, aspergilose, endocardite, sepse por estafilococo ou por estreptococo grupo B, epididimite por *E. coli* e microsporidiose, micobacterioses, broncopneumonia por legionela e blastomicose pulmonar, criptococose, candidíase, mucormicose e penumocistose. Uma preocupação especial ocorre com o aumento de casos de leucoencefalopatia multifocal progressiva por reativação do poliomavírus humano JC.[1]

O risco de neoplasias com os derivados do MPA parece depender da dose e da duração da imunossupressão. A maior parte dos estudos envolve pacientes transplantados, em terapia combinada, com aumento do risco de linfomas e doenças linfoproliferativas. Há relato de linfoma de células B do sistema nervoso central relacionado ao Epstein-Barr vírus em pacientes de dermatomiosite tratados com MMF em combinação ao metotrexato.[1,2] Com relação à carcinogenese cutânea, uma coorte retrospectiva com mais de 3 mil pacientes mostrou que o risco de múltiplos carcinomas cutâneos foi mais influenciado pela azatioprina (cujo metabólico se liga e causa dano direto ao DNA), que pelo MMF.[8]

Algumas drogas podem reduzir a absorção e a biodisponibilidade do MMF com os suplementos de ferro, quelantes de fosfato (sevelamer), antiácidos, metronidazol, rifampicina, fluorquinolonas, glicocorticosteroides e ciclosporina. Drogas que interferem na circulação entero-hepática, como a colestiramina, podem reduzir as concentrações plasmáticas do fármaco.[1] Drogas que competem pela secreção tubular renal, como o aciclovir e o ganciclovir, podem elevar os níveis séricos de MMF assim como terem seus níveis séricos aumentados. Os salicilatos, a furosemida e a probenecida também causam elevação dos níveis séricos da droga.[2] O MMF reduz os níveis séricos de nevirapina, merecendo especial atenção no manejo de pacientes soropositivos.

Recomenda-se a seguinte rotina laboratorial antes do início do MMF: hemograma completo, hepatograma, ureia e creatinina, glicemia, elementos anormais e sedimentos urinários, sorologias (hepatites, HIV, HTLV-1), β-hCG, PPD, radiografia de tórax.[4]

Quadro 160.33 Micofenolato de mofetila: quadro-síntese.

Mecanismo de ação
▪ Inibidor seletivo e reversível da inosina monofosfato desidrogenase (IMPDH), crucial para a síntese *de novo* de purinas, essencial para a replicação linfocitária
Dose
▪ 1 a 1,5 g a cada 12 horas
Contraindicações absolutas
▪ Hipersensibilidade ao MMF ou ao MPA
Avaliação pré-tratamento e monitorização
▪ Sorologias para hepatite B, C, HIV e HTLV ▪ PPD ou QuantiFERON Gold [Qiagen, Germantown, MD] ▪ Radiografia de tórax ▪ Hemograma, função hepática e renal ▪ Hemograma semanal no primeiro mês, depois a cada 2 semanas por 2 meses, depois mensalmente. Função hepática, eletrólitos e lipidograma mensais. A frequência dos exames pode ser menor na ausência de comorbidades
Principais interações medicamentosas
▪ Antiácidos a base de alumínio e magnésio ▪ Suplementos de cálcio e de ferro ▪ Colestiramina ▪ Antibióticos, incluindo cefalosporinas, fluoquinolonas, macrolídeos, penicilinas, sulfonamidas (inibem a circulação entero-hepática e reduz os níveis de MMF) ▪ Salicilatos em altas doses ▪ Fenitoína ▪ Probenecida ▪ Aciclovir, ganciclovir, valganciclovir, valaciclovir

Após o início da medicação, recomenda-se hemograma semanal no primeiro mês, a cada 2 semanas no segundo e terceiro mês e depois mensalmente no primeiro ano de tratamento. As funções renal e hepática devem ser avaliadas antes do tratamento e depois a cada duas semanas no primeiro mês, mensalmente no 2º e no 3º mês e depois a cada 2 a 3 meses.[2] Alguns autores sugerem que a frequência dos exames pode ser reduzida em pacientes sem comorbidades, conforme a experiência do prescritor, justificada por uma incidência muito pequena de alterações laboratoriais.[9]

O potencial teratogênico do MMF foi demonstrado em estudos em animais e há relatos de malformações em fetos de gestantes transplantadas expostas ao MMF durante a gestação, como unhas hipoplásicas e encurtamento do quinto quirodáctilo, fenda labial e palatina, defeitos cardíacos, agenesia de corpo caloso, malformação da orelha e hidropsia fetal. O MMF é categoria D na gestação pela FDA. Recomenda-se contracepção com dois métodos contraceptivos até 6 semanas após a interrupção do tratamento. A amamentação é contraindicada pois há excreção de metabólitos ativos no leite materno em animais.[2]

Miltefosina

A miltefosina, um alquil-fosfolipídio análogo da fosfatidilcolina (um dos principais constituintes da membrana celular) é o primeiro medicamento leishmanicida de uso oral. Foi, originalmente, investigada para o tratamento oral de tumores sólidos e metástases em função de sua atividade antitumoral e anti-inflamatória.[1]

A droga age por meio do comprometimento da integridade da membrana fosfolipídica e da função mitocondrial das leishmanias. Exerce ainda efeito indireto imunomodulador promovendo a produção de IFN-γ, TNF-α e IL-12, além de estimular a fagocitose e a via TH1.[2-5]

A miltefosina tem absorção lenta pelo trato gastrointestinal e meia-vida terminal de 30,9 dias. Liga-se a proteínas plasmáticas (97% a albumina) e é depositada nas células mononucleares sanguíneas. O metabolismo intracelular da droga é lento, com menos de 0,2% de excreção renal e 10% fecal.[6,7]

A droga é bem tolerada e os efeitos adversos mais frequentes são: náusea, vômito e dor abdominal, principalmente no início do tratamento. Pode ocorrer ainda elevação transitória dos níveis séricos das enzimas hepáticas e moderada disfunção renal.[1] A miltefosina é classificada, pela agência americana Food and Drug Administration (FDA), como categoria D de risco à gravidez, ou seja, estudos adequados observacionais ou controlados, em mulheres grávidas, mostraram risco para o feto.[8] Métodos anticonceptivos devem ser empregados durante o tratamento e até, pelo menos, 3 meses depois do término da terapia.[1]

A miltefosina é indicada para o tratamento das leishmanioses visceral e mucocutânea. Para a terapia da leishmaniose mucocutânea, a dose preconizada, para adultos, como monoterapia, é 2,5 mg/kg por dia (dose máxima de 150 mg/dia), por 28 dias. O medicamento deve ser ingerido juntamente com alimentos para minimizar a irritação gástrica.[2-5] No Brasil, essa dosagem mostrou superioridade na taxa de cura da leishmaniose cutânea por *L. guyanensis* e *L. braziliensis*, quando comparada ao antimonial pentavalente de meglumina intravenoso.[4,6]

A dificuldade de adesão ao tratamento e a longa vida plasmática da droga podem favorecer a diminuição da eficácia da monoterapia. Na Índia, com o emprego monoterapia para o tratamento de leishmaniose visceral, por uma década, houve aumento da taxa de recidiva para 7%.[1]

Desde 2002, a miltefosina tem sido usada no tratamento da leishmaniose visceral e mucocutânea, na Índia.[2] Posteriormente, obteve aprovação para o tratamento das leishmanioses em vários países, sendo incluída na lista de medicações essenciais da Organização Mundial da Saúde, em 2011. Nos Estados Unidos, a droga foi aprovada pela FDA (Food and Drug Administration), em 2014.[7,8]

Em 2016, a Comissão Nacional de Incorporação de Tecnologias no Sistema Único de Saúde (CONITEC) recomendou o emprego da miltefosina no tratamento de pacientes com leishmaniose mucocutânea, no Brasil.[9] Dois anos depois, a droga foi incorporada, no Sistema Único de Saúde, como primeira linha para o tratamento da leishmaniose tegumentar.[10]

Pentamidina

A pentamidina (4,4' diamidino difenoxipentano) é uma diamina aromática, utilizada, desde a década de 1940, para o tratamento e profilaxia da tripanossomíase africana. A droga é também empregada no tratamento e profilaxia da pneumonia por *Pneumocystis jirovecii* e, desde 1980, na terapia das leishmanioses, inicialmente, da forma visceral da doença.[1-3]

No passado, existiam duas formulações galênicas disponíveis da pentamidina: isetionato e metanosulfonato ou mesilato, ambos sais liofilizados de pentamidina. Desde 1990, a única apresentação disponível é o isetionato (di-B-hidroxietano sulfonato) de pentamidina (1 g de base por 1,74 g de sal), em frasco ampola contendo 300 mg do sal. A droga deve ser dissolvida em aproximadamente 5 mL de água para solução injetável antes da administração. A pentamidina pode ser aplicada por via intramuscular ou intravenosa.[1,3]

O mecanismo de ação da pentamidina ainda não é totalmente conhecido. Estudos sugerem que o alvo da ação farmacológica da droga, nas leishmanias, seja a mitocôndria. Hentzer e colaboradores demonstraram que a droga induz alterações estruturais nos amastigotas de *Leishmania tropica*: aumento da largura da mitocôndria, desintegração do cinetoplasto e diminuição do número de grânulos ribossomais.[4] Alterações semelhantes foram visualizadas nos amastigotas de *L. amazonensis*.[5]

A meia-vida plasmática da pentamidina, quando empregada por via intravenosa, é 6,4 horas e 9,4 horas, quando utilizada por via intramuscular. Apenas 10% da droga tem excreção renal, sendo que o restante é depositado nos órgãos, principalmente fígado, rins, baço e adrenais; a eliminação ocorre então de forma lenta, eventualmente, por meses. A droga é metabolizada, nos humanos, pelas enzimas CYP3A5, CYP4A11 e CYP1A1 do citocromo P450.

A pentamidina é classificada como categoria C de risco na gravidez, podendo ser administrada somente se o benefício justificar o potencial teratogênico. A pentamidina é contraindicada durante o aleitamento, em crianças menores de 1 ano e em pessoas com diabete *mellitus*, intolerância à glicose, insuficiência renal, insuficiência hepática, doenças cardíacas e/ou hipersensibilidade aos componentes do medicamento.[2,3,6]

Os efeitos adversos mais comuns da pentamidina são dor no local de aplicação, induração e abscesso estéril, quando empregada por via intramuscular. Náuseas, vômitos, mialgia, cefaleia, disgeusia, hipoglicemia, hiperglicemia e hipotensão também são relatados. A ocorrência de diabete *mellitus* é dose-dependente, podendo acontecer a partir de 2 g de dose total. Como a pentamidina pode causar lesão tóxica aguda das células beta-pancreáticas, há risco de hipoglicemia durante o tratamento e surgimento de diabete *mellitus* após o término da terapia.

Efeitos adversos graves como hepatoxicidade, nefrotoxicidade, pancreatite, choque anafilático, leucopenia, rabdomiólise e prolongamento intervalo QT podem ocorrer. A incidência e gravidade desses efeitos são proporcionais à dose e ao tempo de tratamento.[3,5-8]

Na década de 1980, Talhari e colaboradores, com base na experiência da Guiana Francesa, iniciaram o uso da pentamidina para o tratamento da leishmaniose tegumentar na Região Amazônica.[9,10] Estudo posterior mostrou, nessa mesma região, taxa de cura de 68% com pentamidina, resultado superior ao do antimoniato de meglumina.[11] Em 2017, o Ministério da Saúde passou a recomendar que, em áreas onde houvesse predomínio de *L. guyanensis* (Região Norte), a pentamidina fosse utilizada como primeira escolha para o tratamento da leishmaniose tegumentar (3 doses de 4 mg/kg/dia, com o intervalo de 72 horas; dose diária máxima: 300 mg).[3]

Pentoxifilina

A pentoxifilina é um derivado da xantina, pertencente à classe de vasodilatadores periféricos que promove a dilatação da parede dos vasos sanguíneos, inibição da agregação plaquetária e aumento da flexibilidade dos eritrócitos e leucócitos.

Essa droga é um inibidor seletivo das fosfodiesterases que modulam os níveis intracelulares de monofosfato cíclico de adenosina e do monofosfato cíclico de guanosina, diminuindo sua hidrólise e aumentando o sinal de transdução dependente de nucleotídeo cíclicos, o que afeta diretamente a inflamação. A pentoxifilina apresenta ainda atividade imunomodulatória, inibindo a produção de fator de necrose tumoral alfa (TNF-α), interferon-γ (IFN-γ), interleucinas (IL)-1, 2, 6, 8 e 12. Também estimula a atividade anti-inflamatória da IL-10 nos monócitos, inibindo a estimulação de leucócitos pelo TNF-α e interleucinas 1 (IL-1).[1,2]

É, primariamente, utilizada nas doenças da microvasculatura, mas tem também sido empregada no tratamento de diversas doenças dermatológicas como úlceras venosas dos membros inferiores, doença de Behçet, reação hansênica, leishmaniose tegumentar, vasculopatias/vasculites, estomatite aftosa recorrente, doença de Schamberg, dermatite de contato alérgica, granuloma anular, entre outras.[2-4]

A droga apresenta-se como comprimido revestido, de liberação prolongada, contendo 400 mg de pentoxifilina. A absorção intestinal da droga é rápida, com pico de concentração plasmática em 3,2 horas; a metabolização ocorre nos eritrócitos e fígado, sendo sua meia-vida de eliminação de 3,4 horas.[1]

O Ministério da Saúde do Brasil recomenda o uso da pentoxifilina, concomitantemente com o antimonial pentavalente, no tratamento da leishmaniose mucosa.[5] Nessa doença, o emprego da droga promoveria diminuição da inflamação e consequente destruição tecidual, observadas nessa forma de leishmaniose, com cura em menor tempo quando comparado ao tratamento convencional. A droga proporcionaria ainda consequente diminuição da potencial toxicidade de um segundo ciclo de antimoniato de meglumina.[1,3,6]

No tratamento do eritema nodoso hansênico (ENL), a pentoxifilina atua por meio de seus efeitos imunomoduladores, atingindo seu efeito máximo em 30 a 60 dias. É empregada nos casos de ENL em que a talidomida esteja contraindicada, como em mulheres em idade fértil. O Ministério da Saúde recomenda que o tratamento seja iniciado com dose diária de 400 mg, na primeira semana, 400 mg 2 vezes ao dia, na segunda semana, e 400 mg, 3 vezes ao dia, a partir da terceira semana. A dose diária não deve ultrapassar 1.200 mg.[7]

A pentoxifilina é, geralmente, bem tolerada. Entre os efeitos colaterais mais comuns destacam-se os gastrointestinais e os associados ao sistema nervoso central; esses efeitos são dose-dependente. Dispepsia, náuseas, vômitos, distensão abdominal, flatulência, tonturas, cefaleia, tremor, ansiedade e confusão podem ocorrer. Cardiotoxicidade com dor torácica, angina, leve hipotensão, arritmia e taquicardia são efeitos adversos raros com a administração oral de pentoxifilina. O uso de altas doses da droga pode ocasionar o aparecimento de *flushing*. Ocasionalmente, os pacientes tratados com a droga podem apresentar prurido, eritema e urticária. Colestase intra-hepática, elevação das transaminases, meningite asséptica e reação anafilática/anafilactoide, broncospasmo e, eventualmente, choque podem ocorrer.[1,2,5]

O efeito hipoglicemiante da insulina ou dos antidiabéticos orais pode ser potencializado pela pentoxifilina, ela aumenta os níveis da teofilina, e pode intensificar o efeito hipotensor de vasodilatadores.

A pentoxifilina não deve ser utilizada em menores de 12 anos, gestantes, lactentes, pacientes com histórico de hemorragia recente, coinfectados pelo HIV, imunossuprimidos, transplantados, com insuficiência renal, hepática ou cardíaca.[1,2,5]

Retinoides

O termo "retinoide" foi usado para se referir aos compostos naturais com atividade da vitamina A e aos análogos sintéticos do retinol. Em 1976 por Michael Sporn, porém Karrer e colegas, receberam o prêmio Nobel por sua descoberta em 1931. O termo abrange as formas natural e sintética da vitamina A.[1]

A vitamina A não pode ser sintetizada pelo corpo humano, sendo adquirida pela dieta através da alimentação (50% de origem animal e 50% carotenoides vegetais). Existem três gerações de retinoides sistêmicos, a primeira geração (não aromáticos) que inclui tretinoína (ácido *all*-transretinoico), isotretinoína (ácido 13-cis-retinoico) e alitretinoína (ácido 9-cis-retinoico); segunda geração, etretinato e acitretina, também conhecido como retinoides monoaromáticos; e terceira geração, os retinoides poliaromáticos (arotinoides), incluindo tazaroteno, adapaleno e bexaroteno. Os de terceira geração têm pouca semelhança estrutural com o retinol e se qualificam como retinoides porque compartilham uma ou mais funções do composto original.[1]

Retinoides atuam de diversas formas, com efeitos antiproliferativos, sebostáticos e anti-inflamatórios. O ácido *all*-transretinoico é indicado em malignidades hematológicas, como a leucemia promielocítica, e o bexaroteno oral, no linfoma cutâneo de células T. Seguem os principais retinoides orais de uso dermatológico.

■ ISOTRETINOÍNA

A isotretinoína é um isômero da vitamina A.[2] É indicada no tratamento da acne grau III e IV, acne grave e extensa associada a macrocomedões, rosácea (*fulminans*, fimatosa e ocular), dermatite seborreica, psoríase pustulosa, fotoenvelhecimento, cancerização de campo, alopecia frontal fibrosante frontal, celulite dissecante, pitiríase rubra pilar, lúpus eritematoso cutâneo, granuloma anular generalizado, condiloma acuminado e verrugas recalcitrantes e doença de Darier.[3]

A dose recomendada inicial é de 0,5 mg/kg diária, via oral, durante as refeições, já que a absorção é otimizada por alimentos gordurosos, uma ou duas vezes ao dia. A dose varia, na maioria dos pacientes, de 0,1 a 1 mg/kg/dia a depender da doença. Em casos de doença muito grave ou acne no tronco, pode ser necessário doses diárias maiores de até 2 mg/kg.[3]

A meia-vida da isotretinoína é de 50 horas, com completa eliminação em 3 a 4 semanas, com eliminação, principalmente, pelas fezes.

Eventos adversos: pode provocar abortos espontâneos ou malformação fetal, se administrada no primeiro trimestre de gravidez, cefaleias graves, pseudotumor cerebral, depressão, diminuição da libido, impotência, insônia, urticária, eritema multiforme, hiperpigmentação, distrofia ungueal, leucopenia, aumento da taxa de sedimentação dos eritrócitos, diminuição da concentração da hemoglobina, agranulocitose, elevação do nível plasmático de triglicérides, conjuntivite, cataratas, distúrbios visuais, opacidade da córnea, decréscimo da visão noturna, fotossensibilidade, proteinúria, hematúria, hiperuremia, uretrite, amenorreia e menorragia.[4]

As contraindicações se dão pela hipersensibilidade ao medicamento, alérgicos à soja, gravidez (mulheres grávidas e que possam engravidar durante o tratamento), mulheres no período de lactação, hipervitaminose A preexistente, pacientes com insuficiência hepática, pacientes com valores lipídicos sanguíneos excessivamente elevados e que fazem uso concomitante de tetraciclinas e derivados.[4]

■ ACITRETINA

A acitretina é um retinoide sintético obtido por aromatização, de segunda geração. É o metabólito ativo do etretinato – retinoide aromático de primeira geração.[5] Indicada no tratamento das formas moderadas a graves da psoríase em placas, psoríase pustulosa generalizada ou localizada (psoríase palmo-plantar) e nas formas ceratóticas de psoríase palmo-plantar. É indicada também para dermatoses ligadas a distúrbios de queratinização graves (pitiríase rubra pilar, queratodermia palmo-plantar, doença de Darier, ictiose) e para formas graves de líquen plano em caso de falha do tratamento habitual.[5]

A dose recomendada é de acordo com a idade e tolerância do paciente. O tratamento é iniciado em baixas doses, geralmente 10 mg/dia tomadas durante uma refeição, já que a absorção é otimizada por alimentos gordurosos. Posteriormente, as doses são aumentadas gradualmente em 10 g a cada 2 a 3 semanas, até a dose máxima tolerada. A dosagem efetiva média em adultos é de 0,5 a 0,8 mg/kg/dia. Dosagens acima de 50 mg/dia não são necessárias, somente em casos de surto de psoríase pustulosa generalizada – até 1 mg/kg/dia no momento do surto.[5]

A meia-vida da acitretina é de 50 horas, com completa eliminação em 4 semanas, com eliminação, principalmente, pelas fezes. Entretanto, pode haver metabolização reversa da acitretina em etretinato, cuja meia-vida é de 120 dias, o que deve alertar para o risco de gestação nos meses seguintes de suspensão da droga.

Os eventos adversos são dose-dependentes, com exceção da teratogenicidade. Os principais são: xerose, descamação palmo-plantar, fragilidade ungueal, queda de cabelo, queilite, olhos secos, secura vaginal responsável pela dispareunia, rinite com epistaxe, boca seca e estomatite podem acompanhar a queilite, mudanças de humor, edema cerebral (hipertensão intracraniana) responsável por cefaleia – indicação para interromper o tratamento, hipertrigliceridemia, hipercolesterolemia, mialgia excepcional (mais ou menos acompanhada de CPK elevada), artralgia, fotofobia e diminuição da visão noturna.[5]

A contraindicação se dá pela hipersensibilidade a retinoides, por sua teratogenicidade, gravidez e aleitamento, mulheres em idade fértil que desejam engravidar, insuficiência hepática, insuficiência renal grave, hiperlipidemia, hipervitaminose A e associação a ciclinas (risco de hipertensão intracraniana benigna). O consumo de álcool por mulheres, durante o tratamento, é desencorajado pois a acitretina é esterificada em etretinato circulante, que pode ser armazenado no tecido adiposo por vários meses, sendo assim possível a contaminação de mulheres grávidas.[5]

Rifampicina

A rifampicina é um fármaco semissintético, derivado da rifamicina B, isolada de *Nocardia mediterranei*. A droga foi inicialmente utilizada, na década de 1960, no tratamento da tuberculose. Posteriormente, na década de 1970, foi introduzida no tratamento da hanseníase. Atualmente, é a única droga de ação bactericida na poliquimioterapia para o tratamento da hanseníase (PQT). A rifampicina é também empregada no tratamento da tuberculose, piodermites causadas por bactérias Gram-positivas e prurido colestático.[1]

A droga inibe, seletivamente, a RNA-polimerase de micobactérias e outros micro-organismos, por meio da formação de complexo estável de droga-enzima, bloqueando assim a síntese de RNA. Face à capacidade de atravessar a membrana celular, a rifampicina é efetiva contra organismos intracelulares.[2] Estudos, em camundongos, mostraram que dose única de 1.500 mg ou 3 a 4 doses diárias de 600 mg da droga eliminam 99,99% dos bacilos viáveis.

Atualmente, na PQT, em adultos, são empregadas doses mensais, supervisionadas, de 600 mg de rifampicina, uma vez ao mês. Resistência à rifampicina, pela mutação no gene RpoB já foi relatada.[3]

Após a administração oral, a rifampicina é metabolizada em desacetil-rifampicina pelas esterases hepáticas; tanto a droga como seu metabólito ativo apresentam excreção biliar; aproximadamente 17% da droga é encontrada, inalterada, na urina. É mais bem absorvida quando administrada em jejum ou nos intervalos das refeições. A ingestão da rifampicina concomitantemente com alimentos prolonga o tempo de absorção da droga (3 a 4 horas); os alimentos diminuem a concentração máxima plasmática da droga em 36% a 40%.[1,4]

Os efeitos adversos associados à dose mensal de rifampicina, conforme utilizada na PQT, são raros. Manifestações hepáticas (icterícia, hepatomegalia dolorosa, elevação das provas de função hepática com consequente colestase intra-hepática), gastrointestinais (náuseas, vômitos, dores abdominais e, raramente, colite pseudomembranosa e pancreatite), cutâneas e hematológicas (eosinofilia, leucopenia, hemólise, anemia e trombocitopenia) podem ocorrer. Entre os efeitos adversos cutâneos, erupção cutânea pruriginosa e *flushing* facial são, geralmente, leves e transitórios; síndrome de Stevens-Johnson, síndrome de Lyell, e vasculite cutânea também já foram relatadas com o uso da rifampicina.[1,4-7]

A síndrome pseudogripal é incomum na dose utilizada na PQT; ocorre, com maior frequência, durante o uso intermitente da rifampicina, em doses superiores a 10 mg/kg. Tem sido frequentemente relatada em pacientes HIV-positivos. É caracterizada pela presença de febre, calafrios, cefaleia, astenia e artralgia, uma ou duas horas após a administração da droga. Concomitantemente, pode ocorrer ainda nefrite intersticial, insuficiência renal aguda, eosinofilia, trombocitopenia, anemia hemolítica e choque. Esse quadro tem sido atribuído à presença de anticorpos circulantes, IgG e/ou IgM, contra a rifampicina. Dependendo da gravidade do quadro, deve-se administrar anti-histamínicos, antitérmicos e, se necessário, corticosteroide inicialmente por via endovenosa e, posteriormente, por via oral, com redução progressiva da dose.[1,7,8]

A rifampicina é considerada categoria C de risco à gravidez, sendo excretada no leite materno, cujo risco deve ser ponderado em lactantes.[9]

Aproximadamente uma semana após o início uso da rifampicina, a droga pode induzir ação de várias enzimas metabolizadoras de drogas; afeta, principalmente, a expressão do citocromo P450 (CYP) 3A4, no fígado e intestino delgado. Induz ainda algumas proteínas transportadoras de fármacos, como a glicoproteína P intestinal e hepática. Esses efeitos persistem por até duas semanas após a interrupção do uso da rifampicina. Face a essas ações, o uso desse antibiótico pode aumentar a eliminação de outras drogas, diminuindo assim a eficácia terapêutica de fármacos como anticoagulantes do tipo cumarínico, corticosteroides, quinidina, teofilina, ciclosporina, cetoconazol, propranolol, digitoxina, metoprolol, clofibrato e sulfanilureias. A ingesta da rifampicina pode reduzir ainda a concentração plasmática de metadona, cloranfenicol e doxiciclina. O uso concomitante de inibidores de protease (indinavir, nelfinavir e saquinavir) é contraindicado. Esses efeitos são infrequentes na posologia empregada na hanseníase.[1,7,10]

Rituximabe

O rituximabe é um anticorpo monoclonal quimérico (murino/humano) com afinidade específica pelo antígeno CD20, proteína transmembrânica do linfócito B. O CD20 é expresso tanto em linfócitos B periféricos, como em células B malignas. A droga foi, originalmente, desenvolvida e aprovada para o tratamento do linfoma não Hodgkin e leucemia linfocítica crônica. Nos anos seguintes, passou a ser utilizado e aprovado para o tratamento de doenças autoimunes como artrite reumatoide, lúpus eritematoso sistêmico, dermatomiosite, granulomatose com poliangiite (Wegener), poliangiite microscópica e pênfigo vulgar.[1,2]

No Brasil, o rituximabe é aprovado para o tratamento do linfoma não Hodgkin, leucemia linfoide crônica, artrite reumatoide, granulomatose com poliangiite (Wegener) e pênfigo (Anvisa).

O rituximabe induz a depleção de linfócitos B CD20+ por meio de diferentes mecanismos: indução direta de apoptose, dependente da ativação das caspases e de outras moléculas intracelulares como Src quinases; citotoxicidade mediada pelo complemento; citotoxicidade dependente de anticorpos e citotoxidade dependente de fagocitose.[2]

A depleção de células B é observada imediatamente após a administração da droga. Na maioria dos pacientes, esse efeito dose-dependente persiste por 2 a 3 meses; em alguns indivíduos, a depleção pode ser observada por 6 meses, seguida por recuperação gradual do número de linfócitos B.[3] O uso do rituximabe estimula ainda a depleção de linfócitos T,[4] revertendo respostas regulatórias deficientes e diminuindo a produção de várias citocinas pró-inflamatórias.[5]

No pênfigo, a depleção de linfócitos B, ocasionada pelo rituximabe, induz importante diminuição dos autoanticorpos antidesmogleína circulantes, melhorando assim, consequentemente, as lesões. Na doença, a droga parece exercer ainda modulação tanto da imunidade humoral como da adquirida, o que poderia explicar a melhora do quadro clínico, mesmo quando ocorre reaparecimento do linfócitos B no sangue periférico dos pacientes.[6]

Os efeitos colaterais relatados com o uso do rituximabe são, principalmente, infecções oportunísticas e reações associadas à infusão. Podem ocorrer sepse e infecções por *Pneumocytic jiroveci* e citomegalovírus. Existe ainda risco de reativação dos vírus das hepatites B e C, além de tuberculose. Entre os riscos associados à infusão, estão descritos reação de hipersensibilidade do tipo I e anafilaxia e síndrome de liberação de citocinas. Reações retardadas incluem doença do soro, vasculite e síndrome de Steven Johnson. Piora paradoxal do pênfigo vulgar já foi descrita em associação ao rituximabe.[2,7]

No Brasil, é disponível como frascos-ampolas de 100 e 500 mg. Nas doenças inflamatórias, há vários regimes de doses, mas usualmente usam-se 1.000 mg na primeira dose, e em 14 dias, seguido por 500 mg cada 6 meses, por tempo indeterminado.

Não se tem informações sobre o efeito do rituximabe na gestação e lactação. Sendo contraindicado nessas mulheres.

Vacinas com vírus vivos devem ser evitados até 6 meses após a última dose de rituximabe. Durante o tratamento, pode haver redução da eficácia das demais vacinas, que devem ser administradas até 30 dias antes de iniciar o tratamento.

Talidomida

A talidomida foi sintetizada, na década de 1950, a partir do ácido glutâmico. A droga existe em formas isoméricas: enantiômero R(+) e S(-). Foi, inicialmente, utilizada como antiemético, sedativo e hipnótico, sendo indicada para o tratamento de náuseas matinais do primeiro trimestre de gravidez. No início da década de 1960, os primeiros casos de malformações congênitas, associadas ao uso da talidomida durante a gravidez, foram relatados na Alemanha, Reino Unido e Austrália. Após os relatos iniciais, a droga foi retirada do mercado.[1-3]

Décadas mais tarde, em função de seus efeitos anti-inflamatórios, imunomoduladores e propriedades antiangiogênicas, a talidomida foi reintroduzida no mercado mundial. Atualmente, é considerada como droga de escolha no tratamento do eritema nodoso hansênico. A talidomida vem sendo também empregada, em indivíduos não responsivos a outras abordagens terapêuticas, no tratamento de diversas dermatoses de etiologia autoimune ou inflamatória como: prurigo actínico, prurigo nodular, prurido urêmico, estomatite aftosa (especialmente, no HIV), doença de Behçet, lúpus eritematoso sistêmico cutâneo, lúpus eritematoso cutâneo, doença enxerto contra hospedeiro, entre outras.[4-8]

A droga apresenta efeito imunomodulador; suprime a produção de TNF-α e regula a produção de várias citocinas, incluindo a IL-2 e o INF-γ. Inibe ainda a quimiotaxia dos neutrófilos, exerce infra regulação de algumas moléculas de adesão da superfície celular envolvidas na migração de leucócitos e mudanças nas proporções de linfócitos T *helper* (CD4+) e T citotóxicas (CD8+). Esses efeitos diminuem a infiltração dérmica por neutrófilos e células e, ainda, os níveis de TNF-α, os quais são importantes no tratamento de pacientes com eritema nodoso hansênico. Com a administração da droga, ocorre ainda inibição da angiogênese induzida pelo fator de crescimento fibroblástico básico.[4-7,9]

O mecanismo teratogênico da talidomida ainda não está completamente elucidado. É, possivelmente, associado à inibição da angiogênese, geração de espécies reativas de oxigênio, degradação de fatores de transcrição (p63 e fator de transcrição do tipo-*spalt* 4 – SALL4) e interferência na replicação ou transcrição do DNA.[1,5,7,10]

A talidomida tem como alvo principal a proteína *cereblon* (CRBN), codificada pelo gene de mesmo nome e atua na ubiquitinação de diversos substratos ainda não identificados. Há formação de complexo E3 ubiquitina-ligase com a proteína de ligação especifica a DNA danificado 1 (DDB1) e culina 4A (CUL4A). Esse complexo participa da regulação do ciclo celular, reparação de dano ao DNA e replicação da cromatina, tendo como alvos substratos de ubiquitinação. A ligação da talidomida à CRBN impede a formação do complexo E3 ubiquitina-ligase e, consequentemente, não há crescimento dos membros.[1,10]

Na Dermatologia, usualmente é prescrita na dose de 1 a 2 comprimidos 100 mg por dia, ao deitar-se, pela sonolência. Em Hematologia, doses maiores são utilizadas no tratamento do mieloma múltiplo.

Após a administração oral da talidomida, a biodisponibilidade da droga é limitada; a meia-vida é de, aproximadamente, 8,7 horas, em indivíduos saudáveis. A ligação as proteínas plasmáticas dos enantiômeros R(+) e S(-) é 55% e 65%, respectivamente. A concentração da droga no esperma apresenta níveis idênticos a do plasma. A metabolização hepática da talidomida, pelo sistema enzimático citocromo P450, é mínima e a rota de excreção predominante não é renal, uma vez que menos de 0,6% da droga é excretada, inalterada, na urina.[8,11]

A focomelia, encurtamento grave e/ou perda dos ossos longos proximais dos membros e manutenção das extremidades (mãos e pés) junto ao tronco do feto, é a malformação congênita mais frequentemente reportada em associação ao uso da talidomida. Podem ocorrer ainda malformação do crânio (microftalmia, anoftalmia, nariz em sela e fenda palatina); anomalias cardiovasculares; malformação do sistema respiratório; anomalias do trato gastrointestinal (ausência de vesícula biliar e ducto biliar comum); anomalias do trato urinário e renal, bem como baixa implantação das orelhas, ausência do pavilhão auricular e atresia de canal auditivo externo.[2,9]

Além da teratogenicidade (categoria X de risco na gravidez), a neuropatia periférica é outra complicação grave associada ao uso da talidomida. Essa manifestação parece ser mais frequente em mulheres, idosos e pacientes HIV-positivos com neuropatia pré-existente, além do uso por tempo prolongado, e de doses maiores que 100 mg/dia. O quadro é caracterizado pela presença de parestesia simétrica e dolorosa da mão e pé; síndrome do túnel do carpo, câimbras musculares e fraqueza, além de sinais de envolvimento do sistema piramidal. A neuropatia pode não melhorar após a retirada da droga.[8,12]

Outros efeitos adversos relatados são: sonolência, cefaleia, irritabilidade, parestesias, aumento do apetite, ressecamento das mucosas oral e nasal e manifestações gastrointestinais (náusea, vômito e constipação intestinal). Amiotrofia nas extremidades dos membros podem ocorrer, mesmo com doses totais baixas (Quadro 160.34). Diminuição da libido e trombose venosa profunda também já foram relatadas em associação à droga.[1,8,9,13]

No Brasil, o uso de talidomida, em mulheres em idade fértil, é permitido, desde que dois métodos contraceptivos, sendo um de alta eficácia (pílula anticoncepcional, anticoncepcional injetável ou implantado pela via intradérmica, dispositivo intrauterino) e outro eficaz (preservativo masculino, preservativo feminino, diafragma). Esses métodos devem ser iniciados, no mínimo, 4 semanas antes do início do tratamento, durante toda a terapia e por, no mínimo, mais 4 semanas, após a interrupção da administração da talidomida. Como monitoramento, a paciente deve realizar teste de gravidez 24 horas antes do início da terapia e a cada novo ciclo de tratamento. Estudos em animais demostraram que o fármaco é excretado no leite materno, portanto o aleitamento deve ser interrompido durante o emprego da talidomida.[13]

Quadro 160.34 Efeitos adversos associados ao tratamento com talidomida.

Efeitos adversos frequentes	
Teratogenicidade	
Neuropatia periférica	
Sonolência	
Constipação	
Efeitos adversos incomuns	
Cutâneos	Prurido
	Xerostomia
	Pustulose eritematosa generalizada aguda
	Palmas eritematosas
Hematológico	Leucopenia
	Trombose
Neurológico	Cefaleia
	Tremor intermitente
Gastrointestinal	Náuseas
	Vômitos
	Aumento do apetite
Psiquiátricos	Depressão

Referências bibliográficas

Antimaláricos

1. Rodriguez-Caruncho C, Bielsa Marsol I. Antimalarials in dermatology: mechanism of action, indications, and side effects. Actas Dermosifiliogr. 2014 Apr;105(3):243-52.
2. Kalia S, Dutz JP. New concepts in antimalarial use and mode of action in dermatology. Dermatol Ther. 2007 Jul-Aug;20(4):160-74.
3. Payne JF. A postgraduate lecture on lupus erythematosus. Clin J. 1894;4:223-9.
4. Desmarais J, Rosenbaum JT, Costenbader KH, Ginzler EM, Fett N, Goodman S, O'Dell J, Pineau CA, Schmajuk G, Werth VP, Link MS, Kovacs R. American College of Rheumatology White Paper on Antimalarial Cardiac Toxicity. Arthritis Rheumatol. 2021 Dec;73(12):2151-2160.
5. Chasset F, Bouaziz JD, Costedoat-Chalumeau N, Francès C, Arnaud L. Efficacy and comparison of antimalarials in cutaneous lupus erythematosus subtypes: a systematic review and meta-analysis. Br J Dermatol. 2017 Jul;177(1):188-196.
6. Chasset F, Arnaud L, Jachiet M, Monfort JB, Bouaziz JD, Cordoliani F, Bagot M, Barbaud A, Francès C. Changing antimalarial agents after inefficacy or intolerance in patients with cutaneous lupus erythematosus: A multicenter observational study. J Am Acad Dermatol. 2018 Jan;78(1):107-114.e1.
7. Chasset F, Francès C, Barete S, Amoura Z, Arnaud L. Influence of smoking on the efficacy of antimalarials in cutaneous lupus: a meta-analysis of the literature. J Am Acad Dermatol. 2015 Apr;72(4):634-9.
8. Riley K, Schwager Z, Stern M, Vleugels RA, Femia A. Assessment of Antimalarial Therapy in Patients Who Are Hypersensitive to Hydroxychloroquine. JAMA Dermatol. 2019 Apr 1;155(4):491-493.
9. Sharma AN, Mesinkovska NA, Paravar T. Characterizing the adverse dermatologic effects of hydroxychloroquine: A systematic review. J Am Acad Dermatol. 2020 Aug;83(2):563-578.
10. Rosenbaum JT, Costenbader KH, Desmarais J, Ginzler EM, Fett N, Goodman SM, O'Dell JR, Schmajuk G, Werth VP, Melles RB, Marmor MF. American College of Rheumatology, American Academy of Dermatology, Rheumatologic Dermatology Society, and American Academy of Ophthalmology 2020 Joint Statement on Hydroxychloroquine Use With Respect to Retinal Toxicity. Arthritis Rheumatol. 2021 Jun;73(6):908-911.
11. Goldman A, Bomze D, Dankner R, Hod H, Meirson T, Boursi B, Maor E. Cardiovascular adverse events associated with hydroxychloroquine and chloroquine: A comprehensive pharmacovigilance analysis of pre-Covid-19 reports. Br J Clin Pharmacol. 2021 Mar;87(3):1432-1442.
12. Andersson NW, Skov L, Andersen JT. Fetal safety of chloroquine and hydroxychloroquine use during pregnancy: a nationwide cohort study. Rheumatology (Oxford). 2021 May 14;60(5):2317-2326.

Antimonial pentavalente (glucantime)

1. Vianna, G. O. Anais do 7º Congresso Brasileiro de Medicina e Cirurgia. 1912, 4, 426.
2. Ministério da Saúde. Manual de vigilância da leishmaniose tegumentar. Brasília, 2017. Disponível em: https://www.gov.br/ebserh/pt-br/hospitais-universitarios/regiao-centro-oeste/hujm-ufmt/saude/nucleo-de-vigilancia-epidemiologica-hospitalar/normas-tecnicas-e-manuais/manual-vigilancia-leishmaniose-tegumentar-2017.pdf/view.
3. Aronson N, Herwaldt BL, Libman M, Pearson R, Lopez-Velez R, Weina P, Carvalho E, Ephros M, Jeronimo S, Magill A. Diagnosis and Treatment of Leishmaniasis: Clinical Practice Guidelines by the Infectious Diseases Society of America (IDSA) and the American Society of Tropical Medicine and Hygiene (ASTMH). Am J Trop Med Hyg. 2017;96:24-45.
4. Kip AE, Schellens JHM, Beijnen JH, Dorlo TPC. Clinical Pharmacokinetics of Systemically Administered Antileishmanial Drugs. Clin Pharmacokinet. 2018;57(2): 151-176.
5. Sereno D, Holzmuller P, Mangot I, Cuny G, Ouaissi A, Lemesre J. Antimonial-mediated DNA fragmentation in Leishmania infantum amastigotes Antimicrob. Agents Chemother. 2001;45:2064-2069.
6. Muniz-Junqueira MI, Paula-Coelho VN. Meglumine antimonate directly increases phagocytosis, superoxide anion and TNF-α production, but only via TNF-α it indirectly increases nitric oxide production by phagocytes of healthy individuals, in vitro. Int Immunopharmacol. 2008;8:1633-1638.

7. Frézard F, Demicheli C, Ribeiro RR. Pentavalent antimonials: new perspectives for old drugs. Molecules. 2009;14(7):2317-2336.
8. Antezana G, Zeballos R, Mendoza C et al. Electrocardiographic alterations during treatment of mucocutaneous leishmaniasis with meglumine antimoniate and allopurinol. Trans R Soc Trop Med Hyg. 1992;86:31-33.
9. Oliveira LF, Schubach AO, Martins MM et al. Systematic review of the adverse effects of cutaneous leishmaniasis treatment in the New World. Acta Trop. 2011;118:87-96.
10. Lawn SD, Armstrong M, Chilton D, Whitty CJ. Electrocardiographic and biochemical adverse effects of sodium stibogluconate during treatment of cutaneous and mucosal leishmaniasis among returned travellers. Trans R Soc Trop Med Hyg. 2006;100:264-269.
11. Rodrigues ML, Costa RS, Souza CS, Foss NT, Roselino AM. Nephrotoxicity attributed to meglumine antimoniate (Glucantime) in the treatment of generalized cutaneous leishmaniasis. Rev Inst Med Trop Sao Paulo. 1999;41:33-37.
12. Brummitt CF, Porter JA, Herwaldt BL. Reversible peripheral neuropathy associated with sodium stibogluconate therapy for American cutaneous leishmaniasis. Clin Infect Dis.1996;22:878-879.
13. Ribeiro AL, Drummond JB, Volpini AC, Andrade AC, Passos VM. Electrocardiographic changes during low-dose, short-term therapy of cutaneous leishmaniasis with the pentavalent antimonial meglumine. Braz J Med Biol Res. 1999;32:297-301.
14. Oliveira-Neto MP, Schubach A, Mattos M, da Costa SC, Pirmez C. Intralesional therapy of American cutaneous leishmaniasis with pentavalent antimony in Rio de Janeiro, Brazil–an area of Leishmania (V.) braziliensis transmission. Int J Dermatol. 1997;36: 463-8.
15. Asilian A, Sadeghinia A, Faghihi G, Momeni A, Amini HA. The efficacy of treatment with intralesional meglumine antimoniate alone, compared with that of cryotherapy combined with the meglumine antimoniate or intralesional sodium stibogluconate, in the treatment of cutaneous leishmaniasis. Ann Trop Med Parasitol. 2003;97:493-8.
16. Hepburn NC. Thrombocytopenia complicating sodium stibogluconate therapy for cutaneous leishmaniasis. Trans R Soc Trop Med Hyg. 1993;87:691.
17. Sampaio SAP, Godoy JT, Paiva L, Dillon NL, Lacaz C da S. The Treatment of American (Mucocutaneous) Leishmaniasis with Amphotericin B. Arch Dermatol. 1960;82(4):627-635.
18. Romero GAS, De Farias Guerra M V., Paes MG, De Oliveira Macêdo V. Comparison of cutaneous leishmaniasis due to Leishmania (Viannia) braziliensis and L. (V.) guyanensis in Brazil: Therapeutic response to meglumine antimoniate. Am J Trop Med Hyg. 2001;65(5):456-465.
19. Neves LO, Talhari AC, Gadelha EPN et al. Estudo clínico randomizado comparando antimoniato de meglumina, pentamidina e anfotericina B para o tratamento da leishmaniose cutânea ocasionada por Leishmania guyanensis. An Bras Dermatol. 2011;86(6):1092-1101.

Antivirais sistêmicos

1. Elion G B, Furman P A, Fyfe J A, de Miranda P., Beauchamp L., Schaeffer H.J. Selectivity of action of an antiherpetic agent, 9-(2-hydroxyethoxymethyl) guanine. Proc. Natl. Acad. Sci. USA. 1977;74:5716-5720.
2. Whitley RJ, Gnann JW Jr. Acyclovir: a decade later. N Engl J Med. 1992 Sep 10;327(11):782-9.
3. De Clercq E, Li G. Approved antiviral drugs over the past 50 years. Clin. Microbiol. Rev. 2016;29:695-747.
4. Acosta EP, Fletcher CV. Valacyclovir. Ann Pharmacother. 1997;31(2):185-91.
5. De Clercq E, Field HJ. Antiviral prodrugs – the development of successful prodrug strategies for antiviral chemotherapy. Br J Pharmacol. 2006;147:1-11.
6. Soul-Lawton J, Seaber E, On N et al. Absolute bioavailability and metabolic disposition of valaciclovir, the L-valyl ester of acyclovir, following oral administration to humans. Antimicrobial Agents and Chemotherapy. 1995;39:2759-2764.
7. Vere Hodge R. Famciclovir and penciclovir. The mode of action of famciclovir including its conversion to penciclovir. Antivir Chem Chemother. 1993;4:67-84.
8. Boyd MR, Bacon TH, Sutton D et al. Antiherpesvirus activity of 9-(4-hydroxy-3-hydroxy-methylbut-1-yl) guanine (BRL 39123) in cell culture. Antimicrobial Agents Chemotherapeutics. 1987;31:1238-1242.
9. Tyring S, Barbarash RA, Nahlik JE et al. Famciclovir for the treatment of acute herpes zoster: effects on acute disease and postherpetic neuralgia: A randomized, double-blind, placebo-controlled trial. Annals of Internal Medicine. 1995;123: 89-96.

Anti-histamínicos

1. Simons FE, Simons KJ. Histamine and H1-antihistamines: celebrating a century of progress. J Allergy Clin Immunol. 2011;128(6):1139-1150.e4. doi: 10.1016/j.jaci.2011.09.005.
2. Tiligada E, Ennis M. Histamine pharmacology: from Sir Henry Dale to the 21st century. Br J Pharmacol. 2020 Feb;177(3):469-89.
3. Arunlakshana O, Schild HO. Some quantitative uses of drug antagonists. Br J Pharmacol Chemother. 1959;14(1):48-58.
4. Hill SJ, Ganelin CR, Timmerman H et al. International Union of Pharmacology. XIII. Classification of histamine receptors. Pharmacol Ver 1997;49:253-78.
5. Criado PR, Criado RF, Maruta CW, Reis VM. Chronic urticaria in adults: state-of-the-art in the new millennium. An Bras Dermatol. 2015;90(1):74-89.
6. Bakker RA, Schoonus SB, Smit MJ, Timmerman H, Leurs R. Histamine H(1)-receptor activation of nuclear factor-kappa B: roles for G beta gamma- and G alpha(q/11)--subunits in constitutive and agonist-mediated signaling. Mol Pharmacol. 2001 Nov;60(5):1133-42. doi: 10.1124/mol.60.5.1133. PMID: 11641442.
7. Criado PR, Criado RF, Maruta CW, Machado Filho Cd. Histamine, histamine receptors and antihistamines: new concepts. An Bras Dermatol. 2010;85(2):195-210.
8. Toyama S, Tominaga M, Takamori K. Connections between Immune-Derived Mediators and Sensory Nerves for Itch Sensation. Int J Mol Sci. 2021 Nov 16;22(22):12365. doi: 10.3390/ijms222212365.
9. Perzanowska M, Malhotra D, Skinner SP, Rihoux JP, Bewley AP, Petersen LJ et al.The effect of cetirizine and loratadine on codeine-induced histamine release in human skin in vivo assessed by cutaneous microdialysis. Inflamm Res.1996;45(9): 486-90.
10. Baldwin AS Jr. The NF-kappa B and I kappa B proteins: new discoveries and insights. Annu Rev Immunol. 1996;14:649-83.
11. Ciprandi G, Cerqueti PM, Sacca S, Cilli P, Canonica GW. Levocabastine versus cromolyn sodium in the treatment of pollen-induced conjunctivitis. Ann Allergy. 1990;65(2):156-8.
12. Buscaglia S, Paolieri F, Catrullo A, Fiorino N, Riccio AM, Pesce G et al. Topical ocular levocabastine reduces ICAM-1 expression on epithelial cells both in vivo and in vitro. Clin Exp Allergy. 1996;26(10):1188-96.
13. Ahluwalia P, Anderson DF, Wilson SJ, McGill JI, Church MK. Nedocromil sodium and levocabastine reduce the symptoms of conjunctival allergen challenge by different mechanisms. J Allergy Clin Immunol. 2001;108(3):449-54.
14. Ciprandi G, Catrullo A, Cerqueti P, Tosca M, Fiorino N, Canonica GW. Loratadine reduces the expression of ICAM-1. Allergy. 1998;53(5):545-6.
15. Del Cuvillo A, Mullol J, Bartra J, Dávila I, Jáuregui I, Montoro J et al. Comparative pharmacology of the H_1 antihistamines. J Investig Allergol Clin Immunol 2006;16(Suppl1):3-12.
16. Simons FE. Advances in H1-antihistamines. N Engl J Med 2004;18:2203-17.
17. Tahara H, Kusuhara H, Fuse E, Sugiyama Y. P-glycoprotein plays a major role in the efflux of fexofenadine in the small intestine and blood-brain barrier, but only a limited role in its biliary excretion. Drug Metab Dispos. 2005;33(7):963-8.
18. Wang EJ, Casciano CN, Clement RP, Johnson WW. Evaluation of the interaction of loratadine and desloratadine with P-glycoprotein. Drug Metab Dispos. 2001;29(8):1080-3.
19. Yasui-Furukori N, Uno T, Sugawara K, Tateishi T. Different effects of three transporting inhibitors, verapamil, cimetidine, and probenecid, on fexofenadine pharmacokinetics. Clin Pharmacol Ther. 2005;77(1):17-23.
20. Simons FE, Simons KJ. Clinical pharmacology of H1-antihistamines. Clin Allergy Immunol. 2002;17:141-78.
21. Hoen PA, Bijsterbosch MK, van Berkel TJ, Vermeulen NP, Commandeur JN. Midazolam is a phenobarbital-like cytochrome p450 inducer in rats. J Pharmacol Exp Ther. 2001;299(3):921-7.
22. Jurima-Romet M, Crawford K, Cyr T, Inaba T Terfenadine metabolism in human liver. In vitro inhibition by macrolide antibiotics and azole antifungals. Drug Metab Dispos. 1994;22(6):849-57.
23. Bartra J, Velero AL, del Curvillo A, Dávila I, Jáuregui I, Montoro J et al. Interactions of the H_1 antihistamines. J Investig Allergol Clin Immunol 2006;16(suppl 1):29-36.
24. Matheny CJ, Lamb MW, Brouwer KLR, Pollack GM. Pharmacokinetic and Pharmacodynamic implications on P-glycoprotein modulation. Pharmacotherapy 2001;21(7):778-96.
25. Hansten PD, Levy RH. Role of P-glycoprotein and Organic Anion Transporting Polypeptides in Drug Absorption and Distribution: Focus on H1-Receptors Antagonists. ClinDrug Invest 2001;21(8):587-96.
26. de Benedictis FM, de Benedictis D, Canonica GW. New oral H1 antihistamines in children: facts and unmeet needs. Allergy 2008;63:1395-1404.
27. Hamelin BA, Bouayad A, Drolet B, Gravel A, Turgeon J. In vitro characterization of cytochrome P450 2D6 inhibition by classic histamine H1 receptor antagonists. Drug Metab Dispos. 1998;26(6):536-9.
28. Chen C, Hanson E, Watson JW, Lee JS. P-glycoprotein limits the brain penetration of nonsedating but not sedating H1-antagonists. Drug Metab Dispos. 2003;31(3): 312-8.
29. Davies AJ, Harindra V, McEwan A, Ghose RR. Cardiotoxic effect with convulsions in terfenadine overdose. BMJ. 1989;298(6669):325.
30. Yumibe N, Huie K, Chen KJ, Snow M, Clement RP, Cayen MN. Identification of human liver cytochrome P450 enzymes that metabolize the nonsedating antihistamine loratadine. Formation of descarboethoxyloratadine by CYP3A4 and CYP2D6. Biochem Pharmacol. 1996;51(2):165-72.
31. Henz BM. The pharmacologic profile of desloratadine: a review. Allergy. 2001;56 Suppl 65:7-13.
32. Banfield C, Hunt T, Reyderman L, Statkevich P, Padhi D, Affrime M. Lack of clinically relevant interaction between desloratadine and erythromycin. Clin Pharmacokinet. 2002;41 Suppl 1:29-35.
33. Banfield C, Herron J, Keung A, Padhi D, Affrime M. Desloratadine has no clinically relevant electrocardiographic or pharmacodynamic interactions with ketoconazole. Clin Pharmacokinet. 2002;41 Suppl 1:37-44.
34. Hashizume T, Mise M, Terauchi Y, O L, Fujii T, Miyazaki H, Inaba T. N-Dealkylation and hydroxylation of ebastine by human liver cytochrome P450. Drug Metab Dispos. 1998;26(6):566-71.

35. Yap YG, Camm AJ. The current cardiac safety situation with antihistamines. Clin Exp Allergy. 1999;29 Suppl 1:15-24.
36. Hey JA, del Prado M, Sherwood J, Kreutner W, Egan RW. Comparative analysis of the cardiotoxicity proclivities of second generation antihistamines in an experimental model predictive of adverse clinical ECG effects. Arzneimittelforschung. 1996;46(2):153-8.
37. Simons FE. Mizolastine: antihistaminic activity from preclinical data to clinical evaluation. Clin Exp Allergy. 1999;29 Suppl 1:3-8.
38. Kishimoto W, Hiroi T, Sakai K, Funae Y, Igarashi T. Metabolism of epinastine, a histamine H1 receptor antagonist, in human liver microsomes in comparison with that of terfenadine. Res Commun Mol Pathol Pharmacol. 1997;98(3):273-92.
39. Ohtani H, Kotaki H, Sawada Y, Iga T. A comparative pharmacokinetic-pharmacodynamic study of the electrocardiographic effects of epinastine and terfenadine in rats. J Pharm Pharmacol. 1997;49(4):458-62.
40. Sale ME, Barbey JT, Woosley RL, Edwards D, Yeh J, Thakker K, Chung M. The electrocardiographic effects of cetirizine in normal subjects. Clin Pharmacol Ther. 1994;56(3):295-301.
41. Baltes E, Coupez R, Giezek H, Voss G, Meyerhoff C, Strolin Benedetti M. Absorption and disposition of levocetirizine, the eutomer of cetirizine, administered alone or as cetirizine to healthy volunteers. Fundam Clin Pharmacol. 2001;15(4):269-77.
42. de Blic J, Wahn U, Billard E, Alt R, Pujazon MC. Levocetirizine in children: evidenced efficacy and safety in a 6-week randomized seasonal allergic rhinitis trial. Pediatr Allergy Immunol. 2005;16(3):267-75.
43. Potter PC; Paediatric Levocetirizine Study Group. Efficacy and safety of levocetirizine on symptoms and health-related quality of life of children with perennial allergic rhinitis: a double-blind, placebo-controlled randomized clinical trial. Ann Allergy Asthma Immunol. 2005;95(2):175-80.
44. Cataldi M, Maurer M, Taglialatela M, Church MK. Cardiac safety of second-generation H_1 -antihistamines when updosed in chronic spontaneous urticaria. Clin Exp Allergy. 2019;49(12):1615-1623.
45. Montoro J, Sastre J, Bartra J, del Cuvillo A, Dávila I, Jáuregui I et al. Effect of H1 antihistamines upon the central nervous system. J Investig Allergol Clin Immunol. 2006;16 Suppl 1:24-8.
46. Holgate ST, Canonica GW, Simons FE, Taglialatela M, Tharp M, Timmerman H et al.; Consensus Group on New-Generation Antihistamines. Consensus Group on New-Generation Antihistamines (CONGA): present status and recommendations. Clin Exp Allergy. 2003;33(9):1305-24.
47. Tagawa M, Kano M, Okamura N, Higuchi M, Matsuda M, Mizuki Y, Arai H, Iwata R, Fujii T, Komemushi S, Ido T, Itoh M, Sasaki H, Watanabe T, Yanai K. Neuroimaging of histamine H1-receptor occupancy in human brain by positron emission tomography (PET): a comparative study of ebastine, a second-generation antihistamine, and (+)-chlorpheniramine, a classical antihistamine. Br J Clin Pharmacol. 2001;52(5):501-9.
48. Tashiro M, Sakurada Y, Iwabuchi K, Mochizuki H, Kato M, Aoki M et al. Central effects of fexofenadine and cetirizine: measurement of psychomotor performance, subjective sleepiness, and brain histamine H1-receptor occupancy using 11C-doxepin positron emission tomography. J Clin Pharmacol. 2004;44(8):890-900.
49. Hindmarch I, Johnson S, Meadows R, Kirkpatrick T, Shamsi Z. The acute and sub--chronic effects of levocetirizine, cetirizine, loratadine, promethazine and placebo on cognitive function, psychomotor performance, and weal and flare. Curr Med Res Opin. 2001;17(4):241-55.
50. Dávila I, Sastre J, Bartra J, del Cuvillo A, Jáuregui I, Montoro J et al. Effect of H1 antihistamines upon the cardiovascular system. J Investig Allergol Clin Immunol. 2006;16 Suppl 1:13-23.
51. Woosley RL. Cardiac actions of antihistamines. Annu Rev Pharmacol Toxicol. 1996;36:233-52.
52. Klein PA, Clark RA. An evidence-based review of the efficacy of antihistamines in relieving pruritus in atopic dermatitis. Arch Dermatol. 1999;135(12):1522-5.
53. Zuberbier T, Bindslev-Jensen C, Canonica W, Grattan CE, Greaves MW, Henz BM et al.; EAACI/GA2LEN/EDF. EAACI/GA2LEN/EDF guideline: management of urticaria. Allergy. 2006;61(3):321-31.
54. Kozel MM, Sabroe RA. Chronic urticaria: aetiology, management and current and future treatment options. Drugs. 2004;64(22):2515-36.
55. Black AK, Greaves MW. Antihistamines in urticaria and angioedema. Clin Allergy Immunol. 2002;17:249-86.
56. Asero R. Chronic unremitting urticaria: is the use of antihistamines above the licensed dose effective? A preliminary study of cetirizine at licensed and above-licensed doses. Clin Exp Dermatol. 2007;32(1):34-8.
57. Jáuregui I, Ferrer M, Montoro J, Dávila I, Bartra J, del Cuvillo A et al. Antihistamines in the treatment of chronic urticaria. J Investig Allergol Clin Immunol. 2007;17 Suppl 2:41-52.
58. Kamide R, Niimura M, Ueda H, Imamura S, Yamamoto S, Yoshida H, Kukita A. Clinical evaluation of ketotifen for chronic urticaria: multicenter double-blind comparative study with clemastine. Ann Allergy. 1989;62(4):322-5.
59. Kalivas J, Breneman D, Tharp M, Bruce S, Bigby M. Urticaria: clinical efficacy of cetirizine in comparison with hydroxyzine and placebo. J Allergy Clin Immunol. 1990;86(6 Pt 2):1014-8.
60. Schatz M. H1-antihistamines in pregnancy and lactation. Clin Allergy Immunol 2002;17:421-36.
61. Powell RJ, Du Toit GL, Siddique N, Leech SC, Dixon TA, Clark AT et al.; British Society for Allergy and Clinical Immunology (BSACI). BSACI guidelines for the management of chronic urticaria and angio-oedema. Clin Exp Allergy. 2007;37(5):631-50.
62. Kaliner MA. H1-antihistamines in the elderly. Clin Allergy Immunol. 2002;17:465-81.
63. Chen YC, Hwang SJ, Lai HY, Chen TJ, Lin MH, Chen LK et al. Potentially inappropriate medication for emergency department visits by elderly patients in Taiwan. Pharmacoepidemiol Drug Saf. 2009;18(1):53-61.
64. Criado PR, Criado RFJ, Maruta CW, Costa Martins JE, Rivitti EA. Urticária. An Bras Dermatol. 2005;80(6):613-30.

Antifúngicos sistêmicos

1. Rogers PD, Krysan DJ. Agentes antifúngicos. Langeloh A et al., translators. In: Brunton LL, Hilal-Dandan L, Knollmann BC. As bases farmacológicas da terapêutica de Goodman & Gilman. 13. ed. Porto Alegre: AMGH; 2019. p. 1337-57.
2. Sheppard D, Lampiris HW. Agentes antifúngicos. Fonseca AL et al., translators. In: Katzung BG, Trevor AJ. Basic & Clinical Pharmacology. 13. ed. Porto Alegre: AMGH; 2017. p. 825-34.
3. Orofino-Costa R, Cursi IB, Neves MLPF. Terapêutica em micologia médica. In: Zaitz C, Campbell I, Marques SA, Ruiz LRB, Framil VMS. Compêndio de Micologia Médica. 2a ed. Rio de Janeiro: Guanabara Koogan; 2012. p. 381-91.
4. Ghannoum MA, Rice LB. Antifungal agents: mode of action, mechanisms of resistance, and correlation of these mechanisms with bacterial resistance. Clin Microbiol Rev. 1999;12(4):501-17.
5. Passero LFD, Cavallone IN, Belda W Jr. Reviewing the etiologic agents, microbe-host relationship, immune response, diagnosis, and treatment in chromoblastomycosis. J Immunol Res. 2021;2021:9742832.
6. Ryder NS. The mechanism of action of terbinafine. Clin Exp Dermatol. 1989;14(2):98-100.
7. Petranyi G, Ryder NS, Stütz A. Allylamine derivatives: new class of synthetic antifungal agents inhibiting fungal squalene epoxidase. Science. 1984;224(4654):1239-41.
8. Ryder NS. Inhibition of squalene epoxidase and sterol side-chain methylation by allylamines. Biochem Soc Trans. 1990;18(1):45-6.
9. Mieth H, Petranyi G. Preclinical evaluation of terbinafine in vivo. Clin Exp Dermatol. 1989;14(2):104-7.
10. Petranyi G, Meingassner JG, Mieth H. Antifungal activity of the allylamine derivative terbinafine in vitro. Antimicrob Agents Chemother. 1987;31(9):1365-8.
11. Cury AE. Resistência a antifúngicos utilizados em micologia médica. In: Zaitz C, Campbell I, Marques SA, Ruiz LRB, Framil VMS. Compêndio de Micologia Médica. 2a ed. Rio de Janeiro: Guanabara Koogan; 2012. p. 392-405.
12. Hay RJ, Ashbee HR. Fungal infections. In: Griffiths CEM, Barker J, Bleiker T, Chalmers R, Creamer D. Rook1s Textbook of dermatology. 9. ed. London: Willey Blackwell; 2016. p. 32.1-96.
13. Zaitz C. Dermatofitoses. In: Zaitz C, Campbell I, Marques SA, Ruiz LRB, Framil VMS. Compêndio de Micologia Médica. 2a ed. Rio de Janeiro: Guanabara Koogan; 2012. p. 157-67.
14. Jartarkar SR, Patil A, Goldust Y, Cockerell CJ, Schwartz RA, Grabbe S, Goldust M. Pathogenesis, immunology and management of dermatophytosis. J Fungi (Basel). 2021;8(1):39.
15. Leung AK, Lam JM, Leong KF, Hon KL. Tinea corporis: an updated review. Drugs Context. 2020;9:2020-5-6.
16. Wendrock-Shiga G, Mechtel D, Uhrlaß S, Koch D, Krüger C, Nenoff P. Tinea barbae profunda durch Trichophyton mentagrophytes nach Thailand-Reise: Fallbeschreibung und Übersicht. Hautarzt. 2017;68(8):639-48.
17. Lipner SR, Scher RK. Onychomycosis: Treatment and prevention of recurrence. J Am Acad Dermatol. 2019 Apr;80(4):853-867.
18. Gupta AK, Paquet M, Simpson F, Tavakkol A. Terbinafine in the treatment of dermatophyte toenail onychomycosis: a meta-analysis of efficacy for continuous and intermittent regimens. J Eur Acad Dermatol Venereol. 2013;27(3):267-72.
19. Leung AKC, Leong KF, Lam JM. Tinea imbricata: An overview. Curr Pediatr Rev. 2019;15(3):170-4.
20. Ward H, Parkes N, Smith C, Kluzek S, Pearson R. Consensus for the treatment of tinea pedis: A systematic review of randomised controlled trials. J Fungi (Basel). 2022;8(4):351.
21. Gip L. Black piedra: the first case treated with terbinafine (Lamisil). Br J Dermatol. 1994;130 Suppl 43:26-8.
22. Desai DH, Nadkarni NJ. Piedra: an ethnicity-related trichosis? Int J Dermatol. 2014;53(8):1008-11.
23. Belda W Jr, Domingues Passero LF, Stradioto Casolato AT. Lymphocutaneous sporotrichosis refractory to first-line treatment. Case Rep Dermatol Med. 2021;2021:9453701.
24. Noguchi H, Matsumoto T, Kimura U, Hiruma M, Kano R, Yaguchi T, Kubo M, Kashiwada-Nakamura K, Fukushima S. Empiric antifungal therapy in patients with cutaneous and subcutaneous phaeohyphomycosis. J Dermatol. 2022;49(5):564-71.
25. He Y, Zheng HL, Mei H, Lv GX, Liu WD, Li XF. Phaeohyphomycosis in China. Front Cell Infect Microbiol. 2022;12:895329.
26. Chaudhary RG, Rathod SP, Jagati A, Zankat D, Brar AK, Mahadevia B. Oral antifungal therapy: emerging culprits of cutaneous adverse drug reactions. Indian Dermatol Online J. 2019;10(2):125-30.
27. Madeira N, Silva C, Cunha-Miranda L. Subacute cutaneous lupus erythematosus in a patient with Sjögren's syndrome taking terbinafine for onychomycosis. Acta Reumatol Port. 2020;45(4):288-92.

28. Cohen PR, Erickson CP, Calame A. Terbinafine-induced lichenoid drug eruption: case report and review of terbinafine-associated cutaneous adverse events. Dermatol Online J. 2020;26(7):13030/qt9jh9p0xp.
29. Balak DM, Hajdarbegovic E. Drug-induced psoriasis: clinical perspectives. Psoriasis (Auckl). 2017;7:87-94.
30. Maxfield L, Preuss CV, Bermudez R. Terbinafine. 2022 Mar 13. In: StatPearls [Internet]. Treasure Island (FL): StatPearls Publishing; 2022 Jan.
31. Gilbert DN, Chambers HF, Saag MS, Pavia AT, Boucher HW, Black D, Freedman DO, Kim K, Schwartz BS. The Sanford guide to antimicrobial therapy 2021. Sperryville: Antimicrobial Therapy, Inc.; 2021. 308 p.
32. Griseofulvina [bula na internet]. Cotia: AztraZeneca do Brasil Ltda.; 2014 [consultada em 2022 Jul 01]. Disponível em: https://consultaremedios.com.br/griseofulvina/bula.
33. Ko EM, Lowry RB, Martin RH. Analysis of sperm karyotypes in a patient treated with griseofulvin. Arch Androl. 2007;53(3):157-60.
34. Framil VMS. Dermatoses relacionadas às leveduras do gênero Malassezia. In: Zaitz C, Campbell I, Marques SA, Ruiz LRB, Framil VMS. Compêndio de Micologia Médica. 2a ed. Rio de Janeiro: Guanabara-Koogan; 2010. p. 259-65.
35. Karray M, McKinney WP. Tinea (Pityriasis) Versicolor. StatPearls [Internet]. Treasure Island (FL): StatPearls Publishing; 2019 Apr 1.
36. Renati S, Cukras A, Bigby M. Pityriasis versicolor. Brit Med J. 2015;350:h1394.
37. Henning MA, Jemec GB, Saunte DM. Malassezia folliculitis. Ugeskr Laeger. 2020;182(47):V08200572.
38. Shivaprakash MR, Singh G, Gupta P, Dhaliwal M, Kanwar AJ, Chakrabarti A. Extensive white piedra of the scalp caused by Trichosporon inkin: A case report and review of literature. Mycopathol. 2011;172(6):481-6.
39. Katoh T. [Guidelines for diagnosis and treatment of mucocutaneous candidiasis]. Nihon Ishinkin Gakkai Zasshi. 2009;50(4):207-12.
40. Framil VMS. Micoses causadas por leveduras do gênero Candida. In: Zaitz C, Campbell I, Marques SA, Ruiz LRB, Framil VMS. Compêndio de Micologia Médica. 2a ed. Rio de Janeiro: Guanabara Koogan; 2012. p. 271-5.
41. Monfared A, Hojat E, Mesbah SA, Darjani A, Azimi SZ. A 36-year-old renal transplant recipient female with leg ulcer: A case report and brief review. Case Rep Infect Dis. 2018;2018:5086501.
42. Carrasco-Zuber JE, Navarrete-Dechent C, Bonifaz A, Fich F, Vial-Letelier V, Berroeta--Mauriziano D. Cutaneous involvement in the deep mycoses: A literature review. Part I – Subcutaneous mycoses. Actas Dermosifiliogr. 2016;107(10):806-15.
43. Perusquía-Ortiz AM, Vázquez-González D, Bonifaz A. Opportunistic filamentous mycoses: aspergillosis, mucormycosis, phaeohyphomycosis and hyalohyphomycosis. J Dtsch Dermatol Ges. 2012;10(9):611-21.
44. Yu J, Chen Y, Fang J, Zhang K. Successful treatment of disseminated fusariosis in a patient with acute lymphoblastic leukemia: A case report and literature review. Medicine (Baltimore). 2019;98(26):e16246.
45. Brito AC, Bittencourt MJS. Chromoblastomycosis: an etiological, epidemiological, clinical, diagnostic, and treatment update. An Bras Dermatol. 2018;93(4):495-506.
46. Queiroz-Telles F, de Hoog S, Santos DW, Salgado CG, Vicente VA, Bonifaz A, Roilides E, Xi L, Azevedo CM, da Silva MB, Pana ZD, Colombo AL, Walsh TJ. Chromoblastomycosis. Clin Microbiol Rev. 2017;30(1):233-76.
47. Garcia Garcia SC, Salas Alanis JC, Flores MG, Gonzalez Gonzalez SE, Vera Cabrera L, Ocampo Candiani J. Coccidioidomycosis and the skin: a comprehensive review. An Bras Dermatol. 2015;90(5):610-9.
48. Shikanai-Yasuda MA, Mendes RP, Colombo AL, Telles FQ, Kono A, Paniago AMM, Nathan A, Valle ACFD, Bagagli E, Benard G, Ferreira MS, Teixeira MM, Vergara MLS, Pereira RM, Cavalcante RS, Hahn R, Durlacher RR, Khoury Z, Camargo ZP, Moretti ML, Martinez R. II Consenso Brasileiro em Paracoccidioidomicose – 2017. Epidemiol Serv Saude. 2018;27(spe):e0500001.
49. Castillo CG, Kauffman CA, Miceli MH. Blastomycosis. Infect Dis Clin North Am. 2016;30(1):247-64.
50. Orofino-Costa R, Macedo PM, Rodrigues AM, Bernardes-Engemann AR. Sporotrichosis: an update on epidemiology, etiopathogenesis, laboratory and clinical therapeutics. An Bras Dermatol. 2017;92(5):606-20.
51. Zanotti P, Chirico C, Gulletta M, Ardighieri L, Casari S, Roldan EQ et al. Disseminated histoplasmosis as AIDS-presentation. Case report and comprehensive review of current literature. Mediterr J Hematol Infect Dis. 2018;10: e2018040.
52. Negroni R, Arechavala AI, Maiolo EI. Histoplasmosis clásica en pacientes inmunocomprometidos. Med Cut Iber Lat Am. 2010;38:59-69.
53. Limper AH, Adenis A, Le T, Harrison TS. Fungal infections in HIV/AIDS. Lancet Infect Dis. 2017;17(11):e334-e343.
54. Sánchez-Saldaña L, Galarza C, Cortéz-Franco F. Infecciones micóticas sistémicas o profundas: histoplasmosis. Dermatol Peru. 2010; 20:1-16.
55. Lei HL, Li LH, Chen WS, Song WN, He Y, Hu FY, Chen XJ, Cai WP, Tang XP. Susceptibility profile of echinocandins, azoles and amphotericin B against yeast phase of Talaromyces marneffei isolated from HIV-infected patients in Guangdong, China. Eur J Clin Microbiol Infect Dis. 2018;37(6):1099-102.
56. Vilela R, Mendoza L. Human pathogenic entomophthorales. Clin Microbiol Rev. 2018;31(4):e00014-18.
57. Ip KH, McKerrow K. Itraconazole in the treatment of basal cell carcinoma: A case--based review of the literature. Australas J Dermatol. 2021;62(3):394-7.
58. Usman B, Rehman A, Naz I, Anees M. Prevalence and antifungal drug resistance of dermatophytes in the clinical samples from Pakistan. Acta Microbiol Immunol Hung. 2021 Aug 11.
59. Badali H, Mohammadi R, Mashedi O, de Hoog GS, Meis JF. In vitro susceptibility patterns of clinically important Trichophyton and Epidermophyton species against nine antifungal drugs. Mycoses. 2015;58(5):303-7.
60. Wan J, Piette EW, Rosenbach M. Purpuric and cream-colored plaques in an immunocompromised person: A case of disseminated trichosporonosis. JAAD Case Reports. 2016;2(3):275-7.
61. Roman ADE, Salvaþa EMT, Guzman-Peþamora MAJ, Roxas EA, Leyritana KT, Saniel MC. Invasive trichosporonosis in an AIDS patient: case report and review of the literature. Int J STD & AIDS. 2014;25(1):70-5.
62. Khurana A, Agarwal A, Agrawal D, Sardana K, Singh A, Chowdhary A. Multidrug resistant tinea corporis/cruris: Response to voriconazole. J Mycol Med. 2022;32(4):101306.
63. Castrejón-Pérez AD, Welsh EC, Miranda I, Ocampo-Candiani J, Welsh O. Cutaneous mucormycosis. An Bras Dermatol. 2017;92(3):304-11.
64. Jenks JD, Salzer HJ, Prattes J, Krause R, Buchheidt D, Hoenigl M. Spotlight on isavuconazole in the treatment of invasive aspergillosis and mucormycosis: design, development, and place in therapy. Drug Des Devel Ther. 2018; 12: 1033-44.
65. Thompson GR 3rd, Krois CR, Affolter VK, Everett AD, Varjonen EK, Sharon VR, Singapuri A, Dennis M, McHardy I, Yoo HS, Fedor DM, Wiederhold NP, Aaron PA, Gelli A, Napoli JL, White SD. Examination of fluconazole-induced alopecia in an animal model and human cohort. antimicrob agents chemother. 2019;63(2):e01384-18.
66. Kumar S, Bhale G, Brar BK. Symmetrical drug related intertriginous and flexural exanthema (SDRIFE) induced by fluconazole: An uncommon side effect of a commonly used drug. Dermatol Ther. 2019;32(6):e13130.
67. Posaconazol [bula na internet]. São Paulo: Schering-Plough Indústria Farmacêutica Ltda.; 2019 [visitada em 2022 Jul 01]. Disponível em: https://www.spharmus.com.br/wp-content/uploads/2019/10/noxafil.pdf.
68. Isavuconazol [bula na internet]. São Paulo: United Medical Ltda; 2020 [visitada em 2022 Jul 01]. Disponível em: https://guiadafarmaciadigital.com.br/arquivos-uploads/bula/bula_028318_1.pdf.
69. Itraconazol [bula na internet]. Hortolândia: SEM Sigma Pharma Ltda; 2019 [visitada em 2022 Jul 01]. Disponível em: https://img.drogasil.com.br/raiadrogasil_bula/Itraspor-EMS.pdf.
70. Voriconazol [bula na internet]. Itapevi: Wyeth Indústria Farmacêutica Ltda.; 2022 [visitada em 2022 Jul 01]. Disponível em: https://www.pfizer.com.br/bulas/vfend.
71. Fluconazol [bula na internet]. Goiânia: Halexistar Indústria Farmacêutica S.A.; 2014 [visitada em 2022 Jul 01]. Disponível em: https://bula.gratis/halex_istar_industria_farmaceutica_sa/4/fluconazol.
72. Falci DR, Pasqualotto AC. AnfotericinA B: uma revisão sobre suas diferentes formulações, efeitos adversos e toxicidade. Clin Biomed Res. 2015;35(2):65-82.
73. Berdichevski RH. Nefrotoxicidade associada à anfotericina B em pacientes de baixo risco [dissertação]. Porto Alegre: Universidade Federal do Rio Grande do Sul; 2003. 71 p.
74. Anfotericina B [bula na internet]. São Paulo: Teva Farmacêutica Ltda.; 2016 [visitada em 2022 Jul 01]. Disponível em: https://bula.gratis/halex_istar_industria_farmaceutica_sa/4/fluconazol.
75. Szymański M, Chmielewska S, Czyżewska U, Malinowska M, Tylicki A. Echinocandins – structure, mechanism of action and use in antifungal therapy. J Enzyme Inhib Med Chem. 2022;37(1):876-94.
76. Costa RO, Macedo PM, Carvalhal A, Bernardes-Engemann AR. Use of potassium iodide in dermatology: updates on an old drug. An Bras Dermatol. 2013;88(3):396-402.
77. Bhattacharjee R, Vinay K, Chatterjee D, Narang T. Potassium iodide: A forgotten remedy for cutaneous cryptococcosis. Dermatol Ther. 2018;31(1).

Antimicrobianos sistêmicos

1. Gumbo T. Princípios gerais da terapia antimicrobiana. Langeloh A et al., translators. In: Brunton LL, Hilal-Dandan L, Knollmann BC. As bases farmacológicas da terapêutica de Goodman & Gilman. 13. ed. Porto Alegre: AMGH; 2019. p. 1179-93.
2. Anvisa. Antimicrobianos – bases teóricas e uso clínico [Internet]. Brasília: Agência Nacional de Vigiliância Sanitária (BR); 2007 – [cited 2022 Jun 12]. Disponível em: https://www.anvisa.gov.br/servicosaude/controle/rede_rm/cursos/rm_controle/opas_web/modulo1/conceitos.htm.
3. Katzung BG. Introdução: natureza, desenvolvimento e regulação de fármacos. Fonseca AL et al., translators. In: Katzung BG, Trevor AJ. Basic & Clinical Pharmacology. 13. ed. Porto Alegre: AMGH; 2017. p. 1-19.
4. Buxton ILO. Farmacocinética: a dinâmica da absorção, distribuição, metabolismo e eliminação dos fármacos. Langeloh A et al., translators. In: Brunton LL, Hilal-Dandan L, Knollmann BC. As bases farmacológicas da terapêutica de Goodman & Gilman. 13. ed. Porto Alegre: AMGH; 2019. p. 15-35.
5. Gonzalez FJ, Coughtrie M, Tukey RH. Metabolismo dos fármacos. Langeloh A et al., translators. In: Brunton LL, Hilal-Dandan L, Knollmann BC. As bases farmacológicas da terapêutica de Goodman & Gilman. 13. ed. Porto Alegre: AMGH; 2019. p. 103-21.
6. Holford NHG. Farmacocinética e farmacodinâmica: dosagem racional e o curso do tempo de ação dos fármacos. Fonseca AL et al., translators. In: Katzung BG, Trevor AJ. Basic & Clinical Pharmacology. 13. ed. Porto Alegre: AMGH; 2017. p. 41-55.
7. Assef APAC, Conceição Neto OC. Bases moleculares da resistência bacteriana. In: Agência Nacional de Vigilância Sanitária. Microbiologia Clínica para o Controle de Infecção Relacionada à Assistência à Saúde. Módulo 10 – Detecção dos Principais

Mecanismos de Resistência Bacteriana aos Antimicrobianos pelo Laboratório de Microbiologia Clínica. Brasília: Anvisa; 2020. p. 17-30.

8. MacDougall C. Sulfonamidas, sulfametoxaol-trimetoprima, quinolonas e agentes para infecção do trato urinário. Langeloh A et al., translators. In: Brunton LL, Hilal--Dandan L, Knollmann BC. As bases farmacológicas da terapêutica de Goodman & Gilman. 13. ed. Porto Alegre: AMGH; 2019. p. 1245-57.
9. Deck DH, Winston LG. Sulfonamidas, trimetoprima e quinolonas. Fonseca AL et al., translators. In: Katzung BG, Trevor AJ. Basic & Clinical Pharmacology. 13. ed. Porto Alegre: AMGH; 2017. p. 807-14.
10. Michałek K, Lechowicz M, Pastuszczak M, Wojas-Pelc A. The use of trimethoprim and sulfamethoxazole (TMP-SMX) in dermatology. Folia Med Cracov. 2015;55(1):35-41.
11. Wang H, Zhu Y, Cui Q, Wu W, Li G, Chen D, Xiang L, Qu J, Shi D, Lu B. Epidemiology and antimicrobial resistance profiles of the Nocardia species in China, 2009 to 2021. Microbiol Spectr. 2022 27;10(2):e0156021.
12. Stultz JS, Benefield E, Lee KR, Bashqoy F, Pakyz AL. A Multicenter Analysis of Changes in Pediatric Antibiotic Susceptibilities Among Staphylococcus aureus and Pseudomonas aeruginosa Isolates: 2014-2018. J Pediatr Pharmacol Ther. 2022;27(4):330-9.
13. Mitevska E, Wong B, Surewaard BGJ, Jenne CN. The Prevalence, Risk, and Management of Methicillin-Resistant Staphylococcus aureus Infection in Diverse Populations across Canada: A Systematic Review. Pathogens. 2021;10(4):393.
14. Chazel M, Marchandin H, Keck N, Terru D, Carrière C, Ponsoda M, Jacomo V, Panteix G, Bouzinbi N, Bañuls AL, Choisy M, Solassol J, Aubry A, Godreuil S. Evaluation of the SLOMYCO Sensititre(®) panel for testing the antimicrobial susceptibility of Mycobacterium marinum isolates. Ann Clin Microbiol Antimicrob. 2016;15:30.
15. Mendes RP, Cavalcante RS, Marques SA, Marques MEA, Venturini J, Sylvestre TF, Paniago AMM, Pereira AC, da Silva JF, Fabro AT, Bosco SMG, Bagagli E, Hahn RC, Levorato AD. Paracoccidioidomycosis: Current Perspectives from Brazil. Open Microbiol J. 2017;11:224-82.
16. Bowen AC, Carapetis JR, Currie BJ, Fowler V Jr, Chambers HF, Tong SYC. Sulfamethoxazole-Trimethoprim (Cotrimoxazole) for Skin and Soft Tissue Infections Including Impetigo, Cellulitis, and Abscess. Open Forum Infect Dis. 2017;4(4):ofx232.
17. Giacobbe DR, Dettori S, Corcione S, Vena A, Sepulcri C, Maraolo AE, De Rosa FG, Bassetti M. Emerging Treatment Options for Acute Bacterial Skin and Skin Structure Infections and Bloodstream Infections Caused by Staphylococcus aureus: A Comprehensive Review of the Evidence. Infect Drug Resist. 2022;15:2137-57.
18. Cotterill JA, Cunliffe WJ, Williamson B. The effect of trimethoprim-sulphamethoxazole on sebum excretion rate and biochemistry in acne vulgaris. Br J Dermatol. 1971;85(2):130-3.
19. Cotterill JA, Cunliffe WJ, Forster RA, Williamson DM, Bulusu L. A comparison of trimethoprim-sulphamethoxazole with oxytetracycline in acne vulgaris. Br J Dermatol. 1971;84(4):366-9.
20. Hersle K. Trimethoprim-sulphamethoxazole in acne vulgaris. A double-blind study. Dermatologica. 1972;145(3):187-91.
21. Nordin K, Hallander H, Fredriksson T, Rylander C. A clinical and bacteriological evaluation of the effect of sulphamethoxazole-trimethoprim in acne vulgaris, resistant to prior therapy with tetracyclines. Dermatologica. 1978;157(4):245-53.
22. Tan HH. Antibacterial therapy for acne: a guide to selection and use of systemic agents. Am J Clin Dermatol. 2003;4(5):307-14.
23. Tan AW, Tan HH. Acne vulgaris: a review of antibiotic therapy. Expert Opin Pharmacother. 2005;6(3):409-18.
24. Blankenship ML. Gram-negative folliculitis. Follow-up observations in 20 patients. Arch Dermatol. 1984;120(10):1301-3.
25. Piamphongsant T. Pustular acne. Int J Dermatol. 1985;24(7):441-3.
26. Workowski KA, Bachmann LH, Chan PA, Johnston CM, Muzny CA, Park I, Reno H, Zenilman JM, Bolan GA. Sexually Transmitted Infections Treatment Guidelines, 2021. MMWR Recomm Rep. 2021;70(4):1-187.
27. Develoux M. Les mycétomes et leur traitement. J Mycol Med. 2016;26(2):77-85.
28. Haseeb A, Abourehab MAS, Almalki WA, Almontashri AM, Bajawi SA, Aljoaid AM, Alsahabi BM, Algethamy M, AlQarni A, Iqbal MS, Mutlaq A, Alghamdi S, Elrggal ME, Saleem Z, Radwan RM, Mahrous AJ, Faidah HS. Trimethoprim-Sulfamethoxazole (Bactrim) Dose Optimization in Pneumocystis jirovecii Pneumonia (PCP) Management: A Systematic Review. Int J Environ Res Public Health. 2022;19(5):2833.
29. Shikanai-Yasuda MA, Mendes RP, Colombo AL, Telles FQ, Kono A, Paniago AMM, Nathan A, Valle ACFD, Bagagli E, Benard G, Ferreira MS, Teixeira MM, Vergara MLS, Pereira RM, Cavalcante RS, Hahn R, Durlacher RR, Khoury Z, Camargo ZP, Moretti ML, Martinez R. II Consenso Brasileiro em Paracoccidioidomicose – 2017 [Brazilian guidelines for the clinical management of paracoccidioidomycosis]. Epidemiol Serv Saude. 2018;27(spe):e0500001.
30. Cárdenas-de la Garza JA, Welsh O, Cuéllar-Barboza A, Suarez-Sánchez KP, De la Cruz-Valadez E, Cruz-Gómez LG, Gallardo-Rocha A, Ocampo-Candiani J, Vera--Cabrera L. Clinical characteristics and treatment of actinomycetoma in northeast Mexico: A case series. PLoS Negl Trop Dis. 2020;14(2):e0008123.
31. Sulfametoxazol-trimetoprima [bula na internet]. Rio de Janeiro: Produtos Roche Químicos e Farmacêuticos S.A.; 2021 [visitado em 2022 Jun 18]. Disponível em: https://consultaremedios.com.br/sulfametoxazol-trimetoprima/bula.
32. Chow TG, Khan DA. Sulfonamide Hypersensitivity. Clin Rev Allergy Immunol. 2022;62(3):400-12.
33. Bhambri S, Del Rosso JQ, Desai A. Oral trimethoprim/sulfamethoxazole in the treatment of acne vulgaris. Cutis. 2007;79(6):430-4.
34. Cassu-Corsi D, Santos FF, Cayô R, Martins WMBS, Nodari CS, Almeida LGP, Martins RA, Carvalho da Silva RJ, Vasconcelos ATR, Pignatari ACC, Gales AC. Genomic analyses of ciprofloxacin-resistant Neisseria gonorrhoeae isolates recovered from the largest South American metropolitan area. Genomics. 2022;114(2):110287.
35. Unemo M, Lahra MM, Escher M, Eremin S, Cole MJ, Galarza P, Ndowa F, Martin I, Dillon JR, Galas M, Ramon-Pardo P, Weinstock H, Wi T. WHO global antimicrobial resistance surveillance for Neisseria gonorrhoeae 2017-18: a retrospective observational study. Lancet Microbe. 2021;2(11):e627-36.
36. Santos NCS, Scodro RBL, de Almeida AL, Baldin VP, Nakamura de Vasconcelos SS, Siqueira VLD, Caleffi-Ferracioli KR, Campanerut-Sá PAZ, Cardoso RF. Combinatory activity of linezolid and levofloxacin with antituberculosis drugs in Mycobacterium tuberculosis. Tuberculosis (Edinb). 2018;111:41-4.
37. Cambau E, Saunderson P, Matsuoka M, Cole ST, Kai M, Suffys P, Rosa PS, Williams D, Gupta UD, Lavania M, Cardona-Castro N, Miyamoto Y, Hagge D, Srikantam A, Hongseng W, Indropo A, Vissa V, Johnson RC, Cauchoix B, Pannikar VK, Cooreman EAWD, Pemmaraju VRR, Gillini L; WHO surveillance network of antimicrobial resistance in leprosy. Antimicrobial resistance in leprosy: results of the first prospective open survey conducted by a WHO surveillance network for the period 2009-15. Clin Microbiol Infect. 2018;24(12):1305-10.
38. Eckmann C, Tulkens PM. Current and future options for treating complicated skin and soft tissue infections: focus on fluoroquinolones and long-acting lipoglycopeptide antibiotics. J Antimicrob Chemother. 2021;76(Suppl 4):iv9-22.
39. Carro GV, Saurral R, Salvador Sagüez F, Witman EL. Diabetic Foot Infections: Bacterial Isolates From the Centers and Hospitals of Latin American Countries. Int J Low Extrem Wounds. 2020; Dez;1:1534734620976305.
40. Pontes DG, Silva ITDCE, Fernandes JJ, Monteiro AFG, Gomes PHDS, Ferreira MGM, Lima FG, Correia JO, Santos NJND, Cavalcante LP. Perfil microbiológico e de resistência bacteriana no pé diabético infectado. Rev Col Bras Cir. 2020;47:e20202471.
41. Griffith DE, Aksamit T, Brown-Elliott BA, Catanzaro A, Daley C, Gordin F, Holland SM, Horsburgh R, Huitt G, Iademarco MF, Iseman M, Olivier K, Ruoss S, von Reyn CF, Wallace RJ Jr, Winthrop K; ATS Mycobacterial Diseases Subcommittee; American Thoracic Society; Infectious Disease Society of America. An official ATS/IDSA statement: diagnosis, treatment, and prevention of nontuberculous mycobacterial diseases. Am J Respir Crit Care Med. 2007;175(4):367-416.
42. Gardini G, Gregori N, Matteelli A, Castelli F. Mycobacterial skin infection. Curr Opin Infect Dis. 2022;35(2):79-87.
43. Ministério da Saúde (BR). Recomendações para o diagnóstico e tratamento de micobactérias não tuberculosas no Brasil [Internet]. Brasília: Ministério da Saúde; 2021 [cited em 2022 Jun 10]. 91 p. Available from: http://www.aids.gov.br/system/tdf/pub/2016/68271/recomendacoes_diagnostico_e_tratamento_das_doencas_por_micobacterias_nao_tuberculosas_internet_21.12.21.pdf.
44. Conitec. Protocolo Clínico e Diretrizes Terapêuticas da Hanseníase [Internet]. Brasília: Ministério da Saúde; 2021 [cited 2022 Jun 10]. 92 p. Available from: http://conitec.gov.br/images/Consultas/Relatorios/2021/20211223_PCDT_Hanseniase.pdf.
45. Ciprofloxacino [bula na internet]. Guarulhos: Aché Laboratórios Farmacêuticos S.A.; 2019 [cited 2022 Jun 18]. Available from: https://www.ache.com.br/arquivos/bula-paciente-clor-ciprofloxacino-500mg.pdf.
46. Ciprofloxacino [bula na internet]. Goiânia: Halex Star Indústria Farmacêutica S.A.; 2018 [cited 2022 Jun 18]. Available from: https://bula.gratis/halex_istar_industria_farmaceutica_sa/0/ciprofloxacino.
47. Levofloxacino [bula na internet]. Guarulhos: Aché Laboratórios Farmacêuticos S.A.; 2019 [cited 2022 Jun 18]. Available from: https://www.ache.com.br/wp-content/uploads/application/pdf/bula-paciente-levofloxacino-500mg.pdf.
48. Levofloxacino [bula na internet]. São Paulo: Eurofarma Laboratórios S.A.; 2021 [cited 2022 Jun 18]. Available from: https://eurofarma.com.br/produtos/bulas/patient/bula-levofloxacino-iv.html.
49. Moxifloxacino [bula na internet]. São Paulo: Eurofarma Laboratórios S.A.; 2015 [cited 2022 Jun 18]. Available from: https://cdn.eurofarma.com.br//wp-content/uploads/2017/04/moxifloxacino-bula-profissional-eurofarma.pdf.
50. Moxifloxacino [bula na internet]. São Paulo: Bayer S.A.; 2020 [cited 2022 Jun 18]. Available from: https://www.bulas.med.br/p/bulas-de-medicamentos/bula/1363433/avalox+infusao+iv.htm.
51. Ofloxacino [bula na internet]. Rio de Janeiro: Laboratório Farmacêutico da Marinha; 2015 [cited 2022 Jun 18]. Available from: https://www.marinha.mil.br/lfm/sites/www.marinha.mil.br.lfm/files/Bula_LFM-Ofloxacino_Prof.saude_.pdf.
52. Miranda SS. Tratamento da tuberculose em situações especiais. Pulmão RJ. 2012;21(1):68-71.
53. Norfloxacino [bula na internet]. São Paulo: Eurofarma Laboratórios S.A.; 2013 [cited 2022 Jun 18]. Available from: https://www.ems.com.br/arquivos/produtos/bulas/bula_norfloxacino_11036_1200.pdf.
54. Delafloxacino meglumina [bula na internet]. São Paulo: Eurofarma Laboratórios S.A.; 2022 [cited 2022 Jun 18]. Available from: https://eurofarma.com.br/produtos/bulas/patient/bula-delabaxi.pdf.
55. Palma-Alvarez RF, Duque-Yemail J, Ros-Cucurull E, Robles-Martínez M, Perea--Ortueta M, Grau-López L, Ramos-Quiroga JA. Quinolone-induced psychosis: an updated review. Actas Esp Psiquiatr. 2020;48(3):126-37.
56. Liao SH, Hu SY, How CK, Hsieh VC, Chan CM, Chiu CS, Hsieh MS. Risk for hypoglycemic emergency with levofloxacin use, a population-based propensity score matched nested case-control study. PLoS One. 2022;17(4):e0266471.
57. MacDougall C. Penicilinas, cefalosporinas eoutros antibióticos β-lactâmicos. Langeloh A et al., translators. In: Brunton LL, Hilal-Dandan L, Knollmann BC. As bases farmacológicas da terapêutica de Goodman & Gilman. 13. ed. Porto Alegre: AMGH; 2019. p. 1259-77.

58. Deck DH, Winston LG. Antibióticos β-lactâmicos e outros antibióticos ativos na parede e membrana celular. Fonseca AL et al., translators. In: Katzung BG, Trevor AJ. Basic & Clinical Pharmacology. 13. ed. Porto Alegre: AMGH; 2017. p. 769-87.
59. Muzumdar S, Rothe MJ, Grant-Kels JM. The rash with maculopapules and fever in children. Clin Dermatol. 2019;37(2):119-28.
60. Mogilner L, Katz C. Pasteurella multocida. Pediatr Rev. 2019;40(2):90-2.
61. Rodrigues MA, Caetano M, Amorim I, Selores M. Dermo-Hipodermites Bacterianas Agudas Não Necrotizantes: Erisipela e Celulite Infeciosa. Acta Med Port. 2021;34(3):217-28.
62. Clebak KT, Malone MA. Skin Infections. Prim Care. 2018;45(3):433-54.
63. Preda-Naumescu A, Elewski B, Mayo TT. Common Cutaneous Infections: Patient Presentation, Clinical Course, and Treatment Options. Med Clin North Am. 2021;105(4):783-97.
64. Silverberg B. A Structured Approach to Skin and Soft Tissue Infections (SSTIs) in an Ambulatory Setting. Clin Pract. 2021;11(1):65-74.
65. Torbahn G, Hofmann H, Rücker G, Bischoff K, Freitag MH, Dersch R, Fingerle V, Motschall E, Meerpohl JJ, Schmucker C. Efficacy and Safety of Antibiotic Therapy in Early Cutaneous Lyme Borreliosis: A Network Meta-analysis. JAMA Dermatol. 2018;154(11):1292-1303.
66. Ministério da Saúde (BR). Protocolo Clínico e Diretrizes Terapêuticas para Atenção Integral às Pessoas com Infecções Sexualmente Transmissíveis (IST) [Internet]. Brasília: Ministério da Saúde; 2020 [cited em 2022 Jun 10]. 248 p. Available from: http://www.aids.gov.br/pt-br/pub/2020/protocolo-clinico-e-diretrizes-terapeuticas-para-atencao-integral-pessoas-com-infeccoes.
67. Dalal A, Eskin-Schwartz M, Mimouni D, Ray S, Days W, Hodak E, Leibovici L, Paul M. Interventions for the prevention of recurrent erysipelas and cellulitis. Cochrane Database Syst Rev. 2017;6(6):CD009758.
68. Hua C, Bosc R, Sbidian E, De Prost N, Hughes C, Jabre P, Chosidow O, Le Cleach L. Interventions for necrotizing soft tissue infections in adults. Cochrane Database Syst Rev. 2018;5(5):CD011680.
69. Vernali S, Blasiak RC, Morrell DS. Demographic characteristics, clinical features, and optimal management of hospitalized patients with staphylococcal scalded skin syndrome. Pediatr Dermatol. 2021;38(4):825-30.
70. Urbina T, Razazi K, Ourghanlian C, Woerther PL, Chosidow O, Lepeule R, de Prost N. Antibiotics in Necrotizing Soft Tissue Infections. Antibiotics (Basel). 2021;10(9):1104.
71. Tsai YC, Tsai TF. A review of antibiotics and psoriasis: induction, exacerbation, and amelioration. Expert Rev Clin Pharmacol. 2019;12(10):981-9.
72. Benzilpenicilina potássica [bula na internet]. Anápolis: Novafarma Indústria Farmacêutica Ltda.; 2015 [cited 2022 Jun 18]. Available from: http://200.199.142.163:8002/FOTOS_TRATADAS_SITE_14-03-2016/bulas/40636.pdf.
73. Benzilpenicilina procaína + benzilpenicilina potássica [bula na internet]. São Paulo: Blau Farmacêutica S.A.; 2017 [cited 2022 Jun 18]. Available from: https://guiadafarmaciadigital.com.br/arquivos-uploads/bula/bula_024280_1.pdf.
74. Benzilpenicilina benzatina [bula na internet]. São Paulo: Eurofarma Laboratórios Ltda.; 2017 [cited 2022 Jun 18]. Available from: https://cdn.eurofarma.com.br//wp-content/uploads/2017/05/benzetacil-bula-eurofarma.pdf.
75. Fenoximetilpenicilina potássica [bula na internet]. São Paulo: Eurofarma Laboratórios Ltda.; 2022 [cited 2022 Jun 18]. Available from: https://www.saudedireta.com.br/catinc/drugs/bulas/penveoral.pdf.
76. Oxacilina [bula na internet]. São Paulo: Eurofarma Laboratórios Ltda.; 2016 [cited 2022 Jun 18]. Available from: https://cdn.eurofarma.com.br//wp-content/uploads/2016/09/Bula_Oxacilina-S%C3%83%C2%B3dica_Profissional.pdf.
77. Ampicilina [bula na internet]. São Paulo: Eurofarma Laboratórios Ltda.; 2021 [cited 2022 Jun 18]. Available from: https://eurofarma.com.br/produtos/bulas/healthcare/bula-amplacilina.pdf.
78. Sulbactam + Ampicilina [bula na internet]. São Paulo: Eurofarma Laboratórios Ltda.; 2016 [cited 2022 Jun 18]. Available from: https://cdn.eurofarma.com.br//wp-content/uploads/2016/09/Sulbactam-ampicilina-bula-paciente-eurofarma.pdf.
79. Amoxicilina [bula na internet]. São Paulo: Aché Laboratórios Farmacêuticas S.A.; 2019 [cited 2022 Jun 18]. Available from: https://www.ache.com.br/wp-content/uploads/application/pdf/bula-paciente-amoxicilina-250mg.pdf.
80. Amoxicilina + Clavulanato de potássio [bula na internet]. Rio de Janeiro: GlaxoSmithKline Brasil Ltda.; 2021 [cited 2022 Jun 18]. Available from: https://br.gsk.com/media/6267/l1581_clavulin_com_rev_gds26_ipi16.pdf.
81. Amoxicilina + Sulbactam [bula na internet]. Colatina: Laboratórios Bagó S.A.; 2017 [cited 2022 Jun 18]. Available from: https://img.drogasil.com.br/raiadrogasil_bula/SULBAMOXIBL.pdf.
82. Piperacilina + Tazobactam [bula na internet]. São Paulo: Eurofarma Laboratórios Ltda.; 2021 [cited 2022 Jun 18]. Available from: https://eurofarma.com.br/storage/media/673/noe66cJa7daZmjts1lZAhzvdS4nmdK9nIoqJznvn.pdf.
83. García-Avilés C, Martín-Lázaro J, Gastaminza G. How to take a good clinical history in cases of allergic reactions to medications. J Investig Allergol Clin Immunol. 2022;32(3):181-90.
84. Sokolewicz EM, Rogowska M, Lewandowski M, Puchowska M, Piechota D, Barańska-Rybak W. Antibiotic-related adverse drug reactions in patients treated on the dermatology ward of Medical University of Gdańsk. Antibiotics (Basel). 2021;10(10):1144.
85. Dubrall D, Schulz M, Schmid M, Sachs B. Descriptive analysis of adverse drug reaction reports for hypersensitivity reactions stratified in relation to different beta-lactam antibiotics. Allergol Select. 2022;6:42-60.
86. Abrams E, Netchiporouk E, Miedzybrodzki B, Ben-Shoshan M. Antibiotic allergy in children: More than just a label. Int Arch Allergy Immunol. 2019;180(2):103-12.
87. Amsler E, Soria A. Allergies aux bêtalactamines. Rev Med Interne. 2017;38(11):737-48.
88. Brockow K, Wurpts G, Trautmann A. Patients with questionable penicillin (beta-lactam) allergy: Causes and solutions. Allergol Select. 2022;6:33-41.
89. Blackmur JP, Lammy S, Baring DE. Baboon syndrome: an unusual complication arising from antibiotic treatment of tonsillitis and review of the literature. BMJ Case Rep. 2013;2013:bcr2013201977.
90. Oh DAQ, Yeo YW, Choo KJL, Pang SM, Oh CC, Lee HY. Acute generalized exanthematous pustulosis: Epidemiology, clinical course, and treatment outcomes of patients treated in an Asian academic medical center. JAAD Int. 2021;3:1-6.
91. Ryder ENC, Perkins W. Acute localised exanthematous pustulosis: Case report, review of the literature and proposed diagnostic criteria. Australas J Dermatol. 2018;59(3):226-7.
92. Adler NR, Aung AK, Ergen EN, Trubiano J, Goh MSY, Phillips EJ. Recent advances in the understanding of severe cutaneous adverse reactions. Br J Dermatol. 2017;177(5):1234-47.
93. Joerg L, Hasler S, Gschwend A, Meincke C, Nordmann TM, Glatz M, Heilig M, Schnyder B, Helbling A, Schmid-Grendelmeier P. 75% negative skin test results in patients with suspected hypersensitivity to beta-lactam antibiotics: Influencing factors and interpretation of test results. World Allergy Organ J. 2021;14(11):100602.
94. Sunderkötter C. Suspected allergy to Beta-Lactam antibiotics: An infectiological perspective. Allergol Select. 2022;6:27-32.
95. Collins CD, Bookal RS, Malani AN, Leo HL, Shankar T, Scheidel C, West N. Antibiotic Use in Patients with β-Lactam allergies and pneumonia: Impact of an antibiotic side chain-based cross-reactivity chart combined with enhanced allergy assessment. Open Forum Infect Dis. 2021;9(1):ofab544.
96. Cefalexina [bula na internet]. Hortolândia: EMS S.A.; 2015 [cited 2022 Jun 18]. Available from: http://araujo.vteximg.com.br/arquivos/ids/3753772/Bula-00000000532290.pdf.
97. Cefadroxila [bula na internet]. Hortolândia: EMS S.A.; 2020 [cited 2022 Jun 18]. Available from: https://ems.com.br/arquivos/produtos/bulas/bula_cefadroxila_10133_1442.pdf.
98. Cefazolina [bula na internet]. Cosmópolis: Antibióticos do Brasil Ltda.; 2013 [cited 2022 Jun 18]. Available from: http://www.ablbrasil.com.br/homologacao/wp-content/uploads/2013/10/BU5514_ABL3494BU1Cefazolina.pdf.
99. Cefalotina [bula na internet]. São Paulo: Blau Farmacêutica S.A.; 2017 [cited 2022 Jun 18]. Available from: https://www.blau.com.br/storage/app/media/Bulas%20Novas%20-%2029.08.17/bulapacientecefalotina-sodica.pdf.
100. Axetilcefuroxima [bula na internet]. Rio de Janeiro: GlaxoSmithKline Brasil Ltda; 2021 [cited 2022 Jun 18]. Available from: https://br.gsk.com/media/6233/1610_zinnat_com-rev_gd25_ipi05.pdf.
101. Cefaclor [bula na internet]. Hortolândia: EMS S.A.; 2014 [cited 2022 Jun 18]. Available from: https://www.ems.com.br/arquivos/produtos/bulas/bula_cefaclor__1813.pdf.
102. Cefoxitina [bula na internet]. São Paulo: Blau Farmacêutica S.A.; 2017 [cited 2022 Jun 18]. Available from: https://www.blau.com.br/storage/app/media/Bulas%20Novas%20-%2029.08.17/bulapacientecefoxitina-sodica.pdf.
103. Cefotaxima [bula na internet]. São Paulo: Blau Farmacêutica S.A.; 2017 [cited 2022 Jun 18]. Available from: https://www.blau.com.br/storage/app/media/Bulas%20Novas%20-%2029.08.17/bulapsclafordil.pdf.
104. Ceftriaxona [bula na internet]. Cosmópolis: Antibióticos do Brasil Ltda.; 2022 [cited 2022 Jun 18]. Available from: https://www.ablbrasil.com.br/wp-content/uploads/2022/06/Ceftriaxona_Profissional_IB110221.pdf.
105. Ceftazidima [bula na internet]. São Paulo: Blau Farmacêutica S.A.; 2018 [cited 2022 Jun 18]. Available from: https://www.blau.com.br/storage/app/media/Bulas%20Atualizacao%2006%2012%2018/Ceftazidon%20-%20PS-.pdf.
106. Ceftazidima + Avibactam [bula na internet]. São Paulo: Wyeth Indústria Farmacêutica Ltda.; 2022 [cited 2022 Jun 18]. Available from: https://www.pfizer.com.br/sites/default/files/inline-files/Torgena_Profissional_de_Saude_17.pdf.
107. Cefepima [bula na internet]. São Paulo: Bristol-Myers Squibb Farmacêutica S.A; 2014 [cited 2022 Jun 18]. Available from: https://www.bms.com/assets/bms/brazil/documents/hcp/MAXCEF_PO_INJ_VPS6_Rev0214.pdf.
108. Ceftolozano + Tazobactam [bula na internet]. Campinas: Merck Sharp & Dohme Farmacêutica ltda.; 2018 [cited 2022 Jun 18]. Available from: https://www.farmaciaai.com.br/bula/ZERBAXA-MERCK-SHARP-&-DOHME-FARMACEUTICA--LTDA/100290200.
109. Ceftarolina fosamila [bula na internet]. São Paulo: Wyeth Indústria Farmacêutica Ltda; 2022 [cited 2022 Jun 18]. Available from: https://www.pfizer.com.br/sites/default/files/inline-files/Zinforo_Profissional_de_Saude_22.pdf.
110. MacDougall C. Inibidores da síntese de proteínas e agentes antibacterianos diversos. Langeloh A et al., translators. In: Brunton LL, Hilal-Dandan L, Knollmann BC. As bases farmacológicas da terapêutica de Goodman & Gilman. 13. ed. Porto Alegre: AMGH; 2019. p. 1291-1311.
111. Dessie SA, Singh D, Dobariya V, Evans D, He P. A Case of drug-induced linear IgA bullous dermatosis. Cureus. 2020;12(3):e7175
112. Daptomicina [bula na internet]. Campinas: Merck Sharp & Dohme Farmacêutica ltda.; 2020 [cited 2022 Jun 18]. Available from: https://bula.gratis/pdfs/cubicin_2876402020_12145131-repaired.pdf.
113. Deck DH, Winston LG. Agentes antimicrobianos diversos; desinfetantes, antissépticos e esterilizantes. Fonseca AL et al., translators. In: Katzung BG, Trevor AJ. Basic & Clinical Pharmacology. 13. ed. Porto Alegre: AMGH; 2017. p. 865-72.
114. Sharma S, Verma KK. Skin and soft tissue infection. Indian J Pediatr. 2001;68 Suppl 3:S46-50.

115. George R, Prasoona TS, Kandasamy R, Cherian R, Celine T, Jeba J, Murali S, Mathew D. Improving malodour management in advanced cancer: a 10-year retrospective study of topical, oral and maintenance metronidazole. BMJ Support Palliat Care. 2017;7(3):286-91.
116. Park J, Kim S, Shin SW, Lyu CJ, Kim D. Noma disease (cancrum oris, orofacial gangrene) in an acute myeloid leukemia patient: a case report. J Med Case Rep. 2022;16(1):97.
117. Chatterjee D, Bhattacharjee R, Khullar G, Kumaran S, De D, Saikia UN, Radotra BD. Metastatic Crohn disease: A clinicohistological appraisal from a tertiary care center in India. Am J Dermatopathol. 2020;42(7):506-12.
118. Sasaki Y, Yoshida T, Suzuki J, Kobayashi S, Sato T. [A case of peristomal cutaneous ulcer following amebic colitis caused by Entamoeba histolytica]. Kansenshogaku Zasshi. 2016;90(1):73-6.
119. Abdolrasouli A, de Vries HJ, Hemmati Y, Roushan A, Hart J, Waugh MA. Sexually transmitted penile amoebiasis in Iran: a case series. Sex Transm Infect. 2012;88(8):585-8.
120. Jacob S, VanDaele MA, Brown JN. Treatment of Demodex-associated inflammatory skin conditions: A systematic review. Dermatol Ther. 2019;32(6):e13103.
121. Lee H, Kim KH. Treatment of pediatric periorificial dermatitis with topical calcineurin inhibitor and topical/oral metronidazole. J Dermatol. 2021;48(3):405-7.
122. Atzmony L, Reiter O, Hodak E, Gdalevich M, Mimouni D. Treatments for cutaneous lichen planus: A systematic review and meta-analysis. Am J Clin Dermatol. 2016;17(1):11-22.
123. Metronidazol [bula na internet]. Goiânia: Halex Istar Indústria Farmacêutica S.A.; 2021 [cited 2022 Jun 18]. Available from: https://www.halexistar.com.br/static/arquivos/downloads/metronidazol-bula-profissional-71521713.pdf.
124. Deck DH, Winston LG. Tetraciclinas, macrolídeos, clindamicina, cloranfenicol, estreptograminas e oxazolidinonas. Fonseca AL et al., translators. In: Katzung BG, Trevor AJ. Basic & Clinical Pharmacology. 13. ed. Porto Alegre: AMGH; 2017. p. 788-98.
125. Orylska-Ratynska M, Placek W, Owczarczyk-Saczonek A. Tetracyclines-An important therapeutic tool for dermatologists. Int J Environ Res Public Health. 2022;19(12):7246.
126. Limeciclina [bula na internet]. Hortolândia: Galderma Brasil ltda.; 2014 [cited 2022 Jun 18]. Available from: https://www.vitalclick.com.br/BACKOFFICE/Uploads/Bula/7897930761322.pdf.
127. Jørgensen AR, Yao Y, Thomsen SF, Ring HC. Treatment of hidradenitis suppurativa with tetracycline, doxycycline, or lymecycline: a prospective study. Int J Dermatol. 2021;60(7):785-91.
128. Nollet L, Van Gils M, Willaert A, Coucke PJ, Vanakker OM. Minocycline attenuates excessive DNA damage response and reduces ectopic calcification in pseudoxanthoma elasticum. J Invest Dermatol. 2022;142(6):1629-38.
129. Linezolida [bula na internet]. São Paulo: Wyeth Indústria Farmacêutica Ltda.; 2022 [cited 2022 Jun 18]. Available from: https://www.pfizer.com.br/bulas/zyvox.
130. Riquelme IL, Moyano EG. Érythrasma axillaire et inguinal. CMAJ. 2021;193(49):E1901-2.
131. Cervin A. The anti-inflammatory effect of erythromycin and its derivatives, with special reference to nasal polyposis and chronic sinusitis. Acta Otolaryngol. 2001;121(1):83-92.
132. Chen Y, Zhao M, Xiang X, Wang Z, Xu Z, Ma L. Oral erythromycin in pityriasis lichenoides chronica and pityriasis lichenoides et varioliformis acuta. Dermatol Ther. 2020;33(3):e13311.
133. Ogrum A, Takci Z, Seckin HY, Cetin E. A case of pityriasis lichenoides: Rapid resolution with azithromycin monotherapy in 3 weeks. Dermatol Ther. 2018;31(5):e12681.
134. Skinner RB, Levy AL. Rapid resolution of pityriasis lichenoides et varioliformis acuta with azithromycin. J Am Acad Dermatol. 2008;58(3):524-5.
135. Sardana K, Mathachan SR, Gupta T. Antibiotic resistance in acne an emergent need to recognize resistance to azithromycin and restrict its unapproved use in acne vulgaris. J Eur Acad Dermatol Venereol. 2021;35(5):e347-8.
136. Gomolin T, Cline A, Pereira F. Treatment of rosacea during pregnancy. Dermatol Online J. 2021;27(7).
137. Goel NS, Burkhart CN, Morrell DS. Pediatric periorificial dermatitis: clinical course and treatment outcomes in 222 patients. Pediatr Dermatol. 2015;32(3):333-6.
138. Kellen R, Silverberg NB. Pediatric periorificial dermatitis. Cutis. 2017;100(6):385-8.
139. Zhang Z, Li H, Zhang H, Gu Y, Yu H, Yao Z. Excellent response to oral clarithromycin in a patient with severe childhood granulomatous periorificial dermatitis with neck involvement. J Dermatol. 2020;47(6):e222-4.
140. Sardana K, Chugh S, Mahajan K. An observational study of the efficacy of azithromycin in erythema annulare centrifugum. Clin Exp Dermatol. 2018;43(3):296-9.
141. Ena L, Mazzarello V, Ferrari M, Ena P. Recurrent Erythema Annulare Centrifugum due to Influenza Type A. Case Rep Dermatol. 2021;13(1):134-40.
142. Azitromicina [bula na internet]. São Paulo: Wyeth Indústria Farmacêutica Ltda.; 2022 [cited 2022 Jun 18]. Available from: https://www.pfizer.com.br/bulas/zitromax.
143. Eritromicina [bula na internet]. Guarulhos: Aché Laboratórios Farmacêuticos S.A.; 2006 [cited 2022 Jun 18]. Available from: https://drogariasp.vteximg.com.br/arquivos/29076---eritrex-500mg-ache-21-capsulas.pdf.
144. Claritromicina [bula na internet]. São Paulo: Abbot Laboratórios do Brasil Ltda.; 2022 [cited 2022 Jun 18]. Available from: https://dam.abbott.com/pt-br/documents/pdfs/nossas-bulas/k/BU-18-KLARICID-UD-bula-profissional-Final.pdf.
145. Anvisa. Uso de antimicrobianos em populações especiais [Internet]. Brasília: Agência Nacional de Vigiliância Sanitária (BR); 2008 – [cited 2022 Jun 12]. Disponível em: https://www.anvisa.gov.br/servicosaude/controle/rede_rm/cursos/atm_racional/modulo4/doses_renal7.htm.
146. Hancox JC, Hasnain M, Vieweg WV, Gysel M, Methot M, Baranchuk A. Erythromycin, QTc interval prolongation, and torsade de pointes: Case reports, major risk factors and illness severity. Ther Adv Infect Dis. 2014;2(2):47-59.
147. Coordenação de Farmácia do Hospital das Clínicas da Universidade Federal de Goiás. Guia de interações medicamentosas [Internet]. Goiânia: Universidade Federal de Goiás; 2011 – [cited 2022 Jun 27]. Disponível em: https://files.cercomp.ufg.br/weby/up/734/o/Guia_de_Interacoes_Medicamentosas.pdf?1409055761.
148. Rivaroxabana [bula na internet]. São Paulo: Bayer S.A.; 2021 [cited 2022 Jun 18]. Available from: https://www.ema.europa.eu/en/documents/product-information/xarelto-epar-product-information_pt.pdf.
149. George S, Muhaj FF, Nguyen CD, Tyring SK. Part I Antimicrobial resistance: Bacterial pathogens of dermatologic significance and implications of rising resistance. J Am Acad Dermatol. 2022;86(6):1189-1204.
150. An JH, Moon SJ, Shin JU, Kim DH, Yoon MS, Lee HJ. Clindamycin mono-therapy of hidradenitis suppurativa patients: A single-center retrospective study. Ann Dermatol. 2021;33(6):515-21.
151. Clindamicina [bula na internet]. São Paulo: Laboratórios Pfizer ltda.; 2013 [cited 2022 Jun 28]. Available from: https://www.saudedireta.com.br/catinc/drugs/bulas/dalacincinj.pdf.
152. Lincomicina [bula na internet]. São Paulo: Blau Farmacêutica S.A.; 2014 [cited 2022 Jun 28]. Available from: https://blau.com/media/leaflet/71f2b0b1-d739-4657-95c9-0ed9f7a7a9c1-75f8c62a-d3e1-4335-8993-259ba620f808/linatr_XawaYCe.pdf.
153. MacDougall C. Aminoglicosídeos. Langeloh A et al., translators. In: Brunton LL, Hilal-Dandan L, Knollmann BC. As bases farmacológicas da terapêutica de Goodman & Gilman. 13. ed. Porto Alegre: AMGH; 2019. p. 1279-1289.
154. Deck DH, Winston LG. Aminoglicosídeos e espectinomicina. Fonseca AL et al., translators. In: Katzung BG, Trevor AJ. Basic & Clinical Pharmacology. 13. ed. Porto Alegre: AMGH; 2017. p. 799-806.
155. Mosallaei D, Hao M, Antaya RJ, Levian B, Kwong A, Cogan J, Hamilton C, Schwieger--Briel A, Tan C, Tang X, Woodley DT, Chen M. Molecular and clinical outcomes after intravenous gentamicin treatment for patients with Junctional Epidermolysis Bullosa caused by nonsense variants. JAMA Dermatol. 2022;158(4):366-74.

Drogas antiandrogênicas

1. Harper JC. Antiandrogen therapy for skin and hair disease. Dermatol Clin. 2006 Apr;24(2):137-43.
2. Mundluru SN, Larson AR. Medical dermatologic conditions in transgender women. Int J Womens Dermatol. 2018 Oct 11;4(4):212-215.
3. Gao J, Mahto A (2016) Anti-Androgen Therapy in Female Adult Acne. J Dermatol Res Ther 2:023.
4. Johnson DB, Sonthalia S. Flutamide. 2022 May 8. In: StatPearls [Internet]. Treasure Island (FL): StatPearls Publishing; 2022 Jan. PMID: 29489176.
5. Carvalho RM, Santos LDN, Ramos PM, Machado CJ, Acioly P, Frattini SC, Barcaui CB, Donda ALV, Melo DF. Bicalutamide and the new perspectives for female pattern hair loss treatment: What dermatologists should know. J Cosmet Dermatol. 2022 Jan 15. doi: 10.1111/jocd.14773. Epub ahead of print.
6. Plovanich M, Weng QY, Mostaghimi A. Low Usefulness of Potassium Monitoring Among Healthy Young Women Taking Spironolactone for Acne. JAMA Dermatol. 2015 Sep;151(9):941-4.
7. Bommareddy K, Hamade H, Lopez-Olivo MA, Wehner M, Tosh T, Barbieri JS. Association of Spironolactone Use With Risk of Cancer: A Systematic Review and Meta-analysis. JAMA Dermatol. 2022 Mar 1;158(3):275-282. doi: 10.1001/jamadermatol.2021.5866.
8. Aguilar Medina DA, Cazarín J, Magaña M. Spironolactone in dermatology. Dermatol Ther. 2022 May;35(5):e15321.
9. Bubna AK. A bird's eye view of common antiandrogens used by dermatologists. Clin Dermatol Rev 2020; 4:1-11.

Imunobiológicos anti-IgE

1. Tanaka S, Furuta K. Roles of IgE and Histamine in Mast Cell Maturation. Cells. 2021 Aug 23;10(8):2170. doi: 10.3390/cells10082170.
2. Ando, T.; Kitaura, J. Tuning IgE: IgE-Associating Molecules and Their Effects on IgE-Dependent Mast Cell Reactions. Cells 2021, 10, 1697. https://doi.org/10.3390/cells10071697.
3. Altrichter S, Fok JS, Jiao Q, Kolkhir P, Pyatilova P, Romero SM et al. Total IgE as a Marker for Chronic Spontaneous Urticaria. Allergy Asthma Immunol Res. 2021;13(2):206-218.
4. Sánchez-Borges M, Ansotegui IJ, Baiardini I, Bernstein J, Canonica GW, Ebisawa M et al. The challenges of chronic urticaria part 2: Pharmacological treatment, chronic inducible urticaria, urticaria in special situations. World Allergy Organ J. 2021 Jun 3;14(6):100546. doi: 10.1016/j.waojou.2021.100546.
5. Agache I, Rocha C, Pereira A, Song Y, Alonso-Coello P, Solà I et al. Efficacy and safety of treatment with omalizumab for chronic spontaneous urticaria: A systematic review for the EAACI Biologicals Guidelines. Allergy. 2021 Jan;76(1):59-70. doi: 10.1111/all.14547.
6. Saini S, Rosen KE, Hsieh HJ, Wong DA, Conner E, Kaplan A et al. A randomized, placebo-controlled, dose-ranging study of single-dose omalizumab in patients with

H1-antihistamine-refractory chronic idiopathic urticaria. J Allergy Clin Immunol. 2011 Sep;128(3):567-73.e1. doi: 10.1016/j.jaci.2011.06.010.
7. Urgert MC, van den Elzen MT, Knulst AC, Fedorowicz Z, van Zuuren EJ. Omalizumab in patients with chronic spontaneous urticaria: a systematic review and GRADE assessment. Br J Dermatol. 2015;173(2):404-15.
8. Tharp MD, Bernstein JA, Kavati A, Ortiz B, MacDonald K, Denhaerynck K et al. Benefits and Harms of Omalizumab Treatment in Adolescent and Adult Patients with Chronic Idiopathic (Spontaneous) Urticaria: A Meta-analysis of "Real-world" Evidence. JAMA Dermatol. 2019;155(1):29-38.
9. Lieberman PL, Jones I, Rajwanshi R, Rosén K, Umetsu DT. Anaphylaxis associated with omalizumab administration: Risk factors and patient characteristics. J Allergy Clin Immunol. 2017 Dec;140(6):1734-1736.e4. doi: 10.1016/j.jaci.2017.07.013.
10. EMA XOLAIR EPAR assessment report; 2020. Available from: https://www.ema.europa.eu/en/documents/variation-report/xolair- h-c-606-ii-0101-epar-assessment--report-variation_en.pdf. Accessed 04 de Junho 22 de 2022.
11. Fricke J, Ávila G, Keller T et al. Prevalence of chronic urticaria in children and adults across the globe: systematic review with meta-analysis. Allergy. 2020;75(2):423-432.
12. Passanisi S, Arasi S, Caminiti L, Crisafulli G, Salzano G, Pajno GB. Omalizumab in children and adolescents with chronic spontaneous urticaria: Case series and review of the literature. Dermatol Ther. 2020 Jul;33(4):e13489. doi: 10.1111/dth.13489.
13. Saito J, Yakuwa N, Sandaiji N, Uno C, Yagishita S, Suzuki T, Ozawa K, Kamura S, Yamatani A, Wada S, Sago H, Murashima A. Omalizumab concentrations in pregnancy and lactation: A case study. J Allergy Clin Immunol Pract. 2020;8(10):3603-3604.
14. Namazy JA, Blais L, Andrews EB, Scheuerle AE, Cabana MD, Thorp JM, Umetsu DT, Veith JH, Sun D, Kaufman DG, Covington DL, Mukhopadhyay S, Fogel RB, Lopez--Leon S, Spain CV. Pregnancy outcomes in the omalizumab pregnancy registry and a disease-matched comparator cohort. J Allergy Clin Immunol. 2020;145(2):528-536.e1. doi: 10.1016/j.jaci.2019.05.019.
15. Pfaller B, José Yepes-Nuñez J, Agache I, Akdis CA, Alsalamah M, Bavbek S et al. Biologicals in atopic disease in pregnancy: An EAACI position paper. Allergy. 2021;76(1):71-89.
16. Metz M, Vadasz Z, Kocaturk E, Gimenez-Arnau AM. Omalizumab updosing in chronic spontaneous urticaria: an overview of real-world evidence. Clin Rev Allergy Immunol. 2020;59 (1):38-45.
17. Harris JM, Cabanski CR, Scheerens H, Samineni D, Bradley MS, Cochran C et al. A randomized trial of quilizumab in adults with refractory chronic spontaneous urticaria. J Allergy Clin Immunol. 2016 Dec;138(6):1730-1732.
18. Shiung YY, Chiang CY, Chen JB, Wu PC, Hung AF, Lu DC et al. An anti-IgE monoclonal antibody that binds to IgE on CD23 but not on high-affinity IgE.Fc receptors. Immunobiology. 2012 Jul;217(7):676-83.
19. Chen JB, Ramadani F, Pang MOY, Beavil RL, Holdom MD, Mitropoulou AN et al. Structural basis for selective inhibition of immunoglobulin E-receptor interactions by an anti-IgE antibody. Sci Rep. 2018;8(1):11548.
20. Maurer M, Giménez-Arnau A, Bernstein JA, Chu CY, Danilycheva I, Hide M et al. Sustained safety and efficacy of ligelizumab in patients with chronic spontaneous urticaria: A one-year extension study. Allergy. 2021 Nov 13. doi: 10.1111/all.15175.

Azatioprina

1. Patel AA, Swerlick RA, McCall CO. Azathioprine in dermatology: the past, the present, and the future. J Am Acad Dermatol. 2006;55(3):369-89.
2. Wolff K, Schreiner E. Immunosuppressive therapy of pemphigus vulgaris. Preliminary results of azathioprine [Imuran] treatment. Arch Klin Exper Dermatol. 1969;235:63-77.
3. Montagnon CM, Lehman JS, Murrell DF, Camilleri MJ, Tolkachjov SN. Intraepithelial autoimmune bullous dermatoses disease activity assessment and therapy. J Am Acad Dermatol. 2021;84(6):1523-37.
4. Maley A, Swerlick RA. Azathioprine treatment of intractable pruritus: A retrospective review. J Am Acad Dermatol. 2015;73(3):439-43.
5. Pacheco Neto M, Alves ANL, Fortini AS, Burattini MN, Sumita NM, Srougi M, Chocair PR. Monitoração terapêutica da azatioprina: uma revisão [Internet]. Jornal Brasileiro de Patologia e Medicina Laboratorial. 2008;44:161-7.
6. Bressan AL et al. Imunossupressores na dermatologia. An Bras Dermatol. 2010;85(1):9-22.
7. Relling MV, Schwab M, Whirl-Carrillo M, Suarez-Kurtz G, Pui CH, Stein CM, Moyer AM, Evans WE, Klein TE, Antillon-Klussmann FG, Caudle KE, Kato M, Yeoh AEJ, Schmiegelow K, Yang JJ. Clinical Pharmacogenetics Implementation Consortium Guideline for Thiopurine Dosing Based on TPMT and NUDT15 Genotypes: 2018 Update. Clin Pharmacol Ther. 2019;105(5):1095-105.
8. Ferreira GMA. Prevalência dos polimorfismos da proteína NUD15 e TPMT na amazônia brasileira [master's thesis]. Manaus: Fundação Hospitalar de Hematologia e Hemoterapia do Amazonas, Universidade do Estado do Amazonas; 2020. 69p.
9. Tavadia SM, Mydlarski PR, Reis MD, Mittmann N, Pinkerton PH, Shear N, Sauder DN. Screening for azathioprine toxicity: a pharmacoeconomic analysis based on a target case. J Am Acad Dermatol. 2000;42(4):628-32.
10. Bidinger JJ, Sky K, Battafarano DF, Henning JS. The cutaneous and systemic manifestations of azathioprine hypersensitivity syndrome. J Am Acad Dermatol. 2011;65(1):184-91.
11. Fuggle NR, Bragoli W, Mahto A, Glover M, Martinez AE, Kinsler VA. The adverse effect profile of oral azathioprine in pediatric atopic dermatitis, and recommendations for monitoring. J Am Acad Dermatol. 2015;72(1):108-14.
12. Jiyad Z, Olsen CM, Burke MT, Isbel NM, Green AC. Azathioprine and Risk of Skin Cancer in Organ Transplant Recipients: Systematic Review and Meta-Analysis. Am J Transplant. 2016;16(12):3490-3503.
13. Cho HG, Kuo KY, Xiao K, Batra P, Li S, Tang JY, Sarin KY. Azathioprine and risk of multiple keratinocyte cancers. J Am Acad Dermatol. 2018;78(1):27-28.e1.
14. Menter A, Gelfand JM, Connor C, Armstrong AW, Cordoro KM, Davis DMR, Elewski BE, Gordon KB, Gottlieb AB, Kaplan DH, Kavanaugh A, Kiselica M, Kivelevitch D, Korman NJ, Kroshinsky D, Lebwohl M, Leonardi CL, Lichten J, Lim HW, Mehta NN, Paller AS, Parra SL, Pathy AL, Prater EF, Rahimi RS, Rupani RN, Siegel M, Stoff B, Strober BE, Tapper EB, Wong EB, Wu JJ, Hariharan V, Elmets CA. Joint American Academy of Dermatology-National Psoriasis Foundation guidelines of care for the management of psoriasis with systemic nonbiologic therapies. J Am Acad Dermatol. 2020;82(6):1445-1486.

Ciclosporina

1. Amber T, Tabassum S. Cyclosporin in dermatology: A practical compendium. Dermatol Ther. 2020 Nov;33(6):e13934.
2. Patocka J, Nepovimova E, Kuca K, Wu W. Cyclosporine A: Chemistry and Toxicity – A Review. Curr Med Chem. 2021;28(20):3925-3934.
3. Amor KT, Ryan C, Menter A. The use of cyclosporine in dermatology: part I. J Am Acad Dermatol. 2010 Dec;63(6):925-46; quiz 947-8.
4. Bozca BC, Irican CM, Karakaş AA. Three toxic epidermal necrolysis cases treated with cyclosporine and a review of the literature. Dermatol Ther. 2020 Nov;33(6):e14435.
5. Ryan C, Amor KT, Menter A. The use of cyclosporine in dermatology: part II. J Am Acad Dermatol. 2010 Dec;63(6):949-72.
6. Hawkshaw NJ, Paus R. Beyond the NFAT Horizon: From Cyclosporine A-Induced Adverse Skin Effects to Novel Therapeutics. Trends Pharmacol Sci. 2021 May;42(5):316-328.
7. Kulthanan K, Chaweekulrat P, Komoltri C, Hunnangkul S, Tuchinda P, Chularojanamontri L, Maurer M. Cyclosporine for Chronic Spontaneous Urticaria: A Meta-Analysis and Systematic Review. J Allergy Clin Immunol Pract. 2018 Mar-Apr;6(2):586-599.
8. Partridge ACR, Bai JW, Rosen CF, Walsh SR, Gulliver WP, Fleming P. Effectiveness of systemic treatments for pyoderma gangrenosum: a systematic review of observational studies and clinical trials. Br J Dermatol. 2018 Aug;179(2):290-295.
9. Flores C, Fouquet G, Moura IC, Maciel TT, Hermine O. Lessons to Learn From Low-Dose Cyclosporin-A: A New Approach for Unexpected Clinical Applications. Front Immunol. 2019 Mar 28;10:588.
10. Menter A, Gelfand JM, Connor C, Armstrong AW, Cordoro KM, Davis DMR, Elewski BE, Gordon KB, Gottlieb AB, Kaplan DH, Kavanaugh A, Kiselica M, Kivelevitch D, Korman NJ, Kroshinsky D, Lebwohl M, Leonardi CL, Lichten J, Lim HW, Mehta NN, Paller AS, Parra SL, Pathy AL, Prater EF, Rahimi RS, Rupani RN, Siegel M, Stoff B, Strober BE, Tapper EB, Wong EB, Wu JJ, Hariharan V, Elmets CA. Joint American Academy of Dermatology-National Psoriasis Foundation guidelines of care for the management of psoriasis with systemic nonbiologic therapies. J Am Acad Dermatol. 2020 Jun;82(6):1445-1486.
11. Bressan AL et al. Imunossupressores na dermatologia. An Bras Dermatol. 2010;85(1):9-22.

Clofazimina

1. Gurfinkel P, Pina JC, Ramos-e-Silva M. Use of clofazimine in dermatology. J Drugs Dermatol. 2009;8:846-51.
2. Ministério da Saúde. Comissão Nacional de Incorporação de Tecnologias. Relatório de recomendação. Protocolos Clínicos e Diretrizes Terapêuticas. Hanseníase. 2021. Disponível em: http://conitec.gov.br/images/Consultas/Relatorios/2021/20211223_PCDT_Hanseniase.pdf.
3. Riccardi N, Giacomelli A, Canetti D, Comelli A, Intini E, Gaiera G, Diaw MM, Udwadia Z, Besozzi G, Codecasa L, Biagio AD. Clofazimine: an old drug for never--ending diseases. Future Microbiol. 2020;15:557-66.
4. Anderson R. Enhancement by Clofazimine and inhibition by dapsone of production of prostaglandin E2 by human polymorphonuclear leucocytes in vitro. Antimicrob Agents Chemother.1985;27:257-62.
5. Ren YR, Pan F, Parvez S, Fleig A, Chong CR. Clofazimine inhibits human Kv1.3 potassium channel by perturbing calcium oscillation in T lymphocytes. PLoS One. 2008;3:e4009-e4020.
6. Kar HK, Gupta R. Treatment of leprosy. Clin Dermatol. 2015;33:55-65.
7. Tang S, Yao L, Hao X, Liu Y, Zeng L, Liu G, Li M, Li F, Wu M, Zhu Y, Sun H, Gu J, Wang X, Zhang Z. Clofazimine for the treatment of multidrug-resistant tuberculosis: prospective, multicenter, randomized controlled study in China. Clin Infect Dis. 2015;60:1361-7.
8. Penna GO, Talhari S, Pontes MAA, Oliveira MLW, Gonçalves HS. Tratamento. In: Talhari S, Penna GO, Gonçalves HS, Oliveira MLW. Hanseníase.5. ed. Di Livros: Rio de Janeiro; 2015. p.173-185.

Colchicina

1. Sardana K, Sinha S, Sachdeva S. Colchicine in Dermatology: Rediscovering an Old Drug with Novel Uses. Indian Dermatol Online J. 2020 Sep 19;11(5):693-700.
2. Robinson KP, Chan JJ. Colchicine in dermatology: A review. Australas J Dermatol. 2018 Nov;59(4):278-285.
3. Bhattacharyya B, Panda D, Gupta S et al. Anti-mitotic activity of colchicine and the structural basis for its interaction with tubulin. Med. Res. Rev. 2008; 28: 155-83.
4. Chappey ON, Niel E, Wautier JL et al. Colchicine disposition in human leukocytes after single and multiple oral administration. Clin. Pharmacol. Ther. 1993; 54: 360-7.
5. Dastoli S, Nisticò SP, Morrone P, Patruno C, Leo A, Citraro R, Gallelli L, Russo E, De Sarro G, Bennardo L. Colchicine in Managing Skin Conditions: A Systematic Review. Pharmaceutics. 2022 Jan 27;14(2):294.
6. Miola AC, Ferreira ER, Lima TRR, Schmitt JV, Abbade LPF, Miot HA. Effectiveness and safety of 0·5% colchicine cream vs. photodynamic therapy with methyl aminolaevulinate in the treatment of actinic keratosis and skin field cancerization of the forearms: a randomized controlled trial. Br J Dermatol. 2018 Nov;179(5):1081-1087.
7. Sullivan TP, King LE Jr, Boyd AS. Colchicine in dermatology. J Am Acad Dermatol. 1998 Dec;39(6):993-9.
8. Dasgeb B, Kornreich D, McGuinn K, Okon L, Brownell I, Sackett DL. Colchicine: an ancient drug with novel applications. Br J Dermatol. 2018 Feb;178(2):350-356.

Corticosteroides sistêmicos

1. Lupsa BC, Insogna KL, Micheletti RG, Caplan A. Corticosteroid use in chronic dermatologic disorders and osteoporosis. Int J Womens Dermatol. 2021;7(5Part A):545-51.
2. Niculet E, Bobeica C, Tatu AL. Glucocorticoid-Induced Skin Atrophy: The Old and the New. Clin Cosmet Investig Dermatol. 2020 Dec 30;13:1041-1050. doi: 10.2147/CCID.S224211.
3. Ehrchen JM, Roth J, Barczyk-Kahlert K. More Than Suppression: Glucocorticoid Action on Monocytes and Macrophages. Front Immunol. 2019 Aug 27;10:2028. doi: 10.3389/fimmu.2019.02028.
4. Dodiuk-Gad RP, Ish-Shalom S, Shear NH. Systemic glucocorticoids: important issues and practical guidelines for the dermatologist. Int J Dermatol. 2015;54(6):723-9.
5. Lesovaya EA, Chudakova D, Baida G, Zhidkova EM, Kirsanov KI, Yakubovskaya MG, Budunova IV. The long winding road to the safer glucocorticoid receptor (GR) targeting therapies. Oncotarget. 2022 Feb 18;13:408-424. doi: 10.18632/oncotarget.28191.
6. Castro M. Efeitos antiinflamatórios e Antiproliferativos dos Glicocorticosteroides: Concordância ou Discordância? Arq Bras Endrocrinol Metab 2005;3(49):334-5.
7. Ingawale DK, Mandlik SK. New insights into the novel anti-inflammatory mode of action of glucocorticoids. Immunopharmacol Immunotoxicol. 2020 Apr;42(2):59-73.
8. Adcock IM, Mumby S. Glucocorticoids. Handb Exp Pharmacol. 2017;237:171-96.
9. Barnes PJ. Glucocorticosteroids. Handb Exp Pharmacol. 2017;237:93-115.
10. Sinniah A, Yazid S, Flower RJ. From NSAIDs to Glucocorticoids and Beyond. Cells. 2021;10(12):3524. doi: 10.3390/cells10123524.
11. Strehl C, Ehlers L, Gaber T, Buttgereit F. Glucocorticoids-All-Rounders Tackling the Versatile Players of the Immune System. Front Immunol. 2019;10:1744. doi: 10.3389/fimmu.2019.01744.
12. Liu D, Ahmet A, Ward L, Krishnamoorthy P, Mandelcorn ED, Leigh R, Brown JP, Cohen A, Kim H. A practical guide to the monitoring and management of the complications of systemic corticosteroid therapy. Allergy Asthma Clin Immunol. 2013;9(1):30. doi: 10.1186/1710-1492-9-30.
13. van Staa TP, Leufkens HG, Cooper C: The epidemiology of corticosteroidinduced osteoporosis: a meta-analysis. Osteoporos Int. 2002;13:777-87.
14. Kanis JA, Johansson H, Oden A, Johnell O, de Laet C, Melton LJ III et al. A meta--analysis of prior corticosteroid use and fracture risk. J Bone Miner Res 2004;19:893-9.
15. Curtis JR, Westfall AO, Allison J, Bijlsma JW, Freeman A, George V et al. Population--based assessment of adverse events associated with long-term glucocorticoid use. Arthritis Rheum. 2006, 55:420-26.
16. Da Silva JA, Jacobs JW, Kirwan JR, Boers M, Saag KG, Inês LB et al. Safety of low dose glucocorticoid treatment in rheumatoid arthritis: published evidence and prospective trial data. Ann Rheum Dis 2006, 65:285-93.
17. Gurwitz JH, Bohn RL, Glynn RJ, Monane M, Mogun H, Avorn J: Glucocorticoids and the risk for initiation of hypoglycemic therapy. Arch Intern Med. 1994, 154:97-101.
18. Caplan A, Fett N, Rosenbach M, Werth VP, Micheletti RG. Prevention and management of glucocorticoid-induced side effects: A comprehensive review: Infectious complications and vaccination recommendations. J Am Acad Dermatol. 2017;76(2):191-8.
19. Green H, Paul M, Vidal L, Leibovici L. Prophylaxis of pneumocystic pneumonia in immunocompromised non-HIV infected patients: systematic review and meta-analysis of randomized controlled trials. Mayo Clin Proc. 2007;82:1052-9.
20. Jick SS, Lieberman ES, Rahman MU, Choi HK. Glucocorticoid use, other associated factors, and the risk of tuberculosis. Arthritis Rheum. 2006;55:19-26.
21. Yang CH, Wu TS, Chiu CT. Chronic hepatitis B reactivation: a word of caution regarding the use of systemic glucocorticosteroid therapy. Br J Dermatol. 2007;157:587-90.
22. Cosman F, de Beur SJ, LeBoffMS, Lewiecki EM, Tanner B, Randall S et al. Clinician's guide to prevention and treatment of osteoporosis. Osteoporos Int 2014;25:2359-81.
23. Zizic TM, Marcoux C, Hungerford DS, Dansereau JV, Stevens MB. Corticosteroid therapy associated with ischemic necrosis of bone in systemic lupus erythematosus. Am J Med.1985;79:596-604.
24. Caplan A, Fett N, Rosenbach M, Werth VP, Micheletti RG. Prevention and management of glucocorticoid-induced side effects: A comprehensive review: Gastrointestinal and endocrinologic side effects. J Am Acad Dermatol. 2017;76(1):11-6.
25. Piper JM, Ray WA, Daugherty JR, Griffin MR. Corticosteroid use and peptic ulcer disease: role of nonsteroidal anti-inflammatory drugs. Ann Intern Med. 1991;114:735-40.
26. Messer J, Reitman D, Sacks HS, Smith H Jr, Chalmers TC. Association of adrenocorticosteroid therapy and peptic-ulcer disease. N Engl J Med. 1983;309:21-4.
27. Narum S, Westergren T, Klemp M. Corticosteroids and risk of gastrointestinal bleeding: a systematic review and meta-analysis. BMJ Open. 2014;4:e004587.
28. Sadr-Azodi O, Mattsson F, Bexlius TS, Lindblad M, Lagergren J, Ljung R. Association of oral glucocorticoid use with an increased risk of acute pancreatitis: a population--based nested case-control study. JAMA Intern Med. 2013;173: 444-9.
29. Gurwitz JH, Bohn RL, Glynn RJ, Monane M, Mogun H, Avorn J. Glucocorticoids and the risk for initiation of hypoglycemic therapy. Arch Intern Med. 1994;154:97.
30. Dinsen S, Baslund B, Klose M et al. Why glucocorticoid withdrawal may sometimes be as dangerous as the treatment itself. Eur J Intern Med. 2013;24:714-20.
31. Nicholas MN, Li SK, Dytoc M. An Approach to Minimising Risk of Adrenal Insufficiency When Discontinuing Oral Glucocorticoids. J Cutan Med Surg. 2018 Mar/Apr;22(2):175-81.
32. Huscher D, Thiele K, Gromnica-Ihle E et al. Dose-related patterns of glucocorticoid--induced side effects. Ann Rheum Dis. 2009;68:1119-24.
33. Tosounidou S, Gordon C. Medications in pregnancy and breastfeeding. Best Pract Res Clin Obstet Gynaecol. 2020 Apr;64:68-76. doi: 10.1016/j.bpobgyn.2019.10.007.
34. Bandoli G, Palmsten K, Forbess Smith CJ, Chambers CD. A Review of Systemic Corticosteroid Use in Pregnancy and the Risk of Select Pregnancy and Birth Outcomes. Rheum Dis Clin North Am. 2017 Aug;43(3):489-502.
35. Butler DC, Heller MM, Murase JE. Safety of dermatologic medications in pregnancy and lactation: Part II. Lactation. J Am Acad Dermatol. 2014 Mar;70(3):417.e1-10; quiz 427. doi: 10.1016/j.jaad.2013.09.009. PMID: 24528912.
36. Sánchez-Díaz M, Montero-Vilchez T, Bueno-Rodriguez A, Molina-Leyva A, Arias--Santiago S. Alopecia Areata and Dexamethasone Mini-Pulse Therapy, A Prospective Cohort: Real World Evidence and Factors Related to Successful Response. J Clin Med. 2022 Mar 18;11(6):1694. doi: 10.3390/jcm11061694.
37. Singh A, Kanwar AJ, Parsad D, Mahajan R. Randomized controlled study to evaluate the effectiveness of dexamethasone oral minipulse therapy versus oral minocycline in patients with active vitiligo vulgaris. Indian J Dermatol Venereol Leprol. 2014 Jan-Feb;80(1):29-35.
38. Kumar P, Bahirwani S, Raja JV, Pujari M, Tuteja M, Garg S. Oral mini pulse therapy: report of a case and review of the literature. Oral Health Dent Manag. 2013 Jun;12(2):112-8.
39. Malhotra AK, Khaitan BK, Sethuraman G, Sharma VK. Betamethasone oral mini-pulse therapy compared with topical triamcinolone acetonide (0.1%) paste in oral lichen planus: A randomized comparative study. J Am Acad Dermatol. 2008 Apr;58(4):596-602.
40. Sánchez-Díaz M, Montero-Vilchez T, Bueno-Rodriguez A, Molina-Leyva A, Arias--Santiago S. Alopecia Areata and Dexamethasone Mini-Pulse Therapy, A Prospective Cohort: Real World Evidence and Factors Related to Successful Response. J Clin Med. 2022 Mar 18;11(6):1694.
41. Luggen P, Hunziker T. High-dose intravenous corticosteroid pulse therapy in alopecia areata: own experience compared with the literature. J Dtsch Dermatol Ges. 2008 May;6(5):375-8. English, German. doi: 10.1111/j.1610-0387.2007.06608.x.
42. Hari P, Srivastava RN. Pulse corticosteroid therapy with methylprednisolone or dexamethasone. Indian J Pediatr. 1998 Jul-Aug;65(4):557-60.
43. Meurer M. Immunosuppressive therapy for autoimmune bullous diseases. Clin Dermatol. 2012 Jan-Feb;30(1):78-83.
44. Hsieh MH, Watanabe T, Aihara M. Recent Dermatological Treatments for Stevens--Johnson Syndrome and Toxic Epidermal Necrolysis in Japan. Front Med (Lausanne). 2021 Jul 29;8:636924. doi: 10.3389/fmed.2021.636924.
45. Fukuyama M, Sato Y, Kinoshita-Ise M, Yamazaki Y, Ohyama M. Chronological clinicopathological characterization of rapidly progressive alopecia areata resistant to multiple i.v. corticosteroid pulse therapies: An implication for improving the efficacy. J Dermatol. 2018 Sep;45(9):1071-1079.
46. Leung AKC, Lam JM, Alobaida S, Leong KF, Wong AHC. Juvenile Dermatomyositis: Advances in Pathogenesis, Assessment, and Management. Curr Pediatr Rev. 2021;17(4):273-287.

Dapsona

1. Doull JA. Sulfone therapy of leprosy. Background, early history and present status. Int J Lepr.1963; 31:143-160.
2. Ministério da Saúde. Comissão Nacional de Incorporação de Tecnologias. Relatório de recomendação. Protocolos Clínicos e Diretrizes Terapêuticas. Hanseníase. 2021. Disponível em: http://conitec.gov.br/images/Consultas/Relatorios/2021/20211223_PCDT_Hanseniase.pdf.
3. Faget GH, Pogge RC, Johansen FA, Dinan JF, Prejean BM, Eccles CG. The promin treatment of leprosy. A progress report. Int J Lepr Other Mycobact Dis. 1966;34: 298-310.
4. Kar HK, Gupta R. Treatment of leprosy. Clin Dermatol. 2015;33:55-65.

5. Ghaoui N, Hanna E, Abbas O, Kibbi AG, Kurban M. Update on the use of dapsone in dermatology. Int J Dermatol. 2020;59:787-795.
6. Molinelli E, Paolinelli M, Campanati A, Brisigotti V, Offidani A. Metabolic, pharmacokinetic, and toxicological issues surrounding dapsone. Expert Opin Drug Metab Toxicol. 2019;15(5):367-379.
7. Booth SA, Moody CE, Dahl MV et al. Dapsone suppresses integrin-mediated neutrophil adherence function. J Invest Dermatol. 1992;98:135-140.
8. Bozeman PM, Learn DB, Thomas EL. Inhibition of the human leukocyte enzymes myeloperoxidase and eosinophil peroxidase by dapsone. Biochem Pharmacol. 1992; 44: 553-563.
9. Grossman S, Budinscki R, Jollow D. Dapsone-induced hemolytic anemia: role of glucose-6-phosphatodehydrogenase in the hemolytic response of rat erythrocytes to N-hydroxydapsone. J Pharmacol Exp Ther.1995;272:870-877.
10. Penna GO, Talhari S, Pontes MAA, Oliveira MLW, Gonçalves HS. Tratamento. In: Talhari S, Penna GO, Gonçalves HS, Oliveira MLW. Hanseníase.5. ed. Di Livros: Rio de Janeiro; 2015. p.173-185.
11. Halim NK, Ogbeide E. Haematological alterations in leprosy patients treated with dapsone. East Afr Med J. 2002;79:100-102.
12. Satapornpong P, Pratoomwun J, Rerknimitr P, Klaewsongkram J, Nakkam N, Rungrotmongkol T et al. HLA-B*13:01 is a predictive marker of dapsone-induced severe cutaneous adverse reactions in Thai patients. Front Immunol. 2021;12:661135.
13. Hama N, Abe R, Gibson A, Phillips EJ. Drug-Induced Hypersensitivity Syndrome (DIHS)/Drug Reaction With Eosinophilia and Systemic Symptoms (DRESS): Clinical Features and Pathogenesis. J Allergy Clin Immunol Pract. 2022;10:1155-1167.

Inibidores da via JAK-STAT

1. Damsky W, King BA. JAK inhibitors in dermatology: The promise of a new drug class. J Am Acad Dermatol. 2017 Apr;76(4):736-744.
2. Chapman S, Kwa M, Gold LS, Lim HW. Janus kinase inhibitors in dermatology: Part I. A comprehensive review. J Am Acad Dermatol. 2022 Feb;86(2):406-413.
3. Spinelli FR, Meylan F, O'Shea JJ, Gadina M. JAK inhibitors: Ten years after. Eur J Immunol. 2021 Jul;51(7):1615-1627.
4. Klein B, Treudler R, Simon JC. JAK-inhibitors in dermatology – small molecules, big impact? Overview of the mechanism of action, previous study results and potential adverse effects. J Dtsch Dermatol Ges. 2022 Jan;20(1):19-24.
5. Chapman S, Gold LS, Lim HW. Janus kinase inhibitors in dermatology: Part II. A comprehensive review. J Am Acad Dermatol. 2022 Feb;86(2):414-422.
6. Elmariah SB, Smith JS, Merola JF. JAK in the [Black] Box: A Dermatology Perspective on Systemic JAK Inhibitor Safety. Am J Clin Dermatol. 2022 Jul;23(4):427-431.

Imunobiológicos para psoríase e dermatite atópica

1. Sivamani RK, Correa G, Ono Y, Bowen MP, Raychaudhuri SP, Maverakis E. Biological therapy of psoriasis. Indian J Dermatol. 2010;55(2):161-70.
2. Brownstone ND, Hong J, Mosca M, Hadeler E, Liao W, Bhutani T, Koo J. Biologic treatments of psoriasis: an update for the clinician. Biologics. 2021;15:39-51.
3. Fernandes MO et al. Efeitos adversos do uso de imunobiológicos no tratamento da psoríase. Rev Med (São Paulo). 2018 set.-out.;97(5):486-92. doi: http://dx.doi.org/10.11606/issn.1679-9836.v97i5p486-492.
4. Mota, C.C.F. Resposta terapêutica e tempo de sobrevida dos imunobiológicos em pacientes com psoríase moderada a grave. São Paulo: Faculdade de Medicina da Universidade de São Paulo, 2019. Dissertação para o Título de Mestre em Ciências.
5. Wu KK, Dao H Jr. Off-label dermatologic uses of IL-17 inhibitors. J Dermatolog Treat. 2022;33(1):41-7.
6. Deodhar A et al. Guselkumab in patients with active psoriatic arthritis who were biologic-naive or had previously received TNFα inhibitor treatment (DISCOVER-1): a double-blind, randomised, placebo-controlled phase 3 trial. March 13, 2020 https://doi.org/10.1016/S0140-6736(20)30265-8.
7. Blair H.A. Risankizumab: A Review in Moderate to Severe Plaque Psoriasis, 2020. https://doi.org/10.1007/s40265-020-01357-1.
8. Harb H., Chatila T.A. Mechanisms of Dupilumab. Clin Exp Allergy. 2019;00:1-10. DOI: 10.1111/cea.13491.
9. Sanofi [página na internet]. Positive Phase 3 Dupixent® (dupilumab) data in children 6 months to 5 years with moderate-to-severe atopic dermatitis featured in RAD 2021 late-breaking session [acesso em 15 de julho de 2022]. Disponível em https://www.sanofi.com/en/media-room/press-releases/2021/2021-12-13-06-00-00-2350402.
10. Cruz C L., de Carvalho AV, Dorantes GL et al. Biosimilars in psoriasis: Clinical practice and regulatory perspectives in Latin America. J Dermatol. 2017 Jan; 44 (1): 3-12.

Interferon

1. George PM, Badiger R, Alazawi W, Foster GR, Mitchell JA et al. Pharmacology and therapeutic potential of interferons. Pharmacol Ther. 2012;135(1): 44-53.
2. Schoggins J.W., Rice C.M. Interferon-stimulated genes and their antiviral effector functions. Curr. Opin. Virol. 2011;1:519-525.
3. Stadler R, Mayer-da-Silva A, Bratzke B, Garbe C, Orfanos C. Interferons in dermatology. J Am Acad Dermatol. 1989 Apr;20(4):650-6.
4. Arnaud P. The interferons: pharmacology, mechanism of action, tolerance and side effects. Rev Med Interne. 2002 Nov;23 Suppl 4:449s-458s.
5. Schneider W.M., Chevillotte M.D., Rice C.M. Interferon-Stimulated Genes: A Complex Web of Host Defenses. Annu. Rev. Immunol. 2014;32:513-545.
6. Chen FF, Jiang G, Xu K, Zheng JN. Function and mechanism by which interferon regulatory factor-1 inhibits oncogenesis. Oncol Lett. 2013;5(2):417-423.

Ivermectina

1. Mathachan SR, Sardana K, Khurana A. Current Use of Ivermectin in Dermatology, Tropical Medicine, and Covid-19: An Update on Pharmacology, Uses, Proven and Varied Proposed Mechanistic Action. Indian Dermatol Online J. 2021 Jul 14;12(4): 500-514.
2. Gowtham S, Karthikeyan K. Wonder drug for worms. A review of three decades of ivermectin use in dermatology. Indian J Dermatol Venereol Leprol. 2019;85:674-8.
3. Dourmishev AL, Dourmishev LA, Schwartz R. Ivermectin: Pharmacology and application in dermatology. Int J Dermatol. 2005;44:981-8.
4. Guzzo CA, Furtek CI, Porras AG, Chen C, Tipping R, Clineschmidt CM et al. Safety, tolerability, and pharmacokinetics of escalating high doses of ivermectin in healthy adult subjects. J Clin Pharmacol. 2002;42:1122-33.
5. Klotz U, Ogbuokiri JE, Okonkwo PO. Ivermectin binds avidly to plasma proteins. Eur J Clin Pharmacol. 1990;39:607-8.
6. Haas N, Lindemann U, Frank K, Sterry W, Lademann J, Katzung W. Rapid and preferential sebum secretion of ivermectin: A new factor that may determine drug responsiveness in patients with scabies. Arch Dermatol. 2002;138:1618-9.
7. Rosumeck S, Nast A, Dressler C. Ivermectin and permethrin for treating scabies. Cochrane Database Syst Rev. 2018;4:Cd012994.
8. del Giudice P, Chosidow O, Caumes E. Ivermectin in dermatology. J Drugs Dermatol. 2003 Jan;2(1):13-21.

Imunoglobulina humana

1. Buehler AM, Flato UP, Ferri CP, Fernandes JG. Is there evidence for recommending specific intravenous immunoglobulin formulations? A systematic review of head-to-head randomized controlled trials. Eur J Pharmacol. 2015;747:96-104.
2. Guo Y, Tian X, Wang X, Xiao Z. Adverse Effects of Immunoglobulin Therapy. Front Immunol. 2018;9:1299.
3. Enk AH, Hadaschik EN, Eming R, Fierlbeck G, French LE, Girolomoni G, Hertl M, Jolles S, Karpati S, Steinbrink K, Stingl G, Volc-Platzer B, Zillikens D. European Guidelines (S1) on the use of high-dose intravenous immunoglobulin in dermatology. J Eur Acad Dermatol Venereol. 2016;30(10):1657-69.
4. Dalakas MC, Illa I, Dambrosia JM et al. A controlled trial of high-dose intravenous immune infusions as treatment for dermatomyositis. N Engl J Med 1993;27:1993-2000.
5. Amagai M, Ikeda S, Shimizu H, Iizuka H, Hanada K, Aiba S. A randomized double-blind trial of intravenous immunoglobulin for pemphigus. J Am Acad Dermatol 2009;60:595-603.
6. Guarneri A, Cioni M, Rongioletti F. High-dose intravenous immunoglobulin therapy for scleromyxoedema: a prospective open-label clinical trial using an objective score of clinical evaluation system. J Eur Acad Dermatol Venereol. 2017;31(7):1157-1160.
7. Barron SJ, Del Vecchio MT, Aronoff SC. Intravenous immunoglobulin in the treatment of Stevens-Johnson syndrome and toxic epidermal necrolysis: a meta-analysis with meta-regression of observational studies. Int J Dermatol. 2015;54(1):108-15. doi: 10.1111/ijd.12423.
8. Huang YC, Chien YN, Chen YT, Li YC, Chen TJ. Intravenous immunoglobulin for the treatment of toxic epidermal necrolysis: a systematic review and meta-analysis. G Ital Dermatol Venereol. 2016;151(5):515-24.
9. Chaigne B, Mouthon L. Mechanisms of action of intravenous immunoglobulin. Transfus Apher Sci. 2017;56(1):45-49.
10. Goudouris ES, Rego Silva AM, Ouricuri AL, Grumach AS, Condino-Neto A, Costa-Carvalho BT, Prando CC, Kokron CM, Vasconcelos DM, Tavares FS, Silva Segundo GR, Barreto IC, Dorna MB, Barros MA, Forte WC. II Brazilian Consensus on the use of human immunoglobulin in patients with primary immunodeficiencies. einstein (São Paulo). 2017;15(1):1-16.
11. Streu E, Wiseman MC, Johnston JB. Low-dose subcutaneous immunoglobulin is an effective treatment for autoimmune bullous skin disorders: A case report. SAGE Open Med Case Rep. 2020;8:2050313X19901071.
12. Forbat E, Ali FR, Al-Niaimi F. Intravenous immunoglobulins in dermatology. Part 1: biological mechanisms and methods of administration. Clin Exp Dermatol. 2018;43(5):513-517.

Metotrexato

1. Maksimovic V, Pavlovic-Popovic Z, Vukmirovic S, Cvejic J, Mooranian A, Al-Salami H, Mikov M, Golocorbin-Kon S. Molecular mechanism of action and pharmacokinetic properties of methotrexate. Mol Biol Rep. 2020;47(6):4699-708.

2. Alqarni AM, Zeidler MP. How does methotrexate work? Biochem Soc Trans. 2020;48(2):559-67.
3. Imunossupressores na dermatologia.
4. Bath RK, Brar NK, Forouhar FA, Wu GY. A review of methotrexate-associated hepatotoxicity. J Dig Dis. 2014;15(10):517-24.
5. Menter A, Gelfand JM, Connor C, Armstrong AW, Cordoro KM, Davis DMR, Elewski BE, Gordon KB, Gottlieb AB, Kaplan DH, Kavanaugh A, Kiselica M, Kivelevitch D, Korman NJ, Kroshinsky D, Lebwohl M, Leonardi CL, Lichten J, Lim HW, Mehta NN, Paller AS, Parra SL, Pathy AL, Prater EF, Rahimi RS, Rupani RN, Siegel M, Stoff B, Strober BE, Tapper EB, Wong EB, Wu JJ, Hariharan V, Elmets CA. Joint American Academy of Dermatology-National Psoriasis Foundation guidelines of care for the management of psoriasis with systemic nonbiologic therapies. J Am Acad Dermatol. 2020;82(6):1445-1486.
6. Gubner R, August S, Ginsberg V. Therapeutic suppression of tissue reactivity. II. Effect of aminopterin in rheumatoid arthritis and psoriasis. Am J Med Sci. 1951;221(2):176-82.
7. Romiti R, Carvalho AVE, Duarte GV; Grupo de Trabalho do Consenso Brasileiro de Psoríase da Sociedade Brasileira de Dermatologia. Brazilian Consensus on Psoriasis 2020 and Treatment Algorithm of the Brazilian Society of Dermatology. An Bras Dermatol. 2021;96(6):778-81.
8. Zulian F, Vallongo C, Patrizi A, Belloni-Fortina A, Cutrone M, Alessio M, Martino S, Gerloni V, Vittadello F, Martini G. A long-term follow-up study of methotrexate in juvenile localized scleroderma (morphea). J Am Acad Dermatol. 2012;67(6):1151-6.
9. Phan K, Ramachandran V, Sebaratnam DF. Methotrexate for alopecia areata: A systematic review and meta-analysis. J Am Acad Dermatol. 2019;80(1):120-127.e2.
10. Singh H, Kumaran MS, Bains A, Parsad D. A Randomized Comparative Study of Oral Corticosteroid Minipulse and Low-Dose Oral Methotrexate in the Treatment of Unstable Vitiligo. Dermatology. 2015;231(3):286-90.
11. Gerbens LAA, Hamann SAS, Brouwer MWD, Roekevisch E, Leeflang MMG, Spuls PI. Methotrexate and azathioprine for severe atopic dermatitis: a 5-year follow-up study of a randomized controlled trial. Br J Dermatol. 2018;178(6):1288-1296.
12. Porro AM, Hans Filho G, Santi CG. Consensus on the treatment of autoimmune bullous dermatoses: pemphigus vulgaris and pemphigus foliaceus – Brazilian Society of Dermatology. An Bras Dermatol. 2019;94(2 Suppl 1):20-32.
13. Santi CG, Gripp AC, Roselino AM, Mello DS, Gordilho JO, Marsillac PF, Porro AM. Consensus on the treatment of autoimmune bullous dermatoses: bullous pemphigoid, mucous membrane pemphigoid and epidermolysis bullosa acquisita – Brazilian Society of Dermatology. An Bras Dermatol. 2019;94(2 Suppl 1):33-47.
14. Solomon DH, Glynn RJ, Karlson EW, Lu F, Corrigan C, Colls J, Xu C, MacFadyen J, Barbhaiya M, Berliner N, Dellaripa PF, Everett BM, Pradhan AD, Hammond SP, Murray M, Rao DA, Ritter SY, Rutherford A, Sparks JA, Stratton J, Suh DH, Tedeschi SK, Vanni KMM, Paynter NP, Ridker PM. Adverse Effects of Low-Dose Methotrexate: A Randomized Trial. Ann Intern Med. 2020;172(6):369-380.
15. Mazaud C, Fardet L. Relative risk of and determinants for adverse events of methotrexate prescribed at a low dose: a systematic review and meta-analysis of randomized placebo-controlled trials. Br J Dermatol. 2017;177(4):978-986.
16. Azzam A, Jiyad Z, O'Beirne J. Is methotrexate hepatotoxicity associated with cumulative dose? A systematic review and meta-analysis. Australas J Dermatol. 2021;62(2):130-140.
17. Conway R, Low C, Coughlan RJ et al. Methotrexate and lung disease in rheumatoid arthritis: a meta-analysis of randomized controlled trials. Arthritis Rheumatol 2014; 66:803-12.
18. Conway R, Low C, Coughlan RJ et al. Methotrexate use and risk of lung disease in psoriasis, psoriatic arthritis, and inflammatory bowel disease: systematic literature review and meta-analysis of randomised controlled trials. BMJ 2015; 350:h1269.
19. Kremer JM. Methotrexate Pulmonary Toxicity: Deep Inspiration. Arthritis Rheumatol. 2020 Dec;72(12):1959-1962.
20. L. Gutierrez JC, Hwang K. The toxicity of methotrexate in male fertility and paternal teratogenicity. Expert Opin Drug Metab Toxicol. 2017;13(1):51-58.

Micofenolato de mofetila

1. Strathie Page SJ, Tait CP. Mycophenolic acid in dermatology a century after its discovery. Australas J Dermatol. 2015;56(1):77-83.
2. Orvis AK, Wesson SK, Breza TS Jr, Church AA, Mitchell CL, Watkins SW. Mycophenolate mofetil in dermatology. J Am Acad Dermatol. 2009;60(2):183-99.
3. Romano P. Farmacocinética do Ácido Micofenólico em transplantados renais idosos [dissertation]. São Paulo: Faculdade Medicina, Universidade de São Paulo; 2019. 98p.
4. Bressan AL et al. Imunossupressores na dermatologia. An Bras Dermatol. 2010;85(1):9-22.
5. Sokumbi O, el-Azhary RA, Langman LJ. Therapeutic dose monitoring of mycophenolate mofetil in dermatologic diseases. J Am Acad Dermatol. 2013;68(1):36-40.
6. Woillard JB, Assikar S, Monchaud C, Couraud A, Marquet P, Bédane C. Towards therapeutic drug monitoring of mycophenolic acid in mucous membrane pemphigoid: A retrospective single-centre study. Fundam Clin Pharmacol. 2021;35(6):1179-1187.
7. Phan K, Smith SD. Mycophenolate mofetil and atopic dermatitis: systematic review and meta-analysis. J Dermatolog Treat. 2020;31(8):810-814.
8. Cho HG, Kuo KY, Xiao K, Batra P, Li S, Tang JY, Sarin KY. Azathioprine and risk of multiple keratinocyte cancers. J Am Acad Dermatol. 2018;78(1):27-28.e1.
9. Waldman R, Strober BE. Laboratory monitoring requirements during mycophenolate mofetil therapy for dermatologic conditions: A single-institution retrospective chart review. J Am Acad Dermatol. 2021;85(3):726-728.

Miltefosina

1. Dorlo TPC, Balasegaram M, Beijnen JH, de Vries PJ. Miltefosine: A Review of its Pharmacology and Therapeutic Efficacy in the Treatment of Leishmaniasis. J. Antimicrobial Chemother. 2012;67:2576-97.
2. Sundar JS, Thakur TK, Engel CP, Sindermann JH, Fischer C et al. Oral Miltefosine for Indian Visceral Leishmaniasis. N Engl J Med. 2002;34(22):1739-1746.
3. Soto J, Arana BA, Toledo J, Rizzo N, Vega JC, Diaz A et al. Miltefosine for New World Cutaneous Leishmaniasis. Clin Infect Dis. 2004;38(9):1266-1272.
4. Chrusciak-Talhari A, Dietze R, Talhari S, Chrusciak Talhari C, da Silva RM, Gadelha Yamashita EP et al. Randomized Controlled Clinical Trial to Access Efficacy and Safety of Miltefosine in the Treatment of Cutaneous Leishmaniasis Caused by Leishmania (Viannia) Guyanensis in Manaus, Brazil. Am J Trop Med Hygiene. 2011;84(2):255-260.
5. Sampaio RNR, Silva JSFE, de PCDR, Porto C, Motta J de OCD, Pereira LI de A et al. A Randomized, Open-Label Clinical Trial Comparing the Long-Term Effects of Miltefosine and Meglumine Antimoniate for Mucosal Leishmaniasis. Rev Soc Bras Med Trop. 2019; 52(5):701-708.
6. Mishra J, Saxena A, Singh S. Chemotherapy of Leishmaniasis: Past, Present and Future. Curr Med Chem. 2007;14:1153-1169.
7. Machado PR, Ampuero J, Guimaraes LH et al. Miltefosine in the treatment of cutaneous leishmaniasis caused by leishmania braziliensis in Brazil: A randomized and controlled trial. PLoS Negl Trop Dis. 2010;4(12):1-6.
8. Food and Drugs Administration. Miltefosine approval letter. 2014. http://www.accessdata.fda.gov/drugsatfda_docs/nda/2014/204684Orig1s000Approv.pdf.
9. Ministério da Saúde. Comissão Nacional de Incorporação de Tecnologias. Miltefosina para o tratamento da Leishmaniose Tegumentar. Disponível em: http://conitec.gov.br/images/Consultas/Relatorios/2016/Relatorio_Miltefosina_LeishmanioseTegumentar_CP_40_2016.pdf.
10. Ministério da Saúde. Comissão Nacional de Incorporação de Tecnologias. Miltefosina para o tratamento da Leishmaniose Tegumentar. Disponível em: http://conitec.gov.br/images/Relatorios/2018/Relatorio_Miltefosina_LeishmanioseTegumentar.pdf.

Pentamidina

1. Dorlo TP, Kager PA. Pentamidine dosage: a base/salt confusion. PLoS Negl Trop Dis. 2008;2(5):e225.
2. Kip AE, Schellens JHM, Beijnen JH, Dorlo TPC. Clinical Pharmacokinetics of Systemically Administered Antileishmanial Drugs. Clin Pharmacokinet. 2018;57(2):151-176.
3. Ministério da Saúde. Manual de vigilância da leishmaniose tegumentar. Brasília, 2017. Disponível em: https://www.gov.br/ebserh/pt-br/hospitais-universitarios/regiao-centro-oeste/hujm-ufmt/saude/nucleo-de-vigilancia-epidemiologica-hospitalar/normas--tecnicas-e-manuais/manual-vigilancia-leishmaniose-tegumentar-2017.pdf/view.
4. Hentzer, B.; Kobayasi T. The ultrastructural changes of Leishmania tropica after treatment with pentamidine. Ann Trop Med Parasitol. 1977;71(2):157-166.
5. Croft SL, Brazil RP. Effectofpentamidineisethionateontheultra- structure and morphology of Leishmania mexicana amazonensis in vitro. Ann Trop Med Parasitol. 1982; 76:37-43.
6. Aronson N, Herwaldt BL, Libman M, Pearson R, Lopez-Velez R, Weina P, Carvalho E, Ephros M, Jeronimo S, Magill A. Diagnosis and Treatment of Leishmaniasis: Clinical Practice Guidelines by the Infectious Diseases Society of America (IDSA) and the American Society of Tropical Medicine and Hygiene (ASTMH). Am J Trop Med Hyg. 2017;96:24-45.
7. Kuryshev YA, Ficker E, Wang L, Hawryluk P, Dennis AT, Wible BA, Brown AM, Kang J, Chen XL, Sawamura K, Reynolds W, Rampe D. Pentamidine-Induced Long QT Syndrome and Block of hERG Trafficking. J Pharmacol Exp Ther. 2005;312(1):316-323.
8. Singh S, Sivakumar R. Challenges and new discoveries in the treatment of leishmaniasis. J Infect Chemother. 2004;10(6):307-315.
9. Talhari S, Sardinha JCG, Schettini APM, Arias J NR. Tratamento da Leishmaniose Tegumentar Americana. Resultados Preliminarees com pentamidina. An Bras Dermatol. 1985;60(6):361-364.
10. Talhari, Sinésio; Arias, Jorge R; Cunha, Maria da Graça Souza; Naiff, Roberto D.; Naiff, Maricleide F; Freitas, Rui Alves; Barret T. Leishmaniose no Estado do Amazonas. Aspectos epidemiológicos, clínicos e terapêuticos. An Bras Dermatol. 1988;63(6):433-438.
11. Neves LO, Talhari AC, Gadelha EPN et al. Estudo clínico randomizado comparando antimoniato de meglumina, pentamidina e anfotericina B para o tratamento da leishmaniose cutânea ocasionada por Leishmania guyanensis. An Bras Dermatol. 2011;86(6):1092-1101.

Pentoxifilina

1. Samlaska CP, Winfield EA. Pentoxifylline. J Am Acad Dermatol. 1994;30(4):603-21.
2. Çakmak SK, Çakmak A, Gönül M, Kiliç A, Gül Ü. Pentoxifylline use in dermatology. nflamm Allergy Drug Targets. 2012;11(6):422-32.

3. Machado, PR; Lessa, H; Lessa, M; Guimarães, LH; Bang, H; Ho, JL; Carvalho, EM. Oral pentoxifylline combined with pentavalent antimony: a randomized trial for mucosal leishmaniasis. Clin Infect Dis. 2007;44(6):788-793.
4. Sadeghian, G.; Nilforoushzadeh, M.A. Effect of combination therapy with systemic glucantime and pentoxifylline in the treatment of cutaneous leishmaniasis. Int J Dermatol. 2006;45(7):819-21.
5. Ministério da Saúde. Manual de vigilância da leishmaniose tegumentar. Brasília, 2017. Disponível em: https://www.gov.br/ebserh/pt-br/hospitais-universitarios/regiao-centro-oeste/hujm-ufmt/saude/nucleo-de-vigilancia-epidemiologica-hospitalar/normas-tecnicas-e-manuais/manual-vigilancia-leishmaniose-tegumentar-2017.pdf/viewLessa, H.A.; Machado, P.; Lima, F.; Cruz, A.A.; Bacellar, O.; Guerreiro, J.; Carvalho, E.M. Successful treatment of refractory mucosal leishmaniasis with pentoxifylline plus antimony. Am J Trop Med Hyg. 2001;65(2):87-89.
6. Costa PDSS, Fraga LR, Kowalski TW, Daxbacher ELR, Schuler-Faccini L, Vianna FSL. Erythema Nodosum Leprosum: Update and challenges on the treatment of a neglected condition. Acta Trop. 2018;183:134-141.

Retinoides

1. Davidovici BB, Tüzün Y, Wolf R. Retinoid receptors. Dermatol Clin. 2007 Oct;25(4):525-30, viii. doi: 10.1016/j.det.2007.06.016. PMID: 17903611.
2. Altıntaş Aykan D, Ergün Y. Isotretinoin: Still the cause of anxiety for teratogenicity. Dermatol Ther. 2020 Jan;33(1):e13192. doi: 10.1111/dth.13192. Epub 2019 Dec 27. PMID: 31837244.
3. Bagatin E, Costa CS, Rocha MA, Picosse FR, Kamamoto CS, Pirmez R et al. Brazilian Society of Dermatology consensus on the use of oral isotretinoin in dermatology. An Bras Dermatol. 2020. https://doi.org/10.1016/j.abd.2020.09.001Diniz D.G.A., Lima E.M, Filho N. R. A. Isotretinoína: perfis farmacológico, farmacocinético e analítico. Revista Brasileira de Ciências FarmacêuticasvBrazilian Journal of Pharmaceutical Sciences vol. 38, n. 4, out./dez., 2002Sbidian E; Groupe de recherche sur le psoriasis de la Société française de dermatologie. Acitrétine [Acitretin]. Ann Dermatol Venereol. 2019 Jun-Jul;146(6-7):454-458. French. doi: 10.1016/j.annder.2019.04.008. Epub 2019 Jun 20. PMID: 31229350.

Rifampicina

1. Tsankov N, Angelova I. Rifampin in dermatology. Clin Dermatol. 2003;21:50-5.
2. Campbell EA, Korzheva N, Mustaev A et al. Structural mechanism for rifampicin inhibition of bacterial RNA polymerase. Cell. 2001;104:901-12.
3. Kar HK, Gupta R. Treatment of leprosy. Clin Dermatol. 2015;33:55-65.
4. Abulfathi AA, Decloedt EH, Svensson EM, Diacon AH, Donald P, Reuter H. Clinical Pharmacokinetics and Pharmacodynamics of Rifampicin in Human Tuberculosis. Clin Pharmacokinet. 2019;58(9):1103-1129.
5. Lovic A, Goldsmith D, Segall L et al. Rifampicin-induced acute renal failure: a series of sixty patients. Nephrol Dial Transplant.1998;13:924-9.
6. Pereira A, Sauz C, Cervantes F et al. Immune hemolytic anemia and renal failure associated with rifampicin–dependent antibodies with anti-I specificity. Ann Hematol. 1991;63:56-8.
7. Penna GO, Talhari S, Pontes MAA, Oliveira MLW, Gonçalves HS. Tratamento. In: Talhari S, Penna GO, Gonçalves HS, Oliveira MLW. Hanseníase.5. ed. Di Livros: Rio de Janeiro; 2015. p.173-185.
8. Wagner L, Fkageul B, Moulonguet I et al. Anticorps anti-rifampicine: a propos de deux cas de lepre. Ann Dermatol Venereol. 1992;199:80-1.
9. Ministério da Saúde. Comissão Nacional de Incorporação de Tecnologias. Relatório de recomendação. Protocolos Clínicos e Diretrizes Terapêuticas. Hanseníase. 2021. Disponível em: http://conitec.gov.br/images/Consultas/Relatorios/2021/20211223_PCDT_Hanseniase.pdf.
10. Niemi M, Backman JT, Fromm MF, Neuvonen PJ, Kivistö KT. Pharmacokinetic interactions with rifampicin: clinical relevance. Clin Pharmacokinet. 2003;42:819-50.

Rituximabe

1. Salles G, BarrettM, Foà R, Maurer J, O'Brien S, Valente N, Wenger M, Maloney DG (2017) Rituximab in B-cell hematologic malignancies: a review of 20 years of clinical experience. Adv Ther 34(10):2232-2273.
2. Didona D, Maglie R, Eming R, Hertl M. Pemphigus: Current and Future Therapeutic Strategies. Front Immunol. 2019 Jun 25;10:1418.
3. Bergantini L, d'Alessandro M, Cameli P, Vietri L, Vagaggini C, Perrone A, Sestini P, Frediani B, Bargagli E. Effects of rituximab therapy on B cell differentiation and depletion. Clin Rheumatol. 2020;39(5):1415-1421.
4. J. Melet, D. Mulleman, P. Goupille, B. Ribourtout, H. Watier, G. Thibault, Rituximab-induced T cell depletion in patients with rheumatoid arthritis: association with clinical response, Arthritis Rheum. 65 (2013) 2783–2790.
5. Yamamoto A, Sato K, Miyoshi F, Shindo Y, Yoshida Y, Yokota K et al., Analysis of cytokine production patterns of peripheral blood mononuclear cells from a rheumatoid arthritis patient successfully treated with rituximab, Mod. Rheumatol. 2010;20;183-187.
6. Colliou N, Picard D, Caillot F, Calbo S, Le Corre S, Lim A et al. Long-term remissions of severe pemphigus after rituximab therapy are associated with prolonged failure of desmoglein B cell response. Sci Transl Med. 2013;5:175ra30.
7. Feldman RJ. Paradoxical worsening of pemphigus vulgaris following rituximab therapy. Br J Dermatol. 2015;173:858-9.

Talidomida

1. Mellin GW, Katzenstein M. The saga of thalidomide: Neuropathy to embryopathy, with case reports of congenital abnormalities. N Engl J Med. 1962;267:1184-93.
2. Vargesson N. The teratogenic effects of thalidomide on limbs. J Hand Surg Eur Vol. 2019;44(1):88-95.
3. Gao S, Wang S, Fan R, Hu J. Recent advances in the molecular mechanism of thalidomide teratogenicity. Biomed Pharmacother 2020;127:110114.
4. Singhal S, Mehta J, Desikan R, Ayers D, Roberson P, Eddlemon P et al., Antitumor activity of thalidomide in refractory multiple myeloma. N Engl J Med. 1999;341(21):1565-1571.
5. Sampaio EP, Sarno EN, Galilly R, Cohn ZA, Kaplan G. Thalidomide selectively inhibits tumor necrosis factor alpha production by stimulated human monocytes. J Exp Med 1991;173:699-703.
6. Haslett P, Corral LG, Albert M, Kaplan G. Thalidomide costimulates primary human T lymphocytes, preferentially inducing proliferation, cytokine production, and cytotoxic responses in the CD8+ subset. J Exp Med. 1998;187(11):1885-1892.
7. D'Amato RJ, Loughnan MS, Flynn E, Folkman J. Thalidomide is an inhibitor of Angiogenesis. Proc Natl Acad Sci USA 1994;91:4082-5.
8. Wines NY, Cooper AJ, Wines MP. Thalidomide in dermatology. Australas J Dermatol. 2002;43(4):229-238.
9. Penna GO, Talhari S, Pontes MAA, Oliveira MLW, Gonçalves HS. Tratamento. In: Talhari S, Penna GO, Gonçalves HS, Oliveira MLW. Hanseníase.5. ed. Di Livros: Rio de Janeiro; 2015. p.173-185.
10. Ito T, Ando H, Suzuki T, Ogura T, Hotta K, Imamura Y, Yamaguchi Y, Handa H. Identification of a primary target of thalidomide teratogenicity. Science 2010;327:1345-50.
11. Tseng S, Pak G, Washenik K, Pomeranz MK, Shupak JL. Rediscovering thalidomide: A review of its mechanism of action, side effects, and potential uses. J Am Acad Dermatol. 1996;35:969-979.
12. Ochonisky S, Verroust J, Bastuji-Garin S, Gherardi R, Reuvz J. Thalidomide neuropathy incidence and clinico-electrophysiologic findings in 42 patients. Arch. Dermatol. 1994;130:66-69.
13. Ministério da Saúde. Comissão Nacional de Incorporação de Tecnologias. Relatório de recomendação. Protocolos Clínicos e Diretrizes Terapêuticas. Hanseníase. 2021. Disponível em: http://conitec.gov.br/images/Consultas/Relatorios/2021/20211223_PCDT_Hanseniase.pdf.

capítulo 161

Ricardo Romiti

Biológicos e Pequenas Moléculas na Prática Dermatológica

INTRODUÇÃO

O termo biotecnologia foi cunhado originalmente pelo engenheiro húngaro Karl Ereky, há quase um século.[1] Atualmente, a biotecnologia é definida como "qualquer aplicação tecnológica que use sistemas biológicos, organismos vivos ou seus derivados para criar ou modificar produtos e processos para usos específicos".[2] Em 1975, o grupo de pesquisadores liderado por César Milstein, Georges Kohler e Niels Jerne descreveu de forma original a tecnologia para o desenvolvimento de anticorpos monoclonais utilizando a biotecnologia. A fusão das células imortais de origem tumoral com linfócitos B produtores de anticorpos levou à produção dos chamados hibridomas, permitindo a síntese contínua de anticorpos idênticos ou "monoclonais", produzidos para reagir com antígenos específicos. Milstein, Kohler e Jerne foram consagrados com o prêmio Nobel de Medicina em 1984.[3]

Desde a década de 1980, o uso terapêutico dos anticorpos monoclonais se tornou uma realidade, e o uso dos imunobiológicos gradativamente se transferiu dos laboratórios de pesquisa para o receituário médico. O grande desafio no desenvolvimento de um medicamento biológico se reflete no *design* estrutural da nova droga. Uma vez determinado o alvo específico da droga na cascata imunológica, técnicas de DNA recombinante levam ao desenvolvimento de uma proteína que irá interagir de forma específica e pontual com seu alvo, ativando ou desativando-o. A complexidade do processo de produção de tais moléculas se resume na conhecida e difundida frase: "o processo é o produto".

MEDICAMENTOS BIOLÓGICOS

De acordo com a Agência Nacional de Vigilância Sanitária do Ministério da Saúde (ANVISA/MS), os medicamentos são determinados pela origem biológica do princípio ativo e pelas tecnologias de fabricação[2,4].Assim, os medicamentos biológicos considerados nesse regulamento incluem:

- vacinas;
- soros hiperimunes;
- hemoderivados;
- biomedicamentos;
- anticorpos monoclonais;
- medicamentos contendo micro-organismos vivos, atenuados ou mortos;
- probióticos;
- alérgenos.

"IMUNOBIOLÓGICOS" *VERSUS* "PEQUENAS MOLÉCULAS"

Por uma questão de praticidade, por vezes as novas "pequenas moléculas" obtidas por síntese química e recentemente desenvolvidas para o manejo de diferentes doenças são incluídas nas sessões reservadas aos imunobiológicos. Deve-se destacar, no entanto, que as ditas "pequenas moléculas" diferem substancialmente do grupo de medicamentos biológicos, tanto com relação ao processo de produção e complexicidade molecular quanto às vias de administração e potencial imunogênico.

As principais diferenças entre essas duas classes de drogas são detalhadas no Quadro 161.1.

Quadro 161.1 Diferenciação entre "pequenas moléculas" e os "biológicos".

Pequenas moléculas	Biológicos
Produção por síntese química	Produção a partir de células vivas
Estrutura relativamente simples	Moléculas grandes e extremamente complexas
Estrutura bem definida e estável, podendo ser reproduzida com exatidão	Mistura de moléculas relacionadas, relativamente instáveis, impossíveis de serem reproduzidas com exatidão
Geralmente administrados por via oral ou tópica	Administrados por via subcutânea ou endovenosa
Raramente imunogênicas	Potencial imunogênico

NOMENCLATURA

A nomenclatura dos biológicos desenvolvidos a partir dos anticorpos monoclonais segue um padrão estabelecido pela World Health Organization (WHO), que permite conhecer o alvo de sua utilização (doenças ou agentes ou tipo de tumor) e a origem (fonte) do anticorpo monoclonal. Originalmente, nomes cujo **sufixo** incluíam a partícula "mab" indicavam um *monoclonal antibody* (anticorpo monoclonal) e eram precedidos por uma ou duas letras que descreviam a fonte do anticorpo: letra "U" para ser humano, "O" para camundongo, "E" para *hamster*, "I" para primata, "A" para rato, "ZU" para humanizado e "XI" para quimérico.[2]

Recentemente, durante a 73ª reunião da WHO International Nonproprietary Names (INN) Consultation, em outubro de 2021, em função do elevado número de anticorpos monoclonais em desenvolvimento e a fim de possibiltar uma melhor diferenciação entre as diferentes drogas, decidiu-se por descontinuar o uso do sufixo "mab" e utilizar quatro diferentes sufixos de acordo com o domínio variável de cada imunoglobulina utilizada.[5]

Já o alvo ou a doença de indicação do anticorpo é designado com uma sílaba interna adicional no jargão do órgão regulador de nomenclatura, denominada *infix* (**infixo**). Essas sílabas incluem: "ki" para citocinas e receptores de citocinas, "bac" para bacteriano, "lim" para imunomodulador, "mel" para melanoma, "vir" para viral, "tum" para tumores, entre outros e que são precedidos por uma ou mais sílabas de livre escolha e que deve ser eufônica (**prefixo**).

Por outro lado, o sufixo "ib" designa as pequenas moléculas inibidoras. Assim, o sufixo "nib" se refere às moléculas inibidoras das enzimas quinases, entre as quais temos as pequenas moléculas inibidoras de tirosina quinase ("tinib"), por exemplo, o tofacitinibe e o erlotinibe, usados na artrite reumatoide e no carcinoma espinocelular metastático, respectivamente. Já o sufixo "fenib" se refere às pequenas moléculas inibidoras do BRAF, por exemplo, o vemurafenibe e o dabrafenibe, usados no melanoma metastático.

BIOLÓGICOS NA MEDICINA

Estamos em pleno século XXI, época em que tivemos a lapidação e a multiplicação das terapias imunobiológicas nos mais diversos campos da Medicina, abrangendo desde a Oncologia até as doenças inflamatórias crônicas, como lúpus eritematoso, doença de Crohn e artrite reumatoide. Atualmente, existem 880 anticorpos monoclonais listados na International Nonprorietary Names da WHO.[5] Está claro que essas drogas, apesar de seu alto custo, muitas vezes representam a única medida terapêutica eficaz para casos refratários, graves e rapidamente progressivos das doenças; salvam vidas e levam a melhoria do bem-estar físico e psíquico de milhões de indivíduos.

O alto custo dessas medicações é explicado pela tecnologia de ponta necessária para seu desenvolvimento, o custo material e de pessoal especializado, e a pesquisa e o tempo empregados em vários estudos clínicos envolvendo milhares de doentes, o que se faz necessário até que a medicação alcance o mercado. Tais gastos têm sido crescentes. Na Europa, por exemplo, enquanto no final da década de 1970 eram realizados cerca de 30 estudos envolvendo aproximadamente 1.500 pacientes para o lançamento de uma nova droga, na atualidade são realizados mais de 70 estudos com mais de 4.200 pacientes para cada nova medicação.[5,6]

BIOLÓGICOS NA DERMATOLOGIA

Durante os últimos 15 anos, a indicação das diferentes drogas biológicas vem se tornando cada vez mais rotineira no receituário dermatológico, amplificando o arsenal terapêutico para doenças de grande impacto físico e na qualidade de vida dos pacientes. Além do incremento nas suas indicações, diferentes classes de drogas têm surgido para o manejo das doenças dermatológicas, possibilitando abordagens cada vez mais eficazes e seguras, e oferecerendo alternativas para os casos com falta de resposta ou contraindicação aos tratamentos biológicos previamente indicados. Doenças crônicas e recorrentes, como a psoríase, agora podem ser perfeitamente controladas de maneira eficaz e segura, a curto e a longo prazo, com os anticorpos anti-TNF, bem como com os biológicos anti-interleucina 12/23 e 17.

A seguir, listamos as doenças dermatológicas e alguns biológicos/pequenas moléculas indicadas no seu tratamento:

- **Psoríase:** adalimumabe, etanercepte, infliximabe, certolizumabe pegol, ixequizumabe secuquinumabe, brodalumabe, ustequinumabe, guselcumabe, risanquizumabe.
- **Urticária crônica espontânea:** omalizumabe.
- **Dermatite atópica:** dupilumabe, baricitinibe, upadacitinibe.
- **Hidradenite supurativa:** adalimumabe.
- **Melanoma metastático:** vemurafenibe, dabrafenibe, trametinibe, cobimetinibe, ipilimumabe, nivolumabe, pembrolizumabe.
- **Carcinoma basocelular metastático:** vismodegibe, sonidegibe.
- **Carcinoma espinocelular metastático:** cetuximabe, erlotinibe, gefitinibe.

Enquanto nessas indicações o uso dos biológicos já representa uma realidade, em outras patologias, como nas doenças bolhosas autoimunes e no lúpus cutâneo, o uso dos biológicos (rituximabe e belimumabe, respectivamente), apesar de eficaz, permanece *off-label*, dificultando imensamente o acesso a tais indicações. No entanto doenças como vitiligo, alopecia areata e líquen plano, entre outras, são ainda objeto de estudo à procura do alvo terapêutico ideal e não possuem até o momento aprovação para nenhuma droga biológica ou pequena molécula específica.[7,8]

PERSPECTIVAS FUTURAS

A quebra de patentes e o surgimento exponencial dos chamados biossimilares provavelmente permitirá que mais pessoas tenham acesso aos imunobiológicos.[9,10] Se tal explosão for aliada a medidas rigorosas de controle, permitindo a obtenção de drogas seguras e de baixo custo, o benefício certamente será imensurável.

Referências bibliográficas

1. Fiechter. História da moderna biotecnologia. v. I. p. 153.
2. Oliveira-Filho RM, Simões R, Pinheiro GRC et al. Biotecnologia e medicamentos. In: Medicamentos biológicos na prática médica. Associação Médica Brasileira AMB, Interfarma – Associação da Indústria Farmacêutica de Pesquisa. São Paulo: Interfarma, 2013. p. 3-14.
3. www.nobelprize.org/nobel_prizes/medicine/laureates/.
4. Brasil. Anvisa. Gerência de Medicamentos Novos, Pesquisa e Ensaios Clínicos. Disponível em: http://www.anvisa.gov.br/medicamentos/registro/metodos.htm.
5. Balocco R, De Sousa Guimaraes Koch S, Thorpe R et al. New INN nomenclature for monoclonal antibodies. Lancet. 2022 Jan 1;399(10319):24.
6. Menter A, Griffiths CEM. Current and future management of psoriasis. Lancet 2007;370:272-84.
7. Nestle FO, Kaplan DH, Barker J. Psoriasis. N Engl J Med 2009;361(5):496-509.
8. Fathi R, Armstrong AW. The Role of Biologic Therapies in Dermatology. Med Clin North Am. 2015;99(6):1183-94.
9. Rotte A, Bhandaru M, Zhou Y et al. Immunotherapy of melanoma: present options and future promises. Cancer Metastasis Rev. 2015 Mar;34(1):115-28.
10. Eleryan MG, Akhiyat S, Rengifo-Pardo M et al. A. Biosimilars: potential implications for clinicians. Clin Cosmet Investig Dermatol. 2016;9:135-42.
11. de la Cruz C, de Carvalho AV, Dorantes GL et al. Biosimilars in psoriasis: Clinical practice and regulatory perspectives in Latin America. J Dermatol. 2017 Jan;44(1):3-12.

capítulo 162

Paulo Ricardo Criado

Fotoproteção Tópica e Sistêmica

A fotoproteção tópica e sistêmica consiste em tema vasto e complexo, pois se aplica a várias áreas do conhecimento dermatológico, com aspectos gerais e específicos, os quais abordaremos ao longo deste capítulo em quatro grandes áreas: (i) princípios da fotoproteção: a radiação ultravioleta; (ii) fotoproteção na infância e na adolescência; (iii) fotoproteção nas doenças fotossensíveis; (iv) fotoproteção, câncer da pele e princípios da educação em fotoproteção, e (v) fotoproteção sistêmica.

Princípios da Fotoproteção – Radiação Ultravioleta

INTRODUÇÃO

A pele é o órgão humano mais acessível à luz solar, sofrendo diretamente os efeitos deletérios da radiação ultravioleta (UVR).[1] A UVR solar é a principal causa da grande maioria dos cânceres cutâneos na população caucasiana[1]. De acordo com a Sociedade Americana de Câncer (American Cancer Society), a incidência anual de câncer de pele nos Estados Unidos é estimada em exceder um milhão de casos ao ano, sendo que no ano de 2010 estimou-se a ocorrência de 68.130 casos de melanoma cutâneo com cerca de 8.700 óbitos em decorrência deste tumor, concorrendo para em torno de 4% dos cânceres da pele.[2] Em 2010 estimou-se que o câncer de pele do tipo não melanoma foi o mais incidente na população brasileira (114 mil casos novos), seguido pelos tumores da próstata (52 mil), mama feminina (49 mil), cólon e reto (28 mil), pulmão (28 mil), estômago (21 mil) e colo do útero (18 mil).[3]

Os cânceres da pele do tipo não melanoma são as malignidades mais comumente diagnosticadas, com cerca de 80% dos casos representados pelo carcinoma basocelular (CBC) e 16% pelo carcinoma espinocelular (CEC).[1]

A pele humana é exposta diariamente a UVR em doses suberitematosas, especialmente em áreas como a face e o dorso das mãos.[4] As consequências desta exposição são o câncer cutâneo e ao fotoenvelhecimento, determinado alterações clínicas e histopatológicas na pele.[4]

Os estudos em Fotodermatologia têm focado especialmente a ação da UVR como o mais abundante carcinógeno solar para a pele.[5] Entretanto há crescentes evidências de que a luz visível e a luz infravermelha (IR) têm efeitos significativos na pele também.[5] No entanto, ao contrário das ações da UVR na pele, pouco se conhece sobre os efeitos biológicos da luz visível e da IR, embora o ser humano seja exposto a este espectro por fontes como a luz solar e câmaras de bronzeamento.[5]

Além dos seus efeitos deletérios na pele, a luz UV tem efeitos benéficos, como a formação da vitamina D_3 e o seu uso no tratamento de várias afecções como a psoríase, o vitiligo entre outras.[5] De forma similar a luz visível e a IR têm aplicações terapêuticas em diversas situações, como estados inflamatórios, em malignidades (terapia fotodinâmica) e cicatrização de feridas.[5]

Desta forma o conhecimento de conceitos em oncogênese relacionados à radiação UV, bem como a atuação desta radiação no fotoenvelhecimento são de fundamental importância para se estabelecer estratégias de prevenção para estas condições.

RADIAÇÃO SOLAR E ULTRAVIOLETA

a Terra é constantemente irradiada por fótons de luz vindos do sol; 56% são fótons de luz infravermelha (comprimento de onda de 780 a 5.000 nanômetros [nm]), 39% de luz visível (400 a 780 nm), e 5% de UVR (200 a 400 nm)[6] (Figura 162.1).

Assim a UVR é parte de um espectro de radiação eletromagnética emitido pelo sol. A UVR é arbitrariamente dividida em três faixas de diferentes comprimentos de onda, embora os comprimentos de onda exatos nos quais se dividem estas faixas podem diferir de acordo com algumas áreas do conhecimento científico. A classificação proposta pelo segundo Congresso Internacional de Luz em 1932 estabeleceu os seguintes comprimentos de onda: UVA (400 a 315 nm), UVB (315 a 280 nm) e UVC (280 a 100 nm). Entretanto, fotobiologistas ambientais e dermatologistas frequentemente usam divisões levemente diferentes, mais próximas aos efeitos biológicos dos diferentes comprimentos de onda: UVA (400 a 320 nm), UVB (320 a 290 nm) e UVC (290 a 200 nm).

Assim os 5% da energia irradiada do sol emitida na faixa da UVR chega ao planeta Terra. A UVC é quase completamente absorvida pelo ozônio da estratosfera; 90% da UVB é absorvida pelo ozônio da estratosfera), e a UVA passa a atmosfera sem ser quase absorvida, atingindo a superfície terrestre.[1] A UVA é ainda subdivida em UVA1 (340 a 400 nm) e UVA2 (315 a 340 nm)[5] (Figura 162.2).

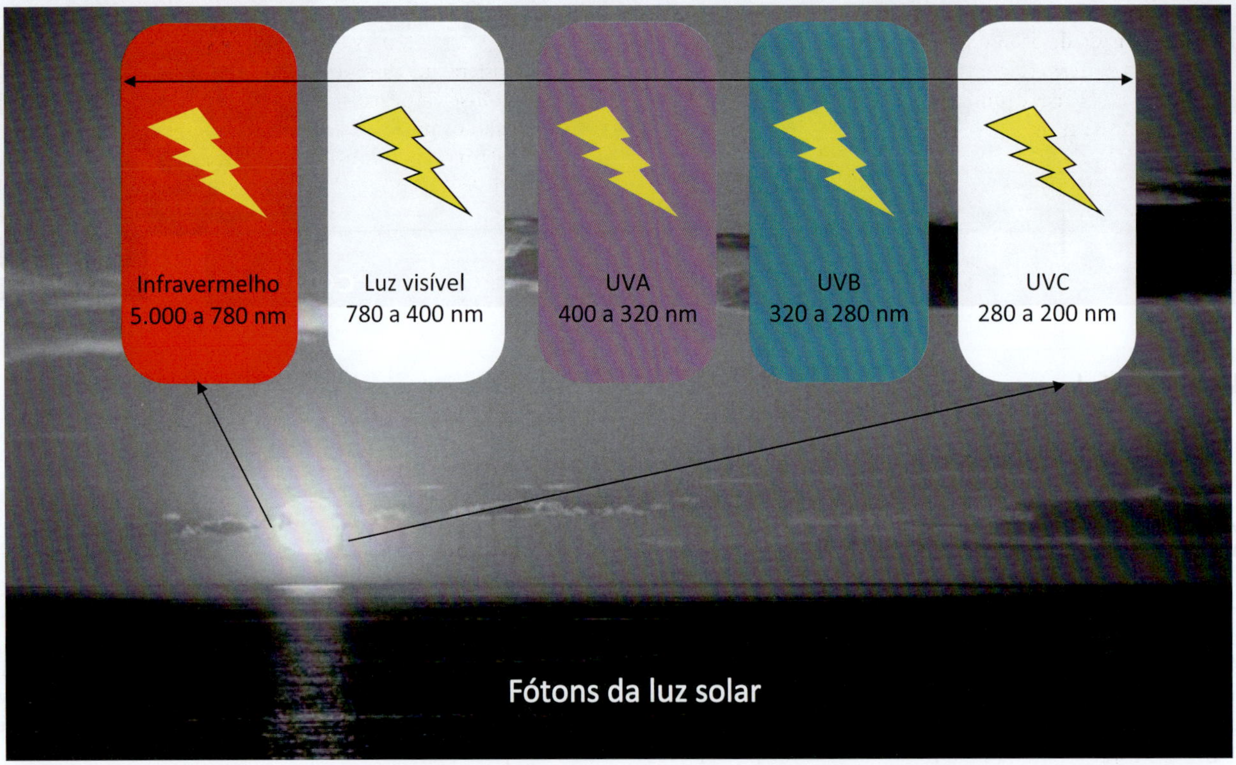

■ **Figura 162.1** Espectro da radiação de fótons de luz vindos do sol.

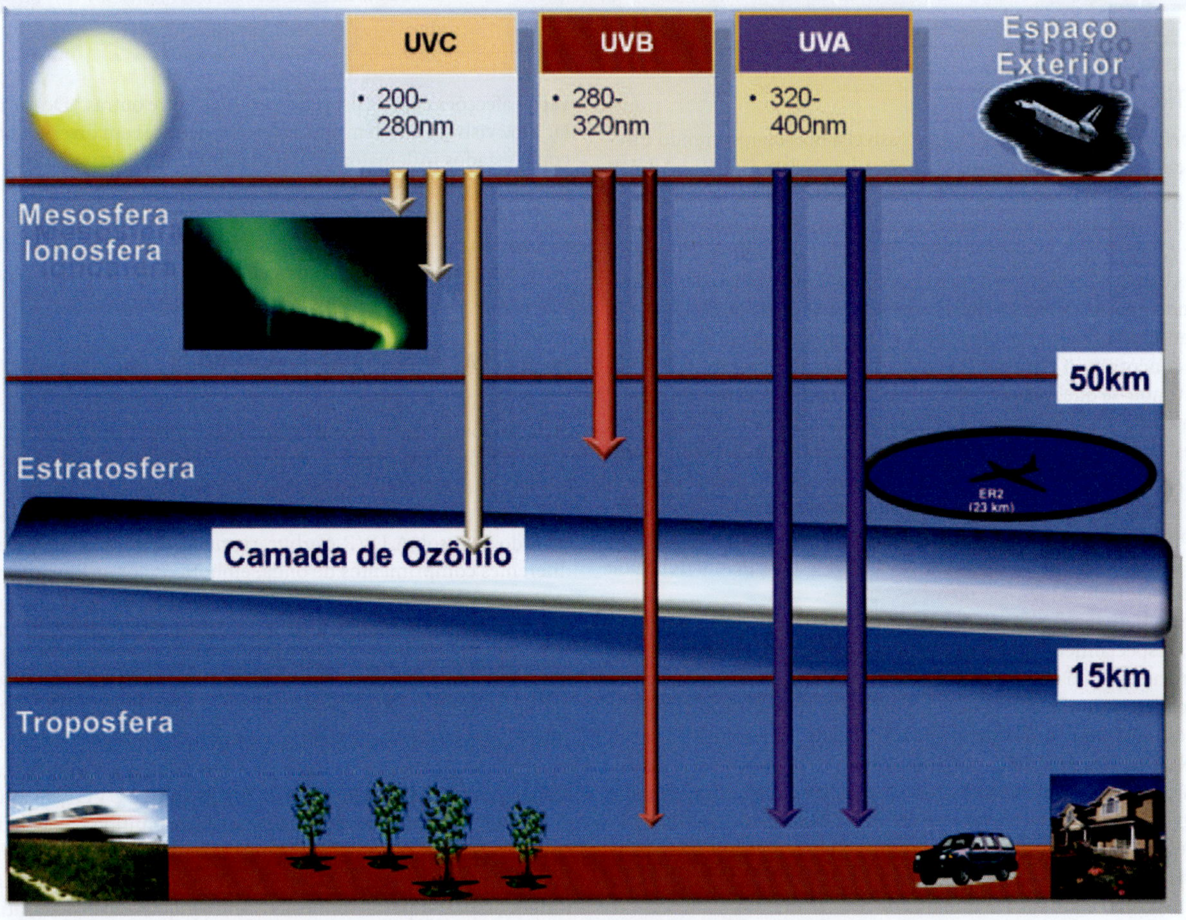

■ **Figura 162.2** Alcance na Terra dos diversos comprimentos de onda da radiação ultravioleta.

A porção mais danosa e citotóxica da luz solar (100 a 295 nm) é absorvida na camada de ozônio na estratosfera, distante cerca de 40 km da superfície da Terra (Figura 162.2).[5,6]

As diferentes ações das distintas faixas de UVR podem ser consultadas no Quadro 162.1.

Quadro 162.1 Tipos de UVR e suas ações.

Tipo de UVR	Ações gerais
UVA	▪ Cerca de 90% a 99% do seu conteúdo alcança a superfície da Terra ▪ Não é filtrada pela camada de ozônio da estratosfera ▪ Tem comprimento de onda longo e baixa energia: pode penetrar profundamente na pele ▪ Atualmente considerada danosa se em quantidade excessiva e por exposição em tempo prolongado ▪ Causa envelhecimento cutâneo ▪ Induz a pigmentação (bronzeamento) imediata e persistente da pele ▪ Passa através do vidro
UVB	▪ Cerca de 1% a 10% alcançam a superfície da Terra ▪ Filtrada pela camada de ozônio da estratosfera ▪ Tem comprimento de onda mais curto e alta energia: pode penetrar as camadas superiores da epiderme ▪ Responsável pelas queimaduras solares, bronzeamento, formação de rugas, fotoenvelhecimento e câncer cutâneo ▪ Carcinogênica e milhares de vezes mais efetiva em causar queimaduras em relação à UVA ▪ Não passa o vidro
UVC	▪ Filtrada pela camada de ozônio da estratosfera ▪ A principal fonte artificial são as lâmpadas germicidas ▪ Queima a pele e causa câncer cutâneo

Fonte: Adaptado de Narayanan DL et al. Ultraviolet radiation and skin cancer. Int J Dermatol. 2010;49:978-986.

Por um efeito evolucionário afortunado, o oxigênio produzido pelo processo de fotossíntese forma um filtro nas camadas mais externas da nossa atmosfera que absorve a UVC. Neste processo, as moléculas de oxigênio se dissociam e recombinam na forma de ozônio (Figura 162.3).

Enquanto os níveis totais anuais de radiação ultravioleta variam cerca de quatro vezes através do globo terrestre, em qualquer região há a possibilidade de ocorrer uma diferença de até 10 vezes na exposição individual à UVR, a qual está relacionada a fatores comportamentais e culturais. Assim mesmo, em áreas de baixa exposição ambiental à UVR, é possível haver uma intensa exposição pessoal. Os fatores que interferem na promoção de danos à saúde relacionados à UVR são listados na Figura 162.4.

A quantidade de raios ultravioleta que alcança o solo e a relação UVA/UVB depende de vários fatores como latitude, estação do ano, presença de nuvens e horário do dia.[5] Entretanto, o sol é uma fonte primariamente de UVA, com um conteúdo de UVB de cerca de apenas 5% alcançando a superfície terrestre.[5] A UVA passa a camada de ozônio e virtualmente todo seu conteúdo alcança a superfície da Terra.[6] A depleção da camada de ozônio por substâncias como os clorofluorcarbonetos (CFC) têm levado a um substancial aumento da transmissão de UV até a superfície da Terra.[6]

Para cada 300 m de elevação de altitude do nível do mar há um aumento de 3% da UVR que alcança a superfície.[7] Para grau de latitude menor há um acréscimo de 3% na quantidade de UVB que atinge a superfície da Terra[6] (Figura 162.5). Durante os picos de horas (próximo as 12h00min) e a estação do verão também há aumento da incidência da UVR. Quando o sol está localizado no zênite, a quantidade de UVR absorvida pala camada de ozônio é menor.[6] Fatores climáticos adicionais como nevoeiro e nuvens, e mesmo a poluição, podem reduzir a transmissão de UVR de 10% a 90%.[8] Água, neve, areia e concreto podem refletir cerca de 90% da UVR para a pele.[6,8] Por fim, a sombra reduz a UVR solar em cerca de 50% a 90%, sendo que a folhagem densa propicia redução na UVR superior a um guarda sol de praia.[6,8]

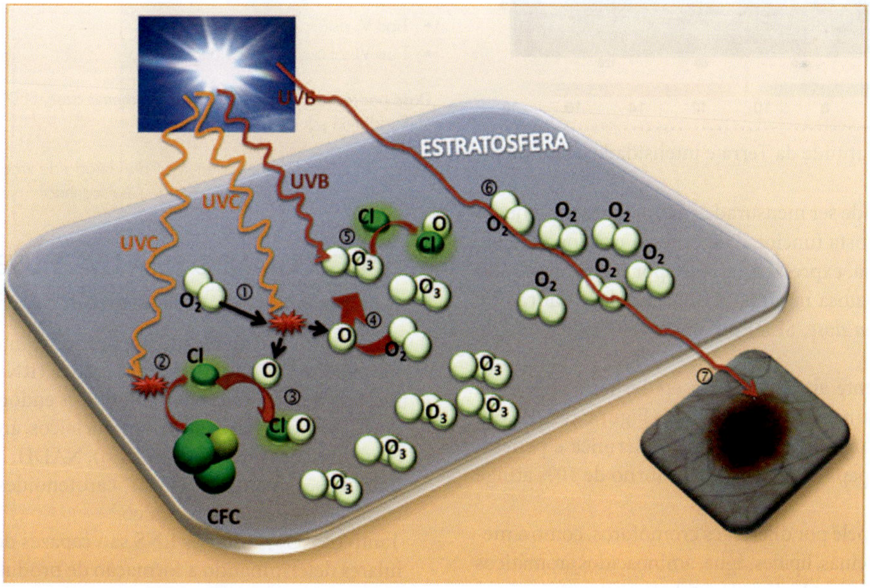

Figura 162.3 Efeitos da camada de ozônio na UVR.

Esquema exemplificando como a camada de ozônio (O_3) é formada na estratosfera e absorve a radiação UVB, além de como os compostos clorofluorcarbonos (CFC) degradam a camada de ozônio e aumentam seus efeitos biológicos deletérios. O oxigênio molecular (O_2) e os compostos CFCs difundem-se até a estratosfera, onde são decompostos pela radiação UVC (1 e 2). Os átomos de oxigênio (O) se recombinam ou com o cloro (Cl) (3), ou então com o oxigênio molecular (O_2) formando o ozônio (O_3) (4). O ozônio absorve a radiação UVB e não permite a passagem de grandes quantidades de UVB, bloqueando a possível reação fotoquímica com moléculas na superfície da Terra, entre elas as da pele humana. O cloro reativo (Cl) liberado a partir do CFC catalisa a quebra do ozônio (5) formando oxigênio molecular (O_2) (6), o qual não absorve os fótons da UVB. Assim mais radiação UVB passa a estratosfera, estimulando reações fotoquímicas com moléculas orgânicas e aumentando seus efeitos biológicos correspondentes (7).

Fonte: Adaptada de Gruijl FR, van der Leun JC. CMAJ. 2000;163(7):851-855.

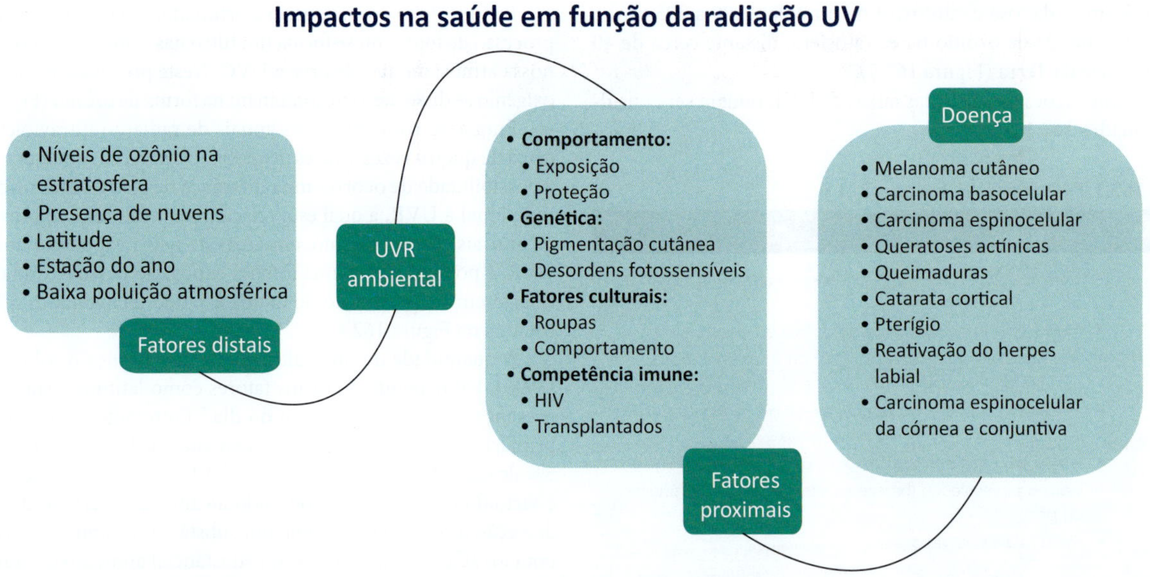

■ **Figura 162.4** Inter-relação de fatores na determinação de danos pela UVR.

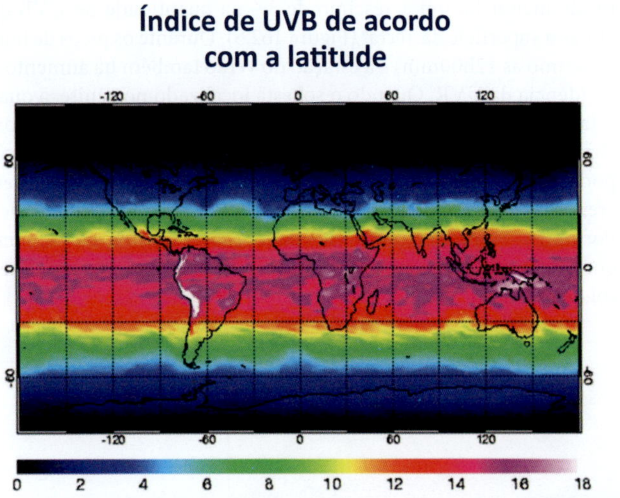

■ **Figura 162.5** Efeito da latitude da Terra e intensidade da UVB.

A UVR no ambiente pode ser mensurada em unidades puramente físicas ou usando-se a resposta funcional de eritema ocasionada pela UVR biologicamente efetiva, expressa em joules por metro quadrado (Jm^{-2}) ou pela dose eritematosa mínima (MED), ou dose padrão de eritema (*standard erythema dose*, SED) ou ainda pelo índice de UV solar (Quadro 162.2).

A UVB é principalmente absorvida pela epiderme e algo mais que 70% dela é bloqueada pela camada córnea (Figura 162.6). Em torno de 80% da UVA alcança a junção dermoepidérmica e penetra profundamente na derme papilar, sendo que em torno de 10% atinge a hipoderme.[9]

A UVR é absorvida na pele por diferentes cromóforos, como a melanina, o DNA, o RNA, proteínas, lípides, água, aminoácidos aromáticos (tais como tirosinase e triptofano), além do ácido transurocânico etc.[9]

A absorção dos fótons da UVR por diferentes cromóforos presentes na pele determina distintas reações químicas e interações secundárias que envolvem a formação de espécies oxigênio-reativo (ROS), os quais resultam em efeitos deletérios ao organismo.[10]

As pirimidinas (presentes no DNA) são de interesse particular, uma vez que diferentes modificações fotoquímicas formam dímeros de ciclobutano, produtos de hidratação, aductos e outros fotoprodutos que devem ser reparados por enzimas específicas.[10]

Quadro 162.2 Definições das formas de mensuração da UVR.

Dose eritematosa mínima (*minimal erythemal dose*, MED): aquela dose de UVR necessária para produzir um eritema cutâneo perceptível em pessoas com pele tipo 1 de Fitzpatrick (200 Jm^{-2} de UVR biologicamente efetiva)

Tipos de pele segundo a classificação de Fitzpatrick:

- **Tipo I**: caucasianos de pele muito clara que queimam muito facialmente e nunca bronzeiam
- **Tipo II**: caucasianos de pele muito clara que queimam facialmente e bronzeiam lentamente e com dificuldade
- **Tipo III**: caucasianos de pele levemente morena que queimam raramente e bronzeiam relativamente fácil
- **Tipo IV**: caucasianos de pele levemente escura que virtualmente nunca queimam e bronzeiam prontamente (alguns indivíduos de origem ou ancestrais mediterrâneos)
- **Tipo V**: asiáticos ou hindus
- **Tipo VI**: afro-caribenhos ou negros

Dose padrão de eritema (*standard erythema dose*, SED): eritema produzido pela UVR radiante equivalente a 100 Jm^{-2}

Índice de UV solar: média de tempo ponderada de irradiação efetiva da UVR em Wm^{-2} multiplicada por 40 (watts = Joules/segundo)

■ DANO CUTÂNEO PELA UVA E UVB

O dano causado pela UVR ocorre de duas formas distintas:

1. A UVA primariamente inicia a produção intensa de espécies oxigênio-reativo (ROS) e nitrogênio reativa (RNS) (Quadro 162.3), por meio da interação com os cromóforos endógenos (fotossensibilizadores) como as bases de ácidos nucleicos, aminoácidos aromáticos (tais como tirosinase e triptofano), NADH, NADPH, radical heme, quinonas, flavonas, porfirias, carotenoides, 7-dehidrocolesterol, eumelanina e ácido urocânico.[5]

   Tanto os ROS, como os RNS são capazes de oxidar moléculas celulares determinando a formação de produtos oxidados incluindo lípides hidroperóxidos e proteínas carbonil, ambas as quais têm sido implicadas em desordens cutâneas.[5] Os ROS e RNS também induzem vários tipos de lesões oxidativas no DNA celular, como quebras de hélice simples, ligação cruzada de proteínas do DNA, mas especialmente bases de DNA alteradas.[5] Em decorrência do seu baixo potencial de ionização, as bases guaninas são mais suscetíveis à oxidação e a 8-hidroxiguanina (8-OH-G) é um produto oxidativo característico.[5] As lesões oxidativas do DNA são importantes no estágio de iniciação da carcinogênese.[5]

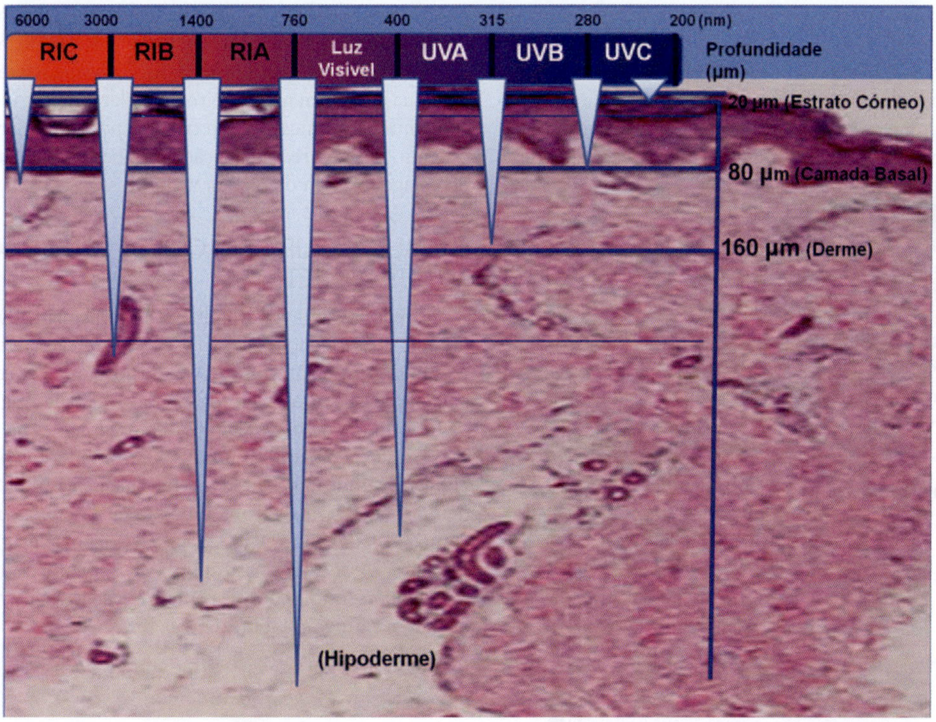

■ **Figura 162.6** Penetração da radiação infravermelha (IR), luz visível e radiação ultravioleta na pele humana.

Quadro 162.3 Espécies oxigênio-reativo (ROS) e nitrogênio reativo (RNS) produzidas na pele pela radiação ultravioleta.

Espécies oxigênio-reativo (ROS)		Espécies nitrogênio reativas (RNS)	
Radicais hidroxila	$OH^{\bullet}$	Óxido de nitrogênio	NO
Radicais superóxido	$O_2^{\bullet-}$	Dióxido de nitrogênio	NO_2
Oxigênio *singlet*	$^1O_2$	Peroxinitrito aniônico	$OONO^-$
Peróxido de hidrogênio	H_2O_2		
Ozônio	O_3		

Fonte: Adaptado de Svobodova A, Vostalova J. Int F Radiat Biol. 2010;86(12):999-1030.

2. Em oposição a UVB é diretamente absorvida pelo DNA, particularmente pelas bases aromáticas heterocíclicas, cromóforos de alta absorção, com absorção máxima entre 260 e 280 nm.[5] A absorção do UVB leva à formação de dímeros de ciclobutano pirimidina (CPD) e fotoprodutos pirimidina-(6-4)-pirimidina (6-4PP) entre bases adjacentes da mesma fita do DNA (Figura 162.7).

Os CPD são formados em quantidades três vezes maiores que os 6-4PP.[5] Os CPD também podem ser formados pela UVA.[5] As lesões causadas pela UVA podem ter uma maior progressão para mutagênese, em decorrência de uma menor resposta de proteção do DNA (expressão menor da proteína supressora tumoral p53) e assim menor eliminação de lesões do DNA.[5] Aminoácidos aromáticos (tais como tirosinase e triptofano) atuam como potentes absorvedores da UVB e podem causar alteração da função de proteínas e da sinalização celular.[5]

Os ROS/RNS, bem como, as lesões no DNA podem afetar várias vias celulares e a expressão de genes.[5] Pode ocorrer alteração na síntese de prostaglandinas, expressão de citocinas inflamatórias, TNF-α, fator nuclear Kappa (NFκB), metaloproteinases da matriz (MMP), genes pró e antiapoptóticos, p53 etc.[5]

Estas moléculas sinalizadoras iniciam o desenvolvimento de alterações patológicas na pele, como proliferação e diferenciação alterada das células epidérmicas (aumento do ciclo celular), diminuição da síntese do colágeno (especialmente o tipo I), estímulo das enzimas que degradam o colágeno, acúmulo de material elástico amorfo e perda da rede vascular normal.[11]

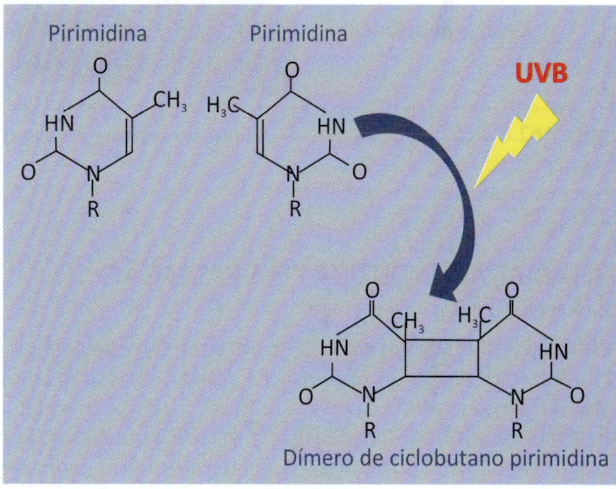

■ **Figura 162.7** Formação de dímeros de ciclobutano pirimidina (CPD) pela UVB.

■ UVB E CÂNCER CUTÂNEO

A indução do câncer cutâneo pelo UVB solar é um processo de estágios múltiplos que envolvem três fases distintas, exemplificadas como iniciação, promoção e proliferação[1] (Figura 162.8).

Cada estágio é mediado por mecanismos de alterações em diferentes níveis moleculares, bioquímicos e celulares.[1] A **iniciação tumoral**, o primeiro estágio no processo da fotocarcinogênese envolve alterações genéticas que por fim determinam mutações no DNA celular das células normais, o que é essencialmente um processo irreversível.[1] A **promoção tumoral** envolve a expansão clonal das células iniciadas por alterações nos processos de vias de transdução de sinais e é considerado reversível.[1] A fase de **progressão tumoral** envolve a transformação maligna de queratoses em carcinomas.[1,12,13] Como o processo de iniciação ocorre rapidamente, estratégias de evitar a iniciação são difíceis de ser executadas.[1] O câncer cutâneo induzido pela radiação solar demora anos ou mesmo décadas para se desenvolver. Assim a melhor oportunidade para interferir neste processo poderia ser nas fases de promoção e progressão do tumor, uma vez que estes estágios são lentos e limitados.[1] Isto coloca a fotoproteção como abordagem correta e prática no controle dos cânceres da pele.[1]

As mutações no DNA celular podem ser transmitidas para a prole celular após mitoses, especialmente sob alterações nos mecanismos fotoprotetores com base na inibição da replicação celular, indução de apoptose ou morte celular dos elementos celulares portadores de mutações.[10]

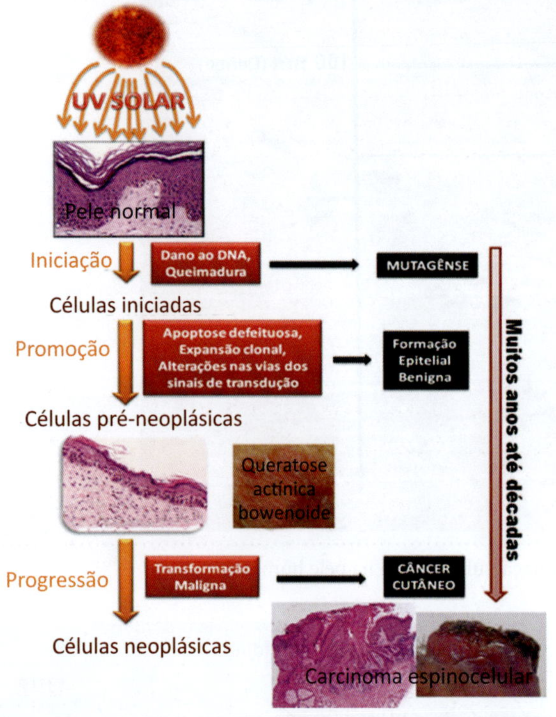

■ **Figura 162.8** Estágios de desenvolvimento do câncer da pele induzido pela UVB.
Fonte: Adaptada de Afaq F. Arch Biochem Biophysics. 2010. In press. doi:10.1016/j.abb.2010.12.007.

■ INFLAMAÇÃO INDUZIDA PELA RADIAÇÃO ULTRAVIOLETA

A inflamação induzida pela UVR é um processo complexo que inclui uma cascata de eventos inter-relacionados.[1] A exposição ao UV aumenta o fluxo sanguíneo e ocorre infiltração na pele por células inflamatórias (neutrófilos e macrófagos).[1] A UVR também estimula atividade da fosfolipase e liberação subsequente de ácido araquidônico e indução da ciclo-oxigenase-2 (COX2), ocasionando a formação de prostaglandinas (PG). O aumento da síntese de PG e óxido nítrico (NO) intensifica a infiltração cutânea leucocitária e a peroxidação de lípides.[1] A resposta inflamatória subjacente é então potencializada pela síntese de TNF-α, ativação do NFκB e citocinas pró-inflamatórias (IL-1α, IL-1β, IL-6).[1] A múltipla produção de espécies ROS/RNS e o aumento do estresse oxidativo alimentam a inflamação.[1,14] O estado inflamatório pode direcionar a progressão de queratoses actínicas à carcinoma espinocelular, provavelmente em decorrência das células inflamatórias produzirem espécimes oxigênio reativas (ROS).[14]

O óxido nítrico (NO) tem uma função especial na fisiologia cutânea.[1] Fundamentalmente influencia o comportamento celular no que tange as comunicações celulares.[1] O NO é produzido pela sintetase do NO (NOS) a partir da L-arginina.[1] De forma fisiológica várias isoformas de NOS geram permanentemente baixas concentrações de NO.[1] No entanto a radiação UV induz a NOS, por intermédio de várias citocinas, fatores de crescimento e estímulos inflamatórios, ocasionando altos níveis de NO.[1] A maioria do NO é produzido por células inflamatórias, especialmente macrófagos, embora também possam contribuir os fibroblastos, queratinócitos, melanócitos, células de Langerhans e células endoteliais.[15] Em geral a presença de NO está associada a processos patogênicos, uma vez que o NO em grandes quantidades participa no processo de iniciação da queimadura solar e do eritema cutâneo, além do aumento da resposta inflamatória.[1] Entretanto, o NO exerce função essencial na regulação de processos da homeostase cutânea.[1] Assim o NO atua como um mensageiro da melanogênese induzida pela UVR e contribui para a cicatrização cutânea por estimular a proliferação dos queratinócitos, a reepitelização e também como fator crítico à síntese do colágeno, além de regular a apoptose.[1,15]

■ IMUNOSSUPRESSÃO PELA RADIAÇÃO ULTRAVIOLETA

As células de Langerhans (CL) são as principais células apresentadoras de antígeno da pele e exercem função angular no desenvolvimento da resposta imune.[1] A exposição à UVR resulta em depleção das CL possivelmente em decorrência da sua migração da pele para os linfonodos de drenagem.[1] Adicionalmente, os fótons de UV bloqueiam a capacidade das CL em apresentar antígenos. A apresentação antigênica pode também ser perturbada pela produção do foto-produto denominado ácido cis-urocânico e por citocinas imunossupressoras, como a IL-10.[1] Tanto a UVA e a UVB podem suprimir o sistema imune humano.[1] Assim a exposição à UVR suprime outras reações imunes como hipersensibilidade de contato e reações celulares tardias aos vírus, bactérias e fungos (Figura 162.9).

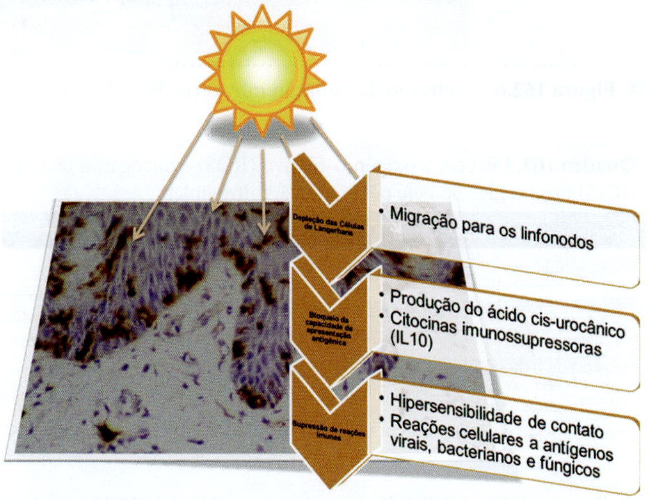

■ **Figura 162.9** Ações da radiação ultravioleta no sistema imune da epiderme.

As células epidérmicas e dérmicas, o DNA, o sistema imune e a matriz extracelular são alteradas por curtas exposições suberitematosas de UVB e/ou exposição ao UVA.[4] Por exemplo, o limiar de dose de inibição das reações cutâneas de hipersensibilidade é de duas x 0,3 doses eritematosas mínimas (MED) de radiação solar estimulada (UV-SSR), o que indica uma alta sensibilidade do sistema imune cutâneo ao UVB, e o limiar de dose que induz o espessamento epidérmico, a deposição da tenscina ou diminuição do pró-colágeno tipo I é de 9 × 0,1 MED de UVA (~54 Jcm^{-2}), o que suporta o conceito da importância da UVA no processo de fotoenvelhecimento.[4]

■ RADIAÇÃO ULTRAVIOLETA E ENVELHECIMENTO CUTÂNEO

O fotoenvelhecimento é outro efeito da exposição crônica à UVR e incluiu um complexo de diferentes processos fisiopatogênicos que afetam diferentes camadas da pele com o maior dano ocorrendo no tecido conectivo da derme.[1] Os sinais clínicos deste quadro incluem a xerose da pele, rugas e pregas cutâneas, elastose, teleangiectasias e alterações da pigmentação cutânea (hipo e hipercromia).[1] Histologicamente a derme encontra-se preenchida por uma massa amorfa de fibras elásticas degeneradas (elastólise).[1] As fibras colágenas ficam desorganizadas.[1] Os vasos sanguíneos encontram-se dilatados e tortuosos.[1] Há também um aumento das células inflamatórias na derme.[1]

Por vezes os queratinócitos são irregulares em tamanho e forma, com perda da polaridade.[1] Os melanócitos são anormais e reduzidos em número.[1] A UVA penetra profundamente na derme e é incriminada como principal causadora do fotoenvelhecimento.[1] No entanto, tanto a UVA, como a UVB participam deste processo.[1] As metaloproteinases (MMP) induzidas pela UVA são capazes de degradar a trama de colágeno, da mesma forma que a síntese do colágeno tipo I é inibida.[1] A MMP1 degrada o colágeno tipo I e a MMP2 degrada a elastina, bem como compostos da membrana basal incluindo o colágeno tipos IV e VII.[1] A MMP3 demonstra especificidade ampla por diversas proteínas, incluindo o colágeno tipo IV, proteoglicanos, fibronectina e laminina.[1] Além disso, a UVB ativa o fator NFκB, que estimula a atração de neutrófilos que contribuem ao processo liberando MMP8 (colagenase) ao local que recebeu a irradiação, o que agrava a degradação da matriz da derme.[1] O estresse oxidativo pode também aumentar os níveis do RNAm de elastina nos fibroblastos dérmicos propiciando um mecanismo para as alterações elastolíticas encontradas na derme fotodanificada.[1,16]

Assim a exposição solar prolongada e crônica a UVR determina acúmulo de moléculas oxidadas e modificadas e lesões no DNA, bem como, interferência nos mecanismos de controle da homeostase cutânea, os quais podem resultar em inflamação da pele, imunossupressão, envelhecimento prematuro (fotoenvelhecimento) (Figura 162.10) e/ou carcinogênese.[5]

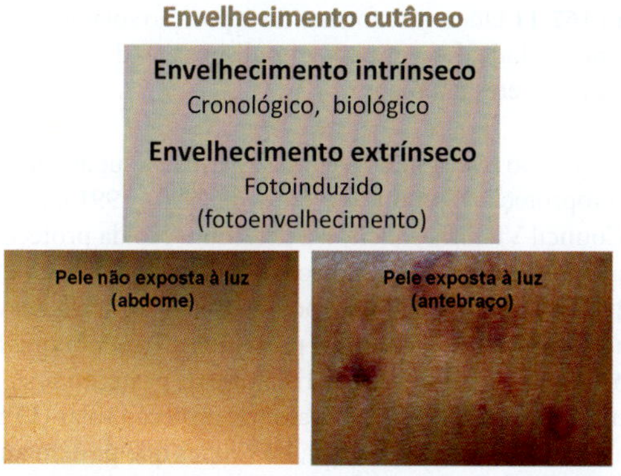

■ **Figura 162.10** Diferenças clínicas entre o envelhecimento intrínseco e o envelhecimento extrínseco na pele.

Assim a fotoproteção constitui um elemento terapêutico e profilático aos danos induzidos pela UVR na pele.[10] O desenvolvimento da fotoproteção tem sido estimulado por alterações dos hábitos comportamentais na sociedade humana moderna.[10] Além disso, o bem-estar e a autoimagem positiva tornaram-se relevantes nos tempos atuais, o que tem motivado o combate aos efeitos do envelhecimento intrínseco e extrínseco, particularmente o dano actínico crônico.[10]

Não obstante aos efeitos deletérios na pele, a UVR tem profundo efeito nos olhos.[10] A cada ano, cerca de 3 milhões de pessoas perdem sua visão em decorrência de danos crônicos relacionados à UVR, como a catarata e degeneração macular da retina, ou dano solar agudo (com a ocorrência de fotoconjuntivite, ceratite solar, e até perda visual transitória), o que delineia a necessidade de incorporar medidas fotoprotetoras aos cuidados oculares.[17]

A Organização Mundial da Saúde enumerou os diferentes agravos e benefícios à saúde humana ocasionados pela UVR, de acordo com as evidências de causalidade, conforme exposto no Quadro 162.4.

Em conclusão, torna-se essencial a prevenção da exposição danosa à UVR, o que sugere que medidas fotoprotetoras, como limitar a exposição à luz solar e o uso de protetores solares tópicos, além de outros produtos, são imperiosas no sentido de prevenir ou se contrapor ao dano induzido pelos fótons de UV na pele humana.[10]

Quadro 162.4 Agravos à saúde humana decorrentes ou possivelmente decorrentes da exposição à UVR.

Condições associadas à UVR	Forte evidência de causalidade
Efeitos imunes	
Agudos	
▪ Supressão da imunidade mediada por células ▪ Aumento na suscetibilidade a infecções ▪ Bloqueio da imunização profilática ▪ Ativação de infecção viral latente (herpes labial)	▪ Ativação de infecção viral latente (herpes labial)
Crônicos	
▪ Ativação de infecção viral latente (papilomavírus) ▪ Artrite reumatoide* ▪ Diabete *mellitus* tipo I* ▪ Esclerose múltipla*	
Efeitos oculares	
Agudos	
▪ Fotoceratite e conjuntivites agudas ▪ Retinopatia solar aguda	▪ Fotoceratite e conjuntivites agudas ▪ Retinopatia solar aguda
Crônicos	
▪ Ceratopatia de gota climática ▪ Pterígio ▪ Pinguécula ▪ Carcinoma espinocelular da córnea ▪ Carcinoma espinocelular da conjuntiva ▪ Catarata ▪ Melanoma ocular ▪ Degeneração macular	▪ Pterígio ▪ Carcinoma espinocelular da córnea ▪ Carcinoma espinocelular da conjuntiva ▪ Catarata
Efeitos cutâneos	
Agudos	
▪ Queimadura solar ▪ Fotodermatoses	▪ Queimadura solar ▪ Fotodermatoses
Crônicos	
▪ Melanoma ▪ Câncer labial ▪ Carcinoma espinocelular ▪ Carcinoma basocelular ▪ Dano actínico crônico/queratoses actínicas	▪ Melanoma ▪ Carcinoma espinocelular ▪ Carcinoma basocelular ▪ Dano actínico crônico/queratoses actínicas
Efeitos não cutâneos	
Agudos	
▪ Reações adversas medicamentosas	
Crônicos	

▪ Produção da vitamina D_3* (importância no raquitismo, osteomalácia, osteoporose e tuberculose)
▪ Linfomas não Hodgkin*
▪ Outros cânceres:*
  ▪ Próstata
  ▪ Mama
  ▪ Cólon
  ▪ Hipertensão*
  ▪ Distúrbios psiquiátricos* (desordem afetiva periódica, esquizofrenia e bem-estar geral)
	▪ Produção da vitamina D_3* (importância no raquitismo, osteomalácia e osteoporose)

* Possíveis efeitos benéficos de doses da UVR adequadas.

■ INTRODUÇÃO

O aumento na incidência do câncer cutâneo é decorrente do comportamento pessoal de cada indivíduo, no que tange a proteção à exposição solar.[18-20] Um estudo recente, conduzido na França, demonstrou que 70% dos pediatras entrevistados gostariam de obter mais informações sobre quais fotoprotetores eles deveriam recomendar aos cuidadores das crianças.[21]

A efetiva proteção solar para crianças compreende a adoção de várias medidas, entre as quais roupas adequadas e uso de filtros solares.[20,22-25] As queimaduras solares resultam em dano à pele, podendo causar câncer cutâneo no futuro, o que tem levado à adoção de medidas de saúde públicas primárias focadas na prevenção de queimaduras.[26] Assim, a prevenção de queimaduras solares nas crianças e o estabelecimento precoce de um comportamento de proteção à exposição solar são medidas que podem reduzir a incidência de câncer cutâneo no futuro.[27]

Neste capítulo, serão abordados os conceitos referentes aos princípios que regem o dano solar na infância, seus efeitos e as medidas de prevenção contra o câncer cutâneo durante a infância.

■ ASPECTOS COMPORTAMENTAIS

A pedra angular do conceito que indica a fotoproteção na infância é o conhecimento de que a exposição solar excessiva, nessa faixa etária, é um fator particularmente significativo no risco futuro de desenvolvimento do câncer de pele.[23]

Há dois fatores básicos que determinam um nível elevado de exposição solar na infância e sua relação com o câncer de pele: (i) ao contrário da maioria dos adultos em ambiente urbano, as crianças despendem grande parte do seu tempo diário em ambientes externos e assim, invariavelmente, encontram-se expostas ao sol; (ii) sabe-se que as queimaduras solares na infância constituem um fator fundamental na patogênese do melanoma maligno.

Na América do Norte, as crianças pequenas permanecem diariamente em ambiente externo, em torno de 2,5 a 3 horas.[23,26] Dessa forma, essas crianças recebem cerca de três vezes a exposição solar anual que um adulto está sujeito nas suas tarefas diárias.[23,26] Alguns autores estimam que 25% a 50% da exposição solar que uma pessoa recebe durante a sua vida é obtida antes dos 18 aos 21 anos de idade.[23,27]

Existe uma clara relação entre a exposição solar ao longo dos anos (acumulativa) e o desenvolvimento de carcinomas cutâneos (carcinoma espinocelular e carcinoma basocelular; denominados em conjunto como câncer cutâneo não melanoma - CCNM), e ainda uma acentuada relação entre a queimadura solar intermitente e o desenvolvimento de melanoma maligno (MM), como demonstrado na Figura 162.11.[23,28]

Entre as várias medidas de proteção à radiação solar, a utilização de filtros solares de uso tópico tem demonstrado prevenir o surgimento do CCNM.[6] Stern e colaboradores,[29] ainda na década de 1980, demonstraram que a incidência do CCNM ao longo da vida poderia ser reduzida em 78% com o uso de filtros solares com fator de proteção solar (FPS) 15 ou maior durante os primeiros 18 anos de vida.

Outro fator que influencia no comportamento de uma proteção solar efetiva é a idade da criança.[13] Isso implica na sua capacidade de efetuar essa fotoproteção de forma independente dos adultos.[30] Entretanto, especialmente importante é o quanto elas estão dispostas a realizar de maneira consistente a proteção solar, por si próprias.[30] Nas crianças pré-escolares e em idade de escolaridade primária, a fotoproteção, em geral, depende do grau de conscientização dos pais, enquanto nos adolescentes o envolvimento pessoal é determinante para o hábito da fotoproteção, e que essa atitude não seja classificada como indesejável (*uncool*) pelo seu grupo de convívio.[30] Assim, são importantes as campanhas de proteção solar, adequadas a cada faixa etária.[30]

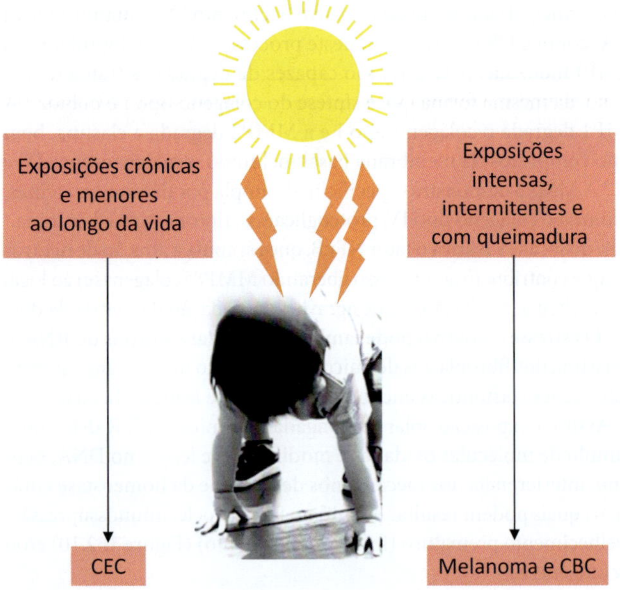

■ **Figura 162.11** Diferentes formas de exposição solar ao longo do tempo e intensidade determinam a predisposição desde a infância a diferentes cânceres cutâneos.

Outra questão relevante às crianças é o uso de roupas como meio de realizar fotoproteção. Durante os verões de 1990 e 1991 na Austrália, o Cancer Council Victoria solicitou a determinação da proteção à UVR oferecida por camisetas de uso típico no verão naquele país.[31] Quatro de 11 amostras de tecido de algodão e poliéster/algodão apresentavam uma capacidade de oferecer um fator de proteção (PF) menor que 15, assim falharam em alcançar um escore satisfatório de proteção solar do que o uso de um filtro solar tópico com fator de proteção solar (FPS) ≥ 15.[31]

Atualmente, no mercado têxtil, há roupas que podem auxiliar na fotoproteção. Várias características determinam se uma roupa oferece ou não uma boa fotoproteção:[31]

- **Fator de cobertura ou densidade da trama**: o termo "fator de cobertura" é definido como a porcentagem da superfície do tecido que é coberta pela fibra ou pelo fio. Quanto mais superfície preenchida pelo fio ou pela fibra, menor é o espaço para a passagem da UVR, como demonstrado na Figura 162.12. Assim, quanto mais fina a trama, menor a transmissão de UVR e maior a proteção dada pelo tecido.
- **Modo de construção do tecido**: o arranjo geométrico das fibras e dos fios no tecido pode influenciar em como eles ficam justapostos e determina o fator de cobertura do tecido. A maioria das roupas é fabricada em tecidos ou malhas. Então, a maneira de produção do tecido pode refletir na quantidade de área aberta entre os fios ou as fibras quando o tecido é tensionado.
- **Peso por unidade de área**: o maior peso do tecido por unidade de área também aumenta o fator de proteção.
- **Espessura do tecido**: maior espessura determina aumento da UPF (quantidade de proteção propiciada pelo tecido ou roupa).
- **Composição do tecido**: alguns materiais absorvem naturalmente mais UVR em relação a outros. Assim, diferentes materiais, como algodão, poliéster, raiom, náilon e seda, têm propriedades naturais diferenciadas em termos de absorção da UVR.
- **Cor**: muitos corantes absorvem a UVR. Em geral, as cores escuras e as altas concentrações de corantes absorvem mais UVR. Cores escuras no mesmo tecido (algodão ou poliéster), como azul,

vermelho e preto, absorvem mais a UVR do que as cores claras, como branco, azul-claro ou bege.

- **Aditivos adicionados ao tecido**: produtos químicos como os agentes branqueadores ópticos e agentes redutores da UV podem ser adicionados aos tecidos para aumentar a proteção contra a UVR.
- **Tensão do tecido**: quando o tecido é esticado, a sua UPF pode ser reduzida.
- **Umidade no tecido**: muitas roupas, quando umedecidas, podem ter sua UPF reduzida, dependendo do tipo de tecido empregado e da quantidade de umidade absorvida por ele.
- **Desenho da roupa**: dependendo da exposição da pele em decotes ou mangas, a proteção é diretamente menor.
- **Condições de lavagem**: muitas roupas, conforme são lavadas sofrem um encolhimento com diminuição do espaçamento da trama do tecido, o que eleva a sua UPF.

A primeira padronização de roupas com proteção contra a UVR foi realizada na Austrália e na Nova Zelândia, em julho de 1996.[31] Esse padrão definiu o método de avaliação da transmissão da UVR pelos tecidos.[31] A padronização utilizou o termo UPF para designar a quantidade de proteção propiciada pelos tecidos e roupas, além do FPS. As regras de etiquetas dos tecidos e roupas exigem que os fabricantes de roupas protetoras de UVR apresentem o nome do produtor, a marca registrada e a UPF propiciada.[31] Na Tabela 162.1, podemos observar o esquema de classificação das vestimentas segundo a normativa AS/NZS 4399. Posteriormente, agências norte-americanas, inglesas e europeias estabeleceram suas próprias determinações a respeito dessa questão.[31]

Tabela 162.1 Esquema de classificação da UPF de acordo com a normativa australiana e neozelandesa AS/NZS 4399 (1966) a respeito das roupas com função de proteção solar.

Categoria de proteção	Variação da UPF	Classificação
Proteção excelente	40 a 50, 50+	40, 45, 50, 50+
Proteção muito boa	25 a 39	25, 30, 35
Boa proteção	15 a 24	15, 20

Fonte: Adaptada de Gies P. Photoprotection by clothing. Photodermatol Photoimmunol Photomed. 2007;23:264-74.

ASPECTOS RELATIVOS À COMPOSIÇÃO DA RADIAÇÃO SOLAR E ÍNDICE DE RADIAÇÃO ULTRAVIOLETA

Sabe-se que a radiação solar é imprescindível para que haja vida na Terra.[32] O sol emite luz, calor e radiação ultravioleta (UVR). A maioria dos efeitos biológicos da luz solar sobre a pele humana se devem à UVR.[32] Em função do comprimento da onda dessa radiação, ela é dividida em três tipos:

1. Radiação ultravioleta A (UVA), de comprimento de onda de 320 a 400 nm, que por sua vez se divide em UVA_1 ou UVA de banda larga (340 a 400 nm) e UVA_2 ou UVA de banda curta (320 a 340 nm).
2. Radiação ultravioleta B (UVB), de comprimento de onda de 290 a 320 nm.
3. Radiação ultravioleta C (UVC), de comprimento de onda de 27 a 290 nm.

É bem difundido que tanto o espectro de onda da UVB como o da UVA são causadores da fotocarcinogênese e do fotoenvelhecimento.[30]

É praticamente incontestável a influência direta da UVR no início do câncer cutâneo (fotocarcinogênese) e no envelhecimento cutâneo prematuro (fotoenvelhecimento).[30]

Para poder alcançar a superfície terrestre, essas radiações atravessam diversas camadas atmosféricas que atuam como um filtro, permitindo a passagem de um espectro de onda que varia entre a radiação UVB e os raios infravermelhos de 4.000 nm.[32] A radiação UVB é muito tóxica e mutagênica e, felizmente, filtrada pela camada de ozônio, que não permite sua chegada à crosta terrestre.[32] A camada de ozônio filtra cerca de 90% da UVB e um pouco da UVA.[32] Assim sendo, sua progressiva deterioração, caso não sejam adotadas medidas efetivas de contenção da mesma, determinará, no futuro próximo, um grande alcance de radiação UVB eritematógena (produtora de vermelhidão cutânea) até a superfície terrestre, com grandes efeitos negativos à saúde humana e animal na Terra.[32]

A radiação visível ao olho humano oscila entre o comprimento de 400 a 780 nm.[32] Além disso, encontra-se o espectro da radiação infravermelha (Figura 162.13), a qual é produtora de calor e pode potencializar os efeitos danosos da UVR na pele, pela sua capacidade maior de penetração, o que intensifica o fotoenvelhecimento.[32]

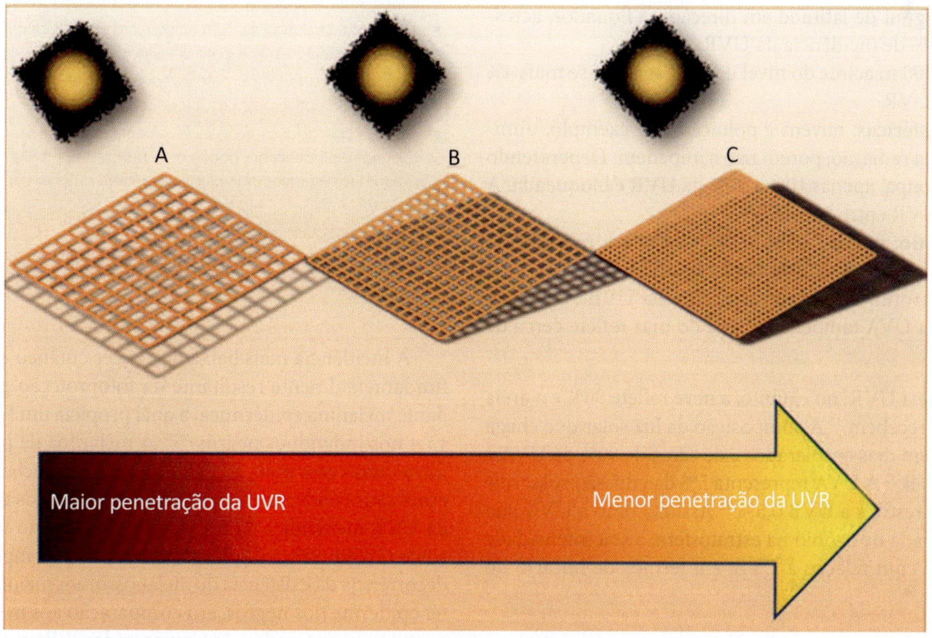

Figura 162.12 Variação no fator de proteção propiciada por tecidos com relação à UVR (UPF), que ocorre entre diferentes tipos de trama de tecidos, de acordo com a densidade da trama ou o fator de cobertura. Nos três tecidos (A, B e C), a espessura do fio é igual, mas o espaço entre as fibras varia, determinando uma UPF diferente, exemplificada pela sombra de cada tecido na ilustração.

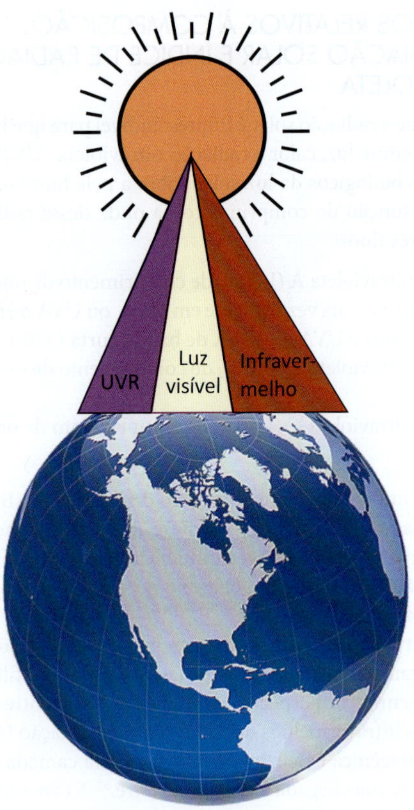

■ **Figura 162.13** Sol e o espectro solar que alcança a superfície terrestre.

A relação de UVA/UVB que alcança a superfície da Terra é de 20:1.[31,32] Entretanto, a quantidade de radiação que alcança a superfície terrestre se modifica de acordo com vários fatores.[32-34]

1. **Horário do dia**: a maior quantidade alcança a Terra entre às 11 e 16 horas. Cerca de 50% da dose diária de UVB chega à superfície terrestre entre às 11 e 15 horas.
2. **Estação do ano**: o verão apresenta maior intensidade.
3. **Latitude geográfica**: a radiação é maior quanto mais próximo ao Equador. A cada grau de latitude em direção ao Equador, acrescentam-se mais 3% de incidência da UVR.
4. **Altitude**: a cada 300 m acima do nível do mar, somam-se mais 4% de incidência da UVR.
5. **Condições atmosféricas**: nuvens e poluição, por exemplo, diminuem a chegada da radiação, porém não a impedem. Dependendo da espessura da roupa, apenas 10% a 20% da UVR é bloqueada. A sombra reduz a UVR entre 50% e 95%.
6. **Camada de ozônio**: maior radiação em áreas com redução do ozônio, como os polos, em determinadas épocas.
7. **Água**: a 1 m de profundidade, cerca de 50% da UVB ainda está presente e 75% da UVA também. A água do mar reflete cerca de 15% da UVR.

O solo reflete pouca UVR, no entanto, a neve reflete 90% e a areia 25% da radiação que recebem.[32] A composição da luz solar que chega à superfície terrestre em dias ensolarados é de cerca de 90% de UVA e entre 5% e 10% de UVB.[32] A UVA representa 5% da emissão solar que atinge a superfície terrestre e a UVB 0,5%.[32] Assim, como a UVA não é bloqueada pela camada de ozônio na estratosfera, a sua intensidade sofre menos variação com relação à UVB, em termos de horário do dia, altitude e latitude.[34]

■ ÍNDICE ULTRAVIOLETA (UV *INDEX*)

Toda a discussão relacionada aos níveis de UVR solar é focada na intensidade da mesma, a qual hoje é mensurada em termos do índice de UV, promovido pela Organização Mundial da Saúde (OMS) em um esforço para padronizar a divulgação dos níveis da UVR pelo mundo.[31] Em diversos países, os boletins meteorológicos costumam disponibilizar o *UV index* diário.[31] Este é obtido pela multiplicação do valor da UVR_{eff} (irradiação biologicamente efetiva em W/m^2) que chega do sol na superfície terrestre em um dado ponto geográfico multiplicado pelo número constante 40.[31] Assim, para uma UVR_{eff} de 0,28 W/m^2, o *UV index* é de 11,2 ($0{,}28 \times 40$).[31] O *UV index* varia de 0 a 12 ou mais em áreas de altitude média.[31]

A variabilidade ao redor do globo terrestre no *UV index* é muito ampla.[31] No verão europeu, os valores alcançam de 5, em elevadas altitudes (Escandinávia), até 7 nas regiões centrais do Reino Unido, da França ou da Europa central.[14] Já no sul da Europa, o *UV index* chega a 9.[31] Em Bogotá, na Colômbia, que está a cerca de 2.500 m acima do nível do mar, registra-se um *UV index* de 16, e no vulcão Mauna Loa, no Havaí, com altitude de cerca de 3.400 m acima do mar, o *UV index* é de aproximadamente 17.[31] No *site* da OMS (http://www.who.int/uv/intersunprogramme/activities/uv_index/en/index3.html), podemos observar o *UV index* calculado no 21º dia de cada mês em diversas cidades do mundo no ano de 2011. A OMS proporciona as orientações que devem ser adotadas a respeito da fotoproteção de acordo com o *UV index* obtido naquele local em determinada data (http://www.who.int/uv/intersunprogramme/activities/uv_index/en/index1.html), as quais podem ser visualizadas na Figura 162.14. Vale ressaltar que a OMS recomenda medidas de proteção solar quando o *UV index* é ≥ 3.[31]

Assim, a exposição à UVR pode resultar em eritema e queimadura solar, bronzeamento, envelhecimento cutâneo, fotossensibilidade e carcinogênese.[35]

■ ASPECTOS RELACIONADOS À COR DA PELE

A cor da pele tem grande influência na capacidade de ocorrer eritema induzido pela UVR. Na Dermatologia, a melhor classificação sobre a capacidade de responder com eritema e bronzeamento é aquela proposta por Fitzpatrick, que classifica os indivíduos de acordo com seu fototipo[35] (Quadro 162.5).

Quadro 162.5 Classificação dos tipos de pele com relação a reatividade ao sol, proposta por Fitzpatrick.

- Tipo I: caucasianos de pele muito clara, que queimam muito facilmente e nunca se bronzeiam
- Tipo II: caucasianos de pele muito clara, que queimam facilmente e se bronzeiam lentamente e com dificuldade
- Tipo III: caucasianos de pele levemente morena, que queimam raramente e se bronzeiam relativamente fácil (cor castanho-claro)
- Tipo IV: caucasianos de pele levemente escura, que virtualmente nunca queimam, ou queimam pouco e se bronzeiam prontamente (cor castanha moderada) – alguns indivíduos de origem ou com ancestrais mediterrâneos
- Tipo V: asiáticos ou hindus. Raramente queimam, bronzeiam-se profusamente (cor castanho-escuro)
- Tipo VI: afro-caribenhos ou negros. Nunca queimam e são intensamente pigmentados

A incidência mais baixa de câncer cutâneo entre pessoas negras é fundamentalmente resultante da fotoproteção propiciada pela abundante melanina epidérmica, a qual propicia um FPS natural de cerca de 13,4 nos indivíduos negros.[36,37] A melanina da pele de pessoas negras filtra duas vezes mais a UVR em relação à melanina de indivíduos da etnia caucasoide, de forma que a epiderme dos negros transmite 7,4% da UVB incidente e 17,5% da UVA, enquanto nos indivíduos caucasoides 24% e 55%, respectivamente.[37] Esse comportamento ocorre em decorrência da existência de melanossomos maiores e mais melanizados na epiderme dos negros, em comparação aos melanossomos menores e menos melanizados dos caucasoides.[37] Essa característica inata da pele negra permite que seja necessária doses 6 a 33 vezes maiores de UVR para causar eritema (vermelhidão) na pele negra em relação a indivíduos caucasoides.[37]

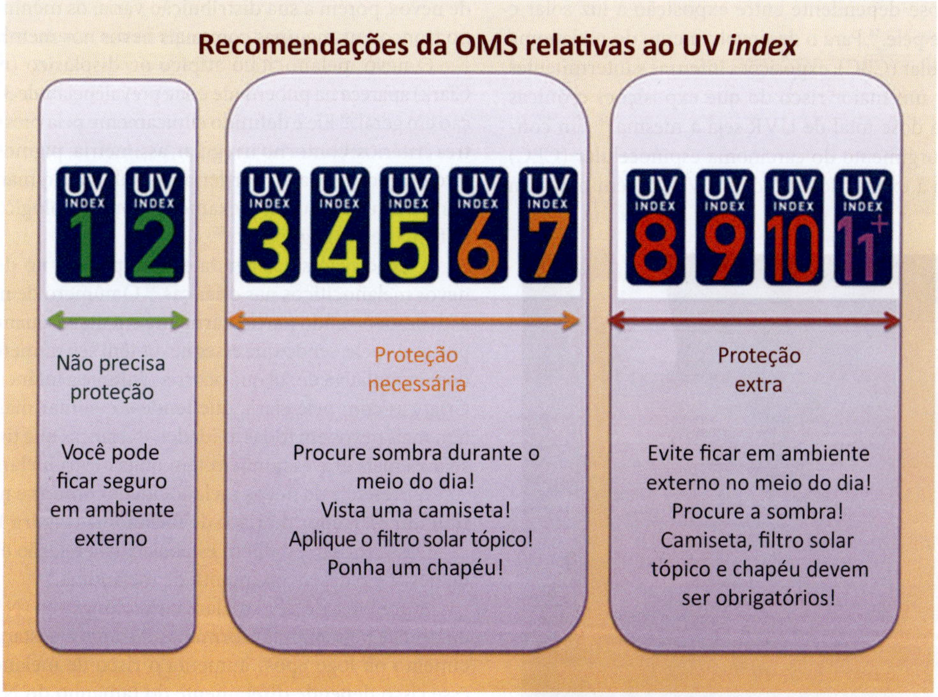

■ **Figura 162.14** Recomendações da Organização Mundial da Saúde (OMS) com relação ao *UV index* aferido.

■ ERITEMA E QUEIMADURA SOLAR

O eritema e a queimadura solar são reações agudas decorrentes de exposição excessiva à UVR.[35] A exposição à UVR causa vasodilatação e aumento do volume de sangue na derme, o que resulta em vermelhidão cutânea (eritema).[35] A denominada dose eritematosa mínima (DEM) refere-se à menor quantidade de UVR que é capaz de causar eritema cutâneo ou leve roseamento na pele.[35] A DEM depende de fatores como:[35] (i) fototipo de Fitzpatrick, (ii) espessura da pele, (iii) quantidade de melanina na epiderme, (iv) produção de melanina depois de exposição solar e (v) intensidade da radiação. A capacidade da UVR de produzir eritema depende do comprimento de onda da radiação, que é principalmente o da faixa da UVB.[35]

■ BRONZEAMENTO

O bronzeamento é uma resposta protetora à exposição solar.[35] O *bronzeamento imediato* (ou escurecimento pigmentar imediato) resulta da oxidação da melanina pré-fabricada na pele após exposição à luz visível e à UVA.[35] O *bronzeamento imediato* torna-se visível após vários minutos e desaparece dentro de 1 a 2 horas.[35] O *bronzeamento tardio* ocorre quando nova melanina é sintetizada após exposição à UVB, tornando-se aparente após 2 a 3 dias da exposição solar, com pico entre 7 a 10 dias, podendo persistir por semanas ou meses.[18] Assim, o bronzeamento solar significa que ocorreu dano ao DNA cutâneo.[35,38]

■ UVR E PATOGÊNESE DO CÂNCER CUTÂNEO

Em 1992, a Agência Internacional para Pesquisa sobre Câncer (IARC) revisou as evidências sobre a carcinogenicidade da radiação solar.[35] Concluiu que "há evidência suficiente sobre a carcinogenicidade da radiação solar em humanos. A radiação solar causa melanoma maligno cutâneo e câncer cutâneo não melanoma".[35] Desde então, as evidências se fortaleceram mais ainda, ligando exposição solar a câncer de pele.[35]

Os efeitos danosos da UVR na pele são causados pelo dano celular direto e pelas alterações nas funções imunes da pele.[36] A UVR produz dano no DNA celular (formação de dímeros de ciclobutano pirimidina), mutações genéticas, imunossupressão, estresse oxidativo e respostas inflamatórias, as quais tem importante função no fotoenvelhecimento da pele e na gênese do câncer cutâneo.[36] A UVR determina mutações no gene da proteína 53 (p53), que é uma proteína supressora de tumores.[36] Uma vez que a mutação da p53 ocorre, ela é incapaz de reparar o DNA e conduzir células com vários danos no DNA à apoptose.[35] O resultado é a desregulação da apoptose celular protetora, a expansão clonal de queratinócitos mutados e o início do câncer cutâneo.[36] A UVB induz ao dano do DNA, o qual leva a respostas inflamatórias e tumorogênese.[36]

Entre indivíduos caucasianos, queimaduras solares intensas e queimaduras solares com bolhas (Figura 162.15) estão intimamente relacionadas ao desenvolvimento do melanoma maligno, de forma que a ocorrência de mais do que 1 queimadura solar grave na infância está associada a um risco 2 vezes maior em desenvolver melanoma.[36]

■ EXPOSIÇÃO SOLAR NA INFÂNCIA

A infância e a adolescência são considerados períodos críticos de vulnerabilidade com relação aos efeitos da exposição a agentes tóxicos.[35] Como dito anteriormente, cerca de 25% da exposição solar da vida de um indivíduo ocorrem antes dos 18 anos de idade.[35] A exposição solar e as queimaduras solares com bolhas durante a juventude (Figura 162.15) podem ser mais intensas do que no restante da vida, em decorrência do comportamento dos jovens e das crianças.[35] A exposição à UVR pode resultar em alteração do DNA dos melanócitos e em aumento no risco de carcinogênese em nevos melanocíticos na infância.[35]

A exposição solar durante a infância e adolescência é geralmente considerada capaz de conferir um maior risco de melanoma, quando comparada à exposição à UVR em idades mais avançadas.[35]

A presença de sardas ou efélides em crianças está associada ao aumento no risco de melanoma.[35] As sardas nas crianças aparecem abruptamente após altas doses de exposição solar, e acredita-se que representem clones de melanócitos mutados.[35] Melanócitos jovens são especialmente vulneráveis aos efeitos danosos da UVR, de forma que a luz solar pode ter efeitos precoces e tardios no desenvolvimento do melanoma, durante seus estágios de progressão tumoral, conhecidos como "iniciação", "promoção" e "progressão".[35] Populações expostas a altos níveis de luz solar na infância terão maior número de pessoas com mais melanócitos "iniciados" na carcinogênese do que populações que receberam níveis menores de exposição solar.[35]

Há uma relação dose-dependente entre exposição à luz solar e incidência do câncer de pele.[36] Para o desenvolvimento do melanoma e do carcinoma basocelular (CBC), exposições intensas e intermitentes parecem proporcionar um maior risco do que exposições crônicas menores, mesmo que a dose total de UVR seja a mesma.[36] Em contraste, o risco para o surgimento do carcinoma espinocelular (CEC) é fortemente associado à exposição crônica à UVR, porém não com exposição intermitente.[36]

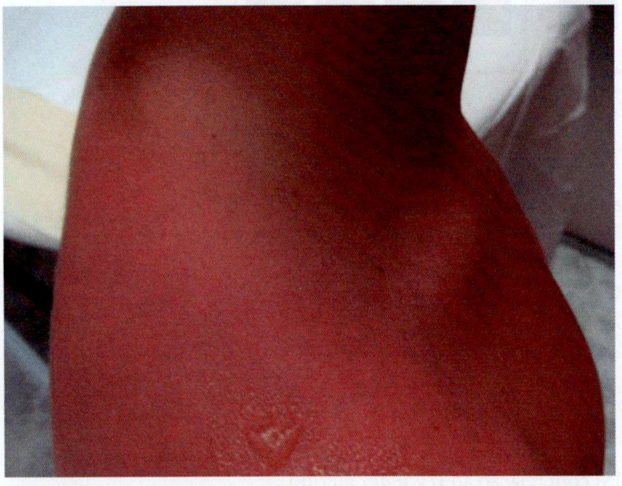

■ **Figura 162.15** Queimadura solar com formação de bolhas em criança. Exemplo de suscetibilidade ao câncer cutâneo nos anos vindouros.

■ NEVOS MELANOCÍTICOS NA INFÂNCIA E EXPOSIÇÃO SOLAR

O termo "nevo melanocítico", popularmente chamado de "pinta", significa "hiperplasia benigna circunscrita de melanócitos na pele".[39] Os nevos comuns estão presentes em todas as pessoas e sua cinética de aparecimento na pele é rápida e contínua na infância entre as idades de 3 a 15 anos, atingindo na idade adulta uma média de 20 a 30 nevos melanocíticos em toda a pele.[39] Meninos e meninas têm o mesmo número de nevos, porém a sua distribuição varia: os meninos com mais nevos no tronco e as meninas com mais nevos nos membros.[39]

O nevo melanocítico atípico ou displásico (displásico, nevo de Clark) aparece na puberdade e sua prevalência é de 5% a 10% na população em geral.[39] Ele é definido clinicamente pela presença de pelo menos três critérios: contorno irregular, assimetria, pigmentação heterogênea e coloração rosada na periferia, com diâmetro maior que 5 mm.[39] Segundo alguns autores, o exame anatomopatológico é necessário para se firmar esse diagnóstico.[39]

A exposição solar aguda está implicada no desenvolvimento de nevos melanocíticos nas crianças.[35] O número de nevos aumenta com a idade, ocorrendo particularmente em maior quantidade nas áreas expostas da pele, sendo que esses nevos têm seu número aumentado com a dose cumulativa de sol que ocorreu durante a infância e a adolescência.[35] Crianças com pele clara, que tende a queimar mais do que bronzear, têm mais nevos em todas as idades, e crianças que tiveram queimaduras solares mais graves também têm mais nevos melanocíticos.[35]

A presença de nevos melanocíticos comuns e nevos atípicos constitui um marcador do risco de melanoma (Figura 162.16).[39]

Dessa forma, está bem estabelecida a relação entre número e tipo de nevos e o desenvolvimento de melanoma.[35]

A presença de nevo melanocítico congênito (NMC) (malformação de células pigmentadas formadas durante a gestação e visível no nascimento ou logo após) aumenta o risco de melanoma.[35] No entanto, esse risco depende diretamente do tamanho do NMC e é maior para os nevos ditos gigantes (definidos como nevos situados no tronco, com mais de 40 cm no maior diâmetro ou que se espera alcançar esse diâmetro na vida adulta).[35] A média de idade à época do diagnóstico do melanoma é em torno dos 15,5 anos de vida.[35]

No sul da França, uma pesquisa demonstrou que 50% das crianças entre 3 e 12 anos de idade passam mais que 6 horas do dia em ambiente exposto à luz.[40] Além disso, 90% delas tinham sofrido uma queimadura solar.[40] Camiseta havia sido utilizada por 50% das crianças na praia e 25% das crianças na piscina.[40]

Estratégias para prevenção do câncer de pele devem começar com a fotoproteção das crianças.[40] Reduzindo a exposição solar das crianças, podemos reduzir o risco de desenvolvimento do câncer de pele nos adultos.[40]

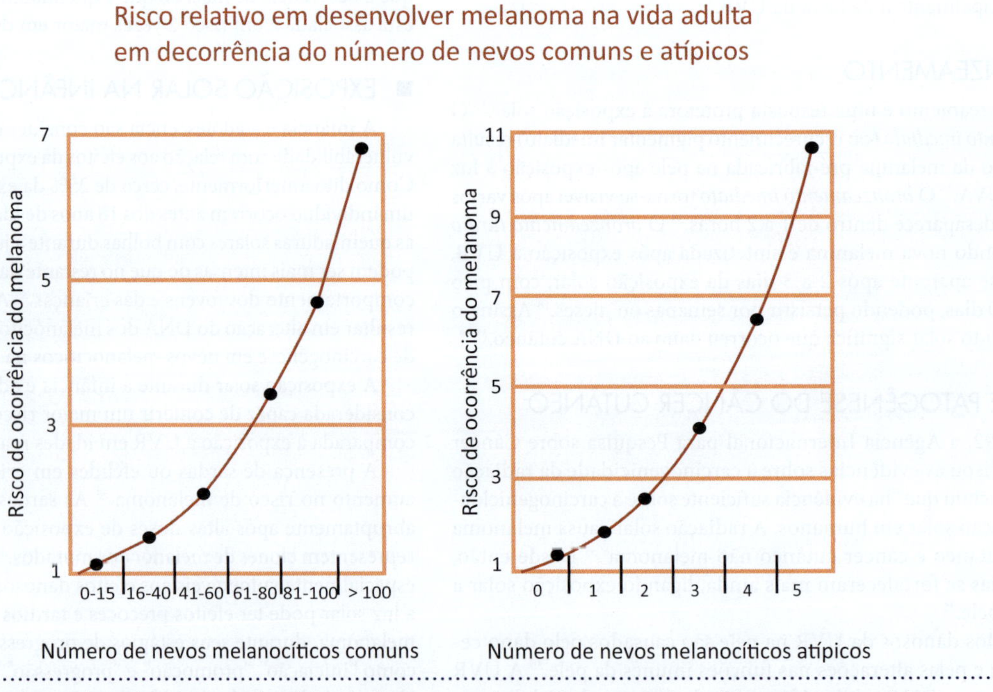

■ **Figura 162.16** Risco relativo de melanoma na vida adulta e relação com número de nevos melanocíticos comuns e atípicos.

Fonte: Adaptada de Mahé E, Maleyssie MF, Fay-Chatelard F, Beauchet A. Childhood melanocytic nevus: a marker of sun exposure and measuring tool of sun prevention campaigns. Arch Pediatr. 2010;17(6):912-3. French.

A síndrome do nevo displásico familiar é uma condição que apresenta as seguintes características:[35] (i) aspecto peculiar de surgimento de nevos melanocíticos anormais; (ii) características próprias histopatológicas do nevo; (iii) padrão de herança autossômica dominante e (iv) hipermutabilidade dos fibroblastos e linfoblastos da derme. Os fibroblastos e linfoblastos dos pacientes com essa síndrome são anormalmente sensíveis ao dano pela UVR, de forma que esses indivíduos têm um alto risco de desenvolvimento do melanoma.[35] Certas famílias com mutações germinativas nos genes CDKN2A, CDK4 e outros têm risco elevado de desenvolver nevos displásicos e melanoma.[35]

O risco de desenvolver melanoma maligno na vida adulta é sete vezes maior em uma pessoa que apresenta uma centena de nevos melanocíticos comuns, em comparação com aquelas que apresentam cerca de apenas 15 nevos.[39] O risco relativo (RR) de melanoma é superior a 10 em pessoas com 5 nevos atípicos em relação a pessoas com nenhum nevo atípico.[39]

MELANOMA, CÂNCER CUTÂNEO NÃO MELANOMA E EXPOSIÇÃO A FONTES ARTIFICIAIS DE UVR

A exposição corporal em câmaras de bronzeamento (Figura 162.17) e lâmpadas de bronzeamento, as quais produzem fundamentalmente UVA, está associada ao aumento no risco de desenvolvimento de carcinomas baso e espinocelulares e melanomas.[35] Os adolescentes são particularmente vulneráveis à moda do bronzeamento artificial, o que constitui matéria de saúde pública.[40] No Brasil, a Resolução da Anvisa n. 56/2009 proibiu, em todo o território nacional, a comercialização e o uso dos equipamentos para bronzeamento artificial com finalidade estética, com base em emissão ultravioleta (http://www.agu.gov.br/sistemas/site/TemplateImagemTexto.aspx?idConteudo=142490&id_site=838).

O bronzeamento artificial por garotas adolescentes está frequentemente associado a outros comportamentos não saudáveis.[35] O'Riordan e colaboradores[41] em estudo publicado em 2006, constataram que o hábito de bronzeamento artificial frequente esteve associado a tabagismo, bebedeiras, alta preocupação com peso corporal e outros comportamentos de risco. A exposição à UVR pela luz solar ou nos salões de bronzeamento pode constituir um vício.[35]

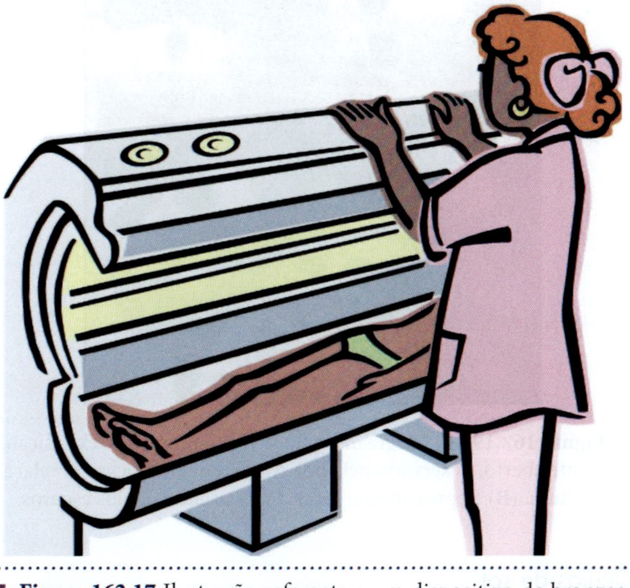

Figura 162.17 Ilustração referente a um dispositivo de bronzeamento artificial.

O Grupo de Trabalho sobre Luz Ultravioleta (UV) Artificial e Câncer Cutâneo da International Agency for Research on Cancer concluiu, em publicação de 2007, que "adultos jovens devem ser desencorajados a usar bronzeamento artificial e que o acesso a salões de bronzeamento artificial a menores deveria ser restrito".[42]

Moscher e colaboradores[43] avaliaram a prevalência do vício de bronzeamento artificial entre estudantes universitários e a sua associação com o uso de substâncias ilícitas ou não saudáveis e sintomas de ansiedade e depressão. Para tanto, os autores usaram dois questionários escritos, o Cage (*cut down, annoyed, guilty, eye-opener*), utilizado para alcoolismo, e o *Diagnostic and Statistical Manual of Mental Disorders, Fourth Edition, Text Revision* (DSM-IV-TR), usado para desordens relacionadas ao uso de substâncias ilícitas, os quais foram modificados para avaliar os participantes do estudo a respeito do vício em bronzeamento artificial.[43] Entre 229 participantes que faziam bronzeamento artificial, 70 (30,6%) preencheram os critérios do Cage e 90 (39,3%) os critérios do DSM-IV-TR para o estado de "vício" em bronzeamento artificial.[43] Os usuários de bronzeamento artificial ainda relataram sintomas significativamente maiores de ansiedade, maior uso de bebidas alcoólicas, maconha e outras substâncias, em relação àqueles que não preenchiam os critérios de "vício" em bronzeamento artificial.[43]

As câmaras de bronzeamento artificial emitem primariamente UVA, embora uma pequena quantidade de radiação se encontre no espectro da UVB (< 5%).[35] Em termos de atividade biológica, a intensidade da radiação UVA produzida por grandes e poderosas unidades de bronzeamento pode ser de 10 a 15 vezes maior que o sol do meio-dia.[35] Pessoas que frequentemente se bronzeiam artificialmente podem receber doses de UVA 1,2 a 4,7 vezes maiores que a dose anual desta, que receberiam em exposições solares.[35] Essa intensidade de exposição não é encontrada na natureza e é um fenômeno novo para os seres humanos.[35]

Outros efeitos comumente relatados com o bronzeamento artificial incluem ressecamento cutâneo, prurido, náuseas, reações de fotossensibilidade medicamentosa, exacerbação de doenças (em geral, lúpus eritematoso), além da indução de doenças (em geral, erupção polimorfa à luz) e dos efeitos em longo prazo, como envelhecimento cutâneo prematuro, catarata e carcinogênese.[35]

BRONZEADORES ARTIFICIAIS (BRONZEADORES EM *SPRAY* E LOÇÕES AUTOBRONZEADORAS)

Várias organizações têm sugerido que pessoas que procuram um aspecto de pele bronzeada poderiam utilizar produtos de aplicação tópica de bronzeamento sem a presença da UVR, a fim de substituir o bronzeamento pela luz solar ou o dos salões de bronzeamento artificial.[35]

Os produtos de bronzeamento sem sol contêm di-hidroxiacetona (DHA), que é uma substância química reagente aos aminoácidos da camada córnea da epiderme, formando compostos castanho-escuros denominados melanoidinas, que se depositam na pele.[35] A DHA não demonstrou ser carcinogênica em estudos animais, sendo o único aditivo de cor aprovado pela Food and Drug Administration (FDA) americano para uso como agente de bronzeamento a ser aplicado na pele humana.[35] A DHA induz bronzeamento no máximo em 1 hora após a aplicação e o ápice do escurecimento acontece dentro de 8 a 24 horas, sendo que o mesmo desaparece entre cerca de 5 a 7 dias.[35] Deve-se lembrar de que nem a DHA nem as melanoidinas geradas oferecem qualquer proteção significativa contra a exposição posterior à UVR, podendo, nessa situação, ocorrer queimaduras e dano pela UVR, a menos que sejam utilizados filtros solares tópicos e outros métodos de fotoproteção.[35]

PREVENÇÃO DOS DANOS CAUSADOS PELA EXPOSIÇÃO À UVR

A incidência do câncer cutâneo continua a aumentar, apesar dos esforços da saúde pública em aumentar a adoção das medidas de segurança na exposição solar.[35] Crianças e adolescentes continuam a ter queimaduras solares.[35] Em 2002, Geller e colaboradores,[44] em estudo nos Estados Unidos com mais de 10 mil adolescentes brancos entre 12 e 18 anos de idade, observaram que 83% deles relataram ter tido queimadura solar pelo menos uma vez, e 36% das crianças descreveram 3 ou mais queimaduras solares durante o verão prévio. Apenas 1/3 dos entrevistados havia usado filtros solares tópicos no verão anterior.[44]

Estimou-se que a proteção à exposição solar poderia reduzir o número de casos de câncer cutâneo não melanoma ao longo da vida em quase 80%.[35]

As principais medidas de comportamento seguro em relação ao sol recomendadas por várias organizações líderes em estudo do câncer cutâneo incluem:[35]

1. Não se queimar; evitar o bronzeamento e os salões de bronzeamento.
2. Usar roupas protetoras e chapéu (Figura 162.18).
3. Procurar a sombra.
4. Ter cuidado extra próximo à água, neve e areia.
5. Aplicar filtros solares tópicos.
6. Utilizar óculos de sol com proteção contra a UVR.

Roupas e chapéus

A fotoproteção com roupas pode ser excelente barreira contra a UVR, uma vez que é uma medida simples e prática de proteção solar, porém mais aplicável em climas frios.[35] Um estudo americano demonstrou que roupas adequadas conseguem diminuir o desenvolvimento de nevos.[45] Lã e materiais sintéticos (como o poliéster) são mais protetores do que o algodão, linho, acetato e raiom.[37] A UPF dada por uma roupa foi extensamente discutida anteriormente nesta revisão. Qualquer roupa com uma UPF menor que 15 não deve ser considerada como protetora solar ou protetora de UVR.[35] No verão, camisetas de algodão padrão conferem uma UPF entre 5 e 9 apenas.[35]

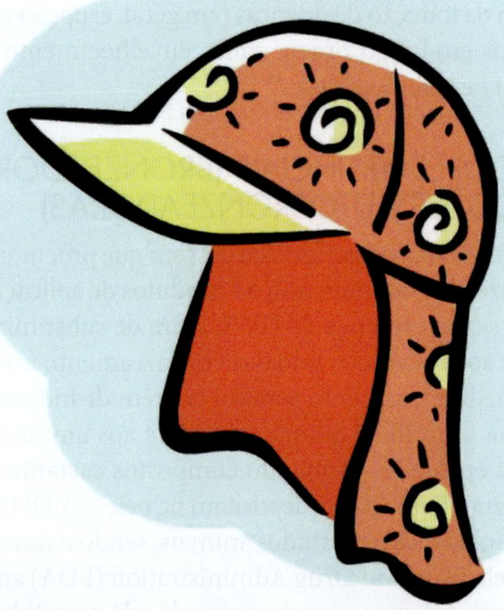

■ **Figura 162.18.** Ilustração referente ao tipo de chapéu adequado à fotoproteção do pescoço posterior.

Dependendo do seu tamanho, material e tecido, os chapéus propiciam uma proteção solar variável para a cabeça e o pescoço.[35] Um chapéu com abas largas (9 cm) oferece um FPS de 7 para o nariz, 3 para as bochechas, 5 para o pescoço e 2 para o queixo.[35] Já os chapéus de abas médias (entre 3 cm e 9 cm), fornecem um FPS de 3 para o nariz, 2 para a bochecha e o pescoço e nenhuma proteção para o queixo. Um chapéu de abas estreitas propicia um FPS de 1,5 para o nariz, porém pouca ou nenhuma proteção para o queixo e pescoço.[35]

Sombra

Em grande parte do ano, as crianças passam seus dias nas escolas e é obrigação destas propiciarem e fomentarem o uso de áreas com sombras, proporcionando pátios com sombras e realizando aulas de educação física em áreas livres nos períodos do dia com menor radiação solar.[31] Estima-se que 47% da exposição solar diária que as crianças recebem ocorrem em áreas ao ar livre nos repousos das escolas.[31]

Uma regra que pode auxiliar a identificar quando mais se deve evitar o sol é a "regra da sombra". O sol é mais danoso quanto menor é a sombra da criança em relação à sua altura, o que indica que o zenite solar é menor que 45° de incidência, de forma que o risco é menor quanto maior o tamanho da sombra,[31] como exemplificado na Figura 162.19.

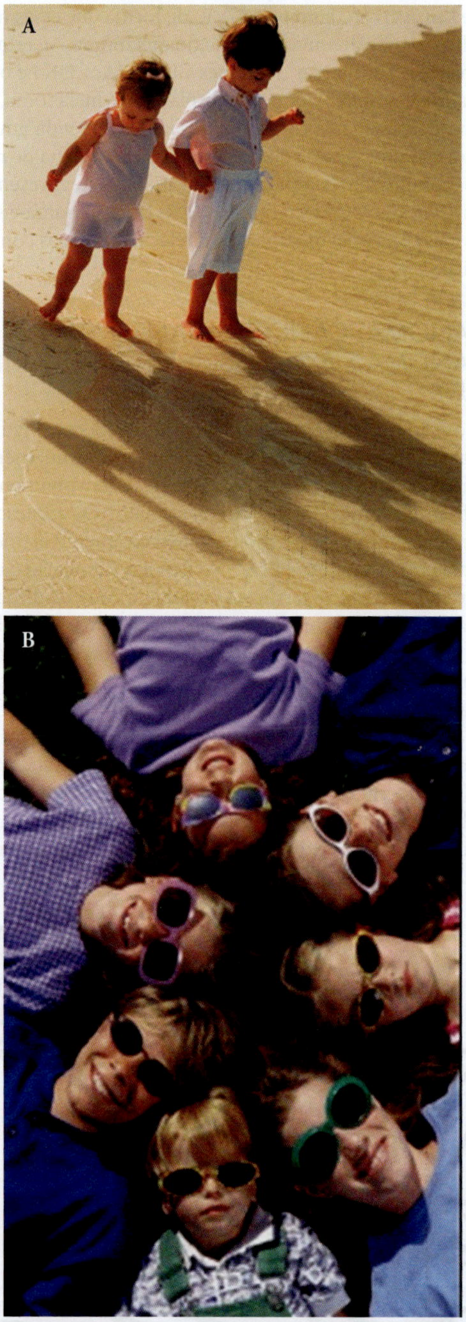

■ **Figura 162.19 (A)** "Regra da sombra": bom horário de exposição a ambiente aberto, observado pela boa sombra das crianças em relação à sua altura. **(B)** Representação de crianças usando óculos escuros.

Óculos de sol

As principais organizações de saúde visual nos Estados Unidos recomendam que os óculos de sol absorvam entre 97% e 100% do espectro completo da UVR (ou seja, até 400 nm).[35] Um óculos de custo econômico elevado não necessariamente oferece melhor proteção contra a UVR.[35] Recomenda-se que as pessoas utilizem óculos de sol quando estão em ambientes externos, dirigindo, trabalhando ou praticando esportes.[35] Encontram-se disponíveis óculos de sol para crianças e adolescentes.[35]

Filtros solares de uso tópico

Os fotoprotetores tópicos ou filtros solares de uso tópico são substâncias que absorvem e filtram a UVR (o que evita a sua transmissão através da epiderme e derme), dispersam e refletem as radiações.[31] Na atualidade, existem também substâncias que atuam prevenindo os danos induzidos pela radiação solar, inativando os radicais livres que são produzidos.[31] Demonstrou-se que os filtros solares tópicos têm efeitos positivos em diminuir os sinais do fotoenvelhecimento e a incidência do câncer de pele.[15] Ele também diminui o número de nevos melanocíticos, um fator já discutido como risco de desenvolvimento do melanoma maligno.[31,46,47]

A maioria dos filtros solares aprovada pelo FDA é agente químico orgânico, que absorve vários comprimentos de onda da UVR, primariamente no espectro da UVB, e outros são efetivos na faixa da UVA.[35] Alguns agentes não são fotoestáveis na faixa da UVA e se degradam com a exposição solar.[35] Combinações de agentes químicos são então necessárias para propiciar um amplo espectro de proteção e aumentar a fotoestabilidade.[35] Os fotoprotetores químicos (orgânicos) absorvem a energia transportada pelos fótons das radiações UV, de forma que podem ser considerados cromóforos exógenos.[31] São muito variados, têm mecanismos de ação distintos e transformam a energia lumínica em energia térmica. Alguns absorvem, sobretudo, a radiação UVB, como o ácido paraminobenzoico (Paba), cujo uso está limitado pelas reações adversas cutâneas frequentes que causa, além dos cinamatos, salicilatos e o octocrileno.[31] Outros absorvem mais o espectro da UVA, como as benzofenonas, as antralinas, a avobenzona e o ácido tereftalideno dialcanfor sulfônico (Mexoryl® XL).[31] Alguns agentes químicos (orgânicos) absorvem ambos os espectros UVA e UVB, como o Tinosorb® M e o Tinosorb® S (metoxifenil triazina).[31] De forma geral, esses filtros orgânicos são incolores e cosmeticamente bem aceitos, apesar de poder ocasionar um maior número de dermatites de contato, quando comparados aos filtros inorgânicos.[31]

O FDA aprovou dois filtros solares físicos ou inorgânicos para uso nos fotoprotetores, o dióxido de titânio e o óxido de zinco.[31] Esses dois agentes previnem a penetração na pele da UVB, UVA_1 e UVA_2, além da luz visível e do infravermelho.[31,35] A maioria dos filtros inorgânicos é branca em coloração ou tinta quando aplicados à pele; novas formulações são menos visíveis na pele, uma vez que o tamanho das suas partículas oscila entre 10 e 50 nm, o que significa uma redução entre 50% e 90% em relação ao tamanho original, de cerca de 100 a 300 nm.[31] São as formulações ditas micronizadas, porém, podem ser menos efetivas.[35] Esses filtros não são irritantes nem fotossensibilizantes, uma vez que são pós inertes, que não penetram além da camada córnea da pele, não tendo absorção sistêmica, devendo ser utilizados por pessoas com histórico de alergia a fotoprotetores tópicos.[31] Os filtros físicos inorgânicos são particularmente úteis a pessoas com doenças de fotossensibilidade e outras condições que requerem proteção com amplo espectro da UVR.[35]

Os filtros químicos absorvem a energia da UVR e dissipam calor, os filtros físicos refletem a UVR (Figura 162.20).

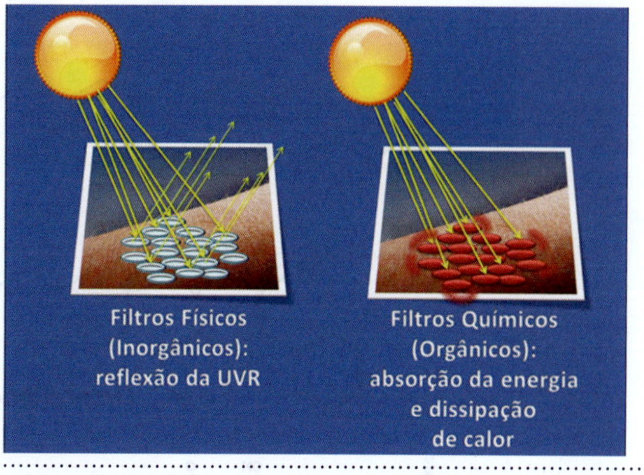

■ **Figura 162.20** Ação dos filtros físicos e químicos em relação à UVR.
Fonte: Adaptada de http://www.cosmosmagazine.com/news/1021/new-species-bacteria-found-human-skin. Acesso em: 29 dez. 2011.

Na Tabela 162.2, podemos observar os diversos filtros solares tópicos e sua capacidade de proteção.[48] Atualmente pertencem a sete classes, isto é, os derivados dos: para-aminobenzoatos, cinamatos, salicilatos, antralinatos, cânfora, dibenzoil metanos e benzofenonas. Os mais atualmente empregados têm sua estrutura química representada na Figura 162.21.

Tabela 162.2 Filtros solares aprovados pelo FDA e espectro de proteção.

Ingrediente ativo aprovado pelo FDA americano	Concentração máxima permitida (%)	Faixa de proteção (nm)	Proteção fornecida (UVA/UVB)
Orgânicos (proteção primária ao UVB)			
PABA	15	260 a 313	UVB
Padimato O	8	290 a 315	UVB
Octinoxato (octil metoxicinamato)	7,5	290 a 315	UVB
Cinoxato	3	280 a 310	UVB
Octissalato (octil salicilato)	5	210 a 328	UVB
Homossalato	15	260 a 310	UVB
Salicilato de trolamina	15	290 a 315	UVB
Octocrileno	10	287 a 323	UVB
Ensulizole (ácido sulfônico fenilbenzimidazole)	4	290 a 340	UVB
Orgânicos (proteção primária ao UVA)			
Avobenzona	3	310 a 400	UVA_1/UVA_2
Meradimato	5	200 a 380	UVA_2
Sulisobenzona	10	250 a 380	UVB, UVA_2
Oxibenzona	6	270 a 350	UVB, UVA_2
Dioxibenzona	3	206 a 380	UVB, UVA_2
Ecamsule (ácido tereftalideno dialcanfor sulfônico – Mexoryl® SX)	10	295 a 390	UVA_1, UVA_2
Inorgânicos			
Dióxido de titânio	25	290 a 350	UVB, UVA_2
Óxido de zinco	25	290 a 400	UVB, UVA_1

Fonte: Adaptada de Sambandan DR, Ratner D. Sunscreens: an overview and update. J Am Acad Dermatol. 2011;64:748-58.

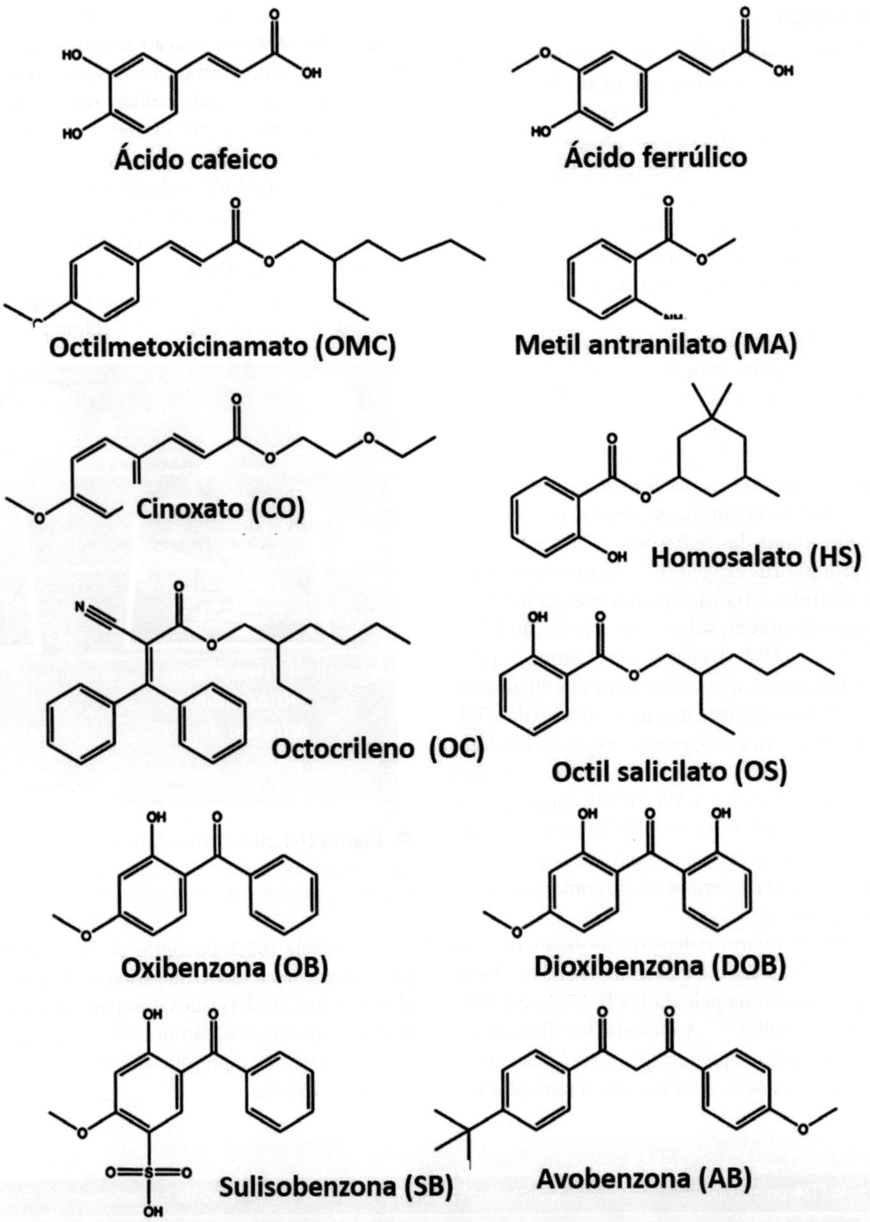

■ **Figura 162.21** Estrutura de alguns dos componentes moleculares dos filtros solares tópicos disponíveis no mercado.
Fonte: Adaptada de Baker LA et al. Chem Soc Rev. 2017;46:3770-3791.

Além dos princípios ativos, os filtros solares tópicos contêm os excipientes que veiculam essas substâncias.[31] As formulações atuais incluem cremes, loções, géis, *sprays* e espumas, os quais determinam a permanência do produto na pele e sua cosmética.[31] Loções e cremes consistem, respectivamente, de veículos constituídos por óleo em água (AO) e água em óleo (A/O), o que permite uma diversidade de formulações e são os mais utilizados.[48] A composição de um filtro solar segundo a regulamentação da agência Europeia de controle pode ser visualizada na Figura 162.22. Os géis são facilmente retirados da pele pela água, durante a natação ou sudorese, mas são os mais tolerados por pessoas com pele oleosa ou acne.[48] Os *sticks* ou lápis proporcionam um fator de proteção elevado, em razão da alta proporção de filtros físicos que contêm, mas protegem pequenas áreas, como lábios e nariz.[31,48] *Sprays* são convenientes, porém são com frequência aplicados insuficientemente.[48] Os filtros solares podem ser encontrados também em produtos cosméticos, como os capilares (p. ex., xampus e tonalizantes artificiais), a fim de protegê-los contra alterações de cor induzidas pela UVR e dano proteico.[48]

As características farmacológicas dos filtros solares tópicos têm sido investigadas, no sentido de melhorá-las.[31] Várias novas tecnologias têm aprimorado a qualidade dos filtros solares, por incorporarem tecnologias, como as esferas de polímeros de estireno acrilato ou a microencapsulação em conchas de sílica.[31] As esferas permitem um aumento na efetividade do FPS entre 50% e 70% e a microencapsulação possibilita misturar diversos filtros que antes eram incompatíveis na mesma formulação, e diminui a possibilidade de dermatite de contato.[31] Além disso, novas tecnologias, como a incorporação nos filtros solares dos reparadores de DNA mediante a adição de enzimas tipo endonucleases, permitem diminuir o risco de câncer cutâneo após a exposição solar.[31]

Fator de proteção solar (FPS)

O FPS é um sistema de graduação desenvolvido para quantificar o grau de proteção conferido por um filtro solar tópico ao surgimento do eritema cutâneo.[35] Quanto maior o FPS, maior proteção ao eritema.[35] Por exemplo, um indivíduo que apresenta vermelhidão na pele (eritema) após 10 minutos de exposição solar, quando utiliza um filtro solar com FPS 15, desenvolverá o eritema só após 150 minutos de exposição solar (10 minutos × 15).[35]

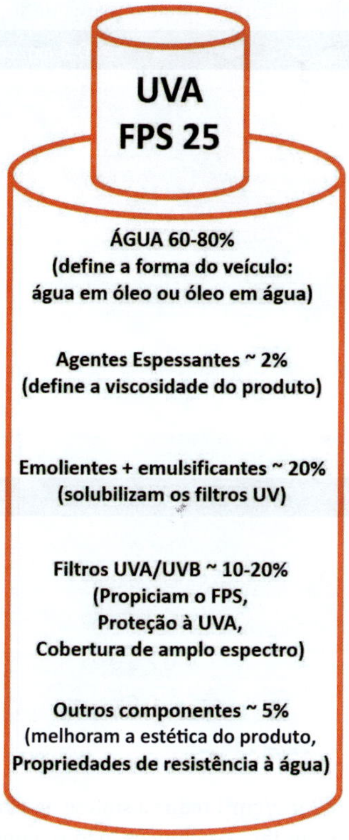

■ **Figura 162.22** Típica formulação de um produto comercial de filtro solar. O FPS 25 aplicado em quantidade de 2 mg/cm² representa a fração de radiação ultravioleta B que causa queimadura que alcança a pele com o filtro solar, ou seja, com FPS 25, em média 1/25 da quantidade de UVB penetra a pele se este filtro for adequadamente aplicado antes da exposição solar, se comparado a mesma pele sem aplicação deste filtro solar.

Fonte: Adaptada de Baker LA et al. Chem Soc Rev. 2017;46:3770-3791.

O FPS é determinado de acordo com um protocolo padrão, que utiliza luz artificial aplicada na pele com o uso de uma quantidade definida de filtro solar tópico (2 mg/cm²), e mensura em quanto tempo o filtro solar prolonga o período de aparecimento do eritema (vermelhidão) na pele, calculado a partir da *dose eritematosa mínima* (DEM) própria de um indivíduo, sem o uso do filtro solar.[35] Assim, o valor do fator de proteção solar de um dado produto é calculado deste modo: FPS = DEM com filtro solar/DEM sem filtro solar.

Um filtro solar com FPS 2 aplicado nessa quantidade bloqueia cerca de 50% da UVB irradiada, um FPS 10 bloqueia 90%, um FPS 15 cerca de 94%, e um FPS 30 quase 97%.

Entretanto, em termos práticos, o FPS de um filtro solar, quando utilizado por um indivíduo na pele, geralmente representa uma proteção menor do que a esperada, uma vez que se aplica menos do que a metade da quantidade recomendada do mesmo, que é de 2 mg/cm² de pele.[35] Estima-se que a verdadeira quantidade de aplicação efetuada pelas pessoas na prática pode estar entre 0,5 e 1 mg/cm², bem aquém do necessário.[48]

Para se aplicar adequadamente o filtro solar em toda a pele de um adulto de tamanho médio, seria necessário um volume de 30 mL de filtro solar. Assim como podemos observar na Tabela 162.3 e na Figura 162.23, conforme a quantidade de filtro solar que não é aplicada adequadamente, o FPS do mesmo diminui consideravelmente.

Dessa forma, torna-se evidente que o FPS é um índice de medida de proteção contra a UVB (a qual produz eritema), enquanto a medida de proteção contra a UVA é expressa por outros meios.[48]

A UVA_2 é a principal determinante da pigmentação cutânea persistente.[48] Sob as normativas do FDA, os filtros solares devem demonstrar a proteção UVA que oferecem com base em um sistema de escore de quatro estrelas, o qual é determinado por testes *in vitro* e *in vivo*.[48] O teste *in vivo* determina o fator de proteção à UVA (UVA-PF), que mede a capacidade do filtro solar tópico de evitar o bronzeamento, definido como o produto da divisão entre a *dose pigmentante mínima* (*minimal pigmenting dose*, MPD) da pele com o filtro solar em relação a pele sem o filtro solar.[31] De forma análoga à DEM, a MPD é a quantidade de UVA necessária para produzir a primeira pigmentação cutânea após exposição à UVR.[48]

O teste *in vitro* calcula a taxa UVA_1/UV, o que mais se aproxima da proteção contra a UVA_1 (320 a 340 nm) sugerida pelo fabricante do filtro solar.[48] Essa taxa é calculada pela quantidade de UVA_1 que penetra em uma placa áspera de quartzo de grau óptico antes e após a aplicação do filtro solar.[48] De acordo com esses testes *in vivo* e *in vitro*, os filtros solares são estratificados em proteção baixa, média, alta e muito alta, o que determina sua graduação final (Tabela 162.4).[48]

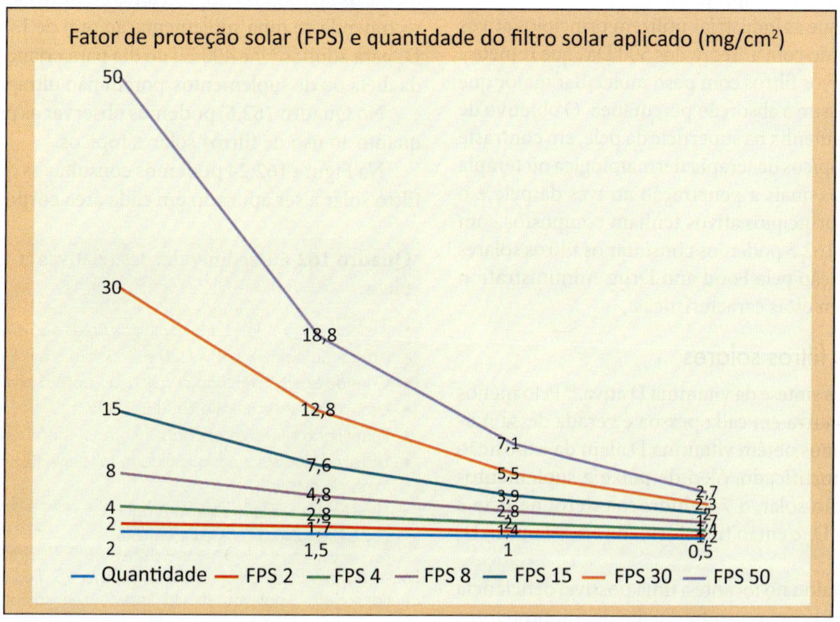

■ **Figura 162.23** Efetividade do fator de proteção solar (FPS) em relação a quantidade de filtro solar aplicado em mg/cm².

Tabela 162.3 Eficácia do fator de proteção solar (FPS) em relação a quantidade de filtro solar aplicado na pele em área de superfície.

FPS (FDA)	2 mg/cm²	1,5 mg/cm²	1 mg/cm²	0,5 mg/cm²
2	2	1,7	1,4	1,2
4	4	2,8	2	1,4
8	8	4,8	2,8	1,7
15	15	7,6	3,9	2
30	30	12,8	5,5	2,3
50	50	18,8	7,1	2,7

FPS: DEM com filtro solar/DEM sem filtro solar.

Fonte: Adaptada de Wulf HC, Stender IM, Lock-Andersen J. Sunscreens used at the beach do not protect against erythema: a new definition of SPF is proposed. Photodermatol Photoimmunol Photomed. 1997;13(4):129-32.

Tabela 162.4 Classificação dos filtros UVA no sistema de quatro estrelas do FDA.

Graduação	Categoria	UVA-PF	UVA_1/UV
Sem proteção à UVA	Nenhuma	< 2	< 0,2
★☆☆☆	Baixa	2 a 4	0,2 a 0,39
★★☆☆	Média	4 a 8	0,4 a 0,69
★★★☆	Alta	8 a 12	0,7 a 0,95
★★★★	Muito alta	≥ 12	> 0,95

Fonte: Adaptada de Sambandan DR, Ratner D. Sunscreens: an overview and update. J Am Acad Dermatol. 2011;64:748-58.

Absorção dos filtros solares tópicos

Há uma variedade de relatos sobre a penetração e os efeitos sistêmicos dos agentes inorgânicos microfinos.[48] O governo australiano concluiu que o óxido de zinco e o dióxido de titânio nanonizados permanecem na superfície da pele sem penetrar na camada córnea.[48-50]

Alguns agentes orgânicos, incluindo a oxibenzona e o octinoxato, têm sido detectados no plasma e na urina 4 dias após a aplicação corporal total, sob concentração máxima permitida nos Estados Unidos.[48] Apesar disso, os benefícios alcançados pela fotoproteção com esses agentes superam os riscos de toxicidade.[48]

Atualmente, existe no mercado a associação de filtros solares tópicos e repelentes de insetos (DEET), o que pode aumentar a absorção de ambos os agentes, diminuindo, consequentemente, a proteção à UVR, uma vez que o repelente não pode ser aplicado com frequência para manter sua eficácia, enquanto o filtro solar necessita de reaplicações múltiplas para não perder o efeito fotoprotetor.[48]

A recomendação atual é que as indústrias utilizem princípios ativos em seus filtros solares de acordo com a "regra dos 500 Da", que remete a orientação do emprego de novos filtros com peso molecular maior que 500 Daltons, minimizando assim a absorção percutânea. O objetivo de um filtro solar é que ele se mantenha na superfície da pele, em contraste com muitos outros agentes tópicos da terapia dermatológica ou terapia sistêmica percutânea, para os quais a penetração através da pele é o objetivo, de forma que seus princípios ativos tenham compostos com menos de 500 Da. Na Tabela 162.5 podemos consultar os filtros solares avaliados ou ainda em avaliação pela Food and Drug Administration (FDA) Norte-Americano com estas características.

Vitamina D e o uso dos filtros solares

A UVB é necessária para a síntese da vitamina D ativa.[48] Pelo menos cerca de 90% da vitamina D ativa em cada pessoa é gerada dessa maneira.[48] No entanto, os humanos obtêm vitamina D além da exposição solar de fontes como leite fortificado, óleo de peixe e suplementos vitamínicos.[35] Após exposição solar, o 7-dehidrocolesterol na pele é convertido em pré-vitamina D_3 e então transformada em vitamina D_3 (colecalciferol).[48]

Um grande debate se instalou no tocante a uma possível deficiência de vitamina D_3 (colecalciferol) com o uso frequente de fotoprotetores tópicos.[48] Estudos demonstraram que a utilização adequada de um filtro solar FPS 15 (2 mg/cm²) reduz a síntese da vitamina D ativa em 98%.[48] No entanto, em termos clínicos, não se constatou deficiência de vitamina D, em termos de níveis séricos ou função.[48] Isso pode ser explicado por alguns fatores:[48] (i) aquisição da vitamina D necessária pela dieta; (ii) a maioria das pessoas aplica o filtro solar em quantidade insuficiente e (iii) mesmo quando o filtro solar é aplicado adequadamente, essa aplicação não é completamente homogênea e alguma UVR ainda penetra na pele.

Recentemente, a American Academy of Dermatology (AAD) revisou suas orientações com relação a vitamina D e ao uso de filtro solar, concluindo que alguns grupos de pessoas são mais predispostos a uma possível deficiência de vitamina D com o uso adequado de fotoprotetores diariamente.[48] Esses grupos incluem: idosos, pacientes de fototipo elevado (pele escura), donas de casa, pacientes fotossensíveis, obesos e pessoas que residem em latitudes em direção mais ao norte que regularmente usam roupas fotoprotetoras ou filtros solares.[48] Para essas pessoas, recomenda-se uma suplementação oral de 1.000 UI ao dia de vitamina D_3 para adultos[48,49] e 400 UI ao dia para crianças e adolescentes,[51] obtida da dieta ou de suplementos, porém não ultrapassando 2.000 UI ao dia.

No Quadro 162.6, podemos observar as principais recomendações quanto ao uso de filtros solares tópicos.

Na Figura 162.24 podemos consultar as quantidades adequadas de filtro solar a ser aplicado em cada área corporal por aplicação.

Quadro 162.6 Recomendações relativas ao uso de filtros solares tópicos.

- Aplicar o filtro solar diariamente nas áreas não cobertas pela roupa
- Aplicar na pele seca entre 20 e 30 minutos antes de ir a ambientes externos
- Considerar uma segunda reaplicação após a primeira
- Usar o filtro solar mesmo em dias nublados
- Reaplicar o filtro solar a cada 2 horas ou após sudorese ou entrada na água
- Utilizar o filtro solar em quantidade suficiente (30 mL para um adulto de tamanho médio)
- Usar um filtro solar resistente à água com FPS ≥ 30, com amplo espectro de cobertura tanto à UVA como à UVB

Fonte: Adaptado de Stechschulte SA, Kisner RS, Federman DG. Sunscreens for non-dermatologists: what you should know when counseling patients. Postgrad Med. 2011;123(4):160-7 e Mancuso JB, Maruthi R, Wang SQ, Lim HW. Sunscreens: an update. Am J Clin Dermatol. 2017;18(5):643-650.

Tabela 162.5 Filtros ultravioletas com peso molecular acima de 500 Daltons.

Filtros		Pico de absorção de radiação (nm)	Peso molecular > 500 Da
UVA	Ecamsule (Meroxyl SX)	345	+
UVB	Octyl triazone = ethylhexyl triazone	314	+
	Amiloxate = isoamyl methoxycinnamate	308	
	Diethylhexyl butamino triazone	311	+
	Enzacamene = 4 methyl benzilidene camphor	300	
UVA/UVB	Drometriazole trisiloxane (Meroxyl XL)	303/341	+
	Bemotrizinol (Tinosorb S)	310/343	+
	Bisotrizole (Tinosorb M)	305/360	+

Fonte: Adaptada de Mancuso JB, Maruthi R, Wang SQ, Lim HW. Am J Clin Dermatol. 2017;18(5):643-650.

QUANTIDADE IDEAL DE FILTRO SOLAR A SER APLICADA EM UM ADULTO(MÉDIA DE 60KG)

Aqui está uma orientação geral para o quanto você deve usar protetor solar no rosto e no corpo :

- **Face: 1/4 colher de chá de protetor solar**
- **Pescoço (frente e dorso): 1/4 colher de chá de protetor solar**
- **Braços (membros superiores): 1/2 colher de chá de protetor solar por braço**
- **Pernas (membros inferiores): 1 colher de chá de protetor solar por perna**
- **Peito: 1 colher de chá de protetor solar**
- **Dorso: 1 colher de chá de protetor solar**

■ **Figura 162.24** Quantidade de filtro solar tendo como parâmetro a unidade de colher de chá, a ser aplicada em cada área corporal, em um adulto de peso médio de 60 kg, por aplicação.

■ RECOMENDAÇÕES FINAIS GERAIS NO USO DE FILTROS SOLARES TÓPICOS E FOTOPROTEÇÃO GERAL

A UVR é um carcinógeno para a pele humana e ocasiona diversos outros efeitos danosos.[35] O câncer cutâneo tem alcançado proporções epidêmicas e pode ocorrer em pessoas jovens, levando por vezes ao óbito.[35] A exposição excessiva à UVR na infância ou adolescência confere um maior risco de desenvolvimento do câncer de pele. Os pediatras e dermatologistas devotados às doenças tegumentares da infância podem exercer um papel relevante, fornecendo educação sobre o câncer cutâneo e sua prevenção aos pacientes e seus pais ou cuidadores.[48]

É especialmente importante abordar esse assunto no âmbito de crianças com alto risco de desenvolver câncer de pele (crianças com pele clara, aquelas com nevos e/ou efélides e as com histórico familiar de melanoma).[35] O melanoma é raro em crianças, mas os nevos melanocíticos, não.[48] Deve ser abordada a questão dos nevos e a necessidade de se estar atento às alterações que eles possam sofrer.[35] Ao alcançar a puberdade, a questão relativa ao bronzeamento artificial e seus malefícios deve ser levantada.[35]

Crianças até o sexto mês de vida não devem ser expostas à luz solar direta.[35] O Australasian College of Dermatologists recomenda o uso de filtros solares para crianças pequenas quando a exposição solar não pode ser evitada por outras medidas: "sombra, roupas e chapéu de abas largas são as melhores medidas protetoras para crianças pequenas. Filtros solares devem ser aplicados em áreas da pele não protegidas pela roupa".[35] A American Academy of Pediatrics (AAP) também tem recomendado que os filtros solares podem ser utilizados por crianças menores que 6 meses de vida em pequenas áreas da pele, se roupas adequadas e sombra não estão disponíveis.[35]

A prevenção primária em saúde é fundamental para evitar-se inclusive o câncer da pele. Uma das intervenções mais eficazes se faz com a educação em exposição solar segura entre crianças e adolescentes. Campanhas educacionais permanentes no meio escolar têm se demonstrado efetivas em mudar os hábitos das crianças a respeito da exposição solar inadequada, que por sua vez agem como agentes multiplicadores de informação às suas famílias e cuidadores. No Brasil, em 2013, na Sociedade Brasileira de Dermatologia, Regional do Estado de São Paulo se iniciou a Campanha Educacional voltada à Infância, denominada "Sol, Amigo da Infância", que em parceria com a Turma da Mônica (Maurício de Sousa Produções) levou a mensagem de hábitos seguros de exposição solar a mais de 200 mil crianças e 10 mil educadores, por meio de palestras de dermatologistas e educadores, gibis da Turma da Mônica (A Pele e o Sol) e de desenho animado em mídia de DVD. Uma parte deste esforço educacional, pode ser mensurado em um estudo em parceria com o SESI (Serviço Social da Indústria) do Estado de São Paulo, que demonstrou ganho de conhecimento, estatisticamente significativo, entre as crianças que receberam as informações da Campanha Sol, Amigo da Infância, averiguando-se, por questionários específicos, os hábitos e conhecimentos sobre exposição solar e fotoproteção, antes da campanha em sala de aula e 3 meses depois.[52]

Desta forma, como em outros países se faz necessária a educação já na infância de hábitos sadios de exposição solar, a fim de poder mudar-se o cenário epidemiológico do câncer de pele, o que reduz morbiletalidade, sofrimento emocional, físico e os custos ao sistema de saúde para o tratamento do câncer de pele.

INTRODUÇÃO

As fotodermatoses representam um grupo amplo e heterogêneo de dermatoses, causadas ou agravadas pela radiação ultravioleta (UVR) ou pelo espectro da luz visível.[53-55] Estas afecções podem ser classificadas quanto a patogenia ou de acordo com a faixa etária mais acometida. Por sua vez, a *fotossensibilidade* é um conceito que é definido pela presença de uma reação anormal da pele frente à luz solar ou outra fonte de UVR.[56] A fotossensibilidade pode ocorrer, portanto, em razão do espectro da UVR ou da luz visível, apesar de uma pequena parte da emissão do sol atingir a superfície terrestre: apenas em torno de 2% a 3% da UVR, 32% da luz visível e pouco menos que 66% da radiação infravermelho.

Com relação a patogenia elas podem ser classificadas em quatro grupos distintos: (i) fotodermatoses imunologicamente mediadas (anteriormente ditas idiopáticas); (ii) fotossensibilidade induzida por medicamentos ou substâncias químicas; (iii) doenças relacionadas à reparação e/ou excisão de nucleotídeos de DNA defeituosos e (iv) dermatoses fotoagravadas[53] (Quadro 162.7).

Quadro 162.7 Classificação das fotodermatoses de acordo com a sua patogenia.

Grupo	Subgrupo	Condições
Fotodermatoses imunologicamente mediadas		• Erupção polimorfa à luz (EPL) • Prurigo actínico (PA) • Hidroa vaciniforme (HV) • Urticária solar (US) • Dermatite crônica actínica (DCA)
Fotossensibilidade induzida por medicamentos ou substâncias químicas	Origem exógena	• Fototoxicidade • Fotoalergia
	Origem endógena	• Porfirias cutâneas
Desordens relacionadas a distúrbios na reparação do DNA defeituoso		• Xeroderma pigmentoso (XP) • Síndrome de Cockayne • Síndrome de sensibilidade à ultravioleta • Tricotiodistrofia • Síndrome de Bloom • Síndrome de Kindler • Síndrome de Rothmund-Thomson
Dermatoses fotoagravadas ou fotoinduzidas		• Lúpus eritematoso (LE) • Dermatomiosite (DM) • Pênfigo foliáceo (PF) • Penfigoide bolhoso (PB) • Doença de Darier (Figura 162.25) • Dermatose acantolítica transitória (doença de Grover) • Pênfigo benigno familiar (doença de Hailey-Hailey) (Figura 162.26) • Mucinose eritematosa reticular (REM) • Rosácea • Acne vulgar • Herpes simples • Psoríase • Líquen plano actínico • Dermatite atópica • Fitofotodermatites • Eritema polimorfo • Exantemas virais • Prurido braquioradial • Melasma • Verrugas planas • Poroqueratose actínica superficial (Figura 162.27) • Pelagra (Figura 162.28)

Fonte: Adaptado de Bylaite M et al. e Murphy GM.

Consoante à faixa etária poder ser alocadas em períodos da vida em que são mais comuns, como a primeira infância, a idade escolar, a vida adulta e a senescência[53] (Quadro 162.8). O reconhecimento da doença ou condição relacionada à fotossensibilidade pode ser facilitada pelo conhecimento da faixa etária em que o quadro se instalou.[53-55]

A apresentação de grave fotossensibilidade logo após o nascimento, pode sugerir a presença de porfiria eritropoiética congênita (doença de Gunther) em neonatos com as fraldas tintas de cor Borgonha pela urina, ou mesmo dentro de algumas semanas do nascimento pode haver o agravo de uma erupção eritematoescamosa policíclica em bebês com lúpus eritematoso neonatal.[55] Há também casos raros de porfiria adquirida em neonatos prematuros tratados com fototerapia para hiperbilirrubinemia.[55]

Quadro 162.8 Classificação das fotodermatoses de acordo com a faixa etária de maior ocorrência.

Faixa etária	Condições
Primeira infância	• Genodermatoses associadas à fotossensibilidade • Porfiria eritropoiética congênita (doença de Gunther) • Protoporfiria eritropoiética • Doença de Hartnup • Lúpus eritematoso neonatal (LEN)
Idade escolar	• Erupção polimorfa à luz (EPL) • Prurigo actínico • Hidroa vaciniforme (HV)
Vida adulta	• Erupção polimorfa à luz (EPL) • Fotossensibilidade induzida por medicamentos ou químicos • Urticária solar (US) • Porfiria (PCT) • Lúpus eritematoso (LE) • Melasma
Senescência	• Dermatomiosite • Dermatite crônica actínica • Fotossensibilidade induzida por medicamentos ou químicos

Fonte: Adaptado de Bylaite M et al.[53]

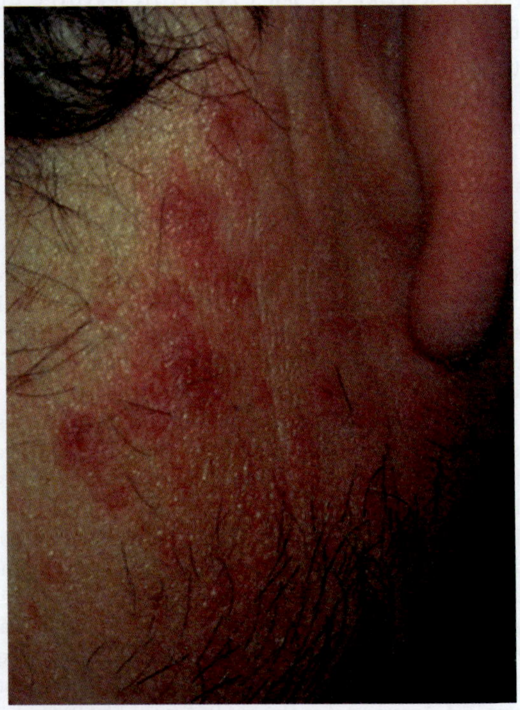

Figura 162.25 Doença de Darier. Observe as pápulas eritematoqueratósicas no pescoço.

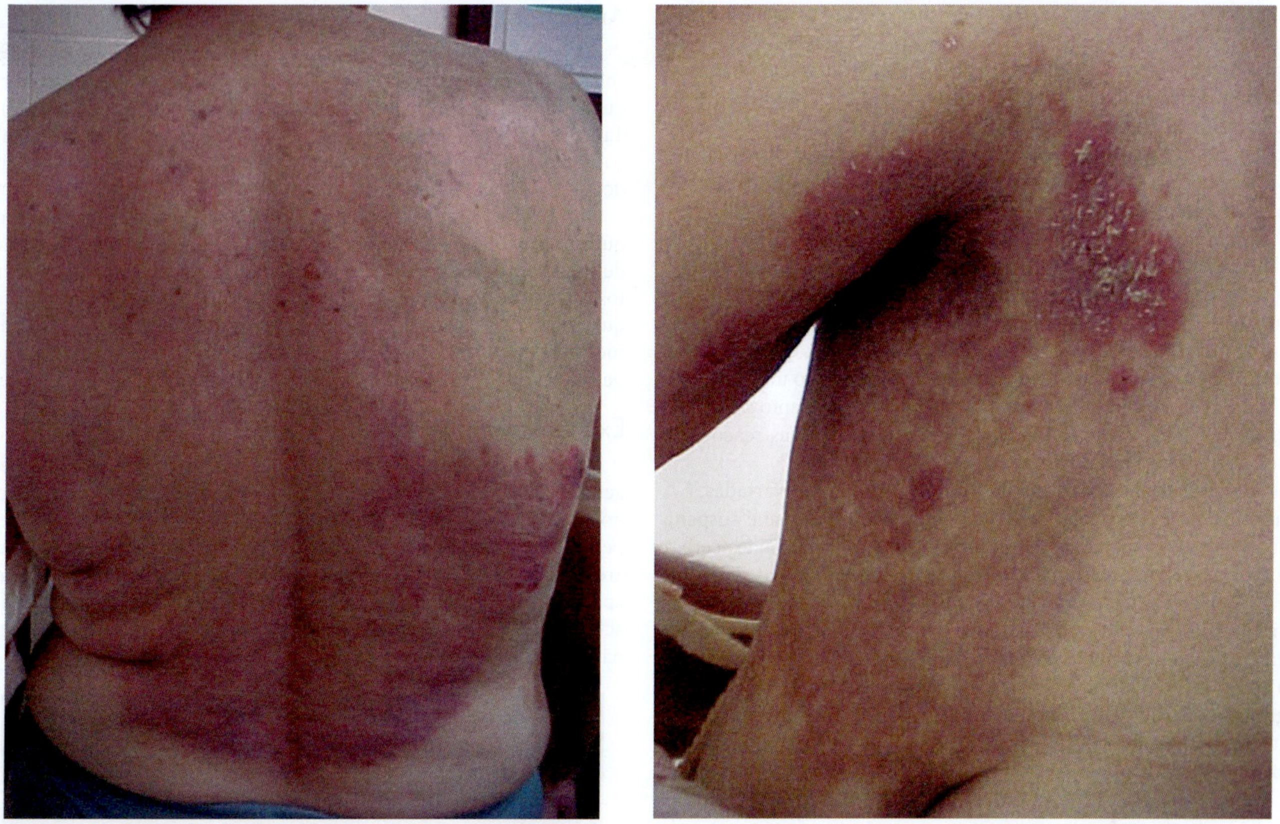

■ **Figura 162.26** Pênfigo de Hailey-Hailey. Observar a área de pele coberta pelo maiô no tronco, poupada de lesões (foto à esquerda). Lesões características na prega axilar (foto à direita).

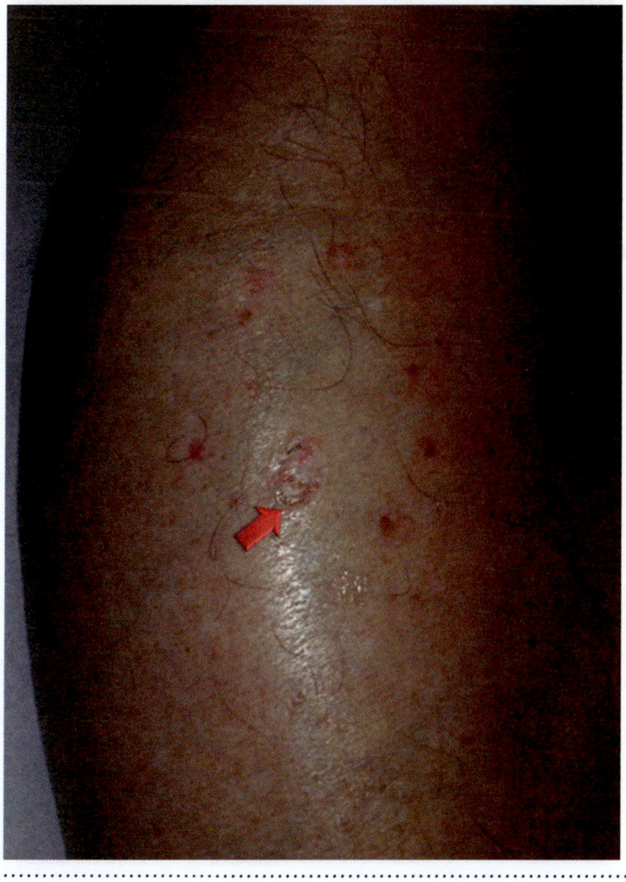

■ **Figura 162.27** Lesões da poroqueratose actínica superficial e o aspecto em muralha da lamela cornoide (seta).

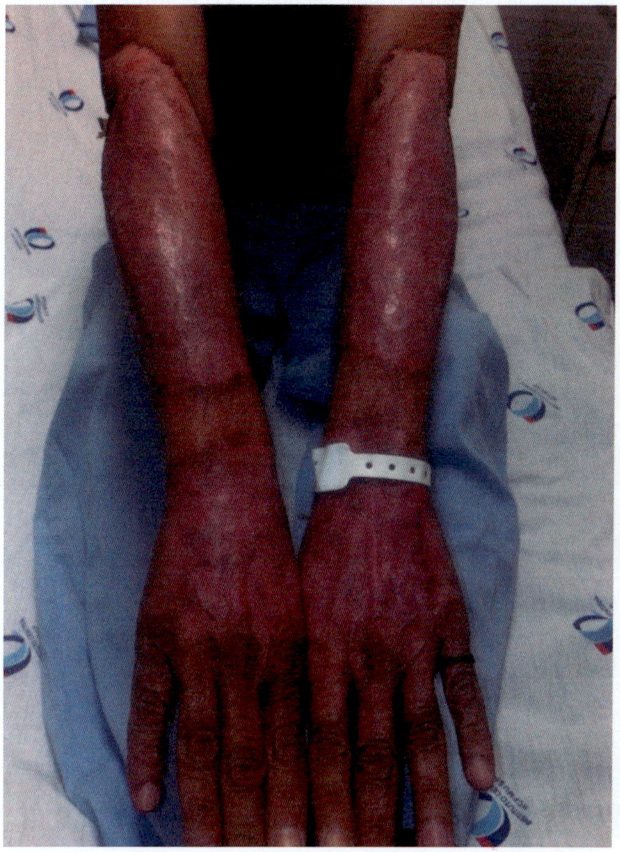

■ **Figura 162.28** Paciente com lesões características da pelagra.

Estas doenças apresentam diferentes mecanismos fisiopatogênicos, porém nem todos os estes têm sido bem esclarecidos.[54] De qualquer forma a fotoproteção é parte integral do manejo de todas estas condições, e inclui medidas como procurar locais com sombra, uso de roupas fotoprotetoras, chapéu de abas largas, óculos de sol, bem como a aplicação de filtros solares tópicos com um amplo espectro de fator de proteção solar (FPS > 30), que também incorporam filtros contra a UVA, denominados de amplo espectro.[54]

Estima-se que na Irlanda a fotossensibilidade ocorre em 14% da população adulta.[55] A fotossensibilidade também é comum na infância.[55]

O mecanismo exato pelo qual ocorrem reações cutâneas à luz solar ainda não é bem compreendido.[53] Ainda não se conhece qual ou quais cromóforos são responsáveis pelas reações fotoquímicas que finalmente determinam a reação inflamatória na pele.[53] A radiação ultravioleta B (UVB) é a principal responsável pelo eritema solar, enquanto a radiação ultravioleta A (UVA) está principalmente envolvida nas reações de fotossensibilidade induzidas por medicamentos.[53]

As características clínicas das fotodermatoses são variadas.[53] A existência de fotossensibilidade e de uma fotodermatose é suspeita quando ocorre o aparecimento de uma erupção cutânea ou exacerbação de uma dermatose frente à exposição à luz solar ou fonte artificial de luz.[53] A gravidade dos sinais e sintomas, bem como o intervalo de tempo necessário de exposição à luz para o surgimento da afecção, pode variar de acordo com o tempo cronológico, bem como a estação do ano e o clima.[53] Em geral, os sintomas são discretos, ainda que um significante número de pessoas afetadas precise de atendimento médico em decorrência de prurido ou dor.[1] Isto implica em deterioração da qualidade de vida (QoL) e estresse emocional substancial.[53]

MANEJO DOS PACIENTES FOTOSSENSÍVEIS

A avaliação destes pacientes inicia com uma anamnese detalhada, exame físico, fototeste e *fotopatch test* quando necessário.[53] Investigações laboratoriais geralmente são custosas e por vezes frustrantes, entretanto a biópsia cutânea de lesões específicas, o fator antinúcleo (FAN) e/ou a pesquisa de porfirinas podem ser úteis.[53] O Quadro 162.9 sumariza a avaliação indicada frente a suspeita destas condições.

Quadro 162.9 Avaliação de pacientes fotossensíveis.

Anamnese	▪ Idade de início da erupção ▪ Intervalo entre o surgimento da erupção e a exposição à luz ▪ Duração das lesões ▪ Sintomas sistêmicos ▪ Exposição a fotossensibilizantes orais ou tópicos ▪ Efeito dos vidros de janelas ▪ História ocupacional ou recreacional ▪ História familiar de fotossensibilidade
Exame físico	▪ Localização das lesões: áreas expostas/áreas protegidas ▪ Morfologia das lesões: eritema, urticas, edema, pápulas, vesículas, bolhas, teleangiectasias, poiquilodermia*, eczema, cicatrizes ou ausência de erupção cutânea
Fototeste	▪ Exposição à UVA, UVB e luz visível ▪ Leitura imediata (para detecção de urticária solar) ▪ Determinação da dose eritematosa mínima (DEM) depois de 24 horas ▪ Teste de provocação para respostas morfológicas anormais (4 a 5 vezes no mesmo local)
Fotopatch testing	▪ Aplicação de substâncias em duplicata ▪ Um dos grupos das substâncias deve ser exposto à UVA após 24 horas (5 a 10 J/cm²) ▪ Leitura do grupo irradiado e não irradiado em 48 e 72 horas
Exames laboratoriais	▪ Hemograma (eosinofilia) ▪ Testes de função hepática ▪ Autoanticorpos (FAN, anti-DNA dupla hélice, anti-Ro e anti-La) ▪ Perfil de porfirinas ▪ Histopatologia de lesão ▪ Sorologia para HIV

* Poiquilodermia: teleangiectasias, atrofia, hipercromia e hipocromia reticulada.
Fonte: Adaptado de Bylaite M et al.

Anamnese

A erupção pruriginosa pode surgir em minutos após a exposição solar *na urticária solar* (US) e melhorar em uma hora ou surgir horas ou dias após a exposição solar como na *erupção polimorfa à luz* (EPL).[53] Tanto a US como a EPL podem melhorar ao longo do verão com o aumento progressivo da exposição à luz solar, o que é o fenômeno denominado *hardening*.[53]

Com relação as fotossensibilidades induzidas por medicamentos ou químicos, a maioria das reações fototóxicas ocorre por medicamentos de uso sistêmico, enquanto as reações fotoalérgicas por medicamentos sistêmicos ou substâncias tópicas aplicadas à pele.[53] A investigação quanto a possível exposição a vários agentes fotossensibilizantes, como medicamentos tópicos ou sistêmicos, cosméticos, fragrâncias e extratos de plantas pode orientar o diagnóstico de fotoalergia ou fototoxicidade.[53]

Exame físico

As áreas expostas comumente à luz são as mais acometidas, em geral, fronte, áreas malares, área do V do pescoço, dorso do pescoço, dorso das mãos, porção extensora dos antebraços.[53] Entretanto, em pessoas marcadamente fotossensíveis a erupção pode se estender a áreas cobertas ou pregas cutâneas.[53] A US e a EPL envolvem em geral apenas áreas expostas (Figura 162.29), enquanto a dermatite crônica actínica (DCA, Figura 162.30) e o prurigo actínico pode acometer áreas não expostas também.[53]

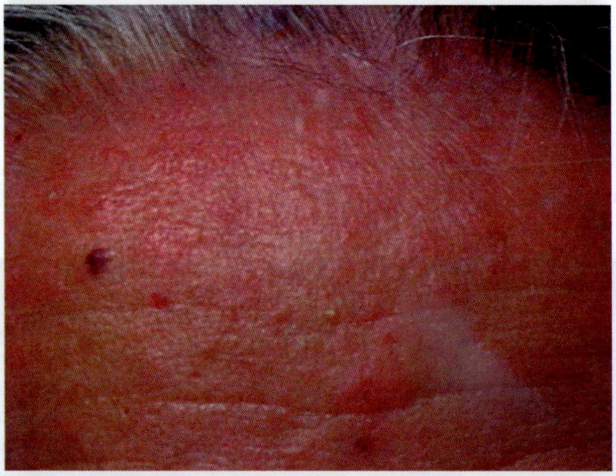

Figura 162.29 Erupção Polimorfa à Luz, com pápulas pruriginosas e escoriadas na fronte.

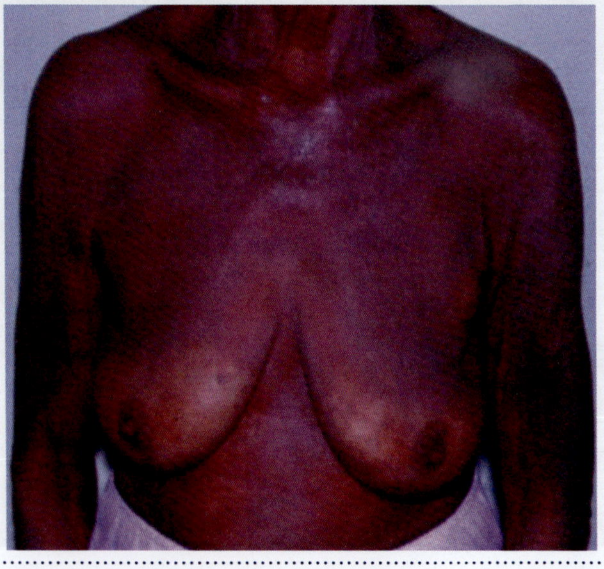

Figura 162.30 Dermatite Crônica Actínica com lesões em áreas também não expostas.

A morfologia das lesões nos pacientes fotossensíveis pode auxiliar a diagnose das afecções,[53] como pode ser observado no Quadro 162.10.

A seguir iremos revisar algumas características relevantes das fotodermatoses.

FOTODERMATOSES NA PRIMEIRA INFÂNCIA

Lúpus eritematoso neonatal

Dentro de semanas do nascimento, os bebês expostos à luz solar com lúpus neonatal podem desenvolver um agravamento da erupção cutânea.[55] As lesões são em geral eritematoescamosas e de aspecto policíclico na pele exposta, porém podem ocorrer em pele não exposta.[55] A erupção melhora dentro do primeiro ano de vida, quando há clareamento sorológico dos autoanticorpos anti-Ro.[55] Demonstrou-se que a UVR causa um aumento na expressão da *calreticulina* nos queratinócitos, a qual é o antígeno constitucional aos anticorpos anti-Ro circulantes, que se tornam citotóxicos para as células que expressam este antígeno.[55]

Urticária solar

Pode ser encontrada dentro do primeiro ano de vida, porém ocorre geralmente em crianças maiores e adultos.[55]

DOENÇAS GENÉTICAS DE FOTOSSENSIBILIDADE

Constituem desordens genéticas com predisposição à fotossensibilidade, com *defeitos na reparação do DNA ou transcrição*, as quais se diferenciam uma da outra por características clínicas e idade de apresentação (Quadro 162.11). Ainda há o *grupo dos erros do metabolismo com fotossensibilidade* apresenta dois grandes grupos:[55] (i) as porfirias que podem se manifestar na infância, como a Porfiria Eritropoiética Congênita (Doença de Gunther), a Protoporfiria Eritropoiética e alguns casos de Porfiria Cutânea Tardia, especialmente aqueles associados à hemossiderose hepática; (ii) doença de Hartnup.

Quadro 162.10 Morfologia sugestiva de algumas fotodermatoses.

Faixa etária	Morfologia	Afecção
Doenças mais comuns na infância	Erupção malar tipo "asa de borboleta"	LES, pelagra, síndrome de Cockayne, síndrome de Bloom, síndrome de Rothmund-Thompson
	Vesículas e bolhas	Queimadura solar decorrente da exposição excessiva e prolongada à luz solar. Síndrome de Kindler, síndrome de Bloom e síndrome de Rothmund-Thompson
	Erupção eritematoescamosa	Pelagra, doença de Hartnup, erupção polimorfa à luz
	Teleangiectasias	Síndrome de Rothmund-Thompson, síndrome de Bloom, xeroderma pigmentoso, síndrome de Cockayne
	Poiquilodermia	Síndrome de Rothmund-Thompson, síndrome de Kindler e dermatomiosite
	Hipertricose	Porfiria eritropoiética congênita (doença de Gunther) e dermatomiosite
Doenças mais comuns nos adultos	Eritema	Fototoxicidade
	Urticas ou lesões urticadas	Urticária solar, lúpus eritematoso e dermatomiosite
	Pápulas	Erupção polimorfa à luz, prurigo actínico, dermatomiosite e dermatite crônica actínica
	Vesículas e/ou bolhas	Lúpus eritematoso bolhoso, porfiria cutânea tardia e protoporfiria eritropoiética (raro)
	Erosões e crostas	Erupção polimorfa à luz, prurigo actínico
	Eczema e/ou liquenificação	Dermatite crônica actínica
	Hipertricose	Porfiria cutânea tardia
	Cicatrizes	Erupção polimorfa à luz, erupção juvenil da primavera (orelhas), porfiria cutânea tardia, fototoxicidade, fotoalergia, dermatite de contato fotoalérgica e lúpus eritematoso discoide

Fonte: Adaptado de Bylaite M et al. e Kumar R, Kumari S.

Quadro 162.11 Doenças genéticas de fotossensibilidade com herança autossômica recessiva e suas características.

Doença	Idade de início	Defeitos na reparação do DNA	Aspectos clínicos	Achados associados
Xeroderma pigmentoso (XP)	3 anos	Há sete subgrupos complementares (A a G). Todas as células de pacientes com XP têm reparação defeituosa do DNA e hipermutabilidade secundária	Fotossensibilidade, fotofobia, sardas e lentigos disseminados	Malignidades cutâneas (carcinomas espino e basocelular, melanoma) e malignidades internas
Síndrome de Cockayne	6 a 24 meses	Ausência de recuperação da síntese do RNA e DNA após irradiação com UVR	Fotossensibilidade, lesões eritematoescamosas nas áreas malares e pele exposta. Nanismo caquético (peso mais afetado que altura), fácies em "Mickey Mouse", retardo mental	Surdez neurossensorial, retinite pigmentosa, cáries dentárias
Síndrome de Bloom	6 a 8 meses	Defeito na DNA helicase	Fotossensibilidade, face alongada e nariz afilado, teleangiectasias, infecções bacterianas recorrentes (deficiência de IgM e IgG) e retardo de crescimento	Pode desenvolver malignidades hematológicas, câncer do trato gastrointestinal, mama e pele. Risco 300x maior de câncer comparado a população geral
Síndrome de Kindler	Infância		Pode mimetizar no início a epidermólise bolhosa, com bolhas acrais na infância. Poiquilodermia generalizada e progressiva, cuja atrofia e a fotossensibilidade melhoram com a idade. Estenose uretral	Sangramento nas gengivas, membrana entre dedos das mãos e pés
Síndrome de Rothmund-Thompson	Infância	Defeito na DNA helicase	Poiquilodermia localizada e atrofia limitada à área exposta à luz, baixa estatura, hipoplasia médio-facial (fácies de pássaro). Cabelo rarefeito, catarata, unhas hipoplásicas e baixa estatura	Hipogonadismo, carcinoma osteogênico
Tricotiodistrofia	Infância	Defeitos de transcrição	Cabelos esparsos, algum grau de retardo mental e fotossensibilidade em 50% dos casos. defeitos na fertilidade, unhas e dentes. Queixo recuado e orelhas proeminentes. Catarata	Ausência de câncer cutâneo. Análise dos aminoácidos do cabelo revela a redução da proporção cisteína: cistina para 10% a 50% do normal. Na microscopia óptica polarizada do fio do cabelo, estes assumem aspecto de "rabo de tigre"

Fonte: Adaptado de Kumar R, Kumari S e Murphy GM.

Porfiria eritropoiética congênita (doença de Gunther)

É uma rara doença autossômica recessiva caracterizada pela fragilidade cutânea, fotossensibilidade com formação de vesículas e bolhas, tendência à formação de cicatrizes e mutilação.[56] Ocorre ainda hipertricose, anemia hemolítica, esplenomegalia, fotofobia, lacrimejamento, ceratoconjuntivite, madarose e ectrópio.[56] A urina é escura e os dentes decíduos quando examinados sob a luz da lâmpada de Wood adquirem cor avermelhada (eritrodontia). A progressão é lenta e mutilante.[56]

Protoporfiria eritropoiética (PPE)

Doença autossômica dominante, com fotossensibilidade de curso variado e imprevisível.[56] Tem como idade de início o período entre 3 aos 5 anos de vida, e frequentemente os pais não percebem a fotossensibilidade na criança.[56] Ocorre dor imediatamente após exposição solar.[56] A pele no dorso das mãos e pés se torna amarelada, espessada e cérea.[56]

Doença de Hatnup

Doença autossômica recessiva, que ocorre como erro inato do metabolismo do triptofano, determinando lesões similares à pelagra, anormalidades neurológicas e aminoacidúria.[56] Ocorre frequentemente ataxia cerebelar.[56]

■ FOTODERMATOSES NA IDADE ESCOLAR

Erupção polimorfa à luz (EPL)

Constitui uma fotodermatose comum com prevalência entre 10% e 20% na Europa Central, Escandinávia e Estados Unidos.[57] A etiologia é ainda desconhecia.[57] Os sinais e sintoma cardinais são a presença de lesões cutâneas pruriginosas.[57] Surgem várias horas ou dias após a exposição solar e dura 7 a 10 dias, se não houver outra exposição.[56]

Morfologicamente pode ocorrer como máculas, pápulas, pápulo-vesículas, lesões urticadas, lesões tipo eritema polimorfo ou emplacas, originando o termo "polimorfa".[57] No entanto, no mesmo paciente, as lesões geralmente são monomorfas (Figura 162.31).[57] Pode ocorrer em qualquer idade.[57] Na maioria dos pacientes as lesões desaparecem após vários dias da parada da exposição solar, sem deixar lesões residuais.[57]

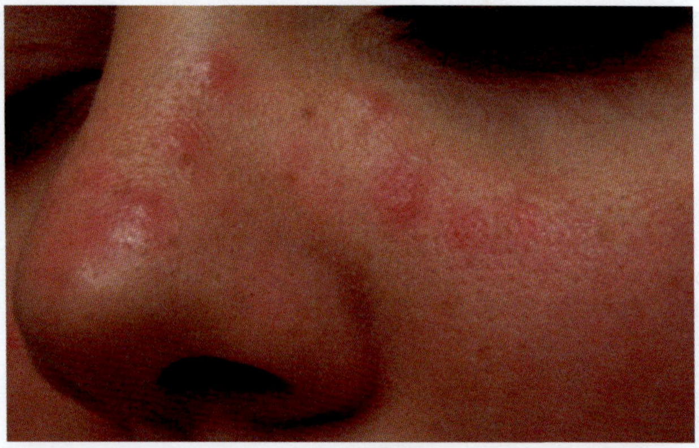

■ **Figura 162.31** Lesões papulourticadas na erupção polimorfa à luz. Notar a presença de lesões monomorfas.

Muitos pacientes desenvolvem tolerância ao longo do curso dos meses ensolarados do ano, de forma que, ao final da estação ensolarada pode haver tolerância maior à exposição solar prolongada.[57] Isto também explica a maior ocorrência da EPL na primavera ou início do verão, mas não no alto verão, quando a emissão solar é maior.[57]

Cerca de 90% dos casos de EPL têm sua origem na exposição ao espectro da UVA.[57]

Uma variante da EPL é a denominada Erupção Juvenil da Primavera nas Orelhas (EJPO) a qual ocorre tipicamente na infância, a cada primavera e cura espontaneamente no final da puberdade, sem deixar cicatrizes.[58] As lesões cutâneas típicas são constituídas por pápulas e vesículas nas orelhas.[58]

Prurigo actínico (PA)

Também denominado de *Hidroa Estival*. Condição rara de fotossensibilidade, a qual se desenvolve na infância e tem curso crônico e persistente.[57] Uma variante familiar é encontrada entre indígenas da América do Norte e América Latina (denominada por alguns como EPL hereditária ou PA familiar, associada aparentemente com o HLA-DR4).[5] Alguns estudos genéticos sugerem que o PA representa uma variante da EPL com HLA restrito.[58]

O PA ocorre como lesões pruriginosas que se desenvolvem em áreas cronicamente expostas à luz solar, como a face, especialmente área centro-facial, dorso do pescoço, orelhas, dorso das mãos e antebraços, e eventualmente áreas cobertas, de forma menos intensa.[57] Pode haver queilite esfoliativa e conjuntivite.[57] Surge como um eritema edematoso, que é sucedido por uma fase eczematoide e finalmente a fase pruriginosa.[57] A cronicidade pode determinar lesões em forma de placas eritematosas e liquenificadas, algo infiltradas ou mesmo tipo prurigo nodular.[5] Pode em alguns casos atingir a adolescência.[57] O Quadro 162.12 sumariza as diferenças entre o PA e a EPL.

Quadro 162.12 Diferenças entre o prurigo actínico e a erupção polimorfa à luz.

Característica	Prurigo actínico	Erupção polimorfa à luz
Início	Entre 2 e 9 anos de idade	Entre 9 e 29 anos de idade
Relação com a exposição à UVR	Frequentemente notada tardiamente	Claramente percebida
Áreas do corpo cobertas	Frequentemente	Raramente
Formação de cicatriz	Frequentemente	Muito raramente
Prurido	Intenso e persistente	Transitório
Acometimento do terço distal do nariz	Frequentemente	Nunca
Placas no filtro labial	Frequentemente	Nunca
Queilite no lábio inferior	Frequentemente	Nunca
Acometimento das orelhas	Frequentemente	Raramente
Conjuntivite	Possível	Nunca
Associação com o HLA	DR4/DRB1*0407	Nenhum demonstrado
Profilaxia	Difícil	Fácil

Fonte: Adaptado de Lehmann P, Schwarz T.

Hidroa vaciniforme (HV)

Constitui uma doença muito rara (prevalência de 0,34 casos por 100 mil habitantes) e tem início súbito.[57] Numerosas vesículas hemorrágicas aparecem na face, e mãos resolvendo-se com a formação de cicatrizes de aspecto varioliforme.[57] A etiopatogenia é desconhecida, porém postula-se o envolvimento do vírus de Epstein-Barr.[57]

Prurigo de verão de Sutton (pápulas pruriginosas dos cotovelos)

Também em crianças a partir de 3 anos e adolescentes, com diátese atópica e fotossensibilidade como fator desencadeante, podemos encontrar lesões papuloedematosas intensamente pruriginosas nos cotovelos (Figura 162.32), nos meses de maior incidência solar, que por vezes ocorrem no dorso das mãos, face extensora dos joelhos e são denominadas de prurigo de verão de Sutton. Pela localização topográfica, aspecto prurigoide, se faz necessária a exclusão de dermatite herpetiforme.

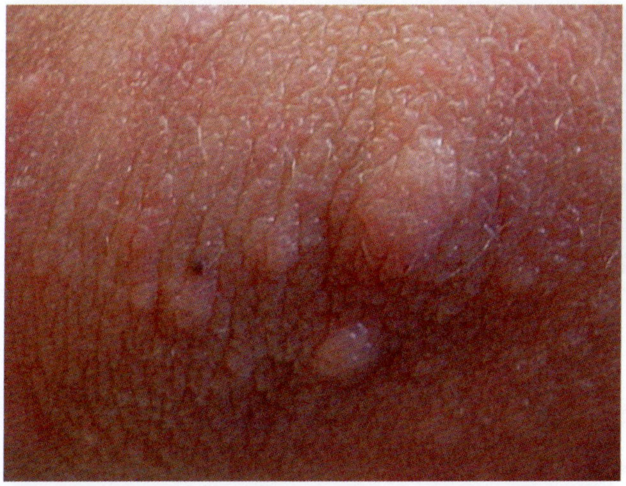

■ **Figura 162.32** Prurigo de verão de Sutton, com pápulas edematosas nos cotovelos.

■ FOTODERMATOSES NA IDADE ADULTA

Urticária solar (US)

É uma forma rara de urticária (0,085 de toso os casos de urticária).[57] As lesões urticadas surgem minutos após a exposição solar.[57] Choque anafilático pode ocorrer em exposições corporais totais.[57] O espectro de radiação causadora varia desde o espectro da UVR até o da luz visível.[57] A maioria dos pacientes é reator à UVA e à luz visível.[57] A fotossensibilidade geralmente persiste ao longo de toda a vida, e prevenir a recorrência é muito difícil.[58]

Lúpus eritematoso (LE)

A fotossensibilidade no LE é fortemente associada à manifestação da doença, sugerindo que uma reatividade anormal à UVR constitui um fator importante na patogênese da doença.[59] Assim a fotossensibilidade é um dos critérios do American College of Rheumatology (ACR) para o diagnóstico do LE.[59] É interessante notar que o LE cutâneo (LEC) pode coexistir com a EPL, de forma que sintomas cutâneos consistentes com EPL podem ocorrer em torno de 49% dos pacientes com diferentes subtipos de LEC.[59]

A fotossensibilidade entre os diferentes subtipos de LE varia amplamente na literatura:[59] entre 27% e 100% nos pacientes com LE subagudo (LESA) (Figuras 162.33 e 162.34), entre 25% e 90% nos pacientes com LE cutâneo crônico tipo discoide (LED) e entre 43% e 71% nos pacientes com LE túmido (LET). A queilite actínica (Figura 162.35) pode ser preditiva de lúpus sistêmico ao longo da evolução da doença.

A patogenia do LEC está intimamente relacionada à UVR, caracterizando o LE como uma doença autoimune com fotossensibilidade, apoptose de queratinócitos e infiltrado inflamatório na derme superficial e/ou profunda.[60] A injúria dos queratinócitos pela UVR, induzindo a apoptose e necrose dos queratinócitos produz e libera um primeiro grupo de quimiocinas e determina a presença de DNA próprio do indivíduo no meio extracelular.[60] Subsequentemente, uma primeira onda de células T efetoras de memória e células dendríticas plasmocitoides (CDP) são recrutadas no local do dano celular e podem ser ativadas por diferentes vias:[60] (i) os autoanticorpos ou o peptídeo antimicrobiano LL37 liberado podem se ligar ao DNA extracelular e mediar o transporte deste DNA até o receptor *Toll-like* 9 (TLR 9) nos endossomos das CDP determinando uma produção intensa de IFN-α; (ii) as células T autorreativas que infiltram a pele podem encontrar seu antígeno específico induzido pela UVR e secretar IFN-γ. Após estes eventos, as quimiocinas mediam o recrutamento das células T de memória e CDP até a pele dos pacientes.[60] O IFN-α e o IFN-γ induzem a produção dos ligantes de quimiocinas que recrutam mais células T de memória e CDP amplificando o processo inflamatório determinando as lesões histopatológicas e clínicas do LEC[60] (Figura 162.36).

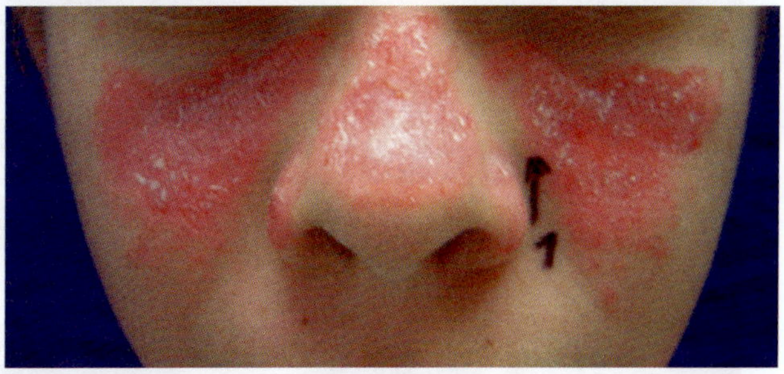

■ **Figura 162.33** Lesões do lúpus eritematoso subagudo em paciente jovem.

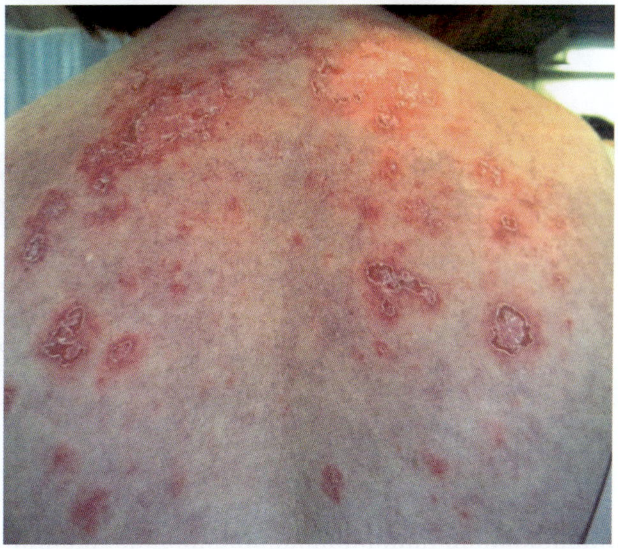

■ **Figura 162.34** Lesões anulares-policíclicas do lúpus eritematoso subagudo em paciente adulta.

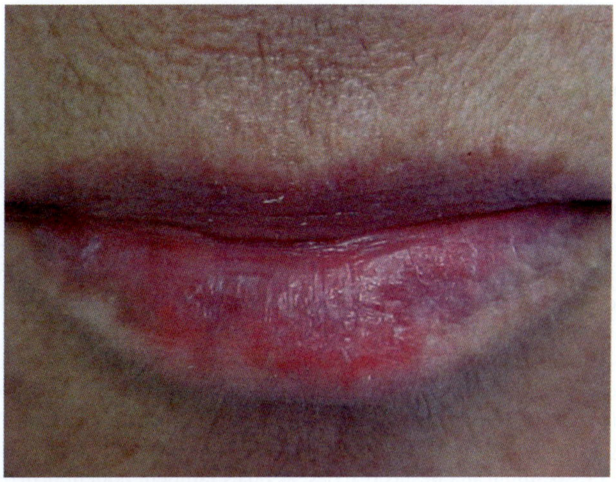

■ **Figura 162.35** Queilite lúpica.

Os pacientes com LE devem ser instruídos em medidas de fotoproteção como: evitar a exposição solar, proteção física, filtros solares tópicos de amplo espectro UVA e UVB com FPS ≥ 50 e eliminação de drogas fotossensibilizantes.[59]

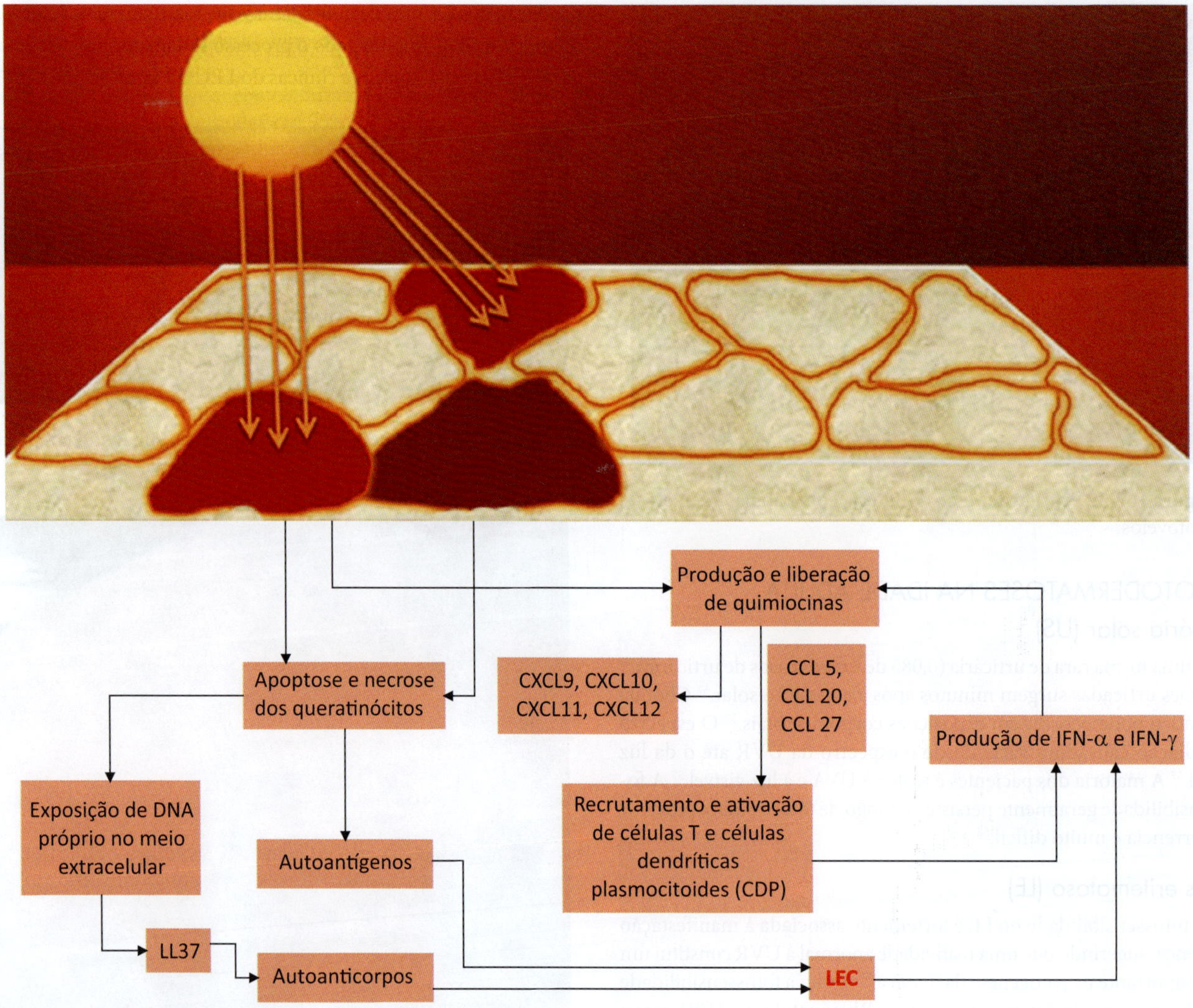

■ **Figura 162.36** Amplificação dos sinais decorrentes da injúria da UVR na pele, com apoptose e necrose de queratinócitos e produção de quimiocinas, os quais determinam as lesões do lúpus eritematoso cutâneo (LEC).

Fotossensibilidade induzida por medicamentos ou químicos

São reações medicamentosas adversas decorrentes da exposição à medicamento ou substância química tanto ao espectro da UVR como da luz visível.[61] Baseando-se na sua patogênese, elas podem ser classificadas em fototóxicas ou fotoalérgicas, embora em muitos casos não seja possível definir em qual destas modalidades se encaixa uma dada erupção em determinado paciente.[61] Acredita-se que constituem cerca de 8% das reações cutâneas adversas às drogas, tópicas ou de uso sistêmico.[60] A erupção à droga é considerada fotossensível se ela ocorre apenas no contexto da exposição à luz.[61] A droga ou um de seus metabólitos deve estar presente na pele no momento da exposição à luz e ter a capacidade de absorver a UVR ou a luz visível.[61] Assim sendo, como UVA penetra mais profundamente na pele, ela é a mais implicada nestas reações, as quais também podem ocorrer com a UVB e luz visível.[61]

As principais diferenças observadas entre as reações fototóxicas e fotoalérgicas podem ser consultadas no Quadro 162.13.

Os pacientes fotossensíveis a drogas geram reações fotoquímicas, a partir da radiação absorvida (geralmente UVA) na pele, originando uma variedade de características clínicas mediadas via inflamatória ou imune.[62] As reações fototóxicas podem ocorrer por várias vias e muitos agentes fototóxicos podem atuar por mais de uma delas.[62] Os mecanismos da fototoxicidade incluem processos fotodinâmicos que originam radicais oxigênios livres, ânions superóxidos, radicais hidroxila e oxigênio *singlet* (O•), os quais determinam dano celular.[62] Estas reações fotodinâmicas são principalmente induzidas pelo coal tar, antracenos, anti-inflamatórios não hormonais (AINH), clorpromazina e furosemida.[62] Outros mecanismos de dano tissular nas reações fototóxicas incluem a geração de fotoprodutos estáveis (que ocorre com as tetraciclinas, fenotiazidas, clorpromazina, quinolonas e AINH), formação de fotoaductos (psoralenos) e mediadores da inflamação (porfirinas, demeclociclina e clorpromazina).[62] A patogênese da fotoalergia é similar à da dermatite de contato alérgica com adição da presença da UVR para formação do fotoalérgeno.[62]

Os principais agentes fototóxicos e fotoalérgicos estão listados no Quadro 162.14.

O Quadro 162.15 relaciona os principais medicamentos causadores de reações cutâneas fotoinduzidas a drogas, independente do mecanismo fotoalérgico ou fototóxico.

Quadro 162.13 Reações fototóxicas e fotoalérgicas e suas diferenças.

Característica	Fototoxicidade	Fotoalergia
Frequência	Comum	Raro
Reação após a primeira exposição	Sim	Não
Surgimento após a exposição	Minutos a horas	24 a 48 horas
Dose-dependência	Grande	Pequena
Espectro de ação	UVA estreita e larga	Amplo, geralmente o da UVA
Manifestações clínicas	Reação tipo queimadura solar	Erupção eczematosa (Figuras 162.37 e 162.38)
Sintomas	Queimação	Prurido
Tendência à generalização na pele	Não	Sim
Fisiopatogenia	Dano direto no tecido	Reação de hipersensibilidade tipo IV
Reatividade cruzada com outros agentes	Não	Comum
Características histopatológicas	Queratinócitos necróticos, degeneração da epiderme	Dermatite espongiótica

Fonte: Adaptado de Trakatelli M et al.[62]

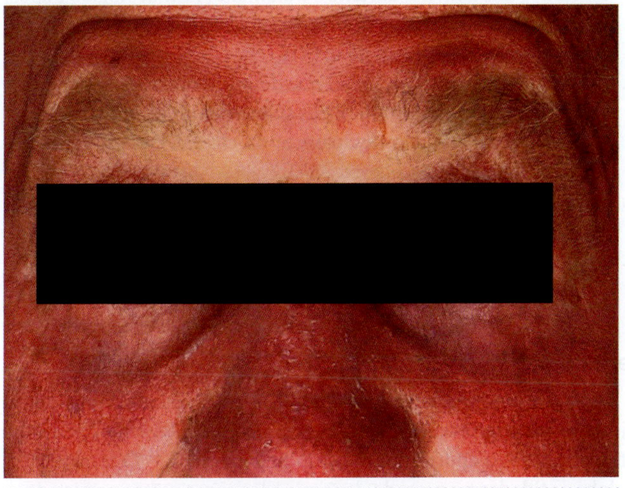

■ **Figura 162.37** Reação fotoalérgica ao antifúngico Voriconazol.

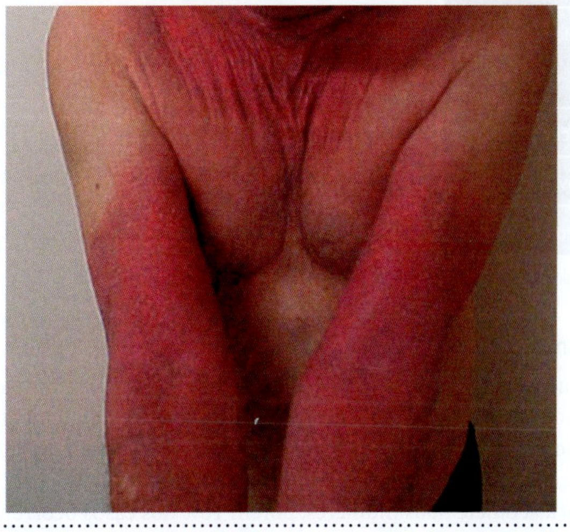

■ **Figura 162.38** Reação fotoalérgica a creme com *Musk ambrette*.

Quadro 162.14 Agentes fotoalérgicos e fototóxicos comuns.

Agentes fototóxicos	Tópicos	• Furocumarínicos (compostos orgânicos produzidos por plantas) • Alcatrão (Tar) (agente tópico) • Rosa bengala (uso oftalmológico)
	Sistêmicos	• Amiodarona e quinidina (cardiológicos) • Griseofulvina (antifúngico) • Naproxeno e piroxicam (AINH) • Fenotiazidas (antipsicótico) • Antidepressivos tricíclicos • Quinolonas, tetraciclinas, sulfonamidas (antibióticos) • Metotrexato e 5 fluoracila (quimioterápicos) • Acitretina e isotretinoína (retinoides) • Alprazolam, clordiazepóxido (ansiolíticos) • Ranitidina • Furocumarínicos (psoralenos)
Agentes fotoalérgicos	Tópicos	• Benzofenonas e derivados do PABA (filtros solares) • Prometazina e clorpromazina (fenotiazínicos) • Diclofenaco e cetoprofeno (AINH) • Chlorhexidine (antisséptico) • *Musk ambrette* (fragrância)
	Sistêmicos	• Quinidina (cardiológicos) • Griseofulvina (antifúngico) • Quinina (antimalárico) • Quinolonas (antibiótico) • Diclofenaco e cetoprofeno (AINH)

Fonte: Adaptado de Trakatelli M et al.[62]

Quadro 162.15 Fármacos capazes de causar reações cutâneas fotoinduzidas.

Antibióticos	Tetraciclina, doxiciclina, minociclina, ácido nalidíxico, ciprofloxacina, esparfloxacina, ofloxacina, levofloxacina, moxifloxacina, isoniazida, pirazinamida, cefotaxime, ceftazidime, dapsona, SMZ-TMP, voriconazol, itraconazol, cetoconazol, griseofulvina, quinidina, quinino, efavirenz, voriconazol
Anti-inflamatórios	Naproxeno, ibuprofeno, celocoxibe, cetoprofeno, diclofenaco, mesalazina, leflunomida, hidroxicloroquina
Anti-hipertensivos e antiagregantes plaquetários	Tiazídicos, furosemida, indapamida, triamtereno, ramipril, enalapril, quinapril, valsartana, amlodipina, nifedipina, diltiazem, metildopa e clopidogrel
Psicotrópicos	Clorpromazina, olanzapina, clozapina, imipramina, escitalopram, paroxetina, fluoxetina, sertralina, citalopram, venlafaxina, alprazolam, clordiazepóxido
Redutores de lípides	Sinvastatina, atorvastatina, pravastatina e fenofibrato
Quimioterápicos	Vandetanib, imatinib, paclitaxel, hidroxiureia, capecitabina, tegafur, flutamida, dacarbazina, vimblastina, epirubicina
Hipoglicemiante oral	Glibencamida
Anticonvulsivantes	Carbamazepina
Anti-histamínicos	Ranitidina, difenidramina, mequitazina, repirinast

Fonte: Adaptado de Drucker AM, Rosen CF.

Melasma

O melasma, também denominado de cloasma, tem sua verdadeira incidência desconhecida, e é definido pela presença de pigmentação castanho-escuro ou em certas ocasiões cinza-acastanhado, configurando uma hipermelanose irregular da face e pescoço (Figura 162.39).[63] A doença acomete mais mulheres, porém 10% dos casos ocorrem em homens.[63]

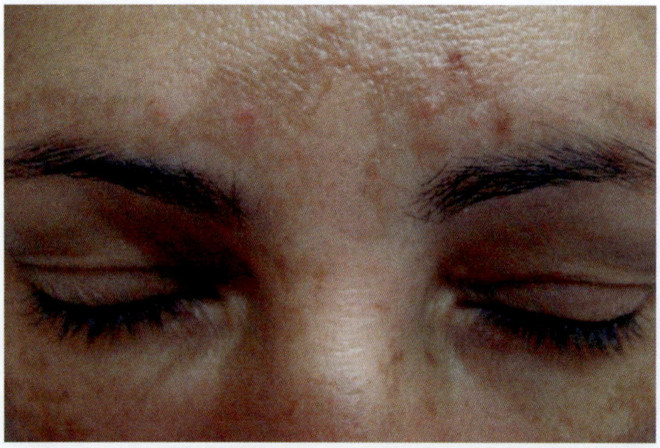

■ **Figura 162.39** Melasma na face de uma mulher. Notar o acometimento da glabela e áreas malares.

Os grupos mais acometidos são os indivíduos de pele mais castanha (fototipos IV a VI) de origem hispânica, oeste asiático e sudeste asiático, que vivem em áreas de intensa luminosidade.[63]

Embora a causa precisa do melasma ainda não seja totalmente esclarecida, múltiplos fatores têm sido implicados na patogênese das lesões:[63] (i) exposição solar (exacerbações são invariavelmente percebidas após exposição solar não controlada, uma vez que a atividade melanocítica aumenta com a exposição à UVR); (ii) predisposição genética (ocorrência familiar é observada, além dos grupos étnicos mais frequentes serem já conhecidos); (iii) fatores endócrinos (estrógenos e progestágenos naturais têm sido implicados, uma vez que há associação frequente com gravidez, uso de anticoncepcionais hormonais, uso de estrógenos em mulheres pós-menopausa e dietilbestrol no tratamento do câncer da próstata. Além disso, há associação entre autoimunidade tireoideana e melasma, em especial nas mulheres que o desenvolvem durante a gravidez ou após o uso de anticonceptivo hormonal); (iv) outros fatores (ingredientes de certos cosméticos, como ácido linoleico oxidado, salicilatos, cítricos e preservativos, além de certas drogas como antiepilépticos, podem influenciar o surgimento do melasma).

Entre as várias abordagens terapêuticas do melasma medidas gerais imperiosas são:[63]

1. Evitar exposição solar. Filtros solares de amplo espectro devem ser utilizados diariamente durante o tratamento farmacológico e após. Os melanócitos no melasma são estimulados tanto pela UVA, como pela UVB e pelo espectro da luz visível.
2. Aconselhamento das pacientes que desenvolvem melasma na gravidez, a fim de que utilizem filtros solares, uma vez que o melasma pode com este cuidado desaparecer ou clarear espontaneamente dentro de meses após a gestação.
3. Descontinuação de contraceptivos hormonais ou agentes estrogênicos ou progestágenos, se possível.
4. Evitar produtos perfumados de limpeza facial ou maquiagem.

■ FOTODERMATOSES NA SENESCÊNCIA

Dermatite crônica actínica (DCA)

A DCA é uma fotodermatose de base intrinsecamente imunológica, cujo substrato é uma reação dermatite-símile aparentemente contra um antígeno cutâneo endógeno induzido pela luz solar.[62] O termo DCA engloba entidades no passado denominadas como reator persistente à luz, reticuloide actínico, eczema fotossensível, dermatite de fotossensibilidade e síndrome do reticuloide actínico.[62] A característica comum entre elas é um quadro de fotossensibilidade cronicamente e progressivamente agravado ao longo de anos, sem tendência à resolução. Há três critérios principais para o diagnóstico da DCA:[62]

1. Erupção eczematosa persistente, possivelmente associada a placas infiltradas e placas, que predominantemente acomete as áreas expostas à luz e por vezes acomete áreas cobertas; (ii) alterações histopatológicas consistentes com eczema crônico com ou sem alterações linfoma cutâneo símile.
2. Fototestes que demonstram uma redução na dose eritematosa mínima ao UVB, UVA e/ou luz visível.

A CAD é a fotodermatose mais frequente em pacientes com mais de 50 anos de idade.[62] Acomete mais homens entre 40 e 80 anos de vida, embora entre 10% e 22% sejam mulheres.[62] A ocorrência antes dos 50 anos é rara, exceto nos pacientes com dermatite atópica prévia.[10] São frequentes, nestes pacientes, histórias de atividades profissionais em ambientes expostos à luz solar, dermatite atópica, dermatite de contato alérgica e infecção pelo HIV.[62]

Em termos de fisiopatogenia, não há associação com antígenos do HLA, nem história familiar.[67] Provavelmente ela representa uma resposta de hipersensibilidade tipo tardia similar à dermatite de contato alérgica contra um alérgeno endógeno cutâneo induzido pela luz solar, como resultado de uma reatividade imune aumentada em decorrência de uma dermatite de contato por aeroalérgenos concomitante, ou então por uma reduzida capacidade de imunossupressão em uma pele fotolesada, ou ambos, especialmente em pessoas com longa exposição à luz solar e aeroalérgenos.[62]

O quadro clínico clássico é de uma dermatite pruriginosa com alterações eczematosas disseminadas, frequentemente com liquenificação, particularmente em áreas fotoexpostas como a face, couro cabeludo, dorso, laterais do pescoço, tórax superior e dorso dos antebraços e mãos.[62] A maioria dos casos é delimitada pela linha das roupas e poupa as áreas não fotoexpostas, além da profundidade dos sulcos cutâneos, as pálpebras superiores, interdígitos, ou a pele sob a barba, além da atrás dos lobos das orelhas.[62] Em cerca de metade dos pacientes, haverá acometimento das áreas cobertas pela roupa ao longo da vida.[62] Em torno de 10% dos pacientes apresentarão uma clínica de pseudolinfoma e em pacientes muito acometidos pode se instalar quadro eritrodérmico.[62]

Muitos pacientes com DCA demonstram sensibilidade a vários alérgenos de contato, como as oleoresinas das plantas da família Compositae (especialmente o Crisântemo) e, em menor extensão ao fósforo sesquisulfito, colofônio, borracha, metais e alérgenos usados em medicamentos, perfumes e filtros solares tópicos.[62] Respostas positivas a pelo menos um destes agentes é encontrada em 75% dos pacientes e a dois ou mais agentes em 65% dos pacientes.[62]

O curso da DCA é persistente ao longo de anos, sendo estimado que a resolução ocorra em 10% dos casos em 5 anos, 20% em 10 anos e 50% em 15 anos.[62] Desta forma a doença nos casos graves provoca muita morbidade e estados depressivos que podem levar ao suicídio.[62]

O manejo destes casos é desafiador, sendo necessário um diagnóstico correto para implementá-lo.[62] O paciente deve ser educado e informado sobre a doença e orientado sobre a proteção à exposição solar e alérgenos, além do tratamento tópico ou várias formas de fototerapia ou medicamentos imunossupressores em casos graves.[62] Medidas como evitar a exposição solar entre as 10h00min e 16h00min, uso de mangas compridas, chapéus de abas largas, procurarem sombras quando em ambientes abertos e uso de roupas fotoprotetoras são extremamente importantes.[62] O uso de filtros solares tópicos é importante, porém os pacientes devem ser avisados que sua função é secundária e a respeito de outras medidas de fotoproteção já citadas. Os filtros solares preferidos são os de amplo espectro e não irritantes, como os com óxido de zinco e/ou dióxido de titânio, especialmente para os reatores à luz visível.[62]

O uso de corticosteroides tópicos de alta potência ou potentes é indicado nas exacerbações e na fase menos ativa utilizam-se os de moderada potência ou leve potência.[62] O tacrolimo tópico, por 4 semanas, tem sido efetivo em relatos de caso.[62]

Tratamentos imunossupressores são indicados nos casos graves ou refratários e são geralmente bem tolerados.[62] A PUVA terapia iniciada com doses bem baixas de UVA (0,25 Jcm^{-2}), várias vezes por semana no início, acompanhada por corticosteroides tópicos e sistêmicos pode ser muito útil.[62] A azatioprina pode ser efetiva em dois terços dos pacientes e pode ser usada em casos refratários na dose de 1 a 2,5 mg/kg/dia, e geralmente apresentando efeitos após um mês de tratamento.[62] O micofenolato mofetil pode ser usado em alguns casos, com doses iniciais de 2 g ao dia, obtendo-se melhora em cerca de 6 semanas.[62]

■ MANEJO DOS PACIENTES FOTOSSENSÍVEIS

Explicação detalhada e informação suficiente devem ser fornecidas pelo médico que assiste o paciente fotossensível e seus familiares.[53] A fotoproteção é a pedra angular do tratamento em todas as s fotodermatoses.[53] Recomenda-se o uso de roupas fotoprotetoras, com mangas longas, chapéu de abas largas e sombrinhas.[53] Os filtros solares devem cobrir o espectro de ação da radiação nas dermatoses, como a UVA na fototoxicidade e luz visível na urticária solar.[53] Se necessário deve-se programar mudanças no estilo de vida, mudanças ocupacionais e formas de lazer.[53] Películas absorventes de UVR devem ser instaladas em janelas e para-brisas.[53] Descontinuar drogas fotossensibilizantes, evitar contato com alérgenos identificados em testes de contato são medidas recomendadas.[53]

A maioria das fotodermatoses apresenta indicação de fototerapia preventiva e/ou PUVA terapia.[53] O fenômeno denominado *hardening* é uma das características básicas da fototerapia profilática em pacientes fotossensíveis, entretanto, seu mecanismo não está esclarecido.[53] Outras medidas são também dependentes da doença a ser tratada, porém podem incluir os corticosteroides tópicos e tacrolimo, antimaláricos, além dos imunossupressores sistêmicos como a azatioprina, ciclosporina e micofenolato mofetil.[53] Casos resistentes de prurigo actínico são geralmente controlados com talidomida (50 a 200 mg/dia).[53] A hidroa vaciniforme é sempre refratária ao tratamento. Entretanto fotoproteção e tacrolimo tópico podem ser úteis.[53]

Os diuréticos tiazídicos, entre eles um dos mais utilizados no nosso meio, a hidroclorotiazida é conhecida como agente fotossensibilizante. Além deste efeito indesejável dois estudos populacionais demonstraram potencial risco de maior incidência de câncer cutâneo não melanoma entre pacientes usuários de forma contínua deste grupo de anti-hipertensivos.[64,65] Jensen e colaboradores[64] conduziram um estudo populacional na Dinamarca e publicaram seus dados em 2008 sugerindo um potencial considerando o uso destes diuréticos tiazídicos e a ocorrência de Carcinoma Espinocelular e Melanoma Maligno na população dinamarquesa. Pedersen e colaboradores[65] estudaram o registro de câncer da Dinamarca entre 2004 e 2012, comparando os pacientes com câncer cutâneo com controles pareados na proporção de 1:20 por idade e gênero. Os autores dinamarqueses encontraram que o uso de quantidades cumulativas de hidroclorotiazida (≥ 50.000 mg) esteve associado a uma *odds ratio* de 1,29 (95% intervalo de confiança [CI], 1,23 a 1,35) para o risco de desenvolver o carcinoma basocelular e de 3,98 (95% CI, 3,68 a 4,31) para o risco de desenvolver o carcinoma espinocelular.[65] Os autores encontraram uma clara relação dose-resposta entre o uso da hidroclorotiazida e a ocorrência de carcinomas basocelulares e espinocelulares; a categoria de dose acumulativa mais elevada (≥ 200.000 mg de hidroclorotiazida) apresentou uma *odds ratio* de 1,54 (95% CI, 1,38 a 1,71) e 7,38 (95% CI, 6,32 a 8,60), respectivamente para a ocorrência de carcinomas basocelulares e espinocelulares. O uso de outros diuréticos e anti-hipertensivos não esteve associado à ocorrência de maior número de câncer cutâneo não melanoma, comparado a população-controle na Dinamarca.

Assim, na opinião do autor deste capítulo, ainda há que se considerar em países com elevada incidência de UVR, como o Brasil, a necessidade de atenção particular aos indivíduos expostos a este diurético, por períodos de tempo prolongado ao longo da vida, também com a vigilância estreita com relação ao câncer cutâneo, bem como medidas fotoprotetoras.

■ CONCLUSÕES

Os filtros solares constituem um componente fundamental de fotoproteção no manejo das fotodermatoses.[54] Os filtros solares têm sido eficazes por estudos bem documentados referente ao seu emprego em doenças fotossensíveis como a erupção polimorfa à luz, urticária solar e lúpus eritematoso.[54]

INTRODUÇÃO

O câncer de pele é o tipo de câncer mais frequente, correspondendo a 25% de todos os tumores malignos registrados no Brasil.[66] Nos Estados Unidos, também constitui o câncer mais frequente, e tanto a taxa de incidência de melanoma maligno (MM), como de cânceres cutâneos não melanoma (CCNM) vem aumentando nas últimas décadas, especialmente entre as mulheres.[67]

Tradicionalmente, a radiação solar tem sido a principal fonte de exposição humana à radiação ultravioleta (UVR), a qual é subdividida em UVA, UVB e UVC.[67] Múltiplos estudos epidemiológicos estabeleceram uma relação causal entre exposição à radiação solar e câncer da pele, de forma que a radiação solar é classificada atualmente como "carcinogênica aos humanos" pela Agência internacional de Pesquisa em Câncer (International Agency for Research on Cancer, IARC), uma agência pertencente à Organização Mundial da Saúde, que classifica os agentes carcinogênicos.[67] Além da radiação solar, nas últimas décadas o bronzeamento artificial pela ultravioleta, em salões de bronzeamento, tem emergido como outra fonte de exposição à UVR.[67]

RADIAÇÃO ULTRAVIOLETA, DANO AO DNA E CÂNCER CUTÂNEO

Dano agudo pela UVR pode causar queimaduras dolorosas e em termos cumulativos o dano pela UVR está implicado no fotoenvelhecimento e no câncer cutâneo, em grande parte por determinar alterações no DNA.[68] O aumento na exposição à luz solar e outras fontes de UVR tem resultado em um aumento alarmante nas taxas de câncer cutâneo.[68] Enquanto todas as formas de câncer cutâneo têm elevado suas taxas de ocorrência, o melanoma maligno é o de maior preocupação em decorrência de este tumor causa a maioria das mortes por câncer cutâneo.[68] A não reparação ou a reparação incorreta das fotolesões pode conduzir a mutações no DNA.[68] O aparecimento de funções em mutações de oncogenes, bem como a perda de funções por mutações nos genes supressores de tumores, como a p53 ou p16 pode resultar em proliferações celulares inadequadas.[68]

A perda da função da p53 tem função particularmente crítica na fotocarcinogênese por várias razões.[68] A presença de um funcionamento normal da p53 é necessária à reparação adequada do DNA e eliminação adequada por apoptose celular dos queratinócitos gravemente danificados pela UVR.[68] A proteína p53 também participa na interrupção transitória do ciclo celular após irradiação pela UVR, o que é interpretado como uma forma de reduzir o risco de mutação que se segue a um período de tempo maior para reparação do DNA antes do recomeço da síntese do DNA.[68]

A epiderme cronicamente fotodanificada é caracterizada pela presença de clones de células p53 mutadas, o que propicia um solo fértil para o acúmulo de danos no DNA celular, o que aumenta consideravelmente a probabilidade de progressão à malignidade.[68] O balanço entre as taxas de dano ao DNA e a taxa e capacidade de reparação do mesmo determina a frequência de mutações.[68] As mutações aumentam exponencialmente com o envelhecimento do organismo, de forma similar ao aumento dos cânceres com o evoluir da senescência.[68] Estes aumentos de mutação e câncer com o envelhecimento são causados pelo menos em parte, pela diminuição na capacidade de reparação do DNA.[68]

LUZ ULTRAVIOLETA E INFLAMAÇÃO

A radiação ultravioleta B (UVB; 290 a 320 nm) é o principal agente carcinogênico ambiental e é implicada no desenvolvimento tanto do carcinoma basocelular (CBC) como no carcinoma espinocelular (CEC), denominados genericamente como cânceres cutâneos não melanoma (CCNM).[69] Estes tumores cutâneos são as formas de câncer mais comuns na espécie humana.[69] Estudos epidemiológicos e de pesquisa básica demonstraram que a resposta inflamatória observada após breves períodos de exposição solar intensa, bem como à exposição solar crônica exercem uma função crítica na formação do CCNM.[69]

A exposição solar induz a alterações funcionais tanto nas células cutâneas residentes, bem como nas células do sistema imune na pele, as quais por fim contribuem para o desenvolvimento do câncer cutâneo.[69] A exposição à luz UVB é inicialmente associada a uma resposta inflamatória caracterizada pelo aumento do fluxo sanguíneo cutâneo e da permeabilidade vascular, o que resulta em eritema e edema, infiltração da derme por neutrófilos, indução de citocinas pró-inflamatórias e produção de radicais livres de oxigênio (ROS).[69] Isto torna claro que as células inflamatórias tomam parte no desenvolvimento tumoral.[69] No início do processo de desenvolvimento tumoral, células inflamatórias, como os neutrófilos, podem atuar como poderosas promotoras do tumor.[69] Os neutrófilos e as outras células fagocíticas induzem dano no DNA das células em proliferação por meio da produção de espécies oxigênio e nitrogênios reativos, os quais normalmente são produzidos por estas células para defesa contra agentes infecciosos.[69]

Além dos compostos oxigênio e nitrogênio reativos, as células fagocíticas causam danos pela produção de derivados do ácido araquidônico, como prostaglandinas e leucotrienos, os quais produzem reações inflamatórias intensas.[69] A exposição das células epidérmicas à UVB tanto *in vitro* como *in vivo* está associada a liberação do ácido araquidônico (AA) das membranas de fosfolipídeos e aumento da produção de prostaglandinas (PG) via indução da enzima ciclo-oxigenase-2 (COX-2).[69] Sabe-se que a produção de PGE_2 pela via da COX contribui para a geração de ROS através de duas vias:[69] (i) geração de radicais oxigênio livres durante a conversão catalítica da PGG_2 à PGH_2 e (ii) alterações oxidativas mediadas pelas PG nos processos inflamatórios. Como um bioproduto da síntese das PG são formados aductos de DNA oxidativo, como o 8-oxo-deoxiguanosina (8-oxo-dG).[69] Estudos demonstraram que o 8-oxo-dG é um dos principais produtos de base do DNA modificados após irradiação pela UVB, e sugere-se que o 8-oxo-dG possa estar associado à carcinogênese cutânea induzida pela UVB.[69] Além disso, intermediários reativos que são formados após exposição ao UVB podem também contribuir para a mutação de genes como a p53, o que pode conduzir a tumorogênese induzida pela UVB.[69]

RADIAÇÃO ULTRAVIOLETA, IMUNOSSUPRESSÃO E CARCINOGÊNESE

A UVR causa uma variedade de alterações moleculares que levam à imunossupressão.[70] O DNA é o principal cromóforo celular que absorve UVB.[70] Uma das principais formas de dano no DNA resulta da exposição à UVB com a formação de dímeros de ciclobutano-pirimidina (CPDs).[70] Estas fotolesões são a chave molecular desencadeante da imunossupressão em humanos e camundongos.[70] A iniciação da reparação dos CPDs com endonuclease T4 encapsulada tópica em lipossomas apresentou imunossupressão induzida pela UVR tanto em humanos como em camundongos.[70] A absorção da UVR pelo ácido transurocânico nas camadas mais externas da pele leva a sua isomerização em direção à formação de isômeros cis imunossupressores.[70]

A UVR induz a formação de citocinas imunossupressoras, como a interleucina 10 (IL-10), que aliada a produção já descrita anteriormente de PG supressoras, espécies oxigênio reativas (ROS) e fator ativador plaquetário a partir de fosfolipídeos atuam determinando a imunossupressão induzida pela UVR, terreno propício à carcinogênese.[70]

A exposição à UVR é responsável assim por anormalidades na imunidade medicada por células T.[71] Estas anormalidades incluem:[71] redução nos linfócitos T circulantes, taxa T *helper*/supressor reduzida e bloqueio das reações de hipersensibilidade tardia. Além disso, as células de Langerhans (CL) nativas da pele são substituídas por uma população de histiócitos com um perfil antigênico distinto, com uma habilidade inata em ativar células T supressoras.[71] Pacientes com imunossupressão sistêmica (secundária a medicamentos ou por doença imune primária) têm uma taxa significantemente maior de CEC, assim evidenciando a função do sistema imune na supressão das proliferações cutâneas neoplásicas.[71]

DANO CELULAR INDUZIDO PELA RADIAÇÃO ULTRAVIOLETA

Uma forma relevante de defeito de ligação entre os nucleotídeos do DNA envolve os dímeros de pirimidina.[71] Os dímeros de ciclobutano-pirimidina (CPD) compreendem 75% dos fotoprodutos resultantes da exposição do DNA à UVR, além dos dímeros de pirimidina-pirimidiona (conhecidos como fotoprodutos 6-4)[71] (Figura 162.40). A marca digital ou assinatura da ação da UVB no DNA é o padrão característico de mutações que está radiação ultravioleta causa.[71]

Formas indiretas de dano induzido pela UVR no DNA incluem as pirimidinas oxidadas ou hidratadas (foto-hidrato de citosina e timina glicóis), purinas oxidadas (8-hidroxi 2-deoxiguanosina, 8-OH-dg), quebras de fitas únicas do DNA e ligações cruzadas entre proteínas do DNA.[71] As mutações causadas caracteristicamente pela UVR não são causadas pelos radicais livres, uma vez que os radicais livres causam dano aleatório.[71] A proteína p53 lentifica a replicação do DNA quando o mesmo é danificado pela UVR.[6] A transcrição da p53 aumenta quando há dano no DNA.[71] A p53 estimula a transcrição de vários genes que fazem a mediação da parada do ciclo celular e a apoptose[71] (Figura 162.41). Nestas condições uma pausa no ciclo celular é positiva uma vez que permite as células terem tempo suficiente para reparar o dano do DNA determinado pela ação mutagênica da UVR.[71] Assim a p53 também auxilia no processo de reparação diretamente por induzir a transcrição da GADD45 (*growth arrest and DNA damage*), a qual codifica uma proteína envolvida na reparação do DNA.[71] Caso durante a pausa na divisão celular o DNA danificado não possa ser reparado com sucesso, a p53 normal induz a apoptose da célula.[71]

Mutações específicas induzidas pela exposição à UVR não são identificadas em malignidades sistêmicas e têm sido isoladas em uma diversidade de tumores oncogênicos dentro de cânceres cutâneos.[71] Por exemplo, 90% dos CEC e 50% dos CBC de pacientes de uma coorte da Nova Inglaterra continham mutações similares às induzidas pela UVR no gene p53 supressor de tumores.[72]

A apoptose induzida pelo Fas (CD95) é um mecanismo mediador do ciclo celular da epiderme humana.[71] O sistema de apoptose pelo Fas é suprimido na pele intensamente danificada pelo sol e em casos de CEC invasivo.[71] O sistema "Fas" desencadeia apoptose por vias apoptóticas tanto intrínsecas como extrínsecas; a supressão destas vias implica em promoção da sobrevivência celular.[71] Em decorrência de suas funções protetoras, as alterações na apoptose induzida pela UVB podem ter profundo impacto na indução do câncer cutâneo.[71]

MECANISMOS DE REPARAÇÃO DO DNA LESADO PELA EXPOSIÇÃO À UVR

Há duas formas comprovadas do DNA lesado pela UVR:[71] (i) a reparação por excisão de nucleotídeos (NER, *nucleotide excision repair*) e (ii) reparação de bases mal pareadas (MMS, *mismatch repair*). Ainda se encontra sob investigação a participação da reparação das quebras de dupla fita do DNA (DSBs, *double-strand breaks*) frente a exposição à UVR.[71]

Reparação por excisão de nucleotídeos

Pode ocorrer por duas vias alternativas:[71] (a) reparação global de genoma (GGR), a qual é envolvida na reparação de qualquer sequência no genoma, independente do seu estado de transcrição ou (b) reparação acoplada à transcrição (TCR), a qual é envolvida apenas na reparação de fitas do DNA ativamente transcritas. A TCR ocorre em taxas maiores do que a GGR, porém a razão desta diferença, ainda não é completamente compreendida. A maioria dos eventos destas duas vias são idênticos;[71] em ambos os casos, o DNA é desenrolado e sofre a excisão de um oligonucleotídeo, fragmento de 27 a 30 nucleotídeos, contendo o fotoproduto da fita de DNA danificado e substituído pela síntese "de novo" usando uma fita padrão de DNA oposta, como molde (Figura 162.42).[71] Desta forma a principal diferença entre as vias GGR e TCR ocorre ao nível de reconhecimento do dano de DNA. Na via GGR, o dano é inicialmente reconhecido via interação de proteínas NER XP (Xeroderma Pigmentoso) E e XPC com o DNA danificado.[71] Em oposição, na via TCR, o dano parece ser assinalado pela RNA polimerase II. A liberação da RNA polimerase envolve duas proteínas, a CSA e CSB (mutações nestas proteínas são responsáveis pela síndrome de Cockayne A e B, respectivamente).[71] A persistência de dímeros induzidos pela UVR bloqueia a transcrição do RNA mensageiro e inibe o desenvolvimento de separações das fitas do DNA, e consequentemente impede a replicação do DNA.[71]

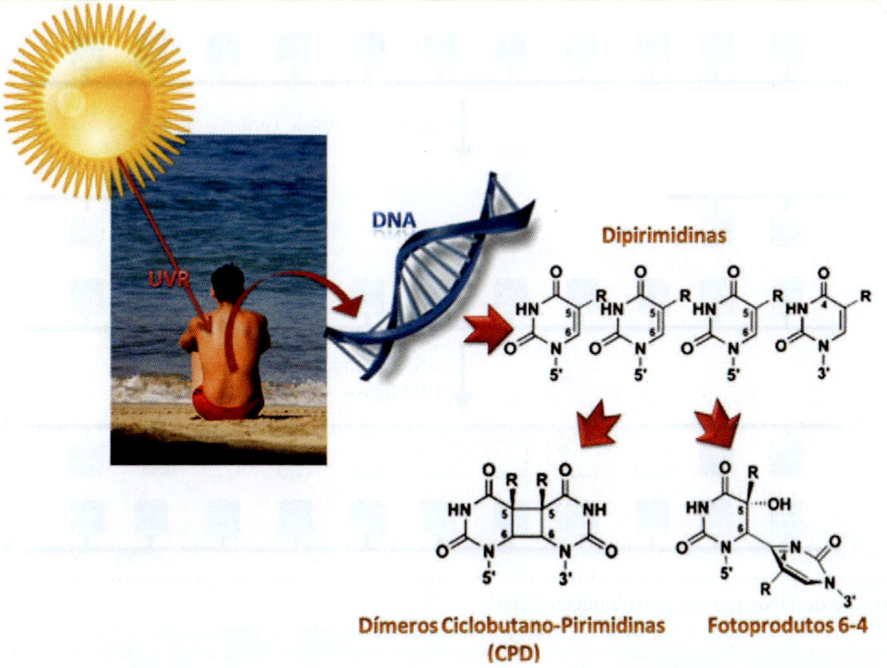

Figura 162.40 Radiação ultravioleta e formação de fotoprodutos ciclobutano-pirimidina (CPD) e fotoprodutos 6-4 do DNA.

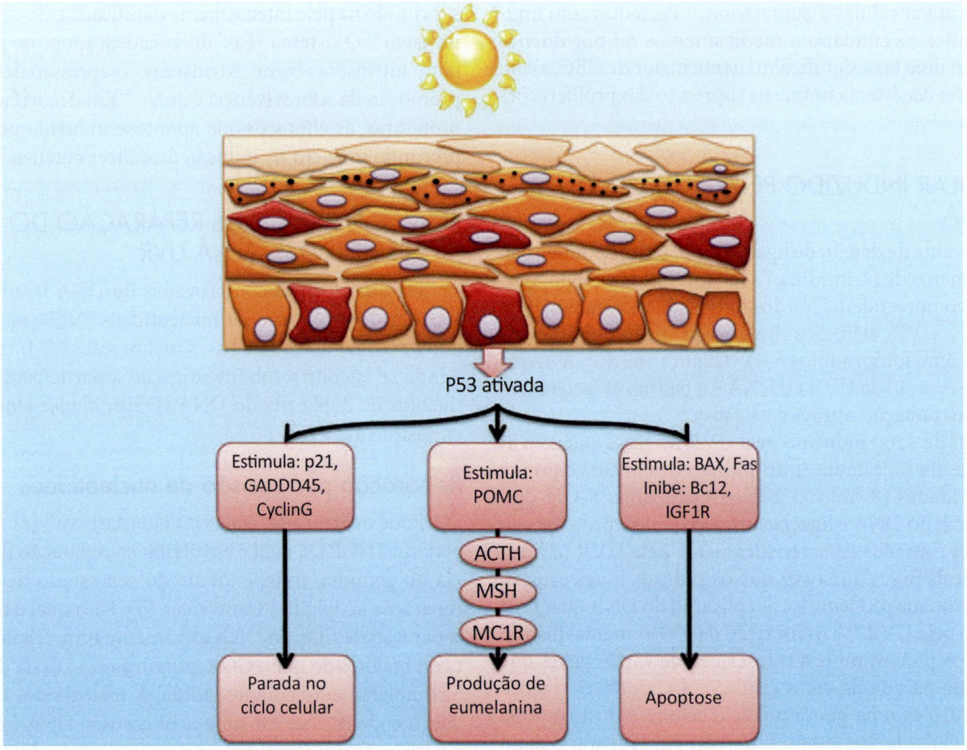

■ **Figura 162.41** Radiação ultravioleta e estímulo da via de sinalização da proteína 53 (p53).

A via da proteína 53 (p53) é ativada pela exposição à UVR ou por dano químico ao DNA celular. Uma vez que isto ocorra, há transcrição da POMC (propiomelanocortina). o RNAm da PMOC é transcrito em um produto primário, e diferentes neuropeptídeos reguladores são gerados em processamento tecidual específico, levando à síntese de hormônio melanotrópico (MSH) e produção de melanina, tentando evitar novo dano pela UVR. Além disso, estimula a parada no ciclo vital celular e apoptose das células cujo DNA não pode ser reparado (células em vermelho).

Fonte: Adaptada de http://www.abcam.com/index.html?pageconfig=resource&rid=11180&pid=10026.

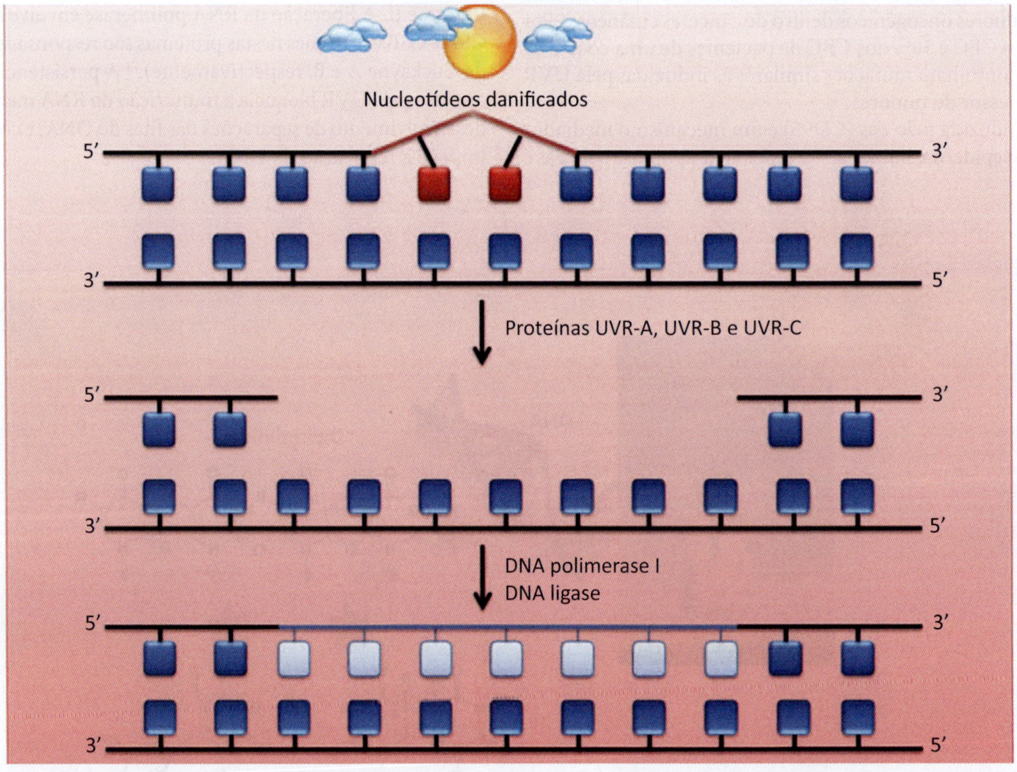

■ **Figura 162.42** Reparação do DNA por excisão de nucleotídeos.

Na *E. coli* as proteínas UVR-A, UVR-B e UVR-C estão envolvidas na remoção dos nucleotídeos danificados (em geral, os dímeros induzidos pela UVR). O segmento excisado é então preenchido pela DNA polimerase I e DNA ligase. Nas leveduras as proteínas similares as UVRs são chamadas RADxx ("RAD" abreviação de "radiação"), tais como as RAD3, RAD10 etc.

Fonte: Adaptada de http://www.clipclip.org/clips/detail/18592/dna-repair-mechanisms.

A importância da NER é mais bem ilustrada no Xeroderma Pigmentoso (XP), uma doença autossômica recessiva, que acomete a reparação de nucleotídeos defeituosos.[71] O XP é uma desordem clinicamente heterogênea, caracterizada pelo envelhecimento prematuro da pele e desenvolvimento de tumores.[71] Os tumores incluem o carcinoma espinocelular (CEC), carcinoma basocelular (CBC) e raramente fibrossarcoma.[71] Em cerca de 3% dos pacientes surge melanoma maligno.[71] Como resultado, a frequência de malignidades cutâneas (CEC, CBC e melanoma) nestes pacientes é cerca de 1 mil vezes maior do que na população em geral; as taxas de queratoses actínicas (QA) também são maiores.[71]

Clonaram-se os elementos-chave da NER.[71] Sete genes reparadores XP (XPA-XPG) são hoje identificados e correlacionam-se com sete grupos complementares (XPA-XPG).[71] Estas entidades ocorrem com diferentes frequências e diferem com respeito a gravidade da doença.[71] Teste *in vitro* com fibroblastos de diferentes pacientes com XP demonstram consideráveis variações no defeito do NER, sendo a extensão da replicação de reparação variando entre 0 e 90% do normal.[71] Há pelo menos cinco pacientes que em que são conhecidos como portadores normais de reparação por excisão, porém as células são defeituosas no modo de reparação do DNA, sendo denominados portadores de reparação pós-replicação. Estes pacientes representam o chamado XP-variante.[71]

Reparação de bases mal pareadas (MMR, *mammalian mistach repair*) (Figura 162.43)

Defeitos neste sistema têm sido descritos em vários tipos de câncer cutâneo.[71] MMR do DNA é detectado por meio da investigação de microssatélites de DNA.[71] Microssatélites de DNA são sequencias repetidas de mono-, di-, tri-, ou tetra-nucleotídeos, arranjados ao longo do DNA humano, os quais demonstram polimorfismos extensos.[71] Estas sequencias repetidas são usualmente alocadas entre genes e são classificadas como "lixo do DNA" em inglês *junk* DNA.[71] Anormalidades nas microssatélites foram implicadas na gênese de várias doenças humanas, tanto hereditárias, como não hereditárias, incluindo câncer.[71] Em particular a instabilidade dos microssatélites (MSI), que é representada pela variação no número de sequencias de unidades repetidas em cada microssatélite, tem sido evocada como a característica chave das células neoplásicas, quando comparadas com o tecido normal na síndrome do câncer colorretal hereditário não derivado de polipose (HNPCC), um subtipo aparentemente esporádico de tumor colorretal.[71]

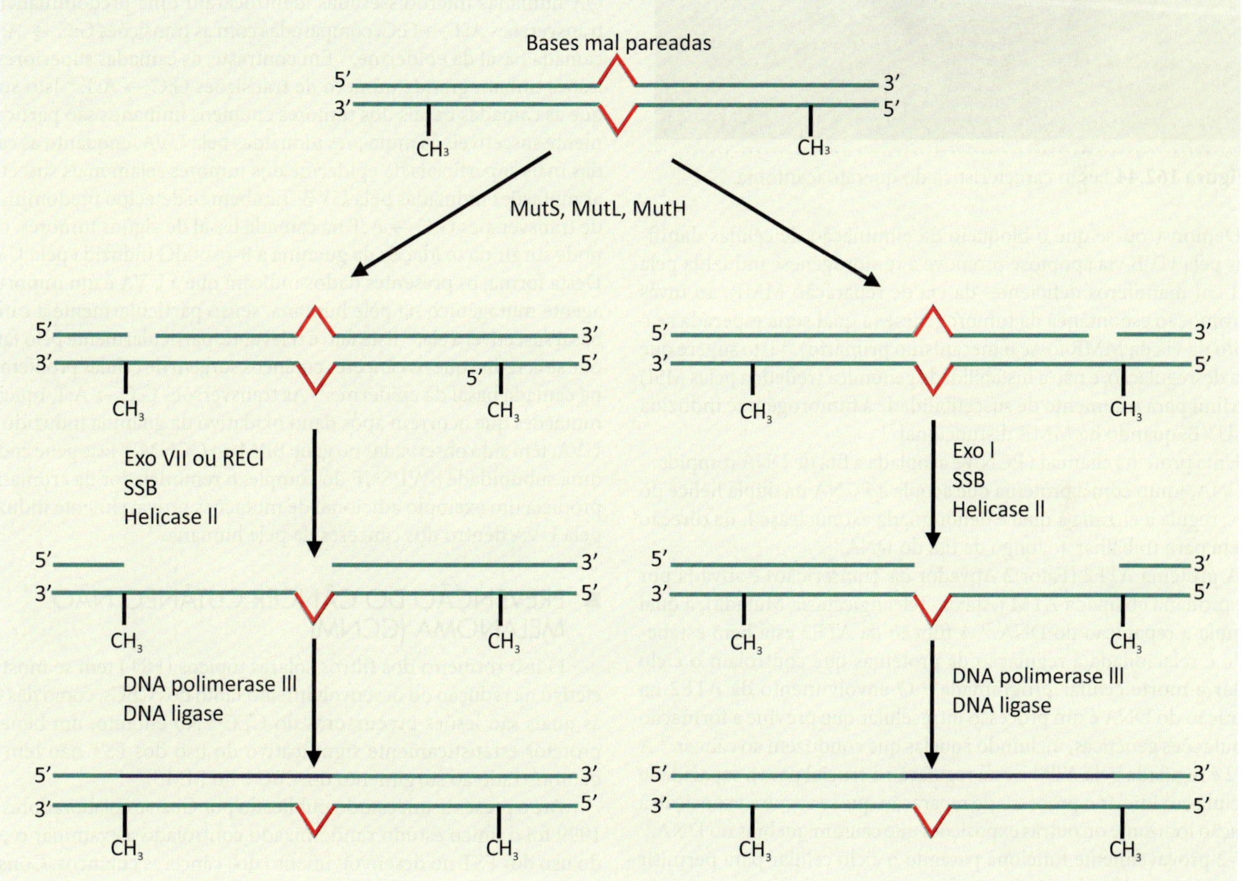

■ **Figura 162.43** Sistema de reparação de bases mal pareadas (MMR).

Reparação de bases mal pareadas na *Eschirichia coli*. Para reparar as bases mal pareadas, o organismo precisa reconhecer quais bases estão corretas. Na bactéria *E. coli* isto é alcançado por uma enzima chamada Dam metilase, a qual pode metilar (adicionar radicais – CH_3) todas as adeninas que têm sequência dentro do sentido 5′ (GATC). Imediatamente após a replicação do DNA, a fita mestre é metilada, porém a fita recém-sintetizada ainda não foi metilada. Assim a fita de DNA mestre e a nova fita podem ser reconhecidas. A reparação se inicia com a proteína de reparação por excisão de nucleotídeos, denominada MutS, a qual se liga aos pares de bases mal pareados. Logo então a proteína MutL é recrutada e ativa a proteína MutH, a qual se liga às sequências GATC. A ativação da MutH cliva a fita não metilada no local da GATC. Subsequentemente, o segmento derivado do local de clivagem das bases mal pareadas (em rosa) é removido pela exonuclease (com auxílio da helicase II e das proteínas SSB). Se a clivagem ocorre no lado 3′ das bases mal pareadas, este passo é executado pela exonuclease I (a qual degrada uma fita simples apenas na direção 3′ para 5′). Se a clivagem ocorre no lado 5′ das bases mal pareadas, a exonuclease VIII ou RecJ é utilizada para degradar a fita única do DNA. O intervalo gerado é preenchido pela DNA polimerase III e DNA ligase. A reparação de bases mal pareadas parece ser similar em eucariotos. MSH1 a MSH5 são homólogos à MutS; MLH1, PMS1 e PMS2 são homólogos à MutL. Mutações em HSH2, PMS1 e PMS2 são relacionadas ao câncer de colo.

Fonte: Adaptada de http://www.clipclip.org/clips/detail/18592/dna-repair-mechanisms.

A síndrome de Muir-Torre é causada por mutações germinativas nos genes de reparação de bases mal pareadas (MMR) e é caracterizada pelo aparecimento de malignidades internas (mais comumente gastrointestinais) e tumores sebáceos e queratoacantomas na pele (Figura 162.44).[71] O processo de indução do câncer envolve uma instabilidade de microssatélites (MSI) resultante da expansão ou deleção de muitos elementos repetidos no DNA do tumor.[71] Proteínas de reparação de bases mal pareadas são recrutadas nos locais de dano no DNA induzido pela UVR, onde elas interagem com proteínas de reparação por excisão de nucleotídeo.[71] Além disso, heterodímeros MSH2/MSH6 (produtos de genes envolvidos na reparação de bases mal pareadas) ligam-se a oligoduplexes construídos para conter as lesões formadas pela UVR.[71]

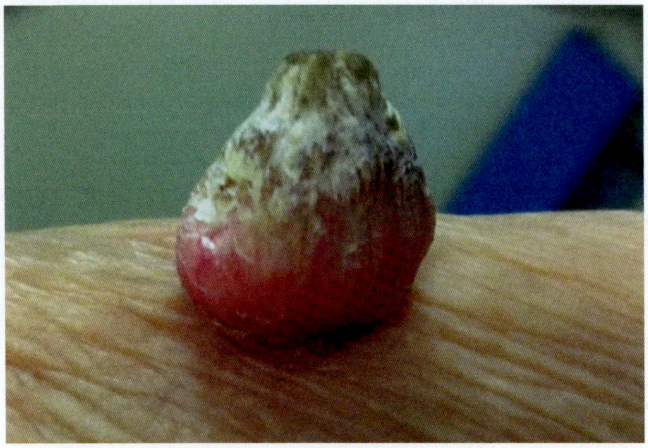

■ **Figura 162.44** Lesão característica do queratoacantoma.

Demonstrou-se que o bloqueio da eliminação de células danificadas pela UVB via apoptose promove a tumorogênese induzida pela UVB em mamíferos deficientes da via de reparação MMR, ao invés da promoção espontânea da tumorogênese (a qual seria esperada se o defeito da via da MMR fosse o mecanismo primário).[71] Isto sugere que outra desregulação, e não a instabilidade genômica (refletida pelas MSI) contribui para o aumento de suscetibilidade à tumorogênese induzida pela UVB, quando há MMR disfuncional.[71]

Uma proteína chamada PCNA é acoplada a fita de DNA rompida.[71] A PCNA, junto com a proteína que acopla a PCNA na dupla hélice do DNA, regula a enzima a qual é denominada exonuclease I, na direção correta para trabalhar ao longo da fita do DNA.[71]

A proteína ATF2 (Fator 2 Ativador da Transcrição) é ativada por uma proteína chamada ATM (Ataxia-Teleangiectasia Mutada), a qual estimula a reparação do DNA.[71] A função da ATF2 está bem estabelecida e relacionada a regulação de proteínas que controlam o ciclo celular e morte celular programada.[71] O envolvimento da ATF2 na reparação do DNA é um processo intracelular que previne a formação de mutações genéticas, incluindo àquelas que conduzem ao câncer.[71] A ATF2 é regulada pela ATM e está regulação é crucial para a capacidade da célula em iniciar o processo de reparação que se segue a exposição à radiação ionizante ou outras exposições que causam quebras no DNA.[71] ATF-2 provavelmente funciona parando o ciclo celular para permitir que o DNA danificado seja reparado antes que esses danos se tornem permanentes.[71]

Embora a relação entre exposição celular, dano ao DNA, e o desenvolvimento de melanoma maligno permaneça controverso, um corpo de evidências suporta a função nas MSI e a expressão defeituosa da proteína MMR na tumorogênese do melanoma.[71] Expressão ausente de hMLH1 e hMSH2 tem sido demonstrada nos melanomas e correlaciona-se com a progressão tumoral.[71]

Assim está claro atualmente que a detecção e reparação do DNA danificado é um processo complexo, que envolve uma série de sistemas dinâmicos.[71] A atual compreensão de doenças genéticas decorrentes de defeitos da reparação do DNA (como o XP) tem clarificado o entendimento da carcinogênese.[71]

■ CÂNCER CUTÂNEO NÃO MELANOMA (CCNM) E RADIAÇÃO ULTRAVIOLETA

Como já salientado anteriormente a UVR danifica o DNA o que resulta em fotolesões.[70] Estas são geralmente eficientemente reparadas por um complexo número de enzimas reparadoras do DNA, supradescritas, porém caso a divisão celular ocorra antes da reparação, as fotolesões podem levar a incorporação de um nucleotídeo incorreto (mutação) ao DNA.[70] Tanto a UVA, como a UVB são mutagênicas na pele humana.[70]

Embora a UVB e o UVA possam causar muitos diferentes tipos de fotolesões, a UVB caracteristicamente forma CPDs, os quais se não forem reparados originam transições G:C → A:T.[70] Estas fotolesões e mutações não são usualmente causadas por outros carcinógenos e têm sido imputadas como específicas da ação da UVB.[70] No entanto, a UVA pode também causar a formação de CPDs em humanos, e as mesmas mutações causadas pela UVB, sugerindo que as transições G:C → A:T nos cânceres cutâneos poderiam ser atribuídos a ambas as bandas de UVR.[70] A UVA, em contraste à UVB, ocasiona uma grande quantidade de dano genético via produção de ROS, resultando na oxidação da guanina e fotoproduto 8-oxo-dG.[70] A UVA também causa transversões do tipo A:T → G:C, mais frequentemente que outros carcinógenos, como o UVB.[70]

Análises de mutações no gene da p53 na pele humana de CEC e QA humanas microdissecadas identificaram uma predominância de transversões A:T → G:C, comparadas com as transições G:C → A:T na camada basal da epiderme.[70] Em contraste, as camadas superiores das lesões tinham grande número de transições G:C → A:T.[70] Isto sugere que as camadas basais dos tumores cutâneos humanos são particularmente suscetíveis às mutações induzidas pela UVA, enquanto as camadas mais superficiais da epiderme dos tumores sejam mais suscetíveis as mutações induzidas pela UVB. Também se detectou predominância de transversões G:C → A:T na camada basal de alguns tumores, o que pode surgir da oxidação da guanina à 8-oxo0dG induzida pela UVA.[70] Desta forma, os presentes dados indicam que a UVA é um importante agente mutagênico na pele humana, senso particularmente a camada basal suscetível a ela.[70] Este fato é relevante, particularmente pelo fato de que se acredita que os cânceres cutâneos surgem de células proliferativas na camada basal da epiderme.[70] As transversões G:C → A:T, típicas de mutações que ocorrem após dano oxidativo da guanina induzido pela UVA, têm sido observadas no gene BRM no CCNM.[70] Este gene codifica uma subunidade SWI/SNF do complexo remodelador da cromatina e propicia um exemplo adicional de mutações provavelmente induzidas pela UVA dentro dos cânceres da pele humana.[70]

■ PREVENÇÃO DO CÂNCER CUTÂNEO NÃO MELANOMA (CCNM)

O uso rotineiro dos filtros solares tópicos (FST) tem se mostrado efetivo na redução do desenvolvimento tanto dos CECs, como das QAs, as quais são lesões precursoras do CEC[73] No entanto, um benefício protetor estatisticamente significativo do uso dos FST não tem sido demonstrado ao surgimento do CBC e do MM.[73]

Até o presente um estudo publicado por Geen e colaboradores[74] em 1999 foi o único estudo randomizado controlado a examinar o efeito do uso dos FST no desenvolvimento dos cânceres cutâneos. Consistiu em um grupo de 1621 Australianos em seguimento por período de 4 anos e meio, entre 1992 e 1996. Os indivíduos foram alocados em dois grupos: um que não utilizava FST e outro usando diariamente FST, com FPS 16. Os autores não observaram efeito no número total ou incidência dos CBC. No entanto, o número de CECs teve redução de 12% no grupo que usou o FST.[74]

A fim de avaliar um potencial de latência dos efeitos protetores do uso do FST, um estudo de seguimento foi publicado em 2006.[75] Os resultados do seguimento de 8 anos (1996 a 2004) indicaram uma taxa de redução de 35% na incidência dos CECs e 38% no número total dos CECs. Novamente não houve efeito estatisticamente significativo sobre a redução dos CBCs.[74] Ainda permanece ser determinado se um FST de FPS maior que 16 poderia aumentar a proteção contra o CBC.[73]

■ MELANOMA MALIGNO (MM) E RADIAÇÃO ULTRAVIOLETA

Desde os anos da década de 1970, a incidência do MM tem aumentado entre 3% e 5% ao ano, e de 1975 a 2008 a incidência anual ajustada para a idade quase triplicou de 7,89 para 22,5 casos por 100 mil indivíduos nos Estados Unidos.[76,77] Embora o MM concorra para menos que 5% do total dos cânceres cutâneos naquele país ele é o responsável pela maioria das mortes relacionadas ao câncer da pele em razão de sua alta mortalidade quando identificado em estágio avançado.[77] A etiologia do MM é multifatorial com fatores genéticos, ambientais e relativos ao hospedeiro contribuindo ao seu desenvolvimento.[77] A exposição à UVR é o fator de risco ambiental mais importante.[77]

Diversos investigadores examinaram a associação entre exposição solar e risco de desenvolver melanoma, e os resultados demonstram uma relação complexa.[77] Por meio dos estudos demonstrou-se que exposições solares intensas e intermitentes são significativamente associadas ao risco de surgimento do MM.[77-79] Gandini e colaboradores,[80] autores de uma metanálise abrangente realizada em 2005 captaram 57 estudos sobre exposição solar e melanoma e expandiram estes resultados. A exposição solar foi classificada em intermitente (exposição recreacional), crônica (primariamente ocupacional) e total (intermitente mais crônica). Em homens e mulheres (avaliação combinada) a exposição solar intermitente conferiu o maior risco de MM, e a exposição solar total esteve associada ao segundo maior risco.[77,80] De forma surpreendente a exposição crônica não esteve associada significativamente como MM nesta metanálise.[77,80] No entanto, houve heterogeneidade entre os estudos; por exemplo, em maiores latitudes, a exposição crônica e o MM estiveram associados significativamente.[77,80] A heterogeneidade do estudo foi atribuída a diferenças na atribuição da definição de exposição intermitente, país de origem dos participantes e fenótipo dos participantes.[77,80]

Em outros estudos a exposição crônica ou ocupacional foi protetora ao surgimento do MM.[80-83] Em parte, estes estudos têm limitações como viés de reconvocação de participantes, dificuldade em avaliar a exposição solar pregressa, além da incorporação de uma variedade de fatores de confusão, como fenótipo dos indivíduos e latitude.[80] No entanto o achado de que a exposição solar intermitente e a crônica podem influenciar diferentemente o risco de MM é um exemplo da complexa relação entre UVR e MM.[80]

Na mesma metanálise conduzida por Gandini e colaboradores[80] examinou-se separadamente a ocorrência de queimaduras solares na infância (menores que 15 anos) e em adultos (> que 19 anos) e ambas estiveram associadas a um aumento no risco do MM. Em uma metanálise conduzida por Dennis e colaboradores[84] a relação entre exposição à UVR e MM foi dose-dependente, uma vez que um aumento no risco de desenvolvimento do MM foi observado com um aumento no número de queimaduras solares em todos períodos da vida, incluindo a infância, adolescência, vida adulta e senescência.

A distribuição anatômica do MM também oferece uma percepção da influência da UVR na patogênese da doença.[77] O local mais comum de ocorrência do MM no corpo é o tronco nos homens e as pernas nas mulheres, regiões de elevados níveis de exposição solar aguda ou intermitente.[77] As taxas de incidência do MM nas áreas expostas e não expostas do corpo têm diferentes picos de idade de ocorrência.[77] Por exemplo, o lentigo maligno melanoma (LMM) é o tipo de melanoma que surge em áreas cronicamente expostas ao sol em indivíduos mais idosos com histórico de exposição e dano solar crônico.[77]

Desta forma, há dados que sugerem que os MMs que surgem em áreas corporais que receberam exposição solar crônica podem diferir daqueles que surgem em áreas corporais que receberam exposições solares intermitentes, fundamentando a noção de que os MMs são heterogêneos e surgem por diferentes mecanismos.[77] Há alguns tipos de MM para os quais a UVR não está implicada como um fator de risco, como aqueles que surgem nas palmas, plantas e superfícies mucosas.[77] Estudos de mutações somáticas no MM suportam o conceito de que os MM são heterogêneos, podendo explicar a variedade de etiologia.[77] São encontradas diferentes mutações oncogênicas nos MMs, e distintos padrões de exposição solar, o que pode explicar a etiologia diversificada.[77] Por exemplo, MMs com mutação do tipo BRAF, encontradas em cerca de 30% a 50% dos MMs, surgem tipicamente na pele exposta ao sol de forma intermitente[77] (Figura 162.45). Mutações do tipo C-KIT são usualmente encontradas nos LMM, um subtipo de MM associado a exposição crônica ao sol, e nos MMs acrais e mucosos, subtipos de MMs em que a exposição à UVR não está implicada como fator de risco.[77] Desta forma, a exposição solar provavelmente exerce distintas funções no desenvolvimento dos MMs dependendo da área corporal, dose de UVR e outros fatores ainda não compreendidos (Quadro 162.16).[77]

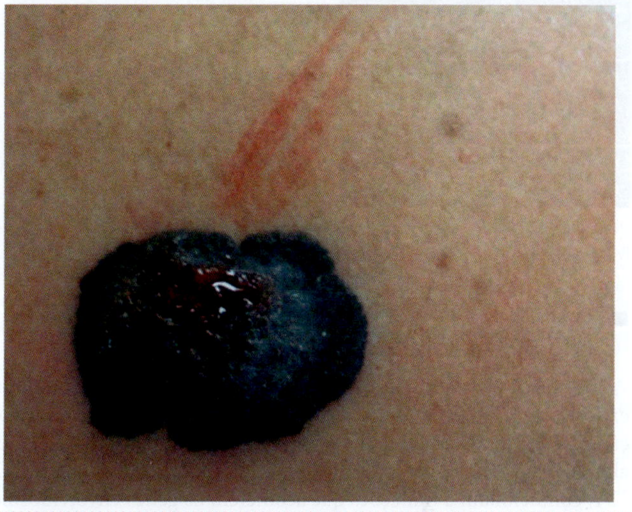

■ **Figura 162.45** Melanoma Maligno nodular ulcerado no dorso superior de uma mulher com fototipo II de Fitzpatrick, com histórico de queimaduras solares intermitentes ao longo da sua vida.

Muitos estudos demonstram a participação da exposição da UVR em mecanismos de carcinogênese, inflamação e imunossupressão que contribuem de forma importante como fatores patogênicos na origem do MM[77] (Figura 162.46).

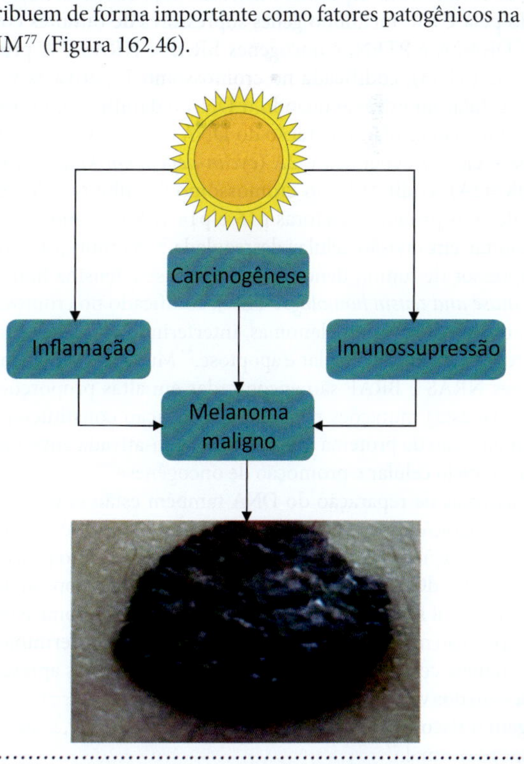

■ **Figura 162.46** Fatores envolvidos na patogenia do melanoma maligno decorrentes da exposição à radiação ultravioleta: carcinogênese, inflamação e imunossupressão.

Quadro 162.16 Heterogeneidade do melanoma maligno e suas distintas mutações somáticas e associações com diferentes tipos de melanoma maligno.

Características \ Mutações somáticas	C-KIT	BRAF (mutações também encontradas nos nevos melanocíticos adquiridos benignos)	C-KIT	GNAQ (mutações também detectadas nos nevos azuis)
Tendência ao desenvolvimento de nevos	Poucos nevos	Muitos nevos (estes MM estão também associados a nevos preexistentes)	Associação não clara ainda	Associação não clara ainda
Exposição à UVR	Contínua	Intermitente	Associação não clara ainda	Associação não clara ainda
Tipo histopatológico do melanoma maligno	LMM	MES MN	MM lentiginoso acral (MLA) MM da mucosa	MM uveal
Localização do melanoma maligno	Área cronicamente exposta ao sol	Área intermitentemente exposta ao sol	Palmas/plantas Conjuntiva/seios da face Orofaringe/genital	Uvea
Idade de ocorrência do melanoma maligno	Idade relativamente avançada	Idade relativamente jovem	Associação não clara ainda	Associação não clara ainda

LMM: lentigo maligno melanoma; MES: melanoma extensivo superficial; MN: melanoma nodular; UVR: radiação ultravioleta.
Fonte: Adaptado de Kanavy HE, Gerstenblith MR.

■ DANO AO DNA INDUZIDO PELA UVB/UVA NO MELANOMA MALIGNO

Os mecanismos de carcinogênese incluindo àqueles atribuídos a exposição à UVR, como a formação de CPD, 6-4 fotoprodutos, formação de ROS com surgimento de produtos 8-OH-dG, e consequentes alterações genéticas, como C (citosina)-T (timina) ou transições CC--TT, condicionam a mutações que acometem os genes envolvidos no controle do ciclo celular, ou reparação do DNA.[77] Tanto a UVA, como a UVB também ativam a sintetase do óxido nítrico nas células endoteliais (eNOS).[77] O óxido nítrico reage com superóxido formando peroxinitrito, uma molécula que causa diretamente quebras das fitas do DNA.[77]

O dano no DNA pode resultar em carcinogênese por afetar genes que regulam o controle do ciclo celular, de forma que alterações somáticas de variados loci específicos têm sido implicadas no melanoma induzido pela UVR, incluindo genes supressores de tumores como a TP53, CDKN2A e PTEN, e oncogenes BRAF e NRAS.[77] A proteína tumoral 53 (TP53), codificada no cromossomo 17, ativa as vias de resposta celular ao estresse quando o DNA é danificado, induzindo à parada do ciclo celular, reparação do DNA e apoptose.[77] O inibidor de quinase ciclina-dependente 2A (*cyclin-dependent kinase inhibitor* 2A, CDKN2A), codificado no cromossomo 9, inibe o ciclo celular através de suas proteínas efetoras p16 e p14ARF e quando alterado pode resultar em divisão celular desregulada.[77] As mutações em um gene supressor de tumor, denominado fosfatase e tensina homólogo (*phosphatase and tensin homolog*, PTEN), codificado no cromossomo 10, foram detectadas em melanomas, interferindo com suas funções de controle do ciclo vital celular e apoptose.[77] Mutações somáticas nos oncogenes NRAS e BRAF são encontradas em altas proporções em melanomas; estas mutações resultam em ativação constitucional da via de sinalização da proteína quinase mitógeno-ativada envolvida no controle do ciclo celular e promoção de oncogênese.[77]

Os sistemas de reparação do DNA também estão envolvidos no MM.[77] A reparação por excisão de nucleotídeos (NER) é a principal forma de reparação do dano oxidativo ao DNA provocado pelas bases alteradas 8-OH-dG.[77] Sob circunstâncias normais os fotoprodutos da exposição à UVR são eliminados, e a integridade do genoma é mantido.[77] A reparação malsucedida pode levar a mutações que terminam em câncer cutâneo, como no XP.[77] Os indivíduos acometidos apresentam mutações em dos vários genes que codificam proteínas do sistema NER e carregam o risco 1 mil vezes maior de desenvolver MM, comparado a população normal.[77]

O sistema de reparação de bases mal pareadas (MMR) é também um instrumento de reparação do dano induzido pela UVR ao DNA.[77] Em resposta ao dano do DNA, o MMR facilita a parada do ciclo celular na transição entre fases G2-M, suprimindo potencial mutagênese, incluindo as induzidas pela UVR.[77] Perda da via de reparação MMR resulta em perda do controle do ciclo celular e/ou resistência à apoptose, ambos podendo conduzir à transformação neoplásica.[77] MMR parece também ser necessária para o adequado funcionamento da NER em decorrência ao fato de que células humanas com mutações em genes com base mal pareadas tem uma capacidade reduzida em repara os dímeros de pirimidina induzidos pela UVR.[77]

Inflamação e melanoma

A inflamação causada pela UVR produz ROS, ácido nítrico, aumento de produção de citocinas pró-inflamatórias (TNF-α, IL-1α) e prostaglandinas, PAF (fator ativador de plaquetas), IL-6, IL-8, IL-10 e COX2, além do VEGF.[77] Além da produção de ROS que perpetua o dano ao DNA, o PAF e o VEGF são angiogênicos e são implicados no desenvolvimento e progressão do MM.[77]

Imunossupressão e melanoma

A UVA e UVB causam imunossupressão local e sistêmica.[77] Localmente há depleção das células de Langherans do ponto de vista funcional e fenotípico e sistemicamente produção de citocinas imunossupressoras como a IL-10, que ativa linfócitos T supressores.[77] Desta forma a imunossupressão determinada pela UVR diminui a vigilância imune e permite a evasão dos tumores.[77] Pacientes receptores de transplantes de órgãos sólidos têm um maior risco de desenvolver câncer cutâneo induzido pela UVR, incluindo o MM.[77]

Filtros solares tópicos e prevenção do melanoma maligno

Em camundongos transgênicos HGF/SF tratados com filtros solares apresentaram menos dano no DNA induzido pela UVR, quando comparados a camundongos-controles.[77] Estudos epidemiológicos sobre o uso de filtros solares e prevenção de melanoma em humanos foram inconclusivos em decorrência de viés de convocação dos indivíduos participantes, poder estatístico insuficiente, e variações nas medidas de exposição à UVR e uso dos filtros solares entre os diferentes estudos.[77,85-87] Uma importante limitação das evidências disponíveis, é que a maioria dos estudos foram conduzidos nas décadas de 1970 e 1980, quando estavam disponíveis filtros solares tópicos com baixo FPS (fator de proteção solar) e pouca ou nenhuma proteção contra a UVA.[73] Os filtros solares tópicos modernos corrigiram estes problemas.[73] Além disso, podem ser necessários muitos anos ou décadas para se determinar os efeitos potenciais protetores das formulações mais modernas dos filtros solares tópicos.[73]

Green e colaboradores[88] conduziram o primeiro estudo controlado e randomizado em humanos sobre o uso de filtros solares tópicos e melanoma, que confirmou que de fato, os filtros solares tópicos protegem do desenvolvimento do melanoma maligno. Este estudo observacional de 10 anos demonstrou uma redução substancial nos melanomas invasivos em pessoas que utilizava o filtro solar com um FPS de 16, em bases diárias durante 5 anos, quando comparados com indivíduos que os utilizaram em bases aleatórias durante os 5 anos. Estes achados não somente fortalecem de fato a associação entre UVR e melanoma, mas também demonstram que a prevenção do MM é possível.[88]

BRONZEAMENTO ARTIFICIAL PELA RADIAÇÃO ULTRAVIOLETA

A exposição à UVR emitida por equipamentos de bronzeamento artificial tem demonstrado conduzir a um risco maior de melanoma.[23] O risco relativo é maior ainda se o uso do bronzeamento artificial começa antes dos 35 anos de idade.[89,90]

Em 2009, a Organização Mundial da Saúde classificou o bronzeamento artificial por câmeras de UV como carcinogênico ao ser humano.[88] Diversos países reconheceram o perigo oferecido pelos aparelhos de bronzeamento artificial pela UVR e tem seguido passos para restringi-lo ou mesmo banir o se uso, como foi feito no Brasil.[91]

O bronzeamento artificial pela UVR apresenta um risco significativo à saúde por múltiplas razões.[89] A fim de promover um bronzeamento rápido, estes aparelhos que emitem UVR, o fazem em níveis que muito excedem aos que são encontrados na luz solar natural e tem diferentes proporções na taxa UVA:UVB.[90] Um estudo que examinou a emissão de UVA em 62 estabelecimentos de bronzeamento artificial pela UVR na Carolina do Norte (Estados Unidos) encontrou um nível médio de 192 W/m^2, o que representa quatro vezes mais do que a luz solar emite ao meio-dia durante o verão (48W/m^2) em Washington, DC (Estados Unidos).[89] Os valores emitidos de UVB pelas câmaras de bronzeamento foram duas vezes maiores quando comparados com a luz solar do meio-dia.[89]

Em 2009, a IARC (International Agency for Research on Cancer) classificou a UVR do bronzeamento artificial por lâmpadas como "carcinogênica aos humanos" (grupo I) com base na sua metanálise,[92] a qual concluiu que o risco de MM aumenta em 75% quando a exposição ao bronzeamento artificial pela UVR ocorre antes da idade de 30 anos.

Mulheres são mais frequentemente usuárias das câmaras de bronzeamento artificial nos Estados Unidos que os homens.[23] Os dermatologistas estão agora diagnosticando mais em mulheres jovens e estes cânceres estão aparecendo em áreas corporais normalmente ocultas à luz solar, mas frequentemente expostas em salões de bronzeamento, como mamas e genitais.[92]

A respeito do CCNM e a UVR das câmaras de bronzeamento artificial esta relação é substanciada por um estudo que mostrou que nos indivíduos que utilizaram estas câmaras de bronzeamento têm riscos 2,5 maiores em desenvolver CEC e 1,5 vezes maior em ter CBC.[93]

Sabe-se que o CEC, o qual pode estar associado a um risco de metástase, concorre para cerca de 20% dos CCNM.[89] A exposição da epiderme à UVR pode causar entre vários efeitos danosos as mutações da p53 que podem levar ao desenvolvimento clonal tumoral e CEC[89] (Figura 162.47). A dose total de exposição solar durante a vida é diretamente relacionada ao desenvolvimento do CEC.[89] Isto se reflete na observação de que a incidência do CEC aumenta com a idade e na pele exposta à luz em pacientes cronicamente imunossuprimidos.[89] Já o CBC (Figura 162.48) é o câncer mais comum nos seres humanos.[89] Ele é 4 a 5 vezes mais comum que o CEC, e está associado a exposição solar intermitente ou recreacional.[89] O CBC surge com maior frequência na cabeça e no pescoço, indicando sua associação com a exposição à UVR.[89] A UVR está envolvida na mutação dos genes das vias de sinalização intercelular *sonic hedgehog* (SHH), PTCH e GLI, os quais estão associados ao desenvolvimento do CBC.[89]

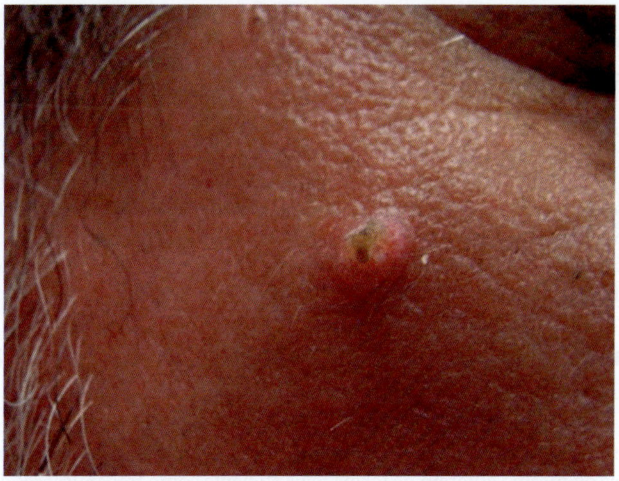

Figura 162.47 Carcinoma Espinocelular na área malar direita em homem com dano actínico crônico.

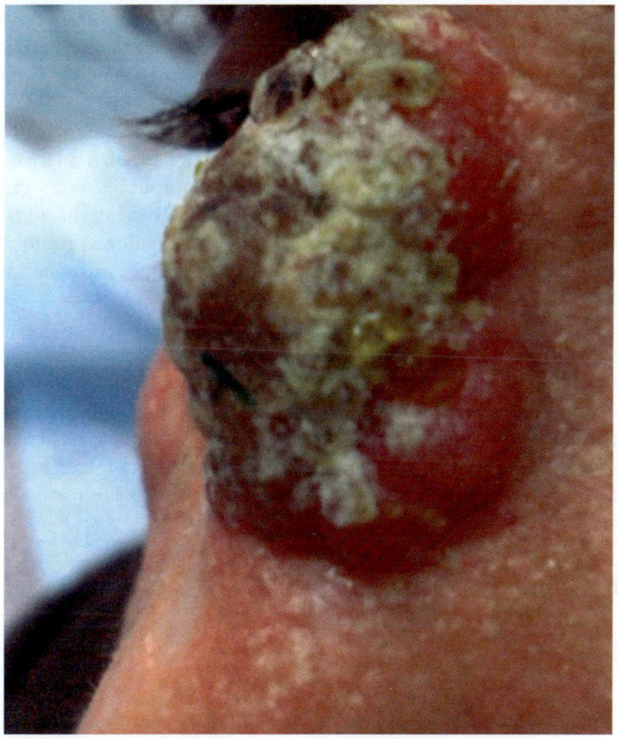

Figura 162.48 Carcinoma Basocelular no dorso nasal.

CONTROVÉRSIA DA VITAMINA D

Pessoas que fazem apologia do bronzeamento artificial por câmeras de luz UV frequentemente exaltam o fato de que o uso destes aparelhos maximiza os níveis de vitamina D, pela exposição a estas lâmpadas e que isto auxiliaria a prevenir cânceres internos, hipertensão, esclerose múltipla e outras doenças.[89] A associação causal entre níveis de vitamina D e prevenção do câncer ainda não está claramente demonstrada.[89] Há estudos epidemiológicos que mostram uma relação estatística entre níveis menores da vitamina D e maior incidência de algumas destas doenças.[89,94-96] De forma oposta há vários estudos que sugerem uma relação inversa entre ingestão de vitamina D e câncer.[89,97-99] Assim futuros estudos prospectivos, bem desenhados sobre ingestão de vitamina D e sua associação com doenças e níveis séricos da 25-hidroxi-vitamina D são ainda necessários para melhor se avaliar esta associação ambígua.[89] O que está claro na atualidade é associação dose-dependente entre exposição à UVR das câmaras de bronzeamento artificial e o subsequente desenvolvimento do câncer cutâneo.[89]

A síntese da vitamina D e o dano ao DNA são causados pelo mesmo comprimento de onda da UVR na pele: a UVB.[89] A fim de minimizar o eritema da queimadura, as lâmpadas de bronzeamento emitem predominantemente UVA.[89] Desta forma, as lâmpadas de bronzeamento não são uma fonte suficiente para induzir a síntese da vitamina D.[89]

Finalmente, para aqueles que se preocupam com a insuficiência de disponibilidade de vitamina D bioativa, os níveis séricos da vitamina D podem ser mantidos com o uso de suplementos de vitamina D, os quais hoje são completamente disponíveis no mercado a um custo razoável.[89] Eles não causam danos à pele, não provocam mutação no DNA e são eficientes em elevar os níveis de vitamina D no sangue.[89]

PREVENÇÃO PRIMÁRIA PELA EDUCAÇÃO INFANTIL EM EXPOSIÇÃO SOLAR SEGURA

Vários estudos têm recomendado que os educadores escolares devam ser amplificadores de informações complementares para as crianças ou mesmo atuarem de forma mais eficiente como transmissores de mudanças nos hábitos de exposição solar, atuando assim na prevenção e educação efetivas.[100] Os professores convivem um grande tempo com as crianças e sabem melhor como aumentar seu aprendizado e mudar seu comportamento por meio de modelos pedagógicos.[67] Além disso, nas escolas existe um currículo em ciências, matemática, geometria e línguas que pode veicular os elementos essenciais à prevenção a exposição solar excessiva.[101]

Geralmente, de forma adicional já existe em muitas escolas programas de promoção de saúde incorporados na grade curricular.[101]

Apesar da importância desta atuação dos educadores na prevenção a exposição solar excessiva há poucas publicações internacionais com base em estudos de intervenção randomizados sobre a promoção de modificações comportamentais protetoras em exposição solar que foram focados nas escolas.[102-114]

As crianças dispendem um grande número de horas na escola durante a semana, sendo algumas delas em ambientes abertos e expostas ao sol.[115] Além disso, as escolas estão em posição de poder educar e alterar o comportamento a respeito da saúde, com possibilidade de usar atividades educacionais em saúde para envolver as famílias das crianças a fim de encorajar um comportamento seguro para tomar sol em casa.[115] Desta forma, as escolas podem exercer um papel fundamental na prevenção do câncer da pele.[115]

GUIA DE EDUCAÇÃO EM EXPOSIÇÃO SOLAR SEGURA NA INFÂNCIA

I. Objetivos

- Promover educação em saúde a fim de ensinar aos estudantes conhecimentos, atitudes e habilidades para que as crianças possam prevenir o câncer da pele.[115]
- Desenvolver um projeto de prevenção primária com informações compartilhadas com os pais e professores sobre a exposição solar segura das crianças.
- Formar professores e estabelecer estratégias de como ensinar os pais e as crianças sobre a exposição segura ao sol, por meio de determinadas medidas educativas e informativas.

II. Adequação do método

A educação deve ser adequada à idade das crianças e relacionada a oportunidades para praticarem este comportamento seguro diante da exposição solar.[115]

A prevenção do câncer da pele é provavelmente mais efetiva quando é ensinada como parte de um currículo de educação em saúde que seja focado na compreensão entre as relações do comportamento individual e a saúde das pessoas, e que propicie aos estudantes conhecimentos e habilidades para prevenção das doenças propostas pelo Ministério da Saúde.[115,116] O programa de educação em boas práticas de exposição solar na infância pode ser adequado à estação do ano e relacionado a oportunidades de exposição e proteção solar.[115]

A prevenção do câncer da pele pode ser incluída como parte de um currículo abrangente de educação em saúde em decorrência das seguintes características:

- Comportamentos que levam à exposição excessiva à radiação ultravioleta (UVR) podem estar relacionados a outros fatores de risco de saúde.
- Programas de prevenção do câncer da pele podem abrir oportunidades para educação sobre outras áreas relacionadas a saúde (p. ex., o aumento do valor colocado atribuído a saúde, permitem que as pessoas assumam a responsabilidade por sua saúde, e aumentam a confiança das pessoas na própria capacidade em promover alterações saudáveis comportamentais).
- Os esforços na prevenção do câncer de pele podem incorporar vários meios de aprendizagem e técnicas de mudança de comportamento social utilizados em outros domínios da educação.

Além disso, a prevenção do câncer de pele pode ser incorporada a várias disciplinas, por exemplo, na matemática, em que os alunos podem ser ensinados e encorajados a calcular a duração do efeito de proteção solar quando determinado filtro solar tópico com determinado fator de proteção solar (FPS) seja usado. Este tipo de abordagem integrada requer planejamento colaborativo e o desenvolvimento de um currículo entre os professores para aperfeiçoar a educação em prevenção do câncer da pele e reforçar a consistência das mensagens e práticas propostas.[115]

III. Sequência do programa

A educação em saúde é mais eficaz na promoção de mudanças comportamentais positivas quando se repete ao longo do tempo e de maneira reforçada.[115] Esforços de curta duração ou apresentações únicas podem aumentar o conhecimento dos alunos sobre exposição segura ao sol e, em alguns casos, melhorar atitudes e comportamentos de proteção solar imediatamente após o programa ser realizado na escola.[115] No entanto, essas mudanças tendem a ser de curta duração e não se pode esperar que fossem capazes de sustentar comportamentos positivos para a saúde.[115] Apresentações ao longo de vários ciclos do ensino têm sido mais eficazes na obtenção de acréscimos de conhecimento e aquisição de competências.[115] A educação escolar para promover a prevenção do câncer da pele é mais eficaz quando é fornecida de forma consistente e sequencial e incluída periodicamente em todas as fases do processo educativo, a partir da pré-escola até o último ano do ensino fundamental.[115] A instrução sequencial pode construir informações e reforçar habilidades aprendidas anteriormente.

IV. Formas de aprendizagem ativa e mudança comportamental

Na década de 1990, especialmente no hemisfério norte, os programas educacionais para incentivar as crianças a adotar hábitos de segurança a respeito da exposição solar foram instituídos e avaliados.[115] Entre os estudos relatados com base em intervenções nas escolas incluíram-se diversos formatos: ora didáticos de forma continuada e eventos especiais,[117-119] integrados ao currículo de sala de aula ao longo do tempo,[120-124] e programas de educação de pares.[123,124] A maioria desses estudos demonstrou que essas intervenções aumentaram o conhecimento e atitudes preventivas comportamentais favoráveis. Além disso, alguns dos programas que têm múltiplas atividades e que ocorreram ao longo de um período mais longo (p. ex., 1 ano) produziram melhorias na proteção solar e no comportamento das crianças sobre a exposição solar segura.[125] Envolver ativamente as crianças e adolescentes no processo de aprendizagem aumenta a probabilidade de um efeito positivo.[114] Os jovens são mais propensos a considerar e adotar comportamentos novos ou melhores quando eles aprendem sobre eles por meio de diversão, atividades participativas, em vez de puras palestras.[115] Por exemplo, um estudo recente demonstrou melhora no conhecimento sobre os efeitos da radiação UV entre os alunos do ensino fundamental que usaram um recurso educacional com base em programa de computador interativo, comparado aos alunos que receberam a

mesma informação em um formato didático apresentado por um professor.[116] Os alunos que concluíram o programa de CD-ROM interativo também apresentaram mudanças positivas nas atitudes e uma tendência para melhorias no comportamento de exposição segura ao sol.[116] Nos Estados Unidos a Agência de Proteção Ambiental oferece um sítio eletrônico na Internet para aprendizagem, onde os alunos podem consultar as medias diárias de radiação UV, relatar as informações do índice UV para sua própria comunidade, e se corresponder com outras escolas participantes.[117,118]
As atividades de educação em saúde devem ser adaptadas ao nível cognitivo e comportamental dos alunos.[115] Por exemplo, os alunos do jardim de infância à terceira série poderiam aprender efetivamente por meio de rimas repetidas e aprendendo o "ABCD" da prevenção do câncer de pele.[115] Jogos, quebra-cabeças, e concursos tornam a aprendizagem mais divertida para os alunos da maioria das idades.[115] Atividades intelectualmente mais desafiadoras podem ser dirigidas aos estudantes do ensino médio, desde a compreensão da base científica da radiação solar, clima e diferenças globais, fazendo seu próprio vídeo com mensagens de proteção solar e, por meio dele, comunicar-se com seus colegas e com as suas comunidades.[115] Os adolescentes podem aprender sobre a literatura de diferentes culturas pela análise de imagens de modelos em revistas populares e discutir o que a exposição ao sol representa para diferentes culturas e etnias no mundo.[115]

V. **Programas escolares em um contexto mais amplo**
O mais importante objetivo em longo prazo da educação e prevenção do câncer da pele nas escolas é a adoção e manutenção de práticas de proteção ao sol.[115] Portanto, a transmissão de informações detalhadas para os alunos é a base do das boas práticas de segurança em exposição solar.[115] Além disso, programas educacionais, videogames direcionados e programas de computador para *desktops, notebooks, tablets* e *smartphones*, devem ser alinhados com currículos orientados a este tipo de educação, nas escolas, de forma que constituam uma ampla combinação de esforços na prevenção do câncer da pele.[115-134] Intervenções de prevenção do câncer de pele em situações recreativas, esportes e ambientes comunitários podem complementar e reforçar os esforços nas escolas.[119-174] Políticas de apoio, ambientes adequados, professores engajados e famílias motivadas são coadjuvantes essenciais à educação de saúde e à prevenção do câncer da pele.[110]

CONCLUSÕES

A radiação ultravioleta solar é um potente carcinógeno aos humanos e induz variadas reações agudas e crônicas na pele humana.[135] De forma afortunada a natureza equipou as células da pele com uma variedade de mecanismos que constantemente monitoram e reparam a maioria do dano induzido pela UVR.[135] Entretanto, a exposição excessiva à UVR pode se sobrepor a estes mecanismos.[135] Por estas razões, uma fotoproteção ativa se faz necessária.[135] Mudanças na percepção pública dos efeitos da luz solar devem ser constantemente reforçadas.[135] As pessoas precisam saber que não existe o chamado "bronzeamento saudável" ou "bronzeamento seguro", mesmo através de bronzeamento artificial em câmaras de bronzeamento, sendo necessário o uso da sombra, roupas adequadas, óculos de sol, chapéus com abas largas a fim de protegê-las da luz solar.[135] O uso de preparações protetoras com filtros solares tópicos contendo filtros para UVA e UVB também deve ser implementado.[135] O Brasil acompanha a tendência mundial da escalada da incidência do Melanoma Maligno, baseando-se em diversos estudos populacionais regionais publicados nas últimas três décadas.[136-147] Assim, frente a potencialidade de êxito letal dos pacientes em que o MM se desenvolve, os usos de todas as abordagens profiláticas já citadas se aplicam também ao nosso meio populacional.

Pesquisadores têm investigado o uso de enzimas reparadoras do DNA danificado pela UVR, a fotoliase e a endonuclease, as quais são responsáveis pela identificação e remoção de fragmentos danificados do DNA.[148] A fotoliase destrói o dímero de pirimidina, e está enzima é encapsulada em um envelope com fosfolípides em multicamadas, o qual penetra nas camadas mais profundas da pele, quando aplicada por via tópica.[148] A fotoliase também ajuda na regeneração celular e reduz a inflamação cutânea, com mecanismo que envolve a diminuição da secreção da IL-6. Já a endonuclease melhora a eficácia e a velocidade da reparação do DNA em quatro vezes.[148]

Como resumo, a saúde cutânea e sistêmica depende de um equilíbrio entre diversos fatores, entre eles a exposição solar adequada. Na biosfera da Terra a UVR exerce funções e danos tanto a humanos como às plantas (Figura 162.49).[149]

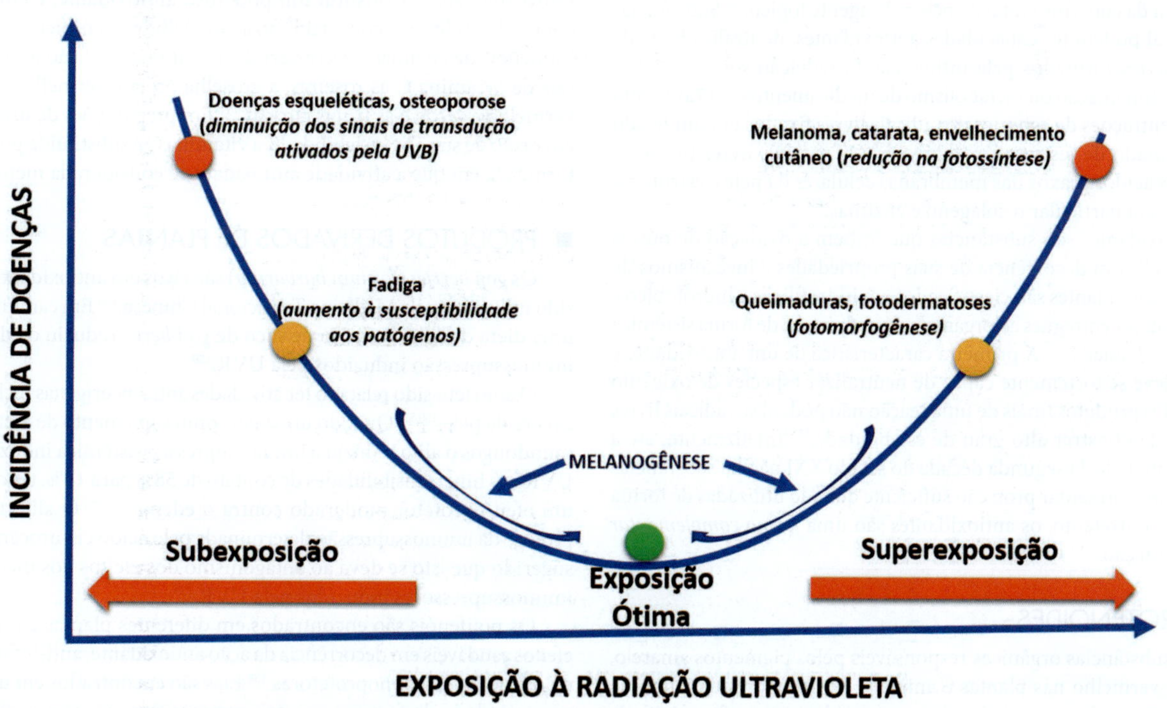

■ **Figura 162.49** Espectro de ações benéficas e deletérias da ação da radiação ultravioleta em humanos e plantas.[149]
Fonte: Adaptada de Baker LA et al. Chem Soc Rev. 2017;46:3770-3791.

INTRODUÇÃO

A fotoproteção sistêmica, por meio de produtos medicamentosos ou dietéticos, pode em parte propiciar bloqueio da ação da radiação ultravioleta (UVR), que poderia se aliar aos imprescindíveis e tradicionais meios de fotoproteção tópica com filtros solares, além de roupas, chapéus e óculos adequados, bem como a sombra e a procura por exposição fora do horário crítico de maior incidência de radiação ultravioleta B, entre 10 e 16 horas.[150] Epidemiologicamente tem se identificado associações entre determinados alimentos e câncer de pele e experimentos intervencionistas têm revelado mecanismos de dano da radiação ultravioleta.[150]

A UVR inibe a produção da adenosina trifosfato (ATP) causando uma crise energética, a qual evita uma imunidade adequada e reparação adequada do DNA fotolesado.[150] Aumentando-se a produção do ATP com o uso da nicotinamida oral protege-se da imunossupressão causada pela UVR, aumenta-se a reparação do DNA e pode-se reduzir o câncer da pele em humanos.[150] As espécies de oxigênio reativas produzidas pela UVR também contribuem ao fotodano cutâneo.[150] Substâncias não tóxicas consumidas na dieta, ou disponíveis como suplementos orais, podem proteger a pele por múltiplos mecanismos potenciais.[150] Estas substâncias incluem polifenóis em frutas, vegetais, vinho, chá e alimentos contendo cafeína.[150] Os medicamentos anti-inflamatórios e algumas substâncias alimentares reduzem a produção de mediadores lipídicos da inflamação.[150] Os óleos de peixe são fotoprotetores, pelo menos, em parte, por reduzirem a produção da prostaglandina E2.[150] Assim, substâncias consumidas por via oral, tanto na dieta, medicamentos ou sob a forma de suplementos, podem influenciar as respostas cutâneas às ações da UVR.[150]

A proteção adjuvante contra a UVR com formulações orais tem várias vantagens.[151] A principal é a facilidade e a conveniência do seu uso.[151] Sua ação não é influenciada por fatores externos como imersão na água, tipos de acessórios de banho ou sudorese.[151] Em contraste com os agentes de aplicação tópica, os agentes orais e sistêmicos não dependem da cobertura total da pele pelo agente tópico.[151] Substâncias de uso oral podem ter capacidades antioxidantes, neutralizadoras de radicais livres formados pela influência da radiação solar, radiação ionizante, inflamação ou metabolismo de medicamentos.[151] O aumento das concentrações de espécies de radicais livres fixados em um tecido é denominado de "estresse oxidativo".[151] Os radicais livres primeiro atacam os ácidos graxos das membranas celulares da pele e estruturas proteicas, em particular o colágeno e enzimas.[151]

Antioxidantes são substâncias que inibem a oxidação de outras moléculas.[151] Em decorrência de suas propriedades e mecanismos de ação, os antioxidantes são classificados em hidrofílicos e hidrofóbicos. Eles podem ser entregues ao organismo via tópica ou de forma sistêmica por dieta adequada.[151] A primeira característica de um antioxidante é que ele deve se fortemente capaz de neutralizar espécies de oxigênio reativas. Os produtos finais de uma reação não podem se radicais livres e devem demonstrar alto grau de estabilidade.[151] Infelizmente, até a primeira metade da segunda década do século XXI não há substâncias que possam apresentar proteção suficiente quando utilizadas de forma isolada.[151] Entretanto, os antioxidantes são uma *forma complementar* de fotoproteção.[151]

CAROTENOIDES

São substâncias orgânicas responsáveis pelos pigmentos amarelo, laranja e vermelho nas plantas e animais, e precursores da vitamina A.[151] A principal característica do carotenoide é a sua alta atividade contra espécies de oxigênio reativo.[151] Sua atividade anti-radical livre é alcançada por dois mecanismos: (i) impede a transferência de elétrons e (ii) impede a formação de radicais de adultos.[151] O carotenoide mais conhecido é o licopeno e o betacaroteno, os quais são compostos presentes no tomate, cenoura e pimenta.[151] Os betacarotenos previnem as queimaduras solares, as quais estão associadas a sua capacidade de produzir radicais livres pela ação da UVA.[151] Este composto é conhecido também como provitamina A.[151]

Já o licopeno é mais efetivo em neutralizar radicais de óxido nítrico, e propicia aos humanos alguma proteção ao eritema induzido pela UVR.[150,151] Mulheres com dieta suplementada com pasta de tomate em um estudo controlado e randomizado demonstraram uma redução na produção de metaloproteinases-1 induzida pela UVR e também obtiveram proteção do dano ao DNA mitocondrial.[150,152] Quando dissolvidos em óleos vegetais, os carotenoides são ingredientes complementares na síntese de protetores solares.[151,152]

VITAMINAS

As vitaminas C e E são duas vitaminas antioxidantes usadas tanto via oral como via sistêmica.[151] O termo "vitamina E" inclui compostos solúveis em gordura do grupo dos tocoferóis e tocotrienóis.[151] Há 8 formas de vitamina E, das quais a mais efetiva é o alfa-tocoferol, que, por sua estrutura química, é um excelente inibidor de radicais livres, e sua principal fonte são os óleos vegetais.[151] A função mais relevante dos tocoferóis é proteger as membranas lipídicas no cimento intercelular.[151] Tem alta afinidade pelas membranas lipídicas e é uma relevante fonte de proteção à oxidação destas membranas.[151] A vitamina C auxilia a reversão da vitamina E para a sua forma ativa antioxidante, após ela ter participado nas reações de eliminação de radicais livres, de forma que frequentemente são utilizadas de forma combinada.[151] A lipofilicidade da vitamina E permite sua boa penetração na pele e a aplicação tópica confere ações positivas, como redução no eritema e no retardo do fotoenvelhecimento.[131]

A vitamina C, ou ácido ascórbico, pertence ao grupo das vitaminas hidrossolúveis.[151] Constitui um poderoso antioxidante, e em reação com radicais livres é convertida ao ácido dehidroascórbico, o qual sob influência de enzimas é reconvertido à vitamina C.[151] São fontes naturais de Vitamina C as roseiras, a groselha preta e vermelha, pimenta vermelha e verde e as frutas cítricas.[151] Em preparações de uso tópico, em razão de sua alta instabilidade, a vitamina C é substituída por outras fórmulas, em que a atividade antioxidante é considerada menor.[151]

PRODUTOS DERIVADOS DE PLANTAS

Os *goji berries* (*Lycium barbarum*) são ricos em antioxidantes e têm sido utilizados pela Medicina Tradicional Chinesa.[150] Em camundongos uma dieta de água com 5% de suco de *goji berry* reduziu o edema e a imunossupressão induzidos pela UVR.[150]

O alho tem sido relatado ter atividades anticancerígenas incluindo o câncer da pele.[150,153] Quando utilizado como suplemento de dieta de camundongos o alho reduziu a imunossupressão sistêmica induzida pela UVR nas hipersensibilidades de contato de 58% para 19%, tendo ainda um efeito protetor moderado contra o edema.[150,154] O alho também protege da imunossupressão determinada pelo ácido cis urocânico e foi sugerido que isto se deva ao antagonismo dos efeitos dos mediadores imunossupressores induzidos pela UVR.[150]

Os polifenóis são encontrados em diferentes plantas e propiciam efeitos saudáveis em decorrência da ação antioxidante, anti-inflamatória e propriedades imunoprotetoras.[150] Eles são encontrados em uma ampla variedade de frutas e vegetais consumidos em nossas dietas, de forma que há muitos exemplos destes compostos que protegem contra o fotodano.[150] Os exemplos incluem a silibinina, um flavanoide (tipo de polifenol) do "cardo de leite" (*Silybum marianum*), o qual quando adicionado à dieta de camundongos sem pelo de linhagem SKH:hr-1 demonstrou proteger da carcinogênese por mecanismo que envolve a atividade da COX-2 e da iNOS.[150,155]

Os polifenóis do chá verde suplementados na dieta líquida de camundongos reduziu a fotocarcinogênese por mecanismos envolvendo a redução da prostaglandina E2 e de citocinas inflamatórias, além de aumentar o reparo do dano no DNA.[150] Outro polifenol fotoprotetor é o curcumin (diferuloylmethane), o qual é derivado da *Curcuma longa*.[150] O curcumin é usado como agente colorizante ou flavorizante e confere ao pó de *curry* sua cor amarelada. O curcumin oral em camundongos também demonstrou efeito protetor na carcinogênese cutânea induzida pela UVR, bem como redução de radicais oxigênio reativos (ROS), redução na expressão de metaloproteinases 1 e 3, também na fosforilação da p38 induzida pela UVR e quinase c-Jun-N-terminal.[150]

A cafeína é um estimulante presente em várias sementes, folhas e frutas.[150] Comumente consumida via café ou chá, a cafeína tem uma estrutura similar a adenosina, importante na transferência de energia pelo ATP.[150] Também atua como antagonista dos receptores de adenosina.[150] Além de estimular o sistema nervoso central, quando ofertada via oral e tópica ela tem demonstrado inibir a carcinogênese induzida pela UVR em camundongos.[150,156,157]

Um novo produto originado de vegetais é o ácido ferúlico, o qual pertence ao grupo dos ácidos hidroxicinâmicos.[151] As fontes ricas deste ácido são as paredes celulares das plantas, como as frutas cítricas, trigo, espinafre e a beterraba.[151] O ácido ferúlico é um composto de baixa toxicidade, absorvido facilmente e seguramente aplicado na pele. A redução no estresse oxidativo é alcançada pelo aumento na atividade de enzimas que neutralizam espécies oxigênio reativas e previnem também sua formação.[151] Também apresenta a habilidade de absorver o espectro inteiro da UVB e uma porção seletiva da UVA, propiciando proteção contra a formação do eritema, fotoenvelhecimento e desenvolvimento de tumores.[151]

O Pyccnogenol® é uma substância interessante, a qual é extraída da casca do pinho marítimo (*Pinus pinaster*).[151] Contém aproximadamente 40 constituintes, entre os quais estão as procianidinas e suas moléculas precursoras: catequinas, epicatequina e taxifolina, que são flavanoides. O extrato também contém ácidos fenólicos (ácido gálico, ácido protocateico, ácido vanílico, ácido cafeico, ácido ferrúlico, ácido-p-hidroxibenzoico e ácido-p-cumárico). Seus efeitos fotoprotetores são aparentes após a síntese de uma substância complementar, quando é exposta na pele à radiação ultravioleta.[151]

Os compostos ativos são flavanoide, que atuam como antioxidantes.[151] O Pyccnogenol® também apresenta propriedades anti-inflamatórias e anticarcinogênicas.[151] No Brasil é comercializado com aprovação da ANVISA, para profilaxia de trombose venosa superficial e profunda, em cápsulas de 50 mg, preconizando-se para esta finalidade o uso de 100 mg entre 2 e 3 horas antes de voos prolongados, 2 cápsulas após 6 horas e uma cápsula no dia seguinte ao voo.

Outro produto promissor é o *Polypodium leucotomos* ou *Polipodium aureum*, derivados de uma samambaia epífita nativa das regiões tropicais e subtropicais das Américas.[151] Seus extratos contêm propriedades fotoprotetoras e constituem uma mistura de ácidos hidroxicinâmicos, como o ácido ferrúlico e caféico.[151] Oferece forte ação antioxidantes tanto pelo uso tópico, como pelo uso oral, com capacidade de reduzir os radicais livres e limitar a extensão da peroxidação de lípides nas membranas celulares, retardando as alterações patológicas associadas ao fotoenvelhecimento e desenvolvimento tumoral.[151] Este composto também auxilia a prevenção de queimaduras com a fototerapia combinada aos psoralênicos.[151] Seu extrato é a primeira formulação oral que efetivamente reduz a fototoxicidade aguda e hiperpigmentação associada à fototerapia.[151] Sua aplicação leva a significativa proteção das células de Langerhans na epiderme, a diminuição de *sunburn cells* e a prevenção da infiltração de células inflamatórias na pele.[151] Pode ser usado como estrato oral de *Polypodium leucotomos* na dose de 250 mg, 2 a 3 vezes ao dia.

PRODUTOS DERIVADOS DE ANIMAIS

A carnosina (beta-alanylhistidine) encontrada em tecido de mamíferos, especialmente nos músculos e no cérebro, pode ser obtida da dieta.[150] Não está claro se proporciona fotoproteção, em decorrência de suas propriedades como antioxidante, ou por outra via, no entanto reduziu a imunossupressão sistêmica induzida pela UVR, em camundongos, de 65% para 17%.[150,158]

Os óleos de peixe que contém ácidos graxos poliinsaturados ômega-3 reduzem a produção da prostaglandina E2.[150] Um estudo epidemiológico que examinou a dieta de 1.119 adultos em Queesnland, na Austrália, concluiu que as pessoas que consumiram em média uma porção de óleo de peixe a cada 5 dias tiveram uma redução de 28% no número de queratoses actínicas em um período de 5 anos.[150,159]

NICOTINAMIDA

A nicotinamida ou niacinamida é a forma amida da vitamina B3, a qual é uma vitamina hidrossolúvel essencial aos seres humanos.[150] Há evidências de que a nicotinamida oral propicia um elevado nível de fotoproteção.[150] As recomendações de ingestão diária da vitamina B3 variam de acordo com a idade, gênero, gravidez ou lactação (Tabela 162.6).[150] A vitamina B3 é mantida no organismo pela ingestão de alimentos xontendo vitamina B3, consistindo principalmente de niacina e nicotinamida, e triptofano.[150] os alimentos que mais a contém são a carne de frango, porco, carneiro, peixe, cogumelos, castanhas, sementes, cereais e leveduras.

Tabela 162.6 Recomendações dietéticas de ingesta da vitamina B3 (nicotinamida) na Austrália e Nova Zelândia.[150]

Grupos de pessoas	Equivalente de niacina (mg)
Crianças e adolescentes	
• Meninos e meninas de 1 a 3 anos	6
• Meninos e meninas de 4 a 5 anos	8
• Meninos e meninas de 9 a 13 anos	12
• Meninos entre 14 e 18 anos	16
• Meninas entre 14 e 18 anos	14
Adultos	
• Homens	16
• Mulheres	14
• Gestantes	18
• Mulheres em lactação	17

Muitos produtos de uso cutâneo, como os umectantes contém nicotinamida.[150] Pessoas com deficiência de vitamina B3 desenvolvem pelagra, com fotossensibilidade cutânea, diarreia e demência.[150] A deficiência da vitamina B3 pode ocorrer por alcoolismo, doença psiquiátrica, síndromes de má absorção e em pacientes utilizando medicamentos que interferem na função da nicotinamida adenina dinucleotídeo (NAD), como a isoniazida, ou no metabolismo do triptofano, como o 5-fluorouracil.[150]

A niacina (ácido nicotínico) têm efeito vasodilatador e redutor de lípides.[150] A nicotinamida não se associa, como o faz o ácido nicotínico aos efeitos adversos vasodilatadores como *flushing*, prurido, hipotensão e cefaleia.[150] A nicotinamida tem menores efeitos adverso se utilizada em doses diárias de até 3 gramas. Na Dermatologia é usada para tratar doenças bolhosas autoimunes como o penfigoide bolhoso, mas também na acne, rosácea e fotoenvelhecimento.

A nicotinamida tem demonstrado prevenir a imunossupressão induzida pela UVR e a fotocarcinogênese.[150] Voluntários humanos sadios, recebendo doses de 1.500 a 500 mg ao dia via oral de nicotinamida reduziram a imunossupressão induzida pela UVR, utilizando-se um modelo de hipersensibilidade tardia tipo Mantoux.[150,160,161] Resultados similares foram obtidos com nicotinamida tópica a 5%.[150,162]

A fotoproteção conferida pela nicotinamida é de amplo espectro, com eficácia demonstrada tanto para UVB em 300 nm e UVA em 385 nm.[150] Há consideráveis evidências de que a nicotinamida é fotoprotetora.[150] Ela parece prevenir a perda de energia celular que ocorre seguindo-se a exposição à UVR, capacita o sistema imune e os processos de energia celular para o reparo do DNA. Estes efeitos da nicotinamida que previnem a crise energética celular induzida pela UVR também protege os seres humanos do desenvolvimento de cânceres da pele.[150]

■ RETINOIDES

Os retinoides são derivados da vitamina A.[150] Embora eles sejam conhecidos agentes teratogênicos, eles também têm capacidade antitumorais, uma vez que eles regulam a proliferação, a diferenciação e apoptose de vários tipos celulares.[150] Os retinoides tópicos têm demonstrado reduzir a formação de dímeros de ciclobutano pirimidina (CPD) induzidos pela UVR.[1] Baixas doses de isotretinoína têm melhorado alguns efeitos do fotoenvelhecimento, como rugas, espessura da pele e coloração, tamanho dos poros e aspecto geral.[150,163]

Os dados disponíveis demonstram que os retinoides orais provavelmente previnem o carcinoma espinocelular, bem como possivelmente previnam os carcinomas basocelulares e reduzem o número de queratoses actínicas.[150] Seu uso, entretanto, associa-se com um bom número de efeitos colaterais na pele e membranas mucosas, como pele seca, fissuras e escamação labial, olhos secos, queda de cabelo, aumento de lípides séricos, hepatotoxicidade, toxicidade óssea e mialgias.[150] Como resultado, o seu uso oral é limitado a um grupo bem específico de pacientes.[150]

■ DROGAS ANTI-INFLAMATÓRIAS NÃO ESTEROIDES

A indometacina, um importante inibidor não seletivo da COX-2 (ciclo-oxigenase 2) reduz a produção de prostaglandina E2, e quando administrada via oral a camundongos reduziu a incidência de tumores induzidos pela UVR e o edema.[150]

Em um estudo caso-controle envolvendo 1.621 pessoas em Queensland, na Austrália, observou que usuários regulares de anti-inflamatórios não esteroides tiveram menor incidência de queratoses actínicas e carcinoma espinocelular.[150,164] Desta coorte de pessoas houveram 86 indivíduos com carcinoma espinocelular, comparados com 187 outros indivíduos-controles pareados por idade e gênero, que tiveram carcinoma espinocelular.[164] Estes dados se basearam em relatos dos pacientes do uso oral de anti-inflamatórios, e o menor número de carcinomas espinocelulares esteve relacionado ao hábito de ingerir 8 ou mais anti-inflamatórios não esteroides por semana, por mais de 1 ano.[150,164]

A PGE2 induzida pela UVR tem demonstrado contribuir para a imunossupressão decorrente da exposição à UVR.[150] A PGE2 também aumenta a proliferação dos queratinócitos pela ativação de múltiplas vias indutoras de crescimento, incluindo o receptor de crescimento epidérmico (EGFR) e a produção de AMP cíclico.[150] Assim há uma boa evidência de que os anti-inflamatórios não esteroides são fotoprotetores, reduzindo a incidência de câncer cutâneo não melanoma.[150] Aparentemente estas drogas são fotoprotetoras em decorrência de sua capacidade de não apenas proteger o sistema imune da UVR, mas também por limitar ao crescimento de queratinócitos induzido pela UVR.[150]

■ CLOROQUINA E HIDROXICLOROQUINA

Os antimaláricos, tendo como seu primeiro representante a quinina no tratamento de doenças do tecido conectivo, progrediram até a produção da **cloroquina** (CQ) e **hidroxicloroquina** (HCQ) como parte do esforço de guerra durante a II Grande Guerra Mundial, que empregadas em soldados na profilaxia da malária melhoravam seus sintomas reumáticos.[165] Estas drogas têm muitos efeitos sobre processos inflamatórios e imunológicos, sendo citados efeitos fotoprotetores.[165,166] As diferentes ações destes antimaláricos podem ser consultados no Quadro 162.17.[165]

A ação anti-inflamatória da cloroquina foi comprovada na pele pelos experimentos de Wozniacka e colaboradores (2008) em pacientes com lúpus eritematoso sistêmico (LES).[167] Os níveis do RNAm para IL-1beta, IL-6 e TNF-alfa foram mensurados na pele previamente irradiada com ultravioleta em 14 pacientes com LES antes e depois do uso em monoterapia do fosfato de cloroquina 125 mg, duas vezes ao dia, durante 3 meses. Os autores observaram que a cloroquina não afetou a expressão do RNAm destas citocinas nos locais não irradiados, mas o tratamento com UV, o qual causa aumento na expressão destas citocinas, teve redução da produção das mesmas em 1/3 a 1/2 da quantidade habitual com o uso da cloroquina.[167] Assim, a inibição da cloroquina na produção da IL-1 e subsequentemente da IL-6 pode ter interesse terapêutico particular significativo nos pacientes com LES.[166]

Há várias doenças dermatológicas em que se emprega a hidroxicloroquina:[166] alopecia frontal fibrosante, dermatite atópica, dermatomiosite, doença granulomatosa crônica, eritema anular eosinofílico, erupção polimorfa à luz, escleromixedema, esclerose sistêmica, granuloma anular elastolítico, granuloma anular, doença de Kikuchi-Fujimoto, líquen plano, líquen plano pilar, lúpus eritematoso, líquen escleroso, lipodermatoesclerose, linfoma de células T cutâneo CD8+ pleomórfico, morfeia, mucinose folicular, necrobiose lipoídica, perniose, mucinose eritematosa reticular, porfiria cutânea tardia, sarcoidose, urticária crônica espontânea, urticária solar, urticária vasculite e síndrome de Schnitzler.

No Quadro 162.18 podemos consultar as atuais recomendações de segurança do uso da hidroxicloroquina na Dermatologia.[166]

Quadro 162.17 Ações da hidroxicloroquina e/ou cloroquina nos processos inflamatórios e imunológicos.

Efeitos sobre a inflamação aguda	Potenciais efeitos sobre as reações imunoinflamatórias crônicas	Ações celulares e outras ações (podem ser parte das ações nos sistemas inflamatórios)
▪ Inibição da atividade da histamina ▪ Inibição da fosfolipase A2 com redução na produção de prostaglandinas e leucotrienos ▪ Inibição da liberação e atividade de enzimas lisossomais por seu acúmulo nas organelas ▪ Inibição dos polimorfonucleares e da liberação de proteases e radicais livres ▪ Redução da agregação plaquetária, lípides na aterosclerose e agregação intravascular de hemácias ▪ Redução na produção de fibronectina	▪ Redução na proliferação linfocitária ▪ Redução na expressão ou interação com os antígenos do principal complexo de histocompatibilidade (MHC), especialmente na expressão do MHC de classe II e redução da apresentação antigênica pelas células apresentadoras de antígenos, monócitos e histiócitos ▪ Redução na atividade *natural killler* ▪ Redução na produção de citocinas (IL-1, IL-2, IL-6, IL-10, TNF-alfa) ou suas ações ▪ Redução na velocidade de hemossedimentação	▪ Interação como DNA ▪ Redução da função do aparelho de Golgi, efeitos pós-transcricionais nas proteínas secretadas e expressão de receptores ▪ Redução do *clearence* de insulina e aumento nos níveis da insulina ▪ Efeitos fotoprotetores ▪ Possível ação antitrombótica e sobre aterosclerose ▪ Atividade antimicrobiana ▪ Efeitos anticâncer (em modelos animais e *in vitro*)

Quadro 162.18 Orientações gerais do uso de hidroxicloroquina (HCQ).

- Otimizar a dose da hidroxicloroquina para o paciente ≤ 5 mg/kg/dia de acordo com o peso atual do paciente ou 400 mg, optando pela menor dose possível para a maioria dos pacientes (para indivíduos de peso normal, 5 mg/kg de HCQ devem ser equivalentes a 2,3 mg/kg de cloroquina)
- Os níveis sanguíneos totais da HCQ devem ser mensurados nos pacientes que não respondem adequadamente, com o nível de eficácia desejado > 750 ng/mL e para manutenção > 500 ng/mL
- Fumantes devem ser orientados sobre os benefícios de parar o tabagismo, mas os efeitos do tabagismo sobre a HCQ não estão esclarecidos e o tratamento com HCQ deve ser tentado antes de se utilizar imunossupressores mais potentes, no caso das doenças autoimunes
- Opiniões de especialistas sugerem que a HCQ possa ser continuada caso ocorra gravidez e mesmo na lactação, caso a paciente esteja tendo benefícios com o tratamento
- O maior fator de risco para a toxicidade ocular com uso da HCQ é a dose diária, com a dose segura sendo preconizada entre 4 e 5 mg/kg/dia
- Muito cuidado deve ser tomado quando se considerar o uso da HCQ em pacientes com maculopatia retiniana pré-existente ou doença renal (50% de redução na função renal correlaciona-se com um risco 2× maior de retinopatia), usuários de longa data de HCQ, mulheres tomando concomitantemente tamoxifeno (aumenta o risco de retinopatia em 5×). Doença hepática e idade avançada são fatores de risco para retinopatia, mas isto ainda é atualmente debatido
- Avaliação ocular da toxicidade induzida pela HCQ deve ser realizada dentro do primeiro ano de uso (o que implica que a HCQ pode ser iniciada antes da avaliação inicial, em caso de necessidade urgente)
- Avaliação de toxicidade ocular anual é recomendada apenas depois de 5 anos de uso, a menos que o paciente seja considerado de alto risco ou desenvolva sintomas oftalmológicos
- As telas ou teste de Amsler não são mais recomendadas como rastreamento
- O teste de toxicidade ocular apropriado deve incluir 10 a 12 testes de campo visual e tomografia de coerência óptica de domínio espectral
- Equimoses podem ser um fator de risco para o desenvolvimento de hiperpigmentação induzida pela HCQ
- Eletrocardiograma anual deve ser realizado anualmente, pois raramente pode haver cardiomiopatia restritiva ou anormalidades de condução cardíaca

AFAMELANOTIDA[168]

A afamelanotida é um potente análogo do hormônio estimulante dos α-melanócitos (α-MSH) que tem tem sido usado para tratar a erupção polimorfa à luz (EPP) e a urticária solar.[167] Funciona aumentando melanização protegendo os danos induzidos pela UVR e atua localmente nos melanócitos ao contrário do α-MSH natural.[168] Normalmente é administrado como um implante subcutâneo para liberação lenta da droga, reduzindo efeitos colaterais, como a hiperpigmentação local no local da injeção.[168] Artigos de revisão esclareceram que é improvável que afamelanotida esteja relacionada ao melanoma, como já havia sido relatado anteriormente.[168] Um estudo longitudinal de 115 pacientes com EPP tratados com implantes subcutâneos 16 mg de afamelanotida, por mais de 8 anos, demonstraram melhores pontuações na qualidade de vida, alta adesão, poucos efeitos colaterais (exceto náusea) e baixas taxas de desistência no estudo (as desistências não estavam relacionadas a efeitos colaterais).[169] Este estudo observacional permitiu a avaliação do tratamento com a afamelanotida, em uma doença rara como a EPP, em que um ERC (RTC) não seria viável e permitindo uma estimativa da eficácia clínica.[168-170]

Em termos de significância clínica, as evidências revelaram que os pacientes podem retomar ao trabalho e as tarefas familiares/domiciliares, que eles anteriormente não conseguiam realizar antes deste tratamento.[168-170]

Atualmente, vários suplementos sistêmicos têm sido investigados para seu uso como fotoproteção e tratamento adjuvante em combinação com os protetores solares tópicos.[168] No entanto, poucos ensaios demonstraram eficácia de quaisquer tratamentos em comparação com protetores solares, impossibilitando a recomendação desses suplementos orais como uma alternativa aos protetores solares para fotoproteção.[168] A nicotinamida demonstrou benefício clinicamente relevante na redução do câncer de pele não melanoma nos ensaios e pode ser mais útil como adjuvante sistêmico na fotoproteção.[168] O outro possível suplemento de fotoproteção sistêmica benéfico é a afamelanotida, no entanto, existem estudos limitados comparando afamelanotida com tratamentos estabelecidos para alterar as diretrizes clínicas.[168] Evidências que sustentam o outros suplementos também são atualmente inadequadas para mudar a prática clínica.[168] Não está claro se o uso da dose eritematosa mínima (MED/DEM), como uma medida de resultado ao longo dos estudos relaciona-se diretamente com a exposição à UVB (como seria de se esperar), UVA ou luz visível e maior clareza, portanto, ainda se faz necessária para estabelecer o impacto clínico de quaisquer achados relacionados a esse desfecho.[168] Ensaios clínicos com maior poder estatístico, que usam medidas de resultados clinicamente significantes são ainda necessários para apoiar o uso de qualquer um desses suplementos nos indivíduos mais suscetíveis à radiação ultravioleta.[168]

CONCLUSÕES

A fotoproteção sistêmica ainda é uma medida adjuvante aos cuidados com exposição solar e hábitos adequados a esta exposição, como horário adequado, roupas adequadas, chapéus, óculos escuros e filtros solares tópicos. Ela é indicada como adjuvante a pacientes selecionados, em situações particulares e nunca deve ser o único instrumento de fotoproteção a ser empregado.

As recomendações gerais quanto a fotoproteção recreacional e diária, bem como a necessidade de aferição dos níveis séricos da vitamina D e sua suplementação forma estabelecidas, em publicação de 2019 por um grupo multinacional e publicadas no British Journal of Dermatology, como a seguir:[171]

- A concentração sérica de 25(OH)-Vitamina D é um bom indicador do estado da vitamina D. O nível sérico alvo da 25(OH)-Vitamina D deve ser de pelo menos de 50 nmol/L^{-1} (20 mg/dL).
- O *status* da vitamina D é modulado por muitos fatores intrínsecos e extrínsecos, incluindo polimorfismos genéticos, tipo de pele (pigmentação), idade, saúde, comportamento de exposição ao sol, estação do ano, latitude, roupas e nutrição.
- A triagem de rotina de 25(OH)-Vitamina D não é recomendada para crianças e adultos saudáveis, nem a suplementação oral sistêmica da vitamina D. No entanto, deve ser considerado para pessoas com peles profundamente pigmentadas, aquelas que usam roupas que cobrem a maior parte do corpo, principalmente durante a gravidez, e idosos, ou pessoas institucionalizadas.
- A fotoproteção diária é recomendada para todos os fototipos de pele, sujeito às condições climáticas e atividades locais. Isso inclui procurar sombra, usar chapéus e roupas, usar óculos escuros e usar protetor solar de amplo espectro na pele exposta. Essas estratégias ajudarão a prevenir queimaduras solares, câncer de pele e fotoenvelhecimento.
- O FPS também deve ser adaptado ao estilo de vida (vestuário, atividade ao ar livre, dieta). Alto UVA-PF (fator de proteção UVA) é recomendado em todos os casos. O painel recomenda ainda:
  - Uso diário de proteção de FPS baixo (ou seja, FPS 15) com proteção UVA-PF em climas temperados com baixo UVB no inverno, para inibir o fotoenvelhecimento.
  - FPS 30 em países/locais com radiação UVB intensa (latitudes mais baixas, altitudes altas) independentemente da estação do ano.
  - Alto FPS e UVA-PF para atividades recreativas sob intensa exposição solar, juntamente com roupas e uso de sombra.

- O uso do protetor solar para fotoproteção diária e recreativa não compromete a síntese de vitamina D da pele, mesmo quando aplicado em condições ideais. Aumentar o UVA-PF para determinado FPS melhora a produção de vitamina D3.
- Pacientes com distúrbios genéticos ou de fotossensibilidade adquirida requerem fotoproteção rigorosa. Também estão em risco os pacientes com histórico de câncer de pele e receptores de transplante de órgãos e aqueles com síndromes de má absorção. O FPS 50+ diário com alta proteção UVA é fortemente recomendado para todos esses pacientes, juntamente com o uso de roupas de proteção e a procura de sombra. Isso os torna propensos à deficiência de vitamina D e, portanto, a suplementação e o rastreamento são aconselhados para essa população.

Referências bibliográficas

1. Afaq F. Natural agents: cellular and molecular mechanisms of photoprotection. Arch Biochem Biophys 2010; doi:10.1016/j.abb.2010.12.007.
2. Jemal A; Siegel R; Xu J; Ward E. Cancer statistics. 2010. CA Cancer J Clin. 2010;60(5):277-300.
3. http://www.inca.gov.br/estimativa/2010/index.asp?link=conteudo_view.asp&ID=2. Consultado em 08/01/2011.
4. Seité S; Fourtanier A; Moyal D; Young AR. Photodamage to human skin by suberythemal exposure to solar ultraviolet radiation can be attenuated by sunscreens: a review. Br J Dermatol 2010;163:903-914.
5. Svobodova A; Vostalova J. Solar radiation induced skin damage: review of protective and preventive options. Int F Radiat Biol 2010;86(12):999-1030.
6. Wang SQ; Balagula Y; Osterwalder U. Photoprotection: a review of the current and future technologies. Dermatol Ther. 2010;23(1):31-47.
7. Rigel DS; Rigel EG; Rigel AC. Effects of altitude and latitude on ambient UVB radiation. J Am Acad Dermatol. 1999;40(1):114-6.
8. Moise AF; Aynsley R. Ambient ultraviolet radiation levels in public shade settings. Int J Biometeorol. 1999;43(3):128-38.
9. Verschooten L; Claerhout S; Van Laethem A; Agostinis P; Garmyn M. New strategies of photoprotection. Photochem Photobiol. 2006;82(4):1016-23.
10. González S; Fernández-Lorente M; Gilaberte-Calzada Y. The latest on skin photoprotection. Clin Dermatol 2008;26:614-26.
11. Baumann L. Skin ageing and its treatment. J Pathol. 2007;211(2):241-51.
12. Ananthaswamy HN; Pierceall WE. Molecular mechanisms of ultraviolet radiation carcinogenesis. Photochem Photobiol. 1990;52(6):1119-36.
13. Melnikova VO; Ananthaswamy HN. Cellular and molecular events leading to the development of skin cancer. Mutat Res. 2005;571(1-2):91-106.
14. Halliday GM. Inflammation; gene mutation and photoimmunosuppression in response to UVR-induced oxidative damage contributes to photocarcinogenesis. Mutat Res. 2005;571(1-2):107-20.
15. Witte MB; Barbul A. Role of nitric oxide in wound repair. Am J Surg. 2002;183(4):406-12.
16. Pinnell SR. Cutaneous photodamage; oxidative stress; and topical antioxidant protection. J Am Acad Dermatol. 2003;48(1):1-19.
17. Young RW. The family on sunlight-related eye diseases. Optom Vis Sci 1994;71:125-44.
18. Preston DS; Stern RS. Non-melanoma cancers of the skin. New Engl J Med 1992;327:1649-62.
19. Vail-Smith K; Watson CL; Felts M; Parillo AV; Knight SM; Hughes IL. Childhood sun exposurre: parental knowledge; atitudes and behaviors. J Health Educ 1997;28:149-55.
20. Ghazi S; Couteau C; Paparis E; Coiffard LJM. Interest of external photoprotection by means of clothing and susncreen products in young children. J Eur Acad Dermatol Venereol DOI: 10.1111/j.1468-3083.2011.04139.x.
21. Assanthiany R; Fay-Chatelard F; Beauchet A; Navel M; Mahé E. Photoprotection et pediatres: results d´une enquête de partiques. Arch Pédiatr 2010;17:908-9.
22. Severi G; Cattaruzza MS; Baglietto L; Boniol M; Doré JF; Grivegnée AR; Luther H; Autier P; European Organization for Research Treatment of Cancer (EORTC) Melanoma Cooperative Group. Sun exposure and sun protection in young European children: an EORTC multicentric study. Eur J Cancer. 2002;38(6):820-6.
23. Dadlani C; Orlow SJ. Planning for a brighter future: a review of sun protection and barriers to behavioral change in children and adolescents. Dermatol Online J. 2008;14(9):1.
24. Emmett A; Uchida T; Wagner RF Jr. Sunburn risk factors for beachgoing children. Dermatol Online J. 2008;14(1):28.
25. Cesarini P. [Living with the sun]. Arch Pediatr. 2010;17(6):910-1.
26. Wesson KM; Silverberg NB. Sun protection education in the United States: what we know and whatt needs to be taught. Cutis 2003;71:71-7.
27. Godar E; Urbach F; Gasparo F et al. UV doses of young adults. Photochemistry and Photobiology 2003;77:453-7.
28. Vitols P; Oates RK. Teaching children about skin cancer prevention: why wait for adolescence? Australian and New Zealand Journal of Public Health 1997;21:602-5.
29. Stern RS; Weistein MC; Baker SG. Risk reduction for non-melanoma skin cancer with childhood sunscreen use. Arch Dermatol 1986;122:537-45.
30. Berneburg M; Surber C. Children and sun protection. Br J Dermatol 2009;161(Suppl 3):33-9.
31. Gies P. Photoprotection by clothing. Photodermatol Photoimmunol Photomed 2007;23:264-74.
32. Valdivielso-Ramos M; Heranz JM. Actualización em fotoprotección infantil. An Ped(Barc) 2010;72(4):282e1-282.e9.
33. Jones Caballero M; Fernádez Peñas P. Puesta al dia em fotoprotección: tipos; indicaciones; novedades e controversias. Dermatología práctica. 2008;16:4-16.
34. Obermoser G. Triple need for photoprotection in lupus erythematosus (editorial). Lupus 2008;17:525-7.
35. Balk SJ. The council on Environmental Health and Section on Dermatology. Pediatrics 2011;127;e791. DOI: 10.1542/peds.2010-3502.
36. Narayanan DL; Saladi RN; Fox JL. Ultraviolet radiation and skin cancer. Int J Dermatol 2010;49:978-86.
37. Gloster HM Jr; Neal K. Skin cancer in skin of color. J Am Acad Dermatol 2006;55:741-60;quiz761-4.
38. Woo DK; Eide MJ. Tanning beds; skin cancer; and vitamin D: an examination of the scientific evidence and public health implications. Dermatol Therap 2010;23(1):61-71.
39. Mahé E; de Maleyssie MF; Fay-Chatelard F; Beauchet A. [Childhood melanocytic nevus: a marker of sun exposure and measuring tool of sun prevention campaigns]. Arch Pediatr. 2010;17(6):912-3. French.
40. Puzenat E. [Photoprotection and children: why and how?]. Arch Pediatr. 2010;17(6):914-5. French.
41. O'Riordan DL; Field AE; Geller AC et al. Frequent tanning bed use; weight concerns; and other health risk behaviors in adolescent females (United States). Cancer Causes Control 2006;17(5):679-86.
42. The association of use of sunbeds with cutaneous malignant melanoma and other skin cancers: a systematic review. International Agency for Research on Cancer Working Group an artificial ultraviolet (UV) light and skin cancer. Int J Cancer. 2007;120(5):1116-22. Erratum in: Int J Cancer. 2007;120(11):2526.
43. Mosher CE; Danoff-Burg S. Addiction to indoor tanning: relation to anxiety; depression; and substance use. Arch Dermatol 2010;146(2):412-7.
44. Geller AC; Colditz G; Oliveria S; Emmons K; Jorgensen C; Aweh GN; Frazier AL. Use of sunscreen; sunburning rates; and tanning bed use among more than 10 000 US children and adolescents. Pediatrics. 2002;109(6):1009-14.
45. US Federal Trade Comission. FTC consumer alert: sun protective clothing - wear it well. Disponível em: http://www.ftc.gov/bcp/edu/pubs/consumer/alerts/alt094.shtm. Acesso em: 28 dez. 2011.
46. Palm MD; O'Donoghue MN. Update on photoprotection. Dermatol Ther 2007;20:360-76.
47. Moyal D; Fourtanier A. Broad spectrum sunscreen provide better protection from solar ultraviolet-stimulated radiation and natural sunlight induced immunossupression in human beings. J Am Acad Dermatol 2008;58:S149-54.
48. Sambandan DR; Ratner D. Sunscreens: an overview and update. J Am Acad Dermatol 2011;64:748-58.
49. Wulf H-C; Stender I-M; Lock-Andersen J. Sunscreens used at the beach do not protect against erythema: a new definition of SPF is proposed. Photodermatol Photoimmunol Photomed 1997;13(4):129-32.
50. Therapeutics Goods Administration. A review of the scientific literature on the safety of nanoparticulate titanium dioxide or zinc oxide in sunscreens. Disponível em: http://www.tga.gov.au/pdf/review-sunscreens-060220.pdf. Acesso em: 29 dez. 2011.
51. Stechschulte SA; Kisner RS; Federman DG. Sunscreens for non-dermatologists: what you should know when counseling patients. Postgrad Med 2011;123(4):160-7.
52. Criado PR; Ocampo-Garza J; Brasil ALD; Belda Junior W; Di Chiacchio N; de Moraes AM et al. Skin cancer prevention campaign in childhood: survey based on 3676 children in Brazil. J Eur Acad Dermatol Venereol. 2017 Dec 8. doi: 10.1111/jdv.14740. [Epub ahead of print].
53. Bylaite M; Grigaitiene J; Lapinskaite GS. Photodermatoses: classification; evaluation and management. Br J Dermatol 2009;161(suppl 3): 61-8.
54. Medeiros VLS; Lim HW. Sunscreens in the management of photodermatosis. Skin Therapy Lett 2010;15(6):1-3.
55. Murphy GM. Diseases associated with photosensitivity. J Photochem Photobiol B: Biology 2001;64:93-8.
56. Kumar R; Kumari S. Evaluation and management of photosensitivity in children. Indian Pediatrics 2008;45:829-37.
57. Lehmann P; Schwarz T. Photodermatoses: Diagnosis and Treatment. Dtsch Arztebl Int 2011;10899):135-41.
58. Horkay I; Emri G; Varga V; Simics E; Remenyik E. Photosensitivity skin disorders in childhood. Photodermatol Photoimmunol Photomed 2008;24:56-60.

59. Kuhn A; Ruland V; Bonsmann G. Photosensitivity; phototesting; and photoprotection in cutaneous lupus erythematosus. Lupus 2010;19:1036-46.
60. Lehman P; Homey B. Clinic and pathophysiology of photosensitivity in lupus erythematosus. Autoimmunity Rev 2009;8:456-61.
61. Druker AM; Rosen CF. Drug-induced photosensitivity. Drug Safe 2011;34(10):821-37.
62. Trakatelli M; Charalampidis S; Novakovic LB; Patsatsi A; Kalabalikis D; Sotiriadis D. Photodermatoses with onset in the elderly. Br J Dermatol 2009;161(suppl 3):69-77.
63. Rigopoulos D; Gregoriou S; Katsambas A. Hyperpigmentation and melasma. J Cosm Dermatol 2007;6:195-202.
64. Jensen AØ; Thomsen HF; Engebjerg MC; Olesen AB; SØrensen HT; Karagas MR. Use of photosensitising diuretics and risk of skin cancer: a population-based case-control study. Br J Cancer 2008;99:1522-28.
65. Pedersen SA; Gaist D; Schmidt SAJ; Hölmich LR; Friis S; Pottegård A. Hydrochlorothiazide use and risk of nonmelanoma skin cancer: A nationwide case-control study from Denmark. J Am Acad Dermatol. 2017 Dec 4. pii: S0190-9622(17)32741-X. doi: 10.1016/j.jaad.2017.11.042. [Epub ahead of print].
66. Dados disponíveis no sitio eletrônico: http://www.inca.gov.br/conteudo_view.asp?id=333. Acessado em 14 de janeiro de 2012.
67. Woo DK; Eide MJ. Tanning beds; skin cancer; and vitamin D: an examination of the scientific evidence and public health implications. Dermatol Therap 2010;23:61-71.
68. Eller MS; Asarch A; Gilchrest BA. Photoprotection in human skin - a multifaceted SOS response. Photochemistry and Photobiology 2008;84: 339-49.
69. Oberyszyn TM. non-melanoma skin cancer: importance of gender; immunosuppressive status and vitamin D. Cancer Letters 2008;261:127-36.
70. Halliday GM; Byme SN; Damian DL. Ultraviolet A Radiation: its role in immunosuppreession and carcinogenesis. Sem Cutan Med Surg 2011;30:214-21.
71. Emanuel P; Scheinfeld N. A review of DNA repair and possible DNA-repair adjuvants and selected natural anti-oxidants. Dermatol online Journal 13(3):10.
72. Brash DE; Ziegler A; Jonason AS; Simon JA; Kunala S; Leffell DJ. Sunlight and sunburn in human skin cancer: p53; apoptosis; and tumor promotion. J Investig Dermatol Symp Proc. 1996;1(2):136-42.
73. Burnett MK; Wang SQ. Current sunscren controversies: a critical review. Photodermatol Photoimmunol Photomed 2011; 27:58-67.
74. Green A; Williams G; Neale R; Hart V; Leslie D; Parsons P; Marks GC; Gaffney P; Battistutta D; Frost C; Lang C; Russell A. Daily sunscreen application and betacarotene supplementation in prevention of basal-cell and squamous-cell carcinomas of the skin: a randomised controlled trial. Lancet. 1999;354(9180):723-9. Erratum in: Lancet 1999;354(9183):1038.
75. van der Pols JC; Williams GM; Pandeya N; Logan V; Green AC. Prolonged prevention of squamous cell carcinoma of the skin by regular sunscreen use. Cancer Epidemiol Biomarkers Prev. 2006;15(12):2546-8.
76. National Cancer Institute: surveillance Epidemiology and End Results: Cancer Statistics Review. Disponível em: http://seer.cancer.gov/statfacts/html/melan.html. Acessado em 03/02/2012.
77. Kanavy HE; Gerstenblith MR. Ultraviolet radiation and melanoma. Semin Cutan Med Surg 2011;30:222-8.
78. Armstrong BK; Kricker A. The epidemiology of UV induced skin cancer. J Photochem Photobiol B. 2001;63(1-3):8-18.
79. Oliveria SA; Saraiya M; Geller AC; Heneghan MK; Jorgensen C. Sun exposure and risk of melanoma. Arch Dis Child. 2006;91(2):131-8. 13.
80. Gandini S; Sera F; Cattaruzza MS; Pasquini P; Picconi O; Boyle P; Melchi CF. Meta-analysis of risk factors for cutaneous melanoma: II. Sun exposure. Eur J Cancer. 2005;41(1):45-60.
81. Beitner H; Norell SE; Ringborg U; Wennersten G; Mattson B. Malignant melanoma: aetiological importance of individual pigmentation and sun exposure. Br J Dermatol. 1990;122(1):43-51.
82. Holman CD; Armstrong BK; Heenan PJ. Relationship of cutaneous malignant melanoma to individual sunlight-exposure habits. J Natl Cancer Inst. 1986;76(3):403-14.
83. Osterlind A. Epidemiology on malignant melanoma in Europe. Acta Oncol. 1992;31(8):903-8.
84. Dennis LK[1]; Vanbeek MJ; Beane Freeman LE; Smith BJ; Dawson DV; Coughlin JA. Sunburns and risk of cutaneous melanoma: does age matter? A comprehensive meta-analysis. Ann Epidemiol. 2008;18(8):614-27.
85. Klug HL; Tooze JA; Graff-Cherry C; Anver MR; Noonan FP; Fears TR; Tucker MA; De Fabo EC; Merlino G. Sunscreen prevention of melanoma in man and mouse. Pigment Cell Melanoma Res. 2010;23(6):835-7.
86. Bastuji-Garin S; Diepgen TL. Cutaneous malignant melanoma; sun exposure; and sunscreen use: epidemiological evidence. Br J Dermatol. 2002;146 Suppl 61:24-30.
87. Saraiya M; Glanz K; Briss P; Nichols P; White C; Das D; Task Force on Community Preventive Services On reducing Exposure to Ultraviolet Light. Preventing skin cancer: findings of the Task Force on Community Preventive Services On reducing Exposure to Ultraviolet Light. MMWR Recomm Rep. 2003;52(RR-15):1-12.
88. Green AC; Williams GM; Logan V; Strutton GM. Reduced melanoma after regular sunscreen use: randomized trial follow-up. J Clin Oncol. 2011;29(3):257-63.
89. Lim HW; James WD; Rigel DS; Maloney ME; Spencer JM; Bhushan R. Adverse effects of ultraviolet radiation from the use of indoor tanning equipment: time to ban the tan. J Am Acad Dermatol. 2011;64(5):893-902.
90. International Agency for Research on Cancer Working Group on artificial ultraviolet (UV) light and skin cancer. The association of use of sunbeds with cutaneous malignant melanoma and other skin cancers: A systematic review. Int J Cancer. 2007;120(5):1116-22.
91. Disponível em http://www.anvisa.gov.br/DIVULGA/NOTICIAS/2009/pdf/1101109_rdc.pdf. Acessado em 03 de fevereiro de 2012.
92. El Ghissassi F; Baan R; Straif K; Grosse Y; Secretan B; Bouvard V; Benbrahim-Tallaa L; Guha N; Freeman C; Galichet L; Cogliano V; WHO International Agency for Research on Cancer Monograph Working Group. A review of human carcinogens-part D: radiation. Lancet Oncol. 2009;10(8):751-2.
93. Karagas MR; Stannard VA; Mott LA; Slattery MJ; Spencer SK; Weinstock MA. Use of tanning devices and risk of basal cell and squamous cell skin cancers. J Natl Cancer Inst. 2002;94(3):224-6.
94. Bischoff-Ferrari H. Health effects of vitamin D. Dermatol Ther. 2010;23(1):23-30.
95. Giovannucci E; Liu Y; Rimm EB; Hollis BW; Fuchs CS; Stampfer MJ; Willett WC. Prospective study of predictors of vitamin D status and cancer incidence and mortality in men. J Natl Cancer Inst. 2006;98(7):451-9.
96. Toner CD; Davis CD; Milner JA. The vitamin D and cancer conundrum: aiming at a moving target. J Am Diet Assoc. 2010;110(10):1492-500.
97. Reddy KK; Gilchrest BA. What is all this commotion about vitamin D? J Invest Dermatol. 2010;130(2):321-6.
98. IARC. Vitamin D and Cancer. IARC Working Group Reports Vol.5; International Agency for research on Cancer; Lyon; 25 November 2008. Disponível em http://www.iarc.fr/en/publications/pdfs-online/wrk/wrk5/Report_VitD.pdf. Acessado em 03 de fevereiro de 2012.
99. Davis CD; Hartmuller V; Freedman DM; Hartge P; Picciano MF; Swanson CA; Milner JA. Vitamin D and cancer: current dilemmas and future needs. Nutr Rev. 2007;65(8 Pt 2):S71-4.
100. Sandrin-Berthon: Apprendre la santé à l'école.Collection pratique setenjeux pédagogiques. CFES (Comité Français d'Education pour la Santé). 1997.
101. Sancho-Garnier H; Pereira B; Césarini P. A cluster randomized trial to evaluate a health education programme "Living with Sun at School". Int J Environ Res Public Health. 2012;9(7):2345-61.
102. Mermelstein; R.J.; Riesenberg; L.A. Changing knowledge and attitudes about skin cancer risk factors in adolescents. Health Psychol. 1992; 11; 371–376.
103. Hugues; B.R.; Altman; D.G.; Newton J.A. Melanoma and skin cancer: Evaluation of a health education programme for secondary schools. Br. J. Dermatol. 1993; 128; 412–417.
104. Buller; D.B.; Buller; M.K.; Beach; B.; Ertl; G. "Sunny days; healthy ways" evaluation of a skin cancer prevention curriculum for elementary school-aged children. J. Am. Acad. Dermatol. 1996; 35; 911–922.
105. Buller; D.B.; Hall; J.R.; Powers; P.J.; Ellsworth; R.; Beach; B.H.; Frank; C.A.; Maloy; J.A.; Buller; M.K. Evaluation of the "Sunny Days; Healthy Ways" sun safety CD-Rom program for children in grades 4 and 5. Cancer Prev. Control. 1999; 3; 188–195.
106. Lowe; J.B.; Balanda; K.P.; Stanton; W.R.; Gillespie; A. Evaluation of a three-year school-based intervention to increase adolescent sun protection. Health Educ. Behav. 1999; 26; 396–408.
107. Milne; E.; English; D.R.; Cross; D.; Corti; B.; Costa; C.; Johnston; R. Evaluation of an intervention to reduce sun exposure in children. Am. J. Epidemiol. 1999; 150; 164–173.
108. Hornung; R.L.; Lennon; P.A.; Garrett; J.M.; DeVellis; R.F.; Weinberg; P.D.; Strecher; V.J. Interactive computer technology for skin cancer prevention targeting children. Am. J. Prev. Med. 2000; 18; 69–76.
109. Barankin; B.; Liu; K.; Howard; J.; Guenther; L. Effects of a sun protection program targeting elementary school children and their parents. J. Cutan. Med. Surg. 2001; 5; 2–7.
110. Glanz; K.; Geller; A.C.; Shigaki; D.; Maddock; J.E.; Isnec; M.R. A randomized trial of skin cancer prevention in aquatics settings: The Pool Cool program. Health Psychol. 2002; 21; 579–587.
111. Naldi; L.; Chatenoud; L.; Bertuccio; P.; Zinetti; C.; Di Landro; A.; Scotti; L.; La Vecchia; C.; Oncology Cooperative Group of the Italian Group for Epidemiologic Research in Dermatology (GISED). Improving sun protection behaviour among children: Results of a cluster-randomized trial in Italian elementary schools. The "SoleSi-SoleNo--GISED" project. J. Invest. Dermatol. 2007; 127; 1871–1877.
112. Olson; A.L.; Gaffney; C.; Starr; P.; Gibson; J.J.; Cole; B.F.; Dietrich; A.J. Sunsafe in the middle school years: A community wide intervention to change early adolescent sun protection. Pediatrics 2007; 119; e247–e256.
113. Hunter; S.; Love-Jacson; K.; Abdulla; R.; Zhu; W.; Lee; J.H.; Wells; K.J.; Roetzheim; R. Sun protection at elementary schools: A cluster randomized trial. J. Natl. Cancer Inst. 2010; 10 484–492.
114. Roetzheim; R.G.; Love-Jacson; K.M.; Hunter; S.G.; Lee; J.H.; Chen; R.; Abdulla; R.; Wells; K.J. A cluster randomized trial of sun protection at elementary schools. Results from year 2. Am. J. Prev. Med. 2011; 41; 615–618.
115. Glanz K; Saraiya M; Wechsler H; Centers for Disease Control and Prevention. Guidelines for school programs to prevent skin cancer. MMWR Recomm Rep. 2002;51(RR-4):1-18.
116. O processo educacional na promoção de ações comunitárias em Saúde. Acessado no sitio eletrônico http://www.inca.gov.br/rbc/n_43/v01/artigo4_completo.html (acessado em 24 de março de 2013).
117. Mermelstein RJ; Riesenberg LA. Changing knowledge and attitudes about skin cancer risk factors in adolescents. Health Psychol 1992:11:371–6.
118. Buller MK; Goldberg G; Buller DB. Sun Smart Day: a pilot program for photoprotection education. Pediatric Dermatol1997;14:257–63.
119. Thornton CM; Piacquadio DJ. Promoting sun awareness: evaluation of an educational children's book. Pediatrics 1996; 98:52–5.

120. Buller MK; Loescher LJ; Buller DB. Sunshine and Skin Health: a curriculum for skin cancer prevention education. J Cancer Educ 1994;9:155–62.
121. Buller DB; Buller MK; Beach B; Ertl G. Sunny days; healthy ways: evaluation of a skin cancer prevention curriculum for elementary school- aged children. J Am Acad Dermatol1996;35:911–22.
122. Girgis A; Sanson-Fisher RW; Tripodi DA; Golding T. Evaluation of interventions to improve solar protection in primary schools. Health EducQtly1993;20:275–87.
123. Fork HE; Wagner RF; Wagner KD. The Texas peer education sun aware- ness project for children: primary prevention of malignant melanoma and nonmelanocytic skin cancers. Cutis 1992;50:363–4.
124. Reding DJ; Fischer V; Gunderson P; Lappe K. Skin cancer prevention: a peer education model. Wisc Med J 1995;94:75–9.
125. Perry CL. Creating health behavior change: how to develop community-wide programs for youth. Thousand Oaks; CA: Sage; 1999.
126. Hornung RL; Lennon PA; Garrett JM; DeVellis RF; Weinberg PD; Strecher VJ. Interactive computer technology for skin cancer prevention targeting children. Amer J Prev Med 2000;18:69–76.
127. United States Environmental Protection Agency. The SunWise School Program Guide. Available at http://www.epa.gov/sunwise/guide.pdf.
128. Cantor MA; Rosseel K. The United States Environmental Protection Agency Sun Wise School Program. Health Educ Behav 1999;26: 303–4.
129. Schofield MJ; Edwards K; Pearce R. Effectiveness of two strategies for dissemination of sun-protection policy in New South Wales primary and secondary schools. Aust N Z J Public Health 1997;21:743–50.
130. Mayer JA; Slymen DJ; Eckhardt L et al. Reducing ultraviolet radiation exposure in children. Prev Med 1997;26:516–22.
131. Parrott R; Duggan A; Cremo J; Eckles A; Jones K; Steiner C. Communicating about youth's sun exposure risk to soccer coaches and parents: a pilot study in Georgia. Health Educ Behav 1999; 26:385–95.
132. Dietrich AJ; Olson AL; Sox CH et al. A community-based randomized trial encouraging sun protection for children. Pediatrics 1998;102:E64.
133. Dietrich AJ; Olson AL; Sox CH; Tosteson TD; Grant-Petersson J. Persistent increase in children's sun protection in a randomized controlled community trial. Prev Med 2000;31:569–74.
134. Miller DR; Geller AC; Wood MC; Lew RA; Koh HK. The Falmouth Safe Skin Project: evaluation of a community program to promote sun protection in youth. Health Educ Behav 1999 26:369–84.
135. Svobodová A; Vostálová J. Solar radiation induced skin damage: review of protective and preventive options. Int J Radiat Biol 2010;86(12):999-1030.
136. Criado PR; Vasconcellos C; Sittart JA; Valente NY; Moura BP; Barbosa GL; Ichihara C. [Primary cutaneous malignant melanoma: retrospective study from 1963 to 1997 at Hospital do Servidor Público Estadual de São Paulo]. Rev Assoc Med Bras. 1999;45(2):157-62.
137. Naser N. Cutaneous melanoma: a 30-year-long epidemiological study conducted in a city in southern Brazil; from 1980-2009. An Bras Dermatol. 2011;86(5):932-41.
138. Sortino-Rachou AM; Curado MP; Latorre MRDO. Melanoma cutâneo: estudo de base populacional em Goiânia; Brasil; de 1988 a 2000. An Bras Dermatol. 2006;81(5):449-55.
139. Ferreira FR; Nascimento LFC. Câncer cutâneo em Taubaté (SP) - Brasil; de 2001 a 2005: um estudo de prevalência. An Bras Dermatol. 2008;83(4):317-22.
140. Ferrari NM Jr; Muller H; Ribeiro M; Maia M; Sanches JA Jr. Cutaneous melanoma: descriptive epidemiological study. Sao Paulo Med J. 2008;126(1):41-7.
141. Gon AS; Minelli L; Guembarovski AL. Melanoma cutâneo primário em Londrina. An Bras Dermatol. 2001;76(4):413-26.
142. Lapa MS; Guedes KF; Schalch FO; Landman G. Melanomas malignos cutâneos tratados no Hospital do câncer de São Paulo: estudo retrospectivo para avaliação de distribuição; fatores prognósticos e sobrevida. An Bras Dermatol. 2002;77(3):313-20.
143. Borges SZ; Bakos L; Cartell A; Wagner M; Agostini A; Lersch E. Distribution of clinical-pathological types of cutaneous melanomas and mortality rate in the region of Passo Fundo; RS; Brazil. Int J Dermatol. 2007;46(7):679-86.
144. Mendes GL; Koifman RJ; Koifman S. Mortality frequency and trends attributed to melanoma in Brazil from 1980-2005. J Toxicol Environ Health A. 2010;73(13-14):850-7.
145. Mendonça GAS. Risco crescente de melanoma de pele no Brasil. Rev. Saúde Pública [online]. 1992; vol.26; n.4 [cited 2012-02-04]; pp. 290-294. Available from: <http://www.scielo.br/scielo.php?script=sci_arttext&pid=S0034-89101992000400012&lng=en&nrm=iso>. ISSN 0034-8910. http://dx.doi.org/10.1590/S0034-89101992000400012.
146. Konrad P; Fabris MR; Melao S; Blanco LF. Histopathological and epidemiological profile of cases of primary cutaneous melanoma diagnosed in Criciúma-SC between 2005 and 2007. An Bras Dermatol. 2011;86(3):457-61.
147. Bonfá R; Bonamigo RR; Bonfá R; Duro KM; Furian RD; Zelmanowicz A de M. Early diagnosis of cutaneous melanoma: an observation in southern Brazil. An Bras Dermatol. 2011;86(2):215-21.
148. Skotarczak K; Osmola-Mankowska A; Lodyga M; Polanska A; Mazur M; Adamski Z. Photoprotection: facts and controversies. Eur Rev Med Pharmacol Sci 2015;19:98-112.
149. Baker LA; Marchetti B; Karsilli TNV; Stavros VG; Ashfold MNR. Photoprotection: extending lessons learned from studding natural sunscrens to the design of artificial sunscreens constituents. Chem Soc Rev 2017;46:3770-3791.
150. Chen AC; Damian DL; Halliday GM. Oral and systemic photoprotection. Photodermatol Photoimmunol Photomed 2014;30:102-111.
151. Skotarczak K; Osmola-Mankowska A; Lodyga M; Polanska A; Mazur M; Adamski Z. Photoprotection: facts and controversies. Eur Rev Med Pharmacol Sci 2015;19:98-112.
152. Rizwan M; Rodriguez-Blanco I; Harbottle A; Birch-Machin MA; Watson REB; Rhodes LE. Tomato paste rich in lycopene protects against cutaneous photodamage in humans in vivo: a randomized controlled trial. Br J Dermatol 2011; 164: 154-162.
153. Wang HC; Pao J; Lin SY; Sheen LY. Molecular mechanisms of garlic-derived allyl sulfides in the inhibition of skin cancer progression. Ann N Y Acad Sci 2012; 1271: 44–52.
154. Reeve VE; Bosnic M; Rozinova E; Boehmwilcox C. A Garlic Extract Protects from Ultraviolet B (280–320 nm) Radiation-Induced Suppression of Contact Hypersensitivity. Photochem Photobiol 1993; 58: 813-817.
155. Gu M; Singh RP; Dhanalakshmi S; Agarwal C; Agarwal R. Silibinin inhibits inflammatory and angiogenic attributes in photocarcinogenesis in SKH-1 hairless mice. Cancer Res 2007;67:3483-3491.
156. Huang MT; Xie JG; Wang ZY et al. Effects of tea; decaffeinated tea; and caffeine on UVB light-induced complete carcinogenesis in SKH-1 mice: demonstration of caffeine as a biologically important constituent of tea. Cancer Res 1997; 57: 2623-2629.
157. Lu Y-P; Lou Y-R; Xie J-G et al. Topical applications of caffeine or (-)-epigallocatechin gallate (EGCG) inhibit carcinogenesis and selectively increase apoptosis in UVB--induced skin tumors in mice. Proc Natl Acad Sci U S A 2002; 99: 12455-12460.
158. Reeve VE; Bosnic M; Rozinova E. Carnosine (beta-Alanylhistidine) protects from the suppression of contact hypersensitivity by ultraviolet-B (280–320 nm) radiation or by cis urocanic acid. Immunology 1993; 78: 99-104.
159. Hughes MC; Williams GM; Fourtanier A; Green AC. Food intake; dietary patterns; and actinic keratoses of the skin: a longitudinal study. Am J Clin Nutr 2009; 89: 1246-1255.
160. Surjana D; Damian DL. Nicotinamide in dermatology and photoprotection. Skinmed 2011; 9: 360-365.
161. Damian DL; Patterson CRS; Stapelberg M; Park J; Barnetson RSC; Halliday GM. UV radiation-induced immunosuppression is greater in men and prevented by topical nicotinamide. J Invest Dermatol 2008; 128: 447-454.
162. Sivapirabu G; Yiasemides E; Halliday GM; Park J; Damian DL. Topical nicotinamide modulates cellular energy metabolism and provides broad-spectrum protection against ultraviolet radiation-induced immunosuppression in humans. Br J Dermatol 2009; 161: 1357-1364.
163. Hernandez-Perez E; Khawaja HA; Alvarez TY. Oral isotretinoin as part of the treatment of cutaneous aging. Dermatol Surg 2000; 26: 649-652.
164. Butler GJ; Neale R; Green AC; Pandeya N; Whiteman DC. Nonsteroidal anti-inflammatory drugs and the risk of actinic keratoses and squamous cell cancers of the skin. J Am Acad Dermatol 2005; 53: 966-972.
165. Rainsford KD; Parke AL; Clifford-Rashotte M; Kean WF. Therapy and pharmacological properties of hydroxychloroquine and chloroquine in treatment of systemic lupus erythematosus; rheumatoid arthritis and related diseases. Inflammopharmacol 2015;23(5):231-69.
166. Fernandez AP. Updated recommendations on the use of hydroxychloroquine in dermatologic practice. J Am Acad Dermatol 2017;76(6):1176-1182.
167. Wozniacka A; Lesiak A; Boncela J; Smolarczyk K; McCauliffe DP; Sysa-Jedrzejowska A. The influence of antimalarial treatment in IL-1b; IL-6 and TNF-a mRNA expression on UVB-irradiated skin in systemic lupus erythematosus. Br J Dematol 2008;159:1124-1130.
168. Searle T; Ali FR; Al-Niaimi F. Systemic photoprotection in 2021. Clin Exp Dermatol. 2021;46(7):1189-1204.
169. Biolcati G; Marchesini E; Sorge F; Barbieri L; Schneider-Yin X; Minder EI. Long-term observational study of afamelanotide in 115 patients with erythropoietic protoporphyria. Br J Dermatol 2015; 172(6):1601-1612.
170. Barnetson R; Ooi T; Zhuang L et al. [Nle4-D-Phe7]-alpha-melanocyte stimulating hormone significantly increased pigmentation and decreased UV damage in fairskinned Caucasian volunteers. J Invest Dermatol 2006;126(8):1869-78.
171. Passeron T; Bouillon R; Callender V; Cestari T; Diepgen TL; Green AC et al. Sunscreen photoprotection and vitamin D status. Br J Dermatol. 2019;181(5):916-931.

José Roberto Pegas • Luciana Patrícia Fernandes Abbade • Ludmilla Cardoso Gomes

Curativos e Coberturas

INTRODUÇÃO

A pele é a principal barreira de proteção do organismo e tem como funções primordiais impedir a perda excessiva de líquidos, proteger contra a ação de agentes químicos, físicos e biológicos, sintetizar vitamina D, atuar como órgão dos sentidos e participar dos mecanismos de termorregulação.

As infecções bacterianas da pele podem ser classificadas em primárias e secundárias, sendo esta classificação clinicamente útil. Podem decorrer da proliferação bacteriana na pele (supurativas) ou de manifestação de hipersensibilidade a antígenos bacterianos (não supurativas). As infecções primárias têm curso e morfologia típicos, estimulados por micro-organismo único que se desenvolve na "pele normal", sendo os estafilococos coagulase-positivos e os estreptococos beta-hemolíticos os agentes mais comuns. As infecções secundárias originam-se na pele previamente doente, como condição superposta, podendo resultar num curso agudo ou crônico, nem sempre distintivo. Os estafilococos e os estreptococos beta-hemolíticos são os principais agentes, porém é frequente o encontro de germes Gram-negativos (*Proteus* sp., *Pseudomonas* sp. etc.), particularmente, nas infecções crônicas, como as úlceras.[1,2]

São considerados mecanismos de defesa às infecções:

- A imunidade celular e humoral.
- A compactação das células epidérmicas (efeito de barreira).
- O pH da pele (5,5).
- Os ácidos graxos insaturados (antibacterianos).
- A pele seca (limitação do crescimento).
- O efeito supressor de cepas bacterianas sobre outras (interferência bacteriana), como a inibição do crescimento dos *S. aureus* na presença de *S. epidermidis*.[2]

Na gravidade de uma infecção cutânea, importam alguns fatores, tais como a patogenicidade do agente, a porta de entrada e a resposta do hospedeiro à infecção.

A patogenicidade de um agente infeccioso é diretamente proporcional à presença de seus elementos antifagocitários e, também, de suas toxinas. As toxinas, por sua vez, são de dois tipos: as endotoxinas e as exotoxinas. As exotoxinas são liberadas para o exterior, através da parede bacteriana, enquanto as endotoxinas fazem parte integrante de sua parede. Estas são capazes de produzir no hospedeiro, além dos fenômenos inflamatórios locais, febre, mal-estar, cefaleia, adinamia, *rash* cutâneo, artralgias, até o choque. A instalação da bactéria na pele sã determina inflamação e supuração locais, podendo evoluir para a disseminação hematogênica com bacteremia e septicemia. Por outro lado, quando a infecção que atinge a pele tem origem em outro órgão, a disseminação se faz pela via hematogênica, podendo determinar inflamação das paredes vasculares, oclusão com trombose e necrose tecidual.[1,3]

Desde os seus primórdios, o tratamento de feridas tem como objetivo a proteção das lesões contra a ação de agentes físicos, químicos, mecânicos ou biológicos. Após a descoberta dos agentes infecciosos, principalmente as bactérias, e o conhecimento de suas repercussões sobre os tecidos, a preocupação com a contaminação exógena fez com que fossem instituídas técnicas de curativo onde o princípio básico era a manutenção da lesão limpa e seca, e o tratamento realizado com soluções antissépticas.[3]

Muitos são os estudos que contestam o princípio da manutenção de curativo seco de lesões abertas (cicatrização por segunda e terceira intenções), demonstrando que a presença de um meio úmido entre o leito da ferida e a cobertura primária favoreceria sobremaneira os mecanismos envolvidos na cicatrização.[1,4]

Winter, em 1962, demonstrou que no meio úmido as enzimas, como as colagenases e proteinases, capacitam as células para que migrem através da ferida para as áreas úmidas onde há tecido fibrinoso. Como **epitelização** significa migração celular, o meio úmido favoreceria as condições fisiológicas para a cicatrização. Ao contrário, nas feridas secas e recobertas por crostas, as células epiteliais necessitam penetrar mais profundamente para encontrar um plano de umidade que permita sua proliferação. Nestas condições, uma ferida seca implica em maior atividade metabólica e maior tempo para seu fechamento. A crosta é vista como um fator negativo nesse processo: é prejudicial à visualização da evolução do processo cicatricial e estimula a infecção bacteriana.[4,5]

A escolha de um curativo para uma determinada ferida dependerá: 1) do seu grau de contaminação, 2) da etiologia, 3) dos fatores locais e sistêmicos relacionados com o processo de cicatrização, e 4) da presença e do tipo de exsudato.[3,4]

Devemos ressaltar que uma mesma ferida poderá exigir diferentes modalidades terapêuticas durante seu curso, consequência de diversos parâmetros, como volume do exsudato, presença de infecção e até mesmo sua etiologia. O tratamento da ferida é um processo dinâmico, que depende de avaliações sistematizadas, prescrições distintas de frequência e tipo de curativo ou cobertura necessários, que podem ser variáveis de acordo com o momento evolutivo do processo cicatricial. Devemos considerar todos os fatores individuais do paciente e os recursos materiais e humanos de que dispomos. O produto escolhido deve ser avaliado com relação às indicações, às contraindicações, aos custos e à eficácia.[3,4]

O curso da cicatrização de uma ferida pode ser atrasado pelo uso de medicamentos e suplementos, como exemplificado no Quadro 163.1.[6]

Quadro 163.1 Medicamentos e suplementos que podem atrasar a cicatrização de feridas.
Altas doses de esteroides sistêmicos
Drogas imunossupressoras (biológicas e não biológicas)
Anti-inflamatórios não esteroidais
Quimioterápicos antimetabólitos
Vitamina E (>100 UI/dia)
Colchicina
Retinoides sistêmicos

PREPARO DO LEITO DA FERIDA DE ACORDO COM A REGRA *TIME*

Na abordagem de feridas cutâneas, há três pontos fundamentais. Primeiro, deve ser feito o diagnóstico da causa da ferida e, a partir do diagnóstico etiológico, algumas medidas terapêuticas devem ser direcionadas de acordo com a causa, tais como terapia compressiva para úlceras venosas, alívio de pressão para lesões por pressão, controle da hipertensão para úlceras hipertensivas, revascularização para úlceras arteriais etc. Segundo, avaliar se há situações sistêmicas que sabidamente prejudicam a cicatrização, tais como diabete descompensado, insuficiência cardíaca, anemia, desnutrição, medicamentos, por exemplo, corticosteroides sistêmicos e drogas antineoplásicas, e otimizar medidas de controle dessas situações. Terceiro, avaliar as condições locais da ferida e identificar possíveis fatores que retardam a cicatrização, que são principalmente a presença de tecidos necróticos e desvitalizados, aumento da carga bacteriana (colonização crítica/infecção) e excesso de exsudato.[7]

Para facilitar a abordagem local das feridas cutâneas há uma regra mnemônica utilizando-se o acrônimo da versão original em inglês, conhecido como TIME[8] (Quadro 163.2). Por meio desta avaliação, é possível entender quais barreiras à cicatrização estão presentes e proporcionar estratégias para o preparo do leito da ferida para que sejam alcançadas condições ideais para acelerar a cicatrização.

A letra T do TIME refere-se ao tecido, ou seja, avaliação quanto à presença de tecidos desvitalizados ou não viáveis no leito da úlcera. Tecidos não viáveis podem ser representados por necrose, onde predominam células mortas e debris ou material fibrinoso o qual contém fibrina, exsudato purulento e material proteináceo. Estes tecidos inviáveis favorecem o crescimento bacteriano e contribuem com a inflamação prolongada. A estratégia para combater esta situação é o desbridamento por meio de uma das técnicas ou combinação delas, a saber: desbridamento cirúrgico superficial (por exemplo, curetagem do leito (**Vídeo 163.1**)), enzimático ou químico (por exemplo, com colagenase ou papaína), autolítico (curativo hidrogel ou hidrocoloide), mecânico (hidroterapia) e biológico (terapia de Maggot). O desbridamento reduz o número de bactérias, toxinas e outras substâncias que prejudicam a resposta imune de defesa.[9]

■ **Vídeo 163.1** Desbridamento cirúrgico superficial com cureta.

O Quadro 163.3 ilustra os cinco tipos de desbridamento com suas características, bem como apresenta os métodos e materiais disponíveis.[9]

A letra I do TIME refere-se à avaliação de infecção/inflamação. As feridas crônicas geralmente apresentam mais do que uma espécie de bactérias, e estas podem formar estruturas complexas chamadas biofilmes, os quais são comunidades de micro-organismos envoltos por matriz de polissacarídeos extracelular, conferindo proteção a estas bactérias e mais resistência às defesas do organismo, antissépticos e antibióticos, tanto tópicos quanto sistêmicos. Há diferenças entre as seguintes situações: contaminação, colonização, colonização crítica (ou infecção superficial) e infecção local mais profunda. Contaminação refere-se à presença de bactérias não replicantes no tecido. Colonização refere-se à presença de bactérias replicantes que aderem no leito da úlcera, mas não causam dano celular. Essas duas primeiras situações não atrapalham o processo de cicatrização normal. Já a colonização crítica (ou infecção superficial) refere-se à presença de bactérias replicantes no tecido, agora em maior número (*bioburden*) e com patogenicidade capazes de inibir o processo de cicatrização, pois competem por nutrientes e oxigênio e estimulam a produção de citocinas inflamatórias e proteases, além da liberação de toxinas. Nesta situação, as úlceras não apresentam os sinais clássicos de infecção, e sim leito com tecido de granulação friável, vinhoso, amarelado ou esverdeado. Além disso, podem apresentar excesso de exsudação, odor fétido e não responder ao tratamento convencional. Infecções mais profundas dos tecidos periulcera ocorrem quando há penetração e proliferação de bactérias profundamente nos tecidos ao redor da úlcera, levando a erisipelas, celulites ou linfangites bacterianas. Clinicamente, manifesta-se com eritema, edema, dor e calor local dos tecidos ao redor da úlcera.

Exames bacteriológicos usando *swabs* não são indicados, pois falham em diferenciar as úlceras simplesmente colonizadas daquelas com colonização crítica. Quando há infecção associada e se deseja identificar a bactéria para direcionar o tratamento, devem ser realizadas biópsias da base da úlcera e cultura do fragmento. O manejo das úlceras com colonização crítica deve ocorrer por meio de desbridamentos cirúrgicos ou químicos, antissépticos locais (por exemplo, a poli-hexamida e betaína (PHMB)) e curativos oclusivos com prata, pois controlam o excesso de exsudação e promovem diminuição da carga bacteriana. Antibióticos tópicos e sistêmicos não estão indicados por não conseguirem agir nas bactérias formadoras de biofilme. Os antibióticos sistêmicos devem ser reservados para os casos com infecção profunda.

Quadro 163.2 Sumário do conceito TIME.

Acrônimo TIME	Características para serem avaliadas	Tipo de intervenção para eliminar ou diminuir as barreiras para cicatrização
T (*Tissue* – Tecido)	Leito da úlcera: tecidos desvitalizados com necrose, tecido fibrinoso, tecido violáceo, esverdeado, hipertrófico	Desbridamento
I (*Infection/Inflamation* – Infecção/Inflamação)	Avaliação da ferida para potencial infecção e inflamação	Antimicrobianos tópicos (curativos com prata, poli-hexamida e betaína, cadexômero iodine, entre outros) Antibiótico sistêmico nos casos de infecção de tecidos mais profundos
M (*Moisture imbalance* – Desequilíbrio de umidade)	Avaliação do grau de exsudação	Moderada a alta exsudação: carvão ativado, alginato de cálcio, espumas e hidrofibra (acrescidos ou não com prata) Manter umidade: hidrocoloides e filmes de poliuretanos Acrescentar umidade: hidrogéis e hidrocoloides
E (*Edge* – Borda)	Avaliar se há avanço do tecido epitelial da borda Bordas descoladas do leito, hipertróficas, maceradas e subminadas precisam de intervenção	Desbridamento, enxerto de pele ou terapias adjuvantes em caso de bordas secas ou maceradas

Quadro 163.3 Tipos de desbridamento de feridas.

Tipo	Exemplos	Vantagens	Desvantagens
Químico/ enzimático	Papaína Colagenase (Iruxol®) Fibrilonisina (Fibrase®)	Fácil realização Pouco doloroso Papaina tem atividade bactericida	Pode causar irritação periulcera Processo lento Não seletivo Inativação de acordo com o pH da ferida
Autolítico	Hidrogéis (Nu-gel®, Saf-gel® Duoderm gel®, IntraSite gel®, Purilon®) Hidrocoloides (Nu-derm®, Tegasorb®, Commfeel®, Duoderm®)	Fácil realização Seletivo Pouco doloroso	Processo lento Não pode ser utilizado nas feridas infectadas
Mecânico	Hidroterapia Curativo úmido-seco Terapia com pressão negativa (V. A. C.®)	Fácil realização Mais rápido do que o químico e autolítico Útil para grande quantidade de tecidos desvitalizados	Não seletivo Pode causar dano aos tecidos periulcera Pode ser doloroso
Cirúrgico	Debridamento com cureta, bisturi etc.	Resultado imediato Útil para grande quantidade de tecidos desvitalizados	Não seletivo Necessita analgesia Requer treinamento Pode causar sangramento e dor
Biológico	Terapia de Maggot (larvas)	Seletivo	Utilização para casos selecionados Não disponível de maneira sistemática

A letra M refere-se a *moisture imbalance*, ou seja, desequilíbrios da umidade. As feridas podem apresentar condições diversas de umidade, tais como leito ressecado ou exsudação leve a alta. O leito ressecado favorece a desvitalização dos tecidos e dificuldade à migração de células epidérmicas. Já a alta exsudação causa maceração da pele periulcera e também dificuldade a migração de células epidérmicas.[9] Portanto, as feridas devem ser mantidas em um regime de umidade ótimo. Os curativos oclusivos e semioclusivos, quando bem indicados, de acordo com o grau de exsudação da ferida, podem ajudar a alcançar tal objetivo. De uma forma geral, estes curativos pertencem a uma das seguintes categorias, considerando seus efeitos no nível de umidade: curativos que absorvem o excesso de exsudato (exemplos: carvão ativado, alginato de cálcio, espumas e hidrofibra), curativos que mantêm a umidade existente (exemplos: hidrocoloide e filme de poliuretano) e curativos que acrescentam umidade aos tecidos (exemplos: hidrocoloides e hidrogéis).[11]

A letra E do TIME refere-se a *edge*, ou seja, avaliação da borda da ferida, a qual permite verificar se a lesão está ou não em cicatrização. Uma borda de ferida saudável é acompanhada por um tecido de granulação saudável. Bordas descoladas do leito da ferida, subminadas e hipertróficas indicam uma lesão em progressão ou estagnação da cicatrização e geralmente seu leito também se apresenta com tecido de granulação deficiente. Os outros componentes do TIME, ou seja, desbridamento dos tecidos desvitalizados, controle da infecção/inflamação e da umidade são essenciais para o avanço da borda da ferida, mas, se não forem efetivos, o tratamento cirúrgico ou terapias mais avançadas para cicatrização devem ser considerados.

ABORDAGEM LOCAL DAS FERIDAS

A abordagem local da ferida envolve a limpeza da mesma, desbridamento quando necessário e aplicação de curativos, os quais são recursos fundamentais para proporcionar melhores condições locais para acelerar o processo de cicatrização.

SOLUÇÕES DE LIMPEZA

Limpeza da ferida refere-se ao uso de fluidos para remover do leito da ferida excesso de exsudato, tecidos desvitalizados e necróticos, micro-organismos, resíduos de pomadas e coberturas anteriores, com preservação do tecido de granulação. É procedimento vital no tratamento de feridas e no combate à colonização e infecção.

Antissepsia com polivinilpirrolidona-iodo (PVPI) tópico

O iodóforo é um complexo de iodo fracamente ligado a uma molécula carreadora (polivinilpirrolidona) que serve tanto para aumentar a solubilidade do iodo quanto para ser reservatório de liberação do mesmo, conferindo-lhe poder residual, o qual é estimado entre 6 e 8 horas.[5]

Composição

Polivinilpirrolidona-iodo a 10% diluído em água.

Mecanismo de ação

Penetra na parede celular alterando a síntese de ácido nucleico através da oxidação.

Indicações

1. Antissepsia de pele e mucosas.
2. Inserção de cateteres (vasculares, diálise).
3. Introdutores e fixadores externos com a finalidade de prevenir a colonização.
4. Não é indicado para o tratamento de lesões abertas, mas deve ser utilizado na prevenção da colonização dos locais de inserção de cateteres vasculares e fixadores externos.

Contraindicação

Feridas abertas de qualquer etiologia.

Observações

1. Pode ser neutralizado, rapidamente, na presença da matéria orgânica, pus ou necrose.
2. Pode causar irritação cutânea ou reação alérgica.
3. Em lesões abertas, pode alterar o processo de cicatrização, danificando e reduzindo a força tênsil do tecido.[4,5]

Antissepsia com clorexidina alcoólica

Atua tanto em bactérias Gram-positivas como em Gram-negativas, principalmente sobre as primeiras. Possui efeito residual de aproximadamente 6 a 8 horas. Não é indicada para o tratamento de lesões abertas, mas deve ser utilizada na prevenção da colonização dos locais de inserção de cateteres vasculares e fixadores externos.[5]

Composição

Digluconato de clorexidina em veículo alcoólico.

Mecanismo de ação

Destruição da membrana citoplasmática bacteriana.

Indicações

- Antissepsia de pele e mucosas.
- Inserção de cateteres (vasculares, diálise).
- Introdutores e fixadores externos com a finalidade de prevenir a colonização.

Contraindicação

Feridas abertas de qualquer etiologia.

Observações

1. A atividade germicida da clorexidina se mantém mesmo na presença de materiais orgânicos.
2. Em lesões abertas, pode alterar o processo de cicatrização, danificando e reduzindo a força tênsil do tecido.[5,12]

Curativo úmido com solução fisiológica a 0,9%

A solução fisiológica pode ser utilizada tanto para limpeza como para tratamento de feridas.

O tratamento é feito com a utilização de gazes de contato embebidas com solução fisiológica. Este tratamento favorece o processo de autólise (degradação natural do tecido desvitalizado pela ação de enzimas, tais como as hidrolases ácidas) e estimula a formação do tecido de gramulação.[4]

Composição

Cloreto de sódio a 0,9%.

Mecanismo de ação

1. Limpa e umedece a ferida.
2. Favorece a formação de tecido de granulação.
3. Amolece os tecidos desvitalizados.
4. Favorece o desbridamento autolítico.

Indicação

- Manutenção da ferida úmida.

Tipos de feridas

- Feridas com cicatrização por 2º ou 3º intenção.

Modo de usar

- Lavar o leito da ferida com jatos de SF a 0,9%.
- Remover exsudatos limpando a ferida com gazes embebidas em solução fisiológica com movimentos leves e lentos, para não prejudicar o processo cicatricial.
- Remover tecidos desvitalizados com auxílio de gaze, pinça ou bisturi.
- Colocar gazes de contato úmidas o suficiente para manter o leito da ferida úmido até a próxima troca.
- Ocluir com cobertura secundária estéril (gaze, chumaço ou compressas secas).
- Fixar.

Periodicidade de troca

De acordo com a saturação do curativo secundário ou no máximo a cada 24 horas.

Observações

A solução fisiológica pode ser substituída pela solução de Ringer Simples (composição eletrolítica isotônica).[4,5,12]

Poli-hexamida e betaína

Poli-hexamida é atualmente um dos produtos antimicrobianos mais utilizados e citados como adequado para feridas agudas e crônicas colonizadas criticamente ou infectadas, pois atua nos biofilmes. Como vantagens apresenta boa tolerabilidade pelos tecidos do leito da ferida, baixo risco de sensibilização de contato, e, ainda, não há relatos de desenvolvimento de resistência bacteriana aos seus componentes. Poli-hexamida associada ao surfactante betaína tem sido identificada como efetiva no desbridamento autolítico.[13] Há apresentações na forma de solução ou gel para ser utilizado como curativo com troca uma vez ao dia.

■ CURATIVOS

Curativo ou cobertura pode ser definido como recurso que cobre uma ferida com o objetivo de favorecer o processo de cicatrização. São características de um curativo ideal: a) promover manutenção do ambiente úmido; b) aumentar a migração epidérmica; c) promover angiogênese e síntese de tecido conectivo; d) promover troca gasosa entre a ferida e o ambiente; e) manter a temperatura do tecido adequada para aumentar o fluxo sanguíneo no leito da ferida e aumentar a migração epidérmica; f) ser barreira contra infecção bacteriana; g) deve ser não aderente e de fácil remoção; h) ter ação desbridante para aumentar a migração de queratinócitos e suporte ao acúmulo de enzimas; i) deve ser estéril, não tóxico e não alergênico; j) promover proteção da ferida e diminuição da dor; k) realizar pressão sobre a ferida para promover hemostasia e diminuição do espaço morto; e l) promover conforto ao paciente.[14,15]

Classificação dos curativos

Diferentes tipos de curativos são utilizados para a cura de feridas e são classificados com base em diferentes fatores. Primeiro, podem ser categorizados em 3 tipos: tradicionais (gase), biomateriais (aloenxertos, xenoenxertos) e curativos artificiais (filmes, espumas, géis). Segundo, eles são classificados em duas categorias: curativos primários (aplicados diretamente na ferida) e secundários (usados para cobrir o curativo primário). Terceiro, com base na interação com o tecido biológico podem ser classificados como: passivos ou inertes e bioativos/interativos (Figura 163.1).

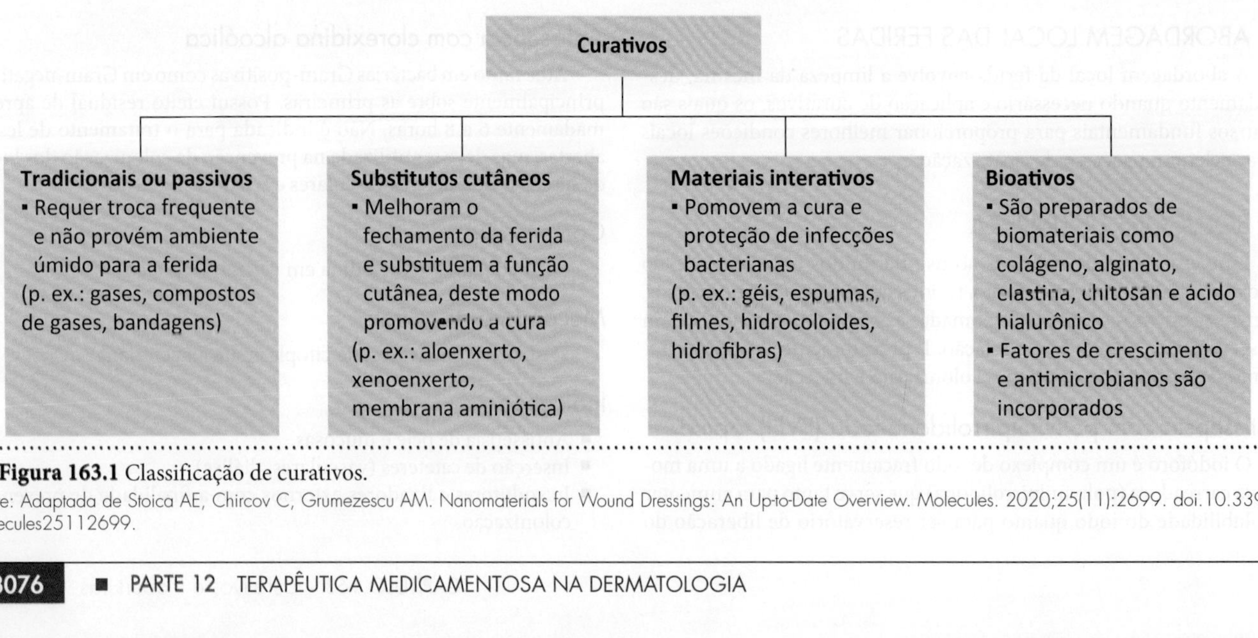

■ **Figura 163.1** Classificação de curativos.

Fonte: Adaptada de Stoica AE, Chircov C, Grumezescu AM. Nanomaterials for Wound Dressings: An Up-to-Date Overview. Molecules. 2020;25(11):2699. doi.10.3390/molecules25112699.

■ BOTA DE UNNA

A bota de Unna (Figura 163.2) tem sua indicação única nas úlceras venosas com algum grau de edema linfático e deve ser indicada por profissional habilitado, pois, sua ação compressiva, pode comprometer seriamente aqueles portadores de úlceras arteriais, mistas ou diabéticas.[2,4]

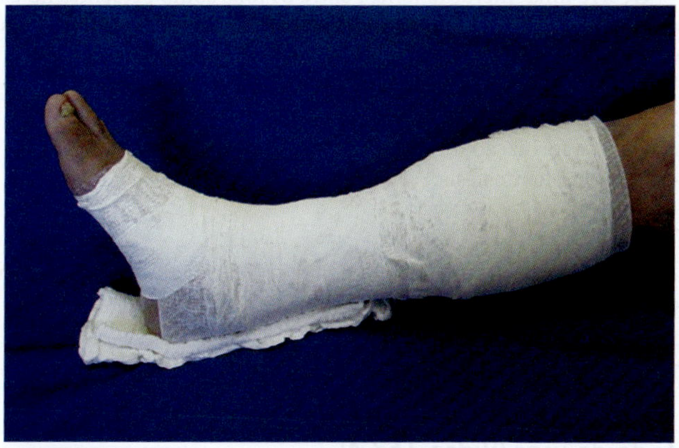

■ **Figura 163.2** Bota de Unna em perna direita, indicada como curativo e compressão inelástica em úlcera venosa.

Composição

Vai depender se o mesmo for manipulado ou pronto para uso. O manipulado consiste de uma gaze elástica contendo óxido de zinco, glicerina, gelatina em pó e água. O comercializado é acrescido de glicerina, acácia, óleo de castor e petrolato branco para evitar o endurecimento.

Mecanismo de ação

Em decorrência de sua ação compressiva, exerce facilitação do retorno venoso, contribuindo para diminuição do edema e estímulo aos mecanismos celulares e vasculares de cicatrização.

Indicação

Úlceras venosas e edema linfático.

Contraindicações

1. Úlceras arteriais e úlceras arteriovenosas.
2. Presença de processo infeccioso ou parasitário.

Modo de usar

Deixar o paciente em posição de Trendelemburg por cerca de 6 a 8 horas antes da aplicação da bota.

Bota de Unna manipulada

- Aquecer em banho-maria.
- Proceder à limpeza e desinfecção da ferida.
- Enfaixar a perna com atadura de gaze (12 cm) no sentido do pé para o joelho.
- Com o auxílio de um pincel, aplicar o produto por todo o membro em sentido ascendente.
- Enfaixar com atadura de gaze.
- Após 5 minutos, enfaixar com atadura de crepe.
- Aguardar 20 a 30 minutos para secagem da pasta.

Bota de Unna pronta para uso

- Proceder ao preparo como feito anteriormente.
- Aplicar em sentido ascendente até a altura do joelho.
- Colocar uma bandagem elástica para compressão.

Periodicidade de troca

Semanal, entretanto, em alguns casos há necessidade de troca duas vezes por semana de acordo com o grau de exsudação da ferida (**Vídeo 163.2**).

■ **Vídeo 163.2** Bota de Unna.

Observações

Deve-se evitar a aplicação caso sejam observados sinais de infecção.[5,6,16]

■ HIDROCOLOIDES

São compostos de gelatina, pectina e/ou carboximetilcelulose (CMC) em uma base adesiva de poli-isobutileno (Figura 163.3). Impermeáveis à água, oxigênio e bactérias, são eficazes em absorver mínimas quantidades de exsudato. São indicados no tratamento de feridas limpas e na prevenção de úlceras de pressão. A camada externa destes curativos serve como barreira térmica a gases, líquidos e bactérias. A camada interna tem a propriedade de absorção de exsudato (gel), manutenção de ambiente úmido, estimulação da angiogênese e desbridamento autolítico. Suas propriedades oclusivas são úteis na autólise de mínimas quantidades de tecido necrótico. Aliviam a dor através da proteção das terminações nervosas e não aderência ao leito da ferida e são autoaderentes na borda da ferida, dispensando a utilização de curativos secundários. São altamente maleáveis e aderentes à pele circundante. Não são recomendados em feridas infectadas com anaeróbios por serem impermeáveis ao oxigênio.[2,4,12,17]

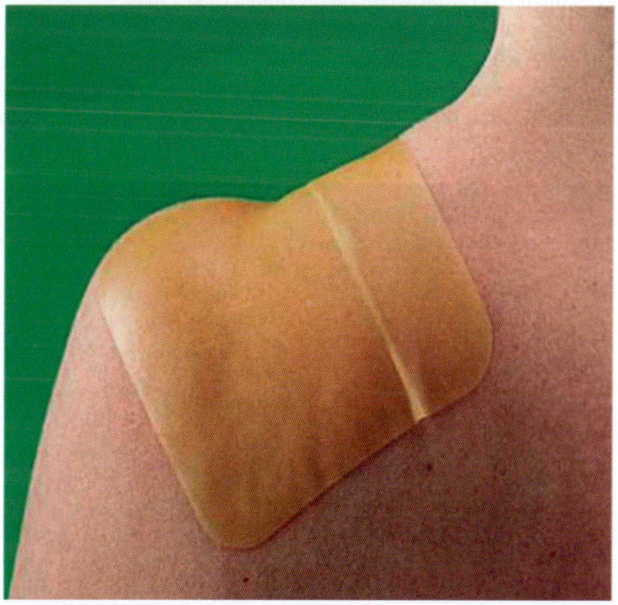

■ **Figura 163.3** Exemplo de curativo hidrocoloide, utilizado para tratamento de úlcera em ombro esquerdo.

Composição

- **Camada externa:** espuma de poliuretano.
- **Camada interna:** gelatina.
- Pectina.
- Carboximetilcelulose sódica.

Mecanismo de ação

- Estimula a angiogênese e o desbridamento autolítico.
- Acelera o processo de granulação tecidual.

Indicações

- Prevenção e tratamento de feridas abertas não infectadas com leve a moderado exsudato.

- Prevenção ou tratamento de úlceras de pressão não infectadas.
- Queimaduras de segundo grau.

Contraindicações

- Feridas colonizadas criticamente/infectadas.
- Feridas com graus variados de tecidos desvitalizados e queimaduras de 3º grau.

Modo de usar (**Vídeo 163.3** e Figura 163.4)

- Lavar o leito da ferida com jatos de SF a 0,9%.
- Secar a pele ao redor da ferida.
- Escolher o hidrocoloide (com diâmetro que ultrapasse a borda da ferida em pelo menos 3 cm).
- Aplicar o hidrocoloide, segurando-o pelas bordas.
- Pressionar firmemente as bordas do hidrocoloide e massagear a placa para perfeita aderência. Se necessário, reforçar as bordas com esparadrapo micropore.
- Datar.

■ **Vídeo 163.3** Curativo hidrocoloide.

Periodicidade de troca

Quando houver extravasamento da mistura do gel e exsudato ou descolamento do curativo ou no máximo a cada 7 dias.

Observações

A produção de líquido de cor castanha e mau cheiro impressionam nas primeiras trocas. São consequência do desbridamento de tecidos desvitalizados.[16-18]

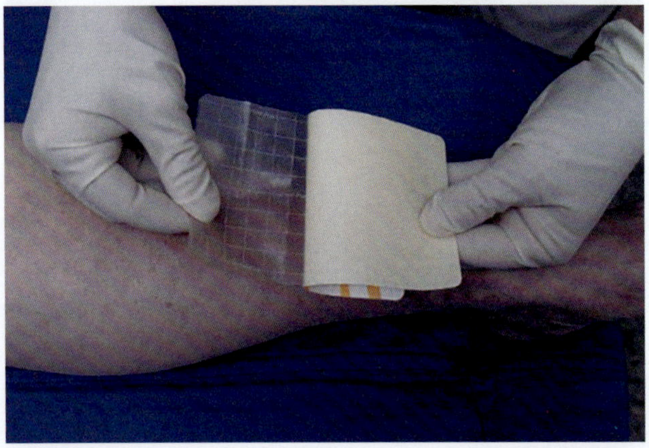

■ **Figura 163.4** Modo de utilização do hidrocoloide, segurando-o pelas bordas.

■ CURATIVOS ABSORVENTES DE EXSUDATO (ALGINATO DE CÁLCIO)

Uma grande variedade de produtos como pós, pastas e gaze com soro hipertônico estão nesta categoria, tendo como exemplo os alginatos. São sais derivados do polímero natural de ácido algínico originado das algas marinhas. As embalagens são individuais e estéreis e são especialmente indicados para feridas profundas (cavitárias) altamente exsudativas, pelo seu elevado poder de absorção e eficiente estímulo à granulação tecidual. Permeáveis ao oxigênio, auxiliam no controle da proliferação bacteriana, promovem limpeza e reduzem o forte odor que exala dessas lesões. Deve ser lembrado que estes curativos não devem ser utilizados em feridas com pouco ou nenhum exsudato e que necessitam de curativo secundário para sua fixação.[1,3,5,16]

Composição

Fibras derivadas de algas marinhas compostas pelos ácidos gulurônico e manurônico, com íons cálcio e sódio incorporados em suas fibras (Figura 163.5).

Mecanismo de ação

Ocorre uma interação iônica entre os íons sódio presentes no exsudato e no sangue com o cálcio presente nas fibras de alginato. Essa interação permitirá:

1. Auxiliar no desbridamento.
2. Potencializar a absorção do exsudato.
3. Gerar a formação de um gel que manterá o meio úmido.
4. Induzir a hemostasia.

Indicação

Úlceras profundas, cavitárias, hemorrágicas, altamente exsudativas com ou sem infecção.

Contraindicação

Úlceras superficiais com pouco ou nenhum exsudato.

Modo de usar (**Vídeo 163.4**)

- Lavar o leito da úlcera com SF a 0,9%.
- Remover exsudato e tecido desvitalizado se necessário.
- Selecionar o curativo de tamanho apropriado.
- Amoldar a fita ou a placa do curativo no interior da úlcera evitando que ultrapasse as bordas, com risco de haver prejuízo à epitelização.
- Cobrir com curativo secundário estéril.

■ **Vídeo 163.4** Curativo com alginato de cálcio.

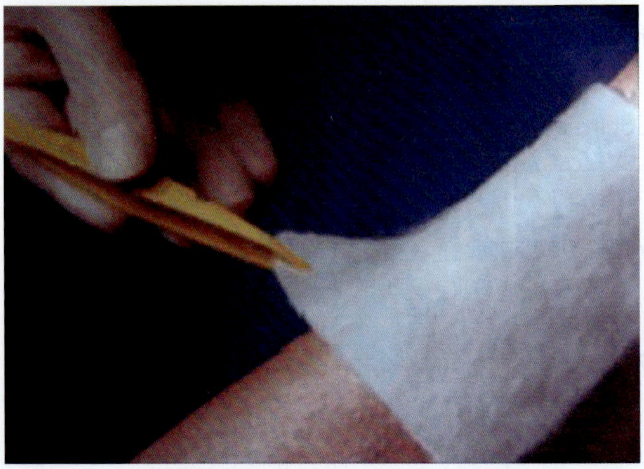

■ **Figura 163.5** Curativo de alginato.

Periodicidade de troca

1. Cobertura secundária: sempre que estiver saturada.
2. Curativo de alginato:
   - Úlceras infectadas: uma vez ao dia.
   - Feridas limpas com sangramento: a cada 2 ou 3 dias ou quando saturado.
   - Feridas limpas altamente exsudativas: se a cobertura secundária estiver saturada.

Quando devemos trocá-lo por outro tipo de curativo?

Quando houver diminuição do volume do exsudato, e a frequência das trocas estiver sendo feita a cada 3 ou 4 dias.[16-19]

HIDROFIBRA COM OU SEM PRATA

Curativo composto por carboximetilcelulose de sódio (Figura 163.6). Suas fibras têm a capacidade para formar gel ao contato com o fluido da ferida, além de possuir alta retenção e absorção de exsudato. Também absorvem as bactérias dentro de sua estrutura, reduzindo, assim, a possibilidade de infecção. Existe no mercado uma nova versão do produto que contém agentes antimicrobianos (prata iônica) e antibiofilme (excipientes desestabilizadores de biofilme), favorecendo a quebra e impedindo a reconstrução do biofilme.[20]

Indicações

Feridas agudas (queimaduras de segundo grau, lesões de epidermólise bolhosa) e crônicas (úlceras venosas, por pressão, neuropáticas) com média a alta quantidade de exsudato.

Quando associados à prata, há indicação para feridas colonizadas criticamente/infectadas.

Modo de usar

- Lavar o leito da úlcera com SF a 0,9%.
- Remover exsudato e tecido desvitalizado, se necessário.
- Selecionar o curativo de tamanho apropriado.
- Ajustar a placa do curativo no interior da úlcera.
- Cobrir com curativo secundário.

Periodicidade de troca

Em até 7 dias, de acordo com a saturação de líquido de exsudato.

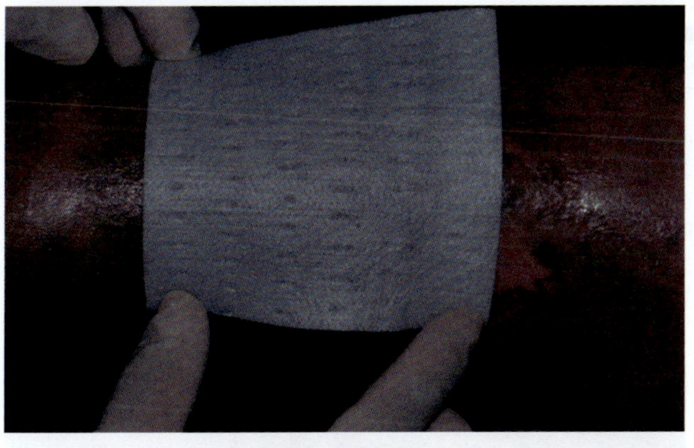

Figura 163.6 Cobertura de hidrofibra aplicada sobre úlcera de membro inferior.

HIDROGÉIS SEMIPERMEÁVEIS

Estes curativos contêm cerca de 96% de água ou glicerina. São polímeros tridimensionais fabricados a partir de gelatina ou polissacarídeos, transparentes, maleáveis, retentores de umidade e permeáveis ao oxigênio. São encontrados na forma de gel ou de folhas. São compostos transparentes e incolores, indicados, principalmente, para a remoção de escaras e tecidos necróticos através de desbridamento autolítico em função de grande teor de água existente.[3,4,18,19] Algumas apresentações comerciais acrescentam alginato de cálcio para aumentar a consistência do gel, facilitando sua aplicação e aumentando o tempo de permanência na ferida.

Composição

- Água: (77,7%).
- Carboximetilcelulose: CMC (2,3%).
- Propilenoglicol: PPG (20%).

Mecanismo de ação

- Amolecimento e remoção do tecido desvitalizado (debridamento autolítico).
- Mantém o meio úmido.
- **CMC:** facilita a reidratação celular e o desbridamento.
- **PPG:** estimula a liberação de exsudato.

Indicação

Desbridamento de feridas contendo crostas e tecidos desvitalizados.

Contraindicações

- Incisões cirúrgicas fechadas e na pele íntegra.
- Feridas com colonização crítica e infectadas (não constituem barreira eficaz contra bactérias, permitindo o crescimento seletivo de bactérias Gram-negativas).

Modo de usar (**Vídeo 163.5** e Figura 163.7 A e B)

- Lavar o leito da ferida com SF a 0,9%.
- Espalhar o gel sobre a superfície da ferida.
- Cobrir a ferida com cobertura secundária estéril.

Vídeo 163.5 Curativo com hidrogel.

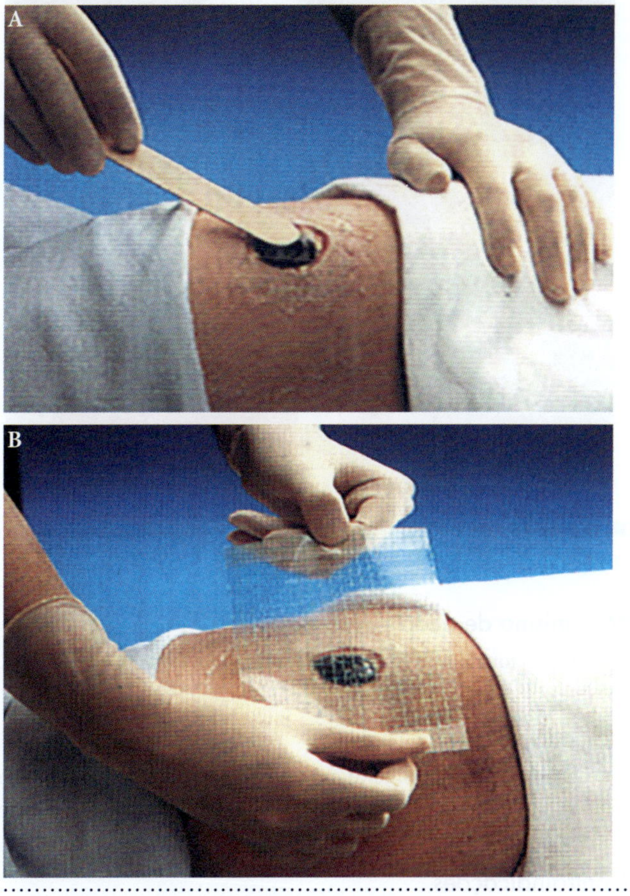

Figura 163.7 Modo de utilização dos hidrogéis: **(A)** Espalhar o gel com auxílio de uma espátula sobre a superfície da ferida. **(B)** Cobrir a ferida com filme transparente estéril (poliuretano).

Periodicidade de troca

- **Necrose:** diária.
- **Tecidos de granulação:** entre 1 e 3 dias.

Observação

A cobertura secundária é obrigatória[16-19] e pode ser realizada com *rayon* ou curativo de filme transparente de poliuretano.

■ COBERTURA NÃO ADERENTE ESTÉRIL

É uma cobertura não aderente indicada como curativo primário de lesões planas com a função de manter a ferida úmida e proteger de traumas por aderência.[19]

Composição

Tela de acetato de celulose, impregnada com emulsão de petrolatum, solúvel em água, não aderente e transparente (Figura 163.8).

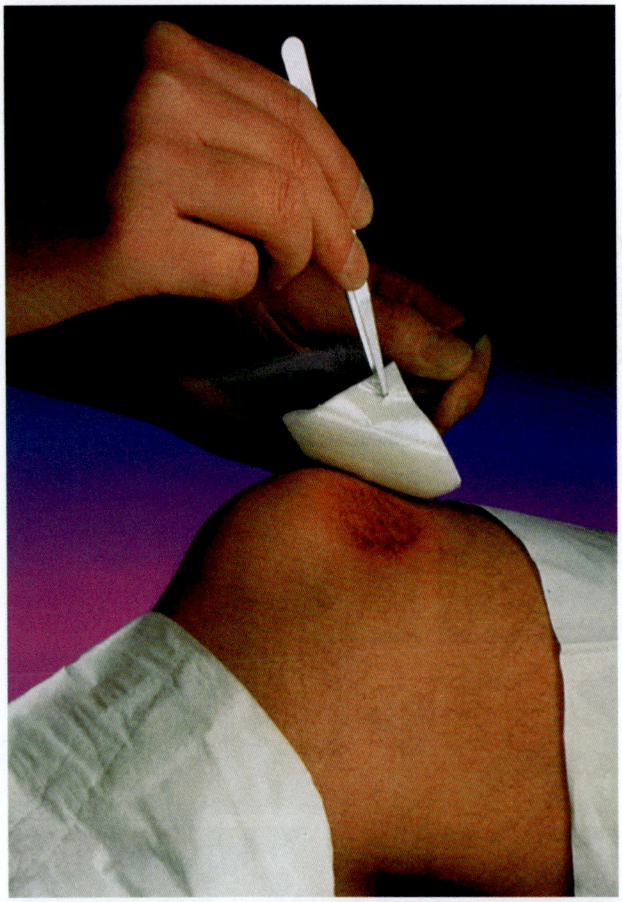

■ **Figura 163.8** Cobertura não aderente estéril, aplicada sobre abrasão em joelho.

Mecanismo de ação

Proporciona a não aderência da ferida e permite o livre fluxo de exsudato.

Indicação

- Queimaduras de primeiro e segundo graus, abrasões, áreas doadoras e receptoras de enxerto, lacerações e lesões que exijam a não aderência do curativo à lesão.

Contraindicações

- Feridas colonizadas criticamente/infectadas.

Modo de usar

- Lavar o leito da ferida com SF a 0,9%.
- Remover exsudatos e tecidos desvitalizados, se necessário.
- Cobrir o leito da ferida com o curativo não aderente (primário).
- Se necessário, cobrir com cobertura secundária estéril.

Periodicidade de troca

Quando houver aderência à lesão ou saturação do curativo secundário.

Observações

Pode ocorrer dermatite irritativa de contato pela ação de derivados do petróleo e, raramente, reações granulomatosas.

Necessita curativo secundário.[17-19]

■ MEMBRANAS OU FILMES SEMIPERMEÁVEIS

São feitos de membrana de poliuretano transparente com adesivos à prova d'água. São altamente elásticos, aderem facilmente aos contornos, por serem transparentes propiciam ótima visualização da ferida e são de baixo custo (Figuras 163.9 e 163.10). São semipermeáveis à umidade, vapor e oxigênio, porém impedem a invasão bacteriana. São utilizados como cobertura primária ou secundária de lesões planas, pouco exsudativas.[4,5,17]

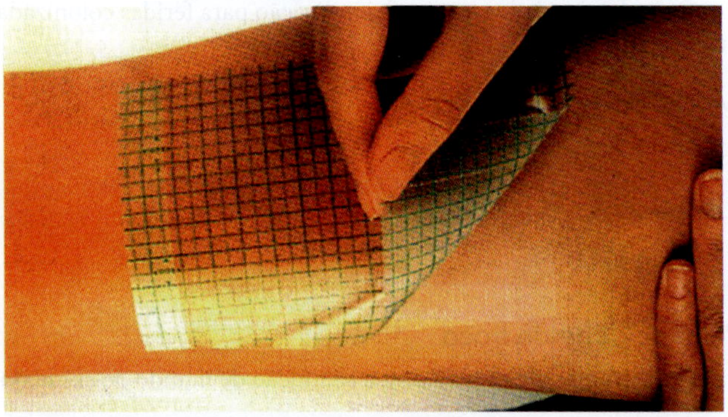

■ **Figura 163.9** Filme transparente semipermeável, com boa aderência à pele.

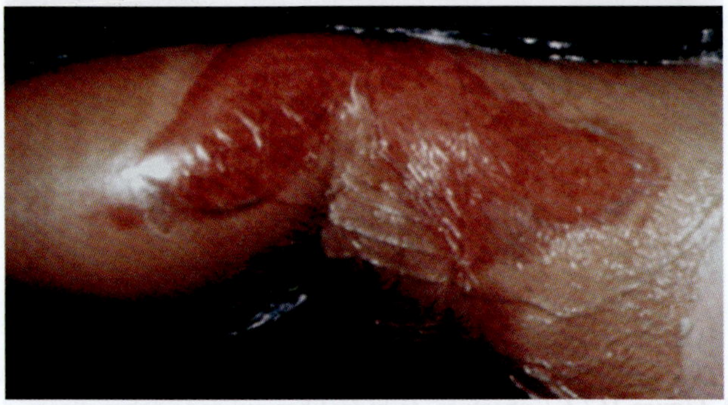

■ **Figura 163.10** Membrana semipermeável sobre ferida por queimadura no membro inferior.

Composição

- Filme de poliuretano, transparente, elástico, semipermeável, aderente a superfícies secas.

Mecanismo de ação

- Retenção de umidade.
- Difusão gasosa e evaporação de água (permeabilidade seletiva).

Indicações

- Proteção de pele íntegra e escoriações.
- Prevenção de lesões por pressão.
- Cobertura de incisões cirúrgicas limpas com pouco ou nenhum exsudato.
- Cobertura de queimaduras de 1º e 2º graus.
- Cobertura de áreas doadoras de enxerto.
- Fixação de cateteres vasculares.

Contraindicações

- Feridas com muito exsudato.
- Feridas colonizadas criticamente/infectadas.

Modo de usar

- Limpar a pele, ferida ou inserção do cateter com gaze e SF a 0,9%.
- Secar com gaze.
- Escolher o filme transparente do tamanho adequado à ferida, com diâmetro que ultrapasse a borda em, pelo menos, 2 cm.
- Aplicar o filme transparente sobre a ferida.
- Fixar as bordas com fita adesiva, se necessário.

Periodicidade de troca

- Perda da transparência.
- Descolamento da pele.
- Sinais de infecção.

Observação

Pode ser utilizado como curativo secundário.[17,18,19,21]

ÁCIDO GRAXO ESSENCIAL (AGE)

A utilização de triglicerídeos de cadeia média (TCM) para o tratamento de lesões abertas foi instituída por Declair (1994). Os produtos, atualmente comercializados, possuem, além de ácidos graxos essenciais (ácido linoleico, ácido caprílico e ácido cáprico), vitaminas A e E e lecitina de soja.

Funções de cada elemento

- **Vitamina A:** favorece a integridade da pele e sua cicatrização.
- **Vitamina E:** função antioxidante e proteção da membrana celular do ataque de radicais livres.
- **Ácido linoleico:** importante no transporte de gorduras, manutenção da função e integridade das membranas celulares e age como imunógeno local.
- **Lecitina de soja:** protege, hidrata e auxilia na restauração da pele.
- **Ácidos graxos essenciais:** precursores de substâncias farmacologicamente ativas envolvidas no processo de divisão celular e diferenciação epidérmica (tromboxanes, prostacilinas e prostaglandinas) e possuem capacidade de modificar reações inflamatórias e imunológicas, alterando funções leucocitárias e acelerando o processo de granulação tecidual.[2,5,16,18]

Composição

Óleo vegetal composto por ácido linoleico, ácido caprílico, ácido cáprico, vitaminas A, E e lecitina de soja.

Mecanismo de ação

- Promove quimiotaxia de leucócitos e angiogênese.
- Mantém o meio úmido e acelera o processo de granulação.

A aplicação tópica em pele íntegra tem grande absorção, forma uma película protetora na pele, previne escoriações por sua alta capacidade de hidratação e proporciona nutrição celular local.

Indicações

- Prevenção de lesões por pressão.
- Tratamento de feridas abertas.

Contraindicação

- Feridas com cicatrização por primeira intenção.

Modo de usar

- Lavar o leito da ferida com jatos de SF a 0,9%.
- Remover exsudato e tecido desvitalizado, se necessário.
- Espalhar AGE no leito da ferida ou embeber gazes estéreis de contato o suficiente para manter o leito da ferida úmido até a próxima troca.
- Em feridas extensas, pode-se espalhar o AGE sobre o leito da ferida e utilizar como cobertura primária gazes embebidas em solução fisiológica a 0,9%.
- Ocluir com cobertura secundária estéril (gaze, chumaço, compressa seca ou qualquer outro tipo de cobertura adequada).
- Fixar.

Periodicidade de troca

Saturação da cobertura ou no máximo a cada 24 horas.

Observação

Pode ser associado ao alginato de cálcio, carvão ativado ou diversos outros tipos de coberturas.[18,19,21]

SULFADIAZINA DE PRATA

A sulfadiazina de prata, pela sua ação bactericida e bacteriostática residual, em função de sais de prata, tem sido usada com sucesso na prevenção de infecção de lesões de queimadura e sua prevenção.[4,5,16]

Composição

Sulfadiazina de prata a 1% hidrofílica.

Mecanismo de ação

A liberação de prata iônica é a responsável pela ação bactericida e bacteriostática agindo diretamente na membrana citoplasmática bacteriana, sendo a ação bactericida imediata, e a bacteriostática lenta e efetiva.

Indicação

Prevenção de colonização bacteriana e tratamento das queimaduras.

Modo de usar

- Lavar a ferida com SF a 0,9%.
- Remover o tecido desvitalizado.
- Aplicar camada com cerca de 5 mm de espessura.
- Cobrir com cobertura secundária estéril.

Periodicidade de troca

Duas vezes ao dia ou quando houver saturação do curativo secundário.

Observação

Evitar deixar creme residual.[18,19,21]

CARVÃO ATIVADO COM PRATA

São curativos confeccionados por dupla camada, sendo uma interna composta por prata e a externa, de carvão (Figura 163.11). São indicados, especialmente, nas feridas infectadas e com colonização crítica e com mau cheiro. Os micro-organismos são adsorvidos pelo carvão e destruídos pela prata (ação bactericida). As partículas de carvão atuam na filtração das substâncias do exsudato responsáveis pelo odor. É um curativo estéril composto de carvão e prata, indicado principalmente para lesões infectadas e com odor fétido pelo alto poder de filtração de odores do carvão.[5,12,16,18]

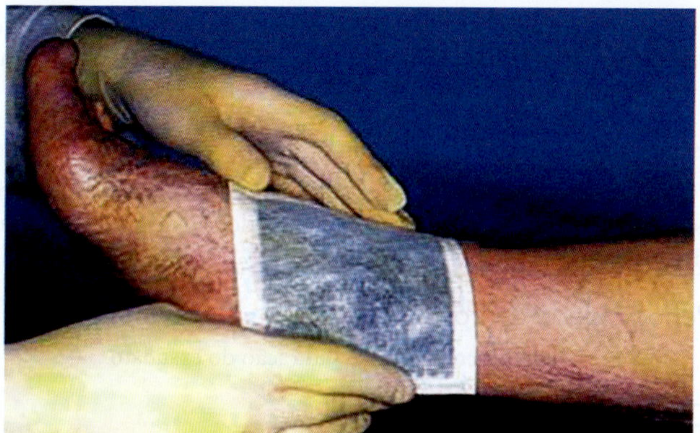

Figura 163.11 Curativo composto por duas camadas: uma interna contendo prata; uma externa composta por carvão.

Composição

- Curativo com camada externa de tecido não aderente e interior composto por dupla camada contendo carvão ativado e prata a 0,15%.

Mecanismo de ação

- **Carvão ativado:** adsorção dos micro-organismos e filtração do odor.
- **Prata:** ação bactericida.

Indicação

- Feridas colonizadas criticamente/infectadas e exsudativas.

Contraindicação

Feridas limpas sem infecção.

Modo de usar (**Vídeo 163.6**)

- Lavar o leito da ferida com jatos de SF a 0,9%.
- Remover exsudato e tecido desvitalizado se necessário.
- Adequar o tamanho do curativo ao da ferida e cobri-lo com curativo secundário.

■ **Vídeo 163.6** Curativo com carvão ativado com prata.

Periodicidade de troca

- A troca deve ser feita inicialmente a cada 1 ou 2 dias.
- Com a diminuição da infecção e do odor, a troca pode ser realizada em até 7 dias.

Cuidados

- Não cortar este tipo de curativo. Isto ocasionará a perda de seu conteúdo.
- Substituí-lo assim que a ferida estiver granulando e os sinais de infecção tenham desaparecido.[17-19]

CURATIVO IMPREGNADO COM PRATA NANOCRISTALINA

Composição

Camada de malha de polietileno de alta densidade recoberta com prata nanocristalina e uma camada absorvente de *rayon* e poliéster.

Mecanismo de ação

Ocorre liberação sustentada de prata assegurando que sua ação permaneça efetiva por até 3 dias, protegendo as feridas contra contaminação bacteriana, além da ação bactericida.

Indicações

Indicado como uma barreira antimicrobiana sobre feridas com perda parcial e total de tecido (queimaduras de segundo grau e úlceras crônicas).

Periodicidade de troca

Em até 7 dias, de acordo com a saturação do exsudato.

Contraindicações

Pacientes com sensibilidade à prata.

Não usar em pacientes que irão se submeter à realização de ressonância magnética.[22]

PAPAÍNA

A planta *Carica papaya* possui um grupo de enzimas proteolíticas, retiradas do látex do mamão papaia, capazes de hidrolisar as ligações peptídicas das proteínas. São elas: papaína, quimiopapaína A e B e papayna peptidase. Tanto a enzima papaína quanto a quimiopapaína A e B têm boa ação proteolítica. A papayna peptidase tem menor atividade que a papaína na hidrólise proteica.[4,18]

Mecanismo de ação

- Hidrólise proteica resultando em desbridamento químico.
- É bactericida e bacteriostática.
- Estimula a força tênsil das cicatrizes.
- Acelera a processo cicatricial.

Indicações

- Tratamento de feridas abertas, limpas ou infectadas.
- Desbridamento de tecidos desvitalizados.

Cuidados

- Contato com metais, em função do poder de oxidação.
- Como a enzima é muito instável, usar a solução logo após o seu preparo.

Modo de usar

- Lavar abundantemente o leito da ferida com jatos de solução de papaína.
- Na presença de tecido necrosado, cobrir a área com fina camada de papaína em pó.
- Na presença de necrose espessa, riscar a crosta com bisturi para facilitar a absorção do produto.
- Remover o exsudato e tecido desvitalizado, se necessário.
- Colocar gaze de contato embebida com solução de papaína (Figura 163.12).
- Ocluir com cobertura secundária.
- Fixar.

Periodicidade de troca

Uma a duas vezes ao dia ou quando houver saturação do curativo secundário.

Observações

- Diluir a papaína em pó em água bidestilada (Quadro 163.4).
- Requer cobertura secundária.

Concentração da papaína

- **Presença de necrose:** 10%.
- **Presença de exsudato, crostas e tecido fibrinoso:** 4% a 6%.
- **Tecido de granulação:** 2%.

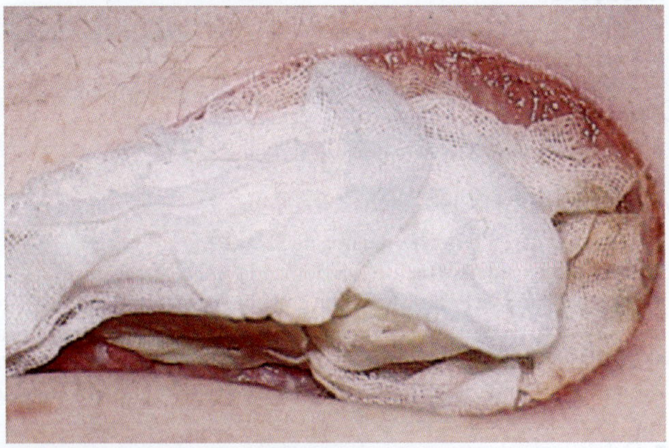

■ **Figura 163.12** Gaze embebida com solução de papaína aplicada em contato com a ferida (úlcera de pressão).

Quadro 163.4 Diluições de papaína em pó.

Quantidade de papaína	Volume de água bidestilada	Concentração final
1 g	100 mL	1%
1 g	50 mL	2%
2 g	50 mL	2%
3 g	50 mL	6%
4 g	50 mL	8%
5 g	50 mL	10%

FIBRINOLISINA

Composição

Fibrinolisina, desoxirribonuclease e cloranfenicol a 1%.

Mecanismo de ação

A fibrinolisina atua sobre a fibrina, promovendo destruição de tecidos necróticos e dissolução de exsudatos, enquanto a desoxirribonuclease age sobre o ácido desoxirribonucleico.

Indicação

Desbridamento enzimático leve a moderado de feridas com tecido desvitalizado.

Contraindicações

- Cicatrização por primeira intenção.
- Pacientes sensíveis a produtos de origem bovina.

Modo de usar

- Lavar a ferida com SF a 0,9%.
- Aplicar 2 a 3 mm da pomada sobre a superfície.
- Colocar gaze de contato embebida em SF.
- Cobrir com gaze seca.
- Fixar com fita adesiva.

Periodicidade de troca

Uma a duas vezes ao dia.[16]

Observação

A associação com o cloranfenicol pode ser indutora de resistência bacteriana.[4,10-12]

COLAGENASE

Composição

Colagenase (clostridiopeptidase A). A maior parte das apresentações comerciais é associada ao cloranfenicol.

Mecanismo de ação

Degrada seletivamente o colágeno nativo da ferida.

Indicação

Desbridamento enzimático leve a moderado de feridas com tecido desvitalizado.

Contraindicações

- Cicatrização por primeira intenção.
- Pacientes sensíveis ao produto.

Modo de usar

- Lavar a ferida com SF a 0,9%.
- Aplicar 2 a 3 mm da pomada sobre a superfície.
- Colocar gaze de contato embebida em SF.
- Cobrir com gaze seca.
- Fixar com fita adesiva.

Periodicidade de troca

Uma a duas vezes ao dia.[16]

Observação

A associação com antibióticos tópicos, como o cloranfenicol, pode induzir resistência bacteriana.[4,10-12]

ESPUMAS SEMIPERMEÁVEIS (*FOAMS*) OU CURATIVOS ADESIVOS DE HIDROPOLÍMERO

Estes curativos são hidrofílicos e compostos por poliuretano, muitos dos quais possuem bordas adesivas (Figura 163.13). São hidrofílicos do lado em contato com a ferida e hidrofóbicos do lado externo. São permeáveis tanto ao oxigênio quanto ao vapor úmido. Curativos altamente absorventes para feridas com baixa a moderada exsudação, proporcionam um ambiente úmido facilitador do processo de granulação. Este curativo é mais aderente pela presença de uma camada de hidropolímero com capacidade de expansão e manutenção da adesão do curativo à lesão. São comercializados na forma de "folhas" para serem aplicados em superfície e de *chips* de espuma de poliuretano encapsulados em uma camada de película polimérica perfurada transparente. A aplicação de vaselina nas bordas do curativo aumenta a resistência do curativo à água.[17-19]

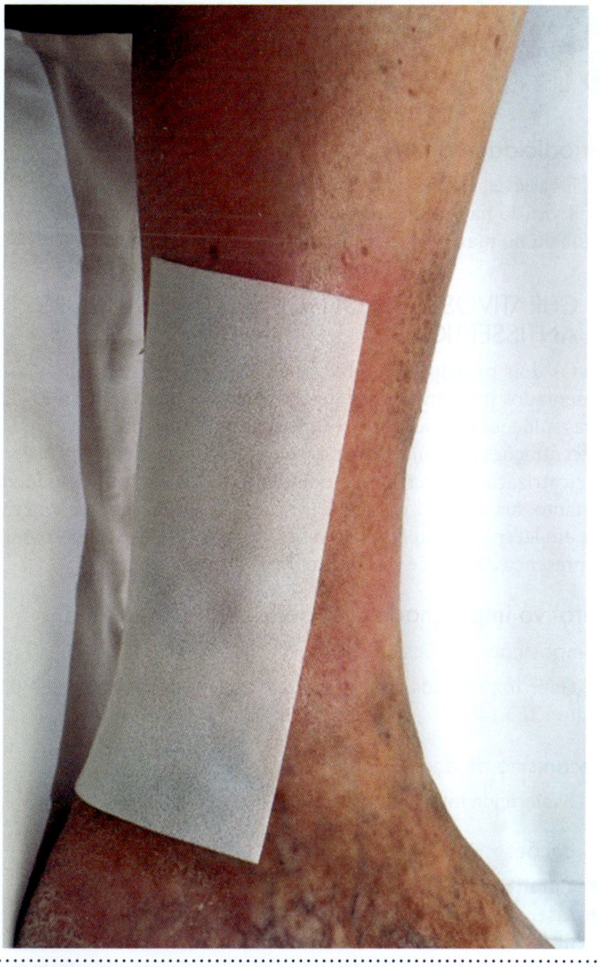

Figura 163.13 Espuma semipermeável composta por poliuretano.

Composição

Espuma composta de camadas sobrepostas de não tecido e hidropolímero, revestida por poliuretano e, mais recentemente, acrescida de silicone e prata. A camada adesiva de silicone proporciona remoção menos traumática durante as trocas do curativo, e a prata favorece a ação antimicrobiana.

Mecanismo de ação

Retém umidade e estimula o desbridamento autolítico. Expande-se à medida que absorve o exsudato.

Indicações

Feridas limpas com baixa a moderada exsudação e em processo de granulação (queimaduras de segundo grau, áreas doadoras de enxerto, úlceras por pressão, úlceras venosas, lesões de epidermólise bolhosa).

Contraindicações

- Feridas colonizadas criticamente/infectadas (exceto quando acrescido de prata).
- Feridas com tecido desvitalizado ou necrose.
- Queimaduras de 3º grau.
- Lesões com vasculite ativa.

Modo de usar (**Vídeo 163.7**)

- Lavar a lesão com jatos de SF a 0,9%.
- Secar a área circundante.
- Posicionar o curativo sobre o centro da ferida, deixando a pele circundante seca.

■ **Vídeo 163.7** Curativo com espuma.

Periodicidade de troca

É variável, em média de 3 a 5 dias.

Trocá-lo na presença de exsudato nas bordas da almofada de espuma ou no máximo a cada 5 dias.[18,19]

■ CURATIVOS IMPREGNADOS COM SOLUÇÕES ANTISSÉPTICAS

Os dois principais curativos não aderentes deste grupo são representados pela emulsão de polivinilpirrolidona-iodo e clorexidina. Essas soluções antissépticas, se utilizadas por longo período e em altas concentrações, podem ser tóxicas para as células envolvidas no processo de cicatrização, principalmente fibroblastos, leucócitos e monócitos. Portanto, sua melhor indicação é para uso em feridas agudas, por exemplo, em lacerações superficiais. A ação bactericida fica comprometida na presença de sangue e exsudato.[16,17]

Curativo impregnado com acetato de clorexidina

Composição

Gaze impregnada com parafina e acetato de clorexidina a 0,5% (Figura 163.14).

Mecanismo de ação

Bactericida tópico não aderente.

Indicações

- Curativo primário de feridas infectadas.
- Inserção de cateteres de hemodiálise sem manipulação por mais de 5 dias em adultos.
- Lesões superficiais agudas colonizadas criticamente/infectadas.

Contraindicação

Feridas limpas (abertas ou fechadas) e estomas.

Modo de usar

- Lavar a lesão com SF a 0,9%.
- Posicionar o curativo sobre a ferida deixando borda para fixação.
- Cobrir com curativo secundário, se necessário.

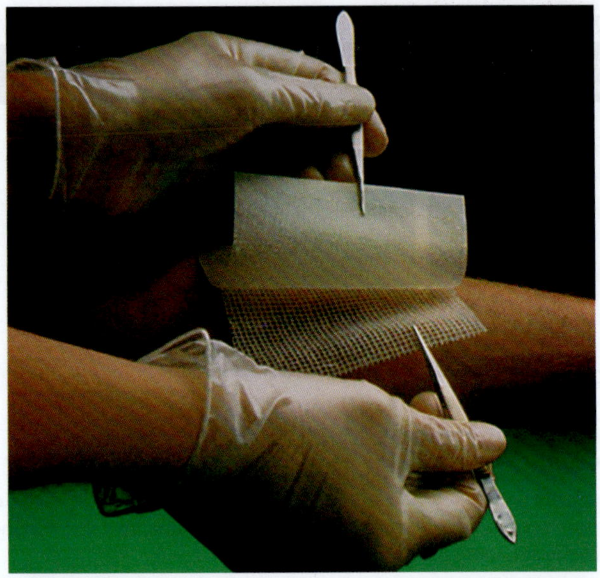

■ **Figura 163.14** Curativo contendo solução antisséptica (clorexidina).

Periodicidade de troca

Uma vez ao dia.[16-18]

Curativo iodado não aderente

Composição

Rayon-viscose impregnada com emulsão de polivinilpirrolidona--iodo a 10%.

Mecanismo de ação

Bactericida.

Indicações

- Feridas agudas colonizadas criticamente/infectadas.
- Inserção de cateteres de hemodiálise.

Contraindicação

Hipersensibilidade ao iodo.

Modo de usar

- Lavar a lesão com SF a 0,9%.
- Posicionar o curativo sobre a ferida deixando borda para fixação.
- Cobrir com curativo secundário, se necessário.

Periodicidade de troca

- Uma a duas vezes ao dia.
- A mudança da cor alaranjada para o branco é indicativa de troca.[16,17]

■ COLÁGENO COM ALGINATO

É um curativo composto de colágeno e alginato que fornece apoio estrutural para o crescimento celular, favorecendo a condição ideal de meio úmido (Figura 163.15). Por conter alginato, tem boa absorção de exsudato de pouca a moderada quantidade, mantém um microambiente fisiologicamente úmido na superfície da ferida que é condutivo à formação de tecido de granulação, epitelização e acelera o curso da cicatrização.

Composição

- 10% de alginato.
- 90% de colágeno.

Mecanismo de ação

O alginato, com seu alto poder de absorção e gerador de gel, mantém o meio úmido e controla o exsudato.

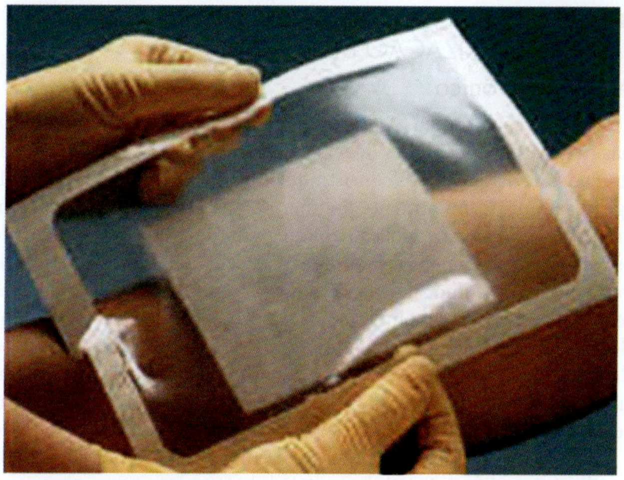

■ **Figura 163.15** Curativo contendo colágeno com alginato. Notar uso de curativo secundário (poliuretano).

O colágeno irá favorecer o crescimento interno dos tecidos e dos vasos sanguíneos.

Indicações

- Úlceras com bom tecido de granulação com pouco a moderado exsudato.
- Úlceras venosas, arteriais, mistas e diabéticas.
- Queimaduras de segundo grau.
- Abrasões e feridas traumáticas cicatrizadas por segunda intenção.
- Incisões cirúrgicas com deiscência.
- Áreas doadoras de enxerto.
- Úlceras de pressão.

Contraindicações

- Presença de grande volume de exsudato.
- Feridas infectadas, com quantidade variável de tecido fibrinoide.

Modo de usar

- Lavar a ferida com SF a 0,9%.
- Remover exsudato e tecido desvitalizado, se necessário.
- Cortar o curativo no tamanho total da ferida e umedecê-lo com SF antes de aplicá-lo.
- Cobrir com cobertura secundária estéril.

Periodicidade de troca

- Quando houver saturação.
- Em média, a cada 2 a 4 dias, dependendo da quantidade de exsudato.[18,19,21]

O Quadro 163.5 resume os principais tipos de curativos utilizados, com seus respectivos mecanismos de ação, indicações e orientações de uso.

Existem diversos nomes comerciais para os variados tipos de curativos disponíveis. O Quadro 163.6 apresenta os principais produtos utilizados e seus respectivos fabricantes.

■ CURATIVOS COM TECNOLOGIA TLC E TLC-NOSF

Também denominada tecnologia lipido-coloide vem somar o arsenal de coberturas existentes no mercado nacional. Os componentes do TLC são a carboximetilcelulose (CMC) e uma matriz lipofílica. Essa tecnologia é parte fundamental de uma série de curativos com diversas indicações.

Graças à sua gelificação hidrofílica, a tecnologia TLC ajuda a manter o ambiente úmido favorável à cicatrização da ferida, é de fácil remoção, indolor e atraumática à ferida e à pele perilesional. Além disso, reduz os níveis de MMP's (metaloproteinases).

Por sua vez, a tecnologia NOSF (nano-oligossacarídeo-octasulfato de sacarose) representa o Fator Nano Oligossacarídeo. Este componente faz parte de algumas coberturas e tem por finalidade promover o meio úmido ideal para a cicatrização, remoção atraumática e sem dor, estimular a proliferação de fibroblastos e reduzir as MMP's.

O Quadro 163.7 descreve as características e a utilização dos curativos.

Quadro 163.5 Resumo dos tipos de curativos convencionais e seus mecanismos de ação.

Tipo	Mecanismo	Indicações	Orientações
Espuma ou hidrocelular	Absorção do exsudato e manutenção de meio úmido	Lesões por segunda intenção, lesões em fase de granulação com níveis de exsudato moderado ou elevado (úlceras de MMII e por pressão)	Fixar com curativo de retenção ou bandagem Troca de 3 em 3 dias
Hidrogel	Autólise após reidratação do tecido necrosado (desbridamento autolítico)	Lesões abertas, superficiais ou profundas com tecidos desvitalizados: úlceras venosas e de pressão	Fixar com curativo de retenção ou bandagem Troca de 3 em 3 dias
Alginato de cálcio	Absorção do exsudato e formação de ambiente úmido entre ferida e curativo	Lesões muito exsudativas e hemorrágicas (úlceras de pressão, venosas, áreas doadoras de enxerto)	Fixar com curativo de retenção ou bandagem Troca de 3 em 3 dias no mínimo
Carvão (carvão ativado em tecido impregnado pela prata)	Absorção do exsudato e adsorção dos micro-organismos que infectam a ferida	Feridas crônicas, infectadas e altamente exsudativas (úlceras de pressão, venosas, traumáticas e deiscências cirúrgicas)	Não cortar o tecido. Fixar com curativo de retenção ou bandagem Troca de 3 a 7 dias
Hidrocoloide (carboximetilcelulose)	Criação de meio úmido através da retenção de exsudato. Também promove desbridamento autolítico	Feridas com pouco volume de exsudato e não infectadas Úlceras de pressão, venosas, abrasões e áreas doadoras de enxerto	Deixar borda de segurança de 1,5 cm. Troca de 5 a 7 dias
Filmes (poliuretano e adesivo acrílico)	Criação de meio úmido através da retenção de exsudato	Abrasões, úlceras (pressão e venosas) e como curativo secundário. Feridas com muito pouco volume de exsudato e como barreira mecânica	Deixar borda de segurança de 2 cm Troca de 5 a 7 dias
Bota de Unna (óxido de zinco a 10%)	Aumento da resistência celular às infecções e criação de meio úmido através da retenção de exsudato. Terapia compressiva não elástica	Úlceras crônicas de perna não infectadas principalmente de etiologia venosa	Elevar o membro por 20 minutos, antes da aplicação Troca de 5 a 7 dias
Hidrofibra	Absorção de exsudato. Quando com prata apresenta ação antimicrobiana	Úlceras agudas e crônicas com moderada a alta exsudação, colonizadas criticamente/infectadas	Fixar com bandagem Trocar conforme saturação em média de 3 a 5 dias

PVPI = polivinilpirrolidona.

Quadro 163.6 Resumo dos principais curativos utilizados, com seus respectivos nomes comerciais e fabricantes.

Nome genérico	Nome comercial	Fabricante
Alginato de cálcio	Tegagen® Algoderm® Restore CalciCare® Kaltostat® SeaSorb®	3M Biomedical Hollister Convatec Coloplast
Filme poliuretano	Tegaderm® Bioclusive® OpSite Flexigrid®	3M Systagenix Smith & Nephew
Hidrocoloide	Tegasorb® Hidrocoloide SureSkin® Comfeel® Restore® DuoDerm® Replicare®	3M Biomedical Coloplast Hollister Convatec Smith & Nephew
Telas ou gazes impregnadas	Adaptic® Inadine® Jelonet® Bactigras®	Systagenix Systagenix Smith & Nephew Smith & Nephew
Ácidos graxos essenciais	Dersani® Sommacare® AgeDerm®	Saniplan L.M. Farma (pesquisar)
Espumas ou hidrocelular	Allevyn® Tielle®	Smith & Nephew Systagenix
Hidrogel	IntraSite Gel® Nu-Gel® DuoDerm Gel® Purilon Gel® Hidrogel SureSkin®	Smith & Nephew Systagenix Convatec Coloplast Biomedical
Carvão ativado com prata	Actisorb Plus®	Systagenix
Curativo impregnado com prata nanocristalina	Acticoat®	Smith & Nephew
Curativos combinados: ▪ Curativo de colágeno com alginato ▪ Hidrocoloide + celulose ▪ Filme poliuretano + compressa não aderente	 ▪ Fibracol® ▪ CombiDerm ACD® ▪ OpSite Post-Op®	 ▪ Systagenix ▪ Convatec ▪ Smith & Nephew
Bota de Unna	Flexi-Dress® Viscopaste®	Convatec Smith & Nephew
Hidrofibra com ou sem prata	Aquacel Ag+®/Aquacel®	Convatec

▪ NOVOS AGENTES UTILIZADOS NA CICATRIZAÇÃO DE FERIDAS

Ácido hialurônico

O ácido hialurônico (AH) é um polissacarídeo natural encontrado nas matrizes extracelulares de tecidos de mamíferos. É composto por unidades de dissacarídeos consistindo de ácido glucorônico e N-acetil-glucosamina. É um atraente polímero para uso em investigação em engenharia de tecidos, pois sua biodegradação e biocompatibilidade estimulam o crescimento e a proliferação celulares. Tem sido extensivamente usado como sistema *drug delivery* em diversas modalidades terapêuticas, como biopolímero para suporte estrutural e como sistema de fornecimento de *steam cells* em regeneração óssea. Recente sucesso de seu uso é o de modelo de cultura *in vitro* para proliferação de queratinócitos, que faz dele um interessante novo produto para aplicação na regeneração de feridas. Estudos recentes mostram que sua degradação e enzimas envolvidas nesse processo formam bioprodutos capazes de auxiliar na proliferação celular epitelial.

Sua estrutura molecular também facilita o movimento de células dentro da substância fundamental, fornecendo um substrato para a migração celular e proliferação e, portanto, aumentando o reparo dérmico.

Desempenha, ainda, um papel importante na angiogênese e na resposta inflamatória.

As limitações do uso de enxertos de AH no reparo de feridas estão relacionadas principalmente a comorbidades em pacientes de alto risco: oclusão arterial e estados infecciosos têm um impacto negativo na sobrevivência do enxerto.

Enxerto Laserskin® composto é um derivado de AH consistindo de microporos que estimulam o crescimento celular. Seu uso como um modelo para enxertos de células epiteliais em cultivo tem sido extensivamente estudado. A eficiência da semeadura do modelo com células em cultivo depende do uso de uma camada de alimentação de fibroblastos. As perfurações produzidas por *laser* possuem cerca de 40 μm de diâmetro, chegando a liberar queratinócitos em cerca de quatro milhões de células. Laserskin®, quando acompanhado por fibroblastos alogênicos, é altamente eficaz como substituto de pele humana. Estudos clínicos preliminares mostram que enxertos Laserskin® compostos com uma camada de fibroblastos podem constituir uma poderosa ferramenta, no que tange à sua durabilidade, biocompatibilidade, taxa de aceitação de enxerto, baixa taxa de infecção e eficácia de semeadura.[23]

Quadro 163.7 Curativos com tecnologia TLC-NOSF e TLC-AG.

Produto	Composição	Indicação	Frequência de troca	Caracteristicas
TLC-NOSF UrgoStart Contact	Impregnado em malha 100% poliéster não oclusiva	Curativo primário, indicado para lesões crônicas	▪ Remover o curativo quando estiver saturado ▪ Recomenda-se troca a cada 2 a 4 dias ▪ Pode permanecer na lesão até 7 dias	▪ Recortável ▪ Conformável ▪ Uso com bandagem ▪ Não adere a lesão ▪ Remoção atraumática ▪ Tamanho 10 x 10 cm
TLC-NOSF UrgoStartPlus Pad	Polímeros de poliacrilato de amônia envoltos em um núcleo acrílico	Curativo primário, indicado para lesões crônicas exudativas, com leito de 0 a 100% de esfacelo	▪ Remover o curativo quando estiver saturado ▪ Recomenda-se troca a cada 1 a 2 dias durante fase de desbridamento ▪ Pode permanecer na lesão até 7 dias	▪ Recortável ▪ Uso com bandagem ▪ Não adere a lesão ▪ Remoção atraumática ▪ Tamanho 10 x 10 cm
TLC-NOSF UrgoStartPlus Border	Filme externo a prova d'água e permeável a vapor, com adesivos de silicone nas bordas	Curativo primário e sem a necessidade de curativo secundário, indicado para lesões crônicas exsudativas, com leito de 0 a 100% de esfacelo	▪ Remover o curativo quando estiver saturado ▪ Recomenda-se troca a cada 1 a 2 dias durante fase de desbridamento ▪ Pode permanecer na lesão até 7 dias	▪ Filme externo a prova d'água ▪ Uso com bandagem ▪ Não adere a lesão ▪ Remoção atraumática ▪ Tamanho 15 x 15 cm ▪ Tamanho 15 x 25 cm ▪ Tamanho 20 x 20 cm
TLC-AG UrgoClean AG	Compressa não tecida de alta absorção e fibras de poliacrilato de amônia com sais de prata	Curativo primário indicado para lesões crônicas exsudativas com risco ou com sinais de infecção a partir do local de desbridamento	▪ Remover o curativo quando estiver saturado ▪ Recomenda-se troca a cada 1 a 2 dias durante fase de desbridamento ▪ Pode permanecer na lesão até 7 dias	▪ Recortável ▪ Uso com bandagem ▪ Não adere a lesão ▪ Remoção atraumática ▪ Tamanho 6 x 6 cm ▪ Tamanho 10 x 10 cm ▪ Tamanho 15 x 15 cm ▪ Tamanho 15 x 20 cm

Curativos à base de quitosano

O quitosano é um polissacarídeo catiônico obtido pela deacetilação alcalina da quitina, principal componente do exoesqueleto de crustáceos, como o caranguejo e o camarão. É biocompatível, biodegradável, lipo e hidrofílico e não tóxico em contato com células em cultivo *in vitro* e *in vivo*. É antibacteriano, antifúngico e hemostático.[15]

Implantes contendo quitosano têm mostrado reações mínimas. Vêm sendo usados para inúmeras aplicações médicas, incluindo a cura de feridas. Estudos recentes culminaram com a produção de curativo para utilização em feridas do diabete contendo 5-metil pirrolidona quitosano capaz de liberar neurotensina, um neuropeptídeo que atua como um modulador inflamatório na cura de feridas. Diferentes formas de quitosano incluem membranas, micropartículas, placas e hidrogéis. A bandagem HemCon® foi aprovada pelo FDA para conter perda sanguínea pós-injúria e possivelmente como barreira para bactérias. Este curativo realmente encurta o tempo de sangramento e melhora a ferida cirúrgica comparado com o grupo placebo. Os curativos à base de quitosano e complexo colágeno, quando aplicados localmente em queimaduras de espessura parcial em ratos, obtiveram resultados superiores ao placebo no que tange à formação de tecido de granulação e tecido conectivo fibroso.[23]

■ TERAPIA COM LARVAS (MAGGOT TERAPIA)

Desde a década de 1930, cirurgiões militares passaram a observar que soldados feridos gravemente no campo de batalha, cujos ferimentos sofriam contaminação por larvas de moscas, tinham menores riscos de disseminação de infecção de partes moles, e a sobrevida destes soldados era muito maior. Foi Sir William Baer o primeiro a publicar os resultados de caso de osteomielite crônica tratado com larvas de mosca (*blow fly*).

As larvas exercem sua ação através de enzimas antimicrobianas e proteolíticas lançadas diretamente no leito da ferida, levando à liberação de raspados microscópicos e, consequentemente, remoção de tecidos desvitalizados. Em resumo, suas principais ações são o desbridamento, a desinfecção, o estímulo do crescimento tecidual e a inibição/destruição do biofilme. Outros estudos mostram estímulo sobre a migração de fibroblastos dérmicos humanos, remodelação da matriz e modificação da estrutura fibroblástica através de secreções de larvas de *Lucilia sericata*.

Atualmente, esse tipo de terapia já é desenvolvido em mais de 20 países em todo o mundo, muitos dos quais já desenvolvem tecnologia própria para a produção das larvas em escala industrial, sendo as mais utilizadas as do gênero *Phaenicia (Lucilia) sericata*. A partir de 2004, o FDA permitiu a produção e a comercialização da "marca" Medical Maggots para utilização no desbridamento de feridas necróticas e úlceras de partes moles como as de pressão, venosas, pé diabético, traumáticas e pós-cirúrgicas.

São produzidas em insetários e armazenadas em frascos estéreis contendo cerca de 1.000 ovos de *P. sericata*, onde cerca de 250 delas eclodirão em 12 horas. Os frascos ainda contêm gazes estéreis embebidas em levedura de soja e levedura de cerveja. A quantidade de larvas utilizada em cada curativo é de cerca de 5 a 8 larvas/cm^2 de superfície de ferida, devendo ser colocadas sobre gaze umedecida em solução salina. Os curativos devem ser realizados de forma a impedir a saída das larvas pelas bordas da ferida. As trocas dos curativos devem ser feitas a cada 48 horas em função do tempo de sobrevida das larvas. A embalagem é de uso único, e as larvas não devem ser utilizadas mais de uma vez. Existe a rara possibilidade de ocorrerem reações de hipersensibilidade às larvas desta espécie, levedura de cerveja e proteínas da soja. O paciente pode referir dor local no período de 24 a 48 horas, pelo crescimento larval na ferida. Nestes casos, pode-se recorrer ao uso de analgésicos e até mesmo à retirada do curativo. A ocorrência de febre ou mesmo alteração do estado mental pode significar alergia ou mesmo infecção. A possibilidade de fuga das larvas pode gerar pupas e moscas em duas semanas. A aplicação do produto está contraindicada nos casos de infecção moderada a grave da ferida, infecções de ossos e tendões, comprometimento circulatório grave, cavidades estéreis como olhos, trato gastrointestinal e respiratório. Pequenos sangramentos são observados pela possibilidade de as larvas danificarem as paredes de pequenos vasos. Portanto, deve-se atentar para as coagulopatias farmacológicas ou não.[24]

■ SUBSTITUTOS CUTÂNEOS

Nas últimas décadas, houve um aumento no desenvolvimento de novas "coberturas" para úlceras, bem como o desenvolvimento de novos produtos denominados "substitutos cutâneos de bioengenharia". O conhecimento dos processos de cura de feridas e da complexa interação de células, moléculas da matriz extracelular, fatores de crescimento e várias moléculas sinalizadoras trouxe novos materiais que otimizaram os processos de cura e minimizaram as cicatrizes. As pesquisas têm mostrado que o "ambiente úmido" cria uma maior condição de cura, e este conhecimento levou ao desenvolvimento de vários curativos sintéticos que aumentaram os resultados e pontuaram os vários problemas ligados aos ambientes das feridas agudas e crônicas. Estes novos curativos sintéticos têm aumentado os resultados em muitas situações e, lentamente, mudaram o cenário dos tempos dos curativos à base de gaze.

Nos anos mais recentes, um novo aparato de "materiais biologicamente ativos" e "substitutos cutâneos" tem sido desenvolvido. Alguns são usados como curativos que atuam na perda de fluidos e contra infecção. Outros são utilizados como verdadeiros "implantes de úlceras" e que auxiliam na reposição de moléculas da matriz extracelular e/ou liberam vários tipos de fatores de crescimento, numa tentativa de otimizar os primeiros estágios da cura preparando a ferida para o futuro enxerto e a permanente cobertura cutânea. Os mais avançados são as membranas que contêm materiais ativos biologicamente e células vivas cultivadas, alogênicas ou autólogas em sua origem.

O Quadro 163.8 resume os principais substitutos cutâneos disponíveis.

Quadro 163.8 Principais substitutos cutâneos disponíveis.

Tecido de origem	Produto	Estrutura
Xenoenxertos	Permacol®	Derme porcina
	EZ derm®	Derme porcina + colágeno *cross-linked* com aldeído
	Matriderm®	Colágeno bovino coberto com elastina
	Oasis®	Submucosa intestinal porcina
Sintético	Biobrane®	Silicone + malha de nylon bilaminada com colágeno porcino
	Integra®	Silicone + colágeno/matriz GAG bilaminada
	AWBAT®	Silicone poroso + malha de nylon bilaminada com colágeno porcino
	Hyalomatrix®	Silicone + estrutura bilaminada de ácido hialurônico e esterilizado
Alogênicos		
Acelular	Cadaveric®	Derme alogênica fresca e processada
	AlloDerm®	Derme alogênica processada

(Continua)

Quadro 163.8 Principais substitutos cutâneos disponíveis. (Continuação)

Alogênicos		
Epiderme	Graftjacket®	Derme alogênica decelularizada e congelada a seco
Derme	GammaGraft®	Derme alogênica irradiada com raios gama
	StrataGraft®	Derme + queratinócitos alogênicos estratificados
	Dermagraft®	Malha de poliglactina bioabsorvível + fibroblastos neonatais
	TransCyte®	Silicone bilaminado + nylon e colágeno com fibroblastos neonatais
	ICX-SKN®	ECM alogênico + fibroblastos
Composto	Apligraf®	Queratinócitos neonatais em matriz de colágeno com fibroblastos neonatais
	OrCel®	Queratinócitos neonatais + esponja de colágeno bovino com fibroblastos neonatais
Autólogo		
Epiderme	Epicel®	Queratinócitos autólogos em cultivo
	Laserskin®	Malha de ácido hialurônico com queratinócitos autólogos
	EpiDex®	Discos de silicone com *steam cells* autólogas
	Cell Spray®	Suspensão de queratinócitos autólogos em cultivo
Derme	Hyalograft 3D®	Malha de ácido hialurônico com fibroblastos autólogos
Composto	Substitutos de pele em cultivo	Queratinócitos autólogos em cultivo e fibroblastos crescendo em matriz GAG/colágeno

SUBSTITUTOS DÉRMICOS E BIOENGENHARIA CUTÂNEA

Embora apresente benefícios, o tratamento com substitutos cutâneos ainda não é coberto pelo Sistema Único de Saúde (SUS), o que dificulta sua utilização para a população em geral. Apenas em alguns hospitais, principalmente nos universitários e em serviços particulares de referência, é empregado esse tratamento, seja como protocolo de pesquisa ou com o custo arcado pelo paciente.[25]

Materiais de matriz extracelular (MEC)

São os primeiros tipos de curativos que ajudam a mudar o ambiente da ferida e, essencialmente, podem ser considerados ativos dentro da ferida. Estes materiais fazem mais do que apenas manter um ambiente úmido, ideal para a cura da ferida, por absorver excesso de fluido ou ceder umidade. Eles podem mudar ativamente o ambiente da ferida por auxiliar na regeneração dérmica, absorvendo produtos químicos bacterianos e destruindo enzimas da ferida (metaloproteinases da matriz-MMPs). Estas enzimas proteolíticas desempenham um papel importante na migração celular através da MEC e auxiliam na remodelação da ferida na fase de cura do processo inflamatório. Nas "úlceras crônicas de difícil cicatrização", estas enzimas permanecem em altos níveis e parecem ser responsáveis pelo aumento descontrolado da degradação da matriz já existente, como também da nova e de seus componentes. Portanto, o balanço final tende para o lado da degradação e não da construção do leito da ferida. As causas para este aumento se devem a múltiplos fatores, incluindo a "biocarga" da ferida, a presença de tecido não viável e o trauma repetido.

Curativos desenhados para auxiliar na redução dos altos níveis de MMPs (metaloproteinases) são compostos de uma mistura de colágeno e celulose regenerada oxidada ou fibras de alginato. São capazes de ligar-se a várias MMPs, inativando-as. São, também, capazes de proteger fatores de crescimento locais da degradação das MMPs e, portanto, mais fatores de crescimento estarão disponíveis. Exemplos são: Promogran Wound Matrix®; Prisma®; Fibracoll Plus Collagen®.[26]

Para auxiliar na regeneração dérmica, materiais compostos por colágeno e ácido hialurônico, provenientes de várias fontes, são usados nas feridas e disponíveis em várias formas. Este colágeno exógeno parece ter a função de ser quimiotático para fibroblastos e macrófagos, além de prover uma estrutura tridimensional que auxilia no crescimento interno dos tecidos. Exemplos são: Permacol®; Medifill®; SkinTemp®; Matriderm®; Oasis Wound Matrix®.[27]

Xenoenxertos de porco (Oasis®; E-Z DERM®; Permacol®)

São subprodutos acelulares de mucosa intestinal de porco (matriz de colágeno porcino) que se caracterizam pelo baixo custo, efetividade e pela novidade no tratamento de úlceras venosas e diabéticas, disponíveis desde a década de 1960 (Figuras 163.16 e 163.17). A submucosa intestinal contém "colágeno tridimensional" rico em fatores de crescimento, citocinas e moléculas de adesão que parecem criar condições para a cura de feridas. Esta matriz acelular origina-se de um produto purificado derivado desse colágeno capaz de reter importantes componentes, como glicosaminoglicanas e glicoproteínas. As células provenientes dos tecidos adjacentes migram para o produto, permitindo crescimento capilar, que, por sua vez, aumenta o fornecimento de nutrientes, levando à reconstrução do tecido danificado com tecido do próprio hospedeiro. Em última análise, as ações destes produtos estão ligadas ao reparo ou à reposição de matriz extracelular debilitada, resultado dos mecanismos geradores da úlcera.

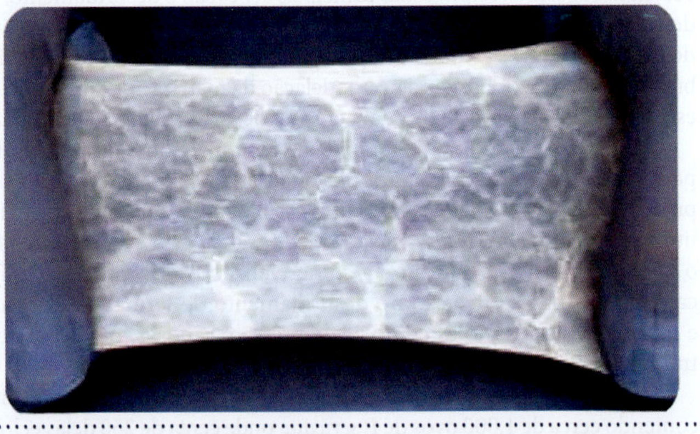

Figura 163.16 Xenoenxerto derivado de intestino porcino.

Esses produtos, que, na essência, são considerados um enxerto, são tratados eficazmente com antibióticos e irradiação para assegurar sua esterilidade. São aplicados sobre feridas limpas e desbridadas sob sutura ou como curativo. Devem ser avaliados quanto a ocorrência de necrose e infecção em cerca de 7 dias. Devem ser reaplicados a cada 7 dias e deixados no local quando na presença de granulação por 2 a 3 semanas. Como curativos temporários, são capazes de aliviar a dor, proteger estruturas vitais e permitir fechamento parcial e granulação antes do reparo final. Facilitam a reepitelização em sítios cirúrgicos de baixa cicatrização, como os sítios de irradiação e áreas com pobre vascularização. Requerem cerca de 15 minutos para sua aplicação e sutura, requerem um minuto para o degelo e são mais baratos quando comparados com os curativos sintéticos da bioengenharia. São estocados sob congelamento e têm uma vida útil de 2 anos. Ensaios clínicos randomizados têm mostrado aumento nas taxas de cicatrização e diminuição no tempo de cura.[28]

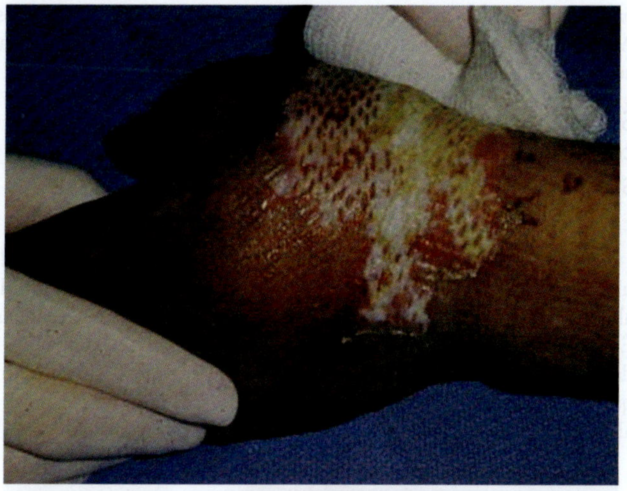

■ **Figura 163.17** Reepitelização parcial após aplicação de xenoenxerto porcino.

Xenoenxerto bovino (MATRIDERM®)

É um implante dérmico feito de colágeno bovino nativo revestido por elastina (Figura 163.18). A matriz resulta numa melhor reconstrução da derme do que as matrizes puras de colágeno e permite o crescimento interno dos fibroblastos do hospedeiro e outras células para regeneração dérmica com propriedades muito próximas às da pele injuriada. Em estudos feitos em queimados, Matriderm® mostrou melhores resultados quando associado à enxerto autólogo em termos de elasticidade e vascularização quando comparado à aplicação única de enxerto. Também é menor a contração da ferida, além de a formação de fibronectina ser comparável à da pele normal. Interessante é o fato de que é possível a colocação de finos enxertos de pele sobre o Matriderm® no mesmo tempo, o que minimiza a necessidade de nova cirurgia. Isto facilita a recuperação do paciente e aumenta, no geral, o processo de recuperação.[28]

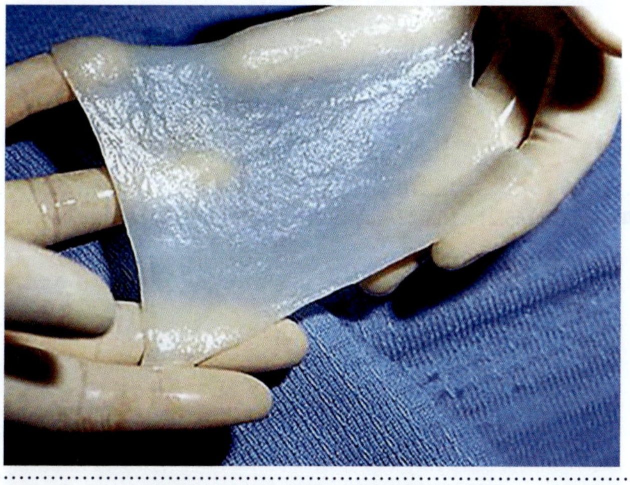

■ **Figura 163.18** Membrana de xenoenxerto bovino.

Substitutos de pele acelulares

Substitutos sintéticos bilaminados

Colágeno bovino *cross-linked* (Integra®)

Foi desenvolvido em 1981 e aprovado pelo FDA em 2002. É um "equivalente dérmico temporário" composto por matriz porosa de fibras de colágeno bovino *cross-linked* e condroitina-sulfato industrializado contendo porosidade controlada e taxa de degradação definida. O substituto é composto por camada de polímero de polisiloxano, que funciona como regulador da perda de umidade e impede infecção (Figura 163.19). As células migram para dentro da matriz enquanto o colágeno bovino é absorvido e reposto pelos elementos dérmicos do paciente. A reconstrução do estrato ocorre em 2 a 3 semanas quando o silicone é removido, permitindo cicatrização a partir da borda livre da ferida. O fechamento total ocorre em aproximadamente 30 dias. As indicações incluem: feridas de espessura total e parcial do tipo de pressão, diabéticas, crônicas venosas e cirúrgicas. Este dispositivo é indicado para uma única aplicação. A colocação é feita em superfície limpa e debridada. Apresenta como desvantagens a necessidade de "treinamento *on-line*" para obter o certificado de treinamento para efetuar a compra do produto. Como vantagens, citam-se a disponibilidade imediata, capacidade de cobrir grandes superfícies e tempo de validade de 2 anos à temperatura ambiente. Com sucesso é capaz de preencher feridas profundas, inibir a formação de cicatrizes e impedir sua contração.

O futuro dos materiais compostos por MEC estará focado no fornecimento de agentes antibacterianos, fatores de crescimento e DNA para poder aumentar a cura das feridas. A colonização das mesmas por bactérias ocorre rapidamente e pode formar filme bacteriano capaz de permitir a cronificação. A incorporação da prata, do iodo e de outros agentes antibacterianos nesses materiais pode prevenir ou retardar a colonização da ferida e a formação do biofilme bacteriano. A doxiciclina, antibiótico inibidor de MMPs, tem sido incorporada a microesferas de quitosano e empregada em várias coberturas. Com os recentes avanços na bioquímica de polímeros, têm sido construídas "estruturas nanofibrosas e microencapsuladas" capazes de liberar DNA ou fatores de crescimento a uma taxa controlada e por um longo período sem a degradação por MMPs, assim, otimizando os resultados.[29]

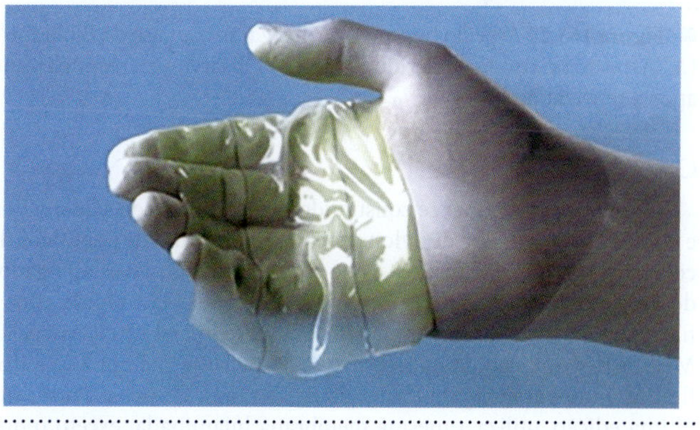

■ **Figura 163.19** Substituto sintético bilaminado (Integra®).

Colágeno porcino tipo 1 (Biobrane®)

É um substituto cutâneo biossintético composto por uma trama de nylon ligada covalentemente com peptídeos de colágeno porcino tipo I e uma fina camada de silicone que auxilia no controle da perda de água e reepitelização. Quando aplicado em úlceras de espessura parcial ou total recentemente excisadas, adere-se ao leito e serve como barreira cutânea temporária. Com o tempo, fibroblastos e capilares vão crescendo sob o substituto bilaminado e regeneram o tecido dérmico. A fina camada de silicone funciona como uma epiderme e seus poros permitem passagem de fluido (Figura 163.20 A e B). Em feridas completamente superficiais, como sítios doadores de fina espessura, a membrana adere à ferida, sendo gradualmente substituída por epitélio do hospedeiro a partir de anexos e bordas da ferida. Em feridas de espessura total, o material estimula a granulação e prepara o leito para o enxerto autólogo, embora a membrana de silicone e o nylon necessitem ser retirados para o procedimento. Desde sua criação em 1979, é considerado "substituto padrão" temporário para os casos de feridas de queimaduras e as recentemente excisadas.[30] Limitações ao seu uso incluem as infecções e seu alto custo. Alguns autores acreditam que o insucesso deva-se ao seu mau uso no tratamento de feridas inapropriadas. Por outro lado, por se tratar de material transparente, facilita a visualização da ferida, evitando trocas desnecessárias.[23]

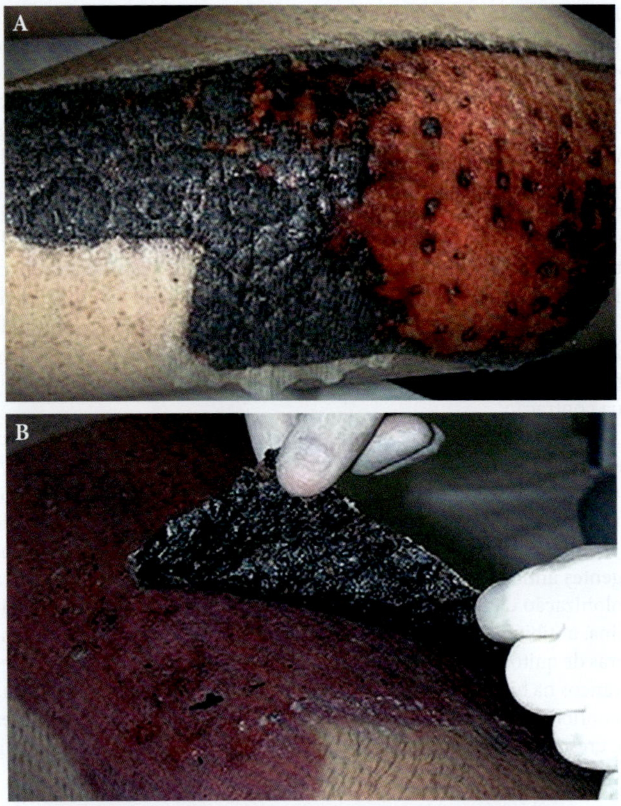

■ **Figura 163.20** Aspecto final pós-reepitelização com uso do Biobrane®. **(A)** Aspecto do curativo aderido à pele. **(B)** Observa-se a reepitelização após a retirada do Biobrane®.

Colágeno porcino (Awbat®)

Similar ao Biobrane®, é constituído de membrana de silicone fina e porosa ligada a malha de nylon coberta com mistura de peptídeos de colágeno porcino. A diferença é que estes peptídeos não estão ligados de forma covalente, o que permite sua interação mais rápida com a fibrina na ferida e ter maior aderência na fase inicial de cicatrização. Melhor distribuição dos poros na ferida permite melhor fluxo dos fluidos e impedimento da formação de seromas. O Awbat Plus®, sua última edição, utiliza a mesma membrana bilaminada, exceto o que contém 6 peptídeos xenogênicos.[31]

Substitutos acelulares alogênicos

Os enxertos de cadáver humano têm sido o padrão ouro para coberturas temporárias após excisões de feridas de queimaduras por décadas, sendo o modelo com o qual a maioria dos substitutos de pele de bioengenharia são comparados. Seu uso tem sido tentado na maioria dos outros tipos de feridas do tipo úlceras crônicas. Aloenxertos dérmicos são disponíveis através de várias fontes e consistem de pele cadavérica humana que é criopreservada, liofilizada e glicerolizada para remover materiais antigênicos, infecciosos e celulares. A estrutura restante serve como plataforma para crescimento interno de fibroblastos e tecido vascular, auxiliando na regeneração do tecido dérmico. Por outro lado, a barreira cutânea do aloenxerto de cadáver não é perfeita, sua vida útil é limitada e o risco de contaminação e a transmissibilidade de doenças é possível. Essas desvantagens têm instigado a procura de outros produtos de aloenxerto dérmicos acelulares. São exemplos: Alloderm®; Graftjacket®; Neoform®; DermaMatrix® e GammaGraft®.

Pele de cadáver humano (Alloderm®)

É dispositivo composto por uma matriz dérmica acelular derivada de pele cadavérica humana (Figuras 163.21 e 163.22). Durante sua elaboração, tem-se o cuidado de remover os agentes transmissíveis e células capazes de provocar rejeição. A matriz promove revascularização e serve como suporte para a regeneração dérmica. Quando refrigerado, tem a duração de 2 anos. Aprovado pelo FDA para o tratamento de queimaduras em 1992. Similar ao Integra, é o dispositivo ideal para feridas extensas.[32-34]

Substitutos de pele vivos/tecido de bioengenharia celular alogênico

Substitutos epidérmicos

Epiderme alogênica de queratinócitos neonatais (Stratagraft®)

É um substituto de pele humana vivo (Figura 163.23). Consiste de um componente dérmico coberto por camadas de epiderme estratificada alogênica, biologicamente funcional, gerada de queratinócitos neonatais. É livre de patógenos, possui força tênsil e função de barreira comparável à da pele humana intacta, incluindo expressão de peptídeos do hospedeiro, que, por sua vez, ajuda a prevenir infecções. Este material é comparável a aloenxertos de cadáver para controle temporário de defeitos cutâneos.[35]

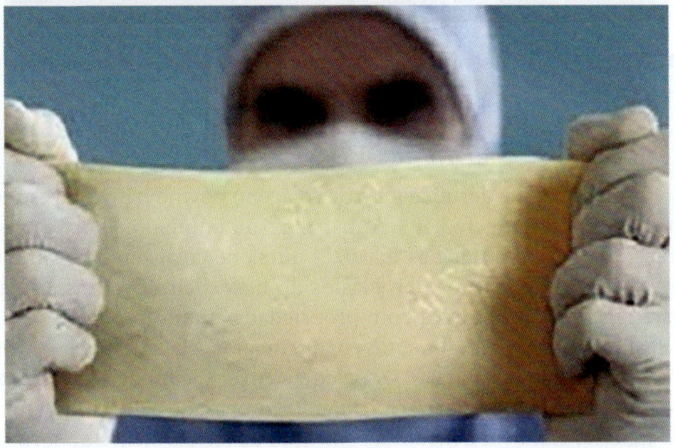

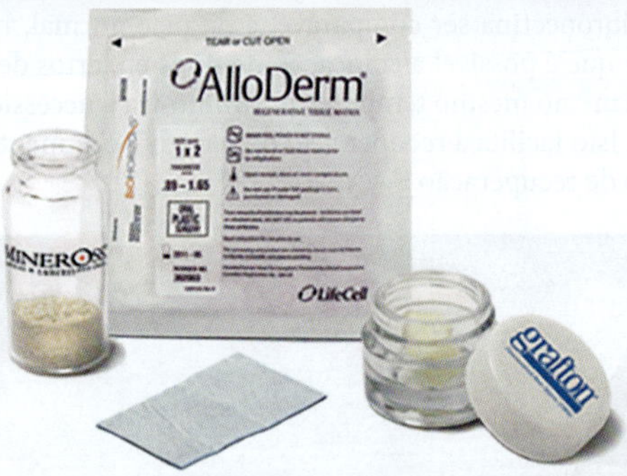

■ **Figuras 163.21** e **163.22** Alloderm® (pele derivada de cadáver humano).

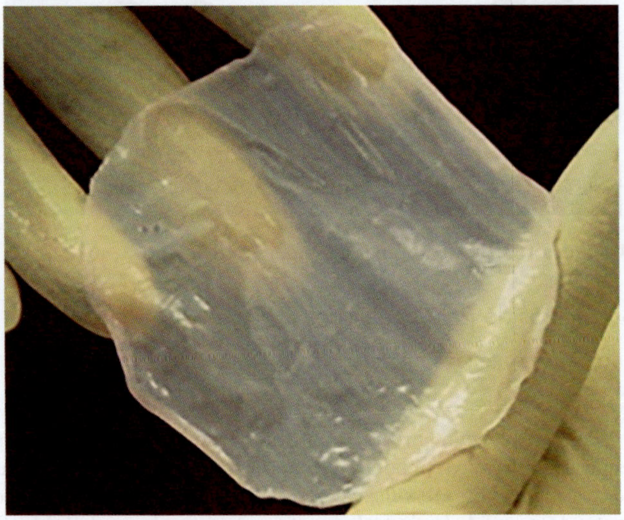

■ **Figura 163.23** Membrana derivada de epiderme alogênica de queratinócitos neonatais.

Substitutos dérmicos

Fibroblastos humanos

Dermagraft®

É substituto dérmico derivado de fibroblastos humanos criopreservados (Figuras 163.24 e 163.25). Foi aprovado pelo FDA em 2001 para úlceras diabéticas de pés e perna de espessura total, sem exposição de estruturas subjacentes, com mais de 6 semanas de duração. Os fibroblastos são cultivados numa plataforma de polyglactin 910 bioabsorvível. Como os fibroblastos proliferam sobre a plataforma, secretam vários fatores de crescimento, citocinas e proteínas da MEC e são capazes de criar um "substituto dérmico humano" tridimensional contendo células ativas metabolicamente. Estimula o crescimento interno de tecido fibrovascular e a epitelização. O profissional recebe o produto congelado em uma bolsa adequada e, após descongelamento e lavagem, está pronto para uso. As propriedades terapêuticas são dependentes da viabilidade celular após criopreservação, que gira em torno de 60%. O produto congelado oferece uma vantagem, porém, necessita ser mantido a uma temperatura de –75 °C. É descongelado em solução salina e depois aplicado ao leito da ferida limpa. Possui tempo de validade de 6 meses. Não foi aprovado para úlceras venosas. Tem sido considerado de muito valor na cura de feridas cirúrgicas para cicatrização por segunda intenção. É disponível numa forma criopreservada que permite uma maior duração do produto. Tem um custo ligeiramente maior que o Apligraf® e oito vezes maior que o Oasis. Embora não seja aprovado, até o momento, para úlceras não diabéticas, estudos realizados com 18 pacientes portadores de úlceras venosas das pernas não evidenciaram diferenças significativas na porcentagem de pacientes curados, porém mostraram redução na área da úlcera.[36]

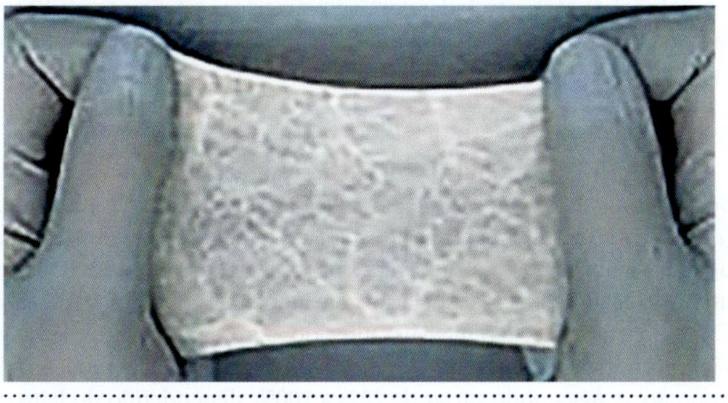

■ **Figura 163.24** Aspecto da membrana derivada de fibroblastos humanos criopreservados (Dermograft®).

Trancyte®

São substitutos cutâneos humanos temporários derivados de fibroblastos humanos cultivados em uma malha de nylon e membrana de silicone (Figuras 163.26 e 163.27). Os fibroblastos proliferam dentro da malha de nylon e são capazes de secretar fatores de crescimento, além de moléculas da MEC. A membrana de silicone protege a ferida, e a criopreservação permite que os vários fatores fiquem intactos.

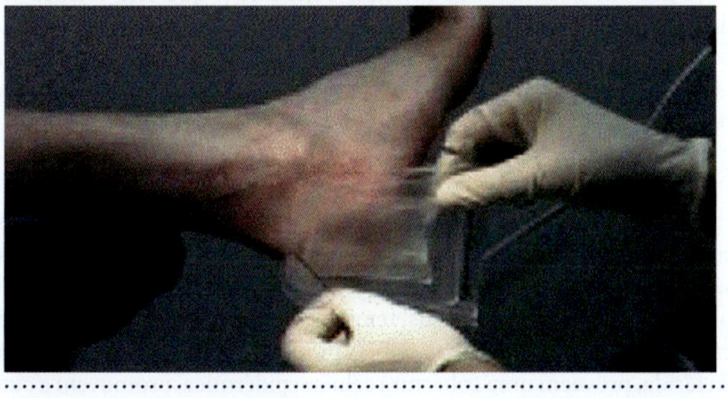

■ **Figura 163.25** Utilização de substituto dérmico em ferida localizada no pé.

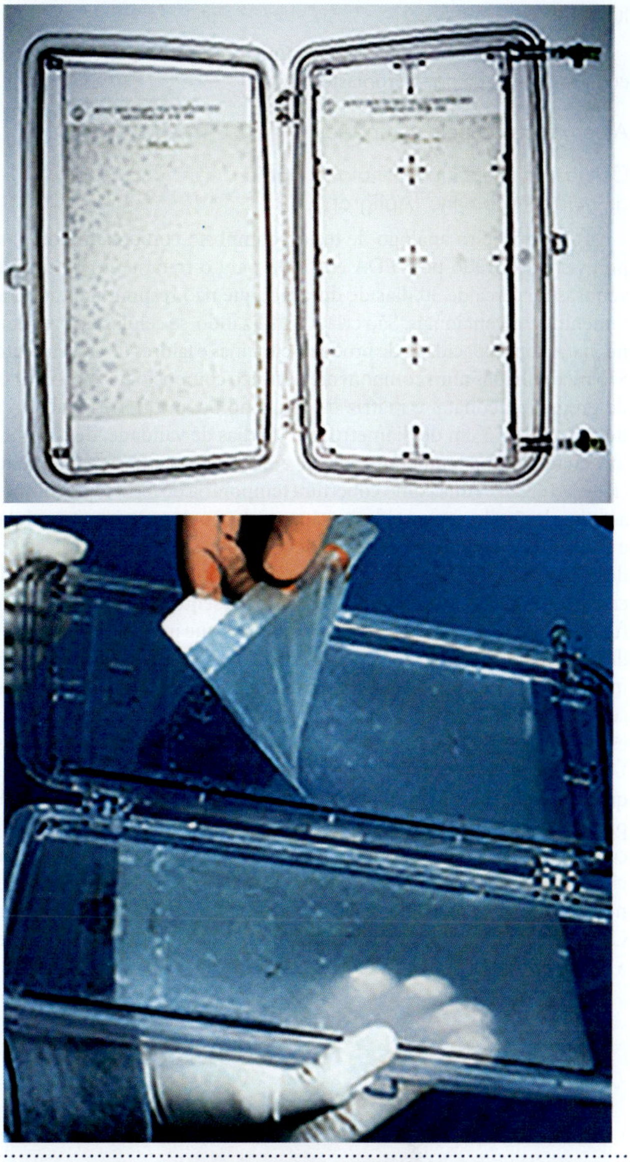

■ **Figura 163.26** Substituto cutâneo derivado de nylon (Trancyte®).

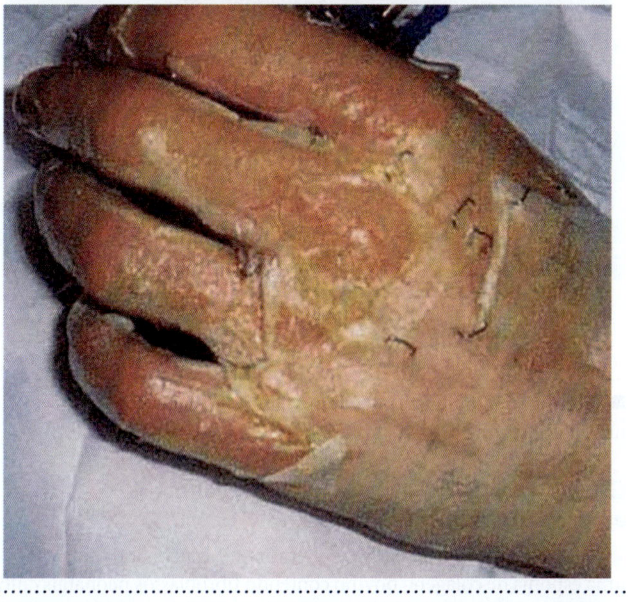

■ **Figura 163.27** Aplicação do Trancyte® em lesão de queimadura localizada em mão.

ICX-SKN®

É substituto dérmico de camada única composto por estrutura de colágeno povoada por fibroblastos vivos.[37]

Aloenxertos de pele compostos

Células de prepúcio neonatal e matriz de colágeno bovino (Apligraf®)

Foi o primeiro análogo de tecido composto comercialmente disponível e aprovado pelo FDA em 1998 para o tratamento de úlceras venosas de cerca de 30 dias de duração, que não respondiam aos tratamentos convencionais. São criados utilizando-se células de prepúcio neonatal com capacidade de produzir citocinas e fatores de crescimento. São mergulhadas num componente dérmico composto por fibroblastos de prepúcio neonatal e matriz de colágeno bovino tipo I. Este disco de cerca de 0,75 cm de diâmetro tem 10 dias de validade, deve ser armazenado a uma temperatura de 20 a 22 °C e trocado semanalmente (Figura 163.28). Atua como cobertura temporária de feridas permitindo a estimulação da neovascularização, produção de matriz extracelular e fatores de crescimento. A ferida deve estar estéril, desbridada e livre de edema. Sabe-se que as úlceras crônicas são deficientes em fatores de crescimento e receptores, porém, mesmo presentes, são deficientes em função da ação de macromoléculas ligadoras que impedem sua função de cura. Para maior segurança, são realizadas pesquisas para agentes infecciosos tanto no sangue materno no pré e pós-parto quanto nas células colhidas. Provou ser melhor que a terapia compressiva num estudo de cerca de 1 ano de duração para úlceras venosas crônicas. Úlceras de pressão e diabéticas podem curar com uma única aplicação quando associadas à antibioticoterapia e regimes de menor carga de pressão. Existe uma taxa muito baixa de osteomielite e amputação com o uso deste tipo de curativo biológico. Tem sido usado em feridas cirúrgicas agudas e pode resultar em cicatrizes mais distensíveis e menos vascularizadas quando usados para feridas por segunda intenção. Como desvantagens, citam-se a curta duração de seu efeito terapêutico, a delicadeza de seu manuseio e seu alto custo.[38-40]

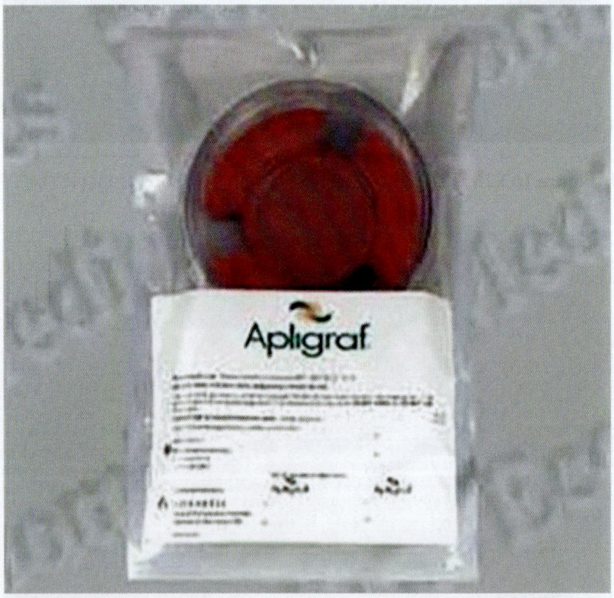

■ **Figura 163.28** Substituto cutâneo derivado de células de prepúcio neonatal e matriz bovina (Apligraf®).

Células de prepúcio neonatal, colágeno bovino e fibroblastos neonatais (Orcel®)

Consiste de uma camada de queratinócitos neonatais cultivados e uma esponja de colágeno bovino contendo fibroblastos neonatais cultivados. A primeira matriz biológica celular foi inicialmente desenvolvida em 1971 para o tratamento de epidermólise bolhosa distrófica que afetava o filho do inventor, Sr. Mark Eisenberg. Também é indicado para sítios doadores de enxertos. É produzido num formato criopreservado em contraste ao produto fresco Apligraf®.[41-43]

Substitutos de pele autóloga em cultivo

Por muitos anos, o padrão ouro no fechamento permanente de feridas tem sido o uso de "enxertos cutâneos autólogos". Infelizmente, em muitos pacientes com queimaduras extensas a disponibilidade de sítios doadores é limitada e pode gerar úlceras secundárias que podem levar a mais cicatrizes e complicações. Em 1975, Rheinwald e Green descreveram uma nova forma de cultivo de queratinócitos humanos que permitiu uma expansão mil vezes maior de amostras da pele original, possivelmente criando um suprimento infinito da epiderme humana. Esta técnica foi primeiramente utilizada em 1980 em um adulto com queimadura. No ano seguinte, foi utilizada em dois pacientes pediátricos com queimaduras, respectivamente, 97% e 98% de área acometida, os quais, sem esses substitutos, seriam considerados casos fatais. Desde então, numerosos pacientes têm sido tratados com autoenxertos epidérmicos em cultivo não só para queimaduras como também para outras condições. Estes enxertos proveem cobertura cutânea permanente em feridas sem outras fontes intrínsecas de queratinócitos e podem estimular a cura de feridas e a reepitelização a partir das bordas.

Cultivos seriados de queratinócitos epidérmicos, como descritos por Rheinwald e Green, levam à perda de células que expressam marcadores HLA-DR. A partir disso, pensou-se que queratinócitos alogênicos cultivados pudessem ser usados, assim, evitando-se biópsias e atraso na disponibilidade de enxerto. Aloenxertos cultivados foram usados para tratar várias úlceras ou feridas sem sinais de rejeição e com evidências da permanência de longa duração nas mesmas. A aparência cosmética e funcional das áreas tratadas com autoenxertos epiteliais em cultivo é tão boa quanto, ou senão melhor, que as áreas tratadas com enxertos cutâneos de fina espessura.[44]

Epicel Cultured Epidermal Autograft (Epicel®)

Foi o primeiro produto autólogo derivado da epiderme produzido pela bioengenharia e indicado para o tratamento de úlceras profundas *(deep dermal)* ou queimaduras de espessura total ou de terceiro grau que ocupem mais de 30% da superfície corporal (Figura 163.29). Pode ser utilizado sozinho ou em associação com autoenxertos de fina espessura. Contudo, autoenxertos epiteliais cultivados apresentam alguns desafios: são muito frágeis e suscetíveis a dano e desvio, além de degradação por infecção. A pega pode variar de 20% a 100%, dependendo do leito da ferida e técnica clínica. Outro desafio com estes enxertos é o tempo para crescimento das camadas epidérmicas. Tipicamente, o processo de cultivo leva em média 3 semanas, o que impõe desafios com os cuidados clínicos com os pacientes e problemas de cobertura com a pele temporária. Embora estes enxertos induzam a formação de uma derme de aparência normal, este processo leva muitos anos, portanto Epicel® é correntemente usado em conjunção com um substituto dérmico.[45]

Suspensão de queratinócitos (*spray on skin*)

Pesquisadores que utilizaram autoenxertos epiteliais em cultivo para uso em queimaduras extensas concluíram que esta técnica era difícil de manusear, demonstrava-se frágil e faltava padronização no centro de grandes queimados. Em decorrência dessas limitações, criou-se a técnica de suspensão de queratinócitos para aplicação em feridas por meio de *spray*.[46]

Suspensão de autoenxertos epiteliais cultivados (CellSpray®)

É uma suspensão de autoenxertos epiteliais cultivados aplicados sobre um leito de úlcera limpa utilizando um *spray* aplicador. É necessária apenas uma biópsia de fina espessura do doador para iniciar o processo, e, em cerca de 5 dias, têm-se queratinócitos pré-confluentes em suspensão. Essas mesmas células proliferam e migram sobre o leito da ferida, proveem uma cobertura celular epidérmica, promovem a cura e otimizam a qualidade da cicatriz. Em decorrência do fato de as feridas por queimaduras terem um alto risco de desenvolver cicatrizes, tem-se como "princípio básico" o encurtamento do tempo de cura. Sabe-se que feridas que cicatrizam em menos de 10 dias têm poucas chances de formar cicatrizes hipertróficas. Este produto tem sido usado em mais de 1.500 pacientes em todo o mundo e tem se mostrado muito útil nos casos de dano de espessura parcial como também em conjunção com técnicas de reconstrução para defeitos dérmicos profundos e de feridas de espessura total. O processo de aerossol de aplicação é muito simples, especialmente nas áreas de contorno complexo que são, tipicamente, difíceis de enxertar. Também, pelo fato de os queratinócitos reterem as propriedades do sítio doador, a reposição dessas mesmas células em suspensão do sítio doador ajuda a otimizar a cura.[47]

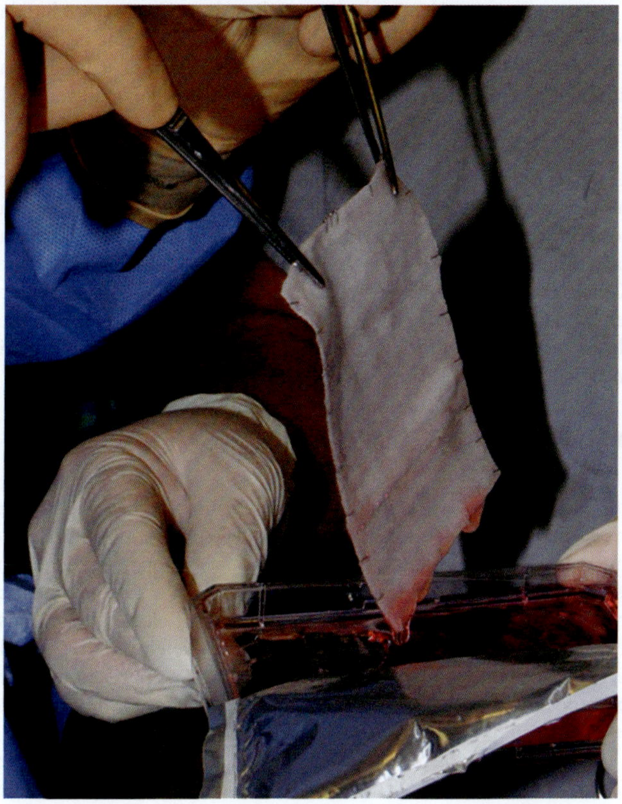

Figura 163.29 Autoenxerto epitelial em cultivo (Epicel®).

Suspensão de células epidérmicas em *spray* (ReCell®)

Desenvolvimentos recentes permitiram o isolamento de fibroblastos, melanócitos, células de Langerhans e queratinócitos de biópsias de pele. As células são imediatamente isoladas e reaplicadas usando um dispositivo de pulverização próprio. De acordo com o fabricante da ReCell®, o isolado de células pode cobrir mais de 80 vezes a área de superfície da biópsia original do doador. ReCell® foi testado clinicamente para melhorar a cicatrização de feridas e estimular a repigmentação da área lesada. Uma das principais desvantagens desta técnica é o atraso da aplicação enquanto a expansão celular ocorre.[46]

EpiDex®

É outro exemplo de enxerto de queratinócitos autólogos. É um equivalente epidérmico de cultivo de células originadas de "steam cells" da bainha radicular externa do folículo piloso. Após uma pequena quantidade de cabelos ser extraída, as células da bainha radicular externa crescem num processo de cocultura desenhado para resultar na formação de uma epiderme totalmente diferenciada, montada em discos de silicone para facilitar o manuseio. Estes discos são depois aplicados sobre a superfície da úlcera. As células epidérmicas, rapidamente em divisão, expandem-se para cobrir a lesão. O processo de cultivo dura várias semanas, mas tem a vantagem de não necessitar de biópsia. Este método tem sido usado com grande sucesso em vários tipos de feridas, porém são necessários mais estudos randomizados.[48-50]

Laserskin®

É um autoenxerto de queratinócitos em cultivo junto ao ácido hialurônico esterilizado e microperfurado. Tem sido utilizado isoladamente ou em combinação com fibroblastos autólogos numa matriz de ácido hialurônico (Hyalograft 3D®), fazendo dele o primeiro substituto autólogo de espessura total. Laserskin® tem sido usado numa gama variada de feridas com sucesso. Contudo, esses estudos são todos retrospectivos e não controlados, sendo necessário mais embasamento para confirmar sua eficácia.[51,52]

O QUE HÁ DE NOVO NO TRATAMENTO DE FERIDAS

Os avanços no campo da bioengenharia de coberturas para úlceras, em geral, parecem estar voltados para: 1) aperfeiçoamento dos substitutos de pele para espessura total; 2) técnicas de cultivo modificadas; 3) liberação de fatores de crescimento, DNA e microRNA (miRNA); 4) aperfeiçoamento de substitutos de pele total autóloga. Desde a primeira publicação de Rheinwald e Green, a maioria das técnicas de cultivo celular envolvia o uso de compostos porcinos e bovinos e células alo e xenogênicas. Embora mínimo, possuíam algum risco de transmissão de doenças, reações alérgicas e rejeição de enxerto. Recentemente, culturas "xenobiótico-free" de queratinócitos humanos têm sido relatadas, incluindo o uso de plasma autólogo como "estrutura" para a produção de uma pele autóloga completamente feita pela bioengenharia.

Outro foco importante das pesquisas baseia-se no desenvolvimento de técnicas para a liberação de materiais ativos farmacologicamente nas células dentro da ferida, possivelmente modificando o ambiente da mesma. A produção de todos os tecidos substitutos da bioengenharia envolve células, MEC e citocinas em um "biorreator". A MEC é necessária para determinadas células realizarem suas funções e ativarem ou alterarem a atividade de citocinas, que, por sua vez, modificam a própria matriz. A função fibroblástica e a expressão gênica diferem dependendo do sítio corporal, origem e localização na derme, assim como as condições de cultivo.

A descoberta de miRNAs e sua capacidade de regular funções biológicas específicas tem surgido como uma promessa bastante interessante no campo da pesquisa.

Parece que os miRNAs desempenham papel importante na angiogênese e outros aspectos da biologia celular e devem ser usados no tratamento de feridas para estimular sua base e aumentar a pega do enxerto.

A terapia gênica é uma área interessante de grande potencial. Células alogênicas podem ser geneticamente modificadas, cultivadas e criopreservadas e depois usadas quando necessário. Persistem na ferida por algum tempo, porém, eventualmente, são trocadas por células do hospedeiro, assim, minimizando os riscos a longo prazo.

Substitutos dérmicos mais finos proporcionam melhores resultados em termos de cura e formação de cicatrizes hipertróficas. Contudo, sua desvantagem é o maior tempo para a completa revascularização e a possível perda do enxerto. O fornecimento de um substituto dérmico que já possua uma rede capilar aumentaria a chance de pega e melhoraria os resultados.

Pele humana reconstruída e endotelizada tem sido produzida através de um substrato poroso e do cocultivo de fibroblastos e células endoteliais. Esta estrutura cria uma rede tridimensional de estruturas capilares dentro do tecido reconstruído. Quando este material é transplantado na ferida, as estruturas capilares-*like* pré-formadas conectam-se com a vasculatura do hospedeiro em poucos dias. Tal material composto por células autólogas completaria com êxito a reposição permanente da derme na ferida e poderia aumentar os resultados por ser funcionalmente melhor e cosmeticamente agradável.

Muitos grupos de pesquisa têm desenvolvido pele autóloga de espessura total cultivada por bioengenharia, embora estes materiais ainda estejam em fase inicial de desenvolvimento. Substitutos de pele cultivada, desenvolvida pela Universidade de Cincinnati, são feitos através da cultura de queratinócitos autólogos e fibroblastos numa matriz de colágeno e glicosaminoglicanas. Os resultados em queimados foram comparáveis aos casos de enxerto de espessura parcial. Estão em andamento estudos randomizados entre substitutos de pele em cultivo e enxertos de pele mais finos. Estudo similar foi desenvolvido na VU Medical Center, Amsterdam, Netherlands, utilizando-se biópsias de *punch* 3 e cultivo separado de epiderme e derme, permitindo a migração fibroblástica no equivalente dérmico. Os resultados em úlceras crônicas são promissores.[53-57]

ENTREGA DE FATORES DE CRESCIMENTO E OUTRAS MOLÉCULAS

Plaquetas secretam diferentes tipos de proteínas, fatores de crescimento e citoquinas que ativam e recrutam neutrófilos, macrófagos e fibroblastos. Estas células ligam-se à MEC e diferenciam-se em macrófagos e secretam interleucinas (IL1α, IL1β) e fator de necrose tumoral (TNF-α). Além disso, estas células secretam fator 2 de crescimento de fibroblastos (FGF-2), fator de crescimento de insulina (IGF-1) e transformam os fatores de crescimento tumoral beta 1 e beta 2 (TGF-β1, TGF-β2) em síntese de colágeno ativo e fator de crescimento endotelial vascular (VEGF) e fator de crescimento derivado de plaquetas (PDGF) para ativar a angiogênese.

Muitos fatores de crescimento e citoquinas estão envolvidos no processo de cura e regeneração. Para essa finalidade, foi aprovado pelo FDA gel à base de PDGF para úlceras de pé diabético. Porém, existem controvérsias acerca do uso de mais de três tubos deste produto pelo risco de desenvolvimento de câncer. Yao e colaboradores prepararam PDGF recombinante carregado em espuma de colágeno absorvível para tratar ulceras traumáticas de MMII. Os resultados foram bastante encorajadores, pois 68% dos casos fecharam as feridas após 3 semanas de tratamento. Em estudo similar, pacientes portadores de pé diabético foram tratados com gel contendo fator de crescimento epidérmico humano, e os resultados comparados ao placebo foram significativamente melhores, levando a crer que os transportadores de fatores de crescimento devem fornecê-los de forma sustentada por um período prolongado em contraste com a liberação explosiva, rápida.

Em úlceras crônicas não curadas, mediadores inflamatórios podem ser identificados a fim de promover a sua cura. A inibição destas moléculas pró-inflamatórias é tida como ótimo caminho para se chegar à cura dessas feridas. O RNA de pequena interferência (isRNA) pode ser utilizado como uma droga e aplicado através da administração de genes de sequência específica. Uma nova abordagem diz respeito ao microRNA: pequenas moléculas de RNA não codificadas e aplicadas no sítio da ferida como terapia molecular. A principal função do microRNA é regular a expressão gênica pós-transcricional por se ligar ao seu alvo, o mRNA, conduzindo à degradação do mRNA, supressão da translação ou mesmo ativação gênica.[23]

SELANTE DE FIBRINA PARA FIXAÇÃO DE ENXERTO

Um novo método de fixação de autoenxerto que foi aplicado com sucesso é o uso de selante de fibrina. Originalmente desenvolvido como um agente hemostático para aumentar a coagulação, o selante de fibrina é uma mistura de fibrinogênio e trombina, atóxico e biodegradável. A versão de coagulação lenta (Artiss®, Baxter Inc., Deerfield, IL, EUA), que reduziu o conteúdo de trombina, pode ser aplicada com sucesso como uma camada fina diretamente na ferida com um aplicador de pulverização. A formação de seroma e hematoma é bastante reduzida pelo melhor contato entre o enxerto e o leito da ferida. Como resultado, o selante de fibrina torna-se uma matriz que auxilia na vascularização, e os fibroblastos produtores de colágeno movem-se para reepitelizar a ferida. Fornece uma barreira contra infecção e diminui o tempo cirúrgico. A formação de cicatrizes hipertróficas também pode ser reduzida como resultado de uma melhor revascularização, aderência ao enxerto e subsequente aceleração do fechamento da ferida. Os efeitos colaterais são raros, sendo os eventos adversos mais comumente reportados: reação alérgica às proteínas selantes de fibrina e embolia gasosa após a aplicação. Uma desvantagem do selante de fibrina é o seu alto custo.[46]

ENGENHARIA DE TECIDOS COM CÉLULAS-TRONCO

As células-tronco representam uma nova esperança no manejo das queimaduras. Essas células mostraram melhorar o processo de reparo da ferida, tanto local como sistemicamente, através de vários mecanismos. Nos seres humanos, as células são encontradas em muitos tecidos, incluindo medula óssea, músculo, cordão umbilical, âmnio, tecido adiposo e pele, bem como na massa blastocística de embriões. As preocupações éticas quanto à destruição de embriões para a obtenção de células embrionárias têm impulsionado avanços no isolamento e caracterização de células-tronco de outros tecidos sem risco para o doador.

A regeneração dérmica e a reepitelização podem ser aceleradas por amplificação clonal dessas células pluripotentes, que podem ser transplantadas sem risco de rejeição. As células-tronco são consideradas "imunologicamente privilegiadas" porque não possuem marcadores de superfície imunogênicos.

Até recentemente, a maioria dos estudos sobre células-tronco foi realizada com células embrionárias humanas. Um trabalho recente demonstrou que as células derivadas de adipócitos de pacientes queimados podem ser usadas para criar um substituto cutâneo de várias camadas, embora melhorias no produto inicial estejam em desenvolvimento. À medida que as células derivadas de adipócitos são rotineiramente removidas e descartadas de pacientes com queimaduras extensas, esta abordagem pode permitir a criação de pele de substituição personalizada das próprias células do paciente.[46]

TERAPIA COM GENES E FATORES DE CRESCIMENTO

Desde o início da terapia com genes, a inserção de genes diretamente nos tecidos ou células só era indicada para corrigir uma função metabólica ausente em função do defeito congênito ou malignidade em estágios avançados. A pele, o mais fácil e acessível órgão que pode ser monitorado continuamente, fornece um ambiente ideal para a transferência de genes visando a uma melhora nos defeitos de reparos de feridas. Com o desenvolvimento de protocolos, a aplicação de genes exógenos nas células da pele tem se expandido tanto *in vitro* quanto *in vivo*.

Um dos métodos mais importantes na transferência de genes dependia da utilização de vírus. Contudo, este método mostrou-se ineficiente, pois parte do DNA era degradada antes de atingir o núcleo.

Em 1998, Erikson e colaboradores publicaram de forma pioneira a técnica de "microssemeadura", que envolve a injeção direta de DNA nu em células-alvo utilizando uma máquina de tatuagem modificada. Nesta técnica, a transfecção era superficial, com pouca detecção de DNA nos tecidos profundos ao final de 1 a 2 semanas.

A seguir, surgiu a técnica de "pistola de genes". Por ela, os plasmídeos (pequenos fragmentos de DNA) são acoplados a partículas de tungstênio ou ouro e disparadas a uma determinada velocidade dentro das células. Seguindo a mesma ideia, outros fatores foram também incluídos, como cDNA e PDGF. Essa técnica resulta em máxima expressão dos genes transferidos na pele 24 horas pós-transfecção, com mínimo dano tecidual.

Aceleração no reparo de feridas crônicas e do diabete foi alcançada com sucesso com a técnica de "eletroporação" (aplicação de um campo elétrico para facilitar a penetração de um gene pelas células). Por meio dessa técnica, tem-se aplicado fator de crescimento β1, DNA e KGF (fator de crescimento de queratinócitos). Os experimentos mostraram que a técnica tem mérito e não resulta em dano tecidual maior, sugerindo que pode ter uma maior aplicabilidade.

Uma abordagem alternativa a fim de melhorar a entrega de genes é o uso de "lipossomas catiônicos" para encapsular o gene. Essas vesículas carregadas positivamente circundam o DNA carregado negativamente, acompanhando-o através da membrana celular, e, assim, prevenindo a degradação dentro do ambiente da ferida. O lipossoma-DNA formado adere-se à membrana celular carregada negativamente e adentra a célula via endocitose. Lipossomas catiônicos têm sido usados para transferência de fatores de crescimento.

Tanto a injeção subcutânea quanto a aplicação tópica de FCF-1 melhoram a força tênsil da pele danificada em ratos. A aplicação de PDGF cDNA fez aumentar o mRNA e a produção de proteínas dois dias após a transfecção. Reepitelização de ferida e adesão do enxerto foram obtidas após 9 dias, sugerindo que abordagens semelhantes possuem benefício clínico.[46]

O desenvolvimento de novas abordagens terapêuticas para contribuir no reparo da ferida tem potencial para reduzir infecção, rejeição do enxerto e cicatrizes hipertróficas. A incorporação de técnicas de engenharia de tecidos, juntamente com o uso de proteínas exógenas, genes ou células-tronco para melhorar a cicatrização de feridas anuncia novos regimes de tratamento com base na modificação da atividade biológica já existente.[46]

■ NANOMATERIAIS PARA CURA DE FERIDAS[58]

Nanotecnologia é um domínio que poderia prover diferentes novas abordagens referentes à Medicina regenerativa. Vale a pena mencionar a importância das nanopartículas que quando embebidas em biomateriais, podem induzir propriedades específicas que as tornam de interesse em aplicações como matérias para curativos. Nos últimos anos a pesquisa nano permitiu o desenvolvimento de estratégias de engenharia molecular para diferentes montagens de inúmeras nanopartículas biocompatíveis. É bem sabido que nanomateriais podem melhorar o tratamento de queimaduras e processos de cura de feridas.

Nanomateriais, com base em suas propriedades particulares, abre uma nova direção em produtos de cura de feridas. Podem mudar cada fase da cura das feridas. São capazes de modular a expressão de diferentes proteínas essenciais e sinais moleculares a fim de promover a cura. Portanto, nanomateriais ou a combinação de materiais podem tornar-se favoráveis o suficiente para vencer os desafios existentes nesse campo. Os principais tipos de nanomateriais que podem ser usados para o tratamento de feridas são: nanopartículas, nanocompostos, revestimentos e estruturas tridimensionais e porosas que permitem o suporte e crescimento de um tecido corporal (Quadro 163.9).

■ NANOFIBRAS À BASE DE COLÁGENO[59]

Colágeno é um biopolímero e o principal constituinte da matriz extracelular (MEC), tornando-se muito importante para o desenvolvimento de curativos. As nanofibras à base de colágeno apresentam propriedades consideradas vantajosas tanto no terreno da regeneração da pele como pela sua baixa antigenicidade, boa biocompatibilidade, propriedades hemostáticas, capacidade de promover proliferação celular, adesão e não toxicidade.

Os biomateriais que foram, originalmente, empregados na área de Biomedicina incluíam cerâmicas e metais em função de sua não imunogenicidade, mas materiais como os polímeros têm se mostrado apropriados por conta de suas propriedades. Podem interagir com células, estimulando a formação de novos tecidos e promover regeneração. O colágeno é um dos biopolímeros, frequentemente, empregados para esse fim, cuja obtenção é principalmente de fonte porcina e de restos de tecidos de matadouros (bovina), porém, os produtos marinhos vêm se tornando uma fonte substituta muito significativa. Entre os 29 tipos de colágenos conhecidos, o tipo I é o mais utilizado, mais abundante, e pode ser obtido em vários tecidos conectivos de mamíferos tais como a pele, córnea e tendões. Um derivado do colágeno bem conhecido é a gelatina, que é composta pelo mesmo arranjo de aminoácidos.

Biopolímeros tais como colágeno, elastina, gelatina, alginato, dextran, chitosan e celulose (Figura 163.30), têm atraído grande atenção dos pesquisadores biomédicos na Medicina regenerativa no controle de feridas por suas características únicas. Alguns biopolímeros, incluindo chitosan, possuem boa atividade antibacteriana que podem ser úteis na fabricação de curativos para tratamentos de lesões infectadas por bactérias. Por apresentarem propriedades mecânicas ruins, devem ser combinados com polímeros sintéticos como ácido poliglicólico e o ácido polilático, que apresentam excelente propriedades mecânicas. Outra estratégia que está sendo empregada para melhorar as propriedades mecânicas são os *cross-linkers*. Os polímeros de materiais com base em aminoácidos que sofrem de eficácia antibacteriana ruim (gelatina), podem ser carregados com várias drogas para aumentar suas atividades biológicas. O colágeno é um dos polímeros mais atrativos no terreno da Medicina regenerativa e cuidados com feridas.

Colágeno tem sido largamente usado em produtos de bioengenharia em função de sua baixa antigenicidade, boa biocompatibilidade, propriedades hemostáticas, capacidade de promover proliferação celular, adesão e citotoxicidade reduzida. Esses materiais são fabricados na forma de géis, filmes ou pós que oferecem, inclusive, controle hemorrágico. As estruturas porosas com base em colágeno possuem a capacidade de absorver grandes volumes de exsudato, manter o meio úmido e com isso promover um processo de cura da ferida. Os derivados porcinos e bovinos têm se mostrado biocompatíveis tanto *in vitro* como *in vivo*. Aqueles colágenos derivados de fonte marinha têm sido fabricados na forma de nanofibras, fitas, hidrogéis, espumas, membranas e filmes. A biomatriz de colágeno imita o colágeno da matriz extracelular (MEC), e estabiliza os constituintes celular e vascular na área do dano, diminuindo os níveis de metaloproteinases que estão alterados nas lesões crônicas, enquanto a estrutura de colágeno oferece um suporte estrutural para o reparo dos tecidos.

Os principais curativos contendo colágeno estão listados no Quadro 163.10.

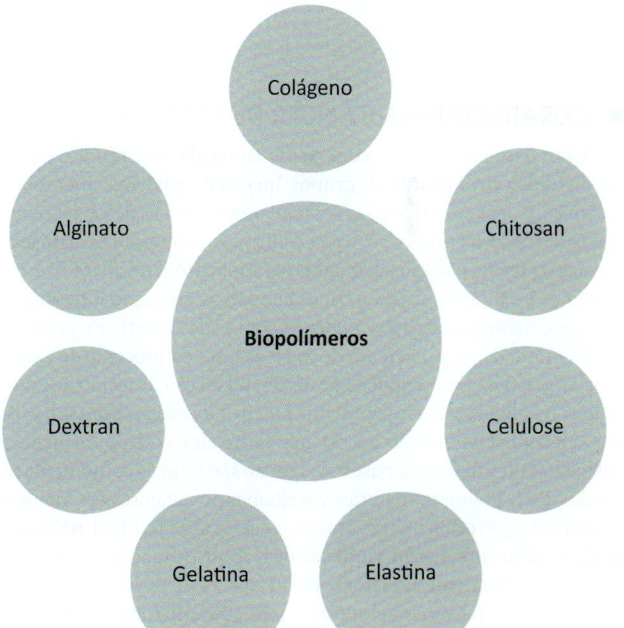

■ **Figura 163.30** Tipos de biopolímeros.

Quadro 163.9 Tipos de nanomateriais.

Nanopartículas	Nanocompostos	Revestimentos e estruturas tridimensionais
▪ Inorgânicos: metálicos e não metálicos ▪ Orgânicos: polimérico e não polimérico	▪ Materiais porosos ▪ Coloides ▪ Copolímeros ▪ Géis	▪ Hidrogéis ▪ Nanofibras ▪ Filmes ▪ Revestimentos

Quadro 163.10 Resumo de curativos à base de colágeno disponíveis comercialmente.

Forma	Composição	Nome	Vantagem	Limitação	Indicação
Gel	Colágeno	CelleraRX	Mantém a umidade no leito da ferida	Fontes bovinas, requer curativo secundário	Lesões parciais e de espessura total, incluindo feridas traumáticas, cirúrgicas, úlceras diabéticas e queimaduras
Gel	Polipeptídeos de colágeno	Stimulen	Fornece umidade ao leito da ferida	Fonte bovina, requer curativo secundário	Feridas de espessura total e parcial, incluindo úlceras de pressão, queimaduras de espessura parcial, escoriações
Tecido	Lã de colágeno, sais de gentamicina	Septocoll E	Ativa plaquetas	Reações cutâneas	Lesões de espessura total e parcial, incluindo feridas infectadas e lesão hemorrágica
Tecido	Colágeno, carboximetil-celulose, alginato de sódio	ColActive Plus Ag	Dificulta a função das MMPs	Fonte bovina, requer curativo secundário	Feridas de espessura total e parcial, incluindo queimaduras, incisões cirúrgicas, deiscências, abrasões, úlceras diabéticas, venosas ou de pressão
Tecido	Colágeno e alginato de cálcio	Fibracol Plus	Mantém a umidade no leito da ferida	Requer curativo secundário	Feridas de espessura total e parcial, incluindo queimaduras, incisões cirúrgicas, deiscências, abrasões, úlceras diabéticas, venosas ou de pressão
Tecido	Colágeno bovino e mel de Manuka	Puracol	Não é necessário desbridamento	Fonte bovina e alto custo	Lesões de espessura total e parcial, incluindo incisões cirúrgicas, deiscências, abrasões, queimaduras, úlceras diabéticas, venosas ou de pressão
Tecido	Colágeno tipo I equino	Biopad	Livre de produtos de degradação de colágeno	Fonte equina, demorada, alto custo	Feridas de espessura total e parcial, incluindo incisões cirúrgicas, deiscências, abrasões, úlceras diabéticas, venosas ou de pressão
Tecido	Colágeno bovino e celulose oxidada	Promogran	Ação hemostática	Fonte bovina, não deve ser utilizada em queimaduras de terceiro grau	Feridas de espessura total e parcial, incluindo escoriações, feridas hemorrágicas, úlceras venosas, diabéticas, feridas de pressão
Pó	Colágeno	Catrix	Diminui o sangramento, biodegradável	Fonte bovina, requer curativo secundário	Feridas de espessura total e parcial, incluindo escoriações, irritações, úlceras diabéticas ou de pressão, dermatite por radiação e queimaduras
Membrana	Colágeno dérmico suíno, nylon, silício	Biobrane	Flexível	Fonte bovina, requer curativo secundário	Feridas de queimaduras com espessura parcial
Matriz celular	Colágeno, membrana de policarbonato	Apligraf	Reabsorvível	Não é adequado para lesões infectadas, fonte bovina e alto custo	Lesões de espessura total e parcial, incluindo úlceras venosas e diabéticas
Matriz celular	Colágeno tipo I	Orcel	Totalmente reabsorvível	Não é adequado para feridas infectadas, fonte bovina, alto custo	Lesões de espessura total, incluindo queimaduras

■ CURATIVOS PARA CÂNCER DE PELE[60]

Com base na interação com o sítio da ferida, os curativos podem ser divididos em 3 principais grupos: inertes ou passivos, interativos e bioativos. Como curativos passivos tem-se os materiais desenhados apenas para cobrir ou prover proteção contra contaminação de patógenos do meio externo, não são adequados para aplicações regenerativas para câncer de pele. Ao contrário, os tipos interativos, são capazes de alterar o microambiente da ferida por interagir com a sua superfície e promover a cura. Além disso, participam de todas as fases do processo de cura de uma ferida, tais como remoção de debris, formação de tecido de granulação e reepitelização, enquanto diminuem a formação de exsudato e a prevenção da colonização bacteriana. Entre eles, o ácido hialurônico, colágeno e curativos com base em alginato são os mais comumente utilizados. Estes polímeros naturais são altamente vantajosos em função de sua proliferação celular e crescimento, regeneração tecidual, não toxicidade, mínima inflamação e indução de resposta imunológica. Embora, estes sejam altamente eficientes, são incapazes de resolver lesões mais profundas ou efetivamente prevenir infecções microbianas. Portanto, os curativos bioativos são mais promissores por promover o processo de cura através da liberação gradual de biocompostos encapsulados dentro do leito da ferida. Além disso, para aplicações em câncer de pele, as propriedades regenerativas dos curativos não são suficientes, pois eles requerem agentes anticâncer para prevenir sua recorrência, portanto, os curativos à base de biopolímeros com componentes regenerativos e com agentes naturais anticâncer poderiam representar os curativos ideais para aplicações regenerativas no câncer de pele. Nesse contexto, vários trabalhos já foram publicados na busca de novas tecnologias, como Shukla e colaboradores: hidrogéis compostos de goma de gelatina e chitosan *cross-linked* com polietilenoglicol e apigenina; e Karthick e colaboradores: chitosan impregnado com quercetina em uma base de fibrina.

O resveratrol é outro biocomposto antioxidante largamente investigado para cura de feridas e regeneração. Berce e colaboradores sintetizaram uma espuma polimérica de chitosan e hialuronato de sódio a fim de controlar a liberação do resveratrol.

Portanto, podemos concluir que a combinação de polímeros biocompatíveis, conhecidos pelos seus efeitos regenerativos e antimicrobianos, junto a agentes anticâncer, são uma promessa estratégica para o desenvolvimento de novos curativos que podem ser aplicados antes ou após intervenções cirúrgicas. Nesse sentido, esses curativos poderiam promover regressão de tumor e prevenir a recorrência do mesmo, sem causar efeitos adversos como no caso dos tratamentos tópicos convencionais.

■ CURATIVOS EM CIRURGIA DERMATOLÓGICA[61]

Os curativos cirúrgicos convencionais são mais bem aplicados de forma em camadas. As camadas, de baixo para cima, incluem pomada, camada de contato, camada absorvente, camada de contorno e camada de fixação. De jeito nenhum, curativos requerem todos os componentes, e alguns materiais podem ser úteis para mais de 1 camada. Independentemente das especificidades, o mais importante princípio de um curativo é manter a ferida limpa, úmida e coberta. A camada de pomada limita crescimento bacteriano, proporciona hidratação e evita que o curativo grude na ferida. Na rotina de procedimentos dermatológicos, o petrolato branco simples (vaselina) é preferível. Uma revisão sistemática e metanálise de 2015 não mostrou uma diferença significativa na incidência de infecção em ferida pós-cirúrgica entre o uso de antibióticos tópicos e petrolato/parafina para feridas limpas e contaminadas. Pode haver situações especiais em que o médico pode considerar o risco de infecção para uma ferida limpa em particular ser aumentado (local da cirurgia, higiene pessoal deficiente ou contato com um indivíduo com infecção), mas não há evidência na literatura para apoiar o uso de antibióticos tópicos nestes casos. Não só os antibióticos tópicos são ineficazes na diminuição da infecção da ferida, mas também estão associados a piores desfechos, como necrose de borda.

Notavelmente, os antibióticos tópicos podem causar reações alérgicas como dermatite de contato (DAC). Neomicina e bacitracina são os infratores mais comuns, com taxas de DAC de 8% e 11%, respectivamente. Alérgenos de contato em pomadas não antibióticas comerciais também podem resultar em DAC. Um estudo de 2013 de Morales-Burgos e colaboradores mostrou que a taxa de eritema perilesional foi maior para feridas cirúrgicas tratadas com Aquaphor pomada (52%) *versus* petrolato branco (12%), provavelmente pelos ingredientes alergênicos lanolina e bisabolol.

Por último, antibióticos tópicos estão altamente relacionados a resistência bacteriana. Apesar de ineficazes e representando um risco para os pacientes, antibióticos tópicos continuam a ser usados como profilaxia de infecção. Entre 1993 e 2007, foram realizados 212 milhões de procedimentos dermatológicos limpos e antibióticos foram usados em aproximadamente 10,6 milhões (5%) desses casos.

A camada de contato que toca a ferida consiste de um material não aderente que permite que o exsudato passe para a camada absorvente em vez de aderir ao epitélio. O material da camada de contato deve ser escolhido com base no tipo de ferida. Os produtos comumente usados incluem almofadas não aderentes (*rayon*), gaze impregnada Xeroform (Cardinal Health, Dublin, OH, EUA), gaze de petrolato e vaselina (Cardinal Health, Dublin, OH, EUA), Adaptic (malha não aderente, Systagenix), malha perfurada com parafina Jelonet (Smith & Nephew), Mepitel (malha de silicone não aderente, Molnlycke), e filme transparente e permeável às gazes (Tegaderm, 3M). Alguns curativos de contato têm antibióticos ou antissépticos embebidos (Bactigras, Smith & Nephew).

A camada absorvente é colocada em cima da camada de contato e serve para absorver e reter exsudato da ferida, de modo que a crosta e o material necrótico não se acumulem na ferida. Os produtos absorventes comumente usados incluem gaze e bolas de algodão. Os materiais podem ser volumosos ou finos, dependendo da necessidade. Em muitos casos, a aplicação de um curativo bem acolchoado e firmemente aderido e deixado no local por 48 horas pode minimizar em muito as complicações hemorrágicas. Uma camada de contorno, se indicado, ajuda a preencher a depressão anatômica ou estruturas salientes, como orelhas e nariz, para que o curativo fique mais seguro: rolos dentais, compressas de gaze e outros materiais podem ser usados.

A camada de fixação final consiste em uma fita ou outros materiais de embalagem, como rolos de gaze, gaze tubular e bandagens elásticas. Esses materiais servem para aplicar pressão e manter as camadas subjacentes no lugar. Tecido poroso elástico e fita de papel devem ser usadas em pacientes com pele sensível. As fitas de tecido comumente usadas incluem Hypafix (BSN Medical), Medipore (3M) e Mefix (Molnlycke). Hypafix usa um adesivo insolúvel em água que fica retido na presença de umidade, mas pode ser removido facilmente com géis. Fitas de papel, como Steri-Strips (3M) e Micropore (3M), geralmente são colocadas sobre as linhas de incisão no pós-operatório e podem constituir todo o curativo. São livres de látex e hipoalergênicas e evitam o estiramento da ferida reduzindo as forças de cisalhamento e a tensão nas bordas da ferida. Essas fitas têm o benefício adicional de prevenir formação excessiva de tecidos moles, reduzindo assim o volume da cicatriz, bem como manter a ferida úmida e minimizar a formação de crostas. É importante considerar o potencial de insuficiência vascular iatrogênica de bandagens de fixação circunferenciais, principalmente nos dígitos. Com pouca manipulação, curativos podem levantar e rolar distalmente um dedo e resultar em hipóxia e necrose tecidual. Para prevenir este efeito de torniquete, os curativos digitais também devem incluir a mão e o punho.

Feridas cirúrgicas por segunda intenção que apresentem sinais mínimos de cicatrização após aproximadamente 4 semanas são classificadas como feridas crônicas, e apresentam desafios ao cirurgião. A exposição do leito nessas feridas tem maior risco de infecção, dor, dessecação e trauma adicional. No passado, o tratamento padrão de feridas crônicas era com curativos de gaze úmido e seco: o problema está em que esses curativos se tornem aderentes ao leito da ferida uma vez secos e resultem em nova lesão, dor, e cicatrização tardia da ferida na remoção. Gaze como curativos não suportam a cicatrização ideal e são mais trabalhosos para usar do que os curativos oclusivos modernos e substitutos de pele.

Curativos cirúrgicos convencionais
Pomada + camada de contato + camada absorvente + camada de contorno + camada de fixação

CURATIVOS OCLUSIVOS EM CIRURGIA DERMATOLÓGICA

Tipicamente, os curativos oclusivos são divididos em 7 categorias (Quadro 163.11):

1. Filmes transparentes
2. Espumas
3. Hidrogéis
4. Hidrocoloides
5. Alginatos
6. Hidrofibras
7. Hidrocondutores

Objetivo: prevenir dissecação da ferida e manter o ambiente fisiologicamente úmido.

Embora estes materiais sejam frequentemente utilizados para feridas crônicas, as evidências apontam para o seu uso com sucesso em feridas de cirurgia pós-operatórias agudas, curando por segunda intenção e ocasionalmente por primeira intenção. Menção seja feita aos curativos hidrocondutores que possuem uma ação eletroestática, hidrocondutiva e capilar. Esse curativo utiliza dois tipos de estruturas absorventes de ação cruzada que facilita o movimento de grandes volumes de exsudato, bactérias e debris para fora do leito da ferida em direção ao centro do curativo. Provem cerca de 90% de redução na carga bacteriana em um período de 24 horas e podem carregar 8 a 50 vezes o seu peso, portanto, sendo muito úteis em feridas altamente exsudativas.

Quadro 163.11 Exemplos de curativos oclusivos usados em cirurgia dermatológica.

Tipo	Nome comercial
Filmes transparentes	Tegaderm (3M); OpSite (Smith & Nephew)
Espumas	Mepilex (Molnlycke); Biatain (Coloplast)
Hidrogéis	Nu-Gel (J&J); Intrasite Gel (Smith & Nephew)
Hidrocoloides	DuoDerm (Convatec); Comfeel (Coloplast); Tegasorb (3M)
Alginatos	Kaltostat (ConvaTec); Biatain (Coloplast)
Hidrofibras	Aquacel (ConvaTec)
Hidrocondutores	DrawTex (Urgo Medical)

CURATIVOS ANTIMICROBIANOS EM CIRURGIA DERMATOLÓGICA

Tipos:

1. **Prata:** para prevenir a resistência a antibióticos, curativos contendo compostos antimicrobianos não antibióticos podem ser usados para feridas infectadas ou de alto risco. A prata tem características antimicrobianas fortes e de amplo espectro. Os cátions de prata exercem atividade antimicrobiana pela ruptura da parede celular, desativação de enzimas e prevenção da transcrição ligando-se ao DNA. No passado, o uso de prata era limitado por sua toxicidade para humanos, mas, recentemente, partículas de prata nanoestruturadas com uma alta área de superfície demonstraram maior eficácia contra bactérias e menor toxicidade para humanos.

2. **Poli-hexametileno biguanida:** poli-hexametileno biguanida (PHMB), um polímero de baixo peso molecular com estrutura relacionada à clorexidina, também pode ser utilizado em curativos cirúrgicos.
3. **Iodo:** o iodo também é considerado um antimicrobiano de amplo espectro e está disponível em vários veículos. Alguns dos ensaios individuais, no entanto, mostraram que o iodo tinha superioridade significativa a curativos de parafina, pasta de zinco, creme de sulfadiazina de prata, e curativos de clorexidina, mas foi inferior a curativos tópicos de rifamicina.
4. **Mel Manuka (Nova Zelândia e Austrália):** acredita-se que tenha atividade antibacteriana e que pode inibir muitas espécies bacterianas. Está disponível tanto como preparações tópicas (gel e pasta) ou impregnados em curativos oclusivos (Medihoney). Embora haja evidências de diferentes modelos animais que o mel possa acelerar a cicatrização em comparação com curativos convencionais, a revisão Cochrane mais recente em 2015 demonstrou apenas evidências de baixa qualidade, mostrando que mel de grau médico cura feridas mais rapidamente do que antissépticos e gaze. Mel não medicinal não deve ser usado em feridas, pois pode conter micróbios e esporos que podem contaminar feridas.

Substitutos cutâneos em cirurgia dermatológica

Classificação:

1. Epidérmicos: autoenxertos epidérmicos (EpiCel, EpiDex e Laserskin).
2. Dérmicos:
   a) Substitutos dérmicos acelulares:
      - Aloenxertos (AlloDerm, DermaMatrix, DermAcell).
      - Xenoenxertos (Integra, MatriDerm, Oasis, EZDerm).

   b) Substitutos dérmicos celulares: (Dermagraft, EpiFix, Grafix).

Referências bibliográficas

1. Krasner D. Resolving the dressing dilemma: selecting wound dressings by category. Ostomy Wound Manage. 1990;35:62-70.
2. Ponder RB, Krasner D. Gauzes and related dressings. Ostomy Wound Manage. 1993;39:48-60.
3. Eaglstein WH, Mertz PM, Falanga V. Occlusive dressings. Am Fam Phys. 1987;35; 211-216.
4. Hutchinson FF. Prevalence of wound infection under occlusive dressings: a collective survey of reported research. Wounds. 1989;2:123-133.
5. Mertz PM, Eaglstein WH. The effect of semi-occlusive dressings on the microbial population in superficial wounds. Arch Surg. 1984;119:287-289.
6. De Leon J et al. Wound Care Centers: Critical Thinking and Treatment Strategies for Wounds. Wounds. 2016 Oct;28(10):S1-S23.
7. Falanga V. The chronic wound: impaired healing and solutions in the context of wound bed preparation. Blood Cells Mol Dis 2004;32(1):88-94).
8. Harries RL, Bosanquet DC, Harding KG. Wound bed preparation: TIME for an update. Int Wound Journal 2016 Sep;13(Suppl3):8-14.
9. Falabella, AF. Debridement and wound bed preparation. Dermatologic Therapy 2006;19:317-325.
10. Abbade LPF. Preparo do Leito da Ferida. In: Malaguti W, Kakihara CT. (Org.). Curativos, Estomias e Dermatologia. 1a ed. São Paulo: Martinari; 2009. v. 1, p. 63-76.
11. Dabiri G, Damstetter E, Phillips T. Choosing a wound dressing based on common wound characteristics. Adv wound Care 2016;5(1):32-41.
12. Katz S, McGinley K, Leyden LL. Semi-permeable occlusive dressings: effects on growth of pathogenic bacteria and reepithelialization of superficial wounds. Arch Dermatol. 1986;122:58-62.
13. Eberlein T, O Assadian. Clinical Use of Polihexanide on Acute and Chronic Wounds for Antisepsis and Decontamination. Skin Pharmacol Physiol 2010;23(suppl1): 45-51.
14. Dhivya S, Padma VV, Santhini E. Wound dressings – A review. Biomed. 2015;5:24-8.
15. Baghaie S, Khorasani MT, Zarrabi A, Moshtaghian J. J Biomater Sci Polym Ed. 2017 Dec;28(18):2220-2241.
16. Doughty DB. Principles of wound healing and wound management. In: Bryant RA. Acute and Chronic Wounds: Nursing Management. St. Louis, MO: CV Mosby; 1992. p. 31-68.
17. Cuzzell J, Krasner D. Curativos. In: Gogia PP. Feridas: Tratamento e Cicatrização. Rio de Janeiro, Brasil: Revinter; 2003. p. 103-114.
18. Bajay HM, Jorge SA, Dantas SRPE. Curativos e Coberturas para o tratamento de feridas. In: Jorge SA, Dantas SRPE. Abordagem Multiprofissional do Tratamento de Feridas. São Paulo, Brasil: Atheneu; 2003. p. 81-99.
19. Alterthum F, Timenetsky J. Anti-sépticos e desinfetantes. In: Zanini AC, Oga S. Farmacologia aplicada. 4ª ed. São Paulo, Brasil: Atheneu; 1989. p. 583-590.
20. Metcalf DG, Parsons D, Bowler PG. Clinical safety and effectiveness evaluation of a new antimicrobial wound dressing designed to manage exudate, infection and biofilm. Int J. 2016;203-13.
21. Hultén L. Dressings for surgical wounds. Am J Surg. 1994;167(1):445-455.
22. Carter MJ, Tingley-Kelley K, Warriner R. Silver treatments and silver-impregnated dressings for the healing of leg wounds and ulcers: A systematic review and meta-analysis. J Am Acad Dermatol [Internet]. Elsevier Inc; 2010;63(4):668-79,
23. Dreifke MB, Jayasuriya AA, Jayasuriya AC. Current wound healing procedures and potential care. Mater Sci Eng C Mater Biol Appl. 2015 Mar;48:651-662.
24. Fleischmann, Grassberger, Shermann. Maggot Therapy – A handbook of Maggot – Assisted wound healing. Thieme (Stuttgart, New York) 2004.
25. Ferreira MC, Paggiaro AO, Isaac C, Teixeira Neto N, Santos GB. Substitutos cutâneos: conceitos atuais e propostas de classificação. Rev. Bras. Cir. Plást. 2011; 26(4):696-702.
26. Cullen B, Watt PW, Lundqvist C et al. The role of oxidized regenerated cellulose/collagen in chronic wound repair and its potential mechanism of action. Int J Biochem Cell Biol 2002;34:1544-56.
27. Harper C. Permacol: clinical experience with a new biomaterial. Hosp Med 2001;62:90-5.
28. Mostow EN, Haraway GD, Dalsing M et al. Effectiveness of an extracellular matrix graft. (Oasis Wound Matrix) in the treatment of chronic leg ulcers: a randomized clinical trial. J Vasc Surg 2005;41:837-43.
29. Heimbach D, Luteman A, Burke JF et al. Artificial dermis for major burns: a multi-center randomized clinical trial. Ann Surg 1988;S208:313-20.
30. Shores JT, Gabriel A, Gupta S. Skin substitutes and alternatives: a review. Adv Skin Wound Care 2007;20:493-508.
31. Woodroof EA. The search for an ideal temporary skin substitute: AWBAT. Eplasty 2009;9:95-104.
32. Wainwrigth DJ. Use of an acellular allograft dermal matrix (Alloderm) in the management of full-thickness burns. Burns 1995;21:243-8.
33. Munster AM, Smith-Meek M, Shalom A. Acellular allograft dermal matrix: immediate or delayed epidermal coverage? Burns 2001;27:150-3.
34. Brigido SA, Boc SF, Lopex RC. Effective management of major lower extremity wounds using an acellular regenerative tissue matrix: a pilot study. Orthopedics 2004;S27:145-9.
35. Schurr MJ, Foster KN, Centanni JM et al. Phase I/II clinical evaluation of Stratagraft: a consistent, pathogen-free human skin substitute. J Trauma 2009;66:866-74.
36. Mansbridge J, Liu K, Patch R et al. Three dimensional fibroblast culture implant for the treatment of diabetic foot ulcers: metabolic activity and therapeutic range. Tissue Eng 1998;4:403-14.
37. Kumar RJ, Kimble RM, Boots R et al. Treatment of partial-thickness burns: a prospective, randomized trial using TransCyte. ANZ J Surg 2004;74:622-6.
38. Muhart M, McFalls S, Kirsner RS et al. Behavior of tissue-engineered skin: a comparison of a living skin equivalent, autograft and occlusive dressing in human donor sites. Arch Dermatol 1999;135:913-8.
39. Waymack P, Duff RG, Sabolinski M. The effect of a tissue engineered bilayered living skin analog, over meshed split-thickness autografts on the healing of excised burn wounds. Burns 2000;26:609-19.
40. Eaglstein WH, Alvarez OM, Auletta M et al. Acute excisional wounds treated with a tissue-engineered skin (Apligraft). Dermatol Surg 1999;25:195-201.
41. Still J, Glat P, Silverstein P et al. The uses of a collagen sponge/living cell composite material to treat donor sites in burn patients. Burns 2003;29:837-41.
42. Sibbald RG, Zuker R, Coutts P et al. Using a dermal skin substitute in the treatment of chronic wounds secondary to recessive dystrophic epidermolysis bullosa: a case series. Ostomy Wound Manage 2005;51:22-46.
43. Hasegawa T, Suga Y, Mizoguchi M et al. Clinical trial of allogeneic cultured dermal substitute for the treatment of intractable skin ulcers in three patients with recessive dystrophic epidermolysis bullosa. J Am Acad Dermatol 2004;50:803-4.
44. Rheinwald JG, Green H. Serial cultivation of strains of epidermal keratinocytes: the formation of keratinizing colonies from single cells. Cell 1975;6:331-43.
45. Genzyme web site. 2010. Disponível em: http://www.genzyme.com/. Genzyme Corporation. Acesso em: Sept 02, 2013.
46. Jeschke MG et al. Wound coverage technologies in burn care: novel techniques. J Burn Care Res. 2013 Nov-Dec;34(6).
47. Wood FM. Clinical potential of a autologous epithelial suspension. Wounds 2003;15:16-22.
48. Tausche AK, Skaria M, Bohlen L et al. An autologous epidermal equivalent tissue-engineered from follicular outer root sheath keratinocytes is as effective as split-thickness skin autograft in recalcitrant vascular leg ulcers. Wound Repair regen 2003;11:248-52.

49. Hafner J, Kuhne A, Trueb RM. Successful grafting with EpiDex in pyoderma gangrenosum. Dermatology 2006;212:258-9.
50. Renner R, Harth W, Simon JC. Transplantation of chronic wounds with epidermal sheets derived from autologous hair follicles-the Leipzig experience. Int Wound 2009;6:226-32.
51. Lam PK, Chan ES, To EW et al. Development and evaluation of a new composite Laserskin graft. J Trauma 1999;47:918-22.
52. Lobmann R, Pittasch D, Muhlen I et al. Autologous human keratinocytes cultured on membranes composed of benzyl ester of hyaluronic acid for grafting in nonhealing diabetic foot lesions: a pilot study. J Diabetes Complications 2003;17:199-204.
53. Coolen NA, Ulrich MMW, Middelkoop E. Future perspectives of tissue-engineered skin: xenobiotic-free culture systems. In: Sen CK, editor. Advances in wound care. 9. v.1. Columbus(OH): Liebert; 2010. p. 432-7.
54. Liames SG, Del Rio M, Larcher F et al. Human plasma as a dermal scaffold for the generation of a completely autologous bioengineered skin. Transplantation 2004;77:350-5.
55. Van Winterswijk PJ, Nout E. Tissue engineering and wound healing: an overview of the past, present and future. Wounds 2007;19:277-84.
56. Sen CK. Tiny new genes called microRNAs regulate blood vessel formation. In: Sen CK, editor. Advances in wound care. 7. v.1. Columbus(OH): Liebert; 2010. p. 353-8.
57. Li WW, Talcott KE, Zhai AW et al. The role of therapeutic angiogenesis in tissue repair and regeneration. Adv Skin Wound Care 2005;18:491.
58. Stoica AE, Chircov C, Grumezescu AM. Nanomaterials for Wound Dressings: An Up-to-Date Overview. Molecules. 2020;25(11):2699. doi.10.3390/molecules 25112699.
59. Mbese Z, Alves S, Aderibigbe BA. Collagen-Based Nanofibers for Skin Regeneration and Sound Dressing Applications. Polymers. 2021;13(24):4368.
60. Pavel TJ, Chircov C, Radulescu M, Grumezescu AM. Regenerative Wound Dressings for Skin Cancer. Cancers. 2020;12(10):2954. doi:10.3390/cancers12102954.
61. Axibal E, Brow M. Surgical Dressings and Novel Skin Substitutes. Dermatol Clin. 2019 Jul;37(3):349-366. doi:10.1016/j.det.2019.03.005.

PARTE 13

Pesquisa em Dermatologia

capítulo 164

Juliano Vilaverde Schmitt • Hélio Amante Miot

Informática e Teledermatologia Aplicadas na Dermatologia

A tecnologia foi aliada ao desenvolvimento da Medicina desde os primórdios, e a Dermatologia também se favoreceu das inovações científicas, entre elas, as relacionadas com tecnologias de informação.

A informática médica consiste no uso de tecnologia de Informática no apoio à prática médica assistencial, gerencial e de pesquisa. É uma área que vem se desenvolvendo paralelamente à expansão das redes de telecomunicação e o desenvolvimento tecnológico e computacional.

INFORMATIZAÇÃO DE CONSULTÓRIO

A principal interface do dermatologista com a informática médica é a informatização do consultório/clínica dermatológica, realizada a partir da automatização do registro médico (prontuário eletrônico), armazenamento de imagens clínicas, de exames, agenda, prescrição, análise de interação medicamentosa, uso de informativos padronizados, esquemas explicativos, comunicação em rede com a secretária e outros pontos, acesso à Internet, sistema de cobrança *online* de convênios (TISS), contabilidade, estoques, comunicação automatizada com pacientes, monitoramento remoto, telemedicina, entre outros processos que podem ser automatizados. Visando ao aumento da qualidade e da produtividade do serviço, o prontuário eletrônico foi regulamentado no Brasil pelo Conselho Federal de Medicina (Resolução 1.821/2007) e a Sociedade Brasileira de Informática em Saúde, autorizando a eliminação dos registros de papel e obedecendo a rígidas normas de armazenamento, inviolabilidade, sigilo, irreversibilidade, acessibilidade e segurança.

Posteriormente, em 2018, foi então criada a lei do prontuário eletrônico (Lei n. 13.787), a qual versa principalmente sobre a guarda, o armazenamento e o manuseio destes dados, em vista da lei geral de proteção de dados (LGPD), no Brasil.

Mesmo em sistemas eletrônicos, o armazenamento de informações e de imagens do paciente deve ser mantido por até 20 anos após a consulta para fins de perícia médica. Experiências internacionais observam que a qualidade e a quantidade de informações registradas em prontuário eletrônico são maiores que nos prontuários de papel, incentivando o processo de informatização do atendimento médico.

Sistemas informatizados também favorecem a integração de outros aparelhos como os empregados na fotografia corporal total, videodermatoscopia, fotografia ultravioleta, *smartphones*, *tablets*, entre outros.

Há diversas marcas comerciais disponíveis, com custos e funcionalidades diferentes, entretanto, independentemente do *software* escolhido, sistemas de informatização de consultório devem ser planejados e mantidos a partir de empresas especializadas e voltados para as necessidades particulares de cada clínica, contemplando as atualizações periódicas de *hardware*, redes e *software*. O treinamento da equipe deve ser considerado com atenção, pois se revela fundamental no processo de migração do papel para o suporte eletrônico, que costuma ser trabalhosa e gera certo estresse, mas o ganho em produtividade e organização e a flexibilidade de trabalho mostram as vantagens do sistema.

A oportunidade de utilizar um servidor externo, data *warehouse*, ou ainda sistemas de arquivamento em "nuvem" (p. ex.: *Dropbox* ou *Skydrive*) permitem, além da segurança dos dados o acesso e gerenciamento de casos ou da agenda fora do ambiente de trabalho.

Finalmente, protocolos de compressão de imagem permitem a incorporação das informações do paciente no próprio arquivo da imagem, um processo chamado metadata, empregado frequentemente em protocolos DICOM. Esses sistemas apresentam claras vantagens nos protocolos de transmissão e indexação de informação e vêm sendo empregados sistematicamente em registros clínicos hospitalares.

INTERNET

A disponibilidade ao acesso à Internet a partir do final do século XX, promoveu uma das maiores revoluções que a humanidade já contemplou, principalmente movida pelo acesso a um volume de informações nunca visto e em fluxo crescente. Esse fenômeno modificou as relações sociais e profissionais em todas as áreas, inclusive na Dermatologia.

De forma geral, o acesso aos diversos bancos de informação sobre publicações científicas permite ao profissional pesquisa rápida, precisa e instantânea sobre a informação científica em revistas especializadas. Citem-se diversas bibliotecas online como Pubmed (www.pubmed.com), Embase (www.embase.com), Ovid (gateway.ovid.com), Scielo (www.scielo.br), Lilacs (www.bireme.br), entre outras. A agilidade e a precisão do encontro de informação científica na Internet tornaram-se habilidade valiosa na prática clínica.

Mencionem-se também os eficientes programas de procura e indexação na rede que promovem busca sensível de textos e imagens, como Google (www.google.com) e Bing (www.bing.com), com a ressalva de que esses sistemas recuperam informações do conteúdo das páginas e não sofrem critérios de veracidade das informações.

Atlas e livros-texto online são de imensa acessibilidade e utilidade na prática clínica, com a vantagem da atualização periódica, destacam-se: o DOIA (www.dermis.net), o TROIA (www.sbd.org.br) e o Emedicine (www.e-medicine.com) como fontes de grande acesso à informação médica.

Recentemente, os *blogs* e *wikis* têm se destacado como fontes de informação específicas e formação de fóruns de discussão com a possibilidade de edificação de conhecimento a partir da troca de informações entre *experts*. Weblogs são sistemas atualizados pelos usuários como sequências de postagens, controladas pelo proprietário; já wikis são homepages cujo texto pode ser construído, editado e atualizado pelos usuários. A garantia da veracidade dos termos depende dos controladores das páginas.

Grupos de pacientes com doenças específicas disponibilizam na Internet informações, oferecem oportunidades associativas e de suporte a dúvidas. Citem-se como exemplos os grupos de alopecia areata (https://alopeciaareatabrasil.wordpress.com/aagap/) e epidermólise bolhosa (http://appeb.org.br/), entre inúmeras outras. Redes sociais, como o Facebook, são naturais formadores de grupos por interesse, agregando, virtualmente, grupos de todas as dermatoses.

Clínicas, sociedades ou universidades criam e disponibilizam informação direta aos pacientes, e dermatologistas, além disso podem indicar sites específicos com qualidade de conteúdo.

A Internet foi o grande elemento facilitador da expansão dos sistemas de teledermatologia e teleducação, como discutido adiante, em diversas modalidades, promovendo troca de informações efetiva entre os grupos.

Listas de discussão gratuitas ou fóruns de discussão profissional são grandes oportunidades de troca de informação entre dermatologistas, favorecidas pela apreciação clínica da opinião de profissionais com diferentes experiências em diferentes localidades. A possibilidade de incorporação e envio de imagens e vídeos fortalece ainda mais o caráter educacional das listas. Destaca-se a RxDerm-l (http://dermato1ogy.cdlib.org/DOJvol1num2/rxderm.html), com mais de 1.500 membros em todo o mundo.

As redes sociais como Facebook, Instagram e LinkedIn trouxeram mais dinamismo na troca de informações e comunicação entre colegas. Tais serviços integram várias formas comunicação, se assemelhando aos mecanismos do e-mail, das listas de discussão e dos blogs, porém, em uma interface única e mais amigável, que permite em alguns casos a realização de videoconferências e troca de mensagens instantâneas, podendo abranger vários aspectos da teledermatologia. No Brasil, um exemplo é o fórum DERMATOS, no Facebook (https://www.facebook.com/groups/195906550454799/?ref=bookmarks), com cerca de 2.600 membros da Sociedade Brasileira de Dermatologia.

No âmbito da pesquisa médica, a Internet proporcionou uma nova forma de coleta de dados clínicos multicêntricos, "no mundo real", chamada de *crowdsourcing*. O termo se refere a uma forma de produção de conhecimento e tecnologia onde várias pessoas de diversas localidades podem oferecer seus serviços, observações, conhecimento e inteligência no desenvolvimento de produtos ou no estudo de alguma área do conhecimento de forma voluntária. Alguns *softwares* amplamente utilizados como o navegador de Internet Firefox e o sistema operacional Linux, foram desenvolvidos desta forma. Este método de produção ainda precisa ser ajustado aos estudos clínicos, porém, já existem algumas informações obtidas desta forma para algumas dermatoses como a acne.

Mais recentemente, tem-se utilizado da metodologia do *crowdsourcing* para a obtenção de informações voluntárias dos pacientes a respeito de suas impressões sobre a doença, suas causas e fatores agravantes e resposta aos tratamentos realizados. Um dos sites que fornece esse serviço é o CureTogether (www.curetogether.com). Tais sistemas têm a possibilidade de avaliar tratamentos médicos do ponto de vista do paciente abrangendo uma população mais ampla que estudos clínicos controlados com populações selecionadas. Além disso, podem sugerir novas abordagens terapêuticas e fatores associados ao agravamento ou melhora da doença percebidos espontaneamente pelo próprio paciente.

Recentemente, jornais científicos de acesso gratuito, unicamente disponíveis no formato eletrônico, têm se difundido e ganho atenção pelos baixos custos editoriais, alta taxa de leitura e citação dos seus artigos, indicando uma tendência no mercado editorial.

A ampla disponibilidade de imagens e textos médico-dermatológicos na Internet deve, porém, ser vista com cautela pelos profissionais, no sentido de poderem abalar seus vínculos terapêuticos, já que pacientes acessam todo tipo de informação disponível e questionam as abordagens terapêuticas e prognósticas das doenças. A orientação de consulta em sites referenciados por instituições com reputação sólida é uma alternativa na busca da qualidade de informação para o paciente. Sociedades de especialidade devem incentivar esses projetos.

Afora as tentativas de ganho financeiro com informações deturpadas, os atlas dermatológicos disponíveis na Internet têm sido alvo de procura por pornografia, o que chamou atenção da comunidade científica.

TECNOLOGIAS MÓVEIS

A popularização e o significativo avanço no desenvolvimento de dispositivos móveis, especialmente, os *smartphones* e *tablets*, promoveu o surgimento de inúmeros aplicativos de uso médico, gerencial e formação de grupos de interesse.

A principal funcionalidade desses dispositivos reside na possibilidade de acesso à Internet, proporcionando simultaneamente a capacidade de processamento de informações e troca de dados.

Sistemas de registro de imagens, de consulta a interações medicamentosas, livros eletrônicos, cálculos médicos, anotações, comunicação, gravações de áudio e vídeo, edição de documentos e automatização de processos são facilidades portáteis do uso desses dispositivos.

O intercâmbio de informações com outros computadores e *gadgets* é outro facilitador à incorporação de dispositivos móveis na prática clínica.

Aplicativos de cálculo de PASI, DLQI, registro de atendimentos e de dermatoscopia, além de outros instrumentos da prática clínica, aliados à acessibilidade remota de dados têm trazido os *smartphones* para uma crescente utilidade médica. Eles estão incorporando também tecnologias de fotografia de alta qualidade, preterindo os equipamentos fotográficos pela sua praticidade. Da mesma forma, a comunicação com pacientes, equipe médica, secretária e gerenciamento da agenda, apresentam uma tendência à incorporação dos *smartphones* e seus aplicativos na prática dermatológica.

Há uma tendência da incorporação de softwares especialistas em *smartphones* e *tablets*.

SISTEMAS ESPECIALISTAS

Uma das aplicações mais interessantes da Informática no campo da Medicina é o desenvolvimento de softwares de apoio à decisão clínica, os chamados sistemas especialistas.

Tratam-se de sistemas desenvolvidos conjuntamente por clínicos e analistas de sistemas que reúnem informações sobre um grupo de doenças e, a partir de algoritmos, permitem percorrer um processo semelhante ao raciocínio do especialista, daí seu nome.

Os algoritmos podem ser determinísticos como os usados em diagramas de fluxo de decisão, ou probabilísticos, como os usados em escores ou critérios diagnósticos, classificação por redes neurais artificiais, árvores de decisão, regressão logística e diagramas de Bayes.

O melhor exemplo de sistema especialista na Dermatologia são os sistemas de análise de imagem em dermatoscopia que, com base em vasto banco de informações (imagens) sobre nevos e melanomas, empregam um processamento chamado rede neural artificial e classificam a nova imagem de acordo com probabilidade de pertencer ao grupo de melanomas ou de nevos preexistente na sua memória.

Nos últimos anos, o surgimento e crescimento de bancos abertos e públicos de imagens dermatológicas tem facilitado o desenvolvimento, teste e validação de métodos de aprendizagem profunda, principalmente em redes neurais artificiais. Em 2020, uma revisão identificou mais de 100 mil imagens dermatológicas, com informações clínicas e metadados de qualidade variável, disponíveis livremente na internet para estes fins. Um dos repositórios mais conhecidos é o ISIC (International Skin

Imaging Collaboration) acessível no endereço https://www.isic-archive.com (https://doi.org/10.1016/S2589-7500(21)00252-1).

Um exemplo de processo de classificação de imagens dermatológicas utilizando análise digital de imagens e redes neurais está disponível abertamente no endereço (http://200.145.131.197/mmview), o qual foi treinado com imagens de nevos melanocíticos e melanomas provenientes do acervo próprio da Faculdade de Medicina de Botucatu – UNESP e imagens do ISIC.

O algoritmo em questão retorna uma pseudoprobabilidade de a lesão tratar-se de um melanoma (https://doi.org/10.5935/scd1984-8773.2021130015).

Sistemas especialistas são empregados em diversas áreas médicas e seu desempenho em casos duvidosos pode superar o acerto diagnóstico do clínico, sendo rotineiramente indicados para uso em prontos-socorros ou *screening* populacional de doenças.

Sistemas de apoio ao diagnóstico clínico em Dermatologia foram desenvolvidos e apresentam *performance* aceitável para uso em situações de atendimento primário, sendo utilizados por generalistas em alguns países.

TELEDERMATOLOGIA

A Dermatologia foi a especialidade que mais progrediu no campo da telemedicina, favorecida pelo aspecto visual do seu diagnóstico. O desenvolvimento de tecnologia de comunicação e registro de imagens, barateamento dos microcomputadores, a expansão das linhas e a capilaridade da Internet são elementos que favoreceram a ampliação dos sistemas de teledermatologia em todo o mundo.

Há diversas modalidades de uso de telemedicina, a mais desenvolvida é a teleassistência (Figura 164.1), em que diagnóstico, tratamento ou seguimento são conduzidos a distância, via tecnologia, a partir de informações e imagens (foto ou vídeo) dos pacientes. Somem-se a isso os sistemas de teleducação, teletreinamento, pesquisa e discussão científica.

Diversos estudos controlados demonstraram efetividade nos diagnósticos dermatológicos a distância, comparáveis ao desempenho do dermatologista, presencialmente. Mais importante que isso, em um estudo randomizado com 776 pacientes, a evolução clínica (melhora dos sintomas) de pacientes diagnosticados e tratados por teledermatologia (assincrônica) foi semelhante à de um grupo de pacientes seguidos presencialmente.

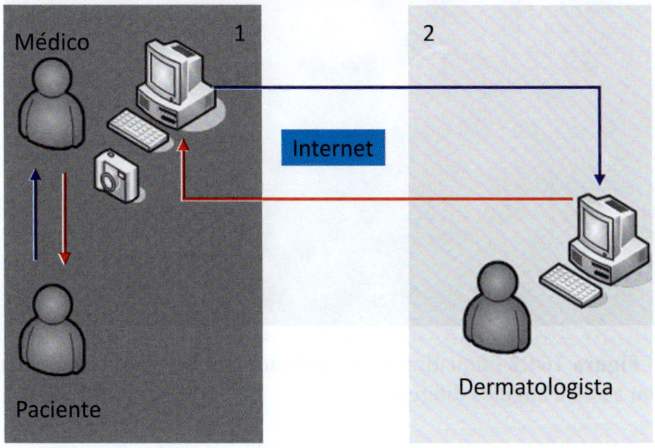

Figura 164.1 Diagrama esquemático de sistema de teleassistência envolvendo o paciente, o médico-assistente local e o dermatologista consultado a distância.

Redução das filas de espera em serviços secundários (teletriagem) e dos custos de transporte para os pacientes e ganho logístico são outros elementos característicos do uso de sistemas de teledermatologia. A análise do custo-benefício da implantação de serviços de teledermatologia assistencial depende de diversas variáveis, como a distância viajada até o especialista, a capacidade de mobilização dos pacientes o tempo de espera para agendamento, a urgência das dermatoses, entre outros. De forma geral, há adequada satisfação dos pacientes e da equipe local pelo uso da teledermatologia assistencial, desde que seja difícil a consulta presencial.

Situações críticas como isolamentos geográficos, prisões, asilos, missões marítimas, guerras ou estações espaciais encontram na teledermatologia a forma mais eficiente de demanda de assistência médica.

A pandemia de covid-19 demandou o uso de sistemas de telemedicina em todo o planeta, contribuindo para a consolidação de sua utilidade.

A demanda de serviços em teledermatologia pode ser realizada de forma simultânea, com sistemas chamados sincrônicos, em que paciente, médico e dermatologista estão ao mesmo tempo interagindo; de forma assincrônica, de acordo com a disponibilidade de tempo ou horário de cada participante, ou de forma mista, uma tendência observada em sistemas mais modernos, reservando para a modalidade sincrônica os casos com dificuldade de resolução assincrônica.

As modalidades sincrônicas mais empregadas são: a videoconferência e a webconferência, já entre as assincrônicas destacam-se os formulários web e e-mail.

O amplo acesso à Internet e os recursos de multimídia domiciliares associam-se à redução de custos operacionais e favorecem o desenvolvimento de sistemas de teleducação médica e leiga e segunda opinião a distância.

Cursos sobre temas médicos apresentados como ensino a distância de forma interativa demonstraram desempenho de aprendizado semelhante aos mesmos cursos presenciais, além de incorporarem recursos multimídia, respeitarem a demanda pessoal do tempo, ampliarem o número de alunos, independentemente das suas localizações, e poderem ser integrados com sistemas de teleassistência.

A teledermatologia está imersa em um novo paradigma de contexto do exame clínico e de relação médico-paciente. Faz-se necessário um reestudo da propedêutica dermatológica e dos mecanismos para formação e fortalecimento do vínculo com o médico-assistente, já que o processo diagnóstico e a aderência terapêutica podem depender das características inerentes ao procedimento tecnológico adotado.

Do ponto de vista regulamentar, no Brasil, a declaração de Tel Aviv e a Resolução do CFM 1.643/2002 determinam seus princípios gerais, responsabilidades, normas éticas, segurança e limites. Em consulta ao CREMESP, o reembolso pelo ato médico envolvido na telemedicina assistencial foi contemplado e considerado ético.

Deve ser salientado que, atualmente, o diagnóstico a distância deve ser realizado entre profissionais médicos, não sendo permitido emitir diagnósticos diretamente ao paciente ou a outro profissional de saúde. A principal razão disso é que a responsabilidade civil pelo ato médico reside no profissional presencial, não na consultoria remota.

Por outro lado, a pandemia de SARS-COV2, e a consequente redução das atividades presenciais para diminuir a transmissão viral, motivou mudanças na regulamentação da telemedicina e, consequentemente, da teledermatologia. A Lei n. 13.989 de 2020 permitiu o atendimento virtual, mesmo sem qualquer possibilidade de exame físico presencial. No mesmo ano, a Medida Provisória n. 983 regulamentou a assinatura digital, permitindo a emissão de atestados e receitas médicas. Antes destas regulamentações, em março de 2020, o Conselho Federal de Medicina autorizou de forma temporária o exercício da telemedicina para atendimento pré-clínico, suporte assistencial, consulta, monitoramento, diagnóstico e emissão eletrônica de atestados e receitas médicas.

A experiência dos programas TelessaúdeSP (http://www.telessaudesp.org.br/) e o Sistema Catarinense de Telemedicina (https://www.telemedicina.ufsc.br/rctm/) evidenciam a possibilidade de demandar assistência médica específica e especializada diretamente à Unidade Básica de saúde.

Nesse ínterim, a teledermatologia representa uma das mais promissoras atividades para o dermatologista envolvido em segunda opinião ou teleducação, principalmente em um país de dimensões continentais, com limitações de transporte e com distribuição desigual de especialistas como o Brasil.

■ FOTOGRAFIA DIGITAL

É desejável que os pacientes sejam documentados fotograficamente, quer para finalidades comparativas (antes/depois), de pesquisa ou didáticas. A redução do custo tecnológico e o desenvolvimento de dispositivos de alta capacidade de armazenamento temporário favoreceram o desenvolvimento da fotografia digital em todas as especialidades médicas. A Dermatologia, como especialidade visual, logo absorveu a documentação fotográfica digital, também pela durabilidade dos registros.

O equipamento fotográfico deve ser ponderado de acordo com as necessidades individuais. Geralmente, o dermatologista necessita apenas de uma câmera fotográfica digital, um dispositivo de armazenamento e um computador para visualização e catalogação.

Sistemas mais complexos com tripé, *flashes*, refletores, fotômetros e estúdios podem ser desenvolvidos de acordo com a demanda individual e disponibilidade de investimento.

As câmeras fotográficas digitais se dividem, de maneira geral, em compactas (incluindo os *smartphones*) e SLR (*single lens reflex*).

Os equipamentos de registro ligados a *smartphones* são mais populares, e sua tecnologia tem provido qualidade satisfatória para o uso diário. A Tabela 164.1 compara as principais características das câmeras.

Os sistemas de armazenamento temporário das fotografias nas câmeras, usualmente, se resumem aos cartões de memória, cujo modelo deve ser compatível com a câmera e com o dispositivo de descarregamento no computador. Para o uso intenso, recomenda-se uma capacidade de armazenamento de mais de 1.000 fotos, o que demanda uma capacidade de pelo menos 10 gigabytes de memória.

A aquisição de impressoras fotográficas dedicadas deve também ser ponderada de acordo com o seu custo-benefício, já que a impressão em papel fotográfico em lojas especializadas é de baixo custo.

Tabela 164.1 Comparação das principais características entre câmeras compactas/celulares e SLR.

	Compactas/celulares	SLR
Qualidade da imagem	Menor	Maior
Custo	Menor	Maior
Tamanho/peso	Menor	Maior
Portabilidade	Maior	Menor
Obsolescência	Maior	Menor
Durabilidade/resistência	Menor	Maior
Mudança de lentes	Não	Sim
Uso de *flashes* auxiliares	Nem sempre	Sim
Controle de parâmetros fotográficos	Menor	Maior
Tempo entre os disparos	Maior	Menor
Acopla dermatoscópio	Sim	Sim
Acopla filtros polarizadores	Não	Sim
Focagem manual	Nem sempre	Sim

Na Dermatologia, a fotografia tem como objetivo principal o registro objetivo, real e verossímil da lesão cutânea. Para tanto, deve-se ater a aspectos de padronização do processo de captura a fim de que suas fotos sejam comparáveis e que possam demonstrar o real aspecto das lesões documentadas.

O planejamento cuidadoso dos parâmetros fotográficos é o primeiro passo para a documentação de qualidade. Usualmente, as lesões devem ser capturadas sob, no mínimo, duas aproximações diferentes (Figura 164.2), para se ter noção do tamanho, topografia e detalhes da lesão. Devem-se estabelecer padrões de enquadramento para fotografias da face, tronco e membros superiores, além dos detalhes dessas regiões.

Os elementos secundários como joias, adornos, maquiagem, batom, vestimentas e até o cabelo devem ser removidos do campo da foto, assim como se deve utilizar um campo monocromático liso e opaco como fundo da imagem.

O dermatologista dedicado demora mais de 300 fotos para o adequado conhecimento do equipamento, e a leitura do manual de instruções da câmera representa a bibliografia, que é pré-requisito ao iniciante. A resolução das fotografias digitais (número total de pixels) é secundária e se dissocia da qualidade fotográfica, podendo-se dispor de menos que três megapixels (Mpx) na maior parte dos registros.

A disponibilidade de câmeras digitais de alta resolução acopladas em *smartphones* multiplicou a possibilidade de registro de lesões dermatológicas, do seu armazenamento e envio dos arquivos. Entretanto, a dificuldade de padronização do enquadramento das imagens, ângulo de abordagem, falta de controle fino das características técnicas da fotografia e distorções da periferia da imagem quando fotografada no modo "macro" devem desestimular o uso de dispositivos móveis para registros fotográficos de lesões que necessitem de maior qualidade ou fidelidade.

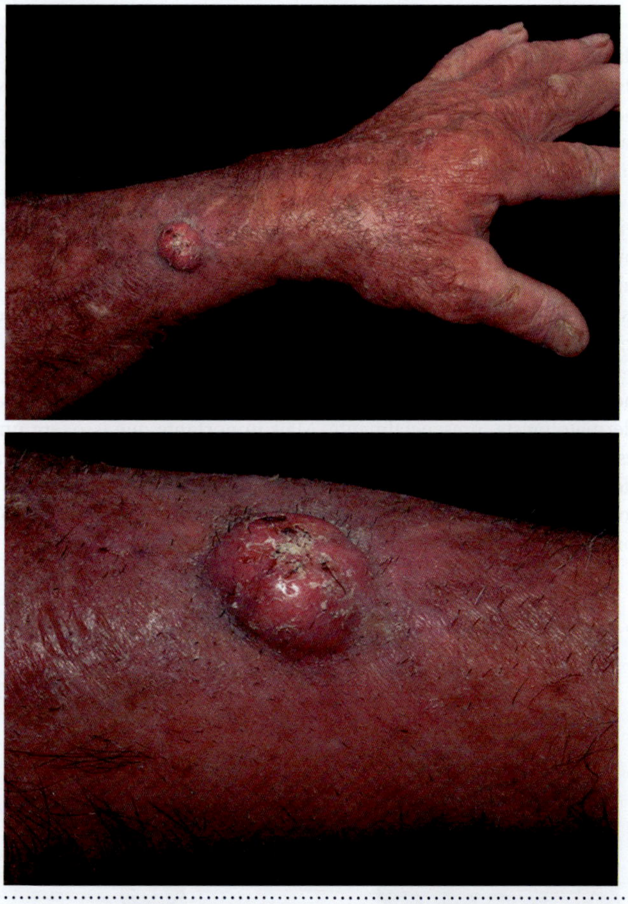

■ **Figura 164.2** Enquadramento de lesão nodular em duas tomadas com *zoom* e ângulos diferentes.

Os *flashes* contribuem para a riqueza de cores e detalhes das fotos. *Flashes* auxiliares permitem mais autonomia que *flashes* incorporados às câmeras. Os *flashes* direcionais são adequados para a maior parte dos registros em Dermatologia porque valorizam o relevo das lesões. É importante que se modifique a direção da luz de acordo com o efeito desejado. Lesões maculosas hipercrômicas desaparecem se a luz incidir ortogonalmente à pele, exigindo rebatedores ou angulação do sistema. *Flashes* anulares são formalmente indicados para cavidades e os *flashes* gemelares permitem a combinação das vantagens de ambos os anteriores.

A fotografia pode ser entendida como a documentação de uma lesão que pertence ao paciente, portanto sua captura, assim como seu uso, deve ser devidamente autorizada (preferencialmente por escrito) pelos pacientes, ainda que não sejam imagens da face. O prontuário médico pode ser o local de registro dessa concordância.

Há divergências na interpretação se as fotografias digitais fazem parte do prontuário médico e adquirem caráter documental, apesar de haver grande tendência de serem utilizadas nos processos médicos. O dermatologista precavido não deve depender apenas das imagens para registrar o exame dermatológico. No prontuário, elas apenas servem para "ilustrar" os achados devidamente documentados durante as consultas médicas. Dessa forma, é mais prudente utilizar anotações como: "foi explicado o risco de cicatriz" ou "observo ptose palpebral discreta prévia à cirurgia" do que tentar discutir diante da imagem.

A datação da fotografia é outro elemento que fortalece a veracidade do registro, apesar de se poder alterar eletronicamente também esse parâmetro.

Além da documentação plástica da lesão, a proposta da fotografia fortalece o vínculo entre médico e paciente, valorizando a confiança no profissional. Muitas vezes a simples demonstração fotográfica do aspecto anterior também melhora a percepção da satisfação do pós-operatório e reduz dissabores. Da mesma forma, pacientes que se negam à fotografia prévia podem ser dismorfofóbicos e inspiram maiores cuidados quanto à realidade das suas expectativas, servindo de alerta aos profissionais.

A fotografia é um registro bidimensional de uma estrutura tridimensional, como a face e, portanto, sofre grande interferência da distância do objeto, zoom, enquadramento, composição e ângulo de abordagem. A documentação ortogonal de um corno cutâneo o faz parecer uma pápula, o que corrobora que a fotografia deva nascer antes do disparo da câmera, a partir de um projeto cuidadoso do que se quer documentar.

A iluminação também exerce fundamental influência no resultado da fotografia, alterando as cores da imagem. Especial atenção deve ser dada ao balanço de branco da câmera, capaz de corrigir os nuances de luz dentro do consultório. Foco cirúrgico habitualmente deve ser deslocado para não distorcer as cores naturais da lesão. No consultório, as imagens devem ser capturadas preferencialmente na parede contralateral à janela, lembrando-se que os diferentes períodos do dia vão gerar padrões suplementares de luz que interferem na nuance de cor.

De modo geral, o dermatologista deve fotografar as mesmas regiões do corpo nas mesmas condições de enquadramento e iluminação, sob mesmo regime de parâmetros da câmera, no mesmo local do consultório para aumentar a reprodutibilidade dos resultados. Documentação do couro cabeludo, cavidade oral, alterações da superfície (lipodistrofia ginoide), pequenas nuances de cor e relevo (estrias) ou a dermatoscopia são de maior complexidade fotográfica e ultrapassam o escopo deste texto.

Com relação à cirurgia dermatológica, a documentação do campo operatório não interessa diretamente aos pacientes, mas guarda grande utilidade didática, já que o treinamento cirúrgico dermatológico se beneficia sobremaneira da ilustração das técnicas *in anima nobili*.

As fotografias do ato cirúrgico podem ser capturadas sob resolução maior (3 a 5 Mpx), já que, habitualmente, são documentadas a certa distância e são realizados recortes posteriores das regiões de interesse da imagem.

O enquadramento deve privilegiar a posição anatômica do paciente. De forma geral, deve-se "preparar" o campo operatório para a fotografia, removendo instrumentos metálicos, gazes e compressas sujas de sangue, assim como se deve promover adequada hemostasia.

O cirurgião deve se conter em apontar estruturas anatômicas, já que o dedo enluvado ou instrumentos cirúrgicos podem gerar reflexo do *flash* e interferem na focagem da câmera. A demonstração de estruturas de interesse deve ser realizada posteriormente editando a foto e incluindo setas ou asteriscos de marcação.

O campo operatório é ainda uma estrutura tridimensional, cujo interesse geralmente reside no plano inferior, mais profundo. A focagem automática da câmera pode ter problemas em identificar a abertura adequada, podendo ser necessária a focagem manual. O uso de *flashes* direcionais pode causar sombra ou iluminação heterogênea, sendo preferível o uso de rebatedores ou de *flashes* anulares.

A fotografia digital representa a principal ferramenta no seguimento de pacientes com alto risco de melanoma, como os portadores de síndrome do nevo displásico. Seja pela documentação dermatoscópica sequencial ou pela fotografia corporal total, a modificação ou surgimento de lesões melanocíticas são da maior importância na detecção precoce e melhora do prognóstico no melanoma.

Enfim, o dermatologista deve documentar as imagens de sua prática clínica com qualidade e de forma sistemática; para tanto, deve conhecer em profundidade e dominar seu equipamento fotográfico, além de se esmerar em capturar a melhor foto, independentemente do número de imagens que tenham de ser captadas até esse resultado, não dependendo de editores de imagem para correções posteriores.

INFORMÁTICA APLICADA À PESQUISA

Sem sombra de dúvida, a aplicação mais profícua da Informática na Dermatologia ocorre na pesquisa científica.

A composição de bancos de dados numerosos sobre pacientes ou genética de doenças permite a análise multivariada de dados, gerando informações novas sobre tratamentos, predisposições ou associações causais.

Os softwares de análise estatística tornaram realidade procedimentos complexos, como análise por agrupamento, metanálises e técnicas de regressão multivariada, empregados em pesquisa epidemiológica.

Sistemas de simulação da progressão de epidemias permitem o estudo do comportamento da doença perante diferentes intervenções como vacinas, isolamento e tratamentos de massa.

A análise simultânea da expressão gênica (DNA-microarray) em doenças revelou padrões genotípicos suscetíveis a neoplasias, assim como perfis de resposta a fármacos.

A análise de imagem digital permite a quantificação de padrões extraídos de fotografias convencionais, como distâncias lineares, áreas, intensidades de cor, índices de complexidade, entre outros, o que se revelou particularmente útil na pesquisa em dermatopatologia e dermatoscopia.

Referências bibliográficas

1. Aeffner F, Zarella MD, Buchbinder N, Bui MM, Goodman MR, Hartman DJ, Lujan GM, Molani MA, Parwani AV, Lillard K, Turner OC, Vemuri VNP, Yuil-Valdes AG, Bowman D. Introduction to Digital Image Analysis in Whole-slide Imaging: A White Paper from the Digital Pathology Association. J Pathol Inform. 2019 Mar 8; 10:9.
2. Alopecia Areata Brasil. Disponível em: https://alopeciaareatabrasil.wordpress.com/aagap/.
3. Armstrong AW, Cheeney S, Wu J, Harskamp CT, Schupp CW. Harnessing the power of crowds: crowdsourcing as a novel research method for evaluation of acne treatments. Am J Clin Dermatol. 2012;13:405-16.
4. Associação de parentes, amigos e portadores de epidermólise bolhosa congênita. Disponível em: http://appeb.org.br/.
5. Bernardo WM, Nobre MRC, Jatene FB. A prática clínica baseada em evidências: parte II – buscando as evidências em fontes de informação. Rev Assoc Med Bras. 2004;50:101-8.
6. Blesius CR, Williams MA, Holzbach A et al. An open source model for open access journal. AMIA Annu Symp Proc. 2005;896.
7. Boldrick JC, Layton CJ, Nguyen J, Swetter SM. Evaluation of digital dermoscopy in a pigmented lesion clinic: clinician versus computer assessment of malignancy risk. J Am Acad Dermatol. 2007;56:417-21.
8. Chilukuri S, Bhatia A. Practical digital photography in the dermatology office. Semin Cutan Med Surg. 2008;27:83-5.
9. Cook DA, Levinson AJ, Garside S, Dupras DM, Erwin PJ, Montori VM. Internet-based learning in the health professions: a meta-analysis. JAMA. 2008;300:1181-96.

10. Courtoy GE, Leclercq I, Froidure A, Schiano G, Morelle J, Devuyst O, Huaux F, Bouzin C. Digital Image Analysis of Picrosirius Red Staining: A Robust Method for Multi-Organ Fibrosis Quantification and Characterization. Biomolecules. 2020 Nov 22;10(11):1585.
11. CureTogether. Disponível em: http://curetogether.com/.
12. Declaração de Tel Aviv sobre responsabilidades e normas éticas na utilização da telemedicina. DHNET. Disponível em: http://www.dhnet.org.br/direitos/codetica/medica/27telaviv.html.
13. Dermatology Online Journal. Disponível em: http://dermatology.cdlib.org/.
14. Diepgen TL, Bittorf A, Schuler G, Krejci-Papa NC. [Dermatology and the Internet – uses for the clinic and research] Hautarzt. 1997;48:373-8.
15. Diepgen TL, Eysenbach G. Digital images in dermatology and the Dermatology Online Atlas on the World Wide Web. J Dermatol. 1998;25:782-7.
16. Dunn KW. Digital Image Analysis Tools Developed by the Indiana O'Brien Center. Front Physiol. 2021 Dec 16;12:812170.
17. Eminović N, De Keizer NF, Bindels PJ, Hasman A. Maturity of teledermatology evaluation research: a systematic literature review. Br J Dermatol. 2007;156:412-9.
18. Ferreira CAZ, Souza V, Miot HA, Schmitt JA. Development and validation of an artificial neural network to support the diagnosis of melanoma from dermoscopic images. Surg Cosmet Dermatol. 2021;13:e20210015.
19. Gilmore SJ. Evaluating statistics in clinical trials: making the unintelligible intelligible. Australas J Dermatol. 2008;49:177-84.
20. Goldberg MS, Doucette JT, Lim HW, Spencer J, Carucci JA, Rigel DS. Risk factors for presumptive melanoma in skin cancer screening: American Academy of Dermatology National Melanoma/Skin Cancer Screening Program experience 2001-2005. J Am Acad Dermatol. 2007;57:60-6.
21. Gupte MD, Kumar BK, Elangovan A, Arokiasamy J. Modelling epidemiology of leprosy. Indian J Lepr. 2000;72:305-16.
22. Haberman HF, Norwich KH, Diehl DL, Evans SJ, Harvey B, Landau J et al. DIAG: a computer-assisted dermatologic diagnostic system – clinical experience and insight. J Am Acad Dermatol. 1985;12:132-43.
23. Hoek KS. DNA microarray analyses of melanoma gene expression: a decade in the mines. Pigment Cell Res. 2007;20:466-84.
24. Hoffmann K, Gambichler T, Rick A, Kreutz M, Anschuetz M, Griinendick T et al. Diagnostic and neural analysis of skin cancer (DANAOS). A multicenter study for collection and computer-aided analysis of data from pigmented skin lesions using digital dermoscopy. Br J Dermatol. 2003;149:801-9.
25. Huntley AC, Smith JG. New communication between dermatologists in the age of the Internet. Semin Cutan Med Surg. 2002;21:202-4.
26. Jiménez D, Yusen RD. Prognostic models for selecting patients with acute pulmonary embolism for initial outpatient therapy. Curr Opin Pulm Med. 2008;14:414-21.
27. Johnson KR, Freeman SR, Dellavalle RP. Wikis: the application of Web 2.0. Arch Dermatol. 2007;143:1065-6.
28. Kleman K, editor. Your next digital camera. Consum Rep. 2007;26-39.
29. Krupinski E, Burdick A, Pak H, Bocachica J, Earles L, Edison K et al. American Telemedicine Association`s Practice Guidelines for Teledermatology. Telemedicine and E-Health. 2008;14:289-302.
30. Kunz M. DNA microarray technology in dermatology. Semin Cutan Med Surg. 2008;27:16-24.
31. Lehmann CU, Cohen BA, Kim GR. Blocking of pornography-seeking behavior in digital image libraries: adventures in the skin trade. AMIA Annu Symp Proc. 2005:435-9.
32. Lehmann CU, Cohen BA, Kim GR. Detection and management of pornography-seeking in an online clinical dermatology atlas. J Am Acad Dermatol. 2006;54:633-7.
33. Lewis KG, Dufresne Jr RG. A meta-analysis of complications attributed to anticoagulation among patients following cutaneous surgery. Dermatol Surg. 2008;34:160-4.
34. Loh CH, Chong Tam SY, Oh CC. Teledermatology in the Covid-19 pandemic: A systematic review. JAAD Int. 2021 Dec;5:54-64.
35. Menzies SW, Bischof L, Talbot H, Gutenev A, Avramidis M, Wong L et al. The performance of Solar Scan: an automated dermoscopy image analysis instrument for the diagnosis of primary melanoma. Arch Dermatol. 2005;141:1388-96.
36. Miller BL. Interfacing biology and computing for health: the future of home diagnostics. Stud Health Technol Inform. 2005;118:66-78.
37. Miot HA, Paixão MP, Paschoal FM. Fundamentos da fotografia digital em Dermatologia. An Bras Dermatol. 2006;81(2):174-80.
38. Miot HA, Paixão MP, Wen CL. Teledermatologia – Passado, presente e futuro. An Bras Dermatol. 2005;80:523-32.
39. Oberholzer M, Ostreicher M, Christen H, Brühlmann M. Methods in quantitative image analysis. Histochem Cell Biol. 1996;105:333-55.
40. Paixão MP, Miot HA, Wen C L. Tele-education on leprosy: evaluation of an educational strategy. Telemed J E Health. 2009;15(6):552-9.
41. Pak H, Triplett CA, Lindquist JH, Grambow SC, Whited JD. Store-and-forward teledermatology results in similar clinical outcomes to conventional clinic-based care. J Telemed Telecare. 2007;13:26-30.
42. Pak HS. Implementing a teledermatology programme. J Telemed Telecare. 2005; J1:285-93.
43. Papier A, Peres MR, Bobrow M et al. The digital imaging system and dermatology. Int J Dermatol 2000;39:561-75.
44. Pibernat MR, Castaño ALH, Bravo-Piris J. La imagen em dermatología – Fotografía médica. Barcelona: Masson; 2000. p. 1-132.
45. Ratner D, Thomas CO, Bickers D. The uses of digital photography in dermatology. J Am Acad Dermatol. 1999;41(5Pt1):749-56.
46. Resolução CFM nº 1.643/2002. Conselho Federal de Medicina – CFM; 2002. Disponível em: http://www.portalmedico.org.br/resolucoes/cfm/2002/l643_2002.htm.
47. Risser J, Pressley Z, Veledar E, Washington C, Chen SC. The impact of total body photography on biopsy rate in patients from a pigmented lesion clinic. J Am Acad Dermatol. 2007;57:428-34.
48. Romero G, Garcia M, Vera E, Martinez C, Cortina P, Sánchez P et al. Preliminary results of Dermatel: prospective randomized study comparing synchronous and asynchronous modalities of teledermatology Actas Dermosifiliogr. 2006;97:630-6.
49. Sauer IM, Bialek D, Efimova E, Schwartlander R, Pless G, Neuhaus P. "Blogs" and "wikis" are valuable software tools for communication within research groups. Artif Organs. 2005 Jan;29(1):82-3.
50. Schäfer T. Epidemiology of psoriasis. Review and the German perspective. Dermatology. 2006;212:327-37.
51. Scheinfeld N. Photographic images, digital imaging, dermatology, and the law. Arch Dermatol. 2004;140:473-6.
52. Schosser RH, Kendrick JP. Dermatologic photography Dermatol Clin. 1987;5:445-61.
53. Smolle J, Gerger A. Tissue counter analysis of tissue components in skin biopsies: evaluation using CART (Classification and Regression Trees). Am J Dermatopathol. 2003;25:215-22.
54. Soyer HP, Hofmann-Wellenhof R, Massone C, Gabler G, Dong H, Ozdemir F, Argenziano G. telederm.org: freely available online consultations in dermatology. PLoS Med. 2005;2:e87.
55. Tanaka M. Minimum requirements for digital images in dermatological publications. Clin Exp Dermatol. l999;24:427.
56. Tang H, Ng JH. Googling for a diagnosis: use of Google as a diagnostic aid: internet based study. BMJ. 2006;333:1143-5.
57. Vestergaard ME, Menzies SW. Automated diagnostic instruments for cutaneous melanoma. Semin Cutan Med Surg. 2008;27:32-6.

Maria Vitoria Suárez Restrepo • André Vicente Esteves de Carvalho • Gleison Vieira Duarte

Pesquisa Clínica na Área da Dermatologia

Neste capítulo, descrevemos fundamentos básicos para ajudar o pesquisador iniciante a dar os primeiros passos para o bom andamento inicial de um projeto de pesquisa. Não é a intenção deste texto esgotar o assunto e nem aprofundar temas e conceitos, assim como as informações obtidas neste capítulo não eximem um cauteloso pesquisador de procurar assessoramento de experientes profissionais, como epidemiologistas e estatísticos.

■ COMO ESCOLHER O TEMA DA PESQUISA

Inicialmente, por afinidade, deve-se definir uma área de trabalho. Uma vez selecionada a área, o tema a ser escolhido precisa ter relevância para a sociedade ou comunidade científica, eventualmente até para a área de atuação a ser seguida, e não estar saturado ou, o contrário, dispor de mínima bibliografia, que pode dificultar eventualmente alguns tipos de pesquisa. Com base no tema proposto, avaliar a viabilidade junto ao orientador e, neste momento, delimitar a amplitude do trabalho, dando ao tema especificidade maior e aprofundamento. O orientador deve ser designado ao orientando de acordo com sua *expertise* com o tema, de preferência dentro de sua linha de pesquisa. É necessário certificar-se de que o projeto é executável dentro do período disponível.

Identificado o nicho dentro da área e do tema proposto, o levantamento bibliográfico mais detalhado pode gerar modificações no projeto ou novas hipóteses ao que está sendo estudado.

Em resumo, utilizando-se o acrônimo FRIENDS, para delimitar o tópico por meio critérios como: *Feasible*; *Relevant*; *Interesting*; *Ethical*; *Narrow*; *Discipline*; e *Supervisor*.[1,2]

■ DESENHO DE ESTUDO

O termo "desenho de estudo" não é usado de modo uniforme na literatura, mas, de forma geral, se refere às fases da pesquisa médica, excluindo as fases orçamentárias e logísticas, que precedem a realização do estudo e que estruturam a pesquisa com a intenção de minimizar a ocorrência de erros que possam enviesar ou, até mesmo inviabilizar, o uso dos dados coletados. O desenho de estudo é de fundamental importância para a pesquisa médica, na medida que uma falha nesta fase do estudo não pode ser corrigida após seu início, ao contrário de erros na análise estatística, sempre aptos a serem corrigidos desde que o estudo tenha sido desenhado de forma adequada para responder à pergunta de estudo.[3]

De forma geral, o termo "desenho de estudo" é usado de forma intercambiável com o termo "tipo de estudo", apesar de os dois termos representarem conceitos distintos. O tipo de estudo faz parte do planejamento do desenho do estudo e lida com a decisão de qual a melhor maneira de coletar os dados de acordo com a pergunta de estudo e, subsequentemente, com o objetivo deste. Exemplos de tipo são estudos de coorte, caso-controle, transversais/observacionais, ensaios clínicos, entre outros, como veremos adiante. O desenho de estudo se divide em planejamento, realização, documentação, análise e publicação. Nesta seção, a fim de tornar este material mais prático para pesquisadores iniciantes, abordaremos pontos críticos no planejamento do estudo médico.[1,2]

■ PERGUNTA DE ESTUDO

A pergunta de estudo define, em suma, o objetivo do estudo. Deve ser definida antes do início do estudo e não pode ser alterada durante a realização deste. A pergunta de estudo deve conter a população de estudo, a população geral da qual a população de estudo foi amostrada, a doença e suas especificações, o desfecho e sua medida e, em casos de estudos comparativos, a população-controle e as possíveis intervenções.[4]

O acrônimo PICO (*Population/patient, Intervention, Control/comparison, Outcome*) é útil na formulação da pergunta de pesquisa.[5] No Quadro 165.1, observamos dois exemplos de perguntas de pesquisa, um sobre ensaios clínicos, outro sobre estudo de casos e controles, formuladas usando o acrônimo PICO, com base em estudos publicados na literatura.

Para refinamento da pergunta de pesquisa e avaliação da relevância, viabilidade e potenciais conflitos éticos do estudo que serão originados desta, pode ser usado o acrônimo FINER,[1] conforme o Quadro 165.2.

■ OBJETIVOS DO ESTUDO

Uma pergunta original, relevante e de resposta viável, conduz o pesquisador à definição dos objetivos. Para estabelecer esses objetivos, é necessário se fazer a pergunta: por que e para que realizar este estudo?[6]

O desenvolvimento dos objetivos ao longo do projeto produzirá resultados que respondem diretamente à pergunta de pesquisa.[6] Por essa razão, os objetivos devem ser claros, precisos e o investigador deve ficar vigilante para evitar objetivos muito ambiciosos que, às vezes, comprometem a execução do projeto.[6] Os objetivos serão a peça fundamental para determinar a metodologia do estudo, a população de interesse e as variáveis a serem coletadas. Eles são o pilar do projeto e o fio condutor.[3,6] Existem diferentes tipos de objetivos:[7]

Quadro 165.1 Exemplos de formulação de perguntas de pesquisa usando o acrônimo PICO.

Patient/paciente	Pacientes adultos com psoríase em placas moderada a grave	Pacientes com diabete *melittus* tipo 2 com diagnóstico inicial de demência entre janeiro 2013 e dezembro 2017 na Alemanha
Intervention/intervenção	Imunobiológicos e inibidores de pequenas moléculas	Uso de medicação hipoglicemiante oral
Control/controle ou *comparison*/comparação	Placebo	Pacientes com diabete *melittus* tipo 2 na Alemanha
Outcome/desfecho	Eficácia medida pelo PASI (*psoriasis area and severity index*) 75,90 e 100 na semana 16	Diagnóstico inicial de demência por médico na Alemanha
Pergunta de pesquisa	Qual a eficácia medida pelos PASI 75, 90 e 100 dos imunobiológicos e inibidores de pequenas moléculas em comparação ao placebo para tratamento de pacientes adultos com psoríase em placas grave em curto prazo (semana 16)	Existe associação entre o uso de hipoglicemiante oral e a incidência de demência entre pacientes com diabete *melitus* na Alemanha?

Fonte: Bohlken et al., 2018.

Quadro 165.2 Exemplos de uso do acrônimo FINER.

Feasibility/viabilidade	Existem suficientes recursos em termos de tempo, materiais e pessoal? O tipo de estudo é viável na população? Existe um número amostral adequado disponível para a pesquisa?
Interesting/interessante	O estudo é interessante para o investigador principal e colaboradores? Existe motivação para realização do estudo?
Novel/original	A revisão da literatura já mostra estudos que respondem à questão de pesquisa em população similar ou igual?
Ethical/ético	Existem potenciais conflitos éticos que podem impedir o estudo que responda a pergunta de pesquisa?
Relevant/relevante	A resposta da pergunta de pesquisa influenciará novas pesquisas ou políticas públicas ou alterar o entendimento de tratamentos ou doenças?

Fonte: Adaptado de Aslam et al., 2010.

- **Objetivo geral:** aquele que precisa ser atingido para responder diretamente à pergunta de pesquisa. Cada projeto de investigação tem um único objetivo geral.
- **Objetivos específicos:** aqueles que permitirão alcançar o objetivo geral. Delimitam o projeto e derivam do objetivo geral.
- **Objetivos secundários:** procuram informação adicional que não está relacionada com o objetivo geral, mas que interessa ao investigador. São opcionais.

Vale a pena ressaltar que, independentemente do tipo de objetivo, ele deve começar sempre com um verbo infinitivo. O verbo utilizado será acorde ao tipo de estudo. Por exemplo: observar; descrever; analisar; avaliar; comparar; entre outros.

POPULAÇÃO DE ESTUDO

O pesquisador deve definir a população à qual a pergunta de estudo trará uma resposta fidedigna, não só mais próximo possível da verdade para esta mesma população, mas que também possa ser extrapolada para a população da qual a população de estudo faça parte. Esta seleção é possível por critérios de inclusão e exclusão, como sexo, idade, caraterísticas antropométricas, profissão, doença e suas definições, intervenções e suas definições, entre outros, que serão, depois, listados e detalhados na tabela de características gerais da amostra.[8]

Também deve ser definido o tipo de entrada da população no estudo, se de forma randômica ou seletiva, ou ambas. Por um lado, quanto mais seletivo e detalhado o critério de inclusão, mais específica será a população e menor a chance de se extrapolarem os dados desta para a população geral. Por outro lado, quanto mais indefinidos forem esses critérios, maior será a necessidade de uma amostra mais ampla e mais representativa, por vezes tornando o estudo inviável para o pesquisador. Para tentar solucionar esse problema, deve-se atentar para a escolha do tipo de estudo adequado e para o cálculo do tamanha da amostra.[5,8]

TIPOS DE ESTUDO EM PESQUISA MÉDICA

Assim como a pergunta de estudo que o define, a escolha do tipo de estudo deve ser definida *a priori*, e não pode ser alterada uma vez que o estudo se inicie. Toma-se, daí, portanto, a importância crucial de conhecermos os diferentes tipos de estudo e seus usos. Por exemplo, enquanto alguns tipos de estudo são ideais para avaliação de incidência, por exemplo, outros não têm essa capacidade. Da mesma forma, isso acontece com a avaliação de intervenções ou com o estudo de doenças raras, só para citarmos dois exemplos.[9]

Estudos observacionais são aqueles nos quais o pesquisador realiza mensurações, mas não intervém diretamente. Os estudos observacionais descritivos não têm grupo comparativo e são usados para identificação de problemas de saúde, como padrão de ocorrência de doenças e frequência de uma doença ou fatores de risco em uma população selecionada, assim como também são usados para gerar hipóteses sobre relações entre doença e exposições. Estudos observacionais analíticos, por sua vez, permitem comparações e de teste de hipóteses sobre relações entre doenças e fatores de exposição.[8,9] A seguir, apresentamos uma possível classificação dos estudos observacionais analíticos e suas características (Quadro 165.3), vantagens e desvantagens (Quadro 165.4) e um *checklist* para avaliação de um desenho de estudo com o objetivo de ajudar na sua formulação (Quadro 165.5). Na Figura 165.1, leva-se em consideração o fator tempo de ocorrência entre eles.

- **Estudos ecológicos:** comparam exposição e ocorrência de doença em uma população e não em indivíduos. Importante lembrar que, nestes estudos, a unidade de observação é uma população inteira e não indivíduos.[8]
- **Estudos transversais:** medem exposição e doença no mesmo ponto do tempo, como uma fotografia. Desta forma, não adequados para estabelecer causa e efeito, medida que é indissociável da exposição ao tempo. Entretanto, podem estabelecer relações entre desfecho e fator de risco.[8,9] Um exemplo é avaliarmos o perfil HLA em uma população de transplantados de medula de um hospital entre duas datas pré-especificadas no passado, que desenvolveram doença do enxerto-*versus*-hospedeiro e também naqueles transplantados de medula, na mesma época e mesmo hospital, que não desenvolveram a doença. A partir disso, podemos mostrar a correlação entre perfil HLA e desenvolvimento de doença enxerto-*versus*-hospedeiro, mas não relação causal.

Quadro 165.3 Proposta de classificação dos tipos de estudos científicos na área médica.

Pesquisa primária						Pesquisa secundária	
Pesquisa básica		Pesquisa clínica		Estudo epidemiológico		Revisão	Metanálise
Teórica	Aplicada	Intervenção/ experimental	Observacional	Intervenção/ experimental	Observacional	Sistemática	
Desenvolvimento metodológico/ técnico	Estudos em animais	Ensaio clínico	Estudo terapêutico não experimental	Estudo de campo	Prospectivo ou histórico/ retrospectivo	Narrativa/descritiva	
	Estudos em linhagens celulares	Fase I	Estudo prognóstico	Estudo de grupo	Estudo de coorte		
	Estudos bioquímicos	Fase II	Estudo diagnóstico		Estudo de casos e controles		
	Desenvolvimento de materiais	Fase III	Observacional com medicamentos		Estudo transversal		
	Estudos genéticos	Fase IV	Análise de dados secundários		Estudo ecológico		
			Séries de casos		Monitorização/vigilância		
			Relato de caso		Dados descritivos de registro		

Fonte: Adaptado de Röhrig et al., 2009.

Quadro 165.4 Objetivos, vantagens e desvantagens dos estudos observacionais.

	Estudo ecológico	Estudo transversal	Estudo de casos e controles	Estudo de coorte
Objetivos do estudo	Avaliar diferentes populações. Bom para avaliar novas hipóteses e quando há efeitos e desfechos não mensuráveis no âmbito do indivíduo	Avaliar associação, mas não causalidade, entre fatores de exposição e desfecho em um mesmo ponto no tempo. Maior força quando os fatores de exposição não são modificáveis, como grupo sanguíneo ou características genéticas	Bom para avaliação de doenças raras ou com longo período de latência para o desfecho e para pesquisas com múltiplos fatores de exposição em estudo	Padrão-ouro para avaliação causal em estudos observacionais e taxa de incidência em populações. Força suficiente para avaliar estudos com múltiplos desfechos e variáveis modificáveis
Viés de seleção (*selection*)	Não existe	Moderado	Alto	Baixo
Viés de memória (*recall*)	Não existe	Alto	Alto	Baixo
Perda de seguimento	Não existe	Não existe	Baixo	Alto
Fatores de confusão	Alto	Moderado	Moderado	Baixo
Tempo de duração do estudo	Curto	Curto a moderado	Moderado	Longo
Custo do estudo	Baixo, se os registros já existentes forem adequados para responder à pergunta de pesquisa (p. ex., Datasus)	Baixo a moderado	Moderado	Alto

Fonte: Adaptado de Röhrig et al., 2009.

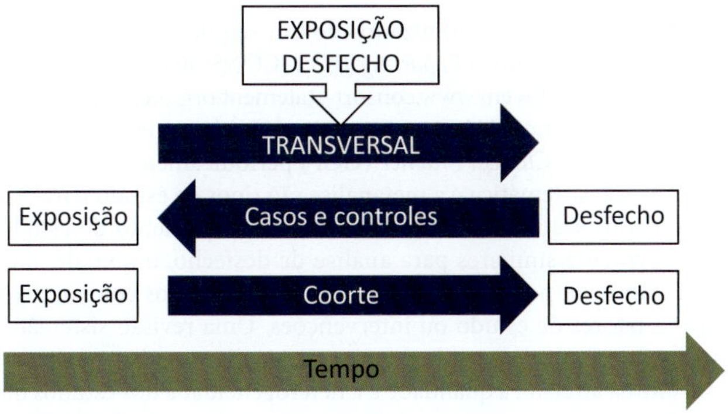

■ **Figura 165.1** Relação temporal entre avaliação de exposição e desfecho nos principais estudos epidemiológicos observacionais.
Fonte: Adaptada de Ray et al., 2016.

- **Estudos de casos e controles:** medem as exposições a partir de um desfecho pré-definido. Servem para identificar fatores de risco e podem estabelecer causa e efeito. Desta forma, assemelham-se a um filme no qual colocamos para rodar e avaliamos, no passado, fatores de exposição. Os pacientes são escolhidos pela condição que apresentam e os fatores de exposição são avaliados no passado da população. Uma exceção são os estudos de casos e controles aninhados/*nested*, em que os casos e controles são coletados de uma coorte em andamento. Os controles devem ser em todas suas características iguais aos casos, a não ser pelo desfecho. Desta forma, o pareamento das características entre casos e controles são fundamentais para evitarmos vieses na avalição dos resultados.[8,9] Como exemplo, podemos ter pacientes com vitiligo e sem vitiligo divididos em dois grupos e avaliamos exposições medidas no passado desses grupos (em geral, buscados em bases de dados ou, eventualmente, em entrevistas com participantes de ambos os grupos), como tabagismo. Nesse exemplo, podemos inferir, dependendo dos resultados, se tabagismo é fator de risco, protetor ou sem relação com o desenvolvimento do vitiligo.
- **Estudo de coorte:** estudo observacional com maior força para criar evidência de causalidade em virtude de menor influência de vieses, como seleção ou memória. Na coorte, os pacientes são escolhidos pelos fatores de exposição e o desfecho será avaliado no futuro. Assim, assemelha-se a um filme para o qual escolhemos os atores por certas características e só avaliaremos o desfecho no fim das

Quadro 165.5 *Checklist* para avaliação do desenho do estudo.

Pergunta de pesquisa	▪ A pergunta está suficientemente clara e definida, estruturada conforme o acrônimo PICO
População de estudo	Existe informação quanto: ▪ Ao tipo e execução do recrutamento ▪ Há informações suficientes para formatação da tabela de características gerais da amostra (sexo, idade, doença etc.) ▪ Seguidos critérios de inclusão e exclusão
Tipo do estudo	Pesquisa em dados primários: ▪ Estudo intervencionista/experimental ▪ Ensaio clínico ▪ Estudo epidemiológico observacional Pesquisa em dados secundários: ▪ Revisão ▪ Simples ▪ Sistemática ▪ Metanálise
Unidade de observação	▪ Modelo técnico (p. ex., próteses, órteses) ▪ Células ▪ Tecidos ▪ Órgãos ▪ Sistemas ▪ Indivíduo único ▪ Amostra de uma população ▪ População
Mensuração	Planos para medida/mensuração: ▪ Os métodos para medida de fatores e desfechos estão validados ▪ Pontos no tempo para medida foram determinados ▪ Mais de um mensurador foi responsável pelas medidas ▪ Condições para mensuração foram padronizadas para todos os mensuradores/pesquisadores ▪ Escala de mensuração foi definida previamente e padronizada entre mensuradores
Cálculo do tamanho da amostra	▪ Foi realizado cálculo de tamanho da amostra ▪ Foram relatados tipo de teste, nível de significância, poder, diferença clinicamente significante e variância

Fonte: Adaptado de Röhrig et al., 2009.

filmagens, no futuro, depois do filme pronto. Uma coorte pode ser retrospectiva, analisando fatores de exposição e desfechos já coletados anteriormente, menos custosa do que uma coorte prospectiva, mas com desvantagens como a impossibilidade de se controlar a qualidade das informações colhidas no passado, ocasionando vieses que aproximam a coorte de um estudo de casos e controles, o que diminui a força de seus resultados.[8,9] Podemos usar como exemplo o estudo de coorte *Melanoma in Southern Sweden* (MISS) *Cohort*, em que quase 30 mil mulheres foram seguidas por 20 anos e observados a mortalidade por melanoma e seus fatores de exposição entre as mulheres que morreram em decorrência de melanoma e aquelas que não morreram em decorrência de melanoma.[10]

Estudos intervencionistas ou experimentais, por sua vez, são aqueles que avaliamos o efeito da intervenção, seja ela qual for, em duas populações que idealmente só difiram pela intervenção em estudo. Ou seja, desejamos que, em um estudo com uma medicação, por exemplo, a única diferença entre os grupos seja somente o uso da medicação. De outra forma, características que sejam diferentes em um grupo e no outro podem influir no desfecho, denominados fatores de confusão. Uma maneira de diminuir a heterogeneidade (diferenças entre os grupos) é a randomização, que aloca cada participante da pesquisa de forma aleatória nos grupos de estudo. O cegamento dos participantes (investigadores, participantes, avaliadores, analistas de dados/estatístico) impede que o conhecimento sobre qual indivíduo recebe a intervenção ativa possa influenciar na mensuração dos desfechos.[9,11]

Os ensaios clínicos randomizados são o padrão-ouro para determinar relação causal entre intervenção e desfecho. Quando a intervenção é farmacológica, eles podem ser divididos em quatro fases, de acordo com o momento de desenvolvimento da intervenção:[8,11]

- **Ensaio clínico de fase I:** estudo em poucos indivíduos expostos (em média 10 a 20). Não há objetivo terapêutico, mas sim observar farmacocinética e farmacodinâmica da medicação, sua ação, seus possíveis efeitos tóxicos e sua tolerabilidade.
- **Ensaio clínico de fase II:** estudo ainda em um número relativamente pequeno de pacientes (20 a 100) com o objetivo principal de confirmar a dosagem terapêutica ideal para estudo de fase III posterior.
- **Ensaio clínico de fase III:** tem como objetivo confirmar a hipótese formulada com os dados dos estudos de fases I e II. É a fase de estudo que embasará a aprovação da intervenção pelas entidades regulatórias de cada país. O número de paciente pode ir de centenas a milhares e usualmente já são usados randomização, cegamento e grupos comparadores, com placebo, comparador ativo ou pacientes alocados em diferentes grupos (um grupo de participantes em uso da droga em pesquisa, um grupo em uso do placebo, um grupo em uso de uma droga comparativa etc.).
- **Ensaio clínico de fase IV:** estudo que se inicia após a aprovação da medicação e explora caraterística adicionais da medicação nas indicações para as quais se destina, além daquelas solicitadas para aprovação inicial da medicação e incluem interação medicamentosa, estudos de custo-efetividade, aceitação e qualidade de vida entre outros.

Ensaios clínicos randomizados devem seguir as orientações do *Consolidated Standards of Reporting Trials* (CONSORT) que podem ser mais bem explorados em www.consort-statement.org, além de obedecer a considerações éticas importantes, os pesquisadores devem ser certificados em *Good Clinical Practice* (GCP) periodicamente.[11]

A revisão sistemática e a metanálise são tipos de estudo para análise de dados secundários. O racional é o agrupamento de estudos suficientemente similares para análise de desfecho, o que, de outra forma não seria possível pela inexistência de estudos comparativos entre os fatores de estudo ou intervenções. Uma revisão sistemática é sempre o ponto de partida de uma metanálise, sendo a realização desta última atrelada à qualidade e à heterogeneidade dos estudos que compõem a revisão sistemática. Desta forma, a grande desvantagem de uma revisão sistemática é a impossibilidade de se obter, ao final do trabalho dos pesquisadores, qualidade suficiente para tirar conclusões a partir dos dados coletados. Da mesma forma, uma metanálise por vezes deve ter rejeitada sua finalização/publicação, pois a heterogeneidade entre estudos acaba por ser alta demais. A realização de uma revisão sistemática e de uma metanálise é guiada pelo *Preferred Reporting Items for Systematic Reviews and Meta-Analyses* (PRISMA) (https://prisma-statement.org//). Para os pesquisadores que desejarem mais informações sobre revisões sistemáticas, é aconselhável a leitura do

PRISMA *statement* como base para um posterior aprofundamento na matéria. Também é encorajado o registro das revisões sistemáticas na plataforma do *International Prospective Register of Systematic Reviews* (PROSPERO) (https://www.crd.york.ac.uk/prospero/).[5]

PRINCÍPIOS BÁSICOS PARA ESCOLHA DE TESTES ESTATÍSTICOS

A fim de esclarecer o leitor, esta seção trata de uma instrução básica para escolha de testes estatísticos em pesquisa clínica, assim como uma análise da importância sobra o cálculo do tamanho da amostra. Este resumo básico de forma alguma substitui a consulta a um profissional estatístico especializado em pesquisa clínica. Também convém lembrar que um teste estatístico inadequado pode ser corrigido com uma análise estatística correta posteriormente, apesar de isso não ser desejável. Entretanto, o cálculo inadequado do tamanho da amostra pode inviabilizar a posterior análise estatística e as conclusões da pesquisa clínica.

A escolha de um teste estatístico é determinada pela pergunta de pesquisa a ser respondida, a forma como os dados são estruturados e pelo desenho do estudo. Sendo assim, alguns questionamentos devem ser respondidos, como:[12,13]

- A distribuição do dado a ser coletado na população é normal (gaussiana) ou não.
- Qual a direção do efeito, unidirecional (exclusivamente positivo ou exclusivamente negativo) ou bidirecional (incerteza se o efeito será positivo ou negativo).
- Se a medida da variável de desfecho (variável dependente) é categórica (p. ex., uma ou mais categorias, mas sem ordem entre elas, como sim/não ou cor dos olhos), ordinal (semelhante à categórica, mas com claro ordenamento entre elas, p. ex., *status* econômico ou escolaridade) ou intervalar/numérica (p. ex., semelhante à ordinal, mas distribuídos em intervalos fixos, como faixas salariais).
- Se o tipo do estudo é pareado ou não. Estudo pareado é aquele no qual os pacientes são incluídos aos pares nos estudos de acordo com critérios de inclusão similares (p. ex., peso ou altura) para depois serem randomizados em grupos separados de acordo com a intervenção. Estudos que usam olhos ou braços do mesmo paciente, separando o direito e esquerdo em intervenções distintas são exemplos de estudos pareados.

Do ponto de vista prático, os passos para uso de um teste estatístico envolvem:[12]

- Adequação da pergunta de estudo.
- Determinar uma hipótese nula e hipóteses alternativas.
- Decidir o teste correto a ser usado.
- Determinar o nível de significância (usualmente $p < 0{,}05$).
- Realização do teste e cálculo do p.
- Decisão estatística (rejeição ou aceitação da hipótese nula).
- Interpretação do resultado final à luz dos resultados do teste.

Em estudos com dois desfechos categóricos, normalmente registrados em uma tabela 2 × 2, comparam-se dois grupos pela intervenção/exposição. Via de regra, em estudos pareados o teste a ser usado é o Mcnemar, enquanto em estudos não pareados se utiliza o teste exato de Fisher (para amostras menores de 60) ou o teste do chi-quadrado (para amostras maiores de 60 com pelo menos 5 indivíduos em cada célula da tabela) (Figura 165.2). O mesmo procedimento pode ser adotado em tabelas maiores que 2 × 2, eventualmente.[12]

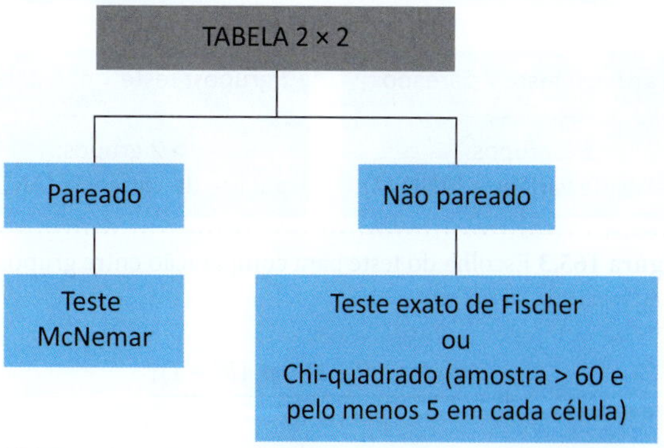

Figura 165.2 Escolha do teste para dois desfechos categóricos.
Fonte: Adaptada de Du Prel et al., 2010.

Para fins de praticidade, os testes frequentemente usados em pesquisa clínica estão listados no Quadro 165.6, juntamente com suas indicações de uso. Na Figura 165.3, são dispostos de forma prática, os testes para comparação entre grupos de desfechos contínuos.

Existem recursos *online* gratuitos para ajudar na escolha adequada de testes estatísticos, como no *site* da *Advanced Research Computing* – University of California, Los Angeles (https://stats.oarc.ucla.edu/other/mult-pkg/whatstat/),[13] que traz informações adicionais às apresentadas neste capítulo e incluem rotinas para realização dos teste em softwares estatísticos como o R, também gratuito (https://www.r-project.org). Para aqueles não familiares com linguagem de programação, é altamente recomendável o uso da interface gráfica R Studio (https://www.rstudio.com), com versão bastante completa *open source* gratuita.

Cálculo do tamanho da amostra

O cálculo do tamanho da amostra deve ser realizado antes de iniciado o recrutamento de pacientes da pesquisa e pode ser sumarizado de forma bastante simplificada, para desfecho binários, assumindo como poder 80% e um alfa de 0,05, mais comumente usados, pela Fórmula 165.1.[14]

Quadro 165.6 Testes estatísticos mais usados e suas aplicações em pesquisa clínica.

Teste exato de Fischer	Comparação de dados binários em dois grupos. Usado para comparação em amostras < 60
Teste do chi-quadrado	Similar, mas menos preciso que o teste de Fischer. Pode ser usado em mais do que dois grupos ou em mais de duas categorias da variável de desfecho. Tem como pré-condição amostra > 60 e pelo menos 5 componentes de cada célula da tabela
Teste de Mcnemar	Mesma indicação do teste exato de Fischer, mas para amostras pareadas
Teste T de Student	Para comparação de variáveis contínuas em dois grupos. Pode ser usado em amostras pareadas ou não
Análise de variância (ANOVA)	Para comparação de variáveis contínuas, em mais do que dois grupos. Pode ser usada em amostras pareadas ou não
Teste de Wilcoxon	Para dados ordinais ou contínuos, mas pode ser usado em dados não paramétricos (não normais). Pode ser usado em amostras pareadas ou não
Teste de Kruskal-Wallys	Similar ao teste de Wilcoxon, mas para comparação de mais de dois grupos
Teste de Friedman	Comparação de mais de dois grupos pareados, de distribuição não paramétrico (não normal) e de variáveis ao menos ordinais
Teste de Pearson	Avalia relação linear entre duas variáveis de distribuição normal (o aumento ou diminuição de uma variável provoca aumento ou diminuição da outra variável, sempre na mesma direção)
Teste de Spearman	Semelhante ao teste de Pearson, mas para amostras não paramétricas (não normais). Permite avaliar direção e força da associação

Fonte: Adaptado de Du Prel et al., 2010.

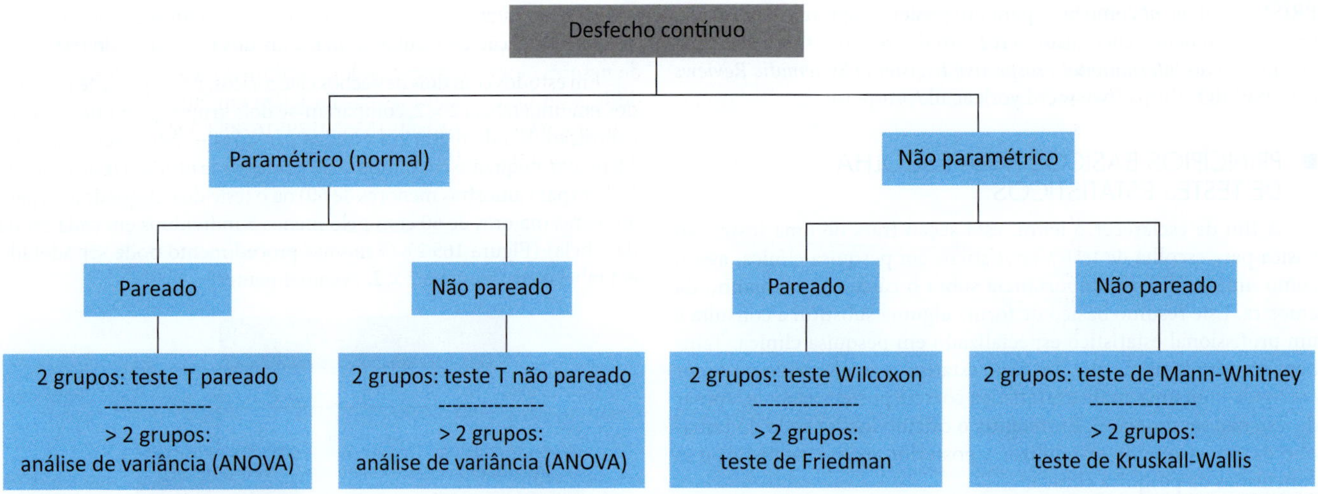

■ **Figura 165.3** Escolha do teste para comparação entre grupos com desfecho contínuo.
Fonte: Adaptada de Du Prel et al., 2010.

$$n = \frac{\text{poder}\ [(R + 1) - p_2\ (R^2 + 1)]}{p_2\ (1 - R)^2}$$

Aonde:

- n é o número de amostra para cada grupo do estudo.
- p_1 é a taxa de eventos no grupo-controle.
- p_2 é a taxa de eventos no grupo-controle.
- R é razão de risco que determinamos importante ser medida:

$$\frac{(p_1 \text{ que acreditamos será encontrada no nosso grupo por experiência})}{(p_2 \text{ que estimamos por estudos na literatura ou experiência})}$$

■ **Fórmula 165.1** Fórmula simplificada para desfechos binários.
Fonte: Schulz e Grimes, 2005.

Exemplo:

Como exemplo, se desejarmos estudar o efeito de minoxidil tópico para alopecia areata grave do couro cabeludo por meio de um critério imaginário, como 50% de repilação da área afetada, teremos um grupo que usará Minoxidil tópico e outro que usara placebo. Devemos estimar a taxa de depilação em cada grupo por experiências passadas. Assim, hipoteticamente, podemos determinar, por estudos passados, que a taxa de repilação no grupo exposto foi de 6% enquanto no grupo--controle foi de 10%.

Tem-se, assim, que:

- $p_1 = 0{,}06$.
- $p_2 = 0{,}1$.
- $R = 0{,}6\ (0{,}06/0{,}1)$. Lembrando que, neste exemplo, a diferença esperada será complementar entre os grupos (40%).
- Poder de 80% para um nível se significância de 0,05, definido previamente (Tabela 165.1) é 7,85.

Ao colocarmos na fórmula, temos:

$$n = \frac{\text{poder}\ [(R + 1) - p_2\ (R^2 + 1)]}{p_2\ (1 - R)^2}$$

$$n = \frac{7{,}85\ [(0{,}6 + 1) - 0{,}1\ (0{,}6^2 + 1)]}{0{,}1\ (1 - 0{,}6)^2}$$

$$n = 65{,}6$$

Desta forma, para determinar uma diferença de 40% entre os grupos, devemos amostrar no mínimo 66 indivíduos em cada um dos grupos.

Entretanto, para entender, de forma básica, como é realizado o cálculo, devemos de antemão lembrar de alguns passos, conceitos e pressupostos:[14-16]

Tabela 165.1 Determinação de valores de poder (1-β) de acordo o α escolhido.

	Poder (1-β)		
α (erro tipo I)	80%	90%	95%
0,05	7,85	10,51	13
0,01	11,68	14,88	17,82

Fonte: Adaptada de Schulz e Grimes, 2005.

- Devemos identificar a principal variável dependente (de estudo).
- Determinar o tipo de estimativa (percentagem, razão etc.), pois, por exemplo, cálculos de tamanho de amostra peara definição de diferenças entre médias são diferentes de cálculos para desfechos binários.
- Indicar, por meio de estudos anteriores ou consulta a experts, a frequência esperada do fator de estudo (qual é a expectativa de diferença entre os grupos de estudo).
- Definir o poder estatístico do teste, ou seja, a probabilidade de o estudo detectar um efeito verdadeiro de uma intervenção de uma amostra de determinado tamanho ou maior. Também pode ser descrito como a probabilidade de descartar a hipótese nula quando esta for falsa. Como definimos que erro beta (β ou tipo II) é o ato de não descartar a hipótese nula quando ela estiver verdadeiramente errada, o poder é definido como 1-erro β. Usualmente, é definido como 80% para níveis de significância de 0,05.
- Decidir a precisão da estimativa, ou seja, determinamos a percentagem predeterminada de tolerância para cada lado do valor achado que definiremos como aceitável (margem de erro/intervalo de confiança). Usualmente, é definida em 5% para mais e para menos do resultado encontrado, mas pode, de acordo com as características da população ou do fator de estudo, ser maior ou menor.
- Decidir um risco tolerável (também denominado "nível de confiança") de que a estimativa do estudo se situe fora do valor real para a população estudada, ou seja, determinado, por exemplo, que são tolerados 5% para cada lado do resultado – qual o risco desta estimativa estar dentro do valor "verdadeiro" para nossa população? Se considerarmos que erro alfa (α ou tipo I) é o erro de considerar falsa a hipótese nula quando ela de fato for verdadeira, ou seja 1-α. Normalmente estimado em 95%.
- Ajustar os resultados por tamanho da população (a fórmula de cálculo do tamanho da amostra pressupõe que tomaremos nossa amostra de uma população muito grande; caso isso não seja verdadeiro, devemos ajustar a fórmula para populações menores).
- Definir o desvio padrão, ou seja, o quanto as repostas de cada indivíduo podem variar entre si e em relação à média.

- Ajustar os resultados por efeito estimado do desenho do estudo. Por exemplo, se nossa amostragem sofre de um efeito *cluster*, em que selecionamos grupos de pacientes com características similares e não indivíduos, pode haver correlações dentro dos *clusters* que enviesem os resultados. Desta forma, usa-se um fator de correção denominado "fator de desenho de estudo" (*design effect factor*), que multiplicará o tamanho da amostra e, com amostras maiores, essas correlações *intre-cluster* têm sua influência atenuada.
- Ajustar os resultados por taxa de reposta. Também denominado "ajuste por perda" (*adjusting for dropout*), leva em consideração que não tenhamos conseguido amostrar o número ideal calculado. Seu cálculo é observado na Fórmula 165.2.

$$N = \frac{n}{1 - \left(\frac{z}{100}\right)}$$

Onde:
N é a amostra ajustada para cada grupo.
n é o número de amostra previamente calculado.
z é a taxa esperada de perdas.

Fórmula 165.2 Cálculo do ajuste por perda.

- Ajustar o tamanho da amostra pelos fatores de confusão. Para cada fator/variável de confusão detectado no planejamento do estudo, deve-se acrescer 10% de pacientes ao tamanho de amostra.

Para pesquisadores com desejo de se aventurar no cálculo de tamanho de amostras, sugerimos enfaticamente que sejam utilizados softwares para sua realização. Existem excelentes ferramentas *online* gratuitas para cálculo de tamanho da amostra básicos, como https://www.openepi.com/SampleSize/SSCohort.htm, assim como ferramenta gratuita em aplicativo para download e *online* em https://biostat.app.vumc.org/wiki/Main/PowerSampleSize. Lembrando que quanto mais importante e complexo o estudo é para o pesquisador, maior a necessidade do auxílio de um profissional de estatística experimentado.

ASPECTOS ÉTICOS

Todos os procedimentos realizados durante um estudo clínico, envolvendo seres humanos, devem obedecer a diretrizes internacionais e nacionais que colocam o cenário da pesquisa dentro de um marco ético e legal. A seguir, serão descritos brevemente os principais documentos e normas que o pesquisador e toda a equipe envolvida deverão conhecer e respeitar. Também explicaremos brevemente o sistema CEP/CONEP e o passo a passo da submissão na Plataforma Brasil.

Diretrizes internacionais e nacionais

Código de Nuremberg

Em 1947, em razão dos crimes cometidos por pesquisadores durante a Segunda Guerra Mundial, foram estabelecidos dez princípios referentes à pesquisa em seres humanos que deram origem ao Código de Nuremberg. Nesse documento defende-se, entre outros, a necessidade de obtenção do consentimento voluntário do sujeito assim como a condução da investigação por uma equipe cientificamente competente e a garantia de não causar dano ou sofrimento desnecessários.

O documento pode ser consultado no *link*: https://bvsms.saude.gov.br/bvs/publicacoes/codigo_nuremberg.pdf.

Declaração de Helsinki

Em 1964, surge a Declaração de Helsinki que ampliou as normas para pesquisa clínica enunciadas no Código de Nuremberg. Traz, pela primeira vez, a obrigatoriedade de realizar um protocolo que explique todos os procedimentos a serem realizados durante a investigação, aderindo aos princípios éticos. Igualmente estabelece que o protocolo deve ser avaliado e aprovado por uma Comissão de Ética, independente do pesquisador e do patrocinador. As últimas revisão e atualização da declaração foram realizadas em Fortaleza em 2013. *https://*arquivos.amb.org.br/_downloads/491535001395167888_DoHBrazilianPortugueseVersionRev.pdf.

Relatório de Belmont

No Relatório de Belmont, publicado em 1979 pela National Commission for the Protection of Human Subjects of Biomedical and Behavioral Research, explicam-se em detalhe os três princípios bioéticos universais: o respeito pelas pessoas; a beneficência e não maleficência; e a justiça.[3,17,18] O documento pode ser consultado no *link*: https://www.hhs.gov/ohrp/regulations-and-policy/belmont-report/read-the-belmont-report/index.html.

O respeito pelas pessoas garante que a autonomia do sujeito de pesquisa seja preservada e oferece uma proteção para aqueles mais vulneráveis ou dependentes. A aplicação do termo de consentimento livre e esclarecido reflete a adesão a este princípio.

A beneficência e a não maleficência obrigam o investigador e sua equipe a preservarem o bem-estar do sujeito. Correm em paralelo ao benefício esperado para o sujeito de pesquisa e para a comunidade. A equipe de pesquisa deve minimizar ao máximo os riscos e evitará causar dano de maneira intencional ao sujeito.

A justiça, garante a igualdade no tratamento e a equidade na distribuição de riscos e benefícios entre diferentes sujeitos ou grupos. Evita-se, desta forma, o abuso de sujeitos em estado de vulnerabilidade. O pesquisador e equipe devem evitar que aspectos sociais, culturais, religiosos, financeiros ou outros interfiram nas decisões ou distribuição de encargos e vantagens.

Guias de Boas Práticas Clínicas (GCP) e Documento das Américas

Com os ensaios clínicos multicêntricos envolvendo diferentes países, nasceu a necessidade de harmonizar as normas que regulamentam a condução dos estudos clínicos. Por essa razão, na Conferência Internacional de Harmonização, a União Europeia, os Estados Unidos e o Japão (com a presença do Canadá e da Organização Mundial da Saúde (OMS)) definiram os Guias de Boas Práticas Clínicas (ICH-GCP) que devem ser respeitados por qualquer estudo realizado nesses territórios. Considerando que a quantidade de estudos clínicos aumentou na América Latina, foi necessário padronizar as normas. Desta forma, nasceu o Documento das Américas que segue os mesmos princípios éticos universais dos ICH-GCP. Tanto os ICH-GCP como o Documento das Américas estabelecem um padrão de qualidade ética e científica no que se refere ao planejamento, condução, registro e relato de estudos envolvendo seres humanos e em acordo com a declaração de Helsinki. Nestes documentos, explicam-se em detalhe a função e a responsabilidade de cada um dos envolvidos no cenário da pesquisa clínica incluindo investigador, patrocinador, comitê de ética, entre outros. Igualmente detalha-se o padrão que deve seguir um protocolo de pesquisa e os itens que devem constar no protocolo. Ambos os documentos fazem ênfase no conteúdo do termo de consentimento e no processo de coleta dele. A adesão aos ICH-GCP/Documento das Américas garante que os direitos, segurança e bem-estar dos participantes sejam respeitados. O pesquisador e toda sua equipe devem realizar um treinamento certificado e renovado a cada 2 anos em GCP.

Para consultar o documento das GCP e o Documento das Américas, acesse os *links* a seguir: https://www.invitare.com.br/arq/legislacao/regulamentacoes-internacionais/Documento-das-Am-ricas-de-2008.pdf; e https://www.invitare.com.br/arq/legislacao/regulamentacoes-internacionais/Good-Clinical-Practice-E6.ICH-R1-.pdf.

Resoluções e normativas brasileiras

No Brasil, os princípios éticos e as diretrizes regulamentadoras da pesquisa que envolve seres humanos se encontram descritos na

Resolução 466/2012, em que se dá especial ênfase ao procedimento de coleta do termo de consentimento livre e esclarecido e as informações que o termo deve conter.

Esta e outras normativas relevantes para o cenário da pesquisa no Brasil podem ser consultadas em: http://conselho.saude.gov.br/normativas-conep?view=default.

Sistema CEP/CONEP

No Brasil, foi criada uma estrutura para garantir que as normas e diretrizes sejam aplicadas nos projetos de pesquisa que envolvem seres humanos.

A Comissão Nacional de Ética em Pesquisa (Conep) está diretamente ligada ao Conselho Nacional de Saúde (CNS), órgão central do sistema CEP/Conep, sendo responsável pela análise ética de protocolos de pesquisa de alta complexidade que envolve áreas temáticas especiais, como genética humana, reprodução humana, populações indígenas e pesquisas de cooperação internacional. O órgão também avalia projetos de pesquisa propostos pelo Ministério da Saúde.

Os Comitês de Ética em Pesquisa (CEP) são instâncias regionais dispostas em todo o território brasileiro, responsáveis pela análise dos protocolos de pesquisa de baixa e média complexidade. Os CEP recebem e avaliam todos os protocolos que envolvem seres humanos e encaminham para a Conep automaticamente quando necessário.

Para submeter um protocolo para análise pelo CEP, a equipe de pesquisa deverá realizar a submissão na Plataforma Brasil (ver passo a passo no Item Submissão CEP/Plataforma Brasil). Caso a Instituição onde for conduzido o estudo não tiver CEP, o investigador poderá solicitar a avaliação por um dos existente (consulte a lista de CEP em http://conselho.saude.gov.br/comites-de-etica-em-pesquisa-conep?view=default).

Submissão CEP/Plataforma Brasil

Na Plataforma Brasil, o cadastro *online* é feito no *link* http://plataformabrasil.saude.gov.br/login.jsf, sendo exigidos documentos diversos para pessoa física, incluindo *curriculum vitae* ou Lattes, documentos do pesquisador, vínculo (Figura 165.4).[19]

Uma vez feito o cadastro da PF e da instituição, faz-se o cadastro de nova pesquisa em "nova submissão". Nessa etapa, é fundamental indicar a equipe da pesquisa, se houver, de forma que outros participantes, já cadastrados na plataforma, possam dar continuidade ao preenchimento dos dados da pesquisa (Figura 165.5). Ao avançar, preenchem-se, na tela seguinte, a área e o propósito do estudo. Na sequência, para pesquisas clínicas, faz-se cadastro do CID10 ou DECS (descritores em ciências da saúde), informando o desenho de estudo, caso intervencionista, apoio financeiro (ou financiamento próprio, na ausência) e 3 a 5 palavras-chave.

Na tela seguinte, dados obrigatórios deverão ser preenchidos, em atenção ao limite de 4 mil caracteres: introdução do estudo; resumo; hipótese do estudo; objetivo primário; objetivos secundários; metodologia; critérios de inclusão e de exclusão; risco; benefícios; análise de dados; desfecho primário e secundário(s); tamanho da amostra; e país de origem do estudo.

Ao fim, na tela "outras informações", devem-se inserir dados sobre número de indivíduos estudados, cronograma, orçamento e detalhamento de instituições em caso de estudo multicêntrico.

A própria plataforma gerará folha de rosto com dados preenchidos, que deverá ser assinada, digitalizada e anexada nesta etapa (Figura 165.6).

Outros arquivos serão também exigidos nesta etapa: carta de autorização do(s) centro(s) de pesquisa; carta de autorização do responsável pelo banco de dados/prontuário; termo de compromisso para utilização de dados (pesquisador); justificativa para dispensa do TCLE, se for o caso; projeto de pesquisa na íntegra; modelo do TCLE; e instrumentos/questionários que serão utilizados na coleta de dados. Depois, na tela de finalização, pode-se escolher manter ou não o sigilo total da pesquisa na íntegra.

Uma vez submetido ao CEP, o projeto não poderá ser alterado, a menos que por exigência do CEP (pendência ou não aprovado). Os seguintes pareceres podem ser dados pelo CEP: a) aprovado; b) com pendência (há necessidade de correção ou modificação); c) não aprovado; d) arquivado (descumprimento de prazo para as pendências); e) suspenso: quando pesquisa interrompida por motivo de segurança; f) retirado: retirada do protocolo, antes de sua avaliação ética (Figura 165.7).

Sempre que o parecer for "pendência, o pesquisador terá o prazo de até 30 dias, contados a partir da emissão do parecer na Plataforma Brasil, para solucioná-la.[19]

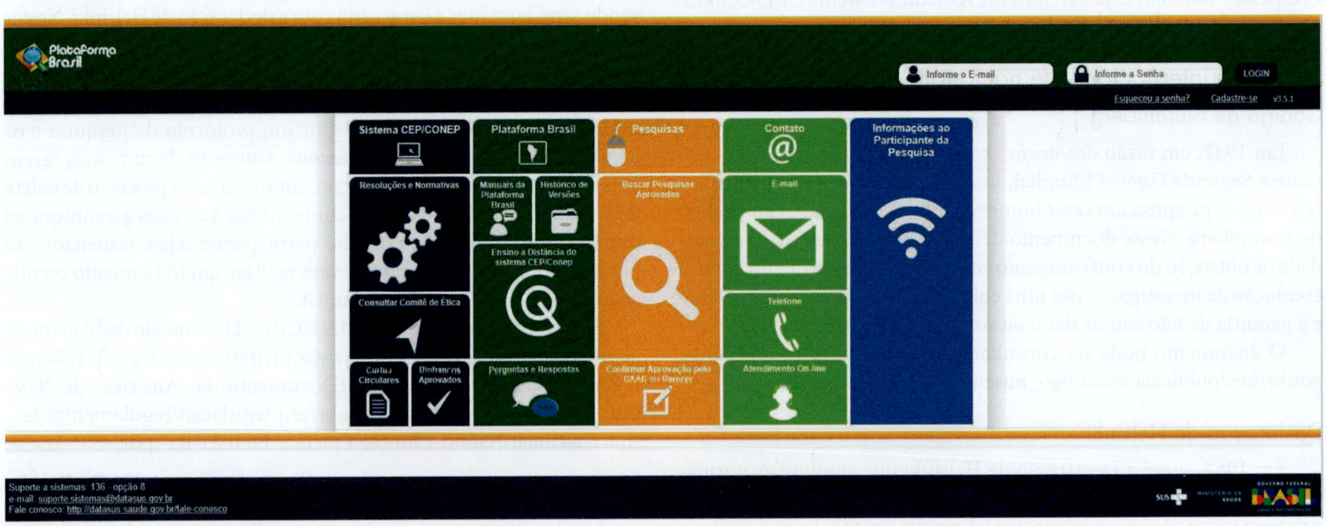

■ **Figura 165.4** Etapa de cadastro na Plataforma Brasil.

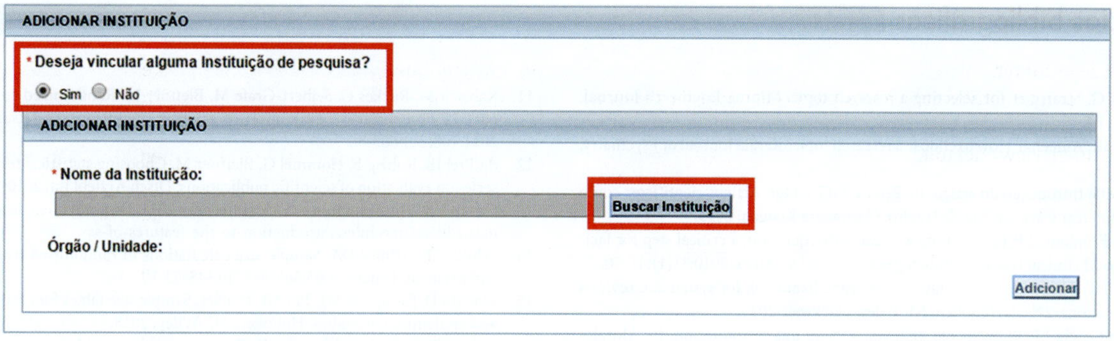

■ **Figura 165.5** Para se vincular a uma instituição, marque a opção "Sim" e efetue a busca clicando no botão destacado.

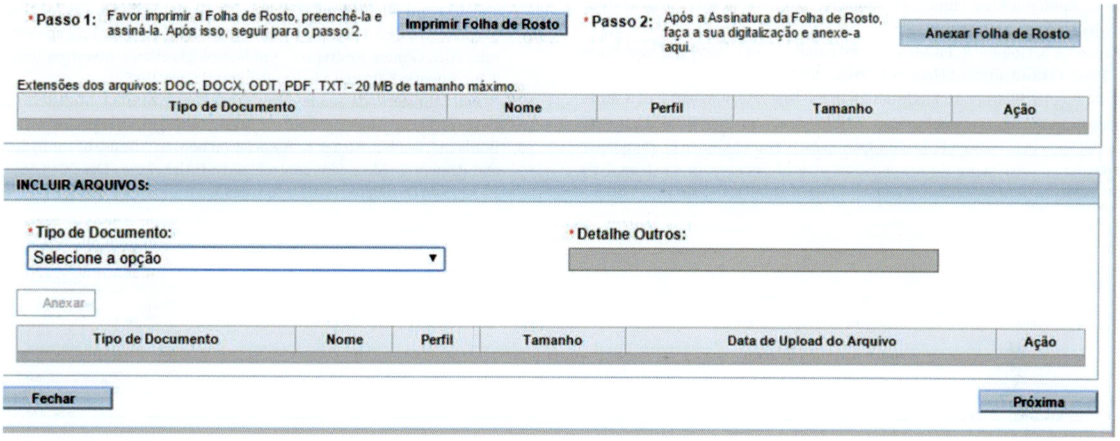

■ **Figura 165.6** A folha de rosto deve ter a assinatura do pesquisador principal, do responsável pela instituição proponente e do responsável pelo financiamento, quando o "Tipo" informado for "Institucional Principal".

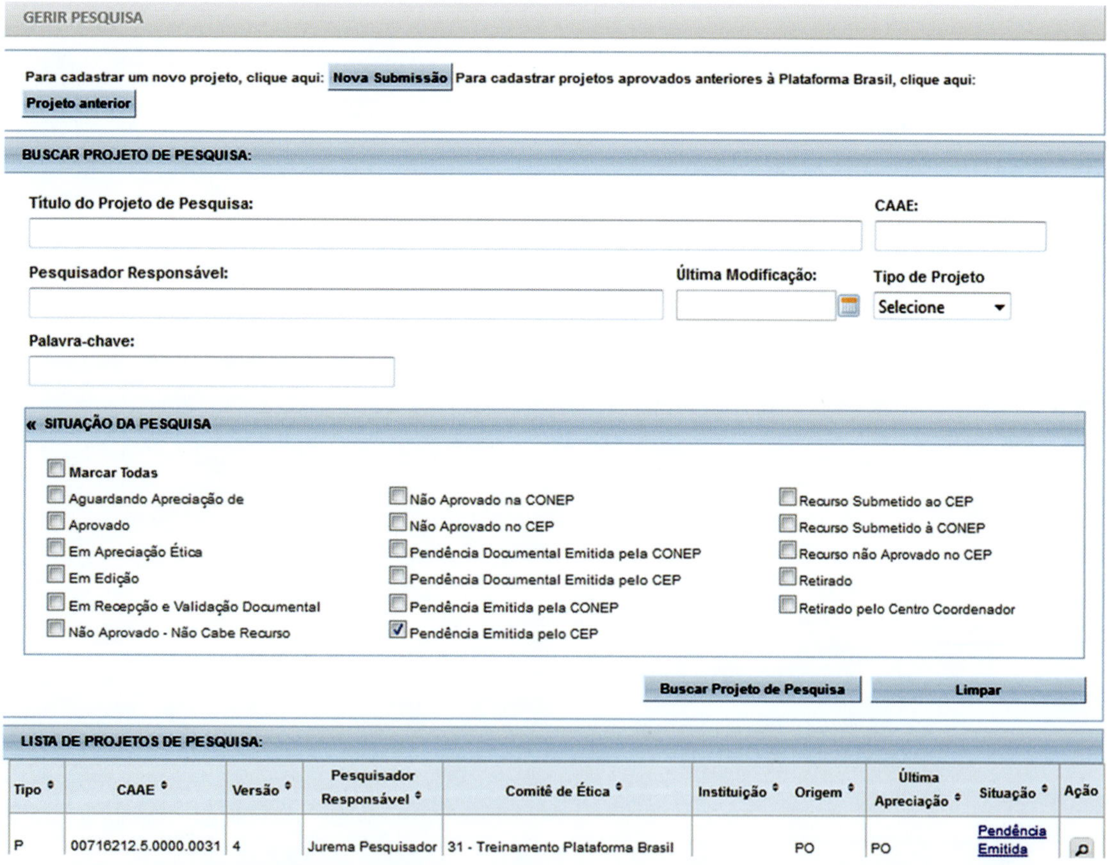

■ **Figura 165.7** Pendência emitida pelo CEP ou Conep.

Referências bibliográficas

1. Adhikari G. Strategies for selecting a research topic. Mining Engineer's Journal. 2020;22(1):4.
2. Praharaj SK, Ameen S. How to choose a research topic? Kerala Journal of Psychiatry. 33(1):5.
3. Pereira MG. Introdução do artigo. In: Pereira MG, editor. Artigos científicos: como redigir, publicar e avaliar. Rio de Janeiro: Guanabara Koogan; 2013.
4. Aslam S, Emmanuel P. Formulating a researchable question: a critical step for facilitating good clinical research. Indian J Sex Transm Dis AIDS. 2010;31(1):47-50.
5. Higgins JPT; Cochrane Collaboration. Cochrane handbook for systematic reviews of interventions. 2nd ed. Hoboken, NJ: Wiley-Blackwell; 2020.
6. Jaramillo Garcia LF. El protocolo de investigación: una introducción. In: Morales AJR, Gómez-Restrepo C. Epidemiología clínica: investigación clínica aplicada. 2. ed. Bogotá: Editorial Medica Panamericana; 2015.
7. de la Hoz Brasford AMSB, JA. La propuesta de investigación. In: Morales AJR, Gómez-Restrepo C. Epidemiología clínica: investigación clínica aplicada. 2. ed. Bogotá: Editorial Medica Panamericana; 2015.
8. Ray S, Fitzpatrick S, Golubic R, Fisher S. Oxford handbook of clinical and healthcare research. 1st ed. Oxford: Oxford University Press; 2016.
9. Röhrig B, du Prel JB, Blettner M. Study design in medical research: part 2 of a series on the evaluation of scientific publications. Dtsch Arztebl Int. 2009;106(11):184-9.
10. Lindqvist PG, Epstein E, Nielsen K, Landin-Olsson M, Ingvar C, Olsson H. Avoidance of sun exposure as a risk factor for major causes of death: a competing risk analysis of the Melanoma in Southern Sweden cohort. J Intern Med. 2016;280(4):375-87.
11. Kabisch M, Ruckes C, Seibert-Grafe M, Blettner M. Randomized controlled trials: part 17 of a series on evaluation of scientific publications. Dtsch Arztebl Int. 2011;108(39):663-8.
12. du Prel JB, Rohrig B, Hommel G, Blettner M. Choosing statistical tests: part 12 of a series on evaluation of scientific publications. Dtsch Arztebl Int. 2010;107(19):343-8.
13. Group USC. Introduction to SAS. [Internet]. 2021. Disponível em: https://stats.oarc.ucla.edu/sas/modules/introduction-to-the-features-of-sas.
14. Schulz KF, Grimes DA. Sample size calculations in randomised trials: mandatory and mystical. Lancet. 2005;365(9467):1348-53.
15. Machin D, Campbell MJ, Tan SB, Tan SH. Sample size tables for clinical, laboratory and epidemiology studies. Hoboken, NJ: Wiley; 2018.
16. Röhrig B, du Prel JB, Wachtlin D, Kwiecien R, Blettner M. Sample size calculation in clinical trials: part 13 of a series on evaluation of scientific publications. Dtsch Arztebl Int. 2010;107(31-2):552-6.
17. Grady C. Bioethics in the oversight of clinical research: institutional review boards and data and safety monitoring boards. Kennedy Inst Ethics J. 2019;29(1):33-49.
18. Moralez ARO, FS. Principios éticos em investigación clínica y epidemiologia. In: Morales AJR, Gómez-Restrepo C. Epidemiología clínica: investigación clínica aplicada. 2. ed. Bogotá: Editorial Medica Panamericana; 2015.
19. Brasil. Ministério da Saúde. Plataforma Brasil. Brasília: Ministério da Saúde; 2022. Disponível em: https://plataformabrasil.saude.gov.br/login.jsf.
20. Bohlken J, Jacob L, Kostev K. Association between the use of antihyperglycemic drugs and dementia risk: a case-control study. J Alzheimers Dis. 2018;66(2):725-732. doi: 10.3233/JAD-180808. PMID: 30320593.

Carla Pagliari • Maria da Glória Sousa Stafocker • Isabela de Godoy Menezes • Paula Ordonhez Rigato

Métodos Laboratoriais de Aplicação à Pesquisa Básica em Dermatologia

INTRODUÇÃO

A pele, já há algum tempo, deixou de ser considerada apenas uma estrutura de interface entre os órgãos internos e o meio ambiente. Além de atuar como barreira mecânica para agentes físicos, químicos e micro-organismos, atua também como um órgão com capacidade imunológica, mediada por seus elementos peculiares. Seus componentes constitutivos têm a capacidade de interagir com aqueles da imunidade inata e adaptativa, criando uma rede de íntimo contato, induzindo mecanismos efetivos contra uma série de agentes; ao passo que um desequilíbrio nessa inter-relação contribui para a resposta imune menos efetiva.

Atualmente, técnicas laboratoriais sofisticadas aliadas às tradicionais constituem um arsenal investigativo para caracterização de agentes infecciosos, elementos celulares e seus subprodutos e demais constituintes locais, que permitem não só o diagnóstico de diferentes doenças que acometem a pele, mas também estudos diversificados em pesquisa básica.

Neste capítulo, discorreremos sobre as principais metodologias utilizadas em laboratórios na área de Dermatologia, com especial ênfase em métodos empregados em Dermatopatologia, métodos sorológicos, citometria de fluxo e as ciências denominadas "ômicas".

COLORAÇÕES DE ROTINA

O laboratório de Patologia, no qual se insere a rotina de Dermatopatologia, utiliza diferentes colorações para o diagnóstico e pesquisa dos mais diferentes elementos teciduais.[1-6] A seguir, estão descritas as colorações mais comumente empregadas para diagnóstico e pesquisa básica em Dermatologia. Essas colorações têm por objetivo principal o estudo morfológico das amostras bem como a melhor visualização de uma gama de elementos que compõem e caracterizam diferentes tipos de lesões dermatológicas.

Hematoxilina-eosina

A coloração de rotina é a hematoxilina-eosina (HE) e permite a visualização do núcleo celular em azul, pela hematoxilina, e o citoplasma e o tecido conjuntivo em diferentes tonalidades de vermelho, rosa ou laranja, pela eosina.

- Desparafinização dos cortes histológicos em banho de xilol e hidratação em sequência decrescente de etanol.
- Água corrente e água destilada.
- Hematoxilina de Harris – 5 minutos.
- Água corrente – 5 minutos.
- Diferenciação com HCl 1% em etanol 95% – imersão rápida.
- Água corrente – 5 minutos.
- Água amoniacal 0,5% para azular.
- Água corrente – 5 minutos.
- Eosina – 1 minuto.
- Água destilada e desidratação em sequência crescente de etanol.
- Xilol e montagem com resina.

COLORAÇÕES HISTOQUÍMICAS

Aliadas à coloração de rotina de HE, estão as chamadas "colorações específicas" ou "colorações histoquímicas"[7-9] que colaboram para a elucidação diagnóstica, melhor visualização de elementos teciduais, alguns agentes etiológicos não distinguíveis apenas por sua morfologia ou, ainda, para se realizarem diagnósticos diferenciais. Descrevemos a seguir as colorações utilizadas com mais frequência na rotina em Dermatologia.

Para pesquisa de agentes infecciosos

Brown-Brenn

O método Brown-Brenn (BB), à semelhança do método Brown-Hopps (BH),[10] é utilizado para evidenciar, em tecido, ambos os grupos de bactérias Gram-positivas e Gram-negativas. A parede celular dessas bactérias é composta de peptidoglicanos que são evidenciados pelo cristal violeta. As bactérias Gram-negativas apresentam uma camada de lipopolissacarídeos externa ao peptidoglicano que, uma vez rompida pela ação da acetona, adquire a cor da fucsina. Bactérias Gram-positivas são visualizadas em cor azul e as Gram-negativas, em cor vermelha.

A coloração de BB também evidencia Nocardia e filamentos de Actinomyces em azul. A coloração de contraste é amarela.

- Desparafinizar e hidratar em sequência decrescente de etanol.
- Água corrente – 5 minutos.

- Solução de cristal violeta 1% com bicarbonato de sódio 5% – 1 minuto.
- Água destilada – mergulhar rapidamente.
- Solução iódica de Gram – 1 minuto.
- Lavagem em água destilada.
- Descorar com etanol-acetona 1:1.
- Água corrente – 5 minutos.
- Descorar com acetona pura.
- Lavagem em água destilada.
- Solução de fucsina básica 1% – 5 minutos.
- Diferenciar com acetona rapidamente.
- Solução de ácido picricoacetona 0,1% – até adquirir a cor "rosa amarelada".
- Lavar em acetona, acetona + xilol e xilol puro.
- Montar em resina.

Fite-Faraco

Essa coloração também é empregada para visualização de bacilos álcool-acidorresistentes (BAAR), sendo parecida com a coloração de Ziehl-Neelsen quanto às cores, porém com pequena variação na sua execução.

- Desparafinizar em duas etapas de xilol – óleo de amêndoa – 10 minutos cada.
- Secar por compressão utilizando papel filtro dobrado.
- Corar pela fucsina de Ziehl-Neelsen – 15 a 30 minutos em temperatura ambiente.
- Água corrente – 5 minutos.
- Diferenciação em solução de HCl 1% em etanol 70% – imersão rápida para revelar cor rósea no corte histológico.
- Água corrente – 5 minutos.
- Contra corar com azul de metileno – 1 minuto.
- Secar e montar com resina.

Giemsa

A coloração de Giemsa é utilizada para a visualização do plasmódio (agente da malária), mas também é útil na observação de outros protozoários, da cromatina e da membrana nuclear das células.[11]

Essa coloração é caracterizada pela presença de corante ácido e básico e, portanto, tem afinidade para componentes ácidos e básicos das células. Dessa forma, o azul de metileno (básico) tem afinidade pelo núcleo (ácido) e produz cor azul-púrpura. Por sua vez, a eosina (ácida) cora grânulos citoplasmáticos e o citoplasma e produz a cor vermelha/rósea. O teste de Tzanck é bastante empregado em Dermatopatologia, em esfregaços, para visualização de dermatoses virais bolhosas, como herpes. Nesse teste, os esfregaços, após obtidos a partir das lesões, são fixados em metanol e corados com técnica de May-Grunwald-Giemsa.

- Desparafinização dos cortes histológicos em banho de xilol e hidratação em sequência decrescente de etanol até água corrente – 5 minutos.
- Solução corante de Giemsa 1:10 – 1 hora.
- Passagem rápida em água destilada acidulada com ácido acético (3 gotas em uma cubeta).
- Passagem rápida em etanol absoluto acidulado com ácido acético (3 gotas em uma cubeta).
- Controlar a intensidade de cor ao microscópio.
- Desidratar em sequência crescente de etanol, diafanizar em xilol e montar com resina.

Gomori-Grocott

A coloração de Grocott tem como princípio a impregnação da parede de fungos pela prata. A parede celular do fungo é composta por polissacarídeos que, em interação com o ácido crômico, sofrem oxidação para formar aldeídos. A solução alcalina de prata-metenamina de Grocott sofre redução para formar precipitados de íons de prata, fazendo a parede celular dos fungos se corar em marrom escuro/preto. Micélios e hifas se coram em rosa e mucina, em cinza escuro. O contraste do tecido aparece em verde.

- Desparafinização dos cortes histológicos em banho de xilol e hidratação em sequência decrescente de etanol até água corrente – 5 minutos.
- Oxidar em solução de ácido crômico a 5% – 1 hora.
- Lavagem rápida em água corrente.
- Metabissulfito de sódio 1% – 1 minuto.
- Água corrente – 5 minutos.
- Água destilada – 3 passagens.
- Impregnação pela solução de trabalho metenamina-nitrato de prata a 60 °C – 30 a 60 minutos.
- Controlar ao microscópio até que os fungos estejam corados em marrom dourado.
- Enxaguar em 6 trocas de água destilada.
- Adicionar solução de cloreto de ouro 0,2% – 2 minutos.
- Lavar em água destilada.
- Remover a prata em excesso com tiossulfato de sódio 2% – 3 minutos.
- Lavar em água corrente – 5 minutos.
- Contracoloração com verde luz 1% – 15 segundos.
- Água corrente – 5 minutos.
- Desidratar, diafanizar em xilol e montar com resina.

Gridley

Essa é mais uma coloração para visualização de formas fúngicas, permitindo uma bela coloração púrpura a micélios e conídios, que contrasta com fundo amarelo em tecido elástico e mucina.

É empregada como uma segunda opção para visualizar fungos, porém não costuma ser solicitada na rotina diagnóstica; apenas para pesquisa.

- Desparafinizar e hidratar em sequência decrescente de etanol.
- Água corrente – 5 minutos.
- Lavagem em água destilada.
- Oxidar em ácido crômico 4% – 1 hora.
- Água corrente – 5 minutos.
- Reagente de Coleman-Feulgen – 15 minutos.
- Água corrente – 15 minutos.
- Etanol 70% – 5 passagens.
- Fucsina aldeída – 30 minutos.
- Retirar excesso com etanol 95% e água destilada.
- Passagem rápida em amarelo metanila.
- Água corrente, desidratar, diafanizar em xilol.
- Montar com resina.

Mucicarmim de Mayer

A coloração de mucicarmim de Mayer é utilizada para evidenciação de grupos de polissacarídeos é empregada para pesquisa do fungo *Cryptococcus neoformans*, corando a parede celular e cápsula. Dessa forma, o núcleo das células se cora em azul e a mucina se cora em rosa. Demais elementos aparecem em amarelo.

- Desparafinizar e hidratar em sequência decrescente de etanol.
- Água corrente – 5 minutos.
- Hematoxilina de Harris – 5 minutos.
- Água corrente – 5 minutos.
- Corante de mucicarmim – 30 minutos.
- Água corrente – 5 minutos.
- Amarelo de metanila 0,25% – 15 segundos a 1 minuto.
- Lavagem rápida em água destilada.
- Desidratar, diafanizar em xilol.
- Montar com resina.

PAS (*periodic acid*-Schiff – ácido periódico e reativo de Schiff)

Essa é mais uma coloração, ou reação histoquímica, que evidencia a cápsula de polissacarídeos em rosa e o corpo celular fúngico em magenta. O núcleo das células é corado em azul.

- Desparafinização dos cortes histológicos em banho de xilol e hidratação em sequência decrescente de etanol até água corrente – 5 minutos.
- Oxidar em ácido periódico 0,5% – 15 minutos.
- Água corrente – 5 minutos.
- Lavagem em água destilada – 3 passagens.
- Reativo de Schiff – 30 minutos.
- Água corrente – 5 minutos.
- Hematoxilina de Harris – 5 segundos.
- Água corrente – 5 minutos.
- Desidratar, diafanizar em xilol e montar com resina.

Whartin-Starry

A coloração de Warthin-Starry baseia-se na capacidade de algumas bactérias e espiroquetas de se ligarem a íons de prata. A adição de um agente redutor induz a produção de prata visível. Os agentes são visualizados em preto; o núcleo, em marrom; e o contraste, em amarelo. Entre as espécies identificadas, são exemplos Leptospira spp., *Bartonella henselae* e *Treponema pallidum*.

- Desparafinizar e hidratar em sequência decrescente de etanol.
- Água corrente – 5 minutos.
- Nitrato de prata 1% em tampão acetato pH 3,6 – 45 segundos em micro-ondas.
- Sem lavar, colocar na solução reveladora de nitrato de prata, gelatina 5% e hidroquinona 15% – 1 minuto, ou até a cor amarela clara.
- Água corrente, desidratar, diafanizar em xilol.
- Montar com resina.

Ziehl-Neelsen

A coloração de Ziehl-Neelsen é empregada para o diagnóstico de BAAR,[12] como as micobactérias responsáveis pela hanseníase e tuberculose. Por meio dessa coloração, os BAAR são visualizados em vermelho/fúcsia e os demais elementos da lesão e núcleos são contracorados em azul. Vale lembrar que, para essa coloração, alguns laboratórios têm suas variações metodológicas, porém com o mesmo princípio de cores.

- Desparafinizar em solução xilolvaselina 2:1 – 20 minutos.
- Secar as lâminas em papel filtro.
- Corar pela fucsina de Ziehl-Neelsen – 20 minutos.
- Água corrente para retirar excesso da fucsina.
- Diferenciação em solução de HCl 1% em etanol 70% – imersão rápida para revelar cor rósea no corte histológico.
- Água corrente – 5 minutos.
- Corar com azul de metileno – 30 segundos.
- Secar e montar com resina.

Nas Figuras 166.1 e 166.2, demonstramos algumas das colorações supradescritas, utilizadas na pesquisa e no diagnóstico de agentes infecciosos associados a lesões cutâneas.

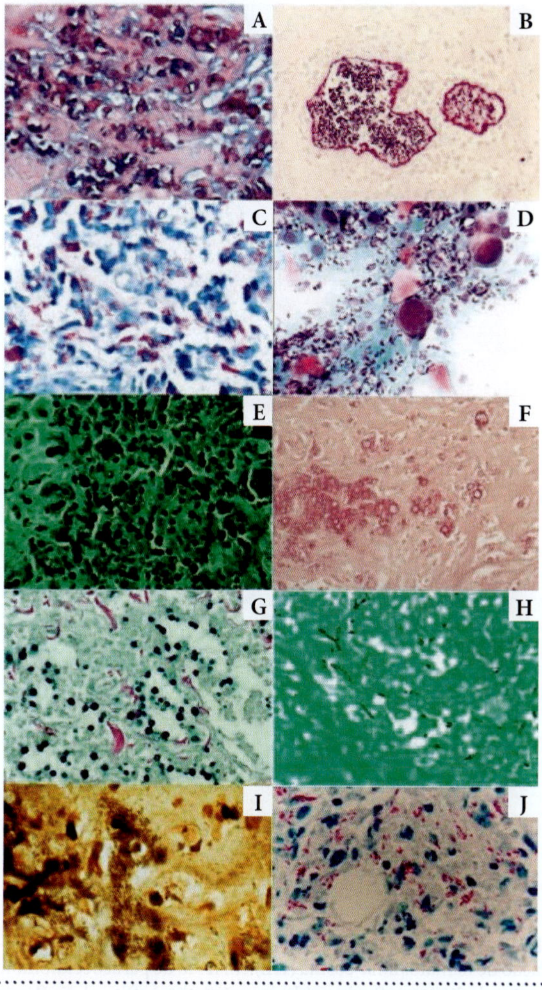

Figura 166.1 Lesões cutâneas – colorações de rotina e específicas para pesquisa de agentes infecciosos. **(A)** Formas fúngicas evidenciadas pela coloração de Alcian *blue* – PAS. **(B)** Botriomicose, coloração de Brown-Brenn. **(C)** Micobacteriose, coloração de Fite-Faraco. **(D)** Teste de Tzanck em esfregaço para visualização de vírus do herpes em dermatose viral bolhosa pela coloração de Giemsa. **(E)** Lesão cutânea em caso de lacaziose com fungos evidenciados pela coloração de Grocott. **(F)** Formas fúngicas em lesão de paracoccidioidomicose coradas pelo método de Gridley. **(G)** Coloração de ferro coloidal em caso de criptococose. **(H)** Lesão de feo-hifomicose com formas fúngicas evidenciadas pela coloração de Fontana-Masson. **(I)** Coloração de Warthin-Starry em caso de angiomatose bacilar. **(J)** Micobactérias evidenciadas pela coloração de Ziehl-Neelsen.

Fonte: Imagens gentilmente cedidas pela Profa. Dra. Mirian Nacagami Sotto.

Colorações para pesquisa de diferentes elementos teciduais[13-16]

Alcian *blue* (azul de Alcian)

A coloração de Alcian *blue* cora a mucina dérmica em azul em virtude da presença de cobre nas moléculas. Vários métodos com diferentes valores de pH são disponíveis e um método mais comumente usados é a solução de pH 2,5. O valor baixo permite corar mucinas ácidas. Essa coloração pode ser usada em combinação com ácido periódico Schiff (PAS), para demonstrar simultaneamente mucinas ácidas e mucosubstâncias, bem como mucinas neutras.

- Desparafinizar em solução xilolvaselina 2:1 – 20 minutos.
- Azul de Alcian 1% – 30 minutos.
- Água corrente – 10 minutos.
- Safranina 0,1% em solução de ácido acético 3% – 1 minuto (ou vermelho rápido 0,1% – 10 minutos).
- Água corrente – 10 minutos.
- Desidratar, diafanizar em xilol.
- Montar com resina.

Azul de toluidina

O método de azul de toluidina é empregado para evidenciar mastócitos, que se coram em vermelho-púrpura. Esse fenômeno decorre da presença de hidratos de carbono macromoleculares fortemente ácidos dos mastócitos que adquirem essa cor pelo corante azul, ao que se denonina "metacromasia".

- Desparafinizar em xilol e hidratar em sequência decrescente de etanol.
- Água corrente – 10 minutos.
- Secar em papel filtro.
- Corar com azul de toluidina 1% em etanol 20% acidulado com ácido acético (pH 4) – 20 minutos.
- Água corrente – 30 segundos.
- Secar em papel filtro e colocar as lâminas na estufa a 60 °C – 2 minutos.
- Desidratar, diafanizar em xilol.
- Montar com resina.

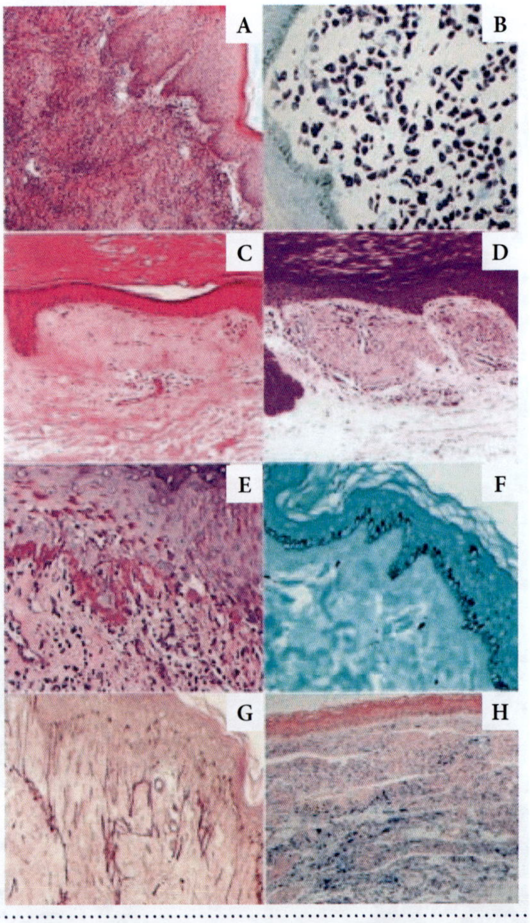

■ **Figura 166.2** Lesões cutâneas – colorações de rotina e específicas. (**A**) Coloração de hematoxilina-eosina (HE) em lesão de paracoccidioidomicose evidenciando hipertrofia da epiderme e intenso infiltrado inflamatório de linfócitos, macrófagos e eosinófilos. (**B**) Lesão de mastocitose com os mastócitos corados pelo azul de toluidina. (**C**) Lesão de líquen com área de amiloide corada pelo HE. (**D**) Mesma lesão corada pelo cristal violeta. (**E**) Lesão de lúpus com a membrana basal evidenciada pelo PAS. (**F**) Melanina corada em negro pelo Fontana-Masson. (**G**) Fibras elásticas evidenciadas pelo Weigert – Unna Tanzer. (**H**) Pigmento de hemossiderina marcada em azul pelo Perls.
Fonte: Imagens gentilmente cedidas pela Profa. Dra. Mirian Nacagami Sotto.

Cristal violeta

A amiloidose cutânea não representa exatamente um amiloide, mas sim uma citoqueratina. Esse material "amiloide" na derme papilar é corado metacromaticamente pela violeta. Os demais elementos do tecido coram-se em azul.

- Desparafinizar em xilol e hidratar em sequência decrescente de etanol.
- Água corrente – 10 minutos.
- Solução de cristal violeta (funcionante) – 5 horas.
- Água corrente – 15 minutos.
- Secar as lâminas ao ar.

Observação: a solução estoque é feita 14% em etanol 95%. A partir dessa solução, usam-se 10 mL em 300 mL de água destilada e 1 mL de HCl.

Fontana-Masson

Essa é uma coloração muito empregada em Dermatologia, pois facilita a visualização de grânulos de melanina, em preto, que contrastam com o núcleo das células em rosa. Fungos melanizados são corados por essa técnica. Cora ainda outros grânulos, como os argentafins de tumores carcinoides e alguns neurossecretores.

- Desparafinizar em xilol e hidratar em sequência decrescente de etanol.
- Água corrente e água destilada – 10 minutos.
- Solução de nitrato de prata amoniacal 56 °C – 1 hora.
- Água destilada – 3 imersões.
- Cloreto de ouro 0,2% – 10 minutos.
- Água destilada – 3 imersões.
- Redução em tiossulfato de sódio 5% – 5 minutos.
- Água destilada – 3 imersões.
- Corante de Safranina 0,1% – 5 minutos.
- Desidratar, diafanizar e montar.

Perls

A reação histoquímica de Perls é empregada para a pesquisa de ferro (hemossiderina) em células e tecidos. Uma vez que o ferro reaja com o ferrocianeto de potássio, produz-se uma coloração azul. O núcleo das células aparecerá em vermelho.

- Desparafinizar em xilol e hidratar em sequência decrescente de etanol.
- Água corrente e água destilada – 10 minutos.
- Solução de ácido clorídrico 25% + ferrocianeto de potássio 10%, 1:1 – 1 hora.
- Água destilada – 3 imersões.
- Safranina 0,1% – 2 minutos.
- Imersão em água, desidratar, diafanizar e montar.

Tricrômico de Masson

No método de tricrômico de Masson, empregado na evidenciação de tecido muscular e fibras colágenas, utilizam-se corantes em soluções ácidas que coram núcleos das células com hematoxilina, citoplasma, queratina e fibras intercelulares em vermelho e fibras de colágeno em azul.

- Desparafinizar em xilol e hidratar em sequência decrescente de etanol.
- Água corrente e água destilada – 10 minutos.
- Solução de Bouin 60 °C – 1 hora.
- Água corrente até desaparecer o amarelo deixado pela solução de Bouin.
- Água destilada.
- Hematoxilina férrica de Weigert 1% (A + B) – 10 minutos.
- Água corrente e água destilada.
- Escarlate de Biebrich – 5 minutos.
- Água destilada.
- Diferenciar em ácido fosfotúngstico-fosfomolíbdico – 10 minutos.
- Água destilada.
- Azul de anilina – 5 a 10 minutos.
- Água destilada.
- Ácido acético glacial 1% – 3 a 5 minutos.
- Água destilada.
- Desidratar, diafanizar e montar em resina.

Vermelho Congo

A coloração de vermelho Congo permite a visualização de amiloide em róseo e o núcleo das células em azul. Em determinadas situações, como na amiloidose maculosa, depósitos de material amiloide são visualizados na derme papilar e, quando corados pelo vermelho Congo e observados em microscópio de luz polarizada, apresentam birrefringência esverdeada.[17]

- Desparafinizar em xilol e hidratar em sequência decrescente de etanol.
- Água corrente e água destilada – 10 minutos.
- Hematoxilina – 2 minutos.
- Água corrente e água destilada – 5 minutos.
- Etanol 80% – 1 imersão.
- Hidróxido de sódio 1% na solução de NaCl 4% em etanol 80% – 20 minutos.
- Hidróxido de sódio 1% na solução NaCl 4% e vermelho Congo 0,25% em etanol 80% – 1 hora.
- Desidratar, diafanizar e montar em resina.

Von Kossa

Essa técnica é utilizada para demonstrar depósitos de sais de cálcio pelo uso de nitrato de prata, de forma que a prata se deposita, substituindo o cálcio reduzido pela luz intensa e visualizado como prata metálica.

Os sais de cálcio tomam a cor marrom enegrecida. Os núcleos coram-se em vermelho e o citoplasma em rosa.

- Desparafinizar em xilol e hidratar em sequência decrescente de etanol.
- Água corrente e água destilada - 10 minutos.
- Solução de nitrato de prata 1% sob luz ultravioleta - 20 minutos.
- Lavar em água destilada.
- Remoção do excesso de prata com tiossulfato de sódio 5% - 5 minutos.
- Lavar em água destilada.
- Contracoloração com vermelho rápido nuclear - 5 minutos.
- Lavar em água destilada.
- Desidratar, diafanizar e montar em resina.

Weigert – Van Gieson

O método de Weigert é empregado para visualização de fibras elásticas e colágeno. Fibras elásticas são visualizadas em azul escuro; núcleos, em azul escuro/preto; colágeno, em róseo a vermelho; e outros elementos teciduais, em amarelo.

- Desparafinizar em xilol e hidratar em sequência decrescente de etanol.
- Água corrente e água destilada - 10 minutos.
- Hematoxilina férrica de Weigert - 10 minutos.
- Água corrente - 10 minutos.
- Passagem em etanol 95%.
- Corante de Weigert (fucsina + resorcina) - 1 hora.
- Água corrente - 5 minutos.
- Corante de Van Gieson (fucsina + ácido pícrico) - 30 segundos.
- Desidratar, diafanizar e montar em resina.

MÉTODO IMUNOHISTOQUÍMICO

O método imunohistoquímico é uma ferramenta diagnóstica e de pesquisa já consagrada nos laboratórios de anatomia patológica. Tem por objetivo a localização de antígenos em tecidos com base no princípio da expressão da reação antígeno-anticorpo. Esse princípio permite identificar com precisão agentes infecciosos e caracterização imunofenotípica de diferentes elementos que compõem as lesões dermatológicas.[18]

Há uma série de diferentes anticorpos para a detecção de agentes infecciosos, fenótipos celulares, citocinas e diferentes elementos teciduais.

Os conceitos atuais de Imunologia têm demonstrado que a resposta imune observada em cada órgão tem variações e contribui para manutenção de sua própria fisiologia. O tecido cutâneo, neste contexto, representa um órgão com função imune em função de seus elementos particulares. Assim sendo, torna-se muito importante se aferir o que está acontecendo no local das lesões, do ponto de vista inflamatório e imune, para se modular o processo lesional e contribuir para o sucesso do tratamento dos pacientes.

No contexto dermatológico, não só agentes infecciosos podem ser detectados, mas também a resposta imune do hospedeiro, que se sabe mediada por células inflamatórias, citocinas, marcadores de ativação celular, entre outros, pode ser caracterizada.

Para realização de reações imunohistoquímicas, diferentes protocolos podem ser encontrados na literatura, com variações de acordo com a padronização de cada laboratório. Deve-se ressaltar que essas reações podem ser efetuadas em diferentes espécimes, como esfregaços, citocentrifugados, cortes histológicos congelados e, os mais comuns, cortes histológicos parafinados.

Métodos sensíveis de detecção têm sido cada vez mais desenvolvidos, com a associação de sistemas de exposição antigênica, anticorpos de excelente qualidade e sistemas de revelação à base de polímeros e, mais recentemente, micropolímeros. Entretanto, a fase pré-analítica, como na maioria das técnicas diagnósticas, é muito importante na garantia de um resultado confiável e, na imunohistoquímica, diz respeito à preservação do tecido pela fixação adequada em formalina 10% tamponada. Uma vez que a biópsia é coletada, inicia-se o processo fisiológico de autólise, irreversível, que só cessará no momento em que o espécime é colocado no fixador. Por sua vez, a formalina pode gerar alterações nos epítopos no sentido de torná-los "mascarados" e inacessíveis aos anticorpos utilizados na reação. Sendo assim, é necessário o uso de métodos de exposição antigênica, que aumentam a sensibilidade e evitam resultados falso-negativos.

É interessante ressaltar a versatilidade do método imunohistoquímico quanto à possibilidade de detecção de dois antígenos simultaneamente, de modo a tornar possíveis a correlação entre células e agentes infecciosos, a diferenciação de perfis imunofenotípicos ou a caracterização de populações celulares.[19] Para tanto, são usados sistemas de detecção com cromógenos diferentes, por exemplo diaminobenzidina (castanho) com verde rápido, ou diaminobenzidina + cloreto de níquel (negro) com um substrato verde ou vermelho. Pode ser feita uma reação simultânea à outra ou uma reação sequencial. Esta última, embora mais demorada, permite a utilização de anticorpos primários produzidos tanto na mesma espécie animal como em espécies diferentes. No protocolo de reação simultânea, devem ser empregados sempre anticorpos produzidos em espécies animais diferentes. Um detalhe que permite ainda melhor resultado é a pesquisa de elementos celulares com localização diferente; por exemplo, um marcador para núcleo e outro para membrana celular.

Algumas das vantagens do método imunohistoquímico são a possibilidade de se realizarem estudos retrospectivos e a facilidade com que métodos quantitativos são empregados nos preparados, permitindo análise comparativa numérica entre grupos e tratamento estatístico.

São inúmeras as contribuições da imunohistoquímica no diagnóstico e nas pesquisas em Dermatologia. No contexto de importantes micoses cutâneas como a cromoblastomicose e doença de Jorge Lobo, ou sistêmicas, porém com comprometimento cutâneo comum, como a paracoccidioidomicose e, até mesmo, dermatofitoses, por meio dessa metodologia, é possível se estabelecer o perfil de citocinas Th1, Th2, Th17 e T regulador, bem como a contribuição de resposta citotóxica e humoral na patogenia das lesões humanas. Quanto à população de células com capacidade fagocítica e apresentadoras de antígenos e, portanto, importantes na resposta imune local contra antígenos fúngicos, há a descrição de dendrócitos dérmicos fator XIIIa positivos, células de Langerhans e os clássicos macrófagos, porém com evidência de subtipos M1 e M2. Ainda, outras células como as dendríticas plasmacitoides e mastócitos também estão envolvidos nos mecanismos patogênicos dessas doenças cutâneas.[20-38]

Considerando-se a hanseníase, muitos desses elementos imunológicos descritos anteriormente, bem como outros, são demonstrados também pelo método imunohistoquímico. Deve-se considerar, por exemplo, a participação de células de Langerhans, dos dendrócitos dérmicos fator XIIIa positivos, citocinas de perfil Th9, recentemente descritas, bem como estudos mais detalhados sobre a associação de macrófagos a fenômenos de apoptose e o papel de linfócitos T reguladores ou citocinas associadas, como o TGF-β. Esses elementos estudados esclarecem, em parte, os aspectos da imunopatogenia e as diferentes apresentações clínicas da hanseníase.[39-45]

Outra abordagem pelo método imunohistoquímico é quanto à leishmaniose cutânea. Esse método mostra-se importante ferramenta diagnóstica em associação a reação em cadeia da polimerase, mas também é usado para estudo dos aspectos imunes *in situ*. Células inflamatórias, citocinas e células dendríticas de fenótipo FXIIIa positivo são descritas.[46-50]

No contexto da Aids, vale ressaltar estudos em lesões de erupção papular pruriginosa, com caracterização fenotípica de células e citocinas, e em lesões de sarcoma de Kaposi, com demonstração do HHV8 e estudo citocínico.[51,52]

Vale ainda ressaltar a imunohistoquímica no estudo da alopecia frontal fibrosante, com demonstração da expressão de *aryl hydrocarbon receptor*, contribuição ao estudo recente da psoríase sobre fagócitos mononucleares e participação de dendrócitos dérmicos fator XIIIa positivos na fagocitose de grânulos de mastócitos em casos de urticária, além da subtipagem de macrófagos e perfil M1 e M2.[53-55]

A seguir, está descrito um protocolo de reação, com todas suas etapas segundo o protocolo imunohistoquímico para estudo em espécimes provenientes de tecido humano, fixados em formol e embebidos em parafina.

- Desparafinização dos cortes histológicos em banho de xilol em temperatura ambiente por 20 minutos e novamente em banho de xilol por 10 minutos.
- Hidratação dos cortes em etanol, durante 5 minutos em cada solução: etanol absoluto e soluções a 95% e 70%.
- Lavagem em água corrente durante 5 minutos e água destilada, 5 minutos.
- Bloqueio de peroxidase endógena com 3 passagens de 10 minutos cada em solução de água oxigenada 3% em câmara escura.
- Lavagem em água corrente, água destilada e em tampão fosfato salina (PBS) pH 7,4 por 5 minutos cada lavagem.
- Exposição de antígenos com tampão TRIS-EDTA pH 9 ou tampão citrato pH 6, conforme padronizações prévias, a 95 °C por 20 minutos (ou métodos enzimáticos com tripsina ou proteinase K).
- Resfriamento em água corrente por 10 minutos, água destilada e PBS pH 7,4 por 5 minutos.
- Incubação com solução de leite desnatado 10% em água destilada por 30 minutos à temperatura ambiente para bloqueio de proteínas inespecíficas.
- Incubação com o anticorpo primário diluído em albumina bovina (BSA) 1%, *overnight* a 4 °C.
- Lavagem em PBS e, em seguida, incubação com o complexo estreptavidina-biotina ou sistema de polímeros, conforme padronização prévia, 30 minutos a 37 °C.
- Lavagem em PBS por 10 minutos e incubação com o anticorpo secundário anti a espécie animal do anticorpo primário, 30 minutos a 37 °C.
- Revelação da reação com 3,3'-diaminobenzidina, 50 mg em PBS, acrescido de 1,2 mL de água oxigenada 3%.
- Lavagem em água corrente e contracoloração com hematoxilina de Harris.
- Desidratação dos cortes em sequência crescente de etanol, xilol e montagem com resina.

A Figura 166.3 ilustra alguns exemplos da utilização do método imunohistoquímico na detecção de agentes infecciosos.

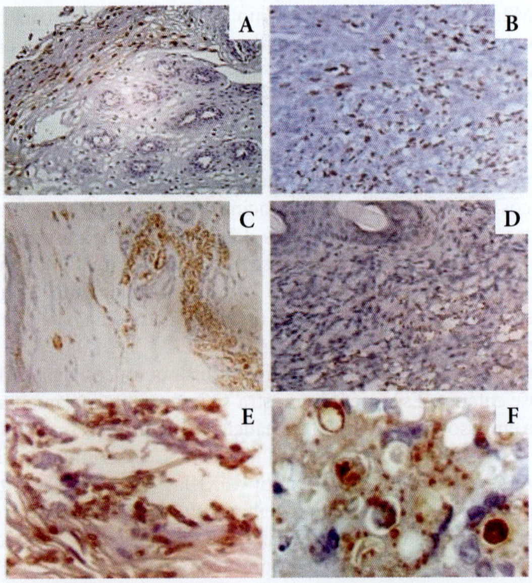

Figura 166.3 Lesões cutâneas – método imunohistoquímico com o emprego de sistema de estreptavidina-peroxidase ou polímeros na detecção de alguns agentes infecciosos de importância em Dermatologia. **(A)** Lesão de papilomavírus humano evidenciando inclusões virais em células coilocitóticas. **(B)** Células fusiformes com imunomarcação positiva para o vírus Herpes 8 (HHV8). **(C)** Lesão de hanseníase com intensa marcação de antígenos de micobactérias. **(D)** Lesão de leishmaniose cutânea com vacúolos parasitóforos repletos de formas amastigotas. **(E)** Candidíase mucocutânea. **(F)** Lesão com imunomarcação positiva para Paracoccidioides spp.

Na Figura 166.4, damos um exemplo do método imunohistoquímico utilizado no diagnóstico diferencial de dermatofibroma e dermatofibrossarcoma *protuberans* (A a D). Em E a H, o emprego dessa técnica no diagnóstico da histiocitose de células de Langerhans.

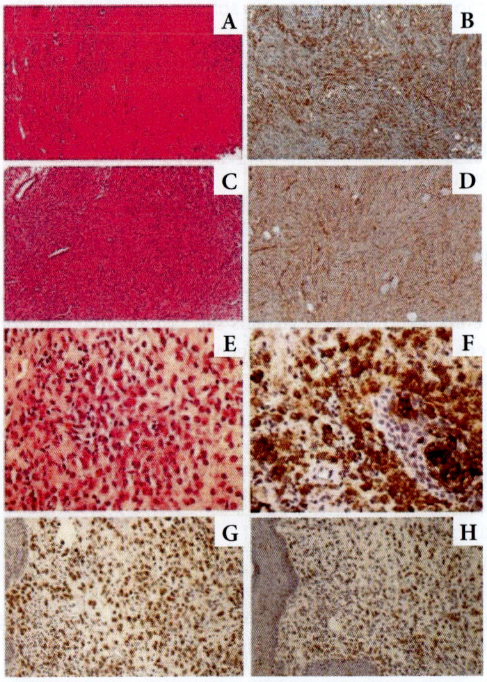

Figura 166.4 Lesões cutâneas – método imunohistoquímico com o emprego de sistema de polímeros no diagnóstico de três importantes doenças dermatológicas. **(A)** Lesão de dermatofibroma, coloração de hematoxilina-eosina (HE). **(B)** Dermatofibroma com imunomarcação positiva (diagnóstico diferencial) para fator XIIIa (em castanho). **(C)** Lesão de dermatofibrossarcoma *protuberans*, coloração de HE. **(D)** Dermatofibrossarcoma *protuberans* com imunomarcação positiva para CD34. **(E)** Lesão de histiocitose de células de Langerhans, coloração de HE. **(F)** Histiocitose, células CD1a positivas. **(G)** Histiocitose, células CD207 positivas. **(H)** Histiocitose, células S100 positivas.

Fonte: Imagens gentilmente cedidas pela Profa. Dra. Mirian Nacagami Sotto.

Com princípio semelhante de reação antígeno-anticorpo em tecido, está a técnica de imunofluorescência. No método direto, um anticorpo primário, específico ao antígeno, é ligado a um composto fluorescente, como o isotiocianato de fluoresceína. No método indireto, há uma primeira etapa com o anticorpo primário ligando-se ao antígeno e, em seguida, um anticorpo secundário que se liga à porção Fc do anticorpo primário e que é conjugado ao composto fluorescente. Para a visualização, há necessidade de microscópio de fluorescência com luz ultravioleta.

MICROSCOPIA CONFOCAL DE FLUORESCÊNCIA POR VARREDURA A *LASER*

A microscopia confocal é uma técnica com base na iluminação por varredura a *laser* de um espécime biológico marcado com compostos fluorescentes. A luz refletida pela amostra atravessa uma abertura mecânica (*pinhole*), permitindo a obtenção de imagens de diferentes pontos focais da amostra. O microscópio varre a amostra ponto a ponto, em diferentes planos, e gera imagens com alto contraste e resolução.[56,57]

É possível se fazer a reconstrução tridimensional utilizando-se diferentes fluoróforos, o que possibilita o estudo de colocalização de diferentes componentes teciduais, além de auxiliar no esclarecimento de funções de componentes distintos.

Os protocolos de preparação de amostras fixadas são simples, bastante semelhantes ao descrito no protocolo de imunohistoquímica, com alguns cuidados extras e adição de regentes diferentes, como o corante de DNA nuclear, DAPI (4',6-diamidino-2-fenilindol), que cora o núcleo em azul.

Preparação de amostras biológicas

As amostras podem ser organismos vivos, culturas celulares, amostras fixadas ou cortes histológicos de rotina, sendo as técnicas adequadas ao tipo de amostra e procedimento. O fixador mais comumente usado é o paraformaldeído 4% tamponado, que garante a manutenção da antigenicidade. Entretanto, espécimes provenientes das atividades de rotina, fixados em formalina 10% tamponada, também podem ser utilizados.

- Desparafinização dos cortes histológicos em banho de xilol em temperatura ambiente por 20 minutos e novamente em banho de xilol por 10 minutos.
- Hidratação dos cortes em etanol, durante 5 minutos em cada solução: etanol absoluto e soluções a 95% e 70%.
- Lavagem em água corrente durante 5 minutos e água destilada, 5 minutos.
- Bloqueio de peroxidase endógena com 3 passagens de 10 minutos cada em solução de água oxigenada 3% em câmara escura.
- Lavagem em água corrente, água destilada e em tampão fosfato salina (PBS) pH 7,4 por 5 minutos cada lavagem.
- Exposição de antígenos com tampão TRIS-EDTA pH 9 ou tampão citrato pH 6, conforme padronizações prévias, a 95 °C por 20 minutos (ou métodos enzimáticos com tripsina ou proteinase K).
- Resfriamento em água corrente por 10 minutos, água destilada e PBS pH 7,4 por 5 minutos.
- Incubação com solução de leite desnatado 10% em água destilada por 30 minutos à temperatura ambiente para bloqueio de proteínas inespecíficas.
- Incubação com o anticorpo primário diluído em albumina bovina (BSA) 1%, durante 48 horas a 4 °C.
- Lavagem em PBS, 3 vezes de 5 minutos.
- Incubação dos fluoróforos Alexa Fluor nas especificações 488 e 546, ambos diluídos em PBS, BSA a 1% e DAPI (4',6-diamidino-2--fenilindol, dicloridrato) – 2 horas em câmara escura.
- Lavagem em PBS, 3 vezes de 5 minutos.
- Montagem com glicerina diluída a 50% em PBS.

Em decorrência da fotossensibilidade apresentada pelos reagentes utilizados nessa metodologia, as lâminas do experimento permanecem em geladeira até o momento da análise no microscópio de fluorescência confocal a *laser* (Figura 166.5).

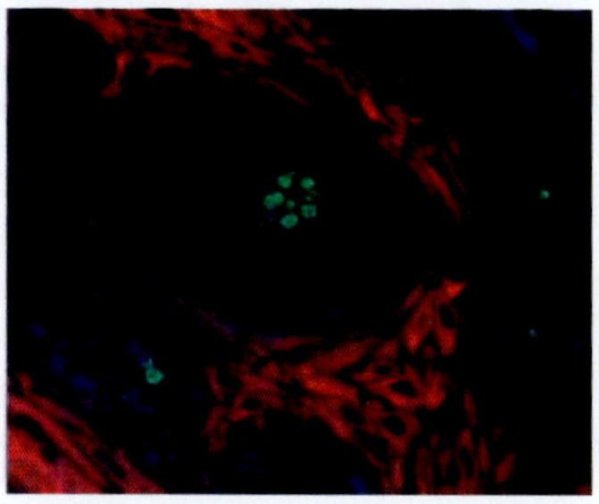

Figura 166.5 Lesão cutânea de paracoccidioidomicose evidenciando, por microscopia confocal a *laser*, formas fúngicas (verde – ALEXA 488) em microabscesso na epiderme, onde queratinócitos são visualizados em vermelho (ALEXA 633). Os núcleos são visualizados em azul (DAPI).

MICROSCOPIA ELETRÔNICA DE TRANSMISSÃO

A microscopia eletrônica de transmissão (MET), na pesquisa e rotina diagnóstica, já é um método consagrado em serviços de Patologia. Como sabemos, o uso da MET é bastante difundido no estudo de materiais biológicos, pois permite definição de imagens intracelulares, estudos de morfologia celular, aspectos gerais das organelas e interação de parasitas com as células, gerando informações sobre alterações e efeitos citopáticos ocasionados por vírus, bactérias e outros organismos, o que não é possível pela microscopia de luz. (Figuras 166.6 e 166.7)

Da mesma forma que outras técnicas laboratoriais, alguns protocolos foram desenvolvidos em diferentes centros de pesquisa e diagnóstico para o estudo ultraestrutural de espécimes. A necessidade de se realizar o diagnóstico rápido de agentes infecciosos, bem como dar suporte a outras técnicas na elucidação de diagnósticos mais difíceis, incentivou alguns grupos a desenvolverem técnicas rápidas de processamento de biópsias para microscopia eletrônica, em detrimento de métodos tradicionais que demandam alguns dias para se ter resultado.[58]

A seguir, descrevemos as etapas de um método de processamento rápido desenvolvido no Laboratório da Disciplina de Patologia de Moléstias Transmissíveis da Faculdade de Medicina da Universidade de São Paulo (FMUSP).

- Espécimes de até 0,1 mm^2 de tamanho são fixados em glutaraldeido/formaldeído 3% em tampão cacodilato de sódio 0,1 M, pH 7,3 – 30 minutos.
- Lavagem em tampão cacodilato de sódio 0,1 M, pH 7,3/sacarose 2% – 3 passagens.
- Pós-fixação em tetróxido de ósmio 2% em tampão colidina 0,1 M pH 7,3 – 30 minutos.
- Lavagem em tampão cacodilato de sódio 0,1 M, pH 7,3/sacarose 2% – 3 passagens.
- Contraste com acetato de uranila 5% em etanol 50% – 5 minutos.
- Lavagem em etanol 70% – 3 passagens.
- Desidratação em 2,2 dimetoxipropano acidificado em HCl – 5 minutos.
- Fixação em acetona com sulfato de cobre – 2 minutos.
- Impregnação com acetona 100% + Epon Poly/Bed e Araldite – 30 minutos.
- Embebição em Epon Poly/Bed e Araldite – 10 minutos.
- Polimerização a 100 °C – 60 minutos.
- Cortes semi e ultrafinos.

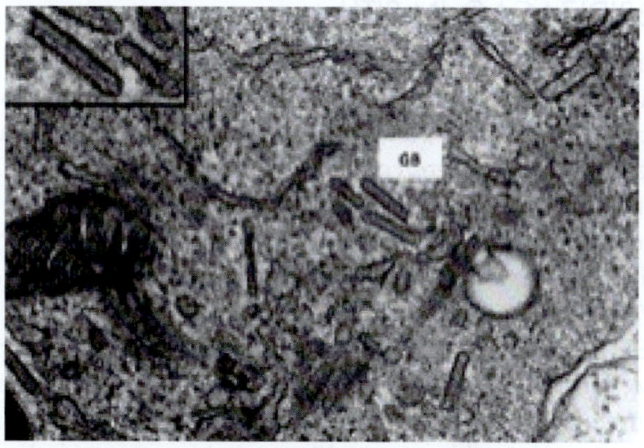

Figura 166.6 Imagem de microscopia eletrônica de transmissão mostrando grânulos de Birbeck (GB) no citoplasma de célula de Langerhans.

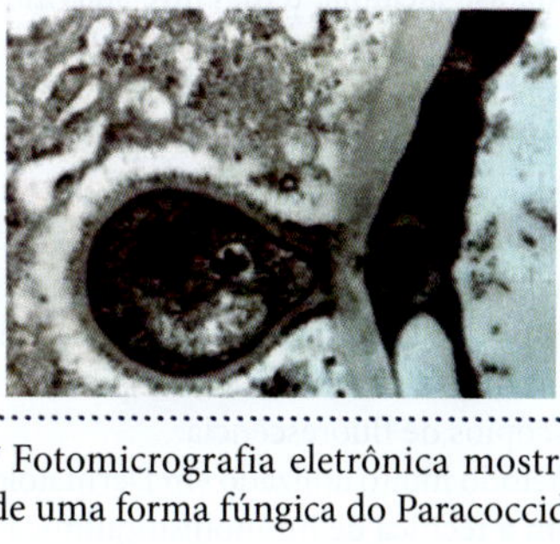

Figura 166.7 Fotomicrografia eletrônica mostrando detalhe de exoesporulação de uma forma fúngica do Paracoccidioides spp.

MICROSCOPIA IMUNOELETRÔNICA DE TRANSMISSÃO

A microscopia imunoeletrônica é uma técnica que usa anticorpos ou moléculas que interagem com anticorpos (p. ex., a proteína A ou proteína G) para visualização em nível ultraestrutural de antígenos ou anticorpos, no microscópio eletrônico de transmissão. A detecção da localização de anticorpos é feita com uma conjugação com partículas de ouro coloidal de diâmetro conhecido. Microscópios mais modernos são dotados de um sistema de tomografia que permite informação tridimensional da localização com alto poder de resolução.[59-63]

Outra metodologia é o emprego de partículas de ouro coloidal de diferentes tamanhos e dois anticorpos para estudo da colocalizarão de elementos diferentes. Todos esses resultados permitem análise morfométrica dos dados obtidos.

A seguir, descrevemos um protocolo dessa metodologia, que foi empregado no estudo de casos de urticária.

- Fixação dos espécimes em paraformaldeído 4% glutaraldeido 0,2% em tampão fosfato + sacarose 2,5%.
- Fixação em paraformaldeído 4% em tampão fosfato + sacarose 2,5%.
- Pós-fixação em tetróxido de ósmio 0,3% em tampão fosfato + sacarose 2,5%.
- Desidratação em sequência crescente de etanol.
- Infiltração e inclusão em resina LR White em cápsulas transparentes e polimerização.
- Cortes de 70 nm colocados em tela de níquel.
- *Etching* com metaperiodato de sódio.
- Tampão TBS 0,05 M.
- Tampão TBS 0,02 M + soro fetal 10% + triton x100 e tween 20 0,025%.
- Incubação com anticorpo primário diluído em tampão TBS 0,02 M com soro fetal 5% + triton x100 e tween 20-*overnight*.
- Lavagem em tampão TBS 0,02 M, triton x100 e tween 20.
- Incubação com anticorpo secundário anti a espécie animal do anticorpo primário, marcada com partícula de ouro.
- Lavagem em água TBS 0,02 M + triton X100 + tween 20.
- Contraste com acetato de uranila e citrato de chumbo 10%.

HIBRIDIZAÇÃO *IN SITU*

A hibridização *in situ* (HIS) é uma técnica que se baseia na detecção de pequenos segmentos de ácido desoxirribonucleico (DNA) ou ácido ribonucleico (RNA) com a utilização de sondas específicas. Sondas são sequências de nucleotídeos complementares a segmentos de DNA ou RNA que se deseja identificar. Para visualização do complexo envolvendo as moléculas de DNA ou RNA, as sondas são associadas a moléculas radioativas, fluorescentes (FISH), enzimas biotiniladas (CISH) ou com precipitação pela prata (SISH).[64]

A técnica de FISH é a mais utilizada, rápida, com grande eficácia na detecção, sensibilidade e especificidades altas. Algumas desvantagens são o número limitado de sondas comerciais disponíveis, custo mais elevado relacionado a imunohistoquímica e necessidade de se ter microscópio de fluorescência.

A técnica de CISH, que utiliza cromógenos e enzimas como a peroxidase ou fosfatase alcalina, tem, entre suas vantagens, o uso da microscopia óptica e a preservação morfológica que permite a fácil identificação das células normais e tumorais, as reações são estáveis e é possível utilizar material fresco ou fixado e parafinado (Figura 166.8).

O método SISH (S – *silver*, prata) é mais recente e usado principalmente para a genotipagem de neoplasias malignas. Tem como princípio a metalografia enzimática e deposição de prata metálica resultante de complexos depósitos que são estáveis ao longo do tempo permitindo que o patologista avalie o sinal com microscópios de luz convencionais em vez de microscópios de fluorescência.

A HIS é um método muito utilizado em Dermatologia, muitas vezes em associação com a técnica de imunohistoquímica na elucidação de casos de difícil diagnóstico.[65-74]

Estudo recente (2020) utilizou a HIS para detectar e analisar a expressão espaço-temporal de MicroRNA (miRNA) na pele e folículo piloso em cortes histológicos parafinados e congelados, mostrando-se muito eficiente para evidenciar esses elementos, de tamanho relativamente pequeno e de difícil visualização por outras metodologias.

Da mesma forma, a HIS tem se mostrado metodologia importante para detecção do SARS-CoV-2 em biópsias de pele, bem como de outros patógenos de importância em nosso meio, como a leishmaniose.[75,76]

Ao consideramos as neoplasias cutâneas, a HIS também vem sendo utilizada, como no estudo de dermatofibrossarcoma *protuberans* (DFSP), no qual a técnica de CISH mostra-se uma ferramenta diagnóstica importante; ou no estudo de melanomas, com a técnica de FISH.[77-79]

A seguir, descrevemos um protocolo com utilização de sonda biotinilada para utilização em material fixado em formalina e embebido em parafina.

- Desparafinização dos cortes histológicos em banho de xilol em temperatura ambiente por 20 minutos e novamente em banho de xilol por 10 minutos.
- Hidratação dos cortes em etanol, durante 5 minutos em cada solução: etanol absoluto e soluções a 95% e 70%.
- Lavagem em água corrente durante 5 minutos e água destilada, 5 minutos.
- Proteinase K 0,2 mg/mL a 37 °C – 5 minutos.
- Lavagem em PBS, água destilada, sequência decrescente de etanol.
- Aplicar a sonda biotinilada, cobrir o corte com lamínula e colocar em placa entre 90 e 95 °C para desnaturação do DNA da sonda e da amostra – 10 minutos.
- Esfriar e incubar em câmara úmida a 37 °C *overnight*.
- Descolar a lamínula em imersão em tampão.
- Lavar com solução salina citrato.
- Incubar com proteína bloqueadora contendo bloqueador de biotina endógena.
- Lavagem em tampão TRIS.
- Incubação com anticorpo de camundongo antibiotina – 20 minutos.
- Lavagem em tampão TRIS.
- Incubação com anticorpo anti-Ig de camundongo – 20 minutos.
- Lavagem em tampão TRIS.
- Incubação com estreptavidinabiotina fosfatase alcalina – 20 minutos.
- Lavagem em tampão TRIS.
- Incubação com substrato cromógeno (p. ex., BCIP/NBT).
- Lavagem em água destilada.
- Contracoloração.
- Lavagem em água destilada.
- Desidratar e montar.

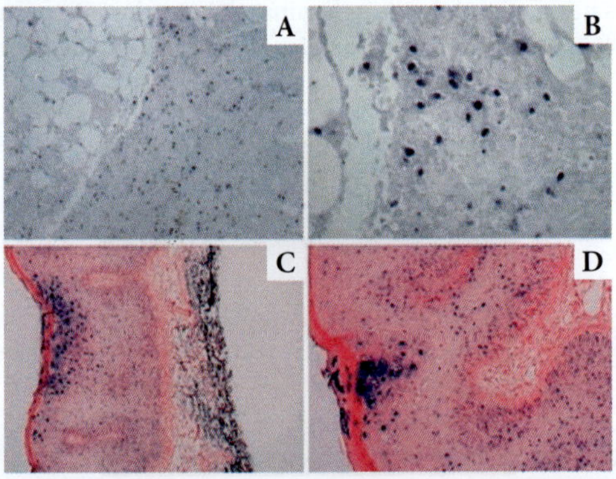

Figura 166.8 Técnica de hibridização *in situ*, pelo método CISH. **(A)** Paniculite citofágica com positividade para o Epstein-Barr Vírus (EBV). **(B)** Paniculite citofágica com positividade para o EBV (detalhe em 400x). **(C)** Lesão de papilomavírus, verruga genital, com utilização da sonda 6-11. **(D)** Lesão de papilomavírus, verruga genital, com utilização da sonda 6-11 (detalhe em 400x).

SOROLOGIA

As infecções fúngicas invasivas (IFI) afetam aproximadamente 1 bilhão de indivíduos e causam mais de 1 milhão de mortes a cada ano no mundo.[80] As infecções fúngicas afetam principalmente pacientes imunossuprimidos, sendo a aspergilose invasiva (IA) e a candidíase invasiva (IC) as mais frequentes.[81,82]

O diagnóstico das IFI, especialmente para os pacientes imunossuprimidos, deve ser rápido. Entretanto, esse procedimento continua desafiador porque os métodos atuais ainda não têm sensibilidade e especificidade ideais para um diagnóstico preciso e são morosos. Ademais, alguns testes, como a detecção de β-glucana (em caso de suspeita de aspergilose invasiva) no soro dos pacientes ainda são de custo elevado, estando disponíveis apenas em grandes centros.[83-86]

O diagnóstico laboratorial convencional das infecções fúngicas (IF) – invasivas ou não – inclui o exame microscópico direto e o cultivo das amostras clínicas, com posterior identificação fenotípica do fungo causador da doença, além também da demonstração de fungos em cortes de tecido por intermédio de diferentes colorações. No entanto, essas técnicas são laboriosas e morosas e sua acurácia pode depender do tipo de espécime clínico e da forma como as amostras foram obtidas. O isolamento do fungo em cultura, embora considerado o padrão-ouro no diagnóstico das IF, é bastante moroso e de sensibilidade baixa, dependendo do patógeno. Além disso, essas técnicas convencionais geralmente se limitam à detecção dos organismos em pacientes com um estágio já avançado da doença.[87-90]

Durante o processo – infeccioso ou não –, os fungos podem liberar diversas substâncias, como carboidratos e/ou proteínas (antígenos fúngicos), nos vários fluidos corporais, os quais podem funcionar como marcadores de diagnóstico das IF em indivíduos imunocompetentes e imunocomprometidos. A detecção de anticorpos como ferramenta diagnóstica tem acurácia melhor em indivíduos imunocompetentes.[91-93]

O diagnóstico precoce é fundamental para o tratamento adequado das IF. No entanto, o diagnóstico dessas infecções ainda é um desafio, pois, em algumas infecções, como histoplasmose e paracoccidioidomicose, os pacientes apresentam sintomas inespecíficos muito semelhantes aos de outras infecções, principalmente a tuberculose. Como já mencionado, o diagnóstico laboratorial por cultura pode demorar semanas até se obter o isolamento do fungo, sem contar que a sorologia pode ser falsamente negativa para alguns fungos – no início da infecção ou como resultado de imunossupressão nesses pacientes, o PCR, dependendo do agente fúngico, não consegue diferenciar infecção de colonização. Sendo assim, trata-se de um grande desafio fazer o diagnóstico rápido e preciso das IF.[94-96]

Atualmente, há disponível no mercado uma variedade de técnicas utilizadas para o diagnóstico de IF, como: testes sorológicos diretos (detecção de antígenos) e indiretos (detecção de anticorpos); PCR; hemocultura; e teste imunocromatográfico de fluxo lateral (*lateral flow*). Porém, a interpretação dos resultados pode ser confundida por vários fatores, entre eles: (i) a sensibilidade e a especificidade dos testes podem variar e dependem do estado imunológico do hospedeiro, da espécie fúngica e das condições laboratoriais; (ii) as leveduras fazem parte da microbiota humana, portanto podem atuar como colonizadores e/ou patógenos, por exemplo, Candida spp. e Trichosporon spp.; (iii) o isolamento do fungo em locais não estéreis do corpo (p. ex., escarro ou intestino) pode não ser necessariamente uma infecção.[97-100]

Diante desses fatores, é necessário haver maior rigor (vigilância) na interpretação dos resultados da pesquisa de antígenos ou de anticorpos nas IF. Recomenda-se também, quando possível, analisar os resultados das técnicas não baseadas em cultura em conjunto com métodos convencionais para melhorar o rendimento diagnóstico. Por exemplo: nos casos de suspeita de infecção por Aspergillus spp., recomenda-se, principalmente, o uso de biomarcadores séricos, como galactomanan (GM) e β-D-glucano (BDG), e/ou a obtenção de amostras de lavado broncoalveolar (LBA) para coloração de fungos, cultura e detecção de antígenos.[100,101]

Entre as técnicas utilizadas para diagnóstico das IF supramencionadas, o teste imunocromatográfico de fluxo lateral (*lateral flow*) vem se destacando por ser de simples execução, boas sensibilidade e especificidade e de baixo custo – quando comparado com as demais técnicas, como ELISA, PCR ou *Western blot*.[95,96,102]

Testes sorológicos

Os testes sorológicos ou os imunoensaios são técnicas para a detecção e a quantificação de antígenos ou de anticorpos, podendo utilizar moléculas marcadas com alguma substância ou não. Essa técnica surgiu para substituir, em grande parte, o uso de marcadores radioativos.[83]

Os ensaios com moléculas não marcadas – por exemplo, as técnicas de imunodifusão e contraimunoeletroforese – se baseiam na precipitação e na aglutinação do conjugado (antígeno e anticorpo); esses ensaios apresentam sensibilidade de detecção menor, pois é necessário que se formem grandes complexos antígeno-anticorpo para sua detecção. Já nos ensaios que utilizam moléculas marcadas, os marcadores comumente utilizados são os enzimáticos, os fluorescentes, os quimioluminescentes e os radioativos.[103]

Com base nessas técnicas, houve um avanço no diagnóstico de inúmeras doenças infectoparasitárias. Atualmente, estão disponíveis no mercado *kits* de diagnóstico cada vez mais sensíveis, específicos, rápidos e de baixo custo. Isso decorre sobretudo do desenvolvimento dos anticorpos monoclonais totalmente caracterizáveis e altamente específicos para os antígenos-alvo, além da possibilidade de produção em grande quantidade desses anticorpos. Em contrapartida, as novas tecnologias, como a proteômica, permitem a identificação de antígenos mais reativos para pesquisa de anticorpos e esses antígenos podem ser preparados, em larga escala, por síntese peptídica e tecnologia recombinante, aumentando a especificidade dos testes para a pesquisa de anticorpos.

Frente a pandemias, como ocorreu com o surgimento da covid-19, há uma urgência para o aperfeiçoamento e a consolidação dos testes já existentes – especialmente pela facilitação e pela redução no tempo das reações, como o teste imunocromatográfico de fluxo lateral (*lateral flow*), que é uma técnica que já era utilizada para detectar várias substâncias, como anticorpos e hormônios e que, atualmente, é de ampla utilização no diagnóstico de vírus, bactérias e fungos.[90]

Imunoprecipitação em gel

A imunoprecipitação em gel é a interação entre o antígeno (Ag) e o anticorpo (Ac) que se difundem em ágar ou agarose e que, na zona de equilíbrio das concentrações (Ag x Ac), forma um precipitado visto macroscopicamente em forma de uma linha.

Essa técnica combina difusão com imunoprecipitação, podendo a difusão dos componentes da reação ser unidirecional ou ser radial passiva ou impulsionada por um campo elétrico. Os componentes da reação (Ag e Ac) são colocados em regiões opostas, dentro de orifícios previamente preparados em lâminas ou placas, de forma que esses componentes possam difundir-se livremente – um em direção ao outro –, formando uma linha de precipitação visível quando atingem o ponto de equivalência entre Ag e Ac. A imunodifusão e a contraimunoeletroforese (CIE) são as técnicas de imunoprecipitação em gel utilizadas no diagnóstico sorológico de pacientes com IF.[95,104]

Imunodifusão radial dupla ou de Ouchterlony (1949)

Esta técnica foi idealizada por Ouchterlony, em 1949. Ainda hoje, é largamente utilizada em laboratórios de rotina para o diagnóstico de histoplasmose, aspergilose e paracoccidioidomicose – às vezes, com pequenas modificações da técnica. Resultados falso-negativos frequentemente são observados em casos de pacientes imunossuprimidos.

Esse ensaio se baseia na formação de imunocomplexos (Ag e Ac) que se difundem radial e passivamente, os quais, em razão de seu alto peso molecular, se precipitam, formando uma linha de precipitação visível macroscopicamente. É um teste de fácil execução, porém moroso (em média 1 semana para se obter o resultado). Há vários trabalhos na literatura sobre o uso dessa técnica, principalmente para o diagnóstico de paracoccidioidomicose, porém os resultados são divergentes – e isso resulta da falta de padronização da técnica, tanto no uso de reagentes como na elaboração do preparado antigênico. O resultado é apenas qualitativo.[104]

O teste geralmente é realizado em lâminas, mas também pode ser feito em placas de Petri contendo uma camada de ágar ou agarose (1%), em salina. São feitas cavidades esféricas no gel, cujos conteúdos são retirados por sucção. No orifício central, coloca-se o antígeno. Ao redor, os soros dos pacientes a serem testados e, também, o soro-controle (soro de animal hiperimune ou soro de paciente positivo para a infecção fúngica a ser diagnosticada). Durante 24 horas, os componentes da reação se difundem passivamente pelo ágar e, ao se encontrarem, reagem e precipitam-se, formando uma ou duas bandas de precipitação que, tendo identidade total com a(s) banda(s) do soro de referência, indicam que esse soro suspeito tem a mesma doença referente ao soro-controle[105] (Figura 166.9). Outros espécimes clínicos podem ser utilizados além do soro, como líquido cefalorraquidiano (LCR) e urina.

Vale salientar que, para o diagnóstico de histoplasmose, esse ensaio pode produzir duas linhas de precipitação – conhecidas como "bandas H e M". A presença da banda H é diagnóstico para a doença, sendo detectada em 10% a 25% das amostras positivas, ao contrário da banda M, que não distingue a infecção prévia da infecção ativa e é encontrada em cerca de 75% a 85% das amostras positivas.[106-108]

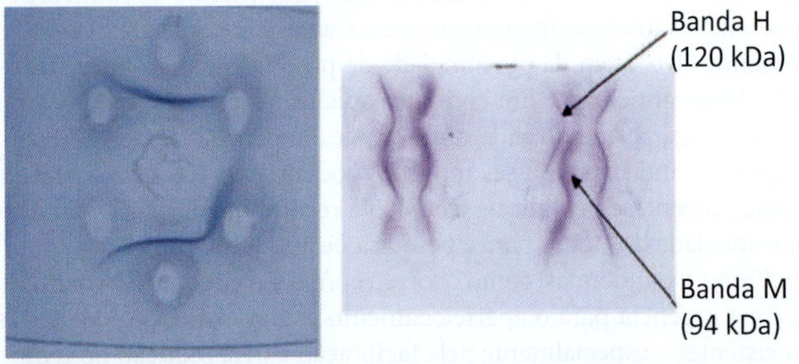

■ **Figura 166.9** Exemplo de imunodifusão radial dupla.

Contraimunoeletroforese (CIE)

A contraimunoeletroforese é uma técnica de imunodifusão com mobilidade eletroforética. Essa técnica utiliza agarose tamponada, sendo o anticorpo carregado positivamente e o antígeno carregado negativamente. Pela aplicação da voltagem através do gel, ambos se movem – um em direção ao outro – e precipitam-se ao se encontrarem (Figura 166.10). Semelhantemente à técnica de imunodifusão, é um método simples, de baixo custo, moroso e com grande variabilidade interlaboratorial, principalmente em virtude da ausência de padronização do método entre os laboratórios.[104]

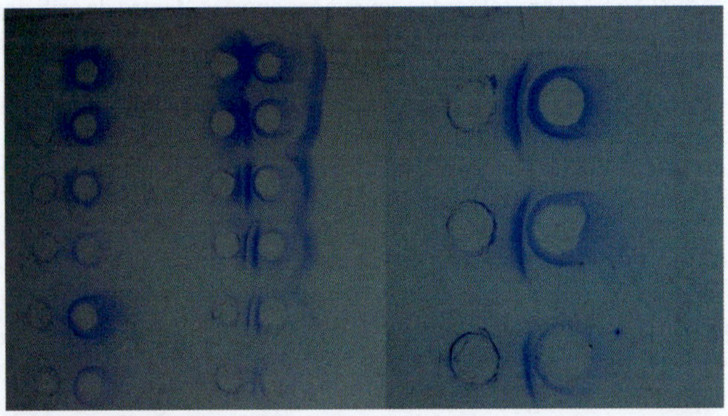

■ **Figura 166.10** Exemplo de contraimunoeletroforese.

Prova do látex

É um teste de aglutinação em látex, para a detecção qualitativa ou semiquantitativa dos antígenos polissacarídeos capsulares do Cryptococcus sp. no soro e no LCR. É um teste altamente sensível (95%), específico (98%), simples, rápido e de baixo custo. O teste se baseia na aglutinação passiva e o resultado inicial é qualitativo; porém, por meio de diluições seriadas da amostra clínica, o resultado final pode ser quantificado. Além de soro e LCR, outras amostras clínicas podem ser utilizadas, como urina e LBA.

A prova do látex se baseia em homogeneizar a amostra clínica com uma partícula inerte (látex), sensibilizada previamente com antígeno capsular de Cryptococcus sp. Geralmente, essas reações são preparadas em lâminas. A leitura do resultado é realizada visualmente; as amostras positivas formam grumos correspondentes à aglutinação de vários antígenos ligados entre si – através dos sítios de ligação Fab dos anticorpos. As reações negativas apresentam aspecto leitoso[109-111] (Figura 166.11).

Resultados falso-negativos podem ocorrer por (i) criptococose causada por Cryptococcus sp. deficiente de cápsula e pelo (ii) efeito pró-zona, quando há excesso de antígeno na amostra clínica, o que impossibilita que as pontes se formem e que a aglutinação ocorra – caso haja suspeita desse fenômeno na reação, os soros devem ser diluídos e o teste, repetido.[110,112]

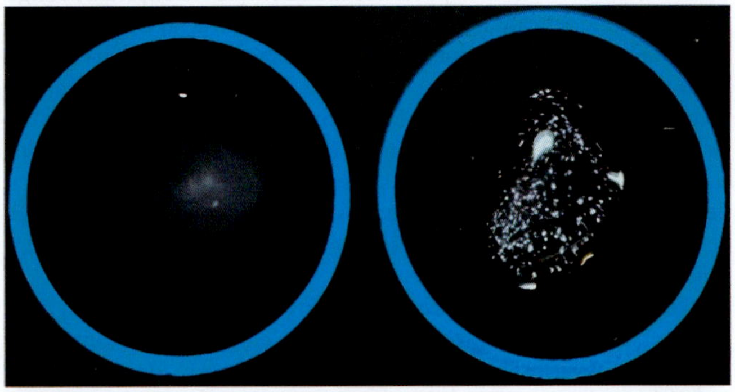

■ **Figura 166.11** Exemplo de prova do látex.

Técnica ELISA (*Enzyme-Linked Immunosorbent Assay*)

O ELISA é um teste sorológico imunoenzimático, cuja metodologia se baseia em reações antígeno-anticorpo detectáveis por intermédio de reações enzimáticas. O princípio básico do método é o uso de um anticorpo detector ligado a uma enzima, sendo que o anticorpo detector é escolhido para reagir com um antígeno ou com o componente de um anticorpo de interesse. A quantidade do detector ligado ao antígeno ou ao anticorpo pode, então, ser estimada pela quantificação da atividade da enzima que permanece associada ao sistema. Todo esse processo é realizado em uma fase sólida, que é uma placa, geralmente feita de poliestireno, sobre a qual o antígeno ou o anticorpo é fixado e constitui-se no imunoadsorvente.[103]

Atualmente, existe uma variedade de sistemas de detecção, que podem ser leituras visuais fotométricas, com substratos coloridos, fluorescentes ou luminescentes. Entre as enzimas, a mais empregada é a peroxidase, que pode ser revelada por várias substâncias cromogênicas.[103,113]

Existem vários tipos de testes de ELISA: direto; indireto; sanduíche; e de competição (Figura 166.12).

ELISA direto

No ELISA direto, o alvo é um antígeno ligado à placa, sendo que um anticorpo primário conjugado a um emissor de cor é colocado diretamente no alvo (antígeno). É um tipo de ELISA pouco usado.

ELISA indireto

É o método imunoenzimático mais utilizado para dosar anticorpos, principalmente para o diagnóstico de doenças infectoparasitárias.

O ELISA indireto é bem parecido com o direto. O alvo também é um antígeno, porém é detectado em dois passos – primeiro, um anticorpo primário é ligado ao antígeno e, depois, um anticorpo secundário, marcado com uma enzima (conjugado), é ligado novamente (um anti-imunoglobulina) e, então, detecta-se esse anticorpo secundário.

ELISA de competição

Esse método geralmente é utilizado para detectar um antígeno com baixo peso molecular ou com poucos epítopos de ligação. Primeiramente, é adicionado um anticorpo à placa; lava-se a placa para retirar a amostra clínica com o antígeno-alvo e uma solução contendo antígeno marcado. Os antígenos competem e os que tiverem em maior concentração se ligarão mais aos anticorpos. O cromógeno e o substrato são adicionados e, se o cromógeno for oxidado pela enzima, haverá formação de cor.

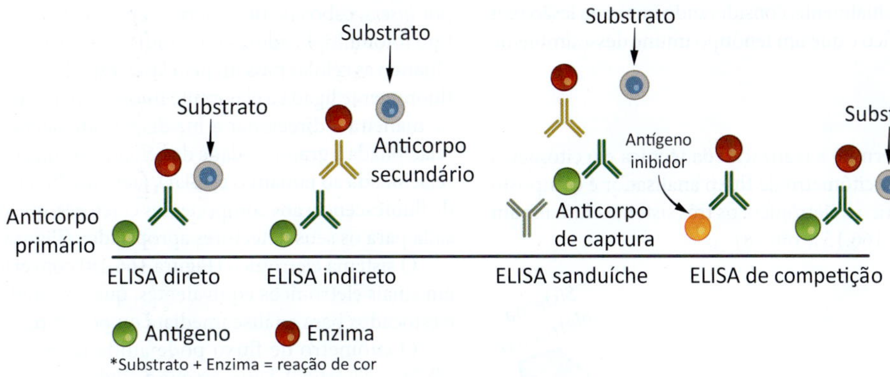

Figura 166.12 Diferentes tipos de ensaio de ELISA.
Fonte: Adaptada do *site* https://www.pensabio.com.br/post/2019/03/21/conheca-os-diferentes-tipos-de-elisa.

ELISA sanduíche

O ELISA sanduíche é o tipo mais comum. Inicialmente, anticorpos de captura são ligados ao fundo da placa. Depois, bloqueiam-se os sítios inespecíficos com soro (p. ex., soro fetal bovino, BSA), adicionam-se as amostras (p. ex., soro, sobrenadante de cultura, LCR). A seguir, são adicionados à placa anticorpos conjugados à enzima, para que façam o reconhecimento do antígeno. Na sequência, adiciona-se o substrato apropriado para a enzima e, nos orifícios onde ocorreu a reação antígeno-anticorpo, apresenta-se uma coloração (variável dependendo do substrato) que pode ser lida no espectrofotômetro. O teste apresenta grande sensibilidade e grande poder de amplificação do sinal.

Após cada etapa, como sensibilização (anticorpo de captura), bloqueio e incubação com a amostra e com o conjugado, as cavidades das placas são lavadas, para a remoção do material não ligado à fase sólida. A enzima mais comumente utilizada nessas provas é a peroxidase, que catalisa a reação de desdobramento da água oxigenada (H_2O_2) em H_2O mais O_2.[103]

Teste imunocromatográfico de fluxo lateral

No início do século passado, era um grande desafio a realização dos exames médicos de forma rápida, precisa e com baixo custo. Com o aprimoramento das técnicas para desenvolvimento de testes rápidos cada vez mais sensíveis e específicos, preencheu-se uma lacuna no diagnóstico médico. Atualmente, a Medicina já pode explorar vários testes rápidos que auxiliam os resultados dos laboratórios clínicos; esses testes são também denominados *point of care testing* (testagem no ponto de atendimento).

O teste de imunocromatografia de fluxo lateral é também denominado "teste rápido" e consolidou-se na Medicina por sua praticidade e sua rapidez em testar agentes infecciosos, hormônios, anticorpos, entre outras substâncias, sem a necessidade do uso de grandes estruturas laboratoriais. Esses testes são tiras pré-fabricadas de um material suporte contendo reagentes secos ativados pela aplicação do fluido de amostra. Uma referência no uso desses testes rápidos é o teste rápido de gravidez, que pode ser considerado um dos testes mais frequentemente utilizados de *care testing*.[102,109,114]

A estrutura do *lateral flow* serve para detectar e/ou quantificar a presença ou a ausência de determinada molécula em uma amostra biológica – que pode ser urina, sangue, LCR – e funciona com base no movimento do líquido através de uma membrana de material polimérico contendo reagentes desidratados, que são ativados, ou não, pela passagem da amostra líquida através da tira (Figura 166.13).

Como já mencionado, o ensaio *lateral flow* apresenta inúmeras vantagens, como ser portátil (geralmente é um dispositivo pequeno, que cabe no bolso) e permitir que seja transportado para regiões geograficamente remotas e de difícil acesso, onde falta infraestrutura médica básica; ou seja, o teste não necessita do uso de complexos laboratoriais.

Esse teste tem uma participação não só na Medicina, como uma importante ferramenta diagnóstica, mas também tem penetrado em uma diversidade de segmentos, como segurança alimentar, agricultura, veterinária, aquicultura e área forense.[115]

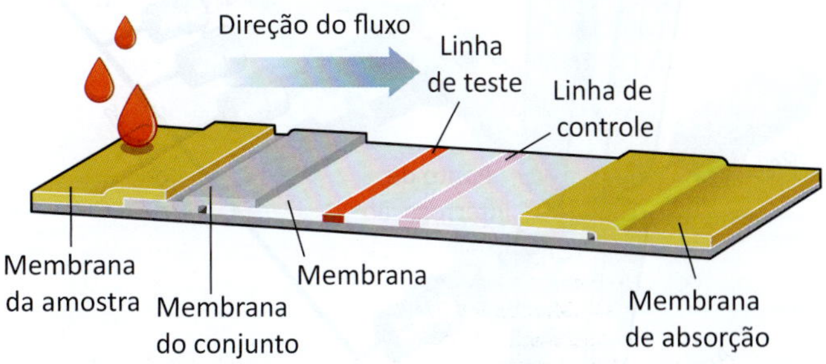

Figura 166.13 Exemplo de teste imunocromatográfico de fluxo lateral.
Fonte: Desenvolvida pela autoria do capítulo.

CITOMETRIA DE FLUXO NA DERMATOLOGIA

Introdução à citometria de fluxo

A citometria de fluxo é uma tecnologia sofisticada, que permite mensurar múltiplos parâmetros em células ou partículas individuais em populações heterogêneas de células. É uma ferramenta poderosa, capaz de analisar milhares de células por segundo. As amostras podem ser marcadas com sondas fluorescentes ou anticorpos conjugados aos fluorocromos. Esta tecnologia se baseia na dispersão de luz e na emissão de fluorescência, uma vez que cada célula ou partícula passa individualmente por um *laser*. As amostras complexas, como o sangue, o LCR, o aspirado de medula óssea, entre outros fluídos biológicos, podem ser profundamente caracterizadas pelas citometria multiparamétrica. A citometria de fluxo é a ferramenta mais rápida para análises detalhadas de amostras complexas.[116]

A citometria de fluxo é bastante utilizada para identificar fenótipos de células imunes em doenças com manifestação cutânea de origem neoplásica, autoimune ou deficiência imune.[117] Além disso, a citometria de fluxo pode auxiliar a estagiar espectros, fases, atividade, prognóstico e diagnóstico de doenças com manifestação dermatológica.

Existe uma interação importante entre o sistema imune e as doenças cutâneas; assim, a citometria de fluxo é uma tecnologia que pode dar mais informações, considerando analisar células viáveis e que são submetidas a tratamentos. A citometria de fluxo multiparamétrica pode correlacionar fenótipos das células imunes com as diferentes fases das doenças e predizer progressão, além de diagnosticar doenças de origem imunológica com manifestação dermatológica.[118]

A citometria de fluxo tem permitido descobertas no campo da Dermatologia de ordem exponencial. As doenças dermatológicas são classificadas em dermatites inflamatórias, dermatites infecciosas, dermatoses não inflamatórias e neoplasias.[119]

O diagnóstico diferencial de doenças de pele inflamatórias é com base na história clínica dos pacientes e na análise morfológica da lesão de pele. Os dados laboratoriais, como a determinação dos níveis de IgE, e os testes *prick* ou *patch* podem auxiliar, mas não fecham diagnóstico, pois não acessam as lesões individuais.[120] A citometria de fluxo permite investigar cada lesão individualmente, considerando que cada lesão tem um microambiente específico e que um fenótipo imune desse ambiente pode ser determinado.

Citômetros de fluxo

O equipamento que permite a realização da técnica é o citômetro de fluxo (Figura 166.14). O citômetro de fluxo analisador é composto pelos sistemas fluídico, óptico e eletrônico; os três sistemas funcionam simultaneamente (Figuras 166.15 a 166.18).

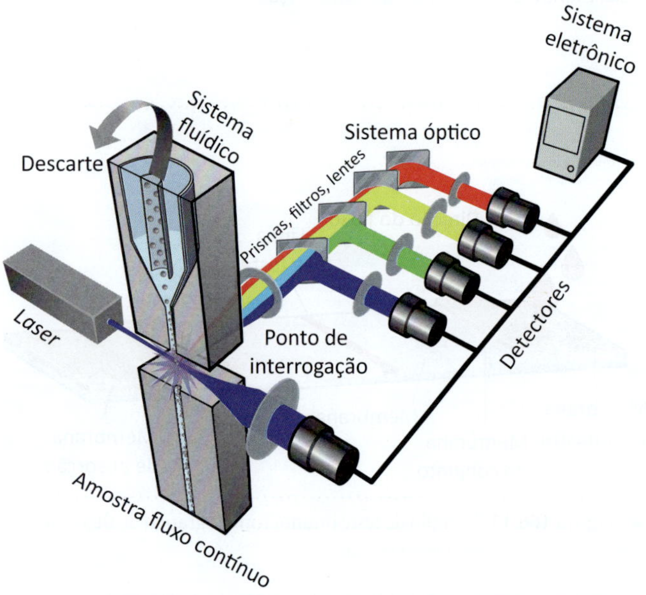

■ **Figura 166.14** Visão geral de um citômetro de fluxo.
Fonte: Adaptada da página da empresa Thermo Fisher Scientific.

O sistema fluídico transporta as células ou as partículas num fluxo contínuo em direção ao *laser*, para o ponto de interrogação, que é o coração do sistema, onde o *laser* incide na célula ou na partícula. Este sistema é composto pelo fluido de revestimento e pelo sistema de vácuo/pressurização – ou pelas bombas peristálticas, dependendo do equipamento (Figura 166.15).

O sistema óptico fornece as fontes de excitação (*laser*) e os componentes que coletam os sinais luminosos (filtros) e direcionam-nos (lentes e prismas) para os detectores apropriados; este sistema é composto por *lasers*, cabos de fibra óptica, prisma, lentes, filtros e detectores do tipo fotomultiplicadores ou fotodiodos em avalanche (Figura 166.16). Quando as células passam pelo *laser*, espalham luz e qualquer molécula fluorescente ligada a elas emite fluorescência. As lentes estão dispostas de maneira a direcionar a luz dispersada lateral (*side scatter* ou SSC, relacionada à granularidade da célula) e frontal (*foward scatter* ou FSC, relacionada ao tamanho celular), além do direcionamento de emissões de fluorescência aos componentes coletores, que orientam a luz dispersada para os seus detectores apropriados (Figura 166.17).

O sistema eletrônico (Figura 166.18) converte os sinais luminosos em sinais eletrônicos equivalentes, que são digitalizados, processados e estocados para análise imediata ou posterior.[121]

O citômetro de fluxo pode ainda ter a função de separação de células (*cellsorting*). Uma vez que a célula com aquele fenótipo é identificada, o fluxo do fluido é diminuído, para formação de gotas uniformes. Essas gotas contendo as células de interesse são carregadas e desviadas, por ação de um campo elétrico, para separação das populações selecionadas. Essas células purificadas podem ser utilizadas em experimentos funcionais ou de genômica ou proteômica.[122]

Outra variação da citometria de fluxo é a de imagem, que combina a citometria de fluxo convencional com o benefício das imagens de microscopia, possibilitando a fenotipagem com a imagem de cada célula individualizada. Essa possibilidade permite uma ampla gama de aplicações, desde visualizar a dinâmica da expressão de moléculas de uma única célula, quando colocada em diferentes situações, até as sinapses biológicas entre células fenotipicamente distintas.[118,122]

Representação gráfica e visualização dos dados

Os resultados de citometria são expressos em gráficos do tipo histograma (Figura 166.19) ou *dotplot* (duplo ponto) (Figura 166.20). Ambos fornecem informações de frequência da população celular ou da partícula, determinadas por aspectos relacionados ao tamanho e granulosidade, expressão de uma molécula e presença, ausência, aumento ou diminuição de expressão de marcadores (superfície, intracelular, intranuclear). Outras representações gráficas podem ser observadas na literatura, mas essas apresentadas aqui nas Figuras 166.19 e 166.20 são as essenciais para entendimento da literatura pertinente.

Aplicações da citometria de fluxo

A citometria de fluxo pode ser aplicada em várias áreas do conhecimento em Biologia. Na Biologia Médica, ela tem aplicações em Patologia, Bioquímica, Citologia, Hematologia, Imunologia, Parasitologia, Bacteriologia, Micologia e Virologia. A citometria de fluxo pode ser utilizada em muitas áreas de pesquisa clínica, como a Dermatologia.

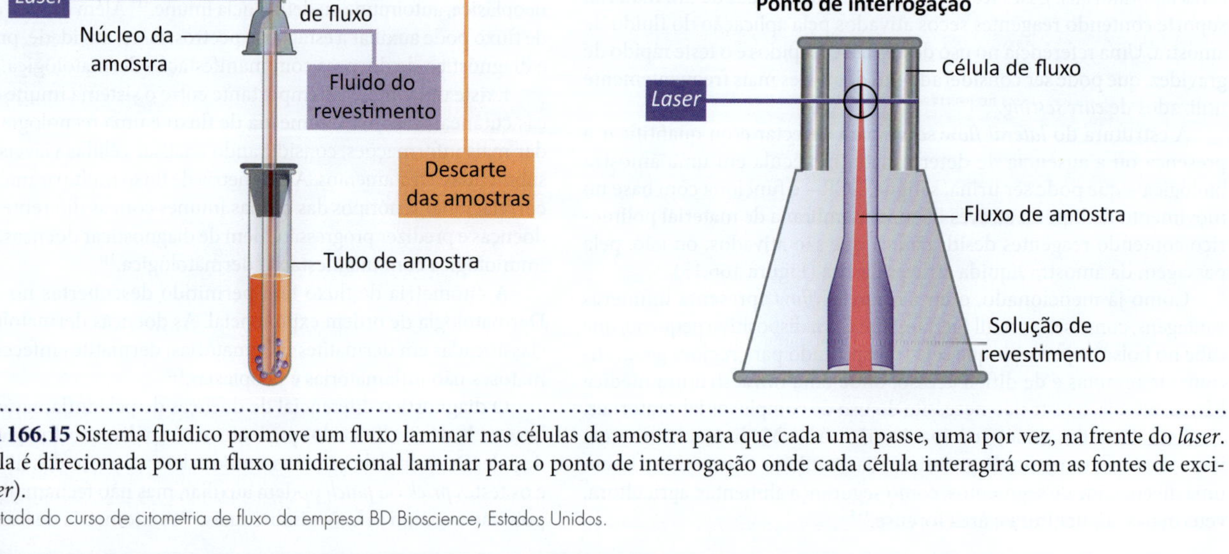

■ **Figura 166.15** Sistema fluídico promove um fluxo laminar nas células da amostra para que cada uma passe, uma por vez, na frente do *laser*. Cada célula é direcionada por um fluxo unidirecional laminar para o ponto de interrogação onde cada célula interagirá com as fontes de excitação (*laser*).
Fonte: Adaptada do curso de citometria de fluxo da empresa BD Bioscience, Estados Unidos.

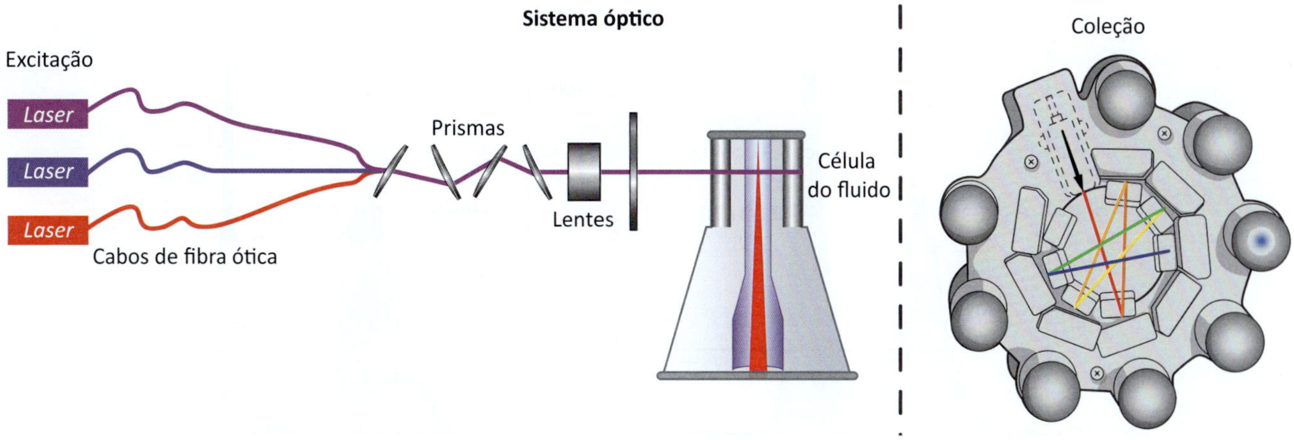

■ **Figura 166.16** O sistema óptico é composto pelas fontes de excitação (*lasers*), cabos ópticos de fibra, prismas, lentes, célula de fluxo e sistema de coleta de fluorescência (coletores).

Fonte: Adaptada do curso de citometria de fluxo da empresa BD Bioscience, Estados Unidos.

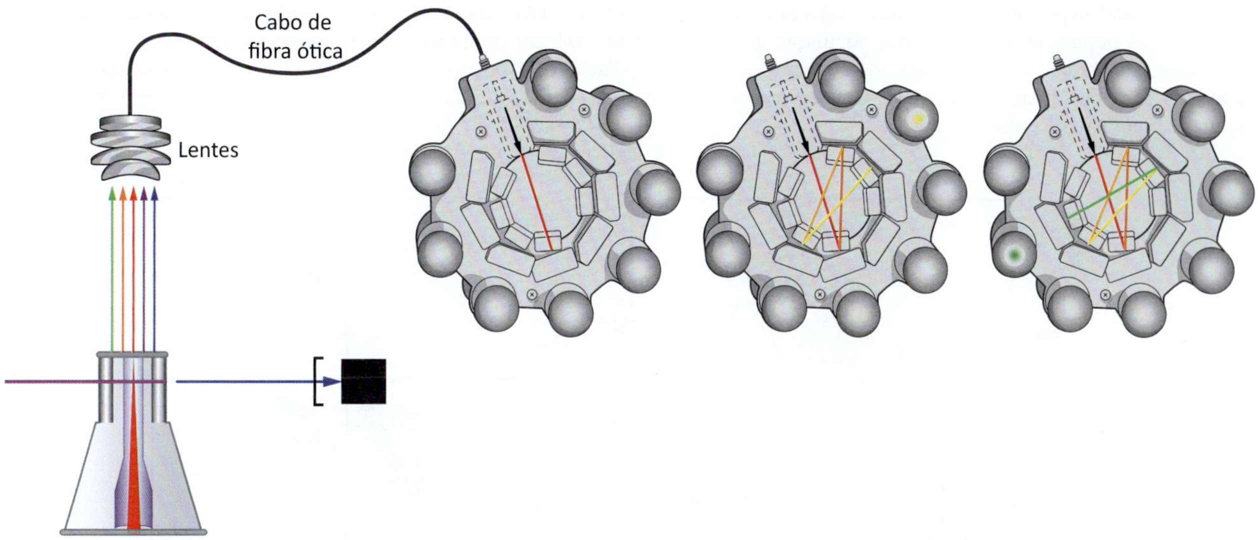

■ **Figura 166.17** Uma vez que o *laser* incide na célula marcada, ocorre dispersão da luz – que é detectada pelos detectores FSC e SSC. O fluorocromo excitado pelo *laser* emite fluorescência, que é direcionada pelos cabos de fibra óptica para o sistema coletor, o qual é composto de detectores (filtros). Cada fluorescência específica é direcionada aos filtros detectores de comprimentos de onda específicos.

Fonte: Adaptada do curso de citometria de fluxo da empresa BD Bioscience, Estados Unidos.

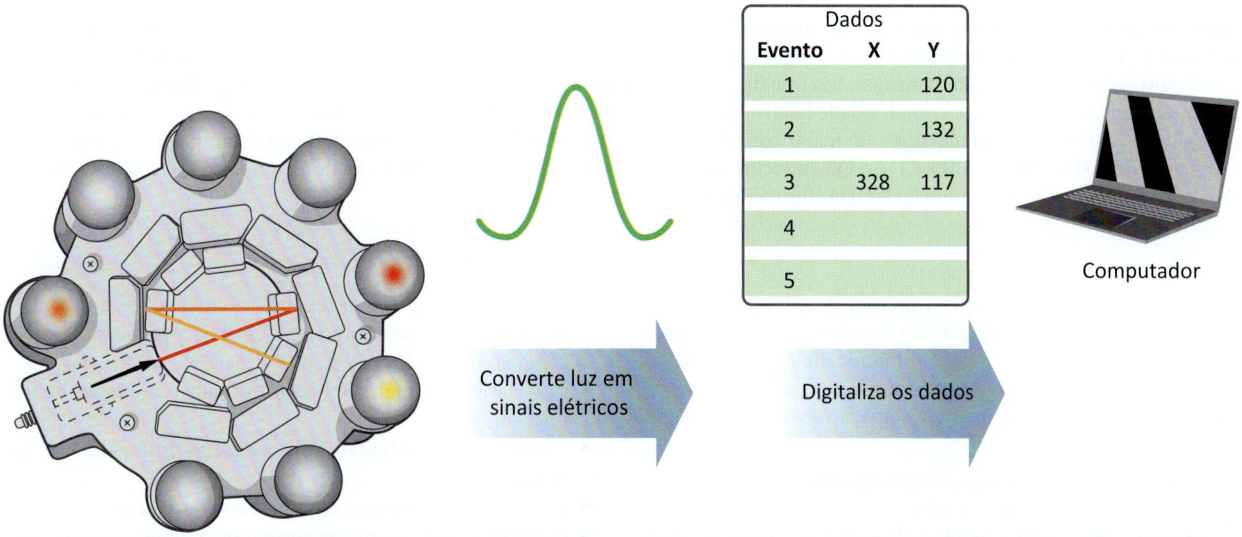

■ **Figura 166.18** Sistema eletrônico converte os sinais luminosos em sinais eletrônicos equivalentes, que são digitalizados, processados e estocados para análise posterior. O sistema eletrônico é composto pelos componentes eletrônicos do equipamento e pelo computador periférico.

Fonte: Adaptada do curso de citometria de fluxo da empresa BD Bioscience, Estados Unidos.

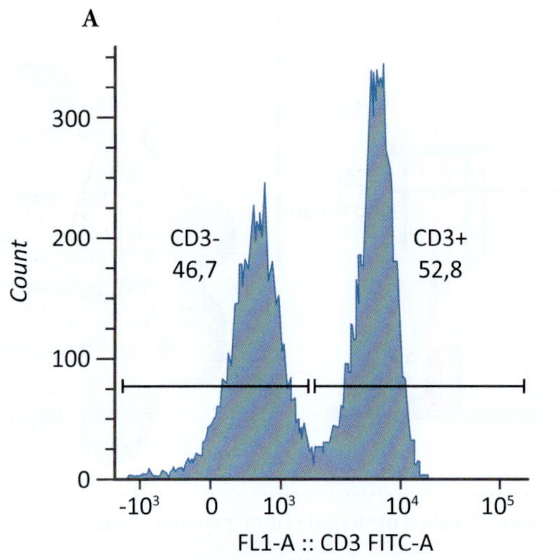

■ **Figura 166.19** Representação gráfica do tipo histograma. Amostras de sangue periférico marcadas com anticorpos monoclonais conjugados a fluorocromos, anticorpos monoclonais anti-CD3-FITC e anti-CD4-APC. Em **(A)**, estão representados os linfócitos que expressam ou não a molécula CD3. A população à direita é uma população que não expressa CD3; em citometria, denominamos essa população "CD3 negativa" (CD3-). Mais à esquerda, temos a população que expressa CD3, a população CD3 positiva (CD3+). Em **(B)** está representada a intensidade de fluorescência de dois marcadores (CD3 e CD4). No eixo X, quanto mais para esquerda, mais brilhante, mais fluorescente. No eixo Y, está representado o número de eventos (*Count*).

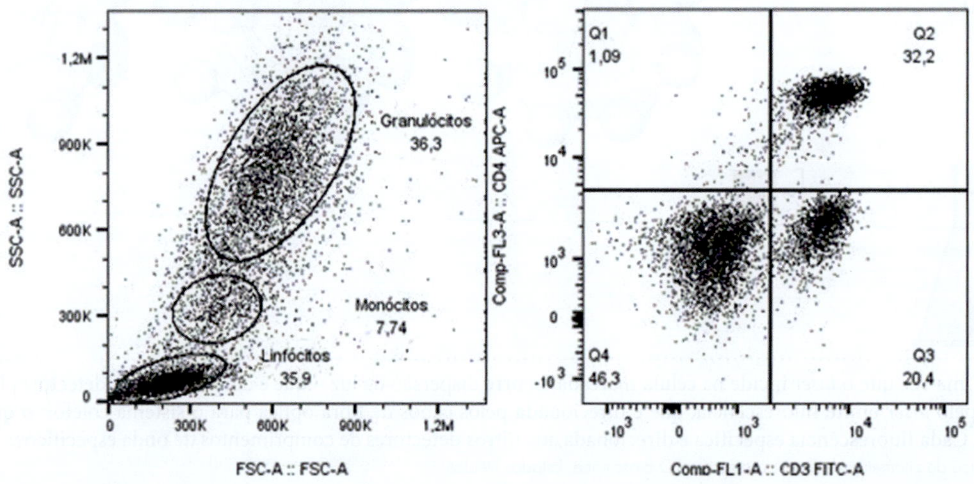

■ **Figura 166.20** Gráfico de dois parâmetros do tipo *dotplot*. Representação gráfica de dois parâmetros, no caso SSC (*side scatter*) por FSC (*foward scatter*). Esta amostra é representativa de sangue periférico, que foi marcado com anticorpos monoclonais anti-CD3-FITC e anti-CD4--APC e, depois, submetido à lise das hemácias. É o tipo de gráfico mais demonstrado em citometria de fluxo. No gráfico à esquerda, é possível identificar os linfócitos, com menor complexidade relativa (SSC) e menor tamanho relativo (FSC); os monócitos com complexidade e tamanho relativos intermediários; e os granulócitos com maior complexidade e tamanho relativos. No gráfico à direita, identificamos quatro regiões, as quais representam: Q1: linfócitos CD3-CD4+; Q2: linfócitos CD3+CD4+ (linfócitos T auxiliares); Q3: linfócitos CD3-CD4- (linfócitos B, linfócitos NK, entre outros); Q4: linfócitos CD3+CD4- (linfócitos T CD8+).
Fonte: Arquivos de citometria do Laboratório de Imunobiologia e de Biomarcadores do Centro de Imunologia do Instituto Adolfo Lutz (Paula Ordonhez Rigato).

A citometria de fluxo é amplamente utilizada na clínica médica em diagnósticos e monitoramento de doenças hematológicas (imunofenotipagem de leucemias), imunológicas – imunodeficiências primárias e secundárias (infecção pelo HIV-1) –, transplantes, entre outras.[122]

Na área da pesquisa, são incontáveis as aplicações desta tecnologia, como:

- Quantificar e caracterizar as populações de células.
- Estudar o fenótipo e a função celular.
- Caracterizar o tipo e/ou a quantidade de moléculas expressas em situações fisiológicas, patológicas, vigência de tratamento, entre outras.
- Caracterizar os processos de sinalização intracelular e intercelular, diferenciação, proliferação e morte celular.
- Caracterizar a função: fagocitose, citotoxicidade, apresentação de antígeno, produção de proteínas (citocinas, quimiocinas, moléculas efetoras) metabolização de drogas e outras substâncias.
- Caracterizar as interações célula a célula (citometria de fluxo de imagem).
- Caracterizar a atividade de organelas intracelulares (p. ex., mitocôndrias).
- Determinar a expressão de fatores transcricionais.
- Quantificar as moléculas solúveis (conjunto de *beads* citométricas; ensaios da tecnologia XMap).
- Detectar as microvesículas, os exossomos, os vírus e as bactérias, entre outras partículas biológicas, por nanocitometria.

Tipos de amostras que podem ser avaliadas por citometria de fluxo

As amostras que podem ser avaliadas em citometria de fluxo são inúmeras: líquidos biológicos (sangue, linfa, LCR, sêmen, líquidos de articulações etc.); tecidos sadios ou doentes dissociados e preparados para imunofenotipagem, para citometria de fluxo – sempre em suspensão. Essa dissociação pode ser realizada de forma mecânica, com o uso de enzimas.

Preparação de amostras

Os protocolos para a preparação da amostra, que será submetida à marcação com anticorpos monoclonais ou corantes fluorescentes para citometria de fluxo, dependem do tipo de amostra biológica inicial. A literatura dispõe de muitos protocolos muito bem-estabelecidos para manipulação de sangue total, células mononucleares do sangue periférico, dissociação de tecidos e de biópsias.[122]

Alguns cuidados devem ser tomados, por exemplo:

- **Sangue total:** estabelecer o anticoagulante mais adequado. Nas áreas de Hematologia e Citometria, o anticoagulante mais utilizado é o EDTA K2. Em situações de pesquisa, os métodos podem ser validados para o anticoagulante heparina sódica ou lítica; o período aceito entre a coleta e a manipulação do sangue (imunofenotipagem) deve ser validado e testado por cada laboratório.
- **Amostras congeladas:** descongelar as células o mais rápido possível seguindo protocolos validados para descongelamento, com o objetivo de remover o mais rápido possível o reagente de criopreservação (DMSO) e ressuspender as células descongeladas em meio de cultura ou PBS contendo proteína (soro fetal bovino ou BSA).
- **Células aderentes:** o descolamento das células da placa ou da garrafa de cultivo deve ser realizado de forma gentil, evitando-se a destruição dos epítopos nas células.
- **Tecidos:** antes de marcar as células, deve-se remover qualquer material contaminante; por exemplo: na coleta de medula óssea, remover todo tecido muscular, sempre filtrar a amostra para retirar restos celulares.
- **Desagregação de tecidos por métodos mecânicos:** evitar aplicar agressividade e força que causem morte celular e destruição de epítopos; é importante filtrar a amostra, para retirar os agregados celulares que podem entupir o citômetro de fluxo.
- **Desagregação de tecidos por digestão enzimática ou por outras técnicas:** padronizar o tempo de digestão do tecido e filtrar a amostra antes de passar no citômetro para remover debris e agregados celulares.

Tamanho das partículas ou células detectadas nos citômetros de fluxo

A maioria dos citômetros de fluxo detecta partículas ou células entre 1 e 40 nm. Com a evolução da tecnologia, alguns sistemas detectam células ou partículas até 150 nm. Alguns exemplos de células ou partículas que podem ser mensuradas: *fitoplanctum* (1 μm); hemácia (6 μm); linfócitos (8 a 10 μm); neutrófilos (12 μm); monócitos (14 μm); parasitas até 150 μm, entre outras. Atualmente, a citometria de fluxo consegue detectar microvesículas, micro-organismos (bactéria, vírus, fungo) e organelas (20 a 500 nm), sendo denominada "nanocitometria de fluxo".[123] Novos biomarcadores em doenças dermatológicas inflamatórias e oncogênicas foram identificados e caracterizados por imunofenotipagem de microvesícula e exossomos utilizando-se a nanocitometria de fluxo.[124,125]

Técnicas em citometria de fluxo mais utilizadas em pesquisas na Dermatologia

Imunofenotipagem

A imunofenotipagem é bastante utilizada em Dermapatologia, na área de imunohistoquímica, em esfregaços, citocentrifugados e cortes histológicos. É a técnica primordial da área de citometria de fluxo em Imunodermatologia e Incodermatologia. A imunofenotipagem identifica populações celulares normais ou neoplásicas; é um ensaio que envolve basicamente a incubação das células em suspensão com anticorpos monoclonais conjugados a fluorocromos.

A imunofenotipagem para citometria de fluxo possibilita a detecção da expressão de moléculas na superfície celular em amostras líquidas, enquanto em imunohistoquímica permite a expressão dos antígenos na arquitetura do tecido. A citometria de fluxo clínica permite a combinação de até 13 marcadores numa única célula – o que não é possível em imunohistoquímica. Assim, a imunohistoquímica e a citometria de fluxo são complementares e auxiliam no diagnóstico, na pesquisa e na descrição de processos e sinalização celulares, fisiológicos e patológicos.

A imunofenotipagem se baseia na reação antígeno-anticorpo. Os antígenos em questão são os grupamentos de diferenciação (*cluster of differentiation* – CD) ou proteínas expressas em membranas celulares.[126] Os grupamentos de diferenciação facilitam a categorização e a enumeração de populações de células na saúde e na doença.[127] A nomeação definida para cada antígeno ou CD é determinada por *workshops* de antígenos de diferenciação de leucócitos humanos.[128] Por exemplo, o CD3 é a classe de diferenciação 3, sendo usado para definir uma molécula que define as células T – essa molécula está presente em todas as células T.

As amostras biológicas são marcadas com anticorpos monoclonais conjugados a fluorocromos que reconhecem proteínas celulares (Figura 166.21). As colorações podem ser realizadas extra ou intracelularmente e intracitoplasmáticas ou intranucleares.[129]

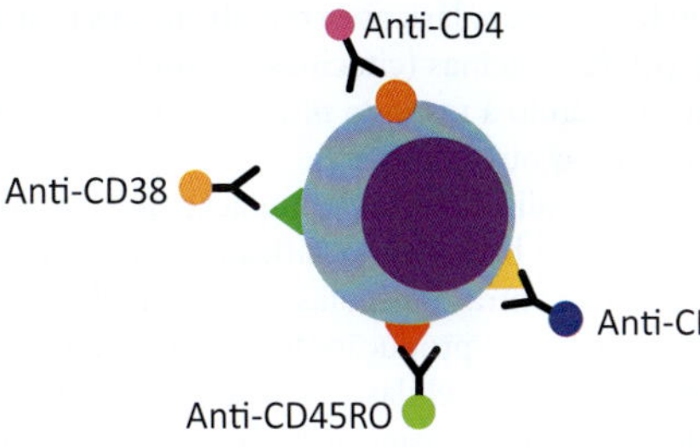

Figura 166.21 Esquema de célula marcada com quatro anticorpos monoclonais: anti-CD38; anti-CD4; anti-CD3; e anti-CD45RO. Os fluorocromos estão representados pelas cores rosa, laranja, verde e azul escuro. Os antígenos (CD) estão representados na superfície das células com formas e cores diferentes. Essa célula, no caso, é uma célula que marcou com anti-CD3 (célula T), com anti-CD4 (linfócito T *helper*), que expressa CD45RO (linfócito de memória) e CD38 (marcador de ativação).

Fonte: Desenvolvida pela autoria do capítulo.

Protocolo para imunofenotipagem

- Recipiente para marcação das células: tubo de 5 mL, placa de 96 poços com fundo redondo ou tubos cônicos de 1,5 mL.
- Reagentes: anticorpos monoclonais específicos para aquele experimento de imunofenotipagem, tampão de marcação.
- Preparar a amostra a ser marcada com anticorpos monoclonais.
- Marcar no mínimo 1×10^6 células por tubo ou condição experimental.
- Tampão de marcação: depende do tipo celular a ser utilizado (geral: PBS 1× livre de Ca/Mg2+, sem vermelho de fenol, contendo proteína, de 1% a 10% de soro fetal bovino ou 0,1% a 1% de albumina sérica bovina); caso trabalhe com células aderentes, adicionar EDTA (0,5 a 5 mM).
- Preparar o conjunto de anticorpos para marcação das células de diferentes amostras é sempre importante preparar o conjunto de anticorpos para pipetar a mesma quantidade de anticorpos em cada amostra.
- Bloquear as células com bloqueador FC, dependendo do tipo celular, por 10 minutos a 4 °C.
- Adicionar os anticorpos nos tubos (os anticorpos devem ser testados e titulados para o tipo de imunofenotipagem a ser realizada).
- Adicionar as células em concentração (preestabelecida e testada com o conjunto de anticorpos).

- Incubar de 15 a 60 minutos, à temperatura ambiente ou a 4 °C (otimizar para cada tipo de célula ou imunofenotipagem); ler sempre o protocolo sugerido pelo fabricante dos reagentes.
- Ressuspender em tampão de marcação em volume suficiente para aquisição em citômetro de fluxo.

Observação: para experimento, é importante otimizar e ser consistente; a padronização é essencial para a obtenção de dados confiáveis.

Ensaios funcionais

Marcação de proteínas intracelulares

A marcação de proteínas intracelulares é uma técnica que facilita a detecção de respostas celulares não detectáveis na superfície celular. As proteínas mais avaliadas, utilizando esta metodologia, são as citocinas produzidas por células do sistema imune. Esta técnica é utilizada principalmente para identificar populações de células T e B antígeno-específicas.[130] Os instrumentos multiparamétricos permitem a mensuração de múltiplos marcadores, como a presença de múltiplas citocinas ou moléculas efetoras que caracterizam o que se denomina "células T polifuncionais" ou "células B polifuncionais".[131]

Este ensaio pode ser realizado com células mononucleares do sangue periférico isoladas utilizando-se gradiente de densidade; por células imunológicas do sangue periférico total; de líquidos biológicos e células isoladas de tecidos desagregados, como a pele, linfonodos, tecido linfoide associado a mucosas, entre outros.

As células imunes podem ser estimuladas com antígenos de micro-organismos ou tecidos neoplásicos e com ativadores policlonais para detecção do perfil de proteínas (citocinas, quimiocinas, entre outras) que produzem simulando a resposta *in vivo* presente em doenças infecciosas, inflamatórias ou neoplásicas.

A metodologia é realizada pela estimulação de células imunológicas utilizando antígenos brutos ou purificados. Em alguns casos, são utilizados anticorpos contra moléculas coestimuladoras (anti-CD28 e CD49d) para aumentar a produção de citocinas. Para preservar as citocinas geradas dentro das células, é utilizado um agente bloqueador do complexo de Golgi (monoensina ou brefeldina A). O tempo de estimulação dependerá de padronizações para cada desenho experimental considerando-se curvas dose-resposta. Uma amostra não estimulada exposta às mesmas condições deve ser sempre utilizada como controle deste experimento, bem como um controle de resposta positiva, como um ativador policlonal.

As células são recuperadas da placa ou do tubo de estimulação e submetidas à marcação extracelular, primeiramente utilizando-se marcador de viabilidade. São lavadas e, depois, os anticorpos de superfície são adicionados. A preparação é incubada; após, ocorre a fixação da amostra utilizando-se solução contendo paraformaldeído. As células são permeabilizadas utilizando-se solução contendo detergente.[132] As células são lavadas novamente e o próximo passo é acrescentar o conjunto de anticorpos para marcação de proteínas intracelulares (anticitocinas ou anti outras proteínas efetoras conjugadas a fluorocromos).

Protocolo básico de marcação de citocina intracelular

- Ativação de células da amostra com protocolo sugerido na literatura ou padronizado pelo grupo de pesquisa.[122,133,134]
- Adicionar o inibidor de transporte de proteínas (brefeldina A ou monensina) no mínimo 4 horas antes do final do ensaio de estimulação.
- Retirar cada replicatada de placa do ensaio e colocar em um tubo de marcação de citometria ou placa de 96 poços com fundo em U.
- O procedimento deve ser realizado no gelo.
- Concentrar de 1×10^5 a 1×10^6 por cada 100 µL (de cada condição: não estimulada, controle positivo e antígenos específicos).
- Incubar as células com o marcador de viabilidade por 30 minutos a 4 °C, protegido da luz.
- Adicionar o conjunto de anticorpos contra as proteínas de superfície conjugados a fluorocromos de 15 a 30 minutos a 4 °C, protegidos da luz.
- Adicionar 100 µL do reagente de fixação em cada tubo.
- Incubar a 4 °C por 15 minutos, protegidos da luz.
- Lavar duas vezes com PBS contendo 0,2% de tween 20 e centrifugue a 400 g por 5 minutos.
- Adicionar 100 µL de agente permeabilizante (0,2% de saponina ou 0,2% digitonina) em cada tubo, incube por 15 minutos a 4 °C, protegidos da luz.
- Lavar duas vezes com PBS contendo 0,2% de tween 20 e centrifugue a 400 g por 5 minutos.
- Incubar com os anticorpos conjugados a fluorocromos contra as proteínas intracelulares de 15 a 45 minutos, a 4 °C, no escuro.
- Lavar duas vezes com PBS contendo 0,2% de tween 20, centrifugue a 400 g por 5 minutos.
- Ressuspender em tampão de marcação (volume suficiente para aquisição do número de eventos necessário para o tipo de ensaio realizado).
- Adquirir a amostra no citômetro de fluxo.

Ensaio de proliferação celular

O monitoramento da proliferação de linfócitos é essencial para avaliação da resposta imune adaptativa. A avaliação da proliferação de linfócitos frente a estímulos como mitógenos e antígenos pode triar imunodeficiências, avaliar resposta imune aos diferentes esquemas vacinais utilizados em humanos, bem como avaliar a resposta imune efetora efetiva em neoplasias, infecções e resposta a transplantes.

A técnica clássica, padrão-ouro na avaliação da proliferação de linfócitos, utiliza o composto radioativo timidina tritiada. Este método, ainda utilizado em laboratório de Imunologia clínica, tem como principal desvantagem o uso de material radioativo, além da limitação de avaliar um único parâmetro no ensaio.

A citometria de fluxo é uma tecnologia alternativa que tem tomado o lugar do ensaio clássico de linfoproliferação utilizando timidina tritiada.[135] Outras técnicas, utilizando a citometria de fluxo para leitura e coloração das células com corantes vitais, como o carboxifluoresceína succinimidil éster (CFSE), que se liga a proteínas plasmáticas, e o PKH-26, que se liga a lipídeos de membrana, são comumente utilizadas em pesquisa.[136] Na última década, novos corantes fluorescentes têm sido utilizados para avaliação da proliferação de células imunes e não imunes em citometria de fluxo. O uso de corantes fluorescentes para mensurar a linfoproliferação impulsionou o conhecimento na área de investigação da resposta imune, uma vez que a citometria de fluxo permite a identificação e a caracterização profunda das células que entraram e não entraram em divisão.[137]

O primeiro grande passo na determinação da proliferação por citometria de fluxo foi dado após a descoberta das propriedades de marcação celular do corante carboxifluoresceína succinimidil éster (*carboxyfluorescein succinimidyl ester* – CFSE).[137] O *carboxyfluorescein diacetate succinimidyl ester* (CFDA-SE) é o precursor do diacetato estável e permeável às células. O CFDA-SE, ao entrar em contato com o meio aquoso, adquire a forma estável – o CFSE, que é fluorescente. O CFSE tem sido amplamente utilizado para rastrear a divisão celular em vários tipos de células. O notável sucesso do uso do CFSE baseia-se em dois principais atributos químicos do corante. O primeiro é a presença de dois grupos acetato do corante, o que permite atravessar rapidamente a membrana plasmática e, consequentemente, esterases clivam esses grupos acetatos, reduzindo a permeabilidade do corante às células. O segundo atributo químico importante do CFSE é a cadeia lateral succinimidil reagente a amino do corante, que permite que o CFSE se acople covalentemente a numerosas proteínas intracelulares, inclusive as com baixas taxas de rotatividade, formando grupos éster altamente fluorescentes e permitindo que o corante continue concentrado nas células. Assim, quando uma célula marcada se divide, sua progênie é dotada de metade do número de moléculas de CFSE e, portanto, a capacidade de proliferação celular pode ser monitorada por intermédio da diminuição da fluorescência e pode se quantificada pela citometria de fluxo.[138]

Os corantes lipofílicos fluorescentes também são usados há alguns anos para marcar fluorescentemente as membranas celulares.[139]

O PKH26 *fluorescent cell linker* usa suas propriedades nas regiões lipídicas da membrana celular, sendo também usado para monitorar a proliferação celular por citometria de fluxo. É um reagente mais caro que o CFSE. O PKH26 é um corante fluorescente confiável para o rastreamento a longo prazo de células marcadas *in vitro* e *in vivo*. Esse corante mostra pouca toxicidade, exceto por alguma fototoxicidade após exposição prolongada das células marcadas à luz, e pode ser usado para acompanhar a migração de linfócitos por semanas a meses em modelos experimentais. O PKH26 é vantajoso, considerando-se que marca com extrema rapidez após ser adicionado às células.

Protocolo básico de marcação de células para ensaio de proliferação celular

- Preparo da solução do corante fluorescente: diluir o reagente fluorescente para a avaliação da linfoproliferação conforme instruções do fabricante.
- Sempre padronizar a concentração do corante a ser utilizado considerando-se o tipo de células e os estímulos que serão realizados na pesquisa.
- Diluição do corante fluorescente: adicionar o volume do meio de cultura ou solução salina tamponada para diluição do corante fluorescente (o tampão não deve conter proteína) em tubo cônico de 15 mL; seguir recomendações do fabricante para a concentração do corante fluorescente determinada em seu laboratório.
- Preparar uma concentração de células duas vezes a concentração necessária para o ensaio de estimulação, centrifugar as células a 300 g por 5 minutos; após, retirar todo o sobrenadante das células e descolar as células no tubo cônico de 15 mL.
- Acrescentar às células a solução contendo o corante fluorescente diluído.
- Incubar as células com o corante pelo período determinado pelo fabricante, a 37 °C, ou padronizado pelo grupo de pesquisa, sob constante agitação e protegido da luz.
- Após incubação, adicionar 1 mL de soro fetal bovino para inativar o corante fluorescente livre na solução e, em seguida, 9 mL do meio de cultura ou da solução salina tamponada.
- Proceder a duas lavagens com o meio de cultura ou salina tamponada contendo 10% SFB.
- Centrifugar a 300 g por 5 minutos.
- Após as lavagens, ressuspender o *pellet* celular em 1 mL do meio de cultura contendo 10% de soro fetal bovino ou soro humano AB; sempre manter as células protegidas da luz.
- Enumerar as células e ajustar para a concentração para cultivar com os mitógenos e antígenos.

Ensaio de avaliação da citotoxidade

A atividade citotóxica mediada por células é um mecanismo de células imune efetoras contra patógenos intracelulares, células tumorais e transplantes de tecidos alogênicos.[140] Os linfócitos efetores incluem os linfócitos *natural killer* (NK), os linfócitos T NK (NKT) e os linfócitos T citotóxicos (CTL, linfócitos T CD8+). Esses linfócitos reconhecem as células-alvo e promovem sua morte por interações célula a célula, produção de moléculas efetoras e exocitose de grânulos líticos.

Há décadas, a atividade citotóxica mediada por células imunes efetoras é avaliada contra as células-alvo *in vitro*. Esses ensaios são bastante aplicados em estudos que investigam a citotoxidade em neoplasias, doenças infecciosas e transplante de tecidos ou células, além de estudos que investigam a citotoxidade mediada por célula dependente de anticorpo (ADCC – *antibody-dependent cell cytotoxicity*).[141]

O ensaio clássico para mensuração da atividade citotóxica utiliza células de linhagem (K562) marcadas com Cr^{51} incubadas com células efetoras (células mononucleares do sangue periférico que contêm os linfócitos NK e T CD8+).[142] A atividade citotóxica é mensurada pela liberação de Cr^{51} no sobrenadante do ensaio celular. Para tanto, é necessário um leitor de radiação gama. O ensaio não permite verificar outras propriedades que não a liberação do Cr^{51} – tendo claras limitações na geração de informações sobre a citotoxidade e a caracterização das células efetoras. Esse ensaio é realizado em laboratórios de Imunologia clínica principalmente para avaliação da função das células NK. Ensaios mais modernos utilizam a citometria de fluxo para caracterizar mais profundamente o processo de citotoxidade e do fenótipo dos linfócitos NK, NKT e T citotóxicos.

Como a citometria de fluxo permite a avaliação de múltiplos parâmetros em células únicas, novas investigações podem ser realizadas e implementadas em pesquisa em Dermatologia.

Um dos primeiros ensaios em citometria de fluxo desenvolvido para avaliar a atividade citotóxica utilizou duas sondas fluorescentes: a calceína-AM, uma substância não fluorescente, que é convertida em calceína fluorescente (verde) pela atividade de esterase em células viáveis. Esse corante é utilizado para corar as células-alvo.[141] Após incubação das células-alvo coradas com as efetoras por 2 horas, é adicionado etídeo homodínero-1, um corante de vermelho de DNA que não é permeável em células viáveis. As células-alvo mortas são diferenciadas pela dupla marcação da fluorescência verde e vermelha, enquanto as células vivas só são marcadas em vermelho. As células efetoras que não estão marcadas com a calceína-AM (verde), mas podem ter morrido no ensaio, se apresentam, então, apenas com a fluorescência vermelha. As células viáveis efetoras não se coram com nenhum dos dois corantes e podem ser avaliadas quanto à expressão de marcadores fenotípicos utilizando anticorpos monoclonais.

Muitos outros ensaios utilizando a citometria de fluxo têm sido empregados para avaliar a citotoxidade de células matadoras, como os linfócitos NK e T CD8+. É imperativo que esses ensaios consigam distinguir as células-alvo mortas no ensaio de cocultura entre as células-alvo e efetoras. Um desses ensaios propõe o uso dos reagentes CFSE e 7-AAD. O CFSE, corante fluorescente permeável em membranas íntegras de células, é utilizado para marcar as células-alvo. Enquanto o 7-aminoactionomicina D (7-AAD), um intercalante de DNA, é incorporado às células com membrana comprometidas. Assim, a citotoxidade é dada pela marcação dupla de células CFSE+ e 7-AAD+. As células-alvo são marcadas com o CFSE; depois, incubadas com as células efetoras e com o corante 7-AAD. Este ensaio é mais sensível do que o clássico utilizando Cr^{51}; não utiliza radioisótopos e a citólise é acessada em nível de uma única célula por citometria de fluxo.

Protocolo básico de marcação de células para avaliação de citotoxidade utilizando CFSE e 7-AAD

- As células-alvo (A) são marcadas com 5 µM de CFSE, por 15 minutos a 37 °C, protegidas da luz, em agitação constante em estufa contendo 5% de CO_2.
- As células-alvo marcadas são lavadas duas vezes em PBS contendo 10% de soro fetal bovino e contadas em hemocitômetro manual utilizando-se o corante azul de tripan.
- As células efetoras (E) provenientes de PBMC isoladas por gradiente de densidade 1.077 são incubadas com as células-alvo nas proporções 50:1, 25:1, 12:1 e 6:1, por 4 a 16 horas, a 37 °C, em estufa contendo 5% de CO_2.
- O ensaio é parado no período definido pelos pesquisadores; as células efetoras podem ser imunofenotipadas utilizando anticorpos antiproteínas de membrana conjugados a fluorocromos que não se sobreponham às fluorescências de CFSE e 7-AAD, conforme ensaio de imunofenotipagem descrito anteriormente.
- As células são, então, avaliadas em citômetro de fluxo.

Dessa maneira, a citometria de fluxo é uma técnica em constante evolução que permite análises aprofundadas de fenótipos de células imunes, de estadiamento e diagnóstico de neoplasias de origem hematopoiética. Além disso, o desenvolvimento e o aperfeiçoamento de ensaios de imunofenotipagem qualitativos e quantitativos – além dos funcionais, utilizando a citometria de fluxo – podem ser aplicados tanto para o diagnóstico de doenças dermatológicas como para descrever novos conhecimentos, além de aprofundar os conhecimentos em doenças que tenham sintomas dermatológicos e imunológicos. Há muitos outros ensaios que podem ser realizados com a citometria de fluxo, que não foram abordados neste capítulo e que ainda podem ser descritos no futuro. Com o crescente avanço na tecnologia – como na nanocitometria, na citometria de fluxo convencional e na citometria de fluxo espectral e de massas –, há muito a ser descoberto, descrito e inovado utilizando esta tecnologia.

■ EXTRAÇÃO DE DNA EM BLOCOS PARAFINADOS

O desenvolvimento e a progressão da doença podem ser caracterizados por alterações genéticas, incluindo rearranjos cromossômicos, ganhos e perdas no número de cópias e metilação do DNA. Avanços em tecnologias para analisar perfil genômico de alto rendimento, como o NGS (sequenciamento de nova geração), melhoraram significativamente nossa capacidade de identificar e detectar essas alterações específicas.

No entanto, à medida que a tecnologia continua a melhorar, um fator limitante continua sendo a qualidade e a disponibilidade da amostra. Além disso, as informações clínicas de acompanhamento e o resultado da doença, em alguns casos, são coletados anos após a coleta inicial da amostra e, para a preservação dessas amostras, geralmente são fixadas em formalina, embebidas em parafina e armazenadas em arquivos hospitalares por anos, até décadas. Sabe-se que há coleções de blocos fixados com formalina e parafinados ao redor do mundo que representam um valioso arquivo de material genético para estudar populações e doenças.

Esses materiais fixados em soluções contendo formalina e embebidas na parafina não eram considerados fontes viáveis para análise molecular, pois os ácidos nucleicos presentes podiam ter se modificado e/ou degradado.

No entanto, a descoberta de que a digestão com proteases libera ácidos nucleicos fragmentados que são adequados para análises, incluindo PCR, CGH array e sequenciamento, permitiu o uso desses valiosos materiais para análise genética.

A extração de DNA de tecidos embebidos em parafina é um procedimento robusto que se baseia na solubilidade do material para purificar o DNA. A qualidade, a quantidade do DNA e o sucesso da amplificação subsequente do DNA dependem de vários fatores antes, durante e após a extração. Esses fatores incluem: tipo e quantidade de tecido; o tipo de fixador usado para preservação do tecido; a duração da fixação; idade do bloco de parafina; e condições de armazenamento; bem como o comprimento do segmento de DNA que se deseja amplificar. A remoção de parafina do tecido é o passo mais crítico para uma extração bem-sucedida, pois a parafina não dissolvida ocasiona uma baixa qualidade da amostra e inibição da amplificação por PCR. A seguir, descrevemos a técnica de extração de DNA de material parafinado para, depois, ser utilizado em diferentes técnicas moleculares como o PCR (Quadro 166.1).

Quadro 166.1 Extração de DNA de material embebido em parafina para análises genéticas.

1. Remoção de parafina
   - 1.1 Em uma capela, adicionar 800 μL de xileno (VWR, CABDH6216-4) ao tubo rotulado contendo sua amostra e colocá-lo em um agitador com agitação que pode ser entre 5 e 15 minutos para dissolver a parafina
   - 1.2 Centrifugar o *pellet* na centrífuga na velocidade de 14.000 rpm ou 16.000 xg por 3 minutos. Desprezar o sobrenadante (contém xileno) cuidadosamente e também descartar o tubo de polipropileno nos resíduos de xileno para descarte. Ter cuidado para não perturbar o *pellet*
   - 1.3 Repetir as etapas 1 e 2 de lavagem com xileno até que a parafina esteja totalmente dissolvida. Isso geralmente requer duas a três lavagens, dependendo do tamanho da amostra do tecido. Uma amostra totalmente dissolvida parecerá mole e, às vezes, perderá sua integridade estrutural. A integridade da amostra pode ser avaliada suavemente com uma ponta de pipeta

2. Reidratação com etanol
   - 2.1 Adicionar 800 μL de etanol 100% etanol (v/v) de grau de biologia molecular, vórtex; depois, centrifugar esse material a 14.000 rpm por 3 minutos na microcentrífuga. Remover o sobrenadante de etanol, tomando cuidado para não perturbar o *pellet*
   - 2.2 Adicionar 800 μL de etanol a 70% (etanol a 100% (v/v) diluído em água destilada (dH_2O)), vórtex e centrifugar o material a 14.000 rpm por 3 minutos na microcentrífuga. Remover o sobrenadante de etanol, tomando cuidado para não perturbar o *pellet*
   - 2.3 Adicionar 800 μL de etanol a 50% (etanol a 100% (v/v) diluído em água destilada (dH_2O)), vórtex e centrifugar o material a 14.000 rpm por 5 minutos na microcentrífuga. Remover o máximo de etanol possível por pipetagem, deve ter extremae cautela para não pertubar o *pellet*
   - 2.4 Depois de remover o sobrenadante de etanol, deixar o *pellet* secar naturalmente por 5 minutos, tomando cuidado para não secar demais

3. Digestão tecidual
   - 3.1 Adicionar 200 a 500 μL de tampão de Lise (fórmula a seguir). Ressuspender o *pellet* usando uma ponta de pipeta ou agitando no vórtex. Nesta etapa, deve-se ter o cuidado de ressuspender totalmente o tecido para que a etapa da digestão da amostra seja completa e resulte no melhor rendimento de DNA
   - 3.2 Incubar as amostras a 56 °C em banho-maria ou bloco de aquecimento
   - 3.3 Para lisar as proteínas e para a liberação de ácido nucleicos, adicionar 20 μL de proteinase K (20 mg/mL solução estoque, Invitrogen, AM2548) de manhã e à noite
   - 3.4 Repetir as etapas de digestão descritas por 2 a 5 dias até que o tecido esteja totalmente dissolvido

4. Tampão de Lise
   - 4.1 Tris-HCl 10 mM pH 8
   - 4.2 100 mM EDTA pH 8
   - 4.3 NaCl 50 mM
   - 4.4 0,5% SDS
   - 4.5 200 μg/mL de proteinase K (adicionar imediatamente antes de usar)

5. Purificação do DNA
   - 5.1 Adicionar um volume igual de fenol saturado com tampão (Fisher, BP1750I-400) e misturar por inversão. Centrifugar a 14.000 rpm por 5 minutos em microcentrífuga
   - 5.2 Transferir a camada aquosa para um novo tubo. Observar a interfase: se tiver muito material branco, repetir as etapas 1 e 2 na fração aquosa até que a interfase esteja limpa (normalmente 3 ou mais vezes)
   - 5.3 Quando a interfase estiver limpa, adicionar um volume igual de fenol:clorofórmio:álcool isoamílico (25:24:1) (Fisher, BP1752I-400) ao extrato da fração aquosa de sua amostra. Misturar por 5 minutos e, depois, centrifugar a 14.000 rpm por 5 minutos. Essa etapa reduz o fenol residual e ainda aguça a interfase, facilitando a extração da camada aquosa
   - 5.4 Remover a camada aquosa para um novo tubo e tratar com RNase A a 100 μg/mL por 1 hora a 37 °C

6. Precipitação de DNA
   - 6.1 Estimar o volume de sua camada aquosa coletada
   - 6.2 Adicionar 1/10 do volume de acetato de sódio (3 M, pH 5,2) e 1 volume de isopropanol (v/v) ou 2,5 volumes de 100% etanol
   - 6.3 Misturar bem e colocar no gelo ou no *freezer* a -20 °C por 30 minutos ou *overnight*
   - 6.4 Centrifugar na velocidade de 14.000 rpm a 4 °C, por 10 minutos em microcentrífuga
   - 6.5 Descartar o sobrenadante
   - 6.6 Lavar o *pellet* com 70% de etanol gelado para remover os sais indesejados
   - 6.7 Suspender novamente o *pellet* no tampão de escolha (geralmente dH_2O)

7. Quantificação de DNA
   - 7.1 Quantifique a concentração de DNA. A proporção A260:A280 deve ser ~1,8. O rendimento absoluto do DNA extraído pode ser quantificado usando-se um NanoDrop ND-1000 (NanoDrop Technologies). A sensibilidade do Nanodrop ND-1000 é 2 ng/mL

Notas:
Xileno e fenol são produtos químicos tóxicos e devem ser manuseados em uma capela. Consulte a ficha de dados de segurança do material (MSDS) antes de usar. O xileno dissolve certos plásticos; tubos de polipropileno devem ser usados, pois toleram esses compostos. Podem ser adquiridas pontas especiais que contenham uma rolha de carvão interna. Isso evita que o xileno dissolva quaisquer componentes de borracha na pipeta. Alternativamente, pontas de filtro podem ser usadas

Fonte: Desenvolvido pela autoria do capítulo.

■ REAÇÃO EM CADEIA DA POLIMERASE (PCR)

O surgimento da reação em cadeia da polimerase (PCR – *polymerase chain reaction*) transformou radicalmente a Biomedicina desde o momento em que foi desenvolvida.[143] Pela primeira vez, permitiu a detecção específica e a produção de grandes quantidades de DNA. As estratégias utilizadas na PCR impulsionaram grandes empreendimentos científicos, como o Projeto Genoma Humano. Atualmente, a técnica é amplamente utilizada por clínicos e pesquisadores para diagnosticar doenças, clonar e sequenciar genes e realizar estudos quantitativos e genômicos de forma rápida e muito sensível. Detalharemos os princípios básicos da PCR bem como as vantagens e limitações dessa técnica (Quadro 166.2).

O processo da PCR

A PCR é um ensaio enzimático simples que permite a amplificação de um fragmento de DNA específico de um *pool* complexo de DNA. A PCR pode ser realizada usando-se DNA originário de uma variedade de tecidos e organismos, incluindo sangue periférico, pele, cabelo, saliva e micro-organismos. Quantidades pequenas de DNA são suficientes para que a PCR gere cópias para serem analisadas, por essa razão, a PCR é um ensaio sensível.[144]

Cada ensaio de PCR requer a presença de DNA molde, *primers*, nucleotídeos e DNA-polimerase. A DNA-polimerase é a enzima-chave que liga os nucleotídeos individuais juntos para formar o produto de PCR. Os nucleotídeos incluem as quatro bases – adenina, timina, citosina e guanina (A, T, C, G) – encontradas no DNA.

Os nucleotídeos atuam como os blocos de construção usados pela DNA-polimerase para criar o produto de PCR resultante. Os *primers* na reação especificam o produto de DNA exato a ser amplificado. Os *primers* são fragmentos curtos de DNA com uma sequência definida complementar ao DNA-alvo que deve ser detectado e amplificado.

Os componentes supramencionados são misturados em um microtubo ou placa de 96 poços e, então, colocados em uma máquina (termociclador) que permite que ciclos repetidos de amplificação de DNA ocorram em três etapas básicas. O termociclador tem bloco térmico com furos, no qual os tubos de ensaio ou placas contendo a mistura de reação de PCR são inseridos. A máquina é programada para aumentar e reduzir a temperatura do bloco com precisão.[145]

Como mencionado, a amplificação do DNA ocorre em três etapas (Figura 166.22):

1. Desnaturação: a solução de reação é primeiro aquecida acima do ponto de fusão das duas fitas de DNA complementares do DNA alvo, o que permite que as fitas se separem.
2. Hibridização: a temperatura é reduzida para permitir que os *primers* específicos se liguem aos segmentos do DNA alvo.
3. Anelamento entre os *primers* e o DNA-alvo ocorre apenas se eles forem complementares na sequência (p. ex., A se liga a G). A temperatura é elevada novamente, momento em que a DNA-polimerase é capaz de estender os primers adicionando nucleotídeos à fita de DNA em desenvolvimento.

A cada repetição dessas três etapas, o número de moléculas de DNA copiadas dobra.[144,145]

Análise do produto da PCR

O método mais utilizado para analisar os produtos da PCR é a eletroforese em gel de agarose, que separa os produtos de DNA na base de tamanho e carga. Um controle (produtos de DNA com tamanho conhecido – *ladder*) é executado simultaneamente no gel como marcadores moleculares padronizados para auxiliar a determinar o tamanho do produto da PCR. Existem dois métodos principais de visualização dos produtos de PCR: (1) coloração do produto amplificado de DNA com um corante químico como o brometo de etídio, que se intercala entre as duas fitas do duplex; ou (2) marcando os *primers* ou nucleotídeos de PCR com corantes (fluoróforos) antes da amplificação por PCR. A técnica de PCR qualitativa é usada para detectar a presença ou ausência de um produto específico de DNA.[144,145]

PCR quantitativa

A PCR quantitativa em tempo real (qRT-PCR) é capaz de detectar e quantificar o DNA ou gene específico (alvo) enquanto está sendo sintetizado.[146] Os dois métodos comuns usados para detectar e quantificar o produto incluem (1) corantes fluorescentes que se intercalam não especificamente com o DNA de fita dupla e (2) sondas de DNA com sequência específica.

A PCR em tempo real pode ser combinada com transcrição reversa, que permite que o RNA mensageiro seja convertido em cDNA (ou seja, transcrição reversa) e, na sequência, a quantificação do cDNA é realizada como qPCR.[147,148]

Quadro 166.2 Vantagens e limitações da técnica PCR.

Vantagens	Desvantagens
Técnica simples, relativamente rápida e de baixo custo	A DNA-polimerase usada na reação de PCR é propensa a erros e pode provocar mutações no fragmento que é gerado
Sensível, é capaz de produzir até bilhões de cópias de um produto específico para sequenciamento, clonagem e análise	A especificidade do produto de PCR gerado pode ser alterada por ligação dos *primers* a outras sequências semelhantes no DNA molde
A técnica qRT-PCR quantifica o produto sintetizado, assim, pode ser usado para analisar alterações dos níveis de expressão gênica em tumores, micróbios ou outros estados de doença	Desenhar *primers* para gerar um produto de PCR, algumas informações de sequências anteriores geralmente são necessárias

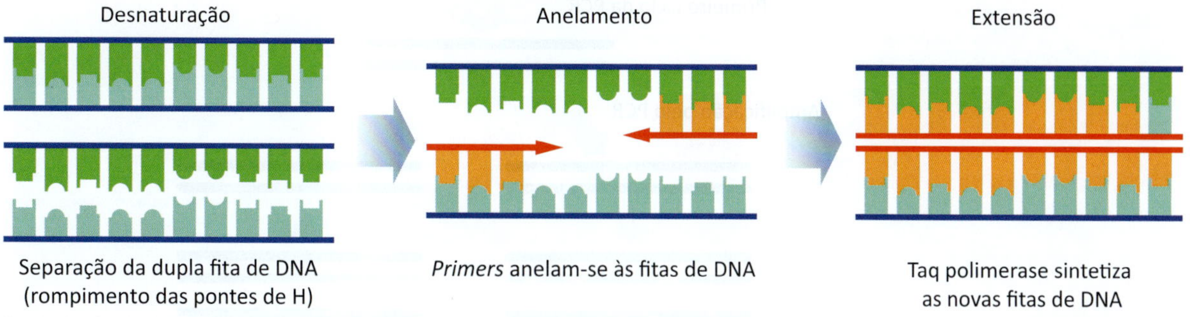

■ **Figura 166.22** Etapas da reação em cadeia da polimerase.

PCR: desnaturação, anelamento e extensão.

Fonte: Adaptada do *site* https://www.biomedicinapadrao.com.br/2011/10/reacao-em-cadeia-da-polimerase-pcr.html.

PCR por transcriptase reversa (RT-PCR)

A técnica RT-PCR ou PCR com transcriptase reversa é uma variação da técnica da PCR convencional. A RT-PCR se baseia na amplificação de mRNA específico obtido de diferentes tipos de amostras. Essa técnica elimina a etapa de purificação do mRNA (RNA-mensageiro) que geralmente é necessária para as técnicas de clonagens convencionais. Na técnica da RT-PCR, usam-se a transcriptase reversa e a amostra de RNA que será analisada, além dos reagentes da PCR convencional. A mistura de reação é aquecida a 37 °C, o que permite a produção de cópias complementares de cDNA a partir da amostra de RNA pela transcriptase reversa. Em seguida, esse cDNA é hibridizado a um dos *primers*, resultando na síntese da primeira fita (Figura 166.23). A partir desse ponto, segue-se a PCR padrão, em que o dsDNA é, por fim, gerado.[147]

Frequentemente, a RT-PCR é combinada com PCR em tempo real (qPCR), amplamente usada para a quantificação de níveis de transcritos em células e tecidos.

■ TECNOLOGIA ÔMICA

Com a conclusão do Projeto Genoma Humano, em 2003, exatamente 50 anos após Watson e Crick descreverem a estrutura do DNA, a ciência entrou na era pós-genômica, ou seja, a era das ômicas, que representa o estudo das estruturas, das vias biológicas de várias moléculas e dos sistemas para caracterizar os processos celulares.

Com base nesses avanços, no século XXI, a Medicina Molecular se voltou para a identificação e a caracterização de sistemas moleculares, tanto os constituídos de genes, transcritos, proteínas e metabólitos, para compreender as funções e os mecanismos subjacentes aos processos fisiológicos, como as alterações associadas a condições patológicas. Além disso, esses avanços possibilitaram impactar a saúde pública, como pelo desenvolvimento de biomarcadores diagnósticos, prognósticos e sistemas de monitoramento – especialmente em doenças oncológicas. A translação desses conhecimentos para a clínica médica vem contribuindo para o desenvolvimento de uma Medicina mais personalizada, propiciando melhor expectativa e mais qualidade de vida para os pacientes.

A tecnologia ômica inclui a genômica, a transcriptômica, a proteômica, a metabolômica, a metagenômica, a lipidômica, entre outras, com DNA, RNA, proteína, metabólitos, micro-organismos e lípides como correspondentes objetos de pesquisa. Em comparação com os métodos tradicionais de pesquisa, a tecnologia ômica exibe maior sensibilidade e maior poder de resolução na exploração de genomas, proteomas e metabolomas, entre outras.

Uma visão integrada da diversidade e da singularidade do mundo vivo requer uma melhor compreensão da intrincada ligação (relação) entre genótipo e fenótipo. Sendo assim, o uso dessas tecnologias "ômicas" pode aprofundar a compreensão da fisiologia da pele e ajudar a esclarecer a patogênese de algumas doenças de pele, para um melhor conhecimento das interações genótipo-fenótipo – que é essencial para o desenvolvimento de medicamentos personalizados (Medicina Personalizada).

Os genes são quimicamente menos heterogêneos (ou mais simples) do que os metabólitos e as proteínas, pois cada gene é formado por DNA, que é composto de apenas quatro nucleotídeos básicos (guanina, adenina, citosina e timina), enquanto cada proteína é composta por uma mistura de 22 aminoácidos. Já os metabólitos são mais variáveis em suas estruturas químicas.[149] Portanto, é analiticamente menos desafiador trabalhar com genômica e transcriptômica do que com proteômica e metabolômica.[150]

Aproximadamente há 40 anos, os cientistas perceberam que o fluxo de informações bioquímicas nos sistemas biológicos não é unidirecional – do genoma para o metaboloma –, mas sim um conjunto de interações

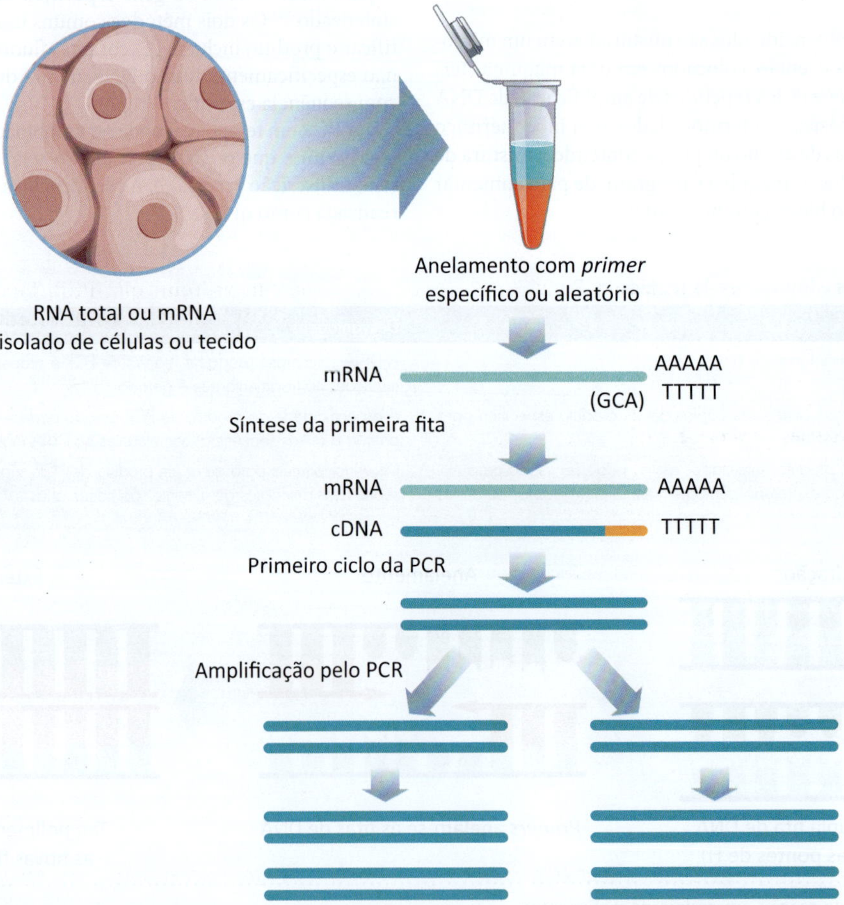

■ **Figura 166.23** Exemplificação da reação em cadeia da polimerase por transcriptase reversa (RT-PCR).
Fonte: Adaptada de https://www.sigmaaldrich.com/BR/pt/applications/genomics/pcr.

entre os "omas".[151] Portanto, uma abordagem multiômica é necessária para a elucidação da estrutura química, da função, do desenvolvimento, da adaptação e da evolução de sistemas biológicos para compreensão dos princípios da vida (Figura 166.24).

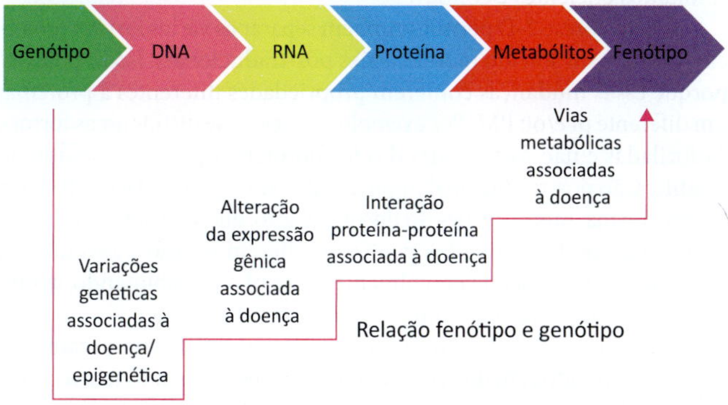

■ **Figura 166.24** A relação genótipo-fenótipo é hierarquicamente ligada por DNA, RNA, proteína e metabólito. Essas moléculas são agrupadas na genômica, transcriptômica, proteômica e metabolômica, respectivamente. As abordagens da Bioinformática e da biologia de sistemas tentam traduzir esses conjuntos de dados ômicos em um conhecimento unificado. Em particular, a partir da genômica, tenta-se identificar as alterações genéticas associadas à doença. A partir da transcriptômica, proteômica e metabolômica, busca-se identificar os genes, proteínas e vias envolvidos na patogênese da doença.
Fonte: Desenvolvida pela autoria do capítulo.

Ainda dentro das tecnologias "ômicas", também temos a epigenômica, que é um campo da Biomedicina que se concentra na caracterização de modificações reversíveis de DNA – ou proteínas associadas ao DNA –, como metilação de DNA ou acetilação de histonas no genoma. Modificações covalentes de DNA e histonas são os principais reguladores da transcrição gênica e, consequentemente, do destino celular. Essas modificações podem ser influenciadas por fatores genéticos e ambientais, podem ser duradouras e, às vezes, são hereditárias.

Nas últimas décadas, a pesquisa mostrou que a genômica e a transcriptômica não podem fornecer uma descrição completa dos sistemas biológicos complexos; sendo assim, a informação genética pode produzir mais perguntas do que respostas. Por exemplo, a genômica descreve genes e suas interações (mede o genótipo), mas não pode explicar os fenótipos. Assim, a atenção se volta para a utilização de outras técnicas "ômicas", como a proteômica e a metabolômica, que podem preencher a lacuna entre a genética e o fenótipo para facilitar a maior compreensão de sistemas biológicos.[152,153] Enquanto a transcriptômica (transcrição) e a proteômica (tradução) fornecem informações sobre a expressão gênica, esta última liga diretamente o genótipo ao fenótipo; a metabolômica fornece uma resposta a perturbações genéticas e/ou ambientais e, portanto, fornece um instantâneo do metabolismo real e do estado fisiológico de uma célula. Desse modo, uma abrangente compreensão de um organismo em um nível molecular requer a integração de dados das "ômicas" para descobrir novas moléculas para tratamentos, diagnóstico e prognósticos[154] (Quadro 166.3).

Genômica

No século XIX, Gregor Mendel, pai da Genética moderna, definiu o padrão de herança de traços com sua pesquisa botânica. O rápido progresso na Biologia Molecular, tanto nos organismos procariotos como eucariotos, lançou mais uma luz sobre como defeitos funcionais em proteínas específicas podem resultar no fenótipo da doença e como essas alterações funcionais são preservadas e transmitidas como alterações permanentes na sequência de DNA humano (ou seja, mutações).

O termo "genômica", proposto pela primeira vez pelo geneticista norte-americano Thomas Roderick, em 1986, refere-se a uma ciência que faz o mapeamento, o sequenciamento e as análises do DNA dos organismos, realizando pesquisas e análises sobre a expressão do genoma e sua função.

Avanços recentes na genômica estão trazendo uma revolução em nossa compreensão dos mecanismos moleculares da doença, incluindo a complexa interação de fatores genéticos e ambientais. A genômica também está estimulando a descoberta de produtos inovadores para a saúde e revelando milhares de novos alvos biológicos para o desenvolvimento de vacinas, medicamentos, diagnósticos e cosméticos.

A genômica inclui a genômica estrutural, com o objetivo do sequenciamento do genoma completo, e a genômica funcional, que visa identificar a função do gene. Sendo assim, a pesquisa genômica visa (1) catalogar as variações nas sequências e na expressão de todos os genes, (2) extrair padrões dessas variações que se correlacionam com o estado de doença e (3) fazer considerações com base nos padrões já estabelecidos. A genômica é amplamente utilizada em vários campos da Medicina e destaca-se na Dermatologia, na qual a pesquisa é focada na ecologia da pele e em doenças da pele, fornecendo embasamento teórico e oportunidades de desenvolvimento de novas drogas e cosméticos.

Atualmente, a genômica utiliza tecnologias que incluem *chips* de DNA e sequenciamento de captura de exon, além de tecnologias de análise quantitativa, como qRT-PCR. Também inclui Genome-Wide Association Study Serial (GWAS), Análise de Expressão Gênica (SAGE) e tecnologia CRISPR/Cas, entre outras.

Quadro 166.3 Métodos de pesquisa na genômica, transcriptômica, proteômica e metabolômica: vantagens e desvantagens.

	Ano proposto	Alvo	Métodos	Vantagens	Desvantagens
Genômica	1985	DNA	qRT-PCR, GWAS, SAGE, CRISPR/Cas	Alto rendimento e alta precisão	Tempo de sequenciamento longo e de alto custo
Transcriptômica	1991	RNA	EST, SAGE, RNA-Seq	Alta sensibilidade e ampla faixa de detecção	Altos custos de sequenciamento, requerem uma grande quantidade de amostras, e o processamento de informação é dispendioso
Proteômica	1994	Proteína	Gel eletroforese 2D, espectrometria de massa, eletroforese capilar bidimensional	Qualitativa e quantitativa, detecção de diferentes proteínas	Sensibilidade insuficiente para detectar e quantificar proteínas com baixa abundância
Metabolômica	1999	Metabólitos com massa molecular relativamente menor que 100	NMR, MS, LC-MS	Detecção é mais fácil, requerem pouca quantidade para serem detectados quando comparados a genes e proteínas	Metabólitos mudam rapidamente, é difícil controlar a estabilidade, e falso-positivos podem ocorrer

qRT-PCR: RT-PCR quantitativo; GWAS: *Genome-Wide Association Study* – Estudo de Associação do Genoma Completo; SAGE: *Serial Analysis of Gene Expression* – Análise Serial da Expressão Gênica; CRISPR/Cas: *clustered regularly interspaced short palindromic repeats* e proteína associada a CRISPR 9 – repetições palindrômicas curtas agrupadas e regularmente interespaçadas sistema Cas9; EST: *expressed sequence tags* – marcador de sequência expressa; MS: *mass spectrometry* – espectrometria de massa; NMR: *nuclear magnetic resonance* – ressonância nuclear magnética; LC-MS: *liquid chromatography* – líquido cromatográfico; RNA-Seq: sequenciamento de RNA.
Fonte: Adaptado de He J, Jia Y (2021): application of omics technologies in dermatological research and skin management. doi: 10.1111/jocd.14100.

Proteômica

A análise proteômica consiste no estudo do proteoma,[155] termo usado pela primeira vez em 1995 para descrever um complemento proteico de um genoma.[156] Refere-se, portanto, ao conjunto de proteínas expressas pelo genoma de um organismo ou de um tipo celular.[157] Em outras palavras, "proteômica" é o estudo das propriedades das proteínas (níveis de expressão, funções, modificações pós-traducionais, interações entre proteínas e mecanismos regulatórios),[156] com o objetivo identificar, caracterizar e quantificar ao máximo e de forma significativa as proteínas,[158] a fim de obter uma visão global e integrada das doenças, dos processos celulares e das interações ao nível de proteínas.[156]

O proteoma não é estável[159] e a expressão de proteínas pode variar entre as células dependendo do seu tipo, do seu estado (p. ex., estágio de ciclo celular) ou, até mesmo, da condição em que se encontra (p. ex., em algum estresse químico).[158]

As proteínas são as moléculas responsáveis diretamente pela manutenção da função celular correta e, consequentemente, pela viabilidade do organismo que as contém.[157] Por isso, são muito ricas em informação biológica e suas atividades especificas, como a sinalização, a associação com outras biomoléculas e os níveis de expressão, são essenciais para a descrição de sistemas biológicos.

Para a análise proteômica, dois princípios são utilizados: o de separação; e o de identificação. Para a separação, as técnicas mais utilizadas são a eletroforese, especialmente a bidimensional (2D),[155,157,159] e a cromatografia líquida.[160]

Desde sua descrição, em 1975, por O'Farrel, a técnica de 2D-PAGE tem sido frequentemente empregada para separação de proteínas, representando, até os dias atuais, uma importante ferramenta no arsenal proteômico, principalmente após os avanços nas tecnologias analíticas, as quais possibilitaram a identificação de muitas proteínas a partir de géis de poliacrilamida.[161] Na eletroforese 2D, as proteínas são separadas de acordo com dois parâmetros independentes e em duas etapas consecutivas: na primeira dimensão (ou focalização isoelétrica, IEF), de acordo com a carga elétrica (ponto isoelétrico, pI); na segunda dimensão, de acordo com peso molecular (PM). O pI de uma proteína é o valor de pH no qual a sua carga elétrica líquida é zero. Assim, as proteínas nesta etapa migram em uma fita de poliacrilamida com pH imobilizado até atingirem a posição em que sua carga líquida fique zero. Posteriormente, esta fita (contendo as proteínas separadas pela carga elétrica) é submetida a uma eletroforese desnaturante em gel de poliacrilamida (SDS-PAGE – *sodium dodecyl sulfate polyacrylamide gel eletrophoresis*), na qual ocorre a separação pelo peso molecular. Quando a técnica é bem-sucedida, obtém-se um gel de poliacrilamida contendo numerosos *spots*, bem separados, cada um correspondendo a uma proteína (ou a uma forma proteica)[161] (Figura 166.25). É importante ressaltar que, previamente a essas etapas, a preparação da amostra é fundamental para se atingir uma alta resolução dos géis, bem como resultados eficientes e confiáveis.

A eletroforese 2-D permite também separar as várias formas proteicas que tenham sofrido modificações pós-traducionais. Isso é possível porque essas mudanças conferem propriedades diferentes à proteína: um diferente pI e/ou PM. Por exemplo, consegue-se distinguir as formas fosforiladas e não fosforiladas das fosfoproteínas porque esse tipo de modificação pós-traducional implica a alteração de seu pI e seu PM. Da mesma forma, modificações do tipo acetilação, glicosilação ou hidrólise específicas de determinados peptídeos alteram o peso molecular da proteína modificada e, eventualmente, o seu pI – possibilitando, assim, a detecção dessas formas com base nos géis 2-D.[161]

Em estudos de proteômica quantitativa, a análise comparativa de proteomas obtidos em duas (ou mais) situações em estudo tem a finalidade de identificar e quantificar as possíveis alterações de cada espécie proteica separada nos géis 2-D. Assim, torna-se possível identificar as proteínas envolvidas na resposta celular à alteração imposta.

Após a separação das proteínas, o gel de poliacrilamida (2-D) é corado e a intensidade de cada *spot* visualizado é registrada, digitalmente, sob a forma de imagem, a qual será analisada com a ajuda de um *software* adequado para quantificar e analisar comparativamente a intensidade dos vários *spots* obtidos nos géis 2-D. Após essa análise, os *spots* de interesse são preparados – com o uso de enzimas que promovem a clivagem das proteínas em sítios específicos.[162] A enzima normalmente utilizada é a tripsina, a qual faz clivagem na porção C-terminal adjacente aos resíduos de arginina e lisina[160] – o que gera um conjunto de peptídeos únicos, cujas massas são determinadas por espectrometria de massa (MS).

Embora muito utilizada até hoje, as desvantagens desta técnica – como ampla manipulação de amostras, processamento oneroso e dificuldades em resolver proteínas de baixa abundância, com pI e pesos moleculares extremos e proteínas hidrofóbicas, como proteínas de membranas celulares – ocasionaram o desenvolvimento de técnicas alternativas para análise do proteoma, resultando no desenvolvimento da proteômica *shotgun* (Figura 166.26).[161]

A proteômica *shotgun* consiste na identificação do proteoma a partir de uma mistura complexa submetida à digestão em peptídeos (usando proteases como a tripsina), sem um prévio fracionamento em gel. Esses peptídeos, por sua vez, são separados em um sistema de cromatografia líquida (CL) e eluídos em espectrômetro de massas. A cromatografia líquida de alta eficiência (HPLC – *high performance*

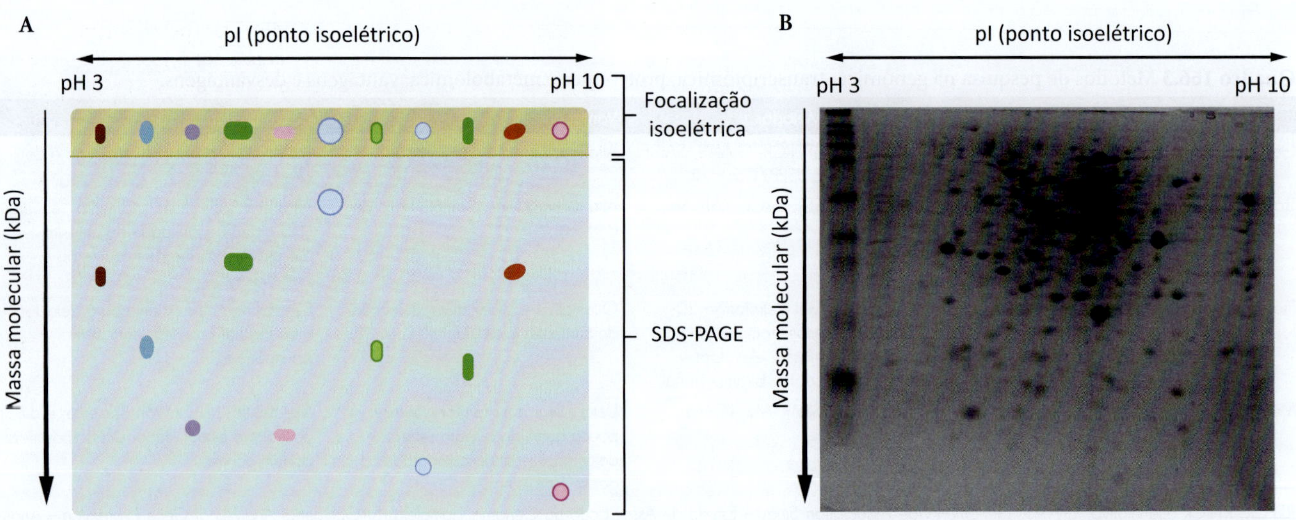

■ **Figura 166.25** Eletroforese bidimensional. **(A)** Representação esquemática. **(B)** Gel 2D-PAGE. Primeiramente, as proteínas são separadas na focalização isoelétrica, de acordo com seu ponto isoelétrico; depois, ocorre a separação em gel desnaturante de poliacrilamida (DAS-PAGE), em que as proteínas migram de acordo com sua massa molecular.

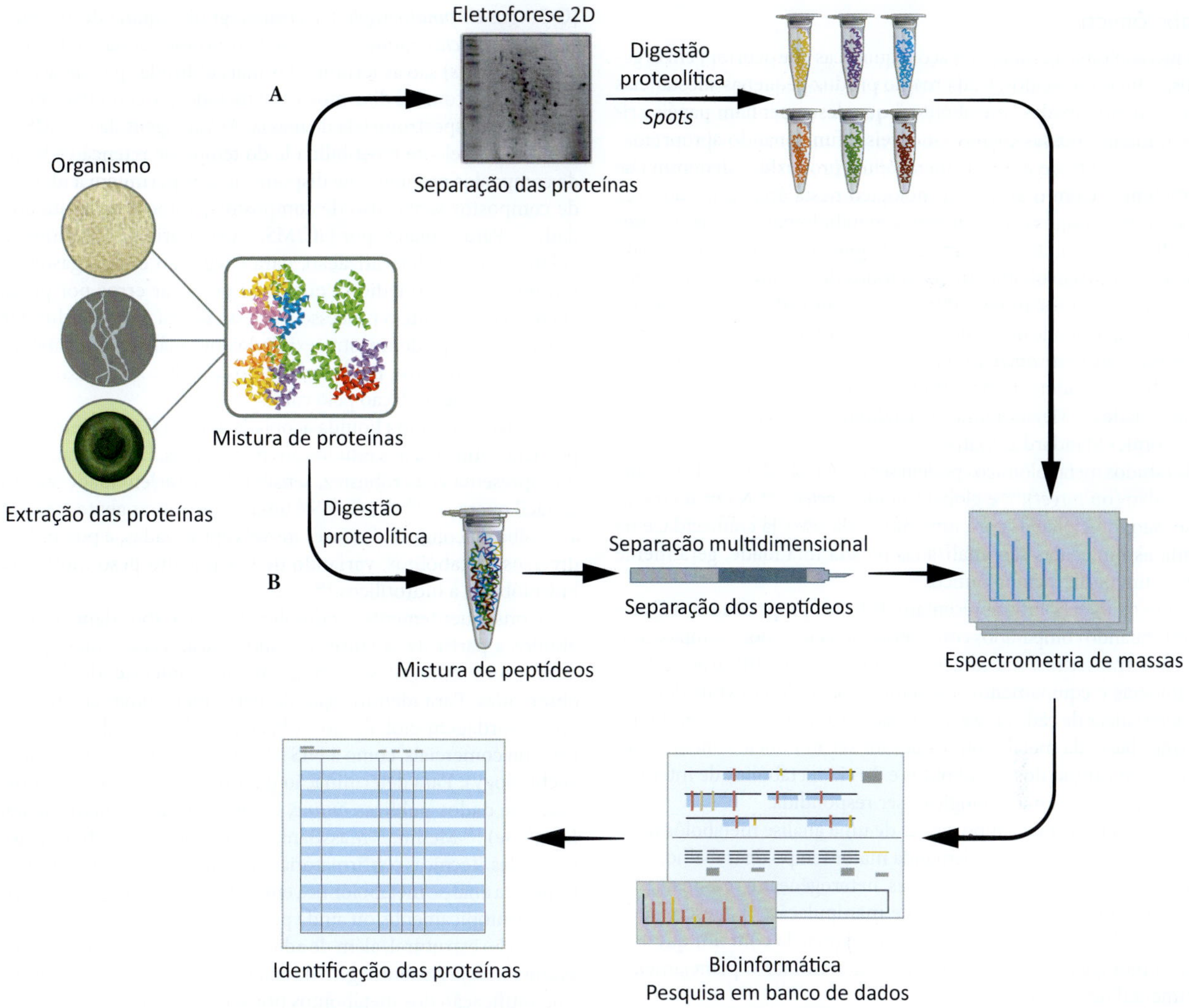

■ **Figura 166.26** Análise proteômica com base em gel 2d-PAGE (**A**) e livre de gel, denominada *shotgun proteomics* (**B**). Na metodologia com base em gel (**A**), a mistura de proteínas extraída do organismo/tecido é primeiramente separada em um gel bidimensional de acordo com seu ponto isoloelétrico e peso molecular. Depois, cada *spot* é retirado do gel, submetido à digestão proteolítica e analisado por espectrometria de massas até sua identificação, utilizando-se bancos de dados preexistentes. Na técnica de *shotgun* (**B**), a mistura de proteínas extraída do organismo/tecido é previamente digerida e submetida à separação multidimensional. Os peptídeos são, então, submetidos à espectrometria de massas e proteínas são identificadas com base em bancos de dados.
Fonte: Adaptada de Gilmore JM, Washburn MP, 2010.

liquid chromatography) é uma técnica amplamente empregada na proteômica para separação e quantificação de misturas proteicas complexas. O acoplamento de técnicas de HPLC e a espectrometria de massas promoveram um grande avanço na área, por serem capazes de gerar resultados com altas sensibilidade e resolução, sendo possível atingir proteínas de baixa abundância. O sistema de CL é composto por duas fases (uma estacionária e a outra móvel), nas quais ocorre a separação dos peptídeos com base em fenômenos de partição e/ou de adsorção na fase estacionária, de forma dependente do tamanho da cadeia polipeptídica do analito. Métodos ortogonais de separação multidimensional utilizando cromatografia líquida têm sido frequentemente usados na proteômica *shotgun* em virtude principalmente da complexidade da amostra proteica. O MudPIT (*multidimensional protein identification technology*) é um exemplo de método multidimensional que intercala cromatografia de troca catiônica forte com a de fase reversa.[163-165] Quando há um HPLC acoplado a um espectrômetro de massas, a amostra migra direto para o MS e é analisada.

A espectrometria de massas é uma técnica capaz de determinar a relação entre massa e carga (m/z) de íons gerados a partir da molécula analisada. Ela também permite a identificação de proteínas em pequenas concentrações, por sequenciamento ou por características como modificações pós-traducionais, peso molecular e impressão digital de massas ou *peptide mass fingerprint* (PMF). Esses peptídeos, previamente detectados durante o PMF, podem, então, ser isolados e submetidos à fragmentação por colisão com moléculas de um gás inerte, como argônio, nitrogênio ou hélio. O espectro obtido é denominado "espectro de fragmentação" ou MS/MS.[162]

A espectrometria de massa foi um enorme avanço na área da proteômica, possibilitando a identificação, de forma rápida, de grande número de proteínas. Para seu funcionamento, um espectrômetro de massa tem uma fonte de íons, um analisador de massas, um detector e um sistema de aquisição de dados. As fontes de ionização empregadas em MS aplicada à análise proteômica são *electrospray* (ESI) e *matrix-assisted laser desporption ionization* (MALDI), as quais têm a função de ionizar, de maneira suave, para preservar a estrutura polipetídica, e transferir as espécies a serem analisadas para a fase gasosa. Os analisadores de massas, como quadrupolos, *ion-traps*, *time-of-flight* (TOF), têm como função básica separar os íons formados de acordo com suas relações m/z.[162]

Os espectros de massa dos peptídeos, obtidos a partir de *spots* ou amostra fragmentada e separada por HPLC, são comparados com espectros teóricos, em vários bancos de dados, por meio de ferramentas adequadas de bioinformática.[159] Os *softwares* mais conhecidos e comumente empregados são o *Sequest* e o *Mascot*,[162] o *X Tandem*, o *Comet*.

Metabolômica

A metabolômica estuda as reações químicas que ocorrem em organismos, células ou tecidos. Cada reação produz pequenas substâncias químicas, denominadas "metabólitos", que desempenham papéis críticos em manter nossas células saudáveis e funcionando apropriadamente. O conjunto de todos os metabólitos produzidos denomina-se "metaboloma". Com o avanço tecnológico nesta área, está cada vez mais acessível pesquisar os diferentes metabolomas produzidos por cada indivíduo, permitindo, assim, um diagnóstico mais personalizado da doença e o desenvolvimento de métodos de tratamento no futuro.

Em razão do crescimento dos estudos em metabolômica, assim como da complexidade dos dados, da variação em função do ambiente, da manipulação, entre outros, houve a necessidade de se padronizarem os procedimentos adotados nos estudos e nas publicações, sendo criada, pela Sociedade de Metabolômica (Metabolomics Society), em 2005, a Metabolomics Standard Initiative.[166]

Os estudos metabolômicos podem ser desenvolvidos em duas abordagens: alvo (ou *target*);[167] e global (ou *untargeted*).[168] Na primeira, as análises são direcionadas para uma molécula-alvo, já conhecida, e na segunda as moléculas são analisadas na sua totalidade, geralmente traçando um perfil metabolômico.

Como os metabólitos apresentam distintas propriedades físicas e químicas quando comparados com outras moléculas, por exemplo, com proteínas e transcritos, sua caracterização e sua quantificação exigem metodologias e equipamentos específicos, levando em consideração as características de cada classe. Nesse aspecto, as distintas tecnologias que fazem parte da metabolômica devem ser minunciosamente selecionadas, em função dos metabólitos e da via metabólica de interesse ou em função da questão biológica a ser respondida.

Uma das etapas mais importantes de uma análise metabolômica é o preparo de amostra, o qual demanda maior tempo de trabalho, uma vez que se trata de amostras complexas, heterogêneas e responsivas às alterações ambientais, biológicas e de manipulação.[169] A escolha do tipo de abordagem, seja global, seja alvo, associada com um questionamento biológico, é fundamental para determinar o planejamento experimental do estudo.

Após a preparação da amostra, esta é submetida à análise instrumental. Para se obter uma cobertura completa do metaboloma de um organismo biológico, há o uso de multiplataformas analíticas, como espectrometria de massas (MS) e espectroscopia de ressonância magnética nuclear (RMN).

A RMN é uma ferramenta analítica amplamente utilizada nos estudos metabolômicos, pois detecta os perfis de absorção de ressonância específicos de metabólitos em um campo magnético (que depende da estrutura química). É uma técnica simples, robusta, que requer pouca ou nenhuma manipulação de amostra e sua vantagem de não destruir o analito permite que as amostras possam ser reutilizadas em estudos posteriores.[170,171] Dessa forma, além da análise por RMN, as amostras podem adicionalmente ser submetidas a uma segunda análise por cromatografia gasosa/espectrometria de massa (GC/MS) e cromatografia líquida/espectrometria de massa (LC/MS). Embora seja um instrumento com diversos aspectos positivos, a principal desvantagem da RMN é sua baixa sensibilidade, o que pode ser superado com o uso de compostos marcados (p. ex., usando 13C ou 15N RMN).[170]

A MS é uma técnica que detecta a razão massa sobre a carga (m/z) de íons, os quais são provenientes de uma fonte de ionização. Esses compostos ionizados resultantes de cada molécula gerarão diferentes padrões de pico que definem a "impressão digital" da molécula original. É a técnica de análise mais usada na metabolômica, sendo capaz de proporcionar análises rápidas, com altas sensibilidades e seletividade.[172] Pode ser acoplada mediante a infusão direta da amostra ou da ionização e da dessorção a *laser* assistida por matriz (MALDI-MS – *matrix-assisted laser desorption ionization mass spectrometry*).[171] O acoplamento de técnicas de separação previamente à MS fornece melhor resolução dos resultados e diminui problemas em decorrência da ionização direta e/ou de matrizes complexas. A cromatografia gasosa (GC – *gas chromatography*), a cromatografia líquida de alta eficiência (LC – *liquid chromatography*) e a eletroforese capilar (CE – *capillary electrophoresis*) são as ferramentas mais utilizadas para esse fim.

GC/MS, como já dissemos, é um método que combina cromatografia gasosa e espectrometria de massa. As vantagens da GC/MS são alta robustez, excelente repetibilidade do tempo de retenção e bibliotecas de compostos prontamente disponíveis, que permitem a identificação de compostos sem o uso de compostos-padrão e com alta credibilidade.[170] Para a análise por GC/MS, é necessário que as amostras não voláteis sofram derivatização, para chegar ao estado gasoso, sendo um procedimento tedioso, que pode provocar erros por perdas por volatização durante o processo.[171] Dessa forma, pode ser limitante no número e no tipo de amostra, exigindo uma análise complementar com outros instrumentos. Esse também é o caso de compostos que não são resistentes à degradação pelo calor.

A cromatrografia líquida acoplada à MS (LC/MS) vem sendo amplamente utilizada nos estudos dos metabólitos. É uma técnica analítica que apresenta altas robustez, sensibilidade e seletividade, além de ser de fácil operação.[173] A LC-MS é uma técnica abrangente, na qual, com a escolha da coluna e das fases móveis apropriadas, é possível analisar diversos metabólitos, variando de baixo a alto peso molecular e de hidrofóbicos a hidrofílicos.[170]

Consequentemente à complexidade e à abundância dos dados obtidos a partir das análises metabolômica, ferramentas apropriadas devem ser empregadas, a fim de manter a integridade das variações observadas. Para identificação do perfil metabolômico com base em uma abordagem global, são utilizadas bibliotecas de espectros próprias ou comerciais, como a NIST (National Institute of Standards and Technology). Para determinação putativa dos metabólitos, buscas em bases de dados públicas *online*, como HMDB (*Human Metabolome Database*),[174] Metlin,[175] MassBank,[176] entre outras, são frequentemente realizadas. Técnicas confirmatórias podem ser realizadas posteriormente, pelada análise metabolômica em fluxo, por meio de compostos marcados isotopicamente, ou ainda pela análise NMR-2D ou MS/MS para elucidação estrutural, além de adição por *spiking* de padrões analíticos às amostras. Já na abordagem da análise metabolômica-alvo, é realizada a quantificação dos metabólitos pré-selecionados.[171]

O estudo metabolômico geralmente parte de um questionamento biológico, em que a interpretação dos dados obtidos gera uma hipótese biológica. Com a análise dos dados obtidos, é possível identificar e quantificar os metabolitos alterados, os quais são correlacionados com rotas metabólicas, utilizando-se bibliotecas – como KEGG (Kyoto Encyclopedia of Genes and Genomes),[177] MetaCyc,[178,179] MetaboLights,[180] entre outras. Para confirmar a interpretação dos efeitos bioquímicos, recomenda-se uma validação biológica, na qual novos experimentos são elaborados com novas amostras e estas são submetidas à análise metabolômica. Adicionalmente, a metabolômica-alvo, com a quantificação dos metabólitos discriminantes avaliados pela abordagem global, também pode ser realizada.[171]

Transcriptômica

A transcriptômica é a análise do transcriptoma que se refere ao conjunto completo de transcritos (os RNA mensageiros, os RNA ribossômicos, os RNA transportadores e os microRNA) que está presente em uma amostra (uma célula, um tecido ou um órgão) em determinado momento. Portanto, o transcriptoma é dinâmico e um bom representante do estado celular, sendo o reflexo direto da expressão dos genes.

Várias tecnologias foram desenvolvidas para inferir e quantificar transcriptomas, incluindo *microarrays* ou *chips* de DNA que se baseiam principalmente na propriedade de hibridização por complementaridade dos ácidos nucleicos e no fato de as sondas no *array* apresentarem sequências similares às dos genes de interesse, complementares às do RNAm ou às do cDNA (DNA complementar), dependendo da tecnologia utilizada. Essa técnica permite investigar milhares de genes de maneira simultânea.

Os *microarrays* estão se tornando menos populares por causa dos custos decrescentes dos métodos de sequenciamento de RNA

(RNA-seq), embora seja preciso lembrar que algumas das etapas utilizadas no procedimento de *microarray*, com suas desvantagens e limitações, também são utilizadas em outras técnicas, incluindo as abordagens RNA-seq. O sequenciamento de RNA (RNA-seq) usa os recursos do sequenciamento de nova geração para fornecer um instantâneo da expressão do RNA do genoma em um determinado momento. O RNA-seq tem vários benefícios em comparação com a tecnologia de *microarray*, inclusive sendo altamente quantitativo, com faixa dinâmica quase ilimitada e com sensibilidade muito maior do que plataformas de *microarray* – em termos de detecção de baixa abundância de transcritos.[181]

Os primeiros estudos utilizando perfis de expressão gênica (*microarray*) na pele foram publicados em 2001, por Bowcock e colaboradores.[182] Para a análise, eles usaram a versão inicial da plataforma Affymetrix (Affymetrix Inc., Santa Clara, CA, EUA), que se baseia em *microarrays* contendo sondas para aproximadamente 12 mil transcritos conhecidos. O trabalho foi realizado em amostras de RNA isoladas de pele lesionada (com psoríase) e não lesionada. O estudo forneceu uma visão inédita das mudanças de expressão gênica que ocorrem em pele psoriática, com um total de 177 genes encontrados que são diferencialmente expressos entre pele doente e saudável. Entretanto, ao longo dos anos, o número de transcritos que essas plataformas podem aferir aumentaram exponencialmente. Pode ser visto, pelas publicações mais recentes sobre psoríase, que o uso de *microarrays* de última geração resultou no número de genes expressos acima de 1.200 em contraste com os 177 originalmente identificados em 2001.[182,183]

A primeira análise de RNA-seq relacionada a doenças da pele foi realizada em 2010 usando dez células de melanoma derivadas de pacientes, com o objetivo de detectar simultaneamente níveis de expressão de genes, *splicing* alternativo, expressões específicas de genes alelos de sion e fusão.[184] A primeira sequência de RNA na pele doente foi em 2012.[185] Nesse estudo, três pares de fragmentos de pele (lesionada e sã) de pacientes com psoríase foram analisados em paralelo nas plataformas de *microarray* e RNA-seq. Quando os pesquisadores usaram os mesmos limites estatísticos e pontos de corte de mudança de dobra, a análise de RNA-seq identificou cerca de cinco vezes mais diferenças de genes essencialmente expressos, em comparação com *microarrays* – o que mostra a sensibilidade aumentada de RNA-seq.

Outro estudo, com uma amostragem maior, analisou – pelas duas plataformas simultaneamente – 92 lesões de pacientes com psoríase e 82 amostras de pele normal. Similarmente, o estudo mostrou o aumento da sensibilidade do RNA-seq: 794 genes expressos diferencialmente foram identificados por *microarray*, enquanto 3.577 genes expressos diferencialmente foram identificados por RNA-seq.[186]

Essas novas tecnologias de sequenciamento de nova geração, como RNA-seq, produzem milhares de dados. Assim, atualmente, o grande desafio é como analisar e interpretar esses resultados e como usar essas informações para obter novos *insights* sobre a patogênese das doenças.

A seguir, abordaremos os tipos de sequenciamentos disponívies no mercado utilizados para explorar e investigar o genoma, o transcriptoma e o metaboloma, entre outros.

O sequenciamento pelo método de Sanger (sequenciamento de 1ª geração) continuou a melhorar com a introdução da eletroforese capilar e ganhou ampla aceitação, como sequenciamento de 1ª geração, para sequenciar pequenos e grandes genomas – desde bactérias e fungos até humanos. Essa técnica permite analisar um sequenciamento por reação, o que limita o rendimento do método.[187]

Em 2004, as tecnologias de "sequenciamento de nova geração" (NGS) foram inseridas no mercado, o que transformou a pesquisa básica e clínica, pois ocorreu um aumento estrondoso na saída de dados de sequenciamento. Esse aumento significativo de dados, produzidos por essas tecnologias, resultou das inovações na área de Nanotecnologia que permitiram o sequenciamento paralelo de moléculas únicas de DNA. O sequenciamento de NGS, independentemente da plataforma, pode produzir arquivos contendo leitura de até bilhões de fragmentos de DNA. Esses arquivos precisam ser processados para ser possível realizar as análises do material genético. Para isso, são utilizadas ferramentas de Bioinformática, que permitem analisar as sequências de DNA da amostra. Para essas análises, as técnicas de Bioinformática organizam e analisam as informações genéticas complexas.[188-190]

O NGS pode ser caracterizado como um sequenciamento de DNA e RNA automatizado, paralelo e de alto rendimento. Essas tecnologias permitem sequenciar o DNA de forma muito mais rápida e com baixo custo, quando se compara com o sequenciamento de Sanger – que tem como uma das características ser laborioso.[191-192]

A plataforma NGS possibilitou que se utilizasse uma grande variedade de métodos, permitindo, aos pesquisadores, fazer praticamente qualquer pergunta relacionada ao genoma, ao transcriptoma ou ao epigenoma de qualquer organismo. Os métodos de sequenciamento diferem principalmente pelo tipo de amostras (DNA ou RNA), de onde são obtidas – por exemplo, organismo (humano, planta, animal, micro-organismo), tipo de tecido, normal *versus* afetado, condições experimentais, entre outros – e pelas opções de análise de dados utilizada.[193]

Após a obtenção do DNA ou do RNA, as bibliotecas de sequenciamento são preparadas, enquanto o estágio de sequenciamento permanece fundamentalmente o mesmo, seja qual for o método. Existem vários *kits* de preparação de bibliotecas-padrão que oferecem protocolos para sequenciamento de genoma inteiro (WGS), sequenciamento de RNA (RNA-Seq), sequenciamento direcionado (como sequenciamento de sexoma ou sequenciamento de 16S), sequenciamento de alguns genes de interesse, regiões de ligação de proteínas, entre outros.[194]

As tecnologias do NGS são classificadas como 2ª e 3ª gerações. As tecnologias de 2ª geração (*short reads* – leitura curta) geralmente começam com fragmentação de DNA, reparo final de DNA, ligação de adaptador, fixação de superfície e amplificação *in situ*. As tecnologias de sequenciamento de leitura curta envolvem o sequenciamento massivamente paralelo de leituras curtas, em que milhões de reações de sequenciamento individuais ocorrem em paralelo. No entanto, por ser uma tecnologia de leitura curta, os dados sequenciados nos longos trechos de DNA devem ser reagrupados, apresentando desafios, com variações estruturais ou regiões de baixa complexidade.[195-197]

Entretanto, as tecnologias de 3ª geração (*long reads* – leitura longa) podem alcançar leitura de comprimentos acima de 10 kb – muito além das tecnologias de Sanger ou de leituras curtas de sequenciamentos. Essas tecnologias de "leitura longa" podem superar problemas encontrados com as tecnologias de leituras curtas, como repetições e detecção de variantes estruturais. Comparadas aos métodos de 2ª geração, as mudanças do processo incluem menos etapas na preparação da biblioteca e direcionamento direto de moléculas de DNA não fragmentadas em tempo real, em que o fator limitante é a produção de DNA de alto peso molecular para esses fins. Uma limitação dessas tecnologias de 3ª geração, em comparação com os métodos de 2ª geração, foi a imprecisão das leituras, que continua a melhorar ao longo do tempo, principalmente com a análise de avançados *softwares*.[199,200]

A escolha de qual tecnologia de sequenciamento usar dependerá da pergunta científica e das necessidades clínicas. Por isso, até agora, perguntas/necessidades básicas e clínicas ditaram os avanços tecnológicos. Contudo, ainda há limitações nessas tecnologias. Sendo assim, a direção futura dessas tecnologias é uma evolução desses fatores limitantes – o que poderá resultar em novas pesquisas e aplicações clínicas.[201]

A Tabela 166.1 e o Quadro 166.4, a seguir, descrevem uma visão geral das tecnologias NGS disponíveis, que foram categorizadas em leituras curtas e longas, benefícios e limitações.

Sequenciamento de leitura curta (*short reads*)

O sequenciamento de 2ª geração (NGS de leitura curta) refere-se ao próximo avanço das tecnologias de sequenciamento após o sequenciamento Sanger tradicional de 1ª geração. A característica comum das tecnologias de leitura curta é o sequenciamento massivo de moléculas de DNA amplificadas, clonalmente curtas (250 a 800 bp), sequenciadas em paralelo. O fluxo de trabalho do NGS inclui preparação de biblioteca, sequenciamento e análise de dados.[202] As principais características das plataformas de sequenciamento de 2ª geração são apresentadas na Tabela 166.1.

Sequenciamento de leitura longa (*long reads*)

As tecnologias de sequenciamento de leitura longa, também denominadas "tecnologias de sequenciamento de 3ª geração", podem gerar sequências > 10 kb diretamente do DNA. A princípio, essas tecnologias foram marcadas por imprecisões, mas modificações e melhorias mais recentes permitiram uma precisão muito maior e elas já oferecem possibilidades interessantes para sequenciar grandes moléculas de DNA, como para o diagnóstico de doenças genéticas (Logsdon GA). O sequenciamento de leitura longa é particularmente desejável para a genotipagem HLA porque permitiria o faseamento completo dos alelos e resolveria a questão das ambiguidades de tipagem. Há duas tecnologias primárias de leitura longa, Pacific Biosciences (PacBio) e Oxford Nanopore Technology (ONT), que operam em princípios diferentes.[194-196] As principais características de cada um desses dois tipos de plataformas de sequenciamento são apresentadas no Quadro 166.4.

Sendo assim, o desenvolvimento de novas tecnologias de sequenciamento com resultado mais robusto, reprodutível e preciso, para fragmentos longos e com rendimento ainda maior e de baixo custo, provavelmente representará a próxima geração de plataformas de sequenciamento.[197,200] Esta 3ª geração de sequenciadores pode servir de base para mais um afluxo de descobertas inéditas, pois a caracterização dos genomas e dos transcriptomas de muitos organismos e de grandes populações se tornará ainda mais viável, promovendo não apenas descobertas científicas, mas também outras aplicações com significativos benefícios econômicos e de saúde.

Tabela 166.1 Plataformas de sequenciamento de leitura curta (*short reads*): principais características.

Companhia	*Illumina*								*ThermoFisher*		
Sistema da plataforma	iSeq	Miniseq	MiSeq	NextSeq550	NextSeq 1000&2000	NovaSeq 6000	MiSeqDx	Nextseq550 Dx	GeneStudio S5	Genexus	Ion PGM-Dx
Princípio do sequenciamento	Sequência por síntese										
Sistema de detecção	Fluorescente								Ion		
Aplicação	*Small* WGS, TS, RNA-seq		*Small* NGS, TS Chip – seq, *Small* RNA *sequencig*	TS, *Small* WGS, exoma e sequência do transcriptoma		TS, WGS, WES, transcriptoma e sequência do epigenoma	TS, *Small* WGS	TS, exoma e sequência do transcriptoma	TS, epigenética, exoma, sequência de transcriptoma	TS	TS
Comprimento máximo de leitura (base)	2 × 150 bp		2 × 300 bp	2 × 150 bp	2 × 150 bp	2 × 250 bp	2 × 300 bp	2 × 150 bp	600 bp	400 bp	200 bp
Tempo de execução do sequenciamento	9,5 a 19 horas	5 a 24 horas	4 a 56 horas			13 a 44 horas	24 horas	≤ 35 horas	4,5 a 21,5 horas	14 a 31 horas	4,4 horas
Vantagens	Alta precisão com boa cobertura										
Desvantagens	Tempo de execução longo com dificuldades de fase										

WGS: *whole genome sequencing* (sequenciamento do genoma inteiro); WES: *whole exome sequencing* (sequenciamento do exoma total); TS: *targeted sequencing* (sequenciamento de genes-alvos).

Fonte: Adaptado de Hu T, Chitnis N, Monos D et al. Next-generation sequencing technologies: an overview. Human Immunology. https://doi.org/10.1016/j.humimm.2021.02.012.

Quadro 166.4 Plataformas de sequenciamento de leitura longa (*long reads*): principais caracteristicas.

Companhia	*Pacific Biosciences*			*Oxford Nanopore*			
Sistema da plataforma	Sequel	Sequel II	Sequel IIe	Flongle	MinION	GridION	PromethION
Princípio do sequenciamento	Sequenciamento em tempo real de moléculas únicas – pacbio			Sequenciamento de molécula única – nanopore			
Sistema de detecção	Fluorescente			Condutividade elétrica			
Aplicação	Montagem do genoma inteiro, detecção de variantes, detecção de variação estrutural, sequenciamento de transcrito completo, sequenciamento de alvo/amplicon, sequenciamento metagenômico			DNA, amplicon, DNA, sequenciamento direto de RNA			
Comprimento máximo de leitura (base)	300 kb			Leitura mais longa até agora: > 4 mb			
Tempo de execução do sequenciamento	Até 20 horas	Até 30 horas		1 minuto a 16 horas	1 minuto a 72 horas		
Vantagens	Leituras muito longas podem ajudar a resolver ambiguidades; não requer amplificação de DNA, tempo de resposta comparativamente mais rápido			Sequenciamento rápido, portabilidade, análise de dados em tempo real			
Desvantagens	O equipamento de sequenciamento é de alto custo, ocupa um espaço físico relativamente grande, taxa de erro historicamente mais alta (continua a melhorar)			Taxa de erro historicamente mais alta (continua a melhorar)			

Fonte: Adaptado de Hu T, Chitnis N, Monos D et al. Next-generation sequencing technologies: an overview. Human Immunology. https://doi.org/10.1016/j.humimm.2021.02.012.

1. Survana KS, Layton C, Brancroft JD. Bancroft's theory and practice of histological techniques. 8th ed. London: Elsevier, 2019.
2. Mallory FB. Pathological technique. In: Luna LG, editor. AFIP manual of histologic. New York: Hafner Publishing; 1961. p.130.
3. Staining methods. 3rd ed. New York: McGraw-Hill; 1968, p. 161-2.
4. Sheehan DC, Hrapenak BB. Theory and practice of histotechnology. 2nd ed. St. Louis: CV Mosby; 1980. p.168-9.
5. Chen X, Zheng B, Liu H. Optical and digital microscopic imaging techniques and applications in pathology. Anal Cell Pathol (Amst). 2011;34(1-2):5-18.
6. Prophet EB, Mills B, Arrington JB, Sobin LH, editors; Armed Forces Institute of Pathology. Laboratory methods in histotechnology. Washington, D.C: American Registry of Pathology; 1994.
7. The Internet Pathology Laboratory. Special stains in histology. Utah: University of Utah Spencer S. Eccles Health Sciences Library; [date unknown].
8. Kumar GL, Kierman JA. Education guide: special stains and H & E. 2nd ed. Califórnia: Carpinteria; 2010.
9. Wick MR. The hematoxylin and eosin stain in anatomic pathology: an often-neglected focus of quality assurance in the laboratory. Semin Diagn Pathol. 2019 Sep;36(5):303-11. doi: 10.1053/j.semdp.2019.06.003.
10. Brown RC, Hopps HC. Staining of bacteria in tissue sections: a reliable gram stain method. Am J Clin Pathol. 1973;60(2):234-40.
11. Barcia JJ. The Giemsa stain: its history and applications. Int J Surg Pathol. 2007;15(3):292-6.
12. Romano LA, Klosterhoff MC, de Medeiros AFF, Pedrosa VF. Comparative study of Ziehl Neelsen's technique and the Fite-Faraco technique in the histopathological diagnosis of mycobacteriosis in fish. Asian J Res in Animal and Vet Sci. 2020;6(1):27-34.
13. Carson FL. Histotechnology: a self-instructional text. 2nd ed. Chicago: ASCP Press; 1997.
14. Carleton HM, Drury RAB, Wallington EA. Carleton's histological technique. 4th ed. Oxford: Oxford University Press; 1976.
15. Bancroft JD, Gamble M, Suvarna SK. Theory and practice of histological techniques. 7th ed. London: Elsevier Churchill Livingstone; 2012.
16. Prophet EB; Armed Forces Institute of Pathology. Laboratory methods in histotechnology. Washington, D.C.: American Registry of Pathology; 1992.
17. Beicher RA, Steiner D, Fernandes EL. Clinical and dermoscopic diagnosis of a case of exuberant macular amyloidosis. Surg Cosmet Dermatol. 2017;9(2):166-8.
18. Sociedade Brasileira de Patologia (SBP). Manual de imuno-histoquímica. São Paulo: SBP; [data desconhecida].
19. Chen X, Cho D, Ping-Chang Yang P-C. Double staining immunohistochemistry. N Am J Med Sci. 2010;2(5):241-5.
20. Kanashiro-Galo L, Alexandre AF, Tafuri WL, Barboza TC, Quaresma JAS, Brito AC et al. Lacaziosis: immunohistochemical evaluation of elements of the humoral response in cutaneous lesions. Rev Inst Med Trop Sao Paulo. 2020 Oct 9;62:e75. doi: 10.1590/S1678-9946202062075.
21. Silva AA, Sotto MN, Duarte MI, Pagliari C. Regulatory T cells in cutaneous lesions of patients with paracoccidioidomycosis. Microb Pathog. 2013 Dec;65:36-40. doi: 10.1016/j.micpath.2013.09.004.
22. Barboza TC, Quaresma JA, de Brito AC, Xavier MB, de Oliveira CM, Unger DA et al. Jorge Lobo's disease: immunohistochemical characterization of dendritic cells in cutaneous lesions. Mycopathologia. 2015 Apr;179(3-4):269-74. doi: 10.1007/s11046-014-9836-3.
23. Pagliari C, Fernandes ER, Ferreira da Silva WL, Alves de Lima Silva A, Stegun FW, Duarte MI et al. Revisiting Langerhans cells in paracoccidioidomycosis: expression of CD207/langerin in human cutaneous and mucosal lesions. Microbes Infect. 2011 Nov;13(12-13):1012-7. doi: 10.1016/j.micinf.2011.06.006.
24. Pagliari C, Fernandes ER, Stegun FW, da Silva WL, Seixas Duarte MI, Sotto MN. Paracoccidioidomycosis: cells expressing IL17 and Foxp3 in cutaneous and mucosal lesions. Microb Pathog. 2011 May;50(5):263-7. doi: 10.1016/j.micpath.2010.12.008.
25. Quaresma JA, Unger D, Pagliari C, Sotto MN, Duarte MI, de Brito AC. Immunohistochemical study of Langerhans cells in cutaneous lesions of the Jorge Lobo's disease. Acta Trop. 2010 Apr;114(1):59-62. doi: 10.1016/j.actatropica.2009.12.005.
26. Pagliari C, Pereira NV, Kanashiro L, Stegun FW, Croda J, Duarte MI et al. Characterization of cytotoxic immune response in skin and mucosal lesions of paracoccidioidomycosis. J Cutan Pathol. 2010 May;37(5):565-70. doi: 10.1111/j.1600-0560.2009.01413.x.
27. Pagliari C, Fernandes ER, Guedes F, Alves C, Sotto MN. Role of mast cells as IL10 producing cells in paracoccidioidomycosis skin lesions. Mycopathologia. 2006 Nov;162(5):331-5. doi: 10.1007/s11046-006-0069-y.
28. Pagliari C, Kanashiro-Galo L, Silva AA, Barboza TC, Criado PR, Duarte MI et al. Plasmacytoid dendritic cells in cutaneous lesions of patients with chromoblastomycosis, lacaziosis, and paracoccidioidomycosis: a comparative analysis. Med Mycol. 2014 May;52(4):397-402. doi: 10.1093/mmy/myt026.
29. Pagliari C, Sotto MN. Dendritic cells and pattern of cytokines in paracoccidioidomycosis skin lesions. Am J Dermatopathol. 2003 Apr;25(2):107-12. doi: 10.1097/00000372-200304000-00003.
30. Barboza TC, Sotto MN, Kanashiro-Galo L, de Brito AC, Duarte MIS, Quaresma JAS et al. M2-polarized macrophages determine human cutaneous lesions in lacaziosis. Mycopathologia. 2020 Jun;185(3):477-83. doi: 10.1007/s11046-020-00450-z.
31. Pagliari C, Kanashiro-Galo L, Jesus ACC, Saldanha MG, Sotto MN. Paracoccidioidomycosis: characterization of subpopulations of macrophages and cytokines in human mucosal lesions. Med Mycol. 2019 Aug 1;57(6):757-63. doi: 10.1093/mmy/myy120.
32. Alves de Lima Silva A, Criado PR, Nunes RS, Kanashiro-Galo L, Seixas Duarte MI, Sotto MN et al. Langerhans cells express IL-17A in the epidermis of chromoblastomycosis lesions. Biomed Hub. 2017 Jul 25;2(2):1-8. doi: 10.1159/000477954.
33. Silva AA, Sotto MN, Duarte MI, Pagliari C. Regulatory T cells in cutaneous lesions of patients with paracoccidioidomycosis. Microb Pathog. 2013 Dec;65:36-40. doi: 10.1016/j.micpath.2013.09.004.
34. Barboza TC, Quaresma JA, de Brito AC, Xavier MB, de Oliveira CM, Unger DA et al. Jorge Lobo's disease: immunohistochemical characterization of dendritic cells in cutaneous lesions. Mycopathologia. 2015 Apr;179(3-4):269-74. doi: 10.1007/s11046-014-9836-3.
35. Silva WL, Pagliari C, Duarte MI, Sotto MN. Paracoccidioides brasiliensis interacts with dermal dendritic cells and keratinocytes in human skin and oral mucosa lesions. Med Mycol. 2016 May;54(4):370-6. doi: 10.1093/mmy/myv112.
36. Kanashiro-Galo L, Pagliari C, Barboza TC, de Brito AC, Xavier MB, de Oliveira CM et al. Th17 and regulatory T cells contribute to the in situ immune response in skin lesions of Jorge Lobo's disease. Med Mycol. 2016 Jan;54(1):23-8. doi: 10.1093/mmy/myv069.
37. Pagliari C, Kanashiro-Galo L, Silva AA, Barboza TC, Criado PR, Duarte MI et al. Plasmacytoid dendritic cells in cutaneous lesions of patients with chromoblastomycosis, lacaziosis, and paracoccidioidomycosis: a comparative analysis. Med Mycol. 2014 May;52(4):397-402. doi: 10.1093/mmy/myt026.
38. Silva AA, Criado PR, Nunes RS, da Silva WL, Kanashiro-Galo L, Duarte MI et al. In situ immune response in human chromoblastomycosis: a possible role for regulatory and Th17 T cells. PLoS Negl Trop Dis. 2014 Sep 18;8(9):e3162. doi: 10.1371/journal.pntd.0003162.
39. de Sousa JR, Pagliari C, de Almeida DSM, Barros LFL, Carneiro FRO, Dias LB Jr et al. Th9 cytokines response and its possible implications in the immunopathogenesis of leprosy. J Clin Pathol. 2017 Jun;70(6):521-7. doi: 10.1136/jclinpath-2016-204110.
40. de Alvarenga Lira ML, Pagliari C, de Lima Silva AA, de Andrade HF Jr, Duarte MI. Dermal dendrocytes FXIIIa+ are essential antigen-presenting cells in indeterminate leprosy. Am J Dermatopathol. 2015 Apr;37(4):269-73. doi: 10.1097/DAD.0000000000000238.
41. Palermo ML, Pagliari C, Trindade MA, Yamashitafuji TM, Duarte AJ, Cacere CR et al. Increased expression of regulatory T cells and down-regulatory molecules in lepromatous leprosy. Am J Trop Med Hyg. 2012 May;86(5):878-83. doi: 10.4269/ajtmh.2012.12-0088.
42. Quaresma JA, Lima LW, Fuzii HT, Libonati RM, Pagliari C, Duarte MI. Immunohistochemical evaluation of macrophage activity and its relationship with apoptotic cell death in the polar forms of leprosy. Microb Pathog. 2010 Oct;49(4):135-40. doi: 10.1016/j.micpath.2010.05.003.
43. Vieira AP, Trindade MA, Pagliari C, Avancini J, Sakai-Valente NY, Duarte AJ et al. Development of type 2, but not type 1, leprosy reactions is associated with a severe reduction of circulating and in situ regulatory T-Cells. Am J Trop Med Hyg. 2016 Apr;94(4):721-7. doi: 10.4269/ajtmh.15-0673.
44. Simões Quaresma JA, de Almeida FA, de Souza Aarão TL, de Miranda Araujo Soares LP, Nunes Magno IM, Fuzii HT et al. Transforming growth factor β and apoptosis in leprosy skin lesions: possible relationship with the control of the tissue immune response in the Mycobacterium leprae infection. Microbes Infect. 2012 Aug;14(9):696-701. doi: 10.1016/j.micinf.2012.02.010.
45. Simões Quaresma JA, de Oliveira MF, Ribeiro Guimarães AC, de Brito EB, de Brito RB, Pagliari C et al. CD1a and factor XIIIa immunohistochemistry in leprosy: a possible role of dendritic cells in the pathogenesis of Mycobacterium leprae infection. Am J Dermatopathol. 2009 Aug;31(6):527-31. doi: 10.1097/DAD.0b013e31819f1997.
46. Tuon FF, Fernandes ER, Pagliari C, Duarte MI, Amato VS. The expression of TLR9 in human cutaneous leishmaniasis is associated with granuloma. Parasite Immunol. 2010 Nov-Dec;32(11-12):769-72. doi: 10.1111/j.1365-3024.2010.01243.x.
47. Sotto MN, Halpern I, Kauffman MR, Pagliari C. Factor XIIIa+ dermal dendrocyte parasitism in American tegumentary leishmaniasis skin lesions. Am J Dermatopathol. 2010 Feb;32(1):15-8. doi: 10.1097/DAD.0b013e3181ab4695.
48. Saldanha MG, Pagliari C, Queiroz A, Machado PRL, Carvalho L, Scott P et al. Tissue damage in human cutaneous leishmaniasis: correlations between inflammatory cells and molecule expression. Front Cell Infect Microbiol. 2020 Jul 14;10:355. doi: 10.3389/fcimb.2020.00355.
49. Reis APC, Correia FF, Jesus TM, Pagliari C, Sakai-Valente NY, Belda Júnior W et al. In situ immune response in human dermatophytosis: possible role of Langerhans cells (CD1a+) as a risk factor for dermatophyte infection. Rev Inst Med Trop Sao Paulo. 2019 Oct 10;61:e56. doi: 10.1590/S1678-9946201961056.
50. Amato VS, Tuon FF, de Andrade HF Jr, Bacha H, Pagliari C, Fernandes ER et al. Immunohistochemistry and polymerase chain reaction on paraffin-embedded material improve the diagnosis of cutaneous leishmaniasis in the Amazon region. Int J Dermatol. 2009 Oct;48(10):1091-5. doi: 10.1111/j.1365-4632.2009.04099.x.
51. Ramos H, Pagliari C, Takakura CF, Sotto MN, Duarte MI. Pruritic papular eruption associated with HIV-etiopathogenesis evaluated by clinical, immunohistochemical, and ultrastructural analysis. J Dermatol. 2005 Jul;32(7):549-56. doi: 10.1111/j.1346-8138.2005.tb00797.x.

52. Guedes F, de Andrade HF Jr, Fernandes ER, Tuon FF, Brasil RA, Pagliari C et al. The effects of human herpesvirus 8 infection and interferon-gamma response in cutaneous lesions of Kaposi sarcoma differ among human immunodeficiency virus-infected and uninfected individuals. Br J Dermatol. 2008 Sep;159(4):839-46. doi: 10.1111/j.1365--2133.2008.08755.x.
53. Criado PR, Jardim Criado RF, Sotto MN, Pagliari C, Takakura CH, Vasconcellos C. Dermal dendrocytes FXIIIA+ phagocytizing extruded mast cell granules in drug--induced acute urticaria. J Eur Acad Dermatol Venereol. 2013 Jan;27(1):e105-12. doi: 10.1111/j.1468-3083.2012.04556.x.
54. Costa MC, Paixão CS, Viana DL, Rocha BO, Saldanha M, da Mota LMH et al. Mononuclear phagocyte activation is associated with the immunopathology of psoriasis. Front Immunol. 2020 Mar 25;11:478. doi: 10.3389/fimmu.2020.00478.
55. Doche I, Pagliari C, Hordinsky MK, Wilcox GL, Rivitti-Machado MCM, Romiti R et al. Overexpression of the aryl hydrocarbon receptor in frontal fibrosing alopecia and lichen planopilaris: a potential pathogenic role for dioxins?: an investigational study of 38 patients. J Eur Acad Dermatol Venereol. 2020 Jul;34(7):e326-9. doi: 10.1111/jdv.16287.
56. Mortara RA, Bonfim-Melo A, Lima BR, Pessoa CC, Toqueiro CMO et al. Microscopia confocal por varredura a laser: fundamentos e métodos: biotecnologia aplicada à saúde. [data desconhecida]. Disponível em: http://micro.magnet.fsu.edu/primer/index.html.
57. Amos WB, White JG. How the confocal laser scanning microscope entered biological research. Biol Cell. 2003;95:335-42.
58. Duarte MI, Mariano ON, Takakura CF, Everson D, Corbett CE. A fast method for processing biologic material for electron microscopic diagnosis in infectious disease. Ultrastruct Pathol. 1992 Jul-Aug;16(4):475-82. doi: 10.3109/01913129209057832.
59. Criado PR, Criado RF, Takakura CF, Pagliari C, Sotto MN, Vasconcellos C. Immunoelectron microscopy study of superficial skin nerves in drug-induced acute urticaria. An Bras Dermatol. 2012 May-Jun;87(3):375-81. doi: 10.1590/s0365-05962012000300004.
60. Criado PR, Criado RF, Takakura CF, Pagliari C, de Carvalho JF, Sotto MN et al. Ultrastructure of vascular permeability in urticaria. Isr Med Assoc J. 2013 Apr;15(4):173-7.
61. De Paul et al. Immunoelectron microscopy: a reliable tool for the analysis of cellular processes. In: Dehghani, editor. Applications of immunocytochemistry: InTech. 2012. Disponível em: http://cdn.intechopen.com/pdfs-wm/30339.pdf.
62. Hacker C et al. Analysis of specificity in immunoelectron microscopy. Methods Mol Biol. 2014. Doi: 10.1007/978-1-62703-776-1_14.
63. Criado PR, Criado RF, Takakura CF, Pagliari C, Sotto MN, Vasconcellos C. Immunoelectron microscopy study of superficial skin nerves in drug-induced acute urticaria. An Bras Dermatol. 2012 May-Jun;87(3):375-81. doi: 10.1590/s0365-05962012000300004.
64. Pickup ME, Ahmed MI. Detection of microRNAs by in situ hybridization in skin. Methods Mol Biol. 2020;2154:187-96. doi: 10.1007/978-1-0716-0648-3_3.
65. Chen AY, Chen A. Fluorescence in situ hybridization. J Invest Dermatol. 2013 May;133(5):e8. doi: 10.1038/jid.2013.120.
66. Ferrara G, De Vanna AC. Fluorescence in situ hybridization for melanoma diagnosis: a review and a reappraisal. Am J Dermatopathol. 2016 Apr;38(4):253-69. doi: 10.1097/DAD.0000000000000380.
67. Tsutsui K, Takahashi A, Mori T, Namikawa K, Yamazaki N. Secretory carcinoma of the skin arising on the eyelid, distinguished by immunohistochemical markers and fluorescence in situ hybridization. J Dermatol. 2020 Mar;47(3):e99-100. doi: 10.1111/1346-8138.15219.
68. Miedema J, Andea AA. Through the looking glass and what you find there: making sense of comparative genomic hybridization and fluorescence in situ hybridization for melanoma diagnosis. Mod Pathol. 2020 Jul;33(7):1318-30. doi: 10.1038/s41379-020-0490-7.
69. Hristov AC, Comfere NI, Vidal CI, Sundram U. Kappa and lambda immunohistochemistry and in situ hybridization in the evaluation of atypical cutaneous lymphoid infiltrates. J Cutan Pathol. 2020 Nov;47(11):1103-10. doi: 10.1111/cup.13858.
70. Wright JH, Huang LY, Weaver S, Archila LD, McAfee MS, Hirayama AV et al. Detection of engineered T cells in FFPE tissue by multiplex in situ hybridization and immunohistochemistry. J Immunol Methods. 2021 May;492:112955. doi: 10.1016/j.jim.2020.112955.
71. Senetta R, Paglierani M, Massi D. Fluorescence in-situ hybridization analysis for melanoma diagnosis. Histopathology. 2012 Apr;60(5):706-14. doi: 10.1111/j.1365--2559.2011.03984.x.
72. Babapoor S, Horwich M, Wu R, Levinson S, Gandhi M, Makkar H et al. MicroRNA in situ hybridization for miR-211 detection as an ancillary test in melanoma diagnosis. Mod Pathol. 2016 May;29(5):461-75. doi: 10.1038/modpathol.2016.44.
73. Su J, Yu W, Liu J, Zheng J, Huang S, Wang Y et al. Fluorescence in situ hybridization as an ancillary tool in the diagnosis of acral melanoma: a review of 44 cases. Pathology. 2017 Dec;49(7):740-9. doi: 10.1016/j.pathol.2017.08.006.
74. Lai Y, Wu Y, Liu R, Lu A, Zhou L, Jia L et al. Four-color fluorescence in-situ hybridization is useful to assist to distinguish early stage acral and cutaneous melanomas from dysplastic junctional or compound nevus. Diagn Pathol. 2020 May 11;15(1):51. doi: 10.1186/s13000-020-00937-9.
75. Hofman P, Copin MC, Tauziede-Espariat A, Adle-Biassette H, Fortarezza F, Passeron T et al. Histopathological features due to the SARS-CoV-2. [Article in French]. Ann Pathol. 2021 Feb;41(1):9-22. doi: 10.1016/j.annpat.2020.12.009.
76. Jayasena Kaluarachchi T, Wickremasinghe R, Weerasekera M, Yasawardene S, McBain AJ, Yapa B et al. Diagnosing human cutaneous leishmaniasis using fluorescence in situ hybridization. Pathog Glob Health. 2021 Jul;115(5):307-14. doi: 10.1080/20477724.2021.1896265.
77. Cloutier JM, Allard G, Bean GR, Hornick JL, Charville GW. PDGFB RNA in situ hybridization for the diagnosis of dermatofibrosarcoma protuberans. Mod Pathol. 2021 Aug;34(8):1521-9. doi: 10.1038/s41379-021-00800-2.
78. Karanian M, Pérot G, Coindre JM, Chibon F, Pedeutour F, Neuville A. Fluorescence in situ hybridization analysis is a helpful test for the diagnosis of dermatofibrosarcoma protuberans. Mod Pathol. 2015 Feb;28(2):230-7. doi: 10.1038/modpathol.2014.97.
79. Linos K, Kozel JA, Hurley MY, Andea AA. Review of the medical literature and assessment of current utilization patterns regarding the use of two common fluorescence in situ hybridization assays in the diagnosis of dermatofibrosarcoma protuberans and clear cell sarcoma. J Cutan Pathol. 2018 Dec;45(12):905-13. doi: 10.1111/cup.13345.
80. Bongomin F, Gago S, Oladele RO, Denning DW. Global and multi-national prevalence of fungal diseases-estimate precision. Journal of Fungi. 2017 Oct 18;3(4):57. doi: 10.3390/jof3040057.
81. Brown GD, Denning DW, Gow NA, Levitz SM, Netea MG, White TC. Hidden killers: human fungal infections. Sci Transl Med. 2012;4(165):113. doi: 10.1126/scitranslmed.3004404.
82. Badiee P, Alborzi A. Invasive fungal infections in renal transplant recipients. Exp Clin Transplant. 2011(9):355-62.
83. Inácio MM, Cruz-Leite VRM, Moreira ALE, Mattos K, Pacez JD, Ruiz OH et al. Challenges in serologic diagnostics of neglected human systemic mycoses: an overview on characterization of new targets. Pathogens. 2022;11. doi: 10.3390/pathogens11050569.
84. Sanguinetti M, Posteraro B, Beigelman-Aubry C, Lamoth F, Dunet V, Slavin M et al. Diagnosis and treatment of invasive fungal infections: looking ahead. J Antimicrob Chemother. 2019;74:ii27-37. doi: 10.1093/jac/dkz041.
85. Kocmanová I, Rácil Z, Koukalová D, Mayer J. 1,3-Beta-D-glucan measurement and its usefulness in the diagnosis of invasive fungal infections. Klin Mikrobiol Infekc Lek. 2008;14:88-92.
86. Melo ASA, Santos DWCL, Lima SL, Rodrigues AM, de Camargo ZP, Finkelman M et al. Evaluation of (1 → 3)-β-D-glucan assay for diagnosing paracoccidioidomycosis. Mycoses. 2020;63:38-42. doi: 10.1111/myc.13007.
87. Badiee P, Hashemizadeh Z, Ramzi M, Karimi M, Mohammadi R. Non-invasive methods to diagnose fungal infections in pediatric patients with hematologic disorders. Jundishapur J Microbiol. 2016;9:e41573. doi: 10.5812/jjm.41573.
88. von Lilienfeld-Toal M, Wagener J, Einsele H, Cornely OA, Kurzai O. Invasive fungal infection. Dtsch Arztebl Int. 2019;116:271-8. doi: 10.3238/arztebl.2019.0271.
89. Jenks JD, Gangneux JP, Schwartz IS, Alastruey-Izquierdo A, Lagrou K, Thompson IGR et al.; European Confederation of Medical Mycology (ECMM) Council Investigators. Diagnosis of breakthrough fungal infections in the clinical mycology laboratory: an ECMM consensus statement. J Fungi (Basel). 2020 Oct 11;6(4):216. doi: 10.3390/jof6040216.
90. Ramanan P, Wengenack NL, Theel ES. Laboratory diagnostics for fungal infections: a review of current and future diagnostic assays. Clin Chest Med. 2017;38:535-54. doi: 10.1016/j.ccm.2017.04.013.
91. Yoshida M. [Serological diagnosis for invasive fungal infections]. Med Mycol J. 2013;54:111-5. doi: 10.3314/mmj.54.111.
92. Fujita S. Serologic diagnosis of fungal infections. Nihon Rinsho. 2008;66:2313-8.
93. Kedzierska A, Kochan P, Pietrzyk A, Kedzierska J. Current status of fungal cell wall components in the immunodiagnostics of invasive fungal infections in humans: galactomannan, mannan and (1 → 3)-beta-D-glucan antigens. Eur J Clin Microbiol Infect Dis. 2007;26:755-66. doi: 10.1007/s10096-007-0373-6.
94. Shikanai-Yasuda MA, Mendes RP, Colombo AL, Queiroz-Telles F, Kono ASG, Paniago AMM et al. Brazilian guidelines for the clinical management of paracoccidioidomycosis. Rev Soc Bras Med Trop. 2017;50:715-40. doi: 10.1590/0037-8682-0230-2017.
95. Cáceres DH, Gómez BL, Tobón AM, Chiller TM, Lindsley MD. Evaluation of a histoplasma antigen lateral flow assay for the rapid diagnosis of progressive disseminated histoplasmosis in Colombian patients with AIDS. Mycoses 2020;63:139-44. doi: 10.1111/myc.13023.
96. Wheat LJ. Nonculture diagnostic methods for invasive fungal infections. Curr Infect Dis Rep. 2007;9:465-71. doi: 10.1007/s11908-007-0071-7.
97. Pemán J, Zaragoza R. Combined use of nonculture-based lab techniques in the diagnosis and management of critically ill patients with invasive fungal infections. Expert Rev Anti Infect Ther. 2012;10:1321-30. doi: 10.1586/eri.12.128.
98. Logan C, Martin-Loeches I, Bicanic T. Invasive candidiasis in critical care: challenges and future directions. Intensive Care Med. 2020;46:2001-14. doi: 10.1007/s00134-020-06240-x.
99. Skiada A, Lass-Floerl C, Klimko N, Ibrahim A, Roilides E, Petrikkos G. Challenges in the diagnosis and treatment of mucormycosis. Med Mycol. 2018;56:93-101. doi: 10.1093/mmy/myx101.
100. Cadena J, Thompson GR, Patterson TF. Aspergillosis: epidemiology, diagnosis, and treatment. Infect Dis Clin North Am. 2021;35:415-34. doi: 10.1016/j.idc.2021.03.008.
101. Lass-Flörl C, Samardzic E, Knoll M. Serology anno 2021: fungal infections: from invasive to chronic. Clin Microbiol Infect. 2021;27:1230-41. doi: 10.1016/j.cmi.2021.02.005.
102. Posthuma-Trumpie GA, Korf J, van Amerongen A. Lateral flow (immuno)assay: its strengths, weaknesses, opportunities and threats: a literature survey. Anal Bioanal Chem. 2009;393:569-82. doi: 10.1007/s00216-008-2287-2.
103. Aydin S. A short history, principles, and types of ELISA, and our laboratory experience with peptide/protein analyses using ELISA. Peptides. 2015;72:4-15. doi: 10.1016/j.peptides.2015.04.012.

104. Vidal MS, Del Negro GM, Vicentini A, Svidzinski TI, Mendes-Giannini MJ, Almeida AM et al. Serological diagnosis of paracoccidioidomycosis: high rate of inter-laboratorial variability among medical mycology reference centers. PLoS Negl Trop Dis. 2014;8:e3174. doi: 10.1371/journal.pntd.0003174.
105. Camargo ZP, Berzaghi R, Amaral CC, Silva SH. Simplified method for producing Paracoccidioides brasiliensis exoantigens for use in immunodiffusion tests. Med Mycol 2003;41:539-42. doi: 10.1080/13693780310001615358.
106. Swartzentruber S, Rhodes L, Kurkjian K, Zahn M, Brandt ME, Connolly P et al. Diagnosis of acute pulmonary histoplasmosis by antigen detection. Clin Infect Dis. 2009;49:1878-82. doi: 10.1086/648421.
107. Wheat J, French ML, Kamel S, Tewari RP. Evaluation of cross-reactions in Histoplasma capsulatum serologic tests. J Clin Microbiol. 1986:23:493-9. doi: 10.1128/jcm.23.3.493-499.1986.
108. Richer SM, Smedema ML, Durkin MM, Herman KM, Hage CA, Fuller D et al. Improved diagnosis of acute pulmonary histoplasmosis by combining antigen and antibody detection. Clin Infect Dis. 2016;62:896-902. doi: 10.1093/cid/ciw007.
109. Schub T, Forster J, Suerbaum S, Wagener J, Dichtl K. Comparison of a lateral flow assay and a latex agglutination test for the diagnosis of Cryptococcus neoformans infection. Curr Microbiol. 2021;78:3989-95. doi: 10.1007/s00284-021-02664-w.
110. Tone K, Umeda Y, Makimura K. Cross-reactivity in Cryptococcus antigen latex agglutination test in two commercial kits. Med Mycol. 2016;54:439-43. doi: 10.1093/mmy/myv115.
111. Temfack E, Rim JJB, Spijker R, Loyse A, Chiller T, Pappas PG et al. Cryptococcal antigen in serum and cerebrospinal fluid for detecting cryptococcal meningitis in adults living with human immunodeficiency virus: systematic review and meta-analysis of diagnostic test accuracy studies. Clin Infect Dis. 2021;72:1268-78. doi: 10.1093/cid/ciaa1243.
112. Wang H, Yuan X, Zhang L. Latex agglutination: diagnose the early cryptococcus neoformans test of capsular polysaccharide antigen. Pak J Pharm Sci. 2015;28:307-11.
113. Lin AV. Direct ELISA. Methods Mol Biol. 2015;1318:61-7. doi: 10.1007/978-1-4939-2742-5_6.
114. Rozand C. Paper-based analytical devices for point-of-care infectious disease testing. Eur J Clin Microbiol Infect Dis. 2014;33:147-56. doi: 10.1007/s10096-013-1945-2.
115. Huang Y, Xu T, Wang W, Wen Y, Li K, Qian L et al. Lateral flow biosensors based on the use of micro- and nanomaterials: a review on recent developments. Mikrochim Acta. 2019;187:70. doi: 10.1007/s00604-019-3822-x.
116. Manohar SM, Shah P, Nair A. Flow cytometry: principles, applications and recent advances. Bioanalysis. 2021;13(3):181-98.
117. Janssen E, Tsitsikov E, WAl-Herz W, Lefranc G, Megarbane A, Dasouki M et al. Flow cytometry biomarkers distinguish DOCK8 deficiency from severe atopic dermatitis. Clinical Immunology. 2014;150(2):220-4.
118. Doan H, Chinn GM, Jahan-Tigh RR. Flow cytometry II: mass and imaging cytometry. Journal of Investigative Dermatology. 2015;135(9):1-4.
119. Brinster NK, Liu V, Diwan H, Mckee PH. Dermatopatologia. London: Elsevier; 2012.
120. Wollenberg A, Wen S, Bieber T. Phenotyping of epidermal dendritic cells: clinical applications of a flow cytometric micromethod. Cytometry. 1999;37(2):147-55.
121. Robinson JP. Flow cytometry: past and future. BioTechniques. 2022;72(4):159-69.
122. Cossarizza A et al. Guidelines for the use of flow cytometry and cell sorting in immunological studies. European Journal of Immunology. 2017;47(10):1584-797.
123. Lian H, He S, Chen C, Yan X. Flow cytometric analysis of nanoscale biological particles and organelles. Annual Review of Analytical Chemistry. 2019;12:389-409.
124. Sharma P, Diergaarde B, Ferrone S, Kirkwood JM, Whiteside TL. Melanoma cell--derived exosomes in plasma of melanoma patients suppress functions of immune effector cells. Scientific Reports. 2020;10(1):1-11.
125. Wang WM, Wu C, Jin HZ. Exosomes in chronic inflammatory skin diseases and skin tumors. Experimental Dermatology. 2019;28(3):213-8.
126. Campbell SM, Peters SB, Zirwas MJ, Wong HK. Immunophenotypic diagnosis of primary cutaneous lymphomas: a review for the practicing dermatologist. Journal of Clinical and Aesthetic Dermatology. 2010;3(10):21-5.
127. Naeim F. Principles of immunophenotyping. Hematopathology. 2008;27-55.
128. Mckinnon KM. Flow cytometry: an overview. Current Protocols in Immunology. 2018;21:5.1.1-11.
129. Zafrani L, Monneret G. Comprendre la cytométrie en flux. Reanimation. 2017;26(6):517-22.
130. Nomura L, Maino VC, Maecker HT. Standardization and optimization of multiparameter intracellular cytokine staining. Cytometry Part A.2008;73(11):984-91.
131. Smith SG, Smits K, Joosten SA, van Meijgaarden KE, Satti I, Fletcher HA et al.; Biomarker Working Group. Intracellular cytokine staining and flow cytometry: considerations for application in clinical trials of novel tuberculosis vaccines. PLoS ONE. 2015;10(9):e0138042. doi: 10.1371/journal.pone.0138042.
132. Lamoreaux L, Roederer M, Koup R. Intracellular cytokine optimization and standard operating procedure. Nature Protocols. 2006;1(3):1507-16.
133. Cossarizza A et al. Guidelines for the use of flow cytometry and cell sorting in immunological studies (second edition). European Journal of Immunology. 2019;49(10):1457-973.
134. Cossarizza A et al. Guidelines for the use of flow cytometry and cell sorting in immunological studies (third edition). European Journal of Immunology. 2021;51(12):2708-3145.
135. Darzynkiewicz Z, Traganos F, Zhao H, Halicka HD, Li J. Cytometry of DNA replication and RNA synthesis: historical perspective and recent advances based on "click chemistry". Cytometry A. 2011;79(5):328-37. doi: 10.1002/cyto.a.21048.
136. Lyons AB, Blake SJ, Doherty KV. Flow cytometric analysis of cell division by dilution of CFSE and related dyes. Current Protocols in Cytometry. 2013;1-12.
137. Karki P, Sensenbach S, Angardi V, Orman MA. BRAF-inhibitor-induced metabolic alterations in A375 melanoma cells. Metabolites. 2021;11(11):777. doi: 10.3390/metabo11110777.
138. Wallace PK, Tario Jr JD, Fisher JL, Wallace SS, Ernstoff MS, Muirhead KA. Tracking antigen-driven responses by flow cytometry: monitoring proliferation by dye dilution. Cytometry Part A. 2008;1019-34.
139. Wallace PK, Muirhead KA. Cell tracking 2007: a proliferation of probes. Immunol Invest. 2007;36(5-6):527-61. doi: 10.1080/08820130701812584.
140. Kim GG, Donnenberg VS, Donnenberg AD, Gooding W, Whiteside TL. A novel multiparametric flow cytometry-based cytotoxicity assay simultaneously immunophenotypes effector cells: comparisons to a 4 h 51Cr-release assay. J Immunol Methods. 2008;325:51-66.
141. Papadopoulos NG, Dedoussis GV, Spanakos G, Gritzapis AD, Baxevanis CN, Papamichail M. An improved fluorescence assay for the determination of lymphocyte--mediated cytotoxicity using flow cytometry. Journal of Immunological Methods. 1994;1759(94):101-11.
142. Thorn RM, Palmer JC, Manson LA. A simplified 51Cr-Release assay for killer cells. Journal of Immunological Methods. 1974;4:301-15.
143. Mullis KB. The unusual origin of the polymerase chain reaction. Scientific American. 1990;262(4):56-61,64-5.
144. Garibyan L, Avashia N. Polymerase chain reaction. J Invest Dermatol. 2013;133(3):1-4. doi: 10.1038/jid.2013.1.
145. Weier HU, Gray JW. A programmable system to perform the polymerase chain reaction. DNA. 1988;7(6):441-7.
146. VanGuilder HD, Vrana KE, Freeman WM. Twenty-five years of quantitative PCR for gene expression analysis. BioTechniques. 2008;44(5):619-26.
147. Valasek MA, Repa JJ. The power of real-time PCR. Advances in Physiology Education. 2005;29(3):151-9.
148. Stahlberg A, Thomsen C, Ruff D et al. Quantitative PCR analysis of DNA, RNAs, and Proteins in the same single cell. Clin Chem. 2012;58:1682-91.
149. Wang JH, Byun J, Pennathur S. Analytical approaches to metabolomics and applications to systems biology. Semin Nephrol. 2010;30(5):500-11. doi: 10.1016/j.semnephrol.2010.07.007.
150. Aizat WM, Hassan M. Proteomics in systems biology. Adv Exp Med Biol. 2018;1102:31-49. doi: 10.1007/978-3-319-98758-3_3.
151. Roberts GG 3rd, Parrish JR, Mangiola BA, Finley RL Jr. High-throughput yeast two--hybrid screening. Methods Mol Biol. 2012;812:39-61. doi: 10.1007/978-1-61779-455-1_3.
152. Smith JC, Figeys D. Proteomics technology in systems biology. Mol BioSyst. 2006;2:364-70.
153. Wilmes P, Heintz-Buschart A, Bond PL. A decade of metaproteomics: where we stand and what the future holds. Proteomics. 2015;15(20):3409-17. doi: 10.1002/pmic.201500183.
154. Wang D, Bodovitz S. Single cell analysis: the new frontier in 'omics'. Trends Biotechnol. 2010;28(6):281-90. doi: 10.1016/j.tibtech.2010.03.002.
155. Santos PM, Benndorf D, Sá-Correia I. Insights into Pseudomonas putida KT2440 response to phenol-induced stress by quantitative proteomics. Proteomics. 2004;4(9):2640-52. doi: 10.1002/pmic.200300793.
156. Blackstock WP, Weir MP. Proteomics: quantitative and physical mapping of cellular proteins. Trends Biotechnol. 1999;17(3):121-7. doi: 10.1016/s0167-7799(98)01245-1.
157. Haynes PA, Yates JR 3rd. Proteome profiling-pitfalls and progress. Yeast. 2000;17(2):81-7.
158. Jones AW, Cooper HJ. Dissociation techniques in mass spectrometry-based proteomics. Analyst. 2011;136(17):3419-29. doi: 10.1039/c0an01011a.
159. Friedman DB, Hoving S, Westermeier R. Isoelectric focusing and two-dimensional gel electrophoresis. Methods Enzymol. 2009;463:515-40. doi: 10.1016/S0076-6879(09)63030-5.
160. Emídio ES, da Silva CP, de Marchi MR. Determination of estrogenic mycotoxins in environmental water samples by low-toxicity dispersive liquid-liquid microextraction and liquid chromatography-tandem mass spectrometry. J Chromatogr A. 2015;1391:1-8. doi: 10.1016/j.chroma.2015.02.067.
161. Gilmore JM, Washburn MP. Advances in shotgun proteomics and the analysis of membrane proteomes. J Proteomics. 2010;73(11):2078-91. doi: 10.1016/j.jprot.2010.08.005.
162. Han X, Aslanian A, Yates JR 3rd. Mass spectrometry for proteomics. Curr Opin Chem Biol. 2008;12(5):483-90.
163. Wolters DA, Washburn MP, Yates JR 3rd. An automated multidimensional protein identification technology for shotgun proteomics. Anal Chem. 2001;73(23):5683-90. doi: 10.1021/ac010617e.
164. Liu H, Lin D, Yates JR 3rd. Multidimensional separations for protein/peptide analysis in the post-genomic era. Biotechniques. 2002;32(4):898,900,902. doi: 10.2144/02324pt01.
165. Di Palma S, Hennrich ML, Heck AJ, Mohammed S. Recent advances in peptide separation by multidimensional liquid chromatography for proteome analysis. J Proteomics. 2012;75(13):3791-813. doi: 10.1016/j.jprot.2012.04.033.
166. Castle AL, Fiehn O, Kaddurah-Daouk R, Lindon JC. Metabolomics standards workshop and the development of international standards for reporting metabolomics experimental results. Brief Bioinform. 2006;7(2):159-65. doi: 10.1093/bib/bbl008.
167. Dudley E, Yousef M, Wang Y, Griffiths WJ. Targeted metabolomics and mass spectrometry. Adv Protein Chem Struct Biol. 2010;80:45-83. doi: 10.1016/B978-0-12-381264-3.00002-3.

168. De Vos RC, Moco S, Lommen A, Keurentjes JJ, Bino RJ, Hall RD. Untargeted large--scale plant metabolomics using liquid chromatography coupled to mass spectrometry. Nat Protoc. 2007;2(4):778-91. doi: 10.1038/nprot.2007.95.
169. Fiehn O, Kind T. Metabolite profiling in blood plasma. Methods Mol Biol. 2007;358:3-17. doi: 10.1007/978-1-59745-244-1_1.
170. Putri SP, Yamamoto S, Tsugawa H, Fukusaki E. Current metabolomics: technological advances. J Biosci Bioeng. 2013;116(1):9-16. doi: 10.1016/j.jbiosc.2013.01.004.
171. Alves Filho E, Silva LM, Lima Y, Ribeiro P, Silva E, Zocolo G et al. Metabolomic variability of different genotypes of cashew by LC-Ms and correlation with near--infrared spectroscopy as a tool for fast phenotyping. Metabolites. 2019;9(6):121. doi: 10.3390/metabo9060121.
172. Kuehnbaum NL, Britz-McKibbin P. New advances in separation science for metabolomics: resolving chemical diversity in a post-genomic era. Chem Rev. 2013;113(4):2437-68. doi: 10.1021/cr300484s.
173. Xiayan L, Legido-Quigley C. Advances in separation science applied to metabonomics. Electrophoresis. 2008;29(18):3724-36. doi: 10.1002/elps.200700851.
174. Wishart DS. Human metabolome database: completing the 'human parts list'. Pharmacogenomics. 2007;8(7):683-6. doi: 10.2217/14622416.8.7.683.
175. Tautenhahn R, Cho K, Uritboonthai W, Zhu Z, Patti GJ, Siuzdak G. An accelerated workflow for untargeted metabolomics using the METLIN database. Nat Biotechnol. 2012;30(9):826-8. doi: 10.1038/nbt.2348.
176. Horai H, Arita M, Kanaya S, Nihei Y, Ikeda T, Suwa K et al. MassBank: a public repository for sharing mass spectral data for life sciences. J Mass Spectrom. 2010;45(7):703-14. doi: 10.1002/jms.1777.
177. Kanehisa M, Goto S, Hattori M, Aoki-Kinoshita KF, Itoh M, Kawashima S et al. From genomics to chemical genomics: new developments in KEGG. Nucleic Acids Res. 2006;34(Database issue):D354-7. doi: 10.1093/nar/gkj102.
178. Caspi R, Altman T, Dreher K, Fulcher CA, Subhraveti P, Keseler IM et al. The MetaCyc database of metabolic pathways and enzymes and the BioCyc collection of pathway/genome databases. Nucleic Acids Res. 2012;40(Database issue):D742-53. doi: 10.1093/nar/gkr1014.
179. Karp PD, Ong WK, Paley S, Billington R, Caspi R, Fulcher C et al. The EcoCyc database. EcoSal Plus. 2018;8(1):10.1128/ecosalplus.ESP-0006-2018. doi: 10.1128/ecosalplus.ESP-0006-2018.
180. Haug K, Salek RM, Conesa P, Hastings J, de Matos P, Rijnbeek M et al. MetaboLights: an open-access general-purpose repository for metabolomics studies and associated meta--data. Nucleic Acids Res. 2013;41(Database issue):D781-6. doi: 10.1093/nar/gks1004.
181. Cloonan N, Grimmond SM. Transcriptome content and dynamics at single-nucleotide resolution. Genome Biol. 2008;9(9):234. doi: 10.1186/gb-2008-9-9-234.
182. Bowcock AM, Shannon W, Du F, Duncan J, Cao K, Aftergut K et al. Insights into psoriasis and other inflammatory diseases from large-scale gene expression studies. Hum Mol Genet. 2001;10(17):1793-805. doi: 10.1093/hmg/10.17.1793.
183. Swindell WR, Remmer HA, Sarkar MK, Xing X, Barnes DH, Wolterink L et al. Proteogenomic analysis of psoriasis reveals discordant and concordant changes in mRNA and protein abundance. Genome Med. 2015;7(1):86. doi: 10.1186/s13073-015-0208-5. eCollection 2015.
184. Berger MF, Levin JZ, Vijayendran K, Sivachenko A, Adiconis X et al. Integrative analysis of the melanoma transcriptome. Genome Res. 2010;20(4):413-27. doi: 10.1101/gr.103697.109.
185. Jabbari A, Suárez-Fariñas M, Dewell S, Krueger JG. Transcriptional profiling of psoriasis using RNA-seq reveals previously unidentified differentially expressed genes. J Invest Dermatol. 2012;132(1):246-9. doi:0.1038/jid.2011.267.
186. Li JH, Liu S, Zhou H, Qu LH, Yang JH. starBase v2.0: decoding miRNA-ceRNA, miRNA-ncRNA and protein-RNA interaction networks from large-scale CLIP-Seq data. Nucleic Acids Res. 2014;42(Database issue):D92-7. doi: 10.1093/nar/gkt1248.
187. Crossley BM, Bai J, Glaser A, Maes R, Porter E, Killian ML et al. Guidelines for Sanger sequencing and molecular assay monitoring. J Vet Diagn Invest. 2020;32(6):767-75. doi: 10.1177/1040638720905833.
188. Pareek CS, Smoczynski R, Tretyn A. Sequencing technologies and genome sequencing. J Appl Genet. 2011;52(4):413-35. doi: 10.1007/s13353-011-0057-x.
189. Behjati S, Tarpey PS. What is next generation sequencing? Arch Dis Child Educ Pract Ed. 2013;98(6):236-8. doi: 10.1136/archdischild-2013-304340.
190. Liu L, Li Y, Li S, Hu N, He Y, Pong R et al. Comparison of next-generation sequencing systems. J Biomed Biotechnol. 2012;2012:251364. doi: 10.1155/2012/251364.
191. Gu W, Miller S, Chiu CY. Clinical metagenomic next-generation sequencing for pathogen detection. Annu Rev Pathol. 2019;14:319-38. doi: 10.1146/annurev-pathmechdis-012418-012751.
192. Slatko BE, Gardner AF, Ausubel FM. Overview of next-generation sequencing technologies. Curr Protoc Mol Biol. 2018;122(1):e59. doi: 10.1002/cpmb.59.
193. McCombie WR, McPherson JD, Mardis ER. Next-generation sequencing technologies. Cold Spring Harb Perspect Med. 2019;9(11):a036798. doi: 10.1101/cshperspect.a036798.
194. Illumina. Introduction to NGS: learn how the technology works and what it can do for you. [data desconhecida]. Disponível em: https://www.illumina.com/science/technology/next-generation-sequencing.html.
195. Hu T, Chitnis N, Monos D, Dinh A. Next-generation sequencing technologies: an overview. Hum Immunol. 2021;82(11):801-811. doi: 10.1016/j.humimm.2021.02.012.
196. John G, Sahajpal NS, Mondal AK, Ananth S, Williams C, Chaubey A et al. Next--generation sequencing (NGS) in Covid-19: a tool for SARS-CoV-2 diagnosis, monitoring new strains and phylodynamic modeling in molecular epidemiology. Curr Issues Mol Biol. 2021;43(2):845-67. doi: 10.3390/cimb43020061.
197. van Dijk EL, Jaszczyszyn Y, Naquin D, Thermes C. The third revolution in sequencing technology. Trends Genet. 2018;34(9):666-81. doi: 10.1016/j.tig.2018.05.008.
198. Jain M, Koren S, Miga KH, Quick J, Rand AC, Sasani TA et al. Nanopore sequencing and assembly of a human genome with ultra-long reads. Nat Biotechnol. 2018;36(4):338-45. doi: 10.1038/nbt.4060.
199. Wang Y, Zhao Y, Bollas A, Wang Y, Au KF. Nanopore sequencing technology, bioinformatics and applications. Nat Biotechnol. 2021;39(11):1348-65. doi: 10.1038/s41587-021-01108-x.
200. Sohn JI, Nam JW. The present and future of de novo whole-genome assembly. Brief Bioinform. 2018;19(1):23-40. doi: 10.1093/bib/bbw096.
201. Hotaling S, Sproul JS, Heckenhauer J, Powell A, Larracuente AM, Pauls SU et al. Long reads are revolutionizing 20 years of insect genome sequencing. Genome Biol Evol. 2021;13(8):evab138. doi: 10.1093/gbe/evab138.
202. McCombie WR, McPherson JD, Mardis ER. Next-generation sequencing technologies. Cold Spring Harb Perspect Med. 2019;9(11):a036798. doi: 10.1101/cshperspect.a036798.PMID: 30478097.

capítulo 167

José Nunes de Alencar Neto • Cristina Van Blarcum de Graaff Mello

Como Interpretar um Artigo Científico

INTRODUÇÃO

A Dermatologia deve ser regida pelo rigor científico e pelas constante atualização e interpretação do conhecimento desenvolvido. A Medicina Baseada em Evidências (MBE) é a ferramenta que deve acompanhar o médico em cada página de estudo a fim de permitir análises críticas, independentes e éticas e, consequentemente, o verdadeiro avanço da especialidade.

O médico dermatologista precisa estar atento para encontrar o equilíbrio entre tratar da melhor forma possível seus pacientes, com as melhores evidências disponíveis, ao mesmo tempo que a avidez por novidades não o faça cair na tentação de superestimar estudos inadequados ou sucumbir às falácias e aos vieses.

Estima-se um tempo de cerca de 17 anos desde o nascimento da hipótese até a incorporação de uma evidência na rotina médica[1] e, como consequência, as condutas médicas oferecidas são frequentemente divergentes daquelas com base em evidências mais atuais.[2].2 Isso demonstra a importância de que o médico saiba interpretar por si só, e da melhor e mais ética maneira possível, as novas evidências geradas a fim de estar preparado para abraçar as descobertas que trazem benefícios e segurança para sua prática e questionar as condutas que precisem ser revisadas.

O caminho da Dermatologia Baseada em Evidências (DBE) é a chave para procurar o padrão-ouro da ciência no cuidado das afecções cutâneas e traz consigo um grande horizonte para o médico que esteja bem orientado na busca por se manter atualizado e valorizar o aprendizado contínuo.

Este capítulo propõe oito passos para a interpretação de artigos científicos (Quadro 167.1).[3]

Quadro 167.1 Resumo dos passos sugeridos para análise de um artigo científico sobre uma terapia.

Passos	Perguntas	Respostas possíveis	Vantagens e desvantagens	Onde encontrar essas respostas?
1. Qual o tipo de pesquisa?	1.1 Relato de caso, observacional ou *trial*?	1.1.1 Relato de caso	1.1.1 Relato de caso: barato e rápido, mas incapaz de estabelecer causalidade e não deve ser usado como evidência científica	Título e metodologia
		1.1.2 Observacional: gerador de hipóteses	1.1.2 Observacional: barato e rápido, mas não tem especificidade suficiente para confirmar hipóteses sobre tratamentos	
		1.1.3 *Trials*: podem confirmar hipóteses	1.1.3 *Trials*: podem confirmar hipóteses, mas nem sempre são factíveis (pode ser antiético testar alguma terapia ou deixar de dar uma terapia a um grupo de pacientes)	
	1.2 Superioridade ou não inferioridade?	1.2.1 Superioridade: aceita intervalos de confiança que não cruzam a linha do 1 1.2.2 Não inferioridade: aceita intervalos de confiança que não cruzam a margem de não inferioridade	–	
2. Qual foi a metodologia da pesquisa?	2.1 O estudo foi *open label*, único-cego ou duplo-cego?	2.1.1 *Open label*: não foram cegados o pesquisador nem os pesquisados	2.1.1 *Open label*: menor custo, mas muito sujeita à subjetividade dos desfechos, especialmente se os desfechos estudados forem "moles"	Título e metodologia
		2.1.2 Único-cego: foi cegado apenas o pesquisador ou o pesquisado	2.1.2 Único cego: menor custo, mas muito sujeita à subjetividade dos desfechos, especialmente se os desfechos estudados forem "moles"	
		2.1.3 Duplo-cego: o pesquisador e o pesquisado estão "cegos"	2.1.3 Duplo-cego: maior custo, mas é o padrão-ouro em termos de pesquisa médica	

(Continua)

Quadro 167.1 Resumo dos passos sugeridos para análise de um artigo científico sobre uma terapia. (Continuação)

Passos	Perguntas	Respostas possíveis	Vantagens e desvantagens	Onde encontrar essas respostas?
3. Qual a intervenção proposta?	3.1 O estudo comparou terapia *versus* placebo ou terapia *versus* outra terapia? Ou mesmo terapia *versus* nada?	3.1.1 Terapia *versus* placebo: é o mais usual – evita o efeito Hawthorne e o efeito das expectativas geradas pela terapia	–	Título e metodologia
		3.1.2 Terapia *versus* outra terapia: pode acontecer se já existir uma terapia comprovadamente eficaz	–	
		3.1.3 Terapia *versus* nada: pode ser dado em estudos em que seja impossível cegar os pacientes (p. ex., pesquisas com técnicas cirúrgicas) e quando não existe uma terapia padrão para aquela doença	–	
4. A hipótese é plausível? Tem boa probabilidade pré-teste?	4.1 Tem boa probabilidade pré-teste?	4.1.1 Sim: a hipótese existe e é forte porque tem plausibilidade, coerência e outros fatores de Bradford Hill	4.1.1 Estudos plausíveis já partem de uma boa probabilidade pré-teste que influenciará a sua probabilidade pós-teste	Introdução e referências bibliográficas
		4.1.2 Não: a hipótese é ruim, já passou por vários estudos que foram negativos, é incoerente, não faz sentido do ponto de vista biológico, é influenciada financeira ou politicamente	4.1.2 Estudos implausíveis partem de uma baixa probabilidade pré-teste e, mesmo que sejam positivos, serão provavelmente falso-positivos	
5. O estudo teve ***power*** adequado?	5.1 O tamanho amostral requerido pela pesquisa para se obter resultado significativo foi conseguido?	5.1.1 Sim: os pesquisadores falaram que queriam "x" pesquisados e conseguiram finalizar a pesquisa analisando esse número de pessoas	–	Metodologia e Resultados
		5.1.2 Não: os pesquisadores não conseguiram selecionar pacientes porque eram raros demais, ou porque não queriam participar de pesquisas, ou porque o patrocinador cortou os investimentos	–	
6. O que os desfechos pesquisados mudam na prática do clínico?	6.1 Desfecho clinicamente relevante ou substituto?	6.1.1 Clinicamente relevante: desfecho que significa melhora da qualidade de vida ou aumento da quantidade de dias vividos pelo paciente 6.1.2 Substituto: um marcador laboratorial ou clínico que seja precoce como prenúncio de que um desfecho relevante possa acontecer no futuro	Usualmente, preferem-se os desfechos clinicamente relevantes. Mas, em casos de doenças cujo desfecho clínico pode demorar muito para acontecer (o que encareceria a pesquisa), os desfechos substitutos podem ser a única opção	Metodologia e resultados
	6.2 Desfecho duro ou mole?	6.2.1 Desfecho duro: claramente definido, concreto e facilmente mensurável 6.2.2 Desfecho mole: mais subjetivo, pode estar sujeito à interpretação do avaliador e a diversas nuances	Normalmente, preferem-se os desfechos duros, por serem de mais fácil mensuração e menos suscetível à fraude. Desfechos moles podem ser úteis quando são clinicamente relevantes, mas a pesquisa precisa de uma estrutura capaz de evitar fraudes	
	6.3 Desfecho primário ou secundário?	6.3.1 Desfecho primário: aquele para o qual o tamanho amostral foi calculado para demonstrar significância 6.3.2 Desfecho secundário: resultados adicionais	–	
7. Quais foram os resultados encontrados?	7.1 A análise foi por intenção de tratar, pelo protocolo? Ou foi um estudo de *crossover*?	7.1.1 Intenção de tratar: quando se analisam os pacientes de acordo com o grupo em que foram alocados, mesmo que tenha havido *crossover* 7.1.2 Pelo protocolo: quando se analisam os pacientes de acordo com o tratamento que receberam	Usualmente, prefere-se a análise por intenção de tratar, por ser mais pragmática e evitar erros do tipo 1 (falso-positivos)	Metodologia, resultados e discussão
	7.2 Os grupos do estudo foram homogêneos?	7.2.1 Sim: os grupos têm prevalências similares de vários fatores de risco 7.2.2 Não: houve diferença significativa e/ou relevante de prevalência de fatores de risco ou demográficos na pesquisa	Se os fatores confundidores não forem controlados pela randomização, a pesquisa perde muito em especificidade	
	7.3 Os resultados são significativos?	7.3.1 Sim: com p significativo e IC 95% que não cruza a linha do 1 7.3.2 Não: não obteve p significativo e/ou o IC 95% cruza a linha do 1	Significância estatística é diferente de relevância porque só quer dizer se os dados encontrados naquela pesquisa podem ser falso-positivos naquela pesquisa e não na natureza, ou seja, é a especificidade do estudo em si e não do achado	
	7.4 Os resultados são clinicamente relevantes?	7.4.1 Sim 7.4.2 Não	Procuramos resultados relevantes: que melhoram a qualidade de vida ou a quantidade de dias vividos pelos pacientes	
	7.5 A análise de subgrupos ajudou?	7.5.1 Sim 7.5.2 Não	A análise de subgrupos pode ajudar a precisar ainda mais os resultados de uma pesquisa, mas também podem atrapalhar caso sejam interpretados isoladamente, especialmente se o desfecho primário da pesquisa for negativo	
	7.6 Há vieses?	7.6.1 Sim 7.6.2 Não	Vieses reduzem a sensibilidade e a especificidade das pesquisas	
8. O estudo tem validação externa?	8.1 O estudo será capaz de modificar a prática clínica?	8.1.1 Sim 8.1.2 Não	–	Discussão do artigo e análise realizada pelo próprio leitor (p. ex., usando este capítulo como referência)
	8.2 A probabilidade pós-teste é alta?	8.2.1 Sim 8.2.2 Não		

Fonte: Alencar Neto JN, 2021.

■ PASSO 1 – QUAL O TIPO DE PESQUISA?

As pesquisas podem ser observacionais ou de intervenção, este último conhecido como *trial* ou ensaio clínico randomizado (ECR). Existem evidências científicas ainda mais fracas que essas duas, das quais, uma merece importante menção: o relato de caso.

Um relato de caso descreve a história de um paciente desde sua apresentação, sua evolução e seu desfecho. Estudos ou comunicações desse tipo têm sua importância para educação médica ou para elaboração de hipóteses. Por exemplo, se uma equipe acaba diagnosticando uma rara doença, o relato de caso será interessante para que seus pares conheçam como essa doença se apresenta. Agora, em outro exemplo, se um médico publica uma série de casos demonstrando o sucesso de uma terapia que não era antes prescrita para uma determinada doença, então esse médico acaba de criar uma hipótese: a hipótese de que esse medicamento funciona.

Perceba, esse médico elaborou a hipótese a partir da observação clínica, e não experimental. Essa hipótese tem uma clara temporalidade, que é quando algo (nesse exemplo, a prescrição do medicamento) vem antes do desfecho, no caso, a melhora do paciente. O entendimento de diversos médicos sobre esse fato é que a temporalidade seria suficiente para determinar o benefício clínico ou o sucesso dessa terapia. Contudo, pela possível existência de diversos fatores confundidores e vieses nesse relato, é impossível afirmar isso. Por exemplo: e se a piora da doença em questão ocorrer em 1% dos pacientes? Como saber se a melhora foi decorrente do medicamento relatado e não da história natural da doença, que já é de melhora espontânea na maioria dos pacientes? Outro exemplo: sem metodologia adequada, como saber se não foram outras intervenções que culminaram no benefício do paciente?

É importante ter isso em mente porque é difundido o mau entendimento de médicos de que um relato de caso ou de uma série de casos seria suficiente para comprovar evidência.

Comentamos agora os dois melhores tipos de metodologias de pesquisa: os observacionais e os ensaios randomizados.

Estudos observacionais são excelentes para avaliar o impacto de fatores de risco em determinado desfecho. Sobre terapias, contudo, eles têm poder suficiente para gerar hipóteses, não para confirmá-las. Apesar disso, algumas vezes, um estudo observacional é tudo o que se pode fazer: são estudos baratos e rápidos, em comparação com ECR. A razão para a existência deles é pavimentar o caminho para ECR. Perceba no exemplo hipotético demonstrado nas próximas linhas: um médico, por meio do seu pensamento e do mecanismo fisiopatológico, tem a ideia de que um determinado medicamento cura uma doença crônica. Esse pensamento segue um critério de Bradford Hill, o de "plausibilidade biológica". Um profissional com conhecimento limitado em MBE poderia pensar que a publicação de um estudo descrevendo essa tal plausibilidade, ainda mais se em uma revista de alto impacto, seria suficiente para a prescrição do medicamento.

O que esse profissional não levou em consideração foi a existência de fatores confundidores, vieses e coincidências possíveis. Em primeiro lugar, apesar de fundamentar os nossos primeiros anos de graduação médica, a plausibilidade biológica não é suficiente para determinar eficácia de medicamentos: as vias metabólicas são tão complexas que nada garante que um mecanismo, na realidade, seja exatamente como teorizado ou testado em laboratório. Em segundo lugar, se o mecanismo real do medicamento não tiver sido previsto antes, e for maléfico, muitas vidas podem ser impactadas até a comprovação desse malefício.

As "coincidências" em estudos observacionais têm diversas fontes: vieses; confundidores; má interpretação dos resultados. Vamos a um exemplo da presença de fatores confundidores: imagine que um pesquisador está realizando testes em uma possível nova terapia para o tratamento de psoríase (e, por acaso, essa terapia já servia para outro fim, digamos, para o tratamento da doença enxerto *versus* hospedeiro). O pesquisador, então, observa pessoas doentes e sadias e calcula quantas pessoas tomaram e quantas pessoas nunca tomaram esse remédio. A metodologia descrita foi um estudo do tipo "caso-controle", em que o pesquisador parte do presente para o passado dos pesquisados a fim de encontrar alguma associação ou causalidade. Essa metodologia, contudo, não tem poder suficiente para confirmar essa associação ou causalidade exatamente porque não se consegue afastar os fatores confundidores. Imagine que, como resultado dessa pesquisa, fosse encontrado que, no grupo de pacientes saudáveis sem psoríase, mais pessoas eram usuárias do medicamento testado, mas, ao mesmo tempo, havia uma prevalência excessivamente alta de exposição solar nesse grupo (Figura 167.1), um fator sabidamente atenuador de psoríase.[4]

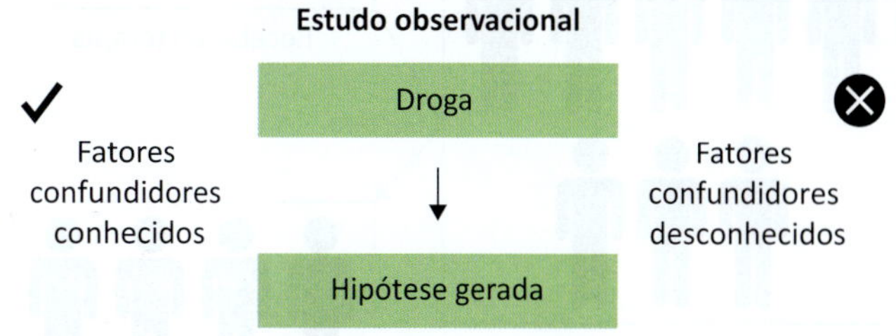

■ **Figura 167.1** Os estudos observacionais são capazes de gerar ou fortalecer hipóteses porque, pela presença dos fatores confundidores conhecidos (possíveis de se controlar) e, nomeadamente, pela presença dos fatores confundidores desconhecidos, é impossível que se afaste a presença do acaso na amostra. Em uma análise bayesiana, esse seria um estudo com índice alto de vieses.

O principal tipo de estudo quando se testam novas terapias é o ensaio clínico randomizado (ou *trial* ou estudo de intervenção), aquele em que o pesquisador inclui pacientes em dois grupos diferentes para testar a eficácia de uma terapia. Essa metodologia, sim, pode ser capaz de confirmar hipóteses, se o estudo for bem desenhado e tiver a menor taxa de vieses possível. No teste de novas terapias, o fato de randomizar pacientes, isto é, colocá-los *aleatoriamente* em um grupo de tratamento ou no grupo-controle, que não recebe o tratamento, é a sua principal característica. O sorteio reduz (mas não extingue) a probabilidade de que um fator confundidor atue de maneira indesejada na pesquisa.

Há, contudo, preocupações éticas em realizar alguns tipos de pesquisas clínicas em seres humanos. Não é aceitável, por exemplo, expor deliberadamente participantes a danos potenciais.[5] Outro princípio ético que deve ser respeitado é que não se pode deixar um paciente sem a terapia padrão, caso seja bem-estabelecida e comprovadamente benéfica. Isto é, uma nova droga será testada contra placebo apenas no caso em que não houver nenhuma terapia comprovada para aquele mesmo fim da droga em estudo. Caso haja, o desenho do estudo deverá ser: terapia padrão + placebo *versus* terapia padrão + nova terapia. Apesar de óbvio, um problema emerge disso: o nível de evidências de diversos tratamentos definidos como "bem-estabelecidos" gera debates entre entusiastas da MBE sobre se aquela terapia merece realmente ser reconhecida dessa forma. Caso não mereça, mas, mesmo assim, por conflitos de interesses ou por erros passados, a terapia foi considerada "bem-estabelecida", passaria a ser considerado antiético testar uma nova terapia *versus* placebo, dando aos pesquisadores a única opção de testar uma nova terapia *versus* a primeira, que não é, na realidade, efetiva. Isso atrasaria sobremaneira a evolução do conhecimento naquele campo – visto que, neste cenário, estaríamos perdendo tempo com uma terapia não comprovada enquanto não estudaríamos potenciais terapias melhores.

Outra característica importante desse tipo de estudo é a possibilidade de incluir uma terapia do tipo "placebo" na pesquisa, particularmente quando é uma pesquisa cega. O placebo serve para deixar pacientes e pesquisadores "cegos" do potencial de ser bem cuidado (efeito Hawthorne) nos resultados subjetivos do estudo. Nem sempre é possível cegar um estudo, nomeadamente nas especialidades cirúrgicas – é difícil simular uma cirurgia, com suas cicatrizes e pontos, além de ser obviamente antiético fazer incisões no paciente e não entregar terapia alguma.

Resumindo, o estudo é randomizado para evitar (até o máximo possível) confundidores; e, quando possível e ético, testa terapia *versus* placebo, cegando os pacientes e pesquisadores para evitar que a avaliação subjetiva de sintomas influencie no resultado da pesquisa (Figura 167.2).[6]

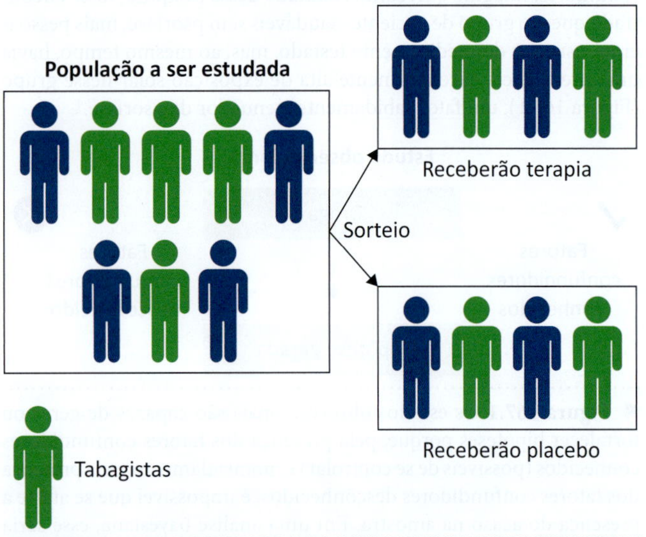

Figura 167.2 A randomização (ou sorteio) em estudos de intervenção equaliza as chances que alguém com alguma comorbidade ou fator confundidor (mesmo que desconhecido) caia no grupo que receberá terapia ou no grupo que não receberá terapia.

Um *trial* pode, ainda, ser desenhado para avaliar a superioridade de um medicamento *versus* placebo ou outro medicamento, mas também para verificar a não inferioridade, que é diferente da superioridade. Quando um *trial* de não inferioridade é feito, quer se provar que ele não é inferior à terapia usual, aceitando-se uma pequena margem em que o medicamento pode estar em "inferioridade" sem que seja considerado, de fato, inferior (Figura 167.3).

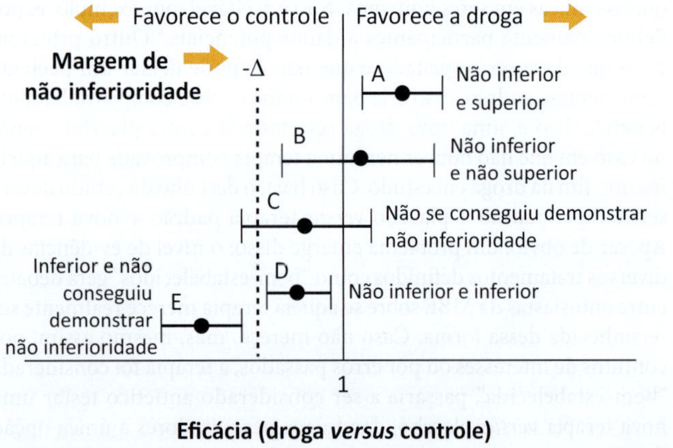

Figura 167.3 Gráfico do tipo *forest plot* que representa os intervalos de confiança 95% de diferentes estudos. Se o intervalo ultrapassar a linha do 1, não houve superioridade. O *estudo A*, por exemplo, não cruza a linha do 1, então se conclui que o medicamento foi superior naquele estudo. Já no estudo B, o intervalo de confiança cruza essa linha, não tendo se observado superioridade. Em estudos de não inferioridade, usa-se uma nova linha preestabelecida (a linha da margem de não inferioridade) e, se o intervalo de confiança não cruzar essa linha, pode se afirmar que a terapia é não inferior: os *estudos* B e D, por exemplo, são não inferiores.

Isso pode ser útil em casos que a nova terapia ofereça vantagens óbvias ao paciente em comparação à terapia vigente (por "óbvio", entenda-se algo plausível, que não necessita de pesquisas elaboradas para se evidenciar). Um exemplo possível seriam os estudos com biossimilares, a vantagem óbvia que eles apresentam é que, com eles, o custo do tratamento seria mais barato. Em outros casos, podem existir vantagens como uma posologia mais confortável, mais conveniente ou menos invasivo.[7-11]

■ PASSO 2 – QUAL FOI A METODOLOGIA DA PESQUISA?

Os estudos duplo-cegos e randomizados são considerados o padrão-ouro para a Medicina investigativa,[12,13] quando nenhum dos envolvidos é informado sobre as terapias ou placebo recebidos pelo paciente; e devem ser sempre preferidos em detrimento de estudos do tipo *open label* ou não cegos. Estima-se que estudos não cegados tiveram *odds ratios* exagerados em torno de 36%,[14] porém esses números podem ser muito maiores, dependendo apenas das variações por viés ou por má intenção do pesquisador. Outro fator que o médico leitor de pesquisas deve ter em mente é que apenas a denominação "cego" não deve ser considerada suficiente para determinar qualidade, pois mesmo os estudos cegos podem sofrer vieses, aos quais o leitor deve se manter atento, pela heterogeneidade dos avaliadores, quanto à inclusão e à alocação dos sujeitos estudados. Neste ponto, novamente nos deparamos com uma dificuldade para a Dermatologia; afinal, como impedir um observador ou mesmo o próprio paciente de acompanhar a evolução de lesões cutâneas?

■ PASSO 3 – QUAL A INTERVENÇÃO PROPOSTA?

O estudo pode comparar terapia *versus* ausência de terapia ou terapia *versus* outra terapia. Se o estudo for cego, a comparação terapia *versus* ausência de terapia precisa ser feita com o uso de um placebo, algo que se pareça visualmente com a terapia em teste e que tenha o intuito de impedir que o paciente e/ou o médico percebam a qual grupo pertencem. O grupo-controle deve usar uma terapia quando esta já for comprovadamente eficaz e queira-se testar uma substituta a ela.[15]

■ PASSO 4 – A HIPÓTESE É PLAUSÍVEL? TEM BOA PROBABILIDADE PRÉ-TESTE?

A maioria das pessoas que lê artigos médicos e, até mesmo, muitas das que fazem boas análises de artigos científicos são, mesmo que não saibam, frequentistas. Um frequentista interpreta as evidências da seguinte maneira: se o estudo for metodologicamente bom, se aceita o valor de p como a chance máxima de falso-positivo daquele achado. Se o valor de p for < 5% (ou 0,05), é > 95% a chance de ser um resultado verdadeiro.

A maneira mais correta de interpretar evidências científicas é usando o raciocínio bayesiano, que difere do frequentista, da seguinte maneira: para o bayesiano, existe um mundo de probabilidades, não há certezas, mas diferentes graus de incerteza. Com esse pressuposto, faz-se a interpretação da probabilidade pós-teste de o artigo ser verdadeiro usando-se uma probabilidade condicional. Na Figura 167.4, exemplificamos o raciocínio bayesiano por intermédio da construção de uma árvore de Bayes, em um estudo com probabilidade pré-teste de 10%, um *power* de 80% e um p de 0,05 (valores tradicionalmente perseguidos em Medicina).

Quando se trata de entender qual a probabilidade de um resultado ser aleatório, devemos primeiramente avaliar a plausibilidade do que o estudo se propõe a analisar. Em seguida, o estudo será analisado, levando em conta os passos que aprendemos a avaliar neste capítulo. Por último, vamos interpretar o resultado: mesmo que se mostre positivo, com uma promessa de melhora dos sintomas em 9 entre cada 10 participantes que foram tratados com uma terapia, com $p < 0,05$, em virtude de sua baixa probabilidade pré-teste (aqui estimada em 10%), a probabilidade pós-teste será de apenas 64%, e não os 95% que alguém poderia interpretar se considerasse conta apenas o valor de p (observe novamente a Figura 167.4).

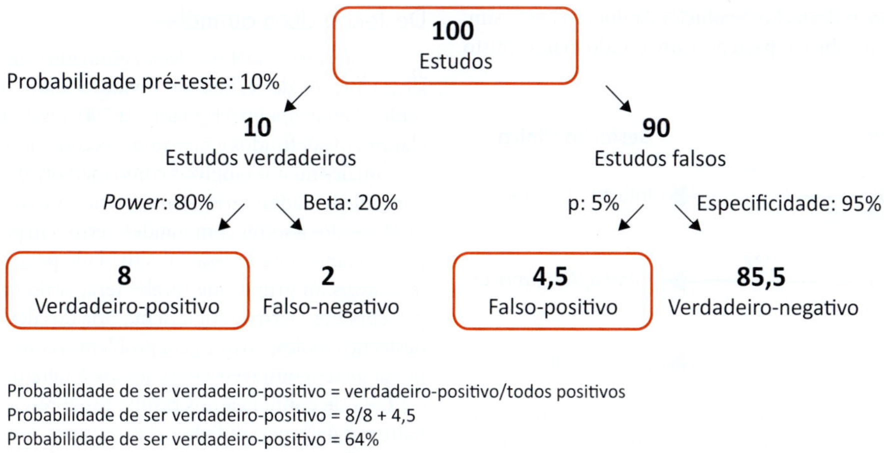

■ **Figura 167.4** Para interpretar corretamente o resultado de um estudo, o interpretador bayesiano parte da probabilidade pré-teste (algo estimado pela sua experiência prévia com o assunto), considera o valor de p (a possibilidade máxima admitida de falso-positivo naquele estudo) e o *power*, que é a probabilidade de evitar erro tipo 2 ou beta ou falso-negativo. Sem a análise bayesiana da evidência, o interpretador ficará à mercê de dados divergentes, de baixa probabilidade pré-teste, fraudes, interferências políticas ou financeiras.

Um estudo de 2020 de Brin e colaboradores[16] foi usado como evidência favorável ao uso de toxina botulínica no tratamento de depressão. Se a terapia proposta não parece ter bases fisiopatológicas razoáveis, a sua probabilidade pré-teste será muito reduzida. Nesse caso, o autor usou como base as teorias em que é descrito que a redução na percepção de emoções negativas, em razão do bloqueio das mímicas faciais correspondentes, reduziria os sintomas de depressão, uma teoria ainda controversa e passível de melhores estudos.[17] Mais grave: este trabalho excluiu, ao longo do acompanhamento, todos os pacientes que necessitaram de tratamento sistêmico para a depressão. O resultado obtido foi a redução de um *score* de depressão com OR -0,5 e p = 0,046. Nesse caso, o autor não declarou o *power* utilizado, mas, para fins didáticos, estimamos 80% (número convencionalmente usado), e vamos pressupor uma probabilidade pré-teste de 5% em decorrência da falta de evidências robustas para essa fisiopatologia. Erroneamente, poderíamos interpretar que, nesse estudo, há uma chance maior que 95% (dado que o valor de p significativo fora atingido) de o tratamento com toxina botulínica reduzir sintomas depressivos. No entanto, aplicando uma análise bayesiana similar à da Figura 167.4, encontramos que esse resultado, na realidade, tem uma probabilidade de 54% de ser falso-positivo.[18] Se fizermos o mesmo cálculo com um *power* de 60%, teremos apenas 39% de probabilidade de esse resultado ser verdadeiro-positivo. Assim, fica fácil perceber que o clássico "p significativo" não é suficiente para determinar veracidade de um resultado.

■ PASSO 5 – O ESTUDO TEVE *POWER* ADEQUADO?

Para que o estudo tenha *power* ou sensibilidade (capacidade de ser positivo se a hipótese testada for verdadeira na natureza ou, ainda, a capacidade de evitar falsos negativos), ele precisa ter um tamanho suficiente de amostra, ou seja, de participantes estudados. Esse tamanho é calculado a partir do quanto se esperaria uma diferença significativa com a nova droga. Por exemplo, para testar uma medicação com o objetivo de demonstrar que, em comparação com o placebo, ocorre redução da IgE total de um paciente em 200 UI/mL na dosagem sérica dentro de um intervalo de confiança pré-determinado pelos pesquisadores. Também é possível testar se um novo medicamento reduz em 16% a taxa de exacerbações por uma determinada doença.

Além disso, para o cálculo do tamanho amostral, também precisamos definir, por antecipação, qual a taxa máxima de erro do tipo "falso-positivo" que um pesquisador toleraria. Falaremos disso daqui a pouco, mas, por enquanto, saiba que essa taxa é, normalmente, de 5%.

A sensibilidade, ou *power*, mínima buscada em artigos científicos médicos varia de 80% a 90%. Ao ler um artigo, observe se os autores escreveram (na seção "metodologia") qual o *power* buscado para aquela pesquisa e se o objetivo deles era clinicamente relevante ou apenas um desfecho "substituto".

Por exemplo, um estudo comparou Vicryl™ coberto de triclosan *versus* Vicryl™ simples em suturas em diferentes procedimentos cirúrgicos[19] e concluiu que o uso de antimicrobiano na sutura reduziria a taxa de infecção de ferida operatória, com impacto na economia de recursos de saúde. No entanto, a comparação de diversas técnicas e sítios cirúrgicos nesse estudo foi diluída na sua amostra e resultou em que o estudo fosse considerado *underpowered* (que significa baixa sensibilidade).

■ PASSO 6 – O QUE OS DESFECHOS PESQUISADOS MUDAM NA PRÁTICA DO CLÍNICO?

Desfecho clinicamente relevante ou substituto?

Também nos perguntamos qual a utilidade clínica do desfecho estudado. O ideal em uma pesquisa clínica é que se busque um desfecho clinicamente relevante, isto é, que esta nova terapia aumente a qualidade de vida ou a quantidade de dias vividos. É quase um contrassenso, para um médico menos habituado à prática com base em evidências, pensar que a melhora de um exame não significa necessariamente uma concreta melhora clínica. Somos acostumados a pensar que uma melhora nos níveis de vitamina D, TSH, hemoglobina glicada ou LDL é necessariamente benéfica aos pacientes, quando, na verdade, não é. Diante desses exames, perguntamo-nos: qual o benefício clínico do paciente? A melhora do exame resultará em uma melhora na qualidade ou na quantidade de dias vividos?

Isso porque valores de exames são "desfechos substitutos" ou, em seu termo em inglês, *surrogate outcomes*.[20-23] Um desfecho substituto é algum marcador (laboratorial ou clínico) que substitua o desfecho clínico porque reflete a doença em si ou algum fator de risco da doença em si. Observe a Figura 167.5 e os Quadros 167.2 e 167.3 para ter uma ideia mais clara do que são esses desfechos substitutos.

Os desfechos substitutos são frequentemente usados em pesquisas clínicas porque podem ser medidos ou encontrados em fases mais precoces da doença (mas isso resulta no problema do *overdiagnosis* porque, como vimos na Figura 167.5 e no Quadro 167.3, o desfecho substituto não necessariamente causará o desfecho clínico final e verdadeiro); são mais convenientes e reduzem o tamanho das amostras necessárias para obter sensibilidade, especificidade e significância estatística, reduzindo também o tamanho da amostra; e podem servir para pavimentar o caminho de uma terapia até a sua aprovação como tratamento adequado para aquela condição.

Por exemplo, um estudo hipotético pode avaliar a redução do exame proteína C-reativa (PCR) em uma doença inflamatória. O leitor precisa ficar atento que não está, ainda (não por esse estudo), comprovado que a medicação melhore o desfecho "evolução da doença", esse sim, clinicamente relevante, mas abriu espaço para um estudo mais robusto com esse desfecho.

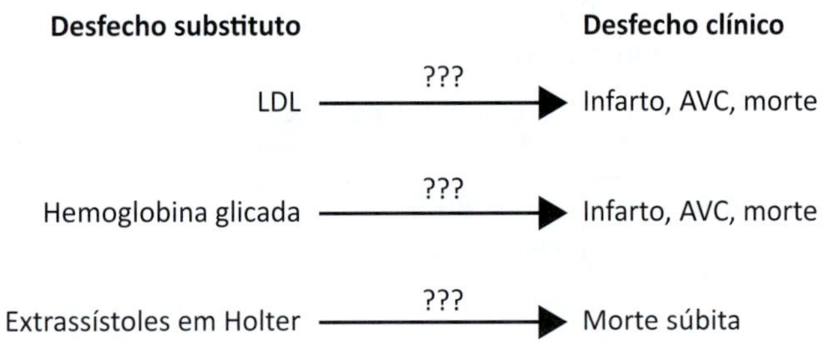

■ **Figura 167.5** Desfechos substitutos são resultados de exames que tentam refletir alguma doença ou desfecho. Contudo, como muitas variáveis incidem no curso desde o desfecho substituto até o desfecho clínico, desfechos substitutos são menos importantes do que os desfechos clínicos. Nos exemplos da figura, os estudos seriam muito mais robustos se pesquisassem infarto, AVC ou morte.
AVC: acidente vascular cerebral.

Desfecho duro ou mole?

A interpretação do desfecho estudado é de suma importância. Classicamente, os desfechos são divididos entre duros (*hard endpoints*) e moles (*soft endpoints*) (Quadro 167.4). Os desfechos duros são aqueles claramente definidos e mensuráveis como morte, e os desfechos moles são aqueles menos tangíveis como melhora da qualidade da pele.[24] Pela sua subjetividade e variável interpretação, os desfechos moles estão mais predispostos a sofrer com fraudes e erros em pesquisas: um pesquisador pode se aproveitar dessa subjetividade para reportar resultados mais favoráveis ao grupo que recebe terapia do que o grupo que recebeu placebo. Em Dermatologia, a maioria dos desfechos apresentados é de desfechos moles,[25] o que gera problemas como a dificuldade de realizar metanálises confiáveis consequente à falta de desfechos comparáveis e à falta de confiança nos resultados apresentados em estudos.[26] Pela natureza da especialidade e das suas patologias, a Dermatologia está destinada a ter de lidar com muitos desfechos moles; no entanto, essa não deve ser uma sentença, e sim um estímulo à busca da melhor padronização possível, que possibilite o avanço da MBE,[27-30] entendendo sempre suas limitações. Iniciativas como *The Cochrane Skin – Core Outcome Set Initiative* têm surgido com o objetivo de melhorar e

Quadro 167.2 Lista de desfechos substitutos em diversas áreas. Observe que apesar de, sabidamente, esses desfechos serem um reflexo ou um prenúncio do desfecho clínico significativo, não significam necessariamente que o paciente evoluirá assim.

Condição pesquisada	Desfecho substituto	Desfecho clínico significativo a ser evitado
Hipertensão	Valor da pressão arterial	Infarto, AVC ou morte
Hipercolesterolemia	Valor do painel lipídico	Infarto, AVC ou morte
Câncer	Existência e tamanho do tumor e marcadores tumorais	Morte
Diabete	Glicemia e hemoglobina glicada	Infarto, AVC, morte ou outros desfechos cardiovasculares
Doença de Alzheimer	Exames de imagem	Disfunção funcional e morte
Vacinas	Resposta sorológica	Proteção à doença
Doenças renais	Valor da creatinina	Evolução para hemodiálise
Melanoma	Sobrevivência livre de evolução	Morte
Queratose actínica	Contagem de lesões, regressão sustentada, tempo até regressão da lesão	Regressão completa da lesão
Onicomicose	Cura micológica	Cura completa: ausência de evidência de onicomicose com placa ungueal sem alterações, sem onicólise e sem hiperqueratose subungueal
Úlceras cutâneas	Fechamento completo da úlcera	Fechamento parcial da úlcera, melhora da dor

AVC: acidente vascular cerebral.

Quadro 167.3 Drogas que eram usadas pelo seu mecanismo e pelos desfechos substitutos que encontravam, mas que, quando testadas em ensaios clínicos que buscavam desfechos clínicos, acabaram se provando maléficas.

Droga	Indicação	Desfecho substituto que era encontrado com o uso dessas drogas	Desfecho clínico real encontrado quando essas drogas passaram por *trials*
Clofibrato	Pacientes com hipercolesterolemia	Redução dos níveis de colesterol	Aumento de mortalidade[53]
Flecainida	Extrassístoles ventriculares em pacientes pós-infarto agudo do miocárdio	Redução das extrassístoles no Holter	Aumento de mortalidade[54]
Rosiglitazona	Pacientes com diabete tipo 2	Redução dos níveis de hemoglobina glicada	Aumentou a incidência de infarto agudo do miocárdio[55]
Talidomida	Doenças com elevação de TNF-α: necrose epidérmica tóxica	Redução de TNF-α em outras patologias	Aumento de mortalidade[56]

Quadro 167.4 Lista de desfechos duros e desfechos moles em pesquisas clínicas. Mesmo que se estudem desfechos duros (não sujeitos à interpretação dos médicos – nenhum médico discorda se alguém está morto ou não), o ideal é que, sempre que factível, os estudos sejam duplo-cegos porque se lembrem de que "números não mentem, mas pessoas sim".

Desfechos duros	Desfechos moles
Morte por qualquer causa	Morte por uma causa específica
Sinais clínicos inequívocos, como sangramento	Incidência de algum diagnóstico como "infarto"
Fechamento completo de lesão	Redução de hospitalizações
Contagem de lesões	Redução de complicações, como acidentes vasculares, cicatrizes
	Graduação de sinais clínicos, mesmo que inequívocos, como classificar "flacidez" em "flacidez maior" ou "flacidez menor"
	Resultados de exames laboratoriais ou de imagem (sujeitos a erros – nenhum exame é 100% acurado)
	Sintomas referidos pelos pacientes (como "melhora")
	Investigator Global Assessment [IGA] *score*

padronizar a mensuração de desfechos na Dermatologia, melhorando a aplicabilidade da DBE.[31,32]

Desfecho primário ou secundário?

Existem desfechos primários e secundários. Desfecho primário é aquele que foi a premissa do pesquisador – todo o desenho do estudo e a quantidade de participantes na pesquisa se basearam nele. Desfechos secundários são resultados adicionais, também pré-especificados, que podem adicionar conhecimento ou ajudar a interpretar os dados do desfecho primário.[33] Se o desfecho primário for negativo e o desfecho secundário, positivo, deve se considerar aquele achado o "gerador de hipóteses" e conduzir-se um novo *trial* com aquele desfecho secundário, que passará a ser o desfecho primário desse futuro estudo.[21] Por exemplo, se um estudo se propôs a avaliar a quantidade de pacientes que atingiram PASI90 após 12 semanas de determinada droga como desfecho primário, porém falhou em conseguir resultados significativos nessa análise, mas teve sucesso na análise de desfecho secundário de PASI50, a interpretação correta pela MBE seria de que um novo *trial* deve ser realizado para testar essa hipótese, visto que testar PASI90 pode ter sido muito ambicioso por parte dos pesquisadores – poucos medicamentos na Dermatologia chegam a esse patamar.

Ao avaliar múltiplos desfechos, que é o caso dos desfechos compostos e dos desfechos secundários, o leitor pode usar a fórmula de Bonferroni, que consiste em dividir o p perseguido (em Medicina, por convenção, tipicamente < 0,05) pela quantidade de variáveis pesquisadas, sendo esse resultado o novo valor de p. Desta forma, se almejamos analisar três desfechos com p < 0,05, o valor procurado será de p < 0,017; e, depois disso, passar essa informação pelo crivo da análise bayesiana.

PASSO 7 – QUAIS FORAM OS RESULTADOS ENCONTRADOS?

Em um artigo médico, a seção "resultados", vem logo depois da seção "metodologia". A escrita dos resultados é, tipicamente, regida pelas regras do consenso CONSORT, atualizado pela última vez em 2010.[34] Basicamente, o leitor encontrará as informações nessa ordem:

1. Fluxograma ilustrando o progresso da pesquisa e seus dois grupos: quantos pacientes foram incluídos e excluídos, como foi sua alocação, quantos perderam acompanhamento e como foi feita a análise desses pacientes (Figura 167.6).
2. Recrutamento: em que mês e ano se iniciou o recrutamento de pacientes? Quando terminou? Quando terminou o acompanhamento? O estudo foi finalizado antes que toda a amostra prevista fosse recrutada?
3. Tabela de *baseline*: esta, provavelmente, será a "Tabela 1" do artigo. Ela ilustra os dados demográficos e clínicos dos participantes prévios à intervenção. Quantos eram hipertensos? Quantos diabéticos? É importante para que o leitor veja se a amostra está homogênea, isto é, se, estatisticamente, os pacientes dos dois grupos são similares, evitando o impacto dos fatores confundidores. Às vezes, e de maneira inadequada, os pesquisadores incluem um valor de p para cada comparação, sendo que, aqui, se espera um valor de p > 0,05 (pois não se deseja diferença significativa entre os grupos). Mas cuidado: (a) o uso dessa ferramenta é ilógico, visto que a randomização, quando não influenciada por fraudes, é, por definição, um processo realizado ao acaso; (b) se um fator confundidor tiver efeito muito impactante no desfecho estudado, mesmo diferenças estatisticamente não significativas podem ser relevantes e enviesar o resultado da pesquisa.[35] Observe uma tabela desse tipo na Tabela 167.1.
4. Número de pessoas analisadas e a informação do tipo de análise feita: *intention-to-treat* ou *per-protocol*? Explicaremos essa diferença adiante.
5. Resultados para cada desfecho primário, composto e secundário em cada grupo seguido da sua significância estatística (valor de p) e do seu intervalo de confiança (IC 95%). Também será analisado adiante.
6. Análises adjuntas: resultados das subanálises que podem gerar hipóteses para novos estudos, caso o desfecho primário tenha sido conseguido. Também será analisado adiante.
7. Resultados sobre os danos existentes em cada grupo.

Análise pela intenção de tratar ou pelo protocolo?

Imagine que um pesquisador quer comprovar o benefício de uma terapia intervencionista *versus* o tratamento farmacológico já existente para uma doença. Ocorrem o recrutamento de pacientes e a alocação aleatória nos grupos-terapia e controle. Contudo, ao fim do acompanhamento, percebe-se que houve > 25% de migração dos pacientes de um grupo para o outro, isto é, pacientes que começaram a pesquisa no braço "intervenção" acabaram não fazendo a intervenção, e pacientes que começaram a pesquisa no braço "terapia farmacológica" acabaram fazendo a intervenção.

Bem, isso existe, não é raro:[36] o estudo BRIM-3,[37] que testava sobrevida em melanoma metastático, teve uma taxa de *crossover* (denominação usada quando o paciente é alocado para um determinado braço do estudo, mas acaba recendo a intervenção do outro braço) de 25% do braço terapia farmacológica com dacarbazine (terapia usual) para o braço da droga experimental (vemurafenib). Quando ocorre *crossover* excessivo, o pesquisador tem duas opções: fazer a análise do tipo "intenção de tratar" (ITT) ou do tipo "pelo protocolo" (PP).[38]

A análise por ITT é o modo mais conservador e analisa todos os pacientes no braço em que eles foram incluídos inicialmente, mesmo aqueles pacientes que acabaram fazendo o *crossover*. É conservador porque preserva o estudo de resultados falso-positivos, isto é, encontrar, na pesquisa, um resultado positivo que não condiz com a vida real. Ou seja, é interessante quando se quer manter uma alta especificidade no estudo.

Já a análise PP, que analisa os pacientes de acordo com a terapia que recebeu, mantém a sensibilidade (ou *power*) do estudo por manter intacto o tamanho amostral, mas, ao mesmo tempo, abre mais espaço para resultados falso-positivos, reduzindo sua especificidade, analisando cada pessoa de acordo com a terapia que recebeu. A especificidade é reduzida na análise pelo protocolo porque dá margem à perda de homogeneização que a randomização fizera no começo da pesquisa: um pesquisador mal-intencionado pode induzir *crossover* de pacientes bons respondedores para influenciar no resultado de um estudo. A Tabela 167.2 exemplifica essas análises.

Para alguns tipos de desfecho, o *crossover* deixa de ser um problema para ser regra. O "estudo de *crossover*" é quando a metodologia propõe que os pacientes serão alocados no braço A ou B e, após período determinado, passarão por um *wash-out* e, em seguida, trocarão de braço. Isso permite uma comparação efetiva, com um número reduzido de pacientes de uma determinada doença crônica em estudo; no entanto, alguns pré-requisitos devem ser observados, como a necessidade de um período livre de tratamento (*wash-out*); portanto, não são uma opção sempre disponível de estudo.[39]

Os resultados são significativos e relevantes?

Uma das grandes falhas na análise de um artigo científico é a superconfiança no valor de p. O valor de p é a probabilidade de que aquele dado encontrado seja tão extremo ou ainda mais extremo na natureza. Em outras palavras, o valor de p é a especificidade do resultado. Mas, como vimos, a especificidade do estudo não é suficiente para a sua interpretação, assim como a especificidade de um exame também não: é importante que seja avaliada a probabilidade pré-teste. Se a probabilidade for baixa, mesmo p significativos podem ser falsos, como vimos anteriormente.

O valor de p é calculado em função da (a) magnitude do efeito, (b) do tamanho da amostra e (c) da variabilidade dos achados. Ou seja, não é porque um valor de p foi muito baixo (digamos < 0,001) que isso signifique que a magnitude do efeito é alta (na verdade, pode ter sido bem marginal, da ordem de 0,1%, caso a amostra seja grande o suficiente) e muito menos sobre a sua relevância (valor de p < 0,001 não transforma um desfecho substituto em um desfecho clínico relevante). Também não é porque o valor de p foi > 0,05 que a nova terapia se provou ineficaz: pode ter havido uma amostra não suficientemente grande para demonstrar a variabilidade real da droga.

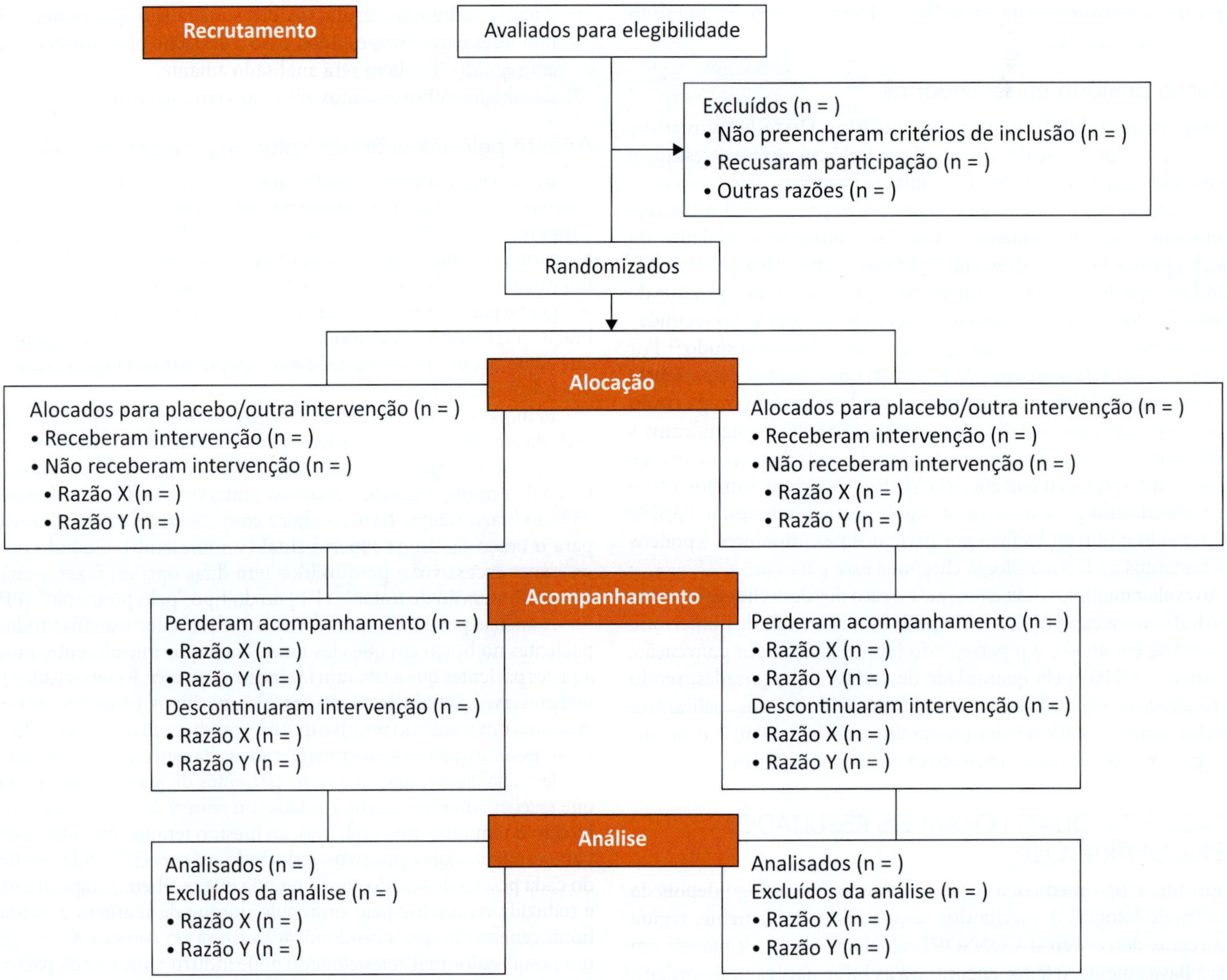

■ **Figura 167.6** Fluxograma de fases do estudo conforme sugerido pelo consenso CONSORT (2010). Este gráfico provavelmente será a “figura 1” de um *trial* médico. É importante, aqui, ficar atento a possíveis vieses: foram excluídos muitos pacientes? Será que os pesquisadores estavam selecionando pacientes ideais, com características de bons respondedores ao tratamento? Se muitos pacientes perderam o acompanhamento, então o estudo perde *power*, tendo, portanto, menor sensibilidade e uma maior probabilidade de resultados falso-negativos.

Tabela 167.1 Exemplo de uma tabela de *baseline*, a famosa “Tabela 1”.

	Todos os melanomas (*n* = 144) *n* (%)	Estágio em que o melanoma foi diagnosticado			Quem primeiro suspeitou do melanoma		
		Melanoma *in situ* (*n* = 52) *n* (%)	Melanoma não *in situ* (*n* = 92) *n* (%)	valor *p*	Dermatologista (*n* = 110) *n* (%)	Outro indivíduo (*n* = 34) *n* (%)	Valor *p*
A. Características morfológicas de neoplasmas							
Tipo – *n* (%)							
Disseminação superficial do melanoma	72 (50)		72 (78,3)	-	48 (43,6)	24 (70,6)	< 0,001
Melanoma lentiginoso acral	1 (0,7)	-	1 (1,1)		0 (0)	1 (2,9)	
Melanoma nevoide	2 (1,4)	-	2 (2,2)		2 (1,8)	0 (0)	
Melanoma lentigo maligno	17 (11,8)	-	17 (18,5)		17 (15,5)	0 (0)	
Melanoma *in situ*	52 (36,1)	52 (100)	-		43 (39,1)	9 (26,5)	
Diâmetro (mm) – mediana (IQR)[a]		5,5 (5)	5,4 (4)	0,198++	5,1 (4,')	6 (4)	0,513++
Nível Clark – *n* (%)	5,5 (4)			< 0,001			0,006
I	26 (18,1)	26 (50)	0 (0)		19 (17,3)	7 (20,6)	
II	39 (27,1)	0 (0)	39 (42,4)		29 (26,4)	10 (29,4)	
III	24 (16,7)	0 (0)	24 (26,1)		14 (12,7)	10 (29,4)	
IV	13 (9)	0 (0)	13 (14,1)		8 (7,3)	5 (14,7)	
Não aplicável	42 (29,2)	26 (50)	16 (17,4)		40 (36,4)	2 (5,8)	
Índice Breslow – mediana-profundidade[b] (IQR)	0,5 (0,6)		0,5 (0,6)		0,5 (0,5)	0,7 (0,7)	0,09++
Palpabilidade – *n* (%)	33 (22,9)	3 (5,8)	30 (20,8)	< 0,001	18 (16,4)	15 (44,1)	0,001
Pigmentação – *n* (%)				0,228			

(Continua)

Tabela 167.1 Exemplo de uma tabela de *baseline*, a famosa "Tabela 1". (Continuação)

	Todos os melanomas (*n* = 144) *n* (%)	Estágio em que o melanoma foi diagnosticado			Quem primeiro suspeitou do melanoma		
		Melanoma *in situ* (*n* = 52) *n* (%)	Melanoma não *in situ* (*n* = 92) *n* (%)	valor *p*	Dermatologista (*n* = 110) *n* (%)	Outro indivíduo (*n* = 34) *n* (%)	Valor *p*
Índice Breslow – mediana-profundidade[b] (IQR)							
Escuro	47 (32,6)	17 (32,7)	30 (32,6)		29 (26,4)	18 (52,9)	
Claro	45 (31,3)	21 (40,4)	24 (26,1)		39 (35,5)	6 (17,6)	
Amelanótico	10 (6,9)	2 (3,8)	8 (8,7)		8 (7,3)	2 (5,8)	
Cores múltiplas	42 (29,2)	12 (23,1)	30 (32,6)		34 (30,9)	8 (23,5)	
Sinal do patinho feio – *n* (%)	87 (60,4)	33 (63,5)	54 (58,7)	0,574	62 (56,4)	25 (73,5)	0,074
Nevo associado – *n* (%)	34 (23,6)	7 (13,5)	27 (29,3)	0,031	26 (23,6	8 (23,5)	0,999
Localização anatômica – *n* (%)				0,759			0,044
Cabeça e pescoço	23 (16)	10 (19,2)	13 (14,1)		21 (19,1)	2 (5,8)	
Tronco	47 (32,6)	16 (30,8)	31 (33,7)		39 (35,4)	8 (23,5)	
Membros superiores	30 (20,8)	12 (23,1)	18 (19,6)		22 (20)	8 (23,5)	
Membros inferiores	44 (30,6)	14 (26,9)	30 (32,6)		28 (25,5)	16 (47,1)	
Localização em áreas fotoexpostas – *n* (%)	114 (79,2)	46 (88,5)	68 (73,)	0,039	89 (80,9)	25 (73,5)	0,354
B. Características clínicas e demográficas dos pacientes correspondentes							
Gênero, mulheres – *n* (%)	76 (60,4)	28 (53,8)	59 (64,1)	0,226	64 (58,2)	23 (67,6)	0,324
Idade (anos) – média desvio-padrão	50,8 (16,4)	57,1 (16)	47,2 (15,6)	< 0,001	52,9 (16,1)	46 (17,2)	0,005

Observe que, aqui, estão descritos dados demográficos e características clínicas que podem atuar como fatores confundidores em uma pesquisa. Entenda que cada pesquisa pode incluir dados diferentes na "Tabela 1" porque as várias doenças apresentam fatores de risco e confundidores diferentes. Perceba também que os valores de p estão dispostos na última coluna dessa tabela, uma das maneiras encontradas para tentar definir significância estatística nessa diferença (que nesse exemplo, o ideal é que não exista) e passando a ideia de que o sorteio realizado para alocação dos pacientes no estudo não foi suficiente para homogeneizar a localização anatômica dos melanomas, havendo um valor de p significativo nessa comparação. Se esse fator confundidor for muito relevante para o desfecho estudado, essa diferença pode enviesar o resultado a ponto de este ficar desacreditado. Há dois problemas nessa interpretação (a de adicionar valor de p à "Tabela 1": (1) a randomização é, por definição, um processo realizado ao acaso (sorteio) e, por isso, o valor de p é inútil; (2) mesmo as diferenças não significativas no *baseline* podem gerar vieses importantes nos desfechos estudados.

Fonte: Duarte AF, Sousa-Pinto B, Azevedo LF, Barros AM, Puig S, Malvehy J et al.

Tabela 167.2 Diferença da análise *intention-to-treat* e *per-protocol* em uma pesquisa hipotética que teve 10% de *crossover*.

Terapia	90 receberam terapia	60%, isto é, 54 tiveram benefício	Intenção de tratar: ▪ Terapia: 54 + 4, tiveram benefício (58%) ▪ Placebo: 46 + 6, tiveram benefício (58%) ▪ *Hazard ratio*: 6%
	10 receberam placebo	40%, isto é, 4 tiveram benefício	
Placebo	90 receberam placebo	40%, isto é, 46 tiveram benefício	Intenção de tratar: ▪ Terapia: 54 + 6 tiveram benefício (60%) ▪ Placebo: 46 + 4 tiveram benefício (50%) ▪ *Hazard ratio*: 10%
	10 receberam terapia	60%, isto é, 6 tiveram benefício	

Observe a mudança no *hazard ratio* de 6% para 10%. Isso pode ser o suficiente para se obter, ou não, significância estatística e convencer ou não a comunidade médica a respeito do uso de uma nova terapia.

Análises de subgrupos – o problema do *cherry picking*

A motivação para se realizar uma análise de subgrupos é a de encontrar quais pacientes se beneficiaram mais de uma terapia com base em seus fatores demográficos ou de risco. Contudo, essa análise é estatisticamente pobre e aumenta sobremaneira a possibilidade de resultados falso-positivos e falso-negativos porque essa análise não tem *power* suficiente (lembre-se de que o tamanho da amostra foi calculado para responder a uma questão maior que a análise de subgrupos em curso) e porque se baseia na realização de múltiplas comparações.[40]

Uma enorme fonte de vieses pode florescer da análise de subgrupos quando se comete o viés do *cherry picking* ou da "escolha de cerejas", que decorre da procura por resultados positivos em subgrupos ao fim da pesquisa e dar ênfase a essa análise. Isso é especialmente ruim quando o estudo não obteve significância no seu desfecho primário. Escolher, em meio a tantos números, aquele que foi positivo é dar ao acaso uma grande oportunidade, por isso, o ideal é que os pesquisadores anunciem, antes da pesquisa, quais serão os subgrupos analisados. O *site* clinicaltrials.gov é um repositório de pesquisas científicas e suas metodologias. É uma ótima oportunidade para que um pesquisador anuncie à comunidade exatamente quais desfechos estudará, diminuindo, assim, a chance de que ocorra *cherry picking*.

Outra regra importante das análises de subgrupos é que elas são apenas geradoras de hipóteses, especialmente se o estudo teve o desfecho primário significativamente modificado pela terapia. Cada vez mais se tem atentado para a existência de *spin*, a prática de distorcer a interpretação de resultados e influenciar os leitores a verem resultados por uma lente mais favorável.[41] Estudos recentes avaliaram a presença dessa prática em estudos e metanálises de tratamentos dermatológicos variando desde o tratamento de melanoma[42] até o fotoenvelhecimento.[43] Por exemplo, Nowling e colaboradores[42] concluíram que 38% das revisões sistemáticas analisadas por eles para o tratamento de melanoma apresentavam algum tipo de *spin*, sendo o mais comum a reportagem seletiva (*cherry picking*) ou a supervalorização de resultados benéficos da terapia experimental.

Por falar em vieses...

Vieses são um processo presente em qualquer estágio da interpretação de dados que tendeu a provocar resultados ou conclusões que diferem sistematicamente da verdade. Eles podem acontecer aleatoriamente, quando não há intenção por parte dos pesquisadores, ou de forma sistemática, quando há intenção, normalmente motivada por interesses pessoais financeiros ou políticos.

Por exemplo, quando investigadores coletam dados com uma expectativa prévia dos seus resultados, estes podem ser distorcidos pelo viés da expectativa.[44] Precisa falar, de novo, que o cegamento minimiza isso? Imagine um ensaio clínico controlado, randomizado e não cego que busca saber a eficácia de toxina botulínica para melhorar a ocorrência de rugas. Investigadores que souberem quais pacientes receberam o medicamento podem, naturalmente, supervalorizar os relatos dos indivíduos desse grupo, gerando um resultado que não condiz com a realidade.

Em outro exemplo, citamos o viés da alocação, que surge quando o pesquisador tem conhecimento prévio do grupo ao qual o paciente foi alocado, seja porque o estudo não foi cego, seja porque o pesquisador fraudou o cegamento. Isso gera uma forte interferência e gera uma diferença importante na interpretação dos dois grupos do ensaio clínico em questão.[45-47] Uma análise de 280 estudos demonstrou que 80% tiveram ocultação de alocação pouco clara. Esse viés pode ser responsável por um aumento das estimativas de tamanho do efeito da ordem de 7% a 40%.[48] Uma alocação ideal passa pela randomização, prevenindo diferenças sistemáticas entre os grupos, e pela ocultação dos resultados dessa randomização, evitando alterações voluntárias e conflituosas, como a troca de pacientes entre os grupos ou a exclusão de pacientes em virtude de suas particularidades, visando um resultado específico.[49]

Resultados não significativos

Quando o valor de p significativo não é atingido (ou seja, $p \geq 0{,}05$), significa que não se conseguiu rejeitar a hipótese nula – que era a de que o placebo e a terapia proposta são igualmente ineficazes. Em outras palavras, o placebo e a nova terapia são igualmente ineficazes naquele estudo. Contudo, aqui, da mesma forma como em estudos significativos, também deve ser usada a análise bayesiana.

Recordemos que, nessa análise, já descrita previamente neste capítulo, o leitor estará atento aos seguintes pontos: o *trial* teve *power* suficiente, ou seja, teve amostra suficientemente grande para demonstrar diferença significativa no resultado? Lembre-se de que *power*, ou sensibilidade, é a capacidade de evitar justamente os resultados falso-negativos (ou um erro do tipo 2).

Mais um fator que deve ser levado em consideração: a população estudada é mesmo aquela em que se espera que haja um benefício? Por exemplo, um *trial* pode falhar em demonstrar benefício de uma medicação para pacientes com determinado grau de hidradenite supurativa, mas, quando testada em pacientes com graus mais avançados dessa mesma doença, a mesma droga poderia reduzir significativamente os índices de cicatrizes fibrosas.

O Quadro 167.5 resume algumas perguntas que um leitor de artigos precisa se fazer quando um artigo não atinge significância estatística.[50]

Quadro 167.5 Perguntas a se fazer quando um estudo falha em atingir significância estatística no desfecho primário.

O estudo foi *underpowered*?
O desfecho primário foi bem escolhido?
A população estudada foi aquela em que se esperava haver benefício?
O regime de tratamento foi apropriado?
Houve deficiências na condução do *trial*?

Fonte: Adaptado de Pocock SJ, Stone GW; 2016.

PASSO 8 – O ESTUDO TEM VALIDAÇÃO EXTERNA?

Validação interna é tudo que fizemos dos passos 1 ao 7. Validação externa é quando os resultados de um estudo podem ser generalizados para a população.[51] Um tipo de pergunta que pode ser feita para testar a validação externa é: a população do estudo se parece com a população normalmente acometida por essa doença? Algumas vezes, os *trials* podem ter selecionado pacientes jovens demais ou velhos demais, para conseguir obter resultado significativo, mas acabou se distanciando do mundo real.

A validação externa também pode ser interpretada sob a luz do raciocínio bayesiano como a probabilidade pós-teste do benefício da terapia, dado que o resultado do estudo foi significativo. Neste caso, o leitor deve ficar atento à possibilidade de vieses e a fatores externos que podem ter influenciado a pesquisa: conflitos de interesse; ganhos financeiros diretos ou indiretos; influência política etc.

A Tabela 167.3 exemplifica a probabilidade pós-teste de alguns estudos hipotéticos, partindo do seu *power* e da possibilidade de influência de vieses.

Tabela 167.3 Probabilidade pós-teste de várias combinações de estudos com seus *powers* estimados, vieses e probabilidades pré-teste. O valor de probabilidade pré-teste indica a chance de que o resultado positivo e estatisticamente significativo seja um resultado verdadeiro positivo.

Power (1 – β)	Pré	Viés	Exemplo prático	Pós
80%	50%	10%	Ensaio clínico randomizado com *power* adequado, pouca incidência de viés e uma probabilidade pré-teste de 50%	85%
95%	66%	30%	Metanálise confirmatória usando estudos de boa qualidade de uma boa hipótese (probabilidade pré-teste de 66%)	85%
80%	25%	40%	Metanálise de pequenos estudos inconclusivos de uma hipótese moderada (25% de probabilidade pré-teste)	41%
20%	16%	20%	Ensaio clínico de fase I ou II com pouco *power*, mas com boa metodologia de uma hipótese em ascensão (16% de probabilidade pré-teste)	23%

ANALISANDO METANÁLISES

Metanálises são um tipo de pesquisa em que se usam técnicas estatísticas para combinar dados de mais de uma pesquisa e analisá-los em conjunto. Isso tem de ser feito de maneira muito sistemática: o pesquisador deve, antes de começar a pesquisa, definir quais serão os desfechos analisados para a doença em questão e quais artigos incluirá (p. ex., artigos do tipo randomizados e controlados que estejam indexados na base de dados PubMed entre 2012 e 2022). Se não for assim, há um grande risco de o pesquisador acabar cometendo *cherry picking* e selecionando apenas os artigos que lhe convêm – cujos resultados apontam na mesma direção do ponto que ele quer provar com a pesquisa.

Imagine uma metanálise pequena de cinco artigos que objetivavam responder se o tratamento não cirúrgico é eficaz para uma neoplasia cutânea –, ou seja, essa terapia aumenta a chance de cura ou prevenção de recidiva em quem teve um tumor? Nesses cinco artigos, o autor da metanálise se depara com os seguintes problemas: a primeira pesquisa teve mais pacientes orientais e que usaram a crioterapia com ponta sólida. A segunda pesquisa teve mais pacientes na Oceania e que usaram quimioterápicos tópicos, além de uma exposição solar muito maior. A terceira pesquisa tinha apenas pacientes com mais de 70 anos, enquanto a quarta tinha uma média de idade de 37 anos entre os pesquisados. A quinta, por sua vez, usou como desfecho primário a evolução para câncer metastático, ficando com o tempo livre de recidiva como desfecho secundário. São perceptíveis, com esse exemplo, as dificuldades que o pesquisador terá em homogeneizar esses dados.

De fato, a heterogeneidade é um dos principais problemas das metanálises, tanto que existem elementos para quantificar isso, como a estatística Q e o teste I^2.[52] Quanto maior o I^2, por exemplo, maior será a heterogeneidade dos estudos escolhidos para aquela análise (são muito diferentes).

As metanálises e as revisões sistemáticas deixaram, recentemente, de ser consideradas o topo da pirâmide das evidências para servir mais como uma lupa, que pode ajudar ou atrapalhar a analisar os dados da pirâmide, de acordo com a sua qualidade e a qualidade dos artigos incluídos.

Fique muito atento à qualidade dos estudos que entraram na análise e cheque se estudos importantes deixaram de entrar.

Em metanálises, existe uma regra, que é a de *garbage in, garbage out* – lixo entra, lixo sai. Significa que se o pesquisador escolher artigos de maneira aleatória (ou, pior, deliberadamente escolher artigos duvidosos, de má qualidade, sem *peer review* adequado, influenciados politicamente), ele pode estar escrevendo uma metanálise cujo resultado será inútil.

Se algum *trial* clássico sobre o tema foi deixado de lado, procure encontrar no texto a razão para isso ter acontecido; pode ser que o pesquisador até justifique tê-lo retirado por razões metodológicas.

O gráfico *forest plot* nas metanálises

Cada linha horizontal no gráfico representa o intervalo de confiança da redução ou aumento da chance de algum desfecho específico em diferentes estudos. Intervalos com maior largura significam pesquisas com menor tamanho amostral e intervalos mais curtos significam, em geral, pesquisas com maior *power* – são também mais confiáveis.

Na última linha do *forest plot*, está o diamante que sumarizará os resultados dos estudos combinados. Estudos maiores têm mais peso no desenho desse diamante que estudos menores.

Na linha do centro, a famosa "linha do 1", temos o ponto em que o intervalo de confiança do *hazard ratio* cruza o 1, ou seja, há > 5% de chance de que a média do resultado real do estudo seja de ausência de benefício ou mesmo causar dano.

A Figura 167.7 ilustra um *forest plot* da metanálise de cinco artigos. Observe que nada se diz sobre a qualidade metodológica ou do *peer review*, ou até mesmo sobre a índole de cada um desses autores.

■ REVISÕES SISTEMÁTICAS

Também consideradas "lupas", as revisões sistemáticas são como um capítulo de livro sobre determinada doença ou tratamento, com a diferença que seu principal objetivo não é *ensinar*, mas *informar* sobre as evidências existentes a respeito daquele assunto.

Para isso, o autor precisa explicitar a maneira como escolherá cada referência bibliográfica e o modo como interpretará e sintetizará aqueles resultados em seu texto.

Para escolher as referências bibliográficas, o autor pode definir critérios para que os artigos incluídos sejam minimamente sérios, realistas e bem conduzidos. Provavelmente, o autor buscará seus artigos nas bases PubMed e MEDLINE, por exemplo.

Para interpretar bem os estudos, o autor pode sistematizar a sua análise respondendo, para cada artigo selecionado, as seguintes questões:

1. A alocação dos pacientes foi randomizada?
2. A alocação foi cega?
3. Os grupos eram similares em termos de fatores de risco e prognósticos?
4. Os critérios de elegibilidade foram especificados?
5. Os pesquisadores, os médicos e pacientes foram cegos?
6. As medidas de variabilidade e as estimativas de ponto foram apresentadas para o desfecho primário?
7. A análise foi do tipo intenção de tratar?

Quanto mais respostas negativas a essas perguntas, mais enviesado é o artigo e maior o risco de que ele polua o resultado final.

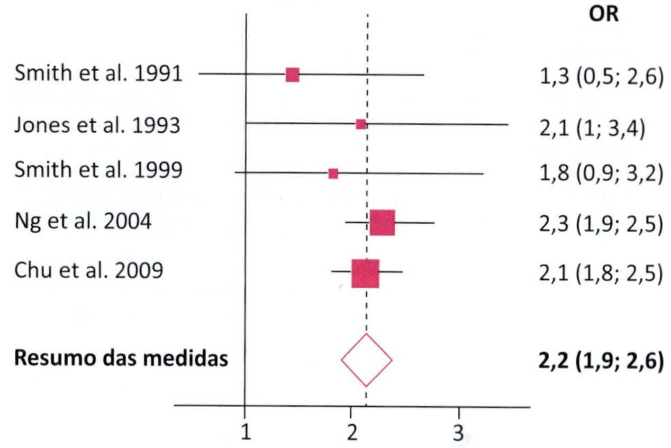

■ **Figura 167.7** Gráfico do tipo *forest plot* em uma metanálise para um determinado desfecho não citado na figura. Observe que os estudos menores (da década de 1990) não conseguiam demonstrar diferença significativa pelo fato de o intervalo de confiança cruzar a linha do 1 (então, havia mais que 5% de chance de que a média do resultado definitivo fosse neutro ou até danoso). Mas as pesquisas de 2004 e 2009 encontraram um intervalo de confiança mais curto (provavelmente eram pesquisas com maior *power*). Combinando-se todas, desenhou-se o diamante na última linha, que demonstra um benefício da ordem de 2,2 no *odds ratio*.

Referências bibliográficas

1. Morris ZS, Wooding S, Grant J. The answer is 17 years, what is the question: understanding time lags in translational research. J R Soc Med. 2011 Dec;104(12):510-20.
2. Ashrafzadeh S, Metlay JP, Choudhry NK, Emmons KM, Asgari MM. Using implementation science to optimize the uptake of evidence-based medicine into dermatology practice. J Invest Dermatol. 2020 May;140(5):952-8.
3. Nunes de Alencar Neto J. Manual de medicina baseada em evidências. Salvador, BA: Sanar; 2021.
4. Søyland E, Heier I, Rodríguez-Gallego C, Mollnes TE, Johansen FE, Holven KB et al. Sun exposure induces rapid immunological changes in skin and peripheral blood in patients with psoriasis. Br J Dermatol [Internet]. 2011 Feb [Acesso em 2022 Aug 20];164(2):344-55. Disponível em: https://pubmed.ncbi.nlm.nih.gov/21271993/.
5. Kenneth S. Design of randomized controlled trials. Circulation [Internet]. 2007 Mar 6;115(9):1164-9. Disponível em: https://doi.org/10.1161/CIRCULATIONAHA.105.594945.
6. Kendall JM. Designing a research project: randomised controlled trials and their principles. Emerg Med J [Internet]. 2003 Mar;20(2):164-8. Disponível em: https://pubmed.ncbi.nlm.nih.gov/12642531.
7. Piaggio G, Elbourne DR, Altman DG, Pocock SJ, Evans SJW. Reporting of noninferiority and equivalence randomized trials: an extension of the CONSORT statement. J Am Med Assoc. 2006 Mar 8;295(10):1152-60.
8. Rehal S, Morris TP, Fielding K, Carpenter JR, Phillips PPJ. Non-inferiority trials: are they inferior? A systematic review of reporting in major medical journals. BMJ Open [Internet]. 2016 Oct 7 [Acesso em 2022 Aug 6];6(10):e012594. Disponível em: /pmc/articles/PMC5073571/.
9. Carrascosa JM, Jacobs I, Petersel D, Strohal R. Biosimilar drugs for psoriasis: principles, present, and near future. Dermatology and Therapy [Internet]. 2018 Jun 1 [Acesso em 2022 Aug 6];8(2):173. Disponível em: /pmc/articles/PMC6002312/.
10. Hercogová J, Papp KA, Chyrok V, Ullmann M, Vlachos P, Edwards CJ. AURIEL-PsO: a randomized, double-blind phase III equivalence trial to demonstrate the clinical similarity of the proposed biosimilar MSB11022 to reference adalimumab in patients with moderate-to-severe chronic plaque-type psoriasis. The British Journal of Dermatology [Internet]. 2020 Feb 1 [Acesso em 2022 Aug 6];182(2):316. Disponível em: /pmc/articles/PMC7027805/.
11. Leung JT, Barnes SL, Lo ST, Leung DY. Non-inferiority trials in cardiology: what clinicians need to know. Heart [Internet]. 2020;106(2):99-104. Disponível em: https://heart.bmj.com/content/106/2/99.
12. Rosenberg EW, Gentry WC, Goltz RW. Double-blind studies in dermatology. JAMA [Internet]. 1973 Dec 3 [Acesso em 2022 Aug 6];226(10):1229-30. Disponível em: https://jamanetwork.com/journals/jama/fullarticle/351877.
13. Torre K, Shahriari M. Clinical trials in dermatology. International Journal of Women's Dermatology [Internet]. 2017 Sep 1 [Acesso em 2022 Aug 6];3(3):180. Disponível em: /pmc/articles/PMC5555277/.
14. Hróbjartsson A, Thomsen ASS, Emanuelsson F, Tendal B, Hilden J, Boutron I et al. Observer bias in randomised clinical trials with binary outcomes: systematic review of trials with both blinded and non-blinded outcome assessors. BMJ [Internet]. 2012 Feb 27 [Acesso em 2022 Aug 6];344(7848). Disponível em: https://www.bmj.com/content/344/bmj.e1119.
15. Gupta U, Verma M. Placebo in clinical trials. Perspect Clin Res [Internet]. 2013 Jan;4(1):49-52. Disponível em: https://pubmed.ncbi.nlm.nih.gov/23533982.
16. Brin MF, Durgam S, Lum A, James L, Liu J, Thase ME et al. OnabotulinumtoxinA for the treatment of major depressive disorder: a phase 2 randomized, double-blind, placebo-controlled trial in adult females. International Clinical Psychopharmacology [Internet]. 2020 Jan 1 [Acesso em 2022 Aug 6];35(1):19. Disponível em: /pmc/articles/PMC6903360/.

17. Gladwin TE, Figner B. "Hot" cognition and dual systems: introduction, criticisms, and ways forward. In: Wilhelms E, Reyna VF, editors. Frontiers of cognitive psychology series: neuroeconomics, judgment and decision making. New York/London: Psychology Press: 2014. p.157-80.
18. Kohlberg G, Hammer M; GetTheDiagnosis.org. Sensitivity and specificity, likelihood ratio calculators [Internet]. [2008] [Acesso em 2022 Aug 9]. Disponível em: http://getthediagnosis.org/calculator.htm.
19. Joo JS, Zhuang AR, Tchanque-Fossuo C, Tartar D, Armstrong AW, King TH et al. Dermal suture only versus layered closure: a randomized, split wound comparative effectiveness trial. J Am Acad Dermatol [Internet]. 2019 Dec 1 [Acesso em 2022 Aug 15];81(6):1346-52. Disponível em: https://pubmed.ncbi.nlm.nih.gov/31442535/.
20. Aronson JK. Biomarkers and surrogate endpoints. Br J Clin Pharmacol [Internet]. 2005 May;59(5):491-4. Disponível em: https://pubmed.ncbi.nlm.nih.gov/15842546.
21. Wei EX, Kirsner RS, Eaglstein WH. End points in dermatologic clinical trials: a review for clinicians. J Am Acad Dermatol [Internet]. 2016 Jul 1 [Acesso em 2022 Aug 15];75(1):203-9. Disponível em: https://pubmed.ncbi.nlm.nih.gov/26936300/.
22. Flaherty KT, Hennig M, Lee SJ, Ascierto PA, Dummer R, Eggermont AMM et al. Surrogate endpoints for overall survival in metastatic melanoma: a meta-analysis of randomised controlled trials. Lancet Oncol [Internet]. 2014 Mar [Acesso em 2022 Aug 15];15(3):297-304. Disponível em: https://pubmed.ncbi.nlm.nih.gov/24485879/.
23. Zouboulis CC, Gulliver W, Ingram J, Kirby B, Giamarellos-Bourboulis EJ, Podda M et al. Endpoints of clinical trials for hidradenitis suppurativa: proceedings of a round-table session. Exp Dermatol [Internet]. 2020 Jul 1 [Acesso em 2022 Aug 15];29 Suppl 1(S1):67-72. Disponível em: https://pubmed.ncbi.nlm.nih.gov/32691939/.
24. A practical guide to measuring soft outcomes and distance travelled guidance document. 2003.
25. Schmitt J, Lange T, Kottner J, Prinsen CAC, Weberschock T, Hahnel E et al. Cochrane reviews and dermatological trials outcome concordance: why core outcome sets could make trial results more usable. Journal of Investigative Dermatology. 2019 May 1;139(5):1045-53.
26. Kirkham JJ, Dwan KM, Altman DG, Gamble C, Dodd S, Smyth R et al. The impact of outcome reporting bias in randomised controlled trials on a cohort of systematic reviews. BMJ (Online). 2010 Mar 20;340(7747):637-40.
27. Schlessinger DI, Iyengar S, Yanes AF, Henley JK, Ashchyan HJ, Kurta AO et al. Development of a core outcome set for clinical trials in facial aging: study protocol for a systematic review of the literature and identification of a core outcome set using a Delphi survey. Trials [Internet]. 2017 Aug 1 [Acesso em 2022 Aug 6];18(1). Disponível em: /pmc/articles/PMC5540562/.
28. Puzenat E, Bronsard V, Prey S, Gourraud PA, Aractingi S, Bagot M et al. What are the best outcome measures for assessing plaque psoriasis severity? A systematic review of the literature. J Eur Acad Dermatol Venereol [Internet]. 2010 Apr [Acesso em 2022 Aug 6];24 Suppl 2(SUPPL. 2):10-6. Disponível em: https://pubmed.ncbi.nlm.nih.gov/20443995/.
29. Wu J, Petto H, Dutronc Y, Burkhardt N, Gebauer K, Gooderham M. Development and validation of a new method for potential use of Psoriasis Area and Severity Index in teledermatology. The Australasian Journal of Dermatology [Internet]. 2021 Feb 1 [Acesso em 2022 Aug 6];62(1):e114. Disponível em: /pmc/articles/PMC7891613/.
30. Futamura M, Leshem YA, Thomas KS, Nankervis H, Williams HC, Simpson EL. A systematic review of Investigator Global Assessment (IGA) in atopic dermatitis (AD) trials: many options, no standards. J Am Acad Dermatol [Internet]. 2016 Feb 1 [Acesso em 2022 Aug 6];74(2):288-94. Disponível em: https://pubmed.ncbi.nlm.nih.gov/26685719/.
31. Schmitt J, Deckert S, Alam M, Apfelbacher C, Barbaric J, Bauer A et al. Report from the kick-off meeting of the Cochrane Skin Group Core Outcome Set Initiative (CSG-COUSIN). Br J Dermatol [Internet]. 2016 Feb 1 [Acesso em 2022 Aug 6];174(2):287-95. Disponível em: https://pubmed.ncbi.nlm.nih.gov/26779929/.
32. Kottner J, Jacobi L, Hahnel E, Alam M, Balzer K, Beeckman D et al. Core outcome sets in dermatology: report from the second meeting of the International Cochrane Skin Group Core Outcome Set Initiative. Br J Dermatol [Internet]. 2018 Apr 1 [Acesso em 2022 Aug 6];178(4):e279-85. Disponível em: https://pubmed.ncbi.nlm.nih.gov/29441525/.
33. Vetter TR, Mascha EJ. Defining the primary outcomes and justifying secondary outcomes of a study: usually, the fewer, the better. Anesth Analg. 2017 Aug;125(2):678-81.
34. Schulz KF, Altman DG, Moher D, Group C. CONSORT 2010 statement: updated guidelines for reporting parallel group randomised trials. Trials [Internet]. 2010 Mar 24;11:32. Disponível em: https://pubmed.ncbi.nlm.nih.gov/20334632.
35. Altman DG. Comparability of randomised groups. Journal of the Royal Statistical Society: Series D (The Statistician). 1985;34(1):125-36.
36. Yeh J, Gupta S, Patel SJ, Kota V, Guddati AK. Trends in the crossover of patients in phase III oncology clinical trials in the USA. Ecancermedicalscience [Internet]. 2020 [Acesso em 2022 Aug 10];14. Disponível em: /pmc/articles/PMC7738270/.
37. Chapman PB, Robert C, Larkin J, Haanen JB, Ribas A, Hogg D et al. Vemurafenib in patients with BRAFV600 mutation-positive metastatic melanoma: final overall survival results of the randomized BRIM-3 study. Annals of Oncology [Internet]. 2017 Oct 1 [Acesso em 2022 Aug 10];28(10):2581. Disponível em: /pmc/articles/PMC5834156/.
38. Shah PB. Intention-to-treat and per-protocol analysis. CMAJ [Internet]. 2011 Apr 5;183(6):696. Disponível em: https://pubmed.ncbi.nlm.nih.gov/21464181.
39. Heesen P. Crossover trials: what are they and what are their advantages and limitations? Students 4 Best Evidence [Internet]. 2020 Sep 7 [Acesso em 2022 Aug 7]. Disponível em: https://s4be.cochrane.org/blog/2020/09/07/crossover-trials-what-are-they-and-what-are-their-advantages-and-limitations/.
40. Brookes ST, Whitley E, Peters TJ, Mulheran PA, Egger M, Davey Smith G. Subgroup analyses in randomised controlled trials: quantifying the risks of false-positives and false-negatives. Health Technol Assess. 2001;5(33):1-56.
41. Chiu K, Grundy Q, Bero L. 'Spin' in published biomedical literature: a methodological systematic review. PLOS Biology [Internet]. 2017 Sep 11 [Acesso em 2022 Jul 31];15(9):e2002173. Disponível em: https://journals.plos.org/plosbiology/article?id=10.1371/journal.pbio.2002173.
42. Nowlin R, Wirtz A, Wenger D, Ottwell R, Cook C, Arthur W et al. Spin in abstracts of systematic reviews and meta-analyses of melanoma therapies: cross-sectional analysis. JMIR Dermatol [Internet]. 2022 Feb 24 [Acesso em 2022 Aug 7];5(1):e33996. Disponível em: https://derma.jmir.org/2022/1/e33996.
43. Motosko CC, Ault AK, Kimberly LL, Zakhem GA, Gothard MD, Ho RS et al A. Analysis of spin in the reporting of studies of topical treatments of photoaged skin. J Am Acad Dermatol [Internet]. 2019 Feb 1 [Acesso em 2022 Aug 7];80(2):516-22.e12. Disponível em: https://pubmed.ncbi.nlm.nih.gov/29689326/.
44. Sackett DL. Bias in analytic research. Journal of Chronic Diseases. 1979;32(1):51-63.
45. Attia A. Evidence-based medicine corner bias in RCTs: confounders, selection bias and allocation concealment. Middle East Fertility Society Journal. 2005 Jan;10(3):258-61.
46. Sedgwick P. Selection bias versus allocation bias. BMJ: British Medical Journal. 2013 May;346:f3345.
47. Nunan D, Heneghan C, Spencer EA. Catalogue of bias: allocation bias. BMJ Evidence-Based Medicine. 2018 Feb;23(1):20 LP-21.
48. Schulz KF, Chalmers I, Hayes RJ, Altman DG. Empirical evidence of bias: dimensions of methodological quality associated with estimates of treatment effects in controlled trials. JAMA. 1995 Feb;273(5):408-12.
49. Paludan-Müller A, Teindl Laursen DR, Hróbjartsson A. Mechanisms and direction of allocation bias in randomised clinical trials. BMC Medical Research Methodology. 2016;16(1):133.
50. Pocock SJ, Stone GW. The primary outcome fails: what next? New England Journal of Medicine [Internet]. 2016 Aug 31;375(9):861-70. Disponível em: https://doi.org/10.1056/NEJMra1510064.
51. Sedgwick P. External and internal validity in clinical trials. BMJ [Internet]. 2012;344. Disponível em: https://www.bmj.com/content/344/bmj.e1004.
52. Berlin JA, Golub RM. Meta-analysis as evidence: building a better pyramid. JAMA [Internet]. 2014 Aug 13;312(6):603-6. Disponível em: https://doi.org/10.1001/jama.2014.8167.
53. A co-operative trial in the primary prevention of ischaemic heart disease using clofibrate. Report from the Committee of Principal Investigators. Br Heart J. 1978 Oct;40(10):1069-118.
54. Echt DS, Liebson PR, Mitchell LB, Peters RW, Obias-Manno D, Barker AH et al. Mortality and morbidity in patients receiving encainide, flecainide, or placebo. The Cardiac Arrhythmia Suppression Trial. N Engl J Med. 1991 Mar;324(12):781-8.
55. Nissen SE, Wolski K. Effect of rosiglitazone on the risk of myocardial infarction and death from cardiovascular causes. N Engl J Med. 2007 Jun;356(24):2457-71.
56. Wolkenstein P, Latarjet J, Roujeau JC, Duguet C, Boudeau S, Vaillant L et al. Randomised comparison of thalidomide versus placebo in toxic epidermal necrolysis. Lancet [Internet]. 1998 Nov 14 [Acesso em 2022 Aug 16];352(9140):1586-9. Disponível em: https://pubmed.ncbi.nlm.nih.gov/9843104/.
57. Duarte AF, Sousa-Pinto B, Azevedo LF, Barros AM, Puig S, Malvehy J et al. Clinical ABCDE rule for early melanoma detection. Eur J Dermatol. 31(6):771-9.

capítulo 168

Sérgio Palma

Ética em Dermatologia

O alvo de toda a atenção do médico é a saúde do ser humano, em benefício da qual deverá agir com o máximo de zelo e o melhor de sua capacidade profissional.[1] Assim, é em benefício dos pacientes que os médicos dermatologistas, dentro de sua área de atuação, devem agir com o tecnicismo, o humanismo e o respeito aos limites éticos previstos nas leis e nos códigos profissionais.

Cada carreira comporta regramentos específicos, peculiaridades normativas que ordenam a boa prática laboral – no caso dos médicos, esses itens estão relacionados no Código de Ética Médica (CEM) (Resolução n. 2.217/2018), o qual controla, normatiza e/ou define a atividade dos profissionais em Medicina.

Sua última atualização incorporou abordagens pertinentes às mudanças do mundo contemporâneo (como inovações tecnológicas, comunicação em massa e relações em sociedade). Essa introdução se deu sob o prisma de zelo pelos princípios deontológicos da Medicina, sendo um dos mais importantes o absoluto respeito ao ser humano, com a atuação em prol da saúde dos indivíduos e da coletividade, sem discriminação.[1]

Nas profissões liberais, conjugam-se os valores éticos e legais, e o CEM está relacionado aos preceitos de natureza jurídica, penal, civil e administrativa que buscam promover e preservar o prestígio e a união da categoria médica, garantindo à sociedade padrões de prática e valores, bem como deveres e virtudes, imprescindíveis à convivência humana.

A ética médica tem sido motivo de debates na sociedade, sobretudo nos últimos tempos, em virtude do exercício irregular da Medicina por outras categorias profissionais e da ocorrência de desvios de conduta por uma minoria, causando espanto e indignação.

A ética, em geral, é a ciência da conduta.[2] A origem da palavra vem do grego *ethos*, que significa o modo de ser, o caráter. Ressalte-se, mais uma vez, que cabe ao médico zelar e trabalhar pelo perfeito desempenho ético da Medicina, bem como pelo prestígio e bom conceito da profissão e dos que a exercem legalmente.

APRIMORAMENTO CONTÍNUO

A Medicina é uma profissão a serviço da saúde do ser humano e da coletividade e será exercida sem discriminação de nenhuma natureza, com a utilização dos meios técnicos e científicos disponíveis, os quais visam os melhores resultados. Note-se que o constante aperfeiçoamento é uma obrigação médica prevista no CEM.

A Medicina moderna tem, nas facilidades universais das comunicações científicas, instrumentos notáveis do aperfeiçoamento técnico. Desse modo, torna-se inconcebível estar o médico, hoje, alheio aos avanços da ciência médica.[3] No seu campo específico de atuação, compete ao médico dermatologista aprimorar continuamente seus conhecimentos e usar o melhor do progresso científico em benefício do paciente e da sociedade, exercendo a sua profissão com autonomia.

Em princípio, o fato de o médico portar diploma universitário de conclusão de curso de Medicina, registrado no Conselho Regional de Medicina do respectivo estado de atuação, o habilita ao exercício pleno da prática médica. No entanto, essa capacidade não se exprime na realidade por causa da imposição da exigência de conhecimento amplo sobre determinados tópicos que, sem o adequado domínio, podem expor o paciente e profissional a situações indesejáveis.

Isso ocorre porque a ciência médica está, indubitavelmente, se desenvolvendo em notável velocidade, impondo ao médico o dever de constantes estudos técnico-científicos para sua evolução e atualização dos seus conhecimentos profissionais ao longo da sua atividade.[3]

LIMITES NO EXERCÍCIO

O Código de Ética Médica cita que o médico se responsabilizará, em caráter pessoal e nunca presumido, pelos seus atos profissionais, resultantes de relação particular de confiança e executados com diligência, competência e prudência.

Além desse compromisso, espera-se que, nas situações clínicas irreversíveis e terminais, o médico evite a realização de procedimentos diagnósticos e terapêuticos desnecessários e propicie todos os cuidados paliativos apropriados aos pacientes sob sua atenção.[1]

Reconhecer que há limites para os esforços de prolongamento da vida biológica é algo difícil por envolver múltiplos e incontornáveis fatores, como crenças, religião, espiritualidade, cultura e mesmo sentimentos e sensações, por vezes primitivas e inconscientes.[4]

Ao mesmo tempo, reconhecer e permitir que a vida siga seu curso natural, do qual a morte física nada mais é que sua consequência, sendo etapa de um processo sobre o qual não há consenso ou respostas precisas, pode ser visto como forma de refletir e proporcionar conforto nesta fase em que a continuidade de um tratamento não só se mostra contraproducente, mas também danosa ao paciente, causando-lhe sofrimentos desnecessários.[4]

AUTONOMIA E ESCLARECIMENTO

Outro ponto que merece ser destacado é o direito do médico de indicar o procedimento terapêutico adequado ao seu paciente, observadas as práticas cientificamente reconhecidas e a legislação vigente.

Importante salientar que, no processo de tomada de decisões profissionais, de acordo com seus ditames de consciência e as previsões legais, o médico aceitará as escolhas de seus pacientes relativas aos procedimentos diagnósticos e terapêuticos por eles expressos, desde que adequadas ao caso e cientificamente reconhecidas.

Neste sentido, o médico tem o dever de prestar ao paciente todas as informações relativas a seu tratamento, como potenciais riscos, possíveis intercorrências ou eventuais efeitos adversos (ocorrências clínicas imediatas e tardias que possam ser razoavelmente previstas), cuidados necessários durante todas as fases do tratamento proposto e, ainda, uso de medicações e mudanças de hábitos e estilo de vida.

Esse dever de informar é imposto ao médico não só por determinação do CEM, mas também por imposição legal. Além de informar, o médico deve se certificar de que o paciente, ou o seu responsável, entendeu de forma totalmente clara as informações, pois o descumprimento desse dever acarreta infração ética e responsabilidade jurídica do profissional. Assim, deve-se obter consentimento do paciente ou de seu representante legal após esclarecê-lo sobre o procedimento a ser realizado, salvo em caso de risco iminente de morte.[1]

A Recomendação CFM n. 1/2016 dispõe sobre o processo de obtenção de consentimento livre e esclarecido na assistência médica.[5] Em resumo, as seguintes recomendações são apresentadas neste documento:

a) O esclarecimento claro, pertinente e suficiente sobre justificativas, objetivos esperados, benefícios, riscos, efeitos colaterais, complicações, duração, cuidados e outros aspectos específicos inerentes à execução tem o objetivo de obter o consentimento livre e a decisão segura do paciente para a realização de procedimentos médicos.
b) Recomenda-se a elaboração escrita (Termo de Consentimento Livre e Esclarecido).
c) A redação do documento deve ser feita em linguagem clara, que permita ao paciente entender o procedimento e suas consequências, na medida de sua compreensão. Os termos científicos, quando necessários, precisam ser acompanhados de seu significado, em linguagem acessível.
d) Com a finalidade de incentivar a leitura e a compreensão, que o termo seja escrito com espaços em branco ou alternativas para que o paciente possa, querendo, completá-los com perguntas a serem respondidas pelo médico assistente. Depois de assinado pelo paciente, esses espaços em branco e/ou alternativas, quando não preenchidos, deverão ser invalidados.
e) O paciente, ou seu representante legal, após esclarecido, assume a responsabilidade de cumprir as recomendações feitas pelo médico assistente.

■ RESPONSABILIDADE MÉDICA

Também é tema de debate no que se refere à ética no exercício profissional da Medicina o envolvimento com a produção de conhecimento científico. Nesse cenário, o médico deve agir com isenção, independência, veracidade e honestidade, com vistas ao maior benefício para os pacientes e para a sociedade. Sempre que participar de estudos envolvendo seres humanos, ou qualquer animal, o médico respeitará as normas éticas nacionais, bem como protegerá a vulnerabilidade dos sujeitos da pesquisa. Considerando esses compromissos, urge relembrar pontos relativos à responsabilidade profissional, que são invocados também nessas situações.

Por ser a responsabilidade médica sempre pessoal e não presumida, é vedado ao médico:

a) Causar dano ao paciente, por ação ou omissão, caracterizável como imperícia, imprudência ou negligência.
b) Delegar a outros profissionais atos ou atribuições exclusivas da profissão médica.
c) Deixar de assumir responsabilidade sobre procedimento médico que indicou ou do qual participou, mesmo quando vários médicos tenham assistido o paciente.
d) Assumir responsabilidade por ato médico que não praticou ou do qual não participou.
e) Atribuir seus insucessos a terceiros e a circunstâncias ocasionais, exceto nos casos em que isso possa ser devidamente comprovado.
f) Acumpliciar-se com os que exercem ilegalmente a Medicina ou com profissionais ou instituições médicas nas quais se pratiquem atos ilícitos.
g) Receitar, atestar ou emitir laudos de forma secreta ou ilegível, sem a devida identificação de seu número de registro no Conselho Regional de Medicina da sua jurisdição, bem como assinar em branco folhas de receituários, atestados, laudos ou quaisquer outros documentos médicos.
h) Praticar ou indicar atos médicos desnecessários ou proibidos pela legislação vigente no país, de acordo com os artigos 1º, 2º, 3º, 5º, 6º, 10, 11 e 14 do novo CEM.

Ainda nesta esfera, é importante destacar os compromissos previstos pelo CEM em função da proteção aos direitos humanos. Para tanto, o escopo normativo veda aos médicos:

a) tratar o ser humano sem civilidade ou consideração, desrespeitar sua dignidade ou discriminá-lo de qualquer forma ou sob qualquer pretexto;
b) deixar de garantir ao paciente o exercício do direito de decidir livremente sobre sua pessoa ou seu bem-estar, bem como exercer sua autoridade para limitá-lo, de acordo com os artigos 23 e 24 do novo CEM.

■ COMPROMISSOS COM INDIVÍDUOS E SIGILO

O CEM também incorpora uma preocupação com o estímulo a uma relação adequada entre os profissionais e os diferentes atores com os quais interage no processo de atendimento. Desse modo, o CEM enumera limites que são decisivos para preservar a boa prática, tendo-se como polos as trocas entre médicos e pacientes, familiares, outros médicos e profissionais das equipes de saúde.

Nesse sentido, importante ressaltar as vedações determinadas aos médicos na sua relação com os pacientes, conforme a seguir:

a) Deixar de usar todos os meios disponíveis de promoção de saúde e de prevenção, diagnóstico e tratamento de doenças, cientificamente reconhecidos e a seu alcance, em favor do paciente.
b) Deixar de atender paciente que procure seus cuidados profissionais em casos de urgência ou emergência quando não houver outro médico ou serviço médico em condições de fazê-lo.
c) Abandonar paciente sob seus cuidados.
d) Prescrever tratamento e outros procedimentos sem exame direto do paciente, salvo em casos de urgência ou emergência e impossibilidade comprovada de realizá-lo, devendo, nesse caso, fazê-lo imediatamente depois de cessado o impedimento, assim como consultar, diagnosticar ou prescrever por qualquer meio de comunicação de massa. Ressalta-se que o atendimento médico à distância, nos moldes da telemedicina, é regulamentado pela Resolução CFM n. 2.314 de 2022, que dispõe sobre a prática da telemedicina no Brasil como forma de serviços médicos mediados por tecnologias.[7]
e) Desrespeitar o pudor de qualquer pessoa sob seus cuidados profissionais, de acordo com os artigos 32, 33, 36, 37 e 38 do novo CEM.

Com respeito às trocas entre médicos, os limites impostos pelo CEM estão alinhados a seguir:

a) Praticar concorrência desleal com outro médico.
b) Desrespeitar a prescrição ou o tratamento de paciente determinados por outro médico, salvo em situação de indiscutível benefício para o paciente, devendo comunicar imediatamente o fato ao médico responsável.
c) Deixar de encaminhar o paciente que lhe foi enviado para procedimento especializado de volta ao médico assistente e, na ocasião, fornecer-lhe as devidas informações sobre o ocorrido no período

em que por ele se responsabilizou, de acordo com os artigos 51, 52 e 53 do novo CEM.

Neste campo, ainda cabe destacar os critérios a serem observados na preservação do sigilo nas relações profissionais, o que configura um dos pilares para a prática médica ao lado da autonomia. Os itens a seguir devem, portanto, serem incorporados à rotina dos profissionais, no desempenho de suas funções, excetuando-se os casos previstos em lei:

a) Revelar fato de que tenha conhecimento em virtude do exercício de sua profissão, salvo por motivo justo, dever legal ou consentimento, por escrito, do paciente.
b) Fazer referência a casos clínicos identificáveis, exibir pacientes ou imagens que os tornem reconhecíveis em anúncios profissionais ou na divulgação de assuntos médicos em meios de comunicação em geral, mesmo com autorização do paciente.
c) Deixar de orientar seus auxiliares e alunos a respeitar o sigilo profissional e zelar para que seja por eles mantido, de acordo com os artigos 73, 75 e 78 do novo CEM.

DOCUMENTOS E PUBLICIDADE MÉDICOS

Avançando em nossas reflexões, concebe-se que a ética médica deve ser estendida à gestão documental e à publicidade e propaganda do exercício profissional. Essa cautela visa preservar os direitos dos pacientes, mas também a credibilidade da Medicina, mantendo-se o grau de confiança depositado na classe. Sendo assim, ressalte-se, a seguir, as vedações relacionadas aos documentos médicos:

a) Expedir documento médico sem ter praticado ato profissional que o justifique, que seja tendencioso ou que não corresponda à verdade.
b) Permitir o manuseio e o conhecimento dos prontuários por pessoas não obrigadas ao sigilo profissional quando sob sua responsabilidade.
c) Deixar de fornecer laudo médico ao paciente ou a seu representante legal quando aquele for encaminhado ou transferido para continuação do tratamento ou em caso de solicitação de alta.
d) Deixar de elaborar prontuário legível para cada paciente, o qual deve conter os dados clínicos necessários para a boa condução do caso, sendo preenchido, em cada avaliação, em ordem cronológica com data, hora, assinatura e número de registro do médico no Conselho Regional de Medicina. O prontuário estará sob a guarda do médico ou da instituição que assiste o paciente.
e) Negar ao paciente, ou a seu representante legal, acesso a seu prontuário, deixar de lhe fornecer cópia quando solicitada e de lhe dar explicações necessárias à sua compreensão, salvo quando ocasionarem riscos ao próprio paciente ou a terceiros.
f) Liberar cópias do prontuário sob sua guarda exceto para atender a ordem judicial ou para sua própria defesa, assim como quando autorizado por escrito pelo paciente.
g) Deixar de fornecer cópia do prontuário médico de seu paciente quando de sua requisição pelos Conselhos Regionais de Medicina.
h) Deixar de atestar atos executados no exercício profissional, quando solicitado pelo paciente ou por seu representante legal, de acordo com os artigos 80, 85, 86, 87, 89, 90 e 91 do novo CEM.

Finalmente, destaque-se que, ao utilizar mídias sociais e instrumentos correlatos, o médico deve respeitar as normas definidas pelo Conselho Federal de Medicina (CFM), em Resolução específica, a qual se inspira em princípios e valores previstos no Código de Ética da categoria.

Assim, entende-se por publicidade ou propaganda médica a comunicação ao público, por qualquer meio de divulgação, da atividade profissional com iniciativa, participação e ou anuência do médico, nos segmentos público, privado ou filantrópico.[7]

Se, por um lado, reconhece-se o direito do médico utilizar qualquer meio ou canal de comunicação para prestar informações, dar entrevistas e publicar artigos sobre assuntos médicos com finalidade educativa, de divulgação científica e de promoção da saúde e do bem-estar públicos; por outro, estabelece-se que, para tanto, devem ser respeitados limites previstos em resolução específica pelo CFM.[7] Sendo assim, é proibido aos médicos:

a) Divulgar informação sobre assunto médico de forma sensacionalista, promocional ou de conteúdo inverídico.
b) Divulgar, fora do meio científico, processo de tratamento ou descoberta cujo valor ainda não esteja expressamente reconhecido cientificamente por órgão competente.
c) Anunciar títulos científicos que não possa comprovar e especialidade ou área de atuação para a qual não esteja qualificado e registrado no Conselho Regional de Medicina.
d) Participar de anúncios de empresas comerciais, qualquer que seja a natureza destes, valendo-se de sua profissão.
e) Apresentar como originais quaisquer ideias, descobertas ou ilustrações que na realidade não o sejam, de acordo com os artigos 112, 113, 114, 115 e 116 do novo CEM.

De modo complementar, a normatização do CFM prevê que todas as peças de divulgação médica deverão conter, obrigatoriamente, nome do profissional, seu número de inscrição no Conselho Regional de Medicina, com o estado da Federação no qual foi inscrito, especialidade e ou área de atuação, quando registrada no Conselho Regional de Medicina (CRM) e número do Registro de Qualificação de Especialista (RQE) quando anunciar a especialidade. Também aponta que nos anúncios de estabelecimentos de saúde, devem constar o nome e o número de registro, no Conselho Regional de Medicina, do diretor técnico-médico.

CONSIDERAÇÕES FINAIS

Após essa análise dos diferentes aspectos relacionados à importância da ética no exercício da Medicina, reforça a percepção de que o médico dermatologista deve cumprir, salvo por motivo justo, as normas emanadas dos Conselhos Federal e Regionais de Medicina e atender às suas requisições administrativas, intimações ou notificações no prazo determinado, bem como obedecer aos acórdãos e às resoluções dessas instâncias.

Em síntese, a saúde é e sempre será o bem mais importante do homem. Portanto, discussões futuras definirão melhor os novos princípios, com o fito de que a Medicina encontre o necessário equilíbrio entre o progresso e o justo interesse da sociedade no que concerne aos debates relacionados à saúde. Assim, novos dilemas éticos haverão de surgir e outras questões serão suscitadas para a solução e o esclarecimento das novas dúvidas.

Referências bibliográficas

1. Conselho Federal de Medicina (CFM). Código de Ética Médica. Resolução CFM n. 2.217, de 27 de setembro de 2018, modificada pelas Resoluções CFM n. 2.222/2018 e 2.226/2019. Brasília: CFM; 2019. Disponível em: https://portal.cfm.org.br/images/PDF/cem2019.pdf.
2. Carneiro MF. Revista Bonijuris. Mar 2017 (Ano XXIX);29(640):3.
3. Farah E. Temas de Direito Médico. São Paulo: Letras Jurídicas; 2016. Cap. Atos médicos: reflexões sobre suas responsabilidades. ISBN 978-85-8248-092-2.
4. Dantas E. Cuidados paliativos, privacidade e intimidade: os limites à exposição do paciente e suas implicações bioéticas. In: Cuidados paliativos [E-book]. Indb 137.
5. Conselho Federal de Medicina (CFM). Recomendação CFM n. 01/2016. Dispõe sobre o processo de obtenção de consentimento livre e esclarecido na assistência médica. Brasília: CFM; 2016. Disponível em: https://portal.cfm.org.br/images/Recomendacoes/1_2016.pdf.
6. Conselho Federal de Medicina (CFM). Resolução CFM n. 2.314/2022. Define e regulamenta a telemedicina, como forma de serviços médicos mediados por tecnologias de comunicação. Brasília: CFM; 2022. Disponível em: https://sistemas.cfm.org.br/normas/visualizar/resolucoes/BR/2022/2314.
7. Conselho Federal de Medicina (CFM). Resolução CFM n. 1.974/2011. Estabelece os critérios norteadores da propaganda em medicina. Brasília: CFM; 2011. Disponível em: https://sistemas.cfm.org.br/normas/visualizar/resolucoes/BR/2011/1974.

Cipriano Ferreira da Silva Junior

Sinais e Epônimos em Dermatologia

INTRODUÇÃO

Dentro do campo lexical da terminologia médica, a criação de termos na nomeação das doenças é muito influenciada por questões socioculturais. Embora, universalmente utilizados na linguagem médica, os epônimos carecem de precisão terminológica e acabam ganhando espaço por terem sido consagrados pelo uso.[1]

Partindo de uma base científica, o uso de radicais, sufixos e prefixos greco-latinos está intimamente relacionado ao mecanismo das doenças, facilitando, assim, o seu entendimento conceitual e fisiopatogênico. Porém, diferentes interpretações de um mesmo fenômeno originam múltiplos termos conceituais, com consequente falta de uniformidade na classificação e na identificação de certas entidades nosológicas pouco frequentes, gerando confusão em suas titulações.

OBJETIVO

Este capítulo tem por objetivo interpretar inúmeros achados dermatológicos em diferentes dermatoses, dando ênfase ao exame físico, à descrição semiológica e ao diagnóstico diferencial, listando diferentes epônimos e sinais clínicos.

METODOLOGIA

Apresentação e discussão de casos clínicos.

Sugerimos que, antes de evoluir na leitura da discussão de cada caso clínico, realize um exercício descrevendo as lesões elementares visualizadas, estabelecendo pelo menos um diagnóstico sindrômico.

CASO CLÍNICO 1

História clínica

Masculino, 54 anos, referindo há 30 dias o aparecimento de lesão linear serpiginosa assintomática na face ventral do primeiro terço proximal da haste do pênis, conforme Figura 169.1. Passado recente de ceratodermia palmoplantar.

Qual o seu diagnóstico?

Exame físico

Notam-se cordões esbranquiçados, firmes e finos, de limites bem definidos, arqueados, policíclicos, sem haver intersecção das lesões circulares vizinhas, havendo um nítido respeito aos limites internos da lesão adjacente, com preservação da pele central. No ponto de encontro dos dois cordões, há uma tênue linha de separação e, na parte inferior destes, há crostículas séricas aderidas (Figura 169.2).

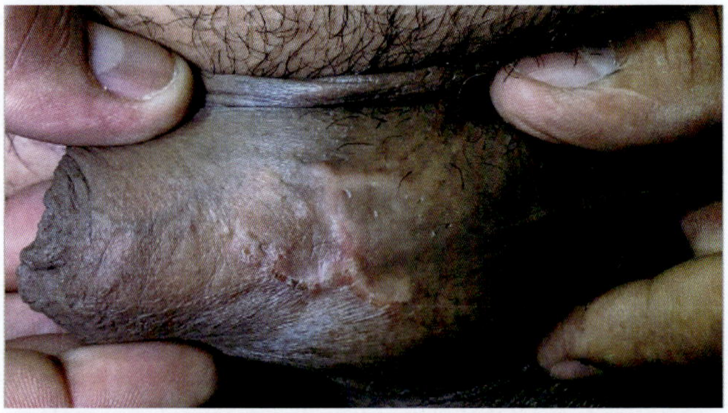

Figura 169.1 Registro fotográfico de lesão linear serpiginosa.

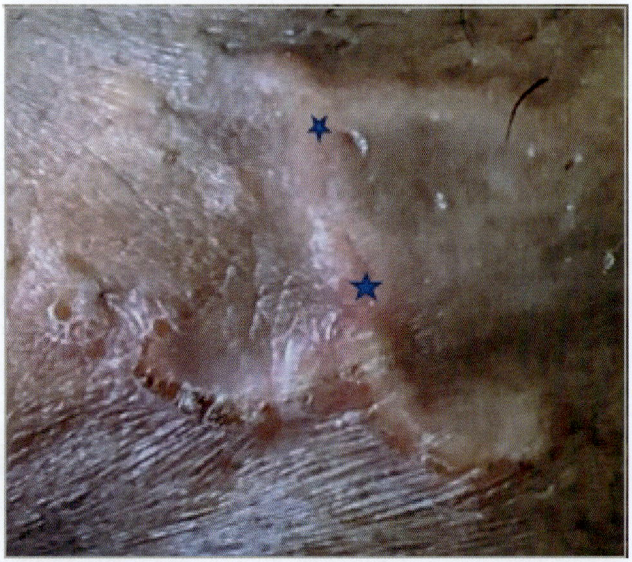

Figura 169.2 Registro fotográfico da lesão demonstrando que no ponto de encontro entre os dois cordões há uma tênue linha de separação.

Diagnóstico diferencial

- Sifílide elegante de Brocq em localização atípica (sífilis secundária anular).

- Granuloma anular.
- Larva migrans.
- Micose fungoide anular.
- Poroqueratose anular.
- Sarcoidose anular.
- Líquen plano anular.
- Eritema anular centrífugo.
- Hanseníase.
- Eritemas figurados ou qualquer dermatose com componente morfológico circular.

Diagnóstico laboratorial

- VDRL + (1/256).
- FTA-ABS IgG +.
- FTA ABS IgM não reagente.
- Anti-HIV negativo.
- Triagem hepatites B e C negativas.

Diagnóstico etiológico

Sifílide elegante de Brocq em localização atípica (sífilis secundária anular).

Discussão

Mecanismo e tipos de lesões circulares em Dermatologia

As lesões circulares em Dermatologia são muito frequentes. A compreensão do mecanismo de formação de cada uma representa parte importante no entendimento de sua fisiopatologia, estreitando os possíveis diagnósticos diferenciais, direcionando a um diagnóstico etiológico. Numular, também conhecida como "discoide", representa um círculo fechado, homogeneamente preenchido pela lesão, como se fosse uma moeda. Anular significa um círculo completo vazio, como se fosse um anel. Em alvo, resulta da presença de círculos concêntricos. Arqueado, constitui um arco de círculo na forma de um arco de flecha, ao passo que a lesão circinada equivale a um círculo vazio quase completo. Policíclico inclui vários círculos, intersectados ou não. Nas doenças infecciosas, há um nítido respeito aos limites internos do círculo adjacente; porém, nas autoimunes, pode não haver esse limite morfotopográfico, achado que pode ser encontrado no lúpus cutâneo. Petaloide descreve pétalas de rosa, fenômeno bastante comum na dermatite seborreica. No girato, há uma impressão de movimento com círculos quase concêntricos que seguem as linhas de Blaschko. Serpiginoso simula o rastro de uma serpente, podendo gerar lesões pseudoanulares. No caso clínico em questão, as lesões são arqueadas e policíclicas, aparentemente podendo resultar da confluência de inúmeras pápulas adjacentes, de uma expansão anular centrífuga desde um ponto central ou surgimento *de novo* (Figura 169.3).

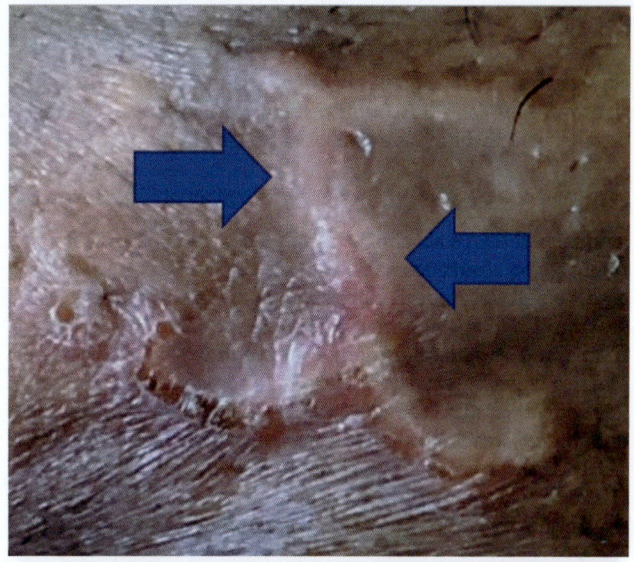

Figura 169.3 Registro fotográfico da lesão, em que cada cordão pode resultar de pápulas individuais linearmente interconectadas, expansão anular centrífuga desde um ponto central ou surgimento de novo.

Sifílide elegante de Brocq em localização atípica (sifílide secundária anular)

A sífilis é uma doença infectocontagiosa causada pela espiroqueta *Treponema pallidum*. É uma doença dinâmica e espectral, evoluindo em fases (primária, secundária e terciária), caracterizando-se pelo seu grande polimorfismo clínico. Na fase primária, destaca-se o cancro duro. Porém, na fase secundária, há uma multiplicidade de manifestações, incluindo a sifílide elegante, forma rara e pouco estudada.[2]

A sífilis secundária acomete os pacientes que desenvolveram o cancro primário e que não foram tratados. Os achados cutâneos se manifestam em 80% a 95% desses casos. A forma secundária se apresenta entre a 1ª e a 5ª semanas após a remissão da lesão primária, decorrendo da disseminação hematogênica da espiroqueta, ou entre a 4ª e a 8ª semanas após o aparecimento do cancro. Temporalmente, à medida que a fase secundária evolui, as lesões tendem a ter um componente assimétrico, podendo adquirir formas localizadas e atípicas. As apresentações atípicas podem atingir 29,6% dos casos. Representam um desafio diagnóstico, atrasando a terapêutica. Lesões anulares têm sido descritas com grande variação na literatura, podendo afetar, inclusive, o couro cabeludo, face, regiões palmoplantares, áreas intertriginosas e a genital.[3-8]

A sifílide elegante é tipicamente descrita em pacientes afrodescendentes como lesões anulares e circinadas ao redor do nariz e boca. No caso em questão, dominavam lesões circulares arqueadas de morfotopografia não usual, aproximando-se do espectro de sifílide elegante de Brocq. Porém, na literatura, há inúmeros casos meramente descritos dentro de um padrão circular e serpiginoso atípicos, variando desde lesões levemente elevadas, com discreta descamação em suas bordas, até placas verrucosas espessas.[8-11]

A análise sorológica evidenciou um secundarismo mais avançado ao apresentar FTA ABS IgG reagente e IgM não reagente. O paciente evoluiu com cura completa da lesão, após receber injeção intramuscular (IM) de penicilina benzatina (2.400.000 UI). Para avaliar resposta à terapia, os testes não treponêmicos devem ser monitorados até negativarem ou permanecerem estáveis em um baixo título (< 1:8), devendo ser acompanhados por um período de 12 meses. Porém, esse prazo pode ser alongado conforme o perfil de resposta clinicolaboratorial de cada paciente. Um detalhe importante no seguimento destes pacientes, reside na orientação de evitar contatos sexuais desprotegidos, visando prevenir reinfecções. O pronto reconhecimento destas formas atípicas é crítico para o manuseio desta importante doença conhecida por seu potencial de grande imitadora.[12]

CASO CLÍNICO 2

História clínica

Masculino, 44 anos, referindo há 40 dias o aparecimento de úlcera única, indolor e de fundo limpo, em base esquerda da haste do pênis (Figura 169.4). Há 10 dias vem evoluindo com pápulas descamativas localizadas na face ventral dos testículos, predominando no lado esquerdo (Figura 169.5). Refere praticar sexo seguro com preservativo.

Qual o seu diagnóstico?

Exame físico

Úlcera única com fundo duro e limpo. Bordas elevadas de consistência fibroelástica (Figura 169.4).

Pápulas eritemato-arroxeadas, descamativas, em face anterior dos testículos, predominando no lado esquerdo (Figura 169.5).

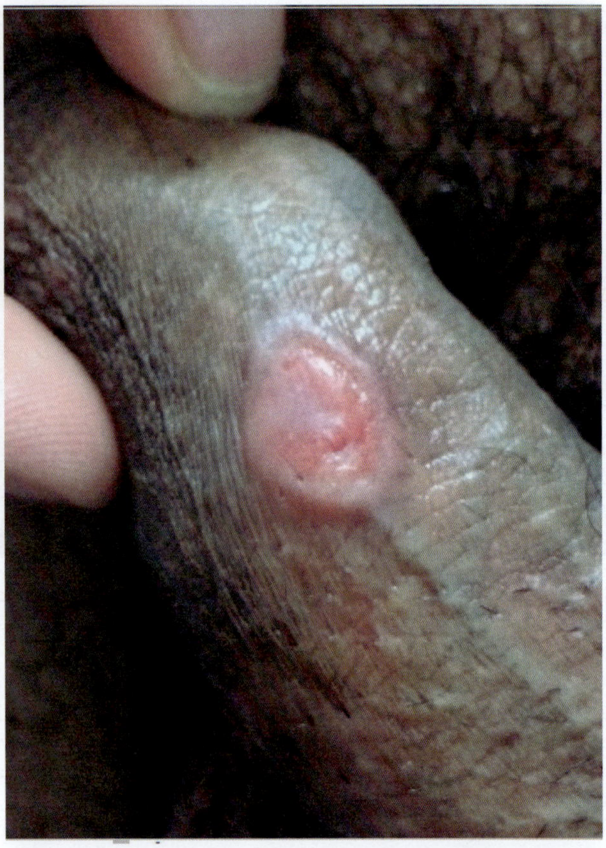

■ **Figura 169.4** Registro fotográfico de úlcera única com fundo duro e limpo. Bordas elevadas com consistência fibroelástica.

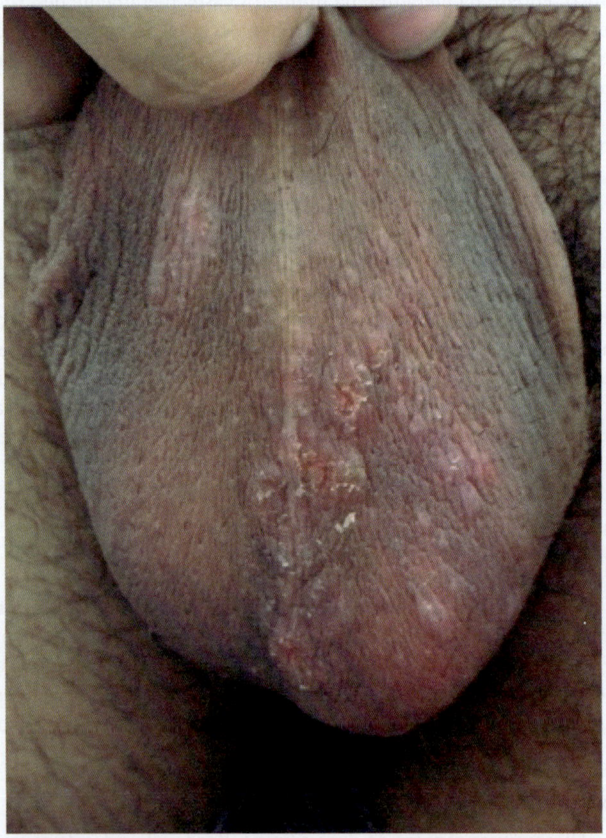

■ **Figura 169.5** Registro fotográfico de pápulas eritemato-arroxeadas, descamativas em face anterior dos testículos, predominando no lado esquerdo. Coincidem com a aposição do testículo com o pênis.

Diagnóstico diferencial

Úlcera na base do pênis

- Herpes simples genital.
- Cancro mole.
- Linfogranuloma venéreo.
- Donovanose.

(Herpes simples genital, Cancro mole, Linfogranuloma venéreo, Donovanose: Infecções sexualmente transmissíveis (IST))

- Cancro primário de Hunter.
- Doença de Behçet.
- Tuberculose periorificial.
- Paracoccidioidomicose genital.
- Trauma.
- Câncer de pele.

Pápulas escamosas em testículos

- Líquen simples crônico.
- Psoríase.
- Líquen plano.
- Farmacodermia.
- Dermatite de contato.
- Alergia à picada de insetos.
- Escabiose nodular.

Diagnóstico laboratorial

- VDRL + (1/32).
- FTA-ABS IgG +.
- FTA ABS IgM +.
- Anti-HIV negativo.
- Triagem hepatites B e C negativas.

Diagnóstico etiológico

Primossecundarismo sifilítico (cancro de Hunter genital único com múltiplas pápulas escamosas de sífilis secundária em testículo de paciente imunocompetente).

Discussão

O Centro de Controle e Prevenção de Doenças (CDC), dos Estados Unidos, relatou um aumento de 80% no número de casos de sífilis entre 2014 e 2018. Após a contaminação por *Treponema pallidum*, o período de incubação oscila entre 10 e 90 dias para o aparecimento do cancro primário de Hunter, no ponto de inoculação. Este cicatriza, espontaneamente, em 2 a 6 semanas sem tratamento. Dentro de 4 a 8 semanas do aparecimento do cancro, tem início a fase secundária. Cronologicamente, é possível haver superposição entre as fases primária e secundária, o que pode ocorrer em 15% dos casos.[2,14,15]

O cancro pode não ser aparente ou pode não ser reconhecido pelo paciente. Tipicamente indolor, porém, quando doloroso, pode sinalizar para coinfecção com cancro mole ou herpes genital. A sífilis constitui a segunda ou terceira maior causa de úlcera anogenital, estando atrás do cancro mole e do herpes simples genital. No entanto, essa estatística tem se modificado com a explosão de casos de sífilis.[16]

A fase primária tem início com cancro único, podendo haver úlceras múltiplas em 32% a 47% dos casos, sobretudo quando associadas ao HIV. As manifestações cutâneas variam de acordo com a evolução da doença e tendem a ser fase específicas. A persistência do cancro de Hunter durante a etapa secundária se denomina "primossecundarismo sifilítico" e ocorre com mais frequência na coinfecção com HIV.[17,18]

A roséola sifilítica é a manifestação mais comum do secundarismo (40% a 70%). No caso clínico em questão, o secundarismo teve sua expressão por meio de múltiplas pápulas descamativas na face anterior do testículo. Desde que não tratado, o secundarismo leva de 3 a 12 semanas para cura espontânea. O tratamento da sífilis secundária é o mesmo da primária, devendo ser aplicada penicilina benzatina IM (2.400.000 UI).[17,2]

Com relação a esse caso clínico, ressaltamos que o uso de preservativo não impede, em absoluto, a transmissão de infecções sexualmente transmissíveis (IST), havendo falha neste mecanismo de proteção, uma vez que a mobilidade do preservativo durante o ato sexual expõe a base do pênis, correspondendo à porta de entrada do *Treponema pallidum*. Podemos denominar essa ocorrência de "cancro preservativo" ou simplesmente "cancro camisinha".

■ CASO CLÍNICO 3

História clínica

Dois anos, feminino, com queixa de dois nódulos subcutâneos assintomáticos em região temporal direita, associados a outros três nódulos semelhantes em couro cabeludo, há 1 ano. Há 3 meses, evoluindo com lesões nodulares e anulares, em múltiplos locais do corpo. Sem outras queixas (Figuras 169.6 a 169.8).

Qual o seu diagnóstico?

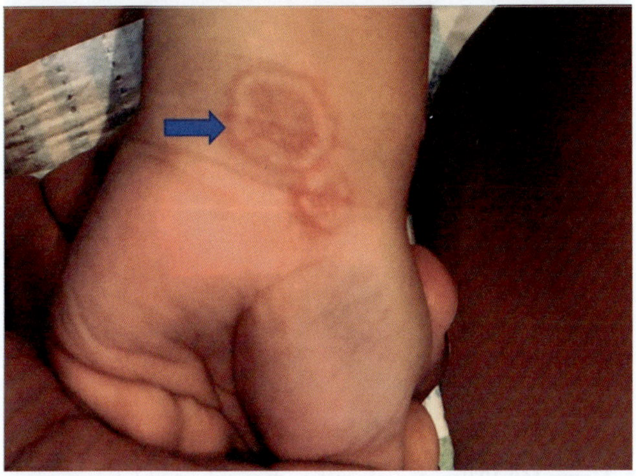

■ **Figura 169.6** Registro fotográfico de duas lesões circulares em face anterior do punho. A maior lesão apresenta morfologia anular, sendo resultado da confluência pápulas cor da pele, lisas e não descamativas. A menor lesão apresenta morfologia circinada.

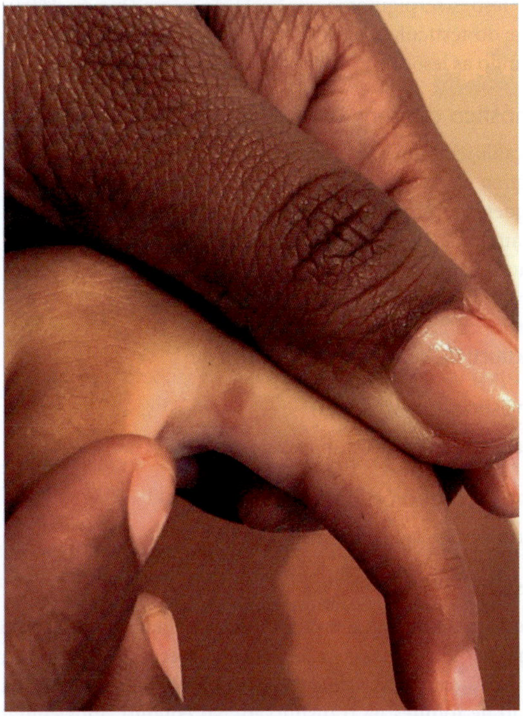

■ **Figura 169.7** Registro fotográfico de nódulo rígido em face lateral do terceiro quirodáctilo esquerdo, que apresenta morfologia anular e centro mais escurecido. A morfologia anular só pode ser detectada por intermédio de uma manobra de pressão com estiramento da pele.

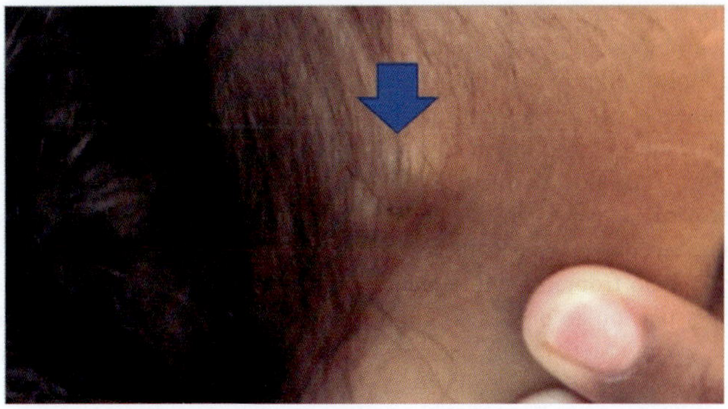

■ **Figura 169.8** Registro fotográfico de dois nódulos endurecidos, não aderidos superficialmente à epiderme, em região temporal direita. Pele que recobre os nódulos é móvel, não havendo fixação. A pele desliza na superfície das lesões que, por sua vez, estavam aderidas aos planos profundos.

Exame físico

Duas lesões circulares em face anterior do punho. A maior lesão apresenta morfologia anular, sendo resultado da confluência pápulas cor da pele, lisas e não descamativas. A menor lesão apresenta morfologia circinada (Figura 169.6).

Nódulo rígido em face lateral do terceiro quirodáctilo esquerdo, que apresenta morfologia anular e centro mais escurecido. A morfologia anular só pode ser detectada por uma manobra de pressão com estiramento da pele (Figura 169.7).

Constatam-se dois nódulos endurecidos, não aderidos superficialmente à epiderme, em região temporal direita. A pele que recobre os nódulos é móvel, não havendo fixação. A pele desliza na superfície das lesões que, por sua vez, estavam aderidas aos planos profundos (Figura 169.8).

Diagnóstico diferencial

Lesões anulares

- Eritema anular centrífugo.
- Eritema crônico migratório.
- Líquen plano anular.
- Micose fungoide anular.
- Lúpus eritematoso cutâneo subagudo anular.
- Larva migrans.
- Sarcoidose.
- Hanseníase dimorfa.
- Sífilis secundária.

Lesões profundas

- Nódulos reumatoides.
- Nódulos da febre reumática.
- Sarcoidose subcutânea.
- Sarcoma epitelioide.
- Xantoma tendinoso.
- Eritema nodoso.
- Cisto dermoide.
- Infecções granulomatosas crônicas.

Diagnóstico laboratorial

Anatomopatológico compatível com granuloma anular.

Diagnóstico etiológico

Granuloma anular com lesões profundas e generalizadas.

Discussão

O granuloma anular é uma dermatose inflamatória granulomatosa, de caráter benigno e autolimitado. Sinônimos incluem nódulo pseudorreumatoide, granuloma subcutâneo em paliçada e granuloma necrobiótico. Há vários subtipos: localizado ou clássico; generalizado; profundo; perfurante; e em placa. A forma subcutânea é pouco comum e predomina em crianças do sexo feminino entre 2 e 5 anos de idade.[19-23]

Os nódulos dérmicos profundos ou subcutâneos ficam sobre ou próximo ao periósteo e são distribuídos nos pés, pernas, dedos, mãos, antebraços, couro cabeludo e região frontal. No couro cabeludo e na região frontal, habitualmente, essas lesões estão fixadas à fáscia muscular ou ao periósteo. Em geral, poupam as regiões palmares e plantares. Metade dos pacientes com granuloma anular profundo apresenta lesões clássicas associadas. Por apresentar diagnóstico diferencial com inúmeras patologias subcutâneas, inclusive malignas, uma biópsia diagnóstica deve ser recomendada e o diagnóstico definitivo é somente obtido por biópsia.[20,21,24]

Na histologia, pode haver dificuldade diagnóstica em diferenciar o granuloma anular do nódulo reumatoide e da necrobiose lipoídica. A sua morfologia resulta de pápulas, que convergem formando as lesões anulares. A maioria dos casos é considerada idiopática, porém há relatos com múltiplos e diversos fatores desencadeantes. As lesões costumam desaparecer espontaneamente em meses ou anos, podendo recidivar em 40% dos casos. Não foi encontrada relação entre a forma profunda e doença sistêmica, sendo comum histórico prolongado de nódulos assintomáticos em extremidades, couro cabeludo e em região frontal de crianças.[20,25-27]

Neste caso clínico, podem ser observados dois subtipos de granuloma anular, a forma subcutânea profunda associada à forma generalizada. Não há consenso no tratamento do granuloma anular. A forma subcutânea apresenta regressão espontânea, sendo sugerido tratamento observacional.[21]

■ CASO CLÍNICO 4

História clínica

Vinte e um anos, masculino, há 6 meses com inúmeras pápulas e nódulos escoriados em região genital (Figuras 169.9 e 169.10). Histórico familiar positivo para prurido.

Qual o seu diagnóstico?

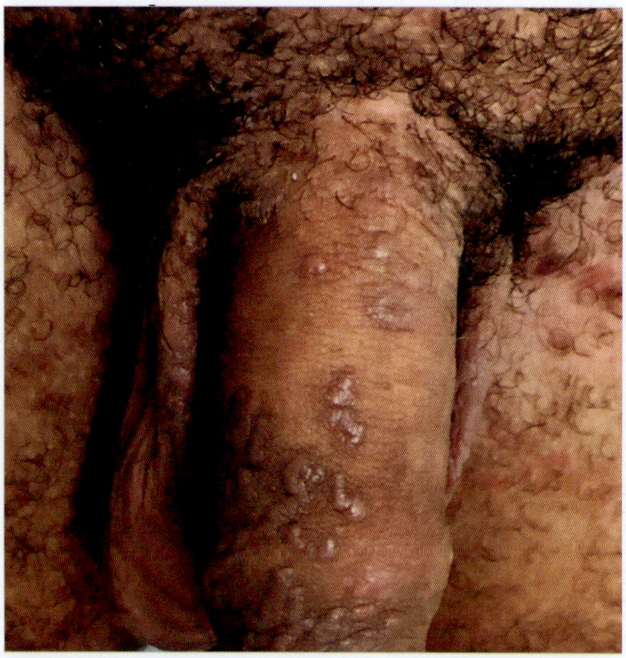

■ **Figura 169.9** Registro fotográfico de múltiplas pápulas e nódulos, ora isolados, ora confluentes, formando lesões serpiginosas em haste do pênis.

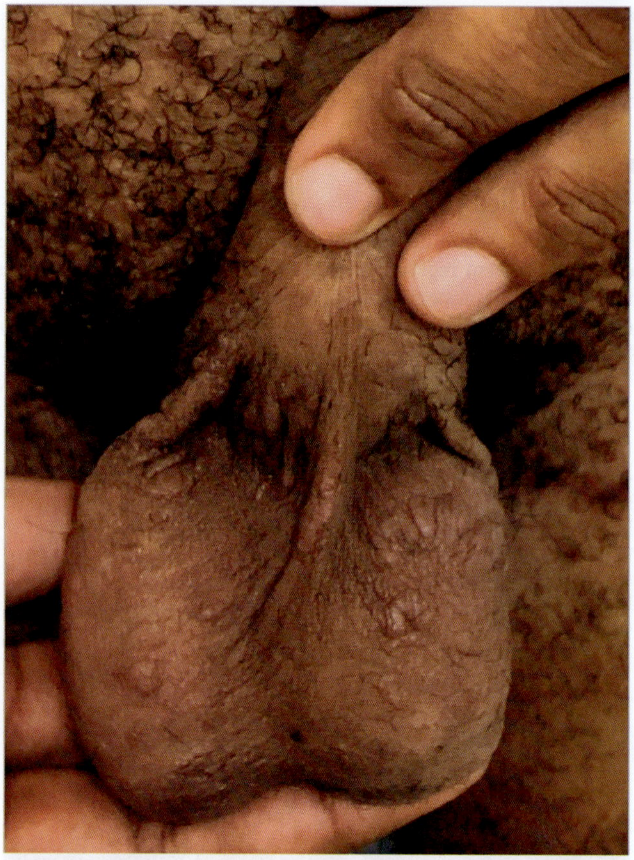

■ **Figura 169.10** Registro fotográfico de pápulas e nódulos escoriados em face anterior dos testículos.

Exame físico

Múltiplas pápulas e nódulos, ora isolados, ora confluentes, formando lesões serpiginosas em haste do pênis (Figura 169.9) e face anterior do testículo (Figura 169.10). Nota-se hipercromia residual margeando as lesões.

Diagnóstico diferencial

- Escabiose nodular.
- Líquen plano.
- Líquen simples crônico.
- Granuloma de corpo estranho.
- Prurigo.
- Siringoma eruptivo em genitais.
- Tumor cutâneo benigno.
- Mastocitose cutânea em crianças.

Diagnóstico laboratorial

Exame direto para escabiose (Figura 169.11).

Diagnóstico etiológico

Forma crônica da escabiose nodular.

Discussão

A escabiose ou sarna é uma doença contagiosa, exclusivamente humana, adquirida pelo contato direto interpessoal, sendo causada pelo ácaro *Sarcoptes scabiei var. hominis*. Excepcionalmente, há a participação de fômites na transmissão. No entanto, após contato com fômites contaminados, quanto menor o intervalo de tempo livre entre o compartilhamento interpessoal, maior a probabilidade de contágio, sobretudo quando os contactantes contaminados forem portadores da forma crostosa, em que há uma alta densidade parasitária.[28]

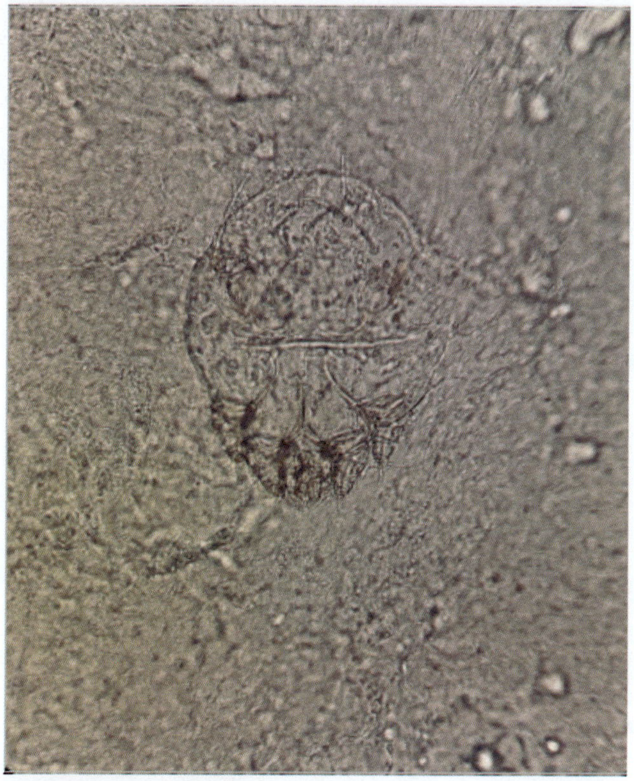

■ **Figura 169.11** Exame direto confirmando a presença de *Sarcoptes scabiei var. hominis.*

O túnel acariano é característico da escabiose, sendo visto como uma lesão linear, serpiginosa, com um ponto escurecido em uma das extremidades, que corresponde à fêmea. Frequentemente, podem ser observadas inúmeras micropápulas encimadas por crostículas. Em algumas situações, as escoriações secundárias ao ato de coçar, eczematização ou infecção secundária podem dominar o quadro. O principal sintoma é o prurido, sobretudo noturno.

As lesões afetam, principalmente, os espaços interdigitais das mãos, superfícies flexoras dos punhos e cotovelos, axilas, genitália masculina e mamas femininas. O acometimento do couro cabeludo não é limitado a crianças e imunossuprimidos, podendo representar fonte de recidiva desta infestação.[29]

Em pacientes que fizeram uso de corticosteroides, imunossuprimidos, idosos ou que têm um bom padrão de higiene, a doença pode se manifestar de maneira atípica, levando ao erro diagnóstico. Nestes casos, a história epidemiológica tem grande valor.

Pode apresentar associação com infecção pelo *human T-cell leukaemia/lymphoma virus I* (HTLV-I), notadamente nos casos de sarna norueguesa. A sarna crostosa (ou norueguesa) é uma dermatose psoriasiforme e verrucosa das mãos e pés, com hiperqueratose ungueal e uma erupção eritematosa descamativa, ocorrendo na face, pescoço, couro cabeludo e tronco. A hiperqueratose e as crostas subungueais devem ser cuidadosamente tratadas visando evitar recidivas.[29]

A dermatite atópica em crianças, assim como o prurido asteatósico em idosos, representa desafio diagnóstico, uma vez que pode coexistir ou simular escabiose. Em idosos acamados, há descrição de acometimento do dorso. Em crianças, pode se manifestar em um padrão de acropustulose infantil. Eventualmente, a sarna pode ser o gatilho para quadros de dermografismo.[29]

O melhor material para coleta se localiza na extremidade do túnel acariano, porém, caso este não possa ser identificado, as lesões escoriadas e pápulas podem ser raspadas, visando exame direto. Casos atípicos, como na sarna norueguesa e escabiose nodular crônica, devem ser rotineiramente triados pelo exame direto.

No exame direto, poderão ser visualizados ácaros, ovos ou fezes. Localizam-se superficialmente na epiderme, não ultrapassando a camada córnea.[29]

Colocam-se duas gotas de óleo mineral na superfície das lesões e, depois, escarifica-se com lâmina de bisturi, removendo-se o teto do sulco acariano. Esse material é analisado em lâmina de microscópio com aumento de 10 a 40x, com algumas gotas de hidróxido de potássio 30%.[29,28]

O "sinal da pipa" ou do "colar de pérolas" podem ser detectados mediante dermatoscopia.[30]

A escabiose nodular apresenta duas formas: aguda; e crônica. A forma aguda ocorre durante a fase inicial da infestação, ao passo que a forma crônica corresponde a casos de longa evolução, mesmo adequadamente tratados. Em ambas as situações, ácaros viáveis podem ser encontrados. A forma nodular crônica apresenta achados histopatológicos de pseudolinfoma. Nódulos escabióticos resultam de infecção ativa, associada à reação de hipersensibilidade. Representam 7% dos casos de escabiose. No caso em questão, a forma nodular foi classificada como crônica. Nessa forma, além do tratamento escabicida do paciente e de seus contactantes, corticosteroide tópico ou intralesional devem ser associados. Pimecrolimus, tacrolimus e talidomida representam alternativas aos casos resistentes aos corticosteroides. Regride lentamente, mesmo após tratamentos adequados.[28,29,31,32]

■ CASO CLÍNICO 5

História clínica

Masculino, diabético, idade de 50 anos refere a ocorrência de sulcos transversais em unhas dos quirodáctilos há 60 dias (Figura 169.12). Há 1 ano, é portador de pênfigo vulgar não diagnosticado e sem tratamento. Última agudização da doença de base há 3 meses. Nega traumas no local ou uso de drogas.

Qual o seu diagnóstico?

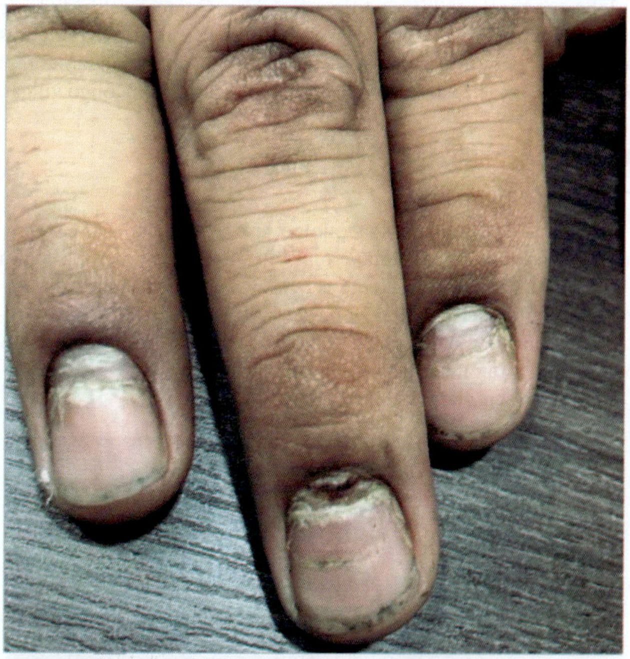

■ **Figura 169.12** Registro fotográfico do terceiro quirodáctilo apresentando uma depressão linear transversa, paralela à dobra ungueal, distando 6 mm da mesma. Presença de onicomadese proximal.

Exame físico

No terceiro quirodáctilo, há uma depressão linear transversa, paralela à dobra ungueal, distando 6 mm da mesma. Presença de onicomadese proximal. Notam-se paroníquia crônica com edema e perda das cutículas nos 2º e 3º quirodáctilos. As depressões lineares nos três dedos apresentam distâncias variadas da dobra ungueal.

Diagnóstico diferencial

As causas de linhas de Beau são variadas, incluindo trauma local, síndromes febris, desnutrição severa, pênfigo, fenômeno de Raynaud, doença de Kawasaki, quimioterapia, drogas, entre outras.

Diagnóstico laboratorial

Biópsia em outro local da pele confirmando pênfigo vulgar.

Diagnóstico etiológico

Linhas de Beau secundárias à agudização de pênfigo vulgar.

Discussão

Portadores de pênfigo vulgar podem apresentar alterações ungueais incluindo paroníquia crônica, onicomadese, onicólise, linha de Beau, onicodistrofia, hemorragia subungueal, onicosquizia e traquioníquia. A paroníquia crônica é a manifestação ungueal mais comum, sendo considerada um acometimento primário da própria doença, uma vez que uma fenda suprabasal e acantólise podem ser encontradas em biópsias da dobra periungueal. Lesões bolhosas podem ocorrer na dobra periungueal, na matriz e no leito ungueais. O envolvimento das unhas das mãos é mais comum do que o das unhas dos pés e a severidade destes achados não guarda relação com a extensão do pênfigo vulgar.[33,34]

A linha de Beau constitui uma depressão linear transversa na lâmina ungueal e significa alteração temporária do crescimento ungueal. Costuma se manifestar de 2 a 3 semanas do insulto sistêmico e a distância da dobra ungueal proximal é proporcional ao tempo de evolução. A unha da mão cresce em torno de 3 mm ao mês, com menor velocidade nos 1º e 5º pododáctilos, devendo a troca da lâmina ungueal demorar de 4 a 6 meses. A velocidade de crescimento das unhas dos pés é de 1,5 mm ao mês. Cada unha apresenta velocidade de crescimento diferente, sendo mais rápida no 3º quirodáctilo das mãos.[35-37]

No caso clínico em questão, a distância da depressão transversal à dobra ungueal mediu em torno de 6 mm. Como a velocidade de crescimento da unha da mão oscila em torno de 3 mm/mês, podemos sugerir que o gatilho desencadeador se deu há aproximadamente 2 ou 3 meses, ou seja, coincidindo com a agudização do pênfigo vulgar.

■ CASO CLÍNICO 6

História clínica

Paciente de 40 anos, sexo feminino, apresentou manchas eritematosas, que evoluíram com hipercromia no antebraço esquerdo (Figura 169.13). Há 48 horas, a paciente se queixava de ardência local e notavam-se duas manchas eritematopurpúricas, espelhadas, de configuração linear na dobra antecubital esquerda (Figuras 169.14 a 169.16). A paciente fotografou o artrópode que gerou as lesões (Figura 169.17).

Qual é o seu diagnóstico?

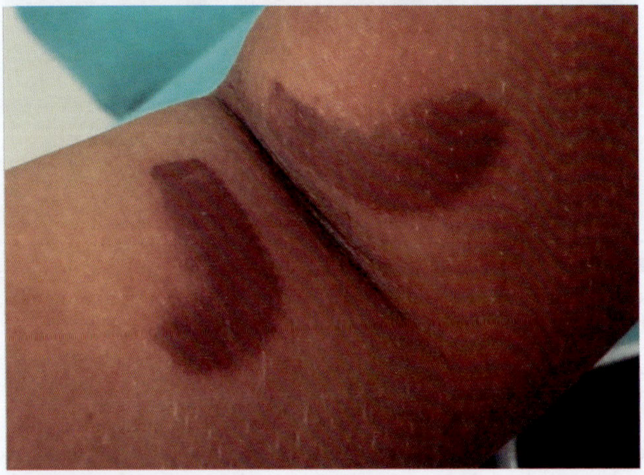

■ **Figura 169.13** Registro fotográfico de manchas eritematosas que evoluíram com hipercromia no antebraço esquerdo.

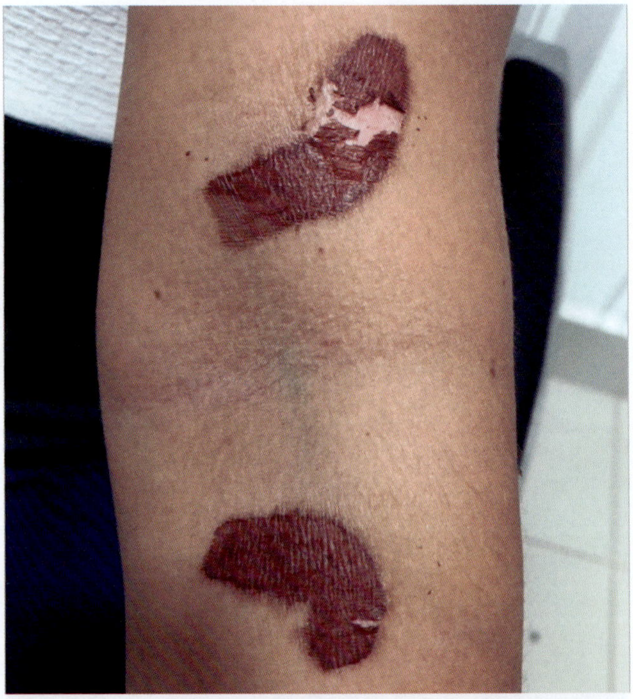

■ **Figura 169.14** Registro fotográfico da lesão evidenciando descamação e hipocromia residual.

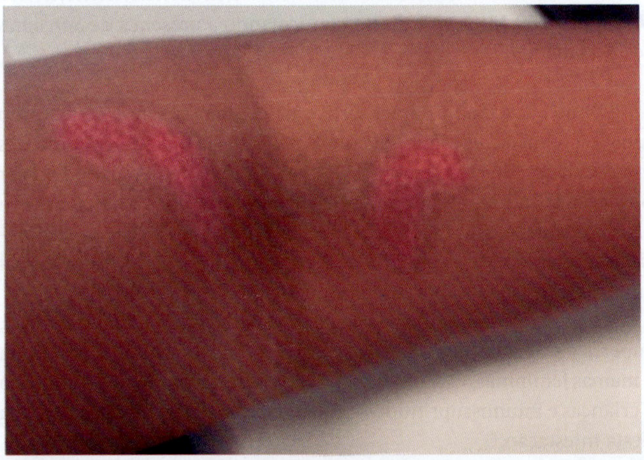

■ **Figura 169.15** Mancha nacarada com presença de hipercromia de padrão folicular.

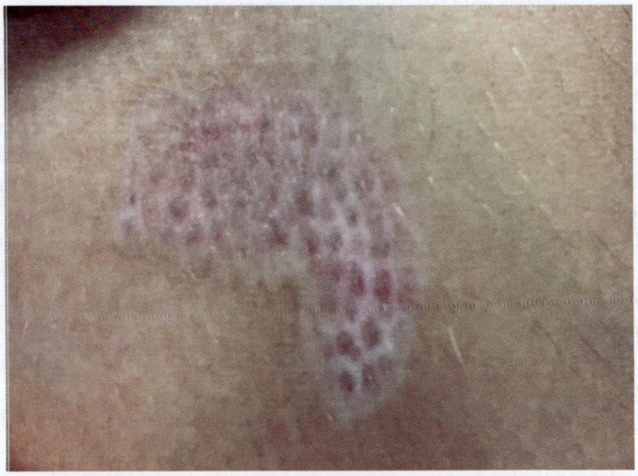

■ **Figura 169.16** O estiramento da lesão evidencia hipocromia ao fundo, permeada por hipercromia de padrão folicular.

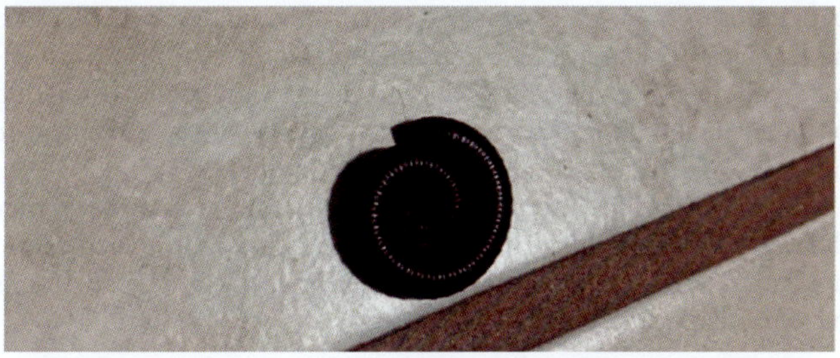

■ **Figura 169.17** Registro fotográfico de miríapode (diplópodes) que ocasionou a lesão.

Exame físico

Duas lesões purpúricas, lineares, em espelho na dobra antecubital esquerda. Evolutivamente, essas manchas sofreram descamação, evidenciando manchas nacaradas, que, quando distendidas, revelaram fundo acrômico permeado por hiperpigmentação folicular.

Diagnóstico diferencial

- Púrpuras.
- Queimadura térmica.
- Dermatite factícia.
- Pigmentação exógena.
- Trauma.

Diagnóstico laboratorial

O diagnóstico é eminentemente clínico, corroborado por fatores epidemiológicos e observação do agente causador (Figura 169.17).

Diagnóstico etiológico

Manchas eritematopurpúricas ocasionadas por contato com miríapode (diplópodes).

Discussão

Neste caso, destacamos a marcante necrose epidérmica obscurecendo a pigmentação exógena que é citada como principal mecanismo patogênico. Ao serem pressionados ou esmagados, os diplópodes liberam, em mecanismo de defesa, substâncias químicas como alcaloides e cianeto de hidrogênio, que geram processo inflamatório moderado, seguido de hiperpigmentação residual prolongada. Na fase aguda, instala-se uma coloração eritematopurpúrica. A hipopigmentação decorre da interrupção temporária da atividade funcional da unidade epidermomelânica, comprometendo a produção de melanina ao nível da camada basal da epiderme, ao passo que a hiperpigmentação em confete resulta da atividade melânica folicular.[38]

A unidade folicular constitui reserva anexial em processos regenerativos da pele, gerando pontos hipercrômicos com dimensão e densidade folicular. Essas máculas costumam ser serpiginosas ou em rodilha, traduzindo a configuração anatômica do diplópode. Como em todo processo irritativo, o dano tecidual é proporcional à natureza da toxina, assim como ao volume e ao tempo de exposição. Em exposições rápidas, pode ser encontrada apenas pigmentação exógena; porém, em quadros mais intensos, há risco de formação de bolhas, ulceração e necrose epidérmica.

Nesse relato, a resposta inflamatória gerou necrose epidérmica traduzida pela mancha eritematopurpúrica (Figura 169.13), seguida de descamação com acromia na topografia do dano (Figura 169.14), eritema reacional (Figura 169.15) e hipercromia perifolicular (Figura 169.16). Habitualmente, após algumas semanas ou meses, as manchas desaparecem e não deixam cicatrizes permanentes.[39]

■ CASO CLÍNICO 7

História clínica

Paciente de 60 anos, feminina, com histórico de paralisia facial periférica esquerda (Figura 169.18) após cirurgia de tumor de parótida há 25 anos. Comparece na consulta queixando-se de acrocódons em região cervical (Figuras 169.19 e 169.20).

Qual o seu diagnóstico?

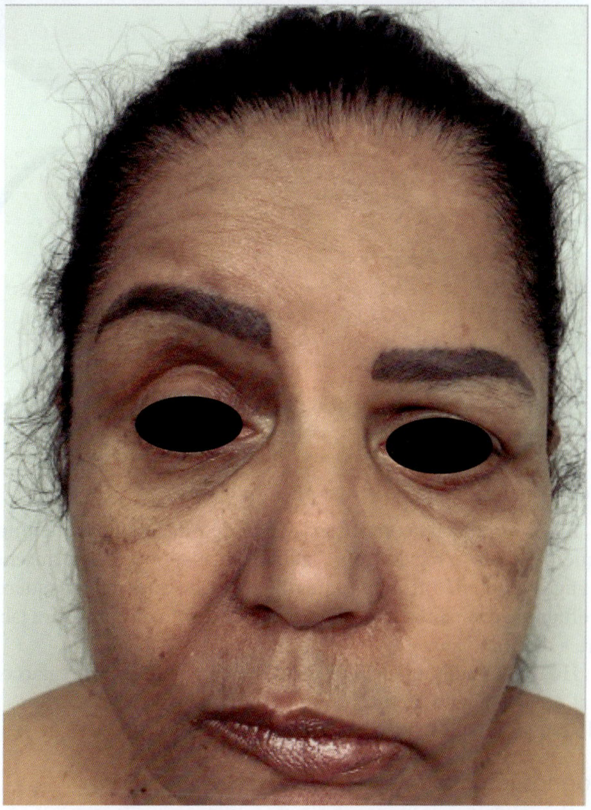

■ **Figura 169.18** Registro fotográfico de paralisia facial periférica esquerda.

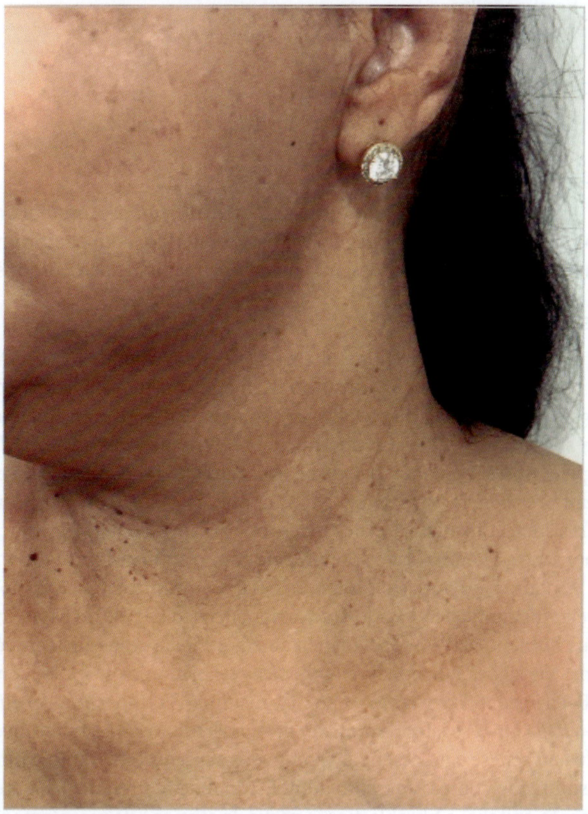

■ **Figura 169.19** Região cervical esquerda com menor densidade de pólipos fibroepiteliais.

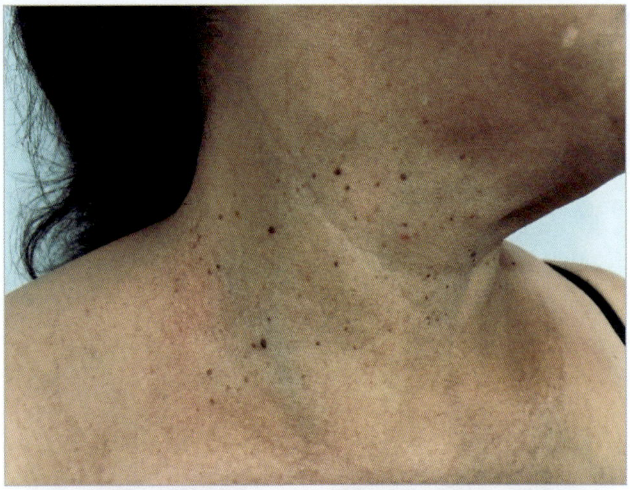

■ **Figura 169.20** Região cervical direita com maior densidade de pólipos fibroepiteliais.

Exame físico

Assimetria facial com incapacidade de movimentar a hemiface esquerda, desde a região frontal até o platisma, notando-se ausência de rugas em região frontal esquerda, ptose do supercílio esquerdo, lagoftalmo acompanhado do sinal de Bell e desvio da comissura labial para a direita (Figura 169.18).

Há uma predominância de pólipos fibroepiteliais em região cervical direita (Figura 169.20). Nega cirurgia prévia de acrocórdons no lado esquerdo.

Diagnóstico diferencial

- Queratoses seborreicas.
- Nevos melanocíticos.
- Verruga vulgar.
- Tumor cutâneo benigno pedunculado.

Diagnóstico laboratorial

Exame anatomopatológico compatível com acrocórdon.

Diagnóstico etiológico

Paralisia facial periférica esquerda, distrito cutâneo imunocomprometido em hemiface e região cervical esquerdas, com comprometimento do neurotropismo, sem o desenvolvimento de acrocórdons.

Discussão

Acrocórdon, pólipo fibroepitelial ou papiloma cutâneo. Estima-se que em torno de 1% das consultas dermatológicas são por acrocórdons. Os pólipos fibroepiteliais são tumores benignos não epiteliais, que surgem do tecido mesodérmico e são comumente encontrados na pele. Apresentam morfologia peduncular, tamanhos variados, com maior prevalência em áreas de fricção de obesos, diabéticos, portadores de resistência insulínica e aterosclerose, não apresentando involução espontânea. Há uma maior prevalência com o aumento da idade.[40-44]

Embora benignos, em raras ocasiões o exame histopatológico pode revelar malignidade. O ácido desoxirribonucleico (DNA) do papilomavírus humano (HPV) foi evidenciado em 88% das lesões de acrocórdons. Variações hormonais estrogênicas e hormônios tróficos, como IGF-1 (*insulin-like growth factor*-1), insulina, TGF-α (*transforming growth factor*-α) e fator de crescimento epidérmico (EGF), estão envolvidos na gênese e no desenvolvimento dos acrocórdons. Tanto o hiperinsulinismo como o aumento do IGF-1 induzem diretamente o crescimento epitelial e fibroblástico, a partir da ativação de receptores.[45-48]

Os acrocórdons representam uma síndrome decorrente da secreção de fatores de crescimento tecidual. A inervação cutânea gera trofismo para todos os órgãos e sistemas do organismo humano, contribuindo na regulação fisiológica. O comprometimento de sua função neuromoduladora gera o conceito de distrito cutâneo imunocomprometido por meio de um *locus minoris resistentiae* favorecendo a ocorrência de infecções oportunística, tumores e reações imunes.[49]

Com base nesse conceito, entende-se que a ausência de neuromodulação pela paralisia facial periférica esquerda comprometeu a ação dos fatores de crescimento que estimulam a proliferação de acrocórdons na região cervical esquerda.

■ CASO CLÍNICO 8

História clínica

Criança de 1 ano e 9 meses, feminina, hígida, com relato de placa amarelada de aproximadamente 1,5 cm de comprimento em seu maior diâmetro na região retroauricular esquerda desde os 11 meses de idade (Figuras 169.21 e 169.22).

Qual o seu diagnóstico?

Exame físico

Placa solitária amarelo-acastanhada de 1,5 cm de comprimento em seu maior diâmetro, situada na região retroauricular esquerda, que apresenta halo perilesional urticado (edema e eritema) após leve fricção, configurando o sinal de Darier (Figura 169.22). À palpação superficial, nota-se textura mais áspera na lesão do que na pele adjacente normal.

Diagnóstico diferencial

- Xantogranuloma juvenil.
- Xantoma.
- Nevo de Spitz.
- Nevo sebáceo de Jadassohn.
- Reação à picada de inseto.
- Hamartoma congênito.

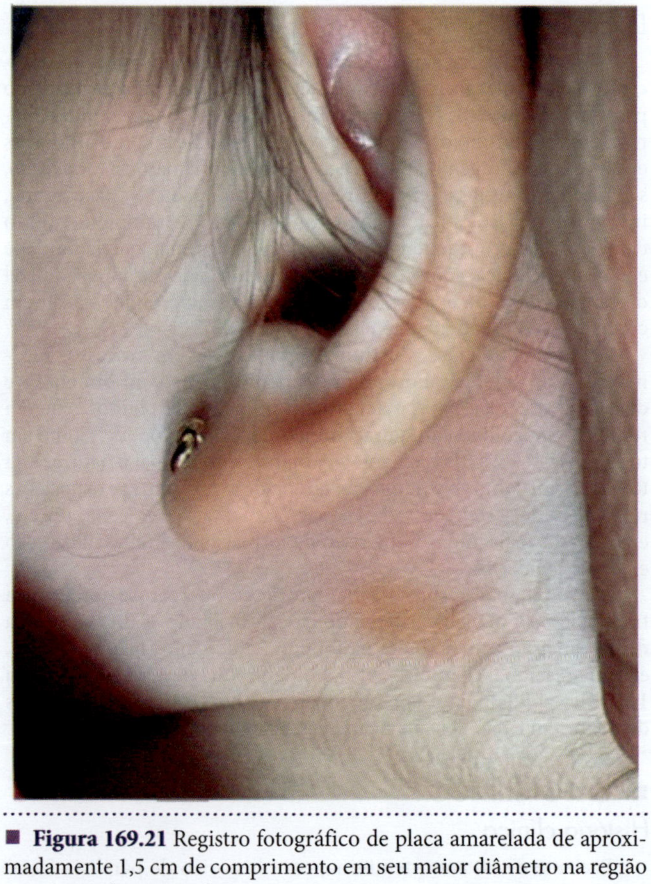

■ **Figura 169.21** Registro fotográfico de placa amarelada de aproximadamente 1,5 cm de comprimento em seu maior diâmetro na região retroauricular esquerda.

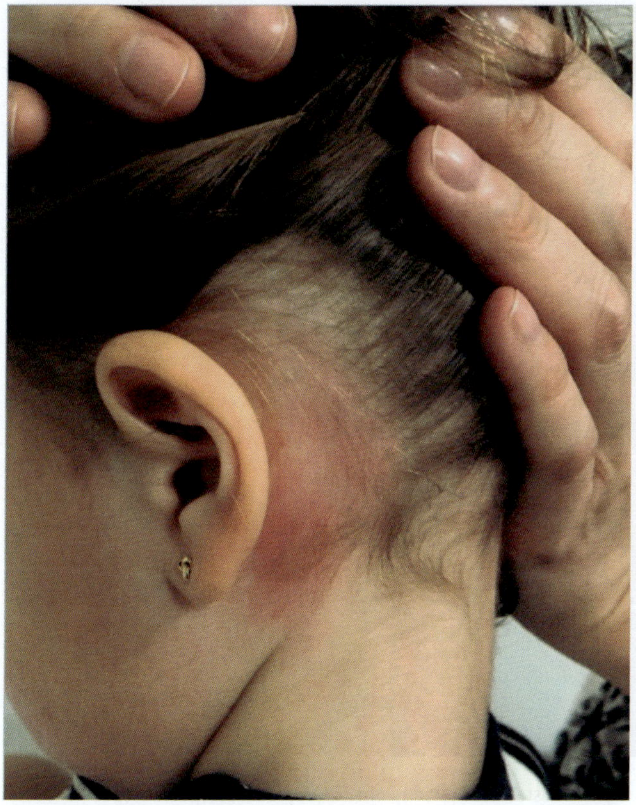

■ **Figura 169.22** Registro fotográfico de halo perilesional urticado (edema e eritema) após leve fricção, configurando o sinal de Darier.

Diagnóstico laboratorial

Confirmação pelo anatomopatológico e imunohistoquímico, em que há um incremento no número de mastócitos.

De maneira complementar, podem ser dosados no plasma e na urina a histamina e seus derivados N-metil-histamina e N-metil-imidazol-acético.

A dosagem da triptase sérica guarda relação com a extensão da doença.[50]

Investigações adicionais ficam reservadas aos casos com suspeita de doença sistêmica.

Sobre o diagnóstico da mastocitose sistêmica, há critérios diagnósticos *major* e *minor*: o critério *major* consiste na presença de agregados multifocais de mastócitos (pelo menos 15 mastócitos/agregados), atingindo um ou mais órgãos extracutâneos (geralmente documentado por meio do estudo da medula óssea). Os critérios *minor* incluem a morfologia anormal dos mastócitos, a expressão de CD2 e/ou CD25 nos mastócitos, a presença da mutação no codão 816 do gene *KIT* (mais frequentemente, a mutação D816V) em tecidos extracutâneos e a presença de uma concentração persistente de triptase sérica > 20 ng/mL.[51,52]

Diagnóstico etiológico

Sinal de Darier em mastocitoma solitário da infância.

Discussão

O termo "mastocitose" engloba um conjunto de enfermidades caracterizadas pelo acúmulo de mastócitos na pele, com envolvimento ou não de outros órgãos e sistemas. Caracteriza-se pela expansão clonal de mastócitos morfológica e imunofenotipicamente anormais. Decorre da mutação do gene *KIT*, especialmente em adultos. Mastócitos podem liberar diversos mediadores como histamina, triptase, heparina e várias citocinas inflamatórias, entre outras. As repercussões clínicas estão relacionadas à liberação desses mediadores.[53-57]

Virtualmente, todas as crianças e mais de 80% dos adultos com mastocitose apresentam lesões cutâneas. Isso significa excelente oportunidade para o dermatologista em suspeitar do diagnóstico.[58]

Em 2016, a Organização Mundial da Saúde (OMS) classificou a mastocitose em:

a) Cutânea (mastocitoma solitário, maculopapular ou urticária pigmentosa e mastocitose cutânea difusa). A teleangiectasia macular eruptiva *perstans* já não é considerada uma entidade independente.
b) Sistêmica.
c) Sarcoma de mastócitos.[51,59]

As formas cutâneas são próprias da infância e mais frequentes na raça branca. A mastocitose sistêmica é caracterizada pelo acúmulo dessas células em outros órgãos e tecidos. Costuma ter início a partir da 3ª década de vida, podendo ser progressiva e até fatal. Apresentam um sinal diagnóstico e patognomônico, conhecido por "sinal de Darier", desencadeado por uma suave fricção na lesão que gera uma reação urticariforme perilesional em 90% dos casos. É importante a diferenciação entre o sinal de Darier e o dermografismo, uma vez que o dermografismo pode ser reproduzido na pele normal não afetada pela doença.[53,60]

O mastocitoma solitário representa 10% a 15% dos casos de mastocitose na infância. Nessa forma, excepcionalmente, 3 a 5 lesões neoformadas separadas podem aparecer no mesmo indivíduo, e, após 2 meses da lesão inicial, dificilmente surgem novas lesões no paciente. Isso significa dizer que um mastocitoma solitário com mais de 2 meses de evolução continuará a ser um mastocitoma puramente cutâneo com uma única lesão. Tem bom prognóstico regredindo espontaneamente nos primeiros anos de vida.[53,54,61,62]

Como terapêutica, na fase aguda muito sintomática, recomenda-se o uso de anti-histamínicos orais, estabilizadores da membrana mastocitária e corticosteroides tópicos de baixa e média potências. Pimecrolimus parece ser uma alternativa segura para tratar casos de mastocitoma solitário. A remoção cirúrgica pode ser considerada em casos muito sintomáticos, isolados, sem esquecer que o ato cirúrgico pode representar um risco potencial. Fototerapia com raios UVA ou em combinação com psoralênico (PUVA) é uma alternativa terapêutica.[54,61,63,64]

■ CASO CLÍNICO 9

História clínica

Feminina, 35 anos, com relato de úlceras dolorosas recobertas por crostas escurecidas em terço distal das pernas e dorso dos pés há 2 anos, com padrão intermitente de agravamento (Figura 169.23 A, B e C). Aumento da dor nos períodos de agudização.

Qual o seu diagnóstico?

Exame físico

Hipercromia hemossiderótica "em bota" com úlceras recobertas por crostas hemáticas e necróticas no terço distal da perna e dorso dos pés (Figura 169.23 A). Na área da perneira ou da polaina, onde há maior repercussão hemodinâmica da insuficiência venosa crônica, predominam cicatrizes nacaradas e atróficas (Figura 169.23 B e C). Essa área correspondente à face medial do primeiro terço inferior da perna onde há a superficialização da veia safena magna. Nos distúrbios hemodinâmicos com aumento da pressão hidrostática em membros inferiores, é comum que a região anterior do dorso dos pés esteja poupada, uma vez que, nesse local, ocorre uma pressão constante por meio da alça dos calçados, favorecendo pontualmente o retorno venoso.

Diagnóstico diferencial

- Vasculite de pequenos vasos (venulite necrosante ou vasculite leucocitoclástica, urticária vasculite, púrpura de Henoch-Schönlein, crioglobulinemia mista essencial e vasculite séptica).
- Pioderma gangrenoso.
- Poliarterite nodosa cutânea.
- Doença arterial periférica.
- Prurigo.
- Necrose cutânea induzida por varfarina.

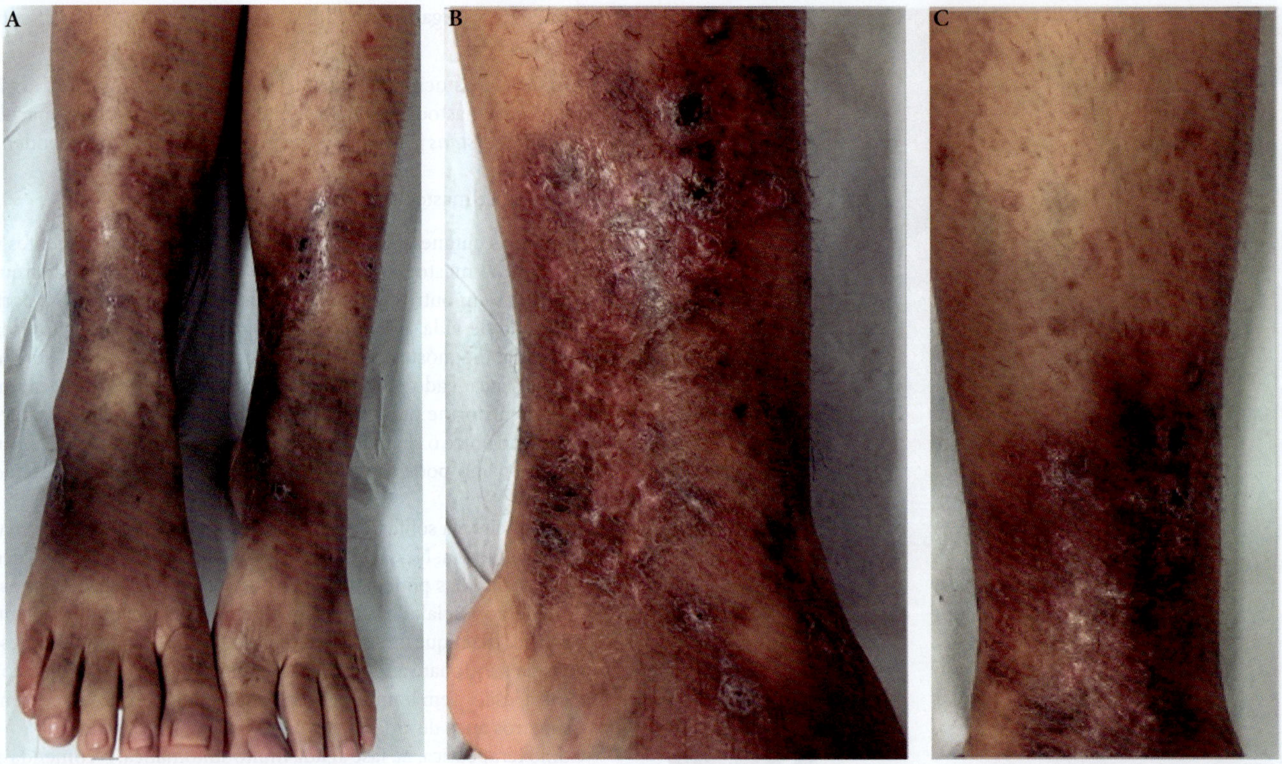

■ **Figura 169.23** (**A**) Registro fotográfico de úlceras dolorosas recobertas por crostas escurecidas em terço distal das pernas (poupa o local pressionado pela alça do calçado). (**B**) Maior comprometimento na área da perneira. (**C**) Presença de atrofia branco-nacarada.

Diagnóstico laboratorial

A histopatologia evidencia oclusão dos vasos da derme em decorrência da deposição de fibrina intravascular e da presença de trombo intraluminal, além de hialinização segmentar e proliferação endotelial, há também um infiltrado inflamatório perivascular discreto.[65]

É importante biopsiar lesões fora das áreas de ulceração, dando-se preferência às lesões papulosas, maculares eritematopurpúricas ainda não ulceradas.[66]

Na biópsia cutânea, é necessário representar a derme e a hipoderme, a fim de se afastar o diagnóstico de poliarterite nodosa cutânea que, por vezes, tem manifestações clínicas similares às da vasculopatia livedoide (VL).[65]

Triagem laboratorial para trombofilias congênitas ou adquiridas, assim como doenças autoimunes devem ser realizadas.

Diagnóstico etiológico

Vasculopatia livedoide associada à cicatrização do tipo atrofia branca de Milian.

Discussão

A vasculopatia livedoide (VL) tem recebido, ao longo do tempo, diversos sinônimos como "livedo vasculite", "vasculite livedoide", "vasculite hialinizante segmentar", "livedo reticular com úlceras de verão", "livedo reticular com úlceras de inverno", "atrofia branca de Milian" (AB) e "PPURPLE (*painful purpuric ulcers with reticular pattern of the lower extremities*).[67,68]

Prevalência de 1:100.000 habitantes/ano. A VL é uma dermatose trombo-oclusiva bilateral que cursa com a formação de trombos de fibrina no lúmen dos vasos da microcirculação dérmica, não existindo evidência histológica de inflamação e, portanto, o termo "vasculite" não deve ser empregado para descrever essa patologia. Pode ocorrer como fenômeno primário, porém causas secundárias de hipercoagulabilidade devem ser excluídas (anticoagulante lúpico, anticardiolipina, crioglobulinemia do tipo 1, mutação no fator V de Leiden, deficiência na proteína C, hiper-homocisteinemia e deficiência da antitrombina III). A trombose de vênulas na derme gera necrose tecidual e dor de maneira intermitente. Mononeurite múltipla pode justificar hiperestesia e parestesia em alguns pacientes. Caracteriza-se por livedo reticular, lesões eritematopurpúricas e úlceras dolorosas em membros inferiores, especialmente nos tornozelos e pés, que ulceram, gerando cicatrizes atróficas, denominadas "atrofia branca de Milian".[65, 69-72]

A evolução temporal dessa patologia pode ser revelada por meio dos achados semiológicos. Notar que na face anterior das pernas predomina hipercromia com úlceras recobertas por crostas, ao passo que, na área da polaina, encontramos predominantemente áreas nacaradas e atroficocicatriciais compatíveis com processo mais antigo, pois nessa região a repercussão hemodinâmica se instalou de maneira mais precoce.

Por ser uma doença crônica com exacerbações periódicas e recorrentes, cursa com lesões de pele em diferentes estágios evolutivos. Medidas que eliminem ou diminuam os efeitos da hipertensão venosa contribuem para uma evolução mais favorável. Rivaroxabana na dose de 10 mg/dia tem se revelado uma boa e segura opção terapêutica. Resulta em cicatrização das úlceras isquêmicas, mas sem resposta no livedo racemoso, quando presente.[70,73]

■ CASO CLÍNICO 10

História clínica

Masculino, 50 anos, com queixa prolongada de escurecimento "em bota" de membro inferior esquerdo associado a ressecamento cutâneo; dor em peso ao fim do dia e cicatriz atrófica e esbranquiçada do dorso do pé esquerdo (Figura 169.24 A e B). Membro inferior direito sem alterações.

Qual o seu diagnóstico?

Exame físico

Hiperpigmentação hemossiderótica "em bota" com xerose e descamação icitiosiforme (Figura 169.24 A).

Placa nacarada e atrófica acometendo o dorso do pé direito com presença de teleangiectasias pontuadas. A lesão é circundada por hiperpigmentação hemossiderótica (Figura 169.24 B).

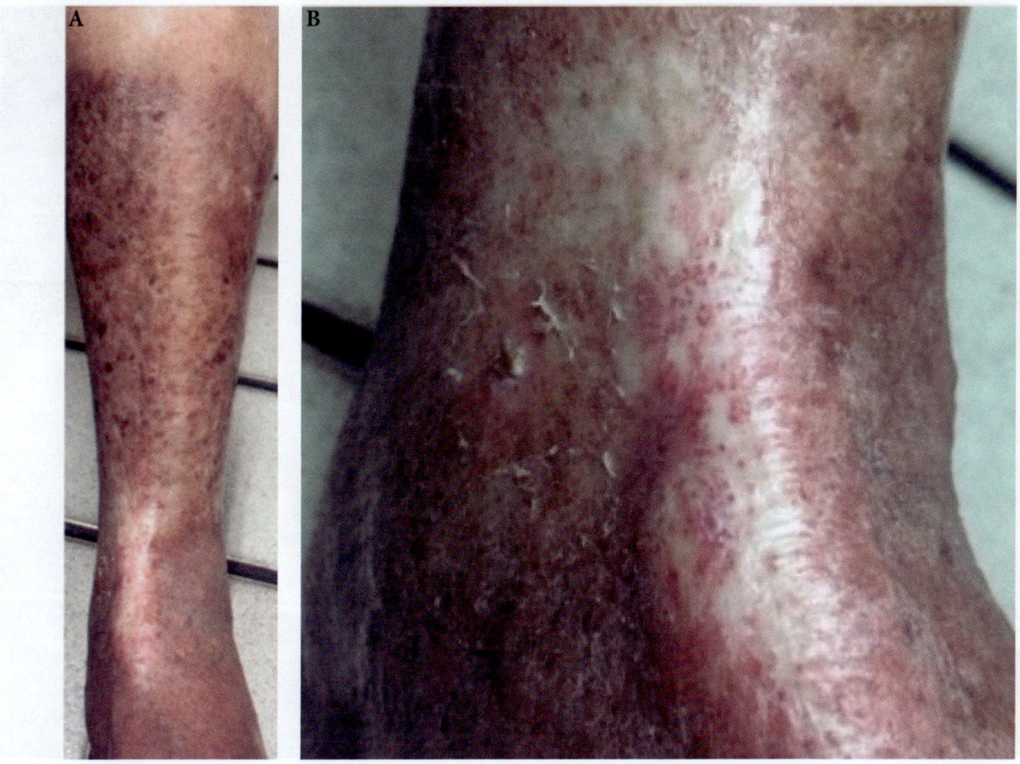

■ **Figura 169.24** (**A**) Registro fotográfico demonstrando escurecimento "em bota" de membro inferior esquerdo associado a ressecamento cutâneo. (**B**) Cicatriz atrófica e esbranquiçada do dorso do pé esquerdo com presença de teleangiectasias pontuadas.

Diagnóstico diferencial

- Atrofia branca de Milian.
- Líquen escleroso e atrófico.
- Esclerodermia.
- Cicatriz atrófica.
- Lipodermatoesclerose.

Diagnóstico laboratorial

- Histopatológico com áreas de fibrose e cicatrizes atróficas.
- Investigar possíveis causas de atrofia branca.

Diagnóstico etiológico

- Insuficiência venosa crônica com dermatite ocre.
- Placa cicatricial com padrão de atrofia branca de Milian.

Discussão

A insuficiência venosa crônica (IVC) pode ser definida como o conjunto de manifestações clínicas causadas pela anormalidade (refluxo, obstrução ou ambos) do sistema venoso periférico (superficial, profundo ou ambos), geralmente acometendo os membros inferiores. Trata-se de uma patologia crônica, evoluindo com progressivo agravamento e sobreposição das manifestações clínicas – algumas irreversíveis – à medida que a hipertensão venosa com anormalidade do fluxo venoso é mantida.[74]

Na IVC, apesar de a pressão inicial ser idêntica durante o repouso (80 a 90 mmHg), há uma queda significantemente menor (para algo como 70 mmHg), podendo até mesmo aumentar durante o exercício. Veias perfurantes insuficientes transmitem a pressão do compartimento muscular à superfície. Ao exame físico, encontram-se alguns achados como veias varicosas, edema, xerose, eczema, hiperpigmentação hemossiderótica, coroa flebectásica paraplantar, lipodermatoesclerose, úlceras venosas e cicatrizes estelares atróficas branco-marfim com teleangiectasias ao redor, ou seja: atrofia branca (AB).[75]

A atrofia branca de Milian corresponde a áreas nacaradas e atróficas de membros inferiores, circundadas por áreas de hiperpigmentação e teleangiectasia puntiformes. Um importante sinal semiológico na AB que deve ser valorizado nesses pacientes são as teleangiectasias.[76]

É aceita como um padrão morfológico de cicatrização, não exclusivo da vasculopatia livedoide, mas partilhado por outras patologias como insuficiência venosa crônica, lúpus eritematoso sistêmico (LES) ou dermatomiosite. Poliarterite nodosa cutânea pode cursar com lesões cutâneas semelhantes às que ocorrem na vasculopatia livedoide resultando em AB.[77,72]

Dentro dos subtipos de AB, destacam-se uma forma associada à vasculopatia livedoide e outra que ocorre no contexto da insuficiência venosa crônica. A AB está mais para um achado físico do que para uma entidade nosológica independente. Insuficiência venosa crônica é a causa mais comum associada. Deste modo, vasculopatia livedoide e atrofia branca de Milian não devem ser empregadas como sinônimos.[72,78]

■ CASO CLÍNICO 11

História clínica

Masculino, 68 anos, diabético com histórico de úlcera profunda pouco dolorosa em dorso do pé direito há 3 anos, conforme Figura 169.25.

Qual o seu diagnóstico?

Exame físico

Úlcera profunda no dorso do pé direito com exposição de tendão (Figura 169.25 A e B). Fundo apresentando tecido de granulação e fibrina. Bordas em moldura circundadas por placa atrófica branco-nacarada, com a presença de teleangiectasias pontuadas. Amiotrofia do terço distal do dorso do respectivo pé com 2º e 3º pododáctilos em garra (Figura 169.25 A).

Diagnóstico diferencial

Síndrome ulcerosa de membro inferior, incluindo as múltiplas causas de natureza traumática, neoplásica, vascular, inflamatória, autoimune, infecciosa, metabólica e neurológica.

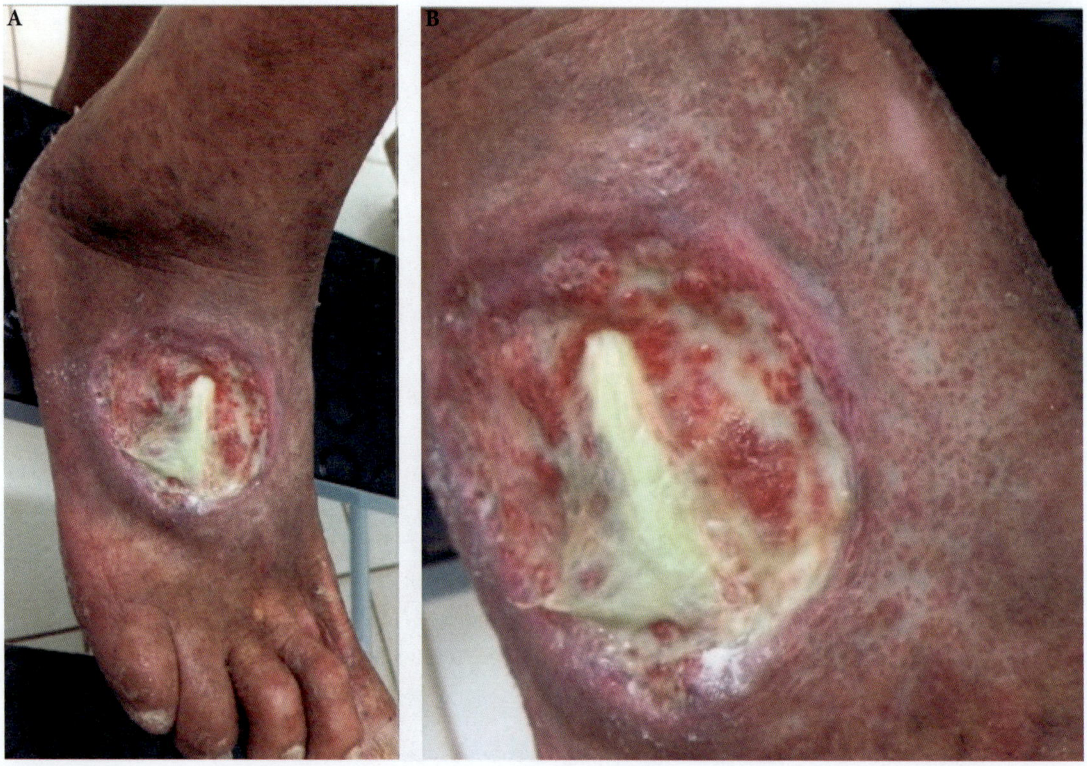

■ **Figura 169.25** (**A**) Registro fotográfico de amiotrofia distal do dorso do pé com dedos em garra. (**B**) Úlcera profunda no dorso do pé direito com exposição de tendão.

Diagnóstico laboratorial

- Pesquisa de Leishmania negativa deve ser sempre realizada em áreas endêmicas para leishmaniose tegumentar.
- Ultrassonografia Doppler de membros inferiores revelando insuficiência venosa e arterial.
- Eletroneuromiografia detectou alteração da sensibilidade de pernas.

Diagnóstico etiológico

- Insuficiência venosa crônica.
- Úlcera vascular de natureza mista (venosa e arterial).
- Cicatriz do tipo atrofia branca.
- Neuropatia diabética.

Discussão

A abordagem etiológica da síndrome ulcerosa crônica de membros inferiores (MMII) representa um grande desafio diagnóstico, uma vez que inúmeras patologias podem ter associação com a formação de úlceras em pernas.

Em regiões endêmicas para leishmaniose tegumentar, é obrigatória a pesquisa de Leishmania em úlceras de membros inferiores, mesmo que outra etiologia já tenha sido vinculada. Pacientes portadores de úlcera de MMII, por natureza, não infecciosa, não estão imunes da infecção concomitante por Leishmania.

Na abordagem sindrômica dessas úlceras, dez critérios clinicossemiológicos devem ser analisados visando afunilar as hipóteses clínicas e minimizar chances de erro (Quadro 169.1).

Quadro 169.1 Critérios clinicossemiológicos da Leishmania.
1. Tempo de evolução a) Velocidade de instalação, se abrupta ou insidiosa b) Duração da doença. Se aguda ou crônica, ou seja, mais ou menos do que 6 semanas de doença c) Tempo de cicatrização com intervalo livre de doença para as formas crônicas e recidivantes
2. Localização a) Áreas de pressão. Típica das úlceras de decúbito b) Área da perneira. Característica das úlceras venosas c) Pododáctilos, calcâneo e pré-tibial. Vista nas úlceras isquêmicas
3. Número a) Única ou múltiplas Em caso de múltiplas, se bilateral, afasta algumas etiologias. Úlcera com disseminação linfangítica aponta para síndrome "MEL" de Cipriano, que corresponde à micobacteriose, à esporotricose e à leishmaniose tegumentar. Esse acrônimo foi idealizado com base nas três causas mais frequentes de síndrome linfangítica na região amazônica, podendo-se ainda incluir mais um "L", que corresponde à doença de Jorge Lobo. Respeitando-se a epidemiologia regional, esse diagnóstico pode ser mais bem direcionado
4. Presença ou ausência de dor A dor é um achado dominante nas úlceras arteriais, em que algumas atitudes e posturas são sugestivas como decúbito com perna pendente e andar no meio da noite para reduzir a dor. Na insuficiência venosa isolada, a dor, quando presente, acomete toda a perna, agravando-se no final do dia com a posição ortostática e suavizando-se com a elevação das pernas em decúbito
5. Dimensão Medir largura, comprimento e profundidade como índices de acompanhamento terapêutico

(Continua)

Quadro 169.1 Critérios clinicossemiológicos da Leishmania. (Continuação)
6. Mobilidade da úlcera e articulação tibiotársica Úlceras aderidas aos planos profundos podem ter natureza maligna e o congelamento da articulação tibiotársica compromete o retorno venoso, agravando, assim, a reepitelização das úlceras de MMII
7. Morfologia da borda e do fundo da úlcera assim como a da pele perilesional Com relação à borda, analisar a consistência, cor e formato da mesma. Consistência amolecida sugere lesão de natureza inflamatória, ao passo que consistência endurecida é compatível com ulceração dentro de um tumor, fenômeno de Marjolin ou até mesmo uma lipodermatoesclerose ulcerada. Borda de cor violácea sugere leishmaniose tegumentar (LT) ou pioderma gangrenoso. Borda emoldurada é uma característica frequente na LT. A denteada ou em "saca bocado" pode ser achado das úlceras arteriais. A perolada é encontrada na úlcera ligada ao carcinoma basocelular. A geométrica pode ser um achado do pioderma gangrenoso em seu caráter fagedêmico Quanto ao fundo, é importante avaliar a presença de fibrina, de necrose e de tecido de granulação. Este último traduz bom potencial de cicatrização, sendo que a presença de tecido necrótico representa um fator negativo para a reepitelização. A quantidade e o tipo de exsudato impactam a reepitelização. Os exsudatos podem ser séricos, purulentos ou hemáticos. As crostas resultam do ressecamento do exsudato, misturado a restos epiteliais e podem ser séricas, hemáticas ou necróticas. A observação da pele perilesional é importante para se diagnosticar infecção ou, até mesmo, facilitar o entendimento dos mecanismos envolvidos na gênese da úlcera. Cicatriz do tipo atrofia branca de Milian pode traduzir uma trombofilia oculta
8. Antecedentes pessoais e familiares podem trazer importantes dicas diagnósticas
9. A palpação dos pulsos distais A palpação dos pulsos distais representa etapa fundamental na execução do exame físico, uma vez que isquemia arterial pode constituir causa isolada ou cofator de agravamento das úlceras
10. Detecção dos fatores desencadeantes, agravantes e atenuantes na evolução das úlceras No caso em questão, a úlcera tinha natureza mista, incluindo a neuropatia diabética assim como insuficiência venosa e arterial. Um detalhe importante no acompanhamento das características da borda dessas úlceras relaciona-se ao possível risco de degeneração carcinomatosa, configurando o fenômeno de Marjolin, ou seja, a ocorrência de um carcinoma espinocelular na borda hiperproliferativa dessas úlceras crônicas. Hiperplasia pseudoepiteliomatosa ou pseudocarcionomatosa é um achado muito presente nos histopatológicos da borda destas úlceras, podendo gerar confusão na diferenciação com um carcinoma espinocelular propriamente dito

CASO CLÍNICO 12

História clínica

Masculino, 38 anos, relatando descamação em topografia de ombro direito há 3 meses (Figuras 169.26 e 169.27).

Qual o seu diagnóstico?

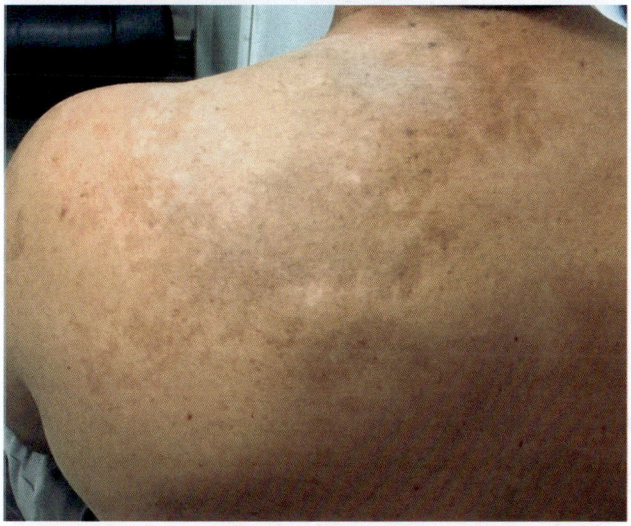

Figura 169.26 Registro fotográfico de lesão maculosa de coloração amarronzada, extensa, de limites irregulares e contornos geográficos localizada em ombro superior esquerdo.

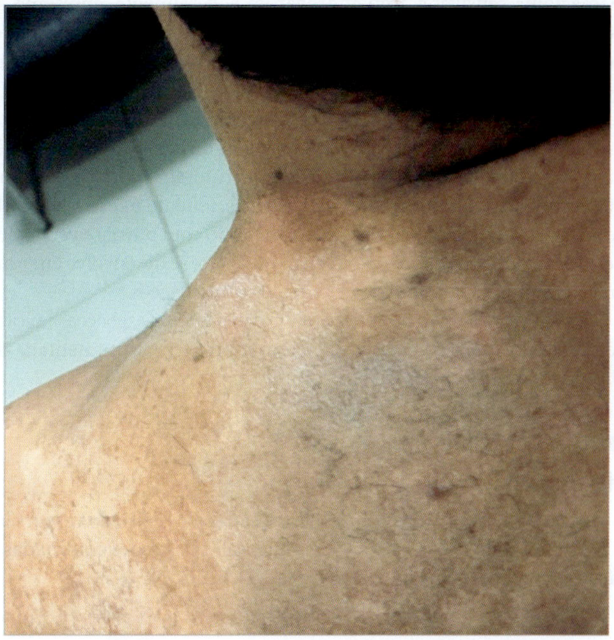

Figura 169.27 Registro fotográfico demonstrando presença de descamação furfurácea limitada à topografia da mancha escurecida, mais bem visualizada após a distensão da pele (sinal de Zileri).

Exame físico

Lesão maculosa de coloração marrom, extensa, de limites irregulares e contornos geográficos localizada em ombro superior esquerdo, acompanhada de lesões satélites na periferia. Ilhas de pele sã de permeio podem ser observadas (Figura 169.26). Presença de descamação furfurácea, limitada à topografia da mancha escurecida, mais bem visualizada após a distensão da pele (sinal de Zileri), conforme Figura 169.27. Pele adjacente sem alterações.

Diagnóstico diferencial

- Hiperpigmentação pós-inflamatória.
- Nevo melanocítico congênito.
- Manchas café ao leite.
- Morfeia.
- Hamartoma congênito de músculo liso.

Diagnóstico laboratorial

- Exame anatomopatológico do nevo de Becker.
- Acantose, papilomatose e hiperpigmentação da camada basal com melanófagos na derme. Ocasionalmente, hiperplasia dos folículos pilosos, glândulas sebáceas e de músculo liso estão presentes.
- Exame direto da descamação (Figura 169.28).

Diagnóstico etiológico

Pitiríase versicolor associada à melanose neviforme de Becker.

Discussão

O nevo de Becker (NB) foi descrito originalmente, em 1949, por S. William Becker. Prevalência de 0,5% na população jovem masculina.

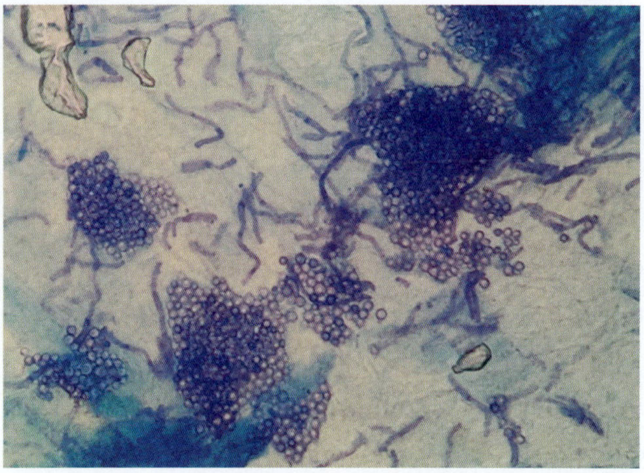

■ **Figura 169.28** Exame direto pelo método de Jarbas Porto, corado por azul de metileno e demonstrando blastoconídeos em cachos de uva e pseudo-hifas.

Fonte: Cortesia Professor Elton Bill.

Hamartoma sensível à ação androgênica e, geralmente, apresenta-se desde o nascimento. Tipicamente, torna-se mais visível na puberdade, quando fica mais pigmentado e mais piloso em virtude da estimulação hormonal.[79-81]

NB pertence ao grupo dos nevos epidérmicos que são considerados proliferações hamartomatosas desenvolvidas do ectoderma embriogênico, caracterizadas por hiperplasia de estruturas epidérmicas como queratinócitos, glândulas apócrinas, écrinas, folículo piloso e glândula sebácea. Já foi relatada também sua associação com pitiríase versicolor pela facilidade com que *Pityrosporum orbiculare* se desenvolve em uma área com grande quantidade de folículos pilosebáceos.[82,83]

No caso descrito, a maior atividade das glândulas sebáceas favoreceu um ambiente rico em oleosidade com proliferação aumentada de *Pityrosporum orbiculare*.

■ CASO CLÍNICO 13

História clínica

Masculino, há 60 dias com lesões erosadas em região do vespertílio e há 4 dias com lesões aftoides em mucosa oral. Lesões confinadas à face e à mucosa oral (Figuras 169.29 a 169.31).

Qual o seu diagnóstico?

Exame físico

Áreas erosadas recobertas por crostas melicéricas e graxentas em região malar e dorso nasal, estendendo-se até a porção inicial dos sulcos nasogenianos e terço lateral dos lábios superiores, configurando uma distribuição fotoexposta em "asas de borboleta" ou em vespertílio (Figura 169.29).

Lesões exulceradas aftoides em mucosa interna do lábio inferior (Figura 169.30) e mucosa jugal bilateral (Figura 169.31).

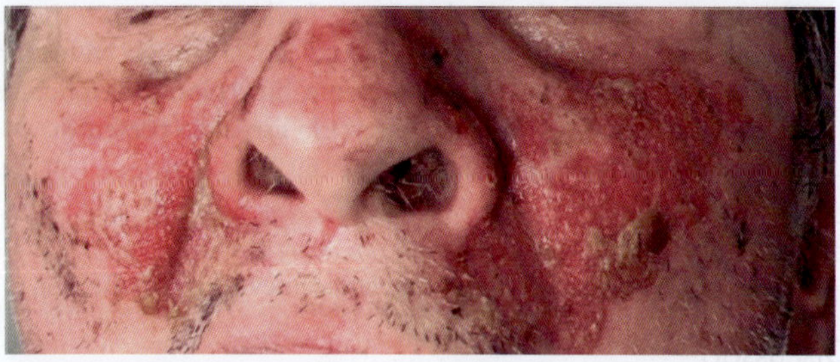

■ **Figura 169.29** Registro fotográfico de lesões erosadas recobertas por crostas melicéricas em região do vespertílio.

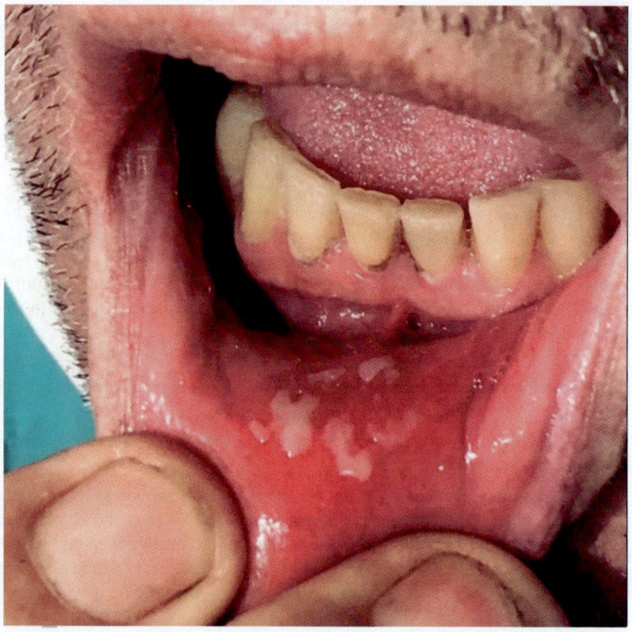

■ **Figura 169.30** Lesões aftoides em mucosa do lábio inferior.

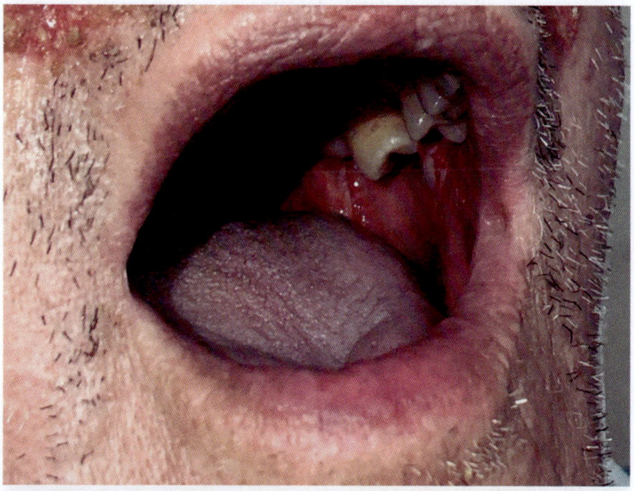

■ **Figura 169.31** Lesões aftoides em mucosa jugal esquerda.

Diagnóstico diferencial

- Pênfigo eritematoso (variante localizada do pênfigo foliáceo).
- Eritema malar do LES.
- Síndrome de Senear Usher (pênfigo + lúpus eritematoso).
- Queimadura solar.
- Fotossensibilidade por drogas.
- Dermatite de contato irritativa primária ou alérgica infectada.
- Dermatite seborreica.
- Rosácea.

Diagnóstico laboratorial

- Anatomopatológico de uma lesão bolhosa ou erosada recente.
- Imunofluorescência direta da pele perilesional.
- Imunofluorescência indireta para pesquisa de anticorpos circulantes.
- Elisa para anticorpos epidérmicos (Desmogleínas 1 e 3).

Diagnóstico etiológico

Pênfigo eritematoso.

Discussão

O pênfigo é uma dermatose bolhosa, intraepidérmica, de natureza autoimune, que afeta pele e mucosas. A produção de anticorpos IgG contradomínios da matriz extracelular dos queratinócitos resulta em acantólise. O alvo destes anticorpos é dirigido contra as desmogleínas 1 e 3. Pacientes com pênfigo foliáceo (PF) têm, essencialmente, apenas autoanticorpos antidesmogleína 1. Pacientes com o tipo de pênfigo vulgar (PV) predominante na mucosa têm, principalmente, se não apenas, autoanticorpos antidesmogleína 3, enquanto aqueles com o tipo mucocutâneo de PV têm autoanticorpos antidesmogleína 3 e antidesmogleína 1. O pênfigo eritematoso (PE) é a forma localizada do PF, apresentando distribuição topográfica em "asa de borboleta" semelhante ao LES. Pode permanecer localizada por anos ou evoluir para o PF mais generalizado. Acometimento mucoso oral no PE é raro. Em análise histológica, o PV apresenta acantólise suprabasal; enquanto nos PF e PE, a acantólise é subcórnea. No PE, na maioria dos pacientes, é detectada a presença de imunorreagentes na zona da membrana basal.[84-90]

Em 30% a 80% dos casos de PE, é encontrado fator antinuclear (FAN) positivo. Há relatos na literatura documentando a presença de várias formas de pênfigos com outras doenças autoimunes no mesmo paciente, porém não se sabe como essas condições influenciam a evolução de cada uma. Os relatos na literatura variam sobre a forma de pênfigo associadas a LES, dificultando a descrição conceitual precisa de casos da síndrome de Senear Usher. No caso em questão, a forma clínica se aproxima de PE com acometimento de mucosa oral, mas não preenche critérios de LES. Em se tratando de PE, o acometimento mucoso poderia ser justificado pela teoria da disseminação dos epítopos.[91,88]

Opções terapêuticas incluem corticosteroides, micofenolato mofetil, azatioprina, rituximabe, imunoglobulinas intravenosas, plasmaférese, imunoadsorção plasmática, dapsona, metotrexato e ciclosporina.[86]

■ CASO CLÍNICO 14 – RELATO DE DOIS CASOS

História clínica

Caso 1: feminina, 47 anos, relatando placa infiltrada assintomática em região malar direita há 3 meses (Figura 169.32).

Qual o seu diagnóstico?

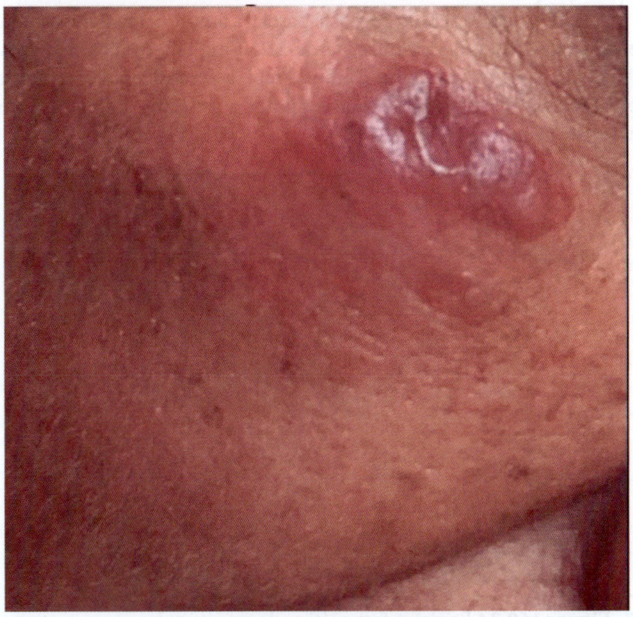

■ **Figura 169.32** Registro fotográfico de placa infiltrada de aspecto sarcoídico, assintomática em região malar.

Caso 2: masculino, 43 anos, com relato de foliculite em dorso nasal esquerdo há 4 meses, que evoluiu lentamente para uma placa eritematoinfiltrada recoberta por crostas hemáticas em regiões malares e de dorso nasal (Figura 169.33). Paciente portador do vírus HIV há 5 anos, em tratamento regular com terapia antirretroviral. Carga viral indetectável e contagem de células CD4 de 721 por mm^3.

Qual o seu diagnóstico?

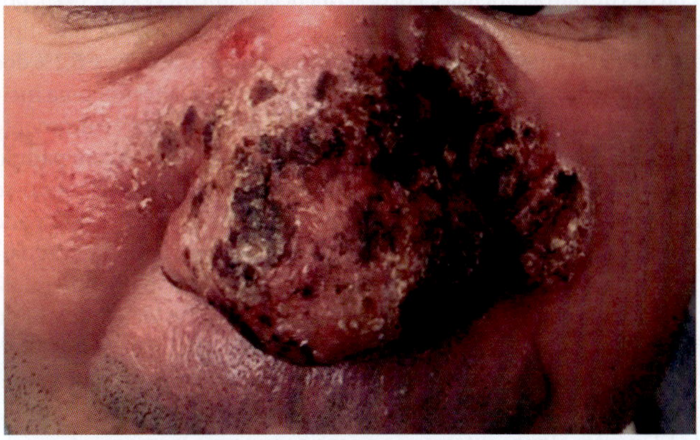

■ **Figura 169.33** Registro fotográfico de placa eritematoinfiltrada recoberta por crostas escurecidas em regiões malares e de dorso nasal.

Exame físico

- **Caso 1:** placa infiltrada eritematoedematosa, levemente violácea, de padrão sarcoídico, em região malar direita, com bordas irregulares e alguns poros dilatados evidentes, assumindo aspecto de "casca de laranja" (Figura 169.32). Medida de 3,5 por 1,5 cm.
- **Caso 2:** placa eritematoinfiltrada de aspecto lupoide, extensa, localizada em regiões malares e nasal, com bordas mal definidas medindo 11 cm em seu maior diâmetro. Recoberta por crostas hemáticas em sua porção nasal e paranasal esquerda. Nota-se acometimento de mucosa nasal anterior em continuidade à expansão do componente cutâneo (Figura 169.33).

Diagnóstico diferencial

- Lúpus pérnio (sarcoidose).
- Lúpus eritematoso *tumidus*.
- Lúpus vulgar (tuberculose).
- Rosácea granulomatosa ou lupoide.
- Hanseníase tuberculoide e reacional.
- Leishmaniose tegumentar forma lupoide.
- Paracoccidioidomicose lupoide.
- Esporotricose.
- Sífilis secundária atípica.
- Granuloma facial.
- Linfoma e pseudolinfoma.
- Infiltração linfocitária de Jessner.
- Erisipela facial.

Diagnóstico laboratorial

- Anatomopatológico – papiloma escamoso ulcerado e com extensas áreas de necrose comprometendo análise histopatológica.
- FAN negativo.
- VDRL negativo.
- Baciloscopia para BAAR negativa na lesão e no escarro.
- Pesquisa direta na lesão positiva para Leishmania.

Diagnóstico etiológico

Leishmaniose tegumentar atípica (forma sarcoídica, lupoide ou *lupus-like*).

Discussão

A leishmaniose tegumentar (LT) é uma doença infeciosa causada por protozoários do gênero Leishmania e apresenta grande polimorfismo clínico. Dentro de seu espectro, há formas típicas e atípicas. As formas atípicas incluem inúmeras variantes, entre elas a lupoide, erisipeloide, hiperqueratósica, esporotricoide, verrucosa, eczematoide e impetiginizada.[92]

A forma lupoide é considerada uma forma atípica, pois simula alterações de outras doenças. Foi descrita pela primeira vez em 1923, por Christopherson, e representa o tipo mais comum entre as formas atípicas. No velho mundo, sua incidência tem variado entre 0,5% e 6,2% dos casos. Já no novo mundo, estudo realizado no Peru detectou uma incidência de 0,2% e outro, no Brasil, detectou 8,5%. É caracteristicamente infiltrada e eritematosa. Pode ter uma superfície escamosa com padrão psoriasiforme ou cursar com a formação de crostas assemelhando-se ao lúpus vulgar (LV). Embora não tão destrutiva quanto o LV, pode persistir e expandir-se ao longo de vários anos, agravando-se gradualmente. Bem relatada no Velho Mundo, mas quase não documentada no Novo Mundo, tem diferentes espécies envolvidas dependendo da região geográfica. A maioria dos trabalhos é de relato(s) de caso(s).[93-102]

Na África, Europa e Ásia, a Leishmania trópica é o agente causal mais frequente da forma lupoide. É conhecida como uma forma crônica de LT, porém alguns autores não a consideram uma forma estritamente crônica. Nessa forma rara, as amastigotas são escassas, dificultando o achado de parasitas na pesquisa direta em esfregaço. No estado de Rondônia, localizado na região Norte do Brasil, diagnosticamos casos de evolução recente, com menos de 6 meses, sem antecedentes de LT, assim como observamos fácil detecção de parasitas no exame direto. Isso confere um distanciamento no espectro clínico, no diagnóstico e no prognóstico entre as formas lupoides dos Velho e Novo Mundos.[95,99,103,104]

Em estudo realizado no Paquistão, 80% das placas eram únicas e localizavam-se nas regiões nasais e genianas. Deve ser considerada no diagnóstico diferencial das dermatoses faciais crônicas. Na literatura, alguns autores abordam a LT lupoide como a forma recidivante; mas, em nossa experiência, representam duas formas distintas, uma vez que a forma lupoide constitui uma forma atípica de instalação da LT, ao passo que a forma recidivante traduz a persistência parasitária após a cura do quadro inicial. Denominar esses dois subtipos distintos de LT como sinônimos é um erro.[99,104,105]

A diversidade da LT representa um desafio diagnóstico. Entra no diagnóstico diferencial das lesões sarcoídicas ou *lupus-like*. A abordagem das lesões sarcoídicas da face é complexa e inclui uma série de diagnósticos diferenciais. O raciocínio diagnóstico, nesses casos, requer um alto índice de suspeição e *expertise* do investigador, respeitando-se a epidemiologia regional. Clinicamente, a LT lupoide pode ser erroneamente diagnosticada como qualquer outra lesão cutânea granulomatosa da face, seja de natureza infeciosa, seja inflamatória.

O lúpus pérnio (sarcoidose) deve sempre ser lembrado como um diagnóstico de exclusão e, na prática clínica, a LT lupoide pode ser interpretada erroneamente como sarcoidose, particularmente nos casos em que a triagem microscópica para amastigotas de Leishmania a partir de esfregaços cutâneos dessas lesões foi negativa. Essa interpretação resulta em tratamentos inadequados. Além da pele, a sarcoidose pode acometer qualquer tecido orgânico, sobretudo pulmão, olhos e linfonodos.[106,107]

O lúpus túmido é subtipo raro de lúpus eritematoso cutâneo crônico, caracterizado por eritema e lesões urticariformes eritemato-violáceas e brilhantes, que não deixam cicatrizes ao involuir. Alguns autores questionam se a infiltração linfocitária de Jessner é uma variante do lúpus *tumidus* ou entidade autônoma.[107,108]

A tuberculose, destaca-se o LV que tem predileção pela face. Outras micobacterioses, inclusive a hanseníase, podem cursar com lesões lupoides.[107]

A hanseníase do tipo tuberculoide pode ser representada como uma lesão cutânea crônica, infiltrada, de aspecto eritematoso ou violáceo, com limites nítidos, localizada em qualquer região, inclusive na face.[109]

A sífilis como grande imitadora também pode simular esse padrão de lesão.

A rosácea granulomatosa ou lupoide é caracterizada por pápulas ou nódulos endurecidos, de tamanho uniforme com cor amarelada, amarronzada ou avermelhada que podem evoluir deixando cicatrizes. Superposição entre rosácea e sarcoidose tem sido relatada.[107,110]

Correlação clínica com complementação histopatológica, cultivos para agentes infeciosos, além de métodos de biologia molecular, são fundamentais no direcionamento do diagnóstico etiológico. Atrasos no diagnóstico específico podem resultar em severas sequelas irreparáveis. No intuito de otimizar a acurácia diagnóstica, é mandatória a pesquisa de diagnósticos alternativos sempre que a terapia de escolha para determinada etiologia não evoluir de maneira satisfatória.

O granuloma facial é uma doença de etiologia desconhecida caracterizada por uma vasculite leucocitoclástica crônica, devendo ser incluída no diagnóstico diferencial das lesões infiltradas e sarcoídicas da face. Fenômenos de vasculite e fibrose se associam com curso crônico e lentamente progressivo. Zona de Grenz proeminente é frequentemente observada. Apresenta pápulas, placas ou nódulos solitários ou múltiplos, que não tendem a ulcerar e cuja coloração varia de vermelho a violeta (lesões castanho-avermelhadas). Nos casos de granuloma facial, a dermatoscopia pode contribuir no diagnóstico diferencial, caracterizando-se por fundo rosado, vasos arboriformes, estrias esbranquiçadas e pontos acastanhados e escurecidos.[111,112]

Na paracoccidioidomicose crônica (PCM), as lesões cutâneas podem apresentar-se desde a forma de úlceras até placas infiltradas sarcoídeas. O padrão sarcoídeo da PCM pode ser determinado por uma boa resposta imune específica, o que leva a certo equilíbrio entre agente e hospedeiro, e que gera exames histológicos paucifúngicos, dificultando o diagnóstico correto.[113,114]

O comportamento clínico da LT depende da complexa interação entre o parasita e a resposta imunológica do hospedeiro. Em estados de imunossupressão, como na coinfecção Leishmania-HIV, há particularidades específicas, divergindo da infecção isolada por Leishmania.

Na infecção pelo HIV, observa-se progressiva desregulação do sistema imunológico, com desvio da resposta celular tipo Th1 para a humoral tipo Th2, o que é favorável para a replicação e disseminação de organismos intracelulares, como é o caso da Leishmania. Têm sido observados quadros mais graves, disseminados e com refratariedade ao tratamento.[115]

O primeiro caso foi descrito em 1987, na cidade do Rio de Janeiro, onde um paciente apresentou a forma cutaneomucosa concomitante à infecção pelo HIV.

O paciente apresentou resposta parcial à anfotericina B lipossomal endovenosa, na dose cumulativa de 3.250 mg em 10 dias seguidos. Após o uso da anfotericina B lipossomal, a área ulcerada recoberta por crostas cicatrizou, podendo-se notar o aspecto sarcoídico mais evidente (Figura 169.34).[116]

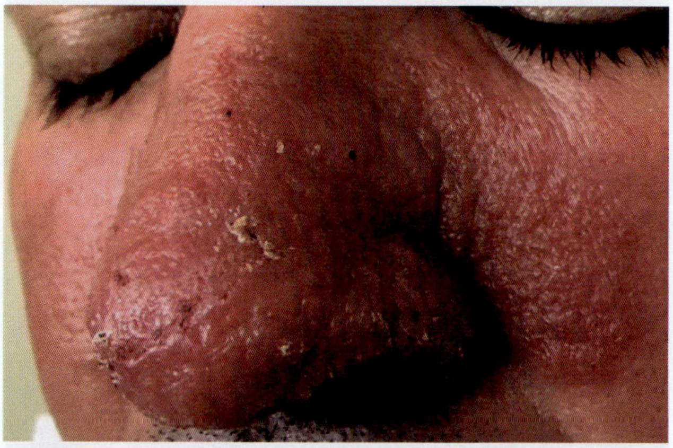

■ **Figura 169.34** Registro fotográfico demonstrando que, após tratamento com anfotericina B lipossomal, a área ulcerada recoberta por crostas cicatrizou, sendo possível notar o aspecto sarcoídico.

Após período de observação de 90 dias e não cicatrização completa das lesões com pesquisa positiva para Leishmania no exame direto, foi introduzido antimonianto de glucamina (20 mg/kg/dia) associado à pentoxifilina (1.200 mg/dia) durante 30 dias, obtendo-se cura clínica completa das lesões (Figura 169.35).

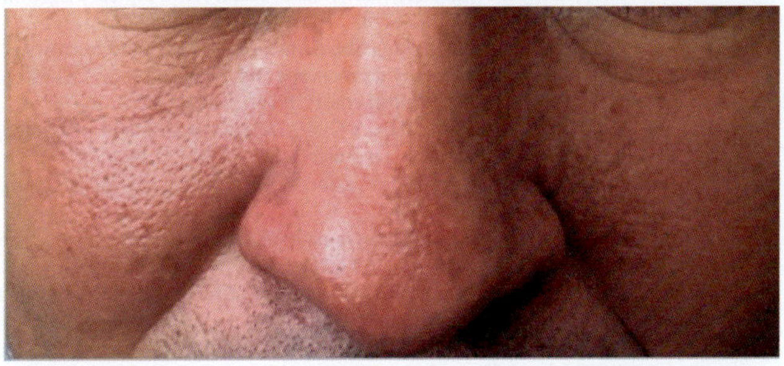

■ **Figura 169.35** Registro fotográfico demonstrando cura clínica completa das lesões após uso de antimonianto de glucamina (20 mg/kg/dia) associado à pentoxifilina (1.200 mg/dia) durante 30 dias.

Em conclusão, interpretar lesões cutâneas faciais de padrão sarcoídico constitui hercúlea tarefa e requer muita cautela, uma vez que há sobreposição clínica e histológica entre as suas inúmeras causas inflamatórias e infeciosas. Desse modo, suspeição diagnóstica é de extrema importância para o diagnóstico precoce, devendo ser sempre confirmada pela pesquisa laboratorial. Sorologia para HIV é obrigatória em todos os casos de LT, pois a coinfecção Leishmania-HIV apresenta comportamento clínico e resposta terapêutica desfavorável.

Respondem bem ao tratamento e curam sem deixar cicatrizes.[99]

■ CASO CLÍNICO 15

História clínica

Cinquenta e sete anos, masculino, com histórico de úlcera indolor e espontânea em calcâneo esquerdo há 1 ano (Figura 169.36). Etilista crônico fazendo uso de meio litro de aguardente por dia.

Qual o seu diagnóstico?

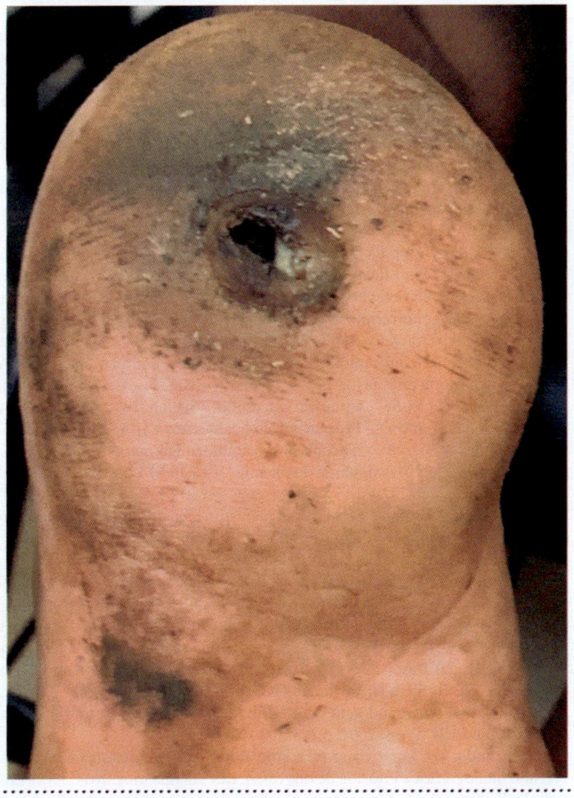

■ **Figura 169.36** Registro fotográfico demonstrando úlcera profunda na região do calcâneo.

Exame físico

Úlcera profunda de borda espessa e queratósica em região do calcâneo com péssimo estado de higiene dos pés. Paciente com instabilidade na dinâmica da marcha e postural (Figura 169.36).

Diagnóstico diferencial

- Neuropatia diabética.
- Neuropatia da hanseníase.
- Neuropatia alcoólica.
- Neuropatia pós-traumática.
- Meningomielocele sacral.
- *Tabes dorsalis* (sífilis).
- Espinha bífida.
- Polineuropatias diversas (amiloidose familiar, sarcoidose).
- Mielodisplasia.
- Infecção pelo HIV e pelo HTLV.
- Acropatia ulceromutilante familiar (síndrome de Thevenard).

Diagnóstico laboratorial

- Baciloscopia para hanseníase negativa.
- Glicemia normal.
- Eletroneuromiografia (ENMG) compatível com perda da sensibilidade plantar.

Diagnóstico etiológico

Mal perfurante plantar secundário à neuropatia alcoólica.

Discussão

O mal perfurante plantar (MPP) apresenta etiologia variada e multifatorial, devendo sua abordagem ter natureza sindrômica. A neuropatia periférica acometendo membros inferiores é de ocorrência comum entre pessoas que fazem uso crônico abusivo do álcool e está associada tanto à toxicidade direta dessa substância como às deficiências nutricionais induzidas pelo seu uso crônico, notadamente a tiamina. Na hanseníase, causa frequente de mal perfurante plantar, a úlcera ocorre predominantemente no antepé. Já a úlcera do calcâneo é menos frequente, porém a mais difícil de ser tratada. O diabete *mellitus* é importante causa de MPP, havendo a participação de fatores vasculares e neurais.[117,118]

Trata-se de uma úlcera neurotrófica, uma vez que há perda da sensibilidade protetora da região plantar favorecendo traumas mecânicos repetidos. Podem se somar a esse principal mecanismo, as anomalias e deformidades ortopédicas, infecções secundárias de repetição, instabilidade e falta de educação posturais e o uso de calçados inadequados.[118]

O nervo acometido é o tibial posterior que é o responsável pela sensibilidade da planta dos pés. Composto por fibras autônomas, sensitivas e motoras. Responsável pela função autonômica (suor e produção de óleo) e sensibilidade da planta do pé. As fibras motoras são responsáveis pela inervação da musculatura intrínseca dos pés. A lesão do nervo tibial posterior resulta na alteração da sensibilidade plantar e dos movimentos de abdução e adução do hálux e dos artelhos, além da flexão dos metatarsianos. A perda do coxim adiposo e do volume e da função da musculatura intrínseca dos pés gera maior predisposição aos efeitos do trauma. O trauma repetido gera uma zona de hiperqueratose reacional correspondendo a uma calosidade. A agressão continuada resulta em necrose cutânea da respectiva região que, por fim, é eliminada, gerando úlceras de bordos calosos.[119]

A abordagem precoce é fundamental para evitar sequelas permanentes, inclusive amputação. Ações que aliviem a pressão nas proeminências ósseas incluem medidas biomecânicas como palmilhas ortopédicas, calçados especiais ou muletas. Apesar das opções terapêuticas cirúrgicas e não cirúrgicas, a taxa de recorrência é alta.

1. Delvizo IA, Barros LA. Processos de criação lexical na terminologia médica: das ruas aos laboratórios [Internet]. 2022. [Acesso 2022 maio 3]. Disponível em: http://www.filologia.org.br/ileel/artigos/artigo_439.pdf.
2. Kalinin Y, Passarelli Neto A, Passarelli, DHC. Sífilis: aspectos clínicos, transmissão, manifestações orais, diagnóstico e tratamento/Syphilis: clinical aspects, transmission, oral manifestations, diagnosis and treatment. LILACS, BBO – Odontologia [Revista em internet]. 2015 jan-dez;23(45/46):65-76.
3. Lautenschlager S. Diagnosis of syphilis: clinical and laboratory problems. JDDG. 2006;4(12):1058-75. Disponível em: https://doi.org/10.1111/j.1610-0387.2006.06072.x.
4. Freedberg IM, Eisen AZ, Wolff K, Austen KF, Goldsmith LA, Katz SI. Fitzpatrick's dermatology in general medicine: Syphilis. 6th ed. New York, NY: McGraw-Hill; 2003. p.2163-88.
5. Valerga M, Sánchez Cunto M, Bruni G, Bases O, Picollo M, Priarone M et al. Sifilides elegantes de BROCQ en una paciente con SIDA y sífilis secundaria. Presentación de un caso y revisión de la literatura. Pren Méd Argent. 2020 May;106(3).
6. Dylewski J, Duong M. The rash of secondary syphilis. CMAJ. 2007;176(1):33-5. Disponível em: https://doi.org/10.1503/cmaj.060665.
7. Dar NR, Raza N. Localized lesions in secondary syphilis. J Coll Physicians Surg Pak. 2008;18(5):303-4.
8. Balagula Y, Mattei PL, Wisco OJ, Erdag G, Chien AL. The great imitator revisited: the spectrum of atypical cutaneous manifestations of secondary syphilis. Int J Dermatol. 2014 Dec;53(12):1434-41. Disponível em: doi: 10.1111/ijd.12518.
9. Avelleira JCR, Bottino G. Sífilis: diagnóstico, tratamento e controle. An Bras Dermatol. 2006;81(2):111-26.
10. Grimaux X, Ayoubi RE, Clec'h CL. An unusual giant serpiginous lesion of secondary syphilis. Images in Dermatology. An Bras Dermatol. 2018;93(4). Disponível em: https://doi.org/10.1590/abd1806-4841.20187251.
11. Pagani DM, Pacheco FB, Venier NAB, Silva IL, Richter GK, Luzzatto L et al. Atypical presentation of secondary syphilis: annular lesions in an elderly patient: case report. Rev Inst Med Trop S Paulo. 2021;63. Disponível em: https://doi.org/10.1590/S1678-9946202163068.
12. Shane N. Canadian family physician. Le Médecin de Famille Canadien. 2012;58(4). Disponível em: https://www.cfp.ca/content/58/4.
13. Ghanem KG, Ram S, Rice PA. The modern epidemic of syphilis. N Engl J Med. 2020;382:845-54. Disponível em: doi: 10.1056/NEJMra1901593.
14. Morgante MJ, Badano ACI, Rivarola E. Coexistencia de lesiones de sífilis primaria y secundaria: reporte de un caso clínico./Coexistence of primary and secondary syphilis lesions: a case report. Facultad de Odontología. Universidad Nacional de Cuyo. 2020;14(2). Disponível em: https://bdigital.uncu.edu.ar/objetos_digitales/15549/morganterfo-1422020.pdf.
15. Cancela R, Bengoa B. Primo-secundarismo sifilítico en paciente inmunocompetente: reporte de un caso. Rev Cent Dermatol Pascua. 2003;12(2). Disponível em: https://www.medigraphic.com/pdfs/derma/cd-2003/cd032i.pdf.
16. Goh BT. Syphilis in adults. Sex Transm Infect. 2005;81(6):448-52. Disponível em: doi: 10.1136/sti.2005.015875.
17. Kang S, Amagai M, Bruckner AL, Enk AH, Margolis DJ, McMichael AJ et al. Syphilis. Fitzpatrick's dermatology. 9th ed. New York: McGraw-Hill; 2019. ch.170.
18. Sánchez Martini PF, Cantú Parra L, García Llaver V, Innocenti Badano AC, Tennerini ML. Primosecundarismo sifilítico con chancros extragenitales múltiples en un paciente inmunocompetente. RMU. 2021;17(1). ISSN 1669-8991.
19. Reyes-Baraona F, Hasbún P, González S, Zegpi MS. Granuloma anular subcutáneo: reporte de un caso./Subcutaneous granuloma annulare: a case report. Rev Chil Pediatr. 2017;88(5):652-5.
20. Felner EI, Steinberg JB, Weinberg AG. Subcutaneous granuloma annulare: a review of 47 Cases. Pediatrics. 1997;100(6):965-7. Disponível em: doi: 10.1542/peds.100.6.965.
21. Bolognia JL, Jorizzo JJ, Schaffer JV, Callen JP, Cerroni L, Heymann WR et al. Non-infectious Granulomas. In: Dermatology. 3rd ed. Philadelphia, Pennsylvania; 2012. p.1563-4.
22. Mello DS, Fernandes MRN, Gripp AC, Alves MFGS. Granuloma annulare on the palms in an elderly patien. An Bras Dermatol. 2018;93(6). Disponível em: doi: 10.1590/abd1806-4841.20187385.
23. Grogg KL, Nascimento AG. Subcutaneous granuloma annulare in childhood: clinicopathologic features in 34 cases. Pediatrics. 2001;107(3):E42. Disponível em: doi: 10.1542/peds.107.3.e42.
24. Corigliano M, Achenbach RE. Granuloma anular: un desafío diagnóstico y terapéutico. Rev. Argent Dermatol. 2012;93(4). Disponível em: https://pesquisa.bvsalud.org/portal/resource/pt/lil-662187.
25. Arranz FR, Moncasi PS, Rubio JP, Luezas JM, Martínez PR. Nodulosis reumatoidea o granuloma anular profundo? Actas Dermo-Sifiliográficas. 1999;90(3):117-27.
26. Ribeiro CSC, Perches GVR, Vicente MFM, Silva RM. Annular granuloma in the palm of the hand: location and atypical shape: case report [Internet]. 2020. [Acesso em 2022 maio 1]. Disponível em: https://cdn.publisher.gn1.link/residenciapediatrica.com.br/pdf/pprint684.pdf.
27. Balboni C, Kim H, Cabral AR, Stella I. Granuloma anular atípico ¿sólo una patología benigna? Rev Argent Dermatol. 2019;100(4). Disponível em: https://pesquisa.bvsalud.org/portal/resource/pt/biblio-1092398.
28. Cardoso AEC, Cardoso AEO, Talhari C, Santos M. Atualização em dermatoses parasitárias. An Bras Dermatol. 2020;95(1):1-14.
29. Chosidow O. Scabies and pediculosis. Lancet. 2000 Mar 4;355(9206):819-26. Disponível em: doi: 10.1016/s0140-6736(99)09458-1.
30. Rubegni P, Mandato F, Risulo M, Fimiani M. Non-invasive diagnosis of nodular scabies: the string of pearls sign. Australas J Dermatol. 2011;52:79.
31. Almeida HL. Treatment of steroid-resistant nodular scabies with topical pimecrolimus. J Am Acad Dermatol. 2005;53:357-8.
32. Suh KS, Han SH, Lee KH, Park JB, Jung SM, Kim ST et al. Mites and burrows are frequently found in nodular scabies by dermoscopy and histopathology. J Am Acad Dermatol. 2014;71(5):1022-3. Disponível em: 10.1016/j.jaad.2014.06.028.
33. Cahali JB, Kakuda EYS, Santi CG, Maruta CW. Nail manifestations in pemphigus vulgaris. Revista do Hospital das Clínicas [Internet]. 2002;57(5):229-34.
34. Parameswara YR, Naik RP. Onychomadesis associated with pemphigus vulgaris. Arch Dermatol. 1981;117(12):759-60.
35. Chu NS, Wu IC, Chen LT et al. Beau's lines in nails: an indicator of recent Docetaxel and 5-FU use. Kaohsiung J Med Sci. 2018;34:181-3.
36. Alobaida S, Lam JM. Beau lines associated with Covid-19. CMAJ. 2020;192(36):E1040. Disponível em: doi: 10.1503/cmaj.201619.
37. Aiempanakit K, Geater A, Limtong P, Nicoletti K. The use of topical minoxidil to accelerate nail growth: a pilot study. Int J Dermatol. 2017;56(7):788-91.
38. Haddad JV, Manço DG. An unusual dark macular lesion in the plantar region of a child. Rev Soc Bras Med Trop. 2019;52:e20190011. Disponível em: https://www.scielo.br/j/rsbmt/a/H5gPLdRdSjMLJhZ76MtNKfb/?lang=en.
39. Fracaroli TS, Miranda LQ, Maceira JP, Barcaui CB. Exogenous pigmentation after Diplopoda exposure leading to a dermatoscopic parallel ridge pattern on the plantar region. J Dermatol Case Rep. 2015;9(3):85-6. Disponível em: https://doi.org/10.3315/jdcr.2015.1209.
40. Webmed. Webster's new world medical dictionary. 3th ed. New York: Webster's New World; 2008.
41. Sociedade Brasileira de Dermatologia. Perfil nosológico das consultas dermatológicas no Brasil. An Bras Dermatol. 2006;81:549-58.
42. Vatansever M, Dinç E, Dursun Ö, Oktay ÖÖ, Arpaci R. Atypical presentation of fibroepithelial polyp: a report of two cases. Arq Bras Oftalmol. 2019;82(3):239-41. Disponível em: doi: 10.5935/0004-2749.20190050.
43. Sampaio PRL, Damasio AA, Rezende DF, Silva LLF. Acrocórdon de vulva: relato de dois casos. Brasília Med. 2012;49(2):138-41.
44. Tamega AA, Aranha AM, Guiotoku MM, Miot LD, Miot HA. Associação entre acrocórdons e resistência à insulina/Association between skin tags and insulin resistance. An Bras Dermatol. 2010;85(1):25-31. Disponível em: doi: 10.1590/s0365-05962010000100003.
45. Schwartz RA, Tarlow MM, Lambert WC. Keratoacanthoma-like squamous cell carcinoma within the fibroepithelial polyp. Dermatol Surg. 2004;30(2 Pt 2):349-50.
46. Dianzani C, Calvieri S, Pierangeli A, Imperi M, Bucci M, Degener AM. The detection of human papillomavirus DNA in skin tags. Br J Dermatol. 1998;138:649-51.
47. Mathur SK, Bhargava P. Insulin resistance and skin tags. Dermatology. 1997;195(2):184. Disponível em: doi: 10.1159/000245731.
48. Erdoğan BS, Aktan S, Rota S, Ergin S, Evliyaoğlu D. Skin tags and atherosclerotic risk factors. J Dermatol. 2005 May;32(5):371-5. Disponível em: doi: 10.1111/j.1346-8138.2005.tb00909.x.
49. Piccolo V, Baroni A, Russo T, Schwartz RA. Ruocco's immunocompromised cutaneous district. Int J Dermatol. 2016;55(2):135-41. Disponível em: doi: 10.1111/ijd.13086.
50. Valent P, Escribano L, Parwaresch R, Schemmel V, Schwartz LB, Sotlar K et al. Recent advances in mastocytosis research. Summary of the Vienna Mastocytosis Meeting 1998. Int Arch Allergy Immunol. 1999;120:1-7.
51. Valent P, Akin C, Metcalfe DD. Mastocytosis: 2016 updated WHO classification and novel emerging treatment concepts. Blood. 2017;129:1420-7.
52. Pardanani A. Systemic mastocytosis in adults: 2021 update on diagnosis, risk stratification and management. Am J Hematol. 2021 Apr 1;96(4):508-25. Disponível em: doi: 10.1002/ajh.26118.
53. Fábrega SJ, Moraga Llop FA. Mastocitosis.
54. Pérez-Elizondo AD, Pino-Rojas GT, García-Hernández JF. Mastocitoma solitario: presentación de un caso. Arch Venez Puer Ped [Internet]. 2012;75(2):59-60. Disponível em: http://ve.scielo.org/scielo.php?script=sci_arttext&pid=S0004-06492012000200006&lng=es.
55. Fernandes IC, Teixeira Mdos A, Freitas I, Selores M, Alves R, Lima M. Adult mastocytosis: a review of the Santo António Hospital's experience and an evaluation of World Health Organization criteria for the diagnosis of systemic disease. An Bras Dermatol. 2014 Jan-Feb;89(1):59-66. Disponível em: doi: 10.1590/abd1806-4841.20141847.
56. Arock M, Sotlar K, Akin C, Broesby-Olsen S, Hoermann G, Escribano L et al. KIT mutation analysis in mast cell neoplasms: recommendations of the European Competence Network on Mastocytosis. Leukemia. 2015;29(6):1223-32. Disponível em: doi: 10.1038/leu.2015.24.
57. Moon TC, Befus AD, Kulka M. Mast cell mediators: their differential release and the secretory pathways involved. Front Immunol. 2014;5:569.
58. Matito A, Azaña JM, Torrelo A, Alvarez-Twose I. Cutaneous mastocytosis in adults and children: new classification and prognostic factors. Immunol Allergy Clin North Am. 2018;38:351-63.
59. Ferreira S, Fernandes I, Cabral R, Machado S, Lima M, Selores M. Manifestações cutâneas nas mastocitoses: atualização/Cutaneous manifestations in mastocytosis: update. Acta Med Port. 2020 Apr 1;33(4):275-81. Portuguese. doi: 10.20344/amp.12189.
60. Jaffe ES, Harris NL, Stein H, Vardiman JW. World Health Organization classification of tumours: pathology and genetics of tumours of haematopoietic and lymphoid tissues. Lyon: IARC Press; 2001. p.293-302.
61. Pérez-Elizondo AD, López-Lara ND, Pino-Rojas GT. Mastocitoma cutáneo: breve revisión bibliográfica e informe de dos casos. Rev Alergia Mex. 2011;58(2):126-30.
62. Prendiville JS, Krol AL. Mastocytosis. In: Schachner LA, Hansen RC. Pediatric dermatology. 3rd ed. St. Louis (Mo): Mosby: 2003. p.753-9.

63. Correia O, Duarte AF, Quirino P, Azevedo R, Delgado L. Cutaneous mastocytosis: two pediatric cases treated with topical pimecrolimus. Dermatol Online J. 2010;16(5):8.
64. Van Gysel D, Van Shaik RHN, Oranje AP. Mastocytosis. In: Harper J, Orange AP, Prose N, editors. Textbook of pediatric dermatology. 2nd ed. Cambridge (MA): Blackwell; 2006. v.1. p.703-17.
65. Júnior LGV, Cunha EPL, Almeida PRMN, Rebello LGB, Mendanha MPB, Machado GB. Livedoid vasculopathy: a clinical case proposition. Medicina (Ribeirão Preto) [Internet]. 2017;50(3):191-6.
66. Hesse G, Kutzner H. Therapeutic use of low molecular weight heparin for capillaritis alba. Phlebologie. 2008;37:259-65.
67. Papi M, Didona B, De Pita O, Frezzolini A, Di Giulio S, De Matteis W et al. Livedo vasculopathy vs small vessel cutaneous vasculitis: cytokine and platelet P-selectin studies. Arch Dermatol. 1998;134:447-52.
68. Criado PR, Rivitti EA, Sotto MN, Valente NYS, Aoki V, de Carvalho JF et al. Vasculopatia livedoide: uma doença cutânea intrigante. An Bras Dermatol. 2011;86:961-77.
69. Santos RP, Ferreira O, Brito C. Vasculopatia livedoide: uma revisão de 5 casos clínicos. Revista SPDV. 2018;76(3).
70. Jiménez-Gallo D, Villegas-Romero I, Rodríguez-Mateos ME, Linares-Barrios M. Vasculopatía livedoide tratada con rivaroxabán. Potenciales usos de los nuevos anti--coagulantes orales para el dermatólogo. Actas Dermosifiliogr. 2018;109:278-81.
71. Toth C, Trotter M, Clark A, Zochodne D. Mononeuropathy multiplex in association with livedoid vasculitis. Muscle Nerve. 2003;28:634-9.
72. Alavi A, Hafner J, Dutz JP, Mayer D, Sibbald RG, Criado PR et al. Livedoid vasculopathy: an in-depth analysis using a modified Delphi approach. J Am Acad Dermatol. 2013;69(6):1033-1042.e1. Disponível em: doi: 10.1016/j.jaad.2013.07.019.
73. Di Giacomo TB, Hussein TP, Souza DG, Criado PR. Frequency of thrombophilia determinant factors in patients with livedoid vasculopathy and treatment with anti-coagulant drugs: a prospective study. J Eur Acad Dermatol Venereol. 2010;24:1340-6.
74. Eklof B, Perrin M, Delis KT, Rutherford RB, Gloviczki P; American Venous Forum; European Venous Forum; International Union of Phlebology; American College of Phlebology; International Union of Angiology. Updated terminology of chronic venous disorders: the VEIN-TERM transatlantic interdisciplinary consensus document. J Vasc Surg. 2009;49(2):498-501. Disponível em: doi: 10.1016/j.jvs.2008.09.014.
75. Zukowski AJ, Nicolaides AN, Szendro G, Irvine A, Lewis R, Malouf GM et al. Haemodynamic significance of incompetent calf perforating veins. Br J Surg. 1991;78(5):625-9. Disponível em: doi: 10.1002/bjs.1800780532.
76. Gray HR, Graham JH, Johnson W, Burgoon CF Jr. Atrophie blanche: periodic painful ulcers of lower ex-tremities. A clinical and histopathological entity. Arch Dermatol. 1966;93:187-93.
77. Poletti NM, Moreno González JL, Santacruz Torres A. Vasculopatía livedoide: significado actual: comunicación de dos casos. Dermatología Rev Mex. 2008;52:175-81.
78. David J, Claude B, Jan J, Stephanie Y. Atrophie blanche: specific disease or physical finding? American Academy of Dermatology. 2009;(Issue 3, Supplement 1):Ab44.
79. Becker SW. Concurrent melanosis and hypertrichosis in distribution of nevus unius lateris. Arch Derm Syphilol. 1949;60(2):155-60. Disponível em: doi: 10.1001/archderm.1949.01530020023005.
80. Tymen R, Forestier JF, Boutet B, Colomb D. Late Becker's nevus: one hundred cases (author's transl). Ann Dermatol Venereol. 1981;108:41-6.
81. Luna P, Nocito MJ, Canadas NG, Castellano Posse ML, Marcheasi C, Lustia ML et al. Síndrome del nevo de Becker: comunicación de tres casos. Dermatol Argent. 2008;14:379-82.
82. Thomas VD, Swanson NA, Lee KK. Benignan epithelial tumors, hamartomas and hyperplasias. In: Wolff K, Goldsmith LA, Katz SI, Gilchrest BA, Paller AS, Lefell D, editors. Fitzpatrick's dermatology in general medicine. 7th ed. New York: McGraw--Hill; 2008. p.1057-62.
83. Trope BM, Assis TL, Marques AS. Pitiríase versicolor: atualização bibliográfica. An Bras Dermatol. 1992;67:159-66.
84. Amagai M, Bolognia JL, Jorizzo JL, Schaffer JV. Dermatology. St. Louis (Mo): Mosby; 2012. v.1, ch.29, p.461-74.
85. Amagai M, Klaus-Kovtun V, Stanley JR. Autoantibodies against a novel epithelial cadherin in pemphigus vulgaris, a disease of cell adhesion. Cell. 1991 Nov 29;67(5):869-77. Disponível em: doi: 10.1016/0092-8674(91)90360-b.
86. Kasperkiewicz M, Ellebrecht CT, Takahashi H, Yamagami J, Zillikens D, Payne AS et al. Pemphigus. Nat Rev Dis Primers. 2017;3:17026. Disponível em: doi: 10.1038/nrdp.2017.26.
87. Amerian ML, Ahmed AR. Pemphigus erythematosus: presentation of four cases and review of literature. J Am Acad Dermatol. 1984;10(2 Pt 1):215-22.
88. Malik M, Ahmed AR. Concurrence of systemic lupus erythematosus and pemphigus: coincidence or correlation? Dermatology. 2007;214(3):231-9. Disponível em: doi: 10.1159/000099588. PMID: 17377385.
89. Scott JE, Ahmed AR. The blistering diseases. Med Clin North Am. 1998;82(6):1239-83. Disponível em: doi: 10.1016/s0025-7125(05)70415-6.
90. Chorzelski T, Jablońska S, Blaszczyk M. Immunopathological investigations in the Senear-Usher syndrome (coexistence of pemphigus and lupus erythematosus). Br J Dermatol. 1968;80(4):211-7. Disponível em: doi: 10.1111/j.1365-2133.1968.tb11961.x.
91. Wieselthier JS, Treloar V, Koh HK, Rao BK, Ahmed AR. Multiple crusted plaques in a woman with systemic lupus erythematosus. Arch Dermatol. 1991;127(10):1575-6. Disponível em: doi: 10.1001/archderm.1991.01680090139021.
92. Saab J, Fedda F, Khattab R, Yahya L, Loya A, Satti M et al. Cutaneous leishmaniasis mimicking inflammatory and neoplastic processes: a clinical, histopathological and molecular study of 57 cases. J Cutan Pathol. 2012;39(2):251-62. Disponível em: doi: 10.1111/j.1600-0560.2011.01844.x.
93. Meireles CB, Maia LC, Soares GC, Teodoro IPP, Gadelha MDSV, da Silva CGL et al. Atypical presentations of cutaneous leishmaniasis: a systematic review. Acta Trop. 2017;172:240-54. Disponível em: doi: 10.1016/j.actatropica.2017.05.022.
94. Christopherson JB. Leishmaniasis of the skin resembling lupus vulgaris. Proc R Soc Med. 1923;16(Dermatol Sect):48-50.
95. Bari AU, Rahman SB. Many faces of cutaneous leishmaniasis. Indian J Dermatol Venereol Leprol. 2008;74(1):23-7. Disponível em: doi: 10.4103/0378-6323.38402.
96. Gurel MS, Ulukanligil M, Ozbilge H. Cutaneous leishmaniasis in Sanlurfia epidemiologic and clinical features of the last four years (1997-2000). Int J Dermatol. 2002;41:32-7.
97. Miranda H, Rodriguez F, Chafloque M. Leishmaniosis: formas clínicas y variedades de la forma cutánea en áreas andinas de la región la libertad. Folia Dermatol Peru. 2006;17:65-71.
98. Murback ND, Hans Filho G, Nascimento RA, Nakazato KR, Dorval ME. American cutaneous leishmaniasis: clinical, epidemiological and laboratory studies conducted at a university teaching hospital in Campo Grande, Mato Grosso do Sul, Brazil. An Bras Dermatol. 2011;86(1):55-63. English, Portuguese. doi: 10.1590/s0365-05962011000100007.
99. Ul Bari A, Raza N. Lupoid cutaneous leishmaniasis: a report of 16 cases. Indian J Dermatol Venereol Leprol. 2010 Jan-Feb;76(1):85. Disponível em: doi: 10.4103/0378-6323.58698.
100. Khaled A, Goucha S, Trabelsi S, Zermani R, Fazaa B. Lupoid cutaneous leishmaniasis: a case report. Dermatol Ther (Heidelb). 2011;1(2):36-41. Disponível em: doi:10.1007/s13555-011-0008-9.
101. Masmoudi A, Boudaya S, Ayadi N, Bouassida S, Khabir A, Meziou TJ et al. Etude anatomoclinique de la forme lupoïde de la leishmaniose cutanée (16 cas)/Clinical and histological study of lupoid cutaneous leishmaniasis (16 cases). Presse Med. 2007;36(12 Pt 1):1738-42. Disponível em: doi: 10.1016/j.lpm.2007.07.004.
102. Paes ONM, Marise M, Gonçalves CSC, Otavio F, Claude P. Lupoid lesions in cutaneous leishmaniasis in the New World. An Bras Dermatol. 2000;75(2):185-90.
103. Pazoki H, Fakhar M, Rasooli A, Karamian M, Nazar E. Lupoid leishmaniasis among the known cases of cutaneous leishmaniasis in Herat Province, western Afghanistan. J Infect Public Health. 2016;9(5):557-63. Disponível em: doi: 10.1016/j.jiph.2015.12.008.
104. Timaná-Palacios D, Valverde-López J, Rojas-Plasencia P, Vicuña-Ríos D, Bartolo--Cuba L, Díaz-Lozano M. Lupoid cutaneous leishmaniasis: an unusual presentation. Dermatol PERU 2014;24(4).
105. Oliveira-Neto MP, Mattos M, da Silva C, de Souza F, Fernandes O, Pirmez C. Leishmaniasis recidiva cutis in new world cutaneous leishmaniasis. Int J Dermatol 1998;37:846-9.
106. Amro A, Al-Dwibe H, Lashhab A, Elzubi E, Saadawi WK, Gashout A. Cutaneous leishmaniasis mimicking sarcoidosis in Libyan patient: a case report. J Microbiol Exp. 2020;8(5):171-4. Disponível em: doi: 10.15406/jmen.2020.08.00304.
107. Zargari O, Elpern DJ. Granulomatous diseases of the nose. Int J Dermatol. 2009;48(12):1275-82; quiz 1282. Disponível em: doi: 10.1111/j.1365-4632.2009.04167.x.
108. Muylaert BPB, Esteves EB, Michalany AO, Braga BB, Garbelini LEB, Filho JO. Lúpus túmido: relato de dois casos. ABD. 2015. Disponível em: http://www.anaisdedermatologia.com.br/detalhe-artigo/102631/Lupus-tumido--relato-de-dois-casos-.
109. Marques SA, Lastoria JC, Putinatti MSMA, Camargo RMP, Marques MEA. Paracoccidioidomycosis: infiltrated, sarcoid-like cutaneous lesions misinterpreted as tuberculoid leprosy. Rev Inst Med Trop S Paulo. 2008;50(1). Disponível em: https://doi.org/10.1590/S0036-46652008000100010.
110. Simonart T, Lowy M, Rasquin F, Laporte M, De Dobbeleer G, Simonis A et al. Overlap of sarcoidosis and rosacea. Dermatology. 1997;194(4):416-8. Disponível em: doi: 10.1159/000246165. PMID: 9252780.
111. Teixeira DA, Estrozi B, Ianhez M. Granuloma faciale: a rare disease from a dermoscopy perspective. Work performed at the Federal University of Goiás (UFG) – Goiânia (GO), Brazil. Anais Brasileiros de Dermatologia [Internet]. 2013;88(6 Suppl 1).
112. Gatti RF, Prohmann CM, David AA, Utiyama TO, Pozetti EMO, Antônio JR. Dermatoscopia no granuloma facial: relato de 2 casos. Revista SPDV. 2017;75(3).
113. Marques SA, Lastória JC, Putinatti MS, Camargo RM, Marques ME. Paracoccidioidomycosis: infiltrated, sarcoid-like cutaneous lesions misinterpreted as tuberculoid leprosy. Rev Inst Med Trop Sao Paulo. 2008;50:47-50.
114. Medeiros VLS, Arruda L. Sarcoid-like lesions in paracoccidioidomycosis: immunological factors. An Bras Dermatol. 2013;88:113-6. Disponível em: https://doi.org/10.1590/S0365-05962013000100017.
115. Sampaio RN, Salaro CP, Resende P, de Paula CD. Leishmaniose tegumentar americana associada à Aids: relato de quatro casos/American cutaneous leishmaniasis associated with HIV/Aids: report of four clinical cases. Rev Soc Bras Med Trop. 2002;35(6):651-4. Portuguese. doi: 10.1590/s0037-86822002000600017.
116. Coura JR, Castro GB, Grimaldi Jr G. Disseminated American cutaneous leishmaniasis in a patient with AIDS. Memórias do Instituto Oswaldo Cruz. 1987;82:581-2.
117. Diretrizes brasileiras para o tratamento das infecções em úlceras neuropáticas dos membros inferiores. The Brazilian Journal of Infectious Diseases. Suplemento em Português. 2010;14(1). ISSN 1413-8670.
118. Batista KT, Monteiro GB, Y-Schwartzman UP, Roberti AFSSA, Rosa AG, Correia CZ et al. Treatment of leprosy-induced plantar ulcers. Rev Bras Cir Plást. 2019;34(4):497-503. Disponível em: http://www.dx.doi.org/10.5935/2177-1235.2019RBCP0229.
119. Lehman LF, Orsini MBP, Fuzikawa PL, Lima RC, Gonçalves SD. Avaliação neurológica simplificada. Belo Horizonte: ALM International; 1997. 104 p. Disponível em: https://www.sbd.org.br/mm/cms/2020/12/23/avaliacao-neurol-simplificada.pdf.

Índice remissivo

A

Abdução, 1773
Abelhas e vespas, 1653
Ablação endovenosa por laser ou radiofrequência, 942
Abordagem local das feridas, 3075
Abscesso, 83, 93
Absorção dos filtros solares tópicos, 3044
Acanthosis nigricans, 1049, 2040, 2261, 2264, 2519
 benigna, 2041
 como sintoma parcial de síndromes hereditárias, 2043
 e doenças endócrinas adquiridas, 2043
 familial, 2041
 maligna, 2043
 por fármacos, 2043
Acantoma
 de células claras, 2303
 de Degos, 2303
 fissuratum, 1732
Aciclovir, 2928
Acidentes com risco biológico, 2590
Ácido(s)
 ascórbico, 748, 761
 azelaico, 748, 761
 delta-aminolevulínico
  de-hidratase, 1850
  sintetase, 1849
 graxo essencial, 1817, 3081
 hialurônico, 176, 2823, 3086
 kójico, 748, 761
 linoleico, 748
 poli-l-láctico, 176, 2835
 salicílico, 1284
 tranexâmico, 749, 762
 tricloroacético, 1284, 1842
Acitretina, 204, 3011
Acne, 165, 702, 2873
 aquagênica, 1768
 comedoniana ou não inflamatória, 706
 conglobata, 706
 da mulher adulta, 711
 fulminante, 706
 infantil, 706
 inflamatória, 706
 inversa, 1341
 mecânica, 1733
 necrótica, 1142
 neonatal, 706, 961
 vulgar, 702
Aconselhamento genético, 110
Acrocianose, 380, 1736, 2276
Acrocórdons, 2261, 2382, 2696
Acrodermatite
 contínua de Hallopeau, 489, 515, 1193
 crônica e atrófica, 553, 1370
 enteropática, 1981
 papulosa infantil, 1291
Acrogéria, 1986
Acropatia tireoideana, 2262
Acropigmentação reticulada de Kitamura, 744
Acropustulose infantil, 497
Acroqueratodermia siríngeo aquagênica, 1959
Acroqueratose
 paraneoplásica de Bazex, 1203, 2519
 verruciforme de Hopf, 1969
Acrospiroma, 2314
Actinomicetomas, 1545
Actinomicose
 cervicofacial, 1549
 endógena por bactérias anaeróbicas, 1549
 exógena por bactérias aeróbicas, 1545
 torácica e abdominal, 1549
Acurácia, 98
Adalimumabe, 206, 250, 684, 1097, 2996
Adenolipoma da pele, 2389
Adenoma sebáceo, 2310
 de Pringle, 2309
Aderência ou adesão, 98
Adesão celular intraepidérmica e da zona de membrana basal, 470
Adiaspiromicose, 1556
Adiografia, 146
Adipocinas, 2256
Adiponecrose subcutânea neonatal, 907

Adipose dolorosa, 2389
Adução, 1773
Aeroalérgenos, 268
Afamelanotida, 3069
Afecções
causadas
pelo calor, 1733
pelo frio, 1734
da hipoderme, 881
da mucosa oral, 1206
das unhas, 1185
de caráter hemorrágico, 1765
determinadas ou agravadas pela interação com o ambiente, 1729
dos anexos cutâneos e das mucosas, 1067
granulomatosas não infecciosas, 571
hamartomatosas e neoplásicas, 2297
hereditárias, 1933
infecciosas, 1261
inflamatórias, 193
metabólicas e nutricionais, 1813
por atrito, pressão ou trauma repetido, 1763
por causas ambientais, 1766
queratóticas, 2040
relacionadas ao ciclo vital, 957
tegumentares e interdisciplinares, 2067
ulcerosas, 929
Afinamento ungueal, 1794
Agaváceas, 1749
Agentes
alquilantes, 681
biológicos, 686
de camuflagem, 1165
fotossensibilizantes, 2864
genotóxicos, 681
imidazólicos e triazólicos (azóis), 2941
Agranulócitos, 31
Agregação, 98
Ainhum, 554
5-ALA e MAL, 2867
Albinismo, 730
ocular, 732
oculocutâneo, 107, 1156
tipo 1, 731
tipo 2, 731
tipo 3, 731
tipo 4, 731
Alcian blue, 55
Álcool, 1865
benzílico, 2596
Alelo, 111
Alemtuzumab, 2466
Alergia, 2596
alimentar, 268
Alfa-arbutin, 762
Aliáceas, 1749
Alisamentos e permanentes, 1164, 1165
Alitretinoína, 250
ALK-1, 68
Aloenxertos de pele compostos, 3092
Alopecia(s), 665
androgenética, 1120
areata, 1116, 1193
cicatricial, 93, 1122
central centrífuga, 1132
em padrão androgenético, 1131
primária, 1122
linfocítica, 1123
mista, 1140
neutrofílica, 1138
de pressão, 1170
de tração, 1119, 1169
eflúvio e hiperidrose persistentes, 2144
frontal fibrosante, 287, 1127
induzidas, 1166
infantis, 1172
mucinosa, 1134
não cicatricial, 93, 1114
pós-quimioterapia, 1171
pós-radioterapia, 1170
triangular congênita, 1174
Alstromeráceas, 1749
Alteração(ões)
cutâneas transitórias do recém-nascido, 959
da coloração
dos pelos, 1154
na área da cicatriz, 2613
da cor
da pele, 177
dos cabelos por distúrbios locais, 1155
das unhas, 1922
de localização e crescimento da unha, 173
dermatológicas fisiológicas da gravidez, 974
do formato da haste, 1144
do metabolismo
do cálcio, 1915
do cobre, 1926
do ferro, 1922
do zinco, 1924
dos capilares da prega ungueal, 1203
endocrinológicas com o uso dos glicorticosteroides, 2989
estruturais na pele do idoso, 1012
no couro cabeludo e cabelos, 1922
ortopédicas relacionadas aos pés, 1783
pigmentares na pele e doença renal, 2295
ungueais, 1793
consequentes a alterações na função da matriz, 1188
consequentes à deposição de pigmentos, 1190
consequentes ao processo patológico no leito ungueal, 1190

Amarilidiáceas, 1749
Amebíase, 1605
Amiloidose, 1903, 2277, 2528
  adquiridas, 1909
  anossacral, 1908
  bifásica, 1906
  bolhosa, 1908
  cutânea localizada
    primária, 1904
    secundária, 1908
  discrômica, 1908
  familial, 1908
  hereditárias, 1911
  localizada, 1904
  macular, 1905
  nodular, 1906
  poiquilodérmica, 1908
  sistêmica, 1909
    associada à diálise, 1911
    primária, 2281
    primária de cadeia leve, 1909
    secundária ou reativa, 1911
    senil, 1911
Aminoglicosídeos, 2958
Anacardiáceas, 1749
Anafilaxia, 461
  e doença cardíaca, 466
  idiopática, 467
  por alimento desencadeada por exercício, 465
Análise
  de padrões, 131
  de subgrupos, 3157
  do líquido sinovial, 853
Anaquinra, 1098
Anastomoses arteriovenosas, 369
Anatomia
  cirúrgica
    do couro cabeludo, 2728
    tegumentar, 2547
  da face, 2547
  da região inguinal, 2564
  do folículo piloso, 1107
  ultrassonográfica normal, 147
Anemia de Fanconi, 395, 1999
Anestesia
  em cirurgia dermatológica, 2592
  infiltrativa, 2596
  tumescente, 2597
  vibratória, 2596
Anestésicos
  injetáveis, 2593
  locais, 2593, 2596
  locais com estabilizadores, 2596
  tópicos, 2594
Anetodermia, 2079
Anexina-1, 2974
Anexos
  cutâneos, 49
  da pele, 9
Anfotericina B, 1530, 1576, 2943
Angiodermites, 1795
Angioedema
  de mãos, 435
  sem urticária, 433
  vibratório, 423
Angiofibroma, 2309, 2698
Angiofilia hemorrágica tecidual, 396
Angioleiomioma, 2388
Angiolipoma, 2391
Angioma
  em tufos, 2424
  rubi, 1055, 2699
  serpiginoso, 2426
  spider (nevus araneus), 2426
Angiomatose
  bacilar, 1361, 1668
  retinocerebelar, 2031
Angiomiolipoma extrarrenal cutâneo, 2389
Angiomixoma, 1902
Angioqueratoma(s), 2433
  acral pseudolinfomatoso, 2483
  corporal difuso, 2276
  solitário, 2433
Angiorressonância venosa, 935
Angiossarcoma, 161, 2409
Angiotomografia venosa, 935
Anidroses, 1077
Anomalias vasculares, 160, 2415
Anorexia
  do idoso, 1821
  nervosa e bulimia, 1820
Ansiolíticos, 1075
Antabuse®, 98
Antagonistas de TNF-α, 250
Antagonistas do receptor-α da IL-4, 250
Anti-helmíntico, 98
Anti-histamínicos, 272, 2929
  de primeira geração ou clássicos, 2935
  de segunda geração, 2936
  em situações especiais, 2938
  na dermatite atópica, 2938
  na urticária, 2938
  sedantes, 2534
Anti-inflamatórios
  clássicos, 1097
  não hormonais, 778
Anti-PD 1, 2364
Antiandrogênicos, 1096

Antibioticoprofilaxia, 2607
Anticoagulante lúpico, 862
Anticorpo(s), 37, 98
  anti-b2-glicoproteína 1, 862
  anti-DS-DNA, 775
  anti-histona, 859
  anti-IL-36, 1098
  anti-KU, 776
  anti-LA-SSB, 775
  anti-P ribossomal, 776
  anti-RO-SSA, 775
  anti-SM, 775, 859
  anti-SSA/RO, 860
  anti-SSB/LA, 860
  anti-U1-RNP, 775
  anticardiolipina, 862
  anticentrômero, 786, 789
  anticitoplasma de neutrófilos, 877
  anticromatina, 859
  antiendoteliais, 869
  antiescleroderma, 786
  antifosfolípide, 817, 861
  antimitocondrial, 786
  antinucleolar, 786
  antinucléolo, 789
  antinucleossomais, 776
  antipeptídeo citrulinado cíclico, 853
  antiproteína
    do centrômero, 776
    P-ribossomal, 860
  antirribonucleoproteínas, 859, 869
  contra
    antígenos do citoesqueleto, 61
    núcleo de células em proliferação, 860
  monoclonais, 205
    anti-IL-12/23, 1098
Antidepressivos, 1075
Antienvelhecimento, 1929
Antiestreptolisina o, 841
Antifúngicos sistêmicos, 2939
Antígeno, 98
  leucocitário comum, 68
Antimaláricos, 1871, 2925
Antimetabólicos, 681
Antimicrobianos sistêmicos, 2944
Antimoniais pentavalentes, 2626, 2928
Antioxidantes, 1871
Antirreceptores fc gama, 786
Antissepsia, 2584, 2588
  com clorexidina alcoólica, 3075
  com polivinilpirrolidona-iodo, 3075
Antivirais sistêmicos, 2928
Antraciclinas, 682
Antralina, 202
Antraz, 1337
Aparato ungueal, 12
Aparelho ungueal, 1185
Apiáceas (umbelíferas), 1750
Aplasia cutânea congênita, 1175, 1986
Aplicações em dermatologia, 115
Apocináceas, 1750
Apofisite calcânea, 1785
Aprimoramento contínuo, 3161
Aráceas, 1750
Aranha-marrom, 1685
Aranhas, 1654
Arbovírus, 98
Arbutin, 748
Área(s)
  da pele expostas à luz solar, 92
  de risco, 2562
  tonsilar ou amigdaliana, 1208
Array, 111
Artérias intramusculares, 369
Arterite(s)
  cutânea, 343
  de células gigantes, 354
  de Takayasu, 351
  macular linfocitária, 346
  sifilítica, 1441
Artigo científico, 3149
Artrite
  periférica assimétrica, 1084
  psoriásica, 209
  reativa, 617
  reumatoide, 834, 851
    juvenil, 836
  subtalar, 1786
Aspecto(s)
  do limite entre a lesão pigmentada e a pele sã, 131
  éticos, 3115
  global da lesão, 131
Aspergilose, 2224
Aspirina, 941, 1639
Assimetria, 133
Asteatose, 1675
Asteraceas (compostas), 1750
Ataduras compressíveis, 937
Ataxia-telangisctásica, 2030
Aterosclerose, 2275
  obliterante, 377
Atriquias, 1172
  com pápulas, 1174
Atrofia, 89
  central papilar da língua, 1243
  da pele, 93

Atrofodermia
de Pierini-Pasini, 552
vermicular, 1969
Aumento na destruição das plaquetas, 395
Autoalergia, 412
Autoanticorpos, 789, 802
Autoclaves, 2587
Autoimunidade
do tipo I, 412
IgE na urticária, 412
induzida por drogas, 634
tipo IIb na urticária, 412
Autonomia e esclarecimento, 3161
Avaliação
cardiológica, 2603
de fios estéticos, 177
de injetáveis, 175
de risco de sangramento, 2581
do envelhecimento, 179
do prurido no idoso, 1029
do sistema de coagulação, 394
pré-operatória, 2602
pré-procedimentos, 175
Axila, 2751
Azatioprina, 250, 274, 791, 2965
Azul
da Prússia, 56
de toluidina, 3121

■ B

BAAR (bactérias álcool-acidorresistentes), 60
Bacteremia, 98
Banho(s)
com hipoclorito, 268
de elétrons, 2465
BAP-1, 65
Baqueteamento digital, 2273
Barreira cutânea, 1012
Belimumabe, 778
Benzocaína, 2594
Berberidáceas, 1751
Bermequimabe, 1098
Betaína, 3076
Bicalutamida, 2959
Bicarbonato de sódio, 2593
Bigode chinês, 2814
Bimequizumabe, 1098
Bioestimuladores, 175, 2833
Biológicos, 275
e pequenas moléculas, 3025
na dermatologia, 3026
na medicina, 3026
Biomarcadores inflamatórios, 840
Biopolímero, 175
Biópsia(s)
cutânea, 803, 873
da matriz ungueal, 2719
de pele, 2630
excisional, 98
para o exame histopatológico, 51
por *punch*, 98, 2632
por *shaving*, 98, 2631
do aparelho ungueal, 2718
do leito ungueal, 2719
em fuso, 2633
especiais, 2634
muscular, 802, 873
representativa de todo o aparelho ungueal, 2719
Biossíntese do heme, 1848
Biotina, 1827
Bisturis, 2572
Blastomicose, 1560
Bloqueio(s)
de campo, 2597
de nervo(s)
das mãos, 2599
digitais, 2599
dos pés, 2599
faciais, 2597
peniano, 2600
neural, 2597
Blueberry muffin baby, 399
Bolha(s), 83, 93
por fricção, 1763
Bordas, 133
Borreliose, 1369
Bota de Unna, 3077
Botriomicose, 1362, 1545, 1550
Bouba, 1476
Brentuximabe vedotin, 2466
Brodalumabe, 208, 1098
Bromeliáceas, 1751
Brometo de propantheline, 1074
Bromidrose, 1078
apócrina, 1078
écrina, 1079
bacterianas, 1079
congênitas, 1079
resultante da ingesta de substâncias exógenas, 1079
induzida por lasers, 1080
Bronzeadores
artificiais, 3039
em *spray*, 3039
Bronzeamento, 3037
artificial pela radiação ultravioleta, 3063
Brucelose, 1363
Bubble hair, 1152
Bulose do coma, 2272

Bupivacaína, 2594
Bursite, 1797
posterior do calcâneo, 1786

■ C

Cabelo(s)
importância dos, 2732
lanoso (*woolly hair*), 1150
difuso parcial, 1153
familiar, 1150
hereditário, 1150
verdes, 1768
Cadeias de imunoglobulinas leves, 69
Caduceu, 98
Calcificação
distrófica, 883, 1915, 1918
iatrogênica, 1919
idiopática, 1918
metastática, 1918
nodular benigna, 2268
Calcifilaxia, 899, 949, 1920, 2269
Calcinose
por neoplasia, 1918
tipo milia, 1919
tumoral, 1919
Cálcio, 1830
Calcipotriol, 202
Cálculo
da dose para tratamento com fototerapia, 2879
do tamanho da amostra, 3113
Caleópteros vesicantes, 1592
Calos e calosidades, 1731, 1763, 1781
Camada
basal, 46
córnea, 47
espinhosa, 46
granulosa, 47
lúcida, 47
papilar, 49
reticular, 49
Campo de cancerização, 2871
Canaquinumabe, 1098
Câncer
cutâneo não melanoma, 2225, 3039
e radiação ultravioleta, 3060
cutâneo nos pacientes transplantados, 2228
da pele, 156, 3056
Cancro
duro, 1434
mole, 1449
Candidíase, 1241, 1489
atrófica
aguda, 1242
crônica, 1242
crônica hiperplásica, 1243
cutâneo-mucosa, 1489
disseminada, 2224
leucoplásica, 1243
mucocutânea crônica, 1243, 1490
oral, 1242, 1489
pseudomembranosa aguda, 1242
sistêmica, 1490
vaginal, 977, 1489
Canície, 1154
precoce, 1154
Cantáridas, 1594
Cantaridina, 1284
Caparidáceas, 1751
Capilares linfáticos, 369
Capilarites de causa desconhecida, 401
Carbapenêmicos, 2953
Carbúnculo, 1364
Carcinogênese física e química câncer de pele, 2322
Carcinógeno
físico, 2322
químico, 2323
Carcinoma(s)
adenoescamoso, 2360
anal, 1666
anexial microcístico, 2783
basocelular, 157, 1665, 2341, 2346, 2620
esclerodemiforme, 2348
fibroepitelial, 2347
infiltrativo, 2348
infundibulocístico, 2347
micronodular, 2348
nodular, 2346
pigmentado, 2347
superficial, 2347
basoescamoso, 2348
de células
de Merkel, 65, 1666, 2366, 2411
escamosas, 1250, 2354
acantolítico, 2359
de Merkel, 159, 2227, 2783
desmoplásico, 2360
espinocelular, 157, 1202, 1666, 2623
de células fusiformes, 2360
in situ, 2332
ungueal, 170
sebáceo, 2783
verrucoso, 2358
Cariotipagem111
Carotenoides, 3066
Carvão ativado com prata, 3081
CASH (cor, arquitetura, simetria e homogeneidade), 135
Caso-controle, 98
Cavidade oral, 1206

CD2, 68
CD3, 67
CD4, 68
CD5, 68
CD7, 68
CD8, 68
CD10, 68
CD15, 68
CD20, 68
CD21, 68
CD23, 68
CD30, 68
CD43, 68
CD45, 68
CD45RO, 68
CD56, 68
CD57, 68
CD79A, 68
CD99, 68
CD117, 68
CD123, 68
CD138, 68
Cefalosporinas, 2952
Célula(s)
- caliciformes do sistema respiratório, 2164
- da epiderme, 47, 65
- de Langerhans, 7, 47
- de Merkel, 8, 47
- dendríticas, 33, 2492
- endoteliais, 334, 364
- NK, 35
- residentes da derme, 15
- Th1 e Th2, 41

Celulite, 1348, 2160
- eosinofílica, 541

Certolizumabe, 1098
Certolizumabe pegol, 206
Cesárea iterativa, 98
Cetolídeos, 2956
Cianose, 2275
Cicatriz(es), 89, 2820
- hipertrófica, 2611, 2838, 2841
- inestéticas, 2610

Cicatrização por segunda intenção, 2747
Ciclina D1, 65
Ciclofosfamida, 778, 790
Ciclosporina, 204, 250, 272, 2625, 2968
Cilindroma, 2313
Cimicidíase, 1588
Cipro-heptadina, 1075
Ciproterona, 2958
Cirurgia(s)
- bariátrica e dermatoses associadas, 1819
- da unha, 1802, 2716, 2718
- dermatológica, 2545, 2566
  - em áreas especiais, 2747
  - em idosos, 1062
  - na gravidez, 1001
  - nos acidentes por animais peçonhentos, 1683
- do couro cabeludo, 2728
- íntima, 2753
- micrográfica, 2775
  - de Mohs, 2352, 2363, 2705
- na vigência de tratamentos imunossupressores ou imunobiológicos, 2582
- para correção da unha
  - dobrada, 2724
  - em pinça, 2724
  - em telha, 2723

Cistadenoma, 151
- apócrino, 2315

Cisteamina, 762
Cisto(s), 84, 93, 2697
- benigno, 1792
- da fenda branquial, 2401
- das dançarinas, 1765
- de inclusão, 149
- de Moll ou sudorífero, 151
- dermoide, 150, 2400
- do ducto tireoglosso, 2401
- epidérmico, 149, 2397, 2697
- epidermoide, 149
- folicular infundibular, 149
- mixoide, 168, 1899, 2400, 2697
- mucoide, 152
- mucoso digital, 1899
- pilar, 2697
- pilonidal, 151
- sinovial, 151, 168, 2400
- triquilemal, 150, 2398
- veloso eruptivo, 2400

Citocinas, 27, 111, 2256
- recombinantes, 204

Citomegalovírus, 1275, 1671, 2221
Citometria de fluxo, 3129, 3130
Citômetros de fluxo, 3130
Citopatologia oral, 1214
Citoqueratinas de epitélios
- complexos, 61
- estratificados
  - não queratinizados, 61
  - queratinizados, 61

Claritromicina, 1422
Clavus ou clavo, 1732
Cloasma, 745
Clofazimina, 778, 2970
Clonidina, 1074
Cloranfenicol, 2955

Cloreto de alumínio, 1072
Cloridrato de verapamil, 2625
Cloroquina, 3068
Cnidários (águas-vivas, caravelas, corais, anêmonas), 1655
Coagulação vascular disseminada, 395
Coagulopatia associada à Covid-19, 2082, 2125
Coaltar, 202
Cobertura(s), 3073
  não aderente estéril, 3080
Cobre, 1830
Código de Nuremberg, 3115
Códon, 111
Coilioníquia, 1189, 1793
Colagenase, 3083
Colágeno com alginato, 3084
Colagenoma, 1997
  cerebriforme plantar, 1997
  cutâneo familiar, 1997
  eruptivo, 1997
Colagenose perfurante reativa, 1996
Colas e colódios, 2920
Colchicina, 2970
Coleção subungueal, 171
Coleópteros (besouros), 1651
Colestase intra-hepática da gravidez, 992
Colocação de lâmina flexível, 2721
Coloração(ões), 1164
  de *alcian blue*, 3121
  de Fite-Faraco, 3120
  de Fontana-Masson, 3122
  de Giemsa, 3120
  de Gridley, 3120
  de Grocott, 3120
  de rotina, 3119
  de tricrômico de Masson, 58
  de van Gieson, 59
  de vermelho Congo, 3122
  de Warthin-Starry, 3121
  de Ziehl-Neelsen, 3121
  especiais, 54, 55
  histoquímicas, 3119
  para pesquisa de diferentes elementos teciduais, 3121
Combinação do ácido hialurônico com hidroxiapatita de cálcio, 176
Compartimento de gordura, 2558
  da região
    frontal e temporal, 2558
    periorbitária, 2558
  do terço
    inferior da face, 2558
    médio da face, 2558
  malar, 2558
  nasolabial, 2558
Complementemia, 841
Complexo
  da esclerose tuberosa, 105
  Mycobacterium abscessus, 1385
  Mycobacterium avium-intracellulare, 1386
Complicações
  da hidradenite supurativa, 1091
  dos *peelings* profundos, 2805
  em cirurgia dermatológica, 2602
  em injetáveis, 177
Compressão, 82
  pneumática, 938
Comprometimento da válvula nasal, 2613
Compromissos com indivíduos e sigilo, 3162
Condicionadores, 1163
Condiloma acuminado, 978, 1237, 1282, 2695
Condrodisplasia puntata tipo 2, 1950
Condromas, 1791
Confiança, intervalo, 98
Consenso, 98
Contagem plaquetária, 394
Contraimunoeletroforese, 3128
Contraindicações ao seguimento dermatoscópico, 144
Controles químicos e biológicos, 2588
Controvérsia da vitamina D, 3063
Coproporfiria
  eritropoiética, 1880
  hereditária, 1861
Coproporfirinogênio oxidase, 1851
Cores, 131, 133
Coronavírus, 2093, 2094
Corpos estranhos, 165
Corpúsculos gustativos, 1208
Correção(ões)
  das "orelhas de cachorro, 2682
  ortóticas para os pés, 1807
Corticosteroides, 249, 748, 790, 2617
  e gestação, 2992
  e lactação, 2993
  sistêmicos, 2971
Cosméticos capilares, 1163
Cosmiatria, 175, 191
  capilar, 1162
Couro cabeludo, 92, 2762
Covid-19, 2093
  coagulopatia associada à, 2082, 2125
  dermatite atópica e, 2204
  doenças bolhosas e, 2200
  e doença de Kawasaki, 1643
  e síndrome de Sjögren, 831
  enantemas na, 2123
Cowpox, 1293
Coxim
  calcâneo doloroso, 1786
  falangeano (*knucle pads*), 1998, 2062, 2383
Crescimento
  da unha, 1187
  exponencial, 98

Criança
com sífilis congênita, 967
exposta à sífilis, 965
Crio-hemolisinas, 1735
Crioaglutinemia, 1735
Criocirurgia, 1842, 2353, 2662, 2703
e imiquimode, 2674
estética, 2673
intralesional, 2664
na mucosa oral, 2671
na orelha externa, 2668
nas pálpebras, 2667
no nariz, 2669
Criofibrinogenemia, 948, 1735
Criógenos, 2663
Crioglobulina, 877
Crioglobulinemias, 371, 948, 1734, 2077, 2282
Criolipólise, 2858
Crioterapia, 1285
no tratamento de condiloma acuminado, 2676
Criptococose, 1558, 1674, 2224
Cristal violeta, 3122
Critérios dermatoscópicos, 118
Cromidrose, 1080
Cromoblastomicose, 1533
Crosta, 90
Cuidados
com o campo operatório, 2589
paliativos, 1060
pós-operatórios, 2582
Culicídeos, simulídeos, flebotomíneos e tabanídeos, 1588
Curativos, 3073, 3076
à base de quitosano, 3087
absorventes de exsudato (alginato de cálcio), 3078
adesivos de hidropolímero, 3083
antimicrobianos em cirurgia dermatológica, 3097
biológicos, 941
com tecnologia TLC e TLC-NOSF, 3085
e cuidados pós-operatórios, 2692
em cirurgia dermatológica, 3096
impregnado com prata nanocristalina, 3082
impregnados com soluções antissépticas, 3084
oclusivos em cirurgia dermatológica, 3097
para câncer de pele, 3096
úmido com solução fisiológica, 3076
Curetagem, 2631
e eletro-dissecação, 2702
e eletrocauterização, 2353, 2363
Curetas, 2572
Cútis
laxa, 1990, 2276
granulomatosa, 2461
marmorata
fisiológica, 960
telangiectásica congênita, 379, 2427
romboidalis da nuca, 554
verticis girata, 1988

■ D

Dano
ao DNA e reparo, 2321
ao DNA induzido pela UVB/UVA no melanoma maligno, 3062
celular induzido pela radiação ultravioleta, 3057
cutâneo pela UVA e UVB, 3030
físico ou químico, 96
Dapsona, 2994
Daylight, terapia fotodinâmica, 2870
Decanulação, 2163
Declaração de Helsinki, 3115
Defeitos
da coagulação sanguínea, 399
herdados combinados, 2073
Deficiência
da antitrombina, 2072
das proteínas C e S, 399, 2072
de adenosina deaminase do tipo 2, 346, 453
de anticorpos associada a PLCγ2 e desregulação imune (PLAID), 454
de ferro, 305, 1829, 1922
de proteínas da cascata do sistema complemento, 2090
de zinco, 1925
adquirida, 1926
do antagonista do receptor da IL-1, 451, 515
do cofator II da heparina, 2073
do receptor da IL-36, 451
PIGO, 1959
Deformidades
dos dedos menores, 1785
nos arcos, 1789
Deiscência, 2608
Deleção, 111
Delírio de parasitose, 306, 2190
Demodecidose, 1591
Demodiciose, 1674
Dendrócitos dérmicos, 15
Dengue, 1304
Depressão e ansiedade, 1085
Derivados do alcatrão, 270
Dermabrasão, 763
Dermatite, 2158
alérgica, 2159
de contato, 232, 238
associada à incontinência, 1039
atópica, 109, 235, 253, 1034, 1488, 1675, 2200, 2885, 2902
e covid-19, 2204
autoimune à progesterona, 994
crônica actínica, 1746, 3054
das fraldas, 236
das mãos, 237

de contato, 231, 235, 268, 303, 1194, 1767, 2612
aos corticosteroides, 242
contato não eczematosa, 238
eczematosas, 1758
esclerodermiforme, 241
fotoalérgica, 234, 238
fototóxica, 233, 238
granulomatosa, 241
hipercromiante, 238
hiperqueratósica, 241
hipocromiante, 238
irritativa
acneiforme e pustulosa, 237
aguda, 236
aguda de efeito retardado, 236
cumulativa, 236
traumática, 237
linfomatoide, 241, 2483
liquenoide, 240
não eczematosas, 1758
por cobre, 1928
por aeroalérgenos, 242
por irritação primária, 231, 236
purpúrica, 238
pustulosa, 240
sensorial ou subjetiva, 238
sistêmica, 241
tipo eritema multiforme, 238
de estase, 1037
esfoliativa, 1036
friccional, 237
granulomatosa intersticial, 837
herpetiforme, 75, 480
de Dührin, 73
infecciosa associada ao HTLV-1, 2174
no adulto, 2179
irritativa, 2158
asteatósica, 237
periestomia, 2167
perioral, 727
por hiperimuneglobulinemia e, 1676
por infecção, 2159
por trauma mecânico, 2159
seborreica, 211, 1036, 1488, 1675, 2180
urticada, 545
Dermatofibroma, 66, 152, 2383, 2698
Dermatofibrossarcoma *protuberans*, 66, 159, 2403, 2782
Dermatofítide, 1498
Dermatofitoses, 1491
Dermatologia
dos pés, 1770
e esporte, 1763
em transplantados de órgãos sólidos, 2218
estética, 175
geriátrica, 1008
hospitalar, 2196
topográfica, 92
Dermatomicose, 1502
da pele glabra, 1504
dos pés e das mãos, 1503
kerion-like, 1503
Dermatomiosite, 794, 869, 984, 1049, 2524
amiopática, 800
associada à
doença do tecido conjuntivo, 800
neoplasia, 800
clássica, 796
juvenil, 799
primária idiopática, 796
Dermátomos, 2572
Dermatopatia diabética, 2261
Dermatopatologia, 51
Dermatoporese, 1024
Dermatoscopia, 102, 115, 140, 2349
das doenças infecciosas e parasitárias, 135
das doenças inflamatórias, 137
Dermatose(s)
associadas a
doenças sistêmicas e nutricionais, 1047
hidradenite supurativa, 1090
malignidades internas, 2518
neoplasias internas, 2236
neoplasias malignas, 1048
bolhosa(s), 1044
crônica benigna da infância, 2200
intraepidérmicas, 71
por IgA, 2200
linear, 480
subepidérmicas, 73
causadas por
dípteros, 1588
por plantas, 1749
por pulgas ou pulicose, 1585
comuns no idoso, 1021
do período neonatal, 959
eczematosas, 221
eosinofílicas, 528, 538, 2537
associada à malignidade hematológica, 549
epiteliais pré-neoplásicas, 2327
eritematoescamosas, 195
eritematopapulosas, 281
específicas da gravidez, 987
granulomatosas, 2538
ictiosiformes, 660
infecciosas, 962
e parasitárias da pele, 2180
inflamatórias
do recém-nascido, 960
não infecciosas, 2179

liquenoide purpúrica e pigmentada de Gougerot
e Blum, 403
na gestante, 974
neutrofílica, 484, 2537
reumatoide, 837
do grupo 3, 514
do grupo 4, 514
em crianças, 514
nos pacientes transplantados de órgãos sólidos, 2218
nutricionais, 1815
ocupacionais, 1754
papulosa nigra, 2303, 2696
paraneoplásicas associadas à malignidade hematológica, 2538
parasitárias, 1580
plantar juvenil, 228
por agentes mecânicos, calor e frio, 1731
por hemipteros, 1586
por IgA linear, 73, 75
purpúricas pigmentadas, 401
pustular erosiva, 1038
pustulosa
erosiva, 1143
subcórnea, 2537
relacionadas aos distúrbios alimentares, 1818
urticariforme neutrofílica, 458
vesicobolhosas
autoimunes, 470
anticolágeno VII, 481
intraepidérmicas, 471
subepidérmicas, 477
Dermatoviroses, 1263, 2204
Derme, 13, 49, 1014
Dermografismo sintomático imediato, 422
Dermopatia
diabética, 2260
fibrosante nefrogênica, 2063
Descamação, 94
fisiológica do recém-nascido, 959
Descolamento
das bordas, 2683
ungueal, 1794
Descoloração, 1164
Desenho do estudo, 98, 3109
Desfibrilador externo automático, 2911
Desinfecção, 2584, 2588
Desnervação simpática (simpatectomia) endoscópica transtorácica,
1075
Desnutrição, 1815
energético-proteica, 1816
Desordens
microcirculatórias, 95
piogênicas
causadas por desregulação de citocinas do tipo não
IL-1, 451
mediadas pela IL-1 com osteomielite estéril, 451
parcialmente mediadas pela IL-1, 451
Despigmentação, 131
Diabetes *mellitus*, 305, 1047, 1071, 1796, 2277, 2989
e tegumento, 2258
Diagnóstico dermatoscópico das lesões cutâneas, 129
Diaminodifenilsulfona, 778
Difenciprone, 1285
Difenidramina, 2596
Difteria, 1367
Digitopressão ou vitropressão, 82
Diltiazen, 1074
Diminuição da produção plaquetária, 395
Disautonomia familiar, 2026
Disbiose, 1087
Discromias, 1759, 2839, 2841
congênitas, hereditárias e adquiridas
hipercromias, 739
leucodermias, 730
Disfunção
hepática, 2240
neutrofílica, 504
plaquetária, 396
sexual, 1085
Displasia
ectodérmica, 1174, 1200, 2036, 2038
associada a fragilidade cutânea, 1959
hidrótica, 1957
fibrosa poliostótica (doença de Albright), 740
Disqueratose congênita, 2036
Distribuição, 98
Distrofia
canaliforme mediana, 173
das 20 unhas, 1194
mediana canaliforme, 1189
Distúrbio(s)
atróficos e escleróticos, 552
calcificantes da pele na DREF, 2268
congênitos e adquiridos das proteínas C e S, 373
da coloração, 1153
das glândulas apócrinas, 1078
de coagulopatias vasculares, 373
de oclusão
por crioglobulinas, 371
por êmbolos, 372
por micro-organismos, 372
por trombos plaquetários, 370
hereditários da queratinização, 1935
pigmentares, 189
tromboembólico, 818
Ditranol, 202
DNA, 112
mitocondrial, 111
Documentação fotográfica, 2571

Documentos e publicidade médicos, 3163
Doença(s)
autoimunes
do tecido conectivo, 1916
e urticária, 414
autoinflamatórias
com lesões cutâneas granulomatosas, 454
com manifestações dermatológicas, 445
mediadas principalmente pela IL-1, 447
mediadas principalmente pelo interferon tipo I, 452
bolhosas e covid-19, 2200
cardiovasculares e a pele, 2274
cromossômicas, 104, 105
cutâneas
associadas às gamopatias monoclonais, 2281
inflamatórias, 162
ulcerativas, 97
da arranhadura do gato, 1365
da tireoide, 305
de Behçet, 510, 613, 884
juvenil, 516
de Bowen, 2332
de Buerger, 377, 2214
de cadeias pesadas, 2281
de camisa, 1943
de Chagas, 1602
de Cole, 2047
de Conmèl-Netherton, 1945
de Conradi-Hunermann-Happle, 1950
de Crohn, 898
contínua, 2248
metastática, 2248
de Darier, 1194, 1969
de Degos, 376, 2242
de Dercum, 2389
de Dowling-Degos, 1970
de Dupuytren, 2061
de Erdheim-Chester, 2510
de Fabry, 2276
de Flegel, 1968
de Gaucher tipo 2, 1949
de Graves, 2262
de Grover, 1044
de Gunther, 3050
de Hailey-Hailey, 2820
de Hartnup, 1825, 3050
de Jorge Lobo, 1519
de Kawasaki, 350, 622, 1321, 1356, 1631
incompleta, 1635, 1642
refratária, 1639
de Kyrle, 1969
de Ledderhose, 2062
de Lyme, 1369, 1594
de Madelung, 2389
de Menkes, 1927
de Naxos, 1958, 1959
de notificação, 98
de Orf, 1294
de Paget
extramamária, 1049, 2338, 2783
mamária, 2336
de Peyronie, 2062
de Raynaud, 1737
de Refsum do adulto, 1948
de Richner-Hanhart, 1959
de Rosay-Dorfman-Destombes, 2511
de Rothmann-Makai, 910
de Schamberg, 402
de Sneddon-Wilkinson, 514
de Still, 836
de início na idade adulta, 441
monogênica mediada pela LACC1, 454
de von Hippel-Lindau, 2031
de von Recklinghausen, 2276
de Weber-Christian, 910
de Wilson, 1927
dermatológicas
associadas à infecção por Borrelia, 1595
influenciadas pela gravidez, 977
do cobre, 1927
do enxerto *versus* hospedeiro, 297, 2888
do pool de estocagem, 396
do sono, 1600
dos cabelos, 1107
dos pelos, 1107
epigenéticas, 105
exantemáticas da infância e da adolescência, 1308
familiar, 112
genética, 112
de fotossensibilidade, 3049
gênicas, 104, 105
hematológicas
associadas às gamopatias monoclonais, 2280
e linfoproliferativas, 305
hepática
colestática, 2239
crônica, 1923
hepatobiliar, 305
hereditária, 112
imunológicas, 983
infecciosas, 96
inflamatória(s), 189
da unha, 171
intestinal, 1084, 2076, 2246
de início precoce, 452
multisistêmica de início neonatal, 448
linfoproliferativas, 67
cutâneas primárias
de células T CD30+, 2469
de pequenas/médias células T CD4+ pleomórficas, 2474

mão-pé-boca, 1286, 1318
mendeliana, 112
metabólicas, 75
metabólicas e a pele, 2264
mieloproliferativas, 2074
mista do tecido
conectivo, 809
conjuntivo, 868
mitocondriais, 105
multifatoriais, 105, 109
neuropáticas, 96
parasitárias, 1674
perfurantes na DREF, 2268
por IgG4, 2285
provocadas por protozoários, 1600
psicocutâneas, 2186
pulmonares e a pele, 2272
renais e a pele, 2265
renal, 2289
vitamina D e radiação ultravioleta a, 2293
sexualmente transmissíveis, 1060
tireoideana(s), 2262, 2263
ulcerosa péptica, 2987
urticariformes, 439
venosa crônica, 221
vesicobolhosas, 1221
virais, 660
Dominante, 112
Donovanose, 1463
Dor, 177, 1085
neuropática, 1415
Drenagem, 1775
linfática, 2552
Drogas
anti-hipertensivas, 1074
anti-inflamatórias não esteroides, 3068
antiandrogênicas, 2958
anticolinérgicas, 1073
de uso sistêmico, 2925
flebotônicas, 941
sistêmicas, 1061
Dupilumabe, 275, 2997
Duplicação, 112

■ E

Ectima, 1326
contagioso, 1294
gangrenoso, 1355
Eczema(s), 2885
agudo, 243
asteatósico, 224
craquelé, 237
crônico, 243, 1035
de estase, 1037
gravitacional, 1037
numular, 225, 1036
subagudo, 243
venoso, 1037
vesicular palmoplantar, 226
Edema, 90, 177
agudo hemorrágico da infância, 338
e linfedema, 162
intermitente, 2838, 2841
não depressível, 976
Edição gênica, 112
Efeitos
da radiação solar na pele humana, 2291
gastrointestinais do uso dos corticosteroides sistêmicos, 2987
Eficácia, 98
Eflúvio
anágeno, 1115
telógeno, 976, 1114
Eicosanoides, 1853
Elastoidose
difusa, 554
nodular, 554
Elastose perfurante serpiginosa, 1995
Eletricidade, 2639
Eletrocirurgia, 2639
Eletroforese de proteínas séricas, 842
Eletroneuromiografia, 802, 873
Elevação da ponta do nariz, 2813
Elevadores de periósteo, 2572
Embolia de colesterol, 372, 2277
Êmbolos
cardíacos, 373
de colesterol e oxalato, 948
Embriologia do folículo piloso, 1107
Emergência(s)
clínicas no consultório, 2906
hipertensiva, 2910
Emulsões, 2921
Enantemas na covid-19, 2123
Encravamento ungueal, 1794
Encrespamento adquirido progressivo, 1152
Endêmico, 98
Endocardite bacteriana, 404
subaguda, 2277
Endocrinopatias e a pele, 2251
Energia de micro-ondas, 1076
Engenharia de tecidos com células-tronco, 3094
Ensaio(s)
clínico de fase
I, 3112
II, 3112
III, 3112
IV, 3112
de avaliação da citotoxidade, 3135

de proliferação celular, 3134
funcionais, 3134
Enterobíase, 1592
Entomodermatoscopia, 135
Entomoftoromicose, 1557
Entorses por eversão e inversão, 1787
Envelhecimento
da pele e as relações interpessoais, 2194
extrínseco, 1011
intrínseco, 1010
Enxertos
composto, 2757
cutâneos, 941, 2755
de pele parcial, 2756
de pele total, 2755
Enxofre precipitado, 1583
Enzima(s)
conversora da angiotensina humana 2, 2097
musculares, 801, 871
Eosinofilia no sangue periférico, 532, 535
Eosinófilos, 528
e tumores, 530
Ependimite, 1441
Epiderme, 3, 46, 1012
Epidermodisplasia verruciforme, 1281
Epidermólise bolhosa, 107, 1200
adquirida, 73, 74, 481, 1046
distrófica, 1977
dominante intermediária, 1977
recessiva grave, 1978
recessiva intermediária, 1978
hereditárias, 1972
juncional, 1975
grave, 1975
intermediária, 1976
kindler, 1978
simples, 1973
grave, 1974
intermediária, 1973
localizada, 1973
Epilação a laser, 2850
Epizoótico, 98
Epônimos, 3164
Equimose, 87, 2605
Equimoses dos esquiadores, 1766
Equinocandinas, 2944
Erisipela, 1041, 1348, 2211
Erisipeloide, 1351
Eritema, 86, 1759, 3037
ab igne, 1733
acral, 669
anular
centrífugo, 619
eosinofílico, 547
familiar, 621
reumático, 625
colinérgico, 443
elevatum diutinum, 348
endurado de Bazin, 1381
gyratum repens, 1049
indurado, 897
infeccioso, 1290, 1315
multiforme, 637, 1229
necrolítico migratório, 623, 1050, 2530
nodoso, 892
da gravidez, 995
hansênico, 895
palmar, 975
pérnio, 1736
polimorfo, 637
tóxico neonatal, 961
Erithema elevatum diutinum, 1676
Eritrasma, 1352
Eritrocianose, 1736
Eritrodermia, 94, 636, 1036, 2521
esfoliativa, 216
ictiosiforme congênita não bolhosa, 1939
Eritromelalgia, 381, 1734
Eritromeralgia, 381, 2276
Eritroplaquia, 2335
Eritroplasia, 1248
de Queyrat, 1282, 2334, 2357
Eritropoiese
extramedular, 399
ineficaz, 1923
Eritroqueratodermia(s), 1942
simétrica progressiva, 1942
variabilis, 1942
Erosão, 90
Erros inatos da imunidade, 2087
Erupção(ões)
acneiforme, 643, 702, 714, 1768
atópica da gravidez, 992
bolhosas, 634
cutâneas
de recuperação linfocitária, 672
medicamentosas, 2218
eczematosas, 639
eritema multiforme-símile, 2120
eritematodescamativas, 1675
fixa medicamentosa, 640
linfomatoide a drogas, 2482
liquenoide, 290, 639, 1759
friccional, 292
medicamentosa, 290
maculopapulosas não específicas com febre episódica recorrente e dor abdominal, 449
medicamentosas clássicas, 635

papulopruriginosas, 1676
polimorfa à luz, 1743, 3050
polimórfica da gravidez, 991
pustulosas com febre episódica, 451
urticariformes, 2119
vesicular ou papulovesiculosa ou variceliforme, 2117
Erythema elevatum diutinum, 2537
Erythema gyratum repens, 2520
Erythromelanosis follicularis faciei et colli, 1967
Escabiose, 1197, 1580, 1674
do couro cabeludo, 1582
dos adultos, 1581
dos idosos, 1581
nodular, 1581
Escama, 91
Escara, 91
Escarlatina, 1314, 1359
Escleredema, 1895, 2284, 2525
de Buschke, 2277
Esclerema neonatal, 900, 962
Esclerodermia, 785
profunda, 891
sistêmica, 864, 984, 2277
Escleromixedema, 1892, 2283, 2525
Esclerose, 90
múltipla, 306
sistêmica, 2902
progressiva, 984
tuberosa, 2027, 2271, 2276
Escleroterapia com espuma, 942
Escorbuto, 1824
Escorpiões, 1653
Escrofuloderma, 1380
Esculápio, 98
Espécies reativas do oxigênio, 1852
Esperança de vida, 98
Espesolimabe, 209
Espessamento ungueal, 1793
Espiculectomia, 1802
Espiradenoma, 151, 2312
Espironolactona, 2959
Espondiloartrites, 1084
Espondiloencondrodisplasia com desregulação imune, 454
Esporão do calcâneo, 1791
Esporotricose, 1524, 1673
imunorreativa, 1527
mucosa, 1525
sistêmica, 1526
Espumas semipermeáveis, 3083
Estádio, 98
Estados reacionais, 1411
Estatisticamente significante, 98
Esteatocistoma múltiplo, 2398
Esterilização, 2584
Estigmas, 1447
Estigmatização, 1085
Estiramentos e torções, 1797
Estomatite, 666
migratória, 1217
por dentadura, 1242
Estomias, 2156
de eliminação, 2156
Estrato
basal, 4
córneo, 6, 1012
espinhoso, 5
granuloso, 5
lúcido, 6
Estreptograminas, 2957
Estresse nas psicodermatoses, 2185
Estrias atróficas, 554, 977
Estrófulo, 308
Estrógenos, 1865
Estruturas diferenciadas, 133
Estucoqueratose, 1055, 2303
Estudos
de casos e controles, 3111
de coorte, 3111
ecológicos, 3110
transversais, 3110
Estufas elétricas, 2587
Etanercepte, 205, 684, 1097, 2997
Ética, 3161
Etiologia, 99
Euforbiáceas, 1751
Eumicetomas, 1547
Exacerbação de radiação, 670
Exame(s)
com o fragmento de pele, 52
histopatológico, 51
imuno-histoquímico, 60
Exantema(s), 635
associado à infecção pelo
citomegalovírus, 1320
vírus Epstein-Barr, 1320
eritematosos ou maculopapular ou morbiliformes, 2119
flexural e intertriginoso simétrico relacionado à droga, 643
medicamentoso, 87
periflexural assimétrico da infância, 1320
súbito, 1276, 1316
Excesso de zinco e toxicidade, 1926
Excisão
curvada
dupla ou excisão em "s", 2681
simples, 2679
das glândulas sudoríparas, 1075
fusiforme clássica, 2679

Exérese cirúrgica, 2705
Éxon, 112
Exostose subungueal, 170, 1201, 1793
Exposição
a fontes artificiais de UVR, 3039
ao frio, 1766
solar na infância, 3037
Expressividade variável, 112
Extração de DNA em blocos parafinados, 3136
Extrato
de alcaçuz, 748
de *polypodium leucotomus*, 762
Extravasamento de medicação, 667
Extremidades, 2773
Extrusão de ponto de sutura, 2613
Exulceração, 90

■ F

Fabáceas (leguminosas), 1751
Face, 92
Facomatose pigmento-vascular, 2425
Fanciclovir, 2929
Farmacocinética dos antimicrobianos, 2944
Farmacodermias, 628, 2206
Farmacodinâmica dos antimicrobianos, 2945
Farmacologia dos anti-histamínicos, 2934
Fármacos e gravidez, 995
Fasciite
eosinofílica, 823
necrosante, 1350, 2212
nodular, 154, 2062
plantar, 1787
Fase
anágena, 11
catágena, 12
telógena, 12
Fator(es)
de proteção solar, 3042
Hageman, 1853
reumatoide, 852
V de Leiden, 2072
Febre familiar do mediterrâneo, 449
Fenômeno(s)
de arlequim, 960
de Kasabach-Merritt, 2424
de Köbner, 200
de Lúcio, 896, 1413
de Raynaud, 381, 659, 837, 1737, 2819
de zona, 1443
isomórfico, isotópico e cicatriz sarcoídea, 597
Fenótipo, 112
Feo-hifomicose, 1553, 2224
Feridas
com extensão desigual, 2682
com igual extensão, 2682
Ferritina, 842
Ferro, 1829
hiperpigmentação após o uso tópico de sais de ferro, 1924
Ferrões de peixes peçonhentos, 1684
Ferroquelatase, 1851
Fibrinogênio, 842
Fibro-histiocitoma maligno, 66, 2405
Fibroblastos, 15
Fibroepiteliomas de Pinkus, 2347
Fibroma, 168
periungueal/fibroqueratoma, 1200
Fibromatose(s), 2059
congênita e juvenil, 2059
congênita generalizada, 2060
digital infantil, 2059
hialina juvenil, 2060
infantil agressiva, 2059
juvenil e adulta, 2061
palmar, 2061, 2385
peniana, 2062
plantar, 2062
subcutânea pseudossarcomatosa, 2062
Fibroqueratoma digital adquirido, 2383
Fibrose nefrogênica sistêmica, 2063
Fibrossarmoma subcutâneo, 2404
Fibroxantoma atípico, 66, 2228, 2405, 2783
Filtros solares, 747
de uso tópico, 3041
tópicos, 3045
e prevenção do melanoma maligno, 3062
Fios de sutura, 2572
Fisiologia do folículo piloso, 1108
Fisiopatologia
das lesões cutâneas nas porfirias, 1851
do envelhecimento cutâneo, 1010
dos ataques agudos nas porfirias, 1853
Fissura(s), 92
e estrias longitudinais, 1189
Fístula, 92
anais, 1089
Fitofotodermatose, 751, 1741
Fitosterolemia, 1837
FIV, 112
Fixação do tecido, 2634
Flavonoides tópicos, 748
Flebografia, 935
Flucitosina, 2944
Flúor, 1830
5-fluorouracil, 1285, 2353, 2620
Flushing, 385, 659, 672
Flutamida, 2958
Foliculite, 1330
abscedante, 1140
das nádegas, 1767

decalvante, 1138, 1335
dissecante do couro cabeludo, 1334
do biquíni, 1767
eosinofílica, 1676
perfurante, 1333
pitirospórica, 977
por *Malassezia*, 1488
por *Pseudomonas*, 1356
prurítica, 1676
pustulosa eosinofílica, 497, 543
queloidiana da nuca, 1140, 1336
Folículos pilosos, 10, 50
Foliculose anserina traumática, 1732
Fontana Masson, 56
Fontes de luz, 2867
Força da infecção, 99
Formaldeído, 2587
Formigas, 1653
Fórmula de Hetter, 2804
Fósforo, 1830
Foto-onicólise, 1190
Fotodermatoses, 1738
em doenças genéticas e/ou metabólicas, 1742
idiopáticas, 1742
induzidas por drogas, 639
na idade adulta, 3051
na idade escolar, 3050
na primeira infância, 3049
na senescência, 3054
por sensibilização, 1740
Fotografia
corporal total, 140
digital, 3106
Fotoproteção, 3056
na infância e na adolescência, 3034
nas doenças fotossensíveis, 3046
sistêmica, 3027, 3066
tópica, 3027
Fotoprotetores, 1164
Fotoquimioterapia, 2879
Fotossensibilidade induzida por medicamentos ou químicos, 3052
Fototerapia, 203, 250, 791, 2465, 2877
a laser, 2856
com R-UVA, 2879
com UVB, 2880
Fração
atribuível ou imputável ou etiológica, 99
etiológica, 99
imputável, 99
Frameshift, 112
Fratura ou avulsão da placa ungueal, 1764
Fronte, 2763
Ftiríase, 1585
FUE (extração de unidades foliculares), 2735
Fundamentos
da dermatologia, 1
de genética aplicados à dermatologia, 104
Furúnculo, 1337
Fuso romboidal ou tangencial ao círculo, 2681

■ G

Gamopatias monoclonais, 2278, 2280
de significado indeterminado, 2281
Ganchos, 2572
Ganglioneuroma, 2393
Géis, 2922
creme, 2923
de bexaroteno, 2465
Gelo, 2596
Gemelar, 99
Gene, 112
Genética da hidradenite, 1086
Gengiva, 1208
Gengivoestomatite herpética primária, 1231
Genodermatoses, 1933, 1961
bolhosas, 1972
hiperplásicas, aplásicas, displásicas e atróficas, 1986
mesenquimais, 1990
neurocutâneas, 2024
primariamente não bolhosas relacionadas a outros distúrbios tegumentares, 1964
Genômica, 3139
Genótipo, 112
Ginkgocáceas, 1752
Glândula(s)
apócrina, 976
da pele, 9, 49
écrina, 976
parótida, 2163
salivares, 1208
do sistema digestivo, 2163
menores, 2164
sebáceas, 9, 49, 976, 1018
ectópicas, 2310
sublingual, 2164
submandibular, 2164
sudoríparas, 1020, 1069
apócrinas, 9, 49
écrinas, 9, 49
Glicilciclinas, 2955
Glicocorticosteroides, 1640
Glicopeptídeos, 2953
Glicopirrolato, 1072, 1073
Glicoproteína ácida, 841
Glóbulos marrons, 131
Glomangioma, 2429
GLOSS, 2923
Glossite romboidal mediana, 1243

Glucocorticoid induced leucine zipper (GLIZ), 2974
Glutaraldeído, 2587
Glúteo
dos corredores, 1765
dos remadores, 1765
Golimumabe, 1097
Goma, 88, 1441
Gonococcemia disseminada, 404
Gordura, 176
dos lábios, 2558
labiomandibular, 2558
mentoniana, 2559
periorbitária
profunda, 2558
superficial, 2558
profunda do terço médio da face, 2558
Gota, 2265
Gráfico *forest plot* nas metanálises, 3159
Granulócitos, 28
Granuloma, 168
actínico, 582
anular, 571
elastolítico de células gigantes, 582
subcutâneo, 888
de corpo estranho, 606, 1759, 2839
facial, 349
multiforme, 582, 589
necrosantes, 883
piogênico, 976, 1201, 2423, 2699
Granulomatose
linfomatoide, 347
orofacial, 603
Granulomatosis disciformis chronica et progressiva de Miescher e Leder, 591
Grânulos de fordyce, 2310
Gravidez e medicamentos
de uso tópico, 996
sistêmicos, 997
Griseofulvina, 2940
Guanina, 112
Guia(s)
básico dos sinais e sintomas em dermatologia, 93
de boas práticas clínicas (GCP) e documento das Américas, 3115
Guselcumabe, 209, 2997
Gutíferas (hipericáceas), 1752
GWAS (Genome Wide Association Studies), 112

■ H

Hálux
dos atletas de grama artificial, 1764
rígido e limitado, 1784
valgo, 1783
Hamartoma angiomatoso écrino, 2313
Hanseníase, 982, 1391, 2208
borderline, 1407
-*borderline*, 1407
-tuberculoide, 1407
-virchowiana, 1408
indeterminada, 1402
lepromatosa, 1404
neural pura, 1410
tuberculoide, 1403
virchowiana, 1404
Haploinsuficiência de A20, 451
Hemangioblastoma de cerebelo e retina, 2031
Hemangioendotelioma
de células spindle, 2424
epitelioide, 161
kaposiforme, 161, 2424
Hemangioma(s)
congênito, 160, 2422
e malformações vasculares e linfáticas, 2622
estelar, 975
infantil, 2416
Hematidrose, 1080
Hematoma, 84, 2605
nos pododáctilos dos usuários de tênis, 1765
subungueal, 1794
Hematoxilina-eosina, 3119
Hemípteros (percevejos, "marias fedidas"), 1652
Hemocromatose, 1829, 2277
e metabolismo do ferro, 1865
hereditária, 1923
Hemodiálise, 1866
Hemoglobinúria paroxística noturna, 371, 2074
Hemorragia em lascas, 1190
Hemostasia, 2684
no intraoperatório, 2684
no pós-operatório, 2685
no pré-operatório, 2684
Hepaloníquia, 1793
Hepatite
B, 99, 2245
C, 99, 1871, 2245
Herança
autossômica
dominante, 112
recessiva, 112
codominante, 112
dominante ligada ao X, 112
mitocondrial, 112
recessiva ligada ao X, 112
Herpangina, 1287
Herpes
dos gladiadores, 1767
genital, 1265
recalcitrante em imunocomprometidos, 1269
simples, 971, 979, 1195, 1231, 2204

genital, 1670
não genital, 1264
Herpes-vírus, 1669
Herpes-zóster, 2204, 2277
Herpesvírus humano
6, 1276
8, 1277
Heterogeneidade
alélica, 112
do lócus, 112
Hexaclorobenzeno, 1865
Hialinose sistêmica juvenil, 2061
Hialo-hifomicose, 1554, 1556
Hialuronidase, 2593
Hibernomas, 2389
Hibridização *in situ*, 3126
por fluorescência (FISH), 112
Hidradenite
écrina
neutrofílica, 516, 672, 2537
palmoplanta, 516
supurativa, 163, 1083, 1088, 1341, 2820
classificações da, 1091
sindrômica, 1085
Hidradenoma
apócrino, 2314
écrino, 2313
nodular, 2314
papilífero, 2314
Hidradenomam 151
Hidroa vaciniforme, 1745, 3050
Hidrocistoma, 151, 2698, 2820
apócrino, 2315
écrino, 2314
Hidrocoloides, 3077
Hidrofibra com ou sem prata, 3079
Hidrogel(éis), 175
semipermeáveis, 3079
Hidroquinona, 748, 761
Hidroses, 1069
Hidroxiapatita de cálcio, 176, 2833
Hidroxicloroquina, 2925, 3068
Higiene das mãos e uso de luvas, 2589
Hipercoagulabilidade na Covid-19, 2082
Hipercromia, 86, 739
Hipercurvatura
transversa da unha, 2723
ungueal, 1199
Hiperêmese, 99
Hiperemia de gengiva e gengivite, 976
Hiperenrugamento aquagênico, 1959
Hiperhomocisteinemia, 2073
Hiperidrose(s), 660, 1069
assimétrica, 1071
axilar/inguinal, 2818
compensatória, 1071
craniofacial, 2819
emocional ou cortical, 1070
gustatória, 1070
localizadas, 2818
não neurais, 1071
neurais, 1070
palmar, 2818
primária, 1069
secundária, 1070
termorregulatória generalizada (hipotalâmica), 1070
Hiperinflamação associada ao covid-19 em adultos, 1646
Hiperlipoproteinemias familiares, 1835
Hiperpigmentação, 667, 974
localizada ou generalizada, 1049
Hiperplasia sebácea, 960, 2309, 2698
Hiperqueratinização folicular, 703
Hiperqueratose
do mamilo e da aréola, 2045
lenticular persistente, 1968
subungueal, 1190
Hipersecreção sebácea, 703
Hipersensibilidade
à progesterona, 466
associada a drogas
antirretrovirais, 694
usadas no tratamento de infecções associadas ao HIV, 694
Hipertireoidismo, 2262
Hipertricose, 1158
congênita universal, 1158
generalizada
adquirida, 1158
primária, 1158
induzida por drogas, 1158
lanuginosa, 960, 1049
adquirida, 1158, 2522
congênita, 1158
localizada
adquirida, 1159
primária, 1158
simétrica, 1159
nevoide, 1159
pré-puberal, 1158
secundária a doenças adquiridas, 1158
Hipertrofia do masseter, 2816
Hipervitaminose D, 1918
Hipocromia, 659
Hipoderme, 51
Hipomelanose
de ITO, 733, 2026
progressiva macular dorsal, 737
Hiponíquio, 1187
Hipopigmentação capilar por distúrbio
da migração do melanoblasto da crista neural para pele, 1156

da síntese de melanina, 1156
intracelular no transporte dos melanossomos, 1156
na transferência de melanossomos, 1157
Hipoplasia dérmica focal, 1987
Hipoqueratose palmoplantar circunscrita, 1960
Hipótese nula, 99
Hipotireoidismo, 2263
Hipotricose, 1172
hereditária de Marie-Unna, 1174
simples, 1173
Hirsutismo, 659, 977, 1159
Histiocitoma fibroso maligno, 66
Histiócitos, 2492
Histiocitose
com depósito de cristais, 908
cutânea
com componente sistêmico, 2507
de células indeterminadas, 2507
de células
de Langerhans, 65, 2495, 2498
não Langerhans, 2496, 2501
de comportamento biológico variável, 2490
eruptiva generalizada, 2503
nodular progressiva, 2506
sinusal com linfadenopatia generalizada, 2511
Histiocitoses "grupo I", 2495
Histiossarcoma, 2406
Histologia da pele, 46
Histopatologia oral, 1215
Histoplasmose, 1561, 1673, 2224
HIV, 99
HMB45, 64
Holoendêmico, 99
Hormônios sexuais, 1084
Hospedeiro definitivo, 99
HPV, 99
HSV, 99

■ I

Icrocistos/pseudocisto, 883
Icterícia fisiológica do recém-nascido, 959
Ictiose(s), 1935
adquirida, 1049, 1951, 2179, 2519
arlequim, 1940
com apresentação nas linhas de Blaschko, 1950
com comprometimento neurológico proeminente, 1947
congênitas autossômicas recessivas, 1938
pleomórficas, 1940
e prematuridade, 1943
epidermolítica, 1940
lamelar, 1939
ligada
ao sexo, deficiência de arilsulfatase, 1937
ao X sindrômica, 1949
linear circunflexa, 1945
não sindrômicas, 1935
queratinopáticas, 1940
recessiva ligada ao X, 1937
sindrômicas, 1936, 1945
com alteração dos cabelos, 1945
vulgar, 1936
ID, 99
Idade-período, 99
Identificação
da emergência, 2908
de agentes infecciosos, 69
IgE na urticária, 2963
IM, 99
Imagens em dermatologia, 146
Imiquimode, 1285, 2353, 2464
Impacto psicológico do envelhecimento e a pele, 2194
Impetigo, 1323, 2211
bolhoso do recém-nascido, 962
herpetiforme, 989
Implantes, 178
Impressões digitais, 8
Imunidade, 99, 1017
adaptativa, 36
adquirida, 99
inata, 24
passiva, 99
Imunobiológicos, 204, 1097
anti-IgE, 2959
anti-IL-1, 1098
anti-IL-17, 1098
anti-TNF-α, 1097
para psoríase e dermatite atópica, 2996
versus "pequenas moléculas", 3025
Imunodeficiência(s)
combinada grave, 2088
primárias selecionadas com sinais da pele, 2088
relacionada à eosinofilia, 538
Imunodifusão radial dupla ou de *ouchterlony*, 3127
Imunoestimuladores, 1285
Imunofenotipagem, 3133
Imunofluorescência, 69
direta, 69, 74
no diagnóstico das dermatoses vesicobolhosas, 70
indireta, 70
com complemento, 70
Imunogenicidade, 99
Imunoglobulina
humana, 3001
intravenosa, 1639
Imunologia
do folículo piloso, 1108
dos estados reacionais, 1401
Imunomoduladores, 249
Imunopatologia, 99

Imunoprecipitação em gel, 3127
Imunossupressão, 99
e melanoma, 3062
pela radiação ultravioleta, 3032
Imunossupressores, 1097, 1640
sistêmicos, 272
Imunoterapia, 2707
intralesional, 1285
na dermatite atópica, 271
terapias-alvo *denileukin diftitox*, 2466
Inanição, 1821
Incapacidade laboral, 1085
Incidência (ou taxa de ataque), 99
Incisão em "L", 2722
Incontinência pigmentar, 109, 1999, 2024
Indicações das reações imuno-histoquímicas em dermatologia, 61
Índice
de radiação ultravioleta, 3035
de severidade e área do melasma, 746
sistólico tornozelo-braço, 934
ultravioleta, 3036
Inervação, 1775
cutânea, 18
motora da face, 2555
Infecção(ões), 99, 1040, 2606, 2839
bacterianas, 1041, 1323, 2225
como fatores desencadeantes de vasculites, 332
cutâneas virais, 2219
fúngicas, 1040, 1672, 2223
profundas, 2223
superficiais, 2223
parasitárias, 2225
pelo HPV, 2873
por enterovírus, 1286
por Fusarium, 1555
por herpesvírus humano, 1263
por micobactéria não tuberculosa, 1383
por mixovírus, sarampo, 1287
por MRSA, 1346
por papilomavírus humano, 1279
por parvovírus, 1290
por poxvírus, 1292
por príons, 1296
por pseudomonas, 1354
por Scedosporium, 1555
por Scytalidium, 1554
subclínica, 99
virais, 1669, 1041, 2220
Infestações, 1261
Infiltrações intralesionais, 2615
Inflamação, 31
crônica, 2252
de queratoses pré-existentes, 671
e melanoma, 3062
induzida pela radiação ultravioleta, 3032
Inflamoscopia, 137
Infliximabe, 205, 250, 684, 1097, 2997
Informações necessárias no pedido do exame histopatológico, 53
Informática, 3103
aplicada à pesquisa, 3107
Informatização de consultório, 3103
Inibidor(es)
da coagulação, 2070
da janusquinase, 2149
da multiquinase, 676
da topoisomerase i, 682
da via do RAS-RAF-MEK-ERK, 676
da via JAK-STAT, 2995
de 5α-redutase, 2959
de calcineurina, 269
de histona deacetilase, 2466
de JAK, 274
do BRAF, 676
do fuso, 681
do proteassoma, 681
do receptor do fator de crescimento epidérmico, 2364
do sinal de transdução, 673
seletivos da recaptação
da neuroepinefrina, 2534
da serotonina, 2534
Injeção de etanol subcutâneo, 1079
Inóculo, 99
Inserção, 112
Inspeção, 81
Instabilidade
genômica, 2320
vasomotora, 976
Instrumental cirúrgico, 2574
Insuficiência
renal crônica, 1918
venosa
crônica, 2275
e ação gravitacional, 95
Insulina, 2253
Interação com a luz ultravioleta, 670
Interferon, 2624, 3000
alfa, 2466
alfa-2a, 2624
beta-1a, 2624
gama, 2624
Interleucina 10, 2974
Internet, 3103
Intertrigo interdigital por pseudomonas, 1356
Intervalo de confiança, 99
Intolerância à glicose, 1868
Intradermoreação de Montenegro, 1575
Íntron, 112
Inversão, 112
Iodeto de potássio, 1530, 2944

Iodo, 1831
Iontoforese, 1075
Irrigação, 1775
Isotretinoína, 3010
Itraconazol, 1529
Ivermectina, 3000
Ixequizumabe, 208, 1098, 2997

■ J

Junção dermoepidérmica, 13, 47

■ K

Knuckle pads, 1998
Kwashiorkor, 1816

■ L

Labiáceas, 1752
Lábios, 1207, 2768
β-lactâmicos, 2949
Lagartas, 1653
Lagochilascariose, 1606
Lâmpada de Wood, 99
Larva migrans cutânea, 1591
Laser(s), 1079, 2704
  ablativos, 2852
  de picossegundos, 764
  diodo de pulso longo 800 nm (*off-label*), 1076
  e luz intensa pulsada, 750
  fracionado não ablativo, 764
  fracionados, 750
  não ablativos, 2853
  ND-YAG 1.064 nm (*off-label*), 1076
  para lesões
    pigmentadas, 2848
    vasculares, 2846
Leimiosssarcoma, 2408
Leiomioma, 2388
  genital, 2388
Leiomiossarcoma, 66
Leishmaniose
  cutânea, 1567, 2622, 2874
    difusa, 1567
  mucosa, 1567
  tegumentar americana, 1566
Leito ungueal, 1186
Lentiginose cardiomiopática progressiva, 2032
Lentigo, 2697
  maligno, 2452
Lepidópteros, 1626
Lesão(ões)
  acro-isquêmicas/livedo-símile, 2117
  císticas, 148
  elementares, 81, 82
    com alterações causadas por perda de substância, 90
    com conteúdo líquido, 83
    planas, 85
    primárias, 83
    secundárias, 89
    sólidas, 88
  eritema pérnio (perniose)-símile, 2115
  esclerodermiformes, 792
  figuradas, 94
  induzidas pela luz solar, 1766
  melanocíticas, 64, 187
  não melanocíticas, 188
  neural, 2609
  orais associadas ao papilomavírus humano, 1235
  pigmentadas epidérmicas, 2848
  por pressão, 2166
    em membranas mucosas, 952
    não classificável, 952
    relacionada a dispositivo médico, 952, 2167
  proliferativas benignas, 1053
  pseudocísticas, 151
  pseudoverrucosas, 2159
  sólida, 152
  tipo eritema pérnio-símile e livedo persistentes, 2144
  tissular profunda, 952
Leucemia(s), 305, 2456, 2479
  cútis, 2479
  mastocítica, 2056
Leucemia/linfoma de células T do adulto, 2170, 2468
  primária da pele, 2173
Leucócitos mononucleares, 31
Leucodermia, 86, 730
  puntata solar, 737
Leucoma, 1793
Leuconíquia, 1793
  aparente, 1190, 1203
  estriada, 1189
  puntata, 1189
  total, 1189
  verdadeira, 1189
Leucoplaquia, 2335
Leucoplasia, 1246
  pilosa oral, 1234, 1274
Lidocaína, 2593, 2594
  e tetracaína, 2595
Lifestyle drugs, 2193
Ligelizumabe, 2965
Liliáceas, 1752
Limites no exercício, 3161
Limpeza da pele, 268
Lincosamidas, 2957
Linfadenite toxoplásmica, 1601
Linfangioendoteliomatose multifocal com trombocitopenia, 2424

Linfangiossarcoma, 2409
Linfangite, 1359
Linfáticos
coletores, 369
cutâneos, 369
Linfedema, 1089, 1091
primário, 2428
Linfocitoma cútis, 1370, 2483
borrelial, 2483
idiopático, 2483
Linfócitos, 16
B, 36
T, 38
Linfogranuloma venéreo, 1455
Linfoma(s), 158, 305, 1665, 2456
anaplásico de grandes células t cutâneo primário cd30+, 2471
cutâneos, 67
de células T, 2887
gama/delta, 2474
primário de células T, 2457
acral CD8+, 2475
agressivo epidermotrópico CD8+, 2473
periféricas, 2473, 2475
de células B, 2475
primários, 2457
de células NK/T extranodal, tipo nasal, 2473
de células T subcutâneo paniculite-símile, 2472
Linfonodos
cervicais laterais, 2553
da cabeça, 1210
da face, 1210
do pescoço, 1210
faciais geralmente, 2553
occipitais, 2552
parotídeos, 2552
retroauricular, 2552
submandibulares, 2553
submentais, 2553
Língua, 92
fissurada, 1217, 1220
geográfica, 1217
Linha(s)
de Beau, 1188, 1793
de marionete, 2814
de Muehrcke, 1203
de tensão da pele, 2561
Linhagens de células dendríticas, 2492
Lípides antimicrobianos na superfície da pele, 27
Lipoaspiraçao, 2786
Lipoatrofia após preenchedores, 2839
Lipodistrofia(s), 910
adquiridas, 913
associada ao vírus da imunodeficiência humana, 915
congênita generalizada, 910, 1998
familiar parcial, 912
generalizada adquirida, 913
localizadas adquiridas, 914
por corticosteroides injetáveis, 915
por injeção
de insulinas, 915
de medicamentos, 914
semicircular, 914
Lipoescultura, 791
Lipoidoproteinose, 562
Lipoma, 152, 2388, 2390, 2698
de células fusiformes, 2389
Lipomatose
assimétrica subcutânea, 2389
encefalocraniocutânea, 2389
múltipla familiar, hereditária autossômica dominante, 2389
simétrica benigna, 2389
Lipopeptídeos, 2953
Lipossarcomas, 2390, 2407
Lipossucção tumescente, 1075
Líquen
amiloide, 1905
áureo, 403
escleroso
e atrófico, 552
e morfeia, 2874
escrofuloso, 296, 1381
espinuloso, 294
estriado, 293
mixedematoso, 1894
nítido, 292
plano, 281, 660, 1193, 1225
actínico, 282
agudo, 281
anular, 282
atrófico, 282
bolhoso, 282
das mucosas, 284
e resposta isotópica de Wolf, 289
e transformação maligna, 289
eritematoso, 288
esofágico, 289
familial, 288
folicular, 282
hipertrófico, 283
infantil, 288
invertido, 288
invisível, 288
linear, 283
medicamentoso, 284
ótico, 289
palmoplantar, 285
penfigoide, 285
perfurante, 288

pigmentoso, 285
invertido, 286
pilar, 1124
ungueal, 286
simples crônico, 227, 1036, 1166
Liquenificação, 90
Lista dos três pontos, 134
Listeriose, 1368
Litráceas, 1752
Livedo racemosa/lesões necróticas, 2217
Livedo reticular, 378, 659, 819, 1736
adquirido, 379
congênito, 379
Loções autobronzeadoras, 3039
Lócus, 112
Lúpia, 2399
Lúpus
eritematoso, 77, 660, 767, 1227, 2902, 3051
cutâneo, 777
agudo, 770
crônico, 768
subagudo, 769
discoide, 77, 1136
e drogas, 780
e gestação, 779
na infância, 779
neonatal, 780, 3049
profundo, 78, 771, 901
sistêmico, 78, 856, 983, 2277
bolhoso, 482
subagudo, 78
líquen, 287
neonatal, 961
vulgar, 1380
Lutiquizumabe, 1098
Luz
infravermelha, 2856, 2857
intensa pulsada, 750
ultravioleta e inflamação, 3056

■ M

Macrófagos, 16, 2492
Macroglobulinemia de Waldenström, 2281
Macrolídeos, 2955
Macroparasitas, 99
Mácula(s), 85
do tênis de mesa (ping pong patches), 1765
hipercrômica, 94
hipocrômica, 94
Mal
de Meleda, 1954
perfurante plantar, 1792
Malformações
arteriais, 2430
capilares, 2424
glomuvenosa, 2429
linfáticas, 2427
vasculares, 162, 2424
associadas a outras anomalias, 2430
venosas, 2429
Malignidade
cutânea e transplante renal, 2294
e gravidez, 987
Mamilos dos praticantes de *jogging*, 1764
Mancha(s), 85
acrômica do vitiligo, 86
anêmica, 88
angiomatosa, 88
café com leite, 743, 2270
hipocrômica, 86
mongólica, 960, 2445
pigmentar, 85
por pigmento exógeno, 86
rubra pelo eritema pérnio, 87
salmão, 2426
vinho do Porto, 2424
Manifestações
cutâneas
associadas ao HTLV-1, 2170
da doença renal em estágio final, 2268
de doenças sistêmicas, 2231
do diabete *mellitus*, 2257
dos cânceres gastrointestinais hereditários, 2243
cutaneomucosas associadas à infecção pelo HIV, 1664
dermatológicas
associadas à terapêutica HAART/TARV, 1676
associadas às trombofilias, 2077
da covid-19, 2112
das trombofilias, 2069
em erros inatos da imunidade, 2087
provocadas por venenos e peçonhas de animais, 1651
tegumentares da tireoide, 2262
Mãos, 2751
e antebraços, 92
Mapeamento
de nevos, 140
dúplex, 935
Marasmo, 1816
Marcação de proteínas intracelulares, 3134
Marcadores
epiteliais, 62
ósseos, 2547
Marcha atópica, 255
Mastócitos, 16, 1853
Mastocitose, 2049
cutânea, 2051
sistêmica, 2055
agressiva, 2056

indolente, 2056
smouldering, 2056
Materiais
de matriz extracelular, 3088
para análise, 51
Matricectomias
cirúrgicas, 2722
químicas, 2721
Matriz ungueal, 1186
Mecanismo(s)
celulares da imunidade inata, 27
de ação
da anestesia local, 2592
e classificação dos antibióticos, 2946
de defesa da pele, 21
de lesão
celular durante a criocirurgia, 2664
tissular, 75
de reparação do DNA lesado pela exposição à UVR, 3057
humorais da imunidade inata, 25
Mecloretamina tópica, 2464
Medicamentos
aprovados para o tratamento da Covid-19, 2145
biológicos, 3025
Medicina
de precisão, 112
psicocutânea, 2183
Meias elásticas, 938
Melanina, 6
Melanócitos, 6, 47
Melanodermia tóxica, 751
Melanodermias, 739
Melanogênese, 2289
Melanoma, 158, 985, 2227, 2784, 3039
acrolentiginoso, 2451
amelanótico, 2453
com desvio mínimo, 2453
cutâneo, 2709
de Spitz, 2453
dérmico primário, 2453
desmoplásico/neurotrópico, 2453
extensivo superficial, 2450
maligno, 1666, 2448
e radiação ultravioleta, 3061
nevoide, 2453
nodular, 2450
primários, 2449
ungueal, 171
Melanoníquia longitudinal, 1191
Melanose
actínica, 752
de Riehl, 752
pustulosa transitória, 961
Melasma, 745, 756, 3054
Membranas ou filmes semipermeáveis, 3080
Memória de radiação, 670
Meningite sifilítica, 1441
Meningococcemia, 403, 1322
Mento, 2770
Mepivacaína, 2594
Metabolismo lipídico, 1835
Metabolômica, 3142
Metaloproteinases matriciais, 1853
Metanálises, 3158
Metantelina, 1074
Metástases
cutâneas, 69, 160
dos carcinomas internos, 2238
de lesões melanocíticas para linfonodos sentinelas em melanoma, 63
Metatarsalgias, 1788
Metatarso varo, 1788
Metazoários, 99
Método(s)
analíticos, 130
Brown-Brenn, 3119
caos e pistas, 135
de camuflagem (adereços e maquiagem), 1165
de Goeckerman, 203
de Gram, 57
de Grocott, 57
de impregnação argêntica de von Kossa, 60
de Menzies, 134
de Mucicarmin de Mayer, 57
de Tzanck, 52
de Weigert, 3123
diagnósticos, 51
do PAS (ácido periódico de Schiff), 58
físicos com corantes, 54
imunohistoquímico, 3123
laboratoriais complementares, 53
laboratoriais de aplicação à pesquisa básica, 3119
PUVA, 2879
químicos, 54
sem corantes, 54
Metodologia, 99
Metotrexato, 203, 249, 274, 778, 790, 2466, 2623, 3003
Micetomas, 1545
Micobactérias, 2225
atípicas, 1669
Micobacterioses, 1378, 1669
Micofenolato de mofetila, 250, 274, 778, 791, 3005
Micológico direto, 53
Micose(s)
fungoide, 2457
foliculotrópica, 2461
forma clássica, 2458
variantes e subtipos, 2460

mucocutâneas e subcutâneas candidose, 1672
profundas, 1553
sistêmicas, 1673
superficiais, 1480
propriamente ditas, 1480
Micro-ondas, 1079
Microagulhamento, 763
Microangiopsthyrosis, 396
Microarrays, 112
Microdeleção, 113
Microparasitas, 99
Microscopia
confocal
de fluorescência por varredura a laser, 3124
reflectante, 184
eletrônica de transmissão, 3125
imunoeletrônica de transmissão, 3125
Mieloma
múltiplo, 2280, 2477
smoldering, 2280
osteoesclerótico, 2281
Miíase, 1589
cavitaria, 1590
furunculoide, 1589
intestinal acidental, 1591
migratória, 1590
primárias, 1589
secundária, 1590
Milia, 2613
Miliária, 960, 1077, 1734
cristalina, 1078
profunda, 1071, 1078
rubra, 1071, 1078
Milio, 2400
coloide, 1055
Milium, 2698
Millepodes ("piolhos-de-cobra", gongolôs, embuás), 1652
Miltefosina, 1576, 3009
Minerais, 1829
Miniaturização, 1109
Minociclina, 1422
Miofibromatose
generalizada congênita, 2060
infantil, 2059
Misturas eutéticas dos anestésicos locais, 2594
Mixedema
generalizado, 1897
pré-tibial, 2262
localizado, 1896
Mixofibrossarcoma, 2408
Mixoma, 2392
atrial, 2278
da bainha do nervo, 2392
perineural, 2392
Mixossarcoma, 2408
Modelo(s)
compartimental, 99
de Hebra, 101
determinístico, 99
essencialista, 100
nominalista, 101
Willan, 100
Moléculas intraepiteliais, 470
Moléstia de Fox-Fordyce, 1080
Molluscum fibrosum gravidarum (nevo molusco), 977
Molusco
contagioso, 1294, 2695
sebáceo, 2304
Moniletrix, 1145
Monkeypox, 1293
Monobactâmicos, 2953
Monossomia, 113
Moráceas, 1752
Morbidade, 99
Morfeia, 165
Mosaicismo, 113
de Ito, 733
Mosquitos, 1588
Mousses, 2924
Moxifloxacina, 1422
Mucicarmim de Mayer, 3120
Mucinose(s), 1891
associadas com função tireoidiana alterada, 1896
cutânea
autocurável, 1895
focal, 1899
eritematosa reticular, 1898
folicular, 1900
primária, 1900
urticária-símile, 1901
lúpus cutâneo, 1899
primárias harmatomatosas/ neoplásicas, 1902
secundárias, 1902
Mucormicose, 1556
Mucosa
especializada, 1208
genital, 93
jugal, 1207
mastigatória, 1208
nasal, 93
oral, 93, 1206
Músculos, ossos e gordura, 1020
Mutação(ões)
G20210A do fator II, 2072
de ganho de função, 113
na via da MAPK, 2494
Mycobacterium
chelonae, 1385
fortuitum, 1385

kansasii, 1385
marinum, 1385
ulcerans, 1385

■ N

N-acetil-4s-cisteaminofenol, 748
N-metil glucamina, 1575
Nanofibras à base de colágeno, 3095
Nanomateriais para cura de feridas, 3095
Não indução da 5-aminolevulínico sintetase, 1871
Nariz, 2766
Natomia da região axilar, 2563
Necrobiose lipoídica, 589, 888
Necrólise epidérmica tóxica, 647
Necrose(s), 2607
basofílica, 883
cutânea
induzida por varfarina, 2077
pela heparina, 2078
de liquefação ou necrose granular, 883
gordurosa
do neonato, 907
subcutânea do recém-nascido, 962
hialinizante, 883
isquêmica, 883
lipofágica, 882
lipomembranosa/membranocística, 883
pancreática, 883
pela varfarina, 373
por heparina, 370
Neoplasia(s), 2320
cutâneas, 1918
de células dendríticas plasmocitoides blásticas, 2476
epiteliais, 61
malignas, 1058
da epiderme, 2341
mesenquimais, 66, 2382, 2397
neurais, 67, 2382
precursoras hematológicas, 2476
sebáceas, 2308
sudoríparas
apócrinas, 2314
écrinas, 2311
vasculares, 67
Nervo(s), 2555
auriculotemporal, 2556
bucal, 2556
lingual, 2556
mandibular, 2556
maxilar, 2556
mentoniano, 2556
oftálmico, 2555
Neuralgia pós-herpética, 1273
Neurites, 1792
Neurofibroma, 155, 2699
Neurofibromatose, 105, 985, 2001, 2269, 2276
Neurofibrossarcoma, 2407
Neuroma(s), 2391
circunscrito solitário, 2391
cutâneos múltiplos, 2391
encapsulado em paliçada, 2391
traumático ou de amputação, 2391
Neuropatias e a pele, 2269
Neurossífilis, 1440
meningovascular, 1440
na criança com sífilis congênita, 970
parenquimatosa, 1441
Neurotecoma, 2392
Nevo(s), 154, 2299
acrômico ou despigmentoso, 733
atípico ou displásico ou de Clark, 2444
azul e nevo azul maligno, 2445, 2453
basocelular unilateral com comedões, 2032
combinado, 2442
comedônico, 2300
de Becker, 743, 1159
de cabelo lanoso, 1150
de Ito, 740, 2445
de Jadassohn, 2308
de Ota, 740, 2445
de Spitz, 2441
halo, 737, 2442
melanocíticos, 985, 1056, 2437, 2696
adquiridos, 2440
congênitos, 154, 1158, 2438
de locais especiais, 2446
na infância e exposição solar, 3038
molusco, 2383
mucinoso, 1902
organoide, 2308
pigmentados dérmicos, 2445
recorrente, 2442
sebáceo, 2308
de Jadassohn, 154
semelhantes ao nevo congênito, 2439
spilus, 2442
sudoríparo, 2301
verrucoso (epidérmico), 2299
Nevralgia pós-herpética, 306
Niacinamida, 748
Nicotinamida, 3067
Nictagináceas, 1752
Nitroimidazóis, 2954
Nódulo(s), 88, 94
calcificados
idiopáticos do escroto, 1919
subepidérmicos, 1919
dos atletas, 1765
dos ordenhadores, 1294

elastóticos da orelha, 554
reumatoide, 605, 889
subcutâneos únicos ou múltiplos, 94
Nodulose reumatoide, 836
acelerada, 836
Normas e cuidados para minimizar os riscos de contaminação, 2590
Nosologia, 99
Notalgia parestésica, 306, 751
Novos agentes
quimioterápicos, 673
utilizados na cicatrização de feridas, 3086

■ O

Obesidade, 1818
e síndrome metabólica, 1084
Objetivos do estudo, 3109
Oclusão arterial, 95
Odds ratio (ou razão de chance), 99
Odor, 1085
Ofloxacina, 1422
Omalizumabe, 2963
duração do tratamento, 2965
monitoramento da resposta ao tratamento na urticária, 2964
na gravidez, 2964
na infância, 2964
nos idosos, 2964
Ombros dos nadadores, 1765
OMIM (Online Mendelian Inheritance in Man), 113
Oncocercose, 1596
Oncogenes, 113
Oncogênese viral no câncer de pele não melanoma, 2323
Onicalgia, 1793
Onicauxe, 1793
Onicoabrasão, 2718
Onicoatrofia, 1793, 1794
Onicocausa, 1793
Onicocauxis, 1793
Onicocriptose, 174, 1198, 1793, 1794
Onicodistrofia de origem exógena ou traumática, 1197
Onicofagia, 1793
Onicofimia, 1793
Onicofose, 1793
Onicogrifose, 1199, 1793, 1794
Onicólise, 1190, 1793, 1794
idiopática, 1197
Onicoma, 1793
Onicomadese, 173, 1188, 1793
Onicomalácia, 1793
Onicomatricoma, 168, 1201, 2725
Onicomicose, 1195, 1487, 1503
branca superficial, 1195
endonix, 1196
subungueal
distal, 1195
proximal, 1196
Onicopapiloma, 1201
Onicopatias, 1192
Onicoptose, 1793
Onicorrexe, 1794
Onicorrexia, 1793
Onicose, 1793
Onicosquizia, 1793
lamelar, 1197
Onicotilomania, 1793
Oníquias, 1759
Orelha, 2770
quebrada dos lutadores de judô, 1768
Orquidáceas, 1752
Ortopoxvírus, 1671
Osmidrose, 1078
Ossificações, 1920
cutâneas, 1920
secundárias da pele, 1922
Osteítes, 1797
Osteoartropatia hipertrófica, 2529
Osteodistrofia hereditária de Albright, 1918
Osteogênese imperfeita, 1996
Osteoma
cútis, 1920
osteoide, 1792
Osteonecrose em pacientes
utilizando corticosteroides, 2987
usando glicocorticosteroides, 2985
Osteossarcoma, 1792
Otite
dos nadadores, 1766
externa, 304, 1355, 1766
aguda, 304
crônica, 304
maligna, 1355
Ouriços-do-mar, 1656
Ovários micropolicísticos, 99
Oxalose oxalose, 900
Oxazolidinonas, 2955
Oxibutinina, 1074
Oxiuríase, 1592

■ P

P16, 65
Pacientes fotossensíveis, 3048, 3055
Padrão(ões)
citoplasmáticos, 848
de pigmentação, 131
nucleares, 846
nucleolares, 848
relacionados ao aparelho mitótico, 848
vasculares, 126

Palato, 1208
Palpação, 82
Pálpebras, 2747
Pancreatite, 2987
Pandemia, 99
Paniculite(s), 162, 1917
ao frio, 901
associada a agentes biológicos, 894
da gota, 908
da infância com granulomatose sistêmica, 910
esclerosante, 898
factícia, 906
granulomatosa não infecciosa pós-mesoterapia, 910
histiocitária citofágica, 908
iatrogênica, 905
induzida por drogas, 909
infecciosas, 903
lobular
eosinofílica, 909
neutrofílica associada à artrite reumatoide, 897
lúpica, 771, 901
micobacteriana pós-mesoterapia, 905
na dermatomiosite, 902
nodular subaguda de vilanova-piñol-aguadé, 894
pancreática, 903
por deficiência de α1-antitripsina, 903
por reativação de doença de Chagas, 904
pós-corticosteroide, 907
predominantemente
lobulares
com vasculite, 895
sem vasculite, 898
septais, 884
com vasculite, 884
sem vasculite, 888
pseudoesclerodermiforme pós-irradiação, 909
traumática, 906
Panzoótico parasita, 99
Papa, 514
Papaína, 3082
Papash, 514
Papilas
filiformes, 1209
fungiformes, 1209
Papiloma(s)
escamoso, 1236
orais, 1282
Papilomatose
confluente e reticulada, 1488
oral florida, 1283
respiratória recorrente, 1283
Papilomavírus humano (HPV), 978, 1235, 1671
associados às neoplasias, 1666
Pápula(s), 88, 95
fibrosa do nariz, 2383
piezogênicas, 1764
podais piezogênicas, 1733
pruriginosas
dos cotovelos, 3050
e urticariformes da gravidez, 296
Papulose
atrófica maligna e benigna, 376, 2242
bowenoide, 1282, 2332
linfomatoide, 2469
prurítica, 1676
Paquidermatóglifo, 2274, 2535
Paquidermodactilia, 2063
Paquidermoperiostose, 1988
Paquioníquia congênita, 1200, 1960
Paracoccidioidomicose, 1239, 1507, 1674
Paralisia neural silenciosa, 1411
Paralisias, 1793
Paraneoplasias, 2518
adquiridas, 2233
associadas a doenças genéticas, 2232
Parapsoríase, 212, 1037
Paraqueratose pustulosa, 1193
Pararamose, 1626
Paroníquia, 1793
aguda, 1194
crônica, 1197, 2725
e onicomicose, 1490
Parvovírus, 1672
PAS (ácido periódico e reativo de Schiff), 3120
PASH, 514
Patogênese do(s) carcinoma(s)
basocelulares, 2324
espinocelular, 2324
Patologia, 99
criossensível, 2665
PAX 5, 68
PCR
por transcriptase reversa, 3138
quantitativa, 3137
Pé(s), 93, 2751
cavo, 1789
diabético, 1796
equino varo congênito, 1789
espalmado, 1789
pronado, 1789
Pediculose, 1583
do corpo, 1584, 1585
do couro cabeludo, 1583, 1584, 1585
do púbis, 1584, 1585
Pedra
branca, 1480
preta, 1482
Peelings, 2798
médios, 2800
no tratamento de queratoses actínicas, 2801

profundos, 2802
com fenol, 2802
químicos, 750, 763
fenol-cróton, 2804
superficiais, 2799
corporais, 2800
Peixes venenosos, 1657
Pelagra, 1742, 1825, 2264
Pele, 3, 1497, 1777
seca dos nadadores, 1768
Pelos, 1018, 1492
Penciclovir, 2928
Penetrância incompleta, 113
Pênfigo(s), 70, 71, 471, 1221, 2902
benigno familiar crônico, 1982
e penfigoide induzido por drogas, 660
foliáceo, 473, 984, 2196
herpetiforme, 476
induzido por medicamentos, 476
paraneoplásico, 71, 1046, 1049, 2526
por IgA, 475, 496
vegetante, 984
vulgar, 471, 984, 1221, 2197
Penfigoide, 1224
bolhoso, 73, 477, 1044, 1225, 2198
cicatricial, 1046
das membranas mucosas, 479, 1046, 1224, 2199
gestacional, 73, 74, 478, 988, 2198
Penicilamina, 791
Penicilinas, 2950
Penicilinoses, 1554
Pentamidina, 1576, 3009
Pentoxifilina, 941, 1577, 3010
Peptídeos antimicrobianos, 26
Pergunta de estudo, 3109
Perifoliculite, 1330
Perinatal, 99
Período de incubação, 99
Permanentes, 1165
Pernas, 93
Perniose, 1736
Pesquisa
clínica, 3109
de autoanticorpos, 844
específicos, 850
em dermatologia, 3101
PET-CT, 146
Petéquia(s), 87
calcâneas, 1732
PGT (*preimplatation genetic testing*), 113
PGT-M, 113
Picnogenol, 762
Piebaldismo, 732, 1156
Pigmentação, 1017
Pili
annulati, 1149
bifurcati e multigemini, 1151
torti, 1147
Piloleiomiomas, 2388
Pilomatricoma, 152
Pilomatrixoma, 152
Pimecrolimo, 249
Pinça(s), 2572
de Backhaus, 2572
de calázio, 2572
Pinta, 1474
Pioderma
blastomicose símile, 1355
gangrenoso, 504, 516, 836, 947, 1049, 2160, 2249, 2537
por *Pseudomonas*, 1355
vegetante, 1360
Piodermites, 1323, 2211
Piomiosite tropical, 1358
Pit ungueal, 1793
Pitiríase
rósea, 213, 1319
rotunda, 2519
rubra pilar, 214, 1965
versicolor, 1484
Pitirosporíase, 1672
Pitting (depressões cupuliformes), 1189
Placa(s), 88
e pápulas pruriginosas urticarianas da gravidez, 991
papulosas, 95
Planejamento
da incisão, 2678
pré e pós-operatório em cirurgia dermatológica, 2579
Plasmocitoma, 2283
Plastia em "M", 2682
Plexo
subdérmico, 369
vascular subpapilar, 361
Plicatura, 2690
Pneumococcus, 1668
Pneumonia pelo *Pneumocystis jirovecii*, 2980
Podólogo, 1802
Poiquilodermia, 553
de Clericuzio com neutropenia, 1960
Poli-hexamida, 3076
Poliarterite nodosa
cutânea, 886
sistêmica, 343
Policaprolactona, 176
Policitemia vera, 305
Policondrite recidivante, 556, 2273
Polimetilmetacrilato, 175
Polimiosite, 869
Polimixinas, 2953
Polimorfismo genético, 1070

Polimorfonucleares, 1853
Polineurite, 1793
Poliomavírus, 2223
Poliose, 733, 1155
Pomadas, 2920
Ponto(s)
intradérmico sepultado, 2691
negros, 131
nas mãos, 1765
nos tornozelos (*black heel* ou *talon noir*), 1765
para redução da tensão, 2689
População de estudo, 3110
Porfiria(s), 75, 1742, 1847, 1854, 2265
aguda intermitente, 1855
cutânea, 76
tardia, 76, 660, 1046, 1862, 1923, 2246
esporádica, 1863
familiar, 1863
tipo III, 1863
tóxica, 1864
duplas, 1880
eritropoiética congênita, 1874, 3050
hepática crônica, 76
hepatoeritropoiética, 1872
por deficiência de ALA dehidratase, 1861
variegata, 1859, 2033
homozigótica, 1860
Porfirinas, 2864
Porfobilinogênio desaminase, 1850
Poroma écrino, 2312
Poroqueratose, 1966
actínica superficial disseminada, 1967
de Mibelli, 1967
linear, 1967
palmoplantar
disseminada, 1967
punctata, 1967
superficial disseminada, 1967
Porta-agulhas, 2572
Portador, 99
Pós, 2920
Pós-natal, 99
Posaconazol, 1530
Potó ou paederus, 1593
grande, 1594
Preenchedores, 175
cutâneos, 2823
Prega ungueal proximal, 1186
Preparo do leito da ferida de acordo com a regra time, 3074
Prevalência, 99
Prevenção
de complicações, 2602
do câncer cutâneo não melanoma, 3060
dos danos causados pela exposição à UVR, 3039
primária pela educação infantil em exposição solar segura, 3064
Prilocaína, 2594
Primuláceas, 1752
Princípio(s)
básicos da dermatopatologia, 46
da educação em fotoproteção, 3056
da reação
de imunofluorescência direta, 70
imuno-histoquímica, 60
Problema do *cherry picking*, 3157
Procalcitonina, 843
Procedimentos
associados à luz, 2845
guiados, 175
lipolíticos/liporredutores, 178
terapêuticos ou corretivos da pele, 2545
Processos
de esterilização, 2586
inflamatórios não infecciosos, 613
químicos, 2587
Produto(s)
do gene kit, 68
derivados
de animais, 3067
de plantas, 3066
Profilaxia antimicrobiana, 2581
Progéria, 2276
da infância, 1986
de Hutchinson-Gilford, 1986
do adulto (pangéria), 1986
Proliferação fibroblástica e fibrose, 1853
Pronação, 1773
Propriedades anti-inflamatórias dos anti-histamínicos H1, 2933
Proteáceas, 1752
Proteína(s)
amiloide a sérica, 843
C-reativa, 843
da imunidade inata do hospedeiro, 2098
de fusão, 205
inibidora de leucócitos secretores, 2974
quinase fosfatase-1 ativada por mitogênio, 2974
S100, 65
truncada, 113
Proteômica, 3140
Próteses capilares, 1165
Protoporfiria eritropoiética, 1876, 3050
Protoporfirinogênio oxidase, 1851
Protossifiloma, 1434
Protozoário, 99
Prova(s)
clínicas, 97
da histamina, 1415
de imagem, 98
de resistência capilar, 394
do látex, 3128

hematológicas e sorológicas, 97
laboratoriais, 97
Prurido(s), 95, 301, 635, 1085, 2533, 2613
anal, 303
anogenital, 303
agudo, 303
crônico, 303
aquagênico, 306
asteatósico, 302
braquioradia, 306
classificação do, 302
crônico, 2888
de causa sistêmica, 305
do meato acústico, 304
hiemal, 1735
induzido por drogas, 306
neuropático, 306
central, 306
periférico, 306
no idoso, 1026
psicogênico, 306
sine materiae, 95
urêmico, 2265
Prurigo, 308, 1042
actínico, 312, 1744, 3050
de Hebra, 310
de verão de Sutton, 3050
do HIV, 311
gestacional, 309
melanótico, 306, 310
nodular, 310, 1676
de Hyde, 294
pigmentosa, 311
simples, 309
Pseudoangiomatose eruptiva, 1321
Pseudocisto mixoide, 1200
Pseudoemulsões, 2923
Pseudofoliculite, 1339
Pseudolinfoma, 2456, 2480
cutâneo induzido por outras drogas, 2483
induzido por droga, 659
Pseudomicetoma, 1550
Pseudopelada de Brocq, 1131
Pseudoporfiria, 1872
Pseudovaríola, 1294
Pseudoxantoma elástico, 1994, 2241, 2276
Psicodermato-oncologia, 2193
Psicodermatologia, 2183
Psicodermatologista, 2184
Psicofármacos, 1075
Psicoses, 2190
Psoríase, 195, 660, 1037, 1192, 1675, 2873
e condições associadas, 1217
em gotas ou gotada, 197
em placas (vulgar), 196
eritrodérmica, 197
na criança, 199
na pele, 2160
no idoso, 199
palmoplantar, 197
pustulosa, 197, 489, 1193
generalizada, 494
ungueal, 171, 197, 2623
Pterígio
dorsal, 1793
inverso, 1793
ungueal invertido, 1203
Pulsoterapia
com metilprednisolona *versus* dexametasona, 2994
de corticosteroide, 778
Punchs, 2572
Púrpura(s), 87, 95, 392, 976
anular telangiectásica de Majocchi, 403
de Gardner-Diamond, 396
de localização acral, 404
determinadas por
defeitos restritos ao tecido vascular ou perivascular, 396
distúrbios da coagulação sanguínea, 397
distúrbios exclusivamente plaquetários, 395
e infecções, 403
eczematoide de Doukas-Kapetanakis, 403
fulminante, 373, 395
neonatal, 399
induzida por drogas, 641
não palpáveis, 394
no período neonatal, 399
palpáveis, 394
pelo *paintball*, 1766
pigmentosas crônicas, 401
pós-transfusional, 395
retiforme, 404, 2078, 2117
telangiectásica arciforme, 403
trombocitopênica
idiopática, 395
trombótica, 371, 395
Pústula, 84, 95
Pustulose
amicrobiana de dobras, 485
exantemática aguda generalizada, 486, 515, 656
neonatal por *Malassezia*, 1488
palmoplantar, 491
subcórnea de Sneddon-Wilkinson, 484

■ Q

Q-switched lasers, 750
Qualidade de vida como método de avaliação na psicodermatologia, 2185
Queda de cabelo, 1112

Queilite
actínica, 1249
angular (perleche), 1243
granulomatosa, 241
Queimadura(s), 1733
solar, 3037
Queloide, 2386, 2611, 2620, 2622
Quenogenização, 1109
Queratinócitos, 4
Queratoacantoma, 1055, 1200, 2357, 2623
e carcinoma espinocelular, 2620
Queratodermia, 1961
aquagênica, 1959
com cabelos lanosos e miocardiopatia dilatada ventricular esquerda trata, 1959
da loricrina com ictiose, 1943
marginada de ramos e silva, 1956
palmoplantar, 1951, 1960
adquirida, 1050, 1960
com cabelos exuberantes, 1959
com cardiopatia e alterações dos cabelos, 1958
com escleroatrofia, 1958
com periodontite, 1958
de Vorner/Unna-Thost, 1954
estriada ou de Brunauer-Fohs-Siemens, 1956
focais, 1955
com acometimento sistêmico, 1959
hereditárias difusas, 1954
com características extracutâneas associadas, 1956
mutilante, 1957
com placas queratósicas periorificiais, 1958
plurifocais, 1955
por mutação
da desmogleína 1, 1954
de conexinas, 1956
puntatas, 1956
tipo 1 de Stevens ou de Buschke-Fischer-Brauer, 1956
tipo 2 de Stevens ou poroqueratose puntata palmar e plantar, 1956
tipo 3 de Stevens ou acroqueratoelastoidose, 1956
tipo bothniano, 1955
tipo nagashima, 1955
transgressiva
de Siemens, 1954
e progressiva tipo Greither, 1954
e progressiva tipo Sybert, 1954
Queratólise
esfoliativa congênita (*peeling skin syndrome*), 1943
acral, 1943
plantar, 1766
sulcada, 1353
Queratose(s), 90
actínica, 1056, 2327
de cicatrizes crônicas, 2332
folicular espinulosa decalvante, 1134, 1969
liquenoide crônica, 287
pilar, 1967
por radiação crônica, 2331
seborreicas, 1053, 2301, 2696
Quiescência, 99
Quilizumabe, 2965
Quimiocinas, 27
Quimioprofilaxia, 99
Quimioterapia, 99, 2466
adjuvante, 2363
Quinase do linfoma anaplásico, 68
Quinino, 2925
Quinolonas, 2948

■ R

Radiação
solar, 2289, 2292, 3027, 3035
ultravioleta, 3027
dano ao DNA e câncer cutâneo, 3056
imunossupressão e carcinogênese, 3056
e envelhecimento cutâneo, 3032
Radioeletrocirurgia, 2642
Radiofrequência, 1842, 2856
fracionada, 2656, 2857
microagulhada (*off-label*), 1076, 2857
Radioletrocirurgia pulsada, 2650
Radioterapia, 2353, 2363, 2704
Raiz ou matriz ungueal, 50
Ramo(s)
bucais e zigomáticos, 2563
marginal da mandíbula, 2563
temporal, 2562
Razão de chance, 99
Reação(ões)
adversas
a drogas, 97, 628
aos agentes biológicos, 682
aos inibidores dos pontos de checagem imunes, 678
dermatológicas com os anti-TNF-α, 684
em pacientes em tratamento de hepatites virais, 696
em pacientes HIV soropositivos e na AIDS, 693
em pacientes utilizando inibidores da DDP-4 ou gliptinas, 698
anafilactoides, 461
cruzadas às drogas, 635
cutâneas decorrentes do uso de medicamentos, 837
de fotossensibilidade, 634
de hipersensibilidade, 671, 2839
a droga, 629
em cadeia da polimerase, 3137
fotoalérgicas, 1741
fototóxicas, 1740
granulomatosa intersticial à droga, 660
hansênicas, 895

histoquímica de Perls, 3122
irritante, 237
mucocutâneas adversas às vacinas contra a Covid-19, 2132
nodular a picada de artrópode e escabiose nodular, 2483
pseudoalérgicas, 635
teciduais esclerodermiformes, 659
Rearranjo
balanceado, 113
não balanceado, 113
Receptores sensoriais da pele, 50
Recessiva, 113
Recolhimento de resíduos, 2590
Recrudescência, 99
Rede
pigmentada, 131
vascular
cutânea, 361
fascial, 369
subcutânea, 369
Referendar, 99
Região
cervical, 2772
codificante, 113
malar, 2765
promotora, 113
temporal, 2763
Regra
do ABCD, 133
dos sete pontos, 134
Regulação da resposta celular ao dano no DNA, 2321
Relação médico-paciente, 2184
Relatório de Belmont, 3115
Reparação
de bases mal pareadas, 3059
por excisão de nucleotídeos, 3057
Reparo
de DNA, 2320
do lóbulo da orelha, 2771
Resiquimode, 2464
Resistência, 99
à insulina, 2251, 2253
à proteína C ativada, 2077
antimicrobiana, 2946
Respirometria radiométrica, 1382
Responsabilidade médica, 3162
Ressonância magnética, 147
Resultados não significativos, 3158
Resurfacing fracionado
ablativo, 2855
não ablativo, 2853
Retalhos, 2757
cutâneos, 2755
Retículo-histiocitoma solitário, 2507
Retículo-histiocitose multicêntrica, 2508, 2527
Reticulose pagetoide, 2461
Retinoides, 778, 2466, 3010, 3068
sistêmicos, 1096
Retirada de pontos, 2692
Retroníquia, 174, 2726
Revisões sistemáticas, 3159
Rexinoides, 2466
Rifampicina, 3011
Rifapentina, 1422
Rinofima, 720
Rinoscleroma, 1366
Rinosporidiose, 1563
Risanquizumabe, 209, 2997
Rituximabe, 2625, 3012
RNA, 113
Ropivacaína, 2594
Rosácea, 720, 1037, 2820
fulminante, 723
granulomatosa, 723
Roseola infantum, sexta doença, 1276
Rubéola, 1289, 1311
Rucinol, 761
Rugas
da glabela, 2811
dinâmicas da face, pescoço e colo, 2810
do pescoço, 2814
frontais, 2811
nasais, 2813
periorais, 2814
Rutáceas, 1752

■ S

Sangramento
e anticoagulação, 2603
gastrointestinal, 2987
intraoperatório, 2604
no pós-operatório, 2604
SAPHO, 514
Sarampo, 1308
Sarcoidose, 592
subcutânea (paniculite da sarcoidose), 906
Sarcoma
de Kaposi, 67, 161, 1202, 1664, 2227, 2295, 2409
associado a aids, 2410
clássico, 2410
clássico mediterrâneo, 1664
dos transplantados, 1664
endêmico, 1664, 2410
epitelioide, 2406
kaposiepidêmico, 1664
mastocítico, 2057
Sarna
crostosa ou norueguesa, 1581
de animais e vegetais, 1583

humana, 1674
nodular, 1583
Saúde mental, 1084
Saxifragáceas, 1752
Schwannomas, 2391
Schwanoma, 155
Sebocistomatose, 2398
Seborreia, 660
Secreção/supuração, 1085
Secuquinumabe, 207, 1098, 2997
Sedativos, 1061
Seguimento
de curto prazo, 142
de longo prazo, 142
digital, 141
Selante de fibrina para fixação de enxerto, 3094
Selênio, 1830
Semimucosa labial, 93
Semiologia, 99
dermatológica, 81, 100
Semiótica, 99
Sensibilidade, 99
Sequenciamento
completo do exoma e sequenciamento completo do genoma, 113
de leitura
curta (*short reads*), 3143
longa (*long reads*), 3144
Sequestro de plaquetas, 396
Seromas, sero-hematomas e abscessos, 163
Serpentes, 1655
Shagreen patch, 1997
Sicose, 1337
Sífilis, 1237, 1667, 2277
adquirida e congênita, 1431
benigna tardia, 1668
cardiovascular, 1440, 1668
congênita, 1445
e criança exposta à sífilis, 963
precoce ou recente, 1446
tardia, 1446
endêmica, 1478
maligna precoce, 1439
neurológica, 1668
primária, 1434, 1667
secundária, 1436, 1667
tardia, 1439
terciária, 1667
Silicone, 175
Sinal(is), 99, 3164
de Goodell, 976
de Gulliver, 509
de Jacquemier-Chadwick, 976
de Leser-Trélat, 1050, 2521, 2533
ungueais das colagenopatias, 1203
Síndrome(s)
adrenocorticosteroide ectópica, 1050
Aicardi-Goutières, 453
antifosfolípide, 860, 2073
catastrófica, 819
ARC (artrogrifose, disfunção renal, colestase), 1949
autoinflamatória
com dermatoses associadas, 439
com pioderma gangrenoso, 514
familiar ao frio, 448
mediada pela IL-18/IL-1, 450
baixa estatura Noooan-like 2033
Bannayan-Riley-Ruvalcaba, 2389
Bjornstad, 2034
blue rubber bleb nevus, 2429
carcinoide, 1050, 2532
carcinoma basocelular nevoide, 2031
cardiofaciocutânea, 2033
CEDNIK (disgenesia cerebral, neuropatia, ictiose, queratodermia palmoplantar), 1949
Chediak-Higashi, 731
CHILD (*congenital hemidysplasia, ichthyosiform erythroderma, limb defects*), 1950
CHIME, 1949, 2034
com neoplasias hereditárias, 2323
com vasculopatia e paniculite/lipoatrofia, 452
da covid-19 longa, 2143
da dermatose associada ao intestino e artrite, 2250
da fibromatose hialina, 1998
da imunodeficiência adquirida, 1659
da lipodistrofia, 696
da pele
decídua, 1943
acral, 1943
generalizada, 1943
escaldada estafilocócica, 2212
sensível/neuropatia de pequenas fibras, 2144
da resposta inflamatória sistêmica induzida por droga, 661
da rubéola congênita, 1289
da urticária de contato, 443
das unhas
amarelas, 1203, 2273
esverdeadas, 1354
de alergia a múltiplas drogas, 661
de artrite estéril piogênica, pioderma gangrenosos e acne, 451
de ativação
macrofágica, 2511
relacionada ao NLRC4 (NLRC4-MAS), 450
mastocitária monoclonal, 467
de Barsy, 2034
de Bazex, 1049
de Beckwith-Wiedeman, 2425
de Bernard-Soulier, 396
de Blau, 454

de Bloch-Siemens, 2024
de Bloch-Sulzberger, 2024
de Bloom, 2037
de Canada-Cronkhite, 2245
de Carvajal-Huerta, 1958, 1959
de Chanarin-Dorfman, 1949
de Chediak-Higashi, 1156
de Clarkson, 455
de Clouston, 1957
de Cloves, 2389
de Cockayne, 2026, 2038
de Cowden, 1988, 2244, 2389
de Cushing, 2532, 2992
de dermatite neutrofílica atípica crônica com lipodistrofia e temperatura elevada (CANDLE), 452
de disosmofobia, 1080
de Down, 105
de Dubowitz, 2034
de Edwards, 105
de Ehlers-Danlos, 1990, 2242, 2276
de envelhecimento precoce, 1986
de Felty, 836
de Fournier, 99
de Gardner, 1988, 2244, 2389
de Gianotti-Crosti, 1274, 1291, 1317
de Goltz, 1987
de Gorlin, 2031
de Gorlin-Goltz, 2031
de Graham-Little-Piccardi-Lassueur, 1127
de Griscelli, 732, 1157
de Guillain-Barré, 2131
de Hartnup, 1742
de Hermansky-Pudlak, 731, 1156
de hiper-IgE, 2088
de hiperimunoglobulinemia D, 450
de hiperinfecção pelo *Strongyloides*, 2981
de hipersensibilidade à droga, 653
de Howel-Evans, 1959
de Huriez, 1958
de Hutchinson-Guilford, 2276
de intolerância a múltiplas drogas, 661
de Iso-Kikuchi1, 1200
de Kindler, 2037
de Klinefelter, 105
de Klippel-Trenaunay, 2431
de Kounis, 466
de Landing, 2061
de Louis Bar, 2030
de Lyell, 647
de Maffucci, 2432
de Marfan, 1995, 2276
de McGrath, 1959
de Melkersson-Rosenthal, 602
de Midas, 1987
de Muckle-Wells, 448
de Muir-Torre, 2244
de múltiplos hamartomas, 2389
de Netherton, 1945, 1964, 2089
de Olmsted, 1958
de Papillon-Lefèvre, 1958
de Patau, 105
de Peutz-Jeghers, 740, 1999, 2244
de Piccardi-Graham Little-Lassueur, 287
de poems, 2281
de Proteus, 2432
de reconstituição imune, 1677
de Refsum, 1948
de Reiter, 1675
de Rendu-Osler-Weber, 2240, 2427
de Rothmund-Thomson, 2036
de Sanctis-Cacchione, 2026
de Schnitzler, 439
de Sézary, 2467
de sinovite, acne, pustulose, hiperostose, osteíte (SAPHO), 2250
de Sjögren, 827, 854
de Sjogren-Larsson, 1947
de Sneddon, 373
de Steijlen, 2034
de Stevens-Johnson, 647
de Sturge-Weber, 2430
de Sweet, 500, 516, 1049, 2250, 2523, 2537
  em crianças, 503
  subcutânea, 906
de Takotsubo, 466
de Touraine-Solente-Golé, 1988
de Turner, 105
de vasculopatia e/ou vasculites com livedo reticular, 452
de Verbov-Sharland, 2034
de Vogt-Koyanagi, 736
de Vohwinkel clássica, 1957
de Waardenburg, 1156, 2033
de Wells, 541
de Wiskott-Aldrich, 395, 2089
do ACTH ectópico, 2533
do anágeno
  curto, 1172
  frouxo, 1172
do anticorpo antifosfolípide, 373, 814
  e Covid, 820
do babuíno, 643
do *blue rubber bleb nevus*, 2241
do carcinoma basocelular nevoide, 2031
do corno occipital, 1927
do escape capilar sistêmico, 455
do nevo basocelular, 2031, 2365
do odor de peixe, 1080
do pioderma gangrenoso, artrite piogênica e acne (PAPA), 2250
do rádio ausente-trombocitopenia, 395
dos cabelos impenteáveis, 1150
dos harmatomas múltiplos, 2244

Elejalde, 2034
eritrodisestésica palmoplantar, 669
estafilocócica da pele escaldada, 1328
hemolítico-urêmica, 395
ictiose-hipotricose, 1947
IFAP (ictiose folicular, alopecia, fotofobia) e *keratosis folicularis spinulosa decalvans*, 1946
infantil crônica neurológica, cutânea e articular cinca, 448
inflamatória da reconstituição imune, 696
IPEX (imunodesregulação, poliendrocrinopatia, enteropatia, ligada ao X), 2090
KID (*keratitis-icthyosis-deafness*), 1947
KLICK (*keratosis linearis with ichthyosis congenita and sclerosing keratoderma*), 1943
Lamb, 745
leite-álcali, 1918
lentiginosa múltipla, 2032
Leopard, 744, 2032, 2276
Majeed, 451
MEDNIK (retardo mental, surdez, neuropatia, ictiose, queratodermia), 1949
metabólica, 2251
microvasculares
não oclusivas, 378
oclusivas não classificadas, 377
NAME, 745
nefrótica, 2076
NISCH (*neonatal ichthyosis, sclerosating cholangitis syndrome*), 1947
Noonan, 2033
papular e púrpurica em luvas e meias, 404, 1320
paraneoplásicas, 2232
associadas com malignidades hematológicas, 2536
cutâneas imunomediadas nas malignidades hematológicas, 2537
periódica associada ao receptor do TNF, 450
Proteus, 2389
pseudolinfomatosa induzida por anticonvulsivante, 2482
purpúrico-papular em "luvas e meias", 1291
retroviral aguda, 1669
Shapira, 2034
TORCH, 963, 979
tricorrinofalangeana, 1174
unha-patela, 1200
Sinostose tarsal, 1791
Sinovialoma, 1792
Síntese da vitamina D, 2292
Sintoma, 100
Sintomatologia, 100
Siringocistadenoma papilífero, 2314
Siringoma, 2311, 2699
condroide (tumor misto), 2315
Siringometaplasia escamosa écrina, 672
Sistema(s)
complemento, 25, 776
da coagulação, 2070
especialistas, 3104
imunológico e pele, 21, 24
músculo aponeurótico superficial, 2551
Sitosterolemia, 1837
Soalho da boca, 1207
Sobrecarga de ferro, 1923, 1924
Sobrepeso, 1815
Sódio, cloreto e potássio, 1830
Soluções, 2920
de cloreto de sódio, 2596
de limpeza, 3075
Sorologia, 99, 3126
Soropositivo, 100
Soroprevalência, 100
Sorotipo, 100
Sorriso gengival, 2813
SOX 10, 65
Splicing, 113
Sprays refrigerantes, 2596
Staphylococcus aureus, 1667
Stucco keratosis, 2044
Subnutrido, 1815
Substância(s)
amiloide, 1903
químicas associadas à indução de câncer de pele, 2322
Substitutos
acelulares alogênicos, 3090
cutâneos, 3087
de pele
acelulares, 3089
autóloga em cultivo, 3092
vivos/tecido de bioengenharia celular alogênico, 3090
dérmicos, 3091
e bioengenharia cutânea, 3088
Sudan IV, 58
Suicídio e ideação suicida, 1085
Sulco
diagonal do lobo da orelha, 2278
e rugas do mento, 2814
Sulfadiazina de prata, 3081
Sulfato
de bleomicina, 2621
de zinco, 1285
Sulfonamidas, 2946
Supinação, 1773
Suporte básico de vida, 2573
Supressão adrenal/redução de doses do glicocorticosteroide, 2989
Susceptível, 100
Suscetibilidade genética nas vasculites, 334
Suspensão(ões), 2920
de queratinócitos, 3092
de retinoides, 2582
Sutura(s), 2685
borda a borda, 2749

com desvio de compensação, 2749
contínua, 2687
ancorada, 2687
de fixação no periósteo, 2749
de suspensão, 2749
em "bolsa de tabaco", 2688
em 3 pontos ou de canto, 2688
em polia ou roldana, 2690
em X, 2687
horizontal
contínua ou em "barra grega", 2689
ou em U, 2689
intradérmica contínua, 2688
simples interrompida, 2685
vertical ou Donatti, 2689

■ T

Tabaco e álcool, 2604
Tacrolimo, 249
Talidomida, 778, 2534, 3012
Taxa
bruta
de nascimento, 100
de óbito, 100
de ataque, 100
de mortalidade, 100
Tazaroteno, 203
Tecido(s)
adiposo subcutâneo, 51
antimicrobianos, 271
de granulação hipertrófico, 2612
Técnica(s)
cirúrgicas na labioplastia, 2753
de biópsia, 52
de Howard-Dubois, 2723
de infiltração específica para onicopatias, 2616
de manutenção para pés saudáveis, 1809
de Winograd, 2722
do "super U", 2722
ELISA (*enzyme-linked immunosorbent assay*), 98, 3128
de competição, 3128
direto, 3128
indireto, 3128
sanduíche, 3129
em cirurgia dermatológica básica, 2678
em citometria de fluxo, 3133
FUT, 2733
para demonstração dos lipídeos, 54
para reduzir a dor durante a infiltração, 2617
von Kossa, 3122
Tecnologia(s), 179
móveis, 3104
ômica, 3138
Telangiectasia(s), 88, 2426, 2613
associadas a síndromes, 2427
hemorrágica hereditária, 2240
nevoide unilateral, 2426
óculo-cefalocutânea, 2030
Teledermatologia, 3103, 3105
Telogenização, 1108
Tempo de sangramento, 394
Tendão de Aquiles, 1787
Terapêutica
dermatológica tópica, 2919
medicamentosa, 2917
Terapia(s)
a laser, 1842
antibacteriana, 270
antifúngica, 271
antiviral, 271
com genes e fatores de crescimento, 3094
com larvas, 3087
com ultravioleta, 2534
compressiva, 937
de bandagem úmida, 269
fotodinâmica, 2353, 2706, 2863
no fotorrejuvenescimento, 2870
gênica, 113
proativa, 270
Terbinafina, 1530, 2939
Terminações nervosas, 1017
Termo de consentimento
esclarecido, 2580
informado, 2570
Tesaurismose de lípides neutros, 1949
Tesouras, 2572
para corte da pele, 2572
para descolamento, 2572
Teste(s)
das três cores, 135
de contato (epicutâneo), 243, 244, 245
de Mitsuda (lepromino-reação), 1416
dos 10 segundos, 135
estatísticos, 3113
genético, 113
bioquímicos, 113
imunocromatográfico de fluxo lateral, 3129
lid distraction, 2747
não treponêmicos, 1442
scleral show, 2747
snap-back, 2747
sorológicos, 3127
treponêmicos, 1443
Tetracaína, 2595
Tetraciclinas, 2954
Thiamidol, 762
Tilose com câncer do esôfago, 1959
Timina, 113
Tinha
da face, 1497

da mão, 1498
da unha, 1500
do corpo, 1497
do couro cabeludo, 1167, 1492
do pé, 1497
imbricada, 1498
inguinocrural, 1497
negra, 1482
Tirosinase, 65
Tomografia computadorizada do tórax na Covid-19, 2110
Topografia das lesões da hidradenite supurativa, 1090
Toxicidade cutânea ao ferro, 1924
Toxina botulínica, 177, 1075, 2808
Toxoplasmose, 1601
e gravidez, 1601
febril aguda, 1601
neonatal, 1601
no paciente imunossuprimido, 1601
ocular, 1601
Transcriptômica, 3142
Transmissão, 100
vertical, 100
Transplante
de cabelos, 2732
de medula óssea, 2466
Transtorno(s)
de ansiedade, 2189
de somatização/transtorno de estresse pós-traumático, 2190
depressivo maior, 2189
do espectro do autismo, 113
mentais e de comportamento, 2189
obsessivo-compulsivo, 2190
Traqueostomia, 2160, 2161
Traquioníquia, 1189
Tratamento(s)
com toxina botulínica para depressão, 2194
de prurigo nodular por escabiose, 2676
do melanoma cutâneo, 2709
dos tumores
benignos da pele, 2694
malignos não melanoma da pele, 2701
Treponematoses, 1474
Tretinoína, 748, 761
Triatomíase, 1586
Tricoepitelioma, 2306, 2699
Tricofoliculoma, 2306
Tricomicose axilar, 1354
Tricomoníase, 978
Tricoptilose, 1152
Tricorrexe nodosa, 1149
adquirida, 1149
congênita, 1149
Tricoscopia, 1109
Tricosquisia, 1152
Tricotilomania, 1118, 1167
Tricotiodistrofia, 1148, 1946
Tricrômico de Masson, 3122
Tripe palms, 2535
Triquilemoma, 2307
Tristetraprolina, 2975
Tromboangeíte obliterante, 377
Tromboastenia de Glanzmann, 396
Trombocitopenia
amegacarícítica congênita, 396
imune, 395
não imune, 395
neonatal
autoimune, 395
isoimune, 395
secundária, 395
Trombofilias, 949
adquiridas, 2073
hereditárias, 2070
Tromboflebite superficial, 378, 885
Tubercúlide papulonecrótica, 1381
Tuberculose, 1669, 2980
cutânea, 1378
decorrente da vacinação por BCG, 1379
endurativa, 1381
gomosa, 1380
miliar aguda, 1381
periorificial, 1380
verrucosa, 1379
Tuberculosis cutis colliquativa, 1380
Tuguíase, 1586
Tumor(es)
benignos, 1053, 1200
de origem neural, 2391
e pseudotumores, 148
não vasculares, 148
cutâneos malígnos, 2225
de Ackerman, 1283
de bainha neural, 155
de Buschke-Löwenstein, 1283
de células
gigantes, 1792
da bainha do tendão, 2063
granulares, 2393
de nervo periférico maligno, 67
de origem vascular, 2433
de pele, 985
de Spitz maligno, 2453
em turbante, 2313
fibro-histiocíticos, 66
foliculares pilomatricoma, 2305
glômico, 166, 1201
subungueal, 2725
mesenquimais e neurais, 2403
secretantes de hormônios, 1050
ungueais e periungueais e pseudotumores, 166

vasculares, 160, 2416
benignos hemangioma infantil, 160
borderline, 161
malignos, 161
Tumorações ósseas, 1791
Tungíase, 1586

▪ U

UB-221, 2965
Úlcera(s)
agudas, 929
arterial, 943
associadas às doenças hematológicas, 950
como manifestações de síndromes de oclusão microvascular, 948
crônicas dos membros inferiores, 931
cutâneas, 819
de Lipschütz, 1274
de Marjolin, 953
de Martorell, 946
de membros inferiores, 2213
de perna, 1051
de pressão, 1050
decubital, 1733
inflamatórias, 947
isquêmica hipertensiva, 946
mucocutânea EBV+, 2476
neuropáticas, 944
nos membros inferiores, 95
por linfedema crônico, 947
por oclusão vascular secundária a medicações, 950
por pressão, 951
reumatoides, 947
tropical, 1358
venosa, 931
Ulceração/úlcera, 92
aftosa recorrente, 1252
dos membros inferiores, 95
mucosas, 95
Ultrassom, 2857
focado intenso para uso externo, 1076
intracavitário, 1076
intravascular, 935
Unha(s), 50, 93, 977, 1020, 1185, 1500, 1778
dos golfistas, 1766
de Terry, 1203
encravada, 1198, 2720
dos pés, 1764
hipocrática, 1202, 1793
frágeis, 1197
meio a meio, 1203
Unidade(s)
cosméticas, 2560
da face, 2678
microvascular dérmica, 363
Uretrite gonocócica, 1469
Urgência hipertensiva, 2910
Uroporfirinogênio
descarboxilase, 1850
III cosintetase, 1850
Urtica, 89, 97
Urticaceae, 1753
Urticária, 407
aguda, 418, 423
ao frio, 1735, 1766
adquirida, 422
autossômica dominante, 448
familiar, 448
aquagênica, 423
colinérgica, 423, 1734
crônica, 418, 424
de contato, 241
ao calor adquirida, 423
de origem imune, 410
dependentes da IgE hipersensibilidade imediata, 410
de pressão tardia, 423
e anafilaxia induzida pelo exercício e alimento, 445
factitia, 422
induzidas, 420
mediadas pela IgE que reconhece um antígeno externo ao organismo humano, 411
multiforme, 456
neutrofílicas ou erupções urticariformes relacionadas às síndromes periódicas associadas à criopirina, mediadas pela IL-1, 447
solar, 423, 1745, 1766, 3049, 3051
vasculite, 336, 443
Uso de pulso intravenoso de corticosteroides, 2993
Ustequinumabe, 207, 1098, 2997
UVB e câncer cutâneo, 3031
UVR e patogênese do câncer cutâneo, 3037

▪ V

Vaccínia, 1293
Vacina(s), 100
contra o Sars-Cov-2, 2128
e uso dos corticosteroides, 2982
Valaciclovir, 2928
Valgismo, 1773
Vaporização sem corte, 2644
Varicela, 1313
Varicela-zóster, 971, 980, 1670
Varicosidades, 975
Varíola, 1292
dos macacos, 1608
Varismo, 1773
Vascularização, 1016
cutânea, 17
Vasculite(s), 77, 316, 818, 948, 2529
associada ao anca, 334, 338
cutânea, 641

de órgão único de pequenos vasos, 335
de pequenos vasos, 330
de grandes vasos, 351, 875
de médios vasos, 338, 342
de pequenos vasos, 336, 338
eosinofílica cutânea recorrente, 337
leucocitoclástica, 884
mediada por imunocomplexos, 330
mediadas pelos anticorpos anticitoplasma de neutrófilos, 333
nodular, 350
por IgA, 336
reumatoide, 836
sistêmicas, 874
Vasculopatia, 361, 370
associada com *sting* com início na infância, 452
cutânea colagênica, 383
livedoide, 374, 949, 2077
Vasoconstritor, 2593
Vasodilatadores, 778
Vasos, 2551
arteriais, 51
linfáticos pré-coletores, 369
venosos, 51
Vegetação, 89
Velocidade de hemossedimentação, 843
Ventilação e oxigenação, 2911
Vermelho do congo, 59
Vérnix caseosa, 8, 959
Vernizes, 2920
Verrucosidades, 97
Verruga(s), 163, 1195, 2694
plana, 1280, 2695
plantar, 1280, 1767
virais, 2621
vulgar, 1236, 1279, 2620, 2694
Vesícula, 85
Vestíbulo, 1207
Vetor, 100
Vexas syndrome, 455
Via da coagulação dependente do fator XII, 1853
Víbices ou estrias, 1768
Videoroscopia, 1211
Vimblastina, 2626
Vincristina, 2626
Viremia, 100
Virilha, 2753
Vírion, 100
Virulência, 100
Vírus
da hepatite B e C, 2981
da imunodeficiência adquirida, 981
do herpes simples, 1263
do herpes-zóster, 2982
do molusco contagioso, 2222
Epstein-Barr, 1273, 2222
herpes simples, 2220
papiloma humano, 2222
varicela-zóster, 1269, 2221
Vitamina(s), 1821, 3066
A, 1821
B1, 1825
B2, 1825
B3, 1825
B5 (ácido pantotênico), 1827
B6 (piridoxina), 1827
B7 (biotina ou vitamina H ou coenzima R), 1827
B9 (ácido fólico), 1828
B12 (cobalamina), 1828
C, 1824
D, 1823, 2289
D e o uso dos filtros solares, 3044
D3, 2626
do complexo B, 1825
E, 790, 1823
hidrossolúveis, 1824
K, 1823
lipossolúveis, 1821
Vitiligo, 110, 734, 2884
VO (via oral), 100
Vzv, 100

■ X

Xampus, 1162
Xantelasma, 2699
Xantogranuloma
juvenil e do adulto, 2502
necrobiótico, 890, 2284, 2509, 2529
Xantoma(s), 1835
disseminado, 2507
eruptivo, 1838
inflamatório, 1841
papuloso, 2506
plano, 1839, 2285
tendinoso, 1840
tuberoso/tuberoeruptivo, 1840
verrucoso, 1838
Xenoenxerto bovino, 3089
Xeroderma pigmentoso, 1742, 2037
Xerodermia, 1675
Xerose, 97, 661, 1022, 1675, 2179
Xilocaína, 791

■ Z

Zigomicose, 1556
Zikavirose, 1300
Zinco, 1831
e queda de cabelo, 1926
Zoodermatoses, 1580
Zoonose, 100